# TRATADO DE
# ANESTESIOLOGIA
## SAESP

# TRATADO DE
# ANESTESIOLOGIA
## SAESP

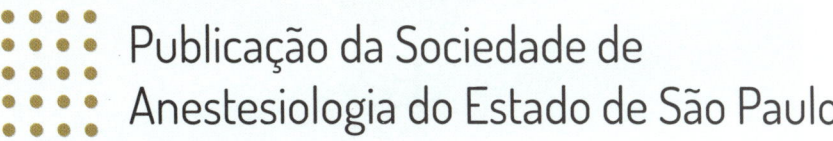

VOLUME 1

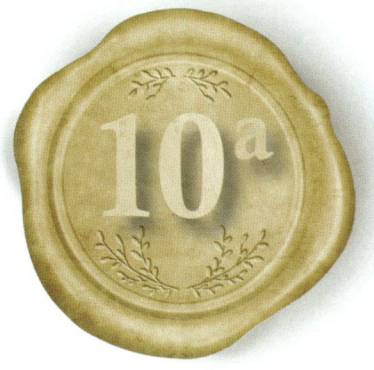

**10ª**

edição
comemorativa

Publicação da Sociedade de
Anestesiologia do Estado de São Paulo

Maria José Carvalho Carmona

Luiz Marciano Cangiani

Luis Henrique Cangiani

Mariana Fontes Lima Neville

Vanessa Henriques Carvalho

Guilherme Antonio Moreira de Barros

Leonardo Teixeira Domingues Duarte

Márcio Matsumoto

Vinícius Caldeira Quintão

Luís Vicente Garcia

Claudia Marquez Simões

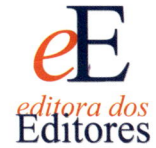

editora dos
Editores

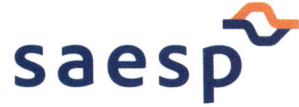

# TRATADO DE ANESTESIOLOGIA – SAESP - VOLUME 1

Maria José Carvalho Carmona, Luíz Marciano Cangiani, Luis Henrique Cangiani, Mariana Fontes Lima Neville, Vanessa Henriques Carvalho, Guilherme Antonio Moreira de Barros, Leonardo Teixeira Domingues Duarte, Márcio Matsumoto, Vinícius Caldeira Quintão, Luís Vicente Garcia, Claudia Marquez Simões

*Produção editorial:* Proton Editorial Ltda

*Copydesk/Revisão:* Proton Editorial Ltda

*Diagramação e Capa:* Equipe Proton Editorial Ltda

*Ilustrações:* Margarete Baldissara

Impresso no Brasil
*Printed in Brazil*
1ª impressão – 2025

ISBN: 978-65-6103-054-0

**Editora dos Editores**

São Paulo: Rua Marquês de Itu, 408 - sala 104 – Centro.
(11) 2538-3117

Rio de Janeiro: Rua Visconde de Pirajá, 547 - sala 1121 – Ipanema.
www.editoradoseditores.com.br

Atendimento
Ee
Interativo
(11) 98308-0227

Este livro foi criteriosamente selecionado e aprovado por um Editor científico da área em que se inclui. A Editora dos Editores assume o compromisso de delegar a decisão da publicação de seus livros a professores e formadores de opinião com notório saber em suas respectivas áreas de atuação profissional e acadêmica, sem a interferência de seus controladores e gestores, cujo objetivo é lhe entregar o melhor conteúdo para sua formação e atualização profissional.

Desejamos-lhe uma boa leitura!

Dados Internacionais de Catalogação na Publicação (CIP)
**(BENITEZ Catalogação Ass. Editorial, MS, Brasil)**

T698
1.ed.
Tratado de anestesiologia SAESP : volume 1. – 1.ed. – São Paulo : Editora dos Editores ; Sociedade de Anestesiologia do Estado de São Paulo - SAESP, 2025.
1846 p.; 21 x 28 cm.

Vários autores.
Bibliografia.
ISBN 978-65-6103-054-0

1. Anestesia. 2. Anestesiologia 3. Sociedade de Anestesiologia do Estado de São Paulo (SAESP). 4. Tratados médicos.

CDD 617.96
NLM-WO 200

10-2024/189

Índice para catálogo sistemático:

1. Anestesiologia : Ciências médicas 617.96

**Aline Graziele Benitez – Bibliotecária - CRB-1/3129**

# Sobre os Membros do Corpo Editorial

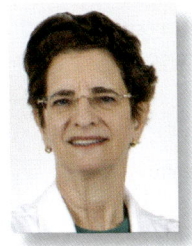

### Maria José Carvalho Carmona

Professora livre-docente Associada da Disciplina de Anestesiologia da Faculdade de Medicina da Universidade de São Paulo (FMUSP). Coordenadora do curso de Mestrado Profissional do Programa de Pós-graduação em Inovação Tecnológica e de Processos Assistenciais Perioperatórios da FMUSP.

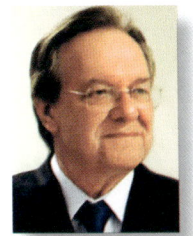

### Luiz Marciano Cangiani

**Corresponsável pelo Centro de Ensino e Treinamento em Anestesiologia** (CET) do **Centro Médico Campinas**. Anestesiologista da Clínica Campinense de Anestesiologia (Qmentum internacional).

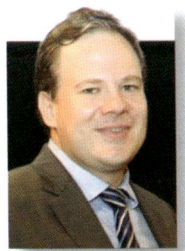

### Luis Henrique Cangiani

Responsável **pelo Centro de Ensino e Treinamento em Anestesiologia** (CET) do **Centro Médico Campinas**. Anestesiologista da Clínica Campinense em Anestesiologia. Doutor pelo Departamento de Anestesiologia da Faculdade de Medicina de Botucatu da Universidade Estadual Paulista (FMB-UNESP).

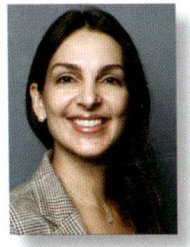

### Mariana Fontes Lima Neville

Anestesiologista do Hospital São Paulo da Universidade Federal de São Paulo (UNIFESP). Anestesiologista do Sabará Hospital Infantil.

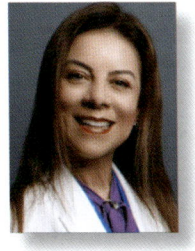

### Vanessa Henriques Carvalho

Professora Assistente do Departamento de Anestesiologia da Faculdade de Ciências Médicas da Universidade Estadual de Campinas (UNICAMP). Responsável pela Residência Médica do Centro de Ensino e Treinamento da Sociedade Brasileira de Anestesiologia (CET–SBA), do Departamento de Anestesiologia da Faculdade de Ciências Médicas da UNICAMP.

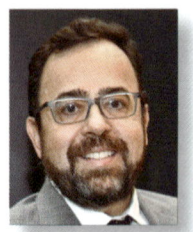

**Guilherme Antonio Moreira de Barros**
Prof. Associado do Departamento de Especialidades Cirúrgicas e Anestesiologia da Faculdade de Medicina de Botucatu, Universidade Estadual Paulista (UNESP)

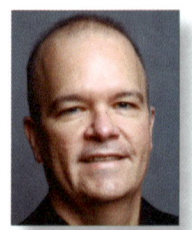

**Leonardo Teixeira Domingues Duarte**

Médico Anestesiologista do Serviços Médicos de Anestesia (SMA). Instrutor corresponsável do Centro de Ensino e Treinamento da Sociedade Brasileira de Anestesiologia, Serviços Médicos de Anestesia (CET/SBA SMA) do Hospital Sírio Libanês.

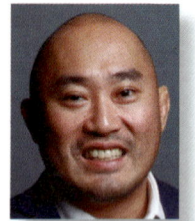

**Márcio Matsumoto**
Diretor de práticas médicas do Serviço Médico em Anestesiologia (SMA). Corresponsável do Centro de Ensino e Treinamento da Sociedade Brasileira de Anestesiologia Serviço Médico em Anestesiologia (CET/SBA SMA) do Hospital Sírio-libanês (HSL).

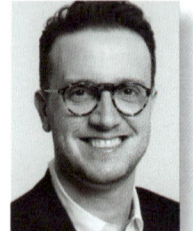

**Vinícius Caldeira Quintão**
Anestesiologista do Instituto da Criança e do Adolescente do Hospital das Clínicas da Faculdade de Medicina da Universidade de São Paulo (HCFMUSP).

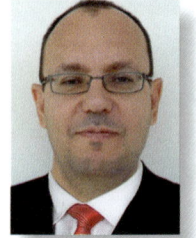

**Luís Vicente Garcia**
Professor Titular da Disciplina de Anestesiologia da Faculdade de Medicina de Ribeirão Preto da Universidade de São Paulo (FMRP-USP).

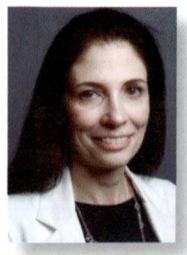

**Claudia Marquez Simões**
Supervisora do Serviço de Anestesiologia do Instituto do Câncer do Estado de São Paulo, do Hospital das Clínicas da Faculdade de Medicina da Universidade de São Paulo (ICESP-HCFMUSP). Diretora de Educação Médica de Serviços Médicos de Anestesia (SMA).

# Sobre os Autores e Co-autores

### Adilson Hamaji - TSA-SBA
Doutor em Ciências pela Faculdade de Medicina da Universidade de São Paulo (FMUSP). Supervisor do Serviço de Anestesia do Instituto de Ortopedia e Traumatologia do Hospital das Clínicas da FMUSP (IOT HCFMUSP).

### Adriana Erica Yamamoto Rabelo
Anestesiologista do Serviço de Anestesiologia da Fundação Faculdade Regional de Medicina (FUNFARME), de São José do Rio Preto/SP. Corresponsável pela Unidade de Anestesia em Transplante de Fígado no Hospital de Base de São José do Rio Preto/SP.

### Adriel Franco de Mattos
Instrutor do Centro de Ensino e Treinamento em Anestesiologia do Centro Médico Campinas. Pós-graduação em Gestão da Qualidade e Segurança do Paciente em Saúde pelo Hospital Israelita Albert Einstein (HIAE).

### Adriene Stahlschmidt
Médica Anestesiologista do Serviço de Anestesia e Medicina Perioperatória (SAMPE) do Hospital de Clínicas de Porto Alegre (HCPA). Doutora em Ciências Médicas pelo Programa de Pós-graduação em Ciência Médicas da Universidade Federal do Rio Grande do Sul (UFRGS).

### Airton Bagatini - TSA-SBA
MD MBA MsC/Responsável pelo Centro de Ensino e Treinamento da Sociedade de Anestesiologia (CET-SANE). Mestre em Saúde e Comportamento.

### Alberto Vasconcelos
Doutor pela na Faculdade de Medicina da Universidade de São Paulo – FMUSP. MBA em Gestão em Saúde. Médico Anestesista do Hospital e Maternidade Pro Matre Paulista, São Paulo-SP.

### Alex Madeira Vieira
Anestesiologista e Terapia Intensiva Pediátrica. Coordenador do Transplante Hepático do Hospital de Transplantes Euryclides de Jesus Zerbini – Hospital Infantil Darcy Vargas Instituto Estadual Infectologia Emílio Ribas (IIERibas).

### Alexandra Rezende Assad - TSA-SBA
Professora Associada da Faculdade de Medicina da Universidade Federal Fluminense (UFF). Médica Anestesiologista da Universidade Federal do Rio de Janeiro (UFRJ).

### Alexandre Bottrel Motta
Anestesiologista pela Universidade de São Paulo (USP). MBA em Gestão Empresarial pela Faculdade Getúlio Vargas (FGV).

### Alexandre Peroni Borges
Chefe do Serviço de Radiologia da Próton Diagnósticos da Fundação Centro Médico Campinas. Membro do Colégio Brasileiro de Radiologia (CBR).

### Alexandre Slullitel - TSA-SBA
Mestrado pela Faculdade de Medicina de Ribeirão Preto, Universidade de São Paulo (FMRP-USP). Doutorado pela Faculdade e Medicina da Universidade de São Paulo (FMUSP).

### Amanda Ayako Minemura Ordinola
*Fellowship* em Terapia Intensiva Cirúrgica e Anestesiologia (duração de um ano) – Instituto do Coração (InCor). Especialista em Medicina Intensiva pela Associação de Medicina Intensiva Brasileira (AMIB).

### Ana Beatriz Furtado de Souza - TSA-SBA

Médica Anestesiologista da Cooperativa dos Anestesiologistas de Ribeirão Preto (COOPANEST-RP). Certificado de Área de Atuação em Dor pela Sociedade Brasileira de Anestesiologia (SBA).

### Ana Beatriz Monasterio Paulovski

Anestesiologista residente em Dor no Hospital das Clínicas da Faculdade de Medicina da Universidade de São Paulo (HC--FMUSP).

### Ana Carla Giosa Fujita - TSA-SBA

Médica Anestesiologista pelo Centro de Ensino e Treinamento do Hospital das Clínicas da Faculdade de Medicina da Universidade de São Paulo (CET-HCFMUSP). Médica coordenadora do Serviço de Anestesiologia Pediátrica (SAPE).

### Ana Claudia Aragão Delage

Professora Assistente da Universidade de Taubaté (UNITAU). Supervisora da Residência Médica de Anestesiologia da UNITAU.

### Ana Cristina Aliman Arashiro

Anestesista. Título Superior de Intensivista pela Associação de Medicina Intensiva Brasileira (AMIB).

### Ana Luft

MSc. Anestesiologista. Área de Atuação em Dor.

### Ana Maria Malik

Doutora em medicina preventiva, professora titular da EAESP da Fundação Getúlio Vargas e membro do Comitê de Saúde do Instituto Brasileiro de Governança Corporativa (IBGC).

### Ana Rubia de Oliveira Comodo - TSA-SBA

Residência Médica pelo Ministério da Educação/Sociedade Brasileira de Anestesiologia (MEC/SBA) no Hospital Municipal José Carvalho Florence. Corresponsável pelo Centro de Ensino e Treinamento em Anestesiologia do Hospital Municipal de São José dos Campos/SP.

### André de Moraes Porto - TSA-SBA

Médico Anestesiologista do Hospital Santa Sofia e do Centro Médico de Campinas. Instrutor do Centro de Ensino e Treinamento (CET) do Centro Médico de Campinas.

### André Luis Ottoboni - TSA-SBA

SMA - Serviços Médicos de Anestesia.

### André Luiz Nunes Gobatto

Medicina Intensiva e Doutor pela Universidade de São Paulo (USP). Supervisor da Residência de Clínica Médica do Hospital Geral Ernesto Simões Filho (HGESF-BA) e da Residência de Medicina Intensiva do Hospital da Cidade (BA).

### André Prato Schmidt - TSA-SBA

Médico Anestesiologista do Serviço de Anestesia e Medicina Perioperatória do Hospital de Clínicas de Porto Alegre (HCPA). Pós-Doutorado em Anestesiologia pela Universidade de São Paulo (USP).

### André Roberto Bussmann

Mestre e Doutor em Anestesiologia pela Universidade Estadual Paulista (UNESP).

### Angela Maria Sousa - TSA-SBA

Médica Anestesiologista. Pós-Doutorado pela Faculdade de Medicina da Universidade de São Paulo (FMUSP). Professora colaboradora do departamento de Cirurgia da FMUSP, disciplina Anestesiologia.

### Angélica de Fátima de Assunção Braga - TSA-SBA

Profa. Titular do Departamento de Anestesiologia, Oncologia e Radiologia da Faculdade de Ciências Médicas da Universidade Estadual de Campinas (UNICAMP). Responsável pela Seção de Anestesiologia do Centro de Atenção Integral à Saúde da Mulher (CAISM – UNICAMP).

### Anita Perpétua Carvalho Rocha de Castro

Médica Anestesiologista com certificado de atuação na área de Dor. Mestrado e Doutorado em Anestesiologia pela Universidade Estadual Paulista (UNESP-Botucatu).

### Anne Twardowsky Di Donato

Médica Anestesiologista do Hospital das Clínicas da Faculdade de Medicina, Universidade de São Paulo (HC-FMUSP).

### Antonio Carlos Aguiar Brandão - TSA-SBA

Mestre e Doutor pela Faculdade de Medicina de Botucatu - Universidade Estadual Paulista (UNESP). Diretor Vice-Presidente da Sociedade Brasileira de Anestesiologia (SBA) - Gestão 2024.

### Antônio Jarbas Ferreira Júnior - TSA-SBA

Instrutor Residência Médica Anestesiologia Centro de Ensino e Treinamento da Sociedade Brasileira de Anestesiologia (CET-SBA), Hospital de Base da Fundação Faculdade Regional de Medicina (H.B. FUNFARME) – São José do Rio Preto.

### Antonio Jorge Barretto Pereira

Anestesiologista do Hospital São Rafael – Salvador/Ba. Especialista em Medicina Intensiva pela Associação de Medicina Intensiva Brasileira (AMIB).

### Antônio Márcio de Sanfim Arantes Pereira - TSA-SBA

Corresponsável pelo Centro de Ensino e Treinamento em Anestesiologia no Centro Médico Campinas. Anestesiologista do Departamento de Anestesiologia e Terapia da Dor do Hospital da Fundação Centro Médico Campinas e Hospital Santa Sofia, Campinas - SP.

### Antonio Roberto Carraretto - TSA-SBA (*in memoriam*)

MSc, PhD. Mestre e Doutor em Anestesiologia pela Universidade Estadual Paulista (UNESP). Professor de Anestesiologia na Universidade Federal do Espírito Santo (UFES). Responsável pelo Centro de Ensino e Treinamento do Hospital Universitário Cassiano Antonio Moraes, Universidade Federal do Espírito Santo (CET HUCAM-UFES).

### Antonio Vanderlei Ortenzi - TSA-SBA

Professor Doutor aposentado. Atualmente Professor Colaborador - Departamento de Anestesiologia da Faculdade de Ciências Médicas, Universidade Estadual de Campinas (UNICAMP). Membro Honorário da Sociedade Brasileira de Anestesiologia (SBA), da Sociedade de Anestesiologia do Estado de São Paulo (SAESP) e da Sociedade de Anestesiologia do Estado de Sergipe (SAESE).

### Áquila Lopes Gouvea

Doutora em Ciências pela Faculdade de Medicina da Universidade de São Paulo (FMUSP). Graduação em Enfermagem e Obstetrícia pela Universidade Federal do Espírito Santo (UFES).

### Arthur Vitor Rosenti Segurado - TSA-SBA

Médico Anestesista, SMA Coordenador Médico

### Artur Souza Rosa

Médico Anestesiologista da Santa Casa de Misericórdia de Santos.

### Atsuko Nakagami Cetl - TSA-SBA

Título em Dor pela Associação Médica Brasileira (AMB).

### Ayrton Bentes Teixeira - TSA-SBA

Responsável pelo Centro de Ensino e Treinamento da Clínica Anestesiológica Campinas (CET CAC Campinas).

### Bruna Bastiani dos Santos

Anestesiologista com Título de Especialista em Anestesiologia pela Sociedade Brasileira de Anestesiologia (TEA - SBA). Neuro-Anestesiologista pela Faculdade de Medicina da Universidade de São Paulo e pela Society for Neuroscience in Anesthesiology and Critical Care (FMUSP/SNACC).

### Bruna Moraes Cabreira

Médica anestesista A. C. Camargo Cancer Center.

## Bruno Adler Maccagnan Pinheiro Besen

Residência Médica em Clínica Médica e Medicina Intensiva pelo Hospital das Clínicas da Faculdade de Medicina da Universidade de São Paulo (HCFMUSP). Doutorado em Ciências Médicas pela FMUSP.

## Bruno Emanuel Oliva Gatto - TSA-SBA

MBA em Gestão Empresarial pela Fundação Getúlio Vargas (FGV). Instrutor corresponsável na Faculdade de Medicina do ABC (FMABC).

## Bruno Erick Sinedino de Araújo - TSA-SBA

Anestesiologista pelo Hospital das Clínicas da Faculdade de Medicina da Universidade de São Paulo (HCFMUSP).

## Bruno Francisco de Freitas Tonelotto

Doutor em Anestesiologia. Membro do Comittee Abstract and Review da Society of Cardiovascular Anesthesiologists (SCA).

## Bruno Melo Nóbrega de Lucena

Coordenador do Curso Preparatório para Terapia Intensiva da WavesMEd.

## Bruno Serra Guida - TSA-SBA

Instrutor do Centro de Ensino e Treinamento (CET) Prof. Fabiano Gouvea do Hospital Federal dos Servidores do Estado.

## Caio Funck Colucci

Instrutor do Centro de Ensino e Treinamento em Anestesiologia Centro Médico Campinas. Anestesiologista da Clínica Campinense de Anestesiologia (*Qmentum International*).

## Calim Neder Neto - TSA-SBA

TEA. Mestre pela Universidade Federal de São Paulo (UNIFESP).

## Camille Sayuri Saraiva Nobayashi

Residente (R3) do Serviço de Anestesiologia do Instituto Prevent Senior, pela Sociedade Brasileira de Anestesiologia (SBA).

## Carlos André Cagnolati - TSA-SBA

Corresponsável pelo Centro de Ensino e Treinamento em Anestesiologia da Clínica de Anestesia Ribeirão Preto CET/CARP. Anestesiologista e Diretor Financeiro da CARP.

## Carlos Eduardo Esqueapatti Sandrin - TSA-SBA

Corresponsável pelo Centro de Ensino e Treinamento (CET) em Anestesiologia do Centro Médico de Campinas. Anestesiologista do Departamento de Anestesiologia e Terapia da Dor do Hospital da Fundação Centro Médico Campinas e da Clínica Campinense de Anestesiologia (*Qmentum International*)

## Carlos Othon Bastos - TSA-SBA

Coordenador do Departamento do Anestesiologia da Maternidade de Campinas. Corresponsável pelo Centro de Ensino e Treinamento (CET) Integrado de Campinas.

## Carlos Rogério Degrandi Oliveira - TSA-SBA

Título Superior em Anestesiologia.

## Carolina Baeta Neves Duarte Ferreira - TSA-SBA

Corresponsável pelo Centro de Ensino e Treinamento (CET) do Hospital Moriah. Mestrado em Ciências Médicas pela Universidade Federal de São Paulo (UNIFESP).

## Carolina Cáfaro

Médica intensivista – Centro de Terapia Intensiva Adulto – Departamento de Pacientes Graves – Hospital Israelita Albert Einstein (HIAE). Médico titulado pela Associação de Medicina Intensiva Brasileira (AMIB).

## Carolina de Oliveira Sant'Anna

Especialização em Anestesiologia pelo Centro de Ensino e Treinamento do Hospital de Base, da Fundação Faculdade Regional de Medicina (CET/HB/FUNFARME). Título de Especialista em Anestesiologia pela Sociedade Brasileira de Anestesiologia (TEA - SBA).

### Catia Sousa Govêia - TSA-SBA

Professora da Universidade de Brasília (UnB). Diretora do Departamento Administrativo da Sociedade de Anestesiologia do Estado de São Paulo (SBA), Gestões 2021 – 2024.

### Cecília Daniele de Azevedo Nobre

Medicina da Dor Clínica e Intervencionista. Certificado de Área de Atuação em Dor, *Fellow* of Interventional Pain Practice, Certified Interventional Pain Sonologist (CAAD/FIPP/CIPS). Diploma da Academia Americana Medicina Regenerativa.

### Célio Gomes de Amorim

Professor de Medicina Integrada na Universidade Federal de Uberlândia (UFU). Doutor em Ciências pela Faculdade de Medicina da Universidade de São Paulo (FMUSP).

### Celso Luiz Módolo - TSA-SBA

Médico Intensivista, Professor Substituto do Departamento de Especialidades Cirúrgicas e Anestesiologia da Faculdade de Medicina de Botucatu, Universidade Estadual Paulista (UNESP).

### Celso Schmalfuss Nogueira - TSA-SBA

Professor da Disciplina de Anestesiologia da Faculdade de Medicina da Universidade Metropolitana de Santos (UNIMES). Corresponsável pelo Centro de Ensino e Treinamento (CET) em Anestesiologia da Santa Casa de Santos.

### César de Araujo Miranda - TSA-SBA

Professor Adjunto da Disciplina de Anestesiologia da Faculdade de Medicina de Jundiaí (FMJ). corresponsável pela Residência de Anestesiologia da FMJ.

### Charles Amaral de Oliveira

Título de Especialista em Anestesiologia pela Sociedade Brasileira de Anestesiologia (TEA - SBA), com Área de Atuação em Dor pela Associação Médica Brasileira (AMB). Médico da Singular - Centro de Controle da Dor. *Fellow of Interventional Pain Practice e Certified Interventional Pain Sonologist - World Institute of Pain.*

### Chiara Scaglioni Tessmer - TSA-SBA

FASE/Doutora em Ciências Médicas pela Faculdade de Medicina da Universidade de São Paulo (FMUSP).

### Chin An Lin

*Fellow of the American College of Physicians.* Coordenador dos Ambulatórios da Clínica Geral do Hospital das Clínicas da Faculdade de Medicina da Universidade de São Paulo (HCFMUSP).

### Christiane Pellegrino Rosa

Anestesiologista e membro da Equipe de Tratamento de Dor da São Paulo Serviços Médicos (SMA) do Hospital Sírio Libanês. Docente do Curso de Especialização em Dor do Hospital Sírio Libanês.

### Christiano dos Santos e Santos

*Associate Professor of Anesthesiology,* University of Texas, *MD Anderson Cancer Center. Clinical Neuroanesthesiology Fellowship Program Director,* University of Texas, *MD Anderson Cancer Center.*

### Cinthia Passos Damasceno

Título de Especialista em Anestesiologia - TEA, SBA. Area de Atuação em Dor - AMB. *Fellowship* em Anestesia Regional - UNIFESP

### Cirilo Haddad Silveira

Coordenador da Residência Médica do Centro de Ensino e Treinamento, Sociedade Brasileira de Anestesiologia (CET/SBA) – Grupo de Anestesiologistas Associados Paulista, Centro Universitário São Camilo, Hospital São Camilo (GAAP-CUSC-HSC). Coordenador do Núcleo de Apoio ao Ensino da Sociedade de Anestesiologia do Estado de São Paulo (SAESP).

### Claudia Carneiro de Araújo Palmeira

Doutora em Ciências pela Faculdade de Medicina da Universidade de São Paulo (FMUSP). Médica da Equipe de Controle da Dor do Instituto Central do Hospital das Clínicas da FMUSP.

### Claudia Cristiane Feracini - TSA-SBA

Médica anestesista no Hospital das Clínicas da Faculdade de Medicina de Ribeirão Preto, Universidade de São Paulo (HCFMRP--USP). Mestre e Doutora em Ciências Médica pela FMRP-USP.

## Cláudia Lütke - TSA-SBA

Mestre em Cirurgia Vascular, Cardíaca, Torácica e Anestesiologia pela Escola Paulista de Medicina, Universidade Federal de São Paulo (EPM/UNIFESP).

## Cláudia Maia Memória

Doutora e Mestre em Ciências pela Universidade de São Paulo (USP). Especialista em Neuropsicologia pelo Conselho Regional de Psicologia (CRP).

## Claudia Marquez Simões - TSA-SBA

Supervisora do Serviço de Anestesiologia do Instituto do Câncer do Estado de São Paulo, do Hospital das Clínicas da Faculdade de Medicina da Universidade de São Paulo (ICESP-HCFMUSP). Diretora de Educação Médica de Serviços Médicos de Anestesia (SMA).

## Claudia Regina Fernandes - TSA-SBA

Professora do curso de Medicina da Universidade Federal do Ceará (UFC). Coordenadora do módulo Emergências Médicas·

## Clóvis Tadeu Bueno da Costa - TSA-SBA

Anestesiologista corresponsável pelo Centro de Ensino e Treinamento da Sociedade Brasileira de Anestesiologia (CET/SBA).

## Cristiane Tavares - TSA-SBA

Médica supervisora do Serviço de Anestesiologia do Instituto de Psiquiatria do Hospital das Clínicas da Faculdade de Medicina da Universidade de São Paulo (HCFMUSP). Diretora do programa de *Fellowship* do Neuranestesia do HCFMUSP, acreditado pela SNACC (*Society for Neuroscience in Anesthesiology and Critical Care*).

## Cristiano Faria Pisani

MD, PhD, TEC. Médico Eletrofisiologista Assistente da Unidade de Arritmia do Instituto do Coração, Hospital das Clínicas, Faculdade de Medicina da Universidade de São Paulo (InCor/HC/FMUSP). Doutor em Ciências pela FMUSP.

## Daniel Carlos Cagnolati - TSA-SBA

Corresponsável do Centro de Ensino e Treinamento da Sociedade Brasileira de Anestesiologia (CET/SBA) da Clínica de Anestesiologia de Ribeirão Preto.

## Daniel Ibanhes Nunes

Médico Anestesiologista do Hospital das Clínicas, Faculdade de Medicina da Universidade de São Paulo (HCFMUSP).

## Daniel Javaroni Machado Fonseca - TSA-SBA

Especialista em Anestesiologia pela Faculdade de Medicina da Universidade de São Paulo (FMUSP). Diploma europeu de Anestesiologia - *European Diploma in Anaesthesiology and Intensive Care* (EDAIC).

## Daniel Vieira de Queiroz- TSA-SBA

Chefe do Serviço de Anestesiologia do Hospital Federal dos Servidores do Estado (HFSE – RJ). Responsável pelo Centro de Ensino e Treinamento Prof. Fabiano Gouvea (CET - HFSE - RJ).

## Daniela Oliveira de Melo

Docente adjunto na Universidade Federal do Estado de São Paulo (UNIFESP). Coordenadora do Nats UNIFESP Diadema.

## David Ferez - TSA-SBA

Professor adjunto do Departamento de Anestesiologia, Dor e Medicina Intensiva. Supervisor da Residência Médica – Ministério da Educação/Sociedade Brasileira de Anestesiologia (MEC/SBA) do Hospital da Beneficência Portuguesa de São Paulo.

## Débora de Oliveira Cumino - TSA-SBA

Doutora em Pesquisa em Cirurgia - Faculdade de Ciências Médicas da Santa Casa de São Paulo. Diretora do Serviço de Anestesia Pediátrica – SAPE - Sabará Hospital Infantil e Hospital Municipal Infantil Menino Jesus.

## Derli Conceição Munhoz

Mestre e Doutora em Ciências Médicas pela Faculdade de Ciências Médicas da Universidade Estadual de Campinas – UNICAMP.

## Diogo Barros Florenzano de Sousa - TSA-SBA

Diretor de Educação do grupo Unità Anestesia. *Fellow of Pain Practice* - FIPP-WIP.

### Diogo Bruggemann da Conceição- TSA-SBA

Anestesiologista do Hospital Governador Celso Ramos, Florianópolis. *POCUS Clinical Fellow*. Toronto Western Hospital, Toronto, Canadá.

### Douglas Vendramin

Residência Médica em Anestesiologia pela Irmandade da Santa Casa de Misericórdia de Curitiba. Mestre e Doutor em Clínica Cirúrgica pela Universidade Federal do Paraná (UFPR) em Dor Pós-operatória na área Anestesia Cardiovascular

### Durval Campos Kraychete - TSA-SBA

Professor Associado do Departamento de Anestesiologista e Cirurgia da Universidade Federal da Bahia (UFBA). Coordenador do Serviço de Dor.

### Ed Carlos Rey Moura

Pós-Doutor pela Universidade Federal de São Paulo (UNIFESP). Professor de Medicina na Universidade Federal do Maranhão (UFMA).

### Edela Puricelli

Profa. Emérita pela Universidade Federal do Rio Grande do Sul (UFGRS). Profa. Titular do Departamento de Cirurgia e Ortopedia da Faculdade de Odontologia da UFGRS.

### Edison Iglesias de Oliveira Vidal

Prof. Associado do Departamento de Clínica Médica da Faculdade de Medicina de Botucatu, Universidade Estadual Paulista – UNESP.

### Eduarda Schütz Martinelli

*Clinical Fellowship* em Anestesia para Transplante de Órgãos Abdominais (Toronto General Hospital). Doutorando no Programa de Anestesiologia, Ciências Cirúrgicas e Medicina Perioperatória pela Universidade de São Paulo (USP).

### Eduardo Helfenstein - TSA-SBA

CARP – Clínica Anestesia Ribeirão Preto.

### Eduardo Henrique Giroud Joaquim - TSA-SBA

Professor na Disciplina de Anestesiologia na Universidade Federal de São Paulo (UNIFESP). Primeiro-Secretário da Sociedade de Anestesiologia do Estado de São Paulo (SAESP) - Biênio abril 24/abril 26.

### Eduardo Motoyama de Almeida - TSA-SBA

Médico Anestesiologista pelo Hospital das Clínicas da Faculdade de Medicina da Universidade de São Paulo (HC-FMUSP).

### Eduardo Silva Reis Barreto - solicitado

Graduando em Medicina pela Universidade Federal da Bahia (UFBA).

### Eduardo Tadeu Moraes Santos - TSA-SBA

Corresponsável pelo Centro de Ensino e Treinamento em Anestesiologia-Sociedade Brasileira de Anestesiologia (SBA), Centro Médico Campinas. Anestesiologista do Departamento de Anestesiologia e Terapia da Dor do Hospital da Fundação Centro Médico Campinas e da Clínica Campinense de Anestesiologia (*Qmentum International*).

### Elaine Aparecida Felix - TSA-SBA

Professora Aposentada do Departamento de Cirurgia da Universidade Federal do Rio Grande do Sul (UFRGS). Doutora em Medicina: Ciências Pneumológicas pela UFRGS.

### Elaine Gomes Martins

Anestesiologista Unitá. Aperfeiçoamento em Anestesia Regional - Hospital Sírio Libanês. Certified Interventional Pain Sonologist - World Institute of Pain.

### Elene Paltrinieri Nardi

Coordenadora Geral de Evidências Clínicas e Economia da Saúde (CGECES) - NUD (NATS Unifesp-Diadema).

### Eliane Cristina de Souza Soares

Anestesiologista do Grupo SAM – Rede Mater Dei de Saúde – Belo Horizonte/MG . *Fellowship* em Anestesia Obstétrica – Mount Sinai Hospital – Universidade de Toronto, Canadá.

## Emica Shimozono

Médica Anestesiologista Assistente do Hospital das Clínicas da Universidade Estadual de Campinas (UNICAMP). Coordenadora do Serviço de Dor Crônica do Hospital Municipal de Paulínia.

## Enis Donizetti Silva - TSA-SBA

MD PHD. Presidente da Fundação do de Segurança do Paciente.

## Eric Aragão Corrêa

Nefrologista Especialista titulado pela Sociedade Brasileira de Nefrologia (SBN). Mestrando pela Faculdade de Ciências Médicas pela Universidade Estadual de Campinas (FCM – UNICAMP).

## Eric Benedet Lineburger - TSA-SBA

FASE/Doutor em Anestesiologia pela Universidade Estadual Paulista (UNESP).

## Érica Baptista Vieira de Meneses

Especialista em Direito Médico pela Universidade Católica do Salvador – UCSAL. Mestre em Direito pela Universidade Federal da Bahia (UFBA).

## Estela Regina Ramos Figueira

Professora Livre-Docente em Cirurgia do Aparelho Digestivo Pela Faculdade de Medicina da Universidade de São Paulo (FMUSP). Supervisora do Serviço de Cirurgia de Vias Biliares e Pâncreas.

## Evelinda Trindade

ATS no Instituto do Coração do Hospital das Clínicas da Faculdade de Medicina da Universidade de São Paulo (InCor – HCFMUSP).

## Fabiana Mara Scarpelli de Lima Alvarenga Caldeira - TSA-SBA

Mestre em Bioengenharia. Corresponsável pelo Centro de Ensino e Treinamento em Anestesiologia no Hospital de São José dos Campos/SP.

## Fabio Escalhão

Instrutor do Centro de Ensino e Treinamento em Anestesiologia Centro Médico Campinas. Anestesiologista da Clínica Campinense de Anestesiologia (*Qmentum International*).

## Fábio Luis Ferrari Regatieri - TSA-SBA

Intensivista pela Associação de Medicina Intensiva Brasileira (AMIB).

## Fábio Vieira de Toledo- TSA-SBA

Instrutor da Residência de Anestesiologia da Faculdade de Medicina de Jundiaí (FMJ).

## Fabíola Prior Caltabeloti

Residência Médica em Anestesiologia pelo Hospital das Clínicas da Faculdade de Medicina da Universidade de São Paulo (HCFMUSP). Doutorado em Ciências pelo Programa de Pós-graduação em Anestesiologia da Faculdade de Medicina da Universidade de São Paulo (FMUSP) com período sanduíche no Hôpital Pitié Salpêtrière, Paris - França.

## Fabrício Dias Assis

Anestesiologista com Título de Especialista em Anestesiologia pela Sociedade Brasileira de Anestesiologia (TEA - SBA) com Área de Atuação em Dor pela Associação Médica Brasileira (AMB). Médico da Singular - Centro de Controle da Dor.

## Felipe Bello Torres

Graduação na Faculdade de Ciências Médicas da Universidade Estadual de Campinas (UNICAMP) e Residência Médica no Centro de Ensino e Treinamento (CET) São Paulo Serviços Médicos de Anestesia.

## Felipe Chiodini Machado

Médico Anestesiologista com área de atuação em Dor. Doutorado em Ciência pela Universidade de São Paulo (USP) com linha de pesquisa em Dor Aguda.

## Felipe Pinn de Castro

Anestesiologista SMA (Serviços Médicos de Anestesia). Hospital Sírio Libanês. Hospital do Coração. Coordenador do Núcleo de Transfusão e Coagulação da Sociedade de Anestesiologia do Estado de São Paulo (SAESP).

## Felipe Souza Thyrso de Lara - TSA-SBA

Responsável pelo Centro de Ensino e Treinamento (CET) da Santa Casa de Santos. Presidente da Sociedade de Anestesiologia do Estado de São Paulo (SAESP), Biênio abril/24, abril/26.

## Fernanda Bono Fukushima

Profa. Associada do Departamento de Clínica Médica da Faculdade de Medicina de Botucatu, Universidade Estadual Paulista (UNESP).

## Fernanda Cristina Paes

Anestesiologista do Hospital e Maternidade Santa Joana - São Paulo/SP. Instrutora do Centro de Simulação Realística Grupo Santa Joana - São Paulo/SP.

## Fernanda Leite

Profa. Dra. da Faculdade de Medicina de Bauru da Universidade de São Paulo (USP). MBA em Gestão em Saúde (USP-Ribeirão Preto).

## Fernanda Salomão Turazzi - TSA-SBA

Anestesiologista do Hospital Infantil Sabará.

## Fernando Antônio de Freitas Cantinho - TSA-SBA

Instrutor Responsável pelo Centro de Ensino e Treinamento (CET) Dr. Rodrigo Gomes Ferreira – Hospital Federal do Andaraí – Rio de Janeiro. Título de Especialista em Medicina Intensiva pela Associação de Medicina Intensiva Brasileira (AMIB). Membro da Sociedade Brasileira de Queimaduras (SBQ).

## Fernando Antonio Nogueira da Cruz Martins - TSA-SBA

Doutor em Ciências pela Universidade de São Paulo (USP).

## Fernando Augusto Tavares Canhisares

Médico pela Faculdade de Medicina da Universidade de São Paulo (FMUSP). Anestesiologia pelo Hospital das Clínicas (HC) da FMUSP.

## Fernando Cássio do Prado Silva - TSA-SBA

Doutor em Anestesiologia pela Faculdade de Medicina da Universidade de São Paulo (FMUSP). Título de Especialista em Anestesiologia (TEA).

## Fernando Souza Nani

Supervisor do Serviço de Anestesia Obstétrica no Hospital das Clínicas da Faculdade de Medicina da Universidade de São Paulo (HCFMUSP). Coordenador do Núcleo de Anestesia Obstétrica da Sociedade de Anestesiologia do Estado de São Paulo (SAESP).

## Filomena Regina Barbosa Gomes Galas

Professora Associada da Disciplina de Anestesiologia da Faculdade de Medicina da Universidade de São Paulo (FMUSP).

## Flavio Takaoka- TSA-SBA

MD PhD.

## Florentino Fernandes Mendes - TSA-SBA

PhD. Mestre em Farmacologia pela Fundação Faculdade Federal de Ciências Médicas de Porto Alegre (FFFCMPA). Doutor em Medicina pela Faculdade de Ciências Medicas da Santa Casa de São Paulo (FCMSCSP). Prof. Associado de Anestesiologia da Universidade Federal de Ciências da Saúde de Porto Alegre (UFCSPA).

## Francisco Ricardo Marques Lobo - TSA-SBA

Professor Adjunto da Disciplina de Anestesiologia da Faculdade Regional de Medicina de São José do Rio Preto/SP (FAMERP). Responsável pela Unidade de Anestesia em Transplante de Fígado no Hospital de Base de São José do Rio Preto/SP.

### Franz Schubert Cavalcanti

Médico Anestesiologista da Maternidade de Campinas. Doutor em Medicina pela Universidade Estadual de Campinas (UNICAMP).

### Gabriel Alann Gayo Souto - TSA-SBA

Médico Anestesiologista do Instituto de Ginecologia da Universidade Federal do Rio de Janeiro (UFRJ). Instrutor do Centro de Ensino e Treinamento (CET) Prof. Fabiano Gouvea - Hospital Federal dos Servidores do Estado (HFSE – RJ).

### Gabriel José Redondano de Oliveira - TSA-SBA

Post-MBA em Gestão em Saúde.

### Gabriel Magalhães Nunes Guimarães - TSA-SBA

Professor da Clínica Cirúrgica da Universidade de Brasília (UnB).

### Gabriel Soares de Sousa

Anestesiologista dos Serviços Médicos de Anestesia (SMA)/ Hospital Sírio-Libanês. Anestesiologista do Instituto da Criança e do Adolescente do Hospital das Clínicas da Faculdade de Medicina da Universidade de São Paulo (HCFMUSP).

### Gabriela Tognini Saba

Anestesiologista do Hospital das Clínicas da Faculdade de Medicina da Universidade de São Paulo (HCFMUSP), Pro Matre Paulista e Grupo Fleury. Doutoranda do Programa Pós-graduação em Anestesiologia, Ciências Cirúrgicas e Medicina Perioperatória da FMUSP.

### Gastão Fernandes Duval Neto - TSA-SBA - *in memoriam*

Professor-Doutor do Departamento de Cirurgia Geral da Faculdade de Medicina da Universidade Federal de Pelotas – UFPEL. Responsável pelo Centro de Ensino e Treinamento em Anestesiologia da UFPEL.

### Getúlio Rodrigues de Oliveira Filho - TSA-SBA

Professor Associado de Anestesiologia do Departamento de Cirurgia da Universidade Federal de Santa Catarina (UFSC).

### Giane Nakamura

Doutora em Anestesiologia pela Universidade Estadual Paulista (UNESP). Médica Titular do Departamento de Anestesiologia do AC Camargo Cancer Center.

### Gibran Elias Harcha Munoz

Anestesiologista residente em Dor no Hospital das Clínicas da Faculdade de Medicina da Universidade de São Paulo (HCF-MUSP).

### Giovanne Santana de Oliveira

Doutor em Anestesiologia pela Universidade de São Paulo (USP). Coordenador da Residência Médica em Anestesiologia do Hospital Universitário da Universidade Federal do Maranhão (HU-UFMA).

### Glênio Bitencourt Mizubuti

Anestesiologista e Professor Associado. *Queen's University*, Kingston Health Sciences Centre, Kingston, Canadá.

### Glória Maria Braga Potério - TSA-SBA

Professora livre docente do Departamento de Anestesiologia da Universidade Estadual de Campinas (UNICAMP).

### Guilherme Antonio Moreira de Barros

Prof. Associado do Departamento de Especialidades Cirúrgicas e Anestesiologia da Faculdade de Medicina de Botucatu, Universidade Estadual Paulista (UNESP)

### Guilherme de Oliveira Firmo - TSA-SBA

Professor Assistente I da Universidade de Taubaté (UNITAU). Corresponsável pelo Centro de Ensino e Treinamento (CET) em Anestesiologia do Hospital Municipal de São José dos Campos /SP.

### Guilherme Henryque da Silva Moura

MBA Diretor de Qualidade e Segurança do SMA. *Heathcare Leader* pela Stanford University.

### Guilherme Haelvoet Correa

Anestesista e Instrutor de Simulação Realística no Hospital e Maternidade Santa Joana. Mestre em Ciências da Saúde pela Faculdade de Ciências Médicas da Santa Casa de São Paulo.

### Guilherme Oliveira Campos - TSA-SBA

Doutor em Anestesiologia pela Faculdade de Medicina de Botucatu da Universidade Estadual de São Paulo (FMB-UNESP). Responsável pelo Centro de Ensino e Treinamento em Anestesiologia do Hospital São Rafael, Salvador-BA.

### Guinther Giroldo Badessa

Coordenador do Programa de Residência Médica em Anestesiologia da Faculdade de Medicina São Camilo – SP. Diretor de Defesa Profissional da Sociedade de Anestesiologia do Estado de São Paulo (SAESP) 2024/2026,

### Gustavo Felloni Tsuha - TSA-SBA

*European Diploma in Anaesthesiology and Intensive Care*/Sociedade Europeia de Anestesia (EDAIC/ESA).

### Gustavo Guimarães Torres - TSA-SBA

Anestesiologista do Transplante Renal-Hepático Rede D›or São Luiz – RJ. Anestesiologista Hospital Universitário Pedro Ernesto – RJ.

### Hazem Adel Ashmawi - TSA-SBA

Supervisor da Equipe de Controle de Dor da Divisão de Anestesia do Hospital das Clínicas da Faculdade de Medicina da Universidade de São Paulo (HCFMUSP). Professor Associado do Departamento de Anestesiologia da Faculdade de Ciências Médicas da Universidade Estadual de Campinas (FCM-UNICAMP).

### Heleno de Paiva Oliveira

Médico Anestesiologista do Hospital das Clínicas da Faculdade de Medicina da Universidade de São Paulo (HCFMUSP). Doutorado pela Universidade de São Paulo (USP).

### Helga Cristina Almeida da Silva - TSA-SBA

Professora Adjunta e Médica Neurologista do Departamento de Anestesiologia, Dor e Medicina Intensiva da Universidade Federal de São Paulo (UNIFESP). Coordenadora do Centro de Estudo, Diagnóstico e Investigação de Hipertermia Maligna (CEDHIMA) da UNIFESP.

### Helga Bezerra Gomes da Silva - TSA-SBA

Médica Anestesiologista do Hospital de Base de Brasília.

### Hellen Moreira de Lima

Médica Anestesiologista. *Fellow* em Anestesiologia Pediátrica e Neonatal - Instituto da Criança e do Adolescente do Hospital das Clínicas da Faculdade de Medicina da Universidade de São Paulo (HCFMUSP).

### Henriette Baena Cardeal

Psicóloga especialista em Neuropsicologia pelo Hospital das Clínicas da Faculdade de Medicina da Universidade de São Paulo (HCFMUSP). e em Saúde do Idoso pela Universidade Federal de São Paulo (UNIFESP). Neuropsicóloga colaboradora da Disciplina de Anestesiologia da Faculdade de Medicina da Universidade de São Paulo (FMUSP).

### Hugo Ítalo Melo Barros

Especialização em Anestesia Pediátrica no Hospital Pequeno Príncipe, Curitiba - PR. Membro do Serviço de Anestesiologia Pediátrica (SAPE) do Sabará Hospital Infantil e Hospital Infantil Menino Jesus, São Paulo - SP.

### Hugo Muscelli Alecrim- TSA-SBA

Graduado pelo *European Diploma in Anaesthesiology and Intensive Care* (EDAIC).

### Igor Jacomossi Riberto

Graduando pelo Instituto Federal de Educação, Ciência e Tecnologia do Estado de São Paulo (IFSP).

### Igor Lopes da Silva - TSA-SBA

Portador do Título de Especialista em Anestesiologia (TEA). Instrutor do Centro de Ensino e Treinamento (CET) - Hospital Escola Padre Albino (SP).

### Isabela da Costa Vallarelli - TSA-SBA

Médica assistente do Instituto de Ortopedia e Traumatologia do Hospital das Clínicas da Faculdade de Medicina da Universidade de São Paulo (IOT-HCFMUSP). Instrutora do Centro de Ensino e Treinamento (CET) da Pontifícia Universidade Católica (PUC-Campinas).

### Ítalo Pires Gomes

Instrutor da Residência de Anestesiologia da Faculdade de Medicina de Jundiaí (FMJ).

### Jackson Davy da Costa Lemos

Anestesiologista. Título de Especialista em Anestesiologia pela Sociedade Brasileira de Anestesiologia (TEA-SBA). Preceptor da disciplina de Dor e Anestesia Regional do Centro de Ensino e Treinamento (CET) do Instituto Dr. José Frota (CE).

### Joana Lily Dwan

Anestesiologista pelo Hospital das Clínicas da Faculdade de Medicina da Universidade de São Paulo (HCFMUSP). NeuroAnestesiologista pela FMUSP.

### João Abrão - TSA-SBA

Professor Associado da Disciplina de Anestesiologia da Faculdade de Medicina de Ribeirão Preto da Universidade de São Paulo (FMRP-USP).

### João Alexandre Rezende Assad

Anestesista formado no Centro Universitário Serra dos Órgão (UNIFESO). Professor da Faculdade de Medicina Afya Unigranrio Barra – RJ.

### João Batista Santos Garcia - TSA-SBA

Professor Titular da Disciplina de Anestesiologia, Dor e Cuidados Paliativos da Universidade Federal do Maranhão (UFMA). Responsável pelo Serviço de Dor e Cuidados Paliativos do Hospital do Câncer.

### João Manoel Silva Junior - TSA-SBA

Professor Livre Docente e Doutor pela Faculdade de Medicina da Universidade de São Paulo (FMUSP). Chefe da Unidade de Terapia Intensiva (UTI) do Instituto do Câncer do Estado de São Paulo (ICESP) e FMUSP.

### João Paulo Jordão Pontes - TSA-SBA

Doutorado em Anestesiologia pela Faculdade de Medicina de Botucatu, Universidade Estadual Paulista (FMB/UNESP).

### João Rodrigo Oliveira – TEA-SBA

Especialista em Anestesiologia. Residência Médica – Ministério da Educação (MEC), no Hospital Sírio Libanês.

### João Soares de Almeida Júnior - TSA-SBA

Anestesiologista do Hospital da Beneficência Portuguesa de São Paulo. Coordenador do Grupo de Anestesia AMD.

### João Valverde Filho - TSA-SBA

Médico especialista em Dor pela Associação Médica Brasileira e Sociedade Brasileira de Anestesiologia (AMB/SBA). Coordenador da Pós-graduação em Dor do Hospital Sírio Libanês em São Paulo.

### João Victor Galvão Barelli

Médico assistente do Hospital Beneficência Portuguesa de São Paulo.

### Joaquim Edson Vieira - TSA-SBA

Professor associado, Disciplina de Anestesiologia, Departamento de Cirurgia, Faculdade de Medicina da Universidade de São Paulo (FMUSP). Médico Anestesiologista, Instituto Central do Hospital das Clínicas (HCFMUSP).

### Joel Avancini Rocha Filho - TSA-SBA

Médico supervisor da Anestesia para Transplante de Órgãos Abdominais do Hospital das Clínicas da Faculdade de Medicina da Universidade de São Paulo (HCFMUSP). Doutorado e Pós-Doutorado em Ciências Médicas pela FMUSP.

### Joel Gianelli Paschoal Filho - TSA-SBA

Instrutor do Centro de Ensino e Treinamento da Sociedade Brasileira de Anestesiologia (CET – SBA) da Santa Casa de Santos.

### José Abelardo Garcia de Meneses

Professor de cursos de Pós-graduação em Direito Médico, Bioética e Biodireito e Direito à Saúde. Coautor do livro "Noções de Responsabilidade Médica na Anestesiologia - Guia Prático da SAESP".

### José Eduardo Bagnara Orosz - TSA-SBA

Doutor em Anestesiologia pela Faculdade de Medicina de Botucatu, Universidade Estadual Paulista (UNESP). Responsável pelo Centro de Ensino e Treinamento da Sociedade Brasileira de Anestesiologia (CET – SBA) da Pontifícia Universidade Católica (PUC) de Campinas - SP

### José Leonardo Izquierdo Saurith

Médico Anestesiologista. *Fellowship* em Anestesia Cardiovascular e Ecocardiografia Intraoperatória pelo Instituto Dante Pazzanese de Cardiologia.

### José Luiz Gomes do Amaral - TSA-SBA

Professor Titular Livre Docente da Disciplina de Anestesiologia, Dor e Medicina Intensiva da Escola Paulista de Medicina, Universidade Federal de São Paulo (EPM/UNIFESP).

### José Maria Leal Gomes - TSA-SBA

Área de atuação em Dor e Acupunturiatra

### José Osvaldo Barbosa Neto

Professor de Habilidades Médicas e membro do Núcleo de Simulação Realística do Centro Universitário do Maranhão (CEUMA). Área de atuação em Dor pela Associação Médica Brasileira (AMB).

### José Reinaldo Cerqueira Braz - TSA-SBA

Professor Aposentado Emérito da Faculdade de Medicina de Botucatu, Universidade Federal de São Paulo (FMB/UNESP). Doutor pela FMB/UNESP.

### Josyanne Balarotti Pedrazzi - TEA-SBA

Especialista em Anestesiologia. Aluna da Pós-graduação (Doutorado) em Anestesiologia da Faculdade de Medicina da Universidade de São Paulo (FMUSP).

### Jucelina Verónica Bisi

Especialista em Anestesiologia pelo Programa de Capacitação para Médicos Estrangeiros da Faculdade de Medicina da Universidade de São Paulo (USP). Especialista em Dor pela Faculdade de Medicina da USP (FMUSP).

### Juliano Antonio Aragão Bozza

Médico Anestesiologista.

### Juliano Pinheiro de Almeida

Especialista em Anestesiologia pela Sociedade Brasileira de Anestesiologia (SBA). Especialista em Terapia Intensiva pela Associação de Medicina Intensiva Brasileira (AMIB).

### Julio Cesar Mercador de Freitas - TSA-SBA

Anestesiologista do Serviço de Neurorradiologia do Hospital São José da SCMPA, Porto Alegre, RS. Ex-professor Auxiliar de Anestesiologia do Departamento de Cirurgia da Faculdade de Medicina da Universidade Federal do Rio de Janeiro (UFRJ).

### Jyrson Guilherme Klamt - TSA-SBA

Professor Titular da Disciplina de Anestesiologia da Faculdade de Medicina de Ribeirão Preto, da Universidade de São Paulo (FMRP-USP).

### Lais Helena Navarro e Lima - TSA-SBA

*Assistant Professor - Department of Anesthesiology, Perioperative, and Pain Medicine* - Winnipeg, MB, Canadá.

### Leandro Criscuolo Miksche - TSA-SBA

Corresponsável Centro de Ensino e Treinamento (CET) em Anestesiologia da Clínica de Anestesia Ribeirão Preto (CARP).

### Leandro Fellet Miranda Chaves - TSA-SBA

Professor de Anestesiologia da Faculdade de Medicina da Universidade Federal de Juiz de Fora – MG (UFJF). Anestesiologista do Hospital Albert Sabin e do Hospital Hugo Borges em Juiz de Fora - MG

### Leandro Gobbo Braz

Professor associado, Departamento de Especialidades Cirúrgicas e Anestesiologia, Faculdade de Medicina de Botucatu (FMB), Universidade Estadual Paulista (UNESP).

### Leonardo Ayres Canga

Medico pelo Centro Universitário São Camilo (CUSC). Mestrando pelo Departamento de Anestesiologia, Dor e Terapia Intensiva - Escola Paulista de Medicina (EPM).

### Leonardo de Andrade Reis

Presidente do Capítulo Brasil da *Latim American Society of Regional Anesthesia*. Instrutor do Suporte Avançado de Vida em Anestesia, Sociedade Brasileira de Anestesiologia (SAVA/SBA). Instrutor do Suporte Avançado em Anestesia do Trauma, Sociedade de Anestesiologia do Estado de São Paulo (SuAAT/SAESP).

### Leonardo Figueiredo Camargo

Especialista em Nefrologia pela Sociedade Brasileira de Nefrologia (SBN). Mestrando de Nefrologia pela Faculdade de Ciências Médicas da Universidade Estadual de Campinas (UNICAMP).

### Leonardo Teixeira Domingues Duarte - TSA-SBA

Médico Anestesiologista do Serviços Médicos de Anestesia (SMA). Instrutor corresponsável do Centro de Ensino e Treinamento da Sociedade Brasileira de Anestesiologia, Serviços Médicos de Anestesia (CET/SBA SMA) do Hospital Sírio Libanês.

### Leopoldo Muniz da Silva

Médico Anestesiologista, Doutor em Anestesiologia pela Faculdade de Medicina de Botucatu, Universidade Estadual Paulista (FMB-UNESP).

### Letícia Lopes Vieira TSA-SBA

Corresponsável do Centro de Ensino e Treinamento da Pontifícia Universidade Católica (CET-PUC Campinas).

### Ligia Andrade da Silva Telles Mathias - TSA-SBA

Diretora da Faculdade Santa Joana. Coordenadora do Setor de Anestesia da Maternidade Pro Matre.

### Lívia Pereira Miranda Prado - TSA-SBA

Diretora de Apoio ao Ensino da Sociedade de Anestesiologia do Estado de São Paulo (SAESP). Mestre em Ciências da Saúde pela Faculdade de Medicina de Ribeirão Preto (FAMERP).

### Lucas Rodrigues de Farias - TSA-SBA

Médico Anestesiologista da São Paulo Serviços Médicos de Anestesia (SMA).

### Luciana Paula Cadore Stefani - TSA-SBA

Professora adjunta do Departamento de Cirurgia da Universidade Federal do Rio Grande do Sul (UFRGS). Diretora de Ensino do Hospital de Clínicas de Porto Alegre (HCPA).

### Luciana Cavalcanti Lima

Anestesiologista do Instituto de Medicina Integral Professor Fernando Figueira (IMIP), Recife- PE. Doutorado em Anestesiologia pela Universidade Estadual Paulista (UNESP), Botucatu-SP.

### Luciana Chaves de Morais

Médica Anestesiologista do Hospital Universitário Walter Cantídio (HUWC), da Universidade Federal do Ceará (UFC). Preceptora da Residência Médica de Anestesiologia do HUWC-UFC.

### Luciano Cesar Pontes Azevedo

Especialista em medicina intensiva titulado pela Associação de Medicina Intensiva Brasileira (AMIB). Professor Livre-docente de emergências clínicas pela Universidade de São Paulo (USP).

### Luciano de Andrade Silva

Instrutor do Centro de Ensino e Treinamento em Anestesiologia Centro Médico Campinas. Anestesiologista do Departamento de Anestesiologia e Terapia da Dor do Hospital da Fundação Centro Médico Campinas e da Clínica Campinense de Anestesiologia (Qmentum International).

### Lucila Muniz Barreto Volasco

Título de Especialista em Anestesiologia, Dor e Acupuntura. Anestesiologista dos Serviços Médicos de Anestesia (SMA) )/ Hospital Sírio-Libanês.

### Ludhmila Abrahão Hajjar

Profa. Titular Emergências da Universidade de São Paulo (USP). Coordenadora Pós-graduação em Cardiologia (USP).

### Luis Alberto Rodríguez Linares

TEA/PhD. Doutor em Ciências e Anestesiologia, Universidade de São Paulo (USP). *Fellow* em Anestesia Regional, Cardiovascular e Dor.

### Luis Antonio dos Santos Diego - TSA-SBA

Presidente da Sociedade Brasileira de Anestesiologia (SBA) - 2024. Professor Associado da Faculdade de Medicina da Universidade Federal Fluminense (FM-UFF).

### Luis Fernando Affini Borsoi

Médico especialista pela Universidade Estadual de Campinas (UNICAMP).

### Luis Fernando Lima Castro - TSA-SBA

Corresponsável pelo Centro de Ensino e Treinamento da Sociedade Brasileira de Anestesiologia (CET-SBA), integrado da Maternidade de Campinas. Anestesiologista do Hospital das Clínicas da Faculdade de Medicina da Universidade de São Paulo (HCFMUSP).

### Luis Filipi Souza de Britto Costa

Médico Anestesiologista. Médico Colaborador da Anestesia para Transplantes do Hospital das Clínicas da Faculdade de Medicina da Universidade de São Paulo (HCFMUSP).

### Luis Henrique Cangiani - TSA-SBA

Responsável pelo Centro de Ensino e Treinamento (CET) do Centro Médico de Campinas. Anestesiologista da Clínica Campinense em Anestesiologia. Doutor pelo Departamento de Anestesiologia da Faculdade de Medicina de Botucatu da Universidade Estadual Paulista (FMB-UNESP).

### Luís Otávio Esteves - TSA-SBA

Corresponsável pelo Centro de Ensino e Treinamento em Anestesiologia (CET) do Centro Médico Campinas. Anestesiologista do Departamento de Anestesiologia e Terapia da Dor da Fundação Centro Médico Campinas e do Hospital Santa Sofia, Campinas-SP.

### Luís Vicente Garcia - TSA-SBA

Professor Titular da Disciplina de Anestesiologia da Faculdade de Medicina de Ribeirão Preto da Universidade de São Paulo (FMRP-USP).

### Luiz Alberto Vicente Teixeira - TSA-SBA

MBA em Gestão em Saúde pela Fundação Getúlio Vargas (FGV). Corresponsável pelo Centro de Ensino e Treinamento em Anestesiologia do Hospital São Rafael, Salvador-BA.

### Luiz Antonio Mondadori

Mestre em Oncologia pela Fundação Antonio Prudente. Médico Titular do Departamento de Anestesiologia do AC Camargo Cancer Center.

### Luiz Antonio Vane - TSA-SBA

Professor Titular aposentado e Emérito do Departamento de Anestesiologia da Faculdade de Medicina da Universidade Estadual Paulista (UNESP) e Diretor Geral da Faculdade de Ciências Médicas de São José dos Campos - Humanitas.

### Luiz Bomfim Pereira da Cunha - TSA-SBA

Ex-membro do Centro Diagnóstico de Hipertermia Maligna da Universidade Federal do Rio de Janeiro (UFRJ).

### Luiz Daniel Marques Neves Cetl

Neurocirurgião pela Universidade Federal de São Paulo (UNIFESP). Cirurgia de Epilepsia (UNIFESP).

## Luiz Eduardo de Paula Gomes Miziara - TSA-SBA

Pós-graduação em Gestão em Saúde pelo Centro Israelita de Ensino e Pesquisa Albert Einstein.

## Luiz Fernando Alencar Vanetti - TSA-SBA

Corresponsável pelo Centro de Ensino e Treinamento em Anestesiologia Centro Médico de Campinas. Anestesiologista do Departamento de Anestesiologia e Terapia da Dor da Fundação Centro Médico de Campinas e do Hospital Santa Sofia, Campinas - SP.

## Luiz Fernando dos Reis Falcão - TSA-SBA

Professor e Chefe da Disciplina de Anestesiologia e Dor da Escola Paulista de Medicina, Universidade Federal de São Paulo (EPM/UNIFESP). Diretor de Práticas Médicas da Anextesia.

## Luiz Guilherme Villares da Costa - TSA-SBA

Doutor em Ciências pela Faculdade de Medicina da Universidade de São Paulo (FMUSP). Especialista em Medicina Intensiva.

## Luiz Marcelo Sá Malbouisson - TSA-SBA

Médico coordenador da UTI Cirúrgica e da UTI do Departamento de Gastroenterologia do Hospital das Clínicas da Faculdade de Medicina da Universidade de São Paulo (HCFMUSP). Doutor em Ciências e Livre-Docente pela FMUSP.

## Luiz Marciano Cangiani - TSA-SBA

Corresponsável pelo Centro de Ensino e Treinamento em Anestesiologia Centro Médico Campinas. Anestesiologista da Clínica Campinense de Anestesiologia (Qmentum internacional).

## Luiza Helena Degani Costa Falcão

Professora da Faculdade Israelita de Ciências da Saúde Albert Einstein. Médica Pneumologista pela Escola Paulista de Medicina, Universidade Federal de São Paulo (EPM/UNIFESP).

## Macius Pontes Cerqueira - TSA-SBA

Corresponsável pelo Centro de Ensino e Treinamento do Hospital São Rafael – Salvador/Ba. Anestesiologista do Hospital Cardiopulmonar.

## Magnum Ricardo Bomfim Dourado Rosa - TEA-SBA

Anestesiologista.

## Marcella Marino Malavazzi Clemente

Médica Anestesista Pediátrica no Hospital Sírio Libanês. *Fellowship* em Anestesia Pediátrica - *Hospital for Sick Children,* de Toronto, Canadá.

## Marcello Fonseca Salgado Filho - TSA-SBA

Post-Doc pela Universidade de São Paulo (USP).

## Marcelo Frizzera Borges

Anestesiologista do Hospital Unimed, Vitória-ES.

## Marcelo Luis Abramides Torres - TSA-SBA

Professor MS3 da Faculdade de Medicina da Universidade de São Paulo (FMUSP). Responsável pelo Centro de Ensino e Treinamento do Hospital das Clínicas da Faculdade de Medicina da Universidade de São Paulo (CET/HCFMUSP).

## Marcelo Negrão Lutti - TSA-SBA

Corresponsável pelo Centro de Ensino e Treinamento em Anestesiologia Centro Médico Campinas. Chefe do Departamento de Anestesiologia e Terapia da Dor do Hospital da Fundação Centro Médico Campinas.

## Marcelo Sperandio Ramos - TSA-SBA

Médico Anestesiologista.

## Marcelo Vaz Perez - TSA-SBA

Doutorado em Clínica Cirúrgica pela Universidade de São Paulo (USP). Professor da Pós-graduação da Santa Casa de Misericórdia de São Paulo.

### Marcelo Wajchenberg

Professor orientador do Programa de Ciências da Saúde, aplicada ao esporte e atividade física, da Disciplina de Medicina Esportiva do Departamento de Ortopedia e Traumatologia da Universidade Federal de São Paulo (UNIFESP). Médico do Hospital Israelita Albert Einstein.

### Marcelo Waldir Mian Hamaji - TSA-SBA

Diretor LASRA. Coordenador Serviço de Anestesia Hospital Sepaco.

### Márcio de Pinho Martins - TSA-SBA

Membro da Comissão Permanente, Coordenador e Instrutor do curso: *Entrenamiento en Vía Aérea CLASA – EVA*.. Coordenador e Instrutor do Curso Controle da Via Aérea da Sociedade Brasileira de Anestesiologia (CVA/SBA).

### Márcio Matsumoto - TSA-SBA

Diretor de práticas médicas do Serviços Médicos de Anestesia (SMA). Corresponsável pelo Centro de Ensino e Treinamento da Sociedade Brasileira de Anestesiologia, Serviços Médicos de Anestesia (CET/SBA/SMA), Hospital Sírio-Libanês.

### Marcos Antonio Costa de Albuquerque - TSA-SBA

Mestre e Doutor em Ciências da Saúde.

### Marcos de Simone Melo

Professor Doutor do Departamento de Anestesiologia, Radiologia e Oncologia (DAOR), da Universidade Estadual de Campinas (UNICAMP). Supervisor do Programa de Residência Médica de Anestesiologia da UNICAMP.

### Marcos Ferreira Minicucci

Professor Associado, Departamento de Clínica Médica, Faculdade de Medicina de Botucatu, Universidade Estadual Paulista (FMB/UNESP).

### Marcos Francisco Vidal Melo

*Chief of the Division of Cardiothoracic Anesthesia* at Columbia University, New York, USA.

### Marcos Rodrigues Pinotti - TSA-SBA

Médico Anestesiologista pela Universidade de São Paulo - Ribeirão Preto (1987). Médico Responsável pelo Centro de Ensino e Treinamento da Sociedade Brasileira de Anestesiologia (CET-SBA) - Catanduva SP.

### Margarita Hoppe Rocha Gama

Título de Especialista em Anestesiologia pela Sociedade Brasileira de Anestesiologia (SBA). Médica Assistente do Hospital das Clínicas da Faculdade de Medicina da Universidade de São Paulo (FMUSP).

### Maria Angela Tardelli - TSA-SBA

Professora Associada da Disciplina de Anestesiologia, Dor e Medicina Intensiva pela Universidade Federal de São Paulo – Escola Paulista de Medicina (UNIFESP-EPM). Diretora Presidente da Sociedade Brasileira de Anestesiologia (SBA) (GESTÃO 2023).

### Maria Cecília Landim Nassif

Médica Anestesiologista do Hospital das Clínicas da Faculdade de Medicina da Universidade de São Paulo (HCFMUSP).

### Maria Denisia de Souza Saraiva Nobayashi

Mestre em Psicologia/Psicossomática pela Universidade Ibirapuera - SP. Fundadora da Residência Médica em Anestesiologia pelo Ministério da Cultura e Sociedade Brasileira de Anestesiologia (MEC/SBA) no Instituto Prevent Senior (IPS).

### Maria Fernanda Branco de Almeida

Professora Associada da Disciplina de Pediatria Neonatal do Departamento de Pediatria da Escola Paulista de Medicina da Universidade Federal de São Paulo (EPM/UNIFESP). Coordenadora do Programa de Reanimação Neonatal da Sociedade Brasileira de Pediatria (SBP).

### Maria José Carvalho Carmona - TSA-SBA

Professora livre-docente Associada da Disciplina de Anestesiologia da Faculdade de Medicina da Universidade de São Paulo (FMUSP). Coordenadora do curso de Mestrado Profissional do Programa de Pós-graduação em Inovação Tecnológica e de Processos Assistenciais Perioperatórios da FMUSP.

### Maria Paula Martin Ferro

Médica Assistente do Serviço de Anestesia do Instituto do Coração da Faculdade de Medicina da Universidade de São Paulo (Incor/FMUSP). Médica Intensivista do Instituto do Coração, Associação de Medicina Intensiva Brasileira (Incor/FMUSP/AMIB).

### Mariana Fontes Lima Neville - TSA-SBA

Anestesiologista do Hospital São Paulo da Universidade Federal de São Paulo (UNIFESP). Anestesiologista do Sabará Hospital Infantil.

### Mariana Gobbo Braz

Pesquisadora do Departamento de Anestesiologia da Faculdade de Medicina de Botucatu da Universidade Estadual de São Paulo (FMB-UNESP).

### Marilde de Albuquerque Piccioni - TSA-SBA

Médica assistente do Serviço de Anestesiologia do Instituto do Coração do Hospital das Clínicas da Faculdade de Medicina da Universidade de São Paulo (HCFMUSP).

### Marina Cestari de Rizzo

Coordenadora dos Serviços de Anestesia do Hospital e Maternidade Santa Joana e Santa Maria. Diretora Científica de Anestesia Obstétrica da *Latin American Society of Regional Anesthesia*-LASRA.

### Martin Affonso Ferreira - TSA-SBA

Instrutor do Centro de Ensino e Treinamento em Anestesiologia Centro Médico Campinas. Anestesiologista do Departamento de Anestesiologia e Terapia da Dor do Hospital da Fundação Centro Médico Campinas e da Clínica Campinense de Anestesiologia (Qmentum International).

### Masashi Munechika - TSA-SBA

Professor Adjunto do Departamento de Anestesiologia, Dor e Medicina Intensiva da Escola Paulista de Medicina, da Universidade Federal de São Paulo (EPM/UNIFESP).

### Matheus Fachini Vane - TSA-SBA

Médico Anestesiologista, Divisão de Anestesiologia Hospital das Clínicas da Faculdade de Medicina da Universidade de São Paulo (HCFMUSP).

### Matheus Fecchio Pinotti - TSA-SBA

Doutorado pela Faculdade de Medicina de Botucatu, Universidade Estadual Paulista (FMB/UNESP).

### Matheus Fernando Manzolli Ballestro

Professor Adjunto do Departamento de Medicina da Universidade Federal de São Carlos (UFSCar). Mestrado, Doutorado e Pós-Doutorado pela Faculdade de Medicina de Ribeirão Preto, Universidade de São Paulo (FMRP/USP).

### Matheus Rodrigues Vieira

Instrutor associado do Centro de Ensino e Treinamento (CET) do Centro Médico Campinas. Anestesiologista da Clínica Campinense de Anestesiologia.

### Maurício Daher - TSA-SBA

PhD, FASE. Anestesiologista e Diretor Científico do Serviço de Anestesiologia Integrada - SANI. Membro do Comitê de Anestesiologia Cardiovascular e Torácica (2024 - 2026).

### Mauricio Luiz Malito

Mestre em Medicina pela Faculdade de Ciências Médicas da Santa Casa de São Paulo (FCMSCSP). Diretor do Centro de Treinamento em Vias Aéreas (CTVA).

### Michael Jenwei Chen

Graduado em Medicina pela Universidade de São Paulo (USP) (1999), com especialização em Radioterapia no Hospital A.C. Camargo (2004). Radio-Oncologista do Grupo de Apoio ao Adolescente e Criança com Câncer e do A.C. Camargo Cancer Center.

### Milton Gotardo

Médico Anestesiologista no Hospital das Clínicas da Faculdade de Medicina da Universidade de São Paulo (HCFMUSP).

### Miriam Cristina Belini Gazi

Mestre em Ciências pela Universidade Federal de São Paulo (UNIFESP). Anestesiologista, Especialista em Dor e Acupuntura pela UNIFESP.

### Mirian Gomes Barcelos - TSA-SBA

Instrutora do Centro de Ensino e Treinamento do Instituto de Assistência Médica ao Servidor Público Estadual de São Paulo. Diretora Secretária do Serviço de Anestesiologia, Medicina Perioperatória, Dor e Terapia Intensiva (SAMMEDI).

### Mônica Braga da Cunha Gobbo - TSA-SBA

Corresponsável do Centro de Ensino e Treinamento do Hospital e Maternidade Celso Pierro (CET-HMCP) da Pontifícia Universidade Católica de Campinas (PUC-Campinas). Médica Anestesiologista do Hospital PUC- Campinas.

### Monica Maria Siaulys - TSA-SBA

Diretora Médica do Grupo Santa Joana.

### Múcio Paranhos de Abreu - TSA-SBA

Corresponsável pelo Centro de Ensino e Treinamento em Anestesiologia do Centro Médico Campinas. Anestesiologista da Fundação Centro Médico de Campinas e do Hospital Santa Sofia, Campinas-SP.

### Murillo Santucci Cesar de Assunção

Médico Intensivista do Centro Terapia Intensiva Adulto Hospital Israelita Albert Einstein.

### Natalia Yume Hissayasu Menezes

Anestesiologista do Hospital das Clínicas da Faculdade de Medicina da Universidade de São Paulo (HC-FMUSP).

### Natanael Pietroski dos Santos - TSA-SBA

Corresponsável pelo Centro de Ensino e Treinamento Integrado da Faculdade de Medicina do ABC (FMABC).

### Nelson Mizumoto - TSA-SBA

Médico Supervisor do Hospital das Clínicas da Faculdade de Medicina da Universidade de São Paulo (HCFMUSP)

### Neymar Elias de Oliveira

Médico Intensivista do Ministério da Educação e Associação de Medicina Intensiva Brasileira (MEC/AMIB). Chefe da Unidade de Terapia Intensiva - Hospital de Base - São José do Rio Preto - SP.

### Norma Sueli Pinheiro Módolo - TSA-SBA

Médica, PhD. Professora Titular do Departamento de Especialidades Cirúrgicas e Anestesiologia da Faculdade de Medicina de Botucatu, Universidade Estadual Paulista (FMB/UNESP).

### Olympio de Hollanda Chacon Neto - TSA-SBA

TSA, FIPP, CIPS, DABRM. Coordenador do Núcleo de Dor da Sociedade de Anestesiologia do Estado de São Paulo (SAESP) (2022-2026). Médico da Equipe de Controle de Dor - Instituto do Câncer do Estado de São Paulo (ICESP), Hospital das Clínicas da Faculdade de Medicina da Universidade de São Paulo (HCFMUSP).

### Oscar César Pires - TSA-SBA

Doutor e Mestre em Ciências. Professor Adjunto III da Universidade de Taubaté. Responsável pelo Centro de Ensino e Treinamento em Anestesiologia do Hospital Municipal de São José dos Campos/SP.

### Patrícia Gonçalves Caparroz Busca

Anestesiologista na Universidade Estadual de Campinas (UNICAMP).

### Paula Gurgel Barreto

Anestesiologista do Hospital das Clínicas da Faculdade de Medicina da Universidade de São Paulo (HCFMUSP).

### Paula Nocera - TSA-SBA

Anestesiologista, MD, MBA, Diploma Europeu de Anestesia e Medicina Intensiva.

### Paula Tavares Silveira

Anestesiologista do Serviço de Anestesiologia da Fundação Faculdade Regional de Medicina (FUNFARME) de São José do Rio Preto/SP. Anestesiologista da Unidade de Anestesia em Transplante de Fígado do Hospital de Base de São José do Rio Preto/SP.

## Paulo Alípio Germano Filho - TSA-SBA

Professor de Anestesiologia da Universidade Federal Fluminense (UFF). Membro do Comitê Editorial da *Brazilian Journal of Anesthesiology* (BJAN).

## Paulo Armando Ribas Júnior - TSA-SBA

Anestesiologia Hospital São Marcelino Champagnat.

## Paulo de Oliveira Vasconcelos Filho

Professor Adjunto do Departamento de Medicina da Universidade Federal de São Carlos. Responsável Técnico pela Unidade de Terapia Intensiva do Hospital Universitário de São Carlos.

## Paulo do Nascimento Junior - TSA-SBA

Professor Titular, Departamento de Especialidades Cirúrgicas e Anestesiologia da Faculdade de Medicina de Botucatu, Universidade Estadual Paulista (FMB/UNESP). Coordenador do Programa de Pós-graduação em Anestesiologia da FMB/UNESP.

## Paulo Roberto Silva Garcez dos Santos

MD.

## Paulo Sergio Mateus Marcelino Serzedo - TSA-SBA

Responsável pelo Centro de Ensino e Treinamento em Anestesiologia da Clínica de Anestesia Ribeirão Preto (CARP).

## Pedro Henrique França Gois

Especialista em Nefrologia pela Sociedade Brasileira de Nefrologia (SBN). Doutor em Nefrologia pela Faculdade de Medicina da Universidade de São Paulo (FMUSP).

## Pedro Hilton de Andrade Filho - TSA-SBA

Anestesiologista no Hospital do Servidor Público Estadual – Instituto de Assistência Médica ao Servidor Público Estadual de S. Paulo (HSPE/IAMSPE). Médico da Dor, Doutor e Pós-Doutorando pela Faculdade de Medicina da Universidade de São Paulo (FMUSP). *Fellowship* em Medicina Intervencionista da Dor – Singular.

## Pedro Ivo Buainain - TSA-SBA

Médico do Serviço de Anestesiologia do Hospital Municipal Miguel Couto/RJ.

## Pedro Ivo Rodrigues do Carmo Rezende

Título de Especialista em Anestesiologia pela Sociedade Brasileira de Anestesiologia (TEA-SBA). Staff do Serviço de Anestesiologia do Hospital Municipal Miguel Couto/RJ. Médico Anestesiologista da Rede D'or.

## Pedro Paulo Tanaka

Clinical Professor no *Department of Anesthesia, Stanford University Medical School*.

## Plinio da Cunha Leal - TSA-SBA

PhD, Vice-diretor do Departamento Científico da Sociedade Brasileira de Anestesiologia (SBA).

## Priscila de Arrida Trindade

Professora Associada da Universidade Federal de Santa Maria (UFSM).

## Rafael José Nalio Grossi - TSA-SBA

Preceptor dos Programas de Residência Médica em Anestesiologia do Hospital Sírio-Libanês e Serviços Médicos de Anestesia (SMA). Anestesiologista na Santa Casa de Tatuí e no Hospital UNIMED de Tatuí (SP).

## Rafael Ribeiro Alves

Residência Médica em Anestesiologia pelo Hospital das Clínicas da Faculdade de Medicina da USP (HCFMUSP). Médico Assistente do Instituto do Coração (Incor-FMUSP).

## Rafael Valério Gonçalves

Médico especialista na Hospital Maternidade de Campinas.

## Raphael Klênio Confessor de Sousa

Médico Anestesiologista do Hospital Universitário Onofre Lopes da Universidade Federal do Rio Grande do Norte (UFRN).

### Raquel Augusta Monteiro de Castro

Título de Especialista em Anestesiologia pela Sociedade Brasileira de Anestesiologia (TEA-SBA). Anestesiologista do Serviço de Anestesiologia Integrada – SANI.

### Raquel Pei Chen Chan - TSA-SBA

Doutora em Ciências e corresponsável do Centro de Ensino e Treinamento do Hospital das Clínicas da Faculdade de Medicina da Universidade de São Paulo (CET/HCFMUSP).

### Regiane Xavier Dias

Anestesista e Diretora de Qualidade e Segurança do Serviços Médicos de Anestesia (SMA). Coordenadora do Núcleo de Qualidade e Segurança da Sociedade de Anestesiologia do Estado de São Paulo (SAESP).

### Renata Pinheiro Módolo

Anestesiologista do Hospital São Luíz Rede D'Or - CMA Anestesia, São Paulo, SP.

### Renato Carneiro de Freitas Chaves

Departamento de Pacientes Graves do Hospital Israelita Albert Einstein. *Massachusetts Institute of Technology*.

### Renato Mestriner Stocche - TSA-SBA

Doutor em Medicina pela Faculdade de Medicina de Ribeirão Preto, Universidade de São Paulo (FMRP-USP).

### Renato Sena Fusari

Instrutor do Centro de Ensino e Treinamento em Anestesiologia Centro Médico Campinas. Anestesiologista da Clínica Campinense de Anestesiologia (*Qmentum International).*

### Ricardo Antonio Guimarães Barbosa - TSA-SBA

Professor Doutor da Faculdade de Ciências Médicas de Santos (UNILUS). Anestesiologista supervisor do Instituto de Radiologia do Hospital das Clinicas da Faculdade de Medicina da Universidade de São Paulo (HCFMUSP).

### Ricardo Caio Gracco de Bernardis - TSA-SBA

Mestrado e Doutorado em Medicina (Cirurgia) pela Faculdade de Ciências Médicas da Santa Casa de São Paulo (FCMSCSP).

### Ricardo Carvalhaes Machado - TSA-SBA

Anestesiologista da Prevent Senior.

### Ricardo Costa Nuevo

Anestesiologista do Serviço de Anestesiologia da Fundação Faculdade Regional de Medicina (FUNFARME), de São José do Rio Preto/SP . Anestesiologista da Unidade de Anestesia em Transplante de Fígado.

### Ricardo Esper Treml

Residência Médica em Anestesiologia e Medicina Intensiva pela Universidade Fridriech-Schiller-Universität Jena, Alemanha. Doutor em Anestesiologia pela Universidade Fridriech-Schiller-Universität Jena, Alemanha. *European Diplom of Anesthesiology and Intensive Care.*

### Ricardo Francisco Simoni - TSA-SBA

Gerente de Qualidade e Segurança do Paciente da Clínica Campinense de Anestesiologia (Qmentum Internacional). Mestrado em Anestesiologia pela Universidade Estadual Paulista (UNESP).

### Ricardo Vieira Carlos - TSA-SBA

Supervisor da equipe de anestesia Pediátrica do Instituto da Criança, Hospital das Clínicas da Faculdade de Medicina da Universidade de São Paulo (HC/FMUSP). Médico do Corpo Clinico da Maternidade Pro Matre Paulista.

### Rioko Kimiko Sakata - TSA-SBA

Profa. Associada da Disciplina de Anestesiologia e Dor e chefe do Setor de Dor da Universidade Federal de São Paulo (UNIFESP).

### Rita de Cássia Calil Campos Rossini - TSA-SBA

Médica assistente da Divisão de Anestesia da Faculdade de Medicina da Universidade de São Paulo (FMUSP).

### Rita de Cássia Rodrigues - TSA-SBA

Professora adjunta da disciplina de Anestesiologia, Dor e Medicina Intensiva da Universidade Federal de São Paulo (UNIFESP). Chefe do Serviço de Anestesia e do Ambulatório de Avaliação Pré-anestésica do Hospital São Paulo – Hospital Universitário (HU/UNIFESP).

### Roberta Figueiredo Vieira

Coordenadora da anestesia para transplante renal do Hospital das Clínicas da Faculdade de Medicina da Universidade de São Paulo (HC/FMUSP). Doutora em medicina pela FMUSP.

### Roberto Ballaben Carloni

Clínica de Anestesia Ribeirão Preto (CARP). Especialista em Dor.

### Roberto Rabello Filho

Título de especialista em Medicina Intensiva pela Associação de Medicina Intensiva Brasileira (AMIB) (2016). Doutor em Ciências da Saúde pela Faculdade Israelita de Ciências da Saúde Albert Einstein (2021).

### Rodrigo Brandão Pinheiro - TSA-SBA

Anestesiologista pela Universidade de São Paulo (USP). Diploma Europeu em Anestesiologia e Medicina Intensiva - European Diploma in Anaesthesiology and Intensive Care (EDAIC).

### Rodrigo Leal Alves - TSA-SBA

Professor assistente de Anestesiologia da Universidade Federal da Bahia (UFB) e da pós-graduação em Anestesiologia da Universidade Estadual Paulista (UNESP). Corresponsável pela Residência de Anestesiologia do Hospital São Rafael.

### Rodrigo Moreira e Lima

Assistant Professor Department of Anesthesiology, perioperative and pain Medicine University of Manitoba – Winnipeg – Manitoba. *Clinical Fellow in Anesthesia* - Queen's University - Kingston - Ontário.

### Rodrigo Tavares Correa

Residência Médica. Centro de Ensino e Treinamento (CET) do Hospital São Francisco, Instituto Santa Lydia e Mater de Ribeirão Preto (2003). Pós-graduação Lato Sensu - Anestesia Regional pelo Instituto Sírio Libanês de Ensino e Pesquisa (2011)..

### Rogean Rodrigues Nunes - TSA-SBA

Médico. PhD. Presidente da Sociedade Brasileira de Anestesiologia (SBA) - Gestão 2020.

### Rogério da Hora Passos

Médico intensivista do Centro de Terapia Intensiva Adulto do Hospital Israelita Albert Einstein (HIAE). Título de Especialista pela Associação de Medicina Intensiva Brasileira (AMIB).

### Rogério Luiz da Rocha Videira - TSA-SBA

Corresponsável pelo Centro de Ensino e Treinamento da Sociedade Brasileira de Anestesiologia (CET-SBA), Prof. Silvio R Lins da Universidade Federal Fluminense (UFF). Professor associado do Departamento de Cirurgia da Faculdade de Medicina da UFF.

### Ronaldo Antonio da Silva - TSA-SBA

Doutor em Anestesiologia pela Faculdade de Medicina de Botucatu. Universidade de São Paulo (FMB/USP).

### Roseny dos Reis Rodrigues - TSA-SBA

Médica Anestesiologista e intensivista.

### Rui Carlos Detsch Junior

Médico Assistente da Equipe de Transplantes da Divisão de Anestesia do Hospital das Clínicas da Faculdade de Medicina da Universidade de São Paulo (HCFMUSP).

### Ruth Guinsburg

Professora Titular da Disciplina de Pediatria Neonatal do Departamento de Pediatria da Escola Paulista de Medicina da Universidade Federal de São Paulo (EPM/UNIFESP). Coordenadora do Programa de Reanimação Neonatal da Sociedade Brasileira de Pediatria (SBP).

## Salomón Soriano Ordinola Rojas

Título de especialista em Cirurgia Cardíaca pela Sociedade Brasileira Cirurgia Cardiovascular (SBCC). Coordenador da UTI Neurológica do Hospital São Joaquim e da UTI do Hospital São José Beneficência Portuguesa.

## Sâmia Yasin Wayhs

Neurointensivista do Hospital das Clínicas da Faculdade de Medicina da Universidade de São Paulo (HCFMUSP). Mestrado Ciências Cirúrgicas Universidade Federal do Rio Grande do Sul (UFRGS).

## Samir Câmara Magalhães

Neurologista, neurofisiologista clínico e médico do sono. Doutor em Ciências da Saúde pela Sociedade Beneficente Israelita Brasileira Albert Einstein.

## Samir Lisak

Oficial Médico PM (Anestesiologista). Membro da Câmara Técnica de Anestesiologia do Conselho Regional de Medicina do Estado de São Paulo (CREMESP).

## Saullo Queiroz Silveira - TSA-SBA

Doutorando no Programa ACCEPT pela Faculdade de Medicina da Universidade de São Paulo (FMUSP). Preceptor do Programa de Residência Médica em Anestesiologia pelo Instituto D'Or de Pesquisa e Ensino – IDOR.

## Sávio Cavalcante Passos

Médico Anestesiologista do Serviço de Anestesia e Medicina Perioperatória (SAMPE) do Hospital de Clínicas de Porto Alegre (HCPA). Doutorando em Ciências Médicas pelo Programa de Pós-graduação em Ciência Médicas pela Universidade Federal do Rio Grande do Sul (UFRGS).

## Sérgio Bernardo Tenório - TSA-SBA

Professor adjunto da Disciplina de Anestesiologia da Faculdade de Medicina da Universidade Federal do Paraná (UFPR). Mestrado pela UFPR. Doutorado pela Universidade Federal de São Paulo (UNIFESP).

## Silvia Corrêa Soares

Anestesiologista da Urologia do Hospital das Clínicas da Faculdade de Medicina da Universidade de São Paulo (HCFMUSP). Coordenadora do Laboratório de Habilidades da Anestesia da FMUSP).

## Silvia Minhye Kim

Doutora em Ciências pela Faculdade de Medicina da Universidade de São Paulo (FMUSP). Anestesiologista do Instituto do Câncer do Estado de São Paulo (ICESP) e do grupo Fleury.

## Simone Maria D'Angelo Vanni - TSA-SBA

Doutora em Anestesiologia pela Faculdade de Medicina de Botucatu, Universidade Estadual Paulista (FMB/UNESP). Anestesiologista do Prado Day Hospital, Jaú, SP.

## Stefano Malaguti Ferreira - TSA-SBA

Anestesiologista na CHMED Anestesia, Ribeirão Preto/SP. Instrutor corresponsável pelo Centro de Ensino e Treinamento do Hospital das Clínicas da Faculdade de Medicina de Ribeirão Preto, Universidade de São Paulo (CET do HCFMRP-USP).

## Suzana Barbosa de Miranda Teruya - TSA-SBA

Médica corresponsável pelo Instituto da Criança do Hospital das Clínicas da Faculdade de Medicina da Universidade de São Paulo (HC-FMUSP). Coordenadora do Serviço de Anestesiologia do GRAACC - Instituto de Oncologia Pediátrica.

## Suzana Margareth Lobo

Professora Livre Docente de Medicina Intensiva, Faculdade de Medicina de São José do Rio Preto (FAMERP). Chefe do Serviço de Terapia Intensiva, Hospital de Base - São José do Rio Preto – SP.

## Tailur Alberto Grando - TSA-SBA

Médico Preceptor da Sociedade de Anestesiologia (SANE).

## Tais Martinez Quadros

Médica Anestesiologista pela Sociedade Brasileira de Anestesiologia (SBA). Especialista em Dor Intervencionista pelo Hospital das Clínicas da Faculdade de Medicina de Ribeirão Preto (HCFMRP/USP. *Fellowship* Neuroanestesia pela Faculdade de Medicina da Universidade de São Paulo (HCFMUSP).

### Taís Tavares Barlera

Residência Médica em Oncologia Pediátrica - pela Universidade Federal de São Paulo (UNIFESP) - 2019. Título de Especialista em Pediatria pela Associação Médica Brasileira - Sociedade Brasileira de Pediatria (AMB/SBP).

### Talison Silas Pereira - TSA-SBA

Coordenador do Programa de Residência Médica em Anestesiologia do Hospital do Servidor Público Estadual de São Paulo (IAMSPE) (Centro de Ensino Treinamento – CET/SP/IAMSPE).

### Tassio Mattos Pereira Franco

Instrutor associado do CET Centro Médico Campinas. Anestesiologista da Clínica Campinense de Anestesiologia.

### Thaína Alessandra Brandão - TSA-SBA

Especialização em Pós-graduação *lato sensu* - Especialização em Cuidados ao Paciente com Dor.

### Thaís Khouri Vanetti

Anestesiologista e Especialista em Dor pela Associação Médica Brasileira (AMB) e *Fellow in Interventional Pain Practice* pelo *World Institute of Pain* (WIP).

### Thiago Braido Dias - TSA-SBA

Doutorado pelo Departamento de Farmacologia da Faculdade de Medicina de Ribeirão Preto, Universidade de São Paulo (FMRP-USP).

### Tiago Caneu Rossi - TSA-SBA

Membro do Núcleo de Anestesia Pediátrica da Sociedade de Anestesiologia do Estado de São Paulo (SAESP). Coordenador da Residência em Anestesiologia da Santa Casa de São José dos Campos – SP.

### Thiago de Freitas Gomes - TSA-SBA

Corresponsável pelo Centro de Ensino e Treinamento na Clínica de Anestesiologia de Ribeirão Preto (CET/CARP). Membro do núcleo de anestesia da Sociedade de Anestesiologia do Estado de São Paulo (SAESP).

### Thiago Romanelli Ribeiro - TSA-SBA

Corresponsável pelo Centro de Ensino e Treinamento (CET) do Hospital Vera Cruz, Campinas – SP.

### Thiana Yamaguti - TSA-SBA

Médica Assistente do Serviço de Anestesiologia e Terapia Intensiva do Instituto do Coração (INCOR) do Hospital das Clínicas da Faculdade de Medicina da Universidade de São Paulo (HCFMUSP). Doutora em Ciências pela FMUSP.

### Thyago Araújo Fernandes

Mestrado e Doutorado em Ciências Médico-cirúrgicas pela Universidade Federal do Ceará (UFC). Residência em Anestesia pelo Hospital Geral de Fortaleza.

### Tiago Coutas de Souza

Certificado em Ecografia Vascular: Prática Intensiva. Título de especialista em Cirurgia Vascular e Endovascular pela Sociedade Brasileira de Angiologia e de Cirurgia Vascular (SBACV).

### Tulio Antonio Martarello Gonçalves - TSA-SBA

Corresponsável pelo Centro de Ensino e Treinamento em Anestesiologia Centro Médico Campinas.

### Vanessa Henriques Carvalhos - TSA-SBA

Professora Assistente do Departamento de Anestesiologia da Faculdade de Ciências Médicas da Universidade Estadual de Campinas (UNICAMP). Responsável pela Residência Médica do Centro de Ensino e Treinamento da Sociedade Brasileira de Anestesiologia (CET–SBA), do Departamento de Anestesiologia da Faculdade de Ciências Médicas da UNICAMP.

### Vinícius Barros Duarte de Morais - TSA-SBA

Mestre em Ciências Cirúrgicas pela Universidade Federal de São Paulo (UNIFESP)

### Vinícius Caldeira Quintão - TSA-SBA

Anestesiologista do Instituto da Criança e do Adolescente do Hospital das Clínicas da Faculdade de Medicina da Universidade de São Paulo (HCFMUSP).

### Vitor Zeponi Dal'Acqua

Coordenador da Residência Médica do Grupo Unità Anestesia - Programa de Residência em Anestesiologia da Universidade de Santo Amaro. Docente/instrutor do Curso de Aperfeiçoamento em Anestesia Regional da Faculdade Sírio Libanês.

### Viviane França Martins - TSA-SBA

Responsável pelo Centro de Ensino e Treinamento (CET) do Hospital São Francisco de Ribeirão Preto - SP de 2018 a 2023 . Membro da Comissão de Ensino e Treinamento da Sociedade Brasileira de Anestesiologia (SBA) de 2021-2023.

### Waldir Cunha Junior

Médico Assistente do Instituto de Ortopedia e Traumatologia do Hospital das Clínicas da Faculdade de Medicina da Universidade de São Paulo (IOT-HCFMUSP). Membro do Núcleo de Bloqueios Regionais da Sociedade de Anestesiologia do Estado de São Paulo (SAESP).

### Wallace Andrino Silva - TSA-SBA

Professor adjunto da Universidade Federal do Rio Grande do Norte (UFRN).

### Waynice Neiva de Paula Garcia - TSA-SBA

Graduação, Residência Médica e Doutorado pela Universidade de São Paulo (USP), Ribeirão Preto. Pós-Doutorado pela USP/Harvard.

### Wilson Gonçalves Sombra - TSA-SBA

Coordenador do Centro de Ensino e Treinamento (CET) da Maternidade de Campinas. *European Diploma in Anaesthesiology and Intensive Care* (EDAIC). Membro do Núcleo de Obstetrícia da Sociedade de Anestesiologia do Estado de São Paulo (SAESP).

# Dedicatória

Obtive o título de especialista em Anestesiologia pouco antes do lançamento da primeira edição do *Tratado de Anestesiologia - SAESP*, em 1990. Não há dúvidas de que essa obra teria sido uma ferramenta inestimável em minha formação. Esse sentimento só reforça minha decisão de dedicar parte do meu tempo à coordenação deste material tão crucial para a formação e atualização dos anestesiologistas.

Nesta 10ª edição, gostaria de expressar minha profunda gratidão às sucessivas direções da Sociedade de Anestesiologia do Estado de São Paulo (SAESP), por sua constante dedicação em manter esta obra como referência na Anestesiologia brasileira, sempre atualizada e em sintonia com os avanços científicos e tecnológicos. O pioneirismo da Dra. Judymara Lauzi Gauzani, que coordenou a primeira e segunda edições, foi seguido pelos editores Dr. José Otávio Costa Auler Júnior, Dr. Antônio Vanderlei Ortenzi, Dr. Américo Massafuni Yamashita e depois pelo trabalho incansável do Dr. Luiz Marciano Cangiani, que coordenou da sexta à nona edição do Tratado. É uma grande honra dar continuidade a esse legado, ciente de que esta obra servirá como uma referência indispensável tanto para novos anestesiologistas quanto para aqueles que já atuam na área.

Este tratado é o resultado do trabalho colaborativo de centenas de pessoas, entre autores, coautores, editores, revisores, designers, ilustradores, diagramadores e impressores, sem esquecer o apoio administrativo essencial do staff da SAESP. Gostaria de fazer um agradecimento especial a todos os autores e coautores que, voluntariamente, compartilharam seus conhecimentos e expertise, contribuindo de forma decisiva para o sucesso deste projeto. Sem a colaboração de cada um, esta obra não teria atingido a relevância e impacto que tem na medicina contemporânea. Muito obrigada pelo esforço e dedicação!

Aos meus colegas que, além de contribuírem com seus capítulos, assumiram a responsabilidade pela edição dos conteúdos, expresso minha mais sincera gratidão. O trabalho meticuloso de cada um foi fundamental para garantir a qualidade e o rigor científico desta publicação. A todos vocês, meu muito obrigada!

Por fim, gostaria de destacar o imenso privilégio de poder contribuir com algo que considero parte fundamental do meu propósito: disseminar o conhecimento científico e técnico da Anestesiologia para o maior número possível de médicos. Seja como professora da Faculdade de Medicina da Universidade de São Paulo, seja por meio de projetos como este, promovidos pela SAESP, é extremamente gratificante compartilhar e, ao mesmo tempo, aprender novos saberes.

Esta 10ª edição do *Tratado de Anestesiologia* vai além da prática clínica e seu impacto social é inegável. Ao formar e atualizar profissionais de saúde, esta obra contribui diretamente para a melhoria dos cuidados médicos prestados à população, elevando a segurança dos pacientes e a qualidade dos serviços oferecidos. Com isso, reforçamos nosso compromisso com o desenvolvimento de um sistema de saúde mais eficaz, equitativo e humanizado. Esta edição é dedicada a todos os que aprenderão com ela, aos pacientes que se beneficiarão desse conhecimento aplicado, e ao sistema de saúde brasileiro, que se fortalece com anestesiologistas comprometidos com a excelência assistencial.

**PROFA. DRA. MARIA JOSÉ CARVALHO CARMONA**
*Coordenadora da 10ª edição do Tratado de Anestesiologia da SAESP*

# Apresentação

Com o compromisso de promover educação continuada e desenvolvimento profissional dos anestesiologistas, a Sociedade de Anestesiologia do Estado de São Paulo (SAESP) lança a 10ª edição do *Tratado de Anestesiologia - SAESP*. Esta obra é mais que um recurso de formação inicial; trata-se de uma referência essencial para o aprimoramento técnico ao longo de toda a carreira. Desde sua primeira publicação em 1990, o livro passou por sucessivas revisões e ampliações, refletindo os avanços tecnológicos e científicos na área, sempre focado nas melhores evidências e práticas clínicas.

O médico anestesiologista tem papel essencial na condução segura de cirurgias e procedimentos diagnósticos e terapêuticos que requerem anestesia ou sedação, com impacto positivo no desfecho especialmente de casos de alto risco e em intervenções complexas. A atuação deste especialista vai muito além dos centros cirúrgicos, estendendo-se a pronto-socorros, hospitais-dia, centros diagnósticos, unidades de terapia intensiva, equipes de controle da dor e equipes de transporte de pacientes críticos. De forma detalhada, o Tratado de Anestesiologia SAESP contribui para o melhor cuidado aos pacientes.

Mais do que um compêndio acadêmico, esta obra é uma ferramenta crucial de educação continuada. Num campo em constante transformação, o anestesiologista precisa de atualização contínua para enfrentar os desafios clínicos e incorporar novas tecnologias e técnicas anestésicas que melhoram a qualidade, a segurança e o desfecho dos pacientes, especialmente os de alto risco.

Agora em sua 10ª edição, o *Tratado de Anestesiologia - SAESP* se consolidou como um clássico na anestesiologia brasileira, oferecendo 33 seções que somam 230 capítulos que abrangem desde a história e legislação relacionada à especialidade até tópicos avançados como gestão de risco e segurança do paciente. O livro explora em profundidade a anatomia, fisiologia e farmacologia dos sistemas corporais, essenciais para uma prática anestésica segura e eficaz. A nova diagramação desta edição, bem como a utilização de mais figuras ilustrativas, objetivam melhor entendimento dos temas apresentados e contribuição para o aprendizado.

Ao contribuir para a formação e desenvolvimento profissional dos anestesiologistas, o *Tratado de Anestesiologia - SAESP* reafirma o compromisso da SAESP com a excelência da especialidade. Que todos os anestesiologistas e especializandos que recebem este Tratado possam aplicar seus ensinamentos na prática clínica, assegurando que cada procedimento seja conduzido com qualidade e segurança, para que os pacientes possam receber um cuidado humanizado e viver com menos dor e mais qualidade de vida.

Excelente leitura a todos,

**PROFA. DRA. MARIA JOSÉ CARVALHO CARMONA**
*Coordenadora da 10a edição do Tratado de Anestesiologia SAESP*

# CONHEÇA AS EDIÇÕES ANTERIORES DO TRATADO DE ANESTESIOLOGIA DA SAESP

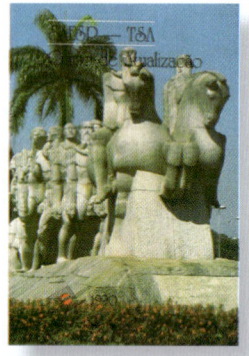

1ª edição

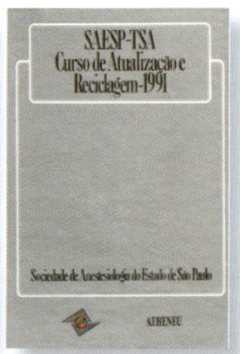

2ª edição

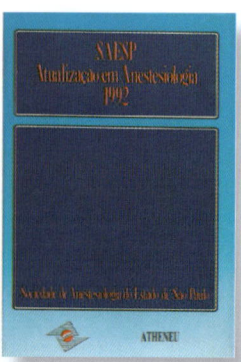

3ª edição

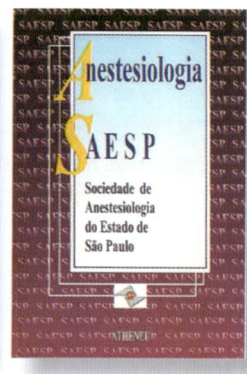

4ª edição

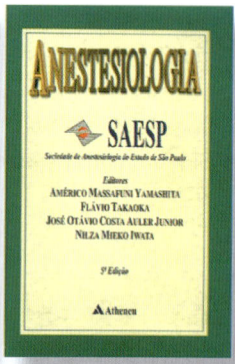

5ª edição

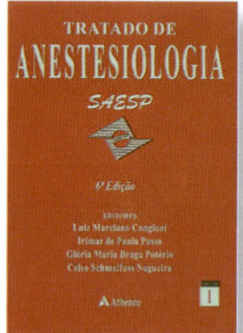

6ª edição

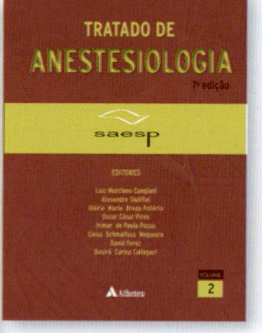

7ª edição

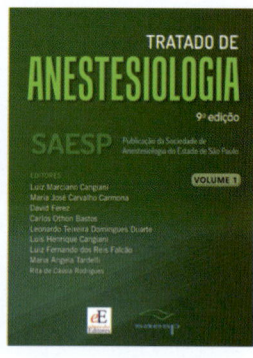

8ª edição

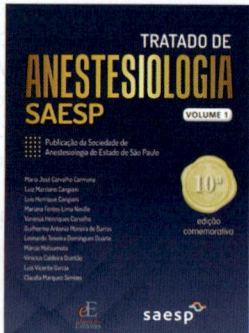

9ª edição

10ª edição

# Prefácio

Você tem em mãos a 10ª edição do *Tratado de Anestesiologia* da Sociedade de Anestesiologia do Estado de São Paulo (SAESP), uma obra que representa o que há de mais atual e relevante nas práticas de anestesiologia, tratamento da dor e medicina perioperatória. Totalmente revisada e reescrita, esta edição reflete o compromisso de oferecer ao médico anestesiologista um conteúdo atualizado, abrangente e em sintonia com os avanços científicos, técnicos e tecnológicos da especialidade.

Para garantir a qualidade e a excelência desta obra, seguimos um rigoroso processo de desenvolvimento e revisão. Após a redação inicial pelos autores e coautores, os editores analisaram cuidadosamente cada texto, sugerindo aprimoramentos e correções. Com a aprovação final dos conteúdos, iniciamos o processo de editoração, onde gráficos, tabelas e figuras foram elaborados para facilitar a compreensão dos temas. Ao final, os textos diagramados passaram pela revisão final de autores e editores, assegurando que a versão final chegasse até você com o mais alto padrão de rigor científico e clareza didática.

Este trabalho é o resultado de um esforço conjunto de um grande número de autores e coautores, que voluntariamente dedicaram tempo e expertise para produzir um material científico de referência. Gostaria de expressar minha sincera gratidão a todos os envolvidos na elaboração deste Tratado, em especial meus colegas editores Dra. Claudia Marquez Simões, Dr. Guilherme Antônio de Moreira Barros, Dr. Leonardo Teixeira Domingues Duarte, Dr. Luis Henrique Cangiani, Dr. Luís Vicente Garcia, Dr. Luiz Marciano Cangiani, Dr. Márcio Matsumoto, Dra. Mariana Fontes Lima Neville, Dra. Vanessa Henriques Carvalhos e Dr. Vinícius Caldeira Quintão. Cada um desempenhou um papel essencial na concretização desta obra, uma valiosa contribuição para a ciência e a prática da nossa especialidade.

Atualmente, o Brasil conta com mais de 25.000 anestesiologistas, representando cerca de 6% dos médicos em atividade no país. A anestesiologia ocupa a quinta posição entre as especialidades mais procuradas por médicos recém-formados, o que evidencia a crescente demanda por uma formação sólida, focada na qualidade do cuidado, segurança do paciente e constante atualização. Dada a evolução contínua das técnicas e tecnologias anestésicas, é imperativo que os profissionais se mantenham em constante aprendizado, de maneira crítica e proativa.

A 10ª edição do *Tratado de Anestesiologia* reforça o papel de liderança da SAESP na anestesiologia brasileira. Este livro é um testemunho do compromisso de nossa Sociedade com a excelência assistencial, a geração de novos conhecimentos, a incorporação e a inovação tecnológicas, sempre com foco no humanismo do cuidado e na otimização do sistema de saúde. Estamos confiantes de que esta obra continuará a desempenhar um papel crucial na formação e no desenvolvimento dos anestesiologistas, contribuindo para elevar ainda mais os padrões da prática anestesiológica no Brasil.

PROFA. DRA. MARIA JOSÉ CARVALHO CARMONA
*Coordenadora da 10a edição do Tratado de Anestesiologia SAESP*

# Sumário

## PARTE 4 – FARMACOLOGIA 459

## PARTE 7 – AVALIAÇÃO E PREPARO PRÉ-OPERATÓRIO      1015

## PARTE 13 – RECUPERAÇÃO PÓS-ANESTÉSICA — 1845

## PARTE 14 – ANESTESIA EM OBSTETRÍCIA E GINECOLOGIA — 1879

## PARTE 29 – REANIMAÇÃO CARDIORRESPIRATÓRIA E CEREBRAL · 3139

## PARTE 30 – TERAPIA INTENSIVA · 3189

## PARTE 31 – ANESTESIA NA URGÊNCIA · 3325

## PARTE 32 – EVENTOS ADVERSOS     3395

## PARTE 33 – PESQUISA CIENTÍFICA E ESTATÍSTICA     3503

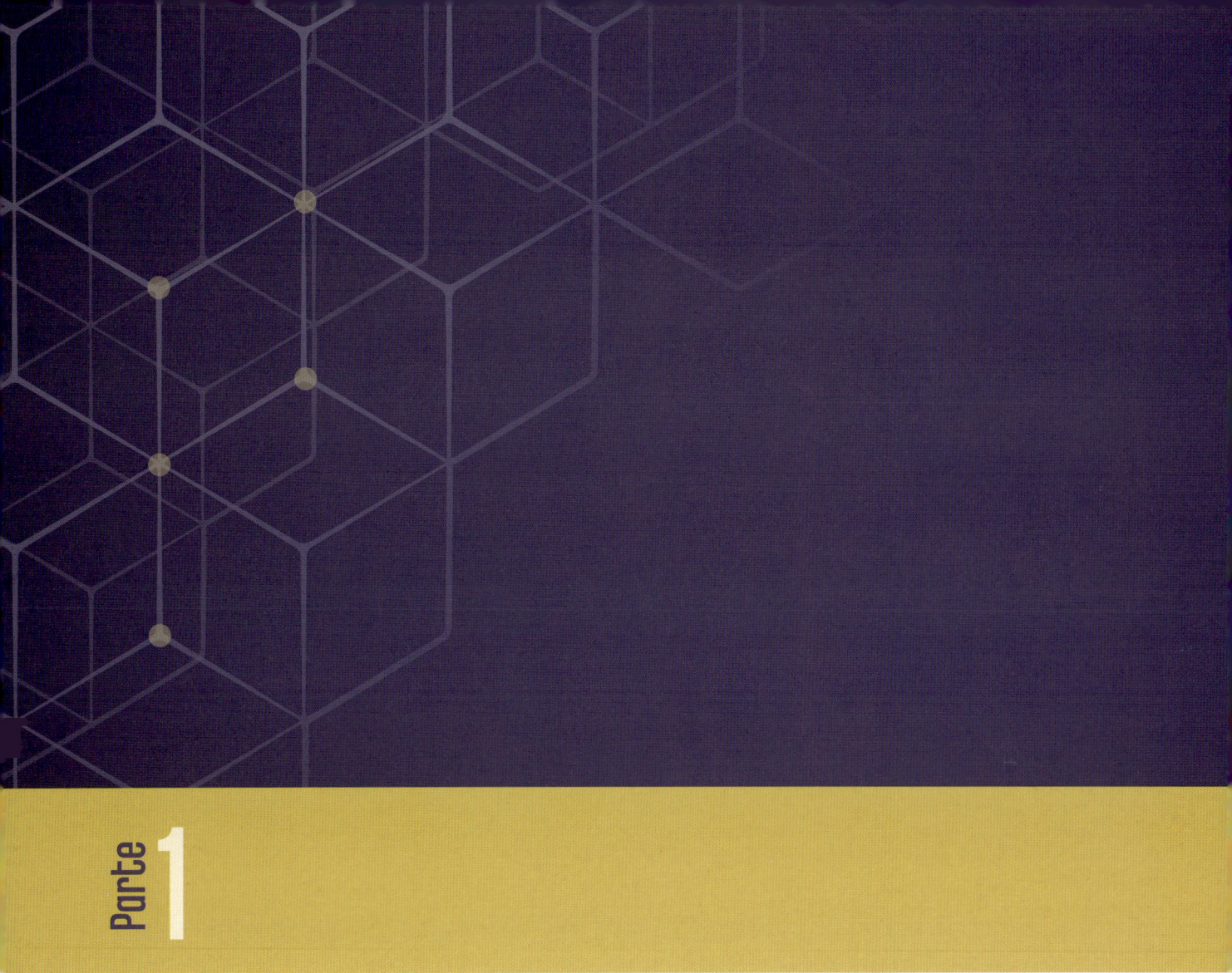

# Parte 1

# A Especialidade Anestesiologia

# A História da Anestesiologia

Carlos Rogério Degrandi Oliveira

"Se vi mais longe, foi por estar de pé sobre os ombros de gigantes."

Isaac Newton

## INTRODUÇÃO

O termo anestesia origina-se do grego *aesthesis* (αίσθησις), que significa sentido e a partícula negativa *a* (an). A expressão foi usada por Tucídides, Platão e Aristóteles, como um conceito filosófico que significava "falta de percepção". Como um conceito médico que denota "perda de sensibilidade", o termo foi mencionado na coleção Hipocrática.[1] No primeiro século d.C., Dioscórides Pedanius, autor greco-romano considerado o fundador da farmacognosia por sua obra, *De materia medica*, em que descreveu os efeitos narcotizantes da mandrágora.[2]

No início de 1706, no *Dicionário de Phillip*, e também no *Lexicon Medicum Graeco-Latinum*, de Castelli, em 1713, a definição dada para anestesia era "privação dos sentidos". Em 20 de julho de 1718, Johann Bernhard Quistrop (1692-1761) compareceu ao auditório da University of Rostock, na Alemanha, para submeter a exame público sua tese de doutorado, *De Anesthesia*, escrita em latim.[3]

O termo anestesiologia teria sido cunhado em 1902 por Mathias Joseph Seifert (1866-1947). Em uma carta ao editor do *Journal of the American Medical Association*, de 25 de novembro de 1911, Seifert fez com que a palavra entrasse formalmente na literatura médica. Anestesiologia é um termo adotado pela University of Illinois, que é definido como "a ciência que trata dos meios e métodos de produzir no homem ou no animal vários graus de insensibilidade com ou sem hipnose".[4] Posteriormente, em 7 de fevereiro de 1938, sugeriu a Paul M. Wood (1894-1963), então secretário da American Society of Anesthetists, a mudança da denominação para American Society of Anesthesiologists, e assim foi feito em 1945.[5]

## ■ ANESTESIA NA ANTIGUIDADE

Nas antigas civilizações, a dor e a doença eram relacionadas a causas sobrenaturais e castigos justificados por terem ofendido os deuses. Na verdade, a palavra dor é derivada do grego *poine* e do latim *poena*, que significam pena ou punição. Os médicos hipocráticos pensavam que a dor se originava de uma perturbação dos elementos da natureza (terra, fogo, ar e água) e humores corporais (sangue, bile, secreções).[6]

Nas sociedades cristãs europeias da Idade Média, o controle da dor através de ervas ou outros compostos químicos podia ser interpretado como magia ou bruxaria pela Santa Inquisição. A doença, a dor e o sofrimento eram vistos como castigos divinos para purificação da alma. E no que diz respeito ao parto, a Igreja, que julgava a mulher como um ser impuro e amaldiçoado desde Eva, ostentava a citação Bíblica: "Multiplicarei grandemente a tua dor e a tua concepção; com dor darás à luz filhos." (Gênesis 3,16).[7] Mulheres eram severamente punidas se usassem de qualquer ritual não religioso para alívio da sua dor durante o parto. Essa postura foi seguida, com menor rigor, no mundo ocidental, até o final do século XIX.[8]

Imhotep (2655-2600 a.C.), chanceler do faraó Djoser da III dinastia, usava a acupuntura. Foi considerado patrono dos escribas e dos curadores e semideus da medicina, equivalente à figura de Esculápio, na Grécia. Ele também usava uma receita que consistia em mármore triturado misturado com vinagre para cortar e cauterizar. O papiro de Ebers, datado de 1500 a.C., revelou que o ópio era usado como analgésico. O efeito sedativo da *Nymphaea caerulea* (lótus do Egito) era conhecido. Devido ao processo de mumificação, os antigos sacerdotes egípcios estavam cientes de muitos aspectos do corpo humano. Muitas das enfermidades eram amenizadas com produtos conhecidos, entre estes: mel, gergelim, olíbano, sementes de papoula, babosa, tomilho, zimbro, hortelã, alho, sândalo, cominho, mostarda, cânfora e o aneto. Por outro lado, a magia e a religião também eram amplamente utilizadas, até mais do que os medicamentos naturais.[9]

O conhecimento de que a compressão das artérias carótidas, reduzindo ou interrompendo temporariamente o fluxo sanguíneo do coração para o cérebro, remonta à Antiguidade. Em torno dos anos 1000 a.C. era conhecida pelos assírios que comprimiam o pescoço, provocando o transitório e perigoso estado de inconsciência, durante o qual realizavam intervenções cirúrgicas. Aristóteles (384-322 a.C.) escreveu: "Se esses vasos são pressionados externamente, os homens, embora não realmente sufocados, tornam-se insensíveis e caem no chão."[10] Ambrose Paré (1510-1590) se referiu a esse fenômeno no século XVI: "A esses dois ramos eles chamam de artérias carótidas do sono, pois, se são obstruídos de alguma maneira, adormecemos rapidamente". Paré também popularizou a prática da compressão de troncos e raízes nervosas. Exímio em amputações, ele escreveu sobre a ação de um torniquete, "embota em muito o sentido da parte, entorpecendo-a". Poucos pacientes experimentavam insensibilidade total com sua técnica de compressão, mas às vezes seus tormentos diminuíam. Paré rejeitava a prática cirúrgica padrão: mergulhar o membro a ser amputado em óleo de sabugueiro fervente misturado com melaço. Ele também reviveu o antigo costume romano de usar ligadura antes da amputação, e com isso também reduziu o sangramento e o choque.[9]

O efeito analgésico da baixa temperatura é conhecido pelo homem desde os primeiros tempos. Hipócrates (460-377 a.C.) deixou o primeiro registro escrito do uso de compressas de gelo e neve como uma técnica local de alívio da dor quando aplicada antes da cirurgia, e relatos semelhantes podem ser rastreados ao longo da história. O cirurgião Dominique Jean Larré (1766–1842), descreveu sua experiência de operar em temperaturas negativas durante a retirada de Moscou em 1812. Ele ficou surpreso ao descobrir que amputações indolores podiam ser realizadas nos soldados enfermos do exército de Napoleão, utilizando o gelo e o frio como analgésicos.[10]

Na Idade Média, as poções anuladoras dos sentidos multiplicavam-se sem controle. As preparações eram embebidas em panos ou esponjas e colocadas sobre o nariz e a boca do paciente. Essa ideia foi a base da esponja soporífera, ancestralmente empregada pelos árabes no sentido de permitir as condições cirúrgicas mínimas para que o doente fosse operado com o menor sofrimento possível. A técnica foi aprimorada pelas escolas de medicina de Salerno e de Bolonha no final do século XII e popularizada por Teodorico Borgognoni de Luca (1210-1298). Arnaldus de Villa Nova (1238-1310) descreveu a constituição da esponja soporífera: "...ópio, suco de amora verde, meimendro, suco de cicuta, suco de folhas de mandrágora, suco de eufórbia, suco de hera trepadeira, de sementes de alface, *lapathum* e de cicuta d'água, uma de cada. Misture tudo isso em um recipiente de bronze e coloque em uma nova esponja. Ferva todos juntos sob o sol durante os dias de cão, até que tudo seja consumido e cozido na esponja...você pode colocar a esponja na água por uma hora e aplicá-la na narina até que o sujeito da operação adormeça. Aí a cirurgia pode ser feita. Para acordá-lo, molhe outra esponja em vinagre e passe-a

frequentemente sob suas narinas." A maior falha no uso de tais poções era a quantidade e qualidade imprevisíveis dos compostos ativos. Sem nenhuma maneira de garantir uma dose padrão, os efeitos variaram de praticamente nada para anestesia útil ou até morte súbita.[6]

A mandrágora é a denominação popular da planta *Mandragora officinarum*, uma solanácea muito fértil na região mediterrânea com vários tratados médicos da Antiguidade versando sobre suas propriedades narcotizantes. A planta é citada no velho e novo testamento, na literatura de ficção clássica e em alguns filmes contemporâneos. Ainda nos tempos greco-romanos, era muito falado que a ingestão de extrato de sua raiz produzia inconsciência. Dioscórides Pedanius (40-90), um famoso naturalista e médico do exército de Nero foi o primeiro a descrever os efeitos da casca ou raiz da mandrágora diluída em vinho. Essa preparação produzia um estado de torpor e era dada aos soldados feridos antes de serem submetidos a incisões e cauterizações. O historiador Flavius Josephus (37-100) relatou que extrair a planta era um processo perigoso, pois quando desenraizada, emitia um ruído que levava a morte ou a insanidade daqueles que a ouviam. Muito frequentemente ela era associada a feitiçarias e a superstições porque, além das alucinações, sua raiz longa e bifurcada, lembrava uma figura humana. Seus frutos amarelos, carnosos e aromáticos eram chamados de "maçãs do diabo" pelos povos árabes devido a supostos efeitos afrodisíacos. As raízes contêm alcaloides com propriedades catártica, emética, narcótica e alucinógena, podendo causar inconsciência e indiferença à dor. Em altas doses resultava em depressão respiratória.[9,11]

O ópio teve um notável protagonismo na Antiguidade, de ação analgésica e narcótica, é extraído da seiva da *Papaver somniferum*. Suas propriedades que alteram a mente e induzem ao sono foram mencionadas em tabuletas da antiga Suméria, e assim o ópio tornou-se parte da vida em muitas culturas asiáticas. A partir do século XVI, o ópio também se tornou popular na Europa. No século XVII, Thomas Sydenham (1624-1689), combinava ópio, álcool e outros ingredientes para produzir o láudano. Medicamentos à base de láudano alcançavam analgesia e anestesia, juntamente com outras consequências, notadamente a dependência.[10]

Embora seja frequentemente chamada de cânhamo indiano, a *Cannabis* foi provavelmente usada pela primeira vez na China e levada para a Índia somente por volta do século IV a.C. O exsudato resinoso seco, o haxixe, é utilizado como entorpecente, que pode ser inalado ou ingerido. É extraído do tricoma, das flores e das inflorescências da *Cannabis sativa* ou *Cannabis indica* (plantas popularmente conhecidas como maconha ou marijuana). Seus efeitos narcóticos eram supostamente usados para anestesia cirúrgica e foram descritos no *Sushruta Samhita*, um texto em sânscrito da medicina tradicional Indiana. O historiador grego Heródoto (484-424 a.C.) mencionou o uso de *Cannabis* durante as Guerras Persas. Dioscórides Pedanius (40-90) descreveu e observou sua propriedade analgésica: "ser espremida quando está verde trata as dores de ouvido". O cirurgião chinês Hua Tuo (110-207) usava uma mistura de haxixe e vinho para realizar operações.[9]

A "kunka sukunka", goela adormecida no idioma quéchua, é a prática da mastigação das folhas da *Erythroxylum coca*. A sua ingestão produz efeitos estupefacientes mínimos e é utilizada para analgesia, aplacar a fome e a fadiga. Segundo evidências arqueológicas esse costume da cultura andina remonta há aproximadamente 8 mil anos. Ruínas encontradas sob o piso de residências no vale Nanchoc, noroeste do Peru, continham pedras ricas em cálcio, que eram queimadas para fazer cal e mastigadas com as folhas para que estas liberassem mais dos seus componentes químicos.[12]

A morfina foi isolada pela primeira vez em 1804 pelo farmacêutico alemão Friedrich Wilhelm Adam Sertürner (1783-1841), que a chamou de *morphium* em homenagem a Morpheus, o deus grego dos sonhos. Ela foi fabricada pela primeira vez para distribuição comercial em 1827 na Alemanha, mas seu antecessor, o ópio, se manteve em armários de remédios domésticos durante toda a Era Vitoriana.[9]

Na década de 1820, em uma época em que os anestésicos já eram um tema popular de pesquisa, Henry Hill Hickman (1800-1830), privou os animais de ar e forneceu apenas gás carbônico, chamando-o de anestesia por asfixia. Ele alegou que a falta de oxigênio deixaria o paciente inconsciente durante toda a cirurgia, resultando em menos sangramento e menor tempo de recuperação. No entanto, essa técnica não prosperou.[10]

Não raro, rum, vinho, conhaque e outras bebidas alcóolicas eram oferecidas para entorpecer e tentar reduzir a percepção da dor. No livro *We Have Conquered Pain*, Dennis Fradin relata: "Não era raro que o cirurgião entrasse na sala de operações com uma garrafa de whisky em cada uma das mãos: uma para o enfermo e outra para si, a fim de poder suportar os gritos".[13] O efeito da ingestão de infusões se assemelhava as substâncias sedativas modernas. No entanto, além de pouco efetivo, outros problemas eram gerados pela utilização desse método, já que a quantidade da bebida necessária para um efeito considerado satisfatório, podia levar a graves complicações, como a broncoaspiração.

O éter dietílico fora conhecido durante séculos. Acredita-se que esse composto possa ter sido sintetizado pela primeira vez no século VIII por Abu Musa Jabir ibn Hayyan (721-815). A sua síntese é descrita pelo cientista alemão, Valerius Cordus (1515-1544), no século XVI, a partir de reação do ácido sulfúrico (vitríolo) com álcool etílico. Paracelso (1493-1543), médico e alquimista suíço, em 1540, observou a sua ação anestésica, e assim escreveu sobre suas experiências: "O óleo doce de vitríolo tem tal doçura que é tomado até mesmo por galinhas, e elas adormecem em pouco tempo, extinguindo as dores e o sofrimento. Depois despertam sem qualquer dano". O composto somente recebeu a denominação de *Aether* em 1729, por August Sigismund Frobenius (1700-1741).[8,10]

Da mesma forma, o óxido nitroso ou protóxido de azoto, que foi descoberto em 1776, pelo químico inglês, Joseph Pristley (1733-1804), não despertou interesse na área cirúrgica até 1800, quando Humphry Davy (1778-1829) anunciou que tal substância era capaz de abolir a dor cirúrgica e sugeriu o seu uso, o que acabou acontecendo. Priestley também foi um dos pioneiros no isolamento do oxigênio.[8,10] O óxido nitroso teve o seu uso primário na Era Vitoriana como intoxicação recreativa entre estudantes de química e medicina, pois após a sua inalação, leva rapidamente a efeitos disfóricos, por isso também é conhecido como "gás hilariante". Tem um papel importante na história, pois é o gás com propriedades analgésicas que tem sido utilizado há mais tempo.[14]

Em 1804, Seishu Hanaoka (1760-1835), usou a ingestão de uma mistura de ervas chamada *mafutsusan* para anestesiar uma paciente com câncer de mama. O principal componente era a *Datura alba*, a origem do nome vem do hindu *dhát*, um veneno preparado com plantas, e *tatorah*, entorpecente. Os colegas de Hanaoka descreveram e ilustraram o procedimento. De acordo com esses registros, a enferma tornou-se sonolenta e perdeu a consciência, então foi realizada a resecção sem qualquer reação. A paciente se recuperou da anestesia após algumas horas. Também é sabido que os médicos chineses usaram a acupuntura para aliviar a dor cirúrgica durante séculos.[15]

Robert H. Collyer (1776-1856) foi um dos pioneiros na prática da inalação de vapores anestésicos. Em 1835, em Londres, após alguns experimentos com inalação do éter ele mesmo ficou inconsciente e também observou que seus colegas de estudo que a inalavam eram insensíveis à dor. Quatro anos depois, ele foi para Nova Orleans, onde observou que um homem se tornou inconsciente ao inalar vapores de um barril de rum e que, ao cair, tinha luxado seu quadril. Ao notar os músculos flácidos, Collyer reduziu a luxação sem a menor sensação de dor pelo paciente. Na Filadélfia, em 1842, sob a influência de vapores alcóolicos, executava extrações dentárias sem causar dor. Um ano após, em Liverpool, ele demostrou o efeito narcótico da administração de misturas empíricas de álcool, éter e papoula com coentro macerados.[16]

Até meados do século XIX, qualquer cirurgia era realizada apenas como um último e derradeiro recurso. Na maioria das vezes, completamente consciente, o paciente estava assolado por uma agonia indescritível e um risco considerável. Comumente, os indivíduos permaneciam combativos, agitados, e por isso deviam ser amarrados ou contidos por auxiliares. A qualidade preponderante para o sucesso de uma cirurgia era a habilidade do cirurgião, e a rapidez, sua maior virtude. Mas não foi apenas o paciente que sofreu. Os cirurgiões também tiveram que suportar a considerável ansiedade e angústia. John Abernethy (1764-1831), cirurgião do St Bartholomew's Hospital, em Londres, na virada do século XIX, descreveu caminhar para a sala de operações como «ir a um enforcamento» e era conhecido por derramar lágrimas e vomitar após algumas cirurgias.[17]

## ■ DA ETERIZAÇÃO AO SÉCULO XXI

Em 30 de março de 1842 Crawford Williamson Long (1815-1878) retirou dois pequenos tumores na região posterior do pescoço de um amigo após tê-lo feito inalar vapores de éter, não havendo referência à dor durante o procedimento.[18]

No final do ano de 1844, Horace Wells (1815-1848), extraia dentes após administrar inalação com óxido nitroso. Em 1845 falhou na tentativa de demonstrar a sua técnica e buscar reconhecimento, quando a bolsa contendo o gás foi retirada precocemente do paciente, que reagiu ao estímulo doloroso. Devido ao insucesso foi desacreditado, situação que o levou precocemente a profunda melancolia que culminou com o seu suicídio.[19]

A primeira demonstração pública de anestesia bem-sucedida aconteceu na sala de operações do Massachusetts General Hospital, em 16 de outubro de 1846 **(Figura 1.1)**. Nesse dia, Willian Thomas Green Morton (1819-1868) **(Figura 1.2)**, dentista e estudante da Harvard Medical School, entrou para a história da anestesia ao administrar éter com sucesso. O paciente era Gilbert Abbott que se manteve inerte durante a extirpação de um tumor no pescoço realizada pelo famoso cirurgião, John Collins Warren (1778-1856). Após a intervenção, Warren exclamou perante os olhos incrédulos dos presentes: "Cavalheiros, isso não é uma farsa".[11]

A primazia da descoberta da anestesia cirúrgica não foi pacificamente aceita. Um mentor de Morton, o professor de química da Harvard, Charles Thomas Jackson (1805-1880), também reivindicou o feito. Morton conseguiu um acordo com Jackson e começou a direcionar a sua atenção para a promoção de sua descoberta e a venda de licenças. Ele chamou a sua preparação patenteada de Letheon, que na verdade era o éter sulfúrico mascarado, de maneira um tanto ineficaz, pela adição de um óleo essencial e um agente corante. Não havia uma denominação para o estado no qual o paciente se encontrava sob a ação dos vapores anestésicos. Inicialmente, os termos mais usados para o novo processo eram "insensibilidade" e "eterização". O termo "anestesia" deve-se às sugestões feitas pelo ilustre médico e poeta, Oliver Wendell Holmes (1809-1894), professor de anatomia de Harvard, em uma carta enviada a Morton endereçada em 21 de novembro de 1846.[14]

O uso do clorofórmio teve início pelo obstetra James Young Simpson (1811-1870) **(Figura 1.3)**, cirurgião em Edinburgh no ano de 1847. Descoberto em 1831, por Samuel Guthrie (1782-1848), o clorofórmio ganhou grande notoriedade depois que John Snow (1813-1858) **(Figura 1.4)** administrou na rainha Vitória durante o nascimento do Príncipe Leopold

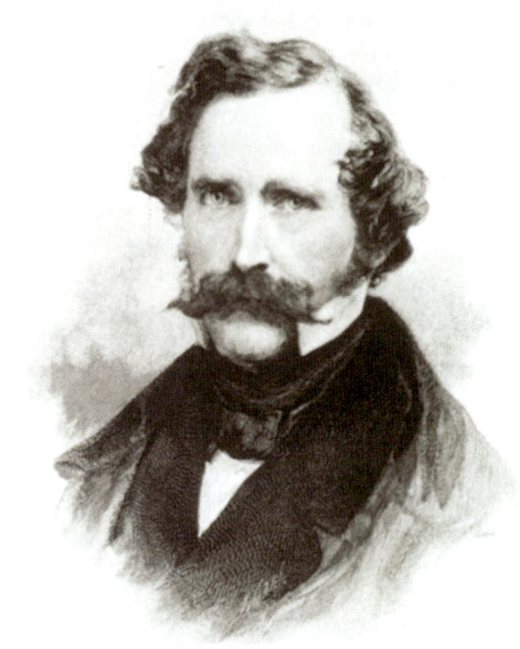

▲ **Figura 1.2** Willian Thomas Green Morton (1819-1868).
**Fonte:** Wikipedia. https://en.wikipedia.org/wiki/William_T._G._Morton

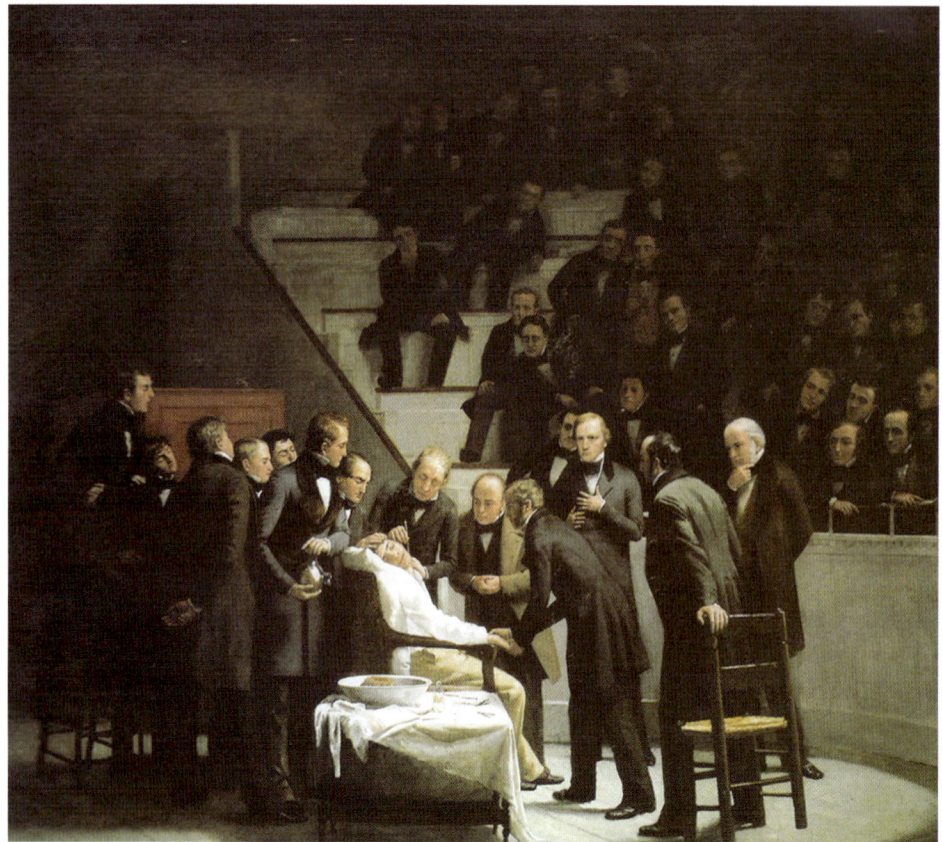

◄ **Figura 1.1** *Ether Day* ou *The First Operation with Ether*, em uma pintura a óleo sobre tela de 1882, Robert C. Hinckley, recaptura a primeira operação realizada sob éter no Massachusetts General Hospital, em Boston, na manhã de 16 de outubro de 1846.
**Fonte:** Robert C. Hinckley, domínio-público, Wikimedia Commons.

de Albany (1853) e da Princesa Beatrice (1857). Desta forma, o clorofórmio como anestésico de escolha rapidamente suplantou outros agentes, ainda que seu uso não era tão seguro, pois exigia uma titulação mais habilidosa e cuidadosa, especialmente quando administrado por um assistente não treinado, que era frequentemente o caso no século XIX.[6]

Imediatamente após a descoberta da anestesia, não existiam especialistas. Inicialmente, o cirurgião tornou-se cirurgião e anestesista, algo indesejável para procedimentos demorados. Assim, em grande parte do mundo, o cirurgião lançava mão de um assistente para aplicar a anestesia. Nes-

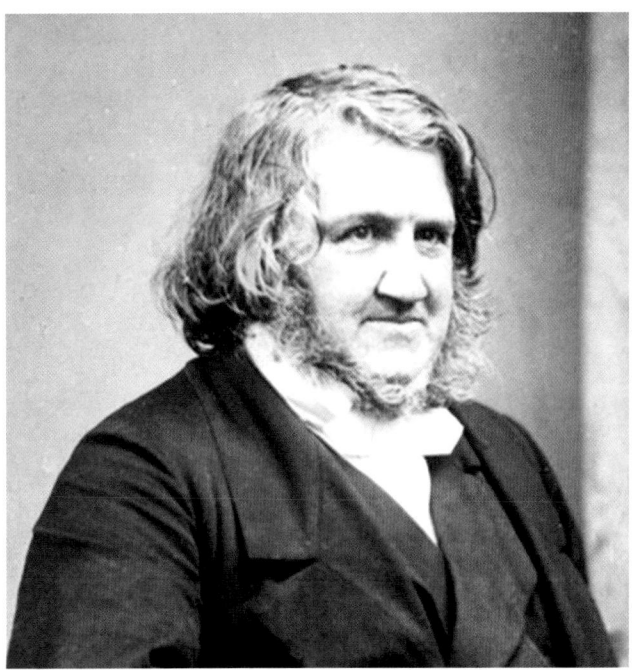

▲ **Figura 1.3** James Young Simpson (1811-1870).
**Fonte:** Wikipedia. https://pt.wikipedia.org/wiki/James_Young_Simpson

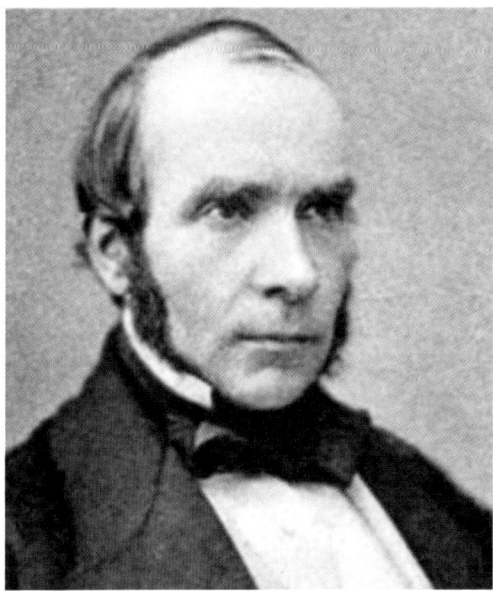

▲ **Figura 1.4** John Snow (1813-1858).
**Fonte:** Wikipedia. https://pt.wikipedia.org/wiki/John_Snow

ses tempos, enfermeiros, religiosas e estudantes de medicina encarregavam-se de administrar os vapores anestésicos.[20]

No início, os cirurgiões extraíam dentes, tratavam de ferimentos, amputavam membros e realizavam operações breves que exigiam níveis momentâneos, mas profundos de anestesia. Do ponto de vista prático, o fato histórico permitiu avanços notáveis, mas não mudou imediatamente as operações.

O aumento da complexidade cirúrgica e as crescentes demandas por uma melhor administração anestésica exigiram o surgimento de especialistas, mais cedo nos Estados Unidos e no Reino Unido do que em outros países. As enfermeiras lideraram o caminho no continente americano. No início do século XX grande parte do mundo dependia de técnicos e enfermeiros dirigidos por cirurgiões.[18]

O arsenal farmacológico dos anestesistas na segunda metade do século XIX era restrito, o uso cotidiano se resumia a poucos agentes, inaladores e máscaras, muitas vezes improvisados. Os inaladores empregados eram constituídos basicamente por recipientes de vidro no interior dos quais estava uma esponja embebida em éter. As máscaras fabricadas em arame ou em aço e, mais tarde, em borracha ou silicone, assumiram diversas formas, dimensões e modelos no seu processo evolutivo. Cada grupo de "narcotizadores" inventava o seu próprio tipo e modelo de máscara facial. Gradativamente as décadas que se seguiram ao feito de Morton foram acompanhadas de prolíferos aperfeiçoamentos e desenvolvimento de drogas e técnicas.

Com o advento da agulha hipodérmica em 1853, por Alexander Wood (1817-1884), a morfina começou a ser amplamente usada para combater a dor, e como consequência, teve um grande papel nas guerras que se seguiram. Embora fosse muito eficaz no controle da dor, levava a grande dependência química. Estima-se que 400 mil soldados na Guerra Civil Americana, entre 1861 e 1865 foram acometidos de dependência da droga, a chamada "doença dos soldados", devido ao seu uso indiscriminado.[21] Courtwright descreve o sistema de um médico em particular: "O cirurgião-mor Nathan Mayer... com um frasco de pó de morfina em um bolso, quinino no outro e uísque em seu cantil, fazia a maior parte do diagnóstico a cavalo. Quando ele desejava dispensar morfina, ele derramava uma 'quantidade exata' e, em seguida, deixava o soldado lambê-la de sua mão."[22] Nesse ambiente rudimentar do campo de batalha as consequências a longo prazo de tratamentos eram pouco importantes para os médicos. A morfina, em especial, era vista como um milagre da medicina, indispensável no campo de batalha e seu suprimento constante a tornava a primeira linha de defesa para todas as doenças. Alguns médicos da União também perceberam que quando injetada, ela fornecia alívio mais rápido do que as pílulas de ópio e láudano. Diante de um arsenal farmacológico restrito, opiáceos eram usados primariamente para tratar a dor, mas também eram usados para tratar disenteria, febre tifoide, malária, sífilis, pneumonia, bronquite e tuberculose. Além disso, também eram utilizados para suprimir a tosse e como sedativos para inquietação, depressão e insanidade.[23]

Um marco inicial para a ciência médica foi o isolamento do princípio ativo puro da *Erythroxylum coca*, o alcaloide principal, denominado de cocaína, por Albert Niemann (1834-1861), em 1860. Em 1864, Tomás Moreno y Maíz (1830-1881) demonstrou cientificamente o efeito anestésico local da cocaína. Teve seu trabalho, reconhecido e premiado pela Faculdade de Medicina de Paris e foi reconhecido posteriormente pelo pioneiro da anestesia regional, Vassily von Anrep (1852-1927), antes mesmo do trabalho publicado em 1884 por Karl Köller (1857-1944) **(Figura 1.5)**. Köller demonstrou a utilidade da cocaína em cirurgias oftalmológicas, esse feito consolidou o primeiro anestésico local verdadeiramente efetivo, posteriormente, um ano após as suas demonstrações, William Stewart Halsted (1852-1922) descreveu injeções de cocaína para anestesiar os troncos nervosos.[6,7,24]

O *curare* foi usado durante séculos pelos índios sul--americanos para caçar, e sua evolução para os bloqueadores neuromusculares sintéticos de hoje começaram quando histórias sobre a misteriosa *flying death* foram trazidas para o Velho Mundo pelos conquistadores espanhóis. As propriedades do *curare*, retirado de espécies dos gêneros *Chondrodendron* e *Strychnos*, chamaram a atenção dos estudiosos, e em 1857, o fisiologista francês, Claude Bernard (1813-1878), descobriu que o efeito da droga não se localizava nem no nervo nem no músculo, mas na junção dos dois e que animais eram capazes de sobreviver com auxílio da ventilação. William Preyer (1841-1897) desenvolveu a primeira forma cristalizada, denominada "tubocurarina" em 1865, mas ela ainda percorreria um longo caminho até fazer parte do arsenal do anestesiologista na abolição da rigidez muscular em operações abdominais.[6]

A heroína foi sintetizada a partir da morfina em 1874 pelo químico inglês, Charles R. Alder Wright (1844-1894), em Londres. Wright procurava um fármaco analgésico que induzisse uma menor dependência que a verificada com a morfina. Em 1895, a empresa farmacêutica Bayer iniciou a produção e comercialização da droga. Seu nome provém do alemão *heroisch*, pela observação do comportamento dos usuários durante os estudos iniciais. A partir de 1898, foi usada para tratamento de adictos em morfina e como sedativo da tosse em crianças, quando foi descoberto que a heroína se convertia em morfina no fígado, ironicamente sendo até mais viciante que a sua predecessora.[14]

A ideia da raquianestesia foi concebida pela primeira vez em 1885 por um neurologista, Leonard Corning (1855-1923) **(Figura 1.6)**, embora seus escritos descrevessem a injeção extradural e não no espaço subaracnóideo. A técnica de Corning foi aprimorada pelo médico alemão, Heinrich Quincke (1842-1922), que descreveu o nível abaixo do qual era mais seguro realizar uma punção lombar. Em 1899, utilizando a técnica de Quincke, August Bier (1861-1949) **(Figura 1.7)** realizou a primeira anestesia raquidiana com cocaína. A natureza viciante da cocaína e sua toxicidade levaram à descoberta de anestésicos locais mais seguros, como a procaína

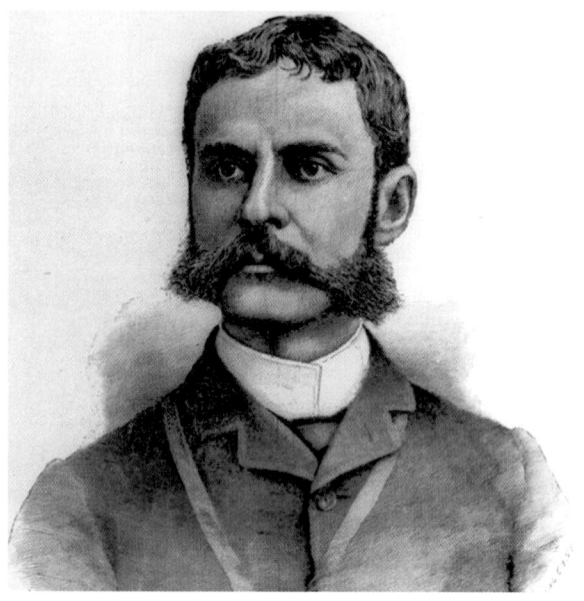

▲ **Figura 1.6** Leonard Corning (1855-1923).
**Fonte:** Wikipedia. https://en.wikipedia.org/wiki/James_Leonard_Corning

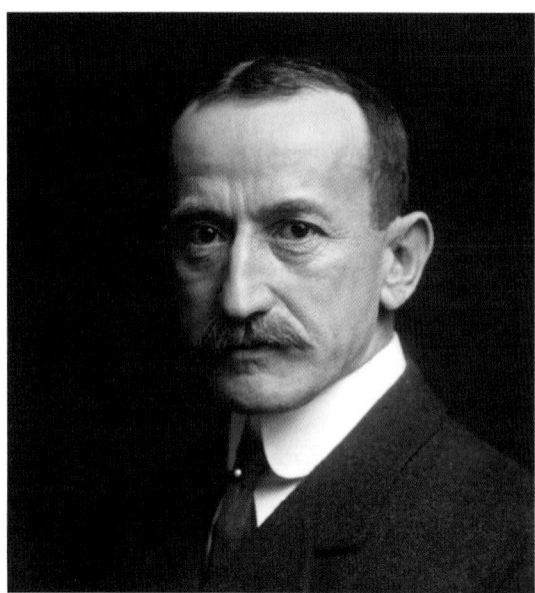

▲ **Figura 1.5** Karl Köller (1857–1944).
**Fonte:** Wikipedia. https://pt.wikipedia.org/wiki/Karl_Koller_(m%C3%A9dico)

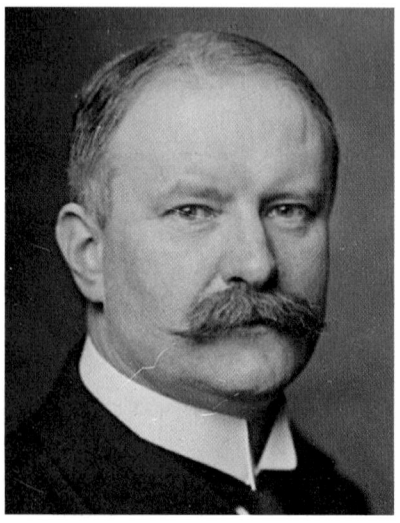

▲ **Figura 1.7** August Bier (1861-1949).
**Fonte:** Wikipedia. https://pt.wikipedia.org/wiki/August_Bier

em 1905 e a lidocaína em 1943. Em 1940, a introdução da raquianestesia contínua foi creditada a William T. Lemmon (1896-1974), que defendia a administração repetida de pequenas doses de procaína através de uma agulha maleável conectada a um tubo de borracha e uma seringa.[6]

A descoberta da técnica caudal de anestesia regional foi atribuída a dois médicos franceses, Jean Athanase Sicard (1872-1929) e Fernand Cathelin (1873-1945) de Paris, trabalhando independentemente em 1901.[6]

Fidel Pagés Miravé (1886-1923) foi um médico militar espanhol reconhecido na medicina por ser o pioneiro da anestesia peridural lombar, que denominaria anestesia metamérica no seu artigo publicado em março de 1921 na *Revista Española de Cirugía*. Fidel Pagés conhecia os trabalhos de autores que procuraram realizar previamente a anestesia via peridural, mas cujos resultados não foram os desejados, já que a administração do anestésico era realizada pelo hiato sacro, não atingindo o nível anestésico suficiente para a realização de intervenções abdominais.[25]

Em 1944, Edward Tuohy (1908-1959) e Ralph Lee Huber (1889-1953), introduziram duas novidades significativas: a invenção de uma agulha específica e a ideia de introduzir um cateter no espaço peridural para administração de doses incrementais de anestésicos locais. Uma técnica para localizar o espaço peridural tornou-se popular pelos escritos de Achille Mario Dogliotti (1897-1966), que o identificou pela "perda de resistência".[26,27]

Em 1919, Sir Ivan Whiteside Magill (1888-1986) era o anestesista no Queen's Hospital, onde foram tratados soldados com ferimentos faciais sofridos na Primeira Guerra Mundial. Ele foi responsável pelo desenvolvimento de vários itens de equipamentos anestésicos, mas principalmente da técnica de intubação traqueal, impulsionado pelas imensas dificuldades de administrar anestésicos inalatórios usando máscaras, para clorofórmio e éter, nos ex-combatentes com lesões faciais graves. Os tubos originais eram cortados de um rolo de tubos de borracha industriais, não havia balonete inflável. Magill e seu colega, Stanley Rowbotham (1890-1979), realizaram diversas inovações nos tubos, aperfeiçoaram a técnica de intubação nasotraqueal às cegas, redescobriram as vantagens da cocainização das vias aéreas, que permitia a intubação traqueal com o paciente acordado ou levemente sedado. À medida que praticavam suas habilidades, notaram que, ao sair da nasofaringe, o tubo entrava naturalmente na traqueia. Para lidar com as circunstâncias em ocorrida falha, Magill projetou uma pinça curva usada para guiar a ponta do tubo traqueal até a glote, facilitada, se necessário, pela laringoscopia.[28]

A década de 1940 viu o desenvolvimento de lâminas de laringoscópios em uso clínico comum até os dias de hoje. Em 1941, Robert Miller (1906-1976), descreveu sua lâmina reta, enquanto em 1943, Sir Robert Macintosh (1897-1989), esperando que, ao minimizar o contato com a epiglote, seu laringoscópio causasse menos estímulo, o descreveu com uma lâmina curva. Ao mesmo tempo, em 1942, o canadense, Harold R. Griffith (1894-1985), introduziria a forma medicamentosa do *curare*, o Intocostrin® Squibb como relaxante muscular.[29]

A facilitação da intubação traqueal e o relaxamento muscular abdominal produzidos pelo agente durante a anestesia com ciclopropano anunciaram uma nova era para o bloqueio neuromuscular. Em 1946, Daniel Bovet (1907-1992) descobriu a galamina, o primeiro bloqueador neuromuscular sintético usado na clínica. Em 1949 publicou seu trabalho sobre o suxametônio. Por sua contribuição à farmacologia, recebeu o Prêmio Nobel de Medicina em 1957. A partir da década de 1960 foram sintetizados novos bloqueadores neuromusculares, primeiro o pancurônio (1964), e posteriormente, vecurônio (1973), atracúrio (1981), rocurônio (1988), mivacúrio (1988) e cisatracúrio (1995).[21]

O primeiro agente de indução intravenosa foi o fenobarbital, um barbitúrico sintetizado por Emil Fischer (1852-1919) e Joseph von Mering (1849-1908) em 1903. Como hipnótico, o fenobarbital causava períodos prolongados de inconsciência e despertar lento. O hexobarbital, um oxibarbituato de ação curta, foi introduzido em 1932, mas foi subsequentemente substituído por um composto sulfatado, o tiopental, um agente potente com rápido início de ação e poucos efeitos colaterais excitatórios. Em 1934, tanto Ralph M. Waters (1883-1979), na Universidade de Wisconsin, quanto John Silas Lundy (1894-1973) na Clínica Mayo, administravam com sucesso tiopental como agente anestésico intravenoso. O conceito de Lundy de "anestesia balanceada" enfatizou a combinação de múltiplas drogas anestésicas e técnicas para fornecer hipnose, relaxamento muscular e analgesia. Essa abordagem levou à otimização das condições operacionais e à redução dos efeitos colaterais, tornando a administração da anestesia mais segura para os pacientes.[30] O uso generalizado de tiopental estimulou o desenvolvimento de outras classes de hipnóticos intravenosos incluindo cetamina (1962), etomidato (1964) e propofol (1977). Benzodiazepínicos, opioides, antieméticos e outras drogas enriqueciam as opções do anestesiologista.[21]

A busca por um anestésico inalatório ideal levou à introdução de muitos produtos químicos, incluindo cloreto de etila, etileno, ciclopropano e outros compostos voláteis durante a primeira metade do século XX. No entanto, seu uso diminuiu devido a várias desvantagens, como forte pungência, fraca potência e inflamabilidade. Esses agentes foram logo substituídos por hidrocarbonetos fluorados. A fluoração tornou os anestésicos inalatórios mais estáveis, menos combustíveis e menos tóxicos. Em 1951, o halotano foi reconhecido como um anestésico superior aos seus predecessores. Na década de 1960, o metoxiflurano foi popular por uma década até que sua nefrotoxicidade relacionada à dose desencorajou seu uso. O enflurano e seu isômero, o isoflurano, foram introduzidos em 1963 e 1965, respectivamente. A popularidade do enflurano foi limitada depois que foi demonstrado que ele produzia depressão cardiovascular e convulsões. O isoflurano continua sendo um anestésico popular. Por 20 anos, nenhum outro desenvolvimento ocorreu até o lançamento do desflurano em 1992 e do sevoflurano em 1994.[21]

Os primeiros dispositivos de anestesia eram máscaras e inaladores rudimentares que se baseavam na evaporação do agente anestésico. Apresentavam as vantagens da simplicidade e do custo, mas o ambiente ficava densamente contaminado com resíduos de vapor anestésico e a ventilação com pressão positiva não era possível. Esses dispositivos evoluíram em muitas variações, sendo as mais populares as máscaras idealizadas por Curt T. Schimmelbusch (1860-1895) e Sidney Yankauer (1872–1932) em 1889 e 1904, respectivamente. Posteriormente, inaladores mais complexos foram desenvolvidos, que se distinguiam principalmente pela possibilidade da administração de múltiplos agentes. Além disso, apresentavam controle mais eficaz da concentração do anestésico inalado.[31] Nesse conceito, um aparelho histórico foi aquele desenvolvido pelo cirurgião francês Louis Ombrédanne (1871-1956) em 1908. No ano anterior, depois de dois acidentes anestésicos fatais, Ombrédanne produziu um protótipo de um dispositivo anestésico mais seguro que consistia num recipiente esférico de metal envolto em feltro para absorver o éter. O seu controle giratório permitia a entrada de ar de forma a minimizar a reinalação na sua configuração mais baixa até o aumento da exposição ao vapor de éter e reinalação em configurações mais altas.[6]

Inicialmente, os anestesiologistas desempenharam um papel de liderança no desenho e fabricação de novos equipamentos. Com o passar do tempo, entretanto, eles foram substituídos pelas grandes companhias, tornando-se meros usuários da tecnologia. Também, o desenvolvimento histórico dos agentes anestésicos inalatórios influenciou o aprimoramento do aparelho de anestesia, uma vez que muitos dispositivos foram projetados baseados na propriedades físico-químicas de agentes específicos.[32]

No início do século XX, foram introduzidos dispositivos que possibilitaram a administração do fluxo de anestésico independente do esforço inspiratório do paciente. Esses aparelhos incorporaram inovações tecnológicas como rotâmetros, sistemas de absorção de dióxido de carbono e vaporizadores de alta precisão. Nesse período, houve a introdução da ventilação artificial intraoperatória com pressão positiva. A partir da década de 1930, os aparelhos de anestesia foram equipados com ventilador pulmonar, que na década de 1950, tornou-se componente básico do aparelho de anestesia. A integração do ventilador ao aparelho de anestesia foi um passo decisivo, mudando fundamentalmente as funções do anestesista. A ventilação mecânica liberou as mãos do médico, possibilitando a realização de outras tarefas intraoperatórias. Mais tarde, na década de 1980, foram incorporados sistemas de alarme e monitores, dando origem às atuais estações de trabalho de anestesia.[33]

Os refinamentos nos atuais sistemas de administração de anestesia seriam inimagináveis para os pioneiros da anestesiologia.

## ANESTESIOLOGIA, ESPECIALIDADE MÉDICA

Em 1850, Warren descreveu os cuidados adequados com a anestesia: "...faça com que uma pessoa dedicada administre continuamente a anestesia a um paciente em decúbito dorsal em jejum, administre anestesia suficiente para produzir relaxamento, tenha cuidado para não obstruir a respiração e não coloque fogo na sala de cirurgia." Entre 1847 e 1858, Snow documentou como administrar e avaliar com segurança a anestesia com éter e clorofórmio.[34]

O campo da anestesiologia como especialidade médica começou a se desenvolver gradualmente no início do século passado. Durante décadas, a instrução formal em anestesia era inexistente e o campo era praticado apenas por alguns indivíduos autodidatas. Cirurgiões, estagiários, estudantes de medicina e enfermeiras aplicavam anestésicos.

Houve poucos desenvolvimentos no ensino da anestesia durante a Primeira Guerra Mundial (1914-1918). Um exemplo notável foi Arthur Ernest Guedel (1883–1956), que serviu como anestesiologista nas forças expedicionárias americanas na França. Por ser o único especialista da região, ele teve que treinar enfermeiros e outros para administrar éter. Com base em suas observações de uma década de prática anestésica, Guedel desenvolveu um gráfico descrevendo os estágios da anestesia com éter com base nos padrões de respiração e na aparência dos olhos do paciente. Seus estagiários usaram esse gráfico enquanto trabalhavam de forma independente. Após a guerra, muitos livros modernos de anestesia reproduziram o gráfico como um exemplo da utilidade das observações clínicas na avaliação da profundidade da anestesia.[34]

Em 1927, Ralph M. Waters fundou o primeiro programa de treinamento em anestesiologia na Universidade de Wisconsin-Madison e foi um profundo defensor do profissionalismo na anestesiologia. Seus objetivos para o programa eram ambiciosos, tanto em formar bons médicos e elevar os padrões de toda a profissão e seu departamento foi um marco no estabelecimento da anestesiologia dentro de um ambiente universitário. Como seus residentes graduados serviram como líderes, sua visão para a anestesia acadêmica influenciou o país e o mundo. Durante a Segunda Guerra Mundial (1941-1945), muitos médicos foram convocados para a anestesia após alguns meses de treinamento. Com o interesse crescente na nova especialidade, o número de programas de residência em anestesiologia nos Estados Unidos quintuplicou na década após a guerra.[34]

A prática moderna da anestesiologia evoluiu na segunda metade do século XX com ênfase na segurança. Em 1985, a *Anesthesia Patient Safety Foundation,* foi criada com a missão de "garantir que nenhum paciente seja prejudicado pela anestesia". A introdução de ferramentas adicionais de monitoramento, como capnometria e a oximetria de pulso diminuíram notavelmente as taxas de mortalidade durante as anestesias.[34]

Nas últimas décadas, a administração subaracnóidea e peridural de anestésicos locais e adjuvantes tornou-se comum para analgesia durante o trabalho de parto e para o controle da dor crônica. O desenvolvimento de bloqueios de plexo e outras técnicas de anestesia regional progrediram ao incorporar o uso de estimuladores nervosos e ultrassom para facilitar a localização dos nervos, melhorando assim a qualidade do bloqueio.

## A ANESTESIOLOGIA NO BRASIL

Após o sucesso da primeira demonstração pública da eterização, as reproduções do feito, ainda que de forma bastante precárias, se alastraram pelo mundo.

Não tardou muito para que a anestesia chegasse ao Brasil. Logo no mês de janeiro de 1847, os *Anais de Medicina*

*Brasiliense* propagavam a grande descoberta, logo, em 25 de maio, Roberto Jorge Haddock Lobo fazia a primeira anestesia geral no Hospital Militar do Rio de Janeiro empregando o éter em um estudante de medicina, mas com intuitos apenas experimentais ao que parece. Uma semana após foi utilizada por Domingos Marinho de Azevedo Americano em dois soldados, tendo sido anestesista o médico Leslie Castro, recém-chegado da Europa e que trazia consigo o anestésico e o aparelho de eterização. Um dos soldados foi operado com sucesso, sem dor, de osteomielite da mastoide, o outro era alcoólatra e supostamente a anestesia não produziu o efeito desejado.[35] Em 1848, Manoel Feliciano Pereira de Carvalho utilizou o clorofórmio para uma amputação da coxa em um paciente de 15 anos de idade.[20]

A história da anestesia no Brasil não aconteceu de forma diferente no que diz respeito à anestesia internacional, em 1898 Bier realizava na Alemanha a primeira raquianestesia, Paes Leme faria o mesmo no Rio de Janeiro. O óxido nitroso só chegaria ao Brasil em 1927, tendo sido introduzido por Leonidio Ribeiro, para tanto, utilizou o aparelho Desmarest, importado da França. Era o alvorecer de uma nova era, a anestesia começava a engatinhar entre nós prestando relevantes serviços à sociedade e transformando incontestavelmente o ato operatório.[36]

No Brasil a anestesia era entregue ao mais novo da equipe, ao primeiro que aparecesse ou ao menos credenciado, apanhados ao acaso, nas enfermarias ou nos corredores, no momento das intervenções, portanto, como um castigo, porque não lhe emprestavam o valor e a importância que realmente mereciam. O cirurgião operava e comandava, ao mesmo tempo, o "narcotizador". Eles determinavam a administração dos agentes, éter, clorofórmio ou do basofórmio, por gotejamento nas máscaras de Ombrédanne ou Tuffier.[37]

Os procedimentos eram muito tensos. Correias eram aplicadas nos punhos e tornozelos dos pacientes. Quando o sangue ficava "'escuro", ordenavam que se retirasse a máscara. O paciente, muitas vezes, despertava, quando não tinha espasmos, vômitos e outras complicações. As alças intestinais, frequentemente, transbordavam do campo operatório. O ato operatório era interrompido. A anestesia reiniciada. Recomeçava o círculo vicioso, verdadeira luta de vida e de morte, entre o cirurgião angustiado, que arcava com toda a responsabilidade, o narcotizador, improvisado, pouco ou nada experiente. Realizavam procedimentos sem conhecimentos básicos, até mesmo os mais rudimentares. Esperavam, a cada momento, acidentes graves, muitos deles fatais, sem falar das sequelas pós-operatórias.[20]

A anestesia, uma vez iniciada, era uma viagem, que se enfrentavam desafios de toda sorte a cada momento. Mesmo assim, conseguiam. Venciam os seus medos e iam, passo a passo, ocupando espaço à medida que eram compreendidas as modificações advindas do ato de anestesiar. No início do século XX a cultura da época recebia forte influência do continente Europeu. Era o centro científico onde os médicos brasileiros buscavam o conhecimento. Daí a grande difusão dos métodos franceses de narcose pelo éter e clorofórmio.[38]

Muitos cirurgiões começaram a lançar mão da anestesia regional como solução salvadora, uma vez que o arsenal anestesiológico era restrito, formado por dois ou três agentes inalatórios, um aparelho e narcotizadores muitas vezes improvisados, que não lhes inspiravam confiança. Em 1921, Pereira Viana recomendava: "Todos nós temos tido conhecimento de desastres durante ou depois da anestesia geral, cujo grande erro, consiste em nos depositar grande confiança. Seja imperícia do anestesiador, seja impureza anestésica, muitas vezes prejudicados em dia de calor e em salas de operações que, em nosso clima, e, principalmente no verão, não passam de terríveis estufas onde os vapores anestesiantes se misturam ao ar confinado e até a vapores de iodo. Pois bem, tudo isso poderá ser evitado se lançarmos mão, em ginecologia, da raquianestesia." Outra aparente "vantagem", para o cirurgião, o narcotizador poderia ser dispensado.[35]

Entretanto, não tardariam a aparecer às limitações e complicações específicas das técnicas, e assim, novamente a atenção se voltava para o narcotizador. Era melhor alguém ficar atento ao paciente, como Macintosh comentava: "Para o cirurgião a raquianestesia termina com a punção e a injeção do agente anestésico, para o anestesiologista ela apenas começa". Avanços adicionais exigiriam melhorias. O cirurgião acadêmico sabia que precisava vencer as limitações impostas pela infecção, pelo choque e que a anestesia deveria se desenvolver. Inicialmente realizada com sistemas rudimentares, os médicos começaram a se aventurar em operações mais delicadas que exigiam aprimoramento de equipamentos para níveis mais estáveis de anestesia. Isso exigiu o desenvolvimento de sistemas de administração que permitissem um controle cada vez mais preciso do anestésico reunindo gases comprimidos em cilindros, um meio de misturar os gases, controlar seu fluxo e adicionar vapores de uma maneira ordenada e mais conhecida.[20]

Em 1938, foi criado o primeiro serviço médico de anestesia no país, no Rio de Janeiro formado por Mário D'Almeida, Oscar Ribeiro e Ivo de São Thiago, que se tornaria posteriormente, em 1941, a primeira escola especializada.[39] Em 1942, Luiz Fernando Rodrigues Alves organizou, juntamente com J. Almeida e Mário Nóbrega, o Serviço Médico de Anestesia de São Paulo, primeiro serviço especializado em São Paulo, era a anestesiologia adquirindo terreno e personalidade.[40]

Os médicos brasileiros na Itália durante a Segunda Guerra Mundial tiveram contato com colegas norte-americanos, fato que permitiu grande aprendizado, como é possível extrair de trecho da carta enviada pelo cirurgião Alípio Corrêa Netto, em 1944, da Itália, endereçada a seu primo, o também cirurgião Caio Pinheiro: "Quanto à anestesia, que é o que te interessa mais, usa-se sistematicamente o éter Squib, raramente fazem a indução com protóxido. O éter é administrado em circuito fechado de mistura com o $O_2$ com o aparelho de Heidebrinck. Dá-se sistematicamente por via endotraqueal, que produz um silêncio abdominal absoluto e permite qualquer intervenção no tórax. A manobra de intubação traqueal é facílima. Usa-se um laringoscópio de Flagg ou outro, e a operação para este fim, quero dizer a introdução da sonda própria se faz em segundos. O anestesista da minha equipe é o José Monteiro, conhecido teu, e o faz tão bem como qualquer americano. Podias já ir pensando nisso, porque creio será, depois dessa guerra, a anestesia (intubação) obrigatória, nos casos demorados e na cirurgia do tórax...".[41,42]

Os olhos dos médicos brasileiros interessados na nova especialidade se voltavam agora para os EUA, e foi assim que um deles, o santista Carlos Pereira Parsloe, formado em 1943 no Rio de Janeiro, resolveu se dirigir ao serviço do professor Waters em Madison **(Figura 1.8)**. Parsloe recordava que sua busca foi decorrente da necessidade: "Não existia a especialidade no Brasil. Quando o acadêmico se via exposto às salas de cirurgia reparava que havia três problemas: a dor, pois não havia aparato anestésico, o choque, por não existir banco de sangue, e a infecção, numa época pré-antibiótico".[41]

O desenvolvimento e o melhor entendimento médico-científico dos pós-guerras trouxeram grandes avanços. Chegavam então à intubação traqueal, o *curare* e equipamentos mais modernos. Inicialmente os aparelhos eram de fabricação norte-americana, McKesson e Foregger. Na segunda metade do século passado a anestesia se tornava mais segura graças ao desenvolvimento da monitorização dos sinais vitais e de agentes anestésicos inalatórios e venosos mais previsíveis e confiáveis.[42]

A partir desta época, a anestesiologia passou a ser encarada como uma especialidade definida e aos poucos foi se impondo como tal. Os cirurgiões passaram a se desinteressar pela prática da anestesia, especialmente das anestesias inalatórias, mas continuaram durante algum tempo a realizar anestesias regionais, especialmente a raquianestesia. O número de anestesistas dedicados exclusivamente à prática da especialidade cresceu rapidamente, e os diversos hospitais foram cada vez mais sendo devidamente atendidos. As instituições estatais ou paraestatais organizaram serviços de anestesia próprios, caracterizando assim a especialidade **(Figura 1.9)**.

Alguns eventos foram muito importantes para a evolução da especialidade no nosso país. Em 25 de fevereiro de 1948, a Sociedade Brasileira de Anestesiologia (SBA) foi criada no Rio de Janeiro pela iniciativa de 32 anestesistas que elegeram Mário Castro D'Almeida Filho como primeiro presidente da entidade. Os pioneiros que logo foram apoiados por colegas de São Paulo, Minas Gerais e demais estados da federação.[42-45]

A Revista Brasileira de Anestesiologia foi fundada em abril de 1951. Em 1953 nela foi publicada a primeira relação de serviços de anestesia que ofereciam treinamento na especialidade, inicialmente eram 35 vagas distribuídas no Rio de Janeiro, São Paulo, Porto Alegre, Recife e Salvador. Os centros de ensino e treinamento foram fundamentais para o desenvolvimento da anestesiologia no Brasil.[43,44]

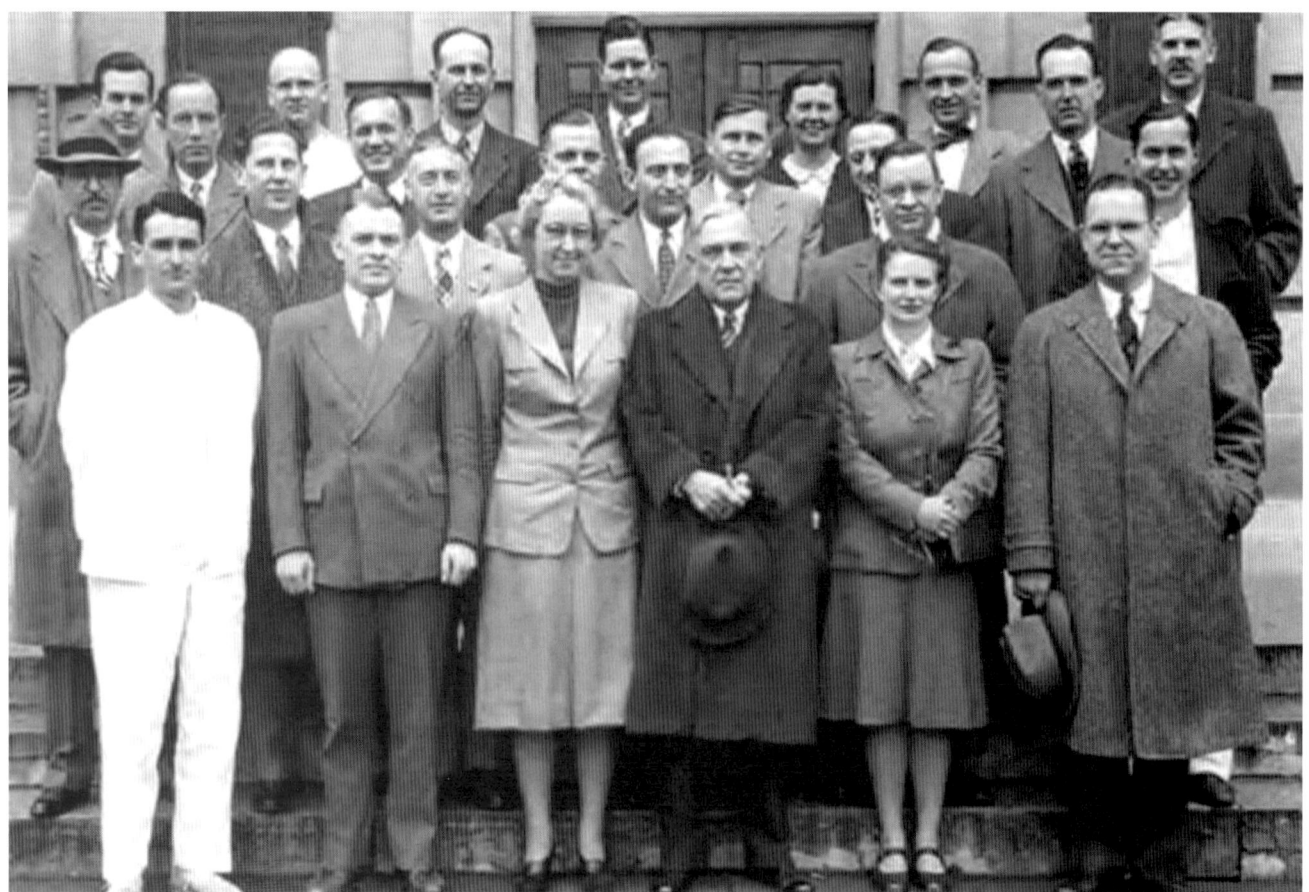

▲ **Figura 1.8** O *staff*, residentes e ex-residentes de Ralph M. Waters no Encontro de Páscoa em 1947 em Madison, Wisconsin. Da esquerda para a direita, primeira fila: Parsloe, Wylde, Apgar, Waters, Moir e Wangeman. Segunda fila: Cassels, Jacobson, Gillespie, Ruben, Taylor e Nilsson. Terceira fila: Lamont, Orth, Cormack, Davis, Leigh e Morris. Quarta fila: W. Bennet, Kindschi, Burke, Simpson, Jones, Dar Waters e Slocum.

**Fonte:** Imagem cedida pela Wood Library – Museum of Anesthesiology (WLM).

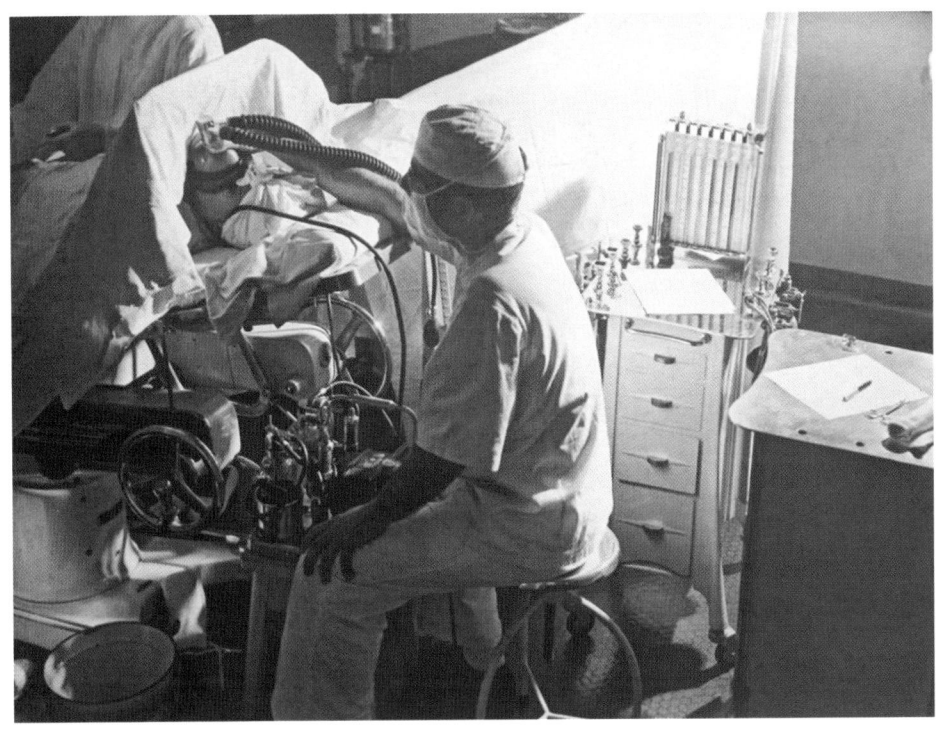

◄**Figura 1.9** Anestesista em atividade no Hospital das Clínicas, São Paulo, 1949. BJ Duarte.
**Fonte:** Acervo fotográfico da Casa da Imagem.

Em setembro de 1954, em São Paulo, foi realizado o I Congresso Brasileiro de Anestesiologia em conjunto com o II Congresso Latino-Americano de Anestesiologia. Em 1955, a SBA esteve representada na fundação da World Federation of Societies of Anaesthesiologists (WFSA) durante o I World Congress of Anaesthesiologists, na Holanda. Olegário Bastos foi um dos nove membros da Comissão de Nomeações para a constituição da primeira diretoria e Zairo Vieira foi eleito membro da primeira comissão executiva.[43]

Em setembro de 1964, o III World Congress of Anaesthesiologists na capital paulista, consagraria, em definitivo, a anestesiologia brasileira. Já na edição de outubro do mesmo ano o editorial do *British Journal of Anaesthesia* exultava o evento: "Eles fizeram muito para que esta grande reunião fosse um sucesso. Sangue, suor, labuta e até lágrimas, pode ter havido, mas Luiz Rodrigues Alves, o presidente do Congresso, e seu enérgico Secretário responsável pelo programa científico, Carlos Parsloe, com seus colegas, não pouparam esforços. Foram infatigáveis em seus esforços para garantir que tudo corresse bem, e em sua hospitalidade. Anestesicamente falando, o Brasil está longe de ser um país em desenvolvimento. Há uma longa tradição em anestesia médica, o padrão é alto e a perspicácia dos especialistas é exemplar."[46]

Em 1984, por ocasião do VII World Congress of Anaesthesiologists, em Manila, Filipinas, Carlos Parsloe assumiu a Presidência da WFSA, cargo que honrou até 1988.[47]

Graças aos pioneiros, homens e mulheres, conhecidos ou incógnitos, podemos viver em uma era de benefícios em que a segurança da anestesia moderna está disponível para todos os pacientes **(Quadro 1.1)**. Muitas décadas de empirismo foram convertidas em ciência anestesiológica, o narcotizador em anestesiologista, um longo caminho foi percorrido em que foram implementadas uma variedade de melhorias relacionadas a técnicas de monitoramento, diretrizes práticas e outras abordagens sistemáticas. Esse desenvolvimento da anestesiologia trouxe muitos benefícios para a sociedade, que na virada do novo milênio, já era considerada uma especialidade líder em segurança do paciente.

| **Quadro 1.1 Notáveis nomes e suas contribuições para a anestesiologia moderna.** | |
|---|---|
| Jorge Antonio **Aldrete** (1937-) Diane **Kroulik** (1924-2016) | Escala de Aldrete e Kroulik (1970) |
| Takuo **Aoyagi** (1936-2020) | Desenvolvimento da oximetria de pulso (1972) |
| Virginia **Apgar** (1909-1974) | Escala de APGAR (1953) |
| Thomas Philip **Ayre** (1902-1979) | Peça em T de Ayre (1937) |
| James **Bain** (1934-) | Sistema coaxial de Bain (1972) |
| Anis **Baraka** (1930-2016) | Sistema de Rees-Baraka (1969) |
| August Karl Gustav **Bier** (1861-1949) | Primeira raquianestesia (1889), anestesia regional intravenosa de Bier (1908) |
| Forrest M. **Bird** (1921-2015) | Pioneiro na produção de respiradores (Bird Mark 7, 1955) |

(*Continua*)

| Quadro 1.1 Notáveis nomes e suas contribuições para a anestesiologia moderna. | *(Continuação)* |
|---|---|
| John Henry **Blease** (1906-1985) | Aparelho de anestesia Alfo-Blease (1940), Blease Pulmoflator (1946), ventilador de Blease-Manley (1960) com Roger Edward W Manley (1930-1991) |
| John Joseph **Bonica** (1917-1994) | Pai do tratamento intervencionista da dor, The Management of Pain (1953), fundador da Associação Internacional para o Estudo da Dor (IASP, 1973), fundador da PAIN |
| Henry Edmund Gaskin **Boyle** (1875-1941) | Aparelho de Boyle (1919) |
| Archie Ian Jeremy **Brain** (1942-) | Máscara laríngea (1983) |
| Roger **Bryce-Smith** (1942-2000) | Tubo de duplo lúmen de Bryce-Smith (1959) |
| Philip Raikes **Bromage** (1920-2013) | Escala do bloqueio motor de Bromage (1947) |
| Eric **Carlens** (1908-1990) | Tubo de duplo lúmen de Carlens/Bjork (1950) |
| Thomas **Cecil Gray** (1913-2008) | Técnica de Liverpool, tríade de Gray (1947), *train-o-four* |
| **Chevalier** Quixote **Jackson** (1865-1958) | Pai da endoscopia, laringoscópio de Chevalier Jackson (1911) |
| Joseph Thomas **Clover** (1825-1882) | Inalador de Clover para éter, aparato de Clover para clorofórmio |
| Ronald 'Ronnie' Sidney **Cormack** (1930-) John Robert **Lehane** (1945-2018) | Escala de Cormack-Lehane (1984) |
| Harvey William **Cushing** (1869-1939) | Primeiro registro de variáveis fisiológicas (frequência respiratória e frequência de pulso palpada como parâmetros iniciais, e pressão arterial, após a descoberta do esfigmomanômetro de Riva-Rocci, 1894). Introduziu o termo "anestesia regional/local" para descrever o alívio da dor por bloqueios nervosos usando cocaína (1900) |
| Edmond "Ted" **Eger** II (1930-2017) | Concentração alveolar mínima (CAM, 1965) |
| Johan Friedrich von **Esmarch** (1823-1908) | Faixa de Esmarch, manobra de Esmarch, inalador de Esmarch (1877) |
| **Fidel Pagés** Miravé (1886-1923) | Anestesia metamérica (peridural lombar, 1921) |
| Bernard Raymond **Fink** (1914-2000) | Hipóxia difusional de Fink (1955), laringoscópio de Fink (1958) |
| Paluel J. **Flagg** (1886-1970) | Laringoscópio de Flagg (1927), tubo endotraqueal de metal em duas peças com auxílio de Chevalier Jackson (1928) |
| Richard von **Foregger** (1872-1960) | The Foregger Company NY (1914), Seattle Model (1923) projetado por John Silas Lundy: primeiro aparelho de anestesia de quatro gases (éter líquido, óxido nitroso e oxigênio, dióxido de carbono e etileno), vaporizador Copper Kettle (1952) projetado por Lucien E. Morris (1914-2011) |
| **Gertie** Florentine **Marx** (1912-2004) | Mãe da anestesia obstétrica, pioneira da analgesia de parto, agulha de Gertie Marx (1985) |
| Victor **Goldman** (1903- 1994) | Vaporizador de Goldman (1956) |
| Harold Randall **Griffith** (1894-1985) | Intocostrin® (Extrato de *curare* purificado Squibb, 1942), 1º Presidente WFSA (1955) |
| Arthur Ernest **Guedel** (1883-1956) | Tubo traqueal com manguito de Guedel-Waters (1928), cânula orofaríngea de Guedel (1933), *plug* laríngeo de Guedel (1934), sinais de Guedel (planos de Guedel para o éter, 1937) |
| Alberto **Gutiérrez** (1892-1945) | Sinal da gota pendente de Gutiérrez (1933) |
| Jay **Heidbrink** (1875-1957) | 'Anesthetizer Model A' (1912), Heidbrink Kinet-O-Meter Lundy Rochester Model (1930), Heidbrink Company adquirida pela Ohio Chemical & Co. (1930s) |
| Isabella C. **Herb** (1863-1943) | Primeira médica a se especializar em anestesiologia (1897), primeira anestesiologista da Clínica Mayo em Rochester (1899) |
| Sir Frederick William **Hewitt** (1857-1916) | Inalador de Hewitt para óxido nitroso e éter (1900), cânula orofaríngea de Hewitt (1908), anestesiologista dos reis Edward VII e George V, decano dos anestesistas britânicos |
| Bjørn **Ibsen** (1915 -2007) | Primeira unidade de tratamento intensivo, Kommunehospitalet, Copenhague (1953) |
| Gordon **Jackson Rees** (1918-2001) | Técnica de Jackson Rees (1950) |
| Karl **Köller** (1857-1944) | Primeira demonstração e descrição da anestesia local em oftalmologia pela cocaína (1884) |
| Louis Gaston **Labat** (1876-1934) | Agulha de Labat (1921), técnica de Labat (1923) |
| John Silas **Lundy** (1894-1973) | Primeiro banco de sangue, primeira sala de recuperação pós-anestésica na Clínica Mayo (1935) |
| Crawford Williamson **Long** (1815-1878) | Primeira cirurgia realizada com anestesia (30 de março de 1842) |
| Sir William **Macewen** (1848-1924) | A partir de 1878 praticou intubação oral e nasal às cegas em cadáveres. Em 1880 efetuou *in vivo,* para administração de clorofórmio |
| Sir Robert Reynolds **Macintosh** (1897-1989) | Laringoscópio de Macintosh (1943), *bougie* elástico (1949), estilete luminoso (1957) |

*(Continua)*

| Quadro 1.1  Notáveis nomes e suas contribuições para a anestesiologia moderna. | *(Continuação)* |
|---|---|
| Sir Ivan Whiteside **Magill** (1888-1986) | Pinça de Magill (1920), laringoscópio de Magill (1926), aparato anestésico de Magill (1927), "curva" de Magill (1928), tubo endotraqueal de Magill com Stanley Rowbotham (1890-1979) criou o tubo com manguito traqueal (1920-1939), Sir Ivan Magill Gold Medal (1988) |
| Seshagiri Rao **Mallampati** (1941-) | Classificação de Mallampati (1985) |
| William Wellesley **Mapleson** (1926-2018) | Circuitos respiratórios de Mapleson (1954) |
| Elmer Isaac **McKesson** (1881-1935) | Model J Nargraf (1930), McKesson Appliance Co |
| Francis Hoeffer **McMechan** (1879-1939) | Fundou a National Anesthesia Research Society (1919) |
| Ronald **Melzack** (1929-2019) Patrick David **Wall** (1925-2001) | Teoria do "portão" da dor/ teoria de Melzack e Wall (1965) |
| Curtis Lester **Mendelson** (1913-2002) | Síndrome de Mendelson (1946) |
| Robert Arden **Miller** (1906-1976) | Laringoscópio de Miller (1941) |
| William Thomas Green **Morton** (1819-1868) | Primeira demonstração pública bem-sucedida de uma anestesia por inalação com éter no Massachusetts General Hospital, Boston (16 de outubro de 1846) |
| Francis John **Murphy** (1900-1972) | "Olho" de Murphy (1941) |
| Joseph "Ozzie" **Ozinsky** (1927-2017) | Anestesiologista chefe responsável pelo primeiro transplante de coração em 3 de dezembro de 1967, Cidade do Cabo |
| Louis **Ombrédanne** (1871-1956) | Máscara de Ombrédanne (1908) |
| Andranik "Andy" **Ovassapian** (1936-2010) | Pioneiro da intubação por fibroscopia (1970s), cânula de intubação de Ovassapian (1988) |
| John Allen **Pacey** | GlideScope®, primeiro videolaringoscópio disponível comercialmente (2001) |
| Heinrich Irenaeus **Quincke** (1842-1922) | Agulha de Quincke (1914) |
| Scipione **Riva-Rocci** (1863-1937) | Esfigmomanômetro de Riva-Rocci (1896) |
| Frank L. **Robertshaw** (1918-1991) | Tubo de duplo lúmen de Robertshaw (1962) |
| Henning Moritz **Ruben** (1914-2004) | Válvula unidirecional de Ruben (1955), *Air Mask Bag Unit*/AMBU (1956), manequim Ambu Man (1957), movimento *Head Tilt* (1959) |
| Peter **Safar** (1924-2003) | Pai da reanimação cardiopulmonar, pioneiro da medicina de emergência e UTI, criador da técnica contemporânea de respiração boca-a-boca associada a compressão torácica |
| Curt Theodor **Schimmelbusch** (1860-1895) | Máscara de Schimmelbusch (1889) |
| Brian Arthur **Sellick** (1918-1996) | Manobra de Sellick (1961) |
| John Wendell **Severinghaus** (1922-2021) | Analisador de gases sanguíneos (1959) |
| Sir James Young **Simpson** (1811-1870) | Descoberta das qualidades anestésicas do clorofórmio e seu uso na anestesia obstétrica (1847) |
| Sir John **Snow** (1813-1858) | Levou a anestesia obstétrica a uma maior aceitação pública quando administrou clorofórmio à Rainha Vitória durante o parto de dois dos seus nove filhos: Leopold (1853) e Beatrice (1857) |
| Harold Jeremy C. **Swan** (1922-2005) William **Ganz** (1919-2009) | Cateter de Swan-Ganz (1970) |
| Kentaro **Takaoka** (1919-2010) | Respirador de Takaoka (Modelo 600, 1955), K. Takaoka Indústria e Comércio Ltda. São Paulo (1957) |
| Friedrich **Trendelenburg** (1844-1924) | Primeira anestesia endotraqueal via traqueostomia em humano (1871), posição de Trendelenburg |
| Théodore **Tuffier** (1857-1929) | Inalador de Tuffier (1905), linha de Tuffier |
| Edward Boyce **Tuohy** (1908-1959) Ralph Lee **Huber** (1889-1953) | Agulha de Tuohy com ponta de Huber (1944) |
| Ralph Milton **Waters** (1883-1979) | Pai do profissionalismo na anestesiologia, absorvedor de $CO_2$ de Waters (sistema *to-and-fro*, 1924), primeiro programa de treinamento em anestesiologia (Universidade de Wisconsin-Madison, 1927), tubo traqueal com manguito de Guedel-Waters (1928), cânula orofaríngea de Waters (1930), introduziu o ciclopropano (1930) |
| Rolland John **Whitacre** (1909-1956) | Agulha de Whitacre (1951) |
| Alon Palm **Winnie** (1932-2015) | Técnica de Winnie (bloqueio interescalênico, 1970) |
| Alexander **Wood** (1817-1884) | Agulha hipodérmica (1853) |
| Sidney **Yankauer** (1872–1932) | Máscara de Yankauer (1904), cateter de sucção Yankauer (1907), Bomba de sucção e pressão Yankauer (1920) |

## REFERÊNCIAS

1.  Astyrakaki E, Papaioannou A, Askitopoulou H. References to anesthesia, pain, and analgesia in the Hippocratic Collection. Anesth Analg. 2010;110(1):188-194.
2.  Morch ET, Major RH. Anaesthesia (early uses of this word). Curr Res Anesth Analg. 1954;33(1):64-68.
3.  Miller AH. The Origin of the Word "Anaesthesia". Curr Res Anesth Analg. 1928;7(4):240-247.
4.  Seifert MJ. A new term – Anesthesiology. JAMA 1911;57:1784.
5.  Haridas RP. Origin of the Word 'Anesthesiology': Mathias J. Seifert, MD. Anaesth Intensive Care. 2018;46(suppl 1):14-17.
6.  Keys TE. The History of Surgical Anesthesia. New York: Dover Publications; 1963.
7.  Lee JA, Atkinson RS. Manual de Anestesiologia. Rio de Janeiro: Atheneu; 1976. p. 1-26.
8.  Maia RJF, Fernandes CR. O Alvorecer da Anestesia Inalatória: Uma Perspectiva Histórica. Rev Bras Anestesiol. 2002;52(6):774-782.
9.  Anesthetics Antient and Modern – An historical sketch of anesthesia. London: Burroughs Wellcome & Co.; 1907.
10. Parker S. Kill or Cure: An Illustrated History of Medicine. Anesthesia. New York: Dorling Kindersley; 2013.
11. Bobbio A. História sinóptica da anestesia. São Paulo: Nobel; 1969.
12. Dillehay TD, Rossen J, Ugent D, Karathanasis A, Vásquez V, Netherly P. Early Holocene coca chewing in northern Peru. Antiquity. 2010;84(326):939-953.
13. Fradin DB. We Have Conquered Pain: The Discovery of Anesthesia. New York: M.K. McElderry Books; 1996.
14. Rezende JM. Breve história da anestesia geral. In. Á sombra do plátano: crônicas de história da medicina. São Paulo: Editora Fap-Unifesp; 2009. p. 103-109.
15. Izuo M. Medical history: Seishu Hanaoka and his success in breast cancer surgery under general anesthesia two hundred years ago. Breast Cancer. 2004;11(4):319-324.
16. Collyer RH. Early History of the Anaesthetic Discovery; or Painless Surgical Operations. London: H. Vickers; 1877.
17. Liley D. A short history of anaesthesia: from unspeakable agony to unlocking consciousness. [acesso em: 27 ago. 2023]. Disponível em: https://theconversation.com/amp/a--short-history-of-anaesthesia-from-unspeakable-agony-to-unlocking-consciousness-74748.
18. Reis Jr A. O Primeiro a Utilizar Anestesia em Cirurgia Não Foi um Dentista. Foi o Médico Crawford Williamson Long. Rev Bras Anestesiol. 2006;56(3):304-324.
19. Fülop-Miller R. O Triunfo sobre a Dor: História da Anestesia, 2. ed. Rio de Janeiro: José Olympio; 1951.
20. Meira DG. Contribuição à História da Anestesia no Brasil: Crônicas. Rio de Janeiro: Guanabara; 1968. p. 92-94.
21. Ortega R, Mai C. History of Anesthesia. In: Vacanti C, Segal S, Sikka P, Urman R (Eds.). Essential Clinical Anesthesia. Cambridge: Cambridge University Press; 2011.
22. Courtwright DT. Opiate Addiction as a Consequence of the Civil War. Civil War History. 1978;24(2):101-111.
23. Quinones MA. Drug Abuse During the Civil War (1861-1865). International Journal of the Addictions. 1975;10(6):1007-1020.
24. Reis Jr A. Sigmund Freud (1856-1939) e Karl Köller (1857-1944) e a Descoberta da Anestesia Local. Rev Bras Anestesiol. 2009;59(2):244-257.
25. Vico M. Fidel Pagés. Centenário da descoberta da anestesia epidural. Revi Soc Port Anestesiol. 2021;30(1).
26. Frolich MA, Caton D. Pioneers in epidural needle design. Anesth Analg. 2001;93(1):215-220.
27. Toledano RD, Tsen LC. Epidural catheter design: history, innovations, and clinical implications. Anesthesiology. 2014;121(1):9-17.
28. Rowbotham ES, Magill I. Anaesthetics in the Plastic Surgery of the Face and Jaws. Proc R Soc Med. 1921;14(Sect Anaesth):17-27.
29. Griffith HR, Johnson GE. The use of curare in general anesthesia. Anesthesiology 1942;3(4):418-420.
30. Dundee JW, McIlroy PDA. The history of the barbiturates. Anaesthesia. 1982;37(7):726-734.
31. King AC. History of Anaesthetic Apparatus. Br Med J. 1946;2(4475):536-539.
32. Thompson PW, Wilkinson DJ. Development of anaesthetic machines. Br J Anaesth. 1985;57(7):640-648.
33. Romero-Ávila P, Márquez-Espinós C, Cabrera Afonso JR. Historical development of the anesthetic machine: from Morton to the integration of the mechanical ventilator. Braz J Anesthesiol. 2021;71(2):148-1.
34. Pardo M. The Development of Education in Anesthesia in the United States. In.: Eger II EI, Saidman LJ, Westhorpe RN. The Wondrous Story of Anesthesia. New York: Springer; 2014. p. 483-496.
35. Sattamini-Duarte O. Primórdios da anestesia geral no Brasil. Rev Bras Anest 1956;6(1):37-46.
36. Meira DG. Cronologia Brasileira sobre Anestesia (de 1837 até 1964). Rev Bras Anestesiol. 1966;16(1):108-121.
37. Meira DG. Cronologia Brasileira sobre Anestesia. Continuação (de 1837 até 1964). Rev Bras Anestesiol. 1966;16(2):216-230.
38. Oliveira CRD. Do controle da dor à segurança e qualidade de vida do paciente: a evolução da anestesia ao longo dos anos. Anestesia em Revista. 2022;72(3):12-16.
39. Venturini AH. A History of Anesthesia in South America. In: Eger II EI, Saidman LJ, Westhorpe RN. The Wondrous Story of Anesthesia. New York: Springer; 2014. p. 429-442.
40. Martins CAS. A anestesia no Brasil. In: Lima OS, Machado WS, Martins CAS. SBA: 50 Anos de História. Rio de Janeiro: Lennon; 1999. p. 11-13.
41. Parsloe CP, Geretto P. Anestesiologia na História. Informativos do CREMESP. Edição 203 - 07/2004. [acesso em: 27 ago. 2023]. Disponível em: http://www.cremesp.org.br/?siteAcao=Jornal&id=381
42. Carneiro Filho L, Silva ST, Machado WS. Anestesia no Brasil – Fundação da SBA. In: Lima OS, Machado WS, Martins CAS. SBA: 50 Anos de História. Rio de Janeiro: Lennon; 1999. p. 27-63.
43. Parsloe CP. Prefácio. In: Lima OS, Machado WS, Martins CAS. SBA: 50 Anos de História. Rio de Janeiro: Lennon; 1999. p. 7-8.
44. Brazilian Society of Anaesthetists. British J Anaesth. 1949;21(3):106.
45. Machado WS. Anestesia no Brasil. In: Lima OS, Machado WS, Martins CAS. SBA: 50 Anos de História. Rio de Janeiro: Lennon; 1999. p. 15-24.
46. Editorial – The World Congress. [São Paulo, 1964]. Br J Anaesth. 1964;36(10):603.
47. Nociti JR. Projeção Mundial da Anestesiologia Brasileira. Rev Bras Anestesiol. 2004;54(3):287-288.

# 2

# As Associações de Anestesiologistas no Brasil e no Mundo

Catia Sousa Govêia ■ Luiz Fernando dos Reis Falcão

## ANESTESIOLOGIA BRASILEIRA

A Sociedade Brasileira de Anestesiologia (SBA) está descrita no primeiro artigo do seu Estatuto.

Da associação, finalidade e composição
Art. 1° – A Sociedade Brasileira de Anestesiologia (SBA) é uma associação civil, sem fins econômicos,... fundada em 25 de fevereiro de 1948, por tempo indeterminado, constituindo-se em uma Federação de Associações Regionais, com sede e foro na cidade do Rio de Janeiro,... regida pelo presente Estatuto e que não remunera, sob nenhuma hipótese, o exercício dos cargos da sua diretoria, do conselho fiscal, dos órgãos deliberativos ou consultivos, das suas comissões, dos seus departamentos e/ou qualquer outro cargo de caráter associativo; que não distribui lucros, bonificações ou vantagens a dirigentes, mantenedores ou associados, salvo nas exceções previstas nesse instrumento.

Com seus pilares fundamentados no serviço voluntário e na participação democrática, a SBA representa a união de esforços para o fortalecimento da anestesiologia brasileira. Há 76 anos, por meio da participação ativa dos seus membros e da valorização de cada contribuição, a SBA é um exemplo de como a integração e cooperação em prol de propósitos compartilhados impulsiona um crescimento significativo e duradouro.

## ■ HISTÓRIA

A criação da Sociedade Brasileira de Anestesiologia ocorreu por iniciativa e convite dos médicos Antonio Patury e Souza e Oscar Vasconcellos Ribeiro. Em 25 de fevereiro de 1948 foi realizada uma reunião de colegas interessados em anestesiologia no então Hospital dos Servidores do Estado, no Rio de Janeiro, e reuniões subsequentes culminaram na Assembleia de criação do primeiro Estatuto, no dia 2 de abril. Os 33 sócios fundadores, eternizados em placa

comemorativa hoje exposta no museu da SBA (Figura 2.1), foram os doutores Alexandre Canalini, Alfredo Nogueira Carrijo, Antônio Patury e Souza, Breno Cruz Mascarenhas,

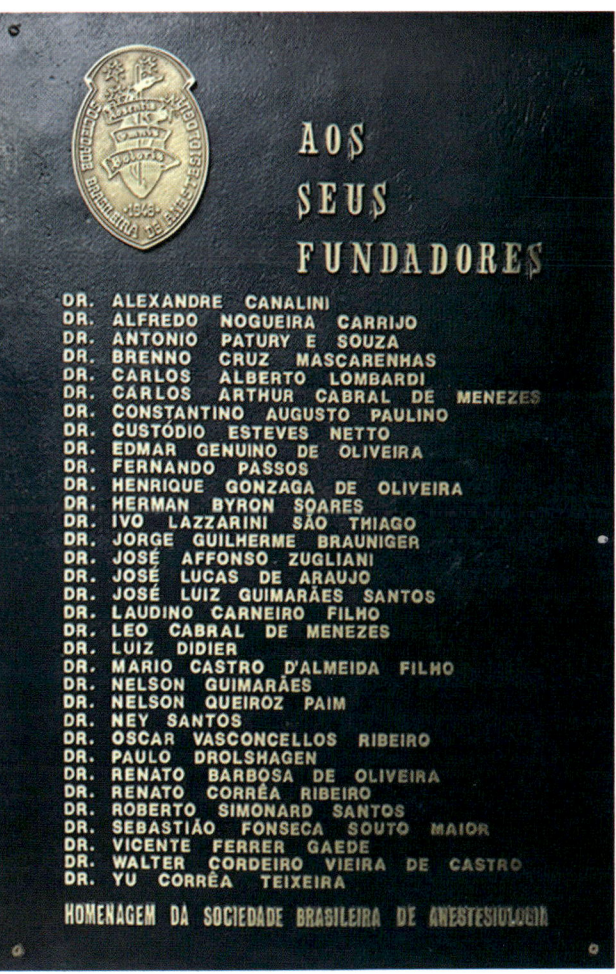

▲ **Figura 2.1** Placa comemorativa da fundação da Sociedade Brasileira de Anestesiologia.

Carlos Alberto Lombardi, Carlos Arthur Cabral de Menezes, Constantino Augusto Paulino, Custódio Esteves Netto, Edmar Genuíno de Oliveira, Fernando Passos, Henrique Gonzaga de Oliveira, Hermann Byron Soares de Araújo Filho, Ivo Lazzarini Santiago, Jorge Guilherme Bräuniger, José Affonso Zugliani, José Lucas de Araújo, José Luiz Guimarães Santos, Laudino Carneiro Filho, Léo Cabral de Menezes, Luiz Didier, Mário Castro d'Almeida Filho, Nelson de Queirós Paim, Nelson Guimarães, Ney Santos, Oscar Vasconcellos Ribeiro, Paulo Droeshagem, Renato Barbosa de Oliveira, Renato Corrêa Ribeiro, Roberto Simonard Santos, Sebastião Fonseca Souto Mayor, Vicente Ferrer Gaede, Walter Cordeiro Vieira de Castro e Yu Corrêa Teixeira.[1]

A primeira diretoria eleita foi constituída por Mário Castro d'Almeida Filho como presidente (Figura 2.2), Antônio Patury e Souza como vice-presidente, José Luiz Guimarães Santos como secretário, Paulo Drolshagen como tesoureiro, Breno Cruz Mascarenhas como bibliotecário e Oscar Vasconcellos Ribeiro como diretor da revista.[2]

No ano de 1951, como um marco da sua importância no cenário internacional, a SBA recebeu convite para participar da Federação Mundial das Sociedades de Anestesiologia (WFSA).[1] Atualmente, a SBA está entre as 5 maiores Sociedades de Anestesiologia mundial, apresentando especial destaque na WFSA.

Em abril de 1952, uma alteração estatutária estabeleceu que cada Estado poderia criar uma sociedade regional, que todas estas seriam filiadas à SBA e que teriam representação assegurada nas assembleias gerais. Neste ano foram fundadas as duas primeiras Regionais, a Sociedade de Anestesiologia do Distrito Federal (SADF), no Rio de Janeiro, capital da República à época, e a Sociedade de Anestesiologia do Rio Grande do Sul.[1,2] Hoje, a SBA reconhece como Regionais as Associações Estaduais de Anestesiologia, uma em cada Estado e no Distrito Federal, regidas por Estatutos compatíveis com o da SBA.[3] As 25 Regionais da SBA estão distribuídas no Distrito Federal e nos estados do Acre, Alagoas, Amapá, Amazonas, Bahia, Ceará, Espírito Santo, Goiás, Maranhão, Mato Grosso, Mato Grosso do Sul, Minas Gerais, Pará, Paraíba, Paraná, Pernambuco, Piauí, Rio de Janeiro, Rio Grande do Norte, Rio Grande do Sul, Santa Catarina, São Paulo, Sergipe e Tocantins. Atualmente, apenas nos estados de Roraima e Rondônia não existem sociedades regionais vinculadas à SBA.

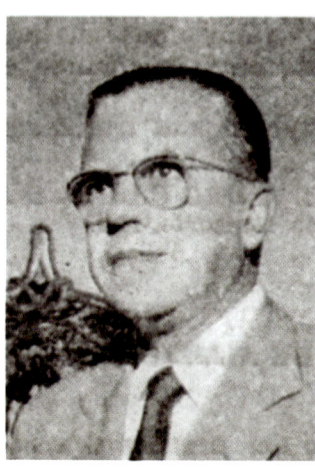

◄ **Figura 2.2** Mario Castro d'Almeida Filho (1905-1978). Primeiro presidente da SBA.

## A Sociedade Brasileira de Anestesiologia (SBA)

A SBA tem como propósito unir e inspirar o médico anestesiologista em torno dos seus valores, que incluem cooperação, ética, humanismo, responsabilidade, história e tradição, inovação, liderança, qualidade e segurança, sustentabilidade, equidade e inclusão, e autocuidado.

A missão da SBA é formar, educar, certificar e representar o médico anestesiologista (Figura 2.3).

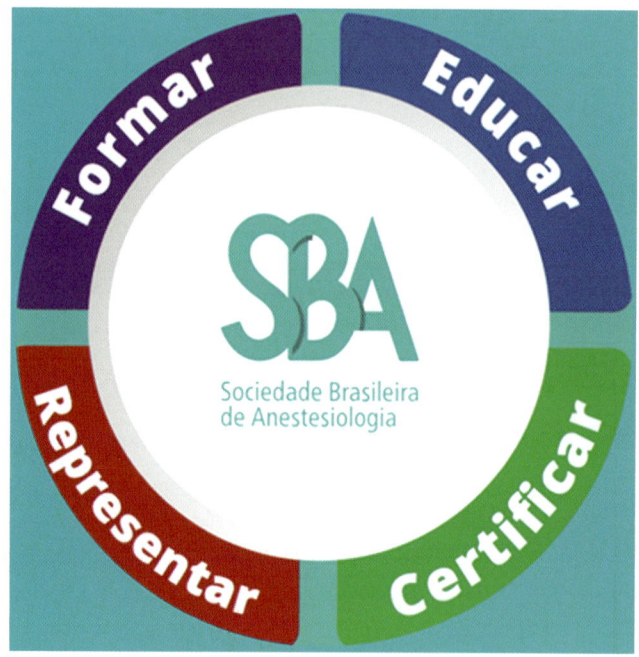

▲ **Figura 2.3** Pilares da missão da SBA.

## Estatuto, Regimentos e Regulamentos

A base organizacional da SBA fundamenta-se sobre seu estatuto, regimentos e regulamentos. Estes documentos associativos podem ser livremente acessados no endereço digital (https://www.sbahq.org/estrutural/institucional/estatuto-regulamentos-e-regimentos/) e estabelecem as normativas de funcionamento das diversas atividades desempenhadas pela SBA.

### Categorias de membros da Sociedade Brasileira de Anestesiologia

Os sócios participantes pertencem às categorias de membros Fundadores, Ativos, Adjuntos, Aspirantes, Aspirantes-Adjuntos, Remidos, Honorários, Beneméritos, Estrangeiros, Especiais e Estudantes de Medicina vinculados a ligas acadêmicas regulamentadas na sua instituição de ensino e credenciadas junto à SBA.[3]

Para tornar-se membro ativo da SBA, o associado deve estar regularizado perante o Conselho Federal de Medicina e ser portador do Título de Especialista em Anestesiologia (TEA) outorgado pela SBA, em convênio com a Associação Médica Brasileira. Os associados que praticam a Anestesiologia, porém, não são portadores do TEA, são membros Adjuntos.

Os médicos em especialização nos Centros de Ensino e Treinamento em Anestesiologia (CET) da SBA são denominados membros Aspirantes e os membros Aspirantes-adjuntos cursam Programa de Residência em Anestesiologia dentro dos quadros da Comissão Nacional de Residência Médica, mas não integram os CETs da SBA.

Os membros Remidos são os membros Ativos e Adjuntos que completaram 70 anos e permanecem com os mesmos direitos da categoria a que pertenciam anteriormente. Membros Especiais são os membros Ativos ou Adjuntos que, após terem sido admitidos como membros da SBA, e estando em pleno gozo de seus direitos associativos, tenham sido acometidos de doença permanente ou incapacitante que impeça o pleno exercício da especialidade.

Membros Honorários são os médicos ou cientistas que prestaram serviços relevantes e notórios à especialidade ou à SBA, e os membros Beneméritos são as pessoas, sem distinção de nacionalidade ou profissão, reconhecidas por prestarem relevantes serviços à SBA. Os médicos que residem no exterior, que exercem a Anestesiologia ou especialidades afins, e mantém vínculo associativo com a SBA, são os membros Estrangeiros.

Todos os membros Ativos, Aspirantes, Adjuntos, Aspirantes-adjuntos e Remidos deverão ser membros na mesma categoria na Regional em que exercem suas atividades, exceto nos estados onde não existam Regionais da SBA.

## Organização da SBA

Os seguintes órgãos estabelecem a organização da SBA: Assembleia Geral, Assembleia de Representantes, Conselho Superior, Conselho Fiscal, Diretoria, Conselho de Defesa Profissional e Departamentos. (Figura 2.4)

A Assembleia Geral (AG) é o elemento legislativo, deliberativo e soberano da SBA. Possui regimento próprio e é formada pela reunião dos membros Ativos e dos membros Remidos, Honorários e Beneméritos que pertenceram anteriormente à categoria de membros Ativos. A AG é o único órgão com poder de alterar o Estatuto, liquidar a SBA, e eleger ou destituir a Diretoria e o Conselho Fiscal. Presidida pelo Diretor Presidente da SBA e secretariada pelo Diretor Secretário Geral e de Eventos, entre as atribuições da AG

estão realizar a aprovação das contas e deliberar sobre assuntos de especial importância para a Sociedade.

A Assembleia de Representantes (AR), constituída por Representantes das Regionais, pelo Presidente do Conselho Superior e pela Diretoria da SBA, tem entre suas funções examinar e dar aprovação final aos assuntos administrativos da Sociedade, aprovar a proposta orçamentária para o exercício seguinte, discutir e votar as alterações propostas nos regulamentos e regimentos, e realizar a eleição para os cargos não administrativos da SBA. É realizada em duas etapas, compostas pela Sessão de Instalação e, em até 48h depois, pela Sessão de Ordem do Dia. O número de representantes de cada Regional é calculado de maneira especialmente proporcional em relação ao número de membros aptos a participarem, ou seja, membros Ativos e os membros Remidos, Honorários e Beneméritos que anteriormente pertenceram à categoria de membro Ativo.

O Conselho Superior é um órgão consultivo, independente da Diretoria, constituído pelos três últimos Diretores-Presidentes da SBA e pelos Presidentes das Regionais. O Conselho Fiscal, eleito pela Assembleia Geral, é composto por três membros efetivos e três suplentes, com mandato de três anos, elegendo-se um terço a cada ano. Tem a atribuição de conferir, comprovar e opinar sobre a administração financeira da SBA. O Conselho de Defesa Profissional é presidido pelo Diretor de Defesa Profissional da SBA e constituído pelos Presidentes das Regionais, pelo último Diretor-Presidente da Sociedade e pelo Diretor-Presidente em exercício. Tem como finalidade tratar das relações e condições de trabalho dos associados.

A Diretoria é o órgão executivo da SBA, eleita para mandato de um ano, que cumpre as atribuições estabelecidas no Estatuto da SBA. É composta por nove membros: Diretor-Presidente, Diretor Vice-Presidente, Diretor Secretário-Geral e de Eventos, Diretor Financeiro, Diretor de Relações Internacionais, Diretor do Departamento Administrativo, Diretor do Departamento Científico, Vice-Diretor do Departamento Científico e Diretor do Departamento de Defesa Profissional. A todos os diretores é exigida a qualificação do Título Superior de Anestesiologia.

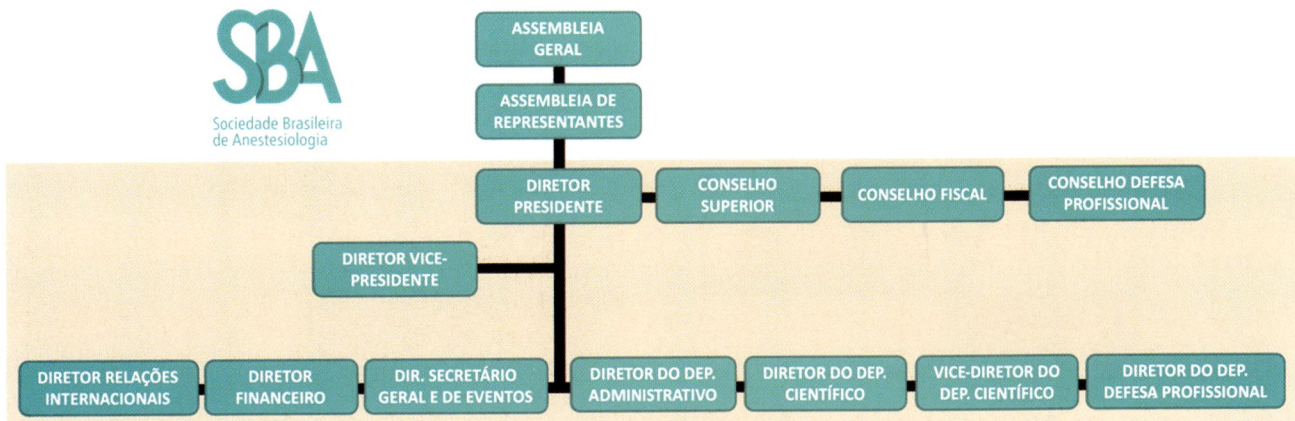

▲ **Figura 2.4** Organograma da Sociedade Brasileira de Anestesiologia em 2024.

## Departamentos

A SBA possui três departamentos: Administrativo, Científico e de Defesa Profissional. Cada departamento, subordinado ao Diretor da área, é integrado por Comissões, Comitês, Núcleos e publicações, e obedecem a regimentos próprios.

O Departamento Administrativo é composto pela Comissão de Estatuto, Regulamentos e Regimentos, pelo Museu Dr. Zairo Eira Garcia Vieira e pela Biblioteca Dr. Bento Mário Villamil Gonçalves. É também responsável pela publicação do boletim associativo trimestral Anestesia em Revista (Figura 2.5).

O Departamento Científico é formado por sete comissões, treze comitês, os núcleos de assessoramento técnico-científico e a publicação *Brazilian Journal of Anesthesiology* (BJAN). As comissões permanentes são as de Ensino e Treinamento, de Certificação em Anestesiologia, Examinadora do Título Superior em Anestesiologia, de Educação Permanente, de Treinamento e Terapêutica Intervencionista da Dor, de Treinamento em Medicina Paliativa e de Normas Técnicas. Os comitês de assessoramento técnico-científico são os de Anestesia Ambulatorial, Anestesia em Cirurgia Cardiovascular e Torácica, Anestesia em Obstetrícia, Anestesia em Pediatria, Anestesia Locorregional, Anestesia Venosa, Reanimação e Atendimento ao Politraumatizado, Via Aérea Difícil, Medicina Perioperatória, Anestesia em Transplantes de Órgãos, Anestesia em Neurocirurgia e Neurociências, Anestesia em Geriatria e Ciências Básicas em Anestesia. Os principais núcleos aprovados em Diretoria para compor o Departamento Científico atualmente são o Núcleo SBA Vida, o das Ligas Acadêmicas, de Ultrassonografia Perioperatória em Anestesiologia, de Ecocardiografia Transtorácica e Transesofágica no Intraoperatório em Anestesiologia, de Intervenção em Dor em Anestesiologia e de Ensino em Anestesiologia.

O *Brazilian Journal of Anesthesiology* é o órgão de divulgação científica da SBA composto por um editor-chefe, um coeditor, um corpo de editores associados e um conselho editorial, todos portadores do Título Superior em Anestesiologia ou de Pós-graduação senso estrito. Também compõem o quadro um corpo de consultores estrangeiros, de notável conhecimento científico (Figura 2.5).

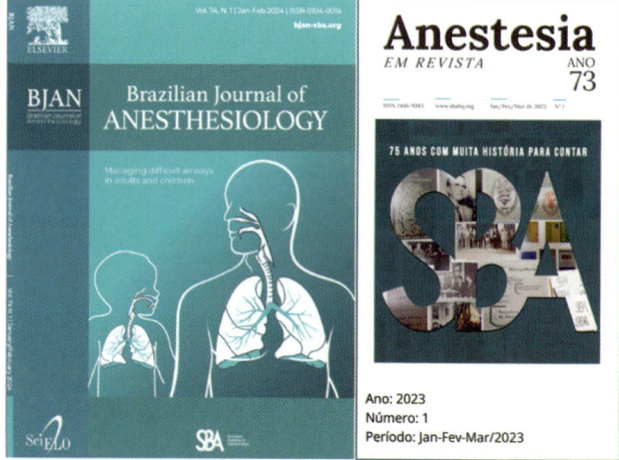

▲ **Figura 2.5** Duas publicações regulares da SBA: *Brazilian Journal of Anesthesiology* e Anestesia em Revista.

O Departamento de Defesa Profissional tem como integrantes as Comissões de Sindicância de Processo Administrativo, de Saúde Ocupacional e de Qualidade e Segurança em Anestesiologia, bem como os Núcleos do Eu e o de Gestão do Trabalho do Anestesiologista.

A Diretoria de Relações Internacionais tem como atribuições promover relacionamento com organismos e sociedades internacionais, representar a SBA nas atividades internacionais deliberadas pela diretoria, participar das parcerias e atividades relacionadas às ações internacionais, e promover a SBA frente às sociedades internacionais da especialidade.

## Pilares da SBA

### Formação

Um dos pilares da missão da SBA é o da formação. Os Centros de Ensino e Treinamento (CET) da SBA promovem o ensino Pós-graduado em Anestesiologia. Atualmente, são 125 distribuídos em todas as regiões do país. Em seu programa de ensino estão descritas as competências para formar e habilitar médicos na área da Anestesiologia, em acordo com as propostas também elaboradas pela Comissão Nacional de Residência Médica do Ministério da Educação. As normativas que regem o funcionamento dos CET estão descritas em Regulamento próprio, dentro do fascículo que compõe os documentos associativos da SBA. Cada CET é composto por um corpo de instrutores com credenciais outorgadas pela SBA nas categorias de instrutor responsável, instrutor corresponsável, instrutor e instrutor associado. Apenas ao instrutor associado não é exigida a qualificação do Título Superior de Anestesiologia.

A SBA possui ferramentas de ensino, controle e monitoramento para o bom andamento dos CETs. O Portal do Médico em Especialização (ME) é uma *landing page* dentro do site da Sociedade que fornece ao especializando acesso a todas as informações necessárias à sua formação. O *Logbook* é uma ferramenta especialmente desenvolvida para o registro das atividades práticas realizadas. A Academia SBA é uma importante fonte de consulta e treinamento. Nela estão inseridos todos os webinários que compõem as aulas do conteúdo programático dos três anos da especialização. O controle da qualidade dos Centros de Ensino e Treinamento é realizado anualmente por meio de um relatório no qual são feitos os registros das atividades desenvolvidas pelos instrutores e especializandos dos CETs, incluindo carga horária de atividades teóricas e práticas, notas das avaliações trimestrais e anual, publicações científicas e participação em eventos científicos nacionais, regionais, locais e internacionais, entre outros. Cabe à Comissão de Ensino e Treinamento (a CET) e à Comissão de Certificação em Anestesiologia (CCA) acompanhar o funcionamento dos CETs e a elaboração das provas relativas à obtenção do Título de Especialista em Anestesiologia (TEA), respectivamente.

Ainda no eixo da formação, a SBA também possui os Centros de Treinamento e Terapêutica Intervencionista da Dor (CeTTIDor) e os Centros de Treinamento em Medicina Paliativa (CTMP), com suas Comissões e regulamentos específicos. No âmbito da graduação, o Núcleo das Ligas Acadêmicas de Anestesiologia tem como objetivo promover o vínculo entre a SBA, as ligas acadêmicas de anestesiologia, dor, cuidados paliativos e áreas afins, e seus alunos, para a difusão de conhecimento científico, pesquisa, atividades acadêmicas e associativas.

## Educação

O pilar da Educação destina-se ao aperfeiçoamento do anestesiologista e possui, entre outros, a Comissão de Educação Permanente (CEP) dedicada a este propósito. Academia SBA, webinários, livros, diretrizes, cursos, congressos, jornadas, simpósios e publicações como o *Brazilian Journal of Anesthesiology* são alguns dos produtos oferecidos aos associados à SBA para sua educação continuada.

O Congresso Brasileiro de Anestesiologia (CBA) é realizado anualmente. A partir de alteração do regulamento na Assembleia de Representantes em 2021, os CBAs passaram a ser organizados pela SBA, não mais pelas Regionais das cidades-sede. Além da programação científica, que contempla mesas-redondas, palestras, *workshops* e temas livres, também possui programa associativo, com a realização das Assembleias Geral e de Representantes.

Outros eventos que fazem parte do calendário científico oficial da SBA são o Congresso Brasileiro de Inovação e Gestão em Saúde (CBIGS), o Simpósio de Saúde Ocupacional (SISO), e as três Jornadas Regionais: Jornada Nordeste de Anestesiologia (JONA), Jornada de Anestesiologia do Centro/Norte (JACEN) e Jornada de Anestesiologia do Sul e Sudeste do Brasil (JASSBRA) (Figura 2.6).

## Certificação

A Certificação é o terceiro pilar da missão da SBA. A Comissão de Certificação em Anestesiologia (CCA) responsabiliza-se pelas provas relacionadas à obtenção do Título de Especialista em Anestesiologia (TEA), seja para os médicos formados nos CETs da SBA ou àqueles que obtiveram sua formação em centros não credenciados pela SBA. Os concursos para obtenção do TEA obedecem às normativas da Associação Médica Brasileira (AMB). A Comissão Examinadora do Título Superior em Anestesiologia (CETSA) elabora as provas para as duas etapas necessárias à certificação do

TSA, provas escrita e oral. O Teste de Autoavaliação SBA *On-line* (TASO), também da CETSA, auxilia os associados que pretendem prestar a prova escrita do TSA a testarem seus conhecimentos teóricos por meio de avaliações simuladas. O Certificado de Educação Permanente em Anestesiologia (CEPE-A) é emitido para comprovar a atualização continuada dos anestesiologistas. Por meio do somatório de pontos emitidos pela participação em eventos oficiais realizados pela SBA ou Regionais, o associado recebe o seu CEPE-A, que pode ser renovado anualmente.

Os cursos do Núcleo SBA Vida, como o de Suporte Avançado de Vida em Anestesiologia (SAVA), Controle da Via Aérea (CVA), Salve uma Vida, e Ecocardiografia Transtorácica e Transesofágica no Intraoperatório em Anestesiologia (ETTI) (Figura 2.7), também emitem certificações aos seus participantes e instrutores. Estão em fase de implementação outras novas certificações, elaboradas pelos núcleos da SBA.

## Representação

O Pilar da Representação é comandado pelo Departamento de Defesa Profissional e inclui orientações quanto à saúde ocupacional, assessoria jurídica aos associados e relações institucionais. A qualidade dos cuidados e a segurança do paciente são temas permanentes de campanhas e educação promovidas por este pilar.

A SBA possui relação próxima com a Associação Médica Brasileira (AMB), Conselho Federal de Medicina (CFM), Federação Brasileira de Cooperativa de Anestesiologia (FEBRACAN), Conselho Nacional de Secretarias Municipais de Saúde (Conasems) e Conselho Nacional de Secretários de Saúde (Conass), com o objetivo de representar a anestesiologia brasileira em prol da segurança do paciente. A representação internacional é realizada pelo departamento internacional, atuando em conjunto com a Confederação Latino-americana de Anestesiologia (CLASA), Federação Mundial das Sociedades de Anestesiologia (WFSA), Organização Pan-Americana de Saúde (OPAS) e Organização Mundial de Saúde (OMS). Além destas, a SBA possui Memorando de Entendimento (MoU – *Memorandum of Understanding*) com a Sociedade Americana da Anestesiologistas (ASA) e Sociedade Europeia de Anestesiologia e Terapia Intensiva (ESAIC).

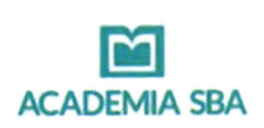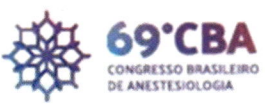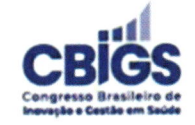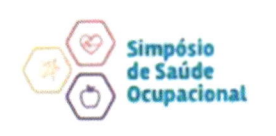

▲ **Figura 2.6** Educação na SBA.

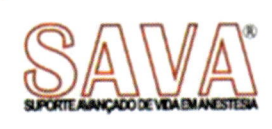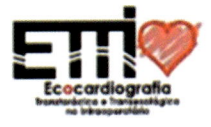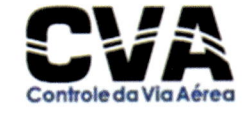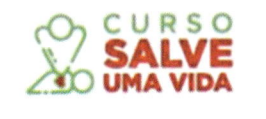

▲ **Figura 2.7** Certificações do Núcleo SBA Vida.

## Infraestrutura da SBA

O quadro de funcionários da SBA envolve colaboradores com diferentes formações, incluindo um CEO, gerentes e profissionais dos setores de Educação, Tecnologia da Informação, Comunicação e Marketing, Contabilidade, Biblioteconomia, Direito, Administração, Recursos Humanos, Secretariado, entre outros. (Figura 2.8) A qualidade dos serviços oferecidos pela SBA é certificada pela ISO 9001, selo que define diretrizes de gestão da qualidade empresarial.

A estrutura física para o funcionamento da SBA divide-se entre dois estabelecimentos: uma sede, em casa tombada pelo patrimônio histórico, localizada na Rua Professor Alfredo Gomes, nº 36, em Botafogo (Figuras 2.9 e 2.10), e uma filial, recém-inaugurada no Condomínio Empresarial Le Monde, na Avenida das Américas, nº 3.500, na Barra da Tijuca, ambas no Rio de Janeiro. Neste endereço está sediado o novo Instituto SBA de Simulação e Certificação, um centro moderno, equipado com salas com tecnologias avançadas, destinado a reuniões, cursos e certificações (Figura 2.11).

A Sociedade Brasileira de Anestesiologia tem uma história de sucesso. Congrega especialistas do país inteiro que buscam o aprimoramento pelo associativismo, com sua característica de fortalecimento pela união. É uma instituição que honra as tradições e empenha-se em sua modernização. A qualidade do cuidado e a segurança do pacien-

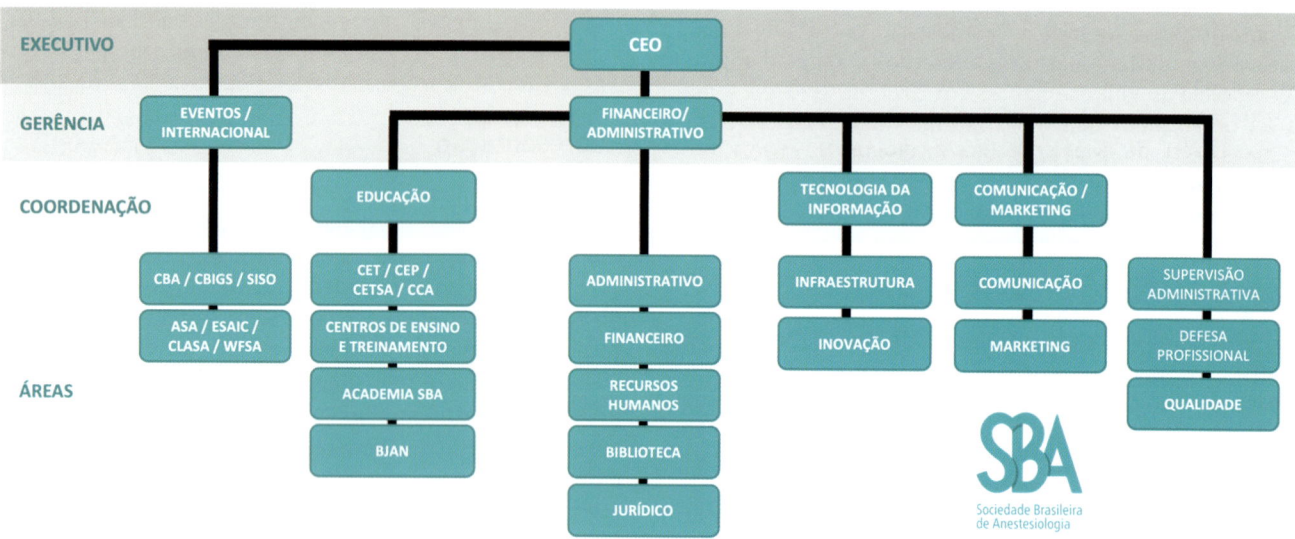

▲ **Figura 2.8** Organograma operacional da SBA em 2024.

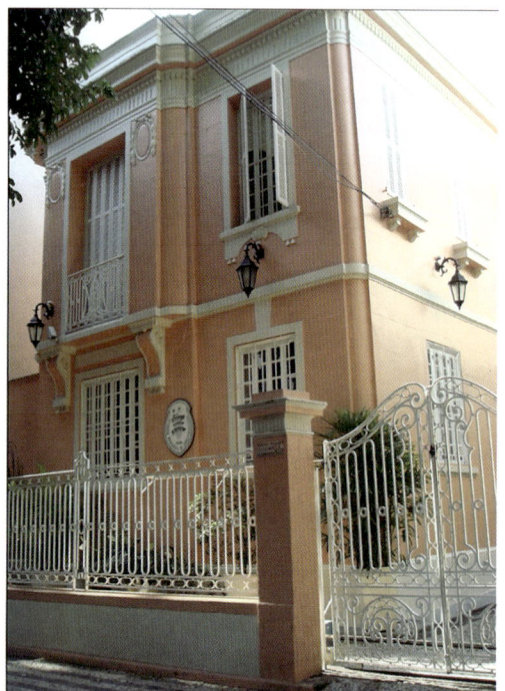

▲ **Figura 2.9** Sede da SBA, localizada em Botafogo, Rio de Janeiro – RJ.

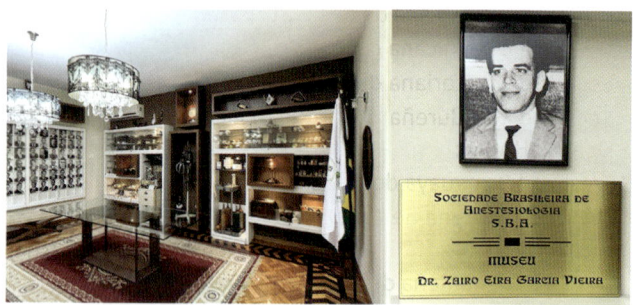

▲ **Figura 2.10** Museu Dr. Zairo Eira Garcia Vieira, na sede da SBA em Botafogo, Rio de Janeiro – RJ.

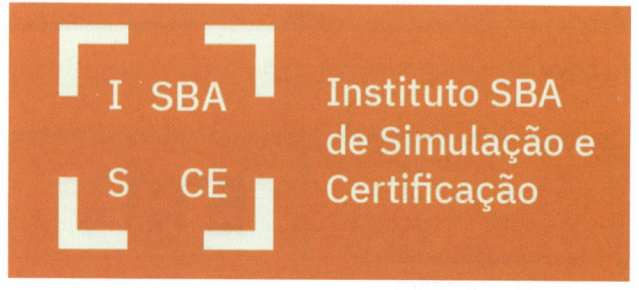

▲ **Figura 2.11** Logomarca do novo Instituto SBA de Simulação e Certificação, na Barra da Tijuca, Rio de Janeiro – RJ.

te, assim como o bem-estar e a realização profissional da anestesiologista, são as bases fundamentais que norteiam o trabalho coletivo desenvolvido pela SBA na construção do futuro do Brasil.

## Anestesiologia Mundial

### Confederação Latino-Americana de Sociedades de Anestesiologia (CLASA)

A Confederação Latino-Americana de Sociedades de Anestesiologia (CLASA) é uma sociedade civil sem fins lucrativos, fundada em 22 de outubro de 1962. É composta por 19 sociedades nacionais de médicos anestesiologistas da América Latina e Caribe, que somam mais de 65 mil anestesiologistas. As sociedades membros da CLASA são:

- Asociación Guatemalteca de Anestesiología, Reanimación y Tratamiento del Dolor (AGARTD);
- Asociación de Médicos Anestesiólogos de Costa Rica (AMACR);
- Asociación Médicos Anestesiólogos de El Salvador (AMAES);
- Asociación Nicaraguense de Anestesiología y Reanimación (ANARE);
- Federación Argentina de Asociaciones de Anestesia, Analgesia y Reanimación (FAAAAR);
- Federación Mexicana de Colegios de Anestesiología, A. C. (FMCAAC);
- Sociedad de Anestesiología de Chile (SACH);
- Sociedad de Anestesiología del Uruguay (SAU);
- Sociedade Brasileira de Anestesiologia (SBA);
- Sociedad Boliviana de Anestesiología, Reanimación y Dolor (SBARD);
- Sociedad Cubana de Anestesia y Reanimación (SCAR);
- Sociedad Colombiana de Anestesia y Reanimación (SCARE);
- Sociedad Dominicana de Anestesiología (SDA);
- Sociedad Ecuatoriana de Anestesiología (SEA);
- Sociedad Hondureña de Anestesiología, Reanimación y Dolor (SHARD);
- Sociedad Paraguaya de Anestesiología (SPA);
- Sociedad Peruana de Anestesia, Analgesia y Reanimación (SPAAR);
- Sociedad Panameña de Anestesiología, Reanimación y Algiología (SPARA);
- Sociedad Venezolana de Anestesiología (SVA).

A CLASA possui como valores a lealdade, o respeito, a equidade, o compromisso e o altruísmo. Sua missão é reunir as sociedades científicas de anestesiologia dos países latino-americanos através do fortalecimento da fraternidade entre os anestesiologistas, através da educação, do bem-estar e da defesa profissional, para promover o desenvolvimento integral dos anestesiologistas e a obtenção de resultados clínicos ideais para os pacientes e para o setor de saúde. A visão da CLASA é ser uma organização sólida que reúne os anestesiologistas latino-americanos numa unidade ética, profissional e científica, na busca do seu máximo interesse, a segurança dos pacientes e que serve de exemplo para os futuros anestesiologistas, baseada em elevados valores e princípios sociais. Para atingir estes objetivos, a CLASA possui 5 eixos estratégicos:

1. desenhar e implementar um programa de educação continuada em anestesiologia, focado nas necessidades dos membros pertencentes à CLASA, com flexibilidade e democratização e adaptado aos novos ambientes de aprendizagem do século XXI;
2. gerar recomendações relacionadas ao campo de atuação da especialidade para orientar as ações de suas sociedades-membros;
3. fortalecer a governança da CLASA através da regulação de acordo com a sua função, as necessidades dos membros vinculados à CLASA e através de diversos mecanismos de monitorização e controlo de gestão;
4. fazer alianças com entidades locais e globais que permitam fortalecer o crescimento da CLASA;
5. estabelecer um programa de empreendedorismo que permita fortalecer atividades missionárias e visionárias, e a viabilidade financeira.

### Federação Mundial das Sociedades de Anestesiologia (WFSA)

Em 1955, o primeiro Congresso Mundial de Anestesiologistas foi realizado em Scheveningen, na Holanda, e no final do Congresso foi formada a *World Federation Society of Anaesthesiologists* (WFSA). Vinte e seis Sociedades foram representadas com outras 16 observadoras. O Brasil, juntamente com outras 25 Sociedades, reúne os membros originais presentes na fundação da WFSA. No Congresso, os delegados concordaram com os objetivos da Federação como sendo "exclusivamente educacional, científico e beneficente por natureza" e "disponibilizar os mais altos padrões de anestesia, tratamento da dor, tratamento de traumas, ressuscitação e medicina pré-operatória/intensiva para todos os povos do mundo e divulgar o mesmo entre eles".

Atualmente, a SBA está entre as 5 maiores sociedades de anestesiologia do mundo. O Brasil foi sede do segundo Congresso Mundial de Anestesiologia da WFSA, ocorrido em São Paulo, em 1964. Entre 1984 e 1988 a WFSA foi presidida pelo brasileiro Carlos Parsloe, falecido em 2009. O Brasil realizou importante contribuição à WFSA com Gastão Fernandes Duval Neto na figura de *Chairman of Professional Wellbeing Work Party*, com a publicação do livro "*Occupational Well-Being of Anaesthesiologists*". Esta obra reúne acadêmicos e profissionais preocupados com as questões reais que enfrentam a saúde dos anestesiologistas em todo o mundo. A publicação visa estimular o desenvolvimento de uma ação efetiva, por parte das entidades mundiais envolvidas com a anestesiologia, em prol da saúde ocupacional do anestesiologista e da segurança de seus pacientes. Na gestão 2024-2026, o Brasil possui 10 representantes na WFSA, sendo um membro no *board* (*Director of Memberships*), um conselheiro e 8 membros de comitês.

Hoje, a WFSA congrega 150 países com mais de 500.000 anestesistas, incluindo todos os continentes do mundo. (Figura 2.12) Ela continua a perseguir os objetivos acordados por seus membros fundadores e a melhorar os padrões de atendimento ao paciente em todo o mundo.

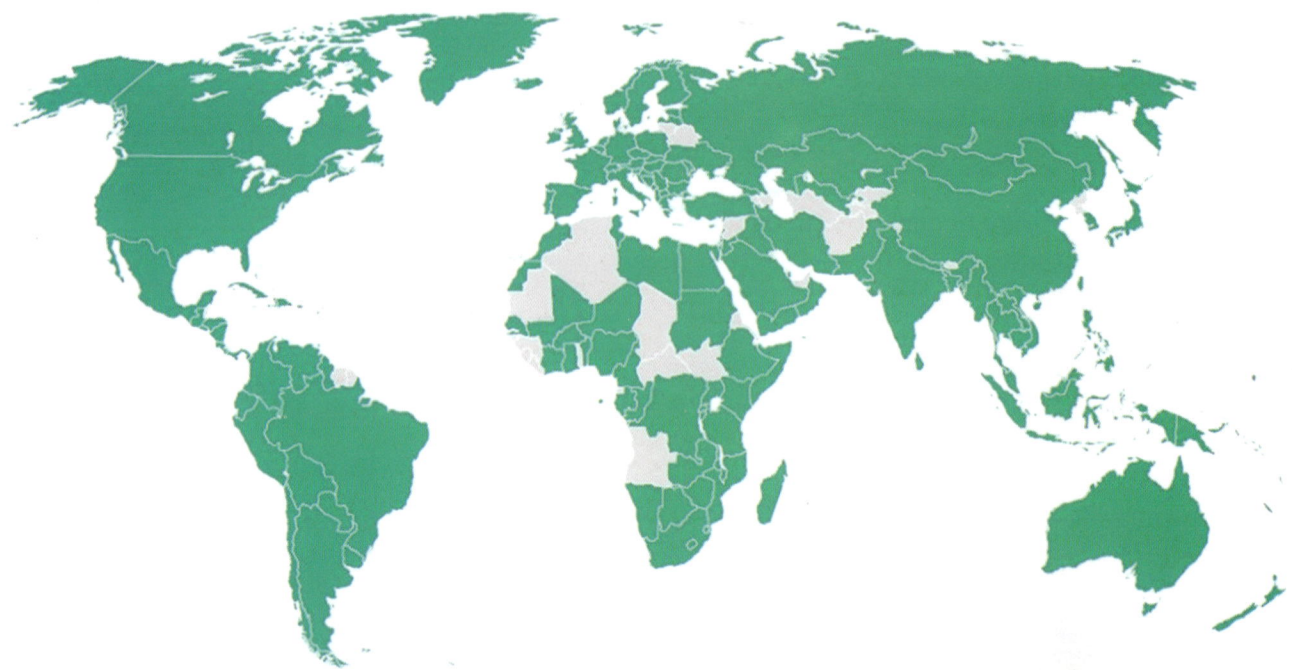

▲ **Figura 2.12** A WFSA é composta por 136 Sociedades de Anestesiologia, envolvendo 150 países e todos os continentes do mundo.

A visão da WFSA é prover o acesso universal à anestesia segura. Para isso, cumpre a missão de unir os médicos anestesiologistas ao redor do mundo para aumentar o cuidado ao paciente, prover acesso à anestesia segura e medicina perioperatória. A sua estrutura é composta por uma governança executiva localizada em Londres, Inglaterra, diretoria executiva, conselho e comitês. A representação das Sociedades de Anestesiologia na WFSA ocorre no formato de conselheiros divididos em 6 grandes regiões: África e Oriente Médio; Ásia; Austrália, Nova Zelândia e Pacífico; Europa; América Central e do Sul; e América do Norte.

A WFSA objetiva tornar disponível a todas as pessoas do mundo o mais alto padrão do cuidado da anestesia, incluindo Medicina da Dor, Gerenciamento do Trauma, Ressuscitação, Medicina Perioperatória e Terapia Intensiva. Em busca destes objetivos, a WFSA:

- apoia e promove a disponibilidade, acessibilidade, segurança e qualidade da anestesiologia;
- trabalha em colaboração para criar, desenvolver e melhorar a educação e o treinamento de provedores de anestesia em todos os lugares;
- promove a inovação e a investigação em anestesiologia e divulgação das informações sobre as bases científicas da anestesiologia;
- incentiva o desenvolvimento e a adoção de padrões que melhorem a segurança dos cuidados cirúrgicos e anestésicos em todo o mundo;
- defende o papel da anestesiologia na melhoria do atendimento ao paciente em todo o mundo;
- auxilia e estimula o estabelecimento e o fortalecimento de Sociedades Nacionais de Anestesiologistas;
- estabelece parcerias com organizações que compartilham os mesmos objetivos;

- organiza o Congresso Mundial de Anestesiologistas em intervalos regulares e apoia Congressos Regionais;
- incentiva reuniões de grupos especiais dentro da especialidade para que eles se reúnam quando apropriado nesses Congressos;
- aplica todos os outros meios legais que possam levar aos objetivos da Federação.

No período de 2023 a 2028, a WFSA possui cinco prioridade estratégicas: (1) defender o papel vital do anestesiologista na saúde global; (2) fortalecer as sociedades- membros e aumentar a rede de profissionais; (3) aumentar a liderança da anestesiologia no sistema de saúde; (4) trabalhar com as sociedades-membros para assegurar a força de trabalho bem treinada e resiliente e, (5) aumentar a qualidade e segurança na anestesiologia. Para alcançar estas 5 prioridades, a WFSA atua estrategicamente na representação, educação e colaboração.

Na representação, a WFSA é órgão não governamental oficial com relacionamento com a OMS, atuando fortemente em prol da segurança do paciente e da adequada condição de trabalho para o anestesiologista. Segundo *The Global Lancet Commission 2030*,[4] 5 bilhões de pessoas ao redor do mundo não possuem acesso à cirurgia e à anestesia segura. Para endereçar este problema, a WFSA participou ativamente na publicação das Resoluções da OMS 68.15 sobre o Plano Nacional de Cirurgia, Obstetrícia e Anestesia e OMS 76.2 sobre Cuidados Cirúrgicos como parte do acesso universal a saúde.  A SBA tem contribuído ativamente com estas ações da WFSA junto à OMS, com a participação do diretor de relações internacionais e diretor da WFSA Luiz Fernando dos Reis Falcão (Figuras 2.13 e 2.14).

Ainda na representatividade, a WFSA tem importante participação na geração de dados da força de trabalho da anestesia ao redor do mundo[5] identificando áreas críticas com número de anestesiologistas abaixo do recomendado de 5 para cada 100.000 habitantes. (Figura 2.14) A WFSA também realiza publicações com a padronização mínima de equipamentos para a segurança do ato anestésico.[6,7]

No pilar da Educação, a WFSA oferece uma série de programas que visa expandir a formação da anestesia segura. Dentre eles estão os programas de *fellowship, scholarships,* cursos de curta duração, doação de equipamentos, doação de livros, treinamento de médicos anestesistas, educação

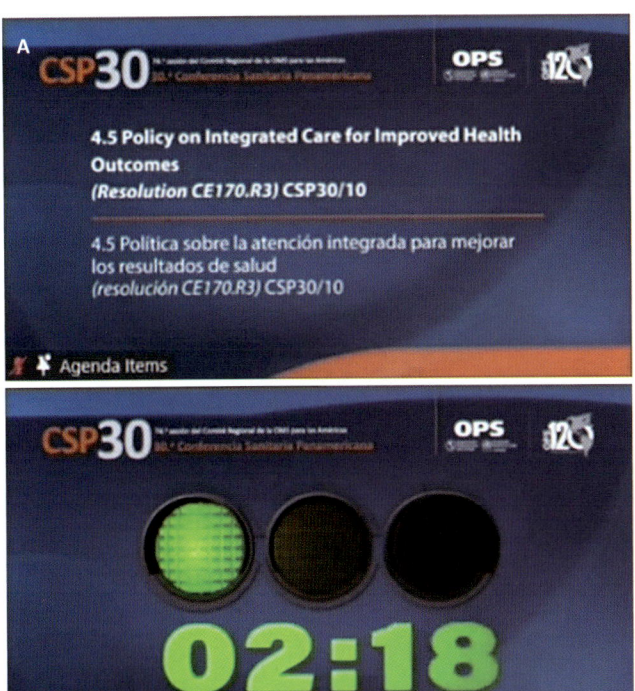

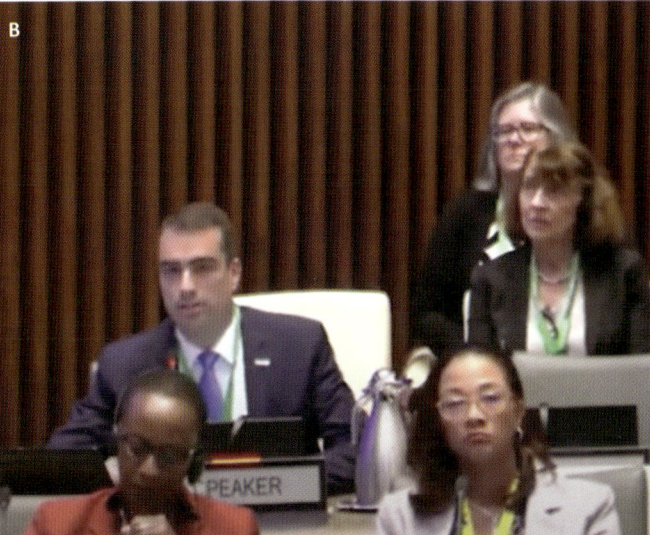

◀ **Figura 2.13 (A)** Participação da SBA na 74ª Conferência da Organização Pan-Americana da Saúde (OPAS), com discurso sobre *"Policy on Integrated Care for Improved Health Outcomes".* **(B)** Participação da SBA na 76ª Conferência da Organização Pan-Americana da Saúde (OPAS) com discurso sobre *"Policy on the Health Workforce 2030".*

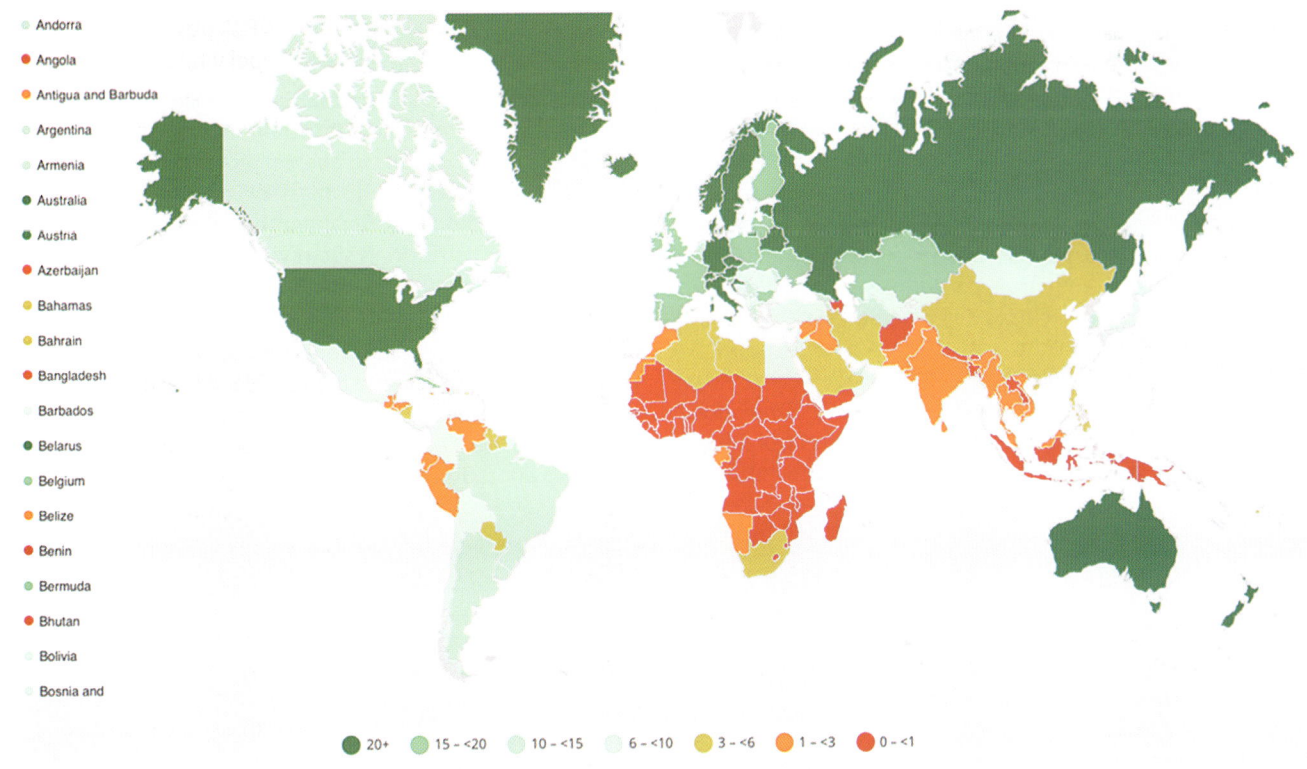

▲ **Figura 2.14** Densidade de médicos anestesistas para 100.000 habitantes.[5]

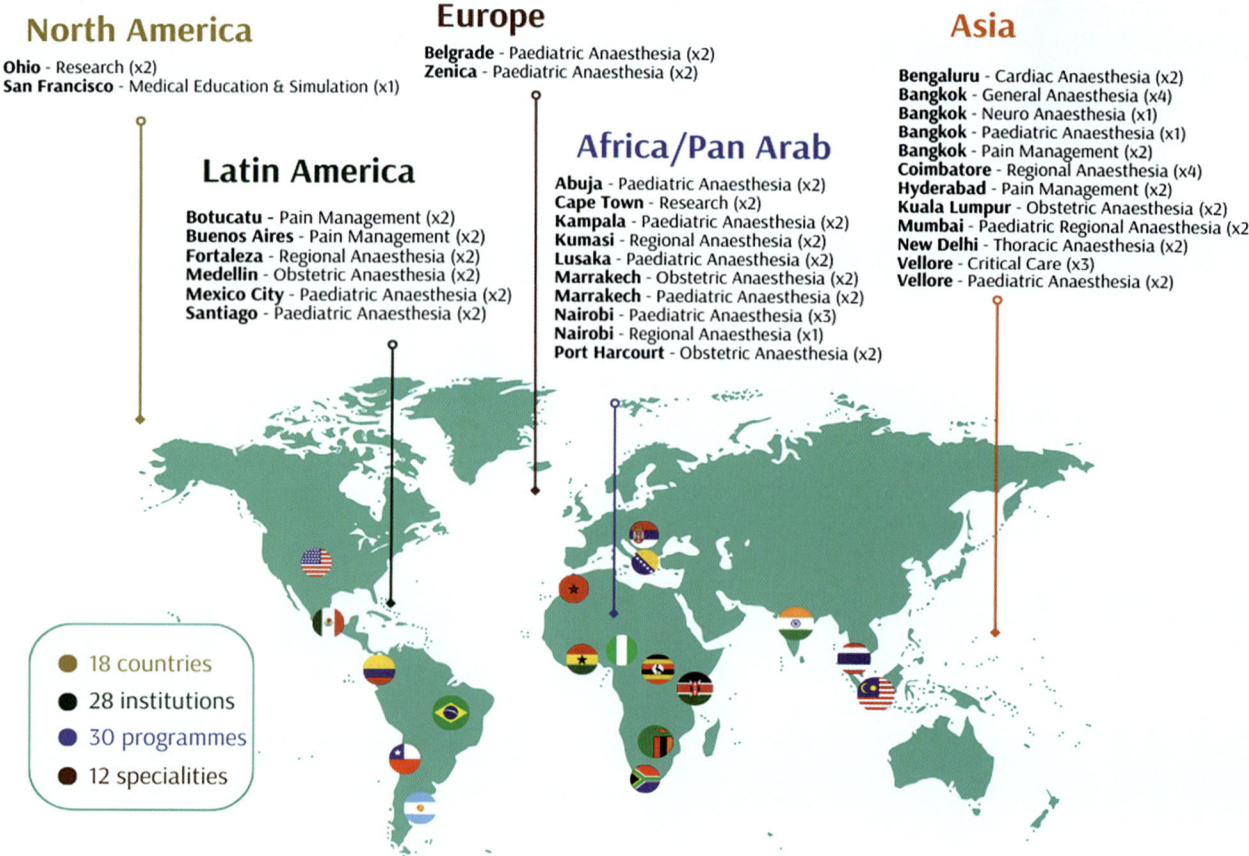

**North America**

**Ohio** - Research (x2)
**San Francisco** - Medical Education & Simulation (x1)

**Latin America**

**Botucatu** - Pain Management (x2)
**Buenos Aires** - Pain Management (x2)
**Fortaleza** - Regional Anaesthesia (x2)
**Medellin** - Obstetric Anaesthesia (x2)
**Mexico City** - Paediatric Anaesthesia (x2)
**Santiago** - Paediatric Anaesthesia (x2)

**Europe**

**Belgrade** - Paediatric Anaesthesia (x2)
**Zenica** - Paediatric Anaesthesia (x2)

**Africa/Pan Arab**

**Abuja** - Paediatric Anaesthesia (x2)
**Cape Town** - Research (x2)
**Kampala** - Paediatric Anaesthesia (x2)
**Kumasi** - Regional Anaesthesia (x2)
**Lusaka** - Paediatric Anaesthesia (x2)
**Marrakech** - Obstetric Anaesthesia (x2)
**Marrakech** - Paediatric Anaesthesia (x2)
**Nairobi** - Paediatric Anaesthesia (x3)
**Nairobi** - Regional Anaesthesia (x1)
**Port Harcourt** - Obstetric Anaesthesia (x2)

**Asia**

**Bengaluru** - Cardiac Anaesthesia (x2)
**Bangkok** - General Anaesthesia (x4)
**Bangkok** - Neuro Anaesthesia (x1)
**Bangkok** - Paediatric Anaesthesia (x1)
**Bangkok** - Pain Management (x2)
**Coimbatore** - Regional Anaesthesia (x4)
**Hyderabad** - Pain Management (x2)
**Kuala Lumpur** - Obstetric Anaesthesia (x2)
**Mumbai** - Paediatric Regional Anaesthesia (x2)
**New Delhi** - Thoracic Anaesthesia (x2)
**Vellore** - Critical Care (x3)
**Vellore** - Paediatric Anaesthesia (x2)

- 18 countries
- 28 institutions
- 30 programmes
- 12 specialities

▲ **Figura 2.15** Distribuição global de *Fellowships* realizados pela WFSA.

*online*, entre outros. O **Programa de Treinamento (*fellowships*)** (Figura 2.15), com Bolsas de Estudo para jovens anestesistas de países de baixa renda, é um importante programa que visa o aperfeiçoamento de novos profissionais. A WFSA também oferece **bolsas de estudos (*scholarships*)** para jovens anestesistas com baixa renda e trabalhando em países com menores chances de participar dos Congressos Mundiais e Regionais da WFSA.

Os **cursos e programas de treinamento de curta duração** são oferecidos para fortalecer a capacidade global de anestesia segura e controle da dor. Esses programas de treinamento incluem os cursos *Safer Anesthesia From Education* (SAFE), desenvolvidos pela WFSA e pela *Association of Anesthetists* (AAGBI); *Essential Pain Management (EPM)*; *Primary Trauma Care (PTC)*; *Vital Anaesthesia Simulation Training (VAST)*; *Global Regional Anaesthesia Curricular Engagement (GRACE)* e INSPIRE (curso de habilidades de ensino).

A WFSA tem um importante **Programa de Educação *online*** que está disponível a todos no site www.wfsahq.org e que inclui o *Anaesthesia Tutorial of the Week* (ATOTW) publicado a cada 2 semanas, *Update in Anaesthesia, The WFSA's Virtual Library* e *COVID Resources*. A biblioteca virtual da WFSA é um centro de recursos composto por publicações e outros materiais, de acesso aberto, recomendados pela Federação para provedores de anestesia em todo o mundo. O ATOTW é publicado quinzenalmente e traduzido para cinco idiomas. Todos os tutoriais são revisados por pares e baseados na literatura mais recente. Os leitores também podem testar seus conhecimentos por meio de questionários.

Publicado pela primeira vez em 1992, o *Update in Anaesthesia* é o jornal oficial de educação da WFSA. A revista visa fornecer artigos de visão geral claros, concisos e clinicamente relevantes para anestesistas que trabalham com recursos limitados em todo o mundo.

## REFERÊNCIAS

1. Bagatini A, Silva MS, Azevedo MLMGM. Sociedade Brasileira de Anestesiologia: 65 Anos de História. 1ª Ed. Rio de Janeiro: Sociedade Brasileira de Anestesiologia, 2013.
2. Mattos SLL, Machado WS. A História da Anestesiologia no Brasil. Em: Manica JT. Anestesiologia: princípios e técnicas. 4ª Ed. Porto Alegre: Artmed, 2018; 16-57.
3. Sociedade Brasileira de Anestesiologia. [Internet] [acesso em 11 de agosto 2024]. Disponível em: https://www.sbahq.org
4. Meara JG, Greenberg SL. The Lancet Commission on Global Surgery Global surgery 2030: Evidence and solutions for achieving health, welfare and economic development. Surgery. 2015 May;157(5):834-5.
5. Law TJ, Lipnick MS, Morriss W, et al. The Global Anesthesia Workforce Survey: Updates and Trends in the Anesthesia Workforce. Anesth Analg. 2024 Jul 1;139(1):15-24.
6. Gelb AW, Morriss WW, Johnson W, et al. World Health Organization-World Federation of Societies of Anaesthesiologists (WHO-WFSA) International Standards for a Safe Practice of Anesthesia. Anesth Analg. 2018 Jun;126(6):2047-55.
7. Gelb AW, McDougall RJ, Gore-Booth JMA, et al. The World Federation of Societies of Anaesthesiologists Minimum Capnometer Specifications - A Guide for Health Care Decision Makers. Anesthesia & Analgesia. 2021;133(5):1132-7.

# 3

# Legislação Aplicada à Prática da Anestesiologia

José Abelardo Garcia de Meneses ▪ Érica Baptista Vieira de Meneses

*Se eu cumprir este juramento com fidelidade, goze eu, para sempre, a minha vida e a minha arte de boa reputação entre os homens. Se os infringir ou deles me afastar, suceda-me o contrário.*

(Hipócrates, nasc. 450 a.C.)

## INTRODUÇÃO

O médico, como qualquer outro cidadão, para exercer o seu *mister*, deve conhecer o contexto das normas do Estado brasileiro. Assim, pretendemos que este capítulo se aplique a este propósito e adicione à Parte 1, que trata de temas sobre a especialidade Anestesiologia, os aspectos legais que dizem respeito ao anestesiologista como médico e especialista.

O mau resultado decorrente da prática médica ocupou espaço de relevância no debate jurídico nacional no final do século XX e início do século XXI. Com isso, tornou-se "mais do que uma questão de direito, mas um evento da prática da medicina, não intencional, *a priori*, e em tese inocente, mas danoso, que se tem multiplicado nos dias de hoje como natural consequência da evolução e sofisticação tecnológica".[1]

Atrelado a isso, a mudança do paradigma das relações sociais pautadas pela liquidez,[2] o amplo acesso à informação[3] e o estabelecimento da ética da autonomia do paciente[4] têm, naturalmente, influenciado o debate sobre a legitimidade, a amplitude e as limitações das intervenções médicas.

Em 2007, o desembargador Miguel Kfouri Neto[5] era categórico ao afirmar:

(...) nos dias atuais, as ocorrências associadas ao *consentimento informado* têm assumido grande importância no contexto da responsabilidade civil do médico. Não será demasia afirmar que, em breve, será esse o ponto central das discussões acerca do tema.

Já em 2019, a advogada Flávia Siqueira confirma a expectativa, asseverando que:

A crescente valorização do direito do paciente à autodeterminação sobre seu próprio corpo produziu modificações significativas até mesmo na forma de enxergar a Medicina e o papel do médico no tratamento dos pacientes, tendo, naturalmente, influenciado o debate sobre a legitimidade das intervenções médicas.

Se, por um lado, o contato facilitado com os conhecimentos científicos auxilia os pacientes no exercício do protagonismo nas decisões sobre seu próprio corpo, por outro, contribui para a construção de uma falsa sensação de previsibilidade dos resultados da ação médica. Aliado a isso, o constante desenvolvimento de novas tecnologias biomédicas estimula a equivocada crença popular de que a medicina é – ou deveria ser – infalível.

Por fim, a fluidez das relações interpessoais na atualidade tem causado significativo impacto na forma como são resolvidos os conflitos cotidianos, daí decorrendo um aumento do número de processos em geral.[6] Assim, o estudo da responsabilidade profissional decorrente do ato médico tornou-se premissa fundamental para a atuação segura, pautada no respeito aos interesses individuais e coletivos dos pacientes, na observância dos princípios bioéticos e na proteção dos direitos dos profissionais, considerando esse conjunto como finalidade precípua da intervenção médica.

## ▪ RESPONSABILIDADE PROFISSIONAL

No âmbito filosófico, Abbagnano[7] define responsabilidade como "a possibilidade de prever os efeitos do próprio comportamento e de corrigi-lo com base em tal previsão". No plano jurídico, Stoco[8] defende que a expressão pode ser entendida como "a obrigação de todos pelos atos que praticam".

Embora *lato sensu* a responsabilidade possa ser compreendida como inserida na teoria geral do direito, a estrutura e os pressupostos próprios para sua configuração são diferentes nos diversos ramos deste, entre os quais destacamos, nesta publicação, a responsabilidade civil, penal e ético-profissional. Nesse sentido, as premissas para a configuração da responsabilidade penal não devem se confundir com aquelas da responsabilidade civil ou ético-profissional, ainda que – com uma só conduta – o médico possa ser responsabilizado simultânea e independentemente nessas três esferas, a depender do bem jurídico atingido.[6]

## ERRO MÉDICO

Antes de adentrar ao estudo das responsabilidades, é premente destacar o que configura, segundo a legislação e a doutrina pátrias, o que se convencionou denominar erro médico, que, na lição de Genival Veloso de França, não se pode confundir com o mau resultado, aquele que, considerando-se a utilização de todos os meios disponíveis para a aplicação da *lex artis,* é imprevisível ou incontrolável, por sua própria natureza.

Dessa forma, o erro médico pode ser entendido como a conduta profissional inadequada, que supõe uma inobservância técnica, capaz de produzir dano à vida ou agravo à saúde de outrem, mediante imperícia, imprudência ou negligência. Erro médico sugere qualquer desvio do médico das normas de conduta dentro ou fora da medicina.[9]

Erro médico é uma espécie de resultado indesejável decorrente do ato médico, ou seja, da atuação do profissional médico em relação ao paciente nas atividades de orientação, monitoramento, diagnóstico, indicação terapêutica, esclarecimentos quanto ao diagnóstico e prognóstico, realização de procedimentos, encaminhamentos e adoção das cautelas necessárias à prevenção de agravos, tudo isso com observância dos preceitos bioéticos e dever de informação. O mau resultado, portanto, nem sempre é decorrente do erro médico.

Iatrogenia é o conceito que define o gênero correspondente aos resultados negativos da intervenção dos profissionais de saúde, no qual se incluem o *mau resultado* e o *erro médico* propriamente dito – este configurado pelo resultado negativo da prática médica, que seja decorrente da falta de observância do dever de cuidado (negligência), realização de uma ação impensada ou precipitada (imprudência), ou inabilidade e imaestria para a consecução daquela ação (imperícia).[10]

Portanto, em primeiro lugar, na conceituação da responsabilidade profissional, é imprescindível compreender a diferença entre o erro médico (derivado de culpa) do "acidente imprevisível" e do "resultado incontrolável":[11]

O *acidente imprevisível* deriva de um fato de onde decorreu um resultado lesivo à integridade física ou psíquica do paciente durante o ato médico ou em face dele, porém incapaz de ser previsto e evitado, não só pelo agente, mas por qualquer outro em seu lugar.

Já o *resultado incontrolável* é aquele decorrente de uma situação grave e de curso inexorável, ou seja, o resultado danoso proveniente da própria evolução, para o qual as condições

atuais da ciência e a capacidade profissional ainda não oferecem solução.

Em relação aos anestesiologistas, assim como os cirurgiões plásticos, leciona Miguel Kfouri Neto[5] que em ambas se justifica o estudo individualizado da responsabilidade, pois "a repercussão de eventuais insucessos revela-se intensa. Na anestesia, pelas consequências quase sempre irreversíveis, as reações tornam-se dramáticas".

## REGULAMENTAÇÃO DA ATIVIDADE MÉDICA NO ORDENAMENTO JURÍDICO BRASILEIRO

Como dito anteriormente, para exercer a medicina de forma segura e evitar danos ao paciente, não basta conhecer a técnica anestésica, é necessário entender a aplicação prática da bioética e as normas que regulamentam, autorizam e justificam as intervenções de saúde.

Não há um documento único que descreva todas as obrigações do médico em relação ao seu paciente, em qualquer lugar do mundo. Não há, tampouco, um compêndio de normas que resolva aprioristicamente todos os possíveis dilemas bioéticos, biomédicos ou conflitos jurídicos que possam se apresentar na relação médico-paciente.

Para isso, conhecer a delimitação da atuação do anestesiologista exige compreender que todo ordenamento jurídico é composto por normas hierarquizadas, as quais o jurista austríaco Hans Kelsen convencionou denominar "pirâmide normativa", que norteia a interpretação e a aplicação da legislação de determinado país.[12]

No Brasil, no topo da pirâmide normativa, temos a Constituição Federal, seguida das leis complementares e ordinárias, estando na base os atos administrativos normativos expedidos pelos Conselhos de Medicina, conforme exemplo simplificado da pirâmide normativa brasileira, com base na teoria de Hans Kelsen (Figura 3.1).

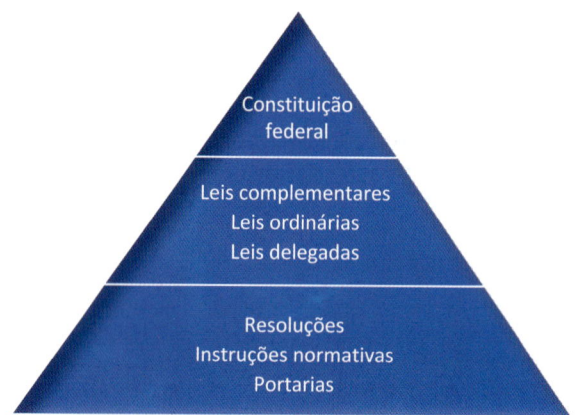

▲ **Figura 3.1** Exemplo simplificado de pirâmide normativa proposta por Hans Kelsen, tendo como base o ordenamento jurídico brasileiro.
**Fonte:** Hans Kelsen.

A importância de conhecer essa visão hierarquizada do sistema jurídico está em compreender como deve se processar a obediência entre as diversas normas constitucionais, legais e infralegais que, de forma esparsa e diversa, regulamentam a prática anestésica, como as resoluções dos Conselhos de Medicina.

No Brasil, a norma que ocupa o topo da pirâmide é a Constituição da República Federativa do Brasil (CF/88), base hermenêutica de todas as demais normas, sejam elas regras ou princípios, de modo que a interpretação conforme a Constituição constitui-se em mecanismo de fundamental importância para a constitucionalização dos textos normativos infraconstitucionais.

A Constituição Federal assegura ao médico o direito de exercer sua atividade profissional de forma livre, desde que atendidas as qualificações estabelecidas por lei (Artigo 5º, inciso XIII, CF). Atualmente, as normas que regulamentam a atividade médica são a Lei Federal nº 3.268, de 30 de setembro de 1957, e o Decreto 44.045, de 19 de julho de 1958.[13,14]

Decorre desses dispositivos a obrigatoriedade de inscrição do profissional no Conselho Regional de Medicina da jurisdição onde pretende atuar, sendo o cidadão graduado em faculdade de medicina regularmente autorizada pelo Ministério da Educação ou concluinte de curso realizado em outros países – nesse caso devendo passar pelo processo de revalidação do diploma.

A Assembleia Nacional Constituinte de 1987 ocupou-se de incluir na Constituição Cidadã, promulgada no ano seguinte, uma sessão dedicada ao direito à saúde, elevado então ao patamar de direito social (Artigo 6º, CF). A Carta Magna, nos Artigos 196 e seguintes, que estabelecem princípios gerais sobre a assistência à saúde do brasileiro, procurou resgatar uma dívida social com os grupos vulneráveis e vulnerabilizados, notadamente afrontados por costumes usuais que ultrajavam a dignidade da pessoa humana.

Nesse sentido, constituiu-se um sistema único de saúde, com cobertura universal e possibilidade de atenção direta por meio dos serviços gratuitos ou mediante atuação suplementar da iniciativa privada. Com isso, a atividade dos médicos atuantes no serviço público ou privado passou a ser considerada prestação de serviço de relevância social e interesse público.

A ampliação da cobertura assistencial, desacompanhada do correlato e proporcional investimento em recursos (investimento e custeio), atrelado ao contexto narrado no início deste capítulo, trouxe grande impacto na judicialização da relação médico-paciente. No que tange a essa delicada relação, mais especificamente à responsabilidade profissional pelo ato médico, o anestesiologista está submetido a quatro conjuntos de normas que regulamentam deveres diversos, aos quais o profissional está submetido de maneira independente e simultâneas: violação a deveres contratuais ou extracontratuais (direito civil ou do consumidor), lesão a um bem jurídico penalmente relevante (direito penal), inobservância das normas editadas pelos Conselhos de Medicina (ética-profissional) e desrespeito às normas da instituição à qual está vinculado (disciplinar).

Para efeitos desta publicação, destacaremos os três primeiros eixos, todos eles centrados em um núcleo comum:

indispensabilidade da existência de conduta culposa (responsabilidade subjetiva) e comprovação da correlação de causalidade entre a conduta médica e o dano causado (nexo de causalidade). Isto é, a conexão entre a conduta (ação ou omissão) do médico e o resultado externo da sua intervenção, bem como a presença da culpa (imperícia, imprudência ou negligência), são indispensáveis na aferição da sua responsabilidade penal, civil e ético-profissional.

## ■ A RESPONSABILIDADE CIVIL DO MÉDICO

O Código Civil brasileiro (Lei Federal n° 10.406, de 10 de janeiro de 2002)[15] estabelece as obrigações ou deveres contratuais e extracontratuais entre as pessoas, sejam elas pessoas físicas (ou naturais) ou jurídicas.

No que se refere à Responsabilidade Civil, esta se difere da responsabilidade ética e penal em razão do seu caráter não sancionatório: nela estão em conflito interesses de dois particulares, não envolvendo interesse público. Por esse motivo, é a única maneira pela qual um dano pode ser diretamente reparado – seja por meio de retribuição pecuniária ou não.

A responsabilização civil significa a aplicação de medidas que obriguem alguém a reparar um dano causado a outrem em razão de ato ilícito praticado pelo próprio imputado, por pessoa por quem ele responde ou ainda por simples imposição legal.

Aduz-se dos Artigos 186 e 927 do Código Civil:

Art. 186 – Aquele que, por ação ou omissão voluntária, negligência ou imprudência, violar direito e causar dano a outrem, ainda que exclusivamente moral, comete ato ilícito.

Art. 927 – Aquele que, por ato ilícito (arts. 186 e 187), causar dano a outrem, fica obrigado a repará-lo.

Parágrafo único. Haverá obrigação de reparar o dano, independentemente de culpa, nos casos especificados em lei, ou quando a atividade normalmente desenvolvida pelo autor do dano implicar, por sua natureza, risco para os direitos de outrem.

Nesse sentido, é imperioso conceituar a diferença entre a responsabilidade da pessoa jurídica prestadora de serviço de saúde e aquela atribuída pessoalmente ao profissional.

A responsabilidade civil das empresas de saúde e entes públicos (pessoas jurídicas de direito público ou de direito privado) será sempre objetiva, o que significa dizer que estes serão responsáveis pelo resultado negativo do serviço de saúde prestado sempre que (1) houver atuação de um representante da instituição, (2) essa ação ocasionar prejuízos (dano) a terceiro (paciente) e (3) houver relação de causa e efeito entre ambos, ainda que no caso não tenha havido culpa (imperícia, imprudência ou negligência) para a ocorrência do resultado.[6]

É o caso de discutir-se, apenas, se o resultado danoso decorreu da ação ou omissão analisada ou se foi um resultado meramente inesperado ou inevitável. As hipóteses em que o dano, mesmo sendo decorrente da intervenção médica, não será indenizável, restringem-se à ocorrência de circunstâncias de caso fortuito, força maior, culpa exclusiva da vítima ou ação de terceiro – situações capazes de afastar o nexo de causalidade entre a ação/omissão e o dano causado.

No caso do profissional médico (pessoa física), cumpre-se a aplicação da teoria da responsabilidade subjetiva, de modo que, para configuração do dever de reparar o dano causado, além dos requisitos já listados, acrescenta-se a necessidade de comprovação de um agir em desconformidade com o ordenamento jurídico, que, por relação direta de causalidade, determinou a ocorrência de resultado adverso no paciente.

A obrigação de reparação, portanto, decorrerá de (1) falha no dever de cautela (imprudência), (2) inação, indolência, inércia ou passividade diante dos achados ou do caso clínico (negligência) ou (3) inobservância de regra técnica de profissão (imperícia).

A primeira observação, portanto, é que a **responsabilidade civil do médico é subjetiva.** Ademais, a prática da anestesiologia está inserida entre as atividades nas quais a obrigação do prestador é adotar todas as medidas adequadas ao seu alcance para produzir os resultados positivos, a chamada obrigação de meio.[6]

Ao assistir o paciente, o médico assume o compromisso de dedicar o tempo, utilizar a tecnologia à sua disposição e o conhecimento adquirido nos estudos e atualizações da ciência a serviço do ser humano. Na hipótese de, eventualmente, não conseguir obter o resultado almejado, não poderá ser-lhe atribuída responsabilidade. Difere essencialmente da obrigação de resultado na qual se está obrigado a entregar o produto da sua atividade, pois o que está contratado entre as partes envolvidas é o resultado da atividade, não (apenas) a adoção dos instrumentos necessários e suficientes para atingir o objetivo esperado.

A doutrina e a jurisprudência brasileira têm estabelecido, portanto, que a **responsabilidade médica é de meios**, e não a de resultados.

Via de regra, nas ações judiciais que envolvem discussão quanto ao descumprimento de obrigações de meio, a prova acerca de culpa do profissional (imperícia, imprudência ou negligência, acima referenciados) incumbe a quem fizer a alegação. Sendo assim, no entendimento de Pablo Stolze Gagliano e Rodolfo Pamplona Filho,[16] Martinho Garcez Neto,[17] Washington de Barros Monteiro,[18] Arnoldo Wald,[19] entre outros, em condições regulares, ainda que haja dano decorrente da intervenção médica, o paciente (ou seus familiares) deverá(ão) comprovar a inadequação da atuação do médico.

Em relação ao anestesiologista, na obra *Responsabilidade Civil do Médico*, o desembargador Miguel Kfouri Neto[5] destaca em capítulo próprio:

Aguiar Dias, na sua obra, reproduz regras consideradas elementares, observáveis pelos anestesistas (*sic*), a fim de preservar sua responsabilidade:

a) Jamais deve o risco da anestesia ser maior que o risco da operação, isto é, em operações de menor importância é desaconselhável aplicar anestesias gerais, convindo, sempre que possível, guardar a proporção ou a relação direta entre a anestesia e a importância da operação;

b) Não se deve praticar a anestesia sem consentimento do paciente; esse pode ser dado diretamente pelo enfermo ou, em caso de impedimento, pelos que o tiverem a seu cargo;

c) Nunca se deve anestesiar sem testemunhas;

d) O anestesista deve sempre proceder a exame prévio das condições fisiopsíquicas do paciente, inclusive exames de laboratório e das peças dentárias;

e) Não deve proporcionar anestesia a operação ilícita ou fraudulenta (aborto criminoso, esterilização vedada pelos princípios médicos e morais, reconstituição do hímen, alteração da fisionomia para iludir a identificação policial etc.);

f) Jamais usar drogas anestésicas ou entorpecentes senão nas condições imperativas e precisas para aliviar a dor (...). A violação dessas regras, embora algumas não estejam expressamente consagradas na lei, pressupõem atos impositivos de imperícia, negligência, imprudência e até de torpeza. Haverá, contudo, casos em que a urgência da intervenção e o concurso de outras circunstâncias não permitam a observância rigorosa desses princípios. A preocupação de salvar a vida humana a todo custo pode gerar hipóteses como essas, sujeitas ao prudente arbítrio do juiz.

Em síntese, a configuração do dever do médico de indenizar o paciente exige que a conduta do profissional, seja por ação ou omissão, tenha sido diretamente causadora de dano ao paciente, havendo no caso descuido em relação ao dever geral de cautela.

## ■ A RESPONSABILIDADE PENAL DO MÉDICO

No que concerne à Responsabilidade Penal, ao contrário da responsabilidade civil, nunca se estenderão às pessoas jurídicas as consequências penais de crime decorrente de erro médico, sendo essa imputação sempre pessoal, intransponível à pessoa que praticou o fato.

Diferentemente do direito civil, no qual as pessoas podem estabelecer direitos e obrigações entre elas, por meio de contratos, tal qual o contrato de tratamento, no direito penal as obrigações estão previamente estabelecidas pelas leis penais, aprovadas pelo Congresso Nacional.

O principal texto normativo que contém os tipos penais, ou seja, as condutas vedadas no ordenamento jurídico e cujas práticas podem configurar delito, é o Código Penal Brasileiro (Decreto-Lei nº 2.848, de 7 de dezembro de 1940). Inexiste no sistema penal brasileiro qualquer tipo penal (artigo de lei penal) que faça referência a erro médico, sendo esta uma mera definição doutrinária, conforme explicitado no início deste capítulo. Em verdade, a responsabilização penal do médico por resultados indesejados decorre de seu agir com imperícia, imprudência ou negligência na prática profissional (conduta culposa), e o crime ao qual responderá é definido a partir do bem jurídico violado.[6]

Nesse sentido, a depender da ação realizada e do resultado dela, decorrente o profissional poderá responder criminalmente por diversos tipos constantes no Código Penal brasileiro, sejam eles tipos específicos, como violação de segredo profissional (Artigo 154 do Código Penal), omissão de notificação de doença e infração de medida sanitária preventiva (Artigos 268 e 269 do Código Penal), falsidade de atestado médico (Artigo 302 do Código Penal) ou tipos penais comuns, como lesão corporal (Artigo 129 do Código Penal), homicídio (Artigo121, § 3º, do Código Penal) e diversos outros.

No Brasil, o conceito de crime é essencialmente jurídico-dogmático, prevalecendo a teoria analítica (ou sistema tripartido do fato punível), segundo a qual o crime é definido por meio da configuração de três elementos essenciais: tipicidade, antijuridicidade (ou ilicitude) e culpabilidade.

Para que determinada conduta humana seja, portanto, considerada criminosa, é imprescindível que se verifique a presença sucessiva dos três elementos mencionados a seguir:

- Para que o mau resultado seja considerado crime, primeiro é preciso que aquela ação ou omissão esteja proibida em alguma lei penal;
- Ao praticar aquela conduta proibida, ou seja, em desconformidade com o ordenamento jurídico, o agente não estava amparado por uma causa de justificação, também chamada causa de exclusão da antijuridicidade, justificativa ou descriminante.[20] As descriminantes putativas são situações que autorizam o agente a adotar aquela conduta, ainda que tipicamente sejam consideradas crime. É o caso, por exemplo, das intervenções médicas cirúrgicas, que violam a integridade corporal e se configuram, em tese, como lesão corporal, mas que são autorizadas desde que consentidas pelo paciente e que tenham finalidade terapêutica;
- A pessoa tenha consciência dos seus atos e capacidade cognitiva de tomar decisões a partir disso, sendo, então, considerada culpável.

A culpabilidade é, portanto, a previsibilidade do dano e a possibilidade de agir conforme essa previsão para evitá-lo. Nesse aspecto, é preciso que se separe aquilo que é de estrita responsabilidade do profissional e do que deriva do acidente imprevisível, do ato de terceiro e do resultado incontrolável.[9]

Observe-se que a culpabilidade, integrante do delito, difere do elemento subjetivo do crime, que é a presença de dolo (agir intencional para alcançar determinado resultado) ou culpa (imperícia, imprudência ou negligência).

Na apuração da culpa médica, diante das circunstâncias do caso concreto, o juiz estabelecerá – com base no estado da arte da medicina (*lex artis*), nos recursos disponíveis e no consentimento do paciente – se os cuidados cabíveis ao profissional naquela situação foram efetivamente adotados pelo médico. Nesse sentido, o erro médico é penalmente relevante se resultou da não aplicação da melhor técnica médica, por imperícia, imprudência ou negligência do profissional, afastando-se por completo a ocorrência de infortúnio imprevisível ou inevitável, ou mesmo de ação de terceiro, notadamente o próprio paciente.

Como situações imprevisíveis ou inevitáveis, exemplificativamente, têm-se as alergias, rejeições, interações medicamentosas e reações adversas, nas quais a atividade anestésica pode diretamente causar dano ao paciente. Nesses casos, a análise recairá sobre a conduta do profissional: se eram previsíveis os resultados e o profissional deixou de colher os dados clínicos necessários, haverá má prática; se, ao contrário, o resultado for imprevisível ou inevitável, pois foram utilizados todos os meios adequados ao alcance para orientar a conduta, conforme o estado da ciência, não há que se falar em erro médico.

No que concerne à atuação de terceiro, notadamente o paciente, incumbe ao profissional fornecer as informações de forma clara e exaustiva, suficiente para que o paciente adira ao tratamento proposto e adote as medidas de cautela pessoais exigidas para o sucesso do tratamento.

## ■ A RESPONSABILIDADE ÉTICO-PROFISSIONAL

O Código de Ética Médica (CEM) brasileiro é a ferramenta que orienta a prática médica dentro dos dispositivos das normas profissionais com base nos ensinamentos da moral e da legislação pátria. Ele não pode ser considerado apenas um ato administrativo dos conselhos de medicina, pois tem natureza de lei, haja vista a previsão estatuída na Lei 3.268, de 30 de setembro de 1957, em seu Artigo 5º, respeitando, obviamente, a hierarquia das normas.[6]

A Resolução nº 2.217, de 27 de setembro de 2018, do Conselho Federal de Medicina aprovou a nona edição CEM. Desde a sua primeira edição, em 1929, o CEM vem sendo revisto, ampliado e atualizado a fim de acompanhar a evolução dos costumes da sociedade e da prática médica com lastro técnico-científico e ético. Nesses mais de 90 anos estiveram em vigor versões autoritaristas, paternalistas, paternalistas-humanitárias e, por fim, a partir de 1988, no vácuo da redemocratização do país, humanitaristas-solidárias.

As três últimas versões, 1988, 2009 e 2018, surgiram após encontros estaduais e nacionais, as Conferências de Ética Médica, quando foram discutidos e sugeridos ao Plenário do Conselho Federal de Medicina uma redação mais consentânea com o momento em que está inserida a medicina, onde o direito à cidadania impera no Estado Democrático de Direito. Essa consulta à sociedade brasileira ao lado das representações médicas veio rotular o CEM como o mais democrático documento médico.

Em 30 de abril de 2019, entrou em vigor a nona versão do CEM, que contém dispositivos diceológicos e normas deontológicas que devem ser seguidas pelos profissionais da medicina no exercício da sua profissão, inclusive nas atividades de ensino, pesquisa, administração dos serviços de saúde, bem como no exercício de quaisquer atividades para as quais seja necessário o conhecimento apreendido no estudo da medicina. Os 117 artigos do CEM contêm as normas deontológicas cujo descumprimento poderá ensejar a aplicação de penalidade disciplinar.

O CEM também deixa bem claro que a natureza personalíssima da atuação profissional do médico não caracteriza relação de consumo, assunto de intensos debates entre doutrinadores do direito, não havendo ainda posição majoritária quanto a essa questão.

O Capítulo I, dedicado à Responsabilidade Profissional, é composto de 21 artigos. Em uma leitura aligeirada, seria possível imaginar que todo resultado atípico de um ato médico é decorrente de um inadimplemento de regras técnicas por parte do profissional. Contudo, que existe um certo preconceito que necessita ser desconstruído, haja vista que, em determinadas circunstâncias, o médico também é vítima do sistema onde está inserido.

Assim, Genival Veloso de França[21] destaca que há fatores de risco que levam ao mau resultado, classificados pelo autor em *fatores não assistenciais* e *fatores assistenciais*. Entre os fatores não assistenciais, aponta o sistema de saúde, perfeito em sua concepção normativa, mas ainda distorcido e desorganizado. É possível aduzir, inclusive, a falta de previsão de financiamento perene, de gestão profissional e o desconhecimento da formação e contratação dos recursos humanos em bases constitucionais para atender à demanda do Sistema Único de Saúde nos três níveis: união, estados e municípios. Destaca-se entre os fatores assistenciais o desgaste na relação médico-paciente, a falta do consentimento livre e esclarecido e a precariedade da documentação dos procedimentos.

Nesse contexto merece destaque o Artigo 1º do CEM, aquele que trata a essência da responsabilidade do profissional diante do seu paciente:

É vedado ao médico:

Art. 1º – Causar dano ao paciente, por ação ou omissão, caracterizável como imperícia, imprudência ou negligência.

Parágrafo único. A responsabilidade médica é sempre pessoal e não pode ser presumida.

Da leitura depreende-se que a responsabilidade ética, assim como a cível, está lastreada na verificação da culpa, pela comprovação da existência de uma das três modalidades: imperícia, imprudência ou negligência.

Dantas e Coltri,[22] em comentário acerca do teor subjetivo da responsabilidade médica, asseveram:

A comprovação do dano deverá passar, necessariamente pela verificação da prudência, da perícia, do comportamento profissional adotado durante todo o procedimento. O que o atual estágio da medicina (e todo o seu aparato tecnológico) não permite mais tolerar, seja por parte do médico, da clínica ou do hospital, são o descuido, o descaso, a negligência, a imperícia e a imprudência.

Leciona Genival:[23]

Imprudente é o médico que age sem a cautela necessária. É aquele cujo ato ou conduta são caracterizados pela intempestividade, precipitação, insensatez ou inconsideração. A imprudência tem sempre caráter comissivo. [...] A negligência caracteriza-se pela inação, indolência, inércia, passividade. É a falta de observância aos deveres que as circunstâncias exigem. É ato omissivo. [...] Entende a doutrina que a imperícia é a falta de observação das normas, por despreparo prático ou por insuficiência de conhecimentos técnicos. É a carência de aptidão, prática ou teórica, para o desempenho de uma tarefa técnica. Chama-se ainda imperícia a incapacidade ou inabilitação para exercer determinado ofício, por falta de habilidade ou pela ausência dos conhecimentos rudimentares exigidos numa profissão.

E sentencia o mestre: "a imprudência anda sempre com a negligência como faces de uma mesma moeda: uma repousando sobre a outra".

Ainda no mesmo contexto da responsabilidade civil, o contrato médico é considerado pelos doutrinadores como obrigação de meios, e não de resultados, como podemos inferir da leitura do Desembargador do Tribunal de Justiça do Estado do Paraná (TJ/PR) Miguel Kfouri Neto:[5]

Há obrigação de meios – segundo Demogue, o formulador da teoria – quando a própria prestação nada mais exige do devedor do que pura e simplesmente o emprego de determinado meio sem olhar o resultado. É o caso do médico, que se obriga a envidar seus melhores esforços e usar de todos os meios indispensáveis à obtenção da cura do doente, mas em jamais assegurar o resultado, ou seja, a própria cura.

A regra geral dita que o médico não pode obrigar-se, no desempenho de sua atividade profissional, a obter resultado determinado acerca da cura do doente e assumir o compromisso de reabilitar sua saúde.

Outro ponto que merece destaque é o respeito à dignidade da pessoa humana caracterizada no CEM nos Artigos 22, 24, 31 e 39 na observância rigorosa da autonomia do paciente.

É vedado ao médico:

Art. 22 – Deixar de obter o consentimento do paciente ou de seu representante legal após esclarecê-lo sobre o procedimento a ser realizado, salvo em caso de risco iminente de morte.

Art. 24 – Deixar de garantir ao paciente o exercício do direito de decidir livremente sobre sua pessoa ou seu bem-estar, bem como exercer sua autoridade para limitá-lo.

Art. 31 – Desrespeitar o direito do paciente ou de seu representante legal de decidir livremente sobre a execução de práticas diagnósticas ou terapêuticas, salvo em caso de iminente risco de morte.

Art. 39 – Opor-se à realização de junta médica ou segunda opinião solicitada pelo paciente ou por seu representante legal.

Hodiernamente, a obtenção do consentimento livre e esclarecido é indispensável à prática médica em respeito ao direito do paciente à informação. Para ter reconhecimento ético e legal, o Termo de Consentimento Livre e Esclarecido (TCLE) deve informar, em linguagem clara, objetiva e acessível, a descrição das práticas indicadas, com previsão de revogação e renovação, por óbvio, antes da realização do procedimento.

A Profa. Maria Helena Diniz, Titular de Direito Civil da Faculdade de Direito da Pontifícia Universidade Católica de São Paulo (PUC-SP), em sua obra *O Estado Atual do Biodireito*,[24] excepciona o dever de obtenção do consentimento informado: necessidade inadiável de prática médica de urgência; impossibilidade, ante a emergência, séria e iminente, da situação e o perigo da demora de obter o consenso do paciente ou o de seus familiares; situação especial na qual o médico solicita o consenso para o exercício do ato médico ao representante legal do paciente, parente próximo, cônjuge, companheiro ou até mesmo ao juiz competente; privilégio terapêutico; e, por fim, renúncia ao direito do paciente de ser informado.

Trazendo a discussão para o campo da prática da anestesia, cabe sempre lembrar que o anestesiologista deve, além de sempre obter o consentimento, livre e esclarecido do seu paciente ou representante legal, conforme o caso, estar, em quaisquer circunstâncias, ao lado do paciente, atento aos monitores, observando ainda seu posicionamento na mesa cirúrgica, a compressão de áreas sensíveis, a proteção ocular, a medida da temperatura, o débito urinário, a perda de líquidos, o surgimento de secreções etc.

Assim, poderá lhe ser benéfica a apuração da responsabilidade ao encontrar dados de prontuário que possam identificar esses pontos, haja vista ser regra geral a responsabilidade do acusador de provar que o médico anestesiologista deixou de cumprir com as boas práticas da especialidade.

Ao contrário, se o médico declina de alguma atividade essencial à sua prática, poderá ao final do devido processo legal ser condenado em uma das cinco hipóteses previstas na Lei nº 3.268, de 30 de setembro de 1957, conforme disposto em seu Artigo 22:

a) advertência confidencial em aviso reservado;
b) censura confidencial em aviso reservado;
c) censura pública em publicação oficial;
d) suspensão do exercício profissional por até 30 dias;
e) cassação do exercício profissional *ad referendum* do Conselho Federal de Medicina.

Por óbvio, o médico anestesiologista deve conhecer o CEM em seu inteiro teor, a fim de, por exemplo, não transferir a responsabilidade a outros profissionais; deixar de atender, ou afastar-se, em setores de urgência e emergência; abandonar o seu paciente; permitir ou acumpliciar-se com o exercício ilegal da medicina; desobedecer as resoluções dos conselhos de medicina e deixar de atender suas requisições; respeitar a dignidade da pessoa humana em toda a sua extensão, incluindo, consentimento livre e esclarecido, terminalidade da vida, paliação, respeito ao pudor; garantir o sigilo profissional e os segredos confiados; deixar de utilizar os meios disponíveis em favor da saúde do paciente; prescrever sem exame direto do paciente (destacando que o atendimento médico à distância está normatizado pela Resolução Nº 2.314, de 20 de abril de 2022); acobertar conduta antiética de outro médico; ser solidário com os movimentos legítimos da classe; evitar a mercantilização da medicina; fazer dupla cobrança de honorários; incluir nomes de profissionais que não participaram do atendimento ao paciente; redigir documentos médicos de forma legível, com data, hora, número de inscrição no Conselho Regional de Medicina (e número do Registro de Qualificação de Especialista, quando cabível); deixar de fornecer laudo médico, quando solicitado; respeitar as normas quanto à pesquisa envolvendo seres humanos, abstendo-se do uso de placebo quando o uso terapêutico para a doença estiver liberado pelas autoridades sanitárias brasileiras; atuar com isenção quando designado perito; e garantir que seu colega portador de doença incapacitante para o exercício da medicina seja amparado pelo Conselho Regional de Medicina para apuração por meio de perícia médica.

Alguns dispositivos do CEM podem estar intimamente ligados à prática da Anestesiologia.[6] Indiscutivelmente, a autonomia do paciente ganha relevância nos dias atuais. Assim, a tomada de decisão passa a ser compartilhada, não olvidando a possibilidade da segunda opinião médica e o acesso ao prontuário, documento que condensa as informações sobre a saúde do cidadão. Aqui se insere o dever do médico anestesiologista de obter o consentimento do paciente ou de seu representante legal após minucioso esclarecimento. Esse consentimento deve ser balizado pelo princípio do respeito à dignidade da pessoa humana.

De outra maneira, o abandono de paciente, no caso da anestesia, quando o cidadão está incapaz de se defender, é também ato atentatório à ética profissional. Assim, as anestesias simultâneas em pacientes distintos e/ou o abandono de paciente anestesiado vêm confirmar o contido na Resolução do Conselho Federal de Medicina nº 2.174/2017.

## ▪ AS RESOLUÇÕES DO CONSELHO FEDERAL DE MEDICINA

Resoluções são atos administrativos normativos que, expedidos pelos Conselhos de Medicina, objetivam disciplinar matéria de sua competência específica. São normas esparsas que visam complementar as determinações contidas no CEM. Por intermédio das resoluções, são formalizadas deliberações acerca de questionamentos surgidos na sociedade e na categoria médica, respeitando o avanço científico e a evolução dos costumes da sociedade.

A anestesiologia, por suas características singulares, tem seu exercício muito bem disciplinado, em prol da segurança e da autonomia do profissional e do paciente. São exigidos do profissional treinamento e reciclagem técnico-científica apurados, além de exercer a especialidade em condições de trabalho com a máxima segurança no que diz respeito a equipamentos, fármacos, monitorização e suporte hospitalar adequado.

A seguir, em ordem cronológica, estão relacionadas as principais resoluções de interesse dos anestesiologistas, as quais devem ser do conhecimento desses especialistas*:

- Resolução CFM (Conselho Federal de Medicina) nº 1.451/1995. Define a estrutura para funcionamento dos estabelecimentos de prontos-socorros;
- Resolução CFM nº 1.670/2003. Estabelece as condições mínimas de segurança para sedação em procedimentos diagnósticos/terapêuticos;
- Resolução CFM nº 1.720/2004. Estabelece os critérios para a realização de desbridamentos e curativos cirúrgicos, sob anestesia geral ou sedação, em pacientes queimados;
- Resolução CFM nº 1.886/2008. Dispõe sobre as "Normas Mínimas para o Funcionamento de consultórios médicos e dos complexos cirúrgicos para procedimentos com internação de curta permanência";
- Resolução CFM nº 2.057/ 2013. Consolida as diversas resoluções da área da Psiquiatria e reitera os princípios universais de proteção ao ser humano, à defesa do ato médico, com destaque para o anestesiologista o Capítulo X, que trata da eletroconvulsoterapia;
- Resolução CFM nº 2.272/2020. Estabelece critérios quanto à atuação de médicos na área craniomaxilofacial;
- Resolução CFM nº 2.174/2017. Dispõe sobre a prática do ato anestésico;
- Resolução CFM nº 2.217/2018. Aprova o CEM.

### A Resolução CFM nº 2.174/2017

O Conselho Federal de Medicina, reconhecendo a importância da Anestesiologia como especialidade médica autônoma e de vital importância para o contexto da assis-

---

* Nota dos autores: constava na 9ª edição do *Tratado de Anestesiologia da SAESP* também a Resolução CFM nº 1.355/92; contudo, a norma foi revogada pela Resolução CFM nº 2.293/2021, tendo sido removida desta edição.

tência médica no país, desde 1978 vem discutindo e aprovando resoluções específicas para estabelecer normas de segurança para a prática da anestesia em todo o território nacional. Assim, a atual norma foi precedida pelas Resoluções 851/1978,1.363/1993 e 1.802/2006.

Esta resolução, ao lado do CEM deve ser o "livro de cabeceira" para os anestesiologistas que pretendem exercer a sua especialidade dentro de padrões técnico-científicos e éticos. O Conselho Federal de Medicina disponibiliza esses textos para *download* nas plataformas iOS e Android, permitindo que os anestesiologistas tenham sempre à mão documentos essenciais à prática da especialidade com segurança.

Art. 1º – Determinar aos médicos anestesistas que: I – Antes da realização de qualquer anestesia, exceto nas situações de urgência e emergência, é indispensável conhecer, com a devida antecedência, as condições clínicas do paciente, cabendo ao médico anestesista decidir sobre a realização ou não do ato anestésico.

a) Para os procedimentos eletivos, recomenda-se que a consulta pré-anestésica do paciente seja realizada em consultório médico, antes da admissão na unidade hospitalar, sendo que nesta ocasião o médico anestesista poderá solicitar exames complementares e/ou avaliação por outros especialistas, desde que baseado na condição clínica do paciente e no procedimento proposto.

b) Não sendo possível a realização da consulta pré-anestésica, o médico anestesista deve proceder à avaliação pré-anestésica do paciente, antes da sua admissão no centro cirúrgico, podendo nesta ocasião solicitar exames complementares e/ou avaliação por outros especialistas, desde que baseado na condição clínica do paciente e no procedimento proposto.

c) O médico anestesista que realizar a consulta pré-anestésica ou a avaliação pré-anestésica poderá não ser o mesmo que administrará a anestesia.

II – Para conduzir as anestesias gerais ou regionais com segurança, o médico anestesista deve permanecer dentro da sala do procedimento, mantendo vigilância permanente, assistindo o paciente até o término do ato anestésico.

III – A documentação mínima dos procedimentos anestésicos deverá incluir obrigatoriamente informações relativas à avaliação e prescrição pré-anestésicas, evolução clínica e tratamento intra e pós-anestésico (ANEXOS I, II, III e IV).

V – É vedada a realização de anestesias simultâneas em pacientes distintos, pelo mesmo profissional ao mesmo tempo.

V – Para a prática da anestesia, deve o médico anestesista responsável avaliar e definir previamente, na forma prevista no artigo 2º, o risco do procedimento cirúrgico, o risco do paciente e as condições de segurança do ambiente cirúrgico e da sala de recuperação pós-anestésica, sendo sua incumbência certificar-se da existência das condições mínimas de segurança antes da realização do ato anestésico, comunicando qualquer irregularidade ao diretor técnico da instituição e, quando necessário, à Comissão de Ética Médica ou ao Conselho Regional de Medicina (CRM).

VI – Caso o médico anestesista responsável verifique não existirem as condições mínimas de segurança para a prática do ato anestésico, pode ele suspender a realização do procedimento até que tais inconformidades sejam sanadas, salvo em casos de urgência ou emergência nos quais o atraso no procedimento acarretará em maiores riscos ao paciente do que a realização do ato anestésico em condições não satisfatórias. Em qualquer uma destas situações, deverá o médico aneste-

sista responsável registrar no prontuário médico e informar o ocorrido por escrito ao diretor técnico da instituição e, se necessário, à Comissão de Ética Médica ou ao Conselho Regional de Medicina (CRM).

Art. 2º – É responsabilidade do diretor técnico da instituição, nos termos da Resolução CFM nº 2.147/2016, assegurar as condições mínimas para a realização da anestesia com segurança, as quais devem ser definidas previamente entre: o médico anestesista responsável, o serviço de anestesia e o diretor técnico da instituição hospitalar, com observância das exigências previstas no artigo 3º da presente Resolução.

Art. 3º – Entende-se por condições mínimas de segurança para a prática da anestesia a disponibilidade de:

I – Monitorização do paciente, incluindo:

a) Determinação da pressão arterial e dos batimentos cardíacos;

b) Determinação contínua do ritmo cardíaco por meio de cardioscopia; e

c) Determinação da temperatura e dos meios para assegurar a normotermia, em procedimentos com duração superior a 60 (sessenta) minutos e, nas condições de alto risco, independentemente do tempo do procedimento (prematuros, recém-nascidos, história anterior ou risco de hipertermia maligna e síndromes neurolépticas).

II – Monitorização contínua da saturação da hemoglobina por meio de oximetria de pulso;

III – Monitorização contínua da ventilação, incluindo os teores de gás carbônico exalados, monitorados por capnógrafo, nas seguintes situações: anestesia sob via aérea artificial (como intubação traqueal, brônquica ou dispositivo supraglótico) e/ou ventilação artificial e/ou exposição a agentes capazes de desencadear hipertermia maligna; e

IV – Equipamentos obrigatórios (ANEXO VI), instrumental e materiais (ANEXO VIII) e fármacos (ANEXO IX) que permitam a realização de qualquer ato anestésico com segurança, assim como a realização de procedimentos técnicos da equipe voltados à reanimação cardiorrespiratória.

Art. 4º – Diante da necessidade de implementação de medidas preventivas voltadas à redução de riscos e ao aumento da segurança do ato anestésico, recomenda-se aos médicos anestesistas observar os critérios clínicos de gravidade:

a) da monitorização do bloqueio neuromuscular, para pacientes submetidos a anestesia geral, com uso de bloqueadores neuromusculares;

b) da monitorização da profundidade da anestesia, com o uso de monitores da atividade elétrica do sistema nervoso central, em pacientes definidos no Parecer CFM no 30/16;

c) da monitorização hemodinâmica avançada (pressão arterial invasiva, pressão venosa central e/ou monitorização do débito cardíaco) para pacientes de alto risco em procedimentos cirúrgicos de grande porte, e para pacientes de risco intermediário (conforme definido no ANEXO V) em procedimentos cirúrgicos e/ou intervencionistas de grande e médio porte;

d) do uso de monitores dos gases anestésicos (ar comprimido, óxido nitroso e agentes halogenados);

e) da utilização da ecocardiografia no período intraoperatório com o objetivo terapêutico hemodinâmico; e

f) dos equipamentos previstos no ANEXO VII.

Art. 5º – Considerando a necessidade de implementação de medidas preventivas voltadas à redução de riscos e ao aumento da segurança sobre a prática do ato anestésico, recomenda-se que:

a) a sedação/analgesia seja realizada por médicos, preferencialmente anestesistas, ficando o acompanhamento do paciente a cargo do médico que não esteja realizando o procedimento que exige sedação/analgesia;

b) os hospitais garantam aos médicos anestesistas carga horária compatível com as exigências legais vigentes, bem como profissionais anestesistas suficientes para o atendimento da integralidade dos pacientes dos centros cirúrgicos e áreas remotas ao centro cirúrgico;

c) os hospitais mantenham um médico anestesista nas salas de recuperação pós-anestésica para cuidado e supervisão dos pacientes;

d) o Registro dos Eventos Adversos em Anestesia, alinhado com o Programa Nacional de Segurança do Paciente, estruturado nos Comitês de Segurança institucionais, seja implementado junto com a Análise Periódica dos Eventos Adversos, na forma determinada pela RDC no 36/2013, da Anvisa;

e) nas instituições hospitalares, os serviços ou departamentos de anestesia estruturem um Protocolo de Cuidado voltado tanto à prevenção quanto ao atendimento dos Eventos Adversos em Anestesia;

f) nas instituições de saúde onde se realizem procedimentos sob cuidados anestésicos, a implementação de um sistema de checagem de situações de risco para a anestesia; e g) a organização e treinamento de situações críticas em anestesia, com ênfase na via aérea difícil e em eventos graves e de alto risco.

Art. 6º – Após a anestesia, o paciente deverá ser removido para a sala de recuperação pós-anestésica (SRPA) ou para o Centro de Terapia Intensiva (CTI), conforme o caso, sendo necessário um médico responsável para cada um dos setores (a presença de médico anestesista na SRPA).

Art. 7º – Nos casos em que o paciente for encaminhado para a SRPA, o médico anestesista responsável pelo procedimento anestésico deverá acompanhar o transporte.

§1º. Existindo médico plantonista responsável pelo atendimento dos pacientes em recuperação na SRPA, o médico anestesista responsável pelo procedimento anestésico transferirá ao plantonista a responsabilidade pelo atendimento e continuidade dos cuidados até a plena recuperação anestésica do paciente.

§2º. Não existindo médico plantonista na SRPA, caberá ao médico anestesista responsável pelo procedimento anestésico o pronto atendimento ao paciente.

§3º. Enquanto aguarda a remoção, o paciente deverá permanecer no local onde foi realizado o procedimento anestésico, sob a atenção do médico anestesista responsável pelo procedimento.

§4º. É incumbência do médico anestesista responsável pelo procedimento anestésico registrar na ficha anestésica todas as informações relevantes para a continuidade do atendimento do paciente na SRPA (ANEXOS III) pela equipe de cuidados, composta por enfermagem e médico plantonista alocados em número adequado.

§5º. A alta da SRPA é de responsabilidade exclusiva de um médico anestesista ou do plantonista da SRPA.

§6º. Na SRPA, desde a admissão até o momento da alta, os pacientes permanecerão monitorizados e avaliados clinicamente, na forma do ANEXO IV, quanto:

a) à circulação, incluindo aferição da pressão arterial e dos batimentos cardíacos e determinação contínua do ritmo cardíaco por meio da cardioscopia;

b) à respiração, incluindo determinação contínua da saturação periférica da hemoglobina;

c) ao estado de consciência;

d) à intensidade da dor;

e) ao movimento de membros inferiores e superiores pós-anestesia regional;

f) ao controle da temperatura corporal e dos meios para assegurar a normotermia; e

g) ao controle de náuseas e vômitos.

Art. 8º – Nos casos em que o paciente for removido para o Centro de Terapia Intensiva (CTI), o médico anestesista responsável pelo procedimento anestésico deverá acompanhar o transporte do paciente até o CTI, transferindo-o aos cuidados do médico plantonista.

§1º. É responsabilidade do médico anestesista responsável pelo procedimento anestésico registrar na ficha anestésica todas as informações relevantes para a continuidade do atendimento do paciente pelo médico plantonista do CTI (ANEXO III).

§2º. Enquanto aguarda a remoção, o paciente deverá permanecer no local onde foi realizado o procedimento anestésico, sob a atenção do médico anestesista responsável.

Art. 9º – Os anexos e as listas de equipamentos, instrumentais, materiais e fármacos que obrigatoriamente devem estar disponíveis no ambiente onde se realiza qualquer anestesia e que integram esta resolução serão periodicamente revisados, podendo ser incluídos itens adicionais indicados para situações específicas.

Esse ato normativo do Conselho Federal de Medicina respeita a autonomia do médico anestesiologista e do paciente, responsabilizando o diretor técnico da unidade pelo cumprimento das condições para o perfeito desempenho do ato anestésico. Assim, cabe ao anestesiologista verificar as condições da prática do ato antes da realização do procedimento.

Convém destacar a segurança para o paciente anestesiado e a responsabilidade do anestesiologista em manter vigilância enquanto o paciente estiver sob sua responsabilidade, inadmitindo a prática de anestesias simultâneas pelo mesmo profissional em pacientes distintos. A avaliação pré-anestésica está consolidada desde 1999,[25] porém a resolução sob comento adota variantes que facilitam sua aplicação.

Estabelece, ainda, detalhadamente, em seus nove anexos, a necessidade de equipamentos para aplicação da anestesia, monitorização adequada do paciente, agentes anestésicos, fármacos para reanimação, instrumental e materiais, suporte cardiorrespiratório, entre outros.

Recentemente, têm surgido questionamentos quanto a participação do anestesiologista nas sedações/anestesias para a realização de procedimentos endoscópicos no aparelho digestivo, tendo sido realizado o fórum Endoscopia Digestiva e Anestesiologia, com o tema "Sedação para Endoscopia: Aspectos Éticos e Legais", sob o comando do Conselho Federal de Medicina e com participação de representantes da Sociedade Brasileira de Anestesiologia (SBA) e da Sociedade Brasileira de Endoscopia Digestiva (SOBED).

A proposta da SOBED é flexibilizar a participação do anestesiologista, ou outro médico, na sedação para as endoscopias digestivas, apontando possíveis conflitos entre a Resolução CFM nº 2.174/2017 e a Resolução de Diretoria Colegiada (RDC) nº 06/2013 do Ministério da Saúde e questões de ordem financeira, como o pagamento do custo do anestesiologista nesses procedimentos.

Devem ser lembradas as resoluções do Conselho Federal de Medicina que tratam da matéria:

Resolução CFM nº 1.670/03

Art. 2º – O médico que realiza o procedimento não pode encarregar-se simultaneamente da administração de sedação profunda/analgesia, <u>devendo isto ficar a cargo de outro médico</u>.

Resolução CFM nº 2.174/2017

Art. 5º – Considerando a necessidade de implementação de medidas preventivas voltadas à redução de riscos e ao aumento da segurança sobre a prática do ato anestésico, recomenda-se que:

a) a sedação/analgesia seja realizada por médicos, preferencialmente anestesistas, <u>ficando o acompanhamento do paciente a cargo do médico que não esteja realizando o procedimento que exige sedação/analgesia</u>. (grifo do autor).

Destaca-se, como muito bem-conceituado na Resolução CFM nº 1.670/03, que:

(...) as respostas ao uso desses medicamentos são individuais e os níveis são contínuos, ocorrendo, com frequência, a transição entre eles. O médico que prescreve ou administra a medicação deve ter a habilidade de recuperar o paciente deste nível ou mantê-lo e recuperá-lo de um estado de maior depressão das funções cardiovascular e respiratória.

Deve ser reforçado com os médicos que ambas as resoluções estão em vigor, até ulterior decisão pelo Conselho Federal de Medicina, devendo os procedimentos serem realizados nos preceitos definidos na norma ética, não obstante existir controvérsia com a Lei nº 12.842, de 10 de julho de 2013, que em seu Artigo 4º, inciso VI, estabelece que "são atividades privativas do médico a execução de sedação profunda, bloqueios anestésicos e anestesia geral", o que pode ensejar a alguns menos cuidadosos a realização de sedação por outro profissional que não seja médico. Entretanto, a normativa ética deve continuar a determinar os preceitos a serem seguidos pelos médicos no estrito cumprimento do que está na tríade do cuidado: segurança do paciente, melhoria dos resultados e satisfação do paciente. Também não deve ser esquecido o princípio histórico do *primum non nocere* (primeiro, não prejudicar). Assim dispõem os médicos anestesiologistas de instrumentos normativos para a prática segura da especialidade, devendo, portanto, praticar seus atos no estrito cumprimento do CEM e das resoluções normativas do Conselho Federal e dos Conselhos Regionais de Medicina.

## ■ DECISÕES RELEVANTES DO CONSELHO FEDERAL DE MEDICINA**

### Recurso CFM 000376/2018

(Decisão publicada no D.O.U. no dia 11/04/2019, seção 1, página 282)

EMENTA: PROCESSO ÉTICO-PROFISSIONAL. RECURSO DE APELAÇÃO. PRELIMINAR ARGUIDA: VÍCIO NO RITO DO JULGAMENTO. INFRAÇÃO AO ARTIGO 29 DO CEM (RESOLUÇÃO CFM Nº 1.246/88): *É VEDADO AO MÉDICO: PRATICAR ATOS PROFISSIONAIS DANOSOS AO PACIENTE, QUE POSSAM SER CARACTERIZADOS COMO IMPERÍCIA, IMPRUDÊNCIA OU NEGLIGÊNCIA.* REFORMA DA DECISÃO DE ABSOLVIÇÃO PARA APLICAR A PENA DE "CENSURA PÚBLICA EM PUBLICAÇÃO OFICIAL. I - Os atos praticados no âmbito da Sindicância e Processo Ético-Profissional não se submetem à rigidez dos ritos judiciais, tendo em vista o princípio do informalismo no âmbito administrativo. II - A leitura da Ata da sessão de julgamento demonstra que o procedimento adotado pela Presidente dos trabalhos, apesar de inusitado, não é capaz, por si só, de gerar alguma nulidade ao julgamento. Assim, podemos verificar que o art. 87, caput, incisos e parágrafos foi obedecido. *III - Comete ilícito ético o médico anestesiologista que, ao realizar ato anestésico, não tem a devida cautela na administração de substâncias, causando danos ao paciente.* IV - Preliminar rejeitada. V - Recurso de apelação conhecido e dado provimento parcial.

### Recurso CFM 002071/2017

(Decisão publicada no D.O.U. no dia 05/04/2018, seção 1, página 65)

EMENTA: PROCESSO ÉTICO-PROFISSIONAL. RECURSO DE APELAÇÃO DO CFM. INFRAÇÃO AOS ARTIGOS 29, 46 E 142 DO CEM (RESOLUÇÃO CFM Nº 1.246/88): *É VEDADO AO MÉDICO: PRATICAR ATOS PROFISSIONAIS DANOSOS AO PACIENTE, QUE POSSAM SER CARACTERIZADOS COMO IMPERÍCIA, IMPRUDÊNCIA OU NEGLIGÊNCIA. É VEDADO AO MÉDICO: EFETUAR QUALQUER PROCEDIMENTO MÉDICO SEM O ESCLARECIMENTO E CONSENTIMENTO PRÉVIOS DO PACIENTE OU DE SEU RESPONSÁVEL LEGAL, SALVO IMINENTE PERIGO DE VIDA. O MÉDICO ESTÁ OBRIGADO A ACATAR E RESPEITAR OS ACÓRDÃOS E RESOLUÇÕES DOS CONSELHOS FEDERAL E REGIONAIS DE MEDICINA.* REFORMA DA PENA DE "ADVERTÊNCIA CONFIDENCIAL EM AVISO RESERVADO" PARA "CENSURA PÚBLICA EM PUBLICAÇÃO OFICIAL". I - *Comete delito ético o médico que atua de forma negligente e é imprudente na condução de ato anestésico, bem como deixa de confeccionar documento de esclarecimento e de acatar acórdão e resolução emanada deste Conselho.* II - Recurso de apelação conhecido e dado provimento parcial.

### Recurso CFM 009070/2005

Decisão publicada no D.O.U no dia 10/08/2007, seção 01, página 157.

EMENTA: PROCESSO ÉTICO-PROFISSIONAL. RECURSO DE APELAÇÃO. PRELIMINARES ARGÜIDAS: -ALEGAÇÃO DE NULIDADE EM RAZÃO DA NÃO APRESENTAÇÃO DE RELATÓRIO, POR PARTE DO CONSELHEIRO SINDICANTE; - NULIDADE POR EXCESSO DE PRAZO; - NULIDADE POR ALEGADA QUEBRA DE SIGILO PROCESSUAL. INFRAÇÃO AOS ARTIGOS 2º, 42, 60 E 124 DO CEM: *- O ALVO DE TODA A ATENÇÃO DO MÉDICO É A SAÚDE DO SER HUMANO, EM BENEFÍCIO DA QUAL DEVERÁ AGIR COM O MÁXIMO DE ZELO E O MELHOR DE SUA CAPACIDADE PROFISSIONAL; - É VEDADO AO MÉDICO: PRATICAR OU INDICAR ATOS MÉDICOS DESNECESSÁRIOS OU PROIBIDOS PELA LEGISLAÇÃO DO PAÍS; - É VEDADO AO MÉDICO: EXAGERAR A GRAVIDADE DO DIAGNÓSTICO OU PROGNÓSTICO, OU COMPLICAR A TERAPÊUTICA, OU EXCEDER-SE NO NÚMERO DE VISITAS, CONSULTAS OU QUAISQUER OUTROS PROCEDIMENTOS MÉDICOS;*

---

** Pesquisa feita em 11 de setembro de 2023, utilizando a palavra "anestesia".

*- É VEDADO AO MÉDICO: USAR EXPERIMENTALMENTE QUAL-QUER TIPO DE TERAPÊUTICA, AINDA NÃO LIBERADA PARA USO NO PAÍS, SEM A DEVIDA AUTORIZAÇÃO DOS ÓRGÃOS COMPETENTES E SEM CONSENTIMENTO DO PACIENTE OU DE SEU RESPONSÁVEL LEGAL, DEVIDAMENTE INFORMADOS DA SITUAÇÃO E DAS POSSÍVEIS CONSEQÜÊNCIAS.* DESCARACTE-RIZADA INFRAÇÃO AO ARTIGO 43 DO CEM. MANUTENÇÃO DA PENA DE "CENSURA PÚBLICA EM PUBLICAÇÃO OFICIAL". I- A sindicância, meio sumário de aferição de meros indícios de infração, não se confunde com o procedimento ético-disciplinar, no qual deverão, como de fato foram respeitados os princípios da ampla defesa e do contraditório. II – Não há que se falar em excesso de prazo, já que tal fato se constitui em mera irregula-ridade e não em nulidade. III – Também há de se rejeitar a pre-liminar de quebra de sigilo, já que esta, se houve, foi praticada por terceiros e não pelo Conselho a quo. IV – *Comete delito ético o médico que realiza procedimentos desnecessários, ex-perimentais ou proibidos pela legislação vigente, assim como exagera na gravidade do quadro para justificar tais atos.* V – Preliminares rejeitadas. VI – Recurso de Apelação conhecido e parcialmente provido.

## ■ DECISÕES RELEVANTES DO SUPREMO TRIBUNAL FEDERAL***

## ARE 1213485 / SP - SÃO PAULO

RECURSO EXTRAORDINÁRIO COM AGRAVO
Relator(a): Min. MARCO AURÉLIO
Julgamento: 05/08/2019
Publicação: 12/08/2019
Decisão
RECURSO EXTRAORDINÁRIO – MATÉRIA FÁTICA – INVIABILIDA-DE – AGRAVO – DESPROVIMENTO.

1. O Tribunal de Justiça do Estado de São Paulo confirmou o entendimento do Juízo quanto à procedência do pedido de indenização por danos materiais e morais, em razão de erro médico. No extraordinário cujo trânsito busca alcançar, a re-corrente aponta a violação do artigo 7º, inciso IV, da Constitui-ção Federal. Discorre sobre a impossibilidade de utilização do salário mínimo como indexador.

2. A recorribilidade extraordinária é distinta daquela revela-da por simples revisão do que decidido, na maioria das vezes procedida mediante o recurso por excelência – a apelação. Atua-se em sede excepcional à luz da moldura fática delineada soberanamente pelo Tribunal de origem, considerando-se as premissas constantes do acórdão impugnado. A jurisprudência sedimentada é pacífica a respeito, devendo-se ter presente o Verbete nº 279 da Súmula do Supremo:
Para simples reexame de prova não cabe recurso extraordiná-rio.
Eis a síntese da decisão recorrida:
APELAÇÃO. Ação de obrigação de fazer c.c. indenizatória. Erro médico. *Cirurgia realizada na genitora e esposa dos autores*

*para retirada de pólipo nas cordas vocais. Paciente que sofreu parada cardiorrespiratória e lesão cerebral irreversível, pas-sando a viver em estado vegetativo, por ter sido submetida à anestesia geral, mesmo com a informação de que era alérgi-ca a este procedimento. Caracterização do dever de indenizar.* Obrigação de fazer e dano material que restou superada, pois cessada a partir do óbito da paciente que ocorreu no curso da demanda. Inegável dano moral suportado pelos autores. Inde-nização por dano extrapatrimonial bem arbitrada no importe de R$ 200 salários mínimos para cada um dos demandantes, tal como fixada em sentença, não comportando majoração/redução postulada pelas partes. Salário mínimo utilizado como parâmetro e não como indexador. Juros de mora que devem incidir a partir da citação. Valor dos honorários advocatícios mantidos. Recursos a que se nega provimento.

A decisão recorrida está em consonância com a jurisprudência firmada em ambas as Turmas do Supremo. Confiram com as seguintes ementas:

AGRAVO REGIMENTAL EM AGRAVO DE INSTRUMENTO. 2. MORTE DE PRESO NO INTERIOR DE ESTABELECIMENTO PRISIO-NAL. 3. INDENIZAÇÃO POR DANOS MORAIS E MATERIAIS. CABI-MENTO. 4. RESPONSABILIDADE OBJETIVA DO ESTADO. ART. 37, § 6º, DA CONSTITUIÇÃO FEDERAL. TEORIA DO RISCO ADMINIS-TRATIVO. MISSÃO DO ESTADO DE ZELAR PELA INTEGRIDADE FÍSICA DO PRESO. 5. PENSÃO FIXADA. HIPÓTESE EXCEPCIONAL EM QUE SE PERMITE A VINCULAÇÃO AO SALÁRIO MÍNIMO. PRECEDENTES. 6. AGRAVO REGIMENTAL A QUE SE NEGA PRO-VIMENTO. (agravo regimental no agravo de instrumento nº 577.908, 2ª Turma, relator ministro Gilmar Mendes, acórdão publicado no Diário de Justiça de 21 de novembro de 2008).

Agravo regimental no recurso extraordinário com agravo. Inde-nização. Valor inicial. Fixação em salários mínimos. Possibilida-de. Precedentes. 1. É firme a jurisprudência desta Corte de que é legítima a utilização do salário mínimo quando se tiver por finalidade apenas a expressão do valor inicial da indenização, a qual, se necessário, será atualizada pelos índices oficiais de correção monetária. 2. Agravo regimental não provido (agravo regimental no agravo em recurso extraordinário nº 704.878, 1ª Turma, relator ministro Dias Toffoli, acórdão publicado no Diário de Justiça de 11 de março de 2014).

As razões do extraordinário partem de pressupostos fáticos estranhos à decisão atacada, buscando-se, em última análise, o reexame dos elementos probatórios para, com fundamento em quadro diverso, assentar a viabilidade do recurso.

3. Conheço do agravo e o desprovejo.

4. Publiquem.

## RE 680151 / RJ - RIO DE JANEIRO

RECURSO EXTRAORDINÁRIO
Relator(a): Min. RICARDO LEWANDOWSKI
Julgamento: 27/04/2012
Publicação: 11/05/2012
Decisão
Trata-se de recurso extraordinário interposto contra acórdão que possui a seguinte ementa:
"ADMINISTRATIVO – RESPONSABILIDADE CIVIL – CIRURGIA DE HÉRNIA INGUINAL – COMPLICAÇÕES NO PÓS-OPERATÓRIO – *ERRO MÉDICO – TIPO DE ANESTESIA APLICADA AO PACIEN-TE* – NECESSIDADE DE PERÍCIA TÉCNICA. 1 – Causa de pedir centrada nos danos materiais provenientes de complicações no pós-operatório de cirurgia de hérnia inguinal a que foi sub-metido o Autor. 2 – *Ausência de autorização para a realização desta cirurgia e informação de que houve a comunicação ao*

---

*** Pesquisa feita em 11 de setembro de 2023, utilizando a expres-são "anestesia e erro e médico", resultou em seis decisões, proferi-das entre 2012 e 2022. As decisões proferidas no AI 852237 / RS - RIO GRANDE DO SUL (publicada em 09/02/2012), ARE 955416 / SC - SANTA CATARINA (publicada em 23/06/2016), ARE 1335275 / SP - SÃO PAULO (publicada em 03/08/2021) e ARE 1374492 / MG - MINAS GERAIS (pu-blicada em 28/06/2022), apesar de conterem as palavras pesquisadas, não discutem a responsabilidade pelo ato anestésico.

*paciente/Apelado sobre as suas possíveis conseqüências. 3 – Necessária a anulação da sentença, para determinar a realização de um laudo por médico anestesiologista.* 4 – Remessa necessária e recurso da União Federal prejudicados" (fl. 280).

Neste RE, fundado no art. 102, III, a, da Constituição, alegou-se ofensa ao art. 37, § 6º, da mesma Carta.

A pretensão recursal não merece acolhida.

O Tribunal de origem, com base nos fatos e provas existentes nos autos, sem reconhecer a existência de erro médico nem adentrar na análise dos requisitos configuradores da responsabilidade objetiva do Estado, anulou a sentença e determinou a realização de laudo pericial por profissional especializado.

A recorrente, por sua vez, sustentou, em suma, a inexistência de erro médico, bem como a ausência do elemento relativo ao nexo causal.

Assim, as razões recursais estão dissociadas dos fundamentos da decisão recorrida, o que caracteriza a deficiência na sua fundamentação. Inadmissível o recurso, nos termos da Súmula 284 do STF.

Isso posto, nego seguimento ao recurso (CPC, art. 557, caput).

Publique-se.

## ■ DECISÕES RELEVANTES DO SUPERIOR TRIBUNAL DE JUSTIÇA[****]

**REsp n. 1.790.014/SP**, relator Ministro Paulo de Tarso Sanseverino, relator para acórdão Ministro Marco Aurélio Bellizze, Terceira Turma, julgado em 11/5/2021, DJe de 10/6/2021.

RECURSO ESPECIAL. AÇÃO DE INDENIZAÇÃO POR DANOS MATERIAIS E MORAIS. 1. NEGATIVA DE PRESTAÇÃO JURISDICIONAL. NÃO OCORRÊNCIA. 2. ERRO MÉDICO COMETIDO EXCLUSIVAMENTE PELO ANESTESISTA, QUE NÃO FAZ PARTE DO POLO PASSIVO. RESPONSABILIZAÇÃO DO MÉDICO CIRURGIÃO. IMPOSSIBILIDADE. ACÓRDÃO RECORRIDO EM DISSONÂNCIA COM O ENTENDIMENTO PACIFICADO PELA SEGUNDA SEÇÃO DO STJ, POR OCASIÃO DO JULGAMENTO DO ERESP 605.435/RJ. 3. RESTABELECIMENTO DA SENTENÇA DE IMPROCEDÊNCIA DA AÇÃO. RECURSO PROVIDO.

1. Não há que se falar em negativa de prestação jurisdicional, pois todas as alegações formuladas no recurso de apelação interposto pelo ora recorrente foram devidamente analisadas pelo Tribunal de Justiça.

2. O acórdão recorrido está em manifesta dissonância com o entendimento pacificado na Segunda Seção do Superior Tribunal de Justiça, que, por ocasião do julgamento do EREsp 605.435/RJ, entendeu que *o médico cirurgião, ainda que se trate de chefe de equipe, não pode ser responsabilizado por erro médico cometido exclusivamente pelo médico anestesista, como ocorrido na hipótese*.

3. Recurso especial provido.

**AgInt no AREsp n. 1.375.970/SP**, relator Ministro Ricardo Villas Bôas Cueva, Terceira Turma, julgado em 10/6/2019, DJe de 14/6/2019.

AGRAVO INTERNO NO AGRAVO EM RECURSO ESPECIAL. AÇÃO DE INDENIZAÇÃO POR DANOS MORAIS E MATERIAIS. CIRURGIA PARA CORREÇÃO DE FRATURA NO TORNOZELO. COMPLICAÇÕES. ANESTESIA PERIDURAL. PACIENTE EM ESTADO VEGETATIVO. ERRO MÉDICO. CULPA CONFIGURADA. HOSPITAL. RESPONSABILIDADE SUBJETIVA. AÇÃO DE REGRESSO. PROCE-

DÊNCIA. DANOS MORAIS. VALOR. RAZOABILIDADE. 1. Recurso especial interposto contra acórdão publicado na vigência do Código de Processo Civil de 2015 (Enunciados Administrativos nºs 2 e 3/STJ).

2. A jurisprudência desta Corte encontra-se consolidada no sentido de que a responsabilidade dos hospitais, no que tange à atuação dos médicos contratados que neles trabalham, é subjetiva, dependendo da demonstração da culpa do preposto.

3. A responsabilidade objetiva para o prestador do serviço prevista no artigo 14 do Código de Defesa do Consumidor, no caso, o hospital, limita-se aos serviços relacionados com o estabelecimento empresarial, tais como a estadia do paciente (internação e alimentação), as instalações, os equipamentos e os serviços auxiliares (enfermagem, exames, radiologia). Precedentes.

4. *No caso em apreço, o acórdão recorrido concluiu, com base na prova dos autos, que houve falha médica quando da aplicação da anestesia peridural para correção de fratura no tornozelo da autora, que se encontra em estado vegetativo.*

5. A comprovação da culpa do médico atrai a responsabilidade do hospital embasada no artigo 932, inciso III, do Código Civil, mas permite ação de regresso contra o causador do dano.

6. O Superior Tribunal de Justiça, afastando a incidência da Súmula nº 7/STJ, tem reexaminado o montante fixado pelas instâncias ordinárias apenas quando irrisório ou abusivo, circunstâncias inexistentes no presente caso, em que arbitrada indenização no valor de R$ 70.000,00 (setenta mil reais).

7. Agravo interno não provido.

**REsp n. 1.707.817/MS**, relatora Ministra Nancy Andrighi, Terceira Turma, julgado em 5/12/2017, DJe de 7/12/2017.

PROCESSUAL CIVIL. RECURSO ESPECIAL. AÇÃO DE COMPENSAÇÃO POR DANOS MORAIS. REEXAME DE FATOS E PROVAS. INADMISSIBILIDADE. ERRO MÉDICO. EQUIPE MÉDICA INTEGRANTE DO HOSPITAL. PROVA DA CULPA EM PROCEDIMENTO CIRÚRGICO DE PACIENTE IDOSA. RESPONSABILIDADE DO HOSPITAL. MANTIDA. VALOR FIXADO A TÍTULO DE DANOS MORAIS. EXORBITÂNCIA. CONFIGURADA. HONORÁRIOS RECURSAIS. ÊXITO DO RECORRENTE.

1. Ação ajuizada em 6/2/13. Recurso especial interposto em 15/12/16 e concluso ao gabinete em 30/03/17. Julgamento: CPC/15.

2. O propósito recursal é determinar se o hospital deve ser responsabilizado pela morte de paciente idosa decorrente de bronco-aspiração em procedimento cirúrgico realizado em suas dependências.

3. A responsabilidade dos hospitais, no que tange à atuação dos médicos contratados que neles laboram, é subjetiva, dependendo da demonstração de culpa do preposto, não se podendo, portanto, excluir a culpa do médico e responsabilizar objetivamente o hospital.

4. *Na hipótese, o Tribunal de origem registrou que houve culpa por parte dos médicos (cirurgião chefe e anestesista) integrantes do corpo clínico do hospital, tanto pela imprudência na aplicação tardia da anestesia geral em paciente idosa e na sua intubação, quanto na imperícia em evitar o vômito e sua respectiva aspiração, que culminaram com o seu óbito.* Rever essas conclusões demandaria o reexame de fatos e provas (Súmula 7/STJ).

5. O valor de R$ 260 mil fixado pelo acórdão recorrido, a título de compensação por danos morais em razão da morte de paciente idosa por erro médico, revela-se exorbitante, pois a paciente foi socorrida e teve acompanhamento em UTI ao

---

[****] Decisões selecionadas a partir de pesquisa feita em 11 de setembro de 2023, utilizando a palavra "anestesia".

longo dos dias subsequentes à cirurgia, não se vislumbrando contexto precário de atenção hospitalar para remediar o erro médico que lhe antecedeu.

7. Recurso especial conhecido e parcialmente provido.

**REsp n. 1.679.588/DF**, relator Ministro Moura Ribeiro, Terceira Turma, julgado em 8/8/2017, DJe de 14/8/2017.

CIVIL. PROCESSUAL CIVIL. CONSUMIDOR. RECURSOS ESPE-CIAIS. RECURSOS MANEJADOS SOB A ÉGIDE DO CPC/73. RES-PONSABILIDADE CIVIL. ERRO MÉDICO. DANOS MATERIAIS E MORAIS. PARCIAL PROCEDÊNCIA. RECURSO ESPECIAL DO ANESTESISTA. INDEFERIMENTO DE PROVA PERICIAL. CERCEA-MENTO DE DEFESA. INEXISTÊNCIA. NULIDADE PELA AUSÊN-CIA DE INTERVENÇÃO DO MINISTÉRIO PÚBLICO. PREJUÍZO NÃO CONFIGURADO. DECISÃO RECORRIDA EM CONSONÂN-CIA COM O ENTENDIMENTO DESTA CORTE. COMPROVAÇÃO DA CULPA. REEXAME DO CONJUNTO FÁTICO-PROBATÓRIO DOS AUTOS. IMPOSSIBILIDADE. SÚMULA N° 7 DESTA CORTE. CÔMPUTO INICIAL DOS JUROS. ALEGAÇÃO DE VIOLAÇÃO DA SÚMULA Nº 362 DO STJ. IMPOSSIBILIDADE DE ANÁLISE POR ESTA CORTE. RECURSO ESPECIAL DO HOSPITAL SANTA LÚCIA S.A. VIOLAÇÃO DO ART. 535 DO CPC/73. OMISSÃO, CONTRA-DIÇÃO E OBSCURIDADE NÃO CONFIGURADA. CULPA DOS SEUS MÉDICOS RECONHECIDA. RESPONSABILIDADE OBJETIVA DO HOSPITAL. DECISÃO EM CONFORMIDADE COM A JURISPRU-DÊNCIA DOMINANTE DESTA CORTE. SÚMULA N° 568 DO STJ. VALOR INDENIZATÓRIO. REDUÇÃO. DESNECESSIDADE. VERBA FIXADA COM MODERAÇÃO.

1. Inaplicabilidade do NCPC neste julgamento ante os termos do Enunciado Administrativo nº 2 aprovado pelo Plenário do STJ na sessão de 9/3/2016: Aos recursos interpostos com fundamento no CPC/1973 (relativos a decisões publicadas até 17 de março de 2016) devem ser exigidos os requisitos de admissibilidade na forma nele prevista, com as interpretações dadas até então pela jurisprudência do Superior Tribunal de Justiça.

2. Inexiste omissão no acórdão se a matéria posta em debate foi devidamente enfrentada pela Corte local, que emitiu pronunciamento de forma clara e fundamentada, ainda que em sentido contrário à pretensão da parte interessada.

3. O indeferimento de prova pericial, por si só, não caracteriza cerceamento de defesa, mormente quando o julgador considera desnecessária a sua produção em virtude da existência nos autos de elementos suficientes para a formação de seu convencimento.

4. Esta Corte firmou o entendimento de que é necessária a demonstração de prejuízo para que seja acolhida a nulidade por falta de intimação do Ministério Público, em razão da existência de interesse de incapaz. Precedente.

5. Importa anotar que neste Tribunal o Ministério Público nem sequer avalizou a tese da nulidade.

6. *O Tribunal a quo, com base no conjunto fático-probatório dos autos, concluiu pela negligência dos profissionais médicos, que não acompanharam a paciente até a sua saída do quadro anestésico, nem sequer lhe prestaram assistência imediata no momento em que sofreu complicações decorrentes da anestesia.* Reformar tal entendimento encontra óbice na Súmula nº 7 do STJ.

7. *Consoante a jurisprudência dominante do STJ, é objetiva a responsabilidade do Hospital quanto a atividade de seu profissional plantonista (art. 932, III, do CC/02 e 14 do CDC), de modo que dispensada demonstração da sua culpa relativamente a atos lesivos decorrentes de erro do médico integrante de seu corpo clínico.*

Precedentes.

8. Este Sodalício Superior pode alterar o valor indenizatório do dano moral apenas nos casos em que a quantia arbitrada pelo acórdão recorrido for irrisória ou exorbitante, hipóteses que não se fazem presentes.

9. Não se mostra exorbitante a verba indenizatória moral fixada em R$ 120.000,00 (cento e vinte mil reais), a ser partilhada entre as quatro autoras, sendo referida quantia suficiente e apta a reparar o dano extrapatrimonial decorrente de erro médico do qual resultou a inabilitação total e permanente da paciente para o exercício de todo e qualquer ato da sua vida civil.

10. Recursos especiais não providos.

**EREsp n. 605.435/RJ**, relatora Ministra Nancy Andrighi, relator para acórdão Ministro Raul Araújo, Segunda Seção, julgado em 14/9/2011, DJe de 28/11/2012.

EMBARGOS DE DIVERGÊNCIA EM RECURSO ESPECIAL. PROCES-SUAL CIVIL. CIVIL E CONSUMIDOR. ERRO MÉDICO. RESPONSA-BILIDADE DOS MÉDICOS CIRURGIÃO E ANESTESISTA. CULPA DE PROFISSIONAL LIBERAL (CDC, ART. 14, § 4º). RESPONSABILIDA-DE PESSOAL E SUBJETIVA. PREDOMINÂNCIA DA AUTONOMIA DO ANESTESISTA, DURANTE A CIRURGIA. SOLIDARIEDADE E RESPONSABILIDADE OBJETIVA AFASTADAS.

1. Não se conhece dos embargos de divergência apresentados pela Clínica, pois: (I) ausente o necessário cotejo analítico entre os acórdãos embargado e paradigma, para fins de comprovação da divergência pretoriana (RISTJ, arts. 255, §§ 1º e 2º, e 266, § 1º);

e (II) o dissídio apontado baseia-se em regra técnica de conhecimento do recurso especial.

2. Comprovado o dissídio pretoriano nos embargos de divergência opostos pelo médico cirurgião, devem ser conhecidos.

3. *A divergência cinge-se ao reconhecimento, ou afastamento, da responsabilidade solidária e objetiva (CDC, art. 14, caput) do médico-cirurgião, chefe da equipe que realiza o ato cirúrgico, por danos causados ao paciente em decorrência de erro médico cometido exclusivamente pelo médico-anestesista.*

4. Na Medicina moderna a operação cirúrgica não pode ser compreendida apenas em seu aspecto unitário, pois frequentemente nela interferem múltiplas especialidades médicas. *Nesse contexto, normalmente só caberá a responsabilização solidária e objetiva do cirurgião-chefe da equipe médica quando o causador do dano for profissional que atue sob predominante subordinação àquele.*

5. *No caso de médico anestesista, em razão de sua capacitação especializada e de suas funções específicas durante a cirurgia, age com acentuada autonomia, segundo técnicas médico-científicas que domina e suas convicções e decisões pessoais, assumindo, assim, responsabilidades próprias, segregadas, dentro da equipe médica.*

*Destarte, se o dano ao paciente advém, comprovadamente, de ato praticado pelo anestesista, no exercício de seu mister, este responde individualmente pelo evento.*

6. O Código de Defesa do Consumidor, em seu art. 14, caput, prevê a responsabilidade objetiva aos fornecedores de serviço pelos danos causados ao consumidor em virtude de defeitos na prestação do serviço ou nas informações prestadas - fato do serviço. Todavia, no § 4º do mesmo artigo, excepciona a regra, consagrando a responsabilidade subjetiva dos profissionais liberais. Não há, assim, solidariedade decorrente de responsabilidade objetiva, entre o cirurgião-chefe e o anestesista, por erro médico deste último durante a cirurgia.

7. *No caso vertente, com base na análise do contexto fático-probatório dos autos, o colendo Tribunal de Justiça afastou a*

*culpa do médico-cirurgião - chefe da equipe -, reconhecendo a culpa exclusiva, com base em imperícia, do anestesista.*

8. Embargos de divergência da Clínica não conhecidos.

9. Embargos de divergência do médico cirurgião conhecidos e providos.

**REsp n. 244.838/MG**, relator Ministro Aldir Passarinho Junior, Quarta Turma, julgado em 30/5/2006, DJ de 26/6/2006, p. 148. CIVIL E PROCESSUAL. AÇÃO DE INDENIZAÇÃO. ERRO MÉDICO. RESPONSABILIDADE SUBJETIVA IDENTIFICADA. IMPERÍCIA MÉDICA NA ADMINISTRAÇÃO DE ANESTESIA. CULPA. PROVA. MATÉRIA DE FATO. REVISÃO. IMPOSSIBILIDADE. SÚMULA N. 7-STJ. INCIDÊNCIA. DANO MORAL DEVIDO. HONORÁRIOS ADVOCATÍCIOS. RECURSO ESPECIAL INTERPOSTO PREVIAMENTE. EMBARGOS INFRINGENTES. SUCUMBÊNCIA FIXADA ANTE ALTERAÇÃO DO JULGAMENTO PROCEDIDO EM 2º GRAU. JULGAMENTO EXTRA PETITA NÃO OCORRIDO.

I. *Identificada a ocorrência de erro médico na anestesia do paciente com base nos elementos fáticos dos autos, a condenação lastreou-se na responsabilidade subjetiva do hospital onde efetuado o tratamento* e a revisão da matéria esbarra no óbice da Súmula n. 7 do STJ.

II. *O ilícito civil lastreado em culpa não afasta o cabimento do dano moral.*

III. Recurso especial interposto contra acórdão da apelação, sem ratificação após haver sido o tema alusivo à verba honorária decidido em sede de embargos infringentes.

IV. Caso, ademais, em que não houve julgamento extra petita, pois a sentença de improcedência foi reformada em 2a instância e, daí, fixada a sucumbência pelo acórdão, ante o resultado do julgamento colegiado.

V. Recurso especial não conhecido.

**AgRg no REsp n. 961.586/RS**, relator Ministro Humberto Martins, Segunda Turma, julgado em 27/5/2008, DJe de 5/6/2008. ADMINISTRATIVO. AÇÃO CIVIL PÚBLICA. IMPROBIDADE ADMINISTRATIVA. SISTEMA ÚNICO DE SAÚDE. CONFIGURAÇÃO DO ATO ILÍCITO. ART. 9º DA LEI N. 9.429/92.

1. Resume-se a controvérsia em ação civil pública de improbidade administrativa em razão de supostas práticas de exigências de honorários médicos de pacientes do SUS, por duas vezes.

2. *Consta dos autos a contratação do recorrido para o serviço de anestesia, quando da realização de cesariana em paciente do SUS, com pagamento particular ao médico para a realização do referido procedimento.* Cabe a esta Corte aferir a questão de direito devolvida, qual seja, a configuração da improbidade administrativa.

3. A aludida situação, ao contrário do entendimento proferido pelo Tribunal a quo, não pode ser considerada mera irregularidade, especialmente quando existe norma expressa que tipifica o ato em questão.

4. O Ministério Público Federal, ao analisar os autos, verificou que os procedimentos realizados na internação, assim como os medicamentos e demais serviços prestados, encontravam-se cobertos pelo SUS. Deixou claro, em seu parecer, que a referida autorização garantia a gratuidade total da assistência prestada e estaria vedada a cobrança de qualquer valor a título de diferença.

5. *Não há como entender o procedimento de anestesia como "complementaridade" aos serviços prestados, pois sua essencialidade é manifesta. Nesse contexto, patente configuração do ato de improbidade administrativa, previsto no art. 9º, inciso I, da Lei n. 8.429, de 2 de junho de 1992.*

6. Em razão da devolutividade vinculada do recurso especial, não cabe a esta Corte adentrar no contexto fático-probatório para verificar a extensão da pena cabível. Devolução dos autos para o Tribunal a quo, a fim de que seja julgada a questão da aplicação da pena e condenação em eventuais honorários.

Agravo regimental improvido.

**REsp n. 351.178/SP**, relator Ministro Massami Uyeda, relator para acórdão Ministro João Otávio de Noronha, Quarta Turma, julgado em 24/6/2008, DJe de 24/11/2008. RECURSOS ESPECIAIS. AÇÃO DE INDENIZAÇÃO. DANOS MORAIS, MATERIAIS E ESTÉTICOS. RESPONSABILIDADE CIVIL. HOSPITAL. COMPLICAÇÕES DECORRENTES DE ANESTESIA GERAL. PACIENTE EM ESTADO VEGETATIVO.

1. A doutrina tem afirmado que a responsabilidade médica empresarial, no caso de hospitais, é objetiva, indicando o parágrafo primeiro do artigo 14 do Código de Defesa do Consumidor como a norma sustentadora de tal entendimento.

Contudo, a responsabilidade do hospital somente tem espaço quando o dano decorrer de falha de serviços cuja atribuição é afeta única e exclusivamente ao hospital. Nas hipóteses de dano decorrente de falha técnica restrita ao profissional médico, mormente quando este não tem nenhum vínculo com o hospital - seja de emprego ou de mera preposição -, não cabe atribuir ao nosocômio a obrigação de indenizar.

2. Na hipótese de prestação de serviços médicos, o ajuste contratual? vínculo estabelecido entre médico e paciente - refere-se ao emprego da melhor técnica e diligência entre as possibilidades de que dispõe o profissional, no seu meio de atuação, para auxiliar o paciente. Portanto, não pode o médico assumir compromisso com um resultado específico, fato que leva ao entendimento de que, se ocorrer dano ao paciente, deve-se averiguar se houve culpa do profissional - teoria da responsabilidade subjetiva.

No entanto, se, na ocorrência de dano, tal como o que sucedeu No entanto, se, na ocorrência de dano, tal como o que sucedeu nos autos, impõe-se ao hospital que responda objetivamente pelos erros cometidos pelo médico, estar-se-á aceitando que o contrato firmado seja de resultado, pois se o médico não garante o resultado, o hospital garantirá. Isso leva ao seguinte absurdo: na hipótese de intervenção cirúrgica, ou o paciente sai curado ou será indenizado – daí um contrato de resultado firmado às avessas da legislação.

3. O cadastro que os hospitais normalmente mantêm de médicos que utilizam suas instalações para a realização de cirurgias não é suficiente para caracterizar relação de subordinação entre médico e hospital. Na verdade, tal procedimento representa um mínimo de organização empresarial.

O conceito de preposto não se amolda a um simples cadastro, vai bem além, pois pressupõe que uma pessoa desenvolva atividade no interesse de outra, sob suas instruções, havendo, portanto, caráter de subordinação.

4. Recursos especiais não-conhecidos.

# REFERÊNCIAS

1. Carvalho JCM. Responsabilidade civil médica: acórdão na íntegra de tribunais superiores. Rio de Janeiro: Destaque; 1998.
2. Bauman Z. Modernidade líquida. Rio de janeiro: Jorge Zahar; 2001.
3. Castells M. A sociedade em rede. São Paulo: Paz e Terra; 1999.
4. Siqueira F, Estellita H. Direito Penal da Medicina. São Paulo: Marcial Pons; 2019.
5. Kfouri Neto M. Responsabilidade civil do médico. 9.ed. São Paulo: Revista dos Tribunais; 2018.
6. Meneses JAG, Meneses É, Brandão J. Ética médica e bioética. Responsabilidade profissional do anestesiologista. In: Bagatini A, Cangiani LM, Carneiro AFC, Nunes RR. Bases do ensino da anestesiologia. Rio de Janeiro: Sociedade Brasileira de Anestesiologia; 2016.
7. Abbagnano N. Dicionário de filosofia. São Paulo: Martins Fontes; 2003.
8. Stoco R. Tratado de responsabilidade civil: doutrina e jurisprudência. São Paulo: Revista dos Tribunais; 2007.
9. França GV, Gomes JCM, Drumond JGF. Erro médico. 3.ed. Montes Claros: Unimontes; 2001.
10. Chehuen Neto JA, Sirimarco MT, Figueiredo NSV, Barbosa TN, Silveira TG. Erro médico: a perspectiva de estudantes de medicina e direito. Rev Bras Educ Med. 2011;35(1).
11. França GV. Direito médico. 12.ed. Rio de Janeiro: Forense; 2014.
12. Soares RMF. Curso de introdução ao estudo do Direito. Salvador: Jus Podivm; 2009.
13. Brasil. Lei nº 3.268, de 30 de setembro de 1957. Diário Oficial da União, 01 de outubro de 1957.
14. Brasil. Decreto nº 44.045, de 19 de julho de 1958. Regulamento do Conselho Federal de Medicina e dos Conselhos Regionais de Medicina. Diário Oficial da União, 20 de julho de 1958.
15. Brasil. Lei Federal nº 10.406, de 10 de janeiro de 2002. Código Civil Brasileiro. Diário Oficial da União, 11 de janeiro de 2002.
16. Gagliano PS, Pamplona Filho R. Novo curso de direito civil: responsabilidade civil. Abrangendo o Código de 1916 e o novo Código Civil. São Paulo: Saraiva; 2008.
17. Garcez Neto M. Responsabilidade civil no direito comparado. Rio de Janeiro: Renovar; 2000.
18. Monteiro WB. Curso de direito civil: direito das obrigações. 34.ed. São Paulo: Saraiva; 2003.
19. Wald A. Curso de direito civil: obrigações e contratos. 10.ed. São Paulo: Revista dos Tribunais; 1992.
20. Greco R. Curso de Direito Penal – Parte Geral. v.1. 9.ed. Rio de Janeiro: Impetus; 2007.
21. França GV. Comentários ao Código de Ética Médica. 7.ed. Rio de Janeiro: Guanabara Koogan, 2019.
22. Dantas E, Coltri M. Comentários ao Código de Ética Médica. Rio de Janeiro: GZ; 2010.
23. França GV. Direito médico. 16.ed. Rio de Janeiro: Forense; 2020.
24. Meneses, JAG. A bioética e a prática da anestesia. In: Manica J. Anestesiologia. 4.ed. Porto Alegre: Artmed; 2018.
25. Brasil. Conselho Federal de Medicina. Parecer n° 56/99. A avaliação pré-anestésica é direito do paciente e dever do médico anestesiologista. Relator: José Abelardo Garcia de Meneses. Sessão Plenária de 29 de setembro de 1999.

# 4

# Anestesia e Bioética

**Joaquim Edson Vieira** ▪ **Chin An Lin**

## INTRODUÇÃO

As profundas transformações sociais, científicas e tecnológicas da sociedade moderna/pós-moderna, bem como seus impasses ambientais e culturais, parecem contradizer o livro *Eclesiastes* (*Cohelet* – reunir, convocar; pensamentos) ao apontar para prováveis superações. Nesse livro, o autor faz uma série de indagações a respeito da vida e o seu significado. Questiona tempos, realizações e a vaidade dessas mesmas realizações na vida do ser humano. A sua sabedoria, no entanto, mantém-se, ou se renova, nos tempos atuais, em que esses mesmos avanços, em outros termos, reproduzem e reforçam questões sobre as mais antigas vulnerabilidades do ser humano, desde a concepção até sua terminalidade.

Este capítulo pretende brevemente recuperar algumas dessas questões que hoje fazem parte da essência da Bioética, campo de conhecimento interdisciplinar que traz para a Medicina uma compreensão mais profícua das situações práticas quando acrescidas de contribuições de outras áreas e pela diversidade de interpretações.

A Bioética envolvida em documentação científica tem se tornado mais importante e consistente. Ao longo do tempo, puderam-se observar variações na ênfase sobre seus temas, apontando para a atualidade histórica que acompanha as constantes mudanças científicas e tecnológicas que demandam constantes reavaliações da ética em questão. Nesse movimento de remodelagem teórico-prática, a Bioética constrói e sistematiza seu campo de conhecimento.[1] Seria imprudente e até presunçoso tentar abordar todos os temas bioéticos em um único capítulo, mas três temas axiais serão apresentados: consentimento livre e esclarecido (antes denominado "informado"), doação e transplante de órgãos e ordem de não ressuscitar, com ênfase para a Anestesiologia.

## ▪ BIOÉTICA

O termo "bioética", a partir da década de 1970, surgiu com mais frequência como um neologismo determinado pelas palavras de origem grega *bios* (vida) e *ethike* (ética), embora seja provável que seu nascedouro tenha sido um pouco anterior, durante os anos de 1960, com os avanços biomédicos – transplantes, contracepção, terapia intensiva. Movimentos culturais e sociais, também emergentes ou ampliados, parecem ter alavancado esses acontecimentos – notadamente os direitos civis. A bioética, ainda que *palavra nova*, posicionou-se como uma ponte entre duas culturas que ainda pouco dialogavam, as ciências e as humanidades.[2]

Embora nascida em ambiente científico e com um sentido mais amplo de proteger a qualidade da vida humana, bem como o meio ambiente, a bioética não pode ser vista como disciplina constituída de pressupostos. Logo em seus primórdios e por transitar entre fatos e valores, ficou evidente a necessidade de traçar os limites entre ciência – explicações e previsões testáveis que constroem conhecimentos – e valores – qualidades que orientam julgamentos socialmente válidos.[3]

Para Segre, Bioética é parte da Ética (linha de pensamento da Filosofia que estuda a ação humana segundo valores morais), tendo como objeto de estudo questões referentes à vida humana.[4] A conotação da ética é adotada como elaboração subjetiva de vivências mediante confronto interno de fatos, saberes, valores coletivos e pessoais, deveres e sentimentos. O agir eticamente orientado seria o resultado do julgamento realizado pelo indivíduo, de forma reflexiva, ante todos esses determinantes de sua ação. Nesse sentido, a Bioética eliminaria a hipotética linha divisória imaginária entre fatos e valores, razão e sentimento, haja vista que são dimensões que, na prática, estão sempre entrelaçadas. Bioética é um dos campos do conhecimento humano criados pela cultura para lidar com a complexa combinação de revolução científica e choque de valores advindo de transformações sociais.[5]

Em decorrência, coloca-se como desafio para quem quer que seja, bem treinado para a ciência ou para a Medicina, a competência de tomar ("boas") decisões morais e éticas em diversos campos da ciência, inclusive na Medicina.[6]

Para tanto, além do estudo das questões da vida humana que se projetam para dentro do campo da saúde, a Bioética cria métodos de abordagem, compreensão e tomada de decisão sobre essas questões. Vários métodos têm sido propostos e, ainda que com ressalvas e variações, organizam-se em torno da força da argumentação, que, ao final, deve chegar a uma deliberação eticamente sustentável.[7]

A construção argumentativa parte do encontro de pessoas dispostas a dialogar e refletir sobre fatos, princípios, valores, conhecimentos, sentimentos, deveres e prossegue com o exame cuidadoso de cada aspecto a favor e cada aspecto contra uma determinada afirmação em exame bioético. O debate entre diferentes pontos de vista se dá em torno da força ou fraqueza dos argumentos até se chegar a uma conclusão ou deliberação.

A tomada de decisão eticamente construída é um procedimento da Bioética que busca conciliar direitos e responsabilidades quando, em situações concretas, ocorre um conflito (ético e moral) decorrente do choque entre proposições contraditórias igualmente relevantes.

Os estudos de Zoboli[8] e Nora e col.[9] mostram que, na prática clínica, a utilização de modelos bioéticos baseados em processos deliberativos de argumentação interdisciplinar possibilita tomadas de decisão mais prudentes, amplas e satisfatórias. Segundo Gracia,[10] os métodos deliberativos têm como premissa a constatação de que decisões morais envolvem não apenas princípios e ideias, mas também emoções, valores e crenças nem sempre explicitados, mas que atuam de forma igualmente determinante sobre os rumos da tomada de decisão em saúde. Alguns modelos deliberativos utilizados na área da saúde são: o processo deliberativo de Diego Gracia,[10] o método de Nijmegen,[11] o modelo Considerations, Actions, Reasons, Experiences (CARE),[12] entre outros.

Esses modelos têm em comum a discussão interdisciplinar ponto a ponto sobre cada elemento influenciador da tomada de decisão, assim como quanto às etapas estruturadas da deliberação. Resumidamente, as estratégias incluem:

1. Análise dos fatos do caso e esclarecimento sobre todos os eventos associados, sejam eles clínicos, socioculturais, religiosos, psicoemocionais, institucionais e relativos ao sistema de saúde;
2. Elucidação dos valores morais do caso na perspectiva de todos os sujeitos envolvidos, tanto pacientes e acompanhantes quanto equipe de saúde;
3. Verificação dos direitos e deveres, normas éticas e legalidades relativamente ao caso em estudo;
4. Indicação do problema moral fundamental e observação dos valores em conflito;
5. Identificação das decisões técnicas possíveis, observando quais seriam as decisões intermediárias às ações extremas em relação aos valores em questão;
6. Ponderação sobre a decisão técnica mais indicada, tendo em vista todos os elementos avaliados e as ações extremas, de modo a se encontrar a decisão intermediária que se apresenta como a mais prudente entre as possíveis e desejáveis.

A boa decisão a que se chega ao final dos processos deliberativos depende da acurácia com que se realizam as reflexões necessárias em cada etapa do processo. No modelo de Diego Gracia,[10] a decisão final deverá ser submetida ao teste de consistência da decisão, o qual exige respostas afirmativas para três questões: 1. A decisão é legal? 2. A decisão é defensável publicamente? 3. A decisão se mantém no tempo relativo aos fatos em questão?

Historicamente mais antigo, porém não menos importante para a prática médica, é o chamado principialismo em Bioética. Em 1970, a Comissão Nacional para Proteção dos Seres Humanos e Sujeitos de Investigação Biomédica e do Comportamento (EUA) publicou o *Relatório Belmont*, que identificava quatro princípios éticos norteadores das ações em saúde:

- Beneficência
- Não maleficência
- Autonomia
- Justiça

Beneficência e não maleficência são princípios hipocráticos, antigos na Medicina. Na beneficência, espera-se fazer o bem. Na não maleficência, espera-se não fazer o mal ou evitar potenciais ações que impliquem danos. Nem um nem outro princípio explica, entretanto, o que são e como distribuir o bem e o mal. Só dizem do dever de se promover o primeiro e evitar o segundo. Durante muitos anos, a definição do bem e do mal partiu dos próprios saberes, modelos e valores do médico. Atualmente, questiona-se muito a validade da atitude paternalista derivada desses princípios. Cada vez mais, preconiza-se que a definição do bem para cada situação de saúde-doença seja o resultado de uma ação intersubjetiva na qual médico e paciente, em ação comunicativa, cheguem juntos à decisão sobre o melhor proceder. Na prática médica, tem sido compreendido o sentido de beneficência como o propósito de se atingir a meta estabelecida entre o paciente e a equipe de saúde, seja diagnóstico ou tratamento; e a tentativa de não provocar danos como percalços resultantes, intencionais ou não, produzidos na perseguição da meta é compreendida como não maleficência. Dessa forma, os fins não justificam os meios.

Autonomia é um princípio mais recente na história e propõe que cabe ao paciente um papel preponderante na tomada da decisão final ou a mais importante em relação à sua saúde, inclusive sobre vida ou morte. A autonomia do paciente ressignifica os dois princípios anteriores, pois será a partir da relação entre a equipe de saúde e o paciente, por meio do diálogo, considerando-se a vontade do paciente e os recursos médicos possíveis, que serão definidas as metas do tratamento, o que se denomina "decisão compartilhada". A autonomia é, portanto, o princípio que confere à pessoa autônoma o direito de escolha. Considera-se autônoma uma pessoa em pleno gozo de suas capacidades psíquicas e sociais, suficientemente esclarecida pelo médico sobre seu estado e livre de qualquer tipo de coação,[4] ademais de legalmente reconhecida como autônoma (maioridade). Respeitar a autonomia do paciente é reconhecê-lo como sujeito de direitos, a começar pelo direito à liberdade, e, assim, valorizar e considerar seus pontos de vista sobre sua vida e saúde. Nesse sentido, faz parte da responsabilidade médica e da equipe de saúde ajudar o paciente e familiares a pensarem sobre suas opiniões e escolhas, evitando obstruir suas ações, exceto quando ficar plenamente estabelecido que suas ações possam acarretar danos a terceiros.

Justiça é um princípio que, na área da saúde, apresenta-se fortemente associado ao conceito de equidade, segundo o qual a cada um devem ser disponibilizados bens de acordo com suas necessidades, ou seja, a distribuição de bens sociais deve ser igual considerando-se as diferenças e desigualdades entre as pessoas. O princípio da justiça é a expressão da distribuição dos bens e direitos sociais de forma justa, equitativa e apropriada na sociedade, de acordo com normas que estruturam os termos da cooperação social.[13] O princípio da justiça se expressa em ações contra as iniquidades sociais, o que é amparado pela Declaração Universal dos Direitos Humanos, em favor da dignidade da pessoa humana.[14]

Pelo breve exposto até aqui, pode-se perceber que o principialismo constitui marco histórico na construção do campo da Bioética, contudo, desde sua publicação, é também objeto de debates e ressignificações. No centro desses, considera-se que o "bem-estar" pode ser aceito pelo "bom senso", mas sua medida pode ser mais bem apreciada pelos conceitos de capacidades, proposto por sem:[15] econômica, de liberdade política, de oportunidade social e de receber informação transparente. Essa perspectiva muda o paradigma da renda (monetária) para o das capacidades. Muda também o paradigma dos princípios, descritos anteriormente e considerados individuais, para aquele dos direitos humanos e os conflitos éticos que emergem das relações sociais e das necessidades de saúde. Essa abordagem tem sido denominada de bioética de intervenção (social).[16] A bioética de intervenção considera três níveis de direitos: o individual (titular dos próprios direitos); a existência social e os direitos econômicos e sociais; a condição de vida e a necessidade de preservação ambiental. Essa abordagem justifica a priorização de políticas que privilegiem o maior número de pessoas pelo maior tempo, mesmo com o debate sobre prejuízo de algumas condições individuais.[17]

Finalmente, dois institutos devem ser citados, se não pelo pioneirismo, certamente pelas investigações promovidas: Instituto Kennedy (Universidade de Georgetown) e Centro Hastings (Nova York). A partir dessas iniciativas, outras se somaram, incluindo a de implantar e integrar a Bioética à educação médica.[18] De acordo com Callahan,[5] a bioética deve assumir uma posição central entre duas situações: pela Medicina, em que natureza e o ambiente podem se chocar, e pela sociedade, na qual as ciências promovem o bem-estar. Ainda assim, não seria uma posição inerte, e sim de equilíbrio entre as necessidades dos indivíduos e as das sociedades onde vivem.

## ◾ O CONSENTIMENTO LIVRE E ESCLARECIDO

A obtenção de um consentimento representa a mudança de uma perspectiva paternalista, que a ele confere pouca participação no processo de decisão, para uma abordagem centrada na pessoa do paciente. Essa mudança de paradigma ocorreu ao longo do século XX, embasada em decisões de cortes judiciais dos EUA e da Inglaterra. Um médico pode acreditar que determinada medida terapêutica e/ou diagnóstica é mais desejável ou necessária que outra, mas o entendimento da lei não permite simplesmente substituir o julgamento do paciente pelo do médico, desrespeitando a máxima segundo a qual "Um homem é o mestre de seu próprio corpo...".[19]

A aquisição do consentimento livre e esclarecido se constitui em norma prescrita pelo Conselho Federal de Medicina – Resolução CFM 2.174/2017.[20] Até recentemente, outras legislações nacionais e internacionais não previam a necessidade do termo de consentimento específico para a anestesia. Entre as motivações para não se adotar termo de consentimento, destacar-se-iam dificuldades como a quantidade de informações a serem apresentadas ao paciente e seu detalhamento, assim como a eventual dificuldade de apresentar todos os riscos e as incertezas de suas incidências.[21]

O debate sobre a utilização de termos específicos ou termos únicos e gerais para o consentimento[22] encontrou consenso em torno dos termos específicos quando se trata de procedimentos que potencialmente podem oferecer mais riscos ao paciente. Um documento "guarda-chuva" não deve ser considerado válido para quaisquer procedimentos, devendo, portanto, ser específico e bem descrito para eventos em particular.[23] Essa diretriz ganha força também ao se considerarem, ao lado da dimensão ética que representa, as dimensões de segurança do paciente e a qualidade da assistência. Organizações externas de avaliação estabeleceram a importância do termo de consentimento livre e esclarecido para o ato anestésico como fundamento do processo de qualidade na gestão hospitalar[24,25]

O consentimento livre e esclarecido é um instrumento legal para a proteção da autonomia do paciente e para o esclarecimento das atuações profissionais distintas. A autorização para uma cirurgia não significa a extensão para procedimentos do anestesiologista, que deve oferecer informações próprias e obter um termo em separado.[26] Não basta, entretanto, obter uma assinatura em um pedaço de papel, que, na verdade, é a última etapa de um processo comunicacional bem mais complexo, cuja legitimidade se dá na construção de um vínculo de confiança entre médico e paciente. O consentimento será considerado eficaz para o controle de riscos – inclusive os pertinentes aos questionamentos jurídicos[27] – quando se estabelecer mediante processo devidamente registrado em prontuário. É necessário, contudo, destacar o papel do consentimento como proteção da autonomia e garantia de que as informações importantes do procedimento foram comunicadas e auxiliaram o paciente a compreender a necessidade do procedimento, bem como os riscos a ele inerentes, e não meramente como um instrumento protetivo para a equipe de saúde contra eventuais questionamentos judiciais perpetrados pelo paciente.

A relação médico-paciente pode ser vista como uma das mais complexas formas de relacionamento social e com potencial assimetria de informação. Médicos e pacientes falam de forma diferente sobre o corpo e seus problemas, o que pode acarretar inconformidades em informações importantes quando a comunicação não for bem estabelecida.[28] Outro aspecto que pode levar a essas inconformidades se deve ao fato de que o acesso à informação técnico-científica, aliado ao aumento do nível educacional das pessoas e da consciência de seus direitos como cidadãos, tem feito surgir um paciente que busca e questiona informações sobre sua doença, sintomas, medicamentos, custo de internação e tratamento: o paciente *expert*. Ainda que esse não seja um fenômeno completamente novo, pois o movimento de busca de informações fora do consultório ou do hospital, com vizinhos, parentes ou amigos, sempre existiu,[29] ganha contornos diferentes, pois representa uma mudança de atitude do paciente frente ao médico na busca de mais informação e maior protagonismo no processo saúde-doença-cuidado.

A informação deve ser acessível e de qualidade. Para tanto, as sociedades de especialidades têm muito a contribuir, ativamente oferecendo informações científicas em linguagem de fácil compreensão. Por outro lado, no entanto, como podem garantir o bom uso dessas mesmas informações? Em nosso ver, aliando-se aos meios de divulgação e estimulando sua disseminação após terem sido avaliadas e validadas – ou seja, informando a sociedade sobre a diferença entre informação e conhecimento. Conhecimento deve ser exercido por pessoas competentes e certificadas, que interpretam a evidência científica com recursos advindos da competência profissional. Dessa forma mediada, a tecnologia em saúde poderá oferecer às pessoas meios de acesso a dados e informações de qualidade sobre funções de órgãos e estados químicos corporais que lhes permitam monitorar sua própria saúde. Esse desenvolvimento tem o potencial de revolucionar a prática da Medicina, retornando informações do ponto de vista técnico (e o poder que elas trazem) para as mãos dos pacientes.[30] O desafio bioético relativo a essa mudança é ainda tema que requer reflexão.

Finalmente, no tocante à informação, cabe considerar que a satisfação do paciente com os resultados da prática profissional do anestesiologista resulta do equilíbrio técnico e ético, enquanto se promove o respeito à autonomia de ambos. Ao mesmo tempo, é mister lembrar-se da vulnerabilidade do paciente em estado de anestesia e a correlata responsabilidade do médico, quando se faz imperioso ao anestesiologista monitorar, além de seus pacientes, as suas ações e as de seus colegas.[31]

## ▪ DOAÇÃO E TRANSPLANTES

O Brasil tem um bom programa nacional de transplantes de órgãos, e a Associação Brasileira de Transplantes de Órgãos (http://www.abto.org.br/abtov03/) promove a difusão dessas informações com estatísticas atualizadas regularmente. Importante, portanto, que o anestesiologista conheça os aspectos éticos relacionados com a doação e transplantes, visto que, na prática clínica, poderá se defrontar com o doador falecido de múltiplos órgãos, o doador de órgãos vivo ou o paciente com insuficiência orgânica terminal submetido ao transplante.

## Lei dos Transplantes

Os critérios de doação e transplantes foram estabelecidos pela Lei nº 9.434, de 1997,[32] com a criação do Sistema Nacional de Transplantes (SNT), dos órgãos estaduais e das Centrais de Notificação, Captação e Distribuição de Órgãos. Em 2001, extinguiu-se a doação presumida e a doação com doador falecido só ocorre com autorização familiar, independente do desejo em vida do potencial doador. Várias portarias e resoluções atualizam a legislação sobre o SNT, como, por exemplo, o Decreto nº 9.175, de 2017.[33]

## Diagnóstico de Morte Encefálica

Em 1997, o Conselho Federal de Medicina emitiu resolução que definiu os Critérios para o Diagnóstico de Morte Encefálica (Resolução CFM nº 1.480/97). Revisada em 2017 (Resolução CFM nº 2.173/17),[34] estabelece parâmetros clínicos para o início do diagnóstico: "Coma não perceptivo, ausência de reatividade supraespinhal, apneia persistente. Deve apresentar lesão encefálica de causa conhecida, irreversível e capaz de causar a morte encefálica, ausência de fatores tratáveis que possam confundir o diagnóstico de morte encefálica. Temperatura corporal superior a 35º, saturação arterial de oxigênio acima de 94% e pressão arterial sistólica maior ou igual a 100 mmHg para adultos". A confirmação decorre de: a) dois exames clínicos realizados por médicos diferentes e especificamente capacitados para confirmar o coma não perceptivo, e a ausência de função do tronco encefálico; b) um teste de apneia; c) um exame complementar que comprove a ausência de atividade encefálica. Esse exame deve comprovar: ausência de perfusão sanguínea encefálica ou ausência de atividade metabólica encefálica ou ausência de atividade elétrica encefálica.

## Doador Vivo

A doação de órgão ou tecido de um doador vivo é regulamentada por lei que define que parentes até quarto grau ou cônjuges podem ser doadores. Doadores não aparentados somente podem doar com autorização judicial.

## Distribuição de órgãos

Dois aspectos determinam a contínua necessidade de revisão dos critérios para a distribuição de órgãos e tecidos:

1. A crescente desproporção entre a oferta de órgãos de doadores falecidos, muito menor do que a necessária, e o número de pacientes que aguardam o transplante;
2. O avanço contínuo no conhecimento científico nessa **área, obrigando a revisões periódicas** dos critérios.

No Brasil, os critérios são discutidos dentro de c**â**maras t**é**cnicas, de caráter consultivo ao SNT, específicas de cada órgão ou tecido. Em relação ao transplante hepático, em 2005, o critério de distribuição do órgão deixou de ser o cronológico, ou seja, por ordem na inscrição na lista de espera, passando a ser empregado o critério da gravidade clínica.

Dessa maneira, os pacientes mais graves recebem o transplante antes que os menos graves (Portaria nº 2.600, art. 43).[35] Esse critério foi escolhido após quatro anos de emprego bem-sucedido nos EUA.

O uso de orgãos de doadores vivos não relacionados tem sido proposto como uma alternativa eticamente justificável para as nações desenvolvidas como meio de reduzir as listas de espera para transplante de órgãos, no entanto, segundo alguns autores, essa abordagem pode desestimular a doação de órgãos de cadáver e, pior ainda, estimular o comércio de órgãos nos países em desenvolvimento. A otimização do volume de doadores cadáveres ainda é uma meta a ser alcançada em alguns países antes de se estimular a doação intervivos[36]

Provavelmente, o tema mais polêmico no campo da Bioética seja a "regra do doador morto", segundo a qual o paciente deve ser declarado morto antes da remoção de qualquer órgão vital útil para um transplante. Ainda que pareça óbvia, essa regra trouxe como questão a definição de morte, inlusive em termos científicos. Pode-se dizer que ainda há debates em torno do tema. Será que a capacidade de alguns pacientes em morte cerebral manterem sua homeostase com ajuda de suporte de vida artificial os caracteriza como organismos vivos e pessoas humanas? Ou um corpo em morte cerebral mantido por suporte de vida é um mero conjunto de células, órgãos e tecidos coordenados entre si e sem uma expressão de vida humana?[37]

A morte humana pode ser determinada de duas maneiras: pela cessação irreversível de todas as funções cerebrais clinicamente documentada ou pela cessação definitiva das funções circulatórias e respiratórias. Ao longo dos últimos 40 anos, a determinação da morte humana por meio de testes neurológicos ("morte cerebral") tornou-se uma prática aceita em todo o mundo, mas tem permanecido controversa dentro dos círculos acadêmicos. A morte cerebral tem uma base biofilosófica rigorosa e define a morte como a perda irreversível das funções críticas do organismo como um todo. O melhor critério para essa definição é a cessação irreversível de todas as funções clínicas do cérebro. A área de maior controvérsia na determinação de morte, e a mais atual, é o uso de testes circulatório-respiratórios, os quais são válidos apenas porque eles mesmos produzem, no limite dessa observação, a destruição de todo o cérebro, que é critério de morte. No Brasil, os critérios de morte encefálica têm estimulado debates, que surgiram em unidades de terapia intensiva e ajudam a estabelecer os limites da morte encefálica.[38] O debate tem se mantido por decorrência da necessidade de distinção da cessação permanente e irreversível de funções circulatórias e respiratórias como essencial para a compreensão do uso desses testes.[39]

Há argumentos de que a retirada de órgãos de doadores após a definição dessas mortes, cerebral ou cardíaca, é que efetivamente provoca a morte desses "potenciais" doadores[40] O consentimento assumido em vida, por exemplo, no chamado "testamento vital" (living will) ou "diretivas antecipadas" (advance directives), em que a pessoa expressa sua vontade em relação aos cuidados e decisões ante a terminalidade, pode sustentar eticamente a decisão pela retirada de órgãos de pacientes que morrem sem o suporte de vida

artificial quando associado a uma condição de lesão neurológica irreversível.[41-43] Interessante notar que esses procedimentos de retirada de órgãos devem ser garantidos pelo cuidado de um anestesiologista em providenciar adequada anestesia.

## ■ A ORDEM DE NÃO RESSUSCITAR

A importância da comunicação com pacientes ou familiares a respeito do prognóstico de vida e a documentação escrita no registro desses pacientes podem ser fatores associados à discussão de formas de suporte de vida e sobre a adequação da ordem de não ressuscitar (ONR).[44] Pacientes idosos com diagnóstico de câncer terminal dão preferência à assistência de repouso domiciliar ou institucional quando da perspectiva de morte dentro de um período de seis meses[45]

Aparentemente, o julgamento clínico não necessariamente é o melhor para predizer o tempo de vida de pacientes em iminente risco de morte.[46] O mais importante aspecto no lidar com esse complexo momento é a comunicação, possibilitando que todas as pessoas envolvidas possam expressar sua interpretação do que seja viver e o que esperam da vida. Para o médico, essa atitude se ampara na Declaração Universal sobre Bioética e Direitos Humanos.[47]

A diretiva de se evitar a ressuscitação cardiocirculatória, ou (ONR), foi primeiramente apresentado em 1974 pela Associação Médica Americana com a prerrogativa de que tal manobra poderia representar uma violação dos direitos individuais de uma "morte digna".[48]

A prática de anestesiologia frequentemente se depara com pacientes em condições clínicas graves, e alguns deles podem ter expressado o desejo pela ONR. A literatura, no entanto, sugere que os anestesiologistas nem sempre seguem tal ordem, havendo a necessidade de se estabelecer clara comunicação com o paciente e/ou seus familiares sobre essa decisão.[49] Mais recentemente, em um levantamento sobre o assunto entre anestesistas pediátricos do Reino Unido, até 57% dos respondentes acreditavam poder alterar a ONR.[50] Em ambos os estudos, intervalados por meia década, a necessidade de diretrizes é apontada.

Embasados na bioética, tanto na sua vertente principialista quanto na que se articula aos direitos humanos, a primeira medida a ser tomada é a informação sobre diagnóstico e procedimentos propostos em processo dialógico no qual paciente e familiares tenham acesso e abertura a quaisquer questionamentos. Outra medida fundamental é assegurar quem detém a legalidade sobre decisões, o que, entretanto não exime a equipe de saúde e, nela, o anestesiologista de estabelecerem comunicação efetiva com todos os envolvidos no caso, de acordo com suas necessidades. Finalmente, o anestesiologista deve assegurar que pacientes e familiares, ou representantes legais, tenham pleno domínio do significado da ONR.[51]

## ■ CONCLUSÃO

A relação entre médico e paciente se sustenta na confiança, na qual se estabelecem decisões compartilhadas e assunção de riscos e responsabilidades. Nela, médicos e pacientes assumem os rumos da assistência à saúde, valendo-

-se do princípio da autonomia de ambos. A comunicação efetiva e dialógica possibilita que o paciente compreenda e se manifeste sobre a natureza da ação médica, dos possíveis riscos e de sua imprevisibilidade, exercendo autonomia de fato, chegando a uma decisão compartilhada sobre o que será o tratamento (e os procedimentos envolvidos, sejam diagnósticos, sejam terapêuticos). Melhor a comunicação, maiores a compreensão e a possibilidade de assumir e compartilhar decisões e riscos. Embora a imprevisibilidade perdure, a qualidade e a quantidade de informações é que podem determinar maior confiança mútua e o agir eticamente sustentável.

## REFERÊNCIAS

1. Cohen C, Vianna JAR, Battistella LR, Massad E. Time variation of some selected topics in bioethical publications. Journal of Medical Ethics. 2008;34 81-94.
2. Van Rensselaer P. Bioethics: Bridge to the Future. Englewood Cliffs, New Jersey: Prentice-Hall; 1971.
3. Coleman JS. Systems of Social Exchange. In: Coleman JS. Foundations of Social Theory. Cambridge: The Belknap Press of Harvard University Press; 1994.
4. Segre M, Cohen C. Bioética. São Paulo: EDUSP; 2008.
5. Cohen C. Por que pensar a bioética? Revista da Associação Médica Brasileira. 2008;54(6:473-474.
6. Callahan D. Bioethics. In: Reich WT, editor. Encyclopedia of Bioethics. Revised Edition. New York: The Free Press, Simon & Schuster MacMillan; 1995.
7. Boonin D, Oddie G. What's Wrong? New York. Oxford University Press; 2010.
8. Zoboli E. Bioética clínica na diversidade: a contribuição da proposta deliberativa de Diego Gracia. Revista Bioethikos. 2012;6(1):49-57.
9. Nora CRD, Zoboli ELCP, Vieira MM. Ethical deliberation in health: an integrative literature review. Revista Bioética. 2015; 23(1):114-123.
10. Gracia D. Ethical case deliberation and decision making. Med Health Care Philos. 2003;6(3):227-33.
11. Steinkamp N, Gordijn B. Ethical case deliberation on the ward: a comparison of four methods. Med Health Care Philos. 2003;6(3):235-46.
12. Abma TA, Widdershoven GA (). Moral deliberation in psychiatric nursing practice. Nurs Ethics. 2006;13(5):546-57.
13. Schramm RF, Rego S, Braz M, Palácios M. Bioética – Riscos e Proteção. Rio de Janeiro. Editora UFRJ/Fiocruz; 2005.
14. Vanderplaat M. Direitos Humanos: uma perspectiva para a saúde pública. Saúde e Direitos Humanos. 2004;1: 27-33.
15. Sen A. Desenvolvimento como liberdade. São Paulo: Ed. Schwarcz Ltda.; 2000.
16. Garrafa V, Porto D. Intervention bioethics: a proposal for peripheral countries in a context of power and injustice. Bioethics. 2003;17(5-6):399-416.
17. Garrafa V. Da bioética de princípios a uma bioética interventiva. Revista Bioética. 2005;13(1):125-134.
18. Drane JF. Preparacion de un Programa de Bioética: Consideraciones Basicas para el Programa Regional de Bioética de la OPS. Bioética. 1995;3: 7-18.
19. Murray PM. The History of Informed Consent. The Iowa Orthopaedic Journal. 1990;10:104-109.
20. Conselho Federal de Medicina. Resolução CFM nº 2.174, 2017. Dispõe sobre a prática do ato anestésico e revoga a Resolução CFM nº 1.802/2006. Diário Oficial da União. 2018 Fev. 27; (seção I): 82.
21. White SM, Baldwin TJ. Consent for Anaesthesia. Anaesthesia. 2003;58: 760-774.
22. Cohen C, Garcia M . Questões de Bioética Clínica. São Paulo: Elsevier; 2007.
23. Satyanarayana Rao KH. Informed Consent: An Ethical Obligation or Legal Compulsion? Journal of Cutaneous and Aesthetic Surgery. 2008;1(1):33-35.
24. Genro BP, Goldin JR. Acreditação hospitalar e o processo de consentimento informado. Revista HCPA. 2012;32(4):496-502.
25. Joint Commission International. Joint Commission International Accreditation Standards for Hospitals. Illinois: Joint Commission International; 2023.
26. White SM. Consent for Anaesthesia. Journal of Medical Ethics. 2004;30:286-290.
27. Ferraz OLM. Questionamentos judiciais e a proteção contra o paciente: um sofisma a ser corrigido pelo gerenciamento de riscos. Bioética. 1997;5:7-12.
28. Vieira JE. Definição de necessidades sociais para o ensino médico. Revista Brasileira de Educação Médica. 2003;27:153-157.
29. Garbin HBR, Pereira Neto AF, Guilam MCR. A internet, o paciente expert e a prática médica: uma análise bibliográfica. Interface – Comunicação. Saúde, Educação. 2008;12:579-88.
30. Topol EJ. The patient will see you now: the future of medicine is in your hands. New York: Basic Books; 2015.
31. Alves Neto O, Garrafa V. Anestesia e Bioética. Revista Brasileira de Anestesiologia. 2000;50:178-188.
32. Brasil. Lei no 9.434, de 4 de fevereiro de 1997. Dispõe sobre a remoção de órgãos, tecidos e partes do corpo humano para fins de transplante e tratamento e dá outras providências. Diário Oficial da União. 1997 Fev. Seç. 5, p. 2191.
33. Brasil. Decreto 9.175, de 18 de outubro de 2017 (2017). Regulamenta a Lei nº 9.434, de 4 de fevereiro de 1997, para tratar da disposição de órgãos, tecidos, células e partes do corpo humano para fins de transplante e tratamento. Diário Oficial da União. 2017 Out. Seç 1, p. 2.
34. Conselho Federal de Medicina. Resolução CFM nº 2.173/2017. Define os critérios do diagnóstico de morte encefálica. Diário Oficial da União. 2017 Dez 15. Seç. 1, p. 274-276.
35. Brasil. Portaria nº 2.600, de 21 de outubro de 2009. Aprova o Regulamento Técnico do Sistema Nacional de Transplantes. Diário Oficial da União. 30 out. 2009. Seç. I, p. 77-118.
36. Abbud-Filho M, Garcia VD, Campos HH, Pestana JO. Do we need living unrelated organ donation in Brazil? Transplantation Proceedings. 2004;36:805-807.
37. Moschella M (). Brain Death and Human Organismal Integration: A Symposium on the Definition of Death. The Journal of Medicine and Philosophy. 2016;41:229-236.
38. Westphal GA, Veiga VC, Franke CA (). Determinação da morte encefálica no Brasil. Revista Brasileira de Terapia Intensiva. 2019;31:403-409.
39. Bernat JL. Contemporary controversies in the definition of death. Progress in Brain Research. 2009;177:21-31.
40. Antommaria AH. Dying but not killing: donation after cardiac death donors and the recovery of vital organs. The Journal of Clinical Ethics. 2010;21:229-231.
41. Wegener R. Living Testaments and Medical Decisions. Forensic Science International. 2000;113:487-489.
42. Truog RD, Miller FG. The Dead Donor Rule and Organ Transplantation. The New England Journal of Medicine. 2008;359:674-675.
43. Campbell CS. Harvesting the living: separating "brain death" and organ transplantation. Kennedy Institute of Ethics Journal. 2004;14:301-318.
44. Bradley EH, Hallemeier AG, Fried TR, Johnson-Hurzeler R, Cherlin EJ, Kasl SV, et al. Documentation of discussions about prognosis with terminally ill patients. American Journal of Medicine. 2001;111:218-223.
45. Somogyi-Zalud E, Zhong Z, Lynn J, Hamel MB. Elderly persons' last six months of life: findings from the Hospitalized Elderly Longitudinal Project. Journal of American Geriatric Society. 2000;48(suppl 5):S131-S139.
46. Chow E, Harth T, Hruby G, Finkelstein J, Wu J, Danjoux C. How accurate are physicians' clinical predictions of survival and the available prognostic tools in estimating survival time in terminally ill cancer patients? A systematic review. Clinical Oncology (Royal College of Radiology). 2001;13:209-218.
47. UNESCO. Declaração Universal sobre Bioética e Direitos Humanos. Organização das Nações Unidas para a Educação, Ciência e Cultura. Paris: UNESCO; 2005.
48. American Medical Associatio. Standards for cardiopulmonary resuscitation (CPR) and emergency cardiac care (ECC). V. Medicolegal considerations and recommendations. JAMA. 1974;227:864-866.
49. Boudreaux AM. Ethics in Anesthesia Practice. ASA Refresher Courses in Anesthesiology. 2003;31:13-20.
50. Stack CG, Perring J. Pediatric DNAR orders in the perioperative period. Pediatric Anesthesia. 2009;19:964-971.
51. Henig NR, Faul JL, Raffin TA. Biomedical Ethics and the Withdrawal of Advanced Life Support. Annual Review of Medicine. 2001;52:79-92.

# 5

# Risco Profissional do Anestesiologista e Transtorno de Uso de Susbstâncias

**Reinaldo Cerqueira Braz** ▪ **Mariana Gobbo Braz** ▪ **Luiz Antonio Vane** ▪ **Claudia Marquez Simões**

## INTRODUÇÃO

Os médicos, incluindo os anestesiologistas, enfrentam riscos inerentes ao ambiente de trabalho, como as condições insalubres da sala de operação (SO) e de recuperação pós-anestésica (SRPA). Além disso, a presença do anestesiologista em outros ambientes aumenta sua exposição a radiações ionizantes e não ionizantes (laser) e forças eletromagnéticas.

A evolução tecnológica e a pressão econômica, exigindo maior carga horária, reduzem as horas de descanso e afetam o bem-estar dos anestesiologistas. Muitas vezes, ao cuidar dos pacientes, eles negligenciam medidas básicas de autoproteção, trazendo consequências para a saúde.

Nos anos 1970 e 1980, os estudos se concentravam nas doenças ocupacionais ligadas à poluição da SO. A partir da década de 1980, as preocupações voltaram-se para problemas infecciosos, como a AIDS e a hepatite.[1] Atualmente, questões como saúde mental e dependências psíquica e física ganham destaque e precisam ser abordadas.

A prevenção é essencial para reduzir os riscos profissionais. Instituições devem oferecer programas educacionais sobre esses riscos e técnicas de prevenção adequadas. Entre os fatores que aumentam os riscos estão ruídos, radiações, acidentes elétricos, infecções, poluição anestésica e o estresse do ambiente cirúrgico.

## ▪ RUÍDOS

A sala de operações deveria ser calma e silenciosa, mas geralmente não é. Há diversos ruídos que causam poluição sonora, variando entre 60 e 70 decibéis (db), como conversas e o funcionamento de equipamentos (cardioscópio, oxímetro, bisturi elétrico, etc.). A legislação permite até 90 db em jornadas de 8 horas, com limites de 35 a 45 db para ambientes hospitalares.[2] Contudo, os ruídos podem ultrapassar 100 db, como o som de aparelhos de ar condicionado, respiradores ou discussões entre os membros das equipes. As paredes impermeáveis das salas modernas funcionam como refletoras e amplificam esses ruídos.

Ruídos podem causar distração, irritabilidade, fadiga, aumento da liberação de catecolaminas, frequência cardíaca, pressão arterial, secreção gástrica e contrações musculares, tanto em profissionais quanto em pacientes conscientes.[3] Por outro lado, a música suave pode induzir relaxamento e respostas positivas em pacientes e na equipe.[4,5]

## ▪ RADIAÇÕES

O uso de radiação com finalidade diagnóstica ou terapêutica está aumentando devido ao avanço tecnológico, com a participação cada vez maior de anestesiologistas em muitos desses procedimentos.

As radiações eletromagnéticas podem ser ionizantes ou não ionizantes. As radiações ionizantes são emitidas principalmente por raios X e, ocasionalmente, por isótopos radioativos que liberam raios gama e partículas alfa e beta. As radiações não ionizantes são representadas pelo laser.

A radiação ionizante libera energia, causando a formação de radicais livres, destruição celular e possíveis alterações cromossômicas, com risco de crescimento maligno. Já na radiação não ionizante, há movimentação dos elétrons, mas as alterações ocorrem apenas pelo calor gerado pela absorção da radiação.[1,6]

A Tabela 5.1 traz, em resumo, as grandezas mais importantes da física das radiações, juntamente com as unidades introduzidas inicialmente e as novas do Sistema Internacional.

A dose máxima de radiação permitida pela Comissão Internacional de Proteção Radiológica é de 100 mRem/semana e 5 rem/ano; contudo, técnicos em radiologia raramente absorvem mais de 10% dessa dose. As doses são indicadas por dosímetro em unidades Gray, mas em muitos locais o

**Tabela 5.1** Algumas grandezas e unidades da física das radiações e suas relações.

| Grandeza | Unidade antiga | Unidade nova no Sistema Internacional |
|---|---|---|
| Exposição | Roentgen (R) | Coulomb/quilograma (C.kg⁻¹) IR = $2,58.10^{-4}$ C.kg⁻¹ |
| Dose absorvida | Rad | Gray (Gy) 1 rad = 0,01 Gy = 0,01 J.kg⁻¹ |
| Dose equivalente | Rem | Sievert (Sv) 1 rem = 0,01 Sv = 0,01 J.kg⁻¹ |
| Atividade | Curie (Ci) | Becquerel (Bq)1 Ci = $3,7.10^{10}$ Bq = $3,7.10^{10}$ s⁻¹ |

anestesiologista não possui esse dispositivo. É necessário avaliar se há indicação e disponibilidade e fornecer os dosímetros também aos anestesiologistas.

Uma radiografia de tórax gera radiação equivalente a 25 mrem. Procedimentos com múltiplas tomadas de imagem podem superar 1 rem. Os raios X podem ser refletidos, aumentando a exposição ocupacional, e seus efeitos são cumulativos. As radiações ionizantes são amplamente utilizadas em procedimentos diagnósticos e terapêuticos, como a fluoroscopia, o que eleva a exposição da equipe médica, especialmente do anestesiologista, que está em posição restrita, portanto, deve-se investir em proteções.

A exposição excessiva à radiação pode causar leucemia, câncer de tireoide, catarata, e malformações fetais em mulheres. O uso de aventais apropriados, a blindagem de aparelhos e o afastamento da fonte de radiação são essenciais para proteção, embora a pele e os olhos ainda fiquem expostos.[7]

Nos procedimentos com laser, é gerada luz infravermelha, visível ou ultravioleta, potencialmente perigosa. A maioria dos lasers na SO é da classe 4, com maior risco de lesões oculares, como queimaduras de córnea, retina e catarata. Protetores oculares com filtros especiais são necessários.[8]

A distância não reduz a intensidade da radiação não ionizante. A "névoa" formada pelo laser pode conter partículas infecciosas e ser mutagênica, como a fumaça de cigarro, exigindo troca contínua do ar da SO.

## ■ ELETROCUSSÃO

O risco de acidentes elétricos na SO aumentou consideravelmente nos últimos anos com o aumento do uso de equipamentos e a expansão da aplicação da eletrocirurgia.[9] A maior parte dos acidentes é causada por correntes mal vedadas e por descargas elétricas estáticas. Em geral, o paciente é o grande prejudicado, mas o anestesiologista poderá, eventualmente, fazer parte do circuito e sofrer descargas elétricas.

Macrochoques se referem às alterações das funções neurais ou musculares, ou de ambas, causadas pela passagem de elevada corrente elétrica através da pele intacta. Uma corrente de 100 *miliampères* pode determinar fibrilação ventricular quando passa no sentido de um braço para o outro ou do braço para a perna. Já os microchoques ocorrem quando pequenas quantidades de corrente elétrica são aplicadas di-

retamente no miocárdio através de cateter intracardíaco, por exemplo. Nessas situações, uma pequena corrente de 75 *microampères* poderá provocar fibrilação ventricular.[10]

A passagem de corrente elétrica pelo organismo pode gerar sensação de choque, queimaduras, lesões teciduais e disritmias cardíacas. Também existe a possibilidade de incêndios e explosões, pois materiais pouco inflamáveis, como a borracha e o plástico, em atmosfera com gases inflamáveis como o oxigênio e o óxido nitroso, podem entrar em combustão provocada por faíscas elétricas.

A SO deve ser planejada de modo a evitar a eletricidade estática, o que pode ser conseguido com a manutenção de umidade relativa do ar superior a 60% e instalação de piso com boa condução.

A segurança no uso de equipamentos elétricos envolve: manutenção periódica dos aparelhos, cabos intactos com três fios, conexão ao fio-terra, evitar o uso de cabos de extensão e adaptadores múltiplos, a não retirada do terceiro pino (terra) para permitir a sua conexão à tomada da SO e a existência de tomadas em altura adequada, em número suficiente e de boa qualidade.[11]

No Brasil, desde agosto de 2007, foi adotada nacionalmente a norma NBR 14136, determinando que os contatos elétricos das tomadas fiquem recuados em relação à face externa do plugue, incluindo um rebaixamento da tomada, além de implantar a obrigatoriedade do terceiro pino, realizando o aterramento da instalação, aumentando a segurança contra acidentes elétricos.

Muita atenção deve ser dada à placa do bisturi elétrico, que deve ter contato amplo com a pele do paciente e situar-se o mais próximo possível do campo cirúrgico e o mais longe possível dos fios de marcapassos e dos sensores de ECG. Deve-se evitar o acúmulo de soluções inflamáveis, por exemplo, clorexidina alcoólica, quando o bisturi for utilizado.[12] Quando o paciente tiver marca-passo cardíaco implantado, o ideal é utilizar o bisturi elétrico bipolar.

## ■ INFECÇÕES

A transmissão de infecções para o anestesiologista pode ocorrer durante o contato com sangue, secreções e líquidos corporais. Não são infrequentes os acidentes com agulhas, bisturi e outros materiais perfurocortantes. As lesões ocorrem mais frequentemente na face palmar dos dedos, principalmente no dedo indicador esquerdo. A manipulação de materiais biológicos, associados aos pequenos ferimentos nas mãos, aumenta o risco de contaminação, portanto, o uso de equipamentos de proteção é essencial.[13]

### Herpesvírus

O vírus varicela-zoster, o vírus do herpes simples, o citomegalovírus e o vírus Epstein-Barr são os mais comuns da família herpes. Após a infecção primária, a doença se torna latente, podendo se reativar em momentos subsequentes. Até a meia idade, a maioria das pessoas já foi infectada pelos herpesvírus e por isso a transmissão nosocomial é incomum, exceto na população pediátrica e nos imunodeprimidos. As anestesiologistas devem se precaver com relação ao citomegalovírus, por seus efeitos teratogênicos.[1]

Há relatos de infecções herpéticas na mão e rosto de anestesiologistas que tiveram contato com pacientes na fase ativa da doença, seja oral (tipo I) ou genital (tipo II). A principal recomendação em relação à proteção é o uso de luvas.

Profissionais de saúde com paroníquia herpética ativa podem infectar pacientes suscetíveis e, por isso, não devem participar na assistência direta aos pacientes até que todas as lesões tenham secado e formado crosta.

## Hepatite B

As principais características dos vários tipos de hepatite são encontradas na Tabela 5.2.

O vírus da hepatite B (VHB) foi o principal responsável pela transmissão de infecções aos profissionais de saúde, que na década de 1980 apresentavam prevalência sorológica entre 10% e 30%, comparado a 3% a 5% na população geral antes da vacinação obrigatória. A frequência de portadores varia de 0,2% a 0,9%, conforme testes sorológicos. Nos serviços de urgência, a prevalência sorológica foi ainda maior, entre 19% e 49%. A introdução de vacina efetiva para o VHB diminuiu enormemente a incidência, morbidade e mortalidade da doença.[14]

O diagnóstico da infecção por VHB é feito por testes sorológicos. O antígeno de superfície da hepatite B ($Hb_sAg$) pode ser detectado no plasma, três a quatro semanas após a infecção; nesse período, o portador é assintomático, mas já é capaz de provocar infecção pelo vírus. Com a resolução do quadro clínico agudo da hepatite B, o $Hb_sAg$ desaparece do plasma, mas é seguido pelo aparecimento de anticorpo ao antígeno de superfície (anti-$Hb_s$), o qual confere imunidade duradoura contra infecções subsequentes do VHB. Durante o período no qual o $Hb_sAg$ não é mais detectável no plasma e o anti-$Hb_s$ ainda não é mensurável (janela imunológica), deve-se fazer a dosagem de anticorpo ao antígeno central (anti-$Hb_c$), já detectável nessa fase. Com a resolução da infecção, somente anti-$Hb_c$ e anti-$Hb_s$ persistem.

O VHB é altamente resistente à esterilização por métodos de autoclavagem ou por meio do uso de desinfetantes contendo fenol ou clorina, permanecendo viável por período de até 14 dias em agulhas, luvas etc.[15]

A frequência da transmissão do VHB é alta, variando de 20% a 40% após contato percutâneo com material $Hb_s$ Ag positivo, sendo o anestesiologista que não possui anticorpos contra HBV considerado de alto risco em contrair hepatite B.[14,16] A principal estratégia na prevenção dessa infecção, além da proteção pessoal adequada, é a vacinação contra hepatite B, que cria anticorpos protetores em 95% dos adultos. Devem ser aplicadas três doses da vacina por via IM, aplicadas nos tempos zero, um e seis meses. Não há necessidade de reforço, desde que haja boa resposta, ou seja, produção no indivíduo de anticorpo Hbs. A vacina pode ser empregada com segurança em gestantes. Por isso, a vacinação deve ser sempre aplicada e o seu uso estimulado.[17]

A profilaxia após exposição percutânea ou de mucosa ao VHB depende do estado imunológico prévio do anestesiologista.[18,19] (Tabela 5.3) A imunoglobulina da hepatite B (HBIG)

| Tabela 5.2 Principais características das hepatites virais. | | | |
|---|---|---|---|
| | **Hepatite** | | |
| **Característica** | **A** | **B** | **C** |
| Período de incubação (dias) | 15-45 | 40-180 | 15 |
| Epidemiologia | fecal-oral | parenteral perinatal sexual | parenteral fecal-oral perinatal |
| Transfusional | rara | 5%-10% | 90%-95% |
| Estado carreador | não | adultos 5%-10% recém-nascidos: 70%-90% | > 50% |
| Hepatite crônica | não | 5%-10% | 5%-50% |
| Falência hepática fulminante | rara | < 1% | < 5% |
| Associação com câncer hepatocelular | não | sim | sim |

**Fonte:** Segundo *Berry* (1989).[14,15]

| Tabela 5.3 Recomendações para profilaxia após exposição percutânea ou de mucosa pelo VHB.[16] | | | |
|---|---|---|---|
| **Paciente** | | | |
| Indivíduo exposto | $Hb_sAg+$ | $Hb_sAg-$ | Não testado ou desconhecido |
| Não vacinado | HBIG (x1)-0,06 mL.kg$^{-1}$ – IM Iniciar vacinação VHB | Iniciar vacinação VHB | Iniciar vacinação VHB |
| Previamente vacinado e responsivo | Testar anti-Hbs: Se adequado: nenhum tratamento; Se inadequado: vacinação de reforço (x 1) | Nenhum tratamento | Nenhum tratamento |
| Previamente vacinado e não responsivo | HBIG (x 2) e/ou HBIG (x 1) + vacinação de reforço (x 1) | Nenhum tratamento | Se paciente de alto risco, tratar como se o paciente fosse $Hb_sAg+$ |
| Resposta não conhecida | Testar exposto para anti-$Hb_s$ | Nenhum tratamento | Testar paciente para anti-$Hb_s$: Se inadequado: dose reforço da vacina; Se adequado: nenhum tratamento |

Níveis adequados de anti-$Hb_s$ > 10 mUI.mL$^{-1}$

VHB: vírus da hepatite B; $Hb_s$ Ag+: presença de antígeno de superfície da hepatite B; $Hb_sAg^-$: ausência de antígeno de superfície da hepatite B. HBIG: imunoglobulina da hepatite B; anti-$Hb_s$: anticorpo ao antígeno de superfície.

**Fonte:** Adaptada de Fedson, 1993.[18]

deve ser administrada, quando recomendada, até 48 horas após a exposição a pacientes Hb$_s$Ag+ ou de alto risco (homossexuais, prisioneiros, renais crônicos e usuários de drogas). Com essa medida, o risco de desenvolvimento de infecção sintomática diminui. No entanto, considerando-se que todo anestesiologista deve receber a vacina para hepatite B, a necessidade do uso da HBIG nesse grupo está se tornando cada vez menor. Os que foram não responsivos à vacinação, que são Hb$_s$Ag-, permanecem com risco de desenvolverem hepatite B e necessitam profilaxia após exposição.[19]

## Hepatite C

A maioria (90%) dos casos de hepatite pós-transfusional é atribuída ao vírus da hepatite C (VHC). Felizmente, a incidência de VHC em sangue estocado tem diminuído drasticamente. A frequência de infecção por VHC em anestesiologistas é de 0,45%,[18] menor do que a incidência de 0,9% relatada em cirurgiões-gerais e ortopedistas. A prevalência maior é nos otorrinolaringologistas, que apresentam incidência de 2% para o VHC e de 21,2% para o VHB.

A infecção pelo VHC determina hepatite crônica em até 50% dos casos e, em muitos pacientes, ocorre câncer hepatocelular. A transmissão na SO ou na SRPA ocorre com maior possibilidade após punções acidentais com agulhas contaminadas, com prevalência menor de 4%, portanto, muito menor do que a da hepatite B.

Ainda não existe vacina para prevenção da hepatite C. Também não existe, até o presente, tratamento após exposição ao VHC. O tratamento com imunoglobulina hiperimune, ou interferon, não é recomendado. A profilaxia pós-exposição com sangue VHC positivo inclui o acompanhamento do profissional de saúde, com a realização de testes para VHC e provas de função hepática por um período de seis meses. Devido ao perigo de superinfecção com vírus da hepatite A, a vacinação é recomendada.[20]

## HIV e Aids

A infecção inicial pelo HIV ocorre de duas a dez semanas após a inoculação em processo progressivo, com uma fase assintomática (infecção latente) e uma fase de instalação da síndrome. No processo de transmissão da doença, os pacientes com infecção aguda podem carrear o vírus e, ainda, apresentarem testes negativos por algumas semanas. Neste período um anticorpo pode ser detectado por método de imunoensaio enzimático – ELISA (*Enzyme Linked Immuno Sorbent Assay*), ou por teste rápido de detecção de anticorpo HIV. Porém, esses testes podem apresentar resultados falso-positivos. Assim, o resultado positivo necessita ser confirmado por testes mais específicos, como *Western blot* ou imunofluorescência. Dados obtidos entre homens homossexuais indicam a média de oito anos para mudança de infecção HIV até o estabelecimento dos sintomas da Aids.[21]

Os pacientes de alto risco para o HIV são usuários de drogas injetáveis, homossexuais masculinos, bissexuais masculinos, presidiários, prostitutas e hemofílicos. Atenção especial deve ser dada aos pacientes atendidos com trauma, pois a incidência de HIV nesses pacientes é bem maior do que na população em geral: 13% a 16%. A incidência do HIV nos pacientes cirúrgicos submetidos à cirurgia de urgência também é alta: 3,6%.[21,22] Cuidado especial também deve ser tomado na presença de grandes sangramentos (trauma, procedimentos obstétricos) e quando há necessidade da realização de procedimentos invasivos múltiplos, pois o contato com sangue é o principal meio de transmissão ocupacional de HIV.

Embora o HIV tenha sido isolado em vários líquidos e secreções corporais, somente o sangue e o sêmen têm sido implicados diretamente na transmissão viral. Os estudos prospectivos, em relação à possibilidade de infecção por HIV no médico em contato com sangue ou líquidos corporais de pacientes HIV-positivos, mostram que ela é maior após exposição percutânea, embora seja considerada baixa, com 0,3% dos casos.[22] A possibilidade do contágio do anestesiologista pelo vírus da hepatite B é 100 vezes maior, e pelo vírus da hepatite C 10 vezes maior do que pelo HIV.[16]

Os fatores principais para o baixo risco de contaminação pelo HIV para os profissionais da saúde após a exposição percutânea são: a baixa resistência do HIV aos métodos de esterilização, a necessidade de inoculação de pequeno volume de sangue contaminado, conjuntamente com a exposição percutânea à agulha e a pequena "pressão epidemiológica" do HIV, com necessidade de exposição contínua e repetida ao HIV para que ocorra contaminação.

No entanto, pelas características devastadoras da doença e ausência de vacina específica, a Aids foi o fator que desencadeou a revisão de todos os riscos que envolvem os cuidados médicos. A conduta para proteção do profissional de saúde tem sido objeto de revisão periódica pelos *Centers for Disease Control* (CDC), em Atlanta, Estados Unidos e, no Brasil, pelo Ministério da Saúde.[20,23]

As principais precauções são:

- Usar luvas (duplas); as mãos devem ser lavadas após a remoção das luvas.
- Usar máscaras, óculos, aventais e botas.
- Não reinserir agulhas em suas capas. Após o uso, colocá-las em recipientes adequados.
- Utilizar dispositivos de segurança contra ferimentos com perfurocortantes.
- Resterilizar todo o equipamento de anestesia em óxido de etileno ou hiperóxido de hidrogênio.
- Evitar ressuscitação boca a boca, utilizando AMBU.
- Profissionais com lesões exsudativas ou dermatite descamativa não devem ter contato direto com o paciente ou com o equipamento utilizado.
- Transportar todo o material com sangue em recipiente adequado e que não permita vazamento.
- Isolar substâncias corpóreas, usando-se barreiras para evitar possíveis contatos.
- Fazer indicação precisa de transfusão de sangue e de derivados, preferindo, sempre que possível, sangue autólogo.

Quando ocorrer exposição percutânea ou de mucosa ao HIV, algumas medidas são necessárias:

- Lavar vigorosamente o local com água e sabão; usar também soluções desinfetantes.

- Enxaguar a conjuntiva ocular com água, soro fisiológico e soluções apropriadas para os olhos.
- Relatar à Comissão de Infecção local.
- Realizar teste sorológico no paciente e no profissional para HIV, VHC e VHB.
- Realizar teste sorológico semestralmente no profissional durante dois anos.

Caso o paciente seja HIV positivo, o profissional necessita ser retestado para anticorpos HIV no período de 6 a 12 semanas e após seis meses da exposição, pois a soroconversão é esperada para ocorrer em período de 6 a 12 semanas.

As evidências de que o tratamento pós-exposição com zidovudina (AZT) diminui o risco de infecção ocupacional em 80%, embasaram a recomendação de seu uso, agora associado a outros medicamentos. A profilaxia deve ser feita o mais precocemente possível, dentro de 72h da contaminação. Atualmente recomenda-se o uso de três drogas em conjunto, sendo o esquema atualmente proposto por tenofovir (TDF) + lamivudina (3TC) + dolutegravir (DTG).[24] O tratamento pós-exposição necessita ser iniciado o mais rápido possível e deve ser mantido por quatro semanas.

No programa de controle de infecções, toda instituição deve fazer uso das precauções universais e oferecer programas de educação e treinamento.

## Tuberculose

A tuberculose é uma epidemia mundial fora de controle. No Brasil, são registrados 80 mil novos casos de tuberculose por ano. Os pacientes com HIV têm de 7% a 10% de risco por ano de se infectar pelo *Mycobacterium tuberculosis*.[25]

Em relação aos profissionais de saúde, deve-se evitar o contato com sangue, líquidos corporais, secreções e tecidos dos pacientes contaminados por meio das precauções universais e de barreiras apropriadas, como o uso de luvas, máscaras e gorros. A bactéria pode ser transmitida a grandes distâncias pela tosse e espirros. Maior possibilidade de contaminação de profissionais da saúde ocorre durante a realização de broncoscopia e intubação traqueal.[26]

Nos pacientes com tubérculos deve-se empregar, nos sistemas de ventilação, o permutador de calor e umidade com filtro que funciona como barreira e impede a contaminação do equipamento e do meio ambiente pelo bacilo. O permutador de calor e umidade também parece ser barreira efetiva em relação aos vírus da hepatite A, B e C e do HIV.

Em nosso país, a vacinação com BCG é recomendada, mas em outros países, como os Estados Unidos, não o é. Nesses países, o controle da infecção é feito pelo aparecimento da infecção primária no pulmão.

## ■ EXPOSIÇÃO OCUPACIONAL AOS ANESTÉSICOS

A exposição ocupacional aos anestésicos halogenados e ao óxido nitroso em profissionais atuantes em centro cirúrgico pode resultar em efeitos adversos à saúde. Embora esses profissionais estejam expostos a concentrações anestésicas muito menores do que as dos pacientes, essa exposição pode se estender por anos. O óxido nitroso pode ocasionar alterações no metabolismo da vitamina B12 que podem determinar alterações hematopoiéticas.[27] Os anestésicos inalatórios halogenados podem determinar alterações hepáticas e renais,[28] alterações neurocomportamentais,[29] além de irritabilidade, fadiga e cefaleia.[30] A exposição crônica a altas concentrações de halogenados, e especialmente ao gás óxido nitroso, também é considerada fator de risco para alterações reprodutivas, especialmente em profissionais, incluindo as veterinárias, que trabalham em ambiente cirúrgico sem adequada exaustão de gases.[31]

O risco à saúde associado à exposição ocupacional aos gases anestésicos ainda é controverso. A maioria dos estudos foi realizada há duas ou três décadas, em SO com ventilação inadequada, utilizando anestésicos halogenados antigos, hoje pouco usados, devido à sua farmacocinética e farmacodinâmica diferentes, como maior solubilidade e metabólitos ativos, que causavam efeitos indesejáveis em pacientes e profissionais.

Assim, a exposição ocupacional aos anestésicos depende dos métodos e organização do ambiente de trabalho, como: utilização ou não de gases anestésicos e das concentrações empregadas; tipo de sistema respiratório empregado (fechado, semifechado ou aberto); menores (≤ 1L/min) ou maiores fluxos de gases frescos que propiciam, respectivamente, menor ou maior escape de gases anestésicos; sistema ativo de *scavenging* do ambiente; presença direta do profissional junto ao paciente e/ou ao circuito respiratório,[42] uso de máscaras faciais mal adaptadas, tubos traqueais sem balonetes e máscara laríngea; realização de *flushing* do circuito respiratório; adequado enchimento dos vaporizadores com os anestésicos halogenados; uso frequente de sistemas respiratórios pediátricos; amostragem *sidestream* dos analisadores de gases; e escape de gases no circuito respiratório de baixa pressão, como reservatório de absorvedores de $CO_2$, dos anéis de vedação e das mangueiras.[32] Para a SO recomenda-se o mínimo de 15 trocas de ar por hora e para a SRPA o mínimo de 6 trocas de ar por hora.

Com a utilização de sistemas de *scavenging* ativos nos hospitais mais modernos, os profissionais que atuam em centros cirúrgicos não são expostos à concentrações de óxido nitroso e de anestésicos halogenados acima do recomendado, mesmo durante as anestesias pediátricas, o que aumentou muito a segurança.[33]

Para minimizar os riscos à saúde, as autoridades públicas recomendam valores limites aos resíduos de gases e anestésicos inalatórios. Os limites de exposição recomendados desde 1977 pelo *National Institute of Occupational Safety and Health* (NIOSH), dos Estados Unidos, para a exposição média durante a administração do anestésico inalatório, são de 25 ppm para o óxido nitroso e de 2 ppm para os anestésicos halogenados halotano e isoflurano. O valor limite para esses anestésicos halogenados é reduzido para 0,5 ppm com o emprego concomitante de óxido nitroso.[34] Entretanto, o NIOSH não estabeleceu os valores limites para os anestésicos halogenados mais recentes, como sevoflurano e desflurano. Em 2012, o *National Institutes of Health* (NIH), dos Estados Unidos, recomendou para o sevoflurano o limite de 2 ppm para a exposição ocupacional média durante a duração do procedimento anestésico, seguindo os limites de exposição aos halogenados proposto pelo NIOSH duas décadas anteriores. Por outro lado, os limites recomendados para os anestésicos inalatórios na Europa são consideravelmente maiores, de 2 a 10 ppm para os halogenados halotano, enflurano e isoflurano, e de 100 ppm para o óxido nitroso, na média diária de trabalho de 8 horas.[35]

Estudo realizado em hospital público universitário no sudeste do Brasil mostrou que as concentrações residuais dos anestésicos isoflurano e sevoflurano excederam, em muito, o limite internacional recomendado (NIOSH), quando as medições foram realizadas durante anestesia em SO sem sistema de exaustão de gases, com aumento progressivo das concentrações quanto maior o tempo da anestesia; já em SO com sistema parcial de exaustão (7 trocas de ar/hora), as concentrações dos resíduos anestésicos foram bem menores, mas a exposição ao sevoflurano ainda excedeu o limite recomendado.[36] Assim, fica evidente a importância da conscientização de todos os envolvidos, tanto dos responsáveis como dos que atuam em centro cirúrgico, em relação à necessidade de instalação e manutenção de adequados sistemas de exaustão de gases em SO e SRPA, já que a grande maioria dos hospitais brasileiros infelizmente não tem sistema de exaustão de gases.

A associação entre a exposição aos resíduos de gases anestésicos e a incidência de alterações no genoma tem sido estudada. Várias pesquisas têm identificado aumento de danos genéticos, como quebras na molécula do DNA (identificadas pelo teste do cometa)[37,38] e frequência de aberrações cromossômicas, em profissionais que trabalham em centros cirúrgicos e, portanto, expostos aos resíduos anestésicos.[38]

Por outro lado, não se observou aumento significativo na frequência de danos genéticos, como os micronúcleos (MN), em profissionais expostos aos resíduos de gases anestésicos com baixos valores de exposição ao óxido nitroso (12 ppm) e aos anestésicos inalatórios isoflurano, sevoflurano e desflurano (< 0,5 ppm). Porém, observou-se aumento na frequência de MN em valores elevados de exposição ao óxido nitroso (170 ppm) e aos anestésicos inalatórios (4 ppm).[39] No entanto, verificou-se que a exposição dentro dos limites recomendados pelo NIOSH (11,8 ppm de óxido nitroso e de 0,5 ppm de isoflurano), durante média de 8 horas diárias, aumentou os danos no material genético de anestesiologistas, quando avaliados pelo teste de troca entre cromátides irmãs, e estes danos voltavam a níveis normais após afastamento temporário da SO.[40,41]

Estudos brasileiros também mostraram que anestesiologistas expostos cronicamente à mistura de resíduos de gases anestésicos apresentam instabilidade genética, citotoxicidade e alteração de proliferação celular, detectadas pelo teste do MN bucal.[42] Médicos residentes atuantes em centro cirúrgico, avaliados no final do período da residência (três anos de exposição aos anestésicos), apresentaram mais alterações genéticas que residentes não expostos, e os residentes de anestesiologia apresentaram maior frequência de processo de morte celular (cariólise) que os residentes de cirurgia ou mesmo àqueles não expostos,[43] demonstrando que altas concentrações de anestésicos podem impactar o genoma nesses jovens indivíduos por períodos prolongados.

Enfermeiras atuantes em centro cirúrgico expostas às altas concentrações de óxido nitroso tiveram diminuição significativa de cobalamina (vitamina B12) e aumento das concentrações plasmáticas de homocisteína.[44] A hiperhomocisteinemia pode levar à disfunção endotelial e contribuir para aumento do risco cardiovascular.

Portanto, por tratar-se de questão de saúde pública, é imprescindível reconhecer os riscos ocupacionais relacionados à exposição aos resíduos de gases anestésicos. Há a necessidade de mensuração dos resíduos anestésicos para conhecimento desses valores em centro cirúrgico, de normatização das concentrações máximas seguras de anestésicos inalatórios, além de adoção de práticas de educação como conscientização dos profissionais expostos.[45]

## ■ AGRESSÕES PSICOLÓGICAS (ESTRESSE)

O anestesiologista, assim como os demais profissionais, está submetido a constantes agressões de ordem psicológica, que são causas importantes de estresse. Algumas são próprias da especialidade, como as condições materiais insuficientes, os ruídos, a programação desordenada com sobrecarga de plantões ou jornadas maiores do que 8 horas diárias, a privação do sono, a poluição ambiental, as pressões por parte do paciente, o qual geralmente apresenta maior temor à anestesia do que à cirurgia, gerando intranquilidade, ansiedade e sobrecarga de responsabilidade ao anestesiologista. A imagem que o público em geral tem do anestesiologista é frequentemente inferior à dos médicos de outras especialidades, e alguns não sabem que os anestesiologistas necessitam de qualificações médicas.[46]

Cabe destacar uma causa frequente de estresse, que é o conflito dentro da SO, em especial à divergência entre o cirurgião e o anestesiologista. Devido à peculiaridade de assistência conjunta e a responsabilidade simultânea sobre o mesmo paciente, a comunicação precária entre os médicos pode comprometer a segurança do paciente. Para resolução desses conflitos, é necessário o respeito mútuo entre os profissionais, o reconhecimento das diferenças, a aderência aos protocolos, a devida atenção ao outro médico e o conhecimento dos aspectos emocionais da discordância.[47]

A fadiga provocada pela privação de sono pode reduzir o desempenho profissional.[48] A redução da vigilância e o tempo prolongado de reação aos estímulos aumentam o risco de acidentes e erros médicos, principalmente entre 3 e 7 horas, devido à diminuição do ritmo circadiano. Para efeito de comparação, uma pessoa plenamente acordada após 24 horas tem a mesma redução da função psicomotora que um indivíduo alcoolizado com concentração sanguínea de 0,1 g/dL, nível considerado acima do permitido pela legislação para motoristas.[49]

Com o avançar da idade do anestesiologista pode haver aumento da suscetibilidade física, intelectual e emocional aos efeitos de sobrecarga de plantões e privação do sono. Entre anestesiologistas aposentados recentemente, o aspecto considerado mais estressante da prática anestesiológica foi a atuação noturna, considerada o maior motivo para a aposentadoria.

Entre as principais consequências do estresse no anestesiologista, têm-se: diminuição da vigilância, indução ao erro médico, instalação de quadros de ansiedade ou de depressão, levando o profissional à dependência do álcool e das drogas e ao suicídio, em número maior do que em outras especialidades médicas,[50] quadro este denominado síndrome de *Burnout* cada vez mais reconhecido entre os anestesiologistas.

A relação entre as agressões psicológicas e o desempenho profissional parece sofrer influência da experiência profissional, sendo muito maior nos residentes e durante os primeiros anos da atividade profissional.

Entre as medidas recomendadas para minorar o estresse, estão: planejamento do trabalho, com horários definidos e não superiores a 8 horas/dia, períodos de descanso durante a jornada de trabalho, plantões que não ultrapassem 24 horas, além de um dia de descanso por semana.[51]

## ■ DEPENDÊNCIA QUÍMICA E ABUSO DE SUBSTÂNCIAS

Depender física ou psicologicamente de uma droga implica não ter controle no seu uso. O abuso de drogas ou de álcool refere-se ao uso dessas substâncias de maneira inadequada, mas não em proporção do dependente.[52] Na fase de abuso de drogas ou de álcool, o usuário ainda pode deixar de usá-los por si mesmo, sem ajuda; no entanto, na fase de dependência, isso não é mais possível. **A dependência química** já é definida como doença mental caracterizada por desordens neurobiológicas e comportamentais que resultam no uso compulsivo de drogas e no intenso desejo de obtê-las.[1] Está catalogada na 10ª edição da Classificação Internacional de Doenças – CID-10, da Organização Mundial da Saúde, sob o registro de "Transtornos Mentais e Comportamentais Devido ao Uso de Múltiplas Drogas e ao Abuso de Substâncias Psicoativas". A dependência química é uma doença crônica, recidivante e tratável, que provoca uma alteração progressiva no comportamento do indivíduo, fazendo com que ele se adapte à condição para manter o abuso da substância. A gravidade aumenta devido à sua evolução trágica e às consequências dramáticas, que podem incluir ruína financeira, perda da sanidade, prisão ou até mesmo morte.

Estudos sugerem que entre 10% e 14% dos médicos desenvolverão dependência química ao longo da vida, com uma prevalência maior entre anestesiologistas comparado a outras especialidades.[53] O fácil acesso a medicamentos psicotrópicos extremamente potentes é uma preocupação adicional quando falamos em abuso dentro da especialidade.

As principais causas de abuso de substâncias entre anestesistas são: facilidade de obtenção, estresse ocupacional, desejo de experimentação aliado ao sentimento de invencibilidade, situações de dor física ou emocional, baixa autoestima, predisposição genética, e uso de drogas que levam rapidamente do abuso à dependência, como os opioides fentanil e sufentanil.[53,54]

Até pouco tempo atrás não possuíamos dados concretos sobre a prevalência de abuso de substâncias entre os anestesiologistas no Brasil. Um estudo publicado em 2021 utilizou um questionário, aplicado eletronicamente, para descrever os primeiros dados nacionais. Entre os respondentes, 82% afirmaram conhecer algum colega que já fez abuso e 23%

autodeclararam já ter feito abuso de substâncias psicoativas. Os agentes mais frequentemente utilizados foram os opioides, vindo de encontro com a casuística mundial e a crise de opioides que já se instalou em diversos países. A maioria dos indivíduos acreditava que os testes de drogas poderiam melhorar a segurança pessoal ou dos pacientes. No entanto, aqueles com histórico pessoal de transtorno de uso de substâncias eram menos propensos a acreditar na eficácia dos testes de drogas para reduzir o próprio risco (74,92% *vs.* 85,18%, $p < 0,0001$) ou melhorar a segurança dos pacientes (76,27% *vs.* 88,13%, $p < 0,001$).[55]

Fatores biológicos, psicológicos e ambientais podem ser responsáveis pelo maior risco de abuso. Os fatores biológicos que podem aumentar o risco de dependência incluem fatores genéticos, estágio de desenvolvimento neurológico e até mesmo o gênero ou etnia. A epigenética, maneira como os genes interagem com o meio ambiente na construção dos organismos, pode chegar a representar 40% a 60% do risco de dependência. Vários traços de personalidade parecem estar presentes nos indivíduos com problemas de abuso de substância e em conjunto com os demais fatores podem resultar em maior risco de abuso. Já quanto aos fatores ambientais, é importante ressaltar que sozinhos eles não são causa para a drogadição. Talvez um dos fatores que devemos dar um destaque importante é a disponibilidade. O fácil acesso pode deixar pessoas com algum fator de risco mais propensas a usarem. O tipo de droga também é importante: aquelas com alta e rápida biodisponibilidade trazem recompensas intensas e rápidas, tornando-se mais atraentes. Embora tenhamos pontuados alguns de cada um dos fatores biológicos, psicológicos e ambientais aqui separadamente, vale destacar que eles são interligados. Portanto, devemos dar a atenção a todos os fatores de risco e atuar mais amplamente para a prevenção do abuso de substâncias frente aos diferentes fatores de risco.

Dentro da realidade e do ambiente de trabalho do anestesiologista precisamos discutir o desvio de medicamentos. Tal desvio, incluindo o ambiente perioperatório, tem impactos negativos significativos nos pacientes, nos profissionais de saúde, nas organizações e na confiança pública em todos esses sistemas. A experiência do anestesiologista é fundamental para prevenir o desvio de substâncias e, portanto, devemos estar envolvidos e vigilantes. Os hospitais são incentivados a desenvolver programas abrangentes de prevenção de desvio de substâncias controladas, envolvendo lideranças, farmacêuticos e anestesiologistas. Esses programas devem incluir educação, vigilância de registros médicos, sistemas de gerenciamento de resíduos à prova de adulteração e equipes especializadas para prevenção e investigação de eventos, uma vez que eles ocorram.[56]

Cada vez mais entendemos que muitas ações precisam ser tomadas para prevenção do transtorno por abuso de substâncias, sendo uma delas a educação sobre o tema, incluindo o mesmo em eventos da especialidade, com discussões na formação dos residentes, entendendo o panorama nacional e local e, ainda, incluindo o tema em livros-texto como este.

Frente à dramaticidade da dependência química, a Sociedade de Anestesiologia do Estado de São Paulo (SAESP), atenta ao seu papel de responsabilidade social e comprometimento com os anestesiologistas e a sociedade, durante a gestão da Dra. Rita de Cassia Rodrigues foi buscar entender a extensão do problema, suas causas e tratamento, para avaliar meios efetivos e contributivos para a recuperação do dependente químico. Com o auxílio de médicos altamente especializados em diagnosticar e tratar a dependência química (DQ), foi elaborado o programa WE CARE. O programa WE CARE é a fonte inicial para o paciente, familiares, colegas ou chefes de serviços do dependente químico recorrerem para firmar o diagnóstico, a intensidade da DQ e receberem orientação individual pormenorizada de tratamento e evolução da doença, gratuitamente. Uma iniciativa inédita na Anestesiologia, que é incorporada para ser um apoio e possui um papel fundamental em manter o tema ativo em eventos educacionais, bem como ser um suporte até então não existente. O programa é totalmente anônimo para o colega que busca ajuda através de uma *hotline*: 3673-1213. O tratamento do anestesiologista adicto depende do precoce reconhecimento da doença e de uma intervenção planejada com profissionais com experiência específica no tratamento. Inicialmente são realizados:

1. Avaliação psiquiátrica ou psicológica completa do dependente químico, associada às suas condições familiares e sociais.
2. Orientação e psicoeducação dos familiares próximos.
3. Testes laboratoriais para acompanhar e validar a abstinência e comorbidades concomitantes.

Depois desta primeira fase, o paciente precisa prosseguir com os cuidados e tratamento. Esta fase será apoiada pelo We Care, mas não custeada pela SAESP. Nesta fase, o colega deverá afastar-se do serviço e seguir com acompanhamento psiquiátrico que determinará quando o profissional estará liberado para ser reinserido nas atividades laborais. Deve-se lembrar que o tratamento é permanente e consistirá de acompanhamento e testagens periódicas. Já a última fase do tratamento está relacionada à reinserção no trabalho, que deverá ser inicialmente supervisionada e pode ser acompanhada de restrições a depender de cada caso e das recomendações do médico responsável pelo tratamento.[57]

Sabemos que o tratamento de qualquer dependência química é extremamente difícil, por vezes demorado e custoso, mas pode ser a diferença, literalmente, entre a vida e a morte. Como isso, esta iniciativa inovadora da SAESP busca ser um auxílio para os colegas associados que necessitem de ajuda.

Algumas das principais alterações comportamentais de colegas que iniciaram o abuso de substâncias e evoluem para dependência química são:[58]

- Afastamento de familiares, amigos e atividades de lazer;
- Mudanças de humor, com períodos de depressão alternando com euforia;
- Aumento de episódios de raiva, irritabilidade e hostilidade;
- Passar mais tempo no hospital, mesmo fora do expediente;
- Voluntariar-se para plantões extras;
- Recusar intervalos para almoço ou café;
- Pedir pausas frequentes para ir ao banheiro
- Registrar quantidades crescentes de narcóticos ou quantidades inadequadas para o caso;
- Perda de peso e pele pálida.

Mantenha-se alerta pois muitas vezes um colega pode estar precisando de auxílio e orientação e o adequado acolhimento e encaminhamento para um profissional especializado pode fazer a diferença e salvar literalmente a vida de alguém. De maneiras diferentes e com riscos diferentes, todos estamos sob risco de uma série de doenças e o abuso de substâncias e a dependência química integram esta enorme lista de doenças que estamos suscetíveis.

## REFERÊNCIAS

1. Nicholau TK, Choukalas CG. Environmental safety and chemical dependency, Miller RD. Miller's Anesthesia. Edited by Ed. Philadelphia, Elsevier Saunders, p 2015 3231-46.
2. Norma Técnicas – ABNT- Norma NBR10152. AB de: Níveis de ruído para conforto acústico 1990.
3. Mcleod R, Myint-Wilks L, Davies SE, Elhassan HA. The impact of noise in the operating theatre: a review of the evidence. Ann R Coll Surg Engl. 2021; 103:83–7.
4. Allen K, Blascovich J. Effects of music on cardiovascular reactivity among surgeons. JAMA. 1994;272:882–4.
5. Rubbi I, Roveri A, Pasquinelli G, Cadas C, Carvello M, Lupo R, et al. Can Music Reduce Stress and Anxiety in the Operating Room Team? Insights from a Cross-Sectional Study in Northern Italy Healthcare Services. Nurs Rep Pavia Italy. 2024;14:1079–88.
6. Paiva Filho OBJR. Laser surgery and anesthesia. Rev Bras Anestesiol. 2004;54:99–107.
7. Dagal A. Radiation safety for anesthesiologists. Curr Opin Anaesthesiol. 2011;24:445–50.
8. Pashayan AG. Lasers and laser safety, Clinical Anesthesia Practice. Edited by Kirby RR, Gravenstein N. Philadelphia, WB Saunders, p 1994 1370-9.
9. Litt L. Electrical safety in the operating room, Miller RD. Miller's Anesthesia. Edited by Ed. Philadelphia, Elsevier Saunders, p 2015 3218-30.
10. Boumphrey S, Langtom JA. Eletrical safety in the operating theatre. Br J Anaesth CEPD Rev. 2003;3:10–4.
11. Torres MLA, Mathias RS. Complicações no uso da monitorização. Segurança no uso do equipamento eletro-médico. Rev Bras Anestesiol. 1992;42:91–101.
12. Ehrenwerth J, Barash PG, Cullen BF, RK S. Eletrical and fire safety. In: 8th edition. Philadelphia, Wolters Kluwer, 2017.
13. Greene ES, Berry AJ, Arnold WP, Jagger J. Percutaneous injuries in anesthesia personnel. Anesth Analg. 1996;83:273–8.
14. Berry AJ, Isaacson IJ, MA K. A multicenter study of the epidemiology of hepatitis B in anesthesia residents. Anesth Analg. 1985;64:672–7.
15. Kennedy I, Williams S. Occupational exposure to HIVB and post-exposure prophylaxis in health care workers. Occup Med 2000; 50:387–91
16. Greene ES, Berry AJ, et al. A multicenter study of contaminated percutaneous injuries in anesthesia personnel. Anesthesiology. 1998;89:1362–72.
17. Centers for Disease Control and Prevention. Immunization of health-care workers. Morb Mort Wkely Rep. 1997;46:22–34.
18. Fedson DS. Immunizations of health - care workers and patients in hospitals, Wenzel RP. Preventions and Control of Nosocomial Infection. Edited by Ed. Balti-more, Williams & Wilkins, 1993.
19. Tian J, Tan F, Lai L, Deng Y, Chi X, Geng H, et al. Anesthesiologists' acquisition of hepatitis B virus infection: Risk and prevention. Medicine (Baltimore). 2019;98:e16416.
20. Schillie S, Murphy TV, Sawyer M. Centers for Disease Control and Prevention (CDC). CDC guidance for evaluating health-care personnel for hepatitis B virus protection and for administering postexposure management. MMWR Recomm Rep. 2013;62:1–19.
21. Avidan MS, Jones N, Pozniak AL. The implications of HIV for the anaesthetist and the intensivist. Anaesthesia. 2000;55:344–54.
22. Henderson DK. HIV and health - care worker. Refresh Courses Anesthesiol. 1993;21:35–40.
23. Destra AS, Angelieri DB, Bakowski E. Risco ocupacional e medidas de precauções e isolamento. Disponível em: http://www.saude.mt.gov.br/portal/controleinfeccoes/documento/doc/mod_5
24. Castoldi L, Berengan MM, Both NS, Fortes VS, Pinheiro TV. Profilaxia pós-exposição ao HIV em populações vulneráveis: estudo longitudinal retrospectivo em um ambulatório da rede pública do Rio Grande do Sul, 2015-2018. Epidemiol E Serviços Saúde. 2021;30:e2020646.

25. Hijjar MA, Gerhardt G, Teixeira GM, Procópio MJ. Retrospecto do controle da tuberculose no Brasil. Rev Saúde Pública. 2007;41.
26.  WHO guidelines on tuberculosis infection prevention and control: 2019 update. Geneva, World Health Organization, 2019.
27. Buhre W, Disma N, Hendrickx J, DeHert S, Hollmann MW, Huhn R, et al. European Society of Anaesthesiology Task Force on Nitrous Oxide: a narrative review of its role in clinical practice. Br J Anaesth. 2019;122:587–604.
28. Green CJ. Anaesthetic gases and health risks to laboratory personnel: a review. Lab Anim. 1981;15:397–403.
29. Lucchini R, Placidi D, Toffoletto F. Neurotoxicity in operating room personnel working with gaseous and nongaseous anesthesia. Int Arch Occup Env Health. 1996;68:188–92.
30. Shirangi A, Fritschi L, Holman C. Associations of unscavenged anesthetic gases and long working hours with preterm delivery in female veterinarians. Obst Gynecol. 2009;5:1008–17.
31. Oliveira LA, P El Dib R, Figueiredo DBS, Braz LG, Braz MG. Spontaneous abortion in women occupationally exposed to inhalational anesthetics: a critical system-atic review. Environ Sci Pollut Res Int. 2021;28:10436–49.
32. A.S.A. Committee on Occupational Health of Operating Room Personnel. Waste anesthetic gases, Information for management in anesthetizing areas and the Postanesthesia Care Unit. 2004.
33. Sanabria CP, Rodríguez PE, Jiménez ME, Palomero RE, Goldman TL, Gilsanz RF, et al. Occupational exposure to nitrous oxide and sevoflurane during pediatric anesthesia: evaluation of an anesthetic gas extractor]. Rev Esp Anestesiol Reanim. 2006;53:618–25.
34.  National Institute for Occupational Safety and Health. Criteria for a recommended standard: occupational exposure to waste anesthetic gases and vapors. Washington, DC, U.S. Department of Health, Education, and Welfare, 1977.
35. Hoerauf KH, Koller C, Jakob W. Isoflurane waste gas exposure during general anaesthesia: the laryngeal mask compared with tracheal intubation. Br J Anaesth. 1996;77:189–93.
36. Braz LG, Braz JRC, Cavalcante GAS. Comparison of waste anesthetic gases in operating rooms with or without a scavenging system in a Brazilian university hospital. Rev Bras Anestesiol. 2017;67:516–20.
37. Sardas S, Izdes S, Ozcagli E. The role of antioxidant supplementation in occupational exposure to waste anaesthetic gases. Int Arch Occup Env Health. 2006;80:154–9.
38. Chandrasekhar M, Rekhadevi PV, Sailaja N. Evaluation of genetic damage in operating room personnel exposed to anaesthetic gases. Mutagenesis. 2006;21:249–54.
39. Wiesner G, Hoerauf K, Schroegendorfer K, Lindner R. High-level, but not low-level, occupational exposure to inhaled anesthetics is associated with genotoxicity in the micro-nucleus assay. Anesth Analg. 2001;92:118–22.
40. Hoerauf KH, Wiesner G, Schroegendorfer KF. Waste anaesthetic gases induce sister chromatid exchanges in lymphocytes of operating room personnel. Br J Anaesth. 1999;82:764–6.
41. Eroglu A, Celep F, Erciyes N. A comparison of sister chromatid exchanges in lymphocytes of anesthesiologists to nonanesthesiologists in the same hospital. Anesth Analg. 2006; 102:1573–7.
42. Souza KM, Braz LG, Nogueira FR. Occupational exposure to anesthetics leads to genomic instability, cytotoxicity and proliferative changes. Mutat Res. 2016;792:42–8.
43. Braz MG, Souza KM, Lucio LMC. Detrimental effects detected in exfoliated buccal cells from anesthesiology medical residents occupationally exposed to inhala-tion anesthe-tics: an observational study. Mutat Res. 2018;833:61–4.
44. Krajewski W, Kucharska M, Pilacik B. Impaired vitamin B12 metabolic status in healthcare workers occupationally exposed to nitrous oxide. Br J Anaesth. 2007;99:812–8.
45. Lucio LMC, Braz MG, Nascimento Junior P. Occupational hazards, DNA damage, and oxidative stress on exposure to waste anesthetic gases. Rev Bras Anestesiol. 2018;68:33–41.
46. Lopes CA, Machado PRD, Castiglia YMM. O que pensa o paciente sobre o binômio Anestesiologista - Anestesia. Rev Bras Anestesiol. 1993;43:341–4.
47.  Katz JD. Conflict and its resolution in the operating room. J Clin Anesth. 2007;19:152–8.
48. Howard SK, Rosekind MR, Katz JD. Fatigue in anesthesia. Anesthesiology. 2002;97:1281–94.
49. Dawson D, Reid K. Fatigue, alcohol and performance impairment. Nature. 1997;388.
50. Castanelli DJ, Wickramaarachchi SA, Wallis S. Burnout and the Learning Environment of Anaesthetic Trainees. Anaesth Intensive Care. 2017;45:744–51.
51. Rall M, Gaba DM, Howard SK, Eich CB. Human performance and patient safety, Miller RD. Miller's Anesthesia. Edited by Ed. Philadelphia, Elsevier Saunders, p 2015;106-66.
52. Moser C. Substance Use Terminology. JAMA. 2017;317:769.
53. Warner DO, Berge K, Sun H, Harman A, Wang T. Substance Use Disorder in Physicians after Completion of Training in Anesthesiology in the United States from 1977 to 2013. Anesthesiology. 2020; 133:342–9.
54. Warner DO, Berge K, Sun H, Harman A, Hanson A, Schroeder DR. Risk and Outcomes of Substance Use Disorder among Anesthesiology Residents: A Matched Cohort Analysis. Anesthesiology. 2015;123:929–36.
55. Sousa GS de, Fitzsimons MG, Mueller A, Quintão VC, Simões CM. Drug abuse amongst anesthetists in Brazil: a national survey. Braz J Anesthesiol. 2021;71:326–32.
56. Fitzsimons MG, Sousa GS de, Galstyan A, Quintão VC, Simões CM. Prevention of drug diversion and substance use disorders among anesthesiologists: a narra-tive review. Braz J Anesthesiol Elsevier. 2023;73:810–8.
57. Misra U, Gilvarry E, Marshall J, Hall R, McLure H, Mayall R, et al. Substance use disorder in the anaesthetist: Guide-lines from the Association of Anaesthetists. Anaesthesia. 2022;77:691–9.
58. Bryson EO, Silverstein JH. Addiction and substance abuse in anesthesiology. Anesthesiology. 2008;109:905–17.

# 6

# Fundamentos de Organização e Gestão para Serviços de Anestesia

**Airton Bagatini**

*De tudo, ficaram três coisas: a certeza de que estamos sempre começando; a certeza de que é preciso continuar e a certeza de que podemos ser interrompidos antes de terminar. Vamos fazer da interrupção um caminho novo!*

(Fernando Sabino)

## INTRODUÇÃO

Sociedade, comunidade, serviço e família são instituições conservadoras que procuram manter a estabilidade e evitar, ou pelo menos desacelerar, as mudanças. Mas a organização moderna é desestabilizadora e precisa ser organizada para a inovação, e a inovação, como disse o grande economista austro-americano Joseph Schumpeter,[1] é "destruição criativa", é o abandono sistemático de tudo aquilo que é estabelecido, costumeiro e confortável, quer se trate de um produto, serviço prestado ou processo, quer se trate de um conjunto de aptidões, relações humanas e sociais ou a própria organização.

A função da organização é colocar o conhecimento para trabalhar, por meio de ferramentas, produtos e processos, na concepção do trabalho, no próprio conhecimento, que por sua natureza muda rapidamente, e as certezas de hoje sempre se tornam os absurdos de amanhã.[2]

Até 1930, os hospitais eram frequentemente dirigidos por enfermeiras, religiosos ou empresários aposentados, pessoas bem-intencionadas que administravam as instituições guiadas pelo bom-senso e pela intuição. Nessa época, surgiram, nos Estados Unidos, os primeiros cursos universitários de administração hospitalar e, a partir da Segunda Guerra Mundial, não mais se admitiu, naquele país, que hospitais fossem administrados por pessoas que não tivessem formação específica na área.[3]

O modo de entender um serviço de anestesia (SA) é vê-lo como uma organização de características próprias e diferenciadas, mas que não se dissociam de outras especialidades médicas. O SA deve ter um líder, uma organização, um planejamento, uma divisão de trabalho especializada, ou seja, uma identidade, mas nem por isso deve ser um eremita dentro da instituição maior, o hospital.

O SA deve ter um relacionamento e estar subordinado a uma administração, além de conhecer os recursos humanos, estruturais e financeiros do local onde presta seus serviços. Recomenda-se, também, sua interação com as outras especialidades, e não somente com o departamento de cirurgia. Fundamentalmente, deve entender que outros profissionais de diferentes áreas da saúde, como enfermagem, fisioterapia, nutrologia, fonoaudiologia, psicologia e assistência social, também colaboram na engrenagem de recuperação mais efetiva dos pacientes.

O SA deve ser entendido como uma unidade de negócios, o elemento capaz de tornar mais simplificados a avaliação e o desenvolvimento de ações para o mercado. Isto é, como uma empresa de grande porte que tem diversos departamentos e setores, de modo que cada um destes possa ser considerado uma unidade de negócios ou, como é de preferência terminológica para alguns, um centro de resultados.

Compreende-se que, a princípio, alguns processos podem se apresentar somente como um gasto extra para a organização; porém, se for administrado de maneira adequada, a utilização de material, equipamento e recursos promoverá uma economia que favorecerá o cenário econômico do serviço como um todo. Por esse motivo, é importante que, periodicamente, cada um dos processos seja avaliado, bem como os serviços, os produtos, as despesas e as receitas. Ao finalizar cada etapa, é possível, traçar um comparativo do desempenho do setor e analisar se houve melhora, estagnação ou queda dos indicadores.

Adaptando o conceito sobre organização de Peter Drucker,[2] cada SA deve se dedicar à criação do novo. Em termos específicos, sua direção tem de adotar três práticas sistemáticas. A primeira é o aperfeiçoamento contínuo de tudo aquilo que o SA realiza, o processo que os japoneses denominam *kaizen*, com o objetivo de aprimorar um produto ou serviço de forma que, em dois ou três anos, ele se transforme em um produto ou serviço realmente diferente.

Em segundo lugar, cada SA deve aprender a explorar seus conhecimentos, isto é, desenvolver a próxima geração de aplicações a partir dos próprios sucessos.

Finalmente, cada SA deve aprender a inovar – e agora a inovação pode e deve ser organizada – um processo sistemático. E, então, volta-se ao abandono e o processo recomeça. A menos que isso seja feito, o SA baseado no conhecimento em pouco tempo estará obsoleto, perdendo sua capacidade de desempenho e, com isso, a aptidão para atrair e reter pessoas qualificadas e dotadas de capacidade, das quais depende sua eficiência.

Um serviço de anestesia geralmente é uma unidade organizacional que tem (ou deveria ter) uma estratégia definida e um gestor responsável pelo cumprimento de sua missão e visão, obviamente alinhado com os interesses do hospital onde desempenha seu trabalho.

É premente a necessidade do entendimento de novos princípios norteadores da prática médica. Para que a anestesia se fortaleça como ciência, profissão e prática social, é imprescindível a utilização de todos os métodos gerenciais conhecidos para liderar médicos anestesistas. O paradigma é entendido como um padrão a ser seguido e inclui o conjunto de crenças, valores, técnicas e teorias partilhados, sendo influenciado por fatores culturais, políticos, econômicos e sociais vigentes.[3]

Os SA podem ter definidos muitos processos, incluindo a linha operacional de anestesias, o ensino, a gestão, a educação continuada, a ética e o relacionamento interpessoal e com a instituição. Com esse cenário em mente, desenha-se como objetivo central deste capítulo apresentar alguns aspectos que se encontram relacionados à organização e à gestão de um SA, com enfoque na gestão hospitalar para lidar com esses fatores e elementos administrativos.

## ■ PLANEJAMENTO ESTRATÉGICO

Ainda que a utilização do planejamento estratégico venha das épocas mais antigas na história da humanidade, em que era utilizado na economia agrária, na produção, no armazenamento e no transporte dos produtos da colheita, os estudos mais relevantes sobre o assunto originam-se nos meios militares. Por causa da necessidade de mover e alojar tropas com seus suprimentos, como alimentação, remédios e armamento, as estratégias militares passaram a ser admiradas e copiadas.

Tanto no estudo de rotas para o abastecimento de alojamentos quanto para encontrar as melhores posições de ataque aos inimigos, o planejamento estratégico e organizacional e a logística estão presentes na história dos campos de guerra. Nos anos 1950, a estratégia de logística militar, tão admirada, foi transportada para as salas de aula das instituições de ensino e, posteriormente, adaptada aos moldes empresariais.

A arte de prever e prover recursos na quantidade necessária e nos locais primordiais em tempo adequado revelou que os sistemas logísticos atribuem vantagem à competição quando integrados com a estratégia e as táticas.[4]

Em 1945, o planejamento estratégico foi concebido como uma maneira despretensiosa de apurar dados. Na época, o método cumpriu bem seu papel, já que não houve modificação notável ou importante no ambiente mercadológico. No cenário do mercado atual, é necessário que os serviços possuam a atitude e a visão para criar um planejamento, algo que sirva de diretriz e que tenha como base a tomada de decisão em relação às metas, aos objetivos e aos resultados a serem alcançados e o caminho que se tomará até lá.[5]

O planejamento estratégico tem como objetivos organizar o SA, abarcando todos os setores e níveis existentes dentro dele; alinhar seus pensamentos, ações e modo de operação aos propostos pela instituição hospitalar, a fim de aumentar a produtividade; aperfeiçoar os processos de operação e garantir que os caminhos que levarão aos resultados almejados sejam mais curtos e facilitados.

Segundo Kotler,[6] planejamento estratégico é o processo pelo qual se desenvolve e mantém um ajuste viável entre os objetivos, experiências e recursos da organização e suas oportunidades mutantes de mercado. O propósito do planejamento estratégico é moldar e remoldar os negócios e produtos da empresa, objetivando crescimento e lucro.

O planejamento estratégico ganhou caráter de auxiliador no que diz respeito à tomada de decisão e ajuda gestores a descobrirem oportunidades de crescimento no mercado e a aumentarem sua visibilidade e seus resultados.

Para que o plano seja mais competitivo perante o mercado e tenha realmente valor e aplicabilidade dentro da organização, precisa ser elaborado de maneira clara, com objetivos e metas bem delineados. O planejamento estratégico consiste na conciliação entre as oportunidades (desafios) do ambiente externo e os recursos tangíveis ou intangíveis da empresa, tendo em vista seu desenvolvimento sem traumas.[7]

O primeiro passo para elaborar um planejamento estratégico eficiente é assegurar que se cumpra o escopo pretendido, é construir, antes de tudo, um pensamento estratégico. Uma vez que esse pensamento esteja enraizado nas diretrizes do serviço, todas as ações tomadas estarão de acordo com ele, e todos os planejamentos seguirão seus preceitos. Assim, a missão da empresa ficará clara nas menores e mais rotineiras atitudes e estará naturalmente introjetada em todos os colaboradores, que agirão da maneira que se espera.[5]

Antes de implantar um planejamento estratégico, porém, o SA necessita definir sua missão, sua visão, seus valores e como a implantação do plano (estratégia) poderá impactar suas rotinas, influenciar sua equipe e definir onde o SA quer chegar (objetivos).

**Missão** é o objetivo fundamental de uma organização, pois traduz a finalidade última da empresa e consiste na definição de seus fins estratégicos gerais. Basicamente, trata-se do ponto de partida para a definição dos objetivos, sendo formalmente expressa e servindo de guia para os colaboradores da empresa.[8]

**Visão** é responsável por nortear a organização. É um acumulado de convicções que direcionam sua trajetória. O professor de empreendedorismo Louis Jacques Filion[9] define visão como "uma imagem, projetada no futuro, do lugar que se quer ver ocupado pelos seus produtos no mercado, assim como a imagem projetada do tipo de organização necessária para consegui-lo".

**Valores** são o conjunto de sentimentos que estruturam (ou pretendem estruturar) a cultura organizacional e a prática de uma empresa. Comumente os valores surgem agregados à missão como uma simples relação ou, de forma mais elaborada, como crenças ou políticas organizacionais. Os valores representam um conjunto de princípios que informam como as pessoas devem reger seu comportamento na empresa.[8]

**Objetivos** traduzem os resultados essenciais a serem atingidos pela organização no cumprimento de sua missão, seguindo de acordo com a forma pela qual sua visão se comunica. Eles são o resultado qualitativo ou quantitativo que a empresa pretende alcançar em determinado período.[8]

**Estratégia** é descrita com base na análise do ambiente levantada após o agrupamento por temas e da priorização dos principais objetivos. A estratégia precisa estar voltada para o futuro da empresa, como também estar de acordo com as etapas anteriores (missão, visão e valores).[8]

Até que o serviço comece a conceber uma cultura organizacional para, a partir de então, começar a construir seu pensamento estratégico, ele necessita que sejam feitos alguns ajustes em suas operações administrativas que possibilitem à gestão identificar, de maneira clara e eficaz, as situações que gerarão impacto negativo para que ela aja com rapidez para solucionar tais ocorrências.

Na opinião de Vygotsky,[10] o aspecto humano tem muita influência sobre as transformações da cultura, e sua disposição para encarar a necessidade de mudanças com a mente aberta garante vantagem competitiva para o SA, além da melhor implementação e aceitação dessa nova cultura. Contudo, o sucesso ou o fracasso de um SA não depende apenas da estratégia e da cultura. Um planejamento estratégico bem desenvolvido pode auxiliar no cumprimento de metas e trazer bons resultados. As ações a serem tomadas internamente, como a definição de líderes motivadores e a construção de um ambiente de trabalho e programas de incentivo para os membros, também podem ser fatores determinantes.

O desenvolvimento de uma estratégia deve englobar fatores como a realização de uma análise objetiva dos processos mercadológicos e a incorporação da criatividade administrativa, da tomada de decisões e da elaboração de cenários. Na literatura[11] existente sobre o assunto, é possível observar algumas classificações estratégicas:

- **Estratégia de sobrevivência:** nesse caso, a empresa apresenta e admite suas falhas internas e ameaças externas e opta por congelar investimentos e reduzir os custos drasticamente;
- **Estratégia de manutenção:** a empresa se identifica com a prevalência de ameaças ao meio ambiente, mas tem muitos pontos fortes, o que permite alcançar sua posição atual;
- **Estratégia de crescimento:** a empresa tem alguns pontos fracos, mas a área circundante oferece condições favoráveis, e as possibilidades são usufruídas pela sociedade, que pode se transformar. Nessa situação, geralmente há lançamentos de produtos;
- **Desenvolvimento da estratégia:** nessa situação a companhia ressalta seus pontos positivos, dominância e oportunidades mercadológicas. Nesse cenário, buscam-se clientes, a descoberta de novas tecnologias e investimentos.

Segundo Porter,[11] em termos de competitividade, as estratégias podem ser classificadas em:

- **Estratégia de liderança de custo:** aqui o importante é ressaltar o baixo custo em relação à concorrência, mas sem deixar de lado a qualidade oferecida;
- **Estratégia de diversificação:** o foco é oferecer serviços diferenciados, produtos únicos no mercado;
- **Foco estratégico:** centralizar esforços em determinado segmento, como produtos, clientes ou mercado. Aqui o serviço se reafirma como uma opção melhorada e diferenciada para o mercado como um todo.

Dessa maneira, nota-se que implantar um plano estratégico tem por objetivo analisar as necessidades empresariais para viabilizar a ação estratégica, estudar o ambiente onde esse plano será posto em ação e ajudar a atingir o desempenho almejado para determinado período. A administração tem o objetivo de fazer esse plano estratégico funcionar e de implantar soluções para adaptar sua execução. Quanto mais efetivos os ajustes feitos pelo serviço, mais eficazes serão a aplicação e os resultados.[5]

O planejamento estratégico é um processo fundamental para o serviço de anestesia, pois proporciona direcionamento, alinhamento, otimização de recursos e adaptação às mudanças do ambiente de saúde. Sua importância reside na capacidade de estabelecer metas claras, analisar o mercado, otimizar recursos, atender às necessidades dos pacientes e promover a colaboração entre todas as partes interessadas. Ao adotar uma abordagem estratégica, o serviço de anestesia pode alcançar um desempenho superior, fornecer cuidados de qualidade e garantir sua sustentabilidade a longo prazo.[12]

## ■ *BALANCED SCORECARD*

As mudanças ocorridas no mundo geram preocupação com o desenvolvimento de sistemas de informações contábeis e gerenciais. A contabilidade gerencial, inserida nesse ambiente altamente competitivo precisa acompanhar a evolução da economia mundial e adaptar-se às mudanças, auxiliando os gestores no processo de planejamento, execução e controle. O grande desafio dos sistemas de informação gerencial está em fornecer informações oportunas para que os gestores possam tomar decisões acertadas.

Dentro desse contexto surge a ferramenta gerencial *balanced scorecard* (BSC), que auxilia na gestão das organizações. Na aplicação dessa abordagem, baseada em atividades e processos inter-relacionados funcionalmente na empresa, os contadores são capazes de transmitir à administração informações qualificadas sobre o desempenho dos processos comerciais da organização, que possibilitarão identificar os pontos-chave que influenciam direta ou indiretamente os objetivos e as metas da empresa, bem como dirigir esforços para aprimorá-los e, consequentemente, melhorar seus resultados.

Ao buscar ferramentas que auxiliem nesse direcionamento, a contabilidade gerencial é auxiliada pela ferramenta BSC, criada por Kaplan e Norton,[13] que traduzem as estratégias com o uso de indicadores financeiros e não financeiros. Considerada pelos autores um sistema gerencial, eles afirmam que "o *balanced scorecard* é mais do que um sistema de medidas táticas e operacionais. Empresas inovadoras estão utilizando essa ferramenta como um sistema de gestão estratégica para administrar a estratégia a longo prazo".

A disseminação da informação promove a integração entre as pessoas e os sistemas, além de auxiliar na convergência de objetivos. Nesse ponto, a ferramenta gerencial BSC é fundamental, e seu principal objeto é o alinhamento das metas e da comunicação a todos os funcionários e às estratégias da empresa. Trata-se de um novo instrumento que integra medidas de estratégia, sem menosprezar outras já adotadas atualmente ou no passado. Auxilia também na relação das ações de hoje com as metas de longo prazo e promove a sinergia da empresa para atingir os objetivos em observância à missão estabelecida, dando o suporte necessário para que empresas que se encontram em crescimento possam orientar a tomada de decisão.

O BSC é um método que ajuda os executivos a medirem o desempenho de seu SA, verificando, assim, se a estratégia será alcançada. Surgiu com base em um estudo promovido pelo Instituto Nolan Norton, denominado Measuring Performance in the Organization of the Future (Medição do Desempenho na Organização do Futuro), que durou um ano. Esse estudo foi realizado porque os métodos existentes na época para a avaliação de desempenho, baseados em indicadores contábeis e financeiros, eram insuficientes. Depois de vários estudos, o BSC foi criado tendo como base quatro perspectivas: a financeira, a do cliente, a de processos internos da empresa e a do aprendizado e crescimento.[14]

Durante a Era Industrial, a utilização apenas de indicadores financeiros era suficiente para medir se a empresa estava atingindo suas metas. Os empresários levavam em consideração somente o lucro. Mas, em uma economia globalizada, as empresas concorrem com o menor tempo de entrega, a qualidade do produto, a satisfação e a lealdade do cliente. Esses indicadores não são utilizados nos processos de avaliação de desempenho tradicionais.

Outro problema muito grave e que leva as empresas a fracassarem é que, no desespero de aumentar o lucro e reduzir custos em curto prazo, elas diminuem o quadro de pessoal e/ou alteram a estrutura organizacional de seus colaboradores, sem levar em consideração os objetivos de médio e longo prazos. Isso leva a perdas, pois, quando os executivos percebem que não estão conseguindo atingir seus objetivos dentro daqueles prazos em razão da falta de recursos e de controle e por causa da perda de capital intelectual, eles descobrem que, muitas vezes, após alguns meses, é necessário contratar novamente os recursos humanos e investir em treinamento.

É inútil afirmar, como Milton Friedman,[14] economista americano laureado com o prêmio Nobel, que uma empresa tem somente uma responsabilidade: desempenho econômico. Essa é sua primeira responsabilidade. De fato, um serviço que não dê lucro pelo menos igual ao seu custo de capital é irresponsável. O desempenho econômico é a base sem a qual nenhuma empresa pode cumprir com outra responsabilidade.

Pode-se dizer que o principal objetivo do BSC é alcançar o alinhamento do planejamento estratégico da empresa com as atividades operacionais que ela exerce. O BSC traduz a missão e a estratégia em objetivos e medidas, organizados por meio de indicadores que informam aos funcionários sobre os vetores do sucesso atual e futuro. Ao articularem os resultados desejados pela empresa, espera-se canalizar a energia, a habilidade e o conhecimento de todos os colaboradores da organização, a fim de alcançar os objetivos de longo prazo. Para conseguir o alinhamento desejado, é preciso realizar algumas ações, entre podemos citam-se:

- **Esclarecer e traduzir a visão e a estratégia:** a tradução da missão estratégica deve ser feita por todos os gestores, por meio de um conjunto de objetivos e indicadores (mapa estratégico) que contribui para a criação de um consenso entre os gestores, colaboradores e as atividades do SA;
- **Planejar, estabelecer metas e alinhar as iniciativas estratégicas:** a alta direção deve identificar e estabelecer metas para seus colaboradores, definir processos, planejar o desempenho financeiro e também o ritmo de crescimento do SA;
- **Melhorar o *feedback* do aprendizado estratégico:** o *feedback* e o processo de revisão avaliam o desempenho das metas e da estratégia adotadas pelo SA. Essa ação permite melhorar o monitoramento da organização sob a ótica de quatro perspectivas[14] (aprendizado e crescimento, processos internos, clientes e financeira), e não somente a financeira.

O BSC vai além de medidas de curto prazo, revelando os vetores para um desempenho financeiro competitivo e de longo prazo. A ideia principal é fornecer uma visão de desempenho integrada, que englobe suas perspectivas (Figura 6.1):

- **Perspectiva de aprendizado e crescimento:** essa perspectiva está relacionada com o desenvolvimento de objetivos e medidas para orientar o aprendizado e o crescimento organizacional. A capacitação do SA se dará por meio do investimento em novos equipamentos, desenvolvimento de novos produtos e sistemas e nos recursos humanos;[14]
- **Perspectiva dos processos internos:** nessa perspectiva, as organizações identificam os processos críticos para

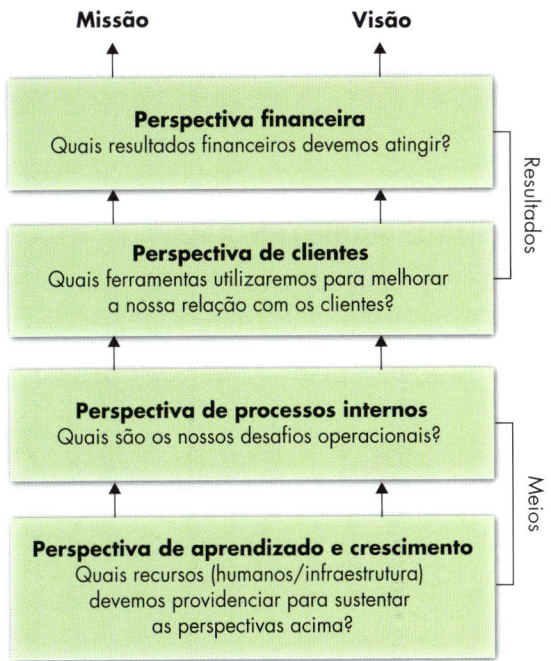

▲ **Figura 6.1** Perspectivas do BSC.

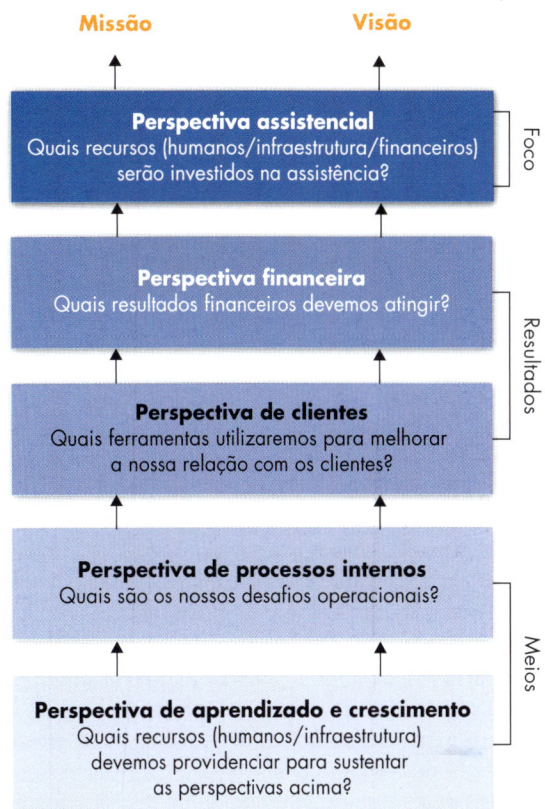

▲ **Figura 6.2** Perspectivas do BSC para instituições hospitalares.

o alcance dos objetivos das duas perspectivas posteriores. Os processos devem criar condições para que a organização forneça as propostas de valor ao cliente e que seja capaz de atraí-lo e retê-lo em seus segmentos de atuação e, ao mesmo tempo, criar valor para os acionistas. Essa perspectiva do BSC cria uma visão de processo por meio de uma análise sequencial, o que permite aos gestores identificar novos caminhos para melhorar a performance da empresa diante dos clientes e acionistas;[14]

- **Perspectiva dos clientes:** essa perspectiva pressupõe definições sobre o mercado e o segmento nos quais a organização deseja competir. Sua proposta é monitorar a maneira pela qual a empresa entrega o real valor ao cliente, definindo indicadores de satisfação e resultados relacionados com ele. O enquadramento dos desejos dos clientes tende a ser feito em quatro categorias: prazo, qualidade, desempenho e serviços e custo;[14]
- **Perspectiva financeira:** nessa perspectiva, as medidas financeiras (receita e produtividade) são valiosas e ajudam a demonstrar as consequências econômicas de ações já realizadas. Com a elaboração do BSC, os objetivos financeiros devem estar vinculados à estratégia do SA, mostrando se sua implementação e execução estão contribuindo para a melhoria do resultado.[13]

Com o entendimento e a aplicação dessas quatro perspectivas, é possível mensurar os incentivos na promoção do melhor cuidado para os pacientes? Não. Entende-se que, em um ambiente hospitalar, essas perspectivas são insuficientes, que o ideal é ter uma perspectiva com foco na assistência do paciente; por isso, acredita-se que haja a necessidade de uma quinta perspectiva: a assistencial, que estaria no ápice da pirâmide do BSC (Figura 6.2).

Primeiro trabalha-se no aprendizado e no crescimento dos colaboradores (perspectiva de aprendizado e crescimento). Depois, melhoram-se os processos internos (perspectiva dos processos internos. Com o desenvolvimento correto dessas perspectivas, acolhem-se melhor os pacientes (perspectiva dos clientes), fazendo com que se tenha o retorno financeiro (perspectiva financeira) esperado. Para quê? Para desenvolver a sistematização da assistência, o ensino, a pesquisa e a educação continuada dos anestesistas (perspectiva assistencial).

### ▪ LIDERANÇA

Liderança é a influência interpessoal exercida em uma situação dirigida por meio do processo de comunicação humana à consecução de um ou diversos objetivos específicos.[15] Hunter,[16] por sua vez, conceitua liderança como a "habilidade de influenciar pessoas para trabalharem entusiasticamente, visando atingir os objetivos identificados como sendo para o bem comum".

Além de conhecer a emoção dos liderados, o líder deverá ter autocontrole, capacidade e confiança. Ele destaca algumas competências emocionais, como confiabilidade, adaptabilidade e inovação, que contribuem para o estilo de liderança adotado (Figura 6.3). Líderes disciplinados, determinados, coerentes e persistentes para expandir esse "saber fazer" costumam ser bem-sucedidos.[17]

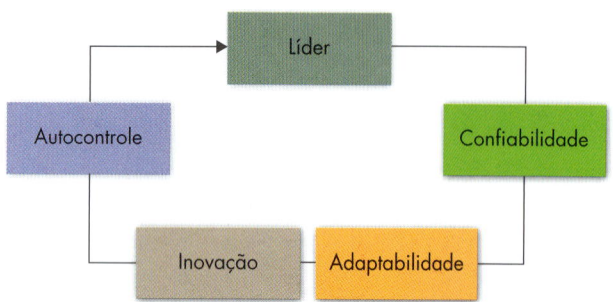

▲ **Figura 6.3** Competências do líder.

A liderança desempenha um papel fundamental na organização e gestão de um SA. Um líder eficaz é capaz de inspirar, motivar e engajar a equipe, além de fornecer direção e orientação claras. Com uma liderança forte, é possível estabelecer uma cultura organizacional saudável, promover a inovação, lidar com desafios e construir relacionamentos colaborativos com outras áreas do hospital ou da instituição de saúde.[18,19]

A importância da liderança no SA está diretamente relacionada à capacidade de influenciar o desempenho da equipe, garantir a execução eficiente dos processos e promover um ambiente de trabalho positivo. Um líder eficaz deve ter habilidades de comunicação, tomada de decisão, resolução de conflitos e delegação de tarefas. Além disso, é essencial que o líder seja capaz de promover o desenvolvimento profissional da equipe, fornecendo orientação, treinamento e suporte adequados.[19,20]

Uma liderança sólida no SA é fundamental para o alcance dos objetivos estratégicos estabelecidos no planejamento anteriormente mencionado. O líder desempenha um papel central na implementação das estratégias, no acompanhamento dos indicadores de desempenho e na garantia da qualidade e segurança dos cuidados prestados. Com uma liderança eficaz, o SA pode melhorar a eficiência operacional, reduzir riscos e conquistar a satisfação dos pacientes.[21,22]

A liderança no SA desempenha um papel fundamental na promoção de um ambiente de trabalho saudável e colaborativo. Um líder inspirador e capacitado é capaz de criar uma cultura organizacional que valoriza a colaboração, o respeito mútuo, o aprendizado contínuo e a troca de conhecimentos. Isso promove o trabalho em equipe, a comunicação efetiva e o compartilhamento de boas práticas, resultando em uma melhoria geral do serviço prestado.[23,24]

Além disso, valer ressaltar que outro aspecto importante da liderança é a capacidade de lidar com desafios e crises de forma eficiente. O líder deve estar preparado para tomar decisões difíceis, resolver conflitos e liderar a equipe durante situações de emergência ou mudanças inesperadas. Utilizando-se da sua habilidade de tomada de decisão, o líder pode orientar a equipe, manter a calma e garantir a segurança dos liderados em momentos críticos.[22]

Ainda dentro do contexto apresentado, deve-se ter em vista que a liderança desempenha um papel crucial na organização e gestão de um serviço de anestesia. Um líder eficaz inspira, motiva e orienta a equipe, promovendo uma cultura organizacional saudável e um ambiente de trabalho colabora-

tivo. Além disso, a liderança é fundamental para o alcance dos objetivos estratégicos, a promoção da qualidade e segurança dos cuidados, a resolução de desafios e crises e a construção de relacionamentos com outras áreas. A presença de uma liderança forte é essencial para o sucesso e excelência do SA, correlacionando-se diretamente com o planejamento estratégico.[25]

## ▪ QUALIDADE ASSISTENCIAL

A busca pela qualidade é essencial no setor de saúde. Definir qualidade é desafiador, variando entre satisfação do cliente, excelência em processos e adequação ao uso. A história da qualidade começou na Segunda Guerra Mundial, com a necessidade de materiais bélicos de alta qualidade. Os japoneses criaram a Gestão da Qualidade Total (GQT), um método que evita defeitos antes que ocorram, envolvendo todos na organização para garantir a satisfação dos clientes.[26]

Aplicar a GQT na saúde, especialmente em serviços de anestesia, apresenta desafios específicos devido às características desses serviços: intangibilidade, inseparabilidade, variabilidade e perecibilidade.[26] Historicamente, o setor de saúde enfrentou dificuldades na adoção de modelos de qualidade, como a complexidade dos processos e a resistência a mudanças. No entanto, superar essas dificuldades é crucial para melhorar os padrões de atendimento. Florence Nightingale exemplificou a importância da melhoria contínua ao reduzir significativamente a mortalidade no Hospital Scutari durante a Guerra da Crimeia, mostrando que mudanças bem implementadas podem salvar vidas.[26]

As organizações hospitalares do século 21 enfrentam complexidade crescente e desafios como mudanças sociodemográficas, limitações financeiras, escassez de recursos humanos qualificados e judicialização. Abordar esses desafios requer abordagens inovadoras na gestão, visando eficiência, eficácia e efetividade.

Qualidade envolve satisfazer as necessidades de acionistas, pacientes, familiares, profissionais, fornecedores e a sociedade. O grau de satisfação desses grupos define a qualidade organizacional. Avedis Donabedian, um autor clássico sobre qualidade no setor saúde, define-a como atributos que incluem excelência profissional, uso eficiente de recursos, mínimo risco ao paciente e alta satisfação dos usuários. Ele identifica sete pilares da qualidade: eficácia, efetividade, eficiência, otimização, aceitabilidade, legitimidade e equidade.[27]

Em anestesia, a segurança do paciente é prioritária. A eficácia é avaliada pela capacidade de realizar procedimentos que maximizem segurança e conforto. A efetividade é medida pelo sucesso em evitar complicações e promover recuperação rápida e sem dor. A eficiência é alcançada otimizando o uso de recursos, minimizando desperdícios e custos sem comprometer a qualidade do cuidado.

Implementar um programa de qualidade em anestesia exige uma cultura organizacional que valorize segurança, educação contínua dos profissionais e melhoria dos processos. Protocolos baseados em evidências, auditorias regulares e feedback dos pacientes são essenciais para manter altos padrões de qualidade.

A busca pela qualidade assistencial em anestesia exige compromisso com excelência, segurança do paciente e eficiência dos processos. Integrando GQT e abordagens inovadoras na gestão da saúde, é possível oferecer cuidados anestésicos de alta qualidade, atendendo às expectativas dos pacientes e contribuindo para a melhoria contínua do sistema de saúde.

## ■ SEGURANÇA ASSISTENCIAL

A segurança assistencial é uma preocupação fundamental em um serviço de anestesia, pois envolve riscos significativos para os pacientes. A implantação de um sistema de segurança assistencial abrange a criação de um ambiente seguro, a identificação e a notificação de incidentes e a análise de indicadores para promover a aprendizagem, além da prevenção de futuros eventos adversos. Esse sistema envolve a cultura de segurança, a comunicação efetiva entre a equipe, a adoção de medidas preventivas, a identificação e a análise de falhas e a implementação de melhorias baseadas em evidências. Por meio de um sistema de notificações de incidentes e análise de indicadores, é possível identificar áreas de risco, implementar ações corretivas e aprimorar continuamente a segurança dos pacientes.[28]

A implantação de um sistema de segurança assistencial em um SA começa pela criação de uma cultura de segurança na qual todos os membros da equipe reconhecem a importância da segurança do paciente e estão comprometidos em promovê-la. Isso envolve a disseminação de políticas e diretrizes de segurança, a realização de treinamentos e programas educacionais e a promoção de uma comunicação aberta e franca.[20]

Um aspecto crucial do sistema de segurança assistencial é a identificação e notificação de incidentes. Isso inclui a criação de um sistema formal de notificação no qual os membros da equipe possam relatar incidentes e eventos adversos de forma confidencial e sem medo de represálias. Essas notificações devem ser analisadas de forma sistemática, utilizando métodos como análise de causa raiz e análise de falhas, a fim de identificar as causas subjacentes e implementar medidas preventivas.[28]

Por meio da coleta e análise regular de indicadores, como taxas de complicações anestésicas, índices de infecção relacionados a procedimentos anestésicos e outros eventos adversos, é possível identificar tendências, áreas de risco e oportunidades de melhoria. Esses indicadores devem ser comparados com *benchmarks* internos e externos, a fim de avaliar o desempenho do serviço e tomar ações apropriadas.[23]

Por outro lado, tendo em vista a análise dos incidentes e indicadores, é necessário implementar medidas de melhoria. Isso pode envolver a atualização de protocolos, a introdução de novas práticas baseadas em evidências, a realização de treinamentos específicos e a implementação de sistemas de verificação e dupla checagem. Além disso, é importante acompanhar de perto a eficácia dessas medidas por meio de avaliações regulares e ajustes necessários.[23]

A implantação de um sistema de segurança assistencial com um sistema de notificações de incidentes e análise de indicadores contribui para a redução de eventos adversos, a melhoria da qualidade dos cuidados e a segurança dos pacientes em um SA.[29] Ao identificar áreas de risco, implementar medidas preventivas e promover uma cultura de aprendizagem contínua, é possível alcançar resultados mais seguros e melhorar a confiança tanto dos profissionais quanto dos pacientes. Esse sistema está intrinsecamente relacionado à implantação de um sistema de qualidade e à liderança eficaz previamente discutidos.[30]

Tendo em vista a análise dos incidentes e indicadores, é necessário implementar medidas de melhoria. Isso pode envolver a atualização de protocolos, a introdução de novas práticas baseadas em evidências, a realização de treinamentos específicos e a implementação de sistemas de verificação e dupla checagem. Além disso, é importante acompanhar de perto a eficácia dessas medidas por meio de avaliações regulares e ajustes necessários.[8]

Buscar uma cultura organizacional geradora,[31] na qual gerenciar riscos é parte de tudo que é feito, é um dos objetivos do SA atual, mas, antes de qualquer atitude, deve-se ter a humildade de reconhecer em qual estágio o SA se encontra (Figura 6.4).

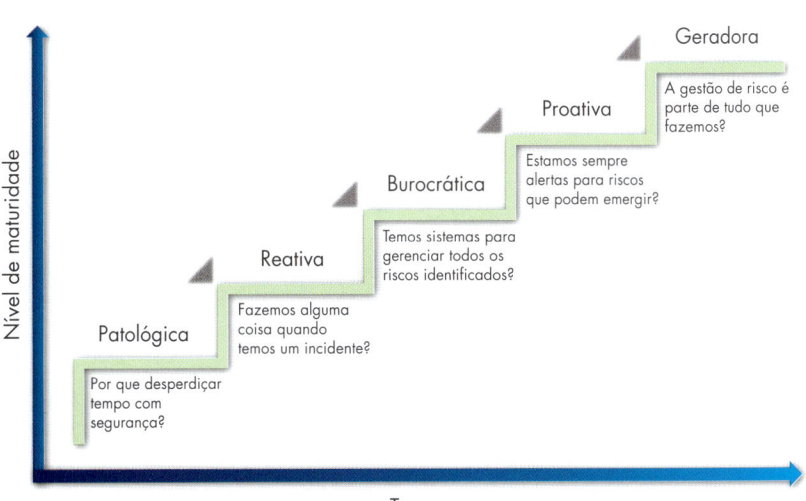

▲ **Figura 6.4** Nível de maturidade de uma instituição.

# INDICADORES

Um sistema de gestão em que as pessoas são consideradas elementos importantes para o sucesso da empresa, buscando, acima de tudo, a satisfação de seus clientes, por meio de uma parceria com seus colaboradores e fornecedores, é denominado qualidade total.[32]

O princípio básico dos programas de qualidade é a satisfação de todos: colaboradores, fornecedores e clientes.[33] Adotar um programa de qualidade total significa também buscar melhoria contínua no atendimento, redução de custos, diminuição de prazos e de desperdícios e, consequentemente, eliminação de erros. A avaliação da qualidade médico-assistencial é feita por meio da vigilância epidemiológica hospitalar, mediante levantamento de indicadores, e a qualidade do atendimento é avaliada pela pesquisa de opinião do paciente.[34]

Um dos primeiros passos para o entendimento da gestão de processos é o estudo do modelo de Fleming.[35] Pode-se observar que os resultados dependem de processos que, inevitavelmente, estão sujeitos à estrutura e ao meio ambiente. A estrutura é definida pelos insumos, como área física, recursos materiais (equipamento, ferramenta, instrumental, financiamento, utensílio, tecido, gás, órtese e prótese), recursos humanos e instrumentos de gestão, incluindo a estrutura organizacional e os modelos teóricos aplicados na administração da instituição. Quanto aos processos, eles podem ser definidos como toda tecnologia envolvida no cuidado ao paciente. Trata-se de um conjunto de atividades com uma ou mais espécies de entrada e que cria uma saída de valor para o cliente.[35] Também podem ser caracterizados como o conjunto de atividades de trabalho inter-relacionadas que requerem certos insumos e tarefas particulares que implicam valor agregado com vistas a obter resultados.[36]

Estrutura e processo caracterizam o meio interno da instituição. Já o meio ambiente, ou meio externo, demonstra os inúmeros fatores, com suas variáveis, que interferem no processo de produção de programas e serviços.[37]

Os processos, por meio dos programas e serviços, necessitam ser avaliados e controlados quanto às suas efetividade, eficácia, eficiência, produção, produtividade, qualidade, prevenção e redução da morbimortalidade, além da imagem que representam para usuários e clientes, por meio de indicadores que medem aspectos qualitativos e/ou quantitativos relativos ao meio ambiente, à estrutura, aos processos e aos resultados.[38]

- **Indicadores de ambiente** ou meio externo são aqueles relacionados às condições de saúde de determinada população e aos fatores demográficos, geográficos, educacionais, socioculturais, econômicos, políticos, legais e tecnológicos na existência ou não de uma instituição de saúde.
- **Indicadores de estrutura** são os que se referem à parte física de uma instituição: funcionários, instrumental, equipamentos, móveis e aspectos relativos à organização, entre outros. Como exemplo, cita-se a presença de oxímetro de pulso, capnógrafo, sala de recuperação e bombas de infusão.
- **Indicadores de processos** referem-se às atividades de cuidado realizadas em um paciente, frequentemente ligadas a um resultado, assim como as atividades ligadas

à infraestrutura, para prover meios para atividades-fim, como ambulatório, emergência, serviços complementares de diagnóstico e terapêutica e internação clínico-cirúrgica. São técnicas operacionais. Cancelamento, adesão a protocolos, antibioticoterapia profilática, cuidado com acessos venosos centrais, normotermia no perioperatório, documentação adequada ou completitude, número de pacientes com queixas, entre outros, podem ser citados como exemplos.

- **Indicadores de resultados** são as demonstrações dos efeitos consequentes da combinação de fatores do meio ambiente, da estrutura e de processos ocorridos com o paciente depois que algo foi feito (ou não) a ele ou os efeitos de operações técnicas e administrativas entre as áreas e subáreas de uma instituição. Como exemplos citam-se o número de paradas cardíacas transoperatórias e a taxa de cefaleia após a realização de uma raquianestesia.

Existem outros tipos de indicadores que podem ser específicos, como os de negócio (casos, tipos de serviço, tipos de anestesia, estado físico, local, número de anestesistas, horas, duração média de uma cirurgia), os de satisfação (satisfação geral, por serviço, percentual de náuseas e vômitos, manejo adequado da dor no pós-operatório), os de eventos adversos (relatos de eventos em sistemas organizados) e os de performance do anestesista (avaliação de *burnout*).

É necessário enfatizar a importância da utilização de indicadores nos SA que meçam a qualidade e a quantidade do que é realizado em termos de programas e serviços de saúde e que cubram todos os seus componentes, como a estrutura, os processos e os resultados, não esquecendo o meio ambiente, que ora sofre influência das instituições de saúde, ora as influencia.[39]

A tarefa básica de um indicador de qualidade é expressar, da forma mais simples possível, determinada situação que se deseja avaliar. O resultado de um indicador é uma fotografia de um determinado momento e demonstra, sob uma base de medida, aquilo que está sendo feito ou o que se projeta para ser feito. Assim, os indicadores são medidores de uma atividade, expressam um número que indica que ela pode ser medida; e, se pode ser medida, pode ser comparada e administrada.

# MULTIDISCIPLINARIDADE

O trabalho multidisciplinar desempenha um papel fundamental na organização e gestão de um SA. A anestesia envolve a interação com diversas especialidades médicas, enfermagem, farmácia, tecnologia médica e outros profissionais de saúde. A colaboração entre essas áreas é essencial para a coordenação efetiva dos cuidados, o compartilhamento de informações, a tomada de decisões conjuntas e a abordagem integrada aos desafios clínicos. O trabalho multidisciplinar promove a sinergia entre os profissionais e contribui para a qualidade e a segurança dos cuidados anestésicos.[40]

Além disso,[40] o trabalho multidisciplinar no SA requer a compreensão e a valorização das competências e perspectivas de cada profissional envolvido. Cada membro da equipe traz habilidades e conhecimentos específicos que são essenciais para uma abordagem completa e abrangente dos cuidados anestésicos. Ao reconhecer a importância de cada disciplina, é possível estabelecer uma cultura de colaboração e respeito, promovendo um ambiente de trabalho harmonioso.

A comunicação efetiva é um elemento-chave do trabalho multidisciplinar. A troca de informações claras, precisas e oportunas entre os profissionais de diferentes áreas é fundamental para garantir uma assistência anestésica segura e de qualidade. Isso pode envolver reuniões regulares, discussões de casos, relatórios padronizados e sistemas de comunicação eletrônica. A comunicação aberta e transparente facilita o compartilhamento de conhecimentos, a identificação precoce de problemas e a colaboração na tomada de decisões.[24]

Além disso, a construção de uma equipe multidisciplinar eficaz requer o estabelecimento de protocolos e diretrizes comuns.[23] Esses protocolos ajudam a estabelecer um padrão de prática consistente, também promovendo a segurança e a qualidade dos cuidados anestésicos. A criação de diretrizes compartilhadas facilita a comunicação e a coordenação entre os profissionais de diferentes áreas, garantindo uma abordagem integrada aos pacientes.

Nesse contexto, entende-se que a colaboração multidisciplinar no SA também envolve participação ativa em equipes de tratamento interdisciplinares. Essas equipes reúnem profissionais de diferentes especialidades para discutir casos complexos, planejar e coordenar o tratamento dos pacientes. A colaboração em equipe permite uma visão holística do paciente, levando em consideração não apenas as necessidades anestésicas, mas também as necessidades cirúrgicas, médicas e de cuidados pós-operatórios.[23,24]

Ademais, é importante destacar que o trabalho multidisciplinar no SA é essencial para atender às demandas cada vez mais complexas e diversificadas dos pacientes. Com o avanço da medicina e das tecnologias, muitos procedimentos cirúrgicos e intervenções anestésicas requerem uma abordagem interdisciplinar para obter os melhores resultados. A colaboração entre diferentes disciplinas permite a troca de experiências, conhecimentos e habilidades, resultando em uma melhor qualidade dos cuidados e satisfação do paciente.

Assim, o trabalho multidisciplinar desempenha papel vital na organização e gestão de um SA. A colaboração entre diferentes especialidades promove uma abordagem integrada aos cuidados anestésicos, contribuindo para a qualidade, a segurança e a eficácia dos procedimentos. A comunicação efetiva, o estabelecimento de protocolos comuns, a participação em equipes interdisciplinares e a adaptação às demandas dos pacientes são elementos-chave para o sucesso do trabalho multidisciplinar no serviço de anestesia. Essa abordagem está intimamente relacionada aos tópicos anteriores, como a importância da liderança, a implantação de sistemas de qualidade e segurança assistencial, a construção de um time de trabalho colaborativo e o trabalho multidisciplinar.[41]

A troca de informações e conhecimentos entre profissionais de diferentes áreas é fundamental para o trabalho multidisciplinar. Isso pode ocorrer por meio de discussões de casos, reuniões clínicas, grupos de estudo e programas de educação continuada. Por meio dessas interações, os profissionais podem aprender uns com os outros, compartilhar experiências e atualizar-se sobre os avanços mais recentes em suas respectivas áreas de atuação. Essa colaboração fortalece a equipe, amplia o conhecimento coletivo e contribui para uma assistência anestésica de maior qualidade.[41]

O trabalho multidisciplinar também envolve a definição de papéis e responsabilidades claras para cada profissional dentro da equipe. É importante que todos compreendam sua contribuição específica e a importância de sua atuação na consecução dos objetivos do serviço de anestesia. A delimitação adequada de responsabilidades evita sobreposições ou lacunas no cuidado ao paciente, promovendo uma atuação harmoniosa e eficiente entre as diferentes disciplinas.[23]

É essencial promover uma cultura de respeito, confiança e colaboração entre os profissionais. Isso envolve o estabelecimento de um ambiente de trabalho seguro, no qual os membros da equipe sintam-se à vontade para expressar suas opiniões, compartilhar ideias e fazer contribuições significativas. A valorização da diversidade de perspectivas e da capacidade de trabalhar em conjunto são aspectos fundamentais para o sucesso do trabalho multidisciplinar.

A liderança desempenha um papel fundamental na promoção e facilitação do trabalho multidisciplinar. Um líder eficaz no serviço de anestesia é capaz de incentivar e apoiar a colaboração entre profissionais de diferentes áreas, criando um ambiente propício para a troca de conhecimentos e a integração das disciplinas. A liderança também pode facilitar a comunicação efetiva, resolver conflitos e garantir que as metas e objetivos do serviço sejam alcançados por meio do trabalho conjunto e colaborativo.[23,29]

Assim, pode-se concluir que, o trabalho multidisciplinar desempenha um papel essencial no SA, permitindo a colaboração entre profissionais de diferentes áreas em prol de uma assistência anestésica de qualidade. A troca de informações, a definição clara de papéis e responsabilidades, a criação de uma cultura de respeito e colaboração e a liderança eficaz são elementos-chave para o sucesso do trabalho multidisciplinar.[29]

## ■ GESTÃO DAS NOVAS GERAÇÕES DO MERCADO DE TRABALHO

A gestão das novas gerações no mercado da saúde, como a geração Y (*millennials*) e a geração Z, apresenta desafios e oportunidades únicas para um SA. Essas gerações têm características e expectativas diferentes em relação ao trabalho, como o equilíbrio entre vida pessoal e profissional, a valorização do propósito e do impacto social, o uso de tecnologias avançadas e a necessidade de *feedback* contínuo.[23] Para gerir efetivamente as novas gerações, é importante adaptar as práticas de liderança, oferecer oportunidades de desenvolvimento e engajamento, bem como promover a participação ativa e a colaboração em processos decisórios. Portanto, é fundamental envolvê-las nas tomadas de decisão e incentivar a contribuição de ideias e soluções inovadoras. Além disso, é necessário fornecer *feedback* frequente e específico para que essas gerações entendam seu progresso e suas áreas de melhoria, contribuindo para o seu desenvolvimento profissional.

A implementação de programas de desenvolvimento e capacitação é crucial para a gestão das novas gerações. Elas têm sede de aprendizado constante e estão sempre em busca de oportunidades para expandir suas habilidades e seus conhecimentos. Portanto, oferecer programas de treinamento, *workshops* e mentorias que atendam às suas necessidades de aprendizado é essencial para mantê-las engajadas e motivadas.[29]

As novas gerações valorizam a diversidade e a igualdade de oportunidades; portanto, é necessário garantir a existência de uma cultura organizacional que promova a diversidade de ideias, experiências e origens. Isso pode ser alcançado por meio de políticas de contratação inclusivas, programas de mentoria intergeracional e criação de espaços de diálogo e compartilhamento de conhecimentos.[23]

As novas gerações têm uma afinidade natural com a tecnologia. Portanto, é importante utilizar as ferramentas digitais e avançadas disponíveis para promover a eficiência e a agilidade dos processos de trabalho no serviço de anestesia. Isso inclui a implementação de sistemas de informação e comunicação integrados, a adoção de registros eletrônicos de paciente e a utilização de dispositivos móveis para o acesso a informações relevantes.[42]

Entretanto, a gestão dessas gerações no SA requer flexibilidade e adaptação. Ela têm uma mentalidade empreendedora e estão abertas a experimentar novas abordagens e modelos de trabalho. Portanto, é importante estar aberto a novas ideias e práticas, bem como proporcionar oportunidades de autonomia e responsabilidade dentro do serviço.[18]

## ■ CONSTRUÇÃO DE UM TIME

A formação de um "time" de anestesiologistas paira sobre o desenvolvimento, que, por sua vez, pode ser conceituado de maneira mais abrangente, uma vez que concerne às ações organizacionais que visam oferecer um estímulo para o crescimento pessoal e profissional de seus colaboradores.[43] Por esse motivo também existe a necessidade de produzir conhecimento, além de novas tecnologias que sejam capazes de oferecer suporte a esse setor. É necessário criar processos de trabalho que tenham potencial motivador que direcione os colegas para o trabalho em equipe, mantendo-os incentivados e dispostos a oferecer cada vez melhor desempenho, padronização de tarefas e resultados mais satisfatórios.

Assim, é importante que toda a equipe esteja alinhada com os objetivos e as metas organizacionais, bem como pessoais, visando, desse modo, agregar valor de uma a outra. Isso porque o envolvimento de apenas alguns não é o bastante para otimizar os resultados. Todos devem estar engajados em um mesmo propósito.[43]

A qualificação e a capacitação dos anestesistas assegurarão que esses profissionais estejam aptos a alcançar resultados melhores, o que significa que a empresa como um todo estará habilitada a elevar sua competitividade.

## ■ VALOR EM SAÚDE

A criação de um escritório de "valor em saúde" refere-se à implementação de uma abordagem centrada no valor para a prestação de cuidados de saúde no SA. Isso implica na avaliação e mensuração dos resultados clínicos, dos custos associados e da experiência do paciente. Um escritório de valor em saúde permite a identificação de práticas eficientes e de alta qualidade, a otimização do uso de recursos, a tomada de decisões baseada em evidências e a melhoria contínua da assistência anestésica. Essa abordagem é crucial para garantir uma prestação de cuidados de alta qualidade, com foco na obtenção de resultados relevantes para os pacientes e na maximização do valor dos SA.[23,29,40]

A implementação de um escritório de "valor em saúde" no SA envolve diversas etapas. Primeiramente, é necessário definir os indicadores e métricas que serão utilizados para avaliar o valor dos cuidados anestésicos. Isso pode incluir medidas de desfechos clínicos, como taxa de complicações, tempo de recuperação e satisfação do paciente, bem como indicadores de eficiência e custo, como tempo de sala de operação, utilização de recursos e custos diretos e indiretos.[23,29,40]

Tendo definidos os indicadores, é importante estabelecer processos de coleta, análise e monitoramento dos dados. Isso pode envolver a implementação de sistemas de registro eletrônico de saúde, a integração de dados de diferentes fontes, a análise estatística e a criação de painéis de controle para visualização dos indicadores de valor em saúde. O objetivo é fornecer informações em tempo real que possam ser utilizadas na tomada de decisões e na identificação de oportunidades de melhoria.[23,29,40]

O escritório de valor em saúde também deve promover a colaboração multidisciplinar, envolvendo profissionais de diferentes áreas no processo de avaliação e melhoria dos cuidados anestésicos. Isso inclui anestesiologistas, enfermeiros, farmacêuticos, administradores e outros profissionais de saúde que possam contribuir com sua expertise e perspectivas únicas. Por meio dessa colaboração, é possível obter uma compreensão mais abrangente e holística dos fatores que influenciam o valor dos cuidados anestésicos.

Assim, o escritório de valor em saúde deve disseminar e compartilhar as melhores práticas. Isso pode ser feito por meio de reuniões clínicas, fóruns de discussão, apresentações de casos, relatórios de desempenho e publicações científicas. O objetivo é permitir que os profissionais do SA aprendam uns com os outros, compartilhem experiências e adotem as práticas mais eficientes e de mais alta qualidade em seu trabalho diário.

É importante destacar a importância do engajamento dos pacientes no processo de criação de valor em saúde. Eles devem ser parceiros ativos na tomada de decisões sobre seus cuidados anestésicos, fornecendo *feedback* sobre sua experiência, preferências e expectativas. O escritório de valor em saúde deve buscar formas de incorporar a perspectiva do paciente em todas as etapas do processo, visando a personalização e a adequação dos cuidados às suas necessidades individuais.

A criação de um escritório de "valor em saúde" no SA é fundamental para a prestação de cuidados de alta qualidade, eficientes e centrados no paciente. Com a definição de indicadores, a coleta de dados, a colaboração multidisciplinar, o compartilhamento de melhores práticas e o engajamento dos pacientes, é possível otimizar os resultados clínicos, controlar os custos e proporcionar uma experiência positiva.[23,29,40]

# ■ SUSTENTABILIDADE, RESPONSABILIDADE SOCIAL E GOVERNANÇA

O conjunto de padrões e boas práticas que definem se uma empresa é socialmente consciente, sustentável e corretamente gerenciada é chamado de *environmental, social and governance* (ESG), pilares que demonstram a responsabilidade e o comprometimento das organizações com o mercado em que atuam, seus associados, fornecedores, colaboradores e investidores. É uma abordagem contemporânea que implica não prejudicar as necessidades das gerações futuras com ações para atingir os objetivos atuais.

A implantação do ESG no SA refere-se à incorporação de práticas e políticas que promovam a sustentabilidade ambiental, a governança corporativa e a responsabilidade social. Isso envolve a adoção de medidas para reduzir o impacto ambiental das atividades, garantir a transparência e a integridade na gestão, bem como contribuir para o bem-estar social e o desenvolvimento da comunidade.[22]

Esse processo de implantação deve ser contínuo, incorporado nas práticas diárias, nas tomadas de decisões e nas relações com os *stakeholders*. É necessário estabelecer mecanismos de monitoramento e avaliação do desempenho em relação ao ESG. Isso envolve a definição de indicadores e métricas para medir os resultados e impactos das práticas sustentáveis, de governança e sociais. Os dados coletados devem ser analisados periodicamente, permitindo a identificação de áreas de melhoria, a correção de desvios e a comunicação transparente dos resultados alcançados.

Vale considerar que a adoção do ESG promove a eficiência operacional e a redução de custos. Ao implementar práticas sustentáveis, como a redução do consumo de energia e água, a gestão adequada de resíduos e o uso de materiais ecologicamente responsáveis, o SA pode obter ganhos financeiros significativos. Além disso, a governança corporativa efetiva, com políticas claras de ética, transparência e prestação de contas, contribui para uma gestão mais eficiente e eficaz.[27,29]

A implantação da responsabilidade social no SA tem como objetivo o comprometimento com a promoção da saúde e do bem-estar dos anestesiologistas, do paciente e de todos os profissionais inseridos no contexto da saúde. Isso pode incluir ações como programas de prevenção de doenças e apoio a projetos sociais, bem como o estímulo a um ambiente mais diverso e à inclusão de anestesiologistas e pacientes, fortalecendo a reputação do serviço, atraindo pacientes e profissionais alinhados com esses valores e contribuindo para o desenvolvimento sustentável do sistema de saúde.

# ■ CONSIDERAÇÕES FINAIS

Este capítulo abordou uma ampla gama de tópicos relacionados à organização e gestão de um SA. Iniciou discutindo a importância do planejamento estratégico, destacando sua relevância na definição de metas, objetivos e direcionamento para o serviço. Em seguida, abordou a importância da liderança no serviço, enfatizando a necessidade de líderes eficazes que inspirem, motivem e orientem a equipe.

Conclui-se, então, que a organização e a gestão de um SA envolvem uma série de aspectos inter-relacionados e complexos. A implementação de estratégias, como planejamento estratégico, liderança eficaz, sistemas de qualidade e segurança, trabalho multidisciplinar, gestão eficiente e conscientização sobre as demandas das novas gerações e o impacto social, é fundamental para garantir um SA de qualidade, sustentável e alinhado às necessidades e expectativas dos pacientes e da sociedade como um todo. A implantação do ESG surge como uma oportunidade de promover a sustentabilidade, a governança e a responsabilidade social, demonstrando o compromisso em oferecer cuidados de alta qualidade, éticos e socialmente responsáveis.

## REFERÊNCIAS

1. Schumpeter JA. Capitalism, socialism and democracy. Londres: Routledge; 2011.
2. Drucker P. Administrando em tempos de grandes mudanças. São Paulo: Publifolha; 1999.
3. Gonçalves EL. Gestão hospitalar – administrando o hospital moderno. São Paulo: Saraiva; 2006.
4. Buller LS. Logística empresarial. Curitiba: IESDE Brasil; 2012.
5. Chiavenato I. Gestão de pessoas: o novo papel dos recursos humanos nas organizações. Rio de Janeiro: Campus; 1999.
6. Kotler P. Administração de marketing: análise, planejamento, implementação e controle. 5.ed. São Paulo: Atlas; 1998.
7. Gracioso F. Planejamento estratégico voltado para o mercado. São Paulo: Atlas; 1996.
8. Bezerra F. O que é planejamento e gestão estratégica? Disponível em: http://www.portal-administracao.com/2014/06/planejamento-gestao-estrategica-o-que-e.html. Acesso em: 15/12/2024.
9. Dolabela F. Oficina do empreendedor. 6.ed. São Paulo: Editora de Cultura; 1999.
10. Vygotsky LS. Pensamento e linguagem. São Paulo: Martins Fontes; 1993.
11. Porter ME. Vantagem competitiva – criando e sustentando um desempenho superior. Rio de Janeiro: Campus; 1989.
12. Couto ARPD. Gestão de serviços de manutenção em contexto hospitalar de equipamentos médicos. [Tese] Coimbra: Instituto Superior de Engenharia de Coimbra; 2023.
13. Kaplan RS, Norton DP. A estratégia em ação. Rio de Janeiro: Campus; 1997.
14. Doherty B. Best of both worlds reason. Disponível em: https://reason.com/1995/06/01/best-of-both-worlds/
15. Hesselbein F, Beckhard R, Goldsmith M. O líder do futuro. 8.ed. São Paulo: Futura; 2000.
16. Hunter JC. O monge e o executivo. 10.ed. Rio de Janeiro: Sextante; 2004.
17. Charan R. Liderança na era da turbulência econômica. Rio de Janeiro: Campus; 2009.
18. Feiten AM, Coelho TR. Gestão da qualidade em organizações de serviços: barreiras e facilitadores. Revista de Administração FACES Journal. 2020;18(3).
19. Ferreira VF, Rocha GOR, Lopes MMB, Santos MS, Miranda SA. Educação em saúde e cidadania: revisão integrativa. Trab Ed Saúde. 2014;12(2):363-78.
20. Belluzzo RCB, Macedo ND. A gestão da qualidade em serviços de informação: contribuição para uma base teórica. Ciência da Informação. 1993;22(2).
21. Mendes EV. O cuidado das condições crônicas na atenção primária à saúde. Rev Bras Prom Saúde. 2018;31(2):1-3.
22. Abdo A. Agenda 2030 da Organização das Nações Unidas: como conciliar os objetivos de desenvolvimento sustentável com as operações de serviços hospitalares? [Dissertação] São Paulo: Fundação Getúlio Vargas; 2023.
23. Couto ARPD. Gestão de serviços de manutenção em contexto hospitalar de equipamentos médicos. [Tese] Coimbra: Instituto Superior de Engenharia de Coimbra; 2023.
24. D'Alessandro PAL. A comunicação como componente da qualidade no serviço hospitalar: uma perspectiva do paciente usuário. [Dissertação] São Paulo: Fundação Getúlio Vargas; 2022.

25. Arruda ACMC. Design thinking como abordagem para reduzir os desperdícios nas operações de serviço de saúde. [Dissertação] São Paulo: Fundação Getúlio Vargas; 2023.

26. Balsanelli AP, Jericó MC. Os reflexos da gestão da qualidade total das instituições hospitalares brasileiras. Acta paul. enferm. [Internet]. dez 2005 [citado em 2018 ago 30];18(4):397-402. Disponível em: http://www.scielo.br/pdf/ape/v18n4/a08v18n4.pdf doi:10.1590/S0103-21002005000400008.

27. Donabedian A, Wheeler, JR, Wyszewianski L. Quality, cost, and health: an integrative model. Med Care. 1982 Oct;20(10):975-92.

28. Cunha EKFD. Adesão dos profissionais de saúde ao protocolo de cirurgia segura em hospitais brasileiros: um estudo de revisão. [Monografia] Goiás: PUC-Goiás; 2023.

29. Santos JS, Sankarankutty AK, Junior WS, Kemp R, Leonel EP, Silva Jr OC. Cirurgia ambulatorial: do conceito à organização de serviços e seus resultados. Medicina (Ribeirão Preto). 2008;41(3):274-86.

30. Santos QG, Azevedo DM, Costa RKS, Medeiros FP. A crise de paradigmas na ciência e as novas perspectivas para a enfermagem. Esc Anna Nery. 2011;15(4):833-7.

31. Hudson P. Applying the lessons of high risk industries to health care. Quality & Safety In Health Care. 2003;12:7-12.

32. Bagatini A, Silva JH. Importância dos indicadores da qualidade em anestesia. In: Salman FC, Diego LAS, Silva JH. Qualidade e segurança em anestesia. 1.ed. Rio de Janeiro: Sociedade Brasileira de Anestesiologia; 2012.

33. Taira SF. Gestão estratégica na saúde: reflexões e práticas para uma administração voltada para a excelência. 2.ed. São Paulo: Iátria; 2006.

34. Zanon U. Qualidade da assistência médico-hospitalar: conceito, avaliação e discussão dos indicadores de qualidade. 1.ed. Belo Horizonte: Medsi; 2001.

35. Fleming GV. Hospital structure and consumer satisfaction. Health Serv Res. 1981;16:43-63.

36. Hammer M, Champy J. Reengenharia revolucionando a empresa em função dos clientes, da concorrência e das grandes mudanças da gerência. 22.ed. Rio de Janeiro: Campus; 1994.

37. Conselho Regional de Medicina do Estado de São Paulo. CQH: Controle da qualidade do atendimento médico-hospitalar no estado de São Paulo. Manual de orientação aos hospitais participantes. 2.ed. São Paulo: Atheneu; 1998.

38. Bittar OJNV. Hospital – qualidade e produtividade. São Paulo: Sarvier;1997.

39. Bittar OJNV. Indicadores de qualidade e quantidade em saúde. Rev Adm Saúde. 2001;(3)21-8.

40. Carvalho LFDSR, Oliveira ACD. Cuidados de enfermagem no centro cirúrgico para melhoria da qualidade do atendimento prestado. Revista Saúde Dos Vales-Rsv. 2023;1(1).

41. Tavares J. Bibliografia comentada da história da moderna anestesiologia em Portugal. Rev Soc Port Anestesiol. 2019;28(1):16-27.

42. Pando CDS. Análise de custo efetividade da implementação da linha assistencial de cuidados estendidos ao paciente cirúrgico de alto risco (CEPAR) no Hospital de Clínicas de Porto Alegre. [Dissertação] Porto Alegre: Universidade Federal do Rio Grande do Sul; 2023.

43. Chiavenato I. Empreendedorismo: dando asas ao espírito empreendedor. São Paulo: Saraiva; 2006.

# 7

# Ensino e Avaliação em Anestesiologia

**Getúlio Rodrigues de Oliveira Filho** ■ **Claudia Marquez Simões**

## INTRODUÇÃO

A Anestesiologia é uma especialidade médica. Somente médicos que cursem residência médica e/ou cursos de especialização credenciados pela Sociedade Brasileira de Anestesiologia e pela Associação Médica Brasileira estão habilitados para obter o Registro de Qualificação de Especialista emitido pelo Conselho Federal de Medicina, que lhes aufere o direito de divulgação de sua especialidade. O treinamento de médicos durante a residência médica e nos cursos de especialização credenciados pela SBA/AMB é feito por meio da modalidade de treinamento em serviço, no qual 80% a 90% da carga horária é destinada ao aprendizado em ambientes clínicos – centro cirúrgico, sala de recuperação pós-anestésica, ambulatórios e laboratórios. Além disso, 10% a 20% da carga horária anual são obrigatoriamente destinados a atividades de formação teóricas estruturadas, com conteúdos educacionais estipulados pela Sociedade Brasileira de Anestesiologia e adotados pela Comissão Nacional de Residência Médica.[1]

A verificação da eficácia dos processos de ensino utilizados na formação dos novos especialistas demanda diversas formas e técnicas de avaliação, uma vez que são múltiplas as habilidades a serem adquiridas dentro dos principais domínios do conhecimento: cognitivo (conhecimento), psicomotor (habilidades técnicas) e comportamental (atitudes).

Este capítulo está organizado em duas partes: na parte I, os conceitos básicos associados ao ensino e aprendizado da especialidade são resumidos. A parte II aborda os processos de avaliação.

## ■ RESIDÊNCIA MÉDICA E APRENDIZADO DE ADULTOS

Um aspecto relevante para o gerenciamento do aprendizado durante a residência médica é o reconhecimento de que o aprendizado dos residentes obedece aos princípios de aprendizagem de adultos.

Adultos são motivados a aprender o que percebem como relevante e aplicável a situações práticas. É a necessidade de resolver problemas concretos que desencadeia os episódios de aprendizado. O processo de aprendizado de adultos é baseado em experiências prévias, é focado em problemas, permite que tomem a iniciativa do aprendizado e compreende ciclos de ação e de reflexão.[2]

O respeito a esses princípios exige que docentes e instrutores de programas de residência médica adaptem suas táticas de ensino a fim de dar sentido e aplicabilidade ao conteúdo programático. Diferentes estilos de aprendizagem dos médicos residentes também nos trazem a necessidade do uso de diversas técnicas de ensino.

### Competência Médica

Define-se competência profissional como "o uso judicioso e habitual de comunicação, conhecimento, habilidades técnicas, raciocínio clínico, emoções, valores e reflexão na prática diária em benefício do indivíduo e da comunidade".[3]

A competência profissional é o indicador mais relevante da qualidade do programa de treinamento. No entanto, para isso, ela precisa ser verificada e quantificada por processos de avaliação.

O *Acreditation Council for Graduate Medical Education* (ACGME), órgão responsável pelo credenciamento de Programas de Residência Médica nos Estados Unidos, definiu seis áreas de competência para o treinamento durante a residência médica em seu *Outcomes Project*.[4] Os médicos residentes devem demonstrar objetivamente a aquisição das competências, para que o programa de treinamento seja considerado satisfatório. No contexto do projeto, "competências são conhecimentos, habilidades e atitudes que devem ser adquiridas pelos médicos residentes no decorrer do período de treinamento". As seis áreas de competência definidas pelo ACGME são:[5]

a) Assistência ao paciente, que deve ser compassiva, efetiva e apropriada para o tratamento de doenças e promoção da saúde;

b) Conhecimento médico e sua aplicação na assistência aos pacientes;

c) Aprendizagem baseada na prática, que envolve a investigação e a avaliação da assistência prestada pelo médico residente, a avaliação e a assimilação de evidências científicas e de melhorias constantes no tratamento dos pacientes;

d) Habilidades de comunicação e relacionamentos interpessoais, que resultem em comunicação efetiva com pacientes, familiares e outros membros da equipe de assistência;

e) Profissionalismo, manifestado pelo comprometimento com suas responsabilidades profissionais, aderência aos princípios éticos e sensibilidade às características das diferentes populações de pacientes;

f) Prática baseada nos sistemas de assistência à saúde, manifestada pelo conhecimento dos sistemas de saúde e pelo uso desse conhecimento para proporcionar aos pacientes o melhor tratamento disponível.

Uma vez que o *Outcomes Project* prevê que os programas devem prover evidências da aquisição das competências pelos médicos residentes, o ACGME e o *American Board of Medical Specialties (ABMS)* desenvolveram uma "caixa de ferramentas" contendo métodos de avaliação adequados às competências.[6]

O *Royal College of Physicians and Surgeons of Canada (RCPSC)* desenvolveu uma estrutura conceitual de competência médica, as CanMEDS, que definem papéis ou funções a serem desempenhados pelos médicos:[7]

a) Especialista (*expert*) em Medicina é o papel central do médico, por meio do qual ele integra todos os demais papéis, aplicando conhecimento médico, habilidades clínicas e atitudes profissionais à assistência centralizada no paciente;

b) Comunicador, por meio do qual o médico facilita seu relacionamento com o paciente;

c) Colaborador, papel em que o médico trabalha efetivamente dentro da equipe de assistência para otimizar os cuidados prestados ao paciente;

d) Gerente, papel em que o médico é participante integral da organização onde atua, buscando práticas sustentáveis, tomando decisões sobre a alocação de recursos e contribuindo para a efetividade do sistema de saúde;

e) Defensor da saúde, papel em que o médico utiliza sua perícia e influência para melhorar a saúde e o bem-estar de pacientes, comunidades e populações;

f) Estudioso, papel em que o médico demonstra comprometimento com o aprendizado reflexivo e com a criação, a disseminação, a aplicação e a tradução do conhecimento médico para a prática clínica.

## Supervisão Clínica

A modalidade de treinamento em serviço implica a obrigatoriedade de supervisão dos médicos residentes durante suas atividades clínicas. A supervisão em Anestesiologia é um conceito unidimensional e caracteriza-se por nove atitudes e comportamentos identificáveis nos instrutores que podem ser quantificados para produzir um escore altamente confiável e reproduzível.[8] Esses atributos são:

1. *Feedback:* o instrutor fornece *feedback* oportuno e construtivo sobre o desempenho do residente, que inclui os pontos fortes e fracos e maneiras de aprimoramento do desempenho;

2. **Disponibilidade:** o instrutor está prontamente disponível e presente para prestar ajuda e aconselhamento sobre como resolver problemas e obter sucesso em procedimentos;

3. **Estímulo ao aprendizado baseado no paciente:** o instrutor estimula a utilização de situações clínicas reais vivenciadas pelo residente para aprimorar os conhecimentos, as técnicas e o raciocínio clínico;

4. **Profissionalismo:** o instrutor demonstra conhecimento, proficiência em procedimentos, comportamento ético, interesse, compaixão e respeito pelo paciente;

5. **Presença:** o instrutor está presente durante os momentos críticos da anestesia: indução, emergência, realização de procedimentos e manuseio de complicações;

6. **Planejamento perianestésico:** o instrutor discute previamente o manuseio da anestesia, propõe um plano de cuidados perianestésicos e acata sugestões corretas do médico residente;

7. **Segurança:** o instrutor ensina e exige a adoção de medidas de segurança para o paciente e a equipe durante o período perioperatório;

8. **Habilidades interpessoais:** o instrutor possui habilidades para manter o ambiente positivo, centrado no paciente, respeitoso e cordial;

9. **Oportunidade/autonomia:** o instrutor estimula a independência progressiva do médico residente e proporciona oportunidades para a execução de procedimentos e técnicas.

## Técnicas de Ensino Teórico

A forma de administração do conteúdo programático durante a residência médica deve atender aos diferentes estilos de aprendizado de adultos.

A aula expositiva, usada desde tempos medievais, é uma forma eficiente e econômica de ensinar grandes audiências. Com o professor como protagonista, demanda preparação cuidadosa e técnica de exposição para garantir a atenção dos alunos, que a assistem passivamente. A escolha do conteúdo, dos tópicos, das ferramentas audiovisuais e das habilidades de comunicação do professor são essenciais para a eficácia da aula. É importante programar tempo para comentários e perguntas dos alunos, além de revisar o que foi administrado em cada segmento antes de avançar para o tópico seguinte, a fim de manter a atenção dos alunos.

Técnicas de aprendizado protagonizadas pelo aluno (aprendizado ativo) têm sido utilizadas como alternativa às aulas expositivas. O aprendizado centrado no aluno pressupõe que ele possui habilidades de aprendizado autodirigido:

toma a iniciativa e a responsabilidade pelo próprio aprendizado, diagnostica suas necessidades de aprendizado, formula metas, identifica fontes de aquisição de conhecimento, implementa atividades e estratégias apropriadas para a aquisição do conhecimento e avalia os resultados. Nesse cenário, o professor cumpre o papel de facilitador do aprendizado, colaborando para o sucesso das iniciativas dos alunos. O aprendizado baseado em problemas, o aprendizado por descoberta, o aprendizado experiencial e o ensino baseado em perguntas são métodos que utilizam a premissa de ensino centrado no estudante.[2]

São exemplos de técnicas de aprendizado ativo:

1. **Aprendizagem baseada em problemas (*Problem-based learning*)** – O processo envolve pequenos grupos de aprendizes liderados por um facilitador e trabalha cooperativamente a partir de um problema não estruturado e aberto cuja solução implica na aquisição de conhecimento relativo a um ou mais objetivos de aprendizado. Pouca informação é fornecida, a fim de permitir a avaliação multidimensional do problema. O processo ocorre de forma estruturada por meio das seguintes etapas, em três fases que se desenvolvem em uma ou mais sessões de trabalho em grupo:

   **Fase 1:** na sessão de abertura do problema, o facilitador apresenta o problema. A discussão que se segue tem como objetivos:
   a) Identificação do problema;
   b) Desenvolvimento de uma abordagem lógica ao processo diagnóstico e identificação dos assuntos-alvo do aprendizado, aplicáveis à construção de um algoritmo destinado à solução do problema;
   **Fase 2:** estudo individual
   c) Cada aluno coleta individualmente informações tanto em fontes formais quanto informais;
   **Fase 3:** sessão de fechamento do problema. A discussão em grupo tem como objetivos:
   d) Derivação de um algoritmo para a solução do problema, utilizando as informações coletadas;
   e) Aplicação do algoritmo para a elucidação diagnóstica, incluindo dados de história, exame físico e complementares;
   f) Discussão dos dados relevantes, ativação de conceitos prévios, elaboração das interpretações individuais dos dados, reorganização destes dados e conclusão diagnóstica;
   g) Apresentação e solução de outros casos, representativos do mesmo problema.

2. **Aprendizagem baseada em equipes (*Team-based learning*):**[9] o aprendizado baseado em equipes consiste em cinco componentes essenciais
   a) Preparação individual – os alunos devem estudar o material preparatório disponibilizado pelo professor antes da aula. Este material pode ser apresentado como textos, apresentações de slides, videoaulas, podcasts, preparados pelos docentes.
   b) Teste de garantia de preparação individual – em sala de aula, os alunos submetem-se a um teste individual que consiste de 5 a 20 questões de múltipla escolha para verificação do nível de preparação do aluno para a aula.
   c) Teste de garantia de preparação de equipe – após o teste individual, os alunos formam equipes e respondem o teste em conjunto. As pontuações em ambos os testes contam para a nota final do aluno.
   d) Sessão de esclarecimento - depois dos testes, os alunos têm a oportunidade esclarecer as dúvidas sobre o assunto, relativas ao teste ou ao conteúdo estudado durante a fase de preparação individual com a participação dos instrutores.
   e) Exercícios de aplicação de conhecimento – finalizando o processo, o instrutor propõe problemas clínicos para que o os alunos resolvam com base no conhecimento adquirido nas fases anteriores.

3. **Aprendizagem baseada em projetos (*Project-based learning*):**[10] a aprendizagem baseada em projetos exige dos estudantes soluções para problemas não triviais. Para cumprir os objetivos, os alunos precisam desenvolver diversas habilidades, como perguntar e refinar questões, debater ideias, planejar, coletar e analisar dados, sintetizar conclusões, comunicar suas ideias e descobertas, formular novas perguntas e criar artefatos. O processo é desencadeado quando os alunos, trabalhando em equipes, recebem uma "pergunta direcional" que exija a criação de um artefato que represente a aplicação dos conhecimentos adquiridos. Os artefatos podem incluir uma variedade de mídias, como artigos científicos, produções técnicas, dispositivos, etc. Aprendizagem baseada em projetos é organizada em torno de um desafio, cria a necessidade de conhecer conteúdos e habilidades essenciais, requer investigação para aprender e/ou criar algo novo, requer pensamento crítico, resolução de problemas, colaboração e várias formas de comunicação, incorpora *feedback* e revisão, resulta em um produto ou desempenho apresentado publicamente.

4. **Aprendizagem mesclada ou combinada (*Blended learning*):**[11] consiste em uma combinação de modos de ensino presenciais com modos de aprendizagem on-line baseados em tecnologia instrucional. As plataformas de ensino à distância são usadas para apresentação de material instrucional, interação entre estudantes e com os professores, avaliação de conhecimentos, entre outras facilidades. Embora estruturado, o aprendizado é parcialmente dirigido pelo estudante, embora prazos devam ser cumpridos. A combinação de modos presencial e virtuais visa a aquisição de habilidades necessárias aos profissionais do século como fluência com as ferramentas da tecnologia; construção de conexões transculturais intencionais, resolução de problemas de forma colaborativa, pensamento independente, gerenciamento, análise e síntese de informações oriundas de múltiplas fontes simultaneamente, entre outras.

5. **Aula reversa ou invertida (*Flipped classroom*):**[12] é uma estratégia instrucional e um tipo de aprendizagem combinada que reverte o ambiente de aprendizado tradicional ao fornecer conteúdo instrucional, geralmente on-line, antes da aula presencial sob a forma de vídeo-

-aulas. A aula presencial é reservada para que os alunos resolvam problemas propostos pelo professor individualmente ou em grupos.

Apesar das diferenças conceituais da abordagem, as técnicas de aprendizado ativo não têm se mostrado mais eficientes do que as técnicas com protagonismo do professor quanto à aquisição de conhecimentos, mas têm sido associadas com maior grau de satisfação.[13] A mínima orientação prevista nas técnicas de aprendizado ativo centradas no estudante pode ocasionar sobrecarga cognitiva e ineficiência do aprendizado.[18] Por isso, a orientação do aluno durante todas as fases do processo deve ser intensiva e adequada à quantidade e à qualidade de conhecimentos prévios do aluno sobre os objetos de aprendizado. Por outro lado, técnicas de aprendizado ativo tendem a aumentar o nível de atenção dos estudantes no conteúdo, a tornar as aulas mais atraentes e menos enfadonhas e a atender aos diferentes estilos de aprendizado.[14]

Independentemente da abordagem, foram identificados três fatores preditivos de sucesso acadêmico em Anestesiologia: a motivação do residente para o aprendizado, a capacidade de identificar as ideias principais em fontes de consulta e os baixos níveis de ansiedade relacionados a testes.[15]

## Prática Deliberada e Excelência Profissional

Níveis elevados de desempenho profissional podem ser obtidos por meio do exercício de habilidades cognitivas, psicomotoras e comportamentais de forma repetida, focada em metas e objetivos predefinidos e com *feedback* externo, ou seja de um treinador. A isso chama-se prática deliberada. Muitos anos de prática deliberada são necessários para que se atinja a excelência em Medicina, uma vez que se estimam 10 mil horas de treinamento, o tempo necessário para que se atinja o platô máximo de desempenho. Isso significa que durante os três anos de residência o médico terá pouca probabilidade de atingir a excelência.[16]

Entretanto, o período de treinamento na residência médica é uma oportunidade para que os residentes se engajem e sigam uma trajetória rumo à excelência profissional por meio da prática deliberada de habilidades.

Diversas formas de buscar o aprimoramento cognitivo, psicomotor e comportamental já foram descritas. A simulação é uma forma eficaz para a prática deliberada visando ao aprimoramento de habilidades técnicas e não técnicas, como o gerenciamento de crises. Discussões sistemáticas com instrutores sobre o manuseio de situações clínicas comuns, como da hipotensão arterial, do acesso às vias aéreas, da reposição volêmica, do manuseio da pressão intracraniana, são táticas de prática deliberada visando à excelência no manuseio da anestesia. O importante é que haja um residente disposto a buscar ativamente a excelência profissional e instrutores dispostos a ensinar e criticar construtivamente o desempenho do residente.[17]

Nesse contexto, o *feedback* é uma ferramenta essencial. O *feedback* educacional caracteriza-se por: (a) ser dirigido a objetivos comuns estabelecidos previamente pelo instrutor e pelo residente, o que o torna esperado e oportuno; (b) baseado em dados do desempenho observado e parâmetros específicos definidos previamente; (c) limitado a comportamentos remediáveis. Acima de tudo, o *feedback* educacional deve incluir apenas a descrição do aspecto observado (comportamentos, minúcias técnicas, decisões e ações) de forma construtiva e não ameaçadora. O erro mais frequente cometido por instrutores é incluir julgamentos e rótulos no *feedback* educacional.[18]

## ■ AVALIAÇÃO E MEDIDAS DE DESEMPENHO

Avaliação é o processo de documentação, usualmente em termos mensuráveis, de conhecimentos, habilidades, atitudes e crenças. O processo de avaliação consiste em: (a) estratégias de coleta de dados (aferição ou verificação), por meio de instrumentos ou ferramentas de medida; (b) análise das medidas obtidas; (c) informação e interpretação dos resultados. Uma medida de desempenho é uma grandeza numérica correspondente a um ponto localizado ao longo de uma variável linear que representa dada habilidade.[25,26] É obtida por um instrumento de medida (teste, por exemplo) aplicado em determinado momento do período de formação. Medida e avaliação têm significados diferentes: a medida indica quanto o examinado possui de determinada habilidade; a avaliação informa sobre o valor da habilidade medida, por meio da adição de julgamento de valor, baseado em dados qualitativos e análises quantitativas. Assim, um processo de avaliação inclui o julgamento de critérios e instrumentos usados para medir o desempenho, por exemplo, a robustez psicométrica de um teste, e o mérito da medida aferida como indicadora da efetividade do currículo ou programa de treinamento.[19]

## Objetivos do Processo de Avaliação

A avaliação durante o treinamento tem por objetivos principais: (1) certificar a competência dos futuros especialistas; (2) discriminar entre candidatos para treinamento avançado; (3) motivar e direcionar a aprendizagem e o ensino; (4) julgar a adequação do programa de residência.[3,19]

## Conteúdo da Avaliação

Fica claro que o processo de avaliação do médico residente não pode basear-se em apenas uma modalidade de instrumento de verificação de habilidade. Por essa razão, há necessidade de criação de ferramentas de avaliação específicas para cada uma das áreas de competência, que produzam medidas confiáveis do desempenho dos médicos residentes na respectiva área ou função.

No Brasil, atualmente, a Comissão Nacional de Residência Médica avalia os Programas de Residência Médica pela análise das seguintes dimensões: infraestrutura, projeto pedagógico, corpo docente, corpo discente e contribuição para o desenvolvimento do sistema local de saúde e sugerindo a implementação da avaliação de competências, mas sem uma diretriz direta ou documento formal até o momento. Ao contrário dos exemplos internacionais, a ênfase da avaliação ainda não é colocada no produto final da residência, ou seja, o médico especialista comprovadamente competente, mas sim na estrutura, qualificação do docente e no conteúdo programático, de maneira mais intensa.

A Sociedade Brasileira de Anestesiologia (SBA) credencia cursos de especialização em Centros de Ensino e Treinamento (CET). Estes seguem um Regulamento próprio, que inclui, entre outras disposições, os programas teórico e prático do curso de especialização.[2] O regulamento prevê que os médicos em especialização (ME) devem ser avaliados segundo os seguintes critérios:

I.  Avaliações teóricas:
    a) Provas trimestrais, abrangendo a matéria abordada no trimestre;
    b) Prova anual escrita (testes de escolha múltipla) elaborada pela Comissão de Certificação em Anestesiologia e aplicada a todos os médicos em especialização.

II. Avaliações subjetivas de:
    a) Comportamentos;
    b) Habilidades demonstradas durante as atividades no desenrolar da especialização;

III. Preparo e apresentação de trabalho de conclusão durante o terceiro ano de especialização, que pode ser:
    - Ensaio clínico randomizado
    - Revisão sistemática
    - Metanálise
    - Estudos observacionais, caso-controle e coortes
    - Série de casos e/ou revisão narrativa
    - Relato de caso

Como se pode concluir da leitura do regulamento, na avaliação do médico em especialização é enfatizada a formação teórica. Entretanto, a avaliação dos Centros de Ensino e Treinamento realizada anualmente pela SBA inclui a infraestrutura da instituição, a qualificação dos instrutores, a presença do responsável do CET nas reuniões regionais e nacionais regulamentares, o cumprimento de carga horária prática e teórica pelos médicos em especialização e o desempenho dos ME nas provas nacionais. Com base nesses dados, os CETs são classificados em quartis. Essa classificação é divulgada ao público interessado, como indicadora do desempenho do Centro de Ensino e Treinamento e orienta ações administrativas da sociedade em relação aos CETs de pior desempenho.

## Tipos de Avaliação Quanto à Forma

As avaliações podem ser classificadas segundo diferentes parâmetros:

1.  **Objetivos da avaliação:**
    a) Avaliação formativa ou avaliação para a aprendizagem define-se como a procura e interpretação de evidências para decidir: (a) a posição do aprendiz na curva de aprendizado; (b) o que faltou aprender; (c) a melhor forma de atingir os objetivos de aprendizagem. A avaliação formativa se baseia em aferições periódicas das habilidades relacionadas aos objetivos de aprendizagem utilizando instrumentos de medida robustos e confiáveis;[20]
    b) Avaliação somativa ou avaliação do aprendizado consiste na aferição de habilidades por instrumentos de medida ao fim do período de treinamento, com o objetivo de determinar se o indivíduo preenche os critérios para permanecer no nível atual ou pode ser promovido para um próximo nível de treinamento. A avaliação somativa tem como consequência a aprovação ou a reprovação. Para minimizar a chance de erro em tais decisões, os instrumentos de medida precisam ter propriedades psicométricas robustas.[21]

2.  **Tipo de teste:**
    a) A avaliação objetiva é feita por testes que admitem como resposta correta apenas os itens constantes da chave de respostas. São, portanto, de fácil correção. Exemplos são questões de escolha múltipla, do tipo falso/verdadeiro ou provas orais estruturadas. A avaliação objetiva possui maior robustez psicométrica. As provas orais estruturadas possuem propriedades psicométricas robustas, alta concordância entre examinadores e resultam em avaliações confiáveis e reproduzíveis, podendo ser utilizadas para decisões de aprovação/reprovação.[22] Importante destacar que estas avaliações podem ser aplicadas virtualmente, mantendo características semelhantes;[23]
    b) A avaliação subjetiva é feita pela análise qualitativa de respostas discursivas ou por provas orais não estruturadas. A correção de questões subjetivas demanda a aplicação de técnicas elaboradas de análise qualitativa. A concordância entre examinadores é normalmente baixa, de tal forma que a confiabilidade ou reprodutibilidade da avaliação é baixa, tornando seus resultados pouco úteis para decisões de aprovação/reprovação. Esta última fraqueza do método pode ser minimizada pelo treinamento intensivo de examinadores e pelo teste prévio dos itens da prova.[24,25]

3.  **Base de comparação dos resultados (referências):**
    a) Avaliação referenciada por critério é aquela em que o candidato precisa demonstrar habilidades previamente estabelecidas em critérios absolutos de proficiência, ou seja, independentes do desempenho de outros indivíduos. Normalmente baseia-se em listas de verificação de comportamentos ou atitudes (critérios) que os examinadores detectam ou não durante o desempenho de determinada tarefa. Por serem pontuações absolutas não supõe variância nas medidas obtidas;[26]
    b) Avaliação normativa tem por referência o desempenho do indivíduo em relação a um grupo de referência, classificado ao longo de uma variável que exprime quantitativamente o desempenho individual. A suposição básica é que a distribuição dos escores na população siga uma distribuição normal. Como a ênfase está na colocação das medidas individuais em uma curva normal, espera-se variância nos escores obtidos;[27]
    c) Avaliação ipsativa consiste em comparações do desempenho do indivíduo em relação a si próprio ao longo do período de treinamento.[28,29]

4.  **Formalidade do processo:**
    a) Avaliação formal é a que gera um documento e notas que podem ser utilizadas para decisões de aprovação-reprovação ou promoção.[30]

b) Avaliação informal, de caráter formativo, é feita por técnicas como discussão de desempenho observado, autoavaliação e avaliação por pares. Normalmente é individualizada, baseada em observação de desempenho prático, feita imediatamente após a observação, de caráter não punitivo ou intimidador e não gera notas.[31] No entanto ainda é deficitária, mesmo sendo informal. Sabe-se que em muitos programas a taxa de feedback é inferior a 25%.[31]

## Ferramentas de Avaliação

Nenhuma ferramenta de aferição é destituída de problemas e limitações. Por essa razão, nenhum método de avaliação, usado isoladamente, é capaz de produzir medidas fidedignas das habilidades cognitivas, psicomotoras ou comportamentais.[32] A aplicação de múltiplos instrumentos em diversas ocasiões aumenta a confiabilidade dos processos de avaliação.[33] A escolha do método ou do instrumento de aferição depende de cinco critérios: confiabilidade, validade, possível impacto sobre o aprendizado e a prática, aceitabilidade pelos examinandos e professores e custos para as partes interessadas.[34]

Em qualquer um dos domínios de competência, pode-se avaliar os alunos em quatro níveis diferentes, de acordo com o modelo da pirâmide conceituado por Miller.[35] Esses níveis, em ordem crescente de complexidade, são: nível 1 – "sabe" (conhecimento factual): os alunos são capazes de lembrar fatos básicos, princípios e teorias; nível 2 – "sabe como" (conhecimento aplicado), os alunos demonstram capacidade de resolver problemas, tomar decisões e descrevem os procedimentos; nível 3 – "mostra como" (desempenho), os alunos são capazes de demonstrar habilidades em um ambiente controlado; nível 4 – "faz" (atuação clínica), que corresponde ao comportamento na prática real. Nos dois primeiros níveis da pirâmide, a ênfase é na cognição, enquanto nos dois níveis superiores a ênfase é no desempenho.

Nesta seção, são descritos os principais instrumentos e métodos de aferição de habilidades, com suas respectivas indicações, vantagens e limitações, distribuídos nas categorias: avaliações escritas, orais, por observação de desempenho e ipsativas.

Cada nível da pirâmide exige uma complexidade crescente de instrumentos de avaliação conforme demonstrado na Figura 7.1.

## Avaliações Escritas

1. **Prova escrita com resposta construída em formato curto:**
   a) **Descrição:** as questões de resposta curta consistem em uma pergunta breve, dirigida a um único tópico. Podem ser precedidas da descrição de um caso clínico e exigem uma resposta curta.
   b) **Vantagens e aplicações:**
      I) Testa a amplitude e a profundidade de conhecimentos factuais, aplicação clínica de conhecimentos e raciocínio diagnóstico e habilidades em resolver problemas (nível 2 da pirâmide de Miller);
      II) Altos índices de discriminação;
      III) Coeficientes de confiabilidade moderados a altos;
      IV) Validade de face alta, comparada a outros testes escritos;
      V) Pode ser corrigida por critérios objetivos constantes de uma chave de resposta;
      VI) Administração simples.
   c) **Desvantagens e limitações:**
      I) Não é adequada para testar habilidades comportamentais, como colaboração, profissionalismo e comunicação;
      II) A legibilidade pode ser prejudicada pela escrita do examinado – problema este solucionado com as versões eletrônicas;

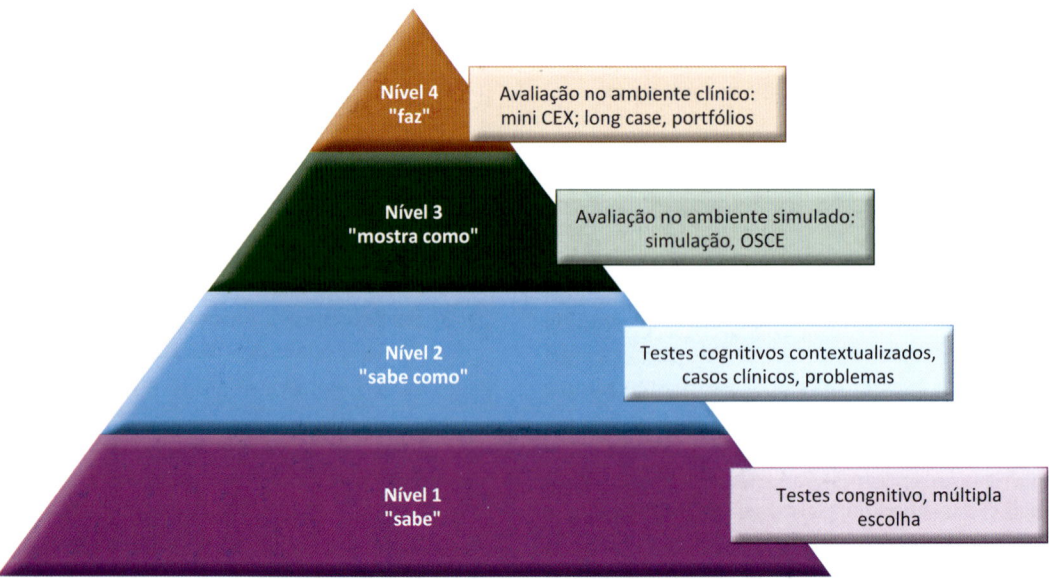

▲ **Figura 7.1** Pirâmide do conhecimento de Miller. Os dois níveis da base da pirâmide envolvem conhecimento teórico, e os dois níveis superiores as habilidades técnicas e comportamentais.

**Fonte:** adaptada de DOI:10.36367/ntqr.8.2021.172-184.[75]

III) Uma chave de respostas é essencial para diminuir a variabilidade entre examinadores;

IV) Não pode ser corrigida eletronicamente, apesar de avanços no uso da inteligência artificial que começam a trazer esta possibilidade[36]

2. **Prova escrita com resposta construída em formato longo (ensaio):**

a) **Descrição:** ensaios colocam questões que requerem que os examinados utilizem seu conhecimento para construir respostas em níveis mais avançados de desempenho cognitivo, como avaliação, análise e síntese. Podem ser livres (resposta aberta) ou limitados (resposta restrita).

b) **Vantagens e aplicações:**

I) Testa níveis hierarquicamente mais complexos de conhecimento (nível 2 da pirâmide de Miller);

II) Pode testar múltiplos objetivos de aprendizado, incluindo habilidades comportamentais (profissionalismo, ética aplicada e comunicação escrita) e perícia médica (conhecimentos e atitudes);

c) **Desvantagens e limitações:**

I) Correção difícil. Pode ser prejudicada pela caligrafia do candidato e por erros gramaticais; valendo as mesmas considerações feitas anteriormente sobre o formato eletrônico e inteligência artificial;

II) Não testa habilidades psicomotoras ou comportamentos práticos.

3. **Prova escrita em formato de respostas selecionáveis**[28,33,47,48]

a) **Descrição:** consiste de uma pergunta seguida de uma lista de opções entre as quais o candidato deve reconhecer a resposta correta. A pergunta pode ser ou não precedida de uma vinheta clínica. São as mais utilizadas em testes objetivos, podendo ser apresentadas em diferentes formatos:

I) **Escolha simples entre múltiplas opções:** consiste de um enunciado que solicita ao candidato que escolha a resposta correta de uma lista que inclui dois a cinco distratores incorretos, mas plausíveis;

II) **Associação:** consiste de duas listas de itens, sendo os da primeira lista numerados e os da segunda precedidos de parênteses vazios. O examinado deve encontrar os itens correspondentes; o formato da questão pode criar confusão;

III) **Associação estendida:** o examinado recebe uma lista de 10 a 20 itens e é solicitado a associá-los a uma série de respostas correspondentes. Cada item pode ser relacionado a mais de uma resposta. São as que mais se associam com habilidades clínicas medidas por outros instrumentos;

IV) **Escolha múltipla entre múltiplas opções:** consiste de um enunciado propondo um problema e uma lista extensa de itens, da qual o examinado deverá escolher todas as respostas corretas;

V) **Verdadeiro/falso:** os examinados devem marcar uma série de afirmações como verdadeiras ou falsas. Se não houver uma opção neutra – "não sei" –, a chance de acerto por adivinhação ("chu-

te") é de 50%. Por essa característica, não devem ser utilizadas em avaliações de caráter somativo;

VI) **Tipo K, também chamadas tipo M:** solicitam ao examinado que escolha uma combinação de afirmações como corretas. Assim, o examinado deverá marcar A, se as opções 1, 2 e 3 forem corretas; B, se as opções 1 e 3 forem corretas; C, se as opções 2 e 4 forem corretas; D, se somente a opção 4 for correta; ou E, se todas as opções forem corretas. Não devem ser utilizadas porque testam mais as habilidades lógicas do candidato do que o seu conhecimento.[37]

b) **Vantagens e aplicações:**

I) Permite avaliar muitos objetivos de ensino em um só teste, por meio de questões idênticas para todos os examinados;

II) Administração simples, mesmo para grande número de examinados;

III) Pode ser armazenada em bancos de questões e reutilizadas;

IV) Escores numéricos;

V) Avalia o conhecimento e sua aplicação, incluindo raciocínio clínico (níveis 1 e 2 da pirâmide de Miller).

c) **Desvantagens e limitações:**

I) Permite acertos por acaso e dedução;

II) Construção difícil e demorada;

III) Validade de face baixa;

IV) Não testa níveis cognitivos mais elaborados de conhecimento, como síntese, avaliação e crítica;

V) Não testa objetivos comportamentais.

Os testes de respostas selecionáveis, especialmente os de escolha única a partir de múltiplas opções, necessitam seguir algumas normas durante a fase de construção dos itens, para garantir sua validade. A seguir, são apresentadas as normas mais relevantes:[38]

a) Cada **questão** deve abordar um único objetivo educacional relevante. Conhecimentos ultraespecíficos incluídos nos itens diminuem a capacidade de discriminação do teste, por aumentar excessivamente o nível de dificuldade das questões. Cada questão deve ter apenas uma resposta correta. As questões devem ser independentes, de tal forma que a incapacidade do examinado em responder a uma questão ou uma resposta errada não o impeça de responder às demais nem o leve a responder incorretamente outras questões. As questões não devem incluir expressão de opiniões.

b) O **enunciado** deve ser preferencialmente um problema ou uma situação a ser analisada; deve conter o máximo de informação, de tal forma que o examinado compreenda claramente o que estiver sendo perguntado e possa responder à questão sem ter que ler as opções. As orientações no enunciado devem ser claras e o texto deve permitir que o examinado compreenda exatamente o que está sendo perguntado. O enunciado deve ser formulado positivamente: "não", "exceto", "incorreto", "falso" e outras expressões negativas devem ser evitadas. O enunciado não deve ser confundido com instruções para responder à questão: estas devem constar da folha de face do teste. Não se devem, portanto, utilizar expressões como: "assinale/indique/aponte a alternativa correta", "é verdadeiro em relação a...". É válida a utilização de enunciados em forma de pergunta.

c) As **opções** devem ser breves e plausíveis para manter a objetividade da questão. Devem possuir aproximadamente o mesmo número de caracteres. Os distratores devem ter a aparência de resposta correta, sendo inquestionavelmente incorretos. As opções devem ser posicionadas em ordem numérica ou lógica. Devem ser independentes e sem sobreposições de faixas numéricas. Devem ser construídas como afirmações ("não", "exceto", "incorreto", "falso" e outras expressões negativas devem ser evitadas). As opções não devem fornecer pistas quanto à resposta correta (por exemplo, distratores ilógicos, absurdos ou autoexcludentes). Opções como "todas as acima" ou "nenhuma das acima", superlativos absolutos ("sempre", "nunca", "todas") e termos vagos e indefinidos (como "usualmente", "frequentemente", "mais aceito", "mais usado" etc.) devem ser evitados. As opções devem concordar gramaticalmente com o enunciado.

## Avaliações Orais

**4.** **Prova oral não estruturada:**[24,39]

a) **Descrição:** consiste na arguição do residente sobre tópicos programáticos, tanto sob forma de perguntas sobre conhecimentos factuais quanto aplicados a casos clínicos.

b) **Vantagens e aplicações:**

I) Pode ser utilizada para medir conhecimento médico, habilidades em resolver problemas, habilidades interpessoais, avaliação de situações clínicas, escolha de tratamento, razões para escolha de técnicas, capacidade de lidar com situações emergenciais, capacidade de tomada de decisões, habilidades de comunicação e de atuação como especialista;

II) Testa os níveis 1 e 2 da pirâmide de Miller;

III) Com examinadores treinados e experientes, pode atingir níveis aceitáveis de confiabilidade e discriminação.

c) **Desvantagens e limitações:**

I) É influenciada por opiniões subjetivas dos examinadores, sobre a aparência, os modos, a personalidade, a confiança, a honestidade e a autocrítica do examinado;

II) É pouco precisa, em termos de confiabilidade e concordância entre examinadores;

III) Influenciável pelo nível de ansiedade do examinado;

IV) Os escores resultantes correlacionam-se fracamente com conhecimento medido por meio de testes objetivos;

V) Cara e logisticamente complexa;

VI) Necessita de examinadores muito treinados.

**5.** **Prova oral estruturada**[22]

a) **Descrição:** consiste na aplicação de uma série de casos padronizados, sob a forma de vinhetas clínicas, com questões definidas a priori, baseadas na amplitude e na profundidade dos conhecimentos a serem medidos. Cada pergunta possui uma lista de respostas esperadas, que são valorizadas previamente e marcadas durante o exame pelos examinadores. A soma dos pontos obtidos nas questões referentes a cada vinheta corresponde ao escore da vinheta. Somados os escores de vinheta, obtém-se a pontuação final.

b) **Vantagens e aplicações:**

I) Testa a aplicação de conhecimento a situações clínicas (nível 2 da pirâmide de Miller);

II) Em avaliações formativas, pode seguir-se de *feedback* imediato;

III) Possui alta validade de face;

IV) Dada sua elevada consistência interna e concordância de escores entre examinadores, pode ser utilizada para avaliação somativa e em provas de certificação profissional;

V) Testa conhecimento médico, habilidades interpessoais, gerenciamento, prática baseada nos sistemas de saúde, aplicação de Medicina baseada em evidências e profissionalismo.

c) **Desvantagens e limitações:**

I) Influenciável pelo nível de ansiedade do examinado;

II) Construção difícil;

III) Necessita treinamento dos examinadores;

IV) A apresentação das vinhetas pode não ser uniforme para todos os examinados;

V) Consome tempo;

VI) Necessita de logística elaborada e cara;

VII) Não é adequada para testar as habilidades em trabalho de equipe e em procedimentos;

VIII) Dependendo do número de casos, o conteúdo pode não ser suficientemente abrangente.

## Avaliações por Observação de Desempenho

**6.** **Observação direta**

a) **Descrição:** consiste na observação, por um supervisor, do médico residente em ação no ambiente de trabalho.[18] A avaliação por observação direta tem sempre caráter formativo e pode ser relatada informalmente ou formalmente em formulário específico (por exemplo, listas de verificação[29], instrumentos como o Miniexercício de Avaliação Clínica – mini-CEX[40,41] – ou escalas de avaliação global[42]).

b) **Vantagens e aplicações:**

I) Permite a avaliação em tempo real do desempenho do médico residente em qualquer área de competência;

II) Permite a avaliação de habilidades técnicas;

III) Possibilita *feedback* imediato, sendo um instrumento importante de avaliação formativa;

   IV) Alta validade de face;

   V) Alta confiabilidade e concordância entre examinadores em avaliações de desempenho estruturadas;

   VI) Extremos de comportamento (mau ou bom) são facilmente detectados;

   VII) Ideal para avaliar comportamentos elaborados;

   VIII)Testa os níveis 3 e 4 da pirâmide de Miller.

c) **Desvantagens e limitações:**[43,44]

   I) Validade e confiabilidade baixas em observações não padronizadas e não estruturadas;

   II) O treinamento não aumenta as taxas de concordância entre examinadores;

   III) Influenciado pelo relacionamento entre supervisor e residente, pelo humor do examinador e por efeito halo (alta correlação entre as diversas facetas da avaliação);

   IV) Necessidade do examinador in loco;

   V) Para produzir resultados confiáveis, são necessárias diversas observações, normalmente mais de dez por residente em cada período letivo.

7. **Avaliação clínica objetiva estruturada (OSCE – *Objective Structured Clinical Examinations*) e Avaliação de desempenho estruturado (OSPRE – *Objective Structured Performance-Related Examinations*):**[45,46]

a) **Descrição:** são processos de avaliação nos quais os examinados circulam por diversas estações que representam situações clínicas (OSCE) ou não (OSPRE). Cada estação demanda a execução de uma tarefa, como um procedimento, uma parte de um exame clínico simulado em um paciente padronizado ou a resposta a uma pergunta relacionada ao material apresentado. Um ou mais examinadores avaliam o desempenho por meio de listas de verificação.

b) **Vantagens e aplicações:**

   I) Permitem observação direta do desempenho;

   II) Testam o nível 3 da pirâmide de Miller;

   III) Focam em áreas específicas de competência;

   IV) Padronizáveis;

   V) Alta validade de face;

   VI) Úteis para avaliar habilidades em coleta de história, exame clínico, interações médico-paciente, comunicação e conhecimento.

c) **Desvantagens:**

   I) Desenvolvimento difícil;

   II) Logística complexa e cara;

   III) Demandam examinadores treinados;

   IV) Ambiente artificial;

   V) Uso limitado para avaliação na pós-graduação, especialmente em Anestesiologia, porque os procedimentos que podem ser testados são muito simples, como intubação traqueal, venóclise, punção lombar ou consulta pré-anestésica. Aplicam-se mais apropriadamente aos estudantes de graduação.[47] Apesar da falta de evidências para o seu uso isolado em processos de certificação de competência profissional, alguns organismos certificadores já incorpora-

ram avaliações clínicas objetivas estruturadas aos seus processos de certificação profissional.[48]

8. **Simulação**

a) **Descrição:** criação de um ambiente ou circunstância clínica com o propósito de permitir que o médico residente desempenhe determinada tarefa em um ambiente controlado, sem risco para os pacientes. A simulação em si não é uma ferramenta de avaliação. A avaliação é feita por meio de instrumentos capazes de medir o desempenho do indivíduo no ambiente de simulação. Observação direta ou análise de filmes são utilizadas para o preenchimento dos instrumentos de avaliação e, tipicamente, uma sessão de *feedback* formativo ocorre logo após a execução da tarefa, em que o examinador discute os pontos fortes e os fracos do desempenho do médico residente.[48-50]

b) **Vantagens e aplicações:**[51]

   I) Permite avaliação do desempenho durante todo o procedimento;

   II) Testa o nível 3 da pirâmide de Miller;

   III) **Avaliação de habilidades não técnicas do anestesiologista:** gerenciamento de tarefas, capacidade de trabalhar em equipe, percepção situacional e tomada de decisões;

   IV) Evita danos a pacientes;

   V) Permite avaliar indivíduos ou grupos;

   VII) Pode avaliar diversas competências, como perícia médica, comunicação, colaboração, gerenciamento e profissionalismo.

c) **Desvantagens e limitações:**

   I) Custo elevado (tanto maior quanto maior a fidelidade do ambiente de simulação);

   II) Necessidade de pessoal dedicado e especializado.

## Métodos Ipsativos

9. **Teste de progresso**[52,53]

a) **Descrição:** um teste de progresso contém questões que abordam os objetivos finais da aprendizagem ao longo do. Processo de formação. Os testes são aplicados a intervalos regulares, durante todo o curso. As questões geralmente são do tipo verdadeiro/falso, com uma opção neutra ("não sei"), que visa minimizar tentativas de acerto por sorte e colabora para a consistência interna do teste. Testes de progresso contendo questões construídas, do tipo respostas curtas, foram relatados e demonstraram altos coeficientes de confiabilidade.[74] Os residentes são orientados a não estudar para os testes, numa tentativa de medir os efeitos globais do ambiente de aprendizado da instituição sobre a aquisição de conhecimentos. Os resultados dos testes sucessivos são utilizados para medir o progresso dos alunos quanto ao ganho de conhecimento.

b) **Vantagens e aplicações:**

   I) Mede a evolução do ganho de conhecimento ao longo do tempo, permitindo comparações com desempenhos anteriores e a formulação de metas para desempenhos futuros;

II) Pode ser utilizado para fins de pesquisa educacional;

III) É ferramenta útil para avaliação formativa;

IV) Mede memorização e aplicação de conhecimentos (níveis 1 e 2 da pirâmide de Miller);

V) Não exige preparação específica do aluno para o teste;

VI) Permite análise estatística sequencial do desempenho cognitivo do indivíduo ou de um grupo de indivíduos.

c) **Desvantagens e limitações:**

I) Longo e cansativo para o examinado;

II) Demanda logística de correção eletrônica;

III) É de difícil preparação, pois depende de uma matriz interdisciplinar acordada previamente pela equipe de construção dos testes;

IV) Não se presta para avaliações somativas ou como ferramenta para certificação de competência profissional.

10. **Curvas de aprendizado para procedimentos**[28,54,55]

a) **Descrição:** podem ser construídas pelos médicos residentes durante o período de treinamento, como instrumento de autoavaliação formativa. Além desse propósito, a análise das curvas de aprendizado pode fornecer dados aos instrutores sobre a posição de cada médico residente no processo de aquisição de proficiência em procedimentos. Uma curva de aprendizado consiste na representação gráfica do desempenho em cada tipo de procedimento ao longo do tempo.[56] O desempenho pode ser medido por uma variável binária (sucesso ou falha) ou uma variável numérica (escore). O desempenho é medido em relação a um padrão preestabelecido (taxas aceitáveis e inaceitáveis de falhas, no caso de variáveis binárias, ou escore mínimo aceitável, no caso de variável numérica). Juntamente com as magnitudes permitidas de erros estatísticos tipo I e II, essas informações são utilizadas para estabelecer linhas de controle no gráfico, que definem três zonas: proficiência, indecisão e improficiência. A posição da curva de aprendizado em relação a essas zonas dá subsídios para o diagnóstico das necessidades

de treinamento do médico residente no procedimento em tela. Métodos estatísticos sequenciais, como a soma cumulativa (Cusum) e os modelos de curvas de aprendizado de Bush & Mosteller,[76] a média móvel exponencialmente ponderada (EWMA) e modelos lineares hierárquico são utilizados para inferência estatística sobre as curvas.[29,57]

b) **Vantagens e aplicações:**

I) De fácil construção, baseadas em cálculos relativamente simples;

II) Testam os níveis 3 e 4 da pirâmide de Miller;

III) A coleta de dados pode ser feita eletronicamente, em tempo real;

IV) Permitem a autoavaliação;

V) Ideais para o acompanhamento do treinamento em habilidades psicomotoras;

VI) Sua análise, por métodos estatísticos sequenciais, permite intervenção após poucos casos de desempenho insatisfatório;

VII) Uma vez que as taxas aceitáveis de falhas apresentadas pelos médicos residentes não sejam estatisticamente diferentes das taxas aceitáveis estabelecidas para dado procedimento, o nível de supervisão pode ser reduzido e o aprendizado, direcionado para procedimentos mais avançados.

c) **Desvantagens e limitações:**

I) Dependem da honestidade do médico residente em relação ao autorrelato do desempenho;

II) Os critérios de sucesso/falha, os escores de desempenho e as taxas aceitáveis e inaceitáveis de falhas devem ser criados para cada procedimento, preferencialmente baseados em dados históricos da instituição[77] ou em consenso entre especialistas.

Independentemente do tipo de teste, sua construção deve obedecer à matriz do teste, que especifica os objetivos educacionais a serem testados, os respectivos níveis de conhecimento (memorização, compreensão, aplicação, análise, síntese ou avaliação[58]) e a importância relativa de cada objetivo educacional testado (percentual do total de itens) (Tabela 7.1).[59]

**Tabela 7.1 Exemplo de uma matriz para avaliação de conhecimentos sobre a medida invasiva da pressão arterial contemplando diversas estratégias avaliativas.**

| Objetivos educacionais | Sistema de avaliação | Estratégias educacionais | Conteúdos |
|---|---|---|---|
| O que o médico deve aprender, desenvolver ou aprimorar? | Como cada objetivo será avaliado? | Quais as oportunidades de aprendizado? | Quais os conceitos são necessários para alcançar os objetivos educacionais? |
| Conhecimentos anatomia e fisiologia do sistema circulatório | Prova teste de múltipla escolha | Aula teórica Estudo dirigido | Conhecer a anatomia do membro superior e a fisiologia do sistema circulatório |
| Habilidades Aferição da pressão arterial invasiva | Prova prática | Laboratório de simulação | Conhecer a técnica e os conceitos físicos da mensuração da pressão arterial |
| Atitudes Explicar para o paciente o procedimento | OSCE | Laboratório de simulação | Conhecer os princípios da comunicação com o paciente |

## Propriedades Psicométricas dos Instrumentos de Aferição de Habilidades

A aferição de habilidades é feita por meio de métodos, instrumentos, ferramentas ou técnicas, termos estes intercambiáveis no contexto deste capítulo e construídos com a finalidade de produzir uma medida fidedigna da habilidade em questão.[60]

Para que atinja seu objetivo nos processos de aferição e avaliação de habilidades, o método deve possuir as seguintes propriedades:

a) **Credibilidade, também chamada de validade de face:** constitui-se em um julgamento não numérico sobre o grau em que o instrumento parece medir o atributo de interesse;

b) **Amplitude, também chamada de validade de conteúdo:** indica qualitativamente a extensão em que o instrumento aborda os objetivos educacionais de interesse;

c) **Precisão, também chamada de confiabilidade ou consistência interna:** é uma expressão quantitativa da reprodutibilidade das medidas obtidas pelo instrumento em diferentes situações, aplicado por diferentes examinadores ou aplicado a diferentes populações;

d) **Validade concorrente, também chamada de validade relacionada a um critério:** é uma medida quantitativa que indica a associação estatística das medidas geradas pelo instrumento com outra medida, preferencialmente com um padrão-ouro já existente;

e) **Validade preditiva ou prognóstica:** é uma medida quantitativa da associação entre as medidas geradas por um instrumento e um desfecho relevante futuro;

f) **Validade do conceito:** é a demonstração de diferenças hipotéticas ou teoricamente esperadas por meio das medidas obtidas pelo instrumento;

g) **Viabilidade, também chamada de aplicabilidade ou aceitabilidade:** constitui-se em considerações sobre custos, logística de desenvolvimento e aplicação do método ou instrumento.

## Medidas da Confiabilidade de Instrumentos de Aferição de Habilidades – Análise de Itens

A **análise de itens** é um processo que examina as respostas de estudantes a questões de um teste a fim de avaliar a qualidade das questões examinadas e do teste como um todo. A análise de itens visa à construção de testes que sirvam como medidas válidas e confiáveis dos objetivos cognitivos do teste ou, em outras palavras, **medidas válidas, confiáveis, previsíveis e replicáveis** das habilidades cognitivas dos examinados em determinada área de conhecimento. No jargão da análise de itens, itens são as questões, **teste** é o conjunto de itens, **pessoas** são os examinados ou examinandos; **habilidade** é o nível de desempenho cognitivo ou psicomotor das pessoas.

Essa análise permite **diagnosticar** problemas, como itens com opções confusas ou itens que, respondidos, não discriminam entre pessoas com maior e menor habilidade cognitiva.

O grau de sofisticação da análise de itens é variável, dependendo dos objetivos da análise. Basicamente, uma análise de itens pode se basear em duas sistemáticas, ou métodos:

1. Teoria clássica dos testes;
2. Teoria de resposta a itens.

Embora ambas as teorias tenham objetivos semelhantes, em um nível muito genérico de comparação, a teoria de resposta a itens difere da teoria clássica por basear-se em modelos matemáticos mais sofisticados.

## Análise Segundo a Teoria Clássica de Resposta a Itens

Os indicadores mais frequentemente utilizados pela **teoria clássica** são:

1. **Coeficiente de confiabilidade de Cronbach (α):** é uma medida da consistência interna do teste. Valores abaixo de 0,7 significam que o teste não é confiável como medida da habilidade cognitiva dos examinados;[61]

2. **Índice de dificuldade (p):** o percentual de acertos de cada item varia de 0 a 1. Quanto maior, mais fácil o item (mais pessoas o responderam corretamente). Valores de p devem ficar entre 0,20 e 0,80, uma vez que valores abaixo de 0,20 referem-se a itens muito difíceis, com poucas chances de serem respondidos corretamente, mesmo pelos examinandos com as maiores habilidades cognitivas. Por outro lado, itens com valores de p > 0,80 têm grandes probabilidades de serem respondidos corretamente por todos os examinandos, independentemente dos níveis de habilidade cognitiva, o que os torna poucos discriminativos;[62]

3. **Índice de discriminação (D):** avalia a intensidade com que um determinado item respondido corretamente discrimina entre os indivíduos mais e menos capacitados. Para o cálculo desse índice, separam-se as pessoas em dois grupos: grupo H (*high*), com notas acima do 73º percentil do teste, e grupo L (*low*), com notas abaixo do 27º percentil do teste. Calcula-se, então, a proporção de acertos do item em cada grupo ($P_H$ e $P_L$) e a diferença entre os percentuais de acerto ($D = P_H - P_L$). O índice de discriminação abaixo de 0,3 indica que o item não é capaz de discriminar entre os examinandos mais e menos preparados (ou com maiores e menores habilidades), o que torna o item pouco útil, como instrumento para medida da habilidade;[62]

4. **Coeficiente de correlação bisserial (r):** também mede a capacidade discriminativa do item. Coeficientes negativos indicam que a percentagem de indivíduos menos preparados que responderam corretamente ao item foi maior do que a percentagem de indivíduos mais preparados que o responderam corretamente. Um item com correlação bisserial negativa deve ser descartado da computação dos escores finais do teste. Coeficientes abaixo de 0,3 indicam itens problemáticos, que devem ser revistos, porque podem ter problemas de redação, respostas duplas ou ambos;[63]

5. **Análise das opções:** num teste de múltipla escolha, oferecem-se ao examinando um **enunciado** e uma lista de **opções** com os **distratores**, ou opções incorretas, e a **opção correta**. A redação do enunciado e das opções influencia a resposta do examinando. A análise de frequências e percentuais de escolha das opções oferecidas para cada item do teste permite a identificação de **padrões associados a itens problemáticos**. A análise das opções pode incluir todos os examinados ou subgrupos de interesse.[38] Os padrões mais comuns são os seguintes:

a) **Gabarito incorreto:** um percentual maior de examinandos escolhe uma opção diferente da considerada correta no gabarito. Isso ocorre quando o gabarito está errado;

b) **Respostas ambíguas:** quando os percentuais de resposta a duas ou mais opções são semelhantes. Isso ocorre porque o item tem duas ou mais respostas defensáveis ou corretas. É a fonte mais comum de recursos e resulta de redação confusa, errada ou, mais frequentemente, de ambas;

c) **Adivinhação ("chute"):** itens com múltiplas escolhas estão sujeitos a "chutes", que podem resultar em acerto, dependendo do número de opções. Entretanto, quando um item é **muito difícil**, a tendência dos examinandos é tentar obter acerto por chance ou adivinhação. O padrão típico é a ocorrência de percentuais similares de escolha de **todas** as opções do item;

d) **Opções não funcionais:** quando uma ou mais opções não são escolhidas por nenhum dos examinandos, é porque elas não são plausíveis. Isso ocorre quando os construtores do teste utilizam opções inventadas ou fora do contexto do enunciado. É melhor reduzir o número de opções, neste caso, em vez de utilizar distratores absurdos;

e) **Distratores muito atraentes:** nenhuma das opções deve ser mais atrativa do que a resposta correta. Nenhum distrator deve ser respondido por mais de 50% dos examinandos. Quando um dos distratores obtém maior percentual de escolha do que a opção correta, a causa do problema pode ser a redação (o mais longo ou o mais bem escrito, por exemplo).

Opções problemáticas caracterizam itens problemáticos. Estes aumentam artificialmente o nível de dificuldade do teste, ou seja, em vez de testar o conhecimento do examinando em tópicos mais avançados, os itens problemáticos obrigam o examinando a um dispêndio de energia improdutiva, enquanto tenta descobrir o que está sendo perguntado e/ou o que é mais conveniente responder. Itens problemáticos devem ser revistos, anulados durante a correção do teste ou descartados do banco de questões.

## Análise Segundo a Teoria de Resposta a Itens

Essa análise implica o ajustamento das respostas a determinado modelo matemático da teoria de resposta a itens (TRI).[64] A TRI se baseia em dois postulados básicos:

a) **O desempenho** do examinado em um teste pode ser **previsto ou explicado** por uma série de fatores ou **habilidades**, **traços** ou **traços latentes**;

b) **A relação** entre o desempenho do examinado no item do teste e o conjunto de fatores que explicam seu desempenho (habilidades ou traços) pode ser descrita por uma função monotônica (uma função matemática que preserva determinada ordem) crescente chamada de **curva característica do item**. Segundo essa função, à medida que o nível de habilidade aumenta, aumenta também a probabilidade de acerto de determinado item.

Os modelos matemáticos da TRI especificam que a probabilidade de um examinando responder corretamente a um item depende da sua habilidade e das características do item. Os modelos matemáticos da TRI incluem alguns postulados sobre os dados aos quais os modelos são aplicados. Os dois postulados principais são a **unidimensionalidade** do teste e a **independência local** dos itens.

Unidimensionalidade significa que o teste mede apenas uma habilidade, traço ou conceito. Entretanto, esse postulado não pode ser tomado estritamente em um teste de desempenho cognitivo amplo. Uma vez que diversos fatores podem afetar o desempenho, como o nível de motivação, a ansiedade relacionada ao teste, a capacidade do examinando de trabalhar rapidamente os itens do teste, a tendência individual de tentar adivinhar a resposta quando em dúvida e outras habilidades cognitivas adicionais à habilidade-alvo do teste. Apesar disso, um modelo de TRI demanda a presença de um componente dominante na estrutura do teste para que o postulado da unidimensionalidade seja satisfeito. Para testar a unidimensionalidade do teste, utiliza-se a análise fatorial pelo método dos componentes principais.

O segundo postulado é o da independência local. Segundo ele, quando as habilidades que influenciam o desempenho no teste são mantidas constantes, as respostas dos examinandos a cada par de itens são estatisticamente independentes. Em outras palavras, quando se tomam as habilidades dos examinandos em consideração, não há relação entre as suas respostas aos diferentes itens do teste. A independência local significa que os diversos níveis de habilidades dos examinandos incorporadas no modelo matemático são os únicos fatores que influenciam as respostas individuais aos itens do teste. Esse conjunto de habilidades cognitivas define o espaço latente completo, de forma que, quando o postulado da unidimensionalidade do teste é satisfeito, o espaço latente completo consiste de uma só habilidade e a independência local é obtida, o que torna os dois postulados equivalentes.

A noção de independência local pode não ser imediatamente intuitiva. Como podem ser independentes as respostas de um examinando a diferentes itens que medem uma mesma habilidade cognitiva? Isso se explica assim: quando duas variáveis são correlacionadas, elas têm alguns traços em comum. Entretanto, quando esses traços são controlados, distribuídos ou mantidos constantes, as variáveis se tornam não correlacionadas. Esse é o princípio subjacente à análise fatorial. Da mesma forma, na TRI as correlações entre as respostas de diferentes examinandos aos itens do teste são devidas a habilidades comuns que influenciam o resultado do teste. Os cálculos incluem estratégias para controlar ou condicionar as habilidades comuns, de tal maneira que, após o processo, as respostas dos examinandos sejam independentes entre os itens (itens não correlacionados). Por causa dessa característica, o postulado da independência local também é chamado de independência condicional.

Uma **função ou curva característica do item (CCI)** é uma expressão matemática ou gráfica que relaciona a probabilidade de resposta correta à habilidade cognitiva medida pelo teste e às características do item. Os modelos matemáticos subjacentes a essas curvas são baseados em **parâmetros**. Os modelos diferem basicamente pelo número de parâmetros incluídos. Ajustar as respostas de um teste a um modelo matemático que inclua informações tanto dos itens quanto das pessoas que os respondem é o que se chama de **calibração dos itens do teste.**[65,66]

Diversos parâmetros fornecem informações sobre:

a) O sucesso com que o modelo define uma linha discernível de intensidade crescente;

b) Quão razoável é a posição do item ao longo da variável;

c) Se os itens cooperam para definir uma única variável;

d) O sucesso do modelo em separar as pessoas ao longo da variável, segundo seus diferentes níveis de habilidade cognitiva;

e) Quão razoável é o posicionamento das pessoas ao longo da variável;

f) Quão válidas são as medidas de habilidade cognitiva das pessoas.

A calibração de questões segundo a TRI também permite a construção de bancos de questões, de forma a facilitar o processo de construção de testes, tanto convencionais como computadorizados adaptativos.[67,68] Para ambos utilizam-se informações sobre o nível de dificuldade dos itens, a amplitude dos níveis de habilidade exigidos e o erro de mensuração, que determina o comprimento do teste.

Todos os procedimentos de análise de itens descritos até aqui são feitos após a aplicação do teste, demandando que a equipe de construção e análise de testes obtenha os indicadores, identifique os itens problemáticos, decida sobre sua manutenção ou eliminação do teste e recalcule os pontos de corte do teste antes de calcular os escores finais dos examinados.[69] Quando não se dispõe de um banco de questões, com itens previamente testados e calibrados segundo a teoria de resposta a itens, a alternativa para estabelecer o nível de dificuldade e os pontos de corte que limitam as faixas de desempenho em um teste é o método de Angoff.[70] Nessa técnica, um conjunto de especialistas é reunido para julgar o nível de dificuldade dos itens que compõem determinado teste e para estimar quais são os percentuais de acerto que delimitam faixas de desempenho como proficiência e não proficiência. O método Angoff requer que os juízes imaginem alunos hipotéticos minimamente proficientes e estimem o percentual dos que responderiam corretamente aos itens da prova.[71] O ponto de corte que separa os estudantes "proficientes" dos "não proficientes" é calculado pela média ou mediana dos percentuais de acertos estimados para todos os itens por todos os juízes. O critério de aprovação/reprovação fornecido pelo método de Angoff deve ser utilizado com cautela em avaliações somativas, já que as estimativas sofrem a influência da capacidade dos juízes em resolver as questões do teste e da severidade ou leniência com que descrevem um "aluno minimamente proficiente".[72]

## Barreiras para a Qualidade das Avaliações

O desenvolvimento de um sistema de avaliação confiável em um programa de residência médica demanda planejamento, organização, execução e avaliação. É durante as fases de planejamento e organização que se tomam decisões sobre: (a) o conteúdo programático que deve ser avaliado; (b) o tipo de conhecimento a ser testado, segundo a taxonomia de aprendizado e a pirâmide de Miller; (c) os instrumentos mais apropriados para cada competência avaliada; (d) os detalhes logísticos da avaliação. Após a aplicação do teste (execução), avalia-se o desempenho dos residentes paralelamente à avaliação do teste, por meio das análises de itens descritas neste capítulo. A falha em seguir essas etapas pode comprometer a validade e a confiabilidade da avaliação.

As avaliações que envolvem interação direta entre examinando e examinadores estão sujeitas ao **efeito halo**,[30] definido como a tendência em atribuir escores a um candidato de acordo com percepções pessoais dos examinadores sobre o seu desempenho em outras dimensões. A **leniência** ou **severidade** dos examinadores em relação aos critérios do teste podem comprometer a validade das observações e acentuar discordâncias entre os examinadores em provas orais ou de observação de desempenho.[73] Provas não estruturadas, ou seja, sem grades de respostas definidas durante a construção do teste, costumam ser prejudicadas pelas interações entre examinandos e examinadores, que diminuem a consistência interna e afetam a credibilidade dos resultados.[74] Por essas razões, os processos de avaliação devem ser feitos por examinadores treinados e experientes, reunidos em comitês especialmente designados para gerenciar os processos de avaliação dos médicos residentes da instituição e deve haver uma avaliação contínua também do processo avaliativo e dos próprios examinadores.

## REFERÊNCIAS BIBLIOGRÁFICAS

1. Pereira Júnior GA, Colleoni Neto R, Silva LE, Bahten LCV, Fernandes CE, Portari-Filho PE. Por que as Sociedades Médicas devem cada vez mais cuidar de suas provas de Título de Especialista e porque os profissionais médicos devem obtê-lo? Rev Colégio Bras Cir 2024; 51:e20243750EDIT01

2. Oliveira Filho GRD. Bases teóricas para a implementação do aprendizado orientado por problemas na residência médica em anestesiologia. Rev Bras Anestesiol 2003; 53:286–99

3. Epstein RM. Defining and Assessing Professional Competence. JAMA 2002; 287:226

4. Swing SR. The ACGME outcome project: retrospective and prospective. Med Teach 2007; 29:648–54

5. Mainiero MB, Lourenco AP: The ACGME core competencies: changing the way we educate and evaluate residents. Med Health R I 2011; 94:164–6

6. Taylor DK, Buterakos J, Campe J: Doing it well: demonstrating general competencies for resident education utilising the ACGME Toolbox of Assessment Methods as a guide for implementation of an evaluation plan: Really Good Stuff. Med Educ 2002; 36:1102–3

7. Frank JR, Danoff D: The CanMEDS initiative: implementing an outcomes-based framework of physician competencies. Med Teach 2007; 29:642–7
8. De Oliveira Filho GR, Dal Mago AJ, Garcia JHS, Goldschmidt R: An Instrument Designed for Faculty Supervision Evaluation by Anesthesia Residents and Its Psychometric Properties. Anesth Analg 2008; 107:1316–22
9. Hrynchak P, Batty H: The educational theory basis of team-based learning. Med Teach 2012; 34:796–801
10. Tiwari R, Arya RK, Bansal M: Motivating Students for Project-based Learning for Application of Research Methodology Skills. Int J Appl Basic Med Res 2017; 7:S4–7
11. Eagleton S: Designing blended learning interventions for the 21st century student. Adv Physiol Educ 2017; 41:203–11
12. Persky AM, McLaughlin JE: The Flipped Classroom – From Theory to Practice in Health Professional Education. Am J Pharm Educ 2017; 81:118
13. Colliver JA: Effectiveness of problem-based learning curricula: research and theory. Acad Med J Assoc Am Med Coll 2000; 75:259–66
14. Wolff M, Wagner MJ, Poznanski S, Schiller J, Santen S: Not another boring lecture: engaging learners with active learning techniques. J Emerg Med 2015; 48:85–93
15. Oliveira Filho GR de, Vieira JE: The relationship of learning environment, quality of life, and study strategies measures to anesthesiology resident academic performance. Anesth Analg 2007; 104:1467–72, table of contents
16. Gifford KA, Fall LH: Doctor Coach: A Deliberate Practice Approach to Teaching and Learning Clinical Skills. Acad Med 2014; 89:272–6
17. Hastings RH, Rickard TC: Deliberate Practice for Achieving and Maintaining Expertise in Anesthesiology. Anesth Analg 2015; 120:449–59
18. Jensen AR, Wright AS, Kim S, Horvath KD, Calhoun KE: Educational feedback in the operating room: a gap between resident and faculty perceptions. Am J Surg 2012; 204:248–55
19. Morrison J: ABC of learning and teaching in medicine: Evaluation. BMJ 2003; 326:385–7
20. Loyd GE, Koenig HM: Assessment for learning: formative evaluations. Int Anesthesiol Clin 2008; 46:85–96
21. Loyd GE, Koenig HM: Assessment of learning outcomes: summative evaluations. Int Anesthesiol Clin 2008; 46:97–111
22. Anastakis DJ, Cohen R, Reznick RK: The structured oral examination as a method for assessing surgical residents. Am J Surg 1991; 162:67–70
23. Keegan MT, Harman AE, McLoughlin TM, Macario A, Deiner SG, Gaiser RR, et al. Administration of the American Board of Anesthesiology's virtual APPLIED Examination: successes, challenges, and lessons learned. BMC Med Educ 2024; 24:749
24. Eagle CJ, Martineau R, Hamilton K. The oral examination in anaesthetic resident evaluation. Can J Anaesth J Can Anesth 1993; 40:947–53
25. Brogly N, Engelhardt W, Hill S, Ringvold E-M, Varosyan A, Varvinskiy A, et al. Diploma Europeo en Anestesiología y Cuidados Intensivos en España: resultados de los exámenes de las partes 1 y 2 de los últimos cinco años. ¿Vamos por el buen camino? Rev Esp Anestesiol Reanim 2019; 66:206–12
26. Shulruf B, Coombes L, Damodaran A, Freeman A, Jones P, et al. Cut-scores revisited: feasibility of a new method for group standard setting. BMC Med Educ 2018; 18:126
27. Muijtjens AMM, Hoogenboom RJI, Verwijnen GM, Van Der Vleuten CPM. Relative and Absolute Standards in Assessing Medical Knowledge, Advances in Medical Education. Edited by Scherpbier AJJA, Van Der Vleuten CPM, Rethans JJ, Van Der Steeg AFW. Dordrecht, Springer Netherlands, 1997, pp 665–7 doi:10.1007/978-94-011-4886-3_200
28. De Oliveira Filho GR. The Construction of Learning Curves for Basic Skills in Anesthetic Procedures: An Application for the Cumulative Sum Method: Anesth Analg 2002; 95:411–6
29. De Oliveira Filho GR, Schonhorst L. The Development and Application of an Instrument for Assessing Resident Competence During Preanesthesia Consultation: Anesth Analg 2004; 99:62–9
30. Tetzlaff JE, Warltier DC. Assessment of Competency in Anesthesiology. Anesthesiology 2007; 106:812–25
31. Frantz AM, Fahy BG: The pulse of professionalism: Administering feedback in anesthesiology residency. J Clin Anesth 2024; 96:111494
32. Epstein JN, Garner AA, Kiefer AW, Peugh J, Tamm L, MacPherson RP, et al. Trial of Training to Reduce Driver Inattention in Teens with ADHD. N Engl J Med 2022; 387:2056–66
33. Wass V, Van Der Vleuten C, Shatzer J, Jones R. Assessment of clinical competence. The Lancet 2001; 357:945–9
34. Van Der Vleuten CPM: The assessment of professional competence: Developments, research and practical implications. Adv Health Sci Educ 1996; 1:41–67
35. Miller GE. The assessment of clinical skills/competence/performance: Acad Med 1990; 65:S63-7
36. Tozsin A, Ucmak H, Soyturk S, Aydin A, Gozen AS, Fahim MA, Güven S, Ahmed K: The Role of Artificial Intelligence in Medical Education: A Systematic Review. Surg Innov 2024; 31:415–23
37. Albanese MA. Type K and Other Complex Multiple-Choice Items: An Analysis of Research and Item Properties. Educ Meas Issues Pract 1993; 12:28–33
38. Case S, Swanson D. Constructing Written Test Questions For the Basic and Clinical Sciences. Natl Board Exam 2002
39. Wass V, Van Der Vleuten C: The long case: the metric of medical education. Med Educ 2004; 38:1176–80
40. Norcini JJ, Blank LL, Duffy FD, Fortna GS. The Mini-CEX: A Method for Assessing Clinical Skills. Ann Intern Med 2003; 138:476
41. Torre DM, Simpson DE, Elnicki DM, Sebastian JL, Holmboe ES: Feasibility, Reliability and User Satisfaction With a PDA-Based Mini-CEX to Evaluate the Clinical Skills of Third-Year Medical Students. Teach Learn Med 2007; 19:271–7
42. Domingues R, Amaral E, Bicudo-Zeferino A. Global rating: a method for assessing clinical competence. Rev Bras Educ Médica 2009; 33:148–51
43. Cook DA, Dupras DM, Beckman TJ, Thomas KG, Pankratz VS. Effect of Rater Training on Reliability and Accuracy of Mini-CEX Scores: A Randomized, Controlled Trial. J Gen Intern Med 2009; 24:74–9
44. Alves De Lima A, Barrero C, Baratta S, Castillo Costa Y, Bortman G, et al. Validity, reliability, feasibility and satisfaction of the Mini-Clinical Evaluation Exercise (Mini-CEX) for cardiology residency training. Med Teach 2007; 29:785–90
45. Jefferies A, Simmons B, Tabak D, Mcilroy JH, Lee K-S, Roukema H, et al. Using an objective structured clinical examination (OSCE) to assess multiple physician competencies in postgraduate training. Med Teach 2007; 29:183–91
46. Ponton-Carss A, Hutchison C, Violato C. Assessment of communication, professionalism, and surgical skills in an objective structured performance-related examination (OSPRE): a psychometric study. Am J Surg 2011; 202:433–40
47. Rogers PL, Jacob H, Thomas EA, Harwell M, Willenkin RL, Pinsky MR. Medical students can learn the basic application, analytic, evaluative, and psychomotor skills of critical care medicine: Crit Care Med 2000; 28:550–4
48. Berkenstadt H, Ziv A, Gafni N, Sidi A. Incorporating Simulation-Based Objective Structured Clinical Examination into the Israeli National Board Examination in Anesthesiology: Anesth Analg 2006; 102:853–8
49. Fletcher G, Flin R, McGeorge P, Glavin R, Maran N, Patey R. Anaesthetists' Non-Technical Skills (ANTS): evaluation of a behavioural marker system † †Declaration of interest: The ANTS system was developed under research funding from the Scottish Council for Postgraduate Medical and Dental Education, now part of NHS Education for Scotland, through grants to the University of Aberdeen from September 1999 to August 2003. The views presented in this paper are those of the authors and should not be taken to represent the position or policy of the funding body. Br J Anaesth 2003; 90:580–8
50. McGaghie WC, Issenberg SB, Petrusa ER, Scalese RJ. A critical review of simulation-based medical education research: 2003–2009: Simulation-based medical education research 2003–2009. Med Educ 2010; 44:50–63
51. Yee B, Naik VN, Joo HS, Savoldelli GL, Chung DY, Houston PL, et al. Nontechnical Skills in Anesthesia Crisis Management with Repeated Exposure to Simulation-based Education. Anesthesiology 2005; 103:241–8
52. Rademakers J, Ten Cate ThJ, Bär PR. Progress testing with short answer questions. Med Teach 2005; 27:578–82
53. Albano MG, Cavallo F, Hoogenboom R, Magni F, Majoor G, Manenti F, Schuwirth L, Stiegler I, Vleuten C: An international comparison of knowledge levels of medical students: the Maastricht Progress Test. Med Educ 1996; 30:239–45
54. Filho GRDO, Helayel PE, Conceição DBD, Garzel IS, Pavei P, Ceccon MS. Learning Curves and Mathematical Models for Interventional Ultrasound Basic Skills. Anesth Analg 2008; 106:568–73
55. Filho GRDO, Helayel PE, Conceição DBD, Garzel IS, Pavei P, Ceccon MS. Learning Curves and Mathematical Models for Interventional Ultrasound Basic Skills. Anesth Analg 2008; 106:568–73
56. Naik VN, Devito I, Halpern SH. Cusum analysis is a useful tool to assess resident proficiency at insertion of labour epidurals. Can J Anesth Can Anesth 2003; 50:694–8
57. Bryk AS, Raudenbush SW. Application of hierarchical linear models to assessing change. Psychol Bull 1987; 101:147–58
58. Davidson M: The Taxonomy of Learning. Int Anesthesiol Clin 2008; 46:1–15
59. Gottlieb M, Bailitz J, Fix M, Shappell E, Wagner MJ. Educator's blueprint: A how-to guide for developing high-quality multiple-choice questions. AEM Educ Train 2023; 7:e10836
60. Cordier R, Speyer R, Chen Y-W, Wilkes-Gillan S, Brown T, Bourke-Taylor H, et al. Evaluating the Psychometric Quality of Social Skills Measures: A Systematic Review. PLOS ONE Edited by Eapen V. 2015; 10:e0132299
61. Bland JM, Altman DG. Statistics notes: Cronbach's alpha. BMJ 1997; 314:572–572
62. Taib F, Yusoff MSB. Difficulty index, discrimination index, sensitivity and specificity of long case and multiple choice questions to predict medical students' examination performance. J Taibah Univ Med Sci 2014; 9:110–4
63. Cernovsky ZZ. A Frequent Misunderstanding Associated with Point Biserial and Phi Coefficients. Psychol Rep 2002; 90:65–6
64. Streiner DL: Measure for Measure: New Developments in Measurement and Item Response Theory. Can J Psychiatry 2010; 55:180–6

65. Mazefsky CA, Yu L, White SW, Siegel M, Pilkonis PA. The emotion dysregulation inventory: Psychometric properties and item response theory calibration in an autism spectrum disorder sample. Autism Res 2018; 11:928–41
66. Toland MD. Practical Guide to Conducting an Item Response Theory Analysis. J Early Adolesc 2014; 34:120–51
67. Wolfe EW. Equating and item banking with the Rasch model. J Appl Meas 2000; 1:409–34
68. Bjorner JB, Chang C-H, Thissen D, Reeve BB. Developing tailored instruments: item banking and computerized adaptive assessment. Qual Life Res Int J Qual Life Asp Treat Care Rehabil 2007; 16 Suppl 1:95–108
69. De Champlain AF. A primer on classical test theory and item response theory for assessments in medical education. Med Educ 2010; 44:109–17
70. Kroc E, Olvera Astivia OL.The Importance of Thinking Multivariately When Setting Subscale Cutoff Scores. Educ Psychol Meas 2022; 82:517–38
71. Verhoeven BH, Steeg AF van der, Scherpbier AJ, Muijtjens AM, Verwijnen GM, Vleuten CP van der. Reliability and credibility of an angoff standard setting procedure in progress testing using recent graduates as judges. Med Educ 1999; 33:832–7
72. Verheggen MM, Muijtjens AMM, Van Os J, Schuwirth LWT. Is an Angoff standard an indication of minimal competence of examinees or of judges? Adv Health Sci Educ Theory Pract 2008; 13:203–11
73. Hoyt WT. Rater bias in psychological research: when is it a problem and what can we do about it? Psychol Methods 2000; 5:64–86
74. Yang JC, Laube DW. Improvement of reliability of an oral examination by a structured evaluation instrument. J Med Educ 1983; 58:864–72.
75. DOI:10.36367/ntqr.8.2021.172-184
76. https://doi.org/10.1016/0022-2496(65)90025-8
77. Muijtjens AM, Schuwirth LW, Cohen-Schotanus J, et al. Benchmarking by cross-institutional comparison of student achievement in a progress test. Med Educ 2008;42:82-8.

# 8

# Pesquisa em Anestesiologia

Maria José Carvalho Carmona ▪ Vinícius Caldeira Quintão ▪ Marcos Francisco Vidal Melo

## INTRODUÇÃO

A pesquisa básica, a pesquisa clínica e a investigação translacional em anestesiologia e medicina perioperatória têm contribuído para o desenvolvimento contínuo da especialidade. Desde o início da moderna anestesia, a pesquisa tem contribuído cada vez mais para que hoje sejam operados pacientes em extremos de idade, submetidos a procedimentos de maior complexidade e com melhores resultados. A pesquisa e a compreensão dos mecanismos da doença do paciente devem contribuir para o desenvolvimento de tratamentos novos e mais eficazes, e para o avanço da prática clínica da anestesia.[1-3]

A capacidade de criar e divulgar conhecimento relevante em uma determinada área da prática médica é um aspecto essencial na definição dessa área como especialidade. A investigação científica é a essência da criação de tal conhecimento e, portanto, a essência da caracterização da anestesiologia como especialidade. O estabelecimento de profissionais e instituições especificamente dedicadas à pesquisa é um aspecto fundamental para o real avanço nesse campo. Em nível nacional e internacional, a produção científica em anestesiologia vem alcançando ao longo dos anos um resultado variado, com grandes sucessos ocasionais, mas com produtividade média claramente aquém das necessidades clínicas da prática perioperatória anestésica. Parte desse desempenho, ainda insuficiente, decorre do posicionamento da especialidade em várias situações como uma **prestadora de serviço clínico** e não como uma **disciplina acadêmica em medicina**, resultando na priorização de recursos financeiros e humanos de forma correspondente.[4,5] Tal posicionamento resulta na formação de especialistas com limitada capacidade de avançar a reais níveis de contribuição científica e na limitação de recursos para aqueles que chegam a tais níveis. A criação de instituições da especialidade voltadas a gerar condições para que jovens especialistas com vocação para investigação científica tenham apoio nas etapas críticas iniciais de suas carreiras, é uma forma de suplantar esse desafio. Isso é feito, por exemplo, pela Foundation for Anesthesia Education and Research (FAER), uma organização sem fins lucrativos da American Society of Anesthesiologists (ASA), e também por meio de financiamento de projetos científicos internacionais pela International Anesthesia Research Society (IARS). O suporte financeiro para essas instituições é baseado predominantemente em recursos privados provenientes de contribuições dos especialistas, além da participação da indústria. Tais iniciativas têm permitido o avanço de profissionais com qualificação adequada em investigação científica, anestesiologistas-cientistas capazes de utilizar metodologia científica apropriada para avançar de maneira independente na resposta de questões relevantes.[6] Considerando a globalização do conhecimento, o intercâmbio entre diferentes instituições ao redor do mundo deve contribuir para alavancar e integrar o conhecimento, potencializando as possibilidades de sua aplicação prática.[7]

No Brasil, embora o número de especialistas em anestesiologia seja um dos maiores do mundo, a contribuição para a pesquisa é pequena e deve ser incentivada. Além da disseminação do conhecimento, os eventos de educação continuada, como congressos, oficinas e simpósios, deveriam ser fóruns para disseminação do interesse pela pesquisa. Não apenas as universidades, mas também os centros de ensino e treinamento em anestesiologia devem incentivar o desenvolvimento da pesquisa como um caminho para a melhoria da qualidade e segurança da assistência prestada ao paciente e também como fonte para a geração de conhecimento capaz de alavancar o desenvolvimento científico tecnológico relacionado ao perioperatório.

Além da investigação de novos fármacos, o desenvolvimento da anestesiologia envolve: a pesquisa da fisiopatologia do período perioperatório e do risco anestésico-cirúrgico em diferentes estados clínicos; o desenvolvimento de equipamentos; a análise dos desfechos pós-operatórios; e o estudo detalhado dos processos que possam garantir a maior segurança ao paciente anestesiado. Além disso, a pesquisa clínica e experimental relacionada ao tratamento da dor e aos cuidados pós-operatórios ao paciente crítico tem contribuído para a melhoria da qualidade prestada ao paciente cirúrgico.

A pesquisa translacional é um novo paradigma da pesquisa biomédica e se concentra no *feedback* interativo entre os domínios da investigação básica e clínica, com a formação de um ciclo virtuoso que acelera a produção de conhecimento pela interface entre os conhecimentos da bancada do laboratório e a prática clínica diária. Por outro lado, a anestesiologia é uma especialidade interdisciplinar por excelência. Além da atividade conjunta com as diferentes especialidades cirúrgicas e clínicas, a interface faz-se também com a engenharia, a tecnologia da informação, dentre outras.

A investigação médica em seres humanos deve seguir estritamente os códigos de ética em pesquisa, como orientado pela Declaração de Helsinki e outras convenções internacionais e locais. Da mesma forma, a pesquisa experimental deve seguir a legislação e os preceitos éticos sobre o adequado uso de animais de experimentação. Casos recentes de conflitos de interesse interferindo na qualidade, segurança e confiabilidade de estudos clínicos e experimentais enfatizam a necessidade de atenção a esses fatores para que se implemente a melhor qualidade de investigação.

A pesquisa em anestesiologia deve focar nas questões enfrentadas por anestesiologistas e pacientes em um sentido amplo. As investigações nos níveis molecular, celular, animal, translacional, clínico, epidemiológico, político, econômico e ético são esperadas e devem buscar apoio nacional e colaborações interdisciplinares para a formação de recursos humanos qualificados para melhoria contínua da qualidade e segurança do cuidado prestado ao paciente.

Para o adequado cuidado ao paciente, a boa ciência e o cuidado humanitário devem estar integrados. O desafio da associação entre arte e ciência poderá minimizar as complicações intraoperatórias e aumentar a sobrevida com boa qualidade de vida no pós-operatório tardio.

## O PROJETO DE PESQUISA CIENTÍFICA

A pesquisa científica pressupõe a elaboração de uma hipótese a partir do conhecimento prévio registrado em publicações específicas e da experiência pessoal. A pergunta que surge a partir da hipótese formulada direcionará a elaboração do projeto de pesquisa, que deve sempre ser aprovado pelo Comitê de Ética em Pesquisa institucional.

A elaboração do projeto de pesquisa é uma etapa importante da produção científica e deve especificar, além da hipótese e da questão do estudo, toda a metodologia a ser utilizada, com detalhamento do cálculo amostral e da análise estatística. O modelo do Termo de Consentimento Livre e Esclarecido a ser aplicado ao indivíduo participante da pesquisa ou ao seu responsável legal é parte importante do projeto a ser submetido à Comissão de Ética institucional. Projetos com utilização de animais de experimentação devem seguir as normas éticas e a legislação específica sobre pesquisa com uso de animais. O projeto de pesquisa também deve detalhar a proposta de financiamento do estudo, o cronograma e a forma de abordagem de quaisquer potenciais conflitos de interesses a ele relacionados, além da proposta de divulgação do estudo.

## A FORMAÇÃO DO PESQUISADOR EM ANESTESIOLOGIA E MEDICINA PERIOPERATÓRIA[2,3]

Durante a graduação médica, o contato com os princípios básicos da anestesiologia é geralmente pequeno, e poucos estudantes se dedicam a projetos de iniciação científica nessa área. O incentivo a um currículo básico relacionado à anestesiologia e medicina perioperatória para a graduação e o incentivo à iniciação científica para os graduandos pode contribuir para o aumento do interesse pela pesquisa nessa área desde a formação básica do médico.[8,9]

Durante a residência médica em anestesiologia, o currículo deve criar oportunidades para que o residente tenha contato com a pesquisa científica, participando de projetos de pesquisa em andamento ou em fase de elaboração, e deve permitir também a formulação de novas hipóteses baseadas no método científico e o desenvolvimento de senso crítico sobre as evidências científicas publicadas na literatura.[10] Idealmente, a inserção em um tópico de pesquisa deve ser realizada nos primeiros meses da residência médica e sob supervisão de grupo de pesquisa qualificado. O acompanhamento da progressão da pesquisa deve ocorrer em conjunto com a especialização e deve ser monitorado por tutor capacitado para a orientação científica do residente. É importante que a função de tutor não se limite ao ensinamento prático da anestesia, mas que seja sempre realizada a análise crítica de todos os processos envolvidos no cuidado ao paciente e o encorajamento à formulação de novas hipóteses a partir da prática clínica, sendo essa a base dos estudos translacionais em anestesiologia. Se o residente está desenvolvendo projeto de pesquisa próprio e não consegue finalizá-lo durante o período de residência médica, o tutor deve encarregar-se da continuidade do estudo, preferencialmente com a participação de outro residente, visando à finalização e divulgação da pesquisa.

Na formação de médicos residentes em algumas subespecialidades médicas, mas não ainda em anestesiologia, designa-se ao menos um ano exclusivo de formação em pesquisa. Além do treinamento específico como pesquisador, tal currículo permite a formação de melhores médicos. Como regra, espera-se que a dedicação à pesquisa após o término da especialização em anestesiologia ocorra apenas para uma pequena parcela dos profissionais. Entretanto, a exposição do profissional em formação (estudante de medicina ou residente) a projetos de pesquisa incluem vantagens que vão além daquelas relacionadas exclusivamente à educação em investigação médica. Isso porque a aquisição de conhecimento sobre como a informação médica é gerada em termos de conceptualização de projetos – e sua implementação e análise estatística – fornece ao profissional uma visão mais crítica quanto aos trabalhos científicos. Portanto, permite que o anestesiologista utilize com maior propriedade e senso crítico novas informações no contexto de sua prática clínica, em lugar de funcionar puramente como um implementador acrítico.

Os profissionais que pretendem dedicação exclusiva ou semiexclusiva à pesquisa devem buscar qualificação contínua, que geralmente se inicia com estágios específicos de pesquisa, *fellowship* em pesquisa clínica ou experimental e realização de pós-graduação senso estrito com desenvolvimento orientado de projetos em linhas de investigação específica, visando à formação ampla do pesquisador. Enquanto a pós-graduação senso estrito visa à formação do pesquisador, os programas de pós-doutorado (*postdoc*) têm foco específico na geração de pesquisa, visando responder perguntas mais complexas e amplas que aquelas do pós-graduando, gerando publicações de alto impacto ou inovações tecnológicas. Espera-se também que o *postdoc* esteja qualificado para atuar como investigador principal em estudos de grande impacto científico e que seja capaz de buscar o financiamento necessário para o desenvolvimento da pesquisa.

Os recursos humanos necessários para o desenvolvimento de projetos de pesquisa são diretamente proporcionais à complexidade e tamanho do estudo. O investigador principal deve coordenar a participação de diferentes profissionais nas diversas fases da pesquisa. Além do anestesiologista como investigador principal (PI), as diferentes fases da pesquisa podem requerer uma ampla equipe de profissionais, como estatísticos, enfermeiros de pesquisa, biologistas, veterinários, monitores de pesquisa e administradores de projetos.

O processo de progressão desejada de um médico-cientista na área de anestesiologia no sistema estadunidense se inicia na residência médica, onde residentes podem realizar períodos de até seis meses de treinamento com mentores experimentados em projetos de investigação básica ou clínica. Tais períodos ocorrem principalmente no quarto e último ano da residência. Durante o período de *fellowship*, o anestesiologista avança na investigação com possibilidades de candidatar-se a um processo extremamente competitivo de apoio financeiro departamental, privado ou público. Nesse período, que pode ter duração de três anos, o profissional dedica-se ao seu avanço na formação científica com dedicação exclusiva à investigação por pelo menos 75% de seu tempo de trabalho semanal. A esse, segue-se o período de transição, no qual a obtenção de apoio financeiro é fundamental; esse período é ainda mais competitivo devido aos projetos especificamente voltados à formação de investigadores concedidos por vias privadas (fundações) ou governamentais. Também durante esse período, com duração de até cinco anos, o profissional estará predominantemente dedicado à sua formação em pesquisa e ao avanço do seu projeto, com 80% de seu tempo dedicado a esses fins e os restantes 20% dedicados à prática clínica. O papel dos mentores adequados é fundamental em todo o processo e determinante no sucesso do profissional em treinamento. Finalmente, o profissional torna-se um investigador independente (investigador principal), capaz de obter projetos especificamente voltados a grandes questões científicas. Os processos de remuneração desses pesquisadores são complexos, nem sempre relacionados à *performance*, além de apresentar importante interface com a demanda assistencial, que pode interferir nos resultados finais da produção científica da área.[11-14]

A parceria de pesquisadores de diferentes centros de pesquisa do Brasil com pesquisadores das melhores universidades do mundo reforça a investigação translacional, ligando nossos programas de pesquisa básica e clínica para entregar novas terapias e dispositivos para uso clínico. O ambiente de pesquisa deve permitir a formação de recursos humanos críticos e fomentar o desenvolvimento bem-sucedido de novos pesquisadores.[15]

## ■ FINANCIAMENTO DA PESQUISA EM ANESTESIOLOGIA

A investigação em anestesiologia é geralmente financiada por órgãos públicos de fomento à pesquisa, por fundações privadas e por empresas envolvidas na produção de dispositivos ou fármacos relacionados ao período perioperatório. Além da estruturação das instituições e do desempenho dos pesquisadores, a quantidade de recursos financeiros disponíveis para a pesquisa interfere nos resultados observados.[16,17] No Brasil, os principais órgãos que financiam a pesquisa são o CNPq, a CAPES e a FAPESP, sendo que nos últimos anos têm ocorrido aumento lento do financiamento por FAPs de outros estados da federação, com destaque para a FAPERGS, a FAPERJ e a FAPEMIG. A organização de laboratórios de investigação básica ou de pesquisa translacional reflete o interesse focado do departamento em áreas complexas de anestesia cirúrgica, na dor crônica e aguda ou em outras questões médicas nem sempre relacionadas diretamente à anestesia.

Muitos projetos de investigação bem-sucedidos resultaram de colaborações entre a indústria e investigadores, tanto em nível básico (na bancada do laboratório) como na sala de cirurgia. Tais colaborações trazem recursos adicionais à pesquisa e facilitam a pesquisa translacional no desenvolvimento de novos fármacos e equipamentos.

Entretanto, como regra, a pesquisa em anestesiologia ainda é pobre na maioria dos centros formadores brasileiros e do exterior. A quantidade limitada de pesquisa realizada na maioria dos departamentos de anestesiologia das universidades americanas é menor que a da maioria das demais especialidades, incluindo as especialidades cirúrgicas.[4] Por outro lado, o sucesso de muitos centros de pesquisa foi alcançado pela formação de uma massa crítica de pesquisadores que retroalimenta as atividades de pesquisa. É necessário que os departamentos de anestesiologia deem enfoque especial à atividade de pesquisa – capaz de incrementar o ensino e a qualidade assistencial –, assim como reduzir a morbimortalidade cirúrgica. O apoio institucional a indivíduos que se mostrem particularmente aptos ao desempenho de pesquisa clínica ou experimental, com incentivo ao aprimoramento contínuo e a atribuição de tempo exclusivo para atividades de pesquisa, pode contribuir para o desenvolvimento científico e de centros de pesquisa dedicados à especialidade.

## ■ DESTAQUES DA PESQUISA EM ANESTESIOLOGIA

A anestesiologia mundial tem se destacado pela liderança e inovação, incluindo a criação, disseminação e aplicação clínica de várias descobertas.[18]

Tradicionalmente, a pesquisa em anestesiologia tem focado em uma abordagem de biologia de sistemas, consistente com o papel clínico da anestesia no monitoramento de sistemas críticos ao ato anestésico-cirúrgico e na garantia da sobrevivência de pacientes sadios ou com doenças de diferentes gravidades. A diversidade de áreas de investigação reflete a interdisciplinaridade e permite o desenvolvimento de novas dimensões relevantes para o atendimento ao paciente e a contínua evolução do estado da arte da especialidade. É mundialmente reconhecido que a anestesia revolucionou a cirurgia e a medicina. Muitas pesquisas embasam o contínuo desenvolvimento da especialidade. Além dos fármacos anestésicos e adjuvantes, as pesquisas relacionadas à monitorização, ao acesso à via aérea, à ventilação mecânica, à fisiopatologia de diferentes doenças e à resposta orgânica ao trauma anestésico-cirúrgico, dentre outras, têm contribuído para a melhoria do desfecho e diminuição da morbimortalidade do paciente cirúrgico. A integração entre as diversas áreas da pesquisa, com busca de resultados que possam abrir novos caminhos, poderá continuar inovando a anestesiologia e a medicina.

Estudos observacionais e experimentais, de pesquisa clínica ou em animais de experimentação, além daqueles relacionados ao desenvolvimento de novos equipamentos, fazem parte da produção científica da anestesiologia, de 1876 até os dias atuais. Os estudos observacionais são importantes para a formulação de hipóteses, robustas por si só – ou que servirão de base para perguntas a serem desenvolvidas em futuros estudos randomizados. Grandes estudos observacionais podem fornecer evidências tão robustas quanto os estudos randomizados. Relatos de caso, série de casos, análise transversal, estudos caso-controle e *coortes* podem requerer logística mais simples, menor número de recursos humanos, menor custo financeiro e serem mais exequíveis que os estudos randomizados. Alguns tópicos, especialmente aqueles relacionados com eventos raros, são estudados preferencialmente por estudos observacionais, como os estudos caso-controle relacionados com a análise da parada cardíaca intraoperatória. O recente aumento significativo de sistemas automatizados de aquisição de dados intraoperatórios, particularmente quando combinados a dados pré e pós-operatórios, tem gerado um aumento dramático na realização de estudos observacionais. Isso por-

que tais sistemas permitem a criação de bancos de dados clínicos de grande número de pacientes e de maneira mais rápida, acurada e facilmente utilizável em análises por diferentes *softwares* estatísticos.

Por outro lado, os estudos randomizados e duplamente encobertos constituem o *gold-standard* da pesquisa científica: sempre que possível, este desenho deve ser utilizado para o teste das hipóteses desenvolvidas na anestesiologia e medicina perioperatória. O estudo clínico randomizado é uma poderosa ferramenta na busca de evidências para os cuidados anestésicos. A comparação randômica e controlada de duas ou mais intervenções deve ser realizada de forma a garantir validade interna e externa dos dados.

A revisão sistemática de tópicos específicos deve idealmente ocorrer de forma mandatória antes da proposição de novos projetos de pesquisa. A revisão sistemática, com elaboração de pergunta específica, análise sistematizada da literatura seguida de avaliação e síntese, se possível com metanálise estatística, tem fornecido importantes evidências em medicina perioperatória. Com o aumento do número de evidências produzidas em anestesiologia e medicina perioperatória, o número de revisões sistemáticas e metanálises aumentou proporcional nos próximos anos.

A pesquisa em anestesiologia no Brasil encontra-se direta ou indiretamente vinculada aos programas de pós-graduação senso estrito. Além da produção de conhecimento, tal associação visa à formação de recursos humanos qualificados para atuarem como pesquisadores, docentes do ensino superior e instrutores qualificados para a formação de novos profissionais da anestesiologia. A otimização dos processos de formação de recursos humanos qualificados para a execução da pesquisa de alto impacto, com adequada gestão dos projetos e busca qualificada de fomentos junto às agências financiadoras, é mandatória para a melhoria e aumento do número de centros de pesquisa em anestesiologia no Brasil. O Brasil possui apenas dois programas de pós-graduação em anestesiologia (Universidade de São Paulo – USP e Universidade Estadual Paulista – UNESP), com papel importante de alavancar a pesquisa em anestesiologia no país, ambos respondendo atualmente por grande parte das publicações brasileiras relacionadas à anestesiologia. Além desses, são também importantes, do ponto de vista da pesquisa científica, os departamentos ou disciplinas de anestesiologia da UFRJ, UFF, UFRGS, UFMG, UNICAMP, UNIFESP, Faculdade de Ciências Médicas da Santa Casa de São Paulo, dentre outros.

## ■ ÉTICA DA INVESTIGAÇÃO EM ANESTESIOLOGIA

A confiabilidade dos resultados da investigação depende essencialmente da excelência de sua implementação e do rigor e qualidade dos métodos experimentais e estatísticos. Infelizmente, tem-se observado de maneira crescente a existência de fraude científica. Desvios éticos ocorrem na anestesiologia de forma similar ao que acontece em outras áreas de pesquisa e devem sempre ser coibidos e denunciados. Recentes casos de fraudes perpetradas por médicos da especialidade em áreas como o manuseio multimodal da dor perioperatória e reposição volêmica enfatizam a necessidade de educar os profissionais em formação sobre a importância de uma conduta confiável e da manutenção de um alto grau de vigilância respeitosa quanto aos estudos científicos.

## ■ PUBLICAÇÕES CIENTÍFICAS DA ÁREA DE ANESTESIOLOGIA

Se as publicações de livros e anais de congressos refletem o estado da arte e as evidências mais robustas do conhecimento na área de anestesiologia, é nos periódicos que são publicados os primeiros resultados das pesquisas científicas. Em 1891, na cidade de Pittsburgh, nos Estados Unidos, foi publicado o *The Dental and Surgical Microcosm*, considerado o primeiro periódico dedicado principalmente à anestesiologia.[19] O primeiro volume do *Anesthesiology*, um dos periódicos de maior impacto da especialidade, foi publicado em julho de 1940.[20] No Brasil, a revista específica da área é a BJAN – *Brazilian Journal of Anesthesiology* (RBA – Revista Brasileira de Anestesiologia), editada desde 1951 pela Sociedade Brasileira de Anestesiologia e atualmente vinculada à Editora Elsevier. A BJAN está indexada no MEDLINE (PubMed), EMBASE, Scielo, Scopus e Web of Science, e apresenta fator de impacto lentamente ascendente.

Destaca-se o lançamento do *Perioperative Anesthesia Reports* (PAR), um novo periódico em anestesiologia pela Sociedade de Anestesiologia do Estado de São Paulo (SAESP). O PAR é uma publicação de fluxo contínuo que abrange relatos de casos, revisões (narrativas e sistemáticas) e projetos de pesquisa. Esse lançamento representa uma significativa contribuição da SAESP para o cenário editorial científico no Brasil e na América Latina. Embora seja um periódico recente, iniciado em 2023, o PAR já possui ISSN e está em processo de indexação nas principais bases de dados.

O fator de impacto (FI) mede o número médio de citações dos artigos científicos publicados em determinado periódico e é empregado para avaliar a importância de um dado periódico em sua área, sendo a importância do periódico proporcional ao seu FI. Criado por Eugene Garfield, o fundador do Institute for Scientific Information (ISI), da Thomson Reuters Corporation, hoje Clarivate Analytics, o FI é calculado desde 1972 para os periódicos indexados à Web of Science e publicado no *Journal of Citation Reports* (JCR). Em um dado ano, o FI de um periódico é calculado como o número médio de citações dos artigos que foram publicados durante o biênio anterior. Como exemplo, para o cálculo do FI de um dado periódico em 2021 tem-se:

- ■ **Sendo X**: o número de vezes em que os artigos publicados em 2019 e 2020 foram citados por periódicos indexados durante o ano de 2021;
- ■ **Sendo Y**: o número total de publicações citáveis (artigos, revisões, não sendo computados editoriais ou cartas ao editor) publicados em 2019 e 2020;

Então, o **FI** de 2021 = X/Y

Os FI de um determinado ano são publicados no ano seguinte e, dessa forma, não podem ser calculados até que todas as publicações do ano em questão tenham sido recebidas pela agência Web of Science. Assim, os periódicos novos ou recentemente indexados recebem seu respectivo FI apenas após dois anos de indexação.

Embora haja várias críticas ao seu uso, o FI é usado para comparar diferentes periódicos de uma dada área. Dentre as críticas, cita-se a interferência das autocitações no cálculo do FI e também o fato de que periódicos que publicam apenas artigos originais tendem a ter FI diferente daqueles que publicam artigos originais e revisões. Discute-se também a interferência da área de conhecimento, do número de periódicos por área de conhecimento e o número de referências por artigo em cada área sobre o FI das revistas da área. Por exemplo, os periódicos da área de anestesiologia e otorrinolaringologia tendem a ter FI inferior àqueles da área de clínica médica. Dessa forma, a análise do FI deve ser cuidadosa, especialmente quando este é utilizado para avaliação de cientistas e instituições.

O Web of Science, da Clarivate Analytics, é responsável pelo JCR, que inclui citações em periódicos. Já o *SCImago Journal & Country Rank* é o portal da ditora Elsevier que avalia periódicos e publicações científicas dos países contidos no banco de dados Scopus e usa apenas citações de periódicos. O SciVal, da mesma editora, compara instituições em relação à sua produção científica. O Google Scholar ou Google Acadêmico inclui todas as citações da internet (revistas, anais, livros etc.). Em 2018, a Elsevier lançou o *CiteScore*, que segue a mesma lógica do FI do JCR, mas usando dados dos últimos três anos e de todos os tipos de publicações indexadas à Scopus.

A partir das citações das publicações se calculam índices de produtividade científica dos pesquisadores, grupos de pesquisa, instituições e até países. O mais utilizado atualmente é o índice *h*, que se refere ao número de artigos com citações maiores ou iguais a esse número. Por exemplo, um pesquisador com índice *h* de 10 significa que ele tem 10 artigos que receberam 10 ou mais citações. Um grupo de pesquisa com índice *h* de 25 significa que o conjunto dos pesquisadores daquele grupo tem 25 publicações com 25 ou mais citações. O índice *h* pode ser calculado diretamente a partir da relação de citações publicadas no Web of Science, SCImago ou Google Scholar. Algumas plataformas da internet mostram esses cálculos: o Publish or Perish faz o cálculo a partir dos dados do Google Scholar, e o ResearchGate utiliza uma combinação de índices.

A cientometria (ou cienciometria) procura estudar os aspectos quantitativos da produção científica e tem sido amplamente utilizada também na área de anestesiologia. Seu uso para avaliação e comparação da qualidade de periódicos, instituições e cientistas é cada vez mais comum, embora sujeito a questionamentos e críticas aos métodos empregados. Os principais indicadores cientométricos são:

- ■ **Número de trabalhos:** quantidade de artigos, capítulos de livros, livros e anais de congressos publicados pelo pesquisador, instituição, região, país ou área de conhecimento;
- ■ **Número de citações**: número de vezes que um trabalho específico foi mencionado em outros trabalhos. É uma

medida indireta da relevância do trabalho, embora sujeito a vieses como, por exemplo, a autocitação e a tendência de que trabalhos com retratação sejam citados por esse motivo e não pela sua qualidade;

- **Número de patentes**: quantidade de patentes registradas ou depositadas, sendo uma medida indireta do potencial de inovação tecnológica do cientista, grupo de pesquisa ou instituição;
- **Número de citações de patentes**: número de vezes que uma patente é mencionada no pedido de novas patentes.

O Brasil apresentou aumento expressivo do número de publicações na área médica ao longo das últimas décadas. De acordo com o *ranking* de países da Scopus (2022, SCImago Elsevier), o Brasil ocupa a 13ª posição em número total de publicações da área de medicina no mundo. Entretanto, em relação ao número de citações das publicações, o Brasil está na 151ª posição. Tal dado, por si só, faz inferir o baixo impacto médio da produção científica brasileira e a necessidade de medidas para melhoria da qualidade das publicações.

Em relação à área de anestesiologia e dor, o Brasil ocupa a 20ª posição em número de publicações e a 68ª posição no *ranking* mundial de citações dos artigos publicados. Portanto, pode-se concluir que a anestesiologia brasileira produz menor número de estudos, mas com maior impacto que a média geral das publicações científicas do país. Esses dados deixam clara a necessidade de incentivo à pesquisa em anestesiologia no Brasil e de melhoria na sua qualidade e impacto.

## ■ A PESQUISA EM ANESTESIOLOGIA COMO BASE PARA O DESENVOLVIMENTO TECNOLÓGICO

A pesquisa deve fomentar o desenvolvimento de novos conhecimentos e ideias, que podem ser transformados em novos produtos, processos, tecnologias e práticas inovadoras que irão continuar alavancando o desenvolvimento da especialidade.

A inovação tecnológica é também ferramenta importante para o crescimento econômico, para os ganhos de eficiência e de competitividade no mundo. No Brasil, há ainda grandes desafios a enfrentar para o desenvolvimento do complexo industrial da saúde. Em nosso meio existe uma distorção no sistema de pesquisa e desenvolvimento, caracterizada pelo número ainda insuficiente de cientistas e engenheiros envolvidos na atividade de inovação nas próprias empresas. Por outro lado, a universidade e os institutos de pesquisa não podem substituir sistematicamente as empresas na tarefa de gerar novos produtos e processos, ainda que possam contribuir decisivamente para isso, principalmente com recursos humanos de nível internacional e com resultados de pesquisa acadêmica executada com foco no mercado.

## REFERÊNCIAS

1. Warner MA, Hall SC. Research training in anesthesiology: expand it now! Anesthesiology. 2006;105(3):446-448.
2. Schwinn DA, Balser JR. Anesthesiology physician scientists in academic medicine: a wake-up call. Anesthesiology. 2006;104(1):170-178.
3. Knight PR, Warltier DC. Anesthesiology residency programs for physician scientists. Anesthesiology. 2006;104(1):1-4.
4. Reves JG. We are what we make: transforming research in anesthesiology: the 45th Rovenstine Lecture. Anesthesiology. 2007;106(4):826-835.
5. Tremper KK, Shanks A, Morris M. Trends in the financial status of United States anesthesiology training programs: 2000 to 2004. Anesth Analg. 2006;102(2):517-523.
6. Gelman S. Anesthesiologist scientist: endangered species. Anesthesiology. 2006; 105(3):624-625; author reply 628, 629-630.
7. Andreae MH. Integrate our international anesthesia research potential. Anesthesiology. 2006; 105(3):624; author reply 628, 629-630.
8. Fleisher LA, Eckenhoff RG. Image not living up to goal. Anesthesiology. 2006;105(3):626-627; author reply 628, 629-630.
9. Campagna JA. Academic anesthesia and M.D.-Ph.D.s. Anesthesiology. 2006; 105(3):627-628; author reply 628, 629-30.
10. Toledo P, McLean S, Duce L, et al. Evaluation of the Foundation for Anesthesia Education and Research Medical Student Anesthesia Research Fellowship Program Participants' Scholarly Activity and Career Choices. Anesthesiology. 2016;124(5):1168-1173.
11. Miller RD, Cohen NH. The impact of productivity-based incentives on faculty salary-based compensation. Anesth Analg. 2005;101(1):195-199.
12. Miller RD. Academic anesthesia faculty salaries: incentives, availability, and productivity. Anesth Analg. 2005;100(2):487-489.
13. Lubarsky DA. Incentivize everything, incentivize nothing. Anesth Analg. 2005; 100(2):490-492.
14. Abouleish AE, Apfelbaum JL, Prough DS, et al. The prevalence and characteristics of incentive plans for clinical productivity among academic anesthesiology programs. Anesth Analg. 2005; 100(2):493-501.
15. Warters RD, Katz J, Szmuk P, et al. Development criteria for academic leadership in anesthesiology: have they changed? Anesth Analg. 2002;95(4):1019-1023.
16. Jackson RG, Stamford JA, Strunin L. The canary is dead. Anaesthesia. 2003;58(9):911-912.
17. Pagel PS, Hudetz JA. Scholarly productivity and national institutes of health funding of foundation for anesthesia education and research grant recipients: insights from a bibliometric analysis. Anesthesiology. 2015;123(3):683-691.
18. Finster M, Wood M. The Apgar score has survived the test of time. Anesthesiology. 2005; 102(4):855-857.
19. Harrah S. Medical Milestones: Discovery of Anesthesia & Timeline. New York: Anesthesiology News, 2015.
20. Cullen SC. An Account of the History of the Journal Anesthesiology. Anesthesiology. 1964; 25:416-427.

# Parte 2

# Segurança e Qualidade

# 9

# Gestão do Risco e Desfechos em Anestesiologia

Guilherme Henryque da Silva Moura ▪ Regiane Xavier Dias
Claudia Marquez Simões ▪ André Luis Ottoboni

## INTRODUÇÃO

Erro médico é definido como uma falha na execução de uma ação planejada ou como a utilização de um plano equivocado para atingir um objetivo. A tradução do inglês *medical error* para "erro médico" não é a mais adequada, pois infere uma conotação ligada diretamente ao profissional médico, mas os "erros" podem estar ligados a qualquer profissional da cadeia de saúde e, em sua maioria, as falhas de processos nem sempre estão ligadas ao profissional em questão. A melhor tradução, e que será utilizada neste capítulo, é "eventos adversos".

As maiores ocorrências de eventos adversos se dão em unidades de terapia intensiva (UTI), salas cirúrgicas e unidades de emergência.[1] Um dos primeiros estudos realizados para avaliar os aspectos processuais dos eventos adversos, suas causas, circunstâncias e as possíveis associações com procedimentos ou dispositivos médicos foi publicado em 1978. Já existia a metodologia de análise de incidente crítico para avaliar a etiologia do erro, mas ela ainda não era aplicada à prática anestésica. Nesse estudo, que avaliou 359 causas evitáveis de incidente crítico, 82% foram atribuídas a erro humano e 14% foram atribuídas à falha de equipamento. Em 4% dos casos, não foi possível determinar a etiologia.[2]

Em outro estudo de base populacional feito em Nova Iorque, 4% dos pacientes hospitalizados sofreram algum tipo de evento adverso. Durante as análises, 66% desses eventos foram atribuídos a erros no manejo clínico do paciente, sendo a principal causa caracterizada como negligência.[1]

Além da perda da confiança em relação aos serviços de saúde, os eventos adversos também trazem impactos financeiros, seja pelos custos assistenciais relacionados à sua reparação, seja pelos custos sociais, como dias de trabalho perdidos, disfunções permanentes e até a morte do paciente.[1] A maioria das ocorrências de eventos evitáveis se deve à complexidade da medicina atual, que se encontra fragmentada entre as diversas áreas de atuação, gerando uma informação igualmente fragmentada sobre os processos assistenciais e levando à maior probabilidade de erro.

A indústria da saúde é uma das mais complexas que existem, sendo comparada a áreas como aviação, automobilística etc.[1] Em 1999, o Quality of Health Care in America Committee of the Institute of Medicine criou o primeiro relatório *"To err is Human: Building a Safer Health System"*, com o objetivo de reduzir os eventos adversos preveníveis. A principal conclusão do relatório foi de que, na maioria das vezes o evento adverso não reside na imprudência do indivíduo que está realizando a assistência, mas sim em falhas de sistemas e de processos assistenciais que propiciam aos profissionais maior chance de cometerem erros ou de falharem na prevenção destes.[1]

Entre as estratégias sugeridas pelo relatório para melhoria da gestão dos riscos em medicina, constam a criação de uma agência governamental dedicada ao tema segurança do paciente, com pesquisas e metas nacionais; o desenvolvimento de um sistema nacional de notificação compulsória de eventos adversos médicos; a melhoria dos padrões mínimos de segurança do paciente e dos serviços assistenciais prestados, por meio de mecanismos de regulação, certificações e acreditações; e, por fim, o desenvolvimento da cultura da segurança nas organizações de saúde a partir da implantação de sistemas, funções, processos e equipamentos que promovam o monitoramento da assistência e dificultem a ocorrência do erro humano.[1]

# ■ GESTÃO DE RISCOS

A anestesia é considerada uma disciplina líder na área de segurança do paciente. No entanto, complicações ainda acontecem e podem ser devastadoras. Uma parcela substancial dos eventos adversos relacionados à anestesia é evitável, uma vez que os fatores de risco podem ser detectados e eliminados.[2]

O risco é ubíquo na medicina, mas a anestesia é uma especialidade incomum, pois rotineiramente envolve colocar o paciente em uma situação intrinsecamente cheia de riscos. A segurança do paciente, a razão de ser do anestesista e o cerne da agenda de governança clínica dependem da gestão desses riscos; consequentemente, os anestesistas estão na vanguarda da gestão de riscos clínicos.

O gerenciamento de risco (GR) em anestesia inclui medidas preventivas e corretivas para minimizar a morbidade e a mortalidade relacionadas à anestesia do paciente. O GR envolve todos os aspectos dos cuidados anestésicos. Classicamente, são necessárias as quatro etapas seguintes para prevenir incidentes críticos ou aprender com eles:

- ■ Detecção de problemas;
- ■ Avaliação;
- ■ Implementação de soluções;
- ■ Verificação da eficácia.[2]

Agências autorizadas, como a Organização Mundial da Saúde, a Federação Mundial das Sociedades de Anestesiologistas, a Seção e Conselho de Anestesiologia da União Europeia de Especialidades Médicas e a Sociedade Científica Italiana de Anestesiologistas, propuseram iniciativas que abordam a segurança na sala de cirurgia.[2] O papel central de um anestesiologista bem treinado, constantemente presente, e a utilidade das listas de verificação ou *checklists* de segurança foram destacados como medidas essenciais para a segurança do paciente durante a assistência anestésica.

A redução de custos e a pressão de produção nos cuidados médicos são ameaças potenciais à segurança. O conhecimento partilhado dos melhores padrões de cuidados e das potenciais consequências de ações inescrupulosas poderia facilitar a gestão diária de interesses conflituantes. Um GR aplicado corretamente pode ser uma ajuda poderosa e altamente benéfica para a prática anestésica.[2]

Em outras indústrias, como na aviação e no mergulho profundo, a avaliação formal de riscos e sua gestão em outras indústrias são rotineiras, e o uso desses processos tem tido sucesso na produção de melhorias claras e identificáveis na segurança. Embora os clínicos tenham aprendido muito com outras indústrias, e apesar de ter sido realizado um trabalho considerável em nível internacional e nacional para desenvolver uma abordagem robusta para o GR, ainda há um longo caminho a percorrer na área da saúde. E grande parte do que precisa ser alcançado envolve educação e formalização da avaliação e da gestão de riscos que fazem parte da prática anestésica diária.

A gestão de riscos em anestesia e cuidados críticos pode ser descrita em cinco estágios: conscientização, identificação, avaliação, gestão e reavaliação do risco. Uma definição simples de risco clínico é o potencial de um resultado indesejado. A preocupação mais óbvia para pacientes e clínicos é o risco de lesões pessoais. No contexto da anestesia, as lesões podem variar de desconforto temporário, como náuseas na recuperação, até deficiência permanente e morte. O paciente pode ser visto como estando no centro de uma teia de interações complexas entre o processo da doença, a medicação, o anestesista, o equipamento e outros membros da equipe de saúde – e essa complexidade traz riscos. O GR começa com a conscientização de que esses riscos existem e podem comprometer a segurança do paciente.

Nesses sistema complexo, incidentes de segurança do paciente inevitavelmente ocorrerão por erro, acidente ou descuido, a menos que estratégias apropriadas de GR sejam implementadas. Um incidente pode ser definido como qualquer acidente não intencional ou inesperado que poderia ter causado danos, sendo às vezes chamado de "incidente crítico".

O Departamento de Saúde estima que aproximadamente 10% dos pacientes internados experimentam um incidente enquanto estão no hospital, e há evidências na literatura de que aproximadamente 50% deles são evitáveis. Frequentemente, a causa subjacente de um incidente é comunicação inadequada; outras causas comuns são a falta de políticas ou diretrizes claras, práticas de trabalho deficientes, responsabilidades mal definidas e, ocasionalmente, treinamento ou supervisão inadequados.

Sistemas robustos podem ajudar a reduzir o risco. Por exemplo, a verificação rotineira do aparelho anestésico, a rotulagem de seringas, a supervisão apropriada de residentes e assistentes em treinamento e a avaliação de competência de anestesistas para garantir que sejam capazes de atuar no nível exigido. A formação, tradicionalmente, tem se concentrado na atividade clínica, mas o princípio geral da conscientização de riscos deve ser estabelecido de maneira formal na formação em anestesia desde o início.

Existem vários métodos para identificar riscos clínicos, tanto retrospectivos como Prospectivos, conforme descrito a seguir.

## Métodos Retrospectivos

Atualmente, a maioria dos hospitais conta com sistemas de relatórios de incidentes de segurança do paciente bem desenvolvidos, mas esses sistemas dependem de funcionários identificando e relatando aqueles relevantes. O relato voluntário de incidentes, por si só, captura apenas uma minoria dos incidentes de segurança do paciente (PSI, do inglês *patient safety indicators*), e parece que existem muitas barreiras para o relato. Diversas técnicas foram testadas para formalizar o relato – incluindo o relato automatizado de eventos predefinidos a partir de registros anestésicos informatizados –, mas nenhuma delas é abrangente.

Um estudo no qual os pacientes foram entrevistados durante a hospitalização e após a alta demonstrou que muitos pacientes identificaram eventos que não foram capturados pelo sistema de relato do hospital.

Os dados dos PSI geralmente são coletados em um banco de dados do hospital, que pode ser consultado para identificar tendências ou áreas e atividades de alto risco. É importante que os dados sejam revisados regularmente e que seja dado um *feedback* dado aos funcionários que relataram os incidentes. Uma cultura que encoraje esse relato e o separe dos procedimentos disciplinares é essencial para evitar que os funcionários deixem de relatar eventos adversos.

A National Patient Safety Agency (NPSA) estabeleceu o Sistema Nacional de Relato e Aprendizado, ao qual todos os hospitais enviam dados de incidentes de forma rotineira. O objetivo é ajudar o NHS a aprender, como organização, sobre atividades de alto risco. Esses dados permitem que a NPSA reconheça e se concentre em "aglomerados" e informe a publicação de "Alertas de Segurança do Paciente" com recomendações para melhorar a segurança. Exemplos recentes de alertas da NPSA relevantes para a prática anestésica incluem o gerenciamento de soluções concentradas de potássio, o posicionamento de tubos nasogástricos e a realização de cirurgias no local correto.

Esse modelo de coleta nacional de relatórios de PSI não é novo e tem se mostrado eficaz. O Australian Incident Monitoring Study (AIMS), por exemplo, começou em 1987 e até 2001 havia coletado 8.088 PSI. Vários problemas foram solucionados a partir de registros desse banco de dados, incluindo aplicação e limitações da oximetria de pulso, fadiga em anestesistas, parada cardíaca, erros de medicação, consciência sob anestesia e aspiração.

Além disso, algumas lições podem ser aprendidas com processos judiciais, ainda que esses incidentes sejam majoritariamente relatados de forma anônima. Os relatórios da Análise de Reivindicações Fechadas Americanas, iniciados em 1985, trouxeram *insights* sobre questões como o papel do monitoramento na prevenção de incidentes anestésicos e de danos nas vias aéreas durante a anestesia. Em nível local, aspectos específicos de cuidados podem resultar em reclamações e reivindicações legais, as quais podem ser o foco da análise de riscos.

A revisão retrospectiva de prontuários é uma técnica importante para identificar eventos adversos não relatados. Isso envolve a revisão de registros médicos para identificar eventos adversos e aprender com eles. Além disso, a análise de causa raiz (RCA, do inglês *root cause analysis*) é um método estruturado de investigação que visa identificar a verdadeira causa de um problema e as ações necessárias para eliminá-lo. A RCA é mais demorada e trabalhosa do que os procedimentos rotineiros, mas fornece uma análise completa e formal sobre o que provocou o evento adverso ocorreu e como pode isso ser evitado no futuro. Ela envolve coleta de dados, apresentação da informação, identificação da causa raiz e recomendações para prevenção futura.

## Métodos Prospectivos

A gestão prospectiva de riscos está relacionada ao planejamento de anestesia e envolve a avaliação de riscos antecipadamente. Ao se planejar um procedimento anestésico, isso é feito considerando os equipamentos e o pessoal necessário, por exemplo. Também pode envolver uma revisão sistemática e abrangente em busca de riscos potenciais, formando uma equipe de GR com representantes de diferentes áreas. Essa revisão tem o objetivo de identificar áreas de risco e fazer perguntas-chave, como se a equipe sabe como operar os equipamentos, se foram avaliados todos os competentes etc. Essa revisão é cada vez mais comum e representa um dos critérios para demonstrar conformidade com os padrões de gerenciamento de risco do Clinical Negligence Scheme for Trusts (CNST) administrado pela NHS Litigation Authority.

A avaliação e a análise de riscos envolvem a determinação da magnitude do risco, após sua identificação, para mensurar a extensão e a natureza das medidas de controle necessárias para reduzir o risco a níveis aceitáveis. Dois aspectos do risco são avaliados: a probabilidade de ocorrência ou recorrência e o resultado mais provável caso o perigo se concretize. Uma escala comumente usada para determinar a gravidade do resultado é:

- **Nenhum:** nenhum resultado clínico adverso ou um PSI prevenido;
- **Menor:** dano de curto prazo que pode levar até um mês para se resolver;
- **Moderado:** dano semipermanente que pode levar até um ano para se resolver;
- **Grave:** dano que causa incapacidade permanente;
- **Catastrófico:** dano que resulta em morte.

Outras formas alternativas de estimar a gravidade incluem o número de pacientes envolvidos e o provável custo de litígio. A frequência de ocorrência pode ser avaliada de acordo a seguinte escala:

- **Quase certo:** provável de ocorrer em muitas ocasiões;
- **Provável:** resultado esperado;
- **Possível:** resultado não esperado;
- **Improvável:** evento que pode ocorrer em uma grande organização, porém menos que anualmente;
- **Raro:** evento que um clínico provavelmente não verá em sua carreira.

A gravidade e a frequência do resultado mais provável podem ser combinadas em uma matriz, e a posição de cada risco na matriz recebe uma classificação geral de risco ou valor numérico. Por exemplo, um paciente eletivo que retorna a um setor com falta de pessoal à noite pode ser classificado como de "alto risco", devido à possibilidade de uma complicação catastrófica não ser referida a tempo. No entanto, o resultado mais provável é que o paciente receba analgesia inadequada, uma consequência menor que será resolvida quando os níveis de pessoal melhorarem durante o dia. Essas interpretações são subjetivas, mas os resultados mais prováveis podem ser esclarecidos por meio de auditorias.

A gestão de riscos envolve ações para reduzir um perigo identificado a um risco tolerável, ou seja, um risco reduzido ao nível mais baixo possível dentro dos recursos disponíveis. Existem vários métodos de controle de risco, desde nenhuma ação até sua remoção completa. Uma barreira física é um dos melhores métodos (p. ex., um armário de medicamentos trancado). Entretanto, raramente existem barreiras físicas absolutas.

A gestão de riscos envolve uma hierarquia de métodos de controle que abrangem desde barreiras físicas sólidas, como a rotulagem de seringas, até políticas e protocolos que promovem práticas de trabalho seguras, educação e treinamento. Um exemplo disso são as Diretrizes Mínimas de Monitoramento Obrigatório, amplamente seguidas nos países desenvolvidos. Embora não haja evidências de nível 1 de que isso afetou a mortalidade, geralmente se considera que os benefícios são indiscutíveis e que conduzir um ensaio desse tipo seria antiético.[2]

Além disso, a seleção e o treinamento do pessoal são áreas-chave de foco para a gestão de riscos, e a supervisão adequada de estagiários na anestesia está claramente relacionada ao risco clínico. Inevitavelmente, há uma curva de aprendizado em qualquer área da prática anestésica, e a avaliação dos níveis apropriados de competência está se tornando uma parte cada vez mais proeminente do treinamento em anestesia no Reino Unido.[2]

Quando se lida com riscos, é crucial gerenciar a incerteza, especialmente ao avaliá-los de forma prospectiva. Os riscos devem ser regularmente revisados e reavaliados para garantir que as avaliações permaneçam precisas e que novos riscos não tenham sido introduzidos pelos controles destinados a reduzi-los. Qualquer nova prática, atividade ou procedimento deve desencadear uma avaliação de risco clínico para garantir que controles adequados e estratégias de salvamento sejam implementados. É essencial incorporar a coleta rotineira de informações relevantes, análise e

*feedback* com ações apropriadas e promover uma cultura de responsabilidade e segurança.[2]

## ■ SISTEMAS DE ACREDITAÇÃO E APRIMORAMENTO DE PROCESSOS

O relatório *"To err is Human: Building a Safer Health System"* revolucionou a abordagem dos eventos adversos e estimulou a promoção de práticas assistenciais mais seguras. Grande parte das melhorias se deve à ênfase dada à transparência e ao esclarecimento dos eventos adversos, incluindo a comunicação com os pacientes e seus familiares.

Em 2001, o sistema de acreditação Joint Commission International passou a requerer que os pacientes fossem informados sobre todos os desfechos assistenciais, incluindo eventos adversos. A partir de então, outras diretrizes também passaram a incluir a comunicação sobre os eventos adversos, tanto por erro quanto por falha no sistema, com os pacientes e seus familiares.[3]

Em 2008, foi lançada uma campanha global da Organização Mundial da Saúde denominada Cirurgia Segura Salva Vidas, com um *checklist* e uma classificação internacional de segurança do paciente, com o objetivo de uniformizar conceitos e permitir a criação de estudos para melhoria da segurança na cirurgia[4-6] (Figura 9.1).

Também em 2008, a American Society of Anesthesiologists (ASA) introduziu um *checklist* pré-anestésico que abordava as condições dos aparelhos de anestesiologia e a disposição da sala cirúrgica.[6] Entre os tópicos de segurança que merecem atenção durante o período pe-

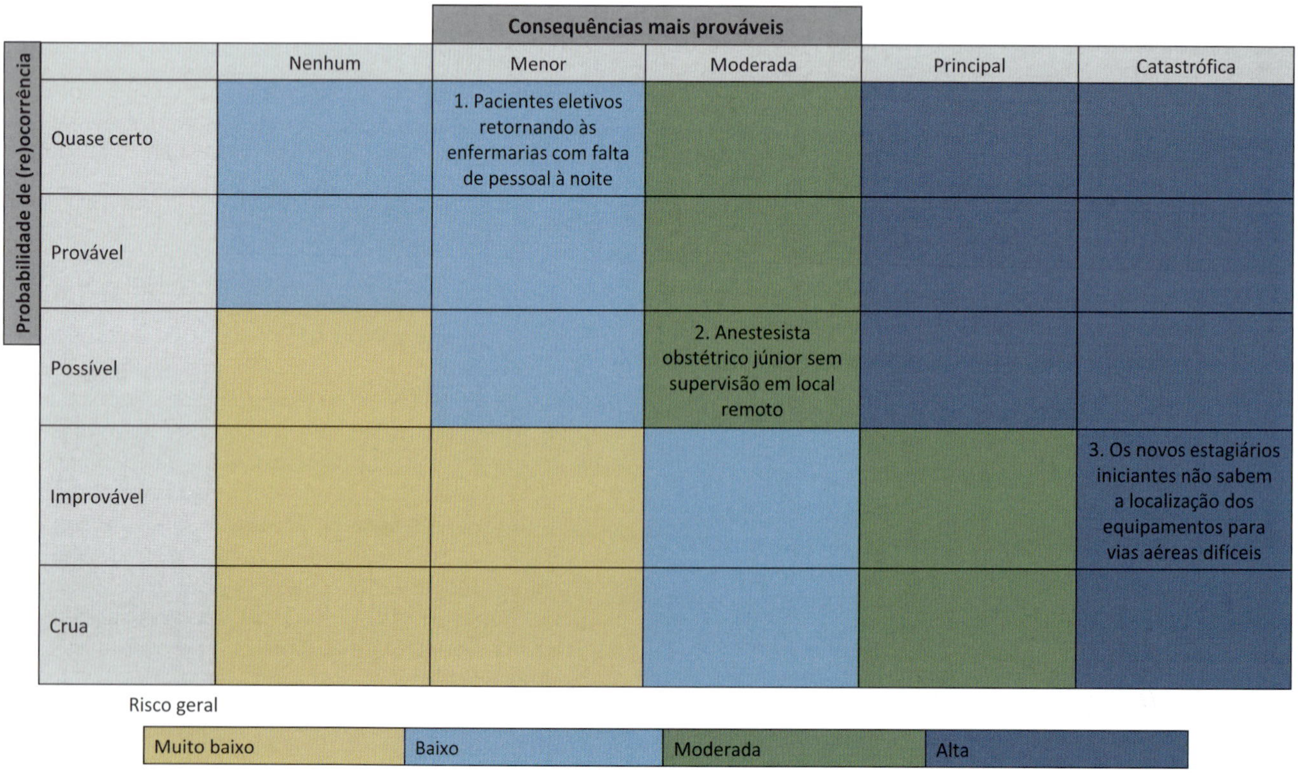

| | | Consequências mais prováveis | | | |
|---|---|---|---|---|---|
| Probabilidade de (re)ocorrência | | Nenhum | Menor | Moderada | Principal | Catastrófica |
| | Quase certo | | 1. Pacientes eletivos retornando às enfermarias com falta de pessoal à noite | | | |
| | Provável | | | | | |
| | Possível | | | 2. Anestesista obstétrico júnior sem supervisão em local remoto | | |
| | Improvável | | | | | 3. Os novos estagiários iniciantes não sabem a localização dos equipamentos para vias aéreas difíceis |
| | Crua | | | | | |

Risco geral

| Muito baixo | Baixo | Moderada | Alta |
|---|---|---|---|

▲ **Figura 9.1** Matriz de avaliação de risco com três exemplos.

rioperatório, certamente se destaca a avaliação das vias aéreas. Desde 1990, complicações de vias aéreas, incluindo intubação orotraqueal difícil, são a causa mais comum de eventos adversos relacionados ao procedimento anestésico.[4] A gestão adequada desse risco inclui desde o treinamento para vias aéreas difíceis e a boa avaliação pré-operatória dessas vias até a pronta disponibilidade de dispositivos para facilitar o acesso às vias aéreas, incluindo vídeo e fibra óptica.[7]

## ■ BASES DE DADOS E ANÁLISES

A área da saúde, especificamente a anestesiologia, exige cada vez mais custo-efetividade, eficiência e segurança. Ao mesmo tempo, os hospitais enfrentam escassez de pessoal e pressões financeiras, tentando fazer mais com menos. Um programa de melhoria de qualidade cirúrgica pode ser tão eficaz que, a cada ano, um hospital nos Estados Unidos tem a oportunidade de prevenir de 250 a 500 complicações, em média, além de salvar de 12 a 36 vidas e ainda reduzir os custos em milhões. No entanto, para que todas essas melhorias sejam possíveis, é necessário conhecer os eventos adversos que ocorrem, analisá-los e encontrar oportunidades de melhoria.

Baseado nessa premissa, foi criado o National Surgical Quality Improvement Program (NSQIP) do American American College of Surgeons (ACS).[8] Esse programa é baseado em resultados, validado nacionalmente e ajustado ao risco para medir e melhorar a qualidade dos cuidados cirúrgicos no setor privado. É interessante ressaltar que essa é uma extensa base de dados que envolve informações importantes desde a avaliação pré-operatória até o tempo de internação e os desfechos dos pacientes. A análise dos fatores de risco do banco de dados do NSQIP mostrou que a classificação do estado físico da ASA tem forte correlação com a predição de risco global, mas que alguns fatores de risco podem aprimorar ainda mais essa predição.[9]

No Reino Unido, uma iniciativa diferente foi iniciada há alguns anos. Também com os objetivos de melhoria da qualidade e conhecimento da casuística nacional, o Royal *College* of Anaesthetists criou o programa National Audit Projects (NAP). Esses projetos geralmente têm o objetivo estudar um importante tópico relacionado à anestesia ou um evento adverso de baixa incidência. Até o momento, existem seis projetos de auditoria nacional do Reino Unido (Tabela 9.1):

Um desses projetos resultou nos principais temas abordados na literatura médica, publicados em diversos artigos e permitindo o conhecimento da incidência e dos principais fatores de risco relacionados.

Na mesma linha, a ASA também buscou entender os principais eventos adversos que resultaram em processos, para, a partir desses dados, traçar planos de melhoria e diretrizes para orientação de condutas, bem como recomendações nacionais. Nos Estados Unidos, esse projeto foi chamado de ASA Closed Claims e teve início na década de 1970; ele é mantido até os dias atuais e possibilita, assim, não somente a avaliação temporal a cada dez anos, como também a observação dos padrões de eventos adversos ao longo das últimas décadas, permitindo inclusive inferências sobre como determinadas tecnologias (p. ex., oximetria de pulso e capnografia) reduziram significativamente algumas complicações.

Em um dos trabalhos resultantes das análises do banco de dados do projeto, nota-se que o uso da oximetria de pulso e da capnografia foi essencial para a redução do número de paradas cardiorrespiratórias e de eventos neurológicos secundários a complicações respiratórias, como mostra a Figura 9.2.[10]

Desde 2008, o Anesthesia Quality Institute (AQI) da ASA tem o objetivo de ser a fonte primária de informação para a melhoria da qualidade na prática clínica de anestesiologia. Por meio de educação e *feedback* de qualidade, visa auxiliar na melhoria dos cuidados de pacientes e reduzir a mortalidade e a morbidade associadas à anestesia.[11]

A Sociedade de Anestesiologia do Estado de São Paulo (SAESP) e a Sociedade Brasileira de Anestesiologia (SBA) começaram, em 2015, uma iniciativa semelhante. Ainda não

| Tabela 9.1  Descrição dos projetos de auditoria nacional do Reino Unido. | |
| --- | --- |
| **Projeto de auditoria nacional do Reino Unido** | **Tema** |
| NAP1: Papel da supervisão do anestesiologista | Este projeto buscou entender todas as funções desempenhadas por anestesiologistas, além da atividade clínica. |
| NAP2: Papel do anestesiologista nas reuniões de morbimortalidade | Este projeto teve foco na participação do anestesiologista nas reuniões de morbimortalidade e como seria possível colaborar mais para essas discussões, de maneira interdisciplinar, com foco no desfecho do paciente cirúrgico. |
| NAP3: Complicações graves do bloqueio do neuroeixo no Reino Unido | Descrever a incidência, bem como a etiologia das principais complicações graves relacionadas ao bloqueio do neuroeixo no Reino Unido. |
| NAP4: Complicações relacionadas ao manuseio da via aérea no Reino Unido | Descrever a incidência e etiologia das principais complicações relacionadas ao manuseio da via aérea. Foi o maior estudo relacionado ao tema já realizado. |
| NAP5: Despertar incidental intraoperatório no Reino Unido e Irlanda | Descrever e compreender os fatores de risco e casos que houve despertar incidental para que as associações voltadas para a segurança do paciente e para a sociedade de anestesiologia possam ter melhores condições para oferecer melhorias na assistência com objetivo de redução da complicação. |
| NAP6: Anafilaxia perioperatória | Descrever as complicações suspeitas relacionadas à anafilaxia perioperatória. Esse projeto está em andamento. |

**Fonte:** Adaptada de: https://niaa.org.uk/

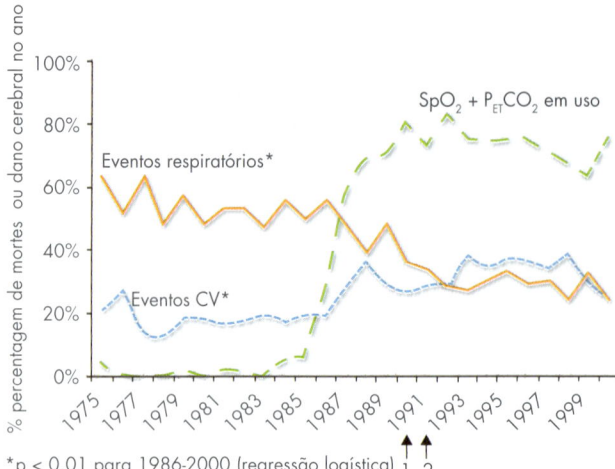

*p < 0,01 para 1986-2000 (regressão logística)

▲ **Figura 9.2** Incidência de eventos cardiovasculares e respiratórios. Observa-se que, com o advento do uso do oxímetro de pulso **(1)** e da capnografia **(2)** como monitorização recomendada pela ASA, o número de incidentes foi muito reduzido.

há dados nacionais disponíveis à semelhança dos bancos internacionais; portanto, ao buscar auxílio com esses órgãos que já possuem experiência na formatação e implantação de sistemas para coleta de dados, criou-se o Sistema de Relato de Incidentes em Anestesia (SRIA).

O SRIA é fruto da parceria entre o AQI e a SAESP/SBA. A AQI, idealizadora do sistema de relato de incidente (AIRS, do inglês *accident incident reporting system*), cedeu o sistema integral, sem ônus, além de compartilhar o conhecimento tecnológico e a experiência adquirida com o AIRS.

As informações submetidas ao SRIA são transmitidas para um servidor de forma segura, criptografadas e mantidas sob proteção de acesso externo, garantindo, a confidencialidade das informações. Nos relatos submetidos de forma confidencial, um membro do Comitê de Segurança do Paciente da SAESP poderá contatar o autor da notificação para solicitar informações adicionais e dar seguimento à análise, para, então, fornecer orientações e esclarecimentos. Espera-se que, em alguns anos, com a criação dessa base de dados, tenha-se uma visão mais global da incidência de eventos adversos, para que se possa trabalhar nacionalmente em diretrizes que visem a melhoria dos desfechos relacionados à anestesia.

## ■ ANÁLISE DE CAUSA RAIZ E OPORTUNIDADES DE MELHORIA NA ANESTESIA

A RCA tem sido solicitada por agências acreditadoras desde 1997, trazendo uma metodologia estruturada de avaliação passo a passo de todos eventos que ocorreram e que possam ter contribuído em um evento adverso final. Ao realizar essa análise, muitas vezes são identificadas falhas no sistema, demonstrando, assim, a chamada "teoria do queijo

suíço", em que diversas falhas, quando sobrepostas, resultam em um evento adverso grave.[12]

O foco da RCA não é o indivíduo, e sim o sistema e os processos envolvidos. Justamente por ter esse foco, a análise deve ser multidisciplinar e integrada, de modo que mais fatores possam ser apontados no momento da discussão conjunta do caso.

Três perguntas devem sempre ser feitas na RCA:

1. O que aconteceu?
2. Por que aconteceu?
3. O que se pode fazer para que isso não volte a acontecer?

A princípio, pode parecer um método muito simples, deixando a falsa impressão de ser aplicado rotineiramente. No entanto, gasta-se muito pouco tempo para analisar de maneira pormenorizada situações que parecem simples, e, ao fazer isso com pressa, de maneira desatenta ou sem a concentração necessária, uma tarefa simples pode se transformar em algo bem mais complexo, como mostra o teste palavra-cor de Stroop, apresentado na Figura 9.3.[13,14]

Fale em voz alta a cor de cada retângulo:

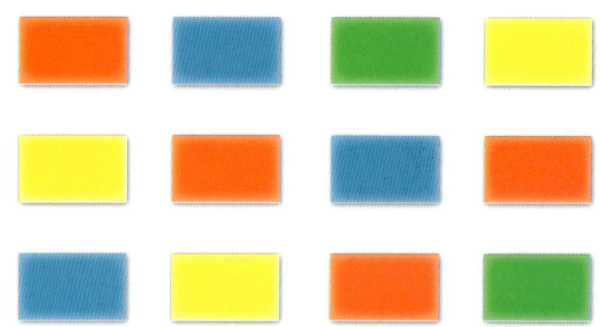

▲ **Figura 9.3** Teste palavra-cor de Stroop.

| Vermelho | Azul | Verde | Amarelo |
|---|---|---|---|
| Amarelo | Vermelho | Azul | Vermelho |
| Azul | Amarelo | Vermelho | Verde |

Novamente, nomeie as cores o mais rápido que puder:

| Vermelho | Azul | Verde | Amarelo |
|---|---|---|---|
| Amarelo | Vermelho | Azul | Vermelho |
| Azul | Amarelo | Vermelho | Verde |

O teste de Stroop fornece a percepção dos efeitos cognitivos que são experimentados como resultado da desatenção. Esse efeito foi observado pela primeira vez por John Ridley Stroop, em sua tese de doutorado publicada em 1935. O teste enfatiza a interferência que o processamento automático pode ter sobre as análises, reforçando que mesmo para eventos simples é preciso manter o foco, a fim de evitar a perda de detalhes que podem ser cruciais na prevenção de novos casos.

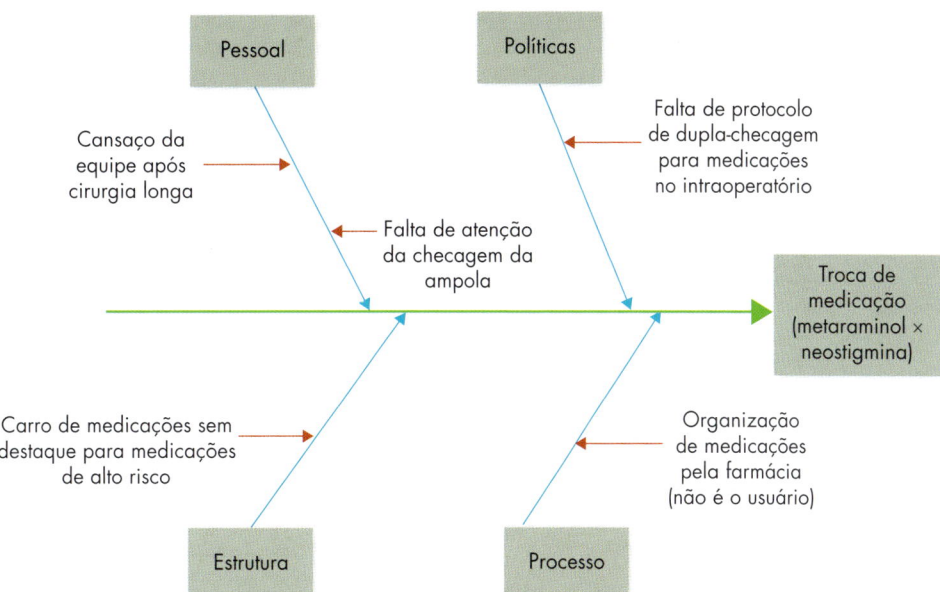

▲**Figura 9.4** RCA de um caso hipotético de troca de medicações (metaraminol por neostigmina).

Diversos pontos críticos relacionados ao processo da anestesia podem apresentar falhas. Para ilustrar alguns pontos, apresenta-se a seguir um caso hipotético (Figura 9.4).

Nesse caso, houve troca de medicações. Em vez de neostigmina, foi administrado metaraminol ao término de uma cirurgia que teve início às 7h30 e término às 20h30.

Para fazer a RCA, deve-se questionar:

■ O que aconteceu?
  ▶ Troca de medicações para uso endovenoso ao término da anestesia no momento da reversão do bloqueio neuromuscular;
■ Por quê?
  ▶ O anestesiologista trocou os frascos que eram semelhantes visualmente.
  ▶ Os frascos ficam próximos dentro do carro de medicações.
  ▶ Apesar da solicitação para modificar a disposição das medicações, a farmácia alega não ter mais divisórias para reacomodá-las;
■ O que fazer para que isso não ocorra novamente?
  ▶ Implementar sinalização de medicações de alto risco, incluindo vasopressores;
  ▶ Evitar uso de ampolas parecidas para medicações diferentes (look-alike);
■ Envolver o anestesiologista na organização das medicações da sala cirúrgica;
■ Evitar turnos de trabalho longos, para diminuir o cansaço e a desatenção da equipe;
■ Alertar todos os colegas sobre a possibilidade de troca das ampolas parecidas (look-alike).

As ideias podem ser organizadas utilizando o diagrama de Ishikawa, também conhecido como diagrama de causa-efeito ou espinha de peixe. Esse diagrama foi desenvolvido e utilizado, inicialmente, para produção industrial e hoje é adaptado para a área da saúde.

Utilizando esse exemplo e o diagrama de Ishikawa, é possível separar os pontos críticos em áreas específicas que demandam ações separadas para a melhoria de todo o processo, resultando em redução dos incidentes.[15]

A partir da RCA, pode-se traçar planos de ação com propostas de melhoria, evitando que os eventos adversos voltem a acontecer.[16]

## ■ PARALELO ENTRE AVIAÇÃO E ANESTESIA (*CRISIS RESOURCE MANAGEMENT*)

Como dito anteriormente, a anestesiologia é um campo de atuação que, assim como a aviação, oferece altos riscos. Como forma de minimizá-los, a aviação utiliza o *crisis resource management* (CRM), um método desenvolvido para melhorar a performance dos profissionais por meio do *simulation-based training* (SBT).[17]

Esse conceito foi apresentado pela primeira vez em 1979, pela National Aeronautics and Space Administration (NASA). Na aviação comercial, o primeiro programa formal de CRM foi introduzido em 1981 e tornou-se um elemento fundamental na formação da tripulação.[18] O paradigma do CRM pode ser resumido como a articulação do comportamento do indivíduo e da tripulação frente a situações normais e de crise, e o foco no desenvolvimento de habilidades relacionadas à tomada de decisão, ao relacionamento interpessoal e à gestão de equipes.[19] Trazendo para a área da Anestesiologia, a tripulação é a equipe de profissionais da saúde envolvida na assistência perioperatória.

O CRM passou a ser utilizado na medicina no final da década de 1980, introduzido pelo Prof. Gaba e cols. na Universidade de Stanford. Eles foram os primeiros a empregar o conceito de CRM na prática anestésica.[18,19] Esse modelo enfatiza o trabalho em equipe e o processo de tomada de decisão, sendo projetado para melhorar a maneirs como os profissionais de saúde pensam e agem no manejo dos pacientes e em momentos de crise, melhorando a comunicação e o trabalho em equipe.[17,18] A base para o treinamento é a simulação da situação de crise em diversos cenários, os quais são visualizados e analisados pelos facilitadores do treinamento e pelos participantes em uma sessão de esclarecimento, o chamado *debriefing*.[17]

Para serem efetivos, os programas de treinamento de CRM devem, necessariamente, trabalhar as seguintes áreas: comunicação, coordenação, liderança e fatores humanos que levam ao erro.[18] Esse método, adaptado para a anestesiologia, é caracterizado por *feedback*, repetição, aumento gradativo do nível de dificuldade, uso de ambiente controlado e indicadores de desfecho para monitorar a qualidade do aprendizado. Ele substitui o paciente real por modelos artificiais, atores treinados ou realidade virtual, proporcionando ao aluno a mudança de abordagem imediatamente após o *feedback* e a retenção da informação por meio da prática da repetição. Idealmente, o treinamento baseado em simulação deve abranger equipes multidisciplinares, como anestesiologistas, enfermeiras e cirurgiões. Esse treinamento pressupõe rotatividade dos participantes entre os diversos papéis desempenhados durante as simulações como forma de permitir a cada profissional a compreensão da perspectiva de todos os membros do time assistencial. O fator crucial para o sucesso do treinamento é a oportunidade do *feedback* imediato e adequado, para que os alunos possam aprender com os erros e acertos. Na prática anestésica, a simulação pode também abordar questões específicas, como *checklist* de avaliação pré-anestésica e manejo de emergências durante o período operatório.[8]

Os benefícios da simulação incluem o aprendizado seguro sem riscos aos pacientes, a oportunidade de criar equipes cirúrgicas de alta performance, a melhoria e o desenvolvimento das habilidades não técnicas dos participantes e a adoção de indicadores de desfechos clínicos mensuráveis. Entre as limitações, destacam-se o alto custo de implantação, incluindo equipamentos, sala de simulação com sistemas de áudio e vídeo e treinamento adequado da equipe de facilitadores, e a resistência inicial dos alunos em relação ao método.[20]

## ■ MORBIDADE E MORTALIDADE EM ANESTESIA

Na prática do anestesiologista, a morbidade relacionada ao procedimento anestésico ainda é significativamente alta, o que contrasta com os avanços na segurança do paciente. A morbidade em anestesiologia pode estar relacionada a um eventual erro médico ou a eventos adversos decorrentes do procedimento.

A maior parte dos erros de medicação são classificados como "quase erro",[21] isto é, quando o erro não chega a atingir ou prejudicar o paciente, e "erros menores", quando o erro causa um prejuízo pequeno e não permanente ao paciente. Erros de morbidade maior são aqueles que causam danos significativos ou sequelas permanentes e ocorrem com frequência muito menor.[22]

Erros relacionados à medicação são mais difíceis de quantificar, e a maioria dos estudos publicados tem base em relatórios de notificações espontâneas. Estudos apontam uma incidência de erro de medicação que vai de 1:13.311 a 1:27.412. No entanto, outra pesquisa mostra que 85% dos anestesiologistas relatam já terem se envolvido em algum erro desse tipo em sua trajetória profissional.[17]

Os eventos adversos decorrentes do procedimento anestésico são classificados como:

- **Morbidade menor:** quando não causam danos permanentes nem alteram o período de permanência hospitalar do paciente, como náuseas e vômitos pós-operatórios;
- **Morbidade intermediária:** quando o dano leva a aumento de permanência hospitalar, porém sem causar sequela permanente, como danos dentais;
- **Morbidade maior:** quando o dano causa uma disfunção permanente ou sequela, como lesão da medula espinhal.[18]

A incidência de eventos adversos com morbidade intermediária ou menor é bastante elevada. Estima-se que 20% dos pacientes terão um evento adverso de morbidade menor. A rouquidão pós-intubação orotraqueal, por até 24 horas pós o procedimento, foi relatada em 14% a 50% dos pacientes. Já a lesão traumática de laringe ou hipofaringe acometeu 6,7% desses pacientes. Estimativas de lesão em dente que demandem intervenção odontológica variam entre 1:1.000 e 1:2.073 pacientes.[18] A perfuração acidental da dura-máter durante a anestesia peridural ocorre em 0,5% a 0,6% dos procedimentos anestésicos em obstetrícia. Náuseas e vômitos durante o pós-operatório são os eventos adversos mais frequentes.[18]

Em relação aos eventos adversos de morbidade maior, a prevalência atual de paradas cardíacas relacionadas ao procedimento anestésico varia entre 0,8 e 3,3 a cada 10.000 pacientes, e a prevalência de lesões cerebrais relacionadas à anestesia varia entre 0,15 e 0,9 a cada 10.000 pacientes.[18] A paraplegia secundária ao procedimento anestésico peridural ocorre entre 0,6 e 0,9 a cada 100.000 pacientes. Já a neuropatia periférica após bloqueio está presente em cerca de 3% dos pacientes, sendo que a maioria apresenta recuperação dos sintomas após algumas semanas ou meses.[18]

Após anestesia e cirurgia em posições de litotomia, podem ocorrer neuropatias de membros inferiores em 1,5% dos pacientes, sendo que a maioria deles tem melhora dos sintomas em um intervalo de seis meses.[18,23]

Existem controvérsias a respeito da definição de mortalidade relacionada à anestesia, mas, no geral, é definida como morte decorrente do procedimento anestésico ocorrida durante ou logo após sua realização.[9,13] Um estudo mostrou que o erro ocasionado pelo anestesiologista foi responsável por 2,6% das mortes ocorridas no período perioperatório em um hospital universitário. Nesse mesmo estudo, a taxa de mortalidade relacionada à anestesia foi de 0,75 a cada 10.000 procedimentos anestésicos em hospitais urbanos, sendo diretamente proporcional à classificação ASA do paciente.[17]

Outros estudos mostram que a taxa de mortalidade que pode ser atribuída exclusivamente à anestesia varia de 1:100.000 a 1:500.000 pacientes anestesiados. Entre as mortes que podem ser parcialmente atribuídas ao procedimento anestésico, essa taxa aumenta entre 1:7.000 e 1:70.000.[3]

Fatores organizacionais e de gestão também contribuem para ocorrência de óbitos no período perioperatório. Um estudo mostrou que infraestrutura inadequada para as necessidades dos pacientes ocasiona 38% das mortes, enquanto programação cirúrgica inadequada causa 31% e pressão de produção 20%. Isso sugere que os esforços para melhorar a segurança dos pacientes durante a anestesia não devem ser direcionados apenas ao aprimoramento da competência individual, devendo-se também abordar de forma sistêmica as próprias organizações.[18]

Atualmente, o foco de discussão na gestão de risco e desfecho em anestesia é a comunicação aos pacientes e seus familiares sobre os eventos adversos ocorridos durante a assistência.[3] Do ponto de vista ético, o esclarecimento sobre os acontecimentos demonstra o respeito à autonomia do paciente e significa uma continuidade do Termo de Consentimento Livre e Esclarecido sobre os riscos e benefícios do procedimento. A comunicação desses eventos também é, eticamente, uma obrigação profissional de ser verdadeiro com os pacientes, mesmo quando as informações sobre o resultado são adversas. Além disso, a comunicação apoia o princípio da justiça, permitindo que os pacientes busquem compensações quando um erro médico lhe causa algum dano.[3]

Os pacientes apoiam a comunicação de eventos adversos. Eles querem saber sobre os erros, mesmo quando o dano se trata de um evento adverso de morbidade menor. Eles ensejam por uma explicação completa sobre a ocorrência e suas implicações e esperam um pedido de desculpas. Buscam o reconhecimento de sua dor e seu sofrimento e querem garantias de que atitudes serão tomadas para evitar que o erro volte a acontecer. No entanto, pouco se sabe a respeito das preferências dos pacientes sobre a comunicação de eventos de quase erro.[3]

Para a maioria dos médicos, esse tipo de comunicação é pouco frequente e a habilidade de comunicar sobre eventos adversos é pouco desenvolvida. Organizações de saúde nos Estados Unidos desenvolveram a figura do *disclosure coaches*, que atua como consultor para auxiliar os médicos a desenvolverem os recursos de comunicação no momento em que precisam falar sobre o evento adverso ao paciente e familiares.[3]

Fatores humanos são considerados a principal causa de eventos adversos, com uma taxa de 70% a 80% dos casos.[6,24]

Ao comunicar um evento adverso ao paciente, a maioria das diretrizes recomenda a adoção de uma abordagem centrada no paciente.[3,6] Uma linguagem que seja adequada e adaptada às necessidades do paciente e sua família, verificando frequentemente a compreensão destes durante a conversa. Eles desejam saber como o médico gerenciará as consequências do erro e que atitudes serão tomadas para que esse erro não volte a acontecer; querem ter certeza de que não sofrerão financeiramente por causa do erro. A comunicação eficaz também inclui um pedido de desculpas pelo que aconteceu, demonstrando empatia.[3]

A relação médico-paciente que o anestesiologista cria durante a discussão pré-operatória tem papel fundamental para estabelecer uma relação de confiança com o paciente, tornando conversas posteriores sobre um evento adverso mais fáceis de iniciar e mais propensas ao sucesso.[3]

O treino para adequada comunicação dos eventos adversos é essencial. Embora seja um tópico cada vez mais abordado teoricamente durante a graduação, ele deve ser praticado durante a residência médica, por meio de informações sobre o processo de esclarecimento e com a abordagem prática, incluindo simulação com atores treinados.[3]

## ■ CULTURA DE SEGURANÇA
## Conceito

A cultura da segurança é definida como o produto de valores individuais e coletivos e de suas atitudes, percepções, competências e padrões de comportamento que determinam o seu comprometimento na gestão da segurança nas organizações.[25] Uma definição mais controversa, mas talvez mais realística, é de que a cultura é "o que acontece quando ninguém está olhando", pois reforça que deve acontecer de forma inata no comportamento dos indivíduos dentro da organização.[26]

Indústrias de alto risco, como energia nuclear, aviação e controle de tráfego aéreo, mostram como é possível melhorar a segurança por meio de abordagens sistemáticas e da consciência da contribuição do fator humano para a diminuição da segurança.[20,26] Na indústria, um acidente, além de ser considerado normal, é, inclusive, esperado. Em sistemas de interação complexa, como processos envolvendo alta tecnologia e seres humanos, a indústria considera o erro humano parte inevitável da operação. Os sistemas devem ser desenhados não apenas de forma a antecipar situações de risco, antes que o acidente ocorra, mas também de forma a responder apropriadamente quando ele de fato ocorrer. Essa visão da gestão de risco nas indústrias contrasta com a visão que prevalece nos sistemas de saúde que se baseiam em performance de erro zero.[20]

O sistema de saúde como um todo é de grande complexidade, com diferentes disciplinas trabalhando em conjunto e de forma interdependente para atingir um objetivo comum. O sistema continua a crescer dinamicamente em complexidade, ao passo que a tecnologia se torna cada vez mais sofisticada e novos fármacos surgem. Assim, é ainda mais difícil manter-se atualizado em relação aos novos conhecimentos e manter a segurança. Além disso, as organizações de saúde ainda diferem das indústrias de alto risco porque, em sua rotina, existem imprevistos e incertezas.[26]

Embora sejam complementares, não se deve confundir os conceitos de qualidade da saúde e segurança do paciente. Iniciativas de qualidade são tipicamente focadas na melhoria da confiabilidade e da eficiência dos processos, diminuindo a variabilidade e visando alcançar resultados consistentes pela padronização das rotinas. Já a segurança do paciente está focada em compreender quais ameaças aos pacientes que podem ser evitáveis ocorrem devido a falhas individuais ou de sistema para, assim, criar ou aperfeiçoar sistemas que responderão de forma resiliente em condições de exceção, ou seja, não rotineiras.[26,27]

As situações que podem ocasionar acidentes no sistema de assistência à saúde são cargas extenuantes de trabalho, supervisão inadequada, treinamento insuficiente, ambiente estressante e sistemas inadequados de comunicação. Assim são fatores importantes para a criação da cultura da segurança:[26]

- Comunicação fundamentada em confiança e franqueza;
- Fluxos de informação e processos de qualidade;
- Percepção da importância de a segurança do paciente ser compartilhada por todos;
- Reconhecimento de que o erro é inevitável;
- Identificação proativa das ameaças latentes à segurança do paciente;
- Aprendizado organizacional;
- Liderança institucional comprometida com os objetivos;
- Abordagem não punitiva ou acusatória dos relatos e análises dos incidentes ocorridos.

## Aplicação na Anestesiologia

Anestesiologistas são líderes naturais nas estratégias de segurança do paciente, e as ferramentas inicialmente originadas na aviação receberam adaptação para o ambiente cirúrgico. A segurança do paciente engloba todo o período perioperatório, desde as consultas de avaliação pré-anestésica e o período intraoperatório até o manejo pós-operatório.[26]

A ideia fundamental é a de que uma parte substancial dos eventos adversos é evitável desde que os fatores de risco possam ser detectados e eliminados.[6] A morbimortalidade decorrente de um procedimento anestésico está frequentemente associada a uma avaliação pré-operatória ou a um cuidado pós-operatório insatisfatórios.[18] Nesse contexto, o desenvolvimento de escores clínicos de avaliação pré-operatória pode auxiliar na identificação dos pacientes que apresentam maior risco intraoperatório e mais chance de complicações pós-operatórias, favorecendo a criação de estratégias individualizadas de tratamento e monitoramento, a fim de aumentar a segurança do paciente.

A cultura da segurança pode ser aplicada de forma prática na anestesiologia por meio da adoção de protocolos, *checklists*, notificações, discussão e aprendizado dos eventos adversos e de quase erro.[6,18,26] Do ponto de vista organizacional, outras estratégias devem ser adotadas, como melhoria de equipamentos, procedimentos específicos para minimizar os erros humanos (p. ex., a rotulagem de seringas para evitar trocas), melhoria dos processos de comunicação e treinamentos com simulação realística.[6]

No entanto, algumas barreiras ainda persistem nos relatos dos eventos adversos. Culpa, vergonha, medo de processos judiciais e descrença na eficiência dos sistemas de notificação são fatores que contribuem para a subnotificação dos eventos adversos.[3,28] Especificamente para os anestesiologistas,

esse desafio pode ser ainda maior em razão do pouco tempo de interação com o paciente e seus familiares.[3]

Altas taxas de notificação são observadas em organizações que possuem a cultura da segurança institucionalizada, isto é, que não culpam ou punem o indivíduo que notifica e que tratam de forma justa a equipe envolvida em erros ou incidentes. Estratégias para melhorar as notificações incluem uma liderança institucional que incentiva, encoraja e oferece suporte às notificações de eventos adversos e quase erros, líderes de equipe em anestesia que discutem seus próprios erros com os médicos recém-contratados e apoiam ativamente a notificação, treinamento das equipes assistenciais para reconhecimento de eventos adversos e quase erros notificáveis e sistemas de notificação de fácil acesso e manuseio. Para ser bem-sucedido, o sistema de notificação deve assegurar a confidencialidade, a não punição pelo erro e que o foco das análises é a melhoria dos processos, sistemas ou produtos, com avaliação feita por *experts* no assunto que forneçam um rápido *feedback* em casos de eventos adversos importantes.[27,28]

Como benefícios dessa cultura, observam-se a melhoria do aprendizado profissional, melhores desfechos clínicos e alta qualidade assistencial pela melhor compreensão das causas do erro e pelo desenvolvimento de estratégias de prevenção, além de melhoria da relação médico-paciente por proporcionar ao paciente maior clareza em relação às limitações da medicina e à diminuição de processos judiciais.[3,28]

## Onde estamos no Brasil?

Os dados e iniciativas nacionais ainda são escassos, mas há dados interessantes que merecem ser apresentados e discutidos. Mendes e col.,[29] em uma publicação internacional, desreveram informações sobre eventos adversos no Brasil, utilizando a literatura mundial como *benchmarking* para as incidências encontradas.[29] A incidência de eventos adversos globais foi de 7,6%, porém o dado que mais chama atenção é que, desses eventos, a grande parte é classificada como passível de prevenção (66,7%).

Outro importante dado descrito nesse estudo e que apresenta intensa correlação com a anestesiologia é que os eventos mais frequentes foram os cirúrgicos (35,2%). Assim, em uma análise global, o Brasil apresenta incidência de eventos adversos semelhante a estudos internacionais. No entanto, ainda há muito espaço para melhorar esses números, com aumento de segurança e qualidade do atendimento, principalmente a pacientes cirúrgicos.[29]

Naturalmente a variação desses dados é ampla nas diferentes instituições, devendo-se incentivar os relatos e publicações com resultados de morbimortalidade, em especial com o enfoque em fatores relacionados ao procedimento anestésico.

## REFERÊNCIAS

1. Kohn LT CJ, Donaldson MS. Committee on Quality of Health Care in America: To err is human: building a safer health system. Washington: Institute of Medicine National Academy Press; 2000.
2. Cabrini L, Levati A. Risk management in anestesia. Minervan Anesthiology. 2009;75(11):638-43.
3. Cooper JB, Newbower RS, Long CD, McPeek B. Preventable anesthesia mishaps: a study of human factors. Anesthesiology. 1978;49:399-406.
4. Souter KJ, Gallagher TH. The disclosure of unanticipated outcomes of care and medical errors: what does this mean for anesthesiologists? Anesth Analg. 2012;114:615-21.

5. Eichhorn JH. Review article: practical current issues in perioperative patient safety. Can J Anaesth. 2013;60:111-8.
6. Gaba DM. Perioperative cognitive aids in anesthesia: what, who, how, and why bother? Anesth Analg. 2013;117:1033-6.
7. Cabrini L, Levati A. Risk management in anesthesia. Minerva Anestesiol. 2009;75:638-43.
8. Apfelbaum JL, Hagberg CA, Caplan RA, Blitt CD, Connis RT, Nickinovich DG, et al. Practice guidelines for management of the difficult airway: an updated report by the American Society of Anesthesiologists Task Force on Management of the Difficult Airway. Anesthesiology. 2013;118:251-70.
9. Ingraham AM, Richards KE, Hall BL, Ko CY. Quality improvement in surgery: the American College of Surgeons National Surgical Quality Improvement Program approach. Adv Surg. 2010;44:251-67.
10. Davenport DL, Bowe EA, Henderson WG, Khuri SF, Mentzer Jr RM. National Surgical Quality Improvement Program (NSQIP) risk factors can be used to validate American Society of Anesthesiologists Physical Status Classification (ASA PS) levels. Ann Surg. 2006;243:636-41.
11. Cheney FW, Posner KL, Lee LA, Caplan RA, Domino KB. Trends in anesthesia-related death and brain damage: A closed claims analysis. Anesthesiology. 2006;105:1081-6.
12. Dutton RP, Dukatz A. Quality improvement using automated data sources: the anesthesia quality institute. Anesthesiol Clin. 2011;29:439-54.
13. Perneger TV. The Swiss cheese model of safety incidents: are there holes in the metaphor? BMC Health Serv Res. 2005;5:71.
14. Uttl B, Graf P. Color-Word Stroop test performance across the adult life span. J Clin Exp Neuropsychol. 1997;19:405-20.
15. Josie King Foundation. Patient safety quality improvement. Stroop test. Disponível em: http://patientsafetyed.duhs.duke.edu/module_e/stroop_test.html. Acesso em: 09/01/2024.
16. Wong KC. Using an Ishikawa diagram as a tool to assist memory and retrieval of relevant medical cases from the medical literature. J Med Case Rep. 2011;5:120.
17. Tjia I, Rampersad S, Varughese A, Heitmiller E, Tyler DC, Lee AC et al. Wake Up Safe and root cause analysis: quality improvement in pediatric anesthesia. Anesth Analg. 2014;119:122-36.
18. Bilotta FF, Werner SM, Bergese SD, Rosa G. Impact and implementation of simulation-based training for safety. Scientific World J. 2013;2013:652956.
19. Haller G, Laroche T, Clergue F. Morbidity in anaesthesia: today and tomorrow. Best Pract Res Clin Anaesthesiol. 2011;25:123-32.
20. Gaba DM. Crisis resource management and teamwork training in anaesthesia. Br J Anaesth. 2010;105:3-6.
21. Toff NJ. Human factors in anaesthesia: lessons from aviation. Br J Anaesth. 2010;105:21-5.
22. Guffey P, Szolnoki J, Caldwell J, Polaner D. Design and implementation of a near-miss reporting system at a large, academic pediatric anesthesia department. Paediatr Anaesth. 2011;21:810-4.
23. Kawashima Y, Takahashi S, Suzuki M, Morita K, Irita K, Iwao Y. Anesthesia-related mortality and morbidity over a 5-year period in 2,363,038 patients in Japan. Acta Anaesthesiol Scand. 2003;47:809-17.
24. Practice advisory for the prevention of perioperative peripheral neuropathies: an updated report by the American Society of Anesthesiologists Task Force on prevention of perioperative peripheral neuropathies. Anesthesiology. 2011;114:741-54.
25. Marcus R. Human factors in pediatric anesthesia incidents. Paediatr Anaesth. 2006;16:242-50.
26. Flin R, Burns C, Mearns K, Yule S, Robertson EM.. Measuring safety climate in health care. Qual Saf Health Care. 2006;15:109-15.
27. Arfanis K, Fioratou E, Smith A. Safety culture in anaesthesiology: basic concepts and practical application. Best Pract Res Clin Anaesthesiol. 2011;25:229-38.
28. Weinger MB, Slagle J. Human factors research in anesthesia patient safety. Proc AMIA Symp. 2001:756-60.
29. Heard GC, Sanderson PM, Thomas RD. Barriers to adverse event and error reporting in anesthesia. Anesth Analg. 2012;114:604-14.
30. Mendes W, Martins M, Rozenfeld S, Travassos C. The assessment of adverse events in hospitals in Brazil. Int J Qual Health Care. 2009;21:279-84.

# 10

# Segurança do Paciente na Anestesia

**Luciana Paula Cadore Stefani** ■ **Adriene Stahlschmidt**
■ **Sávio Cavalcante Passos** ■ **Elaine Aparecida Felix**

## INTRODUÇÃO

Tratar de segurança remete ao princípio mais fundamental do cuidado ao paciente – *primum non nocere*. No ambiente cirúrgico, a liderança dos anestesiologistas resultou na implementação de novos padrões de monitoramento e atendimento a partir da década de 1970, reduzindo drasticamente os riscos associados ao tratamento anestésico.[1] Dados da National Academy of Medicine, antigo Institute of Medicine (IoM), em publicação de 1999, *To Err is Human: Building a Safer Health System*, observaram que a mortalidade relacionada à anestesia reduziu de 2/10.000 para 1/100.000 casos, em pacientes saudáveis.[2]

Entretanto, embora sejam inúmeros os avanços conquistados, eles não foram capazes de eliminar todos os riscos relacionados ao ambiente cirúrgico, tampouco de impedir o erro humano. Análise do *Global Burden of Disease Study 2016*[3] sugere que cerca de 4,2 milhões de pessoas morrem em até 30 dias após a cirurgia a cada ano no mundo, havendo grande diferença de desfecho entre as nações e valores significativamente mais elevados em países de baixa e média renda.[4] Os óbitos pós-operatórios representam 7,7% de todas as mortes no mundo, configurando a terceira maior causa de óbitos, após cardiopatia isquêmica e acidente vascular cerebral. Eventos adversos continuam a ser frequentes no período perioperatório, ocorrendo em cerca de 30% das internações hospitalares, e estão associados a maior mortalidade, sendo que em mais de 50% dos casos poderiam ser evitados.[5]

Embora exista uma necessidade premente de expandir serviços cirúrgicos para populações com pouco acesso, essa expansão deve ser feita em conjunto com iniciativas para reduzir as mortes pós-operatórias. Pesquisas e ações que tornem o perioperatório mais seguro devem ser priorizadas, principalmente em países subdesenvolvidos e em desenvolvimento.[6] Nesse contexto, a anestesiologia ocupa um papel central no sistema de saúde, coloca-se como pioneira na preocupação com a segurança dos pacientes, sendo modelo de padronização de rotinas, de procedimentos e de avanços tecnológicos que mudam os resultados obtidos no perioperatório.[6]

Neste capítulo são abordados aspectos da segurança do paciente no perioperatório complementares aos de Organização e Gestão de Serviços de Anestesia (Capítulo 6); Ensino e Avaliação em Anestesiologia (Capítulo 7); Pesquisa em Anestesiologia (Capítulo 8); Gestão do Risco e Desfechos em Anestesiologia (Capítulo 9); O papel da Anestesia na Acreditação Hospitalar (Capítulo 11) e Qualidade Aplicada à Prática da Anestesia (Capítulo 12).

## ■ CONCEITOS FUNDAMENTAIS: SEGURANÇA, QUALIDADE E ERRO

### Segurança e Qualidade

Existem diferenças conceituais e complementares entre qualidade e segurança. A qualidade tem como maior meta a realização de práticas atualizadas e de excelência para o nível atual de conhecimento. A melhoria da qualidade é a aplicação de recursos finitos (pessoas e tempo) para um problema infinito. Assim, a gestão da qualidade começa com coleta de dados e análise comparativa para identificar oportunidades de melhoria, graduando-as desde a mais até a menos significativa. O programa de gestão da qualidade ideal melhora continuamente a segurança do paciente por meio de: coleta de dados; identificação de variações na prática assistencial; introdução de mudanças e; nova medição. Esse ciclo de melhoria contínua da qualidade leva ao avanço gradual no desempenho. Tais conceitos são aprofundados nos capítulos específicos (Capítulo 12).

Já a segurança, uma das dimensões da qualidade, tem o foco de não lesar o paciente. Reason afirma que segurança é um infinito absoluto, isto é, qualquer processo complexo como de anestesia pode ser infinitamente mais seguro.[8] A ciência da segurança está também fundamentada no entendimento de que as equipes tomem decisões mais sábias, quando há entrada diversificada e independente de informações. Isso significa que todos os membros da equipe devem ser considerados, incluindo pacientes, familiares e profissionais envolvidos no cuidado.[7]

A **Tabela 10.1** expõe algumas definições de qualidade e segurança no contexto da área da saúde.

### Tabela 10.1  Definições para os Termos Segurança e qualidade.

| Qualidade | Segurança |
|---|---|
| Realização de práticas atualizadas e de excelência para o nível atual de conhecimento. | Uma das dimensões da qualidade. |
| Melhoria da qualidade – aplicação de recursos finitos para um problema infinito | Infinito absoluto – pode ser cada vez melhor. |
| Gestão d  qualidade – análise de dados (de pacientes, familiares e profissionais) para identificar oportunidades de melhoria | Aplicação de medidas para reduzir, a um mínimo aceitável, riscos e danos na assistência ao paciente |
| Ciclos de melhoria contínua da qualidade – avanço gradual no desempenho | Controle dos perigos identificados para alcançar nível aceitável de risco. |

## Conceito de Erro e Estratégias de Controle

Um erro é "o uso não intencional de um plano errado para alcançar um objetivo, ou a incapacidade de realizar uma ação planejada como pretendida".[8] Em linguagem mais simples, um erro é quando alguém está tentando fazer a coisa certa, mas, na verdade, faz a coisa errada. A violação, por outro lado, envolve o desvio deliberado das práticas exigidas por regulamentos, necessárias ou convenientes para atingir um objetivo apropriado para manter a segurança e a operação contínua do sistema. Assim, violações envolvem escolha, enquanto os erros não. O Sistema de Modelagem de Erro Genérico, descrito por Reason, distingue falhas na tomada de decisão (erros) de falhas na implementação de decisões (falhas de ação). Ações, muitas vezes feitas inconscientemente, são denominadas de deslizes ou lapsos.[8]

Outra classificação define cinco tipos de erros responsáveis pelas causas mais frequentes de Eventos Adversos Preveníveis em hospitais **(Tabela 10.2)**.[9]

Embora a maioria dos profissionais da saúde possua boa formação técnica e ética e execute suas funções utilizando conhecimento, habilidades e atitudes para alcançar o me-

### Tabela 10.2  As cinco categorias de erro responsáveis pelas causas de Eventos Adversos Preveníveis (EAP).[9]

- **Erro de comissão:** ocorre quando uma ação equivocada prejudica um paciente ou porque ele fez uma ação errada ou realizou de forma inadequada uma ação correta.
- **Erro de omissão:** quando uma ação óbvia era necessária para curar o paciente, não sendo, no entanto, realizada em plenitude. São difíceis de detectar, pois surgem de falhas no cumprimento de diretrizes, rotinas, padrões, protocolos, em parte porque existem muitas orientações complexas, bem como porque as consequências podem aparecer depois da alta hospitalar do paciente.
- **Erros de comunicação:** situação em que há falha na transmissão de informações entre os indivíduos, seja por falta de clareza, uso inadequado da linguagem ou por omissão de conteúdo, podendo ocorrer entre dois ou mais profissionais ou entre profissionais e paciente.
- **Erros contextuais:** ocorre quando um médico não leva em conta as restrições individuais e específicas de um paciente, erros que poderiam interferir no sucesso do tratamento após alta hospitalar.
- **Erros de diagnóstico:** resultam em tratamento tardio, tratamento errado ou nenhum tratamento eficaz.

lhor desempenho possível, o fato de ser humano, por si, estabelece que "tentar fazer o certo não elimina a chance de falha". Errar faz parte da natureza humana e, embora a taxa de sucesso na prática assistencial seja superior a 90%, a chance real de causar um incidente pode variar de 0,1% a 10%. Destes, até 1% cursará com um evento adverso.[10]

A constatação de que a maioria dos erros é cometida por pessoas que buscam acertar, enfraquece o foco tradicional de identificação de culpados.[10] A forma atual de trabalhar com incidentes que geram dano é reconhecer que "errar é humano" e, a partir desse ponto, buscar as causas raízes mais profundas que possam dificultar a ocorrência de falha humana dentro da organização. Trata-se de encontrar causas sistêmicas, desviando o foco de culpabilidade e punição do ser humano. Vários fatores presentes no ambiente hospitalar contribuem para ocorrência de erros humanos e, após análise de risco, as causas identificadas são classificadas em causas raízes, proximais ou contribuintes (Capítulo 9).

Em grande parte, o conhecimento sobre segurança do paciente provém de outras organizações em que a segurança é crítica, denominadas em inglês *High Reliability Organizations* (HRO). HRO são exemplos de organizações que conseguem evitar catástrofes em ambiente onde os acidentes são esperados, devido à presença de múltiplos fatores de risco e à alta complexidade como o sistema de controle de tráfego aéreo, porta-aviões navais e operações nucleares. No âmbito da saúde, alavancadas pelo IoM, muitas organizações no mundo buscam reduzir o erro assistencial usando estratégias das HROs **(Tabela 10.3)**.[2]

### Tabela 10.3  Estratégias recomendadas pelo IOM para reduzir os erros assistenciais no cuidado em saúde.

1. Estabelecer um foco nacional para criar lideranças, pesquisas, ferramentas e protocolos para melhorar a base de conhecimento sobre segurança.

2. Identificar e aprender com os erros por meio de esforços imediatos para gerar notificações obrigatórias e incentivar os esforços voluntários com o objetivo de garantir que o sistema se torne mais seguro para pacientes.

3. Elevar os padrões e expectativas de melhorias na segurança através de ações de fiscalização em organizações, grupo de compradores e grupos profissionais.

4. Criar sistemas de segurança nas organizações de cuidados em saúde por meio da implementação de práticas seguras na entrega de serviços.

Em síntese, o erro humano é inevitável. E, embora não se consiga eliminá-lo por completo, podemos mensurar melhor o problema, a fim de projetar sistemas mais seguros, mitigando sua frequência e consequências. Estratégias para reduzir a morte durante os cuidados em saúde devem incluir três etapas: tornar os erros mais visíveis quando ocorrem para que seus efeitos possam ser interceptados; ter antídotos à mão para resgatar os pacientes; tornar os erros menos frequentes respeitando os princípios das limitações humanas.

## ■ SEGURANÇA E RISCO GLOBAL DO PERIOPERATÓRIO

### Histórico e Panorama Atual

Em 1984, em Boston, foi codificado pela primeira vez o conceito de segurança do paciente e criada a Comissão Internacional sobre Mortalidade e Morbidade Evitáveis em Anestesia. Em 1985, foi fundada por membros da Sociedade Americana de Anestesiologia (ASA) a primeira organização focada na segurança do paciente em anestesia, a Anesthesia Patient Safety Foundation (APSF). Ela foi criada para mitigar desfechos clínicos adversos evitáveis, especialmente os relacionados a erro humano, equipamentos e medicamentos. A declaração de missão da APSF é "que nenhum paciente deve ser prejudicado pela anestesia". Desde então, essas organizações atuam em prol da melhoria da segurança por meio da publicação de casos clínicos, acidentes com equipamentos, respostas de fabricantes, avanços da tecnologia, manejo de complicações e estabelecimento de diretrizes, configurando agentes importantes na educação de anestesiologistas.

Os padrões de monitoramento para cuidados anestésicos intraoperatórios foram os primeiros padrões médicos de prática formalmente publicados. Eles estimularam a ASA a adotar esses padrões como *Normas para a Monitorização Intraoperatória Básica*, em 1986. Essa iniciativa incentivou a elaboração de uma cascata de normas, diretrizes e protocolos por grupos de anestesiologistas e sociedades em todo o mundo. Em 1992, a World Federation of Societies of Anesthesiologists (WFSA) aprovou formalmente essas normas internacionais e recomendou-as a todos os membros. Em 2008, padrões internacionais foram atualizados e passaram a incluir a oximetria de pulso como componente essencial da monitorização do paciente. Para países desenvolvidos, a capnografia também se tornou obrigatória, havendo lastro consistente de evidência de que essas técnicas combinadas melhoram a segurança.[11]

A partir de 2007, a Organização Mundial de Saúde (OMS) empreendeu uma série de iniciativas para abordar a segurança cirúrgica. O segundo desafio global de segurança do paciente foi a "Cirurgia Segura Salva Vidas", definindo um conjunto de normas de segurança que poderiam ser aplicadas no mundo. As Diretrizes da OMS sobre cirurgia segura, publicadas em 2009, buscam a criação de uma cultura de segurança, promovendo práticas que reduzam as lesões e salvem vidas.[12]

Em 2010, o Conselho Europeu de Anestesiologia, em cooperação com a Sociedade Europeia de Anestesiologia, produziu um modelo para a segurança do paciente. A Declaração de Helsinki sobre a Segurança dos Pacientes em Anestesiologia foi endossada por esses dois órgãos junto com a OMS e com a WFSA **(Tabela 10.4)**.[10] Essa declaração enfatiza o papel fundamental da anestesiologia na promoção da assistência perioperatória segura.[11] A Sociedade Brasileira de Anestesiologia é signatária desse documento desde 2011.

## Mortalidade, Eventos Adversos e Complicações Mais Comuns no Perioperatório

Estudos de morbidade anestésica mostram que, apesar de normas de segurança reduzirem o número de mortes e incapacidades, as complicações anestésicas ainda contribuem para a ocorrência de eventos adversos. Há três décadas, um paciente saudável submetido à anestesia geral tinha estimativa de 1 óbito a cada 5.000 a 13.000 atos anestésicos.[13] Com melhoria dos padrões de cuidado, tal índice caiu para cerca de 1 morte a cada 200.000 a 300.000 anestesias, em países desenvolvidos, uma redução de 40 vezes.[2] Infelizmente, a taxa de mortalidade evitável associada à anestesia não ocorreu de forma homogênea entre as nações, apresentando os países em desenvolvimento números cerca de 100 a 1.000 vezes maiores.[12] Apesar da redução da morbimortalidade associada à anestesia, a mortalidade cirúrgica em geral ainda é alta, estimada em 5% no primeiro ano após a cirurgia, chegando a 10% em pacientes > 65 anos.[14]

No Brasil, estudo que avaliou a incidência de parada cardíaca intraoperatória (PCI) em centros terciários do país, in-

| Tabela 10.4 componentes da segurança do paciente de acordo com a Declaração de Helsinki.[10] |
| --- |
| **1. Conjunto de princípios:** |
| ■ A tendência para que as coisas deem errado é natural e normal, em vez de ser uma oportunidade de encontrar alguém para culpar; |
| ■ A segurança pode ser melhorada por meio da análise de erros e incidentes críticos, em vez de fingir que eles não ocorrem; |
| ■ O sistema é formado por humanos, máquinas e equipamentos e elas se interagem para tornar o sistema seguro ou inseguro. |
| **2. Corpo de conhecimentos:** |
| ■ Compreensão de como os acidentes surgem; |
| ■ Como eles podem ser evitados. |
| **3. Coleção de ferramentas:** |
| ■ Relatórios de incidentes críticos; |
| ■ Listas de verificação; |
| ■ Projetos do sistema de segurança; |
| ■ Protocolos de comunicação; |
| ■ Análise sistemática dos riscos. |

cluindo 204.072 pacientes submetidos à anestesia regional ou geral em dois hospitais terciários e acadêmicos, identificou 627 casos de PCI. A média de incidência de PCI para o período de 25 anos foi de 30 a cada 10.000 anestesias, havendo uma diminuição de 39 para 13 eventos em 10.000 anestesias no período analisado, bem como da letalidade relacionada – de 48,3% para 30,8%. A redução na incidência de PCI pode ser o resultado de vários fatores, incluindo leis que regulam o uso de medicamentos no país, incorporação de tecnologias, melhoria nos indicadores de qualidade de vida da população e melhor assistência ao paciente.[15]

Em países desenvolvidos, a taxa de complicação geral perioperatória varia entre 3% e 16%. Cerca de metade desses eventos seriam passíveis de prevenção. Estudos bem conduzidos relatam incidência geral de complicações menores relacionadas à anestesia em torno de 0,45% a 1,4%, e complicações com dano permanente entre 0,2% e 0,6%. Donde se infere que a maioria das complicações não cursa com desfecho óbito, ainda que possa impactar negativamente a qualidade de vida dos pacientes.[16]

Desde 1984, a ASA instituiu de forma pioneira a coleta sistemática e análise dos processos encerrados relacionadas à má prática anestésica, em um projeto chamado de ASA *Closed Claims*. Trata-se de uma iniciativa para avaliar desfechos de processos litigiosos impetrados contra anestesiologistas. Ao longo dos anos, o perfil de processos tem mudado. Na década 1980, grande parte dos processos encerrados eram referentes a eventos relacionados a anestesia realizada em bloco cirúrgico; atualmente, reinvindicações envolvendo anestesia obstétrica e manejo da dor aguda e crônica tem ganhado importância.[17] Houve também aumento de processos envolvendo anestesia local com sedação consciente, denominado Monitored Anesthesia Care (MAC).

No período de 1990 a 2007, as complicações mais comuns foram morte, lesão de nervo, eventos em via aérea/respiratórios e cardiovasculares, lesão cerebral permanente e lesão de nervo. A lesão nervosa permanente está mais comumente associada à anestesia regional (15% casos *versus* 5% para as anestesias gerais), podendo ser secundária tanto ao inadequado posicionamento na mesa de cirurgia quanto aos bloqueios regionais.[16] Mais recentemente, lesão de nervo periférico relacionado a posicionamento tem sido descrita em paciente acometidos pela COVID-19 que evoluíram com síndrome do desconforto respiratório agudo e que foram submetidos a manobras de pronagem durante o tratamento.[18] Na **Tabela 10.5** estão listados os eventos adversos mais comuns relacionados à anestesia.

Outra preocupação perene na prática do ato anestésico é o erro de medicação uma vez que tal contexto envolve a administração de vários medicamentos potentes numa sucessão rápida de situações. A especialidade é única nesse sentido, sendo responsável pela direta preparação, dosagem e entrega de medicamentos aos pacientes. Na anestesia, a prescrição refere-se à decisão de qual medicamento será administrado; a dispensação, à seleção do fármaco juntamente com a sua preparação; e a administração é a entrega do fármaco ao paciente. Assim, erros podem ocorrer na prescrição, na dispensação, ou na administração de um fármaco que resulta no não recebimento do medicamento correto ou na dose adequada pelo paciente.

**Tabela 10.5 Eventos Adversos mais comuns relacionados à anestesia.[17]**

- **Lesão de via aérea:** rouquidão, disfagia, trauma dentário
- **Lesões nervosas periféricas:** neuropatia ulnar é a mais frequente
- **Memória transoperatória:** maior incidência em procedimentos cardíacos e em cesariana sob anestesia geral
- **Lesão ocular:** abrasão de córnea é a mais frequente
- **Reações alérgicas:** medicamentos mais implicados são os relaxantes musculares
- **Respiratório:** Laringoespasmo, broncoespasmo, obstrução da via aérea, edema agudo de pulmão
- Hipotermia

Estudo publicado em 2016 reporta estimativa de um erro de medicação para cada 133 administrações de fármacos na sala de cirurgia. Dados provenientes do ASA Closed Claims registraram 205 ações por erros de medicamentos, representando 4% de todos os processos encerrados – 31% dos casos foram devido à dose incorreta, 24% por substituição de fármaco e 17% eram casos de inserção. A semelhança dos nomes de medicamentos, dos frascos, da cor do rótulo e a documentação frequentemente ilegível foram as causas responsáveis pelas ocorrências de erro. A necessidade de preparação dos fármacos e de realização de cálculos específicos sob restrição de tempo também favorecem a ocorrência de erros de medicação. Além disso, o desperdício, os custos desnecessários e a desorganização do fluxo de trabalho contribuem para as preocupações dos processos de gestão de medicamentos no perioperatório.[19]

## Identificação do Risco e Segurança do Paciente

Sabe-se que o risco global do perioperatório é multifatorial e depende da interação entre a anestesia, condições clínicas do paciente e aspectos específicos da cirurgia.[20] Entende-se que a estratificação de risco é um princípio fundamental do atendimento ao paciente, inserindo na política de segurança e qualidade das instituições, facilitando o consentimento informado e diálogo com pacientes e seus familiares, além de permitir que os profissionais envolvidos no perioperatório planejem e gerenciem a assistência.

A morbimortalidade pós-operatória pode ser medida em diferentes momentos do perioperatório. As estatísticas variam conforme o tempo de mensuração, mas se sabe que o grupo de pacientes de alto risco é responsável pela maior parte das mortes e pelas hospitalizações prolongadas, ainda que representem pequena parcela das internações hospitalares cirúrgicas.[21] Para fins de padronização, o Royal College of Surgeons of England Working Group define como paciente de alto risco aquele com mortalidade estimada > 5%, e altíssimo risco quando > 10%.[22] A identificação desses pacientes é fundamental para que se direcionem cuidados, recursos e estratégias preventivas de complicações.

Inúmeros estudos buscam identificar os pacientes com maior risco perioperatório, sendo os modelos de risco instrumentos cada vez utilizados nesse exercício. O modelo de risco ideal deveria combinar simplicidade, acurácia, objetividade, além de ser aplicável a todos os pacientes. No entanto, não existe instrumento ideal e universal, uma vez que os resultados são dependentes da combinação entre aspectos cirúrgicos, condições do paciente e organização dos serviços de saúde, tanto em nível de atenção básica quanto cuidado hospitalar.[23] Dentre os vários escores e modelos de risco **(Tabela 10.6)**, os mais adequados são aqueles que consideram tal combinação. Cabe ressaltar ainda que a população de idosos merece um olhar especial, pois nesse grupo há redução significativa das reservas fisiológicas. O Frailty Score aborda tal aspecto e sua associação com complicações pós-operatórias e tempo de internação hospitalar.

Considerando as recentes recomendações, que orientam a criação de um sistema nacional para identificar pacientes mais vulneráveis e que esse risco seja explicitado ao paciente antes da cirurgia, documentado no termo de consentimento e utilizado como ferramenta de auxílio na decisão de nível de cuidado,[34] surgiram esforços neste sentido no Brasil. Visando construir um modelo que demonstrasse com mais precisão o risco de morte associado à nossa população, criou-se o Modelo Ex-Care, desenvolvido a partir da análise de dados de 16.618 pacientes cirúrgicos do Hospital de Clínicas de Porto Alegre (HCPA).[35] A partir de quatro preditores facilmente coletados no pré-operatório: idade, clas-

**Tabela 10.6  Escores e modelos para estratificação de risco perioperatório.**

| Modelo | Variáveis | Desfecho | População | Comentários |
|---|---|---|---|---|
| SORT model[24] | ASA, natureza da cirurgia, especialidade de alto risco, severidade cirúrgica, câncer, idade | Mortalidade em 30 dias | Cirurgia não cardíaca (n = 16.788) | Estudo do Reino Unido. Usou classificação específica de porte cirúrgico. A AUROC superior comparado a Surgical Risk Scale e ASA-PS. Necessita de *app web-based* |
| S-MPM[25] | Severidade cirúrgica, ASA, natureza da cirurgia | Mortalidade em 30 dias | Cirurgias em geral (n = 298.772) | Baseado no ACS-NSQIP. Apresenta boa discriminação comparado ao ACS-NSQIP Surgical Risk Calculator. |
| mE-PAS[26] | Idade, doença pulmonar grave, doença cardíaca grave, diabetes mellitus, ASA-PS, *status* funcional, cirurgia | Mortalidade intra-hospitalar e mortalidade em 30 dias | Cirurgias em geral (n = 5.272) | Derivado do *Japanese National Health Care Reimbursment System*. Boa acurácia em relação a modelos com variáveis intraoperatórias (E-PASS, POSSUM). |
| IRCR – *Lee Cardiac Index*[27] | Cirurgia de alto risco, cardiopatia isquêmica, insuficiência cardíaca, doença cerebrovascular, creatinina > 2 mg.dL$^{-1}$, diabetes mellitus insulino-dependente | Mortalidade de causas cardíacas em até 30 dias | Cirurgia não-cardíaca (n = 108.593) | Desfecho avaliado foi morte de causas cardíacas. Classificação: severidade da cirurgia em apenas duas classes de risco, parece subótima. |
| *Surgical Risk Score*[28] | ASA, severidade da cirurgia, natureza da cirurgia, idade | Mortalidade intra-hospitalar | Cirurgias em geral (n = 1.849) | Desenvolvido e validado na Itália. Estudos encontraram pouca capacidade preditiva de morte intra-hospitalar |
| ASA-PS[29] | ASA | Mortalidade | Cirurgias em geral (n = 1.849) | Utilizada desde 1941. Nesta coorte, teve boa acurácia mesmo sendo o único preditor. Não considera cirurgia realizada. |
| ICC[30] 167 *surgical patients at 3 academic institutions. One risk adjustor was based on medical record data (National Surgical Quality Improvement Program [NSQIP]* | 19 comorbidades clínicas | Mortalidade em 30 dias | Cirurgias em geral (n = 2.167) | Desenvolvido para prever morte em 1 ano. Não considera a cirurgia. Nesta coorte, apresentou pior capacidade discriminativa. |
| *Surgical Risk Scale*[31] | ASA, porte e natureza da cirurgia. | Mortalidade | Cirurgia gastrointestinal, vascular, trauma (n = 1.946) | Incorpora subclassificações CEDOP (*Confidential Enquiry into Perioperative Deaths*) e BUPA. Transformou a regressão multivariada em escore pragmático. |
| *Frailty Score*[32] | Possui 5 domínios: perda de peso, fraqueza, exaustão, redução da atividade física e da velocidade de caminhada | Complicações cirúrgicas, tempo de internação | Cirurgias eletivas (n = 594) | Quantifica aspectos do declínio da reserva funcional que implicam no risco perioperatório, Não leva em conta aspectos relacionados ao tipo da cirurgia. |
| Ex-Care[33] | ASA, idade, porte da cirúrgico, natureza da cirurgia | Mortalidade intra-hospitalar em até 30 dias | Cirurgias não cardíacas (n = 16.618) | Modelo brasileiro que identifica a probabilidade de morte pós-operatória na internação. Possui alta acurácia, utilizando apenas 4 preditores. Necessita interface com aplicativo para cálculo. |

sificação ASA-PS, natureza do procedimento (urgência ou eletiva) e porte cirúrgico (grande ou não grande porte), esse modelo estima a probabilidade de óbito intra-hospitalar em até 30 dias, tendo apresentado ótima capacidade preditiva (área sob a curva ROC [AUROC] de 0,926). Em coorte de validação temporal composta por 1.173 pacientes, o Ex-Care demonstrou *performance* superior ao escore de Lee (AUROC 0,90 *versus* 0,76; P < 0,01) e foi tão bom quanto os modelos de Charlson CCI (AUROC 0,90 *versus* 0,82; P = 0,06) e SORT (AUROC 0,90 *versus* 0.92; P = 0,2).[33]

Validação externa do modelo Ex-care , incluindo mais de 100.000 pacientes de diferentes regiões do Brasil foi recentemente publicada, sendo disponível interface digital para uso nos seguintes endereços https://apps.apple.com/br/app/excare-br/id1515296910?l.en and https://play.google.com/store/apps/details?id.excare.model.[34]

## Integração entre Estrutura, Processo e Desfecho no Paciente Cirúrgico

A qualidade da assistência prestada ao paciente cirúrgico depende da integração entre a estrutura (como o cuidado é organizado), o processo (como o cuidado é oferecido) e os desfechos (resultados) alcançados. A experiência associada ao volume cirúrgico e à manutenção da linha de cuidado após a alta da sala de recuperação ou da unidade de tratamento intensivo influenciam diretamente os desfechos no pós-operatório.[36] Embora o conhecimento do risco seja fundamental, é a manutenção da linha de cuidado durante todo perioperatório que impacta em melhoria nos desfechos. Esse período tem inúmeros momentos de transferências de cuidados, os quais podem ser deletérios quando as informações não são adequadamente transmitidas.

Partindo-se da estratificação do paciente de alto risco, a questão em aberto é se cuidados diferenciados impactam em melhoria dos desfechos perioperatórios dessa população. É razoável acreditar que todos os processos que envolvem o perioperatório influenciem os desfechos mais do que as habilidades individuais das equipes (como cirurgia, anestesia e clínica). É fundamental considerar também o impacto da comunicação do risco, do trabalho em equipe, do envolvimento da enfermagem e da cultura de segurança na incidência de complicações no perioperatório.

Pearse e col., analisando dados de 28 países europeus, encontraram taxa de mortalidade perioperatória intra-hospitalar de 4% e constataram que apenas 5% dos pacientes foram encaminhados diretamente à Unidade de Terapia Intensiva (UTI) após a cirurgia, sendo que 73% dos pacientes que foram a óbito não estiveram na UTI em nenhum momento da internação.[37] Apesar das evidências de que pacientes admitidos tardiamente na UTI têm pior prognóstico, apenas um terço dos pacientes cirúrgicos de alto risco recebem cuidados intensivos; não sendo infrequente as salas de recuperação pós-anestésicas receberem esses pacientes, até que um leito de UTI esteja disponível.[38] Treinamento de equipe, adequação de processos e recursos devem garantir o melhor atendimento durante esse período.

Em estudo que comparou taxas de complicações pós-operatórias e mortalidade, Ghaferi e col. identificaram que hospitais com diferentes taxas de mortalidade possuíam taxas de complicações semelhantes, indicando que algumas instituições são melhores em reconhecer e tratar seus pacientes em risco.[39] O conceito de *failure to rescue* (morte precedida por uma complicação no período pós-operatório) tem sido apontado como um indicador de qualidade assistencial ao paciente cirúrgico. Recente coorte que avaliou a mortalidade pós-cirúrgica em hospitais dos EUA demonstrou que a incidência de complicações graves pós-operatórias é semelhante entre as instituições, a despeito da variabilidade na mortalidade. A probabilidade de morrer após uma complicação nos hospitais com alta mortalidade foi quase o dobro do que nos hospitais de melhores índices (21,4% *versus* 12,5%, P < 0,001). Esse resultado aponta que o sucesso no resgate das complicações está associado ao reconhecimento precoce e ao manejo efetivo das mesmas.[39] É também reconhecido que a população cirúrgica de alto risco contribui com a maioria dos casos de *failure to rescue*, o que reforça a necessidade de identificação do risco.[40]

Cientes desses conceitos e focado em atender as demandas da realidade do Brasil, um novo modelo de assistência denominado Cuidados Estendidos ao Paciente de Alto Risco (CEPAR), foi implementado como programa de melhoria de qualidade assistencial no HCPA. Nesse programa todos os pacientes classificados como de alto risco foram incluídos em uma linha assistencial de cuidados multiprofissionais coordenadas pela equipe de anestesiologia por 48 horas, e acompanhados no pós-operatório para avaliação dos desfechos. Tal linha assistencial inclui seis elementos: identificação e comunicação de riscos, utilizando o Modelo Ex-Care; adoção de uma lista de verificação de alta da sala de recuperação; admissão rápida pela enfermagem, quando da transferência do paciente à enfermaria cirúrgica; intensificação da monitorização dos sinais vitais; medição de troponina; e acesso rápido ao suporte médico, se necessário. Foram comparados os desfechos de 1.189 pacientes de dois grupos, antes e após a implementação do programa. A taxa de mortalidade não ajustada foi de 10,5% (78/746) para o grupo de cuidados habituais e de 6,3% (28/443) para o grupo de intervenção. Após ajuste, o efeito da intervenção permaneceu significativo (RR 0,46 (IC 95% 0,30-0,72)). O grupo que recebeu o pacote de cuidados para pacientes cirúrgicos de alto risco recebeu mais chamadas da equipe de resposta rápida (24% *vs*. 12,6%; RR 0,63 [IC 95% 0,49-0,80]) e foi submetido a mais reintervenções cirúrgicas (18,9 vs. 7,5%; RR 0,41 [IC 95% 0,30-0,59]). Esses dados sugerem que um caminho clínico baseado em vigilância intensificada para pacientes cirúrgicos de alto risco em um ambiente com recursos limitados pode reduzir a mortalidade hospitalar.[41]

## ▪ PAPEL DOS FATORES HUMANOS NA SEGURANÇA DO PACIENTE

Pesquisas mostram que a etiologia da maior parte dos eventos adversos em sala de cirurgia não está relacionada a problemas com equipamentos, fármacos ou a gravidade dos pacientes. Estima-se que cerca de 80% dos eventos evitáveis são causados por fatores humanos.[42] Essa evidência é corroborada pela Joint Commission International (JCI), ao pontuar que as causas mais comuns de eventos sentinelas estão relacionadas aos fatores humanos, liderança e comunicação. Além disso, gestão de conflitos, queda do nível de vigilância, falhas em seguir protocolos e atraso no diagnóstico e tratamento de situações críticas são causas recorrentes. A **Tabela 10.7** resume particularidades da prática anestésica que favorecem a ocorrência de erros por fatores humanos.

| **Tabela 10.7 Particularidades da prática anestésica que favorecem a ocorrência de erros por fatores humanos.** |
|---|
| 1. Barulho excessivo na sala de cirurgia |
| 2. Privação de sono, fadiga e estresse emocional |
| 3. Risco de adição a psicotrópicos |
| 4. Acúmulo de tarefas (assistência, ensino, administrativa) |
| 5. Necessidade de manipulação de múltiplos fármacos em curto espaço de tempo |
| 6. Distração com leituras e uso dispositivos eletrônicos |
| 7. Dificuldade de relacionamento com os demais membros da equipe assistente |
| 8. Pressão por atuação rápida, sem que haja tempo hábil para preparo da sala de cirurgia (equipamentos, medicamentos), avaliação pré-anestésica e planejamento do ato anestésico |
| 9. Atuação em diversas instituições de saúde, cursando com desconhecimento de rotinas e protocolos assistenciais locais |
| 10. Múltiplas passagens de cuidado ("handover") |
| 11. Crença que alterações em monitores são artefatos ou leituras incorretas, sem que haja investigação clínica |
| 12. Falta de treinamento contínuo para atuação em situações de crise/emergências |
| 13. Registro inadequado do cuidado prestado em prontuário médico |

## Características do Desempenho Humano

Sabe-se que o desempenho humano tende a deteriorar em situações de alta pressão. São descritas três zonas de trabalho para os profissionais que atuam em ambientes de alta pressão: a "zona de fluxo", onde o desempenho é ótimo; a "zona de exaustão", onde há deterioração do desempenho, à medida que a pressão no local de trabalho aumenta; e a "zona de congelamento", observada quando a pressão atinge níveis muito altos e o desempenho cai bruscamen-

te, incapacitando o profissional a se comunicar adequadamente, tomar decisões, concluir procedimentos práticos ou liderar **(Figura 10.1)**.[43] A fim de melhor compreender os determinantes para o bem-estar dos trabalhadores e, portanto, melhorar a qualidade e segurança do atendimento, desenvolveu-se a ciência dos fatores humanos.

O estudo dos fatores humanos é uma disciplina que através do uso de evidências científicas tem como objetivo auxiliar os trabalhadores a "fazerem a coisa certa", melhorando a segurança e o bem-estar dos trabalhadores. Seus princípios têm sido incorporados com sucesso em cenários em que a segurança é fundamental, tais como indústrias de energia nuclear, aviação, exército e mais recentemente na medicina.[43] Esta disciplina reconhece que os seres humanos são falíveis, que o erro humano não pode ser eliminado e por isso tem como foco trabalhar habilidades não técnicas dos profissionais, como trabalho em equipe e comunicação, a compreensão das interações entre seres humanos e os outros elementos do sistema. Para compreender e melhorar os resultados, as estratégias dos fatores humanos podem ser hierarquicamente divididas em quatro domínios, que podem ser organizados um formato de pirâmide de acordo com sua eficácia **(Figura 10.2)**.

## Recomendações para Aumento de Segurança Envolvendo Fatores Humanos

Os domínios apresentados acima foram utilizados como referência para que um grupo de especialista elaborasse um documento com recomendações para aumentar a segurança no escopo da anestesia.[44]

### Design

Refere-se ao uso dos princípios dos fatores humanos no processo de design de sistemas, produtos ou ambientes para torná-los mais seguros e eficazes para uso humano. Isso inclui o design de interfaces intuitivas para o usuário, ergonomia e considerações sobre como os seres humanos interagem com os elementos de um sistema:

- **Design dos equipamentos médicos:** equipamentos médi-

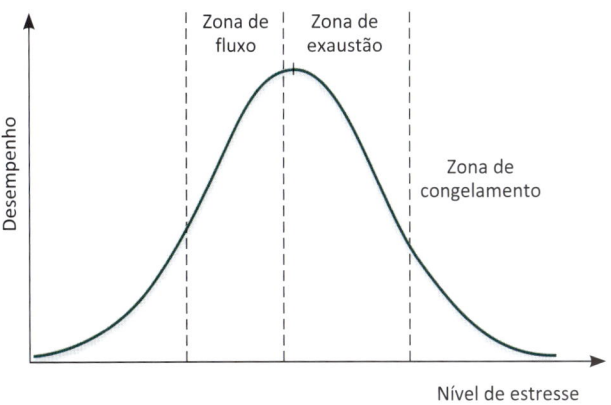

▲**Figura 10.1** Gráfico Yerkes-Dodson modificado mostra as zonas de fluxo, exaustão e congelamento.

**Fonte:** Adaptada de Kelly *et al.*

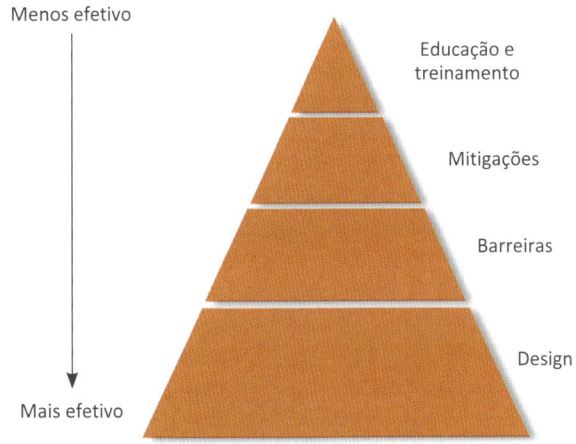

▲**Figura 10.2** Modelo de hierarquia de controles para melhorar a segurança do paciente e o bem-estar da equipe.

**Fonte:** Adaptada de Kelly *et al.*

cos e dispositivos bem projetados, intuitivos e de fácil uso, reduzem o risco de ocorrência de erros. Recomenda-se que os fabricantes realizem avaliações de fatores humanos desde as fases iniciais do design e desenvolvimento do produto;

- **Aquisição de equipamentos médicos:** o processo de aquisição de materiais médicos geralmente inclui análise de custos e avaliação de engenharia detalhadas, porém uma avaliação clínica limitada. Recomenda-se que anestesiologistas participem dessas aquisições ao selecionar equipamentos e dispositivos para a especialidade;

- **Design de ampolas e embalagens de medicamentos:** erros decorrentes de ampolas de medicamentos e embalagens que se parecem, mas contêm fármacos com princípios ativos diferentes, são frequentes. A fim de mitigá-los, recomenda-se que os fabricantes de medicamentos padronizem o design de ampolas de medicamentos e suas embalagens usando as seguintes estratégias: fontes maiores para o nome do medicamento e menores para o nome do fabricante; priorizar uso do nome genérico em relação ao comercial; considerar a padronização e diferenciação de cores. Além disso, se disponível, sugere-se priorizar o uso rotineiro de seringas pré-preenchidas;

- **Design do ambiente de trabalho:** princípio chave dos fatores humanos é projetar o ambiente de trabalho para otimizar as tarefas de trabalho, em vez de os funcionários terem que ajustar seus padrões de trabalho para se adequar a um ambiente mal projetado. Dessa forma, recomenda-se que o fluxo de trabalho seja avaliado para otimizar o ambiente. Nesse processo, aspectos como o design do ambiente construído e requisitos de infraestrutura devem ser contemplados (por exemplo, posicionamento de pontos de saída de gases médicos, aspiração, fluxo laminar, disposição das tomadas elétricas). Para os anestesiologistas, particular atenção deve ser dispensada para o espaço de indução anestésica.

## Barreiras

Tratam das medidas ou estratégias adotadas para prevenir ou mitigar os riscos associados a erros humanos. Essas barreiras são projetadas para impedir que um evento indesejado ocorra:

- **Barreiras administrativas:** recomenda-se a padronização de políticas, protocolos e procedimentos operacionais padrão em nível nacional, considerando adaptação local de conteúdo, formatação e linguagem;

- **Barreiras administrativas:** planejamento da lista de salas de cirurgia: erros são mais prováveis quando os profissionais precisam trabalhar sob pressão e/ou estão ansiosos devido a cargas de trabalho potencialmente inatingíveis; recomenda-se que o planejamento da escala de procedimentos leve essas questões em consideração. Além disso, deve ser resguardado tempo adequado para um *briefing* com a presença de toda equipe assistente no início das cirurgias, bem como ao término dos procedimentos (*debriefing*). Isso permite que a equipe reflita em conjunto sobre o que correu bem, discuta maneiras práticas de melhorar o ambiente de trabalho e discorra sobre tópicos

que necessitem de melhoria;

- **Recursos cognitivos, incluindo checklists e algoritmos:** tais ferramentas devem estar prontamente disponíveis para que possam ser consultadas em uma emergência; quando adequadamente divulgadas demonstraram melhorar a aderência aos protocolos, o trabalho em equipe e favoreceram a comunicação entre os profissionais, capacitando os membros a se manifestarem, quando necessário, de forma respeitosa;

- **Praticar habilidades não técnicas durante o trabalho diário:** habilidades não técnicas se referem aos aspectos cognitivos, sociais e pessoais que complementam habilidades técnicas e contribuem para o desempenho seguro e eficiente de tarefas. Na atuação anestésica, incluem a tomada de decisão, consciência da situação (estar ciente do que está acontecendo ao seu redor, pensando no que já aconteceu, no que está acontecendo no momento presente e no que é provável que aconteça em seguida), gerenciamento de tarefas e do *stress*/fadiga, trabalho em equipe, liderança. As habilidades não técnicas podem ser aprimoradas quando os membros da equipe se tratam pelo nome; isso melhora a comunicação, distribui eficazmente a atribuição de funções, reduz a confusão em uma situação de emergência, além de melhorar o moral e promover uma cultura de segurança na equipe.

## Mitigações

Refere-se a ações ou estratégias implementadas para reduzir ou atenuar os efeitos adversos de erros humanos. Isso pode incluir a identificação e correção de erros antes que causem danos significativos, bem como a adoção de medidas de contingência para minimizar os danos quando um erro ocorre:

- **Uso de habilidades não técnicas em cenário de emergência (Tabela 10.8)**;

- **Ações após uma morte em sala de cirurgia (ou um evento crítico com danos ao paciente):** se possível/praticável, as equipes devem interromper o trabalho. Para garantir a segurança dos outros pacientes, assume-se que a equipe não está apta a trabalhar pelo restante do turno. Recomenda-se que o bem-estar e o apoio à equipe após um evento crítico e durante uma investigação pós-incidente sejam priorizados pelos chefes do departamento;

- **Investigação de eventos críticos e resultados adversos:** salas de cirurgia são ambientes de alto risco; recomenda-se que investigações de eventos adversos sejam conduzidas usando ferramentas apropriadas. As lições identificadas devem ser compartilhadas e as ações de melhoria devem ser monitoradas. As ferramentas de investigação de fatores humanos têm como objetivo identificar os fatores contribuintes para a ocorrência de um evento adverso. Esse procedimento não deve ter caráter punitivo, tampouco focar em ações de indivíduos da equipe;

- **Reuniões regulares de morbidade e mortalidade:** fóruns locais para aprender com eventos adversos devem fazer parte da rotina de todos os departamentos de anestesiologia.

**Tabela 10.8 Uso de habilidades não técnicas em cenário de emergência.**

| Ação | Benefício |
|---|---|
| Chamar por ajuda | Garante que um "novo par de olhos" avalie a situação, o que pode ajudar a evitar a perda de consciência da situação |
| Declarar a situação de emergência: *"Esta é uma situação de 'não intubo, não ventilo"* *"Este paciente está hipoxêmico e não tenho certeza do motivo"* | Torna toda a equipe ciente do cenário crítico e define qual o problema |
| Se você é o líder da equipe, afaste-se do paciente | Permite que o líder avalie toda a situação e pode ajudar a evitar a perda de consciência da situação<br>Considere ficar próximos aos pés da cama do paciente se estiver na UTI, pronto-socorro, sala de recuperação pós-anestésica ou no quarto |
| Se você é o líder da equipe, coloque as mãos atrás das costas e considere tirar as luvas, caso não esteja usando equipamento de proteção pessoal (EPI) | Isso encoraja o líder a avaliar a situação, priorizar ações, avaliar sua eficácia e planejar as próximas etapas sem se envolver em tarefas individuais – evita a perda de consciência da situação |
| Iniciar um cronômetro e, se possível, dizer em voz alta o tempo decorrido | Pode ajudar a equipe a acompanhar quanto tempo uma emergência está em andamento<br>Pode ajudar a equipe a programar ações para prevenir lesões cerebrais hipóxicas que podem ocorrer após três minutos de pouco ou nenhum fornecimento de oxigênio para o cérebro.<br>Pode capacitar os membros da equipe a se manifestarem sobre a transição de um passo de um algoritmo para outro |
| Delegar a um membro da equipe tarefa de registrar os eventos com horários e ações realizadas | Pode ser um membro júnior da equipe, se necessário<br>Ajuda a evitar a perda de consciência situação e pode capacitar os membros da equipe a se manifestarem |
| Certifique-se de que o monitor tenha o som ligado para a medição e os alarmes de $SpO_2$ (saturação de oxigênio) | Pode fornecer um sinal auditivo para os membros da equipe de que uma ação urgente é necessária |
| Utilize comunicação em circuito fechado | Melhora a comunicação dentro da equipe |

## Educação e treinamento

Envolvem a preparação de profissionais para entender e aplicar princípios de fatores humanos no trabalho:

- **Treinamento sobre fatores humanos:** treinamento básico de conscientização sobre fatores humanos deve ser fornecido a todos os membros das equipes multidisciplinares;
- **Treinamento das habilidades não técnicas:** recomenda-se que as equipes que trabalham junto façam o treinamento em conjunto. Elas devem treinar e ensaiar procedimentos operacionais padrão para situações de emergência graves e raras; técnicas de simulação são válidas para esse fim.

Ao promover os princípios dos fatores humanos para melhorar o bem-estar dos trabalhadores e a segurança dos pacientes, os líderes das organizações, além de valorizar o trabalho dos profissionais, disseminam a cultura de um ambiente aberto ao diálogo, justo e psicologicamente seguro, onde os funcionários são encorajados a se manifestar sobre os desafios que enfrentam, promovendo uma cultura de aprendizado e de melhoria contínua.[44]

As estratégias apresentadas para reduzir os erros ocasionados por fatores humanos associados a anestesia e estão compiladas na **Tabela 10.9**.[44]

**Tabela 10.9 estratégias para reduzir os erros ocasionados por fatores humanos.[44]**

| | |
|---|---|
| **Design** | 1. Usar os equipamentos mais efetivos disponíveis e envolver-se na escolha e aquisições de equipamentos assim como reportar aos responsáveis quando um equipamento for associado a qualquer dano ou quase dano.<br>2. O design de ampolas e embalagens de medicamentos deve incorporar princípios de fatores humanos para otimizar legibilidade e reduzir o risco de seleção incorreta.<br>3. O ambiente de trabalho deve ter revisões regulares para garantir que a segurança não seja comprometida |
| **Barreiras** | 4. Deve haver tempo hábil e planejamento para casos complexos e situações de alta rotatividade para reduzir a pressão de tempo sobre as pessoas.<br>5. Algoritmos e listas de verificação devem ser testados e usados<br>6. Estimular o desenvolvimento e treinamento de habilidades não-técnicas para aumentar a qualificação. |
| **Mitigação** | 7. Investigação de incidentes críticos e eventos adversos deve ser realizada por equipes treinadas. As lições identificadas devem ser compartilhadas.<br>8. As reuniões de morbidade e mortalidade, assim como a discussão de casos de sucesso devem fazer parte da rotina de trabalho e as pessoas devem ter tempo protegido para preparar e participar dessas reuniões. |
| **Educação/ Treinamento** | 9. Educação e o treinamento em fatores humanos, em perspectiva sistêmica de segurança e na importância de habilidade não técnicas devem ser realizados para todos os anestesistas e membros das equipes de salas de cirurgia.<br>10. Desenvolver simulação interprofissional para o treinamento de habilidades técnicas e não técnicas. As equipes que trabalham juntas devem treinar juntas. |
| **Bem estar** | 11. Estratégias organizacionais devem ser implementadas para manter o bem-estar das pessoas. |
| **Liderança** | 12. Líderes especializados em segurança do paciente devem ser formados para que sistemas mais seguros sejam implementados. |

## REGISTROS E SEGURANÇA DA INFORMAÇÃO

A manutenção de registros precisos é essencial para a prestação de cuidados de alta qualidade. Boa manutenção de registros é considerado um sinal de um profissional seguro e organizado. Registros assistenciais existem para o benefício do paciente e para ser uma referência para os futuros prestadores de cuidados de saúde; além disso, garantem que a informação que afeta o cuidado esteja prontamente disponível. Os registros também permitem ao profissional planejar a continuação do tratamento ou intervenções com base em uma informação completa sobre a história clínica e eventos.

Em tempos de informatização de dados e acesso cada vez maior a redes de tecnologia da informação complexas, vale ressaltar a importância do adequado registro do procedimento anestésico nos documentos perioperatórios, tais como: ficha de avaliação pré-anestésica, ficha de anestesia (momento transoperatório) e ficha de passagem de cuidado (*handover*). Além de conter elementos de importância epidemiológica, organizacional e jurídica, o registro adequado em tais documentos é fundamental para a segurança do paciente, pois permite aos demais profissionais envolvidos no cuidado a consulta ao momento perioperatório, considerado crítico em qualquer internação hospitalar.

Sob o enfoque da segurança do paciente, a segurança da informação tem sido amplamente discutida nas organizações de saúde. Nesse contexto, destaca-se a Lei Geral de Proteção de Dados Pessoais (LGPD), Lei nº 13.709/2018, legislação brasileira que fornece as diretrizes de como os dados pessoais dos cidadãos podem ser coletados e tratados, e altera os artigos 7º e 16º da Lei 12.965/14 (Marco Civil da Internet). O Brasil passou a fazer parte dos países que contam com uma legislação específica para a proteção de dados e da privacidade dos seus cidadãos.

## O PAPEL DO ANESTESIOLOGISTA NO CONTEXTO MUNDIAL E NACIONAL DA CULTURA DE SEGURANÇA

Estar atualizado sobre o movimento em prol do paciente e de sua segurança no mundo e no Brasil é uma obrigação ética e uma diferenciação profissional desejável.

As metas internacionais de segurança do paciente, definidas pela OMS em 2004, são exemplos da ação conjunta da Organização Mundial da Saúde, das orientações do Institute of Healthcare Improvement (IHI) e das agências acreditadoras ou certificadoras, como a JCI **(Tabela 10.10)**. O objetivo dessas metas é promover melhorias específicas na segurança do paciente por meio de estratégias que abordam aspectos problemáticos na assistência a saúde, apresentando soluções baseadas em evidências para esses problemas. Na área cirúrgica, em especial na anestesiologia, é fácil identificar a relevância da aplicação das seis metas no dia a dia.

O conceito de usar uma lista de verificação na prática cirúrgica e anestésica foi ponderado pela publicação da Lista de Verificação de Segurança Cirúrgica da OMS em 2008.[12]

A magnitude da melhoria demonstrada pelos estudos-piloto foi surpreendente. Esses resultados iniciais foram confirmados por trabalhos que demonstram que *checklists*

**Tabela 10.10** metas internacionais/nacionais de segurança e os seus desdobramentos para a prática anestésica segura.

- **Meta 1:** identificar o paciente corretamente.
- **Meta 2:** Melhorar a eficácia da comunicação: abordada nos fatores humanos.
- **Meta 3:** Melhorar a segurança dos medicamentos de alta vigilância.
- **Meta 4:** Assegurar cirurgias com local de intervenção correto, procedimento correto e paciente correto: através do uso de listas de verificação (*checklists*).
- **Meta 5:** Reduzir o risco de infecções associadas a cuidados de saúde.
- **Meta 6:** Reduzir o risco de danos ao paciente, decorrente de quedas.

cirúrgicos, quando devidamente implementados, podem fazer diferença substancial para a segurança do paciente. Ressalta-se que nenhum outro progresso foi tão impactante na elevação do nível de cuidado e segurança da prática da anestesia e da cirurgia segura como a implementação dessa meta.[45] No entanto, a introdução das listas de verificação cirúrgicas não é tarefa simples, uma vez que requer liderança, flexibilidade e trabalho em equipe.

Há um risco significativo de infecção do sítio cirúrgico e de infecções associadas ao cateter central. Profilaxia com antibióticos deve ser feita com o medicamento correto, no tempo correto e envolve administrar a primeira dose pelo menos 60 minutos antes da incisão, para obter os níveis nos tecidos adequados. A anestesia segura para pacientes e profissionais faz da lavagem de mãos uma barreira simples e eficaz na prevenção de eventos adversos.

Além disso, todo paciente cirúrgico tem risco de queda. Atenção do anestesiologista deve ser total em todas as etapas de cuidado com o paciente: desde o transporte da sala de preparo, passagem de paciente para mesa cirúrgica, quando da realização de procedimentos invasivos, técnicas de anestesia regional, momentos do posicionamento, durante anestesia geral, transferência novamente para maca no final da cirurgia e o seu transporte até a sala de recuperação pós-anestésica.

### Engajamento na Organização de Saúde em que Exerce sua Prática Anestésica

É essencial para a prática segura da anestesia que os anestesiologistas sejam atentos, participativos, treinados e compromissados com as políticas e planos dos serviços de saúdes nos quais atuam. O anestesista competente deve se manter atualizado e atuante no cuidado seguro perioperatório, conhecer e cumprir as documentações e registros essenciais à sua prática, as ferramentas tecnológicas locais, suas rotinas e protocolos; os elementos de mensuração de qualidade definidos pelas agências de acreditação; os formulários e os procedimentos operacionais padrão (POPs) que estruturam o cumprimento das metas internacionais e todos aqueles que possam contribuir para a prática segura da anestesia. Avaliar a cultura de segurança é crucial. O ambiente deve encorajar a expressão de preocupações sem medo de retaliação, independentemente da posição na equipe. Isso aprimora processos e garante um ambiente mais seguro para todos.[7] A **Tabela 10.11** sugere algumas perguntas para facilitar o engajamento do anestesiologista.

**Tabela 10.11  Vinte perguntas sugeridas para que o anestesiologista possa conhecer melhor a organização de saúde onde atua e se engajar no incremento da qualidade e segurança no cuidado ao paciente.**

1. A Instituição deu início a medidas em prol da segurança do paciente? Existe um planejamento estratégico da organização?
2. O seu hospital faz parte da rede sentinela da ANVISA? Recebe visitas da vigilância sanitária municipal ou estadual?
3. A Comissão de Controle de Infecção Hospitalar (CCIH) é atuante? Você conhece as medidas implementadas por ela? Como está a sua lavagem de mãos?
4. Existe uma comissão ou serviço de farmácia responsável pela segurança no uso de medicamentos? Você visualiza melhorias no uso de medicamentos?
5. O banco de sangue tem um processo seguro, da coleta até a administração de hemocomponentes? Existem barreiras para evitar trocas de bolsas e transfusões incompatíveis?
6. Como está a estrutura do ambiente? Existem medidas de cuidado com descartes, lixo? A limpeza está adequada?
7. Existe ouvidoria para receber as reclamações dos pacientes e familiares? Você já esteve envolvido em alguma queixa?
8. Você se sente confiante para notificar alguma coisa que está inadequada? Se sim, sabe pra quem e como receberá retorno?
9. A instituição é acreditada por algum órgão nacional?
10. A instituição é acreditada por algum órgão internacional?
11. A instituição está inserida no Programa Nacional de Segurança do Paciente?
12. Tem implantado o Núcleo de Segurança do Paciente (NSP)? Como é a estrutura? Quem são os líderes?
13. Como a instituição trabalha com as metas internacionais?
14. Quais são as outras medidas prioritárias que estão sendo trabalhadas?
15. Como são feitos os registros em prontuário? Se existe prontuário eletrônico, você sabe usufruir de todas as suas facilidades? Você preenche de forma legível e clara aquilo que faz?
16. Como a instituição trabalha com os incidentes e os eventos adversos? Existe um sistema para receber as notificações de incidentes? Tem uma comissão de segurança do paciente ou de gerenciamento de risco? Na ocorrência de um evento grave, ocorre análise dos eventos e são implementadas melhorias? Você percebe as barreiras para evitar que um evento se repita?
17. Você sabe acessar políticas, planos, documentos, POPs, protocolos assistenciais, institucionais, setoriais na instituição? Quais são as documentações disponíveis on-line?
18. A comunicação dentro da instituição é transparente, promove divulgação de material educativo nesta área? Você lê e experimenta aplicá-las na sua prática?
19. Você percebe mudanças positivas na cultura de segurança da instituição? Existe um ambiente de cultura justa em que a cultura da culpa, a punição direta sem análise do que aconteceu ainda existe?
20. Percebe o avanço em seus processos de trabalho? Como você aplica no seu dia a dia? Sabe a quem se reportar para sugerir melhorias, queixas, sugestões?

## ■ SEQUÊNCIA PROCEDIMENTOS PARA REALIZAÇÃO DO ATO ANESTÉSICO SEGURO

As metas internacionais devem ser aplicadas constantemente nas diferentes etapas do perioperatório, conforme apresentado a seguir.

### Preparo da Sala Cirúrgica para o Procedimento Anestésico

O anestesiologista deve realizar com antecedência o preparo do material anestésico na sala de cirurgia antes de admitir o paciente. Realizar checagem geral de todos os materiais, equipamentos, sistema de gases e medicamentos que pretende utilizar, verificando sua disponibilidade e funcionamento adequado.

Há um movimento das sociedades de anestesia, para promover administração segura de medicamentos e para padronizar práticas de rotulagem. Rótulos incompletos ou incorretos podem levar a erros de administração e falhas na comunicação durante a transferência de cuidados. A rotulagem e a identificação realizadas pelo anestesiologista são processos curtos e simples que devem estar incorporados na sua rotina diária, mesmo em situações de alta pressão de tempo.[46] Erros de medicação em período perioperatório demonstram o papel crucial dos anestesistas no desenvolvimento de estratégias de administração segura de medi-

camentos. A padronização de medicamentos em conjunto com a implementação de soluções tecnológicas, como a apresentação de seringas pré-preenchidas, são barreiras para otimizar a segurança do paciente. A **Tabela 10.12** relaciona os pontos práticos a serem seguidos para o uso seguro de medicamentos.[46]

A **Tabela 10.13** relaciona os pontos práticos a serem seguidos para a preparação para a anestesia e a **Tabela 10.14** mostra as ações e recomendações altamente relevantes para a prática segura da anestesia, conforme a WHO e a Resolução 2174/2017 do Conselho Federal de Medicina.[12,47]

**Tabela 10.12  Uso seguro de medicamentos.**

1. O uso adequado de rótulos apropriados.
2. Todos os medicamentos retirados de sua embalagem original devem ser identificáveis.
3. Qualquer seringa (ou outro recipiente) que contém um medicamento e que deixa as mãos da pessoa deve ser rotulada.
4. O medicamento deve ser colocado em seringas (ou colocado em outros recipientes) e o anestesiologista deve rotular a seringa (ou o outro recipiente), checando a medicação e a seringa ao mesmo tempo.
5. Na verificação das etiquetas de seringas (ou outros recipientes), deve-se incluir o passo de verificar o nome do medicamento escrito na etiqueta com o nome que consta na ampola ou frasco.
6. Todo medicamento ou fluido que não pode ser identificado deve ser considerado inseguro e descartado.

## Avaliação Pré-anestésica

A **Tabela 10.15** relaciona os pontos práticos a serem seguidos para a avaliação pré-anestésica.[12] Este tema será amplamente discutido na **Parte 7 Avaliação e Preparo Pré--Operatório** desse tratado.

## Termos de Consentimento Informado

Uma série de documentos foram sendo incorporados à prática diária, dentre estes o Termo de Consentimento Informado (TCI). Esse documento revela-se como oportunidade de discutir de forma clara e simples junto ao paciente

---

**Tabela 10.13 Pontos práticos para a preparação para a anestesia.**

- O sistema de anestesia deve ser verificado antes de cada ato anestésico, antes do início da primeira cirurgia do dia e depois de qualquer reparação ou manutenção de equipamento ou introdução de novos equipamentos.
- Deve existir na instituição um programa de manutenção para equipamentos anestésicos e acessórios, que devem ser inspecionados e registrados regularmente por pessoal qualificado.
- Deve haver armazenamento adequado e seguro para proteger medicamentos, em especial os opioides.
- São necessárias medidas de controle da infecção para garantir que os materiais potencialmente contaminantes não sejam transferidos entre os pacientes ou profissionais. Estes devem incluir filtros descartáveis para proteger pacientes e circuitos. Prática estéril deve ser seguida para procedimentos clínicos, como na inserção de cateteres venosos centrais.
- Soluções de reposição volêmica devem ser preferencialmente aquecidas.
- Verificar reserva de hemoderivados.
- Onde quer que a anestesia obstétrica seja realizada, deve existir uma área específica para avaliação e reanimação de recém-nascidos, incluindo oxigênio, aparelho de aspiração, tomadas elétricas, uma fonte de calor radiante e equipamentos para manejo da via aérea neonatal e reanimação.
- Políticas sobre o fluxo nas salas de cirurgias devem ser organizadas. Estas devem incluir detalhes sobre a composição e organização dos horários de funcionamento.
- Um sistema de registro (em papel ou eletrônico) é essencial para anestesia e cirurgia.

---

**Tabela 10.14 Ações e recomendações altamente relevantes para a prática segura da anestesia.[12,47]**

- O primeiro e mais importante componente do cuidado anestésico é a presença contínua de um profissional vigilante e bem treinado.
- O oxigênio suplementar deve ser fornecido para todos os pacientes submetidos à anestesia geral. A oxigenação dos tecidos e a perfusão devem ser monitorizados continuamente por meio de um oxímetro de pulso.
- Monitorização contínua da ventilação, incluindo os teores de gás carbônico exalados, monitorados por capnógrafo, nas seguintes situações: anestesia sob via aérea artificial e/ou ventilação artificial e/ou exposição a agentes capazes de desencadear hipertermia maligna.
- A circulação deve ser monitorada continuamente por determinação da pressão arterial e dos batimentos cardíacos e determinação contínua do ritmo cardíaco por meio de cardioscopia. Monitorização hemodinâmica avançada (pressão arterial invasiva, pressão venosa central e/ou monitorização do débito cardíaco) deve ser considerada a depender da gravidade do paciente e/ou do porte do procedimento.
- Determinação da temperatura e dos meios para assegurar a normotermia, em procedimentos com duração superior a 60 (sessenta) minutos e, nas condições de alto risco, independentemente do tempo do procedimento (prematuros, recém-nascidos, história anterior ou risco de hipertermia maligna e síndromes neurolépticas).
- A profundidade da anestesia deve ser avaliada regularmente por observação clínica. Entende-se que o uso de monitores de consciência deve ser estimulado, especialmente em anestesia venosa total e condições clínicas de elevado risco de despertar intraoperatório.
- A concentração de oxigênio inspirado deve ser monitorada ao longo de anestesia, com alarme ativado de baixa concentração de oxigênio. Além disso, um dispositivo de segurança para impedir administração de mistura hipóxica, deve ser usado.
- As concentrações de agentes voláteis (analisador de gases anestésicos) devem ser medidas de forma contínua, em amostras de gás inspiratório e expiratório.
- Um desfibrilador cardíaco deve estar disponível na unidade. Recomenda-se disponibilização de marca-passo transcutâneo.
- Um monitor de transmissão neuromuscular deve ser utilizado para avaliar o estado de relaxamento muscular e sua reversão quando utilizados bloqueadores neuromusculares.

---

**Tabela 10.15 Pontos práticos a serem seguidos para a avaliação pré-anestésica.**

- Revisar documentação do prontuário do paciente.
- Registrar peso, altura, IMC.
- Revisar e analisar exames laboratoriais e de imagem.
- Entrevistar o paciente.
- Identificar corretamente o paciente, por exemplo, pelo nome completo, prontuário, uso de pulseira de identificação, de acordo com os identificadores escolhidos pela instituição, confirmar a cirurgia e o local.
- Questionar sobre todas as questões de avaliação clínica, história pregressa, cirurgias anteriores, experiências prévias no pós-operatório, demais quesitos que existem no formulário de avaliação pré-anestésica da instituição.
- Verificar se o tempo de jejum está adequado.
- Risco de sangramento.
- Risco de broncoaspiração.
- Fatores de risco para náuseas e vômitos no pós-operatório.
- Documentar alergias.
- Realizar exame físico – em especial cardiovascular, respiratório, doenças infecciosas, lesões de pele.
- Avaliação da via aérea.
- Classificar o estado físico do paciente (ASA).
- Planejar a anestesia – trans e pós-operatório, incluindo o tipo de analgesia que será utilizado, onde o paciente vai se recuperar, tempo de alta previsto.
- Explicar para o paciente e esclarecer dúvidas.

os riscos de complicações, prováveis resultados, reações adversas e outras questões relativas ao ato anestésico e cirúrgico. A relevância também se relaciona ao estabelecimento de uma relação interativa e participativa, podendo o paciente aceitar ou recusar conscientemente alguma possibilidade de tratamento ou procedimento, sem que haja constrangimento por ambos os envolvidos, visto ser esse instrumento uma expressão de vontade.[7] A tarefa de garantir um consentimento informado do paciente deve ser feita antes de iniciar qualquer procedimento invasivo ou a administração de hemocomponentes. Em algumas instituições, o termo de consentimento para transfusão é documentado à parte.

O ambiente pode afetar negativamente nesse processo. Não raro, o TCI é apresentado imediatamente antes da cirurgia, em área pública, em que as distrações circundantes podem coagir o paciente a consentir sem compreender totalmente as informações descritas. Idealmente, o TCI deveria ser aplicado no consultório de avaliação pré-anestésica.[7]

Revisão do consentimento cirúrgico antes da cirurgia é parte crítica do *briefing* pré-operatório, pois implica identificação do paciente, a confirmação da cirurgia que será realizada, e, quando for o caso, da lateralidade do procedimento planejado.

## Aplicação da Lista de Verificação na Cirurgia e Anestesia – *Checklist* da Cirurgia Segura

O responsável pela aplicação do *checklist* da cirurgia deve dar início às perguntas que compõem o primeiro dos 3 estágios de boa prática **(Tabela 10.16)**.

Os elementos-chave do *checklist* não são uma surpresa para os anestesiologistas e cirurgiões, pois englobam informações que devem ser rotineiramente checadas na prática diária. Entretanto, a diferença do seu uso é que a informação passa a ser compartilhada com todos os membros da equipe. Além disso, o *checklist* fornece uma oportunidade para que a equipe explicite elementos de preocupação do paciente de forma rotineira.

A evidência mais convincente do sucesso da implementação do *checklist* da OMS foi publicada em 2009 no *New England Journal of Medicine*.[45] Esse estudo verificou que a implementação de um *checklist* de 19 itens em 8 hospitais,

com o objetivo de melhorar a comunicação entre o time cirúrgico e a consistência do cuidado operatório, reduziu a mortalidade de 1,5% para 0,8% e as complicações graves de 11% para 7%. Outros estudos comprovam que tal prática reduz a morbimortalidade mesmo em países em desenvolvimento.

Na **Figura 10.3** há um exemplo de *checklist* de cirurgia segura (modelo atualmente utilizado no Hospital de Clínicas de Porto Alegre), com os elementos principais que devem ser respondidos pelas equipes em três momentos diferentes:

1. Na entrada da sala (*sign-in*);
2. Imediatamente antes do início da cirurgia (*time-out*);
3. Antes da saída de sala (*sign-out*).

Cada instituição pode adaptar o *checklist* para atender demandas específicas, desde que se mantenham as questões principais. Ademais, a equipe, deve efetivamente se comunicar e trocar informações críticas para a condução segura da cirurgia.[12]

Apesar das evidências e das políticas para estimular a sua implementação, a sua adoção apresenta barreiras e desafios listados na **Tabela 10.17**.

## Realização da Anestesia e Início da Analgesia Pós-operatória

A **Tabela 10.18** mostra as recomendações para condução de uma anestesia segura.

## Pós-operatório – Transporte, Admissão e Alta da Sala de Recuperação Pós-anestésica

Antes de transferir o paciente, o anestesista deve assegurar-se que a Sala de Recuperação Pós-anestésica (SRPA) esteja preparada para assumir a responsabilidade sobre o paciente.[49] Os pacientes devem ser transferidos da sala de cirurgia para a SRPA com cuidado extremo, pois as fragilidades decorrentes da recente recuperação anestésica ainda estão presentes e podem se alterar abruptamente. O anestesiologista deve se posicionar na cabeceira do paciente para exercer maior controle das vias aéreas, estado de consciência e promover segurança e tranquilidade ao paciente.

---

**Tabela 10.16  Os três estágios de boa prática para a segurança do paciente no transoperatório – *checklist* da cirurgia segura.**[48]

- **Identificação ou *Sign-in*:** (antes da indução anestésica): Momento em que se verifica verbalmente a identidade do paciente, o procedimento e o local da cirurgia e se os Consentimentos Livre e Esclarecido para o procedimento foram assinados. O coordenador da execução do *checklist* observa se o lado correto da cirurgia foi sinalizado. Deve rever verbalmente, com a equipe de anestesia, se o paciente possui dificuldade de acesso de via aérea, risco de perda sanguínea ou de reação alérgica, de modo a garantir a segurança durante o procedimento anestésico.

- **Pausa Cirúrgica ou *Time-out*:** Conferência imediatamente antes da incisão cirúrgica (antes da incisão na pele – pausa cirúrgica): Momento em que todos os profissionais presentes na sala de cirurgia, e que irão participar ativamente do procedimento, se apresentam (nome e função); faz-se a conferência, em voz alta, da identidade do paciente, do procedimento e da parte do corpo que será operada. Em seguida, verbalmente, revisa-se os pontos críticos para a cirurgia, confirma o uso profilático de antibióticos; certifica-se da disponibilidade dos exames de imagem.

- **Conferência final ou *Sign-out*:** Conferência ao final do procedimento (antes do paciente sair da sala cirúrgica): Realizado em conjunto com toda a equipe, o coordenador analisa o procedimento, contam-se as compressas e os instrumentos, rotulam-se as peças anatômicas ou outras amostras obtidas, checam-se informações sobre quaisquer danos nos equipamentos, assim como outros problemas a serem resolvidos; finaliza-se traçando os planos de cuidados em relação ao pós-operatório, antes do encaminhamento do paciente à sala de recuperação anestésica ou área de cuidados intensivos.

## Checklist | **Cirurgia segura**

HOSPITAL DE CLÍNICAS PORTO ALEGRE RS

**PACIENTE** *Nome completo:* ______ *Data de nascimento:* ___/___/___
*Alergias:* ______

**PROCEDIMENTO** *Procedimento proposto:* ______
*Lateralidade ou Níveis:* ☐ *Direita* ☐ *Esquerda* ☐ *Bilateral* ☐ *Não se aplica* ☐ *Outro: Qual?* ______

EQUIPE *Cirúrgica:* ______
*Anestesista:* ______ ☐ *NA* *Enfermeiro:* ______
*Circulante:* ______ *Instrumentador:* ______

### ENTRADA | SIGN IN

**Paciente:**
☐ Identificação, Procedimento, Lateralidade, Alergias e Consentimentos

**Anestesista:**
☐ Equipamento de anestesia
☐ Via aérea difícil?
Risco ☐ baixo ☐ intermediário ☐ alto ☐ muito alto

**Cirurgião:**
☐ Preocupações específicas
☐ Risco de perda sanguínea
☐ Reserva de hemocomponentes disponível
☐ Sim ☐ Não
Tempo cirúrgico ______

**Conferência entre todos:**
☐ Materiais
☐ OPME
☐ Equipamentos especiais

### PAUSA | TIME OUT

☐ **Apresentação da equipe:** Nome e função

**Confirmações com todos presentes:**
☐ Identificação do paciente
☐ Procedimento proposto
☐ Lateralidade ______

☐ **Profilaxia antimicrobiana** administrada nos últimos 60 minutos?

**HORÁRIO DA PAUSA:** ______ **h** ______ **min**

### SAÍDA | SIGN OUT

**Conferência com todos:**
☐ Paciente com pulseira de identificação?
☐ Procedimento executado foi o proposto?
☐ Peças cirúrgicas corretamente identificadas?
☐ Equipamentos apresentaram problemas?
☐ Prescrição do pós-operatório realizada

**Confirmar com cirurgião / anestesista**
☐ Alguma preocupação no pós-operatório?
☐ Profilaxia tromboembólica no pós-operatório?
☐ Destino do paciente ______

| CONTAGEM | Compressas | Compressinhas | Gazes | Torundas/ torundinhas |
|---|---|---|---|---|
| INICIAL | | | | |
| FINAL | | | | |

▲**Figura 10.3** Exemplo de *checklist* – modelo do hospital de clínicas de porto alegre.

**Tabela 10.17 Barreiras à implementação do *checklist*.**

- **Ansiedade e falta de familiaridade:** O contato íntimo entre os componentes do time cirúrgico pode ser desafiador e causar constrangimento até que a equipe acostume-se com a rotina.
- **Hierarquia da equipe:** A hierarquia presente dentro da sala de cirurgia pode dificultar a realização, e estudos mostram que o *checklist* tem maior chance de ser realizado quando o cirurgião e o anestesiologista apoiam sua realização.
- **Logística e tempo:** Membros da equipe podem estar ausentes no momento da realização.
- **Redundância na coleta de informações:** Embora os diversos componentes do time cirúrgico já tenham realizado as mesmas perguntas em outros momentos, parecendo uma atividade repetitiva, esse é o único momento que toda a equipe se encontra reunida.
- **Relevância do conteúdo do *checklist*:** O *checklist* da OMS é genérico e deve ser modificado de acordo com as circunstâncias locais, pois alguns itens podem não ser relevantes a um tipo particular de procedimento e de acordo com as necessidades da instituição.

**Tabela 10.18 Recomendações para condução de uma anestesia segura.**

- Realização da técnica anestésica planejada, inclusive a técnica de analgesia de neuroeixo ou bloqueio de nervo periférico, quando indicados.
- Monitoramento adequado usando monitores, de acordo com a complexidade do caso.
- Manter vigilância presencial constante.
- Monitorar o débito urinário e sangramento quando presente.
- Reposição de jejum.
- Reposição volêmica – manutenção transoperatória.
- Aquecimento do paciente, manter temperatura acima de 35,5ºC.
- Manter atenção plena a mudanças de condição clínica do paciente e as alterações desencadeadas pelo procedimento cirúrgico.
- Identificar precocemente incidentes e tratá-los. Na ocorrência de eventos adversos graves ou complicações, inicie o manejo de acordo com o protocolos pertinentes, não hesitando em pedir ajuda.
- Ao final do procedimento, o anestesista deve estar atento à aplicação da última etapa do *checklist*, que deve impedir a retenção inadvertida de instrumentos e esponjas em feridas cirúrgicas.

Os cuidados necessários para o transporte dependem da condição clínica geral do paciente, estabilidade hemodinâmica e grau de consciência. Em pacientes que necessitarão de cuidados críticos pode haver necessidade do uso de oxigênio suplementar, uso de monitores básicos com o oxímetro de pulso e de ventilação artificial. O anestesista normalmente assume a responsabilidade do cuidado até a admissão na SRPA ou UTI.[36] Cuidado adicional para adequado posicionamento de suportes e fixação à maca para evitar acidentes se faz necessário.

Após a realização de qualquer técnica de anestesia, o paciente deverá ser admitido numa sala de recuperação pós-anestésica. Manter a linha de cuidado, sem descontinuidades da assistência, é um dos objetivos da permanência do paciente na SRPA até que obtenha condições de alta satisfatórias. Desde a admissão até o momento da alta, os pacientes devem permanecer monitorados quanto à circulação, à respiração, ao estado de consciência e dor. Um médico, de preferência anestesiologista, deve ser responsável pelos cuidados na SRPA.[50]

A transferência de cuidado do anestesiologista para o médico da SRPA deve obedecer a uma rotina padronizada; sugere-se que seja adotado um *checklist* de passagem de cuidados (*handover*). Após a devida monitorização do paciente no leito da SRPA, as seguintes informações devem ser comunicadas: identificação, idade, ASA, comorbidades e alergias prévias, resumo da história clínica, cirurgia realizada, descrição da técnica anestésica, principais fármacos utilizados (incluindo opioide neuroaxial), analgesia, presença de cateter peridural, linhas venosas periféricas e central, presença de cateter arterial, sondas e/ou drenos; monitores utilizados, balanço hídrico; reversão do bloqueio neuromuscular, profilaxia de náuseas e vômitos, duração do procedimento, relato de intercorrências e complicações, necessidades especiais de cuidados. O uso de oxigênio suplementar pode ser reservado aos pacientes de maior risco ou aos que apresentam dessaturação. A suplementação de oxigênio pode mascarar uma hipoventilação e não é garantia que a hipoxemia não irá se desenvolver.

Habitualmente, a primeira hora de permanência na SRPA exige maior atenção da equipe assistencial, devido aos riscos aumentados de instabilidade respiratória e hemodinâmica.

Deve haver registros de admissão e evolução, em formulário próprio ou no prontuário eletrônico. Planejamento pós-operatório: drenos, sondas, analgesia, monitores especiais, necessidade de assistência ventilatória, controle hemodinâmico ou metabólico. É recomendado que instituições que realizam procedimentos de maior complexidade tenham uma rotina estabelecida para acompanhamento dos pacientes no pós-operatório, inclusive com serviço de dor aguda. A decisão entre alta ou transferência para outras áreas depende dos critérios da instituição, mas os princípios gerais são a manutenção de cuidados até que haja retorno das condições basais com estabilidade respiratória e hemodinâmica.

## ■ CONCLUSÃO

A segurança da prática da anestesia aumentou significativamente. O sistema como um todo tem facilitado esse processo à medida que institui barreiras que dificultam o erro humano. Estruturar ambientes e sistemas de saúde para minimizar a incidência e o impacto dos erros humanos é essencial e alcançável, ademais melhorias só podem ser instituídas quando a cultura da comunicação de eventos evoluir da culpa à compreensão e aprendizado com os erros.[49]

As tecnologias em saúde seguem avançando, o que contribui enormemente para a prática da anestesia, caracterizada pela dependência de equipamentos singulares e sofisticados, desde monitores até medicamentos mais seguros, com farmacocinética adequada para contribuir com bons resultados. Ainda assim, existe vasta quantidade de trabalho a ser feito, a ampliação dos domínios dos anestesiologistas para além da sala de cirurgia exige seu envolvimento efetivo para trabalhar com sistemas complexos de cuidado.

Exige-se mais do anestesiologista como indivíduo. Ele deve atuar de maneira comprometida com os padrões de segurança das organizações e instituições acreditadoras. Deve se dispor a realizar treinamentos complementares, tais como gestão de processos, gestão em saúde, liderança, comunicação assertiva, resolução de conflitos, trabalho em equipe eficaz em ambientes dinâmicos e lidar com as demandas dos locais de trabalho. Reformular o currículo da anestesiologia para a formação integral é uma demanda urgente que exige planejamento, investimentos, monitoramento de resultados e avaliação permanente para que resultem em anestesiologistas competentes e preparados para o futuro.

Além disso, o movimento mundial em segurança em saúde aponta para uma direção prioritária: o cuidado centrado no paciente, realizado em colaboração com suas famílias, levando em conta as circunstâncias, suas necessidades e preferências.[49] Dessa forma, a anestesiologia seguirá seu caminho de excelência, como especialidade modelo no avanço do cuidado seguro, e o anestesiologista continuará a realizar uma prática clínica eficiente, atualizada, compatível com os recursos disponíveis, humanista e ética.

## REFERÊNCIAS

1. Bainbridge D, Martin J, Arango M, Cheng D; Evidence-based Peri-operative Clinical Outcomes Research (EPiCOR) Group. Perioperative and anaesthetic-related mortality in developed and developing countries: a systematic review and meta-analysis. Lancet. 2012;380(9847):1075-1081.
2. Institute of Medicine (US) Committee on Quality of Health Care in America. To Err is Human: Building a Safer Health System. Kohn LT, Corrigan JM, Donaldson MS, editors. Washington (DC): National Academies Press (US); 2000.
3. GBD 2016 Causes of Death Collaborators. Global, regional, and national age-sex specific mortality for 264 causes of death, 1980–2016: a systematic analysis for the Global Burden of Disease Study 2016. Lancet. 2017;390(10100):1151-1210.
4. Bainbridge D, Martin J, Arango M, Cheng D; Evidence-based Peri-operative Clinical Outcomes Research (EPiCOR) Group. Perioperative and anaesthetic-related mortality in developed and developing countries: a systematic review and meta-analysis. Lancet. 2012;380(9847):1075-1081.
5. Wacker J, Staender S. The role of the anesthesiologist in perioperative patient safety. Curr Opin Anaesthesiol. 2014;27(6):649-656.
6. Nepogodiev D, Martin J, Biccard B, Makupe A, Bhangu A; National Institute for Health Research Global Health Research Unit on Global Surgery. National Institute for Health Research Global Health Research Unit on Global Surgery. Global burden of postoperative death. Lancet. 2019;393(10170):401.

7. Winters B, Gurses A, Pronovost P. Operating room safety [Internet]. UpToDate, Wolters Kluwer Health. 2012. Available from: https://www.uptodate.com/contents/patient--safety-in-the-operating-room

8. Reason J. Safety in the operating theatre - Part 2: Human error and organization failure. Qual Saf Health Care. 2005;14(1):56-61.

9. James JT. A New, Evidence-based Estimate of Patient Harms Associated with Hospital Care. J Patient Saf. 2013;9(3):122-128.

10. Mellin-Olsen J, Staender S, Whitaker D, Smith AF. The Helsinki Declaration on Patient Safety in Anaesthesiology. Eur J Anaesthesiol. 2010;27(7):592-597.

11. WHO Guidelines on Hand Hygiene in Health Care First Global Patient Safety Challenge Clean Care is Safer Care. Geneva: World Heal Organization. 2009.

12. World Health Organization. WHO Guidelines for Safe Surgery 2009 [Internet]. Geneva, 2009. [Acesso em 29 oct 2016]. [cited 2019 Dec 1]. Available from: https://iris.who.int/bitstream/handle/10665/44185/9789241598552_por.pdf?sequence=8&isAllowed=y

13. Lagasse R, Pollak E. Measuring the clinical competence of anesthesiologists. Adv Anesth. 2010;28(1):35-57.

14. Monk T, Saini V, Weldon B, Sigl JC. Anesthetic management and one-year mortality after noncardiac surgery. Anesth Analg. 2005;100(1):4-10.

15. Vane MF, do Prado Nuzzi RX, Aranha GF, da Luz VF, Sá Malbouisson LM, Gonzalez MM, et al. Parada cardíaca perioperatória: uma análise evolutiva da incidência de parada cardíaca intraoperatória em centros terciários no Brasil. [Perioperative cardiac arrest: an evolutionary analysis of the intra-operative cardiac arrest incidence in tertiary centers in Brazil]. Rev Bras Anestesiol. 2016;66(2):176-182.

16. Staender S, Mahajan R. Anesthesia and patient safety: have we reached our limits? Curr Opin Anaesthesiol. 2011;24(3):349-353.

17. Metzner J, Posner K, Lam M, Domino KB. Closed claims' analysis. Best Pr Res Clin Anaesthesiol. 2011;25(2):263-276.

18. Malik GR, Wolfe AR, Soriano R, Rydberg L, Wolfe LF, Deshmukh S, et al. Injury-prone: peripheral nerve injuries associated with prone positioning for COVID-19-related acute respiratory distress syndrome. Br J Anaesth. 2020;125(6):e478-e480.

19. Yang Y, Rivera A, Fortier C, Abernathy JH 3rd. A Human Factors Engineering Study of the Medication Delivery Process during an Anesthetic: Self-filled Syringes versus Prefilled Syringes. Anesthesiology. 2016;124(4):795-803.

20. Neuman M, Fleisher L. Risk of Anesthesia. In: Miller's Anesthesia. 8th ed. Philadelphia: Elsevier; 2015. p. 1056-1084.

21. Shah N, Hamilton M. Clinical review: Can we predict which patients are at risk of complications following surgery? Crit Care. 2013;17(3):226.

22. Anderson I, Eddleston J, Grocott M, Lees N, Lobo D, Loftus I, et al. The Higher Risk General Surgical Patient: Towards Improved Care for a Forgotten Group. London: The Royal College of Surgeons of England; 2011.

23. Oliver CM, Walker E, Giannaris S, Grocott MPW, Moonesinghe SR. Risk assessment tools validated for patients undergoing emergency laparotomy: A systematic review. Br J Anaesth. 2015;115(6):849-860.

24. Protopapa KL, Simpson JC, Smith NCE, Moonesinghe SR. Development and validation of the Surgical Outcome Risk Tool (SORT). Br J Surg. 2014;101(13):1774-1783.

25. Glance L, Lustik S, Hannan E, Osler TM, Mukamel DB, Qian F, et al. The Surgical Mortality Probability Model: derivation and validation of a simple risk predic-tion rule for noncardiac surgery. Ann Surg. 2012;255(4):696-702.

26. Haga Y, Ikejiri K, Wada Y, Takahashi T, Ikenaga M, Akiyama N, et al. A multicenter prospective study of surgical audit systems. Ann Surg. 2011;253(1):194-201.

27. Boersma E, Kertai MD, Schouten O, Bax JJ, Noordzij P, Steyerberg EW, et al. Perioperative cardiovascular mortality in noncardiac surgery: Validation of the Lee cardiac risk index. Am J Med. 2005;118(10):1134-1141.

28. Donati A, Ruzzi M, Adrario E, Pelaia P, Coluzzi F, Gabbanelli V, et al. A new and feasible model for predicting operative risk. Br J Anaesth. 2004;93(3):393-399.

29. Sankar A, Johnson SR, Beattie WS, Tait G, Wijeysundera DN. Reliability of the American Society of Anesthesiologists physical status scale in clinical practice. Br J Anaesth. 2014;113(3):424-432.

30. Atherly A, Fink AS, Campbell DC, Mentzer RM, Henderson W, Khuri S, et al. Evaluating alternative risk-adjustment strategies for surgery. Am J Surg. 2004;188(5):566-570.

31. Sutton R, Bann S, Brooks M, Sarin S. The Surgical Risk Scale as an improved tool for risk-adjusted analysis in comparative surgical audit. Br J Surg. 2002;89(6):763-768.

32. Makary MA, Segev DL, Pronovost PJ, Syin D, Bandeen-Roche K, Patel P, et al. Frailty as a predictor of surgical outcomes in older patients. J Am Coll Surg. 2010;210(6):901-908.

33. Gutierrez CS, Passos SC, Castro SMJ, Okabayashi LSM, Berto ML, Lorenzen MB, et al. Few and feasible preoperative variables can identify high-risk surgical patients: derivation and validation of the Ex-Care risk model. Br J Anaesth. 2021;126(2):525-532.

34. Duceppe E, Parlow J, MacDonald P, Lyons K, McMullen M, Srinathan S, et al. Canadian Cardiovascular Society Guidelines on Perioperative Cardiac Risk Assessment and Management for Patients Who Undergo Noncardiac Surgery. Can J Cardiol. 2017;33(1):17-32.

35. Stefani L, Gutierrez C, Castro S, Zimmer RL, Diehl FP, Meyer LE, et al. Derivation and validation of a preopera-tive risk model for postoperative mortality (SAMPE model): An approach to care stratification. PLoS One. 2017;12(10):1-14.

36. Goldfrad C, Rowan K. Consequences of discharges from intensive care at night. Lancet. 2016;355(9210):1138-1142.

37. Pearse RM, Moreno RP, Bauer P, Pelosi P, Metnitz P, Spies C, et al. Mortality after surgery in Europe: a 7 day cohort study. Lancet. 2012;380(9847):1059-1065.

38. Sobol JB, Wunsch H. Triage of high-risk surgical patients for intensive care. Crit Care. 2011;15(2):217.

39. Ghaferi A, Birkmeyer J, Dimick J. Complications, failure to rescue, and mortality with major inpatient surgery in medicare patients. Ann Surg. 2009;250(6):1029-1034.

40. Ferraris V, Bolanos M, Martin J, Mahan A, Saha SP. Identification of patients with postoperative complications who are at risk for failure to rescue. JAMA Surg. 2014;149(11):1103-1108.

41. Stahlschmidt A, Passos SC, Cardoso GR, Schuh GJ, Gutierrez CS, Castro SMJ, et al. Enhanced peri-operative care to improve outcomes for high-risk surgical patients in Brazil: a single-centre before-and-after cohort study. Anaesthesia. 2022;77(4):416-427.

42. Williamson JA, Webb RK, Sellen A, Runciman WB, Van der Walt JH. The Australian Incident Monitoring Study. Human failure: an analysis of 2000 incident reports. Anaesth Intensive Care. 1993;21(5):678-683.

43. Hearns S. Peak Performance Under Pressure. Somerset, UK: Class Professional Publishing; 2019.

44. Kelly FE, Frerk C, Bailey CR, Cook TM, Ferguson K, Flin R, et al. Implementing human factors in anaesthesia: guidance for clinicians, departments and hospitals. Anaesthesia. 2023;78:458-478.

45. Haynes AB, Weiser TG, Berry WR, Lipsitz SR, Breizat AH, Dellinger EP, et al. A surgical safety checklist to reduce morbidity and mortality in a global population. N Engl J Med. 2009;360(5):491-499.

46. Hanna G, Levine W. Medication Safety in the Perioperative Setting. Anesth Clin. 2011;29(1):135-144.

47. Conselho Regional de Medina. RESOLUÇÃO CFM N° 2.174/2017 [Internet]. 2017 [cited 2023 Aug 20]. Available from: https://sistemas.cfm.org.br/normas/visualizar/resolucoes/BR/2017/2174

48. Mahajan R. The WHO surgical checklist. Best Pr Res Clin Anaesthesiol. 2011;25(2):161-168.

49. Patient safety is not a luxury. Lancet. 2016;387(10024):1133.

50. Conselho Regional de Medicina. Resolução CREMERS No 05/2007 [Internet]. 2007 [cited 2019 Oct 30]. Available from: http://www.sargs.org.br/downs/reso0507.pdf

# 11

# O Papel da Anestesia na Acreditação Hospitalar

**Luis Antonio dos Santos Diego** ■ **Alexandra Rezende Assad**

## INTRODUÇÃO

A acreditação de instituições de saúde é considerada um método valioso para verificar a qualidade do cuidado e a adesão aos princípios da segurança do paciente nos estabelecimentos assistenciais de saúde (EAS) e pertence ao arcabouço de ferramentas para a melhoria contínua na saúde[1,2] e, muito embora já seja um processo bem consolidado em países com instituições de saúde de alta confiabilidade e desempenho, também tem alcançado maior expressividade em países de baixa e média renda.[3]

A tríade Donabedian,[4] – estrutura, processos e resultados –, é uma abordagem clássica para a qualidade do cuidado que interrelaciona atributos como aceitabilidade, equidade e efetividade. Contudo, a partir da publicação do Institute of Medicine (IOM)[5] que salientou as evidências de níveis inaceitáveis de danos aos pacientes, outros atributos, como a segurança e a medicina centrada no paciente, foram agregados às avaliações da qualidade e desempenho das instituições. O surgimento de novas tecnologias e os desafios econômicos que terminam por envolver todos os *stakholders* possuíram um papel muito importante para a implementação que possam contribuir para a melhoria dos processos, – e a acreditação é um dos mais importantes.

A participação dos anestesiologistas no processo de acreditação vem aumentando sobremaneira quando inseridos no programa geral de acreditação da instituição, mas também devido à procura ativa de muitos serviços, departamentos ou grupos de anestesia por um processo específico. No Brasil, atualmente já são cerca de 60 desses serviços que possuem a certificação de acreditação pela metodologia Qmentum.[6] Ainda que possa restringir-se a apenas uma especialidade como a anestesiologia, o escopo da acreditação geralmente abrange toda a instituição, pois é um processo interati-

vo de conhecimento com o objetivo de entregar para a população serviços mais eficientes, e assim fortalecer o sistema de saúde como um todo.

Embora as diversas metodologias de acreditação no setor da saúde já sejam uma realidade no Brasil e no mundo,[7] ainda se percebe, no cotidiano do exercício profissional, alguns questionamentos sobre o processo, mas também por alguns gestores,[8,9] principalmente sobre seus benefícios, os quais extrapolam a visibilidade de um selo de qualidade e o pertencimento a uma organização orientada para a melhoria da qualidade e segurança dos EAS.[10]

## ■ CONCEITUALIZAÇÃO

Para melhor se compreender o processo de acreditação é muito importante que sejam clarificadas algumas diferenças conceituais. O licenciamento de qualquer EAS é obtido após o cumprimento de exigências legais emanadas do poder público por meio de leis e normas que são verificadas por meio de inspeções com caráter eminentemente fiscalizatório. Usualmente, a acreditação é uma decisão voluntária pela qual a instituição, alheia e distinta da organização de saúde, se submete com o objetivo de melhor conhecer o seu desempenho e evolução em qualidade e segurança do paciente. Essa revisão por pares é realizada confrontando-se as práticas existentes com um conjunto de padrões pré-estabelecidos e expresso em um manual de padrões elaborado pela agência acreditadora.

A metodologia da acreditação também se diferencia de outros processos voluntários, como por exemplo, a certificação pelos padrões da International Organization of Standardization (ISO),[11] a qual concentra sua avaliação no controle de processos e especificação dos propósitos institucionais centrados na disponibilidade de pessoal e equipamento e na acessibilidade dos serviços, sem contudo focar em resultados mais específicos, como a garantia de um ambiente de cuidados seguros. Existem outras modalidades de credenciamentos que podem ser mais restritos ao atendimento de requisitos próprios para a prestação de serviços, como por operadoras de saúde ou para atendimentos de alta complexidade, como transplante de órgãos por autoridades sanitárias.

Como pode-se observar, a avaliação na área de saúde é múltipla e até mesmo o modelo de acreditação possui diversas variações que consideram a realidade cultural, política, econômica e valores sociais de cada país. Entretanto, deve ser enfatizado que a acreditação alveja padrões ótimos de qualidade, – explícitos e publicados –, e não apenas requisitos mínimos que garantam a segurança pública. Todavia, o processo de acreditação não se propõe a ser prescritivo de técnicas categóricas. Sua metodologia é, atualmente, direcionada à melhoria da qualidade das instituições, com forte componente educativo e podendo exercer um relevante papel de validação do desempenho institucional perante a sociedade e organizações financiadoras, ainda que mantidas algumas reservas compactuadas entre as instituições.

## ▪ CONTEXTUALIZAÇÃO HISTÓRICA

Florence Nightingale, considerada patrona da enfermagem, destacou-se em seu trabalho durante a Guerra da Criméia (anos 1850) por observar a importância no seguimento clínico dos pacientes dos registros das observações clínicas e cirúrgicas. Entretanto, deve-se a Ernest A. Codman, cirurgião sediado em Boston (EUA) na década de 1910, a primazia de apresentar no Clinical Congress of Surgeons of North America de 1912 uma importante observação: "que o relato adequado dos registros cirúrgicos era fundamental para a avaliação dos resultados cirúrgicos" e, com maior ousadia para época, evocava que a eficiência dos hospitais poderia ser verificada por meio desses resultados.

Considerando as observações de Codman, o Amercian College of Surgeons concebeu um programa de padronização de hospitais que resultou na publicação, em 1924, do *Minimum Standard Document*.[12] Toda essa lide em busca da qualidade e segurança organizou-se, já no início dos anos 1950, na Joint Commission on Accreditation of Hospitals (JCHA) com a participação de diversas entidades estadunidenses e incluindo a Associação Médica Canadense (AMC). Entretanto, em 1958 a AMC separou-se da JCHA e fundou o Conselho Canadense de Acreditação Hospitalar.[13]

A International Society for Quality in Health Care (ISQua)[14] há 30 anos vem sendo uma grande incentivadora de programas de acreditação de serviços de saúde em todo o mundo e desenvolve um programa de acreditação de organizações acreditadoras. Desde então, muitos outros programas surgiram em diversos países[15] com diferentes sistemas, como a Espanha, Reino Unido, França, Austrália, a Nova Zelândia e a África do Sul que adotaram modelos nacionais.

No Brasil, algumas iniciativas autóctones surgiram nos anos 1980 com a participação do Colégio Brasileiro de Cirurgiões (CBC), da Associação Paulista de Medicina (APM), do Conselho Regional de Medicina do Estado de São Paulo (CREMESP), Federação de Hospitais do Paraná (FEHOSPAR) e do Programa de Acreditação do Rio Grande do Sul, cujas ex-

periências favoreceram a consolidação de uma metodologia nacional: a Organização Nacional de Acreditação (ONA).[16]

A partir de 1987 a JCHA ampliou seu escopo originando a Joint Commission on Accreditation of Healthcare Organizations (JCAHO), e posteriormente The Joint Commission,[17] e uma década após, a *holding* Joint Commission International (JCI)[18] com o objetivo de atender à demanda de instituições de saúde fora dos EUA; o Brasil foi um dos pioneiros nessa modalidade (1999).[19] Após acordo entre a JCI e o Consórcio Brasileiro de Acreditação (CBA) a aplicação da metodologia internacional expandiu-se no país.[20] Posteriormente, na década de 2000, a National Integrated Accreditation for Healthcare Organizations (NIAHO), programa oferecido pela Det Norske Veritas (DNV)[21] e aprovado pelo Centers of Medicare and Medicaid (CMS), dos Estados Unidos, vem atuando no Brasil e sua metodologia está integrada ao sistema ISO.

Outra metodologia que vem se consolidando no Brasil é a Qmentum, de origem canadense, a Accreditation Canada[22] possui um programa geral para os EAS e utiliza padrões da Health Standards Organization (HSO).[23] A Quality Global Alliance (QGA) atua no Brasil desde 2006 Instituto Qualisa de Gestão (IQG) e possui a peculiar característica de disponibilizar programas específicos para alguns serviços,[24] inclusive em anestesiologia. A Sociedade Brasileira de Anestesiologia (SBA) possui parceria técnica com o QGA para a edição do Manual de Padrões para Serviços de Anestesiologia, publicado em 2018, com revisão em 2022, além de incentivar a metodologia para os serviços, departamentos, grupos, empresas e cooperativas de anestesiologia, já alcançando, atualmente, quase uma centena de instituições.

A Agência Nacional de Saúde Suplementar (ANS) possui um Programa de Acreditação de Operadoras o qual as confere uma certificação de boas práticas. A adesão é voluntária e pode trazer para a operadora incentivos regulatórios.[25] A ANS também possui um programa de monitoramento da qualidade hospitalar que se baseia na acreditação das instituições.[26]

## ▪ PRINCIPAIS INSTITUIÇÕES ACREDITADORAS E SUAS DIFERENÇAS METODOLÓGICAS

A metodologia aplicada pelo sistema ONA possui 3 níveis de acreditação, sendo que o nível 1 preocupa-se principalmente com a segurança da instituição, o nível 2 enfatiza a integração da gestão, enquanto o nível 3 a excelência. As revalidações são realizadas a cada dois anos para os níveis 1 e 2. Para aquelas instituições que obtiveram nível 3 de excelência, a avaliação é trienal. As agências internacionais não possuem níveis de acreditação como a ONA e os certificados devem ser revalidados a cada três anos. O Manual ONA possui uma estrutura em quatro seções: liderança, atenção ao paciente, diagnóstico e terapêutica, e seção de apoio. Cada seção possui requisitos que são exigidos a cada nível.

A certificação no programa da JCI não estabelece níveis ("acreditado") e prevê recertificação a cada três anos das cerca de 70 instituições já acreditadas pela agência no Brasil.[27] O *Manual para Hospitais* está na 7ª edição e fornece a base para a acreditação de hospitais em todo o mundo. Os padrões definem as expectativas de desempenho, estruturas e funções, e estão divididos em duas seções principais: a primeira com padrões direcionados aos cuidados centrados no paciente e a segunda com aqueles relacionados à gestão da organização. Em cada seção, os padrões estão separados em capítulos. Os hospitais de ensino possuem dois capítulos específicos que abordam requisitos adicionais para educação médica. Cada padrão inclui um propósito e elementos mensuráveis. O propósito descreve a lógica do padrão e os elementos mensuráveis são os requisitos específicos da norma.

A Accreditation Canada no Brasil (QGA) aplica a metodologia internacional Qmentum em seu nível máximo, Diamond. A metodologia Qmentum permite diferenciações nos padrões conforme necessidades específicas, o que permite, como será apresentado mais adiante neste capítulo, a elaboração de um manual próprio para os serviços de anestesiologia[28] em parceria com a SBA.

Mais recente, a Agencia de Calidad Sanitaria de Andalucía (ACSA)[29] está presente no Brasil desde 2018 e possui um prazo de validade maior (5 anos) com uma metodologia também centrada no paciente e padrões adaptados à cultura brasileira.

## ◾ PARTICIPAÇÃO ATIVA DO ANESTESIOLOGISTA NO PROCESSO DE ACREDITAÇÃO

Os anestesiologistas podem participar do processo de acreditação, em princípio, de duas formas: como membro da equipe da instituição acreditadora, ou como componente do time que representa a instituição a ser avaliada. Neste capítulo, será discutida apenas a segunda possibilidade, uma vez que é a mais usual.

A maioria dos manuais possui padrões que apontam para a necessidade do setor, serviço ou departamento de anestesia possuir uma liderança formalmente constituída (chefe, responsável etc.) com responsabilidades perante os colegas anestesiologistas e interlocução com a gestão da instituição e outras instâncias que, além de dialogar com os setores da qualidade, geralmente são os responsáveis pelo acompanhamento de todo o processo de educação para a acreditação. A estruturação do serviço de anestesia deve ser de conhecimento de todo o corpo clínico, com um regimento próprio de conduta, além de participar de planos de desenvolvimento e melhoria contínua e segurança do paciente.

Hospitais eminentemente cirúrgicos e unidades focadas em procedimentos intervencionistas estão dentre os EAS nos quais o anestesiologista é mais atuante e, portanto, estará mais presente em todo o processo. Nesses casos, a participação do anestesiologista no time preparatório de educação para a acreditação é muito importante e recomendável. Nos últimos anos, tem sido cada vez maior a presença dos anestesiologistas nas etapas e nos processos institucionais envolvidos na acreditação hospitalar.

São diversos os fatores que indicam a importância da participação do anestesiologista no processo de acreditação, entre eles:

1. **Atuação em diversos setores da instituição:** o anestesiologista presta seus serviços em diversos setores da instituição, além do centro cirúrgico, tais como o setor de imagem para procedimentos de ressonância magnética, tomografia computadorizada, hemodinâmica, endoscopia e colonoscopia, centros obstétricos, unidades de curta permanência tanto intra-hospitalar quanto extra-hospitalar, além dos ambulatórios ou centros médicos nos quais realizam consultas de avaliação pré-anestésica ou o acompanhamento de pacientes com dor crônica. A sua atuação é diversa e abrange diferentes tipos de pacientes, tanto em idade quanto em complexidade e diversidade clínica. Dessa forma, o anestesiologista tem contato com as rotinas, protocolos e processos de múltiplas unidades, o que lhe confere a vantagem de conhecer as fragilidades de cada setor e sugerir possíveis melhorias. Não é incomum o anestesiologista perceber insumos, equipamentos, materiais e fármacos diferentes entre os diversos setores em que presta anestesia. Diferenças essas que podem aumentar as chances de ocorrência de eventos adversos. A qualidade do cuidado e a segurança do paciente deve ser consistente em todas as unidades e esse conhecimento se torna valioso para o desenvolvimento de processos que permitam substanciais melhorias. O aumento substancial de atividades fora do centro cirúrgico, como nos setores que exigem a participação do anestesiologista com o uso de sedação e cuidado anestésico continuado é cada vez mais visto como área de interesse pelas instituições acreditadoras, não só pelo aumento desse tipo de procedimentos, mas também pelas fragilidades que apresentam.

2. **Habilidades não técnicas:** as habilidades não técnicas ou *soft skills*, hoje consideradas quase tão importantes quanto o conhecimento técnico-científico na formação profissional, são muito importantes no processo de acreditação hospitalar. Essas habilidades complementam e são interdependentes das habilidades técnicas. Embora as habilidades técnicas sejam essenciais para um bom desempenho na sala de operação, a falta de habilidades não técnicas nos profissionais tem consistentemente sido responsável pela maioria dos quase erros e eventos adversos no período perioperatório. São um conjunto de habilidades/competências cognitivas, sociais e pessoais utilizadas pelo anestesista durante a realização de tarefas ou procedimentos em equipe de forma eficiente e segura e que ajuda a mitigar os erros devido ao fator humano. De forma didática, podem ser divididas em 2 grupos: habilidades cognitivas e mentais, como a tomada de decisão e *situation awarene*ss (SA) que são importantes num nível individual; e habilidades sociais e interpessoais, como o trabalho em equipe, comunicação e liderança.[30] Cerca de 70% de todos os erros em medicina podem ser atribuídos a fatores humanos e fragilidades nas habilidades não técnicas. Uma efetiva integração entre os dois tipos é muito importante e contribui para a anestesia segura.

3. **Habilidades técnicas:** as habilidades técnicas dos anestesiologistas permitem que ele possa utilizar na sua prática anestésica uma série de equipamentos como aparelho de anestesia, ventilador mecânico, monitores multiparamé-

tricos, invasivos e não invasivos, aparelhos de ultrassonografia, ecocardiografia, broncofibrosocopia, monitores de função neuromuscular, bombas de infusão que o capacitam tecnicamente para a elaboração de rotinas de trabalho e de utilização de aparelhos. Os anestesiologistas também manipulam diversos fármacos, sendo um dos poucos profissionais que prescrevem, preparam e administram medicamentos. A cadeia de medicamentos é bem conhecida pelos anestesiologistas, que possuem treinamento e práticas seguras de uso, como a tripla conferência na administração (no momento que separa a ampola, no momento que aspira o seu conteúdo e no momento que injeta a solução).

4. **Interação com vários setores do hospital no macroprocesso:** o anestesiologista no exercício das suas atividades interage com diversos setores do hospital no macroprocesso, entre eles: recepção, hotelaria, unidades de internação adulta ou pediátrica, terapia intensiva adulta ou pediátrica, emergência adulta ou pediátrica, farmácia, almoxarifado, controle de infecção hospitalar, hemoterapia, laboratório, nutrição, radiologia, higiene, almoxarifado, fisioterapia, transporte de pacientes, engenharia clínica etc. Dessa forma, o anestesiologista tem uma visão abrangente de todo o hospital o que é um facilitador, pois permite a integração da anestesia com diferentes setores, fato muito valorizado pelas agências avaliadoras.

5. **Engajamento e sensibilização dos outros profissionais:** o anestesiologista, mesmo que não esteja envolvido nos comitês institucionais ou na liderança dos processos, desempenha um papel fundamental no processo de acreditação hospitalar pelo seu engajamento nos protocolos institucionais, seguindo as etapas e cumprindo com os requisitos necessários para a qualidade do cuidado e a segurança do paciente. Outra ação do anestesiologista é a sensibilização dos demais colegas para que eles participem ativamente dos processos e da cultura de segurança da organização. As metas internacionais da segurança[31] **(Figura 11.1)** determinam os eixos para as

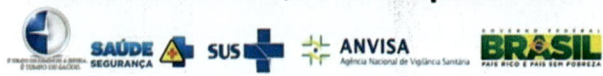

**▲ Figura 11.1** Segurança do paciente.
**Fonte:** Ministério da Saúde, Agência Nacional de Vigilância Sanitária (ANVISA).

ações de melhoria e o anestesiologista tem a oportunidade de atuar em todas as metas elencadas, muito embora a meta 4 esteja intrinsecamente ligada à prática cotidiana do anestesiologista seja em qual setor estiver exercendo a sua prática assistencial.

O programa Cirurgias Seguras Salvam Vidas[32] estabelece a Lista de Verificação de Segurança Cirúrgica, agregado ao Programa Nacional de Segurança do Paciente, faz parte do rol de atribuições em um processo de acreditação no qual os anestesiologistas possuem uma participação indispensável. Relevante reiterar a fundamental inclusão do paciente nesse processo em sua integralidade e não apenas nos momentos em que os Termos de Consentimento Livre e Esclarecidos são formalmente exigidos. O aprimoramento da comunicação é a essência desse processo e os *checklists,* dentre outras, são tão somente ferramentas estruturadas que auxiliam no cumprimento dessas metas com maiores efetividades.

## ■ DESAFIOS ENFRENTADOS NA ACREDITAÇÃO

Quando o hospital decide contratar uma agência acreditadora, inicia-se um longo, difícil e trabalhoso processo que exige o enfrentamento de uma série de desafios por parte de todos que trabalham na unidade de saúde. Dentre os maiores desafios encontra-se a resistência de alguns profissionais a adotarem algumas alterações necessárias às suas rotinas de trabalho. O principal motivo é o desconhecimento sobre o próprio processo, mas também pela sobrecarga de trabalho, aparentemente burocrático que sobrevém à elaboração de protocolos e atividades para adesão na prática clínica. Esse impacto adverso no nível de estresse dos profissionais[33] pode determinar ajustes e maior equilíbrio entre os riscos e os benefícios da acreditação e atividades para encorajar a aceitação e a participação dos profissionais de saúde no processo de acreditação.[34] A partir do entendimento da importância dessas mudanças organizacionais para a segurança do paciente e os benefícios que elas trazem para a instituição, os médicos passam a ser fomentadores para a criação da cultura de segurança, tornando-se ótimos parceiros nos processos de melhorias do cuidado. Deve-se buscar o envolvimento e a motivação dos profissionais do hospital ao processo de implantação dos requisitos de acreditação por meio de cartazes, mensagens de incentivos em cada setor, premiações, reuniões de *brainstorming*, e promovendo a participação de profissionais de cada setor em reuniões sobre as ações futuras e em andamento do processo.

A construção da cultura organizacional de segurança exige essas mudanças e inevitavelmente movem os profissionais de uma prática anterior, bem conhecida e mais confortável, para uma prática nova e muitas vezes desafiante. Esse é um momento muito delicado no qual as lideranças possuem um papel fundamental para garantir a adesão e evitar conflitos entre os membros da equipe.[35] O desempenho da liderança será o fulcro de todo o processo. A JCI possui um capítulo específico para "governo, liderança e direção" e a seção 1 do Manual ONA é sobre liderança e gestão de pessoas.

# ▪ PREPARAÇÃO PARA A ACREDITAÇÃO

A preparação para a acreditação envolve mudanças tecnológica, filosófica, cultural e na governança do hospital. A mudança tecnológica e de filosofia são alterações nas formas de execução do trabalho em termos de procedimentos, rotinas e normas do serviço prestado aos pacientes. A mudança cultural são alterações na cultura organizacional em termos de padrões, valores e crenças sobre como funciona a Organização. A mudança no sistema de governança do hospital se dá no processo de tomada de decisão e estrutura de poder. Essas mudanças devem estar alinhadas.

Satia e col.[36] recomendam sete condições para implantação bem-sucedida de serviços de gestão de qualidade em hospitais:

1. Sensibilizar a alta administração do hospital, obtendo o comprometimento desta para a importância de participar e apoiar as ações de implantação dos processos e mudanças;

2. Nomear um comitê de implantação contendo profissionais de diferentes áreas;

3. Realizar palestras e treinamento contínuo que envolvam todos os profissionais do hospital, desde o *frontline* até a alta administração;

4. Documentar a padronização dos procedimentos e criar uma sistemática de medição dos processos do hospital, monitorando-os;

5. Ter a participação dos clientes externos do hospital no processo de implantação, envolvendo-os em reuniões e discussões e obtendo suas sugestões;

6. Incentivar a participação e o envolvimento de todos os profissionais, por meio de premiações não necessariamente financeiras;

7. Fornecer os recursos, equipamentos e materiais necessários à implantação do Sistema de Gestão da Qualidade (SGQ).

As estratégias apresentadas por vários autores têm em comum a reafirmação de fatores fundamentais à implantação de um sistema de gestão de qualidade eficiente:

▪ Comprometimento da alta administração com o processo de implantação das mudanças e rotinas, fornecendo os recursos necessários;

▪ Conscientização e envolvimento de todos os profissionais no processo de implantação, inclusive, nomeando um comitê de implantação contendo profissionais e diferentes áreas da instituição;

Em relação a preparação para a acreditação, devem ser realizadas as seguintes etapas:

▪ **Diagnóstico organizacional:** em primeiro lugar é preciso identificar a situação atual dos processos internos e como a unidade se situa no mercado geral de saúde. Só é possível entender como estipular melhorias tendo uma visão precisa sobre a realidade a ser aprimorada. Nesta etapa, é importante mapear os vários setores do hospital para que se possa estabelecer os processos de melhoria contínua.

A partir do diagnóstico organizacional são elaborados planos de ação focados nas melhorais desejadas, com metas definidas.

▪ **Formação do time preparatório e treinamento**: por mais que a acreditação hospitalar exija esforços coletivos, ela precisa ser gerenciada por um profissional incumbido de lidar com todo o processo. Esse responsável pode ser alguém da própria equipe da unidade, que precisa ser capacitado para a tarefa, ou ainda um consultor externo contratado. Sua função é: monitorar todos os procedimentos; reconhecer as mudanças necessárias para a adaptação; garantir a transparência das adequações, mantendo contato constante com o time de direção hospitalar.

Para dar apoio, agilidade e conformidade a essas tarefas, também é fundamental criar um comitê/time preparatório para a acreditação, composto por profissionais multidisciplinares, capazes de lidar com as diferentes demandas da unidade no cumprimento dos requisitos.

Uma estratégia de promoção da Gestão da Qualidade focada na educação e treinamento em seus conceitos e valores é importante para disseminar novas culturas e paradigmas. Essa disseminação deve se iniciar na alta administração do hospital até chegar aos níveis mais operacionais. Educação e treinamento devem ocorrer com todos os profissionais do hospital.

Para que a acreditação hospitalar seja possível, todos os serviços prestados na unidade de saúde devem estar alinhados aos requisitos e parâmetros de melhorias contínuas estipulados pelas instituições acreditadores.

Como os profissionais de uma clínica ou hospital são diretamente responsáveis pelo cumprimento de suas atividades, é imprescindível promover uma capacitação completa com toda a equipe através de treinamentos periódicos sobre os planos de melhorias e os protocolos institucionais, os conceitos, requisitos e diretrizes da acreditação, por meio de palestras, vídeos explicativos, palestras com profissionais de hospitais acreditados entre outras medidas.

Assim, todo o quadro interno estará alinhado às exigências, não só para desempenhar suas funções com excelência, mas também para lidar com quesitos de liderança, procedimentos, gerenciamento de riscos, estratégias, entre outros de natureza semelhante.

▪ **Avaliação periódica e simulada:** no processo de obtenção da certificação de uma agência acreditadora além da avaliação inicial, é altamente recomendável a realização de avaliações periódicas e simuladas para verificar se os serviços prestados na unidade de saúde pelo *frontline* estão alinhados aos requisitos e aos planos de ação estabelecidos após o diagnóstico organizacional.

As atividades da sistemática de gestão recém-implantada devem ser monitoradas periodicamente por meio de indicadores para avaliação do desempenho analisado e melhorado. A finalidade é melhoria contínua das atividades. Além disso, através dessas avaliações pode-se acompanhar por meio de relatórios o amadurecimento da unidade de saúde em relação aos vários processos estabelecidos desde a avaliação inicial. Para certificar-se de que o planejamento está atingindo os resultados desejados, também é necessário realizar auditorias internas, por meio de um comitê multidisciplinar. Só assim o hospital pode determinar que os requisitos desejados estão sendo cumpridos e que é possível conquistar os níveis desejados de acreditação.

- **Avaliações de Recertificação:** após a obtenção da certificação, são estabelecidos novos prazos para uma nova visita que é de recertificação, em que são verificados os processos anteriores e também a melhoria contínua do hospital.

Uma unidade de saúde certificada não é garantia de não haver erros, mas ela tem processos de investigação e padrões para diminuir o risco de eventos adversos acontecerem. Quando um evento adverso ocorre nessas unidades acreditadas, eles são investigados e analisados para a instituição de novas barreiras para diminuir o risco desse evento voltar a ocorrer com outros pacientes.

O processo de diagnóstico, educação e preparação para a acreditação segue os padrões assistenciais e a jornada do paciente em toda sua extensão, desde a preparação, avaliação, planejamento assistencial, implementação, avaliação e reavaliação até a alta e seguimento pós-alta.

A acreditação requer a explicitação dos padrões e serão um guia para a avaliação. Muito embora os padrões sejam pedagogicamente distribuídos em capítulos ou seções, e seus propósitos explicitados, muitas das não conformidades observadas durante o processo de avaliação não se restringem a apenas um padrão específico, havendo não conformidades que podem envolver mais de um padrão. Cada metodologia possui peculiaridades que devem ser conhecidas. Ainda que a instituição já seja acreditada ou tenha alcançado um nível de excelência em uma metodologia de acreditação, não significa que estará em conformidade com os padrões exigidos por uma outra instituição acreditadora. Por exemplo, o Manual ONA possui uma organização menos hierarquizada em funções, como é observada no Manual da JCI, os quais estão distribuídos em duas seções que agrupam padrões como foco no paciente e na administração da instituição.

É imprescindível que se compreenda a lógica de cada padrão e de seu propósito, que é descrito para clarificar o sentido de tal exigência. Os padrões possuem elementos de mensuração, de modo a facilitar a avaliação e a aprovação ou não da instituição em todo o processo. Essa compreensão dos propósitos nem sempre é de fácil entendimento, pois pode envolver diversos componentes, inclusive resoluções, normas e leis não mencionadas diretamente. Por exemplo: os padrões e propósitos do capítulo Anestesia e Cirurgia, do Manual da JCI não trazem explicitadas as exigências contidas na Resolução CFM 2174/2017.[37]

A avaliação da acreditação é sempre um momento de muita apreensão,[38] como qualquer outra avaliação. Entretanto, também é uma grande oportunidade para o autoconhecimento institucional e a percepção do trabalho realizado por um olhar externo que geralmente é muito enriquecedor. As equipes de avaliação procuram ter uma abordagem colaborativa, muito diversa de auditorias ou fiscalizações por órgãos reguladores. Há sempre que se lembrar que todo o processo é voluntário e o objetivo é que, nas avaliações, se apontem lacunas, necessidades tecnológicas, melhorias nos sistemas de informação, revisão de metas, indicadores, gestão de risco e monitoramento do cuidado.

As visitas às unidades assistenciais pela equipe de avaliadores, as quais geralmente são compostas de médicos, administradores, enfermeiros e outros profissionais com treinamento, habilitação e experiência para o processo, são programadas com antecedência, mas não exclui a necessidade de ocorrerem extemporaneamente conforme o avaliador tenha a necessidade de melhor certificar-se de um determinado requisito importante para a conformidade ou não ao padrão estudado, pois a adesão ao padrão deve ser uniformemente observado em todos os setores do hospital. Entretanto, deve ser de conhecimento de todos que os avaliadores sempre estarão acompanhados pela equipe do hospital designada para a visita.

O método do rastreamento (*tracer),* no qual toda a jornada do paciente é acompanhada, é utilizado para os processos prioritários e trata-se de um momento muito rico no qual são expostos erros e acertos tanto da assistência quanto da gestão, e mais usualmente, da interseção de ambas. Esse método é interessante, pois permite que o avaliador observe a comunicação e relações entre as diversas unidades e setores, além da continuidade do cuidado; afinal a maioria dos eventos adversos ocorrem durante situações de *handoff*, nas quais há descolamento dos pacientes entre as unidades de internação ou durante as passagens de plantão.

São comuns inconsistências em processos recém-implantados, mas também muitas melhorias serão apontadas ao final e todos que trabalharam arduamente terão o júbilo por terem contribuído para as melhorias apontadas.

A coleta e análise das informações é um dos pontos-chave e mais observados pelos avaliadores que verificarão todos os sistemas de informação, estrutura e segurança, mas também se todo esse processo resulta em benefício para os pacientes e os envolvidos (serviços, instituição, profissionais etc.). A utilização de sistemas de base computacional de inteligência artificial (IA) e com aprendizado de máquina são uma realidade e já trazem um novo horizonte para a análise e processamento dos dados. As possibilidades são extraordinárias, mas muitos fatores devem ser considerados, principalmente em relação à necessária aquisição de conhecimento e prática de tecnologias disruptivas.[39]

Os dados gerados pelos registros, eletrônicos ou não, devem ser utilizados para o planejamento das melhorias e a correção das falhas. Existem ferramentas de gestão da qualidade, como o *Plan, Do, Check, Action* (PDCA), que são muito úteis e de fácil implementação.

A adesão às resoluções, às políticas institucionais e diretrizes devem ser implementadas e de conhecimento de todos. As técnicas de avaliação geralmente detectam a maioria de desvios que tentam encobrir ou mascarar processos escritos, validados, mas não colocados na prática cotidiana.

O Programa Nacional de Segurança do Paciente (PNSP)[40] institui os Núcleos de Segurança do Paciente e a comunicação com seus membros é muito útil para os anestesiologistas, que devem até mesmo considerar a possibilidade de participarem como membros efetivos. Além do conhecimento das barreiras para a ocorrência de eventos adversos, também planos de contingência para eventuais crises são muito úteis e devem estar no escopo das responsabilidades da liderança. A interação com setores diversos como a farmácia hospitalar, engenharia clínica e manutenção faz parte de todo um conjunto de comunicação institucional da qual o anestesiologista deve participar e a acreditação é uma grande oportunidade para essa integração. A geração de valor é substancial tanto para a instituição quanto para o próprio serviço de anestesia.

A acreditação é abrangente e não aparta os próprios colaboradores, a preocupação com o trabalho da saúde ocupacional é também avaliada, assim como o desenvolvimento profissional. O dimensionamento adequado de pessoal qualificado dos serviços para o trabalho a ser realizado é uma questão muito importante e deve, se for o caso, ser discutida com os gestores.

## TENDÊNCIAS PARA A ACREDITAÇÃO

Braithwaite e col.[41] desenharam um roteiro para o progresso global e a sustentabilidade e observaram algumas tendências até a próxima década, nas quais a acreditação se inclui. Nicklin e col.[42] destacaram as questões mais relevantes como a medicina de precisão, *big data,* genômica, a utilização da IA generativa, dispositivos portáteis, telessaúde etc. As pressões econômicas são as principais incentivadoras de novos modelos de financiamento e são forças que podem impulsionar o desenvolvimento de sistemas de saúde mais sustentáveis alinhados aos Objetivos de Desenvolvimento Sustentável (ODS).[43] O Plano Global para a Segurança do Paciente 2021-2030[44] apresenta de forma bem didática o planejamento global do caminho para a "eliminação dos eventos adversos evitáveis no cuidado da saúde".

## CONCLUSÃO

Os programas de acreditação, por si só, não são uma garantia absoluta de qualidade do cuidado e segurança do paciente. A sua implantação dever ocorrer num contexto coerente de adesão coletiva. A acreditação das instituições de saúde é um processo estratégico para a melhoria da qualidade e segurança por meio de diversos componentes como o estabelecimento de uma arquitetura da qualidade, processos de autoavaliação e visitas técnicas; uma oportunidade única para que hospitais e outros EAS atinjam suas aspirações e objetivos institucionais implementando mudanças num ciclo de aprendizagem virtuoso e muito profícuo. Também os anestesiologistas devem assimilar a ferramenta da acreditação como mais uma possibilidade de aprimoramento profissional em tempos nos quais as *soft skills* tornam-se cada vez mais valoradas por gestores e a população em geral.

As instituições acreditadoras devem estar atentas às novas tendências globais sobre a qualidade e segurança, mas é imprescindível que estejam atentas às novas tecnologias que surgem com o aumento da IA e uma demanda interdisciplinar cada vez maior.

## REFERÊNCIAS

1. Flodgren G, Gonçalves-Bradley DC, Pomey MP. External inspection of compliance with standards for improved healthcare outcomes. Cochrane Database Syst Rev 2016;12(12):CD008992.
2. Hussein M, Pavlova M, Ghalwash M, Groot W. The impact of hospital accreditation on the quality of healthcare: a systematic literature review. BMC Health Serv Res. 2021;21(1):1057.
3. Mansour W, Boy A, Walshe K. The development of hospital accreditation in lo w- and middle-income countries: a literature review. Health Policy Plan. 2020;35(6):684-700.
4. Donabedian A. An Introduction to Quality Assurance in Health Care. New York: Oxford University Press; 2003.
5. Institute of Medicine (IOM). Committee on Quality of Health Care in America. Crossing the quality chasm: a new health system of the 21st Century. Washington, DC: National Academy Press; 2001.
6. Quality Global Alliance (QGA) [Internet]. Acesso em 27 ago 2023. Disponível em: https://qga.global/acreditacao/.
7. Greenfield D, Braithwaite J. Health sector accreditation research: a systematic review. Int J Qual Health Care. 2008;20(3):172-183.
8. Duckett S, Jorm C, Moran G, et al. Safer Care Saves Money: How to Improve Patient Care and Save Public Money at the Same Time. Grattan Institute, Carlton, Victoria, Australia, 2018.
9. Saleh SS, Bou Sleiman J, Dagher D, Sbeit H, Natafgi N. Accreditation of hospitals in Lebanon: is it a worthy investment? Int J Qual Health Care. 2013;25(3):284-290.
10. Ovretveit J, Gustafson D. Evaluation of Quality Improvement Programmes. Qual Saf Health Care. 2002;11(3):270-275.
11. International Organization of Standardization [Internet]. Standards. Acesso em 26 ago 2023. Disponível em: https://www.iso.org/standards.html
12. American College of Surgeons. [Internet]. The 1919 "Minimun Standard" document. Chicago: ACS; 2006. Acesso em 26 ago 2023. Disponível em: https://www.facs.org/
13. The Canadian Accreditation Council [Internet]. Acesso em 26 ago 2023. Disponível em: https://www.canadianaccreditation.ca/
14. The International Society for Quality in Health Care [Internet]. Acesso em 26 ago 2023. Disponível em: https://isqua.org/
15. de Walcque C, Seuntjens B, Vermeyen K, Peeters G, Vinck I; Comparative study of hospital accreditation programs in Europe. Health Services Research (HSR). Brussels; Belgian Health Care Knowledge Centre (KCE); 2008. KCE reports 70C, D/2008/10.273/03
16. Ministério da Saúde do Brasil. Manual Brasileiro de Acreditação Hospitalar. 3. ed. Brasília: Ministério da Saúde; 2002. Portaria GM/MS nº 538, de 17 de abril de 2001 em Manual ONA.
17. The Joint Commission [Internet]. Acesso em 26 ago 2023. Disponível em: https://www.jointcommission.org/
18. Joint Commission International [Internet]. Acesso em 26 ago em: https://www.jointcommissioninternational.org/
19. Albert Einstein. Sociedade Beneficente Israelita Brasileira [Internet]. Acesso em 26 ago 2023. Disponível em: 10 anos de acreditação Joint Commission International (einstein.br)
20. Temporão JG, et al. Ensaio: Avaliação e Políticas Pública em Educação. 2000;(8):73-96.
21. Det Norske Veritas (DNV) [Internet]. Acesso em 26 ago 2023. Disponível em: https://www.dnv.com/services/hospital-accreditation-7516
22. Accreditation Canada [Internet]. Acesso em 26 ago 2023. Disponível em: Qmentum Accreditation Program – Accreditation Canada
23. Health Standards Organization (HSO) [Internet]. Acesso em 26 ago 2023. Disponível em: https://healthstandards.org/
24. Quality Global Alliance (QGA) [Internet]. Acesso em 26 ago 2023. Disponível em: https://qga.global/acreditacao/
25. Agência Nacional de Saúde Suplementar (ANS). Programa de Acreditação de Operadoras. Disponível em: https://www.ans.gov.br/planos-de-saude-e-operadoras/informaco-es-e-avaliacoes-de-operadoras/qualificacao-ans
26. Agência Nacional de Saúde Suplementar [Internet]. Acesso em 27 ago 2023. Disponível em: https://www.gov.br/ans/pt-br/assuntos/prestadores/qualiss-programa-de-quali-ficacao-dos-prestadores-de-servicos-de-saude-1/monitoramento-da-qualidade-hospitalar
27. Joint Commission International (JCI) [Internet]. Acesso em 27 ago 2023. Disponível em: https://www.jointcommission.org/
28. Manual Qmentum Digital Anestesia [Internet]. Acesso em 27 ago 2023. Disponível em: https://qga.global/qga-academy/

29. Acreditação Internacional: ACSA [Internet]. Acesso em 31 ago 2023. Disponível em: https://ibes.ac-page.com/acreditacao-internacional-acsa

30. Goldman J, Wong BM. Nothing soft about 'soft skills': core competencies in quality improvement and patient safety education and practice. BMJ Qual Saf. 2020;29(8):619-622.

31. Metas Internacionais de Segurança do Paciente. [Internet] Acesso em 29 ago 2023. Disponível em: https://proqualis.fiocruz.br/video/voc%C3%AA-conhece-6-metas-internacionais-de-seguran%C3%A7a-do-paciente

32. Ministério da Saúde. Anvisa [Internet]. Acesso em 29 ago 2023. Disponível em: https://www.gov.br/saude/pt-br/acesso-a-informacao/acoes-e-programas/pnsp/materiais-de-apoio/arquivos/cirurgias-seguras-salvam-vidas-manual/view

33. Andres EB, Song W, Schooling CM, Johnston JM. The influence of hospital accreditation: a longitudinal assessment of organizational culture. BMC Health Serv Res. 2019;19(1):467.

34. Pomey MP, Contandriopoulos AP, François P, Bertrand D. Accreditation: a tool for organizational change in hospitals? Int J Health Care Qual Assur. 2004;17(3):113-124.

35. Ovretveit J, Gustafson D. Evaluation of Quality Improvement Programmes. Qual Saf Health Care 2002;11(3):270-275.

36. Satia J, Dohlie MB. Achieving Total Quality Management in Public Health System. J Health Manag. 1999;1(2):301-322.

37. Conselho Federal de Medicina (CFM) [Internet]. Acesso em 27 ago 2023. Disponível em: Buscar Normas CFM e CRMs |

38. Zamany Y, Hoddell SJ, Savage BM. Understanding The Difficulties of Implementing Quality Management In Yemen. Tqm Magazine 2002;14(4):240-247.

39. Lonsdale H, Jalali A, Gálvez JA, Ahumada LM, Simpao AF. Artificial Intelligence in Anesthesiology: Hype, Hope, and Hurdles. Anesth Analg. 2020;130(5):1111-1113.

40. Ministério da Saúde do Brasil [Internet]. Acesso em 27 ago 2023. Disponível em: Programa Nacional de Segurança do Paciente (PNSP) — Ministério da Saúde (www.gov.br)

41. Braithwaite J, Mannion R, Matsuyama Y, Shekelle PG, Whittaker S, Al-Adawi S, et al. The future of health systems to 2030: a roadmap for global progress and sustainability. Int J Qual Health Care. 2018;30(10):823-831.

42. Nicklin W, Engel C, Stewart J. Accreditation in 2030. Int J Qual Health Care. 2021;33(1):mzaa156.

43. Nações Unidas. Desenvolvimento Sustentável [Internet]. Acesso em 27 ago 2023. https://sdgs.un.org/goals

44. Plano Internacional da Organização Mundial de Saúde [Internet]. Acesso em 30 ago 2023. Disponível em: Plano internacional WHO.pdf

# 12

# Qualidade Aplicada à Prática da Anestesia

Flavio Takaoka ▪ Renato Carneiro de Freitas Chaves ▪ Alexandre Bottrel Motta
Paulo Roberto Silva Garcez dos Santos ▪ Igor Jacomossi Riberto

## INTRODUÇÃO

A qualidade no cuidado perioperatório enfrenta desafios crescentes, com a necessidade urgente de otimizar recursos e melhorar a eficiência do sistema de saúde.[1,2] A crescente demanda por cirurgias eletivas, a limitação de recursos e o aumento da complexidade dos pacientes criam uma pressão significativa sobre os prestadores de cuidados de saúde. Tecnologias inovadoras, como a inteligência artificial (IA), o monitoramento remoto e outras ferramentas digitais, oferecem oportunidades para melhorar desfechos relevantes tanto para os pacientes quanto para o sistema de saúde.[3] Por exemplo, a anemia pré-operatória, uma condição comumente associada a complicações intra e pós-operatórias, pode ser adequadamente manejada através da Gestão do Sangue do Paciente (PBM), uma estratégia consolidada que, embora eficaz, ainda enfrenta barreiras em sua implementação, como a baixa adoção, tanto de protocolos padronizados, quanto de tecnologias consolidadas.[4]

O período pré-operatório é um momento crítico para a preparação do paciente e prevenção de complicações. Intervenções adequadas nesse momento podem melhorar consideravelmente os desfechos cirúrgicos, reduzindo o tempo de recuperação e diminuindo o risco de complicações. A otimização de condições preexistentes, como a anemia, é fundamental para minimizar os riscos e melhorar a qualidade dos cuidados. Além disso, a preparação física e mental dos pacientes no pré-operatório tem se mostrado crucial para o sucesso cirúrgico e a recuperação pós-operatória.

A transformação disruptiva no campo perioperatório[5] é impulsionada pelo uso crescente de tecnologias como inteligência artificial e telemedicina. Ferramentas digitais têm revolucionado a prática clínica ao melhorar a eficiência operacional, permitindo a triagem remota de pacientes, identificação precoce de riscos e otimização das condições pré-operatórias. Essas tecnologias não apenas aumentam a precisão dos diagnósticos, mas também ampliam o acesso ao cuidado, especialmente para pacientes em regiões distantes, democratizando o acesso ao sistema de saúde.

Este artigo propõe uma abordagem pragmática para a qualidade perioperatória, explorando como a adoção de tecnologias disruptivas pode transformar o sistema cirúrgico, melhorando desfechos clínicos relevantes para os pacientes e otimizando os recursos disponíveis. O objetivo é demonstrar que, com o uso adequado dessas inovações, é possível não apenas melhorar a eficiência do sistema de saúde, mas também entregar resultados que verdadeiramente importam para os pacientes que aguardam cirurgias eletivas.

## ▪ REVISÃO DA LITERATURA

A comparação entre os métodos tradicionais de manejo perioperatório e as inovações tecnológicas revela uma transformação importante.[6] Os modelos convencionais focam em práticas individualizadas, com a responsabilidade fragmentada entre diferentes especialidades, o que pode levar à ineficiência no cuidado ao paciente.[7] Por outro lado, modelos mais disruptivos, como os programas de recuperação aprimorada (*Enhanced Recovery After Surgery*, ERAS), apresentam abordagens integradas e multimodais, demonstrando redução de complicações e tempo de recuperação. Tecnologias como inteligência artificial e plataformas digitais têm potencial para otimizar o cuidado ao fornecer dados em tempo real, facilitando decisões mais informadas e coordenadas entre as equipes clínicas.[8]

A anemia pré-operatória representa um dos maiores desafios na cirurgia eletiva, aumentando o risco de complicações intra e pós-operatórias. A Gestão do Sangue do

Paciente (PBM) é uma estratégia eficaz para reduzir a necessidade de transfusões e minimizar os riscos associados à anemia. No entanto, sua implementação enfrenta barreiras, incluindo a baixa adoção de tecnologias padronizadas para triagem precoce e otimização dos pacientes.[9] A adoção de ferramentas digitais, como linhas de cuidado integrada e plataformas de telemedicina, pode facilitar o rastreamento da anemia e melhorar a eficiência no manejo de condições hematológicas.[10]

As tecnologias emergentes, como a IA generativa, telemedicina e monitoramento remoto, têm o potencial de impactar na gestão perioperatória. O uso dessas ferramentas permite uma triagem mais precisa, monitoramento contínuo e intervenções preventivas, ampliando o acesso a cuidados de qualidade e reduzindo complicações pós-operatórias. Modelos baseados em IA, por exemplo, podem prever riscos cirúrgicos com maior precisão,[11] permitindo a implementação de medidas preventivas com antecedência. Essas inovações também promovem uma abordagem mais centrada no paciente, oferecendo maior controle e participação no processo de decisão.

## ■ METODOLOGIA

A abordagem pragmática proposta neste artigo visa integrar novas tecnologias ao processo pré-operatório de cirurgias eletivas, alinhada ao conceito de Unidades de Prática Integrada (IPU) conforme descrito por Michael Porter.[12,13] Nessas unidades, os cuidados são organizados ao redor da condição médica do paciente, permitindo que uma equipe multidisciplinar forneça atendimento coordenado durante todo o ciclo de cuidado. Para as cirurgias eletivas, o modelo proposto inclui a utilização de algoritmos de triagem baseados em inteligência artificial (IA) e plataformas digitais, que otimizarão o monitoramento pré-operatório, garantindo a preparação física e mental do paciente e reduzindo complicações potenciais. A abordagem é centrada no paciente, com foco em maximizar os desfechos clínicos e reduzir a utilização desnecessária de recursos, ao mesmo tempo em que aumenta a eficiência operacional.

O modelo NASSS[14] analisa a não adoção, abandono e desafios na expansão de tecnologias em saúde. Ele foca em seis domínios: condição de saúde, tecnologia, proposta de valor, adoção, organizações e sistema. A complexidade é central, e o sucesso depende da adaptação e evolução da tecnologia ao longo do tempo. Abaixo, a Tabela 12.1 descreve a aplicação no contexto do paciente cirúrgico.

As ferramentas utilizadas na proposta deste modelo incluem algoritmos de triagem para análise de risco, sistemas de suporte à decisão clínica (CDSS), e plataformas digitais que facilitam o monitoramento remoto de condições pré-operatórias. Os algoritmos de triagem, por exemplo, utilizam IA e aprendizado de máquina para prever riscos com base em dados históricos do paciente e literatura científica recente. Já os CDSS oferecem recomendações em tempo real aos profissionais de saúde, melhorando a tomada de decisões e reduzindo a margem de erro humano. As plataformas digitais conectam os pacientes e a equipe médica, facilitando a comunicação e o monitoramento contínuo, o que garante uma preparação pré-operatória mais robusta e personalizada (Tabela 12.2).

As métricas de eficiência para avaliar o sucesso deste modelo serão definidas com base na redução de complicações pós-operatórias, redução de custos com exames desnecessários, e redução do tempo de internação. A taxa de complicações cirúrgicas, como infecções e readmissões, será monitorada, assim como a utilização de testes pré-operatórios de baixo valor. Outra métrica crítica será o impacto econômico da implementação dessas tecnologias, considerando a economia gerada pela eliminação de exames redundantes e pela redução no tempo de recuperação dos pacientes.

| Tabela 12.1 *Framework* NASSS* no contexto perioperatório. | |
| --- | --- |
| **Domínios** | **Aplicação do *Framework* NASSS (Desafios/Oportunidades)** |
| 1. A condição (doença ou estado clínico) | O desafio é lidar com múltiplas comorbidades e estados de saúde variáveis em pacientes cirúrgicos. Oportunidade de monitorar continuamente condições clínicas e ajustar cuidados personalizados. |
| 2. A tecnologia | A plataforma deve ser robusta e fácil de usar para médicos e pacientes. Desafios incluem garantir confiabilidade tecnológica e integração com sistemas de saúde existentes, além de suporte contínuo. |
| 3. A proposição de valor | Reduzir custos e aumentar a eficiência dos cuidados através de uma plataforma que facilita consultas e monitoramentos remotos. O desafio é justificar o retorno financeiro e benefícios clínicos claros. |
| 4. Adotantes (equipe e pacientes) | Desafios incluem treinar equipes e engajar pacientes. Oportunidades estão em facilitar o uso intuitivo e fornecer suporte técnico, criando adesão tanto de profissionais quanto de pacientes. |
| 5. A organização | A adoção da plataforma depende de liderança forte e integração sem rupturas nas rotinas existentes. O desafio é alinhar a mudança com os processos administrativos e clínicos já estabelecidos. |
| 6. O sistema externo | Oportunidades incluem melhorar o acesso à saúde remota em locais carentes de serviços médicos. O desafio está em atender a regulamentações e padrões de saúde específicos de diferentes localidades. |
| 7. Adaptação ao longo do tempo | A tecnologia deve ser flexível e adaptável a mudanças no contexto de saúde e nas necessidades dos pacientes. Desafios incluem a manutenção contínua e a adaptação tecnológica ao longo do tempo. |

\* *Framework NASSS* foi desenvolvido para estudar a **não adoção, abandono** e os desafios na **expansão e sustentabilidade** de tecnologias em saúde.

**Tabela 12.2  Aplicação do *Framework* NASSS\* em uma Plataforma de Linha de Cuidado Integrado (IPU) Digital.**

| Plataforma de Linha de Cuidado Integrado (IPU) | Domínios | Aplicação do *Framework* NASSS (Desafios/Oportunidades) |
|---|---|---|
| Otimizar o cuidado pré-operatório através de uma plataforma digital | 1. A condição (doença ou estado clínico) | O desafio é lidar com múltiplas comorbidades e estados de saúde variáveis em pacientes cirúrgicos. Oportunidade de monitorar continuamente condições clínicas e ajustar cuidados personalizados. |
| Simplificar processos administrativos e clínicos | 2. A tecnologia | A plataforma deve ser robusta e fácil de usar para médicos e pacientes. Desafios incluem garantir confiabilidade tecnológica e integração com sistemas de saúde existentes, além de suporte contínuo. |
| Melhorar o acesso e a comunicação entre pacientes e equipes clínicas | 3. A proposição de valor | Reduzir custos e aumentar a eficiência dos cuidados através de uma plataforma que facilita consultas e monitoramentos remotos. O desafio é justificar o retorno financeiro e benefícios clínicos claros. |
| Facilitar a adoção da plataforma pelos usuários | 4. Adotantes (equipe e pacientes) | Desafios incluem treinar equipes e engajar pacientes. Oportunidades estão em facilitar o uso intuitivo e fornecer suporte técnico, criando adesão tanto de profissionais quanto de pacientes. |
| Integrar a plataforma com as rotinas clínicas atuais | 5. A organização | A adoção da plataforma depende de liderança forte e integração sem rupturas nas rotinas existentes. O desafio é alinhar a mudança com os processos administrativos e clínicos já estabelecidos. |
| Alinhar a plataforma com regulamentações e padrões de saúde | 6. O sistema externo | Oportunidades incluem melhorar o acesso à saúde remota em locais carentes de serviços médicos. O desafio está em atender a regulamentações e padrões de saúde específicos de diferentes localidades. |
| Adaptar a plataforma conforme necessidades evolutivas | 7. Adaptação ao longo do tempo | A tecnologia deve ser flexível e adaptável a mudanças no contexto de saúde e nas necessidades dos pacientes. Desafios incluem a manutenção contínua e a adaptação tecnológica ao longo do tempo. |

A Tabela 12.3 descreve estratégias para reduzir testes pré-operatórios de baixo valor em procedimentos de baixo risco, baseando-se em dados de hospitais que conseguiram diminuir os níveis de testes de baixo valor em cirurgias de baixo risco.[15] As principais estratégias incluem: construção de consenso entre equipes, padronização de critérios para exames, clarificação de papéis e uso de testes em pequena escala para monitoramento. A adoção dessas práticas visa melhorar a eficiência dos cuidados e evitar exames desnecessários, promovendo um melhor uso dos recursos de saúde.

**Tabela 12.3  Estratégias para potencializar o impacto econômico dos testes pré-operatórios de baixo valor em procedimentos de baixo risco.**

| Problema | Motivos | Objetivo (O) | Resultados-Chave (KR) |
|---|---|---|---|
| Teste pré-operatório desnecessário | 1. Cirurgia vista como oportunidade para exames atrasados.<br>2. Medo de conversão para anestesia geral.<br>3. Evitar cancelamentos de última hora.<br>4. Cultura clínica. | **O1:** construir consenso entre equipes clínicas para reduzir testes desnecessários | **KR1:** reunir equipes de anestesia e cirurgia para criar consenso.<br>**KR2:** revisar evidências e aplicar protocolos conjuntos.<br>**KR3:** implementar novos protocolos colaborativos. |
| Falta de clareza nos papéis | 1. Falta de comunicação entre equipes.<br>2. Cada especialidade pede exames sem coordenação.<br>3. Decisões baseadas na opção mais conservadora. | **O2:** clarificar os papéis de cada equipe no processo pré-operatório | **KR1:** definir claramente a responsabilidade de cada equipe.<br>**KR2:** implementar treinamentos específicos para equipes.<br>**KR3:** estabelecer comunicação clara entre especialidades. |
| Exames-padrão para todos os pacientes | 1. Exames aplicados igualmente, independentemente do risco do paciente.<br>2. Protocolo antigo e sem ajuste para casos de baixo risco. | **O3:** padronizar critérios de exames baseados no risco dos pacientes | **KR1:** criar e implementar critérios claros para exames conforme risco.<br>**KR2:** diferenciar protocolos para pacientes de baixo e alto risco.<br>**KR3:** revisar continuamente os resultados. |
| Inércia da cultura clínica | 1. "Sempre fizemos assim".<br>2. Receio de mudanças.<br>3. Preocupação com complicações futuras. | **O4:** realizar ensaios controlados para testar mudanças de prática | **KR1:** testar novas práticas em pequenos grupos de pacientes de baixo risco.<br>**KR2:** monitorar os resultados de cada ensaio.<br>**KR3:** comunicar os resultados para o restante das equipes. |

*Descrição*: Esta tabela apresenta os principais problemas, motivos, objetivos (O) e resultados-chave (KR) para a redução de testes pré-operatórios de baixo valor, com uma hipótese de aplicação de uma clínica virtual integrada para otimizar os processos de cuidado.

# RESULTADOS ESPERADOS

- **Impacto nos desfechos clínicos:** a expectativa é que a implementação das tecnologias descritas melhore significativamente a recuperação dos pacientes e reduza as taxas de complicações pós-operatórias.[16] O uso de algoritmos de triagem baseados em inteligência artificial permitirá uma análise mais precisa das condições clínicas pré-operatórias, personalizando os cuidados. Além disso, com o monitoramento remoto e a pré-habilitação, os pacientes estarão melhor preparados fisicamente e mentalmente para a cirurgia, reduzindo a necessidade de intervenções adicionais e complicações durante e após os procedimentos.

- **Eficiência no uso de recursos:** a adoção de plataformas digitais para otimização do cuidado pré-operatório deve resultar em uma significativa redução de custos em curto e longo prazo.[17] A eliminação de testes pré-operatórios desnecessários, especialmente em pacientes de baixo risco, promoverá uma economia considerável de recursos em curto prazo, como o tempo de equipes médicas e o uso de equipamentos laboratoriais. Além disso, a melhor coordenação entre as especialidades, facilitada por protocolos claros e colaborativos, deve evitar duplicações de esforços e otimizar a utilização de recursos humanos e tecnológicos.

- **Acesso expandido ao cuidado:** com o uso de plataformas de telemedicina e monitoramento remoto, espera-se que o acesso aos cuidados pré-operatórios seja ampliado para pacientes de regiões distantes ou com dificuldade de acesso a centros de saúde especializados. A possibilidade de realizar avaliações e monitoramento contínuos de forma remota permitirá a inclusão de mais pacientes no ciclo de cuidados, reduzindo desigualdades de acesso e proporcionando um acompanhamento adequado, independentemente da localização geográfica.

# DISCUSSÃO

As tecnologias disruptivas no cuidado perioperatório oferecem vantagens claras em relação às abordagens tradicionais. Ferramentas como inteligência artificial (IA) e monitoramento remoto trazem maior precisão na triagem de riscos e personalização dos cuidados, otimizando o estado clínico do paciente antes da cirurgia. Em comparação com métodos convencionais, onde decisões são baseadas em protocolos gerais e sem considerar individualidades, as tecnologias permitem um cuidado mais focado e eficiente, o que pode reduzir complicações e acelerar a recuperação. Contudo, há limitações a serem superadas, como a dependência de infraestruturas tecnológicas robustas e o custo inicial de implementação, especialmente em locais com recursos limitados.

A implementação dessas novas tecnologias também enfrenta desafios organizacionais e culturais. Sistemas de saúde muitas vezes são resistentes a mudanças, com equipes acostumadas a métodos consolidados e relutantes em adotar novas práticas. A falta de treinamento adequado e a necessidade de integração com sistemas já existentes também dificultam essa transição. Além disso, há barreiras culturais, como o receio de que as tecnologias substituam a *expertise* humana, quando, na verdade, essas ferramentas são complementares ao julgamento clínico. Para superar esses obstáculos, é fundamental que haja liderança forte e envolvimento das equipes desde o início do processo de implementação.[18]

A abordagem pragmática descrita neste artigo tem o potencial de transformar o sistema de saúde cirúrgico.[19] Ao integrar tecnologias que facilitam o monitoramento remoto, a triagem personalizada e a coordenação de equipes multidisciplinares, a eficiência do sistema pode ser significativamente melhorada. O impacto é particularmente relevante em regiões com menos acesso a cuidados especializados, onde essas soluções podem ampliar o alcance do atendimento. Ao remodelar o sistema para ser mais centrado no paciente e guiado por dados, a abordagem pragmática não apenas otimiza os resultados clínicos, mas também torna o sistema mais sustentável em longo prazo.

# CONCLUSÃO

Os achados deste artigo reforçam a importância da transformação disruptiva[6] no cuidado perioperatório, com o foco sempre nos desfechos que realmente importam para o paciente.[12] O uso de tecnologias como inteligência artificial, monitoramento remoto e plataformas digitais personaliza e otimiza os cuidados pré-operatórios, permitindo uma recuperação mais rápida e a redução significativa de complicações. Ao incorporar essas inovações, os sistemas de saúde podem oferecer um cuidado mais eficiente, centrado no paciente, e melhor organizado, trazendo benefícios tanto para os indivíduos quanto para o sistema como um todo.

No futuro, a implementação em larga escala desses modelos baseados em tecnologia no perioperatório deve considerar a superação de desafios culturais e organizacionais, garantindo o envolvimento das equipes desde o início e adaptando as tecnologias às necessidades locais. À medida que a infraestrutura de saúde evolui, é essencial investir em treinamentos, fortalecer a integração de sistemas e garantir a acessibilidade dessas ferramentas, especialmente em áreas carentes. Com esses ajustes, essas soluções tecnológicas poderão transformar o cuidado cirúrgico em uma escala ainda maior, democratizando o acesso à saúde e melhorando a qualidade dos desfechos clínicos.

# REFERÊNCIAS

1. SESSLER, Daniel I. The Gathering Storm: The 2023 Rovenstine Lecture. Anesthesiology, v. 140, n. 6, p. 1068-1075, 2024.
2. BENSON, Tim. Why it is hard to use PROMs and PREMs in routine health and care. BMJ Open Quality, v. 12, n. 4, p. e002516, 2023.
3. CHEN, Zhao et al. Harnessing the power of clinical decision support systems: challenges and opportunities. Open Heart, v. 10, n. 2, p. e002432, 2023.
4. WORLD HEALTH ORGANIZATION et al. The urgent need to implement patient blood management: policy brief. World Health Organization, 2021.
5. BRENAN, Paul. Putting Patients First: What Does It Really Mean for Perioperative Care? Anaesthesia, v. 75, n. 4, p. 451-459, 2020.
6. HWANG, Jason; CHRISTENSEN, Clayton M. Disruptive innovation in health care delivery: a framework for business-model innovation. Health affairs, v. 27, n. 5, p. 1329-1335, 2008.

7. JOSHI, Girish P. Putting Patients First: What Does It Really Mean for Perioperative Care?. ASA Monitor, v. 83, n. 10, p. 12-13, 2019.
8. MAHAJAN, Aman et al. Anesthesiologists' role in value-based perioperative care and healthcare transformation. Anesthesiology, v. 134, n. 4, p. 526-540, 2021.
9. SHANDER, Aryeh et al. A global definition of patient blood management. Anesthesia & Analgesia, v. 135, n. 3, p. 476-488, 2022.
10. HOFMANN, Axel et al. Patient blood management: improving outcomes for millions while saving billions. what is holding it up?. Anesthesia & Analgesia, v. 135, n. 3, p. 511-523, 2022.
11. HALVORSEN, Sigrun et al. 2022 ESC Guidelines on cardiovascular assessment and management of patients undergoing non-cardiac surgery: Developed by the task force for cardiovascular assessment and management of patients undergoing non-cardiac surgery of the European Society of Cardiology (ESC) Endorsed by the European Society of Anaesthesiology and Intensive Care (ESAIC). European heart journal, v. 43, n. 39, p. 3826-3924, 2022.
12. PORTER, Michael E. Value-based health care. Available in: https://www.isc.hbs.edu/health-care/value-based-health-care/Pages/default.aspx. Accessed on: 16 set. 2024.
13. PORTER, Michael E. Organize care around conditions. Available in: https://www.isc.hbs.edu/health-care/value-based-health-care/key-concepts/Pages/organize-care-around--condition.aspx. Accessed on: 16 set. 2024.
14. GREENHALGH, Trisha. NASSS Framework: Studying the Non-adoption, Abandonment, Scale-up, Spread, and Sustainability of Health and Care Technologies. BMC Medicine, v. 15, n. 67, p. 1-16, 2017.
15. BAKER, S.; GREENE, T.; JOHNSON, L. Identifying strategies to reduce low-value preoperative testing for low-risk procedures: a qualitative study of facilities with high or recently improved levels of testing. BMJ Quality & Safety, v. 32, n. 1, p. 78-88, 2023.
16. JOHNSON, A. Decision aids to assist patients and professionals. Journal of Medical Ethics, v. 46, n. 12, p. 798-806, 2023.
17. ANZ JOURNAL OF SURGERY. If the peri-operative patient pathway was right, what would it look like?. ANZ Journal of Surgery, v. 94, n. 1-2, p. 11-18, 2024.
18. FORTE, Daniel Neves. Decisão compartilhada: por que, para quem e como?. Cadernos de Saúde Pública, v. 38, n. 9, p. e00134122, 2022.
19. MOONESINGHE, S. Ramani. The anesthesiologist as public health physician. Anesthesia & Analgesia, v. 136, n. 4, p. 675-678, 2023.

# 13

# Anestesia e Infecção: da Profilaxia ao Tratamento

Florentino Fernandes Mendes ▪ Ana Luft

## INTRODUÇÃO

Com uma composição estimada de 100 trilhões de células, micróbios comensais, dispostos principalmente na pele, nas vias aéreas superiores e no trato digestivo, podem suplantar o número de células do organismo em 10 vezes, além de codificar pelo menos 100 vezes mais genes que o genoma do hospedeiro.[1]

A existência desses microrganismos é essencial para nossa digestão, metabolismo e imunidade. Quando, por algum motivo, a convivência deixa de ser harmônica, o microbiota atua como fonte de contaminação, e a infecção cirúrgica é apenas uma das muitas características complexas dessa coexistência.[2]

A cirurgia, em consequência da lesão que lhe é inerente, é um método potente para introduzir patógenos contaminantes em ambientes normalmente estéreis, como os diferentes tecidos, o peritônio, o sangue e os pulmões. Para evitar a introdução de microrganismos, técnicas assépticas devem ser observadas, principalmente quando se considera que a infecção cirúrgica tem implicações sérias que levam ao aumento da morbimortalidade precoce e tardia.[3]

O Centro Europeu de Prevenção e Controle de Doenças (ECDC) define como infecção cirúrgica aquela que ocorre na área onde a cirurgia foi realizada, dentro de 30 dias ou dentro de 90 dias se um implante foi inserido durante a cirurgia.[4]

Apesar das precauções, o ambiente, a equipe assistencial e o paciente não são estéreis. Assim, o tipo e o grau de contaminação são importantes, e a progressão da contaminação para infecção clínica é fortemente determinada pela adequação das defesas do hospedeiro.[5]

A morte de micróbios por estresse oxidativo, pela ação dos neutrófilos, é o mecanismo de defesa mais importante contra infecções[6] e depende da oxigenação do tecido no local da invasão.[7]

Considerando suas implicações, a infecção cirúrgica causa substancial exigência ao paciente, ao hospital, aos governos e aos pagadores do sistema de saúde, e representa importante problema de saúde pública e um alvo para melhoria da qualidade do atendimento prestado ao paciente cirúrgico.

O objetivo deste capítulo é revisar o conhecimento relacionado à infecção do paciente cirúrgico e às medidas de prevenção.

## ▪ EPIDEMIOLOGIA E IMPORTÂNCIA DO PROBLEMA

A despeito do uso de técnicas assépticas, a infecção cirúrgica permanece um problema. Constitui-se na segunda categoria mais frequente de infecções associadas à assistência à saúde nos EUA[8], enquanto na Europa é a terceira infecção mais comumente relatada, respondendo por 18,4% das infecções associadas à assistência à saúde[9], e 31% de todas as infecções hospitalares.[10]

Estima-se que mais de 50% a 60% das infecções cirúrgicas possam ser prevenidas seguindo orientações baseadas em evidências, incluindo o controle glicêmico perioperatório, a profilaxia antimicrobiana, a educação dos profissionais de saúde e a introdução de linhas de cuidados.[11] O risco do paciente cirúrgico desenvolver infecção varia de 2% a 5%, e tem se mantido com o passar do tempo.[12]

Nos primeiros 30 dias de pós-operatório, a transmissão de bactérias presentes na área de trabalho do anestesiologista é a causa significante de infecção, acometendo cerca de 16% dos pacientes cirúrgicos.[13] Durante seguimento desse período, pacientes que desenvolvem infecção pós-operatória têm cinco vezes mais chance de reinternar no hospital

(11,3% *versus* 2,1%) e mais do que o dobro de chance de morrer (0,8% *versus* 0,3%).[14]

Em outro estudo, a taxa de readmissão em 30 dias para pacientes com infecção foi de 51,94 *versus* 8,19 readmissões por 100 procedimentos (*odds ratio*, 12,12; IC95% 10.27 – 14.29; P < 0,001), e o risco de mortalidade aumentou 2 a 11 vezes.[15]

Nos Estados Unidos, as infecções do sítio cirúrgico são as associadas aos cuidados de saúde mais dispendiosas, podendo levar a um aumento da duração da internação de três a quatro dias, o que faz aumentar a conta hospitalar em mais de 10 mil dólares por ocorrência. Quando anualizada, resultam em um custo adicional ao sistema de saúde de 16,6 bilhões de dólares.[16] O custo pode exceder US$ 90 mil quando a infecção ocorrer em implante de prótese articular[17] ou envolver micróbio resistente a antimicrobianos.[18]

Em 2016, a Organização Mundial de Saúde emitiu alerta de que a resistência antimicrobiana é um fator significativo no desenvolvimento de uma infecção do sítio cirúrgico.[19] De fato, quase 60% dos microrganismos isolados de incisões cirúrgicas infectadas exibem um padrão de resistência antimicrobiana.[20]

Existe diferença na incidência cumulativa de infecção entre diferentes países, com taxas cerca de três vezes mais elevadas em países em desenvolvimento.[21] Quando comparados com o grupo sem infecção, os pacientes que desenvolvem infecção pós-operatória têm tempo de internação prolongado e aumento de custos de saúde após a alta hospitalar.[22]

## Resposta Inflamatória

A finalidade da resposta inflamatória é combater a infecção e proporcionar condições adequadas para ocorrer a reparação e a cicatrização do tecido lesado. É pelo sistema imune que animais mais complexos se protegem da invasão de micróbios e parasitas.

Existem dois sistemas que trabalham em conjunto: o sistema imune inato e o sistema imune adquirido, dispostos conforme a Figura 13.1.

## Imunidade Inata

A imunidade inata é um sistema filogeneticamente bem preservado entre diferentes espécies, que consegue discriminar o *self* do *non-self*, ou seja, consegue discernir e identificar estruturas estranhas ao organismo e atacá-las imediatamente após o contato. Esse sistema reage apenas contra microrganismos e responde, essencialmente, da mesma maneira a sucessivas infecções.[24]

Um dos componentes mais importantes desse sistema são os receptores *Toll-like* (TLRs), uma família de receptores de proteínas de superfície celular presentes em diferentes tipos de células. As estruturas que se ligam aos TLRs são moléculas altamente conservadas e presentes em muitos patógenos, denominadas padrões moleculares associados a patógenos (PAMPs),[26] Tabela 13.1.

Em humanos foram clonados 10 tipos de TLRs funcionais (TLR1-10) e 12 em camundongos (TLR1–9, 11–13). Várias combinações de TLRs são expressas por diferentes subconjuntos de tipos de células imunes e não imunes, tais como monócitos, macrófagos, células dendríticas, neutrófilos, células B, células T, fibroblastos, células endoteliais e células epiteliais. Dos receptores humanos, TLR 1, 2, 4, 5, 6 e 10 são expressos na superfície da célula e reconhecem principalmente componentes da membrana e/ou da parede celular microbiana, enquanto os receptores TLR 3, 7, 8 e 9 são expressos nas membranas dos compartimentos endolisossômicos e reconhecem ácidos nucleicos. Os TLRs, nas suas extremidades N terminal, têm um número variável de repetições Ligantes Ricas em Leucina (LRR) e um domínio *Toll*/IL-1 R Citoplasmático (TIR). O domínio TIR medeia as interações entre TLRs e proteínas adaptadoras envolvidas na regulação da sinalização do receptor *Toll-like*.[26] Embora originalmente considerados receptores puros para PAMPs, existe uma variedade de ligantes endógenos para os diferentes receptores *Toll-like* que ajudam a determinar o grau de resposta imune que irá acontecer.[27]

Os distintos PAMPs são, com frequência, constituídos por lipídeos e carboidratos, presumivelmente porque são os maiores componentes das membranas celulares dos

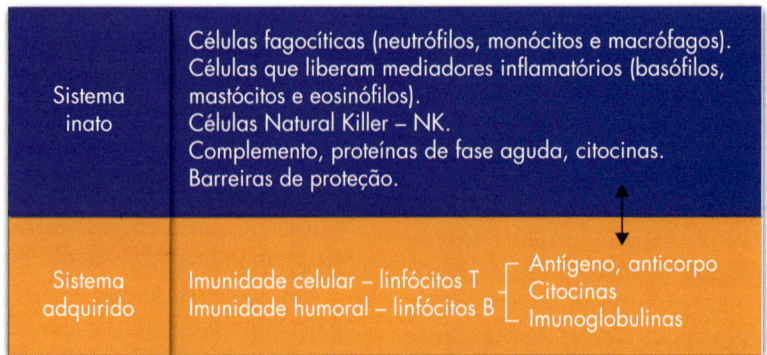

▲**Figura 13.1** Resposta imunológica – Sistemas imunes inato e adquirido e seus principais constituintes. Os dois sistemas trabalham em conjunto. A imunidade inata é composta por células fagocíticas e por células que liberam mediadores inflamatórios. Além disso, os linfócitos *natural killer* (NK), o sistema de complemento, as proteínas de fase aguda, as citocinas e as barreiras de proteção do organismo são componentes da imunidade inata. A imunidade celular e a imunidade humoral fazem parte da imunidade adquirida.[23]

| Tabela 13.1 | Receptores *toll-like*, agentes e antígenos que se ligam ao receptor. | |
| --- | --- | --- |
| **Receptor** | **Localização** | **Função – Agente – Antígeno (PAMP)** |
| TLR1 | Membrana celular | Bactéria |
| TLR2 | Membrana celular | Peptidoglicano B. Gram+, micobactéria, neisseria, vírus sarampo, zimosam, leveduras |
| TLR3 | Citoplasma | RNA |
| TLR4 | Membrana celular | Lipopolissacarídeos de Bactérias Gram−, vírus, *P. heat-shock* |
| TLR5 | Membrana celular | Flagelina, bactérias |
| TLR6 | Membrana celular | Bactéria |
| TLR7 | Citoplasma | Imidazoquinolonas (vírus), RNA |
| TLR8 | Citoplasma | Imidazoquinolonas (vírus), RNA |
| TLR9 | Citoplasma | DNA |
| TLR10 | – | Desconhecida |

Receptores *Toll-like*. Cinco receptores *Toll-like* (1, 2, 4, 5 e 6) reconhecem componentes da parede celular de bactérias. Esses receptores são expressos na superfície das células e, por terem domínio extracelular, são classificados como receptores *Toll-like* extracelulares. Em contraste, os demais receptores *Toll-like* (3, 7, 8 e 9) são localizados no citoplasma e dependem da capacidade do micróbio, ou de parte dele, de penetrar a membrana celular.[25]

microrganismos, e os receptores que se ligam a essas estruturas preservadas são chamados de Receptores de Reconhecimento de Padrões (RRP). Esses receptores são ligados às vias de transdução de sinal intracelulares que ativam várias respostas celulares, incluindo a produção de moléculas que promovem a inflamação e a defesa contra micróbios.[28]

Diferentes classes de patógenos (vírus, bactérias Gram-negativas, bactérias Gram-positivas, fungos) expressam diferentes PAMPs. Essas estruturas incluem:

1. Ácidos nucleicos, característicos de microrganismos, tais como o RNA de dupla hélice encontrado nos vírus em replicação ou sequências de DNA não metilado Citocina-Fosfatidil-Guanina (CpG) encontradas em bactérias;
2. Características de proteínas que são observadas em microrganismos, tais como a iniciação por N-formilmetionina, que é típica de proteínas bacterianas;
3. Complexos de lipídeos e carboidratos sintetizados por germes, mas não por células de mamíferos, tais como Lipopolissacarídeos em bactérias Gram-negativas, ácidos teicoicos em bactérias Gram-positivas e oligossacarídeos ricos em manose encontrados em glicoproteínas microbianas.[29]

A ativação específica do receptor *Toll-like* por um PAMP ativa o Fator Nuclear Kappa-Beta (NF-κB) presente no citoplasma. Este, uma vez ativado, desloca-se do citoplasma para o núcleo da célula e expressa genes inflamatórios para combater os agentes infecciosos.[30]

Os TLRs ativados desencadeiam a expressão de diversas citocinas, tais como os interferons e as interleucinas (IL-2, IL-6, IL-8, IL-12, IL-16), além do Fator de Necrose Tumoral Alfa (FNT-α).[31]

As células do sistema imune incluem diferentes tipos de glóbulos brancos, presentes no sangue, e células residentes, como macrófagos e mastócitos, que estão presentes nos tecidos (Tabela 13.2).

Os leucócitos são células produzidas na medula óssea, a partir de células-tronco, e são responsáveis pela defesa do organismo. Formam um verdadeiro exército, presentes no sangue circulante e em locais estratégicos do organismo. Tem por objetivo combater qualquer microrganismo estranho que venha a se instalar como vírus, bactérias, parasitas ou proteínas. Os leucócitos também são responsáveis pela limpeza do organismo, fagocitando células mortas e restos de tecidos lesado.[32]

De acordo com a sua estrutura, observada ao microscópio óptico, os leucócitos são classificados em granulosos e agranulosos. Existem três tipos de leucócitos granulosos: **neutrófilos, eosinófilos e basófilos**. Já os leucócitos agranulosos podem ser de dois tipos: **monócitos e linfócitos**.

Os **neutrófilos** se originam das células-tronco mieloides e compõem aproximadamente 60% a 70% dos leucócitos do sangue humano. Essas células têm como principal função fagocitar bactérias e outros microrganismos invasores. Por terem grande mobilidade, saem com extrema facilidade dos vasos sanguíneos, dirigindo-se ao tecido infeccionado/lesado.

Os **eosinófilos** compõem cerca de 2% a 4% dos leucócitos do sangue humano. Têm como principal função combater invasores de grande tamanho, como parasitas. Eles combatem esses vermes liberando proteínas tóxicas, íons peróxidos e enzimas.

Os **basófilos** representam de 0,5% a 1% dos leucócitos do sangue humano. Sua função ainda é desconhecida, no entanto, eles liberam substâncias envolvidas na resposta inflamatória como histamina e heparina.

Os **monócitos** são células sanguíneas grandes e integram de 3% a 8% dos leucócitos do sangue humano. Assim que são produzidos na medula óssea, migram para os tecidos onde se transformam em macrófagos, fagocitando microrganismos e células mortas.

Os **linfócitos** totalizam de 20% a 30% dos leucócitos do sangue humano. Essas células podem ser de três tipos: os

**Tabela 13.2 Composição e função dos leucócitos.**

| Tipo | Sangue (%) | Função |
|---|---|---|
| Neutrófilo | 60-70 | Defesa contra infecções bacterianas<br>Fagocitose<br>Produção de radicais livres<br>Liberação de enzimas proteolíticas |
| Eosinófilo | 2-4 | Mucosa intestinal<br>Atacam organismos grandes<br>Infecções parasitárias<br>Processos alérgicos |
| Basófilo | < 1 | Libera mediadores químicos (histamina, heparina)<br>Papel nas reações alérgicas |
| Linfócito | 20-30 | **Linfócitos B** - produzem anticorpos que se ligam ao micróbio para posterior destruição. Responsáveis pela memória imunológica<br>**Linfócitos T helper (CD4$^+$)** - coordenam a resposta imune, estimulam a ação de linfócitos B<br>**Linfócito T Citotóxico (CD8$^+$)** - possuem receptores específicos para um único antígeno. Destroem células infectadas apresentadas por células apresentadoras de antígeno<br>**Linfócito T *Natural Killer* (NK)** - possuem receptores específicos para classes de antígenos. São capazes de destruir células infectadas ou células tumorais<br>**Linfócitos T Reguladores** - inibem o sistema imune, evitando a produção de anticorpos pelos linfócitos B |
| Monócitos | 3-8 | Oriundo do monoblasto<br>Diferenciam-se em macrófagos |
| Macrófagos | Resultam da diferenciação dos monócitos | Grande capacidade fagocítica<br>Produção de radicais livres<br>Produção de citocinas<br>Ausentes no sangue |

**Fonte:** Wood PJ, 2012.[34]

linfócitos B ou células B; os linfócitos T ou células T e os linfócitos Natural Killer (NK), chamados de Células NK. Cada um desses linfócitos exerce uma função específica no combate a infecções e no combate ao câncer.[33]

Os **macrófagos** encontram-se nos tecidos e são responsáveis pela limpeza do organismo, fagocitando células mortas e restos de tecido lesado, proporcionando com isso condições para que ocorram a reparação e a cicatrização. O macrófago ativado desgranula, liberando o conteúdo dos seus grânulos em torno da lesão, conforme descrito na Tabela 13.3.

**Tabela 13.3 Macrófago ativado e liberação de substâncias relacionadas com a ampliação da resposta inflamatória.**

| Fatores liberados | Atividade |
|---|---|
| Óxido nítrico | Vasodilatação<br>Antimicrobiana |
| Radicais livres | Antimicrobiana |
| Prostaglandinas, leucotrienos | Mediadores inflamatórios, vasodilatação, aumento da permeabilidade vascular |
| Fator de ativação plaquetária | Agregação plaquetária, quimiotaxia de neutrófilos e de eosinófilos |
| Citocinas | Moléculas hormônio *like* envolvidas na resposta imune. IL-1, IL-6 e FNT-$\alpha$ |

Se a resposta inflamatória for intensa o bastante, as citocinas produzidas pelos macrófagos ingressam na circulação em concentrações suficientes para afetar órgãos e funções.

- **Cérebro:** IL-1 age no hipotálamo e estimula a produção de prostaglandinas que causam febre, sonolência e anorexia. Também age por meio da ativação do eixo hipotálamo-hipófise-adrenal, resultando em produção de hormônio adrenocorticotrófico e glicocorticoides. Os glicocorticoides, entre suas diversas funções, atuam como reguladores negativos da inflamação suprimindo a interleucina-1 e estimulando a produção de citocinas antiinflamatórias.
- **Medula óssea:** IL-6 e FNT-$\alpha$ estimulam as células-tronco e macrófagos da medula óssea para liberar fatores que estimulam o aumento da produção de leucócitos.
- **Fígado:** IL-6 estimula os hepatócitos para produzir quantidades aumentadas de proteínas de fase aguda, que são secretadas na circulação sanguínea e atingem o local inflamado (amiloide A, proteína C reativa, fibrinogênio, lecitina ligada à manose). O nível plasmático dessas proteínas aumenta de 100 a 1.000 vezes.

As proteínas de fase aguda ligam-se a bactérias, fungos e vírus, promovendo a resposta imune inata a esses patógenos e a fosfolipídeos e pequenas ribonucleoproteínas de células apoptóticas, possibilitando a eliminação dessas células de modo não inflamatório.[34]

## Fases da Resposta Inflamatória

A principal etapa da resposta inflamatória aguda é a adesão de Leucócitos Polimorfonucleares (PMN) no endotélio vascular, seguida pela sua migração em direção aos tecidos lesados por meio da diapedese. Existem diversas alterações dentro do compartimento vascular que iniciam a resposta inflamatória. A primeira alteração é a ativação das células endoteliais. Quando a ativação ocorre, as células endoteliais expressam na sua superfície moléculas de adesão para leucócitos e monócitos (P-seletina, L-seletina, E-seletina, Moléculas de Adesão Intracelular (ICAM-1), Moléculas de Adesão de Células Vasculares (VCAM-1) entre outros. Uma vez ativadas, expressam e liberam citocinas inflamatórias e quimiocinas que vão atrair e ativar PMNs. O endotélio ativado expressa, também, Fator Tecidual (FT) na luz do vaso. A ativação do complemento pode causar aumento da regulação do FT, que é um potente pró-coagulante e pode levar à formação de trombo no interior do vaso[35], (**Figuras 13.2 e 13.3**).

Outro evento importante que acontece é a abertura das junções densas entre as células endoteliais, que é acompanhada de extravasamento de proteínas e de fluidos do compartimento intravascular para o compartimento extravascular. Existem evidências que sugerem que a inflamação e a hemostasia são processos intimamente relacionados. A indução do estado pró-coagulante e pró-trombótico envolve células endoteliais, leucócitos e plaquetas. O papel anticoagulante do endotélio diminui durante a inflamação e pode resultar no aumento da expressão de FT (um gatilho da coagulação), na menor regulação da via anticoagulante da proteína C e na inativação do óxido nítrico por superóxidos. O recrutamento, a rotação e a aderência do leucócito no endotélio contribuem para criar um ambiente pró-coagulante e para o desenvolvimento de trombos. Leucócitos ativados expressam fator tecidual e podem liberar proteases que degradam a antitrombina e inativam a trombomodulina. Diferentes componentes da coagulação, incluindo trombina e fator tecidual, promovem a inflamação, enquanto anticoagulantes como a proteína C e a heparina exercem efeitos anti-inflamatórios. Plaquetas, recrutadas e ativadas no local de formação de trombos, produzem e liberam substâncias que estimulam a inflamação. A trombina aumenta a expressão de moléculas de adesão no endotélio e promove adesão de leucócitos. O mesmo ocorre com a ligação de FT ao fator VIIa que, via PAR-1 (*protease-activated receptor*), induz a produção de IL-6 e FNT-α. Além de promover adesão de leucócitos, as citocinas inflamatórias aumentam a expressão de FT pelo endotélio e pelos monócitos, regulam para menos a trombomodulina, reduzem a densidade de receptores endoteliais para a proteína C e inibem a fibrinólise endotelial. O FNT-α aumenta a expressão do Fator de von Willebrand (vWF) e depleta a via de inibição do fator tecidual.[38]

Dentro de limites, a capacidade de resposta do hospedeiro pode erradicar contaminantes bacterianos na ferida cirúrgica e manter as taxas de infecção em níveis muito baixos. Na resposta inflamatória inicial, os neutrófilos são ativados e aderem firmemente ao endotélio vascular. Neutrófilos ativados utilizam a enzima associada à membrana plasmática *nicotine adenine dinucleotide phosphate oxidase* (NADPH) para produzir superóxidos, que reagem por dismutação espontânea para formar peróxido de hidrogênio. O Ácido Hipocloroso (HClO), um potente oxidante, é também produzido quando o peróxido de hidrogênio e os íons cloreto extracelulares reagem com Mieloperoxidase (MPO), uma enzima catiônica liberada de grânulos de neutrófilos. A MPO se liga avidamente com cargas negativas do glicocálice, e é internalizada. Isso não apenas aumenta os níveis intracelulares de ROS, como também reduz a biodisponibilidade de Óxido Nítrico (ON). Neutrófilos ativados secretam uma variedade de proteases que têm o potencial para induzir proteólise descontrolada da parede vascular e da matriz intersticial. Muitas dessas proteases são secretadas na forma latente e são dependentes de mecanismo oxidativo

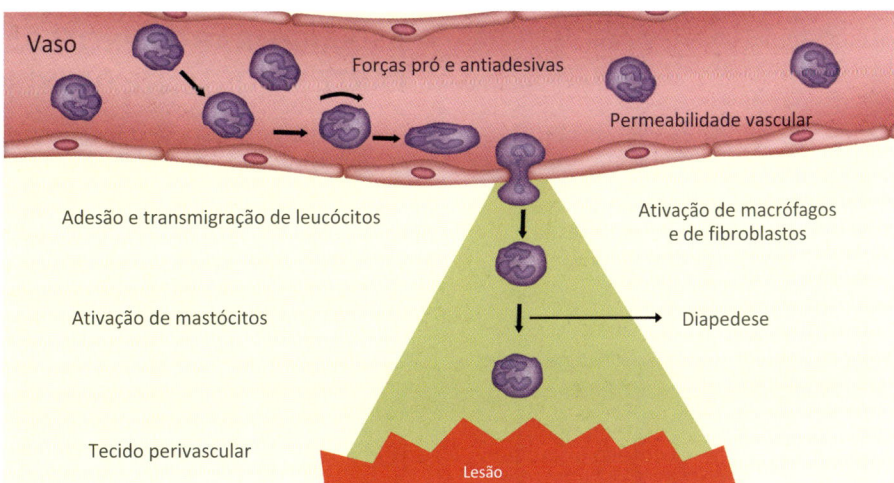

▲ **Figura 13.2** Ativação do endotélio após lesão tecidual. Após lesão celular ocorre degranulação dos mastócitos residentes com liberação de substâncias vasoativas como bradicinina, histamina e serotonina. Ocorre também ativação do sistema do complemento, da cascata do ácido araquidônico, com produção de prostaglandinas (PGs) e leucotrienos, e produção de citocinas inflamatórias (IL-6, FNT-α, entre outras). A ativação de macrófagos residentes no compartimento perivascular leva à produção de diversas citocinas, quimiocinas, espécies reativas de oxigênio e óxido nítrico. O resultado da liberação dessas substâncias é a ativação do endotélio. O endotélio ativado produz substâncias que vão promover a adesão e a diapedese de neutrófilos em direção ao tecido lesado.[36]

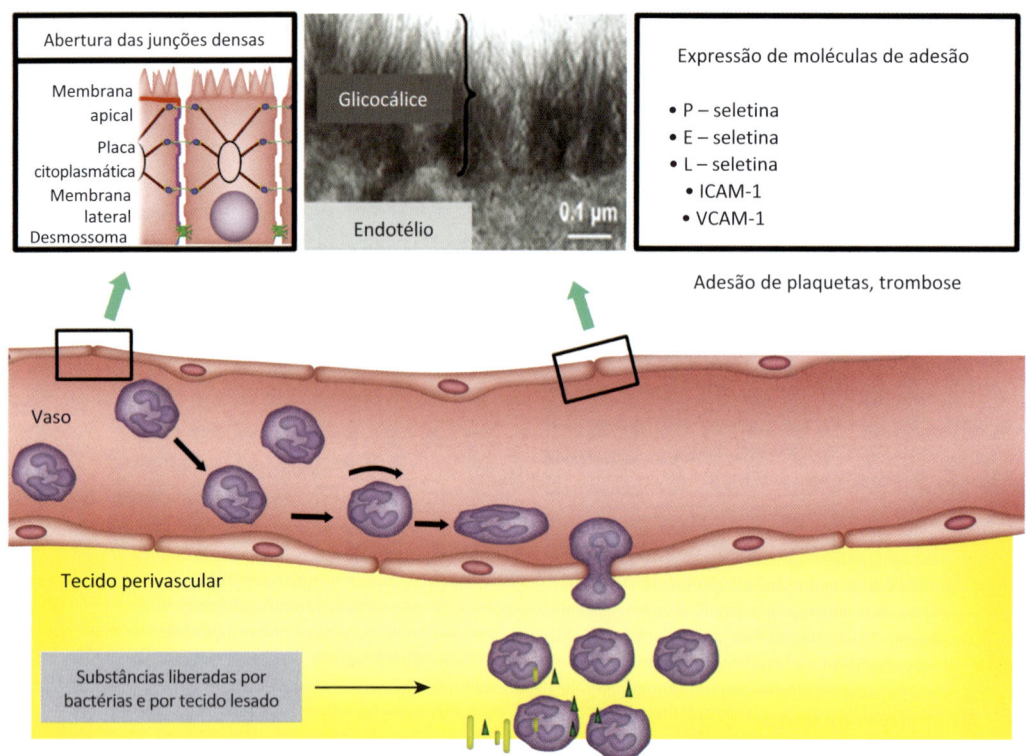

▲ **Figura 13.3** Endotélio ativado e expressão de moléculas de adesão. Moléculas de adesão e recrutamento de leucócitos. Acompanhando a ativação endotelial, observa-se um aumento da expressão de moléculas de adesão. As moléculas de adesão P-seletina, E-seletina, L-seletina, ICAM-1 e VCAM-1 no endotélio asseguram inicialmente o processo de rolagem, firme adesão/emigração de leucócitos que persiste por diversas horas após o início da resposta inflamatória. O recrutamento de leucócitos ocorre principalmente na vênula pós-capilar, provavelmente pela maior expressão nesse local de Moléculas de Adesão Celular (CAM). A E-seletina é expressa e estocada somente no endotélio. A P-seletina é expressa pelo endotélio e pelas plaquetas. A L-seletina é constitutivamente expressada pelo leucócito. ICAM-1 e VCAM-1 pertencem à família das moléculas imunoglobulinas *like* e são expressas na superfície do endotélio. Além disso, o glicocálice e a abertura das junções densas são detalhes importantes, enquanto a coleção de proteínas do *complex junctional* forma a placa citoplasmáticas.[37]

para a ativação (Ácido Hipocloroso – HClO). As principais proteases derivadas de neutrófilos incluem elastase, colagenase e gelatinase. Essas enzimas representam potente mecanismo pelo qual o neutrófilo pode degradar os principais componentes da membrana basal da célula endotelial e da matriz intersticial. O fato de a resposta inflamatória normalmente não resultar em degradação proteolítica deve-se a altas concentrações de inibidores de proteases presentes no plasma e na linfa (Figura 13.4).[39]

O aumento da produção de espécies Reativas de Oxigênio (ROS) e a diminuição da biodisponibilidade de NO podem contribuir para o aumento da trombose que acompanha a inflamação. O NO inibe a função plaquetária e previne a trombose, enquanto as ROS promovem agregação plaquetária e trombose. Endotélio, leucócitos, plaquetas, macrófagos e mastócitos produzem ROS. A consequência fisiopatológica do aumento de ROS no endotélio inflamado é a inativação do NO. Ademais, níveis fisiológicos de NO têm um papel importante na prevenção da adesão de leucócitos e na adesão de plaquetas e leucócitos no endotélio normal não inflamado, além de estabilizar o mastócito no espaço perivascular. A resolução da resposta inflamatória requer a morte das bactérias invasoras, a remoção dos debris e a cicatrização do tecido lesado. Para resolução da resposta

inflamatória aguda, é necessário que os leucócitos sejam removidos via drenagem linfática ou por apoptose.[41]

## ■ AS BARREIRAS DE PROTEÇÃO – UMA PARTE IMPORTANTE DA IMUNIDADE INATA

A pele e as membranas mucosas revestem o organismo e as várias cavidades do corpo que se abrem para o exterior. A membrana mucosa da bexiga e do trato respiratório inferior são normalmente estéreis, mas as do trato gastrintestinal e respiratório superior estão potencialmente expostas a patógenos ingeridos ou presentes no ar inspirado. A mucosa é mais vulnerável do que a pele, e muitos agentes patogênicos podem entrar no corpo por meio de uma membrana mucosa intacta.[42]

Existe grande quantidade de micróbios em contato com a pele e com as mucosas do homem que coexistem em um estado de equilíbrio fisiológico. De fato, muitos membros do microbioma humano, incluindo espécies de fungos e bactérias, trazem diferentes benefícios ao hospedeiro. Quando o equilíbrio é rompido, os agentes não patogênicos ou comensais, presentes na pele ou nas mucosas, podem causar infecções. A quebra das barreiras de proteção, a imunossupressão, a resistência aos antibióticos, a produção de biofilmes e a transmis-

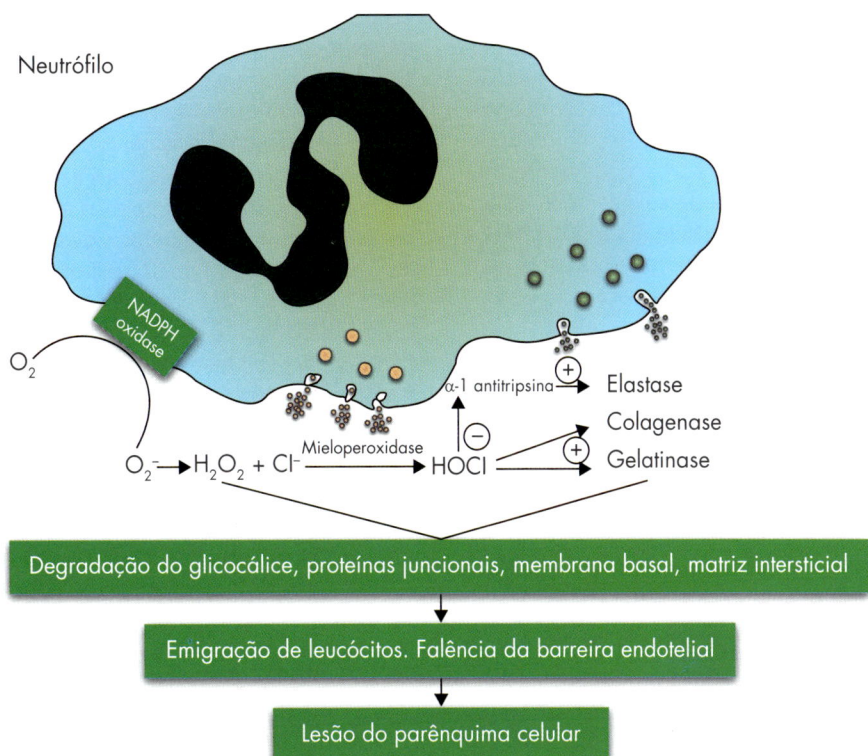

▲ **Figura 13.4** Citotoxicidade do neutrófilo ativado. Após ativação, o neutrófilo gera superóxido ($O_2^-$) por meio da NADPH oxidase, com a resultante dismutação do $O_2^-$ para formar peróxido de hidrogênio ($H_2O_2$). O neutrófilo ativado degranula e libera MPO e diferentes proteases. A MPO reage com $H_2O_2$ na presença de íons cloro para produzir HOCl, que facilita a ativação direta da colagenase e da gelatinase. A ativação da elastase ocorre indiretamente por inibição da antiprotease α1-antitripsina.[40]

são de micróbios pela equipe assistencial são algumas causas que podem causar desequilíbrio nessa relação harmoniosa.[43]

Menos frequentemente, a origem dos patógenos é exógena e são transmitidos pela equipe assistencial, pelo ambiente (incluindo o ar) e pelo material e equipamento utilizados durante a cirurgia. A flora exógena é composta principalmente de bactérias Gram-positivas. Os patógenos responsáveis por aproximadamente 80% das infecções cirúrgicas são o Estafilococo aureus, o Estafilococo coagulase negativa, o Estafilococo aureus resistente à meticilina, o Enterococo, a *Escherichia coli*, a *Pseudomonas aeruginosa* e espécies de Enterobacter. A origem primária desses patógenos é a flora endógena da pele, das membranas mucosas ou de vísceras ocas do próprio paciente.[44]

## Pele

A pele intacta é a primeira linha de defesa do paciente contra a invasão bacteriana. Uma incisão cirúrgica é uma quebra intencional deste mecanismo de defesa, permitindo que a ferida cirúrgica possa ser contaminada por bactérias de múltiplas fontes. A contaminação pode ocorrer via colonização normal da pele do paciente ou por contaminação de bactérias dispersas no ar da sala cirúrgica. A infecção do sítio cirúrgico quase nunca ocorre por meio de bactérias transmitidas a distância pelo sangue.

O corpo é continuamente exposto a patógenos do ambiente, sendo a pele a sua defesa primária. Composta por epitélio estratificado escamoso e queratinizado, a camada externa da pele consiste de células mortas que contêm queratina e lipídeos, fornecendo barreira física bastante forte.

Na pele, o suor e as secreções sebáceas contêm ácido lático e ácidos graxos, resultando em um pH de cerca de 5, que é antibacteriano. Adicionalmente, essas secreções contêm produtos químicos que inibem o crescimento bacteriano e mantêm a pele úmida, prevenindo o ressecamento que poderia prejudicar sua integridade. A proteção é também fornecida pela descamação constante de células mortas, que levam embora organismos infecciosos. Exceto por alguns parasitas, a pele íntegra é impenetrável para a maioria dos patógenos, mas se torna vulnerável quando lesada.

Bactérias não patogênicas, ou comensais, são habitantes normais da pele. Ao competirem por nutrientes e ambiente, suas presenças inibem o crescimento de patógenos, e muitas secretam substâncias químicas que servem para o mesmo propósito. Os comensais mais comuns são bactérias (Estafilococo epidermides, Estafilococo aureus) e fungos (*Candida albicans*). Eles ocupam nichos de ambiente nas partes menos expostas do corpo, como a virilha e a axila. Muitos comensais podem tornar-se patógenos oportunistas, quando a integridade da pele é violada ou quando existe uso indiscriminado de antibióticos, que perturba o equilíbrio microbiano, ou quando o paciente apresentar imunossupressão.[45]

## Mucosa Intestinal

Juntamente com a pele, as mucosas formam uma barreira contínua que separa os órgãos internos do corpo do ambiente externo. As superfícies mucosas representam uma primeira linha de defesa contra patógenos invasores. Elas fornecem proteção física, mas também uma interface, pela qual as células do sistema imunológico do hospedeiro detectam substâncias estranhas e iniciam as respostas imunes apropriadas. A mucosa do trato Gastrintestinal (GI) é particularmente enriquecida em interações ambiente-hospedeiro. Trata-se do maior reservatório de micróbios do corpo, sua superfície mucosa cobre aproximadamente 400 m$^2$ de área, com uma única camada de células organizadas em criptas e vilosidades. Essa superfície é continuamente renovada por células-tronco intestinais pluripotentes que residem na base das criptas, onde a proliferação, a diferenciação e o potencial funcional das células epiteliais progenitoras são regulados por nichos locais de células-tronco. Em condições saudáveis, a microbiota intestinal está em um estado de harmonia com o hospedeiro. No entanto, durante condições de doença, a microbiota entra em um estado de disbiose.[46]

Células epiteliais secretoras, incluindo as células enteroendócrinas, células caliciformes e células de Paneth são especializadas para a manutenção da função digestiva e de barreira do epitélio. As células enteroendócrinas são a ligação entre o sistema neuroendócrino entérico e central, ao secretarem numerosos hormônios reguladores da função digestiva,[47] (Figura 13.5).

O trato gastrintestinal, com a sua grande carga bacteriana, é particularmente propenso à invasão. A elevada acidez do estômago mata a maioria dos invasores potenciais. No íleo, as células de Paneth secretam defensinas, catelicidinas, lisozima e fosfolipase A$_2$, sendo esta última uma enzima capaz de quebrar o componente lipídico da parede celular bacteriana.[48] O intestino grosso, bem como a bexiga, é mantido livre de infecção ao ser esvaziado regularmente.[49]

As células epiteliais intestinais são constantemente renovadas, e isso proporciona uma alteração adicional para a manutenção da continuidade epitelial. Estudos descreveram as vias pelas quais células adjacentes selam potenciais vazios criados durante a extrusão de células mortas ou cria-

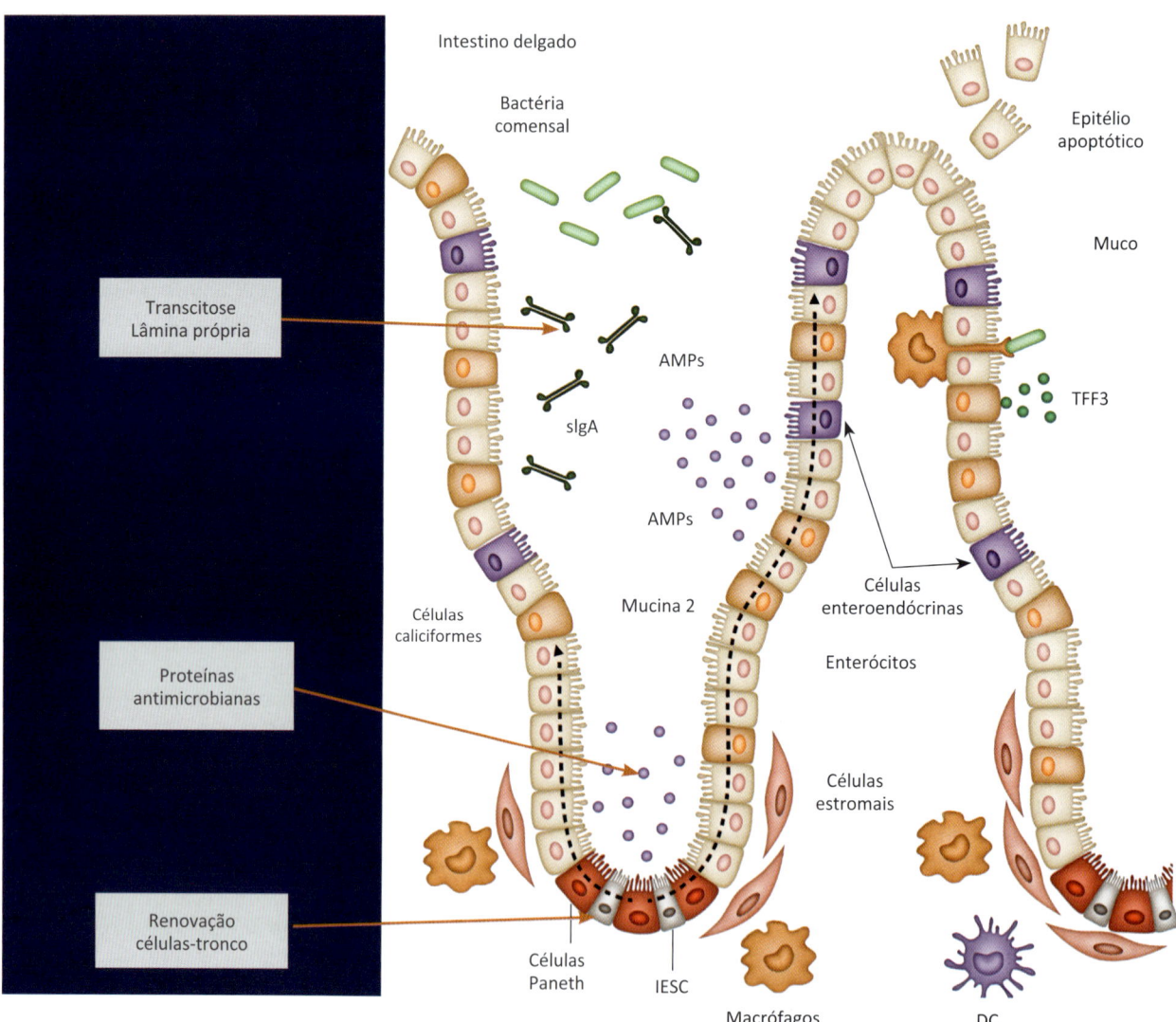

▲ **Figura 13.5** Mucosa intestinal. Camada de células da mucosa intestinal organizadas em criptas e vilosidades. No detalhe, células epiteliais secretoras: células enteroendócrinas, células caliciformes e células de Paneth. A secreção de mucinas pelas células caliciformes cria a primeira linha de defesa contra a invasão bacteriana. No muco ocorre secreção de proteínas antibacterianas pelas células de Paneth e pelos enterócitos. O epitélio intestinal é renovado a cada três dias a partir de células-tronco presentes nas criptas.[50,51]

dos durante a extrusão de células mortas ou apoptóticas da camada celular única.[50]

Células Apresentadoras de Antígenos (APC), células dendríticas, têm um papel importante na especialização do tecido imune. Cada sítio de mucosa é semeado por APCs definidas. As APCs intestinais, em adição aos monócitos recrutados do sangue durante a inflamação, formam o sistema fagocítico mononuclear do trato gastrintestinal.[51]

A secreção de mucinas altamente glicosiladas no lúmen intestinal, pelas células caliciformes, cria a primeira linha de defesa contra a invasão microbiana. A mais abundante dessas mucinas, a Mucina 2 (MUC2), desempenha papel essencial na organização das camadas mucosas intestinais da superfície epitelial do colo.[52]

Produtos adicionais, derivados das células caliciformes, contribuem para regular a barreira física do intestino e para fornecer integridade estrutural ao muco por meio de ligação à mucina. Esses produtos atuam como um sinal que promove o reparo epitelial, a migração de células epiteliais intestinais e a resistência à apoptose.[53]

Um mecanismo adicional que restringe a resposta imune para organismos comensais é a segregação especial da interface da mucosa. A segregação especial se apresenta na forma de duas camadas de muco, uma camada firme que está em contato direto com o epitélio e é desprovida de bactérias, e uma camada solta, entre a camada firme e o lúmen, que contém limitado número de bactérias. As duas camadas são dependentes da produção de mucinas pelas células caliciformes e servem para limitar a ligação de bactérias ao epitélio.[54] Abaixo da camada de muco, as células epiteliais intestinais formam uma barreira física contínua. As junções densas conectam células epiteliais adjacentes e

são associadas às redes citoplasmáticas de actina e miosina que regulam a permeabilidade intestinal. A desregulação dessas interações, mediadas pela sinalização do FNT e por cadeias leves de miosina cinase, leva ao rearranjamento do citoesqueleto da célula intestinal epitelial, com rompimento das junções densas e aumento da permeabilidade.[55]

Quase três quartos da produção total de anticorpos é composta por imunoglobulina A (IgA), na ordem de 3 a 5 g/dia, na sua vasta maioria secretada através das barreiras de superfície. A IgA configura a microbiota, medeia o *clearance* de patógenos, neutraliza toxinas e previne a adesão de bactérias comensais na superfície epitelial, gerando, com isso, um obstáculo estéril.[56]

A resposta à IgA no intestino requer um alto limiar para a indução, aproximadamente $10^9$ bactérias, e tem uma meia-vida longa, acima de 16 semanas. Essas características, associadas ao lento início da resposta, indicam que a IgA é um anticorpo anti-inflamatório que atua para manter o mutualismo com o microbiota em vez de estabelecer uma resposta imune contra ele.[57] A secreção eficiente de IgA pela Placa de Payer ocorre somente em resposta à colonização bacteriana do intestino.[58]

A despeito da função de barreira suportada pelas células epiteliais intestinais, o epitélio intestinal contém adaptações especializadas que conflitam com o conceito de segregação completa. Células epiteliais especializadas chamadas células M (*microfold cells*) medeiam amostras de antígenos luminais e microrganismos intactos para apresentação ao sistema imune subjacente à mucosa. Essas células especializadas estão concentradas no epitélio associado ao folículo e cobrem a superfície luminal das estruturas linfoides intestinais, incluindo as placas de Payer e os folículos linfoides isolados (Figura 13.6).[59,60]

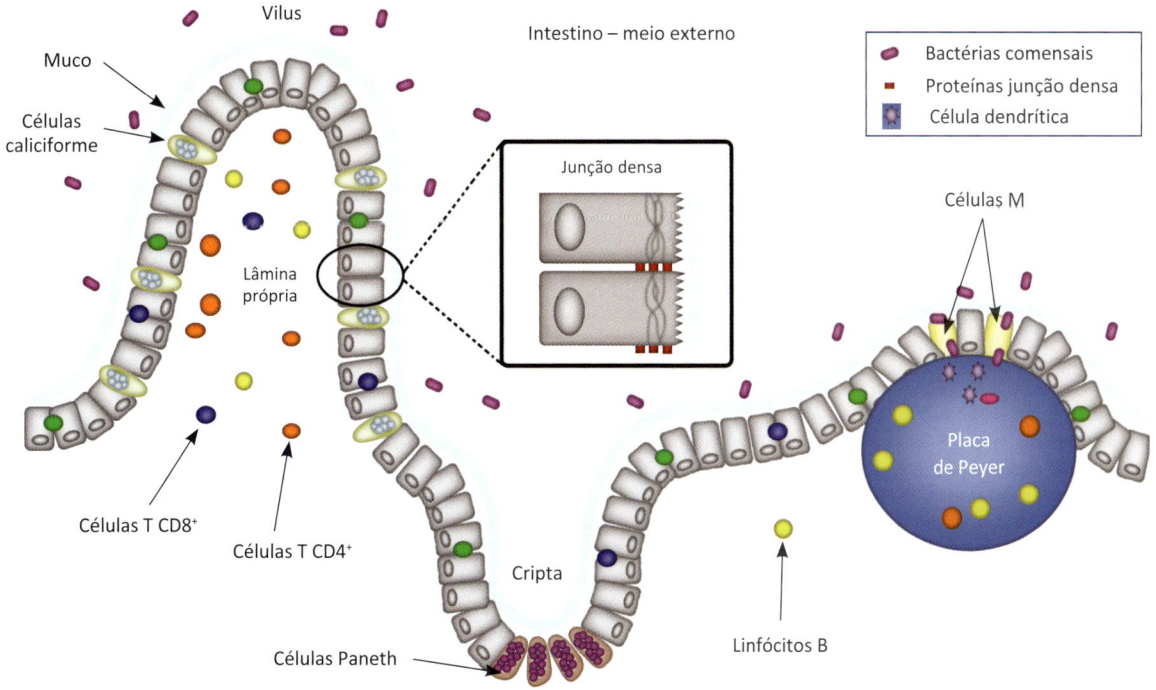

▲ **Figura 13.6** Mucosa intestinal. No detalhe, a junção densa, que conecta as células epiteliais adjacentes e regula a permeabilidade intestinal. A Placa de Payer com o tecido imune especializado. As células M apresentam amostras de microrganismos intactos e de antígenos luminais para o sistema imune adjacente à mucosa.[58,68]

Embora a absorção inespecífica e a transcitose de antígenos representem um mecanismo bem estabelecido de amostragem pelas células M, foi recentemente demonstrado que mecanismos mais eficientes de transporte mediado por receptor também existem. Receptores *Toll-like* são expressos na superfície basolateral das células epiteliais intestinais e constituem o receptor da superfície celular para a flagelina (TLR-5), o componente estrutural das bactérias flageladas.[61]

Finalmente, espécies reativas de oxigênio produzidas em resposta a bactérias comensais ou patogênicas têm um papel na sinalização intrínseca da célula epitelial intestinal que atua para promover reparo epitelial independente do seu efeito.[62]

As Células Epiteliais Intestinais (IECs) expressam Receptores de Reconhecimento de Padrões (PRRs) para detectar ligantes microbianos comuns. PRRs, incluem receptores semelhantes a *Toll* (TLRs), receptores semelhantes a *Nod* (NLRs) e receptores semelhantes a *Rig*-I.

## Mucosa Respiratória

Ao mesmo tempo em que os pulmões entregam oxigênio à circulação sistêmica, recebem, por meio do ar partículas, micróbios e substâncias lesivas. Assim não é surpresa que as estruturas anatômicas que constituem a via aérea de condução e periférica desempenhem papéis distintos na defesa do organismo.

No nariz e nas vias aéreas superiores, a turbulência do fluxo de ar faz com que partículas menores que 10 µ fiquem aprisionadas na membrana mucosa; e os organismos que atingem os alvéolos são normalmente mortos por macrófagos pulmonares. De fato, a barreira mecânica é o primeiro mecanismo de defesa e, junto com o sistema imunológico, atua com o objetivo de proteger os pulmões contra infecções. O epitélio ciliar do trato respiratório superior também propulsiona o revestimento mucoso em direção à orofaringe, onde é engolido ou eliminado por expectoração.[63]

No pulmão humano, as vias aéreas cartilaginosas se estendem profundamente no parênquima pulmonar e são cercadas por uma abundância de glândulas que secretam, para dentro das vias respiratórias, fluidos submucosos, mucinas e outras proteínas de defesa do hospedeiro. A traqueia, os brônquios e os bronquíolos humanos são forrados principalmente por epitélio pseudoestratificado com células ciliadas na superfície. Nos indivíduos normais, a árvore brônquica abaixo da carina é isenta de germes; o mesmo não acontecendo nas vias aéreas superiores, onde vivem microorganismos saprófitas e patogênicos. Ao longo do seu trajeto, a árvore brônquica sofre um processo de segmentação, dicotomizando-se progressivamente, de forma a constituir um sistema inicial de defesa ao reter o material particulado.

A estrutura das vias aéreas e sua segmentação progressiva, a filtração aerodinâmica e o transporte mucociliar compõem os principais mecanismos de defesa mecânicos. A via aérea distal, incluindo brônquios e alvéolos, filtra de 8 a 9 mil litros de ar por dia. A filtração aerodinâmica envolve a deposição de partículas na camada mucosa das vias aéreas e está relacionada com as dimensões dos materiais particula-

dos inalados. Aproximadamente 90% das partículas de 5 µ a 10 µ de diâmetro ficam retidas em algum ponto, ao longo da traqueia ou brônquios de grosso calibre, enquanto aquelas de 0,5 µ a 5 µ de diâmetro podem escapar à filtração e ser depositadas nos espaços aéreos ou deixar as vias aéreas pela expiração. Para as partículas menores, os mecanismos mais importantes que podem concorrer para sua deposição são a sedimentação gravitacional e os movimentos brownianos.

Como o aparelho mucociliar constitui-se em um revestimento mucoso que recobre as vias aéreas em acoplamento mecânico com as células ciliadas, cuja função mútua ocorre a propulsão do muco em direção à orofaringe. O prejuízo da função mucociliar determina a retenção de microrganismos, aumentando a eficiência lesiva e, com isso, elevando à probabilidede de infecções broncopulmonares. O transporte de partículas e micróbios no pulmão depende do movimento direcional coordenado da camada gel do muco, que é propulsionada pela ação do movimento ciliar. O mecanismo de transporte mucociliar constitui-se em exemplo de eficiência contra as infecções pulmonares. Existem cerca de 200 cílios em cada célula, ou aproximadamente dois milhões de cílios por cm$^2$ de superfície mucosa, com maior concentração na traqueia e brônquios pré-segmentares. Cada cílio apresenta cerca de 1.300 batimentos por minuto, promovendo o deslocamento ascendente de partículas a uma velocidade de 1 a 2 cm por minuto. Aproximadamente 90% do material depositado sobre a mucosa do trato respiratório inferior pode ser eliminado dentro de 1 hora. Fatores primários e secundários que causam disfunção ciliar prejudicam o *clearance* mucociliar e podem levar à infecção pulmonar.[64]

A defesa imunológica do aparelho respiratório, assim como a de outros órgãos, é composta de um sistema de imunidade inata (ou natural) e um sistema de imunidade adquirida (ou adaptativa). Assim, o sistema imunológico natural proporciona a defesa inicial, enquanto o sistema imunológico adquirido proporciona uma resposta mais sustentada e mais forte.[65]

Os macrófagos alveolares residem permanentemente nos alvéolos normais, constituindo as mais importantes células, do ponto de vista numérico, presentes no compartimento alveolar. Por meio de uma plêiade de substâncias e funções, o macrófago alveolar é capaz de cumprir seu papel de mais importante agente do *clearance* alveolar. O material que é retirado do ambiente interalveolar por essas células (50% dentro de 24 horas) é levado até o bronquíolo terminal, seguindo daí para frente sobre o tapete mucociliar.[66]

## Imunidade Humoral e o Aparelho Respiratório

A defesa imunológica do aparelho respiratório inicia-se nas vias aéreas superiores, no muco de revestimento que contém grande concentração de IgA, conferindo proteção a infecções virais e, provavelmente, dificultando a aderência bacteriana à mucosa. Imunoglobulina G (IgG) e IgA estão presentes em menor quantidade nas vias aéreas inferiores, sendo auxiliadas pela opsonização não imunológica dos pneumócitos do tipo II, preparando a fagocitose por macrófagos alveolares e neutrófilos. Estes últimos não são células residentes dos alvéolos, mas podem ser rapidamente recrutados a partir da circulação, em caso de agressão.[67]

A imunidade humoral é a principal resposta imunológica protetora contra bactérias extracelulares, e atua no bloqueio da infecção, na eliminação dos microrganismos e na neutralização de suas toxinas. Os mecanismos efetores utilizados pelos anticorpos para combater essas infecções incluem a neutralização, a opsonização e fagocitose, e a ativação da via clássica do complemento.[68]

## IMUNIDADE ADQUIRIDA (CELULAR E HUMORAL)

Muitos microrganismos evoluíram para resistir aos mecanismos de defesa natural, e a proteção contra esses patógenos é dependente das respostas imunológicas adquiridas. As principais características da resposta adquirida são: especificidade e diversidade de reconhecimento, memória, especialização de resposta, autolimitação e tolerância a componentes do próprio organismo. Embora as principais células envolvidas na resposta imune adquirida sejam os linfócitos, as células apresentadoras de antígenos (células dendríticas) desempenham papel fundamental em sua ativação.

O sistema imunológico adquirido induz à produção de células efetoras, para a eliminação dos microrganismos e à produção de células de memória para a proteção de infecções subsequentes. Além disso, tem capacidade para distinguir os diferentes patógenos e moléculas, incluindo até mesmo aqueles que apresentam grande semelhança, sendo, por isso, chamado de imunidade específica. Assim, se a infecção não é eliminada, esse segundo braço do sistema imune, mais específico, gera novas células efetoras e mediadores com o objetivo de debelar a infecção. Células T CD4 são ativadas por antígenos apresentados por células dendríticas e se diferenciam em células T helper. As células T helper, por sua vez, estão envolvidas com três respostas adaptativas maiores: a produção de células B, responsáveis pela produção de anticorpos; a diferenciação de células CD8+ em células T citotóxicas, que matam células infectadas por vírus, e a ativação de macrófagos para matar patógenos intracelulares, resposta de hipersensibilidade retardada. Existem dois tipos de respostas imunológicas adquiridas, a imunidade celular e a imunidade humoral, que são mediadas por diferentes componentes do sistema imunológico e têm como função eliminar os diversos tipos de microrganismos,[69] (Figura 13.7).

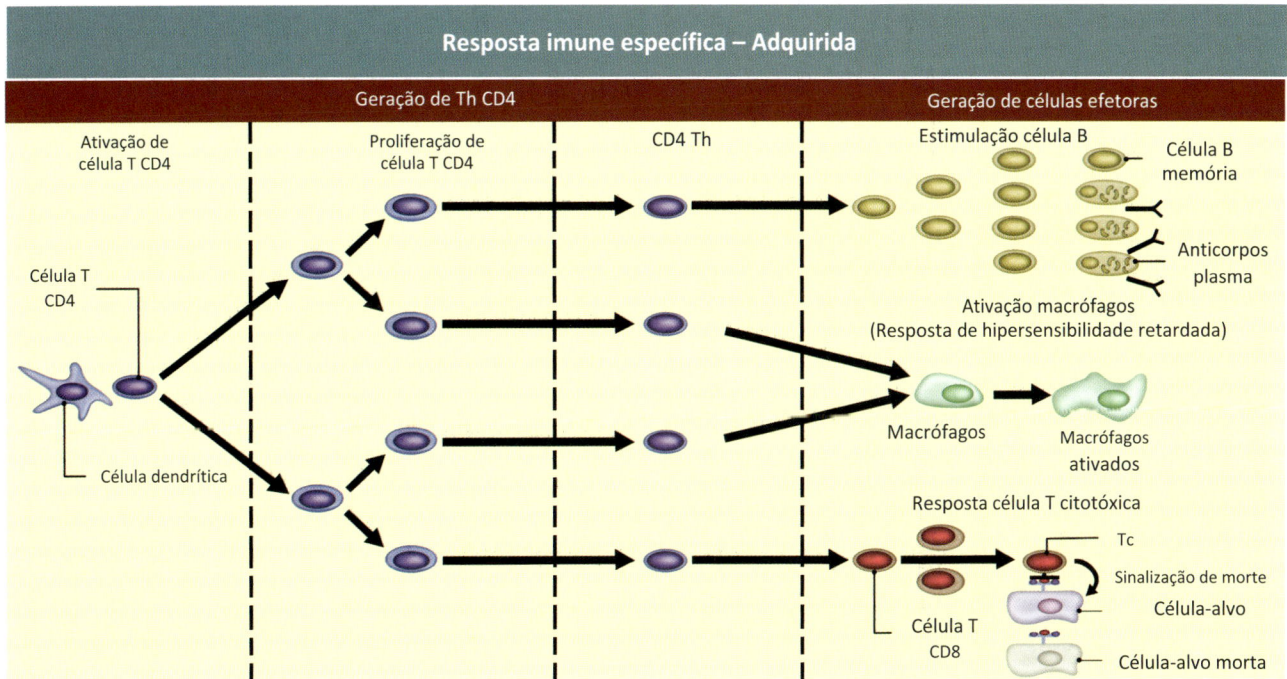

▲ **Figura 13.7** Resposta imune específica. A resposta imune específica pode ser dividida em duas fases. Ativação das células CD4 que se diferenciam em células T helper (Th) e geração de células e moléculas efetoras que medeiam a neutralização e a remoção do micróbio. A célula crucial para o início da resposta imune específica é a célula dendrítica (DCs). A célula dendrítica localiza-se em órgãos linfoides e não linfoides, possui receptores PAMPs e tem atividade fagocítica intensa. Elas são capazes de levar produtos bacterianos ao migrar através dos vasos linfáticos que drenam o local da infecção. Se existe lesão vascular, as células dendríticas entram na corrente sanguínea e dirigem-se ao baço. Os linfonodos e o baço fornecem um sistema de filtração pelo qual passam linfócitos e antígenos. Antígenos podem ser captados por macrófagos ou por células dendríticas no tecido linfoide e os linfócitos filtrados encontram antígenos apresentados pelos macrófagos ou pelas DCs. Macrófagos e Células Natural Killer (NK) têm receptores para a fração Fc do anticorpo. Assim, anticorpos ligados a um organismo podem ser ligados a macrófagos ou a células NK para desencadear a morte celular. Células Th também auxiliam a formação de células T citotóxicas (CD8), que são capazes de matar outras células que expressam antígenos de histocompatibilidade (MHC – classe I).[42]

A imunidade celular é mediada pelos linfócitos T. Microrganismos intracelulares, como os vírus e algumas bactérias, sobrevivem e se proliferam no interior de fagócitos e outras células do hospedeiro, onde estão protegidos dos anticorpos. A defesa contra essas infecções cabe à imunidade celular, que promove a destruição dos microrganismos localizados em fagócitos ou a destruição das células infectadas, para eliminar os reservatórios da infecção.

Apesar da aparência uniforme à microscopia ótica, vários tipos de linfócitos podem ser distinguidos com base nas suas propriedades funcionais e proteínas específicas que expressam. A distinção mais importante consiste na classificação destas células em duas linhagens principais, conhecidas como linfócitos B e linfócitos T.

Os **linfócitos B**, também chamados de células B (Bursa de Fabricius das aves), quando ativados, proliferam e se diferenciam em células plasmáticas ou plasmócitos, que são as células efetoras da linhagem B, cuja função principal é a secreção de anticorpos. Os **linfócitos T**, ou células T (derivados do timo), se apresentam em duas classes principais. Quando ativadas, uma se diferencia em células T CD8+ ou citotóxicas, que matam as células infectadas, ao passo que a outra classe de células T, são chamadas de células T CD4+ ou T helper (Th). Os linfócitos T helper CD4[+] ajudam os macrófagos a eliminar micróbios fagocitados e ajudam as células B a produzir anticorpos. Já os linfócitos T citotóxicos CD8[+] destroem as células que contêm patógenos intracelulares, assim eliminando os reservatórios de infecção.[70]

A maioria dos linfócitos virgens possui uma sobrevida muito curta, sendo programada para morrer em poucos dias após ter saído da medula óssea ou do timo. No entanto, se uma dessas células receber sinais indicando a presença de um imunógeno (antígeno que estimula uma resposta imune específica), ela poderá responder por meio de um fenômeno conhecido como ativação, durante o qual pode sofrer vários ciclos de divisão celular. Algumas das células-filhas resultantes retomam ao estado de repouso, tornando-se células de memória, que podem sobreviver por vários anos. Estes linfócitos de memória representam uma grande proporção das células do sistema imunológico. A outra parte das células-filhas do linfócito virgem ativado diferencia-se em células efetoras, que sobrevivem apenas alguns dias e executam atividade que resulta em defesa. Todas as células B derivadas daquela que foi estimulada pelo antígeno secretam imunoglobulinas, cuja região de interação com o antígeno é semelhante. As regiões constantes das imunoglobulinas são limitadas, sendo possível identificar cinco tipos: IgG, IgA, IgM, IgD e IgE.[71]

A resistência às infecções é devida, em parte, à presença de níveis séricos suficientes de imunoglobulinas tanto no nível plasmático quanto tecidual. As concentrações dessas moléculas também são importantes nas mucosas, principalmente as de IgA secretora. As imunoglobulinas séricas aumentam durante a fase de recuperação de infecções. A resistência à reinfecção é atribuída geralmente à presença adequada de níveis de antígeno específico de imunoglobulinas no soro ou nas secreções respiratórias.[72]

As células NK são desprovidas de receptores antígeno específicos e fazem parte do sistema imune inato. Essas células circulam no sangue como grandes linfócitos, com diferentes grânulos citotóxicos, e são capazes de reconhecer e matar algumas células anormais, tais como células tumorais e células infectadas por vírus. E parecem ser importantes na defesa contra micróbios intracelulares na imunidade inata.

## Células Dendríticas

As DCs são especializadas na captura e apresentação de antígenos para os linfócitos. São consideradas uma ponte entre a imunidade inata e a adaptativa, por serem atraídas e ativadas por elementos da resposta inata e por viabilizarem a sensibilização de Linfócitos T (LTs) da resposta imune adaptativa. Residem em tecidos periféricos, como pele, fígado e intestino, onde capturam antígenos e se tornam ativadas, migrando para os linfonodos regionais, nos quais processam e apresentam antígenos proteicos ou lipídicos aos LTs. As células dendríticas imaturas são altamente eficientes na captura de antígenos, enquanto as maduras são muito eficientes na apresentação. Os antígenos capturados são processados dentro da célula e apresentados em sua superfície, inseridos em Moléculas de Histocompatibilidade (MHC), proteínas de superfície que reconhecem e apresentam antígenos próprios ou externos para o sistema imune adaptativo.

Durante sua vida útil, as DCs imaturas migram da medula óssea pela corrente sanguínea, atingindo tecidos periféricos como a pele, onde se tornam residentes (células de Langerhans). Um aspecto curioso é que as DCs são as primeiras células a chegar a um sítio infeccioso, precedendo até mesmo os neutrófilos. Após o contato com o antígeno, as DCs se tornam ativadas e migram pelos vasos linfáticos até os órgãos linfoides secundários. Podem receber sinais de maturação a partir de células NK, de LT, de moléculas pró-inflamatórias, como citocinas, prostaglandinas e interferon, e dos PAMPs. Elas também retêm o antígeno nos órgãos linfoides por períodos prolongados, o que pode contribuir para a memória imunológica.[73]

## A Resposta Anti-inflamatória

Após a cirurgia, há um aumento no número de agentes anti-inflamatórios, como IL-4, IL-10 e Fator de Transformação do Crescimento Beta (TGF-β). Esses podem reduzir a gravidade e duração da Síndrome de Resposta Inflamatória Sistêmica (SIRS), mas, se a resposta anti-inflamatória for exacerbada, pode predispor a imunodeficiência e a sepse.

Na **Figura 13.8** são demonstrados os principais mediadores da resposta inflamatória durante cirurgias. Inicialmente, nos primeiros dois dias, predomina a resposta inflamatória; e, em seguida, predomina a resposta anti-inflamatória.

A IL-6 também serve de estímulo para liberação de citocinas anti-inflamatórias, tais como a IL-10, antagonista do receptor de IL-1 e receptores solúveis de TNF. Portanto, a resposta pró-inflamatória inicial é geralmente equilibrada pela resposta anti-inflamatória compensatória. Se a resposta pró-inflamatória for exagerada, ou a resposta anti-inflamatória for reduzida, a sepse pode se desenvolver e evoluir para disfunção orgânica e Síndrome do Desconforto Respiratório Agudo (SDRA).[75]

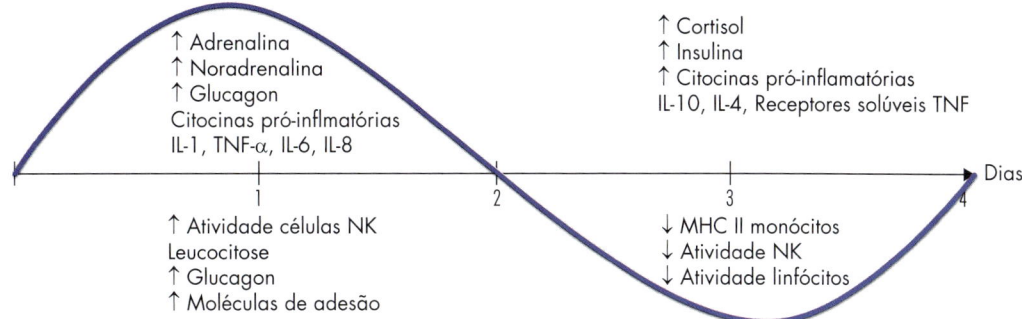

▲ **Figura 13.8** Resposta anti-inflamatória e seus mediadores.[74]

Em pacientes com comorbidades significativas, o sistema imunológico pode se tornar exaurido, levando à imunoparalisia, com predomínio da resposta anti-inflamatória e predisposição ao desenvolvimento de infecção pós-operatória.[76]

## DEFINIÇÃO, PREVENÇÃO DA INFECÇÃO CIRÚRGICA E SEGURANÇA DO PACIENTE

O microbiota aumenta nosso estado de bem-estar. No entanto, como não podemos distinguir qual micróbio é amigo ou inimigo, para prevenir infecção aplicamos protocolos com o objetivo de eliminar a maior quantidade de micróbios possível. O microbioma de um determinado hospedeiro carrega sua própria história de vida, de exposição a múltiplos ambientes, alimentos e xenobióticos. A composição genética do hospedeiro reflete não somente os genes herdados, mas também como esses genes e seus padrões de expressão foram alterados em resposta às experiências únicas e contínuas com o mundo que os rodeia.[77]

As infecções do sítio cirúrgico ocorrem após a cirurgia e podem envolver a pele, o tecido subcutâneo do local da incisão, os tecidos moles profundos, o tecido conectivo fibroso e camadas musculares ou parte de órgão ou espaço. O processo normal de infecção envolve a inoculação de um tecido com um microrganismo, a adesão do microrganismo às superfícies celulares, a infiltração, a invasão através deles e o estabelecimento dentro de um tecido. A infecção ocorre quando as defesas inatas do hospedeiro são superadas pela carga e pela virulência dos microrganismos patogênicos que contaminam a ferida.[78]

Fatores de risco específicos para o desenvolvimento de infecção estão relacionados tanto ao paciente quanto ao processo ou ao procedimento. Os fatores do paciente incluem variáveis não modificáveis, como sexo, idade e infecção prévia da pele ou dos tecidos moles, e variáveis modificáveis, como estado de saúde subjacente, estilo de vida, controle glicêmico, controle do diabete, dispneia, hipotermia, ingesta de álcool e tabagismo. Obesidade, imunossupressão, uso de drogas ilícitas, dieta e exercícios também desempenham um papel importante no desenvolvimento de infecção perioperatória.

As infecções têm um impacto negativo na qualidade de vida dos pacientes, estão altamente associadas ao tempo prolongado de internação, complicações cirúrgicas persis-tentes, mortalidade e elevada carga financeira para organizações de saúde em todo o mundo.[79]

A multiplicidade de diferentes fontes de bactérias que contaminam a ferida pode levar a algumas conclusões fundamentais: todas as feridas cirúrgicas são contaminadas por bactérias, embora uma pequena minoria das feridas cirúrgicas se torne infectada (uma biópsia com cultura da ferida cirúrgica documentará que as bactérias estão presentes); diferentes procedimentos cirúrgicos têm números diferentes de bactérias que podem contaminar a ferida, e o aumento do número de bactérias dentro da ferida resultará em um aumento das taxas de infecção; o mesmo procedimento cirúrgico realizado pelo mesmo cirurgião com o mesmo grau de contaminação em diferentes populações de pacientes pode resultar em diferentes taxas de infecção.[80]

Uma variável que permite o desenvolvimento de infecção é o microambiente da ferida cirúrgica. O hematoma, quando presente, é uma fonte rica em ferro, que promove a rápida replicação bacteriana e resulta em aumento da virulência. Durante o trauma cirúrgico, o tecido desvitalizado e o tecido necrótico da eletrocirurgia tornam-se substrato para a proliferação bacteriana. Corpos estranhos, como suturas de seda, aumentam a probabilidade de um determinado contaminante causar infecção. Os fluidos plasmáticos e corporais, que se acumulam no espaço morto dentro da ferida, aumentam a probabilidade de ocorrer infecção.

A extensão da doença causada pela infecção depende da carga microbiana, da virulência do organismo e da reação do hospedeiro. Fatores do hospedeiro ditam a facilidade de entrada de micróbios nos tecidos e as respostas para erradicar os micróbios estabelecidos. Na cirurgia, a carga microbiana e as barreiras do hospedeiro são de particular relevância. Nas feridas feitas rotineiramente durante as operações, a carga microbiana deve ser a menor possível em todos os momentos (Figura 13.9).

Por definição, a infecção que ocorre dentro de 30 dias após a cirurgia é considerada infecção precoce, e a que ocorre até um ano é considerada infecção tardia. O *Center for Disease Control and Prevention* (CDC) desenvolveu critérios padronizados de vigilância para definir infecção do sítio cirúrgico (Tabela 13.4).

▪ **Infecção incisional superficial**: definida como aquela infecção que ocorre dentro de 30 dias da cirurgia e é

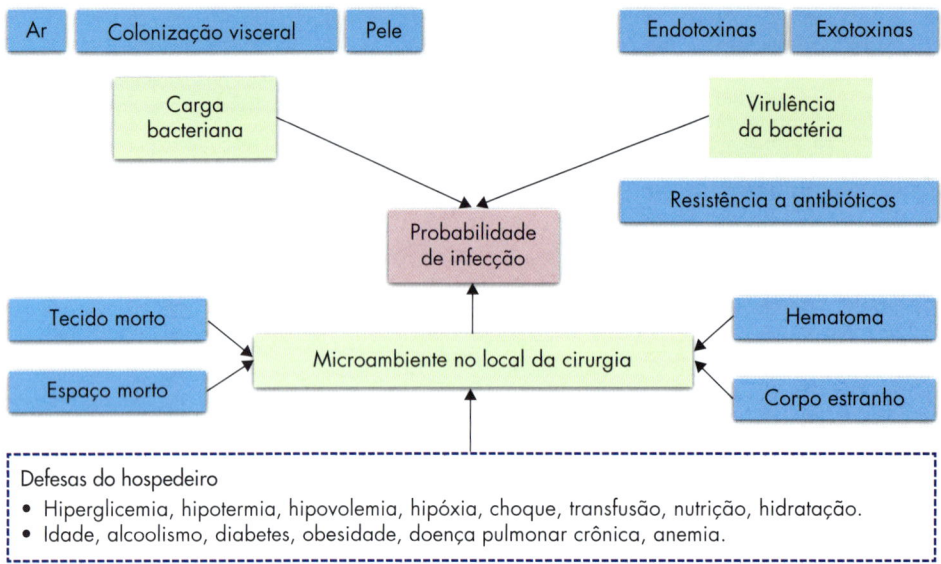

▲ **Figura 13.9** O desenvolvimento de infecção depende da carga bacteriana inoculada, da virulência bacterina, do microambiente no local da cirurgia e das defesas do hospedeiro. Todas as medidas preconizadas para prevenir/evitar infecções da ferida operatória atuam em uma ou mais dessas etapas.

confinada à pele ou ao tecido subcutâneo no local da incisão;

■ **Infecção incisional profunda**: envolve o tecido mais profundo (fáscia, músculos) e está relacionada à cirurgia realizada. O início da infecção precisa ser dentro de 30 dias a 90 dias após a cirurgia;

■ **Infecção de órgão ou espaço**: iInfecção que se relaciona à cirurgia e envolve qualquer parte da anatomia que foi aberta ou manipulada durante a cirurgia. O início da infecção deve ocorrer entre 30 a 90 dias após a cirurgia.[82]

> **IMPORTANTE**
>
> Para cada uma dessas definições, um ou mais parâmetros da **Tabela 13.4** precisam estar presentes.

Para prevenir a infecção pós-operatória, o *Surgical Care Improvement Project* (SCIP), criado pelo *Center for Medicare* e pelo *Medicaid Service*, desenvolveu um esforço colaborativo baseado em quatro orientações básicas:

1. Administração de antibioticoprofilaxia 1 hora antes da incisão (2 horas – vancomicina);
2. Seleção do antibiótico adequado para a cirurgia do paciente;
3. Descontinuação da antibioticoprofilaxia dentro de 24 horas após a cirurgia;
4. Cirurgia colorretal com normotermia pós-operatória imediata.[83]

A não conformidade com as orientações do SCIP tem consequências significantes. Estudo prospectivo, com mais de 5 mil pacientes incluídos, realizado em 16 hospitais de Kentucky (EUA), demonstrou que a má escolha do antibiótico triplica a mortalidade, e que a hipotermia na chegada à UTI está associada a um aumento de mortalidade de quatro vezes.[84]

Estudos têm demonstrado que a não conformidade com o uso adequado de antibióticos é menor durante os fins de semana,[91] e que isso resulta em um aumento de mortalidade para certas condições médicas.

■ **FATORES DE RISCO ASSOCIADOS COM O DESENVOLVIMENTO DE INFECÇÃO PÓS-OPERATÓRIA**

## Relacionados ao Paciente

O Estafilococo aureus é encontrado nas narinas de 20% a 30% dos indivíduos saudáveis submetidos a cirurgias. Após

**Tabela 13.4** Infecção cirúrgica.

| Definição de infecção – Dentro de 30 dias após a cirurgia | | |
| --- | --- | --- |
| **Superficial** | **Profunda** | **Órgão/espaço** |
| Drenagem purulenta da incisão superficial | Drenagem purulenta profunda da incisão, mas não de órgão/espaço componente do sítio cirúrgico | Drenagem purulenta de dreno colocado dentro de órgão ou espaço |
| Organismos isolados assepticamente obtidos de cultura ou fluido ou tecido da incisão superficial | Deiscência de sutura profunda, ou abertura pelo cirurgião | Organismo isolado de cultura asséptica de fluido ou tecido obtido de órgão ou espaço |
| Sinais ou sintomas de infecção (dor, rubor, calor, edema) Envolve somente a pele e tecido subcutâneo | Abscesso ou outra evidência de infecção envolvendo a incisão profunda (exame direto, reoperação ou exame radiológico) | Abscesso ou outra evidência de infecção envolvendo órgão ou espaço (exame direto, reoperação ou exame radiológico) |

**Fonte:** NNIS, 1992.[81]

cirurgias cardiotorácicas, ser portador desse microrganismo é um fator de risco independente para o desenvolvimento de infecção pós-operatória.[85]

Ensaio clínico randomizado demonstrou que a identificação rápida dos carreadores e a descolonização dos sítios nasais e extranasais reduzem significativamente a incidência de infecção hospitalar.[86] Em carreadores nasais assintomáticos, espirros induzidos por histamina causam cinco vezes mais dispersão de Estafilococo aureus no ar.[87]

Em pacientes submetidos à cirurgia cardíaca, estudo demonstrou que o fato de ser portador nasal de Estafilococo aureus é o mais importante fator de risco para o desenvolvimento de infecção na esternotomia por Estafilococos.[88]

O tratamento nasal com creme de mupirocina foi sugerido como estratégia para erradicar os pacientes carreadores nasais de Estafilococo aureus. Diversos estudos, realizados com pacientes que receberam tratamento pré-operatório com mupirocina, relataram menor incidência de infecção por Estafilococo aureus.[89,90] Por outro lado, um ensaio clínico randomizado e duplo cego não encontrou, com o uso de mupirocina, decréscimo significante na incidência de infecção por Estafilococo.[91]

Peterson e col., em pacientes submetidos a transplantes hepáticos, demonstraram a falta de eficácia da mupirocina na prevenção de infecção por Estafilococo aureus.[92]

O tratamento de rotina de todos os carreadores de Estafilococo aureus meticilina resistentes foi proposto em alguns países. Contudo, diversas instituições relataram aumento de resistência à mupirocina, que pode ser superior a 60%.[93]

Em revisão sistemática, a descolonização com mupirocina, em comparação com placebo ou nenhuma intervenção, não modifica a incidência de infecções de sítio cirúrgico em pacientes submetidos a cirurgias ortopédicas, cardiotorácicas, gerais, oncológicas, ginecológicas, digestivas, neurológicas ou abdominais, independentemente do status de portador de Estafilococo aureus.[94]

Na Tabela 13.5 estão listados alguns fatores de risco para desenvolver infecção, associados aos pacientes.

O controle desses fatores contribui para reduzir as taxas de infecção: (1) não fumantes, ou aqueles que param de fumar, têm menos problemas de cicatrização e menores taxas de infecção na ferida cirúrgica quando comparados com fumantes;[95] (2) a desnutrição é fator de risco modificável para o desenvolvimento de infecção. Em metanálise, com 15 Ensaios Clínicos Randomizados (ECR) e inclusão de 3.831 pacientes desnutridos submetidos a uma variedade de procedimentos cirúrgicos, identificou-se que o suporte nutricional perioperatório foi significativamente mais eficaz do que o controle na diminuição da incidência de complicações infecciosas, (RR de 0.6, IC95% – 0,5 a 0,7; $P < 0,01$), na redução de complicações não infecciosas (RR 0.7, IC95% - 0,6 a 0,9; $P < 0,01$); e na diminuição do tempo de internação hospitalar em aproximadamente dois dias (IC 95% −5,1 a −0,2; $P < 0,05$).[96]

## Relacionados ao Anestesiologista

Anestesistas impactam diretamente nas taxas de transmissão e de infecção perioperatórias. Especialmente porque eles, rápida e amplamente, contaminam o seu ambiente de trabalho na sala cirúrgica.[97] A maior contaminação do ambiente de trabalho está associada a maior frequência na contaminação dos acessos venosos.[98]

Estudo multicêntrico randomizado, desenhado para determinar os fatores de risco para contaminação da tornei-

| Tabela 13.5 Fatores de risco para desenvolver infecção.[10,12,130-134] | | |
|---|---|---|
| **Relacionados ao paciente** | **Relacionadas à cirurgia** | **Relacionados à equipe assistencial** |
| Diabetes com controle inadequado Uso de insulina | Material estranho no campo cirúrgico | Duração da escovação cirúrgica das mãos |
| Uso de nicotina | Antissepsia da pele | Lavagem das mãos |
| Uso de esteroide | Tricotomia pré-operatória | Trânsito na sala cirúrgica |
| Desnutrição – albumina baixa | Profilaxia antimicrobiana | Organização da área de trabalho |
| Extremos de idade | Ventilação da sala cirúrgica | |
| Obesidade – DPOC | Técnica cirúrgica - trauma | |
| Infecções coexistentes | Sondas e drenos cirúrgicos | |
| Internação prolongada | Criação de ostomias | |
| Resposta imune alterada | Mais do que uma intervenção | |
| Transfusão perioperatória | Duração da cirurgia | |
| Hipotermia, hipoxemia | | |
| Resistência à insulina, hiperglicemia | | |
| Condição de carreador nasal | | |

ra de acesso venoso, encontrou taxas de contaminação de 23%, associadas ao aumento de mortalidade. Nesse estudo, os mais importantes fatores de risco foram o local do hospital onde foi realizado o procedimento e o fato de ser o segundo paciente na escala das salas cirúrgicas. Os pacientes foram o reservatório para Estafilococo aureus meticilina sensíveis e resistentes, enquanto as mãos do anestesista foram a origem da contaminação em 27% dos casos, sendo o foco mais provável para enterococos vancomicina resistente. As luvas não foram testadas para existência de microrganismos.[99]

O aumento da frequência com que o anestesiologista lava as mãos associa-se com a redução da contaminação da área de trabalho e com a redução da contaminação de acessos venosos.[100] Estudo demonstrou, em 66% dos casos, contaminação das mãos dos anestesistas por um ou mais patógenos (Estafilococo aureus meticilina resistente, Estafilococo aureus meticilina sensível, enterococos e enterobacteriáceas). Essa contaminação representa uma fonte significativa de transmissão bacteriana por meio da torneira de acesso venoso,[101] especialmente logo após o manejo da via aérea. Nesse sentido, o uso duplo de luvas deveria ser considerado, pois diminui o risco de contaminação.[102] Embora todo esse conhecimento estimule o desenvolvimento de ações preventivas, as razões para a magnitude da contaminação pelo anestesiologista não estão claras o suficiente e, considerando o impacto dela, mais pesquisas são necessárias.

Semelhante ao que ocorre com os pacientes, estudos mostram que 20% da equipe médica é portadora persistente de Estafilococos aureus nas narinas e 30% é portadora intermitente.[103] Estudo avaliou randomicamente o primeiro e o segundo caso da escala cirúrgica, durante 12 meses, em três instituições acadêmicas, e demonstrou que a transmissão de bactérias Gram-negativas ocorre frequentemente durante a cirurgia e entre cirurgias subsequentes (81%). Os principais reservatórios de origem da transmissão foram a contaminação dos pacientes e das superfícies do ambiente cirúrgico, o que reforça a necessidade de manter o ambiente de trabalho limpo. A transmissão intraoperatória de Gram-negativos associou-se com infecção pós-operatória durante 30 dias. Para a transmissão dessa classe de agentes, as mãos do anestesista foram menos implicadas.[104] O mesmo grupo concluiu que até 16% das infecções pós-operatórias de 30 dias foram causadas por transmissão bacteriana da área de trabalho da anestesia.[105]

O Enterococo, uma bactéria que se pensava ser de baixa virulência, inofensivo e comensal, tem sofrido alterações e constitui a segunda causa líder de infecção hospitalar. De fato, 14% das infecções urinárias, 11% das infecções da ferida operatória e 7% das infecções da corrente sanguínea são causadas por Enterococo.[106]

A equipe que assiste o paciente contamina suas mãos após contato com o ambiente ou com a pele do paciente contaminado, e o aumento da desinfecção ambiental decresce a contaminação dentro do hospital. Pacientes admitidos em sala previamente ocupada por pacientes com Enterococo resistente à vancomicina ou com Estafilococo aureus resistente à meticilina têm maior risco de adquirir esses microrganismos, quando comparados com pacientes admitidos em outras salas cirúrgicas.[107,108] Em dois estudos, o Estafilococos aureus foi o patógeno responsável por 51% a 56% dos casos de infecção, mais da metade dos quais eram por Estafilococos aureus meticilina resistentes.[109,110]

Controvérsia existe a respeito do papel da administração intraoperatória de fluidos intravenosos para reduzir a infecção da ferida operatória. Proponentes da hiper-hidratação argumentam que o aumento da administração leva a aumentos da pressão de perfusão e da liberação e disponibilidade de oxigênio, o que estimularia a destruição oxidativa das bactérias invasoras. De fato, estudo desenhado para avaliar a tensão de oxigênio subcutânea de pacientes submetidos à cirurgia colorretal, que foram randomizados para receber hidratação conservadora ou agressiva, demonstrou diferença significativa na pressão de oxigenação tecidual entre os grupos, favorecendo a administração mais agressiva de fluidos (81 ± 26 mmHg *versus* 67 ± 18 mmHg no grupo com hidratação conservadora, $p = 0,03$).[111]

Outro ECR avaliou o uso de grandes volumes (16 a 18 mL.kg$^{-1}$.h$^{-1}$) *versus* pequenos volumes (8 a 10 mL.kg$^{-1}$.h$^{-1}$). A análise inicial, após a inclusão de 250 pacientes, demonstrou diferença não significativa na taxa de infecção entre os grupos (8,5% no grupo grandes volumes *versus* 11,3% no grupo pequenos volumes, $p = 0,46$). O estudo foi encerrado porque o recálculo do tamanho da amostra mostrou a necessidade de uma amostra não realística para identificar vantagens para uma diferença tão pequena.[112]

Alternativamente, tem-se teorizado que a administração agressiva de fluidos leva à edema que poderia impedir a cicatrização tecidual e aumentar o risco de infecção. Um ECR multicêntrico realizado em pacientes submetidos a cirurgias colorretais suporta essa teoria. Houve diferença estatisticamente significativa nas complicações (infecção, deiscência e hematomas) entre os dois grupos (13% no grupo com administração restritiva *versus* 25% no grupo com administração liberal, $p = 0,03$).[113]

Uma característica da resposta fisiológica ao trauma cirúrgico é a resistência à insulina, ou o chamado pseudodiabetes associado ao trauma, que persiste por várias semanas após cirurgia eletiva. Isso leva a uma mudança osmótica do fluido no espaço vascular e ao aumento da disponibilidade de glicose para tecidos dependentes de glicose, como glóbulos brancos e cérebro.[114] Durante cirurgias eletivas, há oportunidades para evitar que a resistência à insulina se desenvolva. Várias intervenções que atenuam a resistência à insulina fazem parte dos cuidados preconizados pelo protocolo ERAS (*Enhanced Recovery After Surgery*), incluindo o tratamento pré-operatório oral com carboidratos, cirurgia laparoscópica, analgesia peridural torácica e manutenção da normotermia.[115] Um ECR com 880 pacientes mostrou que os carboidratos pré-operatórios moderaram as concentrações de glicose no pós-operatório e reduziram a necessidade de insulina.[116]

Uma vez que o oxigênio é necessário para a destruição de bactérias pelos neutrófilos e pelos macrófagos, formulou-se a hipótese de que a administração de altas frações inspiradas de oxigênio poderiam aumentar a pressão parcial de oxigênio na ferida operatória e, portanto, aumentar a destruição oxidativa das bactérias. Existem diversos ECR realizados para definir os efeitos da administração de frações elevadas de oxigênio nas taxas de infecção[117,118] que foram incluídos em metanálise. Os pacientes foram mantidos com fração inspirada de $O_2$ de 80% por um período variável durante a cirurgia e comparados com frações que variaram de 30% a 35% (controle). A taxa de infecção nos 3.001 pacientes incluídos foi de 12% no grupo controle e 9% no grupo tratado com 80% de oxigênio (RR 0,742; IC 95% 0,599 – 0,919; $p$ = 0,006). Quando os estudos incluídos são analisados individualmente, os resultados são conflitantes. Contudo, quando analisados em conjunto, os dados favorecem a hiperóxia. Outro problema é que o desfecho primário desses estudos era infecção durante os primeiros 14 a 15 dias de pós-operatório, o que claramente exclui alguns resultados de infecção pós-operatória, considerando os critérios de definição de infecção aceitos e descritos na **Tabela 13.2**.[119]

Com o objetivo de estudar o papel das altas frações inspiradas de oxigênio no controle da infecção cirúrgica, o estudo PROXI randomizou 1.400 pacientes submetidos à laparotomia para receber $FIO_2$ de 80% durante o intraoperatório, e as primeiras duas horas de pós-operatório e/ou $FIO_2$ de 30% administrada de forma semelhante. O estudo não encontrou diferenças significativas nas taxas de infecção nos dois grupos (19,1% no grupo 80% *versus* 20,1% no grupo 30%, $p$ = 0,64).[120]

Revisão sistemática que incluiu sete ECRs e 2.728 pacientes adultos submetidos a cirurgias gerais, comparou o uso de altas frações inspiradas de oxigênio (80%) com baixas frações (30%) administradas durante a cirurgia e por duas horas no pós-operatório. Não houve diferenças significativas nas taxas de infecção entre os grupos estudados.[121] Outra revisão sistemática recente confirmou estes resultados.[122]

Assim, com base nos estudos citados, para evitar ou minimizar a contaminação bacteriana, recomenda-se manter organizado o ambiente de trabalho, proteger os acessos vasculares com campo estéril e livre de contaminação, uso de dupla luva durante as manobras de intubação e lavar as mãos antes e depois de procedimentos invasivos ou de manipular o paciente **(Figura 13.10)**.

## Relacionados à Cirurgia e ao Cirurgião

O objetivo primário da antissepsia da pele do paciente é matar, ou reduzir ao máximo possível, a carga bacteriana e o risco de infecção. Em vários países da Europa, o álcool é o agente primário para a antissepsia das mãos. Nos Estados Unidos, povidona iodada e clorexidina são os agentes de escolha.[123]

Aproximadamente 20% das bactérias residem na pele e nos anexos. Então, os métodos modernos de antissepsia pré e perioperatórios podem reduzir, mas não eliminar, a contaminação da cirurgia pela flora endógena da pele. De fato, demonstrou-se que o número de bactérias pode ser reduzido pela limpeza com clorexidina dentro das 24 horas que antecedem a cirurgia.[124]

Evidências têm alterado crenças prévias sobre a efetividade de algumas intervenções para prevenir a infecção cirúrgica. Metanálise com seis ECRs incluídos e envolvendo 10.007 pacientes submetidos a cirurgias biliares, hérnias,

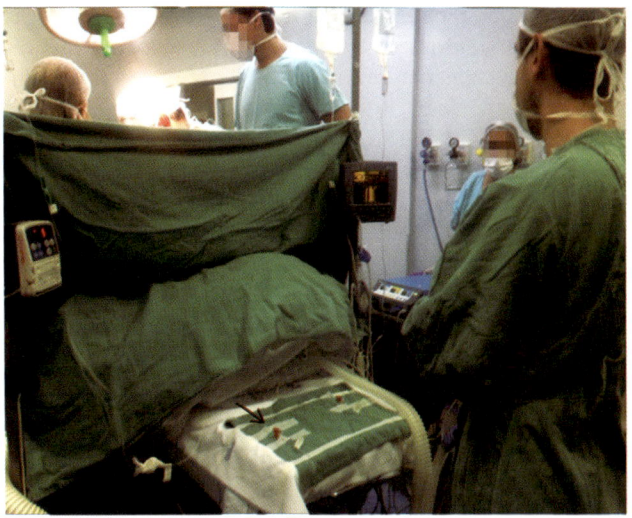

▲ **Figura 13.10** Proteção da transmissão bacteriana. Paciente submetido à cirurgia abdominal de grande porte. Aquecimento ativo e proteção dos acessos venosos com campo estéril (seta). Manter a área de trabalho organizada e lavar as mãos são ações que reduzem o risco de infecção perioperatória.

mama, vasculares e urológicas demonstrou que o banho com solução antisséptica contendo clorexidina não reduz as taxas de infecção quando comparado com placebo ou o uso de sabão em barra.[125]

Mais recentemente, considerando que a antissepsia, realizada antes da incisão, é uma abordagem teórica simples para diminuir a infecção da ferida operatória e erradicar os patógenos presentes na pele, e que diversos agentes antissépticos tópicos estão disponíveis para obter esse objetivo, um ECR multicêntrico comparou a clorexidina alcoólica com a povidona iodada. Houve menor taxa de infecção no grupo tratado com clorexidina alcoólica (9,5% *versus* 16,1%, $p$ = 0,004). Nesse estudo, o subgrupo de pacientes que foi submetido à cirurgia colorretal e que teve a pele preparada com clorexidina alcoólica apresentou taxa de infecção de 15,1% *versus* 22% no grupo povidona iodada, $p$ = 0,155.[126]

Estudo realizado em pacientes submetidos a cirurgias gerais avaliou três preparações da pele com antissépticos. Durante cada período de seis meses foi utilizada uma preparação diferente. Houve diferença significativa nas taxas de infecção entre o grupo de povidona iodada (4,8%) e o grupo povacrilex iodado em álcool isopropílico (4,8%), quando comparado com a clorexidina a 2% e álcool isopropílico a 70% (8,2%, $p$ = 0,001).[127]

Outro aspecto importante a se considerar é que a clorexidina apresenta grande afinidade com a pele e permanece ativa por cerca de 6 horas, efeito residual, não sendo inativada por sangue ou por proteínas séricas.[128] Além da escolha do antisséptico, outros fatores influenciam a efetividade da escovação cirúrgica das mãos: a técnica e a duração da escovação, a condição das mãos, a técnica usada para secar as mãos e colocar as luvas são exemplos desses fatores que precisam ser considerados.

Antes de aplicar antisséptico na pele do paciente, qualquer pelo deve ser removido com máquina, não com lâmina, porque quando uma lâmina é utilizada as taxas de infecção cirúrgica aumentam.[129] A tricotomia pré-operatória leva ao aumento de infecção por causar abrasões microscópicas na pele, o que propicia crescimento bacteriano. Metanálise, que incluiu 11 ECR envolvendo 5.031 pacientes submetidos a uma variedade de procedimentos cirúrgicos, não encontrou diferença nas taxas de infecção cirúrgica em pacientes com ou sem remoção pré-operatória de pelos.[130]

Se a remoção dos pelos for necessária, creme depilatório e corte utilizando máquina resulta em menos infecção do que utilizar uma navalha, e o uso do aparelho elétrico para remover pelos deve acontecer imediatamente antes da cirurgia.[131]

O uso de máscaras cirúrgicas não fornece qualquer redução adicional no número de unidades formadoras de colônias coletadas no ar. A principal razão para usar máscaras cirúrgicas é a proteção dos trabalhadores de saúde de contaminação por meio de respingos de fluidos corporais do paciente.[132] No entanto, não foi encontrado evidências que suportem a eficácia das máscaras cirúrgicas para diminuir infecções.[133]

Durante os procedimentos cirúrgicos, os aventais cirúrgicos também podem ser contaminados. Bible e col. conduziram um estudo em que faziam culturas de partes dos aventais a cada 6 polegadas a partir de 18 polegadas acima do solo. Encontraram contaminação em todos os locais numa taxa que variou de 6% a 48%. Eles também descobriram que a área entre o peito e o campo operatório tinha a menor taxa de contaminação.

Assim, deve-se evitar o mais possível tocar o campo estéril com o avental cirúrgico. Após exposição prolongada a fluidos, os aventais cirúrgicos podem se tornar uma fonte de contaminação principalmente porque as áreas molhadas fornecem um veículo para os contaminantes microbianos se moverem do membro da equipe para o campo estéril.[134]

## Outros Fatores Importantes

Estudo de referência da eficácia do controle de infecção nosocomial demonstrou que o estabelecimento de um programa de controle de infecção que inclui *feedback* das taxas de infecções para os cirurgiões pode diminuir a taxa global de infecção em 35%. Esse estudo permanece um dos estudos modernos que baseiam o programa de controle de infecção.[135]

De fato, diversos estudos demonstraram que a vigilância com *feedback* apropriado para os cirurgiões mostrou ser uma estratégia importante para reduzir o risco de infecção cirúrgica.[136] A provisão de educação e treinamento de todos os profissionais envolvidos no cuidado da jornada perioperatória de um paciente é considerada estratégia crítica na redução da incidência de infecções.[137] Com efeito, o envolvimento de vários especialistas em intervenções de melhoria de qualidade multicomponente, incluindo a vigilância, foi capaz de reduzir a ocorrência de infecções cirúrgicas e manter a segurança do paciente,[138] o que aumenta a necessidade de envolver as equipes multidisciplinares na educação, de modo a realizar a vigi-

lância ativa para implementar com sucesso as diretrizes baseadas em evidências e reduzir as taxas de infecção do sítio cirúrgico (SSI).

Khan e col. recomendaram que a liderança do hospital oriente a implementação de diretrizes e vigilância para promover uma cultura de segurança.[139]

## ■ PREVENÇÃO DE INFECÇÃO RELACIONADA À ANESTESIA: PRÁTICAS BASEADAS EM EVIDÊNCIAS – MEDIDAS FARMACOLÓGICAS

Quatro princípios fundamentais ditam a antibioticoprofilaxia:

1. O uso de antibioticoprofilaxia está indicado para toda cirurgia eletiva realizada em víscera oca, assim como aquelas que envolvem inserção de dispositivo médico, prótese intravascular ou articular, ou cirurgia em que a infecção pode ter consequências catastróficas;
2. O agente antimicrobiano deve ser seguro, custo-efetivo, bactericida contra os patógenos esperados para o procedimento cirúrgico específico;
3. O tempo de infusão deve prever a necessidade de obter uma concentração bactericida do agente no tecido e no sangue ao tempo da incisão cirúrgica;
4. O nível sanguíneo do agente deve ser mantido durante toda a cirurgia até o fechamento da pele.[140]

Para satisfação desses princípios:

a) A antibioticoprofilaxia deve ser iniciada 1 hora antes da incisão cirúrgica, ou 2 horas antes da incisão se o paciente recebe vancomicina ou fluoroquinolonas;
b) Os pacientes devem receber a antibioticoprofilaxia adequada para o procedimento específico;
c) A antibioticoprofilaxia deve ser descontinuada dentro de 24 horas da cirurgia (dentro de 48 horas na cirurgia cardiotorácica);
d) Em pacientes submetidos à cirurgia cardíaca, a glicemia pós-operatória deve ser controlada (200 mg.dL$^{-1}$ ou menos);
e) A remoção de pelos deve ser apropriada para a localização e procedimento;
f) Pacientes submetidos a cirurgias colorretais devem ser mantidos normotérmicos durante a realização da cirurgia (acima de 36°C de temperatura central) ou dentro de 15 minutos após chegar à sala de recuperação pós-anestésica (SRPA);[141]

Quando se considera o uso do agente apropriado no tempo apropriado, estudo retrospectivo com cerca de 3 mil pacientes submetidos a vários tipos de cirurgias eletivas demonstrou que ocorreram menores taxas de infecção no grupo de pacientes que recebeu antibioticoprofilaxia dentro de 1 hora antes da incisão.[142] E para maximizar os benefícios, a profilaxia antimicrobiana deve ocorrer dentro de 1 hora antes da incisão cirúrgica (2 horas para vancomicina e fluoroquinolonas). De fato, estudo observacional prospectivo, com 3.836 pacientes incluídos, verificou que a profilaxia antimicrobiana administrada entre 0 a 29 minutos antes da incisão cirúrgica é menos efetiva quando comparada com a terapia administrada entre 30 e 59 minutos antes da cirurgia.[143]

A importância do tempo prévio de administração da antibioticoprofilaxia também foi confirmada em outro estudo realizado em pacientes submetidos a cirurgias cardíacas.[144] Além disso, se o procedimento está previsto para durar várias horas, o agente profilático deve ser readministrado. Por exemplo, a cefazolina deveria ser readministrada se o procedimento for mais longo do que 3 a 4 horas. Estudo retrospectivo com 1.548 pacientes submetidos a procedimentos cardíacos de longa duração (> 400 minutos) demonstrou que os pacientes que receberam redosagem de cefazolina tiveram significativamente menos infecção do que aqueles que não receberam a redosagem (7,7% *versus* 16,0%; OR, 0,44; IC 95% 0,23-0,86).[145]

Esse assunto é controverso, pois metanálise com mais de 40 estudos incluídos comparou dose única de antibioticoprofilaxia, doses múltiplas e placebo em histerectomias, cesarianas, procedimentos colorretais, gástricos, biliares, operações transuretrais e cardiotorácicas. Quando comparada com a dose única, a administração de doses múltiplas não apresentou benefícios na prevenção de infecção.[146] Da mesma forma, revisão sistemática com 28 estudos randomizados incluídos comparou dose única com múltiplas doses e concluiu que não existe benefício adicional com a utilização de mais de uma dose de antibioticoprofilaxia. Então a recomendação é que o antibiótico não deveria ser administrado por período mais longo do que 24 horas após a cirurgia, ou 48 horas na cirurgia cardiotorácica.[147]

Em estudo de vigilância realizado na França, a falta da redosagem de acordo com a meia-vida do antibiótico e com a duração do procedimento foi a prática inapropriada mais importante relacionada à falta de conformidade e associada ao aumento do risco de infecção (OR 1,8; IC 95% 1,14-2,81).[118]

## Inserção e Manutenção de Cateter Venoso Central e Infecção

Todo hospital deve ter uma política de acesso vascular para inserção estéril, asséptica e segura. Isso inclui a preparação adequada da pele, como o uso único de gluconato de clorexidina a 2% em álcool isopropílico a 70% (ou iodopovidona em álcool para pacientes com alergia), permitindo que a pele seque com a preparação do campo estéril. O uso de cateter venoso central pode acarretar uma variedade de complicações relacionadas a infecções locais e sistêmicas, tais como: tromboflebite séptica, endocardite, septicemia, infecção à distância.

Infecções relacionadas ao cateter são associadas com aumento de morbimortalidade e dos custos médicos e hospitalares.[149] A Tabela 13.6 mostra recomendações para inserção de cateteres venosos centrais.

| **Tabela 13.6  Recomendações para inserção de cateteres venosos centrais.** |
|---|
| ▪ Usar técnica asséptica e barreira de proteção máxima (avental, luvas estéreis, gorro, máscara, campos estéreis que cubram a cabeça e o corpo do paciente) |
| ▪ Usar soluções contendo clorexidina na preparação da pele (adultos e crianças) |
| ▪ Soluções contendo clorexidina (neonatos), julgamento clínico e protocolos |
| ▪ Se clorexidina for contraindicada, usar povidona iodada ou álcool |
| ▪ Cateteres recobertos com antibiótico ou com a combinação de clorexidina e sulfadiazina-prata. Usar em casos selecionados (com base no risco de infecção) |
| ▪ Antibioticoprofilaxia – neonatos e pacientes imunocomprometidos |
| ▪ Não usar antibioticoprofilaxia de rotina |
| ▪ O cateterismo venoso central guiado por ultrassom pode reduzir a incidência de infecções da corrente sanguínea relacionadas ao cateter |

**Fonte:** Raad e col., 1994.[159]; Montecalvo, e col., 2012.[160]; O'Grady, e col., 2002.[161]; ASAT, 2012.[162]; Takeshita J, e col., 2022.[163]

O risco de infecção associa-se com a barreira de proteção usada durante a inserção do cateter mais do que com a esterilidade do ambiente em que o cateter é introduzido.[150] Em estudo observacional realizado em oito UTIs de um centro médico terciário, a implementação de cuidados incluiu: higiene das mãos, educação da equipe, preparação da pele com clorexidina, utilização de barreiras de proteção máxima, equipamento dedicado exclusivamente à punção venosa central, *checklist*, curativo impregnado com clorexidina, cateteres impregnados com antibióticos, considerações diárias sobre a necessidade de manter o cateter e análise de causa raiz para analisar falha humana. Houve redução de 92% nas taxas de infecções da corrente sanguínea associada ao cateter central, durante nove anos de seguimento. A contribuição relativa de cada uma das medidas utilizadas não foi definida.[151]

Verificou-se também que o curativo sujo ou rompido contribui para o aumento de infecções.[152] Os curativos de poliuretano transparentes e semipermeáveis devem ser revistos diariamente, mantidos até sete dias e trocados se não estiverem mais intactos ou se for verificada umidade no curativo.[153] Além disso, uma metanálise evidenciou que a obesidade se associa a um maior risco de ocorrer infecção de corrente sanguínea relacionada a cateter.[154]

Por fim, as diretrizes para a prevenção de infecções relacionadas ao cateter IV, a partir de 2011, recomendam uma solução de clorexidina a 2% para o preparo da pele sobre os iodóforos.[155]

## Cateteres Arteriais e Risco de Infecção

Cateteres arteriais são usados frequentemente para monitorização da pressão arterial e para obtenção de amostras de sangue arterial. Em estudo multicêntrico randomizado, realizado em doentes críticos em tratamento na UTI, as taxas de colonização e de infecção associadas ao cateter arterial foram semelhantes às encontradas com o cateter venoso central. A colonização arterial aumenta com o tempo de permanência do cateter. As mesmas medidas de vigilância e barreiras de proteção adotadas com cateter venoso central deveriam ser adotadas em relação ao cateter arterial.[156]

## Cateter Urinário

A presença de cateter urinário é a causa mais comum de infecções associadas ao cuidado de saúde, e o uso de cateterização urinária muitas vezes é inapropriado. Para reduzir o risco dessas infecções, recomenda-se, entre outras medidas, reduzir o número de cateterizações e, uma vez satisfeita à finalidade, remover o cateter o mais rápido possível. A técnica deve ser asséptica, com equipamento estéril, e os hospitais e serviços devem manter protocolos e indicações para inserção de cateter urinário. Para prevenir infecções, a cateterização intermitente deve ser considerada em relação à sonda de demora, e os sistemas de drenagem devem ser fechados. A profilaxia antimicrobiana não deve ser utilizada.[157]

## Sonda Nasogástrica

Para reduzir o risco de complicações pulmonares pós-operatórias, o uso seletivo, em vez de rotineiro, de sonda nasogástrica é recomendado. Diversos estudos, incluídos metanálise, têm demonstrado claramente o aumento de risco de complicações pulmonares, particularmente pneumonias, com a presença de sonda nasogástrica. Essas questões são importantes para considerar as razões para o uso da sonda nasogástrica e sua remoção o mais breve possível, com o objetivo de reduzir a incidência de pneumonia.[158,159]

## Bloqueios do Neuroeixo e Infecção

A anestesia neuroaxial atenua a resposta inflamatória relacionada com a cirurgia, reduz a resposta generalizada e inespecífica e, como consequência, aumenta a resposta imunológica do hospedeiro no combate a bactérias.[160] Além disso, ocorre melhora da oxigenação tecidual por vasodilatação.

De fato, estudos documentam aumentos de 10 mmHg na oxigenação tecidual.[161] Por outro lado, verificou-se que a dor intensa provoca resposta autonômica que, por sua vez, causa vasoconstrição e redução da perfusão periférica, reduzindo a oxigenação por aproximadamente 15 mmHg.[162]

## Hipotermia

O principal mecanismo contra contaminação bacteriana da ferida cirúrgica é a destruição oxidativa pelos neutrófilos. O risco de infecção da ferida cirúrgica está intimamente ligado com a tensão de oxigênio que, por sua vez, se relaciona com a perfusão tecidual local. A hipotermia desencadeia vasoconstrição, com decréscimo do fluxo sanguíneo e diminuição da oxigenação.

O aquecimento ativo como medida preventiva de infecção foi primeiro relatado por Kurz e col, que analisaram 200 pacientes submetidos à cirurgia colorretal e demonstraram aumento de três vezes nas taxas de infecção (6% *versus* 19%, $p = 0,009$) em pacientes que receberam os cuidados de aquecimento de rotina, quando comparados com pacientes que receberam uma estratégia de aquecimento usando líquidos e ar forçado aquecidos, com uma diferença média de temperatura de 1,9°C.[163]

Em ensaio clínico, 421 pacientes submetidos a cirurgias limpas foram randomizados para receber tratamento padrão, aquecimento local ou aquecimento sistêmico. Pacientes não aquecidos tiveram taxa de infecção de 14%, pacientes aquecidos localmente tiveram taxas de infecção de 4% ($p = 0,003$), enquanto os pacientes submetidos ao aquecimento sistêmico tiveram uma taxa de infecção de 6% ($p = 0,026$). Os autores concluíram que o aquecimento pré-operatório antes de cirurgia limpa e previne infecção.[164]

Mesmo com hipotermia leve, a atividade das células NK e a produção de anticorpos mediada por células são diminuídas, assim como a produção de ânions superóxido e a motilidade dos macrófagos. Com temperatura central intraoperatória abaixo de 33°C, os valores médios de geração de espécies reativas de oxigênio são reduzidos em 56% e a fagocitose de neutrófilos em 72%. A função oxidativa neutrofílica é uma das defesas mais importantes contra bactérias mais propensas a causar infecções de feridas cirúrgicas. No estudo de Weinisch e col., a função neutrofílica normal retornou quando a normotermia foi restaurada.[165] Outra investigação descobriu que 1°C de hipotermia central durante a cirurgia suprime a ativação de linfócitos e reduz a produção de citocinas até dois dias de pós-operatório.[166]

Considerando o nível das evidências existentes, todos os esforços devem ser feitos para manter a temperatura do paciente durante e após a conclusão da cirurgia colorretal. Os esforços devem incluir aquecimento ativo tanto no pré-operatório como no intraoperatório, com a administração de fluidos aquecidos, utilização de ar forçado ou cobertores condutores. Provavelmente, a manutenção da normotermia como estratégia para controle de infecção se aplica aos demais tipos de cirurgia.

## Controle Glicêmico

Em pacientes diabéticos submetidos à cirurgia cardíaca, diversos estudos têm avaliado os efeitos da hiperglicemia no período pós-operatório. Espera-se que o controle glicêmico possa diminuir o risco de infecção da ferida operatória. A análise de 1.585 pacientes submetidos a cirurgias cardíacas antes e depois da utilização de um protocolo de uso de insulina (glicemia alvo > 200 mg.dL$^{-1}$) revelou um decréscimo significativo na incidência de infecção profunda da ferida operatória (2,4% – 1,5%).[167]

Resultados similares foram obtidos por estudo prospectivo com 2.464 pacientes com o mesmo alvo de glicemia.[168] Em análise retrospectiva, a hiperglicemia pós-operatória foi um preditor independente de complicações infecciosas em pacientes diabéticos submetidos à cirurgia de revascularização miocárdica.[169]

Pacientes diabéticos submetidos à cirurgia eletiva devem avaliar a Hemoglobina Glicada (HgA1c) para documentar o controle pré-operatório da glicemia, pois a falta de controle do diabete, HgA1c > do que 7%, é um fator de risco potencial modificável para o desenvolvimento de infecção.[170]

Furnary e col.,[171] ao avaliarem pacientes diabéticos submetidos à cirurgia cardíaca aberta, demonstraram redução significativa nas taxas de infecção da esternotomia, mantendo a glicemia intraoperatória abaixo de 200 mg.dL$^{-1}$. Zerr e col.[172] mostraram que as taxas de infecção em cirurgia cardíaca diminuíram proporcionalmente à medida que as concentrações de açúcar no sangue foram reduzidas de 300 mg.dL$^{-1}$ para 100 mg.dL$^{-1}$. Van den Berghe e col.[173] identificaram redução nos óbitos por sepse de pacientes em pós-operatório quando o nível de açúcar no sangue foi mantido entre 80 mg.dL$^{-1}$ e 110 mg.dL$^{-1}$.

Tanto a hiperglicemia quanto a hipoglicemia prejudicam a função das células fagocitárias, e o controle perioperatório da glicemia continua sendo um problema logístico. Além disso, o nível ideal de açúcar no sangue permanece indefinido.[174] Assim, para reduzir o risco de infecção, os níveis de glicemia abaixo de 200 mg.dL$^{-1}$ devem ser mantidos em pacientes diabéticos e não diabéticos.[175]

## ■ ANTIBIOTICOPROFILAXIA, CONFORMIDADE

Metanálises demonstram que a antibioticoprofilaxia é a estratégia mais efetiva para prevenir infecções em cirurgias de mama,[176] em apendicectomias[177] e em cirurgias colorretais,[178] mas não reduz o risco em cirurgias videolaparoscópicas e herniorrafia.[179,180]

Recomendações para antibioticoprofilaxia foram desenvolvidas em diversos países e por diversas organizações[181] (Tabela 13.7).

Com evidências mais recentes, outras intervenções, que se pensava serem capazes de reduzir a taxa de infecção, como remoção de anéis e esmalte das unhas, foram descontinuadas.[182]

## ■ PRÁTICAS PARA ADMINISTRAÇÃO SEGURA DE FÁRMACOS

As práticas seguras de injeção desempenham um papel fundamental na redução da transmissão de doenças infecciosas. A equipe assistencial e o serviço de anestesia devem praticar o manuseio seguro de perfuro cortantes durante a administração de medicamentos em todas as áreas do ambiente perioperatório. Técnica asséptica deve ser usada para evitar a contaminação do equipamento de injeção estéril. A tampa dos frascos ou as aberturas de tubos devem ser limpas com um agente antisséptico (p. ex.: álcool a 70%, gluconato de clorexidina a 0,5%) antes de cada utilização. Agulhas e seringas são de uso único. Deve-se usar uma nova agulha e seringa cada vez que acessar um frasco de medicação, e isso independe se o frasco é destinado para o uso em um único paciente ou procedimento. Sempre que possível, frascos com dose única devem ser usados. Dispositivos de entrada sem agulha devem ser usados ao se retirar medicamento de um frasco multidose. Se os frascos multidoses forem armazenados ou acessados na sala de cirurgia ao final do procedimento, o frasco deve ser descartado ou permanecer com o paciente para uso único e exclusivo.[183]

## ■ TRÁFEGO NAS SALAS DE CIRURGIAS

Investigadores têm proposto que o nível aumentado de trânsito na sala de cirurgia é um fator determinante modificável do aumento das taxas de infecção.[184] Assim, o trânsito dentro das salas cirúrgicas deve ser limitado para assegurar que somente pessoas autorizadas acessem zonas restritas. O tráfego deve ser limitado e controlado nas zonas restritas e semirrestritas do centro cirúrgico e da sala cirúrgica. Limitar o tráfego no centro cirúrgico reduz o potencial de contaminação acidental do campo estéril, enquanto o aumento de pessoal na sala cirúrgica aumenta o risco de infecção. As portas da sala de cirurgia devem permanecer fechadas, exceto quando a abertura é necessária para o movimento de equipamento, de pessoal ou do paciente.

Durante um procedimento cirúrgico, a turbulência do ar aumenta cada vez que as portas são abertas, movendo

| Tabela 13.7　Recomendações para antiBIOticoprofilaxia e demais medidas para diminuir infecções. | | | | | | | | |
|---|---|---|---|---|---|---|---|---|
| **Recomendações para controle de infecção do sítio cirúrgico – consenso** | | | | | | | | |
| Recomendação | JCAHO | SCIP | CDC | ACS | NHS | Europa | Austrália | Canadá |
| Seleção apropriada do antibiótico | X | X | X | X | X | X | X | X |
| Antibiótico 1h antes da cirurgia | X | X | – | – | X | X | X | X |
| Descontinuação do antibiótico 24h | X | X | – | – | X | X | X | X |
| Remoção apropriada de pelos | X | X | X | X | X | – | X | X |
| Manutenção normotermia (cirurgia colorretal) | X | X | – | – | X | – | X | X |
| Manutenção glicemia (cirurgia cardíaca) | X | X | X | X | X | – | – | – |

JCAHO (*Joint Commission on Accreditation for Healthcare Organizations*).
SCIP (*Surgical Care Improvement Project*).
CDC (*Centers for Disease Control and Prevention*).
ACS (*American College of Surgeons*).

micróbios pelo ar e aumentando o risco de expor o local da incisão a esses agentes. Beldi e col., em 2009, evidenciaram que movimentos bruscos na sala cirúrgica, troca de equipe cirúrgica durante o procedimento e a presença de um ou mais visitantes durante a cirurgia estavam fortemente associados à ocorrência de infecção.[185]

Assim, as portas não devem ser abertas desnecessariamente e o tráfego deve ser controlado para reduzir as unidades formadoras de colônias no ar durante a cirurgia. Após o início do procedimento, se for necessário suprimentos ou comunicação com a equipe cirúrgica, telefonar para o centro cirúrgico é uma alternativa.[186]

Existem estudos que apoiam o uso de sistemas de ventilação de fluxo de ar laminar ou sistemas de ventilação ultralimpos (fluxo de ar laminar combinado com filtros de ar particulado de alta eficiência) para a redução de contaminantes do ar, principalmente em procedimentos cirúrgicos que envolvem o implante de dispositivos biomédicos, associados a maior risco de desenvolver contaminação durante a cirurgia.

Na cirurgia ortopédica, o fluxo aéreo laminar sempre foi considerado importante para prevenir infecções. Evidências recentes contrariam essa afirmação. De fato, revisão sistemática com metanálise que incluiu 12 estudos de *coorte* mostrou que o risco de infecção durante artroplastia total do quadril ($N$ = 330.146, OR 1.29, IC 95% 0.98-1.71; $p$ = 0.07, $I^2$ = 83%) e durante prótese de joelho ($N$ = 134,368; OR 1.08; IC95% 0.77-1.52; $p$ = 0.65; $I^2$ = 71%) não é reduzido pelo fluxo de ar laminar, quando comparado ao fluxo turbulento convencional.[187]

Antes da introdução na sala de cirurgia, todo dispositivo eletrônico portátil (telefones celulares, tablets, bipes, rádios e computadores) deve ser limpo e desinfetado com uma solução contendo álcool. Cerca de 98% desses dispositivos estão contaminados com microrganismos resistentes, como bacilos Gram-negativos e Estafilococos aureus.[188]

## ■ IMPACTO ECONÔMICO: INDICADORES DE QUALIDADE

Para prevenir infecção, todos os envolvidos com o atendimento têm a responsabilidade de proporcionar um ambiente seguro e limpo para o paciente.[189] Quando comparado com pacientes cirúrgicos sem infecção, durante as primeiras oito semanas após a alta hospitalar, o custo do cuidado dos pacientes cirúrgicos com infecção foi quase três vezes maior.[190]

Instituições hospitalares que desenvolvem programas para reduzir a incidência de infecção diminuem substancialmente a morbidade, mortalidade e custos. Um grande estudo, com 34.133 procedimentos cirúrgicos realizados em 56 hospitais, demonstrou melhora de 27% no tempo de administração da antibioticoprofilaxia, uma melhora de 6% na escolha do antibiótico mais adequado e uma melhora de 27% em parar a antibioticoprofilaxia dentro de 24 horas da incisão. Essas melhorias determinaram redução de 27% na taxa média de infecção.[191]

Devido ao custo elevado associado à infecção cirúrgica,[192] intervenções para diminuir as taxas de infecções são importantes. Estudos têm demonstrado que a utilização de *checklist* perioperatório,[193] a adesão, a vigilância e o treinamento são ferramentas importantes para promover a troca de informação e a melhoria da qualidade.[194] Não existe explicação sobre o motivo desses resultados, mas muito provavelmente se deve ao efeito *Hawthorne*.

Programas educacionais focados em ensinar médicos e enfermeiros técnicas mais estéreis para inserção e manutenção de cateteres têm reduzido significativamente o risco de infecções da corrente sanguínea associada a cateteres. Esses programas podem aumentar a conformidade com o uso máximo de barreiras estéreis sob condições clínicas reais. Mas, apesar das evidências científicas, verifica-se baixa conformidade aos programas hospitalares que objetivam implementar protocolos para lavar as mãos, com taxas em torno de 26%.[195,196]

Em conclusão, o procedimento anestésico-cirúrgico apresenta riscos aumentados de transmissão de agentes infecciosos ao paciente. A origem desses agentes infecciosos está relacionada ao próprio paciente, a falhas humanas, aos equipamentos e aos dispositivos e insumos utilizados para a execução do ato anestésico. O procedimento também pode acarretar risco de contaminação do profissional anestesiologista por agentes advindos do paciente. A lavagem apropriada das mãos, a utilização de equipamentos de proteção individual, bem como a educação continuada, adaptando o ambiente de trabalho ao uso de *checklist* de segurança, melhoram a qualidade e diminuem os riscos de infecção tanto para o paciente quanto para o anestesiologista. A implementação de diretrizes para prevenir e vigiar a infecção perioperatória são intervenções complexas no ambiente clínico. No futuro, desenvolveremos melhores ferramentas educacionais, protocolos padronizados e intervenções tecnológicas para auxiliar nossa batalha contra a infecção nosocomial. Uma intervenção poderia ser a introdução de protocolos.

## REFERÊNCIAS

1. Alexander KL, Targan SR, Elson III CO. Microbiota activation and regulation of innate and adaptative immunity. Immunological Reviews. 2014; 260:205-20.
2. Roy RC, Brull SJ, Eichhorn JH. Surgical site infections and the anesthesia professionals' microbiome: We've all been slimed! Now what are we going to do about it? Anesth Analg. 2012; 112:4-7.
3. Dixon E, Cheadle WG, Khadaroo RG. Preventing postoperative surgical site infection. J Am Coll Surg. 2011; 418-20.
4. ECDC, 2017. Surveillance of surgical site infections and prevention indicators in European hospitals - HAI-Net SSI protocol. ECDC. Disponível em: https://www.ecdc.europa.eu/en/publications-data/surveillance-surgical-site-infections-and-prevention-indicato rs-european. Acesso em 18/02/2023.
5. Sessler DI. Neuraxial anesthesia and surgical site infection. Anesthesiology. 2010; 113:265-7.
6. Benhaim P, Hunt TK. Natural resistance to infection: Leukocyte functions. J Burn Care Rehabil. 1992; 13:287-92.
7. Hopf HW. Hyperoxia and infection. Best Practice Research Clin Anaest. 2008; 22:553-69.

8. Magill S, Edwards J, Bamberg W, Beldavs Z, Dumyati G, Kainer M, Lynfield R, Maloney M, McAllister-Hollod L, Nadle J, Ray S, Thompson D, Wilson L, Fridkin S. Emerging Infect Program Healthcare, 2014. Multistate Point- Prevalence Survey of Health Care- Associated Infections. N. Engl. J. Med. 370 (13), 1198–1208. Disponível em: https://doi.org/10.1056/NEJMoa1306801. Acesso em 18/02/2023.

9. Suetens C, Latour K, K¨arki T, Ricchizzi E, Kinross P, Moro ML, Jan B, Hopkins S, Hansen S, Lyytik¨ainen O. Prevalence of healthcare-associated infections, estimated incidence and composite antimicrobial resistance index in acute care hospitals and long-term care facilities: results from two European point prevalence surveys, 2016 to 2017. Eurosurveillance 2018;23(46):1800516.

10. Magill SS, Hellinger W, Cohen J, et al. Prevalence of healthcare–associated infections in acute care hospitals in Jacksonville, Florida. Infect Control Hosp Epidemiol. 2012; 33:283-91.

11. Schreiber PW, Sax H, Wolfensberger A, Clack L, Kuster SP.The preventable proportion of healthcare-associated infections 2005–2016: systematic review and meta-analysis. Infect. Control Hosp. Epidemiol. 2018;39(11):1277–1295.

12. International Surgical Outcomes Study group. Global patient outcomes after elective surgery: prospective cohort study in 27 low-, middle- and high-income countries. Br J Anaesth. 2016;117(5):601-609. Disponível em: 10.1093/bja/aew316. Acesso em 18/02/2023.

13. Shafer SL. Making a difference in perioperative infection. Anesth Analg. 2015; 120:697-9.

14. Berger A, Edelsberg J, Yu H, Oster G. Clinical and economic consequences of post-operative infections following major elective surgery in U.S. hospitals. Surgical Infect. 2014; 15:322-7.

15. Bashaw MA, Keister KJ. Perioperative strategies for surgical site infection prevention. AORN. 2019; 109:69-75.

16. Sullivan E, Gupta A, Cook CH. Cost and consequences of surgical site infections: a call to arms. Surg Infect. 2017; 18:451-454.

17. Kurtz SM, Lau E, Watson H, et al. Economic burden of periprosthetic joint infection in the United States. J Arthroplasty. 2012; 27(suppl):61-5.e1.

18. Engemann JJ, Carmeli Y, Cosgrove SE, et al. Adverse clinical and economic outcomes attributable to methicillin resistance among patients with Staphylococcus aureus surgical site infection. Clin Infect Dis. 2003; 36(5):592-598.

19. Important issues in the approach to surgical site infection prevention. In: Global Guidelines for the Prevention of Surgical Site Infection. Geneva, Switzerland: World Health Organization; 2016. Disponível em: https://www.ncbi.nlm.nih.gov/books/NBK401145/. Acesso em 18/02/2023.

20. Li B, Webster TJ. Bacteria antibiotic resistance: new challenges and opportunities for implant-associated orthopaedic infections. J Orthop Res. 2018; 36:22-32.

21. The APSIC guideline for the prevention of surgical site infections. 2018. Disponível em: http://apsic-apac.org/wp-content/uploads/2018/05/APSIC-SSI-Prevention-guideline--March-2018.pdf.

22. Monahan M, Glasbey J, Roberts TE, Jowett S, Pinkney T, Bhangu A, Morton DG, de la Medina AR, Ghosh D, Ademuyiwa AO, Ntirenganya F, Tabiri S; NIHR Global Research Health Unit on Global Surgery. The costs of surgical site infection after abdominal surgery in middle-income countries: Key resource use In Wound Infection (KIWI) study. J Hosp Infect. 2023;136:38-44. Disponível em: 10.1016/j.jhin.2023.03.023. Acesso em 18/02/2023.

23. Sanders RD, Hussel T, Maze M. Sedation & immunomodulation. Anesthesiology Clin. 2011; 29;687-706.

24. Melvold RW, Sticca RP. Basic and tumor immunology: A review. Surg Oncol Clin N Am. 2007; 16:711-35.

25. Akira S, Takeda K, Kaisho T. Toll-like receptors: critical proteins linking innate and acquired immunity. Nat Immunol. 2001; 2:675-80.

26. Lannoy V, Côté-Biron A, Asselin C, Rivard N. TIRAP, TRAM, and Toll-Like Receptors: The Untold Story. Mediators Inflamm. 2023 Mar 7;2023:2899271. Dsiponível em: 10.1155/2023/2899271. Acesso em 18/02/2023.

27. Mempel M, Kalali BN, Ollert M, Ring J. Toll-like receptors in dermatology. Dermatol Clin. 2007; 25:531-40.

28. Tang X, Xu Q, Yang S, Huang X, Wang L, Huang F, Luo J, Zhou X, Wu A, Mei Q, Zhao C, Wu J. Toll-like Receptors and Thrombopoiesis. Int J Mol Sci. 2023 Jan 5;24(2):1010. Disponível: 10.3390/ijms24021010.

29. Hoden B, DeRubeis D, Martinez-Moczygemba M, Ramos KS, Zhang D. Understanding the role of Toll-like receptors in lung cancer immunity and immunotherapy. Front Immunol. 2022;13:1033483. Disponível em: 10.3389/fimmu.2022.1033483. Acesso em 18/02/2023.

30. Fiset PO, Tulie MK, Hamid Q. Toll-like receptors and atopy. J Allergy Clin Immunol. 2005; 116:470-2.

31. Dabbagh K, Lewis DB. Toll-like receptors and T-helper-1/T-helper-2 responses. Curr Opin Infect Dis. 2003; 16:199-204.

32. Stewart D, Nichol A. Inflammation, immunity and allergy. Anaesth Int Care Med. 2018; 19:534-9.

33. Yvan-Charvet L, Ng LG. Granulopoiesis and Neutrophil Homeostasis: A Metabolic, Daily Balancing Act. Trends Immunol. 2019 Jul;40(7):598-612. Disponível em: 10.1016/j.it.2019.05.004.

34. Mantovani A, Garlanda C. Humoral Innate Immunity and Acute-Phase Proteins. N Engl J Med. 2023 Feb 2;388(5):439-452. Disponível em: 10.1056/NEJMra2206346. Acesso em 18/02/2023.

35. Mendes FF, Luft A. Glicemia, Insulina, Resposta Inflamatória e Anestesia. In: Educação Continuada em Anestesiologia. Volquind D, Vianna PTG, Albuquerque MAC, Moraes JMS, Pires OC (Eds). 2a ed. Rio de Janeiro: Sociedade Brasileira de Anestesiologia; 2012.

36. Odenwald MA, Turner JR. The intestinal epithelial barrier: a therapeutic target? Nat Rev Gastroenterol Hepatol. 2017 Jan;14(1):9-21. Disponível em: 10.1038/nrgastro.2016.169. Acesso em 18/02/2023.

37. Luissint AC, Parkos CA, Nusrat A. Inflammation and the Intestinal Barrier: Leukocyte-Epithelial Cell Interactions, Cell Junction Remodeling, and Mucosal Repair. Gastroenterology. 2016;151(4):616-32. Disponível em: 0.1053/j.gastro.2016.07.008. Acesso em 18/02/2023.

38. Tsukita S, Furuse M, Itoh M. Multifunctional strands in tight junctions. Nat Rev Mol Cell Biol. 2001;2(4):285-93. Disponível em: https://doi.org/10.1038/35067088. Acesso em 18/02/2023.

39. Yu S, Liu J, Yan N. Endothelial Dysfunction Induced by Extracellular Neutrophil Traps Plays Important Role in the Occurrence and Treatment of Extracellular Neutrophil Traps--Related Disease. Int J Mol Sci. 2022;23(10):5626. Disponível em: 10.3390/ijms23105626. Acesso em 18/02/2023.

40. Urso C, Caimi G. [Oxidative stress and endothelial dysfunction]. Minerva Medica. 2011 Feb;102(1):59-77. PMID: 21317849.

41. Belkaid Y. Tailored immunity at mucosae. Immunological Reviews. 2014;260:5-7.

42. Bohman JK, Kor DJ. Advances in perioperative pulmonary protection strategies. Advances in Anesthesia. 2014; 32:89-117.

43. Altemeier W, Culbertson W Hummel R. Surgical considerations of endogenous infections: Sources, types, and methods of control. Surg clin North Am. 1968; 48:227-40.

44. Campbell I. Protective mechanism of the body. Anaesthesia and Intensive Care Medicine. 2017; 18:138-40.

45. Campbell C, Kandalgaonkar MR, Golonka RM, Yeoh BS, Vijay-Kumar M, Saha P. Crosstalk between Gut Microbiota and Host Immunity: Impact on Inflammation and Immunotherapy. Biomedicines. 2023;11(2):294. Disponível em: 10.3390/biomedicines11020294.

46. Kim YS, Ho SB. Intestinal goblet cells and mucins in health and disease: recent insights and progress. Curr Gastroenterol Rep. 2010; 12:319-30.

47. Gallo RL, Hooper LV. Epithelial antimicrobial defense of the skin and intestine. Nature Rev Immunol. 2012; 12:503-16.

48. Petersen LW, Artis D. Intestinal epithelial cells regulators of barrier function and immune homeostasis. Nature Review. 2014; 14:141-153.

49. Eisenhoffer GT, Loftus PD, Yoshigi M, et al. Crowding induces live cell extrusion to maintain homeostatic cell numbers in epithelia. Nature. 2012; 484:546-9.

50. Bekiaris V, Persson EK, Agace WW. Intestinal dendritic cells in the regulation of mucosal immunity. Immunol Rev. 2014; 260:86–101.

51. Johansson MEV, Phillipson M, Petersson J, et al. The inner of the two Muc2 mucin-dependent mucus layers in colon is devoid of bacteria. Proc Natl Acad Sci USA. 2008; 105:15064-9.

52. Nair MG, Guild KJ, Du Y, et al. Goblet cell-derived resist in-like molecule β augments CD4+ T cell production of IFN γ and infection-induced intestinal inflammation. J Immunol. 2008;181:4709-15.

53. Gastroenterol Dietol. 2017; 63:385-98.

54. Marchiando AM, Shen L, Graham WV, et al. Caveolin 1–dependent occludin endocytosis is required for TNF-induced tight junction regulation in vivo. J Cell Biol. 2010; 189:111-26.

55. Gutzeit C, Magri G, Cerutti A. Intestinal IgA production and its role in host-microbe interaction. Immunol Rev. 2014; 260:76–85.

56. Hapfelmeier S, Lawson MA, Slack E. Reversible microbial colonization of germ-free mice reveals the dynamics of IgA immune responses. Science. 2010; 328:1705 1709.

57. Suzuki K, Nakajima A. New aspects of IgA synthesis in the gut. International Immunology 2014;26:489-494.

58. Mendes FF, Pereira ACPM; Andrade, EMC. O sistema gastrointestinal e sua relação com as alterações perioperatórias. In: Lemos Neto SV; Albuquerque MAC, Fernandes CR, Bastos CO; Oliveira Filho GR. (Org.). Educação Continuada em Anestesiologia. 1. ed. Rio de Janeiro: Sociedade Brasileira de Anestesiologia; 2014.

59. Mabbott, NA, Donaldson DS, Ohno H, et al. Microfold (M) cells: important immunosurveillance posts in the intestinal epithelium. Mucosal Immunol. 2013; 6:666–677.

60. Federico A, Dallio M, Caprio GG, et al. Gut microbiota and the liver. Minerva Gastroenterol Dietol. 2017; 63:385-98.

61. Goto Y, Ivanov II. Intestinal epithelial cells as mediators of the commensal-host immune crosstalk. Immunol Cell Biol. 2013 Mar;91(3):204-14. Disponível em: 10.1038/icb.2012.80. Acesso em 18/02/2023.

62. Castro FR, Naranjo OR, Marco JA. Infecciones pulmonares. Arch Bronchoneumol. 2007;43:S31-S39.

63. Whitsett JA, Alenghat E. Respiratory epithelial cells orchestrate pulmonar innate immunity. Nature Immunology. 2014; 16:27-35.

64. Masten BJ. Initiation of lung immunity: the afferent limb and the role of dendritic cells. Semin Respir Crit Care Med. 2004; 25:11-20.

65. Martin TR, Frevert CW. Innate immunity in the lungs. Proc Am Thorac Soc. 2005;2:403-11.

66. Xu J, Xie L. Advances in immune response to pulmonary infection: Nonspecificity, specificity and memory. Chronic Dis Transl Med. 2023 May 8;9(2):71-81. Disponível em: 10.1002/cdt3.71. Acesso em 18/02/2023.

67. Sano H, Kuroki Y. The lung collections, SPA and SP-D, modulate pulmonary innate immunity. Mol Immunol. 2005; 42:279-287.

68. Serhan CN, Ward PA, Gilroy DW (Eds). Fundamentals of Inflammation, 1. ed. New York: Cambridge University Press; 2010.

69. Bonilla FA, Oettgen HC. Adaptive immunity. J Allergy Clin Immunol. 2010 Feb;125(2 Suppl 2):S33-40. Disponível em: 10.1016/j.jaci.2009.09.017.

70. Nieman DC, Nehlsen-Cannarella SL. The effects of acute and chronic exercise on immunoglobulins. Sports Med. 1991; 11:183-201.

71. Córdova AM, Alvarez-Mon M. O sistema imunológico (I): Conceitos gerais, adaptação ao exercício físico e implicações clínicas. Rev Bras Med Esporte. 1999; 5: 120-5.

72. Cruvinel WM, Mesquita Júnior D, Araújo JAP, et al. Sistema imunitário – Parte I. Fundamentos da imunidade inata com ênfase nos mecanismos moleculares e celulares da resposta inflamatória. Rev Bras Reumatol. 2010; 50:434-61.

73. Toft P, Tonnesen E. The systemic response to Anaesthesia and Surgery. 2008; 19:349-353.Dabrowska AM, Slotwinski R. The immune response to surgery and infection. Central Eur J Immunol. 2014; 39: 532-7.

74. Arwyn-Jones J, Brent AJ. Sepsis. Surgery. 2019; 37:1-8.

75. Gutierrez T, Hornigold R, Pearce A. The systemic response to surgery. Surgery. 2014; 32:149-151.

76. Alverdy JC. Microbiome medicine: this changes everything. Am Coll Surg. 2018; 26:719-729.

77. Lucero S, Dryden M. Antisepsis, asepsis and skin preparation. Surgery. 2019; 37:45-50.

78. Ban KA, Minei JP, Laronga C, et al. American College of Surgeons and Surgical Infection Society: surgical site infection guidelines, 2016 update. J Am Coll Surg. 2017;224:59-74.

79. Fry DE, Fry RV. Surgical site infection: The host factor. AORN. 2007; 86:801-9.

80. NNIS. National Nosocomial Infections Surveillance System. Report 1992 to June 2002. Atlanta: Centers for Disease Control. Disponível em: www.cdc.gov/ncidod/dhqp/pdf/guidelines/SSI.pdf. Acesso em 18/02/2023.

81. National Healthcare Safety Network. Surgical Site Infection (SSI) Events. 2023;9. Disponível em: https://www.cdc.gov/nhsn/pdfs/pscmanual/9pscssicurrent.pdf. Acesso em 18/02/2023.

82. Bratzler DW, Hunt DR. The surgical infection prevention and surgical care improvement projects: national initiatives to improve outcomes for patients having surgery. Clin Infect Dis. 2006; 43:322–330.

83. Mahid SS, Polk HC Jr, Lewis JN, et al. Opportunities for improved performance in surgical specialty practice. Ann Surg. 2008; 247:380–388.

84. Kluytmans JA, Mouton JW, Ijzerman EP, et al. Nasal carriage of Staphylococcus aureus as a major risk factor for wound infections after cardiac surgery. J Infect Dis. 1995; 171:216-9.

85. Bode LGM, Kluytmans JAJW, Wertheim HFL, et al. Preventing surgical-site infections in nasal carriers of staphylococcus aureus. N Engl J Med. 2010; 362:9-17.

86. Bischoff WE, Wallis ML, Tucker BK, et al. "Gesundheit!" Sneezing, common colds, allergies, and Staphylococcus aureus dispersion. J Infect Dis. 2006; 194:1119–1126.

87. Wenzel R, Perl T. The significance of nasal carriage of Staphylococcus aureus and the incidence of postoperative wound infection. J Hospital Infection. 1995; 31:13-24.

88. Gernaat-van der Sluis A, Hoogenboom-Verdegaal AM, Edixhoven PJ, Spies-van Rooijen NH. Prophylactic mupirocina could reduce orthopedic wound infections: 1,044 patients treated with mupirocin compared with 1,260 historical controls. Acta Orthop Scand. 1998; 69:412-4.

89. Cimochowski G, Harostock MD, Brown R, et al. Intranasal mupirocina reduces sternal wound infection after open heart surgery in diabetics and nondiabetics. Ann Thorac Surg. 2001; 71:1572-9.

90. Perl T, Cullen JJ, Wenzel RP, et al. Intranasal mupirocin to prevent postoperative Staphylococcus aureus infections. N Engl J Med. 2002; 346:1871-7.

91. Paterson DL, Rihs JD, Squier C, et al. Lack of efficacy of mupirocina in the prevention of infections with Staphylococcus aureus in liver transplant recipients and candidates. Transplantation. 2003; 75:194-8.

92. Netto SKR, Souza F L, Gontijo FPP. Emergence of high-level mupirocin resistance in methicillin-resistant Staphylococcus aureus isolated from Brazilian university hospitals. Infect Control Hosp Epidemiol. 1996;17:813-6.

93. Ontario Health (Quality). Pre-surgical Nasal Decolonization of Staphylococcus aureus: A Health Technology Assessment. Ont Health Technol Assess Ser. 2022 Aug 23;22(4):1-165.

94. Liu D, Zhu L, Yang C. The effect of preoperative smoking and smoke cessation on wound healing and infection in post-surgery subjects: A meta-analysis. Int Wound J. 2022 Dec;19(8):2101-2106. Disponível em: 10.1111/iwj.13815. Acesso em 18/02/2023.

95. Zhong J-X, Kang K, Shu X-L. Effect of nutritional support on clinical outcomes in perioperative malnourished patients: A Meta-Analysis. Asia Pacific J Clin Nutr. 2015;24:367–78.

96. Koff MD, Loftus RW, Burchman CC, et al. Reduction in intraoperative Bacterial contamination of peripheral intravenous tubing through the use novel device. Anesthesiology. 2009; 110-978-985.

97. Loftus RW, Koff MD, Burchman CC, et al. Transmission of pathogenic Bacterial organisms in the anesthesia work área. Anesthesiology. 2008; 109:399-407.

98. Loftus RW, Brown JR, Koff MD, Sundara R, Heard SO, Patel HM, et al. Multiple reservoirs contribute to intraoperative bacterial transmission. Anesth Analg. 2012; 114:1236-48.

99. Simmons CG, Hennigan AW, Loyd JM, Loftus RW, Sharma A. Patient Safety in Anesthesia: Hand Hygiene and Perioperative Infection Control. Curr Anesthesiol Rep. 2022;12(4):493-500. Disponível em: 10.1007/s40140-022-00545-x. Acesso em 18/02/2023.

100. Loftus RW, Muffly MK, Brown JR, Beach ML, Koff MD, Corwin HL, Surgenor SD, Kirkland KB, Yeager MP. Hand contamination of anesthesia providers is an important risk factor for intraoperative bacterial transmission. Anesth Analg. 2011; 112:98–105.

101. Bimbach DJ, Rosen LF, Fitzpatrick M, et al. Double gloves: a randomized trial to evaluate a simple strategy to reduce contamination in the operating room. Aneth Analg. 2015; 120:848-52.

102. van Belkum A, Melles DC, Nouwen J, van Leeuwen WB, van Wamel W, Vos MC, Wertheim HFL, Verbrugh HA. Co-evolutionary aspects of human colonization and infection by Staphylococcus aureus. Infect Genet Evol. 2009; 9:32–47.

103. Loftus RW, Brown JR, Patel HM, et al. Transmission dynamics of gram-negative Bacterial pathogens in the anesthesia work área. Anesth Analg. 2015; 120:819-826.

104. Loftus RW, Koff MD, Birnbach DJ. The dynamics and implications of bacterial transmission events arising from the anesthesia work area. Anesth Analg. 2015;120(4):853–860. Disponível em: 10.1213/ANE.0000000000000505. Acesso em 18/02/2023.

105. Huycke MM, Sahm DF, Gilmore MS. Multiple-drug resistant enterococci: the nature of the problem and na agenda for the future, Emerg Infect Dis. 1998; 4:239-249.

106. Huang SS, Datta R, Platt R. Risk of acquiring antibiotic-resistant bacteria from prior room occupants. Arch Intern Med. 2006; 166:1945-1951.

107. Drees M, Snydman DR, Schmid CH, et al. Prior environmental contamination increase the risk of acquisition of vancomycim-resistant enterococci. Clin Infect Dis. 2008; 46:678-675.

108. Lee J, Singletary R, Schmader K, et al. Surgical site infection in the elderly following orthopaedic surgery: risk factors and outcomes. J Bone Joint Surg Am. 2006; 88:1705–12.

109. Kaye KS, Anderson DJ, Sloane R, et al. The effect of surgical site infection on older operative patients. J Am Geriatr Soc. 2009; 57:46-54.

110. Arkilic CF, Taguchi A, Sharma N, et al. Supplemental perioperative fluid administration increases tissue oxygen pressure. Surgery. 2003; 133:49–55.

111. Kabon B, Akca O, Taguchi A, et al. Supplemental intravenous crystalloid administration does not reduce the risk of surgical wound infection. Anesth Analg. 2005; 101:1546-1553.

112. Brandstrup B, Tonnesen H, Beier-Holgersen R, et al. Effects of intravenous fluid restriction on postoperative complications: comparison of two perioperative fluid regimens: a randomized assessor-blinded multicenter trial. Ann Surg. 2003; 238:641-648.

113. Gustafsson UO, Scott MJ, Hubner M, et al. Guidelines for perioperative care in elective colorectal surgery: Enhanced Recovery After Surgery (ERAS®) Society recommenda-tions: 2018; 89: 446–45310. Disponível em: https://doi.org/10.1007/s00268-018-4844-y. Acesso em 18/02/2023.

114. Abeles A, Kwasnicki RM, Ara Darzi A. Enhanced recovery after surgery: Current research insights and future direction. World J Gastrointest Surg. 2017;9:37-45.

115. Gianotti L, Biffi R, Sandini M, et al. Preoperative oral carbohydrate load versus placebo in major elective abdominal surgery (PROCY): a randomized, placebo-controlled, mul-ticenter, phase III trial. Ann Surg. 2018; 267:623–30.

116. Pryor KO, Fahey TJ III, Lien CA, Goldstein PA. Surgical site infection and the routine use of perioperative hyperoxia in a general surgical population: a randomized controlled trial. JAMA. 2004; 291:79–87.

117. Belda FJ, Aguilera L, Garcia de la AJ, et al. Supplemental perioperative oxygen and the risk of surgical wound infection: a randomized controlled trial. JAMA. 2005; 294:2035–2042.

118. Qadan M, Akca O, Mahid SS, et al. Perioperative supplemental oxygen therapy and surgical site infection: a meta-analysis of randomized controlled trials. Arch Surg. 2009; 144:359–366.

119. Meyhoff CS, Wetterslev J, Jorgensen LN, et al. Effect of high perioperative oxygen fraction on surgical site infection and pulmonary complications after abdominal surgery: the PROXI randomized clinical trial. JAMA. 2009; 302:1543–1550.

120. Togioka B, Galvagno S, Sumida S, Murphy J, Ouanes J-P, Wu C. The role of perioperative high inspired oxygen therapy in reducing surgical site infection: A meta-analysis. Anesth Analg. 2012; 114:334–342.

121. Høybye M, Lind PC, Holmberg MJ, Bolther M, Jessen MK, Vallentin MF, Hansen FB, Holst JM, Magnussen A, Hansen NS, Johannsen CM, Enevoldsen J, Jensen TH, Roessler LL, Klitholm MP, Eggertsen MA, Caap P, Boye C, Dabrowski KM, Vormfenne L, Henriksen J, Karlsson M, Balleby IR, Rasmussen MS, Paelestik K, Granfeldt A, Andersen LW. Fraction of inspired oxygen during general anesthesia for non-cardiac surgery: Systematic review and meta-analysis. Acta Anaesthesiol Scand. 2022;66(8):923-933. Disponível em: 10.1111/aas.14102.

122. Hardin W, Nichols R: Handwashing and patient skin preparation. In Malangoni MA (ed): Critical Issues in Operating Room Management. Philadelphia: Lippincott-Raven. 1997.

123. Byrne DJ, Napier A, Phillips G, Cuschieri A. Effects of whole body disinfection on skin flora in patients undergoing elective surgery. J Hosp Infect. 1991;17:217–222.

124. Webster J, Osborne S. Meta-analysis of preoperative antiseptic bathing in the prevention of surgical site infection. Br J Surg. 2006;93:1335-1341.

125. Darouiche RO, Wall MJ Jr, Itani KM, et al. Chlorhexidine-alcohol versus povidone-iodine for surgical-site antisepsis. N Engl J Med. 2010; 362:18–26.

126. Swenson BR, Hedrick TL, Metzger R, et al. Effects of preoperative skin preparation on postoperative wound infection rates: a prospective study of 3 skin preparation protocols. Infect Control Hosp Epidemiol. 2009; 30:964–971.

127. Nichols R, Smith J, Garcia R, et al. Current practices of preoperative bowel preparation among North American colorectal surgeons. Clin Infect Dis. 1997; 24:609-619.

128. Cowperthwaite L, Holm, RL. Guideline for preoperative patient skin antisepsis. AORN. 2015; 101:43-63.

129. Tanner J, Woodings D, Moncaster K. Preoperative hair removal to reduce surgical site infection. Cochrane Database Syst Rev. 2006; (3):CD004122.

130. Love KL. Patient care interventions to reduce the risk of surgical site infections. AORN Journal. 2016; 104:506-515.

131. Bischoff WE, Tucker BK, Wallis ML, Reboussin BA, Pfaller MA, Hayden FG, Sherertz RJ. Preventing the airborne spread of Staphylococcus aureus by persons with the common cold: effect of surgical scrubs, gowns, and masks. Infect Control Hosp Epidemiol. 2007;28:1148–1154.

132. Romney MG. Surgical face masks in the operating theatre: re-examining the evidence. J Hosp Infect 2001;47:251–256.

133. Bible JE, Biswas D, Whang PG, Simpson AK, Grauer JN. Which regions of the operating gown should be considered most sterile? Clin Orthop Relat Res. 2009; 467:825-830.

134. Haley RW, Culver DH, White JW, et al. The efficacy of infection surveillance and control programs in preventing nosocomial infections in US hospitals. Am J Epidemiol. 1985; 121:182–205.

135. Mangram AJ, Horan TC, Pearson ML, Silver LC, Jarvis WR. Guideline for prevention of surgical site infection, 1999. Hospital Infection Control Practices Advisory Committee. Infection Control Hospital Epidemiology 1999;20: 250-278; quiz 279-280.

136. Troughton R, Mariano V, Campbell., Hettiaratchy S, Holmes A, Birgand G. Understanding determinants of infection control practices in surgery: The role of shared ownership and team hierarchy. Antimicrob. Resist. Infect. Control, 2019; 8 (1). Disponível em: https://doi.org/10.1186/s13756-019-0565-8. Acesso em 18/02/2023.

137. Horgan S, Saab MM, Drennan J, Keane D, Hegarty J. Healthcare professionals' knowledge and attitudes of surgical site infection and surveillance: A narrative systematic review. Nurse Educ Pract. 2023 May;69:103637. Disponível em: 10.1016/j.nepr.2023.103637. Acesso em 18/02/2023.

138. Ayub Khan MN, Verstegen DML, Bhatti ABH, Dolmans DHJM, van Mook WNA. Factors hindering the implementation of surgical site infection control guidelines in the operating rooms of low-income countries: a mixed-method study. Eur J Clin Microbiol Infect Dis. 2018 Oct;37(10):1923-1929. Disponível em: 10.1007/s10096-018-3327-2. Acesso em 18/02/2023.

139. Anderson AJ. Surgical site infections. Infect Dis Clin N Am. 2011; 25:135–153.

140. Stulberg JJ, Delaney CP, Neuhauser DV, et al. Adherence to surgical care improvement project measures and the association with postoperative infections. JAMA. 2010; 303:2479-2485.

141. Classen DC, Evans RS, Pestotnik SL, et al. The timing of prophylactic administration of antibiotics and the risk of surgical-wound infection. N Engl J Med. 1992; 326:281–286.

142. Weber WP, Marti WR, Zwahlen M, et al. The timing of surgical antimicrobial prophylaxis. Ann Surg 2008;247:918–926.

143. Garey KW, Dao T, Chen H, et al. Timing of vancomycin prophylaxis for cardiac surgery patients and the risk of surgical site infections. J Antimicrob Chemother. 2006; 58:645-650.

144. Zanetti G, Giardina R, Platt R. Intraoperative redosing of cefazolin and risk for surgical site infection in cardiac surgery. Emerg Infect Dis. 2001; 7:828-831.

145. DiPiro JT, Cheung RP, Bowden TA Jr, et al. Single dose systemic antibiotic prophylaxis of surgical wound infections. Am J Surg. 1986; 152:552–559.

146. McDonald M, Grabsch E, Marshall C, et al. Single- versus multiple-dose antimicrobial prophylaxis for major surgery: a systematic review. Aust N Z J Surg. 1998; 68:388-396.

147. Miliani K, L'Hériteau F, Astagneau P, INCISO Network Study Group. Non-compliance with recommendations for the practice of antibiotic prophylaxis and risk of surgical site infection: results of a multilevel analysis from the INCISO Surveillance Network. Journal of Antimicrobial Chemotherapy. 2009; 64:1307–1315.

148. Zingg W, Pittet D. Stopcock contamination: The source does not explain it all. Anesth Analg. 2012;114:1151-1152.

149. Pronovost P, Needham D, Berenholtz S, et al. An intervention to decrease catheter-related bloodstream infections in the ICU. N Engl J Med. 2006; 355:2725-2732.

150. Walz JM, Ellison RT, Mack DA, et al. The bundle "plus": The effect of a multidisciplinary team approach to eradicate central line-associated bloodstream infections. Anest Analg. 2015; 120:868-876.

151. Timsit JF, Bouadma L, Ruckly S, et al. Dressing disruption is a major risk factor for catheter-related infections. Crit Care Med. 2012; 40:1707-1714.

152. Thomas C. Intrinsic and extrinsic sources and prevention of infection (in surgery). Surgery. 2018; 37:26-32.

153. Wang Y, Xiang Q, Wu J, Xiao N, Chen J. Obesity and the risk of catheter-related bloodstream infection: a systematic review and meta-analysis. Antimicrob Resist Infect Control. 2022 Nov 12;11(1):141. Disponível em: 10.1186/s13756-022-01166-z. Acesso em 18/02/2023.

154. O'Grady NP, Alexander M, Burns LA, et al. Guidelines for the prevention of intravascular catheter-related infetions. Am J Infect Control. 2011; 39(4 suppl 1):S1-S34.

155. Lucet J-C, Boudama L, Zahar J-R, et al. Infectious risk associated with arterial catheters compared to central venous catheters. Crit Care Med. 2010; 38: 1030-1035.

156. Hooton TM, Bradley SF, Cardenas DD, et al. Diagnosis, prevention, and treatment of catheter-associated urinary tract infection in adults:2009 international clinical practice guidelines from the Infectious Diseases Society of America. Clinical Infectious Diseases. 2010; 50:625–663.

157. Cheatham ML, Chapman WC, Key SP, et al. A meta-analysis of selective versus routine nasogastric decompression after elective laparotomy. Ann Surg. 1995; 221:469.

158. Nelson R, Edwards S, Tse B. Prophylactic nasogastric decompression after abdominal surgery. Cochrane Database Syst Rev. 2005; 1:CD004929.

159. Chang C-C, Lin H-C, Lin H-W, Lin H-C. Anesthetic management and surgical site infections in total hip or knee replacement: A population-based study. Anesthesiology. 2010; 113:279–284.

160. Kabon B, Fleischmann E, Treschan T, Taguchi A, Kapral S, Kurz A. Thoracic epidural anesthesia increases tissue oxygenation during major abdominal surgery. Anesth Analg. 2003; 97:1812–1817.

161. Akça O, Melischek M, Scheck T, et al. Postoperative pain and subcutaneous oxygen tension. Lancet. 1999; 354:41–42.

162. Kurz A, Sessler DI, Lenhardt R. Perioperative normothermia to reduce the incidence of surgical-wound infection and shorten hospitalization. Study of Wound Infection and Temperature Group. N Engl J Med. 1996; 334:1209-15.

163. Melling AC, Ali B, Scott EM, Leaper DJ. Effects of preoperative warming on the incidence of wound infection after clean surgery: a randomised controlled trial. Lancet. 2001; 358:876–880.

164. Wenisch C, Narzt E, Sessler DI, et al. Mild intraoperative hypothermia reduces production of reactive oxygen intermediates by polymorphonuclear leukocytes. Anesth Analg. 1996; 82:810-816.

165. Beilin B, Shavit Y, Razumovsky J, et al. Effects of mild perioperative hypothermia on cellular immune responses. Anesthesiology. 1998; 89:1133-1140.

166. Martin ET, Kaye KS, Knott C, Nguyen H, Santarossa M, Evans R, Bertran E, Jaber L. Diabetes and Risk of Surgical Site Infection: A Systematic Review and Meta-analysis. Infect Control Hosp Epidemiol. 2016 Jan;37(1):88-99. Disponível em: 10.1017/ice.2015.249. Acesso em 18/02/2023.

167. Schlager JG, Hartmann D, Wallmichrath J, Ruiz San Jose V, Patzer K, French LE, Kendziora B. Patient-dependent risk factors for wound infection after skin surgery: A systematic review and meta-analysis. Int Wound J. 2022 Nov;19(7):1748-1757. Disponível em: 10.1111/iwj.13780. Acesso em 18/02/2023.

168. Golden SH, Peart-Vigilance C, Kao WH, Brancati FL: Perioperative glycemic control and the risk of infectious complications in a cohort of adults with diabetes. Diabetes Care. 1999; 22:1408–1414.

169. Padgette P, Brittain Wood. Conducting a surgical site infection prevention tracer. AORN Journal. 2018; 580-590. Disponível em: http://doi.org/10.1002/aorn.12121.

170. Furnary AP, Gao G, Grunkemeier GL, et al. Continuous insulin infusion reduces mortality in patients with diabetes undergoing coronary artery bypass grafting. J Thorac Cardiovasc Surg. 2003; 125:1007-1021.

171. Zerr KJ, Furnary AP, Grunkemeier GL, Bookin S, Kanhere V, Starr A: Glucose control lowers the risk of wound infection in diabetics after open heart operations. Ann Thorac Surg. 1997; 63:356–361.

172. Van den Berghe G, Wouters P, Weekers F, et al. Intensive insulin therapy in the critically ill patients. N Engl J Med. 2001; 345:1359-1367.

173. Turina M, Fry DE, Polk HC Jr. Acute hyperglycemia and the innate immune system: clinical, cellular, and molecular aspects. Crit Care Med. 2005; 33:1624-1633.

174. Centre for Perioperative Care (CPOC). Guideline for perioperative care for people with diabetes mellitus undergoing elective and emergency surgery 2021. Disponível em: https:// www.cpoc.org.uk/sites/cpoc/files/documents/2021-03/ CPOC-Guideline%20for%20Perioperative%20Care%20for% 20People%20with%20Diabetes%20Mellitus%20Undergoing %20Elective%20and%20Emergency%20Surgery.pdf. Acesso em 18/02/2023.

175. Cunningham M, Bunn F, Handscomb K. Prophylactic antibiotics to prevent surgical site infection after breast cancer surgery. Cochrane Database Syst Rev. 2006;(2):CD005360.

176. Andersen BR, Kallehave FL, Andersen HK. Antibiotics versus placebo for prevention of postoperative infection after appendicectomy. Cochrane Database Syst Rev. 2005; (3):CD001439.
177. Dietrich ES, Bieser U, Frank U, et al. Ceftriaxone versus other cephalosporins for perioperative antibiotic prophylaxis: a meta-analysis of 43 randomized controlled trials. Chemotherapy. 2002; 48:49-56.
178. Sanchez-Manuel FJ, Seco-Gil JL. Antibiotic prophylaxis for hernia repair. Cochrane Database Syst Rev 2004;(4):CD003769.
179. Catarci M, Mancini S, Gentileschi P, et al. Antibiotic prophylaxis in elective laparoscopic cholecystectomy. Lack of need or lack of evidence? Surg Endosc. 2004; 18:638-41.
180. Gagliardi AR, Fenech D, Eskicioglu C, Nathens AB, McLeod R. Factors influencing antibiotic prophylaxis for surgical site infection prevention in general surgery: a review of the literature. Can J Surg. 2009; 52:481-489.
181. Arrowsmith VA, Maunder JA, Sargent RJ, et al. Removal of nail polish and rings to prevent surgical infection. Cochrane Database Syst Rev. 2001; (4):CD003325.
182. Guideline for medication safety. In: Guidelines for Perioperative Practice. Denver, CO: AORN, Inc. 2018; 295-327.
183. Young RS, O'Regan DJ. Cardiac surgical theatre traffic: time for traffic calming measures? Interactive Cardiovascular and Thoracic Surgery. 2010; 10:526–529.
184. Guideline for medication safety. In: Guidelines for Perioperative Practice. Denver, CO: AORN, Inc. 2018; 295-327.
185. Young RS, O'Regan DJ. Cardiac surgical theatre traffic: time for traffic calming measures? Interactive Cardiovascular and Thoracic Surgery. 2010; 10:526–529.
186. Beldi G, Bisch-Knaden S, Banz V, et al. Impact of intraoperative behaviours on surgical site infections. Am J Surg. 2009; 198: 157-62.
187. Guideline for medication safety. In: Guidelines for Perioperative Practice. Denver, CO: AORN, Inc. 2018; 295-327.
188. Bischoff P, Kubilay NZ, Allegranzi B, et al. Effect of laminar airflow ventilation on surgical site infections: a systematic review and meta-analysis. Lancet Infect Dis. 2017; 17:53-61.
189. Chauveaux D. Preventing surgical-site infections: measures other than antibiotics. J Orthop Traumatol Surg Res. 2015; 101: S77-83.
190. Guideline for a safe environment of care, part 2. In: Guidelines for Perioperative Practice. Denver, CO: AORN, Inc. 2018; 269-294.
191. Perencevich EN, Sands KE, Cosgrove SE, et al. Health and economic impact of surgical site infections diagnosed after hospital discharge. Emerg Infect Dis. 2003; 9:196-203.
192. Dellinger EP, Hausmann SM, Bratzler DW, et al. Hospitals collaborate to decrease surgical site infections. Am J Surg. 2005; 190:9-15.
193. Broex ECJ, van Asselt ADI, Bruggeman CA, van Tiel FH. Surgical site infections: how high are the costs? J Hosp Infect. 2009; 72:193–201.
194. Lingard L, Espin S, Rubin B, et al. Getting teams to talk: development and pilot implementation of a checklist to promote interprofessional communication in the OR. Qual Safety Health Care. 2005; 14:340–346.
195. Haessler S, Connelly NR, Kanter G, et al. A surgical site infection cluster: The process and outcome of an investigation—the impact of an alcohol-based surgical antisepsis product and human behavior. Anesth Analg. 2010; 110:1044-1048.
196. Garus-Pakowska A, Sobala W, Szatko F. Observance of hand-washing procedures perfomed by medical personnel after the patient contact. Part II. Int J Occop Med Environ Health. 2013; 26:257-264.

# 14

# Farmacoeconomia Aplicada à Anestesiologia

Daniela Oliveira de Melo ▪ Priscila de Arruda Trindade ▪ Elene Paltrinieri Nardi ▪ Evelinda Trindade

## INTRODUÇÃO

Os custos com anestesia intraoperatória compreendem mais que 5% dos custos totais perioperatórios e cerca de metade desses resultam de decisões clínicas dos anestesiologistas.[1] A escolha do anestésico depende de vários fatores, porém é importante que os profissionais responsáveis por essa ação compreendam seu papel na sustentabilidade das instituições, uma vez que, embora a economia em escala individual possa parecer incipiente, o montante pode tornar-se substancial ao longo do tempo, considerando todas as cirurgias realizadas.[2]

Em geral, o conjunto dos medicamentos se aproxima de 25% do orçamento da maioria dos programas assistenciais hospitalares. Os medicamentos anestésicos podem representar menos de 5% do orçamento da farmácia hospitalar e cerca de 0,25% do orçamento geral do hospital.[3] Além disso, os medicamentos utilizados em anestesia podem representar entre 10% e 15% do orçamento com medicamentos nos programas cirúrgicos. Por isso, quando existem alternativas de efetividade similar, torna-se relevante analisar o perfil de segurança e as consequências financeiras para o programa de anestesia, visando o uso racional para a segurança do paciente, menor custo para o sistema de saúde e maior eficiência para a sustentabilidade institucional.

Assim, torna-se importante considerar a avaliação dos custos dos medicamentos utilizados em anestesia simultaneamente com a avaliação dos seus efeitos clínicos (segurança e efetividade), comparando-se entre alternativas terapêuticas entre si, para uma mesma indicação, que é princípio de base da farmacoeconomia. Com esse propósito, este capítulo descreve o contexto e as principais metodologias na avaliação econômica dos medicamentos.

## ▪ AS RESPONSABILIDADES E PERSPECTIVAS SOBRE OS MEDICAMENTOS PARA A SAÚDE E SUA AVALIAÇÃO

No programa de anestesia, a responsabilidade da decisão primária para o uso racional visando a segurança do paciente, o menor custo para o sistema de saúde e a maior eficiência para a sustentabilidade institucional é do anestesista prescritor. Gestores do sistema de saúde e seus estabelecimentos de assistência à saúde dependem, portanto, das decisões de prescrição e indicações de seus médicos anestesistas. Entretanto, usuários e cidadãos também podem influenciar sobre diferentes níveis de decisão a respeito do uso das várias tecnologias para a saúde (ATS), quando consultados.

No caso de decisões de aquisição de medicamentos em um estabelecimento de saúde, ou sob a perspectiva do nível central, as escolhas múltiplas dificultam as decisões. Além disso, existe a problemática adicional das evoluções das tecnologias e dos conhecimentos a elas associados, o que faz com que essas análises devam ser escalonadas e refeitas sempre que um novo aspecto modifique seu efeito, segurança, indicação, acesso e/ou custos.

Por isso, tornou-se imperioso que cada disciplina ou especialidade esteja implicada na avaliação dos medicamentos requeridos para a assistência que provê.

No contexto mais amplo, ATS definem-se pela aplicação prática de conhecimentos. Por isso, o termo **tecnologias para a saúde (ATS)** abrange todos os produtos para a saúde, incluindo medicamentos, artigos, equipamentos, *kits* para diagnóstico *in vitro*, procedimentos assistenciais clínicos e cirúrgicos, bem como procedimentos de apoio, organizacionais ou de gestão, para os programas assistenciais. Embora o exercício profissional da disciplina da anestesiologia se utilize de todos esses tipos de ATS (os exames pré-operatórios, o monitoramento do paciente e o uso da sala de recuperação, além do consumo de produtos e serviços do hospital, como medicamentos, equipamentos e o tempo da equipe de profissionais), este capítulo se concentra nos estudos para a avaliação de medicamentos.

Resumindo, os responsáveis pelas decisões sobre o uso de medicamentos em uma cirurgia podem ser o paciente, o cirurgião ou exclusivamente o anestesiologista. Embora os custos com honorários dos profissionais de saúde sejam os maiores em relação à anestesia,[4,5] estes variam muito pouco entre os tipos básicos de anestesia (local, regional e geral, ou ainda combinada entre estas); porém, em paralelo, observa-se diferença significativa nos gastos com tecnologia (suprimentos descartáveis, equipamentos e agentes anestésicos).[6-8] Por exemplo, os medicamentos utilizados em anestesia comprometeram de 10% a 13% do orçamento com medicamentos no Sarasota Memorial Hospital, em 2004, e essa proporção pode variar substancialmente dependendo do número de cirurgias realizadas pela instituição.[2] No Brasil, esse tipo de avaliação ainda é raro, constituindo uma oportunidade relevante para maiores estudos.

## ■ PROGRAMAS DE AVALIAÇÃO DE MEDICAMENTOS EM CADA DISCIPLINA OU ESPECIALIDADE

Frente às difíceis escolhas múltiplas com recursos restritos, os programas de avaliação de tecnologias foram ativamente produzidos pela necessidade de estruturar o embasamento e a defesa legal para as decisões de alocação de recursos. Visando, sobretudo, a otimização e a transparência nessas decisões, essas iniciativas foram desenvolvidas nos níveis nacional, regional ou local, e particularmente nos sistemas de saúde públicos, até por razões de prestação de contas. A evolução dos métodos de avaliação farmacoeconômica demonstra sucesso em desenvolvimentos regionais, locais e hospitalares, bem como entre os vários níveis de decisão e atores envolvidos, pois as publicações ensejam reconhecimento político e acadêmico.

Esses programas de avaliação farmacoeconômica transformaram os respectivos sistemas de saúde para que adotassem uma postura mais proativa, propiciando também o desenvolvimento de métodos mais avançados de avaliação. Isso demonstrou o valor incontestável do trabalho de farmacoeconomia antes da incorporação da tecnologia para o planejamento adequado dos programas para a saúde, bem como reforçou a necessidade imperiosa da colaboração entre todos os atores do sistema de saúde na produção de avaliações estruturadas.

Como parte da avaliação de ATS, a avaliação farmacoeconômica permite a comparação das efetividades e dos custos de um tratamento frente a outro(s) disponível(is) no sistema de saúde. O objetivo primário da ATS é embasar decisões apoiadas em informações sobre a eficácia e a segurança das tecnologias, a eficiência e a factibilidade de se pagar por aquela tecnologia. No caso, a farmacoeconomia auxilia a avaliação da eficiência, possibilitando a priorização do que será coberto ou financiado pelo sistema de saúde. Dentro desse contexto, além dos estudos avaliados, as decisões que se relacionam à incorporação das ATS são, tam-

bém, tomadas envolvendo informações de aceitabilidade, sociais e envolvendo diversos atores do sistema de saúde em diferentes níveis. A demanda, entretanto, é modulada pela própria oferta, por conhecimentos e pressões de interesses diversos, entre outros fatores determinantes ou modificadores. No contexto brasileiro, uma das ATS é feita pela Comissão Nacional de Incorporação de Tecnologias (Conitec), um órgão colegiado, criado em 2011, que assessora o Ministério da Saúde nas atribuições relativas à análise de pedidos de incorporação, ampliação de uso, exclusão ou alteração de tecnologias em saúde. Um dos modelos de estrutura de base[9] para a farmacoeconomia, ATS, entre outros,[10] que tem sido utilizado entre os vários níveis de decisão e atores envolvidos tem sido o dinamarquês, denominado *mini-assessment*. Envolvendo os aspectos da tecnologia (indicações, segurança e efeitos), do paciente (consideração ética ou psicológica particular, qualidade de vida, aspectos sociais e situação de trabalho/emprego), organização do programa e economia, o instrumento *mini-assessment* facilita, desmistifica e padroniza a avaliação, bem como permite antecipar estratégias para adequar o planejamento dos programas para a saúde **(ver Apêndice)**.

Por isso, o especialista da disciplina que detém o conhecimento sobre os medicamentos existentes para uma indicação pode medir e estimar objetivamente a vantagem em efeito ou segurança que a nova evolução trouxe para esse propósito. Por parte da indústria, o prescritor também é o alvo primário para a disseminação de novidades. Dessa forma, o especialista da disciplina é o ator proativo que pode, mais precocemente, recomendar estratégias relevantes para adequar o planejamento dos programas para a saúde em que está envolvido, ou seja: *do it or you will be submitted to it*.

## ■ DEFININDO PRIORIDADES PARA ADEQUAR O PLANEJAMENTO DOS PROGRAMAS PARA A SAÚDE NO BRASIL

É importante ressaltar que o contexto no Sistema Único de Saúde (SUS) mudou: a Relação Nacional de Medicamentos Essenciais (Rename), até o ano de 2012, consistia em uma lista de medicamentos essenciais. A partir de então, com a criação da Conitec,[11] a Rename passa a incluir os medicamentos com disponibilidade ambulatorial no SUS, elencando os componentes da Assistência Farmacêutica (o Básico, o Estratégico e o Especializado). Os medicamentos de uso hospitalar, em geral, não estão incluídos na Rename por serem relacionados com procedimentos hospitalares específicos na Tabela do sistema de Gerenciamento de Procedimentos, Medicamentos, Órteses, Próteses e Materiais Especiais do SUS (SIGTAP). Algumas exceções são os medicamentos que possuem a descrição nominal própria na SIGTAP e, portanto, são elencados na Rename.

Os medicamentos da anestesia fazem parte do componente hospitalar especializado e do plano operativo para financiar o hospital. Nesse contexto, os estados e municípios podem possuir listas de medicamentos adicionais complementares[12] caso sejam aprovadas pela Conitec, em outras palavras, pelo financiamento associado a procedimentos hospitalares, medicamentos de anestesia não são comumente avaliados pela Conitec, estabelecendo assim uma necessidade adicional de ponderação das diferenças de efetividade e de custos dessas tecnologias.

Frente à miríade de inovações, estratégias possíveis e necessidades do SUS, quatro critérios básicos foram definidos para priorizar a seleção de tecnologias a serem avaliadas para incorporação ou desinvestimento no país:

- Aquelas em desenvolvimento ou em fase de pré-registro na Agência Nacional de Vigilância Sanitária do Brasil (Anvisa);
- As incorporadas ao sistema de saúde, mas com necessidade de avaliação econômica;
- Tecnologias com necessidade de avaliação da efetividade em novas indicações;
- Aquelas registradas com pressão por incorporação no SUS.

A razão para selecionar as tecnologias em desenvolvimento ou em fase de pré-registro na Anvisa baseia-se no potencial de realizar estudos clínicos relevantes para demonstrar efeitos e segurança de tecnologias emergentes que podem ser alternativas para solucionar problemas vivenciados nos programas assistenciais [associados aos requerimentos legais de provas de Boas Práticas de Fabricação;[13] a autoridade sanitária nacional, que as regula, tem a obrigação, por lei, de exigir os Requisitos Essenciais, mínimos, de Eficácia e Segurança.[14] Esses requisitos compreendem estudos clínicos de fase III, experiências incluindo pelo menos algumas centenas de pacientes-alvo, para a indicação submetida para registro, e observação não inferior ao período de relevância clínica. Esses requisitos regulam todos os aspectos mínimos de qualificação e controle de qualidade para que uma tecnologia emergente (fase III) possa aceder ao estágio e passar a ter livre comércio.] Para as instituições assistenciais e de ensino e pesquisa, esses estudos de fase III representam oportunidades de desenvolver novos conhecimentos e, também, de obter fomento financeiro para esse propósito.

Por outro lado, historicamente, inúmeras tecnologias foram incorporadas ao sistema de saúde no Brasil sem avaliação farmacoeconômica. Essa avaliação, nesses casos, pode demonstrar oportunidades de melhorias ou indicar estratégias mais custo-efetivas, quando há alternativas.

Além disso, tecnologias recém-incorporadas pelo SUS necessitam de estudos de ATS longitudinais ou de observação/revisão de sua utilização. As avaliações farmacoeconômicas são necessárias para consolidar os conhecimentos sobre segurança, efetividade e custos durante o uso em condições e programas de rotina com a população brasileira, bem como estabelecer outros aspectos econômicos na situação da vida real. Esses são os estudos de fase IV e possuem atrativos para as instituições e estabelecimentos de saúde em várias dimensões. Uma vantagem, sem dúvida, é a consolidação da incorporação no SUS; tecnologias sem problemas de segurança e com vantagens no desempenho em estudos de fase IV que justificam sua manutenção, por exemplo, na Rename, embora possam custar mais. Esses estudos de fase IV estruturados, também são oportunidades de obter fomento para pesquisas nas instituições e estabelecimentos de saúde.

Outra oportunidade de estudos de avaliação farmacoeconômica inclui o uso *off-label* de uma tecnologia aprovada para outra indicação. Esses estudos clínicos são de fase III e podem subsidiar mudanças em bula. A grande maioria desses usos no Brasil, entretanto, ainda é informal e não ou pouco documentada, dificultando as mudanças regulatórias. Isso também significa dificuldades de incorporação, adoção e difusão mais ampla, devido à impossibilidade de seu financiamento. Nos programas credenciados para os planos operativos pactuados com os gestores e operadoras, existe ressarcimento previsto apenas para os duetos tecnologia-indicação(ões) listadas e estabelecidas como aprovadas. A formalização, publicação e reprodução dos estudos sobre o uso *off-label* de uma tecnologia aprovada podem ensejar as mudanças regulatórias, permitir mudar seu *status* e subsidiar decisões inclusive para seu financiamento.

Outras oportunidades ímpares de avaliação farmacoeconômica ocorrem para aqueles medicamentos registrados com pressão por incorporação, seja por parte de divulgação pela grande mídia, seja por necessidades prementes dos programas sem alternativas terapêuticas. Nesses casos, a simples descrição sobre segurança, efetividade e custos durante o uso em condições e programas de rotina com a população brasileira já consiste em novos conhecimentos que podem ensejar as mudanças. A avaliação formal da incorporação pode permitir mudar o(s) programa(s) assistencial(is). A avaliação farmacoeconômica nesses casos pode ser restrita à descrição microeconômica do programa assistencial. A pressão, por parte da grande mídia ou necessidades prementes dos programas sem alternativas terapêuticas, pode facilitar a divulgação do estudo. A adoção e a difusão mais amplas também podem ser facilitadas no caso em que se tenha sucesso em listar e credenciar o(s) programa(s) assistencial(is) usando os novos anestésicos ou outra tecnologia da especialidade.

## ■ FARMACOECONOMIA NA ANESTESIA: MÉTODOS MAIS UTILIZADOS

O programa de anestesia figura entre os procedimentos assistenciais que sustentam a vida. A importância da avaliação para a segurança do paciente lhe é, portanto, sempre central. As medidas de desempenho são a segunda parte em métodos. A terceira parte consiste na avaliação econômica. As três partes da avaliação farmacoeconômica completa utilizam diversos métodos que estão descritos a seguir, separadamente, visando estimular ou inspirar os leitores a produzirem o maior número possível de publicações científicas a partir das várias dimensões avaliadas.

### Métodos mais Utilizados em Avaliação de Segurança de Medicamentos

A primeira etapa de qualquer estudo consiste na avaliação da segurança. Os métodos quali-quantitativos mais estabelecidos consistem no levantamento dos eventos adversos e frequência de ocorrência na amostra estudada em comparação com a frequência estabelecida para a indicação aprovada na bula de seu registro sanitário (estudos de fase III) e literatura científica relevante (estudos de fase IV).

Nos estudos de fase IV, a avaliação da conformidade da distribuição absoluta e relativa ao total da população durante o período do estudo na vida real resulta em publicações científicas importantes para comparar modificações devidas às comorbidades que não haviam sido incluídas nos estudos de fase III. A descrição simples consiste no método mais comum e utilizado.

Por exemplo, a Sociedade Japonesa de Hospitais Certificados de Treinamento de Anestesiologia (JSACTH) relatou, em 2001,[15] a mortalidade e a morbidade relacionadas à anestesia (segunda parte da série de estudos anuais, iniciados em 1999). Questionários confidenciais foram enviados para 813 hospitais da JSACTH pelo JSA Committee on Operating Room Safety. Respostas efetivas foram recebidas de 87,9% dos hospitais com o número total de 1.284.957 procedimentos anestésicos documentados. Os questionários solicitaram aos entrevistados relatos de todos os casos de paradas cardíacas e outros incidentes críticos (hipotensão arterial grave, hipoxemia grave e outros) durante a anestesia e a cirurgia, e os seus resultados (morte em sala de operações, morte dentro de sete dias, a intercorrência levando ao estado vegetativo ou de salvamento sem sequelas), bem como o relato das causas principais para cada incidente a partir de uma lista de 52 itens de incidentes mais comuns. Ocorrência de hipotensão arterial grave, hipoxemia grave e outros foram definidos como eventos com a possibilidade iminente de parada cardíaca ou de invalidez permanente, do sistema nervoso central ou do miocárdio. Os entrevistados também foram convidados a apresentar o levantamento dos pacientes por estado físico ASA, distribuição etária, locais de cirurgia e métodos anestésicos. A análise foi feita por incidentes totais durante o período sob anestesia/cirurgia, e, também, por incidentes totalmente atribuíveis ao manejo anestésico (MA), devido a complicações pré-operatórias (CP), devido a eventos patológicos intraoperatórios (PI) e devido à cirurgia (C). Na análise da mortalidade e morbidade dos pacientes e métodos anestésicos, os autores descreveram:

- A incidência total de parada cardíaca sob anestesia/cirurgia foi de 6,12 por 10.000 atos anestésicos;
- MA foi apenas 6,4% das causas principais e a incidência de MA foi de 0,39 por 10.000; CP, PI e C ocuparam 47,2%, 21,1% e 24,2% das causas principais de parada cardíaca total, respectivamente;
- A causa mais frequente de parada cardíaca (dentre as 52 classificações detalhadas mais comuns de causas principais) foi choque hemorrágico pré-operatório: 19,2% de todas as paradas cardíacas, a segunda foi hemorragia maciça devido a procedimentos cirúrgicos (12,3%) e a terceira era a própria cirurgia (9,7%);
- O prognóstico dos pacientes que tiveram parada cardíaca foi pior quando devido às CP, onde 86,1% dos pacientes foram a óbito na sala de operações ou no prazo de 7 dias após a cirurgia, e apenas 5,3% sobreviveram sem sequelas;
- A taxa de sobrevivência ao choque hemorrágico no pré-operatório foi muito baixa (5,3%), e o prognóstico se agravou (7,1%) quando havia falência de múltiplos órgãos no pré-operatório e fracasso no tratamento de sepse. Em-

bolia pulmonar foi a segunda pior causa isolada no prognóstico de parada cardíaca devido à PI;
- O melhor prognóstico foi encontrado em parada cardíaca devido ao MA, 82% sobreviveram sem sequelas e 10% morreram;
- A taxa de mortalidade após a parada cardíaca foi de 3,04 por 10.000 procedimentos anestésicos; destes 0,04 foram devido ao MA, 0,43 devido à PI, 1,89 devido ao CP e 0,67 devido à C;
- A taxa de mortalidade após outros incidentes críticos, tais como hipotensão grave e hipoxemia grave (exceto parada cardíaca), foi de 3,37 por 10.000 procedimentos anestésicos, e destes 0,06 deveu-se ao MA, 0,23 devido à PI, 2,25 devido a CP e 0,82 devido à C;
- A taxa de mortalidade atribuível ao final do binômio anestesia/cirurgia, incluindo mortes após parada cardíaca e outros incidentes críticos, foi de 6,41 por 10.000 procedimentos anestésicos;
- A taxa de mortalidade final, totalmente atribuível a MA, foi de 0,10 por 10.000 anestésicos, que foi significativamente menor que a média de 0,21 (Intervalo com 95% de confiança, I95%C: 0,15, 0,27) observada entre 1994 e 1998;
- No total, PI, CP e C associaram-se às taxas de mortalidade de 0,65, 4,14 e 1,49, respectivamente, em que as três principais causas de óbitos em todos os incidentes críticos (na classificação detalhada com 52 principais causas) foram choque hemorrágico pré-operatório (31,4%), hemorragia maciça devido a procedimentos cirúrgicos no pré-operatório (16,9%) e falência de múltiplos órgãos no pré-operatório e fracasso no tratamento de sepse (9%).

Em conclusão, as incidências de mortalidade e morbidade observadas após parada cardíaca durante a anestesia/cirurgia, tanto quanto o número total ou ao devido ao manuseio anestésico, se mantêm em diminuição linear através dos oito anos de estudos anuais, 1994-2001. Essa série de estudos anuais revela direção precisa e definitiva para reduzir a mortalidade e a morbidade relacionadas à anestesia.[15] Várias são as análises e publicações, com referência especial ao estado físico ASA,[16] distribuição etária, locais de cirurgia e métodos anestésicos que seguiram, seguem e seguirão a cada ano[17] nessa iniciativa exemplar.

As análises possíveis de dados de casuísticas variam entre as simples até as mais avançadas. Descreve-se a seguir uma das mais comuns e simples, como apresentada em 50% da literatura científica visando desmistificar o método. Este determina como cada comorbidade se correlaciona com a frequência de ocorrência de eventos adversos, por exemplo, as descritas na bula, na literatura ou média calculada do estudo, e pode ser realizada mediante uma regressão linear simples. A forma mais simples de fazer essa regressão consiste em desenhar gráficos de dispersão com as séries de dados dos pacientes, por exemplo, comparando a série dos pacientes com comorbidade de maneira simultânea com os dados dos pacientes de referência ou sem comorbidade. Como cada série pode ter um marcador diferente, avistam-se os padrões existentes imediatamente. Planilhas são usadas no quotidiano para construir tabelas. A maioria das planilhas nos *softwares* comuns (Microsoft Excel, Stata e R, por exemplo) possui fórmulas integradas e a regressão linear, ou simples regressão à média, que pode ser efetivada adicionando a "linha de tendência" a cada série. Na metade dessa linha, a porção de 50% de sua extensão marca a média da série. A distância entre as médias de cada uma das séries, nesse exemplo com comorbidade, representa a quantidade de modificação que cada comorbidade produz ao se comparar com a "linha de tendência" da série dos pacientes sem comorbidade. Esse método de gráfico *x, y* também pode ser utilizado para discriminar a tendência de efeito colateral, entre estratos de idade, por exemplo, em que cada série representa cada grupo de idade em comparação com a "linha de tendência" média calculada (dita modelo logístico para ajuste de risco) entre todos os pacientes estudados ou de outros dados publicados na literatura científica. Da mesma forma, o gráfico *x, y* pode servir para distinguir modificações induzidas por estratos de fatores de risco, tais como, por exemplo, gênero, entre homens e mulheres.

Mais ainda: o gráfico *x, y* pode servir para distinguir modificações em séries temporais. Como a ocorrência desses eventos adversos pode se modificar com o passar do tempo,[16] pode ser de suma importância para abandonar uma prática pouco segura, ou para subsidiar ou tomar outras decisões.

Por exemplo, Guglielminotti e Li (2015)[18] monitoraram a segurança dos doentes mediante a observação da taxa de Eventos Adversos Relacionados à Anestesia (EARAs) para comparar anestesia neuroaxial à aplicação com anestésicos locais. Para assegurar a comparabilidade, os dados foram estratificados pelas características dos pacientes, combinação de diagnóstico segundo códigos CID-9-CM e procedimento. Além disso, subgrupos de complicações/EARAs de alta incidência e evitáveis[19] foram analisados com modelos logísticos para ajuste de risco. As taxas foram ajustadas para as características do paciente, nível de risco e filiação hospitalar por meio da modelagem: foram identificados todos os registros de alta pós-parto no banco de dados de 466.442 registros de internações de 144 hospitais do estado de Nova Iorque entre 2008 e 2009 e entre 2008 e 2011. A taxa de EARAs foi calculada para cada hospital durante 2008 e 2009, quando (1) mediu-se o desvio-padrão = a variabilidade inter-hospitalar das taxas; (2) reclassificaram-se os hospitais; e (3) foi calculada a previsão de desempenho hospitalar em 2010 e 2011. A classificação de cada hospital foi avaliada com o modelo multinível. Resultado: a taxa observada global de EARAs em 2008 e 2009 foi de 4,62 por 1.000 altas (intervalo com 95% de confiança, I95%C: 4,43 a 4,82). Os resultados com ajuste de risco foram comparados com os dados de 2010 e 2011: a modelagem multinível diminuiu o desvio-padrão das taxas de EARAs entre os hospitais (entre −4,7 e −1,3), reduziu a proporção de hospitais classificados como com bons desempenhos de 18% para 10%, e a previsão de futuras taxas de EARAs foi bem precisa. Limitações: 26 dos 144 hospitais (18%) não puderam ser classificados devido à inadequada confiabilidade de seus dados. Conclusão: o método de modelagem multinível poderia ser utilizado como uma alternativa de ajuste do risco para controle de segurança da anestesia obstétrica ou outras, no hospital ou entre os hospitais. Esclarecendo que, fundamentalmente, o termo **modelo multinível** consiste em estratos, ou gráficos

*x, y* superpostos, ou seja, cada estrato é um nível e várias análises são realizadas dentro de cada estrato e comparadas à média ou ao estrato de menor risco (de base). Dessa maneira, com os dados de casuísticas de um ou de vários hospitais, análises ainda mais completas e abrangentes podem ser realizadas e consistem em elementos centrais para defender, argumentar ou gerar hipóteses, mostrar avanços ou estabelecer programas de melhorias da qualidade.

Outro argumento que clama por esses métodos e por mais publicações é o contexto regulatório. Cada serviço pode subsidiar e ensejar mudanças para o Brasil ao contribuir com o retrato que observa: o perfil de segurança dos medicamentos que utiliza na rotina. Isso é fundamental, pois, no início da comercialização e utilização de uma tecnologia, em geral poucas centenas de pacientes estiveram expostos, estudados e documentados nas publicações. Considerando que eventos raros estão definidos no Brasil[20] como 1 evento em cada 2.000 usos (internacionalmente se tem a tradição de considerar raro quando a razão é 1:1.000), somente após o acúmulo de experiência de exposição em vários milhares de pacientes é que se pode conhecer o perfil de segurança de uma tecnologia, passando a ser considerado como estabelecido. As comparações entre uma linha de base inicial e séries transversais consecutivas periódicas, ou, melhor ainda, **coorte** longitudinal (estudo de vigilância sistemática[15]), podem demonstrar modificações das taxas dos efeitos colaterais conhecidos com o passar do tempo ou emergência de reações adversas desconhecidas, interações medicamentosas ou outros eventos inusitados.

As séries transversais consecutivas periódicas são estudos de levantamento dentro de um período clínico relevante. Esses estudos podem ser relativamente simples de ser realizados em anestesia mediante um acompanhamento clínico do paciente exposto pelo menos até a alta hospitalar. Estudos de vigilância sistemática podem possuir maior validade, mas podem ser um pouco mais complexos. Nestes últimos, a série consecutiva de todos os casos com o critério definido de inclusão no estudo deve ser acompanhada de acordo com o protocolo desenhado *a priori*. Dependendo das características clínicas dos pacientes incluídos, se comparáveis às características da população, estudos de vigilância ou monitoramento sistemáticos podem produzir conhecimentos generalizáveis, com alta validade externa e poder de modificar políticas de saúde para o programa.

Internacionalmente, esses tipos de estudos já são rotinas estabelecidas para os primeiros dois a cinco anos após incorporação da tecnologia no local ou na jurisdição. Por exemplo, em 2013, nos Estados Unidos, a partir do levantamento na base de dados de 35 companhias de seguro, em 9.806 processos profissionais relacionados à anestesia geral, mostrou-se que a mortalidade e a morbidade irreversível diminuíram a partir dos anos 2000, em comparação aos períodos anteriores, com a ressalva de que a incidência de pneumotórax se manteve e o paciente esteve consciente em uma proporção mais elevada[1] (um evento de dano cerebral grave foi relatado por envenenamento devido à interação de desflurano com Baralyme®).[2] Outro exemplo foi a iniciativa SAFEKIDS da Food and Drug Administration (FDA) dos Estados Unidos, onde foram contratadas cinco grandes instituições de assistência, ensino e pesquisa para estudar o desenvolvimento neurológico no grupo de pacientes anestesiados abaixo de 1 ano e acompanhá-los.[22] Sob a administração e supervisão da International Anesthesia Research Society (IARS), a SAFEKIDS Initiative é um consórcio público-privado (PPP) para apoiar e desenvolver estudos de longo prazo sobre anestesia pediátrica, incluindo Children's Hospital Boston – Harvard University – estudando o desenvolvimento neurológico; Arkansas Children's Hospital Research Institute – estudando o desenvolvimento cognitivo, emocional e o comportamento após cirurgia cardíaca; Columbia University – estudando o desenvolvimento cognitivo, emocional e o comportamento em comparação com irmãos não expostos; Mayo Clinic – estudo de coorte sobre o desenvolvimento cognitivo em base de dados epidemiológica pós-anestesia geral; e o FDA's National Center for Toxicological Research (NCTR) – iniciou estudos em primatas para avaliar se há declínio mental nos animais pós-anestesia, bem como para desenvolver imagens não invasivas capazes de medir mudanças na estrutura do cérebro. Nesse tema há outro exemplo relevante, que é o estudo randomizado do consórcio internacional (GAS *trial*, em curso), que compara anestesia geral de menos de um hora com a técnica anestésica regional no grupo de 722 pacientes anestesiados abaixo de 1 ano, estratificado pela idade gestacional, e os acompanha.[23] A publicação recente até o seu segundo aniversário analisou o desenvolvimento neurológico, segundo a escala de Bailey-III, de 294 e 238 casos completos que haviam recebido anestesia geral e regional, respectivamente, em que não houve diferença significativa entre ambas as técnicas. Neste, poucos casos tiveram diagnóstico de paralisia cerebral ou deficiências, visual ou auditiva, ou autismo (1% *versus* 0%; 0% *versus* < 1%; 3% *versus* 3%; ou 0% *versus* 1%, respectivamente, em anestesia geral *versus* regional).[24] Entretanto, no Brasil esses tipos de estudo ainda são raros em certas classes de medicamentos utilizados em anestesia.

Nos estudos de fase III, a reprodução do mesmo protocolo (com a distribuição absoluta e relativa ao total da amostra incluída, durante o período do estudo) e a comparação com a literatura científica podem permitir evidenciar padrões de segurança consistentes entre grupos de pacientes ou jurisdições. Elevando o número de pacientes estudados, denominador, esses estudos de fase III facilitam decisões regulatórias, bem como de adoção posterior, pela experiência local.

Por outro lado, quando se realiza a revisão da literatura científica para levantar a frequência de ocorrência dos eventos adversos em grupos de pacientes ou jurisdições e isto é feito de maneira sistemática (ou seja, todo o universo da literatura científica relevante é revisado), isso já consiste em uma das publicações científicas possíveis e muito apreciadas. Baseada em um protocolo desenhado *a priori*, a revisão sistemática é um dos métodos mais relevantes por várias razões. Sobretudo a respeito da avaliação de segurança, a formação e a atualização contínua dos profissionais da saúde, consistem um desafio considerável quando se leva em conta o crescimento exponencial do número de publicações científicas nas últimas décadas.

Como os anestesiologistas possuem conhecimentos dos problemas que os pacientes anestesiados podem enfrentar durante os procedimentos anestésicos, as revisões sistemáticas elaboradas por um par deles podem ter ponderação por detalhes específicos da disciplina e atingir maior relevância clínica. Por exemplo, a frequência dos eventos adversos, náusea e vômito, e a média de tempo de internação dos pacientes após a anestesia são iguais, maiores ou menores quando se utiliza anestesia venosa ou gases anestésicos, tais como desflurano ou sevoflurano? Na metanálise sobre esse assunto, Kumar e col. (2014)[25] demonstraram que os efeitos náusea e vômito pós-operatórios foram inferiores (13,8%), com propofol *versus* com gases inalatórios (29,2%, $P < 0,001$), mas não diferiram após a alta (23,9% *versus* 20,8%, respectivamente, $P = 0,26$). Outra metanálise interessante,[26] como exemplo da estrutura e método, estudou a média de tempo para extubar o paciente após a anestesia com gases inalatórios, desflurano, isoflurano ou sevoflurano. Nessa metanálise, Agoliati e col. (2010),[26] descrevem a redução de um terço do tempo com desflurano em 22 estudos e 13% menos tempo até extubação em 25 ensaios com sevoflurano, ambos *versus* isoflurano. Várias limitações de qualidade dos estudos que compuseram essas duas metanálises, entretanto, ambas apontam para a necessidade de maiores e melhores estudos.

Isso motivou a Colaboração Cochrane a efetivar uma rede de anestesiologistas,[27] na qual qualquer anestesista pode se inscrever e participar propondo um protocolo. Na Colaboração Cochrane, os profissionais podem ser auxiliados por um segundo anestesista que, em paralelo, realizará todas as etapas (busca da literatura científica nas bases de dados, seleção dos artigos relevantes para os critérios de inclusão e exclusão, "entrevistas" dos artigos mediante o instrumento estruturado e coleta dos dados), bem como poderá ser auxiliado nas etapas de análise e síntese por estatísticos e revisores internacionais experientes em redação. Na Colaboração Cochrane, o instrumento estruturado de coleta dos dados e gerenciamento do projeto de metanálise foi informatizado, o *software* se chama RevMan, e se encontra disponível na internet sem ônus. Muitas disciplinas têm estabelecido enlaces e rede com a Colaboração Cochrane. No Brasil, a Rede Brasileira de Avaliação de Tecnologias em Saúde (Rebrats) traduziu e adotou esse método, tal como padronizado internacionalmente.[28] Entre essas sínteses para a produção de conhecimentos em anestesia, entretanto, esse é um período inicial e o número de publicações ainda é escasso. Além disso, a dinâmica de publicações científicas não para de crescer, trazendo novas necessidades e desafios.

Essas publicações são muito importantes também para os gestores do sistema de saúde, à medida que necessitam conhecer o perfil de segurança dos medicamentos anestésicos visando incorporar ou manter aqueles que possuem perfil apropriado para a segurança dos pacientes e abandonar medicamentos inseguros, trocando-os por melhores alternativas para a segurança dos pacientes.

## Métodos mais Utilizados em Avaliação de Desempenho de Medicamentos

As medidas de desempenho são a segunda parte em métodos aqui descritos. Entretanto, em avaliação farmacoeconômica, a avaliação do desempenho deve ser realizada de maneira simultânea ou em paralelo com o perfil de segurança dos medicamentos.

Os estudos de fase IV, na qual se descreve a efetividade do medicamento na vida real, também são publicações científicas importantes para comparar com a eficácia obtida nos estudos de fase III. Coloquialmente, nos estudos de fase III, procura-se responder à pergunta "Este medicamento funciona?" (eficácia) por meio da diferença do efeito do medicamento observado *versus* o comparador disponível antes de se comercializar. Na fase IV, a pergunta é se funciona na vida real (medida de efetividade). Além disso, na maioria dos estudos de fase III, os critérios de inclusão se restringem a alguns grupos de pacientes que possibilitem evidenciar o maior, ou melhor, desempenho da tecnologia. Na vida real, os grupos de pacientes podem apresentar comorbidade(s), que pode(m) modificar a intensidade ou tamanho do efeito.

A magnitude do efeito do medicamento deve ser medida pelo parâmetro clínico objetivo a que se destina controlar, refletindo quanto benefício trouxe à saúde. A finalidade do medicamento anestésico, portanto, estabelece que seu efeito seja medido em sucesso, por exemplo, na anestesia geral[29] apropriada, incluindo capacidade de reduzir consciência e lembranças intraoperatórias, permitir relaxamento muscular adequado pelo tempo necessário ao procedimento operatório, facilitar o completo controle das vias aéreas, respiração e circulação, poder ser administrado sem mover o paciente da posição supina, bem como poder ser facilmente administrado e revertido ou adaptado aos procedimentos com extensão e duração imprevisíveis. A probabilidade de ter sucesso em cada uma dessas necessidades consiste, portanto, em um desfecho benéfico, além e acima dos riscos inerentes, a ser medido nos estudos de efetividade (por exemplo, sistema de escores de Aldrete, de condição na recuperação, de tempo para acordar, extubar ou sair da sala de recuperação, de qualidade de vida). A balança benefício-risco, descontando-se as taxas de segurança (por exemplo, número de pacientes com estresse ou sequela e quantidades de recursos necessários para controlá-los, disfunção cognitiva, morbidade ou mortalidade) para o anestésico específico e a quantidade que foi consumida, reflete quanto benefício a mais trouxe à saúde. Salienta-se que é crucial a documentação criteriosa a cada intervalo relevante dos medicamentos ou gases, quantidades e concentrações, bem como dos marcadores clínicos, sinais vitais e sintomas monitorados durante a observação clínica (medida de pulso, ritmo cardíaco, pressão arterial, lacrimejamento e sudorese). Essa documentação tem que ser cuidadosa antes, durante e depois, a fim de testemunhar o bom desenvolvimento do procedimento anestésico.

Na primeira fase, antes do procedimento anestésico, para a preparação pré-operatória do paciente, a documentação criteriosa dos fatores de risco (por exemplo, idade, peso, altura, curva de pressão arterial e dos parâmetros metabólicos, e outros antecedentes) e diagnóstico(s) da(s) condição(ões) (por exemplo, coronariopatia, pneumopatia, alergia, arteriosclerose, diabetes, hipertensão arterial, asma ou outras doenças presentes, incipientes ou antecedentes) permite ajustar escores de risco e condutas. Por exemplo, Metcalfe e col. (2015)[30] validaram o índice de Bateman[31] de comorbidade para predizer com um trimestre de antece-

dência qual seria a probabilidade de agravo materno, evitar sub-registro e ajustar conduta assistencial, bem como estimar tempo de permanência hospitalar. Isso pode facilitar o ajuste da conduta assistencial, analgésica e anestésica. Ademais, pode auxiliar na comprovação que a prática anestésica foi segura e eficiente, que o paciente foi otimizado, que os medicamentos e equipamentos estiveram testados e apropriados, em conjunto com a devida documentação de que o pessoal é proficiente e possui certificados de treinamentos de formação, educação contínua e atualização. Dessa maneira, importantes publicações científicas podem ser feitas sobre a casuística, prospectiva ou retrospectivamente, sintetizando a experiência local, inclusive com conhecimentos sobre as características e variações interindividuais dos pacientes, *case-mix*, aos diversos agentes anestésicos utilizados na rotina, nas diversas regiões do Brasil.

Estudos da efetividade, comparativos entre agentes[22] ou técnicas anestésicas ou grupos de pacientes com características determinadas, proporcionam conhecimentos relevantes que devem ser publicados para seu reconhecimento e evolução da disciplina de anestesia. Um exemplo importante versa sobre a prática profilática de fazer intervenção hemodinâmica rigorosa e, se necessário, invasiva[32] em pacientes com alto risco de instabilidade durante a cirurgia. O seu uso apropriado mostrou redução significativa de mortalidade (*pooled odds ratio* = 0,48 [intervalo com 95% de confiança, I95% C: 0,33-0,78]; *P* < 0,0002; mortalidade total de 7,6%) na metanálise de 29 ensaios com 4.805 pacientes. Além disso, em 23 desses estudos, a análise mostrou redução significativa de morbidade, menos complicações cirúrgicas (*odds ratio* = 0,43 [I95% C: 0,34-0,53]; *P* < 0,0001), consistente nos subgrupos associados às abordagens com fluidos apenas (*odds ratio* = 0,38 [I95% C: 0,26-0,55]) *versus* inotrópicos e fluidos (*odds ratio* = 0,47 [I95% C: 0,35-0,64]), cateter arterial pulmonar (*odds ratio* = 0,54 [I95% C: 0,33-0,88]), metas de vigilância dos índices cardíacos/oxigenação (*odds ratio* = 0,52 [I95%C: 0,37-0,74]) e ressuscitação supranormal. Esse é apenas um exemplo de como a estruturação dos conhecimentos, entre tantos outros tipos de estudos, pode favorecer a mudança das práticas assistenciais para grupos específicos de pacientes.

Em conjunto, esses estudos permitem informar, formar e atualizar os profissionais, bem como estruturar maiores refinamentos e qualidade nos programas assistenciais.

## Métodos mais Utilizados em Avaliação Econômica de Medicamentos Anestésicos

Entre os aspectos que devem ser considerados para o cálculo do custo do programa de anestesia, incluem-se os exames pré-operatórios, o monitoramento do paciente e o uso da sala de recuperação, além do consumo de produtos e serviços do hospital, como medicamentos, equipamentos e o tempo da equipe de profissionais. Como a maioria desses fatores não é exclusivamente empregada para a anestesia, determinar o custo do procedimento anestésico pode tornar-se complexo para quem não é especialista em anestesia. Por isso, muitas vezes as avaliações farmacoeconômicas mais simples restringem-se à comparação do custo dos medicamentos anestésicos e adjuvantes da anestesia.[8]

Desde 1957 já é possível encontrar estudos que abordem a importância da avaliação econômica na anestesia, com enfoque simples nos medicamentos anestésicos.[33,34] Inicialmente os estudos procuravam conhecer os gastos com anestesia em determinado hospital, posteriormente passaram a comparar os valores ao longo do tempo e avaliar quais fatores mais contribuíam ou mais tiveram aumento de seu custo de compra, até que passaram a discutir as alternativas que poderiam levar à redução dos recursos despendidos.[35-39] Já no início da década de 1980, a discussão começou a incluir desperdícios e impactos ambientais e econômicos do uso de gases inalantes na anestesia em sistemas de baixo ou alto fluxo de gás fresco.[40-42] Posteriormente ganharam força as discussões sobre o uso e o custo de bloqueadores neuromusculares e opioides na anestesia[43-45] e o impacto das inovações em monitoramento mais objetivo.[46-49]

Apesar do reconhecimento da importância da questão econômica para a sustentabilidade dos sistemas de saúde existir há décadas, do fato de que os medicamentos representam parcela significativa e facilmente mensurável dos gastos com anestesia, Johnstone e Martinec[6] observaram que, embora 82% dos artigos e 50% dos resumos científicos apresentassem e discutissem a efetividade de agentes anestésicos, somente 2% e 1%, respectivamente, incluíam qualquer informação útil sobre custos (foram avaliados 1.125 resumos do Congresso Anual da Sociedade Americana de Anestesiologistas de 1991 e 133 artigos publicados nesse mesmo ano no periódico *Anesthesiology*).

Por exemplo, uma avaliação sobre quais medicamentos e técnicas anestésicas seriam mais custo-efetivas em cirurgias ambulatoriais foi realizada mediante busca da evidência disponível nas bases MEDLINE, Embase e NHS Centre for Reviews and Dissemination, selecionando revisões sistemáticas, metanálises e estudos primários publicados entre 1994 e 2000, constatando-se que, apesar do grande número de estudos clínicos randomizados e controlados, havia poucos estudos de boa qualidade metodológica que comparassem desfechos clínicos e evidência econômica, não sendo possível identificar, por meio dos artigos disponíveis, quais alternativas seriam mais adequadas tanto para adultos quanto para crianças com base em desfechos clínicos, aceitabilidade do paciente ou eficiência.[50] Nessa revisão da literatura observou-se, ainda, que a maioria dos estudos clínicos foi de pequenos ensaios, com amostra em geral inferior a 50 pacientes, e que muitos estudos de revisão foram excluídos por não apresentarem dados suficientes. Mais da metade dos estudos primários excluídos na análise não permitiam identificar quais técnicas, procedimentos ou medicamentos anestésicos haviam sido empregados. Dos estudos que envolviam análise de custos, nenhum dos artigos satisfazia critérios permitindo classificá-los como adequados ou de boa qualidade. Os principais problemas foram metodológicos, como a ausência de informações importantes, como, por exemplo, a perspectiva do estudo, ou ainda a descrição inadequada de como os custos foram mensurados e/ou a fonte dos valores, a justificativa para o horizonte temporal empregado, e a não realização de análise de sensibilidade, entre outros.

Mais recentemente, revisões[51,52] confirmaram que essa penúria persiste. Teja e col. identificaram apenas 28 análises de custo-efetividade originais relacionadas à anestesiologia e medicina perioperatória publicadas entre 1980 e 2014 (12 com financiamento primário do governo, 2 financiados pela indústria e 2 financiados por fundações privadas). A qualidade média dos estudos publicados foi de 4,2 na escala Likert de 7 pontos (desvio-padrão de 1,2; intervalo de 1,5 a 6). Exemplificando a premência de estudos farmacoeconômicos com anestésicos na última década: há apenas 7 estudos indexados [1 em cirurgia plástica;[53] 2 em pacientes com ventilação mecânica;[54,55] 2 em intervenções e cirurgias oftalmológicas (1 em pediatria);[56,57] 1 em anestesia geral[58] e 1 em odontologia;[59] dos 62 realizados até atualmente] para a busca de avaliações estruturadas nos estudos controlados randomizados na base de dados bibliográficos MEDLINE/PubMed {mediante a estratégia de busca (*"Anesthesia and Analgesia"[MeSH] OR "Anesthesia"[MeSH] OR (Anesthesiology [MeSH Terms])) AND (Drug Cost\*) AND (cost-effectiveness) OR (cost-effectiveness analysis) OR (cost analysis) OR (cost effective analysis) OR (cost utility analysis) OR (cost benefit analysis) OR (cost minimization) OR (cost-effectiveness))*}.

Os autores ingleses, então, decidiram realizar um estudo clínico randomizado que comparou as alternativas para a anestesia em cirurgia ambulatorial sob a perspectiva do National Health Service (NHS) e dos pacientes.[60] Esse estudo, cujos detalhes estão descritos a seguir, é um exemplo instigador e construtivo, no qual também são citadas as definições dos conceitos a cada uma das etapas da avaliação farmacoeconômica, conforme as *Diretrizes metodológicas: estudos de avaliação econômica de tecnologias em saúde*, do Ministério da Saúde.[61]

## AVALIAÇÃO ECONÔMICA EM SAÚDE

Podem ser definidas como técnicas analíticas que comparam diferentes alternativas terapêuticas, levando em consideração consequências para a saúde, sejam elas positivas ou negativas, e os seus custos. A avaliação farmacoeconômica é direcionada, especificamente, à produtos farmacêuticos.

## PERSPECTIVA

Ponto de vista a partir do qual a avaliação econômica é conduzida; define que custos e consequências são examinados. Dentre as perspectivas existentes, podem-se mencionar as seguintes:

- a perspectiva do SUS como órgão comprador de serviços;
- a perspectiva de um órgão público prestador de serviços de saúde;
- a perspectiva da sociedade como um todo.

## HORIZONTE TEMPORAL

A decisão do horizonte temporal da análise deve ser capaz de capturar todas as consequências e os custos relevantes para a medida de resultado escolhida. Muitas vezes, o horizonte temporal utilizado é vida toda (*lifetime*) para refletir custos e consequências de tratamentos de doenças crônicas.

Foram comparadas intervenções para duas populações: pacientes adultos (*N* = 1.063) e pediátricos (*N* = 322 pacientes entre 3 e 12 anos).

## INTERVENÇÃO

Tecnologia em saúde de interesse para a avaliação econômica.

## POPULAÇÃO

Condição ou grupo de pessoas ou pacientes com o problema de saúde de interesse para a intervenção sob avaliação econômica.

Para os pacientes adultos, as intervenções a serem comparadas foram:

- **Anestesia venosa total (AVT)** com indução com propofol e sua manutenção durante a cirurgia em 265 pacientes;
- **Anestesia mista** com indução intravenosa (propofol) e manutenção com anestesia inalatória (isoflurano/óxido nitroso) – *n* = 267;
- **Anestesia mista** com indução intravenosa (propofol) e manutenção com anestesia inalatória (sevoflurano/óxido nitroso) – *n* = 280;
- **Anestesia inalatória total (AIT)** com indução e manutenção com sevoflurano/óxido nitroso – *n* = 251 participantes.

Para os pacientes pediátricos, as intervenções foram:

- **Anestesia mista** com indução intravenosa (propofol) e manutenção com anestesia inalatória (halotano) – *n* = 159 crianças;
- **Anestesia inalatória total (AIT)** com indução e manutenção com sevoflurano/óxido nitroso – *n* = 163 crianças.

Náusea e vômito no pós-operatório e a preferência do paciente (mensurada por meio da valorização por grupos, *contingent valuation*) foram os desfechos primários avaliados tanto para pacientes adultos quanto pediátricos. Os pacientes foram acompanhados por 7 dias após a alta hospitalar e houve perda de seguimento para 25% dos adultos e 19% das crianças.

## DESFECHOS

São os resultados mensuráveis em saúde, por exemplo, mortalidade ou morbidade. Os desfechos primários são definidos *a priori* na pergunta principal do protocolo do estudo, por exemplo, ocorrência de *náusea e vômito no pós-operatório* no grupo com a intervenção (número absoluto) *versus* no grupo controle (número absoluto). Estudos podem medir mais que um resultado; desfechos adicionais ou complementares, ditos secundários, se referem a outras perguntas.

Os principais resultados para a população de pacientes adultos foram: náusea e vômito no pós-operatório foram mais frequentes no uso de AIT com sevoflurano (29,9%), seguida por anestesia mista com propofol e sevoflurano (16,6%), ou com propofol e isoflurano (18,2%) e AIVT com propofol (14%).

Embora o tempo de hospitalização e custos totais não tenham sofrido alterações estatisticamente significativas, os custos variáveis foram mais altos com o uso de AIVT e mais baixos com o uso de anestesia mista com propofol e isoflurano.

## CUSTOS

Valor de todos os recursos gastos na produção de um bem ou serviço.

- **Custo de oportunidade:** custo em que a sociedade incorre ao disponibilizar uma tecnologia sanitária à população, à medida que os recursos empregados para tal ficam indisponíveis para outros fins. **Nota:** o custo de oportunidade também é conhecido como o valor da melhor alternativa não concretizada, em consequência da utilização de recursos limitados na produção de determinado bem ou serviço de saúde.

- **Custo direto:** custo de compra apropriado diretamente ao produto ou serviço prestado, não sendo necessária nenhuma metodologia de rateio. **Nota:** é apropriado aos produtos ou serviços por meio de alguma medida de consumo. **Exemplos:** medida dos custos de compra de medicamentos, mão de obra direta, material utilizado etc.
- **Custo econômico:** custo de oportunidade.
- **Custo em saúde:** valor dos recursos empregados no uso de uma alternativa terapêutica, de um programa ou de um serviço de saúde durante um período de tempo.
- **Custo da doença (*cost-of-illness*):** tipo de avaliação econômica parcial por meio da qual se calcula o impacto econômico, ou os custos da prevalência, ou os custos da incidência de determinada enfermidade durante um dado período de tempo.
- **Custo marginal:** aumento que experimenta o custo total, decorrente do acréscimo e uma unidade no volume de produção.
- **Custo médio unitário:** custo total dividido pela quantidade produzida, em determinado período. **Nota:** pode ser obtido em relação ao custo direto, indireto e total.
- **Custo total:** é o resultado da somatória dos custos diretos e indiretos de todas as unidades de um mesmo bem ou serviço produzidos durante determinado período de tempo.
- **Custo variável:** custo que é passível de alteração em curto prazo. **Nota:** esse custo modifica-se proporcionalmente ao volume produzido e que, somado ao custo fixo, constitui-se no custo total de determinado serviço ou produto.

## Razão de Custo-Efetividade Incremental (RICE) ou *Incremental Cost-Effectiveness Ratio* (ICER)

É a razão entre a diferença dos custos e das consequências (efetividades) das alternativas tecnológicas sob comparação. Por exemplo, na análise de custo-efetividade, divide-se a diferença das consequências das duas alternativas pela diferença entre os seus custos: o resultado é o custo de se obter uma unidade de efeito ou benefício. Dessa forma, evidencia-se o ganho, ou não, que a nova tecnologia proporciona.

Não foram observadas diferenças significativas em relação à preferência dos pacientes: AIVT foi mais efetiva e mais cara; AIT foi menos efetiva e mais cara que a anestesia mista com quaisquer dos dois esquemas. A Razão de Custo-Efetividade Incremental (RICE) para o uso de AIVT comparada à anestesia mista com propofol e sevoflurano foi de £ 296 para evitar um incidente de náusea e vômito pós-operatório, e na comparação entre os esquemas de anestesia mista empregando sevoflurano ou isoflurano, esse valor seria de £ 333.

Embora o **benefício líquido** tenha sido positivo em todos os braços da árvore de decisão (superior a 90% dos pacientes), a AIT com sevoflurano apresentou menor benefício líquido.

## BENEFÍCIO FINANCEIRO LÍQUIDO

Um dos métodos de representação dos resultados das avaliações econômicas é feito por meio da análise de custo-benefício, na qual tanto o consumo de recursos quanto o benefício em saúde são medidos em unidades monetárias. Essa análise representa a diferença entre o benefício total e o custo total da intervenção sob exame menos a diferença entre o benefício total e o custo total de sua estratégia alternativa.

## ÁRVORE DE DECISÃO

Representação gráfica da decisão, incorporando escolhas alternativas, eventos incertos (e suas probabilidades) e resultados em saúde.

Os principais resultados para a população de pacientes pediátricos foram: uma maior proporção de crianças apresentou náusea e vômito pós-operatório com a AIT com sevoflurano (14,7%) se comparado ao uso de propofol e halotano (5,7%).

Embora o tempo de hospitalização e custos totais não tenham sofrido alterações estatisticamente significativas, os custos variáveis foram mais altos com o uso de AIT com sevoflurano.

A combinação de propofol e halotano foi mais efetiva e menos custosa; na Análise de Sensibilidade, a combinação propofol/isoflurano mantinha-se como mais efetiva e menos cara que a anestesia AIT com sevoflurano, e o resultado se manteve ao comparar o uso combinado de propofol e sevoflurano à AIT com sevoflurano.

### Análise de sensibilidade

Procedimento analítico que avalia a solidez dos resultados de um estudo, mediante o cálculo de mudanças nos resultados e nas conclusões que se produzem quando as variáveis-chave do problema mudam em um intervalo específico de valores.

O benefício líquido foi positivo para mais de 90% dos pacientes sem apresentar diferenças estatisticamente significativas.

Dessa forma, nesse estudo,[35] as principais conclusões foram que a AIT com sevoflurano não é custo-efetiva na cirurgia ambulatorial em adultos e crianças e que a anestesia inalatória mista com propofol e isoflurano está associada a menor custo por episódio de náusea e vômito evitado em pacientes adultos.

Além disso, esses resultados foram similares aos obtidos nas duas novas revisões sistemáticas publicadas em 2014 (a primeira dessas já foi citada acima) sobre o uso da anestesia intravenosa comparada à anestesia inalatória em cirurgias ambulatoriais.[25,62]

Em uma revisão sistemática com metanálise, Kumar e col. (2014)[25] avaliaram se a manutenção da anestesia intravenosa total está associada com menor frequência de internações hospitalares não planejadas comparando-se o uso de agentes inalatórios – sevoflurano ou desflurano – em pacientes adultos (com 16 anos ou mais). O desfecho primário foi a ocorrência de admissão hospitalar não planejada, e os secundários incluíram eventos adversos graves, náusea e vômito pós-operatório e pós-alta, dor pós-operatória (de 4 a 8 horas depois da cirurgia), tempo de hospitalização, análise de custo e qualidade de vida. A busca por ensaios clínicos randomizados foi realizada nas bases MEDLINE, Embase, Cochrane Central Register of Controlled Trials (Central), Science Citation Index Expanded e o metarregistro de ensaios controlados até novembro de 2013. Foram incluídos 18 estudos, no entanto a maioria apresentava alto risco de viés de acordo com a ferramenta de avaliação da Cochrane, e somente 10 relatavam qual o desfecho primário avaliado. Nos estudos randomizados somaram-se 1.621 pacientes, 685 em uso de propofol e 936 submetidos à anestesia inalatória. Somente 10 estudos reportaram admissão hospitalar não planejada. Ainda que tenha sido identificado menor número dessas admissões no grupo que foi submetido à AIT com propofol (1,3% *versus* 4,4%, P = 0,03), ao excluir complicações cirúrgicas como causa destas admissões, a diferença não foi estatisticamente significativa – 1,0% *versus* 2,9%, respectivamente, P = 0,13). O tempo de permanência no hospital foi analisado em cinco estudos com propofol comparado ao sevoflurano e 6 estudos comparando propofol com desflurano (com índice de heterogeneidade, I2 = 69% alto e I2 = 50% moderado-regular, respectivamente); em ambos os casos o resultado da metanálise favoreceu o propofol (diminuiu significativamente em 14 minutos a permanência no hospital, com discussão dos autores sobre o significado clínico desse intervalo). Dos 18 estudos primários incluídos, somente 5 incluíam análise de custos, dos quais somente 2 incluíam o custo com todos os medicamentos auxiliares como bloqueadores neuromusculares, analgésicos e antieméticos. Tanto na análise individual em cada estudo quanto na metanálise, os custos com a anestesia intravenosa empregando propofol foram mais altos, com custo incremental de US$ 11,29 (US$ 8,62 a US$ 13,96) por paciente. Entretanto, houve alta heterogeneidade entre os estudos (I2 = 86%).

Na segunda revisão, Ortiz e col. (2014)[62] também avaliaram o risco de complicações como desfecho (náusea e vômito no pós-operatório, admissão ou readmissão ao hospital, eventos adversos, entre outros) e o tempo de recuperação da anestesia em cirurgias ambulatoriais em pacientes pediátricos. A busca incluiu as bases MEDLINE, Embase, Cochrane Central Register of Controlled Trials (Central) e LILACS até 1º de outubro de 2013, além de busca manual. Foram incluídos 16 ensaios clínicos envolvendo 900 crianças. Metade dos estudos não incluiu descrição de como a amostra havia sido randomizada, e a maioria não descrevia adequadamente se havia sido mantido o sigilo de alocação dos pacientes. Observou-se grande variabilidade nos tipos e combinações de medicamentos utilizados e na duração da anestesia. Readmissões hospitalares e eventos adversos não foram reportados nos estudos incluídos. Dessa forma, concluiu-se que a evidência é insuficiente e de baixa qualidade para que seja possível determinar se a AVT com propofol em cirurgias ambulatoriais de pacientes pediátricos é mais efetiva que a anestesia inalatória.

Essas revisões acima relatadas confirmaram estudos anteriores e demonstraram o fato comum da heterogeneidade entre os estudos, mostrando que a evidência é, portanto, insuficiente e de baixa qualidade. A evolução lenta e pouco conclusiva dos conhecimentos farmacoeconômicos em anestesia necessita de envolvimento de seus profissionais e estudos bem desenhados.

Por exemplo, desde 2001, discutia-se o fato de que a economia com antieméticos seria sobrepujada pelo custo extra com o uso do propofol[63] e que a redução do tempo de recuperação seria muito pequena para que impactasse sobre os custos, a menos que o serviço estivesse trabalhando no máximo de sua capacidade e propenso a gargalos.[64] Salientava-se ainda que deveriam ser considerados os custos adicionais ao empregar a anestesia venosa, como a necessidade de bombas de infusão e acessórios, bem como outros dispositivos como seringas especiais. Vários autores discutiram que, frente à economia de pequenos intervalos de tempo, isso não resultaria em decréscimo da necessidade de profissionais nem acomodariam um maior número de cirurgias[3,65] (as exceções em que haveria forte indicação da vantagem do uso de anestesia venosa seriam no caso de neurocirurgia e crianças com má contratilidade miocárdica não devida à tetralogia de Fallot).[66,67] Apesar disso e dos custos supostamente mais altos da AVT com propofol comparados à anestesia mista (indução com propofol e manutenção com anestesia inalatória), mais de uma década depois, observa-se que o conhecimento permanece incompleto.

Uma alternativa para a redução de custos com anestésicos inalatórios discutida desde meados dos anos 1980 seria a redução das taxas de fluxo de gás fresco durante a anestesia, o que seria possível devido ao avanço tecnológico dos equipamentos empregados.[40] As vantagens seriam a redução do volume de anestésicos necessários, manutenção da homeostase da temperatura e umidade corporal além da limitação da poluição atmosférica. As desvantagens incluem o risco potencial de promover uma mistura gasosa que leve à hipóxia e preocupação com o risco de elevação da concentração de um composto resultante da degradação dos anestésicos quando em contato com adsorventes de dióxido de carbono que contenham agentes alcalinos fortes como hidróxido de sódio ou de potássio.[42] Dessa forma, tem sido estudada a possibilidade de empregar adsorventes não reativos, porém estes são ainda mais caros. Em estudo recentemente publicado, a redução de custos associada a esta substituição e diminuição de consumo do sevoflurano foi considerada muito pequena para justificar tais esforços.[45] Entretanto, mesmo que uma tecnologia como a redução das taxas de fluxo de gás fresco possa reduzir custos, na área da saúde é importante e ainda falta estudar de maneira conclusiva os riscos e os custos envolvidos.

## Seria possível reduzir custos sem interferir na tomada de decisão sobre o medicamento por meio da redução da perda de anestésicos?

Uma vez que a quantidade de medicamentos anestésicos durante as cirurgias varia muito, pode haver discrepâncias significativas entre a quantidade de anestésicos dispensada para a sala cirúrgica e aquela efetivamente administrada aos pacientes. Por isso, há uma preocupação crescente com o custo de perdas e possível desperdício destes medicamentos.[39,68-70]

A perda é definida como o descarte adequado ou inadequado de ampolas, frascos, seringas de medicamentos não utilizados ou parcialmente utilizados.[64] Ainda que seja difícil de documentar durante a ação, deve-se integrar a informação entre o que foi administrado e o que foi dispensado para poder mensurar essa perda. Nesse sentido, alguns estudos foram exemplares e estão citados a seguir.

Gillerman e Browning[68] rastrearam o uso de seis medicamentos anestésicos (tiopental, succinilcolina, rocurônio, atracúrio, midazolam e propofol) em estudo realizado entre outubro de 1997 e setembro de 1998 em três ambientes: adultos internados, ambulatório de adultos, e hospital infantil. Eles relataram que mais de 50% dos medicamentos rastreados no estudo foram preparados, porém não foram administrados aos pacientes, resultando em um gasto de US$ 165.666 em um ano, o que representava 26% dos custos com medicamentos do departamento, sendo que US$ 42 mil desse montante poderiam ter sido economizados. Apenas em relação ao propofol, o gasto com a perda foi superior a US$ 80 mil, representando 16% do custo com medicamentos. Dessa perda, pelo menos, 20% poderiam ter sido evitadas, gerando uma economia de US$ 17 mil.

Weinger[70] considerou que no estudo de Gillerman e Browning a mensuração da perda dos medicamentos havia sido realizada de forma indireta, e, em 2000, realizou estudo similar no UCSD Medical Center Thornton Hospital. Neste, porém, coletou os resíduos de medicamentos de salas de cirurgia durante duas semanas. Das seringas coletadas, 50,3% nunca haviam sido usadas. Entre as seringas parcialmente utilizadas, os medicamentos que mais impactaram nos custos foram propofol (US$ 1,58/caso), vecurônio (US$ 1,32/caso) e efedrina (US$ 0,94/caso). Baseando-se no gasto com medicamentos do hospital, os medicamentos cuja perda mais custou à instituição foram: fenilefrina (20,8%), propofol (14,5%), vecurônio (12,2%), midazolam (11,4%), labetalol (9,1%) e efedrina (8,6%). O custo da perda de medicamentos foi estimado em US$ 10,86 por cirurgia. Embora a economia por cirurgia pareça pouco significativa, segundo o autor, a economia potencial para os Estados Unidos poderia alcançar de US$ 250 a 350 milhões de dólares por ano.

Em 2012, Chaudhary e col.[71] voltaram a repetir esse desenho de estudo em um hospital terciário, onde um anestesista não envolvido no procedimento coletou as seringas não utilizadas ou com restantes de medicamentos após as cirurgias em 98 pacientes acima de 12 anos, 74 sob anestesia geral e 24 com anestesia regional. O preço do mercado foi multiplicado pelas quantidades observadas e isso foi utilizado para estimar os valores totais desperdiçados. O custo dos agentes inalatórios não foi incluído, pois os vaporizadores incompletamente utilizados podiam ser usados para outros pacientes e não representavam desperdício. Quatorze medicamentos formaram a lista analisada: propofol, tiopental, succinilcolina, lidocaína, adrenalina, atropina, morfina, fentanil, rocurônio, vecurônio, neostigmina, glicopirrolato, midazolam e mefentermina, cujas taxas de desperdício variaram entre 7,4% e 100%. O maior desperdício foi observado em 100% em adrenalina e 94% em lidocaína. Os custos do desperdício de 45% em seringas com propofol representaram 56% do total dos custos estimados desperdiçados, sinalizando que a indicação de preparo de 20 mL para indução da anestesia diferiu da rotina efetivamente observada, em que menos de 15 mL foram suficientes para a indução em casos de pacientes com 60 kg a 70 kg.

Em 2015, seguindo esse exemplo, outro hospital público[72] repetiu e documentou essa auditoria sobre o desperdício.

Independente dos valores significativos, a mensagem mais importante que permanece constante é sobre os tantos benefícios que a auditoria regular das práticas na rotina podem ensejar, sobretudo apontando *feedback* e oportunidades para melhorias no programa de anestesia.

# MODELAGEM DE DADOS DE ANESTESIA PARA AVALIAÇÃO ECONÔMICA

Existem outros tipos de avaliação econômica além da avaliação da relação de custo-efetividade, detalhadas na Diretriz Metodológica do Ministério da Saúde.[61] Um método que pode ser utilizado quando faltam dados da vida real, é com modelos. Baseados em premissas, os modelos podem simular os custos de estratégias alternativas para uma indicação. É óbvio, nesses casos, que a grandeza da incerteza será proporcional às lacunas de conhecimentos detalhados na vida real.

Pode-se, entretanto, a partir de conhecimentos agregados publicados, assumir valores que, ainda que incertos, permitam estruturar um modelo que mimetize as consequências e custos de se utilizar diferentes tecnologias, construído a partir de dados da literatura e estimando intervalos dos dados do modelo com algum grau de confiança. No mínimo, essa estruturação permite gerar uma hipótese que pode ser um objeto para estudo clínico futuro, buscando sua validação. Essa estratégia de utilizar modelos tem sido amplamente difundida, embora as publicações de estudos subsequentes para sua validação sejam escassas. Por isto, as publicações de modelos para avaliação de tecnologias de anestesia representam oportunidades certas de se realizar mais estudos clínicos que podem ser relevantes.

Por exemplo, é bem instrutivo o modelo simples para cálculo dos custos e comparação entre duas abordagens de anestesia geral em cirurgias ginecológicas (venosa total ou inalatória com profilaxia de náuseas e vômitos) na fase pós-operatória.[73] As maiores fontes de queixas de desconforto após anestesia geral para as pacientes, são náusea e vômito no pós-operatório (NVPO). Evitar esses sintomas é importante para a maioria das pacientes, bem como NVPO é a maior fonte de custos adicionais para pacientes e serviços de saúde. Esse impacto econômico tende a crescer à medida que as intervenções cirúrgicas se tornam minimamente invasivas e podem ser realizadas em ambulatório. Além disso, o uso de anestesia com baixo fluxo, *low flow anaesthesia*, e o tratamento suplementar com novos fármacos, como tropisetron e antagonista-5-HT 3, trazem novos aspectos econômicos. Em 2002, Eberhart e cols.[73] compararam essa abordagem com AVT usando propofol. A análise da decisão comparou os dados de 150 mulheres sendo submetidas a cirurgias ginecológicas que foram randomizadas para ATIV (propofol-alfentanil) *versus* os controles (com desflurano no fluxo de 1 L.min$^{-1}$ de gás fresco suplementado com 2 mg de tropisetron ao final da cirurgia). A incidência de NVPO foi similar. Então a árvore de decisão simples foi construída com os dois braços randomizados e as probabilidades similares observadas de NVPO em cada grupo, como segue (Figura 14.1).

Assim, os autores observaram que os custos diretos do manejo de NVPO usando desflurano-tropisetron (€ 4,94) não foram diferentes dos casos com propofol-ATIV (€ 4,81). Além disso, o custo total de 100 minutos de anestesia geral foi superior no grupo desflurano-tropisetron (€ 30,94) se comparado com o grupo ATIV (€ 24,55).

Um modelo simples é, entretanto, um conhecimento científico relevante, pois reflete a decisão e transparece os parâmetros permitindo sua reprodutibilidade para verificação. Além dos custos, *payoff*, outros parâmetros podem ser ponderados nas estimativas, tais como parâmetros de desfecho, representados pela letra *E* de "efeito" ou de "utilidade" no esquema abaixo (Figura 14.2).

Salienta-se que a modelagem utiliza o processo de cálculo da probabilidade para cada braço a partir da ocorrência do evento desde uma ou várias probabilidades condicionais. Isso se baseia no princípio de independência condicional (p[E|F] = p[E]) ou, quando no mesmo braço mais de um evento ocorre, aplica-se a regra do produto para probabilidades conjuntas de eventos independentes (p[E,F] = p[E]*p[F]). Ao final, o Princípio da Acumulação: somação permite resolver cada braço do modelo multiplicando a

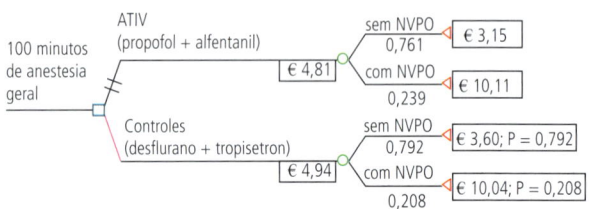

▲ **Figura 14.1** Modelo para avaliação econômica da ocorrência de náusea e vômito no período pós-operatório, após anestesia geral.

**Fonte:** Eberhart *et al.*, 2002.[73]

Onde:

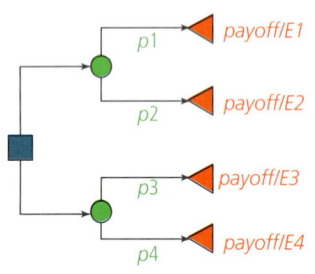

■ **Decision node** é representado como um quadrado, é uma situação em medicina na qual o médico DEVE escolher uma ação ou estratégia, são escolhas mutuamente exclusivas.

● **Chance nodes** aparecem como círculos, representam os eventos naturais, que estão fora de nosso controle, são a INCERTEZA em medicina, e *p* reflete a probabilidade de ocorrência do evento.

◄ **Terminal node** aparecem como triângulos, que representam os desfechos ou resultantes finais que podem ser calculados.

*payoff* expressa os valores monetários envolvidos no manejo da parte do problema representada no braço específico.

*E* *Efeito* representa a média das medidas de desfechos nas comparações interindividuais de estados de saúde no grupo de pacientes representados no braço específico. Denomina-se "utilidade" quando o desfecho for baseado nas preferências dos indivíduos.

▲ **Figura 14.2** Esquema de Modelo de Decisão simples e definição dos seus componentes.

probabilidade de cada ramo pelo valor atribuído, ou seja, a soma dos custos e efeitos de todos os ramos do nó. A simples divisão dos custos pelos efeitos observados nos braços das alternativas mutuamente exclusivas resulta no custo para se obter uma unidade de efeito. Assim, pode-se comparar valores entre as alternativas. Dessa forma, mesmo os problemas mais complexos podem ser resolvidos encadeando-se braços até os níveis em que existam dados que permitam calcular, os quais são denominados nós terminais.

Como nos exemplos acima mencionados, os custos pertinentes, ou *payoffs*, são somados nos nós terminais. Depois, outra parte da equação são os efeitos, que são igualmente somados nos nós terminais. Os efeitos finalísticos dos medicamentos são os mais relevantes para as avaliações farmacoeconômicas (anos de sobrevida obtida através da intervenção, número de vidas salvas, proporção da condição funcional, número de eventos clínicos evitados ou proporção de melhorias na qualidade de vida). Entretanto, considerando o horizonte temporal possível no estudo, as medidas de resultados intermediários podem "substituir" o desfecho de interesse e ser avaliadas mais rapidamente que o resultado finalístico primário. Se apenas resultados intermediários estiverem disponíveis, a relação entre eles e os resultados finalísticos deve ser estimada, tomando por base a literatura publicada.[61]

Uma medida de efeito de alto interesse em anestesia é a utilidade. A utilidade expressa as preferências dos indivíduos (pacientes ou população em geral) em relação a diferentes estados de saúde[61] e pode representar a fração de efetividade no modelo. São preferências obtidas por métodos que envolvem chance (por exemplo, *standard gamble*, no qual se fazem escolhas entre resultados alternativos envolvendo incerteza), enquanto valores são preferências derivadas de métodos que não lidam com chance (por exemplo, *time trade-off*, em que se considera a troca de uma redução da duração da sobrevida *vis-à-vis* melhorias no estado de saúde). Ambos — valores e utilidades — são preferências obtidas mediante técnicas de mensuração direta. Essas técnicas variam da escala analógica visual (*de Likert*, que consiste em solicitar aos indivíduos que identifiquem seu estado de saúde presente diretamente numa escala visual graduada) até questionários padronizados e validados. Um instrumento de medida de qualidade de vida, por exemplo, está baseado em condições específicas, em um questionário e em uma função de escore particular, sendo que nenhum desses componentes pode ser modificado sem ser submetido a um processo de validação (quando versões de instrumentos desenvolvidos fora do país forem utilizadas, é necessário assegurar que elas tenham sofrido um processo de transposição e validação, saliente-se que, no Brasil e internacionalmente, até 2019, a maioria dos estudos de validação ainda eram necessários.[52,74]

Existem três tipos de utilidade:

1. Utilidade cardinal, para medir intensidades absolutas de satisfação (se a utilidade de A é igual a três vezes a utilidade de B, o estado A é "três vezes melhor" que o estado B);
2. Utilidade intervalar, para medir intensidades relativas, isto é, variações na satisfação (nesse caso, tudo o que pode ser dito é que entre a utilidade associada ao estado A e a utilidade associada ao estado B é três vezes maior que o intervalo de utilidades associadas com os estados B e C, respectivamente);
3. Utilidade ordinal, que mede a satisfação em uma ordem simples de preferências, usando números reais.[61]

Por exemplo, em 2008[75] pela Cochrane, e em 2010[76] no Reino Unido, foram feitas avaliações sobre o sugamadex na reversão do bloqueio neuromuscular profundo da anestesia geral com rocurônio ou vecurônio, sem a necessidade de associar um anticolinérgico ou aguardar uma recuperação parcial do paciente. Esse medicamento foi lançado no mercado em 2008, e a vantagem em seu uso seria a redução do risco de eventos adversos associados ao uso de succinilcolina, como reações anafiláticas, parada cardíaca, mialgia e indução de hipertermia maligna. Na revisão sistemática realizada incluindo publicações até novembro de 2008, foram encontrados poucos estudos de qualidade sobre a efetividade do fármaco e nenhum estudo de custo-efetividade. Em situações de emergências, pode ser difícil o manejo (difícil de intubar, requerendo ventilação manual, entre outros). Nesses casos, pode ser importante uma alternativa que reduza o tempo de recuperação, podendo trazer benefício de maior produtividade para o centro cirúrgico.

Uma análise econômica simples[75] foi então modelada e realizada sob a perspectiva do sistema de saúde, considerando dois cenários (a indução de bloqueio neuromuscular na rotina e a sequência de rápida indução e reversão, **SRI**, do bloqueio neuromuscular) para, ao menos, comparar em paralelo as duas abordagens. Os custos dos fármacos, tempo de recuperação, taxa de eventos adversos e taxas de recorrência de bloqueio ou bloqueio residual associados com as estratégias anestésicas podem fazer diferença nos custos. O modelo usado para a avaliação foi esquematizado conforme a Figura 14.3.

Usando os preços tabelados no British National Formulary,[75] multiplicados pelas doses para um suposto paciente de 75 kg e combinação das apresentações comerciais mais baratas (sob a premissa de que os restos foram desperdiçados), uma reversão de bloqueio moderado poderia ser feita com 1 frasco de 2 mL de sugamadex (200 mg, £ 59,64), enquanto o bloqueio mais profundo requereria 2 frascos para 4 mL (400 mg, £ 119,28). Seria necessário 1 frasco de succinilcolina se usasse ≈ 75 mg (1 m.kg$^{-1}$, £ 0,71), 1 frasco de rocurônio para a dose média de 45 mg (0,6 m.kg$^{-1}$, £ 3,01), 1 frasco se usasse ≈ 7,5 mg de vecurônio (0,1 m.kg$^{-1}$, £ 3,95) e 1 frasco de neostigmina-glicopirrolato (2,5 mg/0,5 mg, £ 1,01).

Sobre a efetividade dos fármacos (sob a premissa de que o tempo de recuperação foi o observado na revisão sistemática limitada a 3 estudos e de pouca qualidade[34,77,78]), quando o bloqueio foi moderado, observou-se o intervalo de recuperação de 1,3 a 1,7 minuto para o grupo com rocurônio + sugamadex *versus* 17,6 minutos de recuperação para o grupo com rocurônio + neostigmina. Quando o bloqueio foi profundo, o tempo médio de recuperação foi de 2,7 minutos para o grupo com rocurônio + sugamadex *versus* 49 minutos para o grupo com {rocurônio ou vecurônio} + neostigmina. Isto poderia representar minutos de economia, sob a premissa de que cada minuto custaria, em média, £ 2,40 (± £ 1,75), para maior produtividade no centro cirúrgico, onde houve o valor estimado de £ 4,44 por minuto economizado em vez de economizar na unidade de terapia intensiva para recuperação, onde, em média, o minuto economizado teve seu valor estimado em £ 0,33. Esses cálculos estão explícitos na Figura 14.4.

Resolvendo essa equação sob as premissas dos estudos revisados, em que dois terços dos pacientes necessitariam de reversão, a rotina convencional resultaria no valor de £ 3,20 por minuto, enquanto a alternativa com sugamadex resultaria em £ 3,84 por minuto, devido ao fato de economizar 16,3 minutos de ocupação do centro cirúrgico. Dessa forma, os autores concluem que as economias são incertas

e podem ser derrisórias, devido, ademais, à logística para aproveitamento desse intervalo.

Esse modelo simples exemplifica como estruturar escolhas e tornar aparente a parametrização dos custos e efeitos visando sua reprodutibilidade e credibilidade.

Entre as limitações da evidência até 2019, estão explícitos o tamanho reduzido das amostras nos estudos primários, e o fato de que muitos dos desfechos considerados relevantes não foram investigados ou reportados. Em 2015, uma revisão em relação à efetividade do sugamadex incluiu uma busca por artigos no PubMed, considerando o período entre 2013 e 2014, demonstrando reversão do bloqueio neuromuscular de 3 a 8 vezes mais rapidamente que a neostigmina com base em um estudo observacional e um estudo

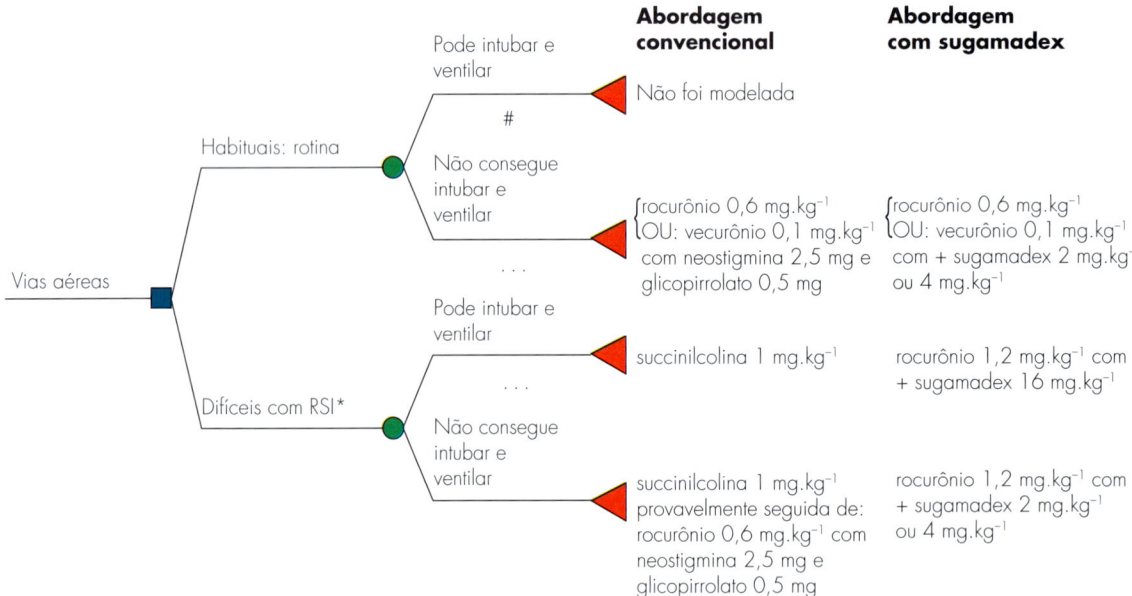

▲ **Figura 14.3** Modelo para avaliação comparativa entre a indução de bloqueio neuromuscular na rotina e a sequência de indução rápida e reversão do estudo do Reino Unido.

**Fonte:** Movafegh A, et al., 2013.[58]

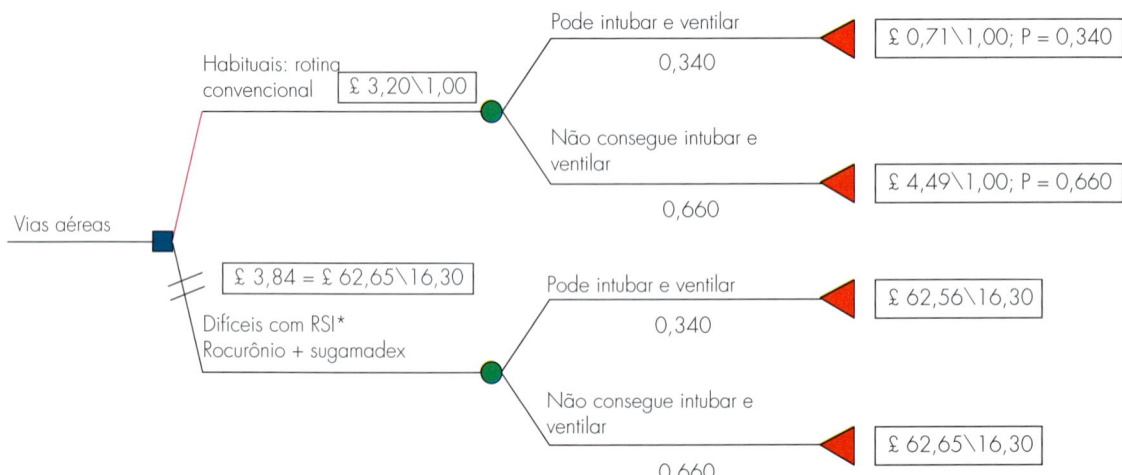

▲ **Figura 14.4** Modelo com custos estimados comparando a indução de bloqueio neuromuscular na rotina *versus* a sequência de indução rápida e reversão no estudo do Reino Unido.

**Fonte:** Mankes RF, 2012.[69]

randomizado não cego, com somente 128 pacientes.[59] Assim, a conclusão que vem sendo apontada de maneira consistente nas revisões é que o sugamadex tem se mostrado eficaz, mas a efetividade e o risco associado ao seu uso, bem como o impacto econômico, precisam ser mais bem avaliados em estudos mais bem monitorados,[46,47] com amostras maiores e bem delineadas.[79] Maiores contribuições em conhecimentos, portanto, são amplamente demandadas. Entre as prioridades para pesquisas futuras sugeridas estão:

- Avaliação dos efeitos de substituição para rápida indução e reversão do bloqueio neuromuscular sobre a morbidade, mortalidade, desfechos relatados pelo paciente e custos;
- Coleta de dados da prática clínica sobre a ocorrência de eventos adversos raros, porém graves, do sugamadex, como, por exemplo, reações anafiláticas;
- Avaliar desfechos clínicos relevantes para o uso do fármaco em cirurgias de rotina;
- Avaliar o uso do fármaco na prática pediátrica e obstétrica;
- Avaliar o uso da dose de 4 m.kg$^{-1}$ de sugamadex para reversão imediata de bloqueio induzido por baixa dose (0,6 m.kg$^{-1}$) de rocurônio na rotina;
- Avaliar diferentes associações de anestesia e analgesia com o fármaco, especialmente em situações nas quais anestésicos inalatórios potentes foram inicialmente usados e depois descontinuados.

Modelos, como os exemplos acima citados, permitem o cálculo dos custos das estratégias anestésicas[40] e a comparação de alternativas terapêuticas para cada indicação. Quanto mais evidências de maior qualidade, menor será a incerteza ou variabilidade, permitindo maior reprodutibilidade ou rigor científico ao modelo.

De fato, há requerimento crescente por pesquisas de custo-efetividade por anestesiologistas[51] para continuar a liderar melhorias na medicina perioperatória. A revisão de Teja e col. (2018) identificou apenas 28 análises de custo-efetividade originais relacionadas à anestesiologia e medicina perioperatória publicadas entre 1980 e 2014, com qualidade baixa ou moderada. Exemplificando a premência de estudos fármaco-econômicos com anestésicos na última década: há apenas 7 estudos indexados para a busca de avaliações estruturadas nos estudos controlados randomizados na base de dados bibliográficos MEDLINE/PubMed. Modelos de assistência em equipe, liderados por médicos anestesistas, que buscam padronizar processos durante o período perioperatório, incluindo avaliação de risco, educação do paciente, "pré-reabilitação", coordenação de atendimento multidisciplinar e planejamento de reabilitação, demonstram o valor adicional agregado pelos departamentos de anestesia.[52,80,81]

Em resumo, salienta-se que as medidas dos recursos para financiamento dos programas de anestesia excedem o custo da compra dos medicamentos.[3] Publicações sobre os custos dos recursos envolvidos no programa de anestesia, bem como os custos para tratar complicações, eventos adversos, taxas de efeitos colaterais, interações medicamentosas ou outros eventos inusitados conhecidos ou desconhecidos e emergentes, são escassos e consistem prioridades e oportunidades[82] para pesquisas e publicações em anestesia.

## ■ CONSIDERAÇÕES FINAIS SOBRE A AVALIAÇÃO ECONÔMICA EM ANESTESIA

As avaliações econômicas em saúde são, cada vez mais, utilizadas para informar decisões sobre quais intervenções devem ser financiadas a partir dos recursos disponíveis de um hospital, secretarias de saúde, operadoras de planos de saúde ou de sistema de saúde como um todo. Isto é particularmente verdadeiro no caso de decisões sobre a cobertura ou o reembolso de novos produtos farmacêuticos. Importante lembrar que essas avaliações são estritamente comparativas. Ou seja, duas ou mais opções terapêuticas são comparadas em termos dos seus custos e das suas consequências para a saúde do paciente.[83,84]

As consequências representam todos os efeitos na saúde dos indivíduos, que podem ser positivas ou negativas, como abordados anteriormente. Especificamente na anestesiologia, os estudos demonstram que diferentes tecnologias podem fornecer perfis de segurança distintos para os pacientes, além de diferentes resultados de eficácia e efetividade. Assim como, os recursos utilizados (por exemplo, pessoal clínico e outros, equipamento e edifícios de capital e consumíveis como medicamentos) diferem entre as abordagens terapêuticas e, consequentemente, os custos associados à utilização desses recursos.[84]

Conduzir esse tipo de análise faz sentido quando não se tem uma decisão óbvia de qual tecnologia deve ser financiada. Isso acontece, por exemplo, quando uma tecnologia mais eficaz e/ou mais segura é, também, mais custosa quando comparada àquela já disponível no sistema de saúde.[83,84] Um tomador de decisão, preocupado em alocar o orçamento existente da melhor forma possível, poderia se perguntar: é um efeito adicionado que vale à pena adicionar custo para adotar o tratamento? Menos comum, a condução de uma avaliação econômica em saúde pode ser aplicada quando a tecnologia em avaliação é menos eficaz e/ou efetiva, mas possui um menor custo quando comparada à tecnologia disponível. Nesse caso, o tomador de decisão se questiona: o efeito reduzido é aceitável dado custo reduzido para adotar o tratamento? A avaliação econômica, portanto, tem o objetivo de subsidiar essas decisões não óbvias em saúde.

Posto isso e dada a restrição de estudos econômicos em anestesia, o aumento da participação na medicina perioperatória poderia contribuir para o aumento das pesquisas de custo-efetividade realizadas pelos anestesiologistas, colaborando para se atingir as metas de desenvolvimento e sustentabilidade dos serviços e sistema de saúde. Avaliações farmacoeconômicas, balançando os riscos de segurança dos anestésicos *versus* suas vantagens em efeito ou benefícios *versus* seus custos, podem evidenciar e subsidiar oportunidades para inovar no sistema de saúde.

Para se efetivar esses desenvolvimentos, a pesquisa em anestesia que abordava principalmente resultados fisiológicos ou de curto prazo, por exemplo, intensidade da dor pós-operatória, alterações hemodinâmicas, tempo para extubação, tempo para recuperação, náusea etc. precisa se estender além dos temas tradicionais. Atualmente, os anestesiologistas são incentivados a capturar as experiências dos pacientes, a qualidade de vida e a perspectiva do cuidador.

No entanto, existem poucas ferramentas validadas para verificar a qualidade de vida disponíveis e estudos de validação são necessários no futuro.[74]

Além disso, há ênfase em seu papel na medicina perioperatória, como avaliação de risco pré-operatório, gerenciamento de risco perioperatório, programa de recuperação aprimorado, uso de ultrassom para diversos propósitos ou serviços de anestesia para procedimentos endoscópicos. Novas áreas de pesquisa de interesse incluem morbidade pós-operatória subsequente, tratamento da dor, tratamento de náusea e vômito no pós-operatório e as consequências em longo prazo na saúde dos pacientes. Assim, o aumento da participação na medicina perioperatória poderia contribuir para o aumento das pesquisas de custo-efetividade realizadas pelos anestesiologistas, colaborando para se atingir as metas de desenvolvimento e sustentabilidade dos serviços e sistema de saúde.[85-87]

Por isso, é altamente necessário que as equipes de anestesia publiquem todas as dimensões possíveis sobre suas casuísticas e novos conhecimentos que possam desenvolver. Conscientes de que "o que não está escrito não existe", os anestesistas do Brasil devem elevar o patamar dessa disciplina.

## REFERÊNCIAS

1. Macario A, Vitez TS, Dunn B, et al. Where are the costs in perioperative care?: Analysis of hospital costs and charges for inpatient surgical care. Anesthesiology. 1995;83(6):1138-1144.
2. Chernin EL. Pharmacoeconomics of inhaled anesthetic agents: considerations for the pharmacist. Am J Health Syst Pharm. 2004;61(4):S18-S22.
3. Smith I. Cost considerations in the use of anaesthetic drugs. PharmacoEconomics. 2001; 19(5 Pt 1):469-481.
4. Pontone S, Finkel S, Desmonts JM, et al. Is the Relative Complexity Index beta an accurate indicator of the cost of anesthesia? Ann Fr Anesth Reanim. 1993;12(6):539-543.
5. Broadway PJ, Jones JG. A method of costing anaesthetic practice. Anaesthesia. 1995; 50:56–63.
6. Johnstone RE, Martinec CL. Costs of anesthesia. Anesthesia and Analgesia. 1993;76(4):840-848.
7. Song D, Greilich NB, White PF, et al. Recovery profiles and costs of anesthesia for outpatient unilateral inguinal herniorrhaphy. Anesth Analg. 2000; 91(4):876-881.
8. Watcha MF, White PF. Economics of anesthetic practice. Anesthesiology. 1997; 86(5):1170-1196.
9. Ehlers L, Vestergaard M, Kidholm K, et al. Doing mini-health technology assessments in hospitals: a new concept of decision support in health care? Int J Technol Assess Health Care. 2006; 22(3):295-301.
10. Hailey D. Toward transparency in health technology assessment: a checklist for HTA reports. Int J Technol Assess Health Care. 2003;19(1):1-7.
11. Brasil. Ministério da Saúde. Secretaria de Ciência, Tecnologia e Insumos Estratégicos. Portaria No 26, de 12 de junho de 2015. Poder Executivo, Brasília, DF, 2015. Aprova os requisitos para submissão e análise de proposta de incorporação, alteração ou exc.
12. Brasil. Lei 12.401 de 28 de abril de 2011. Diário Oficial da União, D.O.U.; Poder Executivo, Brasília, DF, sexta-feira, 29 de abril de 2011; No 81:1-2.
13. Agência Nacional de Vigilância Sanitária do Brasil. Resolução – Resolução RDC no 59, de 27 de junho de 2000. D.O.U. – Diário Oficial da União; Poder Executivo, Brasília, DF, de 29 de junho de 2000.
14. Agência Nacional de Vigilância Sanitária do Brasil. Resolução RDC no 56, de 06 de abril de 2001. D.O.U. – Diário Oficial da União; Poder Executivo, Brasília, DF, de 10 de abril de 2001.
15. Kawashima Y, Seo N, Tsuzaki K, Iwao Y, Morita K, Irita K, et al. [Annual study of anesthesia-related mortality and morbidity in the year 2001 in Japan: the outlines – report of Japanese Society of Anesthesiologists Committee on Operating Room Safety]. Masui. 2003;52(6):666-682.
16. Irita K, Kawashima Y, Tsuzaki K, Iwao Y, Kobayashi T, Seo N, et al. [Perioperative mortality and morbidity in the year 2000 in 502 Japanese certified anesthesia-training hospitals: with a special reference to ASA-physical status – report of the Japan Society of Anesthesiologists Committee on Operating Room Safety]. Masui. 2002; 51(1):71-85.
17. Kuroiwa M, Morimatsu H, Tsuzaki K, Irita K, Sanuki M, Nakatsuka H, et al. Changes in the incidence, case fatality rate, and characteristics of symptomatic perioperative pulmonary thromboembolism in Japan: Results of the 2002–2011 Japanese Society of Anesthesiologists Perioperative Pulmonary Thromboembolism (JSA-PTE) Study. J Anesth. 2015;29(3):433-441.
18. Guglielminotti J, Li G. Monitoring Obstetric Anesthesia Safety across Hospitals through Multilevel Modeling. Anesthesiology. 2015;122(6):1268-1279.
19. Cheesman K, Brady JE, Flood P, Li G, et al. Epidemiology of anesthesia-related complications in labor and delivery, New York State, 2002-2005. Anesth Analg. 2009;109(4):1174-1181.
20. Brasil. Ministério da Saúde. Secretaria de Ciência, Tecnologia e Insumos Estratégicos. Portaria No 199, de 30 de janeiro de 2014. Institui a Política Nacional de Atenção Integral às Pessoas com Doenças Raras.
21. Mehta SP, Eisenkraft JB, Posner KL, Domino KB. Patient injuries from anesthesia gas delivery equipment: A closed claims update. Anesthesiology. 2013;119(4):788-795.
22. Durieux M, Davis PJ. The Safety of Key Inhaled and Intravenous Drugs in Pediatrics (SAFEKIDS). Anesth Analg. 2010;110(5):1265-1267.
23. Davidson AJ, Morton NS, Arnup SJ, et al. Apnea after Awake Regional and General Anesthesia in Infants: The General Anesthesia Compared to Spinal Anesthesia Study-Comparing Apnea and Neurodevelopmental Outcomes, a Randomized Controlled Trial. Anesthesiology. 2015;123(1):38-54.
24. Davidson AJ, Disma N, de Graaff JC, Withington DE, Dorris L, Bell G, et al. Neurodevelopmental outcome at 2 years of age after general anaesthesia and awake-regional anaesthesia in infancy (GAS): An international multicentre, randomised controlled trial. Lancet. 2016;387(10015):239-250.
25. Kumar R, Stendall C, Mistry R, Gurusamy K, Walker D. A comparison of total intravenous anaesthesia using propofol with sevoflurane or desflurane in ambulatory surgery: Systematic review and meta-analysis. Anaesthesia. 2014;69(10):1138-1150.
26. Agoliati A, Dexter F, Lok J, Masursky D, Sarwar MF, Stuart SB, et al. Meta-analysis of average and variability of time to extubation comparing isoflurane with desflurane or isoflurane with sevoflurane. Anesth Analg. 2010;110(5): 433-1439.
27. Kranke P, Tramèr MR. Cochrane-Anästhesie-Gruppe und Cochrane-Bibliothek. Nützliche Ressourcen für den Anästhesisten [Cochrane Anaesthesia Review Group and the Cochrane Library. Useful resources for anaesthetists]. Anaesthesist. 2003;52(4):349-352.
28. Brasil. Ministério da Saúde. Secretaria de Ciência Tecnologia e Insumos Estratégicos. Departamento de Ciência e Tecnologia. Diretrizes Metodológicas: Revisão Sistemática. Brasília: Ministério da Saúde; 2012.
29. Sebel PS, Bowdle TA, Ghoneim MM, Rampil IJ, Padilla RE, Gan TJ, et al. The incidence of awareness during anesthesia: A multicenter United States study. Anesth Analg. 2004;99(3):833-839.
30. Metcalfe A, Lix LM, Johnson JA, Currie G, Lyon AW, Bernier F, et al. Validation of an obstetric comorbidity index in an external population. BJOG An Int J Obstet Gynaecol. 2015;122(13):1748-1755.
31. Bateman BT, Mhyre JM, Hernandez-Diaz S, Huybrechts KF, Fischer MA, Creanga AA, et al. Development of a comorbidity index for use in obstetric patients. Obstet Gynecol. 2013;122(5):957-965.
32. Hamilton MA, Cecconi M, Rhodes A. A systematic review and meta-analysis on the use of preemptive hemodynamic intervention to improve postoperative outcomes in moderate and high-risk surgical patients. Anesth Analg. 2011;112(6):1392-1402.
33. Hingson RA, Ross EF, Costley EC. A current analysis of the cost of anesthetic agents. West J Surg Obs Gynecol. 1957;65(6):375-378.
34. Jones CS. Costing an anaesthetic service. S Afr Med J. 1957;31(36):906-908.
35. Wilson AM. What Price Anaesthesia? An Investigation into Costs. Br Med J. 1966;2(5523):1190-1192.
36. Macdonald LK, Bair JN, Ballinger CM. Determination of anesthesia costs. Hosp Manage. 1969; 108(5):56-62.
37. Thornton JA, Levy CJ. Cost of anaesthetic agents. Br Med J. 1970;1(5698):755.
38. Bonsing E. Omkostninger ved anaestesi med henblik på mulige besparelser [Costs of anesthesia in view of possible economizing]. Ugeskr Laeger. 1976;138(21):1282-1284.
39. Christensen K, Thomsen A. Driftsøkonomi ved forskellige anaestesisystemer [The running costs of various systems of anesthesia]. Ugeskr Laeger. 1979;141(29):1973-1975.
40. Biro P. Calculation of volatile anaesthetics consumption from agent concentration and fresh gas flow. Acta Anaesthesiol Scand. 2014;58(8):968-972.
41. Odin I, Feiss P. Low flow and economics of inhalational anaesthesia. Best Pract Res Clin Anaesthesiol. 2005;19(3):399-413.
42. Epstein RH, Dexter F, Maguire DP, Agarwalla NK, Gratch DM. Economic and environmental considerations during low fresh gas flow volatile agent administration after change to a nonreactive carbon dioxide absorbent. Anesth Analg. 2016;122(4):996-1006.

43. Aldrete JA. Narcotic anesthesia: do the benefits justify the cost? Anesthesiology. 1985; 63(5):565-566.
44. Cruz JC. Reducing the Cost of Using Neuromuscular Relaxants. Anesth Analg. 1986;65(3):315-316.
45. O'higgins JW. Cost of anaesthetic drugs and clinical budgeting. Br Med J (Clin Res Ed). 1987;294(6564):124.
46. Shepherd J, Jones J, Frampton GK, Bryant J, Baxter L, Cooper K. Clinical effectiveness and cost-effectiveness of depth of anaesthesia monitoring (E-Entropy, Bispectral Index and Narcotrend): A systematic review and economic evaluation. Health Technol Assess. 2013;17(34):1-264.
47. Naguib M, Johnson KB. Innovative Disruption in the World of Neuromuscular Blockade: What Is the 'State of the Art?' Anesthesiology. 2017;126(1):12-15.
48. Lewis SR, Pritchard MW, Fawcett LJ, Punjasawadwong Y. Bispectral index for improving intraoperative awareness and early postoperative recovery in adults. Cochrane Database of Systematic Reviews. 2019;9(9):CD003843.
49. Brull SJ, Kopman AF. Current Status of Neuromuscular Reversal and Monitoring. Anesthesiology. 2017;126(1):173-190.
50. Elliott RA, Payne K, Moore JK, Davies LM, Harper NJ, St Leger AS, et al. Which anaesthetic agents are cost-effective in day surgery? Literature review, national survey of practice and randomised controlled trial. Health Technol Assess. 2002;6(30):1-264.
51. Bartha E. Why Cost-Effectiveness? Anesth Analg. 2018;127(5):1107-1108.
52. Teja BJ, Sutherland TN, Barnett SR, Talmor DS. Cost-effectiveness research in anesthesiology. Anesth Analg. 2018;127(5):1196-1201.
53. Gatherwright J, Knackstedt RW, Ghaznavi AM, Bernard S, Schwarz G, Moreira A, et al. Prospective, randomized, controlled comparison of bupivacaine versus liposomal bupivacaine for pain management after unilateral delayed deep inferior epigastric perforator free flap reconstruction. Plast Reconstr Surg. 2018;141(6):1327-1330.
54. Al MJ, Hakkaart L, Tan SS, Bakker J. Cost-consequence analysis of remifentanil-based analgo-sedation vs. conventional analgesia and sedation for patients on mechanical ventilation in the Netherlands. Crit Care. 14. Epub ahead of print November 2010. DOI: 10.1186/cc9313.
55. Zhou Y, Jin X, Kang Y, et al. Midazolam and propofol used alone or sequentially for long-term sedation in critically ill, mechanically ventilated patients: A prospective, randomized study. Crit Care. 2010;14(6):R195.
56. Kaluzny BJ, Kazmierczak K, Laudencka A, Eliks I, Kaluzny JJ. Oral acetaminophen (paracetamol) for additional analgesia in phacoemulsification cataract surgery performed using topical anesthesia. Randomized double-masked placebo-controlled trial. J Cataract Refract Surg. 2010;36(3):402-406.
57. Singh PM, Trikha A, Sinha R, Rewari V, Ramachandran R, Borle A. Sevoflurane induction procedure: Cost Comparison between fixed 8% versus incremental techniques in pediatric patients. AANA J. 2014;82(1):32-37.
58. Movafegh A, Amini S, Sharifnia H, Torkamandi H, Hayatshahi A, Javadi M. Cost analysis and safety comparison of cisatracurium and atracurium in patients undergoing general anesthesia. Eur Rev Med Pharmacol Sci. 2013;17(4):447-450.
59. Kramer KJ, Ganzberg S, Prior S, Rashid RG. Comparison of propofol-remifentanil versus propofol-ketamine deep sedation for third molar surgery. Anesth Prog. 2012;59(3):107-117.
60. Elliott RA, Payne K, Moore JK, Harper NJ, St Leger AS, Moore EW, et al. Clinical and economic choices in anaesthesia for day surgery: A prospective randomised controlled trial. Anaesthesia. 2003;58(5):412-421.
61. Brasil. Ministério da Saúde. Secretaria de Ciência Tecnologia e Insumos Estratégicos. Departamento de Ciência e Tecnologia. Diretrizes Metodológicas: estudos de avaliação econômica de tecnologias em saúde. Brasília: Ministério da Saúde; 2014.
62. Ortiz AC, Atallah ÁN, Matos D, da Silva EM. Intravenous versus inhalational anaesthesia for paediatric outpatient surgery. Cochrane Database Syst Rev. 2014;2014(2):CD009015.
63. Visser K, Hassink EA, Bonsel GJ, Moen J, Kalkman CJ. Randomized controlled trial of total intravenous anesthesia with propofol versus inhalation anesthesia with isoflurane-nitrous oxide postoperative nausea and vomiting and economic analysis. Anesthesiology. 2001;95(3):616-626.
64. Ryksen E, Diedericks BJS. Calculation of comparative utilisation and cost: A South African perspective on intravenous vs. inhalational anaesthesia for procedures of differing duration. South African J Anaesth Analg. 2012;18(6):310-317.
65. Tremper KK. Who are you going to fire? Anesth Analg. 2010;110(2):278-279.
66. Rinehardt EK, Sivarajan M. Costs and wastes in anesthesia care. Curr Opin Anaesthesiol. 2012;25(2):221-225.
67. Garcia DB, Rincon OYP, Tenório SB. Anestesia para Cirurgia Pediátrica. Capítulo 54. In: Croti UA, Mattos SS. Pinto Jr. VC, Aiello VD, Moreira VM. Cardiologia e Cirurgia Cardiovascular Pediátrica. 2. ed. São Paulo: Roca; 2012. p. 965-976.
68. Gillerman RG, Browning RA. Drug use inefficiency: A hidden source of wasted health care dollars. Anesth Analg. 2000; 91(4):921-924.
69. Mankes RF. Propofol wastage in anesthesia. Anesth Analg. 2012;114(5):1091-1092.
70. Weinger MB. Drug wastage contributes significantly to the cost of routine anesthesia care. J Clin Anesth. 2001;13(7):491-497.
71. Chaudhary K, Garg R, Bhalotra AR, Anand R, Girdhar K. Anesthetic drug wastage in the operation room: A cause for concern. J Anaesthesiol Clin Pharmacol. 2012;28(1):56-61.
72. More SR, Dabhade SS, Ghongane BB. Drug audit of intravenous anaesthetic agents in tertiary care hospital. J Clin Diagnostic Res. 2015;9(11):FC25-FC28.
73. Eberhart LH, Bernert S, Wulf H, Geldner G. Pharmakoökonomische Modelle zur Kostenberechnung dargestellt am Beispiel einer Studie zur Prophylaxe von Ubelkeit und Erbrechen in der postoperativen Phase Kosten-Wirksamkeits-Analyse einer Tropisetron-supplementierten Desfluran-Anästhesie im Vergleich zu einer Propofol-TIVA [Pharmacoeconomical model for cost calculation using a study on prophylaxis of nausea and vomiting in the postoperative phase as an example. Cost effectiveness analysis of a tropisetron supplemented desflurane anaesthesia in comparison to a propofol total intravenous anaesthesia (TIVA)]. Anaesthesist. 2002;51(6):475-481.
74. Barnett SF, Alagar RK, Grocott MPW, Giannaris S, Dick JR, Moonesinghe SR. Patient-satisfaction measures in anesthesia: Qualitative systematic review. Anesthesiology. 2013;119(2):452-478.
75. Abrishami A, Ho J, Wong J, Yin L, Chung F. Sugammadex, a selective reversal medication for preventing postoperative residual neuromuscular blockade. Cochrane Database Syst Rev. 2009;(4):CD007362.
76. Chambers D, Paulden M, Paton F, Heirs M, Duffy S, Craig D, et al. Sugammadex for the reversal of muscle relaxation in general anaesthesia: A systematic review and economic assessment. Health Technol Assess. 2010;14(39):1-211.
77. Flockton EA, Mastronardi P, Hunter JM, Gomar C, Mirakhur RK, Aguilera L, et al. Reversal of rocuronium-induced neuromuscular block with sugammadex is faster than reversal of cisatracurium-induced block with neostigmine. Br J Anaesth. 2008;100(5):622-630.
78. M Blobner, L Eriksson, J Scholz, et al. Sugammadex (2.0 mg/kg) significantly faster reverses shallow rocuronium-induced neuromuscular blockade compared with neostigmine (50 µg/kg): 9AP7-10. Eur J Anaesthesiol. 2007;(24):125.
79. Haider A, Scott JW, Gause CD, Meheš M, Hsiung G, Prelvukaj A, Yanocha D, Baumann LM, Ahmed F, Ahmed N, Anderson S, Angate H, Arfaa L, Asbun H, Ashengo T, Asuman K, Ayala R, Bickler S, Billingsley S, Bird P, Botman M, Butler M, Buyske J, Capozzi A, Casey K, Clayton C, Cobey J, Cotton M, Deckelbaum D, Derbew M, deVries C, Dillner J, Downham M, Draisin N, Echinard D, Elneil S, ElSayed A, Estelle A, Finley A, Frenkel E, Frykman PK, Gheorghe F, Gore-Booth J, Henker R, Henry J, Henry O, Hoemeke L, Hoffman D, Ibanga I, Jackson EV Jr, Jani P, Johnson W, Jones A, Kassem Z, Kisembo A, Kocan A, Krishnaswami S, Lane R, Latif A, Levy B, Linos D, Linz P, Listwa LA, Magee D, Makasa E, Marin ML, Martin C, McQueen K, Morgan J, Moser R, Neighbor R, Novick WM, Ogendo S, Omigbodun A, Onajin-Obembe B, Parsan N, Philip BK, Price R, Rasheed S, Ratel M, Reynolds C, Roser SM, Rowles J, Samad L, Sampson J, Sanghvi H, Sellers ML, Sigalet D, Steffes BC, Stieber E, Swaroop M, Tarpley J, Varghese A, Varughese J, Wagner R, Warf B, Wetzig N, Williamson S, Wood J, Zeidan A, Zirkle L, Allen B, Abdullah F. Development of a Unifying Target and Consensus Indicators for Global Surgical Systems Strengthening: Proposed by the Global Alliance for Surgery, Obstetric, Trauma, and Anaesthesia Care (The G4 Alliance). World J Surg. 2017 Oct;41(10):2426-2434. doi: 10.1007/s00268-017-4028-1.
80. Mota DM, Fernandes MEP, Coelho HLL. Farmacoeconomia: um Instrumento de Eficiência para a Política de Medicamentos do Brasil. Acta Farm Bonaerense. 2003;22(2):177-186.
81. Kash BA, Zhang Y, Cline KM, Menser T, Miller TR. The perioperative surgical home (PSH): A comprehensive review of us and non-us studies shows predominantly positive quality and cost outcomes. Milbank Q. 2014;92(4):796-821.
82. Rotondi AJ, Brindis C, Cantees KK, DeRiso BM, Ilkin HM, Palmer JS, et al. Benchmarking the perioperative process. I. Patient routing systems: a method for continual improvement of patient flow and resource utilization. J Clin Anesth. 1997;9(2):159-69.
83. Meara JG, Leather AJM, Hagander L, Alkire BC, Alonso N, Ameh EA, et al. Global Surgery 2030: Evidence and solutions for achieving health, welfare, and economic development. The Lancet. 2015;386(9993):569-624.
84. Hagander L, Leather A. A realized vision of access to safe, affordable surgical and anaesthesia care. Br J Surg. 2019;106(2):e24-e26.
85. Price R, Makasa E, Hollands M. World Health Assembly Resolution WHA68.15: "Strengthening Emergency and Essential Surgical Care and Anesthesia as a Component of Universal Health Coverage" – Addressing the Public Health Gaps Arising from Lack of Safe, Affordable and Accessible Surgical and Anesthetic Services. World J Surg. 2015;39(9):2115-2125.
86. Michael F, Drummond MJ Sculpher KC, Stoddart GL, George W. Torrance. Introduction to economic evaluation. In: Drummond MF, Sculpher MJ, Claxton K, et al. Methods for the Economic Evaluation of Health Care Programmes. 4th ed. Oxford: Oxford University Press; 2015.
87. Andrew Briggs, Karl Claxton, Mark Sculpher. Introduction. In: Briggs A, Sculpher M, Claxton K. Decision modelling for health economic evaluation. Oxford: Oxford University Press; 2006.

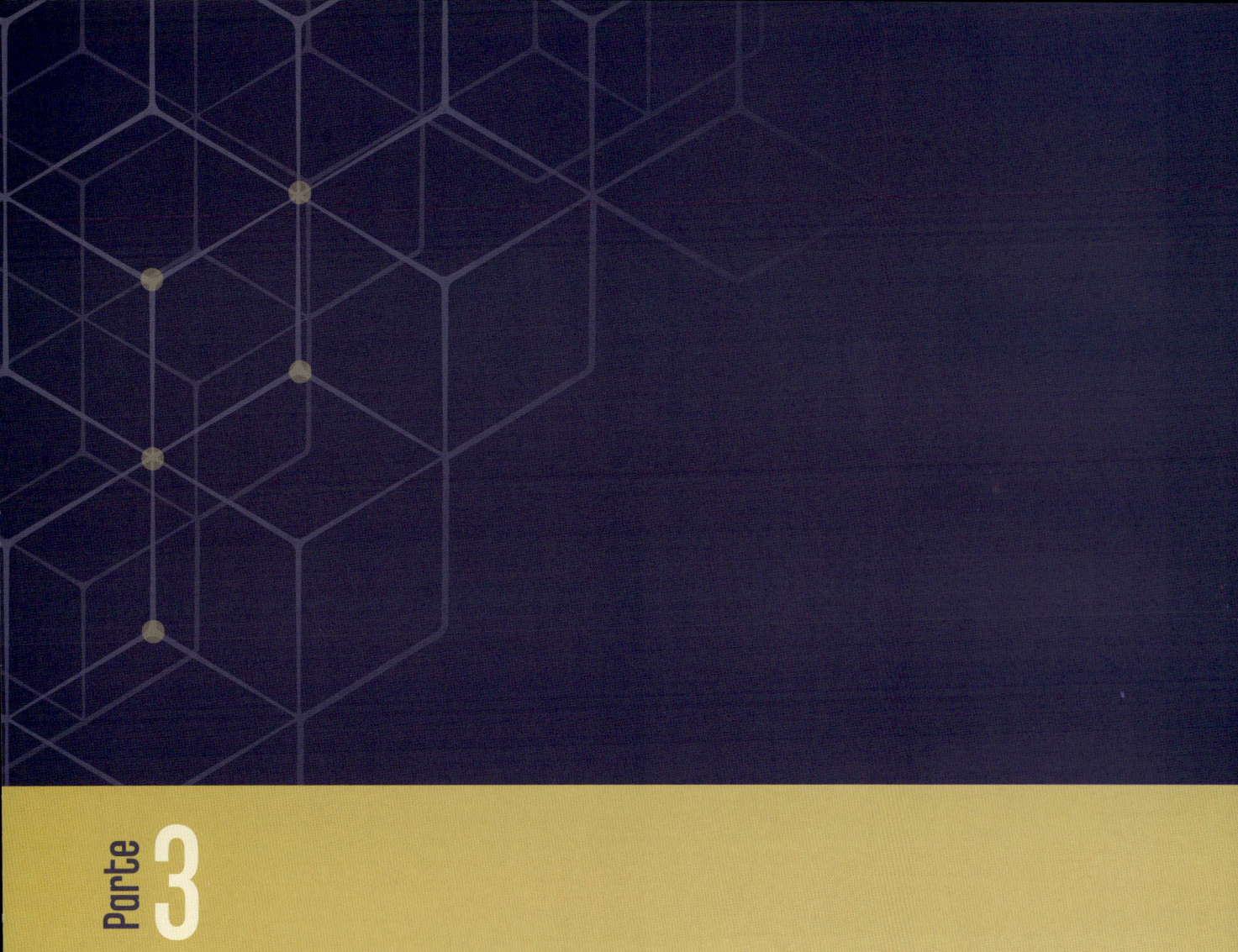

# Parte 3

# Anatomia e Fisiologia

# 15

# Anatomia do Sistema Nervoso Central

Eduardo Tadeu Moraes Santos

## INTRODUÇÃO

Os primeiros registros de observação da anatomia do sistema nervoso central datam de 500 a.C. por Alcméon, quando descreveu os nervos ópticos. Hipócrates (400 a.C.) descreveu uma "fenda" entre os hemisférios cerebrais. Platão (429-323 a.C.) situou sensação e pensamento no encéfalo.

Herófilo iniciou a dissecção humana na Escola de Alexandria (300-250 a.C.). Este distinguiu cérebro e cerebelo, descreveu o quarto ventrículo e diferenciou nervos motores e sensitivos. Galeno (129 -199 d.C.), nascido em Pérgamo, passou em Roma seus anos mais produtivos. Dissecando e experimentando, ele classificou os nervos cranianos, omitindo o olfatório e o troclear. Escreveu também extenso trabalho sobre a anatomia e funções da medula espinhal. Depois de Galeno, os pensamentos biológico e médico entraram em um longo recesso. O legado clássico foi todo extinto na Europa durante a Idade Média. Os textos gregos sobreviveram principalmente em versões árabes, com pequeno progresso no conhecimento; de acordo com a letargia intelectual geral, a neuroanatomia marcou passo por milhares de anos; na verdade, a exatidão anatômica degenerou. O movimento em direção ao naturalismo entre artistas da Renascença, no fim do século XV e início do XVI, teve uma de suas vertentes a dissecção humana. Grandes mestres emergiram nessa época como: Michelangelo, Leonardo da Vinci, Raphael e Dürer. Esse movimento, juntamente com a introdução de novas técnicas como moldes em cera, preparou o caminho para Vesalius.

Vesalius (1514-1564) marcou uma nova era na Medicina com suas ilustrações rigorosamente estruturais com precisão sem igual em seu tempo. Claramente, ele indicou os núcleos da base, hipocampo, fórnice, cápsula interna, pulvinar, colículos, quarto ventrículo, e muitos outros detalhes, com quase a exatidão de um atlas moderno.

Eustáquio (1550-1574), um contemporâneo de Vesálio, deixou uma brilhante representação do sistema nervoso simpático e nervo craniano de modo mais pormenorizado que o próprio Vesálio.

Muitos outros estudiosos da neuroanatomia humana vieram a suceder estes. Tanto na idade moderna quanto na contemporânea muitos contribuíram para evolução do conhecimento neuroanatômico. Citá-los fugiria ao escopo deste capítulo, assim seguiremos para a conceituação do termo "sistema nervoso central".

## ■ CONCEITO

O sistema nervoso central aparece pela primeira vez em organismos simples que exibem simetria bilateral como alguns moluscos ou insetos. A partir de critérios anatômicos, pode-se conceituar o sistema nervoso central (SNC) como a porção de recepção de estímulos de comando e desencadeamento de respostas, localizado dentro do esqueleto axial (caixa craniana, e canal vertebral, sendo constituído essencialmente pelo encéfalo e medula espinhal).

O sistema nervoso central humano possui estrutura extremamente complexa. Ele funciona no sentido de manter o equilíbrio do organismo (homeostase) frente a diferentes situações, fazendo ajustes ao meio para que possa sobreviver.

Enfim, o sistema nervoso central (SNC) é responsável pela integração do organismo com seu meio ambiente.

## ■ EMBRIOLOGIA DO SNC

O folheto embrionário ectoderma dá origem a todo sistema nervoso humano. Por volta da segunda semana pós--concepção, inicia-se sua formação, pela placa neural, que paulatinamente sofre um processo de invaginação, até que ao fim da 3ª semana funde-se totalmente, constituindo o tubo neural. O tubo neural vai apresentar diferentes calibres em sua extensão, sendo a porção cranial dilatada, de onde originar-se-á o encéfalo primitivo ou arquencéfalo e a porção caudal de calibre menor e uniforme, de onde surgirá a medula espinhal. Nas semanas que seguem, o arquencéfalo desenvolve-se, surgindo as vesículas encefálicas primordiais, que posteriormente darão origem a vesículas secundárias.

Essas divisões e as estruturas anatômicas correspondentes são mostradas na Figura 15.1.

## ■ DIVISÕES MAIORES DO SISTEMA NERVOSO

Embora em essência seja um todo contínuo, o sistema nervoso pode ser dividido, para conveniência de estudo, em uma série de partes, regiões ou subsistemas. O encéfalo e a medula espinhal juntos formam o sistema nervoso central. Estendendo-se deles, em pares, estão os 12 nervos cranianos e 31 espinhais, constituindo estes o sistema nervoso periférico. Vale salientar que, neste capítulo, discorreremos apenas sobre anatomia do SNC.

Para se entender a organização anatômica do SNC, deve-se conhecer inicialmente a citologia deste. O sistema nervoso é composto de células que são as unidades funcionais básicas deste: os neurônios. Estes são células muito diferenciadas e especializadas.

Os neurônios são divididos em três partes: o corpo celular ou soma (este contém várias organelas que mantém a vida celular), o axônio (prolongamento celular que pode ter alguns milímetros ou até dezenas de comprimento, especializado na transmissão de potenciais de ação) e os dendritos (estrutura receptora ramificada, onde se encontram os terminais sinápticos).

A forma e tamanho dos neurônios podem variar bastante, podem ser divididos em dois tipos, de acordo com o número de prolongamento citoplasmático: neurônios unipolares e neurônios multipolares. Existem de 10 a 100 bilhões de neurônios no cérebro humano, que interligados formam entre cem trilhões a um quatrilhão de conexões. Exemplos de neurônios conforme sua estrutura estão representados na Figura 15.2.

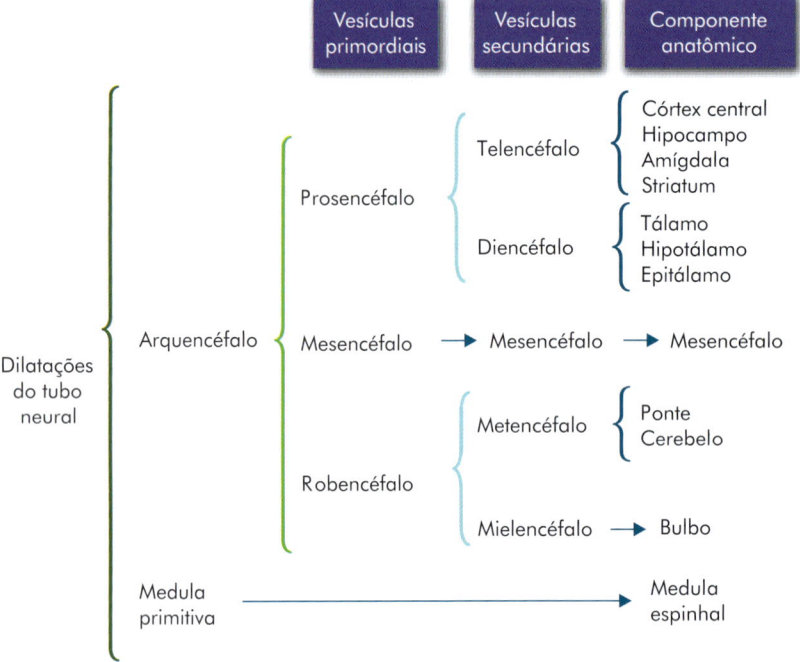

▲ **Figura 15.1** Divisão embriológica do SNC e seus correspondentes anatômicos.

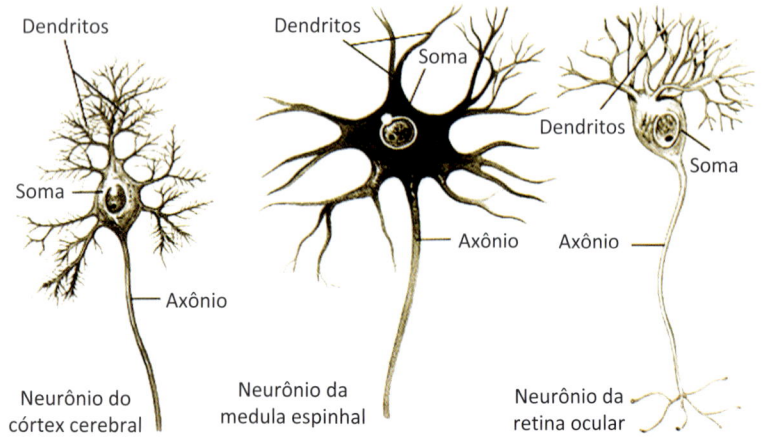

◀ **Figura 15.2** Exemplos de neurônios e sua estrutura.

Em funcionamento constante, mesmo nos períodos de sono, essa estrutura complexa consome cerca de um quarto de todo a energia do organismo humano.

Até há uma década acreditava-se que os neurônios podiam no máximo regenerar-se sob certas condições.

Hoje sabe-se que não podem apenas regenerar-se, mas que em condições mais especiais ainda, células gliais denominados astrócitos podem diferenciar-se em novos neurônios.

Compõem ainda o sistema nervoso central diversas variedades de células não excitáveis. Estas estão demonstradas na Tabela 15.1.

| Tabela 15.1  Células gliais, sua localização e função. | | |
|---|---|---|
| **Localização** | **Tipo celular** | **Função** |
| Sistema nervoso central | Astrócitos | Apoio estrutural para os neurônios e isolamento das superfícies receptoras; fagocitose |
| | Epêndima | Produção e circulação do líquido cefalorraquidiano |
| | Micróglia | Células fagocitárias mobilizadas na presença de lesão ou infecção |
| | Oligodendrócitos | Produção de mielina, nutrição dos neurônios e fagocitose |
| Sistema nervoso periférico | Células satélite | Envolvem os corpos celulares ganglionares, oferecendo suporte mecânico e nutritivo |
| | Células de Schwann | Produção de mielina |

## ■ ORGANIZAÇÃO DO SNC SEGUNDO A DISPOSIÇÃO NEURONAL

No chamado neuroeixo, encerrados na caixa craniana e canal vertebral, estão o encéfalo e a medula espinhal. Esse neuroeixo está organizado anatomicamente ao longo dos eixos rostrocaudal e dorsoventral, isto é, posicionado anteroposteriormente, apresentando simetria bilateral.

O SNC tem suas células neuronais organizadas de várias formas, originando muitas de suas estruturas, de acordo com a disposição dos corpos neuronais e seus axônios.

Pode-se destacar as estruturas anatômicas que se apresentam segundo a organização descrita na Figura 15.3.

## ■ ANATOMIA DAS ESTRUTURAS DE PROTEÇÃO DO SNC

Tendo papel fundamental na manutenção da vida, o SNC, no entanto, é frágil, assim fica clara a necessidade adaptativa de um sistema complexo de proteção contra agressões biológicas, físicas e químicas. Esse sistema é composto basicamente de crânio, coluna vertebral, meninges, líquido cefalorraquidiano (LCR ou liquor) e barreira hematoencefálica.

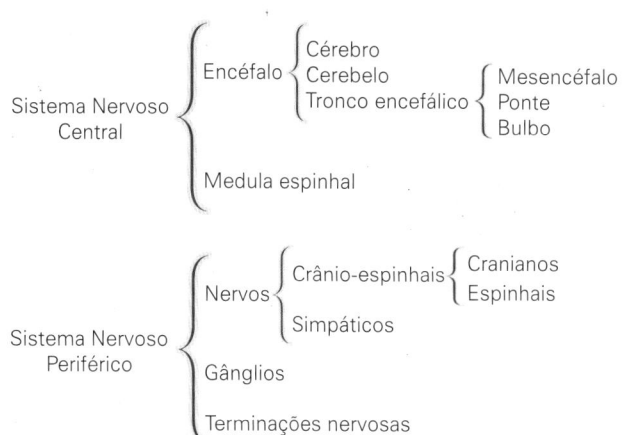

▲ **Figura 15.3**  Níveis de divisão anatômica do SNC.

Além dos neurônios, o sistema nervoso ainda conta com um segundo tipo de células, a glia ou neuróglia, responsáveis pela sustentação, nutrição e proteção dos neurônios. A Tabela 15.1 relaciona os tipos de células gliais, sua localização e funções.

## Crânio e Coluna Vertebral

Os ossos planos do crânio e os corpos vertebrais, que formam o canal vertebral, são as estruturais principais de proteção mecânica do SNC.

O crânio está sustentado no ápice da coluna vertebral, assumindo forma oval, alargada posteriormente.

É composto de 22 ossos achatados e irregulares, os quais, com exceção da mandíbula, são fixos e soldados entre si. Divide-se em duas partes: o crânio propriamente dito, composto de oito ossos (um occipital, dois parietais, um frontal, dois temporais, um esfenoidal e um etmoidal) que abrigam o cérebro, e o esqueleto da face, composto de 14 ossos (dois nasais, dois maxilares, dois lacrimais, dois zigomáticos, dois palatinos, duas conchas nasais inferiores, um vômer e uma mandíbula). O crânio assume uma configuração hermética, exceto pelos forâmens e canais de onde partem a medula espinhal e os nervos cranianos e por onde passam os vasos responsáveis pela irrigação do cérebro.

Situada na linha média posterior do tronco está a coluna vertebral.

Ela é sinuosa e flexível e mede cerca de 2/5 da altura total do corpo, formada pela junção de 33 ossos, agrupados em cinco regiões de acordo com sua localização: sete vértebras móveis cervicais, doze vértebras móveis torácicas, cinco vértebras móveis lombares, cinco vértebras fixas sacrais e quatro vértebras fixas coccígeas. As vértebras variam de tamanho, de acordo com a região em que se localizam, sendo progressivamente maiores quando se toma a coluna de cima para baixo (**Figura 15.4**). Uma vértebra típica é formada por duas partes: uma anterior, maior e cilíndrica, o corpo, e uma posterior, o arco vertebral, que delimita o forâmen vertebral que, justapostos, formam o canal medular, onde se aloja a medula espinhal até o nível da segunda vértebra lombar. Abaixo desse nível, o canal vertebral contém apenas as meninges e as raízes nervosas dos últimos nervos espinhais, que formam a cauda equina. O canal vertebral inicia-se no forâmen magno craniano e termina no hiato sacral, assumindo uma configuração fechada como a do crânio, exceto pela presença de duas aberturas de cada lado, entre cada par vertebral, denominados forâmens intervertebrais, por onde passam os nervos espinhais e os vasos responsáveis pela irrigação da medula. A anatomia da coluna vertebral está representada nas Figuras 15.4 e 15.5.

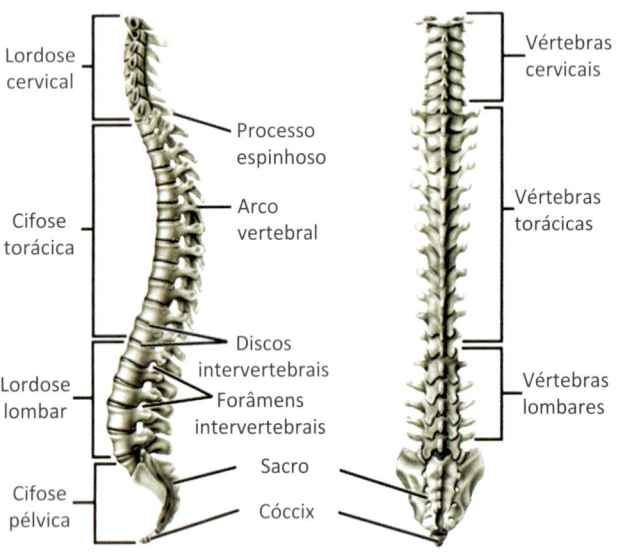

▲ **Figura 15.4** Anatomia da coluna vertebral.

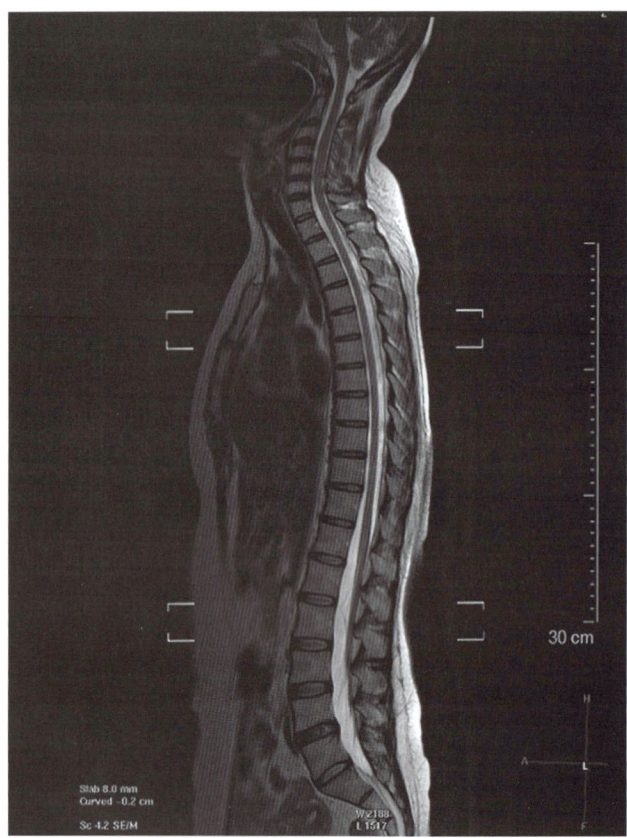

▲ **Figura 15.5** Corte sagital da coluna vertebral.

Os corpos vertebrais são interligados por meio de uma fibrocartilagem (disco intervertebral), proporcionando uma articulação de amplitude restrita à coluna vertebral. O arco vertebral consiste em um par de pedículos e um par de lâminas, ancorando sete processos – quatro articulares, dois transversos e um espinhoso. Nesses processos, inserem-se ligamentos e músculos que proporcionam os movimentos da coluna e sua estabilidade.[4,5]

## Meninges

As meninges, três membranas de tecido conjuntivo, envolvem todo o SNC. São elas: a dura-máter (mais externa), a aracnoide (intermediária) e a pia-máter (mais interna).

A dura-máter é uma membrana rica em colágeno, espessa e densa, resistente e inelástica, ricamente vascularizada e inervada, o que a torna responsável pela sensibilidade dolorosa intracraniana. A dura-máter cranial ou encefálica é composta de dois folhetos – o externo ou endosteal, que funciona como periósteo interno do crânio, e o interno ou meníngeo, que continua com a dura-máter espinhal. Esses folhetos sofrem separações em determinadas regiões, formando quatro pregas e várias cavidades, denominadas seios da dura-máter, que funcionam como canais venosos. As quatro pregas da dura-máter são as seguintes:

- **Tenda do cerebelo**: septo transversal interposto entre os lobos occipitais e o cerebelo, dividindo a cavidade craniana em compartimento superior ou supratentorial (fossa média) e compartimento inferior ou infratentorial (fossa posterior);
- **Foice cerebral**: ocupa a fissura longitudinal do cérebro, separando os dois hemisférios cerebrais e contendo os seios sagitais;
- **Foice cerebelar**: pequeno septo triangular que separa os dois hemisférios cerebelares;
- **Diafragma da sela**: pequena lâmina horizontal que fecha superiormente a sela túrcica, isolando e protegendo a hipófise.

A dura-máter espinhal, formada apenas pelo folheto interno da dura-máter craniana, é separada da aracnoide por uma cavidade virtual, o espaço subdural, e da parede óssea do canal medular pelo espaço peridural, o qual contém um rico plexo venoso.

A aracnoide é uma delicada membrana conjuntiva, separada da pia-máter pelo espaço subaracnoideo que contém o liquor. Em locais em que o encéfalo se afasta da parede craniana, formam-se coleções de liquor, as quais são denominadas cisternas aracnoideas, sendo a principal a cisterna cerebelo-medular ou cisterna magna. A aracnoide pode em alguns pontos invadir a dura-máter, formando as granulações aracnoideas ou corpos de Pacchioni, responsáveis pela absorção do liquor.

Finalmente, a pia-máter, a mais interna das meninges, é uma membrana descontínua, aderida intimamente à superfície do SNC, formada por delicado tecido conjuntivo, ricamente permeado por um minúsculo plexo venoso.

A pia-máter proporciona sustentação estrutural ao tecido nervoso e acompanha todos os relevos do SNC, bem como os vasos que nele penetram, formando a parede externa dos espaços perivasculares, que constituem amortecedores hidráulicos às pulsações arteriais.[3,6]

## Liquor

### Barreira hematoencefálica

O tecido nervoso e o sangue realizam trocas constantes. Essas trocas são reguladas. Funcionalmente, está situada no endotélio dos capilares que irrigam o SNC, cobrindo uma superfície de $12m^2$/g de parênquima cerebral, graças a uma complexa rede de cerca de 650 km de capilares sanguíneos. As células endoteliais desses capilares são diferenciadas, não fenestradas, apresentando junções extremamente estreitas entre si, as quais bloqueiam ativamente a passagem de proteínas, compostos hidrofílicos e mesmo a difusão iônica. Contudo, permite a passagem da maioria dos compostos lipofílicos, além de possuir mecanismos específicos de transporte para insulina, glicose, transferrina, purinas e aminoácidos. O endotélio capilar tem mais de 95% de sua superfície circundada por processos celulares de astrócitos, o que constitui mais uma interposição entre os capilares e o tecido nervoso funcional.[1-3,6]

As estruturas que contêm o liquor (ventrículos) estão representadas na Figura 15.6.

### Medula espinhal

A medula espinhal é a estrutura mais caudal do SNC, de forma cilíndrica e alongada, ligeiramente achatada no sentido anteroposterior. Tem início a partir do bulbo, ocupando os dois terços superiores do canal vertebral, geralmente terminando ao nível da segunda vértebra lombar, quando se afila para formar o cone medular e, por fim, o filamento terminal. A medula espinhal constitui a via de passagem de informações entre o SNC e os órgãos do tronco e membros e é a via final para o envio de comandos motores. Apresenta seu calibre relativamente uniforme, exceto por duas intumescências, denominada cervical e lombar, onde ocorrem as conexões

dos plexos braquiais e lombossacral, respectivamente. Estrutura-se de forma que a substância cinzenta, constituída por corpos neuronais, situa-se dentro da substância branca, constituída por fibras mielínicas (vias ascendentes e descendentes) – com isso, a substância cinzenta assume a forma de uma borboleta, apresentando três colunas de cada lado: anterior, posterior e lateral. A substância branca, também se organiza em funículos anterior, lateral e posterior (Figura 15.7).

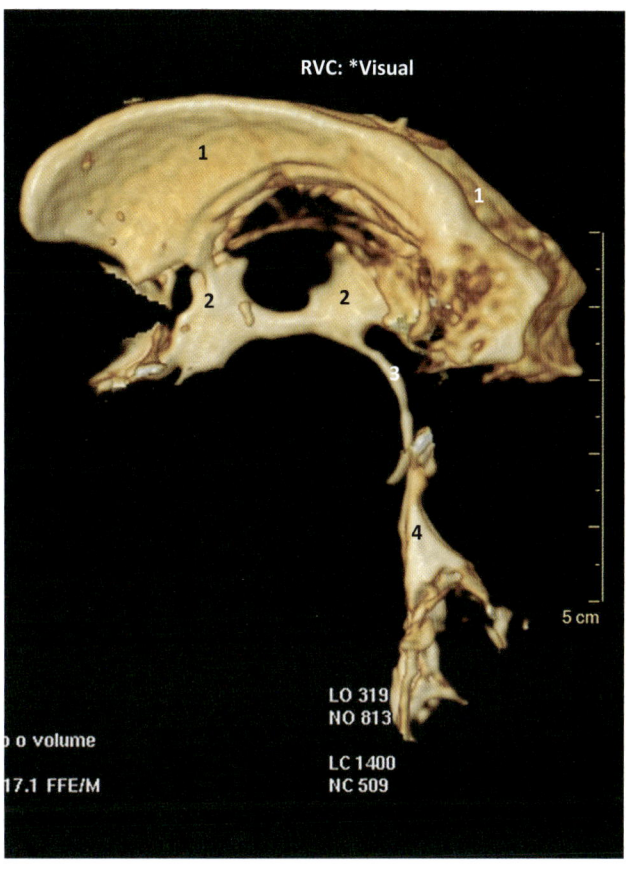

▲ **Figura 15.6** Reformatação tridimensional do sistema ventricular por RNM **(1)** ventrículos laterais; **(2)** 3º ventrículo; **(3)** aqueduto cerebral; **(4)** 4º ventrículo.

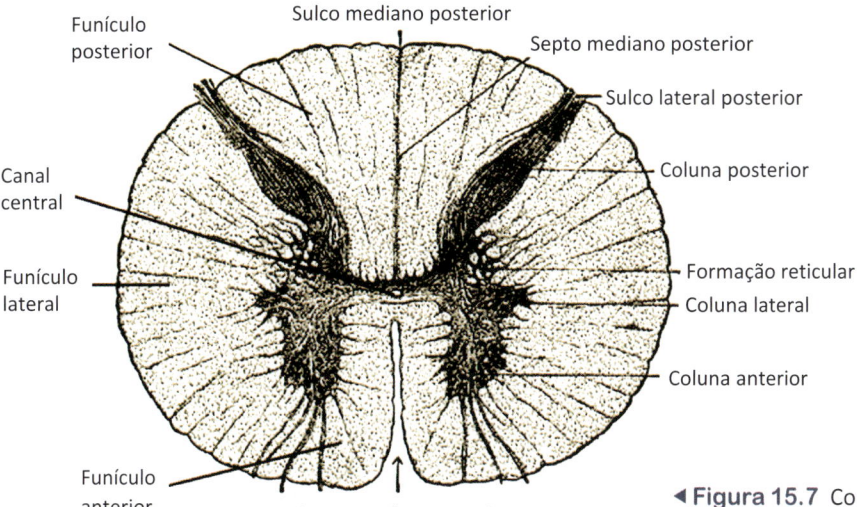

◄ **Figura 15.7** Corte transversal da medula espinhal e suas principais estruturas.

Da medula espinhal saem 31 pares de nervos espinhais – oito cervicais, doze torácicos, cinco lombares, cinco sacrais e um coccígeo – cada qual com uma raiz anterior e outra posterior, esta última com um gânglio espinhal. Em razão de ritmos de crescimento diferentes entre a medula espinhal e a coluna vertebral, as raízes nervosas dos últimos nervos espinhais, dispostas em torno do cone medular e filamento terminal, formam a chamada cauda equina.[3,4,6] A cauda equina está mostrada nas Figuras 15.8 e 15.9.

A substância cinzenta na medula tem seus neurônios divididos em dois grandes grupos: neurônios de axônio longo e neurônios de axônio curto. Os neurônios de axônio longo são, por sua vez, divididos em neurônios radiculares e neurônios cordonais. Os neurônios radiculares podem ser viscerais – quando inervam músculos lisos e cardíacos e glândulas – ou somáticos ou motores, responsáveis pela inervação dos músculos estriados esqueléticos. Os neurônios cordonais, cujos axônios formam os funículos da substância branca medular, são divididos em neurônios de projeção, que constituem as vias ascendentes da medula, e os neurônios de associação, com ramos ascendentes e descendentes, que integram segmentos medulares situados em níveis diferentes. Por fim, os neurônios de axônio curto, de pequeno tamanho, permanecendo circunscritos à substância cinzenta medular, são responsáveis pela regulação dos arcos-reflexos.[1,3]

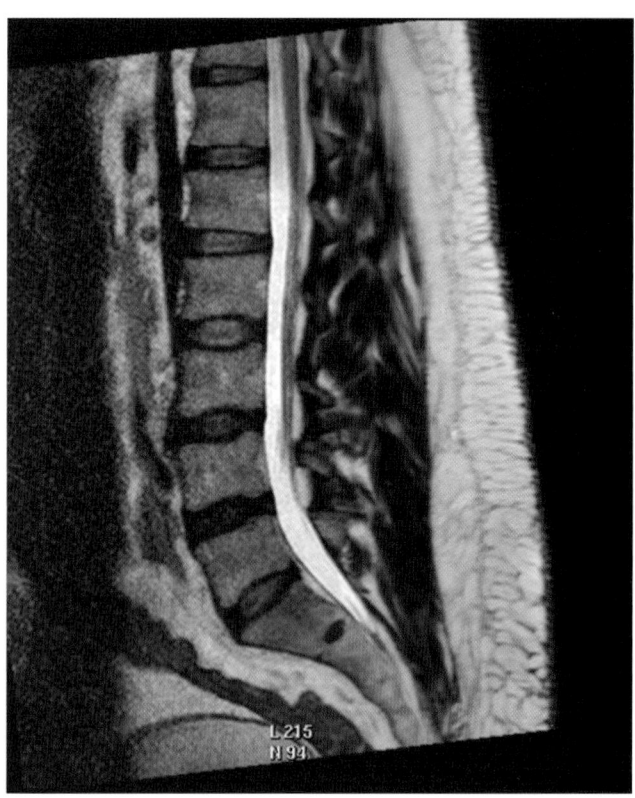

▲ **Figura 15.9** Reformatação sagital da cauda equina por RNM.

## Tronco encefálico ou rombencéfalo

O tronco encefálico é uma estrutura infratentorial, ou seja, ocupa a fossa craniana posterior, sendo dividido em bulbo, mesencéfalo e ponte. Constitui a ligação entre cérebro e medula espinhal, sendo a via de passagem dos diversos tratos nervosos. Além disso, contém os núcleos dos nervos cranianos, exceto do I e II pares (olfatório e ótico), responsáveis pela inervação sensorial e motora da cabeça e pescoço, inervação dos órgãos dos sentidos e inervação parassimpática dos gânglios autonômicos viscerais que controlam funções vitais, como a respiração, pressão sanguínea e batimentos cardíacos.

## Bulbo

Tendo uma estrutura de secção triangular, o bulbo mede cerca de 3 cm de comprimento, cujos limites são a extremidade inferior da ponte (sulco bulbopontino) e a extremidade superior da medula ao nível do primeiro nervo cervical. Mantém organização morfológica muito semelhante à da medula, não havendo demarcação clara entre ambas, a qual ocorre superficialmente com a decussação das pirâmides. Estas se constituem de feixes compactos de fibras nervosas descendentes que ligam as áreas motoras do cérebro aos neurônios motores da medula (trato piramidal ou via corticoespinhal), representando a principal via motora do SNC. Na parte caudal do bulbo, os feixes piramidais cruzam obliquamente o plano mediano em feixes interdigitados que obliteram a fissura mediana anterior, formando a decussação das pirâmides.

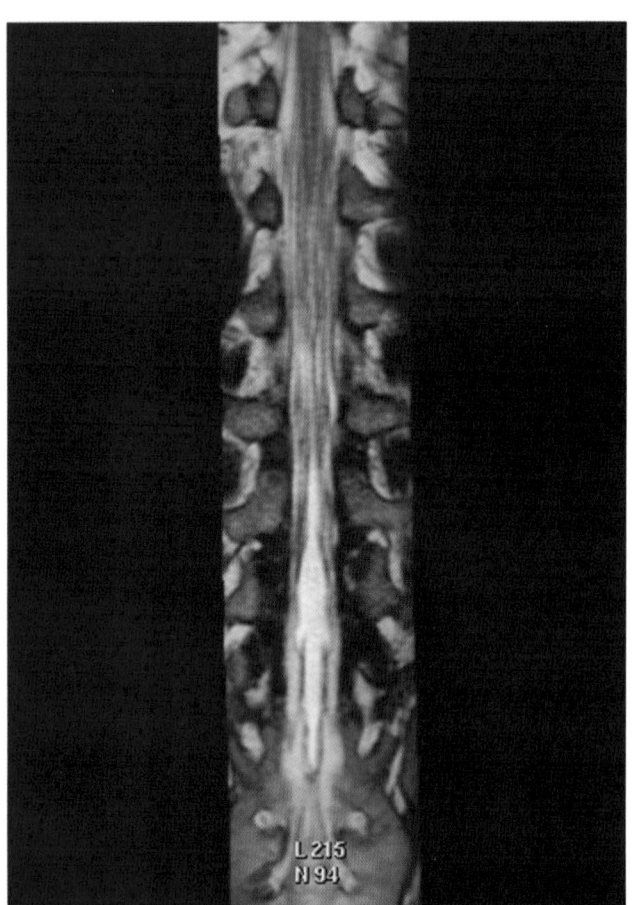

▲ **Figura 15.8** Reformatação de corte coronal de cauda equina por RNM.

Apesar de sua estrutura ser semelhante à da medula em sua porção inferior, superiormente o bulbo difere muito, apresentando várias modificações como o aparecimento de novos núcleos (grácil, cuneiforme, olivar), a decussação das pirâmides (motora) e dos lemniscos (sensitiva) e a abertura do IV ventrículo.

Uma rede de tratos e núcleos são integrados pelo bulbo. Estes trazem informação sensorial para os centros superiores do cérebro, bem como levam comandos motores para a medula. Possui núcleos de vários nervos cranianos, bem como núcleos próprios, além da formação reticular, onde se localizam o centro respiratório, o centro vasomotor e o centro do vômito. Assim, o bulbo é responsável pelo controle da função motora visceral, participando de alguns dos principais reflexos do corpo humano, como vômito, soluço, deglutição, tosse e espirro.[1,3,4,6] O tronco encefálico, o bulbo e a ponte são mostrados nas Figuras 15.10 e 15.11.

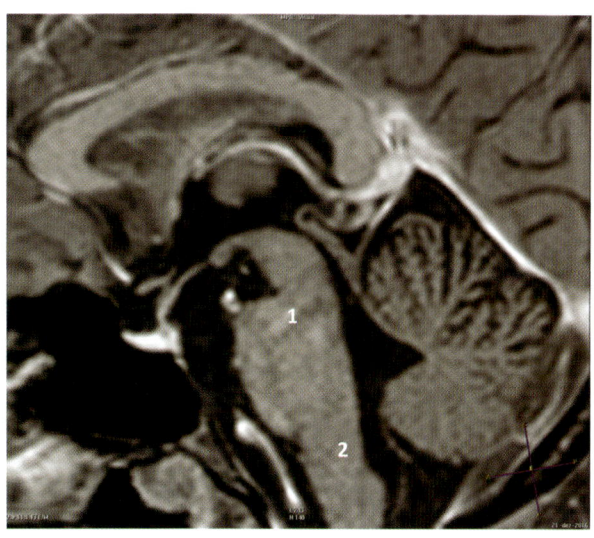

▲ **Figura 15.11** Tronco cerebral: **(1)** ponte e **(2)** bulbo.

Os núcleos de nervos cranianos e suas funções são apresentados na Tabela 15.2.

## Ponte

Situada centralmente ao cerebelo, a ponte constitui a parte dianteira do tronco encefálico. Está localizada entre o bulbo e o mesencéfalo. Sua superfície anterior é convexa, muito proeminente, formada por um volumoso feixe de fibras nervosas, que convergem e se tornam mais compactas para formar o pedúnculo cerebelar médio ou braço da ponte. É composta basicamente de fibras de condução, conectando áreas cerebrais superiores com a medula espinhal. Na linha média anterior, encontra-se o sulco basilar, onde, em geral, se aloja a artéria basilar.

A ponte possui vários núcleos que estabelecem uma conexão entre o córtex motor e o cerebelo. Sua parte ventral é separada do bulbo pelo sulco bulbopontino, de onde emergem o VI, VII e VIII pares cranianos (abducente, facial

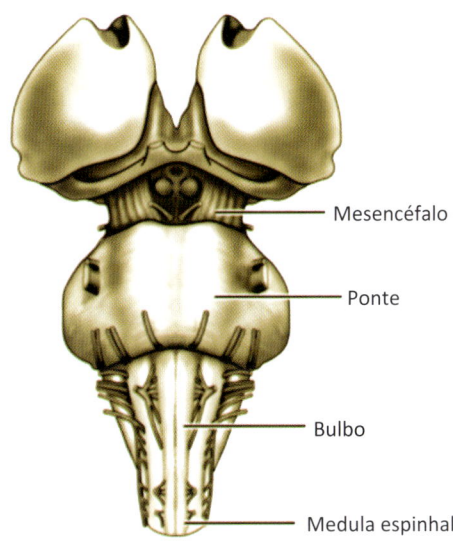

Mesencéfalo

Ponte

Bulbo

Medula espinhal

▲ **Figura 15.10** Anatomia do tronco encefálico.

| Tabela 15.2 Núcleos dos nervos cranianos localizados no tronco encefálico. | | | |
|---|---|---|---|
| **Classificação** | **Núcleo** | **Par Craniano** | **Função** |
| Núcleos motores | Núcleo ambíguo | Glossofaríngeo (IX) Vago (X) Acessório (XI) | Inervação da musculatura estriada da laringe e da faringe |
| | Núcleo do hipoglosso | Hipoglosso (XII) | Inervação da musculatura da língua |
| | Núcleo dorsal do vago | Vago (X) | Inervação motora de vísceras torácicas e abdominais |
| | Núcleo salivatório inferior | Glossofaríngeo (IX) | Inervação da parótida |
| Núcleos sensitivos | Núcleo do trato espinhal do trigêmeo | Trigêmeo (V) Facial (VII) Glossofaríngeo (IX) Vago (X) | Sensibilidade de quase toda a cabeça |
| | Núcleo do trato solitário | Facial (VII) Glossofaríngeo (IX) Vago (X) | Sensibilidade gustativa |
| | Núcleo vestibular | Vestíbulo-coclear (VIII) | Equilíbrio e audição |

e vestíbulococlear, respectivamente). Na parte dorsal da ponte, encontram-se os núcleos dos nervos vestíbulococlear, facial, abducente e trigêmeo; além dos núcleos salivatório superior e lacrimal.

Na transição entre o bulbo e a ponte encontra-se o *locus ceruleus*, um núcleo constituído por neurônios e fibras ricas em noradrenalina, com amplas projeções para o córtex cerebral, possuindo importante papel no controle do comportamento emocional e no ciclo sono-vigília.[1,3,4,6]

## Mesencéfalo

Conectando a ponte e o cerebelo aos hemisférios cerebrais, na porção mais cranial do tronco encefálico, surge uma estrutura curta, essa estrutura é o mesencéfalo. É formado por uma porção ventrolateral, composta de duas estruturas cilíndricas, os pedúnculos cerebrais, uma porção dorsal, que consiste em quatro eminências arredondadas, os corpos quadrigêmeos (teto mesencefálico), e um canal estreito, o aqueduto cerebral, o qual conecta o terceiro e quarto ventrículos. Os pedúnculos cerebrais dividem-se em uma parte dorsal, predominantemente celular, o tegmento e outra ventral, formada de fibras longitudinais descendentes (tratos corticoespinhal, corticonuclear e corticopontino), a base do pedúnculo. Tegmento e base do pedúnculo são separadas por um núcleo compacto de neurônios multipolares ricos em dopamina e contendo melanina, a substância negra, que faz parte do sistema extrapiramidal, com conexões nos dois sentidos com o corpo estriado (núcleos da base), envolvida no controle da atividade muscular esquelética.

Os corpos quadrigêmeos são formados por dois pares de colículos (superior e inferior), cujas fibras projetam-se para os núcleos talâmicos. Os colículos superiores estão envolvidos em reflexos que regulam os movimentos verticais dos olhos, enquanto os colículos inferiores constituem um importante relé das vias auditivas.

O tegmento possui alguns importantes núcleos, como o núcleo rubro, pertencente ao sistema motor extrapiramidal, e os núcleos dos nervos trocleares (IV) e oculomotor (III).[3,4,6] O mesencéfalo e alguns núcleos deste são mostrados nas Figuras 15.12 e 15.13.

## Cerebelo

Localizado na fossa occipital inferior, o cerebelo (Figuras 15.14 e 15.15) guarda, como o cérebro, uma estrutura semelhante, sendo formado por dois hemisférios que apresentam um córtex que envolve um centro de substância branca (corpo medular). Conta ainda com uma pequena estrutura mediana, o vermis, ligado aos dois hemisférios cerebelares. O cerebelo situa-se abaixo do lobo occipital, dorsalmente à ponte e bulbo, ligando-se a eles através dos pedúnculos cerebelares.

Os dois hemisférios cerebelares apresentam sulcos transversais que delimitam os lóbulos cerebelares, formados pelas chamadas folhas do cerebelo, finas lâminas de tecido nervoso. Os principais lobos cerebelares são o anterior, o posterior e o flocolonodular. A citoarquitetura do córtex cerebelar é basicamente a mesma em todas as folhas e lóbulos, distinguindo-se três camadas: moleculares (formada

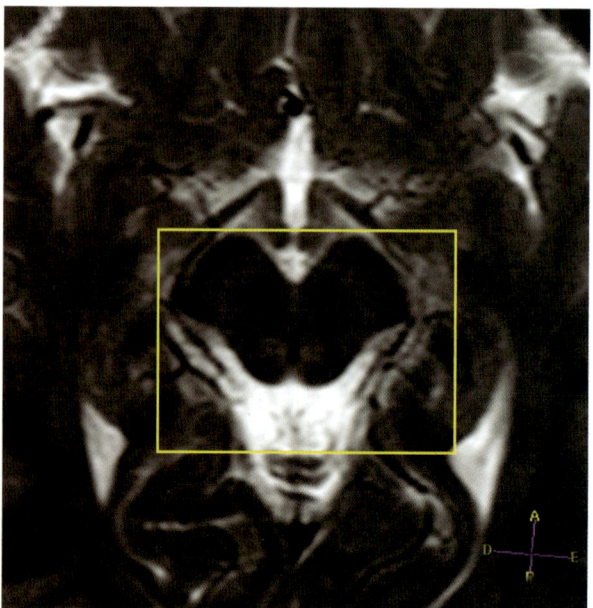

▲ **Figura 15.12** Corte axial do mesencéfalo.

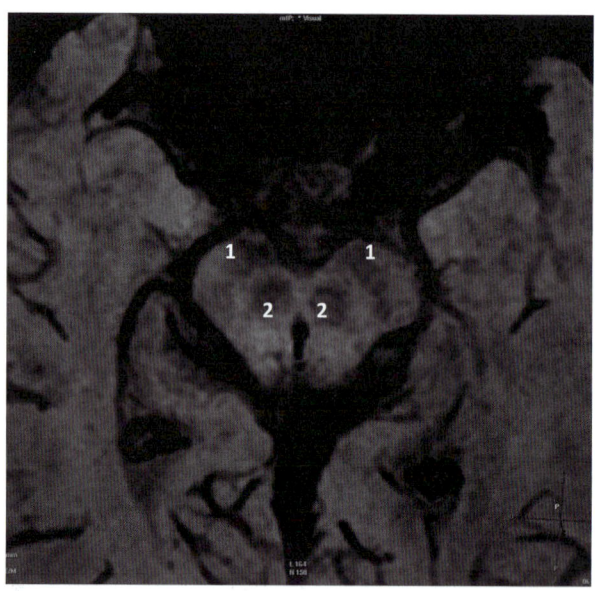

▲ **Figura 15.13** Corte axial do mesencéfalo. (1) substância nigra; (2) núcleos rubros.

principalmente por fibras); de células de Purkinje (formada por neurônios piriformes) e granulares (formada pelas menores células do corpo humano, os neurônios granulares).

Já o corpo medular do cerebelo, formado por fibras mielínicas, possui quatro núcleos centrais com corpos neuronais, a saber, núcleo denteado, núcleo emboliforme, núcleo globoso e núcleo fastigial.

Responsável por atividade inconsciente e involuntária, o cerebelo desempenha importante papel na regulação dos movimentos finos e complexos, integrando estímulos proprioceptivos, visuais e táteis para determinação temporal e espacial de ativação dos músculos durante o movimento ou no ajuste postural. Sendo assim, basicamente

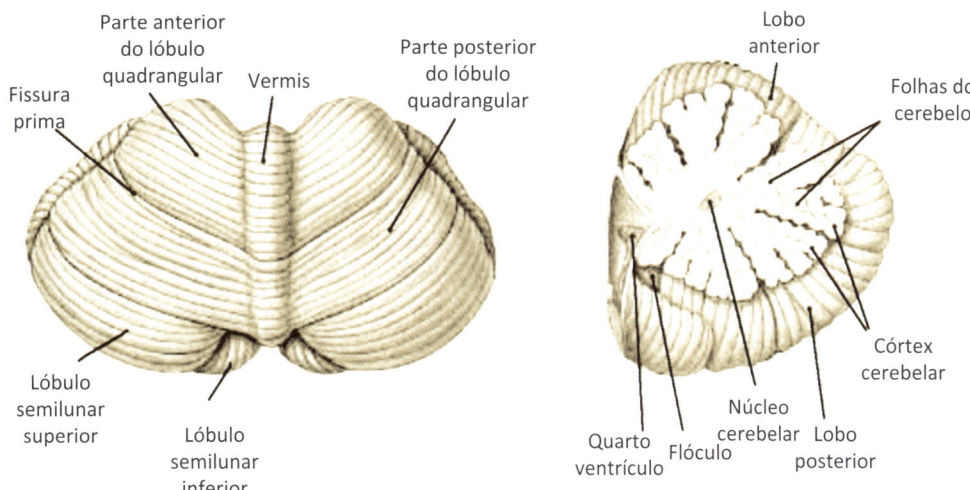

▲ **Figura 15.14** Anatomia do cerebelo.

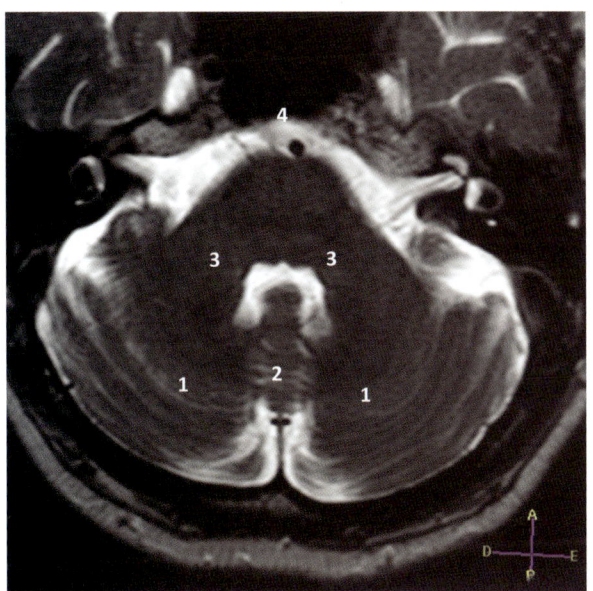

▲ **Figura 15.15** Cerebelo. **(1)** Hemisférios cerebelares; **(2)** vermis; **(3)** pedúnculos cerebelares médios; **(4)** artéria basilar.

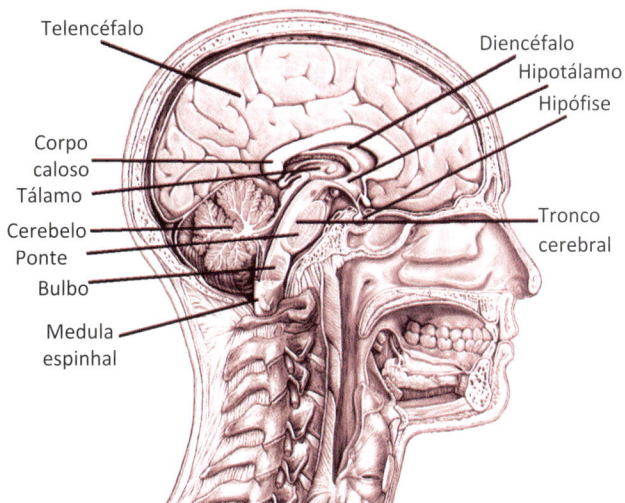

▲ **Figura 15.16** Anatomia do cérebro.

está envolvido na manutenção do equilíbrio corporal, manutenção do tônus muscular e da postura, bem como coordenação de movimentos complexos. Acredita-se ainda que possa estar envolvido em processos de aprendizagem, particularmente na aquisição de respostas condicionadas.[1,3,4,6]

## Cérebro

O cérebro (Figura 15.16), correspondente embriológico do prosencéfalo, é dividido em duas partes:

1. O diencéfalo, correspondente à área do terceiro ventrículo e às estruturas que o circundam, a saber: tálamo, hipotálamo, epitálamo e subtálamo;
2. O telencéfalo, correspondente aos hemisférios cerebrais.

## Diencéfalo

### Tálamo

Os tálamos são duas massas ovoides de substância cinzenta, localizadas de cada lado do terceiro ventrículo, em sua porção laterodorsal, acima do sulco hipotalâmico. Tem por função processar informações sensoriais provenientes das regiões mais caudais do SNC, que se dirigem para o córtex cerebral. Possui vários núcleos, divididos em cinco grupos: anterior, posterior, mediano, medial e lateral.

Os núcleos anteriores situam-se no tubérculo anterior do tálamo, recebem fibras dos núcleos mamilares e projeta fibras para o córtex do giro do cíngulo, integrando o circuito de Papez, parte do sistema límbico e, portanto, atuam sobre o comportamento emocional. Os núcleos posteriores compreendem os corpos geniculados e o pulvinar, funcionando como uma relé das vias auditiva e ótica. Os núcleos medianos possuem conexão com o hipotálamo, relacionando-se com funções viscerais. Os núcleos mediais recebem um grande número de fibras da formação reticular, tendo importante papel ativador sobre o córtex cerebral, e de fibras da área pré-frontal, relacionadas a comportamentos emocionais como respostas afetivas (alegria e tristeza).

Os núcleos laterais compreendem o grupo de núcleo talâmico mais complexo, sendo formados pelos núcleos ventrais anterior, intermédio, posterolateral e posteromedial. Os dois primeiros, pertencentes ao sistema extrapiramidal, são núcleos de projeção que recebem fibras motoras do globo pálido e cerebelo e se projetam ao córtex frontal. Já os núcleos ventrais posterolateral e posteromedial funcionam como relé das vias sensitivas, recebendo, respectivamente, informações dos lemniscos medial (responsável pela condução de impulsos do tato e propriocepção) e espinhal (responsável pela condução de impulsos de temperatura, dor, pressão e tato) e do lemnisco trigeminal (responsável pela condução de impulsos da sensibilidade somática da cabeça).[1,3,4,6]

## Hipotálamo

Como seu próprio nome enseja, o hipotálamo, localiza-se abaixo do tálamo, em uma pequena área do assoalho do terceiro ventrículo. É composto pela região tegmental subtalâmica e pelas seguintes estruturas: corpos mamilares, quiasma ótico, túber cinéreo e infundíbulo. É constituído basicamente de substância cinzenta, agrupada em núcleos, contendo um grande número de circuitos neuronais relacionados às funções vitais: temperatura corporal, frequência cardíaca, pressão arterial, osmolaridade sanguínea, ciclo sono-vigília, ingestão de alimentos e água. Controla a homeostasia do organismo (atividade visceral no sentido de manter constante o meio interno) por meio de três mecanismos: endócrino (pela regulação da hipófise), autônomo (origina o sistema nervoso simpático e parassimpático) e motivacional (por suas conexões com o sistema límbico).[1,3,4,6]

## Epitálamo

O epitálamo, composto de comissura das habênulas, comissura posterior e glândula pineal (epífise), limita posteriormente o terceiro ventrículo. O núcleo e comissura das habênulas pertencem ao sistema límbico, estando relacionadas com a regulação do comportamento emocional. Já a glândula pineal, órgão secretor da melatonina, possui ação inibidora sobre outras glândulas, como as gônadas, a hipófise, a tireoide e as paratireoides. Como a pineal parece sofrer influências em seu funcionamento a partir da exposição à luz, acredita-se que esteja envolvida no ritmo circadiano e no ciclo sono-vigília.[3]

## Subtálamo

Pequena área interna e posterior do diencéfalo, pertencente ao sistema extrapiramidal, sendo formado pelo estrato dorsal, zona incerta e núcleo subtalâmico. Como se localiza na transição com o mesencéfalo, engloba parte de algumas estruturas desse segmento, como o núcleo rubro, a formação reticular e a substância negra. Apresenta função motora, regulando a postura e os movimentos. Lesões, desse núcleo, provocam uma síndrome específica, denominada hemibalismo, caracterizada por movimentos involuntários anormais e violentos das extremidades, que podem persistir mesmo no período do sono, levando o paciente à exaustão física.[3]

## Telencéfalo

O telencéfalo é constituído basicamente pelos dois hemisférios cerebrais, grandes massas ovoides de tecido nervoso, dotados de uma cavidade interna, os ventrículos laterais, e separados medialmente de forma incompleta pela fissura longitudinal do cérebro. Repousando na base do crânio (anteriormente) e na tenda do cerebelo (posteriormente), cada hemisfério cerebral está configurado de modo a apresentar três polos (frontal, occipital e temporal), três faces (superolateral, medial e inferior) e quatro grandes lobos (frontal, temporal, parietal e occipital). Existe ainda um pequeno lobo interno, a ínsula, composta de uma dobra do lobo parietal. Estruturalmente, apresenta uma superfície constituída por substância cinzenta, o córtex cerebral, que envolve uma porção central de substância branca, o centro branco medular. Neste, encontram-se diversos agrupamentos organizados de neurônios e feixes de fibras, constituindo as chamadas estruturas subcorticais, a saber: o corpo caloso, o fórnix, o septo, o hipocampo, a amígdala e os núcleos da base.

Cada hemisfério cerebral relaciona-se com a parte contralateral do corpo (por exemplo, o córtex motor direito controla a atividade motora do lado esquerdo do corpo) e apresenta lateralidade de funções, ou seja, do ponto de vista funcional existe uma assimetria entre os hemisférios cerebrais, sendo um deles mais importante para aquela função do que o outro. Assim, para funções motoras complexas e linguagem, a dominância, na grande maioria das vezes, é do hemisfério esquerdo, enquanto para funções não verbais é o hemisfério direito o dominante. Os hemisférios cerebrais possuem como principal via de intercomunicação o corpo caloso, estrutura formada de fibras mielínicas e amielínicas, situada no fundo da fissura longitudinal do cérebro.

A superfície cerebral é marcada por muitas circunvoluções formadas por sulcos (escavações), fissuras (sulcos profundos) e giros (elevações). Os dois principais sulcos são o lateral (de Sylvius) e o central (de Rolando). O sulco lateral separa o lobo temporal dos lobos frontal e parietal; já o sulco central, separa o lobo frontal (anterior) do parietal (posterior). De modo geral, as áreas anteriores ao sulco central relacionam-se à motricidade e as posteriores com a sensibilidade.

Além dos sulcos laterais e centrais, é digno de nota o sulco parieto-occipital, que se estende de cima para baixo, dividindo o lobo parietal do occipital; o sulco calcarino, na superfície medial do lobo occipital, delimitando a localização do córtex visual; e o sulco do cíngulo, na superfície medial dos lobos frontal e parietal, delimitando o giro do cíngulo, importante componente do sistema límbico.

O córtex cerebral é formado por seis camadas interpostas e complexamente interconectadas de diferentes tipos de neurônios e fibras (módulos ou colunas de células), classificadas, da superfície para o interior, em (1) camada molecular; (2) camada granular externa; (3) camada piramidal externa; (4) camada granular interna; (5) camada piramidal interna; e (6) camada multiforme. Cada camada constitui uma unidade morfofuncional com características próprias, que se comunica e interage com as camadas adjacentes. Na camada molecular, predominam fibras horizontais, havendo poucos neurônios de associação, denominados células horizontais. A seguir, encontra-se a camada granular externa, composta basicamente de células granulares, as principais células receptoras do SNC, caracterizadas por dendritos que se ramificam próximos aos corpos celulares, formando circuitos neuronais de intercomunicação muito sofisticados. Essas células também estão presentes, de forma marcante, na quarta camada (granular interna). A terceira camada, denominada piramidal externa, composta principalmente de neurônios piramidais, células predominantemente efetuadoras, encontradas também na quinta camada (piramidal interna). Por fim, a camada mais interna do córtex, a camada multiforme, é constituída por neurônios fusiformes, células efetuadoras com comunicações com as estruturas subcorticais.

O córtex pode ser dividido arbitrariamente, do ponto de vista anatômico, em lobos frontal, parietal, temporal e occipital, de acordo com a topografia óssea craniana. Entretanto, sua divisão do ponto de vista funcional parece ser mais adequada. Neste sentido, encontramos três grandes áreas corticais, a saber: áreas sensitivas, áreas motoras e áreas de associação. As áreas somestésicas e somatomotoras são mostradas na Figura 15.17.

Áreas sensitivas são áreas de projeção, caracterizadas pela recepção de estímulos, permitindo ao indivíduo a consciência de sensações físicas, são divididas em:

- **Área auditiva**: localizada no giro temporal transverso anterior, apresenta correspondência direta com as áreas da cóclea, sem, contudo, ser uma via totalmente cruzada, o que resulta no fato de que destruição cortical de um lado não determina a perda total da audição contralateral;
- **Área gustativa**: localizada na porção inferior do giro pós-central;
- **Área olfatória**: localizada em uma pequena área na parte anterior do uncus e do giro para-hipocampal;
- **Área somestésica**: área de sensibilidade somática geral, localizada no giro pós-central, posterior ao sulco central (área cortical sensorial primária). Recebe e analisa impulsos nervosos relacionados à temperatura, dor, pressão, tato e propriocepção consciente da metade oposta do corpo;
- **Área vestibular**: aparentemente localizada no lobo temporal, próximo à área auditiva, sendo responsável pela consciência da orientação espacial;
- **Área visual**: localizada no sulco calcariano, na parte mais posterior do córtex occipital, com correspondência direta entre áreas da retina e áreas corticais.

Já as áreas motoras do córtex, constituintes das vias eferentes somáticas, representam o sistema piramidal, formado pelos tratos corticoespinhal e corticonuclear, responsáveis pelo controle voluntário dos movimentos musculares. A área motora piramidal do córtex (centro cortical primário da motricidade voluntária) localiza-se anteriormente ao sulco central, no giro pré-central, comandando a área muscular contralateral ao hemisfério cerebral. A extensão de comprometimento de córtex motor para determinada parte do corpo é proporcional à delicadeza e complexidade de movimentos dos grupos musculares dessa parte, e não do seu tamanho, havendo assim, por exemplo, uma maior área do córtex destinada aos grupos musculares das mãos e da face do que para o restante do corpo.

Por fim, as áreas de associação do córtex relacionam-se a funções psíquicas mais elaboradas, integrando as funções sensoriais e motoras. São divididas em cinco áreas específicas:

- **Áreas gnósicas**: situadas próximas às áreas de projeção somestésica, visual e auditiva, responsabilizam-se pelo reconhecimento consciente e interpretação dos estímulos táteis, visuais e auditivos, dividindo-se, respectivamente, em área psicossomestésica, área psicovisual e área psicoauditiva. Lesões nessas áreas resultam em um quadro denominado agnosia, caracterizado pela incapacidade em reconhecer objetos, imagens e sons, apesar de haver a percepção consciente deles. Da mesma forma, as áreas gnósicas estão relacionadas ao planejamento de atos voluntários e, neste caso, as lesões corticais resultam em apraxia, ou seja, incapacidade de realizar determinada sequência de atos, sem que haja qualquer lesão motora;
- **Áreas relacionadas com a linguagem**: antigamente delimitadas nas áreas de Broca (pré-frontal – Figura 15.18) e Wernicke (porção posterior do lobo temporal esquerdo), atualmente acredita-se corresponderem a vastos territórios corticais de associação, não delimitados, visto ser a linguagem um fenômeno altamente complexo que depende da integridade dos circuitos neuronais como um todo. As áreas de linguagem relacionam-se ao conceito de dominância cerebral, localizando-se, portanto, na maioria das vezes, no hemisfério cerebral esquerdo;
- **Áreas relacionadas com o esquema corporal**: localizadas no giro supramarginal e regiões vizinhas, no hemisfério não dominante, relacionam-se à percepção consciente das diversas partes do corpo, sendo consequência da integração de vários estímulos sensitivos;
- **Áreas relacionadas com a memória**: ocupam várias áreas corticais, em especial no lobo temporal;
- **Áreas corticais relacionadas com as emoções**: fenômenos complexos, as emoções comprometem principal-

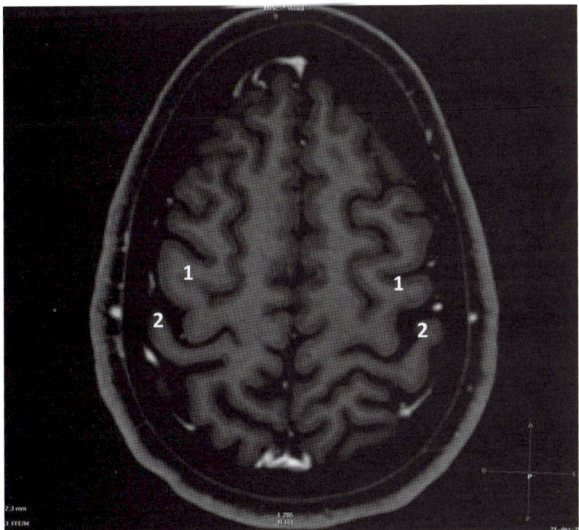

▲ **Figura 15.17** Corte axial do telencéfalo. **(1)** Área somatomotora da mão. **(2)** Área somatossensitiva da mão.

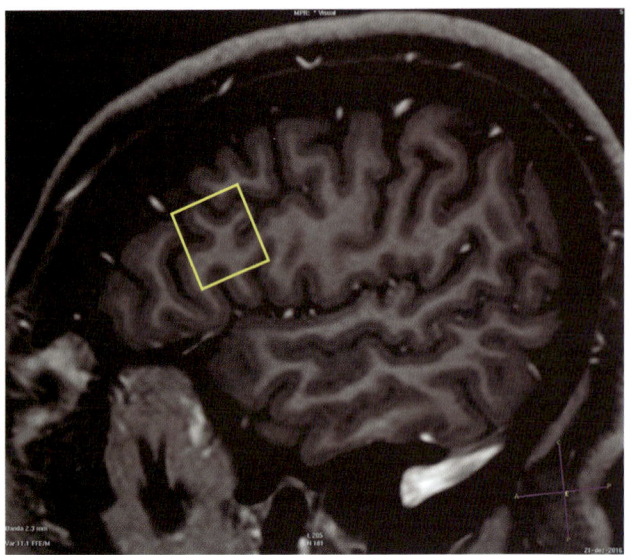

▲ **Figura 15.18** Corte sagital do telencéfalo. Área de Broca.

mente áreas subcorticais, havendo, contudo, relações com áreas inespecíficas do córtex. Aparentemente, a área pré-frontal tem participação no desenvolvimento de reações afetivas de tristeza e ansiedade, bem como em características de personalidade.

Envolvido pelo córtex cerebral, encontra-se o centro branco medular, área formada basicamente de substância branca, rica em fibras nervosas mielínicas (fibras de projeção e fibras de associação), contendo pequenas formações de substância

cinzenta, os núcleos da base: *claustrum*, corpo amigdaloide e corpo estriado. O centro branco medular constitui a maior parte da massa encefálica de cada hemisfério.

O *claustrum* é uma pequena faixa de substância cinzenta localizada entre o *putamen* e o córtex da ínsula, de função desconhecida. Já o corpo amigdaloide, localizado na extremidade da cauda do núcleo caudado, faz parte do sistema límbico, atuando sobre o controle das emoções e do comportamento sexual.

Finalmente, o corpo estriado, composto de núcleo caudado, *putamen* e globo pálido, constitui um importante centro do sistema extrapiramidal, realizando conexões com o córtex cerebral, o tálamo e a substância negra. O corpo estriado é uma região rica em neurônios dopaminérgicos, responsáveis pelo controle dos movimentos musculares involuntários e automáticos do corpo. Afecção dessa estrutura resulta em síndromes extrapiramidais, como o mal de Parkinson, as coreias e atetoses.[1,3,4,6]

## Vascularização do SNC

Formado por estruturas nobres e altamente especializadas, o SNC consome grande quantidade de glicose e oxigênio, o que demanda intenso fluxo sanguíneo e, por consequência, vasta rede de vascularização.

A medula espinhal é irrigada pelas artérias espinhais anterior e posteriores, ramos da artéria vertebral e pelas artérias radiculares. Já o encéfalo é irrigado pelas artérias carótidas internas e vertebrais, que na base do cérebro formam o polígono anastomótico de Willis (Figura 15.19), de onde saem às principais artérias para irrigação do SNC. As arté-

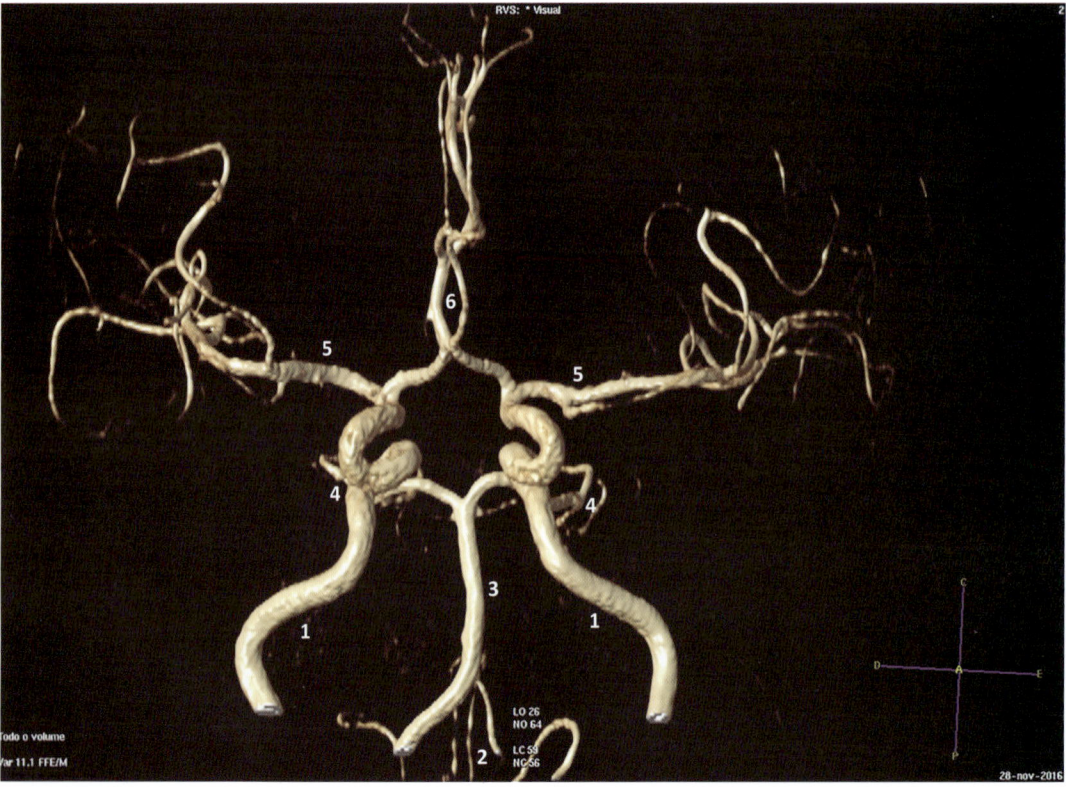

▲ **Figura 15.19** Polígono de Willis: **1.** a.a carótidas internas; **2.** a.a vertebrais; **3.** a. basilar; **4.** a.a cerebrais posteriores; **5.** a.a. cerebrais médias e **6.** a.a cerebrais anteriores.

rias carótidas internas originam as artérias cerebrais médias e anteriores, enquanto as artérias vertebrais fundem-se na artéria basilar, que a seguir origina os ramos das artérias cerebrais posteriores, emitindo ainda os ramos das artérias cerebelares. A artéria cerebral anterior irriga áreas cerebrais responsáveis pela sensibilidade e motricidade dos membros inferiores; já a artéria cerebral média irriga áreas motoras e somestésicas do tronco, cabeça, pescoço e membros superiores, além de centros da linguagem; por fim, a artéria cerebral posterior irriga áreas visuais do lobo occipital.[3,7]

## REFERÊNCIAS

1.  Brandão ML. Psicofisiologia: as bases fisiológicas do comportamento. 2. ed. São Paulo: Atheneu; 2001. p. 1-25.
2.  Gray H. Embriology. In: Gray H, editor. Anatomy of the human body. 20th ed. Philadelphia: Lea & Febiger; 2000. p. 50-3.
3.  Machado ABM. Neuroanatomia funcional. 2. ed. São Paulo: Atheneu; 2000.
4.  Sobotta J. Atlas de anatomia humana. 18. ed. Rio de Janeiro: [s.n.]; 1984. p. 1-131.
5.  Gray H. Osteology. In: Gray H, editor. Anatomy of the human body. 20th ed. Philadelphia: Lea & Febiger; 2000. p. 96-200.
6.  Gray H. Neurology. In: Gray H, editor. Anatomy of the human body. 20th ed. Philadelphia: Lea & Febiger; 2000. p. 721-880.
7.  Gray H. The arteries. In: Gray H, editor. Anatomy of the human body. 20th ed. Philadelphia: Lea & Febiger; 2000. p. 574-5.

# 16

# Bioeletrogênese da Transmissão Sináptica

Ana Rubia de Oliveira Comodo ▪ Ana Claudia Aragão Delage ▪ Fabiana Mara Scarpelli de Lima Alvarenga Caldeira ▪ Guilherme de Oliveira Firmo ▪ José Maria Leal Gomes ▪ Oscar César Pires

## INTRODUÇÃO

A comunicação entre as células é feita por meio de uma rede de circuitos eletrônicos, os potenciais de ação, constantemente presentes em tecidos do corpo humano. As células são envolvidas por uma bicamada lipídica com proteínas incrustadas denominada membrana celular e possui de 7 nm a 10 nm de espessura e separa os espaços intra e extracelular. Essa membrana tem função de barreira, permitindo que a célula mantenha concentrações de solutos no citosol e impedindo a passagem da maioria das moléculas polares, característica presente em todas as células dos seres vivos.

A diferença de potencial entre os lados da membrana é capaz de gerar, processar e conduzir informações no organismo a partir de um potencial elétrico, o qual permite estados de repouso e de ação nas células.[1-9]

## ▪ BIOFÍSICA BÁSICA DOS POTENCIAIS DE MEMBRANA

As membranas celulares comportam-se como capacitores elétricos, separando íons e, consequentemente, cargas elétricas em diferentes graus de permeabilidade.[10] Essas diferenças entre as concentrações iônicas, sob condições apropriadas, criam potenciais de membrana. Uma célula deve conter quantidades iguais de cargas positivas e negativas, ou seja, deve ser eletricamente neutra (Tabela 16.1).

Os mecanismos de transporte das membranas celulares responsáveis por essa distribuição desproporcional dos íons são:

- Difusão de íons através da membrana, que ocorre como resultado da diferença de concentração, sendo que os principais íons envolvidos são o potássio ($K^+$) e o sódio ($Na^+$);
- Transporte ativo de íons através da membrana, o que ocorre com $Na^+$, $K^+$, cálcio ($Ca^+$), hidrogênio ($H^+$), cloreto ($Cl^-$), entre outros, sendo o mecanismo mais importante a bomba de sódio-potássio ($Na^+/K^+$), onde ocorre a troca de três íons $Na^+$ para o meio extracelular por 2 íons $K^+$ para o meio intracelular. Uma célula animal típica direciona cerca de um terço de sua energia para o funcionamento dessa bomba, e ela consome mais energia em células neuronais e naquelas dedicadas a processos de transporte, como as células que formam os túbulos renais.[1,9,10] Esse transporte mantém o desequilíbrio entre o $Na^+$ e o $K^+$, o que estabelece uma voltagem elétrica negativa dentro das células.

**Tabela 16.1** Concentrações iônicas intra e extracelulares.*

| Componentes | Concentração citoplasmástica (mM) | Concentração extracelular (mM) |
| --- | --- | --- |
| **Cátions** | | |
| $Na^+$ | 5 a 15 | 145 |
| $K^+$ | 140 | 5 |
| $Mg^{2+}$ | 0,5 | 1 a 2 |
| $Ca^{2+}$ | $10^{-4}$ | 1 a 2 |
| $H^+$ | $7 \times 10^{-5}$ | $4 \times 10^{-5}$ |
| **Ânions** | | |
| $Cl^-$ | 5 a 15 | 110 |

Na: sódio; Mg: magnésio; Ca: cálcio; H: hidrogênio; Cl: cloreto.

* Além dos íons $Cl^-$, as células contêm muitos outros ânions não listados nesta tabela.

Os potenciais de membrana são fundamentais para a homeostase do organismo, sendo responsáveis não somente pelo influxo de íons e água através de diversos compartimentos como também pelo transporte de nutrientes ligados ao Na$^+$ nos enterócitos, pela secreção de cloreto pelas células epiteliais, pela sinalização elétrica celular, pela contração muscular, pela secreção hormonal e pela função cerebral, incluindo os processos cognitivos.[10]

Algumas doenças podem alterar esses potenciais da membrana. Na isquemia, por exemplo, há falência da bomba de Na$^+$/K$^+$. Em outras patologias, como doença de Parkinson, síndrome de Bartter e epilepsia, ocorrem mutações genéticas nos canais proteicos que permitem o influxo de íons, causando alteração dos potenciais elétricos.[11]

## ■ PRINCIPAIS ÍONS ENVOLVIDOS NOS POTENCIAIS DE MEMBRANAS

### Sódio

Apresenta alto gradiente de concentração no líquido extracelular (145 mEq.L$^{-1}$) em relação ao intracelular (5 a 15 mEq.L$^{-1}$), o que favorece sua difusão para o interior, gerando um estado de eletronegatividade no exterior e de eletropositividade no interior. Após um período de pouco mais de 1 ms, a alteração do potencial torna-se suficientemente grande para bloquear qualquer difusão efetiva de Na$^+$, com diferença de potencial resultante de aproximadamente 61 mV. Os canais de Na$^+$ voltagem-dependentes iniciam os potenciais de ação nos neurônios e em outras células excitáveis, e sua disfunção pode causar epilepsia, dor crônica e outras doenças por hiperexcitabilidade celular.[1-8,12-16]

### Potássio

Apresenta fenômeno semelhante ao Na$^+$, porém invertido: com alta concentração no líquido intracelular (140 mEq.L$^{-1}$) em relação ao extracelular (4 mEq.L$^{-1}$). Isso propicia a difusão para o exterior, criando um estado de eletropositividade no exterior e de eletronegatividade no interior, já que ânions negativos não se difundem com o K$^+$ para o exterior. Após pouco mais de 1 ms, a alteração do potencial torna-se suficientemente grande para bloquear qualquer difusão efetiva de K$^+$, com diferença de potencial resultante de aproximadamente 94 mV.[1-8,12,13-18]

O K$^+$ está envolvido na automaticidade cardíaca, na homeostase glicêmica e na função da musculatura lisa e estriada. Pequenas alterações na calemia podem causar significativas alterações nos potenciais elétricos. Um grande aumento na concentração de K$^+$ no líquido extracelular elimina o potencial de repouso e torna o miocárdio inexcitável.[10]

Os músculos esqueléticos e rins atuam na função de tamponar o K$^+$, contribuindo para a manutenção da concentração extracelular desse íon. Na hipocalemia há uma diminuição da atividade da bomba Na$^+$/K$^+$ ATPAse nas células musculares esqueléticas, permitindo a difusão de mais K$^+$ para o meio extracelular. Da mesma maneira, há aumento da absorção de K$^+$ pelos néfrons distais, em virtude da maior atividade da bomba H$^+$/K$^+$. Em exercícios musculares intensos, há maior liberação de K$^+$ pelas células musculares esqueléticas, com-

pensada por maior atividade da bomba Na$^+$/K$^+$, estimulada pelas catecolaminas liberadas.[19]

### Cloro

Apresenta alta concentração no líquido intracelular, mas tem papel secundário na composição do potencial de membrana. Além disso, sua distribuição é uma consequência do potencial celular. Participa do controle da pressão osmótica e é bombeado ativamente para compor o suco gástrico.[10]

O aumento da permeabilidade celular a este íon promove maior estabilização no potencial de repouso celular, tornando o meio intracelular mais negativo. Já a diminuição da permeabilidade leva à hiperexcitabilidade celular, como ocorre na miotonia congênita.[12,13]

### Cálcio

Em condições normais, suas concentrações são mantidas extremamente baixas no citosol celular. É responsável por muitas atividades desenvolvidas pela membrana: atua na fosforilação oxidativa, no auxílio e na manutenção da integridade sarcolemal e age como um segundo mensageiro importante na ativação da proteínas contráteis.[1,9]

Nos músculos cardíaco e liso, os canais de Ca$^+$ são extremamente importantes para gerar a contratilidade.

## ■ POTENCIAL DE REPOUSO

O termo "potencial de repouso" é utilizado para se referir ao potencial de membrana quando as células estão quiescentes (Figura 16.1). Nesse estado, não existe fluxo líquido de íons através da membrana plasmática, a região externa à membrana tem voltagem igual a zero e a interna é negativa. Essa voltagem é diferente em cada célula.

O potencial de repouso de uma célula animal varia entre –20 mV e –120 mM, dependendo sempre do organismo e do tipo celular. Embora o gradiente de K$^+$ tenha influência predominante nesse potencial, os gradientes de outros íons, bem como os efeitos do desequilíbrio das bombas, também têm

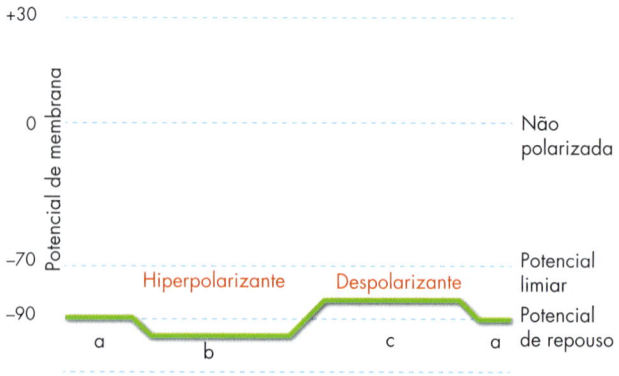

▲ **Figura 16.1 (a)** Potencial de repouso – as células estão quiescentes. **(b)** Potencial hiperpolarizante – deslocamento iônico com maior carga negativa no interior, distanciando do limiar de despolarização. **(c)** Potencial despolarizante – deslocamento iônico com menor carga negativa no interior, aproximando-se do limiar de despolarização.

um impacto significativo. Quanto mais permeável for a membrana a um determinado íon, mais fortemente o potencial de membrana tende a ser dirigido para o valor de equilíbrio desse íon, e alterações na permeabilidade de uma membrana podem provocar mudanças significativas em seu potencial. Este é um dos princípios-chave que relaciona a excitabilidade elétrica das células às atividades de canais iônicos.[1-10]

As fibras nervosas apresentam voltagem de −90 mV, enquanto nas hemácias essa voltagem é de −6 mV, nos hepatócitos é de −28 mV e nas células cardíacas de −86 mV.[17-21] Em células musculares e nervosas, o potencial de membrana aproxima-se do potencial de equilíbrio eletroquímico do $K^+$, enquanto em hemácias aproxima-se do potencial de equilíbrio do $Cl^-$.[10]

Um deslocamento de íons que torne a membrana mais polarizada (com maior carga negativa no interior) é chamado de "hiperpolarizante"; já um deslocamento que a torne a menos polarizada (com menor carga negativa no interior) é chamado de "despolarizante" (Figura 16.1).[6]

A magnitude do potencial de membrana será tanto maior quanto maiores forem a concentração e o gradiente químico do íon mais permeante através da membrana.

Para um determinado íon, o potencial de membrana que interrompe sua difusão resultante através da membrana é denominado potencial de equilíbrio eletroquímico.[10]

## ■ FORÇA ELETROMOTRIZ (POTENCIAL DE NERNST)

É o potencial de difusão entre os dois lados da membrana e que impede a difusão efetiva de um íon para qualquer direção. Pode ser calculado para qualquer íon univalente em uma temperatura corporal de 37 °C e sua magnitude do potencial de Nernst depende da taxa de concentração de determinado íon entre os dois lados da membrana celular.[1,4,5,7]

$$\text{FEM (mV)} = \pm \, 61/z \times \log \times \frac{\text{concentração interna}}{\text{concentração externa}}$$

Em que:

- **FEM:** força eletromotriz;
- **61:** número de Faraday (constante elétrica para cátion monovalente incorporada à constante universal dos gases em temperatura corporal);
- **z:** carga elétrica do íon.[1,4,5,7]

Utilizando essa fórmula, adota-se que a região externa à membrana apresenta potencial igual a zero, e que região a interna é o potencial de Nernst. Observa-se, assim, a contraposição entre duas forças: a gerada pela tendência de difusão do íon e a oposta do campo elétrico gerado na junção das duas soluções. O sentido do campo elétrico, então, é o que anula o movimento resultante do íon.[10]

O sinal do potencial é negativo se o íon difundido do interior para o exterior da membrana celular possuir carga positiva. Se o íon possuir carga negativa, o potencial tem sinal positivo.[4] Essa equação permite calcular a diferença de potencial elétrico que determina o equilíbrio de um íon através de uma membrana.[10]

## Potencial de Nernst para Na$^+$

Apresenta-se com concentração externa aproximadamente dez vezes superior à interna, ou seja, 14 mEq.L$^{-1}$ (interior) × 140 mEq.L$^{-1}$ (exterior). Seu potencial de Nernst será calculado da seguinte maneira:[1,4,5,7]

$$E_K = C \log_{10} ([Na^+]_{interno}/[Na^+]_{externo})$$
$$\text{FEM } (Na^+) = +\, 61 \times \log 1/10 \Rightarrow 61 \times 1 \Rightarrow +\, 61 \text{ mV}$$

## Potencial de Nernst para K$^+$

Sua concentração interna é aproximadamente 35 vezes superior à externa, ou seja, 140 mEq.L$^{-1}$ (interior) × 4 mEq.L$^{-1}$ (exterior). Seu potencial de Nernst será calculado da seguinte maneira:[1,4,5,7]

$$E_K = C \log_{10} ([K^+]_{interno} / [K^+]_{externo})$$
$$\text{FEM } (K^+) = -\, 61 \times \log 35/1 \Rightarrow 61 \times 1,54 \Rightarrow -94 \text{ Mv}$$

## Equação de Goldman-Hodgkin-Katz

Como a membrana celular é permeável a vários íons, o potencial que se estabelece depende de três fatores: da carga elétrica de cada íon, da permeabilidade da membrana para cada íon (P) e das concentrações (C) dos íons nas faces interna (i) e externa (e) da membrana.[1,4,5,7]

Para realizar o cálculo do potencial de membrana quando dois íons monovalentes positivos ($Na^+$ e $K^+$) e um íon monovalente negativo ($Cl^-$) estiverem envolvidos, utiliza-se a equação de Goldman-Hodgkin-Katz:[1,4,5,7]

$$\text{FEM (mV)} = -61 \times \log \frac{C_{Na^+_i}.P_{Na}^+ + C_{K^+_i}.P_K^+ + C_{Cl^-_e}.P_{Cl}^-}{C_{Na^+_e}.P_{Na}^+ + C_{K^+_e}.P_K^+ + C_{Cl^-_i}.P_{Cl}^-}$$

Essa equação utiliza três íons, uma vez que $Na^+$, $K^+$ e $Cl^+$ são aqueles com participação mais importante no desenvolvimento do potencial de membrana.[1,4,5,7] Além disso, a importância de cada íon em contribuir com o potencial é proporcional à sua permeabilidade na membrana, e o gradiente de concentração do íon positivo do lado interno para o externo causa a eletronegatividade no interior da célula.[1,4,5,7]

## ■ POTENCIAL LIMIAR

É considerado o valor mínimo do potencial de membrana que gera um potencial de ação em 50% das vezes, sendo que os valores inferiores a este são denominados subliminares e desaparecem ao não produzirem resposta (Figura 16.2).[1-10]

## ■ POTENCIAL DE AÇÃO

São variações abruptas do potencial de membrana, normalmente de um valor negativo para um positivo, por meio dos quais os sinais celulares são transmitidos. O fenômeno em que o potencial ultrapassa a voltagem zero atingindo um valor positivo recebe o nome de *overshoot* (Figura 16.2).

A geração do potencial de ação ocorre devido a qualquer fator que produza difusão de $Na^+$ através da membrana, desde uma simples perturbação mecânica até efeitos químicos e elétricos.[1-10]

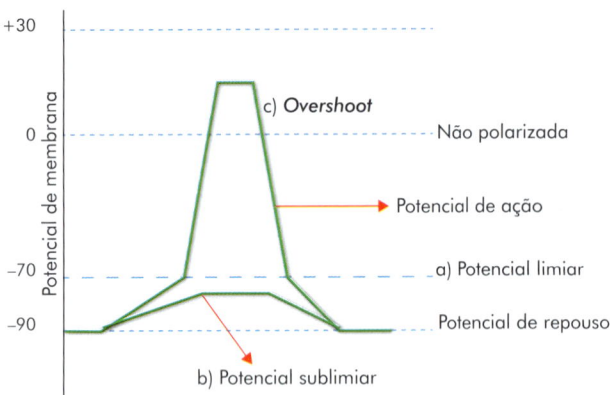

▲ **Figura 16.2 (a)** Potencial limiar – potencial mínimo em que ocorre potencial de ação. **(b)** Potencial sublimiar – potencial de membrana inferior ao necessário para a produção de potencial de ação. **(c)** *Overshoot* – potencial de membrana que ultrapassa o potencial zero.

Para transmitir um sinal, o potencial se desloca ao longo da fibra até atingir sua extremidade, sem perda de intensidade e com amplitude uniforme. Essa transmissão é chamada de "condução sem decremento".[1-10]

## ■ POTENCIAL RECEPTOR E POTENCIAL SINÁPTICO

Os potenciais receptores são causados por estímulos nas terminações nervosas sensoriais especializadas em um só tipo de energia estimuladora (p. ex., pressão, sons, odores etc.).[10,14,15,18,30,31]

Os potenciais sinápticos ocorrem em regiões receptivas de neurônios ou de células musculares especializadas em receber informação transmitida por outros neurônios.[23-25]

Ambos os potenciais, receptores e sinápticos, apresentam resposta graduada de acordo com a intensidade do estímulo e a redução de amplitude imediatamente após este cessar. Essa transmissão é chamada de "condução com decremento" (Figura 16.3). Esses sinais, durante sua ocorrência, podem se somar a outros sinais recebidos pela célula, levando ao processo chamado "somação" (Figura 16.4).

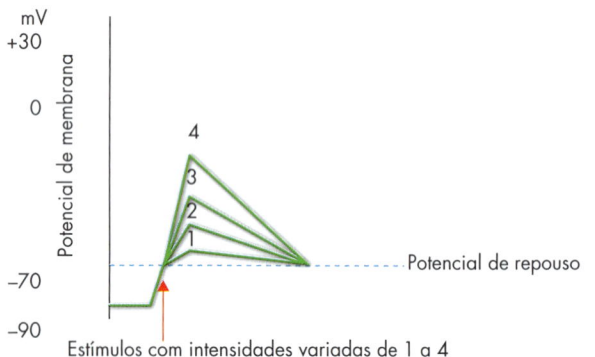

▲ **Figura 16.3** Resposta graduada à intensidade de estimulação – característica de potencial receptor e potencial sináptico.

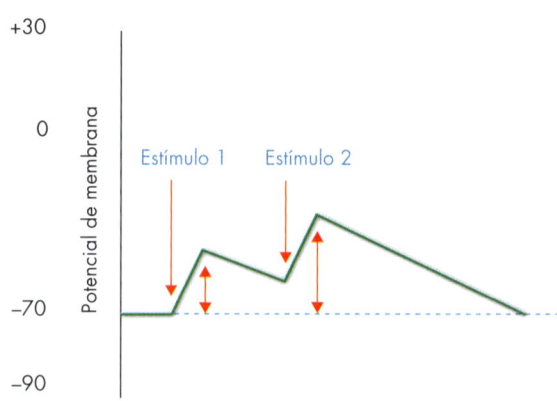

▲ **Figura 16.4** Somação – potenciais receptores somando-se quando um estímulo ocorre antes que o primeiro termine.

## ■ REPOLARIZAÇÃO

Após a membrana ter ficado muito permeável aos íons Na⁺, em poucos décimos de milésimos de segundo os canais começam a se fechar. Enquanto isso, canais de $K^{-1}$ se abrem mais do que normal, permitindo rápida passagem deste íon para o exterior da fibra, restabelecendo o potencial de repouso negativo normal da membrana. Esse fenômeno é conhecido como "repolarização".[26,27]

Cerca de 100 mil a 50 milhões de impulsos podem ser transmitidos pelas fibras nervosas antes que diferenças de concentração tenham diminuído a ponto de não mais poderem gerar potenciais de ação. Contudo, é necessário restabelecer as diferenças de concentração entre Na⁺ e K⁺ através da membrana, e isso é realizado por meio do transporte ativo pela bomba Na⁺/K⁺, como descrito anteriormente.[1-10,28,29]

## ■ PROTEÍNAS ELETRICAMENTE EXCITÁVEIS DA MEMBRANA

### Canais de Sódio

Os canais iônicos de Na⁺ são proteínas da membrana celular que possuem duas regiões: uma mais externa, que atua como filtro de seletividade, denominada comporta de ativação; e outra mais interna, que funciona como comporta de inativação. A comporta de ativação tem carga efetiva que pode se dobrar, bloqueando o canal por onde passam íons (repouso ou inativado). Variações da voltagem da membrana podem alterar forças elétricas da comporta e produzir alterações conformacionais, convertendo o canal fechado em canal aberto (ativado) e, consequentemente, levando ao aumento da permeabilidade da membrana aos íons Na⁺ em até 5.000 vezes. O mesmo aumento da voltagem que abre as comportas de ativação fecha as comportas de inativação após alguns décimos de milésimos de segundo (Figura 16.5).[1-10,12-16]

Ao contrário da alteração conformacional que abre as comportas em um processo muito rápido, a alteração que leva ao fechamento das comportas de inativação é lenta.

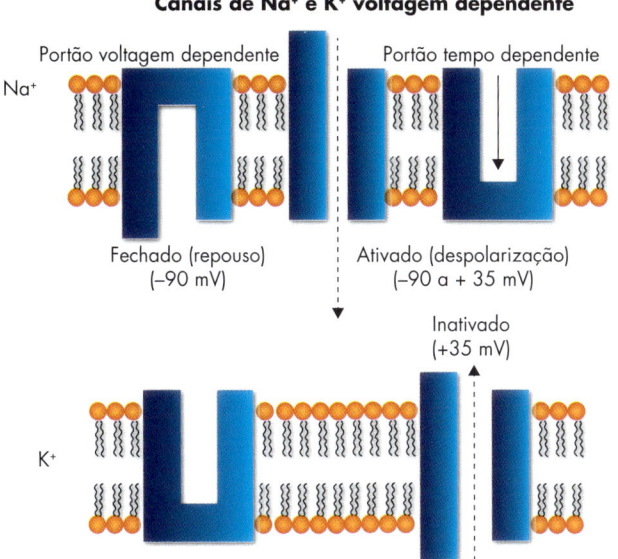

▲ **Figura 16.5** Canais de Na$^+$ e de K$^+$ voltagem-dependentes – representação de ativação e inativação do canal de Na$^+$ e da ativação do canal de K$^+$, que ocorre lentamente, coincidindo com o início do fechamento dos canais de Na$^+$.

Após o canal de Na$^+$ ter ficado alguns poucos décimos de milésimos de segundo aberto, ele se fecha e os íons Na$^+$ não podem mais permear para o interior da membrana. Nesse momento, o potencial da membrana começa a retornar ao estado de repouso, constituindo o início do processo de repolarização (Figura 16.5).[1-10,12-16]

A comporta de inativação só é reaberta após o potencial de membrana ter retornado a um valor muito próximo ao do potencial de repouso da membrana.[1-10,12-16]

## Canais de Potássio

Os canais iônicos de K$^+$ são proteínas da membrana celular e apresentam-se em dois estados:

- **Fechado:** durante o estado de repouso, com impedimento de passagem do íon para o exterior;
- **Aberto:** quando o potencial de membrana varia de –90 mV em direção a zero, ocorre abertura lenta, o que permite difusão de K$^+$ para o exterior. Isso acelera a repolarização, com plena recuperação do potencial de repouso dentro de poucos décimos de milésimos de segundo (Figura 16.5).[1-10,13,20,21]

## ■ PROPAGAÇÃO DO POTENCIAL DE AÇÃO

A partir da excitação em um local qualquer de uma célula excitável, ocorre aumento da permeabilidade ao Na$^+$ (despolarização), que, ao passar para o interior da membrana, irá se difundir por alguns milímetros para áreas adjacentes (ainda em repouso). Isso fará com que ocorram o aumento da voltagem para um valor acima do limiar e a consequente abertura de mais canais nessas áreas (despolarização), evoluindo para a propagação acentuada do potencial de ação, com mais e mais despolarização em duas direções a partir

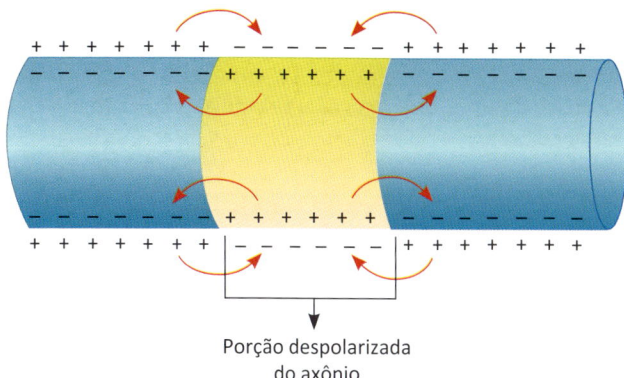

▲ **Figura 16.6** Fluxo corrente local. Quando uma porção do axônio despolariza, cargas positivas movem-se pelo fluxo de corrente local para as porções adjacentes do citoplasma. Na superfície extracelular, a corrente flui em direção à região despolarizada.

do ponto estimulado (Figura 16.6). Essa propagação, ao longo de uma fibra nervosa ou muscular, recebe o nome de "impulso nervoso" ou "impulso muscular".[1-4,6,8,30]

Cada vez que houver produção do potencial de ação em um ponto qualquer da fibra em condições adequadas, o processo de despolarização trafegará por toda a membrana. Esse fenômeno é chamado de "princípio do tudo ou nada" e aplica-se a todos os tecidos excitáveis.[1-4,6,8]

## ■ RITMICIDADE DE DETERMINADOS TECIDOS EXCITÁVEIS

Descargas autoinduzidas ocorrem no coração, na maioria dos músculos lisos e em neurônios do sistema nervoso central (SNC), promovendo, respectivamente, batimentos cardíacos, peristaltismo intestinal e respiração rítmica. Outras fibras podem descarregar ritmicamente se o limiar de estimulação for reduzido o suficiente (p. ex., na hipocalcemia), acarretando aumento da permeabilidade da membrana celular ao Na$^+$, o que facilita a excitabilidade, com consequente surgimento de estímulos espontâneos (contraturas).[1-4,6,8]

Para haver ritmicidade espontânea, a membrana deve apresentar, em seu estado de "repouso", certa permea-

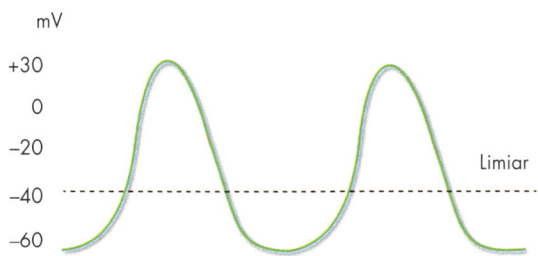

▲ **Figura 16.7** Ritmicidade de excitação das células do nodo sinusal – o potencial de repouso de apenas –60 mV não é voltagem suficientemente negativa para manter os canais de Na$^+$ e Ca$^+$ fechados, permitindo influxo contínuo de Na$^+$ e despolarização automática da membrana.

bilidade aos íons de $Na^+$ nos canais rápidos ou $Ca^+$ e $Na^+$ nos canais lentos de $Ca^+$ a fim de permitir despolarização automática da membrana e repetição autoinduzida do ciclo, como a que ocorre nas células do nodo sinusal (Figura 16.7).[2,3,5,7,29]

## ■ PLATÔ DE ALGUNS POTENCIAIS DE AÇÃO

A membrana excitável, em algumas situações, não repolariza imediatamente após a despolarização, e o potencial permanece em platô, com valor próximo ao pico, por muitos milissegundos antes de iniciar a repolarização. Exemplo disso é o que ocorre nas fibras do músculo cardíaco e tem como causa a participação conjunta dos canais de $Na^+$ voltagem-dependentes (canais rápidos) e dos canais de $Ca^+$ dependentes de voltagem (canais lentos), permitindo o surgimento de um componente rápido produzido pela abertura dos canais rápidos e de um componente lento (platô) produzido pela abertura de canais lentos.

Além disso, outro fator que favorece o platô é a participação dos canais de $K^+$ voltagem-dependentes que só se abrem o suficiente próximo ao fim do platô, porém têm rápido retorno do potencial de ação para seu valor negativo de repouso (Figura 16.8).[1-4,6,8]

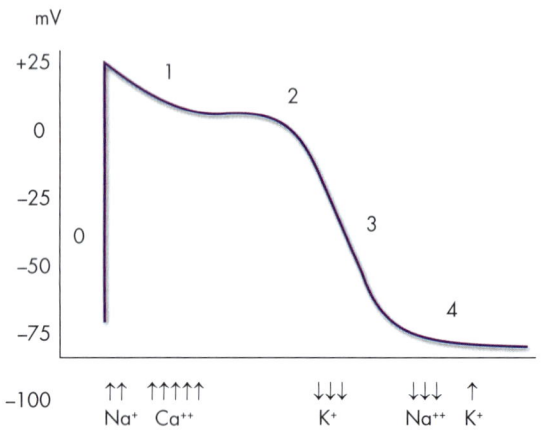

▲ **Figura 16.8** Potencial registrado nas células miocárdicas – a abertura dos canais rápidos de $Na^+$ (fase zero) inicia-se a partir de um potencial de repouso de –90 mV, seguida pela redução da permeabilidade desses canais (fase 1), pelo platô devido à abertura dos canais lentos de $Ca^+$ (fase 2) e pela abertura dos canais de $K^+$ voltagem-dependentes.

## ■ CONDUÇÃO DE SINAIS EM FIBRAS NERVOSAS

Fibras nervosas mielínicas periféricas apresentam a bainha de mielina em torno do axônio. Esta bainha é formada pelas células de Schwann que circundam o axônio, girando muitas vezes ao redor dele e dispondo diversas camadas de membrana celular que contêm a esfingomielina, um excelente isolante capaz de reduzir até em 5.000 vezes o fluxo através da membrana.[1-4,6,8,30]

Entre duas células de Schwann sucessivas permanece uma pequena região sem isolamento, chamada nodo de Ranvier, por onde íons podem fluir facilmente entre o líquido extracelular e o axônio. Entretanto, o axônio é a verdadeira membrana condutora para o potencial de ação.[1-4,6,8,31-35]

Pelas características das fibras mielínicas, só ocorre potencial de ação nos nodos de Ranvier. Isso é chamado de "condução saltatória".[1-4,6,8,31-35] Na condução saltatória, com despolarização saltando por longos trechos, a velocidade de transmissão é aumentada de 5 a 50 vezes, de acordo com a espessura das fibras (0,25 $ms^{-1}$ em fibras amielínicas finas e 100 $ms^{-1}$ em fibras mielínicas calibrosas). Como apenas nos nodos ocorre despolarização, há perda de cerca de 100 vezes menos íons e menor gasto resultante de energia para restabelecimento do equilíbrio pela bomba $Na^+/K^+$ (Figura 16.9).[1-4,6,8,31-35]

Algumas doenças ocorrem com a desmielinização seletiva do sistema nervoso, apresentando sintomatologia dependente do local acometido, como:

■ Esclerose múltipla – desmielinização esparsa e progressiva de axônios do SNC, levando à perda do controle motor;
■ Diabetes melito (DM) e alcoolismo – evoluem com desmielinização de axônios periféricos.[1-4,6,8]

## ■ TRANSMISSÃO SINÁPTICA

Informações são transmitidas ao longo do sistema nervoso por uma sucessão de neurônios, sob a forma de impulsos nervosos com características peculiares. Os sítios especializados de contato entre uma célula nervosa e a célula seguinte em uma cadeia funcional, sendo essa outra célula nervosa ou a célula alvo, são chamados de sinapses, termo proposto pelo neurofisiologista inglês Charles Sherrington.[20-24]

São reconhecidos dois tipos básicos de sinapses: elétricas e químicas, sendo que nas sinapses elétricas a comunicação se dá pela passagem direta de corrente elétrica de uma célula para outra, enquanto nas sinapses químicas a transmissão da informação depende da liberação de um mediador químico que age sobre a célula seguinte da cadeia.[23-27]

### Sinapses Elétricas

Nas sinapses elétricas, as células são conectadas por um canal juncional conhecido como "junções comunicantes", ou *gap junctions*, que permitem a passagem instantânea da corrente iônica (informação) entre uma célula e outra, geralmente nos dois sentidos, mas podendo ser unidirecional. Além disso, permite a passagem de moléculas como AMP-cíclico (AMPc) e trifosfato de inositol (IT3), importantes mensageiros envolvidos em diversos mecanismos de regulação celular.[23-27]

As junções comunicantes estão presentes em vários locais no sistema nervoso embrionário de vertebrados, envolvidas em interações celulares fundamentais para o desenvolvimento, e também nos adultos, presentes em estruturas relacionadas com respostas rápidas. A eficiência desse tipo de sinapse exige relativo tamanho proporcional das células em comunicação.[23-27]

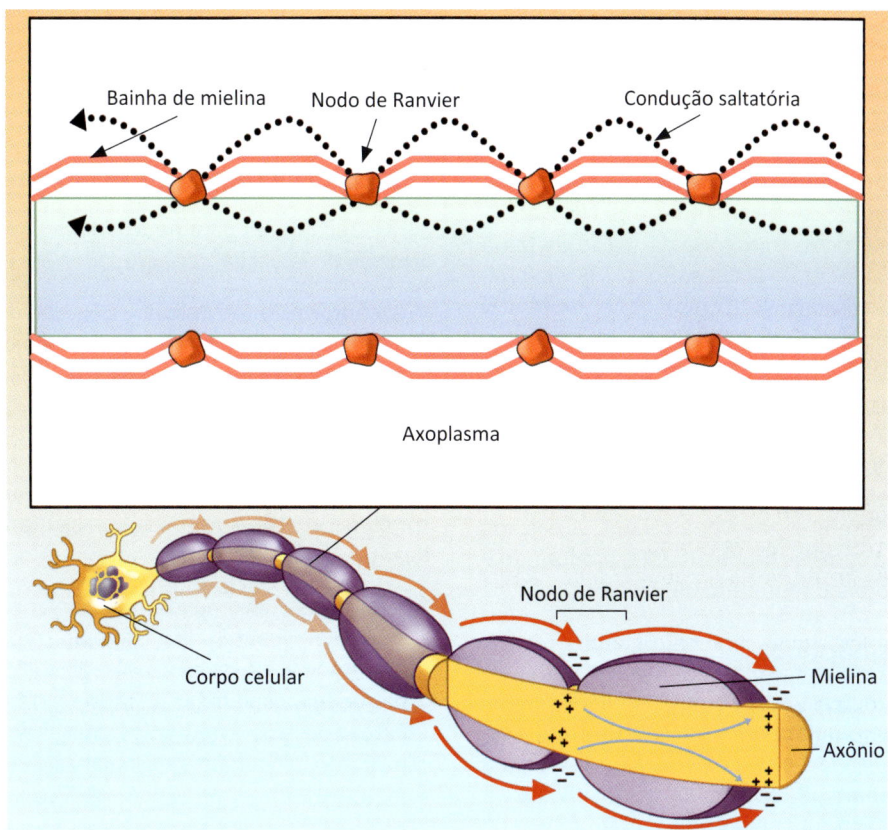

▲ **Figura 16.9** Esquema da condução saltatória ao longo de fibra nervosa mielinizada – apresenta despolarização mais rápida que fibra amielínica e menor gasto de energia para repolarização pela bomba $Na^+/K^+$ ATPase.

Apesar de serem extremamente rápidas e importantes, por permitirem atividades sincronizadas, elas não são capazes de transformar sinais excitáveis de um neurônio em inibitórios em outro.[1,27]

## Sinapses Químicas

As sinapses químicas representam quase a totalidade das sinapses para transmissão de sinais no SNC dos seres humanos. Ao contrário das junções comunicantes, há preservação da individualidade celular com espaço de 20nm a 40 nm entre as células. Nesse tipo de sinapse, o primeiro neurônio (pré-sináptico) libera mediadores químicos (neurotransmissores) na fenda. Esses mediadores, por sua vez, atuam sobre proteínas receptoras na membrana do próximo neurônio (pós-sináptico) a fim de excitá-lo, inibi-lo ou modificar sua sensibilidade.[23-27]

São descritos mais de 40 tipos de substâncias neurotransmissoras. Entre elas, as mais conhecidas são: acetilcolina (ACh), norepinefrina (NE), serotonina (5-HT), ácido gama-aminobutírico (GABA), glutamato, aspartato, óxido nítrico (ON), polipeptídeo intestinal vasoativo (VIP), colecistocinina (CCK), substância P, neurotensina, metionina-encefalina, leucina-encefalina, motilina, insulina, glucagon, hormônio liberador de tireotrofina (TRH), hormônio liberador de hormônio luteinizante (LHRH), somatostatina, adrenocorticotropina (ACTH), endorfina, hormônio estimulante do melanócito (MSH), dinorfina, angiotensina II, bradicinina, vasopressina (ADH), ocitocina, carnosina, bombesina etc.[23-27]

Esse tipo de sinapse transmite sempre seus sinais em uma única direção, ou seja, o neurônio pré-sináptico secreta um neurotransmissor que atua sobre o neurônio pós-sináptico, constituindo o princípio da "condução unidirecional". Isso permite que sinais sejam transmitidos para objetivos específicos, como controle motor, memória e muitos outros.[23-27]

Junções neuromusculares (JNM) são a primeira sinapse química bem caracterizada nos vertebrados, existentes entre neurônios motores e fibras musculares esqueléticas, placas motoras terminais ou junções mioneurais.[23-27]

## Junção Neuromuscular

O nervo motor, ao aproximar-se da junção neuromuscular, perde a bainha de mielina e divide-se em delgados ramos que terminam nas invaginações sinápticas situadas na superfície das células musculares.[23-36]

A transmissão começa quando um potencial de ação é conduzido do axônio motor para a terminação pré-sináptica, onde ocorre abertura transitória de canais de $Ca^+$ voltagem-dependentes com consequente passagem deste íon para o interior do axônio.[23-36]

Cada terminal axonal contém aproximadamente 300.000 vesículas de armazenamento de ACh, formadas nos corpos dos neurônios motores na medula e transportadas até a extremidade da fibra nervosa. Cada uma dessas vesículas contém cerca de 10.000 moléculas de ACh em seu interior, e cada vez que ocorre o potencial de ação haverá exocitose de aproximadamente 125 vesículas, produzindo o chamado "potencial de placa".[23-27]

A fusão das vesículas de ACh e da exocitose para a fenda sináptica é causada pelo aumento da concentração de Ca⁺ na terminação axonal, então a ACh se liga a receptores específicos na superfície da membrana plasmática muscular, onde promove aumento transitório da condutância ao Na⁺ e ao K⁺, resultando na despolarização transitória da região da placa motora, chamada "potencial de placa motora" (PPM). Rapidamente, a ACh é hidrolisada pela acetilcolinesterase (AChE) presente em altas concentrações na fenda sináptica.[23-27]

O potencial de placa resulta da interação entre a ACh e um receptor pós-sináptico chamado "receptor nicotínico", que é composto de cinco subunidades proteicas (2α, 1β, 1δ e 1γ), formando um canal central. As duas subunidades contêm sítios de ligação para a ACh que, ao se ligarem, promovem a abertura do canal, que é permeável a cátions. A entrada de íons Na⁺ causa uma corrente despolarizante, produzindo o potencial de placa motora e contratura muscular.[23-27]

## Potenciais Pós-sinápticos

A resposta pós-sináptica ao potencial de ação é uma despolarização ou hiperpolarização transitória. Uma despolarização parcial, levando o valor do potencial próximo ao limiar, recebe o nome de "potencial pós-sináptico excitatório" (PPSE), enquanto uma hiperpolarização, movendo o valor do potencial para mais longe do limiar, é chamada "potencial pós-sináptico inibitório" (PPSI).[23-27]

Quando ocorrem duas entradas separadas, porém quase simultâneas, ambos os potenciais pós-sinápticos serão adicionados, recebendo a denominação de "somação espa-cial" (Figura 16.10 A).[23-27] Quando dois ou mais potenciais de ação em neurônio pré-sináptico ocorrem em rápida sucessão, resultando em superposição no tempo, denomina-se "somação temporal" (Figura 16.10 B).[23-27]

## Receptores para Neurotransmissores

Os receptores para neurotransmissores podem, quanto à forma de ativação, ser agrupados em duas classes:

- **Receptores ionotrópicos** – a ligação do neurotransmissor altera a permeabilidade do canal iônico;
- **Receptores metabotrópicos** – acoplados a sistemas efetores intracelulares (proteína G), a ligação do neurotransmissor altera o metabolismo celular.[23-27]

São também classificados como inibitórios ou excitatórios de acordo com o efeito resultante da interação do ligante:

- **Inibitórios** – promovem hiperpolarização quando ativados pelos ligantes. Por exemplo, receptores para GABA (predominando no cérebro) e para glicina (predominando na medula espinhal) são canais para Cl⁺ que medeiam o influxo deste nos neurônios, causando hiperpolarização e, portanto, dificultam a despolarização;
- **Excitatórios** – promovem despolarização quando ativados pelos ligantes. Por exemplo, receptores para aminoácidos excitatórios e ácido alfa-amino-3hidroxi--5metil-4-isoxazolepropiônico (AMPA), que, quando ativado, provoca PPSE resultante do influxo de Na⁺ e K⁺, e receptores N-metil-D-aspartato (NMDA), que, quando ativados, provocam PPSE resultante do influxo de Ca⁺, Na⁺ e K⁺.[23-27]

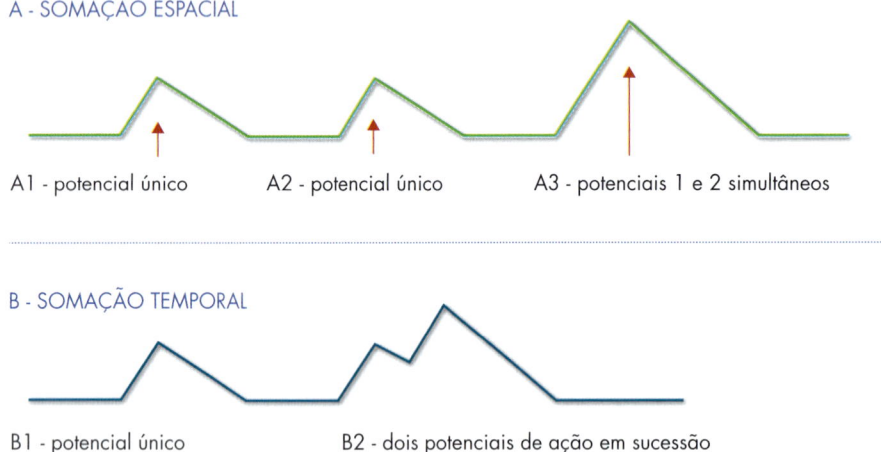

A - SOMAÇÃO ESPACIAL

A1 - potencial único    A2 - potencial único    A3 - potenciais 1 e 2 simultâneos

B - SOMAÇÃO TEMPORAL

B1 - potencial único    B2 - dois potenciais de ação em sucessão

▲ **Figura 16.10 (A)** Somação espacial – potencial pós-sináptico resultante de duas entradas simultâneas. **(B)** Somação temporal – potencial pós-sináptico resultante de dois impulsos em rápida sucessão.

## REFERÊNCIAS

1. Bruce A, Heald R, Johnson A, Small-molecule transport and electrical properties of membranes. In: Molecular biology of the cell. 7.ed. New York: Norton & Company; 2022.
2. Procópio J, Abdulkader F. Gênese do potencial de membrana, excitabilidade celular e potencial de ação. In: Aires MM. Fisiologia. 5.ed. Rio de Janeiro: Guanabara Koogan; 2018.
3. Linden R. Sinalização neuronal. In: Aires MM. Fisiologia. 5.ed. Rio de Janeiro: Guanabara Koogan; 2018.
4. Guyton AC, Hall JE. Potencial de membrana e potencial de ação. In: Tratado de fisiologia médica. 14.ed. Rio de Janeiro: Guanabara Koogan; 2021.
5. Koeppen BM, Stanton BA. Homeostasis: volume and composition of body fluid compartments. In: Koeppen BM, Stanton BA. Berne & Levy – Physiology. 8.ed. Philadelpia: Elsevier; 2023.
6. Lang EJ, Rubinson K. Generation and conduction of action potentias. In: Koeppen BM, Stanton BA. Berne & Levy – Physiology. 8.ed. Philadelpia: Elsevier; 2023.
7. Silverthorn DU. Neurônios: propriedades celulares e de rede. In: Silverthorn DU. Fisiologia humana. 7.ed. Porto Alegre: Artmed; 2017.
8. Krueger-Beck E, Scheeren EM, Nogueira-Neto GN, Button VLSN, Neves EB, Nohama P. Potencial de ação: do estímulo à adapta- ção neural. Fisioter Mov. 2011;24(3):535-47.
9. Barret, KE, Barman,SM. Revisão da fisiologia celular em fisiologia médica – fisiologia médica Ganong. 24.ed. Porto Alegre: Artmed; 2014.
10. Delattre E. Eletrophysiology fundamentals: membrane potentials. Medicina (Ribeirão Preto). 2007;40(3):378-93.
11. Wrigth SH. Generation of resting membrane potential. Adv Physiol Educ. 2004;28:139-42.
12. Ruprecht JJ, Kunji. Structural mechanism of transport of mithocondrial carriers. Ann Rev Biochem. 2021;90;535-58.
13. Armstrong CM. Voltage-dependent ion channels and their gating. Physiol Rev. 1992;72(4Suppl):S5-13.
14. Armstrong CM. Sodium channels and gating currents. Physiol Rev. 1981;61:644-83.
15. Alvarez-Leefmans FJ, Cruzblanca H, Gamiño SM, Altamirano J, Nani A, Reuss L. Transmembrane íon movements elicited by sodium pump inhibition in Helix aspersa neurons. Neurophysiol. 1994;71(5):1787-96.
16. Catterall WA. Forty years of sodium channels: structure, function, pharmacology, and epilepsy. Neurochem. 2017;42;2495-504.
17. Patlak J. Molecular kinetics of voltage-dependent Na+ channels. Physiol Rev. 1991;71:1047-80.
18. Hille B. Gating in sodium channels of nerve. Ann Rev Physiol. 1976;38:139-47.
19. McDonough AA, Thompson CB, Youn JH. Skeletal muscle regulates extracellular potassium. Am J Physiol Renal Physiol. 2002;282(6):F967-74.
20. Pallota BS, Wagoner PK. Voltage-dependent potassium channels since Hodgkin and Huxley. Physiol Rev. 1992;72(4 Suppl.):49-67.
21. Pongs O. Molecular biology of voltage-dependent potassium channels. Physiol Rev. 1992;72(4Suppl)S69-88.
22. Push M, Jentsch TJ. Molecular physiology of voltage-gated chloride channels. Physiol Rev. 1994;74(4):813-27.
23. Linden R, Silveira MS. Transmissão sináptica. In: Aires MM. Fisiologia. 5.ed. Rio de Janeiro: Guanabara Koogan; 2018.
24. Guyton AC, Hall JE. Receptores sensoriais e circuitos neuronais para o processamento de informações. In: Tratado de fisiologia médica. 14.ed. Rio de Janeiro: Guanabara Koogan; 2021.
25. Koeppen BM, Stanton BA. Signal transduction, membrane receptors, second messengers and regulation of gene expression. In: Koeppen BM, Stanton BA. Berne & Levy – Physiology. 8.ed. Philadelpia: Elsevier; 2023.
26. Lang EJ, Ribinson K. Sinaptic transmission. In: Koeppen BM, Stanton BA. Berne & Levy – Physiology. 8.ed. Philadelpia: Elsevier; 2023.
27. Heckman CJ, Miller JF, Munson M, Paul KD, Rymer WZ. Reduction in postsynaptic inhibition during maintained electrical stimulation of iffer- rent nerves in the cat hindlimb. J Neurophysiol. 1994;71:2281-93.
28. Grillner S. The motor infrastructure: from íon channels to neuronal networks. Nat Rev Neurosci. 2003;4:573-86.
29. Lu Z. Mechanism of rectification in inward-restifier K+ channels. Ann ver Physol. 2004;66:103-29.
30. Mathews GG. Effects of internal calcium and sodium on photocurrent kinetics in toad rod photoreceptors. Brain Res. 1985;332(1):184-7.
31. Ruff RL. Neurophysiology of the neuromuscular junction: overview. Ann NY Acad Sci. 2003;4(12):968-80.
32. Poliak S, Peles E. The local differentiation of myelinated axons at nodes of Ranvier. NverRev Neurosci. 2003;4(12):968-80.
33. Xu-Friedman MA, Regehr Wg. Structural contributions to short-tern synaptic plasticity. Phverol Rev. 2004;84(1):69-85.
34. Jin P, Jan LY, Jan J-N. Mechanosensitive ion channels: structural features relevant to mechanotransduction mechanisms. Ann Rev Neurosci. 2020;43;207-29.
35. Zhang CL, Ho PL, Kintner DB, Sun D, Chiu SY. Activity-dependent regulation of mitochondrial motility by calcium and NA/K-ATPase at nodes of ranvier of myelinated nerves. J Neurosci. 2010;30(10):3555-66.
36. Baumann F, Henderson RD, Tremayne F, Hutchinson N, McCombe PA. Effects of prolonged repetitive stimulation of median, ulnar and peroneal nerves. Muscle Nerve. 2010;41(6):785-93.

# 17

# Sistema Nervoso Central: Funções Cognitivas

Fabio Escalhão ▪ Renato Sena Fusari
Adriel Franco de Mattos ▪ Caio Funck Colucci

## INTRODUÇÃO

Funções cognitivas são as operações realizadas pelo cérebro para processar informações. Por meio dessas operações, ele trabalha com as referências que o cercam, armazenando-as e analisando-as para tomadas de decisões apropriadas.

Cognição é a capacidade de processar informações que chegam ao cérebro, transformando-as em conhecimento, com base em um conjunto de habilidades mentais e cerebrais, como a percepção, a atenção, a associação, a imaginação, o juízo, o raciocínio e a memória. Todas as informações a serem processadas estão disponíveis no meio ambiente. Assim, pode-se dizer que a cognição humana é a interpretação que o cérebro faz de todas as informações captadas pelos cinco sentidos, bem como a conversão dessa interpretação para a forma interna de ser.

Os processos cognitivos utilizam diferentes competências para pensar, aprender, raciocinar, lembrar e prestar atenção. Cada uma dessas habilidades reflete um método diferente que o cérebro usa para interpretar e utilizar as informações de forma efetiva.

Entre as funções cognitivas destacam-se a atenção, a orientação, a memória, as gnosias, as funções executivas, as praxias, a linguagem, a cognição social e as habilidades visuoespaciais. As diferentes funções cognitivas desempenham papel importante nos processos de percepção, atenção, memória e raciocínio. Na realidade, cada uma das funções cognitivas funciona em conjunto com o propósito de integrar os novos conhecimentos, criando uma interpretação do mundo que rodeia o indivíduo.

No Capítulo 19, foram descritas as atividades sensoriais, desde os receptores, as vias de condução e a integração dos estímulos em nível central até a gênese dos sinais elétricos e sua transmissão. No Capítulo 20 foram descritas as atividades motoras e as vias de condução, desde os reflexos medulares mais simples até a integração do córtex motor, do tronco cerebral, do cerebelo e dos núcleos de base. Neste capítulo, serão abordados os mecanismos de aprendizagem, memória, comportamentais e motivacionais, desenvolvidos em áreas específicas do sistema nervoso central (SNC). As avaliações neurológica e cognitiva serão descritas no Capítulo 73.

## ▪ ANATOMIA E FUNÇÕES DE ÁREAS CORTICAIS ESPECÍFICAS

O córtex cerebral apresenta cerca de 100 bilhões de neurônios. Sua parte funcional é uma fina camada de neurônios que cobre toda a superfície das circunvoluções cerebrais. Basicamente, existem três tipos de neurônios corticais: os granulares, os fusiformes e os piramidais.[1,2]

Os **neurônios granulares** apresentam axônios curtos que funcionam como interneurônios, transmitindo sinais de curta distância. Existem neurônios granulares excitatórios, cujo neurotransmissor é o glutamato, e inibitórios, que liberam o neurotransmissor ácido gama-aminobutírico (GABA).

As áreas sensoriais do córtex, assim como as áreas associativas, que integram as áreas sensoriais e motoras, apresentam grande quantidade de neurônios granulares, mostrando o alto grau de interação entre elas.

Os **neurônios piramidais e fusiformes** dão origem à maioria das fibras nervosas que saem do cérebro, sendo que as fibras piramidais são mais numerosas do que as fusiformes. Elas dão origem às longas e grossas fibras nervosas que se encaminham à medula espinhal, assim como às fibras subcorticais de associação, que interligam as grandes partes cerebrais.

207

## Sistema Talamocortical

Existem relações anatômicas e funcionais do córtex cerebral com o tálamo e outros centros subcorticais. Áreas específicas do córtex se conectam com áreas específicas do tálamo. Essa íntima relação é também chamada, algumas vezes, de sistema talamocortical, pois o córtex funciona em íntima relação com o tálamo, em regime de vai e volta. Quase todas as sensações, exceto a olfativa, passam pelo tálamo antes de chegar ao córtex. A relação talamocortical é uma verdadeira unidade funcional.[3]

## Áreas Associativas

A estimulação elétrica do cérebro permitiu localizar e fazer um mapa de diferentes regiões com funções distintas. As Figuras 17.1 e 17.2 mostram áreas primárias e secundárias pré-motoras, motoras e sensoriais e áreas suplementares.

A área sensorial primária recebe estímulos específicos, como os somáticos, auditivos e visuais. As secundárias fazem a integração, dando significado aos sinais recebidos das áreas primárias. A integração das áreas pré-motoras e suplementar, juntamente com o córtex motor e os gânglios da base, fornece os padrões de atividade motora.

As áreas secundárias sensoriais fazem a análise interpretativa de detalhes dos estímulos recebidos, como cor, intensidade da luz, formato e textura de um objeto.

As áreas associativas não estão incluídas entre as áreas pré-motoras e sensoriais primárias e secundárias. Elas recebem estímulos simultâneos do córtex sensorial e motor, bem como de regiões subcorticais.[1,2] Elas podem ser agrupadas em três grandes áreas: área associativa parieto-occipitotemporal, área associativa pré-frontal e área associativa límbica. Essas áreas são formadas por várias subáreas, descritas a seguir.

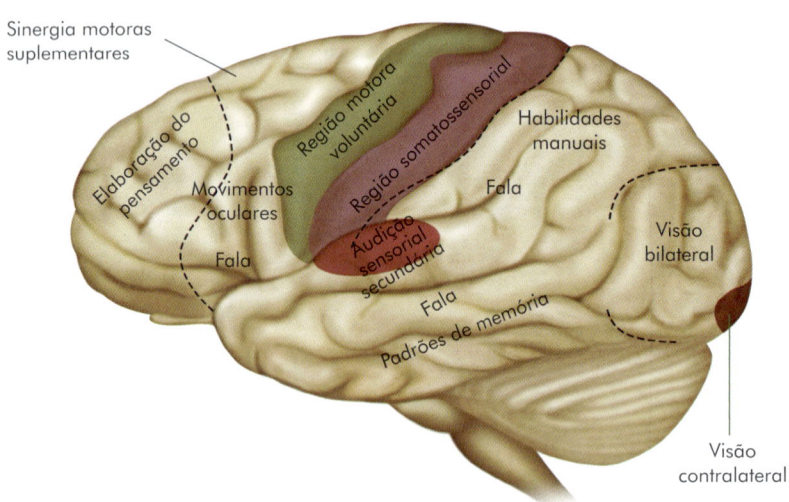

▲ **Figura 17.1** Áreas funcionais do córtex cerebral.

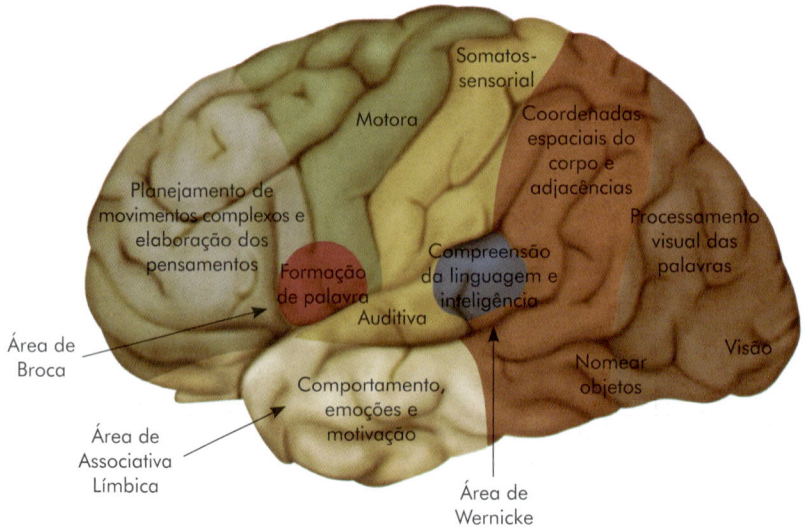

▲ **Figura 17.2** Mapeamento das áreas funcionais do córtex cerebral.

## Área associativa parieto-occipitotemporal

Essa área fica localizada entre os córtex auditivo, visual e somatossensorial, fornecendo alto nível de interpretação para esses estímulos adjacentes. Ela apresenta várias subáreas, abordadas a seguir.

A **área de Wernicke** (Figura 17.2) é a principal área envolvida no entendimento da linguagem. Embora seja conhecida por esse nome em homenagem ao primeiro neurologista que descreveu as atividades dessa área nos processos intelectuais, ela também recebe outras denominações mais específicas, como área interpretativa geral, área gnóstica, área do conhecimento ou área associativa terciária. Essas denominações variadas decorrem de sua importância com relação à inteligência.[1]

Para a área de Wernicke confluem estímulos de diferentes áreas interpretativas sensoriais, especialmente no lado dominante do cérebro, que é o esquerdo em 95% das pessoas, em sua maioria destras. A estimulação dessa área proporciona a formação de pensamentos complexos, especialmente quando o eletrodo é inserido próximo às conexões com o tálamo. Os pensamentos incluem experiências visuais, alucinações auditivas e frases ditas por outras pessoas. Portanto, a estimulação da área de Wernicke ativa padrões de experiências sensoriais, reativando memórias envolvendo mais de uma modalidade sensorial, mesmo que a memória esteja armazenada em outros locais. De acordo com as pesquisas, pode-se dizer que essa área processa a maioria das funções intelectuais do cérebro.[1]

A **área do giro angular** é necessária para o processamento inicial da linguagem visual. É por meio dela que se tem a compreensão da linguagem. Imediatamente atrás da área de Wernicke, fundindo-se com ela, situa-se o *giro angular* cuja lesão bloqueia o fluxo de experiências vindas do córtex visual, com preservação da informação auditiva. Nessa situação, o indivíduo é capaz de ver as palavras, mas não consegue interpretar seu significado, caracterizando o que se chama de dislexia.

A **área das coordenadas espaciais do corpo** recebe informações sensoriais visuais e somatossensoriais do córtex e processa e analisa todas as coordenadas espaciais do corpo e seu entorno, sendo capaz de quantificar todas elas.

A **área para nomeação de objetos**, como o próprio nome diz, é aquela de nomear os objetos a partir do estímulo auditivo, enquanto a natureza física dos objetos é aprendida pela visão, via área de Wernicke. Assim, pela integração das duas áreas, tem-se a noção de qual é o objeto e qual é sua natureza.[1]

## Área associativa pré-frontal

A área associativa pré-frontal tem íntima relação com o córtex motor, funcionando no planejamento nos padrões complexos e sequenciais dos movimentos. As informações são recebidas de feixes subcorticais, que conectam a área pré-frontal com a área parieto-occipitotemporal. As informações que chegam à área pré-frontal já foram analisadas, sobretudo as espaciais, nela são reservados os pensamentos sobre a movimentação motora a ser realizada. Isso permite que, enquanto se realiza alguma movimentação motora, se-

jam combinados outros pensamentos, pois ela é capaz de armazenar, em curto prazo, as memórias de trabalho.[1]

A **memória de trabalho** é a capacidade da área pré-frontal de manter presentes fragmentos de informações apresentadas sequencialmente e, quando necessário, valer-se dessa informação para gerar pensamentos subsequentes. Isso pode explicar a inteligência maior ou menor para execução dos pensamentos subsequentes que dela necessitam. Assim, os fragmentos armazenados temporariamente na memória de trabalho levam às capacidades listadas na Tabela 17.1.

**Tabela 17.1 Capacidades decorrentes da memória de trabalho.**

- Planejar o futuro
- Retardar a ação para analisar a melhor resposta
- Fazer prognósticos
- Considerar as consequências das ações motoras
- Resolver problemas matemáticos, legais e filosóficos
- Correlacionar todas as vias de informação
- Controlar as atividades de acordo com a lei moral

A **área de Broca** está localizada parte no córtex pré-frontal e parte na área pré-motora. Nessa área são processadas as palavras e frases iniciais. Ela mantém íntima relação com a área de Wernicke, constituindo um centro de compreensão da linguagem. É interessante o fato de que, no aprendizado de dois idiomas simultaneamente, ambos são armazenados na mesma área do cérebro. No entanto, se uma língua for aprendida posteriormente, seu armazenamento desloca para parte da primeira.

A perda da área de Broca leva à afasia motora.

## Área associativa límbica

Essa área está localizada no polo anterior do lobo temporal, na porção ventral do lobo frontal e no giro cingulado. É parte de um sistema muito mais extenso que é o sistema límbico responsável pelo comportamento emocional, pela motivação e pela aprendizagem, abordados mais adiante.

## Hemisfério Dominante

Todas as funções interpretativas da área de Wernicke, do giro angular, da área da fala e do controle motor são mais desenvolvidas em um hemisfério cerebral, na sua maioria (95%) no hemisfério cerebral esquerdo.

Ao nascer, a área cortical, que no futuro irá constituir a área de Wernicke, já é 50% maior do que a área contralateral. Geralmente essa área maior é à esquerda, e exatamente o lobo temporal esquerdo é maior que o direito. No entanto, se ocorrer lesão na área esquerda, a área direita passará a se desenvolver, possibilitando a constituição da área de Wernicke. Em 5% dos indivíduos, os dois hemisférios funcionam de forma simultânea, ou raramente só o lado direito.[1]

Admite-se que o fato de o lado esquerdo ser mais desenvolvido faz com que os estímulos e sua integração prefiram essa área e acabem por desenvolvê-la cada vez mais.

## PENSAMENTO E CONSCIÊNCIA

Ainda não são conhecidos os mecanismos intrínsecos do pensamento e da memória. A **teoria holística** do pensamento admite que um pensamento é o resultado de um padrão de estimulação que inclui diversas partes do sistema nervoso simultaneamente, como o córtex cerebral, o tálamo, o sistema límbico e a formação reticular do tronco cerebral. As estimulações dessas áreas determinam a natureza geral dos pensamentos e sua qualidade, como prazer, conforto, dor, atividades sensoriais e localização de partes do corpo.

A consciência é um fluxo contínuo de alerta do que existe nos arredores dos indivíduos e de seus pensamentos sequenciais.

## MEMÓRIA

As variações de sensibilidade das transmissões sinápticas entre neurônios, resultantes de atividade neural prévia, são responsáveis pelo armazenamento da memória. A memória é alimentada por vias novas, ou facilitadas, que geram os **traços de memória**, os quais, ao serem ativados pelos processos mentais, reproduzem as memórias neles armazenadas.[1,2]

No processo de memória o cérebro é capaz de incorporar a informação, armazená-la e evocá-la de forma muito clara, efetiva e objetiva. O processo de memorização passa por três fases. A primeira fase é de *aprendizagem*, com a recepção e registro da informação. A segunda é de *armazenamento*, ou seja, codificação cerebral. E a terceira é de *recordação*, onde se processa o reconhecimento das informações armazenadas.

Embora o hipocampo promova o armazenamento de memórias, em várias partes do SNC esse armazenamento também está presente, e a maioria das memórias estão associadas a processos intelectuais baseia-se em traços mnemônicos bem estabelecidos no córtex cerebral.

No processo de memorização existem as memórias positivas e negativas da sensibilização e habituação da transmissão sináptica. Provavelmente há mais memórias negativas do que positivas, pois se o cérebro armazenasse todas as informações sensoriais que a ele chegam, esgotaria sua capacidade rapidamente. A memória positiva, seja boa ou ruim, é armazenada. No entanto, o cérebro tem a capacidade de ignorar informações que não têm consequências, e isso chama-se *memória negativa*. O resultado dessa interação é a **habituação**.

As memórias podem ser classificadas em memórias de curto prazo, de prazo intermediário e de longo prazo, de acordo com seu tipo de memória.

### Memória de Curto Prazo

Na memória de curto prazo a informação que está sendo processada no momento é mantida por alguns segundos ou alguns minutos. Assim, a capacidade é limitada, não deixando traços de memória e, consequentemente, não produzindo arquivos. É o caso, por exemplo, da memória temporária de sete a dez dígitos de um número de telefone, ou sete a dez casos sequenciais distintos. O indivíduo é capaz de memorizar temporariamente, mas não armazena rapidamente na memória.

Existem algumas hipóteses para explicar esse fenômeno. Uma delas é a do circuito dos neurônios reverberantes causado por sinais cuja propagação ocorre em círculos. Outra explicação é a excitação ou inibição pré-sináptica, em que os neurotransmissores atuariam por segundos ou minutos.[4]

A memória de curto prazo é processada no córtex pré-frontal. Embora seja fugaz, a repetição dos fatos várias vezes aumenta a possibilidade de consolidação, levando-a a transformar-se em uma memória de longo prazo. Isso é observado quando existe especial interesse por um assunto; porém, a memorização de pequenas quantidades estudadas profundamente se consolida melhor que uma grande quantidade de informações tratadas superficialmente.

### Memória de Prazo Intermediário

A memória de prazo intermediário pode durar por minutos até semanas, sendo que essa duração é determinada pelo lapso temporal interposto entre o momento da aquisição da informação e aquele no qual sua evocação deixa de ser necessária. Os traços de memória são consolidados, mas podem ser abolidos em determinado momento ou, dependendo do número de vezes em que são evocados, podem se tornar memória de longo prazo. Esse fenômeno depende do local de processamentos sensoriais e de estruturas do lobo temporal, notadamente o hipocampo e os corpos mamilares.

A habituação, ou seja, o resultado de estimulações excitatórias e inibitórias, pode explicar o tempo de memorização que pode chegar à memória de longo prazo. Os mecanismos de facilitação envolvem: estimulação do terminal sináptico facilitador, ação da serotonina, bloqueio da condutância do potássio com potencial de ação prolongado e ativação prolongada dos canais de cálcio.

### Memória de Longo Prazo

A consolidação da memória de longo prazo depende da reestruturação física das sinapses. Ela apresenta consolidação mais firme e permanente dos traços de memória e não tem uma demarcação evidente com a memória de prazo intermediário. Entretanto, estudos com microscopia eletrônica em animais mostram mudanças substanciais na estrutura de muitas sinapses no processo de consolidação da memória de longo prazo. Fármacos que impedem a formação proteica nas pré-sinapses, por exemplo, impedem o desenvolvimento de traços de memória. Assim, o desenvolvimento e mudanças mais importantes são:[5]

- Aumento dos locais de vesículas liberadoras de neurotransmissores;
- Aumento do número de vesículas que liberam neurotransmissores;
- Aumento do número de pré-sinapses;
- Alterações estruturais dendríticas que permitem transmissão de sinais mais fortes.

No primeiro ano de vida o número de neurônios é maior que o número da vida adulta. Já neste período o número de neurônios que não consegue estabelecer suas conexões desaparece em decorrência de fatores de crescimento neurais. Esse é o princípio do uso ou perda, que determina, no final, o número de neurônios aptos a se desenvolver durante o período de aprendizagem.[1]

As memórias de longo prazo podem ser explícitas e implícitas. A consolidação da **memória explícita** está relacionada com estruturas do lobo temporal medial, diencéfalo e os respectivos locais de processamento sensoriais. O indivíduo tem acesso consciente ao conteúdo das informações, por exemplo, sobre eventos diários, pessoas, lugares, rotinas, entre outras.

A **memória implícita** pode ser evidenciada pelo desempenho, pois as informações são incorporadas gradualmente ao longo de diversas experiências, tornando-se automáticas. Assim, não haverá acesso consciente ao conteúdo da informação, independentemente da atenção. Sua consolidação não depende das estruturas do lobo temporal, mas principalmente da repetição de tarefas, provocando ativação repetida nos locais de ocorrência de processamento sensorial.

## Amnésia

Amnésia é a incapacidade parcial ou total de reter e evocar informações.[6] Danos ou depressão temporária do hipocampo ou de áreas talâmicas específicas podem levar à incapacidade cerebral de procurar, encontrar e formar os traços de memória. Assim, a amnésia decorre de qualquer processo que interfira com a formação dos traços de memória de curto prazo e com a consolidação da memória de longo prazo.

A amnésia pode ser classificada em dois tipos: amnésia retrógrada e amnésia anterógrada. Na **amnésia retrógrada** ocorre o esquecimento de fatos passados, e na anterógrada o de eventos recentes. Na amnésia retrógrada o cérebro não é capaz de recordar acontecimentos ocorridos antes do distúrbio que a causou. Já a amnésia anterógrada leva à incapacidade de armazenar novas informações, ou seja, criar novos traços de memória.

## ■ MECANISMOS COMPORTAMENTAIS E MOTIVACIONAIS

Todo o SNC participa do controle comportamental, porém essa função é executada principalmente pelas regiões basais do encéfalo, que em seu conjunto são denominadas sistema límbico. A transmissão contínua dos estímulos parte do tronco cerebral para o prosencéfalo, que ativa os hemisférios cerebrais.[7]

Os sinais do tronco cerebral estimulam diretamente o nível basal da atividade neuronal nas áreas cerebrais e ativam sistemas neuro-hormonais, que liberam neurotransmissores facilitadores ou inibidores. O componente excitatório desse sistema está situado na substância reticular do mesencéfalo e da ponte. Trata-se de uma área excitadora que envia estímulos ascendentes via tálamo e sinais descendentes para a medula espinhal (ver Capítulo 19).

Os estímulos do tronco cerebral que chegam ao tálamo partem de dois grupamentos de células do sistema reticular. Assim, observam-se estímulos de ação rápida originados de células neuronais grandes, e estímulos mais lentos e duradouros que controlam, em longo prazo, a excitabilidade cerebral. Na realidade, o nível de excitabilidade encefálica é dependente, em sua maioria, dos tipos de sinais sensoriais da periferia, colocando o cérebro em estado de atenção.

A área inibitória da formação reticular situa-se na região ventrolateral do bulbo. Dela partem estímulos capazes de inibir total ou parcialmente a área excitatória.

A Figura 17.3 mostra a área excitatória, o quinto par craniano e a área bulbar inibitória. A secção do tronco cerebral acima do quinto par craniano causa o coma, e abaixo dele isso não acontece, porque o nervo leva muitas estimulações faciais e orais para a formação reticular e, consequentemente, para o cérebro.

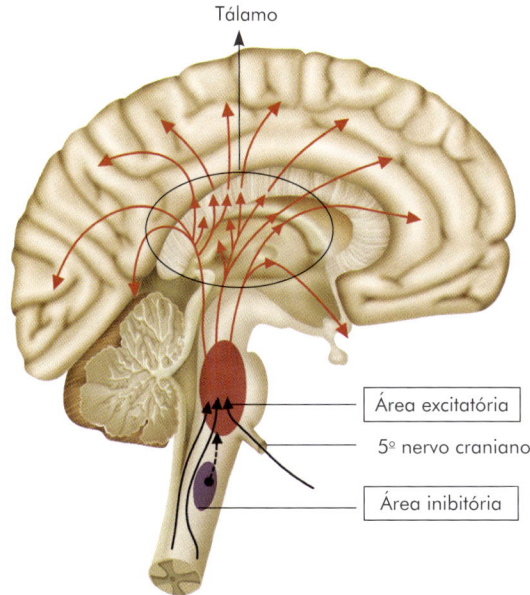

▲**Figura 17.3** Áreas excitatória e inibitória da formação reticular.

## Sistemas de Controle Neuro-Humoral

Considerando que existem áreas excitatórias e inibitórias e que as transmissões interneuronais se fazem por sinapses, existem, então, neurotransmissores excitatórios e inibitórios.

Esses sistemas estão relacionados especificamente com a liberação de neurotransmissores (Figura 17.4).[7] A **acetilcolina**, na maioria dos locais, é um neurotransmissor excitatório, mas não é a única. Há um estreito relacionamento das células gigantes da **área reticular excitadora** com o sistema colinérgico.

O *locus ceruleus* libera a norepinefrina, que é um neurotransmissor excitatório, mas também ser inibidor em algumas situações.

O neurotransmissor da **substância negra** é a **dopamina**, a dopamina é o neurotransmissor inibitório nos gânglios da base, porém é excitatório em outra regiões do cérebro.

Os **núcleos da rafe** estão relacionados com o sistema **serotonina,** que provavelmente desempenha papel inibitório para a indução do sono normal.

Existem outros sistemas de liberação de neurotransmissores: encefalinas, glutamato, ácido gama-aminobutírico, epinefrina, histamina, angiotensina II, neurotensina, vasopressina, adrencorticotrofina, estimulador de alfa melanócitos e neuropeptídeo Y.

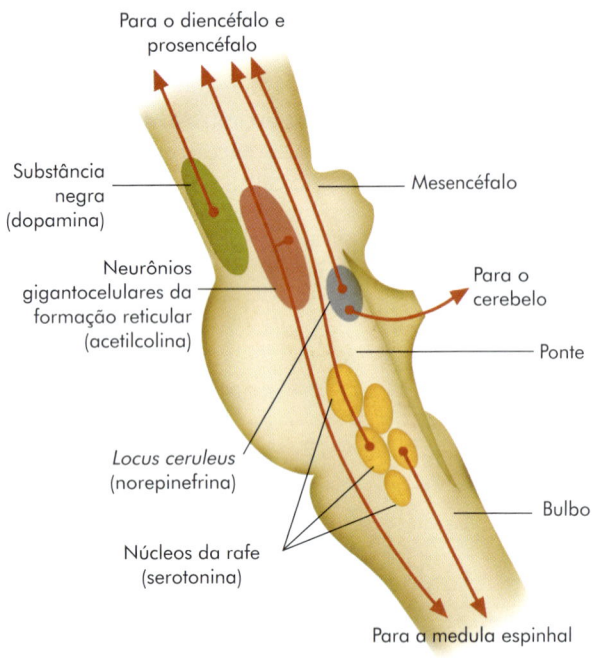

**▲ Figura 17.4** Vias do tronco cerebral e os neurotransmissores.

## Sistema límbico e as funções hipotalâmicas

O sistema límbico situa-se nas regiões basais margeando o prosencéfalo. A palavra *límbico* significa borda, porém, pela constância do uso do termo e pela extensão da área, o nome *sistema límbico* foi adotado.[7,8] A Figura 17.5 mostra a localização anatômica desse sistema.

O sistema é constituído por várias estruturas agrupadas anatomicamente, como mostra a Figura 17.6, sendo que o hipotálamo é considerado de grande importância, ocupando a posição chave no sistema. A Tabela 17.2 mostra os componentes do sistema límbico.

| **Tabela 17.2 Estruturas componentes do sistema límbico.** |
|---|
| ▪ Amígdala límbica |
| ▪ Área paraolfatória |
| ▪ Área septal |
| ▪ Hipocampo |
| ▪ Hipotálamo |
| ▪ Núcleo anterior do tálamo |
| ▪ Parte dos núcleos da base |

De acordo com a sua conformação anatômica e suas relações com as demais estruturas, o sistema límbico forma um "anel", conforme mostram as Figuras 17.5 e 17.6. Esse anel é uma via de mão dupla que comunica o sistema ao neocórtex. Ele é o centro das emoções e do comportamento em geral. Todas as suas estruturas compartilham dessa função, com integração entre elas.

A seguir, serão abordados três grandes componentes do sistema límbico: o hipocampo, a amígdala límbica e o hipotálamo.

## Funções do hipocampo

O hipocampo se conecta com a amígdala, o hipotálamo, a área septal e os corpos mamilares. Ele recebe quase todas as informações sensoriais e as distribui, em sua maioria, para o tálamo, o hipotálamo e as outras partes do sistema límbi-

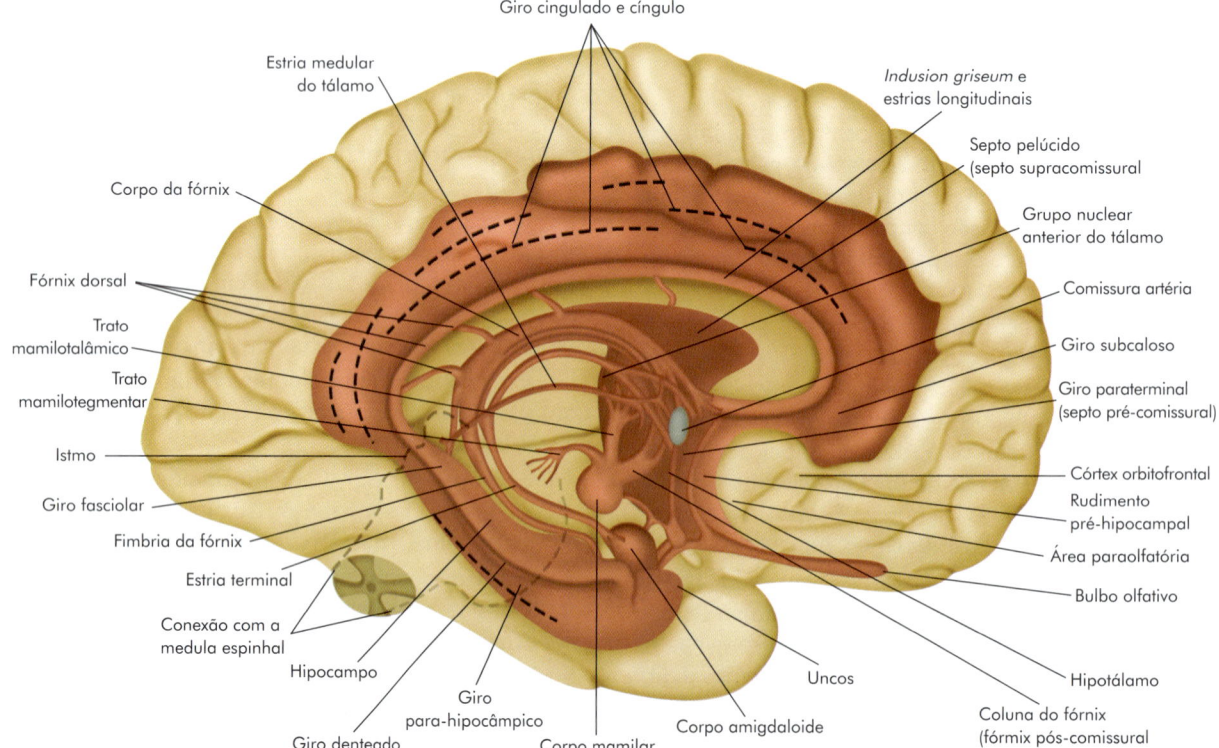

**▲ Figura 17.5** A área destacada mostra esquematicamente a anatomia do sistema límbico.

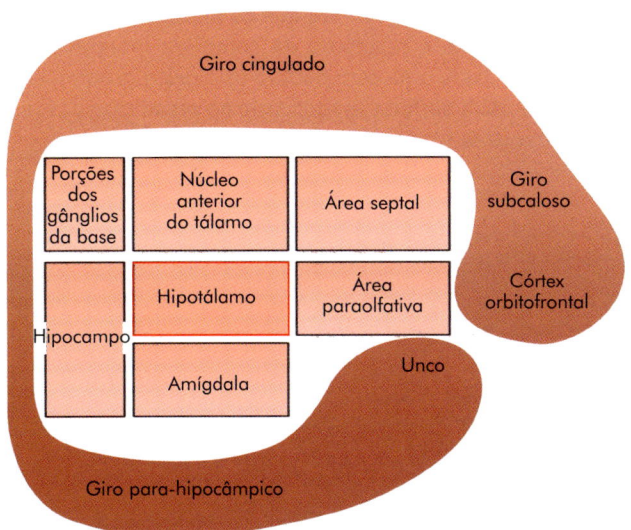

▲ **Figura 17.6** Componentes do sistema límbico mostrando a posição chave do hipotálamo.

co através do fórnix. Ele se comporta como canal adicional, podendo iniciar reações comportamentais. Estimulações em diferentes áreas causam comportamentos distintos, como raiva, passividade, prazer e apetite sexual. Pode ocorrer excitação excessiva e consequente convulsão, acompanhada de efeitos psicomotores, olfatórios, visuais, auditivos, táteis, entre outros tipos de alucinação. Mesmo o indivíduo estando consciente de que as alucinações não são reais, elas só desaparecem ao cessar a convulsão, que pode durar minutos.[9]

O hipocampo não só distribui as informações como também tem a capacidade de armazená-las e, na dependência da repetitividade, tem condições de transformar as memórias de curto prazo em memórias de longo prazo. O fato é que, sem a atividade do hipocampo, o indivíduo perde a capacidade de reter informações novas, dificultando a formação dos traços de memórias, que são fundamentais para, por habituação, formar a memória de logo prazo.

Com o processo evolutivo, o hipocampo se tornou importante no processo de tomada de decisões. Assim, se o hipocampo sinalizar que a informação é importante, ao selecioná-la, ele cria condições de armazená-la na memória. É assim, por exemplo, com relação ao prazer e à dor. Pela importância dessa estrutura, a consolidação da memória seria impossível sem ela.[7,9]

## Funções da amígdala límbica

A amígdala é constituída por um complexo de pequenos núcleos que se conectam com todo o sistema límbico, especialmente com o hipotálamo. Sua estimulação pode causar todos os efeitos da estimulação hipotalâmica e outros mais.[10] Os efeitos da estimulação da amígdala, completados pelo hipotálamo, serão descritos mais adiante.

Além dos efeitos via hipotálamo, a amígdala pode causar vários tipos de movimentação involuntária, como movimentos circulares, clônicos e rítmicos, além de raiva, medo, punição, recompensa e prazer. Sua estimulação também está envolvida com ejaculação, ovulação, parto prematuro e atividade uterina.

## Funções do hipotálamo

Como dito anteriormente, o hipotálamo ocupa posição chave no sistema límbico. Além de atividades diretas, ao receber estímulo das áreas límbicas, ele tem a capacidade efetora pela liberação hormonal, que pode causar diversas reações do organismo, incluindo aquelas advindas da estimulação do sistema nervoso autônomo.[7]

Embora seja uma minúscula estrutura, o hipotálamo mantém vias bidirecionais com todos os níveis do sistema nervoso. Ele controla a maioria das funções vegetativas, endócrinas e comportamentais.[7]

O hipotálamo se conecta com as seguintes estruturas:

- Para trás e abaixo, com o tronco cerebral, principalmente com a formação reticular de mesencéfalo, ponte e bulbo. A partir dessas áreas, conecta-se com o sistema nervoso autônomo;
- No sentido ascendente, com diencéfalo, prosencéfalo, tálamo e porções límbicas do córtex;
- Com o infundíbulo, onde controla as secreções hipofisárias.

Experiências com estimulações de diversas regiões do hipotálamo mostram que, mesmo diminutas, essas áreas têm funções específicas, causando raiva, luta, fome, saciedade, tranquilidade, medo, punição e desejo sexual. Todas essas manifestações estão estreitamente relacionadas ao sistema límbico como um todo.

Várias funções são realizadas pelo hipotálamo, entre as quais se destacam:[7]

- Regulação cardiovascular;
- Regulação da temperatura corporal;
- Regulação da água corporal;
- Regulação da contratilidade uterina e ejeção de leite;
- Regulação gastrintestinal e da alimentação;
- Regulação da secreção de hormônios endócrinos da hipófise.

No processo de regulação cardiovascular, existe uma área que, se estimulada, aumenta a pressão arterial, enquanto outra a diminui. Da mesma forma, essas áreas também aumentam ou diminuem a frequência cardíaca.

Aumento ou diminuição da temperatura do sangue circulante estimula o hipotálamo, que, por sua vez, aciona dispositivos neuronais para diminuir ou aumentar a temperatura.

Quando o indivíduo tem diminuição da água corporal, com maior concentração de eletrólitos, o centro da sede é acionado e o desejo de beber água fica intenso. Por outro lado, o hipotálamo também controla a excreção de água.

A liberação do hormônio ocitocina não só provoca a contratilidade uterina como também promove a ejeção de leite dos alvéolos mamários para os mamilos. A liberação de ocitocina é grande na fase final da gravidez, e o ato de mamar gera um reflexo que promove a ejeção de leite dos ductos mamários para os mamilos durante a amamentação.

O desejo e a saciedade são funções hipotalâmicas decorrentes da necessidade do organismo de receber alimentos. O hipotálamo estimula a hipófise a produzir e ejetar hormônios para a circulação, os quais atuarão nas glândulas endócrinas com o propósito de estimulá-las a liberar os hormônios necessários.

Pelo exposto, fica evidente que os mecanismos das funções do SNC são o resultado da complexa integração de várias áreas, cada uma com padrão fisiológico próprio, cuja harmonia visa a perfeita estabilidade do organismo nas respostas frente às suas percepções sensoriais.

## REFERÊNCIAS

1. Hall JE. Córtex cerebral: funções intelectuais do cérebro, aprendizado e memória. In: Hall JE, Hall ME. Guyton & Hall Tratado de fisiologia médica. 14.ed. Rio de Janeiro: Guanabara Koogan; 2021.
2. Kandel ER, Schwartz JH, Jessell TM. Principles of neural science. 5.ed. New York: McGraw-Hill; 2014.
3. Jones EG. Synchrony in the interconnected circuitry of the thalamus and cerebral cortex. Ann N Y Acad Sci. 2009;10:1157.
4. Kandel ER. Biology of memory storage a dialogue between genes and synapses. Scienc. 2001;294:2030.
5. Lynch MA. Long-term potentiation and memory. Physiol Rev. 2004;84(1):87-136.
6. Kim SK. Fisiologia do sistema nervoso central. In: Cangiani LM, Carmona MJC, Torres MLAT. Tratado de Anestesiologia SAESP. 8.ed. São Paulo: Atheneu, 2017.
7. Hall JE. Sistema límbico e hipotálamo: mecanismos comportamentais e motivacionais do cérebro. In: Hall JE, Hall ME. Guyton & Hall Tratado de fisiologia médica. 14.ed. Rio de Janeiro: Guanabara Koogan; 2021.
8. Heimer L, Van Hoesen GW. The limbic lobe and its output channels: Implications for emotional functions and adaptive behavior. Neurosci Biobehav Rev. 2006;30(2):126-47.
9. Shirvalker PR. Hippocampal neural assemblies and conscious remembering. J Neurophysiol. 2009;101:2197.
10. Sah P, Faber ES, Lopez M. The amygdaloid complex: anatomy and physiology. Physiol Rev. 2003;83:803.

# 18

# Anestesia e Fisiologia do Sono e Vigília

Rogean Rodrigues Nunes ▪ Samir Câmara Magalhães

## INTRODUÇÃO

Os estudos da neurociência, particularmente na caracterização da neurobiologia do sono, tornaram-se de fundamental importância para a base da anestesia.

Nossa capacidade de perceber estímulos ambientais e realizar tarefas cognitivas é determinada pelo nível de excitação do cérebro, que varia ao longo do dia.

Sono e anestesia são diferentes estados de consciência que compartilham várias peculiaridades. O sono é uma condição endógena e espontânea, que sofre uma regulação circadiana, ultradiana e homeostática, podendo ser revertido por estímulos externos e onde a sensibilidade à dor não é eliminada.[1] Tanto durante o sono como na anestesia, a perda da consciência acompanha-se de importantes mudanças eletrofisiológicas. A eletroencefalografia (EEG) mostra uma redução dos disparos mais rápidos (alfa e beta) e aumento da atividade em baixas frequências (teta e delta).[2]

Apesar de termos um entendimento ainda muito rudimentar da dinâmica cerebral e dos circuitos neurais geradores do sono, alteramos rotineiramente esta dinâmica por meio da anestesia, promovendo a supressão temporária da vigília e levando o paciente à inconsciência. Desta forma, é de grande importância para o anestesiologista uma boa compreensão da fisiologia do sono e da vigília.

## ▪ ASPECTOS HISTÓRICOS

Os fenômenos dos estados de sono e vigília têm motivado a curiosidade humana desde a antiguidade. No entanto, devido à falta de ferramentas experimentais objetivas, foi somente no século XX que abordagens científicas puderam ser aplicadas ao estudo dos estados de consciência.

Hipócrates (400 a.C) escreveu: "Vi muitas pessoas gemendo e chorando durante o sono, algumas em estado de sufocamento, outras pulando e saindo de portas, desprovidas de raciocínio e razão até despertarem, e posteriormente voltando à normalidade e ao estado racional como estavam antes do sono, apesar da aparência de palidez e fraqueza, esses episódios não ocorreram apenas uma vez, mas com frequência".

Aristóteles (350 a.C) fez relatos sobre sono e vigília, indagando se estes estados comportamentais seriam uma função do corpo ou da alma. Tão intrigante quanto a sede destas funções, era o mistério acerca do significado dos sonhos. Aristóteles observou ainda que todas as criaturas dormem.

A neurociência moderna teve uma contribuição pioneira do neurologista austríaco Constantin von Economo (1876–1931), que em 1916 atendeu vários pacientes no Vienna General Hospital, acometidos de sintomas que incluíam, além de oftalmoplegia, insônia e entorpecimento. Von Economo, estudando os casos dessa epidemia, identificou uma nova entidade nosológica que afetava profundamente a regulação do sono-vigília, a que nomeou encefalite letárgica. Esta enfermidade recebeu posteriormente seu nome (Doença de Von Economo). Após a análise necroscópica de material das vítimas da encefalite, ele concluiu que lesões na junção do mesencéfalo e hipotálamo posterior produziam sonolência excessiva, enquanto lesões no prosencéfalo basal anterior e hipotálamo anterior produziam insônia profunda. A partir desta descoberta, escrevendo vários artigos, von Economo propôs a existência de um sistema excitatório originado no tronco cerebral, que mantinha o prosencéfalo acordado (Figura 18.1). Proferiu várias conferências com a síntese de suas ideias e foi por três vezes indicado para o Prêmio Nobel de medicina e fisiologia.[3,4]

Nos anos subsequentes, as observações de von Economo foram comprovadas por meio, da indução de lesões em cérebros de macacos, ratos e gatos. Depois verificou-se que injeções

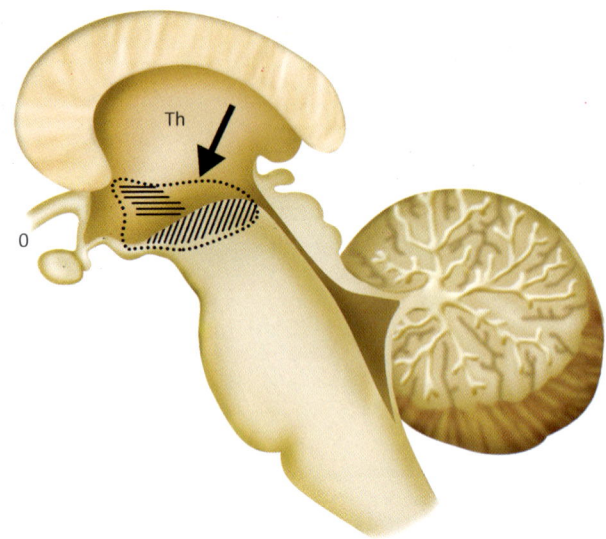

▲ **Figura 18.1** Desenho do tronco encefálico humano, adaptado do trabalho original de von Economo. Ilustra os sítios de lesão. Hachurado diagonal: junção do tronco encefálico com prosencéfalo, cuja lesão causava sonolência. Hachurado horizontal: hipotálamo anterior, cuja lesão causava insônia. Seta: Hipotalamo lateral, sede de lesão na narcolepsia.
**Fonte:** adaptada de: Kryger MH, 2021.[3]

de muscimol, agonista de receptores GABA, nas regiões anatômicas descritas nos seus estudos produziam resultados semelhantes aos das lesões. Isso sugeriu que a vigília é promovida por neurônios nas áreas posterior e lateral do hipotálamo, e o sono por neurônios na área pré-óptica.[5]

Após a segunda guerra mundial, alguns pesquisadores, dentre eles Moruzzi e Magoun, identificaram que a via excitatória é mediada pelo sistema ativador ascendente, que começa na face rostral da ponte e segue pela formação reticular mesencefálica até o diencéfalo.[5,6] Mas somente nas décadas de 1980 e 1990 as vias neuronais que regulam o sono e a vigília foram mais claramente definidas, e o entendimento da regulação hipotalâmica do sono ocorreu no final dos anos de 1990.[5]

Outra grande contribuição para a neurociência ocorreu em 1924, quando o psiquiatra alemão Hans Berger fez os primeiros registros da atividade elétrica cerebral em humanos e publicou em 1929 "Sobre o encefalograma humano". Com a advento dos estudos eletrofisiológicos, começou-se a abordar o sono com mais objetividade.[7]

Embora algumas características periféricas tenham sido observadas antes, foi em 1953, em um laboratório de Chicago, que Kleitman e Aserinsky observaram que em alguns períodos do sono ocorriam movimentos oculares simétricos, rápidos e espasmódicos, associados a irregularidades na respiração, na frequência cardíaca além de hipotonia da musculatura postural. O eletroencefalograma mostrava predomínio de ritmos rápidos com baixas amplitudes. E a maioria dos indivíduos despertos a partir desta fase do sono relatavam sonhos vívidos. Este período do adormecimento foi denominado sono REM (*rapid eye movement*). Enquanto na ausência destas manifestações oculares, ou sono não REM (NREM), havia redução da frequência cardíaca e respiratória, hipotermia, ondas lentas predominavam na atividade eletroencefalográfica, e os indivíduos, quando despertos nesta fase, não costumavam resgatar memórias de sonhos.[8-10]

Essas observações iniciaram uma fase de intensos estudos que foi fundamental para o que se tem hoje de compreensão da arquitetura do sono. A descoberta do sono REM foi um paradigma na definição de sono, porque deixou claro seu caráter heterogêneo, com fases distintas, que é uma peculiaridade dos mamíferos, das aves e mais recentemente identificada nos répteis.[11]

## ■ NOMENCLATURA E ESTÁGIOS DO SONO

São utilizados dois *guidelines* para nomear e caracterizar as fases do sono Tabela 18.1. O primeiro editado em 1968, que leva os nomes dos autores, é a classificação de *Rechtschaffen and Kales* (R&K), que é ainda hoje utilizada em pes-

| Tabela 18.1 Fases do ciclo sono-vigília e suas características. | | R & K | AASM |
|---|---|---|---|
| | **EEG e EOG** | | |
| Vigília (*wakefulness*) | Ritmo alfa (8Hz-13Hz) presente em mais de 50% de uma *epoch* | W | W |
| Sono NREM estágio 1 | EEG com menores amplitudes e atividade no intervalo de 4Hz-7Hz (ondas do vértex*, movimentos oculares lentos*) | S1 | N1 |
| Sono NREM estágio 2 | *Sleep spindles* e complexos k, ondas lentas | S2 | N2 |
| Sono NREM estágio 3 | 20%-50% com atividade de ondas lentas (0,5Hz-2Hz) | S3 | N3 |
| Sono NREM estágio 4 | > 50% do EEG com atividade de ondas lentas | S4 | |
| Sono REM | EEG com baixas amplitudes e frequências rápidas, atividade eletromiográfica no queixo, movimentos oculares rápidos | R | R |
| Tempo de movimento | Atividade com altas amplitudes nos canais de eletromiografia | MT | NS |

AASM: American Academy of Sleep Medicine; EEG: Eletroencefalografia; EOG: Eletrooculograma; MT: Movimento; R&K: Rechtschaffen and Kales; REM: Rapid eye moviment; W:awake; S: Estagio.
*Pode estar presente.
**Fonte:** modificada de: Zaremba S, Chamberlin NI, Eikermann M-Sleep Medicine. Miller RD. Miller's Anesthesia. 8th ed. Philadelphia, PA. Elsevier Saunders,2015;303-328.

quisa clínica em medicina do sono. Conforme R&K, o estágio 1 (S1) ou fase inicial do sono não REM (NREM) caracteriza-se por EEG de baixa voltagem e frequências variadas (2Hz a 7 Hz), com predominância temporária de atividade teta (4Hz a 8Hz). Estas surgem principalmente na região do vértex, ou região central, na linha mediana (ondas V do vértex).[12] Na segunda fase do sono NREM (S2), surgem os fusos do sono ou *sleep spindles*, atividade rítmica com frequências em torno de 14 Hz que dura alguns segundos. Podem surgir nesta fase explosões de ondas de alta voltagem em decorrência de estímulos do ambiente, os complexos K, e ainda ondas lentas de altas amplitudes. Esta normalmente é a fase mais longa do sono. Na terceira fase (S3), ocorre uma predominância de atividade de baixas frequências (delta), que compreendem de 20% a 50% da fase. E na quarta fase do sono NREM (S4), tem-se mais de 50% do tempo com atividade lenta.[7,13] No sono REM há uma predominância de atividades elétricas rápidas, dessincronizadas, de baixas amplitudes, semelhante ao estado de vigília. Nesta fase são observados movimentos oculares rápidos.[13]

Em 2007 a *American Academy of Sleep Medicine* (AASM) lançou novo *guideline* para estadiamento do sono. As diferenças entre as duas classificações estão sumarizadas na Tabela 18.1, a principal modificação em relação à de R&K é a unificação das fases 3 e 4 do sono NREM.[13,14]

## ■ ATIVIDADE CORTICAL DURANTE O SONO E A VIGÍLIA

O registro da atividade elétrica cortical (EEG) é costumeiramente utilizado como ferramenta para distinguir os estados de sono e vigília. Esta atividade é lentificada durante os períodos de sono NREM, quando comparada ao sono REM e ao estado de vigília. O traçado elétrico é o resultado dos disparos de grupos neuronais, e o sinal é captado pelos eletrodos posicionados no escalpo. A atividade elétrica recebe uma nomenclatura com letras gregas conforme sua faixa de frequência (Figura 18.2).[13,15]

Alguns circuitos neuronais estão implicados na sincronização ou dessincronização da atividade cortical. A estimulação promovida por neurotransmissores excitatórios como a acetilcolina e outras monoaminas é capaz de gerar uma dessincronização da atividade elétrica que ocorre no sono

REM e na vigília, enquanto a sincronização da atividade corticotalâmica e da atividade intrínseca do córtex é fruto da modulação exercida por outras vias subcorticais.[12]

## ■ ARQUITETURA DO SONO

A compreensão dos mecanismos cerebrais que determinam o sono requer a identificação de neurônios-chave nos circuitos de controle e o mapeamento de suas conexões sinápticas.[10]

O sono não é um simples processo passivo de ausência de vigília, e sim um processo ativo, em que a excitabilidade neuronal encontra-se reduzida, e é gerado a partir da integração de núcleos no sistema nervoso central (SNC), levando a um alterado estado de consciência. É temporalmente organizado em estágios distintos que são caracterizados por traços fisiológicos e comportamentais específicos.[9]

Consciência é composta por nível e conteúdo.[15] Neste sentido uma quantidade de teorias propõe que o córtex cerebral e o sistema tálamo-cortical contêm as vias neurais do conteúdo de consciência (*awareness*), enquanto estruturas subcorticais, que ascendem estimulando o córtex, determinam o nível de consciência (*arousal*). No córtex, as redes frontoparietais laterais exercem um papel importante mediando a consciência externa e a interação com o meio. E as redes frontoparietal medial têm papel na consciência interna, como durante os sonhos e na atenção direcionada internamente.[16]

### Neuroanatomia Funcional do Sono

As funções homeostáticas do sono encontram uma correlação anatômica com circuitos neuronais dentro da área pré-óptica, as funções circadianas com mecanismos hipotalâmicos anteriores e a regulação da alternância REM-NREM com o tronco encefálico rostral (mesencéfalo e ponte), com contribuição do prosencéfalo basal.[17] E, por fim, todo o sistema tem a função de inibir ou estimular o sistema córtico-talâmico. (Figuras 18.3 e 18.4)

### Hipotálamo

Estudos em neurofisiologia permitiram muitos esclarecimentos sobre o controle do sono-vigília exercido por diversas regiões encefálicas.

■ **Região hipotalâmica pré-óptica anterior (POA)**: composta pelas subdivisões pré-óptica medial (MnPO) e, principalmente, a área pré-óptica ventro-lateral (VLPO) contém neurônios GABAérgicos com função promotora do sono, que têm aumento de descarga durante o sono NREM.[18] Os neurônios da área pré-óptica, com expressão e liberação de GABA e galanina, promovem o sono através de suas projeções inibitórias para áreas promotoras da vigília no próprio hipotálamo e no tronco cerebral (núcleos serotoninérgicos medianos e dorsais da rafe (DRN e MRN) e o noradrenérgico locus coeruleus.[19] Um estudo com microdiálise verificou uma elevação das concentrações extracelulares de GABA nas regiões do LC e DRN durante o sono, principalmente no sono REM, momento em que os neurônios dessas áreas estão silentes, evidenciando a

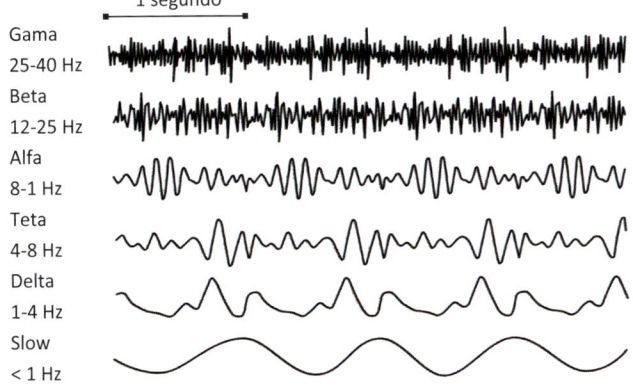

▲ **Figura 18.2** Frequências do EEG.
**Fonte:** adaptada de Nunes RR, *et al.*, 2015.[15]

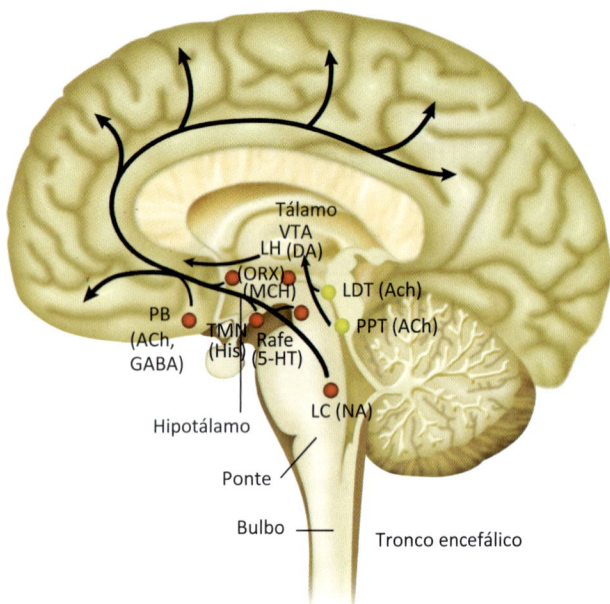

▲**Figura 18.3** Desenho esquemático mostrando alguns componentes do sistema excitatório ascendente. Um *input* maior (via amarela) para o tálamo originado dos neurônios colinérgicos do PPT e LDT. Uma segunda via (vermelha) ativa o córtex, facilitando o processamento do input proveniente do tálamo. Esta via é gerada a partir de neurônios monoaminérgicos dos núcleos: LC, TMN, VTA,DRN e MRN, além da contribuição do hipotálamo lateral (neurônios orexinérgicos e MCH-neurônios positivos para o hormônio concentrador de melanina) e do prosencéfalo basal (PB).
**Fonte:** adaptada de Saper CB, *et al.* 2005.[5]

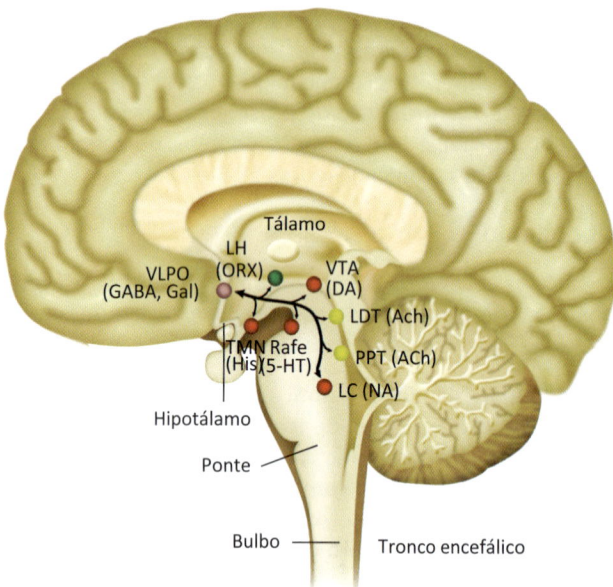

▲**Figura 18.4** Desenho esquemático mostrando as principais projeções do VLPO para os componentes do sistema ativador ascendente. Em vermelho, os grupos de células monoaminérgicas (TNM, LC, DRN, MRN, VTA). O VLPO também inibe neurônios do hipotálamo lateral. A via para neurônios colinérgicos é vista em amarelo.
**Fonte:** adaptada de Saper CB, *et al.*, 2005.[5]

importância do input GABAérgico na regulação dos disparos desses neurônios.[20] Lesões específicas na região do VLPO causam comprometimento drástico do sono NREM, mas não o bloqueiam completamente, pois há outros grupos neuronais GABAérgicos e glicinérgicos, inclusive na região bulbar, que favorecem esse estado.[21]

■ **Núcleo túbero-mamilar (TMN):** é um dos principais centros excitatórios do encéfalo, localizado na região posterior do hipotálamo, libera a histamina. É antagonizado pelo VLPO. Dentre os alvos de ação do POA, a projeção para o TMN parece ser uma das mais robustas, com importante perfil inibitório.[22] Esta inibição pode ser comprovada através da injeção de muscimol no hipotálamo posterior (TMN), promovendo o sono, e sendo capaz de reverter a insônia causada por lesões no hipotálamo anterior.[10]

■ **Neurônios orexinérgicos:** são localizados na região perifornicial hipotalâmica lateral. Têm atividade excitatória, disparando intensamente na vigília.[10]

No hipotálamo lateral (LH), também há neurônios GABAérgicos e neurônios positivos para hormônio concentrador de melanina (MCH), entremeados com neurônios orexinérgicos. Em contraste com os neurônios orexinérgicos, os neurônios GABAérgicos e MCH ficam inativos durante a vigília e são ativados durante o sono.[23,24] Portanto, no LH, os neurônios liberadores de orexina, também chamada de hipocretina, promovem a vigília, enquanto os neurônios GABAérgicos e os MCH favorecem o sono.[1]

## Prosencéfalo Basal

O prosencéfalo basal (PB) dos mamíferos, região na base do lobo frontal, abaixo da comissura anterior, que envolve o sistema estriatopalatal, a amígdala e o sistema magnocelular corticopetal da substância inominada, tem importante papel no controle do sono e da vigília, mas seus circuitos neurais subjacentes ainda não foram completamente identificados. Um estudo recente revelou a presença de quatro populações de neurônios no PB: neurônios colinérgicos, neurônios glutamatérgicos, neurônios GABAérgicos parvalbumina-positivos (PV+) e neurônios GABAérgicos somatostatina positivos (SOM+).[25] As três primeiras populações estão muito ativas durante a vigília e durante o sono REM, mas estão silentes durante o sono NREM. A ativação dos neurônios colinérgicos aumenta o despertar, a atenção e a memória. Em contraste, os neurônios SOM+ estão relacionados ao sono NREM e têm a capacidade de inibir os neurônios glutamatérgicos, os colinérgicos e os PV+.[10,26,27]

## Tronco encefálico

Desde os estudos iniciais de Moruzzi e Magoun de 1949, tornou-se amplamente aceito que a porção rostral do tronco encefálico abriga o "sistema reticular ativador ascendente" (SRAA) responsável por produzir dessincronia elétrica e excitação comportamental ou despertar.[17] Os estados de sono e vigília são resultado da interação entre neurônios do tronco encefálico e o cérebro e vários núcleos despertam interesse particular para o entendimento dessa relação.[10]

- **Tegumentos laterodorsal (TLD) e pendúnculopontino (TPP):** integrantes do SRAA geram inputs colinérgicos que vão estimular o LH, o córtex pré-frontal, o PB, os núcleos reticulares talâmicos (núcleo mediodorsal, pulvinar anterior e células talâmicas ventrais e laterais). Nessas regiões do tálamo, o estímulo colinérgico direto vai promover a geração de atividade elétrica do tipo *sleep spindles*.[28]
- **Locus coeruleus (LC):** localiza-se na ponte e faz projeção para todo córtex e hipotálamo. Sua atividade liberando norepinefrina (NE) é máxima em períodos de consciência, reduz-se nas fases de sono NREM e tem seu nadir no sono REM. Ou seja, o LC tem importante contribuição na fase de excitação cortical da vigília, porém não no sono REM. No cenário clínico, apresenta redução de sua liberação de NE após administração de fármacos alfa-2-agonistas, como a dexmedetomidina, levando a níveis QFDEAA. Os reduzidos de consciência, semelhantes ao sono NREM.[17,29,30]
- **Área *pré-coeruleus*:** Em uma pequena região bem próxima ao LC, encontramos neurônios glutamatérgicos excitatórios que se projetam para o PB e para o LH.[10,30]
- **Núcleos medianos e dorsais da rafe (DRN e MRN):** a maioria dos autores considera este sistema serotoninérgico parte do sistema reticular ativador ascendente, juntamente com o LC, tendo como objetivo os alvos no PB, hipotálamo, tálamo e córtex.[10]
- **Área tegumentar ventral (VTA):** Os neurônios da área tegumentar ventral são associados a uma variedade de comportamentos que geram excitação aumentada, mas seu envolvimento na geração e manutenção da vigília era até pouco tempo desconhecido. Um estudo de Solt e col., mostrou que a estimulação elétrica da VTA reverte a inconsciência durante anestesia geral com isoflurano e propofol.[31]

Um estudo bem recente demonstrou que os neurônios do VTA são necessários para o despertar e sua inibição suprime a vigília, mesmo diante de estímulos intensos.[32]

Estas descobertas revelaram um papel fundamental dos circuitos dopaminérgicos da VTA na manutenção do estado de vigília e comportamentos relacionados ao sono.

### Tálamo e córtex cerebral

Os núcleos reticulares talâmicos (células talâmicas anterior, ventral e lateral, núcleos geniculados medial e lateral, núcleo mediodorsal e pulvinar) são as fontes mais importantes de aferência glutamatérgica subcortical, relacionando-se intimamente com o córtex cerebral. Os núcleos da linha média e os intralaminares exercem um papel inespecífico na ativação cortical. A ablação talâmica em animais mostra resposta variável, dependendo da espécie avaliada, mas em geral, tem pequena repercussão na vigília e no EEG, exceto pela eliminação das *sleep spindles*.

O telencéfalo não é apenas um alvo do sistema de excitação, pois ele próprio tem como função a regulação dos estímulos. Todos os componentes do sistema de excitação inervam intensamente o córtex pré-frontal, em particular a região pré-frontal mediana, que, por sua vez, envia projeções descendentes de volta para os componentes do cérebro anterior basal, hipotálamo e tronco encefálico. Assim, o córtex pré-frontal mediano pode rapidamente responder a estímulos vindos de núcleos subcorticais.[29]

## ■ REGULAÇÃO DO SONO

A regulação do sono envolve a interação de três sistemas distintos, porém funcionalmente integrados que são:

- Um sistema ultradiano responsável pela alternância cíclica entre sono REM e NREM dentro do período de sono;
- Um sistema homeostático que regula a duração, quantidade e intensidade do sono;
- Um sistema circadiano que regula a alternância entre sono e vigília dentro do ciclo dia-noite.[17]

### Sistema Ultradiano

O tempo que os animais gastam acordados e em cada fase do sono, e ainda, o padrão de transição entre essas fases varia de acordo com a espécie. Mas alguns padrões se repetem, como o fato dos animais entrarem no sono REM somente após o sono NREM, e raramente a partir da vigília.[10]

Dentro do ciclo circadiano, humanos costumam dormir por períodos de 6 a 8 horas. Quando adormecemos, ao eletroencefalograma, as rápidas frequências da vigília são gradativamente substituídas por ondas lentas de altas amplitudes, até atingirmos as fases de sono mais profundo, quando se observa reduzida atividade neuronal e abundância de atividade delta. Este é o sono NREM, que é quase sempre livre de sonhos.[30] O sono NREM costuma contribuir com 80% de uma noite de sono, sendo que os 20% restantes são de sono REM, ocorrendo uma alternância cíclica entre eles.[9,33] O sono REM se caracteriza por uma intensa atividade eletroencefalográfica, com predomínio de frequências rápidas com baixas amplitudes, semelhante a padrões de vigília. Ocorre elevada atividade metabólica, o que é compatível com fluxo cerebral e taxa de utilização de glicose aumentados nessa fase.[33] A ativação do eletroencefalograma cortical corresponde ao fato de alterações cognitivas e a experiência mental de sonhar ocorrerem principalmente durante o sono REM.[9]

Com a supressão da vigília pelos núcleos anteriores do hipotálamo, fenômeno que leva entre 10 segundos a um minuto, o EEG progressivamente é desacelerado, evanescendo o ritmo posterior de vigília e passando a apresentar frequências mais lentas (teta) e maior voltagem. A partir de então, o cérebro começa a alternância entre sono NREM e REM. O ciclo ultradiano, como é chamada esta alternância, dura cerca de 90 a 120 minutos em humanos e é variável entre outras espécies. Sabe-se hoje que o tronco encefálico é necessário e suficiente para a geração do sono REM.[29,34]

O sono REM é um componente importante do sono reparador. Existe consenso sobre a participação reguladora dos neurônios colinérgicos pontinos, especialmente do TLD e TPP, para estabelecimento desta fase do sono. Mas existem outras populações celulares- neurônios monoaminérgicos, GABAérgicos e glutamatérgicos, no tronco encefálico que têm um papel de importância ainda não quantificada no ciclo ultradiano. Um estudo de Van Dort e e col., mostrou que a ativação de neurônios colinérgicos durante o sono aumentou o número de episódios de sono REM, mas não duração destes, evidenciando o papel desses neurônios em iniciar a fase de sono REM.[35]

É importante lembrar a função do bulbo ventral na geração da atonia muscular, fenômeno associado ao sono REM, através de suas projeções para a medula espinhal.[36] A ativação de neurônios GABAérgicos dessa região bulbar promove uma prolongada duração dos episódios de sono REM, essa população neuronal funciona como estabilizador desta fase.[10]

A estimulação elétrica na região do núcleo do trato solitário (NTS) sincroniza o EEG e promove o sono NREM, mostrando a presença de neurônios NREM-ativos nesta área anatômica, embora não se conheça o tipo específico de célula envolvido.[37]

## Regulação Homeostática

Além da modulação para a alternância entre REM e NREM, o sono também é regulado por processos homeostáticos e circadianos em escalas de tempo muito mais lentas.

Após prolongados períodos de vigília, os seres humanos tendem a dormir por períodos mais longos e de forma mais intensa, com predominância de atividade elétrica cerebral com ondas lentas (AOL), com frequências de 0,5 Hz a 4,5 Hz. Trata-se da regulação homeostática. A presença e permanência das ondas lentas é considerado um marcador de tensão do sono. A regulação homeostática tem um determinante genético.[10]

A regulação homeostática também é variável entre as espécies. Golfinhos, por exemplo, podem se exercitar continuamente, 24 horas por dia, ao longo de 15 dias, sem declínio de desempenho ou rebote de inatividade após o período de vigília contínua. Entre humanos há também variações quanto a características e necessidades de sono, com manifestações individualizadas à privação deste.[38]

A regulação homeostática e a tensão de sono ocorrem por meio de substâncias químicas promotoras do sono ou somnogênios (adenosina, prostaglandina D2, óxido nítrico, hormônio do crescimento e citocinas).

A adenosina, produto da quebra do trifosfato de adenosina, tem sido o somnogênio mais estudado, sua concentração extracelular eleva-se com o tempo de vigília e declina no período reparador de sono.[10] O aumento da sua concentração em determinada em áreas fronto-basais, após períodos prolongados de vigília, mostra que aquela área tem estado metabolicamente muito ativa. Ela é liberada principalmente em núcleos do PB. Quatro subtipos de receptores de adenosina ($A_1$, $A_{2A}$, $A_{2B}$ e $A_3$) já foram identificados.[39] O receptor inibitório $A_1$ é encontrado amplamente por todo o encéfalo e o receptor excitatório $A_{2A}$ é principalmente encontrado no VLPO, no estriato, no núcleo *accumbens* e no tubérculo olfatório. O $A_1$ e o $A_{2A}$ são os principais receptores responsáveis pela homeostase do sono. O VLPO é ativado direta e indiretamente pela ação da adenosina no receptor excitatório $A_{2A}$,[40] enquanto o receptor $A_1$ vai mediar o efeito inibitório da adenosina nos núcleos responsáveis pela vigília.[10] Esses dois subtipos de receptores são antagonizados pela cafeína que é capaz de aumentar a latência do sono e reduzir sua eficiência.[39]

A homeostase do sono também ocorre de forma mais particularizada. Regiões cerebrais onde a atividade foi mais intensa no período de vigília precedente, apresentam AOL mais pronunciada.

A maioria dos estudos tem foco na homeostase do sono NREM. Apesar do sono REM também sofrer controle homeostático rigoroso, ainda pouco se conhece acerca desse mecanismo.[10] Privação de sono REM seletiva ou estudos de privação parcial do sono têm mostrado que o EEG de sono NREM pode ser influenciado pelo aumento da tensão para sono REM.[41]

Durante grande parte do sono, os neurônios corticais sofrem oscilações lentas no potencial de membrana, que aparecem no eletroencefalograma como AOL. A quantidade de AOL é regulada homeostaticamente, aumentando logo após a vigília e retornando à linha de base a seguir. Acredita-se que a ocorrência de AOL possa refletir mudanças sinápticas subjacentes a uma necessidade celular de sono, beneficiando as funções neurais, especialmente as relativas ao aprendizado em regiões especificas do cérebro.[42]

## Sistema Circadiano

Uma outra grande influência na comutação do estado de sono é o controle do sistema circadiano, que interage com o processo homeostático.[43]

Nos mamíferos, os ritmos diários são determinados pelo núcleo supraquiasmático (NSQ) no hipotálamo, um marca-passo chave que influencia o tempo de uma ampla gama de comportamentos e eventos fisiológicos. O NSQ define respostas comportamentais com base no período de aproximadamente 24 horas, mesmo em completa escuridão.[5,43]

A atividade do NSQ é influenciada pelo ciclo de luz-escuridão diário, através do trato retino-hipotalâmico (TRH). Os *inputs* são gerados a partir das células ganglionares da retina, que expressam uma proteína fotossensível, a melanopsina.[17,44]

Um estudo de Panda e col., observou que animais com ausência de melanopsina ainda retêm a fotorrecepção não visual, sugerindo que os bastões e os cones podem também operar nesta capacidade. Observou ainda que camundongos com degeneração externa-retiniana e com deficiência de melanopsina exibiram perda do oscilador circadiano fotocentral.[45]

Por sua vez as terminações do TRH liberam um neurotransmissor excitatório, o glutamato, em resposta ao estímulo luminoso.

O NSQ não faz eferência direta para os núcleos que definem o sono e a vigília. A estimulação ou inibição ocorre em sua maior parte através de uma via com três estágios anatômicos, que incluem projeções do NSQ para células das zonas subparaventriculares dorsal e ventral, e em seguida para o núcleo dorsomedial do hipotálamo. Por fim são enviados estímulos para o VLPO e para o LH.[5]

Um pequeno número de axônios do NSQ inerva diretamente áreas que estão envolvidas na regulação da alimentação e secreção de hormônios como melatonina e hormônio liberador de corticotropina (CRH), além de regulação da temperatura. O papel deste integrador complexo é viabilizar uma resposta adaptativa dos animais às mudanças em suas circunstâncias, como alterações na temperatura ambiente e disponibilidade de alimentos.[29]

Acredita-se que a projeção para o núcleo paraventricular ative neurônios que enviam seus axônios para a coluna intermediária da medula espinhal torácica superior, onde eles contatam neurônios pré-ganglionares simpáticos que controlam a secreção de melatonina pela glândula pineal. Esse é o principal mecanismo de regulação do ciclo da melatonina.[46]

Uma das características mais interessantes destes sistemas de controle de estado é que tanto os neurônios de ativação do despertar como do sono são mutuamente inibitórios. Essa relação antagônica pode dar origem a um comportamento semelhante ao observado com um interruptor de flip-flop, e é um achado comum em uma variedade de circuitos neurais que requerem transições de estado rápidas e completas (Figura 18.5). Esta propriedade é crítica para os circuitos de sono-despertar, pois na ausência deste mecanismo rápido e eficiente de mudança, um indivíduo iria alternar muito lentamente entre o sono e a vigília ao longo do dia, passando grande parte do tempo em um estado semi-adormecido.[29]

A narcolepsia, uma desordem rara do sono, é um exemplo clínico de como os interruptores do sono podem se desestabilizar pela perda de um único componente do circuito do sono-vigília. Ela é causada por uma perda seletiva da sinalização da orexina no cérebro. Pessoas com narcolepsia apresentam-se frequentemente ataques de sono e a per-

manência no estado acordado pode representar um esforço enorme. Além disso, esses indivíduos frequentemente experimentam fragmentos de sono REM, que se interpõem à consciência normal durante vigília, muitas vezes na forma de alucinações vívidas (alucinações hipnagógicas). Também pode ocorrer a paralisia do sono, fenômeno no qual o indivíduo tem o despertar consciente, porém não consegue movimentar seus músculos, representando um bloqueio do neurônio motor alfa medular mediados pelos núcleos do tronco encefálico.[47,48]

A cataplexia, que ocorre com breves episódios de perda do tônus muscular, ocorre provavelmente devido à ativação transitória das vias de atonia do sono REM durante a vigília.[49] Mas a associação desses eventos com fortes emoções positivas, como riso, continua a ser um mistério.[50]

## ■ SONO E RESPIRAÇÃO

Durante o sono, a resposta ventilatória à hipóxia e à hipercapnia ficam reduzidas, e este efeito varia de acordo com a fase do sono. O sono também altera a atividade muscular, fenômeno mais notado nas vias aéreas superiores.[51]

O principal determinante da ventilação-minuto é a pressão parcial arterial de dióxido de carbono ($PaCO_2$). Em contraste com a vigília onde a $PaCO_2$ é mantida próxima a 40 mmHg, durante o sono estável, temos pressões em torno de 45mmHg, pela redução da quimiossensibilidade ao $CO_2$ nesta fase.[13]

O sono associa-se a alguns distúrbios respiratórios. A apneia obstrutiva do sono (AOS) e a apneia central do sono são os mais comuns.

A apneia obstrutiva do sono que cursa com sintomas diurnos afeta até 32,8 % da população adulta no brasil e tem como um dos seus principais fatores de risco a obesidade. A AOS é quantificada pelo número de eventos respiratórios (apneias e hipopneias) por hora de sono. Apneias ou hipopneias podem ocorrer até cinco vezes por hora em indivíduos saudáveis. Os pacientes com AOS costumam relatar despertar com boca seca, cefaleia, sonolência diurna, adormecimento durante situações monótonas e comprometimento subjetivo da função cognitiva. Os sinais e sintomas associados ao sono de indivíduos com AOS incluem pausas na respiração ou ronco e um elevado número de despertares noturnos, queixas de taquicardia ou dificuldade respiratória ao acordar. A AOS está associada a maiores riscos de eventos cardiovasculares, comprometimento da tolerância à glicose e redução do desempenho neurocognitivo.[52-55]

A apneia central do sono (ACS) ocorre como cessação do fluxo de ar sem esforço respiratório, que difere da AOS onde o esforço respiratório é mantido durante um evento respiratório. Pode ser encontrada em pacientes mais idosos e em pacientes com comorbidades graves, como acidente vascular cerebral e insuficiência cardíaca congestiva.[13]

## ■ O PAPEL DO SONO

O sono tem uma função reparadora e uma série de dados sugere que a recorrência na restrição do sono gera sonolência excessiva de rebote e redução da atenção, além de

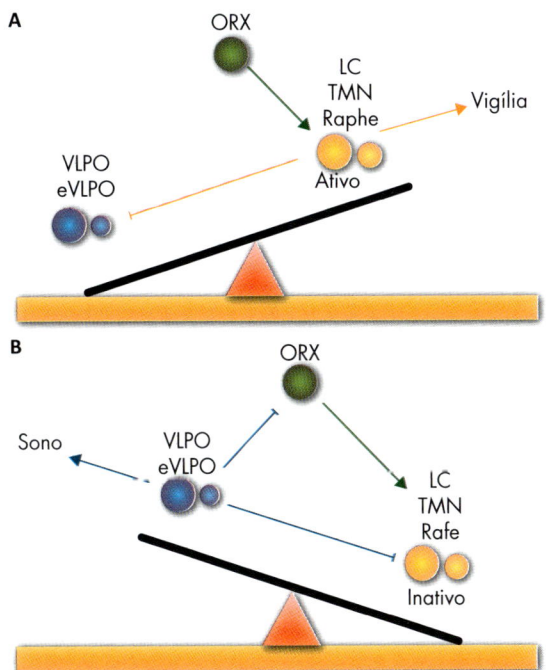

▲ **Figura 18.5** Diagrama esquemático do modelo interruptor (*flip-flop*). Durante a vigília **(A)** os núcleos monoaminérgicos (vermelho) inibem o VLPO (púrpura), desta forma reduzindo a inibição dos neurônios orexinérgicos (verde) e dos neurônios colinérgicos. Os neurônios orexinérgicos reforçam o tônus monoaminérgico. Durante o sono **(B)**, os disparos do VLPO inibem os grupos monoaminérgicos. O VLPO também inibe os neurônios orexinérgicos, prevenindo a ativação monoaminérgica. Esta inibição mútua entre VLPO e células monoaminérgicas forma o clássico modelo flip-flop.
5-HT: serotonina; Ach: acetilcolina; VLPO: núcleo ventro-lateral pre-óptico; ORX: orexina; TMN: núcleo tuberomamilar; LC: locus coeluleus.
**Fonte:** adaptada de Saper CB, *et al.*,2005.[5]

contribuir para significativas perturbações neuroendócrinas, cardiovasculares e imunológicas.[56-58]

A fase de sono NREM tem um papel na conservação de energia e na recuperação do sistema nervoso. Enquanto o sono REM, ao promover ativação periódica do cérebro, parece ajudar em processos de recuperação localizados e na regulação emocional. Entre os mamíferos, a quantidade e a natureza do sono estão correlacionadas com a idade, tamanho corporal, variáveis ambientais, com a dieta e a segurança do seu local de dormir. O sono pode ser um período eficiente para a ocorrência de várias funções, mas as variações na sua expressão indicam que essas funções podem diferir entre as espécies.

Em humanos, o sono é crítico para a manutenção da eficácia sináptica, memória e aprendizagem. De acordo com a hipótese da homeostase sináptica (HHS), durante a vigília ocorre um aumento da força de comunicação entre os neurônios em muitos circuitos cerebrais. Este fortalecimento sináptico é desencadeado para que ocorra a aprendizagem e também se manifesta intensamente na sinaptogênese durante o desenvolvimento. Esse mecanismo, se mantido, gera uma demanda energética capaz de causar estresse celular. O papel do sono é reduzir periodicamente a força sináptica para um nível basal que é energeticamente sustentável, reestabelecendo o equilíbrio e a seletividade neuronal, preservando a integridade cognitiva e a capacidade de aprender. Portanto, o sono é o preço da plasticidade sináptica[59,60] (Figura 18.6).

Hoje existem evidências substanciais de que o sono REM participa do processamento da aprendizagem e da memória. A privação do sono em ratos interfere com a atividade rítmica da banda teta no hipocampo, o que pode causar o prejuízo dessas capacidades.[61]

Um estudo de Wei e col., mostrou a influência das oscilações lentas (0,2Hz-1 Hz) que ocorrem durante os estágios 3 e 4 do sono NREM sobre a dinâmica da conectividade sináptica no sistema tálamo – cortical, levando a consolidação de memorias.[62]

A privação de sono pode ter um efeito em diferentes fases de formação de memória. Considera-se que a interrupção do sono antes da aprendizagem pode afetar particularmente a fase de codificação da memória, e a privação após aprendizagem parece influenciar a consolidação da memória.[63] O acúmulo de adenosina como consequência da privação de sono parece contribuir para a atenuação da atividade do hipocampo.

Da mesma forma que a privação, a fragmentação do sono, que se manifesta com breves e repetidas interrupções do sono, cursa com prejuízos neuronais. A fragmentação ocorre normalmente pelo processo de envelhecimento e é uma característica do sono dos portadores de apneia obstrutiva do sono. Os prejuízos estão associados a uma diminuição do volume do hipocampo, pela redução da neurogênese de células do giro dentado hipocampal como mecanismo subjacente.[64]

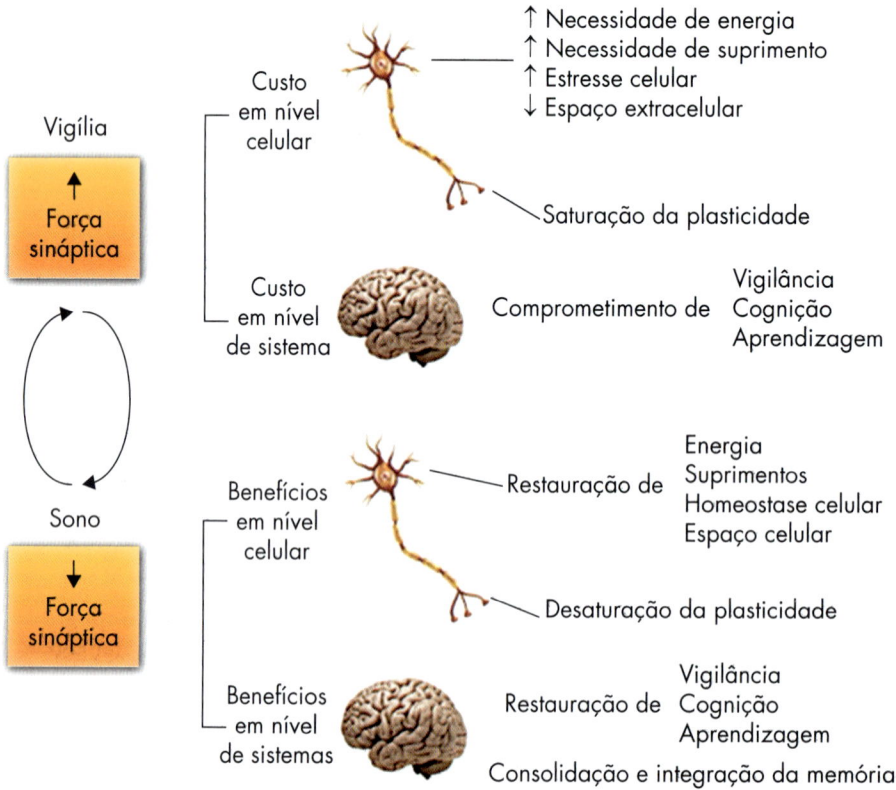

▲ **Figura 18.6** Hipótese da plasticidade sináptica.
**Fonte:** Adaptada de Tononi G, Cirelli C, 2014.[60]

# REFERÊNCIAS

1. Pal D, Mashour GA. Sleep and Anesthesia: A Consideration of States, Traits and Mechanisms. Em: Hutt A- Sleep and Anesthesia- Neural Correlates in Theory and Experiment, Vol 15, 1st Ed, New York, Springer, 2011; 1-20.
2. Liu Xiao, Yanagawa T, Leopold D A et al. Robust Long-Range Coordination of Spontaneous Neural Activity in Waking, Sleep and Anesthesia, 2014;1-10.
3. Kryger M H. História da Medicina e da Fisiologia do Sono. Em: Kryger M H, Avidan A Y, Berry R B- Atlas Clínico de Medicina do Sono, 2a Ed, Rio de Janeiro, Elsevier, 2015; 10-21.
4. Triarhou LC. The percipient observations of Constantin von Economo on encephalitis lethargica and sleep disruption and their lasting impact on contemporary sleep research, Brain res bull, 2006; 69:244–258.
5. Saper C B, Scammell T E, Lu J. Hypothalamic regulation of sleep and circadian rhythms. Nature,2005;1257-1263.
6. Moruzzi G, Magoun HW. Brain stem reticular formation and activation of the EEG. Electroencephalogr. Clin Neurophysiol 1949;1:455–473.
7. Libenson MH- Eletroencefalografia-Abordagem Prática,1a Ed., Rio de Janeiro, Di Livros,2011;1-4.
8. Aserinky E, Kleitman N- Regularly Occurring Periods of Eye Motility, and Concomitant Phenomena, During Sleep. Science,1953;118:273-274.
9. Lydic R, Baghdoyan HA – Sleep, Anesthesiology, and the Neurobiology of Arousal State Control. Anesthesiology,2005; 103:1268 –95.
10. Weber F, Dan Y-Circuit-based interrogation of sleep control. Nature,2016;538: 51-59.
11. Shein-Idelson M, Ondracek JM, Liaw H-P et al. Slow waves, sharp waves, ripples, and REM in sleeping dragons. Science,2016;352:590-595.
12. Schwartz MD, Kilduff TS- The Neurobiology of Sleep and Wakefulness. Psychiatr Clin N Am,2015;38:615–644.
13. Eikermann M, Zaremba S. Sleep Medicine. In: Miller's Anesthesia. 9th ed. Philadelphia, PA. Elsevier,2020;267-293.
14. Novelli L, Ferri R, Bruni O. Sleep classification according to AASm and Rechtschaffen and Kales: effects on sleep scoring parameters of children and adolescents. J Sleep Res,2010;19:238-247.
15. Nunes RR, Fonseca NM, Simões CM et al. Consenso Brasileiro sobre monitoração da profundidade anestésica. Rev Bras Anestesiol, 2015; 65(6):427-436.
16. George A. Mashour GA, Alkireb MT. Evolution of consciousness: Phylogeny, ontogeny, and emergence from general anesthesia. PNAS,2013;110(2):10357-64.
17. Rosenwasser Am- Functional Neuroanatomy Of Sleep And Circadian Rhythms. Brain Res Rev,2009;61:281–306.
18. Szymusiak R, Gvilia I, McGinty D- Hypothalamic control of sleep. Sleep Medicine,2007; 8(4):291–301.
19. Sherin JE, Shiromani PJ, McCarley RW, Saper CB. Activation of ventrolateral preoptic neurons during sleep. Science,1996; 271: 216–219.
20. Nitz D, Siegel JM. GABA release in the locus coeruleus as a function of sleep/wake state. Neuroscience,1997;78: 795–801.
21. Anaclet C, Lin J-S, Vetrivelan R et al. Identification and Characterization of a Sleep-Active Cell Group in the Rostral Medullary Brainstem. J. Neurosci, 2012;32(50):17970 –17976.
22. Sherin JE, Elmquist JK, Torrealba F, Saper CB. Innervation of histaminergic tuberomammillary neurons by GABAergic and galaninergic neurons in the ventrolateral preoptic nucleus of the rat. J. Neurosci, 1998;18: 4705–4721.
23. Hassani OK, Lee MG, Jones BE- Melanin-concentrating hormone neurons discharge in a reciprocal manner to orexin neurons across the sleep–wake cycle. Proc Natl Acad Sci USA,2009;106(7):2418–2422.
24. Hassani OK, Henry P, Lee MG, Jones BE. GABAergic neurons intermingled with orexin and mch neurons in the lateral hypothalamus discharge maximally during sleep. Eur J Neurosci,2010; 32(3):448–457.
25. Alheid GF, Heimer L. New perspectives in basal forebrain organization of special relevance for neuropsychiatric disorders: the striatopallidal, amygdaloid and corticopetal components of the substantia innominata. Neuroscience,1988; 27:1–39.
26. Jones BE. Modulation of cortical activation and behavioral arousal by cholinergic and orexinergic systems. Ann NY Acad Sci,2008;1129:1129–1134.
27. Xu, M, Chung S, Zhang S et al. Basal forebrain circuit for sleep-wake control. Nat. Neurosci,2015;18:1641–1647.
28. Hallanger AE, Levey AI, Lee HJ et al. The origins of cholinergic and other subcortical afferents to the thalamus in the rat. J Comp Neurol,1987;262(1):105-124.
29. Saper CB, Fuller PM, Pedersen NP et al. Sleep State Switching. Neuron,2010;68:1023-1042.
30. McCarley RW. Neurobiology of REM and NREM sleep. Sleep Medicine,2007;8: 302–330.
31. Solt K, Van Dort CJ, Chemali JJ, et al. Electrical Stimulation of the Ventral Tegmental Area Induces Reanimation from General Anesthesia. Anesthesiology, 2014; 121:311-9.
32. Eban-Rothschild A, Rothschild G, Giardino WJ, et al. VTA Dopaminergic Neurons Regulate Ethologically Relevant Sleep–Wake Behaviors. Nature Neuroscience, 2016;19(10):1356-1368.
33. Siegel JM. Clues to the functions of mammalian sleep. Nature,2005;437:1264-1271.
34. Jouvet M.Recherches sur les structures nerveuses et les mécanismes responsables des différentes phases du sommeil physiologique. Arch. Ital. Biol.1962;100:125–206.
35. Van Dort CJ, Zachs DP, Kenny JD et al. Optogenetic activation of cholinergic neurons in the PPT or LDT induces REM sleep. PNAS,2015;112:584-589.
36. Schenkel E, Siegel JM. REM sleep without atonia after lesions of the medial medulla. Neurosci Lett, 1989; 98: 159–165.
37. Eguchi K, Satoh T. Characterization of the neurons in the region of solitary tract nucleus during sleep. Physiol Behav, 1980; 24: 99–102.
38. Siegel J- Sono Normal. Em: Kryger M H, Avidan A Y, Berry R B. Atlas Clinico de Medicina do Sono, 2a Ed, Rio de Janeiro, Elsevier, 2015; 63-68.
39. Watson CJ, Baghdoyan HA, Lydic R. Neuropharmacology of Sleep and Wakefulness: 2012 Update. Sleep Med Clin, 2012; 7(3):469–486.
40. Scammell TE, Gerashchenko DY, Mochizuki Tet al. An adenosine A2a agonist increases sleep and induces Fos in ventro-lateral preoptic neurons. Neuroscience,2001;107, 653–663.
41. Franken P. Long-term vs. short-term processes regulating REM sleep. J Sleep Res,2002; 11, 17–28.
42. Huber R, Ghilardi MF, Massimini M, Tononi G. Local sleep and learning. Nature,2004; 430: 78–81.
43. Achermann P, Borbély AA- (2003). Mathematical models of sleep regulation. Front. Biosci,2003; 8: s683–s693.
44. Hattar S, Liao HW, Takao M et al. Melanopsin-containing retinal ganglion cells: architecture, projections, and intrinsic photosensitivity. Science,2002; 295:1065 1070.
45. Panda S, Provencio I, Tu DC et al. 2003. Melanopsin is required for non image-forming photic responses in blind mice. Science,2003; 301: 525–527.
46. Saper CB, Lu J, Chou TC, Gooley J. The Hypothalamic Integrator For Circadian Rhythms. TRENDS In Neurosciences, 2005;28:152-157.
47. Khatami R, Landolt H-P, Achermann P. Challenging Sleep Homeostasis in Narcolepsy Cataplexy: Implications for Non-REM and REM Sleep Regulation. SLEEP,2008;31(6):859-867.
48. Peyron C, Tighe DK, van den Pol AN, de Lecea L. Neurons Containing Hypocretin (Orexin) Project to Multiple Neuronal Systems. The Journal of Neuroscience, 1998,18(23):9996–10015.
49. Krenzer M, Anaclet C, Vetrivelan R et al. Brainstem and Spinal Cord Circuitry Regulating REM Sleep and Muscle Atonia. Plos ONE,2011;6(10):1-10.
50. Overeem S, Lammers GJ, van Dijk JG. Weak with laughter. The Lancet, 1999;354:838.
51. Eckert DJ, Roca D, Yeh SY, Malhotra A. Controle do Sono. Em: Kryger M H, Avidan A Y, Berry R B- Atlas Clinico de Medicina do Sono, 2a Ed, Rio de Janeiro, Elsevier, 2015;45-51.
52. Shamsuzzaman ASM, Gersh BJ, Somers VK. Obstructive Sleep Apnea: Implications For Cardiac And Vascular Disease. JAMA,2003;290(14):1906-1914.
53. Lui MMS, Ip MSM-.Disorders of Glucose Metabolism in Sleep-disordered Breathing. Clin Chest Med,2010; 31:271–285.
54. Ulfberg J, Carter N, Talbäck M, Edling C.Excessive Daytime Sleepiness at Work and Subjective Work Performance in the General Population and Among Heavy Snorers and Patients With Obstructive Sleep Apnea. Chest,1996;110:659-663.
55. Tufik S, Santos-Silva R, Taddei JA, Bittencourt LRA. Obstructive sleep apnea syndrome in the São Paulo epidemiologic sleep study. Sleep Medicine,2021;11:441-446.
56. Durmer JS, Dinges DF: Neurocognitive consequences of sleep deprivation. Semin Neurol 2005; 25:117–29.
57. Spiegel K, Leproult R, L'Hermite-Baleriaux M et al. Leptin levels are dependent on sleep duration: Relationship with sympathovagal balance, carbohydrate regulation, cortisol, and thyrotropin. J Clin Endo Metab 2004; 89:5762–71.
58. Vgontzas AN, Bixler EO, Chrousos GP: Sleep apnea is a manifestation of the metabolic syndrome. Sleep Med Rev 2005; 9:211–24.
59. Tononi G, Cirelli C. Sleep function and synaptic homeostasis. Sleep Med Rev, 2006; 10:49–62.
60. Tononi G, Cirelli C. Sleep and the Price of Plasticity: From Synaptic and Cellular Homeostasis to Memory Consolidation and Integration. Neuron,2014;81: 12-34.
61. Yang R-H, Hou X-H, Xu X-N Et Al. Sleep Deprivation Impairs Spatial Learning And Modifies The Hippocampal Theta Rhythm In Rats. Neuroscience, 2011; 173:116-123.
62. Wei Y, Krishnan GP, Bazhenov M. Synaptic Mechanisms of Memory Consolidation during Sleep Slow Oscillations. The Journal of Neuroscience, 2016; 36(15):4231– 4247.
63. Kreutzmann JC, Havekes R, Abel T, Meerlo P.Sleep Deprivation And Hippocampal Vulnerability: Changes In Neuronal Plasticity, Neurogenesis And Cognitive Function. Neuroscience, 2015; 309:173–190.
64. Guzman-Marin R, Bashir T, Suntsova N et al. Hippocampal Neurogenesis Is Reduced By Sleep Fragmentation In The Adult Rat. Neuroscience, 2007; 148:325–333.

# 19

# Atividades Sensoriais e Vias de Condução

**Luis Henrique Cangiani**

## INTRODUÇÃO

Somestesia é nome que se dá à capacidade do sistema nervoso central (SNC) de receber estímulos provenientes do meio externo ou de outros tecidos e/ou estruturas do organismo. Para isso, os receptores sensoriais detectam e enviam os estímulos, que são reconhecidos. Sensações como tato, pressão, frio, calor, luz, som e dor são transformadas em sinais nervosos para que sejam interpretados e integrados nos centros nervosos superiores. Isso é o que faz a integração do organismo humano com o ambiente: interpreta os sinais e elabora uma ou mais respostas efetoras.[1]

## ■ RECEPTORES SENSORIAIS

Por definição, os receptores são terminações nervosas sensíveis aos estímulos. São estruturas localizadas fora do SNC, mas funcionalmente relacionadas a ele, uma vez que fazem parte do componente aferente.

A aferência, ou seja, aquilo que chega ao SNC, é conduzida segundo um trajeto denominado via aferente. Todos os estímulos conduzidos até os centros superiores trafegam por essas vias, sendo os receptores periféricos as unidades que desencadeiam a condução dos sinais. Existem cinco tipos de receptores sensoriais:

- **Mecanorreceptores:** detectam deformações mecânicas do receptor ou de células próximas;
- **Termorreceptores:** identificam alterações da temperatura (frio ou calor);
- **Nociceptores:** são os receptores da dor provocada por lesão tecidual;
- **Receptores eletromagnéticos:** detectam a luz incidente sobre a retina;
- **Quimiorreceptores:** detectam gosto, olfato, oxigenação arterial e concentração de dióxido de carbono.

Vários receptores já foram identificados, e para cada um deles foi atribuída uma função.[1-3] A Tabela 19.1 mostra alguns tipos de receptores sensoriais e sua função.

| Tabela 19.1 Classificação dos receptores sensoriais e sua função. | |
| --- | --- |
| **Mecanorreceptores** | |
| Sensibilidade tátil da pele | Terminações nervosas livres<br>Terminações de extremidade expandida<br>Discos de Merkel<br>Terminações em Rufini<br>Corpúsculos de Meissner<br>Corpúsculos de Krause<br>Órgãos terminais dos pelos |
| Sensibilidade dos tecidos profundos | Terminações nervosas livres<br>Terminações de extremidade expandida<br>Terminações em Rufini<br>Corpúsculo de Pacini<br>Terminações musculares<br>Fusos musculares<br>Receptores tendinosos de Golgi |
| Audição | Receptores de som da cóclea |
| Equilíbrio | Receptores vestibulares |
| Pressão arterial | Barorreceptores do seio carotídeo e aórtico |
| Termorreceptores | Receptores do frio<br>Receptores do calor |
| Receptores eletromagnéticos (visão) | Cones<br>Bastonetes |
| **Quimiorreceptores** | |
| Gustação | Receptores dos corpúsculos gustativos |
| Olfato | Receptores do epitélio olfativo |
| Oxigenação arterial | Receptores dos corpúsculos carotídeos e aórtico |
| Osmolalidade | Neurônios dos núcleos supraópticos ou próximos |
| $CO_2$ arterial | Receptores localizados dentro ou sobre a superfície do bulbo e nos corpúsculos aórtico e carotídeos |
| Glicose, aminoácidos e ácidos graxos | Receptores hipotalâmicos |

Alguns tipos de receptores sensoriais podem ser visualizados nas Figuras 19.1 e 19.2.

Cada tipo de receptor é extremamente sensível ao estímulo para o qual responde e praticamente não responsível a outros tipos de estímulos. Por exemplo, os quimiorreceptores do arco aórtico e do seio carotídeo respondem prontamente a variações extremamente pequenas da concentração de oxigenação sanguínea, mas não respondem a variações da pressão arterial.

As sensações (dor, toque, pressão, visão e outros) podem ser chamadas de modalidades de sensação. Cada sensação é encaminhada ao SNC através de uma via aferente, e lá chegando é integrada e interpretada. Em áreas específicas para cada via do córtex cerebral ocorrerá a interpretação e o reconhecimento da modalidade de sensação. Cada

via aferente carrega uma sensação específica, de forma que não importa o que a estimulou, pois a interpretação será sempre aquela específica para aquele receptor e sua via aferente. O córtex cerebral reconhecerá o estímulo de modo sempre equivalente à área estimulada. A essa especificidade de condução de estímulos dá-se o nome de **princípio da linha marcada.**[1]

## ■ CONVERSÃO DOS IMPULSOS SENSORIAIS EM ATIVIDADE ELÉTRICA

A partir de um estímulo sensorial ocorre imediatamente alteração do potencial de membrana do receptor. Essa mudança é chamada de potencial receptor.

Cada receptor tem um modo próprio de converter os estímulos sensoriais em potenciais receptores, por exemplo: deformação mecânica do receptor, aplicação de substâncias químicas, alteração da temperatura da membrana, efeito de radiações eletromagnéticas. Essas quatro maneiras de estimulação do receptor sensorial correspondem, basicamente, aos quatro tipos de receptor. O caminho final para que aconteça a conversão do sinal é produzir alteração da permeabilidade da membrana plasmática do receptor, permitindo que haja fluxo iônico transmembrana.

O potencial receptor tem amplitude máxima em torno de 100 mV e é equivalente à permeabilidade máxima ao sódio e à voltagem do potencial de ação de uma fibra excitável. Desse modo, quando o potencial receptor atinge um valor acima do potencial limiar de disparo da fibra nervosa aferente que parte desse receptor, inicia-se o potencial de ação que será propagado ao SNC. Quanto mais o potencial limiar é ultrapassado, maior será a frequência de potenciais de ação gerados (Figura 19.3). É o mesmo que ocorre dentro do SNC com o potencial pós-sináptico estimulando o axônio neuronal.

O corpúsculo de Pacini é um dos receptores sensoriais periféricos mais bem estudados, e por meio dele pode-se

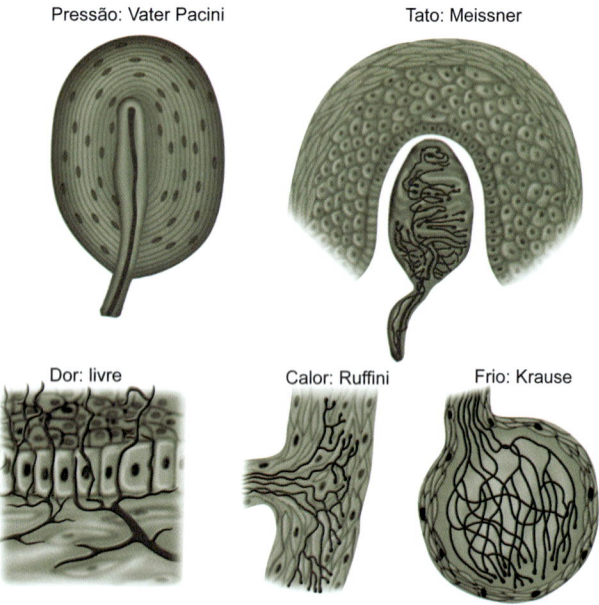

Pressão: Vater Pacini    Tato: Meissner

Dor: livre    Calor: Ruffini    Frio: Krause

▲ **Figura 19.1** Receptores sensoriais.

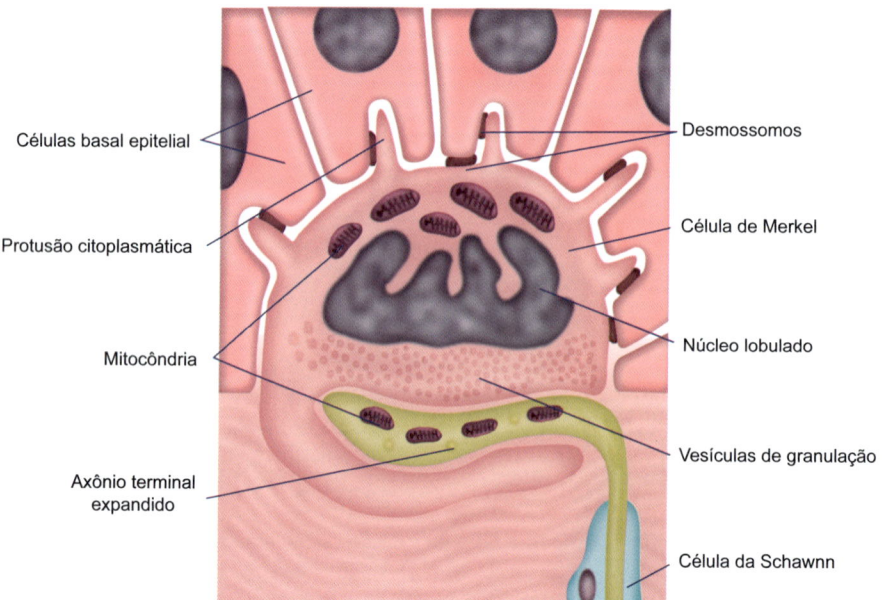

Células basal epitelial
Protusão citoplasmática
Mitocôndria
Axônio terminal expandido

Desmossomos
Célula de Merkel
Núcleo lobulado
Vesículas de granulação
Célula da Schawnn

▲ **Figura 19.2** Microestrutura do disco de Merkel.

compreender como ocorre a formação do potencial receptor e sua conversão para potencial de ação.

O corpúsculo tem uma fibra nervosa central não mielinizada que está envolvida por várias cápsulas concêntricas. Quando há compressão localizada em um ponto desse envoltório, ocorrerá deformação da estrutura concêntrica e também da fibra nervosa central. Na Figura 19.4, nota-se que, pouco antes de a fibra nervosa central deixar o receptor, ela se torna mielinizada.

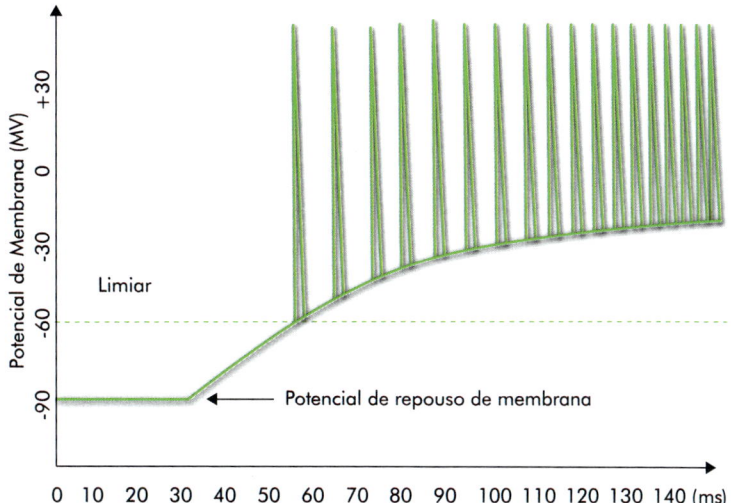

▲ **Figura 19.3** Relação entre o potencial receptor e a frequência dos potenciais de ação.

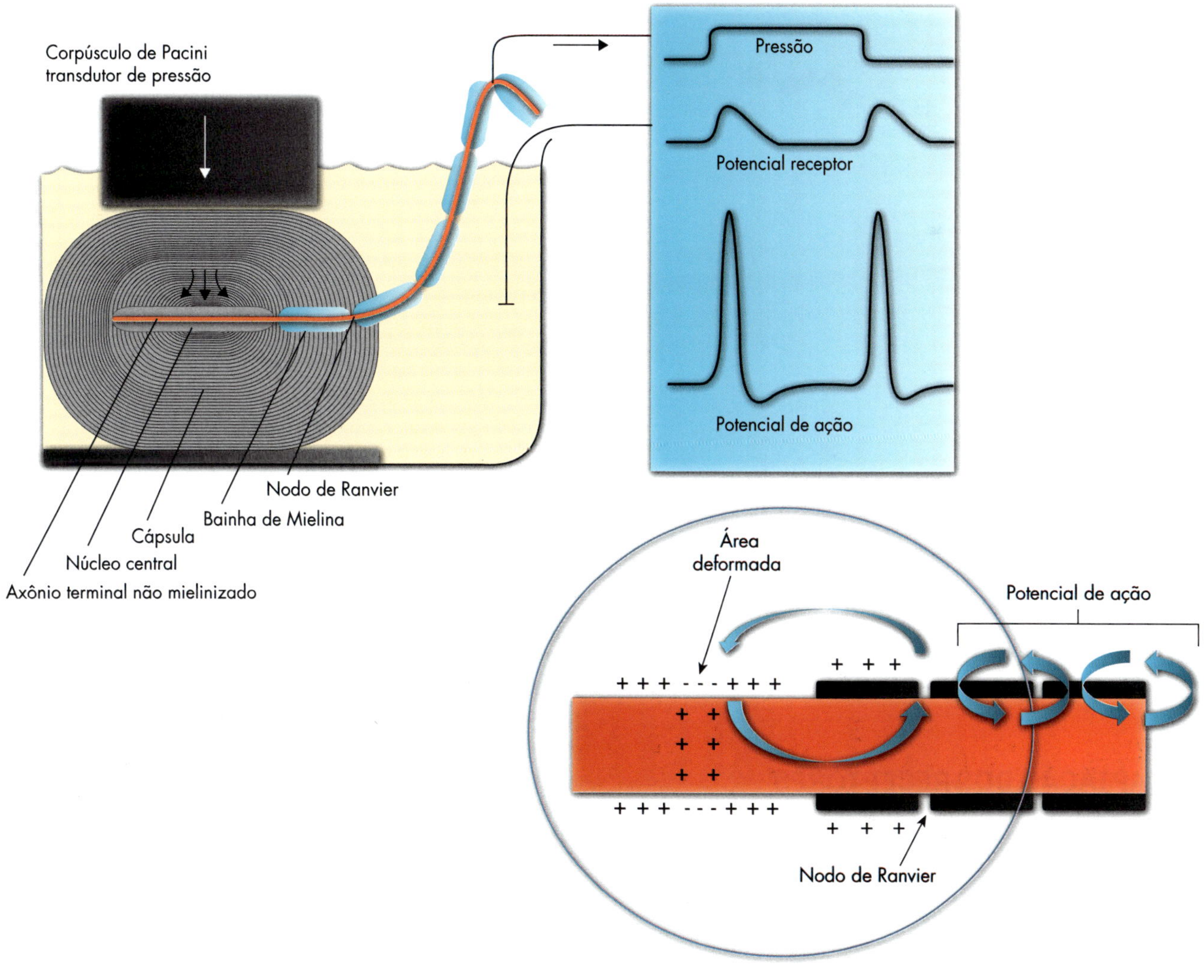

▲ **Figura 19.4** Formação do potencial receptor e microestrutura do corpúsculo de Pacini.

Na região da fibra central em que ocorreu deformação, a permeabilidade fica alterada, permitindo que os canais iônicos se abram e, dessa forma, o íon sódio entra para o meio intracelular, enquanto o íon potássio sai para o meio extracelular, gerando o potencial receptor (despolarização). A partir do ponto de deformidade da fibra central, novas áreas de despolarização são formadas ponto a ponto, até atingirem o primeiro nodo de Ranvier ainda dentro do receptor. Por esse caminho, o potencial de ação passa a ser conduzido pela fibra nervosa até os centros nervosos superiores.

Existe uma relação entre a intensidade do estímulo e o potencial receptor (Figura 19.5). À medida que a intensidade do estímulo vai aumentando, a amplitude da resposta, ou seja, a amplitude do potencial receptor aumenta abruptamente, porém essa resposta vai se enfraquecendo à medida que a intensidade da estimulação se intensifica. Isso quer dizer que, com estímulos de pequena intensidade, há formação de potencial receptor, mas a estimulação muito intensa induz a redução progressiva do número dos potenciais de ação formados. Conclui-se, então, que o receptor é muito sensível a experiências sensoriais fracas e que impede que a frequência máxima de disparo seja atingida, produzindo uma faixa de respostas sensoriais extremamente ampla, desde estímulos muito fracos até estímulos muito intensos.

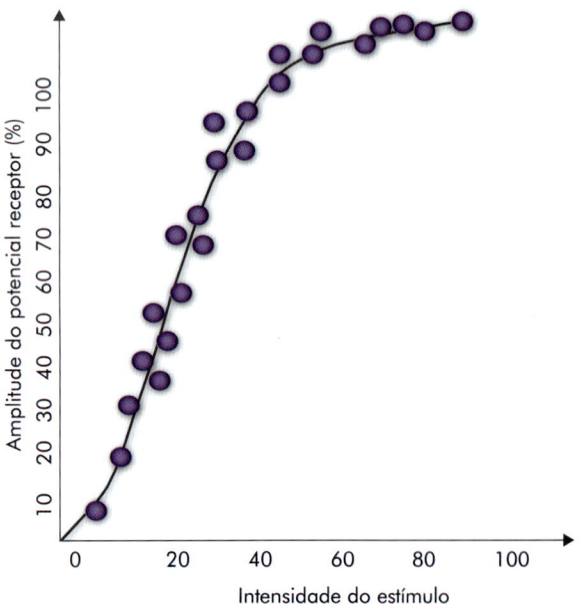

▲ **Figura 19.5** Amplitude do potencial em relação à intensidade do estímulo.

## ■ ADAPTAÇÃO DOS RECEPTORES

Os receptores sensoriais são capazes de se adaptar após determinado período de tempo. A adaptação pode ser parcial ou total. Isso significa que os receptores alteram sua capacidade de enviar informações ao SNC. O mecanismo por meio do qual se desenvolve a adaptação é uma propriedade individual de cada tipo de receptor. O corpúsculo de Pacini, por exemplo, se adapta de duas maneiras. A primeira ocor-

re pelo invólucro viscoelástico circunferencial, que faz com que o estímulo que provocou sua deformação em um ponto específico se dissipe pelas camadas concêntricas, equalizando toda a área do receptor com a mesma pressão; assim, o estímulo termina.

A segunda é mais lenta que a primeira. Ocorre pelo fenômeno da acomodação na fibra nervosa central. A fibra nervosa torna-se menos sensível a estímulos, provavelmente pela inativação de canais de sódio da sua membrana plasmática (Figura 19.6).

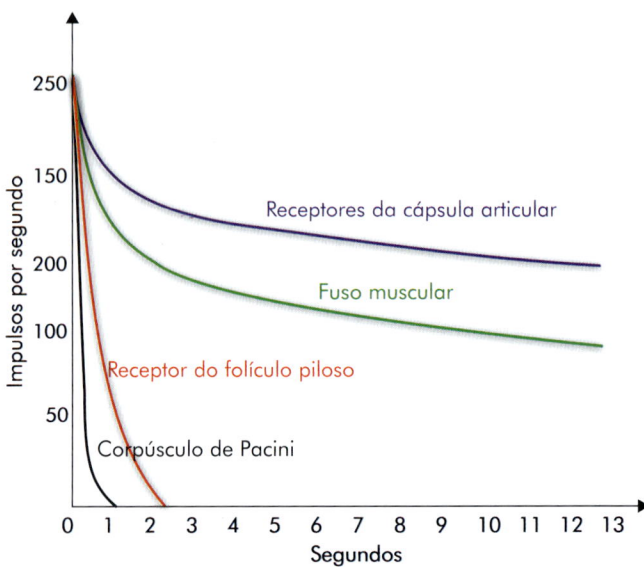

▲ **Figura 19.6** Adaptação de diferentes tipos de receptor.

## Receptores de Adaptação Lenta – Receptores Tônicos

São aqueles que, enquanto o estímulo estiver presente, continuam enviando sinais para o SNC (ou pelo menos durante minutos ou horas). São exemplos: impulsos provenientes dos fusos musculares e do aparelho de Golgi enviando informações sobre a contratilidade muscular e tendinosa, receptores da mácula vestibular envolvidos com a postura, receptores da dor, baro e quimiorreceptores. A maioria desses receptores se adapta lentamente até a extinção se a intensidade do estímulo se mantiver constante por horas ou dias. Felizmente, a adaptação completa dificilmente ocorre, por causa das constantes alterações da homeostasia.

## Receptores de Adaptação Rápida – Receptores Fásicos

Têm a função de transmitir imediatamente ao SNC alterações na potência de um estímulo. Eles reagem fortemente enquanto uma mudança está acontecendo. O número de impulsos transmitidos é proporcional à velocidade com que as mudanças estão ocorrendo; por isso, esses receptores também são chamados de receptores fásicos, receptores de frequência ou de movimento. Um exemplo de receptor de adaptação rápida é o corpúsculo de Pacini, que responde a variações de pressão sobre a pele.

## ■ FIBRAS NERVOSAS E SUA CLASSIFICAÇÃO

As fibras nervosas carregam a informação da periferia até o SNC, e a partir de lá conduzem a resposta efetora. Algumas informações são levadas a velocidades altíssimas ao cérebro porque necessitam de resposta imediata, como é o caso da informação da posição dos membros durante a marcha. Por outro lado, algumas informações são conduzidas mais lentamente, como é o caso da dor contínua.

Para cada tipo de informação um tipo de fibra nervosa é utilizado. A faixa de diâmetro das fibras nervosas é ampla, variando de 0,2 a 20 μm. De modo geral, fibras mais calibrosas têm maior velocidade de condução (fibras mielínicas). As mais grossas têm velocidade de condução de até 120 m/s, e as mais finas (amielínicas) de 0,5 m/s.

Existem duas classificações das fibras nervosas. Uma classificação geral (Tabela 19.2), que reúne fibras sensitivas motoras e autonômicas, e outra utilizada por neurofisiologistas.

A classificação geral ordena as fibras em A, B e C, sendo as fibras A mielínicas, com maior velocidade de condução e subdivididas em Aα, Aβ, Aδ e Aγ. As fibras do tipo B são as que compõem a via pré-ganglionar autonômica, e as do tipo C são as mais finas e amielínicas e têm menor velocidade de condução, formam a maior parte das fibras dos nervos periféricos e compõem a via pós-ganglionar autonômica. As funções de cada fibra nervosa podem ser observadas na Tabela 19.2.

A classificação dos neurofisiologistas é a seguinte:

- **Grupo Ia:** fibras das terminações anuloespirais dos fusos musculares (equivalentes às fibras Aα da classificação geral);
- **Grupo Ib:** fibras dos órgãos tendinosos de Golgi (equivalentes às fibras Aα da classificação geral);
- **Grupo II:** fibras dos receptores táteis cutâneos isolados e das terminações em buquê dos fusos musculares (equivalentes às fibras Aβ e Aγ da classificação geral);
- **Grupo III:** fibras que conduzem sensações de temperatura, de tato grosseiro e de dor aguda (equivalentes às fibras Aδ da classificação geral);
- **Grupo IV:** fibras não mielinizadas que conduzem sensações de dor, prurido, temperatura e de tato grosseiro (equivalentes às fibras tipo C da classificação geral).

## ■ TRANSMISSÃO DE SINAIS DE DIFERENTES INTENSIDADES PELOS FEIXES NERVOSOS

### Somação Espacial e Temporal

A intensidade do impulso que será transmitido pode ser graduada (aumentada ou diminuída) alterando o número de fibras paralelas responsáveis pela transmissão ou alterando a frequência de impulsos conduzidos por uma só fibra nervosa. Esses mecanismos são denominados somação espacial e temporal, respectivamente.

A Figura 19.7 mostra o mecanismo da somação espacial, em que há envolvimento de várias fibras nervosas para a condução de um impulso

As fibras aferentes se ramificam em várias terminações e se interligam. Desse modo, conseguem atingir maiores áreas de abrangência, as quais são chamadas de campos receptivos. Por exemplo, na pele, o campo receptivo formado por várias ramificações de uma fibra aferente pode chegar a 5 cm de diâmetro em virtude da somação espacial. O número de ramificações é sempre maior no centro do campo receptivo e diminui na periferia. As interligações entre as fibras garantem que o mesmo estímulo puntiforme estimule várias fibras de forma simultânea, porém, quando o estímulo se localiza exatamente no centro de um campo receptivo de uma fibra, o estímulo sobre esse neurônio será muito maior do que nos outros.

Quando se aumenta a frequência de estimulação da fibra nervosa, ocorre a somação temporal. (Figura 19.8) Com o au-

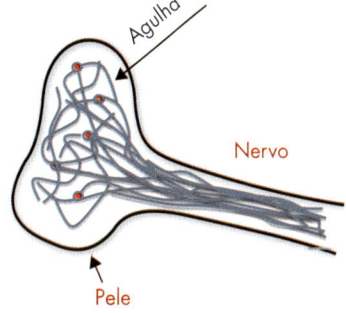

▲ **Figura 19.7** Estimulação de fibras da pele no campo receptivo.

| Denominação | Diâmetro (μ) | Mielina | Velocidade de condução | Localização | Função |
|---|---|---|---|---|---|
| Aa | 6 a 22 | + | 30 a 120 | Aferentes e eferentes de músculos e articulações | Motora e propriocepção |
| Ab | 10 a 15 | + | 80 a 100 | Aferentes e eferentes de músculos e articulações | Motora e propriocepção |
| Ag | 3 a 6 | + | 15 a 35 | Eferentes para feixes musculares | Tônus muscular |
| Ad | 1 a 4 | + | 5 a 25 | Nervo sensitivo eferente | Dor, tato e temperatura |
| B | Menor que 3 | + | 3 a 15 | Simpático pré-ganglionar | Função autonômica |
| C | 0,3 a 1,3 | – | 0,7 a 1,3 | Nervo sensitivo (aferente), fibra pós-ganglionar autonômica | Função autonômica, dor e temperatura |

**Tabela 19.2  Classificação geral das fibras nervosas.**

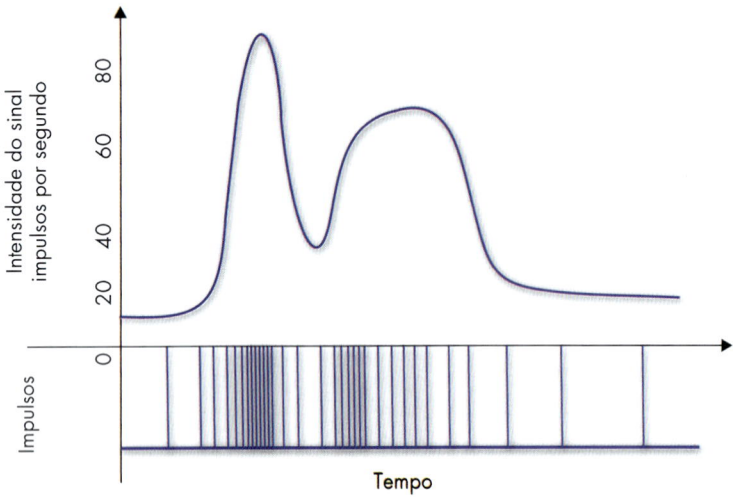

◀ **Figura 19.8** Somação temporal.

mento da frequência, o resultado é um estímulo mais intenso. A Figura 19.9 exemplifica as somas espacial e temporal em grupamentos neuronais que recebem, simultaneamente, fibras excitatórias e inibitórias.[1,2]

O sistema nervoso central é formado por milhares de grupamentos neuronais distintos, sendo alguns deles com poucos neurônios e outros com muitos. O córtex cerebral pode ser considerado um grupamento neuronal muito grande, ou base para vários grupamentos menores com funções específicas. Outros exemplos são os gânglios da base, tálamo, cerebelo, mesencéfalo, ponte e bulbo.

Os grupamentos neuronais, embora executem funções específicas, têm entre si grande comunicação por meio das sinapses. Cada fibra que chega ao grupamento neuronal se ramifica em centenas e milhares de ramos e estabelece ligações com

dendritos e corpos neuronais de outros neurônios. Essa imensa rede torna o SNC capaz de executar todas as funções regulatórias, emocionais, de memória, raciocínio e consciência. Campo estimulatório é a denominação que se dá às áreas de comunicação entre os grupamentos neuronais (Figura 19.10).

É sempre importante destacar que os estímulos excitatórios devem ser supralimiares, ou seja, mais que suficientes para provocar despolarização no neurônio pós-sináptico. Os estímulos chamados subliminares provocam facilitação no neurônio pós-sináptico, mas que por si só são incapazes de despolarizá-los.

Os sinais que chegam a um grupamento neuronal devem excitar o maior número possível de fibras que sairão do grupamento. Esse objetivo de excitação neuronal difusa é chamado de fenômeno da divergência.

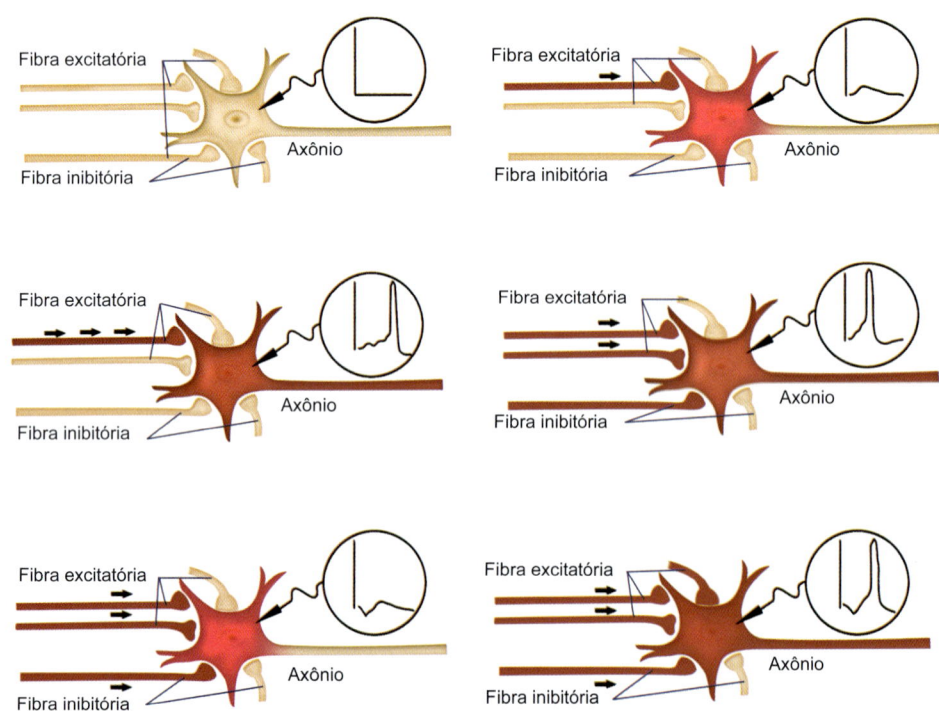

▲ **Figura 19.9** Somação espacial e temporal.

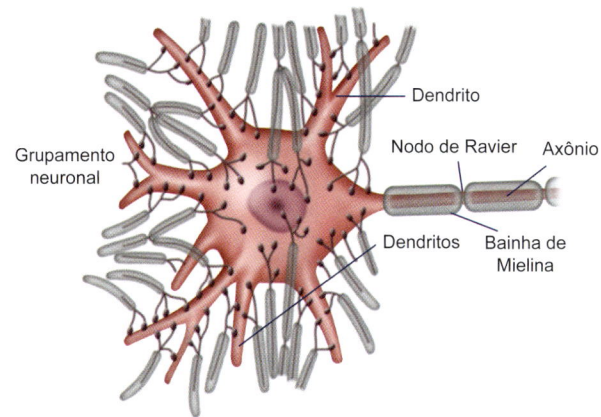

▲ **Figura 19.10** Organização de um grupamento neuronal.

Existem dois tipos de divergência. O primeiro é a divergência de amplificação. Nele, à medida que o sinal passa ao longo de vias neuronais sucessivas, o sinal vai se espalhando e ganhando novas áreas. Desse modo, o sinal se dissipa, mas permanece sempre com a mesma intensidade. É o que ocorre com o sinal que parte de uma única célula do córtex motor (via motora final comum) e que comanda 10 mil fibras musculares. O segundo tipo de divergência é a divergência para feixes múltiplos. Nesse caso, o sinal parte do grupamento neuronal em duas ou mais direções. Por exemplo, os sinais da coluna dorsal da medula espinal seguem para o cerebelo e para o tálamo e, a seguir, partem dessas estruturas para outras mais profundas.

Os sinais, além de divergidos, também podem ser convergidos, ou seja, informações que chegam de várias partes vindas de receptores sensoriais e vias aferentes podem ser levadas a um neurônio. Todos esses estímulos convergindo para um único neurônio são realmente capazes de excitá-lo, porque atuam sob somação espacial. A convergência também pode resultar de sinais aferentes de aferentes originários de fontes múltiplas, tendo como resposta o efeito da soma de todas as informações que chegam, o que possibilita o SNC correlacionar, somar e selecionar os diferentes tipos de informação.

Existe a possibilidade de, após o sinal chegar a um grupamento neuronal, ocorrer a saída de potenciais excitatórios e inibitórios para locais diferentes. Esse tipo de circuito é característico do controle de todos os pares de músculos antagonistas e é chamado de circuito de inibição recíproca (Figura 19.11).

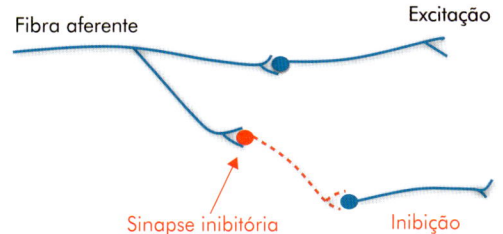

▲ **Figura 19.11** Circuito neuronal de inibição recíproca.

## Instabilidade e Estabilidade dos Circuitos Neuronais

As diversas áreas do SNC se comunicam amplamente. Diante disso, se a primeira excita a segunda, esta, por sua vez,

excita a terceira, a quarta e tantas outras. Isso poderia levar o organismo a um estado de hiperexcitabilidade, consumindo as reservas de energia do tecido cerebral até chegar a um estado insustentável. A hiperexcitabilidade por circuitos que reverberam a atividade cerebral pode levar ao estado epilético.

O SNC tem dois mecanismos preventivos contra a atividade neuronal excessiva: os circuitos inibitórios e a fadiga das sinapses.

Os circuitos inibitórios que auxiliam na prevenção da hiperexcitabilidade agem por *feedback* negativo sobre os neurônios excitatórios iniciais da via aferente ou por grupamentos neuronais inibitórios que fazem um controle grosseiro em áreas cerebrais mais amplas.

Fadiga sináptica significa que a transmissão vai se tornando cada vez mais fraca à medida que o período de excitação se prolonga. A Figura 19.12 ilustra a atividade de um reflexo flexor. Nota-se que, a cada registro da força muscular, há diminuição da intensidade da contração muscular. Quanto menor é o intervalo de tempo entre os estímulos, mais precocemente a fadiga se instala. Por isso, quando ocorre superutilização dos circuitos neuronais, a fadiga age como um mecanismo preventivo do SNC.

As vias do SNC superutilizadas são controladas pela fadiga e, em consequência, terão menor sensibilidade. Por outro lado, as vias subutilizadas não serão fadigadas e se tornarão mais sensíveis. Portanto, a fadiga é um meio importante de modulação, auxiliando a manter um tônus basal do SNC, deixando os circuitos neuronais em estado ótimo de funcionamento.[1]

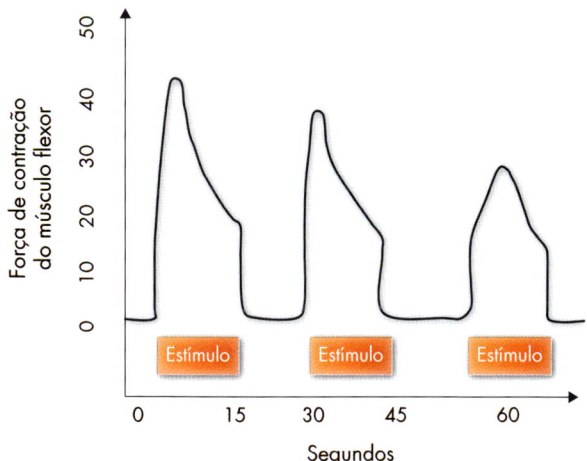

▲ **Figura 19.12** Reflexos flexores sucessivos mostrando a fadiga sináptica.

## ▪ SENTIDOS SOMÁTICOS

Os sentidos somáticos podem ser classificados em basicamente três tipos fisiológicos:

- ▪ **Sentidos somáticos mecanorreceptivos:** incluem sensações de tato e posição estimuladas por deslocamento mecânico de alguns tecidos;
- ▪ **Sentidos termorreceptivos:** detectam calor e frio;
- ▪ **Sentido da dor:** ativado por qualquer fator que cause lesão tecidual.

Outras vezes, as sensações somáticas são agrupadas a outras classes de sensações que não são mutuamente exclusivas, como pode ser visto na Tabela 19.3.

| Tabela 19.3 Classificação das sensações somestésicas. | |
| --- | --- |
| Sensações extereoceptivas | Sensações da superfície corporal |
| Sensações proprioceptivas | Sensações do estado físico corporal<br>Sensações de posição e equilíbrio<br>Sensações dos músculos e tendões<br>Sensações de pressão |
| Sensações viscerais | Sensações dos órgãos internos |
| Sensações profundas | Sensações de fáscias, músculos, ossos, pressão profunda, dor e vibração |

As fibras aferentes levam o sinal sensitivo até a medula espinal, que o conduzirá até o tronco cerebral. Esse trajeto é feito por todas as sensações, exceto pelos estímulos visuais e olfatórios. Todos os estímulos atingirão o tálamo antes que cheguem ao córtex cerebral para serem analisados e interpretados. O tálamo é uma estrutura mesencefálica com função regulatória. No córtex cerebral existem áreas primárias prontas para receber informações e também várias outras áreas onde as informações recebidas serão integradas.

O processamento das informações sensoriais e motoras envolve uma série de conexões neuronais, formando um sistema funcional. Esse sistema envolve grandes estruturas da medula espinal, do tronco cerebral, do tálamo e, nos seres humanos, o córtex cerebral.

As vias aferentes percorrem um trajeto desde a periferia até o SNC. Tudo se inicia nos receptores sensoriais periféricos. A partir daí, o estímulo percorre um trajeto periférico que compreende um nervo espinal ou craniano e um gânglio sensitivo anexo a esse nervo. Nesse ponto do percurso é comum que nervos com funções sensitivas diferentes se misturem ao acaso. Quando entram no SNC, percorrem o trajeto central e, nesse ponto, as fibras se agrupam em feixes (tratos, fascículos ou lemniscos) de acordo com as suas funções e passam por núcleos relês (retransmissores), onde se localizam os neurônios de associação da via considerada.

Os tratos recebem suas denominações de acordo com a direção que percorrem. Por exemplo, a denominação trato espinotalâmico significa que este trato se inicia na medula espinal e termina no tálamo; o trato corticoespinal se inicia no córtex cerebral e termina na medula espinal. Ao longo do trajeto percorrido, os tratos fazem conexões com outras estruturas por meio de ramificações (axônios) colaterais. O ponto final do caminho percorrido está no córtex cerebral ou no córtex cerebelar. Quando o ponto final é o córtex cerebral, normalmente a via traz informações sobre diversos tipos de sensibilidade – são sinais conscientes. Quando a via é direcionada para o córtex cerebelar, o impulso não determina nenhuma manifestação sensorial consciente. São informações inconscientes, normalmente relacionadas a postura, equilíbrio e movimentos involuntários já aprendidos.

Portanto, as grandes vias neuronais sensitivas podem ser entendidas como cadeias neuronais que unem os receptores ao córtex. As vias inconscientes normalmente envolvem dois neurônios (I e II), e as vias conscientes envolvem três neurônios (I, II e III).

O neurônio I localiza-se fora do SNC, normalmente em um gânglio sensitivo, e tem formato pseudounipolar com um dendraxônio bifurcado com um prolongamento periférico ligado ao receptor. O prolongamento central penetra no SNC pela raiz dorsal dos nervos espinhais ou por um nervo craniano.

O neurônio II localiza-se na coluna posterior da medula ou em núcleos de nervos cranianos do tronco cerebral. Normalmente seus axônios cruzam o plano sagital, passando para o lado oposto, e entram na formação de um trato ou de um lemnisco.

O neurônio III (vias conscientes) localiza-se no tálamo e origina um axônio que chega ao córtex cerebral.

Pelo fato de o ser humano ter assumido a postura ereta na evolução da espécie, as vias de condução dos estímulos sensitivos (somestésicos) têm trajeto ascendente e são conhecidas como vias ascendentes.

Existem três sistemas com a função de levar as informações sensoriais ao córtex cerebral e cerebelar. Um específico para a região cefálica, e os outros dois para as outras partes do organismo.[3] São eles:

- Sistema coluna dorsal-lemnisco medial;
- Sistema anterolateral;
- Sistema trigeminal.

As fibras aferentes penetram na medula posteriormente, no corno medular posterior. A região posterior da medula (corno posterior) contém vários núcleos (grupamento neuronais), como mostra a Figura 19.13.

O primeiro, seguindo o sentido posteroanterior, é o núcleo posteromarginal, onde as fibras aferentes realmente terminam seu trajeto. O segundo núcleo é a substância gelatinosa de Rolando, composta de diminutas células que recebem fibras aferentes da dor. Tomando um ponto medial na medula espinal, encontra-se o núcleo sensitivo próprio, que é a estrutura retransmissora da aferência. Nesse ponto, os neurônios que cruzam para o lado oposto da medula espinal levarão as sensações aos centros superiores (tálamo, córtex cerebral e córtex cerebelar). Existe também uma pequena estrutura localizada mais posteriormente, responsável pelas sensações de dor e de temperatura, chamada fascículo dorsolateral ou fascículo de Lissauer.

Há ainda outro núcleo sensitivo medular denominado núcleo de Clarke ou núcleo dorsal. Ele atua como um retransmissor aferente da atividade muscular que leva informações da atividade muscular para o cerebelo. As fibras que partem desse núcleo em direção ao cerebelo formam o trato espinocerebelar (Figura 19.14).

As duas grandes vias que conduzem informação sensitiva do organismo ao SNC, exceto aquelas provenientes do segmento cefálico, são o sistema anterolateral e o sistema coluna dorsal-lemnisco medial. A Figura 19.15 mostra que já na entrada dessas duas vias na medula espinal há diferenças anatômicas entre elas. Os corpos neuronais das duas vias estão localizados no gânglio da raiz dorsal (GRD).

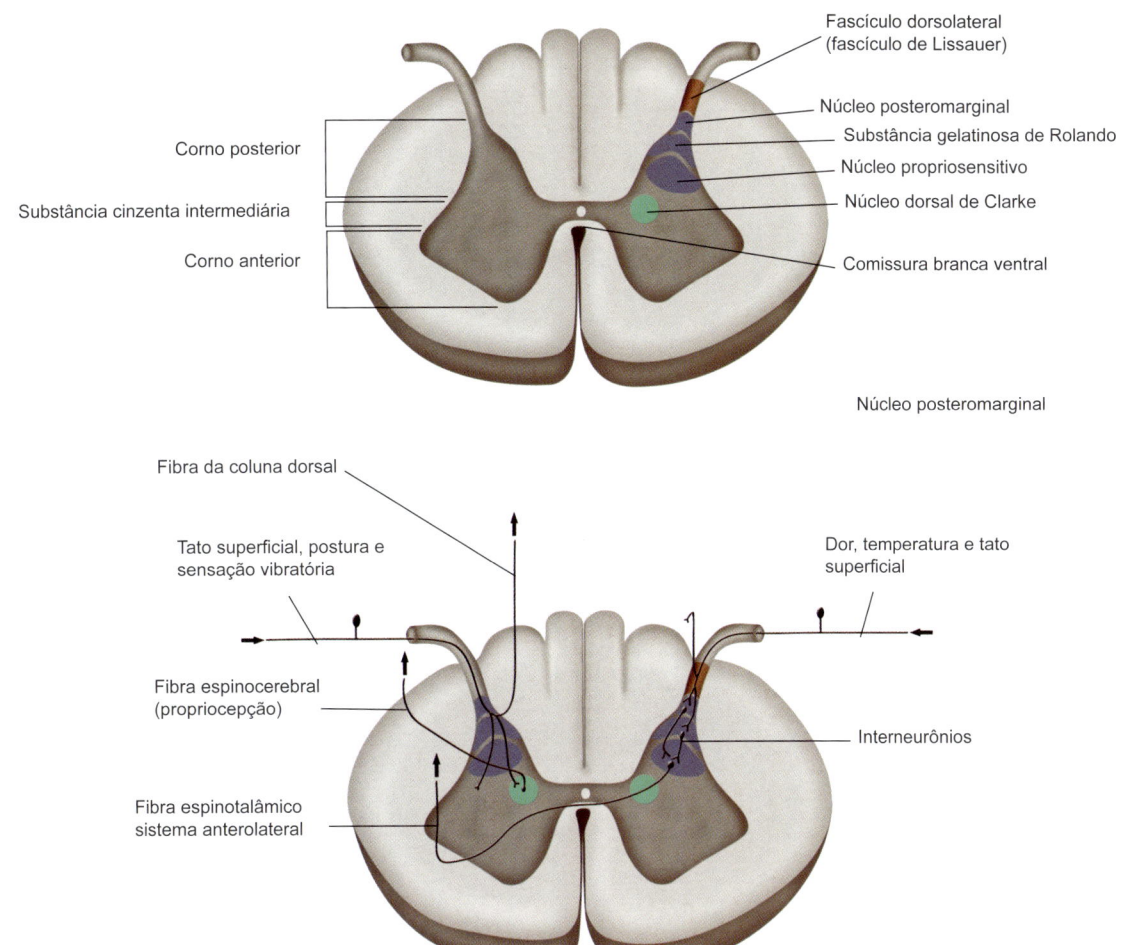

▲ **Figura 19.13** Núcleos medulares sensitivos.

No sistema coluna dorsal, as fibras aferentes trazem informações sobre a sensação de tato, posicionamento e vibratórias. Após penetrar no corno posterior da medula espinal, seguem imediatamente em sentido cefálico (Figura 19.16). Esse sistema até pode emitir alguma projeção lateral, porém a informação é rapidamente conduzida por fibras mielinizadas localizadas entre as colunas dorsais da medula espinal, ocorrendo a primeira sinapse na porção inferior do bulbo.

A outra via aferente, denominada sistema anterolateral, traz sensações de dor, temperatura e tato profundo logo após penetrar na medula espinal, além de fazer sinapse nos núcleos sensitivos do corno posterior da medula espinal. As fibras que chegam até esses sistemas são mais finas, mielinizadas e não mielinizadas. Após várias comunicações sinápticas, cruzam para o lado oposto da medula espinal e chegam até a substância branca medular na comissura branca ventral. A partir desse ponto, as fibras se projetam em sentido cefálico por meio dos tratos espinotalâmicos que formam o sistema anterolateral (Figura 19.17).

## ■ SISTEMA COLUNA DORSAL-LEMNISCO MEDIAL

Essa via aferente conduz sensações como tato superficial, posição e equilíbrio e sensações vibratórias vindas do

organismo. Normalmente os receptores sensitivos periféricos de onde partem as fibras aferentes são especializados e estão localizados na pele e nas cápsulas das articulações. Como já dito, as fibras penetram no corno posterior da medula espinal e sobem até os centros superiores sem fazer sinapse (Figura 19.16). As fibras atingem a medula espinal abaixo de $T_6$, formando o fascículo grácil e o trato grácil.

As fibras vindas de segmentos medulares acima de $T_6$, principalmente as dos membros superiores, formam o fascículo e o trato cuneiformes, localizados mais lateralmente na medula espinal. Essas duas estruturas tomam a direção cefálica por meio da medula espinal entre os dois cornos medulares posteriores, formando a coluna dorsal. Essa distribuição anatômica pode ser visualizada na Figura 19.18.

No sistema coluna dorsal-lemnisco medial, a primeira sinapse só é encontrada na parte mais inferior do bulbo, nos núcleos grácil e cuneiforme, como pode ser notado na Figura 19.19. Forma-se uma organização somatotrópica, porque nessa área alguns neurônios se distinguem por serem sensíveis a estímulos periféricos. Na Figura 19.20, pode-se observar a estrutura anatômica macroscópica da região do SNC, onde a primeira sinapse do sistema coluna dorsal-lemnisco medial inicia sua ramificação e integração com os centros neurais superiores.

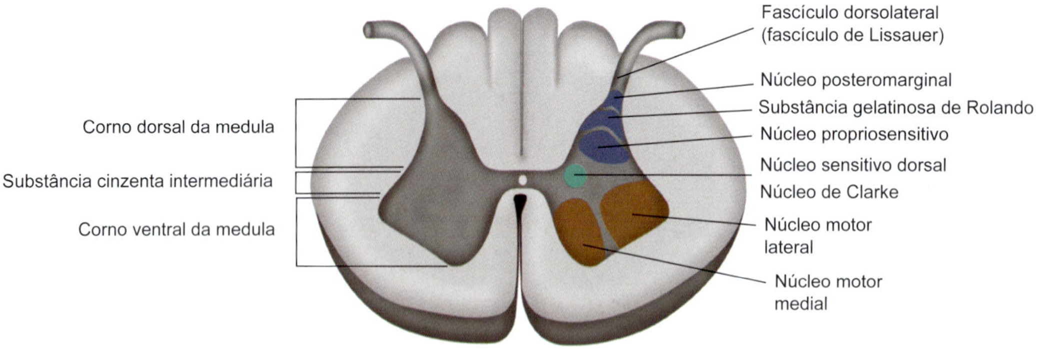

Fascículo dorsolateral
(fascículo de Lissauer)

Núcleo posteromarginal

Substância gelatinosa de Rolando

Corno dorsal da medula

Núcleo propriosensitivo

Núcleo sensitivo dorsal

Substância cinzenta intermediária

Núcleo de Clarke

Núcleo motor
lateral

Corno ventral da medula

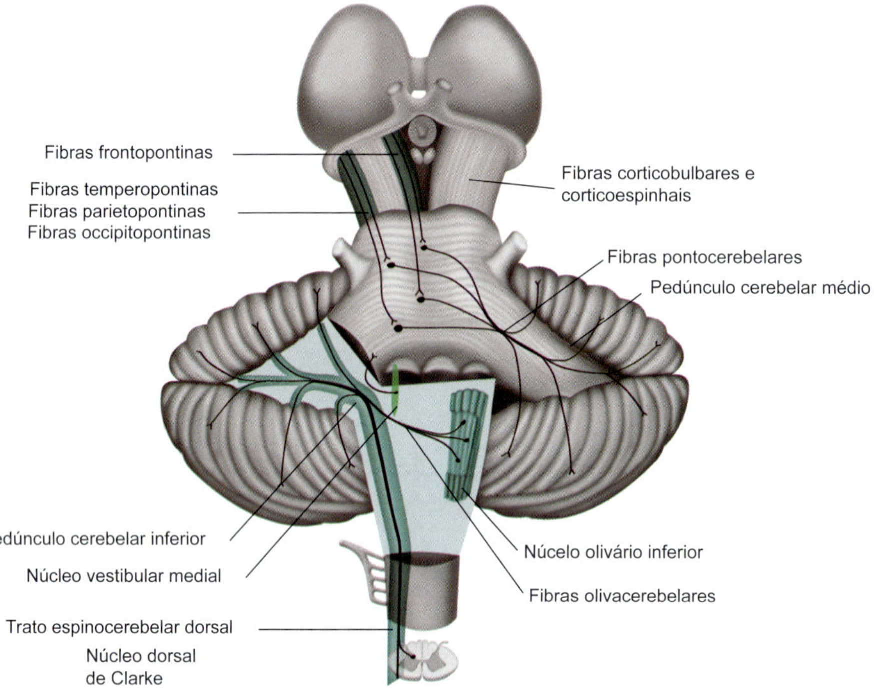

Núcleo motor
medial

Fibras frontopontinas

Fibras corticobulbares e
corticoespinhais

Fibras temperopontinas
Fibras parietopontinas
Fibras occipitopontinas

Fibras pontocerebelares

Pedúnculo cerebelar médio

Pedúnculo cerebelar inferior

Núcelo olivário inferior

Núcleo vestibular medial

Fibras olivacerebelares

Trato espinocerebelar dorsal

Núcleo dorsal
de Clarke

▲ **Figura 19.14** Núcleo de Clarke e formação do trato espinocerebelar.

Após a chegada aos núcleos grácil e cuneiforme, os axô-nios cruzam a linha média, formando um fluxo neuronal de axônios arqueados no bulbo, e, juntos, formam o lemnisco medial, seguindo cefalicamente no tronco cerebral até o mesencéfalo (Figura 19.19 B).

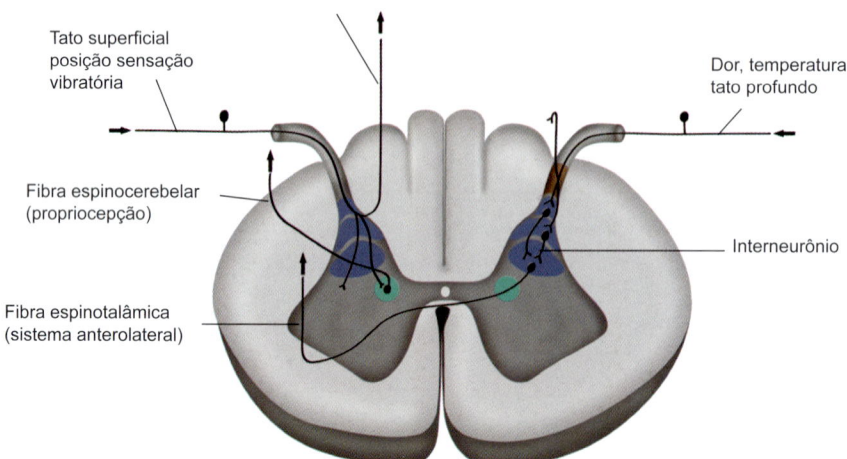

Tato superficial
posição sensação
vibratória

Dor, temperatura
tato profundo

Fibra espinocerebelar
(propriocepção)

Interneurônio

Fibra espinotalâmica
(sistema anterolateral)

▲ **Figura 19.15** Diferenças entre os sistemas coluna dorsal-lemnisco medial e sistema anterolateral em relação à inserção no cor-no posterior da medula espinal.

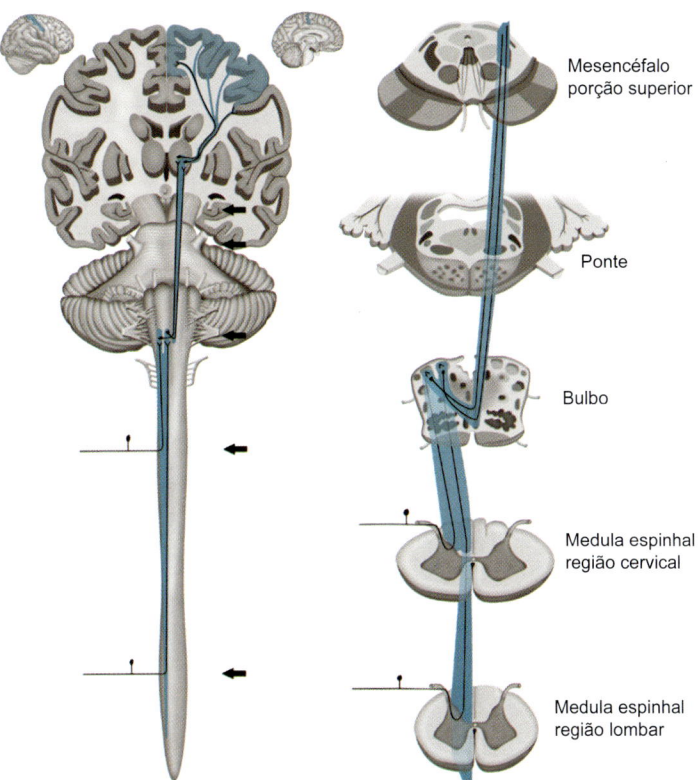

▲ **Figura 19.16** Sistema coluna dorsal-lemnisco medial.

As fibras do lemnisco medial fazem sinapses no núcleo ventral posterolateral (NVP) do tálamo, como pode ser visto na Figura 19.21. Depois disso, penetram na cápsula interna

e seguem até o córtex somatossensitivo ao longo do giro pós-central nas suas subdivisões 1, 2 e 3, como pode ser observado na Figura 19.22.

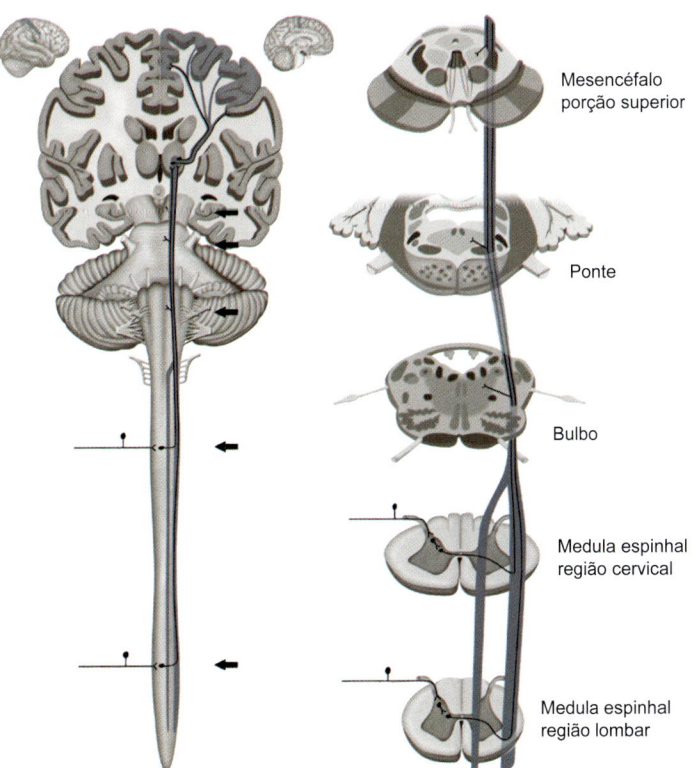

▲ **Figura 19.17** Sistema anterolateral.

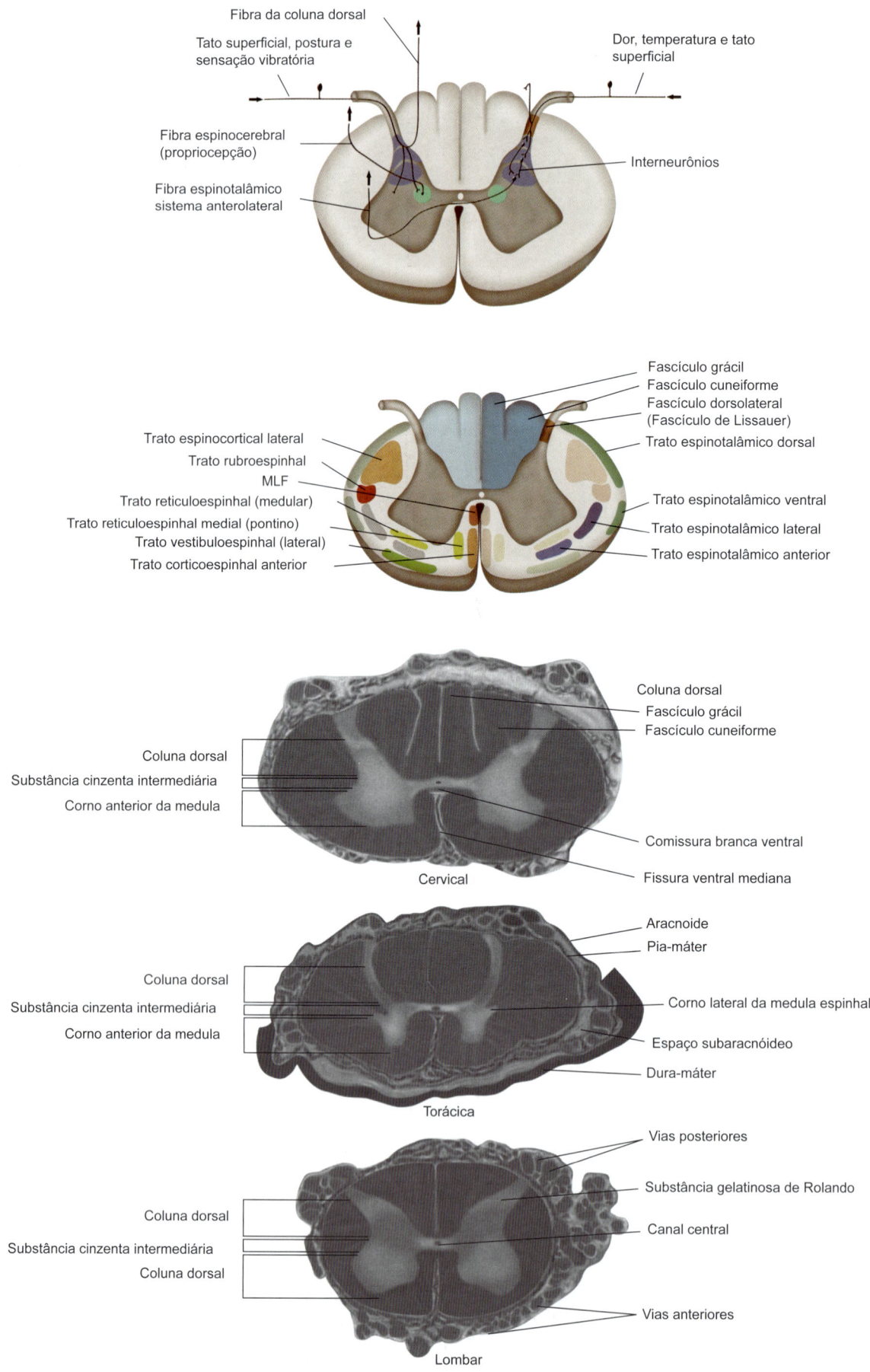

**▲ Figura 19.18** Coluna dorsal medular.

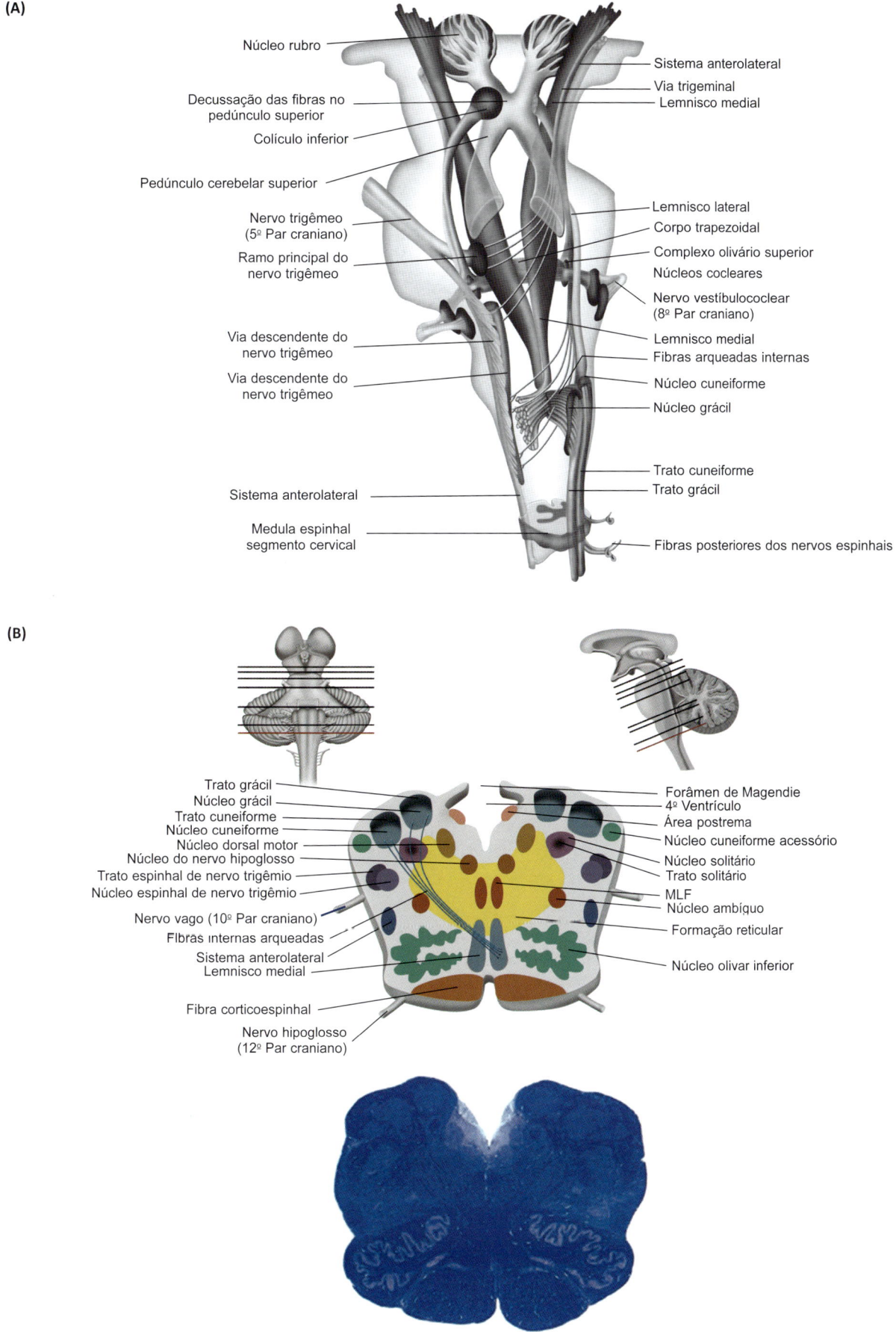

**(A)**

Núcleo rubro

Sistema anterolateral

Via trigeminal
Lemnisco medial

Decussação das fibras no
pedúnculo superior

Colículo inferior

Pedúnculo cerebelar superior

Nervo trigêmeo
(5º Par craniano)

Ramo principal do
nervo trigêmeo

Lemnisco lateral

Corpo trapezoidal

Complexo olivário superior

Núcleos cocleares

Nervo vestíbulococlear
(8º Par craniano)

Via descendente do
nervo trigêmeo

Lemnisco medial
Fibras arqueadas internas

Via descendente do
nervo trigêmeo

Núcleo cuneiforme

Núcleo grácil

Trato cuneiforme

Trato grácil

Sistema anterolateral

Medula espinhal
segmento cervical

Fibras posteriores dos nervos espinhais

**(B)**

Trato grácil
Núcleo grácil
Trato cuneiforme
Núcleo cuneiforme
Núcleo dorsal motor
Núcleo do nervo hipoglosso
Trato espinhal de nervo trigêmio
Núcleo espinhal de nervo trigêmio

Nervo vago (10º Par craniano)
Fibras internas arqueadas
Sistema anterolateral
Lemnisco medial

Fibra corticoespinhal

Nervo hipoglosso
(12º Par craniano)

Forâmen de Magendie
4º Ventrículo
Área postrema
Núcleo cuneiforme acessório
Núcleo solitário
Trato solitário
MLF
Núcleo ambíguo
Formação reticular

Núcleo olivar inferior

▲ **Figura 19.19** Sinapse do sistema coluna dorsal-lemnisco medial realizada na porção inferior do bulbo.

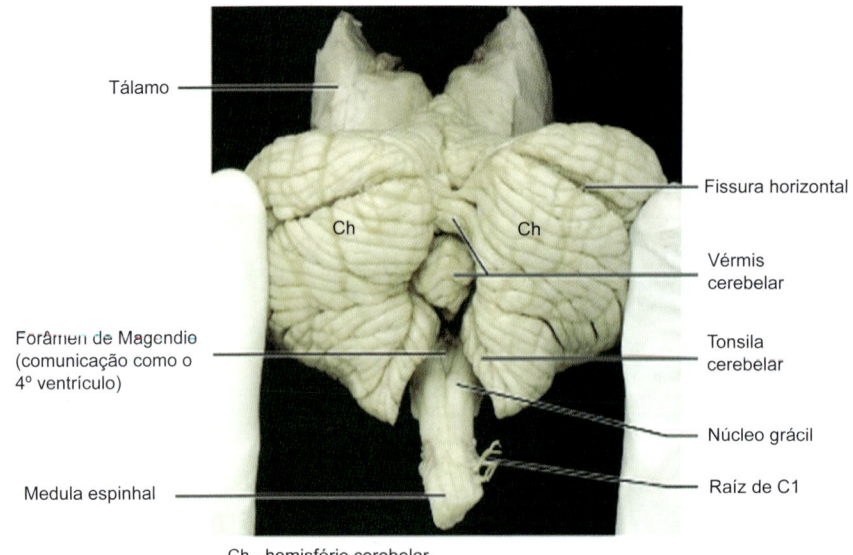

Tálamo

Fissura horizontal

Ch

Ch

Vérmis cerebelar

Forâmen de Magendie (comunicação como o 4º ventrículo)

Tonsila cerebelar

Núcleo grácil

Medula espinhal

Raíz de C1

Ch - hemisfério cerebelar

▲ **Figura 19.20** Representação anatômica macroscópica da região do bulbo, da ponte e do cerebelo, onde o sistema coluna dorsal-lemnisco medial inicia sua ramificação e a integração das informações transmitidas.

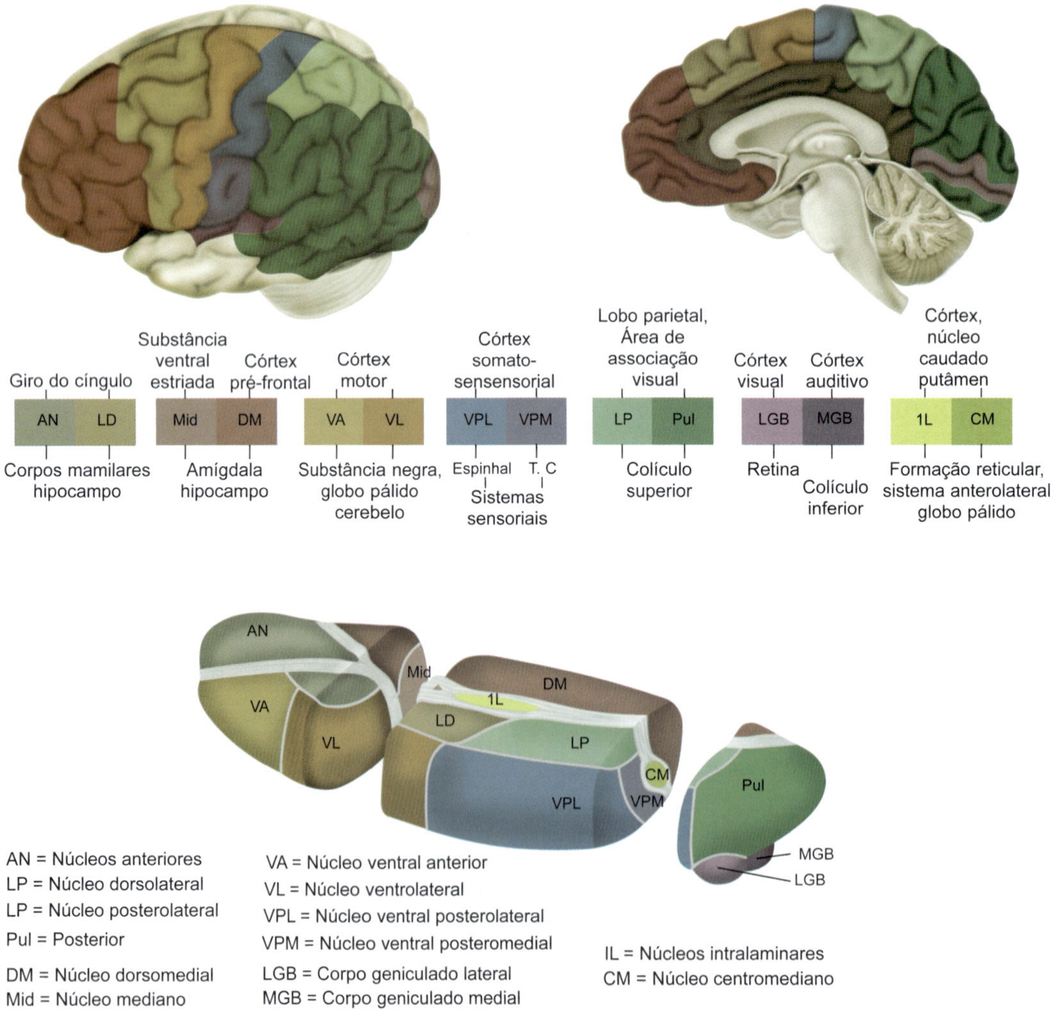

Giro do cíngulo | Substância ventral estriada | Córtex pré-frontal | Córtex motor | Córtex somato-sensorial | Lobo parietal, Área de associação visual | Córtex visual | Córtex auditivo | Córtex, núcleo caudado putâmen

| AN | LD | Mid | DM | VA | VL | VPL | VPM | LP | Pul | LGB | MGB | 1L | CM |

Corpos mamilares hipocampo | Amígdala hipocampo | Substância negra, globo pálido cerebelo | Espinhal · T. C / Sistemas sensoriais | Colículo superior | Retina · Colículo inferior | Formação reticular, sistema anterolateral globo pálido

AN
Mid
DM
1L
VA
LD
VL
LP
CM
VPL
VPM
Pul
MGB
LGB

AN = Núcleos anteriores
LP = Núcleo dorsolateral
LP = Núcleo posterolateral
Pul = Posterior
DM = Núcleo dorsomedial
Mid = Núcleo mediano

VA = Núcleo ventral anterior
VL = Núcleo ventrolateral
VPL = Núcleo ventral posterolateral
VPM = Núcleo ventral posteromedial
LGB = Corpo geniculado lateral
MGB = Corpo geniculado medial

IL = Núcleos intralaminares
CM = Núcleo centromediano

▲ **Figura 19.21** Córtex cerebral dividido em áreas funcionais e tálamo dividido em sub-regiões anatômicas (NVP do tálamo).

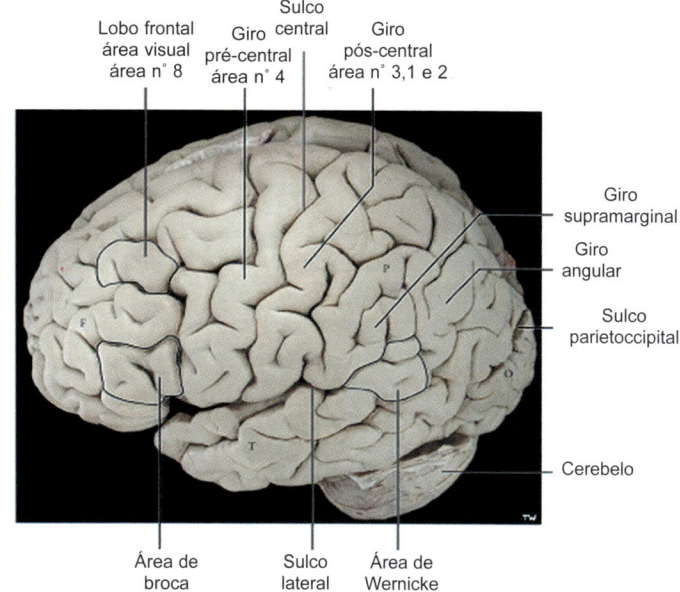

▲ **Figura 19.22** Hemisfério cerebral evidenciando o giro pós-central e suas áreas 1, 2 e 3.

## Aspectos Clínicos do Sistema Coluna Dorsal-Lemnisco Medial

As lesões que envolvem o sistema coluna dorsal-lemnisco medial resultam na perda da condução das sensações somestésicas conduzidas por essa via. A lesão da coluna dorsal da medula espinal provocará dano sensitivo do mesmo lado em que a medula foi lesada. Se a lesão ocorrer após o cruzamento das raízes para o lado oposto ou no lemnisco medial, o déficit sensitivo ocorrerá do lado oposto ao da lesão.

As lesões que atingem regiões mais altas do tronco cerebral, o mesencéfalo ou a cápsula interna certamente provocarão lesão nos sistemas anterolateral e trigeminal. Se houver lesão cortical, a parte do corpo comprometida será determinada pela área atingida do giro pós-central.

## ■ SISTEMA ANTEROLATERAL

O sistema anterolateral é responsável por conduzir informações sobre temperatura, dor, sensação de tato profundo, prurido, cócegas e sensações sexuais. Normalmente seus receptores periféricos são terminações nervosas livres não subespecializadas.

As fibras aferentes desse sistema sensitivo, também chamadas de neurônios de primeira ordem, penetram no corno posterior da medula espinal, como pode ser visto na Figura 19.23. O sistema anterolateral recebe muitas fibras colaterais enquanto segue pela medula espinal. Muitas delas são componentes de reflexos protetores que terão eferência reflexa (inconsciente) para grupos musculares. O número de sinapses formadas é variável, algumas vezes somente com o neurônio motor eferente (neurônio de segunda ordem).

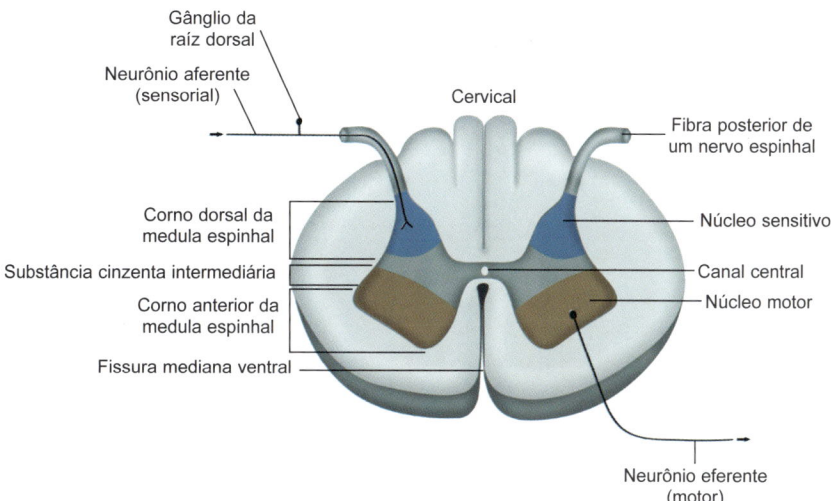

▲ **Figura 19.23** Sinapses com motoneurônio inferior (neurônio de segunda ordem) formando reflexos protetores inconscientes.

O axônio cruza a linha média medular normalmente dois segmentos acima do ponto onde penetrou no corno posterior da medula espinal (decussação), até atingir sua porção anterior (Figuras 19.23 e 19.24).

Os axônios formam o trato anterolateral, localizado na porção branca da medula espinal. É comum fazer referência ao sistema anterolateral em duas vias: uma que conduz informações de temperatura e dor (trato espinotalâmico lateral) e outra que conduz informações sobre sensações de tato profundo (trato espinotalâmico anterior). As duas vias serão consideradas igualmente, pois percorrem o mesmo caminho até os centros cerebrais e cerebelares superiores.

Os tratos seguem em sentido cefálico na mesma posição dentro da medula espinal (Figuras 19.18 e 19.19). Durante o trajeto, recebem fibras colaterais das regiões inferiores e craniais do organismo. Seus axônios podem ter uma fina camada de mielina ou ser não mielinizados. No tronco cerebral, comunicam-se com a formação reticular. Algumas fibras terminam no NVP do tálamo e outras em núcleos não específicos intralaminares (Figura 19.21).

## Aspectos Clínicos

Lesões do sistema anterolateral a partir do ponto em que as fibras cruzam para o lado oposto do SNC resultarão em perda da sensibilidade do tato profundo, da dor e de temperatura no lado contralateral do corpo. Pode-se determinar facilmente o nível de lesão pesquisando a presença ou ausência dessa sensibilidade com a ponta de um alfinete.[4]

A Tabela 19.4 mostra as diferenças anatomofuncionais entre os sistemas coluna dorsal-lemnisco medial e anterolateral. São comparadas as sensações transmitidas, a distribuição e o calibre das fibras, a mielinização e o ponto do trajeto percorrido onde ocorre a decussação das fibras.

## ■ SISTEMA TRIGEMINAL

As informações sensoriais captadas na cabeça chegam ao tronco cerebral pelos nervos cranianos V, VII, IX e X. Apenas as primeiras raízes cervicais que inervam um pequeno território conduzem suas informações através dos dois outros sistemas já citados.

O nervo craniano que tem a maior contribuição para conduzir as informações somestésicas da cabeça para dentro do SNC é, sem dúvida, o nervo trigêmio (quinto par craniano). Os demais têm inervação em áreas restritas do pavilhão e do conduto auditivo externo. A Figura 19.25 mostra o trajeto percorrido pelas vias trigeminais e suas intercomunicações.

As informações sensoriais partem da face, principalmente dos lábios, das mucosas da cavidade oral, da conjuntiva ocular e dos dentes. As sensações transmitidas são de tato superficial, dor e temperatura.

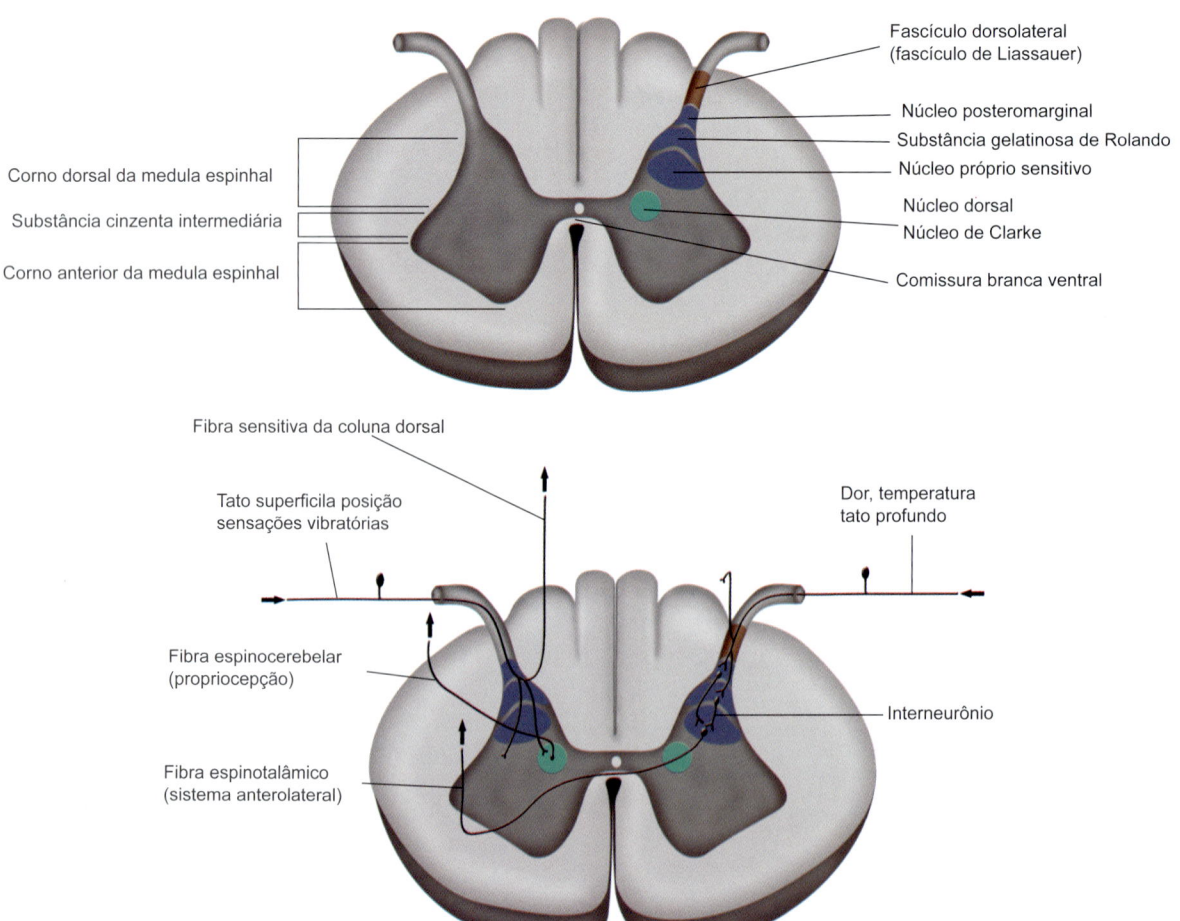

▲ **Figura 19.24** Fibras aferentes cruzando a linha média medular para formar o sistema anterolateral.

| Tabela 19.4  Diferenças anatomofuncionais entre os sistemas sensitivos coluna dorsal-lemnisco medial e anterolateral. | | |
|---|---|---|
| **Características anatomofuncionais** | **Sistema coluna dorsal-lemnisco medial** | **Sistema anterolateral** |
| Local de decussação das fibras para o lado oposto da medula espinal | Porção inferior do bulbo | Dois a três segmentos acima do ponto de entrada das fibras aferentes |
| Diâmetro das fibras, mielinização e velocidade de condução | Fibras grossas<br>Mielinizadas<br>Velocidade de condução de 30 a 110 m/s | Fibras mais finas<br>Mielinizadas e não mielinizadas<br>Velocidade de condução menor que 40 m/s |
| Distribuição espacial das fibras | Maior<br>Sistema mais difuso | Menor<br>Sistema menos difuso |
| Informações sensoriais | Transmitidas rapidamente<br>Área sensorial precisa | Transmitidas lentamente<br>Área sensorial imprecisa |
| Distribuição das fibras aferentes | Mais difuso | Mais restrito |
| Características das sensações transmitidas | Sensações mecanorreceptivas mais discretas<br>Sensação de tato bem localizada, com intensidade graduada, sensações vibratórias, sensações da pele, de posição e de pressão | Dor, frio, calor e sensações táteis (toque e pressão) mais grosseiras<br>Prurido e cócegas<br>Sensações sexuais |

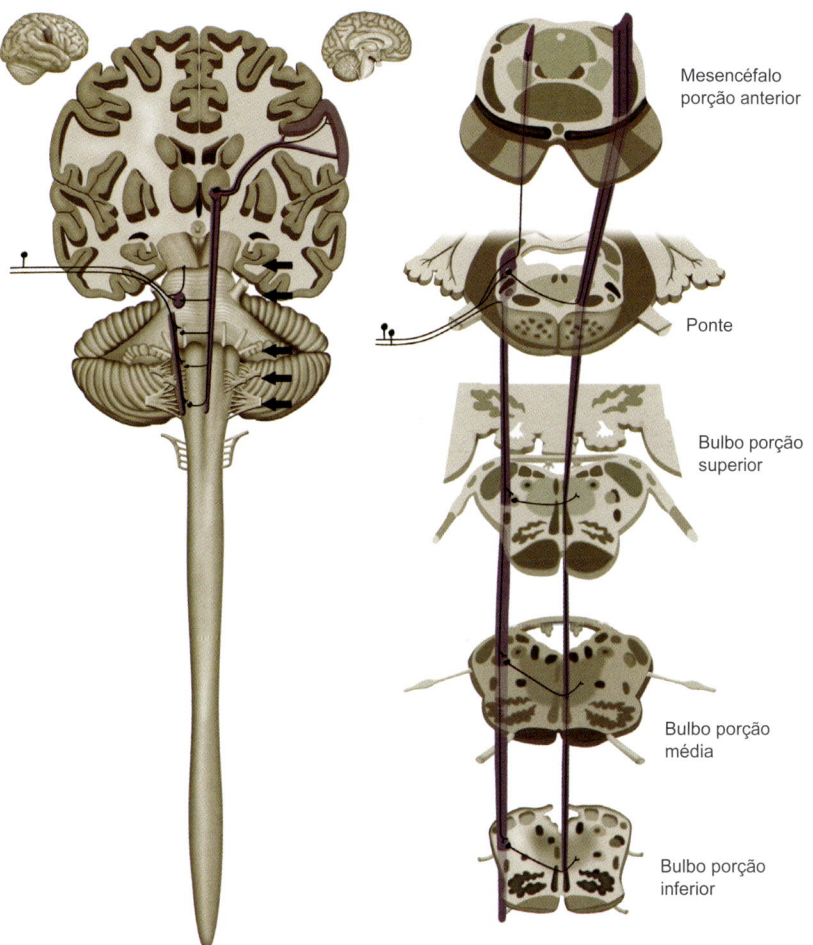

▲**Figura 19.25**  Vias trigeminais e suas intercomunicações.

As fibras que compõem o sistema trigeminal têm calibre e grau de mielinização semelhantes aos daquelas que entram na medula espinal no pescoço. Os corpos celulares dos neurônios componentes do sistema trigeminal estão localizados no gânglio do nervo trigêmio, dentro do crânio.

As fibras do sistema trigeminal chegam ao tronco cerebral pelo pedúnculo cerebelar médio, e, dentro do SNC, esse sistema se diferencia dos demais por conduzir as modalidades somestésicas de modo diferente.

As fibras que conduzem sensações de tato superficial fazem sinapse no núcleo trigeminal principal, no terço médio da ponte. A partir desse ponto, as fibras cruzam para o lado oposto e se juntam ao lemnisco medial, terminando no NVP do tálamo e, depois, no giro pós-central na área do córtex cerebral dedicada à área da face (Figura 19.21). No homúnculo de Penfield (Figura 19.28), essa área está representada pelo lábio e pela língua. As outras fibras condutoras de sensações de dor e de temperatura também chegam ao tronco cerebral e tomam sentido descendente. Caminham por tratos que se iniciam no terço médio da ponte, descem para a medula espinal e seguem por ela até o seu ponto mais alto. Formam, portanto, um trato descendente ou, simplesmente, o trato medular trigeminal, que pode ser visualizado na Figura 19.26.

Medialmente a esse trato há o núcleo medular trigeminal. As fibras, após chegarem a esse núcleo, fazem sinapse, cruzam para o lado oposto e assumem sentido ascendente (Figura 19.19). Nessa região as fibras cruzam para o lado oposto sem formar grandes tratos ou por meio de outras estruturas.

As fibras do sistema trigeminal seguem de modo isolado e fazem comunicação com a formação reticular. No plano do terço médio da ponte, elas se juntam às que conduzem sensações de tato superficial e formam a via trigeminal na ponte. Desse ponto, seguem até o NVP do tálamo do mesmo modo que o sistema anterolateral (Figura 19.17).

### Aspectos Clínicos

A neuralgia do trigêmio é uma doença do nervo trigêmio de origem incerta e que causa dor de alta intensidade em um dos dois pares do nervo trigêmio. É comum o paciente ter um mecanismo de disparo da dor, como o movimento mandibular ou o toque em uma área específica da pele. A dor é típica e ocorre em episódios paroxísticos com duração de vários minutos. O tratamento dos casos em que há grande sofrimen-

to e dor intensa é difícil. Em algumas situações, é necessária cirurgia para descompressão do gânglio trigeminal principal dentro do crânio ou tratamento farmacológico.

É comum o paciente apresentar prurido na região cervicofacial após a administração de opioides por via sistêmica ou neuroaxial. Isso ocorre pela impregnação do opioide no sistema trigeminal.

Lesões vasculares na região lateral do bulbo podem interromper o trajeto das fibras trigeminais que conduzem as sensações de dor e temperatura. O paciente perde a sensibilidade dolorosa e térmica no lado ipsilateral da face, enquanto a sensação de tato permanece. Esse quadro clínico caracteriza a síndrome lateral do bulbo, ou síndrome de Wallemberg.

Lesões do lemnisco medial acima do terço médio da ponte envolvem todas as sensações trigeminais do lado oposto.

### ■ CÓRTEX SENSORIAL SOMÁTICO

O córtex cerebral funciona como um mapa. A Figura 19.27 mostra sua divisão em áreas específicas com funções distintas. São 50 áreas diferenciadas estrutural e histologicamente, chamadas de áreas de Brodmann.

As informações sensoriais chegam à região posterior ao sulco central, denominada córtex sensorial somático, e envolvem as áreas 1, 2, 3, 5, 7 e 40 de Brodmann. Essas áreas correspondem ao lobo parietal do córtex cerebral.

As fibras aferentes que saem do núcleo ventral posterolateral do tálamo chegam ao córtex somestésico nas áreas sensoriais somáticas I e II (AS-I e AS-II). Acredita-se que o papel da AS-I é muito maior que o da AS-II e que, portanto, o córtex sensorial somático é praticamente equivalente à AS-I, em termos de denominação.

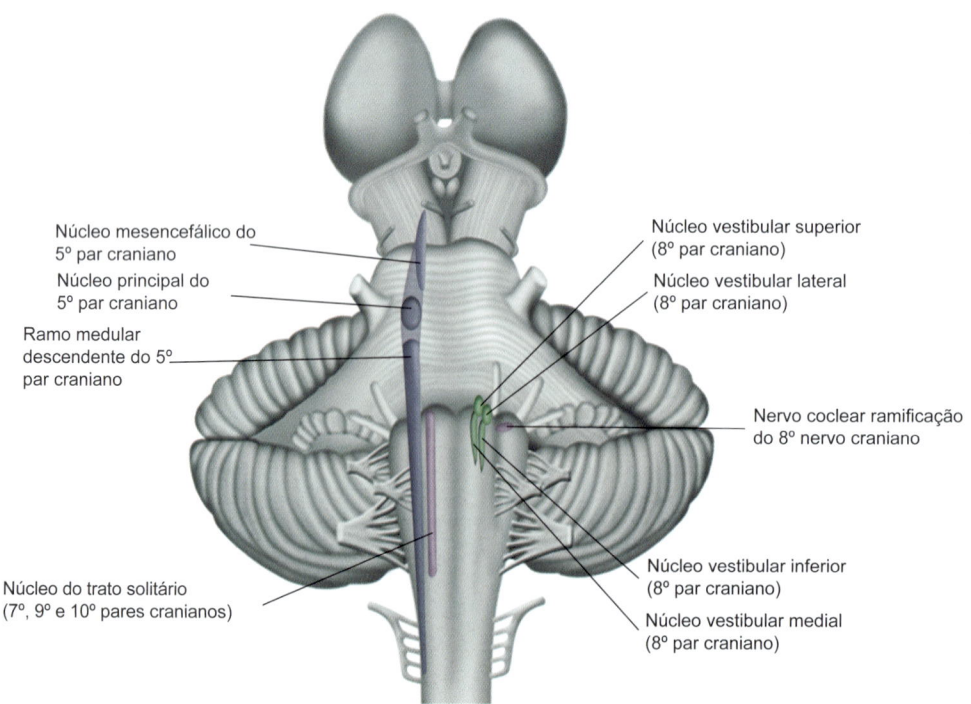

▲ **Figura 19.26** Trato medular trigeminal.

Núcleo mesencefálico do
5° par craniano

Núcleo principal do
5° par craniano

Ramo medular
descendente do 5°
par craniano

Núcleo do trato solitário
(7°, 9° e 10° pares cranianos)

Núcleo vestibular superior
(8° par craniano)

Núcleo vestibular lateral
(8° par craniano)

Nervo coclear ramificação
do 8° nervo craniano

Núcleo vestibular inferior
(8° par craniano)

Núcleo vestibular medial
(8° par craniano)

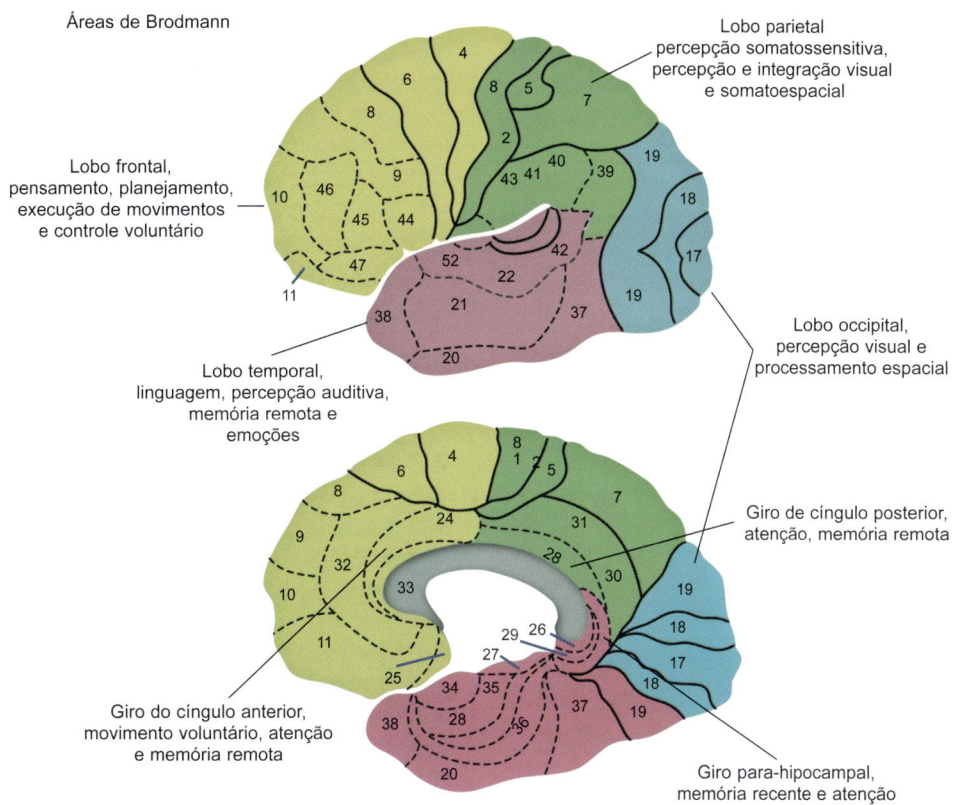

Áreas de Brodmann

Lobo parietal
percepção somatossensitiva,
percepção e integração visual
e somatoespacial

Lobo frontal,
pensamento, planejamento,
execução de movimentos
e controle voluntário

Lobo temporal,
linguagem, percepção auditiva,
memória remota e
emoções

Lobo occipital,
percepção visual e
processamento espacial

Giro de cíngulo posterior,
atenção, memória remota

Giro do cíngulo anterior,
movimento voluntário, atenção
e memória remota

Giro para-hipocampal,
memória recente e atenção

▲ **Figura 19.27**  Áreas de Brodmann do córtex sensorial.

A AS-I está localizada no giro pós-central, envolvendo as áreas 3, 1, 2 de Brodmann. Na Figura 19.28, observa-se um corte sagital do encéfalo em que está indicada a distribuição topográfica das regiões do organismo para onde são enviados os estímulos sensitivos. Vale lembrar que cada hemisfério cerebral recebe informações do lado contralateral do corpo, com exceção das informações oriundas da região da face, que são conduzidas pela via trigeminal.

Ainda na Figura 19.28, pode-se notar que algumas estruturas são mostradas em tamanho maior do que outras. Isso reflete o número de receptores periféricos existente em cada área representada. Por exemplo, nos dedos há maior

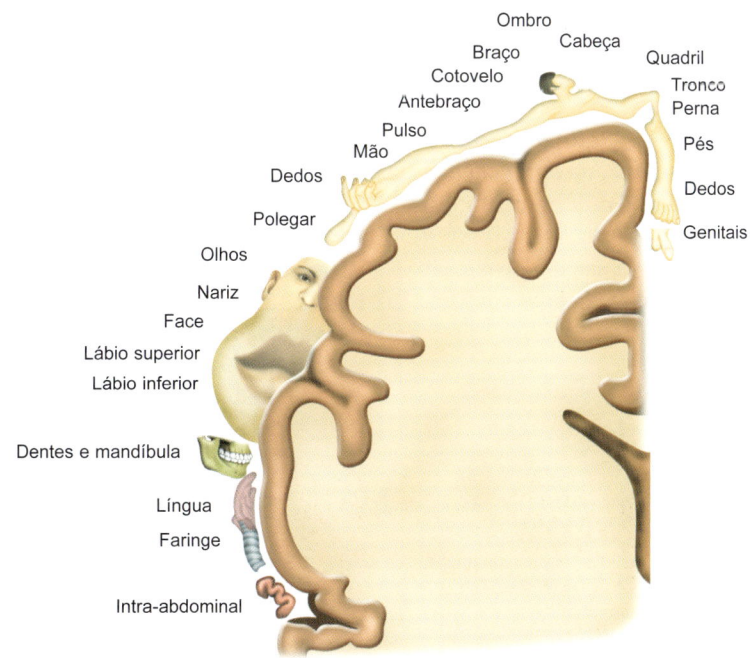

Ombro     Cabeça
Braço              Quadril
Cotovelo            Tronco
Antebraço           Perna
Pulso
Mão                 Pés
Dedos
                    Dedos
Polegar
                    Genitais
Olhos
Nariz
Face
Lábio superior
Lábio inferior

Dentes e mandíbula

Língua
Faringe

Intra-abdominal

▲ **Figura 19.28**  Representação das diferentes regiões do corpo na AS-I do córtex cerebral – homúnculo de Penfield.

número de receptores sensoriais do que na pele da parede abdominal. É por isso que, mesmo os dedos tendo menor área do que a parede abdominal, há mais receptores nos dedos responsáveis por captar estímulos sensoriais periféricos e encaminhá-los ao SNC.[5]

O córtex cerebral é composto de neurônios especializados. Histologicamente, pode-se subdividir o córtex cerebral em seis camadas, nomeadas de camada I a VI, sendo a camada VI a mais profunda. Cada tipo de neurônio em cada camada executa funções diferentes.

Quando um estímulo aferente chega ao córtex cerebral, os neurônios da camada IV são os primeiros a serem estimulados. A partir dessa camada, o estímulo parte para camadas mais superficiais e mais profundas.

As camadas I e II recebem estímulos mais difusos e não específicos que vêm de centros cerebrais inferiores. Provavelmente, a excitação dessas áreas quantifica o grau de excitação das demais regiões corticais.

Os neurônios das camadas II e III enviam axônios para outras áreas corticais com as quais têm relação mais próxima.

Os neurônios das camadas IV e V enviam fibras para outras partes do SNC. Geralmente, as que se originam na camada V têm diâmetro maior e vão para áreas mais distantes dentro do SNC (tronco cerebral, medula espinal). Outros axônios vão para a camada VI e, a partir dela, vão para o tálamo, com ação de *feedback* negativo sobre ele.

Ao serem realizadas retiradas parciais da AS-I, foram descobertas algumas das funções dessa área. Quando é realizada a ablação extensa da AS-I, o indivíduo perde a capacidade de julgamento sensorial, deixando de localizar com precisão a área do corpo de onde vem o estímulo, mas ainda consegue identificar grosseiramente, o que indica que o tálamo ou outras partes do SNC, normalmente não relacionadas com a atividade somestésica, podem fornecer informações, embora de modo impreciso. Não são reconhecidas pequenas alterações de pressão aplicadas sobre a pele, o peso e a forma dos objetos (asteregnosia), bem como a textura destes.

Os sentidos de dor e temperatura não foram alterados pela ablação da AS-I, porém sabe-se que, na ausência dessa região do SNC, a apreciação da dor e da temperatura, quanto à intensidade, pode estar alterada. Além disso, a percepção desses dois sentidos passa a ser de localização imprecisa, utilizando o mapa topográfico da área sensorial somática I.[6]

As sensações somestésicas comunicam o SNC todo e qualquer estímulo que o cerca. Tornam o indivíduo capaz de reconhecer estímulos e modular sua atividade, aumentando-a ou diminuindo-a, para que a homeostasia do meio interno sempre se mantenha em nível ótimo de funcionamento. Capturam estímulos da periferia a todo momento, trabalham sem parar de modo incansável e, muitas vezes, inconsciente.

# ■ UTILIZAÇÃO CLÍNICA DA MONITORIZAÇÃO DAS VIAS SENSORIAIS

Todas as vias aferentes, e também as eferentes, podem ser monitoradas durante procedimentos cirúrgicos complexos sobre a coluna vertebral ou o encéfalo. Nesse sentido, os potenciais sensitivos são testados durante a cirurgia para garantir que as raízes nervosas e as vias de condução medulares estejam intactas ou que o seu estado inicial se mantenha mesmo após a manipulação cirúrgica. O risco de déficit neurológico após cirurgias de coluna lombar é de 3,7% a 6,9%. Quando a monitorização dos potenciais evocados é utilizada adequadamente, o risco cai para menos de 1%.

As técnicas anestésicas utilizadas podem gerar alterações na leitura dos potenciais evocados sensitivos e motores. Agentes venosos, como o propofol e opioides, produzem menores alterações na leitura dos potenciais quando comparados aos agentes inalatórios, principalmente quando estes são utilizados em concentrações maiores que 0,5 CAM.[7]

Em um estudo, dois grupos de pacientes foram submetidos à cirurgia para correção de escoliose idiopática sob monitorização de potenciais evocados sensitivo e motor comparando técnicas de anestesia venosa total e combinadas. Em um grupo foi administrado propofol e remifentanil, e no outro remifentanil e desflurano. Em ambos foi utilizado o índice bispectral para que a profundidade da anestesia fosse semelhante. O estudo mostrou que não houve redução da latência e da amplitude dos potenciais somatossensitivos e que há necessidade de maior amplitude de estímulo para produzir resposta de potenciais motores, porém esse aumento é considerado ainda dentro da normalidade.

Portanto, o estudo conclui que tanto o propofol quanto o desflurano podem ser utilizados em cirurgias em que a monitorização eletrofisiológica estiver presente, desde que a concentração do agente inalatório e a taxa de infusão do propofol estejam adequadas aos pacientes.[7]

No Capítulo 178 são apresentadas técnicas de monitorização sensitiva e motora da medula, realizadas durante cirurgias da coluna vertebral.

## REFERÊNCIAS

1. Guyton AC, Hall JE. Receptores e circuitos neuronais para o processamento das informações. In: Tratado de fisiologia médica. 12.ed. Rio de Janeiro: Elsevier; 2011.
2. Netter FH, Craig JA, Perkins J. Atlas of neuroanatomy and neurophisiology. Edição especial. Austin: Icon Custom Communications; 2002.
3. Machado A. Neuroanatomia funcional. 2.ed. São Paulo: Atheneu; 1993.
4. Hendelman WJ. Atlas of functional neuroanatomy. 2.ed. Boca Raton: Taylor & Francis Group LLC; 2006.
5. Guyton AC, Hall JE. Sensações somáticas: organização geral, as sensações de tato e de posição corporal. In: Guyton AC, Hall JE. Tratado de fisiologia médica. 12.ed. Rio de Janeiro: Elsevier; 2011.
6. Guyton AC, Hall JE. Sensações somáticas: dor, cefaleia e sensações térmicas. In: Guyton AC, Hall JE. Tratado de fisiologia médica. 12.ed. Rio de Janeiro: Elsevier; 2011.
7. Martin DP, Bhalla T. Thung A, Rice J, Beebe A, Samora W, et al. A preliminary study of volatile agents or total intravenous anesthesia for neuro physiological monitoring during posterior spinal fusion in adolescents with idiopatic scoliosis. Spine. 2014;39(22):E1318-24.

# 20

# Atividade Motora e Vias de Condução

Caio Funck Colucci ▪ Fabio Escalhão ▪ Renato Sena Fusari

## INTRODUÇÃO

Embora a informação sensorial possa ser integrada em todos os níveis do Sistema Nervoso Central (SNC), a integração dos comandos provindos desses níveis é processada na medula espinhal para que as respostas motoras sejam adequadas. Observam-se reflexos musculares relativamente simples, provindos unicamente da medula, sem influência de centros superiores, assim como aqueles advindos do tronco cerebral, se estendendo também ao prosencéfalo, controlando as respostas de habilidades musculares mais complexas.[1] A Figura 20.1 mostra o trajeto dos impulsos sensitivo e motor envolvendo todo o sistema.

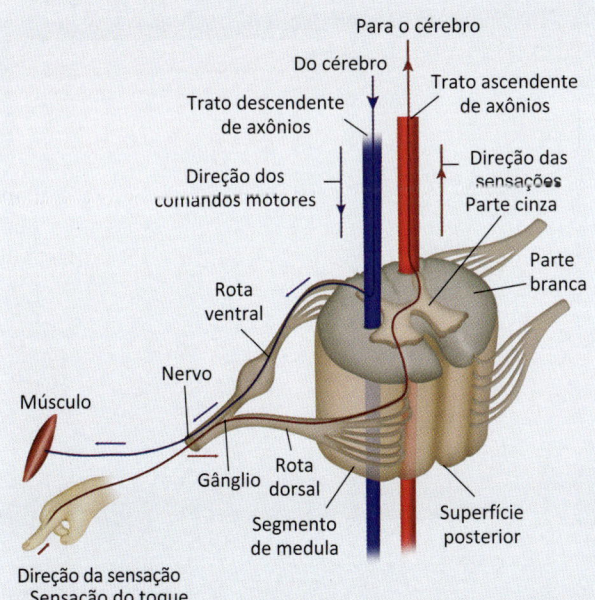

▲ **Figura 20.1** Trajeto dos impulsos sensitivo e motor.[2]

A integração das respostas em nível medular é fundamental, pois mesmo as respostas mais complexas provenientes do encéfalo não seriam efetivadas não fosse a integração delas na medula. O encéfalo não tem uma via direta para um determinado comando, por exemplo o movimento da marcha. Ele dá o comando à medula, onde existem os circuitos neuronais que desencadeiam as respostas musculares para o início da marcha.

Os sinais, tais como eu quero andar, para frente, devagar ou rápido, são emitidos pelos comandos analíticos superiores gerados no encéfalo, cujo objetivo é atingir os circuitos neuronais da medula para sua efetivação. Assim sendo, os circuitos neuronais medulares são a base, na sua maioria, do controle da contração muscular.[1]

Com base no exposto inicialmente, serão abordadas as funções motoras da medula espinhal e os reflexos espinhais. Em seguida serão abordadas as funções motoras do córtex, dos núcleos da base, do tronco cerebral e do cerebelo.

## ▪ FUNÇÕES MOTORAS DA MEDULA ESPINHAL

Os sinais provenientes de estímulos periféricos penetram na substância cinzenta da medula pelas raízes posteriores. Os sinais podem se propagar por duas vias:

- Pelo ramo sensorial que termina na substância cinzenta da medula e provoca os chamados reflexos medulares e;
- Pelo ramo que transmite sinais para a própria medula, para o tronco cerebral e para o córtex.

Na segunda situação, o estímulo irá provocar uma integração no nível superior e um comando irá determinar à medula qual deverá ser a integração para se obter a resposta desejada. Na substância cinzenta concentram-se, em cada nível, os neurônios motores. Além dos neurônios chamados de relês, existem dois tipos de neurônios: os neurônios motores anteriores e os interneurônios, ou neurônios internunciais.[1] A Figura 20.2 mostra esquematicamente as sinapses das fibras sensoriais periféricas e das fibras corticoespinhais com os neurônios motores anteriores e os interneurônios. As fibras motoras saem da medula pela porção anterior da medula indo ao encontro do órgão efetor.

## Neurônios e Fibras Motoras

Cada segmento da medula contém milhões de neurônios na substância cinzenta, o que faz antever a complexidade da integração entre todos. Os neurônios motores anteriores e sua subdivisão, e os interneurônios, guardam íntima relação fisiológica.

### Neurônios motores anteriores

São milhares de neurônios de tamanho entre 50% e 100% maior que os outros. Estão localizados nos segmentos dos cornos anteriores da substância cinzenta da medula espinhal. Formam as fibras nervosas que saem pelas raízes ventrais da medula e inervam as fibras musculares esqueléticas. Esses neurônios apresentam-se de dois tipos: os neurônios motores alfa e gama, classificados assim de acordo com seu calibre e principalmente pelas suas funções.

Os **neurônios motores alfa** dão origem às grandes fibras motoras tipo A alfa (Aα), que são fibras calibrosas com 14 micrômetros de diâmetro. Elas saem pelas raízes ventrais da medula, percorrem longo trajeto, se ramificam, e vão inervar as fibras musculares esqueléticas (Figura 20.3). O conjunto

formado pela célula nervosa, seu prolongamento (fibra nervosa), suas ramificações e as fibras musculares inervadas por elas, denomina-se **unidade motora**[1,3] (Figura 20.4).

O conceito de unidade motora é muito importante para entender o local de ação dos bloqueadores neuromusculares, que não atuam no neurônio motor, mas sim na junção neuromuscular (Figura 20.5). Os outros fármacos que causam relaxamento muscular e não atuam na junção neuromuscular, o fazem atuando nos interneurônios, além das ações em centros superiores.

Os **neurônios motores gama** são fibras mais finas do que os neurônios motores alfa, com diâmetro de 5 micrômetros. Eles estão localizados nos cornos anteriores da medula espinhal e dão origem à fibra de A gama (Ag). Inervam pequenas fibras musculares esqueléticas motoras especiais, os chamados fusos musculares, responsáveis pelo tônus da musculatura.

Os **interneurônios** são cerca de 30 vezes mais numerosos do que os neurônios motores anteriores. Eles estão presentes em toda a área da substância cinzenta da medula, ou seja, nos cornos anterior e dorsal e nas áreas intermediárias. São muito excitáveis, sendo capazes de disparar cerca de 1.500 estímulos por segundo. A integração dos estímulos é feita por eles, gerando resposta muscular adequada.[1]

Todos os circuitos neuronais existentes aparecem entre os interneurônios promovendo as chamadas divergências, convergências e descargas. Somente poucos sinais provenientes do encéfalo ou dos nervos espinhais fazem sinapses diretas com os neurônios motores anteriores. Assim sendo, a grande maioria dos estímulos encefálicos se propagam pelo trato corticoespinhal terminando nos interneurônios, que recebem informações de outros tratos espinhais ou dos nervos espinhais, integra a informação que converge para os neurônios motores, enviando a mensagem adequada para a musculatura esquelética.

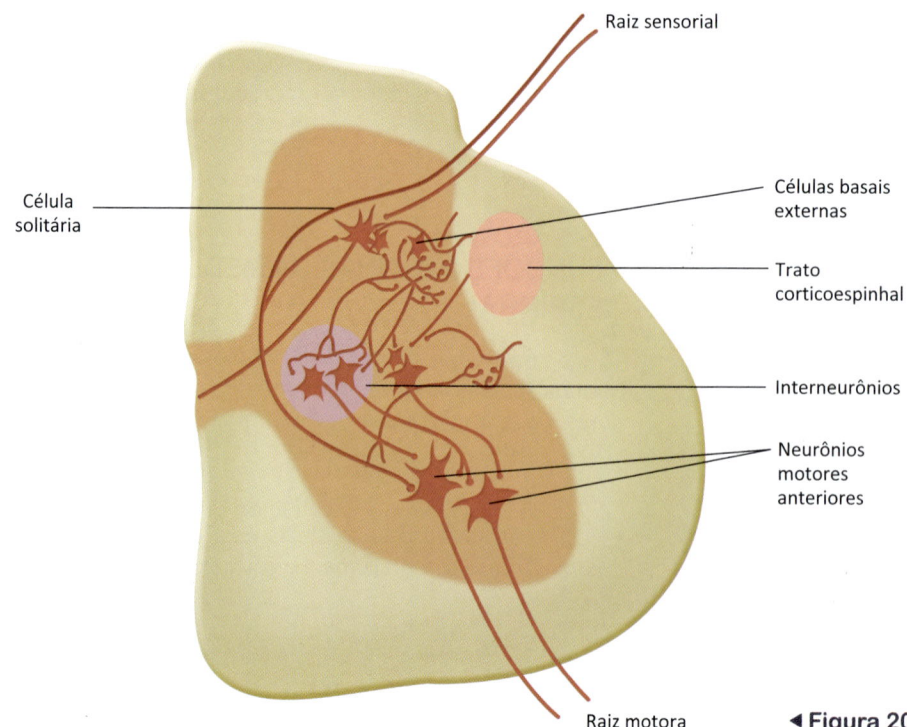

Raiz sensorial

Célula solitária

Células basais externas

Trato corticoespinhal

Interneurônios

Neurônios motores anteriores

Raiz motora

◄ **Figura 20.2** Conexões neuronais da medula.

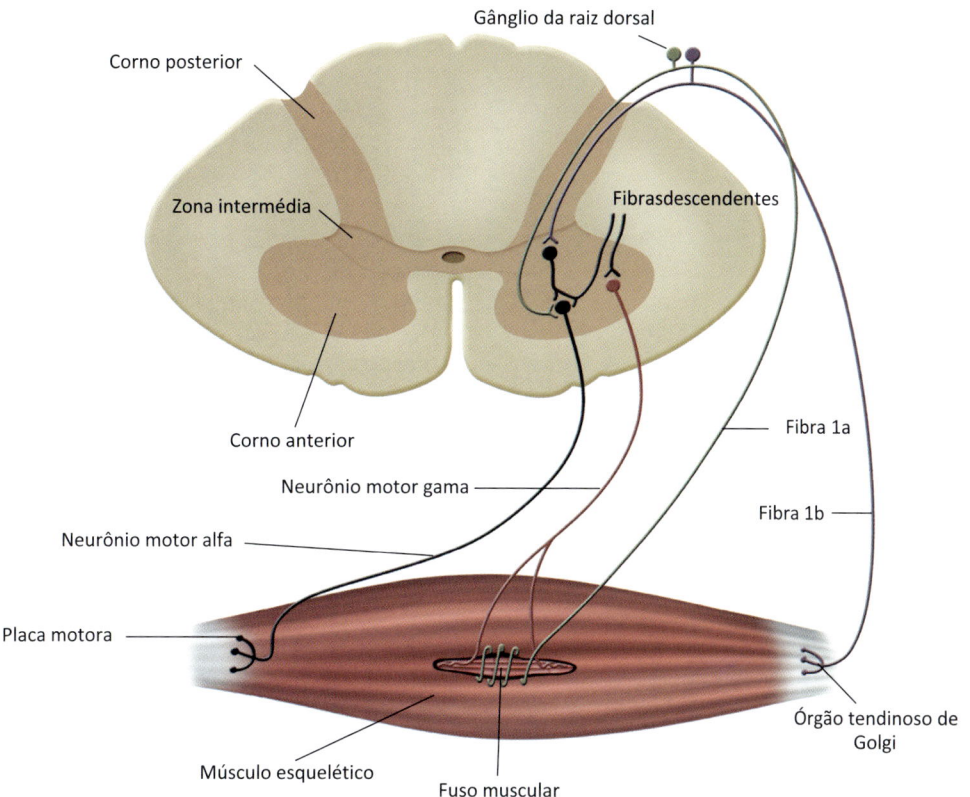

Gânglio da raiz dorsal

Corno posterior

Zona intermédia

Fibrasdescendentes

Corno anterior

Neurônio motor gama

Neurônio motor alfa

Placa motora

Fibra 1a

Fibra 1b

Órgão tendinoso de Golgi

Músculo esquelético

Fuso muscular

▲ **Figura 20.3** Via sensorial e inervação motora para o músculo.

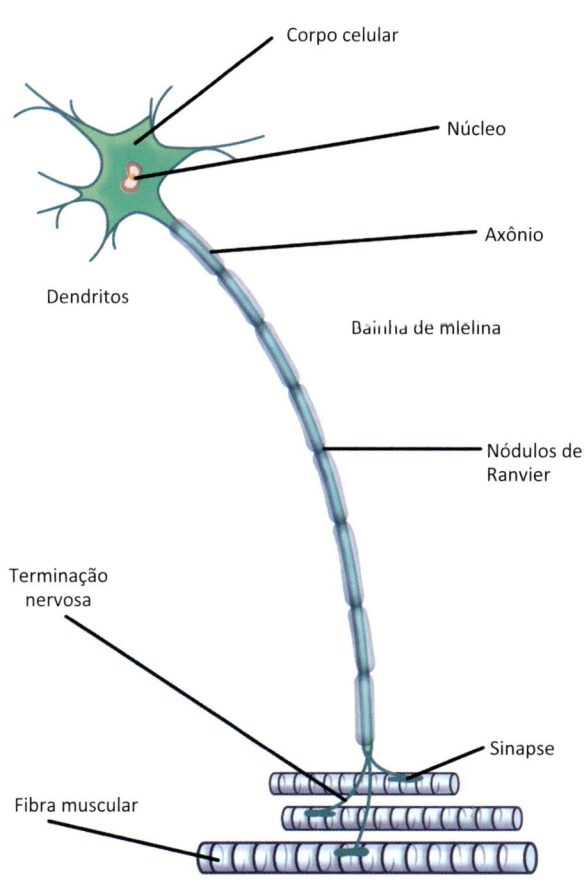

Corpo celular

Núcleo

Axônio

Dendritos

Bainha de mielina

Nódulos de Ranvier

Terminação nervosa

Sinapse

Fibra muscular

▲ **Figura 20.4** Unidade motora.

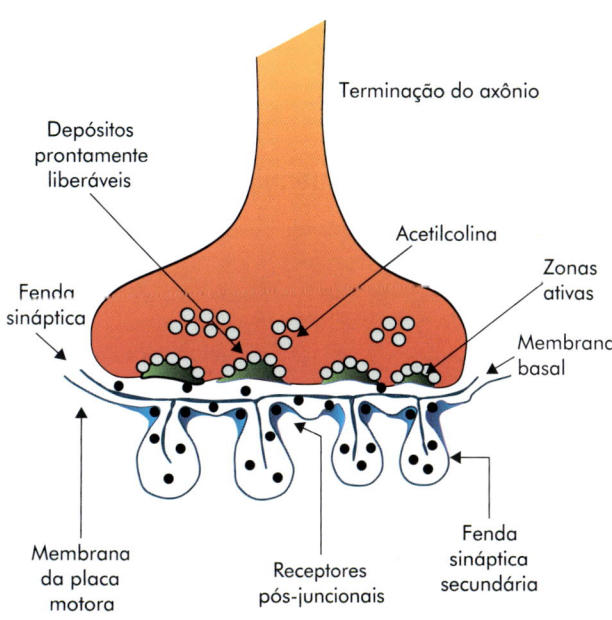

Terminação do axônio

Depósitos prontamente liberáveis

Acetilcolina

Zonas ativas

Fenda sináptica

Membrana basal

Membrana da placa motora

Receptores pós-juncionais

Fenda sináptica secundária

▲ **Figura 20.5** Junção neuromuscular.

Para que a informação se processe adequadamente há necessidade de ela chegar num determinado neurônio motor sem dispersar para um grupo de neurônios adjacentes que, assim, deverão estar inibidos. São as **células de Renshaw** que transmitem sinais inibitórios para os neurônios adjacentes.[1,4] Elas estão localizadas no corno anterior da medula e pela proximidade têm contato com os neurônios motores através de projeções de colaterais do corpo celular do neurônio. Assim, o estímulo a um determinado motoneurônio gera estímulo inibitório, através das células de Renshow, para inibir os neurônios adjacentes. Esse efeito é chamado de **inibição lateral** (Figura 20.6).

Além dos mecanismos acima descritos existe também comunicação entre os vários segmentos da medula espinhal através das conexões multissegmentares, pois mais da metade das fibras ascendentes e descendentes da medula são **fibras proprioespinhais** que passam de um segmento a outro da medula, podendo abranger dois a três segmentos ou até extensa área medular. Essas vias são utilizadas na elaboração dos reflexos multissegmentares medulares.

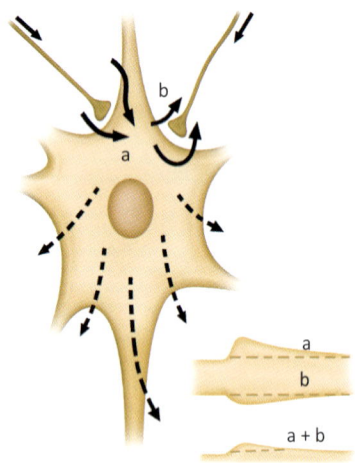

▲ **Figura 20.6** Soma de vários estímulos e efeito da inibição lateral.

## Reflexos Sensoriais Musculares

Para a perfeita efetivação da resposta muscular ao estímulo enviado pelos neurônios motores há necessidade também que se tenha informação adequada do estado funcional de cada músculo como: tensão muscular, comprimento do músculo e da variação da velocidade de modificação do comprimento e da tensão muscular. Para cumprir

essas funções existem dois tipos fundamentais de receptores sensoriais denominados de **fusos musculares** e **órgãos tendinosos de Golgi**.[1,5] Embora operem constantemente de forma subconsciente, eles também enviam informações para o córtex cerebral e para o cerebelo. A Figura 20.7 mostra o fuso muscular e o órgão tendinoso de Golgi.

Os sinais emitidos por esses receptores são quase totalmente direcionados para o controle intrínseco e específico do músculo. A operação é subconsciente, porém transmite grande quantidade de informações para a medula espinhal, ao cerebelo e ao córtex cerebral, com o propósito de auxiliar essas regiões no controle efetivo da contração muscular.

### O fuso muscular

O fuso muscular está representado esquematicamente com mais detalhes na Figura 20.8. Trata-se de uma fibra muscular diferenciada, com atividade contrátil nas extremidades e sem atividade contrátil no centro, região esta que funciona como receptor. As extremidades do fuso são inervadas pelas fibras delgadas eferentes gama. Assim, observam-se dois conjuntos de fibras: as fibras eferentes alfa, que inervam todas as fibras musculares extrafusais, e as fibras eferentes gama, que inervam os fusos musculares.[1]

A porção central do fuso muscular é desprovida de filamentos de actina e miosina, não tendo, portanto, atividade contrátil, porém, é excitada pelo estiramento. A excitação do receptor central do fuso sensorial (estiramento) pode ser decorrente do aumento temporário do tamanho do músculo ou pela contração das porções laterais do fuso muscular.

A Figura 20.8 mostra, além das terminações motoras alfa e gama, também as vias sensitivas que partem do fuso muscular e se dirigem ao corno dorsal da medula, levando informação sobre o estado contrátil e excitável da fibra muscular. O estímulo sensorial é o estiramento do fuso muscular que quantifica o grau e a velocidade das contrações musculares.

### Órgão tendinoso de Golgi

O órgão tendinoso de Golgi é um receptor sensorial encapsulado pelo qual passam cerca de 10 a 15 fibras tendinosas dos músculos (Figuras 20.3 e 20.7). O órgão é estimulado quando esse feixe de fibras é estimulado pela contração ou estiramento.

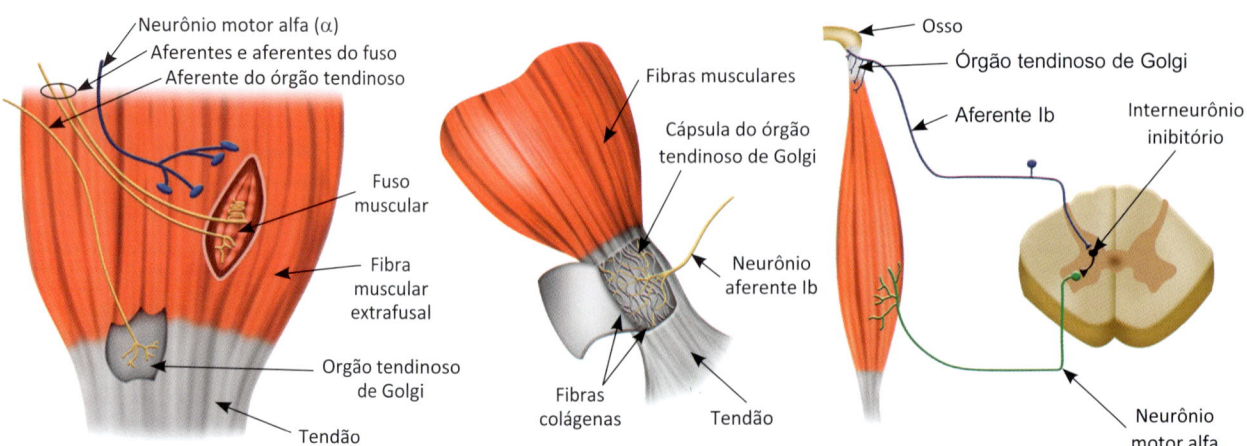

▲ **Figura 20.7** O fuso muscular e o órgão tendinoso de Golgi.

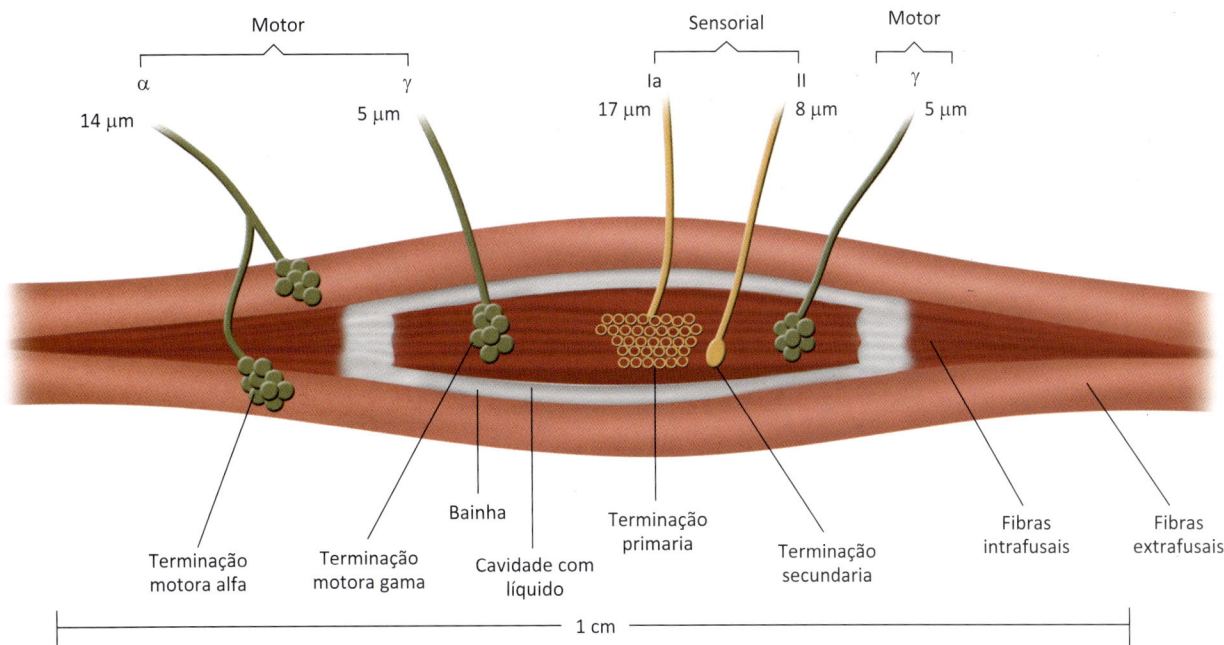

▲ **Figura 20.8** Inervações motoras e sensoriais do fuso muscular.

Além das diferenças anatômicas, a diferença fundamental entre o órgão tendinoso de Golgi e o fuso muscular é que o fuso muscular detecta o comprimento e as alterações no comprimento do músculo e o órgão tendinoso de Golgi detecta a tensão do músculo refletida no próprio tendão.

O órgão tendinoso de Golgi apresenta respostas dinâmicas e estáticas. À medida que a tensão no músculo aumenta com muita rapidez, a resposta é acompanhada de forma dinâmica e progressiva, voltando também muito rápido para o nível mais inferior correspondente à resposta estática.

Na realidade, tanto o fuso muscular como o órgão tendinoso de Golgi são ativados simultaneamente, proporcionando informações para as contrações sincrônicas da musculatura, evitando a dispersão dos estímulos contráteis e respostas anômalas.[1]

## Os Reflexos Medulares

A via mais rápida de resposta a um determinado estímulo é o arco reflexo simples em que o estímulo sensitivo acessa a medula por meio das raízes nervosas posteriores, o processamento da resposta é feito na substância cinzenta medular, propagando-se em seguida aos neurônios motores, que por sua vez, estimulam a contração muscular.

Conforme citado anteriormente, a contração muscular pode se apresentar em respostas rápidas processadas no nível medular ou sofrer modificações de centros superiores cujo comando é integrado na medula, que emite resposta adequada.[1]

### Reflexo de estiramento muscular

O reflexo de estiramento muscular é o mais simples da função do fuso muscular. É uma contração reflexa de fibras musculares estiradas ou de seus músculos sinér-

gicos adjacentes, que é produzida pela estimulação de fibras musculares extrafusais. O estímulo proveniente do fuso muscular segue para a raiz dorsal sensorial da medula, emitindo prolongamento direto para a raiz ventral que leva o estímulo para a contração muscular. Essa é uma via rápida denominada monossináptica, assim o estímulo retorna ao músculo sem atraso. O reflexo de estiramento pode ser dinâmico e estático. O reflexo dinâmico (fibras gama-$\delta$) é provocado por sinal dinâmico transmitido pelas vias sensoriais primárias do fuso muscular. O sinal é causado pelo estiramento ou encurtamento rápido. A resposta reflexa é rápida e forte do mesmo músculo de onde partiu o sinal sensorial. Findo o reflexo dinâmico, o reflexo estático (fibras gama-$\varepsilon$) permanece para manter algum grau de contração, salvo quando sinais superiores determinem que seja diferente.

### Reflexo patelar

A pesquisa do reflexo patelar é uma forma de avaliar a atividade do reflexo de estiramento. O reflexo pode ser induzido pela percussão do tendão patelar com um martelinho de reflexo. A percussão rapidamente estira o músculo quadríceps ativando o reflexo de estiramento dinâmico, cuja resposta faz com que a perna se lance para frente (Figura 20.9).

### Reflexo tendinoso de Golgi

O reflexo tendinoso de Golgi provoca relaxamento instantâneo de fibras musculares que, em conjunto com seu tendão muscular, estão sobre tensão extrema. Na realidade, trata-se de um reflexo inibitório de contração muscular produzido por um mecanismo de retroalimentação negativo, prevenindo o rompimento do músculo ou a lesão do próprio tendão, como desinserção óssea.

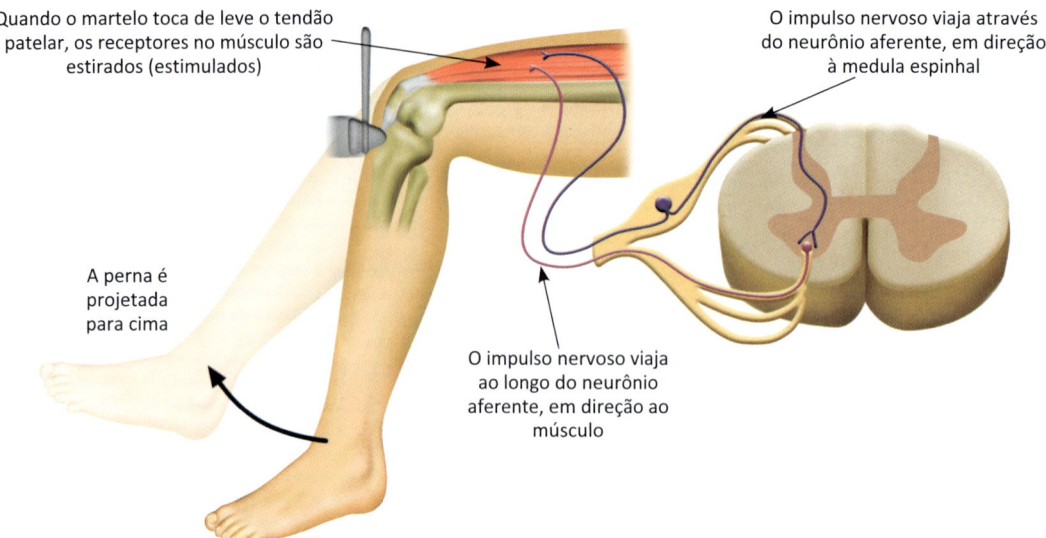

Quando o martelo toca de leve o tendão patelar, os receptores no músculo são estirados (estimulados)

O impulso nervoso viaja através do neurônio aferente, em direção à medula espinhal

A perna é projetada para cima

O impulso nervoso viaja ao longo do neurônio aferente, em direção ao músculo

▲ **Figura 20.9** Reflexo patelar.

## Reflexo flexor

O reflexo flexor, também chamado de reflexo nociceptivo ou reflexo à dor, é uma contração rápida de grupos musculares flexores em resposta de afastamento a estímulos sensoriais nocivos. Classicamente ele ocorre devido a estímulo doloroso nas variadas formas: alfinetada, calor ou ferimentos. A forma clássica ocorre em resposta a um estímulo doloroso e assim, nesses casos, o reflexo flexor também é chamado de reflexo nociceptivo ou reflexo à dor. O estímulo que provoca o reflexo flexor passa inicialmente pelos interneurônios medulares e, após ser integrado, passa para os motoneurônios. A via mais curta do reflexo passa por três ou quatro interneurônios. No entanto, essa forma não é a mais frequente.

## Reflexo de retirada

O reflexo de retirada ocorre em sincronismo com o reflexo flexor. No entanto, o reflexo de retirada depende do nervo sensorial que é estimulado. Como exemplo, pode-se citar um estímulo doloroso na face interna do braço que provoca contração dos músculos flexores e, simultaneamente, a contração dos músculos abdutores que arremete o braço para fora, distanciando ainda mais do agente causal doloroso. Esse reflexo de retirada é muito desenvolvido nos membros superiores.[1]

## Reflexo extensor cruzado

O reflexo motor cruzado se manifesta pela contração de músculos extensores de um membro oposto àquele onde esteve presente o reflexo flexor. Assim, o membro oposto começa a se estender com movimentação de retirada, porém tem um retardo de 200 a 500 milissegundos após a ocorrência do reflexo flexor. O mecanismo neuronal envolve muitos interneurônios e mostra íntima relação dos neurônios do lado oposto no processo de integração medular. Uma característica do reflexo extensor cruzado é que ele apresenta pós-descarga mais prolongada, que auxilia na manutenção do afastamento do corpo do objeto que cau-

sou a dor, propiciando que outros comandos do sistema nervoso o afastem definitivamente do estímulo causal.

## Reflexo em massa

Em algumas situações a medula espinhal recebe estímulos fortes e torna-se excessivamente rápida, podendo ser localizada ou envolver toda a medula espinhal. Situações mais comuns deste evento são: dor na pele, distensão vesical ou dos intestinos. A resposta intensa a esses estímulos pode provocar forte espasmo flexor da musculatura esquelética, esvaziamento vesical, evacuação do cólon e aumento considerável da pressão arterial. Considerando que esse reflexo pode durar minutos, admite-se que ele resulta de grande número de circuitos reverberantes, envolvendo grande parte ou a totalidade da medula espinhal.

## Outros reflexos

Vários são os reflexos medulares que aqui serão descritos sucintamente.

- O **reflexo locomotor** permite o movimento para trás e para a frente, movimentando os músculos flexores e extensores, permitindo o indivíduo andar.
- O **reflexo da marcha** permite que um membro se projete para frente o outro se projete para trás.
- O **reflexo postural** permite que o indivíduo em pé possa enrijecer os membros para suportar seu próprio peso.
- No **reflexo de tropeço** quando um membro se depara com um obstáculo, o outro membro eleva-se rapidamente para vencer o obstáculo.
- No **reflexo de coçar** ocorre integração a um estímulo cuja resposta deve permitir a localização do estímulo, assim como o movimento muscular de vai e vem.
- O **reflexo de espasmo muscular** aparece em resposta a um estímulo que está causando irritação ao músculo. É o que acontece com os músculos durante uma peritonite, ou dor intensa de um osso fraturado, ou ainda nas câimbras musculares.

## Choque Espinhal

O choque espinhal ocorre quando a medula é seccionada no nível cervical alto. Ocorre rápida diminuição ou até mesmo ausência dos reflexos medulares. Isso acontece porque a medula espinhal depende de contínua excitação tônica de centros superiores, especialmente reticuloespinhal, corticoespinhal e vestibuloespinhal.

No início do choque espinhal a pressão arterial diminui, podendo chegar a 40 mmHg, atividade reflexa muscular fica abolida e os reflexos que controlam a evacuação do cólon e esvaziamento da bexiga são suprimidos. A pressão arterial volta ao normal após alguns dias, os reflexos musculares podem levar semanas ou meses.

Nesse período de latência, aos poucos as atividades medulares começam a recuperar a excitabilidade, podendo até ficar hiperexcitável em algumas respostas.

### ■ FUNÇÕES MOTORAS DO CÓRTEX E DO TRONCO CEREBRAL

Os movimentos voluntários iniciados pelo córtex cerebral na maioria das vezes são produzidos por estímulos corticais que ativam padrões funcionais das estruturas inferiores com a medula, tronco cerebral, núcleos da base e cerebelo. Esses centros padronizados enviam as informações para os músculos. No entanto, para movimentos finos como a movimentação das mãos e dos dedos, o córtex tem uma via direta dirigida aos neurônios motores, contudo, passando pelo processamento da informação no nível medular.[5-7]

O córtex motor é dividido em três áreas, conforme mostra a Figura 20.10: córtex motor primário, área pré-motora e área suplementar· Foi feito um mapeamento por meio de estimulação em neurocirurgias, por estimulação puntiforme em diferentes áreas, e elaborada uma representação esquemática conforme mostra a Figura 20.11.

## Córtex Motor Primário

O córtex motor primário encontra-se na primeira convolução dos lobos frontais em posição anterior ao sulco central. Inicia-se lateralmente na fissura cerebral lateral estendendo-se para cima até os hemisférios cerebrais, aprofundando-se na fissura longitudinal.

O controle dos músculos da mão e da fala corresponde à metade do córtex motor primário. O restante fica para os braços, as pernas e os pés. Na realidade, a estimulação não é específica para um determinado músculo, mas sim um grupo de músculos, ou seja, a estimulação gera um efeito específico e não a contração isolada de um músculo.[6]

### Área pré-motora

Os sinais advindos da área pré-motora são mais complexos do que os do córtex primário. Na parte anterior da área pré-motora desenvolve-se inicialmente a chamada imagem motora do movimento muscular total a ser realizado, ou seja, a necessidade do conjunto da ação. Sinais também são enviados para os núcleos da base e tálamo, e recebidos de volta.

Na ação conjunta dos núcleos da base, do tálamo e do córtex primário cria-se uma sintonia fina para o controle

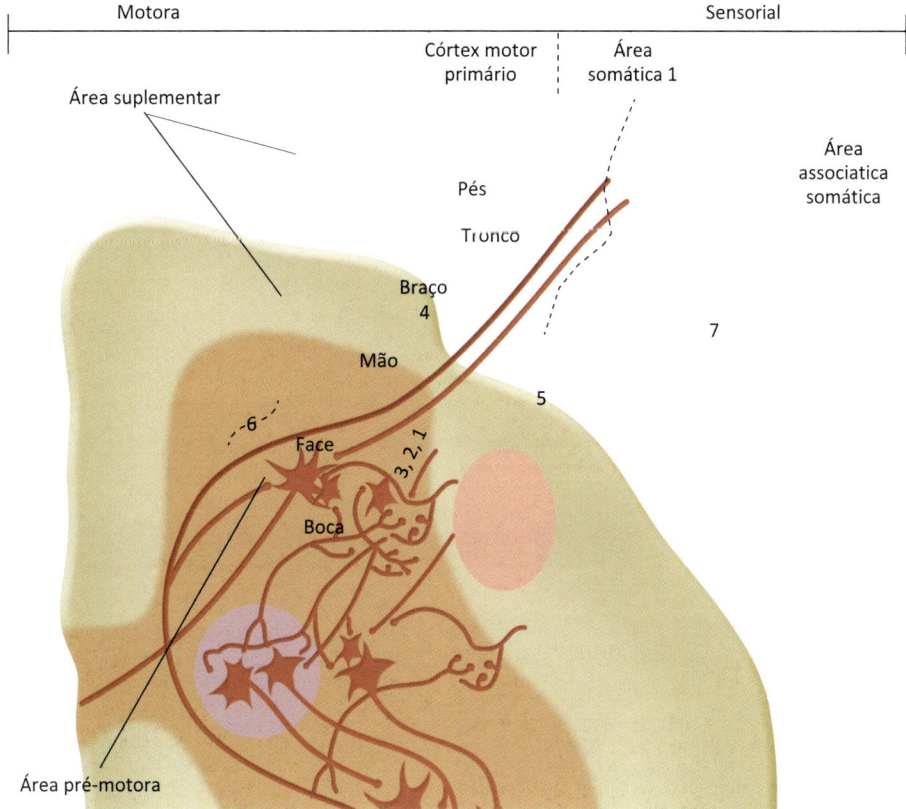

▲ **Figura 20.10** Áreas motoras e somatossensoriais do córtex cerebral.

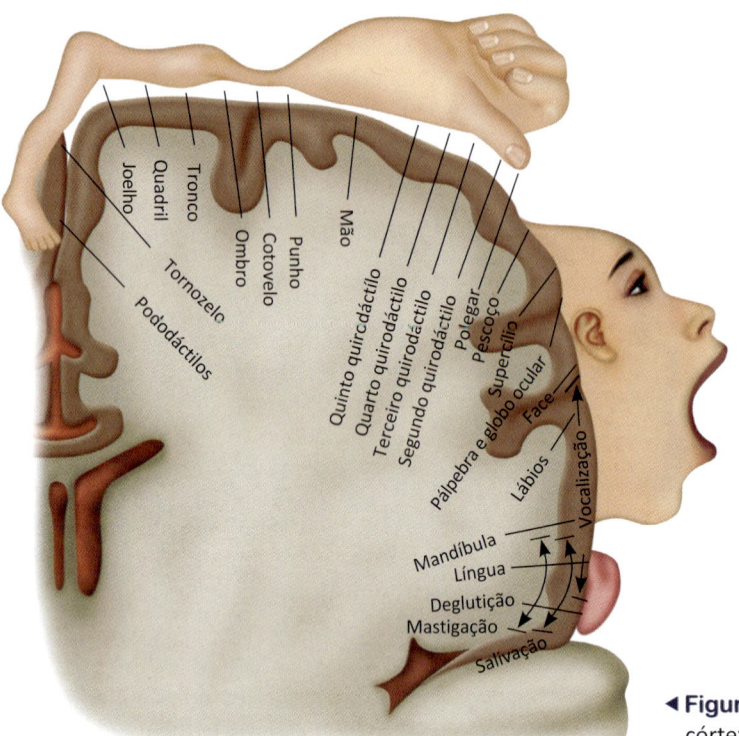

◀ **Figura 20.11** Representação dos diferentes músculos no córtex motor.

das contrações musculares, incluindo os neurônios em espelho, cuja atividade permite aprender novas habilidades por imitação.

### Área motora suplementar

A área motora suplementar se estende por alguns centímetros até o córtex frontal. As contrações musculares dessa área costumam ser bilaterais e em conjunto com as atividades do córtex primário e da área pré-motora, gerando movimento para manter a postura, para agarrar e para movimentação da cabeça e dos olhos.

### Áreas Especializadas

A Figura 20.12 mostra a localização de outras áreas corticais responsáveis por tipos específicos de movimentos motores.

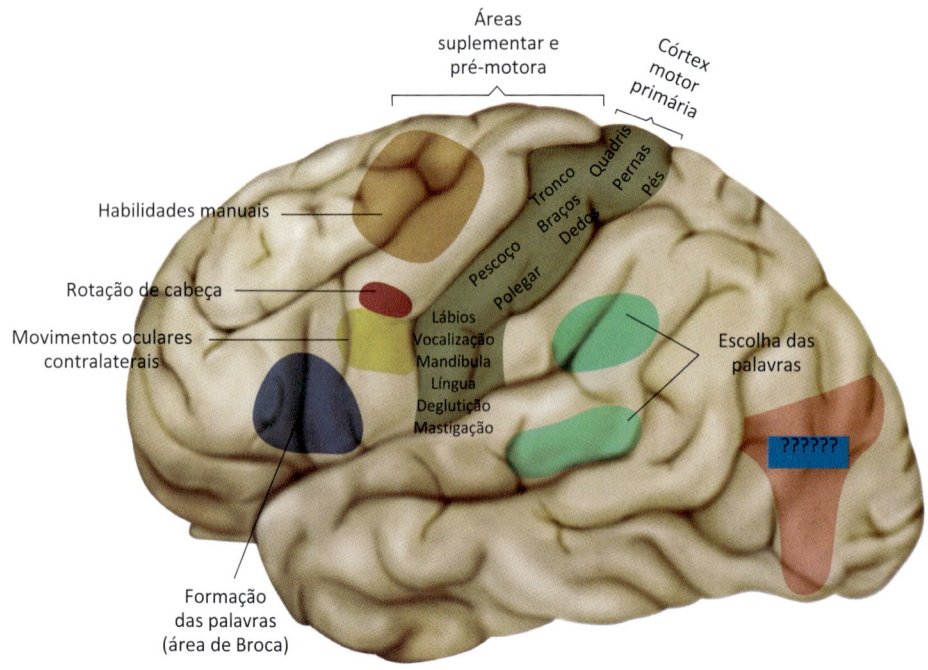

▲ **Figura 20.12** Áreas corticais responsáveis por tipos de movimentações motoras específicas.

Como áreas especializadas pode-se citar: a de boca e fala, campo dos movimentos oculares voluntários, área de rotação da cabeça e área para habilidades manuais. Essas áreas são muito especializadas e altamente complexas. A lesão da área para habilidades manuais leva à incoordenação motora denominada apraxia motora.[6]

### ■ VIAS DE TRANSMISSÃO DOS SINAIS DO CÓRTEX MOTOR AOS MÚSCULOS

A transmissão dos sinais motores diretamente do córtex cerebral para a medula espinhal é feita pelo trato corticoespinhal, também chamado de trato piramidal (Figura 20.13). As vias diretas estão relacionadas ao controle mais específico, principalmente para os segmentos mais distais das extremidades como as mãos e os dedos.

As vias indiretas são vias acessórias múltiplas que envolvem núcleos do tronco cerebral, núcleos da base e cerebelo.

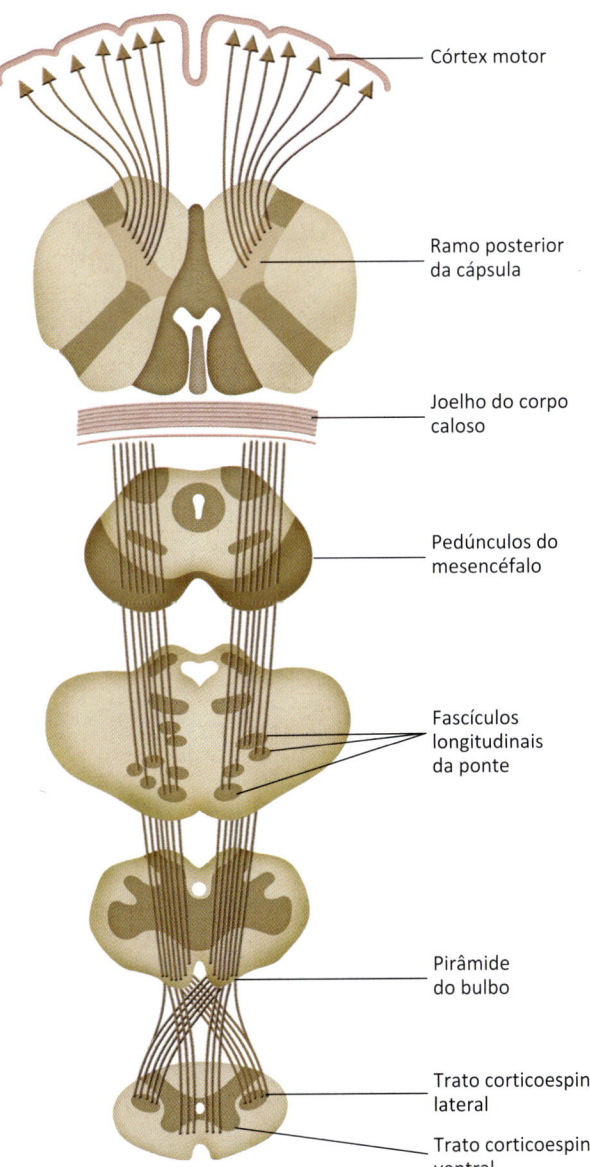

Córtex motor

Ramo posterior da cápsula

Joelho do corpo caloso

Pedúnculos do mesencéfalo

Fascículos longitudinais da ponte

Pirâmide do bulbo

Trato corticoespinhal lateral

Trato corticoespinhal ventral

▲ **Figura 20.13** Trato corticoespinhal ou piramidal.

### Trato Corticoespinhal

O trato corticoespinhal é a via mais importante do córtex motor. O trato tem origem em 30% do córtex motor primário, em 30% das áreas motoras suplementares e pré-motoras, e 40% das áreas somatossensoriais posteriores do sulco central.

Após sair do córtex cerebral, suas fibras passam pelo ramo posterior da cápsula interna, entre os núcleos putâmen e caudado, descendo pelo tronco cerebral formam as pirâmides bulbares. A maioria das fibras piramidais cruza na parte inferior do bulbo e forma os tratos corticoespinhais laterais indo ao encontro, na medula, em sua maior parte, dos interneurônios, algumas para os neurônios sensitivos e outras para os motoneurônios diretamente.[6,8]

As fibras que inicialmente não cruzam para o lado oposto, formam o trato corticoespinhal ventral, que dirigir-se-ão do lado oposto no nível cervical e torácico alto.

Existem fibras calibrosas do trato corticoespinhal – cerca de 16 micrômetros – que são originadas das células piramidais gigantes de Bertz, presentes somente no córtex primário. Essas fibras transmitem o impulso muito rapidamente, podendo chegar a 70 m.s$^{-1}$.

### Outras Vias Provenientes do Córtex Motor

Além das vias das células de Bertz e daquelas que se dirigem ao núcleo caudado e putâmen, existem vias que passam pelo núcleo rubro do mesencéfalo. Assim, forma-se o trato rubroespinhal, que funciona como via acessória transmitindo estímulos, não tão precisos quanto os corticais, mas auxiliam no fenômeno da contração muscular. Quando existe lesão do córtex motor e o feixe rubroespinhal fica intacto, alguma movimentação é observada, exceto as atividades mais finas das mãos e dos dedos (Figura 20.14).[7]

### Sistema Motor Extrapiramidal

Sistema motor extrapiramidal é a nomenclatura utilizada para nominar todas as áreas do cérebro e do tronco cerebral que não fazem parte do sistema corticoespinhal piramidal diretamente. Fazem parte do sistema os núcleos da base, a formação reticular, os núcleos vestibulares e o núcleo rubro. Embora o sistema esteja muito interligado com o sistema piramidal no controle dos movimentos, não se pode detectar funções específicas para o sistema extrapiramidal e, por esse motivo, o termo vem sendo abandonado pelos fisiologistas.

### Funções Conjuntas dos Tratos

A interação de todas as atividades processadoras das informações para a resposta muscular inclui: excitações das áreas de controle motor da medula espinhal pelo córtex cerebral, funções de cada coluna de neurônios, transmissão de sinais estáticos e dinâmicos pelos neurônios piramidais, retorno do estímulo somatossensorial para o córtex motor para controle preciso da contração muscular, estimulação dos motoneurônios determinando padrões de movimentação.

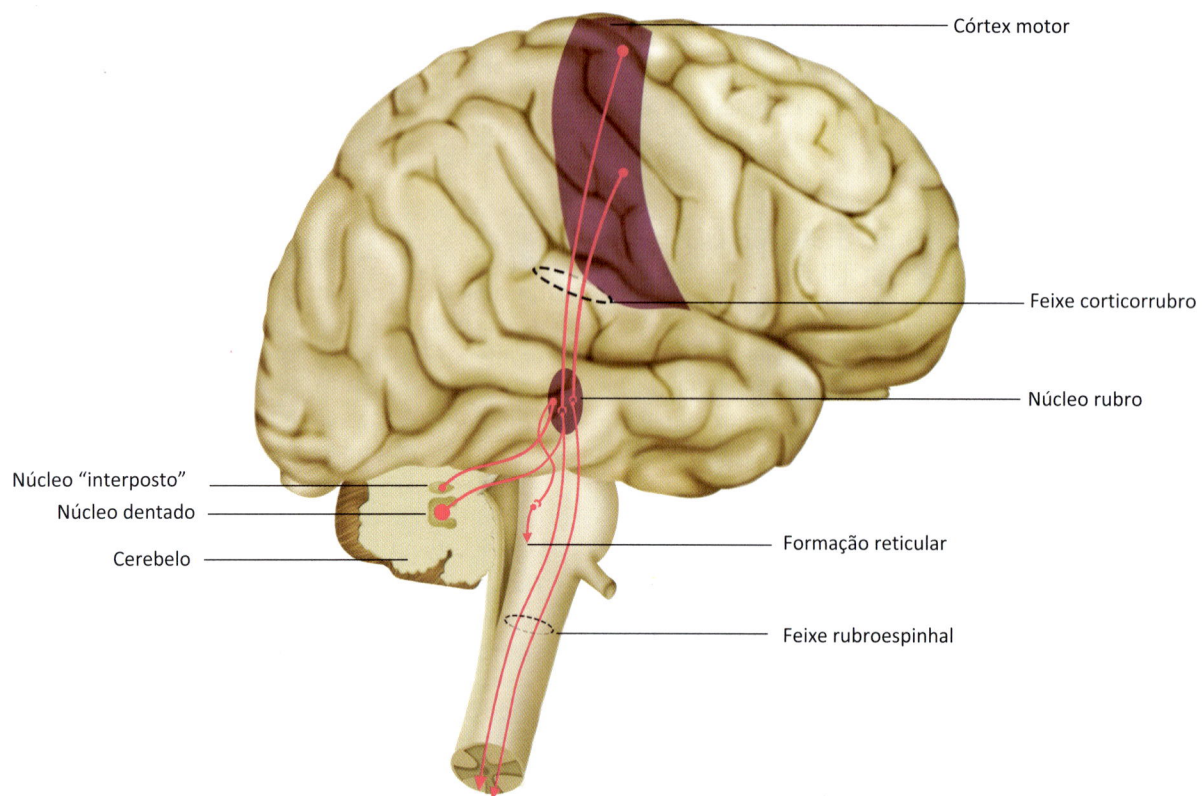

▲ **Figura 20.14** Via Corticorrubroespinhal e sua relação com o cerebelo.

## O TRONCO CEREBRAL E O CONTROLE DA FUNÇÃO MOTORA

O tronco cerebral é formado pelo mesencéfalo, ponte e bulbo. Ele é a extensão da medula dentro da cavidade craniana. Contém núcleos motores que controlam as funções motoras e sensoriais da face e do crânio, ou seja, de toda a cabeça, ficando para a medula o controle da atividade muscular do pescoço para baixo. Além da atividade motora, o tronco cerebral apresenta funções muito especiais como mostra a Tabela 20.1.

| Tabela 20.1 Funções especiais do tronco cerebral.[6] |
| --- |
| ■ Controle da respiração |
| ■ Controle do sistema cardiovascular |
| ■ Controle parcial do sistema gastrintestinal |
| ■ Controle de vários movimentos estereotipados do corpo |
| ■ Controle do equilíbrio |
| ■ Controle dos movimentos oculares |

A própria posição anatômica do tronco cerebral permite que este seja uma estação de passagem de sinais emitidos pelos centros superiores.

Núcleos importantes estão contidos no tronco cerebral: núcleos reticulares pontinos e bulbares e os núcleos vestibulares (Figura 20.15).

### Núcleos Reticulares Pontinos e Bulbares

Os núcleos reticulares se dividem em dois grupos: reticular pontino e reticular bulbar. Eles apresentam funções

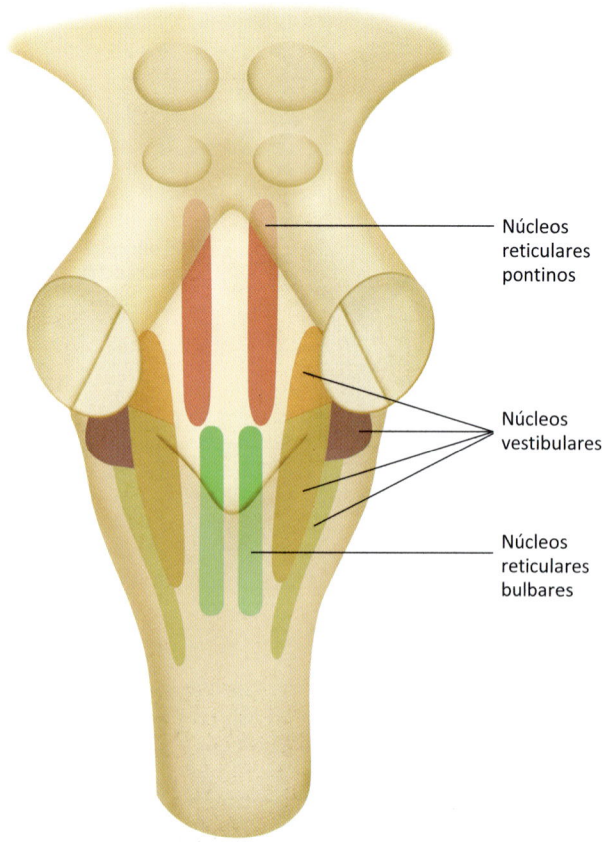

▲ **Figura 20.15** Núcleos reticulares e vestibulares do tronco cerebral.

antagônicas. Os núcleos pontinos excitam a musculatura antigravitária e os núcleos bulbares a relaxam. Os núcleos são os pontos de partida para dois sistemas importantes: o sistema reticular pontino e o sistema reticular bulbar.

No **sistema reticular pontino** os núcleos pontinos transmitem sinais excitatórios para a medula espinhal por meio do trato reticuloespinhal pontino que fica localizado na coluna anterior da medula. As fibras do trato terminam nos neurônios motores mediais anteriores, responsáveis pela excitação dos músculos axiais do corpo e que dão a ele sustentação antigravitacional (músculos extensores das extremidades e paravertebrais). Quando não existe inibição do sistema reticular bulbar, a atividade contrátil é extrema na manutenção postural do corpo em situações de exigência máxima.

No **sistema reticular bulbar** os núcleos bulbares transmitem sinais inibitórios para os mesmos neurônios motores, porém pelo trato reticuloespinhal bulbar. No entanto, eles recebem sinais colaterais de aferências provindas do trato corticoespinhal, do trato rubroespinhal e de outras vias motoras, assim como recebem também estímulos superiores.

A integração dos dois sistemas permite que o indivíduo fique em e faça movimentos posturais adequados às circunstâncias.[6]

A Figura 20.16 mostra os tratos reticulares pontinos, bulbar e vestibular descendo para a medula espinhal.

### ▪ SISTEMA VESTIBULAR

O sistema vestibular é um órgão sensorial para a detecção do equilíbrio. A parte funcional do sistema é o labirinto membranoso, parte do labirinto ósseo que está localizado na porção petrosa do osso temporal.[9,10]

O labirinto membranoso é constituído pela cóclea, por três canais semicirculares e duas grandes câmaras: o sáculo e o utrículo (Figura 20.17). Os canais semicirculares e o utrículo estão integrados ao mecanismo de equilíbrio. Assim sendo, estão envolvidos com a rotação da cabeça, manutenção do equilíbrio estático, detecção de aceleração linear e ação preditiva da perda do equilíbrio.[6]

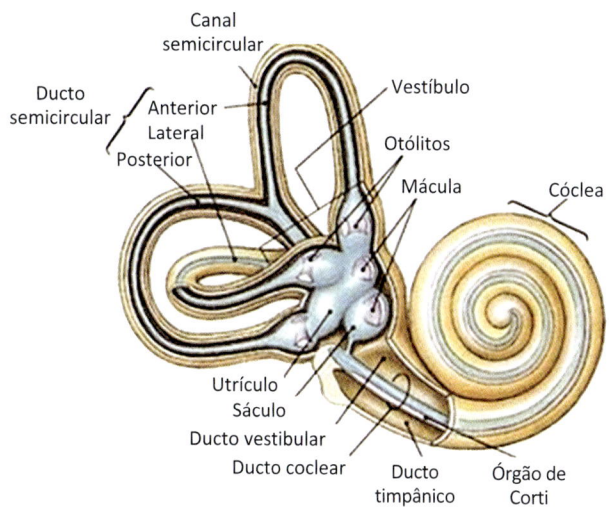

▲ **Figura 20.17** O labirinto membranoso.

## Funções Motoras do Cerebelo

As Figuras 20.18 a 20.20 mostram a complexidade das aferências e eferências do cerebelo.

Todas as funções cerebelares são determinadas pela sua unidade funcional constituída pela célula de Purkinge e pela célula nuclear profunda. As aferências a essa unidade são advindas do SNC ou da periferia, pelas fibras trepadoras e fibras musgosas. Essas fibras levam a informação para a unidade cerebelar. As células de Purkinge e as células nucleares profundas enviam estímulos continuamente, mesmo em situação de repouso.

O cerebelo recebe informações atualizadas do córtex motor e da periferia sobre a sequência das contrações musculares e qualquer diferença entre as informações, ela será prontamente corrigida, adaptando-se à nova situação. Assim sendo, o cerebelo compara as informações padronizadas e reais com as respostas periféricas de cada parte do corpo, ajustando a velocidade do movimento e sua força.

O cerebelo auxilia o córtex quanto ao planejamento do próximo movimento que virá na sequência, tornando o mo-

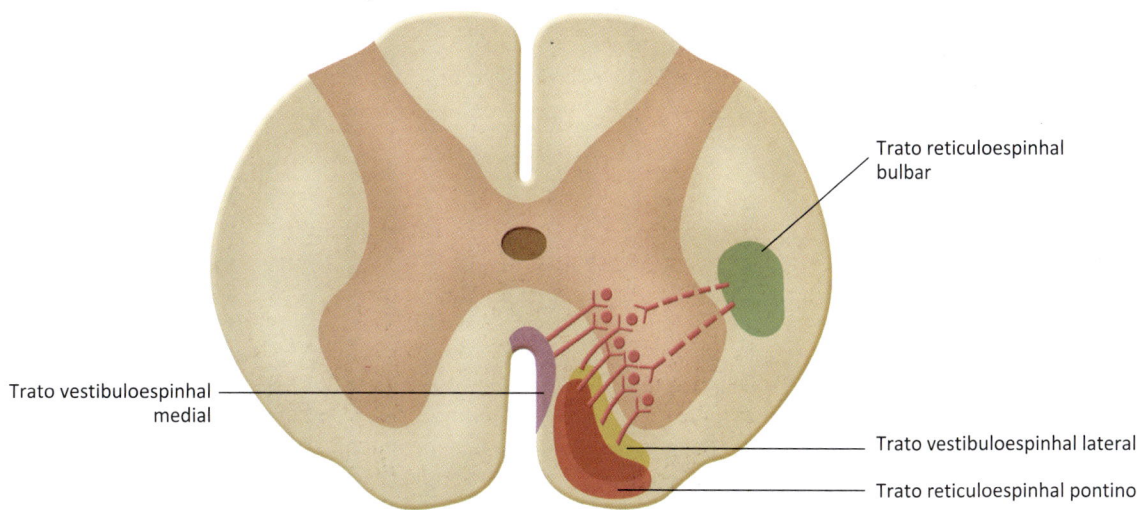

▲ **Figura 20.16** Tratos reticulares pontino, bulbar e vestibular na medula espinhal.

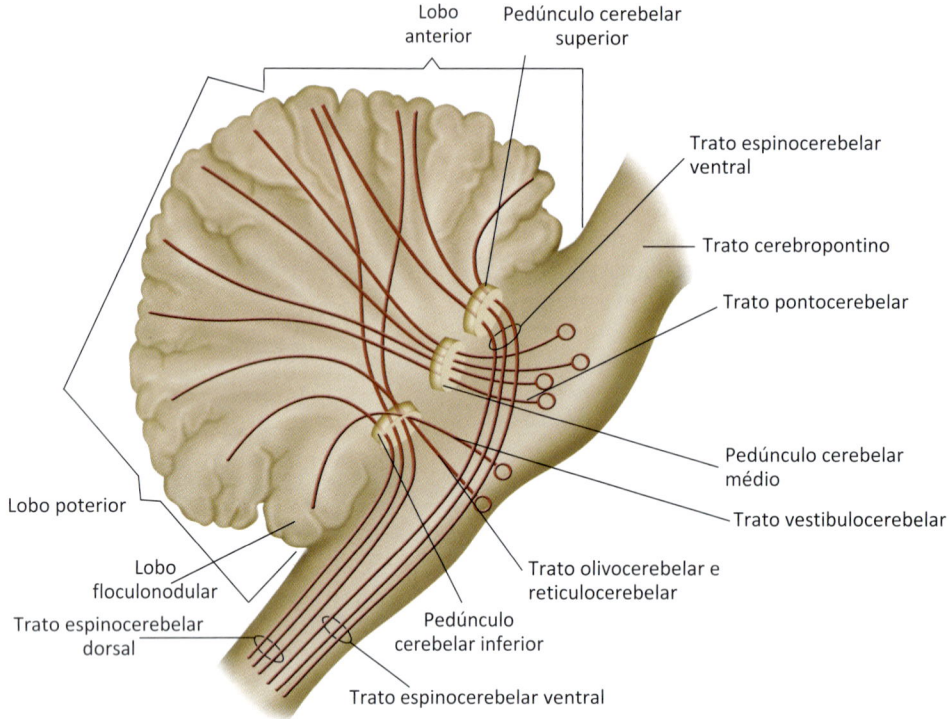

▲**Figura 20.18** Aferências principais do cerebelo.

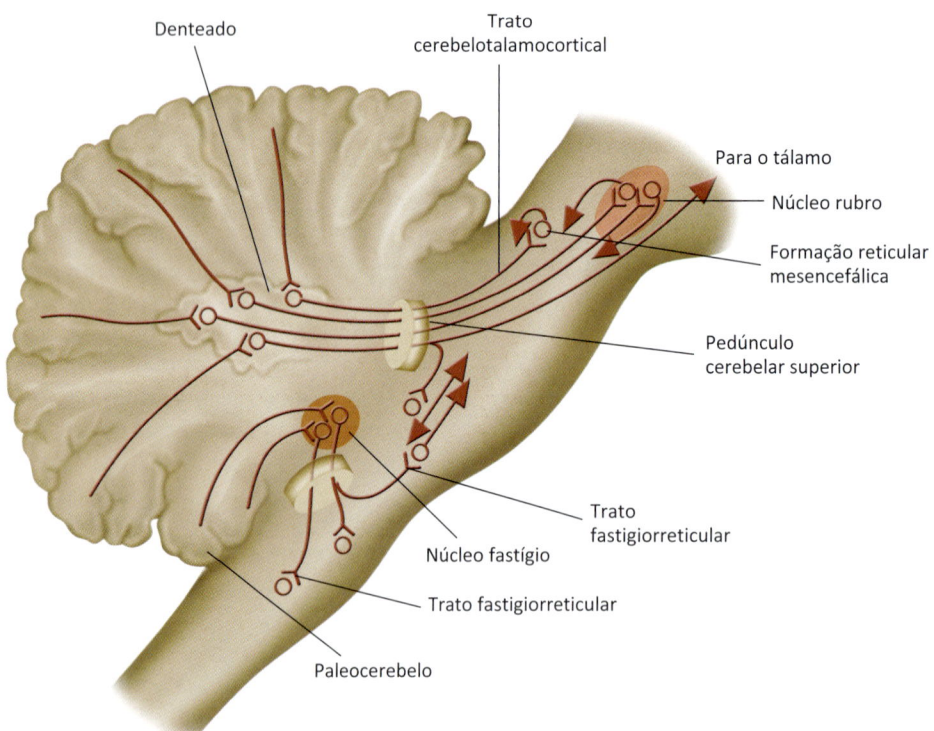

▲**Figura 20.19** Eferências principais do cerebelo.

vimento mais fraco ou mais forte na dependência do movimento pretendido.

Outra função importante é enviar sinais rápidos para os músculos agonistas (ligar) e para os músculos antagonistas (desligar). Esse liga/desliga determina o ritmo do movimento.

O planejamento dos movimentos sequenciais também é função importante do cerebelo. Esse planejamento ocorre antes dos movimentos reais, constituindo-se nas chamadas imagens motoras dos movimentos que, ao serem ativados, serão realizados. O córtex e o núcleo rubro mesencefálico sinalizam ao cerebelo qual é o plano sequencial de movi-

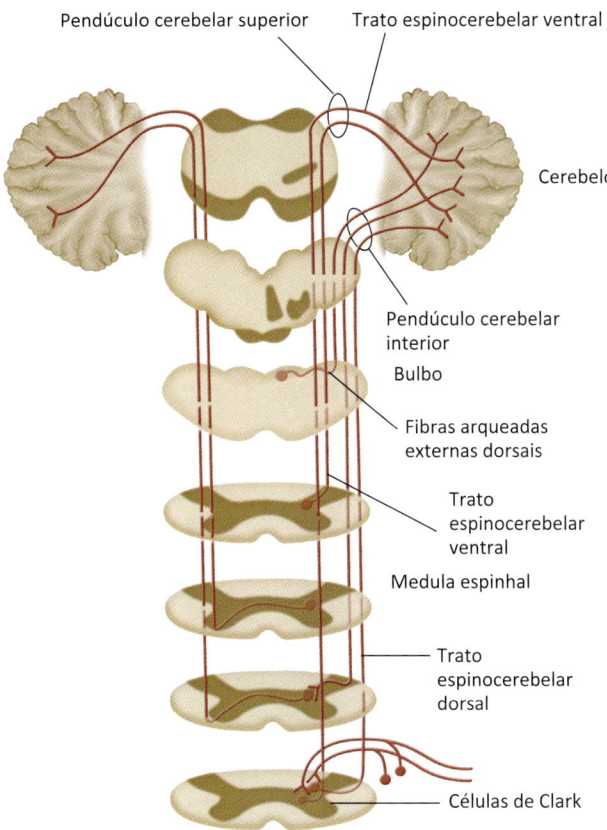

Pendúculo cerebelar superior    Trato espinocerebelar ventral

Cerebelo

Pendúculo cerebelar interior

Bulbo

Fibras arqueadas externas dorsais

Trato espinocerebelar ventral

Medula espinhal

Trato espinocerebelar dorsal

Células de Clark

▲ **Figura 20.20** Os tratos espinocerebelares.

mentos pretendidos e as informações dos proprioceptores periféricos dizem ao cerebelo o que resultou de movimento real. Mudanças nos movimentos provocarão mudanças no planejamento. Isso permite que o indivíduo progrida continuamente com seus movimentos sequenciais e o desejo da modificação na sequência exigirá um novo e rápido planejamento.

Estabelecendo integrações vestibulocerebelares, o equilíbrio é conseguido graças ao controle do balanço das contrações musculares entre agonistas e antagonistas. É função cerebelar, também, o amortecimento dos movimentos e que este não ultrapasse o alvo desejado.

Anormalidades do cerebelo podem causar dismetria, ataxia, disartria e incapacidade de realizar movimentos rápidos sequenciais e alternados.

## Motoras dos Núcleos da Base

Para o controle da função motora existe íntima relação cortical e cerebelar com os gânglios, ou núcleos da base, que são os seguintes: caudado, putâmen, globo pálido, substância negra e subtalâmico. Eles estão situados lateralmente ao tálamo, ocupando grande parte dos hemisférios cerebrais inferiores (Figura 20.21). Existem circuitos entre os núcleos e as áreas motoras centrais conforme mostra a Figura 20.22. As fibras motoras e sensoriais que fazem a conexão do córtex com a medula espinhal atravessam o espaço entre os núcleos da base putâmen e caudado. Esse espaço é denominado de cápsula interna.

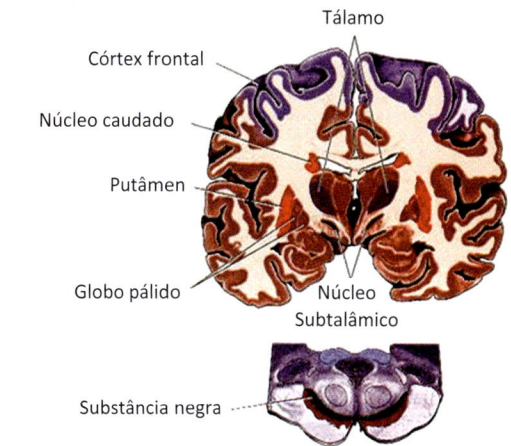

Tálamo

Córtex frontal

Núcleo caudado

Putâmen

Globo pálido

Núcleo Subtalâmico

Substância negra

▲ **Figura 20.21** Núcleos da base.

Uma das principais funções dos núcleos da base está associada à função do sistema corticoespinhal, controlando padrões complexos da atividade motora. Um exemplo disso é a habilidade para escrever em vários tamanhos, em diferentes superfícies. Outros exemplos: cortar papel, arremessar uma bola, vocalização. Esses movimentos exigem destreza, sendo que a maioria deles é feita de modo subconsciente a partir de comandos centrais. A lesão dos núcleos da base determina a perda dessas propriedades, ocasionando movimentos como se o indivíduo estivesse ainda na fase de aprendizado.

Os sinais do córtex motor enviados aos núcleos da base retornam a ele com a integração precisa para que esses sinais sejam enviados às vias efetoras.

Outro aspecto importante é o controle cognitivo da atividade motora.[11] São reações instantâneas e subconscientes, como por exemplo, a reação motora diante de um agente que causa medo ou susto. A manifestação consciente levaria um tempo maior.

A integração cortical com os circuitos dos núcleos da base permite determinar com que rapidez e intensidade o movimento deve ser realizado.

Lesões dos núcleos da base provocam alterações funcionais importantes. A lesão da substância negra causa a doença de Parkinson. A lesão do globo pálido e do núcleo talâmico causam, respectivamente, a atetose e o hemibalismo. Admite-se que Coreia de Huntington seja causada por lesão do putâmen e do núcleo caudado devido a alterações nos corpos das células secretora do GABA e de neurônios secretores de acetilcolina em muitas partes do cérebro.[9]

## ■ CONCLUSÃO

Pelo exposto, a atividade motora é o resultado da integração de vários níveis do SNC desde circuitos mais simples, como os reflexos medulares, até os mais complexos. O estímulo medular é sempre necessário nas respostas musculares do pescoço para baixo. Cada segmento das várias partes que se integram elabora algum tipo de estímulo excitatório ou inibitório visando resposta adequada.

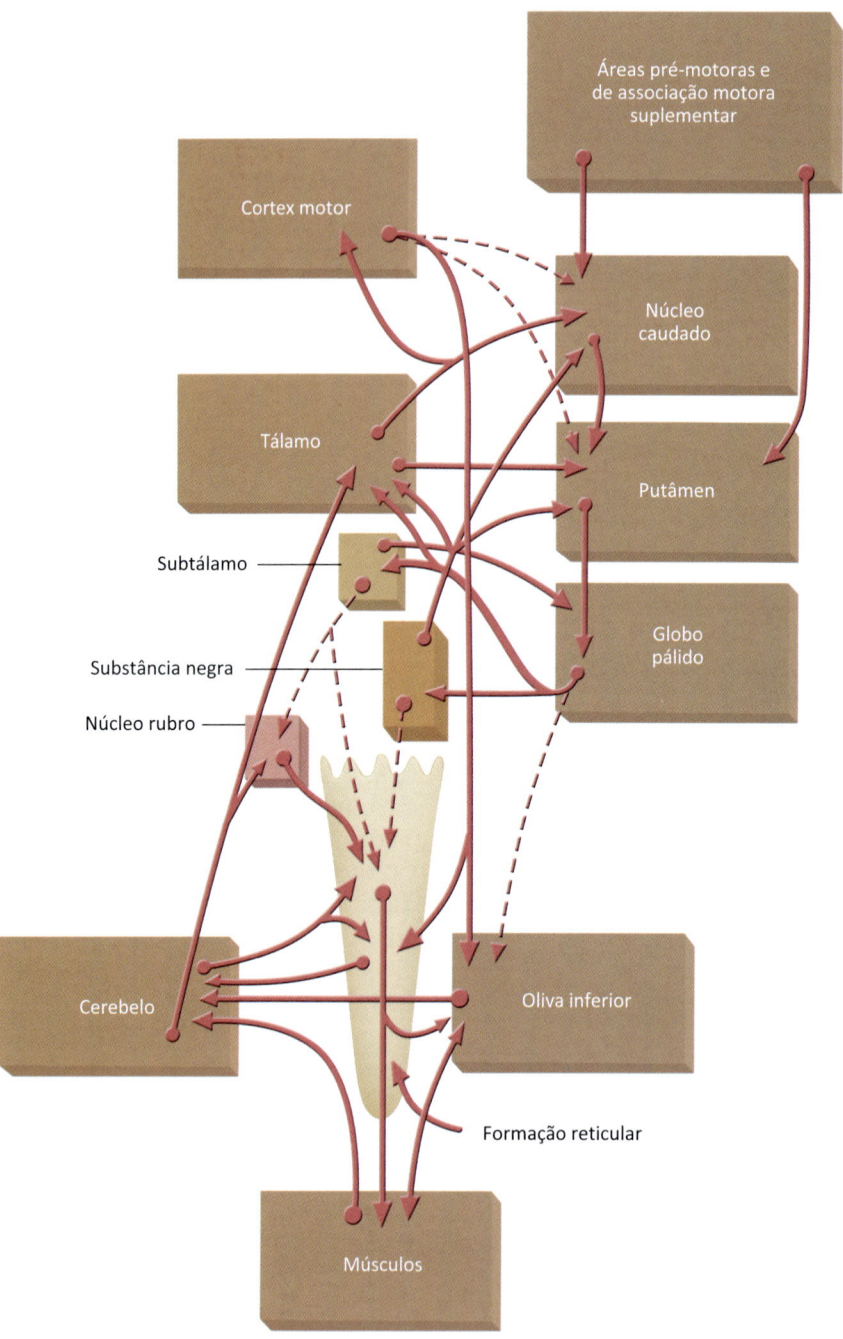

▲ **Figura 20.22** Circuitos dos núcleos da base.

## REFERÊNCIAS

1. Hall JE. Funções Motoras da Medula Espinhal e Reflexos Medulares. In: Hall JE, Hall ME. Guyton & Hall Tratado de Fisiologia Médica. 14. ed. Rio de Janeiro: GEN/Guanabara Koogan; 2021. p. 682-693.
2. Mendonça MRF. Atividade Motora e Vias de Condução. In: Cangiani LM, Carmona MJC, Torres MLA. Tratado de Anestesiologia SAESP. 8. ed. São Paulo: Atheneu; 2017. p. 285-292.
3. Potério GMBP, Braga AFA, Braga FSS. Fisiologia da Transmissão Neuromuscular. In: Cangiani LM, Carmona MJC, Ferez D. Tratado de Anestesiologia SAESP. 9. ed. São Paulo: Atheneu; 2021. p. 373-388.
4. Alvarez FJ, Fyffe REW. The continuing case for the Renshaw cell. J Physiol. 2007; 584(Pt 1):31-45.
5. Guthrie S. Neuronal Development: Sorting out Motor Neurons. Curr Biol. 2002; 12(14):R488-R490.
6. Hall JE. Controle da Função Motora pelo Córtex Cerebral e pelo Tronco Encefálico. In: Guyton & Hall Tratado de Fisiologia Médica. 14. ed. Rio de Janeiro: GEN/Guanabara Koogan; 2021. p. 694-706.
7. Baker SN. Oscillatory interactions sensorimotor cortex and the periphery. Curr Opin Neurobiol. 2007; 17(6):649-655.
8. Spruston N. Pyramidal neurons: dendritic structure and synaptic integration. Nat Rev Neurosci. 2008; 9(3):206-221.
9. Hall JE. Contribuições do Cerebelo e dos Núcleos da Base para o Controle Motor. In: Guyton & Hall Tratado de Fisiologia Médica. 14. ed. Rio de Janeiro: GEN/Guanabara Koogan; 2021. p. 707-722.
10. Angelak DE, Cullen KE. Vestibular System the many facets of a multimodal sense. Annu Rev Neurosci. 2008; 31:125-150.
11. Georgopoulos AP. Neural aspects of cognitive motor control. Curr Opin Neurobiol. 2000; 10(2):238-241.

# 21

# Anatomia e Fisiologia do Sistema Nervoso Autônomo

Gustavo Felloni Tsuha ■ Matheus Fernando Manzolli Ballestero

## INTRODUÇÃO

Sistema nervoso autônomo (SNA), denominado de sistema nervoso visceral, vegetativo ou involuntário é a parte do sistema nervoso que está relacionada ao controle da vida vegetativa. Inclui a parte do sistema nervoso central e periférico que estão envolvidos com a regulação involuntária do músculo cardíaco, músculo liso, glândulas e funções viscerais, refere-se também aos reflexos viscerais que funcionam abaixo do nível consciente. O SNA também é sensível às mudanças motoras somáticas e atividades sensoriais do organismo, sendo o principal responsável pelo controle automático do corpo frente às modificações do ambiente.

Um bom exemplo desta regulação é a "resposta de luta ou fuga" que ocorre através da liberação de hormônios das glândulas suprarrenais desencadeada diante de uma situação de ameaça. Ocorre aumento da frequência cardíaca e da pressão arterial, broncodilatação, dilatação pupilar, aumento do metabolismo da glicose, vasoconstrição cutânea e esplênica, vasodilatação muscular, diminuição da motilidade e secreções intestinais.[1] Essas medidas foram as principais responsáveis pela sobrevivência em condições desfavoráveis. Dessa maneira, pode-se perceber que o organismo possui um mecanismo que permite ajustes corporais, mantendo assim o equilíbrio do organismo denominado de homeostasia.[2]

O principal local de organização central do SNA é o hipotálamo (Figura 21.1), em uma área relativamente pequena do diencéfalo localizada na parede do terceiro ventrículo, abaixo do sulco hipotalâmico, que o separa do tálamo. Apresenta algumas formações anatômicas visíveis na face inferior do cérebro: o quiasma óptico, o túber cinéreo, o infundíbulo e os corpos mamilares. Trata-se de uma área muito pequena (4 g), mas apesar

disso, por suas inúmeras e variadas funções, é uma das áreas mais importantes do sistema nervoso.[3,4]

O bulbo e a ponte são os centros vitais onde se encontram o centro respiratório, o centro pneumotáxico, o centro de aceleração e desaceleração cardíaca, centro vasomotor e controle da bexiga urinária. Juntos integram os controles hemodinâmicos momentâneos e mantêm a frequência e automaticidade da respiração.[2]

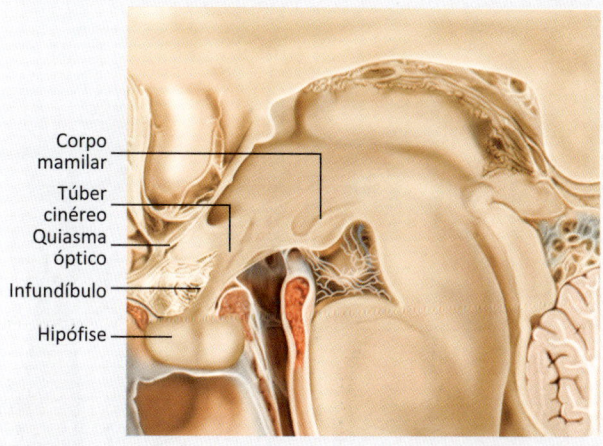

▲ **Figura 21.1** Corte sagital na linha média mostrando o hipotálamo e estruturas anatômicas adjacentes.

Os fármacos que são utilizados na anestesia produzem potentes efeitos sobre o SNA. Por isso, a maior parte do treinamento na formação de anestesiologistas é investido observando e tratando as variações do SNA provocadas pelos efeitos clínicos dos anestésicos diante das condições fisiopatológicas. O conhecimento da fisiologia do SNA é um pré-requisito para a compreensão da farmacologia da anestesia.[5] Anestesiologia é, portanto, a prática da medicina do SNA.

# ORGANIZAÇÃO DO SISTEMA NERVOSO AUTÔNOMO

O SNA é ativado principalmente por centros localizados na medula espinal, tronco cerebral e hipotálamo (Tabela 21.1). Além disso, o arquecórtex, especialmente o sistema límbico, podem transmitir sinais para centros inferiores que influenciam o controle autonômico.

O SNA também opera através de reflexos viscerais. Isto é, sinais sensoriais subconscientes de um órgão visceral, po-dem entrar nos gânglios autonômicos, no tronco cerebral ou no hipotálamo e então retornar com respostas reflexas subconscientes, diretamente para o órgão visceral para o controle de suas atividades.

Os sinais autonômicos eferentes são transmitidos aos diferentes órgãos através de duas grandes subdivisões chamadas de sistema nervoso simpático (SNS), sistema nervoso parassimpático (SNP) (Figura 21.2), e também de uma sub-divisão chamada de sistema nervoso entérico (SNE). Esses sistemas geram muitas vezes efeitos opostos, porém com-

**Tabela 22.1 Núcleos hipotalâmicos.**

| Anterior | Posterior |
|---|---|
| **Núcleo Paraventricular**<br>■ Liberação oxitocina<br>■ Conservação de água | **Hipotálamo Posterior**<br>■ Aumento da pressão arterial<br>■ Tremor<br>■ Dilatação pupilar |
| **Área Pré-ótica Medial**<br>■ Diminuição da frequência cardíaca<br>■ Diminuição da pressão arterial<br>■ Contração da bexiga | **Núcleo Dorso Medial**<br>■ Estimulação gastrintestinal |
| **Núcleo Supraótico**<br>■ Conservação de água | **Núcleo Perifornical**<br>■ Aumento da pressão arterial<br>■ Fome<br>■ Raiva |
| **Área Posterior Pré-ótica e Hipotalâmica Anterior**<br>■ Regulação da temperatura corporal<br>■ Sudorese<br>■ Ofegar<br>■ Inibição da tireotropina | **Núcleo Ventromedial**<br>■ Saciedade<br><br>**Corpo Mamilar**<br>■ Reflexos de alimentação<br><br>**Área Hipotalâmica Lateral**<br>■ Sede e fome |

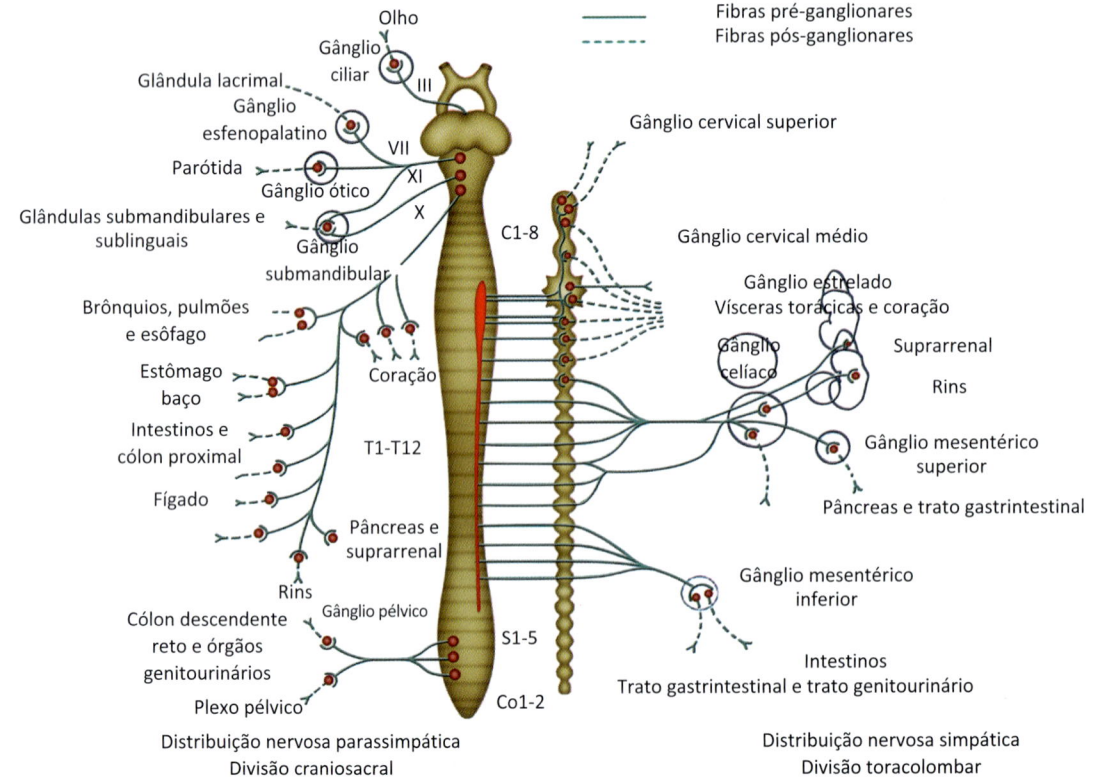

▲ **Figura 21.2** Distribuição esquemática dos sistemas simpático e parassimpático.

plementares, algumas vezes suplementares (p. ex. glândulas salivares). O baço e as glândulas sudoríparas são duas exceções, pois são inervadas exclusivamente pelo SNS.

A via de dois neurônios, é formada por um neurônio pré-ganglionar, cujo corpo celular está localizado no SNC e um neurônio pós-ganglionar, cujo corpo celular está localizado em um dos gânglios autonômicos, e é a unidade funcional primária dos SNS e SNP. O SNE é formado por neurônios e fibras nervosas dos plexos mioentérico e submucoso, situados na parede do trato gastro intestinal.[6]

## ■ SISTEMA NERVOSO SIMPÁTICO – DIVISÃO TORACOLOMBAR

O sistema nervoso simpático (SNS) também é chamado de sistema nervoso toracolombar. A Figura 21.3 mostra a distribuição do SNS e sua inervação nos órgãos viscerais. As fibras pré-ganglionares do SNS (divisão toracolombar) são curtas e originam-se na coluna intermédia lateral cinzenta ($T_1$ a $T_{12}$) e nos três primeiros segmentos lombares ($L_1$ até $L_3$) da medula espinal. Os axônios dessas fibras são mielinizados e deixam a medula espinal com as fibras motoras para formar o ramo branco e entram em um dos 22 pares dos gânglios simpáticos em seus respectivos níveis segmentares. Ao entrar no gânglio paravertebral da cadeia simpática lateral, a fibra pré-ganglionar pode seguir um dos três caminhos: fazer sinapse com fibras pós-ganglionares nos gânglios no mesmo nível da saída; subir ou descer no tronco da cadeia simpática para fazer sinapse em gânglios de outros níveis; ou ainda entrar e sair na cadeia ganglionar sem fazer sinapse e terminar em um gânglio simpático periférico ímpar. Esses trajetos estão ilustrados nas Figuras 21.3 e 21.4. As glândulas suprarrenais são uma exceção à regra, pois as fibras pré-ganglionares que chegam fazem sinapse diretamente com as da medula suprarrenal (Figuras 21.3 e 21.4), já que são derivadas do mesmo tecido neuronal dos neurônios pós-ganglionares e são consideradas como análogas.

Os neurônios pós-ganglionares simpáticos estão localizados em gânglios laterais aos pares, em gânglios colaterais ímpares ou nos plexos mesentérico e celíaco. Os gânglios simpáticos estão geralmente localizados mais pertos da medula espinal do que os órgãos que inervam. As fibras pós-ganglionares não são mielinizadas e vão terminar dentro dos órgãos inervados, portanto são fibras pós-ganglionares longas.

As fibras pré-ganglionares dos segmentos torácicos $T_1$-$T_4$ ascendem para o pescoço formado bilateralmente os gânglios cervicais superior, médio e cervicotorácico, também conhecido como gânglio estrelado, sendo este a fusão dos gânglios cervical inferior e primeiro torácico. Esses gânglios inervam a cabeça, pescoço, extremidades superiores e pulmões.

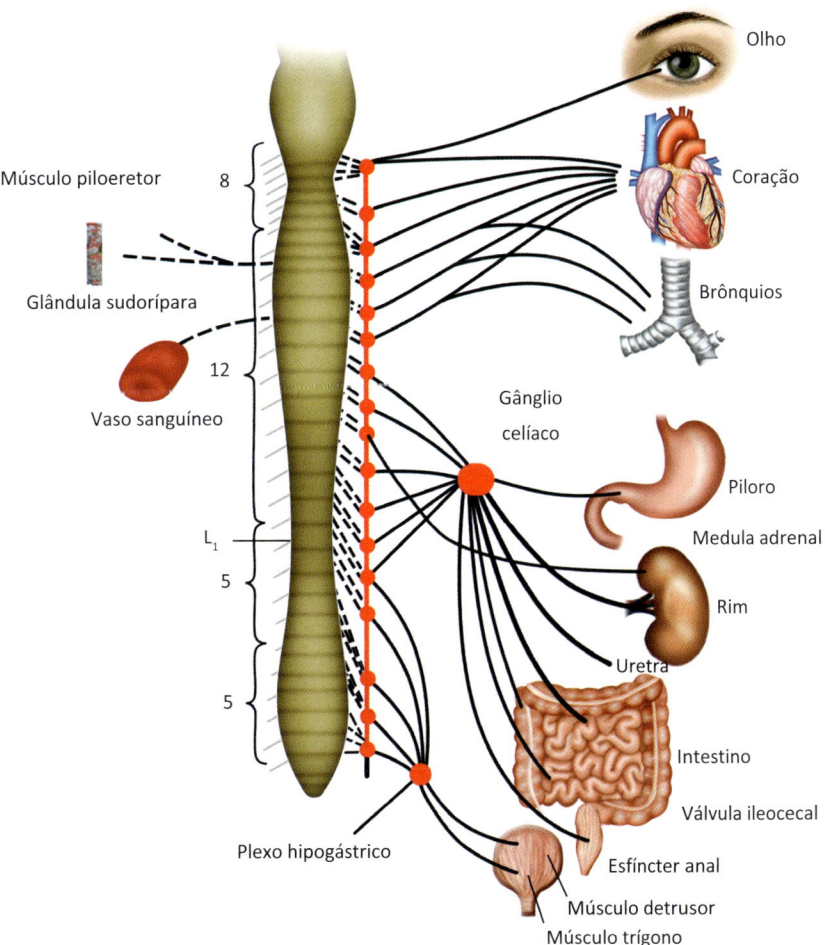

**▲ Figura 21.3** Desenho esquemático do sistema nervoso autônomo simpático e respectiva inervação dos órgãos-alvos.

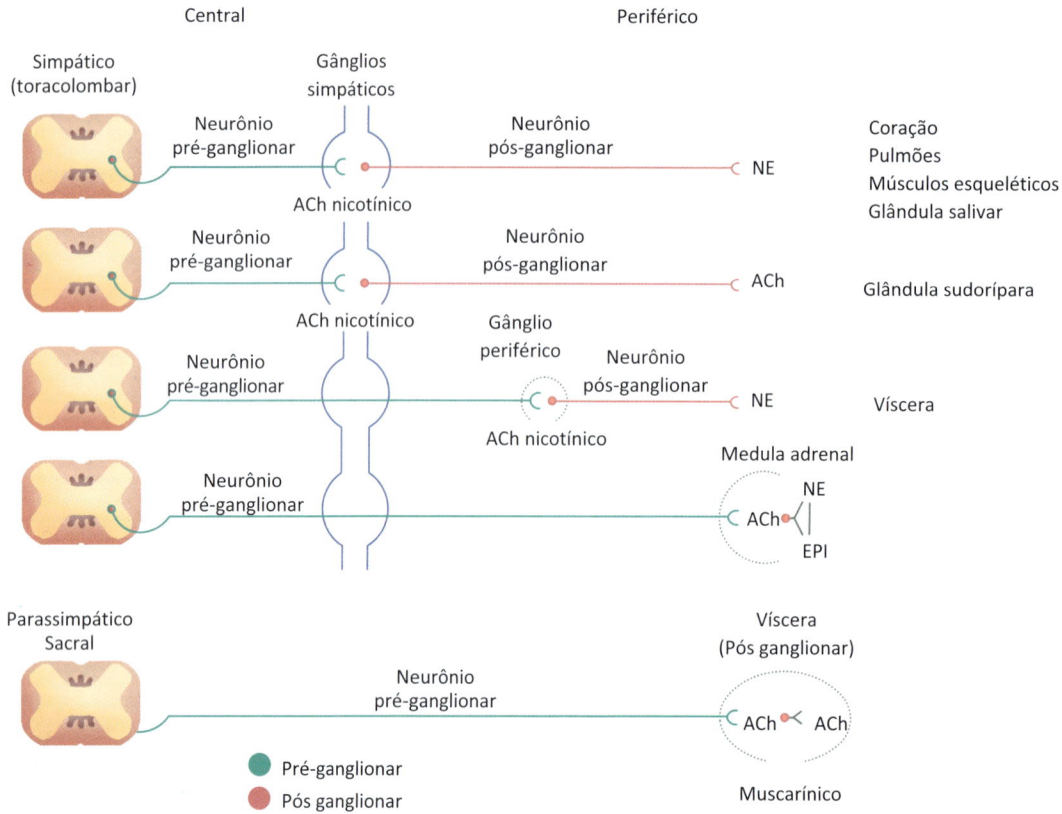

▲ **Figura 21.4** Diagrama esquemático do sistema nervoso autônomo eferente e suas particularidades.

A ativação do SNS gera uma resposta difusa, conhecida como reflexo de massa. Isso é explicado pelo fato de um neurônio pré-ganglionar fazer sinapse com vários outros neurônios pós-ganglionares, chegando a uma relação de 1:20 a 1:30.[7] Essas fibras pós-ganglionares geram uma resposta generalizada de vários órgãos, sendo ainda potencializada pela liberação hormonal de adrenalina da suprarrenal.

## ■ SISTEMA NERVOSO PARASSIMPÁTICO – DIVISÃO CRANIOSSACRAL

O sistema nervoso parassimpático (SNP) também possui neurônios pré-ganglionares e pós-ganglionares. As células pré-ganglionares estão localizadas em alguns núcleos no tronco cerebral, incluindo núcleos de pares cranianos e nos segmentos sacrais $S_2$, $S_3$ e $S_4$. As fibras pré-ganglionares parassimpáticas são encontradas nos seguintes pares cranianos: III oculomotor, no núcleo de Edinger-Westphal; VII facial, no núcleo salivatório superior; IX glossofaríngeo, no núcleo salivatório inferior; e X vago, no núcleo dorsal do vago, no que corresponde a 75% da inervação parassimpática. As células parassimpáticas pós-ganglionares da divisão craniana estão situadas no gânglio ciliar, conforme ilustrado na Figura 21.5. Essas fibras inervam o esfíncter pupilar e os músculos ciliares do olho. As fibras provenientes do gânglio pterigopalatino inervam as glândulas lacrimais, nariz e orofaringe. As fibras originadas do gânglio submandibular inervam as glândulas salivares, submandibulares, sublinguais e glândulas da cavidade oral (eferência do núcleo salivar superior) e as fibras do gânglio óptico inervam as glândulas parótidas e orais (eferência do núcleo salivar inferior.

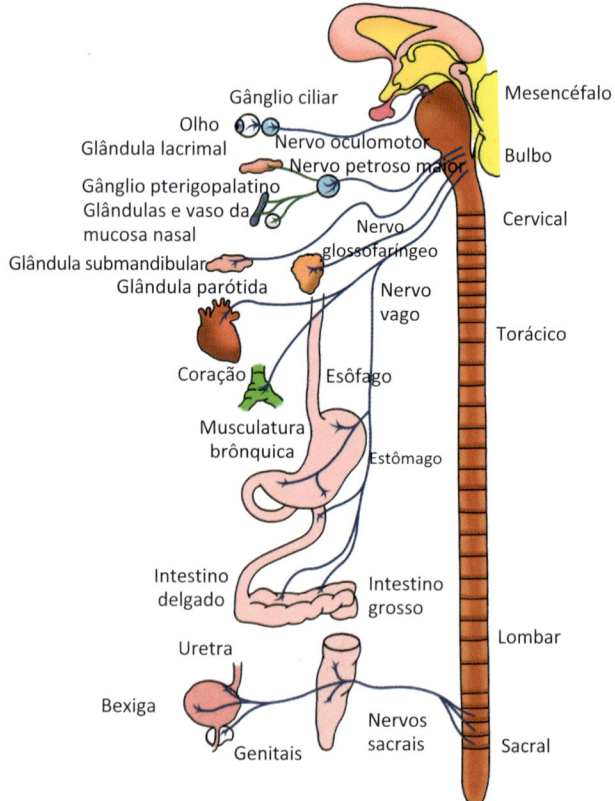

▲ **Figura 21.5** Desenho esquemático do sistema nervoso autônomo parassimpático e respectiva inervação dos órgãos-alvos.

Outros neurônios parassimpáticos pós-ganglionares estão localizados nas paredes dos órgãos torácicos, abdominais e pélvicos. Os neurônios dos plexos entéricos incluem células que também podem ser considerados pós-ganglionares. Estas células recebem impulsos provenientes dos nervos vago ou pélvicos. O nervo vago inerva o coração, os pulmões, os brônquios, o fígado, pâncreas e trato gastrintestinal do esôfago até a flexura esplênica do cólon. O restante do cólon e reto, bexiga, órgãos reprodutores e terço inferior do ureter são inervados pelos neurônios parassimpáticos através dos gânglios pélvicos. Os neurônios parassimpáticos pré-ganglionares, que se projetam para as vísceras do tórax e parte do abdome, estão situados no núcleo dorsal do vago e núcleo ambíguo. O núcleo motor dorsal é, principalmente, secreto-motor e estimula a as glândulas enquanto o núcleo ambíguo é viscero-motor, ou seja, modifica a atividade do músculo cardíaco. O núcleo motor dorsal inerva os órgãos viscerais da região cervical como faringe e laringe, do tórax (traqueia, brônquios, pulmões, coração e esôfago) e do abdome incluindo a maior parte do trato gastrintestinal, fígado e pâncreas, até a flexura esplênica. Também controla a secreção de insulina e glucagon pelo pâncreas.

As fibras pré-ganglionares do SNP geralmente fazem sinapses com apenas alguns neurônios pós-ganglionares, de modo que a relação neurônio pré e pós é de apenas 1:2 a 1:3. A ativação parassimpática gera uma resposta mais limitada e menos intensa clinicamente, devido ao fato dos gânglios e neurônios pós-ganglionares estarem muito próximos ou dentro dos órgãos inervados. A exceção é o plexo mioentérico de Auerbach no cólon descendente que tem uma relação neurônio pré e pós de 1:8000.[7]

No SNS observa-se uma resposta clínica difusa, enquanto no sistema parassimpático a manifestação clínica mais evidente é a bradicardia provocada por estímulo vagal sem acompanhamento de salivação ou aumento da motilidade intestinal.

## ■ SISTEMA NERVOSO ENTÉRICO

O trato gastrintestinal possui um sistema nervoso próprio que contém tantos neurônios quanto toda a medula espinal, denominado sistema nervoso entérico (SNE). Este sistema controla essencialmente os movimentos e a secreção gastrintestinal.

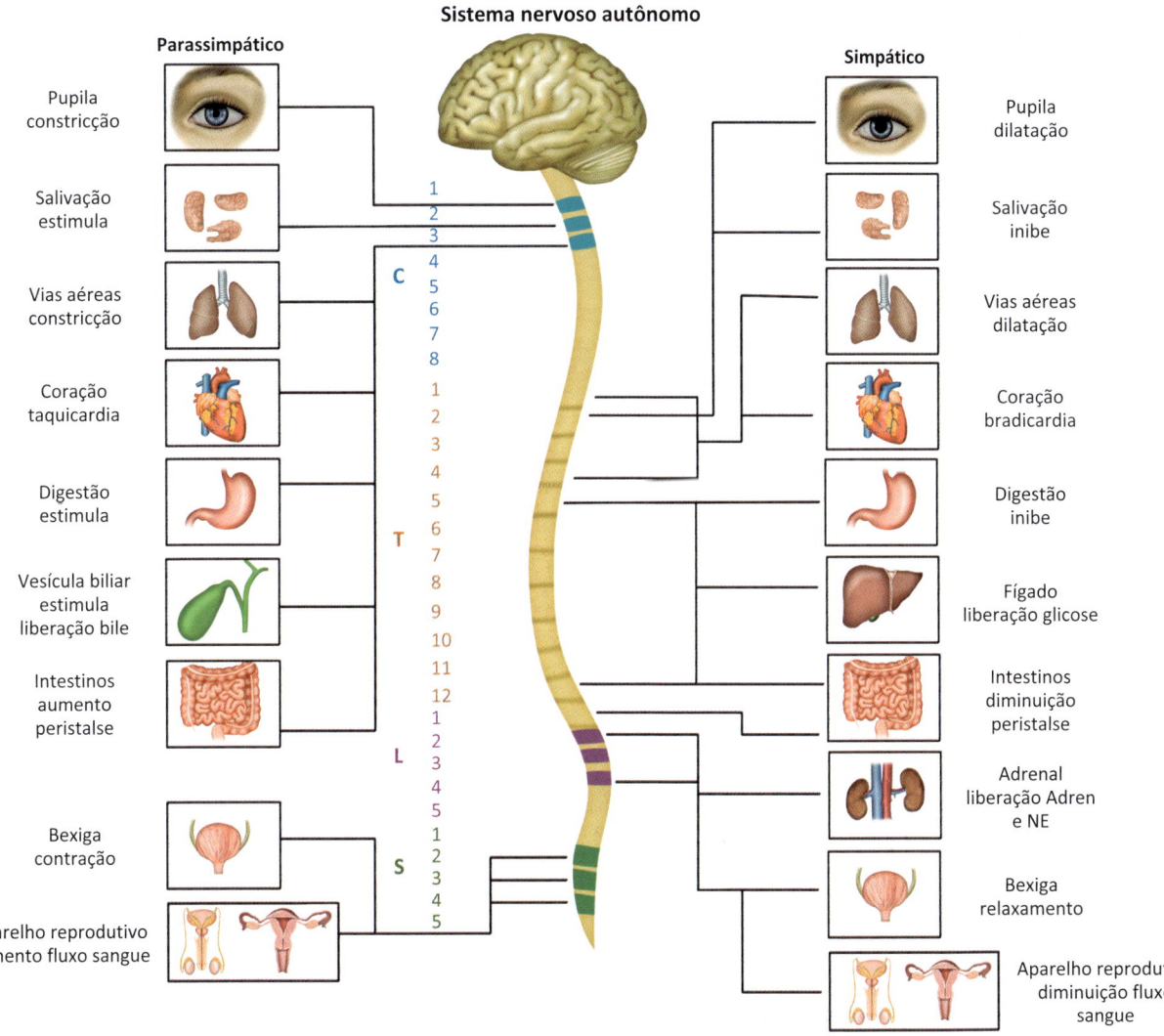

▲ **Figura 21.6** Manifestações clínicas decorrentes da estimulação simpática e parassimpática.

O SNE é formado principalmente por dois plexos: um plexo externo, situado entre as camadas musculares longitudinais e circular, denominado plexo mioentérico, e um plexo interno, denominado plexo submucoso, localizado na submucosa. O plexo mioentérico controla principalmente os movimentos gastrintestinais, enquanto o plexo submucoso controla a secreção gastrintestinal e o fluxo sanguíneo local.

Embora o SNE possa funcionar por si próprio, a estimulação dos sistemas parassimpático e simpático pode ativar ou inibir ainda mais as funções gastrintestinais.

O plexo mioentérico é formado por cadeias lineares de numerosos neurônios interconectados que se estendem por todo o comprimento do trato gastrintestinal. Quando estimulado, seus principais efeitos consistem em aumento da contração tônica da parede intestinal, aumento na intensidade das contrações rítmicas, pequeno aumento da frequência das contrações e uma maior velocidade de condução das ondas excitatórias ao longo da parede intestinal. Essa estimulação resulta em movimentos mais rápidos das ondas peristálticas.

O plexo submucoso está principalmente relacionado com o controle da função intestinal e está localizado no interior da parede de cada segmento do intestino. Muitos sinais sensitivos originam-se do epitélio gastrintestinal e, a seguir, são integrados no plexo submucoso para ajudar a controlar a secreção intestinal, a absorção e a contração também locais do músculo submucoso, responsável pelos vários graus de pregueamento da mucosa gástrica. A Tabela 21.2 mostra as respostas simpáticas e parassimpáticas.

## ■ NEUROTRANSMISSORES DO SISTEMA NERVOSO AUTÔNOMO

A acetilcolina é o principal neurotransmissor encontrada nos gânglios autonômicos simpáticos e parassimpáticos. Todos os neurônios pré-ganglionares secretam acetilcolina e, por isso, são chamados de colinérgicos. As duas classes de receptores da acetilcolina existentes nestes gânglios são os nicotínicos e muscarínicos, assim chamados por terem respostas semelhantes à nicotina e à muscarina, respectivamente.

Quase todos os neurônios pós-ganglionares parassimpáticos são colinérgicos, assim como quase todos os neurônios pós-ganglionares simpáticos são adrenérgicos, ou seja, secretam norepinefrina. Entretanto, as fibras nervosas pós-ganglionares simpáticas que inervam as glândulas sudoríparas, músculos piloeretores e alguns vasos sanguíneos são colinérgicas e constituem exceções, já que são adrenérgicas e secretam acetilcolina. Essa distribuição dos neurotransmissores, de acordo com as fibras que o secretam, estão ilustradas na Figura 21.4.

### Neurotransmissão Colinérgica

A acetilcolina (ACH) é considerada o principal neurotransmissor do SNP. A ACH é formada no citoplasma do terminal pré-sináptico por acetilação da colina com a acetil-coenzima A. A colina, que provém do fluido extracelular da fenda sináptica, penetra o terminal parassimpático através de transporte ativo. A acetil-coenzima A é sintetizada nestes

| Órgão | Simpático | Parassimpático |
|---|---|---|
| **Tabela 21.2 Respostas simpáticas e parassimpáticas.** | | |
| **Bexiga** | | |
| Detrusor | Relaxamento | Contração |
| Trígono | Contração | Relaxamento |
| **Coração** | | |
| Nodo sinoatrial | Taquicardia | Bradicardia |
| Nodo atrioventricular | Condução aumentada | Condução diminuída |
| His-purkinje | Automaticidade e velocidade de condução aumentadas | Mínimo efeito |
| Miocárdio | Aumento contratilidade Automaticidade e velocidade de condução | Discreta diminuição contratilidade |
| Coronárias | Constrição $\alpha_1$ Dilatação $\beta_1$ | Dilatação e constrição |
| Glândulas | Diminuição secreção | Aumento secreção |
| Glândulas sudoríparas | Aumento secreção | Nenhuma |
| Músculo liso brônquico | Relaxamento | Constrição |
| **Olho** | | |
| Pupila | Midríase | Miose |
| Músculo ciliar | Relaxamento (visão para longe) | Contração (visão para perto) |
| **Trato gastrintestinal** | | |
| Motilidade | Diminuída | Aumentada |
| Secreções | Diminuição na liberação | Aumento na liberação |
| Esfíncteres | Constrição | Relaxamento |
| Vias biliares | Relaxamento | Constrição |

terminais pelas mitocôndrias que estão presentes na região distal do terminal em alta concentração. Esta etapa é catalisada pela enzima colina acetiltransferase, conforme ilustrado na Figura 21.7. A ACH é então armazenada em uma forma concentrada nas vesículas pré-sinápticas. A liberação contínua de pequenas quantidades de ACH, chamadas de "quanta", ocorre durante o estado de repouso. Cada quanta resulta em pequenas mudanças no potencial elétrico da placa terminal sináptica, sem produzir despolarização. Estes são conhecidos como potenciais de placa terminal em miniatura. A chegada de um potencial de ação provoca uma liberação de centenas de vesículas preenchidas por ACH resultando em despolarização da placa terminal. A liberação de acetilcolina das vesículas depende do influxo de cálcio ($Ca^{2+}$) a partir do espaço intersticial, sendo que a presença deste íon é essencial para liberações subsequentes de ACH em resposta a chegada de novos potenciais de ação. O efeito do $Ca^{2+}$ é antagonizado pelo magnésio. A ACH não é reutilizada como neurotransmissor, portanto, deve ser sintetizada constantemente.

A ACH possui um efeito extremamente fugaz no receptor, menos que 1 milisegundo, devido à sua rápida hidrólise pela acetilcolinesterase em colina e acetato. A acetilcolinesterase é considerada uma das enzimas mais eficazes do organismo, sendo capaz de hidrolisar até 300.000 moléculas de ACH por minuto. A colina é recaptada ao terminal parassimpático e é reaproveitada para a síntese de novas moléculas de ACH. A acetilcolinesterase está presente principalmente nos neurônios e na junção neuromuscular.

A pseudocolinesterase ou colinesterase plasmática é encontrada em baixas concentrações no tecido nervoso, principalmente ao redor dos receptores colinérgicos e em altas concentrações no plasma. A capacidade em hidrolisar ACH é muito pequena e considerada fisiologicamente pouco importante para o término de ação da ACH. Indivíduos com uma versão normalmente funcional da pseudocolinesterase plasmática podem metabolizar rapidamente e de forma abrangente a succinilcolina e o mivacúrio, o que explica a curta duração de ação (menos de 10 minutos para a succinilcolina). Se há deficiência herdada, a forma alterada da pseudocolinesterase não é capaz de metabolizar a succinilcolina e o mivacúrio na mesma medida, resultando em uma paralisia neuromuscular prolongada.[8]

## Neurotransmissão Adrenérgica

As catecolaminas epinefrina e norepinefrina são consideradas os mediadores da atividade do SNS periférico. A norepinefrina é liberada pelas vesículas pré-sinápticas de quase todas as terminações pós-ganglionares simpáticas sendo liberadas diretamente no local onde atuam.

As fibras do SNS que terminam na medula adrenal são pré-ganglionares e a acetilcolina é o neurotransmissor. Sua estimulação libera grandes quantidades de uma mistura de epinefrina (80%) e norepinefrina (20%) para a circulação. No entanto, a epinefrina e a norepinefrina quando liberadas para a circulação, são classificadas como hormônios, pois são sintetizadas, armazenadas e liberadas a partir da medula adrenal para atuar em locais distantes. A epinefrina pode aumentar a taxa metabólica do organismo em até 100%,[2] possuindo efeito maior que a norepinefrina.

A síntese de norepinefrina envolve uma série de reações que se originam no citoplasma das terminações simpáticas e terminam nas vesículas no terminal pré-sináptico. O aminoácido tirosina, derivado da fenilalanina, ao chegar ao terminal nervoso sofre ação da enzima tirosina hidroxilase catalisando sua conversão em dihidroxifenilalanina (DOPA). Essa etapa é que sofrerá a ação do mecanismo de feedback inibitório, limitando a síntese de norepinefrina quando esta apresentar-se em altas concentrações. A DOPA sofre então a ação da enzima dopa-descarboxilase formando a dopamina ainda no citoplasma neuronal. No cérebro esse mecanismo se interrompe nesse ponto, já que a dopamina é o neurotransmissor local. A dopamina, ao entrar nas vesículas, sofre a ação da enzima dopamina-beta-hidroxilase, que converte a dopamina em norepinefrina. Na medula suprarrenal ocorre ainda a conversão de norepinefrina em epinefrina através da ação enzimática da feniletanolamina-N-metiltransferase. Todo o mecanismo de síntese da norepinefrina está representada na Figura 21.8.

A norepinefrina formada é estocada em vesículas para serem liberadas com a chegada de um potencial de ação.

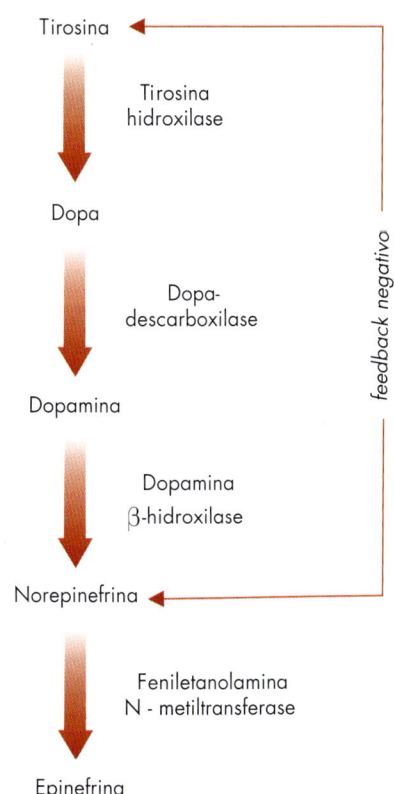

▲ **Figura 21.8** Síntese da norepinefrina e epinefrina.

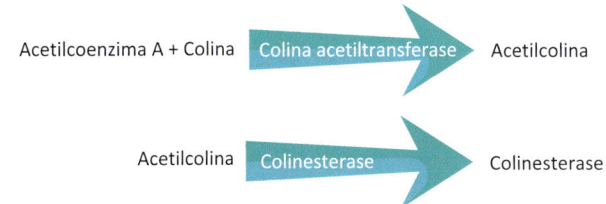

▲ **Figura 21.7** Síntese e metabolismo da acetilcolina.

O íon $Ca^{2+}$ é importante na interação entre a chegada do impulso e a consequente liberação das vesículas na fenda sináptica pelo terminal nervoso pós-ganglionar simpático, como ilustrado na Figura 21.9.

As catecolaminas são removidas da fenda sináptica pelos mecanismos de recaptação pelos terminais pré-sinápticos, pela captação extraneuronal e pela difusão através dos receptores.

A retirada da norepinefrina para os terminais dos neurônios pré-sinápticos, chamada de captação 1, é o mecanismo mais importante para o término de ação sendo responsável por aproximadamente 80% da recaptação da norepinefrina liberada. Os antidepressivos tricíclicos e cocaína inibem a recaptação da norepinefrina, resultando em elevadas concentrações de noradrenalina (NE) na fenda sináptica. A recaptação da NE também é mediada por um mecanismo pré-sináptico beta-adrenérgico. A captação extra neuronal, denominada captação 2, é uma via de menor importância para inativar a norepinefrina. A norepinefrina que é absorvida pelo tecido extraneuronal é metabolizado pela monoamino oxidase (MAO) e catecol-O-metiltransferase.

O produto final do metabolismo das catecolaminas é o ácido vanilmandélico, que constitui o principal metabólito (80-90%) da norepinefrina e é secretado na urina. Menos de 5% da norepinefrina liberada aparece inalterada na urina. Os produtos metabólicos excretados na urina fornecem uma estimativa bruta de atividade do SNS e pode facilitar o diagnóstico de feocromocitoma através da dosagem na urina de 24 horas.

## ■ RECEPTORES ADRENÉRGICOS

Os receptores são sintetizados no retículo sarcoplasmático das células e podem permanecer extrasinápticos ou exteriorizar-se nas membranas sinápticas, permanecer como receptores de membrana, serem removidos ou serem novamente interiorizados. O número e a sensibilidade podem ser influenciados por fatores normais, genéticos ou comportamentais. Alterações no número ou na densidade desses receptores alteram as respostas às catecolaminas sendo também chamadas de "*up-regulation*" ou "*down--regulation*". Normalmente, o número de receptores é inversamente proporcional à concentração de catecolaminas circulantes, portanto a exposição contínua dos receptores aos agonistas diminui acentuadamente sua resposta, mas sem a abolir. Esse fato é o ocorre quando há taquifilaxias secundárias às infusões contínuas de catecolaminas levando ao efeito de "*down-regulation*".

Esses receptores são denominados adrenérgicos ou noradrenérgicos em função de suas respostas à adrenalina ou noradrenalina. Ahlquist em 1948, observando os efeitos dessas duas drogas, propôs a existência de dois tipos de receptores chamados de alfa e beta que, mais tarde, através de estudos moleculares, foram subdivididos em $alfa_1$, $alfa_2$ e $beta_1$, $beta_2$, $beta_3$.[9]

Estudos demonstraram ainda um outro importante receptor adrenérgico periférico chamado receptor dopaminérgico (DA) também subdividido em $DA_1$ e $DA_2$ $DA_3$, $DA_4$ e $DA_5$.[10,11] Estes receptores estão localizados no SNC, nas veias renais, mesentéricas e coronarianas. A importância

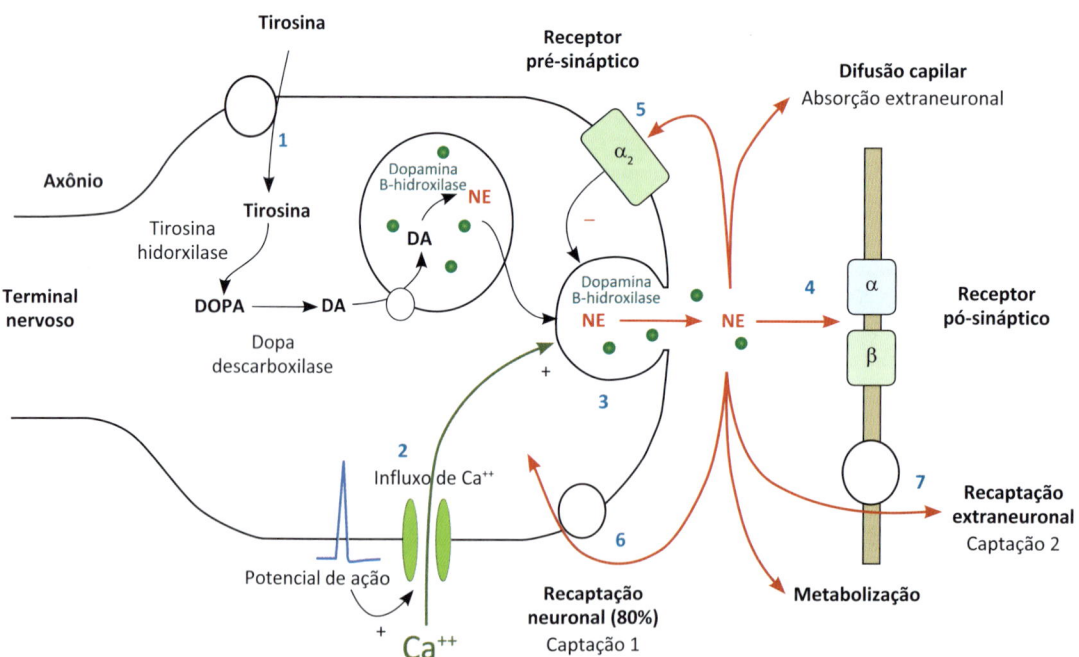

1 – Síntese e armazenamento de NE em vesículas neuronais.
2 – Potencial de ação leva influxo de $Ca^{++}$.
3 – Exocitose de NE na fenda sináptica.
4 – NE liberada atuando nos receptores pós-sinápticos.
5 – NE atuando nos receptores pré-sinápticos inibindo sua liberação.
6 – Recaptação neuronal (Captação 1).
7 – Recaptação extraneuronal (Captação 2).

▲ **Figura 21.9** Síntese e término de ação de noradrenalina (NE) na neurotransmissão adrenérgica.

fisiológica desses receptores é controversa visto que ainda não foram identificados neurônios dopaminérgicos periféricos. A dopamina tem ação agonista não seletiva. Estimula os receptores alfa e beta de maneira dose dependente. Acredita-se que a dopamina mensurada no plasma seja consequência do transbordamento desse neurotransmissor da circulação cerebral.

Os receptores adrenérgicos estão presentes nas junções neuroefetoras simpáticas pré-sinápticas (pré-juncionais) ou pós-sinápticas (pós-juncionais), assim como em sítios extra-sinápticos. Apresentam distribuição desigual nos órgãos e tecidos e suas funções distinguem-se não apenas pela localização, mas também pelo número e/ou distribuição.

A noradrenalina, a adrenalina, a acetilcolina e a dopamina, atuando como neurotransmissores, interagem com os receptores (macromoléculas proteicas) nas membranas lipídicas celulares. Essa interação receptor-neurotransmissor, geralmente ativa, ou inibe enzimas efetoras como a adenilciclase e fosfolipase C, através da ativação da proteína G, ou altera o fluxo dos íons sódio e potássio através das membranas celulares gerando um sinal. A transdução desse sinal é o processo em que o sinal extracelular iniciado pela estimulação do receptor adrenérgico é transformado em um sinal intracelular. Os receptores alfa$_1$ e beta são acoplados à proteína G, quando esta é ativada, modula tanto a síntese quanto a disponibilidade dos mensageiros citoplasmáticos intracelulares. A proteína G é formada por três subunidades: alfa, beta e gama capazes de amplificar os sinais que são característicos da estimulação do SNS, sendo que é a subunidade alfa que determinará a atividade da proteína G. (G$_s$ – estimulatória, G$_0$ – inibitória ou G$_{q11}$).

A ativação das subunidades alfa e a ligação aos sítios efetores iniciam uma cascata de eventos intracelulares re-fletindo a ativação dos segundos mensageiros. A ligação de uma catecolamina no receptor beta-adrenérgico resulta na liberação intracelular de adenosina 3,5-monofosfato cíclico (AMP cíclico). O AMP cíclico liberado no citosol inicia uma série de eventos, efeitos farmacológicos e metabólicos típicos da estimulação beta-adrenérgica e dopaminérgica. O número de moléculas de proteína G excede o número de receptores beta-adrenérgicos resultando numa ampliação dos sinais agonistas. Ao contrário dos beta-receptores, os receptores alfa$_1$ favorecem a entrada intracelular de íons cálcio e os receptores alfa$_2$ e DA$_2$, inibem a adenilciclase. A Figura 21.10 mostra a classificação dos receptores adrenérgicos e a Tabela 21.3 mostra as respostas da estimulação seletiva dos receptores adrenérgicos.

## Receptores α-adrenérgicos

Os receptores alfa-adrenérgicos foram classificados de acordo com suas respostas às medicações alfa-agonistas iombina (alfa$_2$) e prazosin (alfa$_1$), sendo que os receptores alfa$_1$ são mais sensíveis ao prazosin, e consequentemente os receptores alfa$_2$ mais responsivos à iombina. Estudos mais recentes apontam ainda para a existência de subdivisões dos receptores em alfa$_{1a}$ e alfa$_{1b}$ e alfa$_{2a}$ e alfa$_{2b}$.[12]

Os receptores alfa$_1$ adrenérgicos são encontrados nas células musculares lisas da vasculatura periférica das artérias coronarianas, pele, útero, mucosa intestinal e leito esplênico. Atuam também como ativadores pós-sinápticos da musculatura lisa do intestino, vasos sanguíneos e das glândulas endócrinas. A ativação desses receptores pode aumentar ou diminuir o tônus dependendo do órgão efetor, causando constrição dos vasos de capacitância e resistência, enquanto no trato intestinal levam ao relaxamento

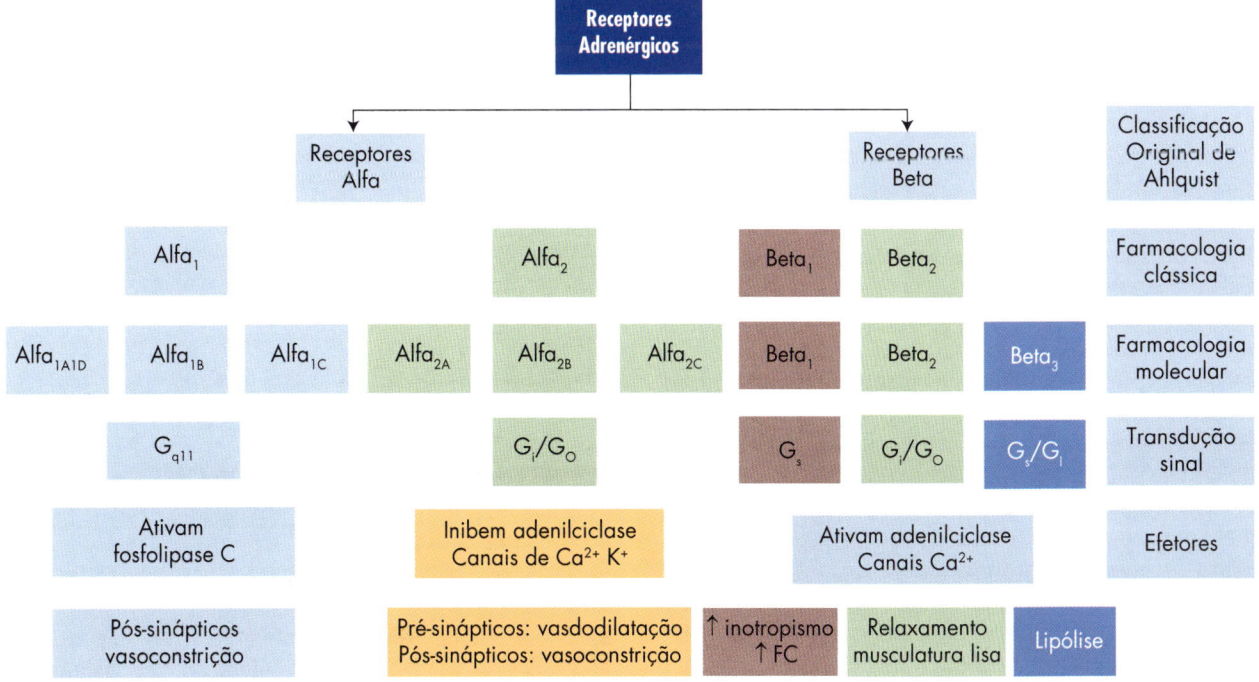

▲**Figura 21.10** Classificação dos receptores adrenérgicos.
**Fonte:** adaptação de Miller, 2015.[50]

**Tabela 21.3 Respostas da estimulação seletiva dos receptores adrenérgicos.**

**Receptores $\alpha_1$ pós-sinápticos**

- Vasoconstrição
- Midríase
- Relaxamento do trato gastrintestinal
- Contração dos esfíncteres gastrintestinais
- Contração do esfíncter vesical

**Receptores $\alpha_2$ pré-sinápticos**

- Inibição da liberação de noradrenalina

**Receptores $\alpha_2$ pós-sinápticos**

- Agregação plaquetária
- Hiperpolarização das células do sistema nervoso central

**Receptores $\beta_1$ pós-sinápticos**

- Aumento da velocidade de condução
- Aumento da automaticidade
- Aumento da contratilidade

**Receptores $\beta_2$ pós-sinápticos**

- Vasodilatação
- Broncodilatação
- Relaxamento gastrintestinal
- Relaxamento uterino
- Relaxamento vesical
- Glicogenólise
- Lipólise

**Receptores $DA_1$ pós-sinápticos**

- Vasodilatação

**Receptores $DA_2$ pré-sinápticos**

- Inibição da liberação de noradrenalina

da musculatura lisa. Nas células do miocárdio apresentam um efeito inotrópico positivo. Essa resposta exacerbada pode ser considerada como uma das causas primárias de arritmias induzidas pelas catecolaminas durante os eventos isquêmicos ou de reperfusão. Por isso os antagonistas alfa$_1$ adrenérgicos podem, eventualmente, ser utilizados na prevenção das arritmias ventriculares causadas pelas catecolaminas.

Os receptores alfa$_2$ são encontrados tanto nas membranas pré e pós-sinápticas das junções adrenérgicas neuroefetoras e também nas vias colinérgicas. Os receptores $\alpha_2$ pós-sinápticos atuam gerando vasoconstricção arterial e venosa, ativação da agregação plaquetária, inibição da liberação de insulina, inibição da motilidade vesical, liberação do hormônio do crescimento e inibição do hormônio antidiurético (ADH). Podem também modular a atividade parassimpática, interagindo no reflexo dos barorreceptores aumentando sua sensibilidade, controle vagal da frequência cardíaca levando a bradicardia, na broncoconstricção e xerostomia. Entretanto, receptores colinérgicos muscarínicos e nicotínicos tanto pré como pós-sinápticos, também foram encontrados nas vias adrenérgicas, modulando, da mesma forma, a atividade simpática.

A estimulação dos receptores alfa$_2$ pré-sinápticos inibem a liberação de NE na fenda sináptica, levando a um efeito de *feedback* negativo. Os efeitos centrais são relacionados principalmente a uma redução no estímulo simpático e um aumento do estímulo parassimpático gerando uma diminuição na resistência vascular sistêmica, diminuição do débito cardíaco, diminuição tônus inotrópico no miocárdio e diminuição da frequência cardíaca.

## Receptores $\beta$-adrenérgicos

Assim como os alfa receptores, os receptores beta também são subdivididos em beta$_1$ e beta$_2$ e estudos mais recentes indicam a existência de um terceiro subtipo o beta$_3$. A ativação desses receptores leva à ativação da adenilciclase e aumento na conversão de AMPc.

Os receptores beta$_2$ são localizados tanto na junção adrenérgica neuroefetoras pré e pós-sináptica, enquanto os receptores beta$_1$ são encontrados apenas nas membranas pós-sinápticas. Os receptores beta$_1$ são predominantes no miocárdio, nó sinoatrial e no sistema de condução ventricular, além de mediar os efeitos das catecolaminas no miocárdio. São igualmente sensíveis à adrenalina e noradrenalina.

Os receptores beta$_2$ estão localizados na musculatura lisa dos vasos sanguíneos da pele, dos músculos, do mesentério e do brônquio. Quando estimulados produzem vasodilatação e broncodilatação e são mais sensíveis à adrenalina que à noradrenalina. A ativação produz efeitos opostos aos dos receptores alfa$_2$, aumentando a liberação endógena de noradrenalina, enquanto seu bloqueio inibe sua liberação. Os receptores pós-sinápticos beta$_2$, assim como os alfa$_2$, respondem principalmente à adrenalina circulante. Os receptores beta$_3$ estão localizados nas células gordurosas e seu polimorfismo está associado à obesidade e potencial para desenvolvimento de diabetes.[13,14]

## Receptores Dopaminérgicos

Os receptores dopaminérgicos localizam-se no SNC, vasos sanguíneos e nos nervos simpáticos pós-ganglionares. São subdivididos clinicamente em DA$_1$ e DA$_2$ e mais recentemente em D$_3$, D$_4$ e D$_5$, porém estes com menor expressão periférica.[11] Os receptores DA$_1$ são pós-sinápticos enquanto os DA$_2$ são pré e pós-sinápticos. Os receptores DA$_2$ pré-sinápticos quando ativados causam vasodilatação e inibem a liberação de noradrenalina, enquanto os DA$_2$ pós-sinápticos podem levar à vasoconstricção semelhante aos receptores alfa$_2$ pós-sinápticos. A Tabela 21.4 mostra a classificação e as características dos receptores adrenérgicos e colinérgicos.

## ■ SISTEMA NERVOSO AUTÔNOMO – REFLEXOS E INTERAÇÕES

O sistema nervoso autônomo (SNA) pode ser comparado a um circuito de computador.

O sistema reflexo de controle atua através da interação entre sensores, vias aferentes, interação com sistema nervoso central (SNC) e vias eferentes (para receptores e órgãos eferentes). Esse sistema realiza ajustes finos em nível local, através de mecanismos de *feedback* positivo e negativo.

| Classificação | Farmacologia molecular | Transdução do sinal | Efetores |
|---|---|---|---|
| **Tabela 21.4 Classificação e características dos receptores adrenérgicos e colinérgicos.** | | | |
| | | **Receptores adrenérgicos** | |
| α | $\alpha_{1a1d}$ | $G_{q11}$ | Ativa Fosfolipase C |
| | $\alpha_{1b}$ | $G_{q11}$ | Ativa Fosfolipase C |
| | $\alpha_{1c}$ | $G_{q11}$ | Ativa Fosfolipase C |
| α | $\alpha_{2a}$ | $G_i$-$G_0$ | Inibição adenilciclase e canais iônicos $Na^+$/$K^+$ |
| | $\alpha_{2b}$ | $G_i$-$G_0$ | Inibição adenilciclase e canais iônicos $Na^+$/$K^+$ |
| | $\alpha_{2c}$ | $G_i$-$G_0$ | Inibição adenilciclase e canais iônicos $Na^+$/$K^+$ |
| β | $\alpha_1$ | $G_s$ | Estimula adenilciclase e canais iônicos de $Ca^+$ |
| | $\alpha_2$ | $G_s$ | Estimula adenilciclase e canais iônicos de $Ca^+$ |
| | $\alpha_3$ | $G_s$ | Estimula adenilciclase e canais iônicos de $Ca^+$ |
| | | **Receptores colinérgicos** | |
| **Nicotínicos** | Gânglio autonômico | Canais iônicos | |
| | Junção neuromuscular | | |
| | Sistema nervoso central | | |
| **Muscarínicos** | $M_1$ | Gq | Ativação fosfolipase |
| | $M_3$ | Gq | Ativação fosfolipase |
| | $M_5$ | Gq | Ativação fosfolipase |
| | $M_2$ | $G_1$/$G_0$ | Inibição adenilciclase |
| | $M_4$ | $G_1$/$G_0$ | Inibição adenilciclase |

## Barorreceptores

Muitos reflexos no sistema cardiovascular controlam a pressão arterial (PA), o débito cardíaco (DC) e a frequência cardíaca (FC). A PA é a variável na qual os sensores têm a mais importante ação, sendo que o valor da PA o resultado do fluxo sanguíneo multiplicado pela resistência periférica. A variação da PA é inversamente proporcional a variação da FC, descrito pela Lei de Marey. As alterações na FC provêm de comandos dos barorreceptores do arco da aorta e do seio carotídeo. Esses sensores reagem aos estreitamentos e estiramentos causados pela PA.

O aumento real no tônus vagal ocorre com o aumento da PA. A manobra de Valssalva pode melhor demonstrar o reflexo barorreceptor arterial. A manobra inicia-se com a expiração forçada, contra uma glote fechada. Essa manobra aumenta a pressão intratorácica, uma vez que nesse movimento, o sangue torácico é forçado para dentro do coração provocando o aumento da pré-carga. Ao sustentar a pressão intratorácica elevada, ocorre diminuição do retorno venoso e, assim, diminuição do DC e, consequentemente, da PA. A esses eventos, seguem o reflexo de vasoconstrição e taquicardia. A PA retorna ao normal com a liberação da respiração forçada, mas há respirações extras, devidas a vasoconstrição e ao aumento do retorno venoso. A diminuição da FC ocorre com o aumento da PA.

A manobra de Valssalva ajuda a identificar pacientes com risco anestésico por instabilidade do SNS, uma vez que ela depende de que o SNS esteja intacto, desde seus sensores periféricos até os receptores adrenérgicos periféricos. O resultado fica amplificado, nos pacientes sob uso de fármacos que depletam as catecolaminas como a reserpina. A disfunção do SNS é detectada quando há queda da PA em cerca de 50% da PA média, durante a fase de expiração forçada. Disfunção no SNP também pode ser detectada, se a FC não responde apropriadamente as variações da PA.

Em alguns momentos, os barorreceptores venosos podem ser dominantes na regulação do DC. Os barorreceptores localizados no átrio direito e nas grandes veias produzem aumento na FC quando estirados pelo aumento da pressão atrial direita, levando a diminuição da pressão venosa e diminuição do DC. A diferença existente entre os sensores arteriais e venosos é que os venosos não conseguem alterar o tônus vascular venoso. Mesmo assim, a ocorrência de vasoconstrição venosa é tida como verdadeira, quando ocorre queda da PA.

Os receptores arteriais e venosos monitoram separadamente 2 dos 4 maiores determinantes do DC: pós-carga e pré-carga, respectivamente. Os venosos, monitorizam a pré-carga através do estiramento atrial. Os arteriais monitoram a pós-carga refletidos na PA média. A pré e pós-carga produzem efeitos opostos no DC e, assim, não é surpresa a produção de efeitos opostos dos barorreceptores venosos e arteriais por estímulos de estiramento similares.

O reflexo barorreceptor venoso pode ser abolido pela ressecção vagal. Vários investigadores descrevem o aumento da FC em resposta à queda de volume. Porém, a magnitude e prevalência da resposta à FC dependem do tempo da estimulação. O coração transplantado (desnervado), também responde com aumento da FC e ao aumento do volume circulatório. A FC, como o DC, pode ajustar-se aparentemente à quantidade de sangue que entra no coração.

Em 1915, um fisiologista inglês chamado Francis A. Bainbridge descreveu que o aumento do retorno venoso ao coração produziria um aumento da FC: o reflexo de Bainbridge.[15] Seu estudo consistia na infusão de solução salina 0,9% aquecida através da veia jugular de cães anestesiados. Um efeito paradoxal; o reflexo Paradoxal de Bainbridge, tem sido descrito em pacientes anestesiados ou sedados, e consiste na diminuição da FC em situações em que o retorno venoso está diminuído como durante os bloqueios anestésicos neuroaxiais, nas situações de hipotensão controlada e nas hemorragias intensas.[16] Um dos principais efeitos desenvolvidos pela hipotensão arterial devido ao bloqueio espinal é a diminuição do retorno venoso. Teoricamente, a hipotensão arterial produziria taquicardia, através dos barorreceptores arteriais. Ao invés disso, a bradicardia é o efeito mais comumente visto.

## ■ INERVAÇÃO AUTONÔMICA DOS PRINCIPAIS ÓRGÃOS

### Coração

O coração é inervado pelo SNS e SNP. A ação desses sistemas leva a alteração da função miocárdica alterando a frequência (cronotropismo), a força de contração (inotropismo) e o fluxo sanguíneo coronariano. O nervo vago que chega ao coração e pulmões é um nervo misto porque possui tanto fibras do SNS e SNP. As fibras do SNP são distribuídas principalmente nos nós sinoatrial e atrioventricular (AV) e, em menor medida, para os átrios. Há pouco ou nenhuma distribuição para os ventrículos. Portanto, o principal efeito da estimulação cardíaca vagal para o coração é cronotrópica. A estimulação vagal diminui a velocidade do nó sinoatrial e diminui a excitabilidade das fibras juncionais AV, retardando a condução do impulso para os ventrículos.[17]

O SNS apresenta a mesma distribuição supraventricular que o SNP, porém muito mais intensamente nos ventrículos. As fibras do gânglio estrelado direito inervam principalmente a região epicárdica anterior e septal, enquanto as fibras do gânglio estrelado esquerdo inervam as regiões posteriores e laterais dos ventrículos[18] (Figura 21.11).

O tônus do SNS mantém a contratilidade cerca de 20% acima da média, na ausência de qualquer estímulo do SNS. Portanto, o efeito dominante do SNA sobre a contratilidade miocárdica é mediado principalmente pelo SNS. No entanto, mecanismos intrínsecos do miocárdio podem manter a circulação muito bem sem a participação do SNA, como evidenciado pelo sucesso dos transplantes cardíacos.[18,19]

### Vasos Sanguíneos

O território vascular periférico possui inervação mista simpática e parassimpática com grande predomínio do sistema simpático, com ação predominante nas arteríolas e vênulas mediada principalmente pelos receptores $alfa_1$ e $beta_1$.

Os vasos da pele, rins, baço e mesentério têm ampla distribuição simpática, enquanto os vasos presentes no cérebro, coração e músculos apresentam limitada inervação. A estimulação simpática produz vasodilatação ou constrição

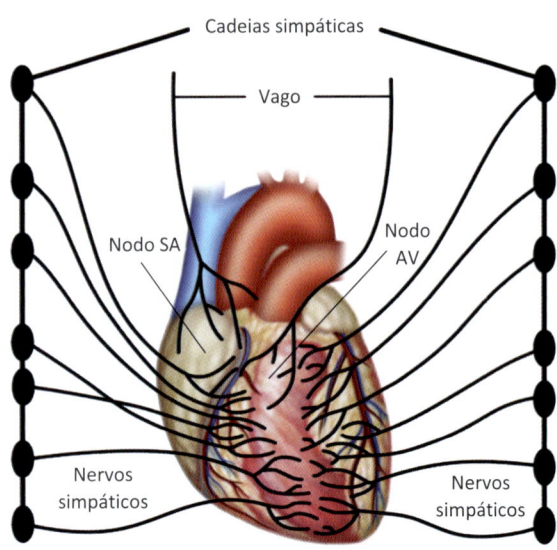

▲ **Figura 21.11** Inervação simpática e parassimpática ao coração.

com predomínio vasoconstritor. O efeito será determinado pelo tipo de receptores que serão estimulados pela fibra nervosa simpática.

As arteríolas e vênulas possuem um tônus vasomotor basal que mantêm um estado de constrição parcial arteriolar e venular em um diâmetro intermediário. Portanto, pode haver um potencial extra de mais constrição ou vasodilatação, principalmente das arteríolas caso haja necessidade. A importância da estimulação das veias pelo SNS é reduzir ou aumentar sua capacidade, pois acomoda aproximadamente 80% do volume sanguíneo; e pequenas alterações de capacitância venosa produzem grandes alterações no retorno venoso.[20,21]

O SNP desempenha um papel secundário levando à dilatação dos vasos em áreas limitadas como nos órgãos genitais.

### Sistema Respiratório

O trato respiratório recebe inervação para a cavidade nasal, laringe, traqueia, brônquios, bronquíolos, glândulas secretoras de muco e vasos pulmonares tanto pelo SNS e SNP. A inervação parassimpática destas estruturas é através do nervo vago e a simpática através do gânglio estrelado.

A estimulação do SNS produz broncodilatação e vasoconstricção dos vasos pulmonares. O efeito da estimulação dos nervos simpáticos pulmonares sobre a resistência vascular pulmonar pode ser importante na manutenção da estabilidade hemodinâmica durante o estresse e exercício físico, por meio do equilíbrio do débito ventricular direito e esquerdo.[22,23] A estimulação do nervo vago produz mínima vasodilatação da circulação pulmonar.

A estimulação parassimpática produz, através do vago, uma vasodilatação pouco expressiva, estimula as glândulas secretoras de muco em todo o trato respiratório e contrai a musculatura lisa brônquica.[24]

## Sistema Digestório e Anexos

A ativação do SNS provoca relaxamento da musculatura lisa longitudinal desde o esôfago até o reto e circular do plexo mioentérico, e contrai os esfíncteres, retardando a propulsão de todo trato digestório. O parassimpático provoca contração e relaxamento dos esfíncteres resultando na propulsão do conteúdo.[6,25]

No fígado a excitação simpática causa aumento da liberação de glicose por glicogenólise e neoglicogênese, enquanto a estimulação parassimpática implica em síntese de glicogênio.[26]

## Olho

O olho é inervado pelas fibras simpáticas e parassimpáticas do SNA que controla duas importantes funções: o diâmetro pupilar e a acomodação da lente do cristalino para focalizar imagens.

As fibras pré-ganglionares do parassimpático caminham a partir do núcleo de Edinger-Westphal localizado no mesencéfalo, caminham em conjunto com o terceiro par craniano e chegam ao gânglio ciliar, que se situa atrás do olho. Nessa região, faz sinapses com os neurônios pós-ganglionares e origina os nervos ciliares que chegam ao globo ocular. A inervação da musculatura ciliar que controla a acomodação da lente do cristalino e sua estimulação leva a miose por contração da musculatura circular da íris.

As fibras pré-ganglionares do simpático originam-se do primeiro segmento torácico e fazem sinapse no gânglio cervical superior dando origem as fibras pós-ganglionares que irão inervar as fibras da musculatura radial da íris, e o músculo tarsal superior que eleva a pálpebra quando contraído causando um olhar "espantado". Essas fibras ascendem pelo plexo carotídeo interno, seio cavernoso, primeira divisão do trigêmeo (V1) até o olho.[27]

O mecanismo de acomodação é essencial para a acuidade visual e depende da contração (parassimpático) ou relaxamento (simpático) dos músculos ciliares, tendo um predomínio da estimulação parassimpática sobre a simpática.[28]

O diâmetro pupilar é diminuído com a estimulação parassimpática levando a uma contração do esfíncter e consequente miose, enquanto a estimulação simpática causa um relaxamento do esfíncter da pupila e sua dilatação levando à midríase.[29]

## ■ TÔNUS RESIDUAL DO SISTEMA NERVOSO AUTÔNOMO

O SNS e o SNP estão em atividade constante e essa taxa basal da atividade é chamada como tônus simpático e parassimpático. É através desse tônus que o SNS e o parassimpático conseguem aumentar ou diminuir as respostas dos órgãos por eles inervados.

Normalmente o tônus simpático mantem uma constrição dos vasos sanguíneos em torno de 50%, assim um aumento ou uma diminuição do tônus provocará respostas na resistência vascular periférica de vasoconstricção ou vasodilatação. Na ausência total desse tônus, o SNS poderia apenas causar vasoconstrição.

Em parte, esse tônus reflete a secreção basal de noradrenalina e adrenalina pela medula adrenal. Em condições normais de repouso ocorre liberação contínua de noradrenalina de aproximadamente $0,05~\mu g.kg^{-1}min^{-1}$ e adrenalina de $0,2~\mu g.kg^{-1}min^{-1}$. Essa libração contínua é praticamente suficiente para garantir a PA sistêmica dentro de uma faixa de normalidade mesmo se toda inervação direta do SNS fosse removida.

## ■ EFEITOS DA DESNERVAÇÃO NO TÔNUS SIMPÁTICO E PARASSIMPÁTICO

Imediatamente após a secção de um nervo simpático ou parassimpático, o órgão inervado perde seu tônus. No caso dos vasos sanguíneos, a perda de estimulação simpática resulta rapidamente em vasodilatação quase máxima. Entretanto, após algumas horas, o tônus intrínseco da musculatura lisa começa a se recuperar, devido a adaptações bioquímicas das próprias fibras musculares lisas. Esse tônus intrínseco, depois de certo, tempo restaura a vasoconstrição quase ao normal.

Efeitos semelhantes ocorrem na maioria dos outros órgãos efetores sempre que o tônus simpático ou parassimpático é perdido. Isso é, a compensação intrínseca se desenvolve rapidamente para levar a função do órgão de volta quase ao seu nível normal basal. Entretanto, no sistema parassimpático, essa compensação às vezes necessita de alguns meses para se reestabelecer completamente.[30]

## ■ INTERAÇÃO DOS RECEPTORES DO SNA

Existem importantes interações entre o SNS e SNP ocorrendo simultaneamente buscando a adequada hemostasia e o equilíbrio entre esses dois sistemas.

Um exemplo dessa interação é o fenômeno descrito na década de 1970 por Levy conhecido como antagonismo acentuado.[31] Os tônus simpático e parassimpático atuam simultaneamente na regulação da FC, havendo um predomínio da atividade parassimpática vagal. O antagonismo acentuado ocorre ao se realizar o estímulo simultâneo simpático e vagal, em que o SNP se sobressai devido à inibição do SNS pelo nervo vago.

Essa interação se estende além da atividade cronotrópica e se mostra como marcador prognóstico em arritmias ventriculares em pacientes cardiopatas em especial com insuficiência cardíaca ou infarto do miocárdio prévio, que podem apresentar controle autonômico prejudicado. O início da fibrilação ventricular está associado a quebra no padrão de ondas em espiral e início de oscilações desorganizadas que ocorre quando a curva dos potenciais de repolarização ficam mais inclinados. A regulação do SNA, com o SNS tornando a curva de repolarização mais íngreme e o SNP achatando-a, exercem efeitos antagônicos na fisiologia cardíaca, com o primeiro aumentando o limar de fibrilação ventricular e o segundo diminuindo.[32] Isso explica, em parte, o aumento da vulnerabilidade do miocárdio à fibrilação ventricular durante a infusão de noradrenalina e a proteção oferecida com estímulo vagal.[33]

Outro exemplo dessa interação diz respeito ao controle da musculatura lisa dos vasos coronarianos que é mediada pelo SNA através dos SNS em receptores alfa (contração) e beta$_2$ (dilatação), predominando os últimos; e SNP (receptores muscarínicos M2 e M3).[34] Em alguns casos de desregulação do SNA, pode ocorrer importante vasoconstrição coronariana decorrente do estímulo direto intracoronariano com ACH como a angina de Prinzmetal. Esse efeito é possível pela predominância do estímulo alfa adrenérgico quando existe um alto tônus simpático atuando e à diminuição da liberação de óxido nitroso pelo endotélio na presença de importante doença aterosclerótica.[35]

## ■ DISFUNÇÃO AUTONÔMICA

O conceito das alterações fisiopatológicas da função autonômica é relativamente novo na clínica médica e inicia-se com os estudos propostos por Bradbury e Eggleston em 1920, que primeiro demonstraram uma causa neurogênica para a hipotensão postural.[36] Os indivíduos necessitam de um SNS funcionalmente intacto, que os permitam tolerar e adaptar-se à simples mudança de postura da posição sentada para ortostática. Essa adaptação fisiológica demonstra a importância desta manifestação clínica no funcionamento adequado do sistema neurocirculatório simpático.[37]

O aumento da morbidade perioperatória nos pacientes idosos e diabéticos com disfunção autonômica mostram a importância do reconhecimento e diagnóstico desta condição clínica.[38] Um teste com cinco parâmetros foi proposto para avaliar a função autonômica nos pacientes diabéticos.[39] Esse teste consiste na avaliação das alterações da FC frente à manobra de Valssalva, ao movimento de levantar-se e à respiração profunda, e nas alterações nas medidas da PA em relação ao movimento de levantar-se e ao movimento de prensa contínua de um objeto com as mãos ("handgrip"). Os testes que envolvem alterações na FC demonstram disfunções do SNP, que precede as alterações na medida da PA, que reflete as disfunções no SNS.[39]

Disfunção autonômica inicial é definida como uma resposta anormal ou duas respostas normais limítrofes (borderline) e disfunção autonômica instalada é diagnosticada com duas respostas anormais nos testes que envolvem alterações na FC. Disfunção severa é definida como respostas anormais às medidas da PA.

A simplicidade e efetividade desse teste tem levado ao seu uso na abordagem clínica de pacientes não diabéticos com disfunções autonômicas, bem como no contexto da abordagem pré-operatória dos pacientes cirúrgicos com fatores de risco para disfunção autonômica.[40]

### Resposta ao Estresse Cirúrgico

O stress cirúrgico, principalmente aquele associado às cirurgias de grande porte, provocam grandes respostas metabólicas e endócrinas. Essa combinação de alterações autonômicas, hormonais e catabólicas que acompanham os procedimentos cirúrgicos é chamada de resposta ao stress cirúrgico.

Evidências sugerem que a atenuação da resposta ao stress cirúrgico pode melhorar os desfechos cirúrgicos. Em uma série de estudos, o bloqueio da resposta simpática à cirurgia reduziu drasticamente o estresse cirúrgico no intra e pós-operatório.[41]

### Diabetes Melito

A neuropatia autonômica diabética está presente em 20-40% dos pacientes insulinodependentes e é a apresentação mais comum da neuropatia autonômica. As manifestações clínicas incluem impotência, hipotensão arterial postural, gastroparesia, diarreia e distúrbios na transpiração. O acometimento precoce das pequenas fibras autonômicas demonstra um prejuízo na variabilidade da FC mediada pelo vago, diminuição do tônus simpático periférico e diminuição na produção do suor. Com a denervação simpática, o controle exercido pelas fibras nas pequenas arteríolas está praticamente ausente.

Quando a impotência ou diarreia são manifestações isoladas, elas apresentam pouco impacto clínico, porém quando há hipotensão postural ou gastroparesia, a mortalidade em 5 anos ultrapassa os 50% nesses pacientes, acrescentando um risco adicional durante os procedimentos cirúrgicos-anestésicos.[42]

A gastroparesia é causada pela denervação vagal e impõe alguns desafios clínicos devido ao risco aumentado de regurgitação e aspiração pulmonar durante a indução anestésica. A lesão sistêmica à camada vasa vasorum nos pacientes com hipotensão postural aumenta o risco de instabilidade hemodinâmica no período perioperatório. Mecanismos que mantem o controle adequado da PA também estão alterados e a vasoconstrição pré-capilar normal pode estar ausente nesses pacientes. Os barorreceptores do arco aórtico e carotídeo também podem estar afetados pela neuropatia diabética.

Os pacientes diabéticos com neuropatia autonômica estão sujeitos a maiores quedas na PA após a indução anestésica e ao uso aumentado de vasopressores em comparação com os pacientes que não apresentam disfunção autonômica.[43]

### Alterações Autonômicas Relacionadas ao Envelhecimento

O envelhecimento está relacionado às alterações na reatividade vascular manifestada clinicamente pelas mudanças exageradas na PA: hipertensão e hipotensão ortostática. A hipotensão ortostática é relativamente comum, está presente em torno de 20% dos idosos e reflete uma diminuição da responsividade dos barorreceptores. As respostas da FC devido às variações na PA, à manobra de Valssalva e durante o ciclo respiratório estão praticamente abolidas nessa população.[44]

Os níveis de norepinefrina no repouso ou durante o exercício aumentam em torno de 13% por década nos indivíduos saudáveis. Além da diminuição da resposta vagal com a idade, outro importante fator na disfunção autonômica nessa população é um defeito na recaptação de norepinefrina, talvez em função de uma diminuição na densidade dos nervos.[45,46]

### Alterações Autonômicas nos Pacientes com Lesões Medulares

As lesões medulares completas afetam as funções motoras e sensitivas, e ocasionam grandes alterações na atividade autonômica que podem afetar o manejo anestésico. Essas lesões medulares podem causar vários graus de disfunções autonômicas, dependendo do local, extensão e tempo de lesão. Muitos reflexos autonômicos estão inibidos, já que o *feedback* eferente supraespinal está ausente após a lesão medular. Portanto, pequenos estímulos podem provocar grandes descargas simpáticas nesses pacientes. Além das alterações motoras e sensitivas, também são encontradas grandes alterações nos sistemas cardiovascular, gastrointestinal, termoregulatório e urinário.[47]

Algumas manifestações importantes diferenciam as lesões agudas das crônicas. Numa fase inicial de lesões cervicais ou torácicas altas, ocorre um estado transitório de diminuição da excitabilidade. Esse fenômeno, chamado de "choque medular", inicia-se imediatamente ao trauma e permanece por dias até semanas. Nessa situação, a periferia perde seu tônus e o leito vascular periférico fica completamente vasodilatado. Nos pacientes com lesões torácicas altas, a PA média está diminuída e é acompanhada de níveis plasmáticos de catecolaminas elevados em até 35% do normal, e pacientes com lesões baixas apresentam uma taquicardia compensatória devido as partes que permaneceram intactas do SNA.[48]

Os pacientes com lesões medulares crônicas não conseguem responder com taquicardia nas situações de hipovolemia e podem ao contrário apresentar bradicardia. O único componente eferente íntegro da via reflexa dos barorreceptores nos pacientes tetraplégicos é o nervo vago. A bradicardia pode manifestar-se durante mudanças de decúbito, manobras de Valssalva ou com aumentos da pressão intratorácicas.[49]

Embora estímulos álgicos abaixo do nível da lesão não causem mudanças na PA, pode desencadear o fenômeno de disreflexia autonômica ou hiperreflexia autonômica medular. Essa resposta autonômica leva a um aumento importante da PA, uma diminuição do fluxo sanguíneo para a periferia, sudorese e vermelhidão nas áreas abaixo do nível da lesão, além de espasmos musculares e em alguns casos ereção peniana. Essa resposta também pode ocorrer com a distensão da bexiga vesical ou das alças intestinais.

Outro problema relacionado à denervação autonômicas pós-lesão medular é o controle da temperatura. Nesses pacientes, a hipotermia ocorre devido à vasodilatação cutânea importante e a incapacidade de responder com tremor. Da mesma forma, a hipertermia pode se manifestar devido às alterações decorrentes no mecanismo de sudorese e consequente dissipação do calor. Esses fatores demonstram a importância da monitorização da temperatura nos pacientes com leões medulares.

O entendimento e manejo da disreflexia autonômica é de grande importância na prática anestésica. Embora os anestesiologistas fiquem propensos à prática de anestesias mais superficiais em pacientes com disfunções sensoriais e motoras, vale ressaltar que os reflexos viscerais estão presentes e podem ser desencadeados com grande impacto hemodinâmico.[50]

## REFERÊNCIAS

1. Berne RM, Levy MN. Physiology. The Cardiovascular System. 7. ed. Philadelphia: Elsevier; 2018. p. 301-432.
2. Guyton AC, Hall JE, John E. O Sistema Nervoso Autônomo. In: Guyton AC, Hall JE. Tratado de Fisiologia Médica. 11. ed. Rio de Janeiro: Guanabara Koogan; 2006. p. 748-768.
3. Machado ABM. Sistema nervoso autônomo: Anatomia do Simpático, Parassimpático e dos Plexos Viscerais – Neuroanatomia funcional. São Paulo: Atheneu; 2000. p.139-150.
4. Givens, JR. The Hypothalamus in health and disease. Chicago: Yearbook Medical Publishers, 1984.
5. Lawson NW, Johnson JO. Sistema Nervoso Autônomo: Fisiologia e Farmacologia. In: Barash PG, Cullen BF, Stoelting RK. Anestesia Clínica. São Paulo: Manole; 2004. P. 261-325.
6. Guyton AC, Hall JE. Principles of Gastrointestinal Function – Motility, nervous control, and blood circulation – Textbook of Medical Physiology. 10. ed. Philadelphia: Elsevier; 2002. p. 651-661.
7. Axelrod J, Weinshilboum R. Catecholamines. N Engl J Med. 1972; 287(5):237-242.
8. Zhang C, Cao H, Wan ZG, Wang J. Prolonged neuromuscular block associated with cholinesterase deficiency. Medicine (Baltimore). 2018; 97(52):e13714.
9. Ahlquist RP. A study of the adrenotropic receptors. Am J Physiol. 1948; 153(3):586-600.
10. Mishra A, Singh S, Shukla S. Physiological and Functional Basis of Dopamine Receptors and Their Role in Neurogenesis: Possible Implication for Parkinson's disease. J Exp Neurosci. 2018; 12:1179069518779829.
11. Amenta F, Ricci A, Tayebati SK, Zaccheo D. The peripheral dopaminergic system: morphological analysis, functional and clinical applications. Ital J Anat Embryol. 2002; 107(3):145-167.
12. Perez DM. The adrenergic receptors in the 21st century. Totowa, New Jersey: Humana Press; 2006. p. 54,129-134.
13. Walston J, Silver K, Bogardus C, Knowler WC, Celi FS, Austin S, et al. Time of onset of non-insulin-dependent diabetes mellitus and genetic variation in the beta 3-adrenergic-receptor gene. N Engl J Med. 1995; 333(6):343-347.
14. Widen E, Lehto M, Kanninen T, Walston J, Shuldiner AR, Groop LC. Association of a polymorphism in the beta 3-adrenergic-receptor gene with features of the insulin resistance syndrome in Finns. N Engl J Med. 1995; 333(6):348-351.
15. Bainbridge FA. The influence of venous filling upon the rate of the heart. J Physiol 1915; 50(2):65-84.
16. Crystal GJ, Salem MR. The Bainbridge and the "Reverse" Bainbridge Reflexes: History, Physiology, and Clinical Relevance. Anesth Analg. 2012; 114(3):520-532.
17. Yanowitz F, Preston JB, Abildskov JA: Functional distribution of right and left stellate innervations to the ventricules. Production of neurogenic electrocardiographic changes by unilateral alteration of sympathetic tone. Circ Res. 1966; 18(4):416-428.
18. Berne RM. Regulation of the Heart and Vasculature. In: Berne RM, Levy MN. Physiology. (eds.). Philadelphia: Elsevier; 2018. p. 386-409.
19. Manger WM. Catecholamines in normal and abnormal cardiac function. In: Kellerman JJ. Advances in Cardiology. New York: Karger; 1982. p. 30.
20. Koizumi K, Brooks CC. The autonomic nervous system and its role in controlling visceral activities. In: Mountcastle VB. Medical Physiology. St Louis: Mosby; 1974. p. 783.
21. Cowley Jr A, Franchine KG. Neurogenic control of blood vessels. In: Robertson D, Low PA, Polinsky RJ. Primer on the autonomic nervous systems. San Diego, New York, Boston, London, Sidney, Tokyo and Toronto: Academic Press; 1996. p. 42-55.
22. Guyton AC. Circulation, Pulmonary Edema, and Pleural Fluid. In: Guyton AC. Textbook of Medical Physiology. Philadelphia: Elsevier; 2021. p. 502-510.
23. Benumof JL. One lung ventilation and hypoxic pulmonary vasoconstriction: Implications for anesthetic management. Anesth Analg. 1985; 64(8):821-833.
24. O'Rourke ST, Vanhoutte PM. Adrenergic and cholinergic regulation of bronchial tone. Am Rev Respir Dis. 1992; 146(5 Pt 2):S11-S14.
25. Pire OC, Posso IP. Fisiologia do Sistema Nervoso Autônomo. In: Cangiani LM, Posso IP, Potério GM, et al. Tratado de Anestesiologia SAESP. 6. ed. São Paulo: Atheneu; 2006. p. 336.
26. Rang HP, Dale MM, Ritter JM. O pâncreas endócrino e o controle da glicemia. In: Rang HP, Dale MM, Ritter JM, Moore PK. Farmacologia. 5. ed. São Paulo: Elsevier; 2004. p. 434-461.
27. Baehr M, Frotscher M. Duus'topical diagnosis in neurology. 5. ed. Rio de Janeiro: Thieme; 2012. p. 188-199.
28. Blumenfeld H, Eye movements and Pupillary control. In: Blumenfeld H. Neuroanatomy Through Clinical Cases. Sunderland, Massachusetts: Sinauer Associates Inc; 2002. p. 530-573.
29. Guyton AC, Hall JE. The Eye: Central Neurophysiology of Vision. In: Textbook of Medical Physiology. 10. ed. Philadelphia: Elsevier; 2002. p. 651-661.

30. Saper CB. The central autonomic nervous system: conscious visceral perception and autonomic pattern generation. Annu Rev Neurosci. 2002; 25:433.

31. Levy MN. Sympathetic-parasympathetic interactions in the heart. Circ Res. 1971; 29(5):437-445.

32. Ng GA, Brack KE, Patel VH, Coote JH. Autonomic modulation of electrical restitution, alternans and ventricular fibrillation initiation in the isolated heart. Cardiovasc Res. 2007; 73(4):750-760.

33. Guyton AC, Hall JE, John E. Autonomic Nervous System and the Adrenal Medulla. In: Hall JE. Textbook of Medical Physiology. 13. ed. Elsevier: Philadelphia; 2015. p. 773-784.

34. Taggart P, Sutton P, Chalabi Z, Boyett MR, Simon R, Elliott D, et al. Effect of adrenergic stimulation on action potential duration restitution in humans. Circulation. 2003; 107(2):285-289.

35. Yasue H, Nakagawa H, Itoh T, Harada E, Mizuno Y. Coronary artery spasm —clinical features, diagnosis, pathogenesis, and treatment. Journal of cardiology. 2008; 51(1):2-17.

36. Bradbury S, Eggleston C. Postural hypotension. A report of three cases. Am Heart J. 1925; 1(1):73-86.

37. Goldstein DS, Robertson D, Esler M, Straus SE, Eisenhofer G, et al. Dysautonomia: clinical disorders of the autonomic nervous System. Ann Intern Med. 2002; 137(9):753-763.

38. Charlson ME, Mackenzie CR, Gold JP. Preoperative autonomic function abnormalities in patients with diabetes mellitus and patients with hypertension. J Am Coll Surg. 1994; 179(1):1-10.

39. Ewing DJ, Martyn CN, Young RJ, Clarke BF. The value of cardiovascular autonomic function tests: 10 years experience in diabetes. Diabetes Care. 1985; 8(5):491-498.

40. Keet SW, Bulte CS, Boer C, Bouwman RA. Reproducibility of non-standardized autonomic function testing in the pre-operative assessment screening clinic. Anaesthesia. 2011; 66(1):10-14.

41. Anand KJ, Hickey PR. Halothane-morphine compared with high-dose sufentanil for anesthesia and postoperative analgesia in neonatal cardiac surgery. N Engl J Med. 1992; 326(1):1-9.

42. Hyland L, Docherty JR. Further examination of the effects of ageing on the adrenoceptor responsiveness of the rat vas deferens. Eur J Pharmacol. 1985; 110(2): 241-246.

43. Burgos LG, Ebert TJ, Asiddao C, Turner LA, Pattison CZ, Wang-Cheng R, et al. Increased intraoperative cardiovascular morbidity in diabetics with autonomic neuropathy. Anesthesiology. 1989; 70(4):591-597.

44. Sato I, Hasegawa Y, Takahashi N, Hirata Y, Shimomura K, Hotta K. Age-related changes of cardiac control function in man. With special reference to heart rate control at rest and during exercise. J Gerontol. 1981; 36(5):564-572.

45. Esler MD, Turner AG, Kaye DM, Thompson JM, Kingwell BA, Morris M, et al. Aging effects on human sympathetic neuronal function. Am J Physiol. 1995; 268(1 Pt 2):278-285.

46. Mancia G, Ferrari A, Gregorini L, Parati G, Pomidossi G, Bertinieri G, et al. Blood pressure and heart rate variabilities in normotensive and hypertensive human beings. Circ Res. 1983; 53(1):96-104.

47. Henke AM, Billington ZJ, Gater DR Jr. Autonomic Dysfunction and Management after Spinal Cord Injury: A Narrative Review. J Pers Med. 2022; 12(7):1110.

48. Mathias CJ, Christensen NJ, Frankel HL, Spalding JM. Cardiovascular Control in Recently Injured Tetraplegics in Spinal Shock. Q J Med. 1979; 48(2):273-287.

49. Van Lieshout JJ, Imholz BP, Wesseling KH, Speelman JD, Wieling W. Singing-induced hypotension: a complication of a high spinal cord lesion. Neth J Med. 1991; 38(1-2):75-79.

50. Glick DB. The Autonomic Nervous System. In: Miller RD (ed.). Miller's Anesthesia 8. ed. Philadelphia: Elsevier; 2015. p. 383.

# 22

# Fisiologia da Função Neuromuscular

Vanessa Henriques Carvalho ▪ Angélica de Fátima de Assunção Braga

Glória Maria Braga Potério ▪ Maria Angela Tardelli ▪ Paulo Alípio Germano Filho

## INTRODUÇÃO

A transmissão neuromuscular é um processo relativamente complexo do ponto de vista fisiológico. Com base no entendimento da transmissão do sinal representado pelo impulso nervoso, via liberação de acetilcolina, para a fase muscular da junção, foi possível entender aspectos da farmacologia da junção neuromuscular (JNM) e das repercussões das doenças neuromusculares que levam às respostas anômalas aos bloqueadores neuromusculares (BNM). Algumas doenças alteram a força muscular em função das alterações quantitativas e/ou qualitativas dos receptores de acetilcolina. Um exemplo é a miastenia gravis, doença na qual a diminuição do número de receptores e a presença na placa terminal de receptores na forma dessensibilizada resultam na diminuição da eficiência da transmissão neuromuscular e, portanto, em fraqueza muscular.

Também, com base no conhecimento da localização pré-juncional de receptores colinérgicos e de suas ações moduladoras da liberação de acetilcolina, foi possível o entendimento de alguns tipos de respostas dos bloqueadores neuromusculares.[1]

A função da JNM é possibilitar a produção da contração muscular em resposta ao estímulo elétrico produzido pelo impulso nervoso. A rapidez com que ocorrem esses eventos fez com que, durante muito tempo, se aceitasse que a contração muscular resultasse, unicamente, da transferência de estímulo elétrico do nervo para o músculo, sem a participação de qualquer neurotransmissor.

Com o advento da técnica de registros com microeletrodos intracelulares, foi possível descrever a participação do neurotransmissor, a acetilcolina, e os diferentes passos de cada etapa até a estimulação de receptores colinérgicos e a despolarização da placa terminal.

Atualmente, admite-se que a contração muscular resulta de uma sequência de eventos pré e pós-sinápticos. Os eventos pré-sinápticos consistem em: 1) chegada do impulso nervoso, um sinal elétrico que se propaga pelo axônio até a membrana pré-sináptica; 2) mobilização de íons através da membrana da terminação nervosa e liberação de acetilcolina para a fenda sináptica.

A acetilcolina difundida na fenda alcança a membrana muscular originando os eventos pós-sinápticos, a saber: 1) interação da acetilcolina com os receptores colinérgicos da região pós-sináptica, o que representa a transformação de um sinal bioelétrico em um sinal bioquímico; 2) alteração da permeabilidade da membrana da fibra muscular aos íons sódio e potássio, com a emissão de um sinal bioelétrico que se propaga pela fibra, chamado potencial de ação do músculo; 3) contração muscular.

Alguns aspectos desses eventos serão abordados a seguir, uma vez que representam o embasamento biofísico e fisiológico para o entendimento das ações farmacológicas de fármacos bloqueadoras neuromusculares e daqueles usados na reversão do bloqueio, como os anticolinesterásicos.

## ▪ ANATOMIA DA JUNÇÃO NEUROMUSCULAR

### A Unidade Motora

O neurônio motor é uma fibra alfa-eferente. Seu axônio tem extensão variável, podendo alcançar até um metro de comprimento. Essa estrutura tem a forma cilíndrica, com diâmetro de cerca de 10 a 20 mm, e é revestida por uma bainha de mielina que apresenta interrupções periódicas, os nódulos de Ranvier. A presença dos nódulos, a cada milímetro da membrana axonal, é responsável pela maior rapidez na propagação do estímulo. Como a bainha de mielina atua como um isolante elétrico, a despolarização da membrana ocorre somente nas regiões dos nódulos. O sinal elétrico do impulso é transmitido nódulo a nódulo, de forma saltatória. A condução saltatória aumenta, significativamente, a velocidade de condução na fibra muscular (100 m/segundo, em média).[2,3]

Nas proximidades da ligação com a fibra muscular, o axônio perde a bainha de mielina, ramifica-se e torna-se especializado. Cada ramificação inerva uma fibra muscular. O neurônio motor e suas ramificações e mais o conjunto de fibras musculares por ele inervadas constituem a unidade motora (Figura 22.1).

A unidade motora é responsável pela inervação de um número variado de células musculares. Nos músculos maiores que executam movimentos grosseiros ou que envolvem força, como o gastrocnêmio, elas são mais numerosas, cerca de 2.000 ou mais fibras por unidade. Nos músculos que desempenham funções mais delicadas, são menos numerosas. Os músculos laríngeo e faríngeo, com 2 a 3 fibras/unidade, são exemplos desse tipo de músculo.

A região da membrana muscular na qual se acopla cada terminação do axônio é uma área ovalada, localizada centralmente na fibra muscular, e responde a estímulos quí-micos. Essa região recebe as denominações placa motora, placa mioneural ou ainda placa terminal.

Nos mamíferos, as células musculares têm somente uma placa motora. Excetuam-se os músculos extraoculares e alguns músculos da laringe, esôfago inferior, ouvido médio e face, que podem ter múltiplas placas terminais em cada fibra.[4-6] Entre o axônio e a membrana muscular existe um espaço de aproximadamente 50 nm de largura que entremeia as estruturas especializadas das membranas muscular e nervosa, denominado fenda sináptica.[7]

## A Junção Neuromuscular

A terminação do axônio (região pré-sináptica), a fenda sináptica e a placa motora (região pós-sináptica) formam o conjunto denominado junção mioneural ou junção neuromuscular (Figura 22.2).

A região pré-sináptica é especializada na produção, armazenamento e liberação de acetilcolina, que é o neurotransmissor nas sinapses motoras. Na região distal de cada terminação do axônio, a membrana apresenta espessamentos contendo estruturas especializadas para a liberação de acetilcolina, as chamadas "zonas ativas". Nessa região, o citoplasma contém proteínas, enzimas, macromoléculas e organelas necessárias para a síntese, o armazenamento e a liberação do neurotransmissor. Acredita-se que as zonas ativas sejam os locais de rompimento das vesículas que armazenam acetilcolina.

Recobrindo a porção mais distal da terminação nervosa, distando cerca de alguns micra das zonas ativas, há uma camada de células de Schwann, cujas extensões podem alcançar a fenda sináptica. Essa camada tem papel crítico na formação e na função da JNM, além de modular a transmissão sináptica, o crescimento e a eventual regeneração nervosa.[7,8]

Do lado muscular da junção neuromuscular, a membrana apresenta dobras ou invaginações, denominadas pregas juncionais, em cujas cristas estão agrupados os receptores colinérgicos, cerca de 5 milhões de receptores em cada junção neuromuscular. As pregas juncionais têm a forma sacular, corrugada, e são chamadas de fendas sinápticas secundárias. Essa região tem a função de receber o estímulo químico, a acetilcolina liberada pelo impulso nervoso, transformá-lo em um sinal elétrico, que pode ser transmitido por toda a extensão da membrana do músculo, e ativar o mecanismo da contração.

Na região que margeia a placa motora, a chamada zona perijuncional, há uma grande concentração de canais de sódio entre os quais se intercalam receptores colinérgicos, em número muito menor. A presença desses dois tipos de receptores faz com que a zona perijuncional desempenhe um papel fundamental na transformação do sinal elétrico gerado na placa terminal numa onda de despolarização que se propaga por toda a membrana muscular.

Em toda a extensão da fenda sináptica, inclusive na região das dobras juncionais, há uma membrana chamada membrana basal. Essa estrutura é rica em mucopolissacarídeos, tem algumas características de colágeno e aparece na microscopia eletrônica com o aspecto de arame farpa-

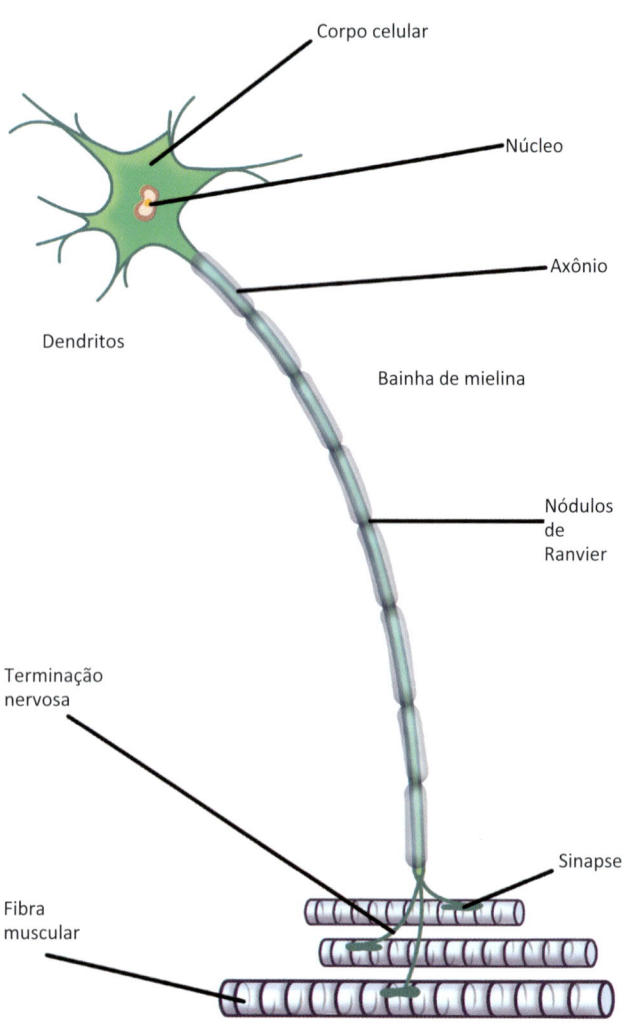

**▲ Figura 22.1** A unidade motora.

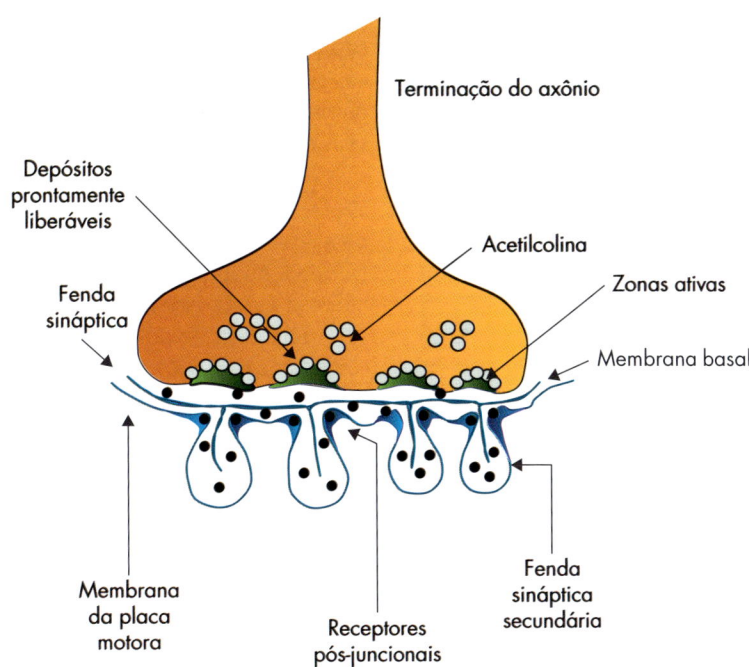

**▲ Figura 22.2** Junção neuromuscular.

do. Contém grande parte da acetilcolina presente na fenda e provavelmente sua função é a regulação da acetilcolina, uma vez que também contém a enzima que hidrolisa a acetilcolina. A acetilcolinesterase é uma carboxilesterase do tipo beta, secretada pelo músculo, predominantemente presente na fenda e em pequena quantidade na região extrajuncional.[4-6,9]

Em virtude das diminutas dimensões da fenda sináptica e de sua alta constante de difusão, a acetilcolina difunde-se muito rapidamente para atingir os receptores colinérgicos. A acetilcolinesterase presente na fenda sináptica hidrolisa a acetilcolina em frações de segundos, sendo, portanto, responsável por sua curta duração de ação. Apenas 50% da acetilcolina liberada consegue alcançar o receptor pós-sináptico, e o restante da fração liberada, bem como a acetilcolina que se desprende dos receptores, é rapidamente hidrolisado.[9] As fendas sinápticas secundárias contêm acetilcolinesterase em grandes quantidades e também participam da eliminação da acetilcolina. Essas estruturas funcionam como um ralo: retêm e hidrolisam o excesso de acetilcolina da fenda sináptica e representam um sistema de proteção contra a despolarização dos receptores colinérgicos.[10]

A fenda sináptica contém proteínas ancoradas na membrana basal que regulam a síntese de outras proteínas pós-sinápticas e também a concentração de acetilcolina. Contém, também, a agrina e o complexo MASC/MuSK, responsáveis pela incrustação dos receptores colinérgicos na placa motora.[10]

## ■ SINAIS BIOELÉTRICOS

### Potencial de Membrana

Em virtude da diferença de condutância ao sódio e ao potássio, existe diferença de concentração iônica entre os dois lados da membrana celular. O meio no interior das células é rico em $K^+$ e pobre em $Na^+$, ao contrário do que ocorre no exterior, que é pobre em $K^+$ e rico em $Na^+$. Essa diferença iônica depende da permeabilidade celular ao $K^+$ e da integridade do funcionamento da bomba sódio/potássio, basicamente.

Uma pequena quantidade de íons $K^+$ atravessa a membrana celular por canais específicos, voltagem-dependentes, que são muito numerosos e permanecem abertos em condições de repouso (canais de potássio). Além disso, sob a ação da enzima sódio/potássio ATPase, uma proteína ligada à membrana celular, para cada 3 íons sódio transportados para o exterior das células, apenas 2 íons potássio são levados para o interior. Essa proporção de 3:2 gera um excesso de cargas positivas do lado externo das células, tornando o citoplasma eletricamente negativo, variando entre −70 e −90 mV.[11,12]

A diferença elétrica denomina-se potencial de membrana. É o potencial elétrico que é capaz de bloquear o efluxo de $K^+$ e que estabelece o equilíbrio entre as condutâncias aos diferentes íons e seus gradientes de concentração.[11,12]

### Potencial de Ação

Quando o potencial de membrana se altera, como ocorre pela passagem do estímulo nervoso, tornando-se menos negativo (uma variação de pelo menos 20 mV), abrem-se os canais de $Na^+$, voltagem-dependentes, existentes na membrana celular, aumentando a permeabilidade da membrana aos íons $Na^+$. A abertura dos canais de sódio permite que o sódio migre para o interior da célula. A diferença de potencial entre os dois lados da membrana celular, temporariamente, deixa de ser dependente dos íons potássio, passa a ser dependente do sódio e torna-se positiva no interior da célula (+50 mV). A membrana torna-se despolarizada.

Para tentar restaurar o potencial de membrana aos níveis característicos do estado de repouso, abrem-se os canais de potássio, o que permite a passagem desses íons para fora da célula.

Após curto intervalo de tempo, os canais de sódio fecham-se, por um processo voltagem-dependente chamado inativação. As condutâncias ao sódio e ao potássio voltam a cair. Esses dois mecanismos contribuem para a rápida repolarização da membrana, e o potencial de membrana volta aos níveis do equilíbrio iônico do K⁺ (níveis de repouso). A variação do potencial de membrana denomina-se potencial de ação, que é o sinal bioelétrico transmissível pelas membranas das células excitáveis. É uma alteração transitória, sendo mais fugaz nos nervos (1 ms) do que nos músculos (5 ms) ou no músculo cardíaco (200 a 300 ms).[1,13]

Quando os canais de sódio estão inativos pela despolarização, tornam-se refratários e não respondem a novo estímulo até que a membrana esteja repolarizada. Esse período refratário faz com que o potencial de ação caminhe sempre num único sentido a partir da região da membrana onde teve início a alteração do potencial (despolarização). Como o meio iônico presente no interior das células é um bom condutor elétrico, o potencial de ação é propagável, isto é, quando gerado em uma região da membrana, transmite-se às áreas vizinhas por toda a superfície da célula.

A velocidade de transmissão do potencial de ação depende do maior ou menor isolamento da membrana celular. Nas fibras recobertas por mielina, considerado um bom isolante, a velocidade de propagação é alta, 50 a 100 ms⁻¹. Nos músculos, a velocidade de propagação é de apenas 1 a 5 ms⁻¹ (Figura 22.3).

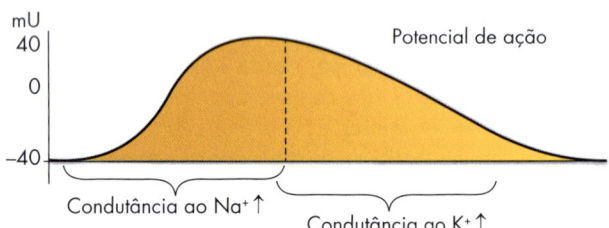

▲ **Figura 22.3** Potencial de ação – a fase ascendente corresponde à abertura de canais de sódio e ao aumento da condutância ao sódio. A fase descendente corresponde à abertura de canais de potássio e à maior condutância ao potássio.

## ■ PROCESSO DE TRANSMISSÃO NEUROMUSCULAR

### Eventos Pré-sinápticos

Na região pré-sináptica, a chegada do potencial de ação provoca a abertura de canais de cálcio e promove o influxo do cálcio para o axoplasma, a favor do gradiente eletroquímico preexistente. Esses canais, que são voltagem-dependentes, localizam-se nas proximidades das zonas ativas, a cerca de 60 nm, dispostos em fileiras paralelas. O aumento da concentração de cálcio no axoplasma facilita a fusão das vesículas que armazenam a acetilcolina com a membrana da fibra nervosa, e em consequência o extravasamento de seus conteúdos para a fenda sináptica.[10,12]

O potencial de ação do nervo é o fator desencadeante da liberação de acetilcolina, mas o fator decisivo na quantidade de acetilcolina liberada é a concentração citoplasmática de cálcio. A quantidade de cálcio que penetra na terminação nervosa é determinada pela duração da despolarização, ou seja, pela duração do potencial de ação do nervo. Níveis de cálcio no sarcoplasma equivalentes a duas vezes a concentração normal elevam em cerca de quatro vezes a liberação de acetilcolina por impulso. Como o afluxo de cálcio persiste até que o potencial de membrana volte à condição de repouso, fármacos que prolongam a duração do potencial de ação provocam aumento sensível da liberação de acetilcolina. Um exemplo é a 4-aminopiridina, que age bloqueando os canais de potássio.[10,14]

Um dos efeitos do aumento da concentração de cálcio no citoplasma é a facilitação pós-tetânica que ocorre durante a monitorização com estimulação de alta frequência, em pacientes curarizados. Durante a estimulação, a concentração plasmática de cálcio aumenta progressivamente. A eliminação do cálcio não se faz na mesma velocidade do afluxo. Dessa forma, o cálcio intracelular se mantém alto e a quantidade de acetilcolina liberada torna-se suficiente para antagonizar o bloqueio. Esse antagonismo é fugaz e exterioriza-se pelo aumento da amplitude das respostas musculares à estimulação, característica da potenciação pós-tetânica.[9]

### Eventos Pós-sinápticos

Os dois principais eventos pós-sinápticos são a geração do potencial de placa terminal e do potencial de ação do músculo. O primeiro resulta da ativação dos receptores colinérgicos situados nas cristas das fendas sinápticas. Essa fase do processo de transmissão neuromuscular difere das demais porque é desencadeada por um estímulo químico que ativa receptores não específicos. O segundo resulta da ativação de canais de sódio localizados ao redor da placa motora, em profusão. Nessa fase, como ocorre nos demais eventos, o estímulo é elétrico e os receptores ativados são específicos para determinado íon.

A ativação dos receptores colinérgicos da fenda sináptica ocorre após pequeno período de latência, de cerca de alguns milissegundos, a partir da liberação de acetilcolina. A ligação do mediador com os sítios de ação dos receptores promove a abertura de canais não específicos, acetilcolina-dependentes, localizados na região central dos receptores. Pelo poro que se forma com a abertura do canal central, ocorre a entrada de cátions. O cálcio e o sódio em maior quantidade migram para o interior da célula muscular, enquanto o potássio percorre o caminho inverso.

Essa troca iônica provoca a despolarização focal da placa terminal que gera o potencial de placa terminal (PPT). A magnitude desse potencial depende da quantidade de acetilcolina liberada, ou seja, do número de receptores ativados. Alguns PPT somam-se, e, quando o potencial gerado atinge um limiar suficiente para despolarizar a membrana do músculo, dá origem ao potencial de ação do músculo. Isso ocorre quando 5% a 20% dos receptores estão com o canal aberto. Quando o PPT alcança sua maior amplitude, cerca de 340.000 canais estão abertos.[15,16]

## ■ FORMAÇÃO DA JUNÇÃO NEUROMUSCULAR

Na formação dessa estrutura, cujo processo inclui a participação de várias proteínas, atuam de forma cooperativa células musculares, nervosas e secundariamente células de Schwann. A evolução temporal e a localização da diferenciação sináptica são controladas pela comunicação entre o neurônio motor e as células musculares via interação entre fatores secretados e suas interações com receptores de superfície.[17,18]

Na fase embrionária as fibras são multinervadas, mas, no período pós-natal, elas passam a ser monoinervadas. Em cada fibra muscular apenas amadurece e se estabiliza uma única região de contato da terminação do nervo motor. Na primeira etapa do processo de amadurecimento, os receptores de acetilcolina, que durante a vida fetal são do tipo imaturo e estão distribuídos ao longo de toda a membrana da fibra muscular, passam a agrupar-se na região de contato com a terminação nervosa para formar o contato sináptico. Na sequência ocorrem modificações, inclusive com mobilização de elementos do citoesqueleto, que levam ao refinamento da diferenciação.

A agrina, uma proteína cuja denominação origina-se da palavra grega *agrein*, que significa ajuntar, montar, construir, é produzida no nervo, liberada pelo axônio e participa de quase todas essas etapas.[18,19] De acordo com Witzemann,[18] o papel fisiológico da agrina é estabelecer o contato sináptico para prevenir a dispersão da incrustação de receptores colinérgicos e controlar o crescimento do axônio. Acredita-se que o complexo agrina-MuSK (MuSK – Muscle Specific Kinase) faça parte de um sinal que interrompe o crescimento do neurônio motor e atua como um regulador para a ramificação axonal.[18] A agrina induz a fosforilação dos receptores de acetilcolina, sua ordenação e implantação nas cristas das pregas sinápticas. Este processo é mediado pela rapsina (*receptor associated protein of the synapse*) e envolve receptores de superfície tirosina cinase-específicos (MuSK) e a participação de um segundo elemento, denominado MASC – Myotube Associated Specificity Component.[3,19-23]

A ativação desse complexo sistema leva à diferenciação da JNM por três vias distintas. Além do agrupamento e implantação dos receptores de acetilcolina, somam-se a transcrição de receptores de acetilcolina sinápticos, também denominados maduros, pelo núcleo da célula muscular, e a expressão retrógrada de sinais que levam o axônio a parar seu crescimento e a diferenciar-se, originando a região pré-sináptica (Figura 22.4).[2,3,22]

O segundo mecanismo é ativado por neurorregulinas originárias do nervo motor. A interação dessas substâncias com as moléculas presentes na região pós-sináptica, incluindo "ErbB-cinases", faz com que os núcleos das células musculares passem a transcrever receptores colinérgicos em

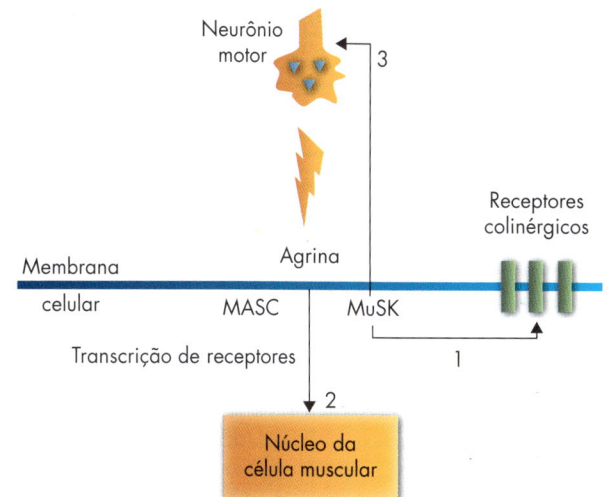

▲ **Figura 22.4** Diferenciação da Junção Neuromuscular – o neurônio motor em atividade sinaliza para o início da diferenciação (agrina), que se processa por 3 mecanismos: **(1)** agrupamento de receptores abaixo da membrana muscular, em diferenciação; **(2)** transcrição de receptores juncionais, maduros pela célula muscular; **(3)** emissão de sinal que leva à diferenciação do axônio.

uma frequência muito mais alta do que as células remanescentes da membrana muscular. Dentre as neurorregulinas, uma proteína, a ARIA (Acetylcholine Receptors Inducing Activity), estimula o acúmulo de receptores colinérgicos, mas não tem aparentemente nenhum efeito sobre a implantação desses receptores na placa terminal, o que reforça a ideia de uma atividade de transcrição.

Além desses mecanismos, há um terceiro relacionado com a ativação dos receptores colinérgicos pela acetilcolina. Essa ação leva ao aparecimento de correntes que reprimem a expressão genética de receptores colinérgicos pelos núcleos das células musculares, subsinápticas. A expressão dessa ação é representada pela diminuição progressiva da densidade de receptores extrajuncionais a partir da atividade da sinapse nervo/músculo. Nas condições patológicas que determinam ausência de sinal neuronal, a hipótese de desenvolvimento da junção neuromuscular centrada na sinalização originada no nervo via agrina deve ser acrescida da participação muscular.[3,7,17,18,22]

### Maturação da Junção Neuromuscular

Após o nascimento, na maioria dos músculos de humanos a região da placa motora ainda não se diferenciou totalmente. O número de receptores maduros é menor, os canais iônicos não se diferenciaram e a liberação de acetilcolina é menor, levando à diminuição da margem de segurança da junção neuromuscular nos dois primeiros meses de vida.[23-27]

No período entre o nascimento até os dois anos de vida, sob a ação trófica da atividade muscular, a síntese de receptores imaturos é inibida. Ao mesmo tempo, intensifica-se a síntese dos receptores maduros, cuja localização é juncional. Dessa forma, os lactentes e as crianças de menor idade têm os dois tipos de receptores, distribuídos na placa motora em uma proporção que varia de músculo para músculo, em uma velocidade que depende do grau de atividade muscular da criança.[25]

A imaturidade da placa motora associada a fatores sistêmicos faz com que os neonatos, lactentes e crianças apresentem respostas anômalas aos BNM. As crianças entre 1 mês e os 2 anos de vida têm uma relação massa muscular/tecido adiposo maior do que lactentes e adultos. Portanto, nessa faixa etária as crianças apresentam um número relativamente maior de receptores.

O processo de maturação muscular caminha paralelamente. Os músculos dos neonatos apresentam diferenças anatômicas e fisiológicas dos músculos adultos que também interferem nos efeitos dos BNM. Um exemplo é a modificação progressiva da composição de músculos envolvidos na respiração, com o aumento de fibras do tipo I a partir do nascimento (Tabela 22.1). Como as fibras do tipo I são mais sensíveis aos BNM do que as do tipo II, a implicação clínica é que o diafragma de neonatos é mais dificilmente bloqueado do que nas crianças maiores e nos adultos.[24-26]

**Tabela 22.1** Evolução muscular a partir do nascimento, de acordo com o percentual das fibras do tipo I.

|  | Diafragma (%) | Intercostais (%) |
|---|---|---|
| Prematuro | 14 | 19 |
| Neonato | 26 | 46 |
| > 8 meses | 55 | 65 |
| Adulto | 55 |  |

Dentre os fatores sistêmicos, são citados: 1) a maior proporção de água corporal dos lactentes, resultando no maior volume de distribuição dos BNM. Clinicamente, resulta na necessidade de maiores doses para a obtenção de bloqueio neuromuscular do que nos demais grupos etários; 2) imaturidade hepática e renal, fatores que podem alterar a duração do efeito dos BNM.

Em resumo, em função do número elevado de receptores imaturos presentes na fibra muscular, os neonatos podem comportar-se como resistentes aos BNM não despolarizantes. No entanto, a baixa reserva muscular faz com que boa parte desses pacientes se comporte como sensíveis aos BNM não despolarizantes. Os lactentes (1 mês a 1 ano de vida) comportam-se como os adultos, e as crianças acima de 2 anos tornam-se resistentes novamente. As crianças entre 1 mês e 2 anos são mais resistentes aos BNM despolarizantes do que os adultos e as crianças maiores.[24]

Nas crianças de maior idade e nos adultos, embora os núcleos das células musculares guardem a capacidade de formar receptores extrajuncionais, em condições normais somente sintetizam os receptores juncionais.

Nos adultos, a junção neuromuscular apresenta-se em um estado de equilíbrio dinâmico, no qual se alternam períodos de crescimento e de retração. Com a idade, há diminuição dos níveis de fatores que regulam a manutenção desse equilíbrio. A placa motora sofre transformação progressiva, passando a apresentar uma aparência varicosa. Nos idosos, o número de receptores juncionais diminui enquanto há formação progressiva de receptores extrajuncionais.[28]

A inatividade favorece e o exercício pode retardar o aparecimento dessas alterações. Elas diferem do processo que ocorre após a desnervação e correspondem ao quadro conhecido como eliminação sináptica.[21]

## ■ ACETILCOLINA

### Síntese

A acetilcolina é sintetizada no axoplasma da terminação nervosa. É formada pela acetilação da colina sob a ação da colina-O-acetiltransferase e da acetilcoenzima-A.

A colina advém, na sua maior parte, da degradação da acetilcolina na fenda sináptica. Outra parte é originária da síntese da colina no fígado, e uma pequena parte é representada pela colina presente na dieta. Independentemente da origem, a colina é transportada para o interior do axoplasma por um sistema de alta afinidade, íon sódio-dependente, presente nas membranas das terminações nervosas colinérgicas.[16]

O transporte de colina está aumentado por um curto período que se segue à passagem do impulso nervoso, indicando a existência de um mecanismo que correlaciona a síntese com a demanda de acetilcolina. Esse é um mecanismo de proteção da junção neuromuscular capaz de impedir o esgotamento dos depósitos axoplasmáticos do neurotransmissor, disponíveis para a liberação, quando o nervo é estimulado, repetidamente, com altas frequências. Entre os fatores que explicam a conexão síntese-demanda de acetilcolina, encontra-se o aumento do íon sódio decorrente do aumento da frequência de impulsos nervosos.[16]

Quando o transporte da colina para o interior do axoplasma e/ou a síntese de acetilcolina estão diminuídos, ocorre a falência da transmissão neuromuscular. O comprometimento do sistema transportador pode ser ocasionado por substâncias, como o hemicolínio 3, que interferem com o sistema carreador. Essas substâncias promovem a diminuição da síntese e, como consequência, a diminuição da liberação de acetilcolina.

Outras substâncias combinam-se com o sistema transportador da colina e dessa forma são transportadas para o axoplasma em lugar da colina. Após sofrerem acetilação pela colina-O-acetiltransferase, originam falsos transmissores que, quando liberados para a fenda sináptica, não são capazes de despolarizar a placa motora. Por último, cita-se o uso prolongado de anticolinesterásicos, que leva à diminuição da concentração de acetilcolina na fenda sináptica com consequente diminuição da recaptação de colina para o axoplasma.

Parte do acetato, que também é necessário para a formação da molécula de acetilcolina, é produzida pelas mitocôndrias, no axoplasma, sob a ação da acetilcoenzima A. A outra parte resulta de degradação da acetilcolina na fenda sináptica, sendo transportada para o axoplasma por processo específico.

A acetilcolina sintetizada é transportada ativamente do axoplasma para o interior das vesículas, por meio da cápsula, contra um gradiente de concentração, em um processo dependente de uma bomba de prótons ($Mg^{++}$ dependente – tipo ATPase), que demanda energia. A acetilcolina presente no axoplasma liga-se a uma proteína transportadora e dessa forma atravessa a membrana da vesícula. No interior da vesícula a proteína troca cada molécula de acetilcolina por um íon hidrogênio.[29] Cada vesícula contém cerca de 8.000 a 12.000 unidades de acetilcolina (0,4 M).[6,16]

## Armazenamento de Acetilcolina

A terminação nervosa contém cerca de 70% da acetilcolina presente na junção neuromuscular. O restante está distribuído na fibra muscular, cerca de 20% a 25%, e nas células de Schwann da terminação nervosa. A acetilcolina presente na porção extraneuronal da junção é formada a partir da colina sob a ação da enzima carnitina acetiltransferase, uma vez que a fibra muscular não tem a enzima colina-acetiltransferase. A função dessa porção de acetilcolina é desconhecida.

Na terminação nervosa, a acetilcolina é armazenada, preferencialmente, no interior de vesículas que são repetidamente recicladas. A fração restante, 20% a 30%, permanece em solução no axoplasma.

As vesículas (aproximadamente 60 mm de diâmetro) são sintetizadas no aparelho de Golgi, no corpo celular, e são transportadas para a terminação nervosa, através do axônio. Também podem ser produzidas na terminação nervosa por um processo de reciclagem. A cápsula das vesículas é de natureza proteica. Dentre elas, quatro estão correlacionadas com o processo de liberação de acetilcolina (sinapsina-I, sinaptotagmina, sinaptobrevina e sinaptofisina).

No axoplasma, as vesículas de acetilcolina estão ancoradas a vários componentes do esqueleto celular, formando depósitos em dois níveis distintos. Uma pequena porção de vesículas (1%) encontra-se aglomerada nas zonas ativas da membrana pré-sináptica e constitui os chamados estoques imediatamente disponíveis (300 - 1.000 quanta). As vesículas desse depósito são discretamente menores, contêm a acetilcolina mais recentemente sintetizada e são as principais responsáveis pela manutenção da liberação do transmissor quando a atividade do nervo é relativamente baixa (Figura 22.5).[9,16]

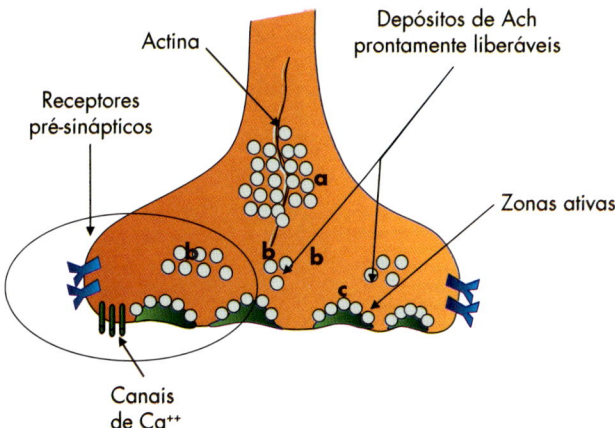

▲ **Figura 22.5** Representação dos níveis de armazenagem de acetilcolina na terminação do neurônio motor: **(a)** depósito de reserva maior; **(b)** depósito de reserva menor; **(c)** depósito de acetilcolina prontamente liberável, ao redor das zonas ativas.

A eletromiografia de alta resolução mostrou que entremeando as vesículas presentes nas zonas ativas há pequenas partículas proteicas, provavelmente canais de cálcio voltagem-dependentes. A abertura desses canais permite a entrada de cálcio na terminação nervosa e desencadeia uma série de eventos que levam à liberação dessas vesículas. A rapidez com que se inicia a liberação de acetilcolina (200 ms) indica que esses canais estão muito próximos do sítio de liberação do mediador.[9]

Há indícios de que as zonas ativas mais proximais têm maior probabilidade de secretar acetilcolina do que as localizadas mais distalmente. No entanto, há zonas com pequena capacidade de liberação distribuídas em toda a superfície da região pré-sináptica. Essa diferença está relacionada com a densidade de vesículas em cada zona e também com a proximidade dos canais de cálcio.

A maior fração de vesículas concentra-se mais profundamente na terminação nervosa, constituindo os depósitos de reserva de acetilcolina, não prontamente liberáveis. A mobilização das vesículas, desse depósito para as zonas ativas, é um processo dependente de energia que envolve o íon cálcio. Durante a estimulação do nervo com altas frequências de estímulos, por período prolongado, o cálcio pode penetrar mais profundamente no nervo, facilitar a quebra dos pontos de ancoragem e liberar as vesículas de acetilcolina. Uma vez livres no citoplasma, podem mobilizar-se para as proximidades das zonas ativas, o depósito prontamente disponível, garantindo a liberação continuada do neurotransmissor.

## Liberação de Acetilcolina

Em condições fisiológicas, a quantidade de acetilcolina liberada pelo estímulo nervoso é proporcionalmente muito maior do que aquela necessária para dar início ao potencial de ação. Isso se reflete na chamada margem de segurança da junção neuromuscular. Além do já citado exuberante número de receptores colinérgicos incrustados nas cristas juncionais (mecanismo pós-sináptico), soma-se o fator representado pelo excesso de acetilcolina, agora um fator pré-sináptico.[16]

A liberação de acetilcolina para a fenda sináptica também ocorre espontaneamente. As vesículas contendo acetilcolina fundem-se com a membrana celular na região das zonas ativas e na sequência rompem-se, liberando todo o seu conteúdo de uma única vez na fenda sináptica. Posteriormente, as cápsulas são extraídas da membrana celular e reutilizadas para formar novas vesículas.[5,6]

Essa forma de liberação, a forma espontânea "quantal", não depende do influxo de íons cálcio, pois a concentração de cálcio no axoplasma é suficiente para garanti-la. O conteúdo de uma vesícula (2.000 a 10.000 unidades de acetilcolina) corresponde ao que se denomina um *quantum* de acetilcolina. A liberação de um *quantum* provoca uma pequena despolarização da placa motora (0,5 – 1,0 mV), que não se propaga, é efêmera e denomina-se potencial de placa terminal em miniatura (PPTM).

Os PPTMs ocorrem em uma frequência de 2 PPTM/segundo, e sua amplitude corresponde à centésima parte da amplitude do PPT. Exceto pela amplitude, o PPTM é semelhante ao potencial de placa terminal na duração e na maneira pela qual pode ser afetado pelos fármacos. Sua função não é conhecida, mas, provavelmente, tem um efeito trófico sobre a fibra muscular.[30,31]

A liberação quantal de acetilcolina é aumentada pela despolarização da membrana pré-juncional causada pelo impulso nervoso. Cerca de 400 a 500 quanta (quanta = plural de *quantum*) são liberados, sincronicamente, por impulso nervoso. Na forma quantal induzida pelo estímulo nervoso, a acetilcolina contida nas vesículas dos estoques imediatamente disponíveis é liberada em quantidades suficientes para despolarizar a membrana pós-juncional.[16]

Na presença de um estímulo nervoso, a acetilcolina dissolvida no axoplasma é liberada em grande quantidade e mais precocemente do que a acetilcolina contida nas vesículas. Esse processo também é dependente do íon cálcio e do AMP cíclico. O cálcio interage com algumas proteínas da membrana do axônio, provocando alterações conformacionais que facilitam o extravasamento de acetilcolina para a fenda sináptica, através de poros que se abrem na membrana.[6,30]

A acetilcolina dissolvida no citoplasma também é secretada espontaneamente. Essa forma de liberação, denominada liberação molecular, ocorre através da membrana da terminação nervosa, é contínua e não depende da ação do cálcio extracelular. É a forma pela qual a acetilcolina dissolvida no plasma é liberada em quantidade suficiente para promover a despolarização da placa motora de pequena intensidade, porém sustentada.[32-34]

## O Processo de Mobilização de Acetilcolina

O mecanismo que permite o reabastecimento dos depósitos prontamente disponíveis, para garantir a liberação continuada de acetilcolina durante estimulação de alta frequência, é conhecido como processo de mobilização. Esse processo envolve as etapas já descritas, de síntese e formação das vesículas, e também o mecanismo pelo qual o cálcio, atuando como mediador, facilita a ruptura da ancoragem das vesículas ao citoesqueleto e a aproximação ao local de fusão na membrana, próximo às zonas ativas.

O cálcio penetra no axoplasma através de canais voltagem-dependentes localizados muito próximo das margens laterais das zonas ativas. Esses canais são ativados pela despolarização causada pelo estímulo nervoso e atuam como um sensor de cálcio para iniciar a exocitose das vesículas de acetilcolina.[12]

Quando a concentração de cálcio no interior da terminação nervosa está elevada, o cálcio interage com as proteínas da cápsula das vesículas de acetilcolina reduzindo a barreira eletrostática existente entre elas e a membrana celular, uma vez que ambas apresentam cargas negativas. Dessa forma, as vesículas podem aproximar-se e fundir-se com a membrana celular para permitir a liberação da acetilcolina. As vesículas do depósito de reserva estão presas a filamentos de actina do citoesqueleto por ligações com a sinapsina 1, uma fosfoproteína que recobre a superfície externa das vesículas. Quando a sinapsina I é fosforilada pelo complexo $Ca^{++}$-calmodulina-proteína cinase ativada, as vesículas desprendem-se do citoesqueleto. Essa enzima reduz a afinida-

de da sinapsina-I pela actina e as vesículas ficam livres para migrar para as zonas ativas. Dessa forma, sua principal ação correlaciona-se com a mobilização lenta da acetilcolina dos estoques de reserva para as zonas ativas e, em consequência, com a liberação do mediador durante a estimulação de alta frequência[5,6] (Figura 22.5).

As outras proteínas que integram a membrana vesicular, a sinaptotagmina, a sinaptofisina e a sinaptobrevina têm múltipla função. Participam do processo de ligação das vesículas aos sítios de liberação, da formação do poro que permite o extravasamento de acetilcolina para a fenda sináptica e, provavelmente, da reciclagem das vesículas.

Quando se liga ao cálcio, a sinaptotagmina sofre alteração conformacional e torna-se capaz de fundir-se a uma proteína da zona ativa, a sintaxina. A junção das duas proteínas forma o poro por meio do qual todo o conteúdo da vesícula de acetilcolina é lançado na fenda sináptica. A sinaptobrevina e a sinaptofisina têm papel igualmente importante nesse processo (Figura 22.6).[3,5,6]

Do ponto de vista estrutural, uma vesícula sináptica, as duas proteínas que fazem a interligação de sua cápsula com a membrana sináptica e o canal de cálcio correspondente constituem a unidade secretora de um *quantum* de acetilcolina que se denomina sinaptos-secretossoma ou simplesmente secretossoma.[3,35]

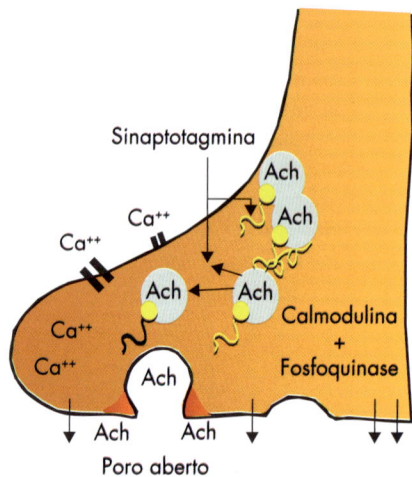

▲**Figura 22.6** Na terminação nervosa, sob a ação do cálcio ocorrem: 1) deslocamento das vesículas dos pontos de ancoragem, um processo que envolve o complexo calmodulina/fosfoquinase; 2) a sinaptotagmina funde-se com a membrana neural, dando origem a um poro pelo qual a acetilcolina é lançada na fenda sináptica. As setas indicam liberação da acetilcolina livre no citoplasma (liberação não quantal).

## ■ RECEPTORES COLINÉRGICOS

Um dos fatores que contribuíram decisivamente para a caracterização das propriedades dos receptores colinérgicos foram as pesquisas com a alfa-bungarotoxina, uma toxina isolada de veneno de cobra que se liga de maneira irreversível aos receptores do músculo esquelético, no mesmo sítio de ligação de agonistas e antagonistas nicotínicos. Com essa ferramenta foi possível demonstrar, por microscopia eletrônica e por outros métodos, como a aplicação iontoforética de agonistas, que os receptores se localizam essencialmente nas cristas das pregas juncionais. No entanto, a descrição estrutural do receptor colinérgico somente tornou-se possível com o avanço da biologia molecular.[36]

Os receptores colinérgicos são glicoproteínas sintetizadas intracelularmente nos ribossomas da célula muscular, temporariamente armazenadas no aparelho de Golgi e nas vesículas pós-Golgi. Posteriormente, são transportados ao longo do citoplasma para a região imediatamente abaixo da membrana, agrupam-se e fixam-se nas cristas das pregas juncionais.

Esses receptores são formados por 5 subunidades proteicas denominadas pelas letras gregas, alfa ($\alpha$), beta ($\beta$), delta ($\delta$), gama ($\gamma$) e épsilon ($\varepsilon$). Atualmente, já foram clonados em vertebrados 17 tipos dessas subunidades. As combinações entre as diferentes unidades geram a possibilidade de existirem pelo menos 5 e até 16 tipos diferentes de receptores colinérgicos. No entanto, como os receptores são constituídos de cinco unidades, sendo duas delas do tipo alfa, uma do tipo beta, uma do tipo delta e uma do tipo gama ou épsilon, o número de possíveis combinações fica restrito.[29,37]

Nos receptores, as cinco unidades proteicas estão dispostas concentricamente, formando no seu interior um cilindro, o poro central ou canal iônico. As dimensões do diâmetro do canal iônico variam em sua extensão. Na porção extracelular, mede cerca de 5 a 8 nm e afunila-se na porção que se estende pela membrana celular. Assim, algumas moléculas de grande peso molecular que atravessam a porção extracelular podem ficar retidas na porção mais estreita do canal iônico, impedindo o influxo de íons e produzir bloqueio neuromuscular por obstrução dos canais abertos.[38]

Funcionalmente, a ativação do receptor depende da ligação de substâncias agonistas aos sítios de ação localizados na porção extracelular do receptor, sendo um em cada subunidade alfa, provavelmente entre os aminoácidos 172 e 201. Esses sítios são também chamados sítios de reconhecimento e representam o local de ação de agonistas como a acetilcolina, de antagonistas nicotínicos como os bloqueadores neuromusculares competitivos e de antagonistas irreversíveis como a alfa-bungarotoxina.[23]

As duas subunidades alfa têm peso molecular de 40.000 Dalton, são idênticas na sequência de aminoácidos (437 aminoácidos ou resíduos), mas diferem funcionalmente, isto é, seus sítios de ligação apresentam diferentes afinidades pelos agonistas. A explicação para essa diferença está na correlação espacial das duas subunidades alfa com as demais. Nos receptores presentes no músculo, o primeiro sítio de ligação tem grande afinidade pelos agonistas e está localizado entre as subunidades alfa$_1$ e delta, enquanto o segundo tem menor afinidade pelos agonistas e situa-se entre as subunidades alfa$_1$ e gama se o receptor é imaturo ou épsilon se o receptor é do tipo maduro (Figura 22.7).[9,39] Nos receptores neurais são conhecidos 5 sítios de ligação com agonistas, mas o número de agonistas capazes de ativá-los ainda não é conhecido.[40,41]

## Tipos de Receptores

Os receptores colinérgicos são classificados como nicotínicos e muscarínicos. De acordo com suas ações farmacológicas e com a localização preferencial, podem ser subdivididos em dois subtipos: 1) N$_1$ (neurais), encontrados nos gânglios autonômicos e no sistema nervoso, 2) N$_2$ (musculares), presentes na junção neuromuscular. Foram identificadas nos receptores musculares subunidades alfa ($\alpha_1$), beta ($\beta_1$) e 1 de cada uma das demais subunidades ($\delta$, $\gamma$, $\varepsilon$) e nos receptores neurais: $\alpha_2 - \alpha_{10}$, e $\beta_2 - \beta_4$. Os BNM atuam preferencialmente nos receptores N$_2$, mas alguns deles, como o hexametônio e a d-tubocurarina, em altas doses, têm ação ganglionar via estimulação de receptores N$_1$.

Os receptores nicotínicos presentes na placa motora podem ser designados como maduros e imaturos de acordo com a distribuição das glicoproteínas que os compõem. Os denominados maduros têm uma subunidade épsilon ($\alpha_1$-$\beta_1$-$\delta$-$\varepsilon$) em substituição à subunidade gama característica dos imaturos ($\alpha_1$-$\beta_1$-$\delta$-$\gamma$).[42,43]

Outra forma de classificação dos receptores colinérgicos baseia-se na sua localização preferencial na junção neuromuscular. De acordo com essa classificação, três tipos de receptores colinérgicos podem ser identificados. Dois deles estão dispostos na superfície da fibra muscular e denominam-se Juncionais e extrajuncionais. Os juncionais (ou receptores maduros) são tão numerosos que quase recobrem a placa motora. Os extrajuncionais (receptores imaturos) distribuem-se em toda a superfície da fibra muscular. O ter-

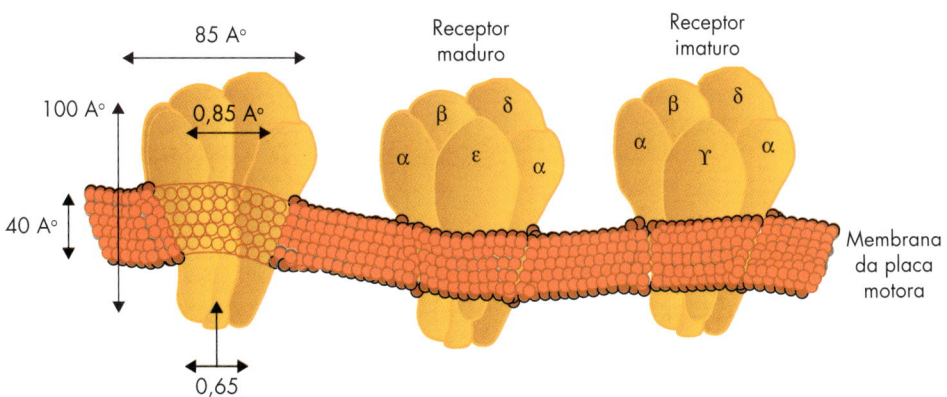

▲**Figura 22.7** Receptores colinérgicos – estrutura proteica e sua inserção na membrana da placa motora.

ceiro tipo são os chamados receptores pré-sinápticos e localizam-se na terminação nervosa.[40-43] Por uma questão de padronização, desse ponto em diante será adotada a denominação receptores maduros como sinônimo de receptores juncionais e imaturos em relação aos extrajuncionais.

Na JNM têm importância clínica os subtipos: 1) $\alpha_1$-$\beta_1$-$\delta$-$\varepsilon$, receptores denominados maduros, presentes exclusivamente na placa motora, em condições fisiológicas a partir do nascimento; 2) $\alpha_1$-$\beta_1$-$\delta$-$\gamma$, receptores denominados imaturos, presentes ao longo da membrana muscular (inclusive na placa motora) nas condições que levam à diminuição da atividade muscular e na vida fetal; 3) receptores neurais $\alpha_3$–$\beta_2$, encontrados na região pré-sináptica; 4) subtipo $\alpha_7$ – receptores neurais que proliferam na região pós-sináptica durante o processo de desenvolvimento da junção neuromuscular e após desnervação.[8,9,37]

Os receptores maduros são estáveis e têm meia-vida de duas semanas. Existem em uma densidade de 5.000 a 20.000 mm², um número 5 vezes maior do que o necessário para desencadear a despolarização da placa terminal e originar a contração muscular. A exuberância de receptores na placa motora justifica, em parte, a grande margem de segurança da transmissão neuromuscular.

Os receptores imaturos são instáveis do ponto de vista metabólico, com meia-vida menor do que 24 horas. A diferença quanto à meia-vida de duração explica o fato de que após o nascimento a porção extrajuncional da fibra muscular torna-se progressivamente livre de receptores, ficando a região quimiossensível restrita somente à placa motora.[41]

A presença da subunidade gama também é responsável pela modificação do tempo de abertura do canal e da maior ou menor sensibilidade dos receptores a substâncias agonistas e antagonistas. Em relação aos receptores maduros, os receptores imaturos apresentam maior tempo médio de abertura do canal central (6 ms) e maior sensibilidade à acetilcolina. Quando presentes na placa motora, os receptores imaturos alteram a resposta aos BNM. Em relação aos fármacos antagonistas, eles são menos sensíveis, contribuindo para explicar a resistência dos neonatos aos BNM não despolarizantes. A diferença de sensibilidade entre receptores imaturos e maduros parece não depender somente da mudança de subunidade gama para épsilon (Tabela 22.2).

Outro fator importante pode ser a presença e a distribuição de lipídios, principalmente colesterol e outros esteróis, normalmente existentes em alta concentração na membrana da fibra muscular, ao redor dos receptores neoformados.

Há indícios da existência de uma segunda população de receptores nicotínicos pós-juncionais que contêm subunidades $\alpha_1$ e $\beta_2$. Esses receptores não estão diretamente envolvidos na transmissão do estímulo. Eles respondem a concentrações elevadas de acetilcolina. Quando os seus canais se abrem, permitem a entrada seletiva de cálcio e a ativação de uma proteína quinase. Sob a ação dessa quinase ocorre a fosforilação das duas unidades $\alpha_1$ e das demais unidades, modificando-as para a forma dessensibilizada. A dessensibilização representa, portanto, um mecanismo de proteção prevenindo os estados de superexcitabilidade.[44]

Um terceiro tipo de receptor colinérgico pós-juncional foi descrito mais recentemente. Denomina-se receptor neural $\alpha_7$ e é formado por cinco subunidades $\alpha_7$, todas com sítios de ligação para a acetilcolina. Tanto os bloqueadores competitivos como a succinilcolina podem interagir com esses sítios. No músculo, a farmacologia clínica dos receptores $\alpha_7$ ainda não foi bem estudada. Sabe-se que eles proliferam após desnervação, queimaduras, imobilização e outros estados patológicos como sepse. A resistência aos bloqueadores competitivos, característica desses estados patológicos, pode ser explicada em parte pela presença dos receptores tipo neuronal $\alpha_7$.[8,37,43]

## Receptores Pré-sinápticos

A existência de receptores colinérgicos, nicotínicos e muscarínicos, na membrana da terminação nervosa da JNM, pode ser evidenciada por estudos bioquímicos e eletrofisiológicos. Esses receptores, chamados pré-sinápticos, apresentam apenas subunidades proteicas alfa e beta, provavelmente organizadas em grupos de cinco ($\alpha_3\beta_2$). Embora diferentes dos receptores maduros quanto à estrutura, mantêm a mesma aparência cilíndrica.[6,29,39,45]

Os receptores pré-sinápticos do tipo nicotínico são bloqueados pelos BNM não despolarizantes, mas não são bloqueados pela alfa-bungarotoxina. Assemelham-se aos receptores nicotínicos dos gânglios autonômicos quanto às respostas fisiológicas e desempenham o papel de sistema facilitador da liberação de acetilcolina (*feedback* positivo).[39] Quando ativados pela acetilcolina liberada na fenda sináptica pelo impulso nervoso, aumentam a liberação do neurotransmissor, pela maior mobilização da acetilcolina dos

| Tabela 22.2 Características principais dos receptores colinérgicos maduros (juncionais) e imaturos (extrajuncionais). | | |
|---|---|---|
| | **Tipo de receptores** | |
| | **Juncionais** | **Extrajuncionais** |
| Localização preferencial | Placa motora exclusivamente | Toda a membrana |
| Estrutura proteica | 2 $\alpha$, 1 $\beta$, 1 $\delta$, 1 $\varepsilon$ | 2 $\alpha$, 1 $\beta$, 1 $\delta$, 1 $\gamma$ |
| Vida média | 2 semanas | 18 horas |
| Canal iônico | menor tempo aberto | maior tempo aberto |
| Sensibilidade aos agonistas | menor | Maior |
| Sensibilidade aos antagonistas | menos resistente | mais resistente |

depósitos de reserva, para os depósitos prontamente disponíveis (Figura 22.8).

Esse mecanismo é importante na manutenção da liberação de acetilcolina durante estimulação de alta frequência e é coadjuvado pelo aumento do influxo de cálcio que ocorre durante a passagem do impulso nervoso.[9]

O bloqueio desse grupo de receptores $(\alpha_3\beta_2)$ pelos BNMND explica a falência da resposta muscular durante a estimulação tetânica ou com a sequência de quatro estímulos (TOF).[37] Durante a estimulação com estímulos de alta frequência, não havendo o deslocamento da acetilcolina dos depósitos de reserva, esgotam-se os depósitos prontamente disponíveis com diminuição da quantidade de mediador liberada (Figura 22.6). Em consequência ocorre a diminuição da amplitude da resposta contrátil (fadiga).

Dessa forma, pode-se deduzir que o efeito bloqueador dos fármacos não despolarizantes resulta de um mecanismo de dupla via, ou seja, da ação em dois tipos distintos de receptores colinérgicos. A inibição dos receptores pré-sinápticos $(\alpha_3\beta_2)$ ocasiona a fadiga ao TOF, enquanto a redução da amplitude das respostas musculares aos estímulos de baixa frequência resulta do bloqueio de receptores musculares $\alpha_1\beta_1$ da região da placa motora. Como os BNM despolarizantes têm baixa afinidade pelos receptores $\alpha_3\beta_2$, a monitorização do bloqueio por despolarização demonstra diminuição da amplitude das respostas musculares, mas não detecta fadiga à estimulação de alta frequência ou com TOF (Figura 22.8).[8,16,37]

O papel fisiológico dos receptores do tipo muscarínico e o mecanismo pelo qual são ativados ainda não são bem conhecidos. Admite-se que tenham o papel de sistema inibidor da liberação de acetilcolina (*feedback* negativo),[16] mas a ativação desses receptores tanto pode resultar no aumento como na diminuição da liberação de acetilcolina. Essa duplicidade de efeitos remete à discussão para a existência de dois subtipos de receptores.

## ■ AÇÃO DE AGONISTAS E ANTAGONISTAS

Em condições de repouso, as subunidades proteicas dos receptores colinérgicos assumem uma disposição espacial que mantém o poro iônico fechado. A ativação do receptor por um agonista requer que os sítios de reconhecimento, localizados um em cada subunidade alfa, estejam ocupados. Esses dois sítios apresentam uma cooperação positiva, isto é, a ligação de uma molécula agonista a um dos sítios facilita a ligação da segunda molécula ao outro.

A ocupação das subunidades por um agonista induz a alteração conformacional da proteína de cada subunidade, resultando na abertura do poro iônico. O tempo médio de abertura desse canal depende do potencial de membrana; fecha-se mais rapidamente quando a membrana está despolarizada e vice-versa. A despolarização desencadeada pelo potencial de ação acelera o fechamento do poro e a remoção da acetilcolina ligada ao receptor, tornando-a suscetível a hidrólise pela acetilcolinesterase.[6,10,11]

Ao contrário do que ocorre com os bloqueadores despolarizantes que mimetizam a ação de agonistas, os bloqueadores neuromusculares competitivos não induzem alterações conformacionais nos receptores. Eles atuam bloqueando o acesso da acetilcolina ao receptor, bastando a ocupação de um único sítio de ligação do receptor para impedir a abertura do poro iônico pela acetilcolina.

## ■ AÇÃO DE FÁRMACOS NÃO BLOQUEADORES NEUROMUSCULARES

Alguns fármacos como, por exemplo, procaína, cetamina e anestésicos inalatórios alteram a transmissão neuromuscular via receptores colinérgicos, agindo de forma direta ou interferindo na camada lipídica ao redor do receptor. A ação dessas substâncias, em sítios diferentes dos sítios de ligação para a acetilcolina, promove modificações na dinâmica do

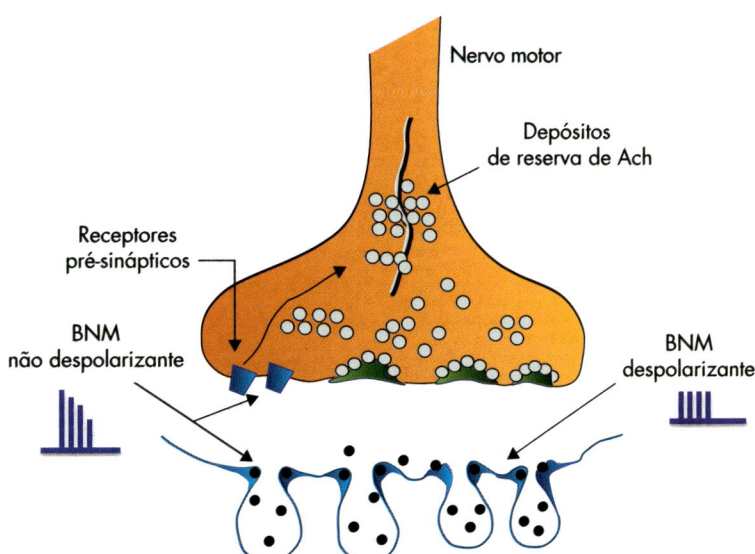

▲ **Figura 22.8** Ação dos BNM não despolarizantes nos receptores colinérgicos da junção neuromuscular. 1) O bloqueio de receptores pré-sinápticos $(\alpha_3\beta_2)$ impede a mobilização de acetilcolina dos depósitos de reserva, diminui a liberação do mediador e justifica a fadiga após estimulação de alta frequência; 2) O bloqueio de receptores pós-sinápticos $a_1b_1$ed produz diminuição da amplitude das respostas musculares.

receptor. O canal central torna-se lento, diferentemente do que ocorre com os BNM que impedem a abertura do poro central e, consequentemente, a passagem de íons entre os dois lados da membrana muscular. A procaína, a quetamina e alguns anestésicos inalatórios são exemplos de fármacos que se dissolvem na camada lipídica ao redor do receptor e podem promover tanto a dessensibilização do receptor como alterar a abertura do canal central.[43]

## ■ REGULAÇÃO DOS RECEPTORES

Como a transmissão neuromuscular é um sistema que, tipicamente, envolve receptores, a maior sensibilidade da JNM aos agonistas/antagonistas está relacionada ao menor número, enquanto a resistência está relacionada ao aumento do número de receptores colinérgicos. A interação fármaco/receptor pode levar à maior produção de receptores, no caso de interação com os antagonistas ou de menor exposição aos neurotransmissores, um processo denominado regulação para cima (*up regulation*). O processo de *up regulation* está presente nas lesões de neurônio motor superior ou inferior, atrofia muscular por desuso, queimaduras, infecções e exposição crônica aos BNM não despolarizantes ou aos fármacos antiepilépticos.[5,21,41]

A depleção de receptores, um processo denominado regulação para menos (*down regulation*), ocorre quando da exposição prolongada aos agonistas. Inicialmente, os receptores assumem a forma dessensibilizada. Posteriormente, ocorrem diminuição da síntese e maior reabsorção dos receptores remanescentes por endocitose.[5,21,41]

A exposição por tempo prolongado aos antagonistas (*up regulation*) provoca o aumento da síntese de receptores do tipo imaturo e sua inserção ao longo da membrana muscular, uma resposta também encontrada nos casos de desnervação.[9] As características funcionais e farmacológicas dos receptores imaturos localizados na placa motora são diferentes daquelas dos receptores maduros e interferem na resposta muscular aos BNM não despolarizantes. Os receptores imaturos são menos sensíveis aos BNM não despolarizantes e, portanto, simulam resistência em resposta ao uso desses fármacos.[41]

Algumas hipóteses foram aventadas para explicar o aparecimento de respostas anômalas aos fármacos BNM, nas condições de *up regulation*. Fisiologicamente, participam da transmissão neuromuscular os receptores localizados na placa terminal. Provavelmente os receptores alocados na porção extrajuncional da membrana muscular funcionam como um depósito, que retém grande número de moléculas do BNM utilizado. Como parte da dose do BNM administrada se liga a esses receptores, são necessárias maiores doses para a ocupação de pelo menos 75% dos receptores presentes na placa motora e o aparecimento de sinais de bloqueio neuromuscular.[41]

O processo de neoformação de receptores inicia-se dentro de algumas horas de inatividade, a partir dos núcleos localizados mais proximamente da placa motora e a seguir pelos demais núcleos. A distribuição dos receptores neoformados ao longo de toda a membrana muscular, inclusive na placa motora, dura alguns dias até que se estenda por toda a fibra.[9]

Nas condições que levam à inatividade muscular, o nervo motor está íntegro e a placa motora mantém a aparência morfológica, mas, à semelhança do que ocorre após a desnervação, os núcleos das fibras musculares voltam a sintetizar receptores imaturos, extrajuncionais, inclusive do tipo neural $\alpha_7$. A presença desse receptor na placa motora contribui para a resistência aos BNM não despolarizantes.[46,47]

De acordo com Khan e col.,[46] o número de receptores do tipo $\alpha_7$ é cerca de 3 vezes maior do que no membro não imobilizado. Eles realizaram um estudo experimental com camundongos e compararam o membro imobilizado com o membro contralateral. As alterações funcionais e bioquímicas características do desuso foram confirmadas no lado imobilizado pela perda progressiva de massa muscular, diminuição da amplitude das respostas a estímulos isolados e de alta frequência e aumento da expressão de receptores imaturos. Com esse modelo animal e a análise (immunoblot analysis) dos receptores colinérgicos do músculo solear conseguiram comprovar, pela primeira vez, a presença de receptores $\alpha_7$ na membrana dos músculos imobilizados.[46]

Mais recentemente, Lee e col.[47] testaram a real significância dos receptores imaturos na resposta de resistência aos BNM não despolarizantes. Em um estudo experimental, em camundongos, utilizando antagonistas específicos para os receptores maduros e para os imaturos, verificaram que após o bloqueio desses receptores a amplitude das respostas musculares ainda permanecia com cerca de 20% da amplitude inicial. Esse acetilcolinaado demonstrou a participação de um terceiro grupo de receptores na manutenção da resposta neuromuscular. A inibição dos 20% remanescentes de resposta muscular pela alfa-bungarotoxina e por um antagonista específico de receptores $\alpha_7$ demonstrou que esses receptores têm participação significativa na transmissão neuromuscular nos casos de *up regulation*. Como a redução inicial de cerca de 80% na amplitude da contração ocorreu quase totalmente após o uso específico do antagonista de receptores maduros, eles concluíram que a participação dos receptores imaturos era mínima na manutenção da contração muscular. Dessa forma, sugeriram que a resposta de resistência aos BNM não despolarizantes provocada pela imobilização é explicada, de forma mais expressiva, pela presença de número significativo de receptores $\alpha_7$ na placa motora e não pela participação do pequeno número de receptores imaturos. O significado clínico e terapêutico desses achados ainda não foi elucidado, mas se sabe que a estimulação dos receptores $\alpha_7$ atenua a liberação de citocina e o processo inflamatório.[47]

Outra condição que leva a *up regulation* de receptores colinérgicos resulta da inibição da liberação de acetilcolina pela toxina botulínica. A utilização da toxina botulínica na prática clínica cresceu nos últimos anos. Está sendo utilizada no tratamento de disfunções musculares como: torcicolo, paralisia cerebral, estrabismo, disfunção do esfíncter anorretal, além do uso em medicina cosmética para a redução de rugas de expressão ou no tratamento da desidrose. A toxina botulínica tem ação pré-sináptica, inibindo a exocitose das vesículas de acetilcolina e a liberação do mediador com consequente indução da proliferação de receptores imaturos. No músculo tratado produz paralisia flácida, que é completa até o quarto dia após a injeção e que perdura por cerca de três meses. Essa duração é maior (cerca de 10 a 11 meses) no tratamento de rugas horizontais da testa ou periorbitais, e é progressivamente maior com a repetição do tratamento.[48] Os indícios de que esse efeito ocorre também em outros músculos, a distância do local de injeção, foram comprovados em estudos experimentais sugerindo uma distribuição sistêmica da toxina botulínica a partir do local da injeção. Embora as doses de toxina botulínica usadas na clínica sejam muito pequenas, pode ocorrer comprometimento de músculos adjacentes por difusão da toxina.[49-51]

O aumento significativo de receptores neoformados em resposta à inibição da liberação de acetilcolina sugere uma resposta anômala, do tipo resistência, aos BNM não despolarizantes, a exemplo do que ocorre após queimaduras, denervação ou imobilização. No entanto, a quantidade de BNM não despolarizante necessária para produzir bloqueio pode ser variável após o uso de toxina botulínica, na dependência do nível de bloqueio que se quer manter e do grau de comprometimento muscular provocado pela toxina botulínica.

Há relatos na literatura de hipersensibilidade aos BNM não despolarizantes nos músculos afetados pela toxina botulínica, tanto em experimentos em animais como durante anestesias em pacientes que usaram a toxina botulínica, previamente, para o tratamento estético da face.[48-51] No relato de Miller,[49] a monitorização da junção neuromuscular com eletrodos posicionados na testa para detectar as respostas ao TOF do músculo orbicular do olho mostrava ausência de respostas aos estímulos ao mesmo tempo que havia força muscular na musculatura abdominal. A recolocação dos eletrodos para a região do n. ulnar mostrou que havia relação TOF ≥ 0,7, indicando resposta de hipersensibilidade no músculo afetado pela toxina botulínica. A explicação provável é que a ausência do mediador e a atrofia muscular causada pela toxina se sobreponham ao aumento da população de receptores imaturos.

Na prática clínica esses achados têm relevância quanto à monitorização da junção neuromuscular. Quando do uso de BNM nos pacientes que receberam aplicação terapêutica ou cosmética da toxina botulínica, a colocação dos eletrodos do estimulador de nervo periférico na região onde foi injetada a toxina pode indicar maior grau de bloqueio no músculo tratado com a toxina do que o verificado nos demais músculos. Considerando que a toxina tem efeito nos músculos a distância do local da injeção, até mesmo a monitorização em outras regiões pode não refletir o grau de paralisia no restante do corpo.[49-51]

Nas condições clínicas que levam a *up regulation*, a resposta anômala aos BNM despolarizantes é de hipersensibilidade, e as repercussões indesejáveis do uso de succinilcolina podem surgir por duas vias. Os receptores imaturos têm maior sensibilidade aos agonistas, portanto pequenas doses de succinilcolina podem desencadear despolarização da fibra muscular. Além disso, o tempo de abertura do canal central é cerca de 2 a 10 vezes maior do que dos receptores maduros. Em consequência, há maior liberação de potássio. A segunda via está na dependência da presença de receptores neoformados ao longo da fibra muscular que alcançam

número suficiente para causar hiperpotassemia em pelo menos 72 horas após a lesão. A despolarização desses receptores pela succinilcolina não influencia no bloqueio da JNM, mas contribui fortemente para o aumento exacerbado dos níveis plasmáticos de potássio. Em casos extremos, o aumento do potássio sérico, que em condições fisiológicas é insuficiente para produzir alterações cardiológicas graves (0,5 mEq.L$^{-1}$), pode alcançar níveis suficientes para provocar acidentes fatais.[5,22,23]

A depleção dos receptores da junção neuromuscular ocorre naquelas condições em que há diminuição da concentração de acetilcolina e pode resultar da diminuição da síntese ou da destruição pela acetilcolinesterase. São exemplos os pacientes com miastenia grave ou naqueles submetidos a tratamento prolongado com fármacos que inibem a acetilcolinesterase, ou ainda na exposição aos organofosforados, por envenenamento ou na doença ocupacional pela exposição crônica.

Indivíduos que praticam exercícios de condicionamento muscular com frequência podem responder aos BNM de forma diferenciada. Os músculos submetidos ao exercício recebem acetilcolina e se contraem repetidamente. Essa situação mimetiza a exposição prolongada ao mediador. Diferentemente dos casos de envenenamento por organofosforados, a acetilcolina é degradada e a duração da exposição depende da duração do exercício. Embora ainda não se tenha demonstrado que o exercício leva ao estado de *down regulation*, as respostas aos BNM podem estar modificadas. Nesses pacientes, os músculos com condicionamento podem apresentar maior grau de bloqueio do que os demais, em resposta às doses convencionais de BNM não despolarizantes. Dessa forma, a monitorização do bloqueio utilizando um desses músculos não refletirá o estado de recuperação do diafragma.[41]

## ■ FATORES QUE INTERFEREM NA TRANSMISSÃO NEUROMUSCULAR

### Interferência com a Síntese e Liberação de Acetilcolina

A acetilcolina é sintetizada no axônio a partir da ação da colina--acetiltransferase sobre a colina e a acetilcoenzima A. A colina entra no axônio por meio de transporte ativo e 50% dela é resultante do metabolismo da acetilcolina pela colinesterase. Os fármacos como o hemicolíneo que interferem neste transporte e os que diminuem a oferta de colina como os anticolinesterásicos diminuem a quantidade de acetilcolina sintetizada.

Cerca de 80% da acetilcolina sintetizada é estocada em vesículas que ficam ancoradas no citoesqueleto por uma proteína, a sinapsina. O ativador para que ocorra liberação das vesículas de acetilcolina é o potencial de ação nervoso, entretanto ele não é o liberador, per se. O potencial de ação provoca alterações na forma de canais proteicos da membrana pré-sináptica, permitindo a entrada de cálcio por canais rápidos (voltagens-dependentes) e por canais lentos (ativados via AMPcíclico). Se o cálcio não estiver presente, nem a despolarização nem o fluxo de sódio produzirão liberação da acetilcolina. A entrada de cálcio no neurônio ativa a liberação de acetilcolina e o número de vesículas liberadas é influenciado pela concentração de cálcio ionizado no extracelular e pelo tempo de duração de seu fluxo para dentro da célula nervosa.[52] O influxo de cálcio cessa quando ocorre o fluxo tardio de potássio para fora do neurônio. Assim, a diminuição da liberação de acetilcolina pelo terminal nervoso ocorre na situação de hipopotassemia por dificultar a geração do potencial de ação, na hipocalcemia e no bloqueio da entrada do cálcio no canal rápido por cátions orgânicos bivalentes como o magnésio e nos canais lentos por bloqueadores de canais de cálcio como verapamil, nifedipina e diltiazem. O oposto ocorre na hipercalcemia como no hiperparatireoidismo e com a 4-aminopiridina a qual aumenta o conteúdo de acetilcolina liberada porque bloqueia a saída de potássio do terminal nervoso. A estimulação tetânica também resulta em acúmulo de cálcio intraneural e consequente aumento na quantidade liberada de acetilcolina aos estímulos aplicados após o tétano, sendo este o mecanismo da potencialização pós-tetânica. A adrenalina e as endorfinas acentuam a atividade dos canais lentos de cálcio por ativação da adenilciclase (enzima formadora de AMP cíclico) o que resulta em prolongamento do influxo de cálcio no terminal nervoso. Inibidores da fosfodiesterase, acarretam aumento do AMPcíclico e a consequência é maior liberação de acetilcolina. O bloqueio neuromuscular com vecurônio em pacientes que receberam milrinona, durante anestesia com vecurônio, apresentou o início de ação mais lento e recuperação mais rápida comparativamente ao grupo controle.[53]

Na síndrome miastênica de Lambert-Eaton há anticorpos contra os canais de cálcio rápidos na junção neuromuscular e no sistema nervoso autônomo o que prejudica a liberação de acetilcolina resultando em fraqueza muscular, fadiga e disfunção autonômica.[52]

As miotonias caracterizam-se por retardo no relaxamento muscular após a contração. As miotonias não distróficas ocorrem por defeito nos canais iônicos pré-sinápticos de sódio, potássio e particularmente nos de cloro. A administração de succinilcolina resulta em contratura mantida enquanto a resposta aos dos bloqueadores neuromusculares adespolarizantes (BNMA) é normal. Os anticolinesterásicos devem ser evitados pela contratura consequente à concentração aumentada de acetilcolina na transmissão neuromuscular.[54] O terminal pré-sináptico contém receptores colinérgicos nicotínicos ($a_3\beta_2$) na superfície da membrana que promovem *feedback* positivo na mobilização e liberação de acetilcolina, particularmente nos estímulos de alta frequência (acima de 0,15 Hz). A ação antagonista dos bloqueadores não-despolarizantes nestes receptores explica a fadiga observada na monitorização com a sequência de quatro estímulos e com a estimulação tetânica.[52,55] Recentemente foi demonstrado que a fadiga não é necessariamente apenas um fenômeno pré--juncional. Ocorre fadiga por bloqueio apenas dos receptores colinérgicos da placa motora ou por combinação do bloqueio dos receptores colinérgicos pré e pós-sinápticos. O bloqueio isolado dos receptores pré-juncionais $a_3b_2$ não seria necessário e suficiente para causar fadiga.[56]

A Tabela 22.1 apresenta um resumo dos fatores, relacionados ao terminal pré-sináptico, que interferem com a transmissão neuromuscular.

## Interferência do Terminal Nervoso nos Receptores Pós-Sinápticos

A região pré-sináptica contém componentes envolvidos na diferenciação, agrupamento e estabilização dos receptores colinérgicos na placa motora. Situações que levam à interrupção da comunicação entre o nervo e o músculo provocam alterações que modificam as respostas dos receptores colinérgicos da membrana muscular aos bloqueadores neuromusculares.[52] Quando ocorre diminuição ou abolição da atividade nervosa (lesão de medula espinhal, lesão nervosa ou repouso prolongado no leito) os novos receptores formados pelo músculo permanecem na forma imatura e são distribuídos por toda a superfície da membrana muscular. Esses receptores são sensíveis a baixas concentrações de agonistas (acetilcolina ou succinilcolina) e pouco sensíveis aos antagonistas (BNMA). Os receptores imaturos, uma vez ativados, mantêm o canal iônico aberto por um tempo mais prolongado, 2 a 10 vezes maior, que os receptores maduros, o que implica em maior movimento de íons resultando em hipercalemia. Nesta situação, a administração de succinilcolina resulta em contração mantida com importante aumento da concentração plasmática de potássio. Esta sensibilidade à succinilcolina começa três a quatro dias após a desnervação e alcança níveis perigosos a partir do sétimo dia. A resistência aos BNMA é traduzida por início de ação prolongado e curta duração de ação.

## Interferência na Placa Motora

A membrana muscular, localizada do lado oposto ao terminal nervoso, constitui a placa motora. É composta por milhões de receptores colinérgicos nicotínicos que são constituídos por cinco cadeias proteicas, 2 alfa$_1$, 1 beta$_1$, 1 delta e 1 épsilon (maduro) ou 1 gama (imaturo) dispostas em círculo e originam um canal que atravessa a membrana lipídica de lado a lado.[52] A composição lipídica da membrana ao redor dos receptores é importante e deve conter cerca de 50% de colesterol para correto funcionamento dos receptores. O restante da membrana da fibra muscular é denominado membrana extrajuncional que contém canais de sódio e é ativada apenas por estímulos elétricos. Quando as duas cadeias alfas do receptor colinérgico são ocupadas simultaneamente por um agonista (acetilcolina ou succinilcolina), o canal no centro do receptor é aberto permitindo a passagem de íons. Este movimento iônico cria o potencial de placa motora que se propaga para a membrana extrajuncional. Se a intensidade deste potencial que chegar na membrana extrajuncional for capaz de atingir o limiar dos canais de sódio desta região, o que ocorre quando pelo menos 5% a 20% dos receptores abrem seus canais, então será deflagrado o potencial que resultam em contração muscular. A repolarização ocorre com a saída da acetilcolina do receptor quando é metabolizada, em milissegundos, em acetato e colina pela acetilcolinesterase. Para que ocorra diminuição na contração muscular há necessidade de que pelo menos 75% dos receptores colinérgicos da placa motora sejam ocupados por um antagonista como um BNMA. A ocupação de pelo menos 95% destes receptores é necessária para completa supressão da contração muscular ao estímulo isolado. Estas porcentagens variam entre os músculos e as espécies.

## ■ BLOQUEIO POR AGENTES DESPOLARIZANTES

### Bloqueio Fase I

À semelhança da acetilcolina, os bloqueadores neuromusculares despolarizantes (BNMD) interagem nas duas cadeias alfa dos receptores colinérgicos na placa motora e desencadeiam o potencial de placa. Ocorrerá abertura do portão voltagem-dependente do canal de sódio na membrana extrajuncional com consequente ativação do potencial de ação que se propaga pelo músculo e gera a contração muscular. Diferente da acetilcolina que é metabolizada em milissegundos, a succinilcolina e o decametônio não são hidrolizados pela acetilcolinesterase na junção neuromuscular; sofrem hidrólise pela pseudocolinesterase no plasma. O que se observa, como resultado da persistência mais prolongada da succinilcolina na placa motora, é que o músculo inicialmente se contrai, mas esta situação não persiste porque a membrana muscular extrajuncional (membrana eletricamente excitável) se "acomoda" à contínua despolarização da placa motora. A persistência destes agentes na junção neuromuscular permite ocorra ligação repetida aos receptores, os canais dos receptores são abertos repetidamente o que mantém um fluxo de corrente por meio da membrana prolongando a despolarização da placa motora. Este estado de despolarização persistente "acomoda" os canais de sódio ao redor da placa motora. Isso é resultado dos portões voltagem dependentes permanecendo abertos enquanto os portões tempo dependente permanecem fechados. Assim, enquanto a placa motora mantém um potencial de placa (ação da succinilcolina, por exemplo) a membrana extrajuncional mantém o estado de acomodação impossibilitando o fluxo de sódio e formação de novo potencial de ação, portanto nova contração muscular. O resultado é a paralisia flácida que permanece até que a placa motora retorne à situação de repouso sem despolarização e os portões voltagem e tempo dependentes voltem ao seu estado de repouso, ou seja, fechado e aberto, respectivamente. Portanto, o bloqueio por despolarização da placa motora é análogo à geração de um período refratário prolongado na região da membrana imediatamente ao redor da placa motora despolarizada.[57]

O bloqueio resultante do estado de acomodação induzido pela succinilcolina é também chamado de bloqueio fase I. Nesta situação a membrana muscular apresenta três zonas: a placa motora despolarizada, a membrana perijuncional com canais de sódio inativados e o resto da membrana muscular com os canais de sódio em estado de repouso.

A presença de muitas placas motoras impede que ocorra acomodação nos músculos extraoculares. Esses músculos respondem à succinilcolina com contratura muscular mantida.

Na vigência de bloqueio fase I, a monitorização da função neuromuscular caracteriza-se por ausência de fadiga e de potencialização pós-tetânica.

### Bloqueio Fase II

A ação persistente dos BNMD na placa motora resulta em bloqueio neuromuscular denominado bloqueio fase II, o qual não tem seu mecanismo esclarecido. É estabelecido que após grandes doses, doses repetidas ou infusão contínua prolongada (maior que 3mg.kg$^{-1}$.h$^{-1}$ por mais de 2 horas) de succinilcolina.

Na monitorização da função neuromuscular este bloqueio tem as características de um bloqueio adespolarizante, ou seja, fadiga e potencialização pós-tetânica.

A transição de bloqueio de fase I para fase II inicia-se com taquifilaxia. Nesse momento, os dois tipos de bloqueio existem simultaneamente. Quando o bloqueio é predominantemente de fase I, a administração de anticolinesterásico aumentará o grau de bloqueio, o contrário ocorre com a predominância do bloqueio em fase II. Vários fatores estão envolvidos no mecanismo do bloqueio fase II, compreendendo tanto estruturas pré como pós-juncionais. Um dos possíveis mecanismos é a dessensibilização do receptor colinérgico. Além da dessensibilização, provavelmente as moléculas agonistas (acetilcolina ou succinilcolina) entram no citoplasma através dos canais abertos e causam danos intracelulares. A abertura repetida dos canais mantém a saída de potássio com contínua entrada de sódio levando a uma distorção da função de membrana ao redor da junção neuromuscular. Também a entrada de cálcio, através de canais abertos, pode causar alterações nos receptores da placa motora. Efeitos similares a estes descritos podem ocorrer no terminal pré-sináptico alterando a velocidade e a quantidade de acetilcolina mobilizada e liberada.[57]

### Dessensibilização

A dessensibilização é uma situação em que o receptor colinérgico não abre seu canal iônico em resposta à ação de agonistas nas subunidades alfa. O receptor neste estado é chamado dessensibilizado; não está disponível para participar do processo normal de transmissão neuromuscular. Este fenômeno pode ocorrer tanto nos receptores pré-sinápticos como nos pós-sinápticos. Vários fármacos como halotano, polimixina B, cocaína, etanol, tiopental, pentobarbital, acetilcolina, succinilcolina, neostigmina, lidocaina, clorpromazina e verapamil podem deslocar o receptor do estado normal para a situação de dessensibilização, o que resultará em prejuízo na transmissão neuromuscular.[52,57]

## ■ BLOQUEIO POR AGENTES ADESPOLARIZANTES

Os BNMA e BNMD apresentam semelhança estrutural com a acetilcolina o que lhes permite interagir no receptor colinérgico por meio do nitrogênio quaternário. Os BNMA basicamente impedem a ativação do receptor pela acetilcolina enquanto os BNMD ativam estes receptores, o que resulta na passagem de sódio e cálcio para dentro da célula e saída de potássio; o relaxamento resulta da acomodação que se instala subsequente à contração muscular.

Os BNMA causam paralisia flácida por competir com a acetilcolina nas subunidades alfa do receptor juncional. Portanto, este bloqueio é dependente da concentração do BNMA e de sua afinidade pelo receptor. Os BNMA ocupam os receptores colinérgicos sem atividade agonista não sendo, portanto, capazes de provocar alteração na conformação do receptor e consequente abertura do canal. Não havendo geração de potencial de placa motora, não há deflagração de potencial de ação na membrana extrajuncional e a fibra muscular não é ativada para contrair-se permanecendo no estado de repouso.

Os BNMA atuam nos receptores da placa motora ocupando uma ou as duas subunidades alfa do receptor e também pela oclusão do canal destes receptores. Considerando que, para ativar o receptor colinérgico há necessidade de ocupação das duas subunidades alfa pela ACh, a ocupação de apenas uma cadeia alfa pelo BNMA resultará em bloqueio do receptor.[52] A combinação entre BNMA aminoesteroides e benzilisoquinolínicos é capaz de aumentar a potência do bloqueio neuromuscular. A magnitude do efeito dessa associação é superior ao das doses equivalentes de cada fármaco isoladamente. Esse resultado sugere que o efeito ocorre em maior grau por ação sinérgica do que por efeito aditivo.

O sinergismo pode ser explicado pela atuação pré e pós--sináptica nos receptores de acetilcolina que resultam da alteração na afinidade dos diferentes BNMA pelas duas subunidades alfa do receptor nicotínico pós-sináptico. Mecanismos adicionais incluem a presença de múltiplos sítios nos receptores de acetilcolina e diferentes modos de ação dos BNMA.[58]

## Bloqueio de Canal Aberto e Fechado

O bloqueio de canal formado pelas subunidades proteicas do receptor colinérgico pode se estabelecer com alguns fármacos quando utilizados em concentrações de uso clínico prejudicando a TNM. O bloqueio pode ser com o canal aberto ou fechado. Nos dois tipos há prejuízo do fluxo de íons no receptor com bloqueio da despolarização da placa motora.

Considerando que este tipo de bloqueio não ocorre no mesmo local do receptor onde há ligação com a acetilcolina, ele não é considerado um antagonismo competitivo da ACh e não é revertido por anticolinesterásicos.

O bloqueio de canal aberto é uso dependente. Ocorre oclusão física do canal do receptor colinérgico da placa motora previamente aberto pela ação de um agonista nas cadeias alfa. Este tipo de bloqueio pode resultar da ação de barbitúricos, atropina, prednisolona, alguns antibióticos e todos os bloqueadores neuromusculares. A d-tubocurarina em baixas doses age como antagonista e em altas doses entra no canal.

No bloqueio de canal fechado o influxo de íons no canal do receptor colinérgico da placa motora está bloqueado, independente da sua abertura. Quinidina, cocaína, antidepressivos tricíclicos, naltrexona, naloxona e alguns antibióticos podem determinar bloqueio de canal fechado.

Os anestésicos locais intensificam o efeito dos BNMA por bloqueio de canal aberto e de canal fechado como também por bloquearem os canais de sódio e de potássio.[59]

Os anestésicos voláteis (AV) promovem um efeito sinérgico com os BNMA porque interferem na transmissão neuromuscular por ligação nas cadeias proteicas dos receptores colinérgicos nicotínicos pós-sinápticos, em sítios diferentes daqueles da ação dos BNMA. Esta ligação ocorre com canal aberto ou fechado e resulta em alterações na confor-

mação do receptor com consequente inibição do influxo de íons.[60,61] Outro possível mecanismo do efeito dos AV sobre a TNM é a mediação pelo AMPc, uma vez que a administração de inibidores de fosfodiesterase atenua o efeito depressor dos AV.[62] O grau de incremento do bloqueio neuromuscular pelos AV depende diretamente da sua concentração na fenda sináptica. Há equipotência quanto à capacidade de inibição da TNM pelos anestésicos voláteis, porém não há correlação com a potência clínica representada pela concentração alveolar mínima (CAM). A intensificação do bloqueio neuromuscular por meio de um AV de menor potência requer maior concentração do anestésico na fenda sináptica e, consequentemente, maior relaxamento muscular secundário. Assim, equipotência para bloqueio dos receptores colinérgicos da placa motora pelo sevoflurano e pelo isoflurano corresponde à utilização clínica de 1,7 CAM e 1,3 CAM, respectivamente. Quando os AV são utilizados com CAM equipotentes, a necessidade de vecurônio é 20% menor com o desflurano em comparação ao isoflurano.[59-62]

Bloqueio de canal e dessensibilização são fenômenos que, como a acomodação, interferem na TNM gerando como resultado final a ausência de contração muscular. Entretanto, os primeiros são fenômenos do receptor colinérgico diferentes da acomodação que é decorrente de alteração da membrana extrajuncional.

## Fenda Sináptica

Os anticolinesterásicos antagonizam o bloqueio neuromuscular adespolarizante pelo acúmulo de acetilcolina na fenda sináptica. Porém, podem intensificar o bloqueio pela diminuição da oferta de colina ao terminal nervoso pré--sináptico e por desenvolver dessensibilização no receptor colinérgico da placa motora.

## ■ OUTROS FATORES QUE AFETAM A TRANSMISSÃO NEUROMUSCULAR

A ciclofosfamida inibe a pseudocolinesterase, o que prolonga o efeito da succinilcolina. A deficiência adquirida da pseudocolinesterase pode ocorrer com a utilização de alguns quimioterápicos citotóxicos como a citarabina, vincristina e rituximab. Na quimioterapia com ciclofosfamida, doxorubicina e 5-fluorouracil há aumento do cálcio intracelular e piora do processo de contração e relaxamento das miofibrilas. Isso ocorre pelo efeito da doxorubicina que ativa o estresse oxidativo e altera a função mitocondrial dos músculos estriados. Este efeito pode ser o responsável por prolongar o início de ação e encurtar a duração do cisatracúrio.[63,64]

As estatinas estão associadas à miotoxicidade. Aumentam a expressão dos receptores nicotínicos alfa$_7$ e diminuem a atividade da colinesterase.[65] A redução do colesterol pelas estatinas pode levar à endocitose dos receptores nicotínicos da placa motora e alterações nas proteínas e canais envolvidos na exocitose das vesículas de acetilcolina do terminal nervoso. A utilização crônica de rosuvastatina provavelmente acarreta menor liberação de acetilcolina e/ou aumento da sensibilidade da membrana muscular porque está associada ao aumento da potência, da duração clínica e da duração total do rocurônio em 1,5, 2,5 e 3,5 vezes, respectivamente.[66] A administração de succinilcolina em paciente em uso de estatinas aumentou a fasciculação e a concentração plasmática de mioglobina sem alterar as concentrações plasmáticas de potássio e de creatina quinase.[67]

A toxina botulínica interfere na transmissão neuromuscular por impedir a exocitose das vesículas de acetilcolina no terminal pré-sináptico. Este estado de desnervação resulta em aumento da expressão dos receptores nicotínicos. A toxina botulínica manifesta-se não só no local de injeção, mas também à distância. Assim, a toxina botulínica diminui a margem de segurança da TNM por mecanismos pré e pós-juncionais. Apesar de ocorrer aumento de receptores extrajuncionais, foi observado aumento de sensibilidade aos bloqueadores adespolarizantes o que pode sugerir predomínio do efeito pré-sináptico. A monitorização da TNM fica prejudicada se os estímulos forem aplicados na área do músculo que recebeu a toxina.[68]

Os antidepressivos tricíclicos e os inibidores seletivos de recaptação da serotonina apresentam efeito inibitório nos receptores nicotínicos. A fluoxetina inibe a contração isolada sem alterar a relação T4/T1 e a DE95 do rocurônio. O bloqueio neuromuscular induzido pela fluoxetina não é antagonizado pela neostigmina. Estas ações sugerem efeito pós-sináptico por bloqueio não competitivo ou dessensibilização dos receptores. Outros efeitos incluem ação no canal de sódio do músculo, no mecanismo de contração ou na mobilização de cálcio.[69,70,71]

Rivastigmina, galantamina ou donepezil, utilizados no tratamento da doença de Alzheimer, são bloqueadores da acetilcolinesterase. Sua utilização leva ao aumento da concentração de acetilcolina nos locais de neurotransmissão. As implicações clínicas esperadas são o aumento do tempo de duração da succinilcolina com desenvolvimento de bloqueio de fase II e a necessidade de maiores doses de BNMA.[69-71]

A administração aguda dos anticonvulsivantes pode potencializar o efeito dos BNMA como resultado de efeitos pré e pós-sinápticos por diminuição da liberação de acetilcolina do neurônio motor e estabilização da membrana pós-sináptica.

Entretanto, na utilização crônica observa-se resistência aos BNMA. Esse fato é semelhante ao que é observado após denervação ou imobilização. Este efeito ocorre por múltiplos fatores incluindo indução do metabolismo hepático, aumento da ligação proteica dos BNMA e/ou aumento de receptores colinérgicos com *up regulation*. A administração de succinilcolina em pacientes com uso crônico de anticonvulsivantes resultou em efeito prolongado do bloqueio sem hipercalemia, o que fala a favor de modesto efeito destes fármacos na indução de *up regulation*.[71]

A utilização de glicocosteroides aumenta a síntese e liberação de acetilcolina no neurônio motor. Na administração crônica, induz à diminuição da degradação e aumento na síntese de receptores colinérgicos nicotínicos na placa motora. A preparação nervo-diafragma de ratos, cronicamente tratados com dexametasona, demonstrou *up regulation* das subunidades ε e γ do receptor colinérgico com aumento na relação γ/ε. Estas alterações resultaram em maior resistência ao bloqueio neuromuscular sendo o efeito mais pronunciado com o atracúrio, seguido pelo vecurônio e em menor intensidade com o rocurônio.[72] A administração de 8 mg de dexametasona 2 a 3 horas antes da anestesia diminuiu em 15% a 20% a duração do bloqueio induzido pelo rocurônio. Entretanto, não houve alteração quando a mesma dose foi administrada na indução da anestesia. A prednisolona, administrada por mais de 4 semanas em pacientes com doença inflamatória crônica do intestino, retardou o início de ação do rocurônio em 35% e reduziu sua duração em 25% a 30%. Em relação ao atracúrio, não foi observada alteração no início de ação, embora a duração do bloqueio tenha sido reduzida em 20%.[72-75]

A hipotermia reduz a força muscular a partir de temperatura corporal de 36°C, o que corresponde a uma temperatura muscular de 35°C. A redução na temperatura corporal para 35°C para 34°C, aumenta em 60% a 100% a duração de ação e o tempo de recuperação espontânea dos BNMA de ação intermediária. A potencialização do bloqueio neuromuscular é justificada principalmente por efeito farmacocinético. Ocorre retardo do equilíbrio dos BNMA e BNMD entre a circulação e a junção neuromuscular (Ke0 efeito plasma).

Em relação a musculatura esquelética, há redução da sensibilidade dos miofilamentos ao íon cálcio, fato que justifica a redução da contratilidade. Outros efeitos adicionais incluem a lentificação da condução do impulso nervoso para a junção neuromuscular e, durante anestesia com anestésico volátil, o aumento deste efeito é secundário à elevação da solubilidade do AV decorrente da redução da temperatura.[76]

Pacientes portadores de diabetes melito apresentam degeneração e disfunção de nervos motores com lentificação da velocidade de condução, perda dos terminais nervosos axonais e do número de unidades motoras.[77,78] A recuperação espontânea da relação T4/T1 de 0,7 e 0,9 é lentificada em diabéticos.[77] O maior tempo de recuperação foi demonstrado em diabéticos que receberam vecurônio durante anestesia balanceada com sevoflurano, isoflurano, e também com anestesia venosa total.[76,78] Esse fato justifica a necessidade de particular atenção e monitorização quantitativa decorrente do maior risco de bloqueio neuromuscular residual nesse grupo de pacientes. Em contrapartida, não houve modificação da duração clínica e índice de recuperação do rocurônio em diabéticos tipo 2.[79] Entretanto, estes valores não representam a recuperação final do bloqueio neuromuscular. A recuperação do rocurônio avaliada pela relação T4/T1= 0,8 foi prolongada em diabéticos que receberam anestesia com 1,5 CAM de sevoflurano, mas não com isoflurano em concentração equipotente.[80,81,82]

Determinadas neuropatias periféricas, tendo como exemplo a Síndrome de Guillain-Barré, uma polineuropatia desmielinizante inflamatória, podem cursar com padrões autoimunes, promovendo aumento de receptores extrajuncionais consequentes à denervação. Assim, a succinilcolina deve ser evitada pela possibilidade de hipercalemia fatal. Na Síndrome de Guillain-Barré a resposta aos BNMA depende da fase da doença; apresenta resistência na fase de denervação e sensibilidade durante a reinervação.[83]

Na esclerose lateral amiotrófica há degeneração progressiva dos neurônios motores superior e inferior. A succinilcolina pode causar hipercalemia letal, enquanto os BNMA devem ter sua dose reduzida.[83] A miastenia gravis é uma doença autoimune onde há anticorpos contra os receptores colinérgicos da placa motora. O efeito na TNM depende da gravidade da doença e da resposta ao tratamento. Há aumento da sensibilidade aos BNMA. Esta sensibilidade aumentada também depende da gravidade da doença. Nos pacientes que não utilizam anticolinesterásicos ocorre resistência à succinilcolina consequente ao reduzido número de receptores colinérgicos. Naqueles tratados com inibidores da acetilcolinesterase a duração do bloqueio da succinilcolina está prolongada como resultado da inativação retardada.[57,83]

## REFERÊNCIAS

1. Silinsky EM. Basic pharmacology of neuromuscular blockers. In: Bowdle TA, Horita A, Kharasch ED. The Pharmacologic Basis of Anesthesiology. Basic Science and Practical Applications. 1st ed. New York: Churchill Livingstone Inc; 1994. p. 393-401.
2. Donati F. Physiology: nerve, junction and muscle. In: Harper NJN. Muscle Relaxants in Anaesthesia. 1st ed. Boston: Edward Arnold; 1995. p.1-12.
3. Braga AFA, Potério GMB. Fisiologia da transmissão neuromuscular. In: Almeida MCS. Bloqueadores Neuromusculares em Anestesia e Terapia Intensiva. São Paulo: Editora Atheneu; 2003. p. 11-26.
4. Brull S J. Neuromuscular Blocking Agents. In: Barash PG, Cullen BF, Stoelting RK, et al. Clinical Anesthesia. 8th ed. Philadelphia: Wolters Kluwer; 2017. p. 1353-1431.
5. Bowman WC. Physiology and pharmacology of neuromuscular transmission, with special reference to the possible consequences of prolonged blockade. Intensive Care Med. 1993;19:S45-S53.
6. Bowman WC. Prejunctional mechanisms involved in neuromuscular transmission. In: Booij LHDJ, Jones RM, Aitkenhead AR et al. Neuromuscular Transmission. London: BMJ Publishing Group; 1996. p. 1-27.
7. Hughes BW, Kusner LL, Kaminski HJ. Molecular architecture of the neuromuscular junction. Muscle Nerve. 2006;33:445-61.
8. Fagerlund MJ, Eriksson LI. Current concepts in neuromuscular transmission. Br J Anaesth. 2009;103:108-14.
9. Martyn JA, Fagerlund MJ, Eriksson LI. Basic principles of neuromuscular transmission. Anaesthesia. 2009;64(Suppl 1):1-9.
10. Ruff RL. Neurophysiology of the neuromuscular junction: overview. Ann N Y Acad Sci. 2003;998:1-10.
11. Heir EJ, Adams DC, Wald A, et al. Electrophysiology for anesthesiologists. Anesthesiol Clin North Am. 1997;15:487-509.
12. Anderson EG. Fundamentals of cellular neuropharmacology. In: Bowdle TA, Horita A, Kharasch ED. The Pharmacologic Basis of Anesthesiology. Basic Science and Practical Applications. 1nd ed. New York: Churchill Livingstone Inc; 1994. p. 1-17.
13. Neumann E, Weber J, Schürholz T. The initiation of the muscle action potential. Arch Physiol Biochem. 1996;104:731-44.
14. Hirsch NP. Neuromuscular junction in health and disease. Br J Anaesth. 2007;99:132-8.
15. Kelly D, Brull SJ. Monitoring of neuromuscular function in the clinical setting. Yale J Biol Med. 1993;66:473-89.
16. Booij LH. Neuromuscular transmission and its pharmacological blockade. Part 1: Neuromuscular transmission and general aspects of its blockade. Pharm World Sci. 1997;19:1-12.
17. Campagna JA. Development of the neuromuscular junction. Int Anesthesiol Clin. 2006;44:1-20.
18. Witzemann V. Development of the neuromuscular junction. Cell Tissue Res. 2006;326:263-71.
19. Hoch W. Formation of the neuromuscular junction. Agrin and its unusual receptors. Eur J Biochem. 1999;265:1-10.
20. Burden SJ. The formation of neuromuscular synapses. Genes Dev. 1998;12:133-48.
21. Martin JA. Receptor regulation. In: RKM Editors. 7th International Neuromuscular Meeting. Belfast. 2001.
22. Meier T, Wallace BG. Formation of the neuromuscular junction: molecules and mechanisms. BioEssays. 1998;20:819-29.
23. Wells DG, Fallon JR. Neuromuscular Junctions: the state of the union. Current Biol. 1996;6:1073-5.
24. Booij LH. Neuromuscular transmission and its pharmacological blockade. Part 4: Use of relaxants in pediatric and elderly patients, in obstetrics, and in the intensive care unit. Pharm World Sci. 1997;19:45-52.
25. Almeida MCS. Uso de bloqueadores neuromusculares em situações especiais. In: Almeida MCS. Bloqueadores Neuromusculares em Anestesia e Terapia intensiva. São Paulo: Editora Atheneu; 2003. p. 65-92.
26. Tardelli MA. Transmissão neuromuscular: anatomia, fisiologia e bloqueio. In: Cavalcanti CA, Diego LAS. Bloqueadores Neuromusculares: Bases Científicas e Uso Clínico em Anestesia. São Paulo: EPM. Editora de Projetos Médicos; 2002. p.13-33.
27. Martin LD, Bratton SL, O'Rourke PP. Clinical uses and controversies of neuromuscular blocking agents in infants and children. Crit Care Med. 1999;27:1358-68.
28. Tudorascu I, Sfredel V, Riza AL Motor unit changes in normal aging: a brief review. Rom J Morphol Embryol. 2014;55:1295-301.
29. Pollard BJ. Pharmacology of neuromuscular blocking drugs. In: Harper NJN. Muscle Relaxants in Anaesthesia. 1nd ed. Boston: Edward Arnold; 1995. p. 13-25.
30. Martyn JA, Standaert FG, Miller RD. Neuromuscular physiology and pharmacology. In: Bowdle TA, Horita A, Kharasch ED. The Pharmacologic Basis of Anesthesiology. Basic Science and Practical Applications. 1st ed. New York: Churchill Livingstone Inc.; 1994. p. 735-51.
31. Rodrigues RC. Transmissão neuromuscular: fisiologia, bloqueio e monitorização. Rev Bras Anestesiol. 1992;42(Supl 14):25-38.
32. Marshall IG, Parsons SM. The vesicular acetylcholine transport system. TINS. 1987;10:174-7.
33. Standaert FG. Release of transmitter at the neuromuscular junction. Br J Anaesth. 1982;54:131-45.
34. Vyskocil F, Malomouzh AI, Nikolsky EE. Non-quantal acetylcholine release at the neuromuscular junction. Physiol Res. 2009;58:763-84.
35. Bennett MR. Neuromuscular transmission at an active zone: the secretosome hypothesis. J Neurocytol. 1996;25:869-91.
36. Dreyer F. Acetylcholine receptor. Br J Anaesth. 1982;54:115-30.
37. Jonsson M, Gurley D, Dabrowski M. Distinct pharmacologic properties of neuromuscular blocking agents on human neuronal nicotinic acetylcholine receptors: a possible explanation for the train-of-four fade. Anesthesiology. 2006;105:521-33.
38. Stoelting RK. Neuromuscular blocking drugs. In: Stoelting RK. Pharmacology & Phisiology in Anesthetic Practice. Philadelphia: Lippincott Williams & Wilkins; 1999. p. 182-223.
39. Standaert FG. Bioquímica básica dos receptores da acetilcolina. Anesthesiol Clin North America. 1993;11:203-15.
40. Donati F, Bevan DR. Postjunctional mechanisms involved in neuromuscular transmission. In: Booij LHDJ, Jones RM, Aitkenhead AR, et al. Neuromuscular Transmission. London: BMJ Publishing Group, 1996. p.28-44.
41. Martyn JA, White DA, Gronert GA, et al. Up-and-down regulation of skeletal muscle acetylcholine receptors. Effects on neuromuscular blockers. Anesthesiology. 1992;76:822-43.
42. Shear TD, Martyn JA. Physiology and biology of neuromuscular transmission in health and disease. J Crit Care. 2009;24:5-10.
43. Witzemann V. Fetal and adult type acetylcholine receptors: their role in neuromuscular signal transmission. In: Proceedings of 6th International Neuromuscular Meeting. Paris. 1997. p. 1-15.
44. Bowman WC. Neuromuscular transmission: new insights. In: RKM Editors. 7o International Neuromuscular Meeting. Belfast. 2001.
45. Bowman WC. Prejunctional and postjunctional cholinoceptors at the neuromuscular junction. Anesth Analg. 1980;59:935-43.
46. Khan MA, Sahani N, Neville KA, et al. Nonsurgically induced disuse muscle atrophy and neuromuscular dysfunction upregulates alpha7 acetylcholine receptors. Can J Physiol Pharmacol. 2014;92:91.
47. Lee S, Yang HS, Sasakawa T, et al. Immobilization with atrophy induces de novo ex-pression of neuronal nicotinic a7 acetylcholine receptors in muscle contributing to neuro-transmission. Anesthesiology. 2014;120:76-85.
48. Kuczkowski KM. Anesthetic implications of botulinum toxin type A (Botox) injections for the treatment of ‹the aging face› in the parturient. Acta Anaesthesiol Scand. 2007;51:515-6.
49. Miller L, Neustein S. Neuromuscular blockade monitoring complicated by the un-known preoperative cosmetic use of botulinum toxin. Anesthesiology. 2006;105:862.
50. Frick CG, Fink H, Blobner M, et al. A single injection of botulinum toxin decreases the margin of safety of neurotransmission at local and distant sites. Anesth Analg. 2012;114:102-9.
51. Ward SJ, Harrop-Griffiths W. Botox injections and monitoring neuromuscular blockade. Anaesthesia. 2006;61:726.
52. Fagerlund MJ, Eriksson LI. Current concept in neuromuscular transmission. Br J Anaesth. 2009;103:108-14.
53. Nakajima, H, Hattori H, Aoki K, et al. Effect of milrinone on vecuronium-induced neuromuscular block. Anaesthesia. 2003;58:643-6.
54. Jeffrey M, Statland MD, Richard J. Barohn. Muscle Channelopathies: the Nondystrophic Myotonias and Periodic Paralyses. Continuum (Minneap Minn). 2013;19:1598-614.
55. Bowman WC, Prior C, Marshall IG. Presynaptic receptors in the neuromuscular junction. Ann NY Acad Sci. 1990;604: 69–81.

56. Nagashima M, Sasakawa T, Schaller SJ, et al. Block of postjunctional muscle-type acetylcholine receptors in vivo causes train-of-four fade in mice. Br J Anaesth. 2015;115: 122–7.
57. Bowman WC. Neuromuscular block. Br J Pharmacol 2006;147:S277-86.
58. Breslin DS, Jiao K, Habib AS, et al. Pharmacodynamic interactions between cisatracurium and rocuronium. Anaesth Analg. 2004;98:107-10.
59. Wang H, Zhang Y, Li ST. The effect of local anesthetics on the inhibition of adult muscle-type nicotinic acetylcholine receptors by nondepolarizing muscle relaxants. Eur J Pharmacol. 2010;630:29-33.
60. Dilger JP, Vidal AM, Mody HI, et al. Evidence for direct actions of general anesthetics on an ion channel protein: a new look at a unified mechanism of action. Anesthesiology. 1994;81:431–42.
61. Paul M, Fokt RM, Kindler CH, et al. Characterization of the interactions between volatile anesthetics and neuromuscular blockers at the muscle nicotinic acetylcholine receptor. Anesth Analg. 2002;95:362–7.
62. Uesugi T, Mikawa K, Nishina K, et al. Effects of phosphodiesterase-III inhibitors on sevoflurane-induced impairment of rat diaphragmatic function. Acta Anaesthesiol Scand. 2005;49:819-26.
63. Zanjani AP, Maghsoudloo M, Makarem J, et al. Chemotherapy alters cisatracurium induced neuromuscular blockade characteristics: a prospective cohort study. J Clin Anesth. 2017;36:84-7.
64. Bryson EO, Aloysi AS, Perez AM, et al. Prolonged succinylcholine action during electroconvulsive therapy (ECT) after cytarabine, vincristine, and rituximab chemotherapy. J ECT. 2011;27:42-3.
65. Roensch J, Crisby M, Nordberg A, et al. Effects of statins on alpha7 nicotinic receptor, cholinesterase and alpha-form of secreted amyloid precursor peptide in SH-SY5Y cells. Neurochem Int. 2007;50:800-6.
66. Panchasara AK, Patel JC, Vadgama VK, et al. Interaction between rosuvastatin and rocuronium in rat sciatic-gastrocnemius nerve-muscle preparation. J Anesth. 2014;28:727-32.
67. Turan A, Mendoza ML, Gupta S, et al. Consequences of succinylcholine administration to patients using statins. Anesthesiology. 2011;115:28-35.
68. Frick CG, Fink H, Blobner M, et al. A single injection of botulinum toxin decreases the margin of safety of neurotransmission at local and distant sites. Anesth Analg. 2012;114:102-9.
69. Patel JC, Barvaliya MJ, Patel TK, Tripathi CB. Neuromuscular blocking effect of fluoxetine and its interaction with rocuronium. Auton Autocoid Pharmacol. 2013;33:17-24.
70. Russell WJ. The impact of Alzheimer's disease medication on muscle relaxants. Anaesth Intensive Care. 2009;37:134-46.
71. Soriano SG, Martyn JA. Antiepileptic-induced resistance to neuromuscular blockers: mechanisms and clinical significance. Clin Pharmacokinet. 2004;43:71-81.
72. Cheng D, Yang MR, Qiu YW et al. Different magnitude of resistance to non-depolarizing muscle relaxants in dexamethasone-treated rat diaphragm associated with altered acetylcholine receptor expression. Genet Mol Res. 2014;13:5892-900.
73. Soltész S, Fraisi P, Noé KG, et al. Dexamethasone decreases the duration of rocuronium-induced neuromuscular block. Eur J Anaesthesiol. 2014;31:417-22.
74. Soltész, Mencke T, Stunz M et al. Attenuation of rocuronium-induced neuromuscular block in patients receiving prednisolone. Acta Anaesthesiol Scand. 2009;53:443-8.
75. Soltész, Mencke T, Mey C et al. Influence of a continuous prednisolone medication on the time course of neuromuscular block of atracurium in patients with chronic inflammatory bowel disease. Br J Anaesth. 2008;100:798-802.
76. Heier T, Caldwell JE. Impact of hypothermia on the response to neuromuscular blocking drugs. Anesthesiology. 2006;104:1070-80.
77. Ramji N, Toth C, Kennedy J, et al. Does diabetes mellitus target motor neurons? Neurobiol Dis 2007;26:301–11.
78. Saitoh Y, Kaneda K, Hattori H, et al. Monitoring of neuromuscular block after administration of vecuronium in patients with diabetes mellitus. Br J Anaesth. 2003;90:480–6.
79. Nitahara K, Sugi Y, Shigematsu K, et al. Recovery of train-of-four ratio to 0.70 and 0.90 is delayed in type 2 diabetes with vecuronium-induced neuromuscular block. Eur J Anaesthesiol. 2013;30:80–4.
80. Saitoh Y, Hattori H, Sanbe N, et al. Delayed recovery of vecuronium neuromuscular block in diabetic patients during sevoflurane anesthesia. Can J Anaesth. 2005;52:467–73.
81. Alper I, Ulukaya S, Makay O, et al. The pharmacodynamic effects of rocuronium during general anesthesia in patients with type 2 diabetes mellitus. Minerva Anestesiol. 2010;76:115–9.
82. Lowry DW, Mirakhur RK, McCarthy GJ, et al. Neuromuscular effects of rocuronium during sevoflurane, isoflurane and intravenous anesthesia. Anesth Analg. 1998;87:936-40.
83. Romero A, Joshi GP. Neuromuscular disease and anesthesia. Muscle Nerve. 2013;48:451-60.

# 23

# Anatomia do Sistema Respiratório

Mônica Braga da Cunha Gobbo ▪ Letícia Lopes Vieira

## INTRODUÇÃO

O conhecimento da anatomia e fisiologia do sistema respiratório pelo anestesiologista, é de fundamental importância para prover uma anestesia segura. A função respiratória está intimamente ligada à prática da anestesia.

A respiração tem o objetivo principal de prover oxigênio aos tecidos e remover o dióxido de carbono. Essa troca de gases é feita pelo sistema respiratório, composto de nariz, cavidades nasais, boca, faringe, laringe, traqueia, brônquios, pulmões, acrescentando-se também a caixa torácica, o diafragma e os centros de controle neurológico da respiração. O sistema respiratório é capaz de se expandir e retrair a cada ciclo respiratório, devido as estruturas elásticas dos pulmões e da parede torácica e de uma força externa gerada pelos músculos respiratórios. Os pulmões possuem outras funções, além das respiratórias, tais como: reservatório de sangue, filtro sanguíneo, sede de comandos de reflexos nervosos, regulação térmica e funções metabólicas.

## ▪ VIAS AÉREAS SUPERIORES (EXTRATORÁCICAS)

O trato respiratório superior ou *via aérea superior* refere-se às estruturas que compõem o sistema respiratório localizadas fora do tórax.[1-4]

### Nariz

O sistema respiratório se inicia com o nariz, situado acima do palato duro, que permite a passagem do fluxo de ar entre o ambiente externo e o sistema respiratório inferior (pulmões) (Figura 23.1). Inclui a parte externa do nariz e a cavidade nasal, que é dividida em cavidades direita e es-

querda pelo septo nasal e se comunica com a faringe pelas coanas. O septo nasal é composto pela placa perpendicular do osso etmoide originária da placa cribiforme, pela cartilagem septal e pelo Vomer. À medida que atravessa o nariz, o ar tem sua composição química analisada (potencialização do olfato e do paladar), é aquecido, umidificado e filtrado para os pulmões. Ao sair, o calor e a umidade são liberados com ele. O nariz também é uma via de drenagem para o muco e o líquido lacrimal. O nariz oferece maior resistência ao fluxo de ar que a boca, mas é a via preferencial para a respiração. A vascularização das estruturas nasais é realizada por ramos das carótidas internas e externas, e o retorno venoso segue o caminho arterial, comunicando-se com os seios cavernosos intracranianos. Sua parte sensitiva é feita pelos dois primeiros ramos do nervo trigêmio. O nervo nasociliar (ramo do oftálmico) é responsável pela sensibilidade da pele e mucosa da cavidade nasal anterior, através dos sub-ramos etmoidais anterior e posterior. Os nervos nasopalatinos, provenientes do gânglio esfenopalatino, são responsáveis pela sensibilidade da porção posterior das cavidades nasais.

### Boca

A boca está situada entre os lábios e o palato mole, e contém os dentes (arcada superior e inferior), língua, palato duro e pilares amigdalianos. A resistência ao fluxo de ar no interior da sua cavidade é metade da encontrada no nariz, o que permite uma fácil ventilação oral no paciente sedado. As arcadas dentárias, superior e inferior, são formadas pelo componente alveolar da maxila e mandíbula, em que se inserem os dentes. A língua é um órgão sensorial e muscular com sua base se relacionando com os pilares amigdalianos, orofaringe e epiglote. A língua tem inervação sensitiva, pelo nervo lingual nos seus dois terços anteriores e pelo nervo glossofaríngeo no seu terço posterior. Sua inervação motora se faz pelo nervo hipoglosso. O palato tem duas porções, palato duro e palato mole. O palato duro, uma formação óssea da base da maxila revestida por mucosa, é inervado por ramos do nervo trigêmio. O palato mole, uma formação fibromuscular fixada à porção posterior do palato duro, tem sua inervação pelos ramos do trigêmio e glossofaríngeo. A úvula, borda posterior do palato mole, tem projeção cônica na porção mediana da orofaringe.

## Faringe

A faringe é o ponto de intersecção do sistema respiratório e digestivo, com importante função de direcionar o alimento ao esôfago durante a deglutição. É um tubo musculomembranoso longo de 12 a 14 cm, com extensão da base do crânio até a margem inferior da cartilagem cricóidea, na parte anterior até a margem inferior da IV vértebra cervical, na sua parte posterior (Figura 23.1). A faringe é mais larga (cerca de 5 cm) defronte ao hioide e mais estreita (cerca de 1,5 cm) em sua extremidade inferior, onde é contínua com o esôfago. Sua inervação sensitiva e motora é feita pelo nervo glossofaríngeo (porção superior) e pelo nervo laríngeo externo e laríngeo recorrente (porção inferior). É irrigada pelas carótidas e seus ramos. Divide-se em três partes: parte nasal (nasofaringe), parte oral (orofaringe) e parte laríngea da faringe (laringofaringe).

A nasofaringe, extensão posterior das cavidades nasais, tem função exclusivamente respiratória e difere das partes oral e laríngea porque sua cavidade permanece sempre aberta sem função muscular. Comunica-se anteriormente com as cavidades nasais por meio das coanas. Em sua parede lateral, situa-se o óstio faríngeo da tuba auditiva. Na sua parede posterior, encontra-se a tonsila faríngea, comumente chamada de adenoide, quando aumentada.

A orofaringe e a laringofaringe têm função respiratória e digestória. A orofaringe estende-se da parte inferior do palato mole até a margem superior da epiglote. Sua parede lateral consiste no arco palatofaríngeo e tonsila palatina. Posteriormente, está no nível dos corpos da II e parte superior da III vértebra cervical. O músculo genioglosso tem a importante função de tracionar a língua em direção ao mento permitindo a desobstrução dessa cavidade.

A laringofaringe está situada posteriormente e ao longo de todo o comprimento da laringe (clinicamente conhecida como hipofaringe) e estende-se a partir da parte superior da epiglote até a margem inferior da cartilagem cricóidea, onde se torna contínua com o esôfago

## Laringe

A laringe é a extremidade superior do sistema respiratório inferior (Figuras 23.2, 23.3, 23,4 e 23.5). É formada por nove cartilagens unidas por membranas e ligamentos e contém as pregas vocais. Situa-se na região anterior do pescoço no nível dos corpos vertebrais C3 e C6 (terceira e sexta vértebras cervicais). Une a parte inferior da faringe (laringofaringe) à traqueia. Embora seja conhecida mais frequentemente por seu papel de produção da voz, sua função mais importante é proteger as vias respiratórias, sobretudo durante a deglutição, quando serve como esfíncter ou válvula do sistema respiratório inferior, mantendo assim a perviedade da via respiratória.

A laringe também modifica a saída do ar do sistema para produzir o tom para vocalização. Com o diafragma, controla a pressão intra-abdominal por meio da retenção de ar e da força, assim como a subitaneidade com que o ar sai do trato (expiração *versus* tosse ou espirro).

O esqueleto da laringe é formado por nove cartilagens: três são ímpares (tireóidea, cricóidea e epiglótica) e três são pares (aritenóideas, corniculadas e cuneiformes). A tireóidea é a maior cartilagem e envolve a laringe na sua porção anterior. A cricóidea, onde se inicia a traqueia, é o único anel completo de cartilagem, o ponto para a manobra de Sellik e o maior estreitamento da via aérea na criança.

A epiglote é uma lâmina fina semelhante a uma folha de fibrocartilagem elástica, que se projeta acima da entrada da laringe e tem sua base ligada à cartilagem tireoide e borda livre que se move abrindo e fechando a glote, a entrada da laringe. A depressão formada pela junção da face anterior da epiglote com a base da língua denomina-se valécula e representa o ponto de ancoragem das lâminas curvas do laringoscópio, a qual possui inervação vagal que pode levar à bradicardia durante a intubação. Raramente, em 1% dos indivíduos, a porção superior da epiglote pode ser visível durante exame clínico da cavidade oral.

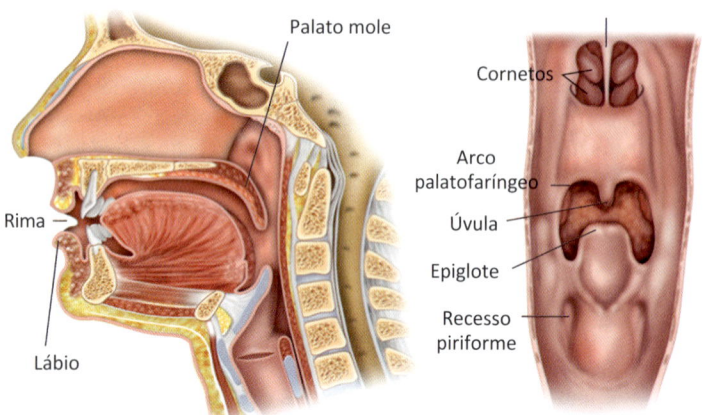

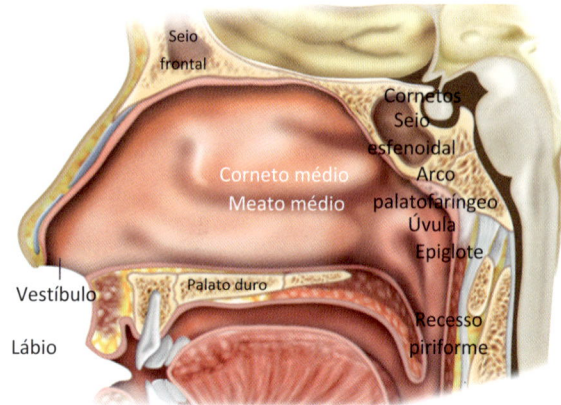

▲ **Figura 23.1** Nariz e faringe: aspectos anatômicos.[5,6]

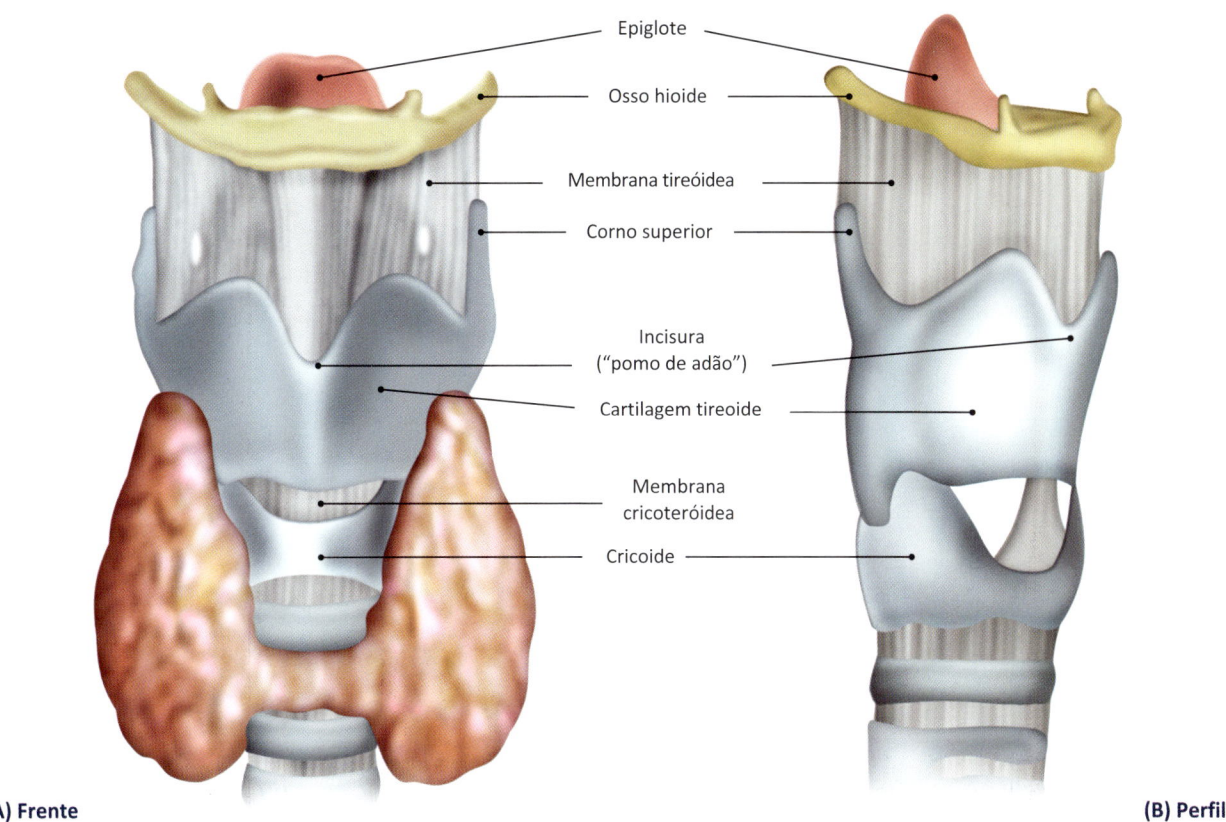

**(A) Frente**                                                                                    **(B) Perfil**

▲ **Figura 23.2** Estrutura da laringe. Cartilagens e membranas.

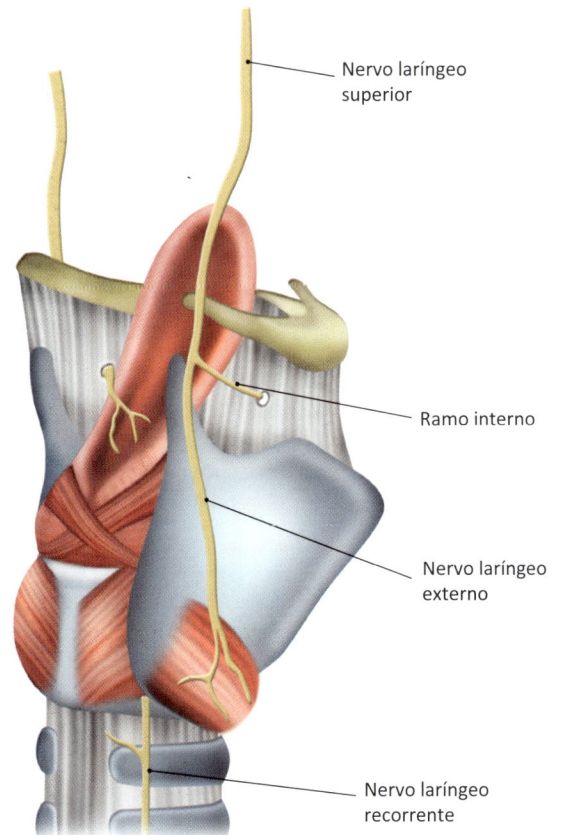

A glote (aparelho vocal da laringe) é formada pelas pregas e processos vocais, juntamente com a rima da glote, a abertura das pregas vocais. Na laringoscopia direta, visualiza-se um triângulo com ápice anterior e a base posterior, que é a glote. A contratura prolongada da glote, com a finalidade de proteção da via aérea inferior em resposta à entrada de corpo estranho ou secreções, denomina-se laringoespasmo. Todos os músculos da laringe, com exceção do crlcoaritenóideo posterior, participam do fechamento da rima da glote. A abertura ativa da rima só é necessária durante a inspiração profunda. Fora isso, o fluxo da corrente de ar causa a abertura passiva, e os outros músculos controlam o grau e a natureza da resistência proporcionada na rima da glote para produzir o tom da voz e controlar sua altura. Além dos movimentos intrínsecos entre seus componentes, a musculatura extrínseca (os músculos hioides) consegue movimentar toda a laringe para a deglutição e modificar ainda mais a altura da voz. O nervo laríngeo interno, um ramo do nervo laríngeo superior, é o nervo sensitivo da laringe. O nervo laríngeo recorrente (por meio do seu ramo terminal, o nervo laríngeo inferior) é o nervo motor, que supre todos os músculos da laringe, com uma exceção: o nervo laríngeo externo, um ramo menor do nervo laríngeo superior, que supre o músculo cricotireóideo.[1-7]

▲ **Figura 23.3** Inervação da laringe.

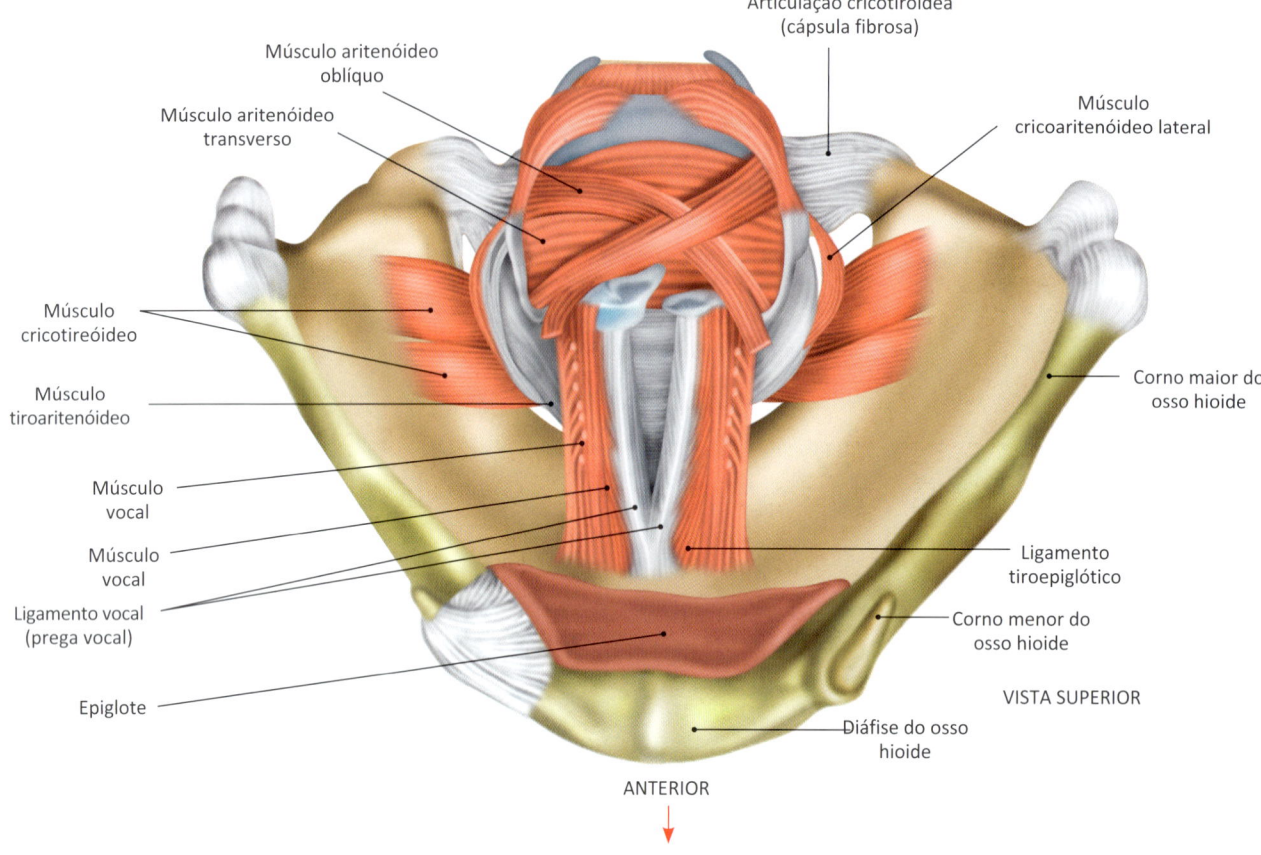

▲ **Figura 23.4** Músculos da laringe.

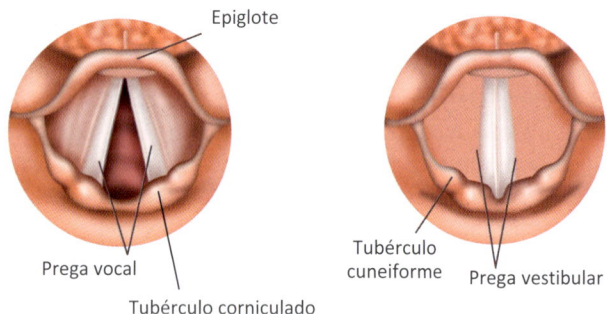

▲ **Figura 23.5** As pregas vocais.

## ■ VIAS AÉREAS CONDUTIVAS (TRAQUEIA ATÉ BRONQUÍOLOS TERMINAIS)

As vias respiratórias sublaríngeas formam a árvore traqueobronquial.

### Traqueia

A traqueia é o tubo fibrocartilagíneo mediano, revestido internamente por mucosa com células caliciais secretoras de muco, que se estende entre a cartilagem cricoide, no nível da vértebra cervical C6, e vai até o nível do disco, entre as vértebras torácicas T4 e T5 (nível do ângulo ester-

nal), onde se divide em brônquios principais (pulmonares) direito e esquerdo (carina) (Figura 23.6). Ela tem 10 a 11 cm de comprimento e está aproximadamente no plano sagital, mas seu ponto de bifurcação é geralmente um pouco para a direita (mais curto e retilíneo do que a esquerda). Transporta o ar que entra e sai dos pulmões, e seu epitélio, com diversas estruturas celulares, impulsiona o muco com resíduos em direção à faringe para expulsão pela boca. Exposição crônica de irritantes, como fumaça do tabaco, alteram essas células, resultando em acúmulo de secreções e incapacidade de removê-las.

Esse tubo fibrocartilagíneo é sustentado por cartilagens (anéis) traqueais em forma de U incompletas e pode alterar seu comprimento durante a respiração profunda por ser móvel. Seu diâmetro externo é 2 cm em homens adultos e 1,5 cm em mulheres adultas. Em crianças, tem o diâmetro de um lápis (Figura 23.6).

Normalmente, metade da traqueia é intratorácica e metade é extratorácica. Ambos os extremos da traqueia são fixos a estruturas móveis, permitindo assim a movimentação da carina para cima em até 5 cm da sua posição normal de repouso. O movimento das vias aéreas torna-se importante no paciente intubado. No adulto, a extremidade de um tubo orotraqueal pode mover-se de 3 a 6 cm com flexão e extensão do pescoço. Em lactentes e crianças, o movimento do tubo traqueal em relação à traqueia é ainda mais crítico: desvio de menos de 1 cm pode mover o tubo para fora da traqueia ou abaixo da carina.

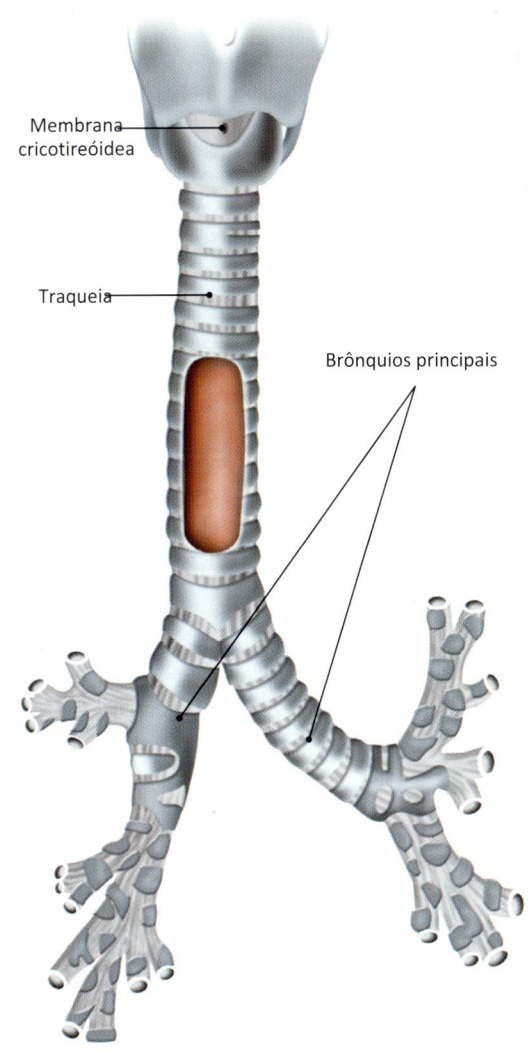

▲**Figura 23.6** Traqueia.

Até os 3 anos de idade, os ângulos dos brônquios principais são iguais e ambos os lados podem ser atingidos por aspiração ou intubação seletiva. Em 10% das pessoas, o lobo superior direito se divide antes que termine o brônquio direito (a menos de 2,5 cm da carina), e em 2% a 3% da população o lobo superior direito se abre direto da traqueia e antes da carina.

O brônquio principal esquerdo, que é mais estreito e menos vertical que o direito, tem 5 cm de comprimento. Ele entra no hilo do pulmão esquerdo no nível da sexta vértebra torácica e se divide em brônquio lobar superior esquerdo e a língula, e, a seguir, continua como o brônquio do lobo inferior esquerdo.

Cada brônquio principal (primário) divide-se em brônquios lobares secundários, dois à esquerda e três à direita, e cada um deles supre um lobo do pulmão. Cada brônquio lobar divide-se em vários brônquios segmentares terciários, que suprem os segmentos broncopulmonares. Dezoito a vinte brônquios segmentares (10 no pulmão direito e de 8 a 10 no pulmão esquerdo) formam a geração seguinte das vias aéreas. Suas posições anatômicas são importantes para remoção de secreções e drenagem postural. Eles vão se tornando pequenos, atingindo 1 mm de diâmetro, e ainda contêm cartilagem.

Além dos brônquios segmentares terciários, há 20 a 25 gerações de bronquíolos condutores ramificados que terminam como bronquíolos terminais (desprovidos de cartilagem), os menores bronquíolos condutores que representam o último componente da via aérea que não é envolvida em troca gasosa (Figuras 23.7, 23.8, 23.9).[1-6]

Na parte lateral da traqueia, estão as artérias carótidas comuns e os lobos da glândula tireoide, e na sua parte posterior, o esôfago. Muitas vezes, o traumatismo da traqueia afeta o esôfago, que está bem aderido a ela.

## Brônquios

A geração seguinte das vias aéreas é composta de brônquios principais direito e esquerdo.

O brônquio principal direito tem 2,5 cm de comprimento e é mais largo, mais curto e mais vertical que o esquerdo. Essas diferenças anatômicas explicam porque corpos estranhos inalados entram mais frequentemente no brônquio principal direito que no esquerdo, assim como explicam a intubação endobrônquica inadvertida (intubação seletiva).

O brônquio principal direito dá origem a seu primeiro ramo, o brônquio lobar superior, e entra então no pulmão direito em oposição à quinta vértebra torácica. Depois de emitir o brônquio lobar superior, que se origina posterossuperiormente à artéria pulmonar direita, o brônquio principal direito cruza o aspecto posterior da artéria, entra no hilo pulmonar localizado posteroinferiormente a ela e divide-se em brônquio lobar médio e inferior.

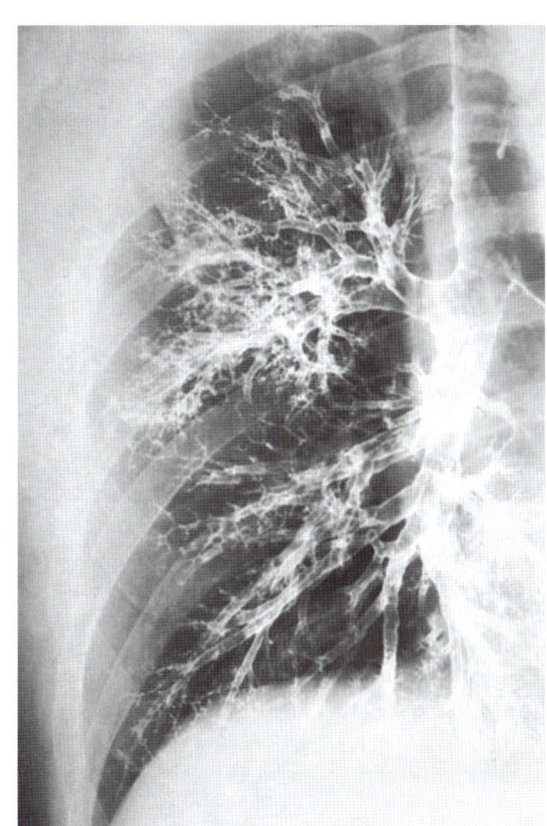

▲**Figura 23.7** Broncografia.

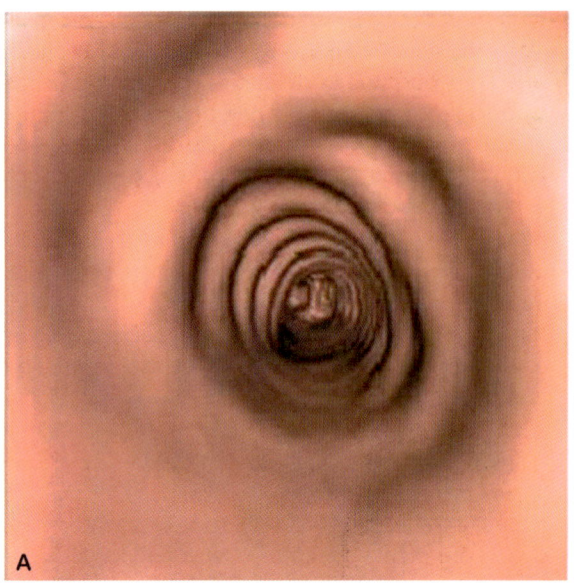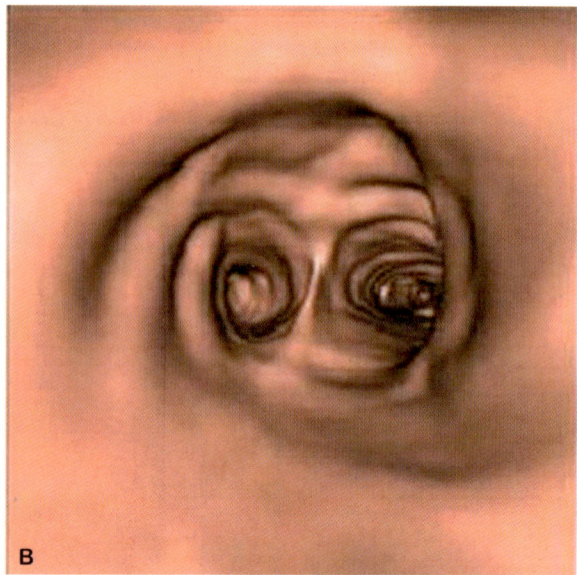

▲ **Figura 23.8** Broncoscopia mostrando **(A)** Brônquio principal direito; **(B)** Carina.

## ■ VIAS AÉREAS TRANSICIONAIS (BRONQUÍOLOS RESPIRATÓRIOS E DUCTOS ALVEOLARES)

Distalmente a cada bronquíolo terminal fica um ácino, unidade anatômica respiratória, que consiste em três a quatro ordens de bronquíolos respiratórios (bolsas-alvéolos) e que levam três a oito ordens de ductos alveolares. Cada ducto alveolar dá origem a cinco a seis sacos alveolares (unidade básica de troca gasosa no pulmão). Os ductos alveolares são vias respiratórias alongadas revestidas por alvéolos, que levam os espaços comuns, os sacos alveolares – nos quais se abrem grupos de alvéolos. Novos alvéolos se desenvolvem até 8 anos de idade, período em que há 300 milhões de alvéolos. Existe passagem de ar entre um alvéolo e outro, de um mesmo ácino ou de ácinos vizinhos, pelos poros de Kohn (Figura 23.10).

### Vias Aéreas Respiratórias e a Membrana Alveolocapilar

Os alvéolos medem de 100 a 300 micra de diâmetro. Separados entre si pelos septos interalveolares, formando uma malha de sustentação, são compostos de fibras elásticas, colágenas e reticulares. Os capilares pulmonares estão também presentes nessa malha fibrosa e compõem um extenso sistema ramificado vascular que começa com arteríolas pulmonares na região dos bronquíolos respiratórios (Figura 23.11). Cada alvéolo está associado a mil capilares. A interface alveolocapilar é projetada para a troca gasosa (oxigênio e dióxido de carbono) e também para atividades metabólicas de substâncias locais e humorais (surfactante e macrófagos alveolares). Pneumócitos tipo I revestem 80% da superfície dos alvéolos, fornecendo superfície para troca gasosa, e tem pouca atividade metabólica; pneumócitos tipo II possuem atividade metabólica extensa e produção de surfactante; pneumócitos tipo III são os macrófagos alveolares.[1-6]

## ■ CAIXA TORÁCICA E MÚSCULOS DA RESPIRAÇÃO

Ao agir conjuntamente, os músculos respiratórios, como diafragma, músculos intercostais paraesternais e escalenos, aumentam o volume intratorácico, criam uma pressão negativa no espaço pleural que circunda o pulmão e causam a expansão pulmonar. A consequente redução da pressão intra-alveolar acarreta a condução de ar por meio do trato respiratório superior para a traqueia, vias aéreas e para os alvéolos, nos quais ocorrem as trocas gasosas.

A parede torácica é composta pelas costelas e os espaços intercostais, que se articulam posteriormente com as vértebras e se unem anteriormente no esterno.

A cavidade torácica é dividida em três compartimentos: duas cavidades pulmonares bilaterais que são completamente separadas pelo mediastino central. O ápice do tórax é pequeno, permitindo apenas a entrada da traqueia, do esôfago e dos vasos sanguíneos, enquanto a base é formada pelo diafragma.

O principal músculo respiratório é o diafragma, que, com sua contração, faz com que a base do arcabouço torácico desça, aumentando o seu diâmetro vertical, e que seu conteúdo (pulmões) sofra expansão. Esse movimento diafragmático contribui com 75% da alteração do volume torácico. Seu suporte é um tendão central móvel que tem origem nos corpos vertebrais, costelas inferiores e o esterno. O diafragma recebe inervação motora dos nervos frênicos, e sua parte sensitiva está distribuída para a parte periférica do músculo pelos seis ou sete nervos intercostais inferiores. Aproximadamente 50% da musculatura do diafragma é composta por fibras musculares de contração lenta resistentes à fadiga. Os músculos intercostais externos elevam a caixa torácica, aumentando o seu diâmetro anteroposterior, e são responsáveis em menor grau também pela inspiração na respiração normal. A expiração é em geral passiva, ocorrendo retração elástica pulmonar e da parede torácica com o relaxamento do diafragma. Com o esforço respiratório, o músculo esternocleidomastóideo eleva o esterno; o escaleno e o peitoral elevam as costelas, e os três podem ser recrutados durante a inspiração.[1-6] Em certas situações patológicas, a expiração pode tornar-se ativa e ser facilitada pelos músculos abdominais e intercostais internos.

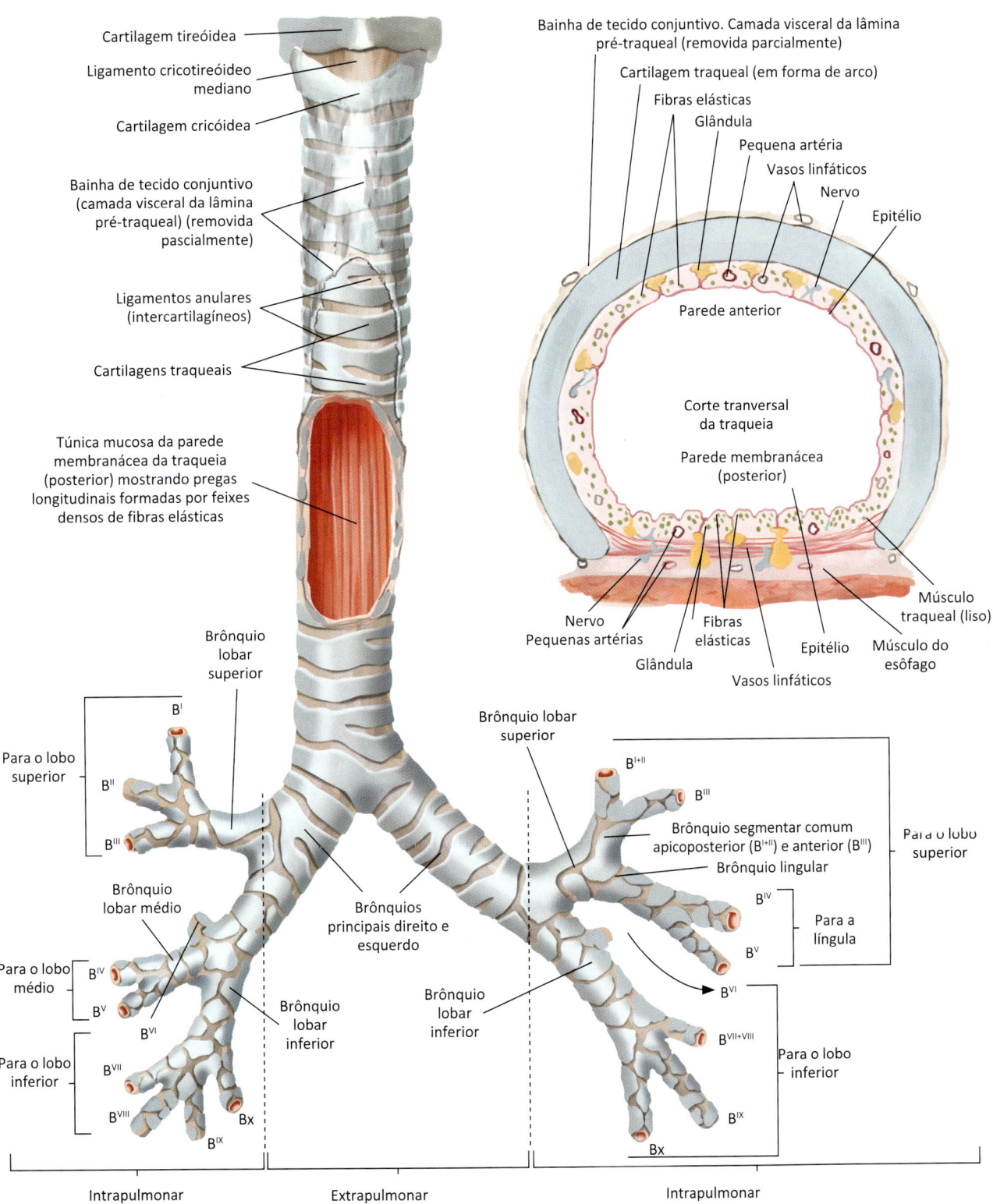

**▲ Figura 23.9** Traqueia e brônquios.

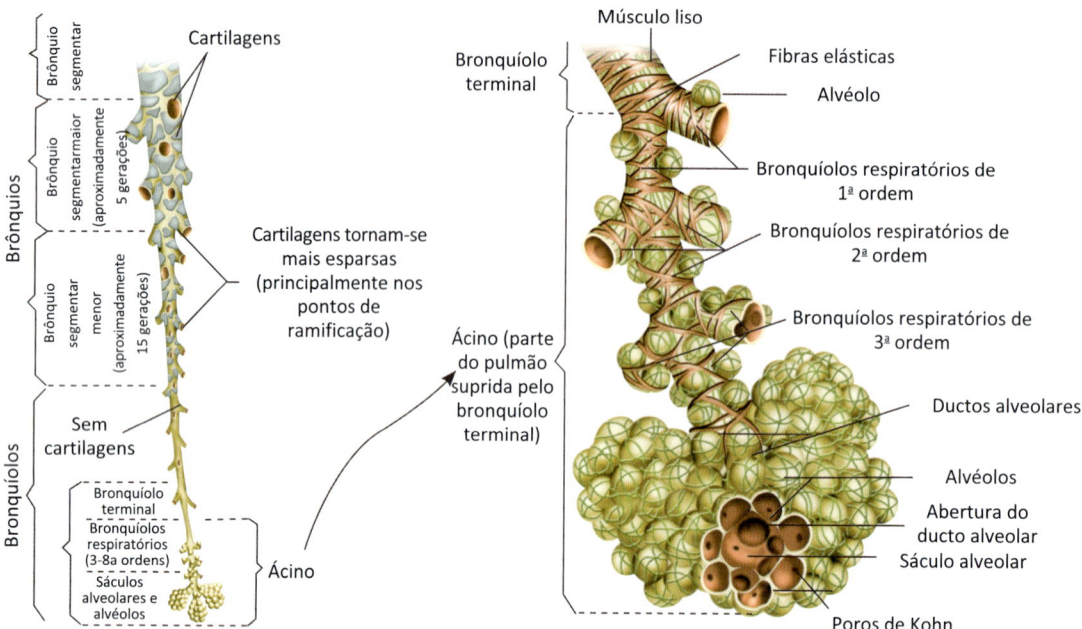

▲ **Figura 23.10** Sacos alveolares e bronquíolos.

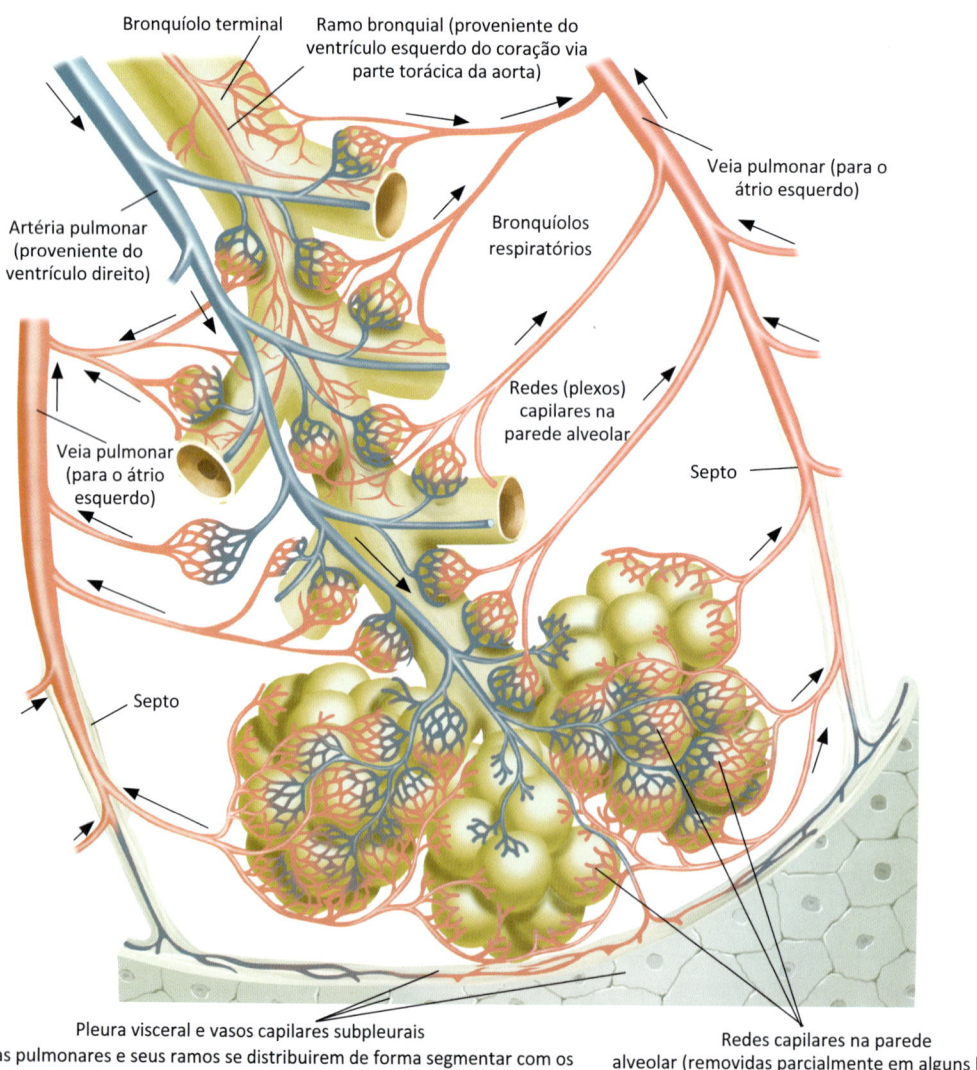

As artérias pulmonares e seus ramos se distribuirem de forma segmentar com os brônquios. As veias pulmonares e suas tributárias drenam de forma intersegmentar

▲ **Figura 23.11** Capilares e veias.

## Pleura, Mediastino e Pulmões

As cavidades pulmonares no tórax são completamente revestidas pela pleura parietal membranosa, que é refletida sobre os pulmões e se torna a pleura visceral que reveste a face externa dos pulmões. A cavidade pleural, entre as duas membranas do saco pleural, contém uma película lubrificante de líquido pleural que impede o colapso pulmonar e propicia a expansão pulmonar quando o tórax aumenta na inspiração. A cavidade pleural tem normalmente pressão subatmosférica (negativa) e torna-se mais negativa à medida que ocorre a expansão da caixa torácica e consequente tração pulmonar. A pleura parietal tem sua denominação de acordo com as estruturas que reveste: são as partes costal, mediastinal e diafragmática. A pleura parietal é sensível e inervada pelos nervos frênicos e intercostal.

O conjunto de tecidos e órgãos separando os sacos pleurais parietais dos dois pulmões, entre o esterno, anteriormente, e a coluna vertebral, posteriormente, e que vai da entrada torácica, superiormente, ao diafragma, inferiormente, é definida como espaço mediastinal. Este espaço mediastinal é dividido em compartimento superior e inferior. O mediastino superior estende-se do pericárdio à abertura superior do tórax e contém o esôfago e a traqueia, posteriormente, o timo ou seus resquícios, anteriormente, e os grandes vasos relacionados ao coração, e o pericárdio, o ducto torácico e os nervos vagos entre eles. Também chamado de cavidade mediastinal superior.

O compartimento inferior é subdividido em porções anterior, média e posterior. O mediastino anterior é limitado posteriormente pelo pericárdio, anteriormente pelo esterno, e em cada lado pela pleura. Contém tecido conjuntivo frouxo e vasos linfáticos. Também chamado cavidade mediastinal anterior. O mediastino médio é a divisão que contém o coração dentro do seu pericárdio, a aorta ascendente, a veia cava superior, a bifurcação da traqueia em brônquios, a artéria e veias pulmonares, os nervos frênicos, uma grande porção das raízes dos pulmões e o arco da veia ázigo. É a parte mais ampla do septo interpleural. Também chamada cavidade mediastinal média. O mediastino posterior é a divisão limitada posteriormente pela coluna vertebral, anteriormente pelo pericárdio e de cada lado da pleura. Contém a aorta descendente, partes da veia ázigo maior e menor e das veias intercostais superiores, o ducto torácico, o esôfago, os nervos vagos e os nervos esplâncnicos maiores. Também chamado cavidade mediastinal posterior.

A bifurcação da traqueia em dois brônquios e as raízes dos dois pulmões são incluídos por alguns autores no mediastino posterior.

Os pulmões, órgãos vitais da respiração, têm como principal função oxigenar o sangue colocando o ar inspirado próximo do sangue venoso nos capilares pulmonares. O ar e o sangue são levados a cada pulmão por meio da sua raiz, formada por uma artéria e uma veia pulmonares, por um brônquio principal e seus ramos tributários, que entram no hilo do pulmão. Os dois pulmões são piramidais, tem um ápice, uma base, três faces (costal, mediastinal e diafragmática) e três margens (anterior, inferior e posterior). O pulmão direito tem três lobos (superior, médio e inferior), separados pelas fissuras horizontal e oblíqua. O pulmão esquerdo tem dois lobos (superior e inferior) e língula, separados por uma fissura oblíqua, e apresenta uma incisura cardíaca acentuada em sua margem anterior, decorrente da posição assimétrica do coração (Figuras 23.12 e 23.13).[1-6]

Cada lobo pulmonar é subdividido em segmentos pulmonares, que constituem unidades pulmonares completas, consideradas autônomas sob o ponto de vista anatômico. Esses segmentos broncopulmonares são importantes para a localização de doenças pulmonares, durante broncoscopia, cirurgias pulmonares e interpretação de exames radiológicos.

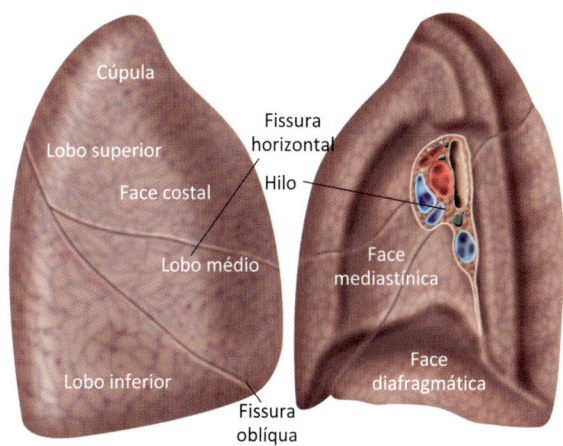

▲ **Figura 23.12** Lobo pulmonar direito.

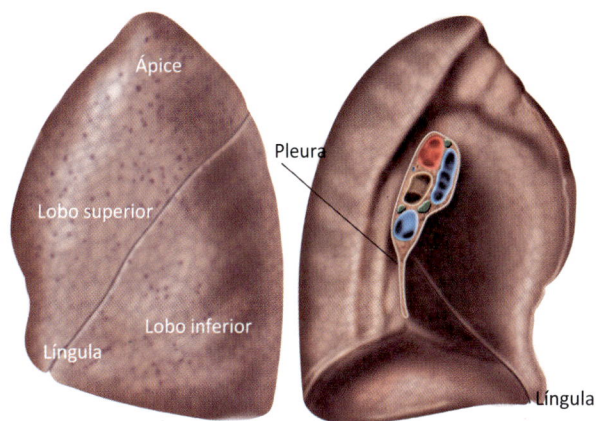

▲ **Figura 23.13** Lobo pulmonar esquerdo.

## Divisões dos Pulmões

### Pulmão direito

O pulmão direito é dividido em:

- **Lobo superior:** apical, anterior e posterior;
- **Lobo médio:** medial e lateral;
- **Lobo inferior:** superior, basal medial, basal lateral, basal anterior e basal posterior.

### Pulmão esquerdo

O pulmão esquerdo é dividido em:

- **Lobo superior:** apical posterior e anterior;
- **Língula:** superior e inferior;
- **Lobo inferior:** superior, basal superior, basal anteromedial e basal lateral (Figura 23.14).

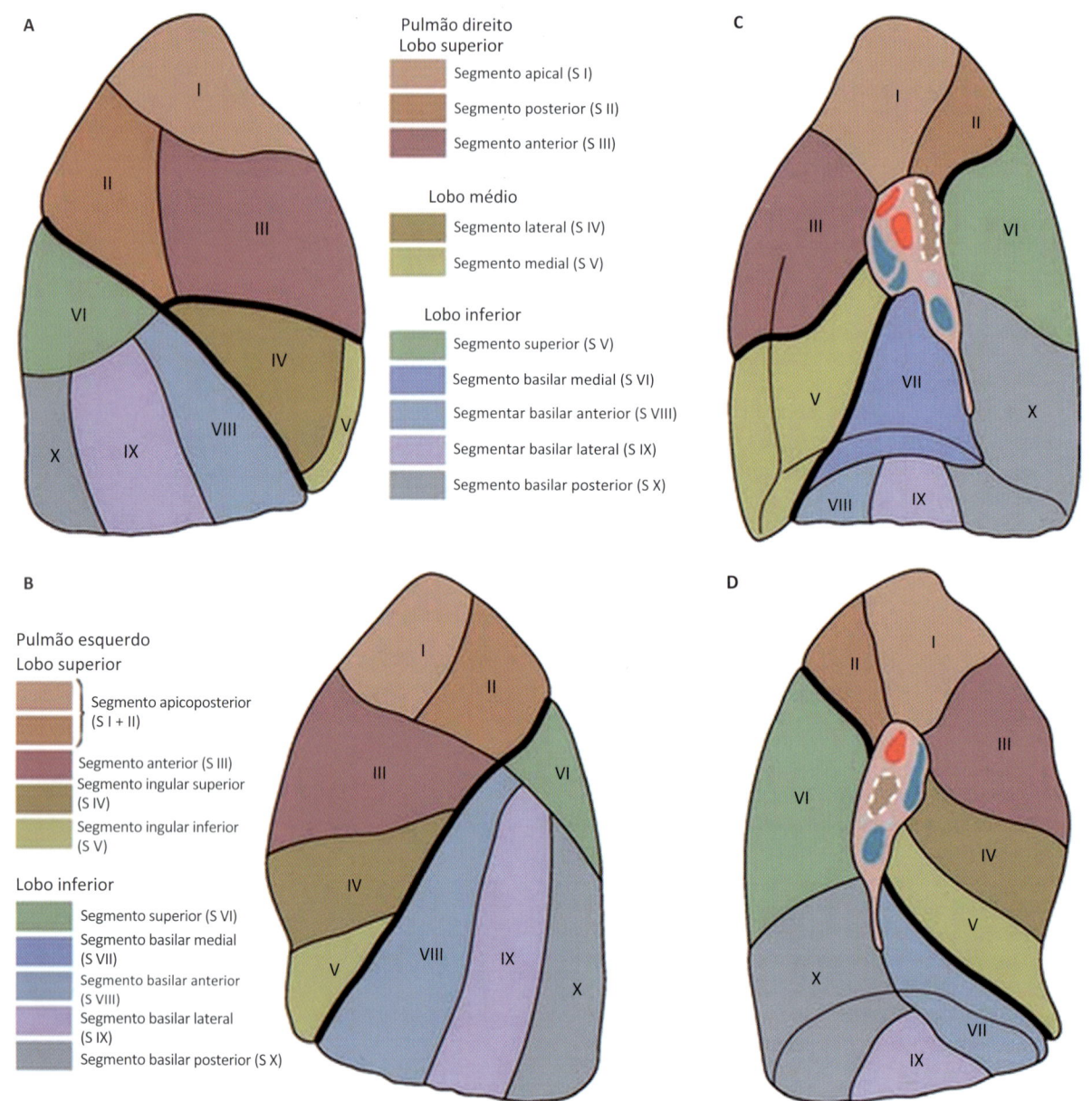

**A**

**Pulmão direito**
**Lobo superior**

- Segmento apical (S I)
- Segmento posterior (S II)
- Segmento anterior (S III)

**Lobo médio**

- Segmento lateral (S IV)
- Segmento medial (S V)

**Lobo inferior**

- Segmento superior (S V)
- Segmento basilar medial (S VI)
- Segmentar basilar anterior (S VIII)
- Segmentar basilar lateral (S IX)
- Segmento basilar posterior (S X)

**B**

**Pulmão esquerdo**
**Lobo superior**

- Segmento apicoposterior (S I + II)
- Segmento anterior (S III)
- Segmento ingular superior (S IV)
- Segmento ingular inferior (S V)

**Lobo inferior**

- Segmento superior (S VI)
- Segmento basilar medial (S VII)
- Segmento basilar anterior (S VIII)
- Segmento basilar lateral (S IX)
- Segmento basilar posterior (S X)

▲ **Figura 23.14** Áreas dos pulmões.

## Perfusão Pulmonar

Os pulmões têm duas vias circulatórias funcionalmente distintas. Os vasos pulmonares levam sangue desoxigenado às paredes alveolares e drenam sangue oxigenado de volta ao lado esquerdo do coração. Os vasos brônquicos, muito menores e que derivam da circulação sistêmica, fornecem sangue oxigenado ao tecido pulmonar que não tem acesso imediato ao oxigênio atmosférico, isto é, àquele dos brônquios e dos bronquíolos maiores (Figura 23.15).

A artéria pulmonar, carregando sangue parcialmente desoxigenado, se bifurca em artérias pulmonares direita e esquerda, e ao penetrarem no hilo pulmonar se ramificam formando a rede capilar alveolar, onde ocorrerá a troca gasosa. As veias pulmonares, duas de cada pulmão, drenam os capilares pulmonares, desembocando no átrio esquer-do e levando sangue oxigenado para distribuição sistêmica pelo ventrículo esquerdo.

A drenagem linfática dos pulmões segue um trajeto previsível em sua maior parte; a drenagem da maior parte do pulmão direito e do lobo superior do pulmão esquerdo segue por vias ipsilaterais até o tronco linfático direito e o ducto torácico. Entretanto, a maior parte da drenagem do lobo inferior esquerdo passa para o lado direito.

## Inervação

O sistema nervoso autônomo controla muitos aspectos da função das vias aéreas, que incluem: a regulação do tô-nus muscular liso das vias aéreas, a secreção de muco pelas glândulas submucosas e a secreção das células caliciformes epiteliais, a permeabilidade vascular e o fluxo sanguíneo.

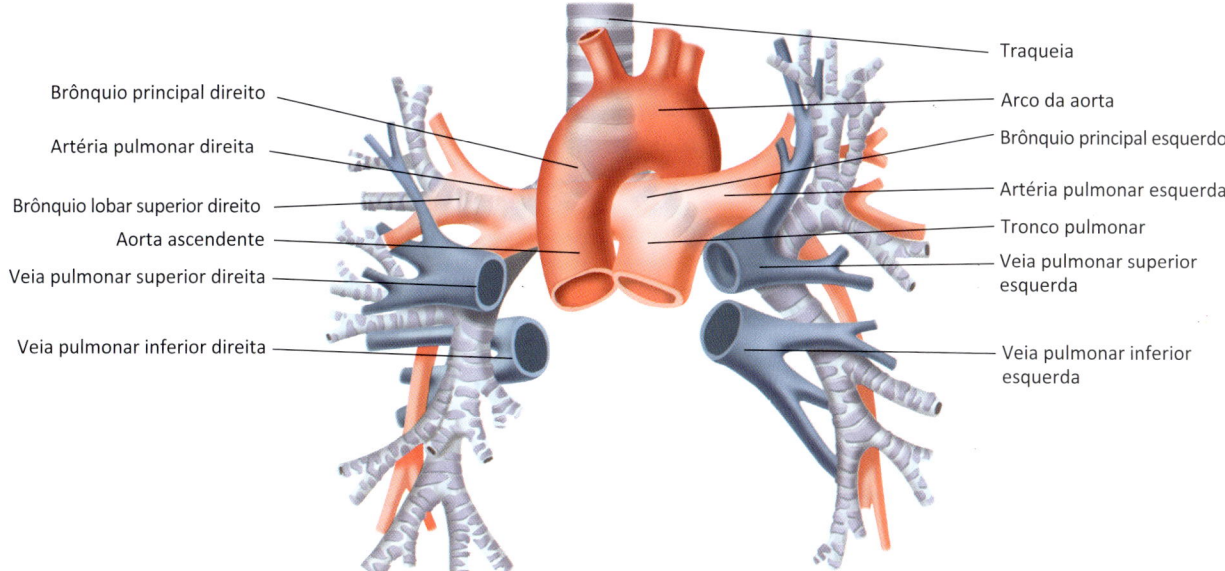

**▲ Figura 23.15** Perfusão pulmonar.

As fibras nervosas autônomas dos plexos pulmonares incluem as fibras parassimpáticas vagais broncoconstritoras e secretomotoras, fibras simpáticas inibitórias e vasoconstritoras e as aferentes viscerais de reflexo e dor (Figura 23.16).

## Espaço Morto e *Shunt*

Os locais onde não ocorrem trocas gasosas, do nariz até os bronquíolos terminais, denominam-se espaço morto (no homem jovem, é de aproximadamente 150 mL). Espaço morto anatômico compreende o volume de todos os espaços do sistema respiratório com exceção dos alvéolos e das áreas relacionadas a eles. Espaço morto alveolar compreende aqueles alvéolos não funcionantes (alvéolos ventilados, mas pouco ou não perfundidos). A somatória do espaço morto anatômico com o espaço morto alveolar é o espaço morto fisiológico.

Quando o sangue desoxigenado, oriundo do coração direito, retorna ao lado esquerdo sem ser oxigenado pelo pulmão, denomina-se *shunt*. O sangue proveniente das artérias brônquicas também constitui sangue não oxigenado, aumentando o *shunt*.

Tanto a ventilação como a perfusão dos pulmões são menores nos ápices em comparação com as bases, no indivíduo em pé. Porém, a perfusão nos ápices é menor que a ventilação, ocorrendo um efeito espaço morto fisiológico nos ápices. Por outro lado, nas bases ocorre o inverso: a ventilação é menor que a perfusão, ocorrendo efeito *shunt* fisiológico. Durante o exercício físico, ocorre aumento do fluxo sanguíneo nos ápices, diminuindo o espaço morto e produzindo eficácia próxima da ideal.

## Regulação da Respiração

O centro respiratório é responsável pelo controle da respiração, formado por grupos de neurônios localizados bilateralmente na ponte e no bulbo. Dividem-se em:

- **Grupo respiratório dorsal:** é o mais importante e está localizado na porção dorsal do bulbo e responsável pela inspi-

ração. Seus neurônios encontram- se no núcleo do trato solitário, que recebe a terminação sensitiva dos nervos vago e glossofaríngeo transmitindo sinais dos quimiorreceptores periféricos, barorreceptores e receptores pulmonares;
- **Centro pneumotáxico**: controla a freqüência e o padrão respiratório e localiza-se na ponte. Transmite sinais para área inspiratória limitando-a e podendo alterar a freqüência respiratória;
- **Grupo respiratório ventral:** responsável pela inspiração e expiração, localiza-se na porção ventrolateral do bulbo, nos núcleos ambíguo e retroambíguo. Essa área é ativada quando ocorre necessidade de altos níveis de ventilação pulmonar;
- **Centro apnêustico:** responsável pelo envio de sinais para o grupo respiratório dorsal impedindo ou retardando o final da inspiração (pausa respiratória). Localiza-se na parte inferior da ponte.

## Controle químico da respiração

O $CO_2$ e os íons de hidrogênio em excesso no sangue exercem ação direta sobre o centro respiratório, o que não ocorre com o $O_2$, pois não tem efeito direto significativo. A área quimiorreceptora, localizada logo abaixo da superfície ventral do bulbo é afetada pela alteração de $CO_2$ e íons hidrogênio. Como o $CO_2$ passa a barreira hematoencefálica com facilidade, ao contrário dos íons de hidrogênio, quando ocorrer seu aumento no sangue aumentará no líquor e no bulbo acarretando aumento dos íons de hidrogênio estimulando a respiração.

A maioria dos quimiorreceptores periféricos localizam-se nos corpos carotídeos e aórticos. São mais sensíveis as alterações do $O_2$, mas também respondem ao excesso de $CO_2$ e íons de hidrogênio no sangue. As fibras nervosas aferentes dos corpos carotídeos cursam pelos nervos de Hering para os nervos glossofaríngeos e a seguir para o trato solitário do bulbo. As fibras nervosas aferentes dos corpos aórticos cursam pelos nervos vagos para o trato solitário do bulbo.

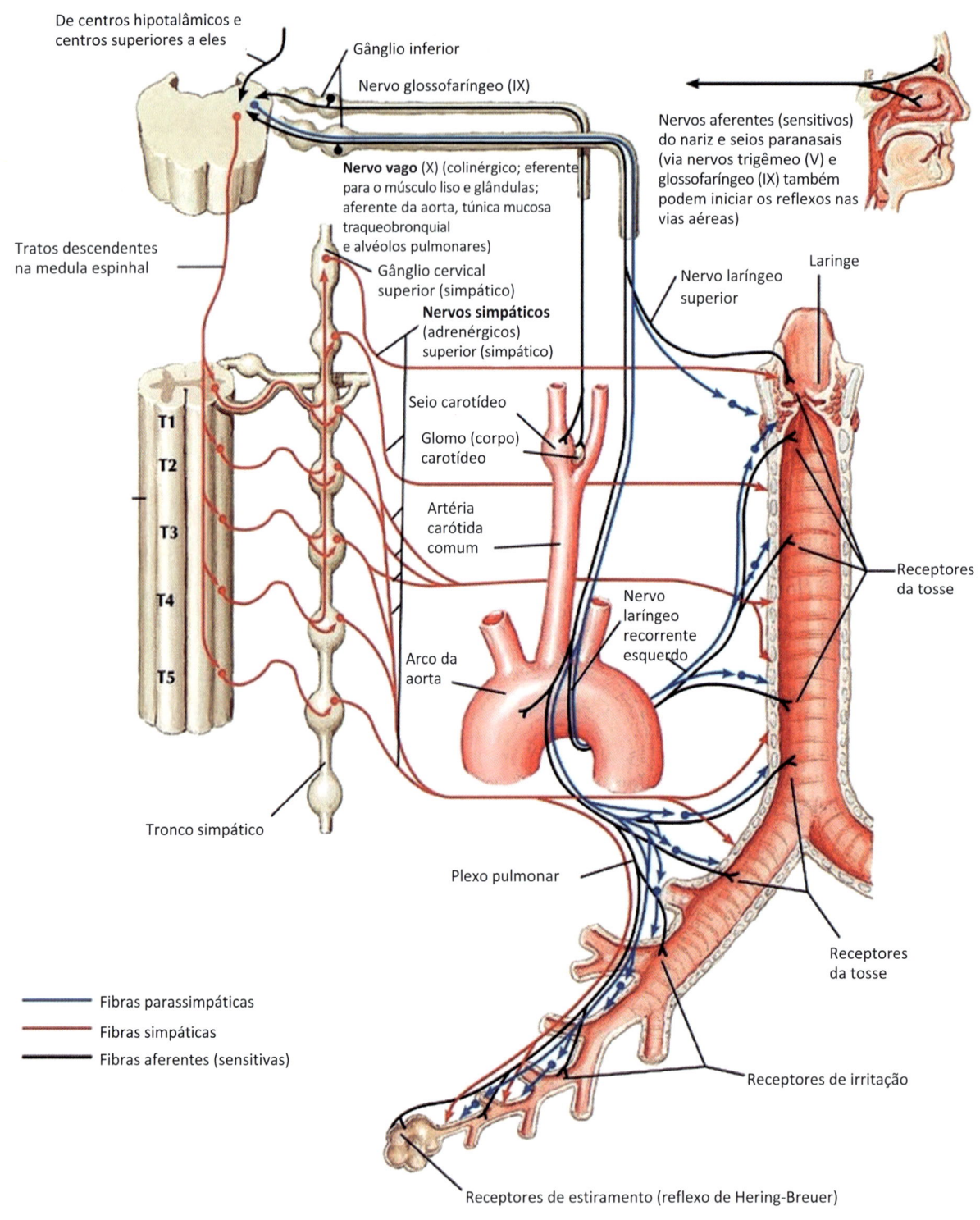

De centros hipotalâmicos e
centros superiores a eles

Gânglio inferior

Nervo glossofaríngeo (IX)

Nervos aferentes (sensitivos)
do nariz e seios paranasais
(via nervos trigêmeo (V) e
glossofaríngeo (IX) também
podem iniciar os reflexos nas
vias aéreas)

**Nervo vago** (X) (colinérgico; eferente
para o músculo liso e glândulas;
aferente da aorta, túnica mucosa
traqueobronquial
e alvéolos pulmonares)

Tratos descendentes
na medula espinhal

Gânglio cervical
superior (simpático)

**Nervos simpáticos**
(adrenérgicos)
superior (simpático)

Nervo laríngeo
superior

Laringe

Seio carotídeo

Glomo (corpo)
carotídeo

T1

T2

T3

T4

T5

Artéria
carótida
comum

Nervo
laríngeo
recorrente
esquerdo

Receptores
da tosse

Arco da
aorta

Tronco simpático

Plexo pulmonar

Receptores
da tosse

Fibras parassimpáticas

Fibras simpáticas

Fibras aferentes (sensitivas)

Receptores de irritação

Receptores de estiramento (reflexo de Hering-Breuer)

▲ **Figura 23.16** Inervação pulmonar.

# REFERÊNCIAS

1. Standring S. Gray Anatomia - A Base Anatômica da Prática Clínica. 40. ed. Rio de Janeiro: Elsevier; 2011. p. 56-153, p. 83-153.
2. Moore KL, Dalley AF, Agur AMR. Anatomia Orientada para a Clínica. 7. ed. Rio de Janeiro: Guanagara Koogan; 2014. p. 71-97, p. 106-128, p. 945-949, p. 1010-1038.
3. Hall JE. Tratado de Fisiologia Médica. 12. ed. Rio de Janeiro: Elsevier; 2011. p. 489-538.
4. Barash PG, Cullen BF, Stoelting RK, et al. Clinical Anesthesia. 6. ed. Philadelphia: Lippincott Williams & Wilkins; 2009. p. 233-225.
5. Netter FH. Atlas de Anatomia Humana. 6. ed. Rio de Janeiro: Elsevier; 2015. p. 35-45, p. 64-75, p. 179-182, p. 193-207.
6. Castiglia YMM. Anatomia do Sistema Respiratório. In: Cangiani LM, Slulitell A, Potério GMB. Tratado de Anestesiologia Saesp. 7. ed. São Paulo: Atheneu, 2011. p. 917-925.
7. Rebuglio R, Rebuglio GM, Rebuglio RM. Intubação Traqueal. In: Cangiani LM, Nakashima ER, Gonçalves TAM. Atlas de Técnicas de Bloqueios Regionais. Rio de Janeiro: Sociedade Brasileira de Anestesiologia; 2013. p. 141-149.
8. Valiatti JLS, Amaral JLG, Falcão LFR. Ventilação Mecânica - Fundamentos e Prática Clínica. Rio de Janeiro: Guanabara Koogan; 2016. p. 26-49.

# 24

# Mecânica Respiratória e Controle da Respiração

Fabíola Prior Caltabeloti ▪ Bruno Melo Nóbrega de Lucena ▪ João Victor Barelli

## INTRODUÇÃO

O movimento de ventilação pulmonar, ainda que aparentemente simples, é decorrente da interação de diversos componentes do aparelho respiratório regidos pelas Leis da Física e controlado de forma consciente e inconsciente pelo organismo.

O ar, assim como os demais fluidos, se desloca de acordo com um gradiente de pressão e, portanto, só entra nos pulmões se a pressão interna dos alvéolos for menor do que a pressão externa. Isso pode ocorrer basicamente de duas formas: a pressão alveolar se torna mais negativa em relação à pressão atmosférica ou durante a ventilação com pressão positiva, na qual uma pressão maior do que a pressão alveolar é exercida sobre as vias aéreas, forçando assim a entrada de ar nos pulmões. A primeira situação é a que se apresenta durante o curso de uma respiração normal, e a segunda é baseada no princípio físico básico que rege o processo de ventilação mecânica, seja ela invasiva ou não invasiva.[1]

A mecânica respiratória depende da entrada e saída de ar dos pulmões, bem como da resistência imposta pelo próprio sistema respiratório a esse processo, através da complacência e forças elásticas dos pulmões, pleuras e parede torácica, e da própria resistência intrínseca das vias aéreas superiores e inferiores.

O objetivo deste capítulo é discorrer sobre qual maneira a mecânica respiratória permite a ventilação no indivíduo normal e em condições patológicas, assim como sua aplicabilidade clínica na prática diária do anestesiologista.

## ■ MÚSCULOS RESPIRATÓRIOS

Os músculos respiratórios são os responsáveis por causar alterações conformacionais na parede torácica, levando a alterações de pressão que causam o influxo e o efluxo de ar nos pulmões.

## Músculos Inspiratórios

Os músculos da inspiração são: o diafragma, intercostais externos e músculos acessórios (esternocleidomastoídeos, escalenos e serráteis anteriores).

O diafragma é um músculo em forma de cúpula de inervação frênica bilateral. Sua ativação e contração o deslocam em direção à cavidade abdominal, aumentando o volume da caixa torácica (Figura 24.1). O deslocamento da cúpula diafragmática é de 1 a 2 cm durante a respiração fisiológica normal, podendo atingir até 10 cm em uma inspiração profunda.[2]

Os músculos intercostais externos são inervados pelos nervos intercostais (T1-T12) que, juntamente com os músculos acessórios da respiração, movimentam os arcos costais em sentido anterior e cranial, aumentando o diâmetro anteroposterior da caixa torácica. O movimento anterior das costelas e do esterno pode aumentar o diâmetro anteroposterior do tórax em até 20% durante uma inspiração forçada.[1]

A via final da ação da musculatura inspiratória é o aumento do volume da caixa torácica e, consequentemente, o acréscimo do volume intra-alveolar. Pela lei dos gases de Boyle-Mariotte, ou lei da transformação isotérmica, o produto da pressão e do volume de um gás em um sistema fechado é constante se a temperatura permanecer constante. Em outras palavras, considerando a caixa torácica e o espaço intra-alveolar como um sistema fechado, o aumento do volume implica uma redução da pressão para que o produto das duas grandezas permaneça inalterado, admitindo que a variação de temperatura intrapulmonar durante a inspiração é nula.

O aumento do volume alveolar reduz a pressão intra-alveolar a valores subatmosféricos, e o ar entra nos pulmões.

## Músculos Expiratórios

Ao contrário da inspiração, a expiração é um processo passivo gerado pelo aumento da pressão intra-alveolar se-

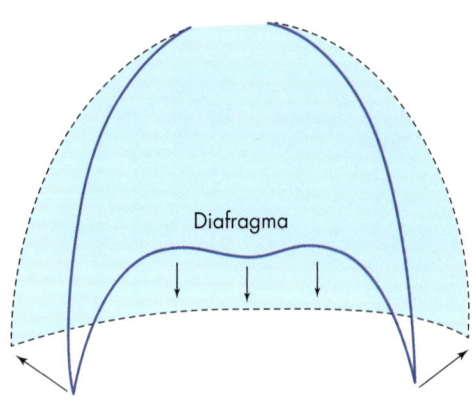 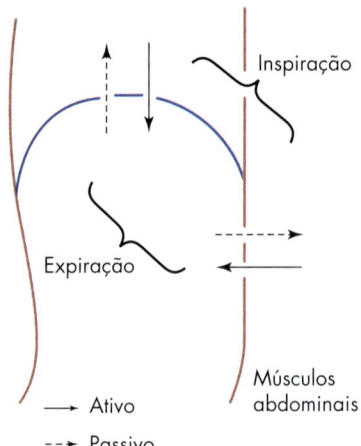

▲ **Figura 24.1** O conteúdo abdominal é movimentado para baixo e para a frente durante a inspiração, enquanto a caixa torácica aumenta no sentido vertical. Somente na expiração forçada o diafragma se desloca para cima com o auxílio da contração dos músculos abdominais.

cundário às forças elásticas dos pulmões e parede torácica que tendem a colapsar os alvéolos a cada instante da respiração, originando a pressão de recuo elástico.

Durante toda a inspiração, o movimento dos músculos respiratórios acarreta uma força de tração centrífuga que vence a força de recuo elástico (centrípeta) e expande os pulmões. Quando o estímulo inspiratório cessa, a força de recuo é única e coordena o movimento de recolhimento elástico dos pulmões, aumentando a pressão intra-alveolar para valores supra-atmosféricos e forçando o ar dos pulmões para fora, culminando com a expiração.

Dessa forma, a expiração é mais bem definida pela ausência de contração da musculatura inspiratória do que pela contração dos músculos expiratórios, sendo estes relevantes apenas no processo de expiração forçada. Os principais músculos expiratórios são: os intercostais internos e músculos da parede abdominal.

Eles diminuem os diâmetros anteroposterior e craniocaudal da parede torácica, auxiliando o processo de expiração[2] (Figura 24.1).

## GRADIENTES DE PRESSÃO E PROPRIEDADES DO ESPAÇO PLEURAL

Para compreender melhor e numericamente os gradientes de pressões gerados pelos movimentos da parede torácica, considera-se a pressão atmosférica como um referencial e, portanto, como o marco zero ($0 \, cmH_2O$).

A pressão pleural é a pressão do líquido entre as pleuras parietal e visceral. Normalmente, a pressão intrapleural tem valor subatmosférico em torno de $-5 \, cmH_2O$, sendo suficiente para manter os pulmões abertos em condições fisiológicas. Durante a inspiração, o movimento da caixa torácica leva ao deslocamento da pleura parietal e aumenta o vácuo entre as duas pleuras, permitindo que a pressão pleural alcance valores de $-7,5 \, cmH_2O$. Na inspiração forçada, a pressão intrapleural pode atingir até $-10 \, cmH_2O$.[2] Já na expiração ativa ou diante de atos expulsivos, ela pode assumir valores positivos.

A pressão alveolar é a pressão dentro dos alvéolos determinada pelo conteúdo de ar no interior dos mesmos. No repouso, a pressão alveolar é igual à da atmosfera, ou seja, de 0 $cmH_2O$. Na inspiração, a distensão alveolar leva a uma queda de pressão, ocasionando o influxo de ar. À medida que o ar entra, a pressão alveolar aumenta e se iguala à atmosférica, chegando a 1 $cmH_2O$ na expiração por compressão elástica do pulmão.[1] Esse movimento de ar para dentro e para fora dos alvéolos é gerado pelo gradiente transrespiratório.

A diferença entre a pressão alveolar e a pressão intrapleural é chamada de gradiente transpulmonar. Essa diferença é responsável por suplantar a força de recolhimento elástico e distender os alvéolos durante a inspiração. Quanto maior o gradiente transpulmonar, maior será a distensão alveolar e, consequentemente, o volume inspirado.

Já o gradiente transtorácico é criado pela diferença entre o espaço pleural e a superfície corpórea, correspondendo à pressão de abertura das vias aéreas e, portanto, responsável pela expansão ou contração do binômio pulmões e parede torácica.

Os gradientes descritos acima e a representação gráfica das pressões podem ser visualizados na figura correspondente (Figura 24.2).

## PROPRIEDADES FÍSICAS E ELÁSTICAS DO PULMÃO E INTERAÇÕES PULMÃO-PAREDE TORÁCICA

A diferença de pressão entre o ambiente e o pulmão durante a inspiração na ventilação espontânea permite a entrada do ar e é denominada *driving pressure*.[3]

O trabalho da musculatura respiratória, do qual a resultante é a *driving pressure*, deve ultrapassar as forças de elasticidade ou elastância pulmonar e da resistência ao fluxo das vias aéreas.[4]

A elastância é a propriedade que caracteriza o recolhimento pulmonar, ou seja, sua capacidade de retornar ao estado original após ter sido deformado por uma força sobre ele aplicada, considerando que seu limite elástico seja atingido ou até mesmo excedido.

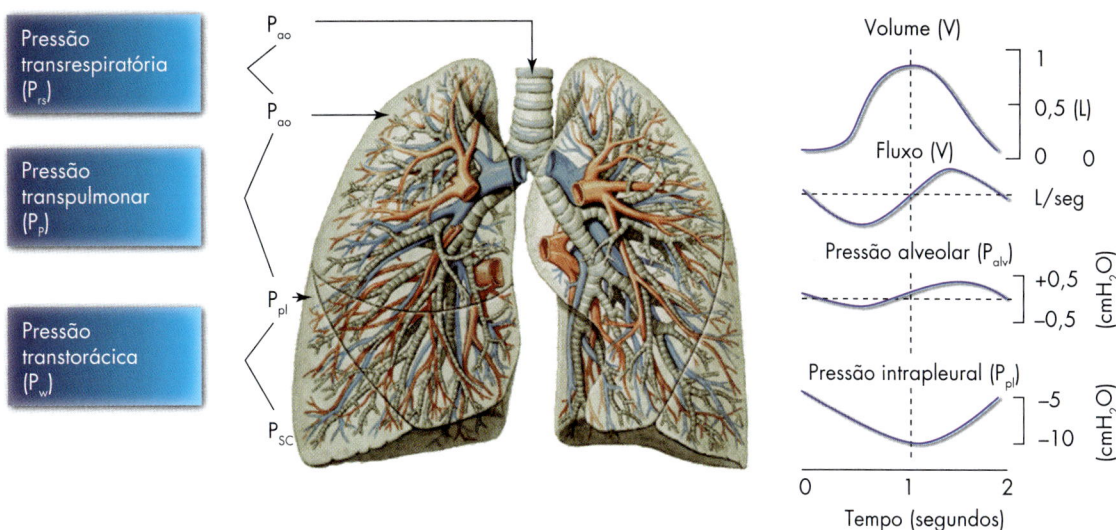

▲**Figura 24.2** Diagrama das pressões transrespiratória, transpulmonar e transtorácica.

A complacência pulmonar é o inverso da elastância. Ela representa a expansibilidade pulmonar e, assim, o aumento de volume induzido pelo incremento do gradiente de pressão em condições estáticas, isto é, na ausência de fluxo de ar na árvore traqueobrônquica (Complacência Pulmonar Estática – Cest). Normalmente, tal relação se apresenta de forma linear.

Seus valores normais variam de 60 a 100 mL/cmH$_2$O[3] e são constantes na faixa de volume compreendida entre 25% e 75% da capacidade vital. Os aumentos adicionais de volume requerem uma variação de pressão maior e tornam o pulmão menos complacente, já que parte dos alvéolos atingiu a distensão elástica ideal.

Na prática clínica, para se realizar a medida da complacência estática, deve-se:

1. Manter o paciente em ventilação ciclada a volume (VCV);
2. Realizar pausa inspiratória de 2 a 3 segundos;
3. Registrar o valor da medida da pressão obtida ao final da pausa, chamada de pressão de platô (Pplatô), que equivale à pressão alveolar (Palv).[5] Esta última corresponde à soma da pressão de recuo elástico (Pel) e da pressão pleural (Ppl);
4. Realizar manobra de oclusão ao final da expiração para obtenção do valor total da pressão positiva expiratória (PEEPt = PEEP – PEEPi);
5. Aplicar os dados obtidos na fórmula a seguir:

> Cest = ΔV/Pel, rs – PEEP – PEEPi

É importante lembrar que os pulmões estão dentro da caixa torácica e que a parede torácica também apresenta propriedades elásticas particulares, porém ela pode se retrair ou se mover externamente.[7] Para calcular a complacência da parede torácica, utiliza-se a diferença entre a pressão intrapleural e a pressão ao redor do tórax pela fórmula apresentada abaixo. A determinação da complacência da parede torácica é relevante nas alterações patológicas de conformação da caixa torácica, porém sua aplicabilidade na prática clínica é limitada devido à necessidade de inserção de um cateter para mensuração da pressão esofágica.

> Ccw = VC/Pes

Onde:

Ccw é a complacência da parede torácica, VC é o volume corrente e Pes é a pressão esofágica.

Por sua vez, a complacência dinâmica (Cdin) reflete não apenas a capacidade do sistema em acomodar o volume, mas também o fluxo inspiratório, incluindo, portanto, as propriedades elásticas e resistivas do sistema respiratório.

> Cdin = VC/Ppico – PEEP

Onde:

VC é o volume corrente e Ppico é a pressão inspiratória máxima.

Os valores normais de complacência dinâmica se situam entre 50 e 80 mL/cmH$_2$O.[3]

A resistência à distensibilidade do pulmão é definida pela razão entre o gradiente de pressão transrespiratória (Palv – pressão de abertura das vias aéreas) e o fluxo inspiratório. Ela depende da elastina presente no parênquima pulmonar e das forças de tensão superficial gerada pela interface ar-líquido do fluido que recobre a superfície alveolar.[6] Cerca de um terço da resistência pulmonar está correlacionado às forças de tensão superficial. O surfactante pulmonar, uma mistura de fosfolipídios e apoproteínas produzidos pelas células alveolares tipo II, é capaz de diminuir os valores de tensão superficial de 70 mN/m para 20 mN/m, tornando os pulmões mais complacentes. Além disso, sendo os alvéolos um conjunto de esferas interligadas e em contato com o ambiente, o surfactante tem a função de prevenir a instabilidade do sistema. O surfactante é produzido sob a influência do cortisol, e sua produção se inicia ainda na fase fetal.[6]

A lei de Laplace[7] relaciona a variação de pressão na superfície que separa dois fluidos de natureza distinta com as forças de ligação molecular, de acordo com a equação:

$$p = 2T/r$$

Onde:

T é a tensão superficial e r o raio do alvéolo.

De acordo com essa lei, a pressão do alvéolo aumenta progressivamente com a diminuição de seu raio e gera um *feedback* positivo que instabiliza o alvéolo e ocasiona o seu colapso. Entretanto, a concentração do surfactante aumenta durante o seu fechamento e se torna ainda mais eficiente em prevenir o colapso, mantendo assim a estabilidade do sistema. Desse modo, o surfactante mantém a tensão superficial proporcionalmente ao raio alveolar, prevenindo a transudação dos líquidos capilares.

A curva de histerese pulmonar que relaciona a pressão de insuflação pulmonar e o volume também é influenciada pela presença do surfactante. Analisando a curva, é possível notar que a complacência pulmonar é maior sem a tensão superficial do que quando preenchido com ar. Além disso, na curva percebe-se que a pressão para manter o mesmo volume pulmonar é menor na curva expiratória do que na inspiratória (Figura 24.3).

A resistência do sistema respiratório compreende a pulmonar e a da parede, chegando a valores em torno de 30%. A resistência do sistema respiratório pode ser calculada pela seguinte fórmula:

$$Rsr = Pel, rs/V$$

Onde:

Pel, rs é a pressão resistiva do sistema respiratório e V é o fluxo pulmonar.

Já a resistência pulmonar se subdivide em dois componentes, sendo a principal contribuição proveniente da resistência das vias aéreas (Rva) e, em segundo lugar, a tecidual, com apenas 5% a 10% da resistência pulmonar.

A resistência das vias aéreas depende do fluxo de ar, das dimensões das vias aéreas e do tipo de gás. Pela Lei de Poi-

seuille,[6] notamos que, diante da mudança no comprimento e no raio de um tubo, a pressão necessária para gerar o deslocamento dentro dele depende diretamente do comprimento e é inversamente proporcional à quarta potência do raio, sendo diretamente proporcional à viscosidade do gás. Segue fórmula abaixo:

$$\Delta P = 8 . L . \eta . V/\pi . R^3$$

Onde:

L é o comprimento do tubo, η a viscosidade do gás, V o fluxo aéreo, π é 3,14 e R é o raio do tubo.

Em situações de baixo fluxo aéreo, essa equação é válida. As moléculas de ar se movimentam paralelamente às paredes do tubo, e esse fluxo é denominado laminar, sendo reconhecido nas vias aéreas mais periféricas ou nas grandes vias aéreas durante a respiração basal. Na presença de fluxos mais elevados, as linhas de fluxo se portam de forma caótica e geram um fluxo turbilhonar.

Para diferenciar esses fluxos, utiliza-se o número de Reynolds (Re), que é influenciado pelo formato do tubo, propriedades do gás e pelo fluxo aéreo.

$$Re = 4r . v . D/\pi . \eta$$

Onde:

r é o raio, v a velocidade, D a densidade do gás, π é 3,14 e η a viscosidade do gás.

A Tabela 24.1 mostra o número de Reynolds e seus respectivos fluxos.

**Tabela 24.1 Número de Reynolds e respectivos fluxos.**

| Fluxos | Re |
|---|---|
| Laminar | 0 a 2.000 |
| Crítico | 2.000 a 4.000 |
| Transicional | 4.000 a 10.000 |
| Turbulento | Acima de 10.000 |

Sendo a resistência ao fluxo a pressão dividida por ele, chega-se à seguinte equação:

$$R = 8 . L . \eta/\pi . r^3$$

O valor de resistência normal se situa entre 4 e 8 cmH$_2$O/L/s,[8] e o ponto de maior resistência se encontra nas grandes vias aéreas. Nos indivíduos submetidos à intubação traqueal, considerando os fatores que permanecem constantes, temos a seguinte compreensão da equação de Poiseuille:

$$V(fluxo) = \Delta P . r^3$$

Dessa forma, a alteração do raio é o fator mais contributivo para a variação da resistência para fornecimento de um fluxo inalterado.[7] Tanto a diminuição do calibre do tubo orotraqueal quanto situações que reduzem a luz da árvore

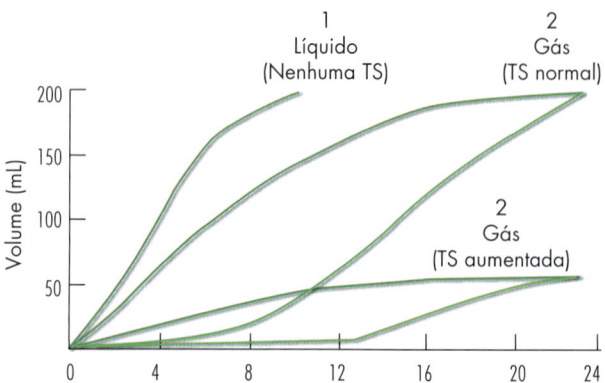

▲**Figura 24.3** Curva de histerese pulmonar e modificações relacionadas à tensão superficial.

traqueobrônquica, como broncoespasmo, geram aumento da resistência. Além disso, entre a traqueia e os brônquios observa-se a alta velocidade do gás e, portanto, a presença do fluxo turbulento.[9]

Com o aumento da insuflação pulmonar, a resistência das vias aéreas se reduz em razão da interdependência.

## ■ MONITORIZAÇÃO PULMONAR

A monitorização pulmonar é mandatória em pacientes sob ventilação mecânica, permitindo, através da análise de dados e gráficos, a realização de diagnósticos, programação de metas terapêuticas, a mensuração do impacto do ventilador no sistema respiratório e sua interação com o paciente.

Basicamente, a análise gráfica é feita com a plotagem de dados numa linha temporal ou com a observação da interação de duas variáveis em um espaço de tempo (por exemplo: curva de pressão × volume). Essas informações, quando correlacionadas com outros dados (fluxo, volume etc.), permitem inferir valores da física do sistema respiratório, tais como complacência e resistência pulmonar.

A seguir serão definidos conceitos correlacionando-os com exemplos práticos, facilitando sua interpretação.

### Curva de Pressão de Vias Aéreas

A pressão das vias aéreas pode ser dividida em dois componentes: o resistivo e o elástico. O resistivo é aquele que surge da interação entre o fluxo e o sistema respiratório. Já o elástico é decorrente da acomodação do volume respiratório nesse sistema. Somam-se a esses os valores de pressão positiva expiratória final (PEEP), PEEP intrínseca (PEEPi) ou auto-PEEP e a pressão muscular exercida pelo paciente (Pmus).

Paw = Pressão resistiva + Pressão elástica + PEEP + PEEPi − Pmus

Onde:

Paw é a pressão das vias aéreas; pressão resistiva é: volume corrente/resistência da via aérea; pressão elástica é: ΔVolume/Complacência.

Baseado na fórmula acima, cabem algumas considerações práticas:

- Aumento do fluxo leva ao aumento isolado da pressão resistiva.
- Aumento do volume interfere tanto na pressão resistiva quanto na pressão elástica.
- O uso da musculatura pelo paciente pode levar a um aumento da pressão das vias aéreas independente dos parâmetros programados.

Plotando-se o dado da pressão no tempo, observa-se uma curva onde é possível caracterizar até quatro diferentes momentos no ciclo respiratório:

1. Pressão de Pico
2. Pressão de Platô
3. PEEP
4. Auto-PEEP

A Figura 24.4 mostra a curva de pressão *versus* tempo.

### Pressão de Pico

A pressão de pico é a resultante da resistência das vias aéreas, da elastância pulmonar e da parede torácica ao fluxo instituído pelo ventilador.[10] Isto é, após ser desencadeado um ciclo respiratório, o fluxo inspiratório deflagrado não chega ao alvéolo livre de resistência. Inicialmente, ao passar pelas vias aéreas, a resistência das mesmas se opõe ao fluxo. Chegando ao pulmão, a elastância dele e da parede torácica é contrária ao fluxo de entrada.

Lembrando a fórmula apresentada anteriormente, pode-se concluir que o aumento do fluxo isolado leva ao aumento da pressão de pico de forma isolada.

### Pressão de Platô (Ppl)

Ao ser realizada uma pausa inspiratória no ventilador mecânico de 0,5 a 2 segundos, obtém-se a pressão de platô. Essa pressão mostra a acomodação do volume inspirado no sistema respiratório. Por não haver qualquer fluxo no sistema respiratório no momento da pausa, a Ppl representa

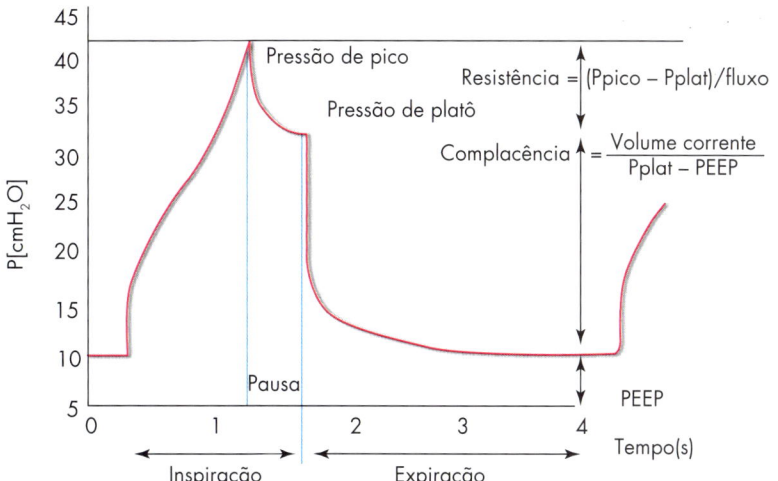

◀ **Figura 24.4** Curva de pressão x tempo.

diretamente a elastância pulmonar e torácica.[10,11] Nota-se que a diferença entre a Ppico e a Ppl deve-se ao fluxo inspiratório.

Recordando mais uma vez a fórmula apresentada acima, conclui-se que o aumento do volume corrente (VC) leva ao aumento das pressões de pico e de platô.

## PEEP

No ciclo expiratório, o volume pulmonar não mobilizado gera uma pressão: a pressão expiratória positiva ao final da expiração. A PEEP é uma das variáveis definidas na ventilação mecânica. No entanto, nem sempre a pressão desejada é aquela mensurada. A explicação desse fenômeno vem a seguir.

### Auto-PEEP ou PEEP intrínseca

Algumas vezes o tempo escolhido para expiração não é adequado para a saída de todo o volume entregue durante a ventilação mecânica. A somatória desses volumes residuais gera uma pressão adicional à PEEP desejada: a Auto-PEEP[10,12] (Figura 24.5).

Para medir a auto-PEEP é realizada a pausa expiratória de 0,5 a 2 segundos na ventilação mecânica.

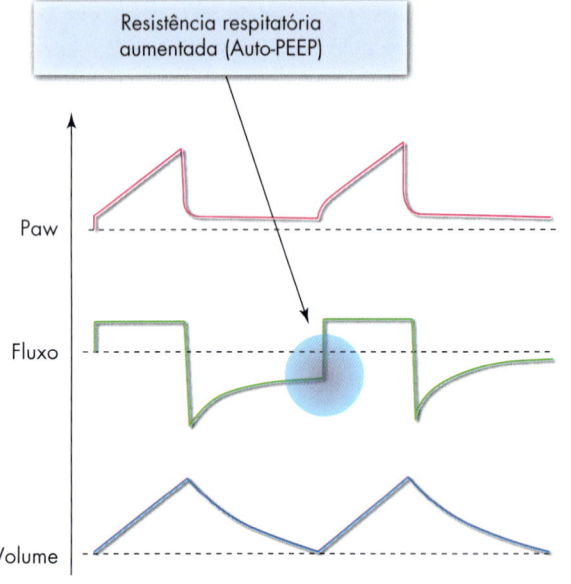

▲ **Figura 24.5** Auto-PEEP ou PEEP.

## Pressão Muscular (Pmus)

Pacientes bem sedados, sob efeito de bloqueadores neuromusculares e/ou bem sincronizados com o ventilador, têm efeito pressórico desprezível na via aérea. No entanto, o uso da musculatura de forma assíncrona com o ventilador pode levar ao aumento da pressão das vias aéreas de forma independente dos parâmetros colocados, gerando a pressão muscular.

## Estresse-index

A análise do gráfico de pressão no modo volume controlado com fluxo constante dá importantes informações. Através da evolução dessa curva (Figura 24.6), consegue-se inferir se existe a necessidade de aumento da PEEP ou diminuição do volume a fim de se evitar hiperdistensão.[10]

A primeira curva sinaliza a homogeneidade na abertura alveolar; alvéolos mantidos abertos pela PEEP e se distendendo de forma homogênea com a entrada do volume corrente. A segunda mostra que, ao final da inspiração, uma quantidade menor de volume leva a um aumento desproporcional da pressão, ou seja, há uma hiperdistensão alveolar nesse ponto. Já na terceira curva observa-se a presença de alvéolos fechados enquanto outros ainda estão abertos, isto é, existe uma heterogeneidade na curva. Dessa forma, um aumento da PEEP ocasionaria uma homogeneização na quantidade de alvéolos abertos, possibilitando a correção da distorção apresentada nesse último gráfico.

## Curva Pressão-volume

A curva pressão-volume (Figura 24.7) é uma forma de distribuição de dados em que se dispõe o volume em função da pressão. Sua análise dá uma medida direta da complacência pulmonar.[10]

Esse tipo de gráfico é de grande valia em pacientes com Síndrome do Desconforto Respiratório Agudo (SDRA). Nesse grupo de pacientes, com o auxílio da curva pressão-volume, é possível obter o melhor volume em função da PEEP e, dessa maneira, inferir a PEEP "ideal" para otimizar o recrutamento alveolar.

## LOOP Fluxo-volume

A Figura 24.8 correlaciona o fluxo em função do volume, permitindo uma análise da presença de secreção em vias aéreas, bem como a avaliação de obstrução do fluxo (ex. broncoespasmo) e a sua resposta terapêutica ao uso dos broncodilatadores (Figura 24.9).

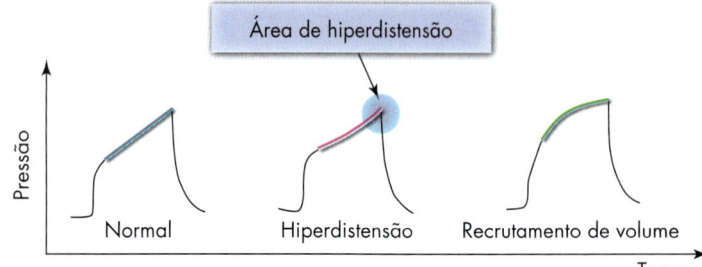

◄ **Figura 24.6** Curva de pressão-tempo.

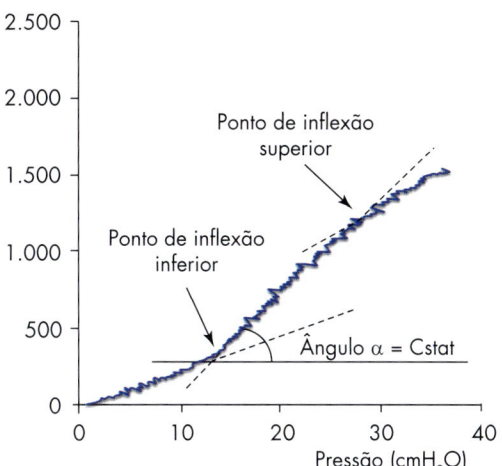

▲ **Figura 24.7** Curva pressão-volume.

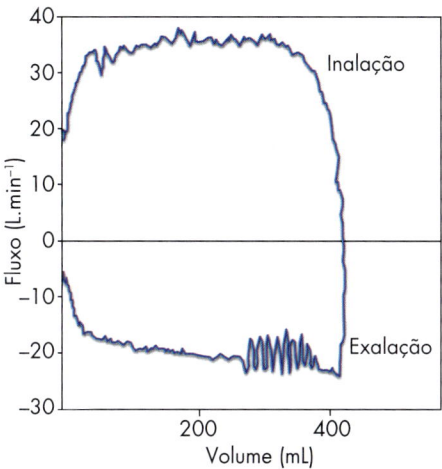

▲ **Figura 24.8** Curva de fluxo mostrando aspecto "serrilhado", característico da presença de secreção nas vias aéreas.

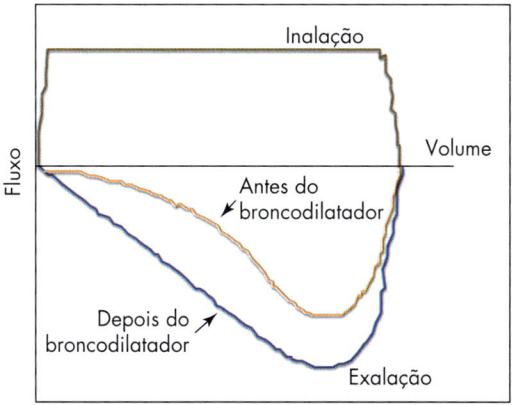

▲ **Figura 24.9** Curva de fluxo-volume evidenciando o desempenho pré e pós-broncodilatador.

## Monitorização do Enchimento e Esvaziamento Pulmonar

O tempo que os alvéolos levam para serem insuflados ou esvaziados chama-se **constante de tempo**. Na física da mecânica respiratória, a constante de tempo é igual ao produto da complacência x resistência.

> Constante de tempo (Ţ) = resistência × complacência

Logo, resistências e/ou complacências aumentadas levam a um maior tempo para insuflar ou esvaziar um alvéolo.

O valor de 1 Ţ é capaz de insuflar ou esvaziar em 63% o volume alveolar, 2 Ţ em 87%, 3 Ţ em 95%, 4 Ţ em 98% e 5 Ţ > 99%.

Em termos práticos, essa fórmula pode ser aplicada nos pacientes que apresentam um tempo expiratório prolongado. Entretanto, surge o questionamento do intervalo de tempo necessário para a expiração do paciente, evitando assim a Auto-PEEP. O cálculo da constante de tempo dá essa resposta.

## Imagens

Além da análise das curvas que permitem a adequada avaliação da monitorização pulmonar, as complicações decorrentes da ventilação mecânica podem ser detectadas com o auxílio de exames complementares. A radiografia de tórax é um dos exames mais amplamente utilizados, porém tem limitações relacionadas à técnica e à emissão de radiação. Já a tomografia computadorizada de tórax, considerada o padrão-ouro, também apresenta como desvantagem a emissão de radiação, além das diversas dificuldades relacionadas ao transporte do paciente.

O ultrassom de tórax à beira do leito surge nesse cenário como ferramenta de extrema relevância, livre de radiação, com curva de aprendizado rápida, possibilitando uma análise semiquantitativa do pulmão tanto para orientar o diagnóstico quanto para seguimento da evolução do paciente em ventilação mecânica.[13]

Diversos estudos já evidenciaram a importância do escore de ultrassom pulmonar (*Lung Ultrasound Score* – LUS) na prática clínica diária, como: evolução da Síndrome do Desconforto Respiratório Agudo (SDRA),[14] recrutamento alveolar à beira do leito,[15] reaeração pulmonar após antibioticoterapia de pneumonia associada à ventilação mecânica,[16] deterioração pulmonar após expansão volêmica em pacientes com choque séptico e SDRA,[17] desmame de ventilação mecânica,[18] predição de resposta à posição prona,[19] entre outros.

Além do ultrassom de tórax, podemos utilizar a tomografia de impedância elétrica (TIE) para avaliar o recrutamento alveolar em diferentes cenários. Através de sinais elétricos de alta frequência e baixa intensidade, podemos obter imagens em tempo real e apreciar o desempenho pulmonar de forma mais detalhada. Em um grupo de 12 pacientes submetidos à cirurgia laparoscópica, a TIE possibilitou a seleção da PEEP ideal para melhora da complacência estática após a insuflação do pneumoperitônio, sem aumentar significativamente a hiperdistensão ou ocasionar efeitos indesejáveis na hemodinâmica. Sendo assim, o anestesiologista dispõe de uma ferramenta não invasiva que pode ser utilizada no perioperatório, em cirurgias selecionadas, para propiciar o emprego de uma estratégia ventilatória protetora para o seu paciente.[20]

# ■ CONTROLE DA RESPIRAÇÃO

O controle respiratório humano envolve um complexo de vias aferentes e eferentes integradas no Sistema Nervoso Central sob a influência de fatores externos. A respiração tem como função primordial promover a oferta de oxigênio (principal comburente na produção energética celular) e a eliminação do gás carbônico (produto da respiração celular). É evidente que um mecanismo tão importante para a vida humana evolutivamente tenha se adaptado em um processo complexo capaz de controlar toda a homeostase do organismo.

Este capítulo discorre sobre como o nosso sistema respiratório é organizado anatômica e funcionalmente, suas influências externas e, principalmente, os mecanismos que o corpo humano desenvolveu para criar um processo rítmico, interligado aos demais órgãos e sistemas do corpo, e adaptado ao meio ambiente por meio das funções cognitivas superiores.

# ■ ORGANIZAÇÃO NEUROFISIOLÓGICA DO CENTRO RESPIRATÓRIO

O centro respiratório está localizado no tronco cerebral e é o principal ponto de integração de estímulos aferentes e eferentes controladores da respiração. Pode ser didaticamente dividido em dois centros bulbares (grupo respiratório central e dorsal) e dois centros pontinos (centro pneumotáxico e apnêustico).

## Grupo Respiratório Dorsal

Situado na região posterior (dorsal) do bulbo bilateralmente, é o principal responsável pelo início do processo de inspiração e ritmo respiratório de base. A maioria dos seus neurônios está localizada no interior do núcleo do trato solitário,[21] primariamente sensitivo, recebendo aferências viscerais gerais e especiais que penetram no tronco encefálico pelos VII (facial), IX (glossofaríngeo) e X (vago) pares cranianos[22] (Figura 24.10). Antes de penetrarem no núcleo do trato solitário, as aferências descendem pelo trato homônimo.

O grupo respiratório dorsal é composto de neurônios que emitem potenciais de ação neuronal inspiratórios[21] em um padrão rítmico à semelhança dos potenciais de ação das células do nó sinoatrial do coração. Ou seja, mesmo quando o tronco cerebral é seccionado acima do bulbo e todas as aferências do trato solitário são interrompidas, o grupo respiratório dorsal continua emitindo descargas neuronais repetidas e controlando o processo inspiratório.[23]

Os neurônios inspiratórios do grupo dorsal emitem eferências aos músculos inspiratórios (sobretudo o diafragma) e são capazes de controlar tanto a frequência como a intensidade do movimento inspiratório. Esses neurônios também são responsáveis pela interrupção da inspiração (processo ativo da respiração) e, por conseguinte, pelo início da expiração (processo passivo), comandados pelas forças elásticas retráteis do pulmão, pleura e caixa torácica.

## Grupo Respiratório Ventral

O grupo respiratório ventral se situa nos núcleos ambíguo (cranial) e retroambíguo (caudal) do bulbo e é com-

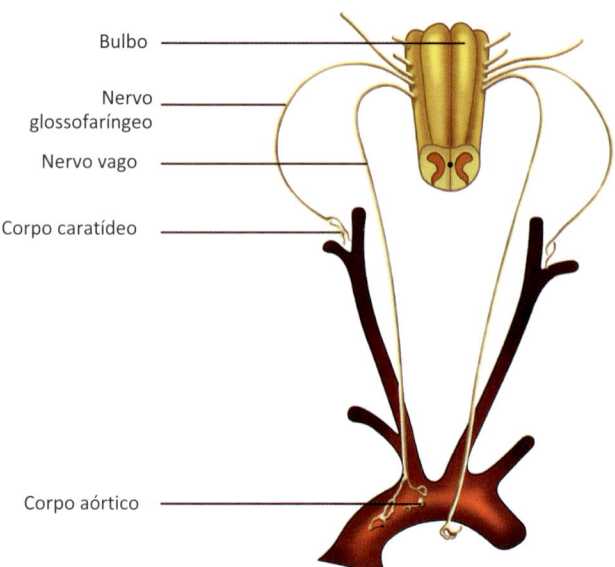

▲ **Figura 24.10** Elementos constituintes da aferência do estímulo respiratório.

posto de neurônios inspiratórios e expiratórios. Embora a atividade neuronal esteja quiescente durante a respiração normal, esse grupo de neurônios tem sua atividade principalmente durante grandes esforços respiratórios (sobretudo exercício físico),[21] funcionando como uma rede de apoio aos neurônios do grupo respiratório dorsal, com quem mantém sinapses modulatórias.

A região cranial do grupo respiratório ventral é composta basicamente de motoneurônios vagais que inervam a musculatura acessória das vias aéreas superiores ipsilateral, enquanto a região caudal é responsável pelo comando expiratório e inspiratório dos neurônios motores dos músculos intercostais.

## Centro Apnêustico

Ainda que a localização exata de seus neurônios seja desconhecida, sabe-se que o centro apnêustico se situa na parte inferior da ponte caudal ao centro pneumotáxico. Os estímulos do centro apnêustico prolongam o tempo inspiratório imposto pelos neurônios do grupo dorsal.[23] A secção da ponte em sua região média (ou lesões do centro pneumotáxico) separa os dois centros respiratórios pontinos e a predominância apnêustica leva o padrão respiratório a inspirações prolongadas interpostas por escapes expiratórios. O centro apnêustico é inibido pelo centro pneumotáxico e pelo reflexo de estiramento pulmonar de Hering-Breuer, cuja via aferente é o vago. Em modelos experimentais, a secção bilateral do vago acentua a respiração apnêustica induzida pela lesão do centro pneumotáxico,[24,25] sinalizando a importância desses dois mecanismos no controle do centro apnêustico.

## Centro Pneumotáxico

Esse importante regulador da inspiração está situado no núcleo parabraquial bilateralmente, na região superior da ponte, rostral ao centro apnêustico. Seus neurônios exercem ação modulatória (principalmente inibitória) sobre os neurônios do centro apnêustico e indiretamente controlam o final do estímulo inspiratório dos neurônios do grupo respiratório ventral.[23]

O centro pneumotáxico, portanto, atua no ajuste fino do comando respiratório, controlando principalmente a frequência respiratória e indiretamente a intensidade da respiração. Quando o sinal emitido pelo centro pneumotáxico é intenso, a inspiração é abreviada e naturalmente a frequência aumenta e o volume inspiratório diminui. Por outro lado, quando o sinal é fraco, a predominância apnêustica retarda o desligamento do estímulo inspiratório e a inspiração se prolonga fazendo com que a frequência respiratória caia e o volume inspiratório seja maior.[23]

As estruturas constituintes do centro respiratório podem ser observadas na Figura 24.11.

## MECANISMOS DE CONTROLE DA RESPIRAÇÃO

### Impulsos Respiratórios Rítmicos

O controle respiratório depende de um ritmo respiratório basal imposto pelos neurônios inspiratórios do grupo respiratório ventral do bulbo. Esses neurônios disparam impulsos inspiratórios periodicamente, e toda a interferência exercida por fatores externos no controle respiratório se faz alterando (prolongando ou abreviando) esses estímulos.

### Controle Químico

Um dos principais mecanismos de controle do centro respiratório é a sua capacidade de detectar e modular a ventilação de acordo com as variações de pH e concentração de íons hidrogênio no sangue.

No bulbo há neurônios que ocupam uma área quimiossensível (Figura 24.12) e que exercem efeito estimulatório

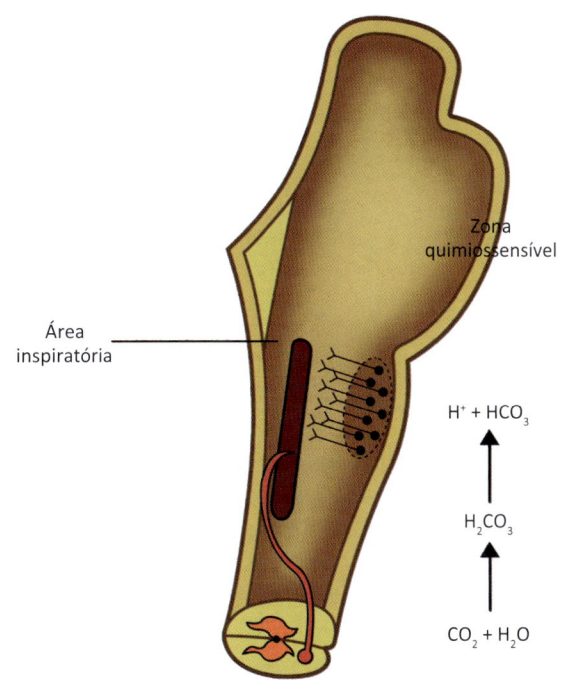

▲ **Figura 24.12** Quimiorreceptores centrais.

direto sobre os centros inspiratórios bulbares. Esses neurônios estão situados na superfície ventral do bulbo e, apesar de serem sensíveis ao dióxido de carbono ($CO_2$), são estimulados primariamente por íons hidrogênio contidos no líquido intersticial do bulbo e líquido cefalorraquidiano (líquor).

Entretanto, é importante lembrar que a maior parte dos íons hidrogênio do líquor é gerada a partir da reação química entre a água e o gás carbônico provenientes do sangue, e não por difusão passiva desses íons a partir do plasma. Isso porque a barreira hematoencefálica é mais permeável

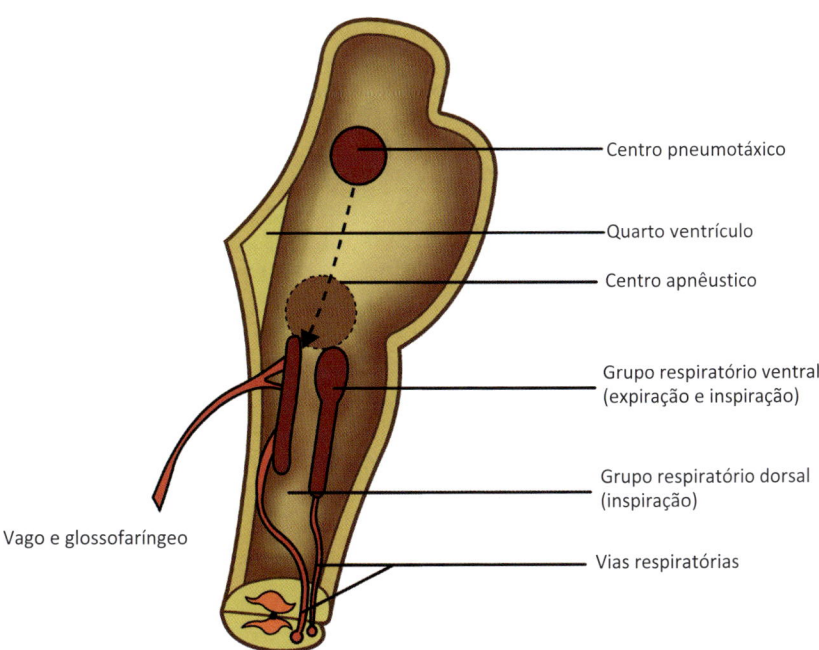

▲ **Figura 24.11** Componentes do centro respiratório.

ao gás carbônico do que aos íons hidrogênio. Dessa forma, conclui-se que, apesar de os neurônios quimiossensíveis do bulbo serem estimulados basicamente por íons hidrogênio, o principal determinante da modulação central quimiossensível da respiração é a pressão parcial de dióxido de carbono ($PaCO_2$) do plasma sanguíneo, e não o pH.[21,26]

A ventilação alveolar aumenta progressivamente com o aumento da $PaCO_2$ plasmática, chegando a duplicar quando a $PaCO_2$ atinge 45 mmHg e aumenta cerca de oito vezes quando a $PaCO_2$ atinge 70 mmHg.[21]

Esse efeito da $PaCO_2$ na ventilação alveolar é mais eficiente na fase aguda (24 a 48 horas) em situações nas quais um mecanismo adaptativo rápido é necessário. Entretanto, após esse período, os rins começam a reter bicarbonato, o sistema tampão natural consome os íons hidrogênio do plasma e do líquor, e essa resposta cai a 20% da inicial.[21]

Além disso, as alterações do estado de vigília como sono, narcose e anestesia geral podem, em diferentes graus, alterar a responsividade da zona quimiossensível bulbar às variações da $PaCO_2$ e íons hidrogênio.[23]

## Resposta à Hipóxia

Outro mecanismo importante de regulação da frequência e da intensidade dos movimentos respiratórios é a pressão parcial de oxigênio ($PaO_2$). No arco aórtico e na região da bifurcação das carótidas, existem quimiorreceptores capazes de detectar variações na $PaO_2$ e de transmitir a informação ao grupo respiratório dorsal por via aferente vagal e glossofaríngea, respectivamente.

A ventilação alveolar permanece inalterada até os valores de $PaO_2$ estarem próximos de 80 mmHg. Quando a $PaO_2$ atinge 60 mmHg, a ventilação alveolar dobra e a partir desse ponto ela cresce exponencialmente com o decréscimo da $PaO_2$.[23,26]

## ■ REFLEXOS RESPIRATÓRIOS

Além da ritmicidade basal e das influências das variações da $PaCO_2$ e $PaO_2$ no plasma, fatores externos e reflexos autonômicos são capazes de influenciar o ritmo respiratório.[21,23]

## Controle Voluntário da Respiração

Vias aferentes provenientes do telencéfalo exercem controle voluntário sobre a respiração e integram o sistema límbico ao centro respiratório. Não se deve esquecer que os mecanismos químicos de controle preponderam sobre o controle voluntário da respiração.

## Reflexo de Hering-Breuer

O estímulo inicial é o estiramento de receptores presentes na musculatura lisa de pequenas e grandes vias aéreas durante a hiperinsuflação pulmonar (em geral três vezes o valor normal do volume corrente). O estímulo ascende ao tronco cerebral via nervo vago e interrompe o estímulo inspiratório do grupo respiratório dorsal.

## Receptores J

São receptores presentes na interface dos alvéolos com a parede capilar e ativados em situações de alteração na perfusão do pulmão, sendo os responsáveis pela dispneia. Além disso, são estimulados por substâncias químicas irritativas e, nessas situações, podem causar broncoespasmo e taquidispneia.

## Reflexo de Mergulho

A simples imersão da cabeça na água ativa receptores da mucosa nasal, que desencadeiam reflexos de apneia, bradicardia e vasoconstrição pela via trigeminal.

## Reflexos de Tosse e Espirro

O reflexo de tosse é estimulado por substâncias irritativas em contato com receptores químicos e mecânicos das vias aéreas, originário nas vias aéreas superiores e árvore traqueobrônquica, sendo a aferência vagal. Já o reflexo de espirro é desencadeado por receptores da mucosa nasal por via trigeminal e olfatória. Em pacientes portadores de pneumopatias como asma e doença pulmonar obstrutiva crônica (DPOC), esses receptores podem desencadear broncoconstrição.

## Resposta à Dor

As vias nociceptivas ascendentes também possuem sinapses capazes de causar taquipneia.

## Reflexos Mecânicos de Músculos e Tendões

São capazes de enviar estímulos e modular o centro respiratório em resposta a estímulos mecânicos localizados nos músculos e tendões. Esse mecanismo é particularmente importante na adaptação respiratória ao exercício físico.

## ■ CONSIDERAÇÕES FINAIS

A compreensão da mecânica respiratória é essencial na prática clínica do anestesiologista, pois possibilita o diagnóstico e o seguimento de alterações pulmonares. O desenvolvimento tecnológico propiciou a utilização da monitorização da ventilação mecânica, através da interpretação das diferentes curvas já disponíveis nos ventiladores atuais. Realizar um suporte ventilatório adequado, fundamentado na monitorização e correlacionado com o exame clínico, pode minimizar lesões decorrentes da ventilação em pacientes saudáveis e com patologias pulmonares.

## REFERÊNCIAS

1. Levitzky MG. Mechanics of the Respiratory System. In: Raff H, Levitzky MG. Medical Physiology. New York: McGraw-Hill, 2011. p.313-30.
2. Guyton AC, Hall JE. Ventilação Pulmonar. In: Guyton AC, Hall JE. Fisiologia Médica. Rio de Janeiro: Elsevier, 2006. p.471-82.
3. Miranda LC. Monitorização respiratória – mecânica respiratória. In: Azevedo LCP, Taniguchi LU, Ladeira JP. Medicina Intensiva. Barueri: Manole, 2013. p.644-57.

4.   Lands LC. Applying physiology to conventional mechanical ventilation. Paediatr Respirat Rev. 2006;7(Suppl 1):S33-S36.
5.   Barbas CS, Ísola AM, Farias AM, et al. Recomendações brasileiras de ventilação mecânica 2013. Parte I. RBTI. 2014;26(2):89-121.
6.   Ward J. Physiology of breathing I. Basic Science. Surgery. 2005;23:419-24.
7.   Waterhouse S, Campbell I. Respiration: ventilation. Anaesth Intensive Care Med. 2005;6(10):349-53.
8.   Vieira SRS, Plotnik R, Fialkow L. Monitorização da mecânica respiratória durante a ventilação mecânica. In: Carvalho CRR. Ventilação mecânica volume I – Básico. CBMI. 2000;9:215-52.
9.   Hasan A. Physiological considerations in the Mechanically Ventilated Patients. In: Understanding mechanical ventilation: a practical handbook. New York: Springer, 2010. p.17-66.
10.  Hess DR. Respiratory mechanics in mechanically ventilated patients. Respir Care. 2014;59:1773-94.
11.  Branson RD. Functional principles of positive pressure ventilators: implications for patient-ventilator interaction. Respir Care Clin. 2005;11:119-45.
12.  Hess DR, Medoff BD, Fessler MB. Pulmonary mechanics and graphics during positive pressure ventilation. Int Anesthesiol Clin. 1999;37(3):15-34.
13.  Volpicelli G, Elbarbary M, Blaivas M, et al. International evidence-based recommendations for point-of- care lung ultrasound. Int Care Med. 2012;38:577-91.
14.  Arbelot C, Ferrari F, Bouhemad B, et al. Lung ultrasound in acute respiratory distress syndrome and acute lung injury. Curr Opin Crit Care. 2008;14:70-4.
15.  Bouhemad B, Brisson H, Le-Guen M, et al. Bedside ultrasound assessment of positive end-expiratory pressure-induced lung recruitment. Am J Resp Crit Care Med. 2011;183:341-7.
16.  Bouhemad B, Liu ZH, Arbelot C, et al. Ultrasound assessment of antibiotic-induced pulmonary reaeration in ventilator-associated pneumonia. Crit Care Med. 2010;38:84-92.
17.  Caltabeloti F, Monsel A, Arbelot C, et al. Early fluid loading in acute respiratory distress syndrome with septic shock deteriorates lung aeration without impairing arterial oxygenation: a lung ultrasound observational study. Crit Care. 2014;18(3):R91.
18.  Soummer A, Perbet S, Brisson H, et al. Ultrasound assessment of lung aeration loss during a successful weaning trial predicts postextubation distress. Crit Care Med. 2012;40:2064-72.
19.  Gwenaël Prat, Solène Guinard, Nicolas Bizien, et al. Can lung ultrasonography predict prone positioning response in acute respiratory distress syndrome patients? J Crit Care. 2015. ;[Internet] [Acesso em 01 apr 2016]. Disponível em: http://dx.doi.org/10.1016/j.jcrc.2015.12.015
20.  Rauseao, M, et al. Eletrical Impedance Tomography during Abdominal Laparoscopic Surgery: A Physiology Pilot Study. J Clin Med. 2023;2(23):7467.
21.  Guyton AC, Hall JE. Regulação da Respiração. In: Guyton AC, Hall JE. Fisiologia Médica. Rio de Janeiro: Elsevier, 2006. p.514-23.
22.  Machado ABM. Estrutura do Bulbo. In: Machado ABM. Neuroanatomia Funcional. São Paulo: Atheneu, 2004. p.163-70.
23.  Levitzky MG. Control of Breathing. In: Raff H, Levitzky MG. Medical Physiology. New York: McGraw- Hill, 2011. p.385-95.
24.  Gautier H, Bertrand F. Respiratory effects of pneumotaxic center lesions and subsequent vagotomy in chronic cats. Respir Physiol. 1975;23(1):71-85.
25.  St John WM, Glasser RL, King RA. Apneustic breathing after vagotomy in cats with chronic pneumotaxic center lesions. Respir Physiol. 1971 Jun;12(2):239-50.
26.  Waterhouse J, Campbell I. Respiration: control of ventilation. Anesth Intensive Care Med. 2005;6(8):357-9.

# 25

# Difusão e Transporte de Gases

Talison Silas Pereira ■ João Manoel Silva Junior

## DIFUSÃO

As trocas gasosas entre o meio e as superfícies respiratórias ocorrem por meio da difusão. Em linhas gerais, difusão é o movimento de partículas de uma região em que elas estão em maior concentração, para outra em que estão em menor concentração. As moléculas dos gases estão em permanente movimento, em alta velocidade, e colidem ininterruptamente, umas com as outras, mudando de direção até colidir com novas moléculas. Esse processo gera a energia utilizada para a difusão.

A difusão de gases ocorre da mesma forma, no interior de uma massa gasosa, nos gases dissolvidos em líquidos como água ou sangue, ou através de membranas permeáveis aos gases. Se em um quarto completamente fechado, introduzirmos através da porta, um determinado volume de um gás, ao final de algum tempo, a concentração do gás será a mesma em todos os pontos do quarto. Isto se explica pela difusão do gás, no ambiente em que foi colocado.

A difusão, portanto, é um processo que tende a igualar a diferença de concentração de uma substância, pela migração de moléculas da área de maior concentração para a área de menor concentração.

A pressão exercida por um gás sobre uma superfície, é o resultado do impacto constante das moléculas do gás em permanente movimento, contra a referida superfície. Quanto maior o número de moléculas do gás, ou seja, quanto maior a sua concentração, tanto maior será a pressão exercida pelo gás.[1]

Nas misturas gasosas, como o ar atmosférico, a pressão exercida pela mistura equivale à soma das pressões exercidas por cada gás que compõe a mistura. Como a pressão de cada gás depende da movimentação das suas moléculas, a pressão exercida pelo gás tem relação direta com a sua concentração na mistura.

A pressão dos gases é habitualmente expressa em milímetros de mercúrio (mmHg). O padrão de comparação da pressão dos gases é a pressão barométrica ou pressão atmosférica. A pressão atmosférica ao nível do mar, corresponde a 760 mmHg, equivalente à 1 atmosfera (atm). Esse valor constitui a soma das pressões exercidas pelos gases que compõem o ar: nitrogênio, oxigênio, dióxido de carbono e vapor d'água.

Para que o gás oxigênio possa se difundir do ar para os pulmões é preciso haver concentração mais elevada do gás no ar que no sangue circulante. Por outro lado, para que o gás carbônico se difunda dos pulmões para o ar circundante é necessário que a concentração desse gás seja mais elevada no sangue que no meio circundante.[2]

A concentração de um determinado gás, seja no ar ou na água, é expressa em termos de sua pressão parcial. A pressão exercida por cada gás em uma mistura é chamada pressão parcial ou simplesmente tensão e é representada pela letra P (maiúscula), seguida da designação química do gás. Portanto, as pressões parciais dos gases do ar atmosférico são designadas pelos termos $PO_2$, $PCO_2$, $PN_2$, $PH_2O$, referindo-se respectivamente às pressões parciais do oxigênio, do dióxido de carbono, do nitrogênio e do vapor d'água.[3]

As pressões parciais do gás oxigênio ($PO_2$) e do gás carbônico ($PCO_2$) no ar atmosférico são, respectivamente, da ordem de 160 mmHg e 0,3 mmHg (Tabela 25.1). Portanto, o ar que inspiramos possui $PO_2$ igual a 160 mmHg e $PCO_2$ igual a 0,3 mmHg. No interior dos pulmões o ar inspirado se mistura com o ar residual, de modo que as pressões parciais do gás oxigênio e do gás carbônico passam a ser, respectivamente, 100 mmHg e 40 mmHg (Figura 25.1).[3]

| Gás | Concentração no Ar | Concentração Alveolar | Pressão Parcial Atmosférica | Pressão Parcial Alveolar |
|---|---|---|---|---|
| $O_2$ | 20,93% | 13,6% | 159,1 mmHg | 100 mmHg |
| $CO_2$ | 0,04% | 5,3% | 0,3 mmHg | 40 mmHg |
| $N_2$ | 78,1% | 74,9% | 600,6 mmHg | 573 mmHg |
| Vapor d'água | 0,5% | 6,2% | 3,7 mmHg | 47 mmHg |

**Tabela 25.1 Comparação da Composição do Ar Alveolar com o Ar Atmosférico.**

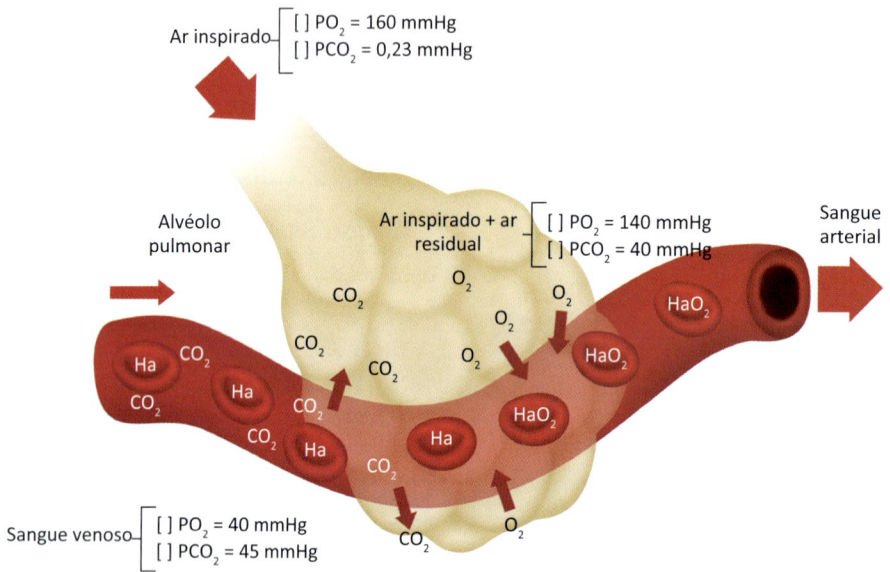

▲ **Figura 25.1** Esquema da troca dos gases entre alvéolo e sangue.

O sangue venoso que chega aos capilares sanguíneos dos pulmões, por sua vez, tem $PO_2$ igual a 40 mmHg e $PCO_2$ igual a 45 mmHg. Como o $PO_2$ do ar pulmonar (104 mmHg) é maior que a do sangue dos capilares pulmonares (40 mmHg), ocorre difusão de gás oxigênio do ar pulmonar para o sangue. Por outro lado, como a $PCO_2$ do sangue dos capilares (45 mmHg) é maior que a $PO_2$ do ar pulmonar (40 mmHg), ocorre difusão do gás carbônico do sangue para os pulmões. Ao passar pelos capilares dos tecidos corporais, o sangue cede o gás oxigênio obtido nos pulmões e adquire gás carbônico (Figura 25.2).[4]

## ■ PROPRIEDADES QUE DETERMINAM A DIFUSÃO

Quando um gás sob pressão é colocado em contato com a água, as suas moléculas penetram na água e se dissolvem, até atingir o estado de equilíbrio, em que a pressão do gás dissolvido na água é exatamente igual à sua pressão na fase gasosa.

A concentração de um gás em uma solução depende do seu coeficiente de solubilidade. Alguns tipos de moléculas são física ou quimicamente atraídas pela água, enquanto outros tipos são repelidos.

Quando as moléculas são atraídas pela água, uma maior quantidade pode se dissolver nela. Os gases que se dissolvem em maior quantidade na água, têm, portanto, um maior coeficiente de solubilidade. O dióxido de carbono tem um elevado coeficiente de solubilidade quando comparado ao oxigênio e outros gases.

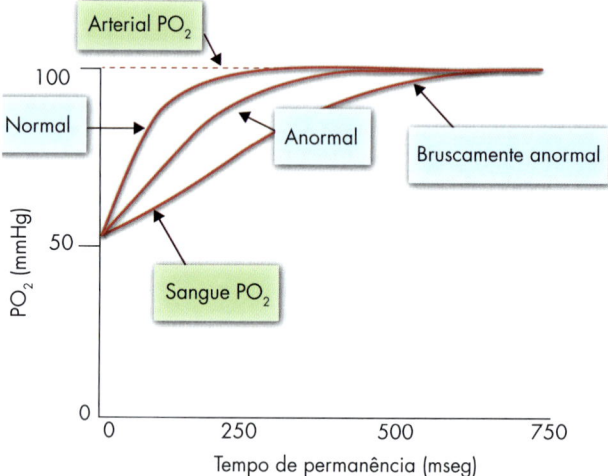

▲ **Figura 25.2** Transferência do oxigênio pelo tempo em situação normal e anormal.

Quando uma mistura de gases entra em contato com a água, como ocorre no organismo humano, esta tem propensão a evaporar para dentro da mistura gasosa e umidificá-la. Isto resulta do fato de que as moléculas de água, como as dos gases dissolvidos, estão continuamente escapando da superfície aquosa para a fase gasosa. A pressão que as moléculas de água exercem para escapar através da superfície aquosa é chamada pressão do vapor d'água, que à temperatura de 37° C é de 47 mmHg. A pressão do vapor d'água, da mesma forma que a pressão parcial de qualquer gás, tende a aumentar com a temperatura. Aos 100 °C, temperatura de ebulição da água, a pressão do vapor d'água é de 760 mmHg.

Embora a diferença de pressão ou de concentração e o coeficiente de solubilidade sejam importantes na difusão dos gases, outros fatores influem na velocidade da difusão, como o peso molecular do gás, a distância a percorrer para equalizar a concentração e a área da superfície disponível para a difusão. Quanto maior o peso molecular do gás, menor a velocidade com que a sua difusão se processa; quanto maior a distância a ser percorrida pelas moléculas do gás, mais lentamente se processará o equilíbrio de sua concentração e, quanto maior a superfície disponível para a difusão de um gás, maior será a velocidade da difusão. Este princípio é de muita utilidade no cálculo da área ideal das membranas nos oxigenadores, em relação ao fluxo de sangue, para resultar em uma efetiva troca de gases.

As características gerais da difusão dos gases permitem quantificar a rapidez com que um determinado gás pode se difundir, denominada coeficiente de difusão. O oxigênio, pelas suas características de difusão nos organismos vivos, tem o coeficiente de difusão 1. A difusão dos demais gases é quantificada em relação ao oxigênio.[5]

Os gases respiratórios têm grande solubilidade em gorduras e, por essa razão, podem difundir com facilidade através das membranas celulares, ricas em lipídios. A velocidade de difusão de um determinado gás no interior das células e tecidos, inclusive a membrana respiratória, depende basicamente da sua velocidade de difusão na água, já que a passagem pela membrana celular praticamente não oferece obstáculo. A difusão dos gases respiratórios através a membrana alvéolo-capilar e através dos demais tecidos do organismo se processa de acordo com o coeficiente relativo de difusão. Aqueles dados nos indicam que o $CO_2$ se difunde cerca de 20 vezes mais rapidamente do que o oxigênio (Tabela 25.2).[6]

**Tabela 25.2 Fatores que Influenciam o Volume de Transferência dos Gases por Unidade de Tempo (750 Msec).**

| Propriedades físico-químicas | Características do pulmão |
|---|---|
| Peso molecular | Área de superfície da membrana |
| Temperatura | ■ Distância da difusão<br>■ Fluido alveolar<br>■ Interface alveolar<br>■ Plasma |
| Solubilidade | |

## ■ TRANSPORTE DO $O_2$ E DO $CO_2$

Muitos animais apresentam no sangue ou na hemolinfa, substâncias coloridas denominados pigmentos respiratórios. Essas substâncias são capazes de se combinar com o gás oxigênio, aumentando significantemente a capacidade de transporte desse gás pelo corpo. Os principais pigmentos respiratórios presentes nos animais são a hemoglobina e a hemocianina.[4]

Se no sangue humano não houvesse hemoglobina ele seria capaz de transportar apenas 2% do gás oxigênio de que o corpo necessita.

A hemoglobina é uma proteína constituída por quatro cadeias polipeptídicas associadas a um grupamento químico denominado grupo heme, que contém ferro. Uma molécula de hemoglobina (Hb) é capaz de se combinar com quatro moléculas de gás oxigênio, formando a oxiemoglobina.

$$Hb + 4\,O_2 \text{-------> } Hb\,(O_2)4$$

Se partirmos para análise do transporte, a hemoglobina possui a capacidade de transportar cerca 1,39 mL/g de oxigênio; isto significa que cada grama de hemoglobina completamente saturada é capaz de se ligar a 1,39 mL de oxigênio. Surpreendentemente, porém, a literatura fornece coeficientes diferentes, variando de 1,32 a 1,39, o que se deve aos diferentes pesos moleculares que são atribuídos à molécula de hemoglobina, como resultado da existência de vários subtipos de hemoglobina com seus próprios pesos moleculares. A concentração de oxigênio transportado pela hemoglobina é calculada usando a seguinte fórmula:

$$CHbO_2 \text{ (mL/dL)} = 1.39 \times Hb \times SO_2$$

A hemoglobina está presente no sangue de todos os vertebrados, alojada no interior das hemácias. Alguns invertebrados como certas espécies de anelídeos, de nematelmintos, de moluscos e de artrópodes, possuem hemoglobina dissolvida na hemolinfa. A hemocianina é uma proteína que contém átomos de cobre em sua composição. É encontrada em muitas espécies de moluscos e de artrópodes dissolvida na hemolinfa. Quando combinadas com moléculas de gás oxigênio, a hemocianina se torna azulada. Em sua forma livre, entretanto, ela é incolor.

No homem e em outros mamíferos, cerca de 5% a 7% do gás carbônico liberado pelos tecidos dissolvem-se diretamente no plasma sanguíneo e, assim, é transportado até os pulmões. Outros 23% se associam a grupos amina da própria hemoglobina e de outras proteínas do sangue, sendo por elas transportados.

A maior parte do gás carbônico liberado pelos tecidos (cerca de 70%) penetra nas hemácias e é transformado, por ação da enzima anidrase carbônica, em ácido carbônico, que posteriormente se dissocia nos íons H+ e bicarbonato.

$$CO_2 + H_2O \text{ --------> } H_2CO_3 \text{ --------> } H^+ + HCO_3$$

Os íons H+ se associam a moléculas de hemoglobina e de outras proteínas, enquanto os íons bicarbonato se difundem para o plasma sanguíneo, onde auxiliam na manutenção do grau de acidez do sangue (Tabela 25.3).

**Tabela 25.3 Porcentagens do Transporte de $CO_2$.**

| Condição de transporte | Porcentagem |
|---|---|
| Dissolvido no plasma | 7% |
| Ligado a proteínas | 23% |
| Bicarbonato | 70% |

Um processo inverso ao que ocorre nos capilares dos tecidos acontece nos pulmões. Aí as moléculas de gás carbônico e os íons H+ se dissociam das proteínas. No interior das hemácias os íons H+ se combinam ao bicarbonato, reconstituindo o ácido carbônico. Este, por ação da enzima anidrase carbônica, é, então, decomposto em gás carbônico e água.

### ■ TROCAS GASOSAS

A difusão dos gases é, para a respiração, um processo físico importante, pois é através dela que o $O_2$ do meio externo passa para as células e o $CO_2$ segue em sentido oposto, ou seja, enquanto o oxigênio é captado, o dióxido de carbono é liberado para o meio externo.

As trocas gasosas se dão entre o ar alveolar e o sangue contido nos capilares. O sangue proveniente dos tecidos é rico em gás carbônico e pobre em oxigênio. O ar alveolar é rico em oxigênio e pobre em gás carbônico.

O gás carbônico se difunde do sangue para o ar alveolar, deixando livres as moléculas de hemoglobina existentes nas hemácias. Por sua vez, o oxigênio difunde-se do ar alveolar para o sangue, ocupando os lugares vagos existentes nas moléculas de hemoglobina.

O transporte do $O_2$ está relacionado diretamente com as hemácias. O $O_2$ liga-se por uma reação instável à hemoglobina, que é uma proteína presente no interior das hemácias, nos capilares sanguíneos existentes no interior dos septos alvéolos, sendo liberado nos capilares, onde a pressão de $O_2$ é baixa.

O transporte do $CO_2$ é um pouco mais complexo, pois inicia-se no local da sua formação no interior da célula (matriz citoplasmática) ou da mitocôndria. Neste local não existe fluxo de líquido para carregar o metabólito para fora da célula, além disso a membrana celular impede a passagem de íons bicarbonato. Portanto, todo o $CO_2$ produzido deve deixar a célula por difusão de moléculas gasosas dissolvidas, sem carga elétrica, que se movimentam de regiões de alta pressão de $CO_2$, no interior da célula, para regiões de pressões parciais inferiores, presentes nos capilares.

O transporte do $CO_2$ também está na dependência das hemácias, pois somente 10% é transportado como gás dissolvido no plasma, enquanto os 90% restantes estão relacionados com as hemácias.

Assim que a molécula de $CO_2$ penetra num capilar, parte dissolve-se no plasma (10%), outra parte (porção desprezível) combina-se com a água formando ácido carbônico, um processo muito lento, pois o plasma não contém anidrase carbônica. Uma terceira parte reage com os agrupamentos amina ($NH_2$) resíduos dos aminoácidos das proteínas plasmáticas gerando compostos de carbamina. No entanto, a maior parte do $CO_2$ é transportado até os alvéolos pulmonares graças às hemácias. O $CO_2$ interage com as hemácias de três maneiras:

1. Pequena parte fica dissolvida no citoplasma destas;
2. Pequena porção reage com o $NH_2$ da hemoglobina;
3. A maior parte (80%) combina-se com a água no seu interior devido à presença de uma enzima denominada anidrase carbônica, formando ao final bicarbonato. Esta enzima acelera a formação de ácido carbônico cerca de 100. 000 vezes, sendo que este ácido ao final se dissocia formando íons bicarbonato e $H^+$ que são transportados no plasma.

Determinando-se o conteúdo de oxigênio e de dióxido de carbono do sangue arterial e/ou venoso de um órgão, pode-se estabelecer o consumo de $O_2$ e a produção de $CO_2$ (proporção de trocas gasosas). Quando o fornecimento de oxigênio é diminuído, denominamos hipóxia; quando tal fornecimento é completamente interrompido, fica estabelecido um estado de anóxia. Da mesma forma quando o $CO_2$ se encontra elevado, denominamos hipercapnia.

### Efeito Bohr

Efeito de Bohr é a nomenclatura utilizada para designar a tendência do oxigênio de deixar a corrente sanguínea quando a concentração de dióxido de carbono aumenta (Figura 25.3). Essa tendência facilita a liberação de oxigênio da hemoglobina para os tecidos e aumenta a concentração de oxigênio na hematose. Junto com o efeito de Haldane, que é a facilitação da eliminação de $CO_2$, o efeito Bohr é um dos grandes reguladores de concentrações gasosas no sangue (Figura 25.4).

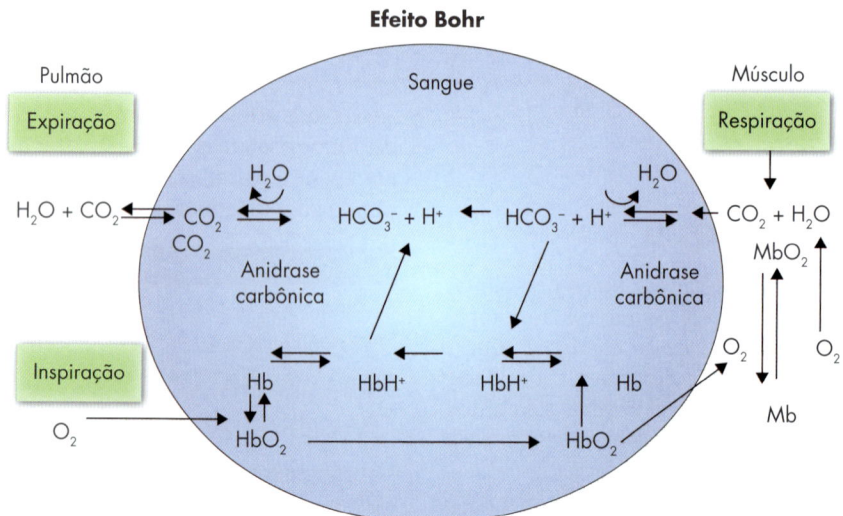

▲ **Figura 25.3** Esquema do efeito Bohr.

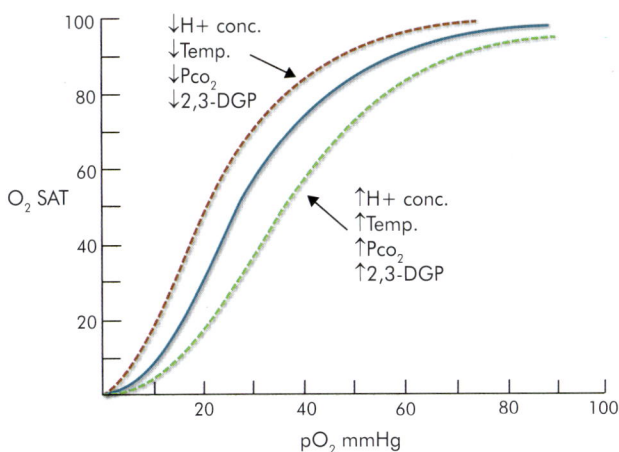

▲**Figura 25.4** Efeito Bohr e relação com Ph, temperatura e 2,3 DPG.

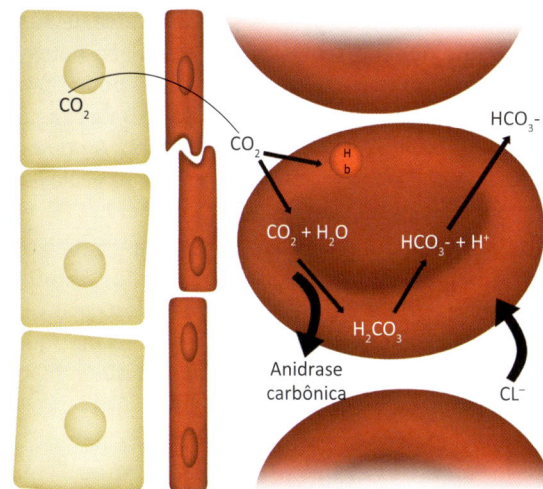

▲**Figura 25.5** Transporte de $CO_2$.

Nos tecidos não alveolares, o sangue recebe $CO_2$ formado nos processos metabólicos desses tecidos. Dentre outros fatores, isso ocorre devido à pressão parcial do gás carbônico ser maior no interior das células desses tecidos do que no sangue dos capilares, permitindo assim sua passagem, isto é, a hemoglobina, mesmo que com maior afinidade pelo $O_2$, dissocia-se dele para ligar-se ao $CO_2$, formado pelos processos metabólicos das células. Essa liberação de oxigênio aumenta sua disponibilidade para os tecidos.

O contrário ocorre nos pulmões: quando o $CO_2$ passa pelos alvéolos, a quantidade de $O_2$ que se liga à hemoglobina aumenta, facilitando a entrada desse gás e sua futura distribuição.

## Efeito Haldane

Este fenômeno refere-se ao aumento da capacidade do sangue para transportar $CO_2$ quando a hemoglobina é desoxigenada. Desoxiemoglobina é 3,5 vezes mais eficaz do que oxiemoglobina na formação de compostos de carbamina. A importância do efeito Haldane no transporte de gás carbônico é igual ou maior que a importância do efeito Bohr no transporte do oxigênio e os dois têm fundamentos muito similares.

A saída de $CO_2$ acontece nos alvéolos e é parte normal da ventilação. Quando o oxigênio se liga à hemoglobina, há transformação do grupamento heme férrico num ácido mais forte. A acidificação da hemoglobina dificulta a ligação do dióxido de carbono e aumenta a quantidade de íons de hidrogênio na corrente sanguínea. Devido à menor ligação com a hemoglobina e ao ligamento do hidrogênio ao bicarbonato, ionizando-o em gás carbônico e água, a concentração sanguínea de $CO_2$ aumenta.[7]

O aumento da concentração sanguínea de $CO_2$ leva a um deslocamento do equilíbrio químico no sentido de o eliminar e facilitar sua difusão pelas membranas celulares. Isso permite que ele deixe o sangue rapidamente pelos alvéolos pulmonares, difundindo-se no sentido da menor concentração de $CO_2$ no ar alveolar (Figura 25.5).[8]

## O Efeito da Altitude

Em altitudes acima de 2.000 metros, a diminuição da pressão barométrica traz consequências ao organismo, particularmente sobre o sistema respiratório. Na altitude, não há alteração na pressão parcial do oxigênio, mas como a pressão barométrica é menor, a quantidade de moléculas disponíveis de oxigênio é menor, ou seja, o ar é rarefeito, diminuindo potencialmente a saturação da hemoglobina. Sendo assim, a saturação da hemoglobina guarda uma relação direta com a pressão parcial do oxigênio na atmosfera, ou seja, quanto maior a $PO_2$ nos alvéolos, maior a saturação da hemoglobina. Porém, a relação entre a saturação da hemoglobina e a $PO_2$ não é linear, ou seja, a relação é uma sigmoidal (Tabela 25.4).

| Tabela 26.4 Altitude, Pressão Atmosférica e Pressão Parcial de $O_2$. | | |
|---|---|---|
| Altitude (m) | Pb (mmHg) | $PO_2$ (mmHg) |
| 0 | 760 | 159,2 |
| 1000 | 674 | 141 |
| 2000 | 596 | 124,9 |
| 3000 | 526 | 110,2 |
| 4000 | 462 | 96,9 |
| 9000 | 231 | 48,4 |

Mesmo que a $PO_2$ caia de 100 para 80 mmHg, ainda há mais de 97% da hemoglobina saturada por oxigênio. Sendo assim, na altitude, não há uma grande diferença na saturação da hemoglobina, porém diminui a quantidade de oxigênio dissolvido no plasma, ou seja, diminui a pressão parcial de oxigênio no plasma, uma vez que o oxigênio associado à hemoglobina não interfere na medida da pressão parcial de $O_2$ no plasma.

Desta forma, a hemoglobina funciona como um tampão de moléculas de oxigênio, uma vez que o volume plasmático de moléculas de oxigênio é muito pequeno. Cerca de 95% das moléculas de oxigênio que transitam entre o alvéolo e o sangue estão associadas à hemoglobina, em condições normais. Apenas após a saturação da hemoglobina é que as moléculas de oxigênio vão se dissolver no plasma, proporcionando uma pressão parcial de $O_2$ no sangue. Sendo assim, a hemoglobina faz com que o conteúdo total de oxigênio a ser transportado pelo sangue seja cerca de 50 vezes maior do que poderia ser registrado, caso não houvesse a hemoglobina, por isso é que a hemoglobina pode ser considerada um "tampão", mantendo, dentro de uma constância, a pressão parcial de $O_2$ no plasma sanguíneo. A hemoglobina atua, então, como um reservatório de moléculas de $O_2$, favorecendo a oxigenação dos tecidos periféricos.

Um indivíduo anêmico, que apresenta um baixo conteúdo de hemácias e, consequentemente, de hemoglobina, não apresenta uma pressão parcial de $O_2$ no plasma diminuída, porém, o conteúdo total de moléculas que são capazes de serem transportadas é que irá diminuir consideravelmente.

Um indivíduo que esteja a 4 mil metros de altitude, onde a pressão parcial de oxigênio seja algo em torno de 97 mmHg, terá a pressão parcial de $O_2$ no plasma abaixo desse valor. Desta forma, esta relativa hipoxemia irá ativar quimiorreceptores periféricos na "crossa da aorta" e na carótida, que promovem um considerável aumento da ventilação.

Com o aumento na ventilação, a $PCO_2$ arterial irá entrar num progressivo processo de diminuição, fazendo com que seja instalado um quadro de alcalose respiratória. Embora a baixa na pressão parcial de $PCO_2$ atue, inicialmente, na inibição da ventilação, ela ainda se mantém muito acima da ventilação observada ao nível do mar. Desta forma, o quadro típico de um indivíduo exposto a elevadas altitudes é de: hipoxemia; hiperventilação e alcalose respiratória.

Outra situação observada nos indivíduos expostos a elevadas altitudes, sem a devida aclimatação, é a formação de edema cerebral, confusão e perda de memória, no chamado mal das montanhas.

Em elevadas altitudes, como a $PO_2$ nos pulmões encontra-se diminuída, pode ocorrer também a vasoconstrição pulmonar generalizada, gerando uma hipertensão pulmonar, sendo esta também uma expressão do mal das montanhas Figura 25.6.

## Troca de Gases no Alvéolo

As paredes alveolares são extremamente finas e nelas existe uma extensa rede de capilares intercomunicantes. Isto faz com que o ar alveolar e o sangue estejam muito próximos um do outro, favorecendo as trocas gasosas (Figura 25.7).[5]

A troca de gases entre o sangue e o ar alveolar ocorre através da membrana alvéolo-capilar das porções terminais dos pulmões. Essas membranas, no seu conjunto, são denominadas de membrana respiratória.[9]

A membrana respiratória, embora extraordinariamente fina e permeável aos gases, tem uma estrutura constituída por várias camadas. A membrana respiratória tem na sua constituição, o endotélio capilar, uma camada unicelular de células endoteliais e a sua membrana basal que a separa da membrana basal do epitélio alveolar pelo espaço intersticial e uma camada epitelial de revestimento do alvéolo que é revestida por uma outra camada líquida que contém o surfactante. A espessura da membrana respiratória é de apenas 0,5 m, em média. A área total estimada da membrana respiratória de um adulto é de pelo menos 70 $m^2$. Apesar dessa enorme área disponível, o volume total de sangue nos capilares em qualquer instante é de apenas 60 a 140 mL. Esse pequeno volume de sangue é distribuído em tão ampla superfície, em uma camada extremamente fina, de vez que o diâmetro médio dos capilares pulmona-

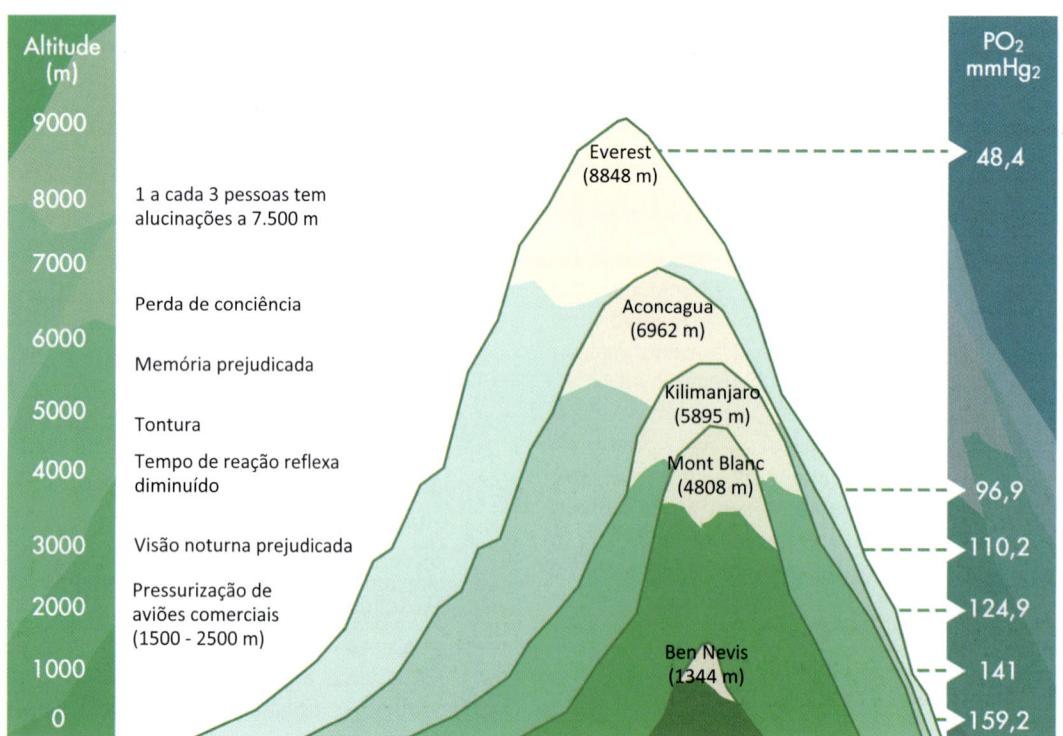

▲ **Figura 25.6** Relação de altitude e pressão parcial de $O_2$ ($PO_2$).

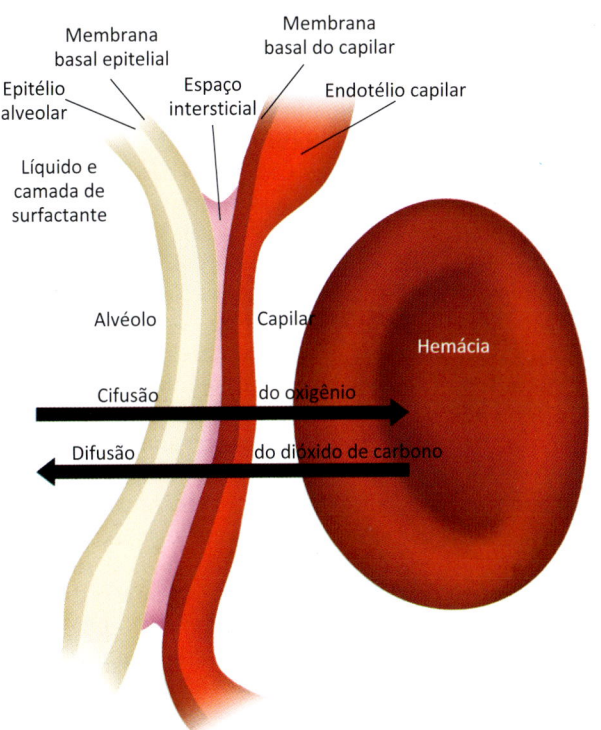

Membrana basal epitelial

Membrana basal do capilar

Epitélio alveolar

Espaço intersticial

Endotélio capilar

Líquido e camada de surfactante

Alvéolo

Capilar

Hemácia

Cifusão do oxigênio

Difusão do dióxido de carbono

▲ **Figura 25.7** Camadas que constituem a membrana respiratória.

res é de apenas 8 mm. As hemácias são espremidas para atravessar os capilares, o que coloca a sua superfície em contato direto com a parede dos capilares, portanto, com a membrana respiratória, o que favorece as trocas gasosas.

A membrana das hemácias costuma tocar a parede capilar, de forma que o oxigênio e o dióxido de carbono não necessitam passar por quantidades significativas de plasma durante a difusão.

A facilidade com que os gases atravessam a membrana respiratória, ou seja, a velocidade de difusão dos gases, depende de diversos fatores, tais como a espessura da membrana, a área de superfície da membrana, o coeficiente de difusão do gás na substância da membrana e a diferença de pressão entre os dois lados da membrana.[10]

A velocidade de difusão é inversamente proporcional à espessura da membrana. Assim, quando se acumula líquido de edema no espaço intersticial da membrana e nos alvéolos, os gases devem difundir-se não apenas através da membrana, mas também através desse líquido, o que torna a difusão mais lenta.[11] A circulação extracorpórea pode causar alterações pulmonares que levem ao aumento da água intersticial e alveolar, causando dificuldades respiratórias na pós-perfusão imediata ou no pós-operatório.[12]

Pelas suas características especiais, a velocidade de difusão dos gases na membrana respiratória é praticamente igual à velocidade da difusão na água. O dióxido de carbono se difunde 20 vezes mais rápido do que o oxigênio, que, por seu turno, se difunde duas vezes mais rápido que o nitrogênio.

A diferença de pressão através da membrana respiratória é a diferença entre a pressão parcial do gás no alvéolo e a sua pressão parcial no sangue. Esta diferença de pressão

representa a tendência efetiva para o gás se mover através da membrana.

Quando a pressão parcial do gás nos alvéolos é maior do que no sangue, como no caso do oxigênio, ocorre difusão resultante dos alvéolos para o sangue. Quando a pressão parcial do gás no sangue é maior do que no ar dos alvéolos, como é o caso do dióxido de carbono, ocorre difusão do gás do sangue para os alvéolos.

A capacidade global da membrana respiratória para permutar um gás entre os alvéolos e o sangue pulmonar pode ser expressa em termos de sua capacidade de difusão, definida como o volume de gás que se difunde através da membrana a cada minuto, para uma diferença de pressão de 1 mmHg.

Num adulto jovem a capacidade de difusão para o oxigênio, em condições de repouso, é de 21 mL por minuto e por mmHg. A diferença média de pressão do oxigênio através da membrana respiratória é de aproximadamente 11 mmHg, durante a respiração normal. O produto da multiplicação da diferença de pressão pela capacidade de difusão (11 x 21) é de cerca de 231 mL. Isto significa que a cada minuto a membrana respiratória difunde cerca de 230 mL de oxigênio para o sangue, que equivale ao volume de oxigênio consumido pelo organismo. O exercício pode aumentar a capacidade de difusão em até 3 vezes.[13]

A capacidade de difusão do dióxido de carbono é de difícil determinação, devido às dificuldades técnicas e à grande velocidade de difusão do gás, mesmo com gradientes de pressão de apenas 1 mmHg. Estima-se, contudo, que a capacidade de difusão do dióxido de carbono seja de 400 a 450 mL por minuto, em condições de repouso, podendo atingir a 1.200 ou 1.300 mL durante o exercício.[14] Essa elevada capacidade de difusão do dióxido de carbono, é importante quando a membrana respiratória se torna lesada. A sua capacidade em transferir oxigênio ao sangue é prejudicada ao ponto de causar a morte do indivíduo, antes que ocorra grave redução da difusão do dióxido de carbono.[15]

Quando determinadas doenças pulmonares, potencialmente reversíveis, ameaçam a vida pela redução da capacidade de difusão do oxigênio, costuma-se indicar a assistência respiratória prolongada, que sustenta a oxigenação do paciente pela circulação extracorpórea, até que o tratamento da doença pulmonar possa recuperar, ao menos parcialmente, a capacidade de difusão da membrana respiratória e o paciente volte a respirar com seus próprios pulmões.[16] Essa modalidade de tratamento é conhecida como ECMO, sigla para *extracorporeal membrane oxygenation*, que significa oxigenação extracorpórea com membranas.[17]

## ■ CONTROLE DA RESPIRAÇÃO

O que acontece a uma pessoa se ela segurar a respiração voluntariamente por algum tempo?

Imediatamente, um comando localizado no bulbo – ou medula oblonga (um órgão componente do nosso Sistema Nervoso Central) enviaria a mensagem aos músculos respiratórios, fazendo com que se contraíssem. Esse centro de comando, conhecido como central, localiza-se no centro respiratório bulbar, é altamente sensível ao aumento de $CO_2$ no sangue e à diminuição do pH sanguíneo decorrente do acúmulo desse gás (Figura 25.8).[18]

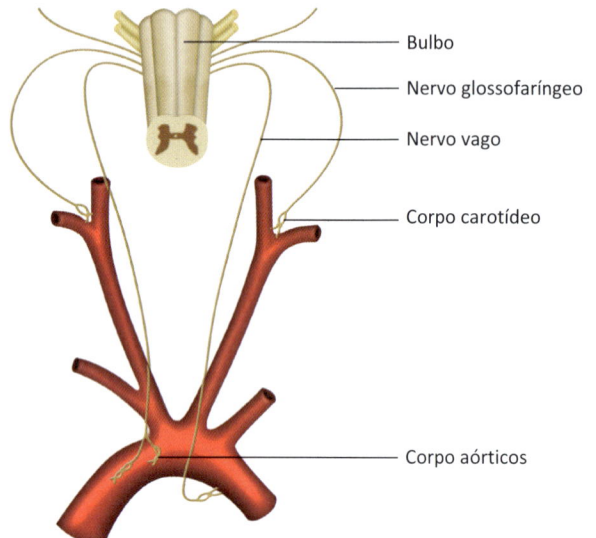

▲ **Figura 25.8** Representação dos quimiorreceptores periféricos: corpos aórticos e carotídeos, ao longo de suas conexões nervosas aferentes, via nervos vago NCX e glossofaríngeo NCIX, em direção ao centro respiratório no bulbo.
**Fonte:** Adaptada de Guyton AC, Hall JE, 2006.

O $CO_2$ em solução aquosa forma $H_2CO_3^-$, ácido carbônico, que se ioniza em $H^+$ e $H_2CO_3^-$. O aumento da acidez e o próprio $CO_2$ em solução física no plasma estimulam os neurônios do centro respiratório.

Consequentemente, impulsos nervosos seguem pelo nervo que inerva o diafragma e a musculatura intercostal, promovendo a sua contração e a realização involuntária dos movimentos respiratórios.

De início, ocorre uma hiperventilação, ou seja, o ritmo dos movimentos respiratórios aumenta na tentativa de expulsar o excesso de gás carbônico. Lentamente, porém, a situação se normaliza e a respiração volta aos níveis habituais.[19]

Agora, existe apenas controle central da respiração? Os gases refletem sua influência em quimiorreceptores periféricos que realizam a conexão com o centro respiratório central.

# QUIMIORRECEPTORES PERIFÉRICOS

Os quimiorreceptores periféricos incluem os corpos carotídeos localizados na bifurcação das artérias carótidas comuns, e os corpúsculos aórticos ao redor do arco aórtico (Figura 25.8). Os corpos carotídeos são os principais quimiorreceptores periféricos e são sensíveis a mudanças na $PaO_2$, $PaCO_2$, pH e pressão arterial. Eles interagem com o centro respiratório, através dos nervos glossofaríngeos, produzindo aumento na ventilação alveolar em resposta a reduções na $PaO_2$, pressão arterial ou elevações de $[H^+]$ e $PaCO_2$ (Figura 25.9). Os quimiorreceptores periféricos também são estimulados por cianeto, doxapram e nicotina. Os quimiorreceptores periféricos localizados nos corpos carotídeos e aórtico, com aferências para o centro respiratório no bulbo e para o núcleo do trato solitário, respondem primariamente à hipóxia.[20-22] Os quimiorreceptores centrais, localizados na superfície ventral da medula espinhal, respondem primariamente à hipercapnia. Ambas as respostas às alterações da concentração de $O_2$ e $CO_2$, respectivamente, aumentam a ventilação alveolar. Um dado interessante em relação aos corpos carotídeos seria em relação aos seus neurônios, composto por neurônios dopaminérgicos. Cada um dos corpos quimiorreceptores recebe sua própria irrigação sanguínea através de uma artéria diminuta, diretamente a partir do tronco arterial adjacente; outro dado que o fluxo sanguíneo desses corpos é 20 vezes o peso dos próprios corpos, portanto a porcentagem de $O_2$ removido do fluxo sanguíneo é virtualmente zero. Isso significa que os quimiorreceptores sempre são expostos ao sangue arterial, não ao sangue venoso, e sua $PO_2$ é $PO_2$ arterial.[23]

# VENTILAÇÃO PULMONAR

No homem e nos demais mamíferos, a ventilação pulmonar depende dos músculos intercostais (situados entre as costelas) e do diafragma.

A entrada de ar nos pulmões, a inspiração, se dá pela contração da musculatura do diafragma e dos músculos intercostais. O diafragma abaixa e as costelas se elevam, o que aumenta o volume da caixa torácica, forçando o ar a entrar nos pulmões.[10]

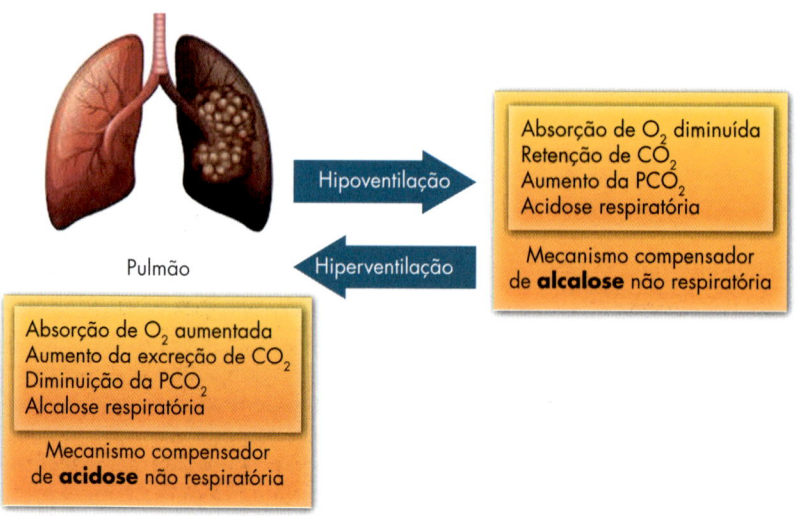

▲ **Figura 25.9** Mecanismos de controle do $CO_2$.

A saída de ar dos pulmões, a expiração, se dá pelo relaxamento da musculatura do diafragma e dos músculos intercostais. O diafragma se eleva e as costelas abaixam, o que diminui o volume da caixa torácica, forçando o ar a sair dos pulmões.

## ■ CAPACIDADE PULMONAR

A cada movimento respiratório, um homem jovem inala e exala, em média, cerca de meio litro de ar; esse valor é um pouco menor para a média das mulheres.

O volume máximo de ar que pode ser inalado e exalado em uma respiração forçada é denominado capacidade vital, algo em torno de 4 a 5 L, para um homem jovem. Os pulmões, no entanto, contêm mais ar que a sua capacidade vital, pois é impossível expirar a totalidade de ar contido nos alvéolos. Mesmo quando se força ao máximo a expiração, ainda resta cerca de 1,5 L de ar nos pulmões; esse é o ar residual.

Mais de 10 mil litros de ar entram e saem de nossos pulmões a cada 24 horas. Nesse período os pulmões absorvem entre 450 e 500 L de gás oxigênio e expelem entre 400 e 450 L de gás carbônico.[20]

## ■ CONCLUSÃO

O conhecimento adequado dos mecanismos que envolvem difusão e transporte dos gases pode proporcionar a escolha correta na terapia de complicações respiratórias, reduzindo a morbidade e mortalidade dos pacientes.

## REFERÊNCIAS

1. Bartlett RH. Physiology of Gas Exchange During ECMO for Respiratory Failure. J Intensive Care Med. 2017; 32(4):243-248.
2. Breen PH, Isserles SA, Taitelman UZ. Non-steady state monitoring by respiratory gas exchange. J Clin Monit Comput. 2000; 16(5-6):351-360.
3. Dash RK, Bassingthwaighte JB. Simultaneous blood-tissue exchange of oxygen, carbon dioxide, bicarbonate, and hydrogen ion. Ann Biomed Eng. 2006; 34(7):1129-1148.
4. Hillman SS, Hancock TV, Hedrick MS. A comparative meta-analysis of maximal aerobic metabolism of vertebrates: implications for respiratory and cardiovascular limits to gas exchange. J Comp Physiol B. 2013; 183(2):167-179.
5. Meldon JH, Garby L. The blood oxygen transport system. A numerical simulation of capillary-tissue respiratory gas exchange. Acta Med Scand Suppl. 1975; 578:19-29.
6. Kim CS, Ansermino JM, Hahn JO. A Comparative Data-Based Modeling Study on Respiratory CO$_2$ Gas Exchange during Mechanical Ventilation. Front Bioeng Biotechnol. 2016; 4:8.
7. Swenson ER. Respiratory and renal roles of carbonic anhydrase in gas exchange and acid-base regulation. EXS. 2000(90):281-341.
8. Solberg G, Robstad B, Skjonsberg OH, Borchsenius F. Respiratory gas exchange indices for estimating the anaerobic threshold. J Sports Sci Med. 2005; 4(1):29-36.
9. Shadrin KV, Morgulis, II, Pahomova VG, Rupenko AP, Khlebopros RG. Characteristics of oxygen transport through the surface of the isolated perfused rat liver. Dokl Biochem Biophys. 2015; 464:298-300.
10. Hedenstierna G, Rothen HU. Respiratory function during anesthesia: effects on gas exchange. Compr Physiol. 2012; 2(1):69-96.
11. De Monte V, Grasso S, De Marzo C, Crovace A, Staffieri F. Effects of reduction of inspired oxygen fraction or application of positive end-expiratory pressure after an alveolar recruitment maneuver on respiratory mechanics, gas exchange, and lung aeration in dogs during anesthesia and neuromuscular blockade. Am J Vet Res. 2013; 74(1):25-33.
12. Valentini R, Aquino-Esperanza J, Bonelli I, Maskin P, Setten M, Danze F, et al. Gas exchange and lung mechanics in patients with acute respiratory distress syndrome: comparison of three different strategies of positive end-expiratory pressure selection. J Crit Care. 2015; 30(2):334-340.
13. Greutmann M, Rozenberg D, Le TL, Silversides CK, Granton JT. Recovery of respiratory gas exchange after exercise in adults with congenital heart disease. Int J Cardiol. 2014; 176(2):333-339.
14. Calbet JA, Losa-Reyna J, Torres-Peralta R, Rasmussen P, Ponce-González JG, Sheel AW, et al. Limitations to oxygen transport and utilization during sprint exercise in humans: evidence for a functional reserve in muscle O2 diffusing capacity. J Physiol. 2015; 593(20):4649-4664.
15. Thorens JB, Jolliet P, Ritz M, Chevrolet JC. Effects of rapid permissive hypercapnia on hemodynamics, gas exchange, and oxygen transport and consumption during mechanical ventilation for the acute respiratory distress syndrome. Intensive Care Med. 1996; 22(3):182-191.
16. Feihl F, Eckert P, Brimioulle S, Jacobs O, Schaller MD, Mélot C, et al. Permissive hypercapnia impairs pulmonary gas exchange in the acute respiratory distress syndrome. Am J Respir Crit Care Med. 2000; 162(1):209-215.
17. Schmidt M, Hodgson C, Combes A. Extracorporeal gas exchange for acute respiratory failure in adult patients: a systematic review. Crit Care. 2015; 19(1):99.
18. Cettolo V, Francescato MP. Assessment of breath-by-breath alveolar gas exchange: an alternative view of the respiratory cycle. Eur J Appl Physiol. 2015; 115(9):1897-1904.
19. Albert RK, Jobe A. Gas exchange in the respiratory distress syndromes. Compr Physiol. 2012; 2(3):1585-1617.
20. Grishin OV, Grishin VG, Kovalenko Iu V. [The variability of respiratory pattern and gas exchange]. Fiziol Cheloveka. 2012; 38(2):87-93.
21. Wade JG, Larson CP Jr, Hickey RF, Ehrenfeld WK, Severinghaus JW. Effect of carotid endarterectomy on carotid chemoreceptor and baroreceptor function in man. N Engl J Med. 1970; 282(15):823-829.
22. Lugliani RD, Whipp BJ, Seard C, Wasserman K. Effect of bilateral carotid-body resection on ventilatory control at rest and during exercise in man. N Engl J Med. 1971; 285(20):1105-1111.
23. Guyton AC, Hall JE. Tratado de fisiologia médica. 11a ed. Rio de Janeiro: Elsevier, 2006.

# 26

# Fisiologia da Circulação Pulmonar

André Prato Schmidt

## INTRODUÇÃO

A circulação pulmonar desempenha um papel crucial no transporte de oxigênio ($O_2$) dos pulmões para o sangue e a eliminação do dióxido de carbono ($CO_2$) do sangue para os pulmões, garantindo assim a oxigenação adequada dos tecidos e a remoção eficiente de resíduos metabólicos. Para executar suas funções primordiais, a circulação pulmonar é um sistema essencialmente de baixa pressão e baixa resistência ao fluxo, conectado em série com a circulação sistêmica. O volume sanguíneo circulante através dos pulmões e a circulação sistêmica são basicamente idênticos. O fluxo sanguíneo através dos capilares pulmonares se estabelece em aproximadamente 1 segundo, durante o qual o fluxo é oxigenado e o excesso de dióxido de carbono é removido da circulação. O aumento do débito cardíaco causa uma significativa redução no tempo de circulação através dos capilares pulmonares até um tempo estimado em 0,3s para a oxigenação ser realizada.[1]

A circulação pulmonar está envolvida em muitas funções essenciais. A função primária da circulação pulmonar é permitir a troca efetiva de oxigênio e dióxido de carbono no sangue para satisfazer as demandas metabólicas do organismo. A troca efetiva de oxigênio e dióxido de carbono através de difusão passiva necessita de área de troca grande e fina, principalmente em organismos nos quais as necessidades de captação de oxigênio são muito altas. Diversos mecanismos evolutivos estão relacionados ao desenvolvimento da circulação pulmonar constituindo em um mecanismo singular para proteger as paredes capilares e preservar as trocas gasosas efetivas.[2] A circulação brônquica fornece sangue oxigenado para ser consumido pelo parênquima pulmonar com intuito de desempenhar suas próprias funções metabólicas. O sistema venoso de baixa pressão e um complexo sistema linfático garantem que não haja acúmulo de líquido nos pulmões.[1,2]

O objetivo deste capítulo é revisar os principais aspectos envolvidos na fisiologia da circulação pulmonar, explorar a fisiologia intricada da circulação pulmonar, abordando os principais aspectos anatômicos e funcionais e abordar sucintamente alguns aspectos fisiopatológicos que envolvem o fluxo sanguíneo através dos pulmões.

## ■ ANATOMIA DA CIRCULAÇÃO PULMONAR

A circulação pulmonar inclui uma vasta rede de artérias, veias e vasos linfáticos, projetados para desempenhar determinadas funções específicas que são exclusivas da circulação pulmonar, como a troca de gases nos pulmões e a função de reservatório para o armazenamento de sangue. A circulação fetal começa a se formar 15 dias após a concepção, na forma de vasos placentários imaturos, e cresce lentamente para formar um coração de quatro câmaras totalmente funcional, batendo separadamente da circulação materna na quarta semana de gestação. O feto em desenvolvimento obtém seus nutrientes e excreta seus resíduos metabólicos através dos vasos placentários que se conectam às veias umbilicais, que por sua vez drenam para a veia cava inferior e depois para o átrio direito. A circulação fetal é projetada para desviar sangue através do fígado e pulmões durante a vida fetal através do ducto venoso, forame oval e ducto arterioso. Consequentemente, o sangue do átrio direito finalmente chega à circulação sistêmica sem atingir os pulmões. Os vasos pulmonares permanecem fechados sob alta pressão e é somente após o nascimento, quando o recém-nascido respira pela primeira vez, que a pressão na artéria pulmonar diminui, os desvios existentes na vida fetal fecham e o sangue começa a entrar nos pulmões para troca de gases. Neste momento, o feto não é mais dependente da circulação placentária. Uma falha eventual nesse processo pode ocasionar hipertensão pulmonar persistente, causando desconforto respiratório significativo no recém-nascido.[3-5]

Os pulmões são irrigados por dois sistemas arteriais: o pulmonar (sangue venoso) e o brônquico (sangue arterializado), provenientes dos ventrículos direito e esquerdo, respectivamente. As artérias pulmonares penetram nos hilos pulmonares e se ramificam até formarem a rede capilar alveolar, onde o processo de hematose deverá ser realizado. As artérias brônquicas nascem na primeira porção da aorta torácica e nutrem toda a extensão da porção intrapulmonar dos brônquios até o bronquíolo respiratório, sendo responsáveis por 1% a 2% do débito cardíaco. O parênquima pulmonar recebe suprimento de oxigênio proveniente das artérias pulmonares. As artérias pulmonares transportam o sangue desoxigenado do ventrículo direito para os pulmões. Dentro dos pulmões, as artérias pulmonares ramificam-se em arteríolas e, subsequentemente, em capilares pulmonares que envolvem os alvéolos. As veias pulmonares, contendo sangue arterializado, drenam as regiões vascularizadas pelas artérias pulmonares e a maior parte das regiões das vias aéreas do interior dos pulmões irrigadas pelas artérias brônquicas. As veias brônquicas (sangue venoso) drenam somente a região peri-hilar, irrigada pelas artérias brônquicas, desembocando no sistema ázigo e no átrio direito.[1,3-5]

O formato semilunar do ventrículo direito em torno do ventrículo esquerdo permite que o bombeamento de sangue seja realizado com mínima contratilidade das suas fibras musculares. A espessura do ventrículo direito tipicamente é 1/3 da parede ventricular esquerda, refletindo a diferença pressórica significativa entre as duas câmaras cardíacas. A parede ventricular direita usualmente é aproximadamente três vezes mais espessa que as paredes atriais.[1]

A artéria pulmonar se estende aproximadamente 4 cm além do ápice do ventrículo direito antes da divisão em ramos direito e esquerdo principais. A artéria pulmonar é uma estrutura delgada com espessura mural aproximadamente duas vezes maior que a veia cava, tendo em torno de 1/3 da espessura aórtica. O diâmetro amplo e o grau de distensibilidade da artéria pulmonar facilita o fluxo sanguíneo pulmonar livre e permite acomodar adequadamente o volume sistólico do ventrículo direito. As veias pulmonares também se apresentam largas e com ampla complacência. Os capilares pulmonares suprem aproximadamente 300 milhões de alvéolos, promovendo uma área de troca gasosa ampla de aproximadamente 70 $m^2$. Nos capilares pulmonares, ocorre a troca gasosa: o sangue desoxigenado libera $CO_2$ e absorve $O_2$ dos alvéolos. O sangue agora rico em oxigênio é coletado pelas vênulas pulmonares, que convergem para formar veias pulmonares. Estas veias transportam o sangue oxigenado de volta ao átrio esquerdo do coração, completando o circuito pulmonar.[1,3]

Os vasos pulmonares são inervados pelo sistema nervoso simpático, mas com densidade menor quando comparados à circulação sistêmica. A estimulação alfa-adrenérgica por norepinefrina produz vasoconstrição dos vasos pulmonares, enquanto a estimulação beta-adrenérgica causa vasodilatação. As fibras parassimpáticas são provenientes do nervo vago, e a acetilcolina é o neurotransmissor mediador e associado à vasodilatação dos vasos pulmonares. Apesar da inervação autonômica, o tônus vasomotor da circulação pulmonar é mínimo, e os vasos pulmonares permanecem em praticamente máxima dilatação no estado de repouso normal. Consequentemente, a regulação do fluxo sanguíneo pulmonar é essencialmente passiva, com ajustes locais de perfusão relativa à ventilação determinados pelo gradiente pressórico de oxigênio.[1,3]

O diâmetro das paredes finas dos vasos alveolares pulmonares varia em resposta a alterações na pressão transmural (relação entre pressão intravascular e pressão alveolar). Se a pressão alveolar suplanta a pressão intravascular durante a ventilação pulmonar com pressão positiva, há colapso dos capilares pulmonares, e o fluxo sanguíneo é interrompido. Entretanto, os vasos pulmonares principais localizados nos hilos pulmonares variam em tamanho em resposta à pressão intrapleural.[1,3]

A circulação brônquica é composta de artérias brônquicas provenientes da aorta torácica, responsáveis pelo suprimento arterial dos tecidos de sustentação pulmonares, incluindo as vias aéreas. Após os vasos arteriais brônquicos suprirem o tecido conectivo local, a maioria drena o sangue para as veias pulmonares, que entra no átrio esquerdo em vez de retornar ao átrio direito. A entrada de sangue menos oxigenado no átrio esquerdo dilui o sangue amplamente oxigenado do local e representa um *shunt* anatômico equivalente a aproximadamente 1% a 2% do débito cardíaco. O *shunt* anatômico é responsável pelo débito cardíaco esquerdo exceder o débito cardíaco direito em uma quantidade aproximadamente igual ao fluxo sanguíneo brônquico.[1,3]

As artérias pulmonares e brônquicas, consequentemente os lados direito e esquerdo do coração, comunicam-se através do leito capilar presente na região dos bronquíolos respiratórios e por meio do leito venoso intrapulmonar. Durante a drenagem do sangue venoso proveniente das veias brônquicas, aproximadamente 70% desse volume sanguíneo é drenado para o sistema arterializado das veias pulmonares, constituindo, juntamente com a drenagem do músculo cardíaco pelas veias de Tebesius, o *shunt* cardíaco anatômico citado anteriormente. Em condições fisiológicas, o *shunt* anatômico não promove alterações clinicamente significativas. Entretanto, em situações patológicas associadas a aumento de fluxo nas veias brônquicas, quedas significativas na pressão parcial de oxigênio no sangue arterializado podem ocorrer.[1,3,6]

Os vasos linfáticos pulmonares se estendem do tecido conectivo pulmonar até os hilos pulmonares e finalmente drenam o sangue até o ducto torácico. O fluxo linfático pulmonar facilita a remoção de fluidos dos espaços alveolares, reduzindo a formação de edema local. Material particulado ou proteínas plasmáticas presentes no interior dos alvéolos também podem ser removidos através dos vasos linfáticos pulmonares.[1,6]

## ■ PRESSÕES INTRAVASCULARES

A circulação pulmonar apresenta uma pressão sanguínea significativamente menor em comparação com a circulação sistêmica. Isso é importante para evitar o estresse excessivo nas delicadas paredes dos capilares pulmonares durante a troca gasosa. A compreensão dos gradientes de pressão no circuito pulmonar é de extrema importância para perceber o fato de que pequenos distúrbios nessas pressões podem levar a desfechos adversos, como edema pulmonar e desvios ou *shunts* respiratórios. As pressões presentes na circulação pulmonar são aproximadamente 1/5 das pressões presentes na circulação sistêmica.[1,2] A pressão fisiológica da artéria pulmonar é em torno de 22/8 mmHg (pressão ventricular direita de aproximadamente 22/0 mmHg), e a pressão arterial pulmonar média é de 13 mmHg. A pressão média presente nos capilares pulmonares é de aproximadamente 10 mmHg, e a pressão venosa pulmonar média é de 4 mmHg em condições normais, ocasionando um gradiente pressórico na circulação pulmonar de apenas 9 mmHg.[1]

É importante notar que a baixa pressão nos capilares pulmonares permite fácil troca de gases nos alvéolos pulmonares. Em condições fisiológicas de baixas pressões pulmonares, a resistência ao fluxo sanguíneo na circulação pulmonar é aumentada através da compressão dos vasos sanguíneos pulmonares pelas estruturas extravasculares. À medida que as pressões vasculares se elevam e suplantam a compressão intrínseca às estruturas vasculares, os vasos pulmonares se distendem, e a resistência ao fluxo sanguíneo na circulação pulmonar é reduzida significativamente. A resistência média ao fluxo sanguíneo nos componentes da circulação pulmonar em condições fisiológicas é aproximadamente 1/10 da resistência ao fluxo na circulação sistêmica. É importante ressaltar que a pressão no átrio esquerdo é difícil de ser mensurada diretamente, sendo frequentemente utilizada uma pressão substituta.[1,6] A pressão do átrio esquerdo pode ser estimada através da inserção de um cateter com balão em sua extremidade localizada em um ramo da artéria pulmonar. Quando o balão é temporariamente inflado e o vaso está completamente ocluído, uma coluna estacionária de sangue é criada em posição distal à ponta do cateter. Como resultado, a pressão medida imediatamente distal ao balão é equivalente àquela a jusante nas veias pulmonares. Esta medida é denominada pressão de oclusão da artéria pulmonar, sendo geralmente de 2 a 3 mmHg maior que a pressão real no átrio esquerdo. Se o balão estiver vazio, o fluxo será retomado e a pressão diastólica final da artéria pulmonar pode ser medida. Essa medida correlaciona-se com a pressão de oclusão da artéria pulmonar na ausência de hipertensão pulmonar.[1]

A pressão da artéria pulmonar não é tipicamente influenciada pela pressão atrial esquerda quando esta se situa abaixo de 7 mmHg. Entretanto, quando há incremento da pressão atrial esquerda, chegando-se a valores acima desse limiar, as veias pulmonares previamente colapsadas se distendem, e a pressão arterial pulmonar passa a subir paralelamente aos aumentos na pressão atrial esquerda. Na ausência de comprometimento da função ventricular esquerda, até mesmo aumentos significativos na resistência vascular sistêmica não causam aumentos significativos na pressão atrial esquerda. Consequentemente, não há alterações significativas na função contrátil do ventrículo direito e na pressão arterial pulmonar média, apesar do aumento do trabalho ventricular esquerdo. Caso o ventrículo esquerdo apresente comprometimento funcional, a pressão

atrial esquerda pode subir a valores acima de 15 mmHg; a pressão arterial pulmonar também aumenta paralelamente, ocasionando sobrecarga ao funcionamento adequado do ventrículo direito, mais sensível a mudanças de gradientes pressóricos. Usualmente, em valores de pressão arterial pulmonar média entre 30 e 40 mmHg, o ventrículo direito continua a ejetar seu volume sistólico normal, acompanhado apenas por um aumento discreto e gradual na pressão atrial direita. Entretanto, em situações de aumento da pressão arterial pulmonar média acima de 40 mmHg, o ventrículo direito demonstra comprometimento da função contrátil; já aumentos subsequentes na pressão arterial pulmonar causam aumentos dramáticos na pressão atrial direita e redução significativa do volume sistólico do ventrículo direito.[7,8]

## Volume, Distribuição e Fluxo Sanguíneo Pulmonar

O volume sanguíneo presente nos pulmões é de aproximadamente 450 mL; destes, aproximadamente 70 mL estão presentes nos capilares, e o restante está subdividido igualmente entre as artérias e as veias pulmonares. O volume sanguíneo pulmonar pode ser alterado por estados patológicos, como durante a insuficiência cardíaca, quando o volume de sangue presente no sistema encontra-se aumentado.[1]

O volume sanguíneo pulmonar pode aumentar até 40% quando ocorrem mudanças na posição corporal; por exemplo, mudança da posição ortostática para a posição supina. Essa transição de volume sanguíneo para o sistema pulmonar está associada a fenômenos como a ortopneia em pacientes portadores de falência ventricular esquerda. O débito cardíaco pode aumentar em até quatro vezes antes de qualquer aumento detectável na pressão da artéria pulmonar.[1] Esse fenômeno reflete o grau de distensão das artérias pulmonares e o papel dos capilares pulmonares previamente colapsados. A capacidade dos pulmões de tolerar significativo aumento de volume sanguíneo sem excessivos aumentos nas pressões da artéria pulmonar é fundamental para evitar edema pulmonar ou falência ventricular direita em situações fisiológicas, como durante o exercício físico.[1]

A oxigenação adequada depende basicamente de um equilíbrio adequado entre a ventilação e o fluxo sanguíneo ou perfusão pulmonar. Espaço morto aparece em locais onde o pulmão está sendo ventilado, mas não perfundido, e *shunts* são desencadeados em áreas irrigadas na ausência de ventilação.[1,5-8]

Clinicamente, o fluxo sanguíneo pulmonar pode ser avaliado pela injeção de marcadores radioativos – como o xenônio – enquanto a monitorização externa da região torácica é realizada. O xenônio rapidamente se difunde através dos capilares pulmonares para os alvéolos, e a radioatividade pode ser detectada precocemente em áreas dos pulmões amplamente irrigadas.[1,5-8]

## Regulação Endotelial do Fluxo Sanguíneo Pulmonar

A vasodilatação ativa presente na circulação pulmonar em condições fisiológicas é essencial para a manutenção do seu baixo tônus vascular em repouso. O endotélio pulmonar é responsável pela síntese e secreção de diversos fatores que regulam a atividade muscular lisa na circulação pulmonar. Os agentes vasodilatadores primários presentes na circulação pulmonar são óxido nítrico (NO) e prostaciclina. A influência predominante do endotélio pulmonar normal é vasodilatadora, reduzindo o tônus vascular pulmonar e a resistência ao fluxo sanguíneo no local. A endotelina também apresenta papel regulatório relevante, podendo desencadear efeitos vasodilatadores ou vasoconstritores. Há diversos mecanismos de retroalimentação negativa com efeitos regulatórios sobre o tônus vascular pulmonar. A síntese e liberação de fatores como NO, prostaciclina e endotelina, entre outros agentes vasoativos, otimizam o tônus vascular pulmonar e facilitam o controle da relação ventilação/perfusão pulmonar (relação V/Q).[9,10]

O NO é sintetizado nas células endoteliais pela enzima NO sintase (NOS). Há diversas isoformas da NOS, mas a sua isoforma constitutiva é a principal responsável pela regulação do tônus vascular pulmonar em condições fisiológicas. A atividade enzimática da NOS pode ser inibida ou estimulada rapidamente dependendo do estímulo realizado, e uma forma induzida da enzima pode ser produzida, promovendo liberação maciça de NO em condições patológicas. A NOS induzida é localizada nas células musculares lisas e nos macrófagos localizados no sistema pulmonar. É importante ressaltar que diversos mediadores inflamatórios liberados em condições fisiopatológicas estimulam a formação de NOS induzida e consequentemente de NO em grandes quantidades. O NO se difunde facilmente do seu sítio de síntese inicial (células endoteliais) para estruturas adjacentes como a musculatura lisa vascular pulmonar. O NO causa essencialmente vasodilatação por estimular a produção de monofosfato cíclico de guanosina (GMPc) através da enzima guanilato ciclase. O GMPc é rapidamente metabolizado por fosfodiesterases, ocasionando um curto tempo de ação efetiva do NO sobre a musculatura lisa dos vasos pulmonares. A fosfodiesterase tipo 5 é o subtipo predominante na circulação pulmonar, e inibidores seletivos podem ser utilizados clinicamente. Inibidores seletivos de fosfodiesterase tipo 5, como a sildenafila, podem promover redução da resistência vascular pulmonar devido a suas propriedades vasodilatadoras, apresentando também efeitos sinérgicos através de administração inalatória concomitante com NO e/ou prostaciclina.[9,10]

A prostaciclina é um potente vasodilatador liberado na circulação pulmonar pelas células endoteliais. Trata-se de uma prostaglandina, mas outros agentes de mesma categoria como o tromboxano A2 apresentam propriedades vasoconstritoras. Fluxo pulsátil ou eventos nocivos locais podem desencadear liberação de prostaciclina localmente. Sua liberação causa ativação de adenilato ciclase, aumentando consequentemente a concentração local de AMPc.[1,9]

A prostaciclina também é um potente inibidor da agregação plaquetária e da proliferação de células musculares lisas do endotélio. A administração intravenosa de prostaciclina está associada à vasodilatação pulmonar significativa, podendo ser utilizada como tratamento para casos de hipertensão pulmonar. Entretanto, devido à falta de seleti-

vidade para a circulação pulmonar, a sua incidência de efeitos adversos é significativa, podendo ocasionar hipotensão sistêmica e piora da relação V/Q. Por isso, a administração de análogos de prostaciclina por via inalatória (iloprost) apresenta maior efetividade, reduzindo significativamente a incidência de efeitos adversos e aumentando o tempo de ação do fármaco sobre a circulação pulmonar.[1,9] Portanto, a via entre adenilato ciclase e AMPc regulada por prostaciclina e a via entre guanilato ciclase e GMPc regulada por NO são vias paralelas que convergem no sentido de reduzir o tônus da musculatura lisa presente no sistema circulatório pulmonar.

A endotelina do subtipo 1 é um peptídeo com potente efeito vasoconstritor endógeno que também promove a proliferação celular da musculatura lisa presente nos vasos sanguíneos. A endotelina tem sido implicada na patogenia da hipertensão pulmonar: pacientes apresentam aumento de expressão e/ou taxa de *clearance* reduzido da endotelina-1 no tecido pulmonar e no plasma. Há essencialmente dois subtipos de receptores para endotelina: um localizado na musculatura lisa vascular (A) e outro no endotélio (B). O estímulo do receptor tipo A localizado na musculatura lisa está associado a vasoconstrição, enquanto o estímulo do subtipo B pode causar tanto vasoconstrição como vasodilatação.

Antagonistas de endotelina têm sido descritos e podem ser utilizados para o tratamento de hipertensão pulmonar, especialmente os fármacos mais seletivos para o subtipo A. Entretanto, tais fármacos podem apresentar efeitos adversos significativos em outros sistemas – sobre a função hepática, por exemplo – e apresentam importante limitação para seu uso clínico.

De forma relevante, a expressão de endotelina-1 é aumentada pela administração de NO inalatório, fato que pode estar intimamente relacionado ao efeito rebote com aumento da hipertensão pulmonar em pacientes nos quais a administração de NO inalatório é interrompida.[1,9]

## Vasoconstrição Pulmonar Hipóxica

A vasoconstrição pulmonar hipóxica é um processo fisiológico complexo que ocorre nos pulmões em resposta a baixos níveis de oxigênio (hipóxia) nas áreas alveolares. Ela faz parte do mecanismo de regulação do fluxo sanguíneo pulmonar, visando otimizar a oxigenação dos tecidos e manter um equilíbrio adequado entre a ventilação (entrada de ar nos pulmões) e a perfusão (fluxo sanguíneo nos capilares pulmonares). Portanto, vasoconstrição pulmonar hipóxica trata-se de um mecanismo compensatório com o intuito de reduzir o fluxo sanguíneo em áreas pulmonares hipoventiladas. O maior estímulo para desencadeamento desse fenômeno é a redução significativa da tensão de oxigênio alveolar, causada por hipoventilação ou pela ventilação de gases com baixa concentração de oxigênio. Hipóxia em nível alveolar ($PaO_2$ < 70 mmHg) causa vasoconstrição nas arteríolas pulmonares responsáveis pelo suprimento desses alvéolos. O resultado desse evento é o desvio de fluxo sanguíneo para áreas pulmonares mais ventiladas, minimizando o *shunt* potencial relacionado à diminuição da ventilação alveolar em determinadas áreas. A esse mecanismo dá-se o nome de vasoconstrição pulmonar hipóxica. Ele é basicamente mediado por eventos locais, visto que ocorre mesmo em tecidos desnervados ou em tecido pulmonar isolado (Tabela 26.1).[11,12]

---

**Tabela 26.1  Vasoconstrição pulmonar hipóxica: implicações fisiológicas e anestésicas.[13]**

**Mecanismos principais**

- Sensores de oxigênio nas PASMC (modulação de canais de K⁺, produção de ROS mitocondriais, alterações no estado energético celular, atividade de hemoxigenases, fator induzível por hipóxia – HIF, ciclo-oxigenases e lipoxigenases).
- Despolarização de membrana nas PASMC (inibição do efluxo de K⁺, aumento do influxo de Na⁺ e Ca²⁺ e aumento do efluxo de Cl⁻).
- Sensores de oxigênio nas ECs arteriais pulmonares (modulação de canais de K⁺ e produção de ROS, redução da síntese de NO, liberação de endotelina-1).
- Modulação humoral (angiotensina II).
- Modulação neural (nervos simpáticos – efeitos em alguns tipos de edema pulmonar).

**Fármacos que modulam a vasoconstrição pulmonar hipóxica**

- Aumento da vasoconstrição pulmonar hipóxica (catecolaminas, almitrina).
- Redução da vasoconstrição pulmonar hipóxica (acetazolamida, NO inalatório, corticosteroides, inibidores de fosfodiesterase, doadores de NO, prostaciclina, antagonistas de canais de Ca⁺², inibidores da ECA, antagonistas de endotelina, anestésicos inalatórios).

PASMC: células musculares lisas arteriais pulmonares; ECs: células endoteliais; ROS: espécies reativas de oxigênio; ECA: enzima conversora de angiotensina; NO: óxido nítrico.

---

Nas paredes dos vasos sanguíneos pulmonares, existem células especializadas (células musculares lisas arteriais pulmonares – PASMC) que são sensíveis aos níveis de oxigênio.[13] Quando a concentração de oxigênio nas áreas alveolares diminui, essas células detectam a hipóxia. O sensor intracelular principal envolvido nos mecanismos básicos de vasoconstrição hipóxica reside na mitocôndria. A hipóxia leva à liberação de mediadores vasoativos que atuam sobre as células do músculo liso dos vasos pulmonares, modulando canais iônicos específicos, principalmente canais de potássio sensíveis a ATP. Isso inibe os canais de potássio, despolariza as PASMC, ativa canais de cálcio dependentes de voltagem e aumenta o cálcio citosólico, causando vasoconstrição. Durante esse processo, espécies reativas de oxigênio (ROS) são geradas, especificamente superóxido, que é rapidamente convertido pela superóxido dismutase 2 (SOD2) em peróxido de hidrogênio, um mediador redox difusível, que modula a atividade de canais iônicos e enzimas sensíveis a redox e serve como uma molécula sinalizadora.[14] Canais de potássio dependentes de voltagem mantêm o potencial de repouso da membrana em cerca de − 60 mV (devido à saída tônica de K⁺ das PASMC). Este potencial de membrana negativo diminui a abertura canais de cálcio dependentes de voltagem do tipo L. A corrente de saída de potássio é inibida durante a hipóxia, despolarizando a membrana e aumentando a probabilidade de estado aberto dos canais de cálcio, causando um influxo de Ca⁺² na célula ao

longo de um gradiente de Ca⁺² extracelular/intracelular de 20.000:1. Esse aumento do cálcio citosólico e uma subsequente sensibilização ao cálcio mediada pela rho quinase causa vasoconstrição pulmonar.[14,15]

Esse mecanismo celular causa uma redução do fluxo sanguíneo para as áreas hipóxicas dos pulmões. A vasoconstrição pulmonar hipóxica ajuda a redirecionar o fluxo sanguíneo das áreas alveolares com baixa ventilação (relação ventilação/perfusão prejudicada) para as áreas melhor ventiladas, onde a oxigenação é mais eficiente. Isso melhora a correspondência entre ventilação e perfusão. Ao limitar o fluxo sanguíneo para áreas hipóxicas, a vasoconstrição pulmonar hipóxica evita o desperdício de sangue em áreas onde a troca de gases é ineficiente. Isso permite que o sangue seja direcionado para áreas onde a ventilação é mais adequada, otimizando assim a oxigenação dos tecidos. É importante ressaltar que a vasoconstrição pulmonar hipóxica é um mecanismo temporário e adaptativo que visa melhorar a eficiência da oxigenação nos pulmões. Em situações crônicas ou patológicas, como a hipertensão pulmonar, esses mecanismos adaptativos podem se tornar desregulados, resultando em problemas de fluxo sanguíneo e oxigenação nos pulmões.

A vasoconstrição hipóxica é uma resposta observada na circulação pulmonar, mas não em outros leitos vasculares do corpo. Ao desviar o fluxo sanguíneo para longe de regiões menos ventiladas do pulmão, atua para combinar a perfusão à ventilação e, assim, otimizar a captação de oxigênio e a pressão parcial de oxigênio arterial. Essa é uma vantagem em muitas doenças pulmonares que são heterogeneamente distribuídas por todo o pulmão, de modo que algumas regiões são hipóxicas enquanto outras áreas permanecem livres de doenças e bem oxigenadas. Entretanto, quando a hipóxia alveolar se torna muito disseminada, como ocorre em grandes altitudes ou quando a doença pulmonar se espalha difusamente por todo o pulmão, a vasoconstrição hipóxica aumenta a resistência vascular pulmonar e contribui para o desenvolvimento de hipertensão pulmonar, sobrecarga ventricular direita e, finalmente, insuficiência ventricular direita.[13,14] Apesar de sua importância, os mecanismos que mediam essa resposta *in vivo* permanecem incompletos. Há potencialmente diversos mecanismos locais envolvidos, que podem variar de acordo com eventos agudos ou crônicos. A supressão da liberação endotelial de NO é um dos mecanismos mediadores principais da vasoconstrição pulmonar hipóxica, compensatória tanto de eventos agudos como crônicos. Um evento agudo importante se refere ao bloqueio de canais de potássio, levando à despolarização de membrana e influxo consequente de cálcio, ocasionando ativação da resposta contrátil. Um aumento crônico do tônus vascular em resposta à hipóxia crônica parece ser mediado por endotelina e por remodelamento vascular local, eventualmente causando alterações irreversíveis com aumento permanente da resistência vascular pulmonar e hipertensão pulmonar. A intensidade da vasoconstrição hipóxica também é dependente do tamanho do segmento pulmonar exposto à hipóxia, sendo mais intensa em regiões mais reduzidas.[15] Estudos prévios em humanos demonstraram que, em pacientes submetidos à anestesia intravenosa total, a hipóxia monopulmonar com 8% e 4% de oxigênio durante hiperóxia contralateral (FiO₂ = 1,0) causou um desvio de fluxo sanguíneo do pulmão hipoventilado para o hiperventilado de 52% para 40% e 30% do débito cardíaco, respectivamente.[16]

A inibição do mecanismo de vasoconstrição hipóxica induzida farmacologicamente pode resultar em queda significativa da $PaO_2$, principalmente na presença de doença pulmonar de base. Diversos anestésicos inalatórios inibem o mecanismo de vasoconstrição pulmonar hipóxica em preparação isolada de pulmões (Tabela 26.1). Entretanto, tal efeito não foi replicado com diversos fármacos intravenosos como barbituratos e propofol.[11,16,17] Fármacos vasodilatadores, como nitroglicerina ou nitroprussiato de sódio, também podem causar inibição da vasoconstrição hipóxica. Os resultados em estudos clínicos variam significativamente, evento explicado devido às diversas variáveis que podem influenciar nos desfechos avaliados, tais como alterações de débito cardíaco, contratilidade miocárdica, tônus vascular, distribuição de volume sanguíneo, pH sanguíneo, tensão de $CO_2$ e mecânica pulmonar. Em estudos com alterações significativas do débito cardíaco, fármacos como o isoflurano e o halotano causaram depressão significativa do mecanismo de vasoconstrição pulmonar hipóxica em até 50% em uma concentração alveolar mínima na faixa de 2.[18]

Apesar de estudos experimentais demonstrarem inibição dose-dependente da vasoconstrição hipóxica por anestésicos inalatórios como isoflurano ou sevoflurano, tal efeito não parece ser significativo em doses clinicamente utilizadas, e não há evidências clínicas que apoiem essa afirmação.[19,20] O consenso atual é de que os agentes anestésicos inalatórios são opções perfeitamente aceitáveis para utilização em cirurgia torácica com necessidade de ventilação monopulmonar, particularmente considerando seus efeitos broncodilatadores.[21,22]

Hipertensão pulmonar e edema pulmonar podem ser desenvolvidos em humanos em elevadas altitudes justamente devido a um mecanismo mais amplo de vasoconstrição pulmonar hipóxica.[23,24] Uma doença pulmonar crônica com hipoxemia também pode desencadear o fenômeno de vasoconstrição pulmonar hipóxica, mas o processo lento de estabelecimento da doença permite um certo remodelamento da parede vascular pulmonar, com seu respectivo espessamento crônico, consequentemente evitando a formação de edema pulmonar.[23,24]

## Efeitos da Ventilação e Gradientes Pressóricos Hidrostáticos

Durante a ventilação espontânea, o retorno venoso cardíaco está aumentado devido à contração dos músculos abdominais e do diafragma e da consequente redução da pressão intratorácica. O aumento do fluxo sanguíneo ao átrio direito causa aumento do volume sistólico do ventrículo direito. Durante ventilação pulmonar com pressão positiva, o fenômeno oposto se estabelece, com aumento da pressão intratorácica e consequente redução do retorno venoso ao coração e redução do volume sistólico ventricular direito.

O fluxo sanguíneo pulmonar na posição ortostática é relativamente dependente da gravidade, visto que a pressão arterial pulmonar é reduzida a cada segmento pulmonar percorrido. Isso resulta em um fluxo sanguíneo aproximadamente 5 vezes maior na base do pulmão em comparação com o ápice pulmonar. A quantidade de fluxo sanguíneo pulmonar às diversas áreas depende da relação entre pressão arterial pulmonar, pressão alveolar e pressão venosa pulmonar.[25] Tradicionalmente e para fins didáticos, os pulmões são subdivididos em quatro zonas de fluxo sanguíneo, refletindo o impacto do gradiente de pressões arteriais, venosas, alveolares e intersticiais sobre o calibre dos vasos sanguíneos locais.[26] Os limites dessas zonas não são fixos, podendo variar de acordo com posicionamento, alterações fisiológicas e condições patológicas (ver diagrama esquemático na Figura 26.1).

A Zona 1 é a parte mais superior do pulmão, onde a pressão alveolar excede a pressão arterial pulmonar, levando ao colapso dos capilares pulmonares. A ausência de fluxo sanguíneo nessa região permite inferir que tal zona compõe um espaço morto onde a ventilação não possui função de troca gasosa. Em condições normais, a Zona 1 é limitada, mas em algumas situações pode ser amplificada, como na queda da pressão arterial pulmonar (hipovolemia) ou quando houver aumento nas pressões alveolares [ventilação com pressão positiva ou presença de PEEP (pressão positiva expiratória final), ocasionando aumento da discrepância entre a $PaCO_2$ e a $P_{ET}CO_2$. Durante a realização da anestesia geral, não é raro ocorrer aumento da diferença entre $PaCO_2$ e $P_{ET}CO_2$, refletindo alterações na pressão de perfusão e/ou efeitos da ventilação com pressão positiva.

O fluxo sanguíneo na Zona 2 é aumentado se comparado à Zona 1, mas pode apresentar característica intermitente, pois a pressão arterial pulmonar excede a pressão alveolar apenas durante a sístole. A pressão venosa não apresenta influência significativa, a não ser que o fluxo sanguíneo venoso exceda a pressão alveolar. Nessa região, o fluxo sanguíneo aumenta nas porções mais dependentes, basicamente considerando-se as pressões arteriais e alveolares para determinar o fluxo sanguíneo local.

A Zona 3 se caracteriza pela região onde a pressão arterial pulmonar excede a pressão alveolar e o fluxo sanguíneo local é contínuo. Essa zona se localiza de 7 a 10 cm acima do coração e vai até as porções mais inferiores dos pulmões. Na posição supina, é importante ressaltar que todas as porções pulmonares se tornam Zona 3, situação na qual o fluxo sanguíneo pulmonar está mais amplamente distribuído. O aumento na pressão arterial pulmonar, como nas situações relacionadas a maior consumo de oxigênio (por exemplo, no exercício físico), causa recrutamento de capilares previamente não perfundidos ou minimamente perfundidos, convertendo a maior parte dos pulmões em Zona 3 e otimizando o fluxo sanguíneo pulmonar, justamente por alterar os gradientes pressóricos arteriais e venosos.

Finalmente, sob certas condições, é possível ocorrer uma área de fluxo sanguíneo reduzido próximo à base pulmonar (Zona 4). Nessas condições, o fluxo sanguíneo pode ser reduzido por compressão gravitacional do parênquima pulmonar ou pela formação de edema intersticial.

Embora o ensino tradicional tenha se concentrado no efeito gravitacional do fluxo sanguíneo dentro dos pulmões, trabalhos mais recentes demonstraram que a "zona" gravitacional (Figura 26.1) tem um papel relativamente menor na

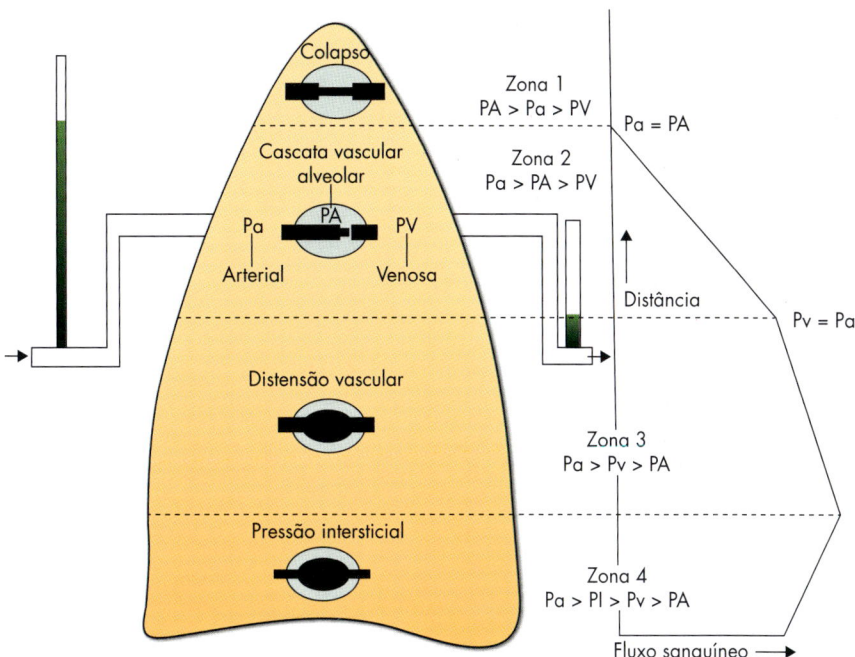

▲**Figura 26.1** Diagrama esquemático demonstrando a distribuição do fluxo sanguíneo no pulmão em posição ereta. Na Zona 1, a pressão alveolar (PA) excede a pressão da artéria pulmonar (Pa), e nenhum fluxo ocorre porque os vasos intra-alveolares são colapsados pela maior pressão alveolar. Na Zona 2, a Pa excede a PA, sendo que esta excede a pressão venosa pulmonar (PV). O fluxo na Zona 2 é determinado pela diferença Pa – PA e tem sido comparado a um rio a montante que flui sobre uma barragem; por isso o nome de "cascata" ou "cachoeira" vascular (waterfall). Como a Pa aumenta na Zona 2, enquanto a PA permanece constante, a pressão de perfusão e o fluxo aumentam de forma constante. Na Zona 3, PV excede PA, e o fluxo é determinado pela diferença Pa – PV, que é constante nessa porção do pulmão. No entanto, a pressão transmural através da parede do vaso aumenta em regiões inferiores nessa zona, de modo que o calibre dos vasos aumenta (a resistência diminui), e consequentemente o fluxo também aumenta. Finalmente, na Zona 4, a pressão intersticial pulmonar (PI) torna-se positiva e excede a PV e a PA. Consequentemente, o fluxo na Zona 4 é determinado pela diferença Pa – PI.
**Fonte:** Adaptada e modificada de West JB e cols., 1964.[26]

distribuição do fluxo sanguíneo. Em média, o fluxo sanguíneo pulmonar é maior nas áreas do pulmão abaixo do coração, em comparação com aquelas acima do coração, mas as medidas demonstraram significativa variação de ponto a ponto em qualquer plano. De fato, apenas 25% da variabilidade no fluxo sanguíneo pulmonar é explicada por efeitos gravitacionais. Além disso, as diferenças locais no fluxo em qualquer nível são razoavelmente constantes ao longo do tempo, sugerindo que aproximadamente 75% da distribuição do fluxo sanguíneo pulmonar é determinada pela estrutura ramificada da árvore vascular pulmonar.[27]

Os processos de eliminação do $CO_2$ e de oxigenação sanguínea são influenciados negativamente na maioria dos pacientes submetidos à anestesia geral. A dificuldade de eliminação do $CO_2$ no paciente anestesiado se deve ao aumento do espaço morto. Estudos prévios demonstraram que o espaço anatômico permanece essencialmente inalterado, indicando que o espaço morto alveolar ou paralelo deve estar aumentado durante a anestesia.[28] Isso indica que o fenômeno está relacionado basicamente a áreas pulmonares pouco perfundidas durante a anestesia, ou seja, há um aumento da relação V/Q, explicada pela perfusão discreta em vasos sanguíneos localizados nos septos alveolares de áreas pulmonares mais altas (onde a pressão alveolar usualmente excede a pressão vascular pulmonar – Zona 1).[28] Tal evento pode ser compensado com o aumento da ventilação e raramente é um problema significativo na anestesia geral rotineira associada à ventilação artificial.

O prejuízo à oxigenação arterial durante a anestesia geral é geralmente considerado mais intenso em idades mais avançadas, em pacientes obesos e em pacientes tabagistas, quando a troca de gases pode estar prejudicada.[29,30] O *shunt* venoarterial também pode estar aumentado durante a anestesia e a ventilação mecânica. Tal evento pode estar relacionado a alterações de até 10% do débito cardíaco. Entretanto, o *shunt* venoarterial pode incluir não apenas a perfusão de tecidos não ventilados (*shunt* verdadeiro) como também áreas hipoventiladas ou perfundidas excessivamente, fator que depende intimamente da $FiO_2$. Quanto maior a $FiO_2$, menos frequentemente estarão presentes as áreas com menores relações V/Q. Entretanto, em altas concentrações de oxigênio, regiões com baixa relação V/Q podem colapsar em virtude da adsorção de gases e efetivamente se transformar em áreas de *shunt* verdadeiro.[31,32]

## Eventos Adversos Relacionados à Circulação Pulmonar

Diversos fenômenos relacionados à obstrução do fluxo sanguíneo pulmonar ou a alterações do gradiente pressórico vascular podem ocorrer no sistema circulatório pulmonar ocasionando fenômenos clinicamente significativos, tais como edema pulmonar, formação de êmbolos vasculares ou condições como atelectasias, enfisema pulmonar e antracose pulmonar, em que alterações funcionais pulmonares podem ocorrer.

O edema pulmonar está presente quando há excessiva quantidade de fluidos no alvéolo ou nos espaços intersticiais pulmonares. Pequenos graus de edema pulmonar podem estar relacionados estritamente a aumento do fluido intersticial. Para entender a fisiopatologia do edema pulmonar é essencial entender as forças que operam para manter um fluxo homeostático através do leito capilar pulmonar. O gradiente coloidosmótico sanguíneo promove uma ampla margem de segurança contra a formação de edema pulmonar em condições fisiológicas, visto que a pressão coloidal plasmática é em torno de 28 mmHg. Em condições normais, é particularmente improvável a formação de edema pulmonar em pressões nos capilares pulmonares abaixo de 30 mmHg. A causa mais comum de edema pulmonar resulta de aumento da pressão capilar pulmonar decorrente de disfunção ou falência ventricular esquerda e acúmulo de sangue nos pulmões.[1]

O edema pulmonar também pode resultar de lesão aos capilares pulmonares decorrente de agentes irritantes como gases, líquidos ou tabaco. Pode ocorrer transudação de fluidos e proteínas dentro do alvéolo e dos espaços intersticiais. Essa situação clínica está relacionada à formação de edema pulmonar por aumento da permeabilidade alveolar, diferente do edema pulmonar hidrostático, relacionado ao aumento da pressão dos capilares pulmonares. Ambas as formas de edema pulmonar prejudicam a troca gasosa pulmonar causando disfunção da relação V/Q e promovem redução da complacência pulmonar e aumento do trabalho ventilatório.[1,3]

O edema pulmonar agudo pode ter uma origem cardiogênica ou não cardiogênica. A diferenciação pode ser feita clinicamente com base nas situações clínicas em que ela surge. O edema cardiogênico é geralmente precedido por um evento coronariano agudo e geralmente está associado a pressões elevadas de enchimento do ventrículo esquerdo. As causas não cardiogênicas são comumente incluídas no termo genérico da síndrome do desconforto respiratório agudo (SDRA ou SARA), associada à inflamação sistêmica generalizada e à liberação de marcadores inflamatórios, causando maior permeabilidade dos capilares alveolares pulmonares e causando edema exsudativo em comparação ao edema transudativo presente na insuficiência cardíaca aguda. A SDRA é comumente vista em situações de sepse sistêmica, queimaduras ou transfusões sanguíneas maciças.

A embolia pulmonar é desencadeada quando um ramo da artéria pulmonar é obstruído por êmbolo. Esse evento pode desencadear colapso cardiovascular, visto que pode ocorrer comprometimento ventilatório e, dependendo do grau de obstrução, aumento da pressão da artéria pulmonar e falência ventricular direita. Anticoagulação e tratamento de suporte são fundamentais para controle do quadro clínico. Em algumas situações, a remoção cirúrgica dos êmbolos pode ser necessária. O vasoespasmo pulmonar pode ser desencadeado reflexamente pela embolia pulmonar, causando do aumento significativo na resistência ao fluxo sanguíneo pulmonar. Esse vasoespasmo pode refletir a estimulação reflexa do sistema nervoso simpático e/ou a liberação de mediadores químicos como a serotonina e a histamina.[1]

Atelectasias ocorrem mais frequentemente quando o fluxo sanguíneo pulmonar absorve conteúdo aéreo dos alvéolos não ventilados em situações como a obstrução por secreções. A perfusão continuada do alvéolo na ausência de ventilação efetiva remove o oxigênio presente no espaço alveolar, causando o seu subsequente colapso. O colapso alveolar provoca aumento da resistência local ao fluxo sanguíneo pulmonar. Em condições normais, são desencadeados mecanismos de vasoconstrição pulmonar hipóxica, e o fluxo sanguíneo pulmonar diverge para áreas mais oxigenadas, otimizando a relação V/Q e evitando o aumento do *shunt* pulmonar.[5,8]

A destruição dos alvéolos pulmonares caracteriza a formação de doença enfisematosa pulmonar e é acompanhada por perda concomitante do sistema capilar pulmonar. Esse evento promove redução da área total de circulação pulmonar, aumentando as pressões vasculares pulmonares. A hipertensão pulmonar pode ser desencadeada e apresenta piora ou descompensação em situações de hipoxemia arterial. Pacientes portadores de enfisema pulmonar de longa data podem desenvolver hipertrofia e falência ventricular direita.[7]

A antracose pulmonar é um exemplo de fibrose dos tecidos conectivos presentes nos pulmões. Geralmente, em quadros leves, a pressão arterial pulmonar permanece normal em condições de repouso. Entretanto, em casos mais graves, o desenvolvimento de fibrose do tecido pulmonar que envolve os vasos locais pode aumentar significativamente a resistência ao fluxo sanguíneo pulmonar, ocasionando hipertensão pulmonar e falência ventricular direita.[1]

## Hipertensão Arterial Pulmonar: Mecanismos Fisiopatológicos

A hipertensão arterial pulmonar (HAP) é essencialmente caracterizada por um aumento da pressão luminal das artérias pulmonares devido a pressões hidrostáticas elevadas no sistema circulatório pulmonar e/ou devido à complacência reduzida dos vasos sanguíneos presentes no sistema. Os múltiplos mecanismos celulares e moleculares envolvidos na gênese da HAP têm sido amplamente discutidos e revisados em diversos estudos recentes.[33-35] Trata-se de uma doença heterogênea, cujas manifestações são determinadas por vários fatores, incluindo a causa propriamente dita da HAP, antecedentes genéticos, idade, sexo e comorbidades.

A HAP tradicionalmente tem sido definida como uma pressão arterial pulmonar média em repouso igual ou superior a 25 mmHg. No entanto, a definição de HAP foi recentemente revisada com o objetivo de focar na detecção precoce da doença. Atualmente, o diagnóstico de HAP inclui pacientes com pressão arterial pulmonar média superior a 20 mmHg, medida por meio de cateterismo cardíaco direito.[36,37] A hipertensão pulmonar usualmente ocorre quando há obstrução significativa ou limitação ao fluxo sanguíneo em algum local entre a artéria pulmonar e a válvula aórtica. Ela pode ocorrer também em decorrência de doença ventricular esquerda, incluindo cardiomiopatias devidas à hipertensão arterial sistêmica, doenças valvares (como estenose mitral ou aórtica), doenças intrínsecas da artéria pulmonar, doença tromboembólica (embolia pulmonar), alterações arteriolares pulmonares (hipertensão pulmonar idiopática) ou das veias pulmonares (doença veno-oclusiva pulmonar), entre outras causas potenciais que apresentam diferentes mecanismos etiológicos (Tabela 26.2).[36,38,39]

O complexo mecanismo de base para as alterações estruturais e funcionais no leito vascular pulmonar na HAP ainda permanece incompletamente compreendido, mas disfunções do endotélio pulmonar, do músculo liso vascular e as respostas inflamatórias e imunológicas são os principais componentes envolvidos (Tabela 26.2). A disfunção endotelial pulmonar desempenha um papel importante na HAP, não apenas por sua secreção alterada de vasoconstritores (por exemplo, endotelina-1, serotonina e angiotensina II) *versus* vasodilatadores (por exemplo, NO e prostaciclina), mas também através da liberação de mediadores que alteram o equilíbrio dinâmico entre atividades pró-trombóticas e antitrombóticas, ativadores *versus* inibidores do crescimento e migração de células musculares lisas vasculares e sinais pró-inflamatórios *versus* anti-inflamatórios.[40] Consequentemente, esses processos patogênicos afetam negativamente a comunicação das células endoteliais com as células musculares lisas vasculares, fibroblastos e outras células residentes, o que leva ao recrutamento de células inflamatórias e imunológicas que podem amplificar esses alterações e iniciar um círculo vicioso que sustenta progressão do remodelamento vascular pulmonar.

Características da vasculatura pulmonar remodelada em pacientes com HAP incluem vasoconstrição, espessamento das paredes das artérias e arteríolas pulmonares, rarefação capilar, trombose *in situ* e aparecimento de lesões plexiformes e outras formações vasculares complexas originadas de artérias pulmonares remodeladas.[35] A remodelação vascular pulmonar na HAP é impulsionada por disfunção do endotélio vascular pulmonar acompanhado de anormalidades que afetam o compartimento inflamatório e imunológico. Análises de variantes hereditárias da HAP identificaram a superfamília do fator de crescimento-β (TGF-β) como tendo um papel fundamental na patogênese da HAP.[40] Esse quadro irreversível de remodelação vascular pulmonar envolve acúmulo de células residentes dentro de cada camada vascular, incluindo células endoteliais, células musculares lisas vasculares, miofibroblastos e fibroblastos adventícios. A infiltração perivascular de células imunes inatas e adaptativas é também frequentemente observado em todas as formas de HAP. Dentro do processo de inflamação persistente e disfunção da resposta imune na fisiopatologia da HAP, podemos observar abundância de vários mediadores inflamatórios, incluindo as interleucinas (IL) do tipo IL-1, IL-6, IL-8, IL-12, quimiocinas do tipo CCL2, CCL5, CXCL9, CXCL10, leptina, fator inibitório da migração de macrófagos (MIF), e fator de necrose tumoral (TNF-alfa). Adicionalmente, podemos observar infiltração de células inflamatórias perivasculares, consistindo em células T do tipo CD4+ e CD8+, linfócitos B, células T *natural killer*, neutrófilos, macrófagos e mastócitos.[40]

Do ponto de vista clínico, uma pressão arterial pulmonar aumentada geralmente é vista como consequência de uma desordem no fluxo sanguíneo através do sistema circulatório pulmonar. Portanto, a hipertensão pulmonar resulta de um aumento na resistência ao fluxo sanguíneo em qualquer ponto entre as artérias pulmonares e a circulação sistêmica. Essa anormalidade de fluxo pode ser causada por redução do calibre vascular ou por outras intercorrências funcionais nas quais há inabilidade do sistema em manter o débito cardíaco adequado. No entanto, considerando suas múltiplas etiologias, a hipertensão pulmonar não deve ser vista apenas como uma resposta passiva a uma lesão obstrutiva ao fluxo sanguíneo, mas como uma resposta reativa do sistema com o objetivo de manter a perfusão sistêmica adequada. A hipertensão pulmonar é resultado essencialmente do aumento da produção de energia no ventrículo direito secundário a diversos fenômenos adaptativos e alterações fisiopatológicas. Isso se traduz em aumento das forças tensionais, remodelamento e falência ventricular direita.[34-36,38,39]

O tratamento clínico da hipertensão pulmonar continua sendo um dos cenários mais desafiadores, pois a HAP está associada a alta morbimortalidade por insuficiência ventricular direita, arritmias, isquemia miocárdica e hipóxia intratável. Diversas terapias têm sido propostas para o tratamento da HAP, incluindo fármacos com mecanismos de ação focados nos principais fenômenos fisiopatológicos responsáveis pelo desenvolvimento fisiopatológico da doença.[40-43] Todos os medicamentos atualmente aprovados têm como alvo o equilíbrio entre a vasoconstrição e a vasodilatação relacionada à disfunção endotelial e à proliferação de células musculares lisas vasculares observada na HAP. Essencialmente, os tratamentos atuais possuem como alvos principais conter dois eventos fundamentais presentes na HAP: a diminuição da produção de mediadores vasodilatadores e antiproliferativos provenientes de células endoteliais pulmonares (ou seja, prostaciclina e NO) e o aumento na produção de endotelina-1 (que induz vasoconstrição e favorece a proliferação de células endoteliais e musculares lisas da artéria pulmonar).[40-43]

| **Tabela 26.2 Hipertensão pulmonar: etiologias principais e tratamento farmacológico.** |
|---|
| **Etiologias principais** |
| Artérias pulmonares (embolia pulmonar) |
| Arteríolas pulmonares (hipertensão pulmonar primária) |
| Veias pulmonares (doença veno-oclusiva pulmonar) |
| Alterações valvares (estenose ou regurgitação mitral) |
| Falência miocárdica (doença miocárdica esquerda) |
| **Tratamento farmacológico** |
| Prostaciclina e análogos (epoprostenol, iloprost, treprostinil, beraprost) |
| Antagonista do receptor de prostaciclina (selexipag) |
| Inibidores de fosfodiesterase tipo 5 (sildenafila, tadalafila) |
| Antagonistas de receptores para endotelina (bosentan, ambrisentan, macitentan) |
| Estimuladores da guanilato ciclase solúvel (riociguat) |

Na HAP, a carga hemodinâmica excessiva pode causar dilatação progressiva do ventrículo direito, disfunção e, em última instância, falência ventricular direita. A falência ventricular direita é uma síndrome caracterizada por disfunção e sintomas relacionados à redução do débito cardíaco e congestão (por exemplo, dispneia, fadiga, síncope e edema). Portanto, a função do ventrículo direito é fator determinante na gênese dos sintomas e na sobrevivência em quadros de HAP, pois episódios de descompensação aguda com insuficiência cardíaca direita apresentam elevado risco de óbito. Neste contexto, a abordagem terapêutica atual para HAP consiste em medidas para prevenir situações que aumentem o risco de descompensação do coração direito, tratamentos sintomáticos e terapias direcionadas para reduzir a pós-carga do ventrículo direito.

Diversas classes de fármacos têm sido indicadas e estudadas, e incluem prostaglandinas análogas a prostaciclina, agonistas orais de receptores de prostaciclina, estimuladores de guanilato ciclase solúveis como o óxido nítrico inalatório, inibidores de fosfodiesterases tipo 5 e antagonistas dos receptores de endotelina-1. Esses fármacos, utilizados isoladamente ou em combinação melhoram a capacidade funcional, parâmetros hemodinâmicos e reduzem a taxa de internações hospitalares. Análogos à prostaciclina são vasodilatadores pulmonares potentes com propriedades antiproliferativas e antitrombóticas. O epoprostenol (via intravenosa), o trepostinil (vias venosa, subcutânea, inalatória e oral), o beraprost (via oral) e o iloprost (vias venosa e inalatória) são fármacos análogos à prostaciclina disponíveis para uso clínico. O agonista de receptor de prostaciclina selexipag está disponível para administração por via oral. Inibidores de fosfodiesterase e óxido nítrico agem através da mesma via, causando aumento da concentração de GMPc nas células musculares lisas dos vasos sanguíneos, o que leva à vasodilatação pulmonar e a efeitos antiproliferativos sobre a vasculatura. Entre os principais inibidores de fosfodiesterase em uso clínico podemos citar a sildenafila e a tadalafila. Fármacos antagonistas de receptores de endotelina incluem o ambrisentan e o sitaxsentan (antagonistas seletivos do receptor ETA), o bosentan e o macitentan (antagonistas ETA e ETB) (Tabela 26.2).[40-43] Nenhuma das terapias disponíveis atualmente é curativa.

Vários outros alvos de tratamento, incluindo mediadores e fatores de crescimento associados ao remodelamento vascular, bem como abordagens intervencionistas, estão atualmente em estudo como potenciais abordagens complementares às terapias atualmente aprovadas para tratamento de HAP. Dentro os alvos principais em investigação podemos citar: terapias direcionadas à superfamília TGF-β, inibidores de tirosina quinase, tratamentos direcionados à resposta inflamatória e ao sistema imunológico, tratamentos visando vias hormonais (anastrozol, desidroepiandrosterona e tamoxifeno), metabolismo (bardoxolona, dicloroacetato, metformina e ranolazina), alterações epigenéticas e danos ao DNA (apabetalona, inibidores da histona desacetilase e olaparibe), vias serotoninérgicas (inibidores de triptofano hidroxilase e inibidores da recaptação de serotonina) e agentes vasoativos (agonistas do receptor de apelina, inibidores da rho quinase e peptídeo vasoativo intestinal). Terapia celular (por exemplo, terapias baseadas em células progenitoras endoteliais e células-tronco mesenquimais) são outras opções sendo avaliadas no tratamento da HAP. A modulação neuro-hormonal também é de interesse terapêutico, visto que disfunção do sistema nervoso autônomo é prevalente em pacientes portadores de HAP. No entanto, ao contrário da insuficiência cardíaca esquerda, os dados disponíveis sugerem que o β-bloqueio não é eficaz em HAP e pode ter efeitos hemodinâmicos deletérios em pacientes com HAP. Uma abordagem diferente para atingir o sistema nervoso simpático usando denervação da artéria pulmonar com radiofrequência demonstrou melhora da capacidade funcional no exercício e otimização hemodinâmica em estudos clínicos iniciais, embora sejam necessários mais dados para estabelecer a eficácia e segurança desta abordagem.[40]

Novas estratégias em investigação (estratégias antiproliferativas e anti-inflamatórias, terapias transcricionais, terapias epigenéticas, estratégias regenerativas, terapias direcionadas à superfamília TGF-β, inibidores de tirosina quinase).

## ■ CONSIDERAÇÕES FINAIS

A fisiologia da circulação pulmonar é um exemplo notável de como o corpo humano regula cuidadosamente os processos vitais para manter a homeostase. A principal função dos pulmões é oxigenar o sangue e eliminar o $CO_2$ em excesso proveniente dos tecidos, processo realizado através da troca de gases entre o alvéolo e os capilares pulmonares. A regulação finamente sintonizada da pressão e resistência pulmonares garante uma circulação eficaz e apropriada para as necessidades metabólicas do corpo. Para que isso ocorra, um equilíbrio adequado entre os processos de ventilação e de circulação sanguínea pulmonar deve ocorrer. Os pulmões são regularmente afetados por diversos fatores externos que podem modificar essa situação de equilíbrio. Anestesia e ventilação mecânica influenciam em tais processos, e, mesmo em pacientes sem doenças pulmonares de base, alterações significativas na circulação pulmonar podem levar à hipoxemia significativa e risco de dano à homeostase. Em pacientes com doença pulmonar preexistente, a troca de gases pode ser ainda mais prejudicada quando alterações significativas na fisiologia circulatória pulmonar se estabelecem. O conhecimento adequado da fisiologia da circulação pulmonar permite compreender eventos patológicos e alterações relacionadas a agentes externos de forma mais ampla, além de possibilitar a correção adequada de eventuais complicações através do adequado suporte hemodinâmico e ventilatório, evitando que eventos desastrosos na troca gasosa alveolar se estabeleçam.

## REFERÊNCIAS

1. Flood P, Rathmel JP, Urman RD. Circulatory Physiology. In: Stoelting's pharmacology and physiology in anesthetic practice. 6.ed. Lippincott Williams & Wilkins (LWW), 2021. p. 359-387.
2. West J. Comparative physiology of the pulmonary circulation. Compr Physiol. 2011; 1(3):1525-1539.
3. Chambers D, Huang C, Matthews G. Basic physiology for anesthetists. 2.ed. Cambrigde University Press, 2019. p. 97-101.
4. Lakshminrusimha S, Mathew B, Leach CL. Pharmacologic strategies in neonatal pulmonary hypertension other than nitric oxide. Semin. Perinatol. 2016; 40(3):160-173.
5. Chamarthy MR, Kandathil A, Kalva SP. Pulmonary vascular pathophysiology. Cardiovasc Diagn Ther. 2018; 8(3):208-213.
6. Kavanagh BP, Hedenstierna G. Respiratory physiology and pathophysiology. In: Gropper MA, Cohen NH, Eriksson LI, et al. Miller's Anesthesia. 9.ed. Philadelphia: Elsevier, 2020. p. 354-383.
7. Pinsky MR. The right ventricle: interaction with the pulmonary circulation. Crit Care. 2016; 20(1):266.
8. Patwa A, Shah A. Anatomy and physiology of respiratory system relevant to anesthesia. Indian J Anaesth. 2015; 59(9):533-541.
9. Prior DL, Adams H, Williams TJ. Update on pharmacotherapy for pulmonary hypertension. Med J Aust. 2016; 205(6):271-276.
10. MacIver DH, Adeniran I, MacIver IR, Revell A, Zhang H. Physiological mechanisms of pulmonary hypertension. Am Heart J. 2016; 180:1-11.
11. Lumb AB, Slinger P. Hypoxic pulmonary vasoconstriction: physiology and anesthetic implications. Anesthesiology. 2015; 122(4):932-946.
12. Hughes JM. Hypoxic pulmonary vasoconstriction: clinical implications. Eur Respir J. 2016; 47(1):31-34.
13. Dunham-Snary KJ, Wu D, Sykes EA, Thakrar A, Parlow LRG, Mewburn JD, et al. Hypoxic pulmonary vasoconstriction: from molecular mechanisms to medicine. Chest. 2017; 151(1):181-192.
14. Michelakis ED, Thébaud B, Weir EK, Archer SL. Hypoxic pulmonary vasoconstriction: redox regulation of O2-sensitive K+ channels by a mitochondrial O2-sensor in resistance artery smooth muscle cells. J Mol Cell Cardiol. 2004; 37(6):1119-1136.
15. McLoughlin P. Hypoxic pulmonary vasoconstriction: Building a solid base. Exp Physiol. 2018; 103(9):1181-1182.
16. Hambraeus-Jonzon K, Bindslev L, Mellgård AJ, Hedenstierna G. Hypoxic pulmonary vasoconstriction in human lungs. Anesthesiology. 1997; 86(2):308-315.
17. Módolo NS, Módolo MP, Marton MA, Volpato E, Monteiro Arantes V, do Nascimento Junior P, et al. Intravenous versus inhalation anesthesia for one-lung ventilation. Cochrane Database Syst Rev. 2013; 2013(7):CD006313.
18. Marshall BE. Hypoxic pulmonary vasoconstriction. Acta Anaesthesiol Scand. 1990; 94:37-41.
19. Rogers SN, Benumof JL. Halothane and isoflurane do not decrease PaO2 during one-lung ventilation in intravenously anesthetized patients. Anesth Analg. 1985; 64(10):946-954.
20. Carlsson AJ, Bindsley L, Hedenstierna G. Hypoxia-induced pulmonary vasoconstriction in the human lung: the effect of isoflurane anesthesia. Anesthesiology. 1987; 66(3):312-316.
21. Sylvester JT, Shimoda LA, Aaronson PI, Ward JP. Hypoxic pulmonary vasoconstriction. Physiol Rev. 2012; 92(1):367-520.
22. Eisenkraft JB. Effects of anaesthetics on the pulmonar circulation. Br J Anaesth. 1990; 65(1):63-78.
23. Sartori C, Allemann Y, Scherrer U. Pathogenesis of pulmonary edema: learning from high-altitude pulmonary edema. Respir Physiol Neurobiol. 2007; 159(3):338-349.
24. Rowan SC, Keane MP, Gaine S, McLoughlin P. Hypoxic pulmonary hypertension in chronic lung diseases: novel vasoconstrictor pathways. Lancet Respir Med. 2016; 4(3):225-236.
25. Permutt S, Riley RL. Hemodynamics of collapsible vessels with tone: the vascular waterfall. J Appl Physiol. 1963; 18:924-932.
26. West JB, Dollery CT, Naimark A. Distribution of blood flow in isolated lung: relation to vascular and alveolar pressures. J Appl Physiol. 1964; 19:713-718.
27. Glenny RW, Bernard S, Robertson HT, Hlastala MP. Gravity is an important but secondary determinant of regional pulmonary blood flow in upright primates. J Appl Physiol. 1999; 86(2):623-632.
28. Hedenstierna G. Contribution of multiple inert gas elimination technique to pulmonary medicine. 6. Ventilation-perfusion relationships during anesthesia. Thorax. 1995; 50(1):85-91.
29. Pelosi P, Ravagnan I, Giurati G, Panigada M, Bottino N, Tredici S, et al. Positive end-expiratory pressure improves respiratory function in obese but not in normal subjects during anesthesia and paralysis. Anesthesiology. 1999; 91(5):1221-1231.
30. Coussa M, Proietti S, Schnyder P, Frascarolo P, Suter M, Spahn DR, et al. Prevention of atelectasis formation during the induction of general anesthesia in morbidly obese patients. Anesth Analg. 2004; 98(5):1491-1495.
31. Gunnarsson L, Tokics L, Gustavsson H, Hedenstierna G. Influence of age on atelectasis formation and gas exchange impairment during general anesthesia. Br J Anaesth. 1991; 66(4):423-432.
32. Dantzker DR, Wagner PD, West JB. Proceedings: Instability of poorly ventilated lung units during oxygen breathing. J Physiol. 1974; 242(2):72P.
33. Leopold JA, Maron BA. Molecular Mechanisms of Pulmonary Vascular Remodeling in Pulmonary Arterial Hypertension. Int J Mol Sci. 2016; 17(5):761.
34. Hassoun PM. Pulmonary Arterial Hypertension. N Engl J Med. 2021; 385(25):2361-2376.
35. Johnson S, Sommer N, Cox-Flaherty K, Weissmann N, Ventetuolo CE, Maron BA. Pulmonary Hypertension: A Contemporary Review. Am J Respir Crit Care Med. 2023; 208(5):528-548.
36. Thenappan T, Ormiston ML, Ryan JJ, Archer SL. Pulmonary arterial hypertension: pathogenesis and clinical management. BMJ. 2018; 360:j5492.
37. Maron BA. Revised Definition of Pulmonary Hypertension and Approach to Management: A Clinical Primer. J Am Heart Assoc. 2023 Apr 18;12(8):e029024. doi: 10.1161/JAHA.122.029024.
38. Kim D, George MP. Pulmonary Hypertension. Med Clin North Am. 2019; 103(3):413-423.
39. Guignabert C, Dorfmüller P. Pathology and Pathobiology of Pulmonary Hypertension. Semin Respir Crit Care Med. 2017; 38(5):571-584.
40. Humbert M, Sitbon O, Guignabert C, Savale L, Boucly A, Gallant-Dewavrin M, et al. Treatment of pulmonary arterial hypertension: recent progress and a look to the future. Lancet Respir Med. 2023; 11(9):804-819.
41. Pullamsetti SS, Schermuly R, Ghofrani A, Weissmann N, Grimminger F, Seeger W. Novel and emerging therapies for pulmonary hypertension. Am J Respir Crit Care Med. 2014; 189(4):394-400.
42. Ruopp NF, Cockrill BA. Diagnosis and Treatment of Pulmonary Arterial Hypertension: A Review. JAMA. 2022; 327(14):1379-1391.
43. Vazquez ZGS, Klinger JR. Guidelines for the Treatment of Pulmonary Arterial Hypertension. Lung. 2020; 198(4):581-596.

# 27

# Fisiologia Respiratória em Situações Especiais

Luiz Guilherme Villares da Costa

## INTRODUÇÃO

À medida em que o homem ganhou acesso a locais com condições extremas de pressão atmosférica ou ambientes hiperbáricos, novos conhecimentos foram agregados aos conceitos de fisiologia respiratória e, consequentemente, ao manejo clínico de pacientes submetidos a tais condições.

Este capítulo tem como objetivo descrever as características e fenômenos adaptativos referentes à fisiologia respiratória de indivíduos em condições de hipo e hiperbarismo, assim como seu comportamento em locais de microgravidade.

Aspectos propedêuticos e terapêuticos relacionados à homeostase respiratória serão explorados na discussão desse tema.

## ■ ASPECTOS RELACIONADOS À BAIXA PRESSÃO DE OXIGÊNIO NO CORPO HUMANO

A Tabela 27.1 mostra a redução gradual de pressão atmosférica à medida que se eleva a altitude. Paralelamente, nota-se que a pressão parcial de oxigênio no ar diminui sobremaneira, fato que explica o problema da hipóxia em grandes altitudes.

## ■ PRESSÃO PARCIAL DE OXIGÊNIO ALVEOLAR EM DIFERENTES ALTITUDES

Mesmo em grandes elevações, o gás carbônico é continuamente liberado nos alvéolos a partir do fluxo de sangue capilar pulmonar. Em conjunto com o $CO_2$, o vapor de água é adicionado ao ar inspirado pelas superfícies respiratórias. Esses dois gases são responsáveis pela diluição do $O_2$ alveolar, fato que reduz a pressão parcial desse último gás. A pressão parcial do vapor de água permanece constante em 47 mmHg em normotermia, independentemente da altitude em questão.[1-3]

No caso do $CO_2$ em grandes altitudes, sua pressão parcial cai de 40 mmHg (nível do mar) para valores menores. Em indivíduos aclimatados a esses ambientes extremos, há uma hiperventilação compensatória em resposta à hipóxia observada, podendo ocorrer um incremento de até 5 vezes no esforço ventilatório. Em locais como o Monte Everest, a pressão parcial de $CO_2$ pode chegar até 7 mmHg.[2,3]

Considerando ainda o Everest, em seu cume a pressão parcial de $O_2$ é aproximadamente 35 mmHg (contra 159 mmHg no nível do mar). Nessas condições, apenas os indivíduos mais aclimatados a grandes altitudes podem sobreviver ao respirar ar ambiente. O uso suplementar de $O_2$ a 100% faz-se extremamente necessário nessas condições.

Outros fatores que influenciam na pressão parcial de $O_2$ alveolar são a latitude e a estação do ano. Sabe-se que latitudes mais próximas à linha do Equador e estações mais quentes elevam a pressão parcial de $O_2$ alveolar.[1,4,5]

## ■ EFEITO DA RESPIRAÇÃO DE $O_2$ A 100% NA PRESSÃO ALVEOLAR DE OXIGÊNIO EM DIFERENTES ALTITUDES

Pela Tabela 27.1 percebe-se que até uma altitude de 3.000 metros aproximadamente é possível manter uma saturação de oxigênio na hemoglobina aceitável, em torno de 90% em ar ambiente. Já com o aporte de $O_2$ a 100%, pode-se alcançar altitudes de 9.000 m mantendo a mesma condição. Este fato é de suma importância na aviação e explica o motivo da pressurização por máscara em caças ou de cabines em voos comerciais. Sem suporte de pressurização, um piloto de caça pode atingir 7.700 m e saturação de $O_2$ na hemoglobina a 50%. Já com suporte de $O_2$ sem pressurização, o mesmo piloto atinge essa saturação em 15.700 m. Abaixo de 50% de saturação normalmente perde-se a

**Tabela 27.1 Efeitos da exposição aguda a baixas pressões atmosféricas.**

| Altitude (m) | Pressão barométrica (mmHg) | Respiração em ar ambiente ($O_2$ a 21%) | | | | Respiração sob $O_2$ a 100% | | |
|---|---|---|---|---|---|---|---|---|
| | | $PO_2$ no ar (mmHg) | $PCO_2$ alveolar (mmHg) | $PO_2$ alveolar (mmHg) | Saturação arterial de $O_2$ (%) | $PCO_2$ alveolar (mmHg) | $PO_2$ alveolar (mmHg) | Saturação arterial de $O_2$ (%) |
| 0 | 760 | 159 | 40 | 104 | 97 | 40 | 673 | 100 |
| 3048 | 523 | 110 | 36 | 67 | 90 | 40 | 436 | 100 |
| 6096 | 349 | 73 | 24 | 40 | 73 | 40 | 262 | 100 |
| 9144 | 226 | 47 | 24 | 18 | 24 | 40 | 139 | 99 |
| 12192 | 141 | 29 | | | | 36 | 58 | 84 |
| 15240 | 87 | 18 | | | | 24 | 16 | 15 |

consciência e podem ocorrer sérios riscos de julgamento e raciocínio, assim como convulsões.[1,5]

## Efeitos da Hipóxia

**Em indivíduos não aclimatados respirando ar ambiente**, os efeitos de hipóxia começam a partir de 4.000 metros. Sintomas comuns são tontura, fraqueza, fadiga mental e muscular, cefaleia, náusea e, em alguns casos, euforia. Com 6.000 m podem surgir contrações involuntárias e convulsões. Acima de 7.700 m toma lugar o coma e rapidamente a morte.

Um dos mais proeminentes efeitos da hipóxia é a perda de julgamento, memória e performance motora fina. Em pilotos não aclimatados, há redução de 50% de proficiência mental após 1 hora de voo a 3.000 m e de 80% após 18 horas na mesma altitude.[2,3,5]

## Aclimatação a Baixa Pressão Parcial de $O_2$

Os principais mecanismos de adaptação à hipóxia são o aumento de ventilação pulmonar, aumento de hemácias, elevação de capacidade de difusão pulmonar, melhora da vascularização pulmonar e otimização da habilidade tecidual na extração de $O_2$.

A exposição a situações de hipóxia, estimula os quimiorreceptores arteriais, levando a um aumento de ventilação alveolar em até 65% acima do normal. Essa compensação ocorre após segundos de exposição a grandes altitudes. À medida que os dias passam, essa estimulação continua e pode-se observar elevação de até 5 vezes acima do basal na ventilação alveolar. Tal resposta gera diminuição da pressão parcial de $CO_2$ e um aumento no pH sérico, o que num primeiro momento atenua a hiperestimulação dos corpos carotídeos e aórticos. No entanto, após 2 a 5 dias esse efeito cessa e o corpo passa a exibir os efeitos da hiperventilação alveolar descritos. Acredita-se que o mecanismo que diminua a inibição acima citada seja o clareamento renal e liquórico de íons bicarbonato, reduzindo o pH sérico e no líquido cefalorraquidiano.[1-3]

Hipóxia é o principal estímulo para aumento no número de hemácias. Em semanas de exposição hipóxica, é possível elevar o hematócrito de 40% a 60% e a hemoglobina de 15 para 20 g.dL[-1]. Paralelamente, a volemia aumenta de 20% a 30%.

A capacidade de difusão normal é de 21 mL/mmHg/min e pode elevar-se em até 3 vezes no exercício. Na altitude elevada, o mesmo pode ocorrer a partir de volume sanguíneo pulmonar aumentado, fato que aumenta a superfície de troca gasosa. Outra fração desse fenômeno é explicada pelo volume aéreo pulmonar que amplia a área de troca alvéolo-capilar ainda mais. Por fim, há elevação de pressão da artéria pulmonar, que força a passagem de sangue por mais capilares pulmonares, causando uma otimização da relação ventilação/perfusão pulmonar e promovendo recrutamento de áreas pouco perfundidas, como os ápices pulmonares.[2,3]

Após exposição hipóxica, há elevação do débito cardíaco em quase 30%. Esse aumento retorna ao normal após semanas de aclimatação, à medida que o hematócrito se eleva e, consequentemente, a viscosidade sanguínea. Outro fenômeno observado é a elevação de capilarização sistêmica em tecidos não pulmonares (angiogênese).[1-3]

## ACLIMATAÇÃO CELULAR

Animais nativos de regiões entre 4.500 e 5.500 metros apresentam maior densidade de mitocôndrias celulares e sistemas enzimáticos oxidativos mais ativos quando comparados a seus pares residentes ao nível do mar. Acredita-se que seres humanos aclimatados em localidades mais elevadas, usem o oxigênio de forma mais eficiente.[2,3]

### Fatores Induzidos por Hipóxia

Os chamados fatores induzidos por hipóxia (FIH) são fatores de transcrição de DNA que respondem à hipóxia ativando genes codificadores de proteínas necessárias ao adequado transporte e entrega de $O_2$ aos tecidos.[6]

Genes controlados pelos FIH incluem:

a) Genes associados com o fator de crescimento vascular endotelial, responsável por angiogênese;
b) Genes ligados à eritropoietina, ligada à produção de hemácias;
c) Genes de sistemas enzimáticos glicolíticos envolvidos com anaerobiose;
d) Genes responsáveis pela disponibilidade de NO (vasodilatação pulmonar).

Na presença adequada de $O_2$ os FIHs sofrem *down regulation* e inativação por hidroxilases específicas. No advento de ambiente hipóxico, tais hidroxilases tornam-se inativas e propiciam a formação de um complexo transcripcional ativo das FIHs.[6,7]

## ■ ACLIMATAÇÃO NATURAL EM NATIVOS DE GRANDES ALTITUDES

O processo de aclimatação dessas populações começa na infância, com aumento progressivo da caixa torácica e diminuição proporcional do tamanho corporal, fato que leva à uma relação aumentada entre a capacidade ventilatória e a massa corpórea. Com relação ao coração, há débito cardíaco aumentado e maior volume intracardíaco em comparação a habitantes de áreas menos elevadas. Interessantemente, as alterações são muito mais importantes em nativos de áreas elevadas do que em seus pares de áreas de baixa altitudes e mesmo em relação a indivíduos que vivem há 10 anos em áreas de grande elevação.[8]

Outra alteração marcante em habitantes de grandes altitudes é o aumento na produção de hemácias, fato que permite o maior carreamento de $O_2$ a despeito de uma baixa pressão parcial de oxigênio (40 mmHg). Junto a esse fenômeno, ocorre maior extração de oxigênio nos tecidos, refletido por uma baixa pressão parcial de oxigênio venoso periférico (15 mmHg).

A falta de aclimatação gera lentificação mental causada pela hipóxia, assim como a diminuição da capacidade funcional muscular esquelética e cardíaca. Tal fenômeno é proporcional à diminuição de captação de $O_2$ que o corpo pode atingir.[1-3,8]

## ■ HIPOBAROPATIA OU DOENÇA AGUDA MONTANHOSA

Indivíduos não aclimatados estão propensos a desenvolver doenças quando ascendem altitudes maiores que 2.500 m. O espectro desta entidade, denominada Doença Aguda Montanhosa, surge com sintomas como dor de cabeça, tontura, náusea e vômitos, podendo evoluir para: (a) Edema agudo de pulmão e/ou (b) Edema cerebral agudo.

a) **Edema agudo de pulmão** – Sinais como ortopneia, dispneia ao repouso, tosse e expectoração rósea podem surgir. Sua fisiopatologia pode-se explicar pela vasoconstrição arteriolar pulmonar vigorosa mediada por hipóxia, que ocorre de forma não homogênea no parênquima pulmonar. A combinação de aumento de pressão arteriolar e fluxo sanguíneo aumentado em áreas vasculares pulmonares ainda não constritas, culmina em regiões de edema agudo de pulmão não cardiogênico.

b) **Edema cerebral agudo** – Caracteriza-se por ataxia e diminuição da consciência, podendo evoluir para coma e herniação cerebral se não tratada prontamente. Acredita-se que resulte de vasodilatação cerebral causada por hipóxia. Suposto aumento de permeabilidade capilar, com o aumento do fluxo sanguíneo cerebral, culminaria em edema vasogênico.

Uma pequena porcentagem de pessoas que ascendem rapidamente a altas altitudes tornam-se agudamente desabilitadas e podem morrer se não receberem aporte de $O_2$ ou forem trazidas de volta a baixas altitudes.[8] O fenômeno pode ocorrer após algumas horas ou dias de exposição a ambientes elevados.

Fatores predisponentes da síndrome envolvem a susceptibilidade individual, a velocidade/razão de ascensão e exposição prévia recente a grandes altitudes.[8]

A melhor profilaxia é realizar a subida de forma controlada, não mais do que 300 m/dia. O uso de acetazolamida (inibidor de anidrase carbônica), glicocorticoides (dexametasona),[9-11] ibuprofeno, bloqueadores de canais de cálcio (nifedipino) e inibidores de fosfodiesterase (tadalafil/sildenafil) são adjuvantes que podem auxiliar na prevenção e no combate dessa doença.[12-16]

## ■ DOENÇA CRÔNICA DAS MONTANHAS

Raramente pessoas expostas cronicamente a grandes altitudes podem desenvolver um conjunto de sintomas composto por elevação de hemácias e hematócrito, hipertensão pulmonar, aumento de volume ventricular direito, hipotensão arterial e congestão pulmonar cardiogênica. Tal síndrome pode levar à morte se não houver remoção rápida para baixas altitudes.[1,8]

## ■ FISIOLOGIA RESPIRATÓRIA NA AVIAÇÃO E NO ESPAÇO

Primeiramente, considerando-se voos em aeronaves de asa rotativa (helicópteros) ou de asa fixa (aviões de menor porte), sabe-se que até 2.000 m (pressão atmosférica equivalente a 601 mmHg) estamos numa zona fisiológica respiratória confortável, não havendo alterações importantes, à exceção de fenômenos adaptativos menores, como compensação de pressão no ouvido médio.[1,17,18]

De 2.000 a 4.500 m temos uma zona fisiológica atmosférica deficiente em $O_2$, com pressão atmosférica em torno de 429 mmHg. Pode haver algum grau de compensação fisiológica, mas alterações no raciocínio e incremento do volume minuto já são proeminentes. Nessa faixa de altitude ocorre a maioria dos voos não pressurizados.[17]

De 4.500 a 6.500 metros ocorrem problemas respiratórios importantes, como explicitado anteriormente nesse capítulo. A pressão atmosférica é de aproximadamente 321 mmHg.[17]

Acima de 6.500 metros definitivamente há ameaça à vida e a suplementação de $O_2$/pressurização é necessária.[1,17]

Nesse momento, introduz-se o conceito de equivalente espacial (EE). O primeiro EE corresponde a 15.000 metros, onde temos o limite fisiológico crítico de anóxia/trocas gasosas (pressão atmosférica 87 mmHg), quando a suplementação de $O_2$ é mandatória e a pressurização altamente recomendável. No segundo EE, temos a linha de Armstrong (pressão atmosférica é de 47 mmHg), onde obviamente já se ultrapassa o limite de anóxia e é necessária a pressurização (limite crítico de pressão no corpo humano) com suplementação de $O_2$. Nesse extrato, os líquidos corporais entram em ebulição espontânea (a ebulição da água se dá a -37°C nesse nível de pressão), fenômeno conhecido como ebulismo. O tratamento em exposições acidentais envolve o uso de câmara hiperbárica e desnitrogenação.[1,17]

## Condições Respiratórias Inerentes ao Espaço

Estudos com astronautas da NASA demonstraram aumento de 9% na frequência respiratória basal e redução de 15% no volume corrente, o que leva a um volume minuto inalterado.[18,19] Já a capacidade residual funcional é aumentada, a relação ventilação/perfusão é homogênea e estima-se que a capacidade de difusão possa estar aumentada.[20] Evidências suportam melhora de complacência toracoabdominal e ambiente favorável à laparoscopia no ambiente de microgravidade, no que tange à mecânica respiratória.[1,18,21]

Devido à ausência de atmosfera na subestratosfera e no espaço sideral, faz-se necessária a criação de uma atmosfera artificial e também de climatização artificial na espaçonave. Atualmente utilizam-se gases nas concentrações habituais do ar normal e uma pressão de 1 atmosfera (760 mmHg). A presença de nitrogênio (75%) na mistura gasosa inalada pelos tripulantes diminui muito a probabilidade de explosão ambiental e também protege contra o desenvolvimento de atelectasias pulmonares que frequentemente ocorrem durante a inalação de $O_2$ a 100% devido à rápida absorção alveolar desse gás. Esse último fenômeno ocorre mais rapidamente quando há obstrução de pequenas vias aéreas com muco.[1,18,22]

Para viagens espaciais com duração prolongada desenvolveu-se técnica de reciclagem do ar expirado para reaproveitamento de $O_2$ e depuração de $CO_2$ exalado. Apesar dessa tecnologia, os níveis de $CO_2$ no interior da aeronave permanecem cerca de dez vezes maiores do que ao nível do mar (0,3-0,5%).[17,18,22]

Modelos animais expostos a baixos níveis de radiação gama e à hiperóxia, simulando atividades extraveiculares no espaço por astronautas, sugerem lesão pulmonar através de inflamação, fibrose, dano tecidual oxidativo e morte de células apoptóticas. Interessante salientar que danos teciduais crônicos persistiram mesmo após meses do término da exposição aos agentes estressores.[23]

## Disbarismo

Assim como em atividades de mergulho, na prática da aviação pode ocorrer o chamado disbarismo ou doença descompressiva. Sua incidência é estimada em torno de 0,2-2 casos por 1.000 exposições.[17]

A síndrome caracteriza-se por sintomas que compreendem afecções leves (tipo I): artralgias, odontalgias, sinusopatias (barosinusites), náuseas, vômitos, tontura, prurido cutâneo, otalgias; e em casos mais graves (tipo II): cútis *marmorata*, edema agudo de pulmão, edema cerebral, pneumotórax, pneumomediastino, embolia aérea (sintomas de isquemia), parestesias (atenção à síndrome de descompressão espinhal que se inicia com parestesia nos pés),[17] paresias, coma e até mesmo morte.[15] Sintoma tardio compreende a necrose óssea asséptica.[1,15]

A maior parte dos sintomas ocorre em indivíduos que foram submetidos a **elevações rápidas** de altitude **sem pressurização adequada**. Podem ocorrer sintomas na descida, por efeito de pressão negativa em cavidades aéreas naturais. Outros fatores de risco compreendem o sexo feminino, presença de forame oval (para formas graves), desidratação, obesidade, descondicionamento físico e hipercarbia.[15]

Os sintomas aparecem em 13% dos pacientes expostos a altitudes de 7.622 m ou menos e 79% dos pacientes acusam sintomas com exposição a altitudes acima de 9146 m.[1,17]

O tratamento compreende desde a inalação com $O_2$ a 100% (desnitrogenação) até o uso de câmara hiperbárica para os casos mais graves. Ao menor aparecimento dos sintomas, é fundamental o reporte às autoridades médicas competentes e a pronta instalação do tratamento, uma vez que os melhores resultados terapêuticos são atingidos conforme a precocidade do diagnóstico e tratamento.[1,17]

## ▪ FISIOLOGIA RESPIRATÓRIA ASSOCIADA AO MERGULHO

Com o aumento da profundidade, a pressão externa sobre o corpo do mergulhador aumenta de forma importante. Para que haja insuflação correta pulmonar, prevenindo o colapso alveolar, faz-se necessário o uso de altas pressões inspiratórias, fato que expõe os capilares alveolares a um fenômeno denominado hiperbarismo. Acima de determinados limites, tais pressões de insuflação podem causar grandes alterações fisiológicas e até mesmo um desfecho letal.[1,24]

### Relação de Pressão e Profundidade

Sabe-se que a cada 10 m de profundidade tem-se o acréscimo de 1 atmosfera (atm) de pressão. Logo um mergulhador a 10 m de profundidade experimenta uma pressão externa sobre seu corpo de 2 atm (1 atm da pressão atmosférica habitual, representada pela camada de ar atmosférico, adicionada a mais 1 atm, na figura da coluna de água de 10 m sobre sua superfície corpórea. Assim um mergulhador a 30 m de profundidade sofre uma pressão externa sobre seu corpo de 4 atm e, assim, sucessivamente).

Na atividade de mergulho, outro conceito fundamental é a chamada Lei de Boyle-Mariotte, representada pela equação:

$$P_1 \cdot V_1 = P_2 \cdot V_2$$

Onde, $P_1$ = pressão inicial; $P_2$ = pressão final; $V_1$ = volume inicial; $V_2$ = volume final.

Esta lei enuncia que a pressão absoluta e o volume de uma certa quantidade de gás confinado são inversamente proporcionais se a temperatura permanece constante em um sistema fechado. Dessa forma 10 litros de ar a 1 atm (nível do mar), devem ter um volume de 1 litro a 90 m de profundidade (10 atm).[1,24]

## ▪ NARCOSE POR NITROGÊNIO ($N_2$) A ALTAS PRESSÕES

Cerca de 4/5 do ar ambiente são compostos por nitrogênio. No nível do mar o $N_2$ pode causar vários graus de narcose. Acima de 1 hora de submersão e uma profundidade de 40 m já é possível notar os primeiros sintomas leves desse fenômeno, representado por excesso de confiança e desapego às normas básicas de segurança. De 65 a 85 m de profundidade ocorre perda de força e o mergulhador torna-se confuso para desempenhar atividades habituais. Além de 85 m de profundidade o indivíduo torna-se incapaz para qualquer atividade, devido ao efeito da narcose mediada pelo $N_2$, se a permanência nesse ambiente demorar.

A narcose descrita tem efeitos similares à intoxicação etílica. Especula-se que seu mecanismo seja semelhante ao de outros agentes anestésicos inalatórios, ou seja, dissolvendo-se nas membranas celulares lipídicas, promovendo um efeito físico que altera toda a condutância iônica e culminando por reduzir a excitabilidade neuronal.[1,24]

## ■ TOXICIDADE DO $O_2$ EM ALTAS PRESSÕES

Com a pressão parcial de oxigênio acima de 100 mmHg, aumenta sobremaneira a quantidade do gás dissolvido no sangue. Aumentos expressivos nas pressões externas sobre o sistema respiratório terminam por esgotar a capacidade de tamponamento do sistema hemoglobina-$O_2$, fato que potencializa a toxicidade por oxigênio (intoxicação aguda).

A fisiopatologia pode ser dividida em duas fases: (1) **exsudativa**, caracterizada por edema capilar e endotelial e pela diminuição das células alveolares tipo I e (2) **proliferativa**, onde ocorre um infiltrado de fibroblastos e de células alveolares tipo II, que promovem inflamação endotelial e fibrose do tecido pulmonar, aumentando de 4 a 5 vezes a espessura da membrana alvéolo-capilar, com consequente perda da capacidade de difusão.[25]

Os sintomas de intoxicação podem compreender náuseas, espasmos musculares, tontura, distúrbios visuais, irritabilidade, desorientação até quadros mais graves com síndromes epileptiformes súbitas sem aura e coma. Fenômeno importante nos mergulhadores, a toxicidade pode apresentar-se de forma mais precoce e com mais intensidade durante o exercício físico do que quando ao repouso.[21]

Em termos teciduais, ocorre intensa oxidação, com o aparecimento de formas ativas de oxigênio (radicais livres). Dois dos mais importantes são o radical superóxido ($O_2^-$) e o radical peróxido (peróxido de hidrogênio). Em situações normais o organismo é capaz de tamponar/quelar tais radicais nocivos através de uma série de sistemas enzimáticos (peroxidases, catalases, superóxido dismutases), que acabam por manter os níveis de $O_2$ teciduais em patamares aceitáveis e evitando efeitos nocivos.[1]

No entanto, acima do nível crítico de 2 atmosferas de pressão alveolar de $O_2$, entra em colapso o sistema tampão antioxidante, permitindo o aumento da pressão tecidual de oxigênio a níveis elevados. O efeito mais nocivo desse fenômeno é a oxidação de ácidos graxos poliinsaturados essenciais ao funcionamento de membranas celulares. Outro problema grave é o acometimento de sistemas enzimáticos causado pelo intenso ataque oxidativo. O sistema nervoso é especialmente sensível ao *burst* oxidativo devido ao seu alto conteúdo lipídico, o que justifica os sintomas descritos anteriormente.[1]

A exposição prolongada a altos níveis de pressão de oxigênio pode agravar o quadro clínico. Após 12 horas a 2 atmosferas de pressão pode advir congestão/edema pulmonar, ambos causados por dano à membrana epitelial al-

veolar. Outro problema comum é a formação de atelectasias pulmonares causadas pela rápida absorção e consumo de oxigênio. O tecido pulmonar, particularmente, é muito suscetível à intoxicação por oxigênio devido ao fato de haver contato direto com o $O_2$ e não ocorrer tamponamento rápido e efetivo de radicais livres nesse local, diferentemente de outras áreas do corpo.[1,24]

## ■ INTOXICAÇÃO POR $CO_2$ EM GRANDES PROFUNDIDADES

Se houver correto funcionamento do aparato de mergulho, não deverá ocorrer intoxicação por $CO_2$, uma vez que não ocorre aumento da pressão alveolar de gás carbônico e nem tampouco produção aumentada desse metabólito somente pelo aumento de profundidade. Portanto, havendo a manutenção de volume corrente normal, habitualmente tem-se pressão alveolar em níveis aceitáveis.[1,24]

No entanto, em determinados tipos de mergulho, como no caso do escafandro e algumas modalidades em que há reinalação, o $CO_2$ pode acumular-se no espaço morto do equipamento e ser exposto ao mergulhador. Até 80 mmHg de pressão alveolar de $CO_2$, há tolerância por aumento do volume minuto que pode chegar a 11 vezes o normal. Acima desse nível, no entanto, ocorre inibição do centro respiratório, momento em que se dá a falência do mecanismo de compensação com o aparecimento de acidose respiratória grave, letargia, narcose e, por fim, anestesia.[1,24]

## ■ DESCOMPRESSÃO APÓS EXPOSIÇÃO EXCESSIVA A ALTAS PRESSÕES

Como descrito anteriormente, após prolongados períodos de hiperbarismo, há aumento do nitrogênio dissolvido no plasma. O fenômeno explica-se por equilíbrio de pressão alveolar com a pressão tecidual e consequente carreamento de nitrogênio ao tecidos. Devido à não metabolização do $N_2$, este permanece dissolvido até que haja novo equilíbrio com a pressão alveolar em níveis menores do que os que geraram acúmulo no organismo. A remoção de nitrogênio tecidual leva horas para ocorrer e pode levar a múltiplos problemas, fenômeno conhecido como doença descompressiva.[1,24-27]

No nível do mar, aproximadamente 1 litro de nitrogênio está dissolvido no corpo inteiro. Desse volume, 50% está dissolvido em água e a outra metade na gordura corpórea (há elevada afinidade de $N_2$ por tecido adiposo).

A 100 metros de profundidade, 10 litros de nitrogênio estão dissolvidos no corpo do mergulhador. Após essa fase de dissolução, são necessárias várias horas para que haja equilíbrio da pressão tecidual de $N_2$ com a pressão alveolar, devido ao fato de haver baixa difusão de nitrogênio nos tecidos corporais e, de certa forma, o fluxo sanguíneo capilar ser potencialmente insuficiente para corroborar a equalização de pressões. Após 1 hora, o nitrogênio dissolvido em água entra em equilíbrio com a pressão alveolar. Porém, o limitante é o $N_2$ dissolvido no tecido adiposo, uma vez que o gás tem 5 vezes mais afinidade por gordura em relação à água e há escassez de irrigação sanguínea no tecido gorduroso, fato que dificulta que a pressão de nitrogênio na gordura entre em equilíbrio com os alvéolos. Dessa forma, no compartimento adiposo, há necessidade de várias horas para depuração de $N_2$ dissolvido.[24]

A doença descompressiva está diretamente ligada ao tempo de exposição a pressões elevadas. Em mergulhos rápidos (minutos) por exemplo, os sintomas são brandos devido ao pouco nitrogênio dissolvido em gordura.[26,27]

Outro componente fundamental dessa síndrome está ligado ao tempo de descompressão. Períodos rápidos estão relacionados à formação de embolia gasosa causada pelo aparecimento de bolhas nas circulação sanguínea e nos tecidos ($N_2$). Pode haver atraso de minutos ou horas para o surgimento dos sintomas, devido ao estado de "supersaturação".[24]

Os sintomas surgem progressivamente, com aparecimento de microbolhas no início, até o surgimento de macrobolhas após coalescência, acometendo, nessa fase, vasos sanguíneos maiores. O quadro clínico mais comum envolve dores articulares e em musculatura apendicular, acometendo até 90% dos pacientes com doença descompressiva. Em 5% a 10% dos casos, ocorre a forma grave da doença, havendo sintomas neurológicos que podem variar desde tontura até plegias e coma (3% dos casos). Em 2% dos pacientes ocorre edema agudo de pulmão e embolia maciça dos capilares pulmonares por microbolhas ("chokes"). Este quadro leva a importante dispneia e pode cursar com óbito.[26,27]

A descompressão progressiva e gradual deve ser conduzida com o objetivo de prevenir a síndrome descompressiva. Cerca de 66% do nitrogênio dissolvido é eliminado em 1 hora e em torno de 90% em até 6 horas.[24]

Tabelas de descompressão com as respectivas relação de tempo e pressão foram desenvolvidas pela Marinha americana.[24]

De forma análoga, quando já houve retorno do mergulhador à superfície, é utilizada a câmara hiperbárica em esquema semelhante ao itinerário usado para subida. Sintomas que surgem após minutos ou horas do mergulho são efetivamente tratados com repressurização.

## ■ MERGULHO DE SATURAÇÃO E USO DE MISTURA HÉLIO-OXIGÊNIO PARA MERGULHOS PROFUNDOS

Usualmente, quando mergulhadores planejam descidas entre 75 e 300 metros, é feita pressurização prévia ao mergulho em câmaras hiperbáricas em níveis próximos aos que serão enfrentados, por dias ou semanas. Este procedimento visa saturar os tecidos principalmente com nitrogênio. Após as atividades em grandes profundidades, ocorre o retorno à câmara hiperbárica calibrada com pressões semelhantes ao ambiente submarino. Com essa estratégia, evita-se a síndrome de descompressão.[26,27]

Em mergulhos de grande profundidade, especialmente em mergulhos de saturação, também é utilizada mistura de gás hélio. Esta medida é adotada porque o He tem muito menor efeito narcotizante do que o nitrogênio, tem menor potencial de dissolução tecidual e dessaturação tecidual

muito superior ao $N_2$ (reduz a síndrome de descompressão) e, por fim, reduz de forma importante a resistência de via aérea, diminuindo o trabalho respiratório. Esta última propriedade do He é fundamental quando comparado ao nitrogênio, que apresenta elevada densidade.[24]

Para mergulhos profundos é muito importante reduzir a concentração de oxigênio com vistas à redução de toxicidade. Devido às elevadas pressões, quantidades menores de oxigênio são perfeitamente capazes de prover as necessidades do mergulhador e reduz-se muito o potencial de efeitos colaterais de altas concentrações de oxigênio nos tecidos que poderiam causar até mesmo convulsões.[26,27]

## ■ MERGULHOS SCUBA (*SELF-CONTAINED UNDERWATER BREATHING APPARATUS*)

Após 1943, surgiu a modalidade de mergulho SCUBA. Esta consiste em um sistema respiratório aberto, onde tanques pressurizados liberam o gás necessário através de válvula redutora de pressão sob demanda dos mergulhadores. Uma válvula de demanda, conectada à máscara do mergulhador, é acionada por pressão negativa exercida pelo sistema respiratório, permitindo a inalação da mistura gasosa e, na sequência, possibilitando a exalação para o meio externo sob pressão levemente positiva em relação à pressão da água adjacente. São utilizados no processo máscara e sistema de tubos com pequeno espaço morto.[28,29]

Um forte limitante desse sistema é a grande quantidade de mistura gasosa necessária para depuração de $CO_2$. Quanto maior a profundidade, maior o fluxo de gás (quantidade de gás por minuto) necessário, devido ao fato de haver diminuição de volume pulmonar e aumento de espaço morto. Estas alterações exigem grande volume de gás dos cilindros e limitam o tempo do mergulhador.[24,29]

Hiperoxidação, bolhas de descompressão gasosa, hipotermia, respiração bucal de ar seco, frio, ar comprimido e outros fatores que acompanham a atividade de mergulho são capazes de iniciar danos nos pulmões compatíveis com obstrução das pequenas vias aéreas, alterações demonstradas por diminuição da relação FEV1/CVF em espirometrias de mergulhadores militares. Sabe-se, também, que o mergulho está associado ao desenvolvimento precoce de hiperresponsividade das vias aéreas em indivíduos atópicos.[30]

## ■ PECULIARIDADES EM SUBMARINOS

A tripulação de submarinos enfrenta os mesmos problemas de mergulhos de profundidade, especialmente em situações de escape de emergência em submarinos submersos. Em profundidades de até 90 metros, a fuga é possível sem nenhum aparato. Sistemas de reinalação, especialmente com gás hélio, permitem o escape de profundidades de 180 metros ou mais.[31]

A principal preocupação é a questão da síndrome de descompressão. Além de todos os pontos descritos anteriormente, é fundamental que ao ascender seja feito um esforço contínuo de expiração, permitindo equalização de pressão de gases, antes dissolvidos nos tecidos, com a pressão alveolar.[1,31]

## ■ OUTRAS MODALIDADES DE MERGULHO

A prática de mergulho livre (*snorkelling*), com o uso do tubo respiratório (*snorkel*), aumenta o espaço morto em 160 – 170 mL e, consequentemente, o trabalho respiratório também incrementa. O estudo realizado por Toklu e col. em 2003, comparando snorkel sem ou com válvula, que evita a inspiração do ar expirado, concluiu que o uso de *snorkel* sem válvula causa aumento dos níveis de $CO_2$, do trabalho respiratório, além do consumo de oxigênio.[32] Sendo assim, o uso do tubo respiratório com válvula apresentaria mais vantagens na prática dessa modalidade de mergulho.

Já no mergulho em apneia, principalmente em indivíduos treinados, ocorrem ajustes no sistema respiratório para melhor aproveitamento de $O_2$ e aumento da capacidade de suportar $CO_2$.[28,29] Estudo realizado por Spicuzza e col., em 2000, concluiu que pessoas experientes na respiração da Yoga apresentam ajustes nos quimiorreceptores periféricos e centrais à retenção crônica de $CO_2$, diminuindo as respostas quimiorreflexas à hipercapnia.[33] Os autores Miyamura e col., em 2002, analisaram as respostas químicas de indivíduo com treinamento profissional em Yoga em um ciclo respiratório por minuto durante uma hora, sendo capaz de suportar condições de baixa $pO_2$ arterial, alta $pCO_2$ arterial e baixo pH arterial, sugerindo uma reduzida quimiossensibilidade à hipercapnia e corroborando o estudo de Spicuzza. Muitos profissionais da modalidade de apneia são treinados na realização de respirações profundas e lentas (da Yoga) e estão mais aptos a tolerar as condições como hipóxia e hipercapnia, frequentes no mergulho.[34]

O reflexo de imersão também é um fator interessante e importante no mergulho. O estímulo necessário para a ativação é a imersão da face em água, levando a ativação do nervo vago e diminuição do débito cardíaco (reduz a frequência cardíaca). A bradicardia leva a uma redução na demanda de $O_2$ no músculo cardíaco. Parece haver uma correlação positiva entre o reflexo de imersão e o tempo de apneia, com mergulhadores treinados, correlacionando um reflexo mais pronunciado a um tempo maior de apneia.[35]

## REFERÊNCIAS

1. Hall JEG, A.C. Textbook of Medical Physiology. 13a ed. 2015.
2. Allan GM, Kenny D. High-altitude decompression illness: case report and discussion. CMAJ. 2003; 169:803-7.
3. Basnyat B, Murdoch DR. High-altitude illness. Lancet. 2003; 361:1967-74.
4. West JB. Acclimatization and tolerance to extreme altitude. J Wilderness Med. 1993; 4:17-26.
5. Hackett PH, Roach RC. High-altitude illness. N Engl J Med. 2001; 345:107-14.
6. Brocato J, Chervona Y, Costa M. Molecular responses to hypoxia-inducible factor 1alpha and beyond. Mol Pharmacol. 2014; 85:651-7.
7. Webb JD, Coleman ML, Pugh CW. Hypoxia, hypoxia-inducible factors (HIF), HIF hydroxylases and oxygen sensing. Cell Mol Life Sci. 2009; 66:3539-54.
8. Imray C, Wright A, Subudhi A, Roach R. Acute mountain sickness: pathophysiology, prevention, and treatment. Prog Cardiovasc Dis. 2010; 52:467-84.
9. Kriemler S, Kohler M, Zehnder M, Bloch KE, Brunner-La Rocca H. Successful treatment of severe acute mountain sickness and excessive pulmonary hypertension with dexamethasone in a prepubertal girl. High Alt Med Biol. 2006; 7:256-61.
10. Ferrazzini G, Maggiorini M, Kriemler S, Bartsch P, Oelz O. Successful treatment of acute mountain sickness with dexamethasone. Br Med J (Clin Res Ed). 1987; 294:1380-2.
11. Levine BD, Yoshimura K, Kobayashi T, Fukushima M, Shibamoto T, Ueda G. Dexamethasone in the treatment of acute mountain sickness. N Engl J Med. 1989; 321:1707-13.
12. Bates MG, Thompson AA, Baillie JK, et al. Sildenafil citrate for the prevention of high altitude hypoxic pulmonary hypertension: double blind, randomized, placebo-controlled trial. High Alt Med Biol. 2011; 12:207-14.
13. Faoro V, Lamotte M, Deboeck G, et al. Effects of sildenafil on exercise capacity in hypoxic normal subjects. High Alt Med Biol. 2007; 8:155-63.
14. Chan CW, Hoar H, Pattinson K, et al. Effect of sildenafil and acclimatization on cerebral oxygenation at altitude. Clin Sci (Lond). 2005; 109:319-24.
15. Li Y, Zhang Y, Zhang Y. Research advances in pathogenesis and prophylactic measures of acute high altitude illness. Respiratory Medicine. 2018; 145:145-152.
16. Luks AM, et al. Wilderness Medical Society Practice Guidelines for the Prevention and Treatment of Acute Altitude Illness: 2019 Update. Wilderness & Environmental Medicine, Elsevier BV. 2019; (1):1-16.
17. Davis JR. Fundamentals of aerospace medicine. 4a ed: Lippincott Williams & Wilkins; 2008.
18. West JB. Man in space. News Physiol Sci.. 1986; 1:189-92.
19. Prisk GK. The lung in space. Clin Chest Med. 2005; 26:415-38.
20. Prisk GK, Guy HI, Elliott AR, Deutschman RA. 3a, West JB. Pulmonary diffusing capacity, capillary blood volume, and cardiac output during sustained microgravity. J Appl Physiol (1985). 1993; 75:15-26.
21. Kirkpatrick AW, Keaney M, Kmet L, et al. Intraperitoneal gas insufflation will be required for laparoscopic visualization in space: a comparison of laparoscopic techniques in weightlessness. J Am Coll Surg. 2009; 209:233-41.
22. Komorowski M, Fleming S, Kirkpatrick AW. Fundamentals of Anesthesiology for Spaceflight. J Cardiothorac Vasc Anesth. 2016; 30:781-90.
23. Ralph A, Pietrofesa BS, Turowski JB, Evguenia Arguiri BS, Milovanova TN, Solomides CC, et al. Oxidative Lung Damage Resulting from Repeated Exposure to Radiation and Hyperoxia Associated with Space Exploration. J Pulm Respir Med. 2013; 3:158).
24. Levett DZ, Millar IL. Bubble trouble: a review of diving physiology and disease. Postgrad Med J. 2008; 84:571-8.
25. Wingelaar TT, van Ooij PAM, van Hulst RA. Oxygen Toxicity and Special Operations Forces Diving: Hidden and Dangerous. Front Psychol. 2017; 8:1263.
26. Buzzacott P. Diving injuries are (usually) no accident. Diving Hyperb Med. 2015; 45:61.
27. Eichhorn L, Leyk D. Diving medicine in clinical practice. Dtsch Arztebl Int. 2015; 112:147-57.
28. US Navy Diving Manual. US Navy, 2008. Disponível em: http://www.usu.edu/scuba/navy_manual6.pdf.)
29. Hostler D. Underwater Risks. Recognizing & treating injuries caused by SCUBA diving. JEMS.. 2015; 40:46-9.
30. Shopov NG. Study of the changes in respiratory function in self-contained underwater breathing apparatus divers. **International** Maritime Health. 2019; (70)1:61-64.
31. Trousselard M, Cian C, Barraud PA, et al. Physiological and psychological effects of escape from a sunken submarine on shore and at sea. Aviat Space Environ Med 2009;80:850-6.
32. Toklu AS, Kayserilioglu A, ÜNAL M, Özer S, Aktas S. Ventilatory and metabolic response to rebreathing the expired air in the snorkel. International Journal of Sports Medicine. 2003; (24):162-5.
33. Spicuzza L, Gabutti A, Porta C, Montano N, Bernardi L. Yoga and chemoreflex response to hypoxia and hipercapnia. The Lancet. 2000; ( 356): 1495-6.
34. Miyamura M, Nishimura K, Ishida K, Katayama K, Shimaoka M,; Hiruta S. Is man able to breathe once a minute for an hour?: The effect of yoga respiration on blood gases. Japanese Journal of Physiology. 2002; (52):313-6.
35. Andersson JPA, Schagatay E, Gislén A, Holm B. Cardiovascular responses to cold-water immersions of the forearm and face, and their relationship to apnea. European Journal of Applied Physiology. 2000; 83(6):566-72.

# 28

# Anatomia e Fisiologia do Sistema Cardiovascular

Bruno Francisco de Freitas Tonelotto

## INTRODUÇÃO

O sistema cardiovascular, composto por coração e vasos sanguíneos (artérias, veias, capilares e linfáticos), circula o sangue pelo corpo. Sua principal função é transportar oxigênio e nutrientes às células, além de eliminar resíduos e dióxido de carbono. O sangue sai do coração pelas artérias, passa pelos capilares, e retorna ao coração pelas veias. O coração atua como bomba, impulsionando o sangue através dos aproximadamente 100 mil quilômetros de vasos sanguíneos do corpo humano.[1]

A função básica do coração é impulsionar o sangue aos órgãos periféricos, semelhante a uma bomba hidráulica.[1,2] Os átrios e os ventrículos funcionam em série; o átrio e o ventrículo direitos impulsionam o sangue para os pulmões, e o átrio e o ventrículo esquerdos, para os tecidos. Os músculos cardíacos contraem-se à semelhança de músculos esqueléticos, porém a contração tem uma duração mais longa. Para que a contração dos miócitos cárdicos seja feita de forma organizada, existe um sistema de condução elétrica muito bem definido, que será descrito a seguir.

Os átrios agem como reservatórios de sangue, com uma pequena contração final para o enchimento ventricular. Em contraste, os ventrículos são as grandes câmaras de propulsão. Impulsionam o sangue para os sistemas vasculares pulmonar (ventrículo direito) e sistêmico (ventrículo esquerdo).[2,3]

Todas as quatro câmaras do coração são sensíveis à estimulação elétrica, ao estiramento muscular prévio, à contração (pré-carga) e às forças de oposição (pós-carga). O coração adapta-se rapidamente à mudança das condições fisiológicas, tanto pela alteração de propriedades mecânicas inerentes (relação de Frank-Starling), como pela resposta neuro-hormonal, determinada principalmente pelo equilíbrio do Sistema Nervoso Autônomo.[3]

O desempenho global do coração é determinado não só pelas características contráteis dos seus átrios e dos ventrículos (função sistólica), como também pela efetiva capacidade de enchimento das câmaras (função diastólica).[3,4] Os eventos, elétrico e mecânico do ciclo, devem ocorrer de forma sincrônica. Falta de sincronismo ou alterações elétricas ou mecânicas podem comprometer o funcionamento adequado do coração, causar insuficiência de estabilidade do aparelho cardiovascular e levar a um choque cardiogênico.[5]

Este capítulo apresenta a anatomia e a fisiologia da atividade elétrica cardíaca, bem como descreve o ciclo mecânico do coração. O conhecimento profundo da fisiologia cardíaca é essencial para a prática anestésica diária.

A Figura 28.1 mostra a organização básica do sistema cardiovascular.

## ■ CIRCULAÇÃO PULMONAR E SISTÊMICA

O coração é central para dois circuitos de circulação: pulmonar e sistêmica. A circulação pulmonar leva sangue pobre em oxigênio do ventrículo direito do coração para os pulmões, via artéria pulmonar, para trocar dióxido de carbono por oxigênio, e retorna sangue oxigenado ao átrio esquerdo do coração. Já a circulação sistêmica distribui sangue rico em oxigênio e nutrientes do ventrículo esquerdo do coração para o corpo todo, retornando ao coração pelo átrio direito, através das veias cavas. A pulmonar foca na troca de gases e a sistêmica na nutrição das células.[4]

A Figura 28.2 mostra a circulação sistêmica e pulmonar.

## ■ SANGUE

O sangue é composto de uma parte líquida, o plasma, constituído de substâncias nutritivas e elementos residuais das reações celulares. O sangue também possui uma parte organizada, os elementos figurados, que são os glóbulos sanguíneos e as plaquetas. Os glóbulos dividem-se em ver-

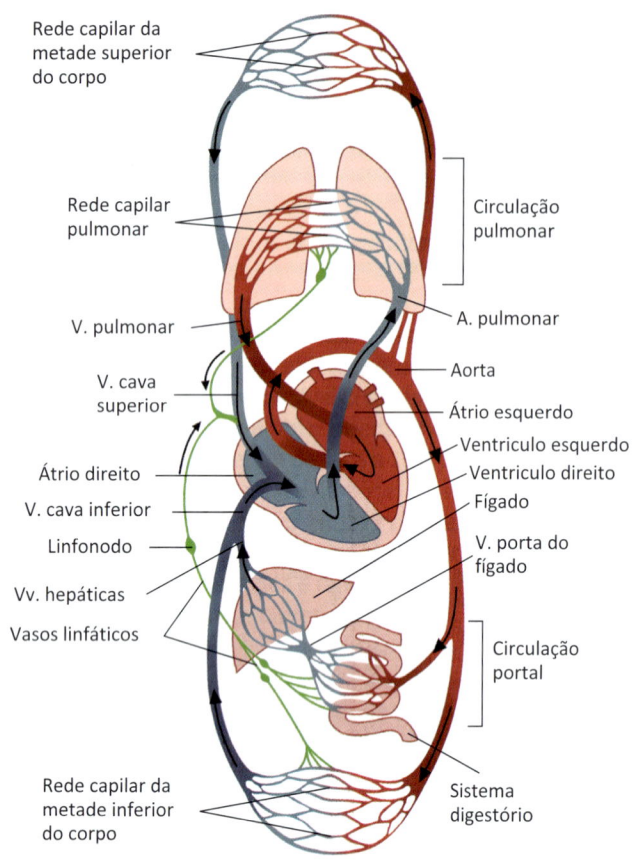

**▲ Figura 28.1** Organização básica do sistema cardiovascular.
**Fonte:** adaptada de Prometheus – Atlas de Anatomia.

melhos e brancos. Os glóbulos vermelhos são as hemácias, células sem núcleo contendo hemoglobina, um pigmento responsável pelo transporte de oxigênio e de dióxido de carbono. Os glóbulos brancos são os leucócitos, verdadeiras células nucleadas, responsáveis pela defesa do organismo. São eles: neutrófilos, linfócitos, monócitos, eosinófilos e basófilos. As plaquetas são fragmentos citoplasmáticos de células da medula óssea, implicadas diretamente no processo de coagulação sanguínea. O sangue está contido num sistema fechado de canais (vasos sanguíneos), impulsionados pelo coração.[6,7]

## ▪ CORAÇÃO

O coração (Figura 28.3) é um órgão muscular cavitário (oco) localizado no tronco, na região do tórax, ocupando o espaço denominado de mediastino (médio).

O órgão apresenta uma forma trapezoide que permite identificar uma base (superior), um ápice (inferior) e suas faces: esternocostal (anterior) e diafragmática (posterior). Seu eixo principal (que vai da base para o ápice) faz com que sua ponta (ápice) esteja orientada para baixo, para a esquerda e para a frente. Tem quatro câmaras (cavidades): dois átrios (direito e esquerdo) e dois ventrículos (direito e esquerdo).[3,4,8]

Os átrios, localizados na parte superior do coração, são caracterizados como câmaras de recepção que lançam o sangue para os ventrículos. Estes se localizam na parte inferior e são as câmaras de ejeção que lançam o sangue para a circulação. A estrutura que separa os átrios é de-

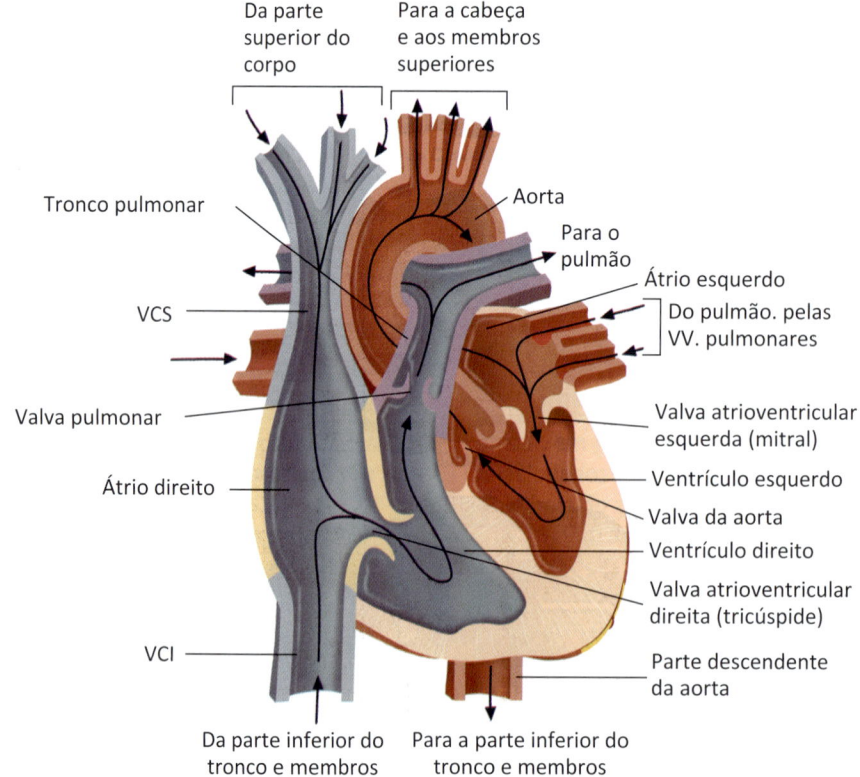

**▲ Figura 28.2** Circulação sistêmica e pulmonar.
**Fonte:** adaptada de Moore – Anatomia.

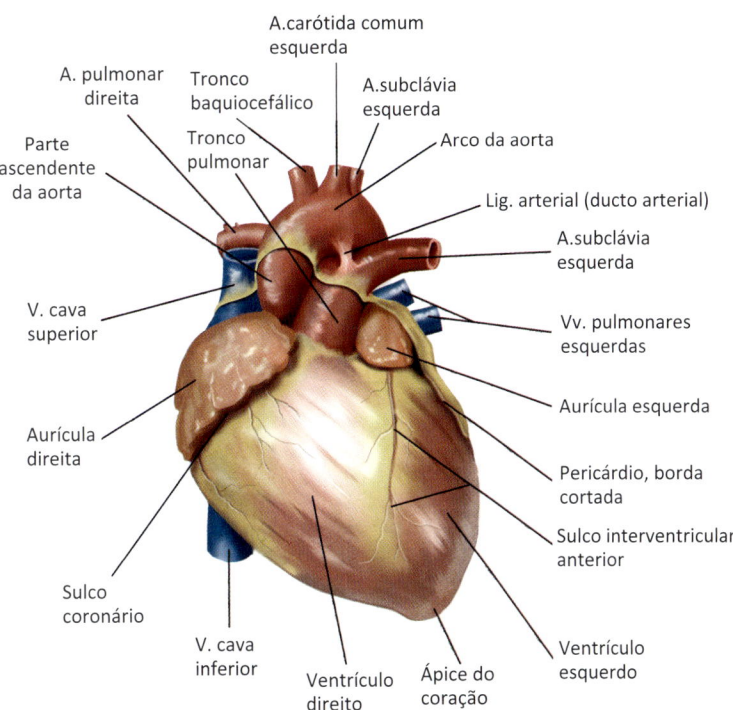

▲ **Figura 28.3** Coração (face esternocostal).

**Fonte:** adaptada de Prometheus – Atlas de Anatomia.

nominada septo interatrial, e a que separa os ventrículos é denominada septo interventricular. Entre o átrio direito e o ventrículo direito existe o septo atrioventricular direito. Entre o átrio esquerdo e o ventrículo esquerdo existe o septo atrioventricular esquerdo. Em cada septo atrioventricular existe um orifício denominado óstio atrioventricular. No óstio atrioventricular direito está localizada a valva tricúspide (valva atrioventricular direita). No óstio atrioventricular esquerdo está localizada a valva mitral (valva atrioventricular esquerda). A parede do coração (de cada câmara cardíaca) apresenta três camadas: a mais interna chama-se endocárdio – é a membrana de revestimento que também cobre as valvas, ela tem contato com o sangue –; a camada intermediária chama-se miocárdio – representa o verdadeiro músculo cardíaco, a camada mais espessa, que apresenta fibras musculares e nervosas –; e a camada mais externa fina (mesotélio) chama-se epicárdio – forma o revestimento externo do coração.[3,9,10]

A partir dos ventrículos, originam-se as grandes artérias que saem do coração. Do ventrículo esquerdo, origina-se a artéria aorta, sendo que nessa transição encontra-se a valva aórtica. Do ventrículo direito, origina-se a artéria pulmonar, sendo que nessa transição encontra-se a valva pulmonar. Chegam, no átrio esquerdo, as veias pulmonares (geralmente em número de quatro), e no átrio direito, as veias cavas superior e inferior. A irrigação do próprio coração se faz a partir da aorta por meio das artérias denominadas coronárias direita e esquerda (Figura 28.4). Elas originam-se dos seios da aorta, na parte imediatamente superior à valva aórtica.[2,6,10] A artéria coronária direita dá origem ao grande ramo interventricular posterior. Normalmente, a coronária direita supre o átrio direito, a maior parte do ventrículo

direito, parte do ventrículo esquerdo (face diafragmática), parte do septo interventricular (terço posterior), o nó sinoatrial (em 60% das pessoas) e o nó atrioventricular (em 80% das pessoas). A artéria coronária esquerda divide-se em

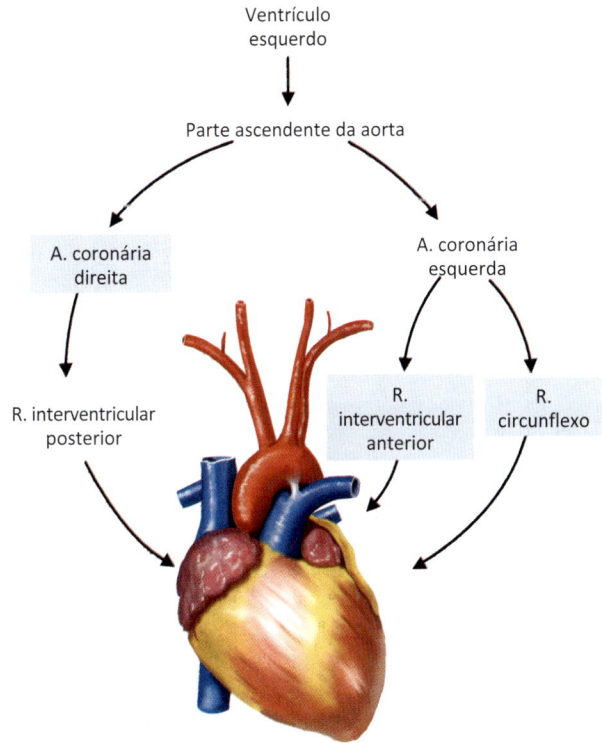

▲ **Figura 28.4** Circulação coronariana.

**Fonte:** adaptada de Prometheus – Atlas de Anatomia.

dois ramos: o ramo interventricular anterior (descendente anterior) e o ramo circunflexo. Normalmente, a coronária esquerda supre o átrio esquerdo, a maior parte do ventrículo esquerdo, parte do ventrículo direito, a maior parte do septo interventricular (dois terços anteriores) e o nó sinoatrial (em 40% das pessoas).[9,10,11]

A drenagem venosa do coração ocorre por meio das veias cardíacas que terminam no seio coronário, diretamente no átrio direito. A drenagem linfática do coração ocorre pelos vasos linfáticos indo até o plexo subepicárdico e terminando nos linfonodos traqueobronquiais inferiores. O complexo estimulante do coração (sistema de condução) tem início no nó sinoatrial (marca-passo do coração), localizado no átrio direito, nas proximidades da desembocadura da veia cava superior. A partir dele, o estímulo é conduzido pela massa muscular dos átrios via feixes internodais até atingir o nó atrioventricular localizado no septo interatrial (posteroinferior). Desse nó, o estímulo é conduzido pela massa muscular dos ventrículos via fascículo atrioventricular, que se divide em ramos direito e esquerdo; estes, por sua vez, se dividem em ramos subendocárdicos.[10,11]

O coração é suprido por fibras nervosas autônomas do plexo cardíaco (formado por fibras simpáticas e parassimpáticas). Ele está revestido por uma membrana denominada pericárdio, que pode ser dividido em três camadas. A partir do coração, temos: o pericárdio seroso visceral (epicárdio), a camada mais interna; e o pericárdio seroso parietal, a camada intermédia. Entre essas camadas existe a cavidade pericárdica. Por último, temos a camada mais externa, chamada de pericárdio fibroso.

## ■ VASOS

O sistema circulatório começa no coração e se divide em arterial e venoso. O sistema arterial é composto por artérias (grandes, médias, pequenas), arteríolas e capilares na extremidade arterial. Os capilares possuem poros para troca de oxigênio e nutrientes com as células. Já o sistema venoso se origina nos capilares venosos, seguindo para as vênulas e depois para veias de diferentes tamanhos.

Existe também o sistema linfático, composto por capilares linfáticos, vasos e troncos linfáticos, transportando a linfa para o sangue. Além disso, há circulações colaterais, que são anastomoses entre artérias ou veias, permitindo que o sangue contorne obstruções.[1,2,6,11]

Nos vasos sanguíneos, identificam-se geralmente três camadas: a íntima (interna), com epitélio pavimentoso simples, conhecida como endotélio vascular; a média, com fibras musculares lisas e elásticas variando de acordo com o calibre do vaso; e a adventícia (externa), formada por tecido conjuntivo (Figura 28.5).

As artérias apresentam uma adventícia grossa e uma grossa camada média com fibras musculares e elásticas; têm uma luz (lúmen) pequena. As veias apresentam uma adventícia bastante delgada e uma delgada camada média com fibras musculares e elásticas; têm uma luz grande. Os capilares, os menores vasos existentes, apresentam sua parede formada somente pelo epitélio pavimentoso; têm uma luz muito pequena. Pode-se pontuar diferenças significativas entre as artérias e as veias, como mostra a Tabela 28.1.

O sistema linfático, além da capacidade de drenagem do líquido tecidual, tem grandes moléculas que formam a linfa. É um sistema auxiliar do sistema venoso. Além dos vasos

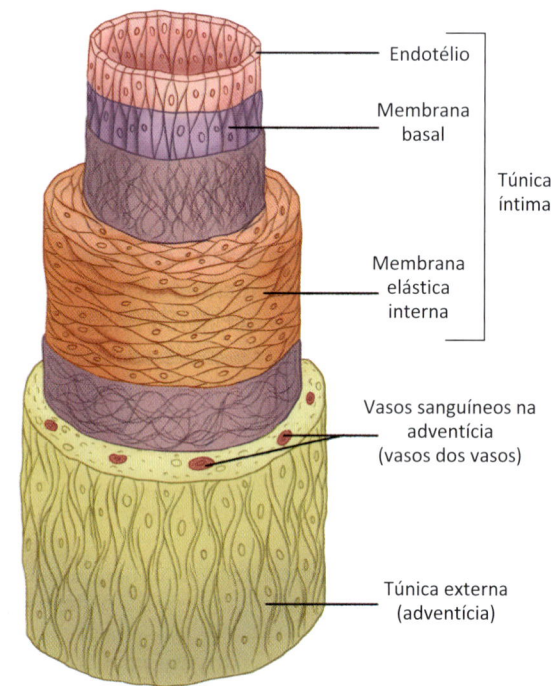

▲ **Figura 28.5** Estrutura da parede de um vaso sanguíneo.
**Fonte:** adaptada de Prometheus – Atlas de Anatomia.

| Tabela 28.1 Diferenças entre as artérias e as veias. | | |
|---|---|---|
| **Características** | **Artérias** | **Veias** |
| Sentido de circulação | Saem do coração | Chegam ao coração |
| Comportamento | Ramificam-se | Unem-se |
| Calibre | Grandes, médias, pequenas, arteríolas | Vênulas, pequenas, médias, grandes |
| Pulsação | Sim | Não |
| Número | Menor | Maior |
| Pressão interna | Maior | Menor |
| Situação | Profundas | Superficiais e profundas |
| Ramificação | Dão ramos | Recebem tributárias |
| Válvulas | Não | Sim (a maioria) |

linfáticos (capilares, vasos e troncos), fazem parte dele os órgãos linfoides (linfonodos, tonsilas, baço e timo). Esse sistema exerce a função de defesa imunológica.

## ■ Sistema Arterial

É o conjunto de vasos que saem do coração e se ramificam sucessivamente, distribuindo-se para todo o corpo humano. Do coração saem a artéria pulmonar (relacionada com a pequena circulação, ou seja, leva sangue venoso para os pulmões por meio de sua ramificação – as duas artérias pulmonares, uma direita e outra esquerda) e a artéria aorta (leva sangue arterial para todo o organismo pelas suas ramificações).[7,8,12,13]

## Algumas Artérias Importantes do Corpo Humano

O sistema do tronco pulmonar inicia no ventrículo direito do coração, dividindo-se em duas artérias pulmonares que se ramificam nos pulmões, formando capilares em torno dos alvéolos para trocas gasosas. A artéria aorta, a maior do corpo, divide-se em quatro partes (aorta ascendente, arco da aorta, torácica e abdominal), sendo o tronco principal das artérias sistêmicas e ramificando-se em artérias coronárias e do arco aórtico.

As artérias do pescoço e cabeça, incluindo as vertebrais e carótidas, irrigam essas áreas, com as carótidas dividindo-se em externa (irrigação externa do crânio) e interna (estruturas internas). As artérias dos membros superiores partem da subclávia, transformando-se em axilar e braquial, e se ramificam em radial e ulnar no antebraço, unindo-se na mão para formar os arcos palmares e dorsais. [3,8,11]

Já as artérias dos membros inferiores começam com a ilíaca externa, transformando-se em femoral e poplítea, e dividindo-se em fibular, tibial anterior e posterior na perna, formando arcos no pé para irrigação local (Figura 28.6 e Tabela 28.2).

### Tabela 28.2 Território de distribuição das artérias dos membros superiores.

| Artéria | Distribuição |
| --- | --- |
| Subclávia | Encéfalo, medula espinhal, pescoço e ombro |
| Axilar | Ombro e axila |
| Braquial | Braço |
| Radial e ulnar | Antebraço |
| Arcos palmares e dorsal | Mão |

## ■ SISTEMA VENOSO

É constituído por vasos chamados de veias, que têm como função conduzir o sangue dos capilares para o coração. As veias, assim como as artérias, pertencem à grande e à pequena circulação. O circuito que termina no átrio esquerdo, passando pelas quatro veias pulmonares e trazendo sangue arterial dos pulmões, chama-se pequena circulação. O circuito que termina no átrio direito, passando pelas veias cavas (superior e inferior) e pelo seio coronário retornando com sangue venoso, chama-se grande circulação.

### Tabela 28.3 Território de distribuição das artérias dos membros inferiores.

| Artéria | Distribuição |
| --- | --- |
| Ilíaca externa | Membro inferior |
| Femoral | Coxa |
| Poplítea | Joelho |
| Fibular e tibiais | Perna |
| Arcos plantares e dorsal | Pé |

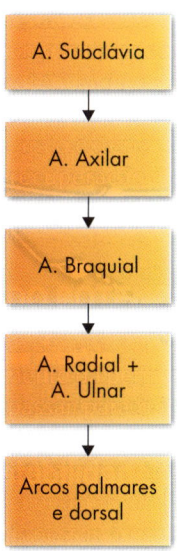

▲ **Figura 28.6** Artérias dos membros superiores.

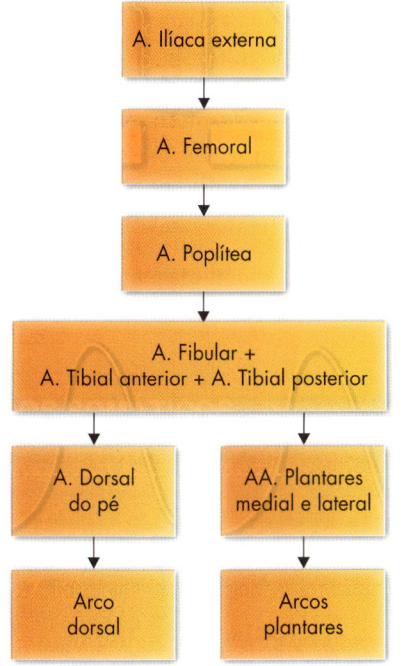

▲ **Figura 28.7** Artérias dos membros inferiores.

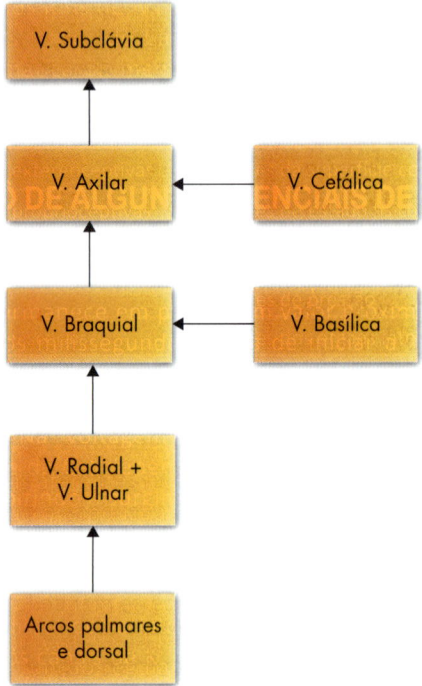

▲ **Figura 28.8** Veias dos membros superiores.

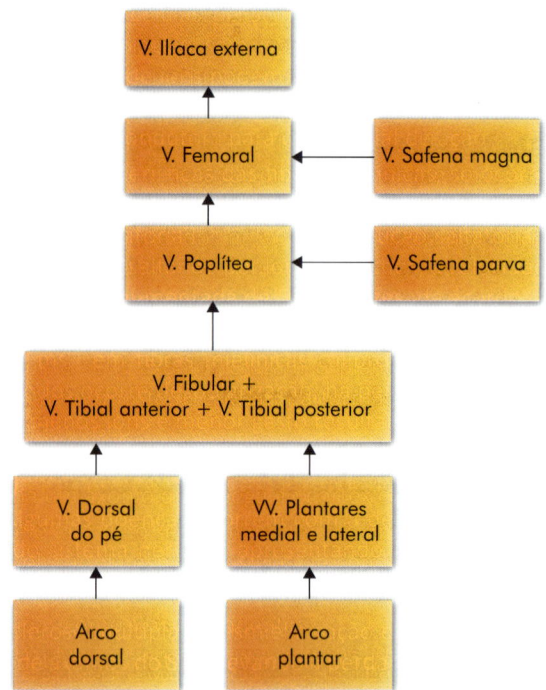

▲ **Figura 28.9** Veias dos membros inferiores.

## Algumas Veias Importantes do Corpo Humano

As veias da pequena circulação pulmonar, compostas por quatro veias pulmonares (duas superiores e duas inferiores para cada pulmão), transportam sangue oxigenado dos pulmões para o átrio esquerdo do coração. Já as veias da grande circulação sistêmica incluem a veia cava superior, formada pela união das veias braquiocefálicas (que recebem sangue dos membros superiores e cabeça/pescoço), e a veia cava inferior, a maior veia do corpo, que drena sangue da região pélvica e membros inferiores para o átrio direito. O seio coronário também deságua no átrio direito, trazendo sangue venoso do próprio coração.[10]

As veias do pescoço e cabeça são drenadas principalmente pelas veias jugulares interna e externa. As veias dos membros superiores se dividem em veias profundas (acompanhando as artérias) e superficiais (principalmente as veias cefálica e basílica). As veias dos membros inferiores também se dividem em profundas e superficiais, com as principais sendo as veias safenas magna e parva. Estas últimas drenam sangue da região dorsal do pé e perna (Figura 28.9 e Tabela 28.5).[4]

**Tabela 28.4** Território de drenagem das veias dos membros superiores.

| Veia | Região drenada |
| --- | --- |
| Arcos palmares e dorsal | Mão |
| Cefálica e basílica | Parte superficial do membro superior |
| Radial e ulnar | Parte profunda do antebraço |
| Braquial | Parte profunda do braço |
| Axilar | Ombro e axila |

**Tabela 28.5** Território de drenagem das veias dos membros inferiores.

| Veia | Região drenada |
| --- | --- |
| Arcos plantar e dorsal | Pé |
| Safenas magna e parva | Parte superficial do membro inferior |
| Fibular e tibiais | Parte profunda da perna |
| Poplítea | Parte profunda do joelho |
| Femoral | Parte profunda da coxa |
| Ilíaca externa | Membro inferior |

## ▪ BIOELETROGÊNESE

A atividade elétrica do coração é consequência do potencial elétrico liberado pelas células miocárdicas. É resultado de diferenças na composição iônica dos meios extra e intracelular, bem como da natureza semipermeável da membrana celular.[13] Há mais de dois séculos, Galvani e Volta descobriram que o fenômeno elétrico estava envolvido na contração espontânea do coração.[5,13,14] Atualmente, há clara evidência de que eventos elétricos são responsáveis pela contração do músculo cardíaco. A alteração da atividade elétrica pode induzir a graves distúrbios de ritmo cardíaco, muitas vezes fatais.

A eletricidade de uma célula muscular cardíaca (miócito cardíaco) pode ser investigada pela inserção de microeletrodos no seu interior. O potencial de repouso ou de equilíbrio de um miócito é de cerca de 90 mV negativos ao meio que o circunda (Figura 28.10).[15]

A membrana celular, que separa o meio interior do exterior, também favorece a existência de diferentes concentrações de íons no intra e extracelular (Figura 28.11).

A membrana celular é composta de uma dupla camada de fosfolípides, colesterol e proteínas. As proteínas são responsáveis pela passagem seletiva de íons nas fases do ciclo cardíaco, e podem formar bombas ou canais iônicos.[14-16]

Os íons responsáveis pela atividade elétrica do coração são: sódio ($Na^+$), potássio ($K^+$), cálcio ($Ca^{2+}$), magnésio ($Mg^+$), cloro ($Cl^-$) e ânions não difusíveis intracelulares (proteínas do sarcoplasma), além de fosfatos e bicarbonato. Os íons difusíveis mais importantes são o $Na^+$ e o $K^+$, e a baixa concentração interfere muito com a contração muscular.[14,16,17] A Tabela 28.6 mostra concentrações intra e extracelulares de íons do miócito cardíaco.

A Tabela 28.7 mostra as estruturas proteicas da membrana. Bombas e canais têm importância fundamental na gênese da atividade elétrica cardíaca.

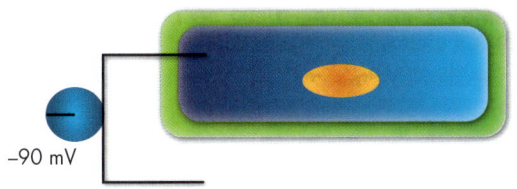

▲ **Figura 28.10** A eletricidade de células musculares cardíacas pode ser investigada através de microeletrodos.

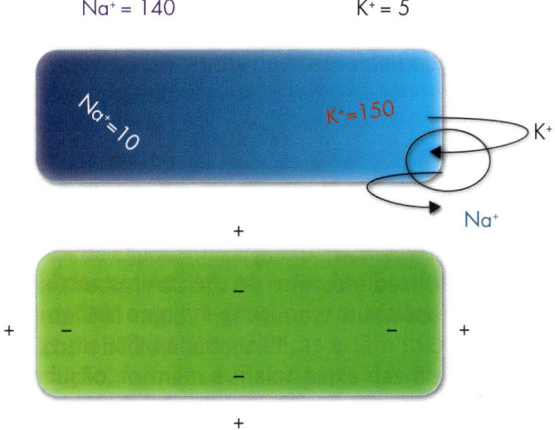

▲ **Figura 28.11** O potencial de repouso ou de equilíbrio depende fundamentalmente das forças elétricas e químicas que agem sobre o íon potássio.

**Tabela 28.6 Concentração de íons no intra e extracelular do miócito cardíaco.**

| Íon | Extracelular | Intracelular | Relação |
|---|---|---|---|
| $Na^+$ | 145 mEq.$L^{-1}$ | 15 mEq.$L^{-1}$ | 9,7 |
| $K^+$ | 3,5 a 5,5 mEq.$L^{-1}$ | 150 mEq.$L^{-1}$ | 0,027 |
| $Ca^{++}$ | 2 mEq.$L^{-1}$ | 10 mEq.$L^{-1}$ (em repouso a concentração é 20.000 abaixo do que o meio extracelular) | $2 \times 10$ |
| $Mg^{++}$ | 2 mEq.$L^{-1}$ | 15 mEq.$L^{-1}$ | 0,1333 |
| $Cl^-$ | 110 a 120 mEq.$l^{-1}$ | 5 a 8 mEq.$L^{-1}$ | 24 |
| $CO_3 H^+$ | 27 mEq.$L^{-1}$ | 60 mEq.$L^{-1}$ | 3,3 |
| Proteínas | 15 mEq.$L^{-1}$ | 60 mEq.$L^{-1}$ | 0,25 |
| $PO_4$ | 2 mEq.$L^{-1}$ | 90 mEq.$L^{-1}$ | 0,022 |

**Tabela 28.7 Estruturas proteicas da membrana.**

**Bombas**

$Na^+/K^+$ ATPase: três sódios intracelulares são expelidos pela captura de dois potássios extracelulares com hidrólise de ATP. Importante para a manutenção das diferenças de concentração, em repouso, entre o meio intra e extracelular.

$Ca^{2+}$ – ATPase: expelem um cálcio do meio intracelular com hidrólise de ATP. Há altas concentrações de cálcio no retículo sarcoplasmático.

**Canais de sódio**

Rápidos ($INa^+$): permitem, quando abertos, o fluxo de sódio a favor do gradiente de concentração, que despolariza a célula e produz a fase zero, do potencial de ação, com a fase rápida.

"*Funny*" sódio (IF): representa corrente de fluxo lenta de entrada de sódio, responsável pela despolarização diastólica (fase 4 do potencial de ação).

**Canais de cálcio**

Lentos ($Ca^{2+}$ – L): canais de longa duração abrem-se no decorrer do platô (fase 2 do potencial de ação) dos tecidos de resposta rápida, permitindo a entrada de cálcio a favor de seu gradiente eletromecânico.

Transitórios ($Ca^{2+}$ – T): canais de abertura transitória. Abrem-se na fase tardia da despolarização diastólica, responsáveis em parte pela atividade de marca-passo. Estão presentes somente nos tecidos de resposta lenta. Permitem a entrada de cálcio a favor do gradiente eletromecânico.

**Canais de potássio**

Retificadores internos (IKi): estão abertos em repouso e são importantes para que o potássio alcance seu equilíbrio em repouso. Fecham-se quando a célula se torna despolarizada. Presentes apenas nas células de resposta rápida.

Transitórios externos (ITo): abrem-se após a despolarização celular nos tecidos de resposta rápida, e são responsáveis pelo entalhe da fase 1.

Retificadores tardios (Ik): abrem-se vagarosamente, permitindo fluxo para fora de potássio. Responsáveis pela repolarização da fase 3.

**Permutadores**

Sódio – Cálcio: exteriorização de um cálcio intracelular em troca do transporte de três sódios, e facilitado pelo ATP, porém essa troca é derivada do fluxo de sódio a favor do gradiente de concentração.[5]

# POTENCIAL DE AÇÃO CARDÍACO

O desenvolvimento do potencial de ação para a contração cardíaca foi demonstrado por Hodgkin e Huxley com estudos realizados entre 1940 e 1960.[18] Durante o repouso, todos os pontos do meio extracelular têm o mesmo potencial, e entre eles não existe corrente. A membrana celular do miócito é relativamente permeável ao íon potássio ($K^+$) e muito pouco aos íons sódio ($Na^+$) e cálcio ($Ca^{2+}$), como visto na Figura 28.12. Entre ambos os meios existe uma diferença de potencial devido às propriedades dielétricas da membrana.[14,16,18,19]

Estímulos que ultrapassam o limiar de despolarização dos miócitos levam a modificações na membrana celular que permitem fluxo de íons $Na^+$ e $K^+$ na direção de seus respectivos gradientes eletroquímicos (Figura 28.13). Mudanças na permeabilidade da membrana estão claramente relacionadas com a abertura e o fechamento desses canais específicos para cada tipo de íon.[20] Os miócitos perdem sua condição de polarizados e tornam-se despolarizados.

O registro elétrico de despolarização da membrana celular é denominado potencial transmembrana.[17,18] (Figura 28.14)

O potencial é composto de dois tipos específicos de fibras, as rápidas e as lentas. Fibras rápidas correspondem ao miocárdio contrátil atrial, ventricular, aos feixes intermodais, feixe de His e seus ramos, e arborização das fibras de Purkinje. As fibras lentas correspondem ao nó sinusal, nó atrioventricular e anéis mitro-tricuspídeos. A cinética é rápida e lenta, respectivamente.[18] A rápida subida de voltagem no potencial de ação das fibras rápidas é denominada

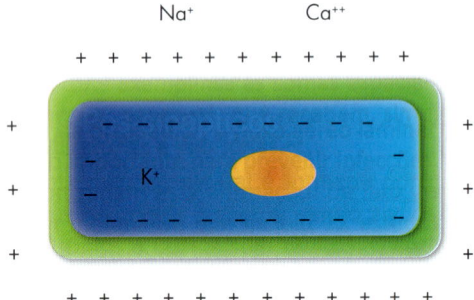

▲ **Figura 28.12** Em repouso, a membrana celular do miócito é relativamente permeável ao íon potássio ($K^+$) e muito pouco ao sódio ($Na^+$) e ao íon cálcio ($Ca^{2+}$).

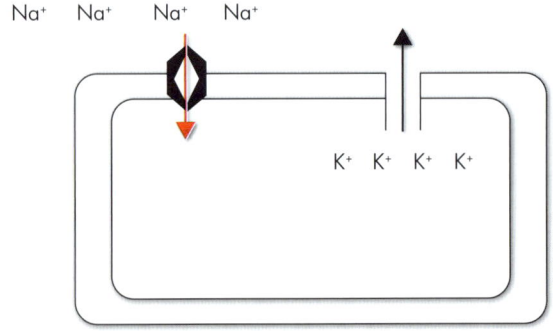

▲ **Figura 28.13** Canais de íons sódio e potássio.

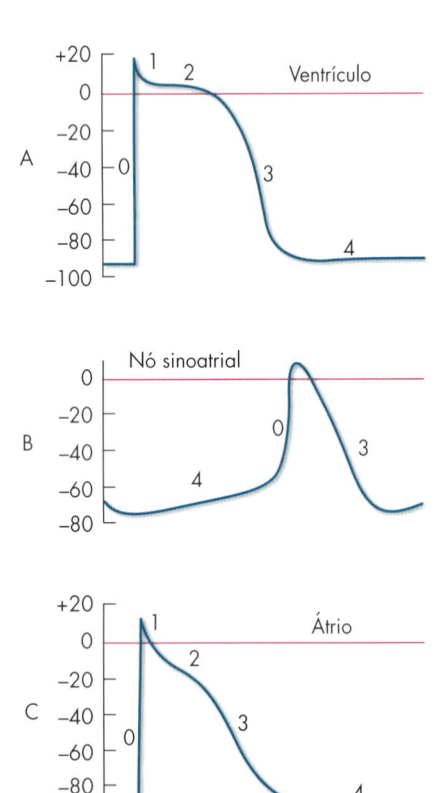

**FASES DO POTENCIAL DE AÇÃO CARDÍACO TRANSMEMBRANA.**

**Fase 0:** Despolarização
• Entrada rápida de $Na^+$;

**Fase 1:** Repolarização inicial:
• Saída de $K^+$
• Entrada de $Cl^-$,
• Fim da entrada de $Na^+$;

**Fase 2:** Fase de platôp:
• Saída de $K^+$
• entrada de $Ca^{2+}$;

**Fase 3:** Repolarização rápida:
• Somente saída de $K^+$

**Fase 4:** Repouso ou fase diastólica:
• ação da bomba $Na^+/K^+$ ATPase com gasto energético.
• troca de íons: Saída de $Na^+$ e entrada de $K^+$
• nessa fase também sai $Ca^{2+}$.

▲ **Figura 28.14** O potencial de ação das fibras de condução rápidas e lentas cardíacas.

de fase 0, seguida de uma repolarização parcial denominada fase 1. A essa fase 1 segue-se um *plateau* denominado fase 2, que persiste por 0,10 seg. O potencial então torna-se progressivamente mais negativo e se denomina fase 3, até alcançar o potencial de repouso. A repolarização da fase 3 é muito mais lenta que a despolarização (fase 0). O intervalo que vai do final da repolarização até o próximo potencial de ação é denominado fase 4.[19-21]

O interior do miócito na fase 4 tem potencial negativo pelo fato de haver grande quantidade de ânions não difusíveis pela membrana celular impermeável a eles. Esses ânions, na grande maioria, são proteínas. Os canais iônicos de K$^+$ durante a fase 4 são canais de voltagem dependente e conduzem uma corrente de K$^+$ denominada iK1, a qual também é chamada de corrente retificadora de potássio.[3,20,21]

A fase 0 das fibras rápidas é ampla (110 mV) e das fibras lentas é lenta e estreita (70 mV). Os bloqueadores da fase 0 das rápidas são a tetrodotoxina, antiarrítmicos das classes Ia, Ib e Ic. Das lentas são os bloqueadores dos canais de cálcio, o manganês, o cobalto e o níquel. A fase 1 das fibras rápidas tem entalhe presente, e das fibras lentas não é visível. A fase 2 das rápidas é horizontal (*plateau*), das lentas não é visível. O potencial transmembrana das rápidas é de –90 mV e das lentas –55 mV. O *overshoot* (voltagem de ultrapassagem) das rápidas é de +20 mV e das lentas pode estar ausente ou é de +15 mV. Tipo de resposta das rápidas é tudo ou nada e das lentas depende da intensidade do estímulo. O dromotropismo das rápidas é de 500 a 4.000 ms e das lentas 0,4 a 1 ms.[21-23]

O período refratário é o intervalo de tempo em que a célula não responde corretamente a estímulos. O período refratário absoluto ocorre desde o início da despolarização até antes da porção final da fase 3 da repolarização, ao redor de –60 mV (milivolts), durante o qual a célula não aceita nenhum estímulo.[14]

O período refratário relativo ocorre após o período refratário absoluto até o final da fase 3, durante a qual a célula responde de forma inadequada a estímulos intensos.

O período supernormal é um curto intervalo de tempo após o período refratário, durante o qual a célula pode responder a estímulos de pequena intensidade que normalmente não atingiram o potencial limiar.

## ■ Eletrofisiologia

A ocorrência da atividade elétrica quase simultânea em toda a extensão de parede de uma câmara depende da propagação prévia de uma onda elétrica, que varre rapidamente a massa miocárdica e lhe comunica, célula por célula, a ordem de contração[6] (Figuras 28.15 e 28.16).

A esquematização, no eletrocardiograma, da despolarização e da repolarização de uma célula miocárdica isolada, está representada na Figura 28.17.

A despolarização do subendocárdio e do subepicárdio está esquematizada na Figura 28.18, composta da soma do potencial de ação das regiões endocárdica e epicárdica, que se apresentam opostas.[23,24]

## Condução do Estímulo Cardíaco

O sistema de condução elétrico cardíaco e a relação com o eletrocardiograma estão representados na Figura 28.19.

O impulso cardíaco normal é gerado pelas células marca-passo do nó sinoatrial (NSA) localizado na junção do átrio direito com a veia cava superior. A característica primordial das células que compõem o nó sinusal é a capacidade de se despolarizar sem a necessidade de estímulo externo. Nessas células, o potencial diastólico de membrana não permanece estável. Ocorre uma despolarização

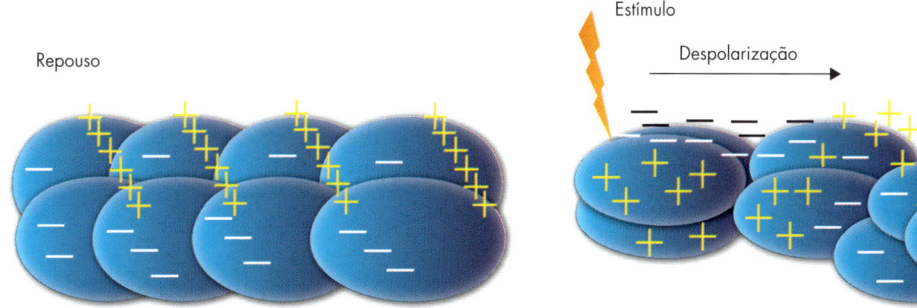

▲**Figura 28.15** Propagação do estímulo elétrico após despolarização espontânea do nó sinusal.

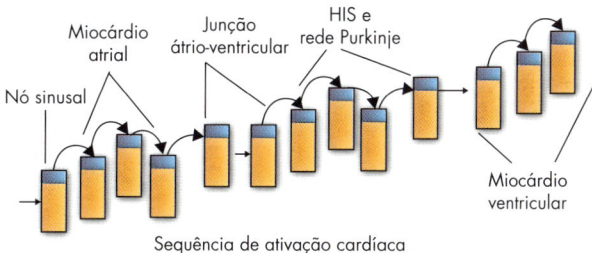

▲**Figura 28.16** O caminhar da onda de ativação cardíaca assemelha-se à queda de uma sequência de pedras de dominó.

espontânea durante a fase 4 do potencial de ação, o que progressivamente leva o potencial de membrana até um potencial limiar que, ultrapassado o limite, gera um potencial de ação.[24,25]

Esse impulso é transmitido do interior do nó sinusal para células transicionais, e daí para o tecido perisinusal; nesse momento ocorre a ativação elétrica atrial que determina a inscrição da onda P no eletrocardiograma, e, ao mesmo tempo, os tratos internodais, vias preferenciais de condução que conduzem de forma mais rápida o impulso até o nó atrioventricular (NAV).

No coração normal, o NAV é a única conexão elétrica entre os átrios e os ventrículos. Há um retardo de cerca de 100 ms no nó atrioventricular em virtude do arranjo das fibras que ocorre de forma heterogênea. Esse atraso é fundamental do ponto de vista funcional, pois permite o esvaziamento atrial após sua contração durante a diástole. Outro aspecto é que durante elevações de frequência cardíaca esse com-

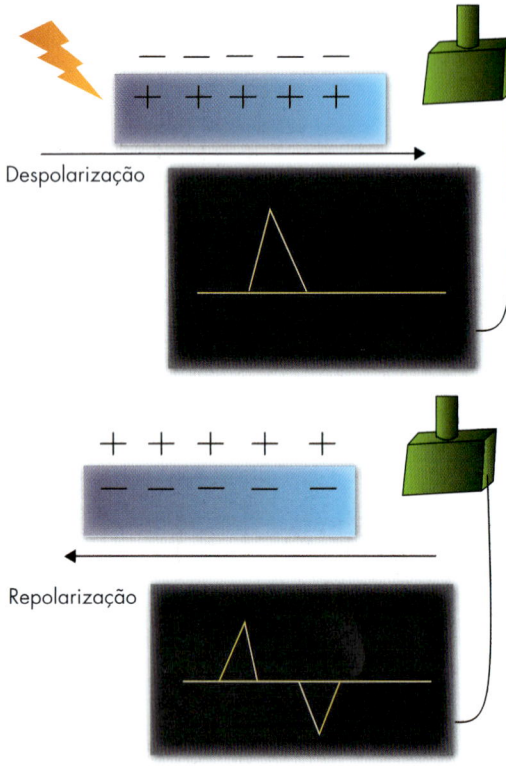

▲ **Figura 28.17** Representação esquemática da sequência de dipolos que promovem a despolarização de um miócito isolado, assim como o registro gráfico da despolarização. A figura abaixo exibe a sequência de dipolos da repolarização do mesmo miócito, e o registro gráfico.

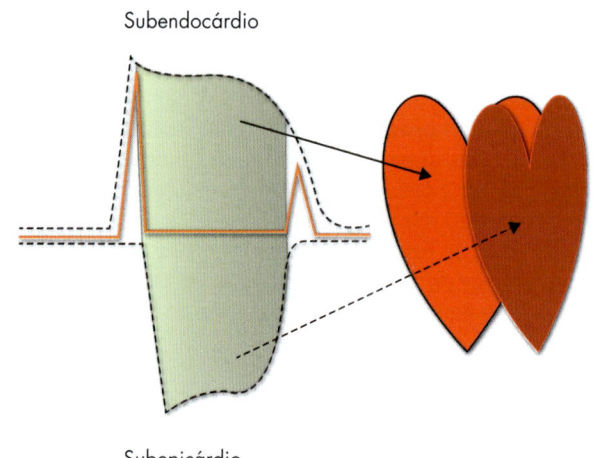

▲ **Figura 28.18** Representação entre o somatório do potencial de ação do endocárdio e do PA do epicárdio que, no caso, apresentam direções opostas, resultando assim o complexo QRS e a onda T.

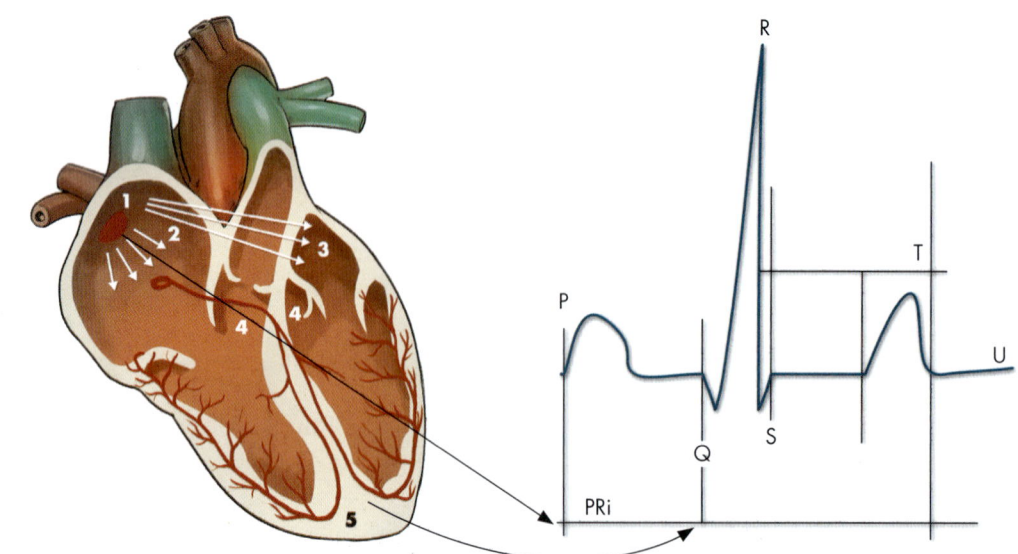

▲ **Figura 28.19** Sistema de condução cardíaco e traçado eletrocardiográfico correspondente. 1 O estímulo origina-se nas células P do nó sinusal; 2 Atinge os tratos internodais e a musculatura atrial; 3 Sofre importante retardo no nó AV; 4 Acelera no feixe de His; 5 Conduz rapidamente nas fibras de Purkinje.

portamento decremental (ou seja, sua redução na capacidade de condução do estímulo sob frequências mais rápidas) permite a constância no sincronismo de contração atrioventricular, com manutenção do débito cardíaco de acordo com a necessidade fisiológica.[23,24]

O impulso atravessa o NAV e é transmitido ao sistema His-Purkinje, especificamente ao feixe comum de His, e daí para os ramos direito e esquerdo e para a rede de Purkinje, determinando a ativação do músculo ventricular. Em condições normais, os ventrículos são rapidamente ativados de uma forma bem definida, determinada pelo trajeto da rede de Purkinje. Essa ativação ocorre nas porções septais, seguidas pela parede livre do ventrículo esquerdo e finalmente pelas regiões posterobasais, inscrevendo o complexo QRS.[18]

A fase de recuperação da excitabilidade elétrica ocorre mais lentamente e é determinada pelo tempo de ativação e de duração dos potenciais de ação regionais. A brevidade relativa dos potenciais de ação no epicárdio ventricular faz a repolarização ocorrer primeiro na superfície epicárdica para então prosseguir para o endocárdio, fazendo que a onda T, normalmente, seja inscrita com a mesma polaridade do complexo QRS. O tempo total para a despolarização e repolarização celular é determinada pela duração do potencial de ação representado no eletrocardiograma pelo intervalo QT.[18,19,20,21]

Aspecto fundamental na análise do traçado é o entendimento de que as deflexões observadas no eletrocardiograma possuem uma relação direta com o potencial de ação das células do coração (Figura 28.20). Dessa forma, o potencial de ação deve ser compreendido como a atividade elétrica de uma célula medida entre o extra e o intracelular através de microeletródos colocados fora e o outro dentro da célula. Já o eletrocardiograma mostra a atividade elétrica de todo o miocárdio entre dois pontos localizados no extracelular (superfície corporal). Ambos representam o mesmo fenômeno, porém registrados de pontos diferentes. A fase 0 e a 1 de todas as células cardíacas constituem o QRS, o *plateau* (fase 2) corresponde ao segmento ST, e a fase 3 constitui a onda T. A fase 4 ocorre durante a diástole elétrica entre 2 batimentos (linha isoelétrica entre as ondas T e P do eletrocardiograma).[25]

Na correlação do potencial de ação com o eletrocardiograma (ECG), pode-se entender que as fases 0 e 1 correspondem ao QRS; a fase 2, ao seguimento ST; a fase 3, à onda T, e a parte inicial da fase 4, à onda U.[21,22]

## ■ CICLO CARDÍACO

Descrito inicialmente por Lewis e depois por Wiggers, o ciclo cardíaco envolve todos os eventos elétricos, mecânicos, sonoros e de fluxo, que se sucedem em cada batimento. É composto de dois eventos principais: a sístole e a diástole.[26]

A diástole representa o período de tempo quando os ventrículos estão relaxados (não contraídos). Durante a maior parte desse período, o sangue passivamente flui do átrio esquerdo (AE) e do átrio direito (AD) para o ventrículo esquerdo (VE) e o ventrículo direito (VD), respectivamente. O AD recebe sangue venoso do corpo através da veia cava superior (VCS) e da veia cava inferior (VCI). O AE recebe sangue oxigenado dos pulmões através de quatro veias pulmonares. O sangue flui através de válvulas atrioventriculares (mitral e tricúspide) que separam os átrios dos ventrículos. No final da diástole, ambos os átrios se contraem, o que impulsiona uma quantidade adicional de sangue para os ventrículos.[27,28]

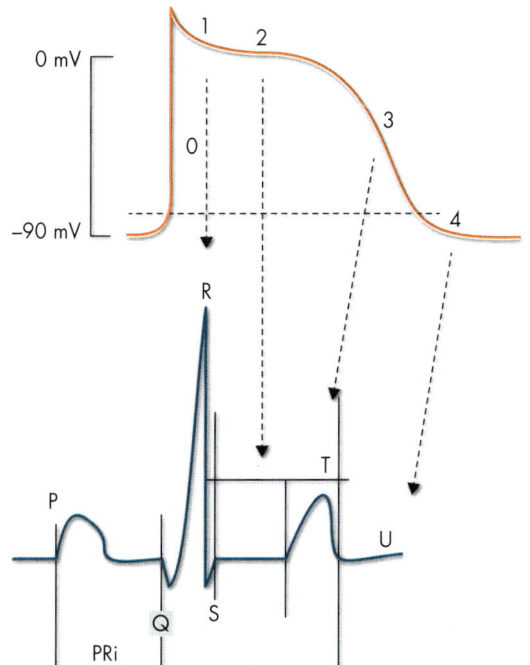

Fase 0: Despolarização = entrada rápida de $Na^+$;
Fase 1: Saída de $K^+$ e entrada de $Cl^-$, além de ter cessado a entrada de $Na^+$;
Fase 2: Saída de $K^+$ e também entrada de $Ca2^+$;
Fase 3: Somente saída de $K^+$;
Fase 4: Repouso ou fase diastólica.

▲ **Figura 28.20** Correspondência entre o potencial de ação cardíaco e o traçado eletrocardiográfico.

A sístole representa o tempo durante o qual os ventrículos direito e esquerdo contraem e ejetam o sangue para a aorta e a artéria pulmonar, respectivamente. Durante a sístole, as válvulas aórtica e pulmonar se abrem para permitir a ejeção na aorta e artéria pulmonar. As valvas atrioventriculares estão fechadas durante a sístole, o que impede o retorno do sangue aos átrios e permite o enchimento atrial.

É importante destacar a importância da regulação do ciclo cardíaco, controlada pelo Sistema Nervoso Autônomo através de sinais elétricos que iniciam no nódulo sinoatrial (SA), conhecido como o marca-passo natural do coração. Este nódulo gera impulsos elétricos que se propagam através dos átrios, levando à sua contração, e então alcançam o nódulo atrioventricular (AV), de onde os impulsos são retardados antes de passar para os ventrículos. Este atraso permite que os átrios se esvaziem completamente antes que os ventrículos comecem a se contrair.[19]

Além disso, o ciclo cardíaco é influenciado por fatores como a pressão arterial e o volume de sangue dentro do coração. A fase de enchimento ventricular (diástole) é crucial para a manutenção de um volume adequado de ejeção de sangue durante a sístole, o que é essencial para a eficiência da circulação sanguínea no corpo. Alterações na pressão arterial ou no volume sanguíneo podem afetar diretamente a função cardíaca, demonstrando a complexa interação entre o coração e o sistema circulatório como um todo.

Por fim, é importante mencionar os sons cardíacos típicos, conhecidos como "lub-dub", produzidos pelo fechamento das válvulas cardíacas. O primeiro som (lub) ocorre com o fechamento das válvulas atrioventriculares no início da sístole, enquanto o segundo som (dub) é resultado do fechamento das válvulas semilunares (aórtica e pulmonar) no final da sístole. Esses sons são indicativos da saúde do coração e podem revelar anormalidades quando apresentam alterações.[29-31]

## ■ DIAGRAMA DO CICLO CARDÍACO

O diagrama do ciclo cardíaco descreve as alterações na pressão aórtica (PA), pressão ventricular esquerda (PVE), pressão atrial esquerda (PAE), volume ventricular esquerdo (Vol VE) e sons de coração durante um único ciclo de contração cardíaca e relaxamento (Figura 28.21). Essas alterações estão relacionadas a tempo no eletrocardiograma.[14,25]

A primeira fase do ciclo cardíaco é a da contração atrial (fase 1 da Figura 28.21), no final da diástole ventricular. A estimulação elétrica feita pelo nódulo sinusal determina a contração da musculatura atrial, aumento da pressão intracavitária e expulsão do sangue para o interior do ventrículo esquerdo (VE). No atriograma, esta primeira fase corresponde à onda a. As valvas atrioventriculares se abrem amplamente permitindo o fluxo de sangue para os ventrículos. A contração atrial determina elevação da pressão diastólica ventricular, denominada de pressão diastólica final do ventrículo (Pd2 ou PDF). Também é responsável por cerca de 20% a 30% do enchimento ventricular total. Neste tempo, o sangue que retorna ao coração não entra no átrio.[13]

A onda p do eletrocardiograma se inscreve em torno de 40 ms antes do pico da onda a. Em pacientes com insuficiência cardíaca congestiva, insuficiência coronariana, embolia pulmonar maciça, miocardiopatias, ou outras cardiopatias que levem à dificuldade de esvaziamento atrial, é nessa fase que poderá aparecer uma quarta bulha anormal (B4), como consequência da dificuldade de esvaziamento.[14,16,26]

A segunda fase do ciclo cardíaco, que é a primeira do período sistólico ou de contração, é denominada de contração isovolumétrica (fase 2 da Figura 28.21). Nessa fase os ventrículos estão com as máximas capacidades volumétricas, e pode ser verificada a pressão diastólica final (PDF).

As valvas semilunares aórtica e pulmonar encontram-se fechadas, pois as pressões diastólicas arteriais excedem a pressão diastólica dos ventrículos. A ativação elétrica distribui-se pelo feixe de His e pela rede de Purkinje, excita o miocárdio, com início da contração ventricular. A pressão intraventricular sobe rapidamente, e ocorre o fechamento das valvas atrioventriculares sem alteração do volume ventricular. É possível a ausculta da primeira bulha. Como as pressões dos átrios são próximas e o VE tem maior pressão intracavitária, o fechamento da valva mitral precede o da tricúspide. Se feito registro, é possível verificar que o componente mitral da primeira bulha se mede antes do componente tricuspídeo.[1,13,14,28,29]

A pressão intraventricular elevada também projeta para cima a face ventricular da valva mitral com elevação transitória da pressão atrial e formação da onda c do atriograma. Segue-se o relaxamento muscular atrial, com diminuição da pressão intra-atrial, a onda negativa x do atriograma.

A fase de contração isovolumétrica caracteriza-se pelo ventrículo como uma cavidade fechada, pois tanto as valvas atrioventriculares quanto as semilunares estão fechadas. A contração muscular se propaga até o limite em que a pressão intraventricular ultrapassa a pressão diastólica das grandes artérias, com abertura das valvas semilunares.

A ejeção ventricular pode ser dividida em duas partes: ejeção rápida e lenta, com o término do período sistólico. A ejeção ventricular rápida (fase 3 da Figura 28.21) determina o rápido esvaziamento de cerca de 60% do volume ventricular. Esse fato leva a uma dilatação transitória da aorta, com estimulação dos barorreceptores. A estimulação é captada nos centros bulbares que determina uma vasodilatação periférica, ocasionando uma saída de volume de sangue, igual ao que flui pela aorta.

Durante essa fase nenhum som é audível à ausculta, pois a abertura das valvas semilunares normais é silenciosa. A presença de som durante a fase de ejeção é indicativa de doença valvar ou *shunt* intracardíaco. A pressão atrial se reduz devido à movimentação para baixo da base dos átrios, com expansão das câmaras. O sangue continua fluindo continuamente para o seu interior graças ao retorno venoso. A ejeção rápida se completa quando as pressões ventriculares e arteriais atingem o seu maior nível.[30]

A fase de ejeção ventricular lenta (fase 4 da Figura 28.21) inicia-se a partir do ponto máximo de pressão ventricular e arterial. Há redução da tensão ativa dos ventrículos e contínuo esvaziamento ventricular. A energia cinética criada pela coluna sanguínea (ao ser ejetada pelo ventrículo) e a ampla comunicação entre o ventrículo e o grande vaso criam um

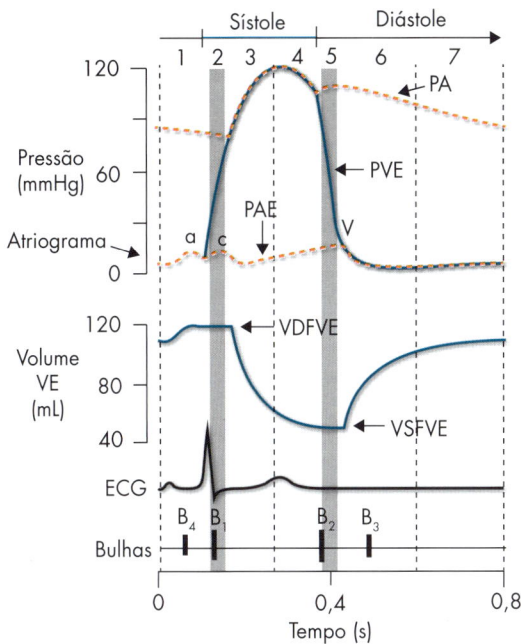

Fase 1: contração atrial
Fase 2: contração isovolumétrica
Fase 3: ejeção ventricular rápida
Fase 4: ejeção ventricular lenta
Fase 5: relaxamento isovolumétrico
Fase 6: enchimento ventricular rápido
Fase 7: enchimento ventricular lento

▲ **Figura 28.21** Curva volume-pressão do ventrículo esquerdo e suas fases. PA: pressão arterial sistêmica; PVE: pressão de ventrículo esquerdo; PAE: pressão de átrio esquerdo; VDFVE: volume diastólico final do ventrículo esquerdo; VSFVE: volume sistólico final do ventrículo esquerdo; ECG: eletrocardiograma; B1: primeira bulha cardíaca; B2: segunda bulha cardíaca; B3: terceira bulha cardíaca; B4: quarta bulha cardíaca.

gradiente de pressão suficiente para manter a ejeção sanguínea até o final.[3] A pressão atrial também cada vez mais aumenta de maneira gradual devido ao retorno venoso. No ECG, acontece a repolarização ventricular (onda T) em torno de 150 mseg a 200 mseg após o QRS.

O período diastólico ventricular se inicia com a segunda bulha (B2) cardíaca e termina com a primeira (B1). Nesse período acontecem as três fases terminais do ciclo cardíaco, que são: relaxamento isovolumétrico, enchimento ventricular rápido e enchimento ventricular lento.

Na quinta fase ou de relaxamento isovolumétrico (fase 5 da Figura 28.21), observa-se o contínuo relaxamento ventricular com decréscimo da pressão intracavitária a tal ponto que a inércia do sangue, contido no ventrículo, atinge um ponto em que a pressão é menor que nos grandes vasos. Isso determina um gradiente reverso de pressão que leva ao fechamento abrupto das valvas semilunares aórtica e pulmonar, e audição da segunda bulha cardíaca (B2), com o componente aórtico precedente ao pulmonar.

A queda de pressão nos grandes vasos (aorta e pulmonar) se faz de maneira mais gradual que nos ventrículos devido à maior capacidade de a parede vascular se distender com o aumento da pressão transmural (complacência).

A pressão nos ventrículos se reduz, mas o volume permanece constante porque todas as valvas ficam fechadas. Permanece um pequeno volume de sangue nos ventrículos, denominado volume diastólico final do ventrículo. No ventrículo esquerdo, situa-se em torno de 50 mL. A pressão nos átrios continua a se elevar em razão do constante retorno venoso.[31]

A sexta fase ou de enchimento ventricular rápido (fase 6 da Figura 28.21) ocorre quando a pressão nos ventrículos cai aquém da pressão nos átrios, e determina a abertura das valvas atrioventriculares e o início do enchimento ventricular. O atriograma registra, nessa fase, uma queda ("colapso" y) que se inicia no ponto v, como consequência da redução rápida da pressão nos átrios. Quando as valvas atrioventriculares são normais, nenhum som é audível nessa fase.

Quando uma terceira bulha (B3) é audível, pode representar tensão nas cordoalhas tendíneas do anel valvar atrioventricular durante o enchimento e relaxamento ventricular. A terceira bulha pode ser normal em adolescentes, mas frequentemente é anormal em adultos, e é causada por dilatação ventricular.[5]

Na última fase do ciclo cardíaco ou de enchimento ventricular lento (fase 7 da Figura 28.21), os ventrículos continuam a se encher e se expandir, tornam-se menos complacentes, há um aumento progressivo da pressão intraventricular, redução do gradiente atrioventricular e, por fim, o enchimento ventricular. As pressões aórtica e pulmonar continuam decrescendo nessa fase.

## Alças Volume-pressão no Ciclo Cardíaco

A alça volume-pressão do ciclo cardíaco para o ventrículo esquerdo, com função normal, é dividida em quatro fases, dispostas na Figura 28.22.

### ■ PRÉ-CARGA E PÓS-CARGA

Ao analisar as propriedades contráteis do miocárdio, é crucial considerar a tensão inicial presente no início da contração, conhecida como pré-carga. A pré-carga, frequentemente definida pela pressão diastólica final no ventrículo, reflete o volume ventricular ao final do enchimento, indicando o nível de estiramento inicial das fibras miocárdicas. Esse estiramento é influenciado por variáveis que afetam tanto o aumento quanto a diminuição do volume de retorno venoso e da pressão de enchimento diastólico. Por outro lado, também depende da capacidade do ventrículo de se expandir para acomodar esse volume.[32]

O volume de retorno venoso pode ser alterado por:

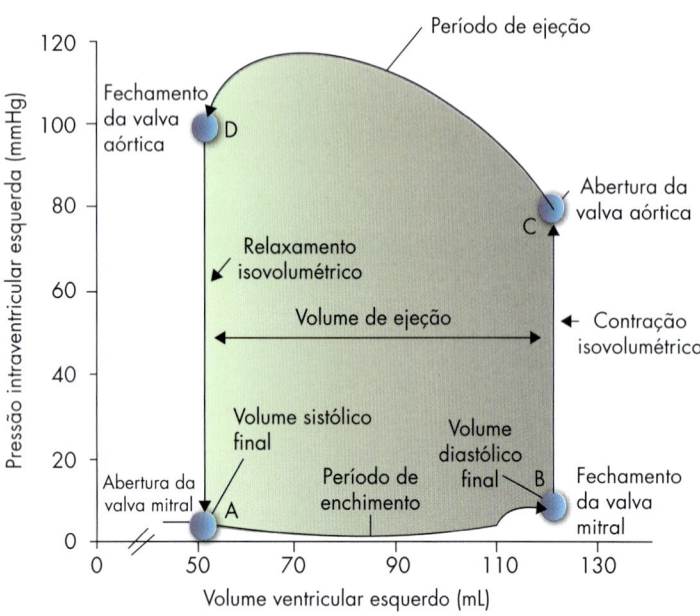

Fase 1. Período de enchimento:
- Começa com volume ventricular de cerca de 45 mL;
  (VSF = volume sistólico final, de aproximadamente 15 mL)
- Pressão diastólica máxima de 0 mmHg;
- O volume ventricular normalmente aumenta para cerca de 115 mL;
- Pressão diastólica eleva-se para cerca de 5 mmHg;

Fase 2. Período de contração isovolumétrica:
- Volume do ventrículo não se altera;
- Todas as valvas estão fechadas;
- A pressão no interior do ventrículo aumenta e se iguala à pressão média na aorta de cerca de 80 mmHg;

Fase 3. Período de ejeção:
- A pressão sistólica eleva-se devido à continuação da contração cardíaca;
- O volume ventricular diminui, porque a valva aórtica abre-se e o sangue flui do ventrículo para a aorta.

Fase 4. Período de relaxamento isovolumétrico:
- Ao final do período de ejeção a valva aórtica fecha-se;
- Pressão ventricular retorna para o valor da pressão diastólica;
- O ventrículo retorna ao seu ponto de partida, com cerca de 45 mL de sangue na câmara esquerda e pressão atrial próxima de 0 mmHg.

▲ **Figura 28.22** Curva volume-pressão do ventrículo esquerdo e suas fases.

1. Aumento:
   - Hipervolemia ou policitemia, que elevam o volume circulante;
   - Transferência de sangue das veias periféricas para as centrais, como na elevação dos membros inferiores ou durante exercícios;
   - Venoconstrição, geralmente induzida por estímulo β-adrenérgico.
2. Diminuição:
   - Hipovolemia;
   - Adoção de posição ortostática;
   - Venodilatação;
   - Inibição vagal da sístole atrial, que reduz o retorno venoso.

A pós-carga representa a resistência que os ventrículos devem superar para ejetar sangue. No ventrículo esquerdo, os principais determinantes da pós-carga incluem a impedância aórtica, a resistência vascular periférica e a viscosidade sanguínea. Para o ventrículo direito, são a impedância pulmonar e a resistência vascular pulmonar.

O mecanismo de Frank-Starling, uma propriedade fundamental do miocárdio, descreve a capacidade do coração de ajustar sua força de contração em resposta a variações no volume sanguíneo, alterando assim a contratilidade. Esse mecanismo demonstra que um aumento no volume sanguíneo (e, consequentemente, na pré-carga) leva à maior distensão das fibras cardíacas, resultando em uma contração mais forte e no aumento do volume de sangue ejetado para a aorta. Inversamente, um volume sanguíneo reduzido (menor pré-carga) resulta em menor distensão das fibras, diminuindo a força de contração e o volume ejetado. Otto Frank, em 1895, foi o pioneiro ao correlacionar a tensão muscular com o comprimento de estiramento das fibras cardíacas. Posteriormente, em 1914, E.H. Starling, utilizando um modelo isolado de coração-pulmão, observou que a energia

mecânica variava do estado de repouso para o de contração conforme o comprimento das fibras musculares. [14,28,32,33]

Adicionalmente, é importante reconhecer que a interação entre pré-carga e pós-carga é complexa e essencial para a otimização da função cardíaca. Alterações patológicas em qualquer um desses parâmetros podem levar a disfunções cardíacas significativas, exigindo uma compreensão detalhada desses conceitos para o manejo clínico eficaz de diversas condições cardiovasculares.

## ■ CONCLUSÃO

A atividade elétrica do coração origina-se de uma complexa sequência de interações iônicas através da membrana dos miócitos. Este processo é fundamental para a coordenação da função cardíaca, permitindo que o coração atue eficientemente como uma bomba que impulsiona o sangue pelo corpo.

O coração possui um sistema de condução elétrica especializado, encarregado de transmitir rapidamente os sinais elétricos através do tecido miocárdico, garantindo a ordem correta de contração das câmaras cardíacas. O nó sinusal, conhecido como o marca-passo natural do coração, inicia o potencial de ação, que é então propagado através dos feixes atriais até alcançar o nó atrioventricular (NAV). No NAV, ocorre um atraso intencional no sinal, assegurando a sincronia entre a contração dos átrios e o enchimento adequado dos ventrículos durante a diástole.

A propagação da atividade elétrica se estende por todas as câmaras do coração, quase simultaneamente, graças à onda de atividade elétrica que se espalha previamente. Essa atividade elétrica cardíaca é capturada e registrada no eletrocardiograma (ECG), um gráfico que fornece uma representação visual dos eventos elétricos do coração. No ECG, as ondas P representam a ativação elétrica dos átrios, o complexo QRS indica a ativação elétrica dos ventrículos, e a onda T reflete a repolarização ventricular. A repolarização atrial, de menor magnitude, e ocorrendo simultaneamente ao complexo QRS, geralmente não é detectada no ECG.

A análise dos traçados do ECG é crucial para o diagnóstico de distúrbios eletrofisiológicos cardíacos. A ausência de atividade elétrica cardíaca resulta na falta de sístole, enquanto uma ativação elétrica incompleta ou desorganizada pode levar a uma contração mecânica ineficiente, comprometendo a capacidade do coração de funcionar como uma bomba eficaz.

A habilidade de interpretar esses registros, juntamente com um entendimento profundo do ciclo cardíaco, é essencial na educação médica, especialmente para aqueles que se especializam em áreas como a Anestesiologia.

## REFERÊNCIAS

1. Dangelo JG, Fattini CA. Anatomia Humana Sistêmica e Segmentar. 2a ed. São Paulo: Atheneu, 2007.
2. Moore KL, Dalley AF, Agur AMR. Anatomia orientada para a clínica. 7a ed. Rio de Janeiro: Guanabara Koogan, 2014.
3. Netter FH. Atlas de Anatomia Humana. 2a ed. Porto Alegre: Elsevier, 2008.
4. Paulsen F, Waschke J. Sobotta. Atlas de Anatomia Humana. 23a ed. Rio de Janeiro: Guanabara Koogan, 2012.
5. Schunke M, Schulte E, Schumacher U. Prometheus - Atlas de Anatomia. 2a ed. Rio de Janeiro: Guanabara Koogan, 2007.
6. Tortora GJ, Nielsen MT. Princípios de Anatomia Humana. 12a ed. Rio de Janeiro: Guanabara Koogan, 2013.
7. Sato T, Bradfield JS, Shivkumar K, Mori S. Understanding Cardiac Anatomy and Imaging to Improve Safety of Procedures: The Interleaflet Triangle. JACC Clin Electrophysiol. 2024 Feb 2:S2405-500X(24)00022-7.
8. Yankov G, Alexieva M, Mekov E, Petkov R. Resection and a rare type of reconstruction of the superior vena cava with the left brachiocephalic vein. Folia Med (Plovdiv). 2024 Feb 29;66(1):142-6.
9. Mori S, Tretter JT, Spicer DE, Bolender DL, Anderson RH. What is the real cardiac anatomy? Clin Anat. 2019 Apr;32(3):288-309.
10. Heatley JJ. Cardiovascular anatomy, physiology, and disease of rodents and small exotic mammals. Vet Clin North Am Exot Anim Pract. 2009 Jan;12(1):99-113, vii. doi: 10.1016/j.cvex.2008.08.006.
11. Rodriguez ER, Tan CD. Structure and Anatomy of the Human Pericardium. Prog Cardiovasc Dis. 2017 Jan-Feb;59(4):327-40. doi: 10.1016/j.pcad.2016.12.010. Epub 2017 Jan 4.
12. Ho SY, Sánchez-Quintana D. Anatomy and pathology of the sinus node. J Interv Card Electrophysiol. 2016 Jun;46(1):3-8. doi: 10.1007/s10840-015-0049-6. Epub 2015 Aug 30.
13. Georgakarakos E, Papadopoulou M, Karangelis D, Fiska A. Teaching vascular anatomy: the anatomy we know, the anatomy we see or the anatomy we need? Surg Radiol Anat. 2023 Sep;45(9):1155-64.
14. Dudzinski DM, Mak GS, Hung JW. Pericardial diseases. Curr Probl Cardiol. 2012 Mar;37(3):75-118. doi: 10.1016/j.cpcardiol.2011.10.002.
15. Loukas M, Youssef P, Gielecki J, Walocha J, Natsis K, Tubbs RS. History of cardiac anatomy: a comprehensive review from the Egyptians to today. Clin Anat. 2016 Apr;29(3):270-84.
16. Sun LS, Johanna Schwarzenberger J, Dinavahi R. Cardiac Physiology. In: Miller's Anesthesia. 8ª ed. Philadelphia: Saunders-Elsevier. 2015;473-91.
17. Ferrez D. Fisiologia cardíaca e vascular. [Internet] [Acesso em 21 oct 2015]. Disponível em: http://www.anestesiologia.unifesp.br/fisio_cardio.pdf.
18. Neto AR. Fisiologia cardiovascular. [Internet] [Acesso em 21 oct 2015]. Disponível em: http://www.cepeti.com.br/bibliografia_LIGAMI2011.pdf.
19. Kata AM. Physiology of the Heart, 5ª ed. Philadelphia: Lippincott Williams & Wilkins, 2011.
20. Gomes OM, Abrantes RD. Fisiologia cardíaca fundamental. In: Gomes OM Fisiologia cardiovascular aplicada. Belo Horizonte: Edicor. 2005; 90-118.
21. Berne RM, Levy MN. Cardiovascular Physiology, 8ª ed. Missouri: Mosby, 2001.
22. Carvalho AP. Fisiologia Cardiovascular, 1ª ed. São Paulo: Fundo Editorial Byk-Procienx, 1976.
23. Mohrman DF, Heller LJ. Fisiologia Cardiovascular 6ª ed. São Paulo: Lange, 2007.
24. Moffa PJ, Sanches PCR. In: Tranchesi - Eletrocardiograma normal e patológico. 1ª ed. São Paulo: Roca, 2001.
25. Luna AB. Tratado de Eletrocardiografia Clínica, 1ª ed. Barcelona: Editorial Cientifico Médica, 1988.
26. Lundy SD, Zhu WZ, Regnier M, et al. Structural and functional maturation of cardiomyocytes derived from human pluripotent stem cells. Stem Cells Dev. 2013;22:1991-2002.
27. Grant AO. Cardiac ion channels. Circ Arrhythm Electrophysiol. 2009;2:185-94.
28. Osterne ECV, Osterne TEC, Osterne NMAC. Ciclo cardíaco. In: Gomes OM. Fisiologia Cardiovascular Aplicada. Belo Horizonte: Edicor. 2005;119-24.
29. Klabunde RE. Cardiovascular physiology concepts. [Internet] [Acesso em: 21 oct 2015]. Disponível em: http://www.cvphysiology.com/index.html
30. Cheitlin MD. Cardiovascular physiology-changes with aging. Am J Geriatr Cardiol. 2003 Jan-Feb;12(1):9-13. doi: 10.1111/j.1076-7460.2003.01751.x.
31. Opondo MA, Sarma S, Levine BD. The Cardiovascular Physiology of Sports and Exercise. Clin Sports Med. 2015 Jul;34(3):391-404. doi: 10.1016/j.csm.2015.03.004.
32. Folkow B, Svanborg A. Physiology of cardiovascular aging. Physiol Rev. 1993 Oct;73(4):725-64. doi: 10.1152/physrev.1993.73.4.725.
33. Yeomans ER, Hankins GD. Cardiovascular physiology and invasive cardiac monitoring. Clin Obstet Gynecol. 1989 Mar;32(1):2-12. doi: 10.1097/00003081-198903000-00004.

# 29

# Controle da Função Cardiovascular e Reflexos

**Chiara Scaglioni Tessmer** ▪ **Eric Benedet Lineburger** ▪ **Bruno Emanuel Oliva Gatto**

## INTRODUÇÃO

A fisiologia cardíaca está presente no dia a dia do médico anestesiologista, uma vez que o objetivo de toda anestesia é manter a homeostase fisiológica dos órgãos.

Compreender o funcionamento normal da função cardiovascular é imprescindível para o tratamento de possíveis alterações hemodinâmicas causadas pelos anestésicos, como diminuição do tônus adrenérgico, queda da frequência cardíaca (FC), vasodilatação e redução da contratilidade ventricular.

O anestesiologista é o fisiologista no centro cirúrgico, que controla as funções vitais do paciente a fim de obter o melhor desfecho perioperatório.

## ▪ FATORES DETERMINANTES DA FUNÇÃO SISTÓLICA

A função sistólica é o período entre o fechamento da valva mitral e o início da contração ventricular até o fim da ejeção do volume sistólico.[1]

A função sistólica é determinada pelos seguintes fatores: pré-carga, pós-carga e contratilidade. Esses fatores determinam volume sistólico (VS), que, combinado com a FC, resultam no débito cardíaco (DC), o qual é o principal determinante da entrega de oxigênio aos tecidos.

### Débito Cardíaco

O DC é a quantidade de sangue entregue à circulação pelo coração por minuto, determinada em litros por minuto (L.min[-1]):[1]

$$DC = VS \times FC$$

Os determinantes primários do DC são o VS e a FC.

O VS é o maior determinante do DC e depende do retorno venoso (pré-carga), da resistência vascular sistêmica (pós-carga) e da contratilidade miocárdica (Figura 29.1).

O DC normal de um adulto de 70 kg varia de 5 a 6 L.min[-1], com VS entre 60 e 90 mL e FC de 60 a 90 bpm.

O DC é dependente da demanda metabólica do indivíduo. No indivíduo saudável, o DC pode chegar até 25 L.min[-1] no exercício extenuante.[1]

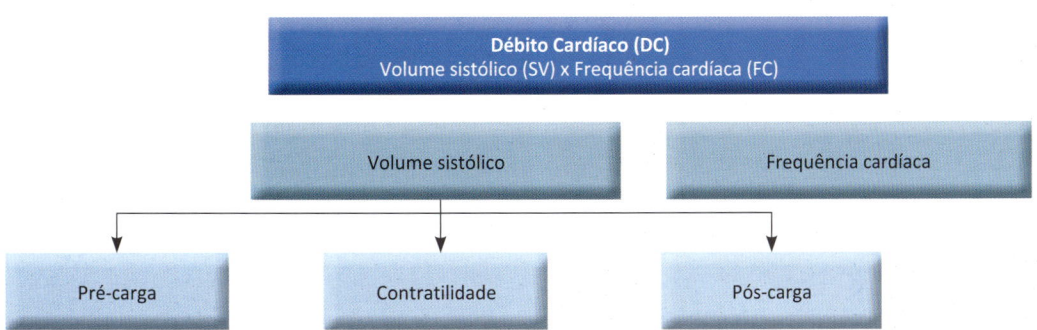

▲ **Figura 29.1** Determinantes do débito cardíaco.

A manutenção do DC é imprescindível para a manutenção adequada da entrega de oxigênio (DO$_2$) para os tecidos, pois essa entrega depende diretamente do DC, do nível de hemoglobina e da saturação de oxigênio da hemoglobina.

Nos pacientes com choque, que estão em baixo DC, ocorre metabolismo anaeróbio, hiperlactatemia, acidose metabólica, apoptose celular e disfunção orgânica.

O índice cardíaco (IC) é uma forma mais refinada do DC, pois ajusta o DC para área de superfície corpórea (BSA) do paciente. O IC é medido em L/min/m²:

$$IC = DC/BSA$$

Monitores medem o DC de diversos métodos para garantir a adequação volêmica e hemodinâmica do paciente cirúrgico.

A ecocardiografia transtorácica mede, de forma não invasiva e pouco invasiva no caso da ecocardiografia transesofágica, o VS por meio da análise do fluxo sanguíneo na via se saída do ventrículo esquerdo (VSVE) e ajuda a garantir uma DO$_2$ adequada aos tecidos (Figura 29.2). Para obter o VS por meio do eco é necessário:[2]

- determinar a área onde o fluxo sanguíneo é medido, ou seja, da VSVE (Figura 29.2);
- a integral da velocidade do fluxo (VTI).

Esses dados são obtidos em duas janelas ecocardiográficas. A janela esôfago médio eixo longo (ME LAX) é utilizada para medir o diâmetro e obter o raio (r) da VSVE e, consequentemente, para obter a área por meio da fórmula:[2]

$$\text{Área VSVE} = \P\, r^2$$

A janela transgástrica profunda (TGP) é utilizada para medir a VTI sanguíneo da VSVE pelo Doppler pulsátil.[2]

Com essas duas informações, pode-se obter o valor do VS, pois:

$$VS \text{ (cm}^3) = \text{área VSVE (cm2)} \times VTI \text{ (cm)}$$

A FC é o segundo maior determinante do DC. Varia entre 60 e 100 bpm. É controlada por diversos sistemas, como sistema de condução cardíaco, sistema nervoso central, sistema nervoso autônomo, e por fatores hormonais.[1] Manter a FC dentro da normalidade mostra-se importante principalmente nos pacientes coronariopatas, já que a perfusão coronariana do ventrículo esquerdo ocorre na diástole e a taquicardia diminui o tempo de diástole. Bradiarritmias, como o bloqueio ventricular total, levam o paciente a baixo débito extremo e devem ser tratadas imediatamente para não evoluírem para parada cardíaca (PCR).

## Volume Sistólico

O VS é a quantidade de sangue ejetada pelo ventrículo a cada contração. Normalmente varia de 60 a 100 mL por batimento cardíaco. É dependente de retorno venoso (pré-carga), resistência vascular sistêmica (pós-carga) e contratilidade miocárdica[1] (Figura 29.1). Quando um paciente se encontra em baixo débito, são esses os fatores que devemos avaliar e corrigir, se alterados.

## Pré-carga

A pré-carga é a força que determina o estiramento da fibra muscular no final da diástole. É determinada por volume diastólico final no ventrículo (VDFVE), pressão diastólica final do ventrículo esquerdo (PDFVE) e espessura do miocárdio.

Os fatores que a afetam incluem volemia total circulante, posicionamento (p. ex.: cefalodeclive) pressão intratorácica, pressão intrapericárdica, tônus venoso e sístole atrial. O sangramento intraoperatório é um fator frequente que diminui a volemia do paciente e, consequentemente, a pré-carga e a *performance* ventricular.

O VDFVE é medido clinicamente por meio do ecocardiograma com a medida pela técnica de discos do VDFVE e com a medida da área e do diâmetro diastólico final. Quando o VDFVE está baixo, o paciente provavelmente está hipovolêmico, logo, quando o VDFVE está alto, provavelmente o paciente está hipervolêmico e/ou com disfunção ventricular esquerda (Figura 29.3).[2]

Já a PDFVE é medida indiretamente por meio do cateter de artéria pulmonar, pela pressão de oclusão da artéria pulmonar (POAP). Todavia, uma POAP alta não significa, neces-

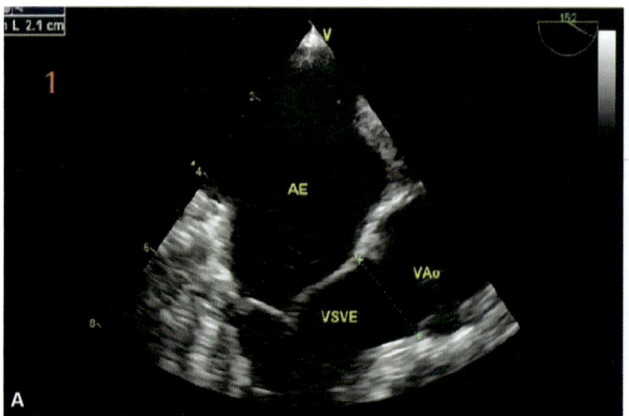
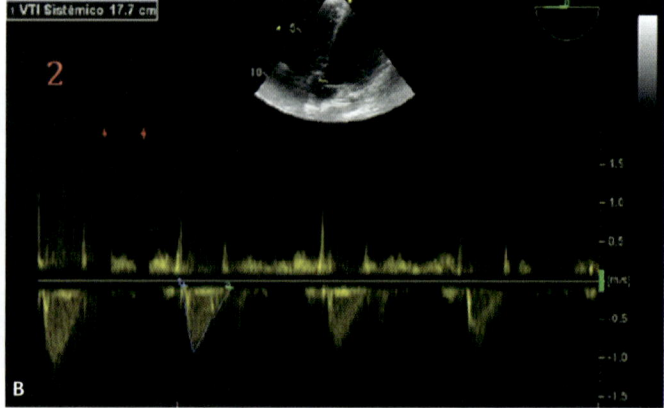

▲ **Figura 29.2 (A** e **B)** Medida do volume sistólico por meio da ecocardiografia. **1** – Medida do diâmetro da via de saída do ventrículo esquerdo (VSVE = 2,1 cm). **2** – Medida da integral da velocidade (VTI = 17,7).

sariamente, hipervolemia, pois a interação entre volume e pressão dentro do ventrículo depende, entre outros fatores, da complacência ventricular.

## Pós-carga

A pós-carga é a carga imposta ao ventrículo durante a sístole. Clinicamente é estimada pela pressão aórtica e pela resistência vascular sistêmica (RVS).

A RVS é medida em dinas/s/cm$^5$ e é calculada com os valores do DC e da PVC, uma vez que depende de pressão arterial (PA) média, pressão venosa central (PVC) e DC:

$$RVS = \frac{PAM - PVC}{DC} \times 80$$

Valores normais da RVS estão entre 800 e 1.200 dinas/s/cm$^5$. O choque distributivo (por exemplo: choque séptico) cursa com queda da resistência vascular sistêmica e pode ser observado, no início do quadro, um débito cardíaco alto e PA sistêmica baixa, pois a PA é diretamente proporcional ao fluxo e à resistência:

$$PA = DC \times RVS$$

A pós-carga do ventrículo direito pode ser medida pelo cálculo da resistência vascular pulmonar (RVP), a qual depende da pressão média da artéria pulmonar (PAPm), da PDFVE, medida clinicamente pela POAP, e do DC:

$$RVp = \frac{PAPm - POAP}{DC} \times 80$$

Os valores normais estão abaixo de 250 dinas/s/cm$^5$. Observe que a RVP está em torno de 20% da RVS, pois a circulação pulmonar é uma circulação de alta complacência e baixa resistência. Sendo assim, cada ventrículo é fisiologicamente adaptado para vencer essa resistência.

O ventrículo direito (VD) tem cerca de metade da espessura do ventrículo esquerdo (VE). Enquanto o DC do VE se

mantém constante com grandes alterações de resistência, o VD rapidamente diminui seu débito com pequenos aumentos de pós-carga. A função contrátil do VD é mantida até uma PAPm de até 40 mmHg.[1] Situações de hipertensão pulmonar aguda devem ser rapidamente tratadas para não evoluírem para disfunção ventricular direita e colapso circulatório.

## Contratilidade

Contratilidade ou inotropismo é uma propriedade intrínseca do miocárdio de se encurtar e se espessar, independentemente da pré ou da pós-carga.[1]

Quando há a despolarização da célula cardíaca, há entrada de cálcio intracelular, que se liga à troponina e permite a ligação da actina e da miosina. Após a ligação dessas duas proteínas contráteis, o sarcômero se encurta e se espessa, promovendo a sístole ventricular.[1] No indivíduo normal, todos os miócitos trabalham como um sincício, ou seja, como se fossem uma única célula, melhorando o desempenho ventricular.

Diversos fatores afetam a contratilidade miocárdica. O estímulo simpático, a inibição do sistema parassimpático ou a utilização de medicações inotrópicas positivas, como a dobutamina ou a adrenalina, aumentam a força de contração do músculo ou a frequência de contração, elevando o VS. Já o aumento do tônus parassimpático, o uso de medicações betabloqueadoras ou inibidoras de canais de cálcio, a hipóxia, a isquemia miocárdica, a acidose e doenças próprias do músculo cardíaco, como a miocardiopatia, são fatores que diminuem a contratilidade e a *performance* cardíaca.[1]

O ecocardiograma é uma ferramenta única de avaliação da contratilidade miocárdica. Além da visualização direta da contração, pode-se realizar diversos cálculos que quantificam a grau de comprometimento da função contrátil em tempo real no intraoperatório.

A medida da fração de ejeção (FE) é um método frequentemente realizado para essa finalidade. Avalia qual a porcentagem do VDFVE que foi ejetado na aorta na sístole ventricular. Para obter essa informação, mede-se o VDFE

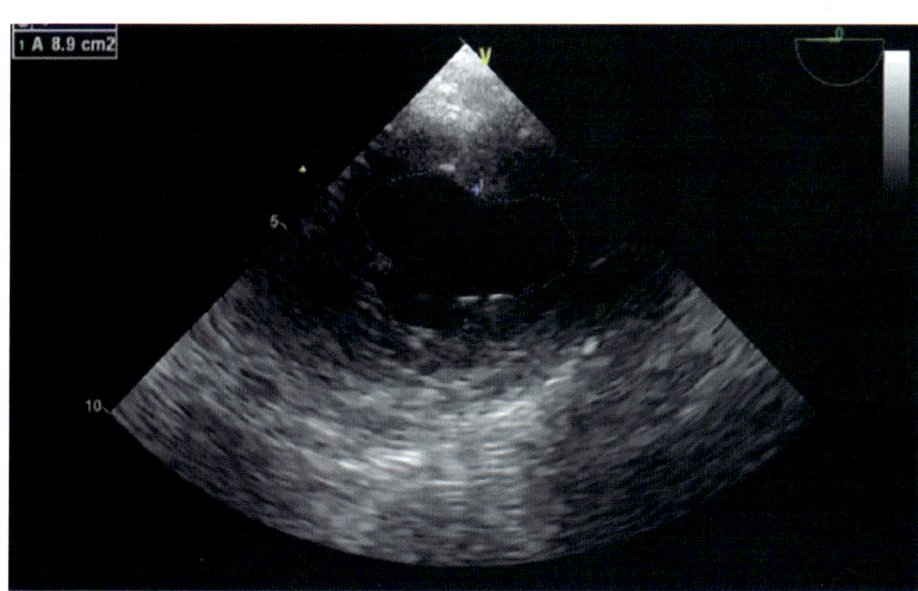

◀ **Figura 29.3** Medida da área diastólica final do ventrículo esquerdo janela ecocardiográfica transgástrica eixo curto transpapilar (TG SAX papilar). Área diastólica final = normal: 8 a 14 cm$^2$.

e o VSVE pela ecocardiografia unidimensional (modo M) com a técnica de Teichholz (Figura 29.4), da ecocardiografia bidimensional (2D) pelo do método de discos, também chamada Regra de Simpson modificada e até mesmo, mais recentemente, pela análise volumétrica com a ecocardiografia tridimensional (3D).[3]

$$FE (\%) = \frac{VDFVE - VSFVE}{VDFVE} \times 100$$

A FE normal é maior que 50%. FE menor que 30% significa disfunção sistólica importante. A FE pode estar hiperestimada em algumas situações. Na insuficiência mitral, como, além do VS efetivo, também há o volume regurgitante para o átrio esquerdo, a medida da FE não é um método fidedigno da função contrátil ventricular.

Nesse caso, pode-se utilizar outros métodos, como a medida da meia pressão (dP/dT). Este é um índice de contratilidade miocárdica que correlaciona a variação de pressão causada pelo VE, em um determinado período de tempo. Quanto maior for a relação dP/dT, melhor a contratilidade miocárdica, sendo o valor normal 1.200 mmHg/s.[3]

A FE é uma ferramenta amplamente utilizada na avaliação cardíaca, mas possui várias limitações que podem afetar sua precisão. Há significativa variabilidade nos resultados, o que pode comprometer a consistência entre diferentes exames ou pacientes. Além disso, a FE tem sensibilidade limitada para detectar disfunções cardíacas leves e pode ser imprecisa em condições como hipertrofia ventricular esquerda (LVH) e taquicardia. A FE também não avalia de forma eficaz a função do VD ou a função atrial, e não fornece informações sobre a função diastólica, deixando lacunas na avaliação completa do coração. Essas variações podem ocasionar interpretações errôneas e decisões clínicas inadequadas, especialmente em casos em que pequenas mudanças na FE são críticas. Portanto, é essencial considerar essas limitações ao interpretar os resultados da FE.[4] Nesse senti-

do, o Global Longitudinal Strain (GLS) é uma medida ecocardiográfica que quantifica a deformação longitudinal do miocárdio do VE durante a contração. Ao contrário da fração de ejeção (FEVE), o GLS é menos dependente das condições de carga e não se baseia em suposições geométricas, permitindo detectar disfunções ventriculares subclínicas de forma mais precisa e precoce. Estudos mostram que o GLS é um preditor melhor de desfechos adversos em cirurgias cardíacas, sendo por sua maior precisão em comparação à FEVE.[5]

## ■ DETERMINANTES DA FUNÇÃO DIASTÓLICA

A diastologia, o estudo da função diastólica, ganhou papel de destaque nas publicações sobre fisiologia cardíaca nos últimos anos. A disfunção diastólica é causa de insuficiência cardíaca em 40 a 50% dos casos, mesmo com função sistólica preservada.[6] Essa incidência mudou um paradigma na fisiologia e demonstrou que fatores sistólicos, como a contratilidade e o volume ejetado, também dependem do perfeito funcionamento diastólico.

O uso da ecocardiografia intraoperatória também colaborou para melhor entendimento e avanço do conhecimento da diastologia.

A ecocardiografia possibilitou a avaliação em tempo real do relaxamento do miocárdio e de mudanças dinâmicas das pressões de enchimento no intraoperatório durante reposição volêmica de ventrículos pouco complacentes e de manobras cirúrgicas, como pinçamento de aorta e de veia cava, facilitando o manejo hemodinâmico desses pacientes.

Diversas patologias cursam com disfunção diastólica, como a hipertensão arterial crônica, as valvopatias, as miocardiopatias restritivas, a miocardiopatia isquêmica, a miocardiopatia hipertrófica e até mesmo a disfunção sistólica.

Para o entendimento da função diastólica, mostra-se importante conhecer os fatores que determinam a diástole, como o relaxamento miocárdico, o enchimento ventricular passivo e a contribuição atrial.

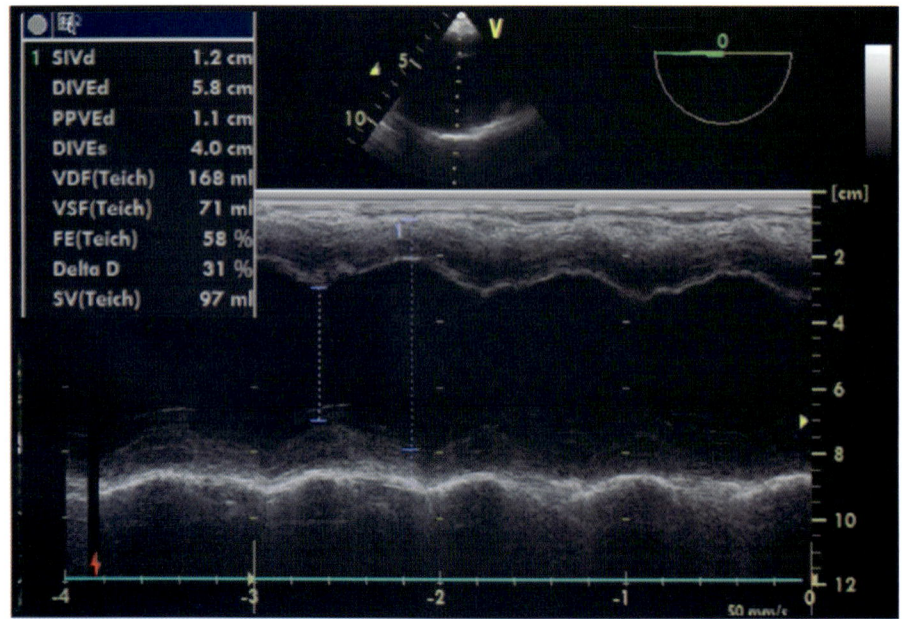

◀ **Figura 29.4** Medida da fração de ejeção (FE) pelo modo M, técnica de Teichoolz. Janela de ecocardiografia transesofágica transgástrica eixo curto papilar médio (TG SAX papilar).

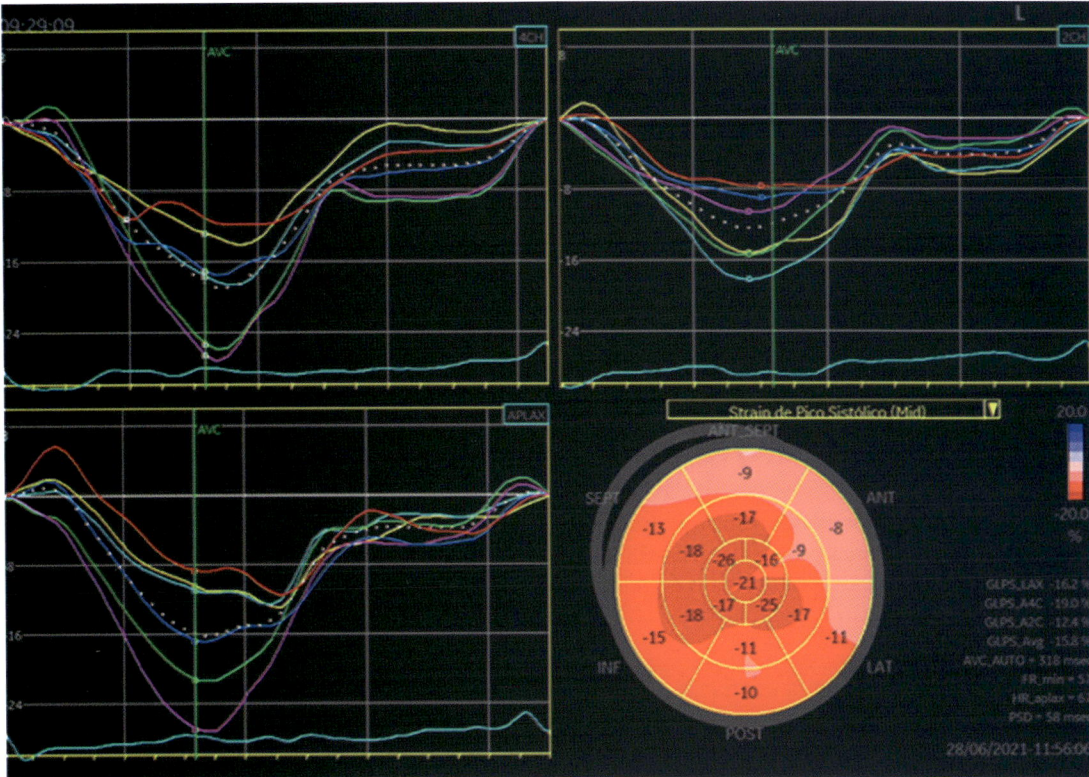

▲ **Figura 29.5** Apresentação gráfica do *strain* longitudinal juntamente com os valores do *strain* regional nos 17 segmentos (*Bull's Eye* – mapa de segmentos miocárdicos) e suas curvas obtidas por *speckle tracking* por meio da ecocardiografia transtorácica (janela apical de quatro, duas câmaras e janela apical no eixo longo). O valor do Strain Global Longitudinal (GLS) na figura encontra-se em –15,8%.

## Relaxamento ou Distensibilidade do Miocárdio

A primeira fase da diástole é o relaxamento miocárdico isovolumétrico. Inicia-se no final da sístole ventricular, com o fechamento da valva aórtica e com a valva mitral ainda fechada. Nesse período ocorre a queda de pressão intraventricular, que determina a queda do gradiente de pressão entre os átrios e os ventrículos para abertura da valva mitral e o enchimento passivo do ventrículo.

O relaxamento ventricular ocorre com gasto energético das células, com gasto de adenosina trifosfato para retirada do cálcio da célula para o retículo sarcoplasmático. Situações de aumento excessivo da FC prejudicam esse processo e impedem o relaxamento adequado do miócito.[1]

## Enchimento Ventricular Passivo

Com o relaxamento miocárdico isovolumétrico ocorre queda de pressão intraventricular e abertura da valva mitral e se inicia o enchimento ventricular passivo. O fluxo sanguíneo dos átrios segue em direção aos ventrículos de forma passiva, de acordo com o gradiente de pressão entre as câmeras até o equilíbrio de pressão.[1] A velocidade do fluxo será determinada por esse gradiente, ou seja, nos pacientes com PDFVE alta o gradiente entre átrios e ventrículos se equalizará mais rapidamente, terminando o enchimento passivo mais cedo. Ao final do enchimento passivo ocorre a diástase, o período em que não há fluxo de sangue através da valva mitral até a sístole atrial.

O maior determinante do enchimento ventricular passivo é a complacência ventricular, que influencia o gradiente transmitral. A distensibilidade miocárdica é uma propriedade do coração. Os pacientes com disfunção diastólica perdem, em parte, essa característica. Nos ventrículos não complacentes, com doença diastólica restritiva, pequenos aumentos de volume geram um grande aumento de pressão (Figura 29.6). A miocardiopatia hipertrófica, que acompanha a história natural da hipertensão não controlada, é um exemplo de complacência alterada.

Para entender essa propriedade cardíaca, pode-se comparar a complacência cardíaca com a complacência pulmonar. Enquanto a ventilação de um paciente de 70 kg com pulmão normal, com 500 mL de volume corrente, gera uma pressão de pico de 15 $cmH_2O$, se este mesmo paciente desenvolver síndrome da angústia respiratória aguda (SARA), o mesmo volume corrente gerará pressões de picos muito maiores, pois a doença alterou a complacência pulmonar.

$$\text{Complacência} = \frac{\Lambda \text{ Volume}}{\Lambda \text{ Pressão}}$$

## Enchimento Ventricular Ativo ou Atrial

A contração atrial ocorre no final da diástase antes do fechamento da valva mitral. Normalmente, fluxo passivo representa 75% do enchimento ventricular e a contração atrial, 25%.[1] Na presença de disfunção diastólica, com o

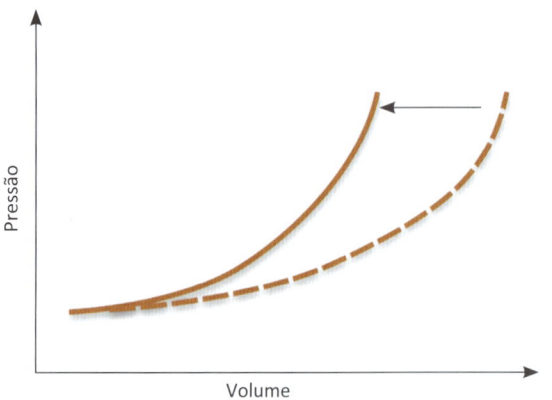

▲ **Figura 29.6** Curva pressão-volume. O gráfico demonstra dois ventrículos com complacências diferentes. A linha tracejada representa um ventrículo com complacência diminuída, como ocorre em casos de isquemia, hipertensão, uso de inotrópicos e miocardiopatias restritivas. A linha contínua representa ventrículo de complacência normal. Grande alteração de volume gera pequeno aumento de pressão intraventricular.

aumento da pressão intraventricular, a contração atrial se torna essencial para garantir um volume diastólico adequado. Por isso, situações de fibrilação atrial aguda nesses pacientes podem acarretar, rapidamente, edema agudo de pulmão e choque cardiogênico, necessitando de cardioversão imediata.

A diástole pode ser estudada no eco pelo fluxo transmitral, funcionamento do músculo cardíaco pelo Doppler tecidual e tamanho do átrio esquerdo. Além disso, técnicas ecocardiográficas avançadas, como *strain* do VE e do átrio esquerdo podem ser utilizados como um método complementar para melhor definir a disfunção diastólica.

### ▪ INTERAÇÃO VENTRICULAR

A interação ventricular é um processo vital para a interação coração-pulmão. A relação entre os ventrículos ocorre tanto na sístole quanto na diástole e os maiores impactos nessa interação estão relacionados ao efeito da distensão de um dos ventrículos, da contribuição do VE para o VD durante a sístole.[1]

Quando há disfunção ventricular direita, por exemplo, essa perfeita interação ficará comprometida. O VD se distende e rechaça o septo interventricular para a esquerda. A diminuição do volume diastólico do VE, tanto pelo impedimento anatômico do septo rechaçado ao enchimento diastólico quanto pela diminuição do retorno pelas veias pulmonares decorrente de falência ventricular direita. Pode-se observar na ETE um VE hiperdinâmico e vazio enquanto há dilatação do VD.

### ▪ CONTROLE DO SISTEMA CARDIOVASCULAR

### Inervação Cardíaca

Uma das propriedades do coração é o cronotropismo, ou seja, a capacidade do coração de gerar seus próprios estímulos elétricos independentemente de influências externas. Todavia, se o coração não fosse comandado pelo sistema nervoso, a velocidade de estímulos não se alteraria de forma eficiente com o aumento ou a diminuição do metabolismo.

Quando se realiza uma atividade física, percebe-se a atuação do sistema nervoso autônomo na função cardiovascular, aumentando a FC e o DC de acordo com a necessidade metabólica para que não se inicie um metabolismo anaeróbio. Assim, compreende-se que, apesar de o coração ser um órgão autossuficiente, ele é regulado pelo sistema nervoso autônomo.

Embora tanto o sistema nervoso simpático quanto o parassimpático exerçam grande influência na circulação, o controle autonômico da vasculatura é primariamente simpático. Os nervos parassimpáticos (nervo vago) são distribuídos, principalmente, para o nodo sinoatrial ou sinusal (SA) e para o nodo atrioventricular (AV), em menor grau para o músculo atrial e muito pouco para o ventrículo. Já os nervos simpáticos, ao contrário, se distribuem para todas as partes do coração, com forte atuação nos ventrículos.[7]

### Sistema Nervoso Parassimpático

Os neurônios pré-ganglionares do sistema nervoso parassimpático estão no tronco cerebral, onde se encontra o núcleo dorsal da ponte, em que se origina o nervo vago, X par craniano. Suas fibras pré-ganglionares são longas e suas fibras pós-ganglionares são curtas, fazendo sinapse nos gânglios perto do órgão efetor.[8]

A estimulação dos nervos vagos, parassimpáticos, no coração faz com que a acetilcolina seja liberada nas terminações vagais. Os efeitos parassimpáticos no coração são principalmente a diminuição da frequência do nó sinusal e diminuição da excitabilidade das fibras juncionais AV, da musculatura atrial e do nodo AV.[7] A estimulação intensa dos nervos vagos pode acarretar até interrupção da excitação rítmica do nodo sinusal e causar uma pausa sinusal de 5 a 20 s, quando há escape ventricular.[7] Deve-se controlar o efeito desse estímulo parassimpático intenso para que não ocorra colapso circulatório.

### Sistema Nervoso Simpático

Os neurônios pré-ganglionares do sistema nervoso simpático estão localizados entre o 1° e o 4° segmento torácico da medula espinhal. Os neurônios de segunda ordem estão localizados no gânglio simpático cervical e as fibras pós-ganglionares terminam diretamente no coração.[8]

O estímulo dos nervos simpáticos libera o hormônio noradrenalina nas terminações nervosas simpáticas, provocando aumento da FC (efeito cronotrópico positivo), aumento da velocidade de condução e excitabilidade cardíaca e elevação da força de contração do miocárdio ventricular e atrial.[7]

O sistema nervoso simpático mantêm o tônus vascular da circulação. O estímulo simpático promove vasoconstrição periférica, via receptores alfa-1, exceto no cérebro e no coração. A indução da anestesia e os bloqueios de neuroeixo causam simpatólise e podem provocar hipotensão arterial durante a anestesia.

# REFLEXOS CARDÍACOS

São reflexos de alça curta entre o coração e o SNC que contribuem para a regulação da função cardíaca e a manutenção da homeostase.

## Reflexo Barorreceptor ou Reflexo do Seio Carotídeo

Responde às variações da PA por meio de receptores de estiramento presentes no seio carotídeo e no arco aórtico. O aumento agudo da PA, em geral acima de 170 mmHg, estimula esses receptores, que enviam estímulos pelo nervo glossofaríngeo (nervo de Hering) e pelo nervo vago, respectivamente, ao núcleo do trato solitário. O processamento da informação provoca aumento da atividade do sistema parassimpático e diminuição da atividade do sistema simpático. Os eventos finais desse arco reflexo são a diminuição da FC e da vasodilatação periférica.[9] Todavia, quando há hipotensão, com PAM abaixo de 50 a 60 mmHg, o reflexo tem efeito inverso, protegendo o cérebro durante o choque circulatório.[8]

## Reflexo de Bainbridge

Responde às variações da PVC e do átrio direito, por meio de receptores de estiramento presentes na parede atrial na junção cavoatrial. O aumento do volume intravascular e da pressão de enchimento estimulam esses receptores, que enviam seus impulsos via nervo vago e inibem a atividade parassimpática, aumentando a FC e a automaticidade cardíaca pelo estiramento sobre o nodo sinusal.[8]

## Reflexo de Cushing

O reflexo de Cushing é um tipo especial de reflexo que ocorre em resposta à isquemia cerebral secundária ao aumento da pressão intracraniana. Tem como finalidade aumentar a pressão de perfusão cerebral. Quando há hipertensão intracraniana, esse reflexo é ativado e ocorre hipertensão, bradicardia e bradipneia.[8]

## Reflexo de Bezold-Jarisch

Dá-se pela ativação dos mecanorreceptores da parede ventricular esquerda, por meio de fibras vagais aferentes não mielinizadas do tipo C, que determinam aumento do tônus parassimpático, com diminuição da PA, da FC e vasodilatação coronariana. Esse reflexo pode ser ativado em condições de reperfusão do miocárdio.[8]

## Reflexo Oculocardíaco

Ocorre pela tração ou pressão dos músculos extraoculares, desencadeando bradicardia e até mesmo assistolia e diminuição da PA sistêmica. Os impulsos aferentes são enviados pelo nervo ciliar ao gânglio de Gasser, e resultam em aumento do tônus parassimpático. O reflexo para de ser desencadeado com a cessação do estímulo e pode ser atenuado com a administração de atropina ou glicopirolato.[8]

## Reflexo Celíaco

Também pode ser denominado reflexo vasovagal, e é consequente à estimulação de fibras nervosas vagais do trato respiratório, à tração do mesentério e da vesícula biliar ou à distensão do reto, determinando apneia, bradicardia e diminuição da PA.[8]

## REFERÊNCIAS

1. Johnson B, Adi M, Licina MG, et al. Cardiac physiology. In: Kaplan JA, editor. Essentials of Cardiac Anesthesia. 1. ed. Philadelphia: Elsevier; 2008. p. 53-66.
2. Porter TR, Shillcutt SK, Adams MS, Desjardins G, Glas KE, Olson JJ, et al. Guidelines for the use of echocardiography as a monitor for therapeutic intervention in adults: a report from the American Society of Echocardiography. J Am Soc Echocardiogr. 2015;28(1):40-56.
3. Baeta CNDF. Ecocardiografia transesofágica. In: Cangiani LM, Slullitel A, Potério GM, et al., editor. Tratado de Anestesiologia SAESP. 7. ed. São Paulo: Atheneu; 2011. p. 787-804.
4. Marwick TH. Strain imaging applications and techniques. In: Marwick TH, editor. ASE'S Comprehensive Strain Imaging. 1. ed. Philadelphia: Elsevier; 2022. p. 1-19.
5. Benson MJ, Silverton N, Morrissey C, Zimmerman J. Strain imaging: an everyday tool for the perioperative echocardiographer. J Cardiothorac Vasc Anesth. 2020;34(10):2707-17.
6. Groban L. Diastolic dysfunction in the older heart. J Cardiothorac Vasc Anesth. 2005;19(2):228-36.
7. Guyton AC. Textbook of Medical Physiology. 13. ed. Hall JE, editor. Philadelphia: Elsevier; 2016.
8. Auler JOC, Messias ERR, Galas FRBG. Fisiologia do sistema Cardiovascular. In: Cangiani LM, Slullitel A, Potério GM, et al., editor. Tratado de Anestesiologia SAESP. 7. ed. São Paulo: Atheneu; 2011. p. 765-78.
9. Kaplan NM. Primary hypertension: pathogenesis. 10. ed. Philadelphia: Williams & Wilkins; 2010.

# 30

# Anatomia e Fisiologia da Circulação Coronariana

Marcello Fonseca Salgado Filho ■ Carolina Baeta Neves Duarte Ferreira

## INTRODUÇÃO

O coração ou o músculo miocárdio apresenta características próprias que justificam a existência de um capítulo à parte. O papel do anestesiologista no período perioperatório é fundamental na manutenção da adequada perfusão coronariana e consequente redução de isquemia miocárdica.

Se compararmos o músculo cardíaco com o músculo esquelético, observamos três diferenças que nos ajudam a entender algumas dessas características. A primeira refere-se ao consumo de oxigênio ($O_2$) em repouso: enquanto o músculo esquelético requer quantidade mínima de $O_2$ em repouso, o coração continua a bater em torno de 70 batimentos por minuto. Logo, mesmo em repouso, o miocárdio consome vinte vezes mais $O_2$ que o músculo esquelético. Quanto à taxa de extração de $O_2$, as células miocárdicas extraem cerca de 70 a 80% do oxigênio que lhe é oferecido, enquanto a musculatura esquelética extrai de 30 a 40%. Temos então a terceira diferença: essa alta taxa de extração de $O_2$ é facilitada pela densa rede de capilares encontrada no coração, que não é observada no músculo esquelético. Consequentemente, em casos de aumento da demanda metabólica miocárdica, o aumento da oferta de $O_2$ deve decorrer do aumento do fluxo coronariano. Além disso, a produção de energia no coração depende fundamentalmente da fosforilação oxidativa, o que significa que o aumento da atividade cardíaca deve ocorrer em paralelo ao aumento da disponibilidade de oxigênio.[1]

O coração recebe cerca de 5% do débito cardíaco. Esse montante é determinado pela duração da diástole e pela diferença entre a pressão diastólica na raiz da aorta e a pressão diastólica final na cavidade ventricular esquerda. Quando a pressão arterial é menor que 20 mmHg, o fluxo coronário cessa.[2,3]

Entre os determinantes do consumo de $O_2$ pelo coração, temos: frequência cardíaca, contratilidade e estresse da parede miocárdica (pressão dentro do ventrículo x raio do ventrículo/espessura da parede ventricular – Lei de Laplace). O aumento de todos esses fatores leva ao aumento do consumo e vice-versa. Determinantes menos importantes do consumo de $O_2$ pelo coração são: encurtamento, ativação e requerimentos metabólicos.[4]

Entre os determinantes da oferta de $O_2$ ao coração, temos a capacidade de condução do oxigênio, a taxa de extração do oxigênio e o fluxo coronariano.

Assim como o fluxo sanguíneo cerebral, o fluxo sanguíneo coronariano também possui autorregulação. Com variações súbitas da pressão arterial média entre valores de 60 a 140 mmHg, é possível preservar o fluxo coronariano quando o consumo miocárdico de oxigênio for constante. Nesse ponto, encontram-se as dificuldades para o estudo da autorregulação coronariana. Ao aumentar a pressão arterial e a contratilidade cardíaca, o metabolismo e o consumo de oxigênio pelo miocárdio também aumentam, o que por sua vez interfere no tônus vascular e pode alterar a pressão de perfusão coronariana. Desse modo, a quantificação da variação da pressão de perfusão coronariana de acordo a variação isolada da pressão arterial sistêmica é de difícil determinação.

No entanto, a autorregulação coronariana tem sua importância e está relacionada ao mecanismo miogênico: com o aumento da pressão, ocorre vasoconstrição coronariana; e ao mecanismo metabólico: com a redução da pressão, ocorre diminuição da tensão de oxigênio, o que estimula a vasodilatação. Além desses fatores, a autorregulação da perfusão coronariana também sofre influência do sistema nervoso autônomo.

Além da autorregulação, há também o chamado fluxo de reserva coronariana, que é a diferença entre o fluxo coronariano ao repouso e o fluxo coronariano máximo. A vasodilatação em resposta à isquemia e outros estímulos endógenos (ver adiante) ocorre para que o fluxo coronariano máximo seja alcançado, uma vez que o aumento da taxa de extração não é efetivo para estabelecer o equilíbrio entre oferta e consumo de oxigênio, como também será visto a seguir. É importante ressaltar que a exaustão da vasodilatação autorregulatória fisiológica não significa que não há mais espaço para vasodilatação farmacológica. Este aspecto pode ser observado clinicamente em pacientes com angina, que melhoram com o uso farmacológico de vasodilatadores, como a nitroglicerina.[2-4]

A seguir, veremos os fatores que influenciam a fisiologia da perfusão sanguínea coronária: anatômicos e físicos (ou relacionados à pressão de perfusão e compressão extravascular miocárdica), metabólicos, humorais e neuronais.

## ■ ANATOMIA[2-5]

Na base da aorta existem dois óstios por onde saem as coronárias esquerda e direita. Inicialmente, as artérias coronárias têm um percurso epicárdico para depois adentrarem o coração e assumirem um caminho intramiocárdico. A coronária esquerda acompanha o sulco atrioventricular de mesmo lado e origina a artéria descendente anterior (ADA) e a artéria circunflexa (ACX). A ADA passa ao redor da base da artéria pulmonar, ganha o sulco interventricular anterior em sentido do ápice cardíaco podendo, em alguns casos, chegar ao sulco interventricular posterior. Durante esse percurso, lança ramos diagonais para a parede livre do VE e ramos septais. Ela perfunde o septo interventricular, a parede anterior do ventrículo esquerdo e porções do ventrículo direito (Figura 30.1 A).

A artéria circunflexa curva-se para a esquerda no sulco atrioventricular para a cruz do coração, emerge por debaixo do átrio esquerdo, descendo em direção ao ápice e irrigando a superfície lateral, posterior e inferior do coração. Em 20% dos casos, origina a artéria descendente posterior que corre pelo sulco interventricular posterior também em sentido do ápice. Ramos da ACX são lançados para a parede livre do ventrículo esquerdo lateral chamados ramos marginais esquerdos (Figura 30.1 A).

A coronária direita penetra no sulco atrioventricular direito e curva-se para a direita ao redor da borda do coração, onde pode dar origem aos ramos descendente e ventricular posterior. Nesse trajeto, lança ramos para a parede livre do ventrículo direito chamados ramos marginais. Frequentemente nutre a maior parte da parede basal e inferior do ventrículo esquerdo, a metade posterior do septo interventricular e uma porção do ventrículo direito. Em cerca de 80% dos casos, dá origem à artéria descendente posterior. A ACD irriga em 60% dos casos o nó sinusal e em 85% dos casos o nó atrioventricular (Figura 30.1 B).

Os anatomistas consideram a ACD dominante quando esta cruza a cruz posterior do coração (junção do sulco atrioventricular com o interventricular posterior) e continua pelo sulco atrioventricular, apesar da origem da artéria descendente posterior. O conceito de dominância dos angiografistas é diferente, consideram dominante a artéria que dá origem à descendente posterior.

As veias coronárias seguem a distribuição das principais artérias coronárias até a formação do seio coronário, que drena para o átrio direito.

Além desses principais vasos, há artérias que percorrem a musculatura miocárdica perpendicularmente: as artérias intramurais. São elas que sofrem a compressão sistólica e justificam a perfusão ventricular esquerda durante a sístole. Seguem-se as artérias subendocárdicas e depois a microvasculatura, responsável pela regulação do fluxo sanguíneo. Esses vasos microvasculares são estimulados a proliferar e formar redes colaterais principalmente após períodos de isquemia e hipóxia.

Os vasos coronarianos podem ser divididos em artérias de grande condutância e pequena resistência (maior

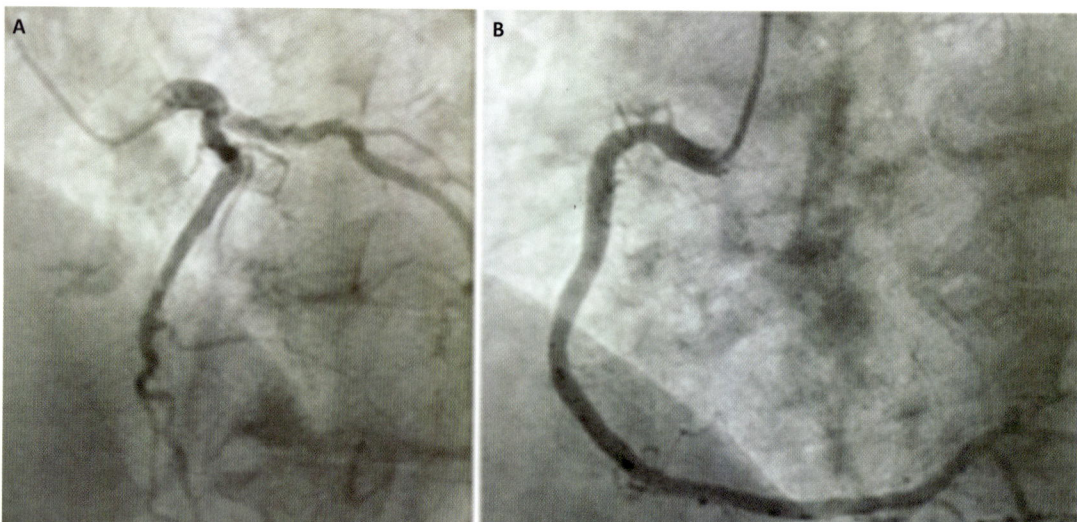

▲ **Figura 30.1** **(A)** Tronco da artéria coronariana esquerda subdividindo em artéria coronariana descendente anterior e artéria coronariana circunflexa. **(B)** Artéria coronariana direita.

calibre), artérias de grande resistência e veias. Devido ao maior comprimento das artérias de maior calibre, são elas que representam cerca de metade da resistência vascular total da circulação coronária. Durante tratamento farmacológico, a vasodilatação destes vasos pode ser aumentada e fornecer adequado suprimento sanguíneo ao miocárdio. Recentemente, novas tecnologias que estudam o diâmetro dos vasos coronarianos e seu respectivo comportamento, têm evidenciado respostas diferentes não apenas quanto à dilatação, mas também quanto à direção do fluxo sanguíneo nos vasos de diferentes calibres. Tais respostas, podem ser alvo de fármacos que podem levar à vasodilatação apenas dos vasos de maior calibre e das colaterais, e não arteríolas, o que pode ser interessante do ponto de vista do tratamento de pacientes coronariopatas.

Como será visto em fatores humorais que influenciam a circulação coronariana, o óxido nítrico é uma molécula fundamental na vasodilatação. Ele age predominantemente em artérias de grosso calibre. A aterosclerose, que ocorre em pacientes diabéticos, hipertensos, tabagistas, faz com que o endotélio perca a capacidade de liberar óxido nítrico adequadamente, com prejuízo da vasodilatação e perfusão coronariana.

## ■ FATORES FÍSICOS [2-5]

Se lembrarmos da física, veremos que fluxo é igual a uma variação de pressão dividido (ou seja, com a contraposição) pela resistência (Lei do Ohm). Nesse caso, a variação de pressão entre os dois extremos do sistema é a diferença entre a pressão na raiz da aorta e a pressão no átrio direito (que representa uma extrapolação da pressão ao longo das coronárias). E a resistência é a soma das resistências das artérias epicárdicas (vasos de condutância, que representam apenas 2 a 5% da resistência total), intramiocárdicas e arteríolas pré-capilares. Como durante a sístole, ocorre compressão extrínseca dos vasos intramiocárdicos, a perfusão coronariana, em especial a esquerda, ocorre principalmente durante a diástole. Logo, a pressão diastólica na raiz da aorta é determinante fundamental da pressão de perfusão coronariana, assim como o tempo diastólico. Já as arteríolas pré-capilares são os vasos de regulação fina do coração, direcionando o fluxo sanguíneo para diferentes áreas.

A Figura 30.2 mostra como se comporta o fluxo coronariano durante o ciclo cardíaco. Pode-se notar que a coronária esquerda recebe maior fluxo na diástole e a coronária direita tem fluxo mais homogêneo ao longo do ciclo cardíaco.[5]

A Figura 30.3 ilustra as diferenças provocadas na microcirculação durante o ciclo cardíaco.[1] Observa-se que o subendocárdio é a região mais influenciada pelas alterações de perfusão durante a sístole; o que pode explicar o fato de ser a primeira região a sofrer isquemia em casos de diminuição da perfusão. No entanto, a camada subendocárdica possui alguns mecanismos adaptativos para compensar essas deficiências. O primeiro deles é uma rede capilar mais densa e o segundo é uma maior sensibilidade a agentes vasodilatadores como a adenosina e fatores derivados do endotélio.

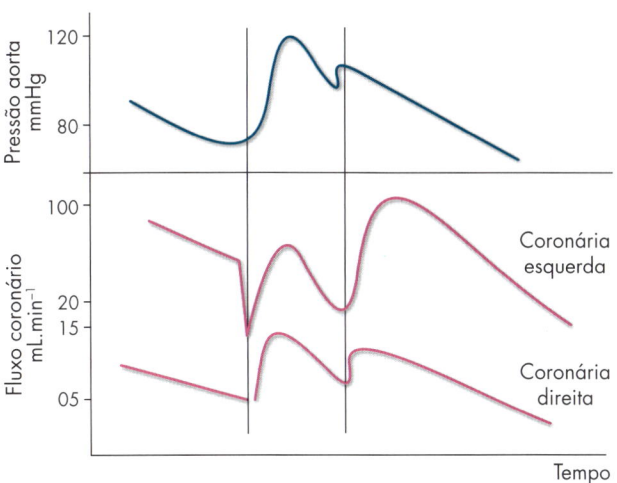

▲ **Figura 30.2** Comparação entre as fases de fluxo das artérias coronárias direita e esquerda.
**Fonte:** Hipertensão. 2004; 7(1):6-10.

## ■ FATORES METABÓLICOS [1-5]

Os reguladores mais importantes do fluxo sanguíneo coronariano são o gradiente de pressão diastólico entre a raiz da aorta e o ventrículo esquerdo e a resistência vascular coronariana. Entre esses dois fatores, a resistência vascular coronariana desempenha papel central, uma vez que é a vasodilatação coronariana o principal determinante do aumento da oferta de oxigênio ao coração em situações de aumento do consumo.

O acoplamento entre fluxo sanguíneo e necessidade metabólica é uma característica de órgãos como coração e cérebro, além da musculatura esquelética.

Como mencionado no primeiro parágrafo deste capítulo, a taxa de extração de oxigênio pelos miócitos é de cerca de 80%. Logo, essas células já trabalham muito próximo do máximo da extração de $O_2$ e não conseguem usar esse mecanismo nos momentos de aumento da demanda metabólica. O que é feito então? A resposta é vasodilatação!

É a vasodilatação coronariana que irá aumentar o aporte de oxigênio aos miócitos. Por esse motivo, pacientes com doença coronariana, em que os mecanismos de vasodilatação estão prejudicados, têm limiar para transfusão de hemácias diminuído. Ou seja, se eles normalmente não conseguem aumentar a taxa de extração de $O_2$ e devido à doença também não conseguem fazer vasodilatação, será o aumento do conteúdo arterial de oxigênio por meio da transfusão sanguínea que levará à melhora do aporte nos casos de anemia.

Entre os fatores mais importantes que determinam a vasodilatação estão os fatores metabólicos. A redução de oxigênio e ATP juntamente com o acúmulo de íons hidrogênio e dióxido de carbono são os principais fatores que levam à vasodilatação. Na verdade, é a baixa pressão de $O_2$ que age por meio de mediadores, como a adenosina, que induz uma vasodilatação inversamente proporcional ao tamanho da arteríola, ou seja, quanto menor o diâmetro, maior a vasodilatação.

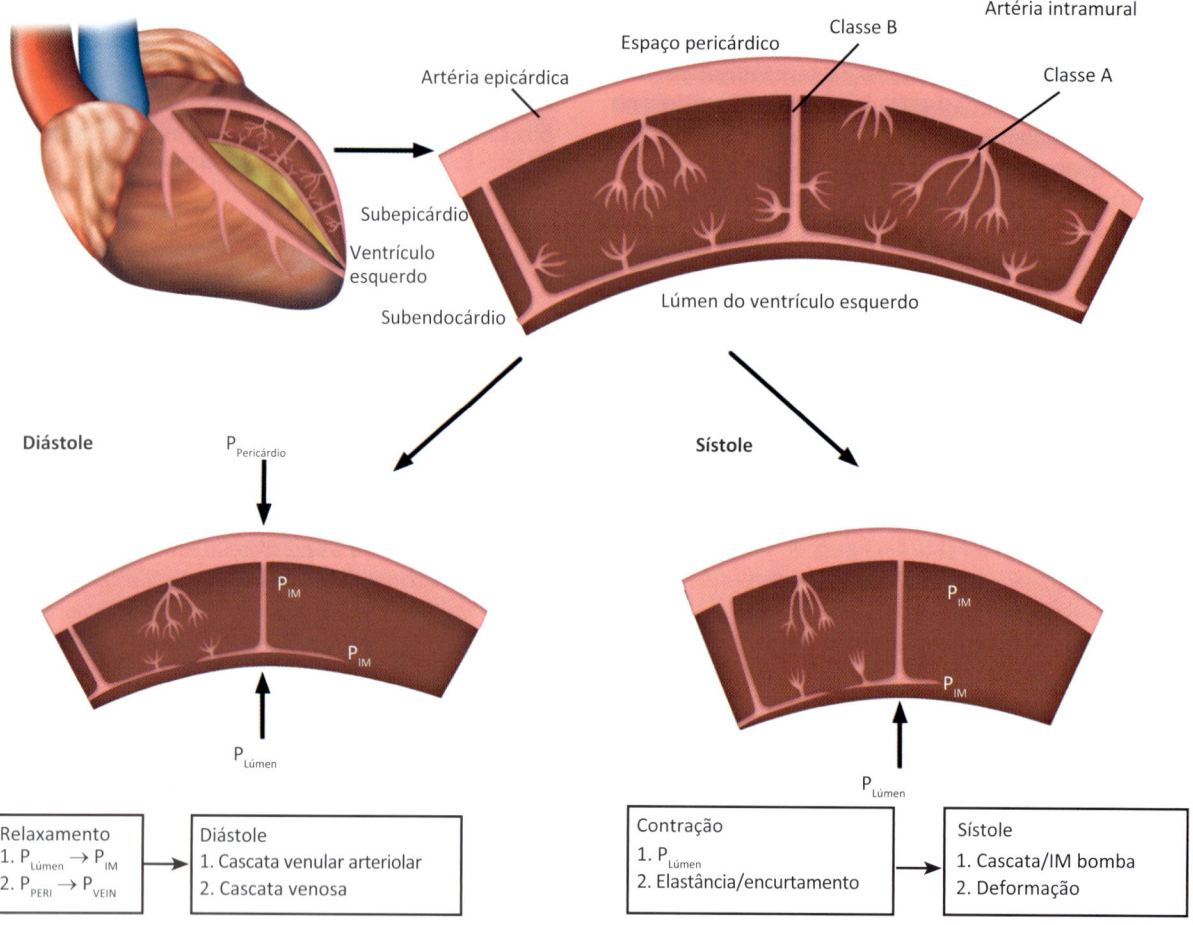

**▲Figura 30.3** Diferenças provocadas na microcirculação durante o ciclo cardíaco.
**Fonte:** Physiol Rev. 2008; 88:1009-1086.

Corroboram com o mencionado acima, estudos experimentais desde a década de 80 que mostram que o exercício físico pode aumentar o consumo de oxigênio pelo miocárdio. Em repouso, o consumo de oxigênio miocárdico é de cerca de 0,09 ml/min/g e durante o exercício há um aumento para 0,60 ml/min/g. Essa exigência é suprida por aumento de aproximadamente: 450% do fluxo sanguíneo coronariano, 20% do conteúdo arterial de $O_2$, e de 15% na taxa extração de $O_2$. Logo, o principal mecanismo que aumenta a oferta de $O_2$ ao músculo cardíaco é o aumento do fluxo coronariano através da vasodilatação coronariana.

Grubbstrom e col., estudando homens voluntários saudáveis submetidos a exercício físico pesado observaram redução acentuada da saturação de oxigênio do seio coronariano, que não foi acompanhada de redução da tensão de oxigênio. Foi sugerido, então, que a acidose lática provocada pelo exercício, levou ao deslocamento da curva de dissociação da hemoglobina para a direita, com redução da afinidade desta pelo $O_2$ e maior liberação de oxigênio às células miocárdicas.[6]

Além disso, mecanismos adrenérgicos vasoconstritores, que serão vistos mais adiante, limitam o aumento do fluxo sanguíneo coronário durante o exercício e podem modular a taxa de extração de oxigênio pelos miócitos. Trabalhos experimentais antigos de Gwirtz e col.,[7,8] mostraram que a administração intracoronária de prazosin, um bloqueador alfa 1-adrenérgico, durante a realização de exercício físico, aumentou o fluxo sanguíneo coronariano em 21%, o que se associou ao aumento de cerca de 20% na taxa de encurtamento segmentar do coração e de 25% no consumo miocárdico de oxigênio. Mesma observação foi feita após a administração intracoronária de adenosina.

### ■ FATORES HUMORAIS[1-5]

Os vasos coronarianos respondem a múltiplos estímulos humorais e neurais. Quando determinadas substâncias são secretadas na camada adventícia ligam-se a receptores na camada muscular e podem desencadear eventos que culminar com vasodilatação ou vasoconstrição. O caminho para que esses eventos aconteçam começa com a interação entre a substância e seu receptor. A seguir, uma proteína G é ativada ou inibida e segundos mensageiros intracelulares irão ativar/inibir proteínas quinases ou canais de cálcio que levarão à mudança conformacional do vaso. O endotélio é uma ativa camada vascular com funções sintéticas e metabólicas, que contém grande variedade de receptores para estas substâncias, como será visto adiante.

Agentes vasodilatadores são: oxigênio (tanto diretamente, quanto indiretamente, já que alterações na tensão de oxigênio podem estimular a liberação de outros mediadores), dióxido de carbono, adenosina, histamina, ocitocina, substância P, bradicinina, peptídeo intestinal vasoativo, tripsina e prostaciclina $PGI_2$. Esta última é um produto derivado do metabolismo do ácido aracdônico pela via da ciclooxigenase, que tem sua produção estimulada pelo estresse de cisalhamento vascular, pela pulsatilidade do fluxo sanguíneo, pela hipóxia e por uma série de mediadores que vão levar ao relaxamento vascular e à inibição da agregação plaquetária.

Grande parte das ações vasodilatadoras requerem um endotélio íntegro. O estímulo vasodilatador leva à liberação de uma molécula chamada *endothelium-derived relaxing fator* (EDRF), também conhecido como óxido nítrico (NO). Em última análise, quando o NO se difunde para dentro da célula-alvo, ele se liga à guanilato ciclase e leva a um aumento na produção de GMPc (guanosina monofostato). Se esta célula-alvo é uma célula muscular vascular, ocorre vasodilatação; se esta célula for uma plaqueta, ocorre inibição da agregação e ativação plaquetárias.

Algumas substâncias como a acetilcolina e a noradrenalina têm ação vasodilatadoras no endotélio intacto, mas podem causar vasoconstrição em casos de lesão endotelial.

Já os vasoconstritores são: angiotensina II, tromboxano $A_2$, prostaglandina $H_2$ e endotelina. Estas últimas podem levar à vasoconstrição direta, ou indiretamente à vasodilatação, uma vez que o estímulo adrenérgico leva ao aumento do consumo de $O_2$. Assim como os hormônios tireoidianos e o glucagon, que também aumentam o consumo de $O_2$ e consequentemente provocam vasodilatação coronariana.

O oxigênio, o dióxido de carbono, os íons $H^+$ e a adenosina são chamados de mensageiros.[1] Eles promovem vasodilatação coronariana em resposta ao aumento da atividade metabólica do miocárdio. O $CO_2$ e o $H^+$ provavelmente promovem vasodilatação pela abertura dos canais induzida por acidose. A adenosina age em receptores A1 que se ligam diretamente aos canais de $K^+_{ATP}$ e em receptores A2 que, através elevação de AMPc/proteína quinase A, também abrem os canais de $K^+_{ATP}$, levando à vasodilatação.

O endotélio, órgão endócrino ativo, também tem papel fundamental na regulação do fluxo coronariano. Ele produz substâncias vasodilatadoras[1] como o óxido nítrico e prostanoides. O óxido nítrico age fundamentalmente via aumento do GMPc e consequente ativação dos canais de $K^+$ ativados

por cálcio e canais de $K^+$ ATP-dependentes. Enquanto os prostanoides agem por meio do aumento de AMPc e ativação dos canais de $K^+$ ATP-dependentes, seguidos de hiperpolarização celular.

As substâncias vasoconstritoras produzidas pelo endotélio são endotelina, tromboxane e prostaglandina $PGH_2$.

Ele também produz substâncias antitrombóticas como a anti-trombina III, ativador de plasminogênio, proteína C, alfa2-macroglobulina e glicosaminoglicanos e substâncias procoagulantes como fator de von Willebrand, colágeno, fibronectina, tromboplastina, inibidor do plasminogênio, fator ativador de plaquetas e o próprio tromboxano A2.

Outras substâncias processadas pelo endotélio são: noradrenalina, adenosina, prostaglandinas e leucotrienos. Além disso, o endotélio também participa da conversão da angiotensina I em angiotensina II e desta em angiotensina III e participa da degradação da bradicinina e da substância P.

A integridade do endotélio também é muito importante: quando íntegro, inibe a adesão e a agregação plaquetárias, além de levar à vasodilatação. Quando lesado, leva a alterações das respostas vasomotoras aos estímulos externos.

A Figura 30.4 mostra esquematicamente as substâncias vasodilatadoras (em amarelo) e vasoconstritoras (em azul), nas diferentes porções dos vasos coronarianos: epicárdicas, intramurais e arteríolas.

Algumas situações como isquemia – tanto aguda quanto crônica – levam a respostas vasodilatadoras locais com intuito de aumentar o fluxo sanguíneo. Na isquemia, além da vasodilatação, outras respostas surgem como mecanismos de "proteção miocárdica": há diminuição da taxa de extração de oxigênio e também estímulo a proliferação de rede capilar colateral. O aumento da produção e liberação de óxido nítrico e o aumento da atividade dos canais $K^+_{ATP}$ são os mecanismos através dos quais essas adaptações ocorrem.

A Figura 30.5 ilustra a ação dos fatores metabólicos e humorais sobre a resistência coronariana.

## ■ FATORES NEURONAIS[1-5]

Quanto aos fatores neurais, temos que os vasos coronarianos possuem rica inervação simpática e parassimpática. Porém o sistema nervoso autônomo desempenha papel discreto nessa regulação. Além disso, é importante considerar

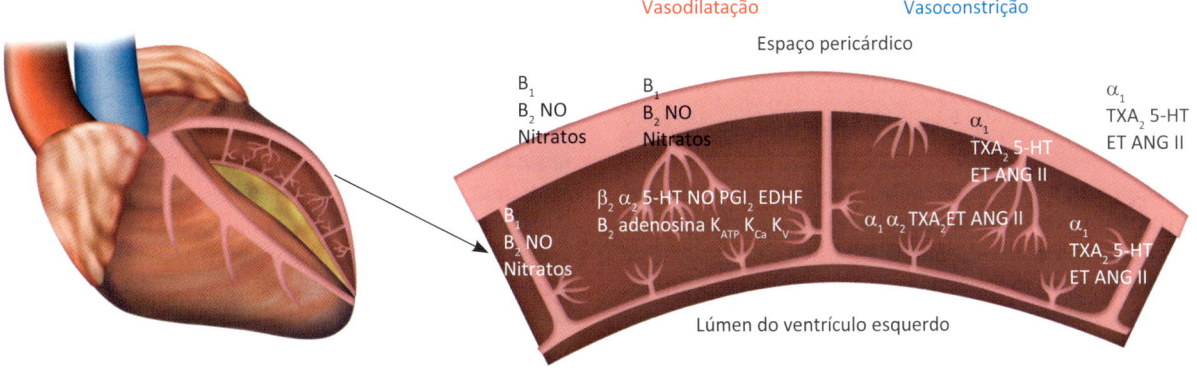

▲**Figura 30.4** Substâncias vasodilatadoras e vasoconstritoras nas diferentes porções dos vasos coronarianos.
**Fonte:** Physiol Rev. 2008; 88: 1009-1086.

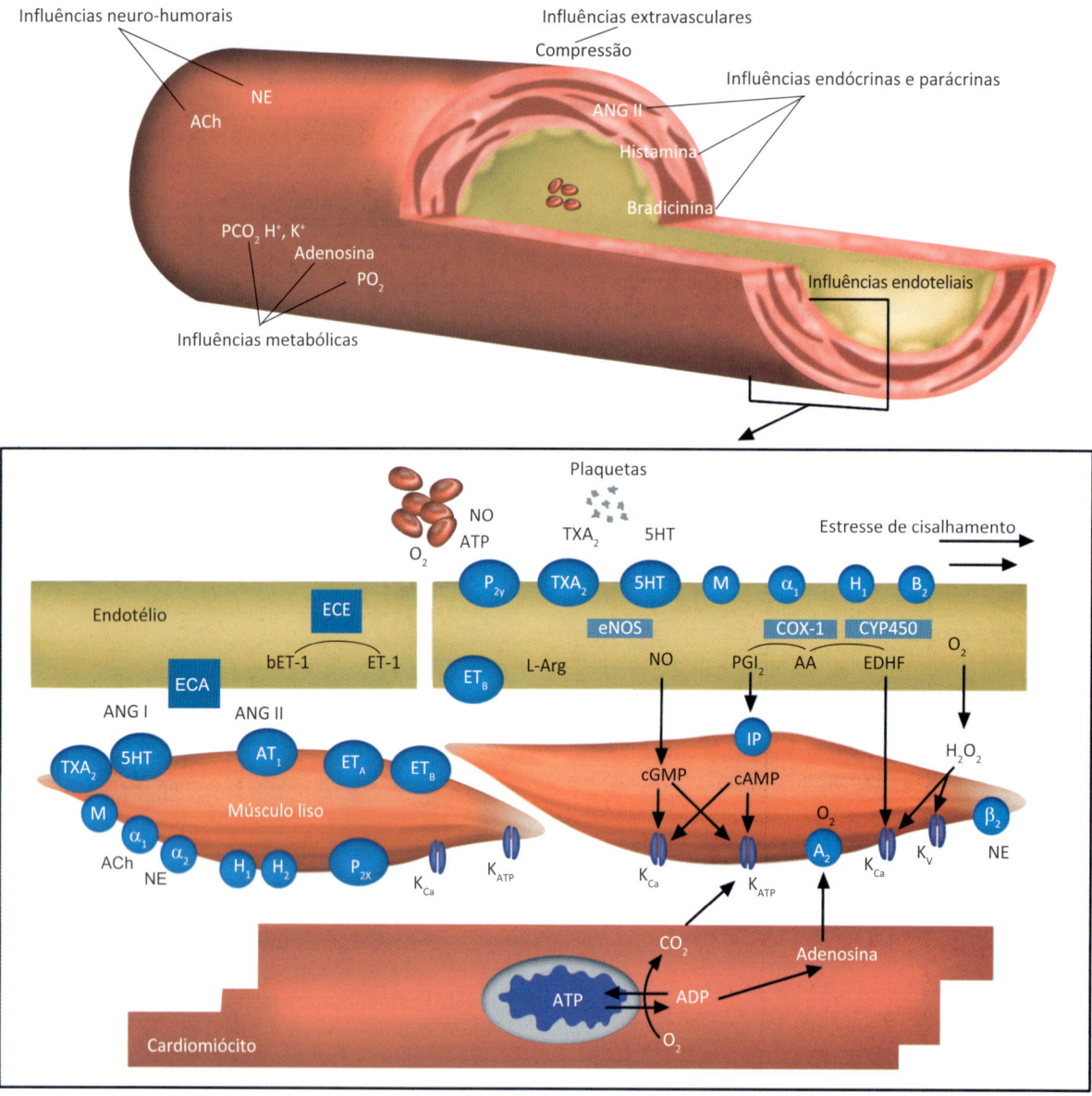

▲ **Figura 30.5** Ação dos fatores metabólicos e humorais sobre a resistência coronariana.
**Fonte:** Physiol Rev. 2008; 88:1009–1086.

que a ativação do sistema nervoso autônomo pode levar a alterações importantes da frequência cardíaca, da pressão arterial e da contratilidade, com consequentes alterações metabólicas que por sua vez impactam na regulação do fluxo sanguíneo coronariano e podem ser fatores confundidores.

De forma direta, o sistema simpático promove vaso-constrição e o parassimpático, vasodilatação. Nas artérias epicárdicas predominam os receptores alfa-1 e nas artérias intra e subendocárdicas predominam receptores beta-2. Porém, os estímulos simpáticos inotrópicos e cronotrópicos positivos, resultam em aumento do consumo de $O_2$, com consequente vasodilatação secundária. Caso seja obser-vada vasoconstrição, em oposição à vasodilatação meta-bolicamente mediada, os receptores responsáveis serão os adrenorreceptores alfa-1 pós-juncionais. Quanto aos receptores beta-adrenérgicos, parece não haver muita in-fluência no fluxo coronariano em situações de repouso. No entanto, durante exercícios, a ativação dos receptores beta

(principalmente os beta-2) está relacionada à vasodilatação. Quanto ao parassimpático, temos que os vasos coronários de resistência são ricamente inervados por esse sistema. Estudos experimentais mostram que a vasodilatação co-ronariana produzida pela estimulação vagal é bloqueada pela atropina e reproduzida pela acetilcolina, por meio da liberação de óxido nítrico endotelial. No entanto, o que se observa é que o parassimpático tem ação muito discreta so-bre os vasos coronarianos. E o mesmo raciocínio pode ser aplicado: a bradicardia e o inotropismo negativo, levam à re-dução do consumo de oxigênio; logo, temos vasoconstrição secundária. Esses efeitos antagônicos estarão sempre con-frontados no funcionamento normal do miocárdio e aque-le que sobrepujar seu antagonista, oferecerá um estímulo maior. Por exemplo, se um indivíduo passa por um estresse emocional, a descarga simpática pode levar à vasoconstri-ção coronariana. Mas se ele estiver praticando atividade físi-ca, essa mesma descarga simpática pode ser superada pelo aumento do consumo miocárdico de $O_2$ e ocorrer vasodilatação coronariana.

Pode-se dizer então que embora o fluxo sanguíneo coronariano seja predominantemente responsivo à demanda metabólica, o sistema nervoso autônomo pode, de certa forma, influenciar esse acoplamento fluxo-metabolismo. Em repouso, a atividade simpática sobre o coração é mínima. Mas durante períodos de aumento da demanda metabólica, a ativação simpática exerce efeitos que podem se opor (alfa) ou reforçar (beta) o aumento do fluxo sanguíneo coronariano que acontece em resposta ao aumento do trabalho cardíaco. A observação de que corações desnervados, ou o simples bloqueio farmacológico do sistema nervoso autônomo, não levam à isquemia em situações de aumento do consumo de oxigênio pode levar à conclusão de que esse sistema não é essencial nessas situações, mas pode ser útil em otimizar o acoplamento fluxo-metabolismo.

Por fim, vale ressaltar as influências causadas pelas classes de fármacos rotineiramente usados em anestesia sobre a circulação coronariana.

Os anestésicos halogenados levam à vasodilatação coronariana direta. No entanto, a redução dos fatores determinantes do consumo miocárdico de oxigênio como frequência cardíaca, inotropismo, pré- e pós-carga causam vasoconstrição indireta. Quando a relação entre a oferta e o consumo de oxigênio é analisada, conclui-se que estes agentes têm ação vasodilatadora propriamente dita. O halotano age predominantemente em artérias coronárias de maior calibre, enquanto o isoflurano tem ação mais importante sobre artérias de pequeno calibre. Ambos causam vasodilatação mais intensa que o desflurano. Já o sevoflurano não tem ação vasodilatadora digna de nota.[9]

Dentre os agentes halogenados, o isoflurano é o que mais causa perda da autorregulação coronariana. No entanto, o restabelecimento da pressão de perfusão coronária, às custas do aumento da pressão arterial sistêmica, leva o mecanismo de autorregulação de volta à normalidade.

Os mecanismos de ação dos halogenados que levam à vasodilatação parecem ser independentes do óxido nítrico. Tais agentes alteram a regulação intracelular do cálcio em diferentes locais de célula muscular vascular: reduzem o acúmulo de cálcio e a liberação deste pelo retículo sarcoplasmático, inibem a proteína G acoplada à fosfolipase C, reduzem a formação de inositol trifosfato. Além disso, ao ativarem os canais de potássio ATP-dependentes e levarem à hiperpolarização celular, acabam causando vasodilatação.

Outro fenômeno provocado pelos agentes halogenados é o chamado roubo de fluxo coronariano, ou seja, o uso destes em concentrações maiores, acarreta deslocamento do fluxo sanguíneo coronariano para áreas já melhores perfundidas, em detrimento de áreas isquêmicas. Da mesma forma que ocorre em relação à autorregulação, o restabelecimento da pressão de perfusão coronariana, normaliza a distribuição do fluxo.

Diversas classes de fármacos como etomidato, isoflurano, midazolam, propofol, remifentanil, rocurônio, succinilcolina podem levar à degranulação de mastócitos, como ocorre em reações alérgicas e de hipersensibilidade e levar à chamada síndrome de Kounis.[10-13] Esta síndrome caracteriza-se por uma crise vasoespástica das coronárias, de etiologia anafilática/anafilactoide, com quadro clínico semelhante à síndrome coronariana aguda, inclusive com alterações eletrocardiográficas. A liberação de substâncias inflamatórias como histamina, produção de derivados do ácido aracdônico como prostaglandinas, leucotrienos e fator ativador de plaquetas, além de liberação de citocinas e interleucinas leva à extravasamento plasmático e formação de edema. No coração, pode ocorrer formação de trombos na circulação coronária, tanto em regiões com lesão endotelial, como em regiões aparentemente saudáveis. O tratamento da síndrome de Kounis engloba tanto a abordagem de uma síndrome coronariana aguda, como abordagem de uma reação anafilática/anafilactoide.

## REFERÊNCIAS

1. Duncker DJ, Bache RJ. Regulation of Coronary Blood Flow During Exercise. Physiol Rev. 2008;88(3):1009-1086.
2. Sun LS, Schwarzenberger J, Dinavahi R. Cardiac Physiology. In: Miller RD, Cohen NH, Eriksson LI, et al. Miller's Anesthesia. 8. ed. Philadelphia: Elsevier, 2015. p. 473-491.
3. Pagel PS, Kampine JP, Stowe DF. Cardiac Anatomy and Physiology. In: Barash PG, Cullen BF, Stoelting RK, et al. Clinical Anesthesia. 7. ed. Philadelphia: Lippincott Williams & Wilkins, 2013. p. 239-262.
4. O'brien ERM, Hibbert B, Nathan HJ. Coronary Physiology and Atherosclerosis. In: Kaplan JA, Reich DL, Savino JS. Cardiac Anesthesia 6. ed., Philadelphia: Elsevier, 2011. p. 132-156.
5. Cesar LAM, Ferreira JFM. Circulação coronariana: aspectos fisiológicos. Rev Soc Bras Hipertensão. 2004; 7(1):6-10.
6. Grubbstrom J, Berglund B, Kaijser L. Myocardial blood flow and lactate metabolism at rest and during exercise with reduced arterial oxygen content. Acta Physiol Scand. 1991;142(4):467-474.
7. Gwirtz PA, Dodd-o JM, Brandt MA, Jones CE. Augmentation of coronary flow improves myocardial function in exercise. J Cardiovasc Pharmacol. 1990;15(5):752–758.
8. Gwirtz PA, Overn SP, Mass HJ, Jones CE. Alpha 1-adrenergic constriction limits coronary flow and cardiac function in running dogs. Am J Physiol Heart Circ Physiol. 1986;250(6 Pt 2):H1117-H11126.
9. Pagel PS, Farber NE. Inhaled Anesthetics: Cardiovascular Pharmacology. In: Miller RD, Cohen NH, Eriksson LI, et al. Miller's Anesthesia. 8. ed. Philadelphia: Elsevier, 2015. p. 706-751.
10. Fassio F, Losappio L, Antolin-Amerigo D, Peveri S, Pala G, Preziosi D, et al, Kounis syndrome: A concise review with focus on management. Eur J Intern Med. 2016 30:7-10.
11. Fassio F, Almerigogna F. Kounis syndrome (allergic acute coronary syndrome): different views in allergologic and cardiologic literature. Intern Emerg Med. 2012;7(6):489-495.
12. Kounis NG. Coronary Hypersensitivity Disorder: The Kounis Syndrome. Clinical Therapeutics. 2013;35(5):563-571.
13. ounis NG, Mazarakis A, Tsigkas G, Giannopoulos S, Goudevenos J, et al. Kounis syndrome: a new twist on an old disease. Future Cardiol. 2011;7(6):805-824.

# 31

# Fisiologia da Microcirculação

Murillo Santucci Cesar de Assunção ▪ Rogério da Hora Passos ▪ Roberto Rabello Filho

## INTRODUÇÃO

O objetivo do sistema cardiorrespiratório é prover oxigênio ($O_2$), nutrientes e água para os tecidos de acordo com a necessidade metabólica, sendo que a via final deste complexo processo ocorre na microcirculação.[1] O fluxo sanguíneo é regulado de acordo com as necessidades das células, isto é direcionado pela demanda metabólica, a qual contribui na regulação da extração de oxigênio pela resposta a estímulos locais das arteríolas e capilares.[1] As vênulas não possuem tal mecanismo adaptativo, porém são órgãos de capacitância altamente reativas a processos inflamatórios, cumprindo funções principalmente imunológicas nos segmentos pós-capilares da microcirculação.[2] A unidade microcirculatória composta por arteríolas, vênulas e capilares, é responsável pelas funções vitais do organismo e demonstra ser altamente dinâmica, sendo capaz de se adaptar a diferentes condições patológicas.

Embora exista este caráter dinâmico e adaptativo, eventos agudos podem gerar desequilíbrio de cada componente da microcirculação, acarretando disóxia celular que, se perpetuar, pode contribuir para a disfunção celular e, por conseguinte, o desenvolvimento da disfunção de múltiplos órgãos.[3] Neste contexto, Sakr e cols. demonstraram que a disfunção microcirculatória não corrigida nas primeiras 24 horas está associada a pior desfecho clínico em pacientes graves; portanto, cada vez mais tem se dado importância ao papel da microcirculação em estudos envolvendo esta população de pacientes.[4]

O conhecimento da fisiologia da microcirculação pode auxiliar na compreensão e na abordagem dos distúrbios que promovem hipóxia tissular. Neste capítulo serão descritos os principais aspectos anatômicos e funcionais da microcirculação em condições normais e patológicas, assim como a relação de parâmetros micro-hemodinâmicos com variáveis hemodinâmicas globais e desfechos clínicos relevantes.

## ▪ DEFINIÇÃO E COMPOSIÇÃO DA MICROCIRCULAÇÃO

O segundo consenso publicado em 2018 sobre a avaliação da microcirculação sublingual em pacientes graves, define microvasos (arteríolas, capilares e vênulas) como vasos menores que 20 µm.[5] Estes vasos são responsáveis pelo processo de liberação de oxigênio para os tecidos do organismo pelo mecanismo de difusão. O sistema microcirculatório pode apresentar alto grau de heterogeneidade em sua arquitetura, principalmente em relação a densidade vascular, ramificações e estrutura dos capilares, mas os elementos fundamentais que compõem a unidade microcirculatória são comuns à maioria dos leitos vasculares (Figura 31.1).[6]

A microcirculação é parte do sistema vascular, sendo composta pelos pequenos vasos denominados arteríolas, capilares e vênulas. Os capilares linfáticos transportam o líquido extravascular para dentro do sistema venoso. As arteríolas apresentam em suas paredes células musculares lisas responsáveis pela regulação do tônus arteriolar (Figura 31.2).[1]

### Arteríolas

O diâmetro das artérias diminui conforme a progressão do leito vascular para a periferia. Arteríolas são vasos de resistência com 10 a 15 µm de diâmetro, compostos por uma camada de 2 a 4 células musculares. Elas se dividem de 2 a 4 vezes, formando as arteríolas terminais (pré-capilares), as quais possuem diâmetro interno de 5 a 9 µm e são cercadas por apenas uma camada de células musculares.[7] São revestidas por fina camada de células endoteliais e rede de nervos desmielinizados. Estes vasos têm a capacidade de alterar ativamente seu diâmetro em 2 a 3 vezes (vasos mais distais), dependendo das condições fisiológicas locais.[7]

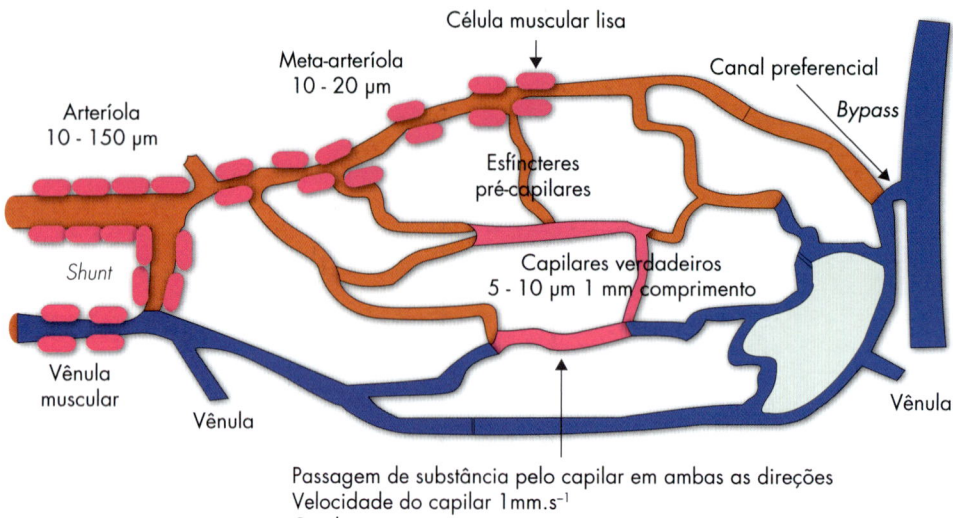

▲ **Figura 31.1** Arquitetura da microcirculação. Esquematização dos componentes da unidade microcirculatória com seus respectivos diâmetros.

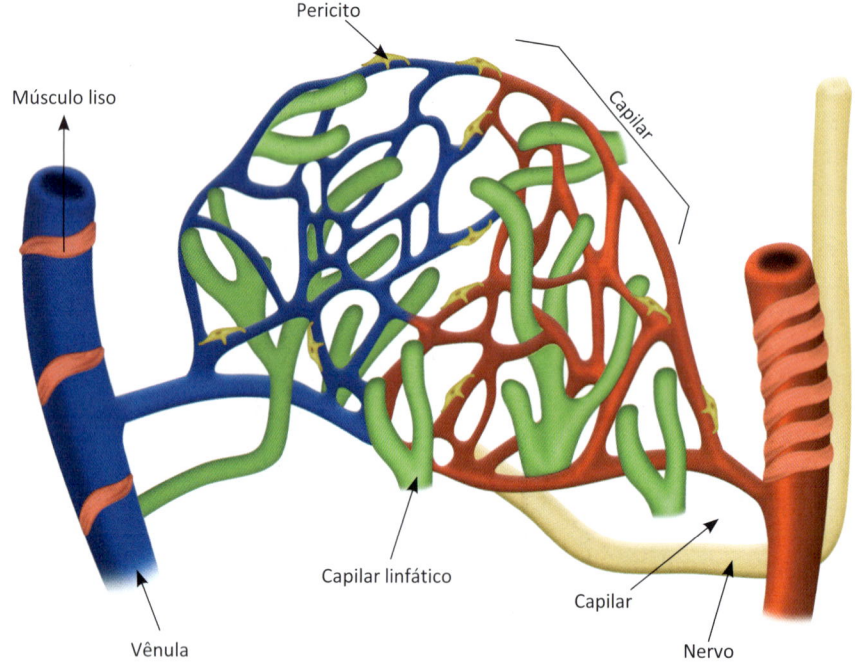

▲ **Figura 31.2** Anatomia microvascular.

## Capilares

Capilares são vasos dispostos após as arteríolas terminais e, por definição, apresentam 4 a l0 μm de diâmetro interno.[10] Possuem somente uma camada de células endoteliais e são recobertos por uma fina membrana basal.[8]

Em condições de repouso, somente 20% a 30% estão "abertos" à perfusão orgânica na maioria dos tecidos, porém, em condições de estresse (hipóxia tecidual), ocorre rápido recrutamento devido à abertura dos chamados esfíncteres pré-capilares. Estas características dos capilares permitem a manutenção de um ambiente propício para trocas gasosas, além de oferta de nutrientes e água do sangue periférico para os tecidos.[9]

## Vênulas

Capilares drenam conteúdo intravascular para outra camada desprovida de musculatura: as vênulas. Estes vasos, as vênulas pós-capilares, representam o segmento da microcirculação com maior resposta a processos inflamatórios, ou seja, as junções celulares podem se abrir permitindo a liberação de proteínas plasmáticas e leucócitos do sangue para o espaço intersticial em caso de endotoxemia. Além disso, essa característica passiva, com importante grau de distensibilidade, garante armazenamento e mobilização de grandes quantidades de sangue em diversos órgãos (grande capacitância).[7,10]

## ▪ DISTRIBUIÇÃO E REGULAÇÃO DO FLUXO SANGUÍNEO NA MICROCIRCULAÇÃO

Nos vasos sanguíneos o fluxo é de caráter pulsátil ao invés de contínuo, e a relação entre fluxo e pressão motriz é dada pela fórmula de Hagen-Poiseuille:

$$\frac{\text{Pressão motriz} \times \text{raio}^4}{\text{Comprimento} \times \text{viscosidade}}$$

Esta equação demonstra de forma clara que pequenas modificações no raio dos vasos resultam em grandes alterações no fluxo sanguíneo, ou seja, a perfusão tecidual é basicamente controlada pelos vasos de resistência (arteríolas).[11]

As mudanças na viscosidade podem ser induzidas pela diminuição (hemodiluição) ou aumento (hemoconcentração) do número de hemácias em relação ao volume do plasma. A menor viscosidade sanguínea em vasos de pequeno calibre (efeito Fahreus-Lindqvist) é explicada pela redução dinâmica do hematócrito nos pequenos vasos e pela tendência de alinhamento das hemácias com o fluxo sanguíneo, levando à formação de uma camada de plasma livre de células entre a parede interna do vaso e as hemácias, diminuindo assim seu atrito. Portanto, apesar das mudanças de viscosidade, o tônus arteriolar representa o mais importante mecanismo de controle de fluxo sanguíneo regional.[12]

No conceito de troca de oxigênio tissular proposto por Krogh (Figura 31.3), os esfíncteres pré-capilares regulam o

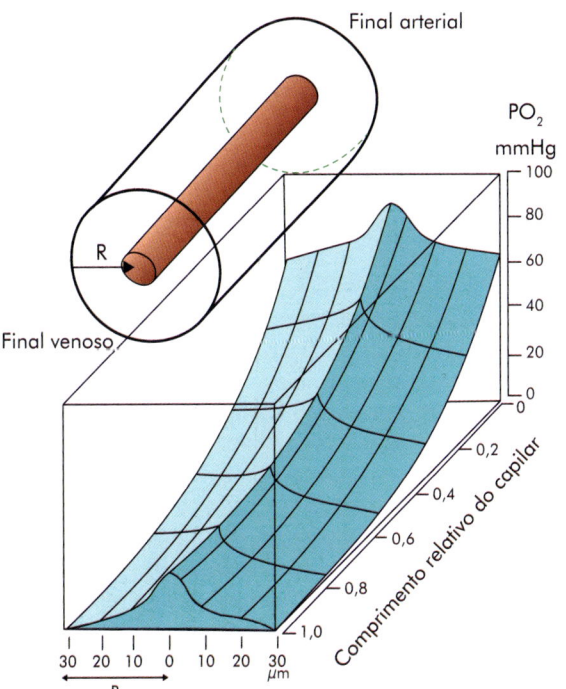

▲ **Figura 31.3** Modelo conceitual de Krogh de difusão de oxigênio por meio dos capilares. A área dos tecidos que são perfundidos por um capilar está representada por um cilindro de acordo com seu raio (R). Os esfíncteres pré-capilares regulam o número de capilares perfundidos e assim modulam a área seccional de difusão.
**Fonte:** modificada de Boveris e cols.[13]

número de capilares perfundidos e assim modulam a área seccional de difusão.[13] No entanto, estudos demonstraram que as arteríolas alimentadoras são, na verdade, as unidades funcionais que promovem a perfusão.[14,15] Além disso, a densidade capilar está associada às necessidades metabólicas de cada tecido e pode ser adaptada a diferentes estados, como por exemplo, a hipóxia crônica.[16]

## O Papel do Endotélio

O endotélio representa 95% da massa celular da microcirculação, sendo principal fator do sistema microcirculatório. As células endoteliais revestem toda a superfície interna dos microvasos juntamente com as células musculares (principalmente em arteríolas) e têm importância central no controle da homeostase, pois além de proteger a parede de microvasos contra a agregação celular (leucócitos e plaquetas), atuam como um sistema organizado que emite sinais célula-célula em resposta a situações de estresse.[1]

Em resposta a estímulos locais, como a tensão parcial de oxigênio ($PO_2$), pH e substâncias vasoativas (acetilcolina, catecolaminas, prostaglandinas, endotelina, bradicinina, tromboxano e ATP), ocorre vasoconstrição decorrente da contração muscular. Por outro lado, a produção de prostaciclinas e óxido nítrico, e o acúmulo de metabólitos como $CO_2$, $H^+$, adenosina e lactato promovem a vasodilatação, sendo a liberação da maioria dessas substâncias, com ação vasoativa, realizada pelo próprio endotélio.

A relação entre as células plasmáticas e a superfície do endotélio é importante para o entendimento do fluxo sanguíneo na microcirculação. O glicocálix, uma fina lâmina de glicosaminoglicanos, reveste todo endotélio e tem como principal função facilitar o fluxo das hemácias e de outros componentes do plasma pela proteção contra a adesão de leucócitos e plaquetas na parede do mesmo. Em condições de atividade inflamatória exacerbada, a espessura do glicocálix se torna menor e facilita a agregação celular, o que propicia redução do fluxo regional.[17-19]

Além disso, há evidência de não somente comunicação química, mas também elétrica entre as células musculares lisas e as células endoteliais, resultando, assim, nas chamadas "unidades reguladoras mioendoteliais". Este complexo e delicado processo de autorregulação ocorre somente na microcirculação, onde o fluxo sanguíneo intraorgão é controlado localmente, permanecendo constante mesmo quando submetido à ampla variação de pressão de perfusão. Enfatiza-se que, no estado de choque circulatório, este mecanismo de sinalização celular torna-se desregulado, o que gera diminuição no fluxo sanguíneo regional e, consequentemente, desequilíbrio entre oferta e consumo de oxigênio tecidual.[19]

## Transporte de Oxigênio e Outras Funções da Microcirculação

O $O_2$ é liberado para a microcirculação ligado à hemoglobina e, após sua dissociação, se difunde através da membrana da hemácia para o plasma e, subsequentemente, para o citoplasma celular.[20] Similarmente, nos capilares pulmonares, a força motriz para difusão do oxigênio é o gradiente entre a $PO_2$ do espaço vascular e o citosol celular, visto que a hemoglobina da hemácia não se equilibra com a $PO_2$ tecidual e a liberação de oxigênio ocorre durante o tempo completo de trânsito capilar pela hemácia. Em caso de anemia, o aumento da distância de difusão entre o espaço vascular e a mitocôndria pode limitar o fluxo de oxigênio.[21] Desta forma, pode-se entender que a diminuição dos níveis dos carreadores de $O_2$ na microcirculação e a redução de hemoglobina podem limitar a oferta de $O_2$ ($DO_2$).[22]

As células são incapazes de armazenar $O_2$ e ao metabolizá-lo geram energia para sustentar funções vitais, como a síntese de macromoléculas complexas, a manutenção do gradiente eletroquímico das membranas celulares e as contrações musculares. A hipóxia pode causar lesão tecidual direta devido à privação da síntese de ATP, fundamental para a permanência da integridade estrutural das células. Outro mecanismo de lesão é pela formação de radicais livres decorrente da disóxia, que acarreta acúmulo de adenosina e outros metabólicos celulares.[22]

A microcirculação tem papel fundamental na oxigenação tecidual porque é através de suas paredes que o $O_2$ é entregue às células dos tecidos periféricos. Cada tecido possui uma estrutura peculiar da microcirculação, ou seja, a estrutura é adaptada de acordo com as necessidades específicas daquele tecido, e uma das observações mais interessantes é o alto grau de heterogeneidade da perfusão tecidual que ocorre neste nível. Esta heterogeneidade se expressa pela grande variabilidade na velocidade do fluxo das hemácias e pela densidade das mesmas em diferentes leitos vasculares.[11,13,21]

Além desta diferença estrutural, vários mecanismos ocorrem para controle dinâmico da $DO_2$ em resposta às constantes modificações na demanda metabólica. Na microcirculação, o aumento do fluxo sanguíneo e da oxigenação em tecido com demanda metabólica aumentada ocorre por dois mecanismos principais:[11]

1. diminuição na resistência dos vasos pré-capilares;
2. aumento na taxa de extração de oxigênio.

Porém, todos os mecanismos envolvidos no fornecimento de $O_2$ (fluxo macrorcirculatório, fluxo microcirculatório e função mitocondrial) devem estar em perfeita operação para a manutenção das funções celulares. Este processo tem papel fundamental principalmente em relação à função imunológica, visto que a atividade metabólica envolvida na produção enzimática é dependente do alto nível de ATP.[23]

Ademais, na microcirculação ocorre regulação dinâmica dos mecanismos trombóticos e fibrinolíticos, adesão de leucócitos, agregação plaquetária, permeabilidade celular e carreamento de princípios ativos de diferentes medicamentos células-alvo em condições patológicas.[3,24]

Em condições normais, o endotélio apresenta propriedades anticoagulantes pela produção de fator ativador de plasminogênio tecidual, heparina e trombomodulina. Porém, em condições patológicas, como durante endotoxemia, por exemplo, ocorre rápida cascata de reações com ativação tanto da via intrínseca quanto da via extrínseca de coagulação pela expressão do fator tecidual, deposição de fibrina e formação de microtrombos. Isto resulta em hipofluxo e hipoxemia tecidual e, em última análise, disfunção orgânica múltipla de órgãos.[25,26]

## Troca Microcirculatória de Oxigênio e a Curva de Dissociação da Oxi-hemoglobina

Quase todo o $O_2$ transportado pelo sangue permanece reversivelmente ligado à hemoglobina dentro das hemácias, de acordo com sua forma alostérica.[27] Na ausência de anemia, 98% do $O_2$ contido no sangue está ligado à hemoglobina (Hb), e apenas uma quantidade irrisória de $O_2$ é transportada diluída no plasma devido à baixa solubilidade de $O_2$ ao mesmo, exceto em condições de alta tensão de $O_2$.[13] O conteúdo de oxigênio nos vasos sanguíneos é representado pela seguinte fórmula:

$$(Hb \times SO_2 \times 1.34) + PO_2 \times 0,0031)$$

onde:

$\quad$ Hb é a concentração de hemoglobina no sangue;

$\quad$ $SO_2$ é a saturação de oxigênio;

$\quad$ 1,34 mL é a capacidade máxima de oxigênio que 1 g de Hb é capaz de carregar;

$\quad$ $PO_2$ é a pressão parcial de oxigênio no plasma, e

$\quad$ 0,0031 é o coeficiente de solubilidade de oxigênio no plasma.

Para calcular o conteúdo arterial de $O_2$ ($CaO_2$) ou o conteúdo venoso misto de $O_2$ ($CvO_2$), utiliza-se os valores de $SO_2$ e $PO_2$ das respectivas gasometrias.

As hemácias são as estruturas ideais para o transporte de oxigênio ($TO_2$), já que possuem aspecto bicôncavo, o que permite diminuição das distâncias de difusão extracelular. Estas distâncias consistem em plasma, endotélio, interstício e citosol. Além disso, a membrana da hemácia é livremente permeável a $H_2O$, $CO_2$, e $O_2$, porém, é impermeável à hemoglobina.[28,29] Cada molécula de hemoglobina é capaz de se ligar a 4 moléculas de $O_2$, o que gera capacidade máxima de combinação de 1,34 mL de $O_2 \cdot g^{-1}$ de Hb.[13]

As cadeias de polipeptídeos da hemoglobina interagem de tal forma que, após a ligação com a primeira molécula de $O_2$, ocorre aumento na facilidade da união das outras moléculas de $O_2$. Este mecanismo explica a curva de dissociação da hemo-globina, formada pela plotagem da $SO_2$ como uma função da $PO_2$ (Figura 31.4). A hemoglobina torna-se aproximadamente 100% saturada de $O_2$ quando a $PO_2$ atinge cerca de 250 mmHg. Em condições normais, a hemoglobina arterial encontra-se em torno de 97% saturada em uma $PO_2$ alveolar ($PAO_2$) normal de 95-100 mmHg. Já o sangue venoso misto da artéria pulmonar tem $PvO_2$ de 40 mmHg e a saturação venosa mista ($SvO_2$) encontra-se entre 70% e 75%.[28,29]

A curva de sigmoide da oxi-hemoglobina apresenta na parte inclinada, entre $PO_2$ de 20 a 50 mmHg, a porção que representa o que ocorre nos capilares teciduais, uma grande quantidade de $O_2$ que pode ser liberada com discreta mudança na $PO_2$; esta porção da curva é denominada de dissociação. Assim, uma porção relativamente grande de $O_2$ carreado pela Hb está disponível para os tecidos, enquanto a porção superior da curva é quase plana, entre $PO_2$ de 70 a

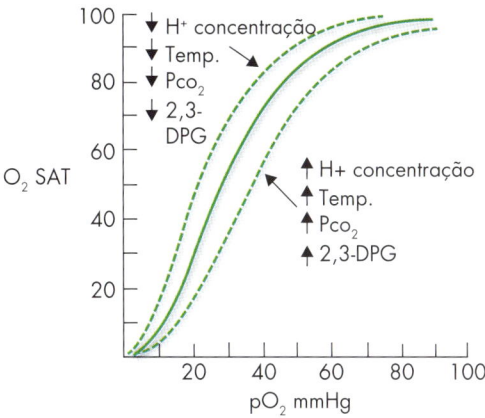

▲**Figura 31.4** Curva de dissociação da oxi-hemoglobina. Considera-se que o traçado contínuo é o parâmetro em condições normais, portanto, para uma $PO_2$ de 60 mmHg, ocorre saturação de 90% correspondente. Existem alguns elementos que podem desviar a curva normal, como pH, temperatura, $CO_2$ (gás carbônico) e o 2,3-DPG (difosfoglicerato). Dessa forma, pode ocorrer desvio da curva para a direita pela diminuição do pH (acidose), aumento de temperatura, aumento de $CO_2$ e aumento de 2,3-DPG. Por outro lado, ocorre desvio da curva para a esquerda através do aumento do pH (alcalose), diminuição de temperatura, diminuição de $CO_2$ e diminuição de 2,3-DPG.

$H^+$: íons hidrogênio; Temp.: temperatura corpórea; $PCO_2$: pressão parcial de gás carbônico; 2,3-DPG: 2,3-difosfoglicerato.

100 mmHg, sendo referida como a porção de associação da curva porque assegura a oxigenação da hemoglobina mesmo quando a $PO_2$ alveolar é diminuída, como por exemplo, em caso de doença pulmonar.[21]

A curva de dissociação é também capaz de se desviar para a direita ou para a esquerda (Efeito Bohr). O aumento na $PCO_2$ no sangue ou na concentração do íon hidrogênio (acidemia) desvia a curva para a direita, enquanto que a diminuição na $PCO_2$ ou alcalemia desvia a curva para esquerda.[30] Além disso, o aumento na temperatura do sangue ou na concentração eritrocitária de 2,3-difosfoglicerato (2,3-DPG) também desvia a curva para a direita, ou seja, o $O_2$ é liberado pela Hb com maior facilidade para uma dada redução na $PO_2$ (diminuição da afinidade). Já a redução da temperatura sanguínea ou da concentração de 2,3-DPG desvia a curva para a esquerda, ou seja, o $O_2$ é liberado pela Hb com maior dificuldade para uma dada redução na $PO_2$ (aumento da afinidade).[31]

## Relação Entre Variáveis Hemodinâmicas e Microcirculação

Distúrbios no equilíbrio entre a $DO_2$ e o consumo de oxigênio ($VO_2$) para os tecidos definem o estado de choque. Diminuição na $DO_2$ pode ser causada por anemia intensa, hipóxia e diminuição do débito cardíaco. Para preservar as funções celulares, principalmente de órgãos nobres como coração e cérebro, diversos mecanismos fisiológicos compensatórios entram em ação.[32,33] Um dos principais achados é o "derrecrutamento" da microcirculação em leitos vasculares como pele e leito es-plâncnico, com redirecionamento de flu-

xo sanguíneo para áreas nobres (cérebro, coração, pulmões e rins). Durante este processo, variáveis hemodinâmicas, correspondentes à circulação sistêmica, podem estar inalteradas a despeito do prejuízo na perfusão na microcirculação.[3]

Neste sentido, já está bem estabelecido que parâmetros clínicos e macro-hemodinâmicos apresentam baixa correlação com o estado da perfusão tecidual.[34,35] Diversos estudos demonstraram padrões anormais de fluxo sanguíneo na microcirculação independentemente das alterações na circulação sistêmica em pacientes em estado choque.[36,37]

Tais achados apresentam importância clínica relevante, visto que a base do tratamento de pacientes graves envolve inicialmente a otimização de parâmetros clínicos e hemodinâmicos sistêmicos, como pressão arterial média, pressão venosa central, débito cardíaco, diurese, e também de marcadores de perfusão, como lactato, gradiente venoarterial de $CO_2$ e saturação venosa central ou mista de oxigênio.[32,33] No entanto, a correção de metas macro-hemodinâmicas (sistêmicas) não está linearmente associada com melhora da $DO_2$ no nível capilar em diferentes estados de choque, especialmente no choque distributivo na sepse. Entretanto, Bruno e colaboradores em ensaio clínico randomizado, utilizaram a monitoração da microcirculação pelo método de microvideoscopia *side stream-dark field* (SDF) para guiar a terapia, com objetivo primário à redução de mortalidade em 30 dias, e não encontraram diferença significativa, apesar do grupo guiado pela SDF ter sofrido maior número de intervenções.[38]

Mas por que as alterações nos parâmetros da macrocirculação não se correlacionam diretamente com melhora na microcirculação? A pressão de perfusão na microcirculação é resultado da diferença entre a pressão pós-arteriolar e a pressão ve-nular. Nessa perspectiva, evidencia-se que a pressão venosa central seja o maior determinante do fluxo sanguíneo capilar. Este raciocínio foi demonstrado em um estudo clínico que correlacionou pressão venosa central elevada com piores valores de MFI (do inglês, *Microcirculatory Flow Índex*) e PPV (do inglês, *Percentage Perfused Small Vessels*).[39,40]

Visando maior esclarecimento do comportamento da microcirculação em diferentes condições hemodinâmicas, De Backer e colaboradores investigaram a microcirculação sublingual em um estudo prospectivo envolvendo 22 pacientes com choque séptico antes e após a administração de dobutamina. Foi observada melhora nos índices de perfusão microcirculatórios, porém sem correlação significativa com alterações no débito cardíaco e na PAM. O achado mais interessante foi a redução proporcional nos níveis de lactato com a melhora dos parâmetros de perfusão nos microvasos.[41]

Neste mesmo contexto, Spronk e colaboradores e Den Uil e colaboradores observaram, em seus respectivos estudos clínicos, melhora nos parâmetros de perfusão capilar com a administração de nitroglicerina, apesar da indução de hipotensão arterial.[42,43]

### Como avaliar a microcirculação

A avaliação da microcirculação é essencial na medicina intensiva, fornecendo informações valiosas sobre a perfusão tecidual e a integridade do sistema microcirculatório. Distúrbios na microcirculação estão associados a várias condições críticas, como choque séptico e síndrome do desconforto respiratório agudo (SDRA), e a avaliação precisa dessas alterações pode orientar intervenções terapêuticas adequadas. A seguir, apresentamos uma análise das principais metodologias para avaliação da microcirculação, baseada em evidências científicas.

## 1. Videomicroscopia sublingual

A videomicroscopia sublingual utiliza dispositivos portáteis, como o *Sidestream Dark Field* (SDF) e o *Incident Dark Field* (IDF), para capturar imagens em tempo real dos vasos microcirculatórios na região sublingual. Esta técnica fornece informações sobre a densidade capilar, a proporção de capilares perfundidos e a velocidade do fluxo sanguíneo.[5,44]

*Evidências Científicas*: De Backer e cols. demonstraram que a microcirculação sublingual é representativa da microcirculação de outros órgãos e que a disfunção microcirculatória observada por videomicroscopia sublingual está associada a pior prognóstico em pacientes sépticos.[36] Boerma e cols. corroboraram esses achados, indicando que a videomicroscopia sublingual pode ser usada para monitorar a resposta terapêutica em pacientes graves.[45]

## 2. Espectroscopia de infravermelho próximo (NIRS, do inglês *Near Infrared Spectroscopy*)

A NIRS é uma técnica não invasiva que mede a oxigenação tecidual utilizando luz infravermelha. Sensores são colocados na superfície da pele, e a luz penetra nos tecidos, sendo absorvida e refletida de acordo com a concentração de oxihemoglobina e desoxihemoglobina.[46]

*Evidências Científicas*: Cohn e cols. mostraram que a NIRS pode detectar hipoperfusão tecidual em pacientes em choque circulatório, permitindo intervenções precoces.[47] Outra revisão por Lima e Bakker destacou a utilidade da NIRS na avaliação da perfusão tecidual em pacientes com choque séptico e outras condições graves.[48]

## 3. Capnografia transcutânea

A capnografia transcutânea mensura a pressão parcial de dióxido de carbono ($CO_2$) através da pele. O aumento dos níveis de $CO_2$ transcutâneo pode indicar hipoperfusão tecidual, sendo marcador indireto da adequação da microcirculação.[49]

*Evidências Científicas:* estudos como os de Varas e cols. demonstraram que a capnografia transcutânea é ferramenta confiável para monitorar a perfusão tecidual em pacientes graves, fornecendo dados contínuos e em tempo real.[50]

## 4. Laser Doppler fluxometria

A laser Doppler fluxometria utiliza feixe de laser para medir o fluxo sanguíneo em pequenos vasos. A luz laser é emitida sobre a pele, e a mudança na frequência da luz refletida (efeito Doppler) é medida, refletindo a velocidade do fluxo sanguíneo nos capilares.[51]

*Evidências Científicas:* estudo de Wardell e cols. mostrou que a laser Doppler fluxometria pode avaliar com precisão mudanças na perfusão tecidual em resposta a diferentes intervenções terapêuticas. Esta técnica é amplamente utilizada para monitorar a perfusão em pacientes submetidos à cirurgia e em cuidados intensivos.[52]

## 5. Microscopia intravital

A microscopia intravital é uma técnica invasiva que permite a visualização direta da microcirculação em tecidos vivos. Esta técnica é geralmente utilizada em modelos experimentais e envolve a preparação de janelas de visualização em tecidos específicos, como músculo ou pele, onde os capilares podem ser observados diretamente sob um microscópio.[53]

*Evidências Científicas:* estudos como o de Honkura e cols. destacam que a microscopia intravital proporciona uma compreensão detalhada da dinâmica microcirculatória e das respostas aos tratamentos experimentais, embora seja menos praticável em ambientes clínicos devido à sua natureza invasiva.[54]

## 6. Parâmetros clínicos

Além das técnicas instrumentais, a avaliação da microcirculação pode ser complementada por parâmetros clínicos como o tempo de preenchimento capilar, a coloração da pele e a temperatura periférica. Estes sinais clínicos são indicadores indiretos da perfusão tecidual e podem ser facilmente avaliados à beira do leito.[55]

*Evidências Científicas:* Lima e cols.[56] destacaram que o tempo de preenchimento capilar é indicador sensível de perfusão periférica e pode ser usado para avaliar a resposta ao tratamento em pacientes com choque séptico. O estudo ANDROMEDA-SHOCK foi um ensaio clínico randomizado multicêntrico que comparou a ressuscitação direcionada pelo Tempo de Enchimento Capilar (TEC) com a ressuscitação direcionada pelo lactato em pacientes com choque séptico precoce. O protocolo do estudo incluiu desafios sequenciais de fluidos seguidos por intervenções vasoativas, se necessário, até atingir o alvo desejado. A ressuscitação direcionada pelo TEC mostrou menor mortalidade (34,9% *vs.* 43,4%; *p*=0,06), efeitos benéficos na disfunção orgânica e menor intensidade de tratamento em comparação com a ressuscitação direcionada pelo lactato. Além disso, em análise Bayesiana pós-hoc também apoiou benefício significativo na sobrevivência. O TEC é considerado uma variável sensível ao fluxo que pode guiar a ressuscitação no choque séptico, refletindo reperfusão periférica, enquanto o lactato, embora amplamente reconhecido como valor prognóstico em choque séptico, pode ser controverso devido à sua natureza não específica. Portanto, o estudo sugere que o TEC pode ser alternativa viável e menos invasiva para orientar a ressuscitação nesses pacientes, potencialmente reduzindo o número de intervenções e melhorando o desfecho clínico.[57]

## ■ RELEVÂNCIA CLÍNICA

A avaliação da microcirculação é fundamental para o manejo de pacientes graves, como choque séptico, insuficiência cardíaca e insuficiência respiratória aguda. Alterações na microcirculação podem preceder mudanças nos parâmetros hemodinâmicos sistêmicos, permitindo uma intervenção precoce e direcionada. A monitorização contínua da microcirculação pode auxiliar na personalização do tratamento e na avaliação da resposta terapêutica, melhorando potencialmente os desfechos clínicos.[5]

*Evidências Científicas:* uma revisão sistemática publicada por Jones e cols. mostrou que a disfunção microcirculatória está associada a piores desfechos em pacientes com choque séptico e que a correção dessa disfunção pode melhorar a sobrevida.[58]

Em resumo, a avaliação da microcirculação por técnicas não invasivas e invasivas, complementada por sinais clínicos, oferece uma visão abrangente da perfusão tecidual e da saúde microcirculatória, essencial para o cuidado de pacientes graves.[5]

## ■ ABORDAGEM DOS DISTÚRBIOS DA MICROCIRCULAÇÃO

O tratamento dos distúrbios da microcirculação é componente importante no manejo de pacientes graves, particularmente em condições como choque séptico e Síndrome do Desconforto Respiratório Agudo (SDRA). A microcirculação, composta por capilares, arteríolas e vênulas, é essencial para a entrega de oxigênio e nutrientes aos tecidos. Quando comprometida, a disfunção microcirculatória pode levar à hipóxia tecidual e falência orgânica. A seguir, é apresentada análise das principais estratégias terapêuticas, baseadas na literatura científica atual.[59]

### 1. Otimização hemodinâmica

A escolha do tipo de fluido e a administração de vasopressores desempenham papéis cruciais na gestão da microcirculação em pacientes graves, especialmente durante o choque séptico. Estudos têm explorado diferentes tipos de fluidos, como cristaloides, coloides e soluções balanceadas, em relação aos seus efeitos na perfusão microvascular. Cristaloides, como a solução salina isotônica, são amplamente utilizados devido à sua disponibilidade e baixo custo. No entanto, eles podem induzir distúrbios eletrolíticos e acidose hiperclorêmica, potencialmente afetando negativamente a função endotelial e a microcirculação.

As soluções balanceadas, como o Ringer Lactato e a solução salina balanceada (Plasma-Lyte), oferecem composição mais próxima do plasma eletrolítico, minimizando os distúrbios ácido-base e eletrolíticos. Estas soluções são consideradas mais fisiológicas e podem preservar melhor a função endotelial e a integridade da barreira vascular em comparação com cristaloides. Apesar de serem mais caras, as soluções balanceadas podem ser preferíveis em situações que se busca minimizar efeitos adversos nos tecidos.

Coloides, como a solução de albumina, podem ser utilizados para expandir o volume intravascular de forma mais eficaz que os cristaloides. No entanto, seu uso está associado a riscos aumentados de complicações, como coagulopatia e falência renal, limitando sua aplicação em determinados cenários clínicos.

A administração de vasopressores desempenha papel crucial na manutenção da perfusão microvascular. A vasopressina, por exemplo, atua nos receptores $V_1$ nos vasos sanguíneos, promovendo vasoconstrição periférica e melhorando a perfusão em áreas comprometidas. Na sepse, situação em que vasoplegia e a disfunção vascular são comuns, a vasopressina pode ser particularmente eficaz para melhorar a perfusão microvascular, sem necessariamente aumentar o débito cardíaco de maneira desproporcional.

A noradrenalina atua predominantemente nos receptores alfa-adrenérgicos, promove a vasoconstrição arterial e elevação da pressão arterial sistêmica, contribuindo para a melhora da pressão de perfusão capilar. Já a dobutamina, agente inotrópico positivo, estimula os receptores beta-adrenérgicos, aumentando a contratilidade cardíaca e, indiretamente, o débito cardíaco. Contudo, o impacto direto da dobutamina na microcirculação pode variar, dependendo da resposta vascular específica de cada paciente.

Além da escolha adequada dos fluidos e vasopressores, estabelecer metas terapêuticas para parâmetros como débito cardíaco, diferença de $CO_2$ ($gapCO_2$), lactato e tempo de enchimento capilar é crucial. O débito cardíaco, embora importante, não garante por si só a adequada perfusão microvascular. O $gapCO_2$ reflete o desequilíbrio no fluxo sanguíneo tecidual, enquanto o lactato é um biomarcador sensível de hipoperfusão e metabolismo anaeróbico.

O tempo de enchimento capilar, avaliado clinicamente, pode indicar o status da pré-carga e a eficiência do retorno venoso, refletindo a perfusão capilar. Estabelecer e monitorar esses alvos terapêuticos de forma individualizada é essencial para otimizar a perfusão microvascular e melhorar os desfechos em pacientes graves com choque séptico.

Em relação à pressão arterial média (PAM), manter faixa adequada, no geral, entre 65-75 mmHg, é benéfico para a microcirculação, assegurando uma pressão de perfusão capilar suficiente para garantir o fluxo sanguíneo tecidual. Esta faixa pode variar conforme a condição clínica e necessidade do paciente, e deve ser ajustada de forma personalizada ao longo do tratamento.

Destaca-se a importância de abordagens integradas e multidisciplinares na gestão da microcirculação durante estados graves, considerando as complexidades fisiopatológicas e a variabilidade clínica dos pacientes. Protocolos guiados por objetivos, que monitoram e ajustam terapeuticamente os parâmetros mencionados, podem fornecer estratégias eficazes para melhorar a perfusão microvascular e otimizar os desfechos clínicos em ambientes de terapia intensiva.[38,59,60]

### 2. Correção de anemia e hipóxia

Em pacientes anêmicos na UTI, a transfusão de hemácias influenciou a reatividade microvascular mediada pelo endotélio de forma variável: melhorando em alguns e piorando em outros pacientes. Pacientes com contagem inicial baixa de leucócitos apresentaram função microvascular comprometida após a transfusão. Apesar da hemólise intravascular mínima, a transfusão de hemácias correlacionou-se com aumento nos níveis de micropartículas de hemácias e alterações plasmáticas apenas nos pacientes com melhor vaso-dilatação. Níveis mais elevados de interferon-gama basal e contagem de leucócitos foram associados a melhor reatividade microvascular após a transfusão. Estudos adicionais são necessários para confirmar esses achados e explorar as implicações clínicas das alterações microvasculares induzidas pela transfusão de hemácias. A melhoria na reatividade microvascular após transfusão pode estar relacionada à liberação de adenosina trifosfato (ATP) por hemácias danificadas, que estimula a atividade da sintetase óxido nítrico endotelial (eNOS) e promove a produção de óxido nítrico (NO).[61] Durante estágios iniciais de SDRA moderado e grave, observa-se que a fração de espaço morto calculada por capnografia volumétrica está inversamente relacionada à distribuição do fluxo sanguíneo microcirculatório sublingual. Essa relação dinâmica sugere que a ventilação mecânica pode influenciar significativamente a função microvascular durante a SDRA, independentemente de parâmetros respiratórios e de oxigenação. Essas descobertas destacam a complexa interação entre ventilação mecânica e microcirculação, apontando para a necessidade de estudos adicionais sobre os mecanismos fisiopatológicos que regem a relação entre ventilação e perfusão durante essa condição clínica.[62]

## 3. Modulação da resposta inflamatória

A resposta inflamatória sistêmica, especialmente no choque séptico, pode levar à disfunção microcirculatória significativa. O uso de doses moderadas de hidrocortisona em pacientes com choque séptico resultou em melhorias modestas, porém consistentes, na perfusão capilar da microcirculação sublingual. Observou-se aumento significativo na densidade e na proporção de vasos perfundidos, independentemente da resposta ao teste de ACTH. Esses achados sugerem que a hidrocortisona pode desempenhar um papel benéfico na melhoria do fluxo sanguíneo microcirculatório durante o tratamento de choque séptico, destacando a necessidade de mais estudos para compreender os mecanismos subjacentes a esse efeito.[63] Os antimicrobianos não apenas combatem infecções, mas também demonstram efeitos anti-inflamatórios e vasomoduladores significativos na microcirculação. Estudos indicam que derivados não antimicrobianos de antibióticos podem controlar a inflamação, separando suas funções antimicrobianas das anti-inflamatórias. A literatura revela que os antimicrobianos podem influenciar o recrutamento de leucócitos, a produção de citocinas, e a resposta imune, potencialmente melhorando a perfusão microvascular. A compreensão desses mecanismos pode guiar a seleção de tratamentos em pacientes críticos, destacando o potencial dos antimicrobianos além de seu papel tradicional na eliminação de microrganismos. A terapia antimicrobiana precoce e adequada é fundamental para controlar a infecção subjacente e prevenir a progressão da disfunção microcirculatória.[64]

## 4. Vasodilatadores

A infusão de nitroglicerina tem sido estudada por seus efeitos na microcirculação em pacientes graves, especialmente aqueles com perfusão periférica anormal persistente.

Ela atua rapidamente na dilatação dos vasos de capacitância venosa, aumentando o gradiente de pressão na microcirculação e melhorando o fluxo sanguíneo microvascular. Estudos demonstraram melhorias na circulação cutânea e na oxigenação dos tecidos periféricos, especialmente em pacientes com níveis iniciais mais baixos de saturação de oxigênio nos tecidos. Isso sugere um potencial papel da nitroglicerina em aumentar a perfusão microcirculatória e a entrega de oxigênio em pacientes graves, embora sejam necessários mais ensaios clínicos randomizados para estabelecer seus benefícios clínicos de forma definitiva.[65]

## 5. Anticoagulação

Na sepse, a ativação exacerbada da coagulação leva à formação de microtrombos nos capilares, resultando na condição conhecida como microangiopatia trombótica. Esses trombos obstruem os vasos sanguíneos pequenos e comprometem a microcirculação, essencial para o fornecimento de oxigênio e nutrientes aos tecidos. Como resultado, ocorre redução significativa na perfusão microvascular, exacerbando a disfunção de múltiplos órgãos associada à sepse.

A intervenção com agentes anticoagulantes, como heparina e antitrombina, visa mitigar esses efeitos patológicos ao prevenir a formação de novos trombos e potencialmente dissolver os existentes. Estudos têm sugerido que essa abordagem pode melhorar a perfusão tecidual e, consequentemente, reduzir o dano orgânico causado pela sepse. No entanto, a aplicação clínica precisa desses tratamentos em relação à microcirculação ainda requer investigações mais aprofundadas para determinar os benefícios e os riscos em diferentes subgrupos de pacientes sépticos.[66]

## 6. Suporte metabólico

Em pacientes graves, a nutrição desempenha um papel fundamental na regulação da microcirculação, influenciando diretamente a perfusão sanguínea e o estado metabólico. Dietas que incluem ácidos graxos ômega-3 e antioxidantes, têm mostrado potencial para melhorar a microcirculação. Esses nutrientes podem ajudar a mitigar a resposta inflamatória exacerbada observada em condições críticas, o que pode contribuir para a disfunção orgânica e a resistência vascular periférica.

Por outro lado, a presença de inflamação crônica nestes pacientes pode comprometer significativamente a microcirculação, dificultando a entrega adequada de oxigênio e nutrientes aos tecidos. Isso é particularmente relevante em contextos de doença grave, onde a resposta inflamatória pode ser desregulada e persistente, dificultando os esforços para melhorar a perfusão tecidual através de intervenções nutricionais.

Portanto, compreender a interação entre nutrição e inflamação na microcirculação é essencial para desenvolver estratégias terapêuticas eficazes em pacientes graves. Além de fornecer nutrientes adequados, é crucial considerar abordagens que também visem reduzir a inflamação sistêmica, a fim de melhorar a resposta metabólica e circulatória nessas populações vulneráveis.[67]

## 7. Terapias experimentais

Terapias experimentais focadas na microcirculação durante a sepse têm revelado resultados promissores em estudos pré-clínicos e clínicos. Vitamina C e tetrahidrobiopterina demonstraram capacidade de melhorar a perfusão microcirculatória em modelos animais, aumentando a densidade capilar e reduzindo capilares com fluxo interrompido, mesmo quando administrados após o início da sepse. Esses efeitos sugerem um potencial significativo para mitigar os distúrbios microcirculatórios associados à sepse. No entanto, a transposição dessas descobertas para a prática clínica em humanos requer estudos adicionais em modelos animais maiores e ensaios clínicos robustos. Outras abordagens em desenvolvimento concentram-se na modulação da função endotelial, reconhecendo a disfunção endotelial como central na patogênese das alterações microcirculatórias na sepse.[68] A terapia celular tem demonstrado potencial impacto na microcirculação durante a sepse e a Síndrome do Desconforto Respiratório Agudo (ARDS). Estudos pré-clínicos sugerem que células como células-tronco mesenquimais (MSC), células progenitoras epiteliais e outras células pluripotentes podem melhorar a perfusão microcirculatória, possivelmente reduzindo a inflamação e restaurando a função endotelial comprometida. No entanto, desafios como a seleção da melhor fonte celular, produção em larga escala e heterogeneidade dos pacientes necessitam ser superados para otimizar os benefícios terapêuticos dessas abordagens na prática clínica para pacientes com sepse e ARDS.[69]

Assim, o manejo dos distúrbios da microcirculação em pacientes graves requer abordagem multifacetada que combine otimização hemodinâmica, correção de anomalias hematológicas, modulação da resposta inflamatória e suporte metabólico. A personalização das terapias com base na monitorização contínua e nas necessidades individuais do paciente é essencial para adequação da perfusão tecidual e melhora dos desfechos clínicos. A pesquisa contínua em terapias emergentes promete avanços adicionais no tratamento desses distúrbios complexos.[59]

## REFERÊNCIAS

1. Guven G, Hilty MP, Ince C. Microcirculation: Physiology, Pathophysiology, and Clinical Application. Blood Purif. 2020;49(1-2):143-50.
2. Arfors KE, Rutili G, Svensjo E. Microvascular transport of macromolecules in normal and inflammatory conditions. Acta Physiol Scand Suppl. 1979;463:93-103.
3. Ince C. The microcirculation is the motor of sepsis. Crit Care. 2005;9 Suppl 4:S13-9.
4. Sakr YL, Dubois M-J, De Backer D, Creteur J, Vincent J-L. Persistent microcirculatory alterations are associated with organ failure and death in patients with septic shock*. Crit Care Med. 2004;32(9):1825-31.
5. Ince C, Boerma EC, Cecconi M, De Backer D, Shapiro NI, Duranteau J, et al. Second consensus on the assessment of sublingual microcirculation in critically ill patients: results from a task force of the European Society of Intensive Care Medicine. Intensive Care Med. 2018;44(3):281-99.
6. Renkin EM, Michel CC, Geiger SR. Handbook of physiology: a critical, comprehensive presentation of physiological knowledge and concepts. Section 2, The cardiovascular system. American Physiological Society. 1984.
7. Granger HJ, Schelling ME, Lewis RE, Zawieja DC, Meininger CJ. Physiology and pathobiology of the microcirculation. Am J Otolaryngol. 1988;9(6):264-77.
8. Groom AC, Ellis CG, Wrigley SJ, Potter RF. Capillary network morphology and capillary flow. Int J Microcirc Clin Exp. 1995;15(5):223-30.
9. Secomb TW, Pries AR. The microcirculation: physiology at the mesoscale. J Physiol. 2011;589(Pt 5):1047-52.
10. Bateman RM, Sharpe MD, Ellis CG. Bench-to-bedside review: microvascular dysfunction in sepsis--hemodynamics, oxygen transport, and nitric oxide. Crit Care. 2003;7(5):359-73.
11. Jacob M, Chappell D, Becker BF. Regulation of blood flow and volume exchange across the microcirculation. Crit Care. 2016;20(1):319.
12. Pries AR. Microvascular hemodynamics: System properties 1. Biorheology. 2019;56(1):1-13.
13. Boveris DL, Boveris A. Oxygen delivery to the tissues and mitochondrial respiration. Front Biosci. 2007;12:1014-23.
14. Krogh A. The number and distribution of capillaries in muscles with calculations of the oxygen pressure head necessary for supplying the tissue. J Physiol. 1919;52(6):409-15.
15. Poole DC, Kano Y, Koga S, Musch TI. August Krogh: Muscle capillary function and oxygen delivery. Comparative biochemistry and physiology Part A, Molecular & integrative physiology. 2021;253:110852.
16. Orbegozo Cortes D, Su F, Santacruz C, Hosokawa K, Donadello K, Creteur J, et al. Ischemic Conditioning Protects the Microcirculation, Preserves Organ Function, and Prolongs Survival in Sepsis. Shock. 2016;45(4):419-27.
17. Joffre J, Hellman J, Ince C, Ait-Oufella H. Endothelial Responses in Sepsis. Am J Respir Crit Care Med. 2020;202(3):361-70.
18. Guerci P, Ergin B, Uz Z, Ince Y, Westphal M, Heger M, et al. Glycocalyx Degradation Is Independent of Vascular Barrier Permeability Increase in Nontraumatic Hemorrhagic Shock in Rats. Anesth Analg. 2019;129(2):598-607.
19. Wang G, Lian H, Zhang H, Wang X. Microcirculation and Mitochondria: The Critical Unit. J Clin Med. 2023;12(20).
20. Hall JE, Guyton AC, Hall ME. Guyton & Hall Tratado de Fisiologia Médica - 14a Ed. Rio de Janeiro: Guanabara Koogan; 2021.
21. Pittman RN. Oxygen transport and exchange in the microcirculation. Microcirculation. 2005;12(1):59-70.
22. Yassin J, Singer M. Fundamentals of oxygen delivery. Contrib Nephrol. 2007;156:119-32.
23. Merz T, Denoix N, Huber-Lang M, Singer M, Radermacher P, McCook O. Microcirculation vs. Mitochondria-What to Target? Front Med (Lausanne). 2020;7:416.
24. Aird WC. Endothelium as an organ system. Critical Care Medicine. 2004;32(5):S271-S9.
25. Pool R, Gomez H, Kellum JA. Mechanisms of Organ Dysfunction in Sepsis. Crit Care Clin. 2018;34(1):63-80.
26. Vincent J-L, De Backer D. Microvascular dysfunction as a cause of organ dysfunction in severe sepsis. Crit Care. 2005;9 Suppl 4:S9-12.
27. Shibayama N. Allosteric transitions in hemoglobin revisited. Biochim Biophys Acta Gen Subj. 2020;1864(2):129335.
28. Mallat J, Rahman N, Hamed F, Hernandez G, Fischer MO. Pathophysiology, mechanisms, and managements of tissue hypoxia. Anaesth Crit Care Pain Med. 2022;41(4):101087.
29. Janotka M, Ostadal P. Biochemical markers for clinical monitoring of tissue perfusion. Mol Cell Biochem. 2021;476(3):1313-26.
30. Malte H, Lykkeboe G, Wang T. The magnitude of the Bohr effect profoundly influences the shape and position of the blood oxygen equilibrium curve. Comparative biochemistry and physiology Part A, Molecular & Integrative Physiology. 2021;254:110880.
31. Huang YC. Monitoring oxygen delivery in the critically ill. Chest. 2005;128(5 Suppl 2):554S-60S.
32. Vincent JL, Ince C, Bakker J. Clinical review: Circulatory shock--an update: a tribute to Professor Max Harry Weil. Crit Care. 2012;16(6):239.
33. Vincent JL, De Backer D. Circulatory shock. N Engl J Med. 2013;369(18):1726-34.
34. Rady MY, Rivers EP, Nowak RM. Resuscitation of the critically ill in the ED: responses of blood pressure, heart rate, shock index, central venous oxygen saturation, and lactate. Am J Emerg Med. 1996;14(2):218-25.
35. Meregalli A, Oliveira RP, Friedman GFM. Occult hypoperfusion is associated with increased mortality in hemodynamically stable, high-risk, surgical patients. Crit Care. 2004;8(2):R60.
36. De Backer D, Creteur J, Preiser J-C, Dubois M-J, Vincent J-L. Microvascular blood flow is altered in patients with sepsis. Am J Respir Crit Care Med. 2002;166(1):98-104.
37. Dubin A, Kanoore Edul VS, Caminos Eguillor JF, Ferrara G. Monitoring Microcirculation: Utility and Barriers - A Point-of-View Review. Vasc Health Risk Manag. 2020;16:577-89.
38. Bruno RR, Wollborn J, Fengler K, Flick M, Wunder C, Allgauer S, et al. Direct assessment of microcirculation in shock: a randomized-controlled multicenter study. Intensive Care Med. 2023;49(6):645-55.
39. Jhanji S, Stirling S, Patel N, Hinds CJ, Pearse RM. The effect of increasing doses of norepinephrine on tissue oxygenation and microvascular flow in patients with septic shock. Crit Care Med. 2009;37(6):1961-6.
40. Vellinga NA, Ince C, Boerma EC. Elevated central venous pressure is associated with impairment of microcirculatory blood flow in sepsis: a hypothesis generating post hoc analysis. BMC Anesthesiol. 2013;13:17.

41. De Backer D, Creteur J, Dubois M-J, Sakr YL, Koch M, Verdant C, et al. The effects of dobutamine on microcirculatory alterations in patients with septic shock are independent of its systemic effects*. Crit Care Med. 2006;34(2):403-8.

42. Spronk PE, Ince C, Gardien MJ, Mathura KR, Oudemans-van Straaten HM, Zandstra DF. Nitroglycerin in septic shock after intravascular volume resuscitation. Lancet. 2002;360(9343):1395-6.

43. den Uil CA, Caliskan K, Lagrand WK, van der Ent M, Jewbali LS, van Kuijk JP, et al. Dose-dependent benefit of nitroglycerin on microcirculation of patients with severe heart failure. Intensive Care Med. 2009;35(11):1893-9.

44. Ince C. Hemodynamic coherence and the rationale for monitoring the microcirculation. Crit Care. 2015;19 Suppl 3(Suppl 3):S8.

45. Boerma EC, Ince C. The role of vasoactive agents in the resuscitation of microvascular perfusion and tissue oxygenation in critically ill patients. Intensive Care Med. 2010;36(12):2004-18.

46. Lima A, Bakker J. Near-infrared spectroscopy for monitoring peripheral tissue perfusion in critically ill patients. Rev Bras Ter Intensiva. 2011;23(3):341-51.

47. Cohn SM, Nathens AB, Moore FA, Rhee P, Puyana JC, Moore EE, et al. Tissue oxygen saturation predicts the development of organ dysfunction during traumatic shock resuscitation. J Trauma. 2007;62(1):44-54; discussion -5.

48. Lima A, Bakker J. Noninvasive monitoring of peripheral perfusion. Intensive Care Med. 2005;31(10):1316-26.

49. Mari A, Nougue H, Mateo J, Vallet B, Vallee F. Transcutaneous PCO(2) monitoring in critically ill patients: update and perspectives. J Thorac Dis. 2019;11(Suppl 11):S1558-S67.

50. Morales VG, Marin MH, Chancón AS, Castillo JM, Sánchez-Izquierdo RJA, González JCM. Use of transcutaneous capnography in critically ILL patients. Intensive Care Med Exp. 2015;3:A389.

51. Rajan V, Varghese B, van Leeuwen TG, Steenbergen W. Review of methodological developments in laser Doppler flowmetry. Lasers Med Sci. 2009;24(2):269-83.

52. Ruwald JM, Jacobs C, Scheidt S, Burger C, Wirtz DC, Schildberg FA. Laser-based Techniques for Microcirculatory Assessment in Orthopedics and Trauma Surgery: Past, Present, and Future. Ann Surg. 2019;270(6):1041-8.

53. Coste A, Oktay MH, Condeelis JS, Entenberg D. Intravital Imaging Techniques for Biomedical and Clinical Research. Cytometry A. 2020;97(5):448-57.

54. Honkura N, Richards M, Lavina B, Sainz-Jaspeado M, Betsholtz C, Claesson-Welsh L. Intravital imaging-based analysis tools for vessel identification and assessment of concurrent dynamic vascular events. Nat Commun. 2018;9(1):2746.

55. Tafner P, Chen FK, Rabello RF, Correa TD, Chaves RCF, Serpa AN. Recent advances in bedside microcirculation assessment in critically ill patients. Rev Bras Ter Intensiva. 2017;29(2):238-47.

56. Lima A, Jansen TC, Van Bommel J, Ince C, Bakker J. The prognostic value of the subjective assessment of peripheral perfusion in critically ill patients. Crit Care Med. 2009;37(3):934-8.

57. Hernandez G, Ospina-Tascon GA, Damiani LP, Estenssoro E, Dubin A, Hurtado J, et al. Effect of a Resuscitation Strategy Targeting Peripheral Perfusion Status vs Serum Lactate Levels on 28-Day Mortality Among Patients With Septic Shock: The ANDROMEDA-SHOCK Randomized Clinical Trial. JAMA. 2019;321(7):654-64.

58. Jones AE, Brown MD, Trzeciak S, Shapiro NI, Garrett JS, Heffner AC, et al. The effect of a quantitative resuscitation strategy on mortality in patients with sepsis: a meta-analysis. Crit Care Med. 2008;36(10):2734-9.

59. Duranteau J, De Backer D, Donadello K, Shapiro NI, Hutchings SD, Rovas A, et al. The future of intensive care: the study of the microcirculation will help to guide our therapies. Crit Care. 2023;27(1):190.

60. Ince C. The rationale for microcirculatory guided fluid therapy. Curr Opin Crit Care. 2014;20(3):301-8.

61. Hariri G, Bourcier S, Marjanovic Z, Joffre J, Lemarie J, Lavillegrand JR, et al. Exploring the microvascular impact of red blood cell transfusion in intensive care unit patients. Crit Care. 2019;23(1):292.

62. Ospina-Tascon GA, Bautista DF, Madrinan HJ, Valencia JD, Bermudez WF, Quinones E, et al. Microcirculatory dysfunction and dead-space ventilation in early ARDS: a hypothesis-generating observational study. Ann Intensive Care. 2020;10(1):35.

63. Büchele GL, Silva E, Ospina-Tascón GA, Vincent J-L, De Backer D. Effects of hydrocortisone on microcirculatory alterations in patients with septic shock*. Crit Care Med. 2009;37(4):1341-7.

64. Al-Banna NA, Pavlovic D, Grundling M, Zhou J, Kelly M, Whynot S, et al. Impact of antibiotics on the microcirculation in local and systemic inflammation. Clin Hemorheol Microcirc. 2013;53(1-2):155-69.

65. Lima A, van Genderen ME, van Bommel J, Klijn E, Jansen T, Bakker J. Nitroglycerin reverts clinical manifestations of poor peripheral perfusion in patients with circulatory shock. Crit Care. 2014;18(3):R126.

66. Meziani F, Gando S, Vincent JL. Should all patients with sepsis receive anticoagulation? Yes. Intensive Care Med. 2017;43(3):452-4.

67. Wunderle C, Stumpf F, Schuetz P. Inflammation and response to nutrition interventions. JPEN J Parenter Enteral Nutr. 2024;48(1):27-36.

68. De Backer D, Donadello K, Taccone FS, Ospina-Tascon G, Salgado D, Vincent JL. Microcirculatory alterations: potential mechanisms and implications for therapy. Ann Intensive Care. 2011;1(1):27.

69. Guillamat-Prats R, Camprubi-Rimblas M, Bringue J, Tantinya N, Artigas A. Cell therapy for the treatment of sepsis and acute respiratory distress syndrome. Ann Transl Med. 2017;5(22):446.

# 32

# Hemorreologia e Fisiologia da Coagulação

Francisco Ricardo Marques Lobo ▪ Adriana Erica Yamamoto Rabelo
Ricardo Costa Nuevo ▪ Paula Tavares Silveira

## INTRODUÇÃO

O processo de coagulação sanguínea deve ser um dos fatos mais antigos do conhecimento humano. A coagulação é um processo dinâmico e a compreensão do sistema de coagulação sanguínea evoluiu nos últimos anos na prática anestésica. No final de século XIX, entendia-se que um precursor inerte, protrombina, poderia ser ativado na presença de "tromboquinase" e cálcio para produzir trombina e essa trombina, era capaz de converter fibrinogênio em fibrina. Também era conhecido que as plaquetas desempenhavam um papel neste processo. Nos anos 50 do século passado, Ratnoff e Davie nos EUA e MacFarlane no Reino Unido descreveram a teoria da "cascata da coagulação" do sangue, o que ajudou a explicar a função cada vez mais complexa das proteínas plasmáticas conhecidas como fatores de coagulação.[1] A presença dessas proteínas era muitas vezes revelada pela existência de pacientes com deficiências hereditárias específicas de uma delas, e tornou-se evidente que, uma série de reações equilibradas e dinâmicas estavam ocorrendo para garantir a formação de um coágulo sanguíneo, estável, capaz de preceder a processo de cicatrização de feridas, mantendo a circulação. Nos últimos anos, houve um crescente interesse nas causas da trombose arterial e venosa e, dessa forma, foi necessário rever o modelo proposto há 60 anos. No entanto, os elementos essenciais da hemostasia permanecem os mesmos: endotélio, plaquetas, coagulação e fibrinólise. O entendimento atual veio com o estudo de Hoffman e Monroe, publicado em 2001, a chamada Teoria Celular da Hemostasia.[2]

Hemostasia é definida como interrupção do sangramento, vem do grego *haeme*: sangue e estase: parar.[3] Este equilíbrio trombo-hemorrágico é mantido no corpo por complicadas interações entre a coagulação e o sistema fibrinolítico, bem como as plaquetas e o endotélio vascular. Normalmente, o processo de coagulação está sob o controle inibitório de vários componentes que limitam a formação do coágulo, evitando assim a propagação do trombo. Esse delicado equilíbrio é interrompido sempre que a atividade pró-coagulante dos fatores de coagulação aumenta ou a atividade dos inibidores naturais diminui.[4]

A hemostasia consiste em 3 fases: hemostasia primária, definida como mecanismos que levam à adesão e agregação plaquetária; hemostasia secundária, definida como mecanismo de formação da rede de fibrina e sua estabilização; hemostasia terciária, definida como mecanismo responsável pela degradação do coágulo formado, também chamada, fibrinólise. As hemostasias primária e secundária ocorrem simultaneamente e são mecanicamente entrelaçadas. Se a hemostasia terciária (fibrinólise) estiver desregulada, a hemostasia evolui para trombose ou hemorragia.

## ▪ HEMOSTASIA PRIMÁRIA

O termo hemostasia primária envolve, além dos processos de adesão e agregação de plaquetas, alguns componentes da parede vascular, particularmente da matriz sub-endotelial, como fibras de colágeno e fator de von Willebrand (FvW). Sob condições fisiológicas, as plaquetas circulam, preferencialmente, próximas à parede vascular. Entretanto, elas não interagem com as células endoteliais, as quais oferecem uma resistência natural à trombose por secreção de agentes antitrombóticos como, óxido nítrico e prostaglandinas. Em casos de lesão vascular traumática, há estímulo simpático, promovendo vasoconstrição e, assim, diminuindo a luz vascular, reduz a perda de sangue. Quando há lesão endotelial, a matriz subendotelial expõe fator von Willebrand, uma grande proteína multimérica, responsável, principalmente pela adesão de plaquetas em regiões de baixa tensão, como a parede endotelial. A exposição do colágeno e de outras proteínas do sub-endotélio às plaquetas circulantes inicia o processo de ativação plaquetária, o qual inclui: 1) adesão das plaquetas ao sub-endotélio, 2) mudança na forma da plaqueta, 3) liberação de conteúdo dos grânulos citoplasmáticos da plaqueta 4) aparecimento de uma nova superfície fosfolipídica, a qual é necessária para as reações da coagulação dependentes de superfície, e 5) agregação plaqueta com plaqueta.[2]

As plaquetas aderem ao colágeno por meio da ligação do fator de von Willebrand (FvW) ao receptor glicoproteico (GP) GPIb. O conteúdo expulso dos grânulos plaquetários, incluído trifosfato de adenosina (ADP), atua com mensageiro para a atração de mais plaquetas, permitindo assim o crescimento do tampão. A superfície fosfolipídica plaquetária continua a ativação, sintetizando tromboxano A2 (TxA2). TxA2 causa a liberação adicional de ADP e produz vasoconstrição local, produzindo, dessa forma, desvios de fluxo sanguíneo para longe do trauma. Finalmente, a massa plaquetária é estabilizada por "pontes" de fibrinogênio ou FvW, ligando as plaquetas entre si, por meio dos receptores GPIIb/IIIa (Figura 32.1). O resultado final da hemostasia primária é a formação do tampão plaquetário no endotélio lesado, constituído principalmente por plaquetas e FvW. Esse tampão será modificado e estabilizado por filamentos de fibrina.

## ■ HEMOSTASIA SECUNDÁRIA (FORMAÇÃO E ESTABILIZAÇÃO REDE DE FIBRINA)

O processo de hemostasia secundária envolve várias etapas enzimáticas, resultando na conversão do fibrinogênio em fibrina pela ação da trombina. A rede de fibrina é estabilizada pelo fator XIII ativado. O sistema de coagulação foi considerado por muito tempo constituído unicamente por fatores de coagulação e plaquetas. Hoje, entretanto, tem sido considerado um sistema multifacetado, extrema-mente balanceado, no qual participam componentes celulares e moleculares. Os principais componentes celulares do sistema de coagulação são as plaquetas, células endoteliais, monócitos e eritrócitos. Os principais componentes moleculares do sistema de coagulação são os fatores de coagulação, os anticoagulantes naturais, fatores estimuladores e inibidores da fibrinólise, fator de von Willebrand, proteínas intercelulares, proteínas de fase aguda, imunoglobulinas, íons cálcio, fosfolipídios, prostaglandinas e citocinas.

Em humanos, a regulação da produção das enzimas participantes é vital na manutenção do balanço hemostático.[5] Quando há deficiência congênita ou adquirida das enzimas, há uma redução ou mesmo ausência na produção de trombina, acarretando, com isso, síndromes hemorrágicas. Ao contrário, defeito na regulação, acarretando aumento na produção de trombina, está associado a risco trombótico.[3] As principais enzimas necessárias para a hemostasia plasmática e o processo de geração de fibrina, incluem a família das serina-proteases e cofatores que não têm atividades enzimáticas intrínsecas, porém aumentam as ações das enzimas coagulantes.

Para controlar o sistema de coagulação, há quatro proteínas anticoagulantes com função de modular a coagulação: antitrombina (AT), proteína C (PC), proteína S (PS) e inibidor da via do fator tecidual (TFPI).[6] Outras proteínas, como fator XII, fator XI, cininogênio de alto peso molecular (HMWK) e pré-calicreína, pertencentes à "via de contato", aparentemente não são essenciais para a resposta pró-coagulante, muito embora, desempenham papel suplementar no processo da coagulação.[7] Moléculas como $a_1$-antitripsina e heparina cofator II, também podem desempenhar função anticoaguladora no processo.[8] Hoffman e Monroe, em 2001, desenvolveram um modelo de hemostasia e que hoje é largamente aceito.[2] O modelo da coagulação baseado em célula é composto por 3 (três) etapas distintas que se sobrepõem (Figura 32.2).[9]

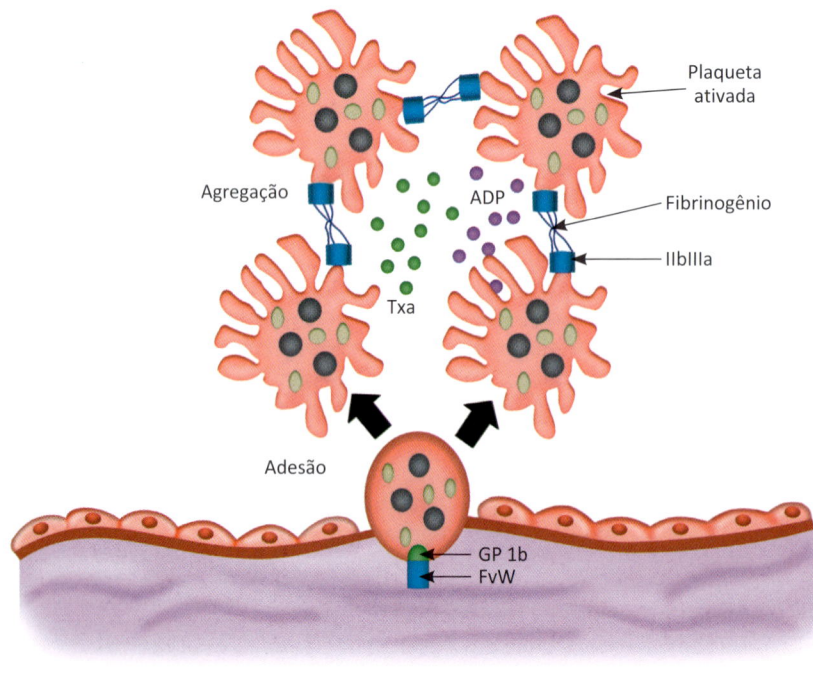

◀ **Figura 32.1** Adesão e agregação plaquetária.

FvW: Fator de von Willebrand; GPIb: receptor glicoproteico Ib; GPIIb/IIIa: receptor glicoproteico IIb/IIIa.

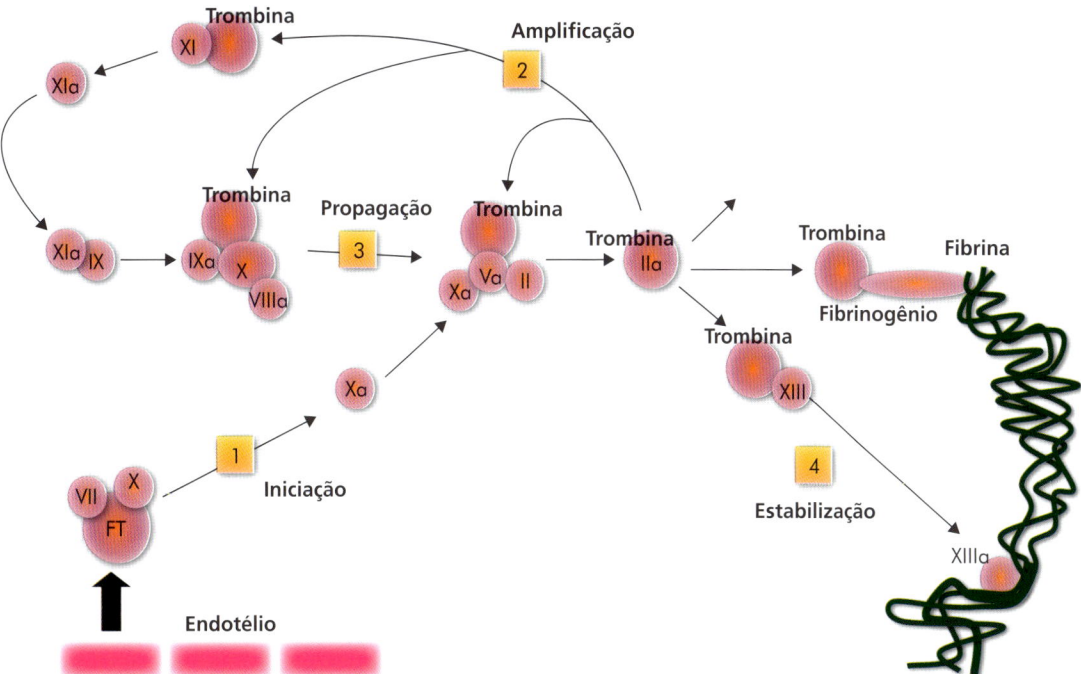

▲ **Figura 32.2** Modelo atual da coagulação e fibrinólise. O processo da coagulação *in vivo* é iniciado por: **(1)** Fase de Iniciação, ligação do fator VIIa circulante com o FT expresso (indicado pela seta mais forte) pela célula endotelial, formando o complexo VIIa+FT que ativa os fatores IX e X; **(2)** Fase de Amplificação, quando a pequena quantidade de trombina formada, origina alças de *feedbacks*, ativando fatores V, VIII e IX; **(3)** Fase de Propagação, contínua produção de trombina e **(4)** Fase de Estabilização, formação da fibrina, *crosslinking* dos monômeros de fibrina pelo fator XIIIa e máxima produção de trombina.

1. **Iniciação**. A coagulação sanguínea é iniciada quando o fator tecidual (FT) é expresso principalmente pelas células endoteliais. A expressão do FT é iniciada ou por lesão vascular ou por ativação endotelial por meio de substâncias químicas, citocinas ou mesmo processo inflamatório. FT é uma citocina pertencente ao grupo das glicoproteínas. O FT expressado, liga-se ao fator VIIa (circulando em quantidades diminutas), formando um complexo FT-VIIa, o qual, ativa fator IX em IXa e o fator X em Xa (passo 1 na Figura 32.2). O FXa liga-se rapidamente ao fator II, produzindo pequena quantidade de trombina (FIIa). Em uma reação muito mais lenta, o FIXa ativa o FX em FXa (passo 2 na Figura 32.1). A pequena quantidade de trombina formada nessa etapa não é suficiente para conversão do fibrinogênio em fibrina.[10]

2. **Amplificação**. Nessa etapa, a trombina ainda em pequenas quantidades ativa plaquetas. A ativação plaquetária modifica sua superfície fosfolipídica altamente trombogênica. Dessa forma, o processo de coagulação é catalisado e intensificado. A trombina formada ativa principalmente fatores V e VIII. Estes, ativados, serão importantes na fase seguinte. O FVIII acelera a ativação do FX pelo FIXa e o cofator FV, acelera a ativação do FII pelo FXa (passo 2 na Figura 32.2). Trombina também ativa FXI em FXIa, aumentando a produção de FIXa.

3. **Propagação**. Para aumentar a produção de trombina, garantindo assim a formação de uma grande quantidade de coágulo, são produzidas grandes quantidades de FXa pelo complexo tenase (FIXa/FVIIIa) e de FIIa pelo complexo protrombinase (FXa/FVa). A enorme quantidade

de trombina formada por esta etapa (*burst thrombin*) produz uma intensa estimulação da hemostasia e, dessa forma, consegue converter fibrinogênio em fibrina. A incipiente rede de fibrina ainda é frágil e chamamos de fibrina solúvel. A fibrina solúvel sofre uma polimerização por ação do FXIIIa e torna-se uma rede de fibrina estável e insolúvel, rede essa que interrompe o fluxo de sangue alcançando a "hemostasia". Nessa estrutura incorporaram-se hemácias, leucócitos e plaquetas. Ao final desse processo, a trombina ativa o TAFI (inibidor da fibrinólise ativado pela trombina) (passo 4 na Figura 32.2).

Para impedir que a produção de trombina escape do controle, a fase de iniciação é controlada pelo TFPI, cujos alvos principais são o FXa e o complexo FT/FVIIa/FXa, enquanto que as fases de amplificação e propagação são controladas, principalmente, pela ação da AT.[11] Assim, as combinações de TFPI com AT e TFPI com proteína C atuam sinergicamente para limitar a produção de trombina.[12]

■ **HEMOSTASSIA TERCIÁRIA (SISTEMA FIBRINOLÍTICO)**

O sistema fibrinolítico (Figura 32.3) é composto por um mecanismo ativador (fibrinólise) e por um mecanismo inibidor (antifibrinólise). A fibrinólise é iniciada por uma proteína inativa, chamada plasminogênio que pode ser convertida em uma enzima ativa, chamada plasmina, responsável pela degradação da rede de fibrina. Essa conversão é proporcionada basicamente por dois ativadores, imunologicamente distintos, o ativador do plasmino-

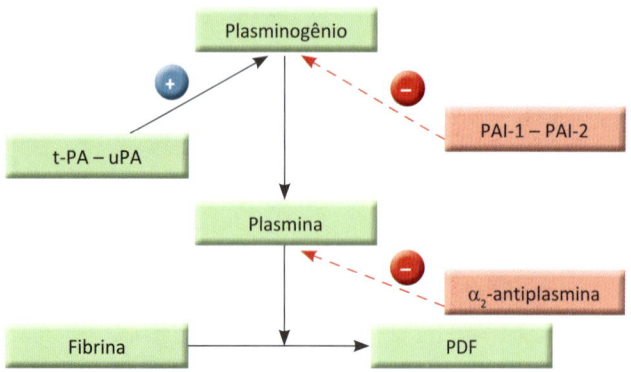

**▲ Figura 32.3** O sistema fibrinolítico. Ativadores e Inibidores (fibrinólise e antifibrinólise).

T-PA, ativador do plasminogênio tecidual; u-PA, ativador do plasminogênio tipo uroquinase; PA-1, inibidor do ativador do plasminogênio tipo-1; PA-2, inibidor do ativador do plasminogênio tipo-2; $\alpha_2$-antiplasmina, alfa 2-antiplasmina.

gênio tipo-tecidual (t-PA) e o ativador do plasminogênio tipo-uroquinase (u-PA). A antifibrinólise pode ocorrer por inibidores específicos do t-PA ou u-PA, chamados de inibidores dos ativadores do plasminogênio tipo 1 e tipo 2 (PAI-1 e PAI-2), respectivamente, ou ainda, inibindo a plasmina, por ação da $\alpha$-2 antiplasmina.[13,14] Poderá ocorrer trombose se ocorrer defeitos na síntese ou na liberação dos ativadores t-PA e/ou u-PA, defeito funcional do plasminogênio ou aumento nos níveis plasmáticos dos inibidores PAI-1, PAI-2 ou $\alpha$-2 antiplasmina. Do outro lado, poderá ocorrer sangramento intenso por excessiva fibrinólise, nas situações de níveis aumentados de t-PA, u-PA ou ainda, por deficiência de PAI-1, PAI-2 ou $\alpha$-2 antiplasmina.

A fibrinólise é iniciada pelos ativadores do plasminogênio que convertem o plasminogênio em plasmina. A plasmina é a fibrinolisina primária e é ativada por ação do t-PA e do u-PA. O t-PA é sintetizado e liberado pelas células endoteliais e o u-PA é produzido pelos monócitos, macrófagos e epitélio urinário. Os ativadores t-PA e u-PA possuem meias-vidas muito curtas, de 4 a 8 minutos devido à presença, no plasma, de concentrações elevadas de inibidores específicos, como PAI-1 e PAI-2. Os ativadores do plasminogênio convertem o plasminogênio em plasmina. A plasmina degrada fibrina em produtos da degradação da fibrina (PDF). Se a produção dos PDF exceder a taxa de eliminação produzida pelo fígado, pelos rins ou pelo sistema reticuloendotelial, os PDFs se acumulam no sangue, e com isso inativam os fatores Va e VIIIa, amplificam sua própria formação, interrompem a função plaquetária e impedem o *cross--linking* dos filamentos de fibrina necessários para converter coágulo de fibrina solúvel em coágulo de fibrina insolúvel. O plasminogênio mantém dentro de sua estrutura um sítio específico de lisina (*lysine-binding*), que modula a ligação do plasminogênio à fibrina e, com isso, desempenha um papel importante na regulação da fibrinólise.[11] A ativação do plasminogênio pelo t-PA ocorre, principalmente, quando há uma rede de fibrina formada. A rede de fibrina oferece uma superfície ideal para que plasminogênio e t-PA ajam de uma

forma sequencial e ordenada produzindo um complexo terciário: fibrina, plasminogênio e t-PA. O plasminogênio e o t-PA, ativados, ligam-se a rede de fibrina por uma sequência de aminoácidos tipo-lisina e dessa forma degradam a fibrina pelo terminal carboxílico (COOH-) da lisina.[15] Poderemos encontrar atividade antifibrinolítica em proteínas que removam o terminal COOH- da lisina do plasminogênio/plasmina. O inibidor da fibrinólise ativada pela trombina (TAFI) é uma dessas proteínas, daí sua característica antifibrinolítica. TAFI é uma proteína de cadeia simples com peso molecular de aproximadamente 60 kDa e que é ativada por plasmina, tripsina ou trombina.[16]

# ■ ENDOTÉLIO VASCULAR NA HEMOSTASIA

Em condições normais, o endotélio apresenta-se como uma superfície não-trombogênica promovendo fluidez ao sangue. Células endoteliais normais possuem efeitos antiplaquetário, anticoagulante e pró-fibrinolítico que impedem a formação do coágulo. A carga elétrica negativa do endotélio repele plaquetas e produzem prostaciclina ($PGI_2$) e óxido nítrico (ON), os quais são potentes inibidores plaquetários. Além disso, o endotélio produz adenosina difosfatase (ADPase) que degrada difosfato de adenosina (ADP), outro potente ativador plaquetário. Estes efeitos antiplaquetários endógenos fazem com que as plaquetas não ativadas não consigam aderir ao endotélio vascular intacto. O endotélio também é responsável por expressar diversos inibidores da hemostasia, como: trombomodulina (inibidor indireto da trombina), glicosaminoglicanos *heparina-like* e inibidor da via fator tecidual (TFPI). Finalmente, o endotélio sintetiza ativador do plasminogênio tipo tecidual (t-PA), o qual, é o responsável pela ativação da fibrinólise, um mecanismo limitante da propagação do coágulo. Apesar dessa defesa natural contra a formação de trombo, em determinadas situações, o endotélio pode, por estímulo mecânico ou por estímulo químico, promover formação de coágulo. Lesão endotelial expõe moléculas do sub-endotélio como colágeno, fator de Von Willebrand e algumas glicoproteínas que atraem plaquetas, ativando-as. A matriz subendotelial expressa o fator tecidual, o qual, é responsável pela estimulação da produção de trombina e, finalmente, a formação do coágulo. Mecanismos inflamatórios promovem estimulação de leucócitos que promovem liberação de moléculas como interleucina-1, fator de necrose tumoral-alfa, interferon. Essas moléculas promovem mudanças no endotélio vascular como: expressão e síntese de fator von Willebrand, expressão do fator tecidual e PAI-1.[16-17]

# ■ A FUNÇÃO DA COAGULAÇÃO NA HEMOSTASIA

Após a ruptura do vaso sanguíneo, o sangue é exposto ao FT expressado por tecido subendotelial (como, células musculares lisas) ou matriz extracelular (como, fibroblastos). O FVIIa circulante liga-se ao FT para formar um complexo binário, FT-FVIIa, o qual inicia a coagulação, ativando FX em FXa. Esse processo, chamado iniciação, origina moléculas de FIIa (trombina) em quantidades irrelevantes para desencadear a formação do trombo, porém, importante para estimular outras reações de ativação de fatores ligados à coagulação. O

FIIa, a partir da iniciação, pode ativar FV em FVa; FXI em FXIa e plaquetas, via receptores ativados por trombina (PAR-1 e PAR-2). Esse mecanismo, chamado amplificação, ainda não é suficiente para aumentar a produção de trombina, porém prepara a superfície das plaquetas ativadas por PAR-1 e PAR-2, para aumentar a produção de FIIa. Sobre as plaquetas ativadas, formam-se complexos de fatores ativados chamados: tenase (FXa, FVIIIa, FII) e protrombinase (FXa, FVa, FII), os quais transformam FII (protrombina) em FIIa (trombina). A produção de trombina cresce rapidamente (*burst*) e, assim, consegue produzir rede de fibrina (coágulo).[18-20] O íon $Ca^{++}$ é essencial para formação dos complexos tenase e protrombinase na superfície aniônica fosfolipídica das plaquetas.[21] No conjunto da coagulação, as evidências mostram que a via de amplificação é menos relevante que a própria via de iniciação.[22-24] Deficiência de FXIIa (amplificação) não está associada a sangramento, porém, reduz o risco de trombose.[25] Alvos terapêuticos com inibição de FXII/FXIIa promove proteção contra trombose, sem aumentar o sangramento.[26-28]

Além disso, é essencial localizar a formação do coágulo no local da lesão e prevenir a formação de coágulos em vasos saudáveis. Para isso, o organismo usa a antitrombina, uma proteína anticoagulante natural que bloqueia a propagação do coágulo para regiões não lesadas.[18] Outros anticoagulantes naturais são: alfa-2 macroglobulina, que bloqueia trombina, prevenindo ativação de outros fatores da coagulação e a proteína C ativada (PCa), a qual se associa ao fator S, ligando-se à superfície das plaquetas ativadas, inativando FVa e FVIIIa.[29] A PCa é ativada pela trombina ligada à trombomodulina (TM), na superfície endotelial. Em grandes vasos sanguíneos há receptores da PC (EPCR) que estimulam ativação e liberação para circulação de PCa. Além desses inibidores naturais, há também o inibidor da via do fator tecidual (TFPI), localizado nas superfícies das plaquetas, na superfície do endotélio e no plasma, o qual, liga-se ao *site* ativo do FXa e o inibe (TFPI-FXa). A proteína S, existente no plasma e nos grânulos alfa das plaquetas, é o cofator para a inibição TFPI-FXa.[30-31]

## Avaliar a Coagulação

Avaliar significa monitorizar, tomar medidas frequentes e repetidas para uma melhor compreensão de um processo, valorizando pequenos detalhes, tendências e padrões de mudança de alguns fenômenos. A monitorização da coagulação peroperatória é importante para diagnosticar causas potenciais de hemorragia, para guiar terapias hemostáticas e predizer risco de sangramento em procedimentos cirúrgicos.[32]

A hemostasia normal protege o organismo da hemorragia e da trombose, e para isso há um envolvimento de uma série de mecanismos fisiológicos e complexos atuando por mecanismos de *feedbacks* positivos e negativos. Testes como tempo de protrombina (TP), tempo parcial de tromboplastina ativada (TTPa) e tempo de trombina (TT) foram projetados para avaliar anormalidades nas chamadas vias extrínseca, intrínseca e comum, respectivamente.[33] Estes testes tornaram-se a base para a monitorização da coagulação sanguínea por muitos anos, mas nunca foram desenhados para predizer ou orientar condutas em sangramentos por coagulopatias peroperatórias. O entendimento atual da

hemostasia tem dirigido o foco do entendimento para reações moleculares, entretanto, a prática da anestesia/cirurgia tem ainda mantido o foco nesses testes históricos.

Sabemos que a história clínica é de importância fundamental para se avaliar o risco de sangramento do paciente crítico. Entretanto, a compreensão da fisiopatologia e a instituição de um tratamento adequado estão baseadas nos achados laboratoriais. Dessa maneira, torna-se evidente o valor de se conhecer os objetivos e as limitações dos exames laboratoriais relacionados à hemostasia.

Os métodos modernos de monitorização são mais rápidos e mais precisos na identificação de alterações no sistema hemostático, porém, os exames tradicionais são úteis na validação destas novas tecnologias.

A monitorização peroperatória da coagulação é importante para o diagnóstico de causa potencial de hemorragia e para predizer risco de sangramento durante procedimento cirúrgico.[34] A avaliação da coagulação tem sido feita pelos testes rotineiros, tempo de sangramento (TS), tempo de protrombina (TP), relação normalizada internacional (INR), tempo de tromboplastina parcial ativado (TTPa), contagem de plaquetas (CP) e fibrinogênio. Entretanto, o valor destes testes tem sido questionado em eventos peroperatórios agudos porque são obtidos a partir do plasma e não do sangue total, são realizados em uma temperatura padrão de 37°C e não na temperatura do paciente e também não informam nada sobre a função plaquetária.[35] Além disso, normalmente, os resultados demoram de 20 a 30 minutos para ficarem prontos.

## Monitorando a Coagulação

O processo de coagulação é uma parte da hemostasia sanguínea (equilíbrio entre hemorragia e trombose). A coagulação é uma reação de dano tecidual e de inflamação. As interações entre inflamação e coagulação são tão profundas que devem ser consideradas ramos do mesmo processo. Alterações da inflamação podem levar a anormalidades graves na coagulação como, coagulação intravascular disseminada (CIVD) ou à trombose. Coagulação e inflamação são sistemas dinâmicos e regulados. Proteínas e células interagem para conter uma lesão e não reagir exageradamente. A CIVD resulta da falta de contenção ou de uma reação exagerada, resultando alteração da hemostasia. O ensino clássico mostrava que a coagulação era um processo relativamente estático. Se um paciente entrava em uma sala de cirurgia com um tempo de protrombina, tempo de tromboplastina parcial ativada ou outros testes normais, os pacientes não deveriam sangrar, e que essas funções das proteínas permaneceriam as mesmas durante toda a cirurgia e na fase de recuperação. Isso é errado. Dentro de minutos do início de um procedimento cirúrgico-anestésico várias situações ocorrem, alterando a hemostasia com a qual o paciente se apresentava no início. Portanto, devemos nos concentrar no momento do evento e perceber que a coagulação é dinâmica. A coagulação é um fenômeno local; assim como a inflamação. Os testes laboratoriais nos fizeram pensar na coagulação como um fenômeno no sangue, porque tiramos uma amostra de sangue para monitorizar sua função ou disfunção. No entanto, a coagulação é o resultado final das interações entre plaquetas, leucócitos, hemácias e células endoteliais no local de uma lesão tecidual. Não conseguimos monitorizar a microcirculação onde poderíamos detectar a disfunção tecidual ou localizar os locais de lesão tecidual onde a coagulação está ocorrendo. Na maioria dos casos cirúrgicos, o local da lesão tecidual está na microcirculação, vasos menores que 30 a 50 μm. Vasos maiores que 50 μm devem ser ligados, cauterizados ou fechados cirurgicamente de outra forma. A causa mais comum de sangramento após a cirurgia é o sangramento cirúrgico. A hemostasia cirúrgica adequada deve ser realizada antes que a hemostasia microvascular possa ocorrer. As arteríolas, e em certa medida as vênulas menores que 30 a 50 μm, têm a capacidade de reagir a lesões teciduais por vasoconstrição. Essa contração de seus lumens diminui o fluxo para que outras forças possam começar a reduzir a perda de sangue. Vários mensageiros atuam na criação de espasmo vascular, incluindo serotonina, epinefrina, norepinefrina, tromboxano e outros. Curiosamente, esses mesmos compostos são liberados de locais de lesão tecidual e de plaquetas ativadas à medida que passam pelo processo de coagulação. A coagulação ocorre no local da lesão tecidual, que começa com expressão do fator tecidual nas células endoteliais. As células endoteliais são controladoras muito ativas de seu microambiente. Elas controlam de forma intensa o tônus vascular por meio da liberação de óxido nítrico, endotelina e outros mecanismos. Na superfície vascular, a célula endotelial normal secreta substâncias que mantêm ativamente o sangue em seu estado líquido. Sua superfície é anticoagulante, tanto pela carga iônica superficial (a mesma carga das proteínas de coagulação) quanto pelas proteínas liberadas. Elas são revestidas com proteoglicanos que contêm heparan glicano. Toda a superfície endotelial é revestida com essa substância que interage com o inibidor natural direto de trombina, a antitrombina. O óxido nítrico é um agente antiplaquetário potente e diminui a ligação de células. Também são secretadas pelas células endoteliais prostaglandinas, que inibem a ligação de plaquetas e leucócitos. Quando as células endoteliais são lesadas, elas mudam do estado anticoagulante de repouso para um estado ativado pró-coagulante. Além disso, se endotélio estiver lesado, o colágeno da membrana basal é exposto. O colágeno é um potente estimulador para a adesão plaquetária. As células endoteliais, seja por dano direto ou por isquemia e reperfusão, rapidamente mudam para diminuir sua expressão de óxido nítrico e prostaglandinas. Elas podem perder seu revestimento de proteoglicanos (mantido ativamente na membrana celular) e expressar rapidamente o fator tecidual. O mensageiro intracelular fator nuclear kappa B (NFKB) é usado para direcionar a expressão de DNA e RNA de fatores pró-trombóticos. O fator tecidual pode ser liberado diretamente de células perivasculares danificadas, mas também, e o que é importante, liberado na superfície do endotélio vascular danificado.

As plaquetas respondem aos sinais do endotélio vascular circundante e aderem ao local da lesão. Multímeros de fator de von Willebrand (FvW) são liberados no local da lesão e aderem ao colágeno exposto, bem como às células endoteliais disfuncionais. As plaquetas têm ligantes para interação com seu ambiente. Glicoproteínas que estão integradas na membrana celular podem se projetar para o exterior ou para o interior da célula. Quando uma plaqueta está em repouso, a maioria dos receptores de ligação celular não é expressa, mas quando estimulada, eles podem ser rapidamente expressados para o exterior da célula. A ligação do fator de von Willebrand ocorre no local de ligação GPIb. O ligante mais intenso é o receptor GPIIb/IIIa. O local GPIIb/IIIa é onde o fibrinogênio se liga promovendo agregação de várias plaquetas. As plaquetas são estruturas anucleadas muito ativas. São produzidas por megacariócitos na medula óssea e têm uma vida útil de 5 a 7 dias na circulação. A única função celular que elas não possuem é a capacidade de se replicar de forma independente, por ausência de núcleo. Elas produzem proteínas, expressam uma ampla variedade de produtos metabólicos celulares e aumentam em centenas de vezes sua superfície quando ativadas, formando pseudópodes, aumentando assim centenas de receptores ligantes. As plaquetas liberam o conteúdo de seus grânulos densos e alfa, promovendo assim a reação local de coagulação. Dentro desses grânulos estão contidas várias substâncias que atraem, estimulam e promovem a agregação de outras plaquetas. Além disso, as substâncias liberadas dos grânulos atraem outras plaquetas e fornecem *feedback* às células endoteliais. Elas também têm efeito muito significativo na estimulação da hemostasia secundária. Aqui reside o centro da hemostasia. A coagulação não é um evento no plasma, é um evento mediado por plaquetas e controlado por ligantes na superfície dessas plaquetas. As reações das proteínas da coagulação ocorrem de início na superfície das células endoteliais (iniciação), depois no plasma (amplificação) e depois, mais importante, na superfície das plaquetas ativadas por trombina (propagação). Por isso, os testes de rotina (TP, INR TTPa etc.) não informam sobre a função global da hemostasia, são testes realizados com plasma.

A reação mais importante na superfície das plaquetas é a formação de grande quantidade (*burst*) de trombina. A trombina é o ativador do fibrinogênio para transformar em rede de fibrina, mas também é um sinal celular que não apenas acelera a coagulação, mas também leva ao seu controle final. O *burst* de trombina ocorre na superfície das plaquetas e não é causado apenas pela formação de complexos tenase e protrombinase (propagação), mas também é causado pela liberação direta de trombina das plaquetas que estão ativadas.

A teoria celular da coagulação divide os eventos envolvidos 3 ou 4 fases: 1) iniciação, expressão de FT e aderência do FVIIa; 2) amplificação, ativação de proteínas plasmáticas, ativação fatores aceleradores da coagulação (FVa e FVIIIa) e ativação de alguns fatores como FIX, FXI e FXII; 3) propagação, formação do *burst* de trombina sobre a superfície das plaquetas ativadas com auxílio dos fatores aceleradores, FVa e FVIIIa e 4) estabilização, tornando a rede de fibrina solúvel em insolúvel, pela ação do FXIIIa.[2]

A coagulação, também chamada de hemostasia secundária, ocorre dentro e ao redor do tampão plaquetário (hemostasia primária), à medida que a coagulação ocorre e mais trombina é formada, ocorre o *feedback* para as células endoteliais normais liberar proteínas, C ativada e S por meio da estimulação da trombomodulina. O complexo de proteínas ativadas C/S, então, inativa os fatores V e VIII, diminuindo a produção de trombina e, consequentemente, de mais coágulo. Além disso, a trombina desencadeia a liberação do ativador de plasminogênio tecidual (t-PA) das células endoteliais normais (adjacentes ao local da lesão). O t-PA, por sua vez, ativa o plasminogênio circulante para ser clivado em sua forma ativa, plasmina. A plasmina não só ajuda no controle da coagulação, mas também afeta a função plaquetária e retardando a propagação da coagulação. Embora as reações aqui estejam conceitualizadas de 4 etapas, todas ocorrem simultaneamente em diferentes partes do tampão plaquetário e progridem de maneira dinâmica. A maioria das proteínas de coagulação possui inibidores circulantes ou inibidores liberados localmente. Por exemplo, o fator tecidual (FT), que pode ser liberado tanto de células perivasculares lesadas quanto de células endoteliais, é controlado pelo inibidor da via do fator tecidual (TFPI). O TFPI pode ser liberado de células endoteliais normais e é mantido dentro da matriz de proteoglicanos na superfície das células endoteliais. Portanto, para que o fator tecidual inicie a coagulação, ele deve primeiro estar presente em quantidades suficientemente grandes para superar seu inibidor, TFPI. O t-PA, quando liberado em resposta à trombina, ativa o plasminogênio para a plasmina. Para que o t-PA prossiga na sua reação, ele deve superar a concentração dos inibidores do ativador de plasminogênio circulante (PAI-1 e PAI-2). A beleza do sistema está no fato de que o t-PA é liberado localmente e os PAI-1 e 2 estão circulando no plasma ou, ainda, podem ser liberados das plaquetas ativadas.

## ■ MONITORANDO AS FASES DA HEMOSTASIA

A hemostasia pode ser monitorada nas 3 fases correspondentes: hemostasia primária (formação do tampão plaquetário); hemostasia secundária (incluindo a iniciação, amplificação e propagação/estabilização do coágulo) e hemostasia terciária (fibrinólise).

Para avaliar a formação do tampão plaquetário, temos que avaliar a função das plaquetas. Para monitorizar a contagem de plaquetas, é só mensurar sua concentração plasmática. Amostras de sangue total, anticoaguladas com ácido etilenodiaminotetraacético (EDTA) ou com heparina, passam por um sistema de contagem que utiliza *lasers* para avaliar o tamanho das partículas. Os sistemas modernos podem diferenciar células de partículas pequenas não celulares, pois procuram ativamente partículas que têm inclusões intravasculares (organelas). São relatados gráficos de dispersão e curvas de distribuição de tamanho. Geralmente, contagens de plaquetas superiores a 50.000/mL são adequadas para a função normal de coagulação em cirurgias eletivas. A função das plaquetas é mais difícil de ser monitorada. A interação funcional das plaquetas com o microambiente da lesão tecidual é a parte mais importante da coagulação propriamente dita. O monitoramento da agregação plaquetária (agregometria) é uma série de testes usando densitometria das plaquetas do paciente retiradas de plasma normal.[36] São utilizados ativadores adicionados à cubeta de agregometria e, assim, a sensibilidade das plaquetas a esses ativadores pode ser testada. O difosfato de adenosina (ADP) é o mais frequentemente realizado porque o ADP é um dos mais poderosos estimulantes de plaquetas. Também são usados colágeno, epinefrina, trombina, serotonina e fator ativador de plaquetas (PAF). O resultado da agregometria plaquetária é usado para investigar os efeitos de defeitos congênitos únicos nas plaquetas ou intervenções farmacêuticas específicas. A função plaquetária pode ser avaliada pelo tempo de sangramento (TS), porém, tem sido realizado como uma avaliação grosseira da função das plaquetas.[36] O tempo de sangramento é realizado usando um lancetador com mola no antebraço ou no lobo da orelha (técnica de Duke). Quando acionado, o lancetador cria uma incisão de 1 cm de comprimento e 1 mm de profundidade na pele. Coloca-se um papel de filtro a cada 10 segundos até que o papel de filtro não mostre mais sinais de sangramento. O TS é útil na triagem para o distúrbio da função plaquetária, seja congênita ou adquirida, ideal no diagnóstico de doença de von Willebrand, trombocitopenia ou terapia com aspirina. O fluxo sanguíneo na pele do antebraço pode depender de hipo/hipertermia, vasoconstrição/relaxamento, hidratação, uso de compostos vasoativos, A dor e a ansiedade podem ter efeitos profundos na vasoconstrição da pele regional. Portanto, o TS não deve ser usado no período perioperatório para prever um risco aumentado de sangramento nem para orientar a terapia.[37,38]

Para avaliar a hemostasia secundária, usamos vários testes que utilizam o tempo como indicador da velocidade de formação do coágulo.[39] TP, INR, TTPa, TT e concentração de fibrinogênio medem o tempo necessário para formação de um coágulo formado apenas por fibrina sem influência de plaquetas ou de hemácias. Devemos ter em mente que estes ensaios foram criados unicamente para acompanhamento de coagulopatias congênitas raras e eles não predizem ou determinam nível de risco de sangramento peroperatório. São testes realizados em plasma isolado por centrifugação a partir do sangue total. Quando a amostra de sangue anticoagulado (citrato ou EDTA) chega ao laboratório, o sangue é centrifugado e o plasma é retirado. A seguir, adiciona-se ao plasma o íon cálcio e outro reagente que vai determinar o tipo de reação. Para o TTPa utiliza-se o caolim ou celite e, assim, mede-se o tempo necessário para a formação inicial do coágulo de fibrina. O TTPa não avalia a integridade, a quebra ou a biofísica do coágulo. TTPa avalia a função de algumas serina proteases, como fatores XII, XI e IX, entretanto, é dependente da presença do complexo protrombinase e da formação de trombina. O TTPa é o teste padrão-ouro para terapia com heparina. No peroperatório, a heparina pode ser utilizada em diversas concentrações para anticoagulação em cirurgias vasculares ou em *bypass* cardiovascular. A eficácia da anticoagulação pode ser acompanhada pelo TTPa ou pelo tempo de coagulação ativado (TCA). O TP foi descrito por Quick em 1935 para quantificar a protrombina e avaliar os fatores II, V, VII e X da coagulação.[40,41] O TP é um teste realizado da mesma forma que o TTPa. Ele é artificialmente ativado no plasma. O ativador é a tromboplastina, mistura de fator tecidual (FT) e fosfolípides e o plasma deve ter concentrações normais de fibrinogênio e fatores de coagulação dependentes do FT para o TP ser normal. A maioria desses fatores é dependente da vitamina K e assim o TP pode ser usado para averiguação de deficiências de vitamina K e pacientes em terapêutica de warfarin.

A relação normalizada internacional (INR) foi instituída pela Organização Mundial da Saúde em 1983, e expressa a uniformização dos resultados, pois leva em consideração a sensibilidade do reagente (tromboplastina) utilizado no ensaio.[42] A determinação do INR foi um dos fatores que proporcionou grande segurança ao tratamento dos anticoagulantes orais. Para a realização do TP utiliza-se a tromboplastina que alguns laboratórios obtêm do cérebro do rato e outros do cérebro de coelhos. O valor obtido é comparado com um *pool* normal do dia e, então, é determinada a porcentagem de atividade da protrombina. Uma mesma amostra sanguínea se for submetida a diferentes reagentes, poderá apresentar resultados de porcentagens de atividade muito diferentes, tornando perigosa a anticoagulação. Para normatizar os resultados, realiza-se a comparação da tromboplastina utilizada pelo laboratório com uma tromboplastina padrão (obtida de animal com linhagem genética idêntica), obtendo assim uma relação normatizada internacional. Uma mesma amostra tem que apresentar o mesmo valor de INR em diversos laboratórios, apesar de apresentar diferentes porcentagens de atividade de protrombina. O INR é obtido a partir da fórmula:

INR = (TP paciente/TP controle) x ISI

Onde:

TP controle: é uma amostra de sangue normal.

ISI (*International Sensitivity Index*): é um valor determinado para cada lote de tromboplastina comercialmente disponível.

Embora o TP e o TTPa tenham sido desenvolvidos para detectar grande parte das coagulopatias, existem algumas situações em que estes exames não são capazes de demonstrar. O risco de sangramento quando TP e/ou TTPa estiverem prolongados para um mesmo procedimento dependerá mais do tipo de fator envolvido do que o grau de alteração do exame. Pacientes com RNI menor que 1,5 podem ser submetidos a procedimentos de grande porte sem aumento no risco de sangramento. Em algumas situações podemos encontrar RNI até menor que 1,5, porém com risco aumentado para sangramento, estes pacientes geralmente têm associados quadros como disfunção plaquetária, acidose, hipotermia, fibrinólise.[43] O Tempo de Trombina (TT) é a medida do tempo necessário para formar um coágulo quando trombina é adicionada a uma amostra de plasma citratada. Mede a função da fase final da coagulação. O tempo de trombina é considerado o terceiro teste de rotina da coagulação, porém é pouco valorizado. As anormalidades isoladas do final da coagulação são muito raras, sendo a mais comum a baixa concentração de fibrinogênio por hemodiluição. É mais razoável avaliar o fibrinogênio isoladamente do que, encontrar uma anormalidade do fibrinogênio pela medida do TT. O valor normal do TT está situado entre 15 s e 25 s. TT prolongado (maior que 25 segundos) pode ser encontrado em: heparina, produtos de degradação da fibrina (PDF) circulando em alta concentração, anticorpos para trombina e anormalidades do fibrinogênio. Em pacientes recebendo trombolíticos, o TT é um bom marcador do grau de atividade fibrinolítica. O TT é normal em deficiência do fator XIII.[44] A concentração plasmática de fibrinogênio (fator I) é o substrato para a formação da rede de fibrina. O fibrinogênio é uma proteína de 340.000 Daltons, com três cadeias peptídicas. Todas as cadeias, chamadas de Aa, Bb e g, possuem a mesma sequência de aminoácidos, exceto nas raízes terminais, o que as diferenciam funcionalmente. Na porção amino terminal da cadeia Aa há o fibrinopeptídeo A (FpA) e na porção amino terminal da cadeia Bb há o fibrinopeptídeo B (FpB). Há um grande número de métodos disponíveis para medir a concentração do fibrinogênio. Os atuais aparelhos automatizados calculam a concentração a partir do grau de mudança da dispersão da luz ou da densidade óptica. Embora seja simples e barato, este método não é eficaz em alguns casos como CIVD, doença hepática, doença renal, desfibrinogenemia, terapia trombolítica e uso de soluções de amido na reposição volêmica.

Normalmente, o fibrinogênio é solicitado junto com outros testes da coagulação em situações de sangramento prolongado. Sua interpretação ajuda na avaliação da habilidade de formar coágulo. A avaliação do fibrinogênio deve ser um constituinte obrigatório no algoritmo da transfusão sanguínea, especialmente, em pacientes com sangramento excessivo. O valor normal da concentração plasmática de fibrinogênio está entre 200 e 400 mg.dL$^{-1}$. Valor abaixo de 100 mg.dL$^{-1}$ é insuficiente para assegurar coagulação do sangue em um sangramento maciço. Embora haja recomendações para repor fibrinogênio quando sua concentração alcance valores menores que 100 mg.dL$^{-1}$, a recomendação mais aceita atualmente é repor com valores plasmáticos inferiores a 200 mg.dL$^{-1}$. Sendo uma proteína de fase aguda nos processos inflamatórios, a concentração de fibrinogênio pode estar aumentada em situações de processos inflamatórios ou lesão traumática como: resposta inflamatória sistêmica (SIRS), sepse, doença coronariana, infarto miocárdio, câncer, glomerulonefrite, artrite reumatoide e trauma.[45] A elevação da concentração plasmática do fibrinogênio é transitória e volta ao valor basal assim que cessar o processo inflamatório. Os níveis séricos diminuídos cronicamente são encontrados em situações congênitas como, afibrinogenemia ou hipofibrinogenemia ou em situações adquiridas como, doenças hepáticas ou má-nutrição. Os níveis séricos diminuídos agudamente podem ser encontrados em condições clínicas como, coagulação intravascular disseminada (CIVD) ou hiperfibrinólise. A concentração plasmática de fibrinogênio parece ser o fator determinante para garantir a eficácia da qualidade do coágulo sanguíneo em indivíduos normais e em traumáticos.[46]

A fibrinólise (hemostasia terciária) é uma parte integrante da hemostasia normal. Ela regula a formação e a dissolução do coágulo. Ela também regula a formação de fibrina impedindo que a coagulação se processe de forma anormal. Quando a hemorragia é interrompida por um coágulo, a fibrinólise dissolve o coágulo para restaurar o fluxo sanguíneo. A fibrinólise é controlada por uma serina protease chamada plasmina, a qual é o produto da clivagem do plasminogênio pelo ativador do plasminogênio- tipo tecidual (t-PA). A fibrinólise sistêmica é uma condição anormal.

Podemos classificar a fibrinólise em Primária ou Secundária. Primária é quando há liberação ou produção de ativadores fibrinolíticos em excesso e não representa uma resposta ao processo de coagulação. Isto ocorre, por exemplo, em transplante de fígado, quando há liberação dos ativadores, outro exemplo é a ocorrência de fibrinólise em cirurgias de próstata, quando há uma grande liberação de ativador do plasminogênio- tipo uroquinase (u-PA) com ação semelhante ao t-PA. Ainda encontramos fibrinólise primária em situações como administração exógena de fibrinolíticos como estreptoquinase. A plasmina formada em todas estas situações, ao ser degradada, forma produtos de degradação da fibrina (PDF). O PDF é um marcador da fibrinólise e pode ser medido por técnicas imunológicas. A fibrinólise secundária é o resultado da ativação do sistema de coagulação, visto, por exemplo, durante coagulação intravascular disseminada (CIVD), em que tanto a coagulação como a fibrinólise ocorrem em excesso. Outro exemplo é a fibrinólise em *bypass* cardiovascular (BPC).[47]

A avaliação da fibrinólise pode ser feita diretamente por tempo de lise do coágulo (testes viscoelásticos) ou por medidas de PDF. É importante lembrar que estes testes são realizados em plasma e não em sangue total, o que significa, tempo para o processamento e o resultado é uma ação *in vitro* e não nas condições fisiológicas *in vivo*. Os resultados devem ser analisados com cautela e sempre dentro do contexto clínico do momento.

## ■ AVALIAÇÃO IN VIVO DA COAGULAÇÃO E FIBRINÓLISE

Aparelhos para medidas imediatas da coagulação e a beira do leito do paciente, aferem as propriedades viscoelásticas do sangue total. Exames como tromboelastografia (TEG) e tromboelastometria rotacional tornaram-se superiores aos testes de rotina de coagulação. A análise à beira do leito (*point of care*) encurtou e melhorou o tempo de avaliação hemostática. O estado da coagulação é avaliado com sangue total, permitindo uma interação *in vivo* entre fatores da coagulação (proteínas/enzimas), plaquetas, Ca$^{+2}$ e hemácias, oferecendo, dessa forma, uma informação funcional de toda coagulação. Além disso, o desenvolvimento do coágulo pode ser acompanhado visualmente em uma tela de computador e no tempo real. Entretanto, devemos ter em mente que as condições dos exames são *in vitro*, ou seja, são realizados em condições estáticas (sem fluxo sanguíneo) e dentro de um copo (ausência de endotélio). Por isso, os resultados obtidos, a partir desses testes, deverão ser cuidadosamente analisados e interpretados após a avaliação clínica, por exemplo, sangramento intenso no campo cirúrgico.

### Tromboelastografia

A tromboelastografia (TEG), desenvolvida por Hartert em 1948,[48] é um método laboratorial que permite uma avaliação global do processo de iniciação, formação, estabilização e lise do coágulo, documentando a interação das plaquetas, e outras células sanguíneas, com as proteínas da coagulação. As alterações viscoelásticas que ocorrem durante a coagulação são registradas, fornecendo uma representação gráfica do processo de polimerização da fibrina e também da força (resistência) do coágulo.[49] A TEG fornece

a representação gráfica da formação e subsequente lise do coágulo. O sangue é incubado a 37ºC em um copo aquecido. Dentro do copo é suspenso um pino conectado a um sistema de detecção movido por um fio de torção. O copo e o pino sofrem um movimento de oscilação relativa entre eles de 4º45', sendo que esse movimento oscilatório é iniciado pelo copo. O sangue total citratado, ou plasma, é colocado no copo e, à medida que o coágulo se forma, as fibras de fibrina ligam-se as paredes do copo ao pino. Desse modo, os movimentos de rotação do copo são transmitidos para o pino e um gráfico é gerado. A Figura 32.4 mostra o diagrama do mecanismo[50] e a Figura 32.5 mostra o traçado típico do tromboelastograma.[51]

Enquanto a amostra do sangue dentro do copo permanecer líquida, a oscilação do copo não é transmitida ao pino, não produzindo nenhuma defleção no traçado, mesmo quando a viscosidade for alta (policitemia ou macroglobulinemia). Entretanto, quando o coágulo começa a se formar, filamentos de fibrina formam-se entre a parede do copo e o pino, a tensão elástica do coágulo é transmitida por meio do pino, e com isso, a tensão elástica do coágulo é transmitida por meio do pino e é amplificada para gerar o traçado da tromboelastografia. No tromboelastógrafo há um transdutor e um amplificador que converte os sinais eletromecânicos em digitais para visualização em um terminal de computador. A TEG pode ser obtida por duas técnicas disponíveis: a) sangue nativo, uma amostra de sangue total (0,36 ml), não contendo anticoagulantes, é colocada diretamente no copo; b) sangue citratado, colocam-se 0,1 ml de cloreto de cálcio (0,6 ml g.dL$^{-1}$) no copo pré-aquecido e, em seguida, coloca-se 0,25 ml de sangue total citratado. O traçado da mistura é iniciado quando o sangue total citratado é adicionado ao cálcio no copo. Depois que o pino é abaixado, em qualquer amostra, algumas gotas de óleo mineral são colocadas na superfície da amostra para evitar a evaporação da solução. O TEG utiliza uma nomenclatura específica para a representação gráfica da formação e da lise do coágulo.

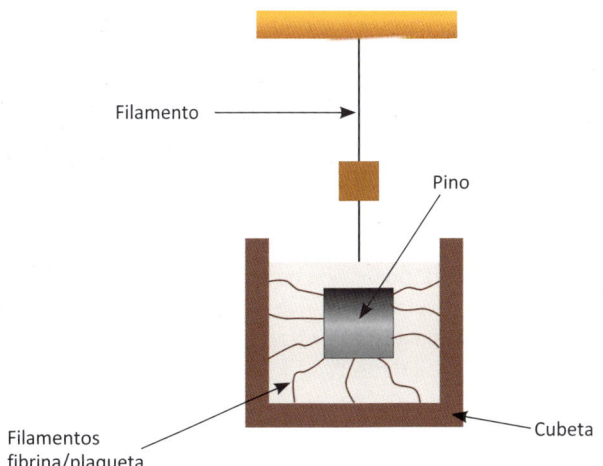

▲ **Figura 32.4** Diagrama do aparelho tromboelastográfico. O diagrama do aparelho mostra o pino mergulhado no sangue total (ou ativado) dentro da cubeta. Fibras compostas de fibrina e plaquetas unem a cubeta ao pino, mantendo a propriedade viscoelástica do coágulo.

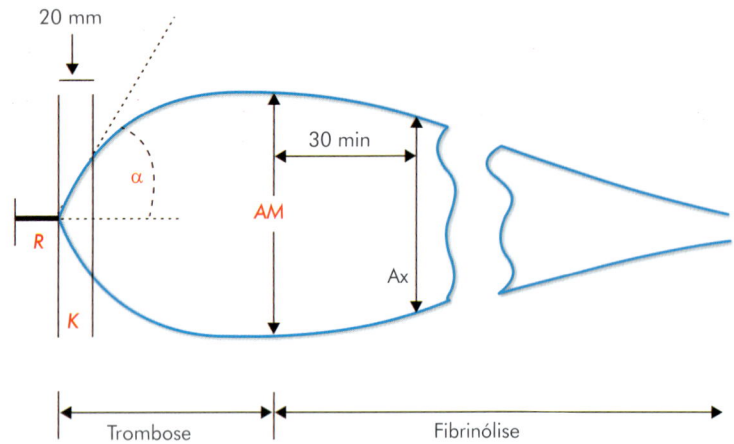

◀ **Figura 32.5** Traçado da tromboelastografia. Variáveis e valores normais medidos pela tromboelastografia.

*R:* Tempo de reação, 10 a 14minutos; *K:* Cinética da formação do coágulo, 4 a 6 minutos; *a:* Taxa de formação de fibrina, > 50º; *AM:* Mede o grau de dureza do coágulo, 50 a 70 mm; $Ly_{30}$: Lise do coágulo, < 7,5%.

1. **Tempo de Reação – r – (valor normal: 10 a 14 mm):** vai desde o início do traçado até o ponto onde as linhas curvas estão distantes 1 mm. O valor r é, funcionalmente, o tempo necessário para o início da formação de fibrina, e está aumentado em situações clínicas, como hemofilia ou em uso de drogas como anticoagulantes orais e heparina. Pode estar diminuído em situações que refletem hipercoagulabilidade, como gravidez, câncer, uremia e uso de anticoncepcionais;[51]

2. **Tempo da velocidade de formação coágulo – k – (valor normal: 8 a 12 mm):** vai do final do tempo "r" até o momento em que o traçado tem 20 mm de largura. Reflete a elaboração e formação do coágulo em função da trombina formada e traduz a atividade enzimática da trombina. O valor k se correlaciona com a rede de fibrina. Quanto mais rápido forma-se um coágulo visível, menor é o valor K. Ele é influenciado pela trombina, fibrinogênio e plaquetas;[52]

3. Ângulo alfa – α – (valor normal: menor que 50%): reflete a dinâmica da formação do coágulo e é medido entre a linha mediana do traçado e uma linha desenhada do ponto de 1mm tangencial à curva. O ângulo alfa é a medida da velocidade de fortalecimento do coágulo. Ele é primariamente relacionado à concentração de fibrinogênio e a interação plaqueta-fibrina;[53]

4. **Amplitude máxima – AM – (valor normal: 50 a 70 mm):** é a largura da curva em seu ponto mais largo e representa o módulo de tensão elástica do coágulo. Representa funcionalmente a contagem de plaquetas e os níveis plasmáticos de fibrinogênio e do fator XIII. AM pode estar reduzida nos casos de trombocitopenia, defeitos funcionais de plaquetas, uso de anticoagulantes e hipofibrinogenemia e pode estar aumentada em casos de hipercoagulabilidade;[54]

5. **Índice de lise coágulo em 30 minutos – IL30:** Avalia o grau de fibrinólise em 30 minutos. Pode também ser avaliada em 45 e 60 minutos, IL 45 e IL 60, respectivamente.[55]

Ao contrário dos exames de rotina TP e TTPa em que se avalia apenas uma via de ativação da coagulação, a TEG avalia a interação entre plaquetas, fatores da coagulação e sistema fibrinolítico, permitindo dessa forma a avaliação da trombogênese e da fibrinólise ao mesmo tempo. O mais importante é a informação do tempo e da qualidade do coágulo formado. Sua utilidade tem sido renovada nos últimos tempos, principalmente em transplante hepático, cirurgias cardíacas, obstétricas e no trauma.[44]

## Tromboelastometria Rotacional (ROTEM®)

O sistema ROTEM® também avalia as propriedades viscoelásticas do coágulo durante sua formação e subsequente lise. O ROTEM® é um sistema de 4 canais em que uma série de reagentes são utilizados para possibilitar a discriminação das diversas causas do sangramento. O sangue é incubado a 37ºC em um copo aquecido, semelhante à TEG. Entretanto, no ROTEM®, diferente da TEG tradicional, não é o copo que se move, mas sim, o pino central que gira em um ângulo de 4.75º (Figura 32.6). O detector do movimento oscilatório é um espelho óptico acoplado ao pino central. As fibras de fibrina formam-se entre o copo e o pino e impedem, à medida que se formam, a rotação do pino. Esse impedimento de oscilação é transmitido ao computador e gerado um traçado característico (Figura 32.7).

O traçado do sistema ROTEM® mostra os parâmetros: Tempo de coagulação (CT); Tempo de formação do coágu-

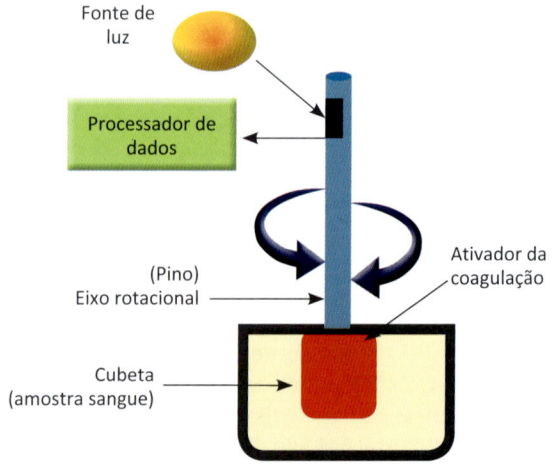

▲ **Figura 32.6** Esquema básico do funcionamento da tromboelastografia rotacional (ROTEM®).

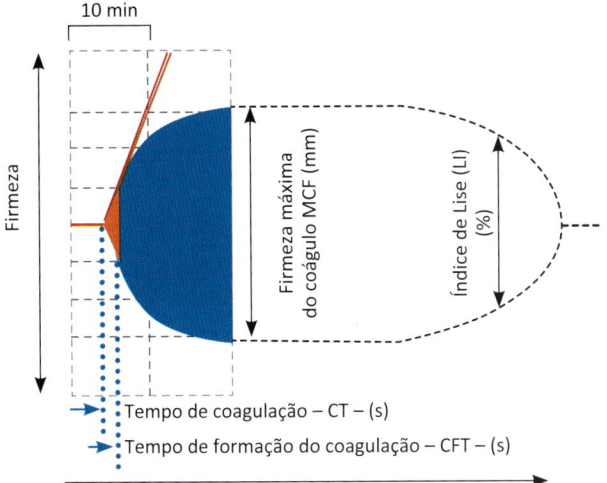

▲**Figura 32.7** Traçado característico da tromboelastografia rotacional.

lo (CFT); Firmeza máxima do coágulo (MCF); Amplitude da firmeza do coágulo (A10, A15, A20,...) após 10, 15, 20,..., minutos; ìndice de lise do coágulo (CLI). Embora ocorra outros parâmetros, estes são os de maior interesse. Na TEG tradicional ou no ROTEM®, ainda não conseguimos observar todos os tipos de defeitos da função plaquetária. Alguns defeitos leves como, inibição das plaquetas da ciclo-oxigenase 1 (COX1) pela aspirina ou antagonismo do receptor ADP podem ser detectados. Os principais testes desenvolvidos para utilização no ROTEM® são: FIBTEM (plaquetas são inibidas pela citocalasina, possibilitando diferenciar ação do fibrinogênio e da plaqueta), APTEM (confirmar estado de hiperfibrinólise), EXTEM (caminho extrínseco por ativação do FT), HEPTEM (inibição da heparina) e INTEM (via intrínseca) (Tabela 32.1).

| Tabela 32.1  Testes comercialmente disponíveis pelo ROTEM®. | | |
|---|---|---|
| ROTEM® | EXTEM | ativador extrínseco (FT); sensível à heparina; não afetado pela aprotinina |
| | INTEM | ativador intrínseco; sensível à heparina |
| | HEPTEM | neutraliza efeitos da heparina |
| | FIBTEM | inativa farmacologicamente plaquetas; representa a amplitude do traçado do coágulo sem a presença da plaqueta |
| | APTEM | inibe prematuramente a lise do coágulo pela adição de aprotinina |

## ■ HEMORREOLOGIA

A reologia é a área da física que estuda o escoamento e a deformação da matéria. Ela descreve a deformação de sólidos, líquidos e gases sob a influência de tensões. A reologia é um campo muito importante na pesquisa e desenvolvimento e controle de qualidade de diversos produtos, principalmente emulsões e suspensões. De toda a área de estudo da reologia, talvez o conceito mais utilizado seja o de viscosidade, que pode ser entendida como a resistência de um fluido a qualquer mudança irreversível de seus elementos de volume com a aplicação de uma tensão. Alguns produtos possuem uma única viscosidade a uma dada temperatura independente da força de cisalhamento aplicada, mas não são todos os fluidos. As principais categorias de materiais normalmente estudadas na reologia são sólidos, fluidos e materiais viscoelásticos que apresentam uma combinação de comportamento fluido e sólido. Um sólido é um material que pode sustentar forças com uma deformação fixa (como uma mola de aço). Normalmente os sólidos são linearmente elásticos: aqui a deformação é proporcional à força aplicada; mas a forma original é recuperada quando a força é removida. Um sólido plástico, entretanto, não recupera sua forma original quando lançado, permanece uma deformação permanente. Um fluido (material viscoso) deforma-se continuamente (isto é, flui) enquanto houver forças aplicadas a ele. O termo fluido abrange tanto o líquido quanto o estado gasoso. Um fluido viscoso é chamado newtoniano ou linear se a vazão for proporcional à força aplicada (como gases e muitos líquidos, como água, óleo, mercúrio etc.). Líquidos não lineares também são importantes em reologia. Os materiais de interesse podem ser homogêneos ou heterogêneos (contendo mais de uma fase) como suspensões e emulsões. As suspensões normalmente consistem em partículas sólidas dispersas em um líquido homogêneo no qual são insolúveis; emulsões são formadas pela dispersão de gotículas líquidas em um líquido homogêneo, com o qual as partículas são imiscíveis. O sangue é uma mistura não newtoniana (ou não linear), que não se enquadra em nenhuma categoria simples, embora mostre algumas semelhanças com emulsões. A viscosidade tem origem na coesão entre as moléculas e os choques entre elas e a força necessária para tirá-las do repouso. Portanto, pode-se descrever a viscosidade como uma propriedade observada em fluidos em movimento (fluxo) e por isso a chamamos de viscosidade dinâmica. Em termos práticos, a viscosidade é a propriedade que indica a maior ou menor dificuldade de um fluido escoar (escorrer).

## Reologia do Sangue

O sangue é uma suspensão constituída por uma fase aquosa contínua (plasma) contendo sais, lipídeos, carboidratos, proteínas e uma fase, que incluem os eritrócitos, leucócitos e plaquetas. O plasma é um fluido newtoniano, com uma viscosidade entre 1,16 e 1,35 centipoise (cP) a 37°C. Ao contrário do plasma, o sangue tem um comportamento não-newtoniano, principalmente devido à presença de hemácias, conforme mostra a **Figura 32.8**. Como vimos, do ponto de vista reológico, o sangue é composto basicamente de plasma e hemácias (99%), as demais células têm pouca influência na reologia do sangue. Portanto, o principal contribuinte para a viscosidade do sangue total é o compartimento eritrocitário.[56] O sangue tem característica de emulsão polidispersa, uma fase fluida composta por plasma (newtoniana) e uma fase dispersa formada por 3 componentes: hemácias, leucócitos e plaquetas. Sendo fluido não-newtoniano, as propriedades reológicas do sangue dependem principalmente da temperatura, taxa de cisalhamento, formato das células, hematócrito, concentração de

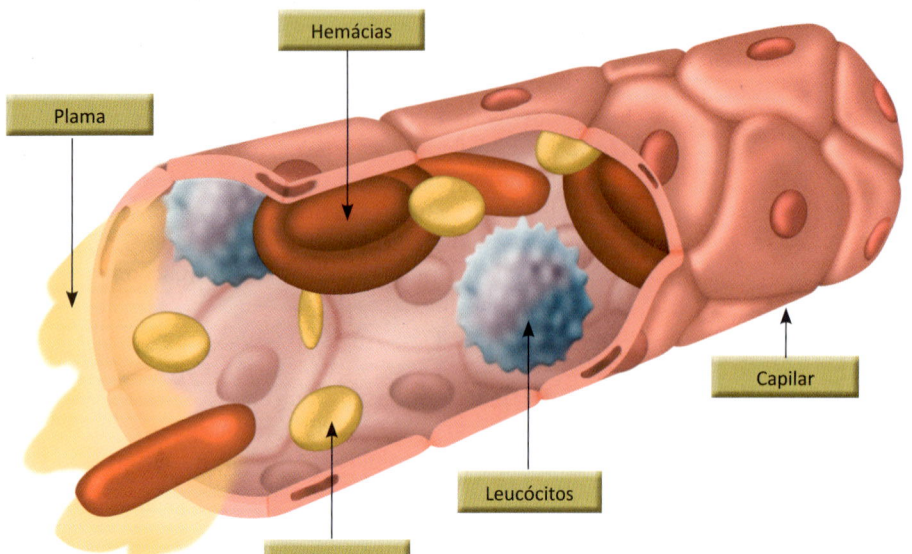

Hemácias

Plama

Capilar

Leucócitos

Plaqueta

◀ **Figura 32.8** Representação esquemática do sangue e seus componentes.

**Fonte:** https://colegiovascodagama.pt/ciencias3c/nono/cardioresp.html.

proteínas plasmáticas, orientação das células e propriedade mecânica das hemácias. No homem, o sistema circulatório, composto por vasos sanguíneos que têm uma variação muito grande, de micrômetro à milímetro, pode apresentar propriedades diferentes, dependendo do fluxo de escoamento. Em capilares, por exemplo, as células chegam a se deformar e, dessa forma, apresentam tamanhos diferentes do original.[57] A microcirculação possui uma importância relevante para a circulação do sangue no corpo humano, uma vez que 80% do gradiente de pressão total do sistema circulatório é utilizado para vencer o escoamento dos microvasos (arteríolas, capilares e vênulas).[58] Em condições fisiológicas, o sangue é composto de 55% de plasma e 45% de células sanguíneas. No entanto, do ponto de vista reológico é uma emulsão de alta viscosidade composta de 40% a 45% de hemácias suspensas no plasma, consequentemente, o hematócrito afeta significativamente a reologia do sangue.[59]

As alterações causadas na reologia do sangue podem originar algumas doenças conhecidas, como doenças cardiovasculares e diabetes.

## Considerações Básicas

O sistema cardiovascular é responsável pela distribuição geral do sangue por todo o corpo, mas é a rede microcirculatória que garante o fornecimento de oxigênio de acordo com as necessidades dos tecidos. Os eritrócitos asseguram o fluxo de oxigênio dos altos valores da pressão parcial ($PO_2$) nos pulmões para valores mais baixos de $PO_2$ nos tecidos.[60] Em condições fisiológicas, a oxigenação dos tecidos depende da integridade da membrana eritrocitária, do metabolismo, das vias pró e antioxidativas.[61] A pressão parcial de oxigênio na qual a hemoglobina (Hb) está 50% saturada é chamada de P50 e é uma medida convencional da afinidade da hemoglobina pelo oxigênio. Valores mais baixos de P50 significam alta afinidade da Hb pelo oxigênio e quanto maior o valor de P50, menor a afinidade da hemoglobina. Na prática, o valor de P50 é obtido pela curva de dissociação oxigênio-hemoglobina, que traça os valores de saturação da

hemoglobina em relação aos valores de pressão parcial de oxigênio no sangue.[62]

Vários fatores endógenos modulam a afinidade hemoglobina-oxigênio, como 2,3-difosfoglicérico (2,3 DPG), dióxido de carbono, pH, temperatura, NO (óxido nítrico), epinefrina e acetilcolina.[63-65] O marcador biológico P50 pode apresentar valores anormais no envelhecimento e em várias condições vasculares, como diabetes, defeitos na hemoglobina ou doenças de membrana, como a doença falciforme.[66,67] A fisiopatologia desta última doença é mediada pela formação de polímeros intracelulares de hemoglobina falciforme (HbS) quando as células estão parcialmente desoxigenadas na microcirculação. A viscosidade interna dos eritrócitos é aumentada pela transição de uma fase sol para uma fase gel resultante da formação dos polímeros de HbS. Como consequência, um círculo vicioso é mantido pela concentração aumentada de HbS, aumentando assim a taxa de desoxigenação e posterior polimerização. As células falciformes irreversíveis são responsáveis por anemia com concentração aumentada de 2,3 DPG e valores de P50 mais elevados.[67] O eritrócito detecta o gradiente local de $PO_2$ por meio de mudanças conformacionais da hemoglobina, com relevantes repercussões na mobilização de óxido nítrico e na vasomotilidade microcirculatória.[68]

As células endoteliais, revestindo a parede da artéria no lado luminal, percebem a pressão diastólica e sistólica (pulsação de pressão) e o estresse de cisalhamento da parede (estresse tangencial exercido pelo fluxo sanguíneo).[69] O estresse da parede regula o diâmetro arterial interferindo nos mediadores vasoativos produzidos pelas células endoteliais. A pulsação de pressão e o estresse de pressão na parede induzem a expressão gênica pelas células endoteliais e a geração de NO pelos eritrócitos.[70,71] As células vermelhas do sangue são os principais fatores reológicos do fluxo sanguíneo, devido à associação entre a retardação do fluxo com a agregação progressiva de eritrócitos e a aceleração do fluxo com a deformabilidade progressiva. Os eritrócitos são mais deformados, orientados e deslocados no eixo do vaso onde ocorre a maior fluidez sanguínea. As propriedades reológicas dos eritrócitos e a viscosidade do plasma são documentadas como fatores influentes na perfusão capilar no nível microcirculatório.[72] A rigidez da membrana, a geometria celular e os componentes viscoelásticos são fatores que influenciam na sobrevivência e funcionalidade dos eritrócitos. Nessas condições citadas, o estresse de cisalhamento, em uma ampla faixa de valores assumidos por meio da rede circulatória, é um fator importante nas propriedades de viscosidade do sangue.[73] A viscosidade sanguínea geralmente depende de parâmetros hemorreológicos macro (hematócrito e viscosidade do plasma) e micro (deformabilidade e agregação dos eritrócitos). Distúrbios no comportamento reológico do sangue, como altos valores de viscosidade sanguínea e do plasma e uma tendência aumentada à agregação, são encontrados em pacientes com doenças cardíacas isquêmicas.[74] As células vermelhas do sangue participam dos mecanismos bioquímicos de oclusões coronárias agudas, principalmente em condições de baixa taxa de cisalhamento, que existem, por exemplo, na rede microcirculatória da área peri-infarto do miocárdio.[75]

Sob condições de estase, os eritrócitos no sangue humano saudável formam agregados frouxos chamados de *rouleaux*. Após uma estase prolongada, os *rouleaux* individuais podem se agrupar, formando estruturas maiores. Porém, as forças atrativas envolvidas são relativamente fracas e os agregados podem se dispersar durante o fluxo devido à taxa de pressão oferecida pelo fluxo. Uma maior agregação de eritrócitos em baixas taxas de pressão afeta a viscosidade do sangue e a microvasculatura.[76] Os fatores que influenciam a agregação dos eritrócitos podem ser fatores extrínsecos, incluindo níveis de proteínas plasmáticas (por exemplo, fibrinogênio, lipoproteínas, macroglobulinas ou imunoglobulinas), hematócrito, tamanho das partículas, osmolaridade plasmática (número de partículas) e taxa de cisalhamento (pressão) e fatores intrínsecos, como a forma dos eritrócitos, deformação

e propriedades da superfície da membrana.[77-80] Essas propriedades e estrutura da superfície, como a carga da superfície e a capacidade de macromoléculas penetrarem na glicocálix da membrana, afetam significativamente a agregação das células suspensas em um determinado.[81]

O citoesqueleto do eritrócito (Figura 32.9) é responsável pela flexibilidade, deformação e integridade celular dos eritrócitos.[82] A proteína 4.1R, a anquirina e a proteína 4.2 estabelecem a ligação entre as proteínas de banda 3 ou glicoforina C e as proteínas do citoesqueleto, como a espectrina e a actina. O número e a força dessas interações entre a membrana dos eritrócitos e o citoesqueleto regulam a estabilidade, integridade e deformação dos eritrócitos. A ligação da Hb desoxigenada à banda 3 induz a perda da associação da proteína 4.1 com a glicoforina C, alterações na atividade de transporte de íons e rigidez da membrana dos eritrócitos.[83-85] Apesar da manutenção das propriedades reológicas normais dos eritrócitos, dos mecanismos equilibrados de oxirredução, do metabolismo e dos sistemas de transporte de íons, uma parede vascular que funcione bem também é crucial para garantir a oxigenação dos tecidos, a hemostasia e o equilíbrio pró/antitrombótico. A disfunção endotelial provocada por insuficiência, por exemplo, de NO pode provocar, aterosclerose, hipertensão, diabetes, lesão de reperfusão e vasculopatia. Situações como angioplastia, cirurgia de *bypass* e transplante, também são exemplos de estados patológicos nos quais a insuficiência de óxido nítrico induz disfunção endotelial.[86]

Eritrócito pode funcionar como um sensor inflamatório. A resposta do organismo a agentes infecciosos aumenta os níveis de proteínas com ação pró-inflamatória e favorece o desequilíbrio entre estados oxidantes e antioxidantes, com predominância de espécies reativas de oxigênio e óxido nítrico reativo. Os eritrócitos funcionam como sensores do ambiente oxidativo, alterando suas propriedades reológicas

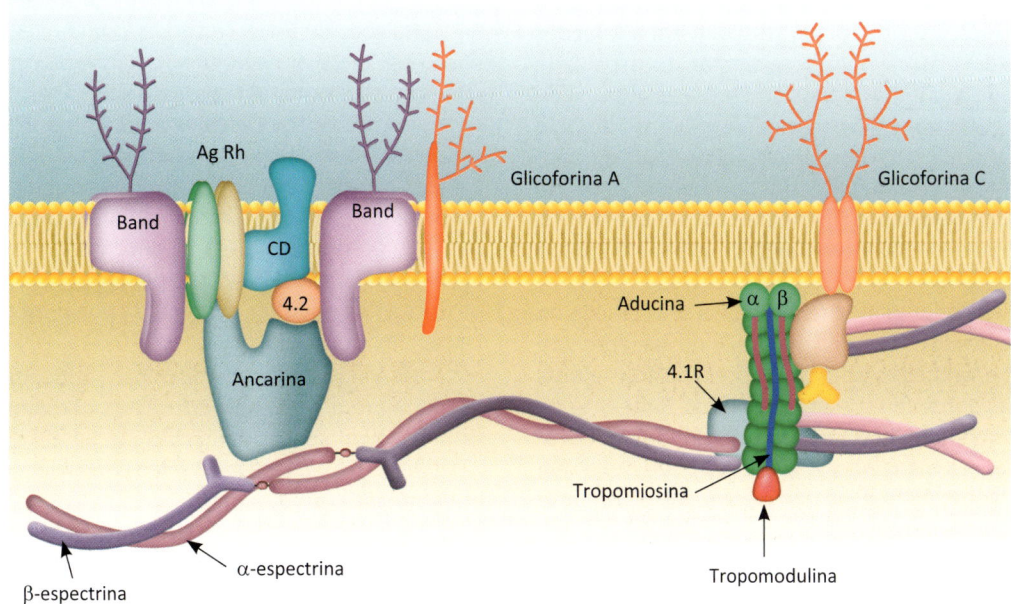

▲**Figura 32.9**  Citoesqueleto da membrana celular do eritrócito. Importante as proteínas de integração: glicoforinas A e C e Banda 3. Proteínas α e β espectrinas, anquirinas e proteínas 4.1 e 4.2.

em direção a uma maior agregação e diminuição da deformação.[87] Essas mudanças promoverão o aumento da viscosidade sanguínea e uma propensão ao estase pós-capilar em áreas já com disfunção vascular. Vários estudos com patologias inflamatórias associaram a agregação e a sedimentação de eritrócitos com os níveis de fibrinogênio plasmático e proteína C-reativa, atribuídos como biomarcadores de inflamação aguda.[88,89] Outra peculiaridade da intervenção dos eritrócitos na resposta inflamatória está relacionada à sua influência no mecanismo de recrutamento de leucócitos para a célula endotelial, o que ocorre em estados de fluxo mais lento, como na hiperviscosidade sanguínea. Estudos, *in vitro*, demonstraram que a interação dos eritrócitos com fibroblastos induz um aumento na expressão e secreção de IL-8, o que é útil para o sinal de aproximação dos leucócitos às células endoteliais.[90,91] A ativação dos leucócitos gera uma intensa produção e liberação de agentes quimiotáxicos, radicais livres de oxigênio (RLO) e enzimas proteolíticas.[92] Essas substâncias produzem alterações celulares, como, alteração no citoesqueleto e até morte celular.

## Viscosidade do Plasma

O plasma é a fase de suspensão para os elementos celulares no sangue, e, portanto, uma mudança em sua viscosidade afeta diretamente a viscosidade do sangue, independentemente do hematócrito e das propriedades dos elementos celulares. A viscosidade do plasma é determinada pelo teor de água e pelos componentes macromoleculares. O plasma é uma solução de proteínas altamente concentrada. O efeito de uma proteína na viscosidade do plasma depende de seu peso molecular e estrutura. Quanto menos esférica for a forma, maior o peso molecular, maior a capacidade de agregação e maior a sensibilidade à temperatura ou pH de uma proteína, maior será a viscosidade do plasma. O plasma é um fluido newtoniano, sua viscosidade não depende das características do fluxo, portanto, é simples de medir, especialmente em viscosímetros capilares. Inflamações e lesões teciduais que resultam em alterações nas proteínas do plasma podem aumentar a viscosidade plasmática. Pode aumentar paralelamente à taxa de sedimentação de eritrócitos (VHS), mas não é influenciado pelo hematócrito (anemia, policitemia) ou pelo tempo de análise. Em síndromes de hiperviscosidade, a viscosidade do plasma é melhor para o acompanhamento do que a VHS. Na artrite reumatoide, sua sensibilidade e especificidade são melhores do que as da VHS ou da proteína C-reativa. A concentração de fibrinogênio no plasma e a viscosidade do plasma estão elevadas na angina instável e no acidente vascular cerebral, e valores mais altos estão associados a uma taxa maior de eventos clínicos adversos importantes. A elevação da viscosidade do plasma se correlaciona com a progressão de doenças coronárias e arteriais periféricas e tem se mostrado aumentada significativamente em comparação com aqueles que testam negativo para a COVID-19 e acima do esperado para infecções virais. De fato, um resultado de viscosidade do plasma acima do valor de corte identificado tem boa correlação com a progressão da doença. A medição da viscosidade do plasma é um teste barato e confiável, disponível em alguns laboratórios de hematologia.

## Aspectos clínicos da reologia sanguínea

A reologia do sangue é um determinante bem conhecido da perfusão tecidual e, de acordo com a relação de Poiseuille, a resistência hemodinâmica em uma rede vascular é diretamente proporcional à viscosidade do sangue. Existem vários relatos que indicam diferenças marcantes entre as propriedades de fluxo *in vivo*. Essas diferenças podem ser explicadas, em grande parte, por mecanismos hemorreológicos na microcirculação. Além disso, a influência das propriedades reológicas alteradas do sangue e de seus componentes nos mecanismos de controle vascular requer consideração: existe uma relação indireta entre a reologia do sangue e o tônus microvascular, mediada pela oxigenação tecidual, com uma vasodilatação compensatória ocorrendo se a perfusão tecidual for prejudicada; a reologia do sangue pode influenciar o tônus vascular por meio de alterações na tensão de cisalhamento na parede, que por sua vez, determina a produção pelo endotélio, de substâncias vasoativas (por exemplo, óxido nítrico). Este último ponto é importante para a hemorreologia clínica, uma vez que foi demonstrado que a agregação aumentada de eritrócitos, afeta a síntese de óxido nítrico e, assim, o controle do tônus do músculo liso vascular.

A viscosidade do sangue total depende fortemente do hematócrito. O hematócrito, em um determinado indivíduo, pode não permanecer constante, mas é um parâmetro dinâmico que pode mudar rápida e significativamente, como parte de processos fisiológicos. Um aumento agudo no hematócrito pode ser resultado de um incremento relativo da massa de eritrócitos no sistema circulatório devido a hipovolemia. A causa principal dessa redução de volume pode ser a perda de líquido por vários meios (por exemplo, trato gastrintestinal e urinário, transpiração) ou pode resultar da constrição do sistema circulatório que altera o equilíbrio das forças que regem a troca de fluidos no nível dos tecidos, de acordo com a hipótese de Starling. Um exemplo bem conhecido dessa última situação é a liberação de catecolaminas em condições de estresse agudo, o que resulta em uma redução significativa no volume do sistema circulatório e um aumento significativo na pressão sanguínea. Uma mudança de fluido do espaço vascular para a área intersticial segue essa alteração aguda, resultando em um hematócrito mais elevado na vasculatura, mesmo que não haja um aumento absoluto na massa de eritrócitos. Além disso, essa mudança de fluido também afeta a concentração de proteínas no plasma, aumentando a viscosidade do plasma; a agregação de eritrócitos pode ser aumentada por aumento da concentração de fibrinogênio.

A liberação de catecolaminas também pode afetar agudamente a massa de eritrócitos circulando no sistema vascular. A maioria dos indivíduos possui um volume de reserva de hemácias na região esplâncnica, e este volume pode ser rapidamente introduzido na corrente sanguínea e contribuir para o aumento do hematócrito durante condições de estresse agudo. Mudanças rápidas no hematócrito e, portanto, na viscosidade do sangue, podem muitas vezes ser compensadas por mecanismos vasculares de autorregulação, nos quais as demandas metabólicas do tecido promovem a dilatação dos vasos sanguíneos. No entanto, essa compensação só pode ocorrer se houver reserva autorregulatória suficiente no tecido.[93]

O termo "policitemia" tem sido usado para distinguir um aumento crônico na massa de hemácias resultante do aumento da produção de glóbulos vermelhos na medula óssea, no entanto, os resultados hemodinâmicos do aumento do hematócrito são os mesmos, independentemente do mecanismo responsável. A capacidade de transporte de oxigênio de uma quantidade determinada de sangue é diretamente proporcional ao hematócrito. Portanto, a entrega de oxigênio à um tecido com fluxo constante, é maior se, o hematócrito do sangue que o perfunde for maior. Por outro lado, o aumento do hematócrito resulta em um aumento não linear da viscosidade do sangue e da resistência ao fluxo (Figura 32.10). Essa relação complexa leva ao conceito de um valor ótimo de hematócrito no qual a entrega de oxigênio aos tecidos é máxima.[94]

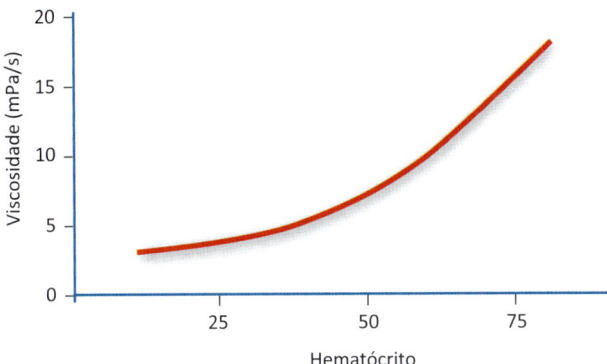

▲ **Figura 32.10** Efeito do hematócrito na viscosidade sanguínea.

## ■ CONCLUSÃO

Mudanças peroperatórias na reologia sanguínea estão relacionadas com aumento na incidência de trombose venosa profunda, disfunção na microcirculação e outras complicações pós-operatórias como infecção.[95] Diversos fatores específicos ao método laparoscópico levam a um aumento ou diminuição do risco de trombose venosa profunda (TVP). O aumento da pressão intra-abdominal leva a uma compressão parcial das veias ilíacas e da cava inferior, acarretando baixo fluxo venoso nas extremidades inferiores e iniciando o processo de trombose.[96,97] A posição de proclive, utilizada com frequência nas cirurgias laparoscópicas, e o tempo cirúrgico prolongado também podem contribuir para um aumento do risco de TVP. A deambulação precoce dos pacientes e uma provável menor hipercoagulabilidade pós--operatória, devido a menor resposta ao trauma cirúrgico, levariam à uma diminuição do risco de TVP.[98] Atualmente, pacientes submetidos a procedimentos laparoscópicos possuem risco maior de TVP, sendo necessárias medidas de prevenção.[99]

A estimulação dos adrenoceptores alfa-$_2$ pode interferir sobre a coagulação sanguínea por meio da agregação plaquetária, por mecanismos diretos e indiretos. Nas plaquetas, a agregação se dá sob estímulo dos adrenoceptores

alfa-$_{2A}$, por agonistas como a adrenalina ou a dexmedetomidina, via proteína G$_i$, levando à inibição da formação de AMPc, com consequente acúmulo de adenosina difosfato (ADP). O ADP causa inicialmente a liberação de íons Ca$^{++}$ ligados a ATPase dependente de Ca$^{++}$ e ativação de actomiosina plaquetária, proteína contrátil. Esta reação leva a uma contração da plaqueta com mudança de sua conformação e modificação da estrutura de sua membrana.[100] A estimulação dos adrenoceptores alfa-$_2$ localizados na membrana pré-sináptica do terminal simpático estimula a Na-K-ATPase, que resulta em diminuição de Na$^+$ intracelular e, consequentemente, diminuição da troca de Na$^+$ intracelular por Ca$^{2+}$ extracelular. Esta queda da concentração de Ca$^{2+}$ no interior do terminal nervoso resulta em diminuição da liberação das catecolaminas e, portanto, em diminuição do tônus do sistema nervoso simpático.[101] Não existem na literatura estudos que avaliem o efeito conjunto dos fatores pró-agregantes e antiagregantes decorrentes da estimulação destes receptores. Além do efeito direto da dexmedetomidina em diminuir o tono simpático pela inibição da liberação de catecolaminas via adrenoceptores a$_2$-pré-sinápticos, ela pode, à semelhança de outros agentes sedativos, diminuir o tono simpático de forma indireta, simplesmente pela ansiólise decorrente dos efeitos sobre o sistema nervoso central.[102] Outro estudo mostrou que a dexmedetomidina protege a hemácia da deformação celular em situação de isquemia-reperfusão, provavelmente com aumento na produção de NO.[103]

A hemorreologia é uma área da medicina que se concentra no estudo das propriedades do sangue e do seu comportamento no sistema circulatório e não apenas um fator que determina a resistência hemodinâmica. A sua finalidade principal é compreender como as características físicas e reológicas do sangue afetam a circulação sanguínea e a função dos vasos sanguíneos. Também ajuda os profissionais de saúde a entender como o sangue flui através das artérias, veias e capilares. Isso é crucial para compreender e tratar distúrbios circulatórios, como a aterosclerose, trombose e hipertensão arterial. Identifica anormalidades no sangue que podem indicar doenças ou distúrbios subjacentes, como a viscosidade sanguínea aumentada, pode ser um sinal de doenças como a policitemia ou a síndrome de hiperviscosidade. Compreender as propriedades reológicas do sangue pode levar ao desenvolvimento de tratamentos mais eficazes. Por exemplo, a pesquisa em hemorreologia pode contribuir para o desenvolvimento de medicamentos que previnem a trombose em pacientes com a doença de Raynaud. Podemos ainda, monitorizar as respostas a um determinado tratamento. A hemorreologia pode ser usada para avaliar como os tratamentos estão afetando a circulação sanguínea de um paciente. Isso pode ser útil para ajustar a terapia conforme necessário e garantir que os pacientes estejam respondendo de maneira adequada aos tratamentos indicados. Em resumo, a hemorreologia desempenha um papel fundamental na compreensão da circulação sanguínea e na identificação e tratamento de distúrbios relacionados ao sangue. Ela é especialmente importante para a medicina vascular e pode contribuir significativamente para a melhoria da saúde cardiovascular e circulatória dos pacientes.

# REFERÊNCIAS

1. Achneck HE, Sileshi B, Parikh A, et al. Pathophysiology of bleeding and clotting in the cardiac surgery patient: from vascular endothelium to circulatory assist device surface. Circulation. 2010;122:2068–77.
2. Hoffman M, Monroe DM. A cell-based model of hemostasis. Thromb Haemost. 2001;85:958-965.
3. Thornton P, Douglas J. Coagulation in pregnancy. Best Pract Res Clin Obstet Gynaecol. 2010;24:339–52.
4. Previtali E, Bucciarelli P, Passamonti SM, et al. Risk factors for venous and arterial thrombosis. Blood Transfus. 2011;9:120–38.
5. Degen SJ, Sun WY. The biology of prothrombin. Crit Rev Eukaryot Gene Express.1998;8:203-224.
6. Broekmans AW, Veltkamp JJ, Bertina RM. Congenital protein C deficiency and venous thromboembolism. N Engl J Med.1983;309:340-344
7. Tracy PB, Nesheim ME, Mann KG. Coordinate binding of factor Va and factor Xa to the unstimulated platelet. J Biol Chem.1981;256:743-751.
8. Walsh PN. Platelet coagulant activities and hemostasis: an hypothesis. Blood.1974;43:597-605.
9. Travis J, Salvesen GS. Human plasma proteinase inhibitors. Annu Rev Biochem,1982;52:655-709.
10. Bombeli T, Spahn DR. Updates in perioperative coagulation: physiology and management of thromboembolism and haemorrhage. Br J Anaesth. 2004;93:275-287.
11. van't Veer C, Golden NJ, Kalafatis M, et al. Inhibitory mechanism of the protein C pathway on tissue factor-induced thrombin generation. J Biol Chem.1997;272:7983-94.
12. Mahdy AM, Webster NR. Perioperative systemic haemostatic agents. Br J Anaesth. 2004;93(6):842-858.
13. Collen D, Lijnen HR. Novel thrombolytic agents for treatment of acute myocardial infarction. In: Arnout J, de Gaetano G, Hoylaerts MF, et al., eds. Thrombosis. Fundamental and clinical aspects. Leuvan: University press Leuvan; 2003. p. 585-96.
14. Arnout J, Hoylaerts MF, Lijnen HR. Haemostasis. 2006;176:1-41.
15. Thorsen S. The mechanism of plasminogen activation and the variability of the fibrin effector during tissue-type plasminogen activator-mediated fibrinolysis. Ann NY Acad Sci.1992;667:52-63.
16. Neshein M, Wang W, Boffa M, et al. Thrombin, thrombomodulin and TAFI in the molecular link between coagulation and fibrinolysis. Thromb Haemost. 1997;78:386-91.
17. Rodgers RP, Levin J. A critical reappraisal of bleending time. Semin Thromb Hemost. 1990;16:1-16.
18. Hoffbrand AV, Higgs DR, Keeling DM, et al. Postgraduate Haematology. 7th ed. Nova Jersey: Wiley Blackwell; 2016.
19. Versteeg HH, Heemskerk JW, Levi M, et al. New fundamentals in hemostasis. Physiol. 2013;93:327–58.
20. Schuijt Tim J, Bakhtiari K, Daffre S, et al. Factor Xa activation of factor V is of paramount importance in initiating the coagulation system. Circulation. 2013;128:254–66.
21. Podoplelova NA, Sveshnikova AN, Kotova YN, et al. Coagulation factors bound to procoagulant platelets concentrate in cap structures to promote clotting. Blood. 2016;128:1745–55.
22. Choi SH, Smith SA, Morrissey JH. Polyphosphate is a cofactor for the activation of factor XI by thrombin. Blood. 2011;118:6963–70.
23. Geng Y, Verhamme IM, Smith SB, et al. The dimeric structure of factor XI and zymogen activation. Blood. 2013;121:3962–9.
24. Maas C, Meijers JCM, Marquart JA, et al. Activated factor V is a cofactor for the activation of factor XI by thrombin in plasma. Proc. Natl. Acad. Sci. U. S. A. 2010;107:9083–7.
25. Smith SA, Mutch NJ, Baskar D, et al. Polyphosphate modulates blood coagulation and fibrinolysis. Proc. Natl. Acad. Sci. U. S. A. 2006;103:903–8.
26. Smith SA, Choi SH, Davis-Harrison R, et al. Polyphosphate exerts differential effects on blood clotting, depending on polymer size. Blood. 2010;116:4353–9.
27. van der Meijden PEJ, Munnix ICA, Auger JM, et al. Dual role of collagen in factor XII–dependent thrombus formation. Blood. 2009;114:881–90.
28. Kleinschnitz C, Stoll G, Bendszus M, et al. Targeting coagulation factor XII provides protection from pathological thrombosis in cerebral ischemia without interfering with hemostasis. J Exp Med. 2006;203:513–8.
29. Schwarz H, Heeb M, Wencel-Drake J, Griffin J. Identification and quantitation of protein S in human platelets. Blood. 1985;66:1452–5.
30. Hackeng TM, Seré KM, Tans G, et al. Protein S stimulates inhibition of the tissue factor pathway by tissue factor pathway inhibitor. Proc Natl Acad Sci U. S. A. 2006;103:3106–11.
31. Broze Jr GJ, Girard TJ. Factor V, tissue factor pathway inhibitor, and east Texas bleeding disorder. J Clin Invest. 2013;123:3710–2.
32. Yau JW, Teoh H, Verma S. Endothelial cell control of thrombosis. BMC Cardiovasc Disord. 2015;15:130-141.
33. Counts RB. Physiology of hemostasis. In: Spiess BD, Counts RB, Gould SA, editors. *Perioperative Transfusion Medicine. 2nd* ed. Baltimore: Williams and Wilkins; 1998. p. 79–96.
34. Mann KG. The biochemistry of coagulation. *Clin Lab Med*. 1984 Jun;4(2):207–220.
35. Ferraris VA, Ferraris SP, Saha SP, et al. Perioperative blood transfusion and blood conservation in cardiac surgery: The Society Thoracic Surgeons and the Society of Cardiovascular Anesthesiologists clinical practice guideline. Ann Thorac Surg. 2007;83:S27-S86.
36. Pittiglio DH. Introduction to hemostasis: an overview of hemostatic mechanism, platelet structure and function, and extrinsic and intrinsic systems. In: Pittiglio DH, Sacher RA, editors. Clinical Hematology and Fundamentals of Hemostasis. Philadelphia: FA Davis;1987. p. 324–345.
37. Rodgers RP, Levin J. A critical reappraisal of the bleeding time. Semin Thromb Hemost. 1990;16:1–16.
38. Takami H, Tamai Y, Kamiya K, et al. Bleeding time. Rinsho Byori, 1992;40:266-71.
39. Kosek-Langenecker S. Management of massive operative blood loss. Minerva Anestesiol. 2007;73:401-15.
40. Bang FB, Frost JL. The toxic effect of a marine bacterium in Limulus and the formation of blood clots, Bull. John Hopkins Hosp. 1953;105:361.
41. Horsti J. Comparison of quick and owner prothrombin time with regard to the harmonization of the International Normalized Ratio (INR) system. Clin Chem Lab Med. 2002;40:399-403.
42. Kagawa K, Fukutake K. Prothrombin time and its standardization: a potentiality to introduce INR method in criteria for disseminated intravascular coagulation. Rinsho Byori. 2002;50:277-82.
43. Lorenzi TF. Manual de Hematologia: propedêutica e clínica. 2. ed. Rio de Janeiro: Medsi; 1999. p. 641.
44. Costa Filho R, Gutierrez F e Nácul FE. Monitorização da coagulação. In: Réa Neto A, Mendes CL, Rezende EAC, et al, editors. Monitorização em UTI. 1. ed. Rio de Janeiro: Revinter; 2004. p. 353-362.
45. Fries D, Haas T, Klinger A, et al. Efficacy of fibrinogen and prothrombin complex concentrate used to reverse dilutional coagulopathy--a porcine model. Br J Anaesth. 2006;97:460-67.
46. Heindl B, Delorenzo C, Spannagl M. High dose fibrinogen administration for acute therapy of coagulopathy during massive perioperative transfusion. Anesthesist. 2005;54:787-90.
47. Thaler J, Lisman T, Quehenberger P, et al. Intraperitoneal activation of coagulation and fibrinolysis in patients with cirrhosis and ascites. Thromb Haemost. 2022;122:353-62.
48. Hartert H. Blood clotting studies with Thrombus stressography; a new Investigation Procedure. Klin Wochenschr. 1948;26:577-83.
49. Freeman JW. Perioperative Monitoring of Haemostasis. In: Hutton P, Prys-Roberts C, eds. Monitoring in Anaesthesia and Intensive Care. 1. ed. London: WB Saunders; 1995. p. 326-49.
50. Chandler WL. The thromboelastograph and the thromboelastograph technique. Semin Thromb and Hemost. 1995;21(Supl 4):1-6.
51. Traverso CI, Caprini JA, Arcellus JI. Application of Thromboelastography in Other Medical and Surgical States. Semin Thromb and Hemost. 1995;21:50-52.
52. Owen Jr CA, Rettke SR, Bowie EJW, et al. Hemostatic evaluation of patients undergoing liver transplantation. Mayo Clin Proc. 1987;62:761-72.
53. Mc Nicol PL, Liu G, Harley ID, Mc Call PR, Przybylowski GM, Bowkett J, et al. Patterns of coagulopathy during liver transplantation: experience with the first 75 cases using thrombelastography. Anaesth Intens Care. 1994 Dec;22(6):659-665.
54. Tuman KJ, Spiess BD, Mc Carthy RJ, et al. Effects of progressive blood loss on coagulation as measured by thrombelastography. Anesth Analg. 1987 Sep;66(9):856-863.
55. Kang Y, Martin DJ, Marquez J, Lewis JH, Bontempo FA, Shaw Jr BW, et al. Intraoperative changes in blood coagulation and thrombelastographic monitoring in liver transplantation. Anesth Analg. 1985 Sep;64(9):888-896.
56. Dormandy JA. Medical and engineering problems of blood viscosity. Biomed Eng. 1974;9:284-89.
57. Merrill EW. Rheology of blood. Physio Rews. 1969;49:863-88.
58. Carvalho JAA. Hidrodinâmica do escoamento do sangue em microvasos. Dissertação [Mestrado em Ciências Mecânicas] – Universidade de Brasília; 2008. Publicação DM-122. UNB, Brasília. DF, 152 p.
59. Skalak R, Ozkaya N. Biofluid mechanics. Ann Rev Fluid Mechanics. 1989;21:167-200.
60. Singer M, Nathan AT. The oxygen trail: Tissue oxygenation. Br Med Bull. 1999;55:96–108.
61. Barvitenko NN, Adtragna NC, Weber RE. Erythrocyte signal transduction pathways, their oxygenation dependence and functional significance. Cell Physiol Biochem. 2005;15:1–18.
62. Adamson JW, Finch AC. Hemoglobin function, oxygen affinity and erythropoietin. Ann Rev Physiol. 1975;37:351–69.
63. Hilario C, Saldanha C, Martins e Silva J. An in vitro study of adrenaline effect on human erythrocyte properties in both genders. Clin Hemorheol Microcirc. 2003;28:89–98.
64. Mesquita R, Piçarra B, Saldanha C, et al. Nitric oxide effects on erythrocyte structure and functional properties an in vitro study. Clin Hemorheol Microcirc. 2002;27:137–47.

65. Kosoka H, Seiyama A. Physiological role of nitric oxide as an enhancer of oxygen transfer from erythrocytes to tissues. Biochem Biophys Res Commun. 1996;218:749–52.
66. Martins-Silva J, Levy-Cruz F, Freitas JP, et al. Blood filterability and oxygen hemoglobin affinity in diabetic patients with and without retinopathy. Acta Diabetol Lat. 1984;21:133–39.
67. Young Jr RC, Rachal RE, Del Pilar M, et al. Automated oxyhemoglobin dissociation curve construction to assess sickle cell anemia therapy. J Natl Med Assoc. 2000;92:430–35.
68. Ellsworth ML, Ellis CG, Goldman D, et al. Erythrocytes: oxygen sensors and modulators of vascular tone. Physiology. 2009;24:107–16.
69. Reneman R, Arts T, Hoeks APG. Wall shear stress: an important determinant of endothelial cell function and structure-in the arterial system in vivo. J Vasc Res. 2006;43:251–69.
70. Pan S. Molecular Mechanisms Responsible for the Atheroprotective Effects of Laminar Shear Stress. Antioxid Redox Signal. 2009;11:1669–82.
71. Ulker P, Meiselman HJ, Baskurt OK. Nitric oxide generation in red blood cells induced by mechanical stress. Clin Hemorheol Microcirc. 2010;45:169–75.
72. Jung F, Mrowietz C, Hiebl B, et al. Influence of rheological parameters on the velocity of erythrocytes passing nail fold capillaries in humans. Clin Hemorheol Microcirc. 2011;48:129–39.
73. Thurston GB. The viscoelasticity of human blood. Biophys J. 1972;12:1205–17.
74. Kesmarky G, Toth K, Habon, et al. Hemorheological parameters in coronary artery disease. Clin Hemorheol Microcirc. 1998;18:245–51.
75. Dormandy J, Ernst E, Matrai A, et al. Hemorrheological changes following acute myocardial infarction. Am Heart J. 1982;104:1364–67.
76. Gladwin MT, Wang X, Reiter CD. Nitrosohemoglobin is unstable in the reductive erythrocyte environment and lacks O2/NO-linked allosteric function. J Biol Chem. 2007;277:27818–828.
77. Carvalho FA, Maria AV, Braz Nogueira JM, et al. The relation between the erythrocyte nitric oxide and hemorheological parameters. Clin Hemorheol Microcir. 2006:35:341–47.
78. Hilário S, Saldanha C, Martins e Silva J. An in vitro study of adrenaline effect on human erythrocyte properties in both genders. Clin Hemorheol Microcirc. 2003;28:89–98.
79. Shiga T, Maeda N, Kon K. Erythrocyte rheology. Crit Rev Oncol Hematol. 1990;10:9–48.
80. Yardin G, Meiselman HJ, Effects of cellular morphology on the viscoelastic behaviour of high hematocrit RBC suspensions. Biorheology. 1989;26:153–59.
81. Rampling MW, Meiselman JH, Neet B, et al. Influence of cell-specific factors on red blood cell aggregation. Biorheology. 2004;41:91–112.
82. Mohandas N. Molecular basis for red cell membrane viscielastic properties. Biochem Soc Trans. 1992;20:776-82.
83. Han B-G, Nunomura W, Takakuwa Y, et al. Protein 4.1R core domain structure and insights into regulation of cytoskeletal organization. Nat Struct Biol. 2000;7:871–75.
84. Lombardo CR, Willardson BM, Low PS. Localization of the protein 4.1-binding site on the cytoplasmatic domain of erythrocyte membrane band 3. J Biol Chem. 1992;267:9540–46.
85. Pasternack GR, Anderson RA, Leto TL, et al. Interactions between protein 4.1 and band 3. An alternative binding site for an element of the membrane skeleton. J Biol Chem. 1985;260:3676–83.
86. Muxel S, Fasola F, Radmacher MC, et al. Endothelial functions: translating theory into clinical application. Clin Hemorheol Microcirc. 2010;45:109–15.
87. Yedgar S, Koshkaryev A, Barshtein G. The red blood cell in vascular occlusion. Pathophysiol Haemost Thromb. 2002;32:263–68.
88. Ridker PM, Rifai N, Pfeffer M, et al. Elevation of tumor necrosis factor and increased risk of recurrent coronary events after myocardial infarction. Circulation. 2000;10:2149–53.
89. Stec JJ, Silbershatz H, Tofler GH, et al. Association of fibrinogen with cardiovascular risk factors and cardiovascular disease in the Framingham Offspring Population. Circulation. 2000;102:1634–38.
90. Zhang L, Zhang BG, Zhang JW, et al. Immune function of erythrocytes in patients with chronic venous insufficiency of the lower extremities. Chin Med J. 2007;120:2224–28.
91. Siegel I, Liu TL, Gleicher N, The red-cell immune system. Lancet. 1981;318:556–59.
92. Baskurt OK, Meiselman HJ. Activated polymorphonuclear leukocytes affect red blood cell aggregability. J Leukoc Biol. 1998;63:89-93.
93. Baskurt OK, Levi E, Caglayan S, et al. The role of hemorheological factors in the coronary circulation. Clin Hemorheol. 1991;11:121–27.
94. Fan F-C, Chen RYZ, Schuessler GB, et al. Effects of hematocrit variations on regional hemodynamics and oxygen transport in the dog. Am J Physiol. 1980;238:H545–H552.
95. Brandão ACA, Oliveira Jr EF, Brandão TA. Hemorreologia. In: Cangiani LM, Carmona MJC, Ferez D, et al, editors. Tratado de Anestesiologia: SAESP. 9. ed. São Paulo: Editora dos Editores Eireli; 2021. p. 505-11.
96. Schauer PR. Physiologic consequences of laparoscopic surgery. In: Eubanks WS, Swanstrom LL, Soper NJ. Mastery of laparoscopic surgery. 1. Ed. Philadelphia: Lippincott Williams & Wilkins; 2000. p. 22-38.
97. Millard JA, Hill BB, Cook PS, et al. Intermittent sequential pneumatic compression in prevention of venous stasis associated with pneumoperitoneum during laparoscopic cholecystectomy. Arch Surg. 1993;128:914-19.
98. Chandrakanth A, Talamini MA. Current knowledge regarding the biology of pneumoperitoneum-based surgery. In: Soper, NJ. Problems in general surgery. 1. ed. Philadelphia: Lippincott Williams & Wilkins; 2001. p. 52-63.
99. Caprini JA, Arcelus JL. Prevention of postoperative venous thromboembolism following laparoscopic cholecystectomy. Surg Endosc. 1994;8:741-47.
100. Almeida TV. Hemostasia. In: Aires MM. Fisiologia. 1. ed. Rio de Janeiro: Guanabara Koogan; 1991. p. 94-108.
101. Curtis FG, Castiglia YMM, Stolf AA, et al. Dexmedetomidina e sufentanil como analgésicos peroperatórios. Estudo comparativo. Rev Bras Anestesiol. 2002;52:525-34.
102. Martins CR, Tardelli MA, Amaral JLG. Efeitos da dexmedetomidina sobre a coagulação sanguínea avaliada através de método da tromboelastografia. Rev Bras Anestesiol. 2003;53:705-19.
103. Arslan M, Metin Çomu F, Küçük A, et al. Dexmedetomidine protects against lipid peroxidation and erythrocyte deformability alterations in experimental hepatic ischemia reperfusion injury. Libyan J Med. 2012;7:18185.

# 33

# Anatomia e Fisiologia Renal e Vias Urinárias

Renata Pinheiro Módolo ▪ Norma Sueli Pinheiro Módolo ▪ Celso Luiz Módolo

## INTRODUÇÃO

O sistema renal é formado pelos rins, ureteres, bexiga e uretra (Figura 33.1). Este capítulo abordará mais especificamente o funcionamento dos rins, compreendendo sua complexa estrutura e para obtermos um melhor entendimento do funcionamento do corpo humano.

Os rins são órgãos extremamente importantes, apesar do seu peso equivaler a aproximadamente 0,5% da massa corporal, eles recebem aproximadamente 20% do débito cardíaco, o equivalente a um fluxo sanguíneo de 400 mL/100 g do tecido por minuto, fluxo maior do que o observado em outros órgãos como coração, fígado e cérebro, considerados órgãos bem perfundidos.[1]

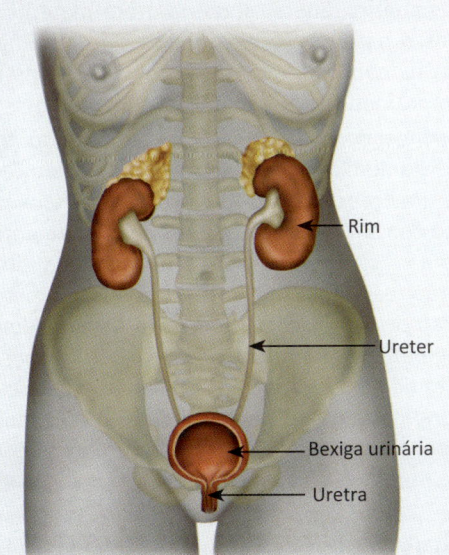

▲ **Figura 33.1** Desenho esquemático do sistema urinário.

Rim

Ureter

Bexiga urinária

Uretra

A função primordial do rim é manter a homeostase e o meio interno estáveis pela retenção ou eliminação de água, eletrólitos e outros solutos. Esse processo acontece por meio da filtração do sangue circulante pelos rins para formar o ultrafiltrado, reabsorção seletiva do fluido tubular para o sangue e secreção seletiva de substâncias para o fluido tubular.[1,2]

Serão discutidas mais detalhadamente as funções renais e como cada parte do rim contribui para a formação da urina.

## ▪ ANATOMIA

O rim é um órgão retroperitoneal e pesa entre 120 a 170 g, situado na parte posterior do abdome, na altura da décima segunda vértebra torácica e vai até a terceira vértebra lombar. O rim direito fica posicionado um pouco abaixo da altura do rim esquerdo. Este órgão humano tem aproximadamente 11 a 12 cm de comprimento, 5 a 7,5 cm de largura e 2,5 a 3 cm de espessura.[3,4]

Na parte medial do rim, encontra-se o hilo renal pelo qual passam a pelve renal, artéria renal, veia renal, vasos linfáticos e o plexo nervoso. Cada rim é irrigado pela artéria renal que é única na maioria dos mamíferos, incluindo nos seres humanos; porém pode ser dupla em 25% dos casos.[1] A artéria renal entra pelo hilo e se divide formando um ramo anterior e um ramo posterior. O ramo anterior se divide em outros três ramos e recebe o nome de artéria interlobar, e irá irrigar o topo, o meio e o terço inferior da superfície anterior do rim. O ramo posterior supre mais da metade da superfície posterior (Figura 33.2).[1-4]

As artérias interlobares, na junção entre o córtex e a medula, dividem-se em artérias arqueadas, que, por sua vez, ao se dividirem dão origem às artérias interlobulares que ascendem pelo córtex e transformar-se-ão nas arteríolas aferentes. Nenhuma artéria penetra a medula renal.[1-4]

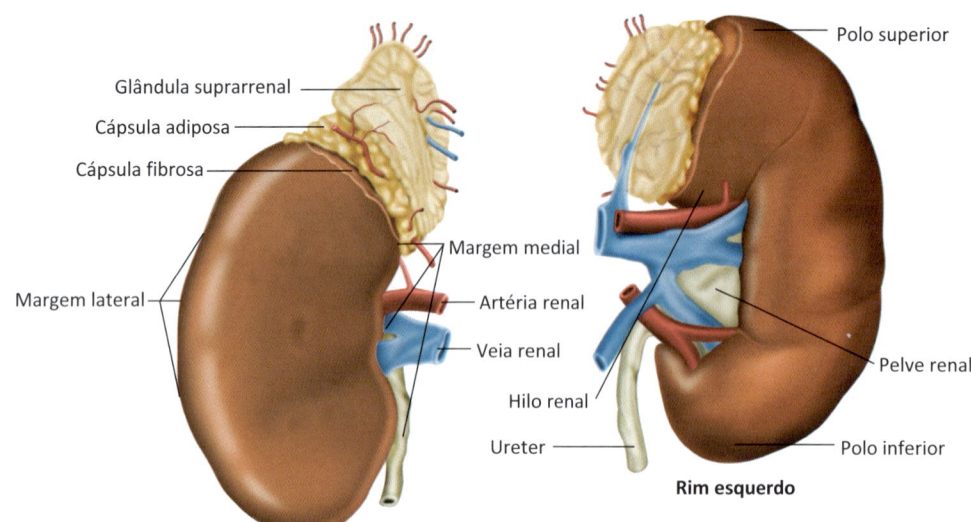

Glândula suprarrenal
Cápsula adiposa
Cápsula fibrosa
Margem lateral
Margem medial
Artéria renal
Veia renal
Hilo renal
Ureter

**Rim direito**

Polo superior
Pelve renal
Polo inferior

**Rim esquerdo**

◀ **Figura 33.2** Esquema da irrigação renal.

**Fonte:** Adaptada de Putz RP, Sobotta R. Atlas de anatomia humana, 22a ed. Rio de Janeiro, Editora Guanabara Koogan, 2007.

As arteríolas aferentes continuam a se dividir e darão origem aos capilares glomerulares, que drenam para arteríola eferente. Esta, por sua vez, irá se dividir em capilares peritubulares, os quais circularão os túbulos renais. Dessa forma, o suprimento sanguíneo dos capilares peritubulares do córtex e da medula é exclusivamente pós-glomerular.[1-4]

Existem dois tipos básicos de arteríolas eferentes: as corticais e as justaglomerulares, que representam o suprimento vascular da medula renal.

O rim é dividido em duas regiões distintas, uma parte mais clara e externa que é o córtex renal e uma parte mais escura que é a medula (Figura 33.3). A medula é composta por 8 a 18 cones, que são chamados de pirâmides, com sua base voltada para a transição corticomedular. O ápice da pirâmide renal que está voltado para a pelve renal, formando a papila renal.[1] Na ponta de cada papila existem de 10 a 25 pequenos canais que representam o final do ducto coletor (ducto de Bellini).[1,3,4]

As pirâmides terminam nos cálices menores que se juntam e formam os cálices maiores que desembocam na pelve renal. Os ureteres se originam da pelve renal, na Junção Ureteropélvica (JUP), aproximadamente 28 a 34 cm do fundo da bexiga, que é local muito comum de ocorrer obstrução devido aos cálculos renais. A parede dos cálices, pelve e ureteres é composta por musculatura lisa e que contrai de forma rítmica para levar a urina até a bexiga.[1,3,4]

## O Néfron

O néfron é a unidade funcional do rim, sendo que cada ser humano tem aproximadamente $0,6x10^6$ a $1,4x10^6$ néfrons. Eles podem ser corticais, intermediários ou justamedulares.[2,5]

Ao nascimento, a quantidade de néfrons é a mesma que foi gerada na nefrogênese ainda no útero materno. Dessa forma, após o nascimento e a medida que envelhecemos novos néfrons não poderão ser desenvolvidos, assim, um néfron comprometido não poderá ser substituído.

No envelhecimento fisiológico do ser humano, há diminuição da taxa de filtração glomerular. Em estudo realizado com 1.638 doadores vivos, pesquisadores das Clínica Mayo e Cleveland constataram que adultos com idade entre 18 a 29 anos têm cerca de $1x10^6$ glomérulos por rim, dos quais $0,9x10^6$ estão realmente funcionando e $1,7x10^4$ já sofreram um processo de cicatrização conhecido como Glomerulosclerose Segmentar e Focal (GESF). Até 70 a 75 anos, o número médio de glomérulos por rim diminuiu para cerca de $0,6x10^6$, sendo que desses apenas $0,5x10^6$ estão realmente funcionando, e o restante já sofreu glomerulosclerose.[6]

Foi observado que o envelhecimento saudável por si só está associado a um declínio de 35% do número de glomérulos absolutos e cerca de 50% dos glomérulos funcionais ao longo dos 50 anos.[2,5] A cada década, o número de néfrons diminui 10% a partir dos 40 anos de idade, e a taxa média de declínio da filtração glomerular é de 0,75 mL/min/ano após os 40 anos.[7] Essa redução na taxa de filtração glomerular pode ser consequência tanto da perda do número absoluto de néfrons ou da redução da

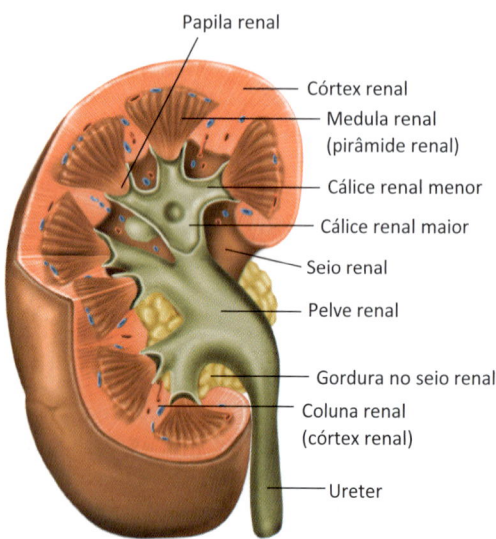

Papila renal
Córtex renal
Medula renal (pirâmide renal)
Cálice renal menor
Cálice renal maior
Seio renal
Pelve renal
Gordura no seio renal
Coluna renal (córtex renal)
Ureter

▲ **Figura 33.3** Desenho esquemático do rim.

taxa de filtração glomerular por néfron devido a alterações fisiológicas. Porém, os néfrons remanescentes podem adaptar a sua função e, em um primeiro momento, aumentar a taxa de filtração glomerular para compensar o declínio do número de néfrons. Isso ocorre devido a um aumento da pressão glomerular capilar ou por hipertrofia glomerular. Assim, sabe-se que pode existir dano renal considerável antes da manifestação da diminuição taxa de filtração glomerular.[7]

O néfron é formado pelo corpúsculo renal ou de Malpighi e um túbulo retorcido. Os néfrons podem se diferenciar pela localização do corpúsculo renal ao longo do córtex: néfrons superficiais, subcorticais e justamedulares. Também podem se diferenciar pelo comprimento da alça de Henle, aqueles com uma alça longa ou curta. As alças de Henle curtas retornam na medula externa ou no córtex (alças corticais) e as longas retornam da medula interna (Figura 33.4).[1,4]

O corpúsculo de Malpighi é formado por um tufo de capilares especializados e ancorados no mesângio envolvidos por um túbulo em formato de bolsa, a cápsula de Bowman. Os capilares e o mesângio são revestidos por células epiteliais que formam os podócitos que irão se prender aos capilares, formando o epitélio visceral da cápsula de Bowman. O espaço entre as duas camadas da cápsula de Bowman é o espaço urinário, que irá continuar como lúmen tubular.[1,4] Essa última é divida em túbulo contorcido proximal, alça de Henle porção delgada e porção espessa, túbulo contorcido distal, túbulo conector e ducto coletor (Figura 33.5).[1,4]

O néfron é responsável pela filtração, realizada pelo glomérulo. Filtração é a passagem de água e alguns solutos dos capilares para o espaço de Bowman. Esse conteúdo irá seguir pelos túbulos, nos quais acontecerá a reabsorção, passagem de água e solutos novamente para a corrente sanguínea. As substâncias filtradas poderão percorrer quatro caminhos: podem ser totalmente filtradas, podem ser filtradas e reabsorvidas parcialmente, podem ser filtradas e totalmente absorvidas ou podem ser filtradas e receber contribuição de secreção tubular.[2,7]

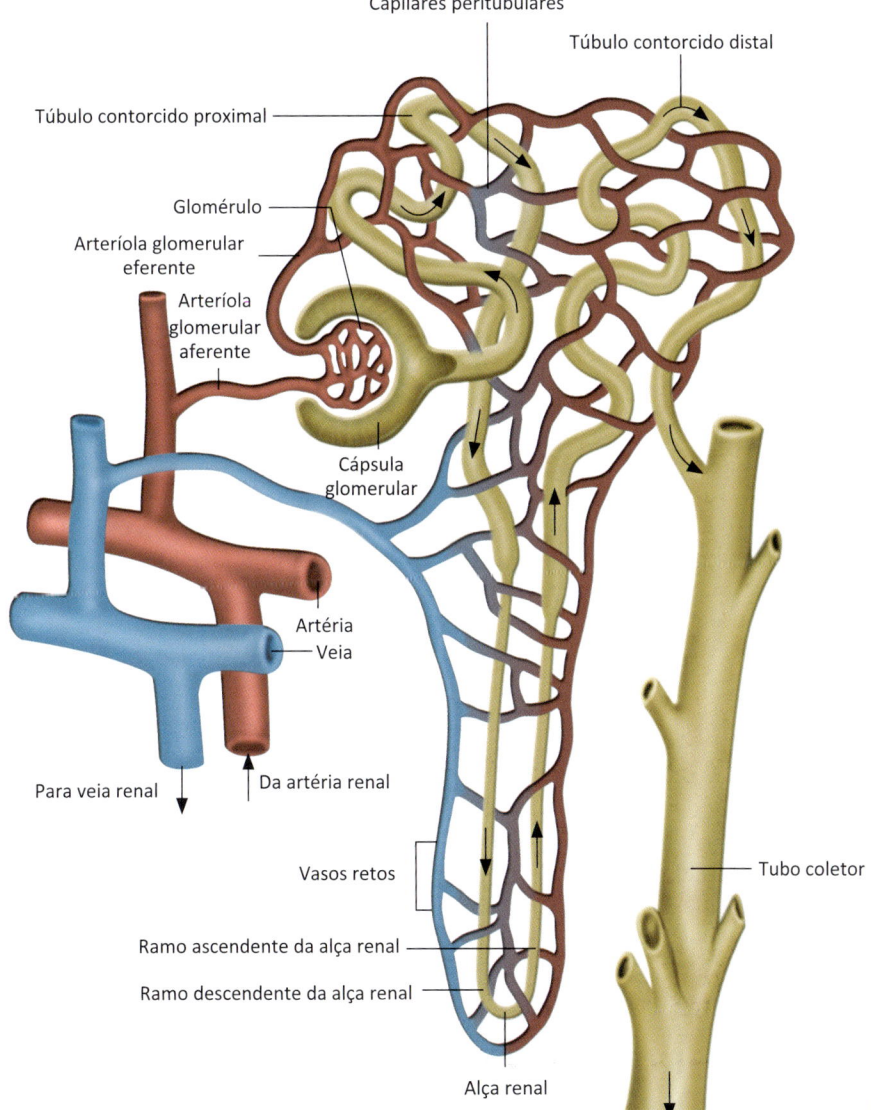

Capilares peritubulares

Túbulo contorcido distal

Túbulo contorcido proximal

Glomérulo

Arteríola glomerular eferente

Arteríola glomerular aferente

Cápsula glomerular

Artéria

Veia

Para veia renal

Da artéria renal

Vasos retos

Ramo ascendente da alça renal

Ramo descendente da alça renal

Alça renal

Tubo coletor

Parapelve renal

◄ **Figura 33.4** Anatomia do néfron.

**Fonte:** Adaptada de Guyton AC, Hall JE. Tratado de Fisiologia Médica. 12ª Ed., São Paulo, Elsevier, 2011.

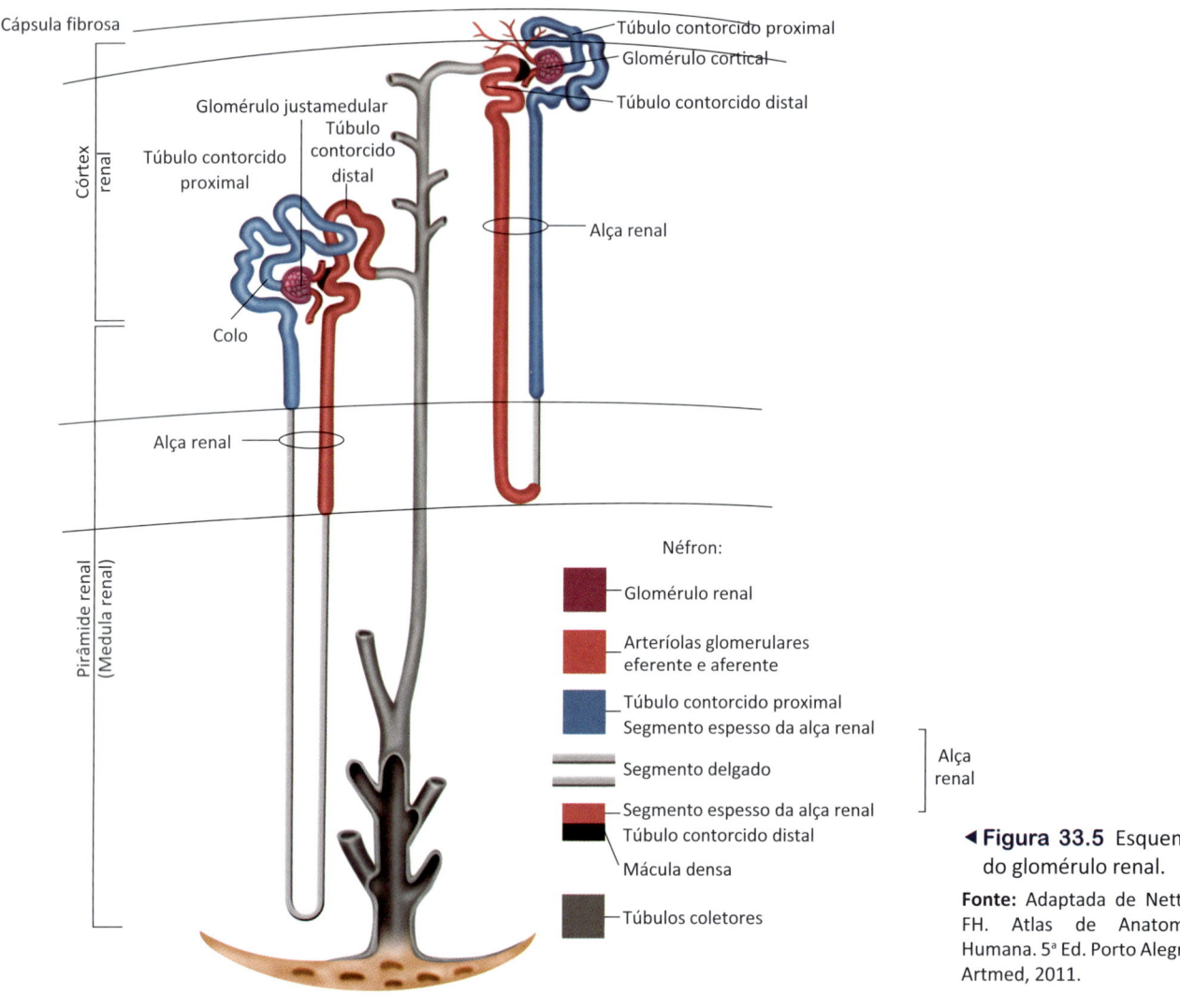

Cápsula fibrosa

Túbulo contorcido proximal

Glomérulo cortical

Túbulo contorcido distal

Glomérulo justamedular

Túbulo contorcido proximal

Túbulo contorcido distal

Córtex renal

Alça renal

Colo

Alça renal

Pirâmide renal (Medula renal)

Néfron:

Glomérulo renal

Arteríolas glomerulares eferente e aferente

Túbulo contorcido proximal
Segmento espesso da alça renal

Segmento delgado

Segmento espesso da alça renal
Túbulo contorcido distal

Mácula densa

Túbulos coletores

Alça renal

◄ **Figura 33.5** Esquema do glomérulo renal.

**Fonte:** Adaptada de Netter FH. Atlas de Anatomia Humana. 5ª Ed. Porto Alegre: Artmed, 2011.

## Filtração Glomerular e Controle da Taxa de Filtração Glomerular (TFG)

Como dito anteriormente, o glomérulo ou corpúsculo renal é formado por uma rede de capilares, uma região central de células mesangiais, células epiteliais viscerais e a camada parietal da cápsula de Bowman. Entre os capilares glomerulares e o mesângio está a membrana basal glomerular.[1,2,4,7]

O mesângio é uma estrutura formada pelas células mesangiais e matriz mesangial que sustenta o glomérulo. As células mesangiais têm a capacidade de se contrair, reduzindo o fluxo sanguíneo glomerular e diminuindo a taxa de filtração glomerular. Essas células também expressam receptores para diferentes agentes vasoativos como vasopressina, angiotensina II, tromboxano e leucotrienos, os quais causam contração das células mesangiais e diminuem a taxa de filtração glomerular. Nessa região também ocorre produção local de prostaglandinas E2, substância vasodilaradora.[1,2,4,7]

O glomérulo é responsável pela produção do ultrafiltrado. A barreira de filtração entre o sangue e o espaço urinário é composto de um endotélio fenestrado, a membrana basal glomerular e o diafragma de fenda das células epiteliais viscerais. Esses componentes são bastante permeáveis à água.[1,2,4,7]

A barreira de filtração é seletiva para tamanho, formato e carga das macromoléculas.[8] A seletividade de carga é resultado do acúmulo de moléculas carregadas negativamente, por toda a barreira de filtração, incluindo a superfície de revestimento das células endoteliais pelo alto conteúdo de proteoglicanos heparan-sulfato, os quais também são carregados negativamente.[2] A carga negativa da membrana basal glomerular resulta principalmente da presença de proteoglicanos polianiônicos.[1,4]

As três camadas apresentam carga negativa e são bastante porosas, facilitando a filtração glomerular. A estrutura crucial responsável pela seletividade do tamanho da barreira de filtração parece ser o diafragma de fenda.[9] Macromoléculas não carregadas, com um raio de até 1,8 nm atravessam o filtro livremente. Componentes maiores são progressivamente restritos e totalmente restritos com raio acima de 4 nm.[10] Quanto maior o tamanho da molécula, menor sua filtrabilidade. Assim, moléculas com cargas positivas são filtradas com mais rapidez do que aquelas com cargas negativas.

Em doenças em que ocorre alteração da carga negativa da membrana basal, como por exemplo a nefropatia por IgA ou nefropatia por lesões mínimas, moléculas com cargas negativas passam a ser filtradas, como o caso da albumina, cursando com albuminúria. A albumina possui um raio de 3,6 nm, de forma que poderia passar pelo diafragma da fenda; porém, por ser carregada negativamente, ocorre a repulsão da carga em situações fisiológicas.[10]

A filtração glomerular resulta da soma das pressões hidrostática e coloidosmótica por meio da membrana glomerular e pelo coeficiente de filtração (Kf), que depende da área da superfície de filtração (Figura 33.6).[2,7,11]

FG = Kf x Pressão de filtração

FG = Kf x (Pg – Pb – πg – πb), onde:

Pg = Pressão hidrostática do glomérulo que é igual a pressão arterial média (PAM)

Pb = Pressão hidrostática da Cápsula de Bowman

πg = Pressão coloidosmótica glomerular, que depende da concentração de proteínas no sangue

πb = Pressão coloisdomótica da Cápsula de Bowman, que em situações normais é praticamente 0.

A presença de cálculos renais leva a um aumento da pressão coloidosmótica na Cápsula de Bowman, dificultando a filtração glomerular, o que gera uma redução da taxa de filtração, podendo causar aumento da creatinina sérica.[2,7,11]

O aumento da concentração de proteínas plasmáticas leva ao aumento da pressão coloidosmótica e a diminuição da taxa de filtração glomerular. A taxa de filtração glomerular total é a soma da taxa de filtração de cada néfron funcionante. O fluxo sanguíneo renal é em torno de 1200 mL/min. Os rins são capazes de filtrar 99% desse volume.[2,7,11]

## Autorregulação do Fluxo Sanguíneo Renal

Os rins são responsáveis pelo balanço de água, sódio, potássio, cálcio, magnésio e outras substâncias, além do controle do pH. Para isso, os rins precisam receber uma série de informações sobre parâmetros físicos e químicos, como o volume intravascular, a pressão arterial, o pH e pressão osmótica do espaço extracelular.[2,7,11]

Os rins possuem um fluxo sanguíneo de aproximadamente 1100 a 1200 mL/min, o que equivale a aproximadamente 20% do débito cardíaco, um consumo duas vezes maior que o cérebro. Esse fluxo excede suas necessidades em aproximadamente sete vezes.

A autorregulação ocorre em uma faixa de pressão arterial média entre 80 a 180 mmHg. A região cortical recebe a maior parte do fluxo sanguíneo renal, e a região medular recebe apenas de 1% a 2% do fluxo sanguíneo renal, além de apresentar maior taxa de extração de $O_2$ de todo organismo. Por isso, em situações de diminuição do fluxo sanguíneo renal, a região medular é a primeira a sofrer.[2,7,11]

Variações agudas da pressão arterial causam alterações no fluxo sanguíneo renal e na taxa de filtração glomerular; porém, devido aos mecanismos compensatórios da autorregulação renal, o fluxo sanguíneo renal e a taxa de filtração glomerular retornam aos valores normais em poucos segundos.[2,7,11]

A autorregulação renal ocorre primariamente nas arteríolas aferentes como resultado da combinação de dois mecanismos conhecidos, como reflexo miogênico e retroalimentação.

No reflexo miogênico, quando a pressão de perfusão renal aumenta, ocorre a constrição automática da parede do músculo liso da arteríola aferente.[2,7,11] No mecanismo de *feedback* da retroalimentação tubuloglomerular, o aumento da oferta de cloreto de sódio (NaCl) na mácula densa, leva ao aumento da pressão de perfusão renal, causada pela vasocontrição da arteríola aferente.

A mácula densa é um conjunto de células especializadas que se encontram na extremidade distal do ramo ascendente da alça de Henle. Acredita-se que o cloreto de sódio seja detectado pela mácula densa.[2,7,11]

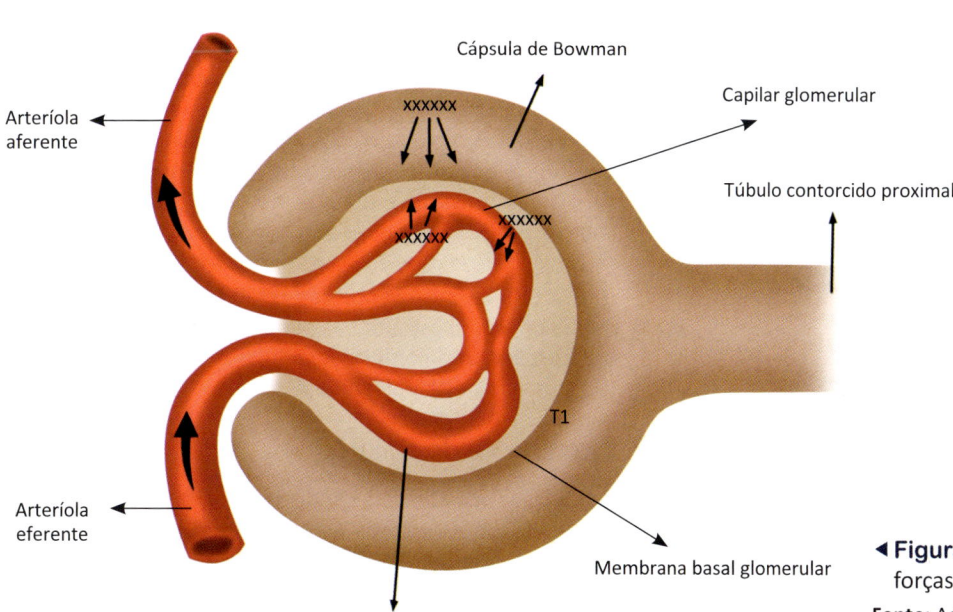

◄ **Figura 33.6** O glomérulo e a ação das forças de filtração renal.

**Fonte:** Adaptada de www.istock.com. – acesso 12/09/2023.

## Aparelho Justaglomerular

O aparelho justaglomerular compreende a mácula densa, o mesângio extraglomerular e a porção terminal da arteríola aferente, com as células granulares produtoras de renina. A mácula densa é uma placa de células especializadas na parede do ramo espesso ascendente da alça de Henle.[2,7,11]

Mudanças na oferta de NaCl na mácula densa causam alterações no calibre da arteríola aferente. Essa resposta é mediada pelo Trifosfato de Adenosina (ATP) e modulada por outros agentes produzidos localmente como angiotensina II e óxido nítrico. O aumento da oferta de NaCl na mácula densa, como em situação de hipovolemia, leva a constrição da arteríola aferente, reduzindo a taxa de filtração glomerular.[2,7,11]

As arteríolas aferentes se ramificam em capilares glomerulares que drenam para as arteríolas eferentes em uma disposição em paralelo. Dessa forma, o aumento da resistência da arteríola aferente levará à diminuição do fluxo sanguíneo renal com diminuição da taxa de filtração glomerular, assim como a diminuição da resistência da arteríola aferente cursará com aumento do fluxo sanguíneo renal e o aumento da taxa de filtração glomerular.[2,7,11]

O aumento da resistência da arteríola eferente diminui o fluxo sanguíneo renal; porém ocorre aumento da pressão de ultrafiltração. Uma pequena diminuição na perfusão renal resulta em uma resposta fisiológica compensatória para preservar a função renal. A diminuição da pressão da arteríola aferente irá estimular a liberação de Angiotensina II via Sistema Renina Angiotensina Aldosterona (SRAA).

A Angiotensina II é um potente vasoconstritor e age aumentando a resistência da arteríola eferente (pós-glomerular), diminuindo o fluxo sanguíneo renal. A redução do fluxo sanguíneo renal não diminui a pressão capilar glomerular porque o aumento da resistência arteriolar eferente compensa o fluxo reduzido e mantém a pressão capilar glomerular, preservando assim a taxa de filtração glomerular.[2,7,11,12]

**A diminuição da perfusão renal como resultado de hipotensão sistêmica estimula o reflexo miogênico, que diminui a resistência da arteríola aferente para manter o fluxo sanguíneo capilar.** Esse mecanismo mantém o fluxo sanguíneo capilar mesmo em situações em que ocorra diminuição da pressão de perfusão da artéria renal. A liberação de angiotensina II, com a constrição da arteríola eferente, mantém a pressão capilar glomerular. Esses mecanismos são importantes para manter o fluxo plasmático e a pressão capilar com o objetivo de preservar a taxa de filtração glomerular.[2,7,11,12]

Quando ocorre redução da perfusão mais grave a ponto desses mecanismos não serem mais capazes de manter a filtração renal, encontra-se uma situação de insuficiência renal. Neste ponto, o reflexo miogênico passa a não ser mais suficiente para manter o fluxo sanguíneo nos capilares glomerulares. Além disso, há uma resposta exacerbada à angiotensina II com efeito variável na resistência da arteríola eferente, resultando na diminuição da pressão capilar glomerular. Com a diminuição do fluxo sanguíneo capilar e da pressão capilar, ocorrerá diminuição da taxa de filtração glomerular.[2,7,11,12]

A renina é uma enzima produzida e liberada pelas células do aparelho justaglomerular em resposta a diminuição do fluxo sanguíneo renal, devido à redução do estiramento da arteríola aferente.[12] Acredita-se que o aumento da concentração de NaCl na mácula densa também seja um importante estímulo responsável pela liberação de renina. A estimulação do Sistema Nervoso Simpático (SNS), algumas prostaglandinas e cálcio também estimulam a liberação de renina.[13] A renina é produzida em uma forma inativa e é ativada por uma protease sérica e, quando ativada, atua em uma globulina produzida pelo fígado, o angiotensinogênio. Além disso, a renina catalisa a produção do decapeptídeo angiotensina I a partir do angiotensinogênio. A angiotensina I é clivada em um octapeptídeo angiotensina II por meio da ação da Enzima Conversora de Angiotensina (ECA). A produção de angiotensina II, por sua vez, inibe a liberação da renina.[12,13]

Além de ser um potente vasoconstritor, a angiotensina II age diretamente na arteríola eferente, aumentando a pressão arterial. Também estimula a produção de aldosterona pela zona glomerulosa do córtex adrenal, aumentando a reabsorção de sódio no túbulo distal e ducto coletor e a secreção de potássio. Pode afetar também a produção de prostaglandina E2 que é um potente vasodilatador. Esse sistema resulta na regulação da taxa de filtração glomerular pela ação na arteríola e na vasoconstrição periférica e central.[12-14]

## Eicosanoides

Os eicosanoides são metabólitos do ácido araquidônico produzidos enzimaticamente por três mecanismos: ciclo-oxigenases, com duas isomorfas COX-1 e COX-2, ambas expressas no rim; citocromo P-450 (CYP-450); e lipoxigenase.[12-14]

Os principais eicosanoides produzidos pelo sistema COX são as prostaglandinas E2 (PGE2) e I2 (PGI2), ambas são vasodilatadoras renais e atenuam os efeitos dos vasoconstritores renais (angiotensina II e norepinefrina) e o vasoconstritor tromboxano A2.

As prostaglandinas E2 e I2 possuem efeitos mínimos na hemodinâmica renal em condições normais, porém em situações de estresse, como hipovolemia, ajudam a proteger os rins contra alterações funcionais excessivas. Por isso, os anti-inflamatórios não esteroidais (AINES), inibidores da COX, podem causar redução significativa na taxa de filtração glomerular.[12-13]

A prostaglandina E2 ainda possui efeitos tubulares, inibindo a reabsorção de sódio na alça de Henle e reabsorção de sódio e água no ducto coletor. A prostaglandina E2 também atua nos pericitos dos vasos retos, protegendo contra hipóxia na medula renal. Esse mecanismo pode explicar por que a inibição da COX2 pode reduzir o fluxo sanguíneo medular e causar apoptose das células intersticiais medulares.[12-15]

A COX2 está presente nas células da mácula densa e possui papel importante na liberação de renina pelas células do aparelho justaglomerular (células granulares) em resposta à redução de NaCl (Tabela 33.1).[12-15]

## Transporte de Solutos

Os rins, mesmo em condições fisiológicas, demandam alto consumo de energia para reabsorção de 99% do ultrafiltrado glomerular. Aproximadamente 180 L de plasma são filtrados diariamente e, apesar dos rins equivalerem a menos de 1% da massa corporal, eles consomem 10% do oxigênio do organismo. A capacidade renal de realizar transporte

| Tabela 33.1 Influências na hemodinâmica glomerular. | | | | | |
|---|---|---|---|---|---|
| | Resistência arteríola aferente | Resistência ateríola eferente | Fluxo sanguíneo renal | Pressão de ultrafiltração | Taxa de filtração glomerular |
| Epinefrina | Aumenta | Aumenta | Diminui | Não se altera | Diminui |
| Adenosina | Aumenta | Não se altera | Diminui | Diminui | Diminui |
| Ciclosporina | Aumenta | Não se altera | Diminui | Diminui | Diminui |
| AINE | Aumenta | Aumenta | Diminui | Diminui | Diminui |
| Angiotensina II | Aumenta | Aumenta | Diminui | Aumenta | Diminui/ não se altera |
| Endotelina 1 | Aumenta | Aumenta | Diminui | Aumenta | Diminui |
| Óxido nítrico | Diminui | Diminui | Aumenta | Aumenta | Aumenta |
| Prostaglandina | Diminui | Diminui | Aumenta | Aumenta | Aumenta |

**Fonte:** Acervo pessoal do autor.

ativo dos solutos é dependente de energia proveniente da oxidação de substratos em compostos de alta energia, como o ATP. Esse processo é decorrente principalmente da fosforilação oxidativa que ocorre na mitocôndria, responsável por 95% da produção renal de ATP. A produção não oxidativa de ATP é resultado da transformação de lactato a partir da glicose e gera uma parcela maior de ATP, que auxilia o transporte ativo em alguns segmentos do néfron.

O transporte ativo primário que ocorre nos rins é derivado da hidrólise do ATP em ADP + P e é decorrente da bomba Na-K-ATPase, que mantém uma baixa concentração de sódio e alta concentração de potássio intracelular. O transporte ativo secundário está relacionado ao transporte de solutos que se movem em um gradiente eletroquímico, sem consumo direto de energia. O gradiente eletroquímico gerado pela bomba Na-K-ATPase faz com que moléculas como glicose, aminoácidos e outros solutos sejam reabsorvidos por co-transporte com o sódio.[2,7,11,17]

Os túbulos são responsáveis pela reabsorção, ou seja, a passagem de solutos do fluxo tubular novamente para o sangue e pela secreção de substâncias no conteúdo tubular. Esse movimento recebe o nome de transporte vetorial.

A membrana celular luminal ou apical é a parte voltada para o fluido tubular, enquanto a parte basolateral é aquela em contato com o sangue e apresenta propriedades diferentes, que serão discutidas adiante.[2,7,11,14]

Oa solutos podem passar através das células pela via transcelular ou pela via paracelular por meio da junção de oclusão, que é o ponto de contato entre as células na porção luminal. A junção de oclusão controla o movimento de água e solutos.

## Túbulo Contorcido Proximal

Os túbulos contorcidos próximais são responsáveis pela reabsorção 65% da água filtrada pelos rins e 60% do sódio e do cloro. Possuem elevada capacidade de absorção tanto de forma ativa quanto de forma passiva.[2,7,11,14] As células do túbulo contorcido proximal possuem um grande número de mitocôndrias, o que permite suportar essa elevada atividade de transporte ativo. A membrana luminal, que está em contato com o fluido tubular, possui a borda em escova (microvilosidades), aumentando sua área para reabsorção de substâncias. A membrana basolateral também possui pregas que ampliam sua área de superfície.[2,7,11,14]

Suas células possuem grande quantidade de mitocôndrias na membrana basolateral para gerar energia para a bomba de Na-K-ATPase, que se encontra na parte basolateral da célula, fazendo com que o sódio saia da célula e o potássio entre. Esse movimento dos íons gera um potencial negativo de −70 mV dentro da célula, favorecendo a entrada de substâncias carregadas positivamente, como, por exemplo, o sódio na membrana luminal. Quando o sódio entra na célula por meio da membrana luminal, pelo gradiente negativo gerado, outras moléculas carregadas positivamente são reabsorvidas por transporte secundário com menor gasto energia, com os aminoácidos e a glicose.[2,7,11,14]

Essas células ricas em mitocôndrias dependem predominantemente do metabolismo aeróbio, tornando assim o túbulo contorcido proximal suscetível à hipóxia. A proteína co-transportadora de glicose no lúmen tubular é a SGLT e na parte basolateral é a GLUT.[2,7,11,14]

Alguns íons são secretados no túbulo contorcido proximal por transporte ativo secundário com o H+ por meio da proteína NHE na membrana luminal, essa é a principal via de entrada do sódio na célula.[16] Além dos íons H+, vários ácidos e bases orgânicas são secretados no final do túbulo contorcido proximal: sais biliares, catecolaminas e outros (Figura 33.7).

O túbulo proximal é responsável pela maior parte do sódio, potássio e cloro reabsorvidos; além de glicose, aminoácidos e bicarbonato. Também ocorre reabsorção de 60% do cálcio, 80% do fosfato e 50% da ureia. Além disso, a expressão constitutiva dos canais de aquaporina 1 (AQP 1) em ambas as membranas confere grande permeabilidade à água.[17]

## Alça de Henle

A alça de Henle possui o seguimento fino (descendente e ascendente) e o seguimento espesso. A parte delgada da Alça de Henle, como o próprio nome diz, possui membranas epiteliais finas, sem borda em escova e poucas mitocôndrias, evidenciando uma pequena atividade metabólica.[2,7,11,14]

A porção delgada é muito permeável à água, portanto, 20% da água é reabsorvida nesse seguimento da alça de Henle e é moderadamente permeável à maioria dos solutos, incluindo sódio e ureia.[2,7,11,14] Já o seguimento espesso é praticamente impermeável á água. Ocorre a absorção ativa de 25% das cargas filtradas de sódio, cloro e potássio, além da reabsorção de cálcio e magnésio.

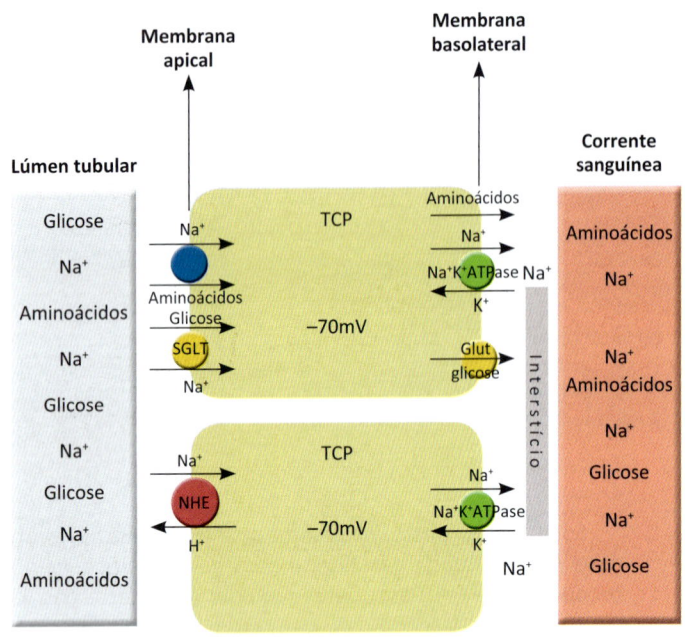

◀ **Figura 33.7** Esquema do funcionamento da célula do túbulo contorcido proximal.

**Fonte:** Acervo pessoal do autor.

As células do seguimento espesso são células grandes, com núcleos grandes e grande quantidade de mitocôndria na membrana basolateral. Isso porque a absorção de solutos ocorre por meio da bomba Na-K-ATPase, gerando um gradiente eletroquímico que facilita a entrada de sódio pela membrana luminal por meio do co-transportador Na-K-2Cl (NKCC2).[2,7,11,14] (Figura 33.8)

O ramo espesso da alça de Henle produz a proteína de Tamm-Horsfall, também chamada de uromodulina. Embora seja a proteína mais abundante na urina, seu papel fisiológico ainda não está bem estabelecido. Acredita-se que essa proteína esteja relacionada com a homeostasia do sódio e um modulador na inibição da cristalização do cálcio no fluido tubular, além de proteger o rim contra inflamação e infecção. Estudos genéticos em seres humanos associaram a expressão de uromodulina a um risco maior de doença renal crônica, e mutações no gene codificador estariam relacionadas ao aparecimento de doenças autonômicas, hiperuricemia e declínio progressivo da função renal.[18]

## Mecanismo de contracorrente

A alça de Henle é fundamental para a manutenção de um gradiente osmótico entre córtex e a medula renal (Figura 33.9).

Esse gradiente aumenta do córtex (~ 290 mOsm.kg$^{-1}$) para a medula (~ 1200 mOsm.kg$^{-1}$). As alças de Henle reabsorvem cerca de 40% do sódio filtrado, especialmente na parte reta e no ramo ascendente espesso, além de 25% da água na parte reta e no ramo descendente fino dos néfrons profundos que é permeável a água. A alça de Henle dos néfrons mais profundos chegam até as partes mais profundas da medula.[2,7,11]

Algumas evidências sugerem que o ramo descendente fino dos néfrons superficiais podem ser relativamente impermeáveis à água.[19] Na membrana basolateral, voltada para os vasos sanguíneos, encontra-se a bomba de Na-K-ATPase que, pela movimentação dos íons sódio para fora da célula e potássio para dentro da célula, gera a força motriz eletroquímica para a entrada passiva de sódio pela membrana luminal por meio da bomba NKCC2 (Figura 33.8).[2,7,11]

O sódio deixa a célula por meio da bomba Na-K-ATPase na membrana basolateral. O potássio e o cloro, pelos canais iônicos basolaterais e do co-transportador K$^+$-Cl$^-$. O potássio também retorna ao lúmen tubular pelos canais na membrana luminal. (Figura 33.8). Esse "vazamento" do potássio é importante para o funcionamento da bomba NKCC2.[2] Essa movimentação do potássio cria uma diferença de potencial transepitelial com lúmen positivo, impulsionando reabsor-

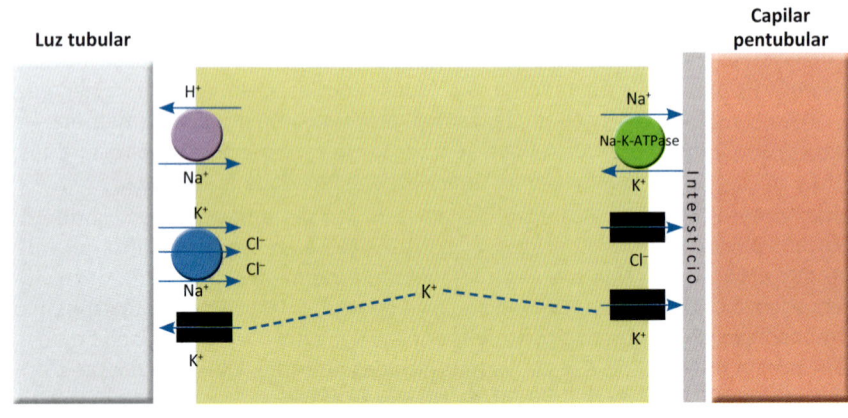

◀ **Figura 33.8** Esquema da célula da porção espessa da alça de Henle.

**Fonte:** Acervo pessoal do autor.

ção adicional de sódio pela via paracelular na porção ascendente espessa da alça de Henle. Outros cátions como potássio, calcio e magnésio também são reabsorvidos por essa via. Como essa porção ascendente espessa é impermeável à água, a reabsorção de solutos deixa o fluido tubular hipotônico e por isso a porção espessa da alça de Henle é conhecida como segmento diluidor.[3,4]

A reabsorção de solutos na porção ascendente espessa ocorre sem a reabsorção de água, gerando um gradiente osmótico horizontal. Isso contribui para o formato em "U" da alça de Henle, onde o fluxo do ramo ascendente está na porção oposta do ramo descente, amplificando o efeito para criar o gradiente osmótico vertical (entre o córtex e a medula). Esse processo é conhecido como multiplicação contracorrente.[2-4,11]

O mecanismo de contracorrente envolve o processo de multiplicação nas alças de Henle e também pela contracorrente de troca nos vasa recta (vasos retos da medula). No sistema de multiplicação da contracorrente, o gradiente osmótico é gerado pelo transporte ativo de sódio para fora do ramo ascendente espesso da alça de Henle, impermeável à água. O sistema de contracorrente de troca é um processo de difusão passiva na qual os gradientes osmóticos são mantidos por diminuição da perda de solutos do interstício para a corrente sanguínea por meio dos vasos retos (Figura 33.10).[2,4,7]

## Túbulo Contorcido Distal

A primeira parte do túbulo contorcido distal é formada pela mácula densa, que é parte do complexo justaglomerular já discutido anteriormente. A segunda parte tem as mesmas características do ramo ascendente da Alça de Henle, ou seja, são células mais espessas e impermeáveis à água. Responsável por reabsorção de 5% de sódio, cloro e potássio.[2,4,7,20] Além disso, não há transporte paracelular devido

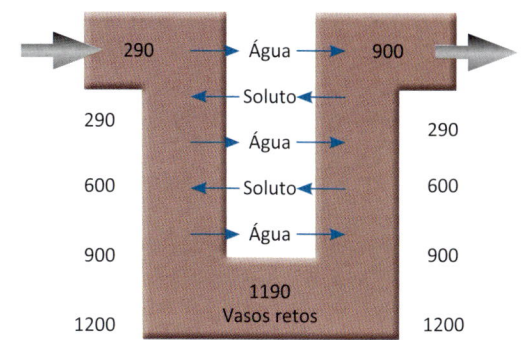

▲ **Figura 33.10** Mecanismo de contracorrente nos vasos retos (Números representam a osmalalidades aproximadas em mOsm/kg).

**Fonte:** Acervo pessoal do autor.

a presença das junções oclusivas que são praticamente impermeáveis à água e pequenos íons.[20]

## Porção Final do Túbulo Contorcido e Túbulo Distal e Túbulo Coletor

Na porção final do túbulo contorcido distal, a reabsorção e secreção tubular são reguladas pelos hormônios. Há dois tipos de células: as células principais e as células intercaladas. As células principais reabsorvem água e sódio do lúmen e secretam K por meio da bomba Na-K-ATPase na membrana basolateral da célula.[2,7]

O sódio passa do lúmen para a célula por meio dos canais de sódio ENAC na membrana luminal e deixa a célula pela bomba de Na-K-ATPase na membrana basolateral. Esse processo cria uma diferença de potencial transepitelial, com lúmen negativo. O potássio entra na célula principal pela

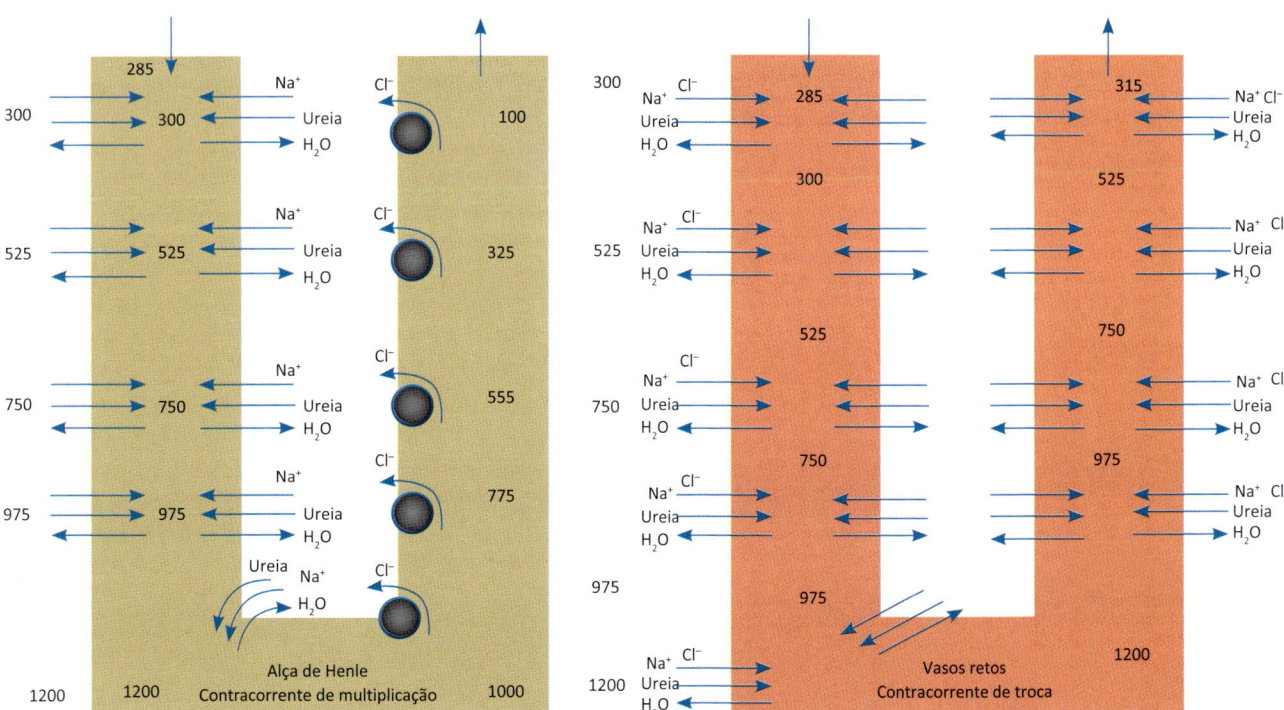

▲ **Figura 33.9** Esquema da interação do sistema de multiplicação da alça de Henle e o sistema de contra corrente dos vasos retos.

**Fonte:** Acervo pessoal do autor.

bomba de Na-K-ATPase e sai pela via de transporte de potássio. A relativa despolarização da membrana luminal causada pela entrada de sódio favorece a secreção de potássio no lúmen pelos canais de potássio ROMK.[2,7,21]

A reabsorção de água nesse seguimento é controlada pela ação do hormônio antidiurético, que aumenta a reabsorção de água e contribui para a concentração da urina. A aldosretona é um hormônio secretado pelas células da zona glomerulosa do córtex adrenal e atua nas células principais, estimulando a bomba de Na-K-ATPase, regulando a reabsorção de sódio e excreção de potássio.[2,7] Já as células intercaladas reabsorvem potássio e bicarbonato e secretam $H^+$.

## Controle Hormonal

### Aldosterona

Altas concentrações de potássio estimulam a liberação de aldosterona pelo córtex adrenal, aumentando a reabsorção de sódio e excreção de potássio no ductor coletor. A aldosterona estimula os receptores de mineralocorticoides nas células principais da porção final do néfron, levando a geração de proteínas regulatórias quinase 1 (SGK1), que aumentam a densidade dos canais de sódio (ENaC) na membrana apical.[2,7,22]

Essa captação de sódio despolariza a membrana apical e facilita a secreção de potássio no túbulo distal. A aldosterona também aumenta a reabsorção de sódio e secreção de potássio pelo aumento da regulação da bomba de $Na^+K^+ATPase$ na membrana basolateral.[2,7,22]

### Vasopressina

A vasopressina ou Hormônio Antidiurético (ADH) é um hormônio sintetizado nos núcleos supraópticos e paraventrebrais. Ele é secretado pela hipófise posterior em resposta ao aumento da osmolaridade plasmática e à diminuição da pressão arterial, sinais que são detectados pelos barorreceptores no hipotálamo.[2,7,23]

Age em três tipos de receptores: V1a, V1b e V2. Os receptores V1a são encontrados na musculatura lisa, levam ao aumento do cálcio intracelular, levando a contração. Os receptores V1b estão na hipófise anterior e estimulam a liberação de hormônio adrenocorticotrófico.

A vasopressina atua nos receptores V2 na membrana basolateral das células principais no túbulo distal terminal e ducto coletor, levando a inserção de receptores de aquaporina 2 (AQP2) na membrana apical desse seguimento, tornando-o permeável à água.[2,7,24] Vale lembrar que é muito importante para concentração ou diluição de urina.

### Peptídeo natriurético atrial

O Peptídeo Natriurético Atrial (ANP) é secretado por células atriais e atua inibindo a reabosorção de cloreto de sódio e água.[2,7] Quando há um aumento significativo no volume sanguíneo, ocorre estiramento atrial, desencadeando a liberação de ANP pelos miócitos atriais. Esse hormônio aumenta a excreção de sódio ao suprimir a liberação de renina e aldosterona, além de exercer um efeito inibitório direto na reabsorção de sódio do ducto coletor medular.[2,7] De mais a mais, o ANP aumenta a taxa de filtração glomerular devido a vasodilatação das arteríolas aferentes e relaxamento mesangial.[2,7]

### Óxido nítrico

A produção de Óxido Nítrico (NO) pelas células renais compensa a ação dos vasoconstritores nos vasos retos descendentes e reduz a absorção de sódio na porção espessa da alça de Henle, protegendo a medula da hipóxia.[2,7] Além disso, a produção local de NO também contrabalança a resposta constritora de angiotensina II e endotelina nas células mesangiais devido a ação da enzima Óxido Nítrico Sintetase Indizível (iNOS).[2,7,25]

## REFERÊNCIAS

1. Madsen KM, Nielsen S, Fisher CC, Anatomy of the Kidney. In: Brenner BM. Brenner e Rector`s The Kidney 8th ed. Philadelphia: Editora Saunders; 2008. p. 25-90.
2. Bailey MA, Shirley DG, Unwin RJ, Fisiologia Renal In: Johnson RJ, Feehally J, Florfe J Nefrologia Clínica Abordagem abrangente. Tradução da 5a ed. Rio de Janeiro: Editora Elsevier; 2016. p. 96-131.
3. Kriz W, Kaissling B. Structural organization os the mammalian kidney. In: Seldin D, Giebisch G, eds. The Kidney. 3rd ed. Philadelphia: Lippincott Williams & Wilkins; 2000. P. 587-654.
4. Elger M, Wilhelm K. Anatomia Renal In Johnson RJ, Feehally J & Floege J Nefrologia Clínica Abordagem abrangente. Tradução da 5a ed. Rio de Janeiro: Editora Elsevier; 2016. p. 65-95.
5. HugsonM, Farris AB, III, Douglas-Denton R et al; Glomerular number and size in autopsy kidneys: The relationship to birth weight. Kidney Int 63: 2113, 2003.
6. Glassock R, Denic A, Rule AD. O que é envelhecer. J Bras Nefrol 2017;39(1):59-64.
7. Inker AL, Fan L & Levei AS. Avaliação da Função Renal In: Johnson RJ, Feehally J & Floege J Nefrologia Clínica Abordagem abrangente. Tradução da 5a ed. Rio de Janeiro: Editora Elsevier; 2016. p. 133-156.
8. Pavenstad H, Kriz W, Kretzler M. Cell biology of the glomerular podocyte. Physical Rev. 2003; 83:253-307.
9. Drumond M, Deen W. Structural determinations of glomerular hydraulic permeability. Am J Physiol. 1994; 266: F1-F12.
10. Moeller M, Tenten V. Renal albumin filtration: Alternative models to the standard physical Barries. Nat Rev Nephron. 2013; 9:266-77.
11. Zatz R. Filtração Glomerular Dinâmica, Regulação e Avaliação Clínica In: Zatz R Bases Fisiológicas da Nefrologia. 1a ed. São Paulo: Editora Atheneu; 2011.
12. Kurtz A. Renin release: sites, mechanisms and control. Annu Rev Physiol. 2011; 73:377-99.
13. McDougal WS. Renal perfusion/ Repercussion Injuries. The journal of Urology. 1988; 140(6):1325-30.
14. Cupples WA. Interactions contributing to kidney blood flow autorregulation. Curr Opin Nephrol Hypertens. 2007; 16:39-45.
15. Komlosi P, Bell PD, Zhang ZR. ATP as a mediator of macula densa cell signaling Purinergic Signal. 2009; 5:447-60.
16. Weiner ID, Verlandet J. Role of NH3 & NH4 transporters in renal acid-base transporte. Am J Physiol. 2001: 300: F11-F23.
17. Vallon V, Verkman AS, Schnermann J. Luminal hypotonicity in proximal tubules of aquaporin-1-knockout mice. Am J Physiol Renal Physiol. 2000; 278:F1030-F1033.
18. Rampoldi L, Scolari F, Amoroso A, et al. The rediscovery of uromodulin (Tamm-Horsfall protein): from tubulointerstitial nephropathy to chronic kidney disease. Kidney Int. 2011; 80:338-47.
19. Zhai XY, Fenton RA, Andreasen A, et al. Aquaporin-1 is not expressed in descending thin limbs of short-loop neurons. J Am Soc Nephron. 2007; 18: 2937-44.
20. Madsen K, Verlander J, Kim J, Tisher C. Morphological adaptation of the collecting duct to acid-base disturbances. Kidney Int. 1991;40(suppl 33): S57-S63.
21. Bankir L, Trinh-Trang-Tan M. Urea and the kidney. In: Brenner B, ed. The Kidney. 6th ed. Philadelphia: Saunders; 2000:637-79.
22. Rubera I, Loffing J, Palmer LG, et al. Collecting duct-specific gene inactivation of alphaENac in the mouse kidney does not impair sodium and potassium balance. J Clin Invest. 2003; 112: 554-65.
23. Hew-Butler T, Jordaan E, Stuempfle KJ, et al. Osmotic and nonosmotic regulation of arginine vasopressin during prolonged endurance exercise. J Clin Endocrinol Metab. 2008;93:2072-8.
24. Rosenthal W, Seibold A, Antaramin A, et al. Molecular identification of the gene responsible for congenital nephrogenic diabetes insidious. Nature. 1992; 359: 233-5.
25. Hao CM, Breyer MD. Physiological regulation of prostaglandins in the kidney. Annu Rev Physiol. 2008;70:357-77.

# 34

# Anatomia e Fisiologia Gastrointestinal.
# Náuseas e Vômitos

**Múcio Paranhos de Abreu** ▪ **Adriel Franco de Mattos**

## INTRODUÇÃO

O processo digestivo compreende a movimentação do alimento pelo trato alimentar; secreção de soluções digestivas e digestão dos alimentos; absorção de água, eletrólitos, vitaminas e produtos da digestão; circulação sanguínea nos órgãos do trato gastrintestinal para o transporte das substâncias absorvidas e controle de todas essas funções através dos sistemas nervoso e humoral locais.

Qualquer alteração no complexo processo digestivo poderá interferir nos riscos e complicações inerentes à anestesia, tais como retardo no esvaziamento do estômago, com possível regurgitação do conteúdo gástrico, e incidência de náuseas e vômitos no período perioperatório.

## ▪ O SISTEMA DIGESTÓRIO

O trato gastrintestinal consiste em um tubo contínuo que se estende desde a cavidade bucal até o ânus. O trato gastrintestinal e seus anexos são denominados sistema digestório.

O trato gastrintestinal é constituído pela boca, faringe, esôfago, estômago, intestino delgado, intestino grosso, reto e ânus. Os órgãos digestórios acessórios incluem: dentes, língua, glândulas salivares, paratireoides, fígado, vesícula biliar e pâncreas (Figura 34.1).

Em um adulto normal, passam diariamente pelo lúmen do trato intestinal cerca de nove litros de líquido. Deste volume, apenas dois litros, aproximadamente, entram para o trato gastrintestinal pela boca, os outros sete litros restantes são provenientes da água corporal secretada junto com enzimas e muco. Aproximadamente metade do volume secretado vem de órgãos e glândulas acessórios, como as glândulas salivares, o pâncreas e o fígado. O volume restante, cerca de 3,5 litros, é secretado pelas próprias células do trato digestório.[1]

A secreção ácida intragástrica é promovida pelas células parietais que secretam ácido clorídrico no lúmen do estômago. O volume de secreção ácida no estômago é, em média, de 1 a 3 litros por dia, criando um pH luminal intragástrico tão baixo quanto 1.[1]

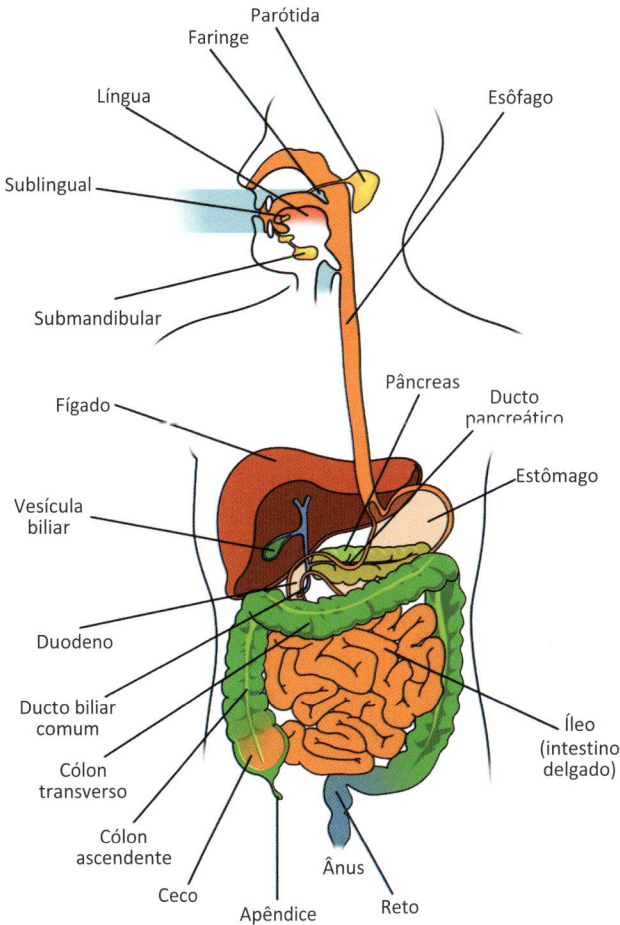

▲ **Figura 34.1** O sistema digestório.

Por meio do movimento de peristaltismo, o alimento é conduzido do esôfago até o estômago, e deste, por meio dos intestinos, é conduzido ao orifício de saída, o ânus, já na forma de fezes.

## Peristalse

O controle do movimento peristáltico é realizado por meio de um complexo movimento das diferentes camadas de musculatura lisa que constituem a parede gastrintestinal, a saber, da mais externa para a mais interna:

- Serosa;
- Camada muscular lisa longitudinal;
- Camada muscular lisa circular;
- Submucosa;
- Camada mucosa e muscular da mucosa.

Cada camada muscular funciona como um sincício, isto é, quando um potencial de ação é disparado em qualquer ponto na massa muscular, ele se propaga em várias direções no músculo. Dependendo da excitabilidade do músculo, a distância percorrida pelo movimento gerado pode ser de apenas alguns milímetros ou pode percorrer toda a extensão do trato intestinal.[2] A excitação da musculatura lisa do trato gastrintestinal é acionada pela atividade elétrica intrínseca que ocorre nas membranas das fibras musculares, de forma contínua e lenta.

Alguns fatores que tornam a membrana da fibra muscular intestinal mais excitável são: estiramento do músculo, estimulação pela acetilcolina, liberada através das terminações dos nervos parassimpáticos e estimulação gerada por alguns hormônios gastrintestinais específicos. Por outro lado, os fatores que tornam a membrana menos excitável incluem o efeito da norepinefrina secretada pelos nervos simpáticos, bem como da epinefrina.[2]

O sistema nervoso entérico está localizado na parede intestinal, estendendo-se do esôfago até o ânus, e é responsável pelo controle neural da função gastrintestinal, especialmente no controle do movimento e da secreção gastrintestinal. Basicamente dois tipos de plexos nervosos constituem esse sistema nervoso: o plexo mioentérico ou de Auerbach e o plexo submucoso ou plexo de Meissner. O plexo mioentérico controla quase todos os movimentos gastrintestinais, enquanto o plexo submucoso controla principalmente a secreção gastrintestinal e a circulação sanguínea local.[2]

A estimulação do plexo mioentérico provoca o aumento da contração tônica da parede intestinal, aumento da intensidade e ritmicidade das contrações, gerando maior rapidez no movimento das ondas peristálticas intestinais.

Alguns neurônios inibitórios também constituem o plexo mioentérico, os quais atuam inibindo os músculos de esfíncteres presentes no trato gastrintestinal, como o esfíncter pilórico e esfíncter da valva ileocecal, modulando a movimentação do alimento pelos sucessivos segmentos desse trato. Por outro lado, o plexo mucoso está envolvido especialmente com a função de controle da secreção intestinal local, da absorção e da contração local do músculo submucoso, interferindo na motilidade da mucosa gastrintestinal.

A estimulação parassimpática aumenta a atividade do sistema nervoso entérico, enquanto a estimulação simpática geralmente inibe a atividade do trato gastrintestinal.

Aproximadamente doze tipos de neurotransmissores estão envolvidos e liberados nos terminais nervosos de diferentes tipos de neurônios entéricos. Dentre eles estão a acetilcolina, na maioria das vezes excitando a atividade gastrintestinal, e a norepinefrina, quase sempre inibindo essa atividade.[2]

Uma estimulação intensa do sistema nervoso simpático pode inibir os movimentos motores do intestino, levando até o completo bloqueio da movimentação do alimento pelo trato gastrintestinal. Por outro lado, as fibras nervosas sensoriais aferentes que se originam no intestino podem ser estimuladas por agentes tóxicos ou nocivos, provocando irritação da mucosa intestinal, distensão excessiva das alças intestinais, podendo manifestar-se como cólicas abdominais, náuseas, vômitos e/ou diarreia.

Vários sinais provenientes do trato gastrintestinal podem ser enviados para múltiplas áreas da medula espinhal, do tronco cerebral ou do bulbocerebral. Através dos nervos vagos, fibras aferentes transmitem sinais sensoriais provenientes do trato gastrintestinal para o bulbocerebral, que, por sua vez, envia respostas vagais reflexas que retornam ao trato gastrintestinal, controlando várias de suas funções.

## Reflexos do Sistema Gastrintestinal

Existem três tipos de reflexos que são importantes para o controle gastrintestinal:

1. **Reflexos totalmente integrados na parede intestinal do sistema nervoso entérico:** são reflexos que controlam a maior parte da secreção gastrintestinal, do peristaltismo e efeitos inibitórios locais;
2. **Reflexos originados no intestino para os gânglios pré-vertebrais e que retornam para o trato gastrintestinal:** reflexo gastrocólico (sinais gástricos que provocam a evacuação do cólon), reflexos enterogástricos (sinais provenientes do cólon e do intestino delgado que inibem a motilidade e a secreção gástrica) e reflexo colonoileal, que são reflexos originados no cólon para inibir o esvaziamento do conteúdo ileal para o cólon;
3. **Reflexos gerados no intestino para a medula ou tronco cerebral e que retornam ao trato gastrintestinal:** incluem os reflexos do estômago e duodeno para o tronco cerebral que, através dos nervos vagos, retornam ao estômago, controlando a motilidade e a secreção gástrica; reflexos de dor que causam inibição de todo o trato gastrintestinal e reflexos de defecação, que envolvem o cólon e o reto, enviado para a medula espinhal voltam manifestando intensas contrações colônicas, retais e abdominais, culminando com a defecação (reflexos da defecação).[2]

## Hormônios Envolvidos na Motilidade Gastrintestinal

Vários hormônios estão envolvidos na motilidade do trato gastrintestinal. Esses hormônios são liberados na corrente sanguínea através da circulação porta e agem em receptores específicos, controlando principalmente a secreção e a motilidade gástricas. Dentre eles pode-se citar a gastrina, a colecistocinina, a secretina, o peptídeo liberador da gastrina e a motilina.[2]

A secreção da gastrina está associada à ingestão de alimentos, à distensão gástrica, à presença dos produtos da digestão das proteínas e é estimulada pelo peptídeo liberador de gastrina, que é liberado pelos nervos da mucosa gástrica durante a estimulação vagal. As ações da gastrina incluem a estimulação da secreção gástrica e de ácido, além de promover a estimulação do crescimento da mucosa gástrica.[2]

A colecistocinina é liberada a partir das células da mucosa do duodeno e do jejuno, geralmente em resposta aos produtos da digestão de gorduras, ácidos graxos e monoglicerídeos presentes nos conteúdos intestinais. A ação desse hormônio provoca a contração da vesícula biliar, fazendo com que a bile seja expelida e, no intestino delgado, tem função na emulsificação de substâncias lipídicas, propiciando sua digestão e absorção. Além disso, a colecistocinina inibe, ainda que de forma moderada, a motilidade gástrica, retardando o tempo de esvaziamento gástrico a fim de permitir o tempo adequado para absorção do conteúdo lipídico.

A secretina é liberada pelas células da mucosa do duodeno, denominadas células "S", na presença de conteúdo ácido que chega ao duodeno através do piloro. Apesar de ter pouco efeito na motilidade gástrica, esse hormônio é responsável pela liberação da secreção pancreática de bicarbonato que irá neutralizar o conteúdo ácido no intestino delgado.

O peptídeo inibidor gástrico, secretado pela mucosa do intestino delgado superior, age na modulação do esvaziamento gástrico, controlando a quantidade de quimo lançada no intestino delgado superior quando este já está sobrecarregado com produtos da digestão.

A motilina, cuja principal função é aumentar a motilidade gástrica, é secretada pelo duodeno em períodos de jejum.[2]

## Movimentos Funcionais do Trato Gastrintestinal

Existem dois tipos de movimentos ao longo do trato gastrintestinal que estão envolvidos no processo digestivo: os movimentos de propulsão (peristalse) e os movimentos de mistura, os quais movem os produtos alimentares, propelindo-os ou retardando seu trânsito no sistema digestório, a fim de receberem as secreções, ácidos e enzimas digestivas, facilitando os processos de absorção e de mistura do conteúdo alimentar, produzindo o quimo.[2] Por meio dos movimentos peristálticos, o conteúdo alimentar é propelido para adiante até atingir o intestino grosso em forma de fezes e ser eliminado pelo ânus.

Qualquer distúrbio que ocorra no controle neuromuscular do trato gastrintestinal poderá causar alterações da motilidade do sistema digestório. Os sintomas associados a esses distúrbios incluem episódios crônicos ou recorrentes de náusea, vômito, desconforto gástrico, distensão abdominal, constipação intestinal ou diarreia.

Na presença de distensão ou irritação gastrintestinal excessiva, ocorre uma inversão dos movimentos peristálticos, chamados de antiperistalse. No antiperistaltismo, as ondas peristálticas movimentam o conteúdo do trato gastrintestinal para cima, e não para baixo. Quando ocorre uma distensão importante no duodeno, inicia-se o reflexo do vômito até que o conteúdo do vômito seja ejetado pela boca.

## Esvaziamento do Estômago

O esvaziamento do estômago é realizado através de contrações produzidas pelo movimento peristáltico que se inicia no antro estomacal e propulsiona o alimento para adiante, enquanto mecanismos fisiológicos provocam a redução desses movimentos em graus variados de resistência à passagem do quimo pelo piloro.

Durante a maior parte do período digestivo, as contrações gástricas são rítmicas, de fraca intensidade e têm a finalidade de promover a mistura do alimento com as secreções gástricas. Entretanto, durante cerca de 20% do tempo em que o alimento se encontra no estômago, ocorrem fortes contrações que se iniciam na porção média do órgão progredindo para a região caudal, em forma de fortes constrições peristálticas, gerando anéis de constrição que causam o esvaziamento gástrico. Essas fortes ondas de contração são cerca de seis vezes maiores que o valor de pressão atingida pelas ondas de mistura.[2]

As ondas peristálticas, além de causarem a mistura do alimento no estômago, a cada contração forte propulsionam vários mililitros de quimo através do piloro. Essa ação de bombeamento é denominada "bomba pilórica".[2]

O piloro está na região da abertura distal do estômago e é constituído por um espessamento da musculatura circular da parede gástrica. Essa musculatura circular é 50% a 100% mais espessa que a musculatura presente nas porções anteriores do antro estomacal, permanecendo em ligeira contração tônica durante quase todo o tempo, portanto é denominada esfíncter pilórico.

A despeito da contração tônica normal do esfíncter, o piloro se abre o suficiente para a passagem de água e outros líquidos do estômago para o duodeno.

O esfíncter pilórico impede a passagem de alimento e partículas sólidas para o duodeno até que se misturem ao quimo e tornem-se líquidos o suficiente para passarem através do piloro. O grau de constrição do piloro aumenta ou diminui em resposta a sinais de reflexos nervosos ou humorais provenientes tanto do estômago quanto do duodeno, e são esses sinais que controlam a taxa de esvaziamento do estômago para o duodeno, com intervalos de tempo suficientes para que o quimo seja digerido e absorvido no intestino delgado.[2]

A taxa de esvaziamento gástrico também é influenciada pelo volume de alimentos contidos no estômago. A dilatação da parede gástrica deflagra reflexos mioentéricos locais que estimulam a atividade da bomba pilórica ao mesmo tempo que inibem o piloro. Na presença de alimento no estômago, a gastrina promove um efeito excitatório sobre a peristalse gástrica, favorecendo o esvaziamento estomacal.

Quando o duodeno está repleto de quimo, ocorrem múltiplos reflexos nervosos com origem na parede duodenal em direção ao estômago, retardando ou até mesmo inibindo completamente o esvaziamento gástrico, dependendo do volume de quimo contido no duodeno. Esses reflexos são mediados: pelo sistema nervoso entérico da parede intestinal; pelos nervos extrínsecos simpáticos que vão aos gânglios pré-vertebrais e retornam através das fibras simpáticas inibidoras que inervam o estômago; e, em menor importância, pelos nervos vagos. A ação desses reflexos inibe as contrações gástricas da "bomba pilórica" e aumenta o tônus do esfíncter pilórico, retardando o esvaziamento gástrico.

Vários fatores podem desencadear reflexos inibidores enterogástricos e são monitorados continuamente no duodeno. São eles: grau de distensão do duodeno, irritação da mucosa duodenal, grau de acidez do quimo duodenal, grau de osmolalidade do quimo e alguns produtos de degradação química de proteínas e gorduras no quimo.

Além de grandes volumes de quimo no duodeno, o grau de acidez (quimo excessivamente ácido) e a presença de substâncias irritativas também podem desencadear os mecanismos de feedback inibitório, retardando o esvaziamento do estômago.

## ■ GÊNESE DA NÁUSEA E VÔMITO

As funções motoras fisiológicas do trato gastrintestinal caracterizam-se por padrões manométricos distintos nas diferentes porções do sistema digestório, bem como nos diferentes períodos de jejum ou pós-prandial. Qualquer distúrbio que altere a dinâmica do processo digestivo poderá se manifestar como náusea, vômito, diarreia, constipação, distensão abdominal, regurgitação, eructação, retardo ou aceleração no esvaziamento gástrico, cólicas abdominais, entre outros sintomas.

### Fisiopatologia

O vômito ou êmese é o meio pelo qual o conteúdo gástrico é expulso pela boca antes de ser absorvido pelo trato gastrintestinal. O ato de vomitar pode ser considerado um reflexo protetor que ajuda a livrar o estômago e o intestino de substâncias tóxicas ou nocivas. Determinados estímulos visuais, olfativos ou psíquicos também podem desencadear o reflexo do vômito. Qualquer fator que cause irritação do trato superior, distensão gástrica ou excitação excessiva do duodeno poderá levar ao aparecimento da náusea e/ou vômito.

### Náusea

A náusea é definida como uma sensação subjetiva desagradável, de localização difusa entre a faringe e o abdômen superior, podendo ocorrer em ondas. Quase sempre é um pródromo do vômito e comumente está associada ao desejo iminente de vomitar. Após o vômito, geralmente ocorre alívio da sensação de náusea. A náusea é uma manifestação consciente da excitação de uma área localizada no bulbo, a área postrema, associada ao centro do vômito. Essa excitação pode ser causada por impulsos irritativos provenientes do tubo gastrintestinal, por impulsos originados na parte inferior do cérebro, por impulsos associados à cinetose ou por impulsos procedentes do córtex cerebral, destinados a iniciar o vômito.[3]

### Vômito

O vômito é o mecanismo pelo qual o tubo gastrintestinal superior promove expulsão de seu conteúdo pela boca, em situações de irritação, distensão ou excitação excessiva deste. O excesso de distensão ou de irritação do duodeno constitui o mais forte estímulo para o vômito.[3]

Geralmente o ato do vômito é precedido por vômitos secos, sem expulsão de material gástrico, mas utilizando o mesmo mecanismo de expulsão: forte e sustentada contração espasmódica dos músculos abdominais, abaixamento do diafragma e abertura da cárdia.[4]

O reflexo do vômito pode ser dividido em três fases: pré-ejeção, ejeção e pós-ejeção.

A fase de pré-ejeção compreende o período anterior ao ato de vomitar e é caracterizado pela sensação de náusea, acompanhada de alguns sinais autonômicos característicos, como palidez, sudorese fria, taquicardia, alterações pressóricas, dilatação pupilar e salivação. Esses sinais autonômicos são mediados pelo simpático, exceto a salivação, que é mediada pelo parassimpático. Os impulsos são transmitidos por fibras aferentes vagais e simpáticas até o centro do vômito, localizado no bulbo, que está situado próximo ao feixe solitário.[3]

A seguir instala-se a fase de ejeção por impulsos motores transmitidos do centro do vômito, através do quinto, sétimo, nono, décimo e décimo segundo pares cranianos, até o tubo gastrintestinal superior, e pelos nervos espinhais até o diafragma e músculos abdominais. Nos estágios iniciais da irritação gastrintestinal ou da distensão do tubo gastrintestinal, ocorre um movimento de antiperistaltismo que se inicia em regiões distais do intestino, na região ileal, em que a onda antiperistáltica promove o deslocamento do conteúdo intestinal até o duodeno ou o estômago.

A distensão das porções superiores do tubo gastrintestinal, em especial do duodeno, constitui o fator desencadeante do vômito propriamente dito.[3]

O ato do vômito compreende os seguintes eventos: respiração profunda, elevação do osso hioide e da laringe para manter aberto o esfíncter esofágico superior, fechamento da glote e elevação do palato mole para fechar as fossas nasais posteriores. A seguir, ocorre contração dos músculos abdominais e do diafragma.

Com a abertura do hiato diafragmático, ocorre a transferência da pressão abdominal para o tórax. A contração da musculatura abdominal, o relaxamento do esfíncter esofágico e o aumento da pressão gástrica promovem expulsão do conteúdo gástrico, após a abertura da glote e da boca.

Após a fase de ejeção, segue-se a fase de pós-ejeção, em que o organismo experimenta um período quiescente, com ou sem náuseas.[4]

O mecanismo do reflexo do vômito compreende três componentes: os detectores eméticos, mecanismo central de integração e o componente eferente.

Os detectores eméticos fazem parte da linha de defesa que o organismo utiliza para se proteger de substâncias nocivas que possam ser ingeridas acidentalmente. As aferentes intestinais, através do nervo vago, são capazes de detectar o estímulo emético e ativar o reflexo do vômito. Dois tipos de aferentes vagais estão envolvidos com a resposta emética: os mecanorreceptores, localizados na parede muscular dos intestinos e ativados pela contração e/ou distensão intestinal; e os quimiorreceptores, localizados na mucosa da parte proximal do intestino. Esses aferentes monitorizam as alterações que ocorrem no ambiente da luz intestinal, tais como agressões da mucosa provocadas por ácidos, soluções alcalinas, soluções hipertônicas, temperatura ou irritantes.[4,5]

Na parte caudal do quarto ventrículo localiza-se a área postrema. Nessa área encontra-se a Zona Quimiorreceptora de Gatilho (ZQG), na qual estão situadas células capazes de detectar estímulos aferentes e estimular o centro do vômito (Figura 34.2).

A ZQG é facilmente ativada por substâncias circulantes no sangue ou no líquido cerebroespinhal, uma vez que a área postrema não possui uma barreira hematoencefálica efetiva. Vários receptores estão situados nessa área, incluindo os receptores para morfina, apomorfina e digitálicos, além de receptores para a acetilcolina, noradrenalina, dopamina, serotonina (5-Hidroxitriptamina – 5-HT), histamina, GABA, endorfinas e os receptores da neurocinina (exemplo: NK-1).

A ação antiemética dos antagonistas serotoninérgicos (especialmente o 5-HT3), dopaminérgicos, anticolinérgicos muscarínicos e anti-histamínicos H1 é explicada pela interação desses fármacos com os respectivos receptores, da mesma forma que a ação emética dos agonistas dopaminérgicos, como a apomorfina.

Determinadas áreas corticais, assim como certas áreas hipotalâmicas, também podem desencadear o reflexo do vômito através do estímulo das aferências aí localizadas.

Estímulos visuais, olfativos ou proprioceptivos são capazes de estimular as aferências corticais e causar o vômito. Esses estímulos incluem visualização de cenas desagradáveis, odores incômodos ou outros estímulos psíquicos.

O aparelho vestibular está relacionado com a ativação do reflexo do vômito, através de estímulos gerados por bruscas mudanças na direção do movimento do corpo, chamados cinetoses. Nesse tipo de vômito, o movimento estimula os receptores do labirinto, e os impulsos são transmitidos principalmente por meio dos núcleos vestibulares para o cerebelo, que irão estimular a ZQG e, por fim, o centro do vômito.

O centro do vômito está localizado na formação reticular lateral da medula e recebe estímulos provenientes das diversas áreas localizadas em todo trato gastrintestinal, centros cerebrais superiores e ZQG. Os estímulos aferentes são integrados no centro do vômito e daí partem eferências motoras e viscerais que comporão o reflexo do vômito. Os estímulos eferentes partem do centro do vômito para o esôfago, estômago e diafragma através do quinto, sétimo, nono, décimo e décimo segundo pares cranianos, nervos frênicos e espinhais.

Essas eferências são responsáveis por várias alterações autonômicas que acompanham o reflexo do vômito, e são controladas pelo núcleo do trato solitário. Essas alterações incluem salivação, deglutição, frequência cardíaca, pressão arterial, respiração, motilidade gastrintestinal, entre outras.[4]

## Regurgitação

O aparelho digestório requer tempo hábil para o processo de esvaziamento gástrico.

O não cumprimento do tempo necessário para o jejum pré-operatório ou alterações anatomofuncionais do trato gastrintestinal, como as hérnias de hiato ou esofágicas, gastroparesias, entre outros fatores, poderão propiciar o aparecimento da regurgitação de conteúdo gástrico ou esofágico na cavidade bucal, favorecendo o risco de aspiração pulmonar de material ácido.

A regurgitação é definida como o retorno involuntário do conteúdo gástrico ao esôfago, podendo chegar até a faringe. Esse material refluído pode conter alimentos, líquidos, saliva e secreções gástrica, pancreática e biliar. A maioria desses episódios ocorre com o material refluido chegando até o esôfago distal, não acarretando sintomas, e tem duração rápida,[6] mas essa condição pode se tornar de maior risco durante a indução e/ou recuperação da anestesia nos pacientes com predisposição para regurgitação.

Grande parte dos episódios de refluxo gastroesofágico ocorre por um aumento no número de relaxamentos transitórios do esfíncter esofágico inferior,[7] mas em pacientes com esofagite de refluxo grave muitos episódios de refluxo não estão relacionados com essa alteração fisiopatológica.[8]

Outro mecanismo envolvido é o retardo do esvaziamento gástrico. A distensão gástrica decorrente dessa condição estimula os mecanorreceptores presentes na cárdia, que interferem na pressão do esfíncter esofágico inferior, através de um mecanismo vago-vagal, causando a hipotonia do esfíncter e aumento do número de relaxamentos transitórios.[6,9]

O material refluído (ácido, pepsina, tripsina, quimiotripsina e sais biliares), além de exercer um efeito nocivo para o esôfago, poderá lesar profundamente o tecido pulmonar.

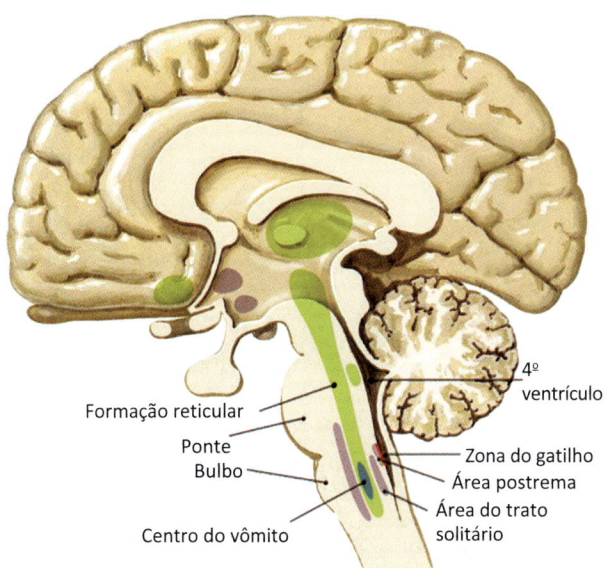

Formação reticular
Ponte
Bulbo
Centro do vômito
4º ventrículo
Zona do gatilho
Área postrema
Área do trato solitário

▲ **Figura 34.2** Centro do vômito.

A pepsina e tripsina lesam a mucosa esofágica por suas propriedades proteolíticas, promovendo digestão da superfície do esôfago e das substâncias intracelulares.[6]

Embora estudos recentes relatem uma baixa incidência da aspiração pulmonar de conteúdo gástrico, variando de 2,5 a 3,8 por 10.000 anestesias,[10] o efeito de suas consequências pode ser devastador para o paciente acometido.

Os pacientes idosos, crianças, gestantes, obesos, portadores de refluxo gastroesofágico e aqueles submetidos à cirurgia de urgência estão classificados como os de maior risco para aspiração do conteúdo gástrico. Outras condições, como diabetes mellitus, insuficiência renal, depressão do nível de consciência, alcoolismo, dor, ansiedade e efeitos de fármacos, como opioides, benzodiazepínicos e anticolinérgicos, podem favorecer o risco de aspiração pulmonar de conteúdo gástrico.

Os valores críticos para o risco de pneumonite aspirativa, derivados de modelos animais, são volume do conteúdo gástrico maior que 0,4 mL.kg$^{-1}$ e pH menor que 2,5.[11]

Pacientes saudáveis, em jejum pré-operatório prolongado, geralmente apresentam volume do conteúdo gástrico maior que 0,4 mL.kg$^{-1}$ e pH menor que 2,5.

As medidas para prevenir a aspiração do conteúdo gástrico durante a indução e recuperação da anestesia envolvem o controle do volume e acidez do suco gástrico, observando as recomendações do jejum pré-operatório, estimulação do esvaziamento gástrico e manutenção da competência do esfíncter esofágico. Apesar de controversa, a proteção das vias aéreas pode ser realizada através da pressão sobre a cartilagem cricoide (manobra de Sellick), posicionamento adequado do paciente, intubação traqueal sob indução com sequência rápida ou acordado e aspiração da sonda nasogástrica antes da indução da anestesia.[10]

## REFERÊNCIAS

1. Silverthorn DU. Fisiologia Humana – Uma abordagem integrada. 5. ed. São Paulo: Artmed; 2010. p. 689-696.
2. Hall JE. Guyton & Hall Tratado de Fisiologia Médica. 12. ed. Rio de Janeiro: Elsevier; 2011. p. 795-804.
3. Guyton AC. Guyton & Hall Tratado de Fisiologia Médica. 8. ed. Rio de Janeiro: Guanabara Koogan; 1992. p.650-651.
4. Carvalho WA, Vianna PTG, Braz JRC. Náuseas e vômitos em anestesia: fisiopatologia e tratamento. Rev Bras Anestesiol. 1999;49(1):65-79.
5. Andrews PLR. Physiology of and vomiting. Br J Anaesth. 1992;69:(7 Suppl 1):2S-19S.
6. Vandenplas Y, Hassal E. Mechanisms of gastroesophageal reflux and gastroesophageal disease. J Pediatr Gastroenterol Nutr. 2002;35(2):119-126.
7. Kawahara H, Dent J, Davidson G. Mechanisms responsible for gastroesophageal reflux in children. Gastroenterology. 1997;113(2):399-408.
8. Hart JJ. Pediatric gastroesophageal reflux. Am Fam Physician. 1996;54(8):2463-2472.
9. Orlando RC, Powell DW, Bryson JC, et al. Esophageal potential difference measurements in esophageal disease. Gastroenterology. 1982;83(5):1026-1032.
10. Moro ET. Prevenção da Aspiração Pulmonar do Conteúdo Gástrico. [Prevention of pulmonary gastric contents aspiration]. Rev Bras Anestesiol. 2004;54(2):261-275.
11. Warner MA, Warner ME, Warner DO, et al. Perioperative pulmonary aspiration in infants and children. Anesthesiology. 1999;90(1):66-71.

# 35

# Anatomia e Fisiologia Hepática

Daniel Carlos Cagnolati ▪ Thiago de Freitas Gomes

Gustavo Felloni Tsuha ▪ Carlos André Cagnolati

## INTRODUÇÃO

O fígado apresenta inúmeras particularidades dentro de nosso organismo. É um órgão essencial, distinto e muitas de suas funções estão inter-relacionadas com outros órgãos e sistemas. Essa inter-relação torna-se mais evidente quando surgem anormalidades do fígado, visto que muitas das suas funções são afetadas simultaneamente, proporcionando alterações em outros órgãos e sistemas.

O conhecimento da anatomia e fisiologia hepática proporciona ao anestesiologista, dentre outras, ferramentas para melhor entendimento dos procedimentos realizados no fígado, alterações hemodinâmicas decorrentes na manipulação deste órgão e alterações naturais ou iatrogênicas envolvendo suas funções.

## ▪ ANATOMIA

O fígado pesa aproximadamente 2% do peso corpóreo de um adulto (cerca de 1,5 a 1,6 kg) e 5% em neonatos. A hematopoese hepática extramedular responde por um aumento maior do fígado nos neonatos. Possui aproximadamente 10% a 15% do volume sanguíneo total e serve como importante reservatório para o organismo. Desta quantidade, cerca de 20% do sangue se encontram nas artérias, 10% nos capilares e 70% nas veias.[1]

O fígado localiza-se predominantemente no hipocôndrio direito e grande parte do epigástrio, estendendo-se até o hipocôndrio esquerdo. Sua superfície superior acomoda-se à superfície inferior do diafragma e a inferior apoia-se sobre vísceras do abdômen superior. A face inferior está em contato com o duodeno, cólon, rim direito e glândula suprarrenal correspondente e com o esôfago e o estômago à esquerda. O peritônio que reveste o fígado sofre uma diferenciação, tornando-se um envelope conjuntivo chamado de cápsula de Glisson, ricamente inervada. As reflexões do peritônio que unem o fígado à parede abdominal, ao diafragma e aos órgãos abdominais determinam a anatomia topográfica do fígado. Há quatro lobos comumente descritos: direito, esquerdo, quadrado e caudado. O ligamento falciforme divide o fígado topograficamente, porém não anatômica e nem funcionalmente, num grande lobo direito e num lobo esquerdo menor (Figura 35.1). A distribuição dos ramos principais das veias, artérias ou canais biliares do fígado não se enquadram precisamente com a anatomia topográfica. Baseado na distribuição destes ramos é descrito dois sistemas de divisão do fígado: o sistema lobar (sistema americano) e o sistema segmentar (sistema francês ou de Couinaud). O sistema lobar divide o fígado em 4 lobos e o sistema de Couinaud, em oito segmentos funcionalmente independentes, cada um com o seu próprio influxo vascular, efluxo vascular e drenagem biliar. Este sistema possibilita ressecções hepáticas ao longo de planos segmentares, o que evita grandes interrupções da função hepatobiliar e facilita a preservação de tecido viável e extirpação de tecido não viável. Atualmente é o mais utilizado entre cirurgiões e radiologistas.[2] O segmento I corresponde ao lobo caudado; os segmentos II a IV constituem o lobo esquerdo; e os segmentos V a VIII, o lobo direito[2] (Figura 35.2).

## Anatomia Microscópica

O fígado é constituído principalmente de células hepáticas, os hepatócitos (Figura 35.3). Essas células epiteliais se agrupam em placas orientadas radialmente que se anastomosam entre si, formando unidades morfológicas chamadas lóbulos hepáticos. O lóbulo clássico é um hexágono de tecido hepático, de 1 a 2 mm de diâmetro, orientados ao redor de tributárias terminais da veia hepática (vênulas hepáticas terminais ou veias centrais). Nos ângulos desta estrutura hexagonal se localiza um espaço triangular, o espaço porta, que contém a arteríola hepática, a vênula portal, o ducto biliar, assim como vasos linfáticos e nervos (Figura 35.4).

Diafragma
(rebatido para cima)
Ligamento coronário
Ligamento triangular esquerdo
Ligamento triangular direito
Lobo esquerdo
Lobo direito
Ligamento
falciforme
Vesícula biliar (fundo)
Ligamento redondo
(ligamento Teres)


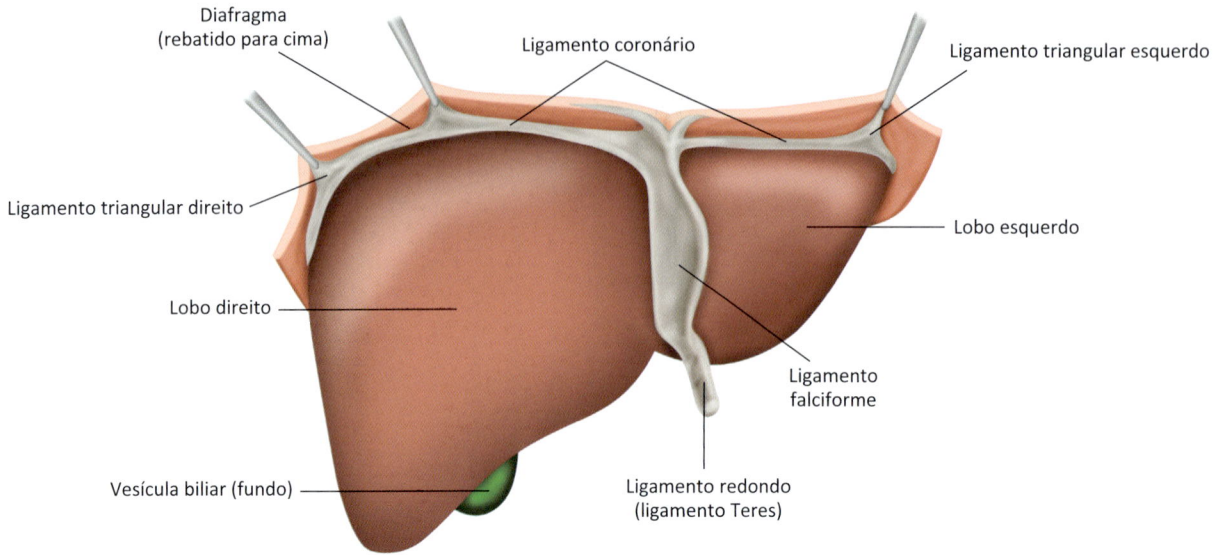

▲**Figura 35.1** Anatomia macroscópica do fígado.

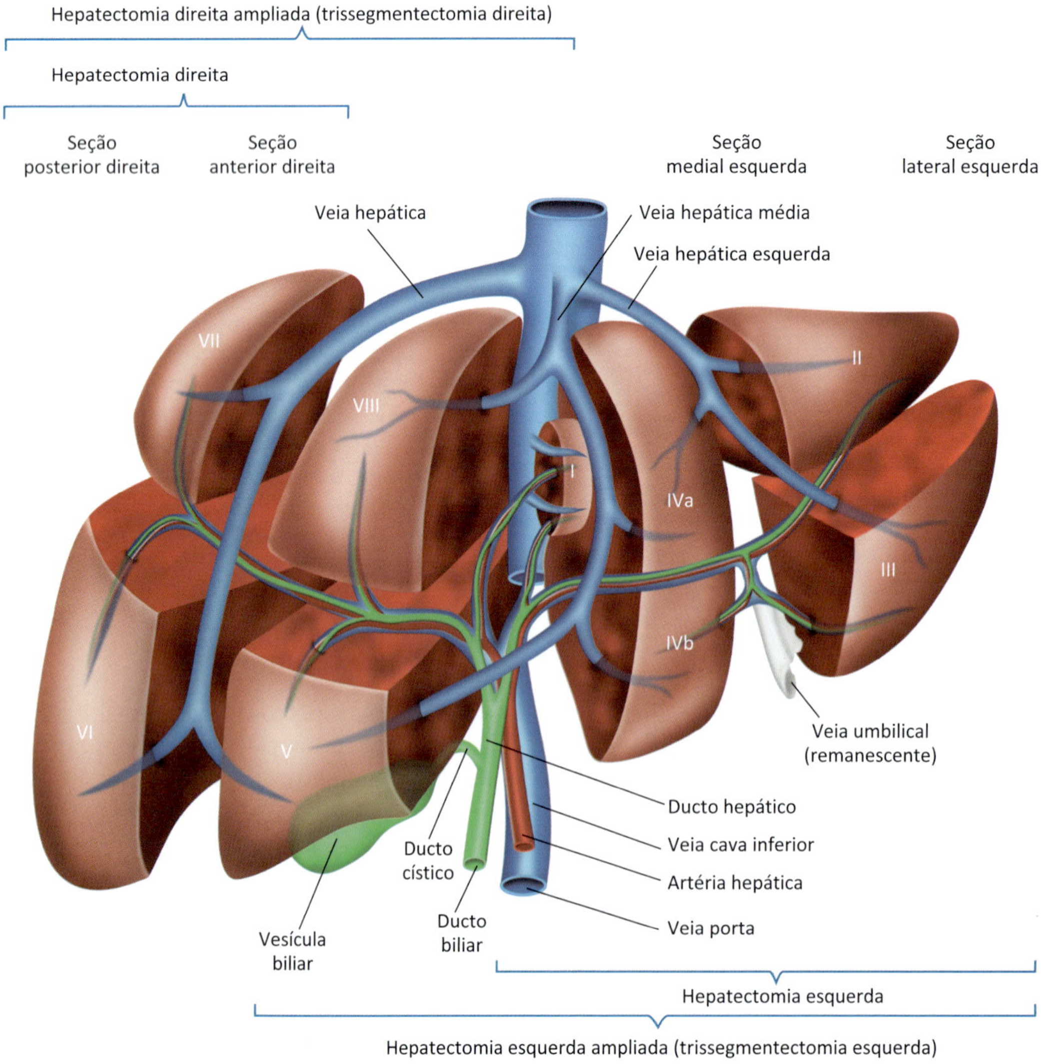

Hepatectomia direita ampliada (trissegmentectomia direita)
Hepatectomia direita
Seção
posterior direita
Seção
anterior direita
Seção
medial esquerda
Seção
lateral esquerda
Veia hepática
Veia hepática média
Veia hepática esquerda
VII
VIII
II
I
IVa
III
IVb
VI
V
Veia umbilical
(remanescente)
Ducto hepático
Veia cava inferior
Ducto
cístico
Artéria hepática
Ducto
biliar
Veia porta
Vesícula
biliar
Hepatectomia esquerda
Hepatectomia esquerda ampliada (trissegmentectomia esquerda)


▲**Figura 35.2** Segmentos hepáticos.[4]

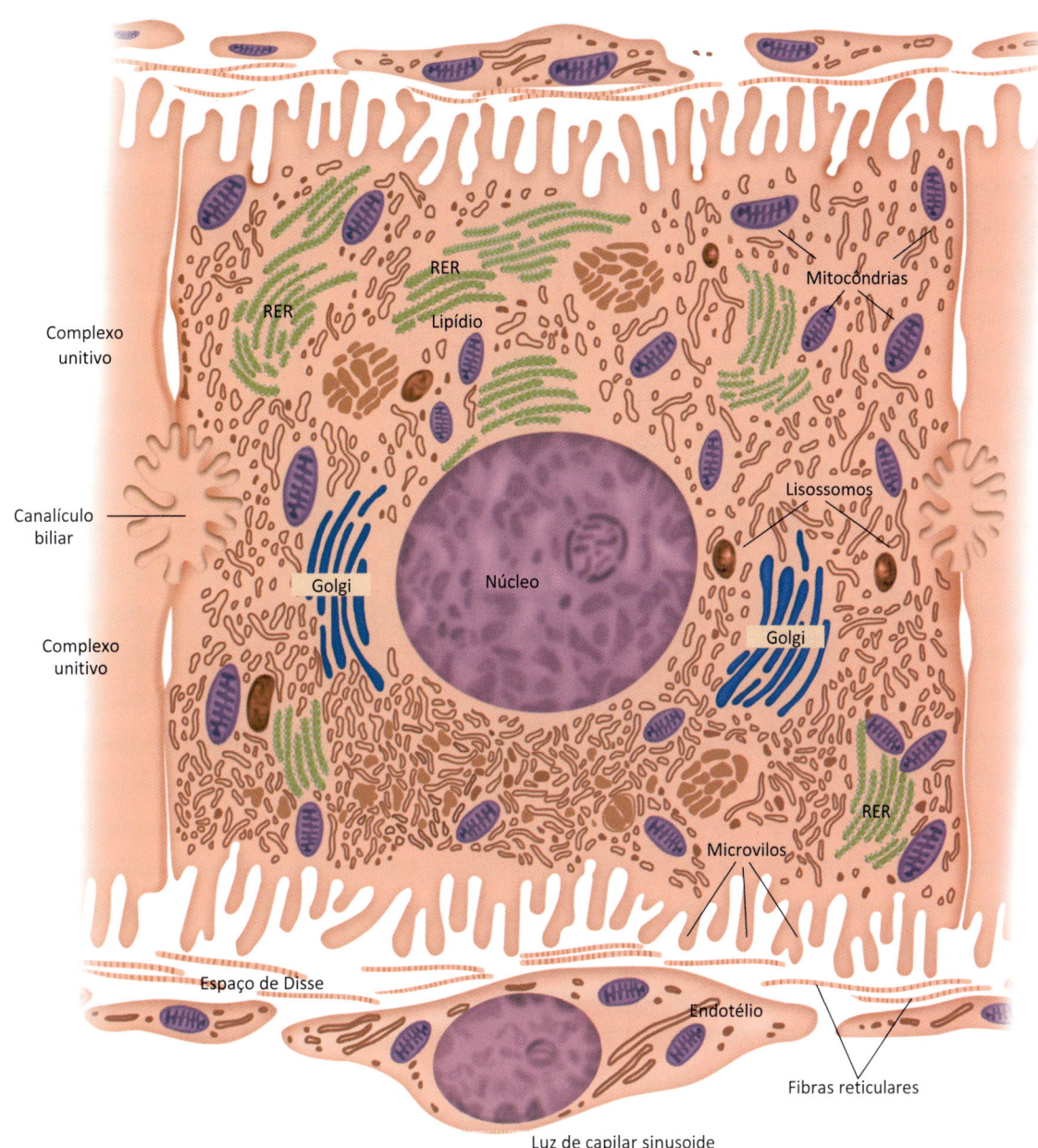

▲ **Figura 35.3** Desenho ilustrando a ultraestrutura de uma célula hepática ampliada. As células de Kupfer não estão representadas nesta figura.[5]

O espaço que fica entre as placas de hepatócitos é ocupado por capilares sinusoides, chamados sinusoides hepáticos. Os sinusoides hepáticos são capilares de paredes revestidas por dois tipos celulares: as células endoteliais típicas dos capilares sanguíneos e macrófagos que, neste órgão, são chamados de células de Kupffer. Estas células apresentam intensa atividade fagocitária, pertencendo ao sistema mononuclear fagocitário. Nelas ocorre a fagocitose de hemácias em via de desintegração, com a consequente digestão da hemoglobina e produção de bilirrubina, além da digestão intracelular de outras substâncias e bactérias fagocitadas. O estreito espaço que separa a parede dos capilares sinusoides dos hepatócitos chama-se espaço de Disse. Este espaço contém as células armazenadoras de li-

pídios, que armazenam vitamina A em suas gotículas lipídicas. O revestimento dos capilares sinusoides no fígado não é contínuo, havendo poros na sua parede, o que permite a livre passagem de macromoléculas do interior dos sinusoides para o espaço de Disse e, portanto, para os hepatócitos. Os milhões de espaços de Disse conectam-se com os vasos linfáticos nos septos interlobulares. Por conseguinte, o excesso de líquido nesses espaços é removido pelo linfático. Esta linfa flui através do espaço periportal e drena para dentro dos vasos linfáticos do espaço portal. Cerca de 80% fluem através de canais progressivamente maiores, atingindo os linfáticos coletores, que saem do hilo hepático e esvaziam-se para dentro do ducto torácico.[3]

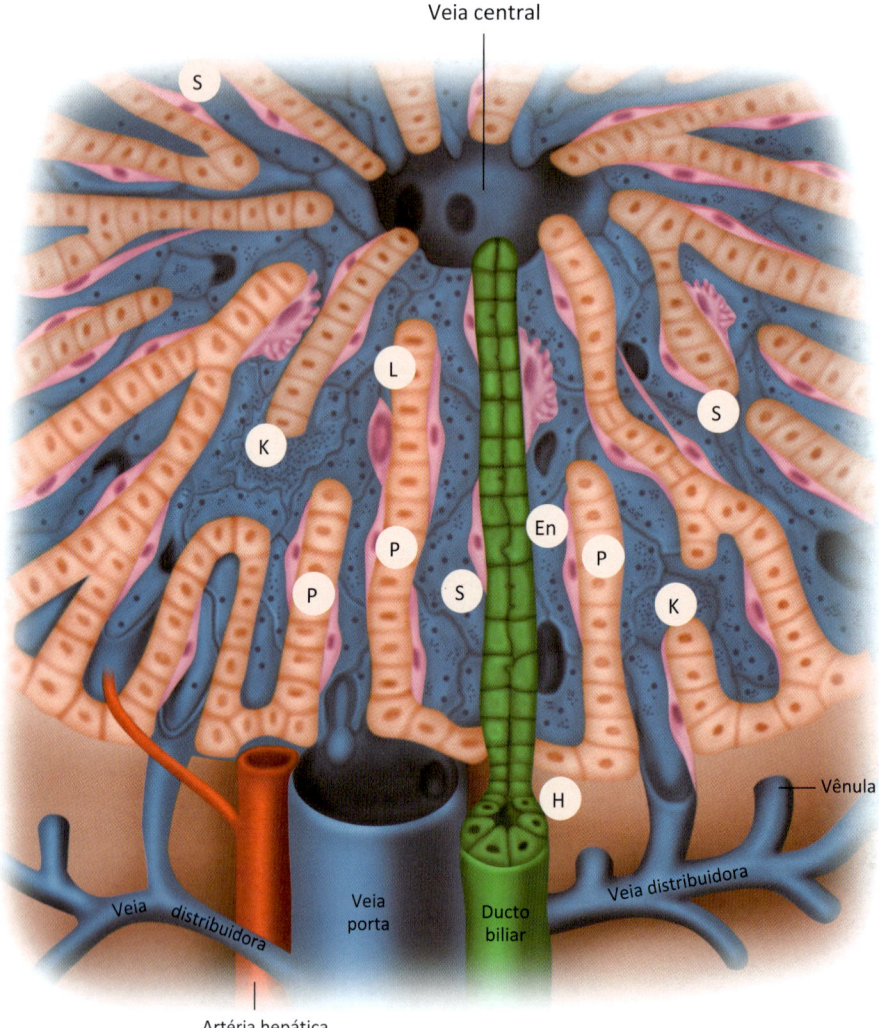

▲ **Figura 35.4** Esquema tridimensional da estrutura do fígado.[5] Onde: CB: canalículo biliar; P: parede de hepatócitos; H: ducto de Hering; K: célula de Kupfer; L: célula armazenadora de lipídios; S: sinusoides.

Para melhor entender a microanatomia hepática, deve-se acompanhar o fluxo sanguíneo intra-hepático. O sangue chega ao fígado através da artéria hepática e da veia porta, arborizam-se em paralelo, até se tornarem arteríolas hepáticas terminais e vênulas portais terminais. A maioria dos vasos sanguíneos terminais drena diretamente para dentro dos sinusoides hepáticos, fornecendo substratos às células hepáticas vizinhas e removendo produtos. Este sangue que banha os sinusoides, de origem arterial e venosa, segue em direção radial até a veia central. As veias centrais unem-se para formarem as três veias hepáticas, que desembocam na veia cava inferior. Antes de esvaziarem-se para dentro dos sinusoides, algum sangue arteriolar hepático flui através do plexo capilar peribiliar, o qual desempenha importante papel na secreção e absorção de bile.

O sangue que deixa o espaço porta percorre os sinusoides até alcançar a veia central. Neste caminho, a perfusão dos hepatócitos não ocorre de forma homogênea, pois os hepatócitos mais próximos ao eixo vascular recebem sangue com maior quantidade de oxigênio e nu-

trientes. Baseado nesta disposição dos hepatócitos existe a definição do ácino hepático, descrito por Rappaport (Figura 35.5). O ácino é a unidade anatomofuncional do fígado, conceituado como aproximadamente triangulares; os ácinos possuem os ramos terminais da artéria hepática e veias porta estendendo-se a partir dos espaços portas, em suas bases, e vênulas hepáticas terminais, ou centrais, nos seus ápices. O parênquima do ácino hepático divide-se em três zonas, estando a zona 1 mais perto do suprimento vascular, a zona 3 em contato com a veia central e a zona 2 em uma posição intermediária (Figura 35.6). Hepatócitos da zona 1 (zona periportal) têm grande proporção de mitocôndrias e são os maiores contribuintes do metabolismo oxidativo e síntese de glicogênio. Em contraste, hepatócitos da zona 3 (zona pericentral) têm grande quantidade de retículo endoplasmático liso, nicotinamida adenina dinucleotídeo reduzido (NADPH) e citocromo P-450 e são especializados em metabolismo anaeróbico e biotransformação de xenobióticos. Hepatócitos centrolobulares são, portanto, mais propensos a serem lesados por tóxicos do metabolismo dos xenobió-

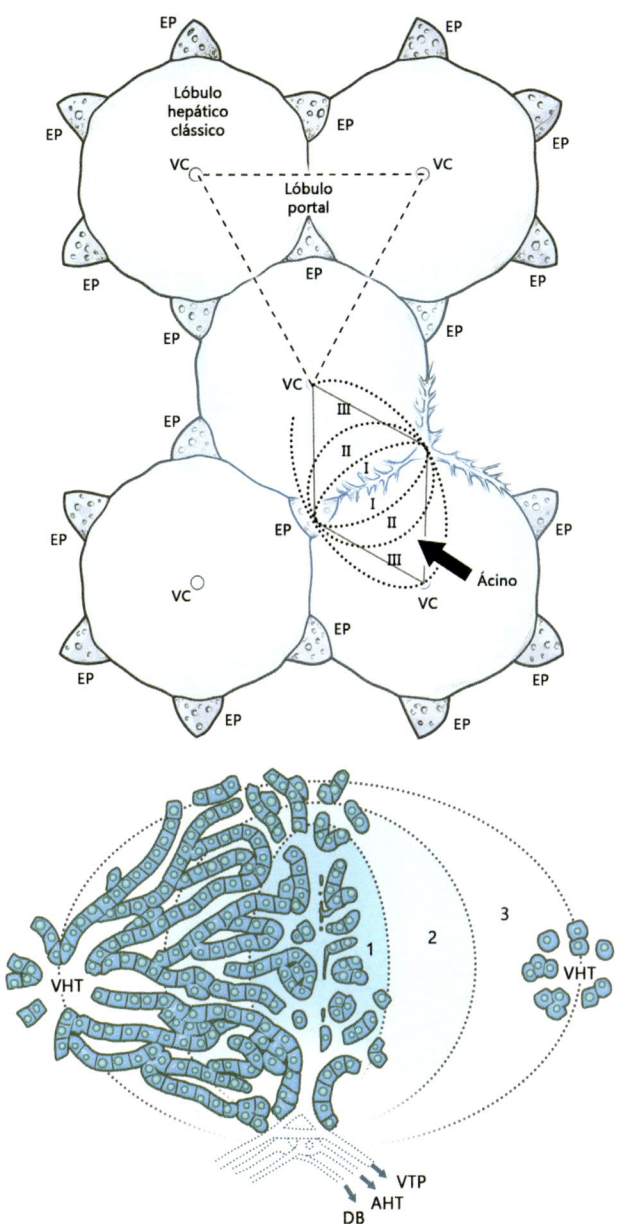

◀ **Figura 35.5** Desenho esquemático ilustrando três diferentes maneiras de interpretar a estrutura do fígado. São mostrados os territórios dos lóbulos hepáticos clássicos, dos ácinos hepáticos e dos lóbulos portais. O lóbulo clássico tem uma veia central (VC) e é delimitado pelas linhas sólidas que unem os espaços porta (EP). O lóbulo portal tem como centro o espaço porta e é delimitado pelas linhas que unem as veias centrais (triângulo superior). Compreende o parênquima hepático, do qual flui a bile para um espaço porta. Finalmente, o ácino hepático compreende a região irrigada por um ramo da veia porta e está indicado no desenho junto com as zonas do ácino, indicadas pelos algarismos romanos I, II e III.[6]

◀ **Figura 35.6** Representação esquemática do ácino hepático. VPT: vênula porta terminal; AHT: arteríola hepática terminal; DB: ducto biliar; VHT: vênula hepática terminal ou veia central. As zonas compreendidas entre duas vênulas hepáticas terminais constituem o ácino simples. A zona mais próxima do eixo vascular corresponde à zona 1 ou periportal, e a mais afastada, à zona 3 ou perivenosa ou centrolobular.[7]

ticos e distúrbios circulatórios, como isquemia, hipóxia e congestão. Por isso, eventos isquêmicos frequentemente induzem diminuição do metabolismo dos fármacos.[4]

## ■ CIRCULAÇÃO ESPLÂNCNICA E FLUXO SANGUÍNEO HEPÁTICO

A circulação esplâncnica recebe aproximadamente 29% do débito cardíaco através de 3 grandes artérias: tronco celíaco (geralmente com seus três maiores ramos – hepático, esplênico e gástrico), e artérias mesentéricas superior e inferior (Tabela 35.1). Aproximadamente um quarto do fluxo que chega ao fígado vem direto pela artéria hepática e os ¾ restantes do fluxo da circulação esplâncnica passam pelo fígado após perfundir os órgãos pré-portais, pelas outras artérias. Os vasos pré-portais se anastomosam para formar a veia porta (Figura 35.7). A veia porta e a artéria hepática entram no fígado pelo

seu hilo e se ramificam em vasos cada vez menores até perfundir os sinusoides hepáticos. Após perfundir os sinusoides, o sangue segue pelas vênulas, veias sublobular e lobular e veias hepáticas, as quais drenam para a veia cava inferior.

Ressalta-se que o fluxo sanguíneo hepático total é de aproximadamente 1.450 mL . min$^{-1}$ ou aproximadamente 25% do débito cardíaco. Desta quantidade, 75% do total provêm da veia porta, que fornece somente 50% a 55% do suprimento de oxigênio para o fígado, pois este sangue é parcialmente desoxigenado nos órgãos e tecidos pré-portais (trato gastrinstestinal, baço e pâncreas). A artéria hepática fornece somente 25% do fluxo sanguíneo hepático, porém 45% a 50% do oxigênio consumido pelo fígado. A artéria hepática mantém nutrição dos tecidos conjuntivos e as paredes dos ductos biliares. Por esta razão, a perda do fluxo da artéria hepática pode ser fatal, pois promove necrose de estruturas hepáticas vitais.[5]

| Tabela 35.1 Fluxo sanguíneo tecidual.[8] | | | |
|---|---|---|---|
| | mL/minuto | mL/100 g/minuto | Débito cardíaco (% do Total) |
| Cérebro | 750 | 50 | 15 |
| Fígado | 1.450 | 100 | 29 |
| Veia porta | 1.100 | | |
| Artéria hepática | 350 | | |
| Rins | 1.000 | 320 | 20 |
| Coração | 225 | 75 | 5 |
| Músculos esqueléticos (em repouso) | 750 | 4 | 15 |
| Pele | 400 | 3 | 8 |
| Outros tecidos | 425 | 2 | 8 |
| Total | 5.000 | | 100 |

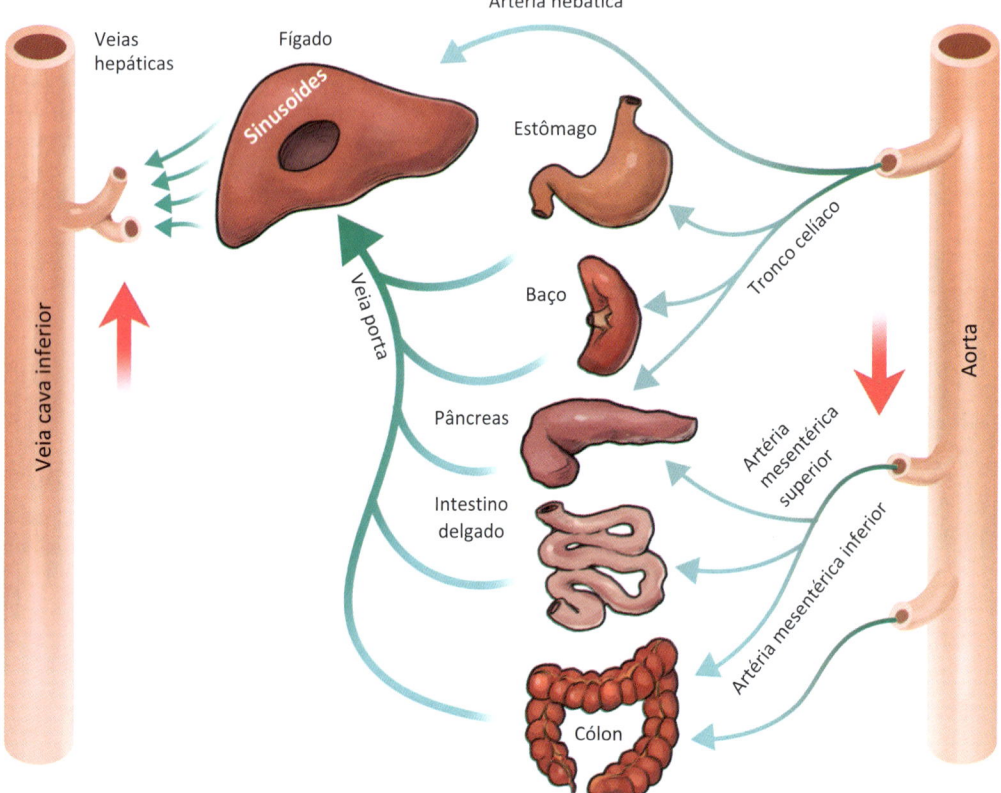

▲ **Figura 35.7** Representação da circulação esplâncnica.[10]
**Fonte:** adaptada de Catecholamine-induced Changes in the Splanchnic Circulation Affecting Systemic Hemodynamics Anesthes. 2004;100(2):434-439.

A artéria hepática e as artérias dos órgãos esplâncnicos pré-portais possuem pressão aproximada de 90 mmHg. A pressão venosa portal possui cerca de 7 a 10 mmHg, levemente superior à pressão nos sinusoides. A maior resistência vascular intra-hepática se encontra após os sinusoides, possíveis localizações desta resistência incluem um ou mais dos seguintes locais: veias sublobulares, contra a corrente das veias maiores ou na junção das veias hepáticas com a veia cava inferior.

## Controle do Fluxo Sanguíneo Hepático

O controle do fluxo sanguíneo hepático envolve mecanismos intrínsecos e extrínsecos. Os mecanismos intrínsecos estão relacionados, principalmente, com a autorregulação do fluxo hepático e controle metabólico, enquanto os mecanismos extrínsecos estão relacionados com os fatores neuro-humorais.

Alguns mecanismos estão envolvidos na regulação do fluxo sanguíneo. Um deles é baseado na concentração local de adenosina em torno da arteríola hepática e vênula portal. Quando o fluxo venoso portal diminui, aumenta a concentração de adenosina na região periportal, esse aumento de adenosina periportal causa queda da resistência arteriolar e aumento do fluxo sanguíneo na artéria hepática. Contrariamente, um aumento no fluxo sanguíneo portal "lava" a adenosina da região periportal, levando ao aumento da resistência arteriolar e diminuição do fluxo da artéria hepática. Outro fator de controle intrínseco envolve a resposta miogênica da musculatura lisa vascular, que tenta manter constante o fluxo sanguíneo local, apesar das mudanças na pressão arterial sistêmica. Um aumento na pressão transmural promove aumento do tônus miogênico, causando vasoconstrição. Contrariamente, uma diminuição da pressão transmural diminui o tônus miogênico, causando vasodilatação, a qual preservaria a perfusão do órgão durante hipotensão sistêmica.

Ainda em relação ao controle intrínseco, constituintes do sangue podem influenciar o fluxo sanguíneo hepático arterial e venoso. Diminuição do pH ou na tensão de oxigênio do sangue portal são frequentemente associados ao aumento no fluxo da artéria hepática. A hiperosmolaridade pós-prandial aumenta tanto o fluxo na artéria hepática quanto o fluxo na veia porta.[6] Mudanças no estado metabólico e respiratório, como hipercarbia, alcalose ou hipoxemia arterial também podem influenciar o fluxo sanguíneo hepático.

Alimentos, sais biliares, secretina, colecistocinina, pentagastrina, epinefrina, peptídeos intestinais vasoativos, glucagon e isoproterenol são substâncias que aumentam o fluxo sanguíneo portal.

Agonistas α-adrenérgicos puros (ex: fenilefrina) promovem constrição da musculatura lisa da artéria hepática, aumentando a resistência arterial e reduzindo o fluxo sanguíneo hepático arterial. Agonistas β-adrenérgicos puros (ex: isoproterenol) dilatam as arteríolas hepáticas, diminuindo a resistência vascular e aumentando o fluxo pela artéria hepática. Esses efeitos são bloqueados por antagonistas β-adrenérgicos não seletivos (ex: propranolol), mas não por antagonistas $\beta_1$-adrenérgicos seletivos (ex: atenolol). Portanto, a artéria hepática contém receptores α e $\beta_2$-adrenérgicos.[7,10] A veia porta possui receptores α-adrenérgicos, mas não receptores $\beta_2$-adrenérgicos. Vasos de capacitância do fígado (incluindo os sinusoides) possuem receptores α-adrenérgicos e as veias hepáticas possuem ambos α e $\beta_2$ receptores (Figura 35.8).

O glucagon induz um relaxamento dose-dependente da musculatura lisa da artéria hepática e antagoniza a resposta vasoconstritora da artéria hepática por alguns estímulos fisiológicos, incluindo por aumento do tônus simpatoadrenal.[8] Já a angiotensina II promove intensa vasoconstrição na artéria hepática e veia porta e diminui sensivelmente tanto o fluxo sanguíneo mesentérico quanto o portal. Em comparação, a vasopressina promove intensa vasoconstrição no leito arterial esplâncnico, mas diminui a resistência venosa portal. Portanto, a vasopressina pode ser tratamento efetivo para hipertensão portal.[4]

O fluxo sanguíneo hepático aferente aumenta com a expiração e diminui com a inspiração, que é o contrário do fluxo fásico na veia cava. Sendo assim, a ventilação mecânica e a pressão positiva no final da expiração (PEEP) também diminuem o fluxo sanguíneo hepático.

## ■ FUNÇÕES DO FÍGADO

### Reservatório de Sangue

O fígado normalmente contém aproximadamente 500 mL de sangue ou aproximadamente 10% do volume sanguíneo total. Um aumento na pressão venosa central causa aumento da pressão retrógrada e o fígado começa a distender-se

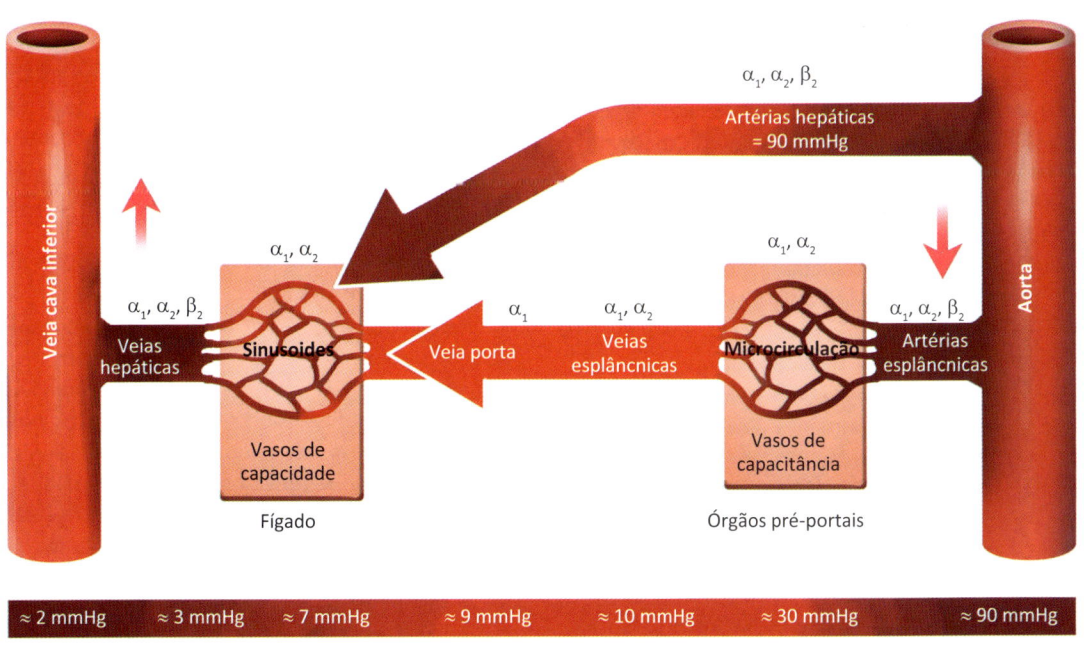

▲ **Figura 35.8** Representação dos vasos esplâncnicos. Artérias esplâncnicas representam todos os vasos arteriais dos órgãos pré--portais; veias esplâncnicas representam o sangue venoso proveniente desses órgãos. A distribuição dos adrenorreceptores e as pressões intravasculares aproximadas são mostradas correspondentemente aos seus segmentos da vasculatura.[9]

podendo acomodar mais de 1 litro extra de sangue. Portanto, o fígado atua como local de armazenamento de sangue quando o volume sanguíneo é excessivo, como na insuficiência cardíaca, e fornece um suprimento extra de sangue quando ocorre hipovolemia. Na verdade, após estimulação simpática, há vasoconstrição de grande número de veias hepáticas e sinusoides, descarregando mais de 350 mL de sangue na circulação sistêmica. Diante disso, o fígado é importante fonte de sangue extra durante exercício intenso ou hemorragia aguda.[5]

## Secreção de Bile

O fígado secreta normalmente entre 600 a 800 mL/dia de bile. A bile desempenha duas funções importantes: ajuda na digestão e na absorção das gorduras, através dos ácidos biliares; e serve como meio de excreção de produtos de degradação do sangue, particularmente a bilirrubina, um produto final da destruição da hemoglobina, e o excesso de colesterol.

A bile é secretada em duas etapas, inicialmente na membrana canalicular dos hepatócitos e, posteriormente, pelas células epiteliais secretoras que revestem os canais e canalículos biliares. Oitenta por cento da produção diária total de bile é secretada pelos hepatócitos e 20%, pelas células epiteliais dos canais biliares. Os principais compostos orgânicos da bile são os ácidos biliares, colesterol, fosfolipídios (predominantemente lecitinas), pigmentos biliares (principalmente bilirrubina) e uma grande variedade de proteínas que podem originar-se do plasma (basicamente albumina e imunoglobulina A) ou do hepatócito (enzimas lisossômicas e ectoenzimas da membrana canalicular).

Os ácidos biliares são os principais solutos da bile, aproximadamente 70%. São esteroides ácidos, sintetizados no hepatócito a partir do colesterol, com a participação da enzima colesterol-7α-hidroxilase. No intestino, por sua ação detergente, os ácidos biliares emulsionam as gorduras e permitem a ação das lípases pancreáticas, facilitando a absorção de gorduras (triglicerídeos) e vitaminas lipossolúveis. Em seguida os ácidos biliares são reabsorvidos e retornam ao fígado pela circulação portal. Durante o dia ocorrem vários ciclos dessa natureza, o que constitui a denominada circulação êntero-hepática dos ácidos biliares. Na ausência de secreção biliar, esteatorreia e deficiência de vitamina K desenvolvem-se em poucos dias. Vitamina K é necessária para ativação de vários fatores de coagulação.

Assim como os ácidos biliares, a bilirrubina também compõe a bile. Após aproximadamente 120 dias, as membranas celulares dos eritrócitos se rompem e a hemoglobina liberada é convertida em bilirrubina nas células do sistema reticuloendotelial. A bilirrubina resultante é liberada na circulação e transportada em combinação com a albumina até o fígado. Nos hepatócitos, a bilirrubina se dissocia da albumina e é conjugada principalmente com o ácido glicurônico. Os glicuronídeos de bilirrubina são transportados para a membrana canalicular por difusão ou por transporte vesicular estimulado pelos ácidos biliares. No intestino, a bilirrubina conjugada não é absorvida (como também não é na vesícula biliar). As bactérias colônicas degradam a bilirrubina conjugada em

urobilinogênios. Uma fração do urobilinogênio é oxidada em urobilina, que é um pigmento marrom e dá às fezes sua coloração normal. Parte do urobilinogênio é reabsorvida no intestino e excretada na urina (Figura 35.9).

Opioides podem interferir com o fluxo biliar pelo aumento da pressão no ducto biliar comum ou induzir espasmo do esfíncter de Oddi.[9] Muitos agentes antagonizam estes efeitos, incluindo anestésicos voláteis, μ-antagonistas (ex: naloxone), substâncias que relaxam o músculo liso (ex: nitroglicerina), agentes antimuscarínicos (ex: atropina) e glucagon.[4]

## Funções Metabólicas

O fígado apresenta intensa atividade metabólica, processa e sintetiza inúmeras substâncias que participam ativamente no fígado ou em outras áreas do organismo de funções metabólicas que mantêm a homeostase. As principais funções metabólicas do fígado estão na Tabela 35.2.

### Metabolismo de carboidratos

No metabolismo dos carboidratos, o fígado desempenha importantes funções na homeostase da glicemia, principalmente após deita rica em carboidratos, jejum ou exercícios prolongados. Funções como: (a) armazenamento de grande quantidade de glicogênio, (b) conversão da galactose e da frutose em glicose, (c) gliconeogênese e (d) formação de muitos compostos químicos a partir de produtos intermediários do metabolismo dos carboidratos. O consumo ou produção de glicose depende da concentração de glicose no sangue sinusoidal e das influências hormonais – principalmente insulina, catecolaminas e glucagon.[11] O armazenamento de glicogênio permite ao fígado estocar a glicose em excesso no sangue e devolvê-la quando o nível de glicemia cai a valores baixos, através da glicogenólise. Essa função é denominada função de tamponamento da glicose. Quando os estoques de glicogênio hepático se esgotam (resultado de exercício prolongado ou resultado de grande período de jejum), a gliconeogênese é a via de produção de glicose. Substratos para essa via incluem lactato, glicerol (pela hidrólise dos triglicerídeos) e aminoácidos glicogênicos (alanina e glutamina) fornecidos pelos músculos.[11] Glucagon e catecolaminas estimulam a gliconeogênese hepática, enquanto a insulina a inibe.

Na doença hepática, o metabolismo da glicose está frequentemente alterado. Em pacientes cirróticos, frequentemente, o *shunt* portossistêmico causa diminuição da exposição do sangue portal aos hepatócitos, resultando em alteração no teste de tolerância à glicose. A hipoglicemia é rara na doença hepática crônica, uma vez que a capacidade sintética dos hepatócitos está preservada até nas fases finais da doença. No entanto, na insuficiência hepática aguda, há perda excessiva da massa e função dos hepatócitos, levando à hipoglicemia à medida que a gliconeogênese está prejudicada.

### Metabolismo proteico

O fígado é o centro de referência do metabolismo proteico. O organismo não pode dispensar suas funções proteicas

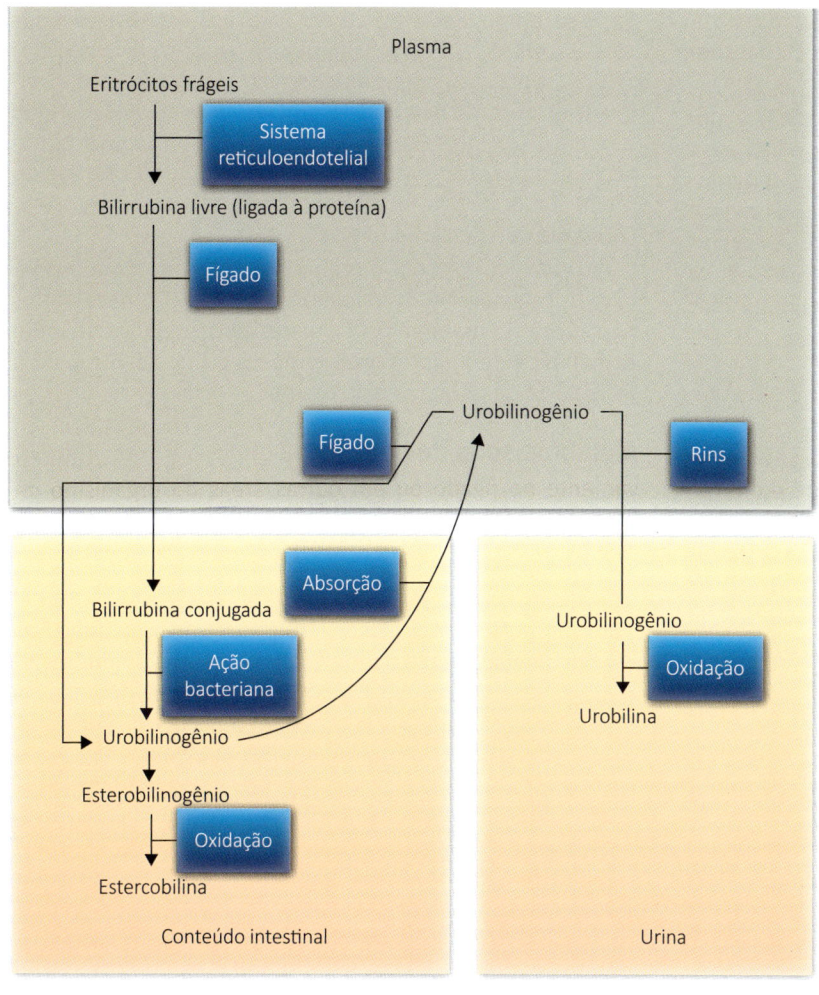

◀ **Figura 35.9** Formação e excreção da bile.[8]

**Tabela 35.2 Funções metabólicas dos hepatócitos.**

I. Metabolismo energético
   a. Provisão tecidual de glicose e de acetoacetato
II. Metabolismo de carboidratos
   a. Captação de glicose
   b. Síntese e armazenamento de glicogênio
   c. Glicogenólise
   d. Gliconeogênese
III. Metabolismo proteico
   a. Degradação de aminoácidos
   b. Síntese de proteínas
   c. Síntese de ácidos nucleicos
   d. Síntese de ureia
IV. Metabolismo de lipídeos
   a. Síntese de colesterol
   b. Síntese de triglicerídeos
   c. Síntese de fosfolipídeos
   d. Síntese de lipoproteínas
   e. Oxidação de ácidos graxos
   f. Cetogênese
V. Metabolismo do heme
   a. Síntese do heme e de porfirinogênios
VI. Metabolização de hormônios
VII. Metabolização de xenobióticos

por mais de alguns dias sem que ocorra a morte. As mais importantes funções do fígado no metabolismo das proteínas são a desaminação oxidativa dos aminoácidos, formação de ureia para remoção da amônia dos líquidos corporais, formação das proteínas plasmáticas e fatores da coagulação e interconversões dos vários aminoácidos e síntese de outros compostos a partir dos aminoácidos.[12]

A desaminação dos aminoácidos é necessária para que possam ser utilizados na produção de energia ou para que possam ser convertidos em carboidratos ou gorduras.

O fígado apresenta importante papel removendo a amônia dos líquidos corporais. Amônia formada pela desaminação dos aminoácidos e pelas bactérias intestinais, que a produzem e são posteriormente absorvidas para a corrente sanguínea. Uma disfunção hepática incapaz de clarear a amônia circulante pode resultar, dependendo do grau, em coma hepático e morte. Situação que pode ocorrer também em alguns procedimentos com derivação portossistêmica, que podem determinar o aparecimento de quantidade excessiva de amônia no sangue, constituindo situação extremamente tóxica.

Todos os fatores de coagulação – exceto os fatores III, IV (cálcio) e o VIII (von Willebrand) – são produzidos pelo fígado. Vitamina K é um cofator necessário na síntese de protrombina (fator II) e fatores VII, IX e X.[4] O fígado também produz colinesterase plasmática (pseudocolinesterase), enzima que hidrolisa ésteres, incluindo alguns anestésicos locais do tipo éster e succinilcolina.

A célula hepática renova suas próprias proteínas e sintetiza também várias proteínas de exportação, como a albumina, a protrombina, o fibrinogênio e as lipoproteínas. O hepatócito não acumula as proteínas produzidas em grânulos de secreção, eliminando-os gradualmente para a corrente sanguínea. Nesse sentido, o hepatócito é uma célula endócrina. Aproximadamente 5% das proteínas sintetizadas pelo fígado são produzidas nas células de Kupffer, e o restante, nos hepatócitos.[13]

Adultos saudáveis produzem entre 12 e 15g de albumina por dia e têm cerca de 0,5 kg de albumina no organismo.[14] A produção diária fica na faixa de 120 a 300 mg . kg$^{-1}$ e é influenciada pela dieta de aminoácidos, balanço hormonal e pressão oncótica plasmática. A pressão oncótica plasmática é que regula a concentração de albumina intravascular. A albumina também tem importante papel no transporte plasmático de muitas substâncias, como: fármacos, hormônios, metabólicos, bilirrubina não conjugada, influenciando suas ações biológicas e a cinética de eliminação destas substâncias.

### Metabolismo dos lipídios

Resumidamente, as funções hepáticas específicas no metabolismo das gorduras incluem: (a) oxidação dos ácidos graxos para a obtenção da energia necessária para outras funções orgânicas; (b) síntese de grande quantidade de colesterol, fosfolipídios e da maioria das lipoproteínas; e (c) síntese de gorduras a partir das proteínas e carboidratos.[12] Quando os estoques de carboidratos estão saturados, o fígado converte glicose em ácidos graxos e triglicerídeos. Os ácidos graxos formados podem ser utilizados imediatamente como combustíveis ou estocados no tecido adiposo ou no fígado para consumo posterior. O fígado é responsável pelo processamento dos ácidos graxos livres por meio de sua captação, oxidação ou metabolização. Os ácidos graxos absorvidos pela dieta alcançam o fígado pela linfa ou sangue, geralmente na forma de quilomícrons. Os estados nutricionais e hormonais determinam se o fígado oxida, estoca ou libera ácidos graxos livres.[15] O fígado usa duas principais vias para a distribuição de ácidos graxos: esterificação e β-oxidação. Esterificação dos ácidos graxos e glicerol produz triglicerídeos. O fígado tampouco armazena esta gordura ou as incorpora em lipoproteínas – principalmente as lipoproteínas de muito baixa densidade (VLDLs) – para transportar para outros tecidos. Ácidos graxos livres regulam a produção de VLDL, enquanto sinais nutricionais e hormonais regulam a secreção de VLDL. Insulina e estrogênio, por exemplo, estimulam a secreção hepática de VLDL. A via da β-oxidação na mitocôndria degrada os ácidos graxos em acetil-coenzima A (acetil-CoA). Glugagon estimula a β-oxidação, enquanto a insulina a inibe. Acetil-CoA faz papel central no metabolismo lipídico, atuando como chave nos processos de síntese (triglicerídeos, fosfolipídeos, colesterol e lipoproteínas) e catabolismo (ex: ciclo ácido cítrico). A β-oxidação pode ocorrer em todas as células do organismo, porém é particularmente rápida nas células hepáticas. O próprio fígado é incapaz de utilizar toda a acetil-CoA formada. Essa, então, é convertida em ácido acetoacético (um dos corpos cetônicos), ácido altamente solúvel que passa das células hepáticas para os líquidos extracelulares, sendo, então, transportado para todo o organismo para ser absorvido em outros tecidos. Por sua vez, esses tecidos convertem o ácido acetoacético em acetil-CoA, que é então oxidada do modo habitual pela mitocôndria em adenosina trifosfato (ATP), dióxido de carbono e água.

Acetil-CoA também é utilizada pelo fígado para produção de colesterol e fosfolipídios, os quais são necessários na síntese de membranas celulares pelo organismo. Síntese hepática de lipoproteínas também é importante para o transporte de gorduras pelo corpo.

### Metabolização de hormônios

Muitos dos hormônios intervêm em um mecanismo regulador das funções metabólicas expostas. Por sua vez, o fígado metaboliza distintos hormônios e, para alguns desses, o fígado é o único local onde são metabolizados. O fígado sintetiza (angiotensinogênio e trombopoetina) e inativa (aldosterona, estrogênio, androgênios, ADH) uma grande variedade de hormônios. Aproximadamente metade da insulina produzida pelo pâncreas não alcança a circulação sistêmica, pois é degradada durante a primeira passagem pelo fígado. Em pacientes com insuficiência hepática, este fator acentua a hipoglicemia, juntamente com a alteração do metabolismo dos carboidratos.

## ■ METABOLISMO HEPÁTICO DOS FÁRMACOS

As principais vias pelas quais os fármacos deixam o organismo são: os rins, os pulmões e o sistema biliar. A excreção por via pulmonar ocorre apenas com agentes altamente voláteis ou gasosos. A excreção do fármaco pela via biliar ou pelos rins depende diretamente do metabolismo hepático.

A depuração hepática é a soma de todos os processos pelo qual o fígado elimina um fármaco do organismo. Os três fatores principais que determinam a depuração hepática de um composto são a taxa de entrega ao fígado (fluxo sanguíneo hepático), a depuração metabólica intrínseca e a excreção biliar.

A maioria dos fármacos tipicamente contém moléculas lipofílicas. Neste modo penetram em membranas e armazenam no organismo, dificultando sua eliminação pelos rins. A biotransformação destas moléculas em metabolitos hidrofóbicos acelera a eliminação.[16]

Esta biotransformação realizada no fígado envolve dois tipos de reações bioquímicas, que frequentemente ocorrem sequencialmente, conhecidas como reações da fase I e da fase II.

As reações de fase I geralmente consistem de oxidação, redução ou hidrólise, os produtos são mais reativos e algumas vezes mais tóxicos que o fármaco original; as reações de fase II envolvem conjugações, que normalmente produz compostos inativos. Estas reações, I e II, ocorrem principalmente no fígado, embora haja algumas exceções importantes de fármacos que são metabolizadas no plasma, nos pulmões ou na parede intestinal. No interior do fígado, as enzimas são intracelulares.

Várias são fixadas ao retículo endoplasmático liso e frequentemente são denominadas enzimas "microssômicas" porque, na homogeneização e centrifugação diferencial, o retículo endoplasmático é dividido em fragmentos muito pequenos que se sedimentam após centrifugação prolongada em alta velocidade. Para atingir essas enzimas metabolizadoras, um fármaco deve atravessar a membrana do hepatócito. As moléculas polares fazem isso de forma mais lenta que as não polares, exceto quando há mecanismos de transporte específicos; portanto, para tais fármacos, o metabolismo hepático é em geral menos importante, e uma maior proporção é excretada de forma inalterada na urina.

## Reações da Fase I

As *reações oxidativas*, que incluem hidroxilação dos átomos de nitrogênio e carbono, N- e O-desalquilação e desaminação oxidativa, são catalisadas por um sistema enzimático complexo conhecido como o sistema oxigenase de função mista, que se situa no retículo endoplasmático liso.

Várias enzimas são envolvidas, sendo a mais importante o citocromo P-450, uma proteína heme que se liga ao oxigênio molecular e também à molécula do substrato e forma parte da cadeia de transferência de elétrons. Embora o resultado final químico possa parecer muito diferente com diferentes fármacos, tais reações são iniciadas com uma etapa de hidroxilação catalisada pelo sistema P-450. Isto produz um intermediário reativo do qual é derivado o produto final.

O sistema P-450 foi estudado em grande detalhe e sabe-se que possui importantes funções metabólicas além de ser o sistema de sentinela que primeiro apreende e incapacita várias substâncias estranhas. Estima-se que existam 30 a 100 diferentes subtipos (isoenzimas), com diferentes especificidades por substratos e diferentes mecanismos de controle de sua expressão.

As *reações de redução* são muito menos comuns que as de oxidação, mas algumas são importantes. Por exemplo, o anticoagulante varfarina é inativado por conversão de uma cetona em um grupo hidroxila. Vários esteroides são administrados como cetonas (cortisona e prednisona) que devem ser reduzidas para os compostos hidróxi correspondentes para atuar. Essas reações de redução também envolvem enzimas microssômicas.

As *reações hidrolíticas* não envolvem enzimas microssômicas hepáticas, mas ocorrem em vários tecidos. Tanto as ligações de éster quanto as ligações de amida são suscetíveis à hidrólise, a primeira mais facilmente que a última.[17]

## Reações de Fase II

Se a molécula de um fármaco possui um "controle" adequado que possa resultar de uma reação da fase I ou que o fármaco tenha qualquer forma, é suscetível à conjugação, isto é, à fixação de um grupo substituto. O conjugado, que é quase sempre farmacologicamente inativo (ao contrário dos produtos das reações da fase I) e menos lipossolúvel que seu precursor, é então excretado na urina ou na bile.

Os grupos envolvidos com maior frequência na formação de conjugado são glucuronil, sulfato, metil, acetil, glicil e glutamil. A formação de glicuronídeo envolve a formação de um composto de fosfato de alta energia, ácido glicurônico, difosfato de uridina do qual a parte do ácido glicurônico é transferida para um átomo rico em elétrons (N, O ou S) no substrato, formando uma ligação amídica éster ou tiol. Esta é catalisada por uma enzima, UDP – glicuroniltransferase, que possui uma especificidade muito ampla pelo substrato, de forma que a reação ocorre com uma grande variedade de fármacos e outras moléculas estranhas.

As reações de acetilação e metilação ocorrem com a acetilCoA e S-adenosilmetionina, respectivamente, atuando como as substâncias doadoras. Várias destas reações de conjugação ocorrem no fígado, mas outros tecidos, como os pulmões e os rins, também são locais de conjugação de alguns fármacos. Várias importantes substâncias endógenas, como a bilirrubina e corticosteroides suprarrenais, são conjugadas pelo mesmo sistema. A formação de glicuronídeo é a reação de conjugação mais comum, refletindo a grande especificidade da enzima UDP-glicuroniltransferase pelo substrato. A natureza altamente polar do grupo do ácido glicurônico significa que os conjugados em geral são farmacologicamente inativos e rapidamente excretados.[17]

## Indução de Enzimas Microssômicas

Vários fármacos possuem a propriedade de aumentar a atividade da oxidase microssômica e dos sistemas de conjugação. O efeito é referido como uma indução e é o resultado da síntese de enzimas microssômicas, e não de uma alteração na atividade de moléculas enzimáticas existentes. Geralmente, a taxa de metabolismo do próprio agente indutor é aumentada, assim como aquela de várias outras substâncias, e diferentes agentes variam no padrão de indução que produzem. Um exemplo clássico é o fenobarbital, que é um indutor particularmente versátil e aumenta significativamente a taxa de degradação de vários outros fármacos até um grau clinicamente importante. O padrão de indução enzimática não é igual para todos os agentes indutores. Assim, o fenobarbital e várias outras substâncias relacionadas causam aumento não seletivo em várias enzimas microssômicas (incluindo as glicuroniltransferases), enquanto os hidrocarbonetos policíclicos, como o DDT, produzem um efeito mais seletivo e causam o surgimento de uma enzima oxidase anormal.

A indução enzimática, através da aceleração do metabolismo da fase I, pode aumentar assim como reduzir os efeitos dos fármacos. Há vários fármacos, por exemplo, paracetamol, cujos metabolitos da fase I são responsáveis principalmente por sua toxicidade, e nesses casos a toxicidade é estimulada na presença de agentes indutores. A ação carcinogênica de alguns hidrocarbonetos policíclicos está associada ao aumento da formação de produtos oxidativos altamente reativos no fígado, que causam lesão secundária do DNA.[18]

## Metabolismo de Primeira Passagem

Alguns fármacos são removidos da circulação de forma muito eficaz pelo fígado e metabolizados, de modo que a quantidade que chega à circulação sistêmica é consideravelmente muito menor que a quantidade absorvida para a veia porta. Um menor número é metabolizado na parede do intestino. É conhecido como o efeito de *primeira passagem* ou *metabolismo pré-sistêmico* e é significativo para vários fármacos clinicamente importantes.

O metabolismo na primeira passagem geralmente é um incômodo na prática, há necessidade de uma dose muito maior do fármaco quando este é administrado por via oral, que quando administrado por outras vias; acentuadas variações individuais ocorrem na extensão do metabolismo de primeira passagem de determinado fármaco, podendo produzir grande imprevisibilidade quando tais fármacos são usados por via oral.[19,20]

## Metabolismo do Fármaco Farmacologicamente Ativo

Em alguns casos, o fármaco administrado só se torna biologicamente ativo após ser metabolizado pelo fígado. Assim, os corticoides geralmente são administrados como derivados inativos da cetona (cortisona) que são ativados pela redução no fígado. Da mesma forma, a azatioprina, um fármaco imunossupressor, é metabolizada para a forma ativa, mercaptopurina. Tais exemplos, nos quais a própria substância original não possui atividade, são conhecidos como pró-fármaco. Em outros casos, os metabolitos possuem ações farmacológicas semelhantes às da substância original (por exemplo, a fenacetina, que é convertida em paracetamol, com propriedades analgésicas muito semelhantes; também os benzodiazepínicos, vários dos quais formam metabolitos ativos que levam à persistência de seus efeitos mesmo quando o fármaco original desaparece). Também há casos nos quais os metabolitos são responsáveis por alguns efeitos tóxicos. A toxicidade hepática do paracetamol é um exemplo disso, assim como a nefrotoxicidade do fármaco antitumoral ciclofosfamida.[18,19]

## ▪ FARMACOLOGIA ANESTÉSICA E O FÍGADO

Agentes anestésicos voláteis diminuem o fluxo sanguíneo hepático. Agentes atualmente em uso (isoflurano, sevoflurano e desflurano) afetam menos o fluxo sanguíneo hepático que os mais antigos. Apesar da redução do fluxo sanguíneo, testes de função hepática não mostraram alterações após administração destes agentes voláteis atualmente em uso.[21] Bloqueios do neuro-eixo diminuem o fluxo sanguíneo hepático proporcionalmente a diminuição da pressão arterial sistêmica, sendo que o fluxo sanguíneo hepático pode ser restabelecido com administração de vasopressores.[22]

Disfunção hepática afeta a farmacocinética de agentes intravenosos devido a alterações nas ligações proteicas (diminuição das proteínas plasmáticas), aumento no volume de distribuição e redução no metabolismo hepático. Os efeitos farmacodinâmicos dos opioides e sedativos podem estar exacerbados em pacientes com falência hepática e encefalopatia. Bloqueadores neuromusculares de duração intermediaria, que possuem eliminação hepática, apresentam efeito prolongado na presença de doença hepática. Atracu-

rio e cisatracurio não dependem do metabolismo hepático, portanto são fármacos que não requerem alterações de doses nesses pacientes com doença hepática.[22]

## ▪ AVALIAÇÃO LABORATORIAL DA FUNÇÃO HEPÁTICA

Vários exames laboratoriais estão disponíveis para avaliar o fígado. Coletivamente denominados testes de função hepática, muitos, incluindo aspartato aminotransferase (AST) e alanina aminotransferase (ALT), não avaliam a função, mas sim, lesão celular. Níveis séricos aumentados dessas enzimas, AST (anteriormente TGO – transaminase glutâmico oxalacética) e ALT (anteriormente TGP – transaminase glutâmico pirúvica), ocorrem em muitos tipos de doença hepática. A AST também é encontrada em tecidos não-hepáticos (incluindo coração, músculo esquelético, pâncreas, rins e cérebro), portanto suas elevações não são específicas para doença hepática. Já a ALT é principalmente uma enzima hepática citoplasmática.[4] É raro encontrar elevações concomitantes de AST e ALT quando o fígado está normal e livre de doenças. Nessas raras ocasiões, é mais provável que as elevações nos níveis de AST e ALT resultem de lesões musculares. Esteatose hepática, consumo de álcool, colestase, neoplasias e infecções crônicas estão associadas a leve elevações de AST e ALT. As elevações moderadas de ALT e AST são características de hepatite viral aguda, lesões hepáticas induzidas por medicamentos e surtos de doença hepática crônica. A hepatite aguda produz aumentos maiores, mas as concentrações mais altas, que podem exceder 50 vezes o normal, são observadas em necrose hepática aguda. Níveis absolutos dessas enzimas nem sempre são úteis, pois valores em declínio podem indicar recuperação ou, inversamente, falta de hepatócitos viáveis. A relação AST/ALT pode ser útil para diferenciar doença hepática alcoólica, na qual a proporção é tipicamente maior que 2, de hepatite viral, que está associada a uma proporção menor que 1.

Doenças por obstrução do fluxo biliar incluem alterações nos níveis séricos de fosfatase alcalina (FA), γ-glutamil transferase (GGT) e bilirrubina. As isoenzimas da FA são encontradas em vários órgãos, incluindo: fígado, ossos, rins, intestino, placenta e leucócitos. Normalmente, a maioria circulante de FA se origina do fígado e do osso. A FA hepática está concentrada nas microvilosidades dos canais biliares e na superfície sinusoidal dos hepatócitos. As elevações na FA em doenças colestáticas podem refletir a ação de sais biliares nas membranas plasmáticas dos hepatócitos. A FA sérica pode permanecer normal por alguns dias após o início da obstrução biliar, sem aumentar até que os hepatócitos produzam (e liberem) mais FA. Uma vez que apresenta meia-vida de quase uma semana, a FA sérica pode permanecer elevada durante dias após o fluxo biliar ter sido restaurado. Aumentos extremos na FA sugerem um bloqueio no fluxo biliar resultante de distúrbios como cirrose biliar primária, coledocolitíase ou malignidade hepática (primária ou metastática) comprimindo pequenos ductos biliares.[4]

A bilirrubina se origina principalmente da destruição da hemoglobina liberada de glóbulos vermelhos senescentes. Os níveis de bilirrubina sérica são determinados pela reação de van den Bergh, que separa a bilirrubina em duas frações: uma forma lipossolúvel de reação indireta (bilirrubina não conjugada) e uma hidrossolúvel, por reação direta (bilirrubina conjugada). Níveis elevados de não-conjugados bilirrubina indicam um excesso de produção de bilirrubina (hemólise) ou uma diminuição na captação e conjugação de bilirrubina pelos hepatócitos. A bilirrubina conjugada é elevada por excreção intra-hepática comprometida ou obstrução extra-hepática. Mesmo com obstrução completa do trato biliar, a bilirrubina raramente excede 35 mg.dL$^{-1}$ devido à excreção renal de bilirrubina conjugada.[23]

Os testes de função hepática concentram-se nas avaliações dos níveis de albumina sérica e nos testes de coagulação. Embora o fígado seja o principal local de síntese de albumina, perda excessiva de proteínas (enteropatia, queimaduras, síndrome nefrótica) também pode resultar em baixos níveis de albumina. Devido à sua meia-vida de três semanas, a albumina sérica não é um indicador confiável de doença hepática aguda. Por outro lado, o tempo de protrombina (TP) e a razão normalizada internacional (INR) são indicadores sensíveis da doença hepática devido à meia-vida curta do fator VII. O TP depende também da ingestão suficiente de vitamina K, que por sua vez depende da secreção biliar adequada dos sais biliares. Em pacientes com obstrução biliar, o TP pode estar prolongado apesar da função hepática preservada. Outras condições que podem afetar o TP na ausência de doença hepática incluem: deficiências congênitas de fatores da coagulação, coagulopatias de consumo, como a coagulação intravascular disseminada (CID), e terapia com varfarina. Existem outros testes para avaliar a função hepática, embora seus usos estão limitados e, principalmente, aplicativos à pesquisa. Como exemplos: teste de eliminação do verde Indocianina (VI), um corante sintético não-tóxico, que é descrito como marcador para a função e perfusão hepática;[24] teste MEGX que mede a conversão de lidocaína em monoetilglicinexilidida (MEGX) via desmetilação hepática; outros testes metabólicos incluem depuração antipirina, teste respiratório com aminopirina, teste respiratório com cafeína, capacidade de eliminação de galactose, e síntese de ureia.

Testes auxiliares para confirmar diagnósticos específicos incluem: sorológicos para os vírus das hepatites, auto anticorpos (para o diagnóstico de cirrose biliar primária), ceruloplasmina (doença de Wilson), ferritina (hemocromatose), $\alpha_1$-antitripsina (deficiência de $\alpha_1$-antitripsina) e α-fetoproteína (carcinoma hepatocelular).[23]

# REFERÊNCIAS

1. Greenway C, Lautt W: Hepatic Circulation: Handbook of Physiolgy – The Gastrointestinal System, Motility and Circulation. Bethesda, American Physiology Society, 1989: 1519-1564.
2. Gazelle GS, Lee MJ, Mueller PR – Cholangiographic segmental anatomy of the liver. Radiographics, 1994; 14:1005.
3. Mushlin OS, Gelman S – Anestesia e Fígado, em: Barash PG, Cullen BF, Stoelting RK. Anestesia Clínica, 4 ed, Barueri, Manole, 2004:1067-1101.
4. Mushlin OS, Gelman S – Fisiologia e Fisiopatologia Hepática, em: Miller RD – Miller Anestesia, 8 ed, Philadelphia, Elservier, 2019; 1265-1318.
5. Stoelthing RK, Hillier SC. Pharmacology and Physiology in Anesthetic Practice, 4 ed, Philadelphia, Lippincott, 2006: 831-843.
6. Richardson PD. Physiological regulation of the hepatic circulation. Fed Proc, 1982;41(6):2111-2116.
7. Richardson PD, Withrington PG – Physiological regulation of the hepatic circulation. Annu Ver Physiol 1982; 44:57-69.
8. Richardson PD, Withrington PG. Glucagon inhibition of hepatic arterial responses to hepatic nerves stimulation. Am J Physiol, 1977;233(6):H647-654.
9. Radnay PA, Duncalf D, Novakovic M, et al: Common bile duct pressure changes after fentanyl, morphine, meperidine, butorphanol, and naloxone. Anesth Analg, 1984; 63(4):441-444.
10. Gelman S, Mushlin OS. Catecholamine-induced changes in the Splanchnic Circulation Affecting Systemic Hemodynamics. Anesthesiology, 2004; 100:434-9.
11. Zakim D: Metabolismo of glucose and fatty acids by the liver, em: Zakim D, Boyer TD – Hepatology: A Textbook of Liver Disease, 3 ed, Philadelphia, WB Saunders, 1996:58-92.
12. Guyton AC, Hall JE – O Fígado como Órgão: Tratado de Fisiologia Médica, 10 ed, Rio de Janeiro, Guanabara Koogan, 2002: 745-761.
13. Junqueira LC, Carneró J – Histologia Básica, 9 ed, Rio de Janeiro, Guanabara Koogan, 1999: 270-286.
14. Friedman LS, Martin P, Munoz SJ – Liver functions and the objetive evaluation of the patient with liver disease, em: Zakim D, Boyer TD – Hepatology: A Textbook of Liver Disease, 3ed, Philadelphia, WB Saunders, 1996, 791-832.
15. Lewis GF – Fatty acid regulation of very low density lipoprotein poduction. Curr Opin Lipidol. 1997;8(3):146-153.
16. Kharasch ED: Metabolism and toxicity of the new anesthetic agents. Acta Anaesthesiol Belg 47:7, 1996.
17. Nebert D W, Gonzalez F J. Cytochrome P-450 gene expression and regulation. Trends in Pharmacol Sci 1985 ;16: 160-164.
18. Prescott L F, Nimmo W S. Novel Drug Delivery. John Wiley & Sons, Chichester, 1989.
19. Mushlin PS, Gelman S: Anesthesia and the liver. In Barash PG, Cullen BF, Stoelting RK (eds): Clinical Anesthesia, 4ᵗʰ ed. Philadelphia, Lippincott Williams & Wilkins, 2001, pp 1067-1101.
20. Jones AL: Anatomy of the normal liver. In Zakim D, Boyer T: Hepatology: a Textbook of the liver disease, 3ʳᵈ ed. Philadelphia, WB Saunders, 1996, pp 3-32.
21. Kharasch ED, Frink EJ Jr, Artru A et al. Long duration low-flow sevoflurane and desflurane effects on postoperative renal and hepatic function. Anesth Analg 2001;93(6):570-574.
22. Steadman RH, Braunfeld, Park H. Liver and Gastrointestinal Physiology, em: Hemmings Jr HC, Egan TD, Pharmacology and Physiology for Anesthesia: foundations and clinical application, 1 ed, Philadelphia, Eleseuier, 2013; 475-486.
23. Steadman RH, Braunfeld MY. Thi Liver: Surgery and Anesthesia, em: Barash PG, Cullen BF, Stoelting RK et al. Clinical anesthesia, 8 ed, Philadelphia, Wolters Kluwer, 2017; 3236–3315.
24. Dominguez EHG. Avaliação da disfunção precoce do enxerto pela taxa de depuração plasmática do verde de indocianina no pós-operatório imediato de transplante hepático (Tese de doutoramento). Faculdade de Medicina USP: Universidade de São Paulo; 2019.

# 36

# Fisiologia Hormonal e Implicações Perioperatórias

Arthur Vitor Rosenti Segurado

## INTRODUÇÃO

O sistema endócrino constitui um conjunto de glândulas e órgãos que tem a capacidade de controlar ou ajustar uma série de funções fisiológicas por meio da produção, armazenamento e liberação de substâncias chamadas hormônios. Os hormônios exercem suas ações em determinados órgãos ou tecidos-alvo através da ligação com receptores específicos, que podem estar na membrana celular, no citoplasma ou no núcleo das células. Quando os hormônios se ligam a esses receptores, desencadeiam uma cascata de sinalização intracelular que determina a resposta das células. A produção de hormônios pode ser regulada pelo próprio sistema endócrino, a partir de mecanismos de retroalimentação (feedback), mas também pode sofrer influência de outros sistemas, como sistema neurológico (central e periférico) e sistema imunológico.[1] Hormônios podem ser proteicos (por exemplo, a insulina), esteroides (derivados do colesterol, como o cortisol) ou derivados de aminoácidos (por exemplo, as catecolaminas).

Alguns hormônios são solúveis em água e facilmente transportados na corrente sanguínea, enquanto outros requerem proteínas transportadoras, como a globulina carreadora de tiroxina (T4) e a globulina carreadora de hormônios sexuais.[2] A secreção hormonal pode seguir um ritmo circadiano (por exemplo, melatonina, cortisol) e perturbações nesse ritmo podem causar disfunções endócrinas.

A Tabela 36.1 apresenta os órgãos endócrinos e seus principais hormônios.

A produção hormonal geralmente se autorregula através de mecanismos de feedback. Por exemplo, no controle do hormônio tireoidiano, o hipotálamo libera o TRH, que estimula a hipófise a produzir TSH, que, por sua vez, estimula a tireoide a produzir T3 e T4. Os hormônios tireoidianos são percebidos pelo hipotálamo e pela hipófise, o que leva a uma autorregulação negativa (feedback negativo) para manter os níveis hormonais adequados na circulação. Além disso, pode ocorrer autorregulação positiva (feedback positivo) em situações como a liberação de LH na hipófise em resposta ao estrogênio durante o ciclo menstrual. Às vezes, minerais, como o cálcio, também desempenham um papel na autorregulação de certas glândulas, como a secreção de PTH pelas paratireoides, em resposta aos níveis séricos de cálcio.

**Tabela 36.1** Órgãos e hormônios.

| Órgão | Hormônio |
|---|---|
| Hipotálamo | GHRH, somatostatina, GnRH, CRH, PRH, dopamina, TRH |
| Adeno-hipófise | GH, LH, FSH, ACTH, prolactina, TSH |
| Neuro-hipófise | Vasopressina (ADH), ocitocina |
| Glândula pineal | Melatonina |
| Tireoide | T3, T4, calcitonina |
| Adrenais | Cortisol, DHEA, SDHEA, androstenediona, aldosterona (córtex); adrenalina e noradrenalina (medula) |
| Testículos | Testosterona, estradiol |
| Ovários | Estradiol, progesterona, testosterona, inibina, ativina |
| Paratireoides | PTH |
| Pâncreas endógeno | Somatostatina, insulina, glucagon |
| Tecido adiposo | Adiponectina, leptina, estradiol, estriol |
| Intestino | GLP-1, GIP |

A avaliação da função endócrina de determinada glândula pode ser feita medindo os níveis do hormônio por ela produzido em diferentes condições, levando sempre em consideração os hormônios ou substâncias que estimulam ou suprimem a produção hormonal, bem como suas proteínas transportadoras.

Neste capítulo, serão analisados os principais órgãos e sistemas hormonais.

# ■ EIXO HIPOTÁLAMO-HIPOFISÁRIO

O hipotálamo é uma estrutura diencefálica que se situa abaixo do tálamo. Tem função tão ampla quanto complexa, exercida através da integração de sinais provenientes do meio-ambiente e de outras regiões do cérebro. Influencia diversas funções fisiológicas, como a ingestão de alimentos, a temperatura e o peso corporal, a ingestão de líquidos, o equilíbrio hídrico, a pressão arterial, a sede e o ciclo do sono. O hipotálamo exerce influência sobre a hipófise de maneira peculiar, em função de sua proximidade anatômica: em sua porção anterior (adeno-hipófise), secreta neuropeptídeos em um sistema venoso portal, que leva à liberação de uma série de hormônios hipofisários. Os hormônios hipotalâmicos que estimulam a adeno-hipófise são: hormônio liberador do hormônio de crescimento (GHRH), hormônio liberador da corticotropina (CRH), hormônio liberador da tireotrofina (TRH), hormônio liberador das gonadotropinas (GnRH) e os hormônios inibitórios somatostatina (que inibe a secreção de GH) e dopamina (que inibe a secreção de prolactina). No hipotálamo também estão presentes núcleos de importantes neurônios, cujos axônios se estendem em direção à parte posterior da hipófise (neuro-hipófise), e que produzem ocitocina e hormônio antidiurético (também conhecido como ADH ou vasopressina). Em termos práticos, a neuro-hipófise é considerada uma extensão do hipotálamo. São os neurônios magnocelulares do hipotálamo que produzem a ocitocina e o ADH, que serão armazenados e liberados pela neuro-hipófise. A ocitocina estimula a ejeção do leite da mama e ajuda na contração uterina no pré e pós-parto. Sua deficiência pode causar dificuldades no aleitamento materno ou na contração uterina. Já o ADH é responsável por aumentar a reabsorção de água nos túbulos contorcidos distais e ductos coletores renais, através da expressão de canais de água (aquaporinas), resultando em menor volume urinário e urina concentrada. A vasopressina é liberada na circulação após um aumento da osmolalidade plasmática ou redução do volume sanguíneo. Possui receptores específicos nas arteríolas e, em doses elevadas, leva a um aumento da resistência vascular sistêmica. Esta última ação é importante durante os períodos de falta de responsividade a outros vasoconstritores, como em uma perda grave de sangue ou durante a sepse. A deficiência de ADH, conhecida por diabetes insípido central, resulta na diminuição da capacidade renal de reabsorver água, ocasionando um quadro de poliúria intensa (diurese acima de 3 L por dia), podendo levar a hipernatremia. O tratamento se baseia na reposição de vasopressina sintética (DDAVP). Por outro lado, a liberação excessiva ou desregulada do ADH, chamada de síndrome de secreção inapropriada do ADH (SIADH), aumenta a reabsorção de água livre pelos túbulos coletores renais, ocasionando um aumento na concentração de água livre no plasma que, por sua vez, leva à redução da concentração do sódio (hiponatremia). A SIADH pode ser causada por lesões hipotalâmicas ou por tumores, especialmente os neuroendócrinos de pulmão. O tratamento consiste em restrição hídrica, aumento da ingestão de sal e, por vezes, no uso de diuréticos de alça.

A hipófise (também conhecida como pituitária) se localiza na região da sela túrcica, na base do crânio, abaixo do quiasma óptico e do hipotálamo. Liga-se a este através de uma estrutura chamada haste hipofisária. Estimulada pelos hormônios hipotalâmicos, a adeno-hipófise produz e secreta hormônios que atuarão sobre diversos órgãos (Tabela 36.2).

**Tabela 36.2 Hormônios hipotalâmicos, hipófisários e substâncias produzidas nos órgãos alvo.**

| Hipotálamo | Hipófise | Hormônios produzidos |
|---|---|---|
| GHRH (+) Somatostatina (–) | GH (hormônio de crescimento ou somatotrofina) | IGF-1 (fígado) |
| TRH (+) Dopamina (–) Somatostatina (–) | TSH (tireotrofina) | T4, T3 |
| CRH (+) Desmopressina (+) | ACTH (corticotrofina) | Cortisol, SDHEA, androstenediona (córtex adrenal) |
| Dopamina (–) PRH* (+) | Prolactina | Leite materno |
| GnRH (+) | FSH (hormônio folículo estimulante), LH (hormônio luteinizante) | Estradiol, progesterona (ovários) testosterona (testículos e ovários) |

(+) ação estimulatória; (-) ação inibitória.

* O hormônio liberador de prolactina (PRH) é produzido pelo hipotálamo durante a gestação, quando há aumento de demanda por prolactina.

Doenças da hipófise são, em sua maioria, causadas por tumores glandulares, chamados de adenomas da hipófise. Os microadenomas (tumores menores que 10 mm) normalmente estão associados a hipersecreção hormonal, sendo que o mais frequente deles é o prolactinoma (cerca de 2/3 de todos os microadenomas). Os microadenomas também podem produzir GH (levando a quadros de acromegalia) ou, mais raramente, ACTH (causando doença de Cushing). Os macroadenomas de hipófise (tumores maiores que 10 mm) geralmente não produzem hormônios biologicamente ativos, mas podem exercer efeito de massa nas estruturas adjacentes, mais especificamente o quiasma óptico, podendo levar a distúrbios visuais e, em última forma, hipertensão intracraniana.

Mais raramente, quadros que levem ao infarto ou hemorragia da hipófise (apoplexia hipofisária), trauma ou compressão da glândula ou da haste hipofisária, podem resultar em deficiência na produção de hormônios hipofisários (hipopituitarismo). Cirurgias hipofisárias, metástases de outros tumores, tumores de base do crânio ou outras doenças infiltrativas, também podem ser causas de hipopituitarismo adquirido (Tabelas 36.3 a 36.5).

# ■ TIREOIDE

A regulação dos hormônios tireoidianos começa no hipotálamo, através da liberação de TRH, o qual estimula células da hipófise a produzirem TSH. Este, por sua vez, liga-se a receptores na superfície das células tireoidianas para estimular a produção do T4 e, em menor proporção, do T3 (triiodotironina).

**Tabela 36.3 Doenças da hipófise.**

| Mecanismo | Quadro clínico | Etiologia |
|---|---|---|
| **Hipersecreção Hormonal** (75%) Hiperprolactinemia (50%) Acromegalia (GH) Doença de Cushing (ACTH) Tireotropinoma (TSH) | Galactorréia, amenorreia (mulheres), disfunção sexual (homens) Fácies acromegálica, mãos e pés grandes Fácies Cushingoide, DM, HAS, obesidade central Hipertireoidismo | Microadenomas (< 10 mm) |
| **Efeito de Massa** (25%) | Distúrbios visuais Hipertensão intracraniana | Macroadenomas (> 10 mm) |
| **Compressão extrínseca** **Infarto** **Hemorragia** **intra-glandular** | Hipopituitarismo Infertilidade, cefaleia, epilepsia | Cirurgia prévia Metástases Tumores Trauma |

**Tabela 36.4 Alterações fisiológicas da Acromegalia e suas implicações anestésicas.**

| Alterações fisiológicas | Implicações anestésicas |
|---|---|
| Macroglossia Prognatismo Estreitamento da glote Paresia de cordas vocais | Dificuldades na laringoscopia e IOT |
| Hipertrofia de mucosas e epiglote | Apneia do sono |
| Hipertrofia miocárdica Fibrose intersticial | Diminuição da função do VE Disfunção diastólica |

VE: ventrículo esquerdo.

**Tabela 36.5 Alterações fisiológicas da doença de Cushing e suas implicações anestésicas.**

| Alterações fisiológicas | Implicações anestésicas |
|---|---|
| Excesso de cortisol Ativação do sistema renina-angiotensina-Aldosterona | Hipervolemia /Hipovolemia relativa HAS Hipertrofia do VE Distúrbios hidreletrolíticos |
| Obesidade face-troncular *Moon Face* | Apneia do sono Via aérea difícil |
| Alterações da pele e do colágeno | Punção venosa difícil Fragilidade capilar |

Os hormônios tireoidianos são produzidos nas células foliculares da tireoide a partir da tireoglobulina (ou tiroglobulina), uma proteína rica em tirosina, aminoácido essencial à sua produção. O iodo presente na circulação sanguínea é captado através de uma proteína cotransportadora de sódio e iodo, oxidado pela enzima tireoperoxidase e ligado a resíduos tirosil da molécula de tireoglobulina, formando dois componentes: a monoiodotirosina (MIT) e a diiodotirosina (DIT). O acoplamento de duas moléculas de DIT formam o T4. A ligação de uma MIT com uma DIT forma o T3. A maior parte é secretada na forma de T4 e, nos tecidos periféricos, o T4 é convertido em T3, sua forma biologicamente ativa.

Nos tecidos periféricos, os hormônios tireoidianos regulam a velocidade do metabolismo ao interferirem na transcrição do DNA de diversas proteínas. No hipotálamo, inibem a secreção de TRH através de *feedback* negativo, regulando assim o eixo hipotálamo-hipófise-tireoidiano. Alguns fatores fisiológicos podem interferir na regulação deste eixo,

especialmente situações de estresse metabólico, como inflamação e infecção.

## Hipotireoidismo

Doença muito prevalente, resulta da incapacidade da tireoide em produzir quantidades adequadas de hormônios tireoidianos. É chamado de hipotireoidismo primário, quando a deficiência na produção de hormônios é da própria glândula tireoide. O hipotireoidismo secundário (ou central) ocorre devido à falta de estímulo adequado pelo TSH, por disfunção hipofisária ou hipotalâmica (Tabela 36.6).

**Tabela 36.6 Causas de hipotireoidismo primário.**

| |
|---|
| Tireoidite de Hashimoto – Causa mais comum (95% dos casos) |
| Tireoidectomia total |
| Baixa ingestão de iodo |
| Radioterapia cervical |
| Medicamentos (ex.: amiodarona, lítio) |
| Doenças infiltrativas |
| Congênito (disgenesias tireoiodianas) |

As principais características do manejo perioperatório do hipotireoidismo podem ser observados na Tabela 36.7.

A avaliação pré-operatória deve considerar exames laboratoriais que possam avaliar o risco de complicações pós-operatórias. Eletrólitos, função renal e hematimetria são desejáveis. Como os hormônios tireoidianos influenciam na síntese de fatores de coagulação, pacientes com hipotireoidismo não compensado podem apresentar alterações nas provas de coagulação, com maior risco de sangramentos.

## Hipertireoidismo

É consequência do excesso de hormônios tireoidianos na circulação. A síndrome clínica decorrente de níveis inapropriadamente altos desses hormônios é chamada de tireotoxicose (Tabela 36.8).

Os sinais e sintomas característicos da tireotoxicose são sudorese intensa, intolerância ao calor, agitação, insônia, tremores nas extremidades, palpitações e aceleração do trânsito intestinal, que pode levar à diarreia e à perda de peso.

**Tabela 36.7** Manejo intra-operatório do hipotireoidismo.

| Categoria | Detalhes |
| --- | --- |
| Sinais e sintomas | Fadiga, cansaço, sonolência, intolerância ao frio, diminuição da motilidade intestinal, bradicardia, ressecamento da pele, diminuição do humor, ganho de peso, retardo no esvaziamento gástrico (risco aumentado de broncoaspiração) |
| Dados laboratoriais esperados | T4 normal ou baixo, com TSH elevado |
| Tratamento | Levotiroxina 1,0 a 1,7 µg.kg$^{-1}$ por dia, em dose única diária, em jejum. Ajuste fino da dose após 4 a 6 semanas baseado em dados laboratoriais. Não há necessidade de otimização pré-operatória em hipotireoidismos subclínicos sem sintomas significativos ou sem alterações nos testes de coagulação |
| Complicações perioperatórias | **Intra-operatório:** instabilidade hemodinâmica, bradicardia, baixa resposta a agentes adrenérgicos, disfunção diastólica, aumento da resistência vascular sistêmica, diminuição de retorno venoso, risco aumentado de isquemia miocárdica<br>**Pós-operatório:** piora da apneia do sono, sensibilidade aumentada aos efeitos dos fármacos depressores respiratórios (como opioides e sedativos). Hiponatremia (pela diminuição do *clearance* de água livre), aumento transitório da creatinina, hipoglicemia, anemia e hipotermia, íleo adinâmico,[3,4] rebaixamento de nível de consciência, hipotensão, hipoglicemia e hipoventilação, que podem indicar coma mixedematoso. Iniciar tratamento com levotiroxina e corticoterapia prontamente devido à alta mortalidade |

**Tabela 36.8** Causas de hipertireoidismo.

| Etiologia | Descrição |
| --- | --- |
| Medicamentoso | Reposição inadequada de hormônios da tireoide |
| Doença de Graves | Excluindo o hipertireoidismo medicamentoso, corresponde a 85% dos casos. Doença autoimune causada pela presença de anticorpos que simulam o TSH (anti-TRAb), ocasionando produção excessiva de hormônios pela tireoide |
| Bócio nodular tóxico | Mais comum em idosos. Início mais insidioso e sintomas menos graves que na doença de Graves. Quando causado por nódulo único, é chamado de doença de Plummer. Quando há mais de um nódulo, chamado de bócio multinodular tóxico |
| Tireoidites | De origem viral, bacteriana ou medicamentosa, levam à lesão das células tireoidianas, com liberação excessiva de hormônios para a circulação. Pode evoluir para hipotireoidismo |
| Hashitoxicose | Semelhante a outras tireoidites, consiste na fase inicial da doença de Hashimoto, na qual os anticorpos levam a lesão das células tireoidianas e liberação dos hormônios para a circulação. Posteriormente o quadro pode evoluir para hipotireoidismo |

Os níveis laboratoriais de T4 podem estar normais ou elevados, enquanto os níveis de TSH geralmente estão reduzidos ou suprimidos. Complementam o arsenal diagnóstico a ultrassonografia da tireoide, cintilografia tireoidiana e testes para detectar anticorpos específicos (anti-TRAb, antitireoperoxidase [TPO], antitireoglobulina).

É crucial monitorar e tratar adequadamente os pacientes descompensados no período perioperatório, devido ao risco de complicações cardíacas associadas à hiperatividade adrenérgica. Pode-se observar taquicardia, arritmias, aumento do inotropismo, elevado consumo de oxigênio pelo miocárdio, diminuição da resistência vascular periférica e espasmo coronariano.[5]

A tireoide pode sofrer alterações estruturais, decorrente do surgimento de nódulos, ou pelo aumento do volume da glândula, levando à formação de bócio. São causas de bócio a doença de Graves, tireoidite de Hashimoto, deficiência na ingesta de iodo, bócio multinodular tóxico, câncer de tireoide, adenomas ou cistos de tireoide. O bócio pode causar sintomas por compressão de estruturas outras cervicais, como disfagia ou desconforto respiratório, causado pela compressão traqueal. Atenção especial deve ser dada à existência de bócio durante a avaliação pré-anestésica, o qual pode provocar dificuldade na intubação orotraqueal ou na ventilação sob máscara facial com pressão positiva (Tabela 36.9).

**Tabela 36.9** Cuidados perioperatórios no hipertireoidismo.

| Fase perioperatória | Cuidados e tratamentos |
| --- | --- |
| Pré-operatório | Verificar eutireoidismo pelo TSH. Adiar cirurgias eletivas se TSH anormal<br>Iniciar tratamento imediato em cirurgias de urgência/emergência, atentando para complicações cardiovasculares<br>Em cirurgias eletivas: fármacos antitireoidianos (papazol, propiltiuracil), radioiodoterapia ou tireoidectomia<br>Em cirurgias de urgência: betabloqueadores e iodeto de potássio/lugol para bloqueio agudo da liberação dos hormônios tireoidianos<br>Corticosteroides para reduzir a conversão de T4 em T3<br>Avaliação de via aérea em casos de bócios volumosos, (ultrassonografia da tireoide, laringoscopia, tomografia computadorizada)[6] |

*(Continua)*

| Tabela 36.9  Cuidados perioperatórios no hipertireoidismo. | *(Continuação)* |
|---|---|
| **Fase perioperatória** | **Cuidados e tratamentos** |
| **Intra-operatório** | Avaliar possibilidade de monitorização invasiva da pressão arterial |
| | Antecipação de complicações na intubação em casos de bócio volumoso (possibilidade de traqueostomia ou broncoscopia rígida de urgência). Considerar tubo traqueal de menor calibre em casos de bócio |
| | Considerar o aumento da atividade simpática e maior sensibilidade aos efeitos dos sedativos, opioides e fármacos depressores ventilatórios em pacientes com hipotireoidismo |
| | Evitar medicações com efeitos simpatomiméticos |
| | Cuidados na extubação, com suporte ventilatório adequado devido à possibilidade de fraqueza muscular e diminuição do drive ventilatório |
| | Monitorar riscos como hipertensão severa ou tosse após extubação, que pode induzir sangramento e necessidade de reintubação |
| **Pós-operatório** | Riscos específicos em cirurgias da tireoide incluem danos a nervos (especialmente laríngeo recorrente), hematomas, traqueomalácia e hipocalcemia (ressecção inadvertida das paratireoides). |
| | Monitorização e tratamento imediato em caso de tempestade tireotóxica, com uso de fármacos antireoidianos, betabloqueadores, antitérmicos, corticoides, monitorização contínua e suporte intensivo[7] |

## ■ PARATIREOIDES

As paratireoides são quatro pequenas glândulas que se localizam nos polos superior e inferior da tireoide, em sua face posterior. Produzem e secretam o paratormônio (PTH), cuja função primordial é manter os níveis séricos de cálcio por meio da reabsorção óssea (aumento da atividade dos osteoclastos) e da reabsorção de íons cálcio no túbulo contorcido distal. Atua também na excreção de fósforo pelo túbulo contorcido proximal e na ativação da vitamina D. A secreção de PTH é regulada através de mecanismo de *feedback* negativo determinado pela concentração plasmática de cálcio, onde a hipocalcemia estimula a secreção de PTH, assim como a hipercalcemia e o excesso de vitamina D inibem sua produção.

Ao contrário do cálcio, a hiperfosfatemia estimula a secreção do PTH. Já a hipofosfatemia e a hipomagnesemia inibem a sua secreção, podendo levar à hipocalcemia. O resultado da ação do PTH sobre as concentrações séricas de cálcio e fósforo podem ser vistas na Tabela 36.10.

| Tabela 36.10  Efeitos do PTH sobre as concentrações séricas de cálcio e fosfato. | | |
|---|---|---|
| | **Cálcio** | **Fosfato** |
| Reabsorção óssea | +++ | ++ |
| Ativação da vitamina D | ++ | + |
| Efeito renal | +++ | − − − − |
| Resultado final | +++++ | − |

## Hiperparatireoidismo

Chamado de hiperparatireoidismo primário, quando há excesso de produção de PTH pelas paratireoides (ex.: tumores da paratireoide), ou secundário, quando há aumento da secreção de PTH em resposta à hipocalcemia (como na deficiência da vitamina D secundária à insuficiência renal). O hiperparatireoidismo ectópico pode ser secundário a um tumor produtor de PTH localizado fora da glândula paratireoide. Os principais sintomas do hiperparatireoidismo estão relacionados à hipercalcemia. Inicialmente pode haver vômito, fraqueza, polidipsia e poliúria. Tardiamente, pode causar perda de massa óssea e nefrolitíase.

## Hipoparatireoidismo

Pode ocorrer pela deficiência primária na produção de PTH (remoção cirúrgica das paratireoides, radioterapia, doenças infiltrativas, causas genéticas), ou por aumento da resistência periférica à ação do PTH (como no pseudo-hipoparatireoidismo hereditário, hipomagnesemia ou por ação de medicamentos para osteoporose que diminuem a reabsorção óssea, como os bifosfonados). O quadro clínico geralmente é consequência da hipocalcemia e hiperfosfatemia, e inclui câimbra, formigamento, tetania, convulsões e espasmos musculares.

A paratireoidectomias (cirurgia para remoção das paratireoides) pode levar à hipocalcemia por hipoparatireoidismo transitório ou permanente. É importante a vigilância clínica quanto aos sinais e sintomas de hipocalcemia, bem como o tratamento adequado, através da reposição de vitamina D ou cálcio.[8]

## ■ ADRENAIS

A adrenal (ou glândula suprarrenal) produz diversos hormônios fundamentais às funções vitais. Histologicamente, possui duas regiões distintas: o córtex adrenal (embriologicamente derivado do mesoderma) e a medula adrenal (derivada de células oriundas da crista neural, um tecido ectodérmico). De sua região mais externa em direção ao interior da glândula, o córtex adrenal apresenta três camadas estruturais: zona glomerulosa, zona fasciculada e zona reticular. A medula adrenal ocupa a região mais central da glândula (Tabela 36.11).

A aldosterona tem como função principal reabsorver sódio e excretar potássio no túbulo contorcido distal. A diminuição do volume plasmático e a hiperpotassemia estimulam sua produção por meio da elevação da produção de renina pelas células justaglomerulares. A renina catalisa a conversão do angiotensinogênio produzido pelo fígado em angiotensina I, a qual é metabolizada pela enzima conversora de angiotensina (ECA) em angiotensina II. Esta, entre outros efeitos, promove vasoconstrição arteriolar e se liga ao seu receptor nas células adrenais, estimulando a liberação da aldosterona (sistema renina-angiotensina-aldosterona). Seu receptor é alvo dos diuréticos poupadores de potássio, como a espironolactona.

**Tabela 36.11 Hormônios adrenais.**

| | Histologia | Hormônio principal | Classe | Regulador principal |
|---|---|---|---|---|
| **Córtex** | Zona glomerulosa | Aldosterona | Mineralocorticoide | Angiotensina II |
| | Zona fasciculada | Cortisol | Glicocorticoide | ACTH, CRH |
| | Zona reticular | DHEA | Andrógenos | ACTH, CRH |
| **Medula** | Células cromafins | Epinefrina | Catecolaminas | Fibras simpáticas pré-ganglionares |
| | | Norepinefrina | | |

O cortisol é liberado pelo estímulo do ACTH hipofisário e este, por sua vez, pelo CRH hipotalâmico. A produção de CRH e ACTH é inibida pela secreção do próprio cortisol, por meio de um mecanismo de *feedback* negativo. A secreção de cortisol segue um ritmo circadiano, sendo maior nas primeiras horas da manhã e menor à noite. Sua produção pode ser influenciada por diversos fatores, como a luz, o sono e o estresse fisiológico. O cortisol tem inúmeros efeitos no organismo: estimula a proteólise, e inibe a síntese protéica; promove o aumento da glicemia (efeito contrarregulador da insulina) e a neoglicogênese; também aumenta a mobilização de ácidos graxos; possui efeito anti-inflamatório, psíquico (alteração do comportamento) e sanguíneo (aumenta a contagem de neutrófilos, plaquetas e eritrócitos, e diminui a de linfócitos), entre outros efeitos sistêmicos.

Os androgênios adrenais DHEA (desidroepiandrosterona) e sua forma mais estável SDHEA (sulfato de desidroepiandrosterona) também são estimulados pelo eixo hipotálamo-hipofisário (CRH e ACTH). Esses hormônios são convertidos em androstenediona e, a seguir, em androgênios e estrogênios nos tecidos periféricos. O SDHEA é um marcador laboratorial importante na avaliação da funcionalidade da adrenal. Tanto cortisol como androgênios têm sua produção a partir de moléculas de colesterol. O estresse fisiológico privilegia a formação de cortisol em detrimento dos androgênios.

A medula da adrenal produz epinefrina e norepinefrina na proporção de 4 para 1. Essas catecolaminas exercem efeitos sobre receptores adrenérgicos espalhados por todo o corpo, como vasoconstrição (alfa-1), inibição da secreção de insulina (alfa-2), elevação da frequência cardíaca, da contratilidade miocárdica e da secreção de renina (beta-1), broncodilatação, glicólise e glicogenólise (beta-2).

## Síndrome de Cushing

Ocorre pela exposição a quantidades elevadas de glicocorticoides por longos períodos. Sua causa mais frequente é exógena (uso terapêutico prolongado de glicocorticoides). As causas endógenas são raras. A mais prevalente delas é a doença de Cushing, causada por adenoma de hipófise produtor de ACTH. Entre as outras causas podemos citar a síndrome do ACTH ectópico, tumores de adrenal produtores de cortisol e a hiperplasia adrenal macronodular.

Os principais sintomas são ganho de peso, obesidade central, letargia, fraqueza, miopatias, fragilidade capilar, irregularidade menstrual, hirsutismo, acnes, estrias cutâneas violáceas, depressão, sintomas psiquiátricos, hipertensão arterial, presença de hipocalemia refratária e diabetes melito.

A avaliação pré-anestésica deve focar em alterações da pressão arterial, distúrbios eletrolíticos, glicemia e na possibilidade de via aérea difícil. O intra-operatório deve considerar o risco de labilidade hemodinâmica e sua adequada monitorização. O uso do etomidato foi associado à diminuição da produção de cortisol, especialmente em pacientes críticos, com possível aumento da morbidade.[9]

O tratamento medicamentoso da síndrome de Cushing inclui fármacos inibidores da esteroidogênese adrenal, moduladores da secreção do ACTH ou antagonistas dos receptores dos glicocorticoides. As causas tumorais normalmente são tratadas com cirurgia: adrenalectomia unilateral, nos casos de tumor de adrenal, ou cirurgia transesfenoidal, nos casos de tumores de hipófise. São potenciais complicações das cirurgias hipofisárias: hiponatremia, diabetes insípido, hipopituitarismo, fístula liquórica e hipocortisolismo, o qual pode ser duradouro.

A doença de Cushing refratária tratada com adrenalectomia bilateral pode evoluir para insuficiência adrenal permanente, tornando necessária a reposição de glicocorticoides e mineralocorticoides por toda a vida. Pode haver ainda o desenvolvimento de síndrome de Nelson (hipertrofia reflexa da hipófise, com aumento da produção de ACTH e efeito de massa causando hiperpigmentação cutânea, cefaleia e hemianopsia bitemporal, por compressão do quiasma óptico).[10,11] No pós-operatório, a hidrocortisona endovenosa deve sempre ser reposta até cerca de 24 horas de pós-operatório, e então poderá ser trocada para dose via oral, com prednisona ou hidrocortisona, e mantida até a plena recuperação do eixo hipófise-adrenal, evitando assim sintomas de insuficiência adrenal. A associação com fludrocortisona via oral está indicada quando se deseja a reposição do efeito mineralocorticoide (semelhante à aldosterona).[12]

## Hiperaldosteronismo

Aumento da secreção de aldosterona pela adrenal. Cursa com hipertensão arterial, hipopotassemia e alcalose metabólica, pode haver também hipocalcemia e hipomagnesemia. O hiperaldosteronismo pode ser primário, quando causado por disfunção da própria glândula, como na hiperplasia adrenal bilateral ou no adenoma produtor de aldosterona (geralmente unilateral). O hiperaldosteronismo primário apresenta aldosterona elevada e baixos níveis de renina, com hipertensão arterial sistêmica de difícil controle medicamentoso (síndrome de Conn). Não costuma cursar com edema de membros inferiores. Já o hiperaldosteronismo secundário tem como causa o excesso de produção de renina, seja pela ativação do sistema renina-angiotensina-

-aldosterona, vistos na cirrose, insuficiência cardíaca ou síndromes nefróticas, seja por hipertensão renovascular, ou tumores de células justaglomerulares produtores de renina. Costuma apresentar edema de membros inferiores. As principais implicações anestésicas do hiperaldosteronismo envolvem o manejo dos distúrbios hidreletrolíticos e da labilidade pressórica, especialmente no hiperaldosteronismo secundário associado a estados de hipovolemia relativa.

## Insuficiência Adrenal

Pode ser aguda ou crônica, primária, secundária ou terciária. Os sintomas mais comuns incluem fraqueza, fadiga, hipotensão postural, dor muscular, perda de peso, distúrbios gastrointestinais e desejo por ingestão de açúcar ou sal.

A insuficiência adrenal primária está associada à incapacidade do córtex da adrenal em produzir cortisol, aldosterona e andrógenos em níveis necessários. Cursa com hipotensão (hipovolemia hiponatrêmica), hipercalemia, acidose metabólica, hiperpigmentação da pele e de mucosas. A doença de Addison (insuficiência adrenal primária crônica), é causada pela atrofia ou destruição do córtex da adrenal. Tem como etiologias principais a adrenalite autoimune (comum em países desenvolvidos) e a tuberculose (comum em países subdesenvolvidos).

Na insuficiência adrenal secundária, há a diminuição da secreção de ACTH por patologia da hipófise. A insuficiência adrenal terciária ocorre pela baixa produção de CRH pelo hipotálamo. Normalmente ocorre quando há a interrupção abrupta da corticoterapia de longa data (supressão do eixo hipotálamo-hipofisário-adrenal). Em ambas, a produção de aldosterona é normal. Não há hipercalemia ou hiperpigmentação.

Insuficiência adrenal aguda (crise adrenal ou Addisoniana) deve sempre ser suspeitada caso aconteçam manifestações inexplicadas de dor abdominal ou flanco, fraqueza, instabilidade hemodinâmica refratária, febre, vômitos, rebaixamento de nível de consciência e hipoglicemia, principalmente após situações de estresse metabólico (cirurgias, infecções). Ocorre por aumento pela demanda de cortisol em pacientes com insuficiência adrenal prévia ou em corticoterapia. Pacientes sépticos podem sofrer hemorragia adrenal bilateral (síndrome de Waterhouse-Friderichsen), levando à insuficiência primária adrenal aguda (Tabela 36.12).

## Feocromocitoma

Feocromocitomas são tumores de células cromafins presentes na medula da adrenal e que produzem, armazenam e secretam catecolaminas. Por essa razão, podem representar um grande desafio no manejo anestésico. 90% dos casos ocorrem nas próprias adrenais, porém 10% dos casos ocorrem fora da adrenal (paraganglioma). Estão associados a síndromes familiares, como neurofibromatose tipo 1, neoplasia endócrina múltipla 2A e 2B, doença de Von Hippel-Lindau e algumas mutações genéticas (Tabela 36.13).

**Tabela 36.12** Tratamento da insuficiência adrenal.

| Condição | Tratamento e dosagem | Observações |
|---|---|---|
| IA aguda | Hidrocortisona 100 mg IV, seguido de 50 mg IV de 6/6 horas ou 8/8 horas durante 24 horas<br>Redução progressiva nas próximas 72 horas<br>Mudança para via oral quando tolerar dieta | Evitar uso de dexametasona |
| IA crônica | Prednisona 2,5 a 5 mg VO, dose única diária<br>Hidrocortisona VO 15 a 25 mg, dividida em 2 a 3 doses/dia<br>Acetato de cortisona 20 a 35 mg, dividido em 2 a 3 doses/dia<br>Fludrocortisona 0,1 a 0,2 mg VO (apenas em IA primária) | A segunda dose de cortisona após o almoço e a terceira no fim da tarde<br>Duplicar a dose em períodos de estresse ou cirurgias |
| Períodos de estresse e cirurgias | Cirurgias menores: 25 a 50 mg IV de hidrocortisona a cada 8 horas por 24 horas<br>Cirurgias de porte moderado: 50 a 75 mg IV de hidrocortisona a cada 8 horas por 1 a 2 dias<br>Cirurgias de porte maior: 100 mg IV de hidrocortisona antes da cirurgia e 50 a 100 mg IV a cada 6 a 8 horas até estabilização, com redução gradual<br>Cirurgia de emergência: tratar como crise adrenal | Voltar à dose oral assim que possível |

**Fonte:** Assalia A et al., 2004.[12]

**Tabela 36.13** Características dos pacientes com feocromocitoma.

| | |
|---|---|
| Apresentação clínica | HAS<br>Crises de cefaleia intensa<br>Palpitações<br>Sudorese de início súbito<br>Crises precipitadas por medicações, esforço físico, micção, tabagismo ou palpação do tumor |
| Tratamento | Remoção cirúrgica do tumor (adrenalectomia) |
| Riscos intra-operatórios | Picos pressóricos, choque, arritmias, taquicardia, infarto do miocárdio, sangramento |
| Avaliação pré-anestésica | Avaliar cardiomiopatias, insuficiência renal, edema pulmonar, retinopatia hipertensiva, intolerância à glicose, disfunção renal e isquemia intestinal<br>Exames subsidiários: radiografia de tórax, creatinina, ureia, eletrólitos, glicose e hemograma completo |

*(Continua)*

| **Tabela 36.13 Características dos pacientes com feocromocitoma.** | **(Continuação)** |
|---|---|
| Preparo | Duração: 15 dias a 30 dias |
| | Objetivo: reduzir crises hipertensivas e permitir expansão do volume intravascular |
| | Inicial: alfa-bloqueadores adrenérgicos (prazosina, fenoxibenzamina, doxazosina), retirando-os 8 h antes do procedimento cirúrgico |
| | Outros anti-hipertensivos se necessário (bloqueadores do canal de cálcio, inibidores da ECA, bloqueadores do receptor da angiotensina) |
| | Betabloqueadores apenas se taquicardia ou arritmias após bloqueio alfa-efetivo (risco de hipertensão rebote se introduzidos primeiro) |
| | Incentivar dieta rica em sódio e hidratação oral abundante |
| Manejo anestésico e pós-operatório imediato | Monitorização invasiva e acesso venoso central |
| | Tratar crises hipertensivas imediatamente com medicações de ação rápida (nitroprussiato de sódio) |
| | Tratar hipotensão ou choque hipovolêmico com expansão volêmica (cristaloides, coloides, drogas vasoativas) |
| | Evitar anestésicos com propriedades simpatomiméticas (cetamina), arritmogênicas ou anticolinérgicas |
| | Monitorar e prevenir hipoglicemia com infusão de solução glicosada a 5% no pós-operatório imediato |
| | Bom controle álgico |

**Fonte:** Bornstein SR, *et al.*, 2015. Ramakrishna, H *et al*, 2015. O'Riordan JÁ, 1997. Lenders JW, *et al.*, 2005. Jude EB, *et al.*, 2000. Eisenhofer G, *et al.*, 2010.[13-18]

# ■ PÂNCREAS

O pâncreas é uma glândula mista (exócrina e endócrina), com papel na digestão alimentar e metabolismo celular, especialmente no que diz respeito ao metabolismo da glicose. As células endócrinas se localizam em estruturas denominadas ilhotas de Langerhans. Suas células beta produzem insulina, hormônio anabólico responsável pela captação celular de glicose. Ela se liga a receptores específicos na membrana celular de adipócitos e de células da musculatura estriada e, por meio da ativação de mecanismos de sinalização intracelular, leva à translocação de transportadores de glicose dependentes de insulina (GLUT4) do citoplasma para a membrana celular, permitindo a entrada de glicose. No interior dessas células, a insulina também é responsável pela ativação da transcrição genética (crescimento celular) e pela síntese de glicogênio, lipídeos e proteínas. A regulação da secreção de insulina é feita pela elevação da concentração plasmática de glicose. Essa secreção pode ser potencializada por substâncias produzidas pelo intestino denominadas incretinas (GLP-1, GIP). A ativação de receptores simpáticos beta-2 também podem estimular a secreção de insulina, ao passo que o estímulo alfa-2 pode inibi-la.

As células alfa das ilhotas de Langerhans, quando estimuladas pela hipoglicemia, produzem glucagon, hormônio catabólico com efeitos antagonistas aos da insulina. O glucagon eleva a glicemia, promove a glicogenólise (quebra do glicogênio em glicose), a gliconeogênese (síntese de glicose a partir da aminoácidos), lipólise e cetogênese (produção de corpos cetônicos a partir do metabolismo de lipídeos). Sua secreção é inibida pela insulina, somatostatina (hormônio inibitório produzido pelas células delta das ilhotas de Langerhans) e pela hiperglicemia.

## Diabetes Melito

O diabetes melito (DM) é uma das doenças crônicas mais prevalentes do mundo. Estima-se que em 2019 havia 500 milhões de diabéticos no planeta, com estimativas de aumento em cerca de 25% até 2030.[19]

Consiste na perda da capacidade de manter níveis glicêmicos normais, por baixa produção de insulina ou por aumento da resistência periférica a esta. Seus sintomas clássicos são polidipsia, poliúria e polifagia. O diagnóstico é feito pela aferição dos níveis séricos de glicose. Glicemia de jejum maior ou igual a 126 mg.dL$^{-1}$, maior ou igual a 200 mg. dL$^{-1}$ a qualquer tempo, teste de tolerância a glicose (GTT) com glicemia maior ou igual a 200 mg.dL$^{-1}$, ou hemoglobina glicada (HbA1C) maior que 6,5% fecham o diagnóstico de DM. A hiperglicemia, associada ou não ao diagnóstico de DM, está associada a maior morbidade perioperatória.[20,21]

O DM é classificado em quatro principais subtipos (Tabela 36.14).

| **Tabela 36.14 Principais subtipos de diabetes melito.** | |
|---|---|
| **Tipo** | **Fisiopatologia** |
| Diabetes tipo 1 | Redução da quantidade de insulina produzida devido à destruição das células beta por atividade autoimune. Ocorre geralmente na infância, até os 35 anos. Níveis de insulina em geral são indetectáveis. Sintomas clássicos são comuns. Associado a cetoacidose diabética. O tratamento sempre envolve administração de insulina |
| Diabetes tipo 2 | Aumento da resistência periférica à insulina. Ocorre em indivíduos acima do peso e geralmente acima de 40 anos. Envolve inicialmente a elevação dos níveis de insulina, seguida de queda, por falência das células beta. Sintomas clássicos e cetoacidose não são frequentes. Associada ao coma hiperosmolar e a outras doenças metabólicas, como a dislipidemia |
| Diabetes gestacional | Ocorre por aumento da resistência insulínica na gravidez. É o maior problema médico da gestação, atingindo de 1% a 4% das gestantes. Associada a pré-eclâmpsia, macrossomia, anomalias congênitas e hipoglicemia neonatal |
| Diabetes secundário | Decorrente de outras causas, como outras doenças pancreáticas, pancreatectomia prévia, uso de medicamentos (corticosteroides), outras endocrinopatias (Cushing, feocromocitoma), tumores, síndromes genéticas |

## Cuidados Perioperatórios em Pacientes Diabéticos

O DM está fortemente associado a doenças cardiovasculares. A avaliação pré-operatória deve explorar história de insuficiência coronariana ou infarto agudo do miocárdio (IAM), insuficiência cardíaca, acidente vascular cerebral (AVC) ou insuficiência vascular cerebral. Eletrocardiograma (ECG), ecocardiograma, teste ergométrico, cintilografia miocárdica e MAPA (Monitorização Ambulatorial da Pressão Arterial) devem ser considerados. Os betabloqueadores beta-1 seletivos podem ter papel na diminuição do risco de isquemia miocárdica perioperatória. No intra-operatório deve-se buscar estabilidade hemodinâmica, com controle adequado do débito cardíaco e da frequência cardíaca. Monitorização invasiva apropriada, se necessário, deve ser considerada.

A nefropatia diabética é lesão microangiopática que pode estar presente em cerca de 30% dos pacientes com DM1 ou até 20% dos pacientes com DM2, especialmente os de longa data. É importante a avaliação clínica e laboratorial da função renal. Dosagens de ureia, creatinina, eletrólitos, urina 1 e microalbuminúria (sinal precoce da lesão renal microangiopática) devem ser consideradas. No intra-operatório, é importante manter a perfusão renal e a reposição volêmica adequadamente.

A neuropatia diabética pode acometer o sistema nervoso autônomo (neuropatia autonômica) ou somático (neuropatia periférica). A neuropatia autonômica está associada a labilidade pressórica no intra-operatório (especialmente na indução anestésica), após mudanças de decúbito ou perdas volêmicas agudas, por resposta simpática deficiente. A gastroparesia diabética pode levar a aumento do risco de broncoaspiração. A neuropatia periférica pode estar associada a lesões de partes moles por posicionamento inadequado, ou lesões de nervo periférico por compressão. Bloqueios periféricos devem ser realizados com cautela, sob técnicas que minimizem o risco de trauma direto da agulha sobre a estrutura neural.

O DM de longa data pode causar a síndrome da articulação rígida, condição que promove rigidez articular, especialmente das articulações temporomandibulares, atlanto-ocipital e das vértebras cervicais, dificultando a intubação traqueal, por limitação da abertura bucal e da extensão cervical. Avaliação adequada da via aérea é determinante na antecipação de complicações.

É importante que o controle glicêmico do paciente cirúrgico diabético esteja otimizado antes da cirurgia. A glicemia em jejum pode informar sobre controle recente, ao passo que hemoglobina glicada traz informações sobre o controle glicêmico dos últimos 3 meses. O controle medicamentoso (hipoglicemiantes orais e insulina) deve ser checado e ajustado no perioperatório (Tabelas 36.15 e 36.16). Pacientes diabéticos estão sob maior risco de episódios de hipoglicemia perioperatória e devem ter sua glicemia capilar auferida antes da cirurgia. O estresse metabólico produzido pela cirurgia pode elevar a glicemia intraoperatória, especialmente em cirurgias de grande porte. Pacientes diabéticos devem ter a glicemia capilar auferida no intra-operatório periodicamente.

**Tabela 36.15 Manejo dos hipoglicemiantes orais.**

| Classe medicamentosa | Droga(s) | Características | Conduta pré-operatória |
|---|---|---|---|
| Sulfonilureias | Sulfonilureais de 1ª geração: Clorpropamida (Diabinese®) Sulfonilureais de 2ª geração: Glipizida (Minidiab®) Sulfonilureais de 3ª geração: Glimepiride (Amaryl®) | Aumentam a liberação de insulina Aumentam a atividade do receptor de insulina Duração de ação: 8-24 horas Maior risco de hipoglicemia | Suspender no dia da cirurgia Reintroduzir após dieta normal Clorpropamida requer suspensão mais longa (48-72 horas) |
| Biguanidas | Metformina (Glifage®) | 1ª escolha no tratamento do DM tipo II Aumenta número e ação dos receptores periféricos, diminuindo resistência à insulina Menor poder hipoglicemiante | Suspender pelo menos no dia da cirurgia Atenção em pacientes com risco de insuficiência renal |
| Tiazolidinedionas (glitazonas) | Rosiglitazona (Avandia®) Pioglitazona (Actos®) | Diminuem a resistência periférica à insulina Aumentam sensibilidade do receptor à insulina Aumentam captação periférica de glicose (GLUT4) Diminuem triglicérides e esteatose não-alcoólica | Suspender no dia da cirurgia |
| Glinidas | Repaglinida (Prandin®) Nateglinida (Starlix®) | Aumentam a secreção de insulina Ação rápida, para controle da glicemia pós-prandial | Suspender nas cirurgias pela manhã, manter nas cirurgias da tarde |
| Inibidores da α-glicosidase | Acarbose (Glucobay®) | Inibem absorção de dissacarídeos pelo TGI | Suspender nas cirurgias pela manhã, manter nas cirurgias da tarde |

*(Continua)*

| Tabela 36.15  Manejo dos hipoglicemiantes orais. | | | *(Continuação)* |
|---|---|---|---|
| **Classe medicamentosa** | **Droga(s)** | **Características** | **Conduta Pré-operatória** |
| Inibidores da Dipeptidil peptidase 4 (DPP4i) | Vildagliptina (Galvus®) Sitagliptina (Januvia®) Saxagliptina (Onglyza®) Linagliptina (Trayenta®) | Promovem pouca ou nenhuma hipoglicemia Aumentam a concentração de GLP-1 endógeno, por inibição da enzima que o degrada, a Dipeptidlpeptidase 4 Risco menor de estômago cheio | Suspender no dia da cirurgia |
| Análogos do GLP-1 | GLP-1: Lixisenatida (Lyxumia®), Liraglutida (Victoza®, Saxenda®, Xultophy®), Exenatida (Byetta®), Dulaglutida (Trulicity®), Semaglutida (Ozempic®, Rybelsus®, Wegovy®), Tirzepatida (Mounjaro®), Retatrutida | Promovem pouca ou nenhuma hipoglicemia Retardo do esvaziamento gástrico Perda de peso/náuseas Atenção para o risco de estômago cheio | ASA Guidelines:[22] Medicamentos de uso diário: suspender no dia da cirurgia Medicamentos de uso semanal: suspender na semana da cirurgia Sociedade Brasileira de Diabetes (24): respeitar 3 meias-vidas para suspensão Lixisenatida: 1 dia Liraglutida: 2 dias Dulaglutida: 15 dias Tirzepatida: 15 dias Retatrutida: 18 dias Semaglutida: 21 dias |
| Inibidores da proteína cotransportadora de sódio/glicose tipo 2 (SGLT-2) | Glifozinas (Forxiga®, Jardiance®) | Inibem reabsorção de glicose no túbulo proximal Glicosúria, natriurese (diurese osmótica) Perda de peso/redução da HAS Redução da mortalidade cardiovascular Risco de desidratação/hipotensão Maior risco de infecção urinária Risco de cetoacidose diabética hiperglicêmica e normoglicêmica | Suspender 24 a 72 horas antes da cirurgia Monitorizar cetoacidose Reintroduzir após recuperação e realimentação |

**Fonte:** American Society of Anesthesiologists Committee, 2017.[22]

## Manejo da Insulinoterapia

A administração de insulina é fundamental em pacientes diabetes tipo I e pode compor o arsenal terapêutico de alguns pacientes diabéticos tipo II. O regime preferido utiliza uma insulina de longa duração para manutenção da concentração basal de insulina ao longo do dia, e doses pós-prandiais ou de correção, com insulinas de ação mais curta. 50% da insulina diária é administrada por meio da insulina de longa duração. Alguns pacientes podem fazer uso de bombas de infusão subcutânea contínua de insulina ou de monitores subcutâneos implantáveis de glicemia, que precisam ser gerenciados no perioperatório. A retirada desses dispositivos deve ser considerada se houver risco ao paciente (queimaduras, lesões por compressão) ou dano ao equipamento durante a cirurgia. O uso de sensores implantáveis de glicemia é recomendado em cirurgias até 60 minutos de duração (Tabela 36.16).[23-26]

Os pacientes que controlam a glicemia com insulina no dia a dia se beneficiam do seu uso no período perioperatório, por reduzir o catabolismo e melhorar o controle glicêmico. O ajuste da dose dependerá do tipo de insulina que se faz uso, do jejum e do horário da cirurgia. Geralmente diminui-se a dose de insulina responsável pelo aporte basal em 30% a 50%, com o intuito de evitar a hipoglicemia durante o período de jejum pré-operatório. As doses pós-prandiais de insulina devem ser omitidas enquanto não houver ingesta alimentar.

A infusão variável intravenosa de insulina durante a cirurgia está indicada nas seguintes situações:

- Pacientes diabéticos em jejum prolongado (mais que uma refeição);
- DM tipo I que não receberam insulina basal;
- DM mal controlado (HbA1C maior que 8,5%);
- Cirurgia de emergência.

O controle da infusão intravenosa de insulina deve ser feita por profissionais experientes, respeitando o protocolo institucional, ou aqueles definidos por sociedades ou serviços especializados (Tabela 36.17). A solução para a bomba de infusão venosa de insulina pode ser preparada com 100 UI de insulina regular humana em 100 ml de soro fisiológico. Em geral, inicia-se com $0,1$ $UI.Kg^{-1}.h^{-1}$, seguido de ajustes conforme a necessidade. Doses maiores podem ser necessárias em pacientes obesos, em uso de corticoides, em sepse ou submetidos a cirurgias de grande porte. A glicemia deve ser checada em intervalos de 1 hora, com meta entre 80 e 150 $mg.dl^{-1}$. Há risco de hipopotassemia associada a infusão contínua de insulina. O controle do potássio sérico deve ser feito em intervalos não superiores a 4 horas e reposto conforme necessidade.

| Tabela 36.16 Tipos de insulina. | | | |
|---|---|---|---|
| **Tipo de insulina** | **Início de ação** | **Pico de ação** | **Duração** |
| **Análogos de ação rápida** | | | |
| Lispro (Humalog®) | 5 a 15 minutos | 30 a 90 minutos | 4 a 6 horas |
| Aspartat (Novolog®, Novorapid®) | 5 a 15 minutos | 30 a 90 minutos | 4 a 6 horas |
| Glulisina (Apidra®) | 5 a 15 minutos | 30 a 90 minutos | 4 a 6 horas |
| **Ação curta** | | | |
| Regular (Novolin R®, Humulin®) | 30 a 60 minutos | 2 a 4 horas | 6 a 8 horas |
| **Ação intermediária** | | | |
| NPH (Novolin N®, Humulin N®) | 2 a 4 horas | 4 a 10 horas | 10 a 16 horas |
| Insulina zínsica (Lente®) | 2 a 4 horas | 4 a 10 horas | 10 a 21 horas |
| Insulina estendida zínsica (Ultralente®) | 6 a 10 horas | 10 a 16 horas | 18 a 24 horas |
| **Ação Longa/Basal** | | | |
| Glargina (Lantus®) | 2 a 4 horas | Não tem | 20 a 24 horas |
| Detemir (Levemir®) | 2 a 4 horas | Não tem | 20 a 24 horas |
| Degludec (Tresiba®) | 2 a 4 horas | Não tem | maior que 42 horas |
| **Pré-misturadas (NPH + Regular)** | | | |
| 70% NPH / 30% Regular (Novolin 70/30®, Humulin 70/30®) | 30 a 90 minutos | Duplo | 10 a 16 horas |
| 50% NPH / 50% Regular (Humulin 50/50®) | 30 a 90 minutos | Duplo | 10 a 16 horas |
| **Pré-misturadas (análogos de ação intermediária + ação curta)** | | | |
| 70% Aspart Protamin Suspension / 30% Aspartat (Novolog Mix 70/30®) | | Duplo | 10 a 16 horas |
| 75% Aspart Protamin Suspension / 20% Aspartat (Novolog Mix 75/25®) | | Duplo | 10 a 16 horas |
| 50% Aspart Protamin Suspension / 50% Aspartat (Novolog Mix 70/30®) | | Duplo | 10 a 12 horas |

Fonte: CPOC, 2022.[24]

| Tabela 36.17 Modelo de ajuste da velocidade de infusão contínua de insulina por via venosa no intra-operatório.[26] | |
|---|---|
| **Glicemia** | **Ação** |
| < 70 mg.dL$^{-1}$ | Reposição de glicose a 50% e manter interrompida a infusão |
| < 100 mg.dL$^{-1}$ | Interromper a infusão |
| >150 mg.dL$^{-1}$ | Aumentar a infusão em 30% a 50% |
| > 300 mg.dL$^{-1}$ | Duplicar a velocidade de infusão |

## REFERÊNCIAS

1. Molina PE. Lange Fisiologia Endócrina. 2. ed. McGraw-Hill Brasil; 2007
2. Kronenberg HM, Melmed S, Polonsky KS, Larsen PR. Williams Tratado de Endocrinologia. 11. ed. Rio de Janeiro: Elsevier; 2009.
3. Klein I, Ojamaa K. Thyroid hormone and cardiovascular system. N Engl J Med. 2001; 344(7):501-509.
4. Stathatos N, Wartofsky L. Perioperative Management of patients with hypothyroidism. Endocrinol Metab Clin North Am. 2003;32(2):503-518.
5. Deegan RJ, Furman WR. Cardiovascular manifestations of endocrine dysfunction. J Cardiothorac Vasc Anesth. 2011;25(4):705-720.
6. Chen AY, Bernet VJ, Carty SE, Davies TF, Ganly I, Inabnet WB 3rd, et al. American Thyroid Association statement on optimal surgical management of goiter. Thyroid. 2014;24(2):181-189.
7. Mackin JF, Canary JJ, Pittman CS. Thyroid storm and its management. N Engl J Med. 1974;291(26):1396-1398.
8. Shoback D. Clinical Practice. Hypoparathyroidism. N Engl J Med. 2008;359(4):391-403.
9. Thompson Bastin ML, Baker SN, Weant KA. Effects of Etomidate on Adrenal Suppression: A Review of Intubated Septic Patients. Hosp Pharm. 2014;49(2):177-183.
10. Newell-Price J, Bertagna X, Grossman AB, Niemen LK. Cushing´s Syndrome. Lancet. 2006; 367(9522):1605-1617.
11. Hammer GD, Tyrrell JB, Lamborn KR, Applebury CB, Hannegan ET, Bell S, et al. Transsphenoidal microsurgery for Cushing´s disease: initial outcomes and long-term results. J Clin Endocrinol Metab. 2004; 89(12):6348-6357.
12. Assalia A, Gagner M. Laparoscopic adrenalectomy. Br J Surg. 2004; 91(10):1259-1274.
13. Bornstein SR, Alloio B, Arlt W, Barthel A, Don-Wauchope A, Hammer GD, et al. Diagnosis and Treatment of primary adrenal insufficiency: an Endocrine Society Clinical Practice Guideline. J Clin Endocrinol Metab. 2016;101(2):364-389.
14. Ramakrishna, Harish. Pheocromocytoma resection: Current concepts in anesthetic management. Journal of Anaesthesiology Clinical Pharmacology 31(3):p 317-323, Jul–Sep 2015. | DOI: 10.4103/0970-9185.161665.
15. O´Riordan JA. Pheocromocitoma and anesthesia. Int Anesthesiol Clin. 1997;35(4):99-127.
16. Lenders JW, Eisenhofer G, Mannelli M, Pacak K. Phaeocromocytoma. Lancet. 2005; 366(9486):665-675.
17. Jude EB, Sridhar CB. Prolonged hypoglycemia following surgical removal of pheocromocytoma. Postgrad Med J. 2000;76(891):39-40.
18. Eisenhofer G, Bornstein SR. Surgery: risks of hemodynamic instabilty in pheochromocitoma. Nat Rev Endocrinol. 2010;6(6):301-302.
19. Saeedi P, Petersohn I, Salpea P, Malanda B, Karuranga S, Unwin N, et al. Global and regional diabetes prevalence estimates for 2019 and projections for 2030 and 2045: Results from the International Diabetes Federation Diabetes Atlas, 9th edition. Diabetes Res Clin Pract. 2019;157:107843.

20. Umpierrez GE, Isaacs SD, Bazargan N, You X, Thaler LM, Kitabchi AE. Hyperglycemia: an independent marker of in-hospital mortality in patients with undiagnosed diabetes. J Clin Endocrinol Metab. 2002;87(3):978-982.

21. Segurado AVR, Pedro FSSP, Gozzani J, Mathias LAST. Associação entre Glicemia de Jejum e Morbimortalidade Perioperatória: Estudo Retrospectivo em Pacientes Idosos Cirúrgicos. Rev Bras Anestesiol. 2007;57(6):639-648.

22. Practice guidelines for preoperative fasting and the use of pharmacologic agents to reduce the risk of pulmonary aspiration: Application to healthy patients undergoing elective procedures. An updated report by the American Society of Anesthesiologists task force on preoperative fasting and the use of pharmacologic agents to reduce the risk of pulmonary aspiration. Anesthesiology. 2017; 126(3):376-393.

23. Marino EC, Negretto L, Ribeiro RS, Momesso D, Feitosa ACR. Rastreio e Controle da Hiperglicemia no Perioperatório. Diretriz Oficial da Sociedade Brasileira de Diabetes (2023).

24. CPOC. Guideline for perioperative care for people with diabetes mellitus undergoing elective and emergency surgery, 2022.

25. Pontes JPJ, Mendes FF, Vasconcelos MM, Batista NR. Avaliação e manejo perioperatório de pacientes com diabetes melito. Um desafio para o anestesiologista. Rev Bras Anestesiol. 2018;68(1):75-86.

26. Maxta LA, et al. As Glândulas Endócrinas. Fisiologia Hormonal e Implicações Perioperatórias. In: Cangiani, LM, Carmona MJC, Ferez D, Bastos CO, et al. Tratado de Anestesiologia SAESP. 9. ed. São Paulo: Editora dos Editores; 2021. p. 577-590.

# 37

# Resposta Neuroendócrina, Imunológica e Metabólica ao Trauma Cirúrgico

Renato Mestriner Stocche ▪ Luís Vicente Garcia ▪ Thiago Braido Dias ▪ Stefano Malaguti Ferreira

## INTRODUÇÃO

A resposta neuroendócrina e metabólica ao estresse é um mecanismo fisiológico e complexo de defesa de um organismo agredido por trauma psicológico, físico ou cirúrgico. Qualquer agressão dessas naturezas desencadeia uma resposta complexa que envolve aferências sensitivas, o eixo hipotálamo-hipofisário (sistema neuroendócrino), o sistema imunológico e o sistema inflamatório. Os objetivos da resposta são, inicialmente, aumentar a capacidade de fuga e luta do indivíduo e, em segunda estância, na vigência de trauma físico, manter a homeostase, aumentando a capacidade de sobreviver ao evento desencadeador. Essa resposta é caracterizada pelo aumento quase que imediato das concentrações plasmáticas das catecolaminas, seguidos dos hormônios adrenocorticotrófico (ACTH), cortisol e glucagon, bem como das interleucinas (IL-1 e IL-6) e do fator de necrose tumoral (TNF).[1] A vasopressina e a ocitocina também são liberadas durante o estresse. A vasopressina possui potente ação vasoconstritora, atua na homeostase hidroeletrolítica e estimula a liberação do hormônio liberador da corticotrofina.[2,3] Já o papel da ocitocina na resposta ao estresse está pouco definido,[4] mas sabe-se que ela é liberada pelos dendritos dos neurônios magnocelulares do hipotálamo, é absorvida pelo sistema porta hipofisário e atua inibindo a liberação de hormônios pela adeno-hipófise.[5,6]

Devemos ter ciência que, para cada alteração adaptativa e fisiológica promovida pela ativação da reposta, existe um custo e um risco correspondente para o indivíduo. O resultado de uma resposta persistente inclui o estado de aumento do trabalho cardíaco, hipercoagulabilidade, hipermetabolismo, hiperglicemia, catabolismo proteico, imunossupressão e retenção hídrica e de sódio, dentre outros. A resposta intensa e prolongada aumenta as chances de eventos adversos cardiovasculares, tromboembólicos, pulmonares, infecciosos, além de retardar a recuperação. Portanto, em situações controladas como cirurgias eletivas e planejadas, a atenuação da resposta neuroendócrina e metabólica é benéfica para o paciente. O objetivo deste capítulo é enfocar os aspectos relativos à resposta neuroendócrina-metabólica e imunológica ao trauma cirúrgico, procurando proporcionar conhecimentos de como a anestesia e a analgesia podem modular essa resposta.

## ▪ MECANISMOS DE ATIVAÇÃO DA RESPOSTA NEUROENDÓCRINA E METABÓLICA

O entendimento da fisiopatologia da resposta neuroendócrina e metabólica ao estresse é de grande importância para várias áreas do conhecimento humano. No entanto, a maioria dos estudos foi realizada em pessoas submetidas à cirurgia, em que o estresse e suas consequências são bem conhecidos. Apesar do conhecimento detalhado das mudanças fisiológicas e hormonais que ocorrem no período perioperatório, os mecanismos envolvidos na estimulação e regulação do eixo hipotálamo-hipofisário foram, até o momento, só parcialmente elucidados.

A resposta neuroendócrina e metabólica ao estresse cirúrgico se inicia no pré-operatório, quando a ansiedade e o medo em relação à anestesia e à cirurgia provocam aumento das concentrações plasmáticas das catecolaminas.[7,8] A indução anestésica seguida de intubação traqueal induz a liberação de grandes quantidades de catecolaminas na corrente sanguínea.[9,10] Estudos mostram que, em cirurgias torácicas e do andar superior do abdome, estímulos neurais ativam o eixo hipotálamo-hipofisário mesmo na presença de anestesia peridural extensa.[11-13] Admitia-se que a aferência neural, via nervo vago, seria responsável pela menor eficiência do bloqueio peridural no bloqueio da resposta ao estresse nesses casos.[14] No entanto, a associação do bloqueio bilateral do nervo vago e do bloqueio peridural extenso não foi capaz de inibir a resposta ao estresse em cirurgias abdominais do andar superior.[15] A resposta imunológica (aumento da concentração plasmática de mediadores inflamatórios) pode ser responsável pela estimulação do eixo hipotálamo-hipofisário nessas situações.[16,17] A observação de que cirurgias em membros desnervados também induzem resposta ao estresse demonstra a ocorrência de estimulação do eixo hipotálamo-hipofisário por outras vias que não a neural.

A natureza dos imunomediadores envolvidos na resposta neuroendócrina e metabólica não está totalmente esclarecida. A liberação de imunomediadores assemelha-se ao que acontece na cascata da coagulação, ou seja, a partir de um estímulo inicial, são liberados mediadores que amplificam a resposta, provocando a liberação de mediadores subsequentes.[18]

Os mediadores mais estudados são: IL-1, IL-6 e TNF. A concentração das interleucinas aumenta significativamente após o início da cirurgia,[19] ocorrendo amplificação da resposta inflamatória, ativação do eixo hipotálamo-hipofisário e consequente ampliação da resposta hormonal ao estresse cirúrgico.[20-22]

A relação entre o sistema imunológico e o eixo hipotálamo-hipofisário é bidirecional, pois a liberação de ACTH-cortisol inibe a liberação periférica de IL-1, IL-6 e TNF, que ativam a resposta neuroendócrina. As interleucinas são liberadas em grandes quantidades em cirurgias torácicas e de abdome superior, o que pode justificar a maior dificuldade em bloquear a resposta neuroendócrina e metabólica nessas cirurgias.[16,23,24] Portanto, no período perioperatório, várias são as vias e os estímulos que culminam na ativação do eixo hipotálamo-hipofisário e consequente liberação dos mediadores característicos da resposta ao estresse cirúrgico.

A magnitude da resposta neuroendócrina depende do número e da intensidade dos estímulos conduzidos por via neural ou sistêmica (Figura 37.1). Consequentemente, cirurgias de pequeno porte induzem respostas menores que as de médio e de grande porte.[25]

A idade também é um fator que pode influenciar a intensidade da resposta. No idoso, ocorre aumento na liberação de noradrenalina em resposta a estresse cirúrgico quando comparado ao adulto jovem.[26] Nos idosos, ocorre aumento do tônus do eixo hipotálamo-hipofisário, resultando em maior liberação de cortisol e consequente maior imunossupressão.[27] As crianças apresentam ativação robusta da resposta neuroendócrina ao estresse cirúrgico, porém de duração mais curta que a apresentada pelos adultos, o que pode estar relacionada a recuperação mais rápida observada clinicamente.[28] Também existe diferença na resposta de acordo com o sexo, pois as mulheres apresentam respostas menores que homens, independentemente da idade.[29]

## ■ FASES DA RESPOSTA NEUROENDÓCRINA E METABÓLICA AO ESTRESSE CIRÚRGICO

A resposta neuroendócrina e metabólica ao estresse cirúrgico pode ser didaticamente separada em duas fases: a

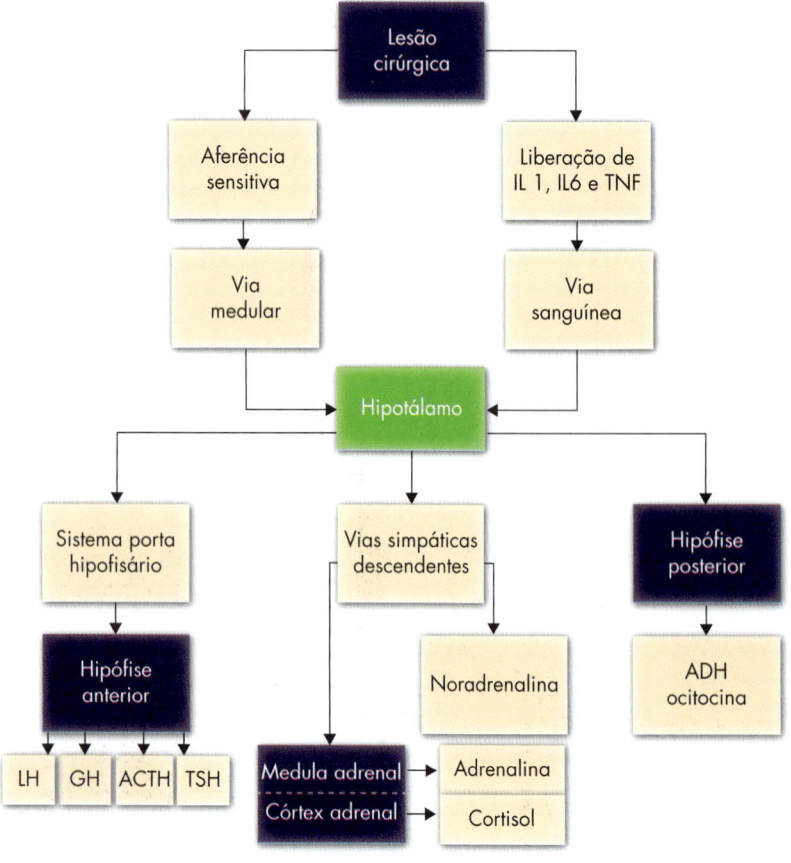

◄ **Figura 37.1** Resposta neuroendócrina ao estresse cirúrgico. As aferências sensitivas associadas às interleucinas 1 e 6 (IL-1, IL-6) e ao fator de necrose tumoral (TNF) atingem a região do hipotálamo, estimulando a produção de fatores liberadores do hipotálamo, hormônio antidiurético (ADH) e ocitocina. Os fatores liberadores hipotalâmicos, via sistema porta hipofisário, estimulam a secreção da adeno-hipófise, que libera uma série de hormônios, dentre eles o hormônio adrenocorticotrófico (ACTH). O ACTH promove liberação de cortisol no córtex da suprarrenal. Os centros superiores do sistema nervoso simpático recebem aferência medular e, reflexivamente, aumentam o tônus simpático, liberando noradrenalina nos terminais nervosos e estimulando a medula da suprarrenal a liberar adrenalina. Hormônio luteinizante (LH), hormônio do crescimento (GH), hormônio tireoestimulante (TSH).

primeira é a fase aguda ou de choque, que se inicia imediatamente ao estímulo e dura de 24 a 48 horas.[30] Nessa fase, grandes quantidades de catecolaminas são rapidamente liberadas na corrente sanguínea[31,32] e mais lentamente ocorre aumento do ACTH,[33] cortisol,[34,35] glucagon,[36] ADH, ocitocina, GH,[35] interleucinas[18,37] e β-endorfinas. Nessa mesma fase, ocorre inibição da secreção de insulina, que provoca aumento da relação glucagon/insulina com consequente hiperglicemia.[38] Na segunda fase, as concentrações das catecolaminas permanecem altas, porém menores que as observadas na fase inicial. A concentração plasmática de ACTH diminui no período pós-operatório, enquanto a de cortisol atinge seu pico nas primeiras 24 horas, o que indica maior sensibilidade do córtex adrenal ao ACTH plasmático.[39] A concentração do cortisol permanece alta, porém diminui progressivamente durante todo o período de convalescência. Na segunda fase, a concentração de insulina volta ao normal, entretanto sua ação hipoglicemiante está prejudicada, pois ocorre aumento da resistência à sua ação periférica.[40]

Existe uma relação direta entre a magnitude do trauma e da aferência de estímulos ao neuroeixo com a duração da segunda fase da resposta neuroendócrina. Em cirurgias de grande porte, o aumento do cortisol plasmático pode perdurar por semanas.[41] Consequentemente, se não atenuada a resposta neuroendócrina, um estado prolongado de imunossupressão pode suceder às cirurgias de maior porte.[42]

## ■ FISIOPATOLOGIA DA RESPOSTA NEUROENDÓCRINA E METABÓLICA

O aumento da concentração plasmática do cortisol, do glucagon e das catecolaminas (indutores do catabolismo) induz a gliconeogênese. A gliconeogênese e a resistência periférica aumentada à ação da insulina facilitam o aparecimento da hiperglicemia e do balanço nitrogenado negativo.[43]

Os hormônios catabolizantes também promovem hipermetabolismo, aumento do consumo corporal de oxigênio,[44] retenção de água e sódio, hipercoagulabilidade,[45] aumento do tônus simpático, além de atuarem na modulação da resposta inflamatória.[46]

Todas essas alterações permitem adaptação ao trauma físico ou psíquico, proporcionando maior capacidade de reação e manutenção da homeostase, protegendo o indivíduo. Todavia, a resposta neuroendócrina e metabólica exacerbada no período pós-operatório pode aumentar a morbimortalidade,[47] especialmente em indivíduos em estado crítico ou com comprometimento sistêmico.[48-50]

A resposta neuroendócrina e metabólica também pode ser responsável por eventos adversos no pós-operatório de grandes cirurgias.[51,52] O aumento da contratilidade e da frequência cardíaca no período pós-operatório deve-se principalmente ao aumento da concentração plasmática das catecolaminas, acarretando maior consumo de oxigênio pelo miocárdio. O maior consumo corporal de oxigênio, somado à tendência de disfunção ou depressão respiratória e maior consumo de oxigênio pelo miocárdio, aumenta a probabilidade de complicações cardíacas e renais.[53,54] A hiperglicemia resultante do catabolismo pode intensificar uma lesão cerebral isquêmica, caso ela ocorra no período perioperatório.[55,56] A dor, por si só, produz um estado de sofrimento e trauma psicológico, além de aumentar a incidência de complicações respiratórias.[57]

O aumento prolongado do cortisol plasmático leva à imunodepressão e muda o substrato energético, metabolismo lipídico e catabolismo proteico, proporcionando cicatrização mais prolongada e maior risco de infecção na ferida cirúrgica.[58,59] Estudo realizado em ratos demonstrou forte correlação entre o porte cirúrgico e a consequente resposta neuroendócrina com a incidência de metástases tumorais.[60] Colectomias oncológicas realizadas por via laparoscópica apresentam menor recorrência do câncer que cirurgias realizadas por via aberta. Acredita-se que a menor resposta neuroendócrina e a imunossupressão gerada pela via laparoscópica tenham sido as responsáveis por esse resultado.[61] Já o estado de hipercoagulabilidade aumenta o risco de fenômenos tromboembólicos e de infarto agudo do miocárdio.[62-64] No entanto, em estudo onde se infundiu parte dos mediadores do estresse não se obteve hipercoaguabilidade, provavelmente pela impossibilidade de se reproduzir a complexa resposta fisiológica ao estresse encontrada no perioperatório.[64]

A incidência de distúrbios psíquicos no período pós-operatório também está relacionada com o nível de cortisol e catecolaminas no intraoperatório.[65]

Certamente, nos pacientes com alto risco de eventos adversos no perioperatório, a atenuação da resposta neuroendócrina e metabólica ao trauma cirúrgico pode ser benéfica. Já nos pacientes de baixo risco anestésico-cirúrgico, não existem evidências suficientes de que o bloqueio da resposta neuroendócrina e metabólica promova menor morbimortalidade, talvez pela já esperada baixa incidência de complicações.

Portanto, considerando os recursos e o conhecimento médico-científico atuais, o bloqueio ou a atenuação da resposta neuroendócrina-metabólica deve ser meta de todos os profissionais envolvidos no atendimento do paciente crítico submetido a estresse traumático ou cirúrgico.[47,49]

## ■ ANESTESIA E RESPOSTA NEUROENDÓCRINA AO TRAUMA

A modulação da resposta neuroendócrina ao estresse cirúrgico, por meio de técnicas anestésicas, tem sido objeto de vários trabalhos científicos. Contudo, nenhuma técnica anestésica se apresenta totalmente eficaz na tarefa de bloquear a resposta neuroendócrina e metabólica. Devido à alta complexidade dos mecanismos envolvidos e à inexistência de técnicas isoladas que sejam capazes de bloquear a resposta neuroendócrina e metabólica, a tendência atual é de se realizar associações de técnicas para se obter resultados melhores.[52,56]

A consulta pré-anestésica com esclarecimentos sobre o ato anestésico, bem como o emprego de medicações pré-anestésicas, como os benzodiazepínicos, é eficaz em diminuir o estresse pré-operatório e consequentemente a concentração plasmática das catecolaminas.[8,7]

O emprego de anti-inflamatório não esteroidal (AINE), como o ibuprofeno, antes do início da cirurgia, pode diminuir a liberação das interleucinas no intraoperatório, com consequente atenuação da resposta neuroendócrina.[66] Após infusão de endotoxina, o ibuprofeno atenua a taquicardia, a febre, o hipermetabolismo e a liberação de hormônios do estresse sem promover mudança do substrato energético.[67] A indometacina apresenta eficácia semelhante, podendo até diminuir a incidência de febre e excreção de nitrogênio no pós-operatório, sem alterar a leucocitose característica.[68,69] Embora module parte da resposta ao trauma, a utilização de indometacina associada à anestesia peridural com bupivacaína não é capaz de bloquear a resposta ao estresse em cirurgias de abdome superior.[70] O papel de outros AINEs no controle da resposta neuroendócrina e metabólica ao estresse cirúrgico ainda não está muito bem definido.

No início da cirurgia, a liberação repetida de glutamato e substância P leva a alterações plásticas da medula espinhal, que facilitam e amplificam os impulsos sensitivos que normalmente não levariam a sensações dolorosas. Portanto, estímulos não álgicos passam a se comportar como estímulos de dor, fenômeno conhecido como hiperalgesia secundária.[71,72] Após ter ocorrido sensibilização medular, as doses de analgésicos ou anestésicos necessárias para bloquear as sensações dolorosas são comparativamente maiores que as necessárias sem a sensibilização prévia.[73] O mecanismo de sensibilização medular pode proporcionar maior aferência sensitiva ao hipotálamo, justificando a dificuldade em se inibir a resposta neuroendócrina e metabólica após o seu desencadeamento. Dessa forma, a técnica de analgesia preemptiva pode influenciá-la.

A clonidina é um $\alpha_2$-agonista de ação central que diminui o tônus do sistema nervoso simpático, promovendo sedação, diminuição da produção de saliva e da pressão intraocular.[74] Tem sido utilizada com frequência durante procedimentos anestésicos, com o objetivo de atenuar a resposta simpática ao estresse decorrente da intubação traqueal e da cirurgia.[75,76]

A clonidina pode bloquear a liberação de outros hormônios do estresse, mas esse ainda é um assunto controverso. Após cirurgia pélvica sob anestesia geral, a clonidina não bloqueou a liberação de cortisol.[77] Contudo, estudo realizado em pacientes neurocirúrgicos demonstrou que a clonidina diminui os níveis de cortisol plasmático durante todo o procedimento.[78] A dexmedetomidina, $\alpha_2$-agonista mais seletivo que a clonidina e comumente utilizado em infusão contínua, bloqueia a liberação de hormônios do estresse cirúrgico bem como o aumento dos marcadores inflamatórios (interleucinas).[79,80]

A técnica de anestesia geral com anestésicos inalatórios não bloqueia a resposta neuroendócrina e metabólica,[1,48,53,58,81] nem mesmo quando se utilizam altas concentrações de halogenado.[82] As atenuações das respostas somente são equiparáveis às anestesias condutivas quando altas doses de opioides são empregadas em anestesia geral.[52,83,84] No entanto, essa técnica tem a desvantagem de levar à depressão respiratória, prolongando o tempo de suporte ventilatório.

O remifentanil apresenta meia-vida curta, sendo possível a utilização de grandes quantidades no intraoperatório sem prolongamento do tempo de despertar. Esse medicamento, na dose de 0,39 µg.kg$^{-1}$.min$^{-1}$, atenua a liberação de adrena-

lina, mas não interfere na liberação de noradrenalina.[87] Já em infusão de 1,0 µg.kg$^{-1}$.min$^{-1}$, atenua a liberação de ACTH, ADH e cortisol.[86] O provável local de ação dos opioides na inibição da resposta neuroendócrina e metabólica parece ser o hipotálamo, visto que a infusão de ACTH promove aumento do cortisol plasmático em pacientes submetidos a anestesias com dose elevada de opioides.[87]

A presença de grande quantidade de receptores µ e κ na região do hipotálamo e hipófise reforça essa hipótese.[88,89] O próprio ACTH é derivado da pró-opiomelanocortina, que possui como metabolito a β-endorfina, comprovando a ligação entre os opioides endógenos e o eixo hipotálamo-hipofisário.[90]

Apesar de os opioides bloquearem a resposta neuroendócrina ao estresse cirúrgico enquanto presente em altas concentrações plasmáticas, o efeito é limitado após o término da cirurgia quando as concentrações dos opioides começam a diminuir. Estudo demonstrou que o remifentanil no intraoperatório, mesmo quando associado a analgesia peridural torácica no pós-operatório, diminui a resistência à insulina, mas não altera o catabolismo proteico após 24 horas.[91] A morfina, mesmo que utilizada de forma preemptiva no intraoperatório seguida de doses analgésicas no pós-operatório, não é capaz de bloquear a segunda fase da resposta neuroendócrina.[92]

À parte a imunossupressão consequente ao estresse cirúrgico, estudos demonstram que os opioides, *per se*, apresentam efeitos imunossupressores, podendo promover o crescimento tumoral e a disseminação de metástases a distância.[93-96]

Estudos apontam que a morfina inibe a ação citotóxica das células *natural killer* (NK) em voluntários sadios, uma vez que os receptores opioides µ estão envolvidos não só no *down regulation* das células NK, mas também da resposta de células B e T a mitógenos, na atividade de neutrófilos e macrófagos e na produção de cininas e quimiocinas por macrófagos, micróglia e astrócitos.[97,98] Já o fentanil apresenta resultados conflitantes no período perioperatório.[99,100] Corroborando o efeito deletério dos opioides, ratos inoculados com células tumorais e tratados com infusão contínua de um antagonista opioide apresentam diminuição do crescimento tumoral e do aparecimento de metástases pulmonares.[101] Somado ao efeito imunossupressor, a morfina em ratos apresenta também um possível efeito angiogênico direto pró-tumoral.[102] No entanto, apesar de alguns estudos sugerirem esses efeitos como gerais a todos os opioides, pesquisas com fentanil e remifentanil não foram conclusivas em relação à proliferação celular e à disseminação de metástases, questionando-se, assim, a especificidade molecular desses efeitos.[100,103]

Em humanos, apesar do crescente interesse na área, não há evidências suficientes ligando o uso de opioides no período perioperatório à pior evolução oncológica.[104,105] O estudo randomizado disponível reuniu 2132 mulheres em 13 hospitais de 8 países, e as dividiu em dois grupos para ressecção de câncer de mama, um submetido a anestesia geral com sevoflurano e opioides, e outro submetido a associação de bloqueio paravertebral e propofol; após seguimento de 36 meses, não houve diferença entre as pacientes estudadas em relação a recorrência tumoral.[106] A resposta de cada tipo tumoral ainda é questionada, uma vez que uma avaliação retrospectiva associou o uso de maiores doses de opioide nas primeiras 96 horas de pós-operatório a maior recorrência tumoral em 5 anos, em pacientes com câncer de pulmão do tipo não pequenas células.[107] Ainda que os opioides não sejam formalmente contraindicados em pacientes oncológicos, técnicas anestésicas e analgésicas multimodais podem e devem ser utilizadas, em especial os bloqueios sensitivos com anestésicos locais, uma vez que é claro que a otimização do controle álgico e da resposta endócrina e metabólica ao estresse cirúrgico são determinantes para a melhor evolução desses pacientes.[107,108,109]

A anestesia venosa total com propofol parece não diferir da anestesia com halogenados, apresentando-se ineficaz na inibição da resposta neuroendócrina e metabólica.[110,111] Somente altas doses de propofol, suficientes para levar o índice bispectral (BIS) para próximo de 40, bloqueiam o aumento das catecolaminas no intraoperatório. Contudo, mesmo em altas doses, a glicemia aumenta com o tempo, demonstrando uma inibição parcial da resposta ao estresse.[112]

A cetamina e seus isômeros também não são capazes de bloquear a resposta ao estresse cirúrgico,[113,114] o que seria esperado, pois a cetamina dissocia o hipotálamo dos centros superiores e a resposta neuroendócrina envolve centros inferiores, como hipotálamo e hipófise. No entanto, ela está envolvida diretamente na modulação do processo inflamatório, interagindo em diversos pontos como na redução da transcrição de fator nuclear kppa B (NF-κB) em leucócitos e redução na produção de TNF, IL-6 e proteína reativa C (PCR) durante cirurgias cardíacas com circulação extracorpórea.[115]

A lidocaína apresenta uma série de vantagens no seu uso intraoperatório como controle da dor pós-operatória, redução no consumo de analgésicos, redução da náusea e vômitos e abreviamento da internação hospitalar. Em um estudo com pacientes submetidas a histerectomia radical por câncer de colo uterino e infusão contínua de lidocaína, o grupo tratado apresentou uma resposta mais favorável à resposta imunológica protetora, evitando a queda na taxa de proliferação e o aumento da taxa de apoptose em linfócitos. Esse padrão de resposta evita um desbalanço na razão entre linfócitos T *helper* 1 e T *helper* 2 (Th1/Th2), situação relacionada com pior desfecho no pós-operatório.[116]

O sulfato de magnésio apresenta efeito de modulação da resposta vascular ao estresse cirúrgico. O seu uso na indução anestésica atenua a resposta hemodinâmica à intubação traqueal, assim como ao pneumoperitônio em cirurgias videolaparoscópicas. Essa resposta ocorre mediante dois pontos de atuação: redução na liberação de catecolaminas e vasopressina e redução na resposta vascular a essas moléculas circulantes.[117] Menores níveis de catecolamina e vasopressina levam a menor ativação do sistema renina-angiotensina-aldosterona e a menor risco de eventos cardiovasculares no pós-operatório.

Sabe-se que o bloqueio das aferências sensitivas do campo cirúrgico promove atenuação da resposta neuroendócrina e metabólica, pois não permite que ocorra a propagação de estímulos para a região hipotalâmica.[118] Em geral, os bloqueios peridurais e subaracnóideos com anestésico local, em cirurgias de membros inferiores ou abdominais abaixo da cicatriz umbilical, são capazes de atenuar a resposta neuroendócrina e metabólica.[1,48,58,119,120] Entretanto, nas cirurgias torácicas e abdominais superiores, a anestesia peridural bloqueia o estresse cirúrgico de forma parcial.[121,122]

A anestesia peridural torácica é mais efetiva que a anestesia peridural lombar em bloquear a resposta neuroendócrina à cirurgia, pois, além de melhor assegurar o bloqueio da aferência sensitiva, bloqueia também a eferência simpática torácica e a consequente liberação de catecolaminas.[123]

A lesão tecidual em cirurgias oculares é mínima e o aumento da concentração de interleucina é pequeno. Dessa forma, em oftalmologia, os bloqueios anestésicos atenuam a resposta neuroendócrina e metabólica provavelmente por bloquearem a aferência sensitiva.[124,125]

Os opioides por via peridural bloqueiam de forma parcial a resposta neuroendócrina e metabólica e são menos eficazes que os anestésicos locais pela mesma via peridural,[1,48,53,58,81,126] visto que a manutenção de analgesia pós-operatória com morfina, através de cateter, é menos eficaz em bloquear a resposta que a analgesia equipotente com anestésicos locais.[127] Isso provavelmente se deve ao fato de os opioides bloquearem, seletivamente, as vias de dor, ao contrário dos anestésicos locais que bloqueiam todos os tipos de aferências. Porém, no estudo citado, a analgesia exclusiva com morfina peridural foi iniciada depois de 30 minutos do início da cirurgia, quando, certamente, a resposta neuroendócrina e metabólica já tinha sido ativada. Sabidamente, após desencadeada, essa resposta tende a se amplificar, dificultando a ação moduladora das técnicas anestésicas.

A analgesia com morfina por via subaracnóidea é mais efetiva no bloqueio da resposta que a analgesia por via sistêmica, quando doses equipotentes são utilizadas em cada via.[128,129] O fentanil por via subaracnóidea, utilizado em analgesia de parto, diminui os níveis de catecolaminas consequentes ao estresse do trabalho de parto, sugerindo forte influência da aferência de dor na resposta neuroendócrina e metabólica.[130]

O sufentanil por via subaracnóidea, em analgesia de parto, diminui a concentração do cortisol de maneira semelhante à analgesia peridural,[131] levando à suspeita de que seu local de ação na analgesia de parto não se limite à região espinhal.[132] Nesses estudos, não foi possível demonstrar qual o mecanismo envolvido na modulação da resposta neuroendócrina e metabólica, podendo ser o controle da dor, bem como ação direta no eixo hipotálamo-hipofisário.[133]

Durante cirurgia cardíaca com circulação extracorpórea (CEC), a resposta neuroendócrina e metabólica é intensa. As técnicas com altas doses de opioides ou associação de anestesia peridural com anestesia geral bloqueiam a resposta somente até o início da CEC, consequência da intensa ativação do sistema imunológico desencadeado pela CEC.[134,135] A ativação da resposta imune promove ativação da resposta neuroendócrina e metabólica e aumenta a possibilidade de lesão tecidual, sendo mais comum a lesão pulmonar.[136,137]

Até o presente momento, nenhuma técnica anestésica foi eficaz em bloquear a ativação do sistema imunológico em cirurgias com CEC. A eficácia dos corticosteroides em atenuar a resposta imune à CEC permanece controversa.

## ■ CONCLUSÕES

Quando exacerbada, a resposta neuroendócrina e metabólica ao trauma cirúrgico pode levar a consequências deletérias para o organismo que já foi agredido por uma cirurgia, exigindo grande reserva funcional dos principais sistemas orgânicos.

Pacientes com limitações funcionais ou críticos apresentam maior tendência em desenvolver complicações se a resposta neuroendócrina e metabólica não for atenuada. Já nos pacientes sem limitações fisiológicas importantes, os benefícios de seu bloqueio ainda não foram comprovados.

A intensidade da resposta neuroendócrina e metabólica tem correlação direta com a extensão e com o local da cirurgia. Em cirurgias infraumbilicais e de membros inferiores, pode ser atenuada ou até mesmo bloqueada com técnicas anestésicas espinhais. Devido aos complexos mecanismos ativadores e moduladores da resposta neuroendócrina e metabólica, nenhuma técnica anestésica é totalmente eficaz em bloqueá-la em cirurgias de grande porte e/ou acima da cicatriz umbilical, provavelmente devido à grande lesão tecidual, com aumento das interleucinas. Portanto, nesses casos, a estratégia de atenuação da resposta neuroendócrina e metabólica deve ser multimodal, incluindo sempre que possível a associação de bloqueios espinhais ou periféricos com anestesia geral. Ao optar pelo uso de anestesia peridural, deve-se dar preferência pela torácica em detrimento da lombar.

Os opioides em altas doses por via venosa, apesar de bloquearem a resposta ao estresse cirúrgico no intraoperatório, apresentam ação discreta no pós-operatório. A ineficácia em atenuar a imunossupressão na fase tardia soma-se ao efeito inibidor direto dos opioides na resposta imune. Portanto, em cirurgias oncológicas, uma estratégia anestésica utilizando-se um bloqueio da aferência sensitiva com anestésico local pode ser vantajosa.

A utilização de clonidina e benzodiazepínicos como coadjuvantes pode ser benéfica. O emprego de AINEs também pode auxiliar no controle da resposta, atenuando a liberação das interleucinas.

## REFERÊNCIAS

1. Weissman C. The metabolic response to stress: an overview and update. Anesthesiology. 1990;73:308-27.
2. Liu JH, Muse K, Conteras P, et al. Augmentation of ACTH-releasing activity of synthetic corticotropin releasing factor (CRF) by vasopressin in women. J Clin Endocrinol Met. 1983;57:1087-9.
3. Gibbs DM. Vasopressin and oxytocin: hypothalamic modulators of the stress response: a review. Psychoneuroendocrinology. 1986;11:131-9.
4. Nussey SS, Page SR, Ang VTY, et al. The response of plasma oxytocin to surgical stress. Clin Endocrinol. 1988;28:277-82.
5. Landgraf R. Mortyn Jones Memorial Lecture. Intracerebrally release vasopressin and oxytocin: measurement, mechanisms and behavioural consequences. J Neuroendocrinol. 1995;7:243-53.
6. Wotjak CT, Ganster J, Kohl G, et al. Dissociated central and peripheral release of vasopressin, but not oxytocin, in response to repeated swin stress: new insights into the secretory capacities of peptidergic neurons. Neuroscience. 1998;85:1209-22.
7. Kiefer RT, Weindler J, Ruprecht KW. The endocrine stress response after oral premedication with low-dose midazolam for intraocular surgery in retrobulbar anaesthesia. Eur J Ophthalmol. 1998;8:239-45.
8. Burkhardt U, Wild L, Vetter B, et al. Modulation of the stress response in children in the preoperative preparation. Anaesthesist. 1997;46:850-5.
9. Tolson WW, Mason JW, Sachar EJ, et al. Urinary catecholamine responses associeted with hospital admission in normal human subjects. J Psychosom Res. 1965;8:365-72.
10. Oczenski W, Krenn H, Dahaba AA, et al. Hemodynamic and catecholamine stress responses to insertion of the Combitube, laryngeal mask airway or tracheal intubation. Anesth Analg. 1999;88:1389-94.
11. Asoh T, Tsuji H, Shirasaka C, et al. Effect of epidural analgesia on metabolic response to major upper abdominal surgery. Acta Anaesthesiol Scand. 1983;27:233-7.
12. Hjortso NC, Christensen NJ, Andresen T, et al. Effects of the extradural administration of local anesthetic agents and morphine on the urinary excretion of cortisol, catecholamines and nitrogen following abdominal surgery. Br J Anaesth. 1985;57:400-6.
13. Tsuji H, Shirasaka C, Asoh T, et al. Effects of epidural administration of local anaesthetics or morphine on postoperative nitrogen loss and catabolic hormones. Br J Surg. 1987;74:421-5.
14. Bromage PR, Shibata HR, Willoughby HW. Influence of prolonged epidural blockade on blood sugar and cortisol responses to operations upon the upper part of the abdomen and the thorax. Surg Gynecol Obstet. 1971;132:1051-6.
15. Traynor C, Paterson JL, Ward ID, et al. Effects of extradural analgesia and vagal blockade on the metabolic and endocrine response to upper abdominal surgery. Br J Anaesth. 1982;54:319-23.
16. Kato M, Suzuki H, Murakami M, et al. Elevated plasma levels of interleukin-6, interleukin-8, and granulocyte colony-stimulating factor during and after major abdominal surgery. J Clin Anesth. 1997;9:293-8.
17. Naito Y, Tamai S, Shingu K, et al. Responses of plasma adrenocorticotropic hormone, cortisol, and cytokines during and after upper abdominal surgery. Anesthesiology. 1992;77:426-31.
18. Sheeran P, Hall GM. Cytokines in anaesthesia: Review Article. Br J Anaesth. 1997;78:201-19.
19. Di Padova F, Pozzi C, Tondre MJ, et al. Selective and early increase of IL-1 inhibitors, IL-6 and cortisol after elective surgery. Clin Exp Immunol. 1991;85:137-42.
20. Lee HY, Whiteside MB, Herkenham M. Area postrema removal abolishes stimulatory effects of intravenous interleukin-1beta on hypothalamic-pituitary-adrenal axis activity and c-fos mRNA in the hypothalamic paraventricular nucleus. Brain Res Bull. 1998;46:495-503.
21. Lang CH, Molina PE, Yousef KA, et al. Role of IL-1α in central nervous system immunomodulation of glucoregulation. Brain Res. 1993;624:53-60.
22. Turnbull AV, Rivier CL. Regulation of the hypothalamic-pituitary-adrenal axis by cytokines: actions and mechanisms of action. Physiol Rev. 1999;79:1-71.
23. Cabiè A, Farkas JC, Fitting C, et al. High levels of portal TNF-alpha during abdominal aortic surgery in man. Cytokine. 1993;5:448-53.
24. Parry Billings M, Baigrie RJ, Lamont PM, et al. Effects of major and minor surgery on plasma glutamine and cytokine levels. Arch Surg. 1992;127:1237-40.
25. Chernow WR, Alexander R, Smallridge RC, et al. Hormonal responses to graded surgical stress. Arch Intern Med. 1987;147:1273-8.
26. Kudoh A, Ishihara H, Matsuki A. Response to surgical stress in elderly patients and Alzheimer›s disease. Can J Anesth. 1999;46:3:247-2.
27. Heffner KL. Neuroendocrine Effects of Stress on Immunity in the Elderly: Implications for Inflammatory Disease. Immunol Allergy Clin North Am. 2011;31(1):95-108.
28. Yuki K, Matsunami E, Tazawa K, et al. Pediatric Perioperative Stress Responses and Anesthesia. Transl Perioper Pain Med. 2017;2(1):1-12.
29. Karišik M, Barhanović NG, Vulović T, et al. Postoperative pain and stress response: Does child's gender have and influence? Acta Clin Croat. 2019;58:274-280.
30. Cuthbertson DP. Post-Shock metabolic response. Lancet. 1942;1:433-8.
31. Halter JB, Pflug AE, Porte D. Mechanism of plasma cathecolamine increases during surgical stress in mas. J Clin Endocrin Metab. 1977;45:936-44.
32. Stanley T, Berman L, Green O, et al. Plasma catecholamine and cortisol responses to fentanyl-oxygen anesthesia for coronary artery operations. Anesthesiology. 1980;53:250-3.
33. Cooper CE, Nelson DH. ACTH levels in plasma in preoperative and surgically stressed patients. J Clin Invest. 1962;41:1599-605.
34. Axelrod J, Reisene TD. Stress hormones: Their interaction and regulation. Science. 1984;224:452-9.
35. Reier CE, George JM, Kilman JW. Cortisol and Growth hormone response to surgical stress. Anesth Anal. 1973;52:1003-10.
36. McLeod MK, Carlson DE, Gann DS. Secretory response of glucagon to hemorrhage. J Trauma. 1983;23:445-52.
37. Balkwill FR, Burke F. The cytokine network. Immunol Today. 1989;10:299-304.
38. Clarke RSJ, Jonston H, Slerida B. The influence of anaesthesia and surgery on plasma cortisol, insulin and free fatty acids. Br J Anaesth. 1970;42:295-9.

39. Naito Y, Fukata J, Tamai S, et al. Biphasic changes in hypothalamo-pituitary-adrenal function during the early recovery period after major abdominal surgery. J Clin Endocrinol Metab. 1991;73:111-7.
40. Black PR, Broods DC, Bessey PQ, et al. Mechanisms of insulin resistance following injury. Ann Surg. 1982;196:420-35.
41. Page GG. Surgery-induced immunosuppression and postoperative pain management. AACN Clin Issues. 2005;16(3):302-9.
42. Kimura F1, Shimizu H, Yoshidome H, et al. Immunosuppression following surgical and traumatic injury. Surg Today. 2010;40(9):793-808.
43. Bessey PQ, Lowe KA. Early hormonal changes affect the catabolic response to trauma. Ann Surg. 1993;218:476-91.
44. Gore DC, O'Brien R, Reines HD. Derangements in peripheral glucose and oxygen utilization induced catabolic hormones. Crit Care Med. 1993;21:1712-7.
45. Collins GJ Jr, Barber JA, Zajtchuk R, et al. The effects of operative stress on the coagulation profile. Am J Surg. 1977;133:612-6.
46. Hall GM, Ali W. The stress response and its modification by regional anaesthesia. Anaesthesia. 1998;53(supl 2):10-2.
47. Kehlet H. The surgical stress response: should be prevented? Can J Surg. 1991;34:565-7.
48. Yeager MP, Glass DD, Neff RK, et al. Epidural anesthesia and analgesia in high-risk surgical patients. Anesthesiology. 1987;66:729-36.
49. Roizen MF, Lampe GH, Benefiel DJ. Is increase operative stress associated with worse outcome? Anesthesiology. 1987;67:(Suppl.):A1.
50. Swedberg K, Eneroth P, Kjekshus J, et al. Hormones regulating cardiovascular function in patients with severe congestive heart failure and their relation to mortality. Circulation. 1990;82:1730-6.
51. Anand KJ, Hickey PR. Halothane-morphine compared with high-dose sufentanil for anesthesia and postoperative analgesia in neonatal cardiac surgery. N Engl J Med. 1992;326:1-9.
52. Kehlet H. Multimodal approach to control postoperative pathophysiology and rehabilitation. Br J Anaesth. 1997;78:606-17.
53. Mangano DT. Perioperative cardiac morbidity. Anesthesiology. 1990;72:153-84.
54. Lanier WL. Glucose management during cardiopulmonary bypass: Cardiovascular and neurologic implications. Anesth Analg. 1991;72:423-7.
55. Marsh WR, Anderson RE, Sundt Jr TM. Effect of hyperglycemia on brain pH levels in areas of focal incomplete cerebral ischemia in monkeys. J Neurosurg. 1986;65:693-6.
56. Kehlet H. Postoperative pain relief – What is the issue? Br J Anaesth. 1994;72:375-8.
57. Kusnecov AW, Rabin BS. Stressor-induced alterations of immune function: mechanisms and issues. Int Arch Allergy Immunol. 1994;105:107-21.
58. Parker SD, Breslow MJ, Frank S, et al. Catecholamine and cortisol responses to lower extremity revascularization: correlation with outcome variables. Perioperative Ischemia Randomized Anesthesia Trial Study Group. Crit Care Med. 1995;23:1954-61.
59. Angele MK, Faist E. Clinical review: Immunodepression in the surgical patient and increased susceptibility to infection. Critical Care. 2002;6(4):298-305.
60. Tsuchiya Y, Sawada S, Yoshioka I, et al. Increased surgical stress promotes tumor metastasis. Surgery. 2003;133(5):547-55.
61. Lacy AM, García-Valdecasas JC, Delgado S, et al. Laparoscopy-assisted colectomy versus open colectomy for treatment of non-metastatic colon cancer: a randomised trial. Lancet. 2002;359:2224-9.
62. Rosenfeld BA, Beattie C, Christopherson R, et al. The effects of different anesthetic regimens on fibrinolysis and the development of postoperative arterial thrombosis. Anesthesiology. 1993;79:435-43.
63. Tuman KJ, McCarthy RJ, March RJ, et al. Effects of epidural anesthesia and analgesia on coagulation and outcome after major vascular surgery. Anesth Analg. 1991;73:696-704.
64. Rosenfeld BA, Nguyen N, Sung I, et al. Neuroendocrine stress hormones do not recreate the postoperative hypercoagulable state. Anesth Analg. 1998;86:640-5.
65. Naber D, Bullinger M. Neuroendocrine and psychological variables relating to post-operative psychosis after open-heart surgery. Psychoneuroendocrinology. 1985;10:315-24.
66. Chambier C, Chassard D, Bienvenu J, et al. Cytokine and hormonal changes after cholecystectomy. Ann Surg. 1996;224:178-82.
67. Revhaug A, Michie HR, Manson JM, et al. Inhibition of cyclo-oxygenase attenuates the metabolic response to endotoxin in humans. Arch Surg. 1988;123:162-70.
68. Asoh T, Shirasaka C, Uchida I, et al. Effects of indomethacin on endocrine responses and nitrogen loss after surgery. Ann Surg. 1987;206:770-6.
69. Schulze S, Schierbeck J, Spars BH, et al. Influence of neural blockade and indomethacin on leucocyte, temperature, and acute-phase protein response to surgery. Acta Chir Scand. 1987;153:255-9.
70. Schulze S, Roikjaer O, Hasselstr‡m L, et al. Epidural bupivacaine and morphine plus systemic indomethacin eliminates pain but not systemic response and convalescence after cholecystectomy. Surgery. 1988;103:321-7.
71. Arendt NL, Petersen FS. Wind-up and neuroplasticity: is there a correlation to clinical pain? Eur J Anaesthesiol. 1995;10 (Suppl.):1-7.
72. Woolf CJ. Generation of acute pain: central mechanisms. Br Med Bull. 1991;47:523-33.
73. Power I, Barratt S. Analgesic agents for the postoperative period. Nonopioids. Surg Clin North Am. 1999;79:275-95.
74. Ghignone M, Noe C, Calvillo O, et al. Anesthesia for ophthalmic surgery in the elderly: the effects of clonidine on intraocular pressure, perioperative hemodynamics, and anesthetic requirement. Anesthesiology. 1988;68:707-16.
75. Laurito CE, Baughman VL, Becker GL, et al. The effectiveness of oral clonidine as a sedative/anxiolytic and as a drug to blunt the hemodynamic responses to laringoscopy. J Clin Anesth. 1991;3:186-93.
76. Zalunardo MP, Zollinger A, Spahn DR, et al. Effects of intravenous and oral clonidine on hemodynamic and plasma-cathecolamine response due to endotracheal intubation. J Clin Anesth. 1997;9:143-7.
77. Lyons FM, Bew S, Sheeran P, et al. Effects of clonidine on the pituitary hormonal response to pelvic surgery. Br J Anaesth. 1997;78:134-7.
78. Gaumann DM, Tassonyi E, Rivest RW, et al. Cardiovascular and endocrine effects of clonidine premedication in neurosurgical patients. Can J Anaesth. 1991;38:837-43.
79. Li B, Li Y, Tian S, et al. Anti-inflammatory Effects of Perioperative Dexmedetomidine Administered as an Adjunct to General Anesthesia: A Meta-analysis. Sci Rep. 2015;5:12342.
80. Wang XW, Cao JB, Lv BS, et al. Effect of perioperative dexmedetomidine on the endocrine modulators of stress response: a meta-analysis. Clin Exp Pharmacol Physiol. 2015;42(8):828-36.
81. Weissman C, Hollinger I. Modifying systemic responses with anesthetic techniques. Anesth Clin North Am. 1988;6:221-35.
82. Lacoumenta S, Paterson JL, Burrin J, et al. Effects of two differing halothane concentrations on the metabolic and endocrine responses to surgery. Br J Anaesth. 1986;58:844-50.
83. Giesecke K, Hamberger B, Janberg PO, et al. High and low-dose fentanyl anaesthesia: hormonal and metabolic responses during cholecystectomy. Br J Anaesth. 1988;61:575-82.
84. De Lange S, Boscoe MJ, Stanley TH, et al. Antidiuretic and growth hormone responses during coronary artery surgery with sufentanil-oxygen and alfentanil-oxygen anesthesia in man. Anesth Analg. 1982;61:434-8.
85. Myre K1, Raeder J, Rostrup M, et al. Catecholamine release during laparoscopic fundoplication with high and low doses of remifentanil. Acta Anaesthesiol Scand. 2003;47(3):267-73.
86. Watanabe K, Kashiwagi K, Kamiyama T, et al. High-dose remifentanil suppresses stress response associated with pneumoperitoneum during laparoscopic colectomy. J Anesth. 2014;28(3):334-40.
87. Hall GM, Lacoumenta S, Hart GR, et al. Site of action of fentanyl in inhibiting the pituitary-adrenal response to surgery in man. Br J Anaesth. 1990;65:251-3.
88. Iyengar S, Kim HS, Wood PL. Kappa opiate agonists modulate the hypothalamic-pituitary-adrenocortical axis in the rat. J Pharmacol Exp Ther. 1986;238:429-36.
89. Feuerstein G, Sirén AL. Hypothalamic mu-opioid receptors in cardiovascular control: a review. Peptides. 1988;9(Suppl 1):75-8.
90. Reisine T. Neurohumoral aspects of ACTH release. Hosp Pract. 1988;23:77-81.
91. Taniguchi H, Sasaki T, Fujita H, et al. The effect of intraoperative use of high-dose remifentanil on postoperative insulin resistance and muscle protein catabolism: a randomized controlled study. Int J Med Sci. 2013;10(9):1099-107.
92. Kiliçkan L, Toker K. The effect of preemptive intravenous morphine on postoperative analgesia and surgical stress response. Panminerva Med. 2001;43(3):171-5.
93. Grulich AE, van Leeuwen MT, Falster MO, et al. Incidence of cancers in people with HIV/AIDS compared with immunosuppressed transplant recipients: a meta-analysis. Lancet. 2007;370(9581):59-67.
94. Vajdic CM, van Leeuwen MT. Cancer incidence and risk factors after solid organ transplantation. Int J Cancer. 2009;125(8):1747-54.
95. Engels EA, Pfeiffer RM, Fraumeni JF Jr, et al. Spectrum of cancer risk among US solid organs transplants recipients. JAMA. 2011;306(17):1891-901.
96. Singleton PA, Moss J, Karp DD, et al. The mu opioid receptor: A new target for cancer theraphy? Cancer. 2015;121(16):2681-8.
97. Yeager MP, Colacchio TA, Yu CT, et al. Morphine inhibits spontaneous and cytokine-enhanced natural killer cell cytotoxicity in volunteers. Anesthesiology. 1995;83(3):500-8.
98. Eisenstein TK. The Role of Opioid Receptors in Immune System Function. Front Immunol. 2019;10:2904.
99. Beilin B, Shavit Y, Hart J, et al. Effects of anesthesia based on large versus small doses of fentanyl on natural killer cell cytotoxicity in the perioperative period. Anesth Analg. 1996;82(3):492-7.
100. Yeager MP, Procopio MA, DeLeo JA, et al. Intravenous fentanyl increases natural killer cell cytotoxicity and circulating CD16(+) lymphocytes in humans. Anesth Analg. 2002;94(1):94-9.
101. Mathew B, Lennon FE, Siegler J, et al. The novel role of the mu opioid receptor in lung cancer progression: a laboratory investigation. Anesth Analg. 2011;112:558-67.
102. Gupta K, Kshirsagar S, Chang L, et al. Morphine stimulates angiogenesis by activating proangiogenic and survival-promoting signaling and promotes breast tumor growth. Cancer Res. 2002;62(15):4491-8.

103. Shavit Y, Ben Eliyahu S, Zeidel A, et al. Effects of fentanyl on natural killer cell activity and on resistance to tumor metastasis in rats. Dose and timing study. Neuroimmunomodulation. 2004;11:255-60.
104. Lennon FE, Moss J, Singleton PA. The μ-Opioid Receptor in Cancer Progression: is There a Direct Effect? Anesthesiology. 2012;116:940-5.
105. Cronin-Fenton D. Opioids and breast cancer recurrence. Curr Opin Support Palliat Care. 2019;13(2):88-93.
106. Sessler DI, Pei L, Huang Y, et al. Recurrence of breast cancer after regional or general anaesthesia: a randomized controlled trial. Lancet. 2019; 394(10211):1807-15.
107. Maher DP, Wong W, White PF, et al. Association of increased postoperative opioid administration with non-small-cell lung cancer recurrence: a retrospective analysis. Br J Anaesth. 2014;113(Suppl 1):i88-94.
108. Cassinello F, Prieto I, del Olmo M, et al. Cancer surgery: how may anesthesia influence outcome? J Clin Anesth. 2015;27(3):262-72.
109. Kim R. Effects of surgery and anesthetic choice on immunosuppression and cancer recurrence. J Transl Med. 2018;16:8.
110. D'Eramo C, Lunardi S. Intraoperative changes in blood cortisol and prolactin during surface surgery: totally intravenous anesthesia with propofol vs balanced anesthesia. Acta Biomed Ateneo Parmense. 1990;61:219-25.
111. Castillo V, Navas E, Naranjo R, et al. Changes in the concentrations of catecholamines and cortisol in balanced anesthesia and total intravenous anesthesia. Rev Esp Anestesiol Reanim. 1997;44:52-5.
112. Jung SM, Cho CK. The effects of deep and light propofol anesthesia on stress response in patients undergoing open lung surgery: a randomized controlled trial. Korean J Anesthesiol. 2015;68(3):224-31.
113. Crozier TA, Sumpf E. The effect of total intravenous anesthesia with S-(+)-ketamine/propofol on hemodynamic, endocrine and metabolic stress reactions in comparison to alfentanil/propofol in laparotomy. Anaesthesist. 1996;45:1015-23.
114. Adams HA, Beigl B, Schmitz CS, et al. Total intravenous anesthesia (TIVA) in geriatric surgery. S-(+)-ketamine versus alfentanil. Anaesthesist. 1995;44(Suppl 3):S540-548.
115. Cruz FF, Rocco PR, Pelosi P. Anti-inflammatory properties of anesthetic agents. Crit Care. 2017;21(1):67.
116. Wang HL, Yan HD, Liu YY, et al. Intraoperative intravenous lidocaine exerts a protective effect on cell-mediated immunity in patients undergoing radical hysterectomy. Mol Med Rep. 2015;12(5):7039-44.
117. Zhang J, Wang Y, Xu H, et al. Influence of magnesium sulfate on hemodynamic responses during laparoscopic chole-cystectomy: A meta-analysis of randomized controlled studies. Medicine (Baltimore). 2018;97(45):e12747.
118. Barker JP, Vafidis GC, Robinson PN, et al. The metabolic and hormonal response to cataract surgery A comparison between retrobulbar an peribulbar blockade. Anaesthesia. 1993;48:488-91.
119. Chambrier C, Boulétreau P. Anesthésie péridurale et réponse métabolique à l'agression chirurgicale. Ann. Fr Anesth Réanim. 1992;11:636-43.
120. Spencer L, Carpenter RL, Neal JM. Epidural anesthesia and analgesia: their role in postoperative outcome. Anesthesiology. 1995;82:1474-506.
121. Tsuji H, Asoh T, Takerchi Y. Attenuation of adrenocortical response to upper abdominal surgery with epidural blockade. Br J Surg. 1983;70:122-4.
122. Rutberg H, Hakansos E, Anderberg B, et al. Effects of extradural administration of morphine, or bupivacaine, on the endocrine response to upper abdominal surgery. Br J Anaesth. 1984;56:223-38.
123. Kozian A1, Schilling T, Hachenberg T. Non-analgetic effects of thoracic epidural anaesthesia. Curr Opin Anaesthesiol. 2005;18(1):29-34.
124. Sanders R, Ahmed S, Craig EW, et al. Comparison of catecholamine and pressor effects in peribulbar and retrobulbar anaesthesia in cataract surgery. Eye. 1997;11:644-8.
125. Salomaki TE, Leppaluoto J, Laitinem J, et al. Epidural versus intravenous fentanyl for reducing hormonal, metabolic, and physiologic responses after thoracotomy. Anesthesiology. 1993;79:672-9.
126. Christensen P, Brant MR, Rem J, et al. Influence of extradural morphine on the adrenocortical and hiperglycemic response to surgery. Br J Anaesth. 1982;54:24-6.
127. Moller IW, Rem J, Brandt MR, et al. Effects of posttraumatic epidural analgesia on the cortisol and hyperglycaemic response to surgery. Acta Anaesth Scand. 1982;26:56-8.
128. Child CS, Kaufman L. Effect of intrathecal diamorphine on the adrenocortical, hyperglicaemic and cardiovascular responses to major colonic surgery. Br J Anaesth. 1985;57:389-93.
129. Downing R, Davis I, Black J, et al. Effect of intrathecal morphine on the adrenocortical and hyperglycaemic responses to upper abdominal surgery. Br J Anaesth. 1986;58:858-61.
130. Cascio M, Pygon B, Bernett C, et al. Labour analgesia with intrathecal fentanyl decreases maternal stress. Can J Anaesth. 1997;44:605-9.
131. Klamt JG, Stocche RM, Garcia LV, et al. Effects os sufentanil analgesia for labor pain on maternal plasma cortisol and oxytocin levels. Reg Anesth. 1999;24(supl):77.
132. Ferouz F, Norris MC, Arkoosh VA, et al. Baricity, needle direction, and intrathecal sufentanil labor analgesia. Anesthesiology. 1997;86:592-8.
133. Odio M, Brodish A. Central but not peripheral opiate receptor blockade prolonged pituitary-adrenal responses to stress. Pharmacol Biochem Behav. 1990;35:963-9.
134. Misoph M, Babin Ebell J. Interindividual variations in cytokine levels following cardiopulmonary bypass. Heart Vessels. 1997;12:119-27.
135. Lew PD, Forster A, Perrin LH, et al. Complement activation in the adult respiratory distress syndrome following cardiopulmonary bypass. Bull Eur Physiopathol Respir. 1985;21:231-5.
136. Ito H, Hamano K, Gohra H, et al. Relationship between respiratory distress and cytokine response after cardiopulmonary bypass. Surg Today. 1997;27:220-5.
137. Tennenberg SD, Bailey WW, Cotta LA, et al. The effects of methylprednisolone on complement-mediated neutrophil activation during cardiopulmonary bypass. Surgery. 1986;100:134-42.

# Farmacologia

# 38

# Conceitos Farmacocinéticos e Farmacodinâmicos

Fabiana Mara Scarpelli de Lima Alvarenga Caldeira ▪ Guilherme de Oliveira Firmo
Ana Rubia de Oliveira Comodo ▪ José Maria Leal Gomes ▪ Oscar César Pires

## INTRODUÇÃO

Farmacologia é o estudo da interação entre substâncias e os sistemas biológicos por meio de processos químicos.[1] O conhecimento de seus princípios é fundamental para prática médica e anestésica. Qualquer substância química que causa um efeito fisiológico quando introduzida no corpo é denominada droga. Aquelas cujas ações provocam efeitos terapêuticos, por exemplo, doença ou tratamento de sintomas ou prevenção, são consideradas medicamentos.[2] A ação de cada droga reflete suas propriedades farmacocinéticas e farmacodinâmicas que, por sua vez, podem ser influenciadas pelas características físicas, culturais e genéticas de cada paciente.

▪ Farmacocinética se refere aos processos que ocorrem desde o momento que o fármaco entra no organismo até atingir o sítio efetor, incluindo absorção, distribuição, ligação proteica e clerance. São ações do organismo sobre o fármaco.[1,6] A interpretação dos dados farmacocinéticos é realizada a partir do estabelecimento de um modelo de concentração versus tempo de cada droga, com a determinação de parâmetros que descrevam o comportamento observado;[4]

▪ Farmacodinâmica é o efeito biofisiológico do fármaco e está relacionado à sua concentração e ligação aos receptores. Refere-se à resposta do organismo ao fármaco.[1,6]

A farmacoepidemiologia estuda a variabilidade da resposta da droga dentro de uma mesma população.[2] Fatores genotípicos e fenotípicos contribuem para esse fenômeno. Já a farmacogenética correlaciona as diferenças individuais na resposta aos fármacos com a diversidade genética. E a farmacogenômica estuda o genoma humano com o objetivo de, futuramente, conseguir estabelecer tratamentos individualizados mais eficazes.[1,6]

## ▪ CONCEITOS FARMACOCINÉTICOS

### Biodisponibilidade e Biofase

Para exercer seus efeitos, os fármacos devem superar barreiras físicas, químicas ou biológicas, como a barreira hematoencefálica, a fim de entrar na circulação geral a partir do local de administração e chegar ao local de ação.[8]

Denomina-se Biodisponibilidade (F) a proporção do fármaco que estará presente na circulação sistêmica sem alteração das suas características farmacológicas após qualquer meio de administração, disponível para causar efeito clínico. A biodisponibilidade é total (F = 1) apenas quando a administração é por via venosa. Essa via fornece, geralmente, 100% de biodisponibilidade, podendo ocorrer variação com as drogas que requerem metabolismo antes da ação.[5]

Vários fatores podem alterar a biodisponibilidade, como suprimento sanguíneo da via de administração, área de superfície para absorção, o tamanho, peso molecular, solubilidade lipídica e grau de ionização do fármaco. Fármacos pouco solúveis apresentam geralmente baixa biodisponibilidade e, por esse motivo, há uma busca constante de métodos para aumentá-la, tais como alterações de suas estruturas químicas, mudanças fisiológicas do meio e redução do tamanho das partículas (nanotecnologia).[7,8]

> F = quantidade do fármaco na circulação sistemica / quantidade adminitrada do fármaco

O objetivo da administração de qualquer fármaco é a produção de seu efeito clínico. O intervalo entre a presença do fármaco no plasma (após ser ministrada por via venosa ou absorvidas para a corrente sanguínea) até o início de seu efeito clínico é denominado biofase. Muitas vezes, a relação entre a mudança da concentração plasmática do fármaco e seu efeito clínico não é linear. Esse fenômeno é denominado histerese e está relacionado a vários fatores causais, tais como tolerância, alteração dos volumes de distribuição, mecanismos de feedback, presença de metabólitos ativos, modificações de receptor, fluxo sanguíneo para o orgão efetor e a taxa de transferência do fármaco para o mesmo.[9]

A velocidade de equilíbrio entre o plasma e o sítio efetor pode ser descrita matematicamente como uma constante de primeira ordem determinada Ke0, que pode ser utilizada para prever a relação entre dose, concentração e efeito. O tempo para se alcançar 50% do equilíbrio é denominado T 1/2Ke0 e está relacionado ao equilíbrio do compartimento central e o local de ação do fármaco. Quando se deseja um efeito farmacológico rápido, como na indução anestésica em sequência rápida, deve-se optar por fármacos com baixo T 1/2Ke0 e elevada Ke0.[10]

## Absorção

Absorção é a transferência do fármaco desde do local que foi administrado no organismo até a circulação sistêmica, podendo ser realizada por meio de inúmeras vias de administração: oral, sublingual, retal, venosa, inalatória, intratecal, epidural, transdérmica, subcutânea e intramuscular.

Os fármacos devem passar através de diversas membranas celulares desde o local da sua administração até o seu sítio efetor. O transporte de moléculas por elas ocorre principalmente por difusão passiva aquosa e lipídica. Apenas moléculas pequenas, apolares e lipossolúveis são capazes de atravessar passivamente a membrana lipoproteíca celular. O número de moléculas que atravessam a membrana por unidade de área em unidade de tempo (coeficiente de permeabilidade – P) é determinado pela diferença da concentração da droga entre os dois meios, pela difusividade, que é uma medida da mobilidade das moléculas dentro da membrana, e pelo coeficiente de partição da membrana.[4] O coeficiente de partição lipídico-aquoso determina a velocidade de movimentação da substância entre esses dois meios e, tratando-se de bases ou ácidos fracos, pode ser modificado pelo pH do meio, visto que, quando ionizadas, se tornam moléculas de água.[1,11,12]

Outros mecanismos são a difusão facilitada, que ocorre por meio de canais ou proteínas carreadoras, com fluxo determinado pelo gradiente eletroquímico dos meios intra e extracelular, sem gasto de energia, e o transporte ativo, ocorrendo contra o gradiente de concentração, com gasto de energia e utilizando proteínas transportadoras.[13,14]

Duas grandes famílias de proteínas transportadoras têm papel fundamental na homeostase celular. A família ABC (ATP-*binding cassete*) e a SLC (*human solute carrier*). Elas atuam, principalmente, na absorção de íons e nutrientes nas células, sendo importantes alvos de medicamentos.[15,16]

O intestino é um local de grande absorção pela sua área extensa e grande vascularização. Condições que alteram a velocidade do trânsito gastrintestinal, como diarreia ou estresse, também podem comprometer a absorção dos fármacos.[17]

A maioria dos fármacos são ácidos ou bases fracas que se dissociam em formas ionizadas e não ionizadas após serem administradas. Somente as últimas são lipossolúveis e mais facilmente absorvidas. A quantidade da forma não ionizada dependerá do pH do meio e do pKa do fármaco (cologaritmo da constante de dissociação do fármaco). De acordo com a equação de Handerson-Hasselbach, se o pH e o pKa forem iguais, haverá 50% do fármaco em sua forma não ionizada e 50% na forma ionizada.[18]

## Vias de Administração dos Fármacos

- **Oral:** influenciada por características do próprio fármaco (estado físico, grau de ionização e solubilidade) e do organismo (velocidade de esvaziamento gástrico, superfície de absorção, pH do meio, temperatura, ingesta concomitante com alimentos). Preparações de liberação lenta são dissolvidas de maneira gradual e mantêm absorção mais uniforme e prolongada.[19,20] Apesar dessa via ser muito segura, pode ser inefetiva pelo metabolismo de primeira passagem, que é a absorção do fármaco pelo intestino delgado e, em seguida, pelo fígado, antes de atingir a circulação sistêmica, através do sistema porta, sendo metabolizada antes de atingir seu sítio efetor.[19] Esse processo é significativo para grande parte dos opioides. Assim, as doses por essa via, em geral, devem ser proporcionalmente maiores;[21]
- **Sublingual:** evita o metabolismo de primeira passagem. Absorção rápida pela grande vascularização da região;[22]
- **Retal:** menor porção do fármaco sofre metabolismo de primeira passagem devido à comunicação vascular colateral com o sistema porta. No entanto, a absorção é irregular e alguns fármacos podem causar irritação da mucosa intestinal;[23]
- **Venosa:** pode ser realizada em *bolus*, atingindo altas concentrações rapidamente ou infusão contínua. Não se aplica o conceito de biodisponibilidade nesta forma de administração;[24]
- **Intra-arterial:** mais utilizada em diagnósticos e tratamentos radiológicos e oncológicos, nos quais é de extrema relevância a presença de grandes concentrações em um local específico;[25]
- **Intratecal:** acesso direto do fármaco ao tecido nervoso, com baixíssima ligação protéica, possibilitando o uso de menores doses;[26]
- **Peridural:** os fármacos inoculados no espaço epidural atingem as raízes e nervos espinhais, mas também podem ser absorvidos para a circulação sistêmica, visto que a região é bem vascularizada;[27]
- **Inalatória:** grande área de absorção, tornando o processo mais rápido;[28]
- **Subucutânea:** absorção lenta e dependente do fluxo sanguíneo local. Ideal para soluções de pequeno volume;[29]
- **Intramuscular:** via na qual o tempo de absorção pode ser extremamente variável, dependendo da vascularização local e tipo de solução;[24]
- **Transdérmica:** ocorre liberação lenta do fármaco para a circulação sistêmica, que ultrapassa o período de permanência do adesivo, pelo depósito no tecido cutâneo. Possível apenas para fármacos lipossolúveis.[30]

As características das principais vias de administração estão expostas na Tabela 38.1.

| Tabela 38.1 Características das principais vias de administração de fármacos. | | | |
|---|---|---|---|
| **Via/biodisponibilidade (F)** | **Padrão de absorção** | **Utilidade principal** | **Limitações e precauções** |
| Intravenosa (F = 1) | Absorção "total" | Emergência | Alto risco para efeitos adversos |
| | Efeito imediato (potencialmente) | Permite titular a dose | Como regra geral, deve-se injetar lentamente |
| | Adequado para grandes volumes, substâncias irritantes ou misturas complexas diluídas | Fármacos com proteínas e peptídeos de alto peso molecular | Inadequado para soluções oleosas ou substâncias pouco solúveis |
| Subcutânea (0,75 < F < 1) | Ideal para solução aquosa | Suspensões pouco solúveis e implantes de liberação lenta | Inadequado para grandes volumes |
| | Útil para preparações de liberação lenta | Apropriado para autoadministração | Dor ou necrose (substâncias irritantes) |
| Intramuscular (0,75 < F < 1) | Ideal para solução aquosa | Adequado para volumes moderados e veículos oleosos | Contraindicado em terapia com anticoagulantes |
| | Útil para preparações de liberação lenta | Apropriado para autoadministração | Pode alterar resultados de testes de diagnóstico (ex: creatina quinase) |
| Oral (0,05 < F < 1) | Variável | Conveniente, econômico e geralmente seguro | Requer cooperação do paciente |
| | | | Biodisponibilidade potencialmente irregular e incompleta |

## Distribuição

Distribuição refere-se ao movimento da droga da circulação sistêmica para os tecidos.[8] Sua dispersão no organismo depende do débito cardíaco, do fluxo sanguíneo regional, da sua solubilidade em relação aos tecidos, do seu grau de ligação proteica e ionização e de sua metabolização. Assim, esse processo é variável e dinâmico. Quanto maior a lipossolubilidade e menor ligação proteica do fármaco, maior sua dispersão.[31,32]

Grande parte dos fármacos são transportados pelo organismo ligadas a proteínas plasmáticas. As principais transportadoras são a albumina, para os fármacos ácidos, e a a1-glicoproteína para as básicas. Apenas a fração livre dos fármacos age no sítio efetor. Várias condições causam hipoalbuminemia, como desnutrição grave e gravidez, aumentando a quantidade de fármaco livre e ácido, e, consequentemente, seus efeitos. Outras doenças, como neoplasias e distúrbios auto-imunes, cursam com aumento dos níveis de a1-glicoproteína, reduzindo a fração livre dos fármacos básicos.[31,32] Os complexos droga-proteína, em geral, tem ligação reversível e atuam como um reservatório, que libera fármaco livre quando as concentrações desse diminuem. Fármacos que se ligam extensivamente a proteínas plasmáticas podem apresentar efeitos prolongados por meio de sua liberação sustentada. A competição entre dois fármacos pela ligação plasmática pode ter implicações significativas para seus efeitos. A aspirina e a varfarina, por exemplo, competem pelos mesmos sítios de ligação às proteínas plasmáticas e, portanto, a coadministração potencializa os efeitos das duas.[8]

O grau de adiposidade do organismo também pode alterar o volume de distribuição. O tecido adiposo é apolar e serve como um reservatório para acúmulo de substâncias lipossolúveis. Sua importância só é minimizada por sua baixa vascularização. Ele só recebe 2% do débito cardíaco, tornando os processos de distribuição e equilíbrio lentos.[33]

Alguns tecidos têm maior afinidade por certos fármacos, podendo apresentar concentrações maiores das mesmas. É o caso das tetraciclinas que se acumulam na superfície óssea, alterando sua coloração.[34]

Existem duas barreiras fisiológicas importantes que minimizam ou impedem a dispersão dos fármacos pelo sistema nervoso central e para o feto: a hematoencefálica e a placentária. Elas são fendas intercelulares dos capilares dispostas de forma mais coesa, sem porosidades, que permitem a difusão apenas de moléculas menores e lipossolúveis. Processos inflamatórios podem alterar sua permeabilidade, o que explica a passagem de antimicrobianos em uma meningite.[35] Apenas fármacos apolares atravessam a barreira placentária. Assim, fetos muito acidóticos ionizam essas moléculas oriundas da circulação materna, impedindo o retorno das mesmas, em fenômeno conhecido como íon trapping.[36]

Simplificadamente, pode-se calcular o volume de distribuição do fármaco em um compartimento seguindo a fórmula abaixo.[3]

$$Vd = Dose / concentração$$

Didaticamente, pode-se dividir o organismo em múltiplos compartimentos que, por suas características, determinam volumes de distribuição diferentes para um mesmo fármaco. O primeiro é o espaço intravascular, o segundo engloba os tecidos muito vascularizados, e o terceiro contempla os demais tecidos, como os músculos e aqueles com grande quantidade de células de gordura. Considera-se como volume de distribuição central aquele presente no primeiro e no segundo compartimentos e, como volume de distribuição periférica, o presente nos demais.

No modelo unicompartimental, o fármaco se mantém exclusivamente no intravascular, de onde sofre eliminação. Por outro lado, no modelo bicompartimental, apenas o intravascular é considerado como o compartimento central, enquanto o restante do organismo é designado como compartimento periférico. Os modelos multicompartimentais mostram as concentrações equilibrando-se rapidamente no compartimento central e tecidos muito vascularizados, e lentamente na periferia, onde estão presentes compartimentos com diferentes graus de vascularização e conteúdo adiposo (Figuras 38.1 e 38.2). Pode-se considerar até cinco compartimentos corporais: água plasmática (5%), água intersticial (16%), água intracelular (35%), gordura (20%) e a água transcelular (2%) que representa compartimentos particionados por uma barreira, como a barreira hematoencefálica.[8] O volume de distribuição de alguns fármacos pode ultrapassar, em grande quantidade, o volume físico corporal.[37]

Fármacos muito lipossolúveis, quando ministrados por via venosa, atingem rapidamente o sítio efetor, além de ter seu término de ação causado pela sua redistribuição gradual para outros tecidos menos vascularizados.[38]

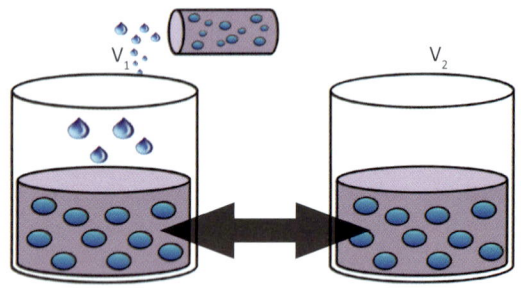

▲ **Figura 38.1** Modelo bicompartimental em estado de equilíbrio.

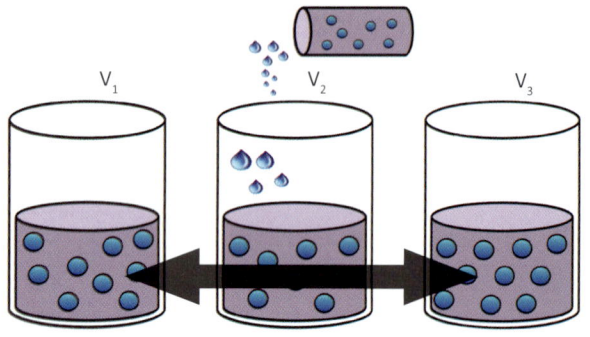

▲ **Figura 38.2** Modelo tricompartimental em estado de equilíbrio.

## Clerance

Se refere a quantidade do fármaco que é removida do sangue por unidade de tempo, pelos processos de distribuição, biotransformação e excreção.[1] O objetivo da biotransformação é formar metabolitos hidrossolúveis para serem excretados pelos rins. No entanto, esses produtos da biotransformação podem ser ativos ou não, com meia-vida menor ou maior que a do fármaco de origem.[39] A partir do

clearance, é possível também calcular a taxa de Infusão de um Fármaco (TI) para se manter uma Concentração desejada em Estado de Equilíbrio (CEE).[40]

$$TI = CEE\text{-}CL$$

Assim como nos cálculos de distribuição, o clerance pode ser mensurado separadamente por orgãos ou compartimentos, considerando seu fluxo sanguíneo e sua taxa de extração do fármaco, podendo ser determinado pela equação abaixo:[1]

$$CL = FLUXO\ sg \times RE$$

A Razão de Extração (RE) do fármaco é obtida pela subtração de sua Concentração Inicial (Cin) no orgão pela sua concentração após a passagem pelo órgão (Cf), dividida por sua concentração inicial.

$$RE = Cin\text{-}Cf/Cin$$

Assim, fármacos com razão de extração próxima de um têm seu clerance determinado pelo fluxo sanguíneo do orgão (cinética de primeira ordem). Esse comportamento é descrito como farmacocinética linear. A maioria dos anestésicos se comporta desta forma e seu clerance pode ser reduzido nos quadros de hipotensão arterial prolongada nos quais ocorrem diminuição da perfusão hepática. Quando a razão de extração é menor que um, a depuração depende da concentração do fármaco, e é limitada pela saturação das enzimas responsáveis pelo clerance. Atinge-se um valor máximo de clerance, que se mantém constante, independente de acréscimos na concentração (cinética de ordem zero). Esse é o padrão de farmacocinética não linear, também denominado como cinética de Michaelis-Menten. Um exemplo de fármaco com esta característica é o etanol.[1,41]

O estado de equilíbrio (steady state) é atingido quando um fármaco, ministrado em infusão contínua ou em doses programadas, tem sua taxa de eliminação diretamente proporcional com a velocidade de administração.[42]

## Biotransformação

Os principais órgãos que realizam os processos de biotransformação são o fígado, rins, pulmões e trato gastrintestinal. Também pode ocorrer esse processo no plasma, através das esterases.[1,3]

O processo de biotransformação ocorre por dois tipos de reações químicas, as de fase I (oxidação, redução e hidrólise) e II (conjugação e hidrólise). A oxidação geralmente adiciona um grupo polar (molécula de oxigênio); a redução adiciona uma molécula de hidrogênio e a hidrólise adiciona água. Na Fase II normalmente ocorre a ligação do fármaco a uma molécula polar por meio de reações como glicuronidação, metilação, acetilação ou sulfatação.[8] O principal órgão realizador é o fígado, e o objetivo é transformar moléculas lipossolúveis (ionizadas) em não lipossolúveis (apolares) para serem eliminadas.[39]

Alguns fármacos são administrados na sua forma inativa (pró-fármacos) e se tornam ativos após a biotransformação.[43] A maior parte dos inibidores da enzima conversora de angiotensina são pró-fármacos, como o enalapril, que é inativo. Ele somente se torna ativo após passar por biotransformação, atingindo a forma ativa do enalaprilato.[8] A biotransformação também pode gerar metabólitos farcomologicamente ativos com maior ou menor potencial do que o fármaco de origem. A aspirina, por exemplo, torna-se ácido salicílico, que também é ativo, porém menos potente. Por outro lado, a nitroglicerina se transforma em óxido nítrico, que é ainda mais ativo.[8]

São necessárias enzimas microssomais e não microssomais para a biotransformação. As enzimas microssomais estão localizadas nas membranas lipofílicas do retículo sarcoplasmático e se agrupam em vesículas (microssomas) após centrifuagação e homogenização celular, e, além disso, realizam oxidação e redução. O mais importante grupo de enzimas microssomais é denominado citocromo P450, tendo como principal enzima a CYP3A4. Muitos fármacos como anticonvulsivantes, esteroides, etanol e alguns antibióticos podem induzir o citocromo P450, aumentando a biotransformação, tanto do fármaco indutor, quanto de outros fármacos administrados. Outras, podem inibí-lo, como os derivados do imidazol e os anti-histamínicos, retardando os processos de metabolização. As enzimas não microssomais podem ser transferases, que realizam a conjugação (processo que catalisa a ligação de um substrato endógeno com o fármaco, a fim de aumentar seu peso molecular e facilitar a excreção) ou esterases, que fazem hidrólise.[1,39]

## Excreção

Os produtos da biotransformação, ou em alguns dos casos, o fármaco em sua forma inalterada, são eliminados, principalmente, através da excreção renal. O processo excretor também ocorre, em menores proporções, por via biliar, intestinal, salivar, pelo leite materno, suor, cabelos ou pela respiração, como ocorre com os anestésicos inalatórios.[1,28]

A eliminação renal pode se dar por meio de processos de filtração, secreção tubular ativa ou difusão passiva. A taxa de eliminação renal depende da função do órgão, do pH urinário e da concentração plasmática do fármaco.

A eliminação por filtração glomerular só é possível para moléculas pequenas (< 20.000 Da), logo, a fração dos fármacos que estiverem ligados às proteínas plasmáticas não sofre este processo.

Já a secreção tubular que ocorre com moléculas maiores, depende de proteínas transportadoras. Assim, a administração simultânea de dois fármacos que são eliminados por este processo retarda a eliminação dos mesmos pela competição pelos agentes transportadores, sendo o caso da penicilina com a probenicida.[44]

Destaca-se que fármacos com excreção biliar, como fentanil e morfina, tem a excreção lentificada por sofrerem reabsorção por circulação entero-hepática, diversas vezes antes da completa eliminação.[45]

A diferenciação de drogas excretadas por via fecal pode ser confundida pela excreção biliar que transita pelo cólon e por drogas administradas por via oral que permanecem não absorvidas. A digoxina é um exemplo de excreção nas fezes via secreção do lúmen colônico.[5]

De acordo com o mecanismo excretor, algumas drogas podem ser identificadas no corpo por meio de avaliação de amostras de urina, saliva ou pelos, de acordo com sua via de eliminação. Drogas eliminadas pelo cabelo podem ser incorporadas à estrutura do cabelo, como, por exemplo, a codeína ou morfina, ou secretadas no cabelo por sebo ou suor.[5]

## Meia-vida

Meia-vida (T½) é o tempo para decréscimo de 50% da concentração do fármaco. O tempo para a concentração plasmática reduzir em 50% na fase de distribuição é denominado meia-vida de distribuição (T½α). São necessárias cinco vezes a meia-vida de distribuição de um fármaco para se alcançar seu estado de equilíbrio (steady state).[31]

O tempo para a concentração plasmática reduzir em 50% na fase de eliminação é denominado meia-vida de eliminação (T½β). A eliminação completa de um fármaco ocorre após cinco meias-vidas de eliminação.[1]

Meia-vida contexto sensitivo é o tempo para decréscimo de 50% da concentração plasmática do fármaco após a interrupção de sua infusão contínua. Ele depende do tempo de infusão, do volume de distribuição da fármaco e de seu clerance. Quanto maior o tempo de infusão e lipossolubilidade, maior o acúmulo do fármaco e sua meia-vida contexto sensitivo.[37] A meia-vida contexto dependente dos principais opioides está descrita na Figura 38.3.

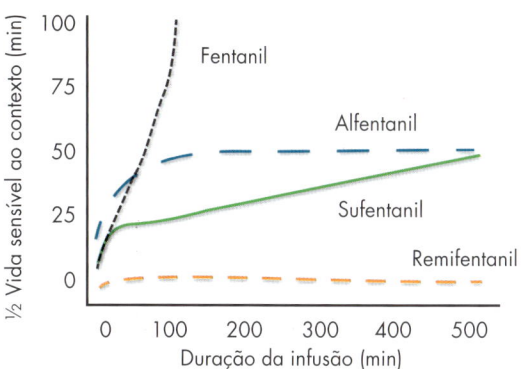

▲ **Figura 38.3** Meia vida contexto dependente dos principais opióides.

## Farmacocinética Não-linear

Alguns fármacos têm seu perfil farmacocinético (clerance, volume de distribuição e meia-vida) alterado em função de sua concentração. Esse fenômeno ocorre em virtude da saturação de proteínas transportadoras ou pelo alcance da capacidade máxima de metabolismo. Assim, paradoxalmente, a taxa de eliminação aumenta quando a concentração cai, visto que, com a quantidade menor de fármaco no organismo, não há fator limitante para os processos farmacocinéticos (Figura 38.4).[46]

## ■ FARMACOCINÉTICA EM POPULAÇÕES ESPECIAIS

### Neonatos e Crianças

Devido à dificuldade de se realizar ensaios clínicos nesses grupos, os fármacos inúmeras vezes são ministrados a eles sem que estejam adequadamente estudados. Para minimizar os riscos, leva-se em consideração às variabilidades farmacocinéticas das populações em questão.[47]

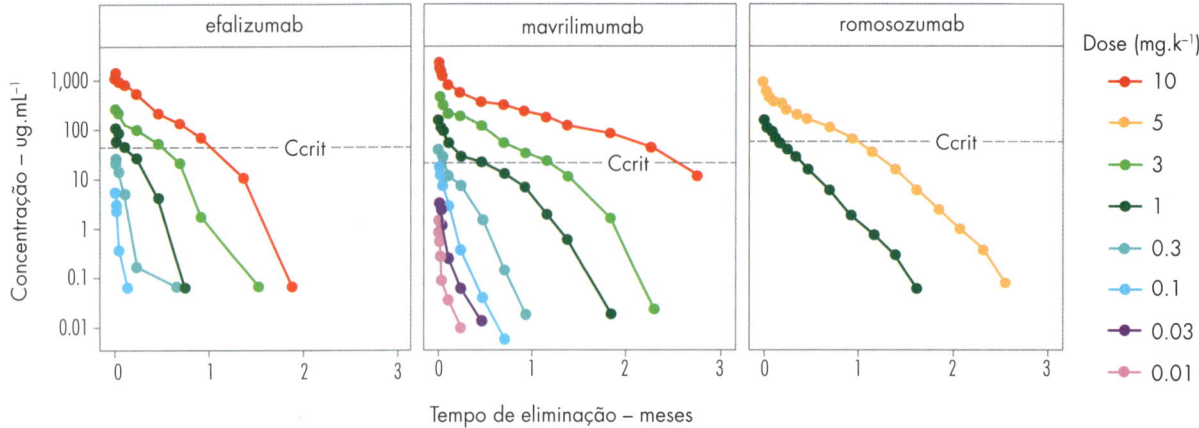

▲ **Figura 38.4** Farmacocinética não linear de três fármacos cuja queda da concentração aumenta a velocidade de eliminação.

Nas crianças deve-se analisar o tamanho e composição corporal, além da maturidade dos sistemas enzimáticos, que, em geral, tem atividade menor no início da vida.[33] No primeiro ano de vida, tanto a gordura quanto a água corporal total (em maior quantidade no líquido extracelular) são proporcionalmente maiores. Assim, o volume de distribuição é maior para fármacos hidro e lipossolúveis. A quantidade de proteínas plasmáticas também é menor, aumentando a fração do fármaco livre.[48]

Para fármacos com cinética de primeira ordem, o alto fluxo sanguíneo hepático infantil garante um clerance aumentado. O contrário ocorre para fármacos com cinética de ordem zero, devido à baixa atividade enzimática.[48]

A eliminação também pode diferir bastante dos adultos, em especial, nos neonatos. Uma via "menor" pode se tornar uma via mais relevante de depuração. Um exemplo é o propofol, cuja depuração depende do metabolismo hepático e é limitada pela menor perfusão desse órgão em crianças, com subsequente maior eliminação urinária de metabólitos conjugados.[49]

### Idosos

Os idosos apresentam menor quantidade de água corporal e maior quantidade de gordura. Assim, o volume de distribuição de fármacos lipossolúveis é maior. Há aumento da fração de fármaco livre, pela menor quantidade de proteínas plasmáticas.[50]

O clerance se altera para fármacos com cinética de primeira ordem, pelo menor fluxo sanguíneo hepático e renal.[50]

### Obesos

A obesidade aumenta o volume de distribuição dos fármacos lipossolúveis, que devem ter a dose em *bolus* calculada pelo peso corporal total. A dose para infusão contínua pode ser baseada no peso ideal, visto que o clearance se altera pouco e pode até ser levemente aumentado.[33,50]

## ■ CONCEITOS FARMACODINÂMICOS
### Receptores

São proteínas da membrana celular, de transporte ou de função enzimática, nos quais os fármacos ou substâncias endógenas se ligam, alterando sua conformação e dando início à uma série de processos bioquímicos que culminam com o efeito clínico do fármaco (fármacos agonistas). Os fármacos podem também se ligar a eles sem produzir efeitos, mas impedindo que outras substâncias também os exerçam (fármacos antagonistas).[43,51]

Os fármacos se acoplam à receptores específicos, de acordo com sua estrutura química, tamanho molecular e carga elétrica. O efeito do acoplamento pode ser muito mais prolongado do que a ligação com o receptor. Para um fármaco ter um efeito máximo, ele deve exibir alto grau de especificidade para o sítio efetor. Nem sempre, é preciso que todos os receptores estejam ocupados para que se obtenha o efeito máximo. Aqueles receptores que não receberam o fármaco são denominados receptores de reserva ou sobressalentes.[3] Além disso, os fármacos podem se ligar não somente aos receptores, mas também a canais iônicos, enzimas e transportadores para produzir o efeito.[2]

Afinidade é a tendência do fármaco de se ligar ao receptor.[1,43] Alguns fármacos, como a amiodarona, se ligam a diversos receptores de múltiplas células, produzindo efeitos sistêmicos amplos, desejados e indesejados.[52] Isso está relacionado com a constante de dissociação, que é a razão entre a taxa de associação (ligação droga-receptor) e a taxa de dissociação (perda da ligação droga-receptor). A baixa afinidade e, portanto, os requisitos de dose mais elevados, estão associados a drogas para as quais a taxa de dissociação é apreciavelmente maior do que a taxa de associação. Por outro lado, fármacos com alta afinidade requerem doses mais baixas para efeito, e apresentam taxa de associação superior à taxa de dissociação.[2]

A ligação fármaco-receptor pode ser do tipo covalente (compartilhamento de elétrons), iônica, por pontes de hidrogênio ou pela força de van der Waal. O primeiro tipo é o mais forte e irreversível, só sendo desfeita por processos de alta energia ou enzimáticos, desejável para antineoplásicos e antimicrobianos.[53]

Para alguns fármacos, o número total de receptores é o limitante para o efeito clínico. Outras conseguem produzir o máximo efeito sem ocupar todos os receptores. Após o acoplamento do fármaco agonista com o receptor e sua mudança conformacional, os sinais bioquímicos intracelulares se propagam de várias maneiras,[54] conforme Figura 38.5.

1. O acoplamento faz com que o fármaco lipossolúvel consiga atravessar a membrana celular e agir também diretamente sobre uma enzima ou outro receptor intracelular;
2. O acoplamento ativa uma enzima no intracelular;
3. O acoplamento abre um canal iônico e ocorre troca de íons entre o intra e o extracelular;
4. O acoplamento ativa de uma proteína G intracelular que age sobre uma enzima ou outro receptor intracelular que, por sua vez, modifica a concentração de um segundo mensageiro intracelular, como Adenosina Monofosfato Cíclico (AMPc), Guanosina Monofosfato Cíclico (GMPc), fosfoinositídios ou íon cálcio.

Esses efeitos dos fármacos sobre o receptor diminuem de intensidade na presença contínua do agonista por um fenômeno de dessensibilização dos mesmos. Caso o fármaco seja interrompido, em poucos minutos, um novo acoplamento produzirá um segundo efeito intracelular máximo. Por outro lado, ocorre uma supersensibilidade de receptores com baixa estimulação prolongada.[55]

Muitas doenças são causadas por alterações nos receptores. Mutações genéticas podem torná-los inativos ou ativos de modo permanente, como ocorre no hipertireoidismo, com a ativação dos receptores de T3 e T4.[56] Algumas situações clínicas e doenças autoimunes têm anticorpos contra receptores, como a Miastenia Gravis e os distúrbios neurodegenerativos.[57]

Os fármacos agonistas totais são aquelas que ativam ao máximo o receptor, gerando efeitos bioquímicos e fisiológicos. Já os agonistas parciais não conseguem ativar completamente todos os receptores aos quais estão acoplados, resultando em um efeito clínico menor.[58]

Antagonistas competitivos são aqueles que disputam com fármacos agonistas a ligação com receptores, mas, quando se acoplam aos mesmos, não são capazes de ativá-los. Os antagonistas podem se ligar de maneira reversível ou irreversível ao receptor.[54] No primeiro caso, ele desloca a curva de dose resposta do agonista para a direita, mas seu efeito máximo não se altera.[1] Já os antagonistas com ligação irreversível, além de deslocar a curva para a direita, diminuem o efeito máximo, conforme demonstrado na Figura 38.6.

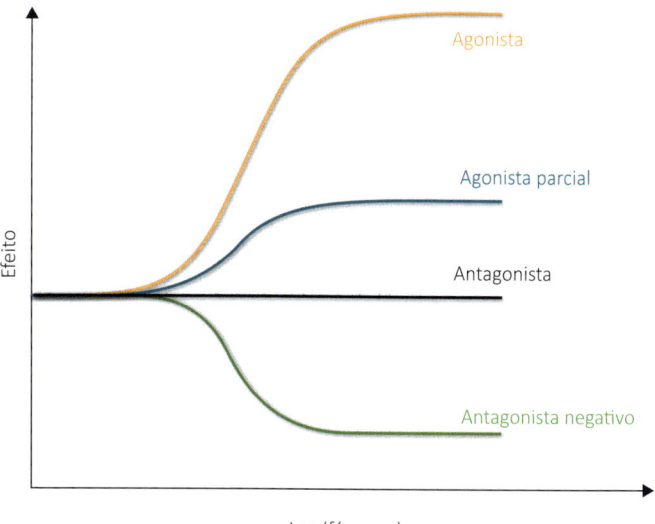

▲ **Figura 38.6** Curva dose resposta de um fármaco agonista (X) e ministrado em conjunto com antagonista competitivo (Y) e não competitivo.

Existem ainda outros mecanismos de antagonismo que não envolvem interação com receptores:[1,3]

■ **Antagonismo não competitivo:** um fármaco bloqueia os processos celulares desencadeados por outro;
■ **Antagonismo fisiológico:** um fármaco exerce efeito fisiológico oposto que se sobrepõe ao efeito de outro;
■ **Antagonismo químico:** um fármaco se liga e inativa outro antes dele se ligar a um receptor;
■ **Antagonismo farmacocinético:** um fármaco age reduzindo absorção ou amentando clerance de outro.

A reversão dos efeitos dos bloqueadores neuromusculares ilustra bem alguns mecanismos de antagonismo. Os anticolinesterásicos aumentam a concentração de acetilcolina na placa motora para disputar com os bloqueadores neuromusculares adespolarizantes a ligação nos receptores colinérgicos, realizando um antagonismo competitivo.[51] Já o sugamadex é exemplo de antagonismo químico que se liga à molécula de rocurônio, e a impedindo de agir no receptor da acetilcolina na placa motora.[59]

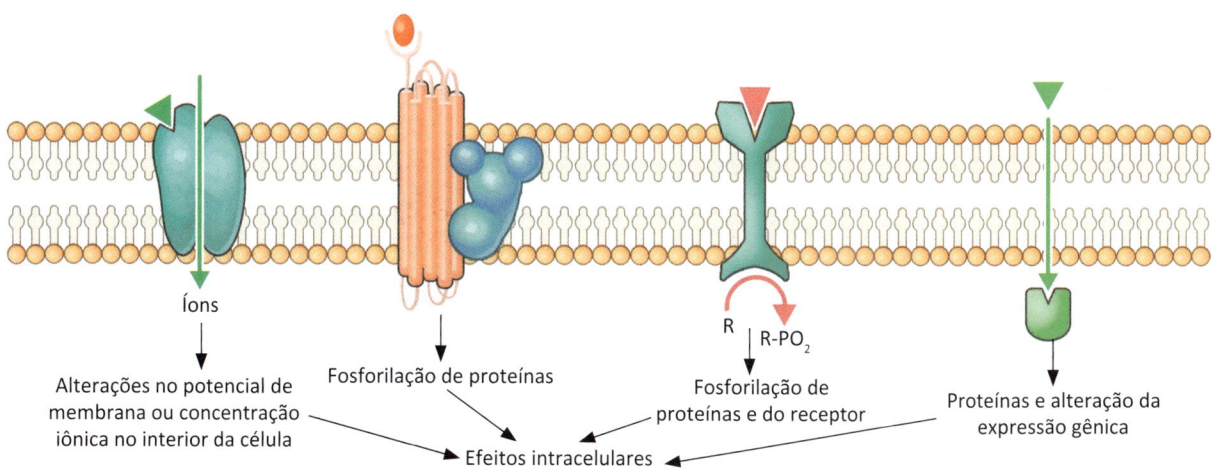

▲ **Figura 38.5** Tipos de interação fármaco-receptor.

Para a maioria dos fármacos, haverá um aumento nas respostas, em consequência ao aumento da dose, produzindo uma curva dose resposta convencional, em forma de sigmoide. Alguns fármacos, nutrientes e hormônios não mantêm esse padrão, produzindo curvas não monotônicas. Há vários padrões de curvas não monotônicas que não são esperadas in vitro. O estrogênio, por exemplo, faz uma curva em forma de "U", porque doses suprafisiológicas diminuem sua ação, devido à dessensibilização e down regulation dos receptores.[60]

O efeito de um fármaco pode ser diferente em cada indivíduo, e esse pode apresentar respostas diferentes para um mesmo fármaco utilizado em momentos distintos ou se modificar ao longo do tratamento. É possível uma resposta exacerbada (sensibilização), diminuída ou que se reduz ao longo do tempo (tolerância) ou a apresentação de redução aguda da resposta (taquifilaxia).[61] A Figura 38.7 demonstra os fenômenos de tolerância e sensibilização.

Os fenômenos de tolerância ou taquifilaxia podem ser secundários a problemas com o receptor (alterações na conformação ou no número), esgotamento de mediadores químicos, aumento do metabolismo ou adaptação fisiológica ao efeito clínico do fármaco.[61]

Todo fármaco produz, além do efeito clínico esperado, reações adversas que podem ser secundárias à ligação aos mesmos receptores em outros tecidos, a outros tipos de receptores ou relacionadas ao próprio efeito terapêutico. As reações adversas podem ser do tipo A (intrínsecas), que são esperadas e causadas pelo aumento da dose ou do tipo B (idiossincráticas), que são inesperadas e relacionadas a um paciente individualmente ou a um grupo específico.[62]

Para se avaliar todos os efeitos de um fármaco, é preciso conhecer seu NNT (Número Necessário para Tratar), que é o número de pacientes que precisam utilizar o fármaco para que um deles mostre o efeito pesquisado (desejável). Um NNT de nove significa que nove terão que ser tratados para que um para obtenha o efeito causado pela terapia. O NNH (Número Necessário para Lesar) segue o mesmo raciocínio, apenas considerando efeitos indesejados.[63]

Outro conceito utilizado é o do Índice Terapêutico (IT), que é a relação entre a dose que produz um efeito deletério e a dose necessária para o efeito clínico desejado. O valor é calculado dividindo-se a dose letal 50,[64] que é a que produz exterminação para 50% dos animais (DL50) pela dose eficaz 50, aquela que produzirá o efeito esperado em 50% dos animais envolvidos no estudo (DE50). Teoricamente, quanto maior o índice, mais seguro é o fármaco. No entanto, é importante salientar que este índice é obtido por meio de estudos em animais e pode não refletir os efeitos clínicos e idiossincrásicos.[1,3] Caso ocorra fenômeno de tolerância ou sensibilização apenas em relação ao efeito esperado do medicamento sem modificar o comportamento aos efeitos colaterais, o índice terapêutico será alterado.[3] A janela terapêutica é denominada como a dose que alcança a concentração de equilíbrio que leva ao efeito clínico desejado, causando a menor toxicidade possível.[65]

Pode-se comparar dois ou mais fármacos pela potência de cada um deles, através da (Ce50), que é a concentração necessária para produzir 50% de seu efeito máximo. A potência se relaciona à afinidade pelo receptor e à capacidade de produzir um efeito no mesmo. Tratando-se de dois fármacos capazes de produzir respostas equivalentes, considera-se a mais potente aquela que atinge o efeito com a menor concentração.[66]

Eficácia indica a capacidade de aumentar o efeito secundário ao aumento da dose ou da concentração. Ela reflete a tendência do fármaco em produzir um efeito máximo após se ligar ao receptor.[67] Um fármaco pode ter uma potência maior do que outro, mas ainda ter uma eficácia menor. No gráfico, o fármaco B apresenta 50% de seu efeito máximo com uma dose menor que o fármaco A, mas esta amplia seu efeito de forma mais significativa que o primeiro. Assim, o fármaco B é mais potente, menos eficaz que o A, sendo um agonista parcial.

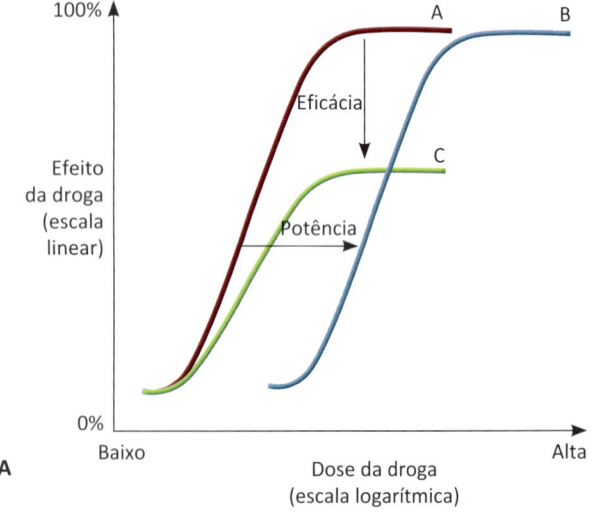
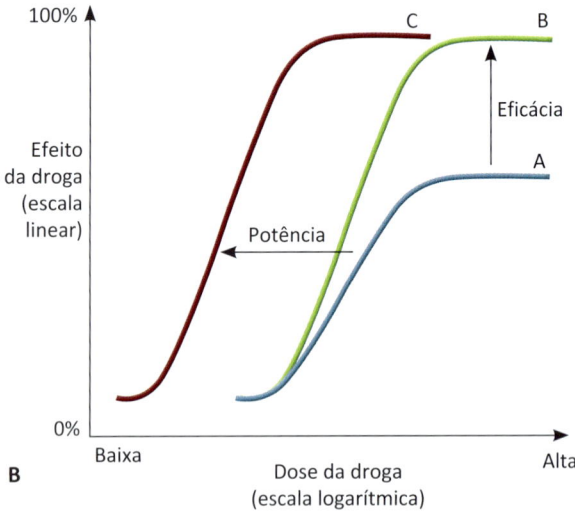

▲ **Figura 38.7** Fenômeno de tolerância (A à esquerda): doses mais altas para gerar o mesmo efeito (curva A para B) ou ter efeitos menores com a mesma dose (curva A para C). Fenômeno de sensibilização (B à direita): efeitos maiores com a mesma dose (curva A para B) ou mesmos efeitos com uma dose mais baixa (curva A para C).

# ■ INTERAÇÕES MEDICAMENTOSAS

O uso de dois ou mais fármacos em conjunto pode causar um efeito clínico diferente do esperado quando comparado ao uso individual, seja por alterações farmacocinéticas ou farmacodinâmicas, sendo os procedimentos anestésicos bons exemplos de interações medicamentosas. Ao se combinar duas classes de medicamentos anestésicos, as doses e concentrações necessárias para produzir muitos dos efeitos esperados, como hipnose e analgesia, se modificam.[68]

As interações podem ser representadas pelo isobolograma, uma linha de isoefeito onde se representa todas as combinações de doses de cada fármaco em associação para produzirem o mesmo efeito (Figura 38.8). Essa interações podem causar um efeito aditivo, que é o resultado da somatória dos efeitos separados; um efeito sinérgico, que é maior que o efeito somatório; ou antagônico, que resulta em um menor efeito clínico.[70,71] Os mecanismos de interações são:

- **Alterações na absorção:** por adsorção (quelação do fármaco), alterações na motilidade ou pH do trato gastrointestinal e alterações na atividade de enzimas transportadoras;
- **Alterações na distribuição:** por afinidade maior de um fármaco com proteínas plasmáticas, aumentando a fração livre de outro;
- **Alterações na biotransformação:** por indução ou inibição das isoenzimas do citocromo $P_{450}$;
- **Alterações na excreção:** por afinidade maior de um fármaco com as proteínas tubulares renais, redução no fluxo sanguíneo renal e alterações de pH urinário, podendo causar diminuição na eliminação de vários fármacos.

Efeitos sinérgicos são comuns e, em muitos casos, podem ser consequência da interação alostérica entre os fármacos. Interações alostéricas são aquelas em que fármacos se ligam simultaneamente ao mesmo receptor, mas em diferentes subunidades (Figura 38.9). Um exemplo são os receptores GABAa, que podem se acoplar com anestésicos venosos e inalatórios em um mesmo momento.[72,73] O efeito antagônico também pode ocorrer por essas mesmas interações alostéricas.

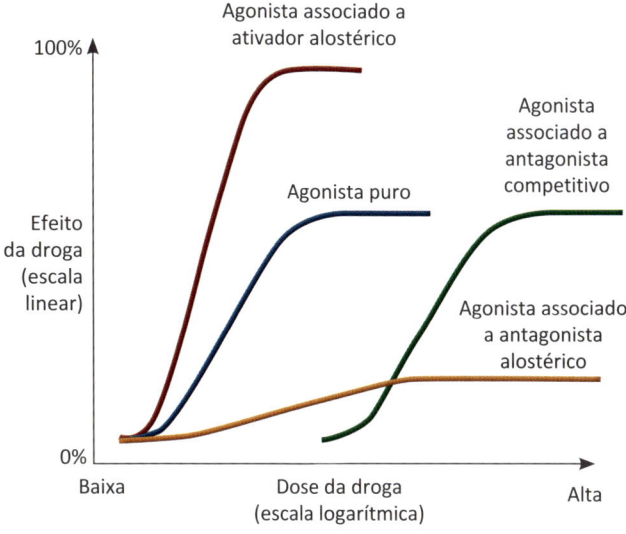

▲ **Figura 38.9** Alteração da atividade agonista no receptor por ativação ou inibição alostérica de outros receptores.

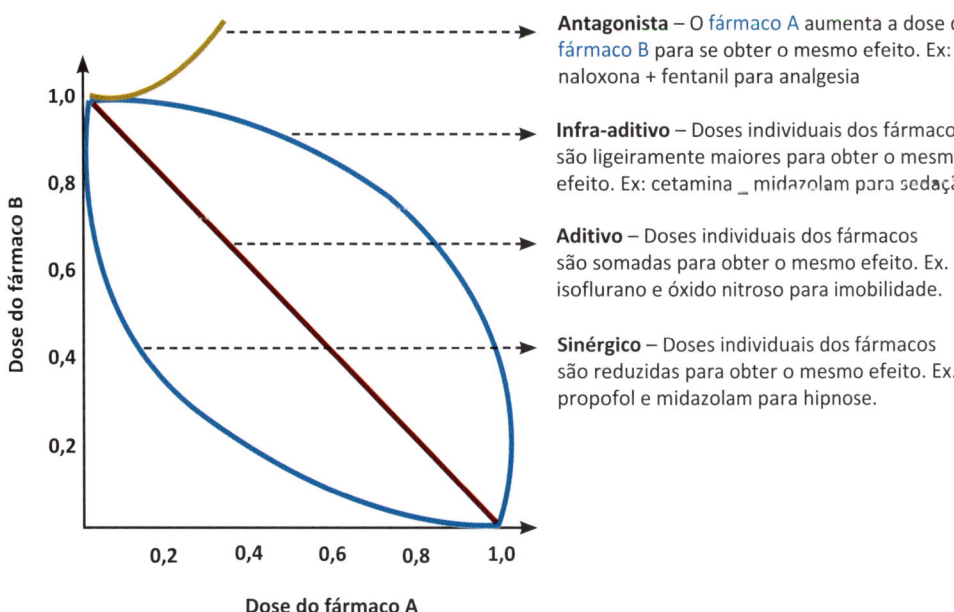

▲ **Figura 38.8** Isobolograma – mostra a necessidade da quantidade de cada fármaco, em associação, para se obter o mesmo efeito.

# REFERÊNCIAS

1. Katzung BG, Vanderah TW. Farmacologia básica e clínica, 15. ed. Porto Alegre: AMGH; 2022.

2. Currie GM. Pharmacology, Part 1: Introduction to Pharmacology and Pharmacodynamics. J Nucl Med Technol. 2018;46(2):81-86.

3. Brunton LL, Lazo JS, Parker KL. Goodman & Gilman – The Pharmacological Basis of Therapeutics, 13. ed. São Paulo: McGraw-Hill; 2018.

4. Ritter JM, Flower R, Henderson G, Loke YK, MacEwan D, Rang HP. Rang & Dale Farmacologia, 9. ed. Rio de Janeiro: Elsevier; 2020.

5. Currie GM. Pharmacology, Part 2: Introduction to Pharmacokinetics. J Nucl Med Technol. 2018;46(3):221-30.

6. Metzger IF, Souza-Costa DC, Tanus-Santos JE. Farmacogenética: princípios, aplicações e perspectivas. Medicina, Ribeirão Preto, 2006;39(4):515-21.

7. Siddiqui K, Waris A, Akber H, et al. Physicochemical Modifications and Nano Particulate Strategies for Improved Bioavailability of Poorly Water Soluble Drugs. Pharm Nanotechnol. 2017; 5(4):276-84.

8. Anttila M, Penttila J, Helminen A, et al. Bioavailability of dexmedetomidine after extravascular doses in healthy subjects. Br J Clin Pharm. 2003;56:691-3.T

9. Louizos C, Yáñez JA, Forrest ML, Davies NM. Understanding the hysteresis loop conundrum in pharmacokinetic/pharmacody- namic relationships. J Pharm Pharm Sci. 2014;17(1):34-91.

10. Cortínez, L.I. (2014), What is the ke0 and what does it tell me about propofol? Anaesthesia, 69:399-402.

11. Cocucci E, Kim J, Bai Y, Pabla N. Role of Passive Diffusion, Transporters, and Membrane Trafficking-Mediated Processes in Cellular Drug Transport. Clin. Pharmacol. Ther. 101:121-29.

12. Manallack DT, Yuriev E, Chalmers DK. The influence and manipulation of acid/base properties in drug discovery. Drug Discov Today Technol. 2018;27:41-7.

13. Gaspar M. Aquaporinas: canais de água a transportadores multifuncionais em plantas. Revista Brasil Bot. 2011;34(4):481-91.

14. Stein WD. Facilitated Diffusion of Calcium across the Rat Intestinal Epithelial Cell. J Nutr. 1992;122(3 Suppl):651-6.

15. Beis K. Structural basis for the mechanism of ABC transporters. Biochem Soc Trans. 2015;43(5):889-93.

16. Colas C, Ung PM, Schlessinger A. SLC Transporters: Structure, Function, and Drug Discovery. Medchemcomm. 2016;7(6):1069-81.

17. Van der Heide F. Best Pract Res Clin Gastroenterol. 2016;30(2):213-24.

18. Manallack DT, Dennis ML, Kelly MR, et al. The Acid/Base Profile of the Human Metabolome and Natural Products. Mol Inform. 2013;32(5-6):505-15.

19. Sugano K, Terada K. Rate and Extent-Limiting Factors of Oral Drug Absorption: Theory and Applications. J Pharm Sci. 2015;104(9):2777-88.

20. Nosek K, Leppert W, Nosek H, et al. A comparison of oral controlled release morphine and oxycodone with transdermal formulations of buprenorphine and fentanyl in the treatment of severe pain in cancer patients. Drug Des Devel Ther. 2017;11:2409-19.

21. Aitkenhead AR, Lin ES, Achola KJ. The pharmacokinetics of oral and intravenous nalbuphine in healthy volunteers. Br J Clin Pharmacol. 1988;25:264-8.

22. Darwish M, Kirby M, Robertson P, et al. Single-dose and steady-state pharmacokinetics of fentanyl buccal tablet in healthy volunteers. J Clin Pharmacol. 2007;47:56-63.

23. Anderson BJ, Woollard G.A, Holford NHG. Pharmacokinetics of rectal paracetamol after major surgery in children. Pediatr Anesth. 1995;5:237-42.

24. Dyck JB, Maze M, Haack C, et al. The pharmacokinetics and hemodynamic effects of intravenous and intramuscular dexmedetomidine hydrochloride in adult human volunteers. Anesthesiology. 1993;78:813-20.

25. Manjandavida FP, Stathopoulos C, Zhang J, Honavar SG, Shields CL. Intra-arterial chemotherapy in retinoblastoma - A paradigm change [published correction appears in Indian J Ophthalmol. 2019;67(8):1385]. Indian J Ophthalmol. 2019;67(6):740-54.

26. Bonnet F, Delaunay L, Liu N. Pharmacology and mechanism of action of opiates administered by the subarachnoid route. Cah Anesthesiol. 1991;39(2):83-6.

27. Attia J, Ecoffey C, Sandouk P. Epidural morphine in children: pharmacokinetics and CO. Anesthesiology. 1986;65:590-4.

28. Bailey J.M. Context-sensitive halftimes and other decrement times of inhaled anesthetics. Anesth Analg. 1997;85:681-6.

29. Capper SJ, Loo S, Geue JP, et al. Pharmacokinetics of fentanyl after subcutaneous administration in volunteers. Eur J Anaesthesiol. 2010;27(3):241-6.

30. Prausnitz MR, Langer R. Transdermal drug delivery. Nat Biotechnol. 2008;26(11):1261-68.

31. Shafer SL, Varvel JR. Pharmacokinetics, pharmacodynamics, and rational opioid selection. Anesthesiology. 1991;74:53-63.

32. Youngs EJ, Shafer SL. Pharmacokinetic parameters relevant to recovery from opioids. Anesthesiology. 1994;81:833-42.

33. Janmahasatian S, Duffull SB, Ash S, et al. Quantification of lean bodyweight. Clin Pharmacokinet. 2005;44:1051-65.

34. Farahnik B, Zaghi S, Hendizadeh L, et al. Rusty green stained temporal bone associated with exposure to tetracycline: an unusual presentation of black bone disease. J Laryngol Otol. 2015 129(3):276-8.

35. Boström E, Somnsson USH, Hammarlund-Udenaes M. In vivo blood-brain barrier transport of oxycodone in the rat: indications for active influx and implications for pharmacokinetics/pharmacodynamics. Drugs Metab Dispos. 2006;34:1624-31.

36. Heikkinen EM, Kokki H, Heikkinen A, et al. Foetal Fentanyl Exposure and Ion Trapping after Intravenous and Transdermal Admi- nistration to the Ewe. Basic Clin Pharmacol Toxicol. 2017;120(2):195-198.

37. Hughes MA, Glass PS, Jacobs JR. Context-sensitive halftime in multicompartment pharmacokinetic models for intravenous anesthetic drugs. Anesthesiology. 1992;76:334-41.

38. Toutain PL, Bousquet-Mélou A. Volumes of distribution. J Vet Pharmacol Ther. 2004;27(6):441-53

39. Baker M, Parton T. Kinetic determinants of hepatic clearance: plasma protein binding and hepatic uptake. Xenobiotica. 2007;37:1110-34.

40. Minto CF, Schnider TW, Egan TD, et al. Influence of age and gender on the pharmacokinetics and pharmacodynamics of remifentanil. I. Model development. Anesthesiology. 1997;86(1):10-23.

41. Gepts E, Shafer SL, Carau F, et al: Linearity of pharmacokinetics and model estimation of sufentanil. Anesthesiology. 1995;83:1194-204.

42. Himeno M, Ishibashi T, Nakano S, et al. Implication of steady state concentrations of nitrite and nitrate metabolites of nitric oxide in plasma and whole blood in healthy human subjects. Clin Exp Pharmacol Physiol. 2004;31(9):591-6.

43. Björkman S: Prediction of cytochrome P450-mediated hepatic drug clearance in neonates, infants and children: how accurate are available scaling methods? Clin Pharmacokinet. 2006;45:1-11.

44. Hirata S. Appropriate pharmacotherapy in patients with chronic kidney disease - new approach. Yakugaku Zasshi. 2012;132(4):461-70.

45. Ouellet DM, Pollack GM. Biliary excretion and enterohepatic recirculation of morphine-3-glucuronide in rats. Drug Metab Dispos. 1995;23(4):478-84.

46. Stein AM, Peletier LA. Predicting the Onset of Nonlinear Pharmacokinetics. CPT Pharmacometrics Syst Pharmacol. 2018;7(10):670–677.

47. Ette EI, Williams PJ.Population pharmacokinetics I: background, concepts, and models. Ann Pharmacother. 2004;38(10):1702-6.

48. Anderson BJ, Holford NH. Mechanism-based concepts of size and maturity in pharmacokinetics. Ann Rev Pharmacol Toxicol. 2008;48:303-32.

49. Allegaert K, van de Velt M, van den Anker j. Neonatal clinical pharmacology. Paediatr Anaesth. 2014; 24(1):30-8.

50. Greenblatt DJ, Abernethy DR, Locniskar A, et al. Effect of age, gender, and obesity on midazolam kinetics. Anesthesiology. 1984;61:27-35.

51. Aquilonius SM, Hartvig P. Clinical pharmacokinetics of cholinesterase inhibitors. Clin Pharmacokinet 1986;11:236-49.

52. Jabrocka-Hybel A, Bednarczuk T, Bartalena L, et al. Amiodarone and the thyroid. Endokrynol Pol. 2015;66(2):176-86.

53. Dilger JP. The effects of general anaesthetics on ligand-gated ion channels. Br J Anaesth. 2002;89(1):41-51.

54. Franks NP, Lieb WR. Molecular and cellular mechanisms of general anaesthesia. Nature. 1994;367:607-14.

55. Law PY, Erickson LJ, El-Kouhen R, et al. Receptor density and recycling affect the rate of agonist-induced desensitization of mu--opioid receptor. Mol Pharmacol. 2000;58(2):388-98.

56. Hong W, Li G, Nie Y, et al. Potential Involvement of P2 Receptors in the Pathological Processes of Hyperthyroidism: A Pilot Study. Ann Clin Lab Sci. 2016;46(3):254-9.

57. Meriggioli MN, Sanders DB. Muscle autoantibodies in myasthenia gravis: beyond diagnosis? Expert Rev Clin Immunol. 2012;8(5):427-38.

58. Bidlack JM. Mixed κ/μ partial opioid agonists as potential treatments for cocaine dependence. Adv Pharmacol. 2014;69:387-418.

59. Bom A, Bradley M, Cameron I, et al. A novel concept of reversing neuromuscular block: chemical encapsulation of rocuronium bromide by a cyclodextrin-based synthetic host. Angew Chem. 2002;41:266-70.

60. Hill CE, Myers JP, Vandenberg LN. Nonmonotonic Dose-Response Curves Occur in Dose Ranges That Are Relevant to Regulatory Decision-Making. Dose Response. 2018;16(3):1-4.

61. Crawford MW, Hickey C, Zaarour C, et al. Development of acute opioid tolerance during infusion of remifentanil for pediatric scoliosis surgery. Anesth Analg. 2006;102:1662-67.

62. Iasella CJ, Johnson HJ, Dunn MA. Adverse Drug Reactions: Type A (Intrinsic) or Type B (Idiosyncratic). Clin Liver Dis. 2017;21(1):73-87.

63. Andrade C. The numbers needed to treat and harm (NNT, NNH) statistics: what they tell us and what they do not. J Clin Psychiatry. 2015 Mar;76(3):e330-3.

64. Goldenthal EI. A compilation of LD50 values in newborn and adult animals. Toxicol Appl Pharmacol. 1971;18:185-207.

65. Schmid CL, Kennedy NM, Ross NC, et al. Bias Factor and Therapeutic Window Correlate to Predict Safer Opioid Analgesics. Cell. 2017;171(5):1165-75.

66. Frawley G, Smith KR, Ingelmo P. Relative potencies of bupivacaine, levobupivacaine, and ropivacaine for neonatal spinal anaesthesia. Br J Anaesth. 2009;103(5):731-8.

67. Sugaya N, Kohno S, Ishibashi T, et al. Efficacy, Safety, and Pharmacokinetics of Intravenous Peramivir in Children with 2009 Pandemic H1N1 Influenza A Virus Infection. Antimicrob Agents Chemother. 2012;56(1):369-77.

68. Wood M. Pharmacokinetic drug interactions in anaesthetic practice. Clin Pharmacokinet. 1991;21(4):285-307.

69. Tallarida RJ. Drug Combinations: Tests and Analysis with Isoboles. Curr Protoc Pharmacol. 2016;72(9):1-9.

70. Minto CF, Schnider TW, Short TG, et al. Response surface model for anesthetic drug interactions. Anesthesiology. 2000;92:1603-16.

71. Hendrickx JFA, Eger EI, Sonner JM, et al. Is synergy the rule? A review of anesthetic interactions producing hypnosis and immobility. Anesth Analg. 2008;107:494-506.

72. Kleist AB, Getschman AE, Ziarek JJ, et al. New paradigms in chemokine receptor signal transduction: Moving beyond the two-site model. Biochem Pharmacol. 2016;114:53-68.

73. Short TG, Hannam JA. Pharmacodynamic drug interactions. in: Hemmings Jr HC, Egan TD. Pharmacology and Physiology for anesthesia. 2. ed. Philadelphia: Elsevier; 2018, 113-29.

# 39

# Farmacogenética e Anestesia

Luiz Marciano Cangiani ■ Eduardo Tadeu Moraes Santos

## INTRODUÇÃO

*"É mais importante saber que tipo de pessoa tem a doença, do que saber que tipo de doença a pessoa tem"*

(Hipócrates 460-370AC)

O objetivo da administração de fármacos é a cura de uma determinada doença e, se isso não for possível, procura-se pelo menos minimizar os sintomas por ela causados, com o propósito de melhorar as condições clínicas do paciente. Por outro lado, algumas vezes, a administração de fármacos também tem finalidade diagnóstica ou preventiva.[1]

Em anestesiologia moderna, que tem propósitos abrangentes dentro da medicina perioperatória, o uso de fármacos pode ser claramente dividido em três grupos: os fármacos utilizados para prover anestesia e analgesia propriamente ditos; os fármacos que os pacientes fazem uso; os fármacos que são necessários para a condução do ato anestésico-cirúrgico. Soma-se a isso a interação farmacológica entre os diferentes fármacos e a variabilidade biológica dos pacientes como a idade, sexo e as doenças preexistentes. Assim sendo, é possível antever, que a farmacoterapia intraoperatória é dependente de vários fatores para que se possa obter o resultado desejado.

A farmacoterapia nem sempre é marcada por desfecho favorável, podendo ocorrer simples reações adversas, graves intoxicações e até reações fatais. Os efeitos farmacológicos sobre as funções biológicas não podem ser previstos como em ciências exatas, pois os sistemas biológicos, pelas suas possibilidades de variação de respostas aos fármacos, com características probabilísticas, necessitam sempre de uma análise estatística.[1]

O método científico ressalta o que foi medido, quando foi medido e por que foi medido, possibilitando a coleta de dados, que deverá ser submetida a análise estatística por meio de testes paramétricos ou não paramétricos, dependendo das varáveis estudadas. Assim sendo, pode-se inferir que se análise começa pela média e desvios padrão ou pela mediana, já se está admitindo a ocorrência de variações.[2] Elas de fato existem.

Ao verificar as várias formas de curvas dose resposta no histograma de Gauss, pode-se concluir que existem comportamentos diferentes dos indivíduos para um mesmo fármaco. Esta é uma observação muito frequente nos trabalhos científicos (Figuras 39.1 e 39.2).[3]

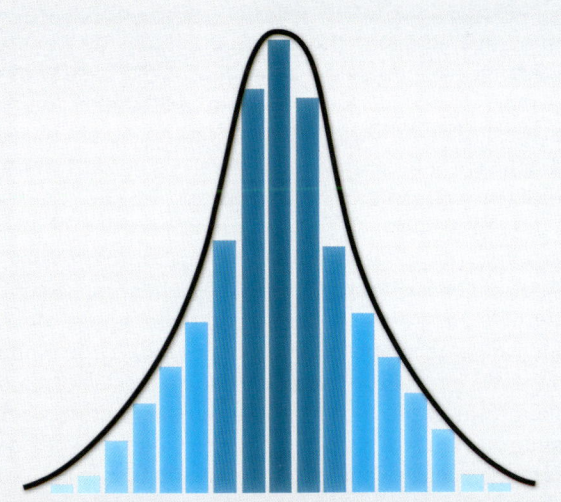

▲ **Figura 39.1** Histograma das frequências das doses de um fármaco X, em mg.kg$^{-1}$, encontrada em uma amostra A de pacientes adultos, de ambos os sexos, estado físico ASA I. A linha contínua do gráfico representa a distribuição normal (curva de Gauss) esperada para a população.

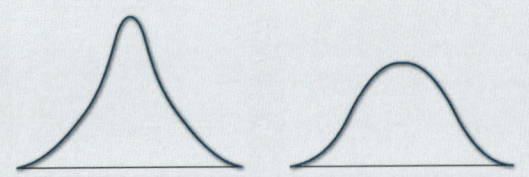

▲ **Figura 39.2** Histograma e curva de Gauss estimada para duas amostras com médias idênticas, porém com distribuição diferente. A curva mais aguda denota menor variação nos valores do parâmetro estudado.

A resposta não só depende da sensibilidade individual como também da velocidade de metabolização do fármaco que é substrato/enzima dependente. O citocromo P450 é uma superfamília de enzimas hepáticas que catalisam a fase um do metabolismo dos fármacos. Enzimas são sintetizadas no retículo endoplasmático e sua síntese é dependente do código genético determinado pelo DNA nuclear que codifica o RNA mensageiro, ou seja, para cada proteína um código. Considerando que existem indivíduos que conseguem metabolizar fármacos com velocidade maior, espera-se que ele tenha principalmente uma quantidade maior de enzimas para atuar sobre o substrato. Assim sendo, admite-se que a herança é multifatorial, por alelos múltiplos, promovendo grande variabilidade fenotípica. Atualmente, o avanço tecnológico já permite decifrar o código genético, procurando explicar a reação individual em correlação ao genoma, e, mais que isso, possibilitar a realização de testes que detectam alterações no genoma que levam as reações idiossincrásicas.[4-8] Esse é o papel da farmacogenética.

No passado foram descritas séries de condições raras que surgiram conforme os padrões da herança Mendeliana que afetam indivíduos, predispondo-os a respostas idiossincrásicas a fármacos utilizados durante a anestesia e no período perioperatório. Foram citadas a deficiência da pseudocolinesterase, síndrome miotônica, porfiria e hipertermia maligna. De fato, um dos primeiros estudos na área da farmacogenética foi sobre a apneia prolongada provocada pela succinilcolina.[4-7] Após uma dose de succinilcolina, espera-se que o efeito termine em 4 a 10 minutos, no máximo, porém alguns indivíduos apresentam apneia prolongada, com tempos variáveis e respostas varáveis às doses de colinesterase para reversão do bloqueio. Isso se deve a alteração no gene que codifica a colinesterase ou à polialelia que determina a quantidade dela na corrente sanguínea.

Com a conclusão do Projeto Genoma em 2003, as pesquisas em farmacogenética ganharam enorme impulso.[4-8] As pesquisas estão direcionadas para dois objetivos:

1. Identificação de genes específicos relacionados a várias doenças, possibilitando que eles sejam alvos para novos fármacos;

2. Identificação de genes variantes que alteram as respostas aos medicamentos.

Considerando que hoje é enorme o número de fármacos disponíveis, abre-se um grande leque para a pesquisa nesta área. O caminho é distinguir a variabilidade farmacogenética e o farmacogenoma, levando-se em consideração as respostas variáveis dos subgrupos, podendo ser elas unimodal, bimodal ou multimodal.[4] Assim, poderão ser caracterizados grupos com reações idiossincrásicas e, dentro do grupo com respostas normais, uma subpopulação com respostas diferentes (Figura 39.3).[4]

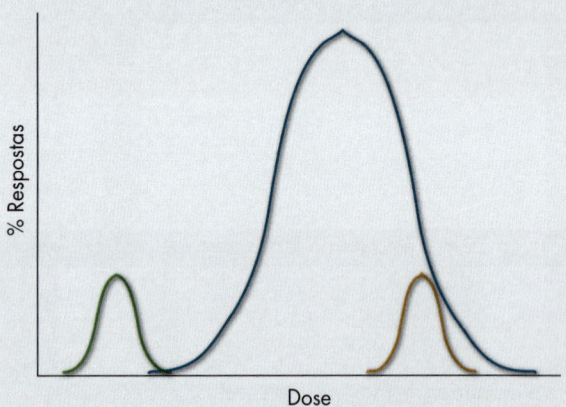

▲ **Figura 39.3** Variabilidade dose/respostas: variabilidade farmacogenética versus farmacogenoma. Em amarelo mostra variante com resposta mais intensa. Em azul sem variações. Em verde uma subpopulação com resposta diferente. O gráfico mostra curvas sem escalas.
**Fonte:** adaptada de Searle R, Hopkins PM. Pharmacogenomic variability and anaesthesia. Br J Anaest, 2009.[4]

## ■ FARMACOLOGIA, FARMACOGENÉTICA E FARMACOGENOMA

Na prática clínica sabe-se que cada paciente apresenta uma resposta individual aos fármacos, assim como a capacidade de eliminação dos mesmos. Os medicamentos são produzidos em larga escala industrial e sem levar em consideração as individualidades. O que se busca é um referencial teórico que permita identificar os tipos de indivíduos e suas respostas aos fármacos. Nesse aspecto, a tecnologia está voltada a um estudo integrado da farmacologia, da farmacogenética e do farmacogenoma.

### Farmacologia

A farmacologia na realidade é multidisciplinar, conceituada como o estudo de como os agentes químicos afetam a função de todos os sistemas biológicos. Sua evolução caminha juntamente com o desenvolvimento da fisiologia experimental e da química, permitindo a análise de princípios ativos naturais e sintéticos.[1]

O caminho do fármaco (Figura 39.4) até sua eliminação passa, em grande parte, pela biotransformação, que é um conjunto de reações bioquímicas que são submetidos os

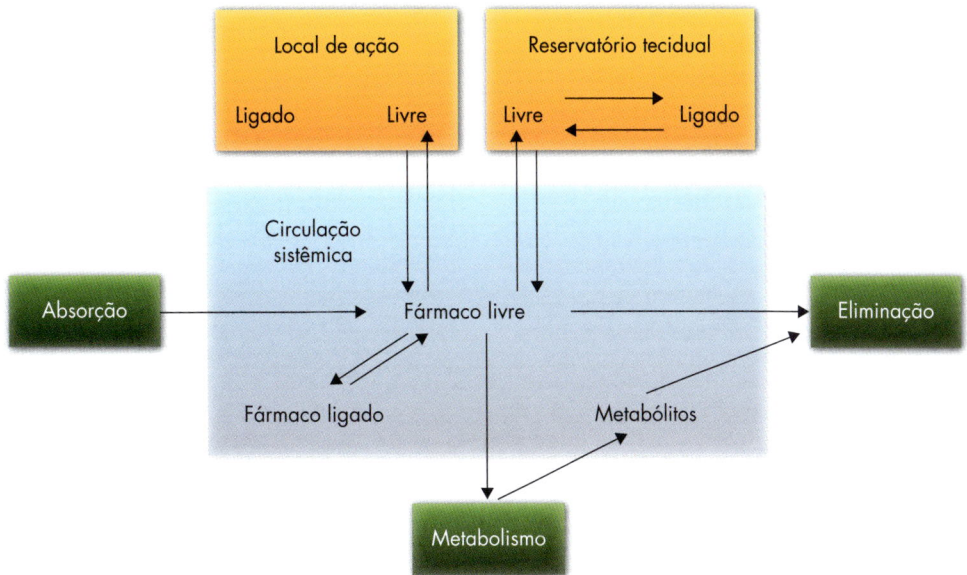

▲ **Figura 39.4** Caminho do fármaco desde a absorção até sua eliminação.
**Fonte:** adaptada de Searle R, Hopkins PM. Pharmacogenomic variability and anaesthesia. Br J Anaest, 2009.[4]

fármacos com o propósito de torná-los mais fáceis de serem eliminados, principalmente pela via renal. Os processos de biotransformação são eficientes na presença de enzimas ou sistemas enzimáticos. No entanto, observa-se que existem diferentes velocidades de eliminação, fazendo crer que existem diferentes quantidades de enzimas, causando essa variabilidade de respostas, ligadas evidentemente a variabilidade genética.[4-8]

## Farmacogenética e Farmacogenoma

Os termos farmacogenética e farmacogenômica são termos tratados indistintamente na literatura, porém eles são entidades diferentes.[5] A **farmacogenética** se refere ao estudo da variabilidade das respostas individuais aos fármacos, proveniente de fatores genéticos hereditários. A **farmacogenômica** é a aplicação da farmacogenética na totalidade de um genoma de uma determinada população. A farmacogenôma procura individualizar genomas específicos com a finalidade estudar uma herança particular.[5,6] Vários exemplos serão apresentados no subitem farmacognética e anestesia, deste capítulo.

O estudo e a aplicação prática da farmacogenética e do farmacogenoma implicam em estar familiarizado com as terminologias comuns encontradas na literatura,[6] que estão listadas na **Tabela 39.1**.

A primeira descoberta no âmbito da farmacogenética foi feita há mais de 50 anos em pacientes com deficiência na enzima glicose-6-fosfato-desidrogenase. Esses pacientes desenvolveram hemólise quando tratados com primaquina, estabelecendo-se uma correlação entre a deficiência enzimática e a reação adversa observada.[8] No entanto, a primeira referência é atribuída ao matemático Pitágoras, que descreveu em 510, a.C, intoxicação com determinadas favas somente em alguns indivíduos, mas não em todos que a ingeriram.[8]

O termo farmacogenética foi introduzido, em 1959, por Vogel na comunidade científica,[9] porém as maiores descobertas na área da farmacogenética e da farmacogenômica foram realizadas nestes últimos anos. A sequência do genoma humano realizada pelo *Human Genome Project*[10] proporcionou grandes avanços para a medicina baseada na genética. *The International HapMap Project e o 1000 Genome Project* realmente são dois grandes marcos na identificação, caracterização e catalogação dos polimorfismos humanos mais comuns, em termos de número, distribuição e frequência, em quatro grandes e distintas populações mundiais (Europeia, Africana, Chinesa e Japonesa), com a subsequente aplicabilidade da genética e dos estudos farmacogenéticos.[11]

Admite-se que a individualidade do perfil genético é a chave para a terapêutica personalizada, podendo permitir aumento da eficácia terapêutica e reduzir os problemas relacionados à segurança.[12,13] Indivíduos diferentes apresentam genomas diferentes e, por isso, podem responder de forma diferente a uma dose de medicamento estimada como dose ideal, não só porque poderão ter capacidades diferentes de absorção do fármaco, mas também porque poderão, por exemplo, ter ausente uma importante enzima do metabolismo desse fármaco, ou poderão ter variantes alélicas em sequências diferentes, porém, normais, os chamados polimorfismos.[9]

As variantes alélicas mostram que a herança pode ser por meio de alelos múltiplos, cuja combinação entre genes dominantes e recessivos é observada, como, por exemplo, na determinação da cor da pele. Por esse raciocínio, na dependência da combinação de genes, a expressão fenotípica pode ter maior ou menor concentração de uma determinada enzima, acelerando ou retardando uma reação metabólica.[14]

As respostas aos fármacos são influenciadas por muitos fatores, incluindo-se doenças preexistentes, estado de saúde, influências ambientais e características genéticas. Assim

| Tabela 39.1 Glossário de termos comuns utilizados em farmacogenética. | |
| --- | --- |
| Alelos | São pares de genes. Cada gene corresponde a um DNA que tem o seu respectivo alelo. Assim os pares podem se apresentar com dupla dominância, híbrido e duplo recessivo. |
| Alelos múltiplos | São constituídos por vários pares de alelos, cuja frequência de genes dominantes e recessivos determinam ampla variedade de expressão fenotípica. |
| Genoma | Material genético do organismo. |
| Genótipo | Coleção de genes do indivíduo ou dois alelos inerentes a um gene em particular. |
| Fenótipo | Expressão física do genótipo. Usualmente é o efeito produzido pelo genótipo. |
| Nucleotídeo | É a base construída pelos ácidos nucléicos polimerizados para construção do DNA e RNA. O nucleotídeo consiste de moléculas de açúcar (deoxiribose no DNA e ribose no RNA) ligada a um grupo fosfato e bases nitrogenadas: no DNA – Adenina (A), Citosina (C), Guanina (G), Tiamina (T) e no RNA – as mesmas bases com exceção da tiamina que é substituída pelo Uracilo (U). |
| Polimorfismo | Uma ou mais variações na sequência do DNA presente em mais de 1% da população. O polimorfismo envolve variações no par de bases do nucleotídeo simples. Quando as variações são grandes, longo trecho do DNA está envolvido. |
| Polimorfismo da Base Simples do Nucleotídeo (SNP) | É um tipo de polimorfismo que envolve uma simples base do par de alelos (A,T,C ou G), alterando a sequência do DNA. A frequência de variação é de 1 para 1000 nucleotídeos. |
| Haplotipo | É uma série de variações as quais são herdadas juntas. |
| Codon | É uma sequência de nucleotídeos de DNA ou RNA que corresponde a um aminoácido. |
| Epigenética | É o estudo das mudanças hereditárias pela ativação dos genes com ou sem alguma mudança na sequência do DNA. Assim, os estímulos como hipertensão, isquemia, hipotensão ou choque podem afetar a cascata de informações genéticas. Mudanças epigenéticas podem determinar a evolução do paciente não só no que diz respeito a alta como também a susceptibilidade a doenças e respostas aos fármacos. |
| Mutação | Mudança na sequência do DNA no organismo. |
| DNA mitocondrial | É uma pequena parte de DNA que fica somente nas mitocôndrias. É transmitido somente por herança materna. |

Fonte: adaptada de Landau R e col., 2012.[6]

sendo, polimorfismos genéticos incidindo sobre enzimas metabolizadoras, transportadores ou receptores contribuem para as respostas aos fármacos.

Cada proteína produzida na célula é codificada por uma sequência específica de DNA, que se encontra num local específico do cromossoma, constituindo o gene. Os genes são compostos basicamente de DNA, que é uma molécula enorme, formada por sequências complexas de nucleotídeos.

A região codificada de um gene é interposta por sequência não codificada. Os exons, que controlam e regulam os introns, derivam da região codificada e são responsáveis pelo processo de transcrição, formando o RNA mensageiro (mRNA).[15] O pré-mRNA é formado pela adição de bases complementares, de modo que a base citosina liga-se a guanina, e a uridina do RNA se liga a adenina. A uridina é base específica do RNA, enquanto no DNA a base é a timina. Cabe ao mRNA, captar no citoplasma, os aminoácidos correspondentes para formar a proteína específica. A transcrição inicial tem uma sequência complementar de exons e introns. A sequência dos introns de fora forma a sequência do mRNA antes do mesmo se translocar para o citoplasma, quando a sequência dos aminoácidos estiver pronta. Nos íntrons, existe uma sequência de DNA não codificado que vai para cima em direção ao exon1. São regiões importantes na determinação sobre o que o gene vai expressar, para onde vai se dirigir e como será regulada essa expressão. Em última análise, elas determinam o que vai ser sintetizado. A Figura 39.5 mostra a estrutura do gene e a transcrição.

Durante a translocação, os aminoácidos são incorporados na proteína por determinação de uma sequência de três bases ou códon na sequência do mRNA. Essa sequência define qual aminoácido será incorporado ao peptídeo. Alguns aminoácidos são incorporados à cadeia proteica polipeptídica definida pela sequência dos códons. Existem somente 64 códons e 20 aminoácidos. A formação polipeptídica exige que cada três códons determinem sua sequência.

O polimorfismo genético é decorrente de variações nessas sequências que ocorrem na população geral de forma estável. São encontradas com frequência de 1% ou superior.[16] As formas mais comuns de polimorfismos genéticos são deleções, mutações, substituições de base única (em inglês: Single Nucleotide Polymorphisms ou SNP), ou variações no número de sequências repetidas (Figura 39.6).

O genoma humano possui 23 pares de cromossomos, contendo 30 a 40 mil genes que são formados por três bilhões de nucleotídeos (pares de bases), podendo representar dois milhões de polimorfismos, ocorrendo com frequência de 1 a cada 1.000 pares de bases.[14] As diferenças quanto às respostas terapêuticas entre os indivíduos geralmente estão associadas aos polimorfismos genéticos presentes em genes que afetam a farmacocinética ou a farmacodinâmica.[14,17]

Os polimorfismos podem alterar a expressão, a atividade de sítios de ligação de medicamentos,[18] ou ambos, ao afetarem a estabilidade do RNA mensageiro correspondente ou

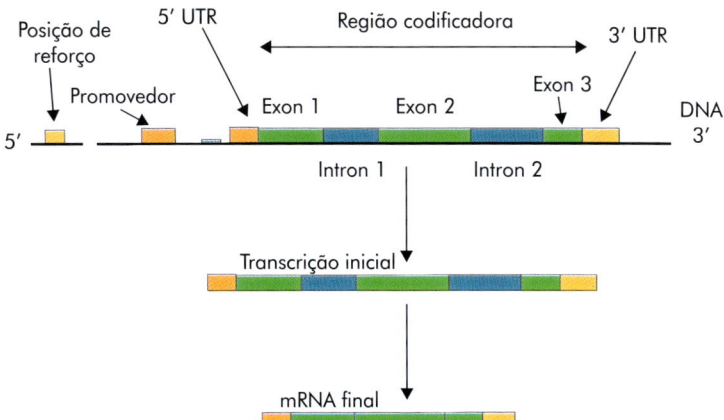

▲ **Figura 39.5** Estrutura do gene e a transcrição. A região codificada forma os exons, estabelecendo interface com os introns (não codificada). A região codificada dentro do gene controla e regula a expressão genética. Na transcrição inicial, controlada pela UTR, forma o pré-mRNA e posteriormente o mRNA definitivo.
**Fonte:** adaptada de Searle R, Hopkins PM. Pharmacogenomic variability and anaesthesia. Br J Anaest, 2009.

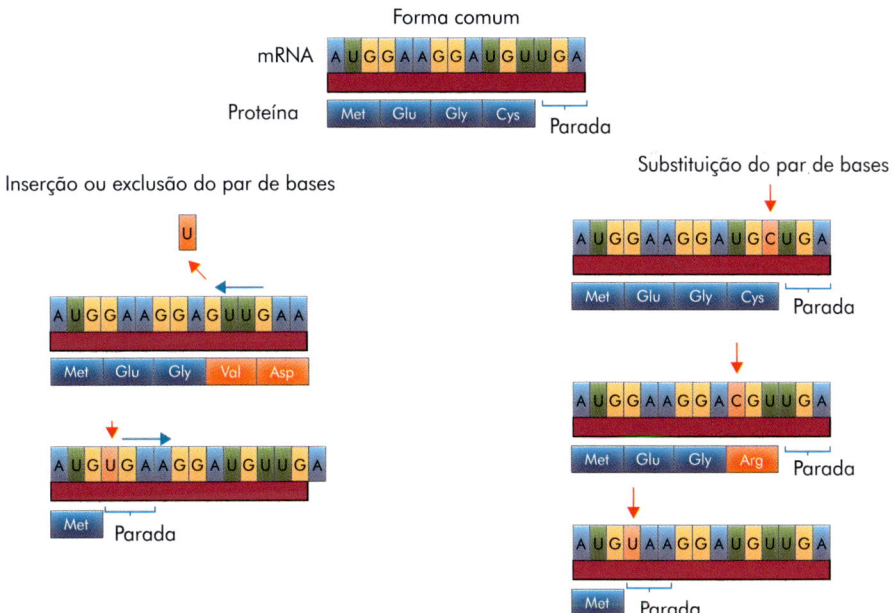

▲ **Figura 39.6** Possíveis efeitos na mutação da base simples dos genes. As bases mudam de posição no códon.
**Fonte:** Adaptada de Searle R, e col., 2009.[4]

modificarem a conformação estrutural da proteína formada. Assim sendo, as alterações podem reduzir ou aumentar a atividade da proteína codificada.[10] Mais de 1,4 milhões de polimorfismos de nucleotídeos únicos foram identificados na sequência inicial do genoma humano, sendo 60 mil deles na região codificadora dos genes. Assim, admite-se que SNPs em genes que codificam transportadores de medicamentos, enzimas metabolizadoras de medicamentos ou envolvidas na biossíntese e reparo do DNA, poderiam determinar a eficácia dos medicamentos como também sua toxicidade.[19]

As diferenças no genoma humano são chamadas mutações, que são mais raras, e cuja incidência é menor que 1% da população. Os polimorfismos são mais comuns, promovendo variabilidade e não defeito.[5,6]

O caminho é caracterizar o genoma individualmente para prescrever corretamente ao paciente o fármaco e a dose. Nesse sentido, há necessidade de se ter dispositivos que permitam identificar diferenças individuais quanto a resposta aos fármacos. Um exemplo disso é o Amplichip CYP450, primeiro teste genético disponibilizado, que detecta variações genéticas que controlam duas enzimas hepáticas que metabolizam muitos medicamentos prescritos.[1]

## ■ FARMACOGENÉTICA E ANESTESIA

Em anestesia, é notória a variabilidade de respostas individuais aos fármacos. Nas Tabelas 39.2 e 39.3 são apresentadas características genotípicas e fenotípicas de alguns fármacos utilizados em anestesia.

**Tabela 39.2 Agentes anestésicos e polimorfismo.**

| Fármacos | Descrição | Genes afetados pelo polimorfismo | Variação genética | Efeito fenotípico do polimorfismo |
|---|---|---|---|---|
| Propofol | Potente agente indutor que tem ação inibitória do GABA e GABA$_A$ | UGT1A9 CYP2C9 | 1887 T/G 331C/T 1818T/C *2/*2 | Necessidade de alta dose na indução Alto nível de *clearence* do fármaco Necessário longo tempo para diminuição da consciência Alta concentração plasmática |
| Isoflurano | Atua potencializando o GABA via receptor GABA$_A$ e inibindo a transmissão dos receptores NMDA | RYR1 | Tirosina 522 | Hipertermia maligna |
| Sevoflurano | Atua potencializando o GABA via receptor GABA$_A$ e inibindo a transmissão dos receptores NMDA | CYP2E1 RYR1 | Variação no nível da expressão enzimática Gli3130Arg | Disfunção renal Hipertermia maligna |
| Cetamina | Atua no receptor NMDA antagonista | CYP2B6 | CYP2B6*6 | Diminuição da enzima ligada Redução do *clearence* do fármaco |
| Lidocaína | Atua bloqueando os canais de sódio | SCN9A MCR1 | 395N≥K Melatocortina 1. Mutação do receptor | Redução da eficácia Diminuição da eficácia analgésica |

**Fonte:** adaptada de Behrooz A, 2015.[5]

**Tabela 39.3 Farmacogenética: Fentanil, succicinilcolina, rocurônio e ondansetron.**

| Fármaco | Descrição | Genes afetados pelo polimorfismo | Variação genética | Efeito fenotípico do polimorfismo |
|---|---|---|---|---|
| Fentanil | Atua no receptor μ - opioide | OPRM1 | 304 A/G | Variação na dose média efetiva necessária para prover analgesia |
| Succinilcolina | Despolarizante | BChE | 293A > A 1699G >A Multiplo 19q.13.1 C520C>T | Diminui a hidrólise aumentando o tempo de bloqueio neuromuscular com apneia Hipertermia maligna Hipertermia malígna |
| Rocurônio | Adespolarizante | SLCO1B1 ABCB1 | rs2306283 A>C rs1128503 C>T | Reduz a eliminação, aumenta os tempos de ação e de recuperação |
| Ondansetron | Antiemético antagonista do receptor 5-HT3 | ACB1 | 2677TT. 3435 TT | Induz variabilidade Reduz as NVPO |

**Fonte:** adaptada de Behrooz A, 2015.[5]

# Propofol

O propofol que hoje é amplamente empregado em anestesia venosa total, ou como agente indutor de anestesias combinadas, ou ainda como sedativo, mostra a variabilidade de resposta nos vários regimes de utilização. O exemplo maior é a determinação do alvo para que o paciente entre em hipnose. Embora a técnica se mostre bastante segura e muitas vezes com doses abaixo do que o simples cálculo para injeção única em mg por quilo de peso, observam-se variações na dependência da capacidade individual de metabolização, assim como da sensibilidade dos receptores. Algumas variações genéticas já foram identificadas. De fato, existem genes afetados pelo polimorfismo como o UGT1A9 e o CPY2C9. Três variações genéticas foram observadas pelo polimorfismo do UGT1A9: 1) a variação genética 1887T/G, cuja expressão fenotípica é alta dose necessária para indução da hipnose; 2) a variação genética 331C/T que determina altos níveis de depuração do fármaco; 3) a variação 1818T/C para a qual observa-se tempo longo para a perda da consciência.[5] Na forma CPY2C9, observa-se alto nível plasmático decorrente da baixa capacidade de depuração. Isso ressalta que um mesmo fármaco pode estar sujeito a várias variáveis. No exemplo mencionado, há quatro variáveis para o propofol.

Na prática clínica, essas variações individuais são observadas, porém são contornáveis. No caso específico da anestesia venosa total com infusão alvo-controlada com bombas de infusão, onde a concentração plasmática do fármaco é alcançada de forma rápida, é possível determinar a quantidade de fármacos necessária para manter a hipnose. Isso, porém, é feito com monitorização de efeito do propofol, pelo acompanhamento contínuo do grau de hipnose, pelo índice bispectral ou da entropia, tornando possível proceder aos ajustes de necessários.[20] Tal prática permite a administração da anestesia de forma individualizada, adequada ao paciente, o que é evidenciado por menores alterações hemodinâmicas, menor tempo de despertar, e redução da dose total empregada.[21,22] No entanto, se por um lado a variabilidade pode ser contornada, por outro eventos adversos decorrentes de farmacogenoma diferente, podem levar a desfechos graves. Esse é o caso da Síndrome da Infusão de Propofol,[23,24] uma condição potencialmente fatal caracterizada por acidose metabólica, rabdomiólise, arritmias cardíacas (bradicardia refratária aguda) e hepatomegalia associada à infusão prolongada de propofol (> 48 horas) ou até em menos tempo com doses altas do mesmo (≥ 4 mg.kg$^{-1}$.h$^{-1}$). O estudo farmacogenômico, com grande especificidade, poderá selecionar melhor os pacientes para a anestesia venosa, diminuindo a incidência desta síndrome, que na realidade já é baixa.

## Benzodiazepínicos

O **diazepam** apresenta biotransformação hepática complexa, valendo-se do CYP3A4 e CYP2C19 produzindo metabólitos ativos que são conjugados a glicuronídeos. Foram identificadas várias variantes alélicas do CYP2C19 que inflenciam o metabolismo do diazepam. A presença dos alelos está associada à diminuição do metabolismo do diazepam, resultando em um tempo significativamente mais longo para recuperação da anestesia.[25]

O **midazolam** sofre hidroxilação alifática via CYP3A4 e CYP3A5 hepáticos seguidos por conjugação com glicuronídeo. Os polimorfismos de CYP3A4, CYP3A5 e POR são genes relacionados à eficácia e segurança do midazolam. Enquanto o CYP3A4*22 encontra-se associado à diminuição da função enzimática, e o ACYP3A5*1 resulta em aumento do metabolismo do midazolam. No entanto, por meio do gene POR*38, uma variante do POR, que codifica a oxidorredutase P450, determina metabolismo 45% menor do midazolam via CYP3A5. Para nenhum desses polimorfismos genéticos, a aplicabilidade clínica clara ainda não é possível devido às evidências limitadas dos resultados.[25]

## Opioides

A variabilidade genética gera respostas diferentes entre os diferentes opioides. Considerando que para alguns indivíduos há necessidade de ajustes de doses para mais ou para menos, com o propósito de se obter analgesia, existe sempre a possibilidade de depressão ventilatória antes mesmo de se chegar à meta analgésica.

As ações farmacológicas dos opioides são mediadas por meio destes com os receptores opioides, os quais estão acoplados a proteínas G localizados no Sistema Nervoso Central. Três subtipos principais de receptores opioides foram clonados e identificados: μ, kappa e delta. Os polimorfismos dos genes do receptor tipo μ foram mais bem investigados do que aqueles referentes aos receptores tipo kappa ou delta. Mais de 100 polimorfismos no gene do receptor opioide μ (OPRM1) foram identificados. Dentre esses, o polimorfismo A118G tem sido o mais estudado. Dependendo da etnia, esse polimorfismo pode ser encontrado entre 2% e 48% de determinada população. Esse polimorfismo tem sido associado a ambos os efeitos dos opioides, tanto agonistas como antagonistas.[26]

O polimorfismo (rs número 1799971) na posição 118 do nucleotídeo do receptor μ-opioide resulta na substituição de um aminoácido, o que está associada à redução do efeito analgésico dos opioides.[27]

Um estudo com pacientes submetidos a artroplastia de joelho e tratados no pós-operatório com Analgesia Controlada pelo Paciente (ACP) foram genotipados para o polimorfismo do A8G no receptor OPRM1. O estudo demonstrou que os pacientes homozigóticos GG necessitaram de maiores doses de morfina nas primeiras 24 horas.[28]

Em seguida serão apresentadas as principais implicações do polimorfismo genético com os opioides mais utilizados na prática clínica.

## Morfina

Existe grande variabilidade individual em resposta à administração de morfina. Vários genes são considerados como possíveis responsáveis pelo polimorfismo, na sua maioria voltados a conformação dos receptores μ-opioide (OPMR1, p.118A/G).

Como já citado, o polimorfismo na posição 118 do nucleotídeo (rs 1799971) causa a substituição de uma adenina (A) por guanina (G) na base 118, a qual causa uma troca de aminoácido na posição 40 da proteína do receptor opioide μ. Essa troca consiste na substituição de asparagina por ácido aspártico (N40D), causando perda do sítio de n-glicolização na região extracelular do receptor opioide.

Os pacientes com genótipo GG necessitam de maior quantidade de morfina no pós-operatório. Aqueles com genótipo AA tem maior risco de depressão respiratória quando do uso de morfina.[29]

O chamado Gene de Resistência Multidroga (MDR1) ABCB1 codifica uma proteína P transportadora que facilita a passagem de vários opioides pela barreira hematoencefálica, incluindo a morfina. Evidências sugerem que o polimorfismo desse gene influencia a farmacodinâmica e dosagens desse opioides.

Embora exista o polimorfismo, os estudos voltados para o controle da dor apresentam muitas variáveis, dificultando conclusões como ocorrido com metanálise sobre o impacto do A118G, que é um polimorfismo de OPRM1.[29] Os autores atribuem isso a heterogeneidade das situações clínicas como dor aguda, dor do trabalho de parto, dor crônica, dor pós-operatória etc. Assim sendo, embora tenham sido identificadas variações genéticas para a morfina, existe também a variabilidade fenotípica do fenômeno doloroso.[30]

## Fentanil

O gene responsável pelo polimorfismo do fentanil é o OPRM1, levando a variabilidade da expressão genética 304A/G, determinando variação na dose média efetiva necessária para prover analgesia.[5]

A concentração plasmática de fentanil e de seu metabólito inativo norfentanil, pode ser influenciada pelo polimorfismo genético da isoenzima CYP3A4/. Esta, por sua vez, inativa o fentanil transformando-o em norfentanil, assim, nos indivíduos que expressam mais que um alelo desse gene, observam-se níveis plasmáticos mais baixos de fentanil e mais altos de norfentanil.[31]

## Metadona

Polimorfismos de CYP2D6, OPRM1 e ACB1 são associados à concentração plasmática e às doses efetivas de metadona. O polimorfismo da isoenzima CYP2B6, principal sítio metabólico da metadona, pode determinar uma maior ou menor eliminação.

Observa-se considerável variabilidade interindividual no metabolismo e consequente depuração da metadona. A variabilidade na depuração da S-metadona foi significativamente associada ao polimorfismo do CYP2B6, especificamente no número de alelos metabolizadores lentos. A depuração mais lenta da metadona foi observada em um alelo CYP2B6*18 transportadora, e a depuração da formação R- e S-EDDP foi menor em CYP2B6*6 transportadoras. Assim, ambos alelos CYP2B6*6eCYP2B6*18al conferem diminuição da depuração de metadona. A depuração venosa da S-metadona em indivíduos CYP2B6*1/*6 e CYP2B6*6/* é menor do que em homozigotos CYP2B6*1.[32]

## Tramadol

O polimorfismo da isoenzima CYP2D6 é fator chave que influencia o metabolismo do tramadol *in vivo*. Isso fica evidente quanto as necessidades individuais dos pacientes, assim como a presença de efeitos adversos do seu uso.

## Codeína

A codeína é um pró-fármaco que requer a O-desmetilação catalisada pelo CYP2D6 para ser convertida em morfina, sendo que esse caminho representa 10% do seu *clearence*. Os outros 80% do *clearence* é decorrente da conversão da codeína pelo CYP3A4 em codeína-6-glucoronídeo.[6] A codeína normalmente é prescrita por não resultar em efeitos adversos graves. No entanto, é preciso saber que existe também polimorfismo, havendo indivíduos com metabolização lenta, retardando o efeito e aqueles que são ultrarrápidos, ou seja, convertendo o pró-fármaco rapidamente e liberando altas concentrações de morfina na circulação. Existe relato de óbito em bebê de 12 dias, cuja mãe, sendo genotipicamente metabolizadora rápida para a codeína, apresentava alta concentração de morfina no leite após ingestão de codeína.[33-35]

## Sevoflurano e isoflurano

Os anestésicos halogenados são capazes de desencadear hipertermia maligna em indivíduos suscetíveis, geneticamente diferentes. Vários relatos foram atribuídos ao halotano, hoje praticamente em desuso, assim como a associação succinilcolina e halotano.

Hoje os halogenados mais utilizados são sevoflurano e o isoflurano. Ambos atuam potencializando o GABA via receptor GABA$_A$ e inibindo a transmissão dos receptores NMDA. O gene RYR1 afetado pelo polimorfismo leva as variáveis genéticas mutantes Gli3130Arg e Tir 522 para o sevoflurano e isoflurano, respectivamente, tornando os indivíduos suscetíveis a desenvolverem hipertermia maligna quando submetidos à anestesia geral com esses agentes.[5] A variabilidade enzimática do gene CYP2E1 propicia o desenvolvimento de injúria renal com o uso de sevoflurano.[5]

## Rocurônio

Variabilidade genética também é observada com os bloqueadores neuromusculares adespolarizantes, como o rocurônio, cujo gene afetado pelo polimorfismo (SLCO1B1) resulta na variante genética rs2606283 A>C, reduzindo a eliminação e aumentando os tempos de duração e de eliminação.[5]

Um estudo identificou um pico de associação significativo em todo o genoma, no cromossomo 12, dentro e ao redor do gene SLCO1A2, que codifica o gene OATP1A2. Esse sinal foi bem explicado por dois polimorfismos da SNPs principais, rs7967354 e rs11045995. Números mais altos de alelos menores desses SNPs foram associados a uma menor necessidade de rocurônio. A maior variação na dosagem de rocurônio foi observada ao comparar participantes homozigotos para os alelos menores rs7967354 e rs11045995 (G) com aqueles homozigotos para os alelos principais. O estudo sugere que a variação genética no gene SLCO1A2, que codifica OATP1A2, está significativamente associado a diferenças nas necessidades individuais do rocurônio.[36]

## Succinilcolina

A succinilcolina é afetada pelo polimorfismo nos genes BChE e RYR1. O primeiro pode apresentar até três variações (293A>G, 1699C>T e 695T>A) que levam à redução da hidrólise, aumento do tempo de ação com consequente prolongamento da duração da ação e apneia. O tempo de apneia é variável, fazendo crer que existem diferentes concentrações de enzima para metabolização do fármaco.

A succinilcolina, assim como anestésicos inalatórios, pode desencadear a Hipertermia Malígna (HM), especialmente em grupos considerados de risco para seu desenvolvimento. A HM é uma condição autossômica caracterizada por hipermetabolismo, hipóxia, hipercarbia e hipertermia. Em 70% dos casos, é decorrente de mutação no gene do receptor da rionidina RYR1, que causa a variação genética de múltiplos 19g13.1. A mutação do CACNA15, formando a variante c520C>T, ocorre em 1% da população. Ambas as mutações propiciam o desencadear da HM. As variações que desencadeiam a HM decorrentes da administração de anestésicos halogenados (isoflurano e sevoflurano) também são polimorfismos do RYR1, porém com variações genéticas Tirosina 522 e Gli2130Arg, respectivamente.[5,6]

## Lidocaína

Dois genes afetados pelo polimorfismo determinam diferenças na ação da lidocaína: o gene SCN9A e o MCR1. A variação genética sobre o SCN9A forma o 395N≥K e a mutação sobre MCR1 modifica o receptor, causando a expressão genética Melatocortina1. Essas variações modificam a eficácia da lidocaína, sendo que a segunda variação causa diminuição acentuada da analgesia. A função clínica básica dos anestésicos locais é o bloqueio dos canais de sódio. O consequente bloqueio temporário e reversível da função dos canais de sódio voltagem-dependente, bloqueia a propagação dos potenciais de ação. O gene mutante diminui essa ação clínica fundamental da lidocaína.[5]

## Cetamina

A cetamina é metabolizada no fígado, oxidada principalmente pelo CYP3A4 e, em menor grau, pelo CYP2B6, produzindo a norquetamina ativa, que é conjugada e eliminada como glicuronídeo por via renal. O CYP2B6 é altamente polimórfico, e o comportamento de diferentes genótipos na eficácia da cetamina foi investigado em estudos clínicos e *in vitro*.[37] De acordo com um desses estudos clínicos, o alelo CYP2B6*6 está relacionado à diminuição da depuração e consequente aumento das concentrações plasmáticas com maior incidência de efeitos adversos.

Admite-se que efeitos da cetamina no sistema nervoso central estão relacionados à sua atividade antagonista no receptor NMDA. Esse antagonismo da cetamina nesse tipo de receptor potencializa a analgesia, como também pode evitar o estado de hiper-reatividade e hiper-responsividade da via nociceptiva, provocada após estimulação intensa, como no caso da dor perioperatória.

Admite-se também que o gene afetado pelo polimorfismo é o CYP2B6, resultante na variação genética CYP2B6*6, que provoca diminuição da ação enzimática responsável pela depuração da cetamina, prolongando o seu efeito. Assim sendo, o indivíduo passa a ser um metabolizador lento.[5]

## ■ OUTROS FÁRMACOS

## Ondansetron

Um dos grandes problemas no pós-operatório é o controle das náuseas e dos vômitos. Admite-se que a profilaxia e o tratamento devem ser feitos em regimes abrangentes, de forma a contemplar os aspectos multifatoriais da gênese desses eventos adversos. O desfecho também sofre influência da variabilidade genética.

O ondansetron é antiemético antagonista do receptor 5-HT3 utilizado como profilático ou para tratamento das náuseas e dos vômitos. O gene afetado pelo polimorfismo é o ACB1, que induz a duas variáveis genotípicas: a 2677TT, responsável pela variabilidade metabólica, e o 3435 TT, que mostra redução nas NVPO.

Na realidade, entre as causas que levam a variação de resposta está a velocidade de biotransformação enzimática, como o 2D6(CYP2D6) do citocromo P450. O CYP2D6 é maior responsável pelo metabolismo do dolasetron e do tropisetron. O granisetron é metabolizado primariamente tem três enzimas envolvidas CYP3A4, CYP2E1 e CYP1A2, possibilitando assim mais polimorfismo.[33] Na realidade, a variabilidade fenotípica quanto a metabolização do ondansetron faz admitir que os metabolizadores lentos tenham dois alelos deficientes, os rápidos tenham dois metabolizadores funcionando e os ultrarrápidos, três ou mais metabolizadores ativos. Em estudo envolvendo 250 pacientes operados sob anestesia geral foram verificadas a presença de náusea (n = 88) e vômito (n = 37), sendo administrado ondansetron (4 mg). Foi também verificada a relação da ocorrência de náusea e vômitos e o farmacogenôma dos pacientes. A determinação específica do polimorfismo foi feita com o emprego do AmpliChip CYP450 e da transferência energética de ressonância fluorescente (do inglês *Fuorescence Resonance Energy Transfer* – FRET). Os sinais da FRET são utilizados para verificar o número de cópias do gene CYP2D6. Assim o FRET determina o número de cópias e o AmpliChip o tipo da cópia. Houve forte correlação entre a falha do efeito do ondansetron quando o CYP2D6 se apresentou com três cópias. Não houve diferença entre uma e duas cópias. A presença de três cópias determinou a metabolização ultrarrápida e o pobre efeito do ondansetron.[38]

## Varfarina

A varfarina é inicialmente hidroxilada pela enzima CYP2C9 do citocromo P450, formando um metabólito inativo. Estudos demonstraram polimorfismos na CYP2C9 (alelos *2 e *3), relacionando-os a uma maior susceptibilidade a complicações hemorrágicas durante o tratamento com varfarina. Ambos os alelos levam a uma redução na atividade enzimática.[17] O alelo *2 (C430T) apresenta uma substituição do aminoácido arginina por cisteína na posição 144 da enzima, enquanto o alelo *63 (A1075C) promove a substituição de uma isoleucina por uma leucina no aminoácido de número 359 da enzima.[7] Pacientes portadores de pelo menos uma dessas variantes do CYP2C9 necessitam de doses menores para manutenção da terapêutica com varfarina, pois doses habituais levam a um risco significativo de aumento do sangramento. Existem ainda outros polimorfismos (VKORC1, CYP4F2) que podem contribuir para a variabilidade da resposta à varfarina. A associação deles determina a farmacogenética da varfarina e, consequentemente, a sua dose.[6] Assim sendo, há forte evidência de que a determinação do genoma para polimorfismos da CYP2C9 auxilia o ajuste de dose para pacientes com os alelos variantes, reduzindo assim as possibilidades de complicações graves decorrentes da administração deste fármaco. Outros fatores não genéticos como sexo, massa corpórea, RNI e peso contribuem 20% com a variabilidade da dose.[34]

## Clopidogrel

O clopidogrel é um antagonista do receptor adenosina difosfato e, como pró-fármaco, necessita de bioativação em metabólito ativo, R-130964, para exercer sua função de antiagregante plaquetária. Ele é metabolizado pela enzima CYP2C19. A variável CYP2C19*1 resulta em metabolismo normal, porém as variáveis CYP2C19*2 e CYP2C19*3 resultam em baixo metabolismo, sendo responsáveis pelo insucesso no tratamento. Uma metanálise mostrou que o polimorfismo determinado pelo CYP2C19*2 aumenta o risco de eventos adversos cardiovasculares.[39]

## ■ CONSIDERAÇÕES FINAIS

Pelo exposto neste capítulo, reveste-se de fundamental importância o estudo farmacogenética e do farmacogenôma. O objetivo do capítulo foi apresentar as bases da farmacogenética ilustrada por alguns exemplos importantes. Muitas publicações já mencionam aspectos do polimorfismo genético com o propósito de explicar a grande variabilidade de respostas aos fármacos e, principalmente, os eventos adversos. Com o avanço da farmacogenética, espera-se que no futuro seja possível determinar o genótipo de um paciente por meio de um exame simples e rápido, permitindo evitar complicações associadas ao uso de fármacos e possibilitando uma farmacoterapia adequada.

## REFERÊNCIAS

1. Rodrigues CRB, Scandelari L. Impacto do Amplichip CYP 450 na farmacologia: perspectiva do medicamento personalizado. XXVI ENEGEP, 2006:1-8.
2. Cangiani LM. Metodologia Científica, em: Cangiani LM, Slullitel A, Potério GMB, Tratado de Anestesiologia Saesp, 7. ed. São Paulo: Atheneu; 2011. p.86-106.
3. Oliva F. Elementos de Estatística: Aspectos Práticos, em: Cangiani LM, Slullitel A, Potério GMB, Tratado de Anestesiologia Saesp, 7. ed. São Paulo: Atheneu; 2011. p.129-142.
4. Searle R, Hopkins PM. Pharmacogenomic variability and anaesthesia. Br J Anaest, 2009;103(1):14-25.
5. Behrooz A. Pharmacogenetics and anaesthetic drugs: implications for perioperative practice. An Med Surg, 2015;4:470-4.
6. Landau R, Bolag RA, Kraft JC. Pharmacogenetics and anaesthesia: the value of genetic profiling. Anaesthesia, 2012;67(2):165-79.
7. Metzger IF, Costa DCS, Santos JET Farmacogenética: princípios, aplicações e perspectivas. Medicina RP. 2006;39(4):515-21.
8. Gouveia N. Farmacogenômica/Farmacogenética: Realidades e Perspectivas na Prática Clínica. Dissertação apresentada à Faculdade de Farmácia da Universidade de Coimbra para a obtenção do grau de Mestre em Tecnologias do Medicamento, na área de Farmacologia, 2009.
9. Shin, J. Pharmacogenetics: from discovery to patient care. Am J HSPharm 2009;66:625-37.
10. Venter, JC. The Sequence of the human genome. Science. 2001; 5507:1304-51.
11. Marini F, Brandi ML. Pharmacogenetics of Osteoporosis: Future Perspectives. Cal Tis Int. 2009; 84:337-47.
12. Evans, W. e McLeod, H. Pharmacogenomics - Drug disposition, drug targets and Side effects. N Eng J Med. 2003; 348: 538-49.
13. Kollek R. Pharmacogenetics, adverse drug reactions and public heath. Com Gen. 2006; 9:50-54.
14. Chowbay B, Zhou S, Lee EJ. An interethnic comparison of polymorphisms of the genes encoding drug-metabolizing enzymes and drug transporters: experience in Singapore. Drug Metab Rev 2005;37(2):327-78.
15. Venter JC, Adams MD, Myers EW et al. The sequence of the human genome. Science, 2001;291:1034-51.
16. International HapMap Consorcium. A second generation human hplotype map of over 3.1 million SNPs. Nature 2007;449:851-61.
17. Evans WE, Relling MV. Pharmacogenomics: translating functional genomics into rational therapeutics. Science 1999;286(5439):487-91.
18. Weinshilboum R. Inheritance and drug response. N Engl J Med 2003;348(6):529-37.
19. Ingelman-Sundberg M. Pharmacogenetics: an opportunity for a safer and more efficient pharmacotherapy. J Intern Med 2001;250(3):186-200.
20. Schmidt GN, Muller L, Bischoff P – Measurement of the deth of anaesthesia. Anaesthesist. 2008; 57:32-36.
21. Johansen JW, Sebel PS, Sigl JC - Clinical impact of hypnotic-titration guidelines based on EEG bispectral index (BIS) monitoring during routine anesthetic care. J Clin Anesth. 2000; 12:433-443.
22. Liu SS – Effects of Bispectral Index monitoring on ambulatory anesthesia: a meta-analysis of randomized controlled trials and a cost analysis. Anesthesiol. 2004; 101:311-315.
23. Fodale V, La Monaca E. Propofol infusion syndrome: na overview of a perplexing disease. Drug Saf. 2007;51:293-303.
24. Karaktisos D, Poularas J, Kalogeromitros A et al. The propofol infusion syndrome treated whith haemofiltration. Is there a time for geneticscreening? Acta Anesthesiol Scan. 2007;51:644-5.
25. Bach-Rojecky L , Dalia Vad, Loz, Zuni K, et al. Challenges in anesthesia personalization: resolving the pharmacogenomic puzzle, Per Med. 2019; 16(6):511-525.
26. Yiannakopolou E. Pharmacogenomics and opioid analgesics: clinical implications. Inter J Genomics. 2015.ID368979.
27. Capararis A, Cinnella G, Marolla A et al. Micro opioid receptor A118G polymorphism and post-operative pain: opioids effects on heterozigous patients. Inten J Immunopayhology and Pharmacology, 2001;24(4):993-1004.
28. Chou WY, Yang HF, Lu F et al. Association of μ opioid receptor gene plolymorphism (A118G) whith variations in mrphine consumption for analgesia after total knee arthroplsty. Acta Anestesiol Scand. 2006:50:787-92.
29. Chidambaran V. Genomics relevant to the neuroanaesthesiologist. J Neuroanaesthesiol Crit Cae, 2016;3:44-52.
30. Walter C, Lotsch J. Meta-analysis of de relevance of the OPRM1118>G genetic variant for pain treatment. Pain, 2009;146: 270-5.
31. Xie S, Ma W, Guo Q et al. The pharmacogenetics of medications used in genral anestesia. Fut Med. 2018; 19(3):285-298.
32. Wang P, Anshuman Sharma A, Montanai, et al. Methadone pharmacogenetics in vitro and in vivo: Metabolism by CYP2B6 polymorphic variants and genetic variability in paediatric disposition. Br J Clin Pharma, 2020; 88:4881-93
33. Ferner RE. Did the drug cause death? Codeine and breastfeeding. Lancet, 2008;372:606-8.
34. Madadi P, RossCJ, Hayden MR et al. Pharmacogenetics of neonatal opioid toxicity following maternal use of codeine during breastfeeding.: a case control study. Clinical Pharmacology and Therapeutics, 2009;85:31-5.
35. Candiotti KA, Bimbach DJ, Lubarsky DA et al. The impact of pharmacogenomics on postoperative nausea and vomiting. Do CYP allele copy and polymorphism affect the success or failure of ondansetron prophylaxis? Anesthesiology, 2005;102:543-9.
36. Ahlstrom S, Bergman P , Jokela R, eta al. First genome-wide association study on rocuronium dose requirements shows association with SLCO1A2. Br J Anaesth, 2021; 126 (5):949 -57.
37. Rodrigues NB, Di Vincenzo JD, Ceban F, et al. Pharmacogenomics of ketamine: A systematic review J Psych Res 2020;145: 27-34.
38. Sconce EA, Khan TI, Wynne HA et al. The impact of CYP2C9 and VKORC1 genetic polymorphism and patients characteristics upon warfarin dose requirements. J Human Genetics, 2010;55:582-9.
39. Sofi F, Marcucci R, Gori AM et al. Clopidrogrel non- responsiveness and risk of cardiovascular morbidity. An update meta-analalysis. Tromb Hemost, 2010;103:841-8.

# 40

# Anestésicos Inalatórios

Eduardo Helfenstein ▪ Paulo Sérgio Mateus Marcelino Serzedo
Clóvis Tadeu Bueno da Costa ▪ Thiago de Freitas Gomes

## INTRODUÇÃO

A história da anestesia inalatória[1] confunde-se com a própria história da Anestesiologia. A experimentação com a utilização de gases para produzir analgesia cirúrgica iniciou-se no século XIX.[1] Há alguns anos a revista norte-americana "Time", em admirável estudo sobre a evolução da humanidade, registrou a data de 16 de outubro de 1846 como o marco inicial da Era da Anestesia, na qual o homem obteve o controle da dor cirúrgica, objetivo perseguido há séculos. Com efeito, foi neste dia que William Morton praticou, no Massachusetts General Hospital, em Boston, uma anestesia geral com éter etílico, para extirpação cirúrgica de um tumor de glândula salivar.

Na realidade, antes do éter etílico já haviam sido demonstradas as propriedades anestésicas do óxido nitroso, por Sir Humphrey Davy, em 1800, na Grã-Bretanha,[2] as quais foram exibidas em demonstração pública do gás hilariante por Gardner Colton, em 1844, nos EUA.[2,3] Concluindo-se nesta oportunidade que a analgesia por ele produzida não se diferenciava daquela produzida por hipóxia. Essa teoria foi desacreditada em 1951 por Clement.[4]

Desde os primórdios da Era da Anestesia, os médicos aprenderam que os anestésicos gerais não deprimem apenas o Sistema Nervoso Central, mas outras funções vitais, notadamente a circulatória, a respiratória, a hepática e a renal. E mais: observaram que a extensão desta depressão é proporcional à dose do anestésico administrado. Da necessidade de estudar os efeitos dos anestésicos no organismo e as maneiras de tornar o ato anestésico mais seguro para o paciente, desenvolveu-se a Anestesiologia.

A anestesia geral é obtida pela combinação de quatro elementos: hipnose, relaxamento muscular, analgesia e controle da resposta neuro-humoral ao estresse.

Até o momento não existe um anestésico ideal (Tabela 40.1), mas a evolução é marcante, começando pelo éter, clorofórmio, ciclopropano, tricloroetileno, passando pelo halotano, enflurano, isoflurano e, mais recentemente, pelo sevoflurano, desflurano e xenônio.

Os anestésicos inalatórios foram durante muito tempo os únicos fármacos utilizados para realização da anestesia geral, antes do desenvolvimento dos anestésicos e técnicas intravenosas. Sua utilização é bastante difundida nos dias de hoje principalmente associada à utilização de opióides, hipnóticos e relaxantes musculares, produzindo a anestesia geral balanceada.

### Tabela 40.1 Propriedades de um anestésico ideal.

**Propriedades físicas**

- Não inflamável e não explosivo.
- Aroma agradável e não irritante para as vias aéreas.
- Estável na presença de luz e em cal sodada.
- Sem necessidade de estabilizadores para armazenamento.
- Não reativo com metais ou borracha.

**Farmacocinéticas**

- Indução e recuperação rápidas do anestésico.
- Ausência de biotransformação.

**Farmacodinâmicas**

- Analgesia e amnésia.
- Mínima depressão respiratória.
- Mínima depressão cardiovascular.
- Potência adequada.
- Ausência de: toxicidade hepática, atividade arritmogênica, sensibilização do miocárdio, arritmias ou alterações eletroencefalográficas.

**Financeiro**

- Baixo custo.

A capacidade de monitorização da concentração dos gases inalados na expiração ajuda a estimar a concentração da droga no sangue circulante e no Sistema Nervoso Central (SNC) promovendo uma monitorização precisa e um despertar mais precoce.[5]

Os anestésicos inalatórios mais utilizados para realização de procedimentos cirúrgicos são o sevoflurano, desflurano e isoflurano (Figura 40.1). Embora apresentem características semelhantes, sua escolha na utilização clínica vai depender do procedimento cirúrgico, tipo de paciente e custo operacional.[5]

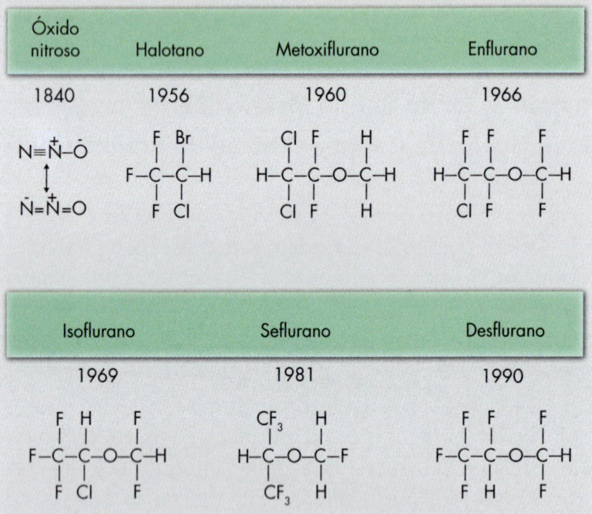

▲ **Figura 40.1** Estrutura dos anestésicos inalatórios.

# HISTÓRICO

Os primeiros anestésicos inalatórios utilizados eram considerados gases inflamáveis, incluindo divinil éter, dietil éter e o ciclopropano. Diversos compostos não inflamáveis, como o clorofórmio e o tricloroetileno, eram respectivamente associados à toxicidade hepática e neurológica. Estudos com os derivados dos compostos halogenados do clorofórmio indicaram que os gases anestésicos não inflamáveis poderiam ser originados a partir de compostos de fluoreto orgânico. A substituição pelo fluoreto resultou em um aumento da estabilidade e diminuição da toxicidade, além de diminuir a capacidade de se tornarem substâncias inflamáveis.[6]

Em 1956, o halotano começou a ser utilizado, entretanto, seus efeitos cardiovasculares e a possibilidade de toxicidade hepática estimularam a pesquisa de outros agentes. Entre 1959 e 1980, foram sintetizados mais de 700 compostos fluorados. Dessas pesquisas, resultaram o enflurano (347) e o isoflurano (369), que se tornaram os pilares da anestesia inalatória nas décadas de 1970 e 1980. O desflurano foi o número 653 dessa série, sendo introduzido na prática clínica em 1993. O sevoflurano foi descrito no início da década de 1970 e começou a ser utilizado em 1990, no Japão. O sevoflurano, bem como o desflurano, apresentam baixa solubilidade no sangue, o que facilita o ajuste da profundidade anestésica.[5]

O desenvolvimento da anestesia inalatória culminou com a descoberta da aplicabilidade clínica do xenônio, um gás inerte extraído da atmosfera que possui diversas características de um anestésico inalatório ideal, tais como ser inodoro, não inflamável, pouco tóxico, ausência de metabolização e baixíssima solubilidade no sangue e nos tecidos. Atualmente, a grande limitação para sua utilização em larga escala é o seu alto custo.[6]

# CARACTERÍSTICAS FÍSICO-QUÍMICAS

Na Tabela 40.2[10,11] estão apresentadas as características físico-químicas dos anestésicos inalatórios de uso corrente.

A potência de um anestésico inalatório é expressa pela concentração alveolar mínima (CAM) refletida pela sua partição entre óleo e gás.

A CAM de um anestésico inalatório é definido como a concentração, a uma atmosfera, que previne o movimento muscular esquelético em resposta a um estímulo supramáximo (incisão cirúrgica da pele) em 50% dos pacientes.[12]

A CAM pode ser alterada por uma série de variáveis farmacológicas (Tabela 40.3).[13] A CAM é relativamente imutável no que se refere à espécie, sexo, ou pela duração da anestesia.

A dose média anestésica (DA50) é a dose ou concentração alveolar do anestésico que produz anestesia em metade dos indivíduos. A DA50 é idêntica à CAM.[14] A DA95 é a dose que anestesia 95% dos indivíduos que equivale grosseiramente à CAM 1,3 (isto é, para o halotano: $1,3 \times 0,74\% = 0,96\%$).[13] A CAM do despertar varia de 0,3 a 0,4 CAM.

CAM BAR é a dose que bloqueia as respostas autonômicas dos pacientes à intubação traqueal ou à incisão cirúrgica, que é 50% maior que a CAM.[15]

Os valores da CAM somam-se grosseiramente quando são usados dois anestésicos simultaneamente. Por exemplo, uma mistura de 0,5 CAM de óxido nitroso com 0,5 CAM de halotano se aproxima do mesmo grau de depressão do Sistema Nervoso Central causado por 1 CAM de enflurano.[13]

Contrastando com o grau de depressão do Sistema Nervoso Central, o grau de depressão do miocárdio pode não ser equivalente em relação à mesma CAM. Por exemplo, a combinação 0,6 CAM de $N_2O$ com 0,6 CAM de halotano produz-se menos hipotensão arterial do que 1,2 CAM de halotano sozinho, porque o halotano é mais potente depressor miocárdico e vasodilatador do que $N_2O$ equivalendo à CAM.[15,16]

**Tabela 40.2  Propriedades físico-químicas dos anestésicos inalatórios.**

|  | Óxido nitroso | Halotano | Enflurano | Isoflurano | Desflurano | Sevoflurano |
|---|---|---|---|---|---|---|
| Estrutura química | $N=N-O$ $(CF_3)_2CH-O-CFH_2$ | $CF_3-CBrClH$ | $CF_2H-O-CF_2CClFH$ | $CF_2H-O-CClH-CF_3$ | $CF_2H-O-$ | $CFH-CF_3$ |
| Peso molecular | 44 | 197,4 | 184,5 | 184,5 | 168 | 200 |
| Ponto de ebulição (°C) a 1 ATM | -88 | 50,2 | 56,5 | 48,5 | 22,8 | 58,5 |
| Pressão de vapor a 20 °C (mmHg) | 39.000 | 244 | 172 | 240 | 669 | 160 |
| Estabilidade com álcalis | Sim | Não | Sim |  | Não | Não |
| Luz ultravioleta | Sim | Não | Sim | Sim | Sim | Sim |
| Coeficiente de partilha |  |  |  |  |  |  |
| Sangue/Gás | 0,47 | 2,30 | 1,90 | 1,40 | 0,42 | 0,60 |
| Óleo/Gás | 1,4 | 224,0 | 98,5 | 90,8 | 19,0 | 53,4 |
| CAM (%) |  |  |  |  |  |  |
| Em oxigênio | 115 | 0,75 | 1,70 | 1,15 | 6,00 | 2,00 |
| Em óxido nitroso | - | 0,29 | 0,57 | 0,50 | 3,00 | 0,66 |
| % Biotransformação | - | 20 | 3-5 | 0,20 | 0,02 | 2-3 |

**Tabela 40.3  Fatores que afetam a CAM.**

| Variável | Efeito sobre a CAM | Comentários |
|---|---|---|
| Temperatura |  |  |
| ▪ Hipotermia | ↓ | ↑ se > 42 °C |
| ▪ Hipertermia | ↓ |  |
| Idade |  |  |
| ▪ Jovem | ↑ |  |
| ▪ Idoso | ↓ |  |
| Álcool |  |  |
| ▪ Intoxicação aguda | ↓ |  |
| ▪ Vício crônico | ↑ |  |
| Anemia |  |  |
| ▪ Hematócrito baixo | ↓ |  |
| ▪ $PaO_2$ < 40 mmHg | ↓ |  |
| ▪ $PaCO_2$ > 95 mmHg | ↓ | Causado por ↘ pH no LCR |
| Tireoide |  |  |
| ▪ Hipertireoidismo | Sem alteração |  |
| ▪ Hipotireoidismo | Sem alteração |  |
| Pressão arterial MAP < 40 mmHg |  |  |
| ▪ Média | ↓ |  |
| Eletrólitos |  |  |
| ▪ Hipercalcemia | ↓ | ▪ Causada por ▪ LCR alterado |

**Tabela 40.3  Fatores que afetam a CAM.**           *(Continuação)*

| Variável | Efeito sobre a CAM | Comentários |
|---|---|---|
| ▪ Hipernatremia | ↑ | Causada por LCR alterado |
| ▪ Hiponatremia | ↓ | Causada por LCR alterado |
| Gestação | ↓ |  |
| Substâncias |  |  |
| ▪ Anestésicos locais | ↓ | Exceto cocaína |
| ▪ Opioides | ↓ |  |
| ▪ Cetamina | ↓ |  |
| ▪ Barbitúricos | ↓ |  |
| ▪ Benzodiazepínicos | ↓ |  |
| ▪ Verapamil | ↓ |  |
| ▪ Lítio | ↓ |  |
| ▪ Simpaticolíticos |  |  |
|   ▪ Metildopa | ↓ |  |
|   ▪ Reserpina | ↓ |  |
|   ▪ Clonidina | ↓ |  |
| ▪ Simpaticomiméticos |  |  |
|   ▪ Anfetamina |  |  |
|   ▪ Crônica | ↓ |  |
|   ▪ Aguda | ↑ |  |
|   ▪ Cocaína | ↑ |  |
|   ▪ Efedrina | ↑ |  |

## ▪ MECANISMOS DE AÇÃO

A anestesia inalatória é uma técnica consagrada por milhões de aplicações, ao longo de mais de 165 anos. Apesar disso, resta considerável debate acerca dos mecanismos de ação. Acredita-se que os anestésicos inalatórios atuem em múltiplos locais no sistema nervoso.

A teoria da lipossolubilidade foi proposta por Hans Meyer e Overton, que sugeriam ser a incorporação de anestésicos lipofílicos às membranas lipídicas das células do sistema nervoso responsável pelas alterações metabólicas que caracterizam o estado de anestesia.

Verificando que a potência dos anestésicos guardava melhor correlação com sua solubilidade em octanol, Frank e Lieb propuseram que os anestésicos interagissem com sítios polares e não polares.

Os anestésicos inalatórios poderiam, ao penetrar nas membranas, alterar o volume celular (teoria do volume excessivo), bloqueando canais iônicos. A anestesia surgiria quando atingido o volume crítico, resultado da fluidificação (desorganização) de lipídios em estado gel (mais organizado).

Segundo Quastel e Wheatley, os narcóticos atuariam em áreas específicas do sistema nervoso, inibindo processos oxidativos determinados. Para Pauling, a anestesia geral se faz em razão da formação de microcristais no sistema nervoso.[8]

Existe a possibilidade de os anestésicos inalatórios ligarem-se a receptores (proteínas) específicos no sistema nervoso. No nível celular, a sinapse parece ser o local mais provável. Nesse caso, ocorreria ativação de sistemas inibitórios e inibição dos excitatórios. É o caso dos barbitúricos, que inibem a liberação de L-aspartato e L-glutamato (neurotransmissores excitatórios) e aumentam a liberação do neurotransmissor inibitório ácido gama-aminobutírico (GABA). Há, todavia, anestésicos que não agem nestes sistemas.

Enfim, considerada a diversidade de moléculas capazes de promover um estado de anestesia, torna-se difícil sustentar a existência de um único mecanismo que explique a anestesia (teoria unitária).[9]

## ■ FARMACOCINÉTICA

A farmacocinética de uma substância inclui a absorção, distribuição, metabolismo e excreção. Com exceção da distribuição, os outros termos têm denominações diferentes na anestesia inalatória, isto é, a absorção é denominada captação, o metabolismo, biotransformação; e a fase de excreção, eliminação.[6]

Diferentemente da anestesia venosa, que não tem fase de absorção porque o anestésico é injetado diretamente na circulação sistêmica, a anestesia inalatória tem a fase de absorção que corresponde à captação do anestésico do alvéolo para o capilar pulmonar. Assim, além do débito cardíaco (fluxo sanguíneo pulmonar), a captação do anestésico inalatório sofre interferência dos fatores relacionados à ventilação pulmonar e à transferência do circuito de anestesia para o alvéolo.

A anestesia inalatória difere da anestesia venosa na fase de eliminação. Na venosa, a eliminação depende do metabolismo e da excreção, enquanto na inalatória, depende fundamentalmente da ventilação.[6]

O objetivo da administração do anestésico inalatório é produzir estado anestésico por meio de uma concentração específica de moléculas deste agente no sistema nervoso central. Isto é feito estabelecendo-se uma pressão parcial específica do anestésico no pulmão, a qual vai se propagar até se equilibrar com o cérebro e a medula espinhal. Assim, o controle da profundidade da anestesia inalatória, pode

ser realizado por meio da pressão parcial do anestésico alveolar (fração expirada).[6]

## Características dos Anestésicos Inalatórios

Os anestésicos inalatórios estão entre os fármacos com início de ação mais rápido que existem. Quando administrados na forma de anestesia geral apresentam uma grande margem de segurança. A possibilidade de aumentar ou diminuir rapidamente sua concentração pode ser a diferença entre a manutenção de um estado anestésico e o despertar do paciente.

Por isso, velocidade também significa eficiência. Uma indução rápida e um despertar precoce aumentam a rotatividade da sala cirúrgica e da sala de recuperação anestésica reduzindo custos e aumentando a satisfação do paciente.

Tecnicamente somente podem ser considerados gases verdadeiros o óxido nitroso e o xenônio, porém, para simplificar sua classificação, todos os outros agentes podem ser referidos como gases inalatórios pois estão nessa fase quando são administrados para os pulmões. Como gases anestésicos os agentes inalatórios não se afastam muito do conceito de gás ideal, uma vez que são todos não ionizáveis e têm baixo peso molecular. Isso permite que se difundam rapidamente por meio da corrente sanguínea para os tecidos.

Velocidade, estado gasoso e a via de administração pulmonar combinam-se para formar a principal característica dos anestésicos inalatórios: a capacidade de diminuir a concentração no plasma tão facilmente e tão rapidamente como são aumentadas.[7]

## Características Físicas dos Anestésicos Inalatórios

As características físicas dos anestésicos inalatórios estão apresentadas na Tabela 40.4. O objetivo de administrar anestésicos inalatórios é produzir um estado anestésico através de concentrações específicas destes agentes no Sistema Nervoso Central. Isso é possível quando a pressão parcial dos pulmões se equilibra com a pressão parcial no cérebro e na medula.[7]

> PSNC = Psangue = Palvéolo

Onde P é a pressão parcial e o estado de equilíbrio resulta de três fatores:

1. Os anestésicos inalatórios são gases rapidamente transferidos bidirecionalmente dos pulmões para a corrente sanguínea e para o Sistema Nervoso Central até que as pressões parciais dos tecidos se igualem;

2. O plasma e os tecidos apresentam baixa capacidade de absorver os agentes inalatórios em relação ao que é ofertado aos pulmões, por isso, pode-se abolir rapidamente as concentrações nesses compartimentos;

3. O metabolismo, excreção e redistribuição dos anestésicos inalatórios são mínimos se comparados à rápida velocidade de eliminação dos mesmos pelos pulmões.

| Tabela 40.4 Propriedades físico-químicas dos anestésicos inalatórios. | | | | | | |
|---|---|---|---|---|---|---|
| **Propriedades** | **Sevoflurano** | **Desflurano** | **Isoflurano** | **Enflurano** | **Halotano** | **$N_2O$** |
| Ponto de Ebulição (°C) | 59 | 24 | 49 | 57 | 50 | -88 |
| Pressão de Vapor 20°C | 157 | 669 | 238 | 172 | 243 | 38,77 |
| Peso Molecular (g) | 200 | 168 | 184 | 184 | 197 | 44 |
| Coeficiente de Partição Óleo:Gás | 47 | 19 | 91 | 97 | 224 | 1,4 |
| Coeficiente de Partição Sangue: Gás | 0,65 | 0,42 | 1,46 | 1,9 | 2,5 | 0,46 |
| Solubilidade Cérebro: Sangue | 1,7 | 1,3 | 1,6 | 1,4 | 1,9 | 1,1 |
| Solubilidade Gordura: Sangue | 47,5 | 27,2 | 44,9 | 36 | 51,1 | 2,3 |
| Solubilidade Músculo: Sangue | 3,1 | 2 | 2,9 | 1,7 | 3,4 | 1,2 |
| CAM em $O_2$ 30-60 anos a 37°C P 760 mmHg % | 1,8 | 6,6 | 1,17 | 1,63 | 0,75 | 104 |
| CAM 60%-70% $N_2O$ | 0,66 | 2,38 | 0,56 | 0,57 | 0,29 | |
| CAM > 65 anos % | 1,45 | 5,17 | 1 | 1,55 | 0,64 | |
| Conservante | não | não | não | não | Timol | não |
| Estabilidade Absorvedores $CO_2$ | não | sim | sim | sim | não | sim |
| Metabolismo % | 2 a 5 | 0,02 | 0,2 | 2,4 | 20 | |

## Mistura de Gases

Para qualquer mistura de gases em um recipiente fechado, cada gás exerce uma pressão proporcional à sua pressão parcial. A soma das pressões parciais de cada gás em uma mistura é igual à pressão total da mistura gasosa.[7] (Lei de Dalton)

$$P_{Total} = P_{gás1} + P_{gás2} + \ldots\ldots + P_{gásN}$$

## Gases em Solução

Mensurar a pressão parcial de um gás em uma solução é algo complexo, entretanto, em soluções, a quantidade de gás presente pode ser mensurada por sua concentração. A pressão parcial de um gás em uma solução representa a pressão do gás em equilíbrio com a solução.

Moléculas de gás dentro de uma solução interagem com o solvente de uma forma muito maior do que se estivessem na fase gasosa. Solubilidade é o termo utilizado para expressar a tendência das moléculas de um gás permanecer em equilíbrio com uma solução. A Lei de Henry expressa a relação da concentração de um gás em uma solução com a pressão parcial exercida em uma solução.[7]

$$Cg = K Pg$$

Onde *Cg* é a concentração do gás na solução, *K* é a constante de solubilidade e *Pg* é a pressão parcial do gás.

Analisando a equação anterior podemos ver que se duplicarmos a pressão parcial de um gás duplicamos a concentração do mesmo.

Outra equação de solubilidade muito usada na clínica é o coeficiente de solubilidade (λ).

$$\lambda = V \text{ dissolvido de gás/V líquido a 37°C}$$

Onde **V** = Volume. Essa equação pode ser utilizada para qualquer gás em equilíbrio com um líquido.

Os princípios da pressão parcial e solubilidade são aplicados para uma mistura de gases em uma solução. Isso significa que a concentração de uma mistura de gases em uma solução depende de dois fatores: (1) Pressão parcial do gás em equilíbrio e (2) da solubilidade do gás na solução.

As implicações dessas propriedades mostram que ao se administrar gases anestésicos através da via inalatória ocorrerá a difusão dos mesmos dos alvéolos para o sangue até que as pressões parciais dos alvéolos e do sangue se igualem. A concentração dos anestésicos inalatórios na corrente sanguínea depende da pressão parcial no equilíbrio e da solubilidade do mesmo no sangue. Da mesma forma a transferência do anestésico do sangue para outros tecidos também ocorrerá até a equalização das pressoes parciais, embora nesse compartimento não existam anestésicos na forma gasosa. Isso ocorre porque apesar das moléculas do anestésico inalatório imprimirem uma pressão para sair da solução, não existe fase gasosa, pois o sangue fora dos pulmões e os tecidos funcionam como um recipiente hermeticamente fechado.

A concentração de um anestésico inalatório em um tecido depende da pressão parcial e da solubilidade do mesmo no equilíbrio. Por isso, no equilíbrio, ao se monitorar a concentração de anestésicos inalatórios no nível alveolar pode-se inferir a concentração dos mesmos no Sistema Nervoso Central.

Pelo exposto pode-se resumir em:

1. Os anestésicos inalatórios se equilibram com os tecidos ou compartimentos baseados em suas pressões parciais, não em suas concentrações;

2. A pressão parcial de um gás em uma solução é definida como a pressão que o mesmo exerce no equilíbrio. E

quando não existir fase gasosa, a pressão parcial é definida como a tendência das moléculas escaparem da solução;

3. A concentração de anestésicos inalatórios nos tecidos depende da pressão parcial e da solubilidade.

Finalmente, existe uma terminologia particular para ser utilizada para os anestésicos inalatórios quando estão na fase gasosa, dissolvidos no sangue ou nos tecidos. A utilização Concentração Inspirada é mais utilizada do que Pressão Parcial.

A pressão parcial pode ser expressa em milímetros de mercúrio (mmHg) ou torr (1 torr = 1 mmHg) ou Kilopascal (kPa). Para a maioria dos fármacos a concentração é expressa pela massa (mg) dividida pelo volume (mL), mas pode ser expressa por porcentagem da massa sobre o volume. Como o volume de um gás na fase gasosa é diretamente proporcional à massa de acordo com a Lei dos Gases Ideais, é fácil expressar a concentração como porcentagem por volume (%).[7]

## Transferência dos Anestésicos para o SNC

Quando o fluxo de gás fresco e o vaporizador são ligados, o gás fresco, juntamente com uma fração fixa de anestésicos inalatórios, é misturado com o gás do sistema de ventilação (bolsa, traqueias, canisters, sistemas absorvedores). Isso promove uma diluição, reduzindo a concentração do anestésico inalatório. Com o passar do tempo a fração de gás fresco com anestésico inalatório se equilibra no sistema.[7]

Ao se colocar um paciente ligado ao sistema de ventilação, uma fração de anestésico inalatório chega ao seu sistema respiratório e isso é designado Fração Inspirada de Anestésico Inalatório ($F_I$). Quando esse gás penetra na via aérea, essa fração inspirada de anestésico inalatório sofre uma diluição promovida pelo espaço morto que dilui o gás que chega aos alvéolos. A concentração de anestésico inalatório que se encontra no alvéolo é designada Fração Alveolar do Anestésico Inalatório ($F_A$).

No alvéolo, o anestésico inalatório passa para a corrente sanguínea através da membrana alvéolo-capilar de acordo com a pressão parcial do gás e sua solubilidade no sangue. Da mesma forma deixa a corrente sanguínea penetrando nos tecidos.

O sistema circulatório distribui o sangue para três tipos de compartimentos fisiológicos de tecidos: os tecidos ricamente vascularizados, os tecidos musculares e para os tecidos gordurosos. Os tecidos ricamente vascularizados (TRV) incluem cérebro, coração, rim, fígado, sistema digestivo e glândulas anexas. A porcentagem da massa e da perfusão de cada compartimento são apresentados na Tabela 40.5.

Os anestésicos inalatórios se difundem mais rapidamente para os tecidos ricamente vascularizados devido ao seu alto fluxo sanguíneo. Ao chegar ao SNC ele se difunde baseado em seu coeficiente de solubilidade promovendo inconsciência e anestesia. Os anestésicos inalatórios também são distribuídos aos tecidos menos vascularizados (músculos e tecidos gordurosos), onde são acumulados e levam ao retardo no despertar da anestesia.[7]

## Captação $F_A/F_I$

A melhor forma de entender a captação dos anestésicos inalatórios é ver o aumento da relação entre a fração alveolar e a fração inspirada ($F_A/F_I$) ao longo do tempo (Figura 40.2). A fração alveolar ($F_A$) vai aumentando em relação à fração inspirada ($F_I$), tendendo a um equilíbrio.

Quando um paciente é ligado a um sistema de ventilação contendo anestésico inalatório, o fluxo de gás fresco com o agente inalatório se mistura com o ar do sistema de ventilação e proporciona um aumento da Fração Inspirada ($F_I$) de acordo com a primeira Lei da Farmacocinética.

$$F_I = F_{FGO}(1 - e^{-T/t})$$
$$t = Vc/FGF$$

$F_{FGO}$ é a fração de anestésico inalatório que deixa o vaporizador, T é o tempo, t é a constante de tempo. A constante de tempo é o volume do circuito dividido pelo fluxo de gases frescos.

Um exemplo, em um sistema ventilatório onde o volume das traqueias, canisters e sistema de reabsorção é de 8L e o fluxo de gases frescos é de 2L, temos que a constante de tempo t = 8/2 = 4. Sendo assim, pela primeira Lei da Farmacocinética temos que, após três constantes de tempo, 95% da $F_I$ é alcançada. Assim, nesse exemplo, após 3 × 4 = 12 minutos, 95% da $F_I$ desejada será alcançada.[8]

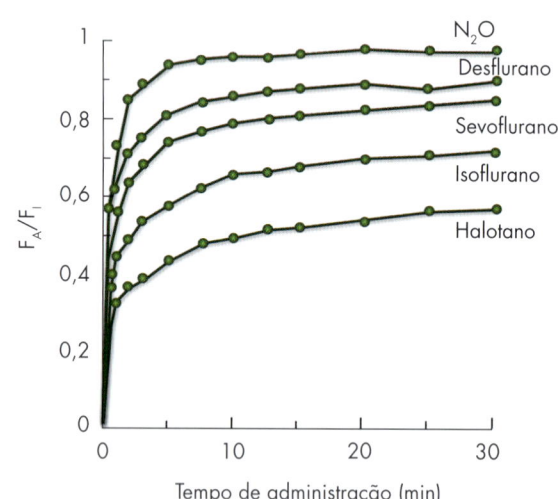

▲ **Figura 40.2** Fração alveolar e fração inspirada $F_A/F_I$.

| Tabela 40.5 Porcentagens da massa e da perfusão de cada compartimento. | | | |
|---|---|---|---|
| Compartimentos | % da massa corporal | % do débito cardíaco | Perfusão (mL, min/100g) |
| Ricamente vascularizados | 10 | 75 | 75 |
| Músculos | 50 | 19 | 3 |
| Gordura | 20 | 6 | 3 |

Com o exemplo acima observa-se que 12 minutos é um tempo relativamente longo para se ter um sistema com a $F_I$ desejada, por isso, pode-se chegar a um equilíbrio mais rápido aumentando o fluxo de gás fresco ou aumentando a concentração de anestésico inalatório. Utilizando o exemplo anterior onde t = 4 e também a Primeira Lei da Farmacocinética, 63% da $F_I$ é obtida após uma constante de tempo. Para se obter uma $F_I$ de 2% em 4 min ao invés de 12 minutos podemos aumentar a concentração do anestésico inalatório para 3,2% (2% dividido por 0,63) e em 4 minutos teremos uma $F_I$ real de 2%.[5]

Outra maneira de se conseguir uma $F_I$ adequada é aumentar o FGF ou colapsar a bolsa reservatória do ventilador, com isso diminuído o $V_c$ e o t, por conseguinte, diminuindo o tempo necessário para atingir o equilíbrio[5] (Figura 40.3).

Assim como os ventiladores, a árvore traqueobrônquica também apresenta um volume residual de gases (volume de reserva expiratório e volume do espaço morto), por isso, como um sistema ventilatório, vai haver um tempo para se atingir o equilíbrio da fração inspirada ($F_I$). Existem dois métodos utilizados para diminuir esse tempo (t). Primeiro, é aumentar o volume minuto, e o outro é diminuir o volume de reserva expiratório fazendo uma expiração forçada seguida de uma inspiração.[7]

A captação do anestésico inalatório refere-se à passagem do anestésico do alvéolo para o capilar pulmonar e depende dos fatores relacionados à sua oferta e à sua remoção do alvéolo. A captação do anestésico para a corrente sanguínea é determinada pelo produto de três fatores: solubilidade do anestésico no sangue (λ), débito cardíaco (Q), e a diferença alvéolo-venosa da pressão parcial do anestésico (PA-PV), conforme mostra a equação:

Captação = λ × Q × [(PA − PV/Pressão Barométrica)]

Uma forma simples de avaliar a captação do anestésico é analisar a relação entre a concentração alveolar e a concentração inspirada do anestésico ao longo do tempo ($F_A/F_I$) (Figura 40.3). Tendo em vista que a captação é um produto de três fatores, se qualquer um deles ficar próximo de zero, a captação também ficará e a ventilação produzirá rapidamente uma $F_A/F_I$=1. Se a solubilidade do anestésico for muito baixa, o débito cardíaco estiver muito reduzido (depressão miocárdica grave), ou a diferença alvéolo-venosa da pressão parcial do anestésico for praticamente nula (depois de uma anestesia muito prolongada), a captação será mínima e a $F_A/F_I$=1.[6]

Dessa forma, considerando que a solubilidade sangue/gás traduz a capacidade do sangue em absorver o anestésico, quanto maior for a solubilidade, maior será a quantidade de anestésico captado no sangue até atingir a situação de equilíbrio entre as pressões parciais do alvéolo e do sangue e, consequentemente, maior será o tempo para $F_A/F_I$=1.

Quanto maior for o fluxo pulmonar, maior será a remoção do anestésico do alvéolo e, consequentemente, menor será a proporção $F_a/F_I$. O aumento do débito cardíaco facilita a captação e retarda o equilíbrio entre $F_A$ e $F_I$. O impacto das variações do débito cardíaco sobre a captação dos anestésicos inalatórios é tanto maior quanto maior for a solubilidade do agente considerado. A captação de um agente pouco solúvel, como o óxido nitroso, é pouco influenciada pelas variações do débito cardíaco, como ocorre com o isoflurano e halotano, que são mais solúveis.[6]

O aumento do débito cardíaco tem efeito análogo ao aumento da solubilidade. Quando a solubilidade sanguínea aumenta, a capacidade do mesmo volume de sangue em reter anestésico aumenta. Quando o débito cardíaco é aumentado, a capacidade do sangue em reter anestésico também aumenta por aumentar o volume de sangue exposto ao anestésico no alvéolo. É importante ressaltar que o efeito cardiodepressor de alguns anestésicos inalatórios pode limitar sua captação por determinar uma redução do débito cardíaco.

A diferença alvéolo-venosa (PA-PV) é influenciada pela captação nos diferentes tecidos. Quando não há captação tecidual, como em anestesias muito prolongadas, o sangue venoso que retorna contém a mesma quantidade de anestésico que o sangue arterial que saiu dos pulmões, de modo a tornar a captação praticamente nula.

## Distribuição

Os fatores que determinam a fração de anestésico inalatório removida do sangue que vai irrigar os tecidos são semelhantes aos da captação do anestésico do pulmão:

1. Solubilidade do anestésico inalatório no tecido $\lambda_t$;
2. Fluxo sanguíneo tecidual $Q_t$;
3. Diferença artéria-tecido de pressão parcial de anestésico inalatório ($P_a − P_t$).

Captação Tecidual = $\lambda_t × Q_t$ × [(PA − PV/Pressão Barométrica)]

Por ter alta perfusão, o tecido cerebral equilibra-se rapidamente com a pressão parcial do anestésico do sangue arterial. O tecido muscular tem 25 vezes menos perfusão tecidual que o cérebro, de modo que leva 25 vezes mais tempo para equilibrar sua pressão parcial com a do sangue. Portanto, a captação do anestésico pelo músculo continua

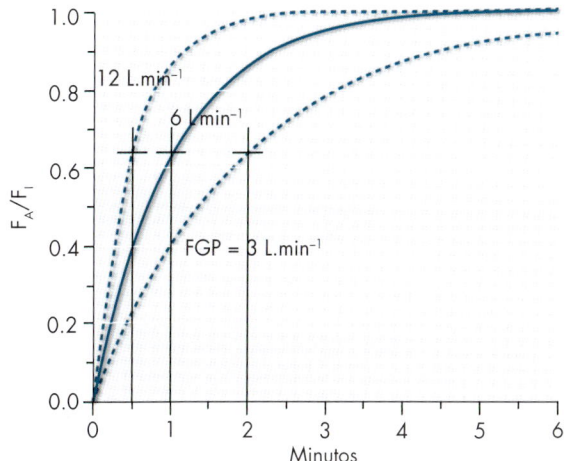

▲ **Figura 40.3** Aumentando o FGF do sistema diminui-se o tempo para atingir a $F_I$ desejada.

muito tempo depois de cessada a captação no cérebro. Após o equilíbrio no músculo, a gordura funciona como um depósito efetivo para a captação do anestésico. A grande capacidade (volume) do tecido gorduroso em reter anestésico inalatório, aliada à sua baixa perfusão, prolonga o tempo necessário para diminuir a diferença de pressão parcial do anestésico entre o sangue arterial e a gordura.

Após 8 minutos de anestesia, a captação pelos tecidos ricamente vascularizados é muito pequena para influenciar significativamente a concentração alveolar. O fluxo aproxima-se do equilíbrio entre 2 e 4 horas.[6]

## Fatores que alteram a $F_A/F_I$

As alterações nos fatores que governam a velocidade de oferta e remoção de anestésicos dos pulmões modificam a concentração alveolar. Consequentemente, a ventilação, solubilidade e a distribuição do fluxo sanguíneo apresentam uma combinação de efeitos no impacto sobre a relação $F_A/F_I$.

O impacto do efeito da concentração inspirada na relação $F_A/F_I$ é idêntico ao impacto da alteração da solubilidade. A concentração administrada de 50% a 70% de óxido nitroso é muito maior que a dos anestésicos potentes com baixa solubilidade, de modo que a curva $F_A/F_I$ apresenta elevação mais rápida para o óxido nitroso quando comparada ao desflurano, que tem baixo coeficiente de solubilidade sangue/gás. Sendo assim, o efeito da concentração supera a solubilidade.

Quanto maior a solubilidade do anestésico inalatório, maior é sua captação, assim, a velocidade de oferta de anestésico inalatório para o pulmão (ventilação) é um fator limitante. Durante a utilização de anestésicos pouco solúveis, o aumento na ventilação tem pouco impacto no aumento da relação $F_A/F_I$.

Os anestésicos podem alterar a ventilação e, consequentemente, sua própria captação. Os anestésicos inalatórios deprimem a respiração de maneira dose-dependente, de modo que, ao aprofundar a anestesia e, consequentemente, a ventilação, exercem um efeito de *feedback* negativo na sua concentração alveolar, o que aumenta a segurança durante a ventilação espontânea por limitar a elevação da pressão parcial do anestésico no alvéolo.

Semelhante à ventilação, quanto maior for a solubilidade do anestésico, maior será o impacto das alterações do débito cardíaco sobre a $F_A/F_I$ (Figura 40.4). Contudo, considerando-se que o débito cardíaco é um fator de remoção do anestésico do alvéolo, condições que promovem diminuição do débito cardíaco podem aumentar substancialmente a concentração alveolar dos anestésicos altamente solúveis por diminuírem sua captação. Em contraste com o *feedback* negativo, que resulta da depressão respiratória, a depressão circulatória resulta em *feedback* positivo, que aumentará a concentração alveolar por diminuir a captação.

Nos pacientes sadios, considera-se que a pressão parcial do anestésico no alvéolo é igual à pressão parcial na artéria, de modo que as curvas $F_A$ (pressão parcial alveolar) /$F_I$ e $F_a$ (pressão parcial alveolar) /$F_I$ estão sobrepostas. Nas

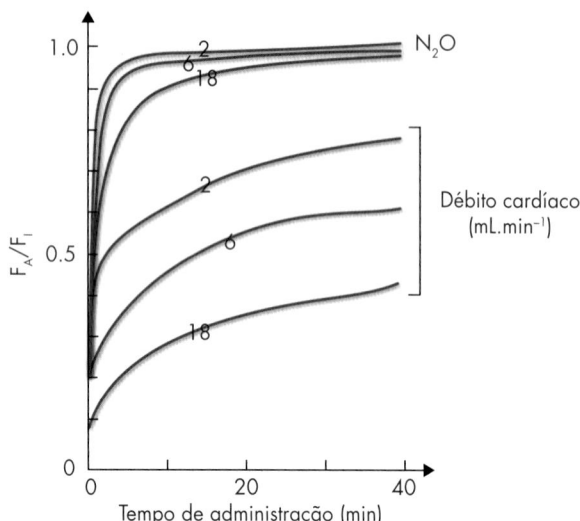

▲ **Figura 40.4** A elevação $F_A$ do anestésico em relação à $F_I$ sofre pouca influência das variações do débito cardíaco com os anestésicos menos solúveis.

situações em que ocorre *shunt* intrapulmonar, como intubação seletiva, pneumonia, atelectasias, enfisema e doenças cardíacas congênitas, a relação ventilação:perfusão está alterada com consequente aumento da pressão parcial do anestésico no alvéolo e diminuição na artéria, isto é, ocorre diferença nas pressões parciais do anestésico entre o gás alveolar e o sangue arterial (efeito mais evidente para os anestésicos com baixa solubilidade).

Considerando-se que a pressão do anestésico inalatório no SNC atinge o equilíbrio com a pressão parcial da artéria, a velocidade de indução da anestesia é mais lenta com anestésicos de baixa solubilidade quando comparada aos de alta solubilidade.[6]

## Eliminação

Embora a eliminação do anestésico inalatório pela pele seja pequena, ela ocorre em maior quantidade pelo óxido nitroso. Outra forma de eliminação é a difusão dos anestésicos dos tecidos para a gordura subjacente, considerada como quinto compartimento em alguns estudos farmacocinéticos. Essa transferência pode englobar um terço do anestésico captado durante sua administração.

O baixo metabolismo do Isoflurano (0,2%) e do desflurano (0,02%) não afeta significativamente a recuperação da anestesia. Todavia, o alto metabolismo do halotano (20%) é responsável pela diminuição de sua concentração alveolar, que se equipara à do Isoflurano durante a emergência da anestesia.

A eliminação dos anestésicos inalatórios na fase de recuperação da anestesia é controversa pelos mesmos fatores que interferem na elevação da concentração alveolar na fase de indução, sendo a solubilidade o determinante fundamental na velocidade de queda da $F_A$.

Existem duas diferenças farmacocinéticas principais entre a recuperação e a indução:

1. Enquanto o aumento da concentração acelera a indução, não há como estabelecer uma concentração alveolar abaixo de zero para acelerar a recuperação.

2. Enquanto todos os tecidos começam a indução com pressão parcial zero de anestésicos inalatórios, cada tecido tem uma concentração diferente durante a fase de recuperação.

Depois de descontinuada a anestesia, os tecidos musculares e gordurosos podem continuar a absorver anestésicos por horas, decorrente da redistribuição que se mantém até que a pressão parcial sangue/alvéolo do anestésico fique abaixo da pressão parcial do tecido.[6]

### Efeito do segundo gás

Quando administrado em altas concentrações, um agente anestésico como o óxido nitroso promove uma grande transferência de volume do gás alveolar para o sangue devido ao elevado gradiente de pressão parcial. Deve-se considerar que o óxido nitroso não existe no organismo quando se inicia a anestesia. O gradiente de pressão parcial alvéolo/sangue é então muito alto, permitindo essa rápida captação, diferentemente do oxigênio já existente no organismo que está saturando a hemoglobina em quase 100% e exerce uma pressão parcial considerável no plasma. Assim, sua transferência do alvéolo para o sangue se processa em pequenos volumes. Em razão desse rápido deslocamento de óxido nitroso, a capacidade residual funcional diminui e os gases alveolares remanescentes aumentam suas concentrações porque perderam uma parte significativa do maior diluente, que é o óxido nitroso. Por essa razão, um "segundo gás" administrado em conjunto ao óxido nitroso e oxigênio, nos primeiros minutos, concentra-se mais no alvéolo do que quando administrado somente com oxigênio. Esse fenômeno, conhecido como efeito segundo gás, foi descrito por Epstein e colaboradores em 1964 em anestesias com halotano e óxido nitroso.

Stoeling, Longnecker e Egar II, em 1970, explicaram o efeito do segundo gás pela concentração elevada do primeiro gás, a exemplo do óxido nitroso e do halotano como segundo gás. Sendo o primeiro gás administrado em baixas concentrações, o fenômeno não se verifica.

Certamente a concentração do segundo gás só acontece se o primeiro for transferido em grandes volumes. Então, pela diferença de pressão parcial alvéolo/sangue, o segundo gás também é captado mais rapidamente pelo sangue.[5,7,8,9]

### ▪ FARMACODINÂMICA

### Efeitos sobre o Sistema Nervoso Central

▪ **Halotano:** é um importante vasodilatador cerebral e causa maior aumento dose-dependente do fluxo sanguíneo cerebral.[17] Apesar disso, este efeito vasodilatador pode ser reduzido quando se hiperventila o paciente para diminuir a $PaCO_2$ antes de se administrar o agente anestésico.[14] A taxa metabólica cerebral é a que menos diminui com relação aos outros anestésicos inalatórios. Devido a estes fatores, o halotano aumenta a pressão intracraniana em grande extensão.[19] Na concentração de 0,5 CAM

ou menos, o halotano isoladamente não causa aumento significativo da pressão intracraniana.

A autorregulação e a manutenção de um fluxo sanguíneo cerebral constante no decorrer de variações da pressão arterial estão amortecidas.[13] Estudos mostram que 1 CAM de halotano diminui a produção de líquido cerebroespinhal, mas aumenta a resistência à absorção do mesmo, levando ao aumento do volume do de líquido.[19-21]

Traçado isoelétrico eletroencefalográfico é observado entre 4% a 5% CAM do halotano.[22] Em doses subanestésicas produz ativação do EEG, caracterizada pelo surgimento de ondas rápidas. A 1 CAM são observadas salvas de ondas sinusoidais, predominantemente na região frontal. Em concentrações alveolares de 4% a 5% altera a fosforilação oxidativa neuronal.

O halotano aumenta progressivamente a latência dos potenciais evocados visuais e aumenta de forma dose-dependente a latência das ondas III e V dos potenciais evocados auditivos do tronco cerebral sem, contudo, modificar sua amplitude.[22]

▪ **Enflurano:** causa vasodilatação cerebral e aumento da pressão intracraniana. Tais alterações são, porém, menores que as observadas com o halotano. O consumo cerebral de oxigênio está reduzido. Há aumento dose-dependente do fluxo sanguíneo cerebral e da pressão do mecanismo de autorregulação do fluxo cerebral. Até 1 a 1,5 CAM há lentidão da atividade eletroencefálica e inscrição de ondas delta progressivamente mais numerosas.

A inalação de enflurano em concentração acima de 1,5 CAM acompanha-se de ondas apiculadas de grande amplitude. Este traçado pode acompanhar-se de mioclonias. Podem ocorrer crises convulsivas em pacientes hipocapneicos ou submetidos a estímulos auditivos.[23,24] Em concentrações acima de 2 CAM, o EEG torna-se isoelétrico.[22,25] Os efeitos convulsivantes do enflurano são potencializados pela cetamina e pela amitriptilina.[22] Demonstrou-se que o enflurano aumenta a produção de líquido cefalorraquidiano e cria uma resistência à drenagem do mesmo.

▪ **Isoflurano:** eleva o fluxo sanguíneo cerebral numa proporção inferior à observada com o halotano e o enflurano. Deprime o metabolismo cerebral e, assim, o consumo cerebral de oxigênio. Contrastando com o halotano, a hiperventilação não tem que ser instituída antes do uso do isoflurano, de modo a prevenir a hipertensão intracraniana. O isoflurano entre 1 a 1,5 CAM produz lentidão da atividade eletroencefalográfica e a inscrição de ondas delta progressivamente mais numerosas.

Não produz atividade convulsivante detectável no EEG, mesmo em níveis mais profundos de anestesia concomitantes com a hipocapnia. Até 1,65 CAM ele aumenta gradualmente a latência e diminui a amplitude dos potenciais evocados visuais somatossensoriais e dos potenciais do tronco cerebral. Até a concentração alveolar igual à CAM é possível medir e interpretar os potenciais evocados somatossensoriais ao longo das cirurgias espinhais.[26] Não se altera a amplitude, mas aumenta a latência dos potenciais evocados auditivos.[25]

A autorregulação cerebral é preservada com isoflurano até 1,5 CAM.[27] Não parece que ele altera a produção de líquido cefalorraquidiano (LCR), mas pode aumentar, diminuir ou deixar inalterada a resistência para reabsorção, dependendo da dose.[28,29]

- **Desflurano:** produz redução dose-dependente da resistência vascular cerebral e do consumo cerebral de oxigênio, com aumento do fluxo sanguíneo cerebral e da pressão intracraniana.[30] A produção de líquido cefalorraquidiano fica inalterada ou aumentada até 1 CAM.[34] Parece não alterar o mecanismo de autorregulação do fluxo sanguíneo cerebral (assim como isoflurano)[31] e não provoca atividade epileptiforme detectável no EEG.[32] Na presença de lesões expansivas cerebrais, aumenta a pressão intracraniana mais intensamente do que o isoflurano.[33]

- **Sevoflurano:** parece causar menor vasodilatação cerebral do que o isoflurano[35] administrado à concentração de 1 CAM; diminui o consumo cerebral de oxigênio em 50% e não altera de maneira significativa o fluxo sanguíneo cerebral global, mesmo na vigência de hipocapnia.[36,37] O mecanismo de autorregulação cerebral é preservado.[38] A produção de líquido cefalorraquidiano pode diminuir em 40% até 1 CAM.[39] Existem relatos sobre atividade epileptiforme detectável no EEG durante a indução de anestesia em crianças, especialmente quando altas concentrações do agente são empregadas.[40,41]

- **Óxido nitroso:** os efeitos desse gás na fisiologia cerebral não são claros. Tanto a CAM quanto seus efeitos na taxa de metabolismo cerebral variam muito dependendo das espécies.[42] De acordo com diversos estudos em cães, cabras e porcos, o $N_2O$ causa um aumento na taxa metabólica e fluxo sanguíneo cerebrais. Enquanto que, em roedores, ocorre um leve ou nenhum aumento.[43-44] Estudos em humanos mostram que a administração de $N_2O$ preservou o fluxo sanguíneo cerebral mas diminuiu a taxa metabólica cerebral.[45]

Barbitúricos,[42] narcóticos,[46] ou a combinação dos dois, diminuem ou eliminam o aumento da taxa metabólica cerebral e o fluxo sanguíneo cerebral provocado pelo $N_2O$. A pressão intracraniana pode aumentar com uso de $N_2O$,[42] e este aumento pode ser diminuído ou eliminado por uma variedade de co-anestésicos e pela hipocapnia (mais importante). Devido aos dados conflitantes sobre os efeitos do $N_2O$ na taxa metabólica cerebral, no fluxo sanguíneo cerebral, na pressão intracraniana e seu aparente efeito antineuroprotetor, deve-se evitar ou descontinuar o seu uso, em casos cirúrgicos de provável hipertensão intracraniana e isquemia cerebral.[15]

## Efeitos Sobre o Sistema Cardiovascular

Na Tabela 40.6[13] são apresentados os efeitos cardiovasculares comparados dos anestésicos inalatórios de uso corrente.

Os efeitos cardiovasculares dos anestésicos inalatórios são de grande importância, porque podem alterar o equilíbrio entre a oferta e o consumo de oxigênio pelo miocárdio.

- **Halotano:** a redução dose-dependente da pressão arterial se deve diretamente à depressão do miocárdio, 2 CAM de halotano resultam em 50% de diminuição da pressão sanguínea e do débito cardíaco. A depressão cardíaca, que decorre da interferência com a utilização do cálcio intracelular, provoca aumento na pressão do átrio direito.

Embora o halotano seja vasodilatador coronariano, ocorre uma diminuição do fluxo sanguíneo coronário em decorrência da diminuição da pressão arterial sistêmica. A perfusão do miocárdio fica geralmente mantida, considerando que a demanda também cai.[13]

Normalmente, a hipotensão arterial inibe os barorreceptores no arco aórtico e nas bifurcações da carótida, provocando diminuição da estimulação vagal e elevação compensatória da frequência cardíaca. O halotano diminui este reflexo.

A lentidão da condução do nodo sinoatrial pode resultar em ritmo funcional ou em bradicardia. Como todos os anestésicos voláteis, o halotano prolonga o intervalo QT.

O halotano sensibiliza o miocárdio aos efeitos arritmogênicos da adrenalina, de modo que a adrenalina acima de 1,5 ug.kg[-1] deve ser evitada. Este fenômeno pode ser um resultado da interferência com a condutância dos canais lentos de cálcio. A despeito do fluxo sanguíneo para os órgãos ser redistribuído, a resistência vascular sistêmica permanece inalterada.[13]

Causa hipotensão arterial mais acentuada do que o halotano, em virtude de maior redução da contratilidade miocárdica (esta ação inotrópica negativa parece envolver a depressão do influxo de cálcio e da liberação do retículo sarcoplasmático no decorrer da despolarização da membrana) e da vasodilatação moderada. Promove, ainda, menor inibição do reflexo barorreceptor e sensibilização do miocárdio às catecolaminas, menos acentuadas do que as observadas com o halotano.[13]

O enflurano torna lenta apenas a condução A-V e não a fase 4 de despolarização SA (que contribui para a diferença de efeito cronotrópico observado entre enflurano e halotano).[13]

Ao longo do tempo ocorre recuperação parcial dos efeitos do enflurano. Após seis horas de anestesia aumenta a contratilidade (DC, VS e FC). A PAS não se altera e a RVS reduz-se adicionalmente.

Diante da maior depressão miocárdica induzida pelo enflurano, a interação enflurano-betabloqueador é mais negativa do que a observada com o halotano.

- **Isoflurano:** produz menor alteração do débito cardíaco em função do menor efeito inotrópico negativo quando comparado ao halotano e ao enflurano.[47,48] Produz aumento de frequência cardíaca e este efeito parece ter mediação central. Causa a maior redução da resistência vascular sistêmica quando comparado ao halotano e ao enflurano. Não sensibiliza o miocárdio, as catecolaminas endógenas e exógenas. O ritmo cardíaco é notavelmente estável, constituindo uma vantagem definida sobre o halotano e em menor extensão sobre o enflurano. Essa maior estabilidade do ritmo cardíaco está ligada, provavelmente, ao menor efeito do isoflurano sobre a geração

**Tabela 40.6 Farmacologia clínica dos anestésicos inalatórios.**

| | Óxido nitroso | Halotano | Metoxiflurano | Enflurano | Isoflurano | Desflurano | Sevoflurano |
|---|---|---|---|---|---|---|---|
| **Cardiovascular** | | | | | | | |
| ▪ Pressão arterial | N/C | ↓↓ | ↓↓ | ↓↓ | ↓↓ | ↓↓ | ↓ |
| ▪ Frequência cardíaca | N/C | ↓ | ↑ | ↑ | ↑ | N/C ou ↑ | N/C |
| ▪ Resistência vascular sistêmica | N/C | N/C | N/C | ↓ | ↓↓ | ↓↓ | ↓ |
| ▪ Débito cardíaco[1] | N/C | ↓ | ↓ | ↓↓ | N/C | N/C ou ↑ | ↓ |
| **Respiratória** | | | | | | | |
| ▪ Volume-corrente | ↓ | ↓↓ | ↓↓ | ↓↓ | ↓↓ | ↓ | ↓↓ |
| ▪ Frequência respiratória | ↑ | ↑↑ | ↑↑ | ↑↑ | ↑ | ↑ | ↑ |
| ▪ PaCO$_2$ | | | | | | | |
| ▪ Repouso | N/C | ↑↑ | ↑ | ↑↑ | ↑ | ↑↑ | ↑ |
| ▪ Carga | ↑ | ↑ | ↑ | ↑↑ | ↑ | ↑↑ | ↑ |
| **Cerebral** | | | | | | | |
| ▪ Fluxo sanguíneo | ↑ | ↑↑ | ↑ | ↑ | ↑ | ↑ | ↓↓ |
| ▪ Pressão intracraniana | ↑ | ↑↑ | ↑ | ↑↑ | ↑ | ↑ | ↓ |
| ▪ Taxa metabólica cerebral[2] | ↑ | ↓ | ↓ | ↓ | ↓↓ | ↓↓ | ↓↓ |
| ▪ Convulsões | ↓ | ↓ | ↓ | ↑ | ↓ | ↓ | ↓ |
| **Neuromuscular** | | | | | | | |
| ▪ Bloqueio não despolarizante[3] | ↑ | ↑↑ | ↑↑ | ↑↑↑ | ↑↑↑ | ↑↑↑ | ↑↑ |
| **Renal** | | | | | | | |
| ▪ Fluxo sanguíneo renal | ↓↓ | ↓↓ | ↓↓ | ↓↓ | ↓↓ | ↓ | ↓ |
| ▪ Taxa de filtração glomerular | ↓↓ | ↓↓ | ↓↓ | ↓↓ | ↓↓ | ? | ? |
| ▪ Débito urinário | ↓↓ | ↓↓ | ↓↓ | ↓↓ | ↓↓ | ? | ? |
| **Hepática** | | | | | | | |
| ▪ Fluxo sanguíneo | ↓ | ↓↓ | ↓↓ | ↓↓ | ↓ | ↓ | ↓ |
| Metabolismo[4] | 0,004% | 15-20% | 50% | 2-5% | 0,2% | < 0,1% | 2-3% |

1: Ventilação-controlada.
2: CMRO$_2$ aumentaria com a convulsão induzida por enflurano.
3: Bloqueio despolarizante também é provavelmente prolongado por esses agentes, mas isso, em geral, não tem significado clínico.
4: Percentual de anestésico absorvido que sofre metabolismo.
N/C = Sem alteração; ? = indeterminado.

e a condução de impulsos, de tal modo que as disritmias causadas por alteração do automatismo e pelo fenômeno de reentrada são raras.

O isoflurano diminui a resistência vascular coronariana.[49] Por outro lado, diminui também a resistência vascular sistêmica e, em consequência, ocorre diminuição da pressão arterial média, podendo resultar na diminuição do fluxo sanguíneo coronariano. Não obstante a diminuição da resistência vascular coronariana, tende a aumentar o fluxo sanguíneo nas áreas com vasculatura coronariana normal. O efeito global do anestésico sobre a perfusão coronariana depende do balanço entre estes dois fatores. Na presença de doença vascular coronariana, pode haver redistribuição do fluxo sanguíneo, quando há redução distal da área de estenose. O termo "roubo de fluxo" coronariano foi proposto para definir esta situação, em que o fluxo sanguíneo é desviado de áreas isquêmicas para áreas com vasculatura normal, piorando a isquemia miocárdica. Este efeito do isoflurano é, até certo ponto, semelhante aos fármacos utilizados no tratamento de doença isquêmica do miocárdio, como nitroglicerina e antagonistas de cálcio. O benefício ou a piora do quadro parece depender do calibre dos vasos afetados pelo agente vasodilatador.

Embora não tenha sido demonstrado agravamento da isquemia por "roubo coronariano" de fluxo sanguíneo de áreas isquêmicas para áreas não isquêmicas do miocárdio no paciente anestesiado com isoflurano,[50] é prudente evitar o uso deste agente em pacientes com doença vascular coronariana, atingindo múltiplos vasos, especialmente na presença de insuficiência ventricular esquerda.[51]

▪ **Desflurano:** os efeitos cardiovasculares do desflurano parecem ser similares aos do isoflurano.[52] O aumento da dose está associado à diminuição da resistência vascular periférica que leva à diminuição da pressão arterial. O débito cardíaco permanece relativamente constante ou discretamente deprimido em 1 e 2 CAM. Há um aumento moderado da frequência cardíaca, da pressão venosa central e das pressão da artéria pulmonar que, frequentemente, não se torna aparente em doses baixas. Associa-se à hiperatividade simpática em concentração superior a 6%,[53] ocasiona pequena alteração da resistência vascular coronariana não havendo evidência do fenômeno de roubo de fluxo coronariano com este agente.[54] Pode haver piora da isquemia em coronariopatas quando seu uso se acompanha de taquicardia e hipertensão arterial,[55] o que é eliminado pela combinação do desflurano com um opioide como o fentanil.[56] Não sensibiliza o miocárdio à ação de catecolaminas endógenas ou exógenas, apresentando perfil semelhante ao do isoflurano.[57]

- **Sevoflurano:** o débito cardíaco é preservado em concentrações de uso clínico.[58] Não altera significativamente a frequência cardíaca,[59] o que é benéfico para o portador de doença isquêmica do miocárdio, uma vez que não há aumento do consumo de oxigênio pelo coração na diminuição do tempo disponível para o enchimento coronariano durante a perfusão. É um vasodilatador coronariano menos potente que o isoflurano, não tem efeito sobre o diâmetro dos grandes vasos coronarianos[60] e não produz o fenômeno de roubo de fluxo coronariano em modelo experimental.[61] Deprime a contratilidade miocárdica em extensão semelhante à do isoflurano, provavelmente devido ao bloqueio do influxo de íons cálcio.[62] Reduz a pressão arterial de maneira paralela à redução da resistência vascular sistêmica.[63] Não sensibiliza o miocárdio à ação de catecolaminas endógenas ou exógenas; a dose de adrenalina capaz de produzir ectopia ventricular não difere do observado com o isoflurano.[64]

- **Óxido nitroso:** apesar de o óxido nitroso deprimir a contratilidade do miocárdio *in vitro*, a pressão arterial, o débito cardíaco, a frequência cardíaca permanecem inalteradas, ou até discretamente elevadas *in vivo* devido a sua estimulação pelas catecolaminas, que são por sua vez explicadas pela tendência do N$_2$O em estimular o Sistema Nervoso Simpático.[65]

  A depressão do miocárdio pode ser mascarada em pacientes com doença arterial coronariana ou hipovolemia grave. A diminuição da pressão arterial, que acaba por acontecer, pode levar à isquemia do miocárdio. A vasoconstrição do leito pulmonar aumenta a resistência vascular neste órgão, que resulta em elevação da pressão no átrio direito.[65]

A despeito da vasoconstrição dos vasos cutâneos, a resistência vascular periférica não é afetada significativamente, porque o óxido nitroso eleva o nível de catecolaminas endógenas podendo haver um aumento da incidência de disritmias associadas à epinefrina. Acentua a rigidez de tronco induzida por opioides, que pode dificultar a ventilação e prejudicar o retorno venoso. A hipóxia por difusão associa-se, por sua vez, a efeitos hemodinâmicos a serem lembrados. Outro inconveniente a assinalar é a expansão de

pneumotórax e êmbolos gasosos e sua eventual repercussão cardiovascular.[65]

## Efeitos Sobre o Sistema Respiratório

Todos os agentes inalatórios halogenados deprimem a ventilação alveolar de maneira dose-dependente, do que resulta elevação da PaCO$_2$. Há aumento da frequência respiratória e diminuição do volume corrente. A estimulação cirúrgica diminui o grau de depressão da ventilação, provavelmente pelo efeito da liberação de catecolaminas induzida pela cirurgia, sobre o mecanismo de controle central da respiração.[66,67]

A partir de 1,1 CAM a resposta ventilatória à hipóxia encontra-se abolida (depressão de quimiorreceptores periféricos). As concentrações residuais como 0,1 CAM não afetam a resposta à hipercarbia, mas deprimem a resposta à hipóxia.[70] Visto que no pós-anestésico imediato a resposta à hipóxia está comprometida, recomenda-se a administração sistemática de O$_2$ neste período.

Em concentrações próximas à 1 CAM, a vasoconstrição pulmonar reflexa à hipóxia é atenuada em cerca de 20%,[71] efeito que não parece ser suficiente para resultar em hipoxemia significativa durante ventilação monopulmonar.[72] Existe um efeito broncodilatador dos halogenados que os tornam úteis no tratamento dos asmáticos.[73]

- **Halotano:** inibe proporcionalmente a dose e a depuração do muco brônquico. Observa-se redução da frequência dos batimentos ciliares.[25] Este fenômeno é agravado pela intubação traqueal, decúbito, ventilação sob pressão positiva, inalação de gases secos, contendo alto teor de oxigênio, insuficientemente aquecidos e umidificados.[25]

- **Enflurano:** é o que causa maior depressão à ventilação, associando-se ao aumento da frequência respiratória e à diminuição da amplitude do volume corrente.[13]

- **Isoflurano:** a depressão respiratória é semelhante a de outros agentes, sendo que a taquipneia é menos intensa. O efeito final é uma diminuição do volume-minuto. Apesar da tendência de irritar as vias aéreas altas, é considerado um bom broncodilatador.[13]

- **Desflurano:** a pungência e a irritação das vias aéreas, que ocorrem durante a indução com este anestésico, podem ser percebidas pela sialorreia, apneia voluntária, tosse e laringoespasmo.[13]

- **Sevoflurano**: o odor sem pungência e a ausência de irritabilidade no trato respiratório parecem fazer deste anestésico um agente especialmente indicado não só em anestesia do asmático, como na indução inalatória em pacientes pediátricos.[13]

- **Óxido nitroso**: durante a fase inicial de recuperação pós-anestésica, a rápida difusão do óxido nitroso dos capilares pulmonares para os alvéolos pode, em certas circunstâncias, causar reduções nas pressões parciais de O$_2$ e CO$_2$, levando à chamada hipóxia difusional. Se ao término da anestesia o paciente for ventilado com ar ambiente, a captação alveolar de grandes volumes de N$_2$O tenderá a diluir o oxigênio da mistura de gases inspirados, determinando hipóxia. Na verdade, a pressão parcial arterial de oxigênio não só se reduz pela diluição do oxigênio alveolar, mas também pela depressão respiratória secundária à diluição do $CO_2$ alveolar. Como o tempo de redução máxima da $PaO_2$ coincide com o tempo de maior eliminação de $N_2O$, o aparecimento de hipóxia difusional pode ser prevenido pela administração de $O_2$ a 100% durante esse período, que corresponde aos primeiros 3 a 5 minutos que se seguem à interrupção do anestésico.[65]

A hipóxia difusional não parece ter significado fisiológico nos casos em que a ventilação é normal e não há desequilíbrios da relação ventilação-perfusão. Entretanto, se a ventilação já está comprometida e distúrbios da relação ventilação-perfusão estão presentes, a redução do oxigênio arterial adquire maior importância.[65]

## Efeitos Sobre o Sistema Hepático

- **Halotano**: produz diminuição do fluxo sanguíneo hepático na mesma proporção que reduz o débito cardíaco.[13] Há relatos de espasmo de artéria hepática durante anestesia com halotano. O metabolismo e a depuração de algumas drogas (como fentanil, fenitoína e verapamil) parecem ser alteradas pela anestesia feita com halotano.

  Há outras evidências de disfunção celular hepática, entre elas: a retenção do contraste sulfabromoftaleína (BSP) e elevações menores de transaminases hepáticas.[13]
- **Enflurano**: a diminuição do fluxo hepático com o enflurano é similar à causada pelos outros anestésicos voláteis em doses equipotentes.
- **Isoflurano:** o fluxo sanguíneo hepático total é reduzido durante a anestesia com o isoflurano. No entanto, o suprimento hepático de oxigênio é mais bem mantido com o isoflurano que com o halotano. Isto se deve ao fato que a perfusão da artéria hepática fica preservada quando o anestésico volátil é o isoflurano. As alterações das provas de função hepática são mínimas.[13]
- **Desflurano**: as provas de função hepática não são afetadas e não há evidência de lesão hepática.
- **Sevoflurano**: diminui o fluxo sanguíneo através da veia porta, mas aumenta o fluxo sanguíneo através da artéria hepática, mantendo assim o fluxo hepático total e a demanda de oxigênio constante.[13]
- **Óxido nitroso**: diminui o fluxo sanguíneo hepático no decorrer de uma anestesia, num grau menos acentuado que os outros agentes inalatórios.[13]

## Efeitos Sobre o Sistema Renal

- **Halotano**: reduz o fluxo sanguíneo renal, a taxa de filtração glomerular e o débito urinário. Parte desta redução pode ser explicada pela diminuição da pressão arterial e do débito cardíaco. Como a diminuição do fluxo renal e maior que a redução da taxa de filtração glomerular, há aumento da fração de filtração. A hidratação pré-operatória pode reduzir estas alterações.[13]

- **Enflurano**: reduz o fluxo sanguíneo renal, a taxa de filtração glomerular e o débito urinário.[13]
- **Isoflurano**: reduz o fluxo sanguíneo renal, a taxa de filtração glomerular e o débito urinário.[13]
- **Desflurano:** o fluxo sanguíneo renal está preservado na ausência de hipotensão arterial. Não são observados danos renais com o mesmo.[13]
- **Sevoflurano**: diminui discretamente o fluxo sanguíneo renal.[13]
- **Óxido nitroso**: diminui o fluxo sanguíneo renal por aumentar a resistência vascular renal. Isto leva a uma queda na filtração glomerular e no débito urinário.[13]

## Hepatotoxicidade

Todos os modernos anestésicos inalatórios são compostos orgânicos halogenados, relativamente estáveis, não ionizados e lipossolúveis. A captação e a distribuição para os tecidos dependem do fluxo sanguíneo regional, do coeficiente de partilha tecido/sangue, do volume, do tecido e das diferenças de pressões parciais entre os compartimentos. A maioria das enzimas responsáveis pela biotransformação destes compostos está localizada no grupo de tecidos com elevada irrigação sanguínea, especialmente no fígado, para onde os anestésicos voláteis são encaminhados, rapidamente, em altas concentrações. Sua natureza lipossolúvel permite que eles se difundam prontamente no tecido hepático e se concentrem nas membranas lipoproteicas do retículo endoplasmático onde se localizam as enzimas de biotransformação.

É no retículo endoplasmático do hepatócito que se realizam as principais reações de síntese proteica, transferência de elétrons, oxidação, redução, hidroxilação e conjugação de hormônios e drogas. Ali é sintetizada grande parte das estruturas lipídicas e protéicas das organelas celulares.[24]

O metabolismo dos fármacos faz-se em duas etapas. A primeira etapa, denominada **Fase 1**, é a biotransformação. A biotransformação faz-se através de mecanismos oxidativos, hidrólise ou redução. Interagindo com o sistema enzimático, o fármaco forma um complexo que, decomposto, libera as enzimas e os metabólitos, diferentes do composto original (produtos intermediários). Antes da excreção os anestésicos podem ainda atravessar a segunda etapa do metabolismo (**Fase 2**), que compreende processos de síntese como a conjugação do produto original ou seus metabólitos com compostos endógenos (glicina, sulfato ou, principalmente, ácido glicurônico).[24]

As reações da Fase 1 ocorrem sobretudo no retículo endoplasmático, enquanto as de Fase 2, no citoplasma.[24]

Os produtos assim formados do metabolismo, seja por meio de ligação com macromoléculas celulares, formação de haptenos ou reações físico-químicas diretas, exercerão seu papel destrutivo.[24]

As monoxigenases do citocromo $P_{450}$ são exemplos de enzimas envolvidas nas reações de Fase 1. $P_{450}$ designa um conjunto capaz de atuar sobre diferentes substratos.

- **Halotano**: é cerca de 20% biotransformado no fígado.[74] Seu metabolismo se faz, sobretudo, através da via oxidativa, por intermédio do citocromo $P_{450\,2E1}$. Algum metabolismo adicional ocorre ainda nos rins, pulmões e trato digestivo. Na presença de oxigênio são formados, a partir do halotano, ácido trifluoracético (excretado na urina na forma de trifluoracetato de sódio) pequenas quantidades de flúor, cloro e bromo. Os compostos formados através da via oxidativa carecem de toxicidade.[25]

A administração crônica de concentrações subanestésicas de halotano e a indução enzimática com fenobarbital aceleram o metabolismo deste agente. A indução enzimática com fenobarbital não parece predispor à lesão hepática associada ao halotano.[25]

A metabolização redutiva (na ausência de oxigênio) pelo citocromo $P_{450}$ resulta em produtos intermediários. Um deles, o trifluorcloroetano, é capaz de se ligar covalentemente ao citocromo $P_{450}$ e inativá-lo. Além disso, a reação de compostos intermediários com moléculas celulares produz haptenos capazes de induzir reações de hipersensibilidade. São estes os mecanismos etiológicos da hepatite tóxica associada ao halotano (incidência de 3.500 a 6.000 anestesias).[25]

Duas formas de hepatite pós-halotano são descritas: a primeira forma, leve ou moderada, surge entre um e três dias após a exposição e parece dever-se à toxicidade direta, atribuída a produtos intermediários formados durante o metabolismo redutivo deste agente. A segunda forma, tardia (uma a duas semanas após a exposição) e grave, parece tratar-se de reação de hipersensibilidade (anticorpos pré-formados contra haptenos resultantes da ligação de compostos intermediários e macromoléculas hemáticas).[25]

Algumas associações merecem ser citadas: a icterícia inexplicada após exposição ao halotano é rara em extremos de idade, parece mais comum em mulheres, em obesos, após múltiplas exposições, quando há doença hepática prévia e indução enzimática.[25]

Diversos fatores favorecem a hipótese de que mecanismos de natureza imunológica participem da toxicidade hepática pelo halotano: o fato de que exposições múltiplas aumentam a incidência e a gravidade desta lesão; em indivíduos susceptíveis constatou-se, ainda, elevação de transaminases após exposição a concentrações subanestésicas de halotano; anticorpos antimitocôndria e linfócitos sensibilizados são encontrados em pacientes acometidos por hepatite pós-halotano; e anticorpos contra o núcleo trifluoracetila são encontrados nestes indivíduos.[25]

- **Enflurano**: sofre biotransformação hepática à taxa de 3% a 5% da quantidade captada, originando o ácido difluoro-metoxi-difluoracético e íon fluoreto. Apesar da semelhança química do metabólito orgânico com o ácido trifluoracético, não se conseguiu estabelecer uma relação causal entre este anestésico e os raros casos de lesão hepática após anestesia com enflurano.[13]

- **Isoflurano**: apenas 0,2% de quantidade captada é recuperada sob a forma de metabólitos urinários, o que corresponde a, aproximadamente, um centésimo da taxa de biotransformação do halotano.

O íon fluoreto e o ácido trifluoracético foram identificados como produtos finais da biotransformação do isoflurano. Entretanto, a baixa taxa de biotransformação faz prever ausência de hepatotoxicidade por este agente.

Os baixos níveis séricos de íon fluoreto e a ausência de complicações hepáticas mesmo após exposições múltiplas ao isoflurano atestam o reduzido potencial para nefro e hepatotoxicidade deste agente.[13]

- **Desflurano**: possui notável estabilidade molecular. Sua taxa de biotransformação da ordem de 0,02% é cerca de dez vezes menor que a do isoflurano. Os produtos do metabolismo são o ácido trifluoracético e o íon fluoreto. Entretanto, estudos experimentais não detectaram qualquer aumento nas concentrações plasmáticas e urinárias de íon fluoreto em relação aos valores controle, após exposição prolongada com desflurano. Da mesma maneira, foram detectados níveis mínimos de ácido trifluoracético no sangue e na urina de voluntários expostos a 7,35 horas CAM de desflurano. Estes níveis são dez vezes menores que os encontrados após exposição ao isoflurano em doses equipotentes.

Assim, a estabilidade química do desflurano corresponde à toxicidade hepatorrenal nula ou mínima deste agente.[13]

- **Sevoflurano**: sofre biotransformação à taxa de 2% a 3% da quantidade captada. Ao contrário do halotano, isoflurano e desflurano, não produz ácido trifluoracético. Seu produto orgânico é um glucoronídio de conjugação, excretado pela urina. Seu potencial para hepatotoxicidade, pelo menos nos moldes estudados para o halotano é, portanto, nulo.[13]

- **Óxido nitroso**: não parece ser metabolizado no homem. Em animais de laboratório, a administração prolongada de $N_2O$ é acompanhada de indução enzimática nos pulmões e testículos, e inibição hepática. No trato gastrintestinal, bactérias parecem ser capazes de reduzir o $N_2O$ formando radicais livres, $N_2$.[13]

## Nefrotoxicidade e Estabilidade Frente à Cal Sodada

A anestesia inalatória está associada à redução do fluxo plasmático renal e, consequentemente, à diminuição da filtração glomerular, da diurese e da excreção de eletrólitos. Alterações prolongadas da função renal no pós-operatório resultam, por via de regra, da combinação de fatores independentes do anestésico utilizado, como: disfunção renal ou cardiovascular prévias, hipovolemia, distúrbios eletrolíticos, reações transfusionais, administração de agentes nefrotóxicos (contrastes radiológicos, antibióticos etc.) e outros.

A degradação do anestésico por álcalis (cal sodada) está relacionada com sua estabilidade molecular. Moléculas menos estáveis podem formar compostos potencialmente tóxicos tanto *in vitro* como *in vivo*. A estabilidade molecular dos agentes halogenados parece decrescer da seguinte maneira:[75] desflurano > isoflurano > enflurano > halotano > sevoflurano.

O metabolismo do metoxiflurano resulta em níveis nefrotóxicos de fluoreto, o que justificou a retirada desse agente da prática clínica. A exposição ao metoxiflurano resulta em concentrações plasmáticas elevadas e sustentadas de fluoreto superiores a 50 mM.mL$^{-1}$. Estes níveis de fluoreto podem, dependendo do tempo que se mantêm, provocar nefrotoxicidade. Além da disfunção tubular (poliúria resistente ao hormônio antidiurético) associada ao fluoreto, o ácido oxálico, outro metabólito do metoxiflurano, determina insuficiência renal do tipo anúrico.[68,69]

Estudos têm demonstrado que a preocupação com a possível toxicidade do sevoflurano, seja pela produção de fluoretos inorgânicos, seja por sua degradação na presença de absorvedores de $CO_2$, parece mais teórica que real. Divulgava-se o conceito de que concentrações plasmáticas de flúor superiores a 50 mM.mL$^{-1}$ determinavam nefrotoxicidade subclínica e que níveis superiores a 90 mM.mL$^{-1}$ determinavam insuficiência renal de alto débito. Estudos posteriores demonstraram que pode aparecer prejuízo da função renal com concentrações plasmáticas inferiores a 40 mM.mL$^{-1}$ e que a administração de sevoflurano determina níveis de flúor maiores do que 50 mM.mL$^{-1}$ em 7% dos pacientes, sem evidência de nefrotoxicidade. A explicação está relacionada ao local de biotransformação do fármaco, se no nível hepático ou renal. O metoxiflurano, e possivelmente o enflurano, são extensamente biotransformados nos rins pelos citocromos $P_{450-2A6}$ e $P_{450-3A}$, enquanto o sevoflurano não sofre degradação pelas enzimas renais. Assim, os fluoretos inorgânicos gerados dentro dos rins e não os resultantes da biotransformação hepática seriam os responsáveis pelo desenvolvimento de insuficiência renal. Tais resultados demonstraram a necessidade de se reformular a ideia de que biotransformação e toxicidade anestésica são sinônimos.[65]

O sevoflurano é decomposto por absorvedores de $CO_2$ contendo cal sodada baritada, originando uma olefina conhecida como composto A, potencialmente nefrotóxica em animais de experimentação.

A velocidade da decomposição é proporcional à temperatura e parece que concentrações significativas da olefina só aparecem em temperaturas acima de 65ºC, bem superiores às que ocorrem no sistema respiratório em anestesia. Nos sistemas que utilizam baixos fluxos de gases (inferiores a 1 L.min$^{-1}$) por períodos de tempo prolongados, é possível também uma maior produção da olefina. Não obstante, a avaliação por meio de marcadores sensíveis da toxicidade associada ao composto A (NAG, alfa GST) não evidenciou alteração da função renal no pós-operatório, em pacientes anestesiados com sevoflurano, em sistemas utilizando baixos fluxos de gases.[65]

O halotano também é decomposto pela cal sodada, originando o composto BCDFE (2 bromo 2 cloro 1,1 difluoretano) que possui toxicidade orgânica em animais de laboratório. Mas as quantidades desse composto, originadas durante a anestesia clínica, não parecem produzir repercussões orgânicas.[22]

O desflurano resiste à degradação por cal sodada e cal baritada hidratada, mas é degradado por absorvedores de $CO_2$ desidratados, originando monóxido de carbono.[76] Parece que o hidróxido de potássio causa maior produção de monóxido de carbono nos absorvedores desidratados, razão pela qual o problema é mais pronunciado com a cal baritada, que contém maior concentração deste hidróxido.

No futuro, absorvedores isentos de hidróxido de potássio deverão eliminar o problema da produção de monóxido de carbono, bem como diminuir a produção de composto A.

## Efeitos Sobre a Transmissão Neuromuscular

Todos os agentes inalatórios halogenados deprimem a transmissão neuromuscular e potencializam os bloqueadores neuromusculares não despolarizantes quando administrados em altas concentrações.

O enflurano e o isoflurano são mais potentes do que o halotano na intensificação do efeito do pancurônio, ao passo que o enflurano é mais potente do que o halotano e o isoflurano na interação com o vecurônio.[77,78] Esta propriedade dos agentes inalatórios parece ser devida a um efeito pré-sináptico,[79] e ela é mais pronunciada quando é atingido o estado de equilíbrio entre as concentrações do agente inalatório nos vários compartimentos. Assim, a potencialização do efeito do bloqueador neuromuscular não despolarizante é mais intensa com agentes como sevoflurano e o desflurano, com os quais o estado de equilíbrio entre as frações alveolar e inspirada é atingido mais rapidamente.

## Efeitos Sobre o Útero

O tônus uterino é deprimido pelo halotano, enflurano, isoflurano e sevoflurano[80] de forma dose-dependente. Entretanto, baixas concentrações destes agentes não parecem aumentar o sangramento em cesarianas.[81] Baixas concentrações de enflurano ou isoflurano não parecem afetar a evolução do trabalho de parto ou exercer efeitos adversos sobre o feto.

## Outros Efeitos

### Efeitos sobre a pressão intraocular

Devido à depressão do Sistema Nervoso Central, diminuição da pressão arterial, redução do tônus da musculatura extrínseca do olho, redução da produção de humor aquoso, e facilitação de sua drenagem, os anestésicos voláteis parecem diminuir a pressão intraocular. Este efeito é mais intenso quando associado à ventilação controlada sob normocapnia ou hipocapnia.[24]

### Relação com náuseas e vômitos

Não existe consistente associação de $N_2O$ e náuseas e vômitos pós-operatórios.[82] O desflurano, o isoflurano e o sevoflurano parecem acompanhar-se de incidência semelhante de náuseas e vômitos pós-operatórios.

### Relação com hipertermia maligna

Todos os anestésicos inalatórios potentes servem como gatilho para hipertermia maligna em pacientes geneticamente susceptíveis. Em contrapartida, o óxido nitroso é um fraco gatilho para a hipertermia maligna. O halotano é o mais importante gatilho para esta doença.[22]

### Relação com mutagenicidade, teratogenicidade e carcinogenicidade

Alguns agentes inalatórios, hoje obsoletos, como o tricloroetileno, fluroxeno e éter divinílico, demonstraram atividade mutagênica em condições de laboratório. Testes realizados em mamíferos e bactérias não lograram demonstrar atividade mutagênica dos anestésicos inalatórios.[83]

Há controvérsias sobre o risco de aborto associado à exposição crônica através da poluição ambiental a agentes inalatórios. Da mesma forma, não é possível extrapolar para humanos estudos sobre teratogênese realizados em animais, em condições distantes da realidade. Há estudos atribuindo 30% de risco de aborto e 20% de anormalidades congênitas em profissionais de centros cirúrgicos.

A notável semelhança estrutural dos vários agentes inalatórios com alguns carcinógenos humanos e a propriedade dos produtos intermediários do seu metabolismo reagirem co-valentemente com moléculas intracelulares, chamou atenção para o potencial cancerígeno dessas drogas. Estudos experimentais realizados nas mais diversas condições não lograram demonstrar ação cancerígena dos anestésicos inalatórios: $N_2O$, halotano, enflurano, isoflurano, metoxiflurano. Sob este aspecto, as agentes inalatórios sevoflurano e desflurano não foram testados.[84]

A análise epidemiológica dos diversos tipos de neoplasias, comparando indivíduos expostos ou não à poluição ambiental por agente inalatório, resultou em risco 1,5 e 2 vezes maior de câncer de colo de útero nas mulheres expostas.

## Depressão da eritropoiese

A exposição prolongada ao $N_2O$ determina depressão da atividade da metionina sintetase e eritropoiese megaloblástica. Isso se deve à oxidação irreversível da vitamina $B_{12}$, cofator dessa enzima. Estas alterações inexistem quando o período de exposição é inferior a 6 horas e podem ser evitadas em exposições mais longas com a administração de ácido fólico.[25]

## Alteração de volume em cavidade fechada

A solubilidade do $N_2O$ no sangue é 20 vezes maior do que o $N_2$ e, portanto, difunde-se 20 vezes mais rapidamente do que este. Ao difundir-se buscando o equilíbrio em espaços aéreos (luz intestinal, seios da face, ouvido médio, bolhas pulmonares, espaço pleural, pneumoencefálico e outros), o $N_2O$ aumenta o volume e, consequentemente, a pressão do gás contido nestas cavidades fechadas.[25]

## Relação com espermatogênese

Em ratos sob condições de inalação prolongada, foi demonstrada espermatogênese defeituosa associada ao $N_2O$, à mistura de $N_2O$, halotano e enflurano. Não há evidências de alteração desse tipo em humanos.[27]

## Relação com depressão imunológica

Os agentes anestésicos e a duração do anestésico usado em anestesia geral, em conjunto com o estresse do trauma cirúrgico, são fatores importantes que alteram os sistemas de defesa, imunológico e antioxidante.[105]

Embora os anestésicos inalatórios inibam a atividade leucocitária, este efeito é fugaz, não existindo evidências de que estas drogas possam bloquear permanentemente a resposta imunológica.[85]

O conhecimento das interações do agente inalatório em pacientes sob estresse oxidativo é de importância clínica.[106] Baysal e col.[107] examinaram os níveis dos estados, oxidante e antioxidante, de pacientes pediátricos submetidos à cirurgia laparoscópica e concluíram que o estresse cirúrgico da laparoscopia com anestésicos inalatórios aumentou a capacidade oxidante total e reduziu a capacidade antioxidante total. [107]

## Cognição e desempenho psicomotor

Existe ainda a possibilidade de que a inalação de resíduos de anestésicos possa prejudicar temporariamente a cognição e o desempenho psicomotor.[86]

## Xenônio

É um gás nobre, constituinte natural da atmosfera, onde ocorre a uma concentração de 1 parte para 10 milhões em volume. É obtido por liquefação e destilação fracionada do ar, num processo que o torna muito caro. É um anestésico completo, produzindo hipnose e analgesia. A CAM é 71%, permitindo sua administração com oxigênio em concentração considerada segura, da ordem de 30%. É inodoro, insípido, não irritante para as vias aéreas e não explosivo. Não sofre nenhum grau de biotransformação. Sua eliminação do organismo não depende das funções hepáticas e renais. Apresenta o menor coeficiente de partilha sangue/gás entre os inalatórios: 0,14. Esta propriedade lhe confere a maior rapidez de indução e de recuperação da anestesia entre estes agentes,[87] ultrapassando inclusive o $N_2O$.

O equilíbrio entre a fração inspirada e a alveolar se dá em 3 minutos, e o paciente está apto a responder adequadamente às perguntas 5 minutos após a interrupção do mesmo.

É praticamente destituído de efeito sobre o sistema cardiovascular, o que abre a possibilidade de sua utilização com segurança, não só em anestesia como na sedação de pacientes em Unidades de Terapia Intensiva.[22]

Entretanto, sua administração é de alta complexidade, imposta por seu custo elevado, demandando aparelhos que permitam sistema fechado comandado por computador, bem como reciclagem para proporcionar sua reutilização.

O xenônio possui muitas das características do anestésico inalatório ideal, mas só as soluções dos problemas relativos ao seu custo e a complexidade de sua administração poderão viabilizar seu uso clínico em larga escala.[22]

## ■ ANESTESIA INALATÓRIA EM PEDIATRIA

## Neurotoxicidade dos Anestésicos Inalatórios no Cérebro em Desenvolvimento

Os agentes anestésicos inalatórios são os mais comumente utilizados na anestesia pediátrica.[124] No entanto, na última década, estudos têm relatado que a exposição precoce aos agentes anestésicos podem produzir neuroapoptose e déficits cognitivos de longo prazo em animais.[110,120,121] Mais recentemente, vários estudos retrospectivos em seres humanos têm relatado uma associação entre a exposição anestésica precoce e o resultado adverso neurocognitivo.[120,121] O período de vulnerabilidade aos agentes anestésicos não é conhecido com precisão, mas é postulado como sendo até os 3-4 anos de idade.[122]

Alguns modelos experimentais têm demonstrado neuroinflamação, dano mitocondrial e alterações da morfologia neuronal devido à exposição aos agentes anestésicos.[126] Tais modelos evidenciam os efeitos nocivos sobre o desenvolvimento do cérebro.[127] Estudos retrospectivos sugerem uma associação entre a exposição à anestesia no cérebro em desenvolvimento e aumento do risco de alterações cognitivas ou comportamentais.[126]

O risco potencial de efeitos adversos no desenvolvimento neurológico de agentes anestésicos em crianças permanece incerto. Embora vários estudos observacionais tenham encontrado um risco aumentado de déficits no desenvolvimento neurológico em crianças expostas à anestesia, atualmente existem evidências inadequadas para atribuir diretamente esse efeito à anestesia.[128,129]

Os resultados do único ensaio clínico randomizado publicado até o momento sugerem que a exposição ao anestésico não tem efeito no resultado do neurodesenvolvimento aos cinco anos de idade. Isso apoia evidências de que é improvável que uma exposição curta e única à anestesia em crianças saudáveis cause anormalidades cognitivas ou comportamentais.[130]

Não há evidências convincentes de que qualquer agente anestésico específico deva ser evitado durante a gravidez ou a primeira infância ou que a cirurgia necessária seja adiada devido a preocupações com a neurotoxicidade.

Os riscos potenciais da exposição à anestesia devem ser ponderados em relação aos benefícios do procedimento cirúrgico ou diagnóstico.[129,130]

### *Delirium* de Emergência

O crescente uso do sevoflurano e do desflurano tem sido acompanhado pelo aumento da chamada *"emergence agitation"* (EA)[110] ou *delirium* de emergência,[123] uma desordem comportamental que pode surgir no pós-operatório de crianças.[110] Descrito na década de 1960,[109] EA é caracterizada por uma variedade de apresentações incluindo choro, excitação, agitação e *delirium* os quais ocorrem na fase inicial do fim da anestesia em crianças.[111,113]

A anestesia com sevoflurano ou desflurano possui uma incidência de *delirium* de emergência variando de 2% a 80% dependendo da técnica anestésica utilizada, sendo mais frequente observada entre os pré-escolares.[112,114] Apesar da resolução espontânea, *delirium* de emergência é considerada uma complicação potencialmente séria devido ao risco de autoferimento e pelo estresse causado aos cuidadores e aos familiares.

As descrições de *delirium* de emergência incluem agitação, problemas comportamentais e *delirium*.[110] Sua etiologia é recentemente desconhecida. Algumas hipóteses atuais referem associação com novos agentes anestésicos como o

sevoflurano e o desflurano, os quais podem gerar um estado dissociativo, no qual a criança acorda com alteração do cognitivo.[110,115,116,117] Outros fatores que podem contribuir com a exacerbação desse problema inclui dor pós-operatória e ansiedade pré-operatória.[118,119]

O desflurano, como um agente anestésico inalatório, tem as vantagens de rápido início de ação na anestesia geral, especialmente em pacientes pediátricos.[125] Também possui menos efeitos adversos em relação ao sevoflurano quando utilizado em anestesia pediátrica, com menor tempo de extubação, menor tempo de abertura ocular, menor tempo para o despertar e recuperação precoce na sala de cirurgia.[124]

Estudos não evidenciaram diferença significativa na alta da sala de recuperação anestésica, presença de reflexo óculo-cardíaco, náuseas, vômitos e dor intensa entre o uso de sevoflurano e desflurano.[125]

## ■ ANÁLISE COMPARATIVA DOS ANESTÉSICOS INALATÓRIOS

- **Cardiovascular**
  - Diminuição da resistência vascular sistêmica
    Isoflurano > Enflurano > Halotano
  - Potencial arritmogênico
    Halotano > Isoflurano > Enflurano > Sevoflurano > Desflurano
- **Respiratório**
  - Depressão da resposta ventilatória ao $CO_2$
    Enflurano > Desflurano > Sevoflurano > Isoflurano > Halotano
  - Depressão da ventilação ($\downarrow$ Amplitude do Vt e $\uparrow$ FR)
    Enflurano > Desflurano > Isoflurano > Sevoflurano > Halotano >
- **Renal**
  - Nefrotoxicidade
    Metoxiflurano > Enflurano > Sevoflurano > Isoflurano = Halotano > Desflurano
- **Hepático**
  - Diminuição do fluxo sanguíneo hepático
    Halotano > Enflurano > Desflurano > Isoflurano > Sevoflurano
- **Sistema Nervoso Central**
  - Fluxo sanguíneo cerebral
    Halotano > Enflurano > Isoflurano, Desflurano e Sevoflurano.

## ■ PROTEÇÃO DE ÓRGÃOS

A proteção de órgãos, durante a anestesia inalatória, tem sido alvo de grande expectativa na tentativa de redução da lesão celular decorrente[88] da lesão de isquemia-reperfusão.

O efeito cardioprotetor dos anestésicos[89] voláteis, em resposta à isquemia, é o que mais tem sido objetivo de estudos. Esta proteção farmacológica, com mecanismo semelhante ao do pré-condicionamento isquêmico, é descrita como pré-condicionamento anestésico e tem sido relatada em outros órgãos incluindo cérebro,[90] rim[91] e fígado.[92]

Nos últimos anos foi demonstrado que os anestésicos voláteis também exercem efeitos protetores contra a lesão isquêmica quando administrados por breves períodos durante a reperfusão; a esse efeito denomina-se pós-condicionamento anestésico.[93]

## Coração

Estudos experimentais indicam que os anestésicos voláteis conferem proteção contra as alterações provocadas pela isquemia miocárdica. Este efeito protetor tem sido simplesmente explicado pelas alterações no fluxo coronariano ou na relação oferta/consumo de oxigênio pelo miocárdio. Os estudos mostram que os anestésicos voláteis apresentam efeitos diretos cardioprotetores.

Eles diretamente pré-condicionam ou indiretamente aumentam o pré-condicionamento; estes efeitos resultam em proteção contra a lesão miocárdica isquêmica reversível e irreversível.[94]

Similar ao pré-condicionamento isquêmico, os anestésicos voláteis desencadeiam memória do efeito cardioprotetor agudo determinando efeito protetor após sua eliminação. No pós-operatório, os anestésicos voláteis são capazes de desencadear as mesmas alterações bioquímicas da fase precoce da cardioproteção, com a vantagem de não necessitar de isquemia para produzir este efeito.[95]

No pré-condicionamento anestésico, as vias intracelulares de sinalização envolvem o receptor de adenosina, a proteína G, a proteína cinase C, a proteína tirosina cinase e os canais de KATP de mitocôndria e do sarcolemo.[96] Parece que o aumento das ROS (espécie reativa de oxigênio) é o fator principal para o inicio do pré-condicionamento anestésico. Isto é sugerido pela observação de que a adição de eliminadores de ROS durante a exposição ao sevoflurano ou isoflurano bloqueia a resposta do pré-condicionamento anestésico.

Importantes questões sobre o papel dos agentes voláteis na cardioproteção ainda permanecem nos estudos clínicos tais como: se os efeitos cardioprotetores são iguais entre os diferentes agentes, qual a concentração necessária para obter esses efeitos, qual o melhor momento para sua administração e por quanto tempo.[88]

## Vasos Sanguíneos

O pré-condicionamento isquêmico dos vasos sanguíneos tem o potencial de proporcionar proteção contra a lesão vascular e impedir a contribuição do endotélio nos eventos pró-inflamatórios e trombogênicos associados à lesão de isquemia-reperfusão.[98]

A proteção endotelial promovida pelos anestésicos voláteis durante a isquemia-reperfusão, aliada a seus efeitos sobre os neutrófilos e plaquetas, tem profundas implicações na manutenção da integridade vascular durante a reperfusão. Esta proteção vascular do pré-condicionamento anestésico é um dos mecanismos da proteção de órgãos. Considerando a importância dos vasos no suprimento de nutrientes e oxigênio em todos os tecidos, o pré-condicio-

namento anestésico poderia beneficamente afetar uma grande variedade de órgãos além do miocárdio.[99]

## Pulmão

Estudos que avaliaram o isoflurano pela técnica de pré e pós condicionamento e o sevoflurano com pré-condicionamento, demonstraram que estes anestésicos protegem o pulmão isolado de rato através da inibição da liberação do TNF-α. Embora as preparações de pulmão isolado tragam resultados encorajadores sobre o condicionamento com os anestésicos voláteis, estudos experimentais *in vivo* e clínicos são necessários para definir o exato papel destes agentes contra a lesão pulmonar de isquemia-reperfusão.[99]

## Rim

Os resultados do efeito dos anestésicos voláteis sobre a proteção renal são promissores. Um estudo demonstrou que a administração de 1 CAM de halotano, isoflurano, sevoflurano ou desflurano antes e após isquemia renal, promove redução da necrose tubular mais que o pentobarbital ou a cetamina. Este efeito foi atribuído à redução da resposta inflamatória evidenciada pela redução de fatores como interleucina-8, TNF-α, e ICAM-1. Entretanto, quando estes anestésicos foram adiministrados somente no período que antecede a isquemia, a proteção renal não foi evidenciada.[100]

Na prática clínica, uma potencial aplicação clínica da proteção renal com os anestésicos voláteis foi ilustrada em recente estudo onde foi demonstrado que o pré-tratamento com 2 CAM de sevoflurano, por um período de 10 minutos no ínicio da circulação extracorpórea, antes do pinçamento da aorta, melhorou a filtração glomerular pós-operatória avaliada pela concentração plasmática de cistatina C. Os autores destacam que o modelo deste estudo não permitiu diferenciar se este efeito nefroprotetor é resultado da ação direta do sevoflurano sobre o tecido e/ou vascularização renal ou se reflete a melhor preservação da função cardíaca.[101]

## Fígado

Em preparações de fígado isolado de rato, a administração de 2 CAM de halotano, isoflurano ou sevoflurano não apenas diminui o consumo basal de oxigênio como também protege da lesão de isquemia-reperfusão hepática evidenciada pela diminuição de lactato desidrogenase durante o período de reperfusão.[92]

Há necessidade de estudos clínicos para avaliar o impacto do pré-condicionamento com os anestésicos inalatórios na função hepática em situações associadas com isquemia-reperfusão (transplante hepático, por exemplo) do fígado.[88]

## Sistema Nervoso Central

Há evidências que os anestésicos voláteis administrados durante a isquemia cerebral conferem neuroproteção como demonstrado em modelos de isquemia global, focal e hemisférica. Este efeito neuroprotetor dos anestésicos voláteis, por muito tempo foi atribuído à profunda redução do metabolismo cerebral quando administrados em concentrações clínicas. Atualmente, a maioria dos mecanismos propostos para este efeito neuroprotetor enfatiza a ação destes anesté-sicos em canais iônicos que contribuem para a morte celular por excitotoxicidade decorrente do acúmulo de glutamato no espaço extracelular durante a isquemia. Os anestésicos inalatórios administrados antes (pré-condicionamento) ou durante (neuroproteção) a isquemia cerebral, são protetores através da modulação da excitotoxicidade. Este efeito ocorre por inibição da liberação de glutamato, potencialização da neurotransmissão gabaérgica e antagonismo dos receptores de glutamato (AMPA e NMDA), fatores que atenuam o aumento de cálcio intracelular induzido pela isquemia.[88]

Outros fatores também podem estar envolvidos no pré--condicionamento do cérebro isquêmico como inibição da formação de ROS, a ativação do receptor de adenosina A1 com consequente ativação dos canais $K_{ATP}$ mitocondrial para indução de tolerância cerebral.[94,99]

Considerando que a lesão isquêmica é um processo di-nâmico caracterizado pela perda de neurônios por até 14 dias depois da isquemia, a neuroproteção conferida pelos anestésicos inalatórios tem sido evidente logo após a isque-mia, mas sua manutenção por períodos mais prolongados ainda é controversa.[102]

*In vitro*, o sevoflurano e o desflurano diminuem a apop-tose e a morte da célula nervosa decorrentes da falta de oxigênio e glicose.[103,108]

## Medula Espinhal

O pré-condicionamento com 0,5, 1,0 e 1,5 CAM de isoflurano em modelo de isquemia transitória da medula espinhal, em coelhos, promoveu proteção contra a lesão neurológica isquêmica precoce, de modo dose-dependente, via ativação dos canais de $K_{ATP}$ da mitocôndria.[99]

No rato, o pré-condicionamento com sevoflurano não foi capaz de reduzir a lesão neurológica decorrente da isque-mia da medula espinhal.[104]

## REFERÊNCIAS

1. Nociti JR. "Evolução da Anestesia Inalatória do Éter ao terceiro milênio". Anestesia. Atualização e Reciclagem. 2000; 185-187.
2. Davy H. Researches, Chemical and Philosophical Chefly concerning Nitrous oxide, on dephlogisticated nitrous Air, and is Respiration, London, Biggs and Cottle J J. Johnson, 1800.
3. Smith WDA. Under the influence a history of nitrous oxide and oxygen Anesthesia, London Maxc Millan Publisher.
4. Clement FW. Nitrous Oxide Oxygen Anesthesia, Philadelphia Lea & Febinger. 1951; 30-43.
5. Miller RD, Cohen NH, Eriksson LI. Miller's Anesthesia Eighth edition, Saunders. 2015.
6. Tardelli MA, Souza CA. Anestesia Inalatória. 2016; (3): 47-74.
7. Barash PG, Cullen BF, Stoelting RK,Cahalan M, Stock MC,Ortega R. Clinical Anesthesia, Seventh Edition. 2013.
8. Butterworth JG, Morgan JW, David CM, Hans M, Priebe J. Morgan and Mikhail's Clinical Anesthesiology 5a Edition McGraw-Hill Education/Medical. 2013.
9. Hugh C, Hemmings BS, Talmage DE. Pharmacology and Physiology for Anesthesia, Saunders; First Edition. 2013.
10. Selher O. Physical and chemical data on anaesthetics Acta Anoesthesiol Scand. 1971; 42:1-96.
11. Yasudam N, Targ AG, Eger II EI. Solubility of I 653 sevoflurane isoflurane and halothane in human tissues. Anesth Analg. 1989; 69:370-373.
12. Stoelting RK. Pharmacology and physiology in anesthetic practice. Ed. Lippincot 1991. One of the best discussions of the clinical pharmacology of volatile anesthetic agents.
13. Morgan Jr GE, Mikhail MS. Clinical Anesthesiology 2a Ed, Stamford Appleton & Lanfge. 1996; 105-122.
14. Lemonica L. Anestesia Inalatória temas de Anestesiologia para o curso de graduação em Medicina São Paulo: Editora UNESP. 1992; 61-72.
15. Ebert TJ, Schimid III PG. Inalation al Anesthesia, em PG Barash BF Cullen, Stoelting RK - Clinical Anesthesia 4 th Ed, Philadelphia: Lippincott Willians & Wilkins. 2001; 377-417.
16. Cole DJ, Kalichman MW, Shapino HM, et al. The non linear potency of sub MAC concentrations of nitros oxide in decreasing the anesthetic enflurane, halothane and isoflurano in pats Anesthesiology. 1990; 73-93.
17. Rice SA, Sborne C, Mazze RI. metabolism by not microssomes of fluorinated anesthetics following isoniazed administration Anesthesiology. 1980; 53:489-495.
18. Todd MM, Drumond JC. A comparison of the cerebrovascular and metabolic effects of halothane and isoflurane in the cat Anesthesiology. 1984; 60:276.
19. Adams RW, Gronest GA, Stundt TMJ, et al. Halothane hipocopnea and cerobrospinal fluid pressure in neurosurgery Anesthesiology. 1972; 37:510.
20. Arthu AA. Effects of enflurane and isoflurane on resistance to reabsortion of cerebrospinal fluid in dog Anesthesiology. 1984; 61:529.
21. Arthu AA. Effects of halothane and fentanyl anesthesia on resistance to reabsortion of CSF. J Neurosurg. 1984; 60:252.
22. Saphiro HM. Anesthesia effects upon cerebral blood flow cerebral metabolism eletroencefalogram and evoked potentids, in: Miller RD - Anesthesia, 2nd Ed, New York: Churchill Livingstone. 1996; 1249-1288.
23. Fleming DC, Fitz Patrick S, Fariello RG. Diagnostic activation of epileptogenic foci by enflurane. Anesthesiology. 1980; 52:431-433.
24. Mon E. Volatile anesthetic agents in neurosurgery. Br J Anaesth. 1989; 63:4-6.
25. Amaral JLG. Anestesia Inalatória em Anestesiologia SAESP Sociedade de Anestesiologia do Estado de São Paulo, 5ª Ed, Editora Atheneu. 2001; 551-577.
26. Bebel OS, Ingran DA, Flynn PJ, et al. Evoked Potentials using Isoflurane anesthesia BR J Anaesth. 1986; 58:580-585.
27. Madsen JB, Gold GE, Hansen ES. Cerebral blood flow and metabolism during isoflurane induced hypotension in patients subjected to surgery for cerebral aneurysm. Br J Anaesth. 1987; 59:1204-1207.
28. Artru AA. isoflurane does not increase the note of CSF production in the dog. Anesthesiology. 1984; 60:193.
29. Artru AA. Concentration relied changes in the rate of CSF formation and resistance to reabsortion of CSF during isoflurane and enflurane anesthesia in dogs receiving nitrous oxide. J Neurosurg Anesthesiol. 1989; 256.
30. Lutz LJ, Milde LN. The cerebral functional metabolic and hemodynamic effects of desflurane in dogs. Anesthesiology. 1990; 73:1275-131.
31. Ornstein E, Young WL, Ostapkovick N, et al. Comparative effects of desflurane and isoflurane on cerebral blood flow. Anesthesiology. 1991; 75:A 209.
32. Rampil IJ, Lockhart SH, Eger EI, et al. The eletroencephalographia effects of desflurane in humans. Anesthesiology. 1991; 74:434-439.
33. Muzzi D, Dltner C, Losano T, et al. The effect of desflurane and isoflurane with N2O on cerebrospinal fluid pressure in patients with supratentorial mass lesions. Anesthesiology. 1991; 75-162.
34. Artur AA. Rote of cerebrospinal fluid formation resistance to reabsortion of cerebroespinal fluid brain tissue water content and electroencephalogram during desflurane anesthesia in dogs. J Neurosurg Anesthesiol. 1993; 5:178.
35. Conzen PF, Vollmar B, Habazetti H, et al. Systemic and regional hemodynamics of isoflurane and sevoflurane in rats. Anesthesiology. 1992; 74:79-88.
36. Scheller MS, Takishi A, Drumond JC, et al. The effects of sevoflurane on cerebral blood flow cerebral metabolic rate for oxygen intracranial pressure and the electroencephalogram a similar to those of isoflurane in the rabbit. Anesthesiology. 1988; 68:548-551.
37. Takashi HM, Ikeda K. Sevoflurane does not increase intracranial pressure in hyperventilated dogs. Br J Anaesth. 1993; 71:551-555.
38. Rowney DA, Fairgrieve R, Bissonette B. Cerebrovascular carbon dioxide reactivity in children anaesthetized with sevoflurane. Br J Anaesth. 2002; 88:357-361.
39. Sugioko S. Effects of Sevofluorane on intracranial pressure and format in and absorption of cerebrospinal fluid in cats. Masui Japanese Journal of Anesthesiology. 1992; 41:1434.
40. Adachi M, Ikemoto Y, Kubo K, et al. Seizure like movements during induction of anaesthesia with sevoflurane. Br J Anaesth. 1992; 68:214-215.
41. Vakkuri AY, Hankola AS, Sarbelo A, et al. Sevoflurane mask induction of anaesthesia is associated with epileptiform EEG in children. Acta Anaesthesiology Scan. 2001; 45:805-811.
42. Sakabe T, Kuramoto T. Inoue S, et al. Cerebral effects of nitrous oxide in the dog. Anesthesiology. 1978; 48:195.
43. Theye RA, Michenfelder JD. The effect of nitrous oxide on canine cerebral metabolism. Anesthesiology. 1968; 29: 1119.
44. Baughman VI, Hoffman WE, Miletich DJ, et al. Cerebrovascular and cerebral metabolic effects of N2O in unrestrained rats. Anesthesiology. 1990; 73:269.

45. Smith AL, Wollman H. Cerebral Blood Flowand Metabolism: Effects of anesthetic drugs and techniques Anesthesiology. 1972; 36:378.

46. Drumond JC, Scheller MS, Todd MM. The effect of nitrous oxide on cortical cerebral blood flow during anaesthesia with Halotane and isoflurane with and without morphine, in the rabbit. Anaesth Analg. 1987; 66:1083.

47. Merin RG. The coronary circulation In: The circulation in Anaesthesia Pregs RC (cd) Oxford, Blacbwell Sci Publ. 1980; 197-165.

48. Jones RM, Van Hamel C. Inhaled Anesthetics Uptake, distribution and comparative pharmacology Em: International Practice of Anaesthesia, Pregs RC, Brown jr BR (eds). Oxford, Butteworth, Hernemann. 1996; (1)11: 1-25.

49. Reiz S. Balfors E, Sorensen MB. et al. Isoflurane - a powerful coronary vasodilatador in patients with coronary artery disease Anesthesiology. 1988; 69:72-83.

50. Priebe HJ. Inhalational Anaesthetics and cardiac function curr opin. Anesthesiol. 1989; 2:408-413.

51. Becker LC. Isoflurane dangerous for the patient with coronary artery disease? Anesthesiology. 1987; 66:259-261.

52. Weibopf RB, Homes MA, Rampil J, et al. Cardiovascular safety and actions of high concentrations of I - 653 and isoflurane in swine. Anesthesiology. 1989; 70:793-798.

53. Ebert TJ, Muzi M. Sympathetic hyperactivity during desflurane anesthesia in health volunteers Anesthesiology. 1993; 79: 444-453.

54. Hartman JG, Pagel OS, Kampine JP, et al. Influence of desflurane on region distribution of coronary blood flow in a chronically instrumented canine model of multivesselcoronary artery obstruction Anest Analg. 1991; 72:289-299.

55. Hellman JD, Leung JM, Bellows WH, et al. The risk of myocardial ischemia in patients receiving desflurane versus sufentanil for coronary artery bypass graft surgery. Anesthesiology. 1992; 77:47-62.

56. Parsons RS, Jones RM, Wrigley SR, et al. A comparison of desflurane and a fentanyl based anaesthetic technic for coronary artery by pan surgery. Br J Anaesth. 1994; 72:430-438.

57. Weiskopf RB, Eger E, Homes MA, et al. Epinephrine- induced premature ventricular contractions and changes in arterial blood pressure and heart Rate during I - 653, isoflurane and Halotane anaesthesia in swine. Anesthesiology. 1989; 70:293-298.

58. Manabe M. Cobawa I, Nonaka a et al. Effects of sevoflurane with or without nitrous oxide on cardiac contractility and sinoatrial note rate. J Anesth. 1989; 3:145-143.

59. Holaday DA, Smith FR. Clinical characteristics and biotransformation of sevoflurane in healthy human volunteers. Anesthesiology. 1981; 54:100-106.

60. Hirano M, Fujigabe T, Shibata O, et al. A comparison of coronary hemodynamics during isoflurane and sevoflurane anesthesia in dogs. Anesth Analg. 1995; 80:651-656.

61. Kersten JR, Brayer AP, Pagel PS, et al. Perfusion of ischemic myocardium during anesthesia with sevoflurane. Anesthesiology. 1984; 81:995-1004.

62. Hatareyama N, ITo Y, Momose Y. Effects of sevoflurane, isoflurane and halothane on mechanical and electrophysiologia properties of canine myocardium. Anesth Analg. 193; 76:327-332.

63. Kazuda H, Azakawa S, Shimizu R. The Echocardiografic assement of left ventricular performance during sevoflurane and halothane anesthesia I. Anaesth. 1990; 4:295-302.

64. Hayashi Y, Sumibowa K, Tashiro, et al. Arrytmogenic isoflurane anesthsia in dogs. Anesthesiology. 1988; 69:145-171.

65. Ferreira MBC, Martins ALC. Farmacodinâmica dos anestésicos inalatórios em anestesiologia: Princípios e técnicas, organizado por James Toniolo Manica 2ª Ed, Porto Alegre: Artes Médicas. 1997; 18:251-270.

66. Jones RM, Coshman JN, Mant IGK. Clinical impressions and cardiorespiratory effects of a new fluorinated inalation anaesthetic desflurane ( I - 653 ) in volunters BR. Anesth. 1990; 64:11-15.

67. Doi M, Ikeda K. Respiratory effects sevoflurane. Anaesth Analg. 1997; 66:241-244.

68. Clergue F, Jianguo X. Effects ventilatoires de l'isoflurane JEPU 1988 Lisoflurane - Paris: Anette Ed p. 193 - 203.

69. Knill RL, Mannimen PH, Clement JL. Ventilation and chemoreflexes during influrane sedation and anaesthesia in man. Can Anaesth Soc J. 1979; 26:353-360.

70. Knill RL, Gelb Aw. Ventilatory responses to hipoxy and hipercapnia during halothane sedation and anesthesia in man. Anesthesiology 1978; 49: 244-251.

71. Domino KB Borowec L Alexander CM, Willians JJ, Chen L, Marshallc, Marshall BE. Influence of isoflurane an hypoxic pulmonary vasoconstriction in dogs. Anesthesiology. 1986; 64:423-429.

72. Beamunof JL Augustine SD, Gibbons JA. Halothane and isoflurane only slighthy impair arterial oxygenation during one lung ventilation in patients undergoing thoracotomy. Anesthesiology. 1987; 067:910-915.

73. Wrigley SR, fainfield JE, Jones RM, et al. Inductionard necovery charocteristics of desflurane in by case patients a comparison with propofolm. Anaesthesia. 1991; 46(8):615-622.

74. Maioimo RM, Sipes IG, Gandolfi AJ, et al. Factors affecting the formation of chlorotrifluorethane and chlorodifluorethylene from halothane. Anesthesiology. 1981; 54:383-389.

75. Eger E, Strum DP. The absorption and degradation of isoflurane and I 653 By dry soda lime at various temperatures. Anesth Analg. 1987; 66:312-315.

76. Braun J, Sachs G, Driesch CVD, et al. Carbon monoxide generation in carbon dioxide absorbents. Anesth Analg. 1995; 81:144-146.

77. Bennett MJ, Hahn JF. Potentiation of the combination of pancuronium and metocurine halothane and isoflurane in humans with or without renal failure Anesthesiology. 1985; 62:759.

78. Rupp SM, Miller RD. Gencarelli PJ. Vecuronium - induced neuromuscular blockade during influrane, isoflurane and halothane anesthesia im humans. Anesthesiology. 1984; 60:102.

79. Waud BE, Waud DR. Effects of volatile anesthetics on directly and indirectly stimulated muscle. Anesthesiology. 1979; 50 -103.

80. Eger EI. The pharmacology of isoflurane. Br J Anaesth. 1984; 56:715-995.

81. Schnider SM, Levinson G. Anesthesia for obstetrics In Miller RD Ed, Anesthesia 3rd Ed, New York: Curchill Livingstone Ed. 1990; 1829 -73.

82. Muir JJ, Warner MA, Offord Kp, Buck, CF, Harper JV, Kunkel SE. Role of nitrous oxide and other factors in postoperative nausea and vomiting a nadomized and blinded prospective study Anesthesiology. 1987; 66:513-518.

83. Baden JM, Simmon VF. Mutagenic effects of in halotional anesthetics muttat. Res. 1980; 74:169-189.

84. Waste anesthetic gases. Information for management in anesthetizing areas and the postanesthesia care unit (PACU). American Society of Anesthesiogists. Park Ridge. 1999; II pp 28.

85. Salo M. Eskola J. Nikosbelainem Tand Blymphocyte function in anaesthetists Acta Anaesthesiol Scand. 1984; 28:292-295.

86. Cook TL, Smith M, Starkweather JA, Winter PM, Eger ET. Behavioral effects of trace and subanesthetic halothane and nitrous oxide in man Anesthesiology. 1978; 49:419-424.

87. Nakata Y, Gato T, Morita S. Comparison of Inalation induction with xenon and sevoflurane. Acta Anaesthesiol Scand. 1997; 41:1157.

88. Tardelli MA. Agentes Inalatórios e Proteção de órgãos. Anestesia Inalatória. Sociedade Brasileira de Anestesiologia. 2007; 133-155.

89. Malbouisson LMS, Santos LM, Auler In JOC, Camona MLC. Proteção Miocárdica em cirurgia cardíaca – Rw. Bras.Anestesiologia. 2005; 55:558-574.

90. Zhao P, Zuo Z. Isoflurano preconditioning induces Neuroprotection that is inducible nitric oxide synthase – dependent in Neonatol rats. Anesthesiology. 2004; 101:695-703.

91. Ziegeler S. Preconditioning with sevoflurane reduces, biochemical markers for myocardial and renal dys function after aorto coronary procedures. Anaesthesist. 2004; 53:880-881.

92. Imain M, Kon S, Inaba H. Effects of Helotane, isoflurane and sevoflurane on esclemia – reperfusior injury a in the perfused liver of fasted nats. Acta Anaesthesiol Scand. 1996; 40: 1242-1248.

93. Bienengraeber MW, Weihnauch D, Kersten JR, Pagel PS, Warltier DC. Cardioprotection by volatile anesthesics, vase Pharmacol. 2005; 42:243-252.

94. De Hert SG. Cardioprotection with volatile anesthetics: clinical relevance. Curr Opin Anesthesiol 2004; 17: 57-62.

95. Kalenka A, Maurer MH, Fieldmann RE, Kuschinsky W, Waschke KF, Volatile anestetics evoke prolonged change in the proteome of the left ventricule myocardium: defining the molecular basis of cardioprotetion? Acta Anaesthesiol Scand. 2006; 50:414-427.

96. De Hert SG, Turani F, Mathur S, Stowe DF. Cardiopotection with volatile anesthesics: Mechanisms and clinical implications. Anesth Analg. 2005; 100:1584-93.

97. De Hert SG, Van der Linden PJ, Cromheecke SMR, Broecke PW, De Blier IG, Stockmam BA, Rodrigus IE. Choice of Primary Anesthestic Regimen Can Influence Intensive Care Unit Length of Stay after Coronary Surgery with Cardiopulmonary Bypass. Anaesthesiology. 2004; 101:9-20.

98. Rubino A, Yellon DM. Isquemic preconditioning of the vasculature: na overlooked phenomenon for protecting the heart? Trends Pharmacol Sci. 2000; 21:225-230.

99. Minguet G, Joris J, Lamy M. Preconditioning and protection against ischaemia-reperfusion in non-cardiac organs: a place for volatile anaesthetics? Eur J Anaesth. 2007; 24: 733-745.

100. Lee HT, Ota-Setlik A, Fu Y, Nasr SH, Emala. Differential Protective effects of volatile anesthetics against renal ischemia-reperfusion injury in vivo. Anaesthesiology. 2004; 101:1313-1324.

101. Julier K, Silva R, Garcia C, Bestmann I, Frascarolo P, Zollinger A, Chassot PG, Schmid ER, Turina MI, von Segesser LK, Pasch T, Spahn D, Zaugg M. Preconditioning by sevoflurano decreases biochemical markers for myocardial and renal dysfunction in coronary artery bypass graft surgery: a double-blinded placebo-controlled, multicenter study. Anesthesiology. 2003; 98: 1315-1327.

102. Kitano H, Kirsch JR, Hurn PD, Murphy SJ. Inhalational anesthetics as neuroprotectants or chemical preconditioning agents in ischemic brain. J Cerebral Blood Flow Metab. 2007; 27:1108-1128.

103. Wise-Faberowski L, Raizada MK, Summers CRA. Desflurane and sevoflurano attenuate oxygen and glucose deprivation-induced neuronal cell death. J Neurosurg Anesthesiol. 2003; 15:193-199.

104. Zvara DA, Bryan AJ, Deal DD, DeMarco MP, Campos KM< Mansfied CM, Tytell M. Anesthetic preconditioning with sevoflurane does not protect the spinal cord after an ischemic-reperfusion injury in the rat. Anesth Analg. 2006; 102:1341-1347.

105. Muggli R. Physiological requirements of vitamin E as a function of the amount and type of polyunsatured fatty acid. World Rev Nutr Diet. 1994; 75:166-168.

106. De La Cruz JP, Zanca A, Carmona JA, De La Cuesta FS. The effect of propofol on oxidative stress in platelets from surgical patients. Anesth Analg. 1999; 89:1050-1055.

107. Baysal Z, Togrul T, Aksoy N, et al. Evaluation of total oxidative and antioxidative status in pediatric patients undergoing laporoscopic surgery. J Pediatr Surg. 2009; 44(July (7)):1367-1370.

108. Mesut E, Yavuz D, Hayriye AY, Gulbin S, Abdulkadir I, Ibrahim K, Hayati K. Comparison of effects on the oxidant/antioxidant system of sevoflurane, desflurane and propofol infusion during general anestesia. Rev Bras Anestesiol. 2015; 65(1):68-72.

109. Aouad MT, Kanazi GE, Siddik-Sayyid SM, Gerges FJ, Rizk LB, Baraka AS. Preoperative caudal block prevents emergence agitation in children following sevoflurane anesthesia. Acta Anaesthesiol Scand. 2005; 49:300-304.

110. Dahmani S, Stany C, Brasher C, Lejeune B, Bruneau C, Wood Y, Nivoche I. Pharmacological prevention of sevoflurane- and desflurane-related emergence agitation in children: a meta-analysis of published studies. British Journal of Anaesthesia. 2010; 104 (2):216–223.

111. Yamashita M. Postanaesthetic excitation and agitation. Paediatr Anaesth. 2003; 13:641.

112. Johr M. Postanaesthesia excitation. Paediatr Anaesth. 2002; 12:293-295.

113. Johr M, Berger TM. Paediatric anaesthesia and inhalation agents. Best Pract Res Clin Anaesthesiol. 2005; 19:501-522.

114. Voepel-Lewis T, Malviya S, Tait AR. A prospective cohort study of emergence agitation in the pediatric postanesthesia care unit. Anesth Analg. 2003; 96:1625-1630.

115. Silva LM, Braz LG, Modolo NS. Emergence agitation in pediatric anesthesia: current features. J Pediatr (Rio J). 2008; 84:107-113.

116. Veyckemans F. Excitation and delirium during sevoflurane anesthesia in pediatric patients. Minerva Anestesiol. 2002; 68:402-405.

117. Veyckemans F. Excitation phenomena during sevoflurane anaesthesia in children. Curr Opin Anaesthesiol. 2001; 14:339-343.

118. Dalens BJ, Pinard AM, Letourneau DR, Albert NT, Truchon RJ. Prevention of emergence agitation after sevoflurane anesthesia for pediatric cerebral magnetic resonance imaging by small doses of ketamine or nalbuphine administered just before discontinuing anesthesia. Anesth Analg. 2006; 102:1056-1061.

119. Kain ZN, Caldwell-Andrews AA, Maranets I, et al. Preoperative anxiety and emergence delirium and postoperative maladaptive behaviors. Anesth Analg. 2004; 99:1648-1654.

120. Brambrink AM, Orfanakis A, Kirsch JR. Anesthetic neurotoxicity. Anesthesiol Clin 2012; 30:207–228.

121. Stratmann G. Review article: neurotoxicity of anesthetic drugs in the developing brain. Anesth Analg. 2011; 113:1170–1179.

122. Bjur KA, Payne ET, Nemergut ME, Hu D, Flick RP. Anesthetic-related neurotoxicity in young children: an update. Curr Opin Anesthesiol. 2013; 26:340–347.

123. Dahmani S, Delivet H, Hilly J.. Emergence delirium in children: an update. Curr Opin Anesthesiol. 2014; 27:309–315.

124. Jiaxuan H, Yong Z, Rongliang X, Jianrui L, Xiaoying D, Zhenni Z. Effect of Desflurane versus Sevoflurane in Pediatric Anesthesia: A Meta-Analysis. J Pharm Pharm Sci. 2015; 18(2)199-206. Disponível em: www.cspsCanada.org

125. Lerman J. Inhalational anesthetics. Pediatric Anesthesia. 2004; 14:380-383.

126. Emily AO, Ansgar MB. Anesthetic neurotoxicity in the newborn and infant. Curr Opin Anesthesiol. 2013; 26:535–542.

127. Hudson AE, Hemmings HC Jr. Are anaesthetics toxic to the brain? Brit J Anaesth. 2011; 107:30–37.

128. Longnecker DE, Brown DL, Newman MF, Zapol WM. Anesthesiology Second Edition, The McGraw-Hill Companies, 2012.

129. Zhang H, Du L, Du Z, Jiang H, Han D, Li Q. Association between childhood exposure to single general anesthesia and neurodevelopment: a systematic review and meta-analysis of cohort study. J Anesth. 2015; 29(5):749. Epub 2015 May 23.

130. McCann ME, de Graaff JC, Dorris L, GAS Consortium. Neurodevelopmental outcome at 5 years of age after general anaesthesia or awake-regional anaesthesia in infancy (GAS): an international, multicentre, randomised, controlled equivalence trial. Lancet. 2019; 393(10172):664. Epub 2019 Feb 14.

# 41

# Farmacocinética dos Anestésicos Inalatórios

**Maria Angela Tardelli**

## INTRODUÇÃO

Os anestésicos inalatórios são utilizados por sua fácil administração e efeitos previsíveis os quais podem ser monitorados não apenas pelos sinais clínicos, mas também pela concentração expirada que reflete a concentração do anestésico no sistema nervoso central, na situação de equilíbrio das pressões parciais do anestésico no alvéolo e sangue arterial.

Entre os agentes utilizados para promover anestesia, a via de administração pulmonar é característica dos anestésicos inalatórios que têm no pulmão uma via de mão dupla, eles são administrados e na sua quase totalidade eliminados por esta via. Esta é a principal característica do benefício da anestesia inalatória – a possibilidade de que seja diminuída a concentração plasmática quase tão fácil e rapidamente como ela é aumentada. Estas alterações dependem não apenas da fisiologia do paciente, mas também da quantidade de anestésico liberada pelo vaporizador, do fluxo de gases e do tipo de circuito anestésico utilizado. Assim, entre o vaporizador e o sistema nervoso central, local do efeito desejado dos anestésicos inalatórios, há vários compartimentos que devem ser preenchidos com a pressão parcial do anestésico. A variação das pressões parciais do anestésico nestes diferentes compartimentos constitui a farmacocinética e seu entendimento é fundamental porque é ela que determina a concentração do anestésico nos diferentes tecidos e, portanto os efeitos farmacodinâmicos.

## ■ FARMACOCINÉTICA

A farmacocinética de uma substância inclui sua absorção, distribuição, metabolismo e excreção. Na anestesia inalatória, exceto a distribuição, os outros termos têm denominações diferentes; a absorção é denominada captação,

o metabolismo é a biotransformação e a fase de excreção é a eliminação.

Diferente da anestesia intravenosa que não tem a fase de absorção porque o anestésico é injetado diretamente na circulação sistêmica, a anestesia inalatória tem a fase de absorção que corresponde à captação do anestésico do alvéolo para a circulação sistêmica. Assim, além do débito cardíaco, a captação do anestésico inalatório sofre interferência dos fatores relacionados à ventilação pulmonar e daqueles relacionados à transferência do anestésico do circuito de anestesia para o alvéolo (Figura 41.1).

A anestesia inalatória também difere da venosa na fase de eliminação. Na venosa a eliminação depende de metabolismo e excreção enquanto que na inalatória a eliminação depende fundamentalmente da ventilação.

O objetivo na administração do anestésico inalatório é produzir um estado anestésico através de uma concentração específica de moléculas deste agente no sistema nervoso central. Isto é conseguido estabelecendo-se uma pressão parcial específica do anestésico no pulmão a qual vai se propagar para o sangue até se equilibrar com o cérebro e medula espinhal. Assim, o controle da profundidade da anestesia inalatória, além da utilização dos sinais clínicos, também pode ser realizado através da pressão parcial do anestésico no ar alveolar (fração expirada).

Quando se utiliza o analisador de gases, deve ser lembrado que a fração expirada do anestésico inalatório corresponde à pressão parcial do anestésico no sangue arterial e que é igual à pressão parcial no cérebro apenas na situação de equilíbrio das pressões parciais nestes três compartimentos (alvéolo, sangue arterial e cérebro).

Até que ocorra o equilíbrio, o movimento do anestésico inalatório ocorre do local de maior pressão para o de menor pressão (Figura 41.2). Assim, a pressão parcial do anestésico inalatório no sistema nervoso central se iguala à pressão parcial do sangue a qual se iguala à pressão parcial alveolar apenas quando é atingida a situação de equilíbrio (não há diferença de pressão parcial do anestésico) entre estes compartimentos. Durante a indução da anestesia, ou quando se aumenta a concentração inspirada do anestésico, a concentração alveolar é maior que a cerebral e durante a recuperação da anestesia, ou quando se reduz a concentração inspirada do anestésico, ocorre o inverso.

A farmacocinética da anestesia inalatória reflete a velocidade de equilíbrio das pressões parciais do anestésico entre os compartimentos. Os fatores que influenciam esta velocidade de equilíbrio incluem a dose, a solubilidade do anestésico, o volume dos compartimentos e o fluxo que os atravessa. A proporção entre o volume e o fluxo de cada compartimento determina sua constante de tempo.

- **Dose**: a dose para os anestésicos inalatórios refere-se à pressão parcial que é diretamente proporcional à fração de sua concentração na mistura de gases. Há várias definições de doses para os anestésicos inalatórios. A dose administrada refere-se à concentração liberada pelo va-

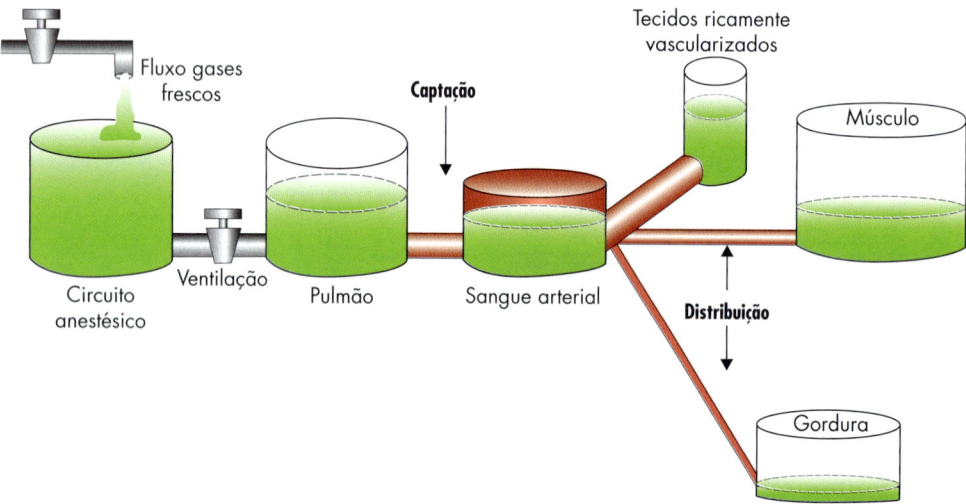

▲ **Figura 41.1** Modelo hidráulico da farmacocinética dos anestésicos inalatórios. O tamanho dos cilindros aproximadamente representa a proporção da massa corporal entre os três grupos de tecidos e o diâmetro dos vasos a proporção dos fluxos sanguíneos para estes tecidos.
**Fonte:** adaptada de Saraiva RA. Anestésicos Inalatórios. Rev Bras Anestesiol, 1994;44(1):43-52.

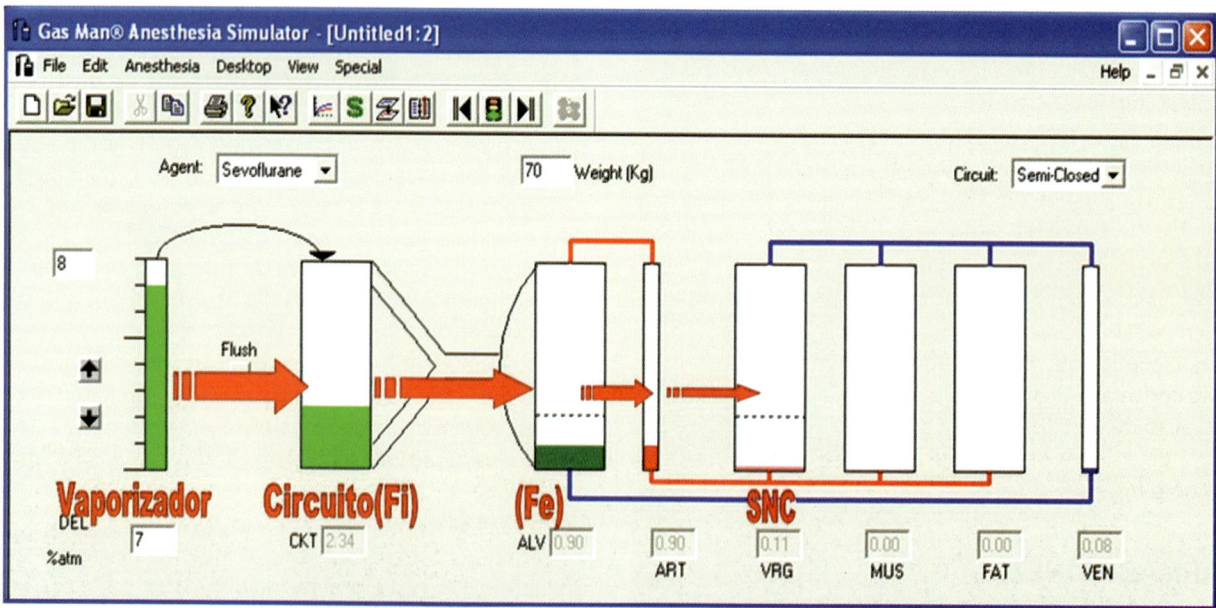

▲ **Figura 41.2** Farmacocinética dos anestésicos inalatórios com o simulador de anestesia Gás Man®. A largura das flechas simboliza o valor da pressão parcial do gás no compartimento. A transferência do gás se faz do compartimento de maior para o de menor pressão parcial. Os números nos retângulos indicam as concentrações do anestésico liberada no vaporizador (DEL), presente no circuito (CKT) para inalação do paciente (fração inspirada – Fi), presente no alvéolo (ALV) ou fração expirada (Fe), presente no sangue arterial (ART), nos tecidos ricamente vascularizados (VRG), no músculo (MUS), na gordura (FAT) e no sangue venoso (VEN) depois de um determinado tempo da administração de sevoflurano a 7%.

porizador. Fração ou concentração inspirada é a quantidade de anestésico no circuito disponível para ser ofertada para o alvéolo. Fração ou concentração expirada é a pressão parcial do anestésico no gás alveolar.

- **Pressão Parcial**: é um conceito fundamental para o entendimento de como os gases se distribuem entre os diferentes compartimentos. A pressão parcial é aquela exercida por um componente de uma mistura gasosa onde a soma de todas as pressões parciais é igual à pressão total. Ao nível do mar, a concentração fracional de um gás é praticamente a mesma da sua pressão parcial em atmosfera, e os dois termos podem ser utilizados como sinônimos. Exemplo: O ar contem 21% de oxigênio, no nível do mar a pressão parcial do oxigênio é de 160 mmHg (0,21 atmosfera). Entretanto, a concentração e a pressão serão diferentes em uma cidade de maior altitude. Exemplo: uma cidade a 1600 metros do nível o mar onde a pressão atmosférica é de 630 mmHg; a pressão parcial do oxigênio será 132 mmHg [0,21(concentração) x 630 mmHg] o que corresponde a uma pressão parcial de 0,17 atmosfera.[1]

- A pressão parcial é a força motriz que difunde os gases através de barreiras permeáveis para outros gases, líquidos e tecidos. Atingir a situação de equilíbrio significa que a pressão parcial de qualquer gás é igual nos diferentes compartimentos por onde foi difundido, dentro de um sistema fechado. A pressão parcial de um anestésico inalatório é diretamente proporcional à sua concentração nos líquidos ou tecidos. Os diferentes líquidos ou tecidos podem ter a mesma pressão parcial (situação de equilíbrio) com concentrações completamente diferentes do anestésico. Este efeito ocorre na dependência da solubilidade do anestésico em cada líquido ou tecido. A relação das concentrações de dois compartimentos diferentes, em equilíbrio de pressões parciais, define o coeficiente de partição.

- **Solubilidade e Coeficiente de Partição**: A solubilidade do anestésico nos tecidos é uma medida da afinidade de cada tecido, incluindo o sangue, pelo anestésico. Alta solubilidade significa alta afinidade, portanto alta capacidade do tecido em reter o anestésico. O valor do coeficiente de partição tecido/gás retrata a solubilidade, descreve a proporção da concentração do anestésico entre dois compartimentos intercomunicantes (sangue ou outros tecidos/gás) na situação de equilíbrio (quando as pressões parciais são idênticas entre os dois compartimentos). Assim, o coeficiente de partição é um número sem unidade. Este conceito é ilustrado na Figura 41.3 onde se observa a situação de equilíbrio entre a fase gasosa e o sangue (tecido) de dois gases com diferentes solubilidades considerando o mesmo número de moléculas. Equilíbrio significa que para cada molécula que entra no sangue, outra sai. A figura mostra que a distribuição dos anestésicos A e B entre a fase sangue e a fase gás, na situação de equilíbrio, é diferente. Na fase gás, a concentração do anestésico B é menor que a do anestésico A porque em B há menor número de moléculas. Este efeito ocorre porque a afinidade do sangue pelo anestésico B é maior do que pelo anestésico A. Assim, o anestésico B apresenta maior solubilidade no sangue que o anestésico A. Alta solubilidade no sangue significa que grande quantidade do anestésico deve

estar dissolvida no sangue antes que ocorra equilíbrio das pressões parciais entre o sangue e a fase gás. Desta forma, o sangue é um reservatório farmacologicamente inativo cujo tamanho é determinado pela solubilidade do anestésico inalatório no sangue. O produto do volume de um tecido pelo seu coeficiente de partição tecido/gás é a capacidade do tecido em reter anestésico em relação à pressão parcial alveolar do anestésico cuja capacidade (volume) de referência é definida pela capacidade residual funcional. A importância deste conceito pode ser avaliada quando se compara a solubilidade músculo/gás do desflurano e do isoflurano. A capacidade do músculo de reter isoflurano é 4,6 vezes (3,6/0,78) que a de reter desflurano. Isto significa que o volume de músculo para ser saturado com isoflurano é 4,6 vezes maior do que o volume de músculo considerado para ocorrer a saturação com desflurano (Tabela 41.1).[2]

O coeficiente de partição tecido/sangue permite uma estimativa da velocidade de aumento ou decréscimo da pressão parcial do anestésico em um determinado tecido. Ele é calculado pela divisão do coeficiente de partição tecido/gás de um anestésico pelo seu coeficiente de partição sangue/gás (Tabela 41.2).[2] Este coeficiente define a proporção entre alterar a concentração do anestésico no tecido e no sangue. Alta solubilidade do tecido em relação ao sangue significa grande transferência de anestésico do sangue para o tecido, portanto maior tempo para completar a capacidade do tecido até que as pressões parciais no tecido e no sangue sejam iguais. O tempo que os compartimentos demoram no equilibrar da pressão parcial do anestésico depende dos volumes dos compartimentos (solubilidade do anestésico nos tecidos) e do fluxo carreador do anestésico para os tecidos. Este equilíbrio é descrito quantitativamente por uma equação exponencial que é caracterizada por uma constante de tempo.

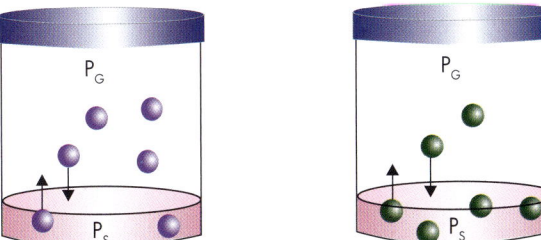

**Anestésico A**             **Anestésico B**

$$\text{Sangue} = \frac{2}{4} = 0,5 \qquad \text{Sangue} = \frac{4}{2} = 2,0$$
$$\text{Gás} \qquad\qquad\qquad\qquad \text{Gás}$$

▲ **Figura 41.3** Coeficiente de Partição Sangue/Gás de dois anestésicos com diferentes solubilidades no sangue. Na situação de equilíbrio, a pressão parcial do anestésico na fase gasosa ($P_G$) é igual à pressão parcial do anestésico no sangue ($P_S$). O cálculo do coeficiente de partição sangue/gás é a proporção da concentração do anestésico (número de moléculas) no sangue em relação ao gás, na situação de equilíbrio. Coeficiente de partição sangue/gás do anestésico A = 0,5 e do anestésico B = 2,0.

**Tabela 41.1 Coeficiente de partição tecido/gás a 37 °C.[2]**

| Tecido | Halotano | Isoflurano | Sevoflurano | Desflurano | N$_2$O |
|---|---|---|---|---|---|
| Sangue | 2,4 | 1,4 | 0,65 | 0,45 | 0,46 |
| Cérebro | 4,5 | 2,2 | 1,1 | 0,55 | 0,49 |
| Coração | 4,1 | 2,2 | 1,1 | 0,55 | 0,47 |
| Músculo | 7 | 3,6 | 1,7 | 0,78 | 0,53 |
| Gordura | 137 | 70 | 37 | 13 | 1,1 |

**Tabela 41.2 Coeficiente de partição tecido/sangue a 37 °C.[2]**

| Coeficiente de partição tecido/sangue | Halotano | Isoflurano | Sevoflurano | Desflurano | N$_2$O |
|---|---|---|---|---|---|
| Cérebro | 1,88 | 1,57 | 1,69 | 1,22 | 1,07 |
| Coração | 1,70 | 1,57 | 1,69 | 1,22 | 1,02 |
| Músculo | 2,92 | 2,57 | 2,62 | 1,73 | 1,15 |
| Gordura | 57 | 50 | 52 | 29 | 2,39 |

■ **Constante de tempo (t):** Uma constante de tempo é o tempo para atingir 63% de equilíbrio. Este tempo é obtido dividindo-se o volume que deve entrar em equilíbrio pelo fluxo que o atravessa e que carrega a substância que entrará em equilíbrio [t (min) = volume (L)/Fluxo (L.min$^{-1}$)]. Se considerarmos só o circuito anestésico, desconectado do paciente, com volume de 6 litros e o fluxo de gases frescos de 2 L.min$^{-1}$, a constante de tempo será de 3 minutos (6/2), ou seja, este é o tempo para substituir 63% do conteúdo do circuito. Em outras palavras, neste circuito e com este fluxo, se a concentração do anestésico no vaporizador foi ajustada para 1%, ao final de 3 minutos (1 constante de tempo), a concentração no circuito (fração inspirada) será de 0,63%. Após 12 minutos (4 constantes de tempo) 98% será substituído, ou seja, a concentração no circuito será praticamente idêntica (0,98%) a do vaporizador. Se o fluxo for triplicado, a constante de tempo ficará reduzida em um terço, o que resulta em 63% e 98% do equilíbrio em 1 e 4 minutos, respectivamente.

O conceito de farmacocinética engloba todos os fatores que influenciam a relação temporal entre a administração de um fármaco e sua concentração no sítio efetor de ação (biofase). Portanto, as características do circuito da anestesia e o fluxo de gases frescos devem ser discutidos como parâmetros da farmacocinética dos agentes inalatórios porque tem importantes implicações clínicas na velocidade de oferta do anestésico para o pulmão. Este conceito pode ser observado na prática quando há necessidade de aprofundar o plano de uma anestesia administrada com circuito circular semi-fechado e fluxos de gases frescos mais baixos; o efeito desejado será obtido mais rapidamente se além do aumento da concentração inspirada do anestésico também for aumentado o fluxo de gases frescos. O aumento do fluxo de gases frescos diminui a constante de tempo do circuito. O mesmo raciocínio é aplicado durante a recuperação onde é aumentado o fluxo para diminuir a reinalação do anestésico e acelerar a recuperação.

Para calcular a constante de tempo do pulmão considera-se como volume, que será substituído pela nova atmosfera de anestésico, a capacidade residual funcional (CRF) e a ventilação alveolar é o fluxo que promove a substituição. Considerando que a CRF de um adulto é de 2 litros, se a ventilação alveolar for de 4 L.min$^{-1}$, a constante de tempo no pulmão seria de 0,5 minuto. Assim, o tempo para equilibrar a composição do ar presente na CRF com a do ar inspirado seria de 2 minutos se não estivesse ocorrendo captação do anestésico no capilar pulmonar.

Com estes conceitos, a análise da Tabela 41.1 de solubilidade dos anestésicos inalatórios nos diferentes tecidos mostra que entre os halogenados, o desflurano tem a menor solubilidade em todos os tecidos, portanto o menor volume a ser saturado em todos os tecidos, o que resultará no equilíbrio mais rápido entre as pressões parciais entre os diferentes grupos de tecidos. Lembrar que os coeficientes de partição dependem da temperatura porque a solubilidade de gás em líquido aumenta com a diminuição da temperatura do líquido, o que irá interferir na recuperação da anestesia. Os coeficientes de partição geralmente são especificados a 37°C.

Em conclusão, a constante de tempo do circuito anestésico (volume do circuito/fluxo de gases frescos) e a da ventilação (capacidade residual funcional/ventilação alveolar) interferem na velocidade de oferta do anestésico ao alvéolo. A constante de tempo do sangue, cérebro, coração, músculo e gordura (volume destes tecidos/fluxo sanguíneo destes tecidos) interferem na velocidade de equilíbrio das pressões parciais do anestésico entre o sangue e estes tecidos.

Os tecidos são organizados em três grupos: ricamente vascularizado, músculo e gordura. Estes grupos de tecidos diferem na porcentagem da massa corporal que representam (volume) e do débito cardíaco (fluxo) que recebem (Tabela 41.3). O grupo ricamente vascularizado inclui o cérebro, coração, rim, fígado, trato digestivo e glândulas. Neste grupo, o sistema nervoso central é o tecido do efeito desejado do anestésico, os outros frequentemente correspondem ao efeito indesejado. Os outros dois grupos, músculo e

**Tabela 41.3** Características fisiológicas dos diferentes compartimentos teciduais.

| Grupo | Massa corporal (%) | Débito cardíaco (%) | Perfusão (mL.min$^{-1}$.100g$^{-1}$) |
|---|---|---|---|
| Ricamente vascularizado | 10 | 75 | 75 |
| Músculo | 50 | 19 | 3 |
| Gordura | 20 | 6 | 3 |

gordura, são considerados tecidos de acúmulo que afetam a velocidade de recuperação da anestesia.

As pressões parciais de um anestésico nos diferentes tecidos são determinadas pela pressão parcial deste anestésico no alvéolo. O alvéolo é o compartimento central da anestesia inalatória, portanto a pressão parcial alveolar do anestésico é que rege as pressões parciais nos diferentes tecidos. As pressões parciais do anestésico em todos os tecidos se alteram para se igualar à pressão alveolar. O estabelecimento da anestesia inclui a captação do anestésico do alvéolo e sua distribuição para o sistema nervoso central. Vários fatores influenciam a captação e a distribuição (Tabela 41.4).

## ◼ CAPTAÇÃO

A captação do anestésico inalatório refere-se à passagem do anestésico do alvéolo para o capilar pulmonar. Ela depende dos fatores relacionados à oferta e àqueles relacionados à remoção de anestésico do alvéolo (Tabela 41.4). A captação do anestésico do alvéolo para o capilar pulmonar é determinada pelo produto de três fatores: solubilidade do anestésico no sangue ($\lambda$), débito cardíaco (Q) e diferença alvéolo-venosa da pressão parcial do anestésico (PA-PV) segundo a equação:[3]

> Captação = $\lambda$ x Q x [(PA-PV)/pressão barométrica]

Uma forma simples de se avaliar a captação do anestésico é analisar a relação entre a concentração alveolar ($F_A$) e a concentração inspirada ($F_i$) do anestésico ($F_A/F_i$) ao longo do tempo (Figura 41.4). Considerando que a captação é um produto de três fatores, se qualquer um deles se aproximar de zero, a captação se aproximará de zero e a ventilação

produzirá rapidamente uma relação $F_A/F_i$ = 1. Por exemplo, se a solubilidade é muito baixa (como a do oxigênio), ou se

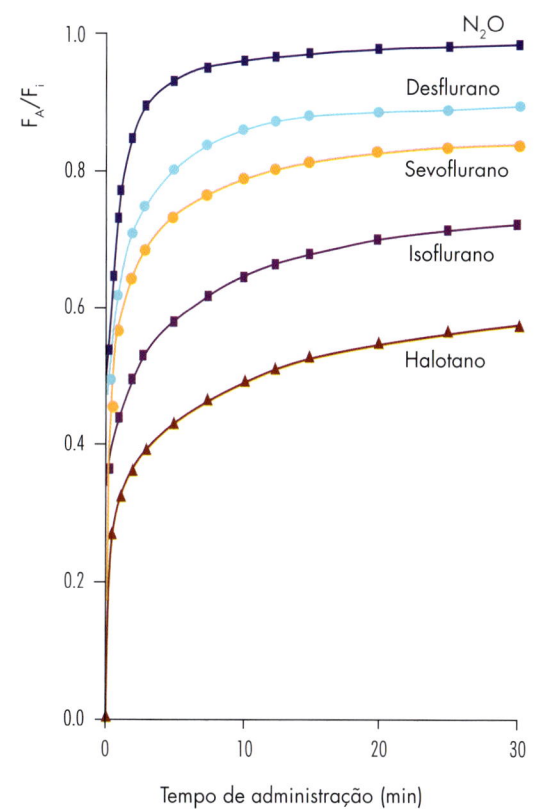

▲ **Figura 41.4** A elevação da concentração alveolar ($F_A$) do anestésico em relação à concentração inspirada ($F_i$) é mais rápida para os anestésicos menos solúveis.

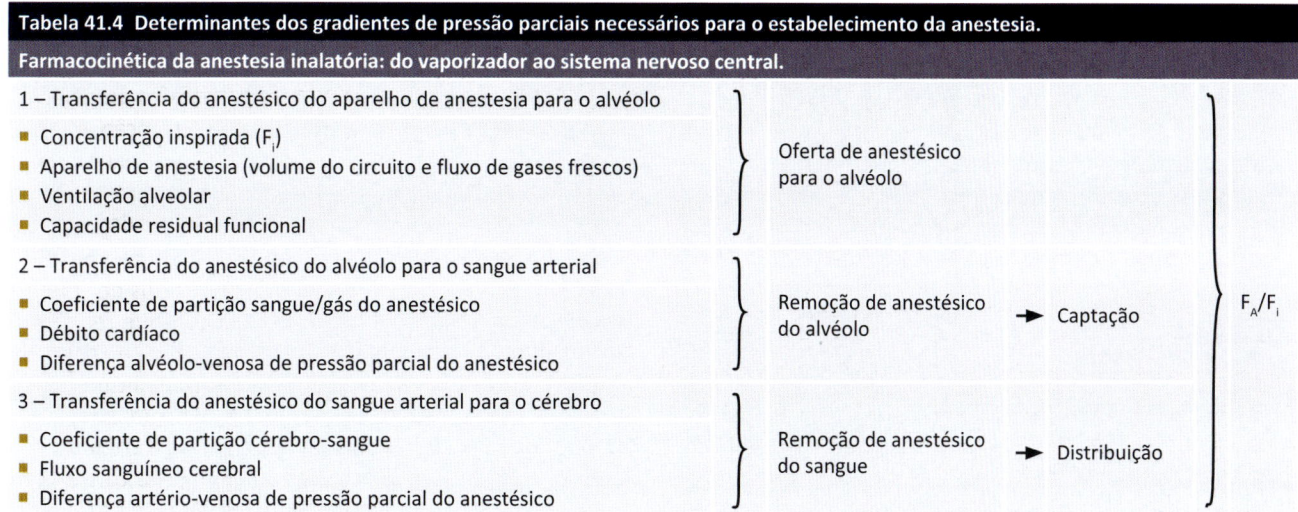

**Tabela 41.4** Determinantes dos gradientes de pressão parciais necessários para o estabelecimento da anestesia.

Farmacocinética da anestesia inalatória: do vaporizador ao sistema nervoso central.

1 – Transferência do anestésico do aparelho de anestesia para o alvéolo
- Concentração inspirada ($F_i$)
- Aparelho de anestesia (volume do circuito e fluxo de gases frescos)
- Ventilação alveolar
- Capacidade residual funcional

} Oferta de anestésico para o alvéolo

2 – Transferência do anestésico do alvéolo para o sangue arterial
- Coeficiente de partição sangue/gás do anestésico
- Débito cardíaco
- Diferença alvéolo-venosa de pressão parcial do anestésico

} Remoção de anestésico do alvéolo → Captação

3 – Transferência do anestésico do sangue arterial para o cérebro
- Coeficiente de partição cérebro-sangue
- Fluxo sanguíneo cerebral
- Diferença artério-venosa de pressão parcial do anestésico

} Remoção de anestésico do sangue → Distribuição

} $F_A/F_i$

o débito cardíaco aproxima-se de zero (como na depressão miocárdica grave) ou se a diferença alvéolo-venosa da pressão parcial do anestésico é praticamente nula (como a que ocorre depois de uma anestesia muito prolongada), a captação será mínima e a $F_A/F_i$ rapidamente será = 1.

- **Solubilidade sangue/gás:** Considerando que a solubilidade sangue/gás traduz a capacidade do sangue (volume de sangue) em reter o anestésico, quanto maior a solubilidade do anestésico no sangue maior será a quantidade de anestésico que será captado do alvéolo até que seja atingida a situação de equilíbrio entre as pressões parciais do alvéolo e do sangue, portanto maior será o tempo para $F_A/F_i$ = 1. Alguns fatores interferem na solubilidade do anestésico no sangue; a hipotermia e o aumento de gorduras no sangue aumentam a solubilidade, enquanto que a hemodiluição diminui.[4,5]
- **Débito Cardíaco:** Quanto maior o fluxo pulmonar, maior a remoção do anestésico do alvéolo e consequentemente maior o tempo para a $F_A$ aproximar-se do valor de $F_i$, então menor a proporção $F_A/F_i$. O aumento do débito cardíaco facilita a captação e retarda o equilíbrio entre a $F_A$ e a $F_i$. O impacto das variações do débito cardíaco sobre a captação dos anestésicos inalatórios é tanto maior quanto maior a solubilidade do agente considerado. A captação dos agentes pouco solúveis como o óxido nitroso é pouco influenciada pelas variações no débito cardíaco como ocorre com o halotano que é mais solúvel (Figura 41.5).

O aumento do débito cardíaco tem um efeito análogo ao aumento da solubilidade. Quando a solubilidade sanguínea dobra, duplica a capacidade do mesmo volume de sangue reter anestésico. Quando o débito cardíaco dobra, duplica a capacidade de o sangue reter anestésico por dobrar o volume de sangue exposto ao anestésico alveolar.

Por outro lado, é importante lembrar que o efeito cardiodepressor de alguns anestésicos voláteis pode limitar a captação por determinar redução do débito cardíaco.

- **Diferença Alvéolo-Venosa (PA-PV):** É influenciada pela captação do anestésico nos diferentes tecidos (distribuição). Quando não há captação tecidual como na anestesia muito prolongada, o sangue venoso que retorna contém a mesma quantidade de anestésico que o sangue arterial que saiu dos pulmões, então a captação é praticamente nula.

## ▪ DISTRIBUIÇÃO

### (Captação Tecidual)

Os fatores que determinam a fração de anestésico removida do sangue que irriga um determinado tecido são semelhantes aos da captação do anestésico do pulmão pelo sangue, ou seja, o solubilidade do anestésico no tecido($\lambda_t$) o fluxo sanguíneo tecidual ($Q_t$) e a diferença artéria-tecido de pressão parcial do anestésico ($P_a - P_t$), segundo a equação:

$$\text{Captação tecidual} = \lambda_t \times Q_t \times [(P_a - P_t)/\text{pressão barométrica}]$$

O tecido cerebral se equilibra rapidamente com a pressão parcial do anestésico do sangue arterial porque é um tecido do grupo ricamente vascularizado. Este grupo tem 10% da massa corporal e recebe 75% do débito cardíaco. O tecido muscular representa 50% da massa corporal e recebe ao redor de 19% do débito cardíaco o que significa que tem 1/20 da perfusão cerebral, portanto levará 20 vezes mais tempo para equilibrar sua pressão parcial com a do sangue, comparativamente ao cérebro. Portanto, a captação do anestésico pelo músculo continua por muito tempo

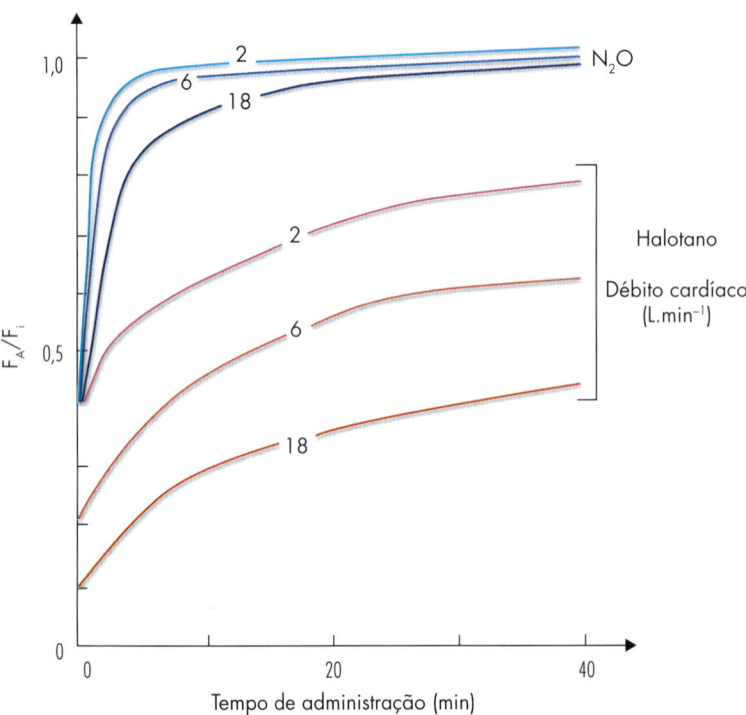

▲**Figura 41.5** Influência das alterações do débito cardíaco na elevação da concentração alveolar ($F_A$) do anestésico em relação à concentração inspirada ($F_i$). O efeito do débito cardíaco é pronunciado com os anestésicos mais solúveis.

após ter cessado a captação no cérebro. A gordura funciona como um depósito efetivo para a captação do anestésico. A grande capacidade (volume) do tecido gorduroso em reter anestésico aliada à sua baixa perfusão, prolonga o tempo necessário para diminuir a diferença de pressão parcial do anestésico entre o sangue arterial e a gordura.

Após 8 minutos de anestesia, a captação pelos tecidos ricamente vascularizados é muito pequena para influenciar significativamente a concentração alveolar. O grupo muscular aproxima-se do equilíbrio entre 2 a 4 horas.

## ■ FATORES QUE ALTERAM A $F_A/F_I$

As alterações nos fatores que governam a velocidade de oferta e de remoção de anestésico dos pulmões modificam a concentração alveolar do anestésico. Consequentemente, ventilação, solubilidade e distribuição do fluxo sanguíneo apresentam combinação de efeitos no impacto sobre relação $F_A/F_I$ (Figura 41.6).

■ **Concentração administrada:** O efeito da concentração administrada supera o efeito da solubilidade do anestésico. A concentração administrada de 50-70% de óxido nitroso é muito maior que a dos anestésicos potentes com baixa solubilidade como, por exemplo, o desflurano cuja solubilidade no sangue é um pouco menor que o óxido nitroso, mas a concentração máxima liberada pelo vaporizador é de 18%. É por este motivo que a curva $F_A/F_I$ (Figura 41.4) apresenta elevação mais rápida para o óxido nitroso quando comparada ao desflurano que tem o mais baixo coeficiente de solubilidade sangue/gás entre os anestésicos inalatórios.

■ **Circuito de anestesia:** Quando é utilizado um sistema de ventilação com reinalação, a $F_I$ é menor que a concentração administrada no vaporizador isto porque o gás inspirado contém dois gases: aquele liberado pelo circuito de anestesia e aquele previamente exalado pelo paciente

(reinalado). O aumento na captação (anestésico muito solúvel) ou na reinalação (baixo fluxo) resulta em diminuição na $F_I$. Este efeito é mais pronunciado com os anestésicos muito solúveis do que com aqueles que são pouco solúveis. Um fluxo de gases frescos igual ou maior que a ventilação minuto elimina a reinalação, entretanto aumenta o consumo do anestésico inalatório e a poluição ambiental.

■ **Ventilação:** Quanto maior a solubilidade do anestésico, maior é sua captação. Desta forma, a velocidade de oferta de anestésico para o pulmão (ventilação) torna-se um fator limitante. Quando se utiliza anestésicos pouco solúveis, o aumento na ventilação terá pouco impacto no aumento da relação $F_A/F_I$ porque o equilíbrio entre a concentração do anestésico entre o alvéolo e o sangue é mais rápido.

Os anestésicos podem alterar a ventilação e portanto alterar sua própria captação. Os anestésicos voláteis deprimem a respiração de maneira dose dependente. Desta forma, durante uma anestesia com respiração espontânea, ao aprofundar o plano da anestesia, e consequentemente deprimir a ventilação, estes anestésicos exercem um efeito de *feedback* negativo na sua concentração alveolar por diminuir a oferta de anestésico ao pulmão. Este efeito aumenta a segurança durante a ventilação espontânea por limitar a elevação da pressão parcial do anestésico no alvéolo. O oposto ocorre quando o plano da anestesia fica superficial; há aumento da ventilação alveolar o que eleva a $F_A$ e consequentemente aumento da captação.

■ **Débito Cardíaco:** Semelhante à ventilação, quanto maior a solubilidade do anestésico maior será o impacto das alterações do débito cardíaco sobre a relação $F_A/F_I$ (Figura 41.5). Entretanto, considerando que o débito cardíaco é um fator de remoção do anestésico do alvéolo, condições que promovem diminuição do débito cardíaco podem substancialmente aumentar a concentração alveolar dos anestésicos altamente solúveis, por diminuírem sua captação. Em contraste com o *feedback* negativo que resulta da depressão respiratória, a depressão circulatória resulta em *feedback* positivo no aumento da concentração alveolar do anestésico, consequente à diminuição na captação.

■ **Alterações na Relação Ventilação-Perfusão:** Nas condições fisiológicas normais considera-se que a pressão parcial do anestésico no alvéolo é igual à sua pressão na artéria, desta forma as curvas $F_A$ (pressão parcial alveolar)/$F_I$ e $F_a$ (pressão parcial arterial)/$F_I$ estão sobrepostas. Nas situações em que ocorre *shunt* direito-esquerda como na intubação seletiva, pneumonia, atelectasia, enfisema e defeito cardíaco congênito (forame oval patente), a relação ventilação-perfusão está alterada e o resultado é aumento da pressão parcial do anestésico no alvéolo (fração expirada) e diminuição da pressão parcial do anestésico na artéria como resultado do efeito de diluição . Ou seja, aparece diferença entre as pressões parciais do anestésico entre o gás alveolar e o sangue arterial, com a pressão parcial alveolar maior que a arterial. Este efeito é mais evidente para os anestésicos com baixa solubilidade. Considerando que a pressão do anestésico no sistema nervoso central se equilibra com a pressão parcial da artéria, a velocidade de indução da anestesia estará mais lenta com os anestésicos de baixa solubilidade, comparativamente aos de alta solubilidade, nestas situações (Figura 41.7).

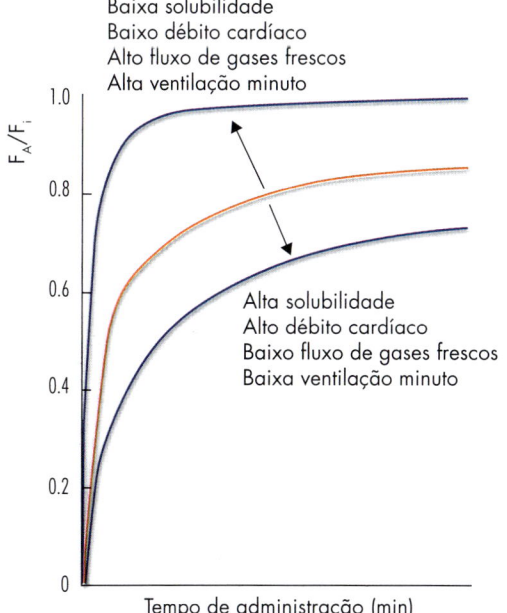

▲ **Figura 41.6** Fatores que alteram a $F_A/F_I$.

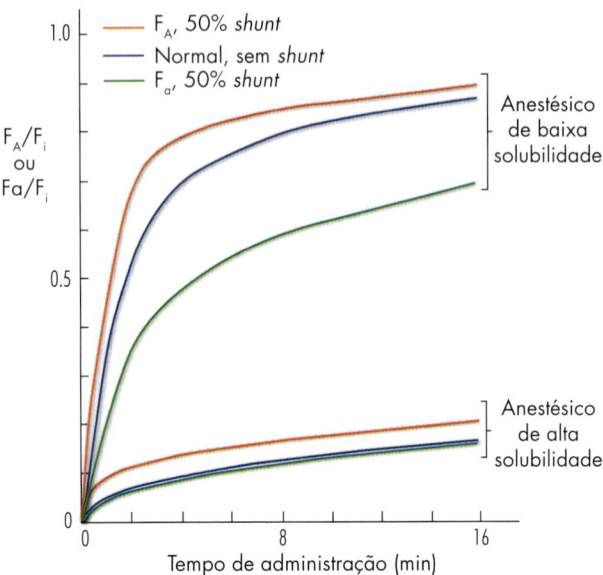

▲ **Figura 41.7** Efeito do *shunt* nas curvas $F_A/F_i$ ou $Fa/F_i$ dos anestésicos de diferentes solubilidades.

## ■ ELIMINAÇÃO

Embora a perda do anestésico inalatório pela pele seja pequena, ela ocorre e é maior com o óxido nitroso. Outra forma de eliminação é a difusão do anestésico dos tecidos para a gordura subjacente, considerada como um quinto compartimento em alguns estudos farmacocinéticos. Esta transferência pode englobar um terço do anestésico captado durante a sua administração.

O baixo metabolismo do isoflurano (0,2%) e do desflurano (0,02%) não afeta significativamente a recuperação da anestesia. Entretanto, o alto metabolismo do halotano (20%) é o responsável pela diminuição de sua concentração alveolar que se equipara à do isoflurano durante a emergência da anestesia. O papel do metabolismo dos anestésicos inalatórios na velocidade de decréscimo da pressão parcial do halogenado no alvéolo só tem significância para o halotano e o metoxiflurano. Para os outros halogenados o metabolismo não interfere na farmacocinética.

A eliminação dos anestésicos inalatórios na fase de recuperação da anestesia é controlada praticamente pelos mesmos fatores que interferem na elevação da concentração alveolar na fase de indução da anestesia. Após a interrupção da administração do anestésico, a pressão parcial alveolar diminui e o anestésico é subsequentemente transferido dos tecidos para o alvéolo. A solubilidade do anestésico é o determinante fundamental na velocidade de queda da $F_A$. Há duas diferenças farmacocinéticas principais entre a recuperação e a indução. Primeiro, enquanto o aumento da concentração acelera a indução, não há como estabelecer uma concentração alveolar abaixo de zero para acelerar a recuperação. Segundo, enquanto todos os tecidos começam a indução com pressão parcial zero de anestésico, na recuperação cada tecido tem uma concentração diferente. Depois de descontinuada a anestesia, músculo e gordura podem continuar a absorver anestésico por horas, decorrente da redistribuição que se mantém até que a pressão parcial do anestésico no sangue e no alvéolo caia abaixo da pressão parcial destes tecidos.

Outro fator que interfere com a recuperação, além da solubilidade dos anestésicos, é o tempo de administração da anestesia. À semelhança da anestesia venosa, considerando o tempo de duração da anestesia, é possível utilizar simulações para determinar o tempo necessário para diminuir a concentração do anestésico inalatório no sistema nervoso central a uma determinada fração de um valor inicial após cessar sua administração (tempo de decaimento contexto-sensível).

O tempo necessário para uma redução de 50% na concentração alveolar do enflurano, isoflurano, sevoflurano e desflurano é menor que 5 minutos e não aumenta significativamente com aumento da duração da anestesia. A grande diferença na recuperação entre estes anestésicos, relacionada à duração da anestesia, é observada quando há necessidade de reduções na concentração alveolar maior que 80%.[6]

O valor da concentração alveolar mínima (CAM) para o despertar é em torno de 0,35 da CAM do isoflurano, sevoflurano e desflurano.[7] Isso significa diminuição da concentração alveolar em 65% para que 50% dos pacientes respondam a comando, se a anestesia foi mantida com 1 CAM. Este tempo, independente da duração da anestesia é de 3 minutos para o desflurano e sevoflurano e de 5 a 8 minutos para o isoflurano.[6] Entretanto, quando se considera decréscimos ≥80% na concentração alveolar, observam-se maiores diferenças entre vários anestésicos inalatórios, especialmente quanto maior a duração da anestesia. Este é um ponto importante a ser considerado porque a capacidade de restabelecer funções protetivas como capacidade de deglutir e respirar efetivamente requer eliminação de maior quantidade de anestésico do que aquela necessária para a obediência a comando. Em voluntários, concentrações subhipnóticas (0,25CAM de despertar) de isoflurano (FA = 0,14%) e de sevoflurano (FA = 0,22%) aumentaram a incidência de disfunção faríngea resultando em incapacidade de reter *bolus* de contraste na boca e entrada de contraste na laringe à deglutição.[8] Estes valores corresponderiam a um decréscimo de 90% na FA para anestesia mantida com 1CAM. Até 60 minutos de anestesia o tempo para este decréscimo pouco difere entre isoflurano, sevoflurano e desflurano e após este tempo aumenta exponencialmente para o isoflurano. Após 120 minutos de anestesia, o tempo para este decréscimo aumenta para o sevoflurano e é pouco alterado para o desflurano[9] (Figura 41.8).

## ■ EFEITO DO SEGUNDO GÁS

É uma situação onde é observado o efeito da concentração com a administração simultânea de um halogenado (segundo gás) com o óxido nitroso. Considere um exemplo (Figura 41.9) onde a rápida captação do óxido nitroso diminui sua quantidade no alvéolo (50%, no exemplo). A absorção do óxido nitroso aumenta relativamente a concentração do halogenado que foi administrado a 1% que agora apresenta uma concentração alveolar de 1,67% pela redução no volume. Neste momento, no fluxo sanguíneo as concentrações serão de 1,7% do segundo gás, 31,7% de oxigênio e 66,7% de óxido nitroso. A respiração subsequente diminui este efeito porque associa a mistura concentrada com a mistura administrada. Enquanto alguns autores questionam o efeito do segundo gás, outros sugerem que este efeito se-

ria mais intenso se a avaliação, ao invés da fração alveolar, considerar a concentração arterial do segundo gás. A explicação para esta diferença seria pela influência da dispersão da ventilação-perfusão na distribuição do fluxo sanguíneo e captação de gás no alvéolo.[10]

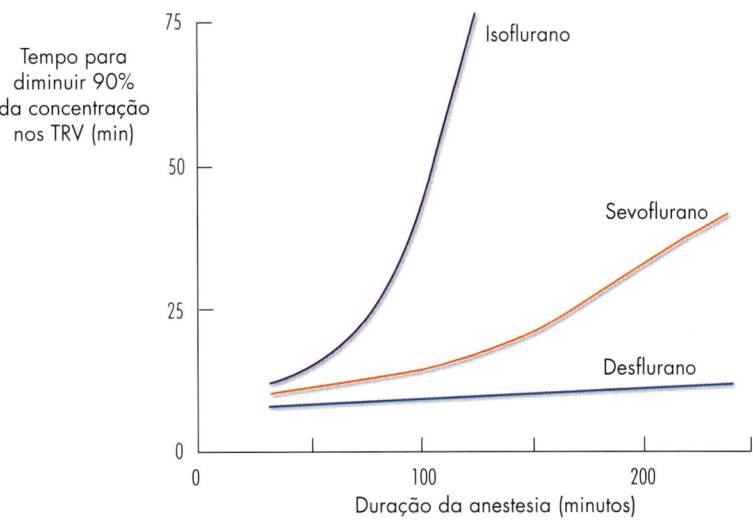

▲ **Figura 41.8** Tempo para diminuir a concentração do anestésico inalatório nos tecidos ricamente vascularizados (TRV) em função da duração da anestesia.[9]

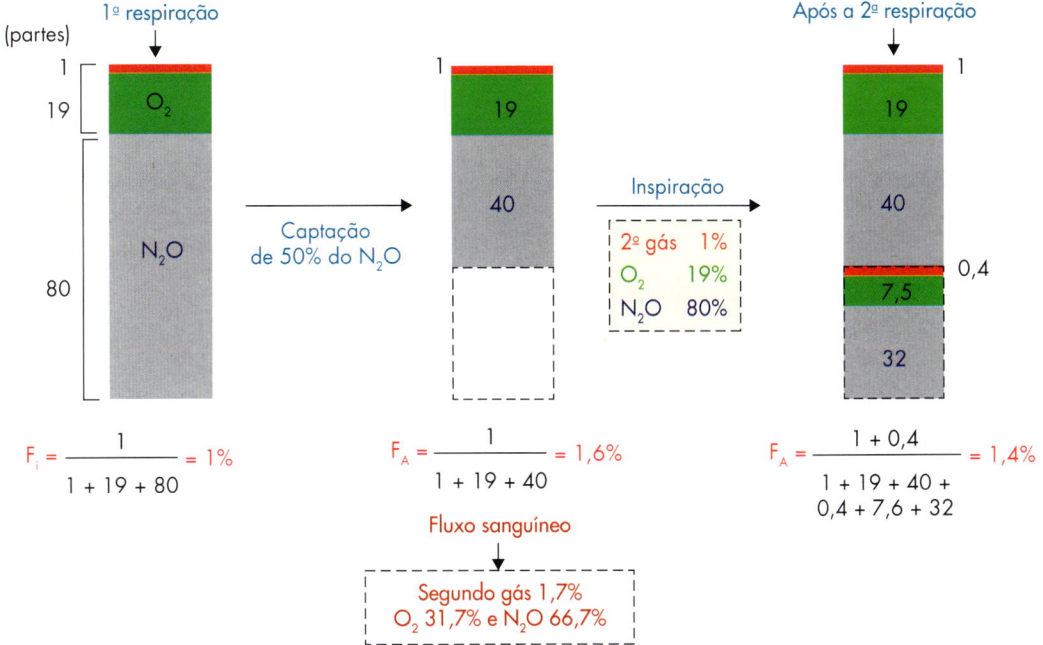

▲ **Figura 41.9** Demonstração do efeito do segundo gás. Neste modelo o óxido nitroso é administrado a 80%, o oxigênio a 19% e o segundo gás a 1%.

## REFERÊNCIAS

1. Forman SA, Mashour GA. Pharmacology of Inhalational Anesthetics. In: Longnecker DE, Brow DL, Newman MF, Zapol WM, editores. Anesthesiology.1st ed. McGraw-Hill.
2. Eger EI, Saidman L J. Illustrations of Inhaled Anesthetic Uptake, Including Intertissue Diffusion to and from Fat.– Anesth Analg 2005; 100(4):1020-33.
3. Ebert TJ. Inhalation anesthesia. In: Barash PG, Cullen BF, Stoelting RK, editores. Clinical Anesthesia. 5th ed. Philadelphia: Lippincott Williams & Wilkins, 2006. 385-417.
4. Steen ER, De Baerdemaeker LEC, Van Limmen J, and Patrick Wouters. Some Pharmacokinetics of sevoflurane in a Child with Severe Lipodystrophy. A&A Case Reports. 2014; 2(6):61-4.

5. Zhou JX ans Liu J. Dynamic changes in blood solubility of desflurane, isoflurane, and halothane during cardiac surgery. J Cardiothorac Vasc Anesth 2001; 15(5):555-9.

6. Bailey JM. Context-sensitive half-times and other decrement times of inhaled anesthetics. *Anesth Analg.* 1997; 85(3):681-6.

7. Aranake A, Mashour GA and Avidan MS. Minimum alveolar concentration: ongoing relevance and clinical utility. Anaesthesia 2013; 68(5):512-22.

8. Sundman E, Witt H, Sandin R, et al. Pharyngeal function and airway protection during subhypnotic concentrations of propofol, isoflurane, and sevoflurane: volunteers examined by pharyngeal videoradiography and simultaneous manometry. Anesthesiology 2001; 95(5):1125-32.

9. Eger EI, Shafer SL. Tutorial: Context-sensitive decrement times for inhaled anesthetics. Anesth Analg 2005; 101(3):688-96.

10. Peyton PJ, Horriat M, Robinson GJB et al. Magnitude of the second gas effect on arterial sevoflurane partial pressure. Anesthesiology 2008; 108(3):381-7.

# 42

# Anestésicos Locais

**Gastão Fernandes Duval Neto** ■ **Vanessa Henriques Carvalho**

## INTRODUÇÃO

Anestésicos locais (AL) podem ser definidos como fármacos que bloqueiam de forma reversível a transmissão de um impulso nervoso sensitivo, motor, proprioceptivo e autonômico, sem afetar a consciência.

Os agentes anestésicos locais passaram a ter uso médico poucos anos após o isolamento da cocaína da coca peruana, isto é, na década de 1860. A descoberta da propriedade anestésica em 1884 por Freud, ao usar cocaína para detoxificar um viciado em morfina, levou Koller a usar cocaína com êxito em cirurgia oftálmica como um anestésico tópico.

Já Halsted e Hall executaram procedimentos invasivos mais agressivos, injetando cocaína em nervos da cavidade oral, a fim de produzir anestesia local para a remoção de um dente do siso. Halsted foi o primeiro a relatar o uso de cocaína para bloqueios nos Estados Unidos em 1885.

Na segunda metade do século XIX, o interesse pelos fármacos anestésicos locais cresceu, enquanto isso muitas das ações farmacológicas e efeitos adversos da cocaína foram elucidados.

A procaína, o primeiro derivado sintético da cocaína, foi desenvolvida em 1904 por Lofgren, que mais tarde desenvolveu também a lidocaína, o fármaco derivado da cocaína mais amplamente utilizado durante a Segunda Guerra Mundial.

Hoje, no nosso meio, dispomos dos seguintes anestésicos locais: lidocaína, bupivacaína, ropivacaína, levobupivacaína e levobupivacaína com excesso enantiomérico ($R_{75}$-$S_{25}$).

Os anestésicos locais são utilizados em diversas áreas da anestesia regional, além da anestesia cirúrgica convencional, entre as quais, na analgesia obstétrica, na analgesia pós-operatória, em bloqueios regionais em dor crônica. Ainda podem ser utilizados clinicamente em tratamento de arritmias ventriculares cardíacas (lidocaína IV), como vasoconstritor de mucosas (cocaína), como bloqueadores das respostas adrenérgicas (durante manobras de intubação traqueal).[1-3]

## ■ ELETROFISIOLOGIA CLÍNICA DA MEMBRANA NEURONAL

Neurônios transmitem informação (nociceptivas, motoras, autonômicas e proprioceptivas) principalmente por meio de dois mecanismos: sinais químicos e elétricos. Essas informações são predominantemente transmitidas por sinais elétricos, os quais são propagados pela membrana celular dos neurônios por meio da geração de potenciais de ação, os quais são identificados no sistema nervoso central como a sensação nociceptiva (dor).

A nocicepção (dor) refere-se ao fenômeno de ativação de fibras nervosas sensoriais primárias (nociceptores) por estímulos nociceptivos, isto é, estímulos que potencialmente provocam lesão tecidual, com capacidade de estimular terminações nervosas com limiares de excitabilidade elevados. Esses estímulos incluem temperaturas elevadas, perturbações mecânicas intensas e substâncias químicas adstringentes. Os nociceptores têm terminações nervosas livres localizadas na pele, nos tecidos profundos e nas vísceras.

A alteração rápida na distribuição, por meio da membrana neuronal, dos íons sódio, potássio e cálcio reverte a polaridade do potencial de membrana durante 1 a 2 ms, gerando correntes elétricas que são propagadas ao longo dessas membranas como uma onda elétrica, isto é, o potencial de ação.

O mecanismo responsável pela manutenção do potencial de membrana, como definido antes, é o que se segue.

A bomba de sódio/potássio que é ATPase dependente (Na⁺/K⁺ ATPase) transporta Na+ do espaço intracelular para o espaço extracelular em troca da entrada de K⁺, que migra para o interior celular. Esse fato cria um gradiente de concentração e, consequentemente, eletrostático entre Na⁺ e K⁺ (Figura 42.1). A membrana celular neuronal em repouso (não estimulada) contém maior densidade de canais de K⁺ em sua forma aberta quando comparados aos canais de Na⁺ e Cl⁻ nessa mesma forma. Os fluxos de K⁺ para fora da célula, devido ao seu gradiente de concentração transmembrana, resultam em um potencial de repouso ou de membrana negativo no interior da célula. Esse potencial (-90mV) é potencializado na sua eletronegatividade pelos ânions proteicos intracelulares (COO⁻).

Quando o neurônio é estimulado por um estímulo nociceptivo (mecânico, elétrico ou químico), a despolarização da membrana axonial altera a configuração químico-estrutural dos canais Na⁺ voltagem-dependente. Esse fato resulta em um explosivo e intenso fluxo Na⁺ para o interior da célula neuronal obedecendo a um gradiente de concentração e eletroquímico desse íon, o que provoca uma inversão do potencial de membrana a partir de interior negativo para uma situação eletrostática positiva no interior do axônio estimulado, criando o denominado potencial de ação.

Posteriormente, o influxo de Na⁺ é interrompido quando o gradiente de concentração de Na⁺ é equilibrado dentro e fora da célula (isto é, quando o potencial de reversão é atingido – potencial de ação, retornando após ao potencial de membrana ou de repouso).

Os canais de Na⁺ são fechados em razão de sua sensibilidade ao potencial eletrostático transmembrana gerado (voltagem-dependência), tornando-se temporariamente insensíveis aos estímulos despolarizantes. Posteriormente, os canais de K⁺, voltagem-dependentes abertos, permitem a aceleração do fluxo inverso desse íon para o exterior dos neurônios, caracterizando um período refratário absoluto e relativo, possibilitando que o potencial de membrana retorne ao seu estado de repouso e de novo responsivo aos estímulos.

O processo descrito é denominado geração do potencial de ação e leva apenas alguns milissegundos para ser concluído. Um potencial de ação em um específico ponto do neurônio provoca a despolarização parcial das regiões vizinhas, ativando canais Na⁺ voltagem-dependentes nelas, resultando, assim, na propagação do potencial de ação (sinais elétricos) ao longo dos axônios para sinapses.

Os anestésicos locais bloqueiam os canais iônicos de sódio predominantes pelo lado interno da membrana celular neuronal, inibindo a ativação dessa estrutura por interferência no influxo de sódio associado à despolarização dessa membrana. A condução neuronal diminui gradativamente, impedindo a geração e a propagação dos potenciais de ação.

A função clínica básica dos anestésicos locais é a ligação e o consequente bloqueio temporário e também reversível da função dos canais de sódio voltagem-dependente; portanto, bloqueia a propagação dos potenciais de ação (bloqueio da progressão nociceptiva).[3]

As Figuras 42.1 e 42.2 representam esquematicamente a geração dos potenciais de membrana e de ação.

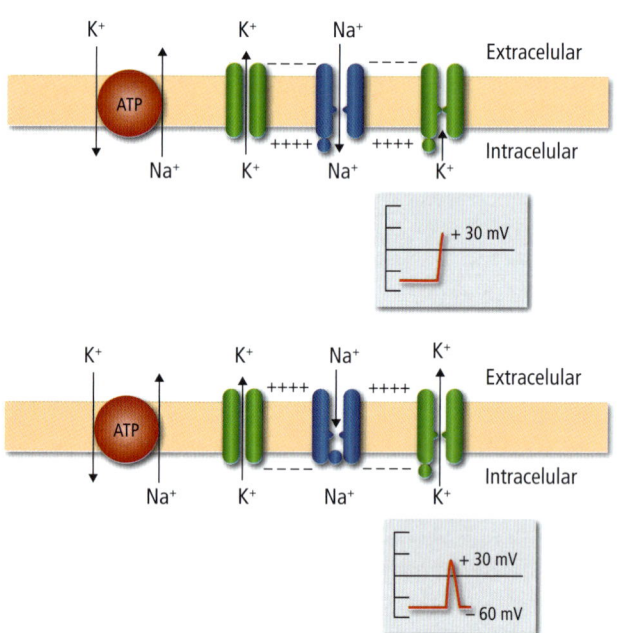

▲ **Figura 42.2** Potencial de ação.

## Fisiologia Clínica do Canal de Sódio

Para o perfeito entendimento da farmacologia dos anestésicos locais (mecanismo de ação e das reações adversas), é necessário conhecer a fisiologia dos canais de sódio.

O canal de sódio é uma glicoproteína constituinte da membrana neuronal, encontrada em axônios do tecido de vias nociceptivas, de fibras de condução intracardíaca, de fibras musculares, de fibras do sistema nervoso central, entre outras, sendo possível ativá-lo pela despolarização da membrana – abrindo o seu poro central, permitindo a entrada abrupta e intensa de sódio para o interior celular, gerando um potencial (potencial de ação) com capacidade de se propagar pelas células neuronais adjacentes. Esse fenômeno é sódio-dependente e seletivo, pois a passagem de K⁺ durante a geração do potencial de ação da membrana neuronal equivale a 8% quando comparado com a entrada de Na⁺.

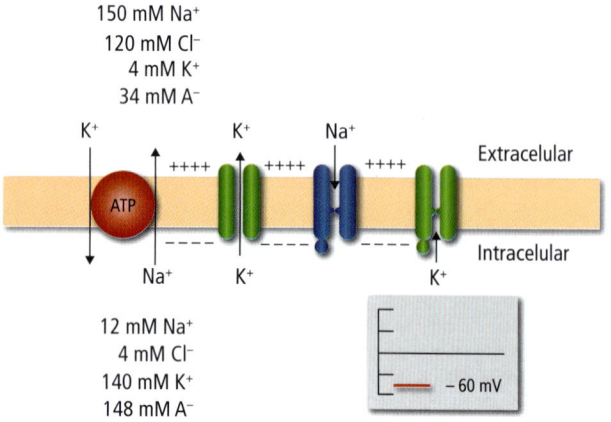

▲ **Figura 42.1** Potencial de repouso.

Estudos evidenciam que os canais de Na⁺ voltagem-dependentes são compostos de uma subunidade alfa (estruturadora do poro do canal), sendo que ela está associada a quatro diferentes tipos de subunidades beta (I-IV). Essa subunidade tem quatro domínios homólogos, cada um deles contendo seis hélices transmembranares. Esses canais pertencem à família dos canais de potássio e cálcio voltagem-dependentes, com os quais a sua estrutura molecular guarda muitas semelhanças.

O canal de sódio é o mais estudado de todos os canais iônicos.

A presença da proteína mencionada antes e representada na Figura 42.3 determina uma especialização funcional dos neurônios sensoriais, das células cardíacas e do sistema nervoso central, principalmente durante processos fisiológicos e fisiopatológicos, como na nocicepção (dor), inflamação e inotropismo/cronotropismo cardíacos.[3,4]

A maneira mais didática para correlacionar a expressão de canais de Na⁺ voltagem-dependentes com as características biofísicas e bioquímicas das células excitáveis é determinar propriedades como velocidade de condução do potencial de ação e o influxo de sódio transmembrana neuronal, fato que pode ser relacionado com o mecanismo de ação dos anestésicos locais e com as suas reações adversas sistêmicas cardiovasculares e do sistema nervoso central resultantes de sobredosagem plasmática.

Em termos de pesquisa na área de fisiologia da membrana neuronal, os trabalhos de Hodgkin associados ao desenvolvimento da técnica, a técnica de *patch-clamp* é a mais utilizada em pesquisa de anestésicos locais, pois permite medir o potencial elétrico de canais iônicos isolados. Com base em estudos utilizando essa técnica, foi demonstrado que o fenômeno de abertura (*gating*) e a permeação de íons estão relacionados com três estados funcionais do canal de sódio voltagem-dependente: aberto, fechado e inativado.

Como já descrito, a característica anatomofisiológica da família de canais iônicos voltagem-dependentes é a presença de quatro domínios transmembranares homólogos (canais de Na⁺ e Ca⁺) ou quatro subunidades homólogas (canais de K⁺, sendo que cada domínio ou subunidade apresenta seis segmentos (S₁ a S₆). Os domínios ou as subunidades

organizam-se para estruturar um poro seletivo central seletivo ao íon Na⁺ (Figura 42.3). Os domínios ou as subunidades estão organizados de forma que configure um poro central, isto é, o canal seletivo de sódio.

# ■ FARMACOLOGIA CLÍNICA DOS ANESTÉSICOS LOCAIS

## Mecanismo de Ação

As características físico-químicas dos anestésicos locais determinam suas propriedades farmacocinéticas e farmacodinâmicas como agentes anestésicos.[5,6]

Eles possuem três elementos estruturais químicos básicos, um anel aromático hidrofóbico, um grupo conexão (éster ou amida) e um grupamento amino ionizável hidrofílico, que influenciam de maneira marcante a sua atividade farmacológica (Figura 42.4).

De acordo com a natureza química da ligação entre o anel aromático e o grupamento amina, os anestésicos locais são divididos em dois grandes grupos: ésteres e amidas. Os ésteres são biotransformados rapidamente no plasma, pela colinesterase plasmática, enquanto os do tipo amidas dependem de biotransformação pelos microssomos hepáticos.

Os anestésicos locais são bases fracas, portanto insolúveis em água. Para que se tornem hidrossolúveis, são pro-

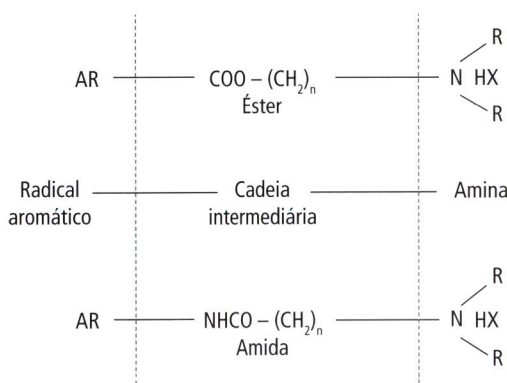

▲ **Figura 42.4** Estrutura química dos anestésicos locais.

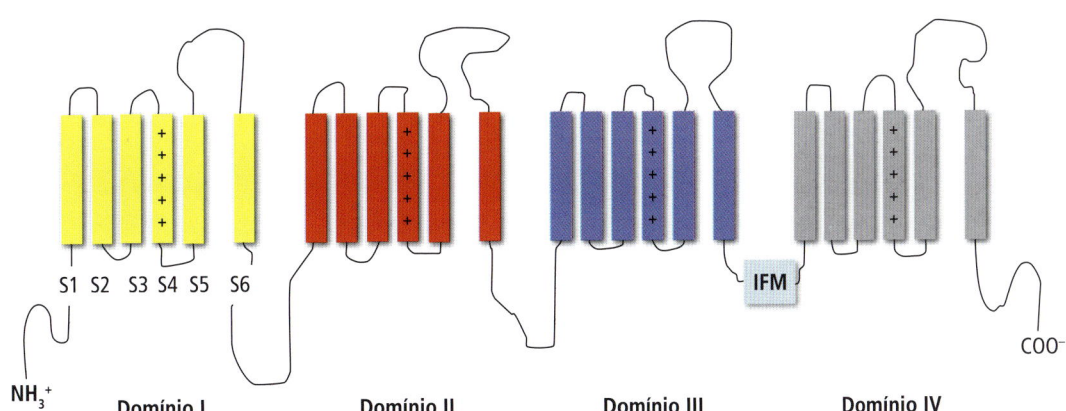

▲**Figura 42.3** Representação dos canais de sódio e da subunidade alfa.
IFM: Resíduos hidrofóbicos.

duzidos comercialmente pela reação com ácido clorídrico, resultando na formulação química veiculada como cloridrato. Dessa forma, em um frasco de anestésico local para uso em anestesia regional, o fármaco está sob a forma de cloridrato, em solução aquosa. Nessa solução, parte do anestésico local estará na forma ionizada e parte na forma não ionizada. O grau de ionização do anestésico depende do $pK_a$ do fármaco e do pH do meio, sendo regido pela equação de Henderson-Hasselbach:

$$pK_a - pH = log \text{ da fração ionizada/fração não ionizada}$$

Como o pH das soluções de anestésico local é ácido (3,5 a 5,5), principalmente para as soluções contendo epinefrina (antioxidante -metabissulfito de sódio), a maior parte do anestésico local está na forma ionizada. Ao ser injetado nos tecidos, é tamponado pelos sistemas tampão teciduais, a equação é desviada no sentido de aumento da forma não ionizada, e assim o anestésico local eleva a sua capacidade de penetrar através das barreiras teciduais (é a forma não ionizada que atravessa as barreiras biológicas). Ao atravessar a membrana axonial, encontra um território mais ácido, ioniza-se novamente e assim tem condições de agir, por meio da interação com cargas elétricas com pontos específicos do canal de sódio (pontos dos constituintes proteicos existentes na porção interna do canal iônico de sódio voltagem-dependente) (Figura 42.5).

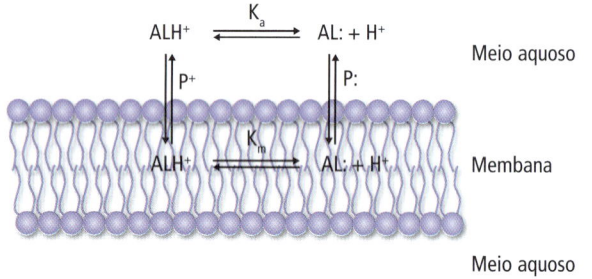

▲ **Figura 42.5** Farmacocinética dos anestésicos locais em relação à membrana neuronal.

O grupamento aromático hidrofóbico, solúvel em lipídeos e o grupo amida hidrofílico – sendo o último carregado eletrostaticamente – possibilitam que ambos exerçam seus efeitos farmacológicos por meio de dois mecanismos.

## Efeitos sobre a membrana celular dos neurônios

Os anestésicos locais apresentam efeitos diretos sobre a dupla camada lipídica, pela sua fração hidrofóbica, aumentando a pressão na cadeia lateral da membrana neuronal, consequentemente pressionando a estrutura do canal de sódio situado nessa membrana. Esse fenômeno é caracterizado como fenômeno de expansão da cadeia lateral dessa membrana, o qual interrompe a geração e a propagação do estímulo nervoso nociceptivo, potencializando a atividade desses anestésicos sobre o canal de sódio (inibição da geração do potencial de ação neuronal e consequentemente a sua propagação) (Figura 42.6).

## Efeito direto sobre os canais iônicos de sódio voltagem-dependentes

A forma não carregada eletrostaticamente (não ionizada) dos anestésicos locais, com característica lipossolúvel, é capaz de possibilitar a sua penetração através da dupla camada lipídica, que constitui a membrana celular neuronal, para então sofrer a porção amina ionizável da estrutura do anestésico local o fenômeno de ionização (receber um íon de hidrogênio em sua estrutura), como visto anteriormente. Após ionizar-se, essa estrutura química adquire a capacidade de ligação intracelular com elementos constituintes dos canais de sódio voltagem-dependentes, podendo tornar o canal de sódio inativo em caráter temporário e, dessa forma, tornando-o incapaz de permitir a entrada desse íon, fato que impede a geração e a propagação do potencial de ação. Esse tipo de ligação ocorre no canal de sódio em sua configuração fechada, mantendo temporariamente o seu estado inativo.

A ligação direta entre a fração hidrofílica do anestésico local em um ou mais sítios do canal de sódio voltagem-dependente resulta em uma temporária alteração conformacional de tal canal, mantendo-o na forma inativada, consequentemente incapaz de gerar potencial de ação secundário pós-estimulação nociceptiva (Figura 42.7).

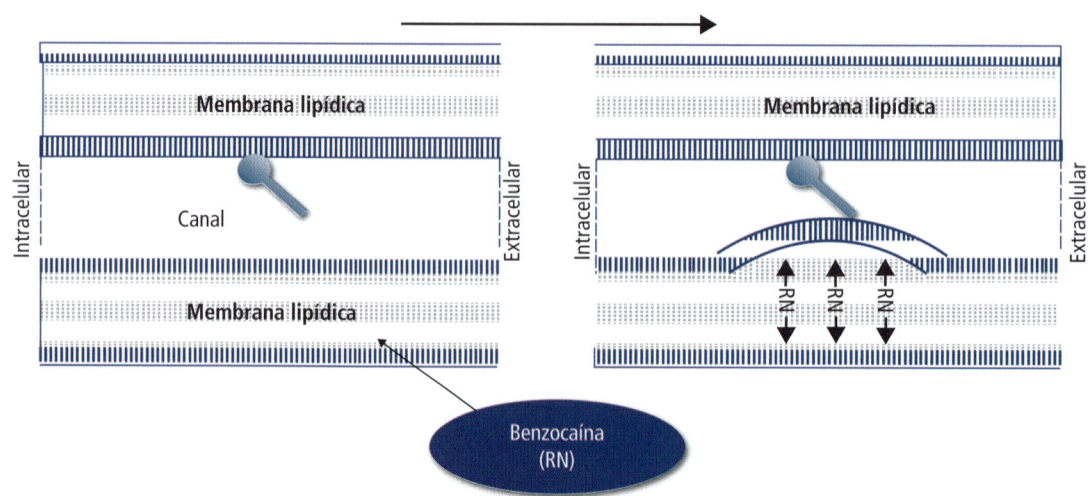

▲ **Figura 42.6** Teoria da expansão da membrana celular: obstrução indireta dos canais de sódio voltagem-dependentes.

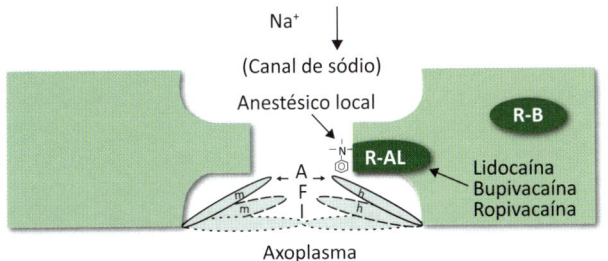

▲ **Figura 42.7** Mecanismo de ação de anestésicos locais. Aminas terciárias inibem o influxo de sódio ligando--se ao sítio efetor (receptor) no canal iônico (R-AL). O canal de sódio pode estar na forma aberta (A), fechada (F) ou inativada (I). O AL se liga preferencialmente a (I). As moléculas não ionizadas interagem com a matriz lipídica (R-B) expandindo a membrana celular.

O efeito direto dos anestésicos locais sobre os canais de sódio, interagindo com diferentes graus de afinidade com as proteínas constituintes do canal, depende do estado funcional desse canal iônico (ativado, inativo ou em repouso). Esse diferente grau de afinidade está relacionado com a presença de formas carregadas (eletricamente ativas) e da forma neutra do anestésico local em pH fisiológico.

Evidências mostram que os análogos quaternários desses anestésicos (carregados eletricamente) bloqueiam a condução nervosa apenas quando situados na porção interna do neurônio, ou seja, na sua fase citoplasmática. Dessa forma, fica bem estabelecido o conceito farmacocinético dos anestésicos locais de que a sua forma carregada é a responsável pelo efeito anestésico (ligação direta com o canal de sódio) e que o acesso à parte interna do neurônio está relacionado com sua forma neutra, por facilitar a sua penetração através das membranas celulares lipoproteicas (Figura 42.5).

A Figura 42.8 representa o resumo do mecanismo de ação dos anestésicos locais.

A sensibilidade das fibras nervosas aos AL depende do seu diâmetro axonial e do grau de mielinização dessas fibras (mielínicas e não mielínicas), sendo as de menor diâmetro as mais sensíveis. Geralmente as fibras finas ou termo/algésicas (C amielínicas, A-δ mielinizada) são mais suscetíveis aos anestésicos locais quando comparadas com as fibras proprioceptivas (A Υ, A-β), sendo essas as mais resistentes, isto é, aquelas responsáveis pelo tônus muscular assim como as envolvidas na manutenção da postura, ou seja, as fibras A-α mielínicas grossas.

Existem evidências na literatura de que o potencial de ação prolongado em fibras de fino calibre propicia a entrada mais intensa das formas ativas dos LA para o interior dos axônios, sendo assim os nervos estimulados com frequências elevadas mostram um aumento da suscetibilidade dos canais de sódio abertos a esses anestésicos (bloqueio neuronal frequência-dependente).[7,8,9]

## Relação Entre a Estrutura Química e a Atividade Farmacológica

Nem todas as fibras neuronais são afetadas de maneira uniforme pelos anestésicos locais. A sensibilidade delas ao bloqueio anestésico é determinada pelo diâmetro axonial, grau de mielinização e por vários outros fatores anatômicos e fisiológicos.

- **Potência:** a potência dos anestésicos locais está intimamente relacionada com sua lipossolubilidade em razão de ela caracterizar-se como o principal fator diferencial da velocidade da penetrabilidade das frações componentes da estrutura química desses fármacos até o seu sítio efetor (membrana celular – porção interna de canal de sódio voltagem-dependente/meio interno hidrofílico) (Tabela 42.1).

Em geral, a potência e a lipossolubilidade se elevam com o número de átomos de carbono constituintes da estrutura intermediária do anestésico local (cadeia intermediária de sua estrutura molecular amida ou éster).

Existem múltiplas medidas de potência desse grupo de fármacos que são análogas à concentração alveolar mínima (CAM) dos anestésicos inalatórios. O Cm (concentração mínima) é considerado a concentração mínima de anestésico local com capacidade de bloquear a condução nervosa nociceptiva. Essa medida relativa de potência dos anestésicos locais é afetada por vários fatores, entre os quais:

- O diâmetro da fibra neuronal, o grau de mielinização e o tipo de fibra;
- O pH (os ambientes ácidos antagonizam o bloqueio neuronal clínico, como infecções);
- A frequência de estimulação neuronal (bloqueio frequência dependente);
- As alterações hidroeletrolíticas (a hipocalemia e a hipercalcemia antagonizam o bloqueio).

Por serem muito lipossolúveis, a bupivacaína e a tetracaína são muito potentes. Essa característica associada à ligação proteica diminui significativamente a margem de segurança cardiovascular com o uso desses anestésicos locais.

- **Início da ação:** é dependente de múltiplos fatores, incluindo a lipossolubilidade, a concentração relativa do fármaco não ionizado lipossolúvel (B) e a porção ionizada hidrofílica (BH+), expressa como $pK_a$. Essa medida é verificada no pH em que a concentração do fármaco não ionizado e ionizado é igual. Em geral, os fármacos menos lipossolúveis são de início relativamente mais rápido.

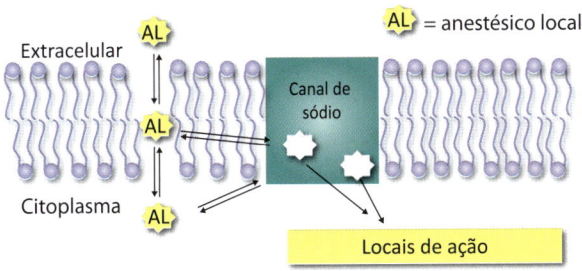

▲ **Figura 42.8** Representação da atividade farmacocinética do anestésico local na membrana neuronal.

Os anestésicos locais com $pK_a$ próximo ao pH fisiológico apresentam alta concentração de fração básica não ionizada, a qual pode atravessar a membrana celular dos neurônios, possibilitando a mais rápida atividade da porção ionizável na região interna dos neurônios (menor latência). Por exemplo, o $pK_a$ da lidocaína é de 7,8, dessa forma, em pH fisiológico (7,4), mais da metade da molécula de lidocaína está na forma catiônica ($BH^+$). O início de ação clínico em nervos isolados não é necessariamente igual para os anestésicos com o mesmo $pK_a$.

A relação entre as formas ionizada e não ionizada dos anestésicos locais apresenta muitas implicações clínicas. As soluções desses fármacos são preparadas comercialmente sob a forma de sais (cloridratos) hidrossolúveis, com pH em torno de 6 a 7. Quando esses fármacos são industrializados com vasopressor associado, o pH da solução é menor. Isso ocorre em razão de a adrenalina ser instável em meio alcalino e pelo fato de as formulações industriais que contêm essa catecolamina apresentarem um pH mais ácido (3 a 5), por terem na veiculação um antioxidante, o bissulfito de sódio. Como consequência direta disso, essas apresentações contêm baixas concentrações de forma básica livre que resulta em um lento início da atividade farmacodinâmica bloqueadora neuronal do anestésico local. Em contraste, se a adrenalina for adicionada ao anestésico local no momento de seu uso clínico, a latência será menor (pH da solução mais elevado). Esse fenômeno é identificado em situações de utilização de anestésicos locais injetados em tecidos infectados (pH tissular baixo).

A taquifilaxia (diminuição da eficácia em repetidas administrações) pode ser parcialmente explicada pelo excessivo consumo da capacidade de tampão tecidual extracelular por repetidas injeções. Por outro lado, se as soluções dos anestésicos locais forem alcalinizadas (soluções carbonatadas) além do pH das soluções dos cloridratos convencionais, a sua latência diminuirá. Embora seja um tema controverso, alguns pesquisadores relatam que a alcalinização das soluções de anestésicos locais pela adição de bicarbonato de sódio (1 mL a 8,4% por 10 mL de lidocaína) diminui a latência do anestésico, melhora a qualidade e prolonga o tempo de bloqueio anestésico pelo aumento de forma livre básica. Interessante notar que a alcalinização desse tipo de anestésico diminui a dor durante a sua infiltração subcutânea.

- **Duração de ação:** a duração de um anestésico local tem muito que ver com sua lipossolubilidade. Os anestésicos altamente lipossolúveis apresentam um período longo de atividade anestésica local, o que se presume ocorrer devido à menor intensidade de sua eliminação pelo fluxo sanguíneo tissular. Por outro lado, eles também apresentam um elevado grau de ligação proteica, em especial com a alfa1-ácido glicoproteína e em menor extensão com a albumina; consequentemente, sua eliminação do sítio efetor torna-se mais prolongada. Sistemas de liberação tardia de fármaco anestésico local utilizando lipossomas encapsulados ou microesferas podem, de maneira significativa, prolongar o tempo de ação delas (Tabelas 42.1 e 42.2).

O bloqueio diferencial de fibras nervosas sensoriais pode ser importante em situações clínicas em que é necessária a

**Tabela 42.1 Características farmacológicas dos anestésicos locais.**

| Anestésico | Peso molecular | $pK_a$ 25 °C | Início de ação | Lipossolubilidade | Potência | Ligação proteica |
|---|---|---|---|---|---|---|
| **Estertes** | | | | | | |
| Tetracaína | 264 | 8,6 | lenta | 76 | intermediária | 76% |
| **Amidas** | | | | | | |
| Lidocaína | 234 | 7,7 | rápida | 43 | intermediária | 64% |
| Bupivacaína | 288 | 8,1 | lenta | 3.420 | alta | 96% |
| Levobupivacaína | 288 | 8,1 | lenta | 3.420 | alta | 96% |
| Ripovacaína | 274 | 8,1 | lenta | 775 | intermediária | 94% |
| Etidocaína | 276 | 7,9 | rápida | – | intermediária | 94% |
| Articaína | 321 | 7,8 | rápida | – | intermediária | 95% |

**Tabela 42.2 Características farmacológicas dos anestésicos locais.**

| Anestésicos | Potência procaína* | Toxicidade $DL_{50}$ mg.kg⁻¹ IV | Duração efeito h | Meia-vida h | $pK_a$ |
|---|---|---|---|---|---|
| Procaína | 1 | 367 | 1 | 0,1 | 8,9 |
| Clorprocaína | 4 | – | 0,75 | 0,1 | – |
| Tetracaína | 16 | 13 | 8 | 2,5 | 8,6 |
| Lidocaína | 4 | 19,5 | 1,5 | 1,5 | 7,9 |
| Prilocaína | 3 | – | 1,5 | 1,5 | 7,7 |
| Etidocaína | 16 | 6,7 | 8 | 3,0 | 7,7 |
| Mepivacaína | 2 | 280 | 1,5 | 1,5 | 7,6 |
| Bupivacaína | 16 | 7,8 | 8 | 2,5 | 8,1 |

presença de analgesia sem bloqueio motor (pós-operatório de cirurgia ortopédica, manejo fisioterápico, analgesia de parto, entre outras). Infelizmente, apenas a bupivacaína e a ropivacaína apresentam algum grau de bloqueio diferencial de fibras nervosas (dissociação motora/sensitiva), embora no caso da anestesia regional cirúrgica quase sempre algum grau de bloqueio motor está presente.[10-12]

Na Tabela 42.3 são expostas as características farmacocinéticas dos anestésicos locais.

**Tabela 42.3  Características farmacológicas dos anestésicos locais.**

|              | Cl (L/h) | Vdss (L) | t½β (h) |
|--------------|----------|----------|---------|
| **Ésteres**  |          |          |         |
| Cocaína      | 140      | 144      | 0,71    |
| Procaína     | 393      | 65       | 0,14    |
| Cloroprocaína| 207      | 35       | 0,12    |
| **Amidas**   |          |          |         |
| Prilocaína   | 142      | 191      | 1,6     |
| Lidocaína    | 57       | 91       | 1,6     |
| Mepivacaína  | 46       | 84       | 1,9     |
| Bupivacaína  | 35       | 73       | 2,7     |
| Etidocaína   | 66       | 134      | 2,7     |
| Ropivacaína  | 43       | 59       | 1,8     |

Cl: depuração (clearance); Vdss: volume de distribuição no equilíbrio; t½β: meia-vida de eliminação.

## Quiralidade

Os anestésicos locais do tipo amida homólogos da mepivacaína são conhecidos como fármacos "quirais", em razão de poderem existir na forma isomérica (enantioméricas), as quais são imagem em espelho das suas estruturas químicas. Os isômeros são definidos de acordo com a direção que a molécula desvia a luz polarizada: rotação dextro-rotação (+ ou reta) e levo-rotação (ou sinistra). Os isômeros de um mesmo composto podem apresentar diferentes atividades biológicas. Estudos sugeriram que os isômeros levógiros dos anestésicos locais do tipo amida tendem a produzir maior vasoconstrição, mas menor toxicidade sistêmica quando comparados com a forma dextrógira do fármaco.

Na década de 1990, a formulação de anestésicos locais do tipo amida usados em clínica continha uma mistura racêmica (aproximadamente 50:50) de ambas as formas, isto é, isômeros levógiro e dextrógiro, porque a preparação de um anestésico local composto de um isômero único apresentava custo muito elevado de produção. Com o avanço da tecnologia, associado ao interesse da comunidade por um isômero único na composição dos anestésicos locais, devido à sua menor toxicidade, surgiram a ropivacaína e a levobupivacaína, sendo ambas constituídas por um isômero único.

A ropivacaína é um homólogo da mepivacaína e da bupivacaína. Ela difere da bupivacaína por possuir mais um grupamento propil em sua molécula do que o grupamento butil presente no segundo fármaco.

O pK$_a$ da ropivacaína é de 8,07, semelhante ao da bupivacaína (8,1), sendo as intensidades de ligações com proteínas idênticas, 94%, resultando em longo tempo de ação

de ambas. Entretanto, a lipossolubilidade da ropivacaína é consideravelmente menor quando comparada com a bupivacaína. Esse fato pode explicar o menor efeito significativo no relaxamento muscular em relação à bupivacaína (menor relaxamento muscular). Isso está relacionado com a grande lipossolubilidade da bupivacaína, característica farmacocinética que permite uma fácil penetração do fármaco através de neurônios mielínicos e de grande diâmetro (neurônios motores). Esses dados suscitam uma dúvida quanto à real equipotência entre a bupivacaína e a ropivacaína.

A levobupivacaína é outro composto de um simples isômero levógiro, sendo as suas características físico-químicas indistinguíveis da bupivacaína. A grande vantagem desse anestésico é apresentar características como a potência e a eficácia clínica semelhantes às da bupivacaína, enquanto a ropivacaína é 20% a 30% menos potente. Dessa forma, pode-se deduzir que qualquer benefício positivo em relação à menor cardiotoxicidade da ropivacaína não parece estar vinculado à sua potência anestésica local. Por técnica genuinamente brasileira foi criada a mistura enantiomérica de bupivacaína: R25, S75 dando mais opções de anestésicos potentes e menos cardiotóxicos quando comparados à bupivacaína racêmica.[13-18] A criação da bupivacaína lipossomal com o propósito de prolongar a analgesia pós-operatória por até 72 horas ainda necessita de comprovação científica robusta para justificar o seu uso clínico pois, quando comparada aos anestésicos locais de uso rotineiro, não demonstrou diferença clínica estatisticamente significativa.[19]

## ■ REAÇÕES SISTÊMICAS AOS ANESTÉSICOS LOCAIS

A administração inadvertida de bupivacaína por via venosa ou a sua excessiva absorção sistêmica durante anestesia regional produz graves reações cardiovasculares, incluindo hipotensão arterial, bloqueios atrioventriculares, ritmos idioventriculares e arritmias de difícil controle clínico, tal como fibrilação ventricular, além de reação no sistema nervoso central.[20]

■ **Prevalência:** Em 1979, um editorial alertou para a possibilidade de reações tóxicas sistêmicas graves, em pacientes obstétricas, por injeção inadvertida intravascular de bupivacaína e etidocaína. Os anestésicos locais potentes e mais lipossolúveis, usados nas décadas de 1960 e 1970, foram responsabilizados por reações sistêmicas, sendo que a bupivacaína foi relacionada com a incidência de morte de 1:900 de mulheres grávidas submetidas a bloqueio paracervical para analgesia de parto. Naquele momento, não havia definição sobre o fator etiológico desses eventos críticos, isto é, se eram relativos intrinsecamente à técnica paracervical, especificamente à ação do anestésico local ou pela combinação deles. É importante salientar que mesmo depois da introdução em clínica anestesiológica da ropivacaína e levobupivacaína, presumivelmente menos cardiotóxicos do que a bupivacaína, os acidentes de cardiotoxicidade continuam sendo relatados na literatura.[21,22]

Antes da década de 1980, a utilização da técnica de analgesia obstétrica peridural apresentava uma incidência de reação tóxica sistêmica aos anestésicos locais de 100:10.000 casos. O refinamento nas técnicas anestésicas regionais associado aos cuidados médicos por parte dos anestesiologistas resultou em uma melhora significativa nessa prevalência durante os 30 anos posteriores. Esses cuidados técnicos, especificamente no caso da analgesia obstétrica, incluíram atitudes amplas, entre as quais a suspensão na utilização de concentrações de 0,75% de bupivacaína em pacientes obstétricas. Por outro lado, é importante salientar que, embora a incidência de casos de cardiotoxicidade secundária ao uso do anestésico local (principalmente a bupivacaína) tenha diminuído de modo significativo nas últimas décadas, ainda é uma complicação com potencialidade letal em anestesia regional.[23,24]

Estudos epidemiológicos evidenciam que ainda são descritas as convulsões associadas a bloqueios de plexo braquial – em especial por via interescalênica e/ou por via supraclavicular, onde os anestésicos locais podem, mais frequentemente, ser inadvertidamente injetados por via intravascular, possibilitando o excessivo acesso deles ao sistema nervoso central e cardiovascular.

Estudos da área odontológica apresentando grandes casuísticas com uso de anestesia regional evidenciam uma incidência muito baixa de eventos adversos. Entretanto, essas reações podem ocorrer. A lidocaína utilizada em anestesia odontológica tem evidenciado potencialidade em desencadear reação tóxica sistêmica, como também com o emprego da articaína (anestésico local supostamente bastante seguro). Tem sido reportada uma incidência dessa complicação em torno de 15,3% durante a execução de bloqueio de nervo alveolar inferior, local da mucosa oral intensamente vascularizada, que possibilita a absorção sistêmica intensa dos anestésicos locais e as suas consequências neurológicas e cardiovasculares.

Em 2006, uma pesquisa muito bem conduzida realizada nos departamentos acadêmicos de Anestesiologia nos Estados Unidos, revisando os protocolos de manejo das reações sistêmicas aos anestésicos locais, revelou condutas completamente não uniformes. A partir daí, os membros da ASRA organizaram um painel para a discussão desse tema, concluindo com o estabelecimento de um protocolo visando a melhoria da prevenção, diagnóstico e medidas terapêuticas para as situações de reação tóxica sistêmica aos anestésicos locais. A maior ênfase desse grupo foi no sentido da profilaxia do evento, elevando a segurança do paciente cirúrgico.[25]

É importante salientar que todos os trabalhos escritos sobre toxicidade sistêmica aos anestésicos locais têm as características metodológicas baseadas em citações de séries de casos ou relatos de casos isolados, e nunca de trabalhos prospectivos, aleatórios, duplamente encobertos, realizados em humanos, por razões éticas e morais. Dessa forma, é importante considerar o modelo experimental escolhido pelos autores dos estudos e os resultados obtidos associando as circunstâncias clínicas simuladas que foram criadas durante a execução deles e a significância da projeção de seus resultados na prática clínica.[21]

## Considerações Fisiopatológicas

Frequentemente as reações tóxicas sistêmicas aos anestésicos locais são descritas de maneira simplificada na literatura, transparecendo ao anestesiologista clínico que, por exemplo, a cardiotoxicidade desse grupo de fármacos resulta, predominantemente, da ligação e inibição dos canais de sódio no tecido de condução nervosa intracardíaco. Essa inibição guardaria uma estreita correlação com a específica potência dos anestésicos locais em gerar bloqueio da condução nervosa periférica.[20]

Na comparação entre a lidocaína e os anestésicos locais de longa duração (bupivacaína), fica evidenciado que os últimos ligam-se aos canais de condução iônica cardíacos mais intensamente e por mais tempo do que o primeiro fármaco. Esse tipo de situação de diferença de afinidade é identificada por meio da teoria do *Fast in: slow out* em relação à ligação da bupivacaína com os canais iônicos de sódio. Sendo assim, a ordem decrescente de cardiotoxicidade é bupivacaína > etidocaína > ropivacaína = isômeros S (levobupivacaína).

Por outro lado, existem outras hipóteses para justificar a causa da depressão cardiovascular presente durante situações de reação tóxica sistêmica, principalmente os efeitos negativos inotrópicos e metabotrópicos, os quais são mediados pela sinalização celular e que são implicados como causas de alguns sintomas dessa síndrome. Esse fato está ligado à atividade inibitória dos anestésicos locais potentes sobre todos os componentes e atividades dependentes da fosforilação oxidativa celular; essa observação suporta a hipótese do comprometimento mitocondrial durante as reações tóxicas aos anestésicos locais, incluindo a sintomatologia oriunda de órgãos menos tolerantes ao metabolismo anaeróbio, tal como o cérebro e o coração (alterações inotrópicas negativas).

Estudos eletrofisiológicos têm demonstrado que a bupivacaína está associada a alterações mais intensas na repolarização do tecido de condução e miocárdio ventricular quando comparada com a lidocaína. O isômero (R+ da bupivacaína) é extremamente ávido pela ligação com componentes proteicos do canal de sódio voltagem-dependentes, dissociando-se deles com muita dificuldade. Esse fato resulta na dificuldade de sucesso nas manobras de ressuscitação cardiopulmonar nessa situação de sobredose relativa. Em concentrações plasmáticas elevadas, a bupivacaína bloqueia os canais de cálcio e potássio, além dos canais de sódio voltagem-dependente.[26]

A ropivacaína, que é um anestésico local do tipo amida, tem várias características farmacológicas semelhantes à bupivacaína, exceto a sua lipossolubilidade, que é aproximadamente a metade da segunda (bupivacaína = 3.420; ropivacaína = 775).

Em adição à atividade sobre os canais de sódio voltagem-dependentes, os anestésicos locais ligam-se a outros sítios diferentes, como com os canais de cálcio e potássio de forma idêntica, além de estabelecerem ligações com receptores NMDA (N-metil-D-aspartato), receptores beta-adrenérgicos e receptores nicotínicos colinérgicos. Essas ligações podem explicar a potencialização da analgesia subaracnóidea e peridural com uso clínico deles, por outro lado, podem contribuir para os seus paraefeitos no caso das reações tóxicas sistêmicas. A depressão miocárdica dose dependente causada pelos anestésicos locais pode ser atribuída pela sua interferência com a sinalização do cálcio iônico intracelular na musculatura miocárdica. A inibição da estimulação da epinefrina sobre a síntese do AMP cíclico exercida pelos anestésicos locais pode explicar a dificuldade de resposta à reversão da depressão miocárdica durante as reações cardiotóxicas secundárias à absorção sistêmica deles.

Os anestésicos locais também diferem na relação entre a neurotoxicidade no Sistema Nervoso Central (SNC) e a cardiotoxicidade (SCV). Há conclusões na literatura que estabelecem que a dose de anestésico local necessária para produzir arritmia cardíaca em relação aos efeitos no SNC é mais baixa com a bupivacaína quando comparada com a lidocaína; isso identifica uma menor margem de segurança dos anestésicos locais de grande potência se comparados aos de baixa potência para o desencadeamento de alterações cardiovasculares. Devido a isso não se deve ter como base a presença de sinais e sintomas do SNC precedendo aos do SCV no diagnóstico e tratamento precoce das reações tóxicas sistêmicas. Esses anestésicos locais (bupivacaína) mais potentes geram com baixas concentrações plasmáticas, em comparação com a lidocaína e a mepivacaína, depressões miocárdicas graves e de difícil regressão.

A utilização de doses equiparáveis de bupivacaína e etidocaína pode resultar em graves arritmias cardíacas sem depressão do inotropismo miocárdico. Por outro lado, a lidocaína pode causar um efeito inverso, depressão miocárdica sem a presença de arritmias. Porém, em concentrações plasmáticas elevadas, os anestésicos locais de todas as potências podem produzir graves depressões miocárdicas.[27]

Possibilidades de mecanismos cardiotóxicos:

- Excessivo bloqueio dos canais de sódio voltagem-dependentes;
- Prevenção da despolarização de miócitos;
- Bloqueio da repolarização celular por via de canais de potássio;
- Bloqueio dos canais de cálcio voltagem-dependentes limitando a elevação desse íon no espaço intracelular para participar do fenômeno do acoplamento excitação/contração de pressão do inotropismo cardíaco.

## Manifestações Clínicas

A sintomatologia clínica de uma reação tóxica sistêmica é a extensão de sua atividade farmacológica. A descrição clássica é de uma reação progressiva e bifásica sobre o sistema nervoso central e cardiovascular, que são duas áreas altamente sensíveis às alterações eletrofisiológicas tissulares.

No sistema nervoso central, a excitação é caracterizada por inicial agitação, alterações auditivas e do paladar (presença de gosto metálico), progredindo depois para um quadro de convulsões do tipo grande mal ou de depressão, coma e parada respiratória. Esse quadro descrito pode ser seguido por excitação do sistema cardiovascular, taquicardia, arritmias ventriculares e hipertensão arterial, podendo chegar a bradicardia, distúrbios de condução ventricular e assistolia.

No caso de resposta cardiovascular devido à reação sistêmica tóxica, principalmente depois do uso de bupivacaína, frequentemente resulta em parada cardíaca resistente às manobras convencionais de ressuscitação cardiorrespiratória.

Uma revisão de 93 relatos de casos clínicos de reação tóxica sistêmica a anestésicos locais encontrou uma percentagem acima de 43% de apresentações sintomatológicas diferentes da clássica. Entre elas estão apresentação simultânea de sinais de toxicidade do sistema nervoso central e cardiovascular e também sinais cardiovasculares sem concomitantes sinais centrais. Os sinais cardiovasculares isolados foram detectados em 4 de 10 casos sobre anestesia geral ou sedação, associação que retarda o início da sintomatologia.

## Comparação Entre a Toxicidade Sistêmica Ropivacaína versus Bupivacaína[28,29]

- **Ropivacaína:** as doses de ropivacaína necessárias para produzir sinais premonitórios de toxicidade no sistema nervoso central durante infusão venosa lenta.

  A gestação não eleva a toxicidade sistêmica à ropivacaína. *In vitro*, estudos mostram que a progesterona tem pouco efeito na sensibilização do miocárdio à ropivacaína. Por outro lado, a concentração plasmática de ropivacaína suficiente para desencadear convulsões e depressão cardiovascular foi idêntica em cobaias grávidas e não grávidas. Entretanto, em animais grávidos, as doses necessárias para produzir colapso circulatório foram de 40% a 50% maiores para a ropivacaína se comparadas com as doses de bupivacaína, mas as concentrações plasmáticas delas foram idênticas. Esse fato tem sido atribuído à menor meia-vida de eliminação e mais rápida depuração da ropivacaína.

- **Levobupivacaína:** apresenta menor efeito inibitório sobre os canais de sódio cardíacos inativados do que a forma racêmica, resultando em menor alargamento do complexo QRS e menor incidência de arritmias ventriculares do que a forma dextrógira ou racêmica da bupivacaína. De maneira similar, produz menor retardo na condução do estímulo atrioventricular e menor incidência de bloqueio de segundo grau em relação à sua forma racêmica.

A dose média venosa geradora de convulsões de levobupivacaína foi maior (75 a 100 mg) se comparada com a sua forma racêmica (50 mg).

Em adultos normais, a infusão venosa de levobupivacaína resulta em menor redução de débito cardíaco, índice de aceleração e volume sistólico de ejeção se comparada com a forma racêmica.

### Prevenção

A ASRA (*Practice Advisory on Local Anesthetic Systemic Toxicity*) alerta que não existe uma medida única para promover a prevenção desse tipo de reação tóxica.

As recomendações estabelecidas pela ASRA e apresentadas a seguir têm a intenção de promover a melhoria nas condições de segurança do paciente cirúrgico submetido à anestesia locorregional, sendo, por outro lado, importante alertar que a rígida observação dessas medidas preventivas não extingue a possibilidade do aparecimento de reações tóxicas.

A classe de recomendação e o nível de evidência estão descritos entre parênteses no texto da Tabela 42.4.

Recomendações práticas para prevenção da reação tóxica sistêmica aos anestésicos locais.[30]

Uso da menor dose de anestésico local efetiva para o bloqueio regional proposto (dose = volume *versus* concentração **(I; C)**.

| Tabela 42.4 Níveis de evidências e recomendações médicas. |
| --- |
| **Recomendações** |
| **Classe I:** existe consenso e evidência em favor da indicação |
| **Classe IIa:** existe divergência, mas a maioria aprova |
| **Classe IIb:** existe divergência e divisão de opiniões |
| **Classe III:** não há recomendações |
| **Evidências** |
| **Nível A:** múltiplos ensaios clínicos controlados, aleatorizados |
| **Nível B:** um único estudo clínico controlado aleatorizado, estudos clínicos não aleatorizados ou estudos observacionais bem desenhados |
| **Nível C:** séries ou relatos de casos |
| **Nível D:** consenso de especialistas |

**Fonte:** Adaptada de Levels of evidence of the Oxford Center for Evidence-Based Medicine.[27]

Uso de doses crescentes de anestésico local administradas em alíquotas de 3 a 5 mL, com pausas de 15 a 30 segundos entre elas. Quando da utilização de técnica de abordagem com agulha estabilizada, como pontos de referência, pesquisa de parestesia ou eletroestimulação, o tempo entre as injeções deverá ser relacionado com um tempo de circulação (30 s a 45 s); entretanto, essa conduta ideal deve ser avaliada quanto à possibilidade de deslocamento da ponta da agulha. O tempo circulatório pode ser aumentado durante os bloqueios de membros inferiores. Se grandes aumentos de doses são previstos, as doses suplementares necessitam de intervalos mais longos para reduzir a possibilidade de acúmulo do fármaco. Durante o uso de ultrassonografia, os intervalos entre as doses são menos importantes, pois os deslocamentos da agulha não são tão frequentes **(I; C)**.

Aspirar a agulha ou o cateter antes de cada injeção, com a consciência de que existe uma incidência de 2% de resultados falso negativos nessa intervenção diagnóstica **(I; C)**.

Quando empregar doses potencialmente tóxicas de anestésicos locais, é recomendado o uso de um marcador para injeção intravascular (por exemplo: epinefrina é um marcador imperfeito, e a sua utilização pode ser criticada, mas a avaliação da relação risco/benefício de sua utilização tende para o benefício da maioria dos pacientes) **(IIa; B)**:

- A injeção intravascular de epinefrina 10 a 15 mg.mL$^{-1}$ produz, em adultos, uma elevação de 10 a 15 bpm ou de 15 mmHg na pressão arterial sistólica, na ausência de betabloqueio, trabalho de parto ativo, idade avançada e anestesia geral;
- A injeção intravascular de epinefrina 0,5 μg.kg$^{-1}$ produz em crianças uma elevação de 15 mmHg na pressão sistólica;
- Doses subtóxicas de anestésicos locais injetadas por via venosa podem produzir sintomas subjetivos de reação tóxica sistêmica em grau moderado em pacientes sem medicação pré-anestésica (excitação, alterações auditivas e do paladar – gosto metálico etc.);
- O fentanil 100 μg produz sedação moderada se for injetado por cateter peridural acidentalmente.

Os bloqueios regionais guiados por ultrassonografia podem reduzir a frequência de injeções intravasculares inadvertidas, embora essa afirmativa ainda não esteja evidenciada em humanos. Relatos individuais de casos evidenciam a presença de reações tóxicas sistêmicas, apesar de a utilização dessa técnica e sua efetividade ainda aguardarem confirmação **(I; C)**.

Recomendações práticas para diagnóstico de reação tóxica sistêmica aos anestésicos locais.[31]

A descrição clássica de uma reação tóxica sistêmica aos anestésicos locais envolve a progressão subjetiva de sintomas do sistema nervoso central, iniciando por excitação (agitação, alterações auditivas e do paladar, gosto metálico, ou inicial desencadeamento agudo de sintomatologia psiquiátrica), progredindo para o surgimento de convulsões seguidas de depressão do sistema nervoso central, podendo progredir para coma e parada respiratória.

Os sinais iniciais de cardiotoxicidade (hipertensão arterial, taquicardia e/ou arritmias) podem ser suplantados pela instalação precoce de depressão cardíaca grave (bradicardia, distúrbios de condução, depressão inotrópica e assistolia). Entretanto, existem variações substanciais dessa descrição sintomatológica clássica, entre elas: o estabelecimento simultâneo do quadro cardiovascular com a sintomatologia do sistema nervoso central, a instalação de cardiotoxicidade sem sinais prodrômicos de toxicidade central. Sendo assim, é necessário estar extremamente vigilante para a possibilidade de reações clínicas atípicas **(I; B)**.

O tempo de estabelecimento dos sinais e sintomas da reação tóxica sistêmica aos anestésicos locais é variável. A reação imediata (60 s) sugere a injeção intravascular do anestésico local com consequente acesso direto do fármaco ao sistema nervoso central. Por outro lado, a reação tardia (15 minutos) sugere a injeção intravascular intermitente com consequente acúmulo do fármaco. Dessa forma, o paciente que recebeu concentrações elevadas de anestésicos locais em doses intermitentes deverá ser observado intensamente durante os 30 minutos subsequentes a cada nova dose **(I; B)**.

Pacientes portadores de cardiopatias, doenças neurológicas, pneumopatias, nefropatias, hepatopatias e doenças metabólicas merecem vigilância clínica intensificada, principalmente se forem idosos **(IIa; B)**.

A grande variabilidade das características da reação tóxica sistêmica aos anestésicos locais sugere que se deve manter intensa vigilância na interpretação do diagnóstico desse tipo de reação, mesmo quando da utilização de baixas doses desse grupo de fármacos **(IIa; B)**.

## Recomendações Práticas para Tratamento de Reação Tóxica Sistêmica aos Anestésicos Locais

Se ocorrerem sinais e sintomas de reação tóxica sistêmica aos anestésicos locais, o imediato e efetivo manuseio da via aérea será de suma importância para a prevenção precoce da hipoxemia e acidose respiratória, fatos que potencializam e agravam esse tipo de reação **(I; B)**.

Se ocorrerem convulsões, elas deverão ser tratadas com benzodiazepínicos. Se os benzodiazepínicos não estiverem disponíveis no momento, pode-se optar pela administração de pequenas doses de propofol ou tiopental. Evidências começam a surgir na literatura com a indicação da administração precoce de emulsões lipídicas para tratamento de convulsões **(I; B)**. Embora o propofol possa abortar as convulsões, doses elevadas dele devem ser evitadas pela possibilidade de potencializar o efeito depressor cardiorrespiratório causado pela sobredose de anestésico local **(III; B)**. No caso de as convulsões persistirem mesmo com a administração de benzodiazepínicos, mínimas doses de succinilcolina ou de bloqueadores neuromusculares não despolarizantes poderão ser utilizadas **(I; C)**.

Se uma parada cardíaca ocorrer em consequência de reação tóxica sistêmica por anestésicos locais, é recomendado o início imediato de Standard Advanced Cardiac Life Support, com as seguintes modificações:

- Se a adrenalina for utilizada, pequenas doses iniciais serão as preferidas (10 μg a 100 μg *in bolus*) **(II; a)**;
- A vasopressina não é recomendada **(III; C)**;
- Deve-se evitar a administração de fármacos bloqueadores dos canais de cálcio e alfabloqueadores adrenérgicos **(III; C)**;
- Se surgirem arritmias ventriculares, a amiodarona será o fármaco de eleição no tratamento, ao passo que o tratamento com lidocaína ou procainamida deve ser evitado **(III; C)**.

Terapia com emulsão lipídica **(II$_a$; B)**:

- Considerar a administração no aparecimento dos primeiros sinais desse tipo de reação, após a estabilização de via aérea;
- dosagem:
  - 1,5 mL.kg$^{-1}$ *in bolus*, seguido de 0,25 mL.kg$^{-1}$.min$^{-1}$ em infusão contínua por 10 minutos até a estabilização hemodinâmica e ventilatória ser alcançada (10 minutos). Se esta não for obtida, considerar a repetição do *bolus* elevando a infusão para 0,5 mL.kg$^{-1}$.min$^{-1}$.

- Aproximadamente 10 mL.kg$^{-1}$ de emulsão lipídica por 30 minutos são recomendados como limite máximo de infusão em relação ao *bolus*;
- O propofol não é uma opção terapêutica se comparado à emulsão lipídica **(III; C)**;
- A não reversão da sintomatologia com uso de emulsão e vasopressor deverá ser instituída como um sistema de *bypass* cardiopulmonar **(IIa; B)**. Esse tipo de conduta terapêutica pode levar um tempo prolongado, por isso o grupo que a instalará deve ser informado previamente.

## Considerações da Terapêutica com Emulsão Lipídica[28,29,31-33]

A infusão de emulsão lipídica 20% tem sido utilizada por via venosa desde 1962 para alimentação parenteral. A apresentação comercial tem a seguinte forma: 1 litro de solução contém 200 g de óleo purificado de soja, 12 g de lecitina de ovo purificado, 22 g de glicerol e 1.000 mL de água.

O mecanismo de ação da emulsão em reações tóxicas sistêmicas é baseado na teoria *Lipid sink*, isto é, seria uma fase lipídica intravascular estendida que atua na absorção de toxinas lipofílicas circulantes, reduzindo ou impedindo a ligação dessas toxinas com componentes celulares miocárdicos (Figura 42.9).

Estudos experimentais evidenciam que a emulsão lipídica reduz significativamente a concentração plasmática de bupivacaína e ativa o *washout* dela do miocárdio e do tecido de condução cardíaco, o que resulta em atividade inotrópica positiva bem mais intensa do que adrenalina e vasopressina nessa específica situação clínica. Além disso, a emulsão lipídica pode doar substratos energéticos para o miocárdio elevando o inotropismo.

Proposto mecanismo de ação das soluções lipídicas durante recuperação cardiovascular em casos de reações tóxicas de sobredosagem de anestésicos locais (bupivacaína).

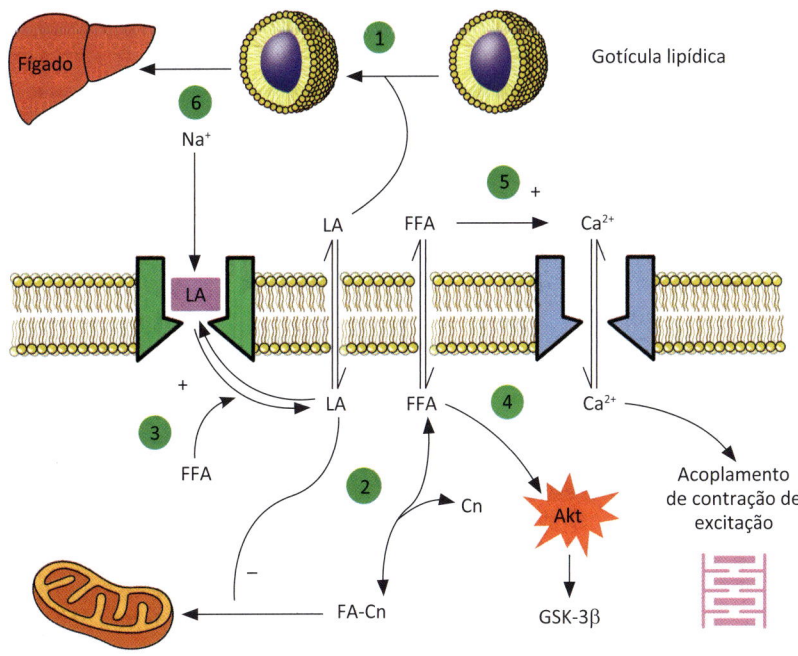

◄ **Figura 42.9** Mecanismo proposto para atividade lipídica de ressuscitação. Akt: proteína serine/thereonina quinase — importante na sobrevida, proliferação e migração celular, também denominada proteíno-quinase B; Ca$^{++}$: cálcio iônico; Cn: carnitina; FA-Cn: carnitina acil-graxa; FFA: ácidos graxos livres; GSK-3$_\beta$: glicogênio sintetase-quinase (fosoforiliza e inibe o glicogênio sintetase e ao inibir a GSK-3$_\beta$, prevenindo a lesão isquemia-reperfusão miocárdica); LA: anestésicos locais.

Após a infusão venosa de soluções lipídicas emulsionadas, elas se transformam em glóbulos oleosos emulsionados ou vesículas multilamelares, adquirindo as seguintes propriedades:

1. Captura as estruturas químicas dos anestésicos locais (*lipid sink*);
2. Eleva a captação de ácidos graxos pelas mitocôndrias (efeito metabólico);
3. Interfere na ligação dos anestésicos locais com os canais de sódio (efeito membrana);
4. Ativa a cascata Akt resultando na inibição do GSK -3$_{beta}$ (efeito de citoproteção);
5. Promove a entrada de cálcio via canal de cálcio voltagem-dependente (efeito inotrópico/inotrópico), envolvendo a dinâmica mitocondrial do cálcio;
6. Acelera o shunt do fármaco anestésico local (efeito farmacocinético).[34]

Esquema terapêutico preconizado para a terapêutica de reações de sobredosagem de anestésicos locais (bupivacaína) pela Association of Anaesthetists of Great Britain & Ireland (www.aagbi.publication/guidelines/docs1a_toxicity_2010) (Tabela 42.5 e Figura 42.10).

## CUIDADOS PARA A PRÁTICA DA ANESTESIA REGIONAL

Todos os anestésicos locais são constituídos de um anel aromático e uma estrutura amina no final da molécula, sendo ambas unidas por uma cadeia de carbonos contendo um grupamento amida ou éster.

A potência dos anestésicos locais se eleva com o aumento do peso molecular e com a sua lipossolubilidade.

A efetividade clínica dos anestésicos locais é influenciada por dose, sítio de administração, aditivos, temperatura e presença de gravidez.

A gravidez aumenta a suscetibilidade neuronal aos anestésicos locais.

As recomendações de doses máximas dos anestésicos locais publicadas em livros-textos não são totalmente projetadas na prática clínica.

As concentrações plasmáticas dos anestésicos locais dependem de técnica executada, do local de injeção e de sua associação com aditivos.

Qualquer recomendação de doses máximas de anestésicos locais pode ter valor somente quando relacionadas a um tipo específico de bloqueio anestésico.

Em experimentos de laboratório, os anestésicos locais não produzem toxicidade cardiovascular com doses três vezes menor que as causadoras de convulsões.

As reações imunológicas aos anestésicos locais são muito raras.

As verdadeiras reações alérgicas aos anestésicos locais do tipo amida, livres de preservativos, são raríssimas.

A anafilaxia verdadeira parece ser mais comum com uso de anestésicos do tipo éster, os quais são metabolizados diretamente pelo PABA (ácido paraminobenzoico).

| Tabela 42.5 Tratamento de grave intoxicação por anestésico local – Protocolo da Associação de Anestesiologistas da Grã-Bretanha e da Irlanda (2009). | |
| --- | --- |
| **1. Reconhecimento** | **Sinais de toxicidade grave:**<br>■ Súbita alteração de humor; intensa agitação ou alteração de consciência, com ou sem contrações tônico-clônicas (convulsões).<br>■ Colapso cardiovascular: bradicardia sinusal, bloqueio da condução intracardíaca, assístolia,taquicardia ventricular.<br>■ Reação tóxica a anestésico local (AL) pode ocorrer em qualquer momento após a injeção inicial |
| **2. Manejo imediato** | ■ Interromper a injeção do anestésico local<br>■ Chamar auxílio.<br>■ Manter a via aérea permeável e, se necessário realizar entubação traqueal<br>■ Administrar 100% de oxigênio, iniciando ventilação pulmonar adequada (hiperventilação pode auxiliar pelo aumento de pH plasmático na presença de acidose metabólica).<br>■ Obter e estabilizar acesso venoso<br>■ Controlar as convulsões com: benzodiazepínicos ou com doses pequenas e crescentes de propofol.<br>■ Considerar colheita de sangue para análises laboratoriais, mas sem interromper o tratamento principal. |
| **3. Tratamento** | **Durante parada cardiocirculatória**<br>■ Iniciar manobras de cardiopulmonar ressuscitação usando protocolos *standards*<br>■ Tratar arritmias conforme os mesmos protocolos, reconhecendo que as arritmias podem ser refratárias.<br>■ Considerar *byss cardiopulmonary*, se disponível.<br>**Administrar emulsão lipídica conforme** Figura 46.6<br>■ Continuar manobras de reanimação durante o tratamento com emulsão lipídica<br>■ Recordar que as manobras de parada cardiocirculatória por anestésicos locais pode durar >1h.<br>■ O propofol não é o fármaco adequado para substituir a emulsão lipídica<br>■ A lidocaína não deve ser usada com a terapia anti-arrítmica. | **Sem parada cardiocirculatória**<br>■ Usar terapia convencional para tratar:<br>■ hipotensão,<br>■ bradicardia,<br>■ taquiarritmias<br>**Considerar a administração de emulsão lipídicas, conforme** Figura 42.6<br>■ O propopofol não é o fármaco adequado para substituir a emulsão lipídica<br>■ A lidocaína não deverá ser usada com o agente antiarrítmicos nessa situação clínica. |

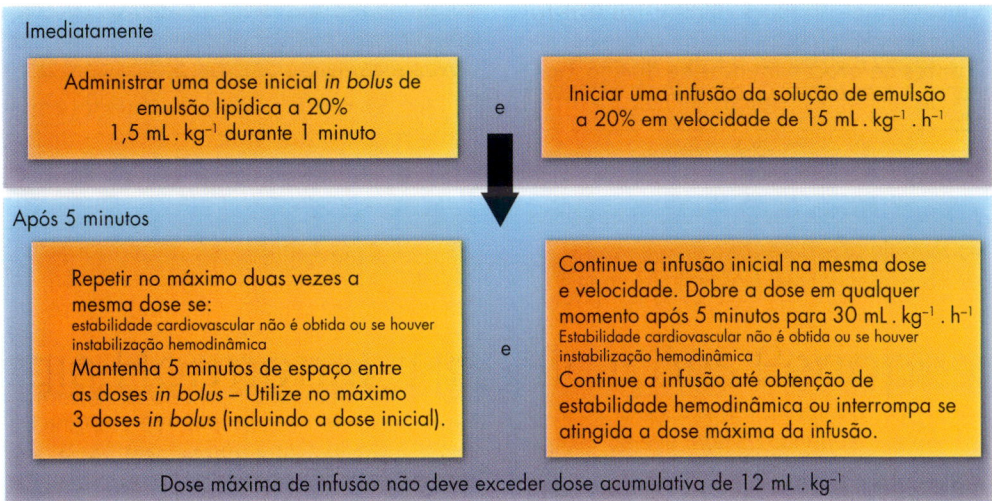

Um exemplo de regime de infusão aproximado para um paciente de 75 kg:

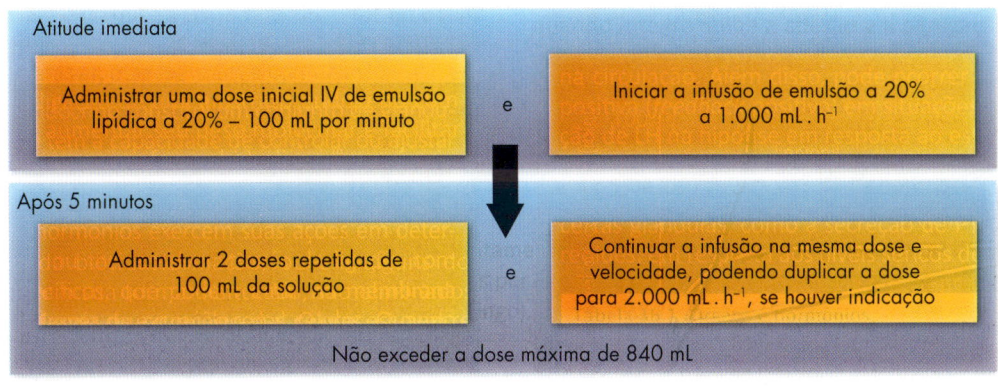

 Esta Orientação de Segurança AAGBI foi produzida por um grupo de trabalho que compõe:
Grant Cave, Will Harrop-Griffiths (Chair), Marlyn Hrvey, Tim Meek, John Picard, Tim Short e Guy Weinberg.
Esta orientação de Segurança é apoiada pela Austrália e Nova Zelândia College of Anaesthetists (ANZA).

© The Association of Anaesthetists ofGreat Britain & Ireland 2010

▲**Figura 42.10** Tratamento de grave intoxicação por anestésico local – Sociedade de Anestesiologistas da Grã-Bretanha e da Irlanda (2010).

A injeção acidental de anestésicos locais por via venosa ou de preservativos contendo epinefrina é frequentemente confundida com reação alérgica ao anestésico local.

Alguns pacientes podem apresentar fenômenos alérgicos aos preservativos, como o metilparabem incluído na solução anestésica.

Em contraste com outros anestésicos tipo amida de curta duração, a bupivacaína, a levobupivacaína e a ropivacaína apresentam um efeito de bloqueio diferencial de fibras nervosas (motor/sensitiva); eles produzem menor bloqueio motor para comparáveis graus de bloqueio sensorial analgésico. A gestação não aumenta a incidência de reação tóxica sistêmica à ropivacaína.

Estudos experimentais mostram que a progesterona causa um pequeno efeito na sensibilidade miocárdica com uso de ropivacaína.

Em animais de experimentação, a infusão direta no sistema nervoso central (via carotídea) dos anestésicos tipo amida de longa duração de efeito (bupivacaína, levobupivacaína e ropivacaína) resulta em elevação na incidência de arritmias cardíacas, na seguinte ordem: ropivacaína < levobupivacaína < bupivacaína.

Está bem estabelecido que a lipossolubilidade dos anestésicos locais está intimamente relacionada com a sua potência, que por sua vez está relacionada com o aumento no comprimento da cadeia de alifática do anel aminado.

Os lipossomas são microesferas que contêm um líquido (molécula do anestésico local) circundado por uma capa dupla de fosfolipídios.

## Considerações em Relação a Atividade Antimicrobiana dos Anestésicos Locais

Vários estudos na literatura, consideram que além do controle da dor, anestésicos locais (ALs) evidenciam ações antimicrobianos contra uma ampla gama de microrganismos. Os efeitos antimicrobianos de vários ALs foram testados em diferentes microrganismos. De acordo com os vários estudos, as bactérias mais estudadas são *E. coli*, *P. aeruginosa* e *S. aureus*. Além disso, entre os diferentes ALs, a lidocaína é o mais estudado. Devido a atividades antibacterianas, os ALs podem ser aplicados na clínica para profilaxia de infecção de sítio cirúrgico. Na aplicação de ALs antes de procedimentos de diagnóstico, incluindo biópsias de tecido, esfregaços de cultura oftálmica e amostras de fluido brônquico, cuidados devem ser necessários, caso contrário, eles podem levar a um falso negativo resultados ou *performance* de cultura abaixo do ideal.[35,36]

Em alguns estudos, o efeito antibacteriano de vários ALs foi comparado. As diferenças observadas podem ser atribuídas a vários fatores, que incluem diferentes estruturas, concentrações, duração da exposição, tipo de microrganismo testado e diferentes condições, como a temperatura. Por exemplo, procaína e lidocaína mostraram menor atividade antibacteriana do que tetracaína e dibucaína, o que pode ser explicado pela substituição –NH-C4H9 no anel benzênico, anel na tetracaína em comparação com –NH2 na procaína. Da mesma forma, pode-se explicar a diferença entre a dibucaína e lidocaína. Além disso, a ropivacaína mostrou um agente antibacteriano pobre atividade quando comparada à bupivacaína ou lidocaína que pode estar relacionado a uma diferença em suas estruturas químicas.[3]

Os efeitos antibacterianos de ALs, como lidocaína e bupivacaína foram concentração e temperatura dependentes.[37]

Além dos efeitos antibacterianos, os ALs mostraram propriedades fungicidas e esporicidas também. Nesse caso o C. albicans foi o fungo mais estudado.

A adição de diferentes agentes, incluindo antibióticos, conservantes, opioides, propofol, e epinefrina aos ALs e o tipo de interação ainda são avaliados. Esses agentes podem afetar a atividade antimicrobiana do AL por meio de ação sinérgica ou antagônica.

Embora estudos sobre os mecanismos de ação da atividade antimicrobiana de ALs ainda sejam em limitado número, alguns mecanismos, incluindo a ruptura da membrana celular bacteriana, inibição da síntese da parede celular, disfunção da respiração celular, alteração na síntese de DNA, lise de protoplastos, alteração na permeabilidade e vazamento de componentes intracelulares, mudanças ultraestruturais e inibição da ligação à membrana atividades enzimáticas, podem estar envolvidos.[38,39]

Mistura de Anestésicos locais e associação de adjuvantes aos ALs: inúmeras técnicas têm sido testadas com o intuito de prolongar a duração, diminuir o início de ação e melhorar a eficácia dos anestésicos locais nos bloqueios nervosos. No entanto, a grande maioria não possui nível de evidência científica suficiente para ser utilizada na prática clínica, podendo até causar graves eventos adversos. Inicialmente, a compatibilidade farmacêutica da solução precisa ser estabelecida antes da administração. A precipitação de componentes misturados pode causar embolização, assim como alguns aditivos podem ter propriedades neurotóxicas e condrotóxicas.

Em relação à mistura de anestésicos locais é importante recordar que as características do bloqueio regional dependem predominantemente do gradiente de concentração, da proporção do AL na forma não-ionizada (PH e pKa dependente) e da ligação proteica. Quando dois AL são combinados, a concentração de cada um diminui, significando que uma menor concentração de cada AL penetraria no nervo para ligar-se aos canais de sódio. Da mesma forma, misturando AL com pHs variados pode-se alterar a proporção de formas ionizadas e não-ionizadas. A lidocaína possui um pH de 6, sendo a solução menos ácida quando comparada a outros AL. Logo, combinando lidocaína (início de ação rápido) com bupivacaína, ropivacaína ou levobupivacaína (lento início de ação) há redução do pH resultando numa menor proporção de fármaco na forma não ionizada. Portanto, a mistura de ALs para acelerar o início de ação não está comprovada pelos princípios farmacológicos assim como pela ausência de pesquisa clínica. Ademais, a mistura de ALs pode também aumentar o potencial tóxico de cada AL.

Em outro patamar, alguns adjuvantes, como opioides no neuroeixo, têm comprovação científica podendo atuar sinergicamente no controle da dor, inclusive reduzindo a dose dos AL empregados. Já a dexametasona têm sido utilizada como adjuvante aos AL perineurais porém, um estudo recente evidenciou que a utilização perineural não apresentou nenhuma vantagem analgésica quando comparada à administração venosa, comumente utilizada na profilaxia anti-emética.[40-42]

## ■ CONCLUSÕES

Certamente os bloqueios de nervos periféricos resultam de uma inibição reversível dos canais de sódio voltagem-dependentes, localizados na membrana neuronal.

As doses apropriadas e seguras dos anestésicos locais devem ser definidas quanto ao específico tipo de bloqueio regional que está sendo realizado.

O mecanismo pelo qual diferentes doses de anestésicos locais desencadeiam alterações cardiovasculares pode ser explicado, no caso da atividade arritmogênica mais intensa dos anestésicos tipo amida de longa duração (bupivacaína), por meio de sua prolongada ação no canal de sódio voltagem-dependente, enquanto no caso dos de curta duração (lidocaína), por sua atividade depressora do inotropismo miocárdico.

A proposta de encapsulação dos anestésicos locais em lipossomas poderá resultar no prolongamento de sua atividade farmacológica e na diminuição de seus paraefeitos.

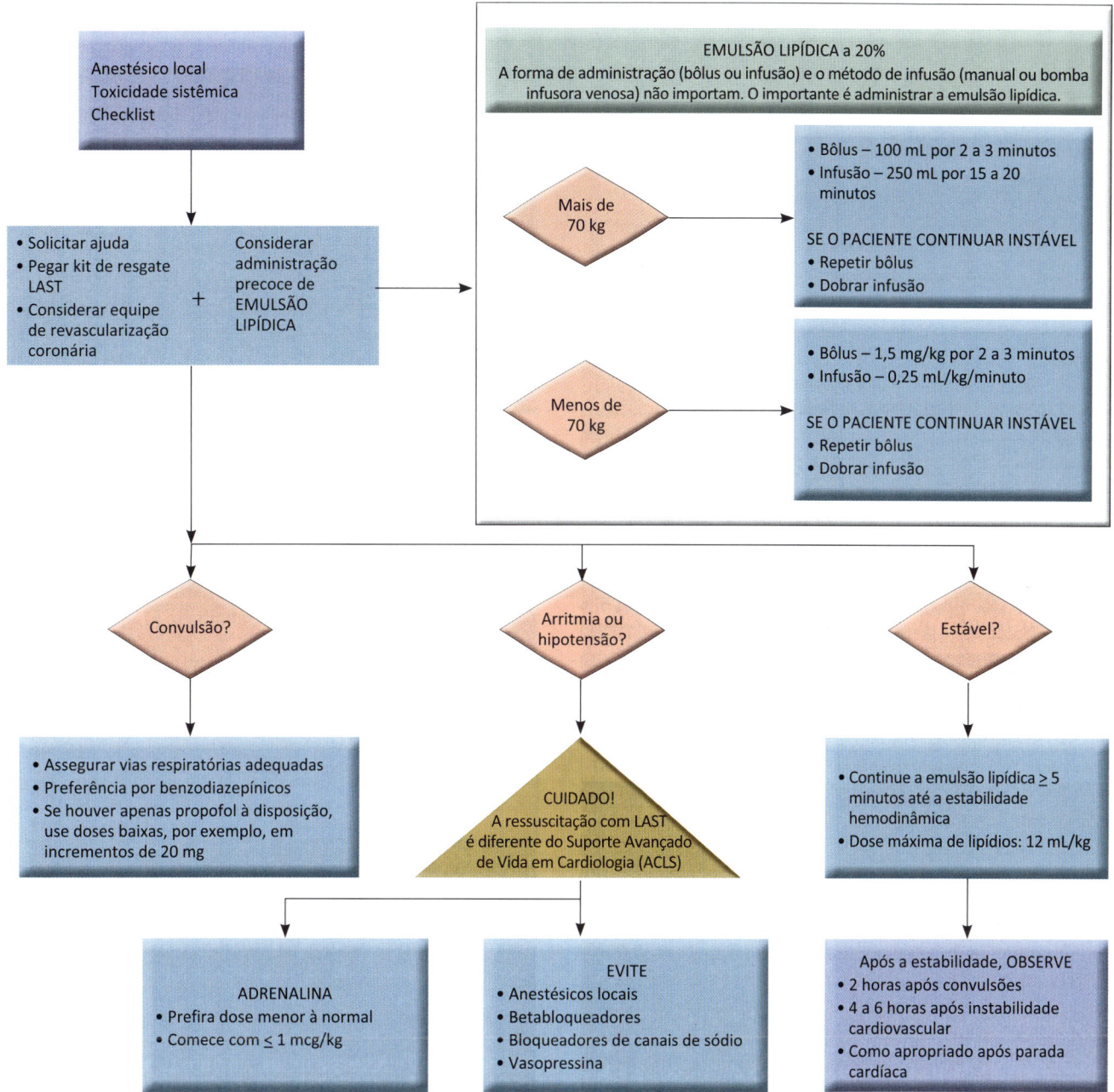

**Figura 42.11** Checklist para tratamento de intoxicação por anestésicos locais, segundo a Sociedade Americana de Anestesia Regional e Dor.[43]

## REFERÊNCIAS

1. Strichartz J. The Action of Local Anesthetics on Ion Channels of Excitable Tissues. [S.l]: [s.n.]; 1987. p. 21-52. Volume 81 of the series Hand-book of Experimental Pharmacology.
2. Ritchie JM, Ritchie B, Greengard P. The active structure of local anesthetics. J Pharmacol Exp Ther. 1965;150(1):152-9.
3. Becker DE, Kenneth LR. Essencial of Local Anesthetics Pharmacology. Anesth Prog. 2006;53:98-109.
3. Tsuchiya H, Ueno T, Mizogami M, et al. Local anesthetics structure-dependently interact with anionic phospholipid membranes to modify the fluidity. Chem Biol Interact. 2010;183(1):19-24.
4. Scheuer T. Local anaesthetic block of sodium channels. J Physiol. 2007 Jun 1;581(2):423.
5. Becker D, Reed K. Essentials of Local Anesthetic Pharmacology. Anesth Prog. 2006 Fall;53(3):98-109.
6. Laeson S, Strichartz G. Kinetics of uptake and washout of lidocaine in rat sciatic nerve in vitro. Anesth Analg. 2013;116(11):694-702.
7. Papahadjopoulos D, Jacobson K. Effects of local anesthetics on membrane properties I. Changes in the fluidity of phospholipid bilayers. Biochimica et Biophysica Acta (BBA) – Biomembranes. 1975 Jul 18;394(4):504-19.
8. Papahadjopoulos D, Jacobson K. Effects of local anesthetics on membrane properties II. Enhancement of the susceptibility of mammalian cells to agglutination by plant lectins. 1975 Jul 18;394(4):520-39.
9. Zhorov B. Access and Binding of Local Anesthetics in the Closed Sodium Channel. Mol Pharmacol. 2008;74:1033-45.
10. Dick RM. Current concepts of local anesthetic pharmacology. AANA [Internet]. [cited 2016 apr 16]. Available from: http://www.aana.com/meetings/meeting-materials/annualcongress/Documents/Dick_LocalAnesthetics2014.pdf.
11. Lee-Son S. Stereoselective inhibition of neuronal sodium channels by local anesthetics. Evidence for two sites of ac-tion? Anesthesiology. 1992;77(2):324-35.

12. Catteral WA. From ionic currents to molecular mechanisms: the structure and function of voltage-gated sodium channels. Neuron. 2000;26(1):13-25.

13. Simonetti MPB, Arasaw AH, Ferreira JR, et al. Comparative study of the antinociceptive effect of S(+)-ketamine and RS(+/-)Ketamine in rats. Regional Anesthesia. USA. 1999;24(3):62.

14. Simonetti MPB, Ferreira FMC, Ferreira JR, et al. Obtenção de novos anestésicos locais através da manipulação da relação enantiomérica da bupivacaína racêmica. Revista Brasileira de Anestesiologia. São Paulo. 1999;49(24):156.

15. Simonetti MPB, Ferreira FMC, Ferreira JR, et al. Obtenção de novos anestésicos locais através da modificação da relação enantiomérica da bupivacaína racêmica. Revista Brasileira de Anestesiologia. Rio de Janeiro. 1999;49(24):156-7.

16. Simonetti MPB, Oliveira LMC. Efeito antinociceptivo da S(+) cetamina comparada com a RS(+-) cetamina em ratos: resultados preliminares. Revista Brasileira de Anestesiologia. 1998;48(23):125.

17. Simonetti MPB, Fernandez L. S(-)bupivacaine and RS(+/-)bupivacaine: a comparison of effects on the right and left atria of the rat. Georgia: Regional Anesthesia. 1997;22:58.

18. Simonetti MPB. A contribuição da quiralidade na qualidade total na anestesia regional. Revista Brasileira de Anestesiologia. 1997;47(1):86-8.

19. Hussain N, Brull R, Sheehy B, Essandoh MK, Stahl DL, Weaver TE, Abdallah FW. Perineural Liposomal Bupivacaine Is Not Superior to Nonliposomal Bupivacaine for Peripheral Nerve Block Analgesia. Anesthesiology. 2021 Feb 1;134(2):147-164. doi: 10.1097/ALN.0000000000003651. PMID: 33372953.

20. Albright GA. Cardiac arrest following regional anesthesia with etidocaine and bupivacaine. Anesthesiology. 1979;51:285-7.

21. Brown DL, Ransom DM, Hall JA, et al. Regional anesthesia and local anesthetic-induced systemic toxicity: seizure frequency and accompanying cardiovascular changes. Anesth Analg. 1995;81:321-8.

22. Mehra P, Caiazzo A, Maloney P. Lidocaine toxicity. Anesth Progr. 1998;45:38-41.

23. Peach MJ. Complications of obstetric epidural analgesia and anaesthesia: a prospective analysis of 10.995 cases. Int J Obst Anesth. 1998;7:5-17.

24. Jeng CC. Complication of peripheral blocks. Brit J Anesth. 2010;105:i96-i107.

25. Neal JM. ASRA Practice Advisory on Local Anesthetics Systemic Toxicity. Reg Anesth Pain Med. 2010;35(2):154-61.

26. Bourme E. A review of Local Anesthetics Cardiotoxicity and Treatment with Lipid Emulsion. Local Reg Anesth. 2010;3:12-8.

27. Levels of evidence of the Oxford Center for Evidence-Based Medicine. [Internet]. [cited 2016 apr 16]. Avalaible from: http://www.cebm.net.net/index.aspx.

28. Cai XJ. Comparison of Toxicity Effects Bupivacaine, Ropivacaine and Lidocaine on Rabbit Intervertebral Disk Cells in Vitro. Spine J. 2014;14(3):483-90.

29. Abramides TM. Toxicity of local anesthetics: The debate continues! Rev Bras Anestesiol. 2006;56(4):339-42.

30. Daweale S. Toxicity of Local Anesthetics. New York School of Regional Anesthesia, 2015. Nysora [Internet]. [cited 2016 apr 16]. Available from: http://www.nysora.com/mobile/regional-anesthesia/foundations-of-ra/3075-toxicity-of-local-anesthetics.html.

31. Ciechanowick S, Patil V. Lipid Emulsion for Local Anaesthetic Systemic Toxicity. Anaesthesiol Res Pract. 2012;2012:131784.

32. Mazoit JX. Binding of long-lasting Local Anesthetics to Lipid Emulsions. Anesthesiology. 2009;110:380-6.

33. Litz RJ. Reversal Central Nervous System and Cardiac Toxicity after Local Anesthetics Intoxication by Lipid Emulsion Injection. Anesth Analg. 2008;106(15):1575-9.

34. Weinberg GL. Lipid Emulsion Infusion: resuscitation for local anesthetics and others overdose. Anesthesiology. 2012;117(1):180-7.

35. Razavi BM. A review and new insights to antimicrobial action of local anesthetics. Eur J Clin Microbiol Infect Dis. 2019;38(6):991-1002.

36. Becker DE, Reed KL. Local anesthetics: review of pharmacological considerations. Anesth Prog. 2012;59:90-102.

37. Johnson SM, Saint John BE, Dine AP. Local anesthetics as antimicrobial agents: a review. Surg Infect. 2008;9:205–213.

38. Olsen KM, Peddicord TE, Campbell GD et al (2000) Antimicrobial effects of lidocaine in bronchoalveolar lavage fluid. J Antimicrob Chemother. 2000;45:217–219.

39. Stratford AF, Zoutman DE, Davidson JS. Effect of lidocaine and epinephrine on Staphylococcus aureus in a guinea pig model of surgical wound infection. Plast Reconstr Surg. 2002;110:1275–1279.

40. Nestor, C.C., Ng, C., Sepulveda, P. and Irwin, M.G. (2022), Pharmacological and clinical implications of local anaesthetic mixtures: a narrative review. Anaesthesia, 77: 339-350.

41. Zhao G, Ding X, Guo Y, Chen W. Intrathecal lidocaine neurotoxicity: combination with bupivacaine and ropivacaine and effect of nerve growth factor.Life Sciences2014;112:10–21.

42. McHardy PG, Singer O, Awad IT, et al. Comparison of the effects of perineural or intravenous dexamethasone on low volume interscalene brachial plexus block: a randomised equivalence trial. British Journal of Anaesthesia 2020;124:84–91.

43. Neal JM, Neal EJ, Weinberg GL. Reg Anesth Pain Med 2021;46:81–82.

# Benzodiazepínicos e Barbitúricos

**Eduardo Tadeu Moraes Santos**

## BENZODIAZEPÍNICOS

### INTRODUÇÃO

Em 1955, Sternbach sintetizou o clordiazepóxido quase acidentalmente. De início, pouca importância lhe foi dada. Entretanto, em 1957 o clordiazepóxido veio à tona revelando ter propriedades sedativo-hipnóticas e anticonvulsivantes em ratos.[1] Assim sendo, foi disponibilizado para uso por via oral em 1960, tornando-se o primeiro benzodiazepínico clinicamente utilizado no mundo. Já o diazepam, protótipo ou fármaco-padrão a que todos os outros benzodiazepínicos (BDZ) são comparados, foi sintetizado pelo mesmo Sternbach em 1959, quando procurava um composto que superasse as propriedades farmacológicas do clordiazepóxido. O oxazepam foi sintetizado em 1961 por Bell, e o lorazepam, em 1971, tornando-se por muito tempo o mais potente dos benzodiazepínicos. Várias sínteses de benzodiazepínicos novos sucederam-se, porém, a próxima grande descoberta na área da Farmacologia foi a síntese do midazolam por Walser, Benjamin e Flynn em 1976.[2] A síntese do midazolam foi um marco, por ser pioneira em dois quesitos: foi o primeiro BDZ produzido primariamente para uso anestésico, além de ser o primeiro hidrossolúvel disponível para uso clínico.[3,4] Já em 1979, após a comprovação da existência de receptores específicos para compostos BDZs, receptores estes disseminados por quase todo o sistema nervoso central (SNC), foi sintetizado o antagonista específico dos benzodiazepínicos: o flumazenil.[4]

Neste tópico serão abordadas as principais propriedades farmacológicas dos BDZs, dando ênfase ao diazepam, já que ele é o protótipo para efeito comparativo com todos os outros, e também ao midazolam, que é o mais utilizado na Anestesiologia atual.[5] Mais adiante serão descritas as propriedades farmacológicas do lorazepam e do flumazenil, além de citações de uso em anestesiologia de outros BDZs, como o bromazepam.[6]

Existem outros BDZs em nosso meio, totalizando 35 compostos diferentes, e que guardam entre si a estrutura comum desse grupo de fármacos. Alguns deles são muito prescritos, porém a maior parte tem pouca utilidade na Anestesiologia.[7] Já na Clínica Médica, Geriatria, Ginecologia, Psiquiatria e outras áreas da Medicina são mais bem indicados. São eles: flunitrazepam, potente indutor do sono e amnésico; clonazepam, potente anticonvulsivante, com largo uso no tratamento da dor neuropática, e outros que não têm lugar na Anestesiologia moderna.[8]

## ■ ESTRUTURA QUÍMICA

O termo benzodiazepínico (BDZ) advém do fato de a sua estrutura ser composta de anel benzeno, fundido a um anel diazepínico de sete átomos. Entretanto, como todos os BDZs possuem substituinte 5-arílico (anel c) e um anel 1,4-diazepino, o termo tornou-se sinônimo de 5-arílico 1,4 benzodiazepínico.

Várias modificações na estrutura dos sistemas de anéis produziram compostos com atividades semelhantes. Esses compostos incluem 1,5 benzodiazepínico (clobazam), por exemplo. A natureza química dos substituintes nas posições de 1 a 3 do anel diazepínico pode variar amplamente, podendo incluir anéis triazólicos (triazolam) ou imidazolinos (midazolam). Já a substituição do anel C, com função ceto na posição 5, e um substituinte metil na posição 4 é uma característica estrutural importante do antagonista BDZ flumazenil.[4,7]

Além dos vários compostos dos BDZs, um grande número de compostos não BDZ foi sintetizado para competir com os primeiros. Esses compostos incluem representantes das b-carbolinas, imidazopiridinas (zolpidem), imidazopirimidinas, imidazoquinolonas e ciclopirrolonas (zopiclone). A estrutura comum aos BDZs está apresentada na Figura 43.1.

## ■ FARMACOCINÉTICA

Quanto à farmacocinética dos BDZs, existem três benzodiazepínicos que são os protótipos em suas classes de acordo com seu metabolismo e depuração plasmática, quais sejam: curta duração (midazolam), duração intermediária (lorazepam) e longa duração (diazepam). As curvas de concentração plasmática de todos os BDZ podem ser bem representadas por um modelo bi ou tricompartimental. A capacidade de ligação proteica varia da ordem de 70% para o alprazolam até 90% para o diazepam. Entretanto, entre os três protótipos dos BDZs citados, a taxa de ligação a proteínas plasmáticas e os volumes de distribuição não apresentam grandes diferenças entre si. A taxa de depuração plasmática do midazolam está entre 6 e 11 mL.kg$^{-1}$.min$^{-1}$, a do lorazepam está entre 0,8 e 1,8 mL.kg$^{-1}$.min$^{-1}$ e a do diazepam está entre 0,2 e 0,5 mL.kg$^{-1}$.min$^{-1}$. Por conta disso, esses fármacos apresentam previsivelmente diferentes curvas de concentração plasmática e também diferentes meias-vidas contexto dependente. Contudo, o término de sua ação em

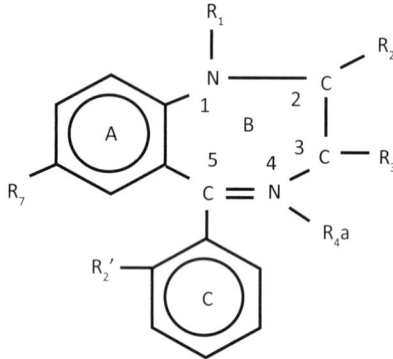

▲ **Figura 43.1** Estrutura geral dos benzodiazepínicos.

anestesia é primariamente resultado da sua redistribuição do SNC para outros tecidos. De todos os BDZs de uso injetável disponíveis, o midazolam, pela sua alta depuração e meia-vida contexto dependente, é o único que se presta às técnicas de infusão venosa contínua e prolongada.

Idade, sexo, indução enzimática hepática e doença renal são fatores que sabidamente influenciam sua farmacocinética. O diazepam, dentro de sua farmacocinética, é particularmente sensível à idade do paciente. Incremento na idade do paciente tende a reduzir significativamente a depuração plasmática do diazepam, ao passo que a depuração plasmática do midazolam também apresenta diminuição com aumento da idade do paciente, porém em menor proporção do que aquela do diazepam. Já o lorazepam sofre pouca alteração na sua farmacocinética quando relacionamos a ele idade, sexo e doença renal. Já a obesidade afeta sobremaneira a farmacocinética de todos esses fármacos. Nos pacientes obesos, o volume de distribuição está aumentado e os tempos de meia-vida estão sendo prolongados. Contudo,

a depuração plasmática não está alterada em obesos. A concentração liquórica é quase igual à concentração do agente livre no plasma. Todos os BDZs atravessam a barreira placentária e também são secretados no leite materno. As suas principais vias metabólicas encerram-se dentro do citocromo microssomal hepático P-450, particularmente o grupamento denominado CYP3A4. As principais vias metabólicas que os BDZs seguem dentro do fígado estão representadas na Figura 43.2.

Os metabólitos ativos, gerados pelo metabolismo dos BDZs no fígado, são mais lentamente metabolizados do que os compostos originais. Assim, a duração de ação de muitos BDZs apresenta pouca relação com a meia-vida de eliminação do agente que foi administrado. Por exemplo, a meia-vida plasmática do flurazepam é de 2 a 3 horas, mas o principal metabolito ativo (n-desalquilflurazepam) é de 50 horas ou mais. Em contraponto, a taxa de biotransformação desses agentes, inativados quase totalmente pela reação inicial, é um determinante de sua duração de ação; esses agentes incluem o oxazepam, o lorazepam, o temazepam, o triazolam e o midazolam. O metabolismo dos BDZs ocorre em três estágios principais, descritos a seguir.

No caso dos BDZs, que possuem substituinte na posição 1 ou 2 do anel diazepínico, a fase inicial e mais rápida do metabolismo envolve modificação e/ou remoção do substituinte. Com exceção do triazolam, alprazolam, estazolam e midazolam, que contêm um anel triazólico ou imidazólico fechado, os produtos finais são compostos n-desalquilados biologicamente ativos. O nordazepam é um metabólito comum à biotransformação do diazepam, clorazepato, prozepam e demoxepam (metabólito do clordiazepóxido).

O metabolismo dos BDZs tem como segunda fase a hidroxilação da posição 3 e em geral produz também metabólito ativo. Essas reações de hidroxilação são geralmente bem mais lentas que aquelas do primeiro estágio.

A terceira fase importante do metabolismo é a conjugação de compostos 3-hidroxila, principalmente em ácido glicurônico; as meias-vidas dessas reações estão, em geral, entre 6 e 12 horas, e os produtos resultantes dessa fase são invariavelmente inativos. A conjugação é a única via importante de metabolismo disponível para oxazepam e bromazepam, sendo a via preferida para temazepam devido à transformação mais lenta desse composto para oxazepam. Triazolam e alprazolam são metabolizados principalmente pela hidroxilação inicial do grupo metílico do anel triazólico fechado; a ausência de um resíduo de cloreto no anel C do alprazolam retarda essa reação de forma significativa. Os produtos denominados compostos α-hidroxilados são bastante ativos, mas são metabolizados de forma muito rápida, basicamente pela conjugação com ácido glicurônico, de modo que não ocorre acúmulo apreciável de metabólitos ativos.

Já o metabolismo do midazolam é rápido, basicamente através de hidroxilação do grupo metílico do anel imidazólico fechado; formam-se apenas pequenos volumes dos compostos 3-hidroxila. O composto α-hidroxilado, que possui atividade biológica apreciável, é eliminado com meia-vida de uma hora, após conjugação com o ácido glicurônico. Acúmulo variável desse metabólito, também chamado de

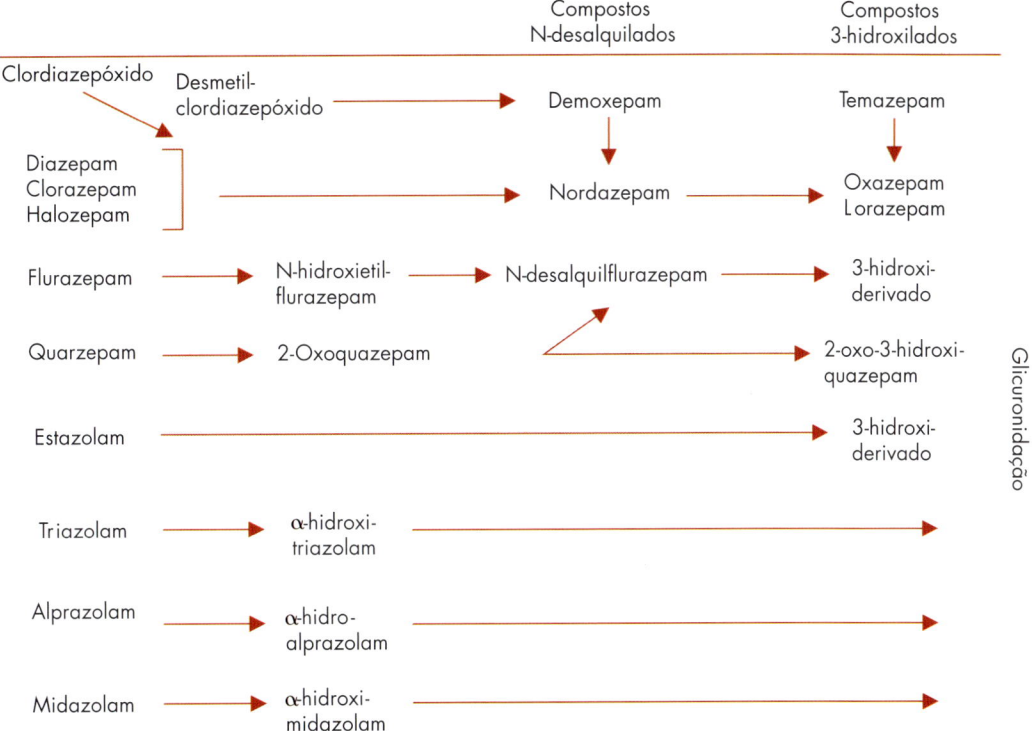

▲ **Figura 43.2** Metabolismo de alguns benzodiazepínicos.

α-hidroximidazolam, foi observado durante infusão contínua, por via venosa.

Os BDZs não induzem significativo aumento de síntese microssomal hepática; assim sendo, sua administração crônica não costuma resultar em metabolismo acelerado de outras substâncias nem dos próprios diazepínicos. Cimetidina e anticoncepcionais orais inibem a n-desalquilação e 3-hidroxilação dos benzodiazepínicos. Etanol, isoniazida e fenitoína também inibem essas reações, mas de modo menos acentuado. A lidocaína parece exercer potente inibição metabólica sobre os benzodiazepínicos. Essa inibição aconteceria por meio da competição desta pelo grupo enzimático CYP3A4.[7]

## ■ MECANISMO DE AÇÃO E BASES MOLECULARES DA AÇÃO DOS BENZODIAZEPÍNICOS

O mecanismo de ação dos benzodiazepínicos é razoavelmente bem conhecido. A interação de ligantes com o receptor BDZ, a farmacologia molecular, as mutações genéticas e as respostas clínicas podem ser bem explicadas. O seu mecanismo de ação é mais bem compreendido do que o mecanismo de ação da maioria dos agentes anestésicos.

Através de recentes estudos genéticos, os subtipos receptores gabaérgicos $GABA_A$ têm sido implicados como mediadores de diferentes efeitos: amnéstico, anticonvulsivante, ansiolítico e sedativo. Sedação, amnésia anterógrada e propriedades anticonvulsivantes são mediadas através da subunidade $\alpha_1$ dos receptores gabaérgicos, e ansiólise e relaxamento muscular são mediados pela interação com o receptor $\alpha_2$-$GABA_A$. De modo bastante direto e aparentemente até simples, o efeito dos BDZs é função direta do nível plasmático desse fármaco.

Por meio da utilização de dados de concentrações plasmáticas e simulações farmacocinéticas, estimou-se que uma taxa de ocupação de um receptor benzodiazepínico da ordem de 20% pode produzir efeito ansiolítico, a sedação é observada com 30% a 50% dos receptores ocupados, enquanto a inconsciência necessita de 60% ou mais de taxa de ocupação de receptor agonista benzodiazepínico. Os BZDs exercem seus efeitos por meio da ocupação do receptor benzodiazepínico, receptor este que modula a ação do GABA (ácido gama-aminobutírico), o mais abundante e importante neurotransmissor inibitório do SNC. Toda e qualquer neurotransmissão tipo gabaérgica contrapõe-se a outra neurotransmissão excitatória dentro do SNC. Os receptores benzodiazepínicos são encontrados em maior densidade no bulbo olfatório, córtex cerebral, cerebelo, hipocampo, substância nigra e colículo inferior. Em menor densidade são encontrados também no corpo estriado, porção baixa do tronco cerebral e medula espinhal. Foram descritos recentemente receptores benzodiazepínicos em vísceras do abdômen.

Na realidade, o receptor gabaérgico é composto de duas unidades acopladas uma à outra. O receptor BDZ é parte do complexo receptor $GABA_A$ na membrana sináptica do neurônio efetor. Esse complexo receptor é composto por três subunidades proteicas, α, β e γ, arranjadas como um complexo glicoproteico de forma pentamérica. Essas proteínas contêm várias áreas de ligação do receptor $GABA_A$, como a área de ligação do benzodiazepínico, a área do GABA e o local de ligação dos barbitúricos.

A ligação dos benzodiazepínicos está localizada na subunidade 2, enquanto a subunidade β contém o local de ligação para o ácido gama-aminobutírico (GABA). Com a ativação do receptor $GABA_A$, abrem-se os canais de cloreto desse receptor. Assim, a célula torna-se hiperpolarizada e então "resistente" à excitação neuronal.

Outro mecanismo de ação depressora dos benzodiazepínicos no SNC parece estar relacionado com a adenosina. A facilitação da ativação dos receptores $GABA_A$ pelos benzodiazepínicos facilitaria o acúmulo de adenosina endógena no espaço extracelular do SNC, por conta da inibição da recaptação da adenosina por carreadores específicos desta. A adenosina acumulada então deprimiria a transmissão sináptica excitatória por diminuição da liberação de neurotransmissores, pela redução da sensibilidade pós-sináptica e pela inibição da excitabilidade neuronal, tudo isso acontecendo através da redução da atividade de receptores de adenosina $A_1$.[5]

Acredita-se atualmente que o efeito hipnótico dos BDZs é mediado por alterações no fluxo de íons cálcio potencial-dependente. O grau de modulação da função do receptor gabaérgico tem autolimitação ou "efeito teto" próprio, o que ajuda a explicar o seu alto grau de segurança.

Quanto ao fenômeno de tolerância, a administração crônica de BDZ produz sim tolerância, o qual é definido como um decréscimo na eficácia do fármaco no decorrer do tempo. Entretanto, o mecanismo de desenvolvimento dessa tolerância não está completamente compreendido. Dentro do conhecimento atual, o que parece acontecer é que a exposição de longo tempo aos benzodiazepínicos causa redução na ligação de receptores e na função destes, ou seja, *down regulation* do complexo receptor benzodiazepínico-$GABA_A$. Esse decréscimo de taxa de ligação e função ajuda a explicar o aumento da dose necessária para anestesia em pacientes em uso crônico de benzodiazepínicos.[5,6]

## ■ FARMACODINÂMICA DOS BENZODIAZEPÍNICOS

### Efeitos no Sistema Nervoso Central

Os BDZs reduzem a taxa metabólica cerebral ou o consumo basal de oxigênio cerebral. Reduzem também o fluxo sanguíneo cerebral de maneira dose-dependente.

O midazolam e o diazepam mantêm uma relação praticamente normal entre a taxa metabólica cerebral e o fluxo sanguíneo cerebral. Em voluntários humanos saudáveis, o midazolam na dose de 0,15 mg.kg$^{-1}$ induz o sono e reduz o fluxo sanguíneo cerebral em 34% a despeito do aumento na $PaCO_2$ de 34 para 39 mmHg. A maior parte dos estudos com midazolam, a respeito da monitorização de profundidade anestésica, mostrou ser o índice bispectral, relacionado com o eletroencefalograma, o melhor método para esse fim.

Midazolam, diazepam e lorazepam aumentam sobremaneira o limiar convulsivo para início de convulsões, provocadas por anestésicos locais. Esses três benzodiazepínicos reduziram a taxa de mortalidade entre ratos expostos a doses letais de anestésicos locais. Diazepam e midazolam induzem efeito protetor dose-dependente contra hipóxia cerebral, porém a proteção oferecida pelo midazolam é superior à do diazepam, mas não maior do que a do pentobarbital. Efeitos antieméticos definitivamente não fazem parte

da ação proeminente dos BDZ sobre o SNC, apesar de sua discreta ação antiemética, principalmente do midazolam, quando utilizado como medicação pré-anestésica.

O diazepam e o midazolam, utilizados como medicações pré-anestésicas em anestesia para cirurgia cardíaca, foram eficazes em reduzir a incidência tanto do despertar intraoperatório como também de memória implícita ou explícita nessa situação.[8]

### Efeitos no Sistema Respiratório

Os benzodiazepínicos, assim como a maioria dos anestésicos venosos, produzem depressão respiratória central dose-dependente. A depressão respiratória determinada pelo midazolam parece ser maior do que a determinada pelo diazepam e lorazepam. Essa é uma observação que carece de estudos comparativos dos três fármacos. As interações dos BDZs com os agentes opioides na ventilação não estão ainda totalmente esclarecidas. É muito provável que os benzodiazepínicos associados aos opioides produzam depressão respiratória adicional ou supra-adicional, mesmo atuando em receptores e áreas de ligação diferentes.

Após o surgimento do midazolam, há mais de 20 anos, a literatura vem divulgando estudos mostrando relação direta entre a patência das vias aéreas e o uso de BDZ. Estudo recente demonstrou que o tônus de suporte da musculatura faríngea modula a patência das vias aéreas no período pós-operatório.[9] Episódios de obstrução de vias aéreas altas ou apneia no período pós-operatório, decorrentes da indução de anestesia geral com midazolam, foram revertidos pela administração de antagonista benzodiazepínico, o flumazenil.

A depressão respiratória associada com midazolam é mais acentuada e de maior duração em pacientes com doença pulmonar obstrutiva crônica.[10,11]

Estudo retrospectivo conduzido no Canadá concluiu pelo uso bastante judicioso dos benzodiazepínicos na população de recém-nascidos, tanto pré-termos quanto a termo sob tratamento em UTI neonatal. Os autores encontraram frequente relação entre a administração de BDZ nessa população e a ocorrência de depressão respiratória. Assim sendo, recomendam criteriosa avaliação de risco-benefício do uso desse grupo de fármacos em situações similares.[12]

### Efeitos no Sistema Cardiovascular

Os BDZs, quando utilizados como agentes únicos em anestesia, produzem efeitos hemodinâmicos muito modestos. A alteração hemodinâmica predominante mostra-se como pequena redução na pressão arterial média (PAM) decorrente de pequena redução na resistência vascular sistêmica. O midazolam causa redução na PAM média um pouco mais acentuada que os outros benzodiazepínicos.

Os efeitos hemodinâmicos causados pelos benzodiazepínicos são dose-dependente; entretanto, existe um platô na sua concentração plasmática, no qual ocorre pequena alteração na PAM. O platô plasmático relacionado a essa alteração cardiovascular para o midazolam é de 200 ng.mL$^{-1}$ e para o diazepam é de 900 ng.mL$^{-1}$. A frequência cardíaca, a pressão diastólica final de ventrículo esquerdo (PDFVE) e o débito cardíaco são mantidos após o uso de BDZ como agentes indutores em anestesia.

A estimulação adrenérgica em resposta ao estresse da intubação traqueal (e da cirurgia) não é bloqueada pelos BDZs. Assim sendo, sua combinação com opioides durante anestesia é bastante comum e recomendada pela maioria dos autores. Contudo, faz-se necessário salientar que essas combinações produzem maior redução na PAM do que quando são utilizados de forma isolada. Esse efeito sinérgico pode ser classificado como supra-aditivo ou ainda potencializador, como citam alguns autores. O mecanismo através do qual ocorre esse efeito não está totalmente compreendido, mas muito provavelmente se relaciona com a redução do tônus simpático quando esses fármacos são administrados simultaneamente.[3]

# CLASSIFICAÇÃO DOS BENZODIAZEPÍNICOS

Os BDZs podem ser classificados levando-se em conta vários parâmetros farmacocinéticos, assim como ocorre com outras classes de fármacos. Entretanto, para a maioria dos autores, os parâmetros mais úteis e sensatos para classificar os benzodiazepínicos parecem ser a duração de ação clínica e o tempo de meia-vida de eliminação $T_{1/2}$ β. Assim, existem três classes:

- **Ação de curta duração e $T_{1/2}$ β pequeno:** midazolam, clonazepam, clorazepato e triazolam;
- **Ação de média duração e $T_{1/2}$ β médio:** bromazepam, cloxazolam, clobazam e lorazepam;
- **Ação de longa duração e $T_{1/2}$ β longo:** diazepam, flunitrazepam, estazolam e flurazepam.

# DIAZEPAM

O diazepam foi sintetizado em 1959 por Sternbach, logo após o clordiazepóxido (o primeiro a ser sintetizado) e tornou-se o BDZ mais prescrito até os dias de hoje. É também um dos mais estudados e pesquisados quanto aos parâmetros farmacocinéticos e farmacodinâmicos.[3]

O diazepam contém em sua formulação propilenoglicol, um irritante de tecidos que causa dor ou desconforto quando de sua administração, além de irritação venosa. Entretanto, a injeção imediatamente antes de apenas 10 mg de lidocaína é um simples e efetivo método para reduzir a sensação dolorosa causada pelo diazepam injetado em veia periférica.[13] Além disso, alguns estudos mostraram possível toxicidade renal desse diluente nas infusões prolongadas de diazepam em paciente sob terapia intensiva.[14,15] O diazepam tem um pKa de 3,3 a 20 ºC, não é hidrossolúvel, é altamente lipofílico e lipossolúvel. Cada mililitro de uma solução injetável de diazepam disponível no mercado contém 0,4 mL de propilenoglicol; 0,1 mL de álcool etílico; 0,015 mL de álcool benzílico e benzoato de sódio/ácido benzoico em água para injeção (pH 6,2-6,9).

O diazepam tem um $T_{1/2}$ β (h) = 43 ± 13, depuração plasmática de 0,2 a 0,5 mL.kg$^{-1}$.min$^{-1}$, e Vdss de 0,7 a 1,7 mL.kg$^{-1}$. É metabolizado no fígado em dois metabólitos ativos: o n-desmetildiazepam e o e-hidroxidiazepam, os quais podem elevar os efeitos sedativos residuais de 24 para até 43 horas. Estudos recentes de farmacogenéticos encontraram que o polimorfismo no genótipo CYP2C19 (isoenzima do grupamento metabólico do citocromo P-450 do fígado) afeta a farmacocinética do diazepam levando ao aumento do tempo de despertar de anestesia geral. Encontraram, ainda, que esse grupo de pacientes, classificados como de lento despertar, possuía baixo nível de CYP3A4 RNAm quando comparados ao grupo chamado de rápido despertar.[16] Em vista disso e dos parâmetros farmacocinéticos já descritos, tem-se que o diazepam torna-se um BDZ de segunda escolha, sempre que se estiver diante de um procedimento anestésico a ser realizado em regime ambulatorial. O diazepam, por via venosa, tem início de ação muito rápido, de 30 a 60 segundos.

O diazepam, apesar de não ser o "primogênito" dos BDZs, é o protótipo deles e todos os outros são comparados a ele. Sendo assim, em relação à potência hipnótica relativa, ele tem potência igual a 1.

Alguns autores estudaram o efeito miorrelaxante do diazepam sobre a musculatura lisa das vias aéreas e concluíram que esse fármaco é efetivo nesse quesito, assim como o midazolam e o flunitrazepam.[11] Cabe salientar que esse pretenso efeito de aumento de calibre das vias aéreas pode ser contraposto pela obstrução destas por um relaxamento "excessivo" advindo da própria ação do BDZ. Um estudo mostrou grande eficácia do diazepam em promover ansiólise e sedação, quando administrado como medicação pré-anestésica em crianças que foram submetidas à endoscopia digestiva alta. Seus resultados como medicação pré-anestésica foram muito semelhantes àqueles obtidos com o midazolam.[17]

Desde o início de seu uso, o diazepam tem se mostrado útil em muitas situações, seja como ansiolítico, anticonvulsivante, miorrelaxante ou sedativo-hipnótico. Durante décadas, figurou como sedativo-hipnótico de escolha, tanto em anestesia como na prática clínica geral. Perdeu espaço para outros benzodiazepínicos nesse campo, porém ainda é muito utilizado com esse fim. No campo da ansiólise, permanece junto do bromazepam como um dos mais utilizados e, devido à sua potente propriedade anticonvulsivante, ainda faz parte de inúmeros protocolos de atendimento ao paciente com crise convulsiva. Enfim, apenas superado em quesitos farmacocinéticos e até em efeitos clínicos, o diazepam ainda tem lugar e é muito utilizado na prática anestesiológica, tendo como vantagem extra seu baixo custo. Quanto às doses habituais, são elas: indução da anestesia (0,3 a 0,5 mg.kg$^{-1}$) por via venosa ou (0,05 a 0,1 mg.kg$^{-1}$) por via muscular; sedação (1 a 2 mg) por via venosa em doses repetidas; em casos de tétano (2 a 20 mg.kg$^{-1}$ cada 8 horas), por via venosa.

Por fim, dados de uma grande revisão da literatura mostram a segurança no uso de BDZ de longa duração, em especial o diazepam, em gestantes e lactantes.[18]

# MIDAZOLAM

O midazolam, um derivado imida-benzodiazepínico, é utilizado como medicação pré-anestésica, sedativo e agente indutor anestésico.[3] A estrutura química, única dentre os BDZs, confere ao midazolam um grande número de propriedades físico-químicas que o distingue dos outros benzodiazepínicos quanto à sua farmacologia. O midazolam foi sintetizado em 1976 por Fryer e Walser[3] e tem peso molecular igual a 362d. Foi liberado para uso clínico em 1978. O anel imidazólico é o que o difere de outros benzodiazepínicos. Esse anel contribui com a alcalinidade da solução de midazolam e estabilidade em solução aquosa. A fórmula química estrutural do midazolam está representada esquematicamente na Figura 43.3.[19]

Também contribui para seu rápido metabolismo com sede no fígado. O pKa é igual a 6,15, o que permite a preparação de sais hidrossolúveis. A preparação de midazolam, usada na prática clínica, é tamponada até um pH igual a 3,5. O midazolam causa mínima irritação à injeção por via venosa ou muscular. No pH fisiológico, o midazolam é altamente lipofílico, tornando-se um dos BDZs mais lipossolúveis existentes.

O midazolam apresenta meia-vida de eliminação de 1,9 ± 0,6 horas, configurando-se como o de primeira escolha para medicação pré-anestésica ou agente sedativo para anestesia ambulatorial.[15,16] Os parâmetros farmacocinéticos do midazolam estão resumidos de forma esquemática na Tabela 43.1.[19]

Possuem efeito ansiolítico, sedativo-hipnótico, anticonvulsivante, miorrelaxante e amnéstico, efeitos comuns a todos os benzodiazepínicos. A solução de midazolam contém 1 ou 5 mg por mL com 0,8% de cloreto de sódio e 0,1% de ededato dissódico (EDTA), além de 1% de álcool benzílico como

conservante. O pH é então ajustado, como já descrito, para 3,5 com a adição de ácido clorídrico e hidróxido de sódio.[20] O metabolismo do midazolam envolve mecanismos oxidativos microssomais hepáticos. O anel imidazólico é oxidado rapidamente pelo fígado, muito mais rapidamente do que o grupo metileno da porção diazepina de outros benzodiazepínicos. O principal metabólito é o 1-hidroximidazolam. Pequenas quantidades de 4-hidroximidazolam são formadas paralelamente e ainda menores quantidades de 1,4-diidroximidazolam podem ser detectadas. Esses metabólitos são excretados na urina conjugados com ácido glicurônico. Pequena quantidade do fármaco não metabolizada é excretada na urina.[3] A farmacocinética do midazolam encontra-se alterada significativamente em recém-nascidos sob oxigenação por membrana em circulação extracorpórea (ECMO).[21] Encontra-se pouco alterada nos pacientes nefropatas e tem alterações que necessitam de atenção no paciente obeso mórbido, com redução das doses sedativas e pré-anestésicas.[3] Quanto à extensão de utilização do midazolam em Anestesiologia por todo o mundo, entende-se a sua participação preponderante quando se examinam dados de relatório norte-americano que versa sobre medicação pré-anestésica nos EUA. De um total de 5.396 questionários enviados a anestesiologistas, membros da Associação Americana de Anestesiologia (ASA), 42%, ou seja, 2.421, responderam. Esses questionários mostraram que o midazolam foi o BDZ mais utilizado como medicação pré-anestésica, tanto em adultos como em crianças. Seu uso foi da ordem de 75% do total.[21] Corrobora com esses dados recente artigo de educação continuada da ASA. O artigo em questão versa sobre sedação e analgesia para crianças a serem submetidas a procedimentos fora do centro cirúrgico. Nesse estudo, os autores distinguem o midazolam de todos os outros fármacos disponíveis para sedação e/ou analgesia em crianças. A *Food and Drug Administration* (FDA), agência norte-americana que controla todos os fármacos nos EUA, distingue o midazolam como notável exceção, já que apenas este fármaco sedativo está aprovado para administrado em qualquer idade, em procedimentos anestésicos fora do centro cirúrgico.[22]

Embora possa ser usado como hipnótico, é utilizado primordialmente como medicação pré-anestésica e fármaco coadjuvante da indução e/ou manutenção de anestesia. Enfim, o midazolam pode ser prescrito na dose de 0,04 a 0,08 mg. kg⁻¹, pela via muscular e venosa, como medicação pré-anestésica. Além dessas vias, a via oral pode ser indicada quando ele é administrado sob a forma de solução em xa-

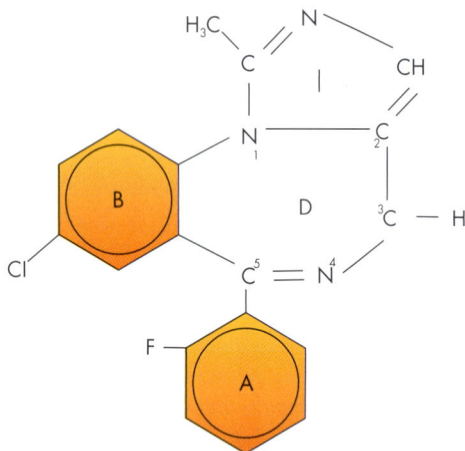

▲ **Figura 43.3** Representação esquemática da fórmula química do midazolam.

| Tabela 43.1  Parâmetros Farmacocinéticos do Midazolam. | | | | |
|---|---|---|---|---|
| **Vias de administração** | **Venosa** | **Muscular** | **Oral** | **Sublingual** |
| Biodisponibilidade (%) | 100 | 87 ± 13 | 40 ± 10 | 74,5 |
| Início de ação (min) | 0,5-2 | 2-25 | 20-30 | 5-10 |
| Ligação proteica (%) | 94-96 | N | N | N |
| T ½ α (min) | 1,8-5,4 | — | — | — |
| T ½ β (h) | 1,7-2,6 | 1,1-4,5 | N | N |
| T ½ γ (h) | 4-15 | — | — | — |
| Volume de distribuição (L.kg⁻¹) | 1,1-1,7 | N | N | N |
| Depuração plasmática (mL.kg⁻¹.min⁻¹) | 6,4-11 | N | N | N |

N = não há alteração significativa relacionada à via de administração.

rope, com sabor adocicado, sendo muito bem aceito pelas crianças. Nessa forma, a dose de midazolam varia de 0,4 a 0,8 mg.kg[-1], administrados 10 a 15 minutos antes da separação dos pais. Na indução de anestesia, a dose usual do midazolam em pacientes já pré-medicados é de 0,1 a 0,2 mg.kg[-1], por via venosa, com velocidade de infusão de 0,25 a 1 µg.kg[-1].min[-1], necessária para manter a hipnose e amnésia em combinação com agentes opioides.[3] Taxas de infusão mais altas e prolongadas resultam em acúmulo e tempo de recuperação também prolongado. Taxas de infusão mais baixas são suficientes para produzir sedação e amnésia durante anestesia local e regional.[23] É quase evidente, mas torna-se obrigatório registrar, que a dose de midazolam necessária para induzir anestesia é mais alta em pacientes que não receberam medicação pré-anestésica do que naqueles que receberam. A idade afeta a indução anestésica pelo midazolam. Pacientes a partir da 7ª década de vida, ou seja, com mais de 60 anos de idade, necessitam de menor dose de midazolam do que pacientes jovens. Já a relação existente entre estado físico (ASA) e a dose de midazolam necessária para induzir anestesia não é bem conhecida, mas muitas evidências indicam que o paciente estado físico ASA III necessita de menor dose do que aquele paciente estado físico ASA I ou II.[13]

Na sua formulação habitual, o midazolam é de sabor muito amargo, ou seja, não é palatável para crianças. No Brasil existe formulação tipo xarope desse fármaco, o que torna a administração oral para crianças algo muito mais exequível.

Em estudo prospectivo, duplamente encoberto e multicêntrico, Coté e cols.[24] estudaram 405 crianças que seriam submetidas à cirurgia eletiva. Elas receberam a formulação xarope de midazolam, por via oral, como medicação pré-anestésica. O xarope foi bem aceito por 95% das crianças e produziu sedação satisfatória em 97% dos casos. Entre os três grupos nos quais o total foi dividido, as doses variaram entre 0,25 mg.kg[-1] e 1 mg.kg[-1] por dose.[24]

Autores canadenses revisaram de forma sistemática, considerando as bases de Medicina Baseada em Evidências (MBE), 171 artigos publicados a respeito do midazolam administrado por via oral como medicação em crianças. Eles concluíram que o midazolam na dose de 0,5 mg.kg[-1] por via oral, administrado de 20 a 30 minutos antes da cirurgia, é efetivo em reduzir a ansiedade de pacientes pediátricos tanto na separação deles com os pais quanto na indução anestésica. Dessa forma, o midazolam na dose e na situação acima tem grau de recomendação A.[25]

Outros autores compararam a administração de duas formulações orais como medicação pré-anestésica em crianças de 2 a 10 anos de idade. Esses autores concluíram que a solução formulada no hospital, misturando o midazolam injetável mais um xarope inerte disponível para mistura, foi mais efetiva em sedar os pacientes e teve maior correspondência entre os níveis plasmáticos obtidos e os efeitos clínicos observados do que a formulação oral de midazolam comercialmente disponível.[26]

Vários estudos demonstraram também que o midazolam administrado por via oral como medicação pré-anestésica não alterou significativamente o tempo de despertar dos pacientes.[26]

Everitt e Barnett[27] demonstraram que tanto o diazepam quanto o midazolam, administrados por via oral em crianças

abaixo de 6 anos de idade, foram efetivos em obter sedação para sutura de emergência. Vale dizer que o midazolam, quanto à sua farmacocinética, obedece, como outros fármacos anestésicos, a variação circadiana humana. Koopmans e cols.[28] mostraram que uma dose simples de 15 mg de midazolam, administrada por via oral a voluntários sadios, apresenta grande variação do tempo de meia-vida de eliminação. Dos quatro momentos estudados: 2, 8, 14 e 20 horas, os autores observaram que o mais longo $T_{1/2}$ β (1,57 ± 0,44h) ocorria quando o midazolam era administrado às 2 horas. Já o $T_{1/2}$ β mais curto (1,26 ± 0,47h) ocorria quando o medicamento era administrado às 14 horas.

Como fármaco anestésico amplamente utilizado na atualidade, muitos estudos e análises sobre o midazolam têm surgido. Dessas análises, várias indicações de midazolam apareceram e, destas, a mais bem embasada e repetida na literatura tem sido a de que a adição de midazolam na dose de 0,4 mg.kg[-1] por via oral, como medicação pré-anestésica, reduziu a chamada agitação de emergência do sevoflurano em crianças, situação cada vez mais reportada na anestesia pediátrica.[29]

A taxa de falhas de sedação em pacientes pediátricos quando do uso do midazolam depende do comportamento e temperamento desses pacientes no pré-operatório, estando o grupo de pacientes com temperamento inflexível mais sujeito a falhas de sedação.[30]

Vários autores vêm estudando o potencial antiemético do midazolam quando administrado no intraoperatório ou no período pós-operatório para tratamento de náuseas e vômitos. A infusão contínua de midazolam (0,02 mg.kg[-1].h[-1]) tem melhor ação preventiva de náuseas e vômitos no pós-operatório de cirurgia cardíaca do que a administração de ondansetron na dose de 0,1 mg.kg[-1], por via venosa a cada 6 horas.[31]

No caso de tratamento de náuseas e vômitos no pós-operatório, a literatura mostra vários estudos colocando o midazolam em doses sub-hipnóticas como mais efetivo que o ondansetron. Outros ainda demonstraram que o midazolam associado à clonidina teve grande sucesso no tratamento da chamada síndrome do vômito recorrente, definida como uma situação de náuseas e vômitos incoercíveis em nível ambulatorial no pós-operatório, necessitando de internação por 4 ou 5 dias. Nessas situações, o midazolam administrado em infusão contínua venosa em baixas doses, associado à clonidina, mostrou-se bastante eficiente, reduzindo o período de internação para até 48 horas apenas.[32,33]

O midazolam tem sido citado em vários artigos como possível fármaco coadjuvante para uso em bloqueios espinhais, porém, em nosso meio, a Agência Nacional de Vigilância Sanitária (ANVISA) ainda não concedeu licença de uso do midazolam por essa via.[34,35]

Em relação ao gênero, o midazolam tem leve diminuição da depuração plasmática e pequeno aumento da meia-vida de eliminação no sexo feminino quando comparado ao masculino. Contudo, as mulheres têm melhor resposta neuromuscular compensatória à obstrução de vias aéreas superiores do que os homens na situação de sedação com midazolam.[36]

No caso de anestesia pediátrica praticada fora do centro cirúrgico, em recente estudo prospectivo, muito bem desenhado, envolvendo 516 pacientes pediátricos submetidos à sedação para realização de ressonância magnética nuclear, os autores concluíram que o midazolam pode ser recomendado como agente único para sedação nesses casos.[37]

Outras possíveis ações do midazolam no ser humano estão sendo investigadas e incluem até atividade antiagregante plaquetária.[38]

Deve-se atentar ao fato de que o midazolam sofre extenso metabolismo de primeira passagem, pela isoenzima do grupamento CYP3A intestinal e hepático. A biodisponibilidade parece ser dependente da dose; 35-67% com uma dose oral de 15 mg, 28-36% com 7,5 mg e 12-47% com 2 mg, possivelmente devido ao metabolismo intestinal saturável de primeira passagem.[39] Quanto às possíveis interações medicamentosas do midazolam, sabe-se que o propofol reduz a depuração plasmática do midazolam pelo fígado e o possível mecanismo é a inibição competitiva do grupamento enzimático hepático CYP3A4. Hamaoka e cols.[40] descreveram a interação já citada, e encontraram no grupo de pacientes no qual foi utilizado propofol mais midazolam uma redução na depuração plasmática do midazolam da ordem de 37% e no $(T_{\frac{1}{2}} \beta)$ da ordem de 61%, quando comparados ao grupo em que se utilizou midazolam isoladamente.[40]

Em relação às reações de hipersensibilidade, o midazolam é extremamente seguro. Menos de uma dezena de casos de angioedema e broncoespasmo ou reação anafilactoide foi relatada na literatura nesses quase 30 anos de utilização do midazolam em milhões de atos anestésicos ao redor do mundo.[41]

Quanto a outros efeitos colaterais, compilados 1.130 pacientes em 74 estudos em que o midazolam foi utilizado, ocorreram soluços com uma frequência de 5,6%, tosse 1,5% e náuseas e vômitos 3%.[3] Ainda quanto a efeitos adversos do midazolam, observa-se o chamado fenômeno paradoxal induzido pelo midazolam. Esse fenômeno caracteriza-se pela agitação, hostilidade em vez da esperada tranquilidade. Muitos relatos de caso descreveram agitação e hostilidade quando o midazolam e outros benzodiazepínicos foram utilizados em anestesia pediátrica.

A incidência de fenômeno paradoxal induzido pelo midazolam em crianças é estimada em aproximadamente 2%. Estudos farmacológicos mostraram a coexistência de componentes sedativos e estimulatórios explicando apenas em parte esse fenômeno, já que não é explicada a sua não ocorrência em 98% da população pediátrica exposta ao midazolam.[42,43]

No caso de administração do midazolam por via venosa, a amnésia anterógrada estará presente em aproximadamente 76% dos casos, sendo um efeito positivo, principalmente em pacientes submetidos a anestesias espinhais, fazendo com que não se recordem da punção lombar.[44]

A administração por via muscular do midazolam na dose de 0,1 mg.kg[-1] a 0,15 mg.kg[-1] em adultos ou crianças é também utilizada.[3] A via nasal é outra opção de administração do midazolam, como medicação pré-anestésica em crianças, na dose de 0,2 mg.kg[-1], sendo muito efetivo quanto à velocidade e à qualidade da sedação obtida, porém tem contra si o fato de causar irritação nasal em aproximadamente 70% dos pacientes que experimentaram essa via de administração.

O midazolam também pode ser administrado por via retal como medicação pré-anestésica em pacientes pediátricos na dose de 1 mg.kg[-1].[45,46]

A Tabela 43.2 apresenta os principais regimes posológicos para o midazolam.[19]

## ■ LORAZEPAM

O lorazepam, o terceiro BDZ por ordem de interesse na Anestesiologia moderna, é superado pelo midazolam e pelo diazepam na preferência de utilização pelos anestesiologistas.

Foi sintetizado em 1971 na tentativa de produzir um benzodiazepínico mais potente. É estruturalmente muito semelhante ao oxazepam, diferindo deste pela substituição de um átomo de cloro na posição 2. A solução de lorazepam (2 ou 4 mg.mL[-1]) contém 0,18 mL de propilenoglicol com 2% de álcool benzílico como conservante.[47]

O lorazepam é conjugado no fígado diretamente com ácido glicurônico (glicorunidação ou reação da fase II) para formar 5 metabólitos farmacologicamente inativos. Assim sendo, é menos afetado pela indução microsomal hepática

| Tabela 43.2 Principais Regimes Posológicos para o Midazolam. | | | |
|---|---|---|---|
| **Paciente** | **Objetivo** | **Dose de midazolam** | **Via de administração** |
| Adulto | Sedação | 0,07-0,1 (7,5-15 mg) | Oral, Sublingual |
| | | 0,07-0,1 | Muscular |
| | | 0,03-0,1 | Venosa |
| | Sedação continua | 0,03-0,1 (por hora) | Venosa |
| | Indução | 0,15-0,4 | Venosa |
| | | 0,07-0,1 (7,5 mg) | Oral, Sublingual |
| Geriátrico | Sedação | 0,025-0,05 | Muscular |
| ASA III-V | | 0,02-0,07 | Venosa |
| | Indução | 0,1-0,2 | Venosa |
| | | 0,5-0,75 | Oral |
| Pediátrico | Sedação | 0,2 | Sublingual, nasal |
| | | 0,08-0,2 | Muscular |
| | | 0,4-0,75 | Retal |
| | | 0,05-0,15 | Venosa |
| | Sedação continua | 0,06-0,12 (por hora) | Venosa |

e alguns dos outros fatores que alteram o citocromo P450 e outras enzimas da fase I. Assim, podemos afirmar que a ingestão de álcool etílico ou a administração de cimetidina altera em muito a farmacocinética do diazepam e do midazolam, mas altera muito pouco ou nada a farmacocinética do lorazepam.[48] O tempo de meia-vida de eliminação ($T_{1/2}$ b) do lorazepam está entre 11 e 22 horas, sua depuração plasmática é da ordem de 0,8 a 1,8 mL.kg$^{-1}$.min$^{-1}$ e o volume de distribuição no estado de equilíbrio está entre 0,8 e 1,3 mL.kg$^{-1}$.[49] O lorazepam é muito pouco sensível aos efeitos de idade, sexo e doença renal na sua farmacocinética. Como dito anteriormente, para o diazepam e midazolam, também o lorazepam  é afetado farmacocineticamente nos obesos. Nesses indivíduos, o volume de distribuição é aumentado e, embora a depuração plasmática não seja alterada, a meia-vida de eliminação ($T_{1/2}$ b) é prolongada devido ao retorno tardio do fármaco, nos obesos , do tecido adiposo abundante para o plasma.[50]

O lorazepam tem alta afinidade pelo receptor benzodiazepínico e sua potência relativa é igual a 5. O início de ação do lorazepam é mais lento que o do midazolam e do diazepam, provavelmente devido a sua menor lipossolubilidade. Por conseguinte, sua distribuição é também mais lenta, o que contribui para sua longa duração de ação. A dose para indução anestésica com o lorazepam é igual a 0,1 mg.kg$^{-1}$ por via venosa e a dose para sedação é igual a 0,25 mg por via venosa em doses repetidas.[47]

Como medicação pré-anestésica, o lorazepam pode ser administrado por via oral, venosa ou muscular. Por qualquer dessas vias ele tem se mostrado muito efetivo como medicação pré-anestésica em termos de ansiólise e de prevenção de eventos de memória implícita ou explícita na anestesia geral. A vantagem farmacodinâmica do lorazepam sobre seus congêneres reside no fato de produzir amnésia anterógrada por muito mais tempo. As desvantagens óbvias residem no fato de que, devido a sua longa duração de ação, o lorazepam não deve ser usado em pacientes que esperam deixar o hospital em menos de 72 horas.[42]

Apesar de carregar o propilenoglicol em sua formulação injetável, o lorazepam parece provocar menos flebite e tromboflebite que o diazepam, outro benzodiazepínico irritante de veias. A maior parte dos efeitos adversos do lorazepam está associada com a própria depressão do SNC causada por esse benzodiazepínico com grande intensidade. Esses efeitos adversos incluem lassidão, sonolência diurna excessiva, incoordenação motora e amnésia retrógrada e anterógrada.[51] Blitt[52] mostrou que muitos desses efeitos podem ser revertidos pela administração de fisostigmina, notando sempre que a duração de ação desta última é muito menor que a do lorazepam, fazendo-se necessárias doses repetidas de fisostigmina. Swart e cols.[53] fizeram interessantes estudos pesquisando os efeitos antieméticos do lorazepam em cirurgias de estrabismo em crianças e concluíram que depois de comparar o lorazepam ao droperidol, nessa situação, o lorazepam tem efeito antiemético similar ao droperidol. Além disso, no caso do lorazepam, a agitação pós-operatória foi menor do que com o droperidol. Vale dizer que o uso do lorazepam como antiemético em quimioterapia em crianças foi

o que motivou a realização deste estudo. Outro possível uso do lorazepam pode ser o de alternativa ao midazolam para sedação contínua em unidade de terapia intensiva.

Alguns estudos concluíram que o lorazepam parece ser agente sedativo de escolha para paciente crítico politraumatizado em tratamento em terapia intensiva.[54] Porém, outros autores criticam essa indicação com base em duas complicações possíveis, que surgem quando se administra lorazepam em infusão contínua. Primeiramente, a sedação prolongada, e consequente lento despertar, provocada pelo acúmulo desse fármaco quando usado dessa forma. Outra complicação diz respeito ao fato de que o lorazepam, quando administrado em infusão venosa contínua por mais de 48 horas, aumenta em muito o risco de insuficiência renal aguda provocada pelo acúmulo de propilenoglicol (diluente do lorazepam).[14,55,56]

Finalmente, o lorazepam é reconhecido na literatura como BDZ de primeira escolha no tratamento de delírio. Nessa situação, recomenda-se associação desse agente sedativo a antipsicóticos.[57]

## ■ BROMAZEPAM

O bromazepam é um BDZ bastante prescrito para pacientes idosos. Essa preferência nessa faixa etária deve-se ao seu grande poder ansiolítico desprovido de grande poder sedativo. Nessa população, quando comparado a outros BDZ administrados por via oral no pré-operatório, mostrou-se superior em relação ao clorazepato, diazepam e alprazolam em relação à redução da resistência vascular sistêmica. A ansiólise induzida pelo bromazepam na dose de 3 mg por via oral mostrou-se muito eficiente em reduzir níveis tensionais arteriais em pacientes idosos no período pré-operatório.[58]

## ■ FLUMAZENIL

O flumazenil, designado inicialmente como Ro 1501788, foi sintetizado em 1979 por Hunkeler no curso de um projeto dirigido a pesquisar novos ansiolíticos. Dentro desse projeto, a variação sistemática do benzodiazepínico resultou na criação de uma molécula que age como um potente antagonista com alta afinidade ao receptor BDZ, antagonista este que é o flumazenil. Contudo, o flumazenil entrou em investigação clínica em 1981 e foi introduzido na prática clínica em 1987.[59]

O antagonismo do flumazenil somente é efetivo contra substâncias que atuam no comando do receptor benzodiazepínico no SNC. O fármaco é inoperante quando estão presentes efeitos farmacológicos de outros depressores como barbitúricos, etomidato, propofol, cetamina e outros. Assim, o flumazenil, ao deslocar de maneira competitiva o agonista do receptor, anula os efeitos farmacológicos dos benzodiazepínicos no SNC. Quando utilizado nas doses terapêuticas de 0,1 a 0,2 mg (dose repetida até 3 mg) por via venosa, sua ação limita-se ao bloqueio reversível da ação dos BDZs. Todavia, em doses muito elevadas, sua pequena atividade intrínseca (agonista parcial) pode ser notada. Difere estruturalmente de outros benzodiazepínicos pela ausência do grupo fenila em sua molécula, a qual é substituída por um grupo carbonila. O flumazenil possui três metabólicos, resultantes de seu metabolismo no fígado, entretanto, a sua atividade ainda não é conhecida.[60] O flumazenil reverte todos os efeitos dos BDZ, como sedação, hipnose, amnésia, relaxamento muscular, depressão respiratória, disfunção psicomotora e até alterações do eletroencefalograma. Entretanto, o flumazenil é um composto de meia-vida plasmática curta (1 hora) e, sendo assim, o receptor benzodiazepínico pode ser ocupado novamente por um agonista, após o flumazenil ter se dissociado deste.[61] Por conseguinte, para reversão de estados comatosos causados por envenenamento por BDZ, tentativa de suicídio, em que altas doses de midazolam ou de outros benzodiazepínicos foram utilizadas, torna-se necessária a administração de flumazenil em infusão contínua da ordem de 30 a 60 $\mu g.kg^{-1}.min^{-1}$ ou 0,5 a 1 $\mu g.kg^{-1}$ em *bolus*, para manutenção de nível sanguíneo terapêutico desse fármaco.

A administração de 1 mg de flumazenil, diluído em 10 mL de solução fisiológica por via traqueal também é factível e eficiente.[62] A literatura sugere que a aminofilina pode ser usada para reverter a ação do midazolam, entretanto, o antagonismo resultante é menos efetivo do que do flumazenil.[63] O flumazenil deve ser utilizado com extremo cuidado nos pacientes que se utilizam cronicamente de benzodiazepínicos. Esses pacientes comumente apresentam agitação, ansiedade e desconforto quando é feito o antagonismo de efeitos dos benzodiazepínicos pelo flumazenil.[64] O flumazenil pode ser utilizado em cirurgias para correção de escoliose, em que o despertar intraoperatório faz-se necessário. Nesse caso, a combinação de midazolam em infusão contínua com flumazenil, no momento do despertar, mostrou-se superior à infusão contínua de propofol quanto ao tempo e à qualidade do despertar intraoperatório.[65]

## ▪ NOVOS BENZODIAZEPÍNICOS

Em agosto de 2012, um prestigiado periódico da área anestesiológica publicou editorial no qual se lançava a seguinte pergunta: "Nós podemos melhorar o midazolam?"

É evidente que essa pergunta teve um caráter quase desafiador. O midazolam, como exposto anteriormente, tomou o lugar do diazepam por várias razões: é hidrossolúvel, não causa dor à injeção, tem início mais rápido de ação e produz amnésia (efeito esse desejado em muitas situações na prática clínica). Seu principal metabólito, 1-hidroximidazolam, contribui em muito para ser a duração de efeito (média = 2-3h por via venosa).[66]

Assim, mesmo após a introdução e grande aceitação do midazolam na prática anestesiológica, a indústria farmacêutica continuou a pesquisar BDZs com perfis farmacocinéticos mais vantajosos do que aqueles já obtidos com a síntese do midazolam. Surgiram então no final da década de 1990 dois compostos BDZs promissores: o RO-48-6791 e o RO-48-8684. Iniciaram como promessas, mas não alcançaram sucesso. O RO-48-6791 mostrou início e duração de ação muito próximo do midazolam, sendo, entretanto, de 3 a 6 vezes mais potente.[67,68]

Já o RO-48-8684 apresentava uma duração de ação menor (= 1h) que o midazolam, mas não o suficiente para justificar substituí-lo.[69]

## Remimazolam (CNS 7056)

Em 2007 iniciam as primeiras publicações a respeito de um composto benzodiazepínico que finalmente teria o potencial de suplantar, com vantagens, o midazolam em várias situações. Esse composto inicialmente conhecido como CNS 7056, viria a ser denominado posteriormente como remimazolam.[70]

O remimazolam é um análogo do midazolam que utiliza a ligação éster em sua molécula a fim de produzir labilidade metabólica às esterases teciduais e plasmáticas. Esterases plasmáticas e teciduais são diversas e abundantes, além disso não há conhecimento de deficiência na espécie humana. Assim, o remimazolam é rapidamente hidrolisado por esterases inespecíficas a ácido carboxílico (CNS 7054), o qual tem 400 vezes menos afinidade pelo receptor GABA$_A$ do que o remimazolam. Portanto, esse metabolito não produz efeitos clínicos importantes. Mais recentemente, em 2017, estudos baseados em cromatografia líquida de ultra performance caracterizaram não só um mais cinco metabólitos do remimazolam no plasma e urina humanos. Hidrólise, glicuronidação e oxidação foram as reações metabólicas envolvidas.[71] Estudos em animais e também em humanos mostraram que o remimazolam é um potente sedativo – hipnótico, é rapidamente metabolizado tendo um tempo de meia-vida contexto – sensitivo de = 7-8 min após 2 horas de infusão venosa contínua.

Experimentalmente foi administrado remimazolam por via inalatória para roedores, estando o primeiro em combinação ou não com remifentanil. Os resultados encontrados foram encorajadores no sentido de continuar-se a pesquisa sobre novas vias e modelos de administração do remimazolam.[72]

Recente estudo comparativo duplamente encoberto, randomizado realizado 12 sítios diferentes nos EUA, mostrou larga vantagem quando do uso remimazolam sobre midazolam ou placebo na sedação de pacientes submetidos a colonoscopia. O sucesso na realização do exame estava baseado em três critérios: o término da colonoscopia, medicação de resgate desnecessária e menos que cinco doses de remimazolam ou placebo no intervalo de 15 minutos ou ainda menos do que três doses no intervalo de 12 minutos para o midazolam. Esses três critérios foram satisfeitos em 91,3% do grupo remimazolam, 25,2% do grupo midazolam e somente em 1,7% do grupo placebo. Hipóxia ocorreu em menos que 1% dos pacientes, tanto aqueles do grupo remimazolam como no grupo midazolam.[73]

Baseado nos dados existentes, o remimazolam mostra-se com grande potencial como agente sedativo para procedimentos ambulatoriais, onde a previsibilidade e rápida recuperação são altamente desejáveis. Mais estudos em humanos são necessários, muitos já estão em curso, para caracterizar mais completamente sua ação, definir regimes posológicos ideais e determinar se regimes de infusão contínua prolongados podem resultar em acúmulo de metabólitos, particularmente em pacientes com disfunção renal.[74]

A seguir, discorreremos sobre os agentes venosos barbitúricos na parte 2 desse capítulo.

# BARBITÚRICOS

## INTRODUÇÃO

Em 1864, o químico e farmacêutico Adolf von Baeyer, sintetizou o ácido barbitúrico também chamado malonilureia.

A partir do ácido barbitúrico foram sintetizados o ácido dietil-barbitúrico, utilizado na malonilurreia veterinária da época. Já em 1905, o mesmo von Baeyer foi agraciado com o prêmio Nobel por esses trabalhos de síntese de agentes barbitúricos.[75] A seguir, foram sintetizados em 1911, o fenobarbital e em 1916 o pentobarbital. Ambos utilizados no tratamento de insônia. Décadas mais tarde, compostos barbitúricos solúveis em água foram desenvolvidos. Nesse momento, disseminou-se seu uso em anestesia.[76,77]

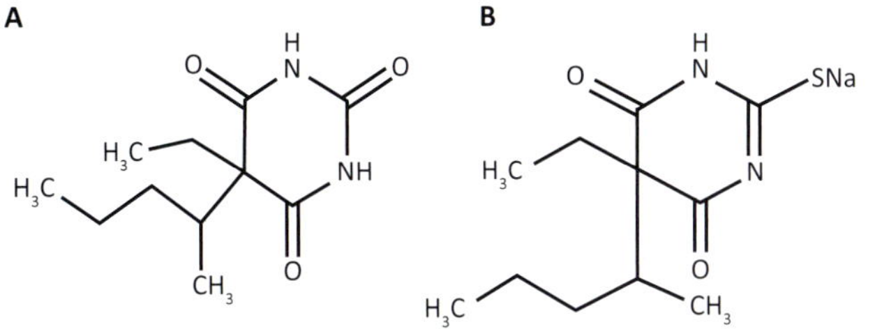

▲**Figura 43.4 (A)** Fórmula estrutural do pentobarbital. **(B)** Fórmula estrutural do tiopental.

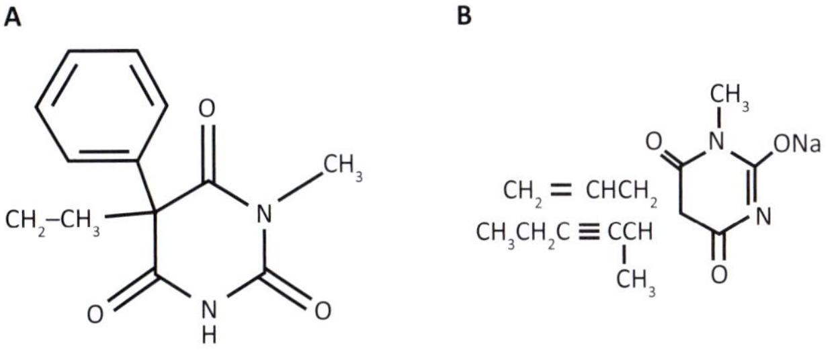

▲**Figura 43.5 (A)** Fórmula estrutural do fenobarbital. **(B)** Fórmula estrutural do metohexital.

## ■ CLASSIFICAÇÃO

Os barbitúricos podem ser classificados de acordo com sua fórmula química ou pelo seu tempo de duração de ação.

As divisões principais dos agentes barbitúricos quanto à formulação química são duas:

1. Oxi**barbitúricos:** aqueles que possuem um átomo de oxigênio na posição 2 da molécula;
2. Tio**barbitúricos:** aqueles que possuem um átomo de enxofre na posição 2 da molécula.

Quanto ao tempo de duração de ação, classificamos os 2 agentes barbitúricos em: ultracurta, curta, intermediária e longa. Temos o tiopental como modelo de ação ultracurta, o fenobarbital e o metohexital são de ação curta e o pentobarbital de ação longa. Apenas esses quatro agentes barbitúricos são disponibilizados no Brasil[78] (Figuras 43.4 e 43.5) e Tabela 43.3.

## ■ FARMACOCINÉTICA

A farmacocinética dos barbitúricos foi descrita em modelos fisiológicos e mais tarde em modelos compartimentais. Os modelos compartimentais ganharam evidência nos últimos anos.[79] Este modelo descreve a rápida redistribuição como mecanismo primário para determinar o término de ação após dose única de agentes barbitúricos. O modelo compartimental, explica o atraso de recuperação quando a infusão contínua é utilizada. Ele descreve o fenômeno através do qual a cessação do efeito torna-se mais tardia a

depender do processo mais lento de captação pelo tecido adiposo e depuração plasmática por meio do metabolismo hepático. Após infusões prolongadas, a farmacocinética do metabolismo dos barbitúricos é melhor descrita pelo modelo metabólico não linear de Michaelis-Menten.

Nas doses usuais (4-5 mg/kg), o tiopental exibe cinética de primeira ordem. Entretanto, com altas doses (300-600 mg/kg), exibe cinética de ordem zero. O volume distribuição é ligeiramente maior em paciente do sexo feminino, causando aumento na meia-vida de eliminação. A gestação também aumenta o volume de distribuição do tiopental, prolongando o tempo de meia-vida de eliminação.[80] Contrariando expectativas, a taxa de depuração plasmática do tiopental não está alterada em pacientes com cirrose hepática.[81]

Os barbitúricos, tem forte ligação com proteínas plasmáticas, o que também tem influência no tempo de ação. A excreção renal é tanto menor quanto maior for essa ligação. Uremia, hipovolemia, hipoalbuminemia, acidose aumentam a fração de droga livre de barbitúricos. A eliminação dos barbitúricos é renal e sua metabolização hepática por oxidação de radicais da posição C5, por enzimas do conjunto citocromo P450. A meia-vida de eliminação é bastante longa, de 24-72 horas, salientando que o tempo de ação é bem

| Tabela 43.3 Doses Recomendadas de Agentes Barbitúricos para Indução e Manutenção Anestésica. | | | |
|---|---|---|---|
| **Droga** | **Dose de indução (mg/kg)** | **Início de ação (seg)** | **Manutenção de infusão intravenosa** |
| Tiopental | 3-4 | 10-30 | 50-10 mg a cada 10-12 min |
| Metohexital* | 1-1,5 | 10-30 | 20-40 mg a cada 4-7 min |

*mais utilizado em Medicina Veterinária.

mais curto, devido a redistribuição rápida dos barbitúricos, como citado anteriormente neste capítulo.[82]

# FARMACODINÂMICA E MECANISMO DE AÇÃO

O mecanismo de ação dos barbitúricos é explicado pela interação destes com um sítio alostérico do receptor GABAA (ácido gama-aminobutírico A). Dessa interação resulta um aumento de tempo de abertura dos canais de cloreto ativados pelo GABA. Não ocorre aumento da condutância do canal ou alteração na frequência de abertura. Os canais de cloreto podem ser ativados, mesmo na ausência de GABA, apenas com altas doses de barbitúricos. Um exceção são os neonatos, a ação despolarizante do GABA nos neurônios, potencializada por barbitúricos pode provocar efeito excitatório (convulsões), por conta da alta concentração de cloreto intraneural nesses pacientes. Os barbitúricos inibem canais iônicos voltagem dependentes, como canais de sódio e cálcio. Assim, provocam depressão cardiovascular acentuada mesmo em doses clínicas usuais, sendo os tiobarbitúricos aqueles com efeitos mais intenso no sistema cardiovascular. Os barbitúricos pela sua alta lipossolubilidade atravessam rapidamente a barreira hematoencefálica. Importante ressaltar que não apresentam nenhum efeito analgésico, não inibindo, portanto, quaisquer respostas hemodinâmicas a dor. Também atravessam facilmente a barreira placentária, como também podem ser encontrados no leite materno. As vias de administração podem ser: venosa, oral, gástrica (por sonda), retal e intramuscular. Com uso repetido, ocorre indução enzimática hepática levando a tolerância.[83]

# FENOBARBITAL

O fenobarbital, também chamado metilfenobarbital, é muito usado como anticonvulsivante em crianças. Possui ótima absorção pelo trato gastrointestinal, da ordem maior que 80%. Assim, é mais utilizado por via oral mesmo existindo a apresentação em solução injetável. Em 8-12 horas ocorre o pico de concentração plasmática com início de ação após 30 minutos da ingestão oral. A duração de ação é de 5-6 horas por via oral, é metabolizado pelo fígado como os outros barbitúricos, sendo que de 30 a 50% da droga é excretada inalterada na urina.[84]

# PENTOBARBITAL

O pentobarbital é menos lipofílico que seu congênere tiopental. O primeiro é um oxibarbitúrico, que pela presença do oxigênio tem seu início de ação e sua meia-vida de eliminação prolongadas. Tem início de ação de 1 minuto por via venosa e de 15-25 minutos por via intramuscular. A meia-vida de eliminação chega até 60 horas, sendo muito pouco utilizado atualmente na anestesiologia.[85]

# TIOPENTAL

O tiopental é apresentado como um pó de uma mistura racêmica de estereoisômeros S(-) e R(+) de pH bastante alto, hidrossolúvel e com carbonato de sódio como tampão. A reconstituição deve ser feita com solução de cloreto de sódio a 0,9%, glicose a 5% ou água destilada. Quando diluído em concentrações abaixo de 2%, em água destilada a solução torna-se hipotônica podendo ocorrer hemólise. A solução de tiopental quando diluída pode ser conservada em geladeira por até uma semana. Essa solução se precipita quando misturada a agentes como opioides ou bloqueadores neuromusculares. O início de ação é de 30-40 segundos (via venosa), a duração de ação de 5-8 minutos e a meia-vida de eliminação de 7-17 horas.[86]

Finalmente, devemos conhecer os efeitos adversos e contraindicações do uso dos barbitúricos. Estes podem provocar hipocortisolismo por indução hepática, inibição da função hipofisária com consequente insuficiência adrenal, quando do uso crônico. Nessa situação podem ocorrer osteomalácia, lesões cutâneas, agranulocitose, leucopenia, trombocitopenia, anemia megaloblástica, reforçando que são complicações raras.

Pacientes com enfisema pulmonar moderado/grave, mixedema, insuficiência renal, *cor pulmonale* e porfiria aguda intermitente tem contraindicação para uso de barbitúricos.[87]

## REFERÊNCIAS

1. Randall LO, Schallek W, Heise GA, Keith EF, Bagdon RE. The phychosedative properties of methaminodiazepoxide. J Pharmacol Exp Ther. 1960; 129:163-171.
2. Walser A, Benjamin L, Flynn T, Mason C, Schwartz RS, Fryer RI. Quinzolines and 1, 4-benzodiazepines. 84. Synthesis and reactions of imidazo (1, 5) (1.4)-benzodiazepines. J Org Chem. 1978; 43(5):936-944.
3. Reves JG, Fragen RJ, Vinik HR, Greenblatt DJ. Midazolam: pharmacology and uses. Anesthesiology. 1985; 62(3):310-324.
4. Möhler H, Richards JG. The benzodiazepine receptor: a pharmacological control element of brain function. Eur J Anaesthesiol Suppl. 1988; 2:15-24.
5. Stovner J, Endresen R. Intravenous anesthesia with diazepam. Acta Anaesthesiol Scand Suppl. 1966; 24:223-227.
6. Greenblatt DJ, Shader RI. Benzodiazepines in clinical practice. New York: Raven Press, 1974. p. 1.
7. Greenblatt DJ, Shader RI, Divoll M, Harmatz JS. Benzodiazepines: a summary of pharmacokinetic properties. Br J Clin Pharmacol. 1981; 11(Suppl 1):11S-16S.
8. Forster A, Gardaz JP, Suter PM, Gemperle M. Respiratory depression by midazolam and diazepam. Anesthesiology. 1980; 53(6):494-497.
9. Stovner J, Endresen R. Intravenous anesthesia with diazepam. Acta Anaesthesiol Scand Suppl. 1966; 24:223-227.
10. Auler JOC, Rodrigues GA, Pereira JCD. Avaliação da saturação periférica de oxigênio, antes e após midazolam como medicação pré-anestésica em pacientes com insuficiência coronariana. Rev Bras Anestesiol. 1997; 47(1):22-28.
11. Koga Y, Sato S, Sodeyama M, Takahashi M, Kato M, Iwatsuki N, et al. Comparison of the relaxant effects of diazepam, flunitrazepam and midazolam on airway smooth muscle. Br J Anaesth. 1992; 69(1):65-69.
12. Ng E, Klinger G, Shah V, Taddio A. Safety of benzodiazepines in newborns. Ann Pharmacother. 2002; 36(7-8):1150-1155.
13. Lauria CE, Leme NSC, Cheibub ZB. A pré-injeção de lidocaína diminui a dor da administração venosa do diazepam. Rev Bras Anestesiol. 1989; 39(3):195-198.
14. Arcangeli A, Antonelli M, Mignani V, et al. Sedation in PACU: the role of benzodiazepines. Curr Drug Targets. 2005; 6(7):745-748.
15. Horinek EL, Kiser TH, Fish DN, et al. Propylene glycol accumulation in critically ill patients receiving continuous intravenous lorazepam infusions. Ann Pharmacother. 2009; 43(12):1964-1971.
16. Inomata S, Nagashima A, Itagaki F, et al. CYP2C19 genotype affects diazepam pharmacokinetics and emergence from general anesthesia. Clin Pharmacol. 2005; 78(6):647-655.
17. Martinez JL, Sutters KA, Waite S, et al. A comparison of oral diazepam versus midazolam, administered with intravenous meperidina, as premedication to sedation for pediatric endoscopy. J Pediatr Gastroenterol Nutr. 2002; 35(1):51-58.

18. Urquhart ML, White PF. Comparison of sedative infusions during regional anesthesia-- methohexital, etomidate, and midazolam. Anesth Analg. 1988; 68(3):249-254.
19. Santos EJA, Portella AAV. Midazolam. Anestesia Venosa. 2004; 1:83-109.
20. Greenblatt DJ, Shader RI, Abernethy DR. Drug therapy. Current status of benzodiazepines. New Engl J Med. 1983; 309(6):354-358.
21. Mulla H, McCormack P, Lawson G, et al. Pharmacokinetics of midazolam in neonates undergoing extracorporeal membrane oxygenation. Anesthesiology. 2003; 99(2):275-282.
22. Kaplan RF. Sedation and analgesia for children undergoing procedures outside the operating room. ASA. 2000; 7:69-79.
23. Urquhart ML, White PF. Comparison of sedative infusions during regional anesthesia – methohexital, etomidate, and midazolam. Anesth Analg. 1988; 68(3):249-254.
24. Coté CJ, Chen IT, Suresh S, et al. A comparison of three doses of a commercially prepared oral midazolam syrup in children. Anesth Analg. 2002; 94(1):37-43.
25. Cox RG, Nemish U, Ewen A, et al. Evidence-based clinical update: does premedication with oral midazolam lead to improved behavioural outcomes in children? Can J Anesth. 2006; 53(12):1213-1219.
26. Brosius KK, Bannister CF. Oral midazolam premedication in preadolescents and adolescents. Anesth Analg. 2002; 94(1):31-36.
27. Everitt IJ, Barnett P. Comparison of two benzodiazepines used for sedation of children undergoing suturing of a laceration in an emergency department. Pediatr Emerg Care. 2002; 18(2):72-74.
28. Koopmans R, Dingemanse J, Danhof M, et al. The influence of dosage time of midazolam on its pharmacokinetics and effects in humans. Clin Pharmacol Ther. 1991; 50(1):16-24.
29. Ko YP, Huang CJ, Hung YC, et al. Predication with low-dose oral midazolam reduces the incidence and severity of emergency agitation in pediatric patients following sevoflurane anesthesia. Acta Anaesthesiol Sin. 2001; 39(4):169-177.
30. Isik B, Baygin O, Kapci EG, et al. The effects of temperament and behaviour problems on sedation failure in anxious children after midazolam premedication. Eur J Anaesthesiol. 2009; 27(4):336-340.
31. Sanjay OP, Tauro DI. Midazolam: an effective antiemetic after cardiac surgery - a clinical trial. Anesth Analg. 2004; 99(2):339-343.
32. Palmer GM, Cameron DJ. Use of intravenous midazolam and           clonidine in cyclical vomiting syndrome: a case report. Pediatr Anaesth. 2005; 15(1):68-72.
33. Unlugenc H, Guler T, Gunes Y, et al. Comparative study of the antiemetic efficacy of ondansetron, propofol and midazolam in the early postoperative period. Eur J Anaesthesiol. 2004; 21(1):60-65.
34. Yaksh TL, Allen JW. The use of intrathecal midazolam in humans: a case study of process. Anesth Analg. 2004; 98(6):1536-1545.
35. Tucker AP, Lai C, Nadeson R, et al. Intrathecal midazolam I: a cohort study investigating safety. Anesth Analg. 2004; 98(6):1512-1520.
36. Ayuse T, Hoshino Y, Kurata S, et al. The effect of gender on compensatory neuromuscular response to upper airway obstruction in normal subjects under midazolam general anesthesia. Anesth Analg. 2009; 109(4):1209-1218.
37. Singh R, Kumar N, Vajifdar H. Midazolam as a sole sedative for computed tomography imaging in pediatric patients. Paediatr Anaesth. 2009; 19(9):899-904.
38. Sheu JR, Hsiao G, Luk HN, et al. Mechanisms involved in the antiplatelet of activity of midazolam in human platelets. Anesthesiology. 2002; 96(3):651-658.
39. Nugent M, Artru AA, Michenfelder JD. Cerebral Metabolic, vascular and protective effects of midazolam maleate: Comparison to diazepam. Anesthesiology, 1982, 56:172-176.
40. Hamaoka N, Oda Y, Hase I, et al. Propofol decreases the clearance of midazolam by inhibiting CYP3A4: an in vivo and in vitro study. Clin Pharmacol Ther. 1999; 66(2):110-117.
41. Fujita Y, Ishikawa H, Yokota K. Anaphylactoid reaction to midazolam. Anesth Analg. 1994; 79(4):811-812.
42. Weinbroum AA, Szold O, Flaishon R, et al. The midazolam-induced paradox phenomenon is reversible by flumazenil. Epidemiology, patient characteristics and review of the literature. Eur J Anesthesiol. 2001; 18(12):789-797.
43. Lau CE, Wang Y, Ma F. Pharmacokinetic-pharmacodynamic modeling of the coexistence of stimulatory and sedative components for midazolam. Eur J Pharmacol. 1998; 346(2-3):131-144.
44. Tonelli D, Canga JC, Vasconcellos JC. Efeito amnéstico do midazolam venoso. Estudo clínico de 38 casos. Rev Bras Anestesiol. 1993; 43(2):103-105.
45. Conceição MJ, Roberge FX. Midazolam por via retal em pacientes pediátricos. Rev Bras Anestesiol. 1988; 38(3):237-240.
46. Griffith N, Howell S, Mason DG. Intranasal midazolam for premedication of children undergoing day-case anaesthesia: comparison of two delivery systems with assessment of intra-observer variability. Br J Anaesth. 1998; 81(6):865-869.
47. Arendt RM, Greenblatt DJ, de Jong RH, et al. In vitro correlates of benzodiazepine cerebrospinal fluid uptake, pharmacodynamic action and peripheral distribution. J Pharmacol Exp Ther. 1983; 227(1):98-106.
48. Klotz U, Reimann I. Elevation of steady-state diazepam levels by cimetidina. Clin Pharmacol Ther. 1981; 30(4):513-517.
49. Reves JG. Benzodiazepines. In: Prys-Roberts C. Hugg tific. Boston: Publications, 1984. p. 157.
50. Greenblatt DJ, Abernethy DR, Locniskar A, et al. Effect of age, gender, and obesity on midazolam kinetics. Anesthesiology. 1983; 61(1):27-35.
51. Khalil SN, Berry JM, Howard G, et al. The antiemetic effect of lorazepam after outpatient strabismus surgery in children. Anesthesiology. 1992; 77(5):915-919.
52. Blitt CD. Clinical pharmacology of lorazepam. Contemp Anesth Pract. 1983; 7:135-145.
53. Swart EL, van Schijndel RJ, van Loenen AC, et al. Continuous infusion of lorazepam versus midazolam in patients in the intensive care unit: sedation with lorazepam is easier to manage and is more cost-effective. Crit Care Med. 1999; 27(8):1461-1465.
54. McCollam JS, O'Neil MG, Norcross ED, et al. Continuous infusions of lorazepam, midazolam, and propofol for sedation of the critically ill surgery trauma patient: a prospective, randomized comparison. Crit Care Med. 1999; 27(11):2454-2458.
55. Cawley MJ. Short-term lorazepam infusion and concern for propylene glycol toxicity: case report and review. Pharmacotherapy. 2001; 21(9):1140-114.
56. Hayman M, Seidl EC, Ali M, et al. Acute tubular necrosis associated with propylene glycol from concomitant administration of intravenous lorazepam and trimethoprim--sulfamethoxazole. Pharmacotherapy. 2003; 23(9):1190-1194.
57. Attard A, Ranjith G, Taylor D. Delirium and its treatment. CNS Drugs. 2008; 22(8):631-644.
58. Erb T, Sluga M, Hampl KF, et al. Preoperative anxiolysis with minimal sedation in elderly patients: bromazepam or clorazepate-dipotassium? Acta Anaesthesiol Scand. 1998; 42(1):97-101.
59. Amrein R, Hetzel W, Gerecke M, et al. Clinical pharmacology of dormicum (midazolam) and anexate (flumazenil). Resuscitation. 1988; 16(Suppl):S5-27.
60. Pereira PMP, Carvalhaes TCLP. Ação antagonista do flumazenil sobre o midazolam. Rev Bras Anestesiol. 1991; 41(6):369-375.
61. Castiglia YMM, Vianna PTG, Braz JRC. Antagonismo do flumazenil ao flunitrazepam. Rev Bras Anestesiol. 1993; 43(5):297-302.
62. Palmer RB, Mautz DS, Cox K, et al. Endotracheal flumazenil: a new route of administration for benzodiazepine antagonism. Am J Emerg Med. 1998; 16(2):170-172.
63. Bedin A, Silva JIJ, Videira RLR. A aminofilina antagoniza a ação do midazolam. Rev Bras Anestesiol. 1994; 44(5):309-314.
64. Bianchi G, Stenier P. A clinical double-blind study of flumazenil, antagonist of benzodiazepines, in loco-regional anesthesia. Acta Anaesthesiol Belg. 1992; 43(2):121-129.
65. Koscielniak-Nielsen ZJ, Stens-Pedersen HL, Hesselbjerg L. Midazolam-flumazenil versus propofol anaesthesia for scoliosis surgery with wake-up tests. Acta Anaesthesiol Scand. 1998; 42(1):111-116.
66. Sneyd JR. Remimazolam: new beginnings or just a me-too? Anesthesia and Analgesia. 2012; 115(2):217-219.
67. Hering W, Ihmsen H, Albrecht S, et al. RO 48-6791– a short acting benzodiazepine. Pharmacokinetics and pharmacodynamics in young and old subjects in comparison to midazolam. Anaesthesist. 1996; 45(12):1211-1214.
68. Dingemanse J, Häussler J, Hering W, et al. Pharmacokinetic-pharmacodynamic modeling of the EEG effects of Ro 48-6791, a new short-acting benzodiazepine, in young and elderly subjects. Br J Anaesth. 1997; 79(5):567-574.
69. van Gerven JM, Roncari G, Schoemaker RC, Massarella J, Keeaast P, Kooyman H, et al. Integrated pharmacokinetocs and pharmacody-namics of Ro 48-8684, a new benzodiazepine, in comparison with midazolam during first administration to healthy male subjects. Br J Clin Pharmacol. 1997; 44(5):487-493.
70. Goudra BG, Singh PM. Remimazolam: The future of its sedative potential. Saudi Journal of Anesthesia. 2014; 8(3):388-391.
71. Zhou Y, Hu P, Jiang J. Metabolite chacterization of a novel sedative drug, remimazolam in human plasma and urine using ultra high-performance liquid chromatography coupled with synapt high-definition mass spectrometry – J Pharm Biomed Anal. 2017; 137:78-83.
72. Bevans T, Deering-Rice C, Stockmann C, Rower J, Sakata D, Reilly C. Inhaled Remimazolam Potentiates Inhaled Remifentanil in Rodents. Anesth Analg. 2017; 124(5):1484-1490.
73. Rex DK, Bhandari R, Desta T, DeMicco MP, Schaeffer C, Etzkorn K, et al. A phase III study evaluating the efficacy and safety of remimazolam (CNS 7056) compared with placebo and midazolam in patients undergoing colonoscopy – Pr Gastrointest Endosc. 2018; 88(3):427-437.
74. Chitilian HV, Eckenhoff RG, Raines DE. Anesthetic drug development: Novel drugs and new approaches. Sur Neurol Int. 2013; 4(Suppl 1):S2-S10.
75. Löscher W, Rogawski MA. How theories evolved concerning the mechanism of action of barbiturates. Epilepsia. 2012; 53 Suppl8:12-25.
76. Corssen G, Reves J, Stanley T: Dissociative anesthesia. In: Intravenous Anesthesia and Analgesia. Pliladelphia: Lea & Febiger, 1988. p. 99.
77. Halford F. A critique of intravenous anestesia in was sugery. Anesthesiology. 1943; 4:67-69.
78. Mahisekar UL, Callan CM, Derasari M, Kirkpatrick, AF. Infusion of large particles of thipental sodium during anesthesia induction. J Chin Anesth. 1994; 6(1):55-58.
79. Henthorn T, Avram M, Krejcie T. Intravascular mixing and drug distribution: The concurrent disposition of thiopental and indocyanine green. Clin Pharmacol Ther. 1989; 45(1):56-65.
80. Christensen J, Andreasen F, Jansen J. Pharmacokinetics of thiopentone in a group of young women and a group of young men. Br J Anesth. 1980; 52(9):913-918.

81. Pandele G, Chaux F, Salvadori C, Farinotti M, Duvaldestin P. Thiopental pharmacokinetics in patients with cirrhosis. Anesthesioloy 59(2):123-126.
82. Toner W, Howard P, McGowan W, Dundee J. Another look at acute tolerance of thiopentone. Br J Anaesth. 1980; 52(10):1005-1008.
83. Tanelian DL, Kosek P, Mody I, MacIver MB. The role of the GABA, receptor/cloride channel complex in anesthesia. Anesthesiology. 2007; 78(4):757-776.
84. Boylan GB, Rennie JM, Pressler RM, Wilson G, Morton M, Binnie CD. Phenobarbitone, neonatal seizures, and video-EEG. Arch Dis Child Fetal Neonatal Ed. 2002; 86(3):F165--F170.
85. Zeller A, Arras M, Jurd R, et al. Identification of a molecular target mediating the general anesthetic actions of pentobarbital. Mol Pharmacol. 2007; 71(3):852-859.
86. Burch P, Stanski D. The role of metabolism and protein binding in thiopental anesthesia. Anesthesiology. 1983; 58(2):146-152.
87. Harwood CT, Mason JW. Acute effects of tranquilizing drugs on the anterior pituitary-ACTH mechnism. Endocrinology. 1957; 60(2):239-246.
88. Stuttgen G. Toxic epidermal necrolysis provoked by barbiturates. Br J Dermatol. 1973; 88(3):291-294.
89. Balon R, Berchou R. Hematologic side effects of psychotropic drugs. Psychosomatics. 1986; 27(2):119-120. p. 125-127.

# 44

# Hipnóticos: Propofol, Etomidato, Cetamina e Alfa 2 Agonistas

Marcos Antonio Costa de Albuquerque ▪ Thiana Yamaguti

Airton Bagatini ▪ Carlos Rogério Degrandi Oliveira

## INTRODUÇÃO

Os hipnóticos venosos são fármacos estratégicos para realização de procedimentos anestésicos, e podem ser utilizados na anestesia geral, na sedação, no tratamento da dor, e alguns como adjuvantes nos diversos tipos de bloqueios anestésicos.

## ▪ PROPOFOL

### Características Físico-químicas

O propofol (2,3-diisopropilfenol) é um alcalifenol com propriedades hipnóticas. Esse grupo farmacológico é composto de substâncias insolúveis em solução aquosa, porém altamente lipossolúveis em temperatura ambiente. Várias formulações de propofol são produzidas, mas a mais comumente usada é a preparada em solução a 1% ou 2% em emulsão leitosa branca, constituída de 10% de óleo de soja, 2,25% de glicerol e 1,2% de fosfato purificado de ovos. Essa solução tem um pH de 7,0, sendo discretamente viscosa, estável à luz solar e à temperatura ambiente, podendo ser diluída em solução salina a 0,9%.[1] Todas as formulações disponíveis comercialmente são estáveis na temperatura da sala cirúrgica, não são sensíveis à luz e podem ser diluídas com 5% de dextrose em água. As concentrações de propofol podem ser medidas tanto no sangue total quanto no ar exalado.

Como o propofol é formulado num veículo lipídico, pode apresentar crescimento de microrganismos. Há relatos mundiais de contaminação microbiana extrínseca do propofol que levaram a surtos de infecção hospitalar pós-operatória significativa. Por isso, é essencial que os profissionais sigam rigorosos cuidados de assepsia no manuseio do propofol. O medicamento em suas apresentações pode ser comercializado em associação ao Edetato Dissódico (EDTA) ou ao metabissulfito de sódio. A fim de reduzir o risco de tal contaminação, o EDTA apresenta-se como um aditivo antimicrobiano adequado, com a capacidade de suprimir o crescimento de microrganismos sem comprometer a segurança clínica, a eficácia ou a estabilidade da emulsão.[2] O metabissulfito de sódio apresenta ação microbiológica insuficiente ao pH do propofol, podendo desencadear a desestabilização da emulsão a um pH microbiologicamente ativo[3] e provocar a dimerização da molécula de propofol. A possível sensibilidade e reação alérgica aos sulfitos devem impor advertências aos produtos farmacêuticos que contêm sulfitos, incluindo metabissulfito de sódio.[4]

### Mecanismo de Ação

Os estudos mostram que as ações da maioria dos anestésicos venosos ocorrem por meio da interação com o sistema neurotransmissor inibitório do ácido Gama-aminobutírico (GABA), exceto a cetamina, que tem sua ação ligada ao N-metil-D-aspartato (NMDA). O mecanismo molecular dos efeitos do propofol sobre o Sistema Nervoso Central (SNC) sugere que, assim como os outros depressores do SNC (barbitúricos, etomidato), ele ativa o complexo ionóforo do receptor GABA. Em concentrações clinicamente relevantes, o propofol aumenta a condutância ao cloro. No entanto, em altas concentrações, a dessensibilização do receptor GABA resulta na supressão do sistema inibitório.[6] Existe ainda a ação do propofol em receptores inibitórios do tipo GABAérgicos, glicinérgicos e glutamatérgicos, que explicam outras ações do propofol.[7]

### Farmacocinética

A farmacocinética do propofol pode ser alterada por vários fatores, tais como idade avançada, obesidade, doenças preexistentes e utilização de medicação concomitante. Quando comparados com adultos jovens, os idosos apresentam diminuição do *clearance* do propofol, mas menor volume no compartimento central. As crianças têm maior volume no compartimento central (50%) e *clearance* mais elevado (25%) que o de adultos, enquanto as mulheres têm volume de distribuição e *clearance* mais elevados que os homens, porém meia-vida de eliminação semelhante.[1]

As doenças hepáticas parecem implicar em tempo maior para atingir uma situação de equilíbrio na concentração do fármaco no compartimento central por causa do maior volume desse compartimento nos hepatopatas. Nessa situação clínica, o *clearance* do propofol não é alterado, e a meia-vida de eliminação é discretamente elevada. As doenças renais não alteram a farmacocinética do propofol.

O propofol apresenta um *clearance* metabólico extremamente rápido, sugerindo sítios de metabolismo e eliminação extra-hepáticos. O *clearance* compartimental do propofol gira em torno de 3 a 4 L.min$^{-1}$.70 kg$^{-1}$, um valor aproximado de 60% a 80% do débito cardíaco, sugerindo que a distribuição dessa substância no organismo seja realizada pelo débito cardíaco e pela perfusão tissular. A elevação da lipossolubidade do propofol implica grande deposição dele nos músculos e gorduras por um mecanismo de redistribuição rápida.

## Meia-vida de Eliminação ($t_{1/2}$ β) e Meia-vida Contexto-sensível

Os modelos farmacocinéticos tricompartimentais evidenciam uma meia-vida rápida (π) e lenta (α) de distribuição para o propofol de 1 a 8 minutos e 30 a 70 minutos, respectivamente, e uma meia-vida de eliminação (β) de 4 a 24 horas.[8] Esse longo tempo de eliminação é o indicativo da presença de um compartimento profundo com perfusão limitada, fato que resulta em um retorno lento do propofol para o compartimento central. Depois de um *bolus*, os níveis de propofol no sangue total diminuem rapidamente em consequência da redistribuição e eliminação.[5]

Como a queda na concentração sérica de propofol necessária para o despertar dos pacientes é geralmente menor do que 50%, essa recuperação permanece rápida, mesmo após longos períodos de infusão contínua.[9]

O etomidato, o propofol e a cetamina têm meia-vida significativamente mais curta do que o tiopental e o diazepam, e isso os torna mais adequados para infusão prolongada.[5]

A constante de equilíbrio para o propofol com base na supressão da atividade do Eletroencefalograma (EEG) é aproximadamente de 0,3 minutos, e a meia-vida de equilíbrio ($t_{1/2}ke_0$) entre a concentração de plasma e efeito EEG é de 2,5 minutos.[5]

## Volumes de Distribuição

Comparando os Volumes de Distribuição (Vd) periférica do propofol com os de outros agentes venosos, fica evidente que seu grande Vd ocorre principalmente no terceiro compartimento – V3 (202 litros).[8] Também se evidencia com o propofol um intenso *clearance*, tanto intercompartimental em V3 quanto de eliminação, sendo este último mais elevado que o fluxo sanguíneo hepático. Essas diferenças farmacocinéticas resultam em um perfil da curva de relação da concentração sérica-tempo diferente dos outros anestésicos venosos em uso clínico. A queda rápida na concentração sérica de propofol prevê uma concentração relativa, cinco vezes menor que a inicial, no momento em que é atingida a fase final da distribuição lenta.[1]

## Metabolismo

O propofol é metabolizado primariamente por conjugação com glicuronídeos e sulfatos – reações hepáticas da fase II –, resultando em metabolitos inativos, os quais são eliminados rapidamente pela urina.[5] Menos de 1% é eliminado de forma *in natura* pela urina, sendo 2% eliminados pelas fezes.[1] Seu *clearance* de eliminação é maior que o fluxo sanguíneo hepático (1.500 mL.min$^{-1}$).[8] Estudos com cateterização da veia hepática, com objetivo de avaliar o *clearance* hepático do propofol, mostram que somente a metade do *clearance* total foi realizada por essa via, e a outra metade é feita de maneira extra-hepática.

O local extra-hepático mais importante do metabolismo de propofol é o rim. O metabolismo renal é responsável por até 30% da depuração do propofol, e isso explica o seu rápido apuramento, o que excede o fluxo sanguíneo hepático. Os pulmões também podem desempenhar um papel no metabolismo extra-hepático de propofol.[5]

## Farmacodinâmica

### Efeitos no SNC

Doses elevadas de propofol podem ser administradas para induzir e manter a inconsciência, deprimindo a atividade elétrica do EEG de maneira dose-dependente, podendo chegar até a abolição da atividade elétrica cerebral. Essa elevação das doses diminui a amplitude e aumenta a latência dos potenciais evocados somatossensoriais. Entretanto, as infusões de propofol associadas a opioides podem ser utilizadas em pacientes neurocirúrgicos que estão sendo monitorados potenciais evocados.[10]

No período de indução anestésica com propofol, podem aparecer algumas alterações do tipo contrações tônico-clônicas, que parecem estar relacionadas ao antagonismo à glicina e à consequente ativação do sistema extrapiramidal em nível subcortical. O propofol diminui o fluxo sanguíneo cerebral, o consumo de oxigênio no cérebro e a pressão intracraniana, podendo ser utilizado como agente de indução em neurocirurgia.[9]

A diminuição da pressão intracraniana é acompanhada de aumento da resistência vascular cerebral, mantendo a pressão de perfusão; assim, a ação vasodilatadora dos agentes voláteis e do $N_2O$ pode ser reduzida.[11]

O mecanismo exato e a localização das mudanças que estão associadas à mudança de consciência para o estado inconsciente ainda não são totalmente compreendidos. Alguns especialistas sugerem que o adequado funcionamento dos circuitos de excitação do tronco encefálico-tálamo-cortical é crítico, enquanto outros investigadores afirmam que a consciência está mais relacionada à atividade de associação córtex frontoparietal. Por meio de sua ação sobre os receptores GABA no hipocampo, o propofol inibe a liberação de acetilcolina no hipocampo e no córtex pré-frontal. O sistema $\alpha_2$-adrenorreceptor também parece desempenhar um papel indireto nos efeitos sedativos do propofol.[5]

As propriedades amnésicas do propofol estão amplamente descritas na literatura. A memória explícita parece ser a mais afetada e de maneira dose-dependente. Os efeitos amnésicos do propofol não parecem ser causados por interferência na codificação da memória, mas uma dose baixa de propofol demonstrou induzir amnésia sem prejuízo no comportamento. O mecanismo neural exato da amnésia induzida por propofol em um paciente consciente ainda precisa ser elucidado.[12]

O propofol pode atuar como ansiolítico pré-operatório, em substituição ao benzodiazepínico para reduzir os tempos de recuperação e alta. O mecanismo exato dessa ansiólise ainda não é conhecido. A inibição da atividade da 5-HT no hipocampo ou Oxidonítrico-sintase Induzida (iNOS) no hipotálamo, amígdala e hipocampo podem ser os mecanismos envolvidos.[12]

## Efeitos cardiovasculares

O propofol é importante depressor do aparelho cardiovascular, sendo mais depressor que o tiopental.[13] Dependendo da dose de indução, o propofol reduz de 15% a 30% a Pressão Arterial Sistólica (PAS), a Diastólica (PAD) e a Média (PAM). Esse efeito é acentuado pela administração de analgésicos opioides, principalmente em pacientes idosos e hipovolêmicos, assim como naqueles com função de Ventrículo Esquerdo (VE) limitada.[14,15]

O propofol diminui o débito cardíaco, a resistência vascular sistêmica e o volume sistólico de ejeção. Concomitantemente, deprime a contratilidade miocárdica de maneira dose-dependente. Também diminui a pré e a pós-carga cardíacas por ação direta na musculatura lisa vascular (arterial e venosa) e por diminuição do tônus simpático. Essa diminuição da resistência vascular sistêmica depende da dose e da velocidade de injeção, podendo chegar a 50% de queda – o que geralmente ocorre por volta do quinto minuto, com uma leve melhora espontânea nos momentos subsequentes, após uma dose em *bolus*. Isso ressalta a importância da observação de duas precauções: a injeção lenta e a administração de líquidos por via venosa antes da injeção do propofol.[1]

O propofol diminui a demanda de oxigênio pelo miocárdio, o fluxo sanguíneo miocárdico e a resistência vascular miocárdica, resultando na manutenção da estabilidade na relação oferta-demanda de oxigênio ao miocárdio. Devido ao seu efeito vagotônico, a frequência cardíaca tende a diminuir com a utilização desse fármaco.

Elevadas concentrações de propofol abolem o efeito inotrópico de estimulação α-, mas não β-adrenorreceptor, e aumentam o efeito lusotrópico (relaxamento) de estimulação β-adrenorreceptor. Clinicamente, o efeito depressor do miocárdio e a vasodilatação dependem da dose e da concentração plasmática.[5] O propofol é um vasodilatador, pois reduz a atividade simpática.

## Efeitos respiratórios

O propofol é um depressor respiratório de ação central que deprime a frequência e a profundidade da respiração. Apneia ocorre após a administração de uma dose de indução de propofol. A incidência e a duração da apneia dependem da dose, da velocidade de injeção e da medicação pré-anestésica concomitante.

A incidência de apneia no período de indução com o propofol é comparável à observada com os barbitúricos, e ela tende a ser de maior duração (30 a 90 segundos) com o propofol em 30% a 60% dos pacientes não pré-medicados. Se na medicação pré-anestésica for administrado opioide, a apneia geralmente ocorre em todos os pacientes. Rápida diminuição do volume corrente e taquipneia precedem a apneia. Durante a manutenção da anestesia, ocorre diminuição do volume minuto, apesar do aumento da frequência respiratória. A resposta ao $CO_2$ diminui de 40% a 60%. Apesar disso, os pacientes que respiram espontaneamente são capazes de manter o volume corrente normal durante procedimentos cirúrgicos de curta duração.[16]

O propofol (50 a 120 $\mu g^{-1}.kg^{-1}.min^{-1}$) também deprime a resposta ventilatória à hipóxia, provavelmente por uma ação direta sobre quimiorreceptores do corpo carotídeo. Esse fármaco não causa alteração do tônus da musculatura brônquica, embora cause depressão da reatividade das vias aéreas à instrumentação (laringoscopia e intubação traqueal) de maneira mais intensa do que o tiopental. Esses fatos favorecem a instrumentação das vias aéreas e a colocação de prótese respiratória ou máscara laríngea, embora, por outro lado, facilitem a síndrome de aspiração pulmonar no caso de associação de estômago cheio com esse tipo de manobra.[1]

O propofol tem se mostrado um indutor eficaz em pacientes asmáticos por diminuir episódios de broncoconstrição. O mecanismo pelo qual o propofol previne a broncoconstrição parece ser a atenuação da ação vagal. Esse processo, que torna o propofol e a cetamina os agentes de escolha para a indução em pacientes asmáticos, só é visto com a formulação em emulsão lipídica, pois a fórmula com metabissulfito não atenua o mecanismo vagal de broncoconstrição.[17]

## Efeitos intraoculares

O propofol reduz a pressão intraocular e previne sua elevação pela administração de uma segunda dose imediatamente antes da realização das manobras de intubação traqueal e da administração de succinilcolina.[1]

## Uso Clínico

### Indução e manutenção da anestesia

O propofol é adequado para a indução e manutenção da anestesia. A dose de indução intravenosa é de 1 a 2,5 mg.kg$^{-1}$. As características que melhor determinam a dose apropriada para induzir a anestesia são a idade, a massa corporal magra e o volume sanguíneo central. Ainda pode ser titulado de acordo com o valor do Índice Bispectral (BIS) durante manutenção da anestesia para assegurar a adequação e prevenção de **sobredose.** A pré-medicação reduz a dose de indução necessária. A dose de indução deve ser reduzida em pacientes mais idosos, e uma dose de 1 mg.kg$^{-1}$ (com pré-medicação) a 1,75 mg.kg$^{-1}$ (sem pré-medicação) é recomendada para induzir a anestesia em pacientes que têm mais de 60 anos de idade. Para evitar hipotensão arterial em pacientes críticos ou em pacientes cardíacos, líquidos intravenosos devem ser dados quando tolerados, e o propofol deve ser titulado para alcançar o desejado estado anestésico.[5]

## Crianças

A farmacocinética do propofol em crianças é descrita de modo ideal pelo modelo tricompartimental padrão. Comparada à dose em adultos, a dose inicial de propofol em crianças deve ser aumentada em 50% e, em equilíbrio, a infusão de manutenção deve ser aumentada em 25% a 50%.

Estudos iniciais, que incluíam o propofol para a indução anestésica em crianças, relataram que a Dose Eficaz (DE) 95 para a perda do reflexo palpebral era de 2,8 mg.kg$^{-1}$ em crianças que não tomaram medicação pré-anestésica e de 2 mg.kg$^{-1}$ nas que receberam medicação pré-anestésica com 3 mg.kg$^{-1}$ de trimeprazina.[18]

O propofol parece suprimir os reflexos faríngeos e laríngeos de modo mais eficaz que o tiopental e tem sido usado para facilitar a intubação traqueal sem relaxantes musculares após a indução inalatória em crianças submetidas a cirurgia ambulatorial.[19]

## Obesos

Devido à comorbidade nos pacientes obesos, a função dos órgãos relacionados à eliminação dos fármacos, como fígado e rins, pode estar afetada, fazendo com que a farmacocinética seja mais complexa.[8]

Diferentes estratégias para ajustar as doses nos pacientes obesos têm sido desenvolvidas, baseando-se no peso corporal total ou peso real, na massa magra corporal ou ainda no peso ideal. O Peso Corporal Ideal (PCI) é igual à subtração de 100 para homens ou de 105 para mulheres da altura do indivíduo expressa em cm. Outro critério também utilizado é Peso Corporal Magro (PCM), que adiciona 30% ao PCI devido ao aumento de massa muscular que ocorre concomitante ao aumento de tecido adiposo nos indivíduos obesos.

No obeso mórbido, os parâmetros farmacocinéticos clássicos, tais como Vd, *clearance* (Cl) e ligação proteica, podem estar alterados para alguns fármacos. Os fármacos altamente lipofílicos apresentam um aumento significativo no seu Vd, e os menos lipofílicos, pouca ou nenhuma alteração. Exceção a essa regra é o remifentanil, altamente lipofílico, mas que não apresenta alterações na sua distribuição.

No obeso mórbido, o propofol tem uma distribuição estável e *clearance* rápido semelhante ao aumento do peso, e não parece acumular após 2 horas de infusão. A dose de indução pode ser calculada pelo peso ideal.[20-22] Embora o propofol seja altamente lipofílico, Servin e col.[22] demonstraram que ele não acumula em pacientes obesos. Portanto, a dose para manutenção da anestesia em obesos pode ser estabelecida da mesma maneira que nos não obesos, baseando-se no peso total sem riscos de acumulação de efeitos. No entanto, isso significa a administração de grandes doses, e os efeitos hemodinâmicos nessas situações ainda precisam ser avaliados.

Nos casos de administração em infusão alvo-controlada do propofol, o peso apropriado que deveríamos utilizar no obeso seria o peso real do paciente, segundo os dados cinéticos publicados por Marsh e col. No entanto, como o propofol tem efeitos hemodinâmicos acentuados, uma dose excessiva na indução poderá levar à depressão cardiovascular severa nesses pacientes, que quase sempre são hemodinamicamente instáveis. Nesse caso, pode ser útil calcular o peso corrigido usando as fórmulas mencionadas anteriormente.[23]

## Idosos

Neste grupo de pacientes, atenção especial deve ser dada ao perfil farmacocinético e farmacodinâmico, levando em consideração a condição física e a idade. As doses de indução e manutenção devem ser reduzidas, e sua administração deve ser lenta e titulada conforme resposta. Nesses pacientes, ocorre diminuição do compartimento central.[24] Injeção rápida deve ser descartada pelo risco adicional de levar à depressão cardiorrespiratória.

## Sedação em Unidades de Terapia Intensiva (UTI)

A ansiedade, a agitação e o estresse podem trazer riscos diretos à continuidade do tratamento de pacientes internados em UTI. A sedação permite a eliminação da ansiedade, ponto de grande importância para a redução da incidência de psicose nesses pacientes.

O propofol, por sua meia-vida curta e por seu amplo volume de distribuição, vem sendo um fármaco utilizado em terapia intensiva.[25] Devido às suas propriedades vasodilatadoras, o seu uso nesse ambiente deve ser criterioso, pois esses pacientes, em geral, não possuem estabilidade circulatória. Em doses tituladas, reduzidas ao mínimo necessário para se obter o efeito hipnótico desejado, não foram vistas alterações expressivas da frequência ou do débito cardíaco.

A associação de propofol com outros fármacos deve ser bastante analisada; a sua associação com fentanil potencializa a depressão circulatória e respiratória. Outro efeito que deve ser levado em consideração é a hiperlipidemia observada no uso prolongado do propofol.[26]

### Efeitos colaterais e contraindicações

Efeitos colaterais e contraindicações de indução da anestesia com propofol são frequentemente associados com dor à injeção, apneia, hipotensão e, raramente, tromboflebite da veia em que o propofol é administrado. O propofol não deve ser administrado em pacientes com história de alergia aos seus componentes.

### Hipotensão arterial

A hipotensão durante a indução da anestesia pode aumentar a morbidade cardíaca em pacientes críticos com baixo débito cardíaco.[28]

A dose usual para indução anestésica com propofol (2 mg.kg$^1$) resulta em uma redução de aproximadamente 30% da PAS. Essa hipotensão é atribuída principalmente a uma diminuição na atividade simpática, vasodilatação direta e depressão miocárdica direta. A velocidade de infusão tem um impacto crítico na dose de indução. A dose e o tempo de indução dependem da velocidade de infusão de uma maneira complexa, e a dose residual tem sido o fator de sobredose e depressão hemodinâmica.

## Reações alérgicas

Após a substituição do cremofor da fórmula original, os estudos não encontraram aumentos significativos da histamina plasmática, da imunoglobulina ou do complemento C3. Há relatos que afirmam que o propofol causa reações alérgicas como eritema de pele, hipotensão e broncoespasmo sem outros sinais de anafilaxia.[29] Como precaução, deve-se evitar o uso em pacientes que sabidamente tenham apresentado anafilaxia a relaxantes musculares ou que tenham alergia a vários fármacos.[27]

## Dor à injeção

É um efeito colateral do fármaco em si e não da sua formulação. O mecanismo exato é desconhecido, mas acredita-se que seja devido a uma ativação do sistema de cascata de cinina. A incidência de dor à injeção varia de 26% a 90%. O uso de veias de grosso calibre na fossa antecubital está associado à menor intensidade de dor, quando comparadas a veias de pequeno calibre no dorso na mão.

A administração prévia de lidocaína 0,1 a 0,5 mg.kg$^{-1}$ por via venosa parece ser mais eficiente no sentido de diminuir a incidência e a gravidade da dor. Alguns autores sugerem que a oclusão da veia com torniquete aumenta a efetividade da pré-administração de lidocaína.[27]

## Infecção ou contaminação[8]

Acena-se, na literatura médica, a possibilidade de casos de infecções secundárias à administração de propofol contaminado. A emulsão lipídica favorece a proliferação bacteriana ou fúngica. É difícil imputar a responsabilidade desses casos somente ao uso do propofol, sendo indispensável aplicar as condições de assepsia durante a manipulação dele. A desinfecção da ampola com álcool a 70°, preparação na hora do uso e utilização, no máximo, em até 6 horas. A utilização de seringas pré-carregadas diminui o risco ligado à manipulação do propofol.

## Síndrome de infusão do propofol

A síndrome de infusão do propofol é uma doença rara, mas letal, que está associada à infusão de propofol $\geq$ 4 mg.kg$^{-1}$.h$^{-1}$, durante 48 horas ou mais.[5] Há relato de casos com regimes de infusão de apenas 3 horas. Esta síndrome foi descrita pela primeira vez em crianças, mas posteriormente foi observada em adultos com quadro clínico crítico. As características clínicas são bradicardia refratária aguda, levando à assistolia na presença de um ou mais dos seguintes achados: acidose metabólica, rabdomiólise, hiperlipidemia e aumento do fígado. Outras características incluem miocardiopatia com insuficiência cardíaca aguda, miopatia esquelética, hipercalemia, hepatomegalia e lipemia. Os sintomas e sinais são o resultado de uma lesão do músculo e liberação de conteúdos intracelulares tóxicos. Os principais fatores de risco são a dificuldade de oferta de oxigênio, sepse, lesão cerebral grave e grandes doses de propofol. Os fatores predisponentes são doenças genéticas que interferem com o metabolismo de ácidos graxos. Lipemia foi observada como a primeira indicação de síndrome da infusão do propofol com iminente início.

## Outros Estudos com o Propofol

### Propofol e câncer

O manuseio da cirurgia do câncer pode contribuir para a propagação metastática, e associada à imunossupressão perioperatória, pode facilitar o crescimento de micrometástases com disseminação tumoral, portanto prevenir a imunossupressão no paciente com câncer é de fundamental importância para evitar o crescimento do tumor. Recentemente, os estudos apresentam que a técnica anestésica é um fator que deve ser observada. A anestesia pode alterar funções imunes importantes, como a supressão de neutrófilos, macrófagos, células T, células dendríticas e células *Natural Killer* (NK). O mundo científico vem desenvolvendo estudos que apontam que o propofol favorece a citotoxicidade das células NK, reduzindo a motilidade das células tumorais, inibindo a cicloxigenase, e como um fator importante não promove a síntese de HIF (efeito antiangiogênico).[30] Observa-se em estudos *in vitro* e em modelos animais que a anestesia e a analgesia regional apresentam efeito imunomodulador, com destaque para alguns fármacos (propofol, tramadol, AINEs, COX$_2$, betabloqueadores e estatinas).[31]

### Propofol e inflamação

O propofol é um dos anestésicos venosos que tem sido mais estudado pelos pesquisadores. Em estudo realizado observou-se uma relação benéfica entre o uso de propofol e provável proteção no papel da inflamação. Estudos descobriram que o propofol pode inibir monócitos-macrófagos induzidos por endotoxina para produzir vários fatores inflamatórios. Este estudo foi realizado com células RAW 264,7 divididas em quatro grupos para intervenção. Após cultura por 16 horas, as células e os sobrenadantes da cultura foram coletados. Após análise dos resultados conclui-se que o propofol inibiu a liberação de IL-6, IL-8 e TNF-$\alpha$ em células RAW 264.7 estimuladas por LPS, e os níveis de IL-6, IL-8 e TNF-$\alpha$ se correlacionaram intimamente com a expressão de HMGB1, o que indica que o propofol pode impedir respostas inflamatórias por meio da redução das liberações dessas citocinas e mediadores inflamatórios.[32]

### Propofol e grupo sanguíneo

Pesquisadores realizam pesquisa para investigar os efeitos anestésicos do propofol em pacientes com diferentes grupos sanguíneos. Na pesquisa foram incluídos 72 participantes submetidos à amigdalectomia, colecistectomia ou cirurgia da coluna vertebral, distribuídos em quatro grupos (A, B, AB e O) com 18 participantes cada um, e tiveram a PAM, FC e o índice BIS avaliados em cinco tempos diferentes, de acordo com o aumento da concentração administrada de propofol. Os resultados observados foram que não foi encontrada diferença significativa de idade, sexo e peso nos grupos (P > 0,05), e que antes do uso do propofol (T$_0$), os participantes não apresentavam diferenças na PAM, FC e BIS (P > 0,05). Encontrou-se diferenças em $\Delta$PAM, $\Delta$FC e $\Delta$BIS entre os grupos, sendo que os pacientes do grupo B mostraram maior $\Delta$PAM e $\Delta$FC em cada tempo (P < 0,05), e quanto a $\Delta$BIS, os pacientes do grupo A exibiram o valor mais elevado em T$_3$ e T$_4$ (P < 0,05). As conclusões foram que o grupo sanguíneo afeta notavelmente os efeitos anestésicos do propofol, o grupo AB e O foi relacionado à melhor eficácia do propofol, os pacientes do grupo B mostraram maior ΔPAM e ΔFC em cada tempo e os pacientes do grupo A exibiram o maior valor de ΔBIS em $T_3$ e $T_4$.[33]

## Propofol e efeitos não anestésicos

O propofol apresenta excelentes vantagens como anestésico, entretanto os estudos apontam que exerce um número de efeitos não anestésicos importantes para melhores desfechos para os pacientes anestesiados. A anestesia intravenosa com propofol associa-se a uma menor incidência de náuseas e vômitos no pós-operatório. Além disso, possui efeito imunomodulador, com a capacidade de aumentar a atividade de linfócitos T citotóxicos contra vários tipos de tumores humanos. Atua como um modulador dos receptores do ácido gama-aminobutírico ($GABA_A$), e estudos experimentais sugerem que a facilitação desses receptores pelo propofol pode contribuir para a analgesia. Em doses que não produzem sedação, o propofol tem efeitos ansiolíticos e é um potente antioxidante. Estudos *in vivo* e *in vitro* revelaram neuroproteção do propofol. Entre outras vantagens, temos o papel de modulador da agregação plaquetária, síntese de NO, e preservação dos mecanismos protetores de órgãos endógenos contra lesão isquêmica ou hipóxica por seus efeitos nos canais KATP.[34]

## Fospropofol e ciprofol

Em dezembro de 2008, o *Food and Drug Administration* (FDA) aprovou o fospropofol dissódico para ser usado em adultos submetidos a procedimentos diagnósticos e terapêuticos. Fospropofol é um pró-fármaco de propofol solúvel em água, que é metabolizado por fosfatases alcalinas no fígado para o propofol (metabolito ativo). Alguns estudos sobre a farmacocinética e farmacodinâmica do fospropofol foram publicados e, em contraste com o propofol, o fospropofol não está associado à dor durante a injeção. Há relatos de parestesias perineais moderadas e prurido minutos depois de uma injeção de *bolus* de fospropofol, que podem resultar de um metabolito fosfato.[5]

O Ciprofol é um novo composto desenvolvido de forma independente na China, e suas indicações inclui sedação e anestesia durante o procedimento cirúrgico, indução e manutenção de anestesia geral e sedação durante cuidados intensivos. O ciprofol apresenta curta ação baseado na estrutura modificada do propofol. Também apresenta alta eficácia, boa seletividade e menos reações adversas. Uma série de estudos clínicos foi realizada para avaliar o efeito do ciprofol em vários procedimentos, incluindo gastroscopia e colonoscopia, broncoscopia de fibra óptica, anestesia geral em cirurgias eletivas e ventilação mecânica em unidades de terapia intensiva.[35]

## REFERÊNCIAS

1. Duval Neto GF. Anestésicos venosos. In: Manica J. Anestesiologia. Princípios e técnicas. 3. ed. Porto Alegre: Artmed; 2004. p.560-97.
2. Hart B. Diprivan a change of formulation. Eur J Anesthesiol. 2000;17:71-3.
3. Han J, Davis S, Washington C. Comparative stability of propofol with edetate against sulfite containing propofol. Am J Anesthesiology. 2000;27(65):16-8.
4. Baker MT, Gregerson MS, Martin SM, et al. Free radical and drug oxidation products in an intensive care unit sedative: propofol with sulfite. Crit Care Med. 2003;31(3):787-92.
5. Vuyk J, Sitsen E, Reekers M. Intravenous anesthetics. In: Miller's anesthesia. 8. ed. Rio de Janeiro: Elsevier; 2015. p.821-63.
6. White PF. Propofol. In: White PF. Tratado de anestesia venosa. 1. ed. Porto Alegre: Artmed; 2001. p.121-60.
7. Bansinath M, Shukla VK, Turndorf H. Propofol modulate the effects of chemoconvulsants acting at GABAergic, glycinergic, and glutamate receptors subtypes. Anesthesiology. 1995;83(4):809-15.
8. Albuquerque MAC, Bagatini A, Ana Carolina CLF. Propofol. In: Duarte NMC, Bagatini A, Anzoategui LC. Curso de educação a distância em anestesiologia. São Paulo: Segmento Farma, 2005. p.143-60.
9. Ravussin P, Guinard JP, Raliey F, et al. Effect of propofol in cerebrospinal fluid pressure and cerebral perfusion pressure in patients undergoing cranlotomy. Anaesthesia. 1988;43:37-41.
10. Smith I, White PF, Nathanson M, et al. Propofol: an update on its clinical use. Anesthesiology. 1994;81:1005-43.
11. Magella HA, Cheibub ZB. Propofol: revisão bibliográfica. Rev Bras Anestesiol. 1990;40:289-94.
12. Sahinovic MM, Struys MMRF, Absalom AR. Clinical Pharmacokinetics and Pharmacodynamics of Propofol. Clnical Pharmacokinetics. December 2018; 57(12):1539–1558.
13. Grouds RM, Morgan M, Lumley J. Some studies on the properties of the Intravenous anaesthetic, propofol (diprivan): a review. Postgrad Med. 1985;61:90-5.
14. White FP. Propofol: pharmacokinetics and pharmacodynamics. Semin Anesth. 1988;7(1){suppl.1):1-4.
15. Shuttler J, Kloos S, Schwilden H, et al. Total Intravenous anesthesia with propofol and alfentanil by computer-assisted infusion. Anaesthesia. 1988;43:2-7.
16. Doze VA, White PF. Comparison of propofol with thiopental: isoflurane for induction and maintenance of outpatient anesthesia. Anesthesiology. 1986;65:A544.
17. Sarmento RFO. Propofol. In: Cavalcanti IL, Cantinho FAF, Vinagre RCO. Anestesia venosa. 1. ed. Rio de Janeiro: SAERJ; 2004. p.39-53.
18. Patel DK, Keeling PA Newman GB, et al. Induction dose of propofol in children. Anaesthesia. 1988;43:949-52.
19. Montasser AM. Propofol for tracheal Intubation in paediatric outpatient anaesthesia. Br J Anaest. 1993;70:A161.
20. Kirby IJ, Howard EC. Propofol in a morbidly obese patient. Anaesthesia. 1987;42(10):1125-6.
21. Gepts E, Camu F, Cockshott ID, et al. Disposition of propofol administered as constant rate Intravenous Infusions in humans. Anesth Anal. 1987;66(12):1256-63.
22. Servin F, Farlnotti R, Haberer JP, et al. Propofol infusion for maintanance of anesthesia in morbidly obese patients receiving nitrous oxide. A clinical and pharmacokinetic study. Anesthesiology. 1993; 78(4):675-765.
23. Hirota K, Ebina T, Sato T, et al. Is total body weight an appropriate predictor for propofol maintenance dose? Acta Anaesthesiol Scand. 1999;43(8):842-4.
24. Dundee JW, Robinson FP, McCollum JS, et al. Sensitivity to propofol in the elderly Anaesthesia. 1986; 41:482-5.
25. Mirenda J, Broyles G. Propofol as used for sedation in the ICU. Chest. 1995; 108:539-48.
26. Cook S, Palma O. Propofol as a sole agent for prolonged infusion in Intensive care. J Drug Dev. 1989;2(suppl):65-7.
27. Borgeat A, Olivier HG, Wilder-Smith, et al. The nonhypnotic therapeutic applications of propofol. Anesthesiology. 1994; 80:642-56.
28 Kikbride DA, Parker JL, Williams GD, et al. Induction of anesthesia in the elderly ambulatory patient: a double-blinded comparison of propofol and sevofiurane. Anesth Anal. 2001; 93:1185-7.
29. Hattori J, Fujimura N, Kanaya N, et al. Bronchospasm induced by propofol in a patient with sick house syndrome. Anesth Anal. 2003; 96:163-4.
30. Bonilla-Castillo L, Pérez-Herrero MA, Abad-Torrent A. Efectos de la anestesia en la cirugía oncológica. GATIV/29 marzo [internet] 2017. Disponível em: https://anestesiar.org/2017/efectos-de-la-anestesia-inhalatoria-ointravenosa- sobre-la-supervivencia-o-recurrencia-en-cirugia-oncologica/. Acesso em: 07/04/2024.
31. 'Esteve N, Ferrer A, Mora C, Gómez G, Ribera H, Garrido P. ¿Infl uye la anestesia en los resultados de la cirugía oncológica? Rev Soc Esp Dolor. 2014;21:162-174.
32. 'Jia J et al. Propofol inhibits the release of interleukin-6, 8 and tumor necrosis factor-α correlating with high Mobility group box 1 expression in lipopolysaccharides-stimulated RAW 264.7 cells. BMC Anesthesiology. 2017; 17:148.
33. Du Y, Shi H, Yu J. Comparison in anesthetic effects of propofol among patients with different ABO blood groups. Medicine. 2017;96:20.
34. Vasileiou I, Xanthos T, Koudouna E, et al. Propofol: A review of its non-anaesthetic effects. Eur J Pharmacol 2009;605(1-3):1-8.
35. Lu M, et al. Ciprofol: A Novel Alternative to Propofol in Clinical Intravenous Anesthesia? BioMed Research International, 2023;1-12.

# Etomidato

## ■ CARACTERÍSTICAS FÍSICO-QUÍMICAS

O etomidato é um derivado imidazólico carboxilado, cuja formulação para uso clínico possui o enantiômero dextrogiro R(+) purificado. O etomidato tem um pKa de 4,2 e é hidrofóbico em pH fisiológico. Para aumentar sua solubilidade, é formulada em solução a 0,2% em propilenoglicol a 35%, com pH de 6,9 e osmolalidade de 4.965 mOsm.kg$^{-1}$.[1] Devido à alta osmolalidade dessa solução, fatores como dor à injeção, tromboflebite e hemólise têm sido relacionados ao veículo propilenoglicol.

## ■ FARMACOCINÉTICA

Após injeção venosa, o etomidato em pacientes saudáveis se liga a proteínas plasmáticas como a albumina em aproximadamente 75% das vezes. Possui um grande volume de distribuição central (4,5 L.kg$^{-1}$) e um grande volume de distribuição periférico (74,9 L.kg$^{-1}$) por sua lipossolubilidade.

A farmacocinética do etomidato é mais bem descrita num modelo tricompartimental. O declínio rápido, intermediário e lento dos níveis plasmáticos do etomidato parecem respectivamente corresponder à distribuição para os tecidos altamente perfundidos, à redistribuição para os tecidos periféricos (principalmente músculos) e ao metabolismo terminal. A meia-vida de distribuição inicial é de 2 a 6 minutos, a meia-vida de redistribuição é de 29 minutos e a meia-vida de eliminação é de 2,9 a 5,3 horas.[2]

O metabolismo do etomidato ocorre principalmente no fígado por esterases microssomais que hidrolizam o fármaco em metabolitos inativos. Somente 2% do fármaco são excretados sem alteração pela urina, e o restante é eliminado como metabolito pelos rins (85%) e pela bile (13%). O clareamento do etomidato pelo fígado é alto (18 a 25 mL.kg$^{-1}$.min$^{-1}$). Mas, como a ação hipnótica do etomidato após um *bolus* é dissipada pelo mecanismo de redistribuição, a disfunção hepática não altera a recuperação de forma significativa após uma dose única de indução. Condições patológicas que resultem em diminuição dos níveis de proteína sérica (como doenças renais e hepáticas) afetam a quantidade de fármaco livre circulante e podem aumentar o efeito farmacodinâmico de uma dose. Idosos também necessitam de doses menores pelo menor volume de distribuição e menor clareamento do etomidato.

## ■ FARMACODINÂMICA

### Efeitos no Sistema Nervoso Central (SNC)

A ação primária do etomidato no SNC é a sedação e hipnose obtida por meio da mimetização da ação do neurotransmissor ácido GABA no receptor GABA$_A$, que é o principal receptor neurotransmissor inibitório do cérebro de mamíferos.

Os receptores GABA$_A$ são canaisiônicos ativados por neurotransmissores que conduzem seletivamente íons cloreto.

A ativação desses receptores gera uma corrente pós-sináptica inibitória que impede que o potencial de ação seja gerado no neurônio pós-sináptico.[3]

Diferentemente de outros anestésicos, o etomidato age seletivamente nos receptores GABA$_A$ que possuam subunidades β-2 ou β-3, o que sugere que a subunidade beta possa contribuir para o sítio de ligação do etomidato no receptor GABA.[4]

Após uma dose de indução de 0,2 a 0,3 mg.kg$^{-1}$, o etomidato reduz o fluxo sanguíneo cerebral em 34% e a taxa metabólica cerebral de oxigênio em 45%, sem alterar a Pressão Arterial Média (PAM).[5] A Pressão de Perfusão Cerebral (PPC) é mantida ou aumentada, resultando em um benéfico aumento na taxa de oferta e consumo de oxigênio cerebral. O etomidato reduz a Pressão Intracraniana (PIC),[6] embora as ações indesejadas na glândula adrenal limitem seu uso prolongado para o tratamento da hipertensão intracraniana.

Quando a anestesia é induzida pelo etomidato em pacientes sem pré-anestésico, 50% a 80% dos pacientes apresentam mioclonias que não são geradas por focos epilépticos.[7] O mecanismo neurológico desse fenômeno é a desinibição da atividade subcortical, porque doses altas de etomidato deprimem a atividade cortical antes de deprimira atividade subcortical.[7]

O etomidato aumenta a amplitude do potencial evocado somatossensorial com pouca ação na latência deste, podendo ser útil para facilitar a interpretação de potenciais evocados em situações de baixa qualidade do sinal.[8] O potencial evocado auditivo tem sua amplitude diminuída e latência aumentada de maneira dose-dependente com o etomidato.[9]

### Efeitos no Sistema Respiratório

O etomidato causa menos apneia que o propofol e os barbitúricos durante a indução anestésica, embora cause redução na resposta ventilatória ao CO$_2$. Após uma dose de indução de 0,3 mg.kg$^{-1}$, ocorre um breve período de hiperventilação, algumas vezes seguido de um breve período de apneia, o que pode resultar num leve aumento da PaCO$_2$ (~15%), mas sem alteração na PaO.[10]

O etomidato não estimula a liberação de histamina em pacientes saudáveis ou com via aérea reativa.[11] Tosse e soluços por breves períodos podem ser observados, mas não relacionados à liberação histaminérgica.[12]

### Efeitos no Sistema Cardiovascular

O etomidato é conhecido pela estabilidade hemodinâmica após administração do fármaco tanto em pacientes não cardiopatas como em pacientes com conhecida cardiopatia.[13,14]

Em pacientes saudáveis ou com coronariopatia compensada, a frequência cardíaca, as pressões de enchimento (PVC, PCP), a pressão de artéria pulmonar, a resistência vascular sistêmica e o índice cardíaco são alterados minimamente após doses de 0,15 a 0,3 mg.kg$^{-1}$.[13] O etomidato não possui ação inotrópica negativa direta em doses utilizadas clinicamente.[15] O balanço entre oferta e consumo de oxigênio miocárdico é pouco afetado,[16] assim como a pressão arterial sistêmica.

O etomidato não possui ação analgésica eficaz, sendo necessária a associação de opioides para inibir as alterações hemodinâmicas associadas à intubação e à laringoscopia.

## Efeitos no Sistema Endócrino

O etomidato é um potente inibidor da síntese de esteroides do córtex adrenal, suprimindo o aumento normal do cortisol e da aldosterona após cirurgia e a resposta adrenal à corticotropina.[15] Embora reversível e dose-dependente, a supressão da esteroidogênese adrenal em alguns pacientes pode durar de 24 a 72 horas, segundo alguns estudos, mesmo com uma única dose de etomidato.[17-19]

O etomidato é muito mais potente como inibidor da síntese de esteroides do que como agente hipnótico-sedativo. A concentração plasmática do etomidato associada à hipnose é maior que 200 ng.mL$^{-1}$ (1 µM), enquanto concentrações menores que 10 ng.mL$^{-1}$ estão associadas à supressão adrenocortical.[17] Tal disparidade nas concentrações plasmáticas para hipnose e adrenotoxicidade pode explicar a grande diferença na duração dessas duas ações,[17] resultando em supressão adrenocortical que pode persistir por muitas horas após o término da ação hipnótica.

O etomidato inibe a esteroidogênese adrenal bloqueando de forma reversível e dose-dependente a atividade do CYP11B1, também conhecido como 11 β-hidroxilase ou P450c11. Essa enzima citocrômica mitocondrial converte o 11-deoxicortisol em cortisol e a 11-deoxicorticosterona em corticosterona, e é 95% homóloga à enzima CYP11B2 (aldolase) na via da aldosterona. O anel imidazólico do etomidato parece ser o principal determinante da sua ligação à enzima citocrômica adrenal.

## ■ USO CLÍNICO

A dose de indução anestésica do etomidato varia entre 0,2 a 0,6 mg.kg$^{-1}$, e deve ser individualizada para cada caso. A dose usual é de 0,3 mg.kg$^{-1}$ durante um período de 30 a 60 segundos. Idade avançada e condições clínicas graves, bem como a associação de sedativos como benzodiazepínicos e opioides, podem determinar a necessidade de doses menores de etomidato para a indução anestésica. O início de ação é rápido (uma circulação braço-cérebro), cerca de 30 a 45 segundos. A duração da hipnose após uma dose de indução pode variar entre 3 a 5 minutos, e é finalizada por redistribuição do fármaco.

Devido ao seu perfil farmacodinâmico cardiovascular favorável e ausência de liberação histaminérgica, o uso clínico do etomidato é apropriado em pacientes cardiopatas, com via aérea reativa e naqueles com hipertensão intracraniana, necessitando de agentes que reduzam pouco a pressão arterial sistêmica e mantenham a pressão de perfusão cerebral.

Pacientes com trauma cujo *status* volêmico seja questionável podem se beneficiar da indução com etomidato. Porém, a perda da consciência por si mesma pode estar associada à diminuição da descarga adrenérgica, e quando associada à instalação de ventilação mecânica, pode resul-

tar na exacerbação dos efeitos cardiovasculares de uma pré-carga reduzida com hipotensão arterial durante a indução anestésica, embora o etomidato não tenha ação cardiovascular direta. O etomidato também pode ser útil para sedação em procedimentos curtos como cardioversão elétrica em pacientes hemodinamicamente instáveis.[20]

Diversas discussões quanto ao papel do etomidato como agente indutor da anestesia em cirurgias,[21-24] principalmente por seu conhecido papel na inibição da esteroidogênese adrenal,[25] o que poderia resultar em aumento de complicações como a maior necessidade de uso de vasopressores e maior mortalidade dos pacientes.

O etomidato como indutor em cirurgias cardíacas possui inúmeras vantagens, como rápido início de ação, boas condições de intubação e menor alteração hemodinâmica em pacientes que muitas vezes já possuem uma limitada reserva cardíaca. No entanto, a relativa vantagem no período da indução anestésica pode resultar em piora da evolução pós-operatória dos pacientes, visto que mesmo após uma dose única de etomidato ocorre supressão adrenal, que pode persistir por períodos maiores que 24 horas.[26]

## ■ EFEITOS COLATERAIS

Embora o etomidato tenha um perfil hemodinâmico favorável e promova mínima depressão respiratória, diversos efeitos adversos associados ao seu uso têm sido relatados. Dor à injeção tem sido relacionada ao solvente propilenoglicol, podendo ser diminuída com injeção prévia (20 a 40 mg) ou simultânea de lidocaína.[27] A emulsão lipídica como solvente parece estar relacionada à menor incidência de dor, tromboflebite e hemólise.[28] Além disso, o etomidato tem sido associado a náuseas e vômitos pós-operatórios, em uma incidência significativamente maior que com o uso do propofol.[29]

## ■ NOVAS FORMULAÇÕES DO ETOMIDATO

Estudos estão sendo realizados para desenvolver novas formulações do etomidato com o objetivo de aprimorar sua utilização clínica como anestésico e sedativo. Duas estratégias moleculares têm sido descritas para manter os aspectos clínicos favoráveis do etomidato, reduzindo a ação inibitória na esteroidogênese adrenal. O desenvolvimento de análogos do etomidato com modificações estruturais que permitam o metabolismo ultrarrápido é uma das estratégias. Nesse caso, a supressão adrenal ocorre, porém, com o rápido metabolismo do fármaco, a função adrenocortical é recuperada rapidamente. O Metoxicarbonil (MOC) -etomidato que serviu como protótipo dos análogos do etomidato com metabolismo rápido por esterases, similar ao remifentanil e esmolol.[4] Da mesma forma, o metabolito ácido carboxílico do MOC-etomidato, mesmo tendo baixa potência, atingiu concentrações grandes o suficiente para promover hipnose.[4] Novos análogos foram estudados, chegando-se ao Ciclopropil-Metoxicarbonil Metomidato (CPMM).

O CPMM possui potência hipnótica similar ao etomidato e foi rapidamente hidrolisado por estresse no sangue de ratos, mas não tão rapidamente como o MOC-etomidato. A infusão contínua de CPMM por 2 horas parece não estar relacionada ao acúmulo de metabolitos, e a recuperação eletroencefalográfica ocorreu em 4 a 5 minutos, independentemente da duração da infusão.[30] A supressão adrenal após infusão contínua ocorreu, mas com recuperação muito mais rápida que na infusão de etomidato.[30]

Outra estratégia molecular, a fim de reduzir a supressão adrenocortical induzida pelo etomidato, é mudar a estrutura para reduzir a afinidade do fármaco à 11 β-hidroxilase, porém mantendo a afinidade ao receptor GABA$_A$ e, assim, sua potência hipnótica. O nitrogênio básico do anel imidazólico do etomidato parece ser o principal determinante da sua ligação à enzima citocrômica adrenal. O carboetomidato foi desenvolvido com estrutura idêntica ao etomidato, mas com a substituição do nitrogênio básico do anel imidazólico por um grupo metileno que não pode formar ligações coordenadas com o ferro do grupo heme do sítio ativo da 11 β-hidroxilase.[31] Estudos experimentais demonstraram que o carboetomidato possui potência hipnótica, porém 10 vezes menor que o etomidato, e não inibe a esteroidogênese adrenal em doses relevantes. Porém, a baixa potência e a hidrossolubilidade impediram os avanços para o uso clínico do carboetomidato.[4] Entretanto, novas modificações estruturais baseadas no carboetomidato podem ser realizadas para transpor as limitações desse fármaco e identificar outros que possam ter um perfil farmacológico tão favorável quanto o etomidato, com rápido metabolismo e sem a necessidade de promover supressão adrenal.

O ET-26 HCl é um anestésico promissor, com praticamente nenhum efeito na síntese de esteroides adrenocorticais. No entanto, permanece desconhecido se o ET-26 HCl também tem uma margem de segurança suficientemente ampla e uma estabilidade hemodinâmica semelhante à do etomidato e compostos relacionados.[32] O ET-26 HCl proporciona um nível de estabilidade hemodinâmica semelhante ao obtido com o etomidato em ratos saudáveis. O ET-26 HCl tem potencial para ser um novo anestésico de indução para uso em pacientes gravemente enfermos.[32]

## Uso em Paciente Crítico

O uso do etomidato em dose única nos pacientes críticos parece não ser determinante de desfecho, porém deve-se pesar os riscos e benefícios do fármaco.

Em estudo de metanálise recente, não houve associação significativa entre mortalidade e administração de dose única de etomidato em pacientes com sepse ou choque séptico (RR, 1.06; IC 95%, 0.97; 1.15; $p$ = 0.14). Houve evidência baixa de heterogeneidade (I2 = 14%).[33] Os resultados encontrados sugerem que o uso do etomidato em dose única para sequência rápida de intubação não aumenta mortalidade de pacientes com sepse ou com choque séptico e pode continuar sendo utilizado como indutor para esses pacientes.[33]

## REFERÊNCIAS

1. Bretschneider H. Osmolalities of commercially supplied drugs often used in anesthesia. Anesth Analg. 1987;66(4):361-2.
2. Van Hamme MJ, Ghoneim MM, Ambre JJ. Pharmacokinetics of etomidate, a new intravenous anesthetic. Anesthesiology. 1978;49(4):274-7.
3. Forman SA. Clinical and molecular pharmacology of etomidate. Anesthesiology. 2011;114(3):695-707.
4. Raines DE. The pharmacology of etomidate and etomidate derivatives. Int Anesthesiol Clin. 2015;53(2):63-75.
5. Renou AM, Vernhiet J, Macrez P, et al. Cerebral blood flow and metabolism during etomidate anaesthesia in man. Br J Anaesth. 1978;50(10):1047-51.
6. Modica PA, Tempelhoff R. Intracranial pressure during induction of anaesthesia and tracheal intubation with etomidate-indu- ced EEG burst suppression. Can J Anaesth. 1992;39(3):236-41.
7. Doenicke AW, Roizen MF, Kugler J, et al. Reducing myoclonus after etomidate. Anesthesiology. 1999;90(1):113-9.
8. Meng XL, Wang LW, Zhao W, et al. Effects of different etomidate doses on intraoperative somatosensory-evoked potential mo- nitoring. Ir J Med Sci. 2015;184(4):799-803.
9. Thornton C, Heneghan CP, Navaratnarajah M, et al. Effect of etomidate on the auditory evoked response in man. Br J Anaesth. 1985;57(6):554-61.
10. Colvin MP, Savege TM, Newland PE, et al. Cardiorespiratory changes following induction of anaesthesia with etomidate in pa- tients with cardiac disease. Br J Anaesth. 1979;51(6):551-6.
11. Guldager H, Sondergaard I, Jensen FM, et al. Basophil histamine release in asthma patients after in vitro provocation with Al- thesin and etomidate. Acta Anaesthesiol Scand. 1985;29(3):352-3.
12. Yeung JK, Zed PJ. A review of etomidate for rapid sequence intubation in the emergency department. CJEM. 2002;4(3):194-8.
13. Gooding JM, Weng JT, Smith RA, et al. Cardiovascular and pulmonary responses following etomidate induction of anesthesia in patients with demonstrated cardiac disease. Anesth Analg. 1979;58(1):40-1.
14. Kates RA, Stack RS, Hill RF, et al. General anesthesia for patients undergoing percutaneous transluminal coronary angioplasty during acute myocardial infarction. Anesth Analg. 1986;65(7):815-8.
15. Gelissen HP, Epema AH, Henning RH, et al. Inotropic effects of propofol, thiopental, midazolam, etomidate, and ketamine on isolated human atrial muscle. Anesthesiology. 1996;84(2):397-403.
16. Larsen R, Rathgeber J, Bagdahn A, et al. Effects of propofol on cardiovascular dynamics and coronary blood flow in geriatric patients. A comparison with etomidate. Anaesthesia. 1988;43 Suppl:25-31.
17. Fragen RJ, Shanks CA, Molteni A, et al. Effects of etomidate on hormonal responses to surgical stress. Anesthesiology. 1984;61(6):652-6.
18. Absalom A, Pledger D, Kong A. Adrenocortical function in critically ill patients 24 h after a single dose of etomidate. Anaesthesia. 1999;54(9):861-7.
19. Vinclair M, Broux C, Faure P, et al. Duration of adrenal inhibition following a single dose of etomidate in critically ill patients. Intensive Care Med. 2008;34(4):714-9.
20. Canessa R, Lema G, Urzua J, et al. Anesthesia for elective cardioversion: a comparison of four anesthetic agents. J Cardiothorac Vasc Anesth. 1991;5(6):566-8.
21. De Jong A, Jaber S. Etomidate for anesthesia induction: friends or foe in major cardiac surgery? Crit Care. 2014;18(5):560.
22. Kaushal RP, Vatal A, Pathak R. Effect of etomidate and propofol induction on hemodynamic and endocrine response in patients undergoing coronary artery bypass grafting/ mitral valve and aortic valve replacement surgery on cardiopulmonary bypass. Ann Card Anaesth. 2015;18(2):172-8.
23. Basciani RM, Rindlisbacher A, Begert E, et al. Anaesthetic induction with etomidate in cardiac surgery: A randomised controlled trial. Eur J Anaesthesiol. 2016;33(6):417-24.
24. Komatsu R, Makarova N, You J, et al. Etomidate and the Risk of Complications After Cardiac Surgery: A Retrospective Cohort Analysis. J Cardiothorac Vasc Anesth. 2016;30(6):1516-22.
25. Molenaar N, Bijkerk RM, Beishuizen A, et al. Steroidogenesis in the adrenal dysfunction of critical illness: impact of etomidate. Crit Care. 2012;16(4):R121.
26. Morel J, Salard M, Castelain C, et al. Haemodynamic consequences of etomidate administration in elective cardiac surgery: a randomized double-blinded study. Br J Anaesth. 2011;107(4):503-9.
27. Brock MF, Grace BE, Morley B, et al. Does lidocaine more effectively prevent pain upon induction with propofol or etomidate when given preemptively than when mixed with the drug? J Clin Anesth. 2010;22(7):505-9.
28. Doenicke AW, Roizen MF, Hoernecke R, et al. Solvent for etomidate may cause pain and adverse effects. Br J Anaesth. 1999;83(3):464-6.
29. Mayer M, Doenicke A, Nebauer AE, et al. [Propofol and etomidate-Lipuro for induction of general anesthesia. Hemodynamics, vascular compatibility, subjective findings and postoperative nausea]. Anaesthesist. 1996;45(11):1082-4.
30. Campagna JA, Pojasek K, Grayzel D, et al. Advancing novel anesthetics: pharmacodynamic and pharmacokinetic studies of cyclo- propyl-methoxycarbonyl metomidate in dogs. Anesthesiology. 2014;121(6):1203-16.
31. Cotten JF, Forman SA, Laha JK, et al. Carboetomidate: a pyrrole analog of etomidate designed not to suppress adrenocortical function. Anesthesiology. 2010;112(3):637-44.
32. Wang B, et al. ET-26 hydrochloride (ET-26 HCl) has similar hemodynamic stability to that of etomidate in normal and uncontrolled hemorrhagic shock (UHS) rats. PLoS One. 2017;12(8):e0183439.
33. Melo Filho CA, Melo CA, Soares RL. Efeito do etomidato na mortalidade de pacientes sépticos: revisão sistemática e metanálise. Brazilian Journal of Emergency Medicine 2022; 2(2): 16-21.

# Cetamina

## CARACTERÍSTICAS FÍSICO-QUÍMICAS

A cetamina é uma arilcicloexilamina, parcialmente hidrossolúvel e apresentada sob a forma de solução cristalina, com pKa de 7,5. Sua lipossolubilidade é cerca de 10 vezes a do tiopental. A cetamina é preparada em uma solução discretamente ácida (pH 3,5 a 5,5) e em concentrações de 50 mg.mL$^{-1}$ de solução de cloridrato de sódio, contendo o cloreto de benzetônio como conservante. Sua estrutura molecular apresenta um carbono quiral na posição C2, produzindo dois enantiômeros: a R(−) cetamina e a S(+) cetamina. A S(+) cetamina tem demonstrado oferecer vantagens clínicas sobre a mistura racêmica pela maior potência analgésica, recuperação mais rápida e menor incidência de efeitos psicomiméticos no despertar. Atualmente a S(+) cetamina também é disponibilizada em apresentação sem conservantes.[1]

## MECANISMO DE AÇÃO

A cetamina bloqueia preferencialmente as ações dos receptores glutamatérgicos N-metil D-aspartato (NMDA) sobre os interneurônios inibitórios no córtex e sítios subcorticais, tais como tálamo, hipocampo e o sistema límbico. O antagonismo do receptor NMDA potencializa a analgesia, como também pode evitar a situação clínica caracterizada como um estado de hiperatividade e hiperresponsividade da via nociceptiva, gerada após a sua estimulação intensa, como no caso da dor no período perioperatório.

O efeito antinociceptivo da cetamina deve-se, em parte, ao seu bloqueio da liberação de glutamato a partir de neurônios aferentes periféricos nos gânglios da raiz dorsal e nas suas sinapses nos neurônios de projeção da medula espinhal. Ela também se liga aos receptores glutamato não NMDA e aos receptores nicotínicos, muscarínicos, monoaminérgicos e serotoninérgicos.[2,3] Interage com receptores opioides μ e κ em nível espinhal e μ em nível supraespinhal. A ocupação dos receptores opioides no cérebro e na medula pode ser a causa da sua potente atividade analgésica. No entanto, um estudo mostrou que os efeitos analgésicos da cetamina não foram influenciados pela administração da naloxona.[4] Além disso, ela inibe os canais de sódio neuronais, responsabilizando-se por efeito anestésico local simile e também nos canais de cálcio, produzindo vasodilatação cerebral.[5]

## FARMACOCINÉTICA

Após a administração venosa da cetamina, é observada uma queda bifásica da concentração plasmática, com uma fase de distribuição inicial e rápida, com duração de 45 minutos, seguida de uma fase de eliminação longa, com duração média de 2,5 horas.[6]

A concentração plasmática de cetamina necessária para a obtenção de um estado de anestesia é de 1 a 3 ug.mL$^{-1}$. Quando analisadas por modelos farmacocinéticos, as características farmacocinéticas da cetamina não variam de maneira significativa quando analisadas por modelos farmacocinéticos tricompartimentais com doses variadas e administradas por via venosa. Doses entre 0,125 e 3,7 mg.kg$^{-1}$ apresentam meia-vida de distribuição rápida de 30 segundos, redistribuição de 9 minutos, meia-vida de eliminação de 158 minutos, depuração de 20,8 mL.kg$^{-1}$.min$^{-1}$ e Vd de 2,3 L.kg$^{-1}$.[6]

Sua ligação às proteínas plasmáticas oscila entre 27% e 47%. As proteínas de ligação com a cetamina são a albumina e a α$_1$-glicoproteína ácida. Essa ligação é pH-dependente, o que faz com que a queda do pH diminua principalmente a ligação com a albumina. O elevado índice de extração do plasma e a intensa depuração intrínseca hepática desse fármaco, associados à sua relativamente alta fração plasmática livre, fazem com que as alterações nas proteínas plasmáticas não alterem de maneira significativa a depuração da cetamina.[6]

A cetamina é metabolizada pelo sistema enzimático microssomal hepático (CYP3A4, CY2B6 e CYP2C9).[7] A via metabólica mais importante é a que envolve a N-desmetilação, qual forma a norcetamina, posteriormente hidroxilada para originar a hidroxinorcetamina. Apenas 4% da cetamina é excretada por via renal na forma inalterada.[8]

A cetamina possui peso molecular baixo, pKa próximo do pH fisiológico e lipossolubilidade relativamente alta. Com essas características físico-químicas, ela atravessa a barreira hematoencefálica rapidamente, apresentando, assim, um tempo de início de ação curto, em torno de 30 segundos. O seu efeito máximo ocorre em 1 minuto.[8]

A duração do efeito anestésico da cetamina é dependente da dose administrada: as doses elevadas prolongam a duração do tempo de anestesia, existindo uma boa correlação entre a concentração plasmática do fármaco e seu efeito farmacodinâmico no sistema nervoso central. A redistribuição rápida da cetamina e da norcetamina do cérebro para os tecidos periféricos confere à cetamina um curto período de atividade anestésica. Na dose de 0,5 mg.kg$^{-1}$, a duração da hipnose é de 2 minutos; na de 1 mg.kg$^{-1}$, a duração é de 6 minutos; na de 1,5 mg.kg$^{-1}$, é de 8 minutos; e na dose de 2 mg.kg$^{-1}$, a duração da anestesia por cetamina é de 10 minutos.[8]

O término do período de hipnose acontece com níveis plasmáticos elevados de cetamina, em torno de 1 ug.mL$^{-1}$ durante a fase de redistribuição do fármaco do sistema nervoso central para os tecidos periféricos menos perfundidos. Além disso, a concomitante administração de benzodiazepínicos com cetamina prolonga o tempo de atividade anestésica.[8]

## FARMACODINÂMICA

### Sistema Nervoso Central

A cetamina produz inconsciência e analgesia de maneira dose-dependente. O estado de anestesia conferido pela administração desse fármaco é denominado anestesia dissociativa, que difere dos outros tipos de anestesia venosa que simulam uma situação de sono normal. A cetamina produz uma situação clínica de intensa analgesia, porém mantendo, muitas vezes, os pacientes com os olhos abertos e com alguns reflexos. Os reflexos corneanos, de tosse e de deglutição podem estar presentes, mas não devem ser considerados como tendo valor de proteção das vias aéreas.

Durante anestesia com propofol em normocapnia, foi demonstrado que a adição de cetamina não altera o fluxo sanguíneo em artéria cerebral média, nem a responsividade vascular cerebral ao CO.[9] Outro estudo evidenciou que a cetamina reduz a resposta vasodilatadora cerebral ao $CO_2$ arterial.[10] Essa resposta retorna aos valores normais após a administração de nitroglicerina, sugerindo que a cetamina inibe a formação de óxido nítrico que é o principal responsável pela vasodilatação secundária à hipercapnia. Entretanto, durante a anestesia com cetamina, a autorregulação cerebrovascular parece ser preservada, enquanto os anestésicos inalatórios a alteram, além de tornarem esse tipo de reflexo muito lento.[11] Adicionalmente, a S(+), cetamina em altas doses, pode reduzir o danoneuronal no córtex após isquemia, possivelmente por melhorar a relação oferta-consumo no tecido pós-isquêmico.[12]

Diferentes doses de cetamina administradas em associação com a infusão de propofol (3 mg.kg$^{-1}$. h$^{-1}$), com o objetivo de observar a ação sobre o sono, a reação ao estímulo nociceptivo e as alterações no Índice Bispectral (BIS), mostraram que a interação entre propofol e cetamina é aditiva, com exceção da resposta ao BIS. Além disso, observou-se que a cetamina reverte a depressão causada pelo propofol e midazolam.[13,14] Por outro lado, ela bloqueia a elevação doparâmetro BIS que é observada durante o estímulo nociceptivo exercido ao longo da sedação com propofol.[14]

A cetamina pode causar reações psicomiméticas que ocorrem durante a fase de recuperação anestésica. Essas reações são também denominadas reações de emergência e se caracterizam principalmente por alucinações, resultando geralmente em agitação psicomotora, confusão mental, euforia ou medo. As manifestações ocorrem na maioria das vezes dentro da primeira hora pós-anestésica, durante pouco tempo.[15]

O estado dissociativo e as alucinações provavelmente resultam de atividade sem coordenação espacial e temporal normal em múltiplas áreas cerebrais, como o córtex, o hipocampo e o sistema límbico. A depressão de núcleos centrais relacionados à audição e à visão favorece uma interpretação distorcida de estímulos auditivos e visuais. A incidência desse tipo de ocorrência é mais elevada quandoa cetamina é utilizada como anestésico único. A S(+) cetamina promove uma incidência de alterações psicomiméticas significativamente menor quando comparada a doses equipotentes da sua forma racêmica.[15] O uso concomitante de alguns fármacos (midazolam e diazepam) diminui tal incidência.[15]

## Sistema Cardiovascular

A cetamina promove aumento da frequência cardíaca e da pressão arterial secundárias à estimulação simpática e

à inibição da recaptação de catecolaminas, tanto em nível central como periférico, sendo o único anestésico venoso que apresenta características farmacodinâmicas de estimulação cardiovascular.

A elevação desses parâmetros hemodinâmicos está associada às elevações do trabalho e ao consumo de oxigênio pelo miocárdio. O coração normal é capaz de aumentar o suprimento de oxigênio secundário ao aumento do débito cardíaco, diminuindo a resistência vascular coronariana e mantendo a oferta de oxigênio ao miocárdio proporcional ao seu aumento do consumo. As alterações hemodinâmicas não são relacionadas às doses administradas,[16] isto é, não existe diferença nas respostas cardiovasculares entre a administração de uma dosede 0,5 ou de 1,5 mg.kg$^{-1}$. É interessante notar que a administração da segunda dose desse fármaco apresenta menores efeitos cardiovasculares que a primeira.[17]

Em pacientes com hipertensão pulmonar, a administração de cetamina tende a aumentar mais a pressão e a resistência na artéria pulmonar do que a pressão arterial e a resistência vascular sistêmica, o que faz com que o seu uso seja contraindicado em pacientes com insuficiência ventricular direita.[18]

Existem algumas evidências de que a cetamina atenue a função dos barorreceptores, via alteração da função de receptores NMDA nos núcleos do trato solitário. Esse fármaco também propicia a liberação de noradrenalina dos feixes adrenérgicos, elevando sua concentração no sangue venoso.[19]

A resposta adrenérgica secundária à administração de cetamina supera seus efeitos depressores cardiovasculares diretos. A cetamina inibe a recaptação intraneural de catecolaminas de forma semelhante ao efeito da cocaína; além disso, inibe a captação extraneuronal de noradrenalina.[20]

A estimulação do sistema cardiovascular após a administração de cetamina nem sempre é clinicamente desejada. Há uma série de métodos farmacológicos preconizados para bloquear a taquicardia e a hipertensão arterial causada por esse agente. Esses métodos incluem a administração de antagonistas adrenérgicos (droperidol e esmolol), vasodilatadores, tiopental, clonidina e benzodiazepínicos.[21-23]

## Sistema Respiratório

Em doses clínicas, a cetamina produz mínima depressão respiratória.[3] A cetamina produz depressão respiratória somente quando administrada em altas doses ou muito rapidamente. Durante cirurgias com ventilação monopulmonar, a utilização de cetamina em infusão contínua reduz a fração *shunt* e eleva a $PaO_2$. A anestesia com cetamina mantém a capacidade residual funcional, o volume-minuto e o volume-corrente estáveis, e produz um aumento na contribuição dos músculos intercostais para a geração de volume-corrente, em relação à contribuição gerada pelo diafragma. A administração de cetamina em pacientes com broncoespasmo aumenta a complacência pulmonar e diminui a resistência das vias aéreas.[6]

Um estudo evidenciou que a cetamina produz relaxamento da musculatura brônquica por antagonizar o efeito espasmogênico da histamina e potencializar o efeito bron-codilatador da adrenalina.[24] Embora bloqueie os efeitos da adrenalina sobre o relaxamento muscular brônquico, o propranolol não altera o efeito da cetamina nas vias aéreas. Esse dado sugere que a atividade da cetamina na media-ção da broncodilatação não utiliza somente os receptores β-adrenérgicos.

As secreções salivarese brônquicas mucosas são aumen-tadas com a administração de cetamina, tornando neces-sário o uso profilático de atropina ou congênere. Embora seja propalada a manutenção de reflexos protetores de vias aéreas durante a anestesia com cetamina, tem sido docu-mentada síndrome da aspiração do conteúdo gástrico com a utilização desse tipode técnica.[8]

## Outros Efeitos

A cetamina reduz significativamente a ativação de leu-cócitos durante processos sépticos e isquêmicos, além de suprimir a produção de citocininas pró-inflamatórias em sangue humano *in vitro*.[25]

A cetamina produz uma elevação de tônus, com ocasio-nais espasmos musculares, embora possa ser utilizada com segurança em casos de suspeita de hipertermia maligna e miopatias. Essas alterações do tônus muscular parecem ser produzidas pela ação direta da cetamina na junção neuro-muscular pós-sináptica por interferir com o fluxo e a fixação do cálcio nesse nível.[26]

## ■ S(+) CETAMINA (CLORIDRATO DE DEXTROCETAMINA)/R(–) CETAMINA

A síntese da forma S(+) cetamina como uma substância com melhores características farmacodinâmicas em relação à forma R(-) cetamina, com maior potência, depuração mais rápida, menores efeitos alucinógenos e atividade protetora cerebral e miocárdica, tornou-se uma boa opção dentro da anestesia venosa.[27]

A S(+) cetamina apresenta quatro vezes mais seletivida-de pelo receptor NMDA que a R(-) cetamina, o que justifica a maior potência analgésica e anestésica em relação à R(-) cetamina e, particularmente, a cetamina racêmica.[8] A ação anestésica local *simile* da S(+) cetamina édose-dependente e similar à cetamina racêmica.

Acredita-se que a R(-) cetamina apresente maior afinida-de pelo receptor *kappa* que a S(+) cetamina, justificando-se, assim, o seu maior potencial em produzir efeitos psicomi-méticos.[9] Outro mecanismo relacionado a essesefeitos seria a interação com os receptores colinérgicos.[28]

## ■ USO CLÍNICO

Por muitos anos, o uso clínico da cetamina esteve restri-to à indução anestésica de pacientes hipovolêmicos ou com comprometimento cardiovascular grave, de pacientespediá-tricos ou a situações em que havia precariedade de material para suporte de anestesia.

Muitas pesquisas têm sugerido outras opções de empre-go clínico para a cetamina.[29] As propriedades imunossupres-soras da cetamina têm sido alvo de constantes pesquisas, principalmente em síndromes sépticas ou isquêmicas (cere-brais ou miocárdicas).[30]

Estudos têm indicado a cetamina para sedação, aneste-sia geral e controle da dor pós-operatória. A utilização de cetamina associada a opioides ou propofol representa uma boa e segura opção para indução e manutenção de técnicas de anestesia venosa total.[27,31] Recente revisão da literatura mostrou que a cetamina atenua a resposta inflamatória sis-têmica à circulação extracorpórea.[32]

A cetamina eleva a pressão sistólica e diastólica em situa-ções de choque hipovolêmico e séptico. Comparada com tio-pental ou benzodiazepínicos, ela mantém melhor a perfusão dos órgãos vitais. É importante salientar que a cetamina pode elevar o *deficit* de base e a produção de lactato em pacientes hemodinamicamente instáveis. Alguns pacientes criticamen-te doentes reagem à administração de cetamina com súbita diminuição do débito cardíaco e hipotensão arterial grave. A explicação para esse fenômeno é a depleção de catecolami-nas e a exaustão do sistema nervoso adrenérgico, predomi-nando dessa forma o efeito depressor do fármaco.[27]

A cetamina produz efeitos benéficos sobre a resistência em vias aéreas, sendo, portanto, uma boa indicação para a indução anestésica com sequência rápida de fármacos em pacientes com hiper-reatividade de vias aéreas.[33]

A cetamina associada ao óxido nitroso durante cesariana produz rápida indução e excelente amnésia com analgesia, com uma baixa incidência de fenômenos de emergência na mãe.[34] A cetamina é o fármaco de eleição para indução de anestesia geral em pacientes obstétricas durante síndromes hemorrágicas.[3]

A cetamina é utilizada em procedimentos de limpeza e de curativos seriados nas lesões de pacientes queimados.[30] As vantagens de sua utilização nessas situações clínicas devem-se à ausência de toxicidade em administrações repetidas, à esta-bilidade hemodinâmica em pacientes geralmente hipovolêmi-cos, à sua efetividade por via intramuscular, principalmente em pediatria, e à intensa analgesia conferida aos pacientes. Em ra-zão da sua efetividade por via oral, intradérmica, subcutânea, intramuscular e retal para obtenção de indução anestésica, seu uso também é recomendado em cirurgia pediátrica.[31]

A dose para indução anestésica varia de 1 a 3 mg.kg$^{-1}$, por via venosa, ou de 4 a 6 mg.kg$^{-1}$, por via muscular. A dose deve ser diminuída se utilizada em associação ao benzodia-zepínicos, propofol ou em pacientes criticamente doentes ou idosos.

Para a manutenção de anestesia, em infusão contínua IV, a dose varia de 15 a 90 ug.kg$^{-1}$.min$^{-1}$. Efeito analgésico é alcançado com dose subanestésica de 0,1 a 0,5 mg.kg$^{-1}$, por via venosa, ou de 2 a 4 mg.kg$^{-1}$, por via muscular.

A utilização clínica da cetamina é contraindicada em pa-cientes portadores de hipertensão intracraniana ou lesões expansivas intracranianas, doença isquêmica coronariana grave e aneurismas cerebrais. Deve ser utilizada com caute-la em pacientes portadores de doenças psiquiátricas.

## Analgesia

A descoberta do papel dos receptores NMDA na analge-sia, no fenômeno *wind-up* e na possível atividade durante o desenvolvimento de tolerância aguda aos opioides, ao bloquear os receptores NMDA (inibindo a ação do aspartato e do glutamato nesses receptores), proporciona novas áreas de indicação para uso da cetamina.[36,37]

O uso venoso em baixas doses é capaz de reduzir de forma significativa o consumo de opioides e de halogenados no período transoperatório, mostrando, assim, a inibição do sistema pró-nociceptivo, com bloqueio da hipersensibilidade central e consequente hiperalgesia.[37] Em dose subanestésica, a cetamina reduz a quantidade de morfina nas primeiras 24 horas após a cirurgia, com efeitos adversos mínimos ou ausentes. Além disso, reduz as náuseas e vômitos de pós-operatório.[38]

As pesquisas utilizando a cetamina no neuroeixo sempre tiveram como fator limitante a toxicidade dos conservantes químicos, inicialmente o clorobutanol, logo substituído pelo cloreto de benzetônio. Entretanto, com o desenvolvimento da S(+) cetamina livre de conservantes, tornou-se possível a utilização no neuroeixo. Entretanto, ainda que o resultado de estudo feito em modelo animal sugira que a administração de uma dose única de cetamina S(+) sem conservantes no espaço subaracnoideo não provoque lesões no tecido do nervo espinhal e nas meninges, não há consenso sobre esse assunto.[39]

Estudos demonstraram que a S(+) cetamina por via peridural, na dose de 50 mg quando usada isoladamente ou de 30 mg quando utilizada associada à morfina 1 mg, produziu redução significativa no consumo de halogenados no transoperatório e na necessidade pós-operatória de analgésicos.[40-42]

A administração de cetamina racêmica sem conservantes ou clonidina por via peridural resultou em ação antinociceptiva em pacientes com dor crônica neuropática, representando alternativas eficazes quando o tratamento convencional não obteve sucesso.[43]

Os benefícios do uso da cetamina em dor crônica (particularmente na dor de componente neuropático) se mostraram significativos, entretanto, o seu uso em ambiente extra-hospitalar reduz a possibilidade de monitorização do paciente durante o tratamento e aumenta a probabilidade de toxicidade e abuso.[44]

## ■ USO ILÍCITO DA CETAMINA

Embora os efeitos colaterais psicodélicos limitem o uso da cetamina na prática clínica, essa é a principal razão para a popularidade da cetamina como fármaco recreativo. A cetamina pode ser ingerida, inalada ou injetada em doses relativamente elevadas, e a experiência pode durar até 2 horas. As características predominantes da toxicidade aguda associada à cetamina são anormalidades neurocomportamentais, tais como agitação, ansiedade e psicose. Os efeitos dissociativos levam à percepção distorcida da realidade e a alucinações vívidas, que, não raro, expõem o indivíduo a um maior risco de traumas físicos. O uso prolongado está associado ao desenvolvimento de dependência psicológica e tolerância. Os distúrbios neuropsiquiátricos, tipicamente esquizoides e perda da memória, também ocorrem em usuários de longo prazo.[44]

Em 2014, a *World Health Organization Expert Committee on Drug Dependence* avaliou e concluiu que, apesar dos efeitos nocivos do uso não médico, o abuso da cetamina não representa um risco significativo para a saúde pública mundial que recomende a sua retirada do mercado.[45]

## Uso da Cetamina na Depressão

Em análise de revisão sistemática, a cetamina apresenta-se como uma alternativa promissora contra a Depressão Resistente ao Tratamento (DRT), no entanto o conhecimento de sua aplicação como antidepressivo ainda é restrito.[47] O uso da cetamina apresentou resultados efetivos na melhora do quadro de depressão resistente ao tratamento, com efeitos adversos de pequena gravidade e de fácil controle. Entretanto, outros estudos, com amostras maiores e métodos diferentes, são necessários para uma conclusão de maior consistência.[47]

## REFERÊNCIAS

1. Gales A, Maxsuel S. Cetamina: Evidências Recentes e Usos Atuais. Tutorial 381. Anaesthesia tutorial of the week [internet]. 2018. Disponível em:https://www.sbahq.org/wp-content/uploads/2018/07/381_portugues.pdf. Acesso em 20 dez. 2023.
2. Flood P, Krasowski M. Ketamine: a general anesthetic that does not potentiate GABA-a receptors. Anesth Analg. 2000;90:S408.
3. Kohrs R, Durieux ME. Ketamine: teaching an old drug new tricks. Anesth Analg. 1998;87:1.186-93.
4. Mikkelsen S, Ilkjaer S, Brennum J et al. The effect of naloxone on ketamine induced effects on hyperalgesia and ketamine--induced side effects in humans. Anesthesiology. 1999;90:1.539-45.
5. Reckziegel G, Friederich P, Urban U. Ketamine effects on human neuronal Na+ channels. Eur J Anaesthesiol. 2002;19:634-40.
6. Duval GF. Anestésicos Venosos. In: Manica JT. Anestesiologia. Princípios e Técnicas, 2ª Ed, Porto Alegre: Artes Médicas.1997;271-93.
7. Mössner LD, Schmitz A, Theurillat R et al. Inhibition of cytochrome P450 enzymes involved in ketamine metabolism by use of liver microsomes and specific cytochrome P450 enzymes from horses, dogs, and humans. Am J Vet Res. 2011;72:1505-13.
8. Raeder JC, Stenseth LB. Ketamine: a new look at an old drug. Curr Opin Anaesthesiol. 2000;13:463-8.
9. Sakai K, Cho S, Fukusaki M et al. The effects of propofol with and without ketamine on human cerebral blood flow velocity and CO2 response. Anesth Analg. 2000; 90:377-82.
10. Nagase K, Iida H, Dohi S et al. Nitroglycerin restored the reduction of carbon dioxide reactivity of ketamine in humans. Anesth Analg. 2000;90:S264.
11. Engelhard KR, Möllenberg O, Werner CP et al. Effects of S(+)-ketamine/propofol and sevoflurane on dynamic cerebrovascular autoregulation in humans. Anesthesiology. 1999;Suppl.3A:A174.
12. Proescholdt M, Heimann A, Kempski O. Neuroprotection of S(+) ketamine isomer in global forebrain ischemia. Brain Res. 2001;904:245-51.
13. Sakai T, Singh H, Mi WD et al. The effect of ketamine on clinical endpoints of hypnosis and EEG variables during propofol infu-sion. Acta Anaesthesiol Scand. 1999; 43:212-6.
14. Mok MS, Wu CC, Han SR. EEG-bispectral index monitoring of midazolamketamine anesthesia. Anesth Analg. 2000;90:S224.
15. Friedberg BL. The effect of a dissociative dose of ketamine on the bispectral index (BIS) during propofol hypnosis. J Clin Anes-thesia. 1999;11:4-7.
16. Lauretti GR, Lima ICPR, Buscatti RY et al. Avaliação clínica dos efeitos hemodinâmicos, analgésicos, psicodélicos e do blo- queio neuromuscular da cetamina racêmica e de seu S(+) isômero. Rev Bras Anestesiol. 2000;50:357-62.
17. Zsigmond EK, Domino EF. Clinical pharmacology and current uses of ketamine. In: Aldrete JA, Stanley TH. Trends in Intravenous Anesthesia. Chicago: Year Book; 1980;4:283.
18. Savege TM, Colvin MP, Weaver EJM et al. A comparison of some cardiorespiratory effects of althesin and ketamine when used for induction of anaesthesia in patients with cardiac disease. Br J Anaesth. 1976;48:1.071–81.
19. Hickey PR, Hansen DD, Cramolini GM et al. Pulmonary and systemic hemodynamic responses to ketamine in infants with nor-mal and elevated pulmonary vascular resistance. Anesthesiology. 1985;62:287-283.

20. Wong DH, Jenkins LC. An experimental study of the mechanism of action of ketamine on the central nervous system. Can Ana- esth Soc J. 1974;21:57-67.

21. Salt PJ, Barnes PK, Beswick FJ. Inhibition of neuronal and extraneuronal uptake of noradrenaline by ketamine in the isolated perfused rat heart. Br J Anaesth. 1979;51:835-8.

22. Zsigmond EK, Kothary SP, Matsuki A et al. Diazepam for prevention of the rise in plasma catecholamines caused by ketamine. Clin Pharmacol Ther. 1974;15:223.

23. Kunst G, Martin E, Graf BM et al. Actions of ketamine and its isomers on contractility and calcium transients in human myocardium. Anesthesiology. 1999;90:1.363-71.

24. Silvay G. Ketamine. Mt Sinai J Med. 1983;50:300.

25. Weigand MA, Schmidt H, Zhao Q et al. Ketamine modulates the stimulated adhesion molecule expression on human neutrophils in vitro. Anesth Analg. 2000; 90:206-12.

26. Modica PA, Tempelhoff R, White PF. Pro- and anticonvulsant effects of anesthetics (Part II). Anesth Analg. 1990;70:433.

27. Granry JC, Dube L, Turrouques F et al. Ketamine: new uses of an old drug. Curr Opin Anaesthesiol. 2000;13:299-302.

28. Sasaki T, Andoh T, Watanabe I et al. Nonstereoselective inhibition of neuronal nicotinic acetylcholine receptors by ketamine isomers. Anaesth Analg. 2000;91:741-8.

29. Sobel RM, Morgan BW, Murphy M. Ketamine in the ED: medical politics versus patient care. Am J Emerg Med. 1999;17:722-5.

30. Taniguchi T, Tanakura H, Takemoto Y et al. The antiinflamatory effects of Ketamine in endotoxemic rats during mild hypothermia. Anesth Analg. 2004;98:1.114-20.

31. Bergman SA. Ketamine: review of its pharmacology and its use in pediatric anesthesia. Anesth Prog. 1999;46:10-20.

32. Mazzeffi M, Johnson K, Paciullo C. Ketamine in adult cardiac surgery and the cardiac surgery Intensive Care Unit: An evidence based clinical review. Ann Card Anaesth. 2015;18:202-9.

33. Nehama J, Pass R, Bechtler-Karsch A et al. Continuous ketamine infusion for the treatment of refractory asthma in a mechanically ventilated infant: case report and review of the pediatric literature. Pediatric Intensive Care. 1996;12:294-309.

34. D'Iakonov VA, Umerenkov GP, Klimenko PA et al. The use of ketamine in cesarean section. Akush Ginekol. 1989:52-5.

35. Zugliani AH, Peixoto ASV, Adib-Abib FN et al. Uso da cetamina em subdoses para balneoterapia em queimados. Rev Bras Anestesiol. 1999;49(Supl 24):150B.

36. Guirimand F, Dupont X, Brasseur L et al. The effects of ketamine on the temporal summation (wind-up) of the R(III) nociceptive flexion reflex and pain in humans. Anesth Analg. 2000;90:408-14.

37. Guignard B, Coste C, Coste H et al. Supplementing desflurane-remifentanil anesthesia with small-dose ketamine reduces perioperative opioid analgesic requirements. Anesth Analg. 2002;95:103-8.

38. Bell RF, Dahl JB, Moore RA et al.Peri-operative ketamine for acute post-operative pain: a quantitative and qualitative systematic review (Cochrane review). Acta Anaesthesiol Scand. 2005;49(10):1405-28.

39. Lima Filho JA, Fin NC, Valerini FG et al. Effects caused by the spinal administration of ketamine S (+) 5% with no preservatives, using a single puncture, and located on the spinal cord and meninges in rabbits. Acta Cir Bras 2014;29(7):472-7.

40. Souza KM, Vinagre RCO. Cetamina. In: Cavalcanti IL, Cantinho FAF, Vinagre RCO. Anestesia Venosa. Rio de Janeiro: SAERJ; 2004.111-33.

41. Souza KM, Anzoategui LC, Serenato G et al. Estudo comparativo entre S(+)cetamina e morfina peridural para analgesia pós-operatória. Rev Bras Anestesiol. 2002;52:S29-032B.

42. Souza KM, Anzoategui LC, Utima MK et al. Estudo comparativo entre S(+)cetamina associada a morfina e S(+)cetamina associada a clonidina via peridural para analgesia pós--operatória. Rev Bras Anestesiol. 2003;53:S31-038B

43. Lauretti GR, Rodrigues AM, Gomes JMA et al. Avaliação clínica comparativa entre a cetamina e a clonidina por via peridural no tratamento da dor crônica neuropática. Rev Bras Anestesiol. 2002;52:34-40.

44. Niesters M, Martini C, Dahan A. Ketamine for chronic pain: risks and benefits. Br J Clin Pharmacol. 2013;77(2):357-67.

45. Kalsi SS,Wood DM, Dargan PI. The epidemiology and patterns of acute and chronic toxicity associated with recreational ketamine use. Emerg Health Threats J. 2011;4:7107.

46. Expert Committee on Drug Dependence. Thirty-sixth Meeting. Ketamine Update Review Report, Agenda item 6.2. Geneva, 16–20 June 2014. World Health Organization, 2014. Disponível em: http://www.who.int/medicines/areas/quality_safety/6_2_Update.pdf. Acesso em: 20 dez. 2023.

47. Dias IKS, et al. Uso da cetamina na depressão resistente ao tratamento: uma revisão sistemática. J. bras. psiquiatr. 2022;71 (3):247-252.

# Alfa 2-agonistas

## ■ RECEPTORES A2-ADRENÉRGICOS

Os receptores adrenérgicos foram classificados inicialmente por Ahlquist em alfa (α) e beta (β).[1] O desenvolvimento de antagonistas seletivos dos receptores alfa resultou na divisão destes em dois subtipos, α1 e α2. A nomenclatura dos receptores, α2 baseada em estudos farmacológicos, reconhece a existência de pelo menos três isorreceptores: α2A, α2B e α2C.[2] Os efeitos mediados pelo receptor α2A são a analgesia, hipotensão arterial, bradicardia, sedação, hipnose e potencialização dos anestésicos. O subtipo α2B, por induzir vasoconstrição, tem um papel importante na gênese da hipertensão arterial, enquanto o α2C é responsável por analgesia, hipotermia e integração de funções no Sistema Nervoso Central (SNC), como a modulação da atividade dopaminérgica.

Os receptores α2 de localização pré-sináptica regulam a liberação de noradrenalina e Adenosina Trifosfato (ATP) por meio de mecanismo de retroalimentação negativo. Assim, quando ativados por α2-agonistas, inibem a liberação de noradrenalina. Já a ativação dos receptores α2 pós-sinápticos, situados na musculatura lisa dos vasos, promove vasoconstrição.[3,4] Os α2-receptores são encontrados no SNC e periférico e em tecidos não neuronais, como plaquetas, fígado, pâncreas, rins e olhos, nos quais exercem funções fisiológicas específicas.

Quando ativados por um agonista, os receptores α2 inibem a enzima adenilciclase com diminuição subsequente de Adenosina Monofosfato Cíclico (AMPc) intracelular.[5] Outros mecanismos efetores complementares foram descritos, incluindo a ativação de proteínas Gi ligadas aos canais de potássio, causando hiperpolarização de células neuronais e consequentemente reduzindo a excitabilidade do SNC.[6] A ativação dos receptores α2 pré-sinápticos pode ainda bloquear a entrada de cálcio no terminal nervoso, inibindo os canais de cálcio voltagem-dependentes associados à proteína Go. Essa ação pode ser responsável pelos efeitos inibitórios que os agonistas α2 exercem sobre a exocitose de neurotransmissores, como a noradrenalina.[3]

O *locus coeruleos*, um pequeno núcleo localizado na porção lateral superior do tronco encefálico, compreende o maior núcleo noradrenérgico do SNC e apresenta importante função regulatória do ciclo sono-vigília, sendo o local principal de ação dos efeitos dos fármacos α2-agonistas, incluindo a hipnose e a redução do drive simpático central.[7] Conecta-se aos centros corticais por meio de fibras adrenérgicas com origem em núcleos talâmicos e subtalâmicos, além de manter eferências para a formação reticular e seus centros vasomotores. Também proporciona inibição da aferência nociceptiva proveniente da medula pela presença de fibras descendentes inibitórias que acompanham o trajeto do funículo dorsolateral.[8] O nervo vago e a substância gelatinosa do corno dorsal da medula espinhal também ostentam grandes quantidades de receptores α2, particularmente do tipo α2A. Nos neurônios sensitivos primários, predominam os subtipos α2A e α2C.[3]

Os principais agonistas dos receptores α2, em ordem decrescente de afinidade ao receptor, são: dexmedetomidina, mivazerol, clonidina e xilazina.[2]

## ■ RECEPTORES IMIDAZOLINA

Alguns agentes α2-agonistas, como é o caso da clonidina, apresentam um anel imidazólico na sua estrutura molecular, o que lhes confere a capacidade de interação com receptores não adrenérgicos do tipo imidazolina, além dos receptores α2 propriamente ditos. Algumas das propriedades farmacológicas dos α2-agonistas, como redução do drive simpático central, hipotensão arterial e efeito antiarritmogênico, são derivadas da sua afinidade aos receptores imidazolina.[9]

As evidências indicam que a atividade hipotensora da clonidina e de outras imidazolinas é mediada pelos receptores imidazolínicos, existindo boa correlação entre o grau de hipotensão e o número de receptores imidazolínicos ocupados, mas não com o de α2-receptores.[10] Os agonistas de receptores imidazolina, em ordem decrescente de afinidade ao receptor, são: moxonidina, rilmenidina, clonidina, dexmedetomidina e mivazerol.[11]

## ■ FARMACODINÂMICA

### Sistema Cardiovascular

A ação dos agonistas α2-adrenérgicos sobre o sistema cardiovascular pode ser classificada como periférica e central. A ativação dos receptores α2 pré-sinápticos nas terminações nervosas periféricas inibe a exocitose da noradrenalina, explicando parcialmente o efeito hipotensor e bradicardia dos agonistas desses receptores.[12] No SNC, a ativação dos receptores α2 do centro vasomotor no núcleo do trato solitário diminui o efluxo simpático, diminuindo as catecolaminas circulantes, com potencialização da atividade nervosa parassimpática, induzindo, dessa forma, redução na PA.[13] No endotélio das paredes vasculares, a estimulação dos receptores α2 pós-sinápticos provoca vasoconstrição.

A utilização de α2-agonistas proporciona efeitos cardiovasculares importantes, incluindo redução do crono e inotropismo, da resistência vascular sistêmica, do débito cardíaco, do consumo miocárdico de O2 e do metabolismo sistêmico.[14] Comprovou-se que a ativação dos receptores α2 endoteliais promove a liberação de óxido nítrico.[15] Tais observações constituem a base racional para o emprego desses agentes, como coadjuvantes, na profilaxia de eventos isquêmicos coronarianos no período perioperatório.[16,17]

A infusão de α2-agonistas provou ser capaz de reduzir a resposta hemodinâmica à laringoscopia e à intubação traqueal.[18] Durante a recuperação da anestesia, no período pós-operatório imediato, atenua a incidência e a intensidade de tremores pós-operatórios, contribuindo, assim, para a redução do consumo miocárdico de oxigênio característico dessa situação.[19]

A administração da clonidina, por via subaracnóidea, pode determinar efeito bifásico sobre a PA: doses menores (150 μg) induzem à hipotensão, enquanto doses mais elevadas (450 μg) determinam hipertensão arterial.[20] O efeito hipotensor é decorrente, provavelmente, da ação simpaticolítica da clonidina no SNC, ao passo que o efeito hipertensor é decorrente da ação periférica desse fármaco sobre os receptores α2 pós-sinápticos e receptores α1.

A intensidade da hipotensão arterial, induzida pela clonidina por via peridural, parece estar relacionada ao nível do dermátomo onde é administrada.[21] Em níveis torácicos baixos e lombar, a administração peridural da clonidina não aumenta a incidência de hipotensão arterial, mas, quando a administração é feita em nível torácico alto, observa-se uma incidência aumentada desse efeito.[22,23]

A clonidina diminui as descargas nas fibras pré-ganglionares simpáticas do nervo esplâncnico, bem como nas fibras pós-ganglionares dos nervos cardíacos. Por outro lado, estimula o fluxo parassimpático, o que pode contribuir para a redução da frequência cardíaca, em consequência do aumento do tônus vagal, bem como para a redução do impulso simpático.[24] A ativação dos receptores imidazolínicos, situados no núcleo do trato solitário, contribui para a bradicardia determinada pelos α2-agonistas. Embora a clonidina diminua a condução atrioventricular, as ocorrências de bradiarritmias intensas e persistentes não são frequentes, mesmo com o uso crônico do fármaco. A atropina é o fármaco de escolha para o tratamento dos episódios de bradicardia, sendo necessárias, algumas vezes, doses elevadas desse medicamento.[3]

O uso de α2-agonistas durante a anestesia de pacientes coronariopatas ainda não está perfeitamente estabelecido, pois, ao lado dos nítidos benefícios, como o de evitar e mesmo tratar episódios hipertensivos ou de taquicardia, que podem provocar isquemia miocárdica, podem determinar hipotensão arterial, que também levaria à isquemia miocárdica.[16] As doses iniciais dos α2-agonistas devem ser realizadas pelo menos 10 minutos antes da indução anestésica para que os níveis plasmáticos dos fármacos sejam adequados ao se iniciar o procedimento.[25]

## Sistema Respiratório

Embora os α2-agonistas possam causar hipoxemia, isso não foi clinicamente observado em seres humanos.[26] Alguns autores acreditam que os α2-agonistas em doses terapêuticas possam causar depressão respiratória leve, equivalente àquela que pode ocorrer durante o sono fisiológico.[27] A dexmedetomidina demonstrou não induzir a depressão respiratória importante, mesmo quando usada em grandes concentrações, e, assim como os demais agonistas α2-adrenérgicos, não potencializa a depressão respiratória induzida pelos opioides.[3,26]

## Sistema Nervoso Central

O efeito sedativo e, algumas vezes, o de hipnose são observados com a utilização da clonidina, independentemente da via administrada.[23,28,29] A sedação e a hipnose são dose-dependentes, com início rápido, em torno de 20 a 30 minutos. A ativação dos receptores α2-adrenérgicos no SNC, com diminuição da liberação de noradrenalina, parece ser a causa do efeito sedativo-hipnótico dos agonistas desses receptores.[28]

Doses usuais de dexmedetomidina mostram uma eletroencefalografia com oscilações intermitentes entre 9 e 15 Hz, juntamente com oscilações entre 0,5 e 4 Hz (slow-delta), evidenciando um paciente ligeiramente sedado, que desperta ao comando de voz ou toque leve. À medida que a taxa de infusão é aumentada, as oscilações entre 9 e 15 Hz desaparecem e a amplitude das oscilações lentas aumentam. Esse padrão eletroencefalográfico de oscilações *slow-delta* assemelha-se muito ao estágio III de sono NREM (*Non-rapid eye movement*). Nessa condição, o paciente está sedado, não responde a perguntas verbais, mas responde às mudanças no nível de estimulação nociceptiva do procedimento.[30,31] As principais vias noradrenérgicas ascendentes e descendentes originam-se no *locus coeruleus*, região responsável pelo efeito sedativo. Pela ativação dos receptores α2-adrenérgicos dessa área ocorre a supressão da sua atividade, o que resulta em importante aumento da atividade de interneurônios inibitórios, como os que fazem parte da via do ácido γ-aminobutírico (GABA), determinando a depressão do SNC.[3]

A ativação dos receptores α2-adrenérgicos produz intensa atividade analgésica pelo envolvimento dos receptores supraespinhais e principalmente espinhais, incluindo a ativação dos receptores α2 pós-sinápticos das vias descendentes noradrenérgicas, dos neurônios colinérgicos e da liberação de óxido nítrico.[18,32] Foram identificados receptores do subtipo α2A na substância gelatinosa do corno dorsal da medula espinhal, onde sua estimulação desenvolve redução da liberação de substância P e inibição do campo receptivo dos neurônios envolvidos na percepção da informação nociceptiva proveniente da periferia.[32] O efeito antinociceptivo desses fármacos está associado, pelo menos em parte, à indução da liberação de acetilcolina no corno dorsal, envolvendo dessa maneira um mecanismo colinérgico de analgesia.[33]

Uma das grandes propriedades dos α2-agonistas é a capacidade de reduzir significativamente não só o consumo de opioides, mas também a necessidade de anestésicos halogenados durante a anestesia.[34,35] Pelas ações no SNC, os α2-agonistas têm a propriedade de reduzir drasticamente a necessidade do uso de outros anestésicos, porém com efeito-teto. Isso porque alguns fármacos, dependendo da sua seletividade a receptores α2, apresentam propriedades agonistas parciais e ativam receptores α1, o que poderia antagonizar o efeito agonista α2 no SNC.[36] Esses fármacos exercem um papel importante na terapêutica da dor, não somente pós-operatória, mas também na de origem neuropática.[37-39]

## Sistema Renal

No sistema renal, os α2-agonistas induzem efeito diurético e natriurético. Há evidências de que esses fármacos inibem a liberação do hormônio antidiurético, além de antagonizarem a ação desse hormônio no túbulo renal e aumentarem a taxa de filtração glomerular.[40] Outro mecanismo sugerido para explicar o efeito diurético é representado pela liberação do fator natriurético atrial.[40-42] O tratamento pré-operatório com clonidina (4 µg.kg⁻¹) previne as alterações renais que podem ocorrer após cirurgias cardíacas.[43]

## Sistema Gastrintestinal

Os α2-agonistas apresentam importante efeito antisialagogo, com subsequente quadro de xerostomia,[3] podendo ser úteis se utilizados na medicação pré-anestésica, embora possam ser causa de queixa por parte dos pacientes. Os agonistas α2-adrenérgicos provocam redução da motilidade e da secreção gastrintestinais e aumento da absorção de água no intestino grosso, porém não interferem no tempo de esvaziamento gástrico.[44]

## Sistema Endócrino

A redução das concentrações séricas de catecolaminas compreende o achado mais significativo decorrente da administração desses fármacos.[45] Além disso, por diminuírem a estimulação simpática, os α2-adrenérgicos diminuem marcadamente a resposta ao estresse cirúrgico, fato esse comprovado pela menor necessidade da utilização de agentes anestésicos quando os pacientes são sedados com dexmedetomidina.[34,35]

Constatou-se ainda inibição da liberação perioperatória de interleucina-6, de ACTH e de cortisol, além da atenuação da resposta catabólica no período pós-operatório.[46,47] A ativação dos α2-adrenoceptores presentes nas células β das ilhotas de Langerhans implica diminuição da secreção de insulina, resultando em hiperglicemia não relevante do ponto de vista clínico.[48]

## Outros Efeitos

Os α2-agonistas parecem reduzir a Pressão Intraocular (PIO) pela combinação de dois mecanismos: vasoconstrição das arteríolas eferentes do processo ciliar e aumento da drenagem aquosa secundária à diminuição do tônus vascular simpático. Por isso, podem ser utilizados em pacientes com glaucoma. Esses fármacos atenuam o aumento da PIO secundária à laringoscopia e intubação traqueal.[49]

Os agonistas α2-adrenérgicos podem alterar as respostas termorreguladoras, incluindo o tremor. Os tremores podem aumentar o consumo de oxigênio e a produção de dióxido de carbono a níveis significativos se comparados ao basal, podendo levar à dessaturação e à acidose láctica.[21] A clonidina exerce ação inibitória sobre o centro termorregulador do hipotálamo, decorrente da redução da liberação de noradrenalina em terminais pré-sinápticos, portanto não impede a ocorrência de hipotermia por redistribuição após a indução da anestesia.[50]

## ▪ CLONIDINA

A clonidina, um composto imidazólico, é um agonista α-adrenérgico que possui uma seletividade α2/α1 de 220

para 1, sendo 16 vezes mais potente em relação aos receptores α2 do que aos imidazolina.[2,3] Ela é rápida e completamente absorvida após administração oral, apresentando pico de concentração plasmática entre 60 e 90 minutos por essa via.[3] Sua taxa de ligação proteica corresponde a 20%, sendo seu volume de distribuição de 1,7 a 2,5 L.kg⁻¹ e seu *clearance* de 1,9 a 4,3 mL.min⁻¹.kg⁻¹. Sofre metabolização hepática em compostos inativos da ordem de 50%, sendo o restante excretado pelos rins na forma inalterada. Após administração oral, cerca de 20% do fármaco é excretado nas fezes. Sua meia-vida de eliminação pode variar de 6 a 23 horas após uso venoso e pode ser prolongada na vigência de comprometimento renal.[2,3] Por ser altamente lipossolúvel, atravessa com facilidade a barreira hematoencefálica, distribuindo-se pelo SNC e interagindo com os receptores α2-adrenérgicos espinhais e supraespinhais.

As preparações comerciais atualmente disponíveis são de 100, 150 e 200 µg em forma de comprimidos e 150 µg.mL⁻¹ na formulação injetável. A clonidina por via oral ou venosa, antes da anestesia subaracnóidea, determina prolongamento do tempo de bloqueio sensitivo e motor.[51-53] Nesse tipo de anestesia ou na peridural, a clonidina, respectivamente nas doses de 1 a 2 µg.kg⁻¹ e de 2 a 4 µg.kg⁻¹, dobra a duração de anestesia cirúrgica e do bloqueio motor, além de melhorar a qualidade do bloqueio anestésico com boa atividade sedativa.[21]

A intensidade da analgesia peridural tem correspondência com as concentrações liquóricas do fármaco, ao passo que o grau de sedação é proporcional à concentração sérica.[54] Observa-se o pico de concentração plasmática em cerca de 30 minutos, coincidente com o nível máximo de analgesia, sendo seu T1/2β de aproximadamente 13 horas. A duração do efeito analgésico persiste por 3 a 6 horas, sendo necessária a infusão contínua (30 µg.h-1) em caso de analgesia prolongada.[21,51]

No bloqueio peridural sacral em crianças, a adição de clonidina, na dose de 1 a 2 µg.kg⁻¹, ao anestésico local, dobra a duração da analgesia no pós-operatório, sem que ocorram alterações hemodinâmicas importantes.[55]

Em relação ao uso da clonidina em obstetrícia, na analgesia peridural do trabalho de parto, observou-se que a adição de clonidina 75 µg à ropivacaína aumentou a duração da analgesia, com diminuição da PA materna, porém sem repercussões sobre o feto.[56] Os efeitos da adição da clonidina ao anestésico local durante anestesia peridural para cesariana não parecem ser diferentes dos que ocorrem na população não obstétrica.[25] A adição de clonidina (15 µg) ao sufentanil por via subaracnóidea prolonga a duração da analgesia do parto sem produzir bloqueio motor. Entretanto, a incidência de hipotensão arterial é maior do que quando se usa o sufentanil isoladamente.[57] A adição de clonidina na via subaracnóidea, com bupivacaína a 0,5% hiperbárica (12,5 mg) e morfina (100 µg) para cesariana, melhorou a qualidade da analgesia pós-operatória, sem aumentar a incidência de efeitos colaterais, sendo 15 µg de clonidina a dose mínima eficaz.[58]

A adição de clonidina, na dose de 1 a 2 µg.kg-1, ao anestésico local para bloqueio de nervos periféricos aumentou a duração da anestesia cirúrgica em aproximadamente 75%, e a analgesia pós-operatória em até 200%.[59-61]

Durante a anestesia regional intravenosa, a associação de clonidina, na dose de 1 µg.kg[-1], à lidocaína a 0,5%, na dose de 200 mg, aumenta a intensidade da analgesia nas primeiras 2 horas do pós-operatório e diminui a necessidade de analgésicos nas primeiras 24 horas, sem aumentar a ocorrência de efeitos colaterais, como sonolência, hipotensão e bradicardia.[62]

A clonidina (2,5 µg.kg-1) usada como medicação pré-anestésica, por via venosa, 30 minutos antes de procedimentos oftalmológicos mostrou-se eficaz em reduzir a PIO e em manter estabilidade hemodinâmica, e serviu como fator protetor contra o desenvolvimento de hipertensão arterial.

A clonidina na dose de 2 a 4 µg.kg[-1] por via oral constitui eficiente alternativa como medicação pré-anestésica em adultos e crianças, proporcionando sedação, hipnose e efeito antissialagogo.[29,63] A clonidina, quando administrada de 60 a 90 minutos antes da anestesia, na dose de 2 a 4 µg.kg[-1], acarreta redução de 20% a 30% no consumo de tiopental e propofol para a indução anestésica. Quando administrada no intraoperatório, potencializa também a ação dos opioides, gerando uma redução de até 52% no consumo desses fármacos.[25]

Pode ser usado também por via transdérmica para dor neuropática, dor lombar, dor herpética, entre outras, porém necessita de pelo menos dois dias para que a concentração terapêutica seja alcançada.[25,64]

Na sala de recuperação pós-anestésica, os efeitos cardiovasculares dos α2-agonistas, associados à diminuição da frequência de tremores, podem ser importantes na diminuição da incidência de episódios de isquemia miocárdica.

Na dose de 2 µg.kg-1 administrada por via venosa no término de cirurgias, atenuou o aumento do consumo de oxigênio e a produção de dióxido de carbono.[21,65]

## ▪ DEXMEDETOMIDINA

A dexmedetomidina, o enantiômero dextrógiro da medetomidina, é o protótipo dos agonistas α2-adrenérgicos superseletivos. Esse composto apresenta uma relação de seletividade de α2/α1 de 1.620 para 1, correspondendo a um grau de seletividade oito vezes superior ao da clonidina, enquanto a sua especificidade aos receptores imidazolina em relação aos α2 é de 1 para 32.[11,66] A alta seletividade pode ser útil quando as ações sobre os receptores α1 se opõem àquelas sobre os receptores α2, como na produção de analgesia no *locus coeruleus*.[40] Como os demais α2-agonistas, constitui um agente com propriedades hipnótica e simpatolítica importantes, além de atividades analgésicas dose-dependentes. Proporciona também ansiólise comparável à dos benzodiazepínicos. Tais características conferem à dexmedetomidina um importante efeito poupador de opioides e de outros fármacos usados em anestesiologia, como agentes venosos e inalatórios.[66]

A dexmedetomidina foi introduzida como alternativa para sedação em pacientes internados em unidades de tratamento intensivo, devido ao seu perfil único de rápido despertar em resposta ao toque ou ao comando verbal e, ao contrário de outros fármacos comumente utilizados com esse propósito, como propofol, benzodiazepínicos e opioides, por não exibir potencial para depressão respiratória, mesmo em doses elevadas. Ela pode ser utilizada em pacientes entubados em respiração espontânea e ser mantida após a extubação com segurança.

Após a infusão, a dexmedetomidina apresenta rápida fase de distribuição, com meia-vida de aproximadamente 6 minutos. O volume de distribuição da dexmedetomidina no estado de equilíbrio é de cerca de 200 L, sendo sua depuração sistêmica de 0,5 L.min-1.2. Sua taxa média de ligação a proteínas plasmáticas é de 93,7%, em especial a albumina e a α1-glicoproteína ácida. O comprometimento renal não altera a taxa de ligação a proteínas. No entanto, os pacientes com comprometimento hepático podem apresentar alterações na ligação proteica, resultando em valores menores de depuração. Deve-se considerar doses de manutenção abaixo de 0,2 µg.kg[-1].h[-1] nesses pacientes. Não há deslocamento significativo da ligação a proteínas plasmáticas dos medicamentos administrados concomitantemente a dexmedetomidina (fenitoína, ibuprofeno, varfarina, propranolol, teofilina e digoxina). A dexmedetomidina sofre ampla biotransformação no fígado e é excretada principalmente na urina (95%). Os principais metabolitos excretados são N-glicuronídeos (G-DEX-1 e G-DEX-2) e N-metil-O-glicuronídeo.

A meia-vida de eliminação terminal da dexmedetomidina é de aproximadamente 2 a 3 horas.[66] Não existem metabolitos ativos conhecidos, e sua conversão quiral ao enantiômero levo inativo é mínima e sem importância clínica.

A dexmedetomidina apresenta efeitos importantes nos parâmetros cardiovasculares, que parecem influenciar a sua própria farmacocinética. Assim, em doses maiores, provoca vasoconstrição periférica decorrente da ação em receptores α2 presentes na musculatura lisa vascular, o que, provavelmente, reduz o seu volume de distribuição.

Por isso, esse fármaco não apresenta perfil farmacocinético linear.[67] Observa-se, portanto, um comportamento bifásico, pois, à medida que a distribuição encefálica do fármaco aumenta, passa a ocorrer vasodilatação periférica resultante da redução do drive simpático central. Conclui-se, então, que a administração venosa de dexmedetomidina necessita ser realizada de forma lenta e sob infusão contínua, no intuito de prevenir efeitos indesejados, como hipertensão inicial e alteração do padrão farmacocinético da medicação.

Sua meia-vida contexto sensível relacionada ao tempo de infusão é de 4 minutos após 10 minutos de infusão e de 250 minutos após 8 horas de infusão contínua.[68] Pode ser administrada pela via intramuscular, entretanto os efeitos podem se prolongar por um período de até 4 horas após a sua administração, implicando retardo da alta hospitalar após procedimentos ambulatoriais.[69]

A dexmedetomidina promove redução do fluxo sanguíneo cerebral durante anestesia com halotano, isoflurano e sevoflurano, sem, no entanto, provocar isquemia cerebral.[70] Também atenua a vasodilatação cerebral secundária à hipercapnia, porém não interfere com a ocorrência dessa resposta frente à hipoxemia.[71]

Em um estudo em que foram utilizadas a dexmedetomidina e a clonidina como adjuvantes na anestesia subaracnóidea, foram observados efeitos equipotentes nas doses de 3 μg e 30 μg, respectivamente.[72] A dexmedetomidina associada à lidocaína por via peridural, na dose de 2 μg.kg[-1], produziu analgesia residual de 5 a 6 horas e redução de 70% no consumo de analgésicos no período pós-operatório.[73]

A dexmedetomidina utilizada em sedação por via venosa, em pacientes submetidos à anestesia subaracnóidea, representou uma boa opção para sedação, com estabilidade hemodinâmica, proporcionando um nível adequado de hipnose, sem provocar alterações na duração dos bloqueios motor e sensitivo.[74] Da mesma forma, em infusão contínua, constitui excelente alternativa como adjuvante anestésico em procedimentos cirúrgicos sob anestesia local e bloqueios regionais.[75-77]

A infusão intraoperatória de dexmedetomidina atenua as respostas neuroendócrinas e hemodinâmicas ao trauma cirúrgico e à circulação extracorpórea em pacientes submetidos à revascularização do miocárdio, assim como diminui o uso de analgésicos, β-bloqueadores, antieméticos e diuréticos na unidade de tratamento intensivo cardiológica.[78]

A dexmedetomidina se mostrou extremamente útil em pacientes pediátricos submetidos à correção de cardiopatias congênitas.[79,80] A dexmedetomidina é um adjuvante útil quando usada criteriosamente em pacientes com hipertensão arterial pulmonar.[81]

Por manter a respiração espontânea, foi utilizada como agente único, ou em combinação com baixas doses de cetamina, para exames invasivos em portadores de doença cardíaca congênita.[82]

A anestesia venosa com dexmedetomidina em pacientes obesos mórbidos se mostrou efetiva, diminuindo o consumo de anestésicos, mantendo estabilidade cardiovascular e promovendo recuperação pós-anestésica precoce.[83] Nessa população com alta prevalência de apneia obstrutiva do sono, a dexmedetomidina, ao diminuir a necessidade da utilização de opioides, se mostrou segura no período de recuperação.[84]

Em um estudo em que foram avaliadas as condições no pós-operatório imediato, foi aconselhada a utilização de uma dose de 0,2 μg.kg[-1].h[-1], com um peso ajustado ao real, a fim de minimizar o risco de efeitos cardiovasculares indesejados.[85]

A dexmedetomidina tem sido empregada como agente hipnótico para procedimentos em que se encontram dificuldades de acesso às vias aéreas, como em pacientes com histórico de intubação difícil que necessitam de intubação traqueal acordada.[86,87]

A combinação da dexmedetomidina com outros agentes convencionais é útil em pacientes suscetíveis ao desenvolvimento da hipertermia maligna.[88] Além disso, em unidades de tratamento intensivo, a dexmedetomidina tem se mostrado superior aos benzodiazepínicos, uma vez que em níveis similares de sedação à dexmedetomidina diminuiu o tempo de ventilação mecânica e a prevalência de *delirium*.[89-91]

A dexmedetomidina é apresentada na forma de solução concentrada de 100 μg.mL[-1] e deve ser administrada em regime de infusão contínua entre 0,2 a 0,7 μg.kg[-1].h[-1], titulando-se essa dose de acordo com os níveis de sedação e analgesia desejados. Assim como já ocorre com outros anestésicos, existem modelos farmacocinéticos para a dexmedetomidina, a fim de ser utilizada em infusão contínua por via venosa por meio da concentração plasmática alvo-controlada (0,3 a 0,7 μg.mL[-1]).[51]

## ▪ ANTAGONISTAS DOS RECEPTORES A2-ADRENÉRGICOS

Além dos antagonistas inespecíficos dos receptores α2-adrenérgicos, entre eles a fentolamina e a tolazolina, foram descritas algumas substâncias que possuem atividade antagonista específica nos receptores α2-adrenérgicos. Como exemplo, pode-se citar o atipamezol, um antagonista que possui uma seletividade α2/α1 de 8.500 para 1.[92] Esse fármaco é utilizado em anestesiologia veterinária há alguns anos e já foi testado em estudos clínicos em voluntários humanos na reversão da sedação e hipotensão induzidas pela dexmedetomidina.[92,93] Os antagonistas específicos dos receptores α2-adrenérgicos, em ordem decrescente de afinidade ao receptor, são atipamezol, idaxozan, ioimbina, efaroxan e a rauwolscina.[2]

## REFERÊNCIAS

1. Ahlquist R. A study of the adrenotropic receptors. Am J Physiology 1948;153:586-9.
2. Khan ZP, Ferguson CN, Jones RM. Alpha-2 and imidazoline receptor agonists. Their pharmacology and therapeutic role. Anaesthesia 1999;54(2):146-65.
3. Hayashi Y, Maze M. Alpha 2 adrenoceptor agonists and anaesthesia. Br J Anaesth. 1993;71:108-18.
4. Bagatini A, Gomes CR, Masella MZ et al. Dexmedetomidina: farmacologia e uso clínico. Rev Bras Anestesiol. 2002;52(5):606-17.
5. Correa-Sales C, Nacif-Coelho C, Reid K et al. Inhibition of adenyl cyclase in the locus coeruleus mediates the hypnotic response to an alpha 2 agonist in the rat. J Pharmacol Exp Ther. 1992;263:1046-9.
6. Brown DA. G-proteins and potassium currents in neurons. Annu Rev Physiol. 1990;52:215-42.
7. Scheinin M, Schwinn D. The locus coeruleus. site of hypnotic actions of α2-adrenoceptor agonists? Anesthesiology. 1992;76:873-5.
8. De Sarro GB, Ascioti C, Froio F et al. Evidence that locus coeruleus is the site where clonidine and drugs acting at alpha, and alpha2 adrenoceptors affect sleep and arousal mechanisms. Br J Pharmacol 1987;90:675-85.
9. Mammoto T, Kamibayashi T, Hayashi Y et al. Antiarrhythmic action of rilmenidine on adrenaline-induced arrhythmia via central imidazoline receptors in halothane-anaesthetizes dogs. Br J Pharmacol. 1996;117:1.744-8.
10. Reis DJ, Regunathan S, Meeley MP. Imidazole receptors and clonidine-displacing substance in relationship to control of blood pressure, neuroprotection and adrenomedullary secretion. Am J Hypertens. 1992;5:51-7.
11. Haskins SC, Peiffer Jr RL, Stowe RM. A clinical comparison of CT 1341, ketamine, and xylazine in cats. Am J Vet Res. 1975;36:1537-43.
12. De Jonge A, Timmermans PB, van Zweiten PA. Participation of cardiac presynaptic α2-adrenoceptors in the bradycardic effects of clonidine and analogues. Naunyn Schmiedebergs Arch Pharmacol. 1981;137:8-12.
13. Ruffolo Jr RR. Distribution and function of peripheral adrenoceptores on the cardiovascular system. Pharmacol Biochem Behav. 1985;22:827-33.
14. Talke P, Richardson CA, Scheinin M et al. Postoperative pharmacokinetics and sympatholytic effects of dexmedetomidine. Anesth Analg. 1997;85:1136-42.
15. Coughlan MG, Lee JG, Bosnjak ZJ et al. Direct coronary and cerebral vascular responses to dexmedetomidine. Significance of endogenous nitric oxide synthesis. Anesthesiology. 1992;77:998-1.006.

16. Stevens RD, Burri H, Tramèr MR. Pharmacologic myocardial protection in patients undergoing noncardiac surgery. A quantitative systematic review. Anesth Analg. 2003;97:623-33.
17. Jalonen J, Hynynen M, Kuitunen A et al. Dexmedetomidine as an anesthetic adjunct in coronary artery bypass grafting. Anesthesiology. 1997;86:331-45.
18. Scheinin B, Undgren L, Randel T et al. Dexmedetomidine attenuates sympathoadrenal responses to tracheal intubation and reduced the need for thiopentone and preoperative fentanyl. Br J Anaesth. 1992;68:126-31.
19. Delaunay L, Bonnet F, Duvaldestin P. Clonidine decreases postoperative oxygen consumption in patients recovering from general anaesthesia. Br J Anaesth. 1991;67:397-401.
20. Frisk-Holmberg M, Paalzow L, Wibell L. Relationship between the cardiovascular effects and steady-state kinetics of clonidine in hypertension: demonstration of a therapeutic window in man. Eur J Clin Pharmacol. 1984;26:309-13.
21. Eisenach JC, De Kock M, Klimscha W. Alpha(2)-adrenergic agonists for regional anesthesia. A clinical review of clonidine (1984- 1995). Anesthesiology. 1996; 85:655-74.
22. De Kock M, Crochet B, Morimont C et al. Intravenous or epidural clonidine for intra and postoperative analgesia. Anesthesiology. 1993;79:525-31.
23. De Kock M, Wiederkher P, Laghmiche A et al. Epidural clonidine used as the sole analgesic agent during and after abdominal surgery. A dose-response study. Anesthesiology. 1997;86:285-92.
24. Ebert TJ, Hall JE, Barney JA et al. The effects of increasing plasma concentrations of dexmedetomidine in humans. Anesthesiology. 2000;93:382-94.
25. Alves TCA, Braz JRC, Vianna PTG. α2-agonistas em anestesiologia: aspectos clínicos e farmacológicos. Rev Bras Anestesiol. 2000;50(5):396-404.
26. Gertler R, Brown HC, Mitchell DH et al. Dexmedetomidine: a novel sedative-analgesic agent. BUMC Proceedings. 2001;14:13-21.
27. Belleville JP, Ward DS, Bloor BC et al. Effects of intravenous dexmedetomidine in humans. Sedation, ventilation, and metabolic rate. Anesthesiology. 1992;77:1125-33.
28. Maze M, Tranquilli W - Alpha-2 adrenoceptor agonists: defining the role in clinical anesthesia. Anesthesiology. 1991;74:581-605.
29. Alves TCA, Braz JRC, Ganem EM. Influência da medicação pré-anestésica com clonidina sobre a associação de sufentanil e bupivacaína na anestesia subaracnóidea. Rev Bras Anestesiol. 1999;49:320-6.
30. Purdon PL, Sampson A, Pavone KJ et al. Clinical electroencephalography for anesthesiologists: Part I: Background and basic signatures. Anesthesiology. 2015;123(4):937-60.
31. Valenza G, Akeju O, Pavone KJ et al. Instantaneous monitoring of heart beat dynamics during anesthesia and sedation. Journal of Computational Surgery. 2014;1:13.
32. Murata K, Nakagawe I, Kumeta Y et al. Intrathecal clonidine suppresses noxiously evoked activity of spinal wide dynamic range neurons in cats. Anesth Analg. 1989;69:185-91.
33. Klimscha W, Tong C, Eisenach JC. Intrathecal alpha 2-adrenergic agonists stimulate acetylcholine and norepinephrine release from the spinal cord dorsal horn in sheep. An in vivo microdialysis study. Anesthesiology. 1997;87:110-6.
34. Fragen RJ, Fitzgerald PC. Effect of dexmedetomidine on the minimum alveolar concentration (MAC) of sevoflurane in adults age 55 to 70 years. J Clin Anesth. 1999;11:466-70.
35. Aantaa R, Jaakola ML, Kallio A et al. Reduction of the minimum alveolar concentration of isoflurane by dexmedetomidine. Anesthesiology. 1997;86:1.055-60.
36. Talke P, Chen R, Thomas B et al. The hemodynamic and adrenergic effects of perioperative dexmedetomidine infusion after vascular surgery. Anesth Analg. 2000;90:834-9.
37. Malmberg AB, Hedley LR, Jasper JR et al. Contribution of alpha(2) receptor subtypes to nerve injury-induced pain and its regulation by dexmedetomidine. Br J Pharmacol. 2001;132:1.827-36.
38. Poree LR, Guo TZ, Kingery WS et al. The analgesic potency of dexmedetomidine is enhanced after nerve injury: a possible role for peripheral alpha2-adrenoceptors. Anesth Analg. 1998;87:941-8.
39. Puke MJ, Wiesenfeld-Hallin Z. The differential effects of morphine and the alpha 2-adrenoceptor agonists clonidine and dexmedetomidine on the prevention and treatment of experimental neuropathic pain. Anesth Analg. 1993;77:104-9.
40. Mizobe T, Maze M. α2-adrenoceptor agonists and anesthesia. Int Anesthesiol Clin. 1995;33:81-102.
41. Hamaya Y, Nishikawa T, Dohi S. Diuretic effect of clonidine during isoflurane, nitrous oxide, and oxygen anesthesia. Anesthesiology. 1994;81:811-9.
42. Mukaddam-Daher S, Lambert C, Gutkowska J. Clonidine and ST-91 may activate imidazoline binding sites in the heart to release atrial natriuretic peptide. Hypertension. 1997;30:83-7.
43. Kulka PJ, Tryba M, Zenz M. Preoperative alpha2-adrenergic receptor agonists prevent the deteriaration of renal function after cardiac surgery. Results of a randomized, controlled trial. Crit Care Med. 1996;24:947-52.
44. Umezawa T, Guo S, Jiao Y et al. Effect of clonidine on colonic motility in rats. Auton Neurosci. 2003;107:32-6.
45. Talke P, Richardson CA, Scheinin M et al. Postoperative pharmacokinetics and sympatholytic effects of dexmedetomidine. Anesth Analg. 1997;85:1136-42.
46. Kim MH, Hahn TH. The effect of clonidine pretreatment on the perioperative proinflammatory cytokines, cortisol, and ACTH responses in patients undergoing total abdominal hysterectomy. Anesth Analg. 2000;90:1441-4.
47. Mertes N, Goeters C, Kuhmann M et al. Postoperative alpha2-adrenergic stimulation attenuates protein catabolism. Anesth Analg. 1996;82:258-63.
48. Venn RM, Bryant A, Hall GM et al. Effects of dexmedetomidine on adrenocortical function, and the cardiovascular, endocrine and inflammatory responses in post-operative patients needing sedation in the intensive care unit. Br J Anaesth. 2001;86:650-6.
49. Jaakola ML, Ali-Melkkila T, Kanto J et al. Dexmedetomidine reduces intraocular pressure, intubation responses and anaesthetic requirements in patients undergoing ophthalmic surgery. Br J Anaesth. 1992;68:570-5.
50. Bernard JM, Fulgemio JP, Delaunay L et al. Clonidine does not impair redistribution hypothermia after the induction of anesthesia. Anesth Analg. 1998;87:168-72.
51. Bernard JM, Kick O, Bonnet F. Comparison of intravenous and epidural clonidine for postoperative patient-controlled analgesia. Anesth Analg. 1995;81:706-12.
52. Park J, Forrest J, Kolesar R et al. Oral clonidine reduces postoperative PCA morphine requirements. Can J Anaesth. 1996;43:900-6.
53. Aho M, Erkola AO, Scheinin H et al. Effect of intravenous administered dexmedetomidine on pain after laparoscopic tubal ligation. Anesth Analg. 1991;73:112-8.
54. Eisenach JC, Detweiler D, Hood D. Hemodynamic and analgesic actions of epidural administered clonidine. Anesthesiology. 1993;78:277-87.
55. Klimscha W, Chiari A, Michalek-Sauberer A et al. The efficacy and safety of a clonidine/bupivacaine combination in caudal blockade for pediatric hernia repair. Anesth Analg. 1998;86:54-61.
56. Landau R, Schiffer E, Morales M et al. The dose-sparing effect of clonidine added to ropivacaine for labor epidural analgesia. Anesth Analg. 2002;95:728-34
57. Zambonato JF, Pereira RR, Macuco MV et al. Efeitos da adição da clonidina ao sufentanil por via subaracnóidea para analgesia de parto. Rev Bras Anestesiol. 2000;50:431-6.
58. Neves JFNP, Monteiro GA, Almeida JR et al. Analgesia pós-operatória para cesariana. A adição de clonidina à morfina subaracnóidea melhora a qualidade da analgesia? Rev Bras Anestesiol. 2006; 56:4:370-6.
59. Bernard JM, Macaire P. Dose-range effects of clonidine added to lidocaine for brachial plexus block. Anesthesiology. 1997;87:277-84.
60. El Saied AH, Steyn MP, Ansermino JM. Clonidine prolongs the effect of ropivacaine for axillary brachial plexus blockade. Can J Anaesth. 2000;47:962-7.
61. Casati A, Magistris L, Fanelli G et al. Small-dose clonidine prolongs postoperative analgesia after sciatic-femoral nerve block with 0.75% ropivacaine for foot surgery. Anesth Analg. 2000;91:388-92.
62. Reuben SS, Steinberg RB, Klatt JL et al. Intravenous regional anesthesia using lidocaine and clonidine. Anesthesiology. 1999;91:654-8.
63. Carabine UA, Wright PM, Moore J. Preanaesthetic medication with clonidine: a dose-response study. Br J Anaesth. 1991;67:79-83.
64. Hagihara R, Meno A, Arita H et al. A case of effective treatment with clonidine ointment for herpetic neuralgia after bone marrow transplantation in a child. 2002;51:777-9.
65. Hommeril JL, Bernard JM, Passuti N et al. Effects 0of intravenous clonidine on postoperative shivering. Ann Fr Anesth Reanim. 1991;10:554-8.
66. Bhana N, Goa KL, McClellan KJ. Dexmedetomidine. Drugs. 2000;59(2):263-8.
67. Nishikawa T, Dohi S. Clinical evaluation of clonidine added to lidocaine solution for epidural anesthesia. Anesthesiology. 1990;73:853-9.
68. Dyck JB, Shafer SL. Dexmedetomidine pharmacokinetics and pharmacodynamics. Anaesth Pharmacol Rev. 1993;1:238-45.
69. Scheinin H, Jaakola ML, Sjovall S et al. Intramuscular dexmedetomidine as premedication for general anesthesia. A comparative multicenter study. Anesthesiology. 1993;78:1065-75.
70. Ohata H, Iida H, Watanabe Y et al. Hemodynamic responses induced by dopamine and dobutamine in anesthetized patients premedicated with clonidine. Anesth Analg. 1999;89:843-8.
71. Takenaka M, Iida H, Iida M et al. Intrathecal dexmedetomidine attenuates hypercapnic but not hypoxic cerebral vasodilation in anesthetized rabbits. 2000;92:1.376-84.
72. Kanazi GE, Aouad MT, Jabbour-Khoury SI et al. Effect of lowdose dexmedetomidine or clonidine on the characteristics of bupivacaine spinal block. Acta Anesthesiol Scand. 2006; 50: 222-7.
73. Fukushima K, Nishimi Y, Mori K et al. Effect of epidurally administered dexmedetomidine on sympathetic activity and postoperative pain in man. Anesth Analg. 1996;82:S121.
74. Magalhães E, Ladeira LCA, Govêia CS et al. A Dexmedetomidina para sedação, por via venosa, não interfere com a duração dos bloqueios sensitivo e motor da raquianestesia. Rev Bras Anestesiol. 2006;56:1:1-7.
75. Santos MCP, Vinagre RCO. Dexmedetomidina para teste neurocognitivo em craniotomia com o paciente acordado. Relato de caso. Rev Bras Anestesiol. 2006; 56: 4: 402-7.
76. Song J, Kim WM, Lee SH et al. Dexmedetomidine for sedation of patients undergoing elective surgery under regional anesthesia. Korean J Anesthesiol .2013; 65: 203-208.
77. Rao SH, Sudhakar B, Subramanyam PK. Haemodynamic and anaesthetic advantages of dexmedetomidine. South Afr J Anaesth Analg. 2012;18(6):326-331.
78. Herr DL, Sum-Ping ST, England M. ICU sedation after coronary artery bypass graft surgery: dexmedetomidine-based versus propofol-based sedation regimens. J Cardiothorac Vasc Anesth. 2003;17(5):576-84.

79. Mukhtar AM, Obayah EM, Hassona AM. The use of dexmedetomidine in pediatric cardiac surgery. Anesth Analg. 2006;103:52-6.
80. Chrysostomou C, Beerman L, Shiderly D et al. Dexmedetomidine: A novel drug for the treatment of atrial and junctional tachyarrhythmias during the perioperative period for congenital cardiac surgery: A preliminary study. Anesth Analg. 2008;107:1514–22.
81. Nair AS. Dexmedetomidine in pulmonary hypertension: A Review. Anaesth Pain & Intensive Care. 2013;17(3):279-81.
82. Barton KP, Munoz R, Morell VO et al. Dexmedetomidine as the primary sedative during invasive procedures in infants and toddlers with congenital heart disease. Pediatr Crit Care Med. 2008; 9:612-5.
83. Piccinini Filho L, Mathias LAST, Malheiros CA et al. Uso de dexmedetomidina em pacientes obesos mórbidos submetidos a gastroplastia: estabilidade cardiovascular e consumo de anestésicos venosos. Estudo retrospectivo. Rev Bras de Anestesiol. 2006; 56:2:109-18.
84. Dholakia C, Beverstein G, Garren M et al. The impact of perioperative dexmedetomidine infusion on postoperative narcotic use and duration of stay after laparoscopic bariatric surgery. J Gastrointest Surg. 2007;11(11):1556-9
85. Tufanogullari B, White PF, Peixoto MP et al. Dexmedetomidine infusion during laparoscopic bariatric surgery: The effect on recovery outcome variables. Anesth Analg. 2008;106:1741-8.
86. Maroof M, Khan RM, Jain D, Ashraf M et al. Dexmedetomidine is a useful adjunct for awake intubation. Can J Anaesth. 2005;52(7):776-7.
87. Mondal S, Ghosh S, Bhattacharya S et al. Comparison between dexmedetomidine and fentanyl on intubation conditions during awake fiberoptic bronchoscopy: A randomized double-blind prospective study. J Anaesthesiol Clin Pharmacol. 2015;31:212-6.
88. Unger RJ. General anesthesia with dexmedetomidine in a malignant hyperthermia-susceptible woman. Acta Anaesthesiol Scand. 2006;50(10):1312-3.
89. Short J. Use of dexmedetomidine for primary sedation in a general intensive care unit. Crit Care Nurs. 2010;30(1):29-39.
90. Riker RR, Shehabi Y, Bokesch PM et al. Dexmedetomidine vs midazolam for sedation of critically ill patients. A randomized trial. JAMA. 2009;301(5):489-99.
91. Bakri MH, Ismail EA, Ibrahim A. Comparison of dexmedetomidine or ondansetron with haloperidol for treatment of postoperative delirium in trauma patients admitted to intensive care unit: randomized controlled trial. Anaesth Pain & Intensive Care. 2015;18(2):118-23.
92. Karhuvaara S, Kallio AM, Salonen M et al. Rapid reversal of alpha2-adrenoceptor agonist effects by atipamezole in humans volunteers. Br J Clin Pharmacol. 1991;31:160-5.
93. Scheinin H, Aantaa R, Antttila M et al. Reversal of the sedative and sympatholytic effects of dexmedetomidine with a specific alpha2-adrenoceptor antagonist atipamezole. A pharmacodynamics and kinetic study in healthy volunteers. Anesthesiology. 1998;89:574-84

# 45

# Antidepressivos e Anticonvulsivantes

**Rioko Kimiko Sakata** ▪ **Miriam Cristina Belini Gazi** ▪ **Plinio da Cunha Leal**

## INTRODUÇÃO

Os antidepressivos e os anticonvulsivantes estão entre os são fármacos mais utilizados no tratamento de diversas síndromes dolorosas crônicas.[1] São considerados adjuvantes para alívio da dor oncológica, mas, para muitas síndromes, são os medicamentos principais. O número de medicamentos dessas classes é muito grande, e aqui serão abordados alguns deles.

## ▪ ANTIDEPRESSIVOS

Os antidepressivos são antigos, mas têm sido formulados mais novos medicamentos. A nova geração de antidepressivos diferem dos antigos por ser constituída por medicamentos que agem em um único neurotransmissor ou que tem um mecanismo de ação multimodal. Pesquisas recentes têm focado no papel da serotonina e seus respectivos receptores no processo de modulação do estímulo nocivo. O sistema serotoninérgico pode diminuir ou aumentar a intensidade do estímulo nocivo.[2,3] Os antidepressivos são fármacos de escolha para tratamento de diversas síndromes dolorosas.[4,5]

## Classificação

Os antidepressivos podem ser classificados pela estrutura química e pelos mecanismos de ação.[6,7] A preferência é classificá-los de acordo com o mecanismo de ação, aumentando a eficiência sináptica da transmissão monoaminérgica, particularmente noradrenérgica e serotoninérgica. Os antidepressivos produzem aumento na concentração de neurotransmissores na fenda sináptica por inibição do metabolismo, bloqueio de recaptura ou atuação em receptores pré-sinápticos.

## Tricíclicos

- **Aminas terciárias:** amitriptilina, imipramina, desipramina, clomipramina, trimipramina, doxepina;

- **Aminas secundárias:** nortriptilina e protriptilina.
  **Heterocíclicos:** maprotilina.
  **Tetracíclicos:** mianserina.
- **Inibidores seletivos da recaptação de serotonina atípicos (ISRS):** fluoxetina, paroxetina, sertralina, citalopram, fluvoxamina, tianeptina.
- **Inibidores da recaptação combinada de serotonina e noradrenalina:** venlafaxina, nefazodona, duloxetina, milnaciprano.
- **Noradrenérgicos e serotoninérgicos específicos:** mirtazapina.
- **Inibidores seletivos da recaptação de noradrenalina:** reboxetina, trazodona, bupropiona.
- **Inibidores da monoaminooxidase:** tranilcipromina, moclobemida.
- **Multimodal:** vortioxetina
- **Outros:** triptofano, *Hypericum perfuratum*, cetamina.

## Mecanismos de Ação

Vários mecanismos estão envolvidos no efeito analgésico dos antidepressivos:[1,7-17]

- Inibição da recaptação de serotonina e de noradrenalina na sinapse medular;
- Bloqueio de canais de sódio;
- Aumento da função de GABA (ácido gama amino butírico);
- Bloqueio de receptores NMDA (N-metil-D-aspartato);
- Ativação de receptores dopaminérgicos;
- Aumento da ação dos opioides endógenos.

## Indicações

Os antidepressivos estão entre os medicamentos mais indicados para tratamento de diversas síndromes dolorosas, como dor após acidente vascular encefálico, esclerose múltipla, lesão medular, síndrome complexa dolorosa regional, neuropatia diabética, neurite herpética, neuralgia pós-herpética, neurite traumática, neuralgia do trigêmeo, enxaqueca, cefaleia tipo tensão, fibromialgia, síndrome miofascial, artrite reumatoide, lombalgia, cervicobraquialgia e dor fantasma.[15,18-23] Os antidepressivos têm sido estudados principalmente em dor neuropática, que é a principal indicação,[19] sendo eficazes.[22]

Na neuropatia após quimioterapia, a venlafaxina e a duloxetina têm efeitos marcantes.[24]

Os antidepressivos são usados no tratamento da dor lombar crônica.[1,25,26] Na artrite reumatoide e na osteoartrite, os antidepressivos promovem redução da intensidade da dor.[1,19,27-29]

Os benefícios dos antidepressivos podem estar relacionados ao tipo de síndrome dolorosa. Os tricíclicos são eficazes na prevenção da enxaqueca e da cefaleia tipo tensão.[30-32] Também têm se mostrado efetivos em síndromes dolorosas crônicas com espasmos musculares.[33,34] A duloxetina age na neuropatia induzida por quimioterapia.[24] Foi também observado efeito analgésico com ISRS.[35]

## Principais Medicamentos

### Amitriptilina

Entre os tricíclicos, a amitriptilina é a que tem maior número de estudos. A amitriptilina forma nortriptilina, N--óxido amitriptilinoxida, álcoois e fenol,[19,36] e a eliminação é principalmente renal. A eficácia analgésica é comprovada em uma variedade de síndromes dolorosas crônicas, como oncológica, fibromialgia, neuropatia diabética, neuralgia pós-herpética, neuralgia do trigêmeo e enxaqueca.[22,26] Além disso, a amitriptilina é o antidepressivo com menor NNT (número necessário para tratar) de 3,6.[4] É utilizada inicialmente em baixas doses (de 10 a 25 mg, à noite), com aumento até 150 mg/dia.[22,23]

A amitriptilina não é recomendada para idosos. Em pacientes com doença hepática, o tratamento deve ser iniciado com baixas doses e aumentado conforme a necessidade e a tolerabilidade. São contraindicações para uso de amitriptilina: infarto do miocárdio recente, bloqueio de ramo, arritmias, glaucoma de ângulo agudo, miastenia gravis, doença hepática grave e hipertireoidismo. Os efeitos adversos são: boca seca, fadiga, sonolência, aumento de peso, constipação, hipotensão ortostática, retenção urinária, disfunção sexual, visão borrada, arritmia cardíaca, alteração da função hepática, desorientação e delírio.[22,23]

### Nortriptilina

A nortriptilina é um antidepressivo tricíclico, e forma hidroxinortriptilina. A nortriptilina é empregada no tratamento de várias síndromes dolorosas, de forma semelhante à amitriptilina.[22,23] Em neuralgia pós-herpética os benefícios foram semelhantes com menos efeitos colaterais com nortriptilina em relação a amitriptina.[37]

A dose de nortriptilina habitualmente utilizada é de 25 a 150 mg/dia.[19,22,23] Deve ser aumentada em 25 mg/dia a cada três ou sete dias, conforme for tolerado, até 150 mg/dia.

### Imipramina

A imipramina é o menos sedativo dos tricíclicos e causa atividade anticolinérgica moderada. Forma metabolito ativo, a desipramina, sendo excretada pela urina e uma pequena quantidade nas fezes. As indicações, contraindicações e efeitos adversos são os mesmos da amitriptilina.[22,23] A dose de imipramina habitualmente utilizada é de 25 a 150 mg/dia.[5,7]

Em um estudo não foi observado efeito analgésico com 75 mg de imipramina em pacientes com lombalgia crônica[38] e em uma revisão não foi observado benefício da imipramina no controle de dor neuropática.[39]

### Desipramina

A desipramina causa praticamente apenas bloqueio da recaptação de noradrenalina. Não provoca sedação, podendo ser administrada pela manhã. Causa pouco efeito anti-histamínico, antimuscarínico e alteração da pressão arterial. Em uma revisão sistemática não foi observado benefício em dores neuropáticas.[40]

A dose de desipramina é de 25 a 150 mg/dia,[22,23] iniciada com 25 mg e aumentada até 150 mg/dia. Os efeitos adversos observados são: boca seca, sudorese, tontura e fadiga.

### Clomipramina

A clomipramina bloqueia preferencialmente a recaptação de serotonina.[26] Forma metabolito ativo, a desmeticlomipramina, sendo excretada na urina e nas fezes. A dose é de 25 a 75 mg/dia.[1,22,23] Poucos estudos de clomipramina são disponíveis em síndromes dolorosas.[41] A clomipramina pode potencializar os opioides por aumento da afinidade com os receptores mu.[42]

A clomipramina causa efeitos colaterais como secura na boca, constipação, aumento da sudorese, distúrbios de micção, sonolência, fadiga, aumento de apetite, confusão, alucinações, hipotensão ortostática e taquicardia.

### Maprotilina

A maprotilina tem ação e uso similar ao dos tricíclicos. Promove redução dos escores de dor e aumento do limiar.[43,44] A maprotilina provoca efeito antimuscarínico leve e poucos efeitos cardiovasculares, mas causa sedação importante. Forma metabolito ativo, desmetilmaprotilina, com meia-vida de eliminação longa, excreção principalmente pela urina e também pelas fezes. A dose utilizada é de 25 a 75 mg.[22,23]

### Fluoxetina

A fluoxetina forma a norfluoxetina, seu principal metabolito ativo.[20] A excreção é principalmente renal e parte é eliminada pelas fezes. A fluoxetina inibe preferencialmente a recaptação de serotonina. É utilizada em fibromialgia, osteoartrite, artrite reumatoide e dor pélvica crônica.[1,20,45,46] Em pacientes com cefaleia tensional e migrânea, os inibidores seletivos da recaptação de serotonina não promovem bons resultados.[47,48]

A dose eficaz de fluoxetina é de 40 mg/dia[16,19,20] e a dose máxima recomendada é de 80 mg/dia. A fluoxetina pode provocar ansiedade, nervosismo, insônia, náusea, diarreia, anorexia e redução de peso.

## Paroxetina

A paroxetina forma metabólitos inativos e na insuficiência renal ou hepática há aumento nas concentrações plasmáticas. A dose eficaz de paroxetina é de 40 mg/dia.[19] A paroxetina é um medicamento de terceira linha para dor neuropática e poucos dados estão disponíveis sobre seu uso para dor.[49]

## Citalopram

O citalopram é excretado principalmente pelo fígado e o restante pelos rins. Forma metabólito ativo di-desmetilcitalopram.[16-19] Pode ser usado para fibrobromialgia e dor neuropática na dose de 20 a 40 mg/dia.[45,22,23] É medicamento de terceira linha para dor neuropática.[49-51]

## Escitalopram

O escitalopram tem sua segurança e eficácia demonstradas no tratamento da dor crônica lombar.[52] Na dose de 20 mg/dia pode reduzir a intensidade da dor neuropática.[53]

## Sertralina

A sertralina é metabolizada em norsertralina, com 10% da atividade da sertralina.[54] A sertralina e a N-desmetilsertralina (inativa), são excretadas com as fezes e a urina em quantidades similares, e somente uma pequena quantidade é excretada pela urina sem modificação. A sertralina pode ser usada na dor torácica de origem não cardíaca,[55] dor uretral[56] e pélvica crônica.[57] É utilizada na dose de 50 a 100 mg/dia.[22,23]

## Venlafaxina

Os antidepressivos duais são fármacos eficazes para dor neuropática.[22,23,58] A venlafaxina é inibidora específica da recaptação de serotonina e noradrenalina.[20,21] É predominantemente inibidora da recaptação de serotonina até 75 mg/dia e balanceada para serotonina e noradrenalina entre 150 e 225 mg/dia.[22,23] A venlafaxina é excretada principalmente na urina como venlafaxina, O-desmetilvenlafaxina (metabólito ativo) e metabólitos inativos.[19]

As doses de venlafaxina são 150 a 225 mg/dia. É utilizada para neuropatia diabética dolorosa, na profilaxia de enxaqueca e cefaleia tipo tensão, e na fibromialgia.[58,59] Inicia-se com 37,5 mg uma ou duas vezes ao dia, aumentando em 75 mg cada semana até 225 mg.

## Desvenlafaxina

A desvenlafaxina é a forma sintética do maior metabólito ativo da venlafaxina e causa efeitos similares.[60-61] Estudos também suportam a potencial utilidade da desvenlafaxina no tratamento da dor neuropática,[54] sendo bem tolerada com benefícios comprovados em neuropatia diabética.[58]

## Duloxetina

A duloxetina é inibidora dual específica da recaptação de serotonina e noradrenalina.[22,23,62,63] Forma metabólitos ativos, que são excretados pela urina e pelas fezes (em menor quantidade).[63,64] A duloxetina é eficaz para tratamento da dor neuropática de forma geral.[65-67] É utilizada para neuropatia diabética, neuralgia pós-herpética e fibromialgia.[67-70] A duloxetina tem efeito importante na dor neuropática causada por quimioterapia.[24]

A dose da duloxetina é de 30 a 120 mg/dia.[19,23,65,66,67,71] Inicia-se com 30 mg uma vez ao dia, aumentando para 60 mg uma vez ao dia após uma semana, até a dose de 60 mg duas vezes ao dia. O mais comum dos efeitos colaterais é a náusea.[46,50 65,71] Os efeitos adversos da duloxetina são semelhantes aos dos ISRS; tais como náusea, boca seca, constipação, tontura e insônia.[9,72]

## Milnaciprano

O milnaciprano promove bloqueio para recaptação de 5HT que NA, não tem afinidade por receptores: dopa, histaminérgicos, colinérgicos, adrenérgicos. Deve ser feito ajuste de dose em paciente com alteração da função renal. Usado para pacientes com fibromialgia, deve ser administrado em duas doses divididas por dia (50 mg duas vezes ao dia). A dosagem recomendada de 100 mg (50 mg duas vezes ao dia) pode ser aumentada até 200 mg/dia, dependendo de cada paciente.[73,74]

## Bupropiona

A bupropiona forma vários metabólitos ativos e a excreção pela urina é principalmente de metabólitos, com menos de 1% excretada de forma inalterada e 10% pelas fezes. É inibidora seletiva da recaptação de noradrenalina e dopamina.[2,21] A bupropiona tem alguma eficácia no tratamento da dor neuropática na dose de 100 mg de manhã e à tarde.[13] É considerado um medicamento de terceira linha para dor neuropática.[49] Causa mínima hipotensão ortostática e pouco efeito sobre condução cardíaca, mas pode causar redução de peso e convulsão.

## Trazodona

A trazodona é excretada quase totalmente após metabolismo pelos rins.[19] A sua eficácia terapêutica é comparável à da imipramina e da amitriptilina. Causa poucos efeitos adversos cardiovasculares e a sedação é bem tolerada. A dose utilizada é de 50 a 100 mg.[45]

## Nefazodona

A nefazodona é similar à trazodona, antagonista de receptores 5-HT2 e inibidora da recaptação de noradrenalina e serotonina. Tem fraca afinidade por receptores adrenérgicos $\alpha_1$ e β e nenhuma atividade em receptores histamínicos, dopaminérgicos e colinérgicos muscarínicos, com baixa incidência de efeitos colaterais. Pode causar graves alterações hepáticas. Em estudos experimentais sugere efeito analgésico.[73]

## Maprotilina

A maprotilina é um antidepressivo de segunda geração. Sua utilização é descrita na neuralgia pós-herpética[74] e na fibromialgia.[21,45]

## Agomelatina

A agomelatina é um antidepressivo melatoninérgico, com mecanismo de ação não monaminérgico. Sua ação agonista nos receptores de malatonina MT1, MT2 e antagonista 5HT2c está associada com a restauração do relógio biológico (ritmos circadianos), liberação de dopamina e noradrenalina.[75] Foi utilizada para fibromialgia.[76]

## Vortioxetina

A vortioxetina é um antidepressivo multimodal com ação serotoninérgica, por meio da modulação direta da atividade dos receptores e inibição da recaptação de serotonina (5HT). Aumenta as concentrações de serotonina, noradrenalina, dopamina, acetilcolina e histamina em áreas específicas do encéfalo.[77]

A vortioxetina antagoniza de forma potente os receptores de serotonina 5-HT3, inibe os transportadores de serotonina de alta afinidade, ativa os receptores 5-HT1A e 5-HT1B e antagoniza os receptores 5-HT1D e 5-HT7.[78] A dose terapêutica é de 5 a 20 mg/dia. Os efeitos adversos mais comumente notificadas são náusea, vômito e constipação. Reações adversas raras são: síndrome serotoninérgica, pensamentos suicidas, hipomania, mania, sangramento anormal e hiponatremia.

## Efeitos Adversos dos Antidepressivos

Os possíveis efeitos adversos dos diferentes antidepressivos são: tontura, xerostomia, sonolência, moleza, alteração cognitiva, sedação, delírio, fadiga, insônia, agitação, tremor, dor de cabeça, dificuldade de acomodação visual, aumento da pressão intraocular, náusea, vômito, diarreia, constipação, íleo, aumento do apetite, anorexia, taquicardia, hipotensão ortostática, retenção urinária, lentificação do esvaziamento gástrico, disfunção sexual, diminuição da secreção de ácido gástrico e piora do glaucoma de ângulo agudo, taquicardia, tremor, arritmia, hipotensão postural, hiponatremia, depressão respiratória, icterícia colestática, prurido, urticária, petéquias, púrpura, reações de fotossensibilidade, leucopenia, trombocitopenia, eosinofilia, agranulocitose, sudorese excessiva, ginecomastia, perda de cabelo, sintomas extrapiramidais e síndrome serotoninérgica.[19,22,23,79-85] Os antidepressivos não provocam dependência, mas estão associados à síndrome de abstinência quando são suspensos abruptamente. No tratamento da dor em que se usa dose menor, o sintoma é a alteração do sono. Outros sintomas de abstinência são alteração gastrintestinal e cansaço. Pode ser evitada com descontinuação em 5 a 10 dias.

## ■ ANTICONVULSIVANTES

## Indicações

Os anticonvulsivantes são indicados principalmente para dor neuropática, porém também são usados para tratamento de outras síndromes dolorosas. Os anticonvulsivantes são indicados para neuralgia do trigêmeo, neuralgia do glossofaríngeo, neuropatia diabética dolorosa, neurite herpética, neuralgia pós-herpética, dor central após acidente vascular encefálico, dor em lesão medular, dor de esclerose múltipla, neurite actínica, neurite traumática, neuropatia causada por tumor, síndrome complexa de dor regional, dor fantasma, fibromialgia, lombociatalgia, cervicobraquialgia, enxaqueca e dor pós-operatória.[86]

## Classificação

São anticonvulsivantes de primeira geração: fenitoína, benzodiazepínico, valproato e carbamazepina. Os de segunda geração são oxcarbazepina, gabapentina, lamotrigina e topiramato. Os de segunda geração são mais tolerados, causam menos sedação e efeitos colaterais no sistema nervoso central.[87]

## Mecanismos de Ação

Vários mecanismos celulares estão envolvidos na ação dos anticonvulsivantes, incluindo efeitos sobre receptores N-metil-D-aspartato (NMDA), e outros , canais de cálcio e sódio, vias monoaminérgicas e sistemas opioide e não opioide. Essas medicações agem através de um ou mais mecanismos e o alívio da dor depende do fármaco e da alteração que ocorreu na síndrome dolorosa.

Os anticonvulsivantes reduzem a excitabilidade dos neurônios do corno dorsal da medula espinal.[63,65] Os mecanismos de ação dos diferentes anticonvulsivantes são: bloqueio de canais de sódio, modulação de canais de cálcio, aumento do efeito GABA. São eficazes em condições em que ocorreu sensibilização da via da dor. Esses agentes inibem a excitabilidade neuronal e aumentam os mecanismos inibitórios da dor.

Os anticonvulsivantes agem através dos seguintes mecanismos:[1,87]

- **Bloqueio de canais de sódio:** carbamazepina, fenitoína, valproato, oxcarbazepina, topiramato, clonazepam, gabapentina, lamotrigina, felbamat e zonisamida;
- **Modulação dos canais de cálcio:** gabapentina e pregabalina;
- **Aumento do efeito de GABA:** clonazepam, gabapentina, tiagabina, vigabatrina e fenobarbital;
- **Inibição da liberação de glutamato:** carbamazepina, fenitoína, valproato, lamotrigina, gabapentina e felbamato.

## Fármacos Anticonvulsivantes

Os medicamentos anticonvulsivantes são: carbamazepina, fenitoína, fenobarbital, ácido valproico, divalproato, clonazepam, oxcarbazepina, topiramato, tiagabina, felbamato, gabapentina, pregabalina, lamotrigina e vigabatrina.

## Carbamazepina

A carbamazepina promove ação anticolinérgica, antidepressiva e causa diminuição da transmissão neuromuscular.

A carbamazepina promove efeito analgésico em várias síndromes neuropáticas.[19,20] Pode ser utilizada em neuralgia do trigêmeo, neuropatia diabética dolorosa, neurite traumática, dor da esclerose múltipla, síndrome complexa de dor regional, síndrome do túnel do carpo. A carbamazepina é medicamento de terceira linha para dor neuropática.[49] Porém, ela é considerada de primeira linha para neuralgia do trigêmeo.[87]

O efeito analgésico da carbamazepina é promovido pelo bloqueio de canais de sódio. Como existe variação individual na farmacocinética da carbamazepina e os sinais de toxicidade ocorrem próximos da concentração plasmática terapêutica, é importante o ajuste da dose em pacientes que utilizam a medicação por períodos prolongados.

A dose usual de carbamazepina para tratamento da dor neuropática é de 300 a 1.200 mg/dia. Geralmente, inicia-se o tratamento com 100 mg, duas vezes ao dia, aumentando 200 mg por semana, até 400 mg três vezes ao dia. O aumento é feito gradualmente, até 1.200 mg ou mais, se necessário e se bem tolerada. Deve ser administrada com alimentos, em duas a três administrações diárias. A carbamazepina de liberação controlada pode ser administrada em duas administrações diárias.

A carbamazepina deve ser utilizada com cautela no glaucoma, disfunção hepática e renal e alteração hematológica. Existe risco de má-formação fetal com o uso de carbamazepina. Os pacientes com bloqueio atrioventricular e antecedente de depressão da medula óssea não devem utilizar carbamazepina.

Os efeitos adversos mais comuns da carbamazepina são sedação e ataxia. São possíveis efeitos colaterais: tontura, sonolência, náusea, vômito, dispepsia, visão turva, diplopia, tremor, cefaleia, bradicardia, rigidez, alucinação, erupção cutânea, adenopatia, confusão, vertigem, parestesia, anemia aplástica, agranulocitose, trombocitopenia, eosinofilia, linfadenopatia, esplenomegalia, retenção de líquidos, hiponatremia, icterícia, aumento da liberação do hormônio antidiurético, oligúria, hipertensão arterial e insuficiência cardíaca. Os pacientes em uso de carbamazepina devem fazer monitorização periódica de função hematológica e hepática.[88,89]

## Fenitoína

A fenitoína forma metabólito inativo e a eliminação é na bile e na urina.[87]

A fenitoína causa diminuição da liberação pré-sináptica de glutamato das terminações nervosas de maneira semelhante à carbamazepina.[68] Provoca bloqueio dos canais de sódio e supressão de descargas ectópicas espontâneas.

A dose necessária para efeito varia de 200 a 500 mg/dia (5 mg/kg/dia), iniciando com 100 mg, três vezes ao dia, após as refeições, verificando periodicamente as concentrações sanguíneas.

Pode ser utilizada por via venosa em paciente com dor intensa e crises frequentes e pode proporcionar alívio imediato da dor. Deve ser diluída com solução salina e administrada em *bolus* de 50 µg a cada minuto (até 600 a 1.000 mg). É utilizada na neuropatia diabética,[89,90] doença de Fabry,[91] neuralgia do trigêmeo[92] e oncológica.[93] A fenitoína tem sido estudada na forma tópica para tratamento da dor neuropática[94] e úlceras crônicas.[95]

Na doença hepática, aumenta o risco de toxicidade da fenitoína. Na insuficiência renal, a dose deve ser diminuída. A fenitoína pode causar malformação fetal. Os possíveis efeitos adversos da fenitoína são: náusea, vômito,

dor epigástrica, anorexia, hipertrofia de gengiva, ataxia, tremor, vertigem, confusão, insônia, nervosismo, moleza, alucinação, cefaleia, visão borrada, inibição da liberação de hormônio antidiurético, exantema, hirsutismo, febre, lesão hepática, leucopenia, agranulocitose, trombocitopenia e anemia aplástica.

## Lamotrigina

A lamotrigina é eliminada quase totalmente na forma de metabólitos, não havendo alteração na diminuição da função renal.

A lamotrigina age por bloqueio de canais de sódio e diminuição da passagem de cálcio pelos canais.[1,87] É indicada em neuropatia diabética dolorosa, neuralgia do trigêmeo, neuropatia do HIV, síndrome complexa de dor regional, e na dor central pós-AVC e para outras síndromes dolorosas neuropáticas refratárias.[88] A lamotrigina é medicamento de terceira linha para dor neuropática.[49]

As doses variam de 50 a 400 mg por dia, iniciando com 25 mg, duas vezes ao dia, por duas semanas e aumentar 25 mg a cada duas semanas, até atingir 100 mg, duas vezes ao dia. A partir daí, gradualmente, deve-se aumentando até 200 mg, duas vezes ao dia. A dose máxima recomendada é de 400 a 500 mg/dia, em duas tomadas.

Pode haver aumento na incidência de rash, com uso de dose elevada, devendo-se suspender a terapia. A suspensão abrupta da lamotrigina pode provocar crises de rebote. Esse risco pode ser evitado pela redução gradual da dose por um período de duas semanas.

Nos pacientes com insuficiência renal ocorre acúmulo do metabólito glicuronado. Efeitos adversos são frequentes e têm sido fator limitante para seu uso. Os mais comuns incluem: tontura, ataxia, constipação, náusea, vômito, sonolência, visão borrada, diplopia e alteração cutânea. Em situações raras, o exantema cutâneo pode progredir para síndrome de Stevens-Johnson, portanto o aparecimento de quaisquer alterações dermatológicas sistêmicas durante o tratamento justifica avaliação médica e interrupção imediata da lamotrigina. A incidência de rash pode ser reduzida com titulação lenta do fármaco.[87]

## Gabapentina

A gabapentina apresenta biodisponibilidade alta[96,97] não é metabolizada, e não interage com outros medicamentos[87] e sua eliminação é renal, sendo que pequena porção ocorre pelas fezes. A gabapentina se liga à subunidade alfa-2-delta de canais de cálcio, diminuindo a entrada de cálcio nas terminações nervosas e reduzindo a liberação de neurotransmissores.

A gabapentina é indicada para síndrome complexa de dor regional, neurite herpética, neuralgia pós-herpética, dor da esclerose múltipla, neuralgia do trigêmeo, neuralgia do glossofaríngeo, neuropatia diabética, dor pós-AVC, neurite actínica, neurite traumática, neuropatia causada por tumor, dor fantasma, fibromialgia, dor pós-operatória.[96-100] É anticonvulsivante de primeira linha para alívio da dor neuropática.[88,101] Têm sido usada em cirurgias (mastectomia,[102] colecistectomia,[103] artroplastia de joelho,[104] amigdalectomia[106] cirurgia de coluna,[105] e de nariz).[107]

Geralmente é utilizada entre 900 e 1.800 mg/dia (até 3.600 mg/dia). Deve ser iniciada com 300 mg/dia, aumentando 300 mg/dia até a obtenção do alívio da dor. Em paciente com insuficiência renal, a dose deve ser menor.

Os efeitos adversos mais comuns são sonolência, fadiga, ataxia, edema periférico e tontura.[87,88] Os possíveis efeitos colaterais são: sedação, vômito, confusão, nistagmo, fadiga, tremor, vômito, dispepsia, alteração da coordenação, amnésia, insônia, hiperglicemia, aumento de peso, diplopia, disartria, prurido, depressão, ansiedade, secura na boca, nervosismo, impotência, mialgia, constipação, erupção cutânea, vasodilatação, alopecia, leucopenia, trombocitopenia, incontinência urinária, transtorno dentário, cefaleia, vertigem e angina.[87]

## Pregabalina

A pregabalina é um análogo estrutural do GABA (ácido gama-aminibutírico).[49] A pregabalina é pouco metabolizada.[49] Liga a subunidade alfa-2-delta dos canais de cálcio, reduzindo a entrada de cálcio para dentro dos neurônios.[6]

A pregabalina pode ser efetiva com doses de 150 mg/dia para o tratamento da dor crônica.[49] É anticonvulsivante de primeira linha para alívio da dor neuropática[35] e fibromialgia.[98,99]

A pregabalina tem sido utilizada em cirurgia (colecistectomia,[108] coluna,[109] amigdalectomia[106] e nasal).[107]

A dose preconizada para dor neuropática é de 150 a 600 mg/dia.[66] A pregabalina deve ser iniciada com 50 a 100 mg, aumentada após três ou sete dias. A dose máxima é de 300 a 600 mg/dia (200 mg três vezes ao dia ou 300 mg duas vezes ao dia).[110,111] A resposta máxima com pregablina foi observada após quatro ou seis semanas.[83,99] A dose deve ser reduzida na insuficiência renal, pois grande porcentagem do fármaco é excretada de forma inalterada na urina. Os efeitos adversos da pregabalina são: tontura, sonolência, cefaleia, boca seca, edema periférico, visão borrada, incoordenação, ataxia em 1% a 10% dos pacientes. Podem ocorrer: tontura, sonolência, cefaleia, boca seca, edema periférico, visão borrada, incoordenação e ataxia.

## Ácido valproico

O ácido valproico forma muitos produtos ativos em concentrações baixas. Sua excreção é feita pelos rins e fígado.[87] O ácido valproico causa bloqueio dos canais de sódio, aumento da inibição GABA-érgica, bloqueio da passagem de cálcio pelas membranas neuronais e diminuição da degradação de GABA.

O ácido valproico é considerado medicamento de terceira linha para dor neuropática.[49] A dose é de até 900 a 1.200 mg/dia, devendo ser iniciado com 250 mg duas vezes ao dia, até o efeito desejado.

O ácido valproico pode provocar hepatotoxicidade fatal e malformação fetal. São recomendados exames periódicos de função hepática, renal e coagulograma. O ácido valproi-

co é contraindicado na gravidez e doença hepática grave ou renal. Os efeitos adversos mais frequentes do ácido valproico são: sedação, aumento de peso, alteração gastrintestinal e perda de cabelo. Outros efeitos colaterais são: tontura, sonolência, tremor, prurido, fadiga e hipotensão arterial, vômito, *rash*, alteração da agregação plaquetária, trombocitopenia e diarreia.

## Oxcarbazepina

A oxcarbazepina é um análogo da carbamazepina e as indicações clínicas são as mesmas. A oxcarbazepina e um metabólito agem por bloqueio dos canais de sódio e também modulando canais de cálcio.

A oxcarbazepina é utilizada para neuralgia do trigêmeo, neuropatia diabética dolorosa, radiculopatia,[88] sendo alternativa para o tratamento da neuralgia do trigêmeo, na síndrome complexa de dor regional e da neuropatia diabética.[112]

A dose habitual é de 600 a 1.200 mg/dia, que deve ser iniciada com 300 mg/d, com aumento gradual. Deve ser administrada durante as refeições.

A oxcarbazepina deve ser utilizada com cautela em pacientes com alteração das funções renal, hepática ou cardiovascular e nos idosos. Os efeitos adversos são: vertigem, fadiga, sonolência, reações dermatológicas, ataxia, alteração da memória, cefaleia, tremor, alteração do sono, distúrbio do sono, parestesia, depressão, ansiedade, distúrbio vesical, náusea, vômito, leucopenia, alteração hepática, aumento de peso, edema, hiponatremia, diminuição da libido, menstruação irregular e febre.[87]

## Topiramato

O topiramato forma vários metabólitos e a eliminação é principalmente renal, sendo também fecal. Em pacientes com disfunção renal e insuficiência hepática, a depuração plasmática está reduzida, devendo-se ajustar a dose do topiramato. Os efeitos do topiramato são semelhantes aos da fenitoína e da carbamazepina.[64]

O topiramato age por modulação de canais de sódio, potenciação de inibição gabaérgica, bloqueio da neurotransmissão por glutamato e inibição da anidrase carbônica. Pela ação em canais de cálcio, controla a excitabilidade neuronal.[100]

O topiramato é usado para neuropatia diabética, neuralgia intercostal, neuralgia do trigêmeo, síndrome complexa de dor regional, neuralgia pós-herpética, dor facial atípica e cefaleia.[113] É considerado de terceira linha para dor neuropática.[49]

A dose do topiramato varia de 50 a 600 mg/dia,[113] iniciando com baixa dose e aumento gradual. Deve-se ter precaução com o uso do topiramato em pacientes com antecedentes de litíase renal, hipercalciúria, insuficiência renal e alteração cognitiva. Possui fraca atividade inibidora da anidrase carbônica com aumento de pH sanguíneo e urinário, levando a efeitos colaterais como parestesia perioral e digital e nefrolitíase.[88,113] O topiramato causa lentificação psicomotora, malformação fetal, e diminuição de peso.[113]

# REFERÊNCIAS

1. Maizels M, Mccarber B. Atidepressants and antiepileptic drugs for chronic non-cancer pain. Am Fam Physician. 2005; 71(3):483-490.
2. Faquih AE, Memon RI, Hafeez H, Zeshan M, Naveed S. A Review of Novel Antidepressants: A Guide for Clinicians. Cureus. 2019; 11(3):e4185.
3. Harmer CJ, Duman RS, Cowen PJ. How do antidepressants work? New perspectives for refining future treatment approaches. Lancet Psychiatry. 2017; 4(5):409-418.
4. Finnerup NB, Attal N, Haroutounian S. Pharmacotherapy for neuropathic pain in adults: a systematic review and meta-analysis. Lancet Neurol. 2015; 14(2):162-173.
5. Calandre EP, Rico-Villademoros F, Slim M. An update on pharmacotherapy for the treatment of fibromyalgia. Expert Opin. Pharmacother. 2015, 16(9):1347-1368.
6. Sindrup SH, Otto M, Finnerup NB, Jensen TS. Antidepressants in the Treatment of Neuropathic Pain. Basic Clin Pharmacol Toxicol. 2005; 96(6):399-409.
7. Lynch ME. Antidepressants as analgesics: a rewiew of randomized controlled trials. J Psychiatry Neurosci. 2001; 26(1):30-36.
8. Felton TM, Kang TB, Hjorth S, Auerbach SB. Effects of selective serotonin and serotonin/noradrenaline reuptake inhibitors on extracellular serotonin in rat diencephalons and frontal cortex. Arch Pharmacol. 2003; 367(3)297-305.
9. Anjaneyulu M, Chopra K. Possible involvement of cholinergic and opiod receptor mechanisms in fluoxetine mediated antinociception response in strptozotocin-induced diabetic mice. Eur J. Pharmacol. 2006;538: 80-4.
10. Sawynok J, Esser MJ, Reid AR. Antidepressants as analgesics: an overview of central and peripheral mechanisms of action. J Psychiatry Neurosci. 2001;26(1):21-9.
11. Sawynok J, Reid AR, Liu XJ, Parkinson FE. Amitriptyline enhances extracellular tissue levels of adenosine in the rat hindpaw and inhibits adenosine uptake. Eur J Pharmacol. 2005;518(2-3):116-122.
12. Galeotti N, Ghelardini C, Bartolini A. Involvement of potassium channels in amitriptyline and clomipramine analgesia. Neuropharmacology. 2001; 40(1):75-84.
13. McCarson KE, Duric V, Reisman SA, Winter M, Enna SJ. GABA(B) receptor function and subunit expression in the rat spinal cord as indicators of stress and the antinociceptive response to antidepressants. Brain Res. 2006; 1068(1):109-117.
14. Eide PK. Wind-up and the NMDA receptor complex from a clinical perspective. Eur J Pain. 2000; 4(1):5-15.
15. Tardito D, Perez J, Tiraboschi E, Musazzi L, Racagni G, Popoli M. Signaling pathways regulating gene expression, neuroplasticity, and neurotrophic mechanisms in the action of antideprssants: a critical overview. Pharmacol Rev. 2006; 58(1):115-134.
16. Sudoh Y, Cahoon EE, Gerner P, Wang GK. Tricyclic antidepressants as long-acting local anesthetics. Pain. 2003; 103(1-2):49-55.
17 Sands SA, McCarson KE, Enna SJ. Relationship between the antinociceptive response to desipramine and changes in GABAB receptor function and subunit expression in the dorsal horn of the rat spinal cord. Biochem Pharmacol. 2004; 67(4):743-749.
18. Bohlega S, Alsaadi T, Amir A, Hosny H, Karawagh AM, Moulin D, et al. Guidelines for the pharmacological treatment of peripheral neuropathic pain: expert panel recommendations for the middle East region. J Int Med Res. 2010; 38(2):295-317.
19. Kalso E. Pharmacological Management of Pain: Anticonvulsants, Antidepressants and Adjuvants Analgesics. Pain 2005 – An Updated Review: Refresher Course Syllabus. Seatle: IASP Press, 2005. p.19-29.
20. Arnold LM, Hess EV, Hudson JI, Welge JA, Berno SE, Keck PE Jr. A randomized, placebo-controlled, double-blind, flexible-dose study of fluoxetine in the treatment of women with fibromyalgia. Am J Med. 2002; 112(3):191-197.
21. Rowbotham MC. Treatment of Neuropathic Pain: Perspective on Current Options. Pain 2005 – An Updated Review: Refresher Course Syllabus. Seatle: IASP Press, 2005. p. 107-119.
22. Gazi MCB, Sakata RK, Issy AM. Antidepressivos In: Sakata RK, Issy AM. Fármacos para tratamento da dor. 1a ed. Barueri: Manole, 2008. p. 81-110.
23. Sakata RK, Issy AM. In: Guias de Medicina Ambulatorial e Hospitalar. 1a ed. Barueri: Manole, 2004. p. 163-172.
24. Farshchian N, Alavi A, Heydarheydari S, Moradian N. Comparative study of the effects of venlafaxine and duloxetine on chemotherapy-induced peripheral neuropathy. Cancer Chemother Pharmacol. 2018; 82(5):787-793.
25. Staiger TO, Gaster B, Sullivan MD, Deyo RA. Systematic review of antidepressants in the treatment of chronic low back pain. Spine. 2003; 28(22):2540-2545.
26. Salerno SM, Browning R, Jackson JL. The effect of antidepressant treatment on chronic back pain: a meta-analysis. Arch Intern Med. 2002; 162(1):19-24.
27. Lin EH, Katon W, Von Korff M, Tang L, Williams JW Jr, Kroenke K. Effect of improving depression care on pain and functional outcomes among older adults with arthritis: a randomized controlled trial. JAMA. 2003; 290(18):2428-2429.
28. Bird H, Broggini M. Paroxetine versus amitriptyline for treatment of Depression associated with rheumatoid arthritis: A randomized, double blind, parallel group study. J Rheumatol. 2000; 27(12):2791-2797.
29. Hood SD, Argyropoulos SV, Nutt DJ. Arthritis and serotoninergic antidepressants. J Clin Psychopharmacol. 2001; 21(4):458-61.
30. Ashina S, Bendtsen L, Jensen R. Analgesic effect of amitriptyline in chronic tension-type headache is not directly related to serotonin reuptake inhibition. Pain. 2004; 108:108-114.
31. Colombo B, Annovazzi PO, Comi G. Therapy of primary headaches: the role of antidepressants. Neurol Sci. 2004; 25 Suppl 3:S171-S175.
32. Pierangeli G, Cevoli S, Sancisi E, Grimaldi D, Zanigni S, Montagna P, et al. Which therapy for which patient? Neurol Sci. 2006; 27(2):S153-S158.
33. Bendtsen L, Jensen R. Amitriptyline reduces myofascial tenderness in patients with chronic tension-type headache. Cephalalgia. 2000; 20(6):603-610.
34. Borg-Stein J, Simons DG. Myofascial Pain. Arch Phys Med Rehabil. 2002; 83(1):S40-S49.
35. Patetsos Elias, Horjales-Araujo Emilia. Treating Chronic Pain with SSRIs: What Do We Know? Pain Res Manag. 2016; 2016:2020915.
36. Breyer-Pfaff U. The metabolic fate of amitriptyline, nortriptyline and amitriptylinoxide in man. Drug Metab Rev. 2004; 36(3-4):723-746.
37. Watson CP, Vernich L, Chipman M, Reed K. Nortriptyline versus amitriptyline in postherpetic neuralgia: a randomized trial. Neurology. 1998; 51(4):1166-1171.
38. Schliessbach J, Siegenthaler A, Bütikofer L, Limacher A, Juni P, Vuilleumier PH, et al. Effect of single-dose imipramine on chronic low-back and experimental pain. A randomized controlled trial. PLoS One. 2018; 13(5):e0195776.
39. Hearn L, Derry S, Phillips T, Moore RA, Wiffen PJ, et al. Imipramine for neuropathic pain in adults. Cochrane Database Syst Rev. 2014; (5):CD010769.
40. Hearn L, Moore RA, Derry S, Wiffen PJ, Phillips T, et al. Desipramine for neuropathic pain in adults. Cochrane Database Syst Rev. 2014; (9):CD011003.
41. Li B, Yang CJ, Yue N, Liu Y, Yu J, Wang YQ, et al. Clomipramine reverses hypoalgesia/hypoesthesia and improved depressive-like behaviors induced by inescapable shock in rats. Neurosci Lett. 2013; 541:227-232.
42. Banks ML, Rice KC, Negus SS. Antinociceptive interactions between Mu-opioid receptor agonists and the serotonin uptake inhibitor clomipramine in rhesus monkeys: role of Mu agonist efficacy. J Pharmacol Exp Ther. 2010; 335(2):497-505.
43. Banafshe HR, Hajhashemi V, Minalyan M, Mesdaghinia A, Abed A. Antinociceptive effects of maprotiline in a rat model of peripheral neuropathic pain: possible involvement of opioid system. Iran J Basic Med Sci. 2015; 18(8):752-757.
44. Kudoh A, Katagai H, Takazawa T. Current perception thresholds of patients with long-term administration of maprotiline. Pharmacopsychiatry. 2003; 36(2):57-60.
45. Inanici F, Yunus MB. Management os Fibromyalgia Syndrome. In: Rachlin ES, Rachlin IS. Myofascial Pain and Fibromyalgia. 2. ed. St Louis: Mosby, 2002. p. 33-58.
46. Xia D, Wang P, Chen J, Wang S, Jiang H. Fluoxetine ameliorates symptoms of refractory chronic prostatitis/chronic pelvic pain syndrome. Chin Med J (Engl). 2011; 124(14):2158-2161.
47. Banzi R, Cusi C, Randazzo C, Sterzi R, Tedesco D, Moja L. Selective serotonin reuptake inhibitors (SSRIs) and serotonin-norepinephrine reuptake inhibitors (SNRIs) for the prevention of tension-type headache in adults. Cochrane Database Syst Rev. 2015; (5):CD011681.
48. Banzi R, Cusi C, Randazzo C, Sterzi R, Tedesco D, Moja L. Selective serotonin reuptake inhibitors (SSRIs) and serotonin-norepinephrine reuptake inhibitors (SNRIs) for the prevention of migraine in adults. Cochrane Database Syst Rev. 2015; 4(4):CD002919.
49. Attal N, Cruccu G, Haanpää M, Hansson P, Jensen TS, Nurmikko T, et al. EFNS guidelines on pharmacological treatment of neuropathic pain. Eur J Neurol. 2006; 13(11):1153-1169.
50. Roohafza H, Pourmoghaddas Z, Saneian H, Gholamrezaei A. Citalopram for pediatric functional abdominal pain: a randomized, placebo-controlled trial. Neurogastroenterol Motil. 2014; 26(11):1642-1650.
51. Esmailian M, Keshavarz M. Synergistic Effects of Citalopram and Morphine in the Renal Colic Pain Relief; a Randomized Clinical Trial. Emerg (Tehran). 2014; 2(1):26-29.
52. Mazza M, Mazza O, Pazzaglia C, Padua L, Mazza S. Escitalopram 20 mg versus duloxetine 60 mg for the treatment of chronic low back pain. Expert Opin Pharmacother. 2010; 11(7):1049-1052.
53. Tolia M, Fotineas A, Nikolaou K, Rizos E, Kantzou I, Zygogianni A, et al. Radiotherapy combined with daily escitalopram in patients with painful bone metastasis: clinical evaluation and quality of life measurements. J BUON. 2014; 19(3):819-825.
54 DeVane CL, Liston HL, Markowitz JS. Clinical pharmacokinetics of sertraline. Clin Pharmacokinet. 2002; 41(15):1247-1266.
55. Keefe FJ, Shelby RA, Somers TJ, Varia I, Blazing M, Waters SJ, et al. Effects of coping skills training and sertraline in patients with non-cardiac chest pain: a randomized controlled study. Pain. 2011; 152(4):730-741.
56. Cakici ÖU, Hamidi N, Ürer E, Okulu E, Kayigil O. Efficacy of sertraline and gabapentin in the treatment of urethral pain syndrome: retrospective results of a single institutional cohort. Cent European J Urol. 2018; 71(1):78-83.

57. Lee RA, West RM, Wilson JD. The response to sertraline in men with chronic pelvic pain syndrome. Sex Transm Infect. 2005; 81(2):147-149.
58. Rowbotham MC, Goli V, Kunz NR, Lei D. Venlafaxine extended release in the treatment of painful diabetic neuropathy: a double-blind, placebo-controlled study. Pain. 2004; 110(3):697-706.
59. Kiayias JA, Vlachou ED, Lakka-Papadodima E. Venlafaxine HCl in the treatment of painful peripheral diabetic neuropathy. Diabetes Care. 2000; 23(5):699.
60. Pae CU, Park MH, Marks DM, Han C, Patkar AA, Masand PS. Desvenlafaxine, a serotonin-norepinephrine uptake inhibitor for major depressive disorder, neuropathic pain and the vasomotor symptoms associated with menopause. Curr Opin Investig Drugs. 2009; 10(1):75-90.
61. Allen R, Sharma U, Barlas S. Clinical experience with desvenlafaxine in treatment of pain associated with diabetic peripheral neuropathy. J Pain Res. 2014; 7:339-351.
62. Arnold LM, Lu Y, Crofford LJ, Wohlreich M, Detke MJ, Iyengar S, et al. A double-blind, multicenter trial comparing duloxetine with placebo in the treatment of fibromyalgia patients with or without major depressive disorder. Arthritis Rheum. 2004; 50(9):2974-2984.
63. Westanmo AD, Gayken J, Haight R. Duloxetine: a balanced and selective norepinephrine – and serotonin-reuptake inhibitor. Am J Health Syst Pharm. 2005; 62(23):2481-2490.
64. Lantz RJ, Gillespie TA, Rash TJ, Kuo F, Skinner M, Kuan HY, et al. Metabolism, excretion, and pharmacokinetics of duloxetine in healthy human subjects. Drug Metab Dispos. 2003; 31(9):1142-1150.
65. Westanmo AD, Gayken J, Haight R. Duloxetine: a balanced and selective norepinephrine- and serotonin-reuptake inhibitor. Am J Health Syst Pharm. 2005; 62(23):2481-2490.
66. Bohlega S, Alsaadi T, Amir A, Hosny H, Karawagh AM, Moulin D, et al. Guidelines for the pharmacological treatment of peripheral neuropathic pain: expert panel recommendations for the middle East region. J Int Med Res. 2010; 38(2):295-317.
67. Haanpää ML, Gourlay GK, Kent JL, Miaskowski C, Raja SN, Schmader KE, et al. Treatment considerations for patients with neuropathic pain and other medical comorbities. Mayo Clin Proc. 2010; 85(3 suppl):S15-S25.
68. Bauer M, Moller HJ, Schneider E. Duloxetine: a new selective and dual-acting antidepressant. Expert Opin Pharmacother. 2006; 7(4):421-427.
69. Gidal BE, Billington R. New and emerging treatment options for neuropathic pain. Am J Manag Care. 2006; 12(9):S269-S278.
70. Häuser W, Walitt B, Fitzcharles M, Sommer C. Review of pharmacological therapies in fibromyalgia syndrome. Arthritis Res Ther. 2014; 16(1):201.
71. Bellingham GA, Peng PW. Duloxetine: a review of its pharmacology and use in chronic pain management. Reg Anesth Pain Med. 2010; 35(3):294-303.
72. Tzadok R, Ablin JN. Current and Emerging Pharmacotherapy for Fibromyalgia. Pain Res Manag. 2020; 2020:6541798.
73. Fanelli D, Weller G, Liu H. New Serotonin-Norepinephrine Reuptake Inhibitors and Their Anesthetic and Analgesic Considerations. Neurol Int. 2021; 13(4):497-509.
74. Tzadok R, Ablin JN. Current and Emerging Pharmacotherapy for Fibromyalgia. Pain Res Manag 2020; 2020:6541798.
75. Welsch P, Üçeyler N, Klose P, Walitt B, Häuser W. Serotonin and noradrenaline reuptake inhibitors (SNRIs) for fibromyalgia. Cochrane Database of Systematic Reviews 2018; 2(2):CD010292.
75. De Bonidat C, Guardiola-Lemaitre B, Mocaër E, Renard P, Muñoz C, Millan MJ. Agomelatine, the first melatonergic antidepressant: discorey, characterization and development. Nature Reviews Drug Discovery. 2010; 9(8):628-642.
76. Calandre EP, Slim M, Garcia-Leiva JM, Rodriguez-Lopez CM, Torres P, Rico-Villademoros F. Agomelatine for the treatment of patients with fibromyalgia and depressive symptomatology: na uncontrolled, 12-week, pilot study. Pharmacopsychiatry. 2014; 47(2):67-72.
77. Schatzberg AF, Blier P, Culpepper L, ain R, Papakostas GI, Thase ME. An overview of vortioxetine. J Clin Psychiatry. 2014; 75(12):1411-1418.
78. Zuena AR, Maftei D, Alemà GS, Dal Moro F, Lattanzi R, Casolini P, et al. Multimodal antidepressant vortioxetine causes analgesia in a mouse model of chronic neuropathic pain. Mol Pain. 2018; 14:1744806918808987.
79. Finfgeld DL. Serotonin syndrome and the use of SSRIs. J Psychosoc Nurs Ment Health Serv. 2004; 42(2):16-20.
80. Cayley WE. Antidepressants for the treatment of neuropathic pain. Am Fam Phys. 2006; 11(1):1933-2011.
81. Thanacoody HK, Thomas SH. Tricyclic antidepressant poisoning: cardiovascular toxicity. Toxicol Rev. 2005; 24(3):205-214.
82. Wernicke JF. Safety and side effect profile of fluoxetine. Expert Opin Drug Saf. 2004; 3(5):495-504.
83. Ishii T, Ohtake T, Yasu T, Kadotani Y, Hayashi S, Oka M, et al. A rare case of combined syndrome of inappropriate antidiuretic hormone secretion and Fanconi syndrome in an elderly woman. Am J Kidney Dis. 2006;48(1):155-158.
84. Kubota T, Miyata A. Syndrome of inappropriate secretion of antidiuretic hormone associated with paroxetine. J Anesth. 2006; 20(2):126-128.
85. Rosner MH. Severe hyponatremia associated with the combined use of thiazide diuretics and selective serotonin reuptake inhibitors. Am J Med Sci. 2004; 327(2):109-111.
86. Fassoulaki A, Triga A, Melemeni A, Sarantopoulos C. Multimodal analgesia with Gabapentin and Local Anesthetics prevents acute and chronic pain after breast surgery for cancer. Anesth Analg. 2005; 101(5):1427-1432.
87. Menezes MS, Sakata RK, Issy AM. Anticonvulsivantes In: Sakata RK, Issy AM. Fármacos para tratamento da dor. 1.ed. Barueri: Manole, 2008. p. 111-138.
88. Markman JD, Dworkin RH. Ion channel targets and treatment efficacy in neuropathic pain. J Pain. 2006; 7(1):538-547.
89. Sakata RK, Vlainich R. Anticonvulsivantes In: Guias de Medicina Ambulatorial e Hospitalar. 1.ed. Barueri: Manole, 2004. p. 173-182.
90. McCleane GJ. Intravenous infusion of phenytoin relieves neuropathic pain: a randomized, double-blinded, placebo-controlled, crossover study. Anesth Analg. 1999; 89(4):985-988.
91. Schuller Y, Linthorst GE, Hollak CE, Van Schaik IN, Biegstraaten M. Pain management strategies for neuropathic pain in Fabry disease--a systematic review. BMC Neurol. 2016; 16:25.
92. Keppel Hesselink JM, Schatman ME. Phenytoin and carbamazepine in trigeminal neuralgia: marketing-based versus evidence-based treatment. J Pain Res. 2017; 10:1663-1666.
93. Yajnik S, Singh GP, Singh G, Kumar M. Phenytoin as a coanalgesic in cancer pain. J Pain Symptom Manage. 1992; 7(4):209-213.
94. Kopsky DJ, Keppel Hesselink JM. Topical phenytoin for the treatment of neuropathic pain. J Pain Res. 2017; 10:469-473.
95. Dubhashi SP, Sindwani RD. A Comparative Study of Honey and Phenytoin Dressings for Chronic Wounds. Indian J Surg. 2015;77(Suppl 3):1209-1213.
96. Turan A, White PF, Karamanlioglu B, Memis D, Tasdogan M, Pamukçu Z, et al. Gabapentin: An alternative to the cyclooxygenase-2 inhibitors for periopertive pain management. Anesth Analg. 2006; 102(1):175-181.
97. Turan A, Kaya G, Karamanlioglu B, Pamukçu Z, Apfel CC. Effect of oral gabapentin on postoperative epidural analgesia. Br J Anaesth. 2006; 96(2):242-246.
98. Harden RN. Dor neuropática. In: Von Roenn JH, Paice JA, Preodor ME. Current Diagnóstico e Tratamento. São Paulo: Mc GrawHill, 2006. p. 122.
99. Verma V, Singh N, Jaggi AS. Pregabalin in Neuropathic Pain: Evidences and Possible Mechanisms. Curr Neuropharmacol. 2014; 12(1):44-56.
100. Woolf CJ, Mannion RJ. Neuropathic pain: etiology, symptoms, mechanisms, and management. Lancet. 1999; 353(9168):1959-1964.
101. Dworkin RH, O'Connor AB, Audette J, Baron R, Gourlay GK, Haanpää ML, et al. Recommendations for the pharmacological management of neuropathic pain: an overview and literature update. Mayo Clin Proc. 2010; 85(3):S3-S14.
102. Rai AS, Khan JS, Dhaliwal J, Busse JW, Choi S, Devereaux PJ, et al. Preoperative pregabalin or gabapentin for acute and chronic postoperative pain among patients undergoing breast cancer surgery: A systematic review and meta-analysis of randomized controlled trials. J Plast Reconstr Aesthet Surg. 2017; 70(10):1317-1328.
103. Wang L, Dong Y, Zhang J, Tan H. The efficacy of gabapentin in reducing pain intensity and postoperative nausea and vomiting following laparoscopic cholecystectomy: A meta--analysis. Medicine (Baltimore). 2017; 96(37):e8007.
104. Zhai L1, Song Z, Liu K. The Effect of Gabapentin on Acute Postoperative Pain in Patients Undergoing Total Knee Arthroplasty: A Meta-Analysis. Medicine (Baltimore). 2016; 95(20):e3673.
105. Liu B, Liu R, Wang L. A meta-analysis of the preoperative use of gabapentinoids for the treatment of acute postoperative pain following spinal surgery. Medicine (Baltimore). 2017; 96(37):e8031.
106. Hwang SH, Park IJ, Cho YJ1, Jeong YM1, Kang JM1. The efficacy of gabapentin/pregabalin in improving pain after tonsillectomy: A meta-analysis. Laryngoscope. 2016; 126(2):357-366.
107. Park IJ, Kim G, Ko G, Lee YJ, Hwang SH. Does preoperative administration of gabapentin/pregabalin improve postoperative nasal surgery pain? Laryngoscope. 2016; 126(10):2232-2241.
108. Li S, Guo J, Li F, Yang Z, Wang S, Qin C. Pregabalin can decrease acute pain and morphine consumption in laparoscopic cholecystectomy patients: A meta-analysis of randomized controlled trials. Medicine (Baltimore). 2017; 96(21):e6982.
109. Jiang HL, Huang S, Song J, Wang X, Cao ZS. Preoperative use of pregabalin for acute pain in spine surgery: A meta-analysis of randomized controlled trials. Medicine (Baltimore). 2017; 96(11):e6129.
110. Dworkin RH, O'Connor AB, Backonja M, Farrar JT, Finnerup NB, Jensen TS, et al. Pharmacologic management of neuropathic pain: evidence-based recommendations. Pain. 2007; 132(3):237-251.
111. Crevoisier C, Delisle MC, Joseph I, Foletti G. Comparative single-dose pharmacokinetics of clonazepam following intravenous, intramuscular and oral administration to healthy volunteers. Eur Neurol. 2003; 49(3):173-177.
112. Carrazana E, Mikoshiba I. Rationale and evidence for the use of oxcarbazepine in neuropathic pain. J Pain Symptom Manage. 2003; 25(5 Suppl):S31-S35.
113. Chong MS, Libretto SE. The rationale and use of topiramate for treating neuropathic pain. Clin J Pain. 2003; 19(1):59-68.

# 46

# Agonistas e Antagonistas Opioides

Angela Maria Sousa ■ Alexandre Slullitel ■ Hazem Adel Ashmawi

## INTRODUÇÃO

Os opioides são fundamentais para o tratamento da dor. Enquanto os opioides endógenos modulam a experiência dolorosa, os exógenos compõem a base do tratamento das dores agudas e algumas dores crônicas de intensidade moderada a forte. O protótipo dos opioides fortes, a morfina, foi isolado a partir do ópio, em 1817, e começou a ser usado como medicamento ao final do século XIX, durante a guerra entre Prússia e França e a guerra civil americana. No início do século XX, a morfina foi administrada no espaço subaracnóideo e, alguns anos mais tarde, surgiram os primeiros opioides sintéticos.[1] Os avanços no estudo da farmacologia de receptores opioides e farmacogenética da dor tendem a direcionar a terapêutica para patamares mais elevados de segurança nos próximos anos.

Por definição, opiáceos são diferenciados de opioides. Enquanto os opiáceos são representados por alcaloides naturais do ópio (codeína, tebaína, morfina), ou por opiáceos semissintéticos resultados de pequenas modificações na molécula (heroína), os opioides são produtos sintetizados em laboratório com estrutura semelhante aos opiáceos (metadona, meperidina, fentanil, sufentanil). O termo opioide, contudo, é amplamente utilizado na literatura e na prática clínica, de modo indistinto, para as substâncias exógenas, naturais ou sintéticas, que possuam atividade semelhante à morfina e tenham seus efeitos antagonizados por naloxona. Esse será o termo utilizado neste capítulo.

## ■ RECEPTORES OPIOIDES

Informações atualizadas sobre receptores opioides podem ser encontradas no site da Associação Internacional de Farmacologia (IUPHAR) (www.iuphar.org).[2] A Tabela 46.1 mostra as diferentes classificações de receptores opioides.

### Receptores Opioides Clássicos

São receptores transmembranosos acoplados à proteína G que possuem extremidades terminais N e C e sete formações helicoidais transmembranosas, sendo três extracelulares e três intracelulares (Figura 46.1).[3]

**Tabela 46.1** Diferentes classificações de receptores opioides.

| Nomenclatura atual | Denominações prévias | Transdução principal/ agonista endógeno | Nome do gene em humanos |
|---|---|---|---|
| Delta | DOR, $OP_1$, DOR-1, DOPr | $G_{i/o}$ / β-endorfina | $OPRD^{-1}$ |
| Kappa | KOR-1, $OP_2$, KOR, KOPr | $G_{i/o}$ / big dinorfina | $OPRK^{-1}$ |
| Mu | MOR-1, MOR, Mu, $OP_3$, MOPr | $G_{i/o}$ / endomorfina | $OPRM^{-1}$ |
| NOP | Receptor N/OFQ, $OP_4$, KOR-3, NOCIR, receptor opioide relacionado ao kappa3, MOR-C, receptor de nociceptia semelhante a opioide ORL1, XOR1, NOP-r, receptor nociceptina/orphanina FQ, NOPr | $G_{i/o}$ / nociceptina | $OPRL^{-1}$ |

NOP: *Nociceptine opioid*, KOR: *Kappa opioid receptor*; MOR: Mu (μ); OPRD: *Opioid receptor*.

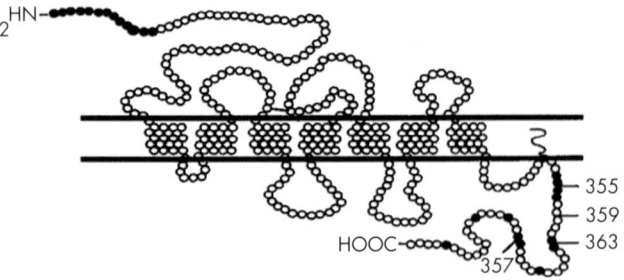

▲ **Figura 46.1** Representação esquemática do receptor opioide.[2]

A classificação farmacológica (de acordo com ligantes de alta afinidade)[4,5] foi mantida até 1992, quando foi clonado o primeiro receptor opioide.[6] Desde então, outros três receptores foram clonados,[7-9] e a classificação atual da IUPHAR[2] segue a sequência de data de clonagem. São demonstrados até o momento três tipos de receptores clássicos: delta, kapa e Mu. Outro tipo de receptor é o ORL-1, que é considerado receptor relacionado ao opioide (opioid-related),[2] pois exibe alto grau de homologia com os outros receptores clássicos, mas a farmacologia é distinta. A seguir, são descritas s características individuais dos receptores.

### Receptores delta

Foi o primeiro receptor opioide a ser clonado, também descrito como $OP_1$, DOP e DOR (*delta opioid receptors*).[2] Agonista endógeno: beta-endorfina, [leu]encefalina. Codificados pelo gene OPRD-1, são descritos dois tipos: $delta_1$ e $delta_2$. Estão amplamente distribuídos no sistema nervoso central (SNC), mais evidentes nas regiões do telencéfalo prosencefálicas, como núcleo caudado e putamen, núcleo *accumbens*, amígdala, núcleo pontino, bulbo olfatório, tálamo, hipotálamo e outras regiões do encéfalo.[2] Assim como receptores mu (μ), os receptores delta estão presentes em circuitos neurais relacionados com a sensibilidade dolorosa, mas com algumas diferenças nos tipos de nocicepção. Não são expressos de modo abundante em regiões do mesencéfalo, como na substância cinzenta periaquedutal (SCPA).[10] Possuem um importante papel no processamento das emoções, no aprendizado, no fenômeno de recompensa e no vício relacionado aos opioides.[11] Agonistas de receptores delta são ansiolíticos, mas possuem menor risco de abuso que os agonistas mu. Possui efeito epileptogênico e estimulante da função locomotora,[8] induz analgesia espinal e supraespinal, e pode estar relacionado com efeitos psicomiméticos e disfóricos.[12]

### Receptores kappa

Foi o segundo receptor opioide a ser clonado, também denominado $OP_2$, KOP ou KOR (*kappa opioid receptors*).[2] Agonista endógeno: dinorfina-A, dinorfina-B, beta-endorfina. Foram demonstrados dois subtipos de receptores kappa ($kappa_1$ e $kappa_2$), que são codificados por um único gene, OPRK1. Em contraste ao que ocorre com os receptores mu (μ), a ativação de receptores kappa causa aversão.[13] Sua importância farmacológica refere-se à ausência de tolerância cruzada entre seus agonistas.[12] São amplamente distribuídos em áreas do sistema límbico, diencéfalo, tronco cerebral e medula espinal. Determinam analgesia, sedação, dispneia, dependência física, disforia e depressão respiratória. KOR participa de fenômenos nociceptivos, incluindo dor neuropática. Estudos experimentais demonstram reversão da hipersensibilidade induzida por lesão de nervo periférico após a injeção espinal de agonista kappa. O sistema KOR, assim como as dinorfinas, está relacionado com o componente afetivo negativo da dor, e possivelmente contribui para a alta frequência de distúrbios de humor associado à dor neuropática.[13]

### Receptores mu

A classificação de receptores em dois tipos ($mu_1$ e $mu_2$) não é considerada suficiente para explicar todas as diferenças de resultados entre os indivíduos de uma mesma espécie, ou mesmo entre as espécies.[14] A morfina é o agonista clássico desse receptor opioide; diversos subtipos de receptores mu foram demonstrados após a sua clonagem[1] e são estudados na atualidade.

Os receptores mu são também conhecidos como receptores $OP_3$, MOP ou MOR (*morphine opioid receptors*).[2] A utilização de agonistas mu induz analgesia, depressão respiratória, euforia, sedação, dependência física e redução da motilidade gastrintestinal. São codificados por um único gene, o OPRM-1 (*opioid receptor mu-1*), embora estudos de farmacologia sugiram a existência de múltiplas variantes desse receptor[15] amplamente distribuídas no organismo,[9] principalmente no tronco cerebral e no tálamo.

A diferença entre as espécies foi demonstrada em camundongos CXBK, relativamente insensíveis à analgesia pela morfina, que mantém resposta analgésica com a administração de metadona, fentanil, heroína e morfina-6-glucuronídeo (M6G). Tais estudos sugerem mudanças genéticas na resposta aos opioides (Figura 46.2).[14,16]

### Múltiplos receptores mu (μ)

A codificação de diversos subtipos de receptores, determinada geneticamente, define a afinidade e a especificidade dos fármacos opioides. Explica-se, dessa forma, as diferenças individuais nas respostas a um mesmo medicamento.[14,16]

As variantes do receptor opioide mu são amplamente distribuídas em áreas do SNC envolvidas no processo nociceptivo. São receptores acoplados à proteína $G_{i/o}$, formados a partir de um único gene, OPRM.[2] Os genes compreendem sequências que estão contidas no RNAm (éxons) e sequências que não estão (íntrons). OPRM é capaz de gerar dezenas de proteínas,[15] por um processo de combinação de éxons diversos, levando à formação de proteínas com sequências de aminoácidos diversos.[16] Tal processo aumenta a diversidade e a complexidade dos organismos.[14] O processo de combinação dos éxons se faz por "emendas", enquanto a combinação de diferentes conjuntos de éxons é chamada de emenda alternativa (do inglês *alternative splicing*).[17] Cerca de 60% dos genes são capazes de formar essas emendas alternativas, que envolve um processo de remover íntrons

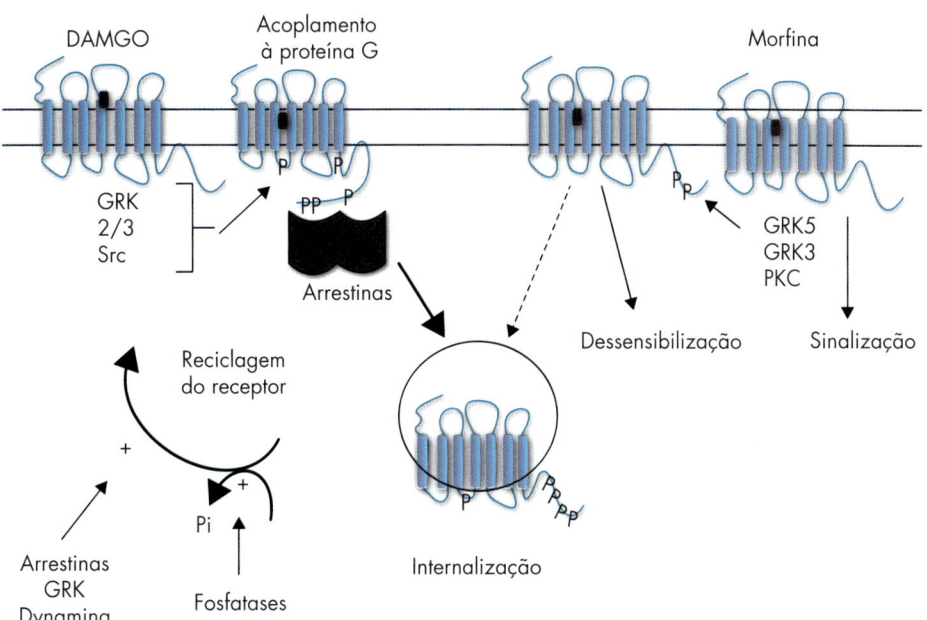

▲ **Figura 46.2** O receptor MOR é fosforilado de modo diferente por DAMGO (agonista mu) ou morfina. Isso resulta em fraca interação da arrestina com morfina, e GRK tem aumento da expressão. MOR é desfosforilado por fosfatases. Proteínas como dinamina, arrestinas e GRK participam dessa movimentação do MOR.
**Fonte:** Adaptada de Williams JT, *et al.*, 2013.[33]

e ajuntar éxons para formar RNAm, que posteriormente serão lidos pelos ribossomos, gerando proteínas diferentes. A depender das sequências de éxons formadas, diferentes proteínas, e, em consequência, diferentes subtipos de receptores mu serão formados. Esse fato é determinado geneticamente e explica as variações individuais na analgesia, efeitos adversos e tolerância aos opioides.[14-17]

Todavia, estudos em dois subtipos de receptores mu (MOR-1 e MOR-1C) revelam que as células do corno dorsal da medula espinal não apresentam as duas variantes simultaneamente.[14,16] Na periferia, MOR-1 pode ser identificado em vasos sanguíneos, pele e tecido nervoso. Estudos de biologia molecular procuram explicar os mecanismos de formação dos diversos subtipos de receptores mu (Figura 46.3).[18]

## Receptores NOP

É o quarto receptor opioide a ser clonado, não clássico, e pode ser classificado como $OP_4$, NOP e N/OFQ pela IUPHAR. Agonista: nociceptina/orfanina. São receptores ligados à proteína $G_{i/o}$, cuja resposta efetora ocorre via inibição da adenilato ciclase. Assim como os receptores mu, a presença no SNC é abundante, mas difere na localização. O receptor NOP apresenta densa distribuição em regiões caudais e rostrais do cérebro,[2] e, contrariamente aos receptores opioides clássicos, o receptor NOP é pouco encontrado no núcleo caudado e putamen e abundante no núcleo supraquiasmático.[2]

Os efeitos da injeção de agonista NOP estão relacionados ao local de injeção: por via intracerebroventricular antagoniza analgesia e induz hiperalgesia em camundongos, enquanto a administração periférica é ineficaz em alguns modelos e analgésicos em outros.[2]

Não obstante a alta similaridade (60%) da sequência de aminoácidos com os receptores opioides clássicos, NOP possui farmacologia distinta destes. O peptídeo nociceptina não possui atividade com os receptores opioides clássicos e tampouco os demais peptídeos endógenos atuam no receptor NOP. A naloxona não é considerada antagonista NOP.[19,20]

## Receptores Opioides "Atípicos"

Além dos receptores opioides clássicos ligados às proteínas G, outros sítios efetores para os peptídeos opioides podem ser demonstrados. A dinorfina pode modular receptores N-metil-D-aspartato (NMDA) por ligação ao sítio da glicina do receptor.[1] A met-encefalina vem sendo chamada de fator de crescimento opioide (OGF, do inglês *opioid growth factor*), por atuar na angiogênese, cicatrização de feridas, renovação celular e crescimento tumoral.[1] O receptor para OGF não apresenta sequência homóloga aos receptores opioides clássicos, mas é encontrado na glia e em neurônios, tem alta afinidade por met-encefalina e seu efeito é bloqueado por naloxona. O complexo met-encefalina/receptor é transportado para o núcleo celular e modula a síntese de DNA, embora a importância na nocicepção ainda seja pouco conhecida.[1]

## Heterômeros de receptores opioides

Sabe-se que os receptores acoplados a proteínas G são capazes de formar homômeros ou heterômeros.[21] Homômeros envolvem as interações com o mesmo receptor enquanto heterômeros envolvem interações entre dois diferentes receptores acoplados à proteína G. Os receptores opioides clássicos formam associações homotípicas ou heterotípicas, espontaneamente ou na presença de agonista.[18] Relatam-se

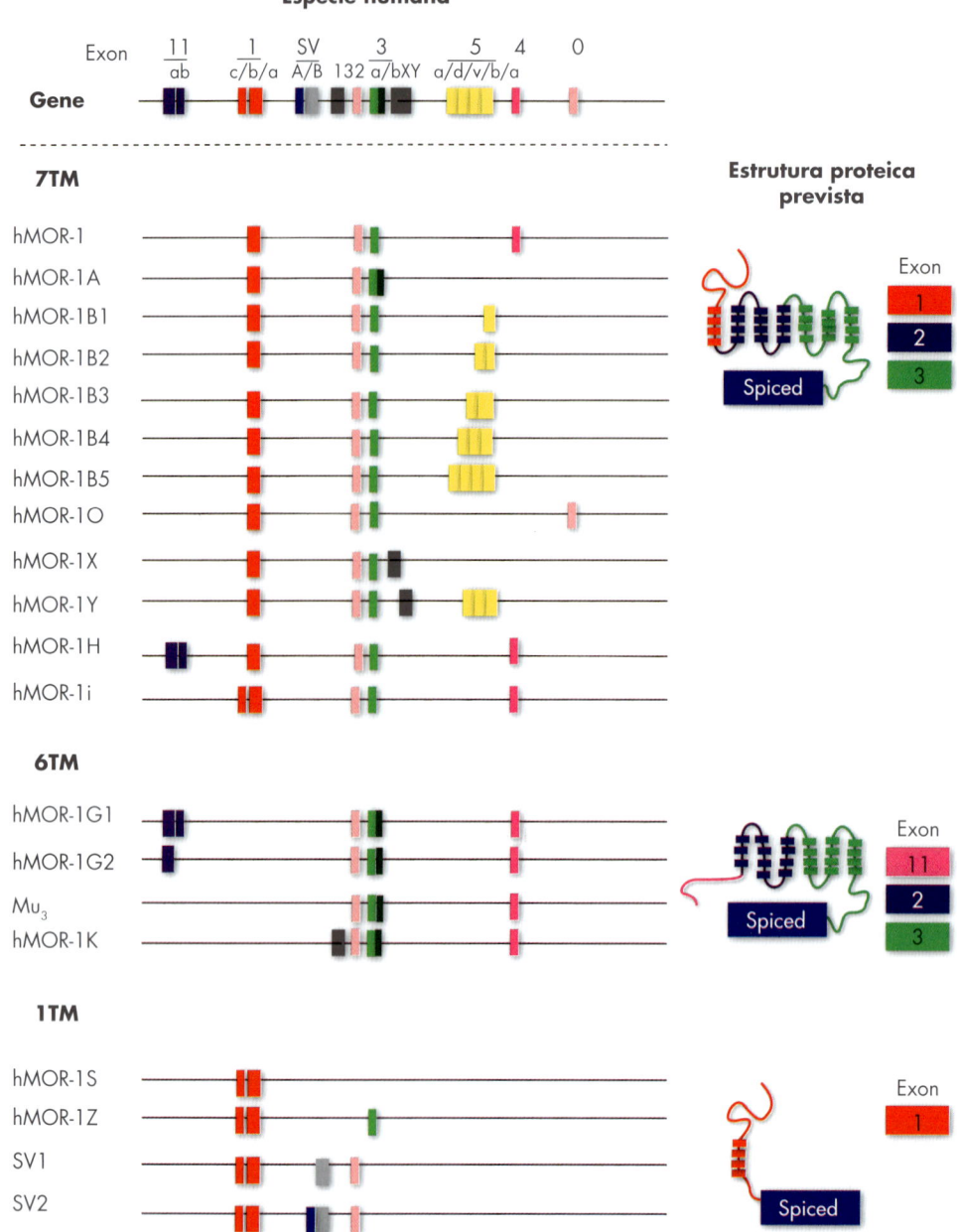

▲ **Figura 46.3** Subtipos de receptores mu. Variantes de receptores MOR.

heterodímeros de receptores mu com outros receptores ligados à proteína G, como canabinoide (CB1) e adrenérgico (alfa$_{2a}$), da serotonina, do glutamato que pode alterar a sinalização celular e induzir tolerância aos opioides.[18] A heteromerização de receptores mu e delta é a mais estudada.[21]

### ■ PEPTÍDEOS OPIOIDES ENDÓGENOS

No início dos anos 1970, Mayer e Lieberskind[22] demonstraram que a estimulação elétrica de áreas específicas do SNC, como a SCPA e áreas do mesencéfalo, causava analgesia intensa antagonizada pela naloxona. Tal sensibilidade à naloxona implica liberação de substâncias endógenas intracerebrais após estimulação elétrica, com subsequente ativação de receptores opioides (Tabela 46.2).[23]

Quatro famílias principais de peptídeos codificados por genes distintos foram identificadas: pré-opiomelanocortina, preproencefalina, preprodinorfina e pró-orfanina. A pró-opiomelanocortina (POMC) é precursora de beta-endorfina (agonista mu e delta) e corticotrofina; a pró-encefalina origina múltiplas cópias de met-encefalina e uma cópia de leu-encefalina (delta agonistas);[24] a pró-dinorfina codifica dinorfina-A, dinorfina-B (altamente seletivas por receptores kappa) e alfa-neoendorfina; a pró-orfanina FQ[25] ou pró-nociceptina é precursora da nociceptina, peptídeo ligante do receptor NOP (ORL-1 – *opioid receptor-like-1*) (Tabela 46.3).[3,26]

De modo similar a outros neurotransmissores, os opioides endógenos são armazenados em vesículas no cérebro e hipófise, onde coexistem com outros neurotransmissores de ação rápida, como GABA e o glutamato. Modulam

| Tabela 46.2  Opioides endógenos. | |
|---|---|
| Leu-encefalina | Tyr-Gly-Gly-Phe-Leu-OH |
| Met-encefalina | Tyr-Gly-Gly-Phe-Met-OH |
| β-endorfina | Tyr-Gly-Gly-Phe-Met-Thr-Ser-Glu-Lys-Ser-Gln-Thr-Pro-Leu-Val-Thr-Leu-Phe-Lys-Asn-Ala-Ile-Ile-Lys-Asn-Val-His-Lis-Lis-Gly-Gln-OH |
| α-neoendorfina | Tyr-Gly-Gly-Phe-Leu-Arg-Lys-Tyr-Pro-Lys |
| Dinorfina | Tyr-Gly-Gly-Phe-Leu-Arg-Arg-Ile-Arg-Pro-Lys-Leu-Lys-Trp-Asp-Asn-Gln-OH |
| Nociceptina | Phe-Gly-Gly-Phe-Thr-Gly-Ala-Arg-Lys-Ser-Ala-Arg-Lys-Leu-Ala-Asn-Gln-OH |

| Tabela 46.3  Afinidade dos opioides endógenos pelos diferentes receptores. | | | | |
|---|---|---|---|---|
| | Receptores opioide | | | |
| Opioide endógeno | Mu | Delta | Kappa | ORL1 |
| β-endorfina | +++ | +++ | +++ | – |
| Leu-encefalina | + | +++ | – | – |
| Met-encefalina | ++ | +++ | – | – |
| Dinorfina | ++ | + | +++ | – |
| Orfanina FQ/nociceptina | – | – | – | +++ |

Afinidade baixa +; média ++; alta +++; nenhuma afinidade –; ORL1= opioid receptor-like type 1, ou NOP.
**Fonte:** Adaptada de Fletcher D., 2011.[1]

a transmissão neuronal,[27,28] liberação hormonal, função cardiovascular e temperatura corporal.[29] Inibidores de peptidases potencializam seu efeito antinociceptivo. Em tecidos inflamados, o aumento da concentração local de opioides endógenos é promovido pelo recrutamento de leucócitos, granulócitos e mastócitos da circulação.[30]

## ■ MECANISMOS E SÍTIOS DE AÇÃO OPIOIDE

Os opioides sintéticos e semissintéticos mimetizam os efeitos das substâncias endógenas, reduzindo a percepção dolorosa sem alterar sensibilidade térmica, tátil ou proprioceptiva. As substâncias antagonistas atuam nesses mesmos receptores, porém com afinidade intrínseca 10 a 1.000 vezes superiores aos agonistas.[4]

### Mecanismo de Transdução de Sinal Celular

Os receptores opioides pertencem à família de receptores de membrana associado à proteína G. Formam um complexo molecular com numerosas proteínas adicionais, cuja composição é definida geneticamente. Esse complexo é essencial para reconhecimento do agonista e transdução do sinal inicial.[1,3,4]

O acoplamento de agonistas opioides aos seus receptores libera um fragmento da proteína G que se difunde no interior da membrana e atinge seus alvos, sejam enzimas ou canais iônicos.[1] A inibição da adenilato ciclase reduz o conteúdo de adenosina monofosfato cíclico (AMPc) intracelular.[2] Por sua vez, a redução do conteúdo de AMPc intracelular permite a abertura de canais de potássio e a promoção de hiperpolarização celular pós-sináptica. A ativação concomitante de receptores opioides localizados nos terminais pré-sinápticos de fibras nociceptivas C e A delta inibe indiretamente canais de cálcio voltagem-dependente, diminuindo

os níveis de AMPc e bloqueando a liberação de glutamato, substância P e peptídeo relacionado com o gene da calcitonina (CGRP) das fibras nociceptivas.[31] Ao mesmo tempo, a ativação da cascata de cinases proteicas ativadas por mitógenos (MAPK) promove ativação de proteínas de transcrição gênica ou a própria transcrição gênica.[12] O conjunto desses efeitos leva à diminuição da excitabilidade neuronal e analgesia (Figura 46.4).

Ativação crônica de receptores opioides induz mecanismos de adaptação celular envolvidos em tolerância, dependência e sintomas de abstinência.[32] A dessensibilização precoce de receptores opioides decorre da fosforilação proteica de via ativação de proteína cinase C, A e beta-arrestinas.[32,33] Além disso, de modo similar a outros receptores ligados à proteína G, os receptores opioides podem sofrer internalização celular através de uma via endocítica clássica, alterando a eficácia analgésica e potencial abuso de substâncias.[33]

### Mecanismos de Analgesia

Nos diferentes neurônios presentes no corno dorsal da medula são expressos todos os receptores opioides: clássicos e atípicos. Os receptores mu são encontrados em neurônios da lâmina II de Rexed e sua ativação impede a passagem de informação nociceptiva para vias ascendentes. A microinjeção de morfina ou a estimulação elétrica da SCPA bloqueiam reflexos periféricos nociceptivos em animais, reduzem a atividade espinal evocada por estímulo nociceptivo e alteram comportamentos dolorosos.[4,5] O mecanismo fisiológico desse efeito é a inativação de interneurônios GABAérgicos na SCPA e a consequente desinibição do sistema inibitório descendente, cujos neurotransmissores (noradrenalina e serotonina) reduzem o influxo de informações nociceptivas no corno dorsal da medula espinhal.[34]

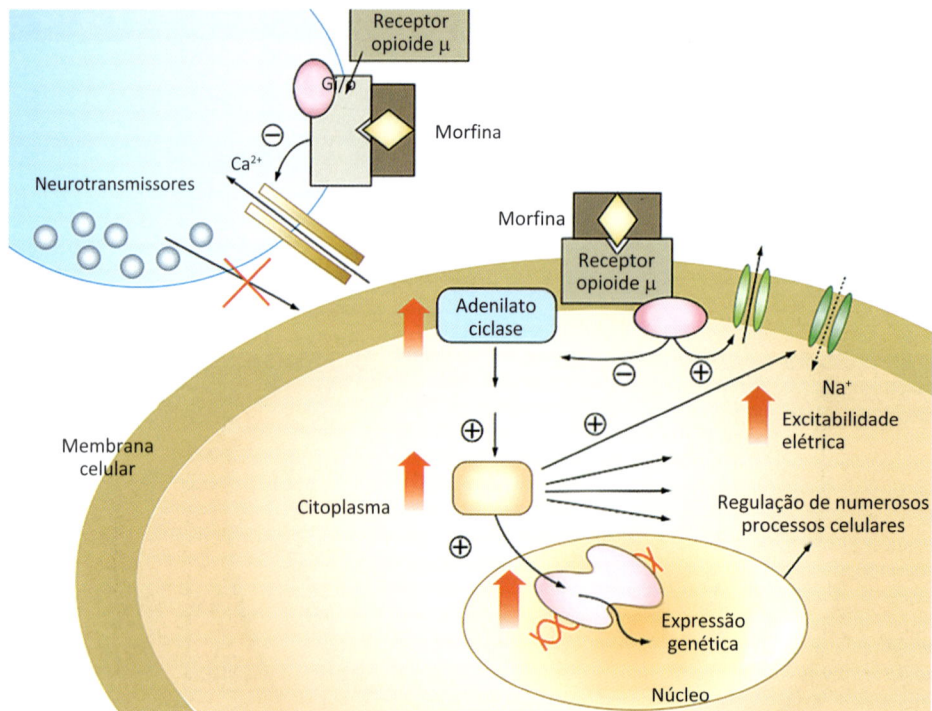

▲ **Figura 46.4** Ações celulares dos opioides.

AMPc: ácido monofosfato cíclico; RELP: resposta do AMPc ao elemento de ligação proteico; Ca: cálcio; Na: sódio; K: potássio. + = estimula; – = inibe.

A administração sistêmica de opioides induz analgesia por supressão do efeito da transmissão GABAérgica nos neurônios das vias descendentes inibitórias.[34]

Na área tegmentar ventral, os opioides inibem a liberação de GABA nos terminais neuronais. A inativação de neurônios GABAérgicos permite o funcionamento predominante de neurônios dopaminérgicos, sendo a consequente liberação adicional de dopamina no núcleo *accumbens* responsável pela sensação extremamente prazerosa causada pela administração de opioides.[3] A analgesia opioide depende da inibição GABAérgica de interneurônios da SCPA,[35] e outras regiões cerebrais e redução da liberação de neurotransmissores pré-sinápticos via canais de potássio voltagem dependentes[36] (Figura 46.5).

## Analgesia Periférica e o Sistema Imune

A aplicação local e sistêmica de agonistas de receptores mu, delta e kappa induz analgesia mais pronunciada quando existe lesão tissular.[27,37] Nas primeiras fases da resposta inflamatória (algumas horas), tanto os receptores opioides periféricos quanto os centrais contribuem para a analgesia, mas após alguns dias de inflamação a analgesia periférica é mais pronunciada.[37] Ocorre que, após processos inflamatórios prolongados, aumenta a expressão de receptores mu nos terminais neuronais periféricos. Os receptores opioides sintetizados no gânglio da raiz dorsal são transportados em direção aos terminais nociceptivos periféricos, onde peptídeos opioides de células do sistema imunitário são liberados e agem no controle da dor decorrente da inflamação.[37] Citocinas pró-inflamatórias e fatores de crescimento neural estimulam o transporte axonal de receptores opioides (Figura 46.6).[38] Por fim, a redução do pH local e a ruptura de membranas neuronais favorecem o acesso dos peptídeos endógenos aos receptores recém-expressos.[30] A eficácia analgésica da injeção local de opioides em tecidos inflamados é explicada por esses mecanismos.

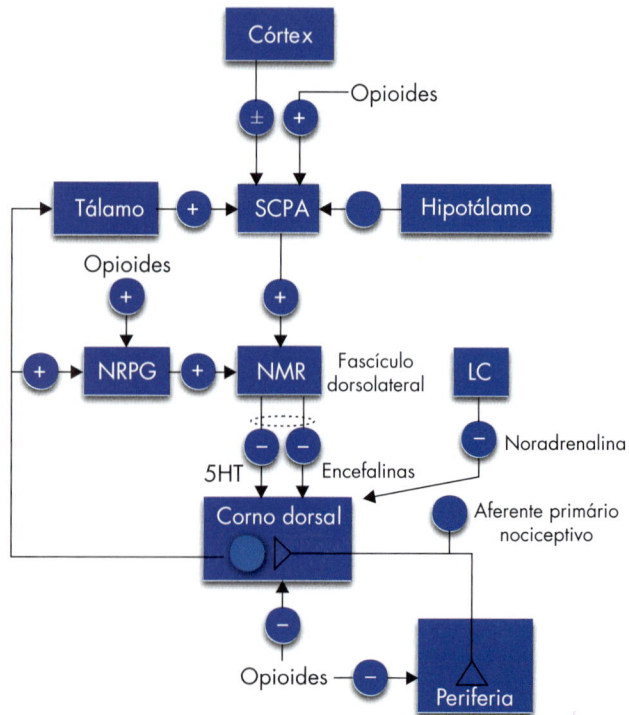

▲ **Figura 46.5** Locais de ação dos opioides.

SCPA: substância cinzenta periaquedutal
NRM: Núcleo magno da rafe
LC = Locus ceruleos
NRPG = núcleo reticular paragigantocelular

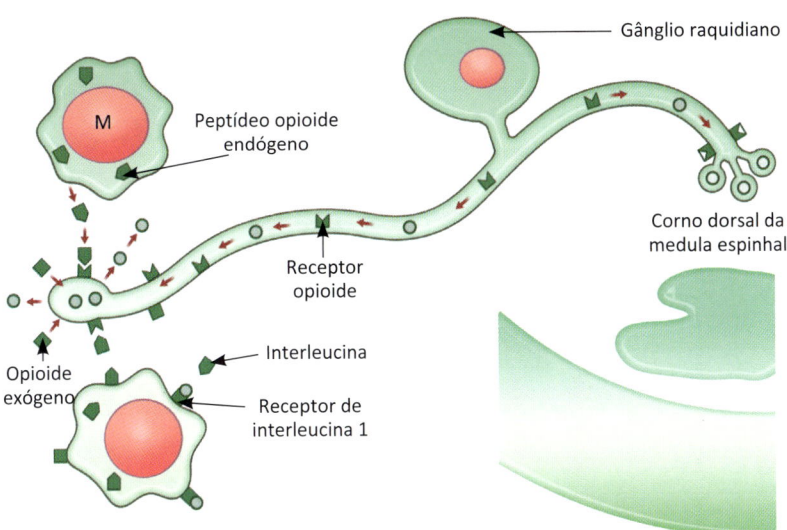

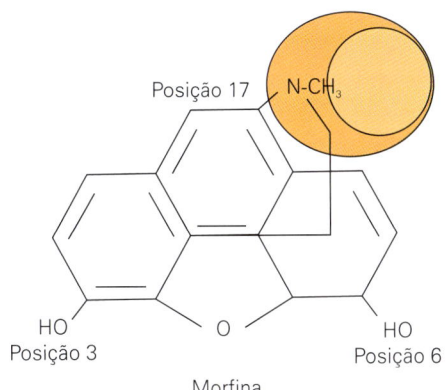

◀ **Figura 46.6** Mecanismo de ação analgésica periférica de opioides.

## ■ ESTRUTURA GERAL E CLASSIFICAÇÃO DOS OPIOIDES[12]

Os opioides podem ser classificados quanto à origem (natural ou sintética), potência em relação à morfina, atividade farmacológica em receptores opioides, estrutura química ou potencial de dependência química (Figura 46.7 e Tabela 46.4).

### Quanto à Origem[12]

- **Naturais:** morfina, codeína, tebaína, noscapina.
- **Semissintéticos:** heroína, dihidromorfona, derivados da tebaína.

▲ **Figura 46.7** Estrutura geral dos opioides.

| Tabela 46.4  Classificação dos opioides. | | |
|---|---|---|
| **Origem** | **Propriedade farmacológica** | **Potência** |
| **Naturais** | **Agonistas puros** | **Forte** |
| Morfina | Morfina | Morfina |
| Codeína | Fentanil e derivados | Fentanil e derivados |
| Tebaína | Hidromorfona | Hidromorfona |
| Noscapina | | Metadona |
| | | Oxicodona |
| **Semissintéticos** | **Agonistas parciais** | **Intermediária** |
| Heroína | Buprenorfina | Buprenorfina |
| Derivados da tebaína | | Nalbufina |
| Dihidromorfona | | |
| **Sintéticos** | **Agonista-antagonistas** | **Fraca** |
| Benzomorfanos | Pentazocina | Codeína |
| Fenilpiperidínicos (fentanil e derivados, meperidina) | Nalbufina | Dextropropoxifeno |
| Difenilpropilamina (metadona) | | Meperidina |
| | | Tramadol |
| | | Tapentadol |
| | **Mista** | |
| | Meperidina | |
| | Tramadol | |
| | Tapentadol | |

Fonte: Adaptada de Fletcher D. 2011.[1]

■ **Sintéticos:** benzomorfanos, metadona, fentanil, sufentanil, remifentanil, dihidromorfona.

## Quanto à Potência

### Opioides fortes

■ Morfina, fentanil e derivados, hidromorfona, metadona, oxicodona.

### Potência intermediária

■ Buprenorfina é forte, nalbufina.

### Opioides fracos

■ Codeína, dextropropoxifeno, meperidina, tramadol, tapentadol.

## Quanto à Atividade em Receptores Opioides[1,12]

### Agonistas puros

A maioria dos medicamentos opioides são agonistas e induzem analgesia por estímulo de receptores opioides. Diferenciam-se pelo estímulo relativo dos diferentes receptores (mu, kappa e delta), bem como pelas diferenças genéticas nas respostas aos diversos receptores.

### Agonistas parciais

Buprenorfina é o exemplo deste grupo. Tem alta afinidade e baixa eficácia em receptores mu, característica que lhe confere efeito teto. Possui ainda efeito antagonista em receptores kappa. Pode ser útil como analgésico e adjuvante para tratamento de dependência e abuso de opioides.

### Agonistas/antagonistas

Nalbufina, pentazocina e butorfanol são os opioides desse grupo. Compartilham alta afinidade e pouca eficácia em receptores mu, sendo, funcionalmente, antagonistas mu. São agonistas parciais de receptores kappa. Esses agentes podem ser usados como analgésicos, mas possuem efeito teto e podem desencadear síndrome de abstinência em usuários crônicos de substâncias agonistas mu.

### Atividade Mista

Tramadol e tapentadol são medicamentos cuja ação principal é não opioide, porém possuem atividade agonista em receptores opioides.

### Antagonistas

Naloxona e naltrexona são antagonistas competitivos em receptores mu, kappa e delta com maior afinidade pelo primeiro. Possuem perfis farmacocinéticos diferentes que favorecem sua utilização terapêutica distinta.

## Quanto à Estrutura Química[12]

A Figura 46.8 mostra a classificação química dos opioides.

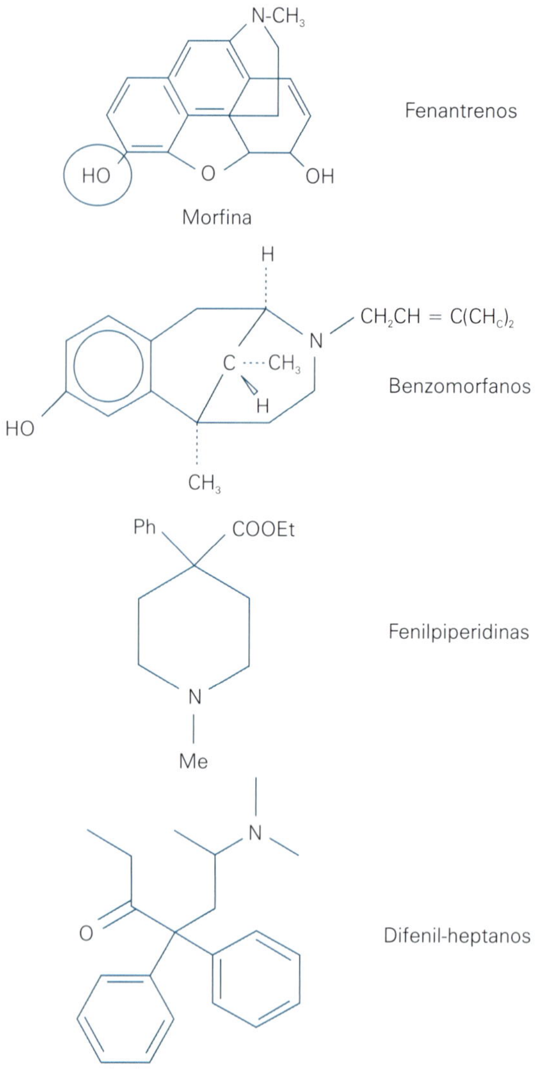

▲ **Figura 46.8** Classificação química dos opioides.

### Fenantrenos

Protótipo dos opioides. Morfina, codeína, hidromorfona, oxicodona, levorfanol, hidrocodona, oximorfona, buprenorfina, nalbufina e butorfanol possuem essa estrutura. A presença de 6-OH na molécula pode ser responsável pelo efeito emético e por alucinações. Morfina e codeína, que possuem esse grupo hidroxila, determinam maior incidência de náuseas e vômitos que oxicodona e hidromorfona, que não os possuem.

### Benzomorfinas

Alta incidência de disforia. O único exemplo desse grupo é a pentazocina, que possui atividade agonista/antagonista.

### Fenilpiperidinas

Alta afinidade por receptores mu. Exemplos: fentanil, alfentanil, sufentanil, meperidina.

### Difenil-heptano

Exemplos: propoxifeno e metadona.

## Quanto ao Potencial de Dependência Química

A Tabela 46.5 mostra o potencial de dependência dos opioides segundo o DEA (Drug Enforcement Agency) dos EUA.[12]

## ■ PROPRIEDADES FARMACODINÂMICAS DOS AGONISTAS OPIOIDES

Efeitos no SNC (Tabela 46.6).[1]

### Analgesia

A ação analgésica do opioide ocorre no SNC e periférico, por supressão da transmissão dolorosa pré e pós-sináptica, que envolve inibição de canais de cálcio e ativação de canais de potássio.[39] Facilitam a ação do sistema inibitório descendente por inibição da atividade de interneurônios gabaérgicos,[40] suprimem a percepção da dor no córtex somatossensorial e alteram o componente afetivo da dor em estruturas límbicas.[41] Esses efeitos são relacionados à dose, e ocorrem em dor neuropática e dor por excesso de nocicepção.

### Alteração Psicomotora

Varia da sedação à agitação psicomotora. Depressão do SNC ocorre em nível subcortical, formação reticular e sistema límbico.[41]

### Ação Psicoafetiva

Podem ocorrer reações de euforia, impressão de recompensa por interação com dopamina no núcleo *accumbens*, núcleo cerebral envolvido na motivação de afeto.[41] Agonistas de receptores delta são ansiolíticos, e relacionados com bem-estar, depressão da emotividade e agressividade.[11] Mais raramente, pode ocorrer disforia com impressão de mal-estar geral, angústia e alucinações.[41]

### Efeitos Neuroendócrinos

O sistema opioide endógeno está envolvido na resposta ao estresse.[42] Neurônios contendo opioides inervam a eminência mediana e o núcleo paraventricular do hipotálamo, regulando o sistema adrenocorticotrófico na hipófise anterior.[43] Embora a resposta ao estresse seja correlacionada a eventos não prazerosos, ela pode ser benéfica. Por exemplo, eventos estressores leves ativam o eixo hipotálamo-hipofisário que possui papel importante nas adaptações cognitivas que promovem a sobrevida.[44] A ativação desse eixo é iniciada pela secreção de hormônio

liberador de corticotrofina (CRH) do núcleo paraventricular do hipotálamo para o sistema portal da eminência mediana. O CRH liga-se ao seu receptor na hipófise anterior que leva à síntese de POMC, uma molécula grande, precursora de diversos peptídeos, como ACTH e beta-endorfina.[43] Assim, o eixo hipotálamo-hipofisário representa um alvo para a ação de opioides endógenos e exógenos.[43]

Opioides liberam hormônios de crescimento nas vias envolvidas. Inibem liberação de hormônio liberador de gonadotrofina, fator liberador de corticotrofina, hormônio luteinizante, hormônio folículo-estimulante, hormônio adrenocorticotrófico e hormônio antidiurético.[44] Usuários crônicos de opioides podem apresentar níveis plasmáticos de testosterona reduzidos independentemente do tipo de fármaco.[45]

### Prurido

A injeção de opioides no neuroeixo induz prurido por mecanismo não relacionado com a liberação de histamina e se inicia logo após analgesia, mas depende do tipo, via de administração e dose do opioide utilizado.[46] Prurido induzido por opioides lipossolúveis, como fentanil e sufentanil, é de curta duração, e o uso concomitante de anestésicos locais reduz a prevalência e a intensidade do prurido.[47] A injeção subaracnóidea de morfina induz prurido de longa duração e difícil tratamento. A concentração máxima de opioides no líquido cefalorraquidiano (LCR) é atingida quase imediatamente após injeção subaracnóidea. Se a adminis-

**Tabela 46.6** Efeitos da administração de opioides em curto e longo prazo.

| Administração de opioides | Efeitos |
|---|---|
| Curto prazo | ■ Analgesia<br>■ Depressão respiratória<br>■ Sedação<br>■ Euforia<br>■ Vasodilatação<br>■ Bradicardia<br>■ Supressão da tosse<br>■ Miose<br>■ Náusea e vômitos<br>■ Hipertonia da musculatura esquelética<br>■ Constipação intestinal<br>■ Retenção urinária<br>■ Espasmo biliar |
| Longo prazo | ■ Tolerância<br>■ Dependência física<br>■ Adicção |

**Tabela 46.5** Classificação dos opioides segundo o DEA (*Drug Enforcement Agency*) dos EUA.

| Classificação | Critérios | Exemplos |
|---|---|---|
| I | Sem indicação terapêutica; alto potencial de dependência | Heroína |
| II | Uso terapêutico; alto potencial de dependência | Morfina, oxicodona, fentanil, metadona |
| III | Uso terapêutico; potencial de dependência médio | Hidrocodona, codeína |
| IV | Uso terapêutico; baixo potencial de abuso | Butorfanol, pentazocina, propoxifeno |
| V | Uso terapêutico; baixo potencial de abuso | Buprenorfina, associação de anti-histamínicos com codeína |

tração for realizada por via peridural, o tempo para atingir a concentração máxima é de 10 a 20 minutos com fentanil e 1 a 4 horas com morfina.[47]

Alguns mecanismos são postulados:

- A presença de um "centro" do prurido no SNC;
- Ativação de receptores mu opioides em neurônios espinhais e tronco cerebral;
- Modulação de via serotoninérgica;
- Via comum correlacionando dor e prurido.[47]

## Efeitos Respiratórios

### Frequência respiratória

Os receptores opioides e nervos encefalinérgicos estão amplamente distribuídos em regiões do tronco cerebral e núcleo motor do nervo frênico na medula espinal. É improvável que a depressão respiratória seja dependente de um único sítio de ação no SNC.[48] Ocorre redução de resposta dos centros respiratórios bulbares à hipoxemia e à hipercapnia, de modo relacionado com a dose. A redução da resposta ao $CO_2$ ocorre mais precocemente que a analgesia e está sempre acompanhada de diminuição do nível de consciência e sedação. O padrão de resposta é individual e depende da sensibilidade aos efeitos do opioide, mas está diretamente relacionada com a lipossolubilidade do agente. As respostas em um mesmo indivíduo, no entanto, são semelhantes entre os fármacos.[49]

O controle da ventilação pelos centros respiratórios do bulbo e ponte (núcleo do trato solitário, complexo de neurônios pré-Bötzinger) está sob a influência de estímulos químicos, sendo o fator mais influente a pressão arterial de gás carbônico ($PaCO_2$). O aumento de 50% na $PaCO_2$ induz elevação compensatória de 10 vezes na ventilação alveolar. Opioides deprimem o controle da frequência respiratória induzida por aumento do $PaCO_2$, causando bradipneia e respiração periódica de Cheyne-Stokes. À bradipneia associa-se aumento compensatório do volume corrente e aumento da concentração sanguínea de $CO_2$.[49] O fator mais confiável para se diagnosticar depressão respiratória é capnometria, mas escalas de sedação e frequência respiratória devem ser utilizadas como parâmetro de monitorização da analgesia.[50,51]

### Rigidez torácica

Trata-se de aumento do tônus muscular torácico induzido por ação central de opioides utilizados durante a anestesia. O quadro é semelhante à doença de Parkinson e pode ser exacerbado em pacientes com parkinsonismo mal controlado. O mecanismo não é totalmente esclarecido, mas ocorre por ativação de receptores mu opioides no SNC, e é atenuado por agonistas de receptores delta e kappa.[52]

### Broncoconstrição

Receptores opioides estão localizados em neurônios sensitivos no vago. Peptídeos opioides podem reduzir respostas neurais colinérgicas nas vias aéreas via ação inibitória sobre os neurônios nitrérgicos e efeito direto sobre a neurotransmissão colinérgica.[53] Pode ocorrer ainda broncoconstrição por ação direta da histamina liberada por alguns opioides na musculatura lisa brônquica (morfina e meperidina).[53]

## Depressão da tosse

Efeito não relacionado com a depressão respiratória, mediado por receptores opioides no SNC. Medicamentos antitussígenos, como codeína e dextrometorfano, estão entre os medicamentos mais prescritos no mundo. A codeína inibe a tosse no tronco cerebral onde são detectados circuitos neuronais responsáveis pela tosse.[54] A supressão da tosse é menos sensível à ação da naloxona do que a analgesia.[55]

## Ação Cardiovascular

### Frequência e ritmo cardíacos

A redução da frequência cardíaca após administração epidural de morfina em animais pode ser revertida por vagotomia bilateral. O mecanismo fisiológico de indução de bradicardia sinusal ocorre por estímulo central do nervo vago na base do IV ventrículo. Resultados similares são demonstrados com administração endovenosa de morfina.[56]

Morfina pode, ainda, exercer efeito depressor da junção sinoatrial e reduzir a condução de impulsos cardíacos na junção atrioventricular.[57] A metadona pode prolongar o intervalo QT e causar *torsades des pointes* ventricular em doses maiores que 40 mg diários.[58]

### Vasodilatação

A redução da pressão arterial após a injeção intratecal de opioides sugere que exerçam efeito simpatolítico semelhante aos anestésicos locais.[59] Outro mecanismo possível é decorrente da liberação de histamina (morfina e meperidina). Quadros álgicos intensos que apresentem aumento do tônus simpático podem evoluir com hipotensão arterial significativa após analgesia com opioides, sobretudo se houver hipovolemia previamente à administração do fármaco.

### Proteção miocárdica

Existem evidências de estudos experimentais relacionando opioides à proteção do miocárdio, envolvendo os receptores opioides delta, mu e kappa. A liberação de peptídeos endógenos ou a administração de opioides exógenos ativa receptores delta e kappa dos cardiomiócitos. Tal ativação parece estar envolvida na proteção miocárdica direta.[60]

O papel dos receptores mu em produzir proteção miocárdica é menos claro e requer maiores investigações. No entanto, a ativação de receptores mu no SNC, após administração subaracnóidea de morfina, parece exercer efeito cardioprotetor indireto, possivelmente mediado por ativação da calmodulina e liberação de peptídeo relacionado com o gene da calcitonina (CGRP).[60]

Por outro lado, a combinação de óxido nitroso à morfina ou fentanil em doses elevadas pode resultar em depressão cardiovascular.[61] Existem relatos de efeito inotrópico negativo da meperidina.[1]

## Sistema Digestivo

### Náuseas e vômitos

São os efeitos adversos mais frequentes com o uso de opioides (20% a 60%), independentemente da via de administração e relacionado com a dose. Decorrem da estimulação de circuitos neurais relacionados com o reflexo de vômitos, retardo do esvaziamento gástrico por atonia das fibras gástricas e hipertonia do piloro após uso de opioides. Estímulos adicionais da área postrema, como as aferências vestibulares durante deambulação, aumentam o risco de náuseas e vômitos.[62] Morfina e outros opioides induzem aumento da sensibilidade vestibular.[55]

### Estômago

Opioides reduzem a secreção de ácido clorídrico e a motilidade gástrica, prolongando o tempo de esvaziamento gástrico e facilitando o refluxo gastroesofágico. Ocorre aumento do tônus da primeira porção duodenal e antro, tornando a absorção de substâncias administradas por via oral mais lenta.[55] A ativação dos receptores mu no núcleo do trato solitário com doses fentomolares de agonistas opioides previne o reflexo de relaxamento e inibe a motilidade gástrica. O reflexo vasovagal é alterado pela liberação de opioides endógenos no núcleo do trato solitário e inibição da atividade GABAérgica local.[63]

### Intestino delgado

Os opioides reduzem secreção biliar, pancreática e intestinal e, em consequência, retardam a digestão. O tônus basal é aumentado, e as contrações propulsoras, reduzidas. Em consequência, a água é reabsorvida com mais eficiência devido ao prolongamento do tempo de passagem intestinal, tornando o conteúdo das alças mais viscoso.[55,64]

### Intestino grosso

Os efeitos periféricos dos opioides na musculatura lisa entérica ocorre por redução das contrações propulsoras do intestino grosso. A loperamida, agonista opioide com limitada passagem hematoencefálica, é utilizada como terapêutica em quadros diarreicos, sugerindo sua ação periférica. Os opioides aumentam a amplitude das contrações intestinais não propulsivas e o tônus do esfíncter anal. Por outro lado, o reflexo de relaxamento em resposta à distensão retal está reduzido. Essas alterações associadas à redução de atenção aos estímulos sensitivos normais para defecação contribuem para os quadros de constipação intestinal induzida por opioides.[65]

### Diâmetro Pupilar

Os opioides induzem miose por ação direta no núcleo autonômico (Edinger-Westphal) do nervo oculomotor, resultando em aumento do tônus parassimpático e determinando constrição pupilar. Não se verifica tolerância ao efeito miótico da morfina. Atropina pode antagonizar a miose; em situações de hipoxemia grave, pode ocorrer midríase mesmo com a utilização de morfina.[61]

### Outros Músculos Lisos

Aumento do tônus de fibras circulares e redução da tonicidade e atividade de fibras longitudinais do esfíncter vesical, causando retenção urinária, não relacionada com a dose. Ocorre interação dos opioides com fibras sacrais que

resulta em redução do tônus parassimpático e subsequente relaxamento do músculo detrusor da bexiga,[66] além de aumento do tônus e amplitude de contração dos ureteres. O envolvimento dos receptores opioides no tônus prostático ainda é obscuro.[67]

### ■ UTILIZAÇÃO CLÍNICA

A maioria dos opioides em uso clínico exerce seus principais efeitos como agonistas de receptores mu. Diferenças interindividuais consideráveis podem existir em relação à analgesia e efeitos adversos dos opioides. No entanto, no mesmo indivíduo, doses equipotentes de agonistas opioides distintos podem induzir padrão de analgesia distinta.[68] A explicação para esses fatos se baseia tanto em tolerância cruzada quanto em diferenças genéticas na expressão de receptores opioides.[69]

### ■ FARMACOCINÉTICA

Os seguintes parâmetros farmacocinéticos são observados quando se seleciona determinado opioide para utilização clínica:

- A latência para atingir o efeito máximo no sítio de ação;
- O tempo para a concentração plasmática reduzir a níveis significativos;
- O tempo para que o equilíbrio plasmático seja obtido após iniciar infusão contínua;
- O tempo para a concentração plasmática ser reduzida a níveis clinicamente significativos após interromper a infusão.[70]

O tempo para início e a duração de ação dos opioides administrados por via endovenosa dependem de dois parâmetros farmacocinéticos: meia-vida de equilíbrio no sítio de ação (biofase) e meia-vida relacionada ao contexto clínico. Esta resulta de simulação informatizada da cinética ou de outros parâmetros farmacocinéticos obtidos da infusão.[1]

### Meia-vida na Biofase ($T_{1/2} k_{oo}$), ou no Sítio de Ação

Está relacionada com a difusão do opioide pela barreira hematoencefálica, sendo de 5 minutos para fentanil e sufentanil e de 1 minuto para alfentanil e remifentanil. Essa meia-vida depende das propriedades físico-químicas das moléculas (Tabela 46.7). Opioides são bases fracas e, quando em solução, se dissociam em frações ionizadas e frações não ionizadas. A fração que se difunde para o sítio de ação é a fração não ionizada, não ligada às proteínas plasmáticas e mais lipossolúvel. A proporção de fração não ionizada de cada substância na solução depende do pH do meio e do pKa da substância: quanto menor o pKa, maior o porcentual de substância não ionizada em pH fisiológico, mais rápida será a difusão pela membrana celular e menor o tempo para início de ação.[1]

A difusão dos opioides na membrana celular, contudo, não depende apenas da lipossolubilidade, mas do volume do compartimento central (V1). O gradiente de concentração através das membranas celulares é essencial, pois a difusão ocorre passivamente e é influenciada pelo volume de distri-

**Tabela 46.7** Fração difusível e índice de difusão de opioides.

| Opioide | pKa (pH 7,4) | Base (%) (pH 7,4) | Fração não ionizada (%) | V1 (l) | Coeficiente octanol/água (pH 7,4) | Índice de difusão (pH 7,4) |
|---|---|---|---|---|---|---|
| Morfina | 7,9 | 23 | 70 | 23 | 1,4 | 1,1 |
| Meperidina | 8,6 | 7 | 30 | 88 | 39 | 1 |
| Alfentanil | 6,5 | 89 | 9 | 11 | 128 | 100 |
| Fentanil | 8,4 | 9 | 16 | 60 | 813 | 20,4 |
| Sufentanil | 7,1 | 67 | 30 | 8 | 17,9 | – |

V1 = volume do compartimento central (em litros).

buição em cada compartimento. Quanto menor o volume de distribuição do compartimento central, maior será a concentração da substância nesse compartimento; quanto maior a lipossolubilidade da molécula, mais rápida será a obtenção do estado de equilíbrio entre plasma e SNC.[70] Esse equilíbrio não é atingido com os opioides pouco lipossolúveis.

O fentanil e seus derivados possuem índices de difusão maiores do que a morfina e a meperidina e atingem rapidamente elevada concentração liquórica após administração endovenosa. A redução da concentração no SNC também ocorre rapidamente. Tais mecanismos explicam o rápido início e a curta duração de ação do fentanil quando administrado em uma única dose por via venosa. O término da ação ocorre por redistribuição para plasma e músculos.[1]

Alfentanil e sufentanil possuem índices de difusão superiores ao fentanil. A concentração no SNC se eleva mais precocemente e o tempo de ação é mais curto, sobretudo para o alfentanil. Este possui o menor pKa dentre todos os opioides e, embora a ligação proteica seja elevada, a fração não ionizada é significativa. Possui V1 pequeno se comparado ao fentanil e ao sufentanil. Consequentemente, a meia-vida no sítio de ação é rápida. Fato semelhante ocorre com o remifentanil.[1]

Em relação ao sufentanil, o pKa é ligeiramente menor que aquele do fentanil, mas a ligação proteica é grande e a fração difusível não difere do fentanil. As frações difusíveis de fentanil e sufentanil variam com o pH plasmático, enquanto aquela do alfentanil é estável quando o pH plasmático varia entre 7,20 e 7,60.

Os opioides mais lipossolúveis são fentanil e sufentanil. Embora a base fentanil seja ligeiramente mais lipossolúvel que sufentanil, no pH fisiológico predomina a base do sufentanil e a lipossolubilidade deste no organismo é superior àquela do fentanil.[1]

## Meia-vida de Eliminação, Volume de Distribuição e Depuração Plasmática

A meia-vida de eliminação é diretamente proporcional ao volume de distribuição (Vd) e inversamente proporcional à depuração total (Cl). O volume de distribuição dos opioides é constituído principalmente pelo território muscular devido à sua alta vascularização. Tal distribuição depende ainda da solubilidade do fármaco (quanto maior a lipossolubilidade maior o volume de distribuição). O alfentanil possui, portanto, volume de distribuição menor durante a fase de equilíbrio do que o fentanil e o remifentanil (Tabela 46.8). O grande volume de distribuição do fentanil é responsável pela sua longa meia-vida de eliminação, limitando a eliminação do fentanil do organismo, apesar da alta taxa de depuração plasmática.[1]

A depuração plasmática é a medida da habilidade do organismo de eliminar a substância. A taxa basal de metabolismo é determinada por fatores genéticos, gênero, idade, meio, dieta, comorbidades e uso concomitante de medicações. Não se relata metabolismo renal de opioides, embora os rins sejam importantes na eliminação dos metabólitos, sobretudo dos opioides hidrofílicos. A maioria dos opioides é metabolizada pelo sistema de citocromos (P450) e por glucuronidação, e parte dos seus efeitos clínicos e colaterais se devem a seus metabólitos.[1]

## Meia-vida Contexto-dependente

É um parâmetro farmacocinético derivado de simulação informatizada. Refere-se ao tempo necessário para a redução de 50% da concentração de determinada substância em equilíbrio no compartimento central, onde o contexto refere-se ao tempo de infusão do fármaco.[71] A meia-vida contexto-

**Tabela 46.8** Farmacocinética dos opioides utilizados em anestesia.

| Nome genérico | Meias-vidas | | | Volume de distribuição | | Depuração plasmática (mg.kg⁻¹.min⁻¹) | Metabolismo | Coeficiente extração hepática |
|---|---|---|---|---|---|---|---|---|
| | Distribuição $T_{1/2\alpha}$ (min) | Eliminação $T_{1/2\beta}$ (min) | $T_{1/2\delta}$ (h) | Inicial (L.kg⁻¹) | Total (L.kg⁻¹) | | | |
| Morfina | 1,2 | 99 | 1,7 | 0,13 | 3,4 | 23 | CYP2D6 | 0,7 |
| Fentanil | 1,8 | 13,4 | 3,7 | 0,36 | 4 | 12,7 | CYP2D6 | 0,7 |
| Alfentanil | 1,3 | 9,4 | 1,5 | 0,12 | 1 | 7,6 | CYP3A4 | 0,61 |
| Sufentanil | 1,4 | 17,7 | 2,7 | 0,16 | 1,8 | 12,7 | CYP3A4 | 0,8 |
| Remifentanil | 0,9 | 6,3 | 0,59 | 0,12 | 0,34 | 40 | Esterases | – |

-dependente é significativamente diferente de meia-vida de eliminação. Tais simulações demonstram que a meia-vida do fármaco é insignificante para caracterizar a disponibilidade do anestésico venoso durante a anestesia. A meia-vida contexto-dependente do remifentanil, por exemplo, foi 3,2 ± 0,9 minutos e do alfentanil é 47,3 ± 12 minutos após 3 horas de infusão contínua.[72] A meia-vida de eliminação, por outro lado, foi 11,8 ± 5,1 minutos e 76,5 ± 12,6 minutos para remifentanil e alfentanil, respectivamente (Figura 46.9).[72]

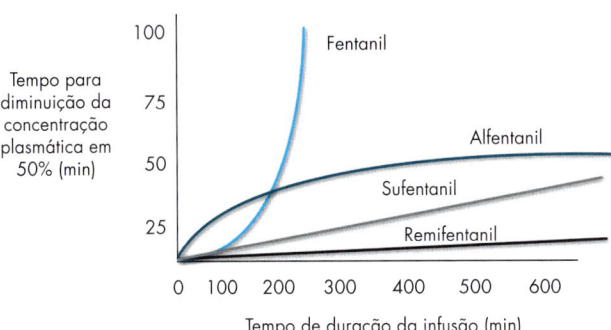

▲ **Figura 46.9** Meia-vida contexto-dependente dos diversos opioides.
**Fonte:** Adaptada de Hansen TG. 2015.[73]

## ▪ FARMACOLOGIA DA VIA PERIDURAL

A administração de opioides no neuroeixo objetiva a atuação direta no SNC, limitando a ação sistêmica. A farmacocinética após administração peridural é complexa, e os espaços peridural e liquórico estão interrelacionados com o restante do SNC e com o plasma.

Existem diferenças significativas na farmacocinética da via peridural entre os opioides que estão correlacionadas às suas propriedades físico-químicas. A biodisponibilidade dos opioides administrados por via peridural, bem como sua meia-vida de eliminação, é dependente do respectivo caráter hidrofóbico, sendo os fármacos mais hidrofílicos os menos disponíveis. A biodisponibilidade da morfina no liquor é, normalmente, superior à dos opioides lipossolúveis, possuindo ação específica na medula espinal. O fentanil acumula na gordura peridural, e o sufentanil na substância branca, enquanto o alfentanil é reabsorvido rapidamente para a corrente sanguínea. As meias-vidas de eliminação do fentanil, sufentanil e alfentanil não são diferentes por via peridural ou subaracnóidea, sugerindo que as barreiras meníngeas sejam os principais fatores limitantes na meia-vida de eliminação desses opioides. A morfina mais hidrofóbica possui meia-vida de eliminação mais longa quando a administração é subaracnóidea em comparação à peridural. Para os outros opioides (fentanil, sufentanil e alfentanil), menores concentrações do fármaco atingem o espaço subaracnóideo.[73]

## ▪ FARMACOCINÉTICA DA VIA TRANSDÉRMICA

O fentanil, por se difundir passivamente pela derme, permitiu o desenvolvimento de tecnologias de administração transdérmica desse fármaco em pacientes com dor crônica.

Adentrando a pele o fentanil apresenta absorção lenta e constante que confere inércia ao seu comportamento farmacocinético. Essa inércia deve-se ao armazenamento cutâneo do fentanil, principalmente na camada córnea da epiderme, formando um reservatório cutâneo, que se traduz por aumento progressivo da concentração plasmática. O estado de equilíbrio é atingido ao redor da 24ª hora e a meia-vida de eliminação aparente é de cerca de 20 horas, e mais lenta do que a eliminação por via endovenosa. Em razão da dose de carga contida na camada adesiva do sistema transdérmico, cerca de 80% do valor máximo esperado no plasma é atingido após 12 horas, e as concentrações plasmáticas continuam a aumentar progressivamente entre a 24ª e a 48ª hora, quando se estabilizam e se mantêm constante até a 72ª hora. A cinética da via transdérmica pode ser modificada em função do local de aplicação, devido à diferença de temperatura, da circulação cutânea e das condições da pele.[1]

A buprenorfina também preenche critérios para utilização transdérmica: possui um coeficiente de partição octanol/água de 1.217 (alta lipossolubilidade) e é 25 a 50 vezes mais potente que a morfina.[12] A matriz transdérmica permite liberação lenta do fármaco, proporcional à área de contato com a pele. O tempo para se atingir concentração plasmática, no estado de equilíbrio, é de aproximadamente 24 a 48 horas; o pico de efeito ocorre após 3 dias da instalação e após remoção do adesivo; e a concentração plasmática reduz-se em 50% entre 10 e 24 horas. A liberação horária é proporcional à área de contato com o adesivo, cujas apresentações disponíveis variam de acordo com a apresentação do produto em cada país.[1]

## ▪ CARACTERÍSTICAS DOS DIFERENTES OPIOIDES

### Agonistas Opioides Utilizados em Anestesia

#### Fentanil

A meia-vida de eliminação do fentanil é longa devido ao seu grande volume de distribuição. Na vigência de infusão contínua prolongada, administração de doses elevadas ou múltiplas aumenta o risco de acúmulo do fármaco, prolongando a duração do efeito do fentanil. Além disso, no momento da recuperação anestésica, ocorre recirculação a partir do território muscular em razão da reversão da vasoconstricção periférica durante aquecimento. A recirculação determina aumento transitório da concentração plasmática durante a fase de eliminação, que pode causar depressão respiratória durante o período de recuperação. O fentanil é metabolizado no fígado, sob o efeito da isoenzima 3A4 do citocromo P450, em norfentanil, metabólito inativo e excretado por via urinária. Menos de 7% da dose inicial é excretada na urina e 1% é eliminado nas fezes de forma inalterada. A taxa de ligação a proteínas plasmáticas é de 80% a 85%.[1,68]

#### Sufentanil

O sufentanil em infusão contínua revela que seu volume de distribuição foi inicialmente subestimado, e é, de fato, maior do que o do fentanil. A redução da concentração plasmática é mais rápida, tornando-se inferior aos limiares plasmáticos eficazes em poucos minutos. A duração de ação mais curta torna o acúmulo no organismo menos provável, mas poderá ocorrer após perfusões prolongadas.[1]

## Alfentanil

De modo oposto ao fentanil, possui menor volume de distribuição e meia-vida de eliminação mais curta, apesar da depuração plasmática mais lento que o fentanil. Não se acumula em músculos, e a recirculação da substância é insignificante. Por outro lado, a distribuição do alfentanil se faz rapidamente e a farmacocinética se mostra mais susceptível de modificação na vigência de alteração da função hepática. A infusão prolongada não permite prever com precisão os valores de concentrações plasmáticas, e o retardo na eliminação hepática pode levar ao acúmulo do fármaco. Estima-se que 10% dos indivíduos apresentem polimorfismo genético que altera o metabolismo do alfentanil. Em situações de insuficiência hepatocelular, redução do débito cardíaco (DC) e utilização de medicamentos que utilizam o sistema de citocromos, como a cimetidina e a eritromicina, o alfentanil deve ser evitado como o opioide de primeira escolha.[1]

## Remifentanil

A potência do remifentanil é semelhante ao fentanil e 20 a 30 vezes mais potente que o alfentanil. Possui metabolismo diferente dos outros opioides, pois utiliza esterases não específicas localizadas em diferentes tecidos. Seu metabólito principal é o ácido remifentanil, cerca de 1.000 vezes menos potente que o fármaco original, cuja meia-vida de eliminação varia de 90 a 130 minutos. A hipotermia reduz o metabolismo do remifentanil em 20% pela inibição de esterases tissulares. A alteração da função renal ou hepática não tem nenhuma influência no metabolismo do remifentanil, mas a dose deve ser reduzida no idoso e adaptada à massa magra do obeso.[1]

## Agonistas Opioides Utilizados em Analgesia

### Morfina

É uma base fraca (79% sob a forma ionizada a um pH = 7,4) e a alcalinização do sangue aumenta a fração de morfina não ionizada. A difusão pela barreira hematoencefálica é lenta. O tempo para atingir a concentração plasmática máxima depende da via de administração. O tempo pela via endovenosa é de 6 minutos, o da via subcutânea, 30 minutos, e o da via oral, 60 minutos. A morfina é opticamente ativa, mas apenas a forma levógira induz analgesia.[12]

Após ingesta oral, apenas 30% a 50% da dose inicial atinge o SNC. A biodisponibilidade reduzida da morfina se deve à lenta passagem pela barreira hematoencefálica, à sua reduzida lipossolubilidade, à elevada ligação a proteínas plasmáticas, à rápida conjugação com ácido glucurônico e à ionização da substância em pH fisiológico.[74]

O metabolismo é hepático e a eliminação renal. Ocorre desmetilação e conjugação (sendo a maior parte com o ácido glucurônico) imediatamente após administração na corrente sanguínea. A conjugação dá origem aos metabólitos ativos morfina-6-glucuronídeo (M6G) e morfina 3-glucuronídeo (M3G), respectivamente, na proporção de 6:1. Pode haver glucuronidação em sítios extra-hepáticos e conversão de

morfina em codeína e hidromorfona. Esta última é detectada em 66% dos indivíduos recebendo dose diária de morfina superior a 100 mg. Apenas 5% da morfina é desmetilada em normorfina e 1% a 2% eliminada inalterada na urina.[12,31,68,74]

A via excretória preferencial da morfina é urinária e apenas 7% a 10% são eliminados pelas vias biliares. M3G é farmacologicamente inativo e detectado na urina após 72 horas da ingestão da morfina, enquanto M6G produz analgesia e depressão respiratória por ação agonista em receptores mu. Sua potência e duração de ação são mais importantes que a morfina, e possivelmente a analgesia da morfina seja em grande parte decorrente de M6G.[75]

Em pacientes com insuficiência renal ocorre prejuízo da eliminação renal dos metabólitos da morfina, podendo ocorrer depressão respiratória prolongada após administração de doses clínicas do fármaco.[76]

## Metadona

Absorção mucosa e biodisponibilidade oral próxima a 80%, sendo menos de 10% da primeira dose extraída durante a primeira passagem pelo fígado. A meia-vida de eliminação varia de 15 a 150 horas, devido a sua grande variabilidade de metabolização interindividual.[1,12] Não induz euforia, mas sua ação analgésica (4 a 8 horas) é significativamente mais curta que sua meia-vida de eliminação. Altamente lipossolúvel, possui grande volume de distribuição e mantém concentração plasmática após interrupção da ingestão devido aos reservatórios periféricos.

Metabolismo hepático pelo citocromo P450 (3A4 e 2D6) por N-desmetilação gera metabólitos inativos eliminados pelas fezes, com algum grau de eliminação urinária. Metadona é N-desmetilada em 2-etilideno-1,5-dimetil-3,3--diphenylpyrrolidine (EDDP) por CYP2B6 e CYP3A4 *in vitro*, mas por CYP2B6 *in vivo*.[77]

A farmacocinética da metadona possui grande variabilidade interindividual, assim como a atividade de CYP3A4. Essa variabilidade entre os indivíduos é responsável pelas grandes diferenças da biodisponibilidade da metadona. Outras enzimas, como a CYP2D6 e CYP1A2, também estão envolvidas no metabolismo dessa medicação.[78]

Pacientes com nefropatias aumentam a taxa de eliminação intestinal da metadona e não necessitam ajuste de doses. Em caso de doença renal avançada, contudo, recomenda-se redução de 50% na dose.[76] Possui alta taxa de ligação proteica plasmática, portanto hemodiálise não é efetiva em remover a metadona do plasma.[76] Doença hepática crônica estável não impede o uso de metadona, mas em casos de hepatite aguda ou aumento das enzimas hepáticas, a redução das doses pode ser necessária.[79]

A metadona é antagonista de receptores NMDA, e inibe recaptação de monoaminas (ex.: serotonina, norepinefrina), justificando sua efetividade para tratamento da dor neuropática.[78]

***Interações medicamentosas***: a absorção da metadona pode ser comprometida por medicações que alterem o pH gástrico. Além disso, medicações ou substâncias que alterem o funcionamento do sistema de citocromos podem alterar a metabolização e a disponibilidade plasmática da metadona (Tabela 46.9).[58,78]

**Tabela 46.9** Interação medicamentosa com metadona.

| Fármaco | Efeitos nos níveis plasmáticos de metadona | Efeitos sobre o intervalo QT | Efeitos sedativo ou depressor respiratório adicional |
|---|---|---|---|
| **Antibióticos** | | | |
| Ciprofloxacino | ↑ | ↑ | |
| Claritomicina | ↑ | ↑ | |
| Eritromicina | ↑ | | |
| Itraconazol | ↑ | | |
| Cetoconazol | ↑ | | |
| Fluconazol | ↑ | | |
| Telitromicina | ↑ | | |
| Rifampicina | ↑ | | |
| **Anticonvulsivantes** | | | |
| Carbamazepina | ↓ | | |
| Fenitoína | ↓ | | |
| **Anti-histamínicos** | | | |
| Difenidramina | | | ↑ |
| Prometazina | | | ↑ |
| **Antipsicóticos** | | | |
| Quetiapina | ↑ | | |
| **Antirretrovirais** | | | |
| Abacavir | ↓ | | |
| Nevirapina | ↓ | | |
| Delavirdina | ↑ | | |
| Efavirenz | ↓ | | |
| lopinavir | ↓ | | |
| Nelfinavir | ↓ | | |
| Amprenavir | ↓ | | |
| Atazanavir | ↓ | | |
| **Benzodiazepínicos** | | | |
| Alprazolam | | | ↑ |
| Diazepam | | | ↑ |
| Lorazepam | | | ↑ |
| Midazolam | | | ↑ |
| **Barbitúricos** | | | |
| Fenobarbital | | | ↑ |
| **Opioides** | | | |
| Heroína | ↓ | | ↑ |
| **Inibidores seletivos de recaptação de serotonina** | | | |
| Fluoxetina | ↑ | | |
| Fluvoxamina | ↑ | | |
| Nefazodona | ↑ | | |
| Paroxetina | ↑ | | |
| Sertralina | ↑ | | |
| **Antidepressivos tricíclicos** | | | |
| Amitriptilina | | ↑ | |
| Desipramina | | ↑ | |
| Imipramina | | ↑ | |
| Nortriptilina | | ↑ | |
| Protriptilina | | ↑ | |
| **Alcalinizantes urinários** | | | |
| Bicitra | ↑ | | |
| Policitra | ↑ | | |
| Verapamil | ↑ | | |
| **Outros** | | | |
| Aprepitanto | ↑ | ↑ | ↑ |
| Cimetidina | ↑ | | |
| Cocaína | ↓ | | |
| Disulfiram | ↑ | | |
| Etanol* | ↓ | | |
| Toranja | ↑ | | |
| Omeprazol | ↑ | | |
| Erva de São João* | ↓ | | |

**Fonte:** Adaptada de Chou R, *et al.* (2014).[58]

Uma das maiores preocupações em relação à administração de metadona está relacionada com o risco de arritmias potencialmente fatais, como *torsade des pointes*. Pacientes com intervalos QT maiores ou iguais a 500 milissegundos no ECG têm alto risco de desenvolver arritmias.[78] Esse efeito é relacionado à dose. Fatores de risco adicionais: anormalidades cardíacas estruturais, idade, hipocalemia, hipomagnesemia, insuficiência hepática, defeitos cardíacos congênitos, história de endocardite prévia, predisposição genética, como a síndrome do intervalo QT prolongado ou história familiar dessa síndrome e o uso de medicações com propriedades que prolongam o intervalo QT (antiarrítmicos, antipsicóticos, citalopram, antidepressivos tricíclicos, fluoroquinolonas).[58]

## Oxicodona

Atua em múltiplos receptores opioides, porém a afinidade por receptores delta é superior à afinidade por receptores kappa e mu.[80] A oxicodona é similar em estrutura à hidrocodona, com a adição de um radical hidroxila ao grupo carbono-14. Diferente da codeína e da hidrocodona, a oxicodona induz analgesia sem necessidade de metabolismo prévio (não é um pró-fármaco). No entanto, a oxicodona é N-desmetilada pela CYP3A para noroxicodona e uma pequena percentagem é desmetilada pela CYP2D6 no metabólito ativo oximorfona. Esta possui maior afinidade e eficácia pelos receptores opioides que a oxicodona.[80,81] A oximorfona é comercializada como medicação opioide para tratamento de dor, mas não está disponível no Brasil.

A lipossolubilidade da oxicodona é similar à morfina, porém a principal diferença entre ambas é a biodisponibilidade pela via oral, que corresponde a 60% a 80% para oxicodona, enquanto é de 30% a 50% para a morfina,[80-82] tornando a potência relativa à morfina de 1,2 a 1,5.[12] No Brasil, só se dispõe da oxicodona com mecanismo de liberação controlada, cuja absorção é bifásica. Existe liberação inicial de 38% da dose do comprimido em 0,6 horas e 62% são absorvidos em 6,9 horas. É metabolizada pelo fígado em noroxicodona e oximorfona pelo sistema de citocromos (2D6 e 3A4) e excretada via renal nas formas livre e conjugada, cujas meia-vida de eliminação situa-se entre 3 e 5 horas.[12]

## Hidromorfona

Estruturalmente similar à morfina, difere desta pela presença de um grupamento cetona na posição 6 do anel. Atua principalmente em receptores mu e delta, porém com potência 6 a 8 vezes superior à morfina. A equivalência entre doses é de 7,5 mg de morfina para 1 mg de hidromorfona. Aproximadamente 62% da dose inicial administrada pela via oral é submetida à eliminação durante a primeira passagem hepática, devendo a dose ser reduzida em pacientes com disfunção hepática.[83] O início de ação após administração oral ocorre após 30 minutos e o efeito perdura por 4 horas.

O metabolismo hepático produz predominantemente o hidromorfona 3-glucuronídeo (H3G) e em menor quantidade a dihidroisomorfina e a dihidromorfina.[83] O H3G, ao contrário do M6G, é desprovido de atividade farmacológica. A

hidromorfona e seus metabólitos (38%) são eliminados por via renal. O H3G produz 2,5 vezes mais neuroexcitação que o M3G. A hidromorfona está contraindicada em casos de insuficiência hepática grave, epilepsia não controlada e de insuficiência respiratória descompensada. Hidromorfona não está disponível no Brasil até a finalização da edição deste livro.

## Codeína

A codeína é muito similar em estrutura à morfina, sendo a única diferença a substituição do grupo hidroxila no carbono-3 por um grupo metil. É um analgésico fraco, possui afinidade por receptores opioides 200 vezes menor que morfina,[3] o que lhe confere menor efeito analgésico.

A associação de diferentes fenótipos de metabolismo CYP3A4 com a analgesia da codeína é bem definida na literatura.[84] Estudos farmacológicos relatam níveis plasmáticos de morfina reduzidos em pacientes que são metabolizadores lentos em relação àqueles que são metabolizadores rápidos e ultrarrápidos. Tal metabolismo pode ser afetado por interação medicamentosa.[85]

A O-desmetilação da codeína em morfina pela CYP2D6 representa 5% a 10% do metabolismo da codeína em metabolizadores rápidos, mas é essencial para a analgesia da codeína. Cerca de 80% da codeína é glucuronizada por UGT2B7 em codeína-6-glucuronídeo (C6G) não ativo e o restante é metabolizado pelas enzimas CYP450 3A4 em norcodeína (composto inativo como analgésico).[85]

Os produtos do metabolismo da codeína advindos das CYP2D6 e 3A4 são rapidamente glucuronizados e o produto 2D6/morfina é metabolizado em M6G, que possui atividade analgésica importante.[77] Pela via oral, apresenta biodisponibilidade superior à morfina. A codeína é bem absorvida por via oral, seu início de ação ocorre entre 30 e 60 minutos, atingindo a máxima concentração plasmática após 60 a 90 minutos, promovendo analgesia de 4 a 6 horas de duração.[85] Não é recomendado o uso de codeína em crianças pelo risco aumentado de depressão respiratória nessa população.[86]

## Opioides Agonistas/Antagonistas

### Buprenorfina

É agonista parcial de receptores mu e antagonista kappa. Possui alta afinidade, baixa eficácia e lenta dissociação de receptores mu. A combinação desses fatores resulta em duração de ação prolongada. Em baixas doses, a buprenorfina possui potência analgésica 25 a 30 vezes superior à morfina, mas o efeito analgésico é limitado pelo agonismo parcial. Em doses elevadas, a buprenorfina funciona como antagonista mu que limita a analgesia.[87] Por outro lado, a incidência de depressão respiratória, dependência física e tolerância são menos frequentes que os agonistas puros de receptores mu. Por ser altamente lipossolúvel, a biodisponibilidade após administração sublingual é de 60% a 70% quando comparada à injeção venosa. O início de ação varia entre 30 e 60 minutos, atingindo pico plasmático após 90 a 100 minutos[89] e duração do efeito de 10 horas.[68] A distribuição é rápida e a meia-vida de eliminação longa, de aproximadamente 37 horas. A ligação proteica ocorre em 96% com alfa e beta globulinas. É metabolizada por N-desalquilação em norbuprenorfina, metabólito ativo que posteriormente sofre glucuronidação. O metabolismo é intensamente relacionado ao fluxo sanguíneo hepático, sendo 69% dos metabólitos eliminados pelas fezes e 31% pela via urinária.[87]

A via transdérmica pode ser utilizada tanto para tratamento de dor crônica quanto de dependência a opioides.[88] A utilização da buprenorfina em pacientes com dor oncológica já vem sendo considerada em pacientes com dores moderadas ou fortes.[89,90]

## Nalbufina

É um agonista de receptores kappa e antagonista de receptores mu. A estrutura química é muito próxima à oximorfona e à naloxona, porém os efeitos analgésico e depressor respiratório são limitados.[91] Os picos de concentração plasmática após injeção intramuscular e subcutânea ocorrem em 30 minutos, e analgesia aparece em 15 a 20 minutos. Por via venosa, o efeito analgésico ocorre após 2 a 5 minutos, com duração de 3 a 6 horas, devido à meia-vida de eliminação de 5 horas. O metabolismo hepático se faz por glucuronidação. Sinais de intoxicação incluem disforia e efeitos psicodislépticos.[1]

## Butorfanol

É um opioide agonista-antagonista estruturalmente similar à nalbufina. É agonista kappa e antagonista mu, promove analgesia espinal via estimulação de receptores kappa. A administração de naloxona desloca o butorfanol do receptor mu podendo levar a quadros de abstinência devido ao antagonismo competitivo. Quando administrado por via oral, apenas 17% da dose inicial atinge a biofase. O metabolismo hepático produz metabólitos inativos (hidroxibutorfanol). Sessenta a 80% do fármaco é excretado pelos rins, e 11% a 14% pelas fezes.[12]

## Opioides com Ação Mista

### Tramadol

A estrutura química do tramadol é próxima àquela da codeína. Apresenta o grupamento metil na parte fenólica da molécula que lhe rende certa atividade agonista para receptores mu, delta e kappa. Sua afinidade por receptores mu é muito reduzida, cerca de 6.000 vezes inferior à morfina, 100 vezes inferior ao dextropropoxifeno e 10 vezes inferior

à codeína.[92] Após administração por via oral, subcutânea ou venosa, o tramadol é metabolizado no fígado no derivado desmetilado (o-desmetil-tramadol) (M1), que é farmacologicamente ativo e cuja afinidade por receptores mu é 200 vezes superior à molécula original.[92,93] O efeito opioide do tramadol, portanto, decorre da ação de seus metabólitos. Além da atividade opioidérgica, o tramadol exerce atividade monoaminérgica nas vias de controle inibitório descendentes. *In vitro*, o tramadol se fixa aos receptores opioidérgicos ou inibe a recaptação de noradrenalina e serotonina.[94] O aumento da concentração extraneuronal das monoaminas[93,94] lhe confere ação analgésica e antidepressiva.[95] Esses efeitos são sinérgicos, reduzindo a atividade de neurônios de segunda ordem da medula espinal e causando analgesia e aumentando a efetividade das vias descendentes inibitórias. É comercializado como mistura racêmica [(+) M1 e (-)M1], mais eficaz que os respectivos metabólitos isolados. O (+) M1 induz a liberação de noradrenalina na fenda sináptica, enquanto o (-)M1 inibe a recaptação desse neurotransmissor (Tabela 46.10).

Tal mecanismo determina o sinergismo da mistura racêmica.[92] Náuseas e vômitos, contudo, têm maior incidência com a forma dextrógera, sendo a mistura racêmica superior em eficácia e tolerância.[94] A eliminação dos metabólitos se faz por via urinária e podem-se acumular em pacientes com insuficiência renal. Nesse caso, a utilização da medicação deve ser realizada sob monitorização do estado de consciência e da frequência respiratória.

A síndrome serotoninérgica é uma complicação potencial com a administração de tramadol, sobretudo em pacientes que fazem uso de polifarmácia. Os sintomas são descritos na Tabela 46.11.

## Tapentadol

O tapentadol é um novo analgésico de ação central com duplo mecanismo de ação, agonista do receptor mu e inibidor da recaptação de noradrenalina. Os efeitos analgésicos do tapentadol são independentes de sua ativação metabólica e o medicamento não possui metabólitos ativos. Em decorrência disso, o tapentadol possui, teoricamente, menor risco de variabilidade interindividual e de interações medicamentosas. O efeito analgésico do tapentadol é misto, similar ao do tramadol, agonista de receptores mu e inibe a receptação de noradrenalina,[96] e possui menor incidência de náuseas, vômitos e constipação, o que contribui para melhor tolerabilidade do tratamento.[97]

| Tabela 46.10 Atividade de isômeros do tramadol pelos receptores opioides e inibição de receptação de neurotransmissores. | | | |
|---|---|---|---|
| **Opioide** | **Afinidade por receptores opioides** | **Inibição da recaptação** | |
| | Mu | Noradrenalina | Serotonina |
| (±) Tramadol | ++ | + | + |
| (+) Tramadol | +++ | + | ++ |
| (−) Tramadol | + | ++ | + |
| (+) M1 | ++++ | | |
| Morfina | +++++ | | |

**Fonte:** Adaptada de Beakley BD, *et al.* 2015.[93]

**Tabela 46.11** Sintomas presentes durante síndrome serotoninérgica.

| Aglomerado de sintomas | Sintomas |
|---|---|
| Estado mental alterado | Agitação |
| | Ansiedade |
| | Desorientação |
| | Inquietação |
| | Excitação |
| Anormalidades neuromusculares | Tremor |
| | Clônus |
| | Hiperreflexia |
| | Rigidez muscular |
| | Sinal de Babinski bilateral |
| | Acatisia |
| Hiperatividade autonômica | Hipertensão |
| | Taquicardia |
| | Taquipneia |
| | Hipertermia |
| | Vômitos |
| | Diarreia |
| | Arritmias |
| | Tremores |

**Fonte:** Adaptada de Beakley BD, et al. 2015.[93]

# ■ ANTAGONISTAS OPIOIDES

## Naloxona

A utilização de naloxona 1 a 4 $\mu.g^{-1}$ reverte depressão respiratória e analgesia induzida por opioides. A duração de ação é curta (30 a 45 minutos) em relação aos agonistas, sendo, portanto, necessárias doses suplementares ou infusão contínua para se manter o antagonismo opioide. Ocorre absorção oral, mas 1/5 da dose ingerida é eliminada pelo metabolismo de primeira passagem hepática.[1]

A naloxona bloqueia todos os receptores opioides, à exceção dos ORL-1. A ação antagonista é máxima após 2 minutos de administração parenteral, mas a duração do efeito é curta: 45 minutos após uso endovenoso e 2 horas após injeção intramuscular de 0,4 mg em adulto de 70 kg. Há risco de reversão total do efeito de opioides endógenos levando a crises de hipertensão arterial, taquicardia, taquipneia e confusão mental. Pode ocorrer aumento do consumo de oxigênio pelo miocárdio e edema agudo de pulmão em pacientes com risco cardiovascular alto. Naloxona deve ser evitada em coronariopatas, idosos e hipertensos.[1]

## Naltrexona

A naltrexona é um antagonista opioide ativo por via oral; duração de efeito é longa, utilizada no tratamento de usuários crônicos de opioides e como coadjuvante no tratamento do alcoolismo.

O mecanismo proposto para a eficácia na dependência ao álcool é o antagonismo de opioides endógenos (encefalinas e endorfinas) liberados com a ingestão de álcool. A atividade excitatória dos peptídeos endógenos induz as sensações prazerosas desencadeadas pelo álcool, as quais são mediadas pela liberação de dopamina nas fendas sinápticas do núcleo accumbens.[98]

A naltrexona atua como um antagonista competitivo nos receptores opioides e reduz o consumo de álcool pelo bloqueio pós-sináptico dos receptores opioides mu, delta e kappa nas vias mesolímbicas.[98]

## Nalmefeno

É derivado hidrossolúvel da naltrexona, antagonista de receptores mu, cuja duração de ação é mais prolongada que a naloxona. Também é utilizado no tratamento da dependência ao álcool.[99]

## Metilnaltrexona

É um derivado quaternário da naltrexona, antagonista preferencial (não seletivo) de receptores mu. O acréscimo do grupo metil à molécula de naltrexona reduz sua lipofilicidade e impede a passagem pela barreira hematoencefálica. A absorção pelo trato gastrintestinal é mínima e não reverte a analgesia opioide. É utilizada para tratamento da constipação intestinal induzida por opioides.[100] Não está disponível no Brasil.

## Alvimopam

É um antagonista periférico de receptores mu, desenhado para antagonizar efeitos deletérios no trânsito intestinal com o uso de opioides. O peso molecular do alvimopam é 465 Da, que impede a absorção sistêmica e difusão para o SNC. É seguro no tratamento de constipação intestinal induzida por opioides e associado à redução do tempo de recuperação de íleo adinâmico.[101] A afinidade por receptores mu é cinco vezes maior que a naloxona. O antagonismo dos efeitos gastrintestinais do alvimopam pode ser confirmado em estudos clínicos que o utilizam para tratamento de íleo prolongado no pós-operatório e redução de náuseas e vômitos.

# ■ TOLERÂNCIA E HIPERALGESIA INDUZIDA POR OPIOIDES

O diagnóstico de tolerância aguda e hiperalgesia induzida por opioides (HIO) é, na prática clínica, de difícil execução. HIO é definida como aumento da sensibilidade a estímulos nociceptivos, mensurada pela redução do limiar de estímulo doloroso após o uso do opioide, enquanto tolerância é a necessidade de aumento progressivo da dose do fármaco para obtenção do mesmo efeito inicial (Figura 46.10). A Figura 46.11 ilustra as diferenças entre tolerância e hiperalgesia.

Dados experimentais e clínicos[102] sugerem que a ocorrência de tolerância e hiperalgesia após administração prolongada de opioides representam duas faces do mesmo fenômeno adaptativo, relacionado com mecanismos compensatórios orgânicos para contrabalançar a antinocicepção induzida por opioides. O organismo utilizaria reservas intrínsecas para impedir a abolição completa da analgesia, que é um mecanismo de defesa a outras agressões. Do ponto de vista clínico, supõe-se que os fenômenos analgesia e hiperalgesia ocorram simultaneamente com administração de opioides e os efeitos analgésicos predominam, mascarando a hiperalgesia.[103]

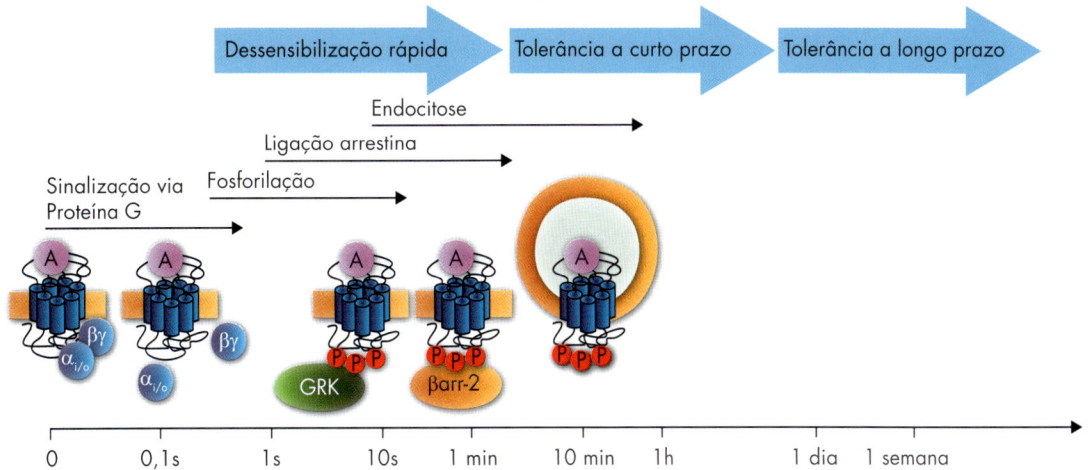

▲ **Figura 46.10** Eventos intracelulares na dessensibilização e tolerância a opioides.
Fonte: Adaptada de Williams JT, *et al.*, 2013.[33]

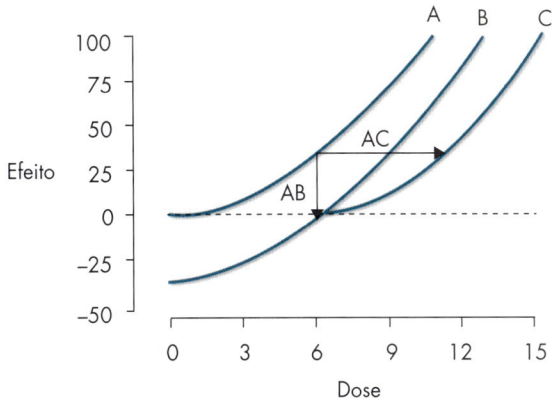

▲ **Figura 46.11** Para a obtenção do mesmo efeito, a dose de morfina é aumentada (A-C). A redução do limiar (AB) ocorre na hiperalgesia.

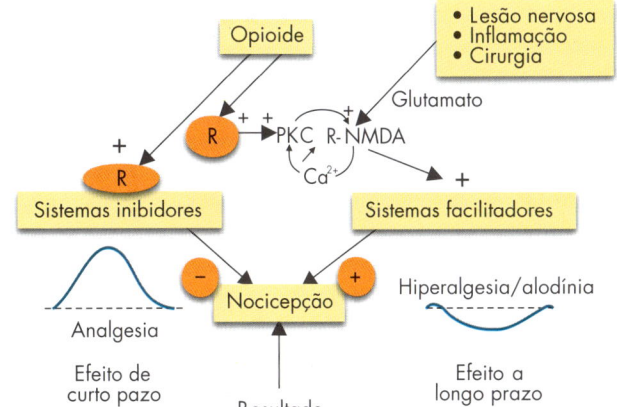

▲ **Figura 46.12** Mecanismo fisiopatológico da tolerância e hiperalgesia induzida por opioides.
PKC = proteína cinase C; rNMDA = receptor N-metil-D-aspartato.

O mecanismo exato da HIO ainda está em investigação, mas é conhecida a interação entre os receptores NMDA e receptores mu localizados na SCPA.[33,104,105] Estudos em humanos relatam hiperalgesia induzida por morfina, fentanil e remifentanil.[106] O remifentanil induz hiperalgesia e tolerância aguda de modo relacionado à dose. Infusão de remifentanil (0,1 µg.kg⁻¹.min⁻¹) induziu tolerância aguda em ratos, enquanto 0,08 µg.kg.⁻¹min⁻¹ não induziu tal efeito.[107] Em humanos voluntários que receberam infusão de remifentanil 0,3 ± 0,2 µg.kg.⁻¹min⁻¹, o tempo para administração de analgésicos no período pós-operatório foi menor que naqueles pacientes cuja infusão de remifentanil foi mantida em 0,1 µg.kg.⁻¹min⁻¹.[107]

Tolerância corresponde ao conceito farmacológico que se caracteriza pela redução da eficácia dos efeitos terapêuticos dos fármacos. Em estudos experimentais, tolerância à morfina progride de modo linear durante 3 semanas, e então se estabiliza. Os mecanismos compensatórios envolvidos nesse fenômeno estão relacionados com a mudança nos níveis de receptores mu.[33,108]

A Figura 46.12 ilustra os mecanismos envolvidos na ocorrência da tolerância aguda e crônica aos opioides.

Os mecanismos subjacentes para a tolerância à morfina são complexos e não completamente compreendidos. A administração aguda de morfina resulta em dessensibilização rápida (segundos a minutos), que pode ser seguida por tolerância em curto prazo (horas). O uso prolongado de opioide induz tolerância em longo prazo (dias a anos). As modificações que ocorrem nos receptores com administração repetida incluem alteração do número de receptores funcionais ou sua habilidade de sinalização para os receptores à jusante. Essas adaptações podem incluir modificações nos próprios receptores, como dessensibilização, endocitose e recrutamento de β-arrestinas.[104,108] O mecanismo pelo qual ocorre a dessensibilização e internalização de receptores opioides começa com a fosforilação desses receptores, que são ativados pelos receptores de quinase acoplados à proteína G (GRKs) e em seguida são ligados pela beta-arrestina.[104] Nesse ponto, os receptores estão em um estado dessensibilizado na membrana plasmática e podem ser internalizados ou mesmo reciclados para a superfície celular.

Tais modificações decorrem da ativação de receptores acoplados à proteína G por agonistas, que leva à modificação da conformação do receptor, o que permite a sua fosforilação.[108] Esta facilita o recrutamento da beta-arrestina. Pouco se conhece a respeito dos mecanismos de tolerância nos neurônios entéricos do íleo.

## ■ POLIMORFISMO GENÉTICO

Os efeitos do polimorfismo genético na analgesia opioide poderão influenciar a farmacocinetica e farmacodinamica. O estado metabólico ou a habilidade de metabolizar certas medicações afetam a farmacocinética do opioide. Mediante doses semelhantes do fármaco, indivíduos com deficiência do metabolismo da codeína podem ser privados de analgesia opioide, enquanto aqueles cujo metabolismo é exagerado podem apresentar efeitos adversos e toxicidade.[1]

### Alterações Metabólicas Relacionadas com o Polimorfismo

O metabolismo da codeína, tramadol, oxicodona, dihidrocodeína, hidrocodona, dextropropoxifeno, etilmorfina e metadona é catalizado pela enzima do sistema de citocromos CYP2D6.[109]

Codeína tem 90% da dose inicial metabolizada em subprodutos inativos pela CYP3A4, que são posteriormente conjugados e eliminados pelos rins. Apenas 10% da dose ingerida é desmetilada em morfina, responsável pela analgesia. A glucuronidação da morfina em M6G produz metabólito ativo adicional. A hidrocodona é metabolizada a um metabólito mais potente, hidromorfona, pela CYP2D6.

Diferenças fenotípicas nos estados de metabolizadores CYP2D6 são determinadas pelo genótipo e classificam os indivíduos como metabolizadores lentos, intermediários, rápidos e ultrarrápidos. Os metabolizadores lentos correspondem a 7% a 10% da população caucasiana e 1% a 2% dos afroamericanos.[85] Estes são incapazes de metabolizar alguns opioides, antidepressivos e antipsicóticos e podem apresentar altas concentrações plasmáticas desses fármacos, mas nenhum efeito terapêutico com codeína e tamoxifeno. Por outro lado, doses terapêuticas de medicação podem induzir efeitos tóxicos em metabolizadores ultrarrápidos, que correspondem a 1% a 2% da população caucasiana e 29% dos afro-americanos.[85]

### Alterações de Receptores Mu Relacionadas às Alterações Genotípicas

Após a decodificação do receptor mu[15] foram identificados diversos poliformismos genéticos. O maior interesse reside no polimorfismo A118G, prevalente em 2% a 40% da população, dependendo da etnia. Existem, contudo, poucos estudos clínicos que avaliem a eficácia analgésica dos opioides relacionada com o polimorfismo A118G.

A eficácia analgésica dos opioides é correlacionada ao polimorfismo do gene OPRM1, que codifica o receptor $mu_1$. A substituição da base de nucleotídeos gera mutação na porção N-terminal da proteína que altera a capacidade de glicosilação do receptor opioide. Em decorrência desse polimorfismo, pode haver alteração na nocicepção e na eficácia terapêutica dos opioides. Homozigotos dominantes desse gene (GG) necessitam de doses maiores de morfina para obter a mesma intensidade de analgesia.[109]

## Alterações em Transportadores de Glicoproteína

São transportadores celulares que atuam no transporte dos opioides para o exterior das células. Diferenças de concentração liquórica e plasmática, assim como incidências de efeitos adversos, podem estar relacionadas com a presença do transportador celular. A beta-arrestina, que permite regulação da expressão de receptores opioides após exposição prolongada, pode ter variações genéticas. Em pacientes oncológicos, a relação entre variantes do gene de beta-arrestina e tolerância à morfina pode vir a indicar rotação de opioides mais ou menos precocemente.[1]

## Alterações na Catecol-o-metil-transferase (COMT)

Enzima responsável pelo metabolismo de dopamina e noradrenalina. A variante Val158Met do gene está associada à redução da atividade enzimática. Estímulo doloroso prolongado ativa neurotransmissão mediada por receptores mu, controlada pela COMT. Indivíduos homozigotos para Met158 possuem menor atividade COMT, que traz, em consequência, redução do conteúdo neuronal de encefalina e menor capacidade de analgesia endógena. Como esse genótipo é frequente (32%), o polimorfismo de um único nucleotídeo (do inglês SNP, *single nucleotide polymorphism*) é possivelmente um dos responsáveis pela variabilidade interindividual na percepção dolorosa. No entanto, esses indivíduos respondem à morfina de modo mais eficiente, provavelmente por aumento compensatório da expressão de receptores de morfina (MOR).[1]

## Alterações em Receptor-1 da Melanocortina (MC1R)

Os mecanismos neurais que modulam a transmissão nociceptiva apresentam diferenças qualitativas relacionadas ao gênero, que são relevantes na analgesia mediada por opioides agonistas kappa. O gene que codifica o receptor da melacortina (MC1R) determina a cor dos cabelos, é responsável pelo fenótipo ruivo e está relacionado com a analgesia kappa, no gênero feminino. Na espécie humana, mulheres ruivas apresentam maior sensibilidade a agonistas kappa provavelmente devido à presença do gene MC1R.[110]

## ■ NOVAS PERSPECTIVAS NA ANALGESIA OPIOIDE

### Mistura de Opioides

Combinação de oxicodona de liberação controlada com naloxona de liberação controlada. A oxicodona é um agonista preferencial de receptores kappa, enquanto a naloxona é um antagonista competitivo de receptores mu, kappa e delta. A associação visa a redução da constipação intestinal.[111]

## Naloxegol

É um conjugado de polímeros de naloxona usado por via oral para reduzir constipação intestinal.[112] A mistura de polietilenoglicol limita a passagem do naloxegol pela barreira hematoencefálica, mas não está liberado ao uso no Brasil.

## Buprenorfina

Associação de buprenorfina à solução de anestésicos locais vem sendo utilizada para prolongar o tempo de bloqueio.[113]

Estudos recentes relatam que o tratamento de dependentes de opioides com buprenorfina pode estar associado à menor frequência do uso de substâncias em comparação à metadona.[114]

## Agonistas dos Receptores ORL

Embora os opioides agonistas mu sejam os analgésicos mais utilizados para tratamento de dor intensa nos EUA, os efeitos colaterais relacionados com o abuso de substância é um problema. Pesquisas com agonistas de receptores ORL, o quarto receptor opioide, sugerem que atividade nesse receptor pode resultar em analgesia intensa na ausência dos efeitos colaterais comuns aos agonistas mu.[115]

## REFERÊNCIAS

1. Fletcher D. Pharmacologie des opioides. EMC (Elsevier Masson FAS, Paris). Anesthésie-Réanimation. 2011; 36:371-A-10.
2. IUPHAR – International Union of Basic and Clinical Pharmacology. [Internet] [Acesso em 21 out 2015]. Disponível em: http://www.iuphar.org
3. Marvizon JC, Ma Y-Y, Charles AC, et al. Pharmacology of pain. Seatle: IASP press; 2010.
4. Pert CB, Pasternak G, Snyder SH. Opiate agonists and antagonists discriminated by receptor binding in brain. Science. 1973; 182(4119):1359-1361.
5. Pert CB, Snyder SH. Opiate receptor: its demonstration in nervous system. Science. 1973;179(4077):1011-1014.
6. Evans CJ, Keith Jr DE, Morrison H, Magendzo K, Edwards RH. Cloning of a delta receptor by functional expression. Science. 1992; 258(5090):1952-1955.
7. Yasuda K, Raynor K, Kong H, Breder CD, Takeda J, Reisine T, et al. Cloning and functional comparison of kappa and delta opioid receptors from mouse brain. Proc Natl Acad Sci USA. 1993; 90(14):6736-6740.
8. Chen Y, Mestek A, Liu J, Hurley JA, Yu L. Molecular cloning and functional expression of a mu-opioid receptor from rat brain. Mol Pharmacol. 1993; 44(1):8-12.
9. Mollereau C, Parmentier M, Mailleux P, Butour JL, Moisand C, Chalon P, et al. ORL1, a novel member of the opioid receptor family. Cloning, functional expression and localization. FEBS Lett. 1994; 341(1):33-38.
10. Van Rijn RM, Defriel JN, Whistler JL. Pharmacological traits of delta opioid receptors: pitfalls or opportunities? Psychopharmacology (Berl). 2013; 228(1):1-18.
11. Chu Sin Chung P, Kieffer BL. Delta opioid receptors in brain function and diseases. Pharmacol Ther. 2013; 140(1):112-120.
12. Trescot AM, Datta S, Lee M, Hansen H. Opioid pharmacology. Pain Physician. 2008; 11(2 Suppl):S133-S153.
13. Cahill CM, Taylor AM, Cook C, Ong E, Morón JA, Evans CJ. Does the kappa opioid receptor system contribute to pain aversion? Front Pharmacol. 2014; 5:253.
14. Pasternak GW. Molecular insights into μ opioid pharmacology: from the clinic to the bench. Clin J Pain. 2010; 26 Suppl 10(Suppl 10):S3-S9.
15. Wang JB, Johnson PS, Persico AM, Hawkins AL, Griffin CA, Uhl GR. Human μ opiate receptor cDNA and genomic clones, pharmacologic characterization and chromosomal assignment. FEBS Lett. 1994; 338(2):217-222.
16. Pasternak GW, Pan YX. Mu opioids and their receptors: evolution of a concept. Pharmacol Rev. 2013; 65(4):1257-1317.
17. Xu J, Lu Z, Xu M, Rossi GC, Kest B, Waxman AR, et al. Differential expressions of the alternatively spliced variant mRNAs of the mu-opioid receptor gene, OPRM1, in brain regions of four inbred mouse strains. PLoS One. 2014; 9(10):e111267.
18. Gomes I, Flipovska J, Jordan BA, Devi LA. Oligomerization of opioid receptors. Methods. 2002; 27(4):358-365.
19. Largent-Milnes TM, Vanderah TW. Recently patented and promising ORL-1 ligands: where have we been and where are we going? Expert Opin Ther Pat. 2010; 20(3):291-305.
20. Thompson AA, Liu W, Chun E, Katritch V, Wu H, Vardy E, et al. Structure of the nociceptin/orphanin FQ receptor in complex with a peptide mimetic. Nature. 2012; 485(7398):395-399.
21. Fujita W, Gomes I, Devi LA. Revolution in GPCR signalling: opioid receptor heteromers as novel therapeutic targets: IUPHAR review 10. Br J Pharmacol. 2014; 171(18):4155-4176.
22. Mayer DJ, Liebeskind JC. Pain reduction by focal electrical stimulation of the rat brain: an anatomical and behavioral analysis. Brain Res. 1974; 68(1):73-93.
23. Julius D. Another opiate for the masses? Nature. 1997; 386(6624):442.
24. Hughes J, Smith TW, Kosterlitz HW, Fothergill LA, Morgan BA, Morris HR. Identification of two related pentapeptides from the brain with potent opiate agonist activity. Nature. 1975; 258(5536):577-580.
25. Reinscheid RK, Nothacker HP, Bourson A, Ardati A, Henningsen RA, Bunzow JR, et al. Orphanin FQ: a neuropeptide that activates an opioid like G protein-coupled receptor. Science. 1995; 270(5237):792-794.
26. Meunier JC, Mollereau C, Toll L, Suaudeau C, Moisand C, Alvinerie P, et al. Isolation and structure of the endogenous agonist of opioid receptor-like ORL1 receptor. Nature. 1995; 377(6549):532-535.
27. Valentino RJ, Van Bockstaele E. Endogenous opioids: opposing stress with a cost. F1000Prime Rep. 2015; 7:58.
28. Hammers A, Lingford-Hughes A. Opioid Imaging. PET Clin. 2007(1);67-89.
29. Thompson GL, Lane JR, Coudrat T, Sexton PM, Christopoulos A, Canals M. Biased agonism of endogenous opioid peptides at the μ-opioid receptor. Mol Pharmacol. 2015; 88(2):335-346.
30. Stein C, Lang J. Peripheral mechanisms of opioid analgesia. Curr Opinion Pharm. 2009; 9(1):3-8.
31. Pasternak GW. Opiate pharmacology and relief of pain. J Clin Oncol. 2014; 32(16):1655-1661.
32. Middleton C, Harden J. Acquired pharmacodynamic opioid tolerance: a concept analysis. J Adv Nurs. 2014; 70(2):272-281.
33. Williams JT, Ingram SL, Henderson G, Chavkin C, von Zastrow M, Schulz S, et al. Regulation of μ-opioid receptors: desensitization, phosphorylation, internalization, and tolerance. Pharmacol Rev. 2013; 65(1):223-254.
34. Yaksh TL. Physiologic and pharmacologic substrates of nociception and nerve injury. In: Cousins MJ, Bridenbaugh PO. Neural Blockade in Clinical Anesthesia and Management of Pain. 3. ed. Philadelphia: Lippincott-Raven; 1998.
35. Moroni F, Peralta E, Cheney DL, Costa E. On the regulation of gamma-aminobutyric acid neurons in caudatus, pallidus and nigra: effects of opioids and dopamine agonists. J Pharmacol Exp Ther. 1979; 208(2):190-194.
36. Soiza-Reilly M, Anderson WB, Vaughan CW, Commons KG. Presynaptic gating of excitation in the dorsal raphe nucleus by GABA. Proc Natl Acad Sci USA. 2013; 110(39):15800-15805.
37. Schmidt Y, Machelska H. Immunohistochemical analysis of opioid receptors in peripheral tissues. Methods Mol Biol. 2015; 1230:155-165.
38. Schreiter A, Gore C, Labuz D, Fournie-Zaluski MC, Roques BP, Stein C. Pain inhibition by blocking leukocytic and neuronal opioid peptidases in peripheral inflamed tissue. FASEB J. 2012; 26(12):5161-5171.
39. McFadzean I. The ionic mechanisms underlying opioid actions. Neuropeptides.1988; 11(4):173-180.
40. Pert A, Yaksh T. Localization of the antinociceptive action of morphine in primate brain. Pharmacol Biochem Behav. 1975; 3(1):133-138.
41. Vella-Brincat J1, Macleod AD. Adverse effects of opioids on the central nervous systems of palliative care patients. J Pain Palliat Care Pharmacother. 2007; 21(1):15-25.
42. Holden JE, Jeong Y, Forrest JM. The endogenous opioid system and clinical pain management. AACN Clin Issues. 2005; 16(3):291-301.
43. Drolet G, Dumont EC, Gosselin I, Kinkead R, Laforest S, Trottier JF. Role of endogenous opioid system in the regulation of the stress response. Prog Neuropsychopharmacol Biol Psychiatry. 2001; 25(4):729-741.
44. Vuong C1, Van Uum SH, O'Dell LE, Lutfy K, Friedman TC. The effects of opioids and opioid analogs on animal and human endocrine systems. Endocr Rev. 2010; 31(1):98-132.
45. Bawor M, Bami H, Dennis BB, Plater C, Worster A, Varenbut M, et al. Testosterone suppression in opioid users: a systematic review and meta-analysis. Drug Alcohol Depend. 2015; 149:1-9.

46. Kumar K, Singh SI. Neuraxial opioid-induced pruritus: An update. J Anaesthesiol Clin Pharmacol. 2013; 29(3):303-307.

47. Reich A, Szepietowski JC. Opioid-induced pruritus: an update. Clin Exp Dermatol. 2010; 35(1):2-6.

48. Lalley PM, Pilowsky PM, Forster HV, Zuperku EJ. CrossTalk opposing view: The pré-Bötzinger complex is not essential for respiratory depression following systemic administration of opioid analgesics. J Physiol. 2014;592(Pt 6):1163-1166.

49. Montandon G, Horner R. CrossTalk proposal: The preBotzinger complex is essential for the respiratory depression following systemic administration of opioid analgesics. J Physiol. 2014; 592(6):1159-1162.

50. Aubrun F; French Society of Anesthesia and Resuscitation. Titration intraveineuse de morphine. [Intravenous morphine titration]. Ann Fr Anesth Reanim. 2009; 28(1):e33-37.

51. Sam WJ, MacKey SC, Lötsch J, Drover DR. Morphine and its metabolites after patient-controlled analgesia: considerations for respiratory depression. J Clin Anesth. 2011; 23(2):102-106.

52. Soares JH, Brosnan RJ, Smith A, Mayhew PD. Rabbit model of chest wall rigidity induced by fentanyl and the effects of apomorphine. Respir Physiol Neurobiol. 2014; 202:50-52.

53. Belvisi MG, Stretton CD, Barnes PJ. Modulation of cholinergic neurotransmission in guinea-pig airways by opioids. Br J Pharmacol. 1990; 100(1):131-137.

54. Simera M, Poliacek I, Jakus J. Central antitussive effect of codeine in the anesthetized rabbit. Eur J Med Res. 2010; 15 Suppl 2 (Suppl 2):184-188.

55. Reisine T, Pasternak G. Opioid analgesics and antagonists. In: The Pharmacological basis of therapeutics. New York: McGraw Hill; 1996.

56. Napier LD, Stanfill A, Yoshishige DA, Jackson KE, Barron BA, Caffrey JL. Autonomic control of heart rate in dogs treated chronically with morphine. Am J Physiol. 1998; 275(6):H2199-H2210.

57. Goodarzi M1, Narasimhan RR. The effect of large-dose intrathecal opioids on the autonomic nervous system. Anesth Analg. 2001; 93(2):456-459.

58. Chou R, Cruciani RA, Fiellin DA, Compton P, Farrar JT, Haigney MC, et al. Methadone Safety Guidelines. J Pain. 2014; 15(4):321-337.

59. Chen A, Ashburn MA. Cardiac Effects of Opioid Therapy. Pain Med. 2015; 16 Suppl 1:S27-S31.

60. Tanaka K, Kersten JR, Riess ML. Opioid-induced cardioprotection. Curr Pharm Des. 2014; 20(36):5696-5705.

61. Stoelting RK. Opioid agonists and antagonists. In: Stoelting RK. Pharmacology and physiology in anesthetic practice. 3. ed. Philadelphia: Lippincott-Raven: 1999.

62. Horn CC, Wallisch WJ, Homanics GE, Williams JP. Pathophysiological and neurochemical mechanisms postoperative nausea and vomiting. Eur J Pharmacol. 2014; 722:55-66.

63. Herman MA, Alayan A, Sahibzada N, Bayer B, Verbalis J, Dretchen KL, et al. micro-Opioid receptor stimulation in the medial subnucleus of the tractus solitarius inhibits gastric tone and motility by reducing local GABA activity. Am J Physiol Gastrointest Liver Physiol. 2010; 299(2):G494-G506.

64. Chen W, Chung HH, Cheng JT. Opiate-induced constipation related to activation of small intestine opioid μ2-receptors. World J Gastroenterol. 2012; 18(12):1391-1396.

65. Wu J, Liu B, Tong W, Zhang A, Li F, Lin J, et al. Opioid receptors and associated regulator of G protein signalling are involved in the cathartic colon of rats. Exp Ther Med. 2015; 9(4):1229-1234.

66. Ruan X. Drug-related side effects of long-term intrathecal morphine therapy. Pain Physician. 2007; 10(2):357-366.

67. Lu CC, Chung HH, Cheng JT. Prostatic relaxation induced by loperamide is mediated through activation of opioid μ-2 receptors in vitro. Exp Ther Med. 2011; 2(2):281-285.

68. Jamison RN, Mao J. Opioid Analgesics. Mayo Clin Proc. 2015; 90(7):957-968.

69. Pan Y-X, Xu J, Mahurter L, Bolan E, Xu M, Pasternak GW. Generation of the mu-opioid receptor (MOR-1) protein by three new splice variants of the Oprm gene. Proc Natl Acad Sci USA. 2001; 98(24):14084-14089.

70. Benet LZ, Kroetz DL, Sheiner LB. Pharmacokinetics. In: The pharmacological basis of therapeuthics. 9. ed. New York: McGraw Hill; 1996.

71. Hughes MA, Glass PS, Jacobs JR. Context-sensitive half-time in multicompartment pharmacokinetic models for intravenous anesthetic drugs. Anesthesiology. 1992; 76(3):334-341.

72. Kapila A, Glass PS, Jacobs JR, Muir KT, Hermann DJ, Shiraishi M, et al. Measured context-sensitive half-times of remifentanil and alfentanil. Anesthesiology. 1995; 83(5):968-975.

73. Hansen TG.Sedative medications outside the operating room and the pharmacology of sedatives. Curr Opin Anaesthesiol. 2015 ;28(4):446-52

74. Bernards CM, Shen DD, Sterling ES, Adkins JE, Risler L, Phillips B, et al. Epidural, cerebrospinal fluid, and plasma pharmacokinetics of epidural opioids (part 1): differences among opioids. Anesthesiology. 2003; 99(2):455-465.

75. De Gregori S, De Gregori M, Ranzani GN, Allegri M, Minella C, Regazzi M. Morphine metabolism, transport and brain disposition. Metab Brain Dis. 2012; 27(1):1-5.

76. Klimas R, Mikus G. Morphine-6-glucuronide is responsible for the analgesic effect after morphine administration: a quantitative review of morphine, morphine-6-glucuronide, and morphine-3-glucuronide. Br J Anaesth. 2014; 113(6):935-944.

77. O'Connor NR, Corcoran AM. End-stage renal disease: symptom management and advance care planning. Am Fam Physician. 2012; 85(7):705-710.

78. McCance-Katz EF, Sullivan L, Nallani S. Drug Interactions of Clinical Importance among the Opioids, Methadone and Buprenorphine, and other Frequently Prescribed medications: a review. Am J Addict. 2010; 19(1):4-16.

79. Kapur BM, Hutson JR, Chibber T, Luk A, Selby P. Methadone: a review of drug-drug and pathophysiological interactions. Crit Rev Clin Lab Sci. 2011; 48(4):171-195.

80. Chandok N, Watt KD. Pain management in the cirrhotic patient: the clinical challenge. Mayo Clin Proc. 2010; 85(5):451-458.

81. Kalso E. How different is oxycodone from morphine? Pain. 2007; 132(3):227-228.

82. Olkkola KT, Kontinen VK, Saari TI, Kalso EA. Does the pharmacology of oxycodone justify its increasing use as an analgesic? Trends Pharmacol Sci. 2013; 34(4):206-214.

83. Kalso E. Oxycodone. J Pain Symptom Manage. 2005; 29(5 Suppl):S47-S56.

84. Murray A, Hagen NA. Hydromorphone. J Pain Symptom Manage. 2005; 29(5 Suppl):S57-S66.

85. Crews KR, Gaedigk A, Dunnenberger HM, Leeder JS, Klein TE, Caudle KE, et al. Clinical Pharmacogenetics Implementation Consortium. Clinical Pharmacogenetics Implementation Consortium guidelines for cytochrome P450 2D6 genotype and codeine therapy: 2014 update. Clin Pharmacol Ther. 2014; 95(4):376-382.

86 Yue QY, Hasselström J, Svensson JO, Säwe J. Pharmacokinetics of codeine and its metabolites in Caucasian healthy volunteers: comparisons between extensive and poor hydroxylators of debrisoquine. Br J Clin Pharmacol. 1991; 31(6):635-642.

87. Niesters M, Overdyk F, Smith T, Aarts L, Dahan A. Opioid-induced respiratory depression in paediatrics: a review of case reports. Br J Anaesth. 2013; 110(2):175-182.

88. Kress HG. Clinical update on the pharmacology, efficacy and safety of transdermal buprenorphine. Eur J Pain. 2009; 13(3):219-230.

89. Plosker GL, Lyseng-Williamson KA. Buprenorphine 5, 10 and 20 μg/h transdermal patch: a guide to its use in chronic non-malignant pain. CNS Drugs. 2012; 26(4):367-373.

90. Schmidt-Hansen M, Bromham N, Taubert M, Arnold S, Hilgart JS. Buprenorphine for treating cancer pain. Cochrane Database Syst Rev. 2015; 3:CD009596.

91. Wiffen PJ, Wee B, Derry S, Bell RF, Moore RA. Opioids for cancer pain - an overview of Cochrane reviews. Cochrane Database Syst Rev. 2017; 7(7):CD012592.

92. Zeng Z, Lu J, Shu C, Chen Y, Guo T, Wu QP, et al. A comparision of nalbuphine with morphine for analgesic effects and safety: meta-analysis of randomized controlled trials. Sci Rep. 2015; 5:10927.

93. Dayer P, Desmeules J, Collart L. Pharmacology of tramadol. [Pharmacology of tramadol]. Drugs. 1997; 53 Suppl 2:18-24.

94. Beakley BD, Kaye AM, Kaye AD. Tramadol, Pharmacology, Side Effects, and Serotonin Syndrome: A Review. Pain Physician. 2015; 18(4):395-400.

95. Driessen B, Reimann W, Giertz H. Effects of the central analgesic tramadol on the uptake and release of noradrenaline and dopamine in vitro. Br J Pharmacol. 1993; 108(3):806-811.

96. Berrocoso E, Rojas-Corrales MO, Mico JA. Differential role of 5-HT1A and 5-HT1B receptors on the antinociceptive and antidepressant effect of tramadol in mice. Psychopharmacology (Berl). 2006; 188(1):111-118.

97. Hartrick CT, Rozek RJ. Tapentadol in pain management: a μ-opioid receptor agonist and noradrenaline reuptake inhibitor. CNS Drugs. 2011; 25(5):359-370.

98. Knezevic NN, Tverdohleb T, Knezevic I, Candido KD. Unique pharmacology of tapentadol for treating acute and chronic pain. Expert Opin Drug Metab Toxicol. 2015; 11(9):1475-1492.

99. Castro LA, Baltieri DA. Tratamento farmacológico da dependência do álcool. [The pharmacologic treatment of the alcohol dependence]. Braz J Psychiatry. 2004; 26 Suppl 1:S43-S46.

100. Paille F, Martini H. Nalmefene: a new approach to the treatment of alcohol dependence. Subst Abuse Rehabil. 2014; 5:87-94.

101. Leppert W. Emerging therapies for patients with symptoms of opioid-induced bowel dysfunction. Drug Des Devel Ther. 2015; 9:2215-2231.

102. Berger NG, Ridolfi TJ, Ludwig KA. Delayed gastrointestinal recovery after abdominal operation - role of alvimopan. Clin Exp Gastroenterol. 2015; 8:231-235.

103. Guignard B, Bossard AE, Coste C, Sessler DI, Lebrault C, Alfonsi P, et al. Acute opioid tolerance: intraoperative remifentanil increases postoperative pain and morphine requirement. Anesthesiology. 2000; 93(2):409-417.

104. Ballantyne JC. Opioids for chronic non terminal pain. South Med J. 2006; 99(11):1245-1255.

105. Rodríguez-Muñoz M, Sánchez-Blázquez P, Vicente-Sánchez A, Berrocoso E, Garzón J. The mu-opioid receptor and the NMDA receptor associate in PAG neurons: implications in pain control. Neuropsychopharmacology. 2012; 37(2):338-349.

106. Angst MS. Intraoperative Use of Remifentanil for TIVA: Postoperative Pain, Acute Tolerance, and Opioid-Induced Hyperalgesia. J Cardiothorac Vasc Anesth. 2015; 29 Suppl 1:S16-s22.

107. Kim SH, Stoicea N, Soghomonyan S, Bergese SD. Intraoperative use of remifentanil and opioid-induced hyperalgesia/acute opioid tolerance: systematic review. Front Pharmacol. 2014; 5:108.

108. Xu J, Faskowitz AJ, Rossi GC, Xu M, Lu Z, Pan YX, et al. Stabilization of morphine tolerance with long-term dosing: association with selective upregulation of mu-opioid receptor splice variant mRNAs. Proc Natl Acad Sci USA. 2015; 112(1):279-284.

109. Reynolds KK, Ramey-Hartung B, Jortani SA. The value of CYP2D6 and OPRM1 pharmacogenetic testing for opioid therapy. Clin Lab Med. 2008; 28(4):581-598.

110. Mogil JS, Wilson SG, Chesler EJ, Rankin AL, Nemmani KV, Lariviere WR, et al. The melanocortin-1 receptor gene mediates female-specific mechanisms of analgesia in mice and humans. Proc Natl Acad Sci USA. 2003; 100(8):4867-4872.

111. Burness CB, Keating GM. Oxycodone/Naloxone prolonged-release: a review of its use in the management of chronic pain while counteracting opioid-induced constipation. Drugs. 2014; 74(3):353-375.

112. Poulsen JL, Brock C, Olesen AE, Nilsson M, Drewes AM. Clinical potential of naloxegol in the management of opioid-induced bowel dysfunction. Clin Exp Gastroenterol. 2014; 7:345-358.

113. Kirksey MA, Haskins SC, Cheng J, Liu SS. Local Anesthetic Peripheral Nerve Block Adjuvants for Prolongation of Analgesia: A Systematic Qualitative Review. PLoS One. 2015; 10(9):e0137312.

114. Soyka M. New developments in the management of opioid dependence: focus on sublingual buprenorphine-naloxone. Subst Abuse Rehabil. 2015; 6:1-14.

115. Lin AP, Ko MC. The therapeutic potential of nociceptin/orphanin FQ receptor agonists as analgesics without abuse liability. ACS Chem Neurosci. 2013; 4(2):214-224.

# 47

# Analgésicos Não Opioides

Claudia Carneiro de Araújo Palmeira ▪ Ana Beatriz Monasterio Paulovski ▪ Gibran Elias Harcha Munoz

## INTRODUÇÃO

De acordo com a Associação Internacional para os Estudos da Dor (IASP, do inglês, *International Association for the Study of Pain*) a dor é definida como "uma experiência sensitiva e emocional desagradável associada, ou semelhante àquela associada, a uma lesão tecidual real ou potencial". A dor é também uma sensação aversiva e experiência emocional desagradável e subjetiva, podendo ser aguda, subaguda ou crônica. Estima-se que 30% da população mundial viva com dor sendo esta a principal causa de procura por atendimento médico.[1]

Das quatro maiores causas de afastamento do trabalho, três estão associadas à dor principalmente dor lombar, cefaleias e dor por osteoartrite.[1]

## ■ ANALGÉSICOS NÃO OPIOIDES

Em relação ao arsenal para tratamento de dores agudas, em alguns casos de dores crônicas oncológicas e não oncológicas, porém nas dores não oncológicas com muito maior restrição, e oncológicas principalmente, temos como opção de analgésicos o opioide, e os analgésicos não opioides. No entanto, em relação ao opioide a prescrição desenfreada desses fármacos trouxe a maior crise relacionada a drogas de prescrição já conhecida em alguns países, com meio milhão de mortes relacionadas a opioide nos Estados Unidos no período de 1998 e 2018, ainda mantendo-se de difícil controle.[2]

Nesse contexto, os de analgésicos não opioides, como opção de analgesia multimodal são uma importante estratégia no controle da dor. A analgesia multimodal define-se pela utilização de fármacos com diferentes mecanismos de ação em doses baixas, com o objetivo de ajudar no controle da dor e poupar opioides.

Os fármacos comumente utilizados nessa analgesia são os analgésicos simples, base da escala de analgesia da Organização Mundial da Saúde, bem como outros fármacos conhecidos como adjuvantes. Neste capítulo serão abordados os analgésicos não opioides: paracetamol, dipirona e o anti-inflamatório não hormonal, especificamente, o ibuprofeno.

### Dipirona

A dipirona ou metamizol é uma droga cuja estrutura química pertence à classe das pirazolonas e possui uma ação analgésica, antipirética, antiespasmódica e anti-inflamatória fraca. Está entre os analgésicos não opioides mais conhecidos e usados.

Foi inicialmente sintetizada pela companhia alemã Hoechst AG em 1920, e começou sua produção em massa em 1922 ficando amplamente distribuído o seu uso no mundo inteiro graças a sua extensa aplicabilidade clínica até a década de 1970, quando alguns países proibiram seu uso devido ao potencial da droga de causar graves efeitos adversos, especialmente, agranulocitose.[3]

Atualmente a dipirona encontra-se indisponível para o consumo humano em países como Estados Unidos da América, Canadá, Austrália, França, países escandinavos, Índia, Japão, entre outros, mas da mesma forma encontra-se liberado seu uso em muitos países ao redor do mundo, seja com venda com prescrição médica como na Bélgica, Itália, Portugal, Espanha, Alemanha e Suíça ou vendas sem prescrição médica como na China, México, Chile, Rússia, Turquia e o Brasil.

No Brasil, devido à sua grande aplicabilidade clínica, boa resposta dos sintomas e baixo valor é um dos medicamentos mais vendidos e consumidos no país, segundo a Federação Brasileira das Redes Associativistas e Independentes de Farmácias, sendo vendidos no ano de 2019 mais de 117,5 milhões de unidades.

O mecanismo de ação da dipirona não é de todo conhecido. No entanto, parece haver vários mecanismos de ação envolvidos como inibidor do sistema ciclooxigenase (COX), ativação do sistema de endocanabinoides e sistema de opioide endógeno.[4]

Evidências demonstraram que a dipirona possui uma ação analgésica tanto no sistema nervoso central, quanto sistema nervoso periférico, sendo neste último a indução de analgesia por dois mecanismos de ação distintos perifericamente, a ativação da via L-arginina-NO-cGMP-KATP através do 4-metil-aminoantipirina (4-MAA), que leva a hiperpolarização neuronal, reduzindo consequentemente seu limiar de excitabilidade e assim o estímulo nociceptivo, e a ativação do receptor neuronal de receptores canabinoides do tipo 1, CB1, pelo 4-amino-antipirina (4-AA).[5,6]

Concomitantemente, outros estudos sugerem que a ativação dos receptores canabinoides, receptores tipo 1, conhecidos como CB1, receptores expressos no sistema nervoso central, e também no gânglio da raiz dorsal, e nos terminais cutâneos de neurônios aferentes primários, e receptores canabinoides tipo 2, conhecidos como CB2, estariam envolvidos no efeito analgésico da dipirona e seus metabólitos.[7,8]

A dipirona também causa inibição parcial da ciclooxigenase-2 (COX-2), reduzindo a síntese de prostaglandinas, $PGE_2$, e ativação de circuitos opioides na substância cinzenta periaquedutal e núcleo magno da rafe, áreas importantes no processamento da dor.[9]

Foram identificadas também ações periféricas da dipirona como inibição da adenilato ciclase, bloqueio da ativação de canais de cálcio no neurônio sensitivo, e abertura de canais de potássio.[6,10]

A dipirona encontra-se disponível em apresentações comerciais de diversos modos de administração: oral, retal, endovenosa e intramuscular. Este fármaco sofre ampla metabolização hepática, principalmente mediada pelas enzimas CYPs que geram a formação de vários metabólitos, entre os quais há dois com propriedades analgésicas, 4-metil-aminoantipirina (4-MAA) cuja ligação para proteínas plasmáticas é de 58% e o 4-amino-antipirina (4-AA) cuja ligação para proteínas plasmáticas é de 48%. Os efeitos analgésicos e antipiréticos ocorrem de 30 a 60 minutos após a administração e duram cerca de 4 horas.

Os metabólitos da dipirona são excretados principalmente pelos rins. A meia-vida de eliminação varia entre indivíduos, mas em média é de cerca de 2 a 4 horas.

Comparado com outros analgésicos não opioides, a dipirona é uma droga relativamente segura. Segundo a metanálise realizada por Kötter e colaboradores. Para uso de curto prazo no ambiente hospitalar, o metamizol parece ser uma escolha segura em comparação com outros analgésicos amplamente utilizados como paracetamol, anti-inflamatórios não esteroidais (AINEs), aspirina e opioides.[11]

Seu uso é predominante no tratamento de dores agudas, abrangendo diferentes faixas etárias, desde crianças até idosos. Embora pertença à classe dos analgésicos simples, também conhecidos como analgésicos não opioides, a dipirona demonstra uma notável eficácia, sendo que uma dose moderada de 500 mg pode resultar em uma redução superior a 50% na intensidade da dor em 70% dos pacientes submetidos a procedimentos pós-operatórios de moderada a intensa dor. Demonstrando-se eficaz no controle da dor após cirurgias tanto em adultos quanto em pacientes pediátricos.[12]

Adicionalmente a dipirona pode ser recomendada para o tratamento da dor relacionada ao câncer como uma alternativa a outros medicamentos não opioides, seja isoladamente ou em combinação com opioides. Ela pode ser preferida em relação aos medicamentos anti-inflamatórios não esteroides devido ao perfil de efeitos colaterais presumivelmente favoráveis ao uso a longo prazo.

A dipirona também desempenha um papel crucial nos cuidados paliativos, sobrepujando o paracetamol, cujo efeito clínico nessa população é pouco expressivo, e equiparando-se a anti-inflamatórios não esteroidais em termos de eficácia. Pode ser administrada isoladamente ou associada ao opioide fraco ou forte. Vale salientar que a dipirona apresenta uma vantagem em relação aos anti-inflamatórios não esteroides quanto aos efeitos adversos sobre os sistemas gastrintestinal e renal.

Quanto à dosagem, a prática clínica reflete uma amplitude entre 20 e 30 mg/kg por dose, com um limite máximo de 2 g por dose, com intervalos de administração a cada 6 horas. Diversos estudos ressaltam que a eficácia analgésica de uma dose de 2 g supera aquela observada com uma dose de 1 g.[13,14] Algumas abordagens, incluindo as recomendações dos fabricantes, sugerem doses menores, com um máximo de 1 g em adultos e intervalos de administração a cada 6 horas.

A dipirona não está recomendada para pacientes com hipersensibilidade à dipirona ou a qualquer um dos componentes da formulação ou a outras pirazolonas ou pirazolidinas (ex.: fenazona, propifenazona, isopropilaminofenazona, fenilbutazona, oxifembutazona) incluindo, por exemplo, experiência prévia de agranulocitose com uma destas substâncias; com função da medula óssea prejudicada ou doenças do sistema hematopoiético; que tenham desenvolvido broncoespasmo ou outras reações anafilactoides com analgésicos tais como salicilatos, paracetamol, diclofenaco, ibuprofeno, indometacina, naproxeno; com porfiria hepática aguda intermitente (risco de indução de crises de porfiria); com deficiência congênita da glicose-6-fosfato-desidrogenase (G6PD) (risco de hemólise).

Os efeitos adversos mais comuns são distúrbios gastrointestinais, como náuseas, vômitos, dor abdominal e diarreia. Outros efeitos colaterais descritos são dores de cabeça e tonturas, disfunções renais e reações de hipersensibilidade na pele, como erupção cutânea, urticária ou eritema, que provavelmente são induzidos por um mecanismo dependente de imunoglobulina E. São também descritos episódios de hipotensão isolados com a administração de dipirona, assim como reações adversas raras como anafilaxia. No entanto, principal controvérsia em torno da utilização da dipirona reside na possibilidade de desencadear alterações nas células sanguíneas, como leucopenia, anemia, agranulocitose ou anemia aplástica. Este debate remonta a décadas atrás e foi inclusive responsável por sua proibição nos Estados Unidos há mais de quarenta anos.

A relação entre aminopirina e agranulocitose foi inicialmente suscitada por Madison e Squier em 1932, resultando na retirada da antipirina do mercado norte-americano em 1937 e na imposição de restrições ao uso da aminopiridina. Estudos subsequentes, conduzidos por Discombe (1952) e Huguley (1964), citados por Maluf e colaboradores, embora este estudo seja um tanto questionável, em sua qualidade, estabeleceram uma possível associação entre aminopiridina e agranulocitose, contribuindo para a proibição da dipirona em certos países.[15]

Com o passar dos anos, estudos como o International Agranulocytosis and Aplastic Anemia Study (IAAAS), também conhecido como o estudo de Boston, realizado em seis nações, incluindo Alemanha, Espanha, Hungria, Israel, Bulgária e Suécia, demonstraram metodologia robusta e concluíram que o risco estimado de agranulocitose entre os usuários de dipirona era substancialmente baixo. Este estudo não encontrou evidências que sustentem uma relação direta entre o uso de dipirona e a ocorrência de agranulocitose e anemia aplástica.[16] Outros autores referem que a incidência real desse efeito colateral mostra um risco médio estimado, após 1 semana de tratamento, de 1,1 casos em 1 milhão.[17]

Em 2001 a Anvisa reuniu em um painel internacional para avaliação da segurança da dipirona, tendo concluído que os riscos de utilização da dipirona são baixos e que os dados científicos disponíveis apontando a ocorrência destes riscos não são suficientes para indicar uma alteração do status regulatório(venda sem prescrição), também definiram que os riscos da dipirona são similares, ou menores, que o de outros analgésicos/antitérmicos disponíveis no mercado e finalmente que a mudança de regulamentação atual da dipirona incorreria em aspectos negativos para a população, aumentando os riscos de utilização de outros fármacos indicados para a mesma finalidade terapêutica.

## Paracetamol

No início do século XX, a indústria farmacêutica alemã lançou no mercado a fenacetina, uma das primeiras drogas sintéticas com ação analgésica e antipirética. A fenacetina foi usada amplamente durante a primeira metade do século XX, até que relatos de insuficiência renal colocaram em dúvida sua segurança. Esses relatos motivaram pesquisadores americanos a olharem com mais atenção ao metabólito ativo da fenacetina chamado paracetamol.[18]

O paracetamol, ou acetaminofeno, foi isolado na Alemanha nos anos 1910, mas pouco utilizado comercialmente devido a uma falsa associação à metemoglobinemia. Após esclarecida sua segurança e melhor eficácia em relação à fenacetina, a comercialização em massa do paracetamol iniciou-se em 1955 nos Estados Unidos. Desde então, tornou-se o analgésico simples mais utilizado no mundo.[1,18]

É um inibidor fraco das enzimas COX-1, 2 e 3, age também inibindo a óxido nítrico sintetase; modula receptor Cav3.2 de canais de cálcio tipo t; ativa direta ou indiretamente o receptor canabinoide CB1, inibe receptores vaniloides TRPV1 e TRPA1, age em vias inibidoras serotoninérgicas descendentes e canais de cálcio voltagem-dependente.[19]

O paracetamol é, em geral, bem tolerado. Não apresenta efeitos sobre o sistema cardiovascular, respiratório ou sobre coagulação e função plaquetária. Também não apresenta efeitos sobre a mucosa gástrica. Em altas doses, pode ocasionar insuficiência hepática. No entanto, as doses inferiores a 3,7 g por dia estão pouco associadas com toxicidade hepática.[19]

Apresenta boa biodisponibilidade oral. O pico plasmático ocorre entre 30 e 60 minutos da administração e o $t_{1/2}$ é de aproximadamente 2 horas. O metabolismo em adultos é predominantemente via glucuronidação (50-60%), com menor participação de sulfurização e oxidação.[20]

A imaturidade dos sistemas enzimáticos hepáticos na criança ocasiona uma via de metabolização diferente dos adultos. Até 2 anos de idade, o processo se dá primariamente pela sulfurização, até que o processo de glucuronidação atinge a maturidade e passa ter progressivamente mais importância, com pleno funcionamento a partir dos 12 anos.[19]

Em adultos, a dose de paracetamol diária é de até 3,7 g por dia. Há estudos que defendem a restrição para 3 g/dia, considerando que a toxicidade hepática pode em doses de 4 g/dia. Também se defende um teto de 2 g por dia para pacientes malnutridos, etilistas graves ou pacientes com doença hepática crônica. Para crianças, é recomendada a dose de 10-15 mg/kg, com dose máxima diária de 75 mg/kg/dia divididas em até 5 doses.[20,21]

Em geral, o paracetamol é bem tolerado. Eritema e *rash* urticariforme podem ocorrer. O efeito colateral agudo mais preocupante e potencialmente fatal do fármaco é a necrose hepática. O mecanismo de lesão hepática é mediado pelo metabólico tóxico NAPQI. Esse metabólito é formado a partir da saturação dos processos de conjugação, desviando para N-hidroxilação.[22]

Em doses usuais, o NAPQI é rapidamente conjugado e eliminado. Em contexto de *overdose*, o processo de conjugação torna-se saturado, ocasionando que metabólitos do NAPQI se liguem a macromoléculas celulares gerando disfunções enzimáticas. Em última instância, os hepatócitos ficam altamente susceptíveis a estresse oxidativo gerando apoptose.[19]

O paracetamol ganhou ainda mais popularidade por ser um fármaco viável na analgesia multimodal, na tentativa de redução da dosagem de opioides e potenciais efeitos colaterais.[20] Freo (2022) em uma revisão narrativa do paracetamol na analgesia multimodal aponta que o uso do paracetamol reduziu escores de dor, dose de opioide por dia e seus efeitos colaterais e melhorou a funcionalidade dos pacientes em dor aguda e crônica.

Há uma ação sinérgica da droga quando administrada em associação com a morfina no tratamento da dor pós-operatória. Pacientes que receberam paracetamol na analgesia pós-cirúrgica reduziram quase à metade o consumo de morfina.[23]

Em 2020, a Agência Nacional de Vigilância Sanitária, a Anvisa, regulamentou a comercialização de paracetamol intravenoso no país. O potencial analgésico da formulação oral e endovenosa é semelhante.[24] A formulação venosa proporciona a introdução definitiva do paracetamol na estratégia de analgesia multimodal, especialmente em pacientes alérgicos a outros analgésicos simples usados de rotina no Brasil.

## Ibuprofeno

O ibuprofeno é um fármaco anti-inflamatório não esteroidal (AINE) do grupo dos ácidos propiônicos. Foi sintetizado na Inglaterra e entrou em comercialização em 1967 na Europa e 1974 nos Estados Unidos.[25]

O ibuprofeno é derivado do ibufenac, AINE comercializado até 1960. Apesar de boa eficiência como anti-inflamatório e analgésico, o ibufenac causava hepatotoxicidade. Na busca por uma versão mais segura da droga, o ibuprofeno apresentou-se como opção satisfatória. Foi o primeiro ácido propiônico introduzido no mercado americano, seguido do fenoprofeno e o conhecido naproxeno.[25]

O ibuprofeno interfere no metabolismo do ácido aracdônico por inibir a enzima ciclooxigenase não seletivamente. Consequentemente, há uma redução na formação de prostaglandinas $PGE_2$ e $PGF_{2A}$ e outros peróxidos envolvidos nas vias de inflamação. Os efeitos do fármaco na COX são reversíveis e permanecem durante a ação farmacocinética da droga.

Além dos efeitos sob a COX, o ibuprofeno inibe as vias da histamina e pode atuar com um estabilizador da membrana lisossomal, também contribuindo na cascata inflamatória.

É absorvido rapidamente por via oral e possui dois metabólitos inativos excretados pela urina. O tempo de meia-vida varia entre 1 e 3 horas. É metabolizado via CYP 2C8 e 2C9. Liga-se fortemente a proteínas plasmáticas e apresenta baixo volume de distribuição. Apresenta cinética linear de eliminação. O comportamento farmacocinético em crianças é semelhante ao comportamento do adulto.[26,27]

O ibuprofeno deve ser administrado 600-800 mg por via oral a cada 6 ou 8 horas, não ultrapassando a dose máxima de 3.200 mg/dia. Em crianças, a dose deve ser de 4-10 mg/kg/dose não excedendo 600 mg/dose e máximo de 2400 mg/dia.[28,29]

As reações adversas relacionadas ao AINEs são amplamente conhecidas e estudadas. A redução das prostaglandinas no trato gastrointestinal, leva a redução do muco protetor da mucosa gástrica, aumento da produção de ácido clorídrico e diminuição da perfusão de mucosa que em conjunto levam a formação das úlceras pépticas. Entre os AINEs, o ibuprofeno parece ser o menos associado a essa complicação.[27]

A disfunção renal relacionada aos AINEs pode se manifestar por três mecanismos: insuficiência renal aguda isquêmica, nefrite intersticial aguda e necrose papilar, além de distúrbios hidroeletrolíticos. O ibuprofeno parece estar pouco relacionado à disfunção renal em pacientes hígidos. No entanto, para pacientes com disfunção renal e idosos, há risco aumentado de lesão renal.[27]

Quanto ao risco de eventos cardiovasculares, o ibuprofeno apresenta discreto risco aumentado para eventos isquêmicos quando comparado a população geral é considerável menor quando comparado aos fármacos da classe dos COX-2 seletivos.[27]

O ibuprofeno tem importante papel no manejo de dor aguda pós-operatória. Lyngstan e colaboradores (2021), num estudo aleatório com 350 pacientes submetidos a exodontia do terceiro molar receberam no pós-operatório ibuprofeno 400 mg, 600 mg ou 800 mg, paracetamol 500 mg ou 1.000 mg, ou combinação de paracetamol com codeína 1.000 mg/60 mg. Os pacientes que receberam dose de ibuprofeno maior que 400 mg relataram mesmo status de dor, indicando que maiores doses não conferiram melhor analgesia. Os pacientes que receberam combinação de paracetamol com codeína tiveram controle de dor semelhante ao de ibuprofeno 400 mg.[28,29]

Uma revisão sistemática comparando 19 regimes de analgesia multimodal indicou que o ibuprofeno reduziu o consumo equivalente de morfina nas 24 horas em 2,25 mg de média além de estar menos associado a náuseas e vômitos pós-operatório.[30]

## REFERÊNCIAS

1. Cohen SP, Vase L, Hooten WM. Chronic pain: an update on burden, best practices, and new advances. The Lancet. 021;397(10289):2082-2097.
2. Hornberger J, Chhatwal J. Opioid Misuse: A Global Crisis. Value Health. 2021;24(2):145-146.
3. Nikolova I, Tencheva J, Voinikov J, et al. Metamizole: a review profile of a well-known "forgotten" drug. Part I: pharmaceutical and nonclinical profile. Biotechnol Biotec Eq. 2012;26(6):3329-3337.
4. Jasiecka A, Maślanka T, Jaroszewski JJ. Pharmacological characteristics of metamizole. Pol J Vet Sci. 2014;17(1):207-214.
5. Beirith A, Santos AR, Rodrigues AL, Creczynski-Passa TB, Calixto JB. Spinal and supraspinal antinociceptive action of dipyrone in formalin, capsaicin and glutamate tests. Study of the mechanism of action. Eur J Pharmacol. 1998;345(3):233-245.
6. Lorenzetti BB, Ferreira SH. Mode of analgesic action of dipyrone: direct antagonism of inflammatory hyperalgesia. Eur J Pharmacol. 1985;114(3):375-381.
7. Escobar W, Ramirez K, Avila C, Limongi R, Vanegas H, Vazquez E. Metamizol, a non-opioid analgesic, acts via endocannabinoids in the PAG-RVM axis during inflammation in rats. Eur J Pain. 2012;16(5):676-689.
8. Santos GG, Dias EV, Teixeira JM, Athie MCP, Bonet IJM, Tambeli CH, Parada CA. The analgesic effect of dipyrone in peripheral tissue involves two different mechanisms: Neuronal KATP channel opening and CB1 receptor activation. Eur J Pharmacol. 2014;741:124-131.
9. Pierre SC, Schmidt R, Brenneis C, Michaelis M, Geisslinger G, Scholich K. Inhibition of cyclooxygenases by dipyrone. Br J Pharmacol. 2007;151(4):494-503.
10. Alves D, Duarte I. Involvement of ATP-sensitive K(+) channels in the peripheral antinociceptive effect induced by dipyrone. Eur J Pharmacol. 2002;444(1-2):47-52.
11. Kötter T, da Costa BR, Fässler M, et al. Metamizole-associated adverse events: a systematic review and meta-analysis. PLoS One. 2015;10(4):e0122918.
12. Hearn L, Derry S, Moore RA. Single dose dipyrone (metamizole) for acute postoperative pain in adults. Cochrane Database Syst Rev. 2016;4:CD011421.
13. Muriel-Villoria C, Zungri-Telo E, Díaz-Curiel M, Fernández-Guerrero M, Moreno J, Puerta J, et al. Comparison of the onset and duration of the analgesic effect of dipyrone, 1 or 2 g, by the intramuscular or intravenous route, in acute renal colic. Eur J Clin Pharmacol. 1995;48(2):103-107.
14. Planas ME, Gay-Escoda C, Bagán JV, Santamaría J, Peñarrocha M, Donado M, et al. Oral metamizol (1 g and 2 g) versus ibuprofen and placebo in the treatment of lower third molar surgery pain: randomized double-blind multi-centre study. Cooperative Study Group. Eur J Clin Pharmacol. 1998;53(6):405-409.
15. Maluf EMC, Kamei H, Fonseca N, Mesquita ET, Vianna Filho D. Dipyrone: action mechanisms and risks. Rev Bras Anestesiol. 2009;59(3):358-367.
16. International Agranulocytosis and Aplastic Anemia Study. Epidemiologic notes and reports dipyrone (metamizole) and blood dyscrasias. MMWR Morb Mortal Wkly Rep. 1986;35(1):17-20.
17. Schüchen RH, Mücke M, Marinova M, Kravchenko D, Häuser W, Radbruch L, et al. Systematic review and meta-analysis on non-opioid analgesics in palliative medicine. J Cachexia Sarcopenia Muscle. 2018;9(6):1235-1254.
18. Brune K, Renner B, Tiegs G. Acetaminophen/paracetamol: A history of errors, failures and false decisions. European Journal of Pain. 2014;19(7):953-965.
19. Freo U. Paracetamol for Multimodal Analgesia. Pain Manag. 2022;12(6):737-750.
20. Jóźwiak-Bebenista M, Nowak JZ. Paracetamol: mechanism of action, applications and safety concern. Acta Pol Pharm. 2014;71(1):11-23.

21. Amar PJ, Schiff ER. Acetaminophen safety and hepatotoxicity – where do we go from here? Expert Opin Drug Saf. 2007;6(4):341-355.

22. Brunton L, Parker K, Blumenthal D, Buxton I. Goodman & Gilman's Manual of Pharmacology and Therapeutics. New York: McGraw-Hill Medical; 2008.

23. Zeidan A, Mazoit JX, Ali Abdullah M, Maaliki H, Ghattas T, Saifan A. Median effective dose (ED50) of paracetamol and morphine for postoperative pain: a study of interaction. Br J Anaesth. 2014;112(1):118-123.

24. O'Neill A, Lirk P. Multimodal Analgesia. Anesthesiol Clin. 2011;40(3):455-468.

25. Kantor TG. Ibuprofen. Ann Intern Med. 1979;91(6):877-882.

26. Rainsford KD. Ibuprofen: pharmacology, efficacy and safety. Inflammopharmacology. 2009;17(6):275-342.

27. O'Neill A, Lirk P. Multimodal Analgesia. Anesthesiol Clin. 2022;40(3):455-468.

28. Derry C, Derry S, Moore RA, McQuay HJ. Single dose oral ibuprofen for acute postoperative pain in adults. Cochrane Database Syst Rev.009;2009(3):CD001548.

29. Lyngstad G, Skjelbred P, Swanson DM, Skoglund LA. Analgesic effect of oral ibuprofen 400, 600, and 800 mg; paracetamol 500 and 1.000 mg; and paracetamol 1000 mg plus 60 mg codeine in acute postoperative pain: a single dose, randomized, placebo-controlled, and double-blind study. Eur J Clin Pharmacol. 2021;77(12):1843-1852.

30. Xuan C, Yan W, Wang D, Li C, Ma H, Mueller A, et al. Efficacy of preemptive analgesia treatments for the management of postoperative pain: a network meta-analysis. British Journal of Anaesthesia. 2022;129(6):946-958.

# 48

# Farmacologia Cardiovascular: Vasopressores e Inotrópicos

Alexandre Slullitel ▪ Claudia Cristiane Feracini Righeti
▪ Fernando Antonio Nogueira da Cruz Martins ▪ Paulo Armando Ribas Júnior ▪ Pedro Ivo Buainain

## INTRODUÇÃO

O número de pacientes submetidos a grandes cirurgias tem crescido no mundo todo, e a instabilidade hemodinâmica é muito comum nestas situações. O ajuste hemodinâmico intraoperatório tem um papel crítico na otimização da oferta tecidual de oxigênio destes pacientes. A agressão cirúrgica propriamente dita, associada à técnica anestésica, obriga a ajustes na volemia, na Pressão Arterial (PA) e na contratilidade miocárdica. Isso torna comum a necessidade da administração temporária de uma terapia farmacológica para modular os efeitos vasculares e/ou função ventricular, de maneira a restaurar a PA e garantir a perfusão tecidual. Vale lembrar que esses parâmetros seguem a relação da seguinte fórmula: PAM = DC x RVS x PVC.

Este capítulo tem como objetivo revisar fármacos cujo uso terapêutico se destina a reverter a hipotensão de etiologias diversas, especificando suas principais características farmacodinâmicas, doses e indicações. Os medicamentos utilizados com a finalidade de elevar exclusivamente a PA pela elevação da resistência vascular periférica são chamados **vasopressores** ou **vasoconstritores**. Porém, com raras exceções, esses medicamentos não possuem ação exclusiva sobre a resistência vascular periférica, pois agem também sobre outros receptores, interferindo na contratilidade miocárdica e na Frequência Cardíaca (FC). Também serão descritos os inotrópicos, medicamentos utilizados com o intuito de ajustar a contratilidade miocárdica e melhorar o Débito Cardíaco (DC).

A eficácia clínica desses agentes é constante e largamente investigada, por meio do impacto no desfecho dos pacientes. Muitos estudos examinam condições específicas (p. ex. choque séptico, parada cardíaca, obstetrícia, cirurgia cardíaca), direcionado a tomada de decisão. Não obstante, os *trials* clínicos, que comparam os fármacos cardiovasculares, não estão sendo suficientes para afirmar que um ou outro agente melhore significativamente o desfecho em todos os cenários que um paciente cirúrgico está sujeito. Talvez por isso, a preferência entre instituições, e mesmo entre médicos, varie bastante, mesmo em situações clínicas similares.

A rotina clínica do anestesiologista exige a compreensão não apenas do conceito de **pressão** sanguínea arterial, mas também de **fluxo** sanguíneo e oferta tecidual de oxigênio. Em indivíduos saudáveis, o controle agudo do fluxo sanguíneo para órgãos vitais, como o leito renal, cerebral e miocárdico são autorregulados.[1] A manutenção da PA dentro de determinados limites, mantém o fluxo sanguíneo regional constante por alterações no tônus arteriolar aferente. Quando a PA cai abaixo do limiar autorregulatório, o fluxo sanguíneo para esses órgãos diminui de maneira quase linear, induzindo isquemia que, mesmo de curta duração, pode levar a complicações pós-operatórias.[1]

## ▪ RECEPTORES FARMACOLÓGICOS

O efeito dos medicamentos que atuam nos vasos é mediado por receptores específicos localizados na célula muscular dos vasos ou do endotélio. Suas ações se expressam por meio de receptores presentes nas membranas celulares. Do ponto de vista da medicina perioperatória, o conhecimento da ativação dos receptores envolvidos com a regulação da PA permite a possibilidade de intervenção precisa e adequada frente às diferentes situações clínicas que se apresentam acompanhadas da alteração da PA.

Os receptores adrenérgicos (adrenoreceptores) possuem um papel importante na manutenção da homeostasia corporal por meio do Sistema Nervoso Simpático (SNS), tanto em repouso como em situações de estresse. Ao menos nove subtipos de adrenoreceptores já foram codificados no genoma humano ($\alpha$1A, $\alpha$1B, $\alpha$1D, $\alpha$2A, $\alpha$2B, $\alpha$2C, $\beta$1, $\beta$2 e $\beta$3),[2] mas o raciocínio clínico, ainda hoje, baseia-se principalmente em apenas quatro: $\alpha$1, $\alpha$2, $\beta$1, $\beta$2.

As catecolaminas, conhecidas como os hormônios do estresse, possuem estrutura baseada em um núcleo catecol, representado por um anel benzeno com dois grupos hidroxila. Possuem meias-vidas muito curtas e são inativadas pelas enzimas monoamonioxidases. Exercem suas ações cardiovasculares predominantemente pelos receptores $\alpha$1, $\beta$1, $\beta$2 e dopaminérgicos, cuja densidade e proporção modulam as respostas fisiológicas de cada tecido.

Os receptores alfas estão amplamente distribuídos nos tecidos e são responsáveis por muitas funções que variam desde a regulação do sistema cardiovascular e do metabolismo energético até a modulação do estado de consciência e nocicepção. Os receptores alfas se subdividem em duas grandes famílias, os receptores $\alpha$1 e $\alpha$2. Cada um desses receptores está acoplado a diferentes mecanismos de tradução de sinal intracelular por meio do segundo mensageiro (diacilglicerol, fosfatidilinositol, adenosina monofosfato [AMP] cíclico).

A classificação farmacológica baseia-se na potência relativa de agonistas ou antagonistas na ligação ao receptor. A estimulação dos receptores $\alpha$1 produz vasoconstrição arterial e venosa, induz a neoglicogênese hepática e tem efeitos inotrópicos positivos. A potência relativa de agonistas dos receptores $\alpha$1 corresponde, em ordem decrescente, à adrenalina > noradrenalina > fenilefrina > isoproterenol. O antagonista seletivo desse receptor é o prazosin. E os receptores $\alpha_2$ possuem afinidade de ligação por medicamentos como a clonidina, o mivazerol e, principalmente, a dexmedetomidina. Estão localizados nas porções pré-sinápticas das terminações nervosas, onde têm papel importante no mecanismo de retroalimentação da secreção de noradrenalina na fenda sináptica.

Os receptores betas estão associados à proteína G estimulando a formação da adenilciclase. Tradicionalmente, acreditava-se que os receptores $\beta_1$ fossem restritos aos tecidos cardíacos e que os receptores $\beta_2$ estivessem restritos à musculatura lisa vascular e brônquica.[3] No entanto, hoje sabemos que, os receptores representam 15% dos receptores presentes nos ventrículos e 30% a 40% dos receptores presentes nos átrios. A estimulação dos receptores $\beta_1$ é responsável pelos efeitos inotrópicos e cronotrópicos (aumento de frequência cardíaca), enquanto os receptores $\beta_2$ são responsáveis pela broncodilatação e pela vasodilatação muscular e esplâncnica. Os receptores $\beta_1$ são importantes no mecanismo de compensação de doenças cardiovasculares, auxiliando na manutenção da estimulação cardíaca na medida em que diminui a expressão de receptores $\beta_1$ pelas membranas das células (*down regulation*) do miocárdio em situações de estimulação crônica por catecolaminas ou insuficiência cardíaca.[4] A população de receptores $\beta_2$ mantém-se constante em miocardiopatias terminais. Os receptores $\beta_2$ além de contribuírem com efeitos inotrópicos positivos, participam também do controle da frequência cardíaca.[4] A potência relativa de agonistas do receptor $\beta_1$ é, em ordem decrescente: isoproterenol > adrenalina > noradrenalina. Em relação ao receptor $\beta_2$, a potência por ordem decrescente é isoproterenol > adrenalina > noradrenalina.

Os receptores Dopaminérgicos tipo 1 (DA$_1$) são pós-sinápticos e promovem vasodilatação renal, mesentérica, esplênica e coronária pelo estímulo da adenilciclase e aumento da produção de adenosina monofosfato cíclico (AMPc). O efeito vasodilatador é mais pronunciado nas artérias renais. Os receptores DA$_1$ localizados nos túbulos promovem natriurese pela ativação da ATPase de Na-K. Os receptores Dopaminérgicos tipo 2 (DA$_2$) são pré-sinápticos e inibem a secreção de noradrenalina e acetilcolina.[5]

A vasopressina age pela ativação de dois tipos de receptores, V$_1$ e V$_2$. Estes, por sua vez, são ainda subclassificados em V$_{1a}$ e V$_{1b}$. O receptor V$_{1a}$ é o mais comum e está presente na musculatura lisa vascular, miométrio, bexiga, adipócitos, hepatócitos, plaquetas, células da medula renal, nos *vasa recta* renais, no túbulo coletor cortical, baço, testículos e no sistema nervoso central. Os receptores V$_{1b}$ estão presentes na adeno-hipófise, enquanto os receptores V$_2$ estão localizados nas células dos túbulos coletores. Os efeitos biológicos mediados pela estimulação dos receptores V$_1$ correspondem à vasoconstricção, glicogenólise, agregação plaquetária, liberação de ACTH e proliferação de células da musculatura lisa vascular.[6] Destaca-se que alguns autores denominam esses três receptores como V1 (V$_{1a}$), V2 e V3 (V$_{1b}$).

Os efeitos da Angiotensina II (AII) são exercidos por receptores específicos na superfície das células. Há dois tipos de receptores farmacologicamente identificados: o receptor AT$_1$ e o receptor AT$_2$. A maioria das ações farmacológicas da AII parece ser mediada exclusivamente pelo receptor AT$_1$, porém podem existir receptores específicos para moléculas derivadas da angiotensina.[7]

# ■ CLASSIFICAÇÃO DOS VASOCONSTRITORES

Os vasopressores podem ser compreendidos em várias categorias, conforme seu local de ação e efeitos (Figura 48.1). As catecolaminas de ação indireta produzem efeito por estímulo de liberação de catecolaminas endógenas, enquanto aquelas de ação direta o fazem atuando diretamente nos receptores das células-alvo. O efeito pressórico dos agonistas de ação indireta é reduzido por drogas que diminuem a atividade do sistema nervoso simpático. No entanto, quando ocorre bloqueio do SNS que diminui os sítios receptores $\alpha$ dependentes de estímulos tônicos, pode haver resposta exagerada à noradrenalina e, como consequência, elevações bruscas da PA provocadas pela administração de agonistas de ação direta. Diferentes fármacos possuem efeitos $\alpha$ e $\beta$-adrenérgicos distintos (Figura 48.2).

A Tabela 48.1 mostra a classificação e a farmacologia comparada dos vasoconstritores. É muito comum este tipo de comparação não coincidir entre referências bibliográficas distintas. Isso se deve ao fato da existência de outras variáveis que impactam nas respostas destes fármacos, como farmacogenoma, estado volêmico, perfil ácido base, função miocárdica, idade e uso de medicações crônicas. Além do fato de diferentes dosagens, acarretarem respostas diferentes (Tabela 48.2). Essas equivalências com a noradrenalina são usadas para estudos e comparações tendo pouca prática na clínica do dia a dia.

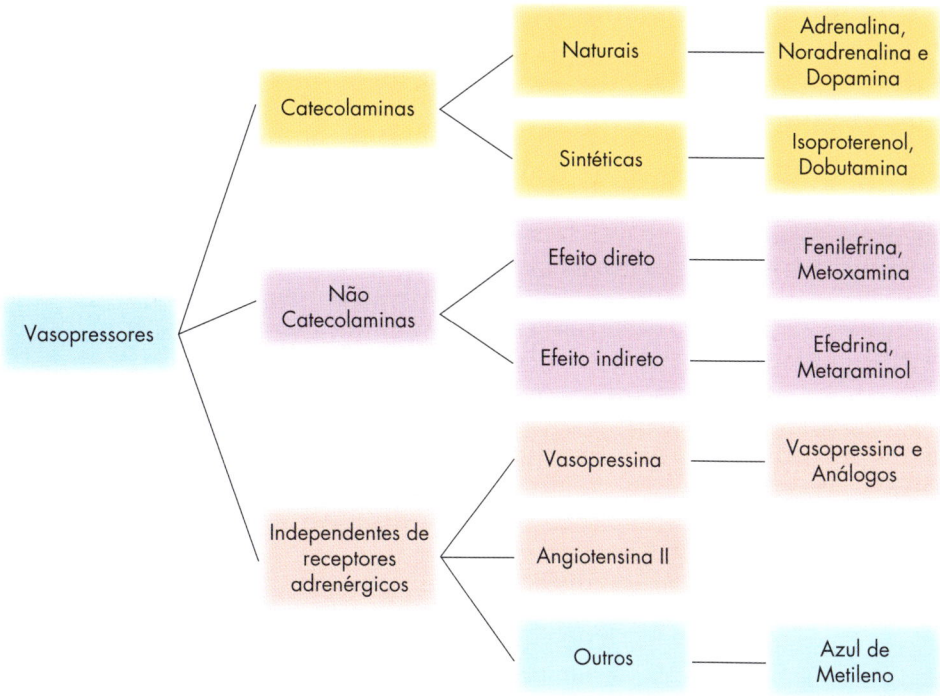

▲ **Figura 48.1** Classificação dos vasoconstrictores.

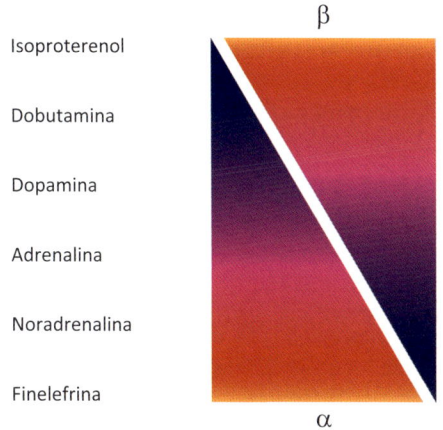

▲ **Figura 48.2** Efeitos α e β adrenérgicos dos fármacos vasoativos.

**Tabela 48.1 Efeito dos principais vasoconstritores em relação a respectivas atividades em receptores.**

| Medicamento | α | β1 | β2 | DC | FC | RVS | RVP |
|---|---|---|---|---|---|---|---|
| Adrenalina | ++ | ++ | ++ | ↑ | ↑ | ↑ | 0 |
| Noradrenalina | +++ | ++ | 0 | 0 | 0 | ↑ | ↑ |
| Dopamina | ++ | ++ | 0 | ↑ | ↑ | ↑ | 0 |
| Efedrina | + | + | + | ↑ | ↑ | ↑ | 0 |
| Metaraminol | ++ | + | + | 0 | ↓ | ↑ | ↑ |
| Fenilefrina | +++ | 0 | 0 | 0 | ↓ | ↑ | ↑ |
| Vasopressina | 0 | 0 | 0 | 0 | 0 | ↑ | 0 |

0: sem efeito; ↑: aumenta; ↓: diminui; DC: débito cardíaco; RVS: resistência vascular sistêmica; RVP: resistência vascular pulmonar.
**Fonte:** adaptada de Nguyen LP, e col., 2019.[8]

**Tabela 48.2 Equivalência de doses dos agentes vasoconstrictores.**

| Fármaco | Dose | Equivalência Noradrenalina |
|---|---|---|
| Adrenalina | 0,1 mg.kg$^{-1}$.min$^{-1}$ | 0,1 mg.kg$^{-1}$.min$^{-1}$ |
| Dopamina | 15 mg.kg$^{-1}$.min$^{-1}$ | 0,1 mg.kg$^{-1}$.min$^{-1}$ |
| Noradrenalina | 0,1 mg.kg$^{-1}$.min$^{-1}$ | 0,1 mg.kg$^{-1}$.min$^{-1}$ |
| Fenilefrina | 1 mg.kg$^{-1}$.min$^{-1}$ | 0,1 mg.kg$^{-1}$.min$^{-1}$ |
| Vasopressina | 0,04 U/min | 0,1 mg.kg$^{-1}$.min$^{-1}$ |

Os vasopressores geralmente possuem meias-vidas curtas e são rapidamente metabolizados. Para efeitos práticos, a farmacocinética desses fármacos é semelhante e não impacta na escolha de um ou outro medicamento. A tomada de decisão clínica baseia-se na farmacodinâmica destas substâncias.

## ADRENALINA COMO VASOPRESSOR

### Características

É um potente agente α e β-adrenérgico e seus efeitos são dependentes da dose. Em doses baixas, predominam os efeitos β-adrenérgicos. O aumento da contratilidade e da frequência cardíaca ocorre em todas as concentrações, mas a Resistência Vascular Sistêmica (RVS) pode se modificar conforme a dosagem terapêutica (Tabela 48.3).

**Tabela 48.3 Adrenalina: Dose-efeito.**

| Dose (ng.kg$^{-1}$min$^{-1}$) | Receptores ativados | RVS |
|---|---|---|
| 10-30 | β | Pode diminuir |
| 30-150 | β e α | Variável |
| > 150 | α e b | Aumenta |

RVS: resistência vascular sistêmica.

Estimula os receptores $\alpha_1$ na pele, mucosas e na vasculatura hepatorrenal, promovendo vasoconstrição. Na musculatura esquelética, promove vasodilatação por estimulação $\beta_2$. O efeito global desses fenômenos é a redistribuição do débito cardíaco para os músculos esqueléticos e redução da RVS. O Fluxo Sanguíneo Renal (FSR) diminui mesmo sem ter alterações da PA. A adrenalina é 2 a 10 vezes mais potente que a noradrenalina no efeito sobre a resistência vascular renal. A adrenalina aumenta também a secreção de renina por estimulação dos receptores $\beta$ renais. O fluxo sanguíneo coronário aumenta independentemente da elevação da PA.[9] Entretanto, em condições de vasodilatação coronariana máxima, como na isquemia miocárdica, a estimulação direta dos receptores $\alpha_1$ produzida pela adrenalina pode reduzir o diâmetro dos vasos epicárdicos e o fluxo sanguíneo coronário.[9]

A estimulação $\beta_1$ aumenta a glicogenólise hepática, aumento da lipólise com aumento das concentrações plasmáticas de colesterol, fosfolípides e LDL. Ocorre também a inibição da secreção de insulina. Tais fenômenos tendem a criar um estado hiperglicêmico. A elevação dos níveis séricos de lactato é provavelmente decorrente da glicogenólise no músculo esquelético e da vasoconstrição na microcirculação.[10]

A estimulação $\beta_2$ em baixas doses ($0,05$ $\mu g.kg^{-1}.min^{-1}$) promove ativação da bomba Na-K ATPase que aumenta a captação de potássio pelas células musculares, induzindo situação de hipocalemia.[10] A adrenalina acelera a coagulação sanguínea e induz um estado de hipercoagulabilidade.

## Uso clínico

### Situações

### Suporte Avançado à Vida em Cardiologia (ACLS)

Permanece como a principal medicação na parada cardíaca.[20] Nessa situação, deve ser infundida por via venosa 1 mg a cada 3 a 5 minutos, seguida de um *bolus* de 20 mL de solução para permitir o alcance da circulação central.[11] Na sua última atualização em 2022, o ACLS não recomenda altas doses de adrenalina para uso de rotina durante a parada cardíaca.[11] Esse fármaco também pode ser utilizado em pacientes que não estão em parada cardíaca, mas que requerem suporte inotrópico ou vasopressor, como nos casos de bradicardias sintomáticas quando atropina, dopamina e o marca-passo transcutâneo falham em estabilizar o quadro (classe II b). No caso de bradicardia cursando com hipotensão arterial ou síndrome de baixo débito, pode ser instalada infusão à velocidade de 2 a 10 $\mu g.min^{-1}$ ou 0,01 a 0,03 $\mu g.kg^{-1}.min^{-1}$ até a dose máxima de 0,1 a 0,3 $\mu g.kg^{-1}.min^{-1}$ (adicionando-se 1 mg em 500 mL de solução salina e infundindo à velocidade de 1 a 5 $mL.min^{-1}$). A dose inicial de *bolus* é de 2 a 10 $\mu g$ e, nessa dosagem, provoca pouco efeito sobre a frequência cardíaca. Vale ressaltar que os efeitos de elevação da pressão arterial e do aumento da frequência cardíaca podem provocar aumento do consumo de oxigênio miocárdico com seu possível efeito isquêmico. Em pacientes susceptíveis à elevação súbita da pressão arterial (principalmente a componente diastólica), pode provocar edema pulmonar agudo. Na indisponibilidade de acesso venoso, deve ser utilizada a via intraóssea. Durante a Reanimação Cardiopulmonar (RCP), a utilização de doses superiores a 1 mg não melhora a sobrevida nem o resultado neurológico, podendo contribuir para disfunção miocárdica pós-RCP. Doses maiores podem ser empregadas em situações específicas como sobredose de $\beta$-bloqueadores ou bloqueadores de canal de cálcio. Em crianças, a dose inicial preconizada na RCP é de 0,01 $mg.kg^{-1}$ (0,1 mL/kg da concentração 1:10.000), repetida, se necessário, a cada 3 a 5 minutos. Na ausência de acesso venoso ou intraósseo, a dose endotraqueal é de 0,1 mg/kg (0,1 mL/kg da concentração 1:1.000).[11]

## Broncoespasmo

A adrenalina pode ser utilizada em casos graves de broncoespasmo, principalmente quando estes são associados à anafilaxia ou a quadros alérgicos graves. No caso de anafilaxia com broncoespasmo, a via de preferência é a intramuscular, normalmente no vasto lateral da coxa. Em adultos, a dose é de 0,3 a 0,5mg 1:1000, podendo ser repetida a cada 5 a 15 minutos, a depender da resposta e gravidade. Em crianças, a dose é de 0,01mg/kg, sendo a dose máxima de 0,3mg, e, assim como nos adultos, pode ser repetida a cada 5 a 15 minutos. É importante definir a etiologia do broncoespasmo por anafilaxia de quadros como asma ou DPOC, onde outros tratamentos podem ser benéficos inicialmente, ficando a adrenalina como terapia de resgate nestes casos. É possível encontrar em textos mais antigos a indicação da via subcutânea, mas, hoje, a via preferencial é a intramuscular devido à absorção mais rápida e à obtenção de maiores concentrações plasmáticas.

No caso de parada cardíaca com broncoespasmo, a recomendação é seguir a sequência preconizada pelo ACLS. A literatura internacional é farta em recomendar a nebulização de adrenalina racêmica a 2,5% em casos de obstrução aguda das vias aéreas causada por edema da mucosa respiratória. Na indisponibilidade desta apresentação no Brasil, alguns autores recomendam a nebulização com adrenalina comum, na maioria das vezes com doses baixas (0,5 a 3 mL diluída em 2 mL de soro fisiológico). Porém, uma revisão baseada em evidências, mostrou que a nebulização com 3 a 5 mL de adrenalina (1:1000) é uma terapia segura, com poucos efeitos colaterais em crianças com obstrução inflamatória aguda das vias aéreas.[12]

## Anafilaxia

A adrenalina é um dos pilares do tratamento da anafilaxia grave, e é recomendada em todas as diretrizes publicadas.[13] Suas propriedades alfa e beta-agonistas conferem vantagens teóricas importantes no processo fisiopatológico. As ações benéficas incluem venoconstrição com aumento do retorno venoso, redução da permeabilidade capilar, aumento da contratilidade cardíaca e DC, broncodilatação e inibição da liberação de mediadores dos mastócitos e basófilos. Esses benefícios excedem as desvantagens da vasodilatação do músculo esquelético e o potencial risco de arritmias cardíacas.[13]

Nos casos de anafilaxia grave, ameaçadora à vida, os manuais de emergência perioperatória sugerem que se inicie com uma dose de 10 a 100 µg por via venosa em cerca de 1 minuto, podendo ser repetida a dose a cada 3 a 5 minutos até melhora clínica ser notada. Podem ser requeridas doses maiores que 1 mg. Outra opção é iniciar uma cuidadosa titulação de infusão venosa contínua de adrenalina (5 a 15 µg.min$^{-1}$), baseada na gravidade da reação e associada à infusão de cristaloides, a fim de evitar a necessidade de injeções repetidas caso a dose inicial tenha sido insuficiente.[11]

A via intramuscular é mais uma opção, nas doses de 0,3 a 0,5 mg (1:1000) repetida a cada 5 a 15 minutos se não houver melhora do quadro. A adrenalina é considerada uma medicação de alta vigilância, pelas consequências catastróficas que podem ocorrer devido à administração inadvertida (erro de dosagem ou troca de ampola). A maioria dos protocolos, exige monitorização adequada para administração venosa. Na ausência de monitorização (fora de um centro cirúrgico) a via preferencial, nos casos de anafilaxia, será a intramuscular.

## Choque Séptico

As diretrizes internacionais para a gestão de sepse e choque séptico (Campanha Sobrevivendo à Sepse) não recomendam a adrenalina como terapia de primeira escolha no choque séptico. Sugerem-na como alternativa à noradrenalina, ou adicionada à noradrenalina quando for necessário um agente adicional para manter a PA adequada (recomendação fraca, baixa qualidade de evidência).[14]

## ■ NORADRENALINA

A noradrenalina é também um neurotransmissor endógeno liberado nas terminações nervosas pós-ganglionares do sistema nervoso simpático. Também é liberada pela medula da suprarrenal, onde constitui cerca de 20% do conteúdo de catecolaminas. Os outros 80% correspondem à adrenalina.

## Ações

É um agonista alfa muito potente, semelhante à adrenalina na estimulação $\alpha_1$, porém possui mínimo efeito $\alpha_2$, resultando numa vasoconstrição arterial e venosa muito intensa, sem efeitos sobre a musculatura lisa da parede brônquica.

## Administração

A administração de vasopressores potentes, especialmente a noradrenalina, é realizada preferencialmente por um cateter em acesso venoso central. Há um debate sobre a segurança da administração de alguns vasopressores por veia periférica, devido à preocupação de injúria tecidual local, secundária ao extravasamento subcutâneo da solução.[15,16] Uma revisão sistemática de 2015, encontrou a descrição de 204 eventos atribuíveis a administração periférica de vasopressores (não somente a noradrenalina) e quatro injúrias locais atribuídas à administração em acesso venoso central. Os autores destacam que em 85,3% das vezes, o cateter venoso periférico estava localizado distal à fossa antecubital ou poplítea, e em 99,6% dos casos, as injúrias teciduais periféricas ocorreram somente após mais de 6 ho-

ras de infusão do vasopressor. Isso os fez supor que é improvável que a administração de vasopressores por menos de 2 horas, em cateteres bem posicionados em veias periféricas mais proximais, causem alguma injúria local tecidual. De forma que em emergências, a administração de noradrenalina não deve ser adiada pela ausência de acesso venoso central. Alguns centros estão usando soluções mais diluídas, principalmente em situações em que são utilizadas baixas dosagens. Na descrição (Apêndice) de um importante TRIAL francês, a solução de noradrenalina empregada para uso em veia periférica, foi de 2,5 mg de noradrenalina em 250 mL de solução salina a 0,9% (10µg/mL).

Em caso de extravasamento, o local deve ser infiltrado, tão logo seja possível, com 10 a 15mL de solução de cloreto de sódio 0,9%, contendo de 5 a 10 mg fentolamina, um agente bloqueador adrenérgico.[17] Os registros na ANVISA informam que o hemitartarato de noradrenalina deve ser administrado em infusão intravenosa em solução de glicose 5%, ou outra solução diluente disponível com pH não alcalino. É sensível à luz, portanto, sugerem utilizar equipo âmbar ou envolver a solução em papel alumínio. As catecolaminas (adrenalina, dopamina, noradrenalina) não devem ser infundidas em concomitância com soluções alcalinas na mesma linha venosa.

## Uso clínico

### Intraoperatório

Alguns autores têm indicado a noradrenalina como vasopressor de preferência para tratamento de hipotensão durante anestesia de cirurgias prolongadas. Sugerem que a manutenção da perfusão esplâncnica e do DC são melhores com a noradrenalina em relação à fenilefrina. Importante salientar que o principal componente na oferta tecidual de oxigênio é o DC, e que a fenilefrina não tem nenhum efeito ino ou cronotrópico, podendo inclusive diminuir o DC. É esse o raciocínio pela preferência pela noradrenalina.[18]

### Choque

Na tentativa de restaurar o tônus vascular, os vasopressores constituem o pilar do tratamento do choque vasoplégico (séptico e neurogênico). A noradrenalina tem sido extensivamente estudada no choque vasodilatório induzido pela sepse.[19]

As diretrizes internacionais para a gestão de sepse e choque séptico (Campanha Sobrevivendo à Sepse) recomendam a noradrenalina como agente vasopressor de primeira escolha para corrigir hipotensão no choque se séptico,[14] sob a fundamentação de que a norepinefrina aumenta a Pressão Arterial Média (PAM) devido aos efeitos vasoconstritores, com pouca alteração na frequência cardíaca e menor aumento no volume sistólico em comparação com a dopamina. A dopamina aumenta o PAM e o débito cardíaco, principalmente devido ao aumento do volume sistólico e frequência cardíaca. A norepinefrina é mais potente que a dopamina e pode ser mais eficaz na reversão da hipotensão em pacientes com choque séptico.[20]

Uma recente revisão sistemática e metanálise que incluiu 11 ensaios randomizados (n = 1.710) que compararam a noradrenalina à dopamina, não suporta o uso rotineiro da dopamina no tratamento do choque séptico. Noutro estudo multicêntrico e randomizado de pacientes que necessitaram de agentes vasopressores para tratamento de choque, a mortalidade não diferiu significantemente entre o grupo de pacientes tratados com dopamina e o grupo tratado com noradrenalina. Porém, surgiram preocupações acerca da segurança do tratamento com dopamina no subgrupo de pacientes com choque cardiogênico, pois esteve associado a mais arritmias e morte quando comparado com a noradrenalina.

A noradrenalina é menos arritmogênica que a adrenalina. Quando comparada à noradrenalina, durante choque cardiogênico pós-Infarto Agudo do Miocárdio (IAM), a adrenalina apresentou maior refratariedade do choque, maiores aumentos da FC, da lactacemia e acidose prolongada.[21]

A estimulação dos receptores $\alpha_1$ da vasculatura pulmonar e o aumento simultâneo no retorno venoso podem produzir elevações da pressão arterial pulmonar e eventualmente agravar a falência do Ventrículo Direito (VD). Contudo, em pacientes com falência ventricular direita acompanhada de hipotensão arterial sistêmica importante, gera-se um ciclo vicioso de piora da função ventricular direita por má perfusão. Nessa situação, pode ser necessário associar um vasoconstritor, como a vasopressina, com a noradrenalina para manter a pressão sistêmica e, assim, aumentar o Índice Cardíaco (IC).

A noradrenalina é vasoconstritor renal e mesentérico. Esse efeito pode ser deletério sobre a hemodinâmica renal em pacientes com hipotensão e hipovolemia. A situação pode não ser a mesma em pacientes adequadamente ressuscitados com quadro de choque séptico hiperdinâmico. Indaga-se se a restauração da PA com noradrenalina não teria um efeito nefroprotetor nos casos de intensa vasodilatação.

O aumento da PA pode promover bradicardia reflexa. O débito cardíaco pode aumentar ou diminuir, dependendo do tônus adrenérgico, da função ventricular e das respostas reflexas mediadas por barorreceptores. O consumo de oxigênio aumenta no organismo como um todo, mas também no miocárdio, podendo levar à isquemia miocárdica. É importante reforçar que a hipotensão é mais deletéria à oferta tecidual de oxigênio do que o possível efeito da noradrenalina.

## Doses

As doses comumente sugeridas são 0,01 a 0,3 $\mu g.kg^{-1}$. $min^{-1}$. A dose inicial para infusão é de 0,5 a 2 $\mu g.min^{-1}$ (0,01 a 0,03 $\mu g.kg^{-1}.min^{-1}$) que é ajustada até ser obtido o valor de PA desejado. Todos os vasopressores possuem uma curva dose-resposta, com queda da efetividade e aumento de toxicidade à medida que a dose é aumentada. A dose máxima efetiva da noradrenalina é incerta, mas a responsividade parece declinar em doses maiores que 0,5 $\mu g.kg^{-1}$. $min^{-1}$.[19] Apesar de não conferir melhora em desfecho duro, como mortalidade, é prática comum associar um segundo vasopressor quando atingimos doses mais altas da noradrenalina, como 0,4 ou 0,5 $\mu g.kg^{-1}.min^{-1}$, são alcançadas, geralmente a vasopressina.

## DOPAMINA COMO VASOPRESSOR

A dopamina, catecolamina produzida principalmente nos núcleos da base e na substância negra, além de precursora da síntese de noradrenalina, também exerce efeitos $\alpha$ e $\beta$, embora receptores específicos tenham sido identificados.[22] É conhecida como o neurotransmissor do prazer, tem papel fundamental no controle do humor e respostas emocionais, mas aqui o que nos interessa é o uso no perioperatório.

Atua em receptores alfa, beta e dopaminérgicos. Possui efeitos diretos e indiretos (Tabela 48.4), que dependem em grande parte das doses utilizadas.

- **Doses baixas** (0,5-2 $\mu g.kg^{-1}.min^{-1}$) estimulam essencialmente os receptores dopaminérgicos, potencialmente aumentando o fluxo sanguíneo renal e mesentérico;[22]
- **Doses moderadas** (2-5 $\mu g.kg^{-1}.min^{-1}$) podem estimular os receptores adrenérgicos $\beta 1$, tendo leve efeito inotrópico no coração;[22]
- **Doses moderadas para altas** (5-10 $\mu g.kg^{-1}.min^{-1}$) continuam a estimular os receptores $\beta 1$, levando a aumento da frequência cardíaca e contratilidade;[22]
- **Doses altas** (10-20 $\mu g.kg^{-1}.min^{-1}$) estimulam ainda mais os efeitos $\beta$-1;[22]
- **Doses muito altas** (>20 $\mu g.kg^{-1}.min^{-1}$) estimulam os receptores adrenérgicos $\alpha 1$ levando à vasoconstrição significativa e aumento da pressão sanguínea.[22]

Mas é importante salientar que esses efeitos dose-dependentes podem ser imprevisíveis pela grande variação de resposta individual à infusão de dopamina. Isso significa que a mesma dose pode estimular apenas os receptores dopaminérgicos em determinados pacientes, mas, em outros, pode estimular receptores $\beta_1$ ou mesmo os receptores $\alpha$. Em doses superiores a 10 $\mu g.kg^{-1}.min^{-1}$, o efeito vasodilatador sobre os rins é mínimo e passa a ocorrer arritmias em maior frequência.

**Tabela 48.4 Dopamina: dose, receptor e efeito.**

| Dose ($\mu g.kg^{-1}min^{-1}$) | Receptor ativado | Efeito |
|---|---|---|
| 1-3 | $DA_1$ | Aumento do fluxo sanguíneo renal e mesentérico |
| 3-10 | $\beta_1$, $\beta_2$ e $DA_1$ | Aumento da Frequência Cardíaca, contratilidade e DC. Redução da RVS; elevação da RVP |
| > 10 | $\alpha$, $\beta$, $DA_1$ | Aumento da RVS, redução do fluxo sanguíneo renal, aumento da frequência cardíaca, arritmias, aumento da pós-carga com redução do DC |

RVS: resistência vascular sistêmica; DC: débito cardíaco; RVP: resistência vascular pulmonar; D1: receptor dopaminérgico.

## Uso Clínico

Muito utilizada no passado para o tratamento de choque séptico, baixo débito após cirurgias cardíacas, hipotensão intraoperatória e como protetora renal, as recomendações para o seu uso se tornaram pouco frequentes. Em 2006, um grande estudo multicêntrico europeu conduzido em 198

UTIs, relatou o uso da dopamina como vasopressor único em apenas 9% das vezes. É provável que este número tenha caído ainda mais, principalmente após vários estudos com resultados desfavoráveis ao emprego da dopamina no choque séptico e cardiogênico.[23]

As diretrizes do *Surviving Sepsis Campaign* de 2008 ainda recomendavam a dopamina como agente vasopressor de primeira escolha para correção da hipotensão no choque séptico. Porém, essas diretrizes foram revistas em 2012 e 2016, e a dopamina foi excluída do *status* de primeira escolha, permanecendo apenas a noradrenalina, recomendação que segue até os dias de hoje em 2023.[24] Além disso, nas situações em que se opte por associar um segundo agente, as sugestões são adrenalina ou vasopressina, cabendo à dopamina uma recomendação com ressalva: utilizá-la como agente vasopressor alternativo para a norepinefrina apenas em pacientes altamente selecionados (p. ex.: pacientes com baixo risco de taquiarritmias e bradicardia absoluta ou relativa).

Não se recomenda uso rotineiro de doses baixas de dopamina para proteção renal. Alguns autores, inclusive, referem-se à essa conduta em pacientes críticos como má prática da medicina. Acredita-se que a diurese ocorra por aumento do FSR secundariamente à elevação do débito cardíaco e em decorrência da sobrecarga de sódio na urina. Ao contrário, em teoria, o aumento na excreção de sódio poderia contribuir para aumento de consumo de oxigênio pelas células tubulares e agravar ainda mais a situação de baixa oferta de oxigênio instalada por ocasião da lesão renal.

A dopamina é utilizada clinicamente em situações de redução do débito cardíaco, associadas à redução da PA, com pressões de enchimento atriais elevadas (pressão venosa central, pressão encunhada de capilar pulmonar) e baixo débito urinário, como costuma ocorrer após a circulação extracorpórea. Alguns estudos sugerem que a dopamina pode não ser a droga ideal para o suporte inotrópico nessa condição, visto que, em pacientes com funções ventriculares semelhantes, a dopamina produziu aumento das pressões atriais e arteriais médias superiores à dobutamina. Além disso, a dopamina promove elevação da FC a valores superiores àqueles provocados pela adrenalina. Pode ocorrer aumento do FSR, aumento da taxa de filtração glomerular e natriurese. Sua administração profilática ou terapêutica com intuito de preservar a função renal é muito questionável na literatura contemporânea.

Há receptores dopaminérgicos no SNC. No entanto, a administração endovenosa de dopamina não resulta em efeitos no SNC porque não atravessa a barreira hematoencefálica. Hoje, o uso da dopamina acaba ficando restrito aos casos de bradicardia sintomática, e, mesmo assim, ainda é tratamento de segunda linha, atrás da atropina e do marca-passo temporário. Se necessário, a dose usual para as bradicardias sintomáticas é de 5 a 10 $\mu$g.kg$^{-1}$.min$^{-1}$, devendo ser ajustada de acordo com a resposta do paciente.[11]

## ■ EFEDRINA

### Características

Diferentemente de pacientes em estado crítico, que frequentemente necessitam de infusões prolongadas de catecolaminas, muitos pacientes em salas de cirurgia requerem apenas ajustes temporários na PA e no DC. Embora os sistemas de infusão endovenosa contínua de catecolaminas possam efetivamente corrigir desequilíbrios hemodinâmicos, eles são frequentemente impraticáveis para uso de curto prazo. É nesse contexto que a efedrina ganha popularidade entre anestesiologistas, uma vez que comumente é administrada em *bolus* via veia periférica.

A efedrina é uma amina simpatomimética que atua como agonista direta e indireta nos receptores adrenérgicos alfa e beta. Ela induz vasoconstrição, eleva a frequência cardíaca e aumenta a contratilidade do músculo cardíaco.[25] Notavelmente, ela é metabolizada lentamente e de forma independente da Monoamina Oxidase (MAO), o que contribui para um efeito de ação mais prolongado. Além disso, mais de 40% da dose administrada é excretada diretamente na urina sem sofrer qualquer metabolismo.

### Uso Clínico

A efedrina é frequentemente usada no tratamento da hipotensão induzida pelo bloqueio simpático em técnicas de anestesia regional. Ela ganhou destaque como vasopressor de escolha em anestesia obstétrica após estudos em ovelhas na década de 1970, que mostraram mínimas alterações no fluxo sanguíneo uterino após sua administração.[26] No entanto, a eficácia da efedrina em comparação com agentes de ação $\alpha$-agonista predominante, como a fenilefrina, foi posteriormente questionada. Estudos indicaram que a efedrina pode estar associada a um aumento na concentração de lactato fetal e a menores valores de pH em comparação com a fenilefrina.[27] Essas alterações não estão diretamente relacionadas ao fluxo sanguíneo placentário, mas sim ao efeito estimulante metabólico da efedrina no feto.

Em termos de prevalência de uso, uma pesquisa no Reino Unido revelou que 95% dos anestesiologistas usavam efedrina como vasopressor em cesarianas em 1999, enquanto em 2011, 89% optavam pela fenilefrina. Baseado nesses dados, consensos de especialistas atualmente não classificam a efedrina como o vasopressor de primeira linha em anestesia obstétrica.

A administração profilática de efedrina por via intramuscular é geralmente ineficaz e imprevisível, sendo, portanto, desaconselhada. A efedrina também é utilizada em cenários de hipotensão após anestesia geral. Seu efeito na pressão arterial é mais prolongado, mas significativamente mais fraco do que o da adrenalina. Deve ser usada com cautela em pacientes com doença coronariana devido ao seu potencial para aumentar o consumo de oxigênio miocárdico.

Um estudo francês destacou que o manejo da hipotensão com noradrenalina em pacientes de alto risco apresentou menor incidência de disfunção orgânica pós-operatória em comparação com a efedrina. Esse agente atravessa a barreira hematoencefálica e pode ter efeitos estimulantes no SNC. Um estudo mostrou que ela pode aumentar o Índice Bispectral (BIS) em pacientes sob anestesia geral. Alguns dos efeitos colaterais incluem palpitações, hipertensão, ansiedade e dores de cabeça.

## FENILEFRINA

### Características

A fenilefrina é uma não-catecolamina sintética que estimula predominantemente os receptores $\alpha_1$.[28] Ela atua diretamente nos vasos sanguíneos para induzir vasoconstrição, aumentando a resistência vascular periférica e, portanto, a pressão arterial. Ao contrário da noradrenalina, a fenilefrina tem um efeito menos potente, porém mais duradouro na PA e quase nenhum efeito na FC.

### Uso Clínico

Frequentemente, a fenilefrina é usada para corrigir a hipotensão induzida pela anestesia. Ela pode ser administrada tanto em *bolus* quanto em infusão contínua. Para o tratamento da hipotensão em adultos, as doses de *bolus* variam geralmente de 50 a 200 µg. A dose para infusão contínua geralmente varia entre 0,15 a 0,75 µg.kg-1.min-1.[29]

Ela é usada em pacientes com falha do ventrículo direito para aumentar a pressão de perfusão coronariana, mas deve ser usada com cuidado, já que também aumenta a resistência vascular pulmonar. Em cirurgia cardíaca, particularmente em pacientes com estenose aórtica, a fenilefrina é útil, pois pode otimizar a pressão de perfusão coronariana sem aumentar significativamente a frequência cardíaca.

É a escolha de muitos anestesistas em cesáreas eletivas, embora haja crescentes preocupações sobre seus potenciais efeitos de bradicardia reflexa e diminuição do débito cardíaco. Além disso, devido à falta de estudos abrangentes, a fenilefrina é geralmente considerada um agente de segunda linha no tratamento do choque séptico.[28] Também pode ser usada quando a taquiarritmia limita o uso de outros vasopressores.

A fenilefrina pode causar aumento da resistência vascular pulmonar e sistêmica, levando a bradicardia reflexa. Em tais casos, a atropina pode ser administrada para corrigir a bradicardia. Ela também pode diminuir o fluxo sanguíneo renal e esplâncnico. Esse perfil a torna uma opção útil em uma série de configurações clínicas, desde o manejo da hipotensão em anestesia até cenários cardiológicos específicos. No entanto, seu papel no choque séptico é mais limitado devido à falta de evidências robustas.

### Metaraminol

O metaraminol é uma não catecolamina sintética que produz efeitos alfa e beta, por ação direta e indireta, tornando-o único em sua classe.[30] Esse medicamento é captado nas terminações pós-ganglionares, onde substitui a noradrenalina, funcionando como falso neurotransmissor. Sua administração contínua pode reduzir a potência vasopressora, que corresponde a um décimo da potência da noradrenalina. Um estudo recente utilizou a relação 5:1 para metaraminol:fenilefrina.[27] A suspensão abrupta da infusão de metaraminol pode causar hipotensão arterial importante até que haja tempo suficiente para reposição de noradrenalina nos terminais nervosos. É importante ajustar a dosagem e monitorizar o paciente durante a infusão para evitar efeitos adversos.

A apresentação comercial disponível no Brasil é a ampola de 10 mg/mL que pode ser diluída em 500 mL de solução fisiológica. As doses de infusão preconizadas variam entre 0,5 a 0,7 µg.kg-1.min-1. Seu efeito predominante é sobre a vasoconstrição periférica, com mínimo efeito sobre a contratilidade miocárdica. Isso pode ter implicações específicas para pacientes com diferentes estados cardiovasculares. A vasoconstrição determinada pela administração endovenosa de 0,5 a 5 mg produz elevação mantida da pressão arterial sistólica e diastólica, acompanhadas de intensa bradicardia reflexa, um efeito colateral comum que pode requerer tratamento com atropina.

O medicamento não é aconselhável para administração em *bolus* devido à possibilidade de bradicardia intensa. As indicações de uso são semelhantes ao que se deseja com agentes predominantes em receptor alfa, incluindo uso em anestesia e cirurgia cardiovascular. Ocorre também vasoconstrição renal e cerebral e, comparado a outros vasopressores como a noradrenalina ou a efedrina, o metaraminol é especialmente útil em cenários onde se busca efeitos predominantemente $\alpha$-adrenérgicos com mínimos efeitos sobre a contratilidade miocárdica. Embora seja necessário mais estudos, a literatura existente sugere que o metaraminol pode ser uma alternativa eficaz e segura em várias indicações clínicas.

## VASOPRESSINA E ANÁLOGOS

### Vasopressina: Hormônio Multifuncional

A vasopressina, também conhecida como Hormônio Antidiurético (ADH), é um nonapeptídeo sintetizado no hipotálamo e armazenado na neuro-hipófise. Este hormônio possui um papel crucial tanto na regulação da PA como na homeostase de fluidos.

A vasopressina liga-se a três subtipos de receptores, todos pertencentes à família dos receptores de membrana acoplados a proteína G:

- **V1a**: localizados nas células do músculo liso vascular, são responsáveis pelo efeito de constrição celular;
- **V2**: encontrados na superfície basolateral das células tubulares renais, em especial nos ductos coletores. A ligação da vasopressina a este receptor promove o surgimento da aquaporina 2 na membrana apical, aumentando a permeabilidade e a reabsorção de água;
- **V1b**: localizados na porção anterior da hipófise e no pâncreas. Esta ligação ativa o eixo corticotrópico, bem como a secreção de insulina.

Diferenciado de seus análogos pela presença de arginina, o hormônio é especificamente chamado de Arginina-Vasopressina (AVP). Devido à ausência de uma barreira hematoencefálica nos capilares da glândula pituitária, a AVP é facilmente liberada na corrente sanguínea.

Alguns fatores podem influenciar nos níveis plasmáticos de vasopressinas.

- **Fatores Osmóticos:** a osmolalidade plasmática é o estímulo mais importante para a liberação de vasopressina.

Esta é monitorada por receptores periféricos próximos à veia porta e receptores centrais próximos ao terceiro ventrículo;

■ **Fatores não osmóticos:** estes incluem hipovolemia, hipotensão arterial, e outros estímulos como angiotensina II, acetilcolina, dopamina, histamina, prostaglandinas, catecolaminas e hipóxia.

Em relação à osmorregulação e barorregulação, apenas reduções significativas na PA (maiores que 10%) têm impacto na liberação de vasopressina. No contexto de hipotensão profunda, os níveis deste hormônio podem aumentar drasticamente.

A vasopressina é um hormônio multifacetado com diversos papéis, desde a regulação da PA até a homeostase dos fluidos. Sua compreensão é fundamental tanto para aplicações clínicas como para futuras pesquisas.

## Uso Clínico

### Choque séptico

Nos cenários clínicos, um aspecto crucial no uso da vasopressina é o seu papel em choque séptico. Estudos mostram que as concentrações plasmáticas de vasopressina podem apresentar uma resposta bifásica durante o choque séptico. Inicialmente, os níveis aumentam drasticamente, variando de 100 a 1.000 pg.mL-1. No entanto, se o choque persistir por 24 a 48 horas, os níveis podem retornar a concentrações muito menores. Este fenômeno é chamado de "deficiência relativa de vasopressina", pois, teoricamente, os níveis deveriam se manter elevados em situações de hipotensão.

O estudo *Vasopressin and Septic Shock Trial* (VASST) comparou o uso de noradrenalina sozinha e em combinação com vasopressina (0,03U/min).[31] Os resultados não mostraram diferenças significativas em mortalidade aos 28 e 90 dias entre os grupos. No entanto, a mortalidade foi menor no grupo que recebeu vasopressina e tinha choque séptico menos grave. Não foram observados eventos adversos graves. Importante notar que pacientes com doença coronariana e insuficiência cardíaca foram excluídos do estudo, o que pode ter impacto na generalização dos resultados.

De acordo com as diretrizes de conduta no choque séptico de 2016, a noradrenalina continua sendo o vasopressor de primeira linha. A vasopressina pode ser adicionada em doses de até 0,03 U/min com o objetivo de aumentar a PAM ou reduzir a necessidade de noradrenalina. É importante exercer cautela com dosagens superiores, principalmente em pacientes não euvolêmicos.

Apesar de alguns dados positivos, ainda há uma falta de grandes estudos que comparem diretamente a vasopressina com outros vasopressores no choque séptico. A maioria dos dados vem de estudos que associam vasopressina à noradrenalina, e ainda há incertezas sobre o efeito real da vasopressina na mortalidade.

### Vasoplegia após cirurgia cardíaca

A síndrome vasoplégica, que se caracteriza por baixa PA, com DC normal ou até elevado e uma profunda redução na RVS, ocorre em 5% a 40% dos pacientes que passam por cirurgia cardíaca. Essa incidência varia conforme fatores de risco preexistentes, como baixa fração de ejeção, uso de inibidores da Enzima Conversora de Angiotensina (ECA) e tempo prolongado de Circulação Extracorpórea (CEC).

Embora a resposta inflamatória decorrente da CEC seja apontada como um dos fatores contribuintes, a vasoplegia também ocorre em cirurgias cardíacas realizadas sem o uso de CEC. A justificativa para o emprego da vasopressina neste contexto se baseia na fisiopatologia da síndrome vasoplégica, que envolve redução nos níveis de vasopressina e excesso de liberação de óxido nítrico, resultando na perda de contração da musculatura lisa vascular.[32,33]

Além disso, o choque vasoplégico refratário às catecolaminas é comum após cirurgias cardíacas, especialmente em pacientes que fazem uso de β-bloqueadores ou inibidores da ECA. Tradicionalmente, a noradrenalina é considerada o tratamento padrão para choque vasoplégico. No entanto, recentes estudos, incluindo um realizado no Brasil, sugerem que a vasopressina pode ser uma alternativa eficaz. Em comparação com a noradrenalina, o uso de vasopressina mostrou reduzir complicações graves, como insuficiência renal aguda, fibrilação atrial, infecção da ferida esternal, e diminuir o tempo de permanência em Unidade de Terapia Intensiva (UTI) e no hospital.

### Situações ACLS – Suporte Avançado à Vida em Cardiologia

As diretrizes do ACLS de 2010 citavam alguns estudos randomizados controlados que não demonstravam diferenças no desfecho com adrenalina (1 mg) *versus* vasopressina (40 U EV) como vasopressores de primeira linha na parada cardíaca. Em virtude disso, a vasopressina ainda constava no algoritmo de parada cardíaca no adulto de 2010 como vasopressor alternativo à adrenalina. A dose recomendada era de 40 U em substituição à primeira ou segunda dose de adrenalina. Após a publicação das diretrizes de 2010, nenhum estudo demonstrou superioridade da vasopressina sobre a adrenalina, o que culminou na retirada da vasopressina do algoritmo de parada cardíaca da atualização do ACLS em 2015. Porém, o próprio texto do ACLS informa que a retirada da vasopressina do algoritmo se deu não pela inadequação dela, mas para simplificação do cenário de uma PCR. Na atualização de 2019, o ACLS volta a considerar a utilização da vasopressina seja de forma isolada ou associada à adrenalina na parada cardíaca, porém não reconhece que haja qualquer tipo de benefício nesta substituição.[11]

As diretrizes do *Pediatric Advanced Life Support* (PALS) de 2010 julga não haver evidências suficientes para recomendar ou contraindicar o uso rotineiro da vasopressina durante a parada cardíaca. Por esse motivo, o uso da vasopressina não aparece no algoritmo de parada cardíaca na população pediátrica.[34] No entanto, manuais de emergência perioperatória indicam a vasopressina como alternativa no choque anafilático, no insucesso da adrenalina.

A terlipressina é um análogo sintético da vasopressina com maior seletividade para o receptor V1, o que a torna um vasoconstritor mais potente em comparação com a vasopressina.[35–37] A relação de seletividade vasopressora (mediada pelo receptor V1) para antidiurética (mediada pelo receptor V2) da vasopressina e da terlipressina é de 1 e 2,2, respectivamente.[36] Essa maior seletividade para o receptor V1 faz com que a terlipressina seja especialmente útil em choque séptico refratário a catecolaminas.[35,37,38]

A dosagem preconizada de terlipressina é de um *bolus* de 1 mg, podendo ser repetida até a dose total de 3 mg, e seus efeitos podem ser observados dentro de 2 a 3 minutos após administração, promovendo um aumento de cerca de 6% a 18% na pressão arterial, com uma diminuição de 10% a 16% na frequência cardíaca. Essa administração pode resultar em uma redução da oferta de oxigênio aos tecidos, verificada pelo aumento da produção de lactato e redução da perfusão da mucosa gástrica.

No Brasil, a terlipressina é comercializada para o tratamento de sangramento por varizes esofágicas e no tratamento de urgência da síndrome hepatorrenal, embora seu custo seja superior ao da vasopressina.

## ■ AZUL DE METILENO

O Azul de Metileno (AM) é uma molécula aromática heterocíclica que atua bloqueando a enzima óxido nítrico sintase. É excretado na urina entre 4 e 24 horas após a administração intravenosa.

O AM eleva a pressão arterial tanto por causar contração da musculatura lisa vascular quanto por inibir a vasodilatação induzida por óxido nítrico. É usado principalmente no tratamento da síndrome vasoplégica, especialmente após circulação extracorpórea. A dose inicial intravenosa de 1 a 2 mg/kg, e pode ser necessário repetir a dose ou iniciar uma infusão contínua de 0,25 a 2 mg/kg/h.

O uso de AM é limitado por efeitos como anemia hemolítica, hiperbilirrubinemia, e meta-hemoglobinemia, especialmente em pacientes com deficiência de G6PD. Também está associado a síndromes serotoninérgicas e ao aumento da Resistência Vascular Periférica (RVP).[39,40]

## ■ VITAMINA C E TIAMINA

O ácido ascórbico, também conhecido como vitamina C, tem ganhado destaque no tratamento da vasoplegia associada ao choque séptico, dada a sua importância na síntese de catecolaminas. Além disso, atua como antioxidante. Pacientes críticos podem apresentar uma redução de até 70% nos níveis plasmáticos de ácido ascórbico. Estudos sugerem que a administração de 1,5 g de vitamina C a cada 6 horas pode reduzir a necessidade de agentes vasopressores em cirurgias cardíacas.[41,42]

A tiamina, ou vitamina B1, é um cofator crucial no ciclo de Krebs e na via das pentoses fosfato. A deficiência de tiamina pode levar ao aumento do metabolismo anaeróbico celular e elevação do lactato sérico. Pacientes com déficit de tiamina submetidos a procedimentos cirúrgicos têm maior probabilidade de manifestar sintomas cardiovasculares, neurológicos, acidose lática e hipotermia. No entanto, estudos ainda não confirmaram a eficácia da terapia de reposição de tiamina para melhorar os resultados clínicos

em cirurgias cardíacas.[43,44] Por isso, estudos adicionais ainda são necessários para inserir a utilização desses fármacos no tratamento das síndromes hipotensivas.

## ■ ANGIOTENSINA E ANÁLOGOS

### Ações

A angiotensina II é um peptídeo que faz parte do sistema renina-angiotensina-aldosterona e desempenha um papel significativo na regulação da pressão arterial (PA) por seu efeito vasoconstritor potente.[45] Em situações de sepses, uma deficiência na angiotensina II e na enzima de conversão da angiotensina pode resultar em choque refratário. Análogos sintéticos como a angiotensinamida são capazes de mimetizar seus efeitos farmacológicos e clínicos.

### Uso Clínico

Apesar de reconhecida como uma opção terapêutica para choque refratário, a angiotensina II está disponível no Brasil apenas em laboratórios de pesquisa selecionados. Em estudos clínicos controlados e randomizados, a infusão de angiotensina II aumentou significativamente a pressão arterial média (MAP) em cerca de 70% dos pacientes com choque vasodilatatório, em altas doses de vasopressores convencionais.[46,47] Apesar de encorajadores, esses resultados ainda necessitam de mais pesquisas para sua consolidação como tratamento padrão.

A dose inicial típica é de 20 ng/kg/min, administrada como infusão intravenosa contínua. A dose pode ser titulada para cima ou para baixo em intervalos de 5 a 10 minutos, geralmente em incrementos de cerca de 5 a 10 ng/kg/min, com o objetivo de manter uma MAP adequada, conforme definido pela equipe médica. Sendo necessário monitoramento rigoroso para avaliar a eficácia e os possíveis efeitos adversos.

A angiotensina II deve ser usada com cautela em pacientes com doença vascular conhecida, insuficiência renal ou hepática e outras condições que possam tornar o paciente mais suscetível a efeitos adversos, como trombose, aumento das transaminases hepáticas e hipertensão arterial.

## ■ VASOPRESSORES E CIRCULAÇÃO REGIONAL

A administração de fármacos cardiovasculares em pacientes hipotensos se faz com o intuito de aumentar a pré-carga, a contratilidade miocárdica, a frequência cardíaca, a resistência vascular periférica ou uma combinação desses itens. Porém, a correção dessas variáveis da circulatórias não é garantia de perfusão tecidual adequada.[1] A elevação da resistência vascular periférica, em virtude da administração de vasopressores, pode piorar a já inadequada perfusão de órgãos esplâncnicos. Mesmo quando a reposição volêmica já foi realizada, agentes vasopressores podem elevar a pressão arterial, penalizando a perfusão de órgãos vulneráveis, particularmente rins e intestino. Como resultado de isquemia esplâncnica, a parede intestinal se torna mais permeável, possibilitando que endotoxinas e outros produtos bacterianos atravessem a barreira intestinal atingindo linfáticos e vasos sanguíneos, causando danos locais e a órgãos distantes. A integridade da parede intestinal ocupa papel chave na patogênese da falência de órgãos. A redução da perfusão esplâncnica está sabidamente vinculada ao aumento da morbidade e da mortalidade. Dessa forma, a terapêutica busca objetivos mais completos, além da simples correção do valor numérico da pressão arterial.

Outra preocupação, especialmente em cardiopatas, é o resultado das ações dos vasopressores sobre o consumo de oxigênio miocárdico. O aumento da RVS impõe maior trabalho ao VE, assim como as propriedades inotrópicas e cronotrópicas positivas podem gerar um desequilíbrio na relação oferta-consumo de oxigênio miocárdico, podendo desencadear ou agravar arritmias e isquemia miocárdica. Na presença de disfunção miocárdica, excessiva vasoconstrição pode diminuir o DC e a oferta de oxigênio tecidual. Nesta situação, deve-se considerar a associação de um fármaco inotrópico.

A capacidade de determinada catecolamina em alterar a circulação sistêmica pela circulação esplâncnica depende de alguns fatores como:

- A densidade relativa de receptores $\alpha_1$, $\alpha_2$ e $\beta_2$ na circulação esplâncnica;
- A afinidade da catecolamina pelo subtipo de receptor;
- A concentração plasmática da catecolamina;
- O tônus preexistente na circulação esplâncnica;
- O volume sanguíneo presente na circulação esplâncnica.

A estimulação $\beta_2$ reduz a resistência venosa esplâncnica e aumenta o retorno venoso, ao contrário da estimulação $\alpha$-adrenérgica cujos efeitos são de aumento da resistência venosa e redução do retorno venoso. Assim, pode-se dizer, de maneira geral, que a estimulação $\beta_2$ invariavelmente aumenta o retorno venoso por aumento do fluxo arterial e decréscimo da resistência venosa hepática. Já a estimulação dos receptores $\alpha$ poderá produzir efeitos opostos, de acordo com o volume sanguíneo presente na circulação esplâncnica. A resposta inicial seria de aumento do retorno venoso, porém, se houver depleção de volume na circulação esplâncnica, pode ocorrer, na verdade, redução do retorno venoso. Portanto, a resistência vascular intra-hepática pode afetar o volume de sangue retido no compartimento esplâncnico. Por alteração da resistência intra-hepática, as catecolaminas podem regular a transferência do volume sanguíneo da circulação esplâncnica de capacitância para a circulação sistêmica. O aumento dessa resistência pode gerar represamento de grande volume sanguíneo na circulação esplâncnica.

A adrenalina possui muita afinidade com receptores adrenérgicos esplâncnicos, porém de intensidade maior nos subtipos $\alpha_1$ e $\beta_2$ do que no subtipo $\alpha_2$. Já a noradrenalina possui mínimo efeito nos receptores $\beta_2$, mas importantes nos receptores $\alpha_1$ e $\alpha_2$. A artéria hepática contém receptores $\alpha$ e $\beta_2$. Os agonistas $\beta$ promovem dilatação das arteríolas hepáticas, redução da resistência vascular e aumento do fluxo sanguíneo arterial hepático. Os $\alpha$-agonistas promovem vasoconstrição arterial hepática e redução do fluxo sanguíneo arterial hepático.

A dopamina, adrenalina, noradrenalina, fenilefrina e vasopressina são eficazes em promover elevação da pressão arterial em pacientes em choque séptico. As vantagens da noradrenalina em relação à dopamina relacionam-se à menor probabilidade de a noradrenalina elevar a frequência cardíaca, além de ser mais eficaz no choque séptico refratário. Quando são utilizadas doses reduzidas de noradrenalina (após reposição volêmica adequada), os efeitos adversos são minimizados ou mesmo evitados. Nos pacientes em choque séptico, a noradrenalina pode até mesmo elevar o pHi, ao contrário da dopamina. Há alguns argumentos favoráveis à associação de um inotrópico e um vasopressor no tratamento da disfunção ventricular que acompanha o quadro de alguns pacientes em choque séptico. Porém, o fato de a dopamina exercer efeitos inotrópicos não anula seus efeitos colaterais. Os estudos têm apontado favoravelmente à utilização preferencial de dobutamina com essa indicação. Assim sendo, a noradrenalina tem se tornado o vasopressor de escolha no tratamento da hipotensão arterial grave no choque séptico em pacientes euvolêmicos. Embora haja resultados controversos na literatura, não há evidências claras de que a dopamina efetivamente melhore a perfusão esplâncnica e renal em baixas dosagens. Corroborando todas essas hipóteses, os resultados da comparação entre noradrenalina e dopamina foram favoráveis à primeira em pacientes em choque.

Os estudos têm falhado em apontar efeitos benéficos na infusão de baixas dosagens de dopamina, revelando que essa medicação não reduz a mortalidade e a incidência de insuficiência renal, não reduz a incidência de procedimentos dialíticos e nem mesmo reduz os níveis plasmáticos de creatinina em pacientes em estado grave. Por tudo isso, a utilização de dopamina em baixas doses não é recomendada.

Existe muita controvérsia na literatura e na prática clínica sobre qual a melhor opção para o tratamento da hipotensão. A Tabela 48.5 resume algumas indicações discutidas neste capítulo.

**Tabela 48.5 Agentes vasopressores: indicações e doses.**

| Agente | Agente de escolha | Dose |
|---|---|---|
| Adrenalina | Anafilaxia; parada cardíaca | 10 mcg: 1 mg na parada cardíaca |
| Noradrenalina | Choque séptico | 0,01 a 0,3 mg.kg$^{-1}$.min$^{-1}$ |
| Dopamina | Raro | 1 a 20 mg.kg$^{-1}$.min$^{-1}$ |
| Efedrina | Hipotensão em procedimentos cirúrgicos de curta/média duração | 5-10 mg |
| Fenilefrina | Anestesia obstétrica, hipotensão intra-operatória | 0,15 a 0,75 mg.kg$^{-1}$.min$^{-1}$ |
| Vasopressina | Vasoplegia Pós-CEC, choque refratário, como aditivo à noradrenalina | 0,01 a 0,03 U/min |

Especificamente no choque séptico, as diretrizes publicadas nos últimos 10 anos sugerem a noradrenalina como agente de primeira escolha, e adrenalina, fenilefrina e vasopressina como alternativas. Porém, salienta que não há evidências de alta qualidade para tal escolha. Por hora, os dados disponíveis nesse campo de estudo sugerem que o momento de início da terapia pode ser mais decisivo do que a escolha do agente específico, de tal forma que, uma vez a hipotensão ou choque detectados, a terapia deve ser prontamente iniciada.

Uma revisão sistemática da Cochrane comparou o efeito de 12 regimes diferentes de vasopressores, sozinhos ou em combinação, (noradrenalina, adrenalina, vasopressina, terlipressina, dopamina) sobre a mortalidade em pacientes críticos. Encontrou que a dopamina aumenta o risco de arritmia e pode aumentar a mortalidade quando comparada com a noradrenalina. Fora isto, os autores não encontraram evidências de diferenças substanciais entre vários vasopressores e sugerem que na prática clínica a seleção desses agentes deve ser baseada sobre variáveis clínicas que reflitam hipoperfusão.[48]

## ■ VASOPRESSORES NO CHOQUE REFRATÁRIO

A característica fisiopatológica central do choque refratário é uma perturbação da resposta vascular à estimulação das catecolaminas. A responsividade reduzida às catecolaminas e vasodilatação patológica descontrolada (vasoplegia) pode ocorrer por alterações nas vias de sinalização dos receptores, desarranjos metabólicos e depleção de hormônios vasoativos endógenos. Tipicamente acompanhado da produção excessiva de óxido nítrico.

Deficiências absolutas ou relativas de hormônios vasoativos endógenos, como cortisol, vasopressina e angiotensina II, promovem diminuição da responsividade vasopressórica. Nem todos os leitos vasculares são dilatados no choque, e defeitos microcirculatórios que criam zonas de baixo ou ausência de fluxo ficam circundadas por áreas de profunda dilatação e fluxo rápido, levando à inadequada oferta tecidual de oxigênio.

A combinação da vasodilatação patológica com a vasoconstrição dos fármacos vasopressores produz efeitos heterogêneos sobre diferentes leitos vasculares, levando a má distribuição do fluxo sanguíneo, a despeito de aceitáveis parâmetros hemodinâmicos. A hipotensão persistente e não tratada é um fator importante para a disfunção de órgãos, portanto, restaurar e manter a PA a valores adequados é o objetivo central da terapia no choque refratário.

A despeito de alguns estudos controlados, nenhum vasopressor até hoje conseguiu se mostrar superior à noradrenalina como terapia de primeira escolha ao choque vasodilatatório. Apesar disso, o uso de moderadas doses de múltiplos vasopressores com mecanismos de ação complementares pode evitar a toxicidade de altas doses de um agente único. Alguns autores advogam para o uso racional e precoce de uma terapia de vasopressores combinada, nos casos de choque grave. As duas principais sugestões são a adrenalina e a vasopressina. A adrenalina pode ser importante nos casos de DC inadequado. Mas estudos sugerem que a dobutamina seria superior a adrenalina quando o desejo é aumento do DC.

A vasopressina efetivamente aumenta o tônus vascular e não exacerba taquicardia ou arritmias, mas pode reduzir o DC. Ela tem um papel importante na manutenção do tônus vascular durante condições de acidose, que reduzem a responsividade vascular às catecolaminas, e não aumenta a resistência pulmonar.[49,50]

## ■ MEDICAÇÕES INOTRÓPICAS POSITIVAS

### Tratamento do Baixo Débito Cardíaco

A principal função do sistema cardiovascular é ofertar oxigênio e nutrientes às células, atendendo a sua demanda metabólica e remover os produtos do metabolismo. O uso de medicações vasoativas visa a manutenção desta função e, portanto, a compreensão da fisiologia e farmacologia cardiovascular é fundamental para o uso adequado e seguro destas medicações.[51]

A pré-carga, a pós-carga e a contratilidade determinam o DC. A pré-carga equivale à tensão exercida sobre a parede ventricular durante a diástole, à medida que o coração se enche com sangue na distensão das fibras musculares cardíacas. O estiramento das fibras aumenta a força de contração durante a sístole subsequente.

A pós-carga é a tensão na parede ventricular necessária para ejetar o sangue na aorta. Isso varia em função do volume do ventrículo, a espessura da parede, a resistência vascular sistêmica elevada e a presença de condições de obstrução ao fluxo (p. ex.: estenose aórtica). A contratilidade é a propriedade intrínseca do músculo cardíaco de se contrair em função da pré-carga e da pós-carga.

A oferta de oxigênio depende tanto do DC quanto do conteúdo arterial de oxigênio. O conteúdo de oxigênio no sangue depende essencialmente do conteúdo ligado à hemoglobina. A molécula de hemoglobina saturada é capaz de carrear 1,34 mL de oxigênio, que dissolvido no plasma é praticamente desprezível. Portanto, o conteúdo arterial de oxigênio e a oferta dele podem ser calculados com a seguinte fórmula:

> Conteúdo de oxigênio = $SaO_2$ x 1,34 x [Hb] e,
> Oferta de oxigênio = conteúdo de oxigênio x débito cardíaco

Onde $SaO_2$ é porcentagem de oxigênio, 1,34 = conteúdo de oxigênio de 1g hemoglobina saturada; e Hb é a concentração de hemoglobina (g/litro).

A partir da fórmula acima, observa-se que a saturação de oxigênio e o débito cardíaco aumentam a oferta de oxigênio. Inotrópicos e vasopressores são formas efetivas e controláveis de manter a perfusão tecidual e a oferta de oxigênio.

Nem todos os pacientes com falência cardíaca necessitam tratamento com medicamentos vasoativos. A correção do balanço hídrico pode aumentar o desempenho dos parâmetros cardiovasculares. Entretanto, as medicações vasoativas podem ser necessárias caso ocorra sinais progressivos de perfusão tecidual inadequada ou déficit da oferta de oxigênio, apesar da melhora da reposição volêmica. Na prática clínica, a pressão arterial média e a frequência cardíaca são medidas porque são realizadas de forma fácil, mas a presença de taquicardia e hipotensão são sinais tardios. A pressão arterial e frequência cardíaca são parâmetros indiretos do estado cardiovascular, mas outros parâmetros que afetam o débito cardíaco e oferta de oxigênio precisam ser avaliados. Portanto, entre os principais objetivos do tratamento da síndrome do baixo débito cardíaco, temos:

- Aumento do débito cardíaco devido ao elevado volume sistólico e da frequência cardíaca (ou ambos);
- Maximizar a oferta de oxigênio miocárdico (aumentar a pressão arterial diastólica, o tempo de perfusão diastólica e o conteúdo arterial de $O_2$ e reduzir a pressão diastólica final do ventrículo esquerdo);
- Garantir pressão arterial média adequada para perfusão de órgãos;
- Minimizar o consumo de oxigênio miocárdico evitando-se taquicardia e dilatação do ventrículo esquerdo;
- Tratamento dos distúrbios metabólicos, arritmias ou isquemia miocárdica;
- Tratamento com medicações cardiotônicas: agonistas $\beta_1$-adrenérgicos, inibidores da fosfodiesterase, agonistas dopaminérgicos, sensibilizadores de cálcio e digitálicos.

O ajuste da dose dos inotrópicos é mais facilmente obtido pela monitorização da pressão arterial invasiva por um cateter arterial, além de outros dispositivos invasivos ou semi-invasivos para estimativa do débito cardíaco e oferta do oxigênio, como o cateter de artéria pulmonar, a ecocardiografia transesofágica entre outros.

## Agentes Dependentes do AMP Cíclico

### Agonistas dos receptores dopaminérgicos e β-adrenérgicos

A Tabela 48.6 mostra as principais semelhanças entre os efeitos agonistas $\beta_1$-adrenérgicos no tecido muscular e de condução cardíaco.

**Tabela 48.6 Semelhanças entre os efeitos agonistas $\beta_1$-adrenérgicos no tecido muscular e de condução cardíaca.**

| Propriedade | Característica do efeito agonista $\beta_1$ |
|---|---|
| Frequência cardíaca | Aumenta |
| Contratilidade | Aumenta |
| Velocidade condução | Aumenta |
| Bloqueio atrioventricular | Diminui |
| Automaticidade | Aumenta |
| Risco de arritmias | Aumenta |

Os agentes $\beta_1$ são predominantemente estimuladores. Os agentes $\beta_2$ agonistas, por sua vez causam vasodilatação e broncodilatação, mas também aumentam a frequência cardíaca e a contratilidade miocárdica. Os receptores dopaminérgicos pós-sinápticos promovem vasodilatação renal e mesentérica, aumentam a excreção renal de sódio e reduzem a motilidade gastrintestinal. Os receptores dopaminérgicos pré-sinápticos inibem a liberação de Noradrenalina (NA).

A ativação dos receptores β-cardíacos aumenta o relaxamento diastólico ventricular, facilitando o processo de ativo de consumo de energia que bombeia os íons cálcio livre do intracelular nos locais de armazenamento. O aumento da rigidez diastólica, fenômeno comum nos processos isquêmicos e em outras alterações do tecido miocárdico, gera alterações do relaxamento ventricular. Assim, aumentando-se o relaxamento diastólico, com uso dos agonistas β-adrenérgicos, ocorre redução da Pressão Diastólica Final do Ventrículo Esquerdo (PDFVE) e do tamanho do coração, aumenta-se o enchimento diastólico e reduz-se a Pressão Atrial Esquerda (PAE), resultando numa melhora na relação entre oferta e consumo de oxigênio pelo miocárdio. Além disso, a ejeção ventricular durante a fase da sístole torna-se mais efetiva, reduzindo o volume diastólico final do ventrículo esquerdo. Isso promove redução do tamanho do ventrículo esquerdo e consequentemente a redução na tensão da parede do ventrículo esquerdo (lei de Laplace), além da redução do consumo de oxigênio pelo tecido ($MvO_2$). No entanto, o resultante dos efeitos da estimulação adrenérgica sobre o miocárdio sobre a relação entre oferta e consumo de oxigênio é multifatorial e imprevisível. A $MvO_2$ aumenta com a taquicardia e com o aumento do inotropismo, mas diminui em função da redução da PDFVE. Assim, acredita-se que os β-agonistas aumentem a oferta de oxigênio quando a PDFVE diminui, mas podem piorar a relação entre oferta e consumo se a frequência cardíaca aumenta ou a pressão arterial diastólica diminui.

## Dobutamina

A dobutamina é uma catecolamina sintética racêmica.[52] Entre as principais ações da dobutamina pode-se citar:

- Efeito agonista $\beta_1$, como restrito efeito $\beta_2$ e $\alpha_1$;
- Não possui efeito $\alpha_2$ ou dopaminérgico;
- Aumenta o inotropismo por meio da ativação dos receptores $\beta_1$, e talvez $\alpha_1$, promovendo aumento da frequência cardíaca por estimulação $\beta_1$;[53]
- Produz efeito vasodilatador pelos receptores $\beta_2$, parcialmente antagonizado pelo efeito $\alpha_1$.

O enantiomero (+) dobutamina e seu metabólito, (+)3-o--metil-dobutamina, no entanto, é antagonista $\alpha_1$. À medida que a dobutamina é metabolizada, os efeitos $\alpha_1$ reduzem-se (Tabela 48.7).[53]

**Tabela 48.7 Efeito da Dobutamina sobre variáveis hemodinâmicas.**

| Parâmetro | Efeito |
|---|---|
| Frequência cardíaca (FC) | Aumenta |
| Contratilidade | Aumenta |
| Débito cardíaco (DC) | Aumenta |
| Pressão Arterial Média (PAM) | Aumenta ou permanece inalterada |
| PDFVE | Diminui |
| PAE | Diminui |
| Resistência Vascular Sistêmica (RVS) | Diminui por dilatação de leitos vasculares, aumenta em concentrações mais elevadas ($\alpha$) ou em pacientes β bloqueados |
| Resistência Vascular Pulmonar (RVP) | Diminui |

PDFVE: pressão diastólica final do ventrículo esquerdo; PAE: pressão atrial esquerda.

A dobutamina tem término do efeito por redistribuição, metabolismo pela catecol-O-metiltransferase (COMT) e por conjugação com glucoronídeo hepático, em metabólito ativo, com a meia-vida plasmática de 2 minutos. Está indicada na síndrome do baixo débito (choque cardiogênico), especialmente quando cursam com elevação da RVS e RVP. Em doses mais reduzidas, promove pouca taquicardia, proporcionalmente a doses equivalentes de isoproterenol ou dopamina. Produz redução da pós-carga (RVS e RVP), melhorando o desempenho tanto do ventrículo esquerdo quanto o direito.[53] Pode resultar em aumento do fluxo sanguíneo renal por estimulação $\beta_2$, mas proporcionalmente em magnitude inferior à dopamina.[54]

O papel da dobutamina no choque séptico ainda é controverso. A Diretriz Sobrevivendo a Sepse preconiza que a dobutamina somente deveria ser utilizada em pacientes com baixo débito cardíaco, mas com uma pressão arterial adequada, pois, embora ela aumente o débito cardíaco e o fluxo sanguíneo esplâncnico, também pode acarretar um aumento do consumo de oxigênio pelo miocárdio, assim com hipotensão arterial, sendo ambos fatores de risco para o desenvolvimento de isquemia miocárdica e arritmias cardíacas.[55]

Após uso prolongado, em geral após 72 horas, pode ocorrer taquifilaxia. A hipocalemia pode ocorrer também decorrente da estimulação $\beta_2$. Como agonista parcial, a dobutamina pode inibir ações de agonistas completos, como a adrenalina sob determinadas condições. A dobutamina deve ser administrada preferencialmente por um cateter venoso central, mas sua administração por via periférica é segura. As doses empregadas variam entre 1 a 20 $\mu g.^{-1}kg.min^{-1}$, embora alguns pacientes apresentem respostas com doses inferiores. No entanto, em pacientes submetidos à revascularização miocárdica, a dobutamina produz maior aumento da frequência cardíaca em comparação a adrenalina, na mesma proporção de aumento do volume sistólico. Em pacientes tratados com $\beta$-bloqueadores, a dobutamina pode aumentar a RVS. A preparação para administração habitualmente é feita ampola com 250 mg/20 mL rediluídas em solução de 230mL de solução, para concentração final de 1 mg/mL.[51,54]

## Adrenalina e Dopamina

Dose e efeitos farmacológicos da adrenalina e da dopamina, assim como seus respectivos receptores, já foram previamente discutidos no tópico sobre fármacos vasopressores nesse capítulo. Mas, não são primeira opção para tratamento de débito cardíaco baixo em nenhuma situação clínica atualmente.

## Isoproterenol

O isoproterenol é uma catecolamina sintética. Possui efeitos diretos nos receptores $\beta_1$ e $\beta_2$.[56] O isoproterenol é desprovido de atividade agonista $\alpha$ (Tabela 48.8).

O término do efeito é rápido e a meia-vida é de 2 minutos. Sofre metabolismo pela MAO e COMT e captação hepática, onde é conjugado e excretado 60 % de maneira inalterada. Devido aos seus efeitos exclusivos sobre os receptores $\beta$, promove aumento do DC por três mecanismos distintos: a) aumento da frequência cardíaca; b) aumento da

**Tabela 48.8  Efeitos hemodinâmicos do isoproterenol.**

| Parâmetro | Efeito |
|---|---|
| FC | Aumenta |
| Contratilidade | Aumenta |
| DC | Aumenta |
| PAM | Variável |
| RVS | Diminui em função da dose |
| RVP | Diminui |

FC: frequência cardíaca; DC: débito cardíaco; PAM: pressão arterial média; RVS: resistência vascular sistêmica; RVP: resistência vascular pulmonar.

contratilidade; c) redução da resistência vascular periférica. Além disso, possui importante efeito broncodilatador se administrado por via sistêmica ou inalatória.

O isoproterenol está indicado nas bradicardias não responsivas à atropina (p. ex.: em pacientes previamente submetidos à transplante cardíaco) e quando não há disponibilidade de terapia de marcapasso. Produz uma série de efeitos indesejados, como hipotensão associada à hipoperfusão e isquemia de órgãos, desviando o fluxo sanguíneo para o tecido muscular e pele em detrimento da circulação de órgãos nobres. Pode promover taquicardia com diminuição do tempo de enchimento diastólico, além de promover vasodilatação coronária, com efeito de roubo coronário. Possui efeito pró-arrítmico e pode desmascarar fenômenos de pré-excitação em pacientes com condução aberrante por meio de vias acessórias (síndrome de Wolf-Parkinson-White). Está indicado na síndrome de baixo débito em situações de necessidade de aumento do inotropismo, sem o prejuízo causado pelo aumento da frequência cardíaca, tais como: pacientes pediátricos com volume sistólico fixo, após ressecção de aneurismas de ventrículo e denervação cardíaca após transplante cardíaco. Também é indicado em situações com hipertensão pulmonar e falência do ventrículo direito. Pode ser utilizado no bloqueio atrioventricular para aumentar a automaticidade, inibindo os ritmos idioventriculares. No entanto, deve ser usado com precaução nos bloqueios de segundo do tipo Mobitz II, pois pode possibilitar o aumento do grau de bloqueio. Também pode ser administrado na crise asmática e na intoxicação por $\beta$-bloqueadores. A dose empregada varia entre 20 a 500 ng/kg/min.[51]

## Inibidores da Fosfodiesterase

### Amrinona

A amrinona é um derivado biperidínico que inibe a fosfodiesterase III do AMP cíclico, aumentando os níveis do AMPc no músculo cardíaco. Isso resulta em um efeito inotrópico positivo, além de promover o relaxamento do músculo liso vascular (vasodilatação), (Tabela 48.9).[57]

A meia-vida de eliminação é de 2, 4 a 5 horas, prolongando-se para até 6 horas na insuficiência cardíaca. O término do efeito ocorre por conjugação hepática, sendo 35 % excretada de forma inalterada na urina. A principal desvantagem com seu uso, além do período de 24 horas, é a trombocitopenia se comparada principalmente à milrinona.[51,48]

| Tabela 48. 9  Efeitos hemodinâmicos da Amrinona. | |
|---|---|
| **Parâmetro** | **Efeito** |
| FC | Aumenta |
| PAM | Variável, tendendo à redução |
| DC | Aumenta |
| PAE | Diminui |
| RVS | Diminui |
| RVP | Diminui |
| MvO$_2$ | Sem alteração |

FC: frequência cardiáca; PAM: pressão arterial média; RVS: resistência vascular sistêmica; RVP: resistência vascular pulmonar; PAE: pressão atrial esquerda; MvO$_2$: consumo de oxigênio pelo tecido.

## Milrinona

A milrinona possui também propriedades inotrópicas e vasodilatadoras (Tabela 48.10).[59,60] Assim como a amrinona, a milrinona inibe a fosfodiesterase III, impedindo a degradação do AMPc no músculo cardíaco e nas células do músculo liso vascular. Nos miócitos, o aumento do AMPc determina aumento do inotropismo, lusitropismo, cronotopismo, dromotropismo (condução AV) e aumento da automaticidade. Na célula da musculatura lisa vascular, o aumento do AMPc causa vasodilatação. A milrinona apresenta potência 15 a 20 vezes superior à amrinona.[60]

| Tabela 48.10  Milrinona: efeitos hemodinâmicos. | |
|---|---|
| **Parâmetro** | **Efeito** |
| FC | Inalterada ou aumento discreto |
| DC | Aumento |
| PAM | Variável |
| RVS e RVP | Diminui |
| Pré-carga | Diminui |
| MvO$_2$ | Inalterado ou aumento discreto |

FC: frequência cardiáca; PAM: pressão arterial média; RVS: resistência vascular sistêmica; RVP: resistência vascular pulmonar; PAE: pressão atrial esquerda; MvO$_2$: consumo de oxigênio pelo tecido.

Após administração venosa, a milrinona atinge rapidamente seu máximo efeito. A meia-vida de eliminação é inferior à amrinona. Quando utilizada isoladamente, a milrinona produz uma relação favorável entre oferta e consumo de oxigênio do miocárdio, por redução da pré-carga e pós-carga, além de menor tendência à elevação da frequência cardíaca. Sua ação independe dos receptores β-adrenérgicos e mantém sua eficácia em pacientes com insuficiência cardíaca ou em uso de β-bloqueadores. O uso prolongado não induz taquifilaxia e possui menor efeito pró-arritmogênico do que outros agentes β-agonistas. Em doses equipotentes à dobutamina, produz maior redução da RVP, maior aumento da fração de ejeção de ventrículo direito, menor taquicardia, menos arritmias e menor MvO$_2$, podendo ainda assim ser combinado de forma sinérgica com outros β-agonistas.

Ao contrário da amrinona, utilizado cronicamente não induz trombocitopenia. Produz vasodilatação e hipotensão arterial, o que pode eventualmente requer a combinação com agentes vasopressores. As doses habitualmente empregadas são *bolus* de 25 a 75 µg.kg$^{-1}$ administrados em até 10 minutos, seguida por uma dose de manutenção entre 0,375 a 0,75 µg/kg/min. Recomenda-se que a dose em *bolus* seja administrada antes da separação da circulação extracorpórea, minimizando os efeitos hemodinâmicos sobre a pressão arterial. Está indicada na síndrome de baixo débito, principalmente associada à elevação da PDVFE, à hipertensão pulmonar e à falência de ventrículo direito. Pode ser útil em pacientes em uso crônico de β-bloqueadores e em pacientes como ponte para transplante cardíaco. A milrinona tende ao acúmulo em pacientes com insuficiência renal.[51,61]

## Glucagon

O glucagon é um hormônio peptídeo produzido pelo pâncreas. O glucagon produz aumento do AMPc, por um receptor específico.[62] O término do efeito do glucagon ocorre por redistribuição e proteólise no fígado, rins e plasma. A duração do efeito é de 20 a 30 minutos. A maior vantagem do glucagon é sua utilização na vigência de bloqueio β-adrenérgico, porém, seus efeitos colaterais, tais como náuseas e vômitos, taquicardia, hiperglicemia e hipocalemia e anafilaxia, limitam seu uso clínico. O glucagon pode ser usado para o tratamento da hipoglicemia decorrente da sobredosagem de insulina, no espasmo do esfíncter de Oddi e na insuficiência cardíaca decorrente da intoxicação por agentes β-bloqueadores.[63] As doses empregadas são 1 a 5 mg por via venosa, administrados lentamente. Pode ser usado também por via subcutânea ou por via intramuscular nas doses de 0,5 a 2 mg. Pode ser seguido por infusão contínua de 25 a 75 µg.min$^{-1}$. O glucagon produz aumento da contratilidade, aumento da condução AV, aumento da frequência cardíaca e aumento do débito cardíaco, porém com efeito variável sobre a resistência vascular periférica.[51]

## Agentes Independentes do AMPc

A complexidade dos eventos fisiológicos que envolvem a contratilidade miocárdica passa pela disponibilização citoplasmática de cálcio na célula cardíaca contrátil. O elemento desencadeante desse evento é o segundo mensageiro celular AMPc (AMP cíclico). Além dos agentes farmacológicos inotrópicos positivos que atuam aumentando de maneira direta ou indireta a quantidade de AMPc na célula miocárdica, existem também fármacos com propriedades contráteis, os quais agem de maneira independente da formação e ativação do AMPc intracelular para promover inotropismo positivo.

## Cálcio

O cálcio é reconhecidamente uma substância inotrópica positiva. O aumento da concentração plasmática de cálcio ionizado pela administração exógena de gluconato ou cloreto de cálcio é comumente observada na depressão miocárdica causada por agentes anestésicos inalatórios, após transfusão de sangue com citrato e após utilização da circulação extracorpórea.

A excitação elétrica da célula inicia a entrada de cálcio no miócito através do sarcolema e membranas dos túbulos-T.

Esse influxo iônico desencadeia a liberação de mais cálcio do retículo sarcoplasmático, via ativação do canal do receptor de rianodina presente nessa organela. Esse processo é denominado liberação de cálcio-dependente.[64,65]

## Digoxina

Durante muitas décadas, a digoxina tem sido utilizada para o tratamento da insuficiência cardíaca sistólica. Embora a digoxina seja considerada um fármaco inotrópico positivo, ainda existem incertezas sobre os mecanismos pelos quais esse fármaco promove melhora clínica na falência miocárdica.

A digoxina atua inibindo a bomba $Na^+/K^+$ ATPase do sarcolema, impedindo dessa forma o transporte de sódio do espaço intracelular para o extracelular. A diminuição do gradiente transmembrana do sódio tende a reduzir a atividade da proteína transmembrana trocadora de $Na^+/Ca^{++}$, aumentando assim os níveis intracelulares de cálcio. Acredita-se que esse seja o mecanismo responsável pelos efeitos inotrópico e antidisritmogênico da digoxina.[66,67]

Os estudos sobre a efetividade da digoxina no tratamento da falência cardíaca são conflitantes.[68] Em relação à mortalidade, alguns autores acreditam que seus efeitos em relação a esse desfecho sejam neutros, embora tenham observado reduções no período de hospitalização e na progressão da insuficiência cardíaca. A digoxina encontra sua melhor indicação em pacientes que apresentam insuficiência ventricular esquerda sistólica concomitante com fibrilação atrial.[69]

## Sensibilizadores do Cálcio

A estratégia de aumentar a contratilidade miocárdica elevando a disponibilidade citoplasmática de cálcio permitiu o desenvolvimento de vários fármacos com diferentes mecanismos de ação para atingir esse efeito. Entretanto, os fármacos inotrópicos positivos "mobilizadores" de cálcio apresentam também alguns efeitos indesejáveis específicos para cada grupo, sejam eles: aumento do consumo de oxigênio devido à reinternalização do cálcio presente no citoplasma de volta para o retículo sarcoplasmático durante a diástole, aumento da frequência cardíaca, fosforilação da troponina e dessensibilização do aparato contrátil celular, disritmias ventriculares por alteração da homeostase do cálcio intracelular, aumento da apoptose e remodelagem miocárdica, anormalidades diastólicas por dificuldade de relaxamento miocárdico e resultados duvidosos quanto à mortalidade dos pacientes.

A proposta dos sensibilizadores do cálcio é não alterar a quantidade de cálcio disponível no citoplasma, mas sim a sensibilidade das proteínas contráteis a esse íon. Os alvos primários desses fármacos são, portanto, a interação actina-miosina. São fármacos que possuem efeitos farmacológicos desejáveis e indesejáveis bastante particulares.

## Levosimendan

O Levosimendan atua predominantemente como sensibilizador de cálcio, amplificando a contratilidade miocárdica ao aumentar a sensibilidade da troponina C ao cálcio intracelular. Além de seu conhecido efeito inotrópico positivo, a droga também exerce um efeito vasodilatador ao ativar os canais de potássio ATP-dependentes (KATP) nas células musculares lisas dos vasos sanguíneos. Adicionalmente, oferece uma forma de "cardioproteção" ao abrir canais de potássio mitocondriais nos cardiomiócitos. A atividade inibidora da fosfodiesterase é outra propriedade do Levosimendan.[70,71]

Os efeitos adversos mais comumente relatados com o uso de Levosimendan incluem hipotensão, cefaleia, fibrilação atrial, hipocalemia e taquicardia. Quanto à mortalidade, os estudos são inconclusivos. Enquanto alguns sugerem uma redução da mortalidade, outros não encontram impacto significativo nesse desfecho. Um estudo mais recente focado em pacientes com choque cardiogênico indicou melhorias nos parâmetros hemodinâmicos, bem como nos marcadores renais e cardiológicos quando o Levosimendan foi usado em conjunto com a noradrenalina, em comparação com o uso de adrenalina ou outros agentes vasopressores e inotrópicos.[72]

## Modulação da SERCA (Enzima $Ca^{++}$-ATPase do Retículo Sarcoplasmático)

A SERCA é a enzima responsável pelo relaxamento miocárdico que realiza a recaptação do cálcio para o retículo sarcoplasmático, bem como pela contração da célula cardíaca, por meio do controle da quantidade de cálcio na referida organela intracelular.[73]

No coração insuficiente, a SERCA está infrarregulada, resultando em disfunção contrátil e disritmias.[72] Em modelos experimentais de falência cardíaca foram demonstradas melhoras da contratilidade, do metabolismo cardíaco e da sobrevivência, quando a expressão da SERCA foi aumentada em cardiomiócitos, devido ao restabelecimento do ciclo intracelular do cálcio.[73]

Um estudo clínico com terapia gênica para promover aumento da expressão da SERCA em pacientes com insuficiência cardíaca observou melhora ou estabilização dos objetivos clínicos analisados, quais sejam: remodelagem do ventrículo esquerdo, Consumo Máximo de Oxigênio ($VO_2$), dosagem do peptídeo cerebral natriurético e período para óbito ou transplante de coração, por seis meses.

Uma alternativa para modulação da SERCA é a utilização da istaroxima, um agente intravenoso que inibe a atividade da ATPase da bomba de sódio-potássio e que estimula a isoforma ATPase-2a presente na SERCA. Esse mecanismo de ação duplo permite que a istaroxima aumente a contratilidade durante a sístole, por meio do acúmulo citoplasmático de cálcio, além de promover melhora do lusitropismo por estímulo ao sequestro de cálcio de volta no retículo sarcoplasmático durante a diástole.[74]

Em teste clínico, que avaliou a eficácia clínica da istaroxima em pacientes hospitalizados com insuficiência cardíaca, observou-se a redução da pressão capilar pulmonar em cunha, redução da frequência cardíaca e aumento da pressão sistólica, sem elevação dos níveis de neurormônios e troponina ou piora da função renal.[75]

**Tabela 48.11** Comparativo dos sensibilizadores do cálcio.

| Efeitos | | Pimobendan | Levosimendan | Omecamtiv mercabil |
|---|---|---|---|---|
| Alvos moleculares | Troponina C | X | X | |
| | Miosina | | | X |
| | Fosfodiesterase | X | X | |
| | Canais KATP | | X | |
| Efeitos farmacológicos | Inotropismo | ↑ | ↑ | ↑ |
| | Lusitropismo | | ↑ | |
| | Vasodilatação | ↑ | ↑ | |
| | Proteção cardíaca | | ↑ | |
| | Cronotropismo | ↑ | ⇔, ↑ | ↓ |
| Efeitos clínicos | Pressão capilar pulmonar | | ↓ | |
| | Sintomas de falência cardíaca | | ↓ | ↓,⇔ |
| | Débito cardíaco | ↑ | ↑ | ↑ |
| Efeitos indesejáveis | Disritmia atrial | ↑ | ↑,⇔ | |
| | Disritmia ventricular | ↑ | ⇔ | ⇔ |
| | Hipotensão | ↑ | ↑ | ⇔ |
| Mortalidade | | ↑ | ↓,⇔ | |

**Fonte:** adaptada de Pollesello P, e col., 2016.

## Moduladores Energéticos

Na insuficiência cardíaca, o metabolismo energético está alterado. Essa alteração decorre da formação inadequada de vasos sanguíneos durante a remodelagem miocárdica, da captação inadequada de substrato pelo miócito e da fosforilação oxidativa mitocondrial ineficaz, reduzindo a disponibilidade de ATP.

Algumas substâncias foram testadas com o intuito de reverter as alterações metabólicas da falência cardíaca. Entre essas substâncias, o piruvato mostrou ser um agente inotrópico positivo eficiente. Os mecanismos mais importantes para esse efeito são sua capacidade de aumentar a fosforilação e a energia livre da hidrólise do ATP. Acredita-se que o piruvato também aumenta a disponibilidade de energia para a SERCA, resultando em melhora do ciclo do cálcio intracelular.

Em pacientes com cardiomiopatia dilatada que receberam piruvato injetado na circulação coronariana observou-se aumento do IC, do índice de volume sistólico, além da redução da pressão capilar de oclusão pulmonar e da frequência cardíaca.[76]

A principal dificuldade para o uso do piruvato é a necessidade de altas concentrações arteriais, o que limita sua via de administração. No entanto, o perfil favorável em relação ao inotropismo sugere que novos esforços devam ser empregados para que outros energéticos possam ser investigados no tratamento da insuficiência cardíaca.

Os fármacos vasopressores e inotrópicos, dependendo da sua classificação e da dose utilizada, possuem diferentes mecanismos de ação, atuam em diferentes tipos de receptores e em diferentes órgãos e sistemas. Embora amplamente empregados no manejo do paciente crítico e no período perioperatório para manter a estabilidade hemodinâmica, observamos que a escolha do fármaco, sua diluição e doses ainda variam entre as instituições. O Escore Inotrópico (IS) ou a sua atualização o Escore Inotrópico-Vasoativo (VIS) pode ser utilizado para quantificar de forma objetiva o suporte hemodinâmico, além de auxiliar na comparação de resultados dentre diversas pesquisas e estudos clínicos. Porém, vale ressaltar que que ainda não existe uma versão universalmente reconhecida deste escore que inclua todos os fármacos vasoativos existentes.[77]

## REFERÊNCIAS

1. Mongardon N, Dyson A, Singer M. Pharmacological optimization of tissue perfusion. Br J Anaesth. [internet]. 2009;103(1):82-8. Disponível em: doi:10.1093/bja/aep135. Acesso em: 15/01/2024 a 18/02/2024.
2. Velmurugan BK, Baskaran R, Huang CY. Detailed insight on β-adrenoceptors as therapeutic targets. *Biomedicine and Pharmacotherapy [internet]*. 2019;117:109039. Disponível em: doi:10.1016/j.biopha.2019.109039. Acesso em: 15/01/2024 a 18/02/2024.
3. Charlton M, Thompson JP. Drugs affecting the autonomic nervous system. Anaesthesia & Intensive Care Medicine [internet]. 2022;23(9):561-567. Disponível em: doi:10.1016/j.mpaic.2022.04.025. Acesso em: 15/01/2024 a 18/02/2024.
4. Guimarães S, Moura D. Vascular Adrenoceptors: An Update. Pharmacol Rev. 2001;53(2):319-356. Disponível em: http://pharmrev.aspetjournals.org/content/53/2/319.abstract. Acesso em: 15/01/2024 a 18/02/2024.

5. Jose PA, Eisner GM, Felder RA. Regulation of Blood Pressure by Dopamine Receptors. Nephron Physiol [internet]. 2003;95(2):p19-p27. Disponível em: doi:10.1159/000073676. Acesso em: 15/01/2024 a 18/02/2024.

6. Holt NF, Haspel KL. Vasopressin: a review of therapeutic applications. J Cardiothorac Vasc Anesth [internet]2010;24(2):330-347. Disponível em: doi:10.1053/j.jvca.2009.09.006. Acesso em: 15/01/2024 a 18/02/2024.

7. Matavelli LC, Siragy HM. AT2 Receptor Activities and Pathophysiological Implications. J Cardiovasc Pharmacol. 2015;65(3):226-232. Disponível em: doi:10.1097/FJC.0000000000000208. Acesso em: 15/01/2024 a 18/02/2024.

8. Nguyen LP, Gerstein NS. Cardiovascular pharmacology in noncardiac surgery. In: Essentials of Cardiac Anesthesia for Noncardiac Surgery. Elsevier; 2019:247-288.

9. Feigl EO. Adrenergic control of transmural coronary blood flow. Adrenergic Mechanisms in Myocardial Ischemia [internet]. 1991:167-176. Dsiponível em: https://link.springer.com/chapter/10.1007/978-3-662-11038-6_14#citeas. Acesso em: 15/01/2024 a 18/02/2024.

10. James JH, Luchette FA, McCarter FD, Fischer JE. Lactate is an unreliable indicator of tissue hypoxia in injury or sepsis. The lancet. 1999;354(9177):505-508.

11. Wyckoff MH, Greif R, Morley PT, et al. 2022 International Consensus on Cardiopulmonary Resuscitation and Emergency Cardiovascular Care Science with Treatment Recommendations [internet]. 2022;146. Disponível em: doi:10.1161/CIR.0000000000001095. Acesso em: 15/01/2024 a 18/02/2024.

12. Zhang L, Sanguebsche LS. [The safety of nebulization with 3 to 5 ml of adrenaline (1:1000) in children: an evidence based review]. *J Pediatr (Rio J)*. 2005;81(3):193-197.

13. Harper NJN, Cook TM, Garcez T, et al. Anaesthesia, surgery, and life-threatening allergic reactions: management and outcomes in the 6th National Audit Project (NAP6). Br J Anaesth. 2018;121(1):172-188. Disponível em: doi:10.1016/j.bja.2018.04.015. Acesso em: 15/01/2024 a 18/02/2024.

14. Ruiqiang Z, Yifen Z, Ziqi R, Wei H, Xiaoyun F. Surviving Sepsis Campaign: International Guidelines for Management of Sepsis and Septic Shock 2021, Interpretation and Expectation [internet]. 2021;33. Disponível em: doi:10.3760/cma.j.cn121430-20211009-01442. Acesso em: 15/01/2024 a 18/02/2024.

15. Yerke JR, Mireles-Cabodevila E, Chen AY, et al. Peripheral Administration of Norepinephrine. Chest. Published online August [internet]. 2023. Disponível em: doi:10.1016/j.chest.2023.08.019. Acesso em: 15/01/2024 a 18/02/2024.

16. Charbel RC, Ollier V, Julliand S, et al. Safety of early norepinephrine infusion through peripheral vascular access during transport of critically ill children. J Am Coll Emerg Physicians Open. 2021;2(2). Disponível em: doi:10.1002/emp2.12395. Acesso em: 15/01/2024 a 18/02/2024.

17. Reynolds PM, MacLaren R, Mueller SW, Fish DN, Kiser TH. Management of Extravasation Injuries: A Focused Evaluation of Noncytotoxic Medications. *Pharmacotherapy: The Journal of Human Pharmacology and Drug Therapy* [internet]. 2014;34(6):617-632. doi:10.1002/phar.1396. Acesso em: 15/01/2024 a 18/02/2024.

18. De Backer D, Biston P, Devriendt J, et al. Comparison of Dopamine and Norepinephrine in the Treatment of Shock. New England Journal of Medicine. 2010;362(9):779-789. Disponível em: doi:10.1056/NEJMoa0907118. Acesso em: 15/01/2024 a 18/02/2024.

19. Ruslan M, Baharuddin K, Noor N, Yazid M, Md Noh AY, Rahman A. Norepinephrine in Septic Shock: A Systematic Review and Meta-analysis. Western Journal of Emergency Medicine. 2021;22(2). Disponível em: doi:10.5811/westjem.2020.10.47825. Acesso em: 15/01/2024 a 18/02/2024.

20. De Backer D, Aldecoa C, Njimi H, Vincent JL. Dopamine versus norepinephrine in the treatment of septic shock. Crit Care Med. 2012;40(3):725-730. Disponível em: doi:10.1097/CCM.0b013e31823778ee. Acesso em: 15/01/2024 a 18/02/2024.

21. Bloom JE, Chan W, Kaye DM, Stub D. State of Shock: Contemporary Vasopressor and Inotrope Use in Cardiogenic Shock. J Am Heart Assoc. 2023;12(15):1-15. Disponível em: doi:10.1161/JAHA.123.029787. Acesso em: 15/01/2024 a 18/02/2024.

22. Sonne J, Goyal A, Lopez-Ojeda W. Dopamine. 2023; Disponível em: https://pubmed.ncbi.nlm.nih.gov/30571072/. Acesso em: 15/01/2024 a 18/02/2024.

23. VanValkinburgh D, Kerndt CC, Hashmi MF. Inotropes and Vasopressors. 2023. Disponível em: http://www.ncbi.nlm.nih.gov/pubmed/34090150. Acesso em: 15/01/2024 a 18/02/2024.

24. Avni T, Lador A, Lev S, Leibovici L, Paul M, Grossman A. Vasopressors for the Treatment of Septic Shock: Systematic Review and Meta-Analysis. Landoni G, ed. *PLoS One*. 2015;10(8):e0129305. Disponível em: doi:10.1371/journal.pone.0129305. Acesso em: 15/01/2024 a 18/02/2024.

25. Aragão FF, de Aragão PW, de Souza Martins CA, Salgado Filho N, de Souza Barcelos Barroqueiro E. Comparison of metaraminol, phenylephrine and ephedrine in prophylaxis and treatment of hypotension in cesarean section under spinal anesthesia. Brazilian Journal of Anesthesiology (English Edition). 2014;64(5):299-306. Disponível em: doi:10.1016/j.bjane.2013.07.014. Acesso em: 15/01/2024 a 18/02/2024.

26. Ngan Kee WD, Khaw KS. Vasopressors in obstetrics: What should we be using? *Curr Opin Anaesthesiol*. 2006;19(3):238-243. Disponível em: doi:10.1097/01.aco.0000192816.22989.ba. Acesso em: 15/01/2024 a 18/02/2024.

27. Eskandr AM, Ahmed AM, Bahgat NME. Comparative Study Among Ephedrine, Norepinephrine and Phenylephrine Infusions to Prevent Spinal Hypotension During Cesarean Section. A Randomized Controlled Double-Blind Study. Egypt J Anaesth. 2021;37(1):295-301. Disponível em: doi:10.1080/11101849.2021.1936841. Acesso em: 15/01/2024 a 18/02/2024.

28. Indice. Fenilefrina [internet]. 2023. Disponível em: https://www.indice.eu/pt/medicamentos/DCI/fenilefrina/informacao-geral. Acesso em: 15/01/2024 a 18/02/2024. 29 out. 2023.

29. Das Neves JFNP, Monteiro GA, De Almeida JR, Sant'Anna RS, Bonin HB, Macedo CF. Utilização da fenilefrina para controle da pressão arterial em cesarianas eletivas: Dose terapêutica versus profilática. Rev Bras Anestesiol. 2010;60(4):391-398. Disponível em: doi:10.1590/S0034-70942010000400006. Acesso em: 15/01/2024 a 18/02/2024.

30. Indice. Metaraminol. [internet]. 2023. Disponível em: https://www.indice.eu/pt/medicamentos/DCI/metaraminol/informacao-geral#:~:text=O Metaraminol é uma potente,esse fim%2C aparenta ser. Acesso em: 15/01/2024 a 18/02/2024.

31. Russell JA, Wellman H, Walley KR. Vasopressin versus norepinephrine in septic shock: A propensity score matched efficiency retrospective cohort study in the VASST coordinating center hospital. *J Intensive Care*. 2018;6(1):1-9. Disponível em: doi:10.1186/s40560-018-0344-2. Acesso em: 15/01/2024 a 18/02/2024.

32. Hajjar LA, Vincent JL, Barbosa Gomes Galas FR, et al. Vasopressin versus Norepinephrine in Patients with Vasoplegic Shock after Cardiac Surgery. Anesthesiology. 2017;126(1):85-93. Disponível em: doi:10.1097/ALN.0000000000001434. Acesso em: 15/01/2024 a 18/02/2024.

33. Webb AJ, Seisa MO, Nayfeh T, Wieruszewski PM, Nei SD, Smischney NJ. Vasopressin in vasoplegic shock: A systematic review. World J Crit Care Med. 2020;9(5):88-98. Disponível em: doi:10.5492/wjccm.v9.i5.88. Acesso em: 15/01/2024 a 18/02/2024.

34. Kleinman ME, Chameides L, Schexnayder SM, et al. Part 14: Pediatric advanced life support: 2010 American Heart Association Guidelines for Cardiopulmonary Resuscitation and Emergency Cardiovascular Care. Circulation. 2010;122(SUPPL. 3):876-908. Disponível em: doi:10.1161/CIRCULATIONAHA.110.971101. Acesso em: 15/01/2024 a 18/02/2024.

35. Scarpati G, Piazza O. Vasopressin vs Terlipressin in Treatment of Refractory Shock. *Transl Med UniSa*. 2013;5:22-27. Disponível em: http://www.ncbi.nlm.nih.gov/pubmed/23905079. Acesso em: 15/01/2024 a 18/02/2024.

36. Maybauer MO, Maybauer DM. Vasopressin analogues and V1a receptor agonists in septic shock. *Inflammation Research*. 2011;60(5):425-427. Disponível em: doi:10.1007/s00011-011-0314-9. Acesso em: 15/01/2024 a 18/02/2024.

37. Kam PCA, Williams S, Yoong FFY. Vasopressin and terlipressin: Pharmacology and its clinical relevance. Anaesthesia. 2004;59(10):993-1001. Disponível em: doi:10.1111/j.1365-2044.2004.03877.x. Acesso em: 15/01/2024 a 18/02/2024.

38. Zhu Y, Huang H, Xi X, Du B. Terlipressin for septic shock patients: A meta-analysis of randomized controlled study. J Intensive Care. 2019;7(1):1-9. Disponível em: doi:10.1186/s40560-019-0369-1. Acesso em: 15/01/2024 a 18/02/2024.

39. Hosseinian L, Weiner M, Levin MA, Fischer GW. Methylene Blue. Anesth Analg. 2016;122(1):194-201. Disponível em: doi:10.1213/ANE.0000000000001045. Acesso em: 15/01/2024 a 18/02/2024.

40. Mehaffey JH, Johnston LE, Hawkins RB, et al. Methylene Blue for Vasoplegic Syndrome After Cardiac Operation: Early Administration Improves Survival. Ann Thorac Surg. 2017;104(1):36-41. Disponível em: doi:10.1016/j.athoracsur.2017.02.057. Acesso em: 15/01/2024 a 18/02/2024.

41. Hwang SY, Ryoo SM, Park JE, et al. Combination therapy of vitamin C and thiamine for septic shock: a multi-centre, double-blinded randomized, controlled study. Intensive Care Med. 2020;46(11):2015-2025. Disponível em: doi:10.1007/s00134-020-06191-3. Acesso em: 15/01/2024 a 18/02/2024.

42. Ammar MA, Ammar AA, Condeni MS, Bell CM. Vitamin C for Sepsis and Septic Shock. Am J Ther. 2021;28(6):e649-e679. Disponível em: doi:10.1097/MJT.0000000000001423. Acesso em: 15/01/2024 a 18/02/2024.

43. Costa NA, Pereira AG, Sugizaki CSA, et al. Insights Into Thiamine Supplementation in Patients With Septic Shock. Front Med (Lausanne). 2022;8(January). doi:10.3389/fmed.2021.805199

44. Ge Z, Huang J, Liu Y, et al. Thiamine combined with vitamin C in sepsis or septic shock: a systematic review and meta-analysis. *Eur J Emerg Med*. 2021;28(3):189-195. Disponível em: doi:10.1097/MEJ.0000000000000812. Acesso em: 15/01/2024 a 18/02/2024.

45. Bussard RL, Busse LW. Angiotensin II: A new therapeutic option for vasodilatory shock. Ther Clin Risk Manag. 2018;14:1287-1298. Disponível em: doi:10.2147/TCRM.S150434. Acesso em: 15/01/2024 a 18/02/2024.

46. Rodriguez R, Fernandez EM. Role of angiotensin II in treatment of refractory distributive shock. Am J Health Syst Pharm. 2019;76(2):101-107. Disponível em: doi:10.1093/ajhp/zxy014. Acesso em: 15/01/2024 a 18/02/2024.

47. Wieruszewski PM, Wittwer ED, Kashani KB, et al. Angiotensin II Infusion for Shock. Chest. 2021;159(2):596-605. Disponível em: doi:10.1016/j.chest.2020.08.2074. Acesso em: 15/01/2024 a 18/02/2024.

48. Müllner M, Urbanek B, Havel C, Losert H, Waechter F, Gamper G. Vasopressors for shock. Cochrane Database Syst Rev. 2004;(3):CD003709. Disponível em: doi:10.1002/14651858. CD003709.pub2. Acesso em: 15/01/2024 a 18/02/2024.

49. Jentzer JC, Vallabhajosyula S, Khanna AK, Chawla LS, Busse LW, Kashani KB. Management of Refractory Vasodilatory Shock. Chest. 2018;154(2):416-426. Disponível em: doi:10.1016/j.chest.2017.12.021. Acesso em: 15/01/2024 a 18/02/2024.

50. Antonucci E, Gleeson PJ, Annoni F, et al. Angiotensin II in Refractory Septic Shock. *Shock*. 2017;47(5):560-566. Disponível em: doi:10.1097/SHK.0000000000000807. Acesso em: 15/01/2024 a 18/02/2024.

51. Hensley FA, Martin DE, Gravlee GP. A Practical Approach to Cardiac Anesthesia. 4. ed. Wolters Kluwer: Health/Lippincott; 2008.

52. Ruffolo RR. Review: The Pharmacology of Dobutamine. Am J Med Sci. 1987;294(4):244-248. Disponível em: https://doi.org/10.1097/00000441-198710000-00005. Acesso em: 15/01/2024 a 18/02/2024.

53. Pacifici GM. Clinical pharmacology of dobutamine and dopamine in preterm neonates. *Medical Express*. 2014;1(5):275-283. Disponível em: doi:10.5935/medicalexpress.2014.05.12. Acesso em: 15/01/2024 a 18/02/2024.

54. Ashkar H, Adnan G, Makaryus AN. Dobutamine. In: StatPearls [Internet]. 2023. Disponível em: https://pubmed.ncbi.nlm.nih.gov/29262042/. Acesso em: 15/01/2024 a 18/02/2024.

55. Chow JH, Abuelkasem E, Sankova S, Henderson RA, Mazzeffi MA, Tanaka KA. Reversal of Vasodilatory Shock: Current Perspectives on Conventional, Rescue, and Emerging Vasoactive Agents for the Treatment of Shock. *Anesth Analg*. 2020;130(1):15-30. Disponível em: doi:10.1213/ANE.0000000000004343. Acesso em: 15/01/2024 a 18/02/2024.

56. Szymanski MW, Singh DP. Isoproterenol. In: StatPearls [Internet]. 2024. Disponível em: https://pubmed.ncbi.nlm.nih.gov/30252298/. Acesso em: 15/01/2024 a 18/02/2024.

57. Ward A, Brogden RN, Heel RC, Speight TM, Avery GS. Amrinone. A preliminary review of its pharmacological properties and therapeutic use. Drugs. 1983;26(6):468-502. Disponível em: doi:10.2165/00003495-198326060-00002. Acesso em: 15/01/2024 a 18/02/2024.

58. Levy JH, Bailey JM. Amrinone: pharmacokinetics and pharmacodynamics. J Cardiothorac Anesth. 1989;3(6 Suppl 2):10-14. Disponível em: doi:10.1016/0888-6296(89)90054-9. Acesso em: 15/01/2024 a 18/02/2024.

59. Hasegawa GR. Milrinone, a new agent for the treatment of congestive heart failure. Clin Pharm. 1986;5(3):201-205.

60. Ayres JK, Maani C V. Milrinone. 2023; 28(6):e621-e630. Disponível em: http://www.ncbi.nlm.nih.gov/pubmed/33021537. Acesso em: 15/01/2024 a 18/02/2024.

61. Shipley JB, Tolman D, Hastillo A, Hess ML. Milrinone: Basic and Clinical Pharmacology and Acute and Chronic Management. Am J Med Sci. 1996;311(6):286-291. Disponível em: doi: https://doi.org/10.1016/S0002-9629(15)41723-9. Acesso em: 15/01/2024 a 18/02/2024.

62. Sherman JJ, Lariccia JL. Glucagon Therapy: A Comparison of Current and Novel Treatments. Diabetes Spectrum. 2020;33(4):347-351. Disponível em: doi:10.2337/ds19-0076. Acesso em: 15/01/2024 a 18/02/2024.

63. Petersen KM, Bøgevig S, Holst JJ, Knop FK, Christensen MB. Hemodynamic Effects of Glucagon: A Literature Review. J Clin Endocrinol Metab. 2018;103(5):1804-1812. Disponível em: doi:10.1210/jc.2018-00050. Acesso em: 15/01/2024 a 18/02/2024.

64. Jafri MS, Ullah A, Hoang-Trong T. Calcium sparks in the heart: dynamics and regulation. *Res Rep Biol*. Published online 2015:203. Disponível em: doi:10.2147/rrb.s61495. Acesso em: 15/01/2024 a 18/02/2024.

65. Bers DM. Calcium and cardiac rhythms: Physiological and pathophysiological. Circ Res. 2002;90(1):14-17. Disponível em: doi:10.1161/res.90.1.14. Acesso em: 15/01/2024 a 18/02/2024.

66. David MN V., Shetty M. Digoxin. In: StatPearls [Internet]. 2023. Disponível em: http://www.ncbi.nlm.nih.gov/pubmed/32066285. Acesso em: 15/01/2024 a 18/02/2024.

67. Eichhorn EJ, Gheorghiade M. Digoxin. Prog Cardiovasc Dis. 2002;44(4):251-266. Disponível em: doi:https://doi.org/10.1053/pcad.2002.31591. Acesso em: 15/01/2024 a 18/02/2024.

68. Francis GS. The contemporary use of digoxin for the treatment of heart failure. Circ Heart Fail, 2008; 1: 208–9.

69. Van Gelder IC, Groenveld HF, Crijns HJGM, et al. Lenient versus Strict Rate Control in Patients with Atrial Fibrillation. New England Journal of Medicine. 2010;362(15):1363-1373. Disponível em: doi:10.1056/NEJMoa1001337. Acesso em: 15/01/2024 a 18/02/2024.

70. Rüegg JC. Cardiac contractility: how calcium activates the myofilaments. Naturwissenschaften. 1998;85(12):575-582. Disponível em: doi:10.1007/s001140050554. Acesso em: 15/01/2024 a 18/02/2024.

71. Eisner DA, Caldwell JL, Kistamás K, Trafford AW. Calcium and Excitation-Contraction Coupling in the Heart. Circ Res. 2017;121(2):181-195. Disponível em: doi:10.1161/CIRCRESAHA.117.310230. Acesso em: 15/01/2024 a 18/02/2024.

72. Gong B, Li Z, Yat Wong PC. Levosimendan Treatment for Heart Failure: A Systematic Review and Meta-Analysis. J Cardiothorac Vasc Anesth. 2015;29(6):1415-1425. Disponível em: doi:https://doi.org/10.1053/j.jvca.2015.03.023. Acesso em: 15/01/2024 a 18/02/2024.

73. Byrne MJ, Power JM, Preovolos A, Mariani JA, Hajjar RJ, Kaye DM. Recirculating cardiac delivery of AAV2/1SERCA2a improves myocardial function in an experimental model of heart failure in large animals. Gene Ther. 2008;15(23):1550-1557. Disponível em: doi:10.1038/gt.2008.120. Acesso em: 15/01/2024 a 18/02/2024.

74. Lubsen J, Just H, Hjalmarsson AC, La Framboise D, Remme WJ, Heinrich-Nols J et al. Effect of pimobendan on exercise capacity in patients with heart failure: main results from the pimobendan in congestive heart failure (PICO) trial. Heart, 1996; 76 (3): 223–31.

75. Gheorghiade M, Blair JEA, Filippatos GS, et al. Hemodynamic, echocardiographic, and neurohormonal effects of istaroxime, a novel intravenous inotropic and lusitropic agent: a randomized controlled trial in patients hospitalized with heart failure. J Am Coll Cardiol. 2008;51(23):2276-2285. Disponível em: doi:10.1016/j.jacc.2008.03.015. Acesso em: 15/01/2024 a 18/02/2024.

76. Hermann HP, Arp J, Pieske B, et al. Improved systolic and diastolic myocardial function with intracoronary pyruvate in patients with congestive heart failure. Eur J Heart Fail. 2004;6(2):213-218. Disponível em: doi:10.1016/j.ejheart.2003.10.001 Acesso em: 15/01/2024 a 18/02/2024.

77. Belletti A, Lerose CC, Zangrillo A, Landoni G. Vasoactive-Inotropic Score: Evolution, Clinical Utility, and Pitfalls. J Cardiothorac Vasc Anesth. 2021;35(10):3067-3077. Disponível em: doi:10.1053/j.jvca.2020.09.117. Acesso em: 15/01/2024 a 18/02/2024.

# 49

# Antagonistas Adrenérgicos

João Abrão ▪ Jyrson Guilherme Klamt ▪ Luís Vicente Garcia

## INTRODUÇÃO

Os antagonistas adrenérgicos fazem parte do arsenal terapêutico utilizado pelo anestesiologista durante inúmeros tipos de procedimentos anestésicos. Além disso, pacientes podem fazer uso crônico destes medicamentos e é importante conhecer as ações e as possíveis interações deles com os anestésicos. Desta forma, é fundamental conhecer as nuances desta classe de medicamentos.

O Sistema Nervoso Autônomo (SNA) consiste de nervos, gânglios e plexos que fornecem inervação ao coração, vasos sanguíneos, glândulas, vísceras torácicas e vísceras abdominais. Ele controla várias funções do organismo humano, incluindo a temperatura corporal. O SNA possui duas divisões que exercem, na maioria dos locais, funções antagônicas sobre os órgãos: o simpático e o parassimpático. O parassimpático possui localização craniossacral (incluindo alguns pares de nervos cranianos) e é mediado por sinapses colinérgicas. Já o simpático possui localização toracolombar, sendo a sinapse ganglionar mediada pela acetilcolina e a sinapse periférica, para o órgão efetor, mediada pela noradrenalina, exceto nas glândulas sudoríparas e vasos da musculatura esquelética, nos quais a acetilcolina é o neurotransmissor atuante.

Assim, nos órgãos efetores, a transmissão adrenérgica se dá pela ação da noradrenalina e da adrenalina que atuam nos receptores adrenérgicos que se dividem em subtipos denominados α (alfa) e β (beta). Esses receptores são acoplados à proteína G e são estimulados pelas catecolaminas, em geral. Os subtipos são classificados em $\alpha 1$, $\alpha 2$, $\beta 1$ e $\beta 2$. Os receptores $\alpha 1$ estão localizados na membrana pós-sináptica e, quando estimulados, provocam a contração da musculatura lisa de vasos (vênulas e arteríolas) e esfíncteres. Desta forma, produzem vasoconstrição e contração do esfíncter ve-

sical, por exemplo. Os receptores $\alpha 2$ estão localizados na membrana pré-sináptica e são considerados inibitórios, pois quando estimulados diminuem a liberação de noradrenalina para a fenda sináptica, com consequente ansiólise, sedação e hipotensão. Os receptores $\beta 1$ estão localizados no coração e nos rins. Quando estimulados por catecolaminas, ocorre aumento da força contrátil do coração, aumento da frequência cardíaca e liberação de renina. Os receptores $\beta 2$ estão localizados nos pulmões, no útero e nos vasos da musculatura esquelética. A estimulação desses receptores produz broncodilatação, dilatação dos vasos da musculatura esquelética e relaxamento da musculatura uterina. Uma nova subcategoria de receptores, a $\beta 3$, foi identificada no tecido adiposo e é responsável pela regulação da lipólise e da termogênese. Os agonistas $\beta_3$ são encontrados na vesícula biliar, na bexiga e no tecido adiposo marrom.[1] Na bexiga, a estimulação dos receptores $\beta_3$ previne a micção e provoca relaxamento da musculatura vesical. Uma outra categoria de receptores adrenérgicos são os dopaminérgicos, subdivididos em $D_1$ e $D_2$, encontrados nos sistemas nervoso central, renal e mesentérico e nos vasos coronarianos.

Os agentes adrenérgicos podem se ligar somente a um receptor ou a mais de um, simultaneamente, produzindo vários efeitos farmacológicos distintos.[2] Os medicamentos são classificados de acordo com o receptor que interagem, sendo então chamados de agonistas alfa-1, alfa-2, beta-1, beta-2 e beta-3. Exercem uma gama de efeitos terapêuticos e adversos, que podem ser clinicamente úteis, como explicitado na **Tabela 49.1**.

A dopamina estimula os receptores adrenérgicos de forma dependente da dose e é considerada um agonista adrenérgico. Assim, em doses pequenas, estimula receptores beta e, em doses maiores, estimula receptores alfa. No entanto, também de forma dependente da dose, estimula receptores D1 e D2 (dopaminérgicos) no aumento da produção de dopamina. Exemplos destes medicamentos são o ropinirol e a bromocriptina, úteis para o tratamento da doença de Parkinson.[3] Uma vez vistos, de forma superficial, os efeitos dos agonistas adrenérgicos, fica mais fácil discutir os efeitos dos antagonistas disponíveis.

**Tabela 49.1 Principais medicamentos agonistas dos receptores adrenérgicos e utilidade clínica.**

| Receptor envolvido | Medicamento | Efeito clínico |
|---|---|---|
| alfa-1 (α1) | fenilefrina, oximetazolina | vasoconstrição nasal |
| alfa-2 (α2) | clonidina, dexmedetomidina | sedação, analgesia |
| beta-1 (β1) | dobutamina | aumenta a força contrátil do coração |
| beta-2 (β2) | salbutamol | broncodilatação |
| beta-3 (β3) | mirabegrom | diminui contrações da bexiga hiperativa |

## ■ DEFINIÇÃO

Antagonistas adrenérgicos são compostos que inibem, preferencialmente, a ação da noradrenalina nos receptores adrenérgicos. Podem inibir, ainda, a ação de outras catecolaminas (como a adrenalina) nestes mesmos receptores. A ação de inibição pode acontecer pela redução da liberação do mediador ou pelo bloqueio direto do receptor (alfa ou beta) no qual o mediador atua. Os bloqueadores constituem uma arma muito utilizada no tratamento de doenças cardíacas e seus principais efeitos farmacológicos incluem vasodilatação, diminuição da pressão arterial e da frequência cardíaca.[4] Os antagonistas adrenérgicos possuem variados tipos de classificação. No entanto, as mais utilizadas são as que contemplam os preceitos da utilização clínica e o receptor bloqueado. Assim, os antagonistas são classificados como alfabloqueadores ou betabloqueadores. Quando atuam em todos os subtipos de receptores, são ditos não seletivos, ou seja, atuam tanto em receptores beta-1 quanto em receptores beta-2, por exemplo. Quando atuam em um único subtipo de receptor, são ditos seletivos. Existem ainda algumas outras particularidades que merecem atenção. O pindolol, um betabloqueador não seletivo, apresenta uma atividade simpatomimética intrínseca, pois age como um agonista adrenérgico parcial e, portanto, promove menos bradicardia e broncoconstrição que os demais betabloqueadores desta categoria.

## ■ ALFABLOQUEADORES

Os alfabloqueadores são classificados em não seletivos, alfa-1 seletivos e alfa-2 seletivos, conforme mostra a Figura 49.1.

De acordo com a estrutura molecular, os alfabloqueadores são classificados em análogos imidazolínicos (fentolamina), beta-haloetilaminas (fenoxibenzamina), quinazolínicos (prazosina e doxazosina) e indóis (ioimbina). As fórmulas estruturais dos principais alfabloqueadores podem ser vistas na Figura 49.2.

O anestesiologista tem poucas oportunidades para utilizar alfabloqueadores durante o ato anestésico, pois não há disponibilidade de produtos para administração intravenosa. De maneira geral, os alfabloqueadores são utilizados para tratamento agudo ou crônico da hipertensão arterial. No entanto, durante tratamento prolongado, o surgimento de tolerância medicamentosa não é incomum e há a necessidade do uso de doses cada vez maiores para obtenção do mesmo efeito clínico. Eles bloqueiam a atividade das catecolaminas na contração dos vasos sanguíneos, promovendo vasodilatação. Além do tratamento da hipertensão arterial, podem ser utilizados para tratamento da falência cardíaca e para tratamento de algumas condições urinárias. Os bloqueadores adrenérgicos ditos urosseletivos (doxazosina, terazosina, tansulosina, alfuzosina) são usados no tratamento da hiperplasia prostática benigna, pois relaxam músculos, fibras e a própria próstata, facilitando a micção.[5-7] A fentolamina relaxa o corpo cavernoso e pode ser utilizada para tratamento da disfunção erétil.[8] Assim, os alfabloqueadores não seletivos e os alfa-1 seletivos são utilizados para tratamento da hipertensão e para tratamento de distúrbios urológicos. Já os alfa-2 seletivos (idazoxano, atipamezol e ioimbina) têm uso clínico muito limitado. Na veterinária, o atipamezol é usado para despertar os pacientes do sono induzido pela dexmedetomidina. O uso nos humanos não é recomendado devido ao excesso de reações adversas.[9]

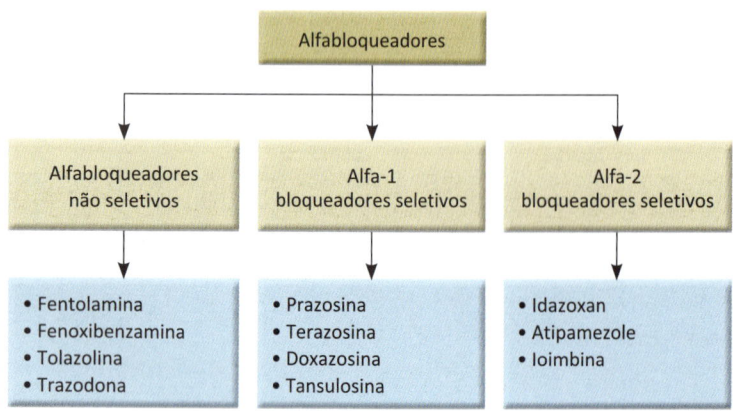

◄ **Figura 49.1** Classificação dos alfabloqueadores.

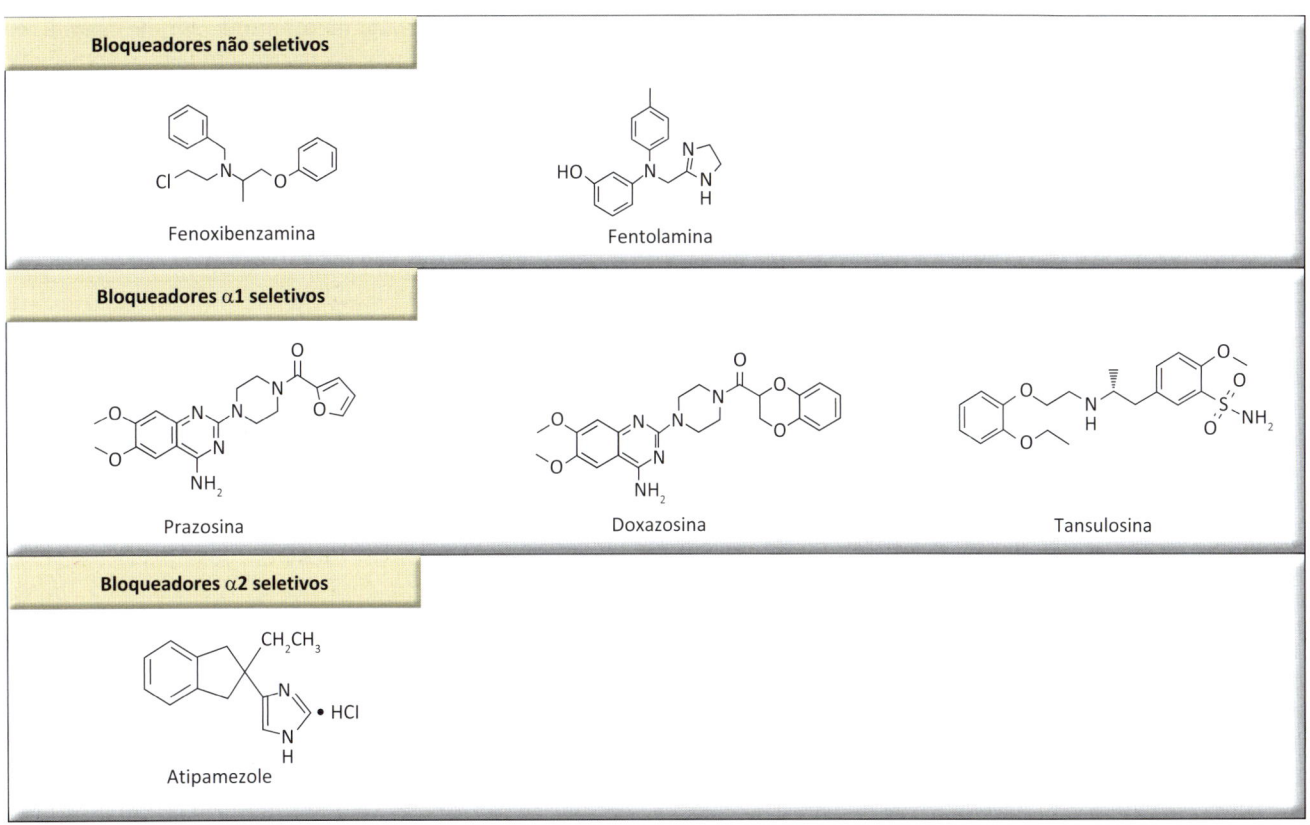

**Bloqueadores não seletivos**

Fenoxibenzamina

Fentolamina

**Bloqueadores α1 seletivos**

Prazosina

Doxazosina

Tansulosina

**Bloqueadores α2 seletivos**

Atipamezole

▲ **Figura 49.2** Fórmulas estruturais dos principais alfabloqueadores.

De uma maneira geral, os alfabloqueadores bloqueiam o efeito dos agentes simpatomiméticos nos receptores alfa. Como vimos, os alfabloqueadores não seletivos (fentolamina, fenozibenzamina) inibem a ação das moléculas mediadoras tanto nos receptores alfa-1 quanto nos receptores alfa-2. Outros, inibem a ação nos receptores específicos, como a prazosina (específica para receptores alfa-1) e a ioimbina (específica para os receptores alfa-2).

A fentolamina é um bloqueador competitivo e que apesar de ser não seletiva, possui afinidade três vezes maior para receptores alfa-1 do que para alfa-2. A apresentação comercial, não disponível no Brasil, para administração endovenosa, possui 10 mg. A dose inicial, para tratamento de hipertensão decorrente da ação excessiva de simpatomiméticos (manipulação do tumor durante exérese de feocromocitoma) é de 1 a 5 mg, titulada até o efeito ser atingido.[10] O efeito, após administração venosa, começa em cerca de 2 minutos e perdura por 20 minutos. Desta forma, pode ser usada em infusão contínua também, para que o efeito seja mais duradouro. Sua meia-vida de eliminação é de 20 minutos. Outros usos da fentolamina incluem o tratamento da hipertensão pulmonar. A administração, diretamente no corpo cavernoso, tem sido utilizada para tratamento da disfunção erétil. Como a fentolamina não é seletiva, a sua administração resulta em vasodilatação e hipotensão, pela ação nos receptores alfa-1. No entanto, a ação nos receptores alfa-2 facilita a liberação de noradrenalina, com consequente taquicardia e aumento do débito cardíaco. A vasodilatação ocorre também na mucosa nasal e produz

congestão, um efeito que incomoda bastante. Reações de hipersensibilidade já foram descritas em pacientes asmáticos, devido à presença de sulfitos existentes no líquido de diluição. No sistema digestório, aumenta a motilidade e o volume de secreções. Provoca aumento da secreção de insulina e pode ocorrer hipoglicemia. A sua administração oral quase não é utilizada, devido à baixa biodisponibilidade. É rapidamente metabolizada e cerca de 10% é excretada de forma inalterada pela urina.

A fenoxibenzamina é um alfabloqueador não seletivo de longa duração e possui alta afinidade pelos receptores alfa-1. Não disponível comercialmente no Brasil, pode ser utilizada pela via oral (cápsulas de 10 mg) e pela via endovenosa (100 mg em 2 mL). É utilizada para o manuseio pré--operatório dos pacientes com feocromocitoma, manuseio perioperatório de neonatos submetidos ao tratamento de algumas cardiopatias congênitas e tratamento de crises hipertensivas. O tratamento oral, para preparo pré-operatório do feocromocitoma, começa com 10 mg pela via oral e essa dosagem é aumentada, diariamente, até que o controle da pressão seja atingido. A dose usual para controle é de 2 mg.kg$^{-1}$, administrada em cada dia. A administração intravenosa requer uma veia central e a dose usual é de 1 a 2 mg.kg$^{-1}$, também no intervalo de um dia. A infusão venosa deve ser lenta e o medicamento diluído em pelo menos 200 mL de solução fisiológica. A taquicardia reflexa pode ser intensa após infusão venosa e um betabloqueio pode ser necessário. O alfabloqueio produzido pela fenoxibenzamina é considerado irreversível. Um antagonista irreversível é um tipo de antagonista que se liga permanentemente a um receptor, seja pela formação de uma ligação covalente ao sítio ligante ou, alternativamente, pela alta afinidade de ligação na qual a taxa de dissociação é efetivamente zero durante períodos relevantes. Assim, a utilização da fenoxibenzamina requer bastante cuidado. A característica da hipotensão produzida por este alfabloqueador é de ortostatismo e presença de taquicardia reflexa. Causa sedação intensa e possível convulsão após infusão rápida. Alguns efeitos colaterais pouco frequentes são dermatite de contato e impotência. Sua biodisponibilidade após ingestão oral é baixa, sua meia-vida plasmática é de 24 horas e os efeitos podem persistir por 72 horas, tempo para síntese de um novo receptor.[11,12]

A prazosina é um bloqueador altamente seletivo para receptores alfa-1. Está disponível comercialmente no Brasil em comprimidos de 0,5 a 2 mg. É utilizado para tratamento da hipertensão essencial, insuficiência cardíaca congestiva, Síndrome de Raynaud e hiperplasia prostática benigna. A dose diária inicial é de 0,5 mg, que pode ser aumentada até a dose de 20 mg/dia. Produz dilatação de artérias e veias e diminuição da resistência vascular sistêmica, sem taquicardia reflexa importante. Hipotensão postural e síncope podem ocorrer após as primeiras doses. O débito cardíaco aumenta nos pacientes com insuficiência cardíaca. Relaxa o trígono vesical e melhora as queixas urinárias dos portadores de hipertrofia prostática benigna. Náusea, vertigem, fadiga e cefaleia são comuns nos dias iniciais de tratamento, mas a tendência é que esses sintomas diminuam ou desapareçam com o tempo. Após a ingestão oral, o pico plasmático ocorre cerca de 90 minutos depois. A biodisponibilidade é alta (80%), é metabolizada no fígado e produz metabólitos ativos. A meia-vida plasmática é de 3 horas e não apresenta nenhuma limitação de prescrição para pacientes com insuficiência renal. Pacientes sob tratamento com prazosina podem apresentar metabólitos urinários que podem ser confundidos com metabólitos de catecolaminas utilizados para acompanhamento ou diagnóstico de feocromocitoma (ácido vanil-mandélico, por exemplo).[13,14]

Os fármacos desse grupo diminuem a pressão arterial por meio do bloqueio dos receptores alfa-1 nas arteríolas e vênulas. Como consequência, ocorre maior redução pressórica quando o paciente está na posição ortostática. A alta seletividade apresentada pelos receptores alfa-1 explica a menor taquicardia causada por esses agentes quando comparados à fentolamina, um alfabloqueador não seletivo. Ocorre, em geral, retenção hídrica e salina quando esses agentes são usados como monoterapia. A meia-vida pode ser prolongada nos pacientes com insuficiência cardíaca, em decorrência do menor metabolismo hepático de primei-

ra passagem. A meia-vida da prazosina, por exemplo, pode dobrar ou triplicar nestas situações. Em geral, a meia-vida da prazosina é de 3 a 4 horas e pode chegar a durar 12 horas nos pacientes com insuficiência cardíaca. Ao contrário dos betabloqueadores e dos diuréticos, os bloqueadores alfa-1 melhoram o perfil lipídico dos pacientes hipertensos. O uso contínuo e crônico de alfabloqueadores pode gerar o aumento da concentração plasmática de outros neurotransmissores adrenérgicos e da insulina também, com consequências clínicas importantes como hipoglicemia e depressão endógena.[15]

Para os anestesiologistas, a principal utilidade dos alfabloqueadores é o preparo pré-operatório do paciente que será submetido à exérese de feocromocitoma. Até a década de 1950, a mortalidade neste tipo de procedimento chegava a 45%. Após a utilização dos alfabloqueadores no preparo pré-operatório, a mortalidade caiu para 3%. Vários alfabloqueadores e vários esquemas já foram utilizados. É importante, considerar, para a escolha, a meia-vida do medicamento, a seletividade e o tipo de ligação do medicamento com o receptor, ou seja, se é reversível ou não. Estes dados podem ser vistos na Tabela 49.2.

No Brasil, o alfabloqueador disponível para o preparo pré-operatório é a prazosina. A dose inicial é de 1 mg por dia, com administração via oral, à noite, antes do paciente dormir. Essa dose pode ser aumentada até atingir 20 mg por dia, dividida em duas ou três vezes. O tratamento deve começar, em média, 15 dias antes do procedimento cirúrgico, mas a cirurgia não deve acontecer até que o alfabloqueio esteja efetivamente instalado. São critérios de bloqueio alfa efetivo: pressão arterial menor do que 160/90 mmHg durante 24 horas, hipotensão postural de 80/45 mmHg, eletrocardiograma sem alteração do segmento ST durante uma semana e menos de uma extrassístole ventricular em cada 5 minutos. Nota-se, desta forma, que não é possível definir se o alfabloqueio está instalado até que uma semana seja decorrida. As motivações para o uso do alfabloqueador no pré-operatório podem ser vistas na **Figura 49.3**.

O objetivo do preparo pré-operatório é evitar os efeitos da liberação excessiva de catecolaminas durante a manipulação do tumor. Esse excesso de catecolaminas na circulação pode acarretar hipertensão extremamente nociva e de difícil controle, com repercussões cerebrais e coronarianas. No paciente no qual o diagnóstico demorou para ser realizado e que foi submetido a prolongadas estimulações de catecolaminas no coração, não é incomum o achado de necrose da musculatura cardíaca, em decorrência de vasoconstrição excessiva na vasculatura coronariana. Assim, o preparo pré-operatório, do ponto de vista intuitivo, é uma estratégia

**Tabela 49.2 Características dos principais alfabloqueadores.**

| Alfabloqueador | Tipo de Ligação | Afinidade | Meia-vida |
|---|---|---|---|
| Prazosina | reversível | α1 >>>> α2 | 3 horas |
| Doxazosina | reversível | α1 >>>> α2 | 22 horas |
| Fenoxibenzamina | irreversível | α1 > α2 | > 24 horas |
| Fentolamina | reversível | α1 = α2 | 20 minutos |
| Ioimbina | reversível | α2 >> α1 | < 1 hora |

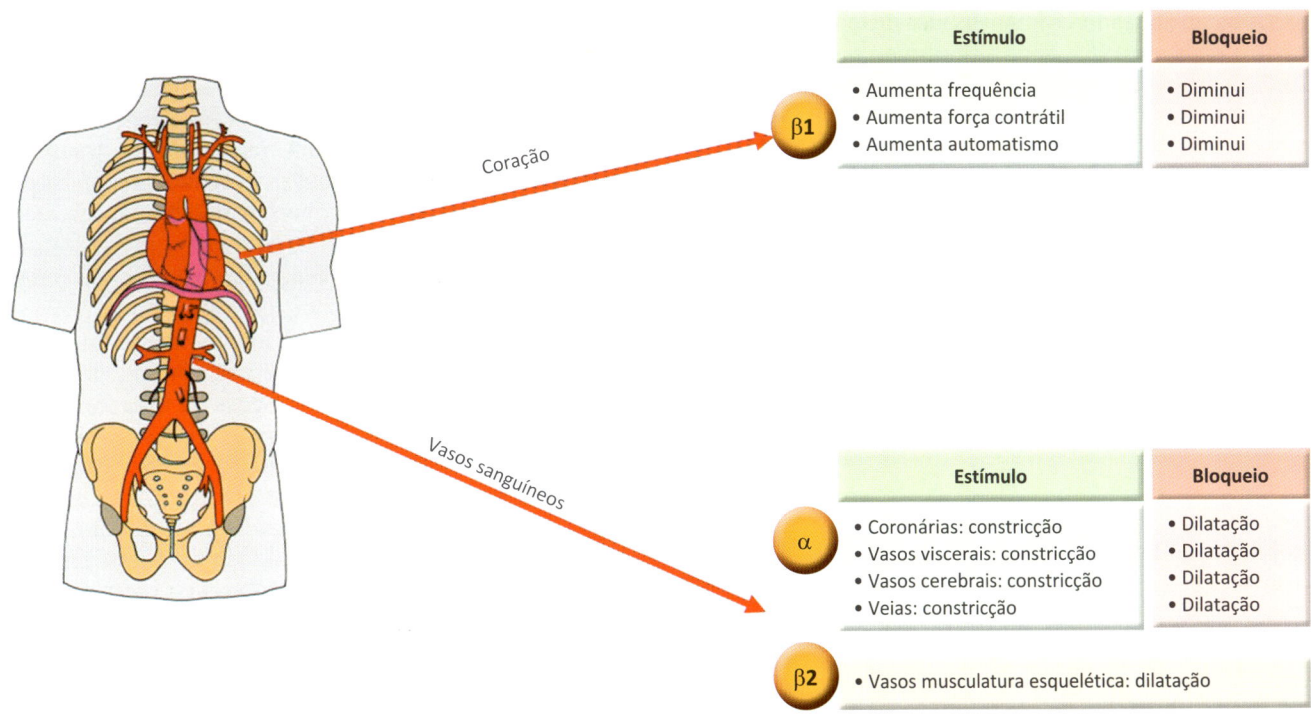

| | Estímulo | Bloqueio |
|---|---|---|
| **β1** | • Aumenta frequência<br>• Aumenta força contrátil<br>• Aumenta automatismo | • Diminui<br>• Diminui<br>• Diminui |

Coração

Vasos sanguíneos

| | Estímulo | Bloqueio |
|---|---|---|
| **α** | • Coronárias: constricção<br>• Vasos viscerais: constricção<br>• Vasos cerebrais: constricção<br>• Veias: constricção | • Dilatação<br>• Dilatação<br>• Dilatação<br>• Dilatação |

| | |
|---|---|
| **β2** | • Vasos musculatura esquelética: dilatação |

▲ **Figura 49.3** Efeito da estimulação e do bloqueio de receptores no feocromocitoma.

que deve ser utilizada com o objetivo de se evitar catástrofes hemodinâmicas durante o período intraoperatório.[16] No entanto, essa estratégia, apesar de recomendada, já deixou de ser utilizada, com aparente sucesso. Em uma série de 63 procedimentos para ressecção de feocromocitoma, o preparo pré-operatório foi realizado com prazosina em 28, com fenoxibenzamina em 6 e sem qualquer alfabloqueador em 29. O controle da pressão arterial no intraoperatório foi realizado com nitroprussiato de sódio ou nitroglicerina. Todos os pacientes, com exceção de um, que teve o diagnóstico de um tumor cerebral, tiveram alta hospitalar sem a ocorrência de quaisquer danos à vasculatura cerebral ou coronariana, demonstrando que o alfabloqueio não é imprescindível.[17]

De qualquer forma, a utilização de alfabloqueadores que não sejam irreversíveis parece lógica, pois o tratamento da hipotensão após a retirada do tumor e consequente declínio da concentração plasmática de catecolaminas pode ser difícil, já que o bloqueio alfa pode perdurar até a regeneração dos receptores.

## ■ BETABLOQUEADORES

Para melhor compreensão da função dos betabloqueadores é importante que se faça uma revisão rápida sobre a localização e a função dos diferentes tipos de receptores. A Tabela 49.3 foi confeccionada para este propósito.

| Tabela 49.3 Tipos de receptores beta-adrenérgicos, localização e efeitos da estimulação por catecolaminas. | | |
|---|---|---|
| **Tipo de receptor** | **Localização** | **Efeito da estimulação** |
| β1 | miocárdio | aumento da frequência cardíaca<br>aumento da força contrátil |
| | nódulo AV | aceleração da condução<br>redução do período refratário |
| | aparelho justaglomerular | liberação de renina |
| | fígado | glicogenólise |
| β2 | brônquios | broncodilatação |
| | musculatura lisa vascular | vasodilatação |
| | útero | inibição da contração |
| | ducto biliar | relaxamento |
| | musculoesquelético | tremores |
| | tecido adiposo | lipólise |
| β3 | tecido adiposo | termogênese |
| | miocárdio | inibição da contração |

Os betabloqueadores foram usados de maneira mais extensa a partir de 1965, após a síntese do propranolol, em 1962. Com a reconhecida importância dos compostos deste grupo, foi sintetizado o practolol, primeiro betabloqueador cardiosseletivo. Devido à sua toxicidade foi retirado do mercado, em 1975. Foi quando surgiu o atenolol, potente e cardiosseletivo. Este teve grande aceitação e chegou a ser, na década de 1990, o medicamento mais vendido no mundo para tratamento de pacientes cardíacos.[18-20] Pela ordem de aparecimento no mercado, os betabloqueadores foram chamados de primeira até terceira geração, como é demonstrado na Tabela 49.4.

**Tabela 49.4 Gerações dos betabloqueadores.**

| Primeira geração | Segunda geração | Terceira geração |
|---|---|---|
| propranolol | acebutolol *** | carteolol |
| nadolol | atenolol | labetalol |
| timolol | bisoprolol | betaxolol |
| penbutolol | esmolol | celiprolol*** |
| pindolol*** | metoprolol | carvedilol |
| oxprenolol | | nebivolol |
| | | sotalol |

***Exibem atividade simpatomimética intrínseca.

Os betabloqueadores são antagonistas competitivos dos receptores beta-adrenérgicos, localizados em várias regiões do corpo. Eles impedem, de maneira reversível, a ação das aminas simpatomiméticas nestes receptores. São úteis, desta forma, no tratamento de doenças que envolvem uma hiperestimulação simpática, tais como a hipertensão arterial, a insuficiência cardíaca, a angina, algumas arritmias, dor torácica e alguns tipos de cefaleia. Podem ser usados no tratamento dos tremores, da ansiedade e do glaucoma. Discute-se, atualmente, a relevância dos betabloqueadores na sobrevida de pacientes portadores de carcinoma de ovário, pois pacientes tratados com betabloqueadores não seletivos tiveram sobrevivência de 90 meses, enquanto os tratados sem betabloqueadores tiveram em torno de 34 meses de sobrevivência.[21]

Os betabloqueadores podem ser classificados em beta-1, beta-2 e beta-3, de acordo com o tipo de receptores em que atuam, realizando o bloqueio. Estes medicamentos são classificados em dois subgrupos: os seletivos e os não seletivos. Os seletivos atuam, preferencialmente, num único tipo de receptor e os não seletivos atuam em mais de um tipo de receptor. Os receptores beta-1 estão presentes nos tecidos cardíacos e relacionam-se com as células marca--passo do coração. Os receptores beta-2 estão presentes na musculatura lisa dos vasos da musculatura esquelética e nos brônquios e, quando estimulados, provocam vasodilatação e broncodilatação. Os receptores beta-3 estão localizados nos adipócitos e, provavelmente, relacionam-se com o metabolismo das gorduras.[22]

Os betabloqueadores que atuam em mais de um tipo de receptor são considerados não seletivos e entre eles estão o propranolol, carvedilol, sotalol e labetalol. Os medicamentos que bloqueiam somente os receptores beta-1 são chamados de cardiosseletivos e os exemplos deles são

o atenolol, o bisoprolol, o metoprolol e o esmolol. Somente se ligam aos receptores beta-1, portanto, são considerados cardiosseletivos.[23,24] Os betabloqueadores geralmente são usados para tratamento de pacientes cardiológicos. No entanto, podem ser utilizados para tratamento dos transtornos de ansiedade e dos tremores essenciais. Alguns músicos e atletas usam este tipo de fármaco para reduzir a descarga simpática.[25]

A administração dos betabloqueadores é feita, em geral, por via oral. Existem, no entanto, apresentações intravenosas e oftálmicas. Podem ser administrados por meio de dose única diária, como acontece com o succinato de metoprolol, mas a maioria deles demanda duas ou mais ingestões por dia. O propranolol, por exemplo, que possui meia-vida de eliminação de 4 horas, exige até 4 ingestões diárias, dependendo da indicação e da dose terapêutica. Os efeitos adversos mais comuns são bradicardia e hipotensão. Contudo, há relatos de fadiga, tontura, náusea e constipação. Alguns pacientes relatam disfunção erétil. Com o uso de betabloqueadores que atravessam a barreira hematoencefálica, pode ocorrer insônia, pesadelos e mudanças no ritmo do sono.[26] Os pacientes asmáticos correm um risco maior de broncoespasmo.[27] Estes fármacos podem exacerbar a Síndrome de Raynaud, acarretar hiperglicemia e mascarar os sinais hemodinâmicos usualmente vistos nos pacientes diabéticos com hipoglicemia. O carvedilol pode causar aumento do edema em alguns pacientes,[28] e o sotalol, por bloquear os canais de potássio, aumenta o intervalo QT e o risco de ocorrência de Torsades de Pointes.[29]

## Mecanismo de Ação

As catecolaminas (adrenalina e noradrenalina) produzem efeitos diferentes, conforme o receptor ao qual se ligam. Ligando-se aos receptores beta-1, aumentam a automaticidade do coração, a velocidade de condução e liberam renina, com consequente aumento da pressão arterial. Por outro lado, ligando-se aos receptores beta-2, produzem hipotensão, pois relaxam a musculatura lisa dos vasos da musculatura esquelética, produzindo vasodilatação.[30] O efeito dos betabloqueadores depende do local onde se encontra o receptor bloqueado. Alguns betabloqueadores ligam-se, fracamente, a receptores alfa e agem como um agonista adrenérgico parcial neste receptor. Este tipo de ação confere ao medicamento uma atividade simpatomimética conhecida como intrínseca e isso causa uma bradicardia mais branda e uma broncoconstrição mais leve que as provocadas por betabloqueadores que não possuem esta propriedade. Os betabloqueadores possuem ações inotrópicas e cronotrópicas negativas na musculatura cardíaca, pois diminuem a automaticidade do nó sinoatrial e aumentam o tempo de condução do nó atrioventricular, causando bradicardia. A bradicardia tem um efeito benéfico para a relação oferta/demanda de oxigênio, pois aumenta o tempo de perfusão coronariana durante a diástole. Por outro lado, a redução da contratilidade diminui o consumo de oxigênio. Assim, os betabloqueadores são úteis para tratamento de situações que provocam isquemia no coração, mas podem provocar falência cardíaca nos pacientes com função ventricular prejudicada.[31]

Os betabloqueadores funcionam como agentes antiarrítmicos classe II e são utilizados para tratar arritmias provocadas pelo excesso de catecolaminas.[32] O mecanismo pelo qual os betabloqueadores controlam a pressão arterial não é totalmente elucidado, mas inclui, provavelmente, a redução da frequência cardíaca, a redução do débito cardíaco e a inibição do sistema renina-angiotensina-aldosterona. O bloqueio de receptores beta-1 no aparelho justaglomerular renal reduz a liberação de renina e, consequentemente, da angiotensina II, uma substância com poder vasoconstritor extremo. Outra possível explicação para a redução da pressão arterial é a inibição pré-sináptica da liberação de noradrenalina devido ao bloqueio de receptores beta-2.

Todos os betabloqueadores têm o potencial para precipitar uma crise de broncoespasmo por antagonismo aos receptores beta-2. Mesmo os betabloqueadores cardiosseletivos (atenolol, esmolol e metoprolol) devem ser utilizados com cautela nos pacientes asmáticos. Os betabloqueadores também têm papel importante no controle da glicemia, mas este mecanismo de controle envolve diversos tecidos (fígado, pâncreas e adipócitos), diversos tipos de receptores (alfa e beta) e diferentes hormônios (insulina, glucagon e catecolaminas). O bloqueio não seletivo de receptores beta pode prejudicar a resposta normal do organismo à demanda da glicose durante o exercício e durante as situações de hipoglicemia. Da mesma forma, pode produzir hiperglicemia nos diabéticos hipertensos, mesmo nas situações de repouso. Assim, os betabloqueadores não seletivos não devem ser utilizados em associação com hipoglicemiantes, em geral. O metabolismo lipídico pode ser alterado durante uso crônico de betabloqueadores, resultando no aumento de triglicerídeos e redução de lipoproteínas de alta densidade. Os betabloqueadores lipossolúveis (metoprolol e propranolol) têm maior probabilidade de produzir efeitos colaterais (depressão, alucinações, pesadelos, paranoia e fadiga). Betabloqueadores podem ser utilizados para controle da pressão ocular e o provável mecanismo é a diminuição da produção do humor aquoso.

Com base na seletividade, podemos classificar os betabloqueadores em três tipos: não seletivos, cardiosseletivos e os com ação vasodilatadora.

1. **Não seletivos:** como o próprio nome indica, eles atuam em ambos os receptores beta. Produzem um efeito sistêmico pronunciado, como aumento da resistência periférica e broncoconstrição. São exemplos o propranolol, nadolol e timolol.

2. **Cardiosseletivos:** são aqueles que, teoricamente, têm efeito apenas sobre os receptores beta-1. Sabe-se, contudo, que a cardiosseletividade é dependente da dose. Ela tende a diminuir quando são utilizadas doses maiores.

3. **Ação vasodilatadora:** pode acontecer quando há bloqueio de receptores alfa-1 periféricos (carvedilol, labetalol) ou por liberação de óxido nítrico (nebivolol). O labetalol possui propriedades interessantes. Ele é antagonista alfa e beta ao mesmo tempo. O antagonismo alfa é específico para receptores alfa-1 e o antagonismo beta é inespecífico.

Outra grande diferença entre os betabloqueadores se relaciona às suas características farmacocinéticas e aos efeitos anestésico-local de estabilização de membranas.

## Farmacocinética dos Betabloqueadores

- **Absorção:** a maioria das drogas desta classe é bem absorvida por via oral, atingindo um pico plasmático entre 1 e 3 horas. Algumas apresentações de liberação lenta estão disponíveis no mercado.

- **Biodisponibilidade:** a extração hepática é um fator importante, pois afeta a biodisponibilidade, diminuindo-a. Desta forma, para se atingir uma concentração plasmática significativa, é necessário aumentar a dose do medicamento, como acontece com o propranolol. A baixa biodisponibilidade torna a injeção intravenosa mais vantajosa para a maioria dos betabloqueadores, quando a apresentação estiver disponível.[33]

- **Distribuição e clearance:** normalmente os betabloqueadores se distribuem rapidamente no organismo após administração oral ou endovenosa, pois possuem grandes volumes de distribuição. Alguns são lipofílicos e atravessam rapidamente a barreira hematoencefálica, como são os casos do propranolol e do penbutolol. A maioria dos betabloqueadores possui meia-vida de eliminação entre 3 e 10 horas, exceção feita ao esmolol que é rapidamente hidrolisado por esterases plasmáticas e tem meia-vida de eliminação em torno de 10 minutos. O propranolol e o metoprolol são extensivamente metabolizados no fígado. O genótipo *CYP2D6* determina as diferenças individuais encontradas na prática clínica. Atenolol, celiprolol e pindolol apresentam um metabolismo hepático menos intenso, diferentemente do nadolol que é excretado de forma inalterada na urina, tendo a maior meia-vida de todos os medicamentos desta classe, chegando a 24 horas. Em resumo, a insuficiência renal merece atenção quando do uso do nadolol e a insuficiência hepática quando do uso de propranolol.[34]

Um resumo das propriedades farmacológicas dos betabloqueadores é apresentado na Tabela 49.5.

## Aplicações Clínicas dos Betabloqueadores

Os betabloqueadores são utilizados para o tratamento de inúmeras situações clínicas. O anestesiologista pode utilizar estes medicamentos para controle da pressão arterial e da frequência cardíaca durante o ato anestésico. No entanto, a variedade de outras possibilidades terapêuticas faz com que essa classe de medicamentos seja amplamente prescrita pelos médicos. Dessa forma, é muito comum encontrar pacientes, nos consultórios de pré-anestesia, que fazem uso destes medicamentos. Abaixo estão as principais indicações clínicas para o uso.

### Arritmias

Os betabloqueadores diferem em suas propriedades farmacocinéticas. Alguns bloqueiam os receptores beta-adrenérgicos seletivamente, enquanto outros o fazem de forma não seletiva. Reduzem a influência do Sistema Nervoso

| Tabela 49.5 Propriedades farmacológicas dos principais betabloqueadores. | | | | | | |
|---|---|---|---|---|---|---|
| Medicamento | Solubilidade lipídica | Biodisponiilidade (%) | Meia-vida de eliminação (horas) | Metabólito ativo | Cardiosseletivo | Atividade simpatomimética intrinseca |
| Acebutolol | Moderada | 40 | 3 | Sim | Sim (+) | Sim (+) |
| Atenolol | Baixa | 45 | 6 | Não | Sim (++) | Não |
| Esmolol | Alta | Não se aplica | 0,13 | Não | Sim (++) | Não |
| Metoprolol | Alta | 90 | 10 | Não | Sim (++) | Não |
| Pindolol | Moderada | 90 | 4 | Não | Não | Sim (++) |
| Propranolol | Alta | 20 | 5 | Sim | Não | Não |
| Sotalol | Baixa | 90 | 15 | Não | Não | Não |
| Labetalol | Alta | 100 | 4 | Não | Não | Antagonista alfa e beta |
| Carvedilol | Alta | 25 | 8 | Não | Não | Não |

Simpático sobre o coração, alterando o batmotropismo, o cronotropismo, o inotropismo e o dromotropismo. Desempenham um papel importante no tratamento das arritmias cardíacas. São considerados de primeira linha no controle da frequência cardíaca de pacientes com fibrilação atrial, sobretudo nas situações em que a fibrilação foi provocada por descarga adrenérgica excessiva. Nesta situação, não é incomum que o ritmo retorne à normalidade após administração de atenolol, por exemplo.[35] O envelhecimento da população aumentou a frequência dos distúrbios do ritmo cardíaco e há maior uso desta classe de medicamentos. Um fato importante foi o uso dos betabloqueadores no tratamento de pacientes com SARS-CoV-2.[36] O propranolol, um dos betabloqueadores mais antigos, tem encontrado aplicações adicionais devido às características que possui. É utilizado no tratamento de enxaquecas, tremores e glaucoma, entre outros.

## Hipertensão arterial

A hipertensão arterial possui enorme prevalência e produz complicações que têm impacto extremamente negativo na vida das pessoas, com redução na qualidade e no tempo de vida. Ela é responsável pelo aparecimento de distúrbios cardiológicos (como o infarto agudo do miocárdio) e neurológicos (como o acidente vascular encefálico), além do acometimento de outros órgãos (insuficiência renal, por exemplo). As diretrizes internacionais não recomendam os betabloqueadores como primeira linha no tratamento da hipertensão, limitando seu uso para pacientes com indicação precisa. É necessário levar em consideração, para indicação precisa, a fisiopatologia da hipertensão. Sabe-se que nos jovens, há hiperatividade simpática e nos idosos os fatores causais são diferentes, tais como enrijecimento arterial e pressão sistólica aórtica elevada. Considerando estes aspectos, os betabloqueadores não vasodilatadores são preferidos, como primeira linha, para tratamento de hipertensos jovens, enquanto que os betabloqueadores vasodilatadores são os mais apropriados para tratamento de pacientes idosos, devido ao perfil hemodinâmico mais favorável.[37] A redução da frequência cardíaca pelos betabloqueadores vasodilatadores (nebivolol e carvedilol) é menor do que com os outros betabloqueadores, porque a queda da resistência periférica por dilatação dos vasos arteriais desencadeia uma reação reflexa que se contrapõe-se à excessiva redução da pressão arterial.

## Insuficiência cardíaca

A insuficiência cardíaca é definida como um estado em que a função bomba do coração está prejudicada, portanto, existe uma diminuição da fração de ejeção do ventrículo esquerdo. Por mais de 20 anos os betabloqueadores foram totalmente contraindicados nesta situação clínica, pois provocam uma diminuição da força de contração do miocárdio, ou seja, do inotropismo. Analisando por outros ângulos, os betabloqueadores, ao diminuírem a fração de ejeção do ventrículo esquerdo e a frequência cardíaca, reduzem o consumo de oxigênio pelo miocárdio e melhoram o enchimento coronariano durante a diástole. Propiciam, desta forma, um melhor balanço da relação oferta/consumo de oxigênio. O bisoprolol, o carvedilol e o metoprolol foram alvos de estudos muito bem conduzidos, concluindo-se que os betabloqueadores podem ser usados no tratamento da insuficiência cardíaca, independentemente da idade do paciente.[38] O efeito vasodilatador do carvedilol faz com que ele seja um betabloqueador de escolha na insuficiência coronária. Sua administração em crianças tem sido também recomendada, pois aumenta significativamente a força de contração do ventrículo esquerdo. Nos pacientes sintomáticos com FC alta e fração de ejeção entre 41% e 49%, ou até em faixas menores, há recomendação das sociedades americanas como a *American Heart Association* (AHA), *The American College of Cardiology Foundation* (ACCF) e *Heart Failure Society of America* (HFSA) para o uso de betabloqueadores.[39]

## Doença cardíaca isquêmica

O trabalho do miocárdio é em grande parte dependente da frequência cardíaca e da resistência periférica. A redução da frequência cardíaca provoca aumento do tempo da diástole e ocorre aumento do fluxo coronariano. Somente três betabloqueadores estão indicados na doença isquêmica: o timolol, metoprolol e o propranolol.[40] Os betabloqueadores são medicações de primeira linha no tratamento de pacientes com angina crônica estável. Uma vez que a dose seja incrementada lentamente, a maioria dos pacientes suporta bem o tratamento. A utilização de betabloqueadores no tratamento precoce pós-infarto agudo do miocárdio diminui a área lesada e aumenta a sobrevida.

## Glaucoma

Glaucoma de ângulo aberto é a maior causa de cegueira na atualidade. Existem dois tipos de glaucoma, o de ângulo fechado e o de ângulo aberto. O glaucoma de ângulo fechado é aquele no qual a câmara anterior é rasa e, durante a dilatação da íris, ocorre oclusão da drenagem no ângulo entre a córnea e o corpo ciliar. Esta forma é acompanhada de aumento agudo da pressão intraocular e de dor. Isto pode ser tratado com drogas ou com a iridectomia. O glaucoma de ângulo aberto é uma condição crônica e o tratamento geralmente é farmacológico. A terapêutica tem o objetivo de diminuir a produção de humor aquoso (alfa-agonistas, betabloqueadores e inibidores da anidrase carbônica), ou aumentar a drenagem do humor aquoso (colinomiméticos, prostaglandinas e inibidores da Rho-quinase). Timolol, betaxolol, carteolol, levobunolol, e metipranolol estão aprovados para o tratamento de glaucoma.[41] O maleato de timolol é comumente empregado na forma de colírio para tratar o glaucoma. A forma de colírio tem inconvenientes farmacêuticos e biológicos. Na atualidade, utilizam-se os etossomos (carreador lipídico de medicamentos) embebidos com maleato de timolol, pois isso facilita a aplicação e aumenta a duração do medicamento, podendo ser aplicado uma vez ao dia.[42]

## Hipertireoidismo

Os hormônios tireoidianos ($T_3$ e $T_4$) são responsáveis pelo crescimento, desenvolvimento, função e manutenção de todos os tecidos do corpo. Quando a glândula está doente, pode acontecer uma produção aumentada ou diminuída destes hormônios, situações conhecidas como hipertireoidismo e hipotireoidismo, respectivamente. O estado da tireoide afeta a secreção e a degradação de todos os outros hormônios, tais como catecolaminas, cortisol, estrógenos, testosterona e a insulina. A produção excessiva de catecolaminas é um importante aspecto da fisiopatologia do hipertireoidismo. Os betabloqueadores reduzem as palpitações, taquicardia, tremores e a ansiedade. O propranolol tem sido usado no tratamento das crises tireotóxicas, em doses de até 160 mg por dia. Outros, igualmente efetivos, são o atenolol e o metoprolol (200 mg por dia), acebutolol (400 mg por dia), oxprenolol (160 mg por dia), nadolol (80 mg por dia) e timolol (20 mg por dia).[43] Eles devem ser usados no hipertireoidismo, quando há exacerbação dos sintomas. O esmolol pode ser administrado pela via venosa (na dose de 50 a 100 mg/kg$^{-1}$/min$^{-1}$).[44]

## Alterações neurológicas

Entre as alterações neurológicas que podem ser tratadas com os betabloqueadores estão a enxaqueca (migrânea), os tremores essenciais e os tremores acarretados pelo estresse, que podem aparecer nos músicos, palestrantes etc. Nestes últimos são caracterizados por estados de ansiedade, que podem ser tratados com baixas doses de propranolol, profilaticamente.

## Gravidez

As alterações hipertensivas da gravidez englobam: (a) hipertensão crônica, (b) hipertensão gestacional, (c) pré-eclâmpsia, (d) eclâmpsia. Os betabloqueadores podem normalizar as alterações hemodinâmicas, antes mesmo do desenvolvimento de hipertensão grave e pré-eclâmpsia, nas grávidas de alto risco. O controle da pressão arterial otimiza o crescimento fetal e estabiliza as condições perinatais. As recomendações clínicas são unânimes em propor o uso de betabloqueadores durante a gravidez. A primeira e melhor escolha é o labetalol, por não interferir no desenvolvimento fetal. Outros anti-hipertensivos são metildopa, bloqueadores de canais de cálcio (nifedipina), enquanto os inibidores do eixo renina-angiotensina são absolutamente contraindicados e devem ser evitados durante a gravidez.[45]

## Aplicações diversas

O câncer colorretal é a principal causa de mortes relacionadas ao câncer em todo o mundo, com um tratamento medicamentoso ainda limitado. Sugeriu-se, na China, que o propranolol inibe, significativamente, o desenvolvimento de câncer colorretal em modelos experimentais de indução deste tipo de tumor. A análise demonstrou que vias de resposta imunológica são ativadas após o uso de propranolol.[46] Outros tipos de tumores (ovário, próstata e mama) já foram investigados sob o mesmo ângulo e os resultados foram animadores.[47,48] Os betabloqueadores inibem o crescimento tumoral por limitar a proliferação de células cancerosas e a excreção de fatores do crescimento, e por induzirem apoptose de células cancerosas.

## ▪ EFEITOS ADVERSOS E USO CLÍNICO DOS BETABLOQUEADORES

A maioria dos efeitos adversos possíveis é esperada, pois eles são consequências de um betabloqueio. Os betabloqueadores não seletivos, por atuarem também nos receptores beta-2, podem piorar um quadro asmático preexistente ou até mesmo outros quadros semelhantes, como quadros obstrutivos das vias aéreas. O mais sensato, para estes pacientes, é a utilização de betabloqueadores específicos, que só atuem em receptores beta-1. Bloqueadores cardiosseletivos podem, no entanto, piorar um quadro asmático se as doses utilizadas não forem moderadas.

Os betabloqueadores não seletivos podem produzir vasoconstrição periférica, com aparecimento de sintomas clínicos relevantes como sensação de frio nas extremidades. Estes sintomas se agravam quando o paciente já tem algum tipo de doença arterial, como a Síndrome de Raynaud, por exemplo.

O carvedilol pode aumentar o edema em alguns pacientes. Nos pacientes com bradicardia sinusal sintomática, ou doença do nó sinusal, o uso de betabloqueadores (mesmo aqueles com atividade simpática intrínseca) pode provocar uma piora da condução atrioventricular e desencadear um bloqueio atrioventricular, uma bradiarritmia grave que requer tratamento imediato e especializado. Todos os betabloqueadores possuem o potencial de desencadear um bloqueio atrioventricular, na dependência da dose. Assim, quadros de intoxicação não acidental por betabloqueadores não são infrequentes nas salas de atendimento de emergência.

## ■ PRESCREVENDO BETABLOQUEADORES

A escolha do betabloqueador mais adequado para cada tipo de paciente depende de um bom conhecimento da farmacocinética e da farmacodinâmica dessa classe de medicamentos. Estes fármacos, apesar de serem todos antagonistas competitivos dos receptores beta-adrenérgicos, possuem características distintas, principalmente quanto à cardiosseletividade, à existência de atividade simpatomimética intrínseca, à lipossolubilidade (cruzamento ou não da barreira hematoencefálica) e aos efeitos estabilizadores de membrana devido à inibição das correntes iônicas (e, por-

tanto, de uma ação antiarrítmica). A via de metabolização do medicamento também deve ser contemplada na decisão pelo tipo de betabloqueador.

Os betabloqueadores são muito úteis no tratamento da hipertensão, arritmias, infarto do miocárdio, doença coronariana, insuficiência cardíaca, hipertireoidismo, hipertensão portal, dissecção da aorta, glaucoma, profilaxia da enxaqueca, e outras condições, como tremores essenciais, cicatrização de feridas e até como adjuvante na quimioterapia, como é o caso do carvedilol que faz profilaxia para as arritmias cardíacas advindas do tratamento.

Os betabloqueadores, em princípio, devem ser escolhidos de acordo com as condições clínicas dos pacientes. Os pacientes jovens hipertensos geralmente têm um componente simpático mais exacerbado, diferentemente dos idosos. Desta forma, o betabloqueador para o jovem deve ser mais específico para receptores beta-1. Nos idosos hipertensos, geralmente a hipertensão está associada a uma doença arterial, logo a vasodilatação é bem-vinda. Fica indicado, nessa faixa etária, o uso dos betabloqueadores que também produzem algum bloqueio alfa (não seletivos, como o carvedilol).[49]

## REFERÊNCIAS

1. Sawa M, Harada H. Recent developments in the design of orally bioavailable beta3-adrenergic receptor agonists. Curr Med Chem. 2006;13(1):25-37.
2. Farzam K, Kidron A, Lakhkar AD. Adrenergic Drugs. 2023 Jul 2. In: StatPearls [Internet]. Treasure Island (FL): StatPearls Publishing; 2024 Jan.
3. Choi J, Horner KA. Dopamine Agonists. 2023 Jun 26. In: StatPearls [Internet]. Treasure Island (FL): StatPearls Publishing; 2024 Jan.
4. Oliver E, Mayor F Jr, D'Ocon P. Beta-blockers: Historical Perspective and Mechanisms of Action. Rev Esp Cardiol (Engl Ed). 2019;72(10):853-62.
5. Plochocki A, King B. Medical Treatment of Benign Prostatic Hyperplasia. Urol Clin North Am. 2022;49(2):231-2386.
6. Kim EH, Larson JA, Andriole GL. Management of Benign Prostatic Hyperplasia. Annu Rev Med. 2016;67:137-51.
7. La Vignera S, Aversa A, Cannarella R, Condorelli RA, Duca Y, Russo GI, et al. Pharmacological treatment of lower urinary tract symptoms in benign prostatic hyperplasia: consequences on sexual function and possible endocrine effects. Expert Opin Pharmacother. 2021; 22(2):179-89.
8. Slob AK, Verhulst AC, Gijs L, Maksimovic PA, van der Werfften Bosch JJ. Intracavernous injection during diagnostic screening for erectile dysfunction; five-year experience with over 600 patients. J Sex Marital Ther. 2002;28(1):61-70.
9. Izer JM, Whitcomb TL, Wilson RP. Atipamezole Reverses Ketamine–Dexmedetomidine Anesthesia without Altering the Antinociceptive Effects of Butorphanol and Buprenorphine in Female C57BL/6J Mice. Journal of the American Association for Laboratory Animal Science. 2014;53(6):675-83.
10. McMillian WD, Trombley BJ, Charash WE, Christian RC. Phentolamine continuous infusion in a patient with pheochromocytoma. Am J Health Syst Pharm. 2011;68(2):130-4.
11. Bravo EL. Pheochromocytoma: an approach to antihypertensive management. Ann N Y Acad Sci. 2002;970:1-10.
12. Seideman P. Pharmacokinetic and dynamic aspects of alpha-adrenoceptor blockade in hypertension. Acta Med Scand Suppl. 1982;665:61-6.
13. Hobbs DC, Twomey TM, Palmer RF. Pharmacokinetics of prazosin in man. J Clin Pharmacol. 1978;18(8-9):402-6.
14. Reid JL, Vincent J. Clinical pharmacology and therapeutic role of prazosin and related alpha-adrenoceptor antagonists. Cardiology. 1986;73(3):164-74.
15. Berlan M, Montastruc J, Lafonta M. Pharmacological prospects for a2-adrenoceptor antagonista therapy. Trends Pharmacol. Sci. 1992;13(7):277-82.
16. Naranjo J, Dodd S, Martin YN. Perioperative Management of Pheochromocytoma. J Cardiothorac Vasc Anesth. 2017;31(4):1427-39.
17. Boutros AR, Bravo EL, Zanettin G, Straffon RA. Perioperative management of 63 patients with pheochromocytoma. Cleve Clin J Med. 1990;57(7):613-7.
18. Hara T. Innovation in the Pharmaceutical Industry: The Process of Drug Discovery and Development, Edward Elgar Publishing: Cheltenham, United Kingdom, 2003.
19. Baker JG, Hill SJ, Summers RJ. Evolution of β-blockers: from anti-anginal drugs to ligand-directed signalling. Trends Pharmacol Sci. 2011;32,227-34.
20. Sneader W. Drug Discovery: A History, John Wiley & Sons Ltd: Chichester, United Kingdom, 2005.
21. Hefner J, Csef H. The Clinical Relevance of Beta Blockers in Ovarian Carcinoma: A Systematic Review. Geburtshilfe Frauenheilkd. 2016;76(10):1050-6.
22. Gorre F, Vandekerckhove H. Beta-blockers: focus on mechanism of action. Which beta-blocker, when and why? Acta Cardiol. 2010;65(5):565-70.
23. Machackova J, Sanganalmath SK, Elimban V, Dhalla NS. β-adrenergic blockade attenuates cardiac dysfunction and myofibrillar remodelling in congestive heart failure. J Cell Mol Med. 2011;15(3):545-54.
24. Wong SS, Irwin MG. Peri-operative cardiac protection for non-cardiac surgery. Anaesthesia. 2016;71(1):29-39.
25. Steenen SA, van Wijk AJ, van der Heijden GJ, van Westrhenen R, de Lange J, de Jongh A. Propranolol for the treatment of anxiety disorders: Systematic review and meta-analysis. J Psychopharmacol. 2016;30(2):128-39.
26. McAinsh J, Cruickshank JM. Beta-blockers and central nervous system side effects. Pharmacol Ther. 1990;46(2):163-97.
27. Tiotiu A, Novakova P, Kowal K, Emelyanov A, Chong-Neto H, Novakova S, et al. Beta-blockers in asthma: myth and reality. Expert Rev Respir Med. 2019;13(9):815-22.
28. Soma K, Yao A, Saito A, Inaba T, Ishikawa Y, Hirata Y, et al. Regular Treatment Strategy with a Large Amount of Carvedilol for Heart Failure Improves Biventricular Systolic Failure in a Patient with Repaired Tetralogy of Fallot. Int Heart J. 2018;26;59(5):1169-73.
29. Etchegoyen CV, Keller GA, Mrad S, Cheng S, Di Girolamo G. Drug-induced QT Interval Prolongation in the Intensive Care Unit. Curr Clin Pharmacol. 2017;12(4):210-22.
30. Ogrodowczyk M, Dettlaff K, Jelinska A. Beta-Blockers: Current State of Knowledge and Perspectives. Mini Rev Med Chem. 2016;16(1):40-54.
31. Paolillo S, Dell'Aversana S, Esposito I, Poccia A, Perrone FP. The use of β-blockers in patients with heart failure and comorbidities: Doubts, certainties and unsolved issues. Eur J Intern Med. 2021;88:9-14.
32. Wołowiec Ł, Grześk G, Osiak J, Wijata A, Mędlewska M, Gaborek P, et al. Beta-blockers in cardiac arrhythmias - Clinical pharmacologist's point of view. Front Pharmacol. 2023;13:1043714.
33. Johnsson G, Regårdh CG. Clinical pharmacokinetics of beta-adrenoreceptor blocking drugs. Clin Pharmacokinet. 1976;1(4):233-63.
34. Tamargo J, Delpón E. Optimization of beta-blockers' pharmacology. J Cardiovasc Pharmacol. 1990;16 Suppl 5:S10-8.
35. Kühlkamp V, Bosch R, Mewis C, Seipel L. Use of beta-blockers in atrial fibrillation. Am J Cardiovasc Drugs. 2002;2(1):37-42.
36. Al-Kuraishy HM, Al-Gareeb AI, Mostafa-Hedeab G, Kasozi KI, Zirintunda G, Aslam A, et al. Effects of β-Blockers on the Sympathetic and Cytokines Storms in Covid-19. Front Immunol. 2021;12:749291.
37. Kulkarni S, Glover M, Kapil V, Abrams SML, Partridge S, McCormack T, et al. Management of hypertensive crisis: British and Irish Hypertension Society Position document. J Hum Hypertens. 2023;37(10):863-879.
38. Movahed A. Beta blockers and congestive heart failure. Am Fam Physician. 2000;62(11):2402-4.

39.  Heidenreich PA, Bozkurt B, Aguilar D, Allen LA, Byun JJ, Colvin MM, et al. 2022 AHA/ACC/HFSA Guideline for the Management of Heart Failure: A Report of the American College of Cardiology/American Heart Association Joint Committee on Clinical Practice Guidelines. Circulation. 2022;145(18):e895-e1032.

40.  Pathak A, Mrabeti S. β-Blockade for Patients with Hypertension, Ischemic Heart Disease or Heart Failure: Where are We Now? Vasc Health Risk Manag. 2021;17:337-48.

41.  Opazo-Toro V, Fortuna V, Jiménez W, Pazos López M, Royo MJM, Ventura-Abreu N, et al. Genotype and Phenotype Influence the Personal Response to Prostaglandin Analogues and Beta-Blockers in Spanish Glaucoma and Ocular Hypertension Patients. Int J Mol Sci. 2023;24(3):2093.

42.  Uner B, Ozdemir S, Nur Pilevne S, Cenk Celebi AR. Timolol-loaded ethosomes for ophthalmic delivery: Reduction of high intraocular pressure in vivo. Int J Pharm. 2023; 640:123021.

43.  Tagami T, Yambe Y, Tanaka T, Tanaka T, Ogo A, Yoshizumi H, et al. BBGD Study Group. Short-term effects of β-adrenergic antagonists and methimazole in new-onset thyrotoxicosis caused by Graves' disease. Intern Med. 2012;51(17):2285-90.

44.  Cooper D. Treatment of thyrotoxicosis. In: Braverman LE, Utiger RD, editors. Werner's & Ingbar's the thyroid. 9th edition. Philadelphia: Lipincott, Williams & Wilkins; 2005, p. 665-94.

45.  Katsi V, Papakonstantinou IP, Papazachou O, Makris T, Tsioufis K. Beta-Blockers in Pregnancy: Clinical Update. Curr Hypertens Rep. 2023;25(2):13-24.

46.  Lin Y, Liu Y, Gao Z, Jing D, Bi R, Cui X, et al. Beta-adrenergic receptor blocker propranolol triggers anti-tumor immunity and enhances irinotecan therapy in mice colorectal cancer. Eur J Pharmacol. 2023;949:175718.

47.  Posielski NM, Richards KA, Liou JI, Borza T, Abel EJ, Downs TM, et al. Beta-Adrenergic Antagonists and Cancer Specific Survival in Patients With Advanced Prostate Cancer: A Veterans Administration Cohort Study. Urology. 2021;155:186-91.

48.  Murugan S, Rousseau B, Sarkar DK. Beta 2 Adrenergic Receptor Antagonist Propranolol and Opioidergic Receptor Antagonist Naltrexone Produce Synergistic Effects on Breast Cancer Growth Prevention by Acting on Cancer Cells and Immune Environment in a Preclinical Model of Breast Cancer. Cancers (Basel). 2021;13(19):4858.

49.  Kim JH, Hommos MS. Beta-Blockers for Treatment of Hypertension: Where Do They Fit? Am J Hypertens. 2022;35(7):587-58.

# 50

# Anti-hipertensivos e Vasodilatadores

Célio Gomes de Amorim ▪ Maria José Carvalho Carmona

## INTRODUÇÃO

Seguindo na linha constituída pelo que representa substancial análise epidemiológica, extraída dos estratos de classificação, os quais, subsequentemente, são ligados a terapias específicas, não se pode deixar de inferir que as respectivas mortalidades de 5 e 10 anos, relacionadas à Hipertensão Arterial (HA), mesmo décadas após o incrível desenvolvimento de impressionantes classes farmacológicas, descritas nesta revisão, ainda se firmam como cifras alarmantes, sendo o perioperatório, indubitavelmente, momento decisivo durante o qual nenhuma característica, especialmente se derivada da perfusão tissular, deve ser considerada como irrelevante, pois raramente o desfecho ocorre na sala de cirurgia.[1,2] No entanto, a classificação e o tratamento da HA permanecem derivados da revisão mais recentemente adotada, a qual considera a inclusão de raça como sendo elemento crítico, corretamente criado a partir das divergências citadas na edição anterior do capítulo, pois, segundo estudiosos do tema, dados significativos não estavam sendo considerados como impactantes, na constituição da amostra a ser analisada para classificação, sobretudo, os que derivavam das raças negra, indígena e hispânica, condição que, por sua vez, inevitavelmente, as estava colocando sob maior risco de complicações derivadas da HA.[1,2]

Considerando que seja relevante aspecto, o capítulo atual segue colocando em voga o máximo possível dadas questões relacionadas a esse novo olhar sobre a hipertensão, que até então eram consideradas como sendo não deflagradoras de mecanismos de lesão. Partindo-se daí, o conteúdo busca então oferecer, ao anestesiologista, elementos adicionais, os quais, eventualmente, se prestam à construção de sua expertise, seja quando necessitar orientar o paciente sobre a realidade vivenciada, seja quando for necessário, em um ambiente multidisciplinar, objetivando esclarecimento, colocar em pauta qual é o contexto vigente, no que se refere às implicações anestésicas e ao desfecho perioperatório, imediato e tardio, sobretudo nos casos em que o controle prévio estiver inadequado. Para tanto, explora-se o conteúdo de tal forma a permitir que, quando se fizer necessário, principalmente no perioperatório, sejam inseridos, no contexto da avaliação, quais possam ser os possíveis mecanismos associados, identificáveis e tratáveis, os quais, eventualmente, não tenham sido até então suficientemente explorados antes da cirurgia, mas que possam induzir a condições desfavoráveis, alimentando, com isso, a constelação causal.

## ■ CLASSIFICAÇÃO DA HIPERTENSÃO ARTERIAL

Considerada ainda como sendo importante a discussão relativa à classificação e ao tratamento da HA, a qual ganhou maior amplitude após divergências criadas entre a sétima e a oitava comissões de *experts* na área, relativas ao método utilizado para detecção, às populações à que se aplicam, bem como aos respectivos tratamentos,[3,4] por essa razão, optou-se por inserir no capítulo atual alguns pontos cruciais do embate estabelecido. Nessa linha, por exemplo, relacionado à idade, o oitavo consenso estabeleceu o ponto de corte de 60 anos e a faixa de Pressão Arterial (PA) maior que 150(PAS)/90(PAD) mmHg, para início da terapia. Diferentemente, no sétimo, eram considerados os seguintes estágios: normal (PAS < 120 e PAD < 80 - mmHg), pré-hipertensão (PAS variando de 120-139 e PAD de 80-89 - mmHg), hipertensão estágio I (PAS de 140-159 e PAD de 90-99 - mmHg) e hipertensão estágio II (PAS ≥ 160 e PAD ≥ 100 - mmHg). Ademais, para indivíduos cuja faixa etária se situava entre 30 e 59 anos, considerava-se apenas a PAD de 90 mmHg como sendo critério indicativo para o início da terapia.[3,4]

Alimentando a discussão estabelecida, na época, já se sabia que, nos países em desenvolvimento, a prevalência da HA girava em torno de 20%-30%; que nesses locais, até 80% da população de baixa renda compunha a faixa etária de 45 a 69 anos, e que a população negra apresentava características distintas, expressas pela significativa maior exposição a eventos cardiovasculares relacionados (36% *versus* 21%, comparando negros com brancos).[5] Ainda assim, tais observações não foram levadas em consideração, quando da construção das recomendações do oitavo consenso, o que se desdobrou em incongruências, segundo alguns, alarmantes, uma vez que não se sabia quais seriam os efeitos da aplicabilidade das orientações de então, não só sobre a raça negra, mas também sobre outras, bem como quais seriam os efeitos relacionados aos diferentes níveis de condições socioeconômicas.[4-6] Consequentemente, o *National Heart Lung and Blood Institute* (NHLBI) e as agências federais dos EUA decidiram não adotá-lo.[2] Tal decisão derivou tanto da análise dos inúmeros aspectos inerentes à metodologia adotada, quanto de um criticismo relacionado à forma como foi montado o painel de *expertise*, o qual, no sétimo, foi composto por 39 profissionais e sete agências organizacionais, alterado para apenas 16 indivíduos e cinco agências federais no oitavo[6]. Tal movimento de contraposição foi bastante abrangente, especialmente quanto à recomendação um, considerada como sendo a mais controversa, posto que fora fundamentada em apenas dois estudos, o *"Valsartan in Elderly Isolated Systolic Hypertension"* (VALISH) e o *" JATOS"*, cujas amostras, como dito, não contêm de forma substancial indivíduos oriundos da população negra, observação que, inclusive, induziu as agências africanas subsaarianas a preterirem-no, em prol dos seus próprios *guidelines*, assim como o fizeram outras agências.[6]

Então, em 2017, como consequência dos referidos desacordos gerados, o *American College of Cardiology* e a *American Heart Association* se juntaram em uma força tarefa, para confeccionar diretrizes mais práticas e abrangentes, que buscassem atingir o máximo possível de indivíduos, eventualmente expostos aos efeitos nocivos da HA.[2] Diferentemente, dessa vez, integraram o comitê escritores *experts* de vários países, raças, de ambos os sexos e com perspectivas intelectuais distintas, objetivando atender às expectativas dos críticos.[6] A partir daí, devido ao novo ponto de corte, mais baixo, considerado como critério diagnóstico, a prevalência de HA, por exemplo, nos EUA, saltou de 29,3% (de 1999 a 2004), equivalendo a 65 milhões de indivíduos,[7] para 45,6%, sendo que, devido ao rigor da reclassificação, agora, 36,4% da população, estimada de 2011 a 2014, passaram a receber terapia farmacológica, enquanto 9,4% apenas orientações a respeito do controle de hábitos.[1,2] Tal classificação, quanto às metas contidas no guia de 2017, publicado em 2018, é apresentada na Tabela 50.1.

**Tabela 50.1 Classificação da pressão arterial para indivíduos adultos conforme o *Guideline* de 2017.**

| *Status* | PAS (mmHg) | Associação | PAD (mmHg) |
|---|---|---|---|
| Normal | < 120 | e | < 80 |
| Elevada | 120-129 | e | < 80 |
| Hipertensão - estágio 1 | 130-139 | ou | 80-89 |
| Hipertensão - estágio 2 | ≥ 140 | ou | ≥ 90 |

**Fonte:** Adaptada de: 2017 Guideline for the Prevention, Detection, Evaluation, and Management of High Blood Pressure in Adults.[2]

## FATORES DE RISCO RELACIONADOS À HIPERTENSÃO ARTERIAL

As críticas feitas nos últimos anos também lançaram dúvidas a respeito de qual seria a real quantificação dos riscos relacionados à HA, de médio e longo prazo, o que acabou por induzir à formulação de quatro grandes questões, as quais foram indagadas aos revisores, cujas respostas deveriam levar a um olhar mais amplo, a ser transformado em novas eventuais propostas, mas que necessariamente fosse derivado de pressupostos estatísticos válidos.[6] Pois bem, os principais estudos, sobre os quais se debruçaram as equipes de trabalho, observam clara relação, tanto da PAS quanto da PAD, com acometimento por doenças cardiovasculares (DCV), um sério contraponto ao que estava sendo estabelecido, até então, como metas pressóricas.[2,3] Por exemplo, metanálise de 61 grandes estudos, não inclusa até a nova revisão, mostra aumento na incidência de DCV, caracterizado por função Log-linear, essa contabilizada a partir dos níveis de PAS, de valores menores que 115 mmHg até maiores que 180 mmHg, assim como de valores da PAD, de menores que 75 mmHg até maiores que 105 mmHg.[8] Analisando os principais achados, vê-se que uma diferença de apenas 20 mmHg, na PAS, ou de 10 mmHg, na PAD, dobra a probabilidade de ocorrência de desfecho fatal, devido a acidente vascular encefálico (AVE), de forma similar ao que ocorre quando tais aumentos são relacionados tanto a doenças cardíacas quanto vasculares. Impressionantemente, na mesma linha de investigação, também foi observado pelo grupo de *experts* que, diferentemente do que fora proposto anteriormente, aumentos nos níveis de PAS ou PAD induzem, em indivíduos com apenas 30 anos ou mais, a efeitos significativos sobre o risco relacionado a DCV, como angina, infarto agudo do miocárdio (IAM), insuficiência cardíaca (IC), AVE, doenças vasculares periféricas e aneurisma abdominal, mesmo quando avaliados separadamente.[9] Complementando, é possível observar que 50% dos óbitos consequentes à doença coronariana e ao AVE podem ocorrer em indivíduos com concomitante quadro de HA.[10] Igualmente, em se tratando de risco atribuível populacional, relacionado à evolução para lesão renal em estágio final, o índice em portadores de HA só é menor que o associado a Diabetes Mellitus (DM), tamanho é o impacto da hipertensão sobre determinados órgãos, denominados órgãos-alvo.[11]

Na mesma linha, quanto ao risco de exposição relacionado ao gênero, embora tenha estudo no qual, em separado, seja possível observar maior probabilidade de ocorrência de eventos relacionados à HA em mulheres (32%), comparado aos homens (19%),[5] informações adicionais, derivadas da análise preliminar de quase um milhão de indivíduos, dos quais 43% dos inclusos são mulheres, mostram a existência de um Risco Relativo múltiplo agrupado (RRs) para a ocorrência de AVE, em mulheres, de 23% a mais, e, em homens, de 24% a mais, para cada aumento de 10 mmHg na PAS, quando comparados ao não aumento.[12] Também parece não haver diferença significativa entre os gêneros no que se refere à probabilidade de ocorrência de Isquemia Miocárdica, a qual aparenta ser de 13% a mais, em ambos os sexos, igualmente, para cada aumento de 10 mmHg na PAS, assim como, agora lançando mão da análise de heterogenei-dade, não há diferença significativa entre os estudos utiliza-dos, oriundos de diversos países,[12] observação que subsidia as expectativas delineadas, quando da formulação das ques-tões apresentadas aos experts. A Figura 50.1 mostra a refe-rida análise de heterogeneidade. Objetivando a partir dela criar um efeito didático, na última coluna da direita, na figura, pode-se observar o peso dado para cada estudo, levando-se em consideração as características de cada amostra, cuja aná-lise final resultou na construção dos respectivos comprimen-tos de intervalo de confiança demonstrados. Analisando-os, observa-se que o ínfimo peso dado ao estudo JMS (0.32) se contrapõe em amplitude do intervalo ao que foi dado para o estudo MORGAM (22,14), no qual foi obtida amostra bastan-te homogênea, no que se refere a eventos relacionados ao gênero. Pela análise de heterogeneidade, mesmo excluindo--se estudos à esquerda ou à direita da linha vertical tracejada, não há resultante efeito que seja diferente significativamente ao que foi gerado, no conglomerado de estudos, conforme discutido pelos autores.

Diante do observado, pode-se inferir que a HA não só aumenta significativamente a probabilidade de desenvol-vimento de DCV, ao longo do tempo, como também está presente, quase que invariavelmente, em indivíduos porta-dores de outras comorbidades, as quais, mostradas a seguir, igualmente apresentam riscos relativos elevados no que se refere ao mesmo desfecho.[13-15] Por exemplo, em até 24,9% dos indivíduos portadores de lesão renal, caracterizada por uma taxa de filtração glomerular (TFG) que esteja entre 45 a 59 ml/min/1,73 m², há concomitante quadro de HA resis-tente à terapia anti-hipertensiva vigente, com alto risco para desenvolvimento de AVE.[14]

Nesse contexto, há dois principais aspectos relaciona-dos: primeiro, em razão de serem afecções cuja incidência vai aumentando enquanto se envelhece, como por exem-plo, aterosclerose, consequentemente, podem ser identi-ficados diferentes padrões de riscos relativos, a partir dos estratos de faixa etária;[16] segundo, parece ser constante o risco de desenvolvimento de DCV quando se considera uma dada diferença de PA, por exemplo, 140/90 mmHg, em re-lação à PA ideal, independente da idade.[12,17] Nessa linha, tais considerações parecem implicar da mesma forma em dois aspectos principais, que servirão como prerrogativa para o tratamento: primeiro, há maior potencial preventivo, atribuível à HA, para os indivíduos que apresentam maior risco de evolução para DCV; segundo, também há maior po-tencial preventivo para aqueles portadores de maior faixa etária, o que significa obter menor número necessário para tratar (NNT), nos casos de maior risco, se comparado com os de menor risco, ou seja, idosos *versus* jovens, algo que pode ter sérias implicações, caso não seja considerado na avaliação perioperatória.[18]

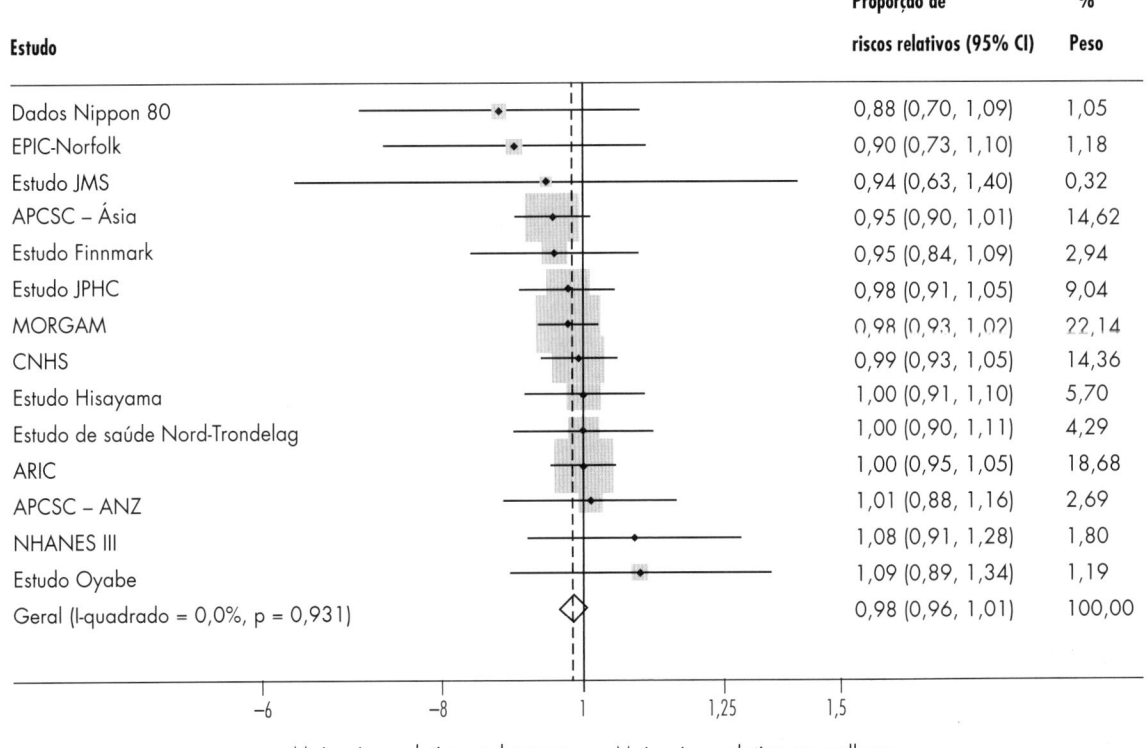

▲ **Figura 50.1** Ajustes múltiplos do risco relativo de derrame, para cada aumento de 10 mmHg na pressão arterial sistólica, entre homens e mulheres.[12]

APCSC – ANZ indicou Asia Pacific Cohort Studies Collaboration-Australia e New Zealand; ARIC, Atherosclerosis Risk in Communities; CI, intervalo de confiança; CNHS, China National Hypertension Survey; EPIC, European Prospective Investigation Into Cancer, JMS, Jichi Medical School; JPHC, Japan Public Health Center; MORGAM, M. Monitoring of Trends and Determinants in Cardiovascular Disease. Risk, Genetics, Archiving and Monograph; e NHANES, National Health and Nutrition Examination Survey III.

A partir desse conhecimento, vê-se que "também está com o anestesiologista a obrigatoriedade de tentar obter melhor controle clínico prévio à cirurgia, quando o regime é eletivo, devido aos claros benefícios a serem alcançados".[19,20] Tal corolário é verdadeiro porque, frequentemente, depara-se no pré-anestésico com indivíduo que esteja fora das metas pressóricas, ao mesmo tempo que apresentando quadro associado de hiperglicemia, de hipercolesterolemia ou de microalbuminúria, sem contar os indícios de DCV, vistos pela ecocardiografia (ECO), pela angiorressonância ou pelo cateterismo coronariano, condições que caracterizam o descontrole clínico. Indubitavelmente, conduta assertiva pode exercer impacto positivo, pois tende a "frear" a evolução para DCV ou para estágios mais avançados, nos anos seguintes, devido à probabilidade de resposta à terapia, considerando o NNT, assim como minimizar a probabilidade de complicações pós-operatórias associadas a condições clínicas descompensadas,[18] como descrito no capítulo sobre Complicações Cardiocirculatórias.

Tendo como embasamento tais informações, fica claro que, durante a preparação para procedimentos cirúrgicos, é necessário obter história clínica detalhada, objetivando adquirir melhor entendimento sobre o estilo de vida, as comorbidades e as terapias farmacológicas. Complementando, é obrigatório realizar um rigoroso exame físico, bem como ter disponíveis os exames complementares, os quais devem derivar de indicação apropriada para cada categoria de risco, condições "sinequanon" relacionadas à redução de desfecho desfavorável, as quais, inclusive, estão no topo das recomendações do guideline mais recentemente publicado pela sociedade europeia.[21] No âmbito geral, quando se considera dadas características geralmente associadas a indivíduos hipertensos, na avaliação prévia à cirurgia, tende-se à construção de inferências bem fundamentadas a respeito do prognóstico relacionado ao procedimento anestésico-cirúrgico.[21]

Seguindo nessa linha, durante a realização do exame físico, a mensuração da PA deve incluir a aferição nas posições supina e ortostática, ou até mesmo, conforme a história, ser obtida a diferencial entre membros (significativa na coarctação da aorta).[4] Também é necessário calcular o índice de massa corpóreo (IMC) e a medida da circunferência abdominal, uma vez que, sendo o paciente diagnosticado com sobrepeso, outros aspectos podem estar associados, como apneia do sono, por exemplo, indicativos de sobrecarga cardíaca, consequentemente aumentando o risco de ser o paciente um hipertenso ainda não controlado, algo que é, como visto, fator associado a complicações.[4,21] Também é de suma importância pesquisar pela presença de sopros, cardíaco, carotídeo, abdominal ou femoral, buscando-se, ao final, construir um cenário clínico em sendo vivenciado, o que é necessário para que se faça a estratificação de risco mais fidedigna possível.[2,21] Por exemplo, em alguns casos, pode ser indicado dosagem do sódio urinário e potássio sérico, como naqueles que são usuários de diuréticos, assim como a creatinina sérica e a albumina urinária, objetivando avaliar o comprometimento renal.[2] Vale lembrar, também, que se faz necessário adequado exame da tireoide, complementado pela dosagem hormonal, algo importantíssimo, pois a disfunção tireoidiana também é causa tratável de HA,

tal como outras, o que obriga a realização de pesquisa minuciosa por causas secundárias de desenvolvimento de HA.[2] Nessa linha, as Tabelas 50.2 e 50.3 mostram os fatores de risco associados aos hipertensos, bem como dados sobre o grau de lesão dos órgãos-alvo a serem utilizados pelo anestesiologista, visando procedimento seguro.

**Tabela 50.2 Fatores de risco cardiovasculares associados à HA.**

Apneia obstrutiva do sono

Hipertensão*

Estresse psicossocial

*Diabetes mellitus**

Elevação da fração LDL ou do colesterol total, ou baixa fração HDL

Taxa de filtração glomerular < 60 mL.min$^{-1}$

História familiar de doença cardiovascular prematura

Microalbuminúria

Obesidade* (IMC ≥ 30 kg/m$^2$)

Sedentarismo

Tabagismo

*Componentes da chamada síndrome metabólica.
**Fonte:** Adaptada de: "Seventh Report of the Joint National Committee on Detection, Evaluation and Treatment of High Blood Pressure" e de "The 2017 Clinical Practice Guideline for High Blood Pressure".[2,3]

**Tabela 50.3 Órgãos-alvo de lesão relacionados à HA.**

| | |
|---|---|
| **Coração** | Hipertrofia ventricular esquerda |
| | Síndromes coronarianas |
| | Falência ventricular |
| **Cérebro** | História de AVC* ou AIT** |
| | Quadros demenciais |
| | Arteriopatias periféricas |
| **Doença renal crônica** | Retinopatias |

*Acidente vascular cerebral. **Ataque isquêmico transitório.
**Fonte:** Adaptada de: "Seventh Report of the Joint National Committee on Detection, Evaluation and Treatment of High Blood Pressure" e de "The 2017 Clinical Practice Guideline for High Blood Pressure".[2,3]

# ■ CAUSAS IDENTIFICÁVEIS DE HIPERTENSÃO ARTERIAL

Quando não se conhece suficientemente quais mecanismos possam estar associados à elevação da PA, faz-se necessário aumentar a complexidade investigativa, sobretudo quanto à propedêutica, objetivando, primeiro, identificar um leque de causas prováveis, em cima do qual seja possível, segundo, delinear melhor como será feito o controle, a partir de quando, terceiro, poderá a ocorrência de eventos adversos, no perioperatório, ser minimizada. Se os níveis pressóricos basais vêm se apresentando elevados, devido a vários aspectos, incluindo desde o não diagnóstico até uma terapia ainda ineficaz, provavelmente já há mecanismos de resposta, caracterizados por ajustes na perfusão tissular, os quais, por sua vez, também levam à deterioração da fisiologia dos órgãos-alvo.[22,23] Por exemplo, caso o paciente esteja vivenciando tal condição, se for submetido a procedimento cirúrgico e, na execução da anestesia ocorrer hipotensão, o que é frequente, cujo valor esteja sustentado abaixo do limite suportável por período de tempo acima do permitido, de acordo com as características particulares de cada paciente, o que significa apenas alguns minutos, embora possa não se desdobrar em risco imediato mas, tardiamente, o efeito pode vir a ser catastrófico, em se tratando de desfecho.[22] Traçando um paralelismo com essa situação, complicações imediatas consequentes à hipotensão, como AVE e IAM, em pacientes admitidos nas unidades de emergência, apresentando crise hipertensiva, para os quais era administrado bloqueador de canal de cálcio (nifedipina) via sublingual, representaram motivo de muita discussão, sobre qual seria a terapia mais adequada, assim como quais os alvos pressóricos a serem atingidos, em um primeiro momento, bem como qual o tempo mínimo necessário a ser utilizado para obtê-los.[23] Ainda sobre tal situação, a principal crítica sobre a terapia estava relacionada à via de administração citada, a qual, devido às características farmacocinéticas e farmacodinâmicas do referido fármaco, torna a absorção e o consequente efeito imprevisíveis, propiciando assim ao aumento da probabilidade de eventos relacionados.[23] Igualmente indutoras de tal desfecho, durante a anestesia, a queda na resistência vascular e/ou a depressão cardiovascular podem ser de tal monta que deflagram efeito secundário, de hipoperfusão relativa, o passo inicial para um evento crítico.[22] Embora possa ter havido tempo hábil previamente à cirurgia para identificar e tratar a HA, é comum isso não acontecer e, como consequência, muitas vezes o anestesiologista tem que lidar com incertezas, sobre o padrão hemodinâmico, durante o perioperatório, o que dele muito exige, em se tratando, por um lado, do cuidado mais apropriado, e, por outro, simultaneamente, de lidar com as necessidades impostas pelas características da cirurgia, no que se refere aos níveis pressóricos mais adequados, visando minimizar o sangramento. Daí origina-se a grande preocupação em corretamente identificar a condição vigente, bem como as causas associadas.

Nessa linha, pode-se dizer que o aldosteronismo primário está presente em cerca de 5%-10% dos hipertensos, é identificado em até 20% daqueles que são resistentes à terapia, é diagnóstico provável quando há hipocalemia não associada ao uso de diuréticos, ou quando, mesmo utilizando esses fármacos, observa-se volume considerável, bem como quando há massa adrenal descoberta em investigação dos rins, por meio de imagens e, ainda, quando há história familiar de HA ou de eventos cerebrovasculares em indivíduos jovens.[24] Igualmente, outra condição a ser investigada, sobretudo quando há falha terapêutica anti-hipertensiva, é a estenose da artéria renal, comumente associada à aterosclerose, pois, primeiro, é consideração pertinente se há indicação de cirurgia eletiva e, segundo, devido ao alto risco de evolução para lesão renal crônica e/ou falência cardiovascular, merece avaliação multidisciplinar e consequente tratamento prévio.[25] Neste sentido, durante a consulta pré-anestésica, é imperativo saber se está havendo resposta adequada à terapia farmacológica, se os níveis pressóricos começaram a se elevar por razão incerta, quando anteriormente eram bem controlados, e a forma como se deu a elevação da pressão, insidiosa ou não. Na mesma linha, em se tratando de probabilidades

de eventos associados, pode-se inferir que, a depender da região, até 15,5% dos hipertensos podem ser tabagistas, 49,5% deles podem ser obesos, têm 63,5% de probabilidade de serem portadores de hipercolesterolemia, 27,2% de DM, assim como 15,8% podem apresentar doença renal crônica, caracterizada por Taxa de Filtração Glomerular (TFG) estimada menor que 60 mL/min/1.73 m$^2$ e/ou relação albumina: creatinina ≥300 mg/g).[26] Tais informações complementam os dados dispostos na Tabela 50.3, tal como o faz a Tabela 50.4, mostrando um *screening* diagnóstico que deve propiciar ao anestesiologista melhores condições de conduzir cada caso, de acordo com suas peculiaridades, antes, durante ou após a cirurgia.

**Tabela 50.4  Testes laboratoriais para formas identificáveis de HA.**

| Diagnóstico | Teste para diagnóstico |
|---|---|
| Doença renal crônica | Estimar Taxa de Filtração Glomerular (TFG) |
| Coarctação da aorta | CT, angiografia |
| Síndrome de Cushing e outros estados que cursam com excessos de glicocorticoides, incluindo terapia com corticoides | História, teste de supressão de dexametasona |
| Induzida por ou relacionada ao uso de fármacos | História, *screening* de fármacos |
| Feocromocitoma | Dosagem de metanefrina e normetanefrina na urina de 24 horas |
| Aldosteronismo primário e outros estados de excesso de mineralocorticoides | Dosagem de aldosterona urinária de 24 horas ou dosagem de níveis significativos de outros mineralocorticoides |
| Hipertensão renovascular | Estudo de Doppler da artéria renal ou angiografia por ressonância magnética |
| Apneia obstrutiva do sono | Estudo do sono com saturação de O$_2$ |
| Doenças da tireoide e/ou paratireoide | TSH, PTH séricos |

**Fonte:** Adaptada de: "Seventh Report of the Joint National Committee on Detection, Evaluation and Treatment of High Blood Pressure" e de "The 2017 Clinical Practice Guideline for High Blood Pressure".[2,3]

## ■ TRATAMENTO DA HIPERTENSÃO ARTERIAL

Quanto mais o anestesiologista conhecer sobre a realidade vivenciada pelo paciente, mais segura poderá ser a realização do procedimento cirúrgico e, com isso, mais favorável será o desfecho, quer seja no perioperatório, quer seja mais tardiamente. Objetivando então oferecer melhor contextualização, pode-se dizer que a condição de HA está inclusa nos pilares que constituem o que se denomina como "Consciência", "Tratamento" e "Controle", os quais, de fato, representam o que deve integrar a *expertise* de qualquer médico, na lida com essa afecção.[26] Logicamente, quando se confronta a sétima junta com o que se tem utilizado desde 2018, percebe-se que há aumento substancial da prevalência da HA, de 32% para 46%.[2,3] No entanto, quanto ao tratamento, como consequência da utilização dos novos conceitos aplicados, porcentagem significativa da população inclusa recebe terapia não farmacológica.[2] Nessa mesma linha, também pode ser dito que, entre 80%-85% da população de hipertensos têm consciência de sua condição vigente, que cerca de 70% a 80% recebem terapia anti-hipertensiva e que, dos indivíduos submetidos à terapia, o controle é adequado em cerca de 49% a 55% deles, deixando, com isso, parcela considerável desprotegida, em se tratando da probabilidade de ocorrência de eventos cardiovasculares associados, nos anos seguintes, segundo a ótica estabelecida pela referida nova visão.[2] Fechando o ciclo, como não poderia ser diferente, são exatamente esses pacientes com os quais depara o anestesiologista, no pré-operatório, contexto que frequentemente traz algum tipo de "imbróglio" a ser resolvido antes do procedimento.

Então, após ter obtido adequada história, realizado o exame físico, descartada a hipertensão resultante do efeito do "avental branco", seguido o protocolo de investigação por meio de um *screening*, lançado mão da normatização para a correta aferição da PA, o que inclui mais de uma mensuração em diferentes momentos, deve-se dar início ao tratamento, conduta que não é tão simples, antes de submeter o paciente a procedimento eletivo.[2] Como discutido, tanto os critérios diagnósticos quanto as recomendações para o tratamento da HA vêm sendo alterados nos últimos anos.[2-4] Em função de ter sido observado com mais clareza, no âmbito global, que mesmo em indivíduos mais jovens, o risco de complicações derivadas do aumento insidioso da PA é considerável, tem-se buscado atuar o mais precocemente possível, objetivando, primeiro, preservar a função dos órgãos-alvo e, segundo, melhorar a qualidade de vida do paciente.[2] Para tanto, o primeiro passo é tentar identificar e tratar os fatores de risco cardiovasculares, que geralmente estão associados, em conjunto com a terapia anti-hipertensiva (Tabelas de 50.2 a 50.4).

Incrivelmente, tem sido mostrado que a terapia não farmacológica apresenta efeito benéfico significativo, caracterizado pela redução nos níveis da PA e pela prevenção de lesão secundária, quer seja quando utilizada como terapia isolada, nos indivíduos considerados como sendo grupo de risco para elevação da pressão (história familiar, pré-hipertensão, tabagismo, DM, doença renal, ingestão crônica de álcool, apneia do sono, obesidade, etc), quer seja como terapia associada, observações a partir das quais, inclusive, todo um programa de melhora da qualidade de vida vem sendo progressivamente aprimorado e difundido.[27] Tal terapia inclui redução de peso, por meio de atividade física controlada e ingestão de dieta direcionada à redução da pressão (DASH – *Dietary Approaches to Stop Hypertension*), a qual tem um cardápio específico, que promove mudança nas vias do metabolismo, preservando a administração de potássio, magnésio, cálcio, entre outros, além de outras medidas, como o incentivo à redução da ingesta de álcool e, principalmente, da carga de sódio. Informações adicionais podem ser obtidas na literatura referenciada.[2,27]

Na mesma linha, uma vez que a classificação anterior de pré-hipertensão agora é considerada como sendo hipertensão, um olhar mais elaborado está sendo construído, derivado do parâmetro Risco Atribuível Populacional, de médio e longo prazo, relacionado ao desenvolvimento de doença cardiovascular, atualmente o fundamento no que se refere a desfecho relacionado à HA.[2] Diferentemente do que era preconizado anteriormente, início da terapia baseada apenas nos níveis pressóricos, a combinação da utilização de critérios mais rígidos de classificação (Tabela 50.1) com a estratificação de risco, esta dada pela estimativa de desenvolvimento Doença Arteriosclerótica Cardiovascular (ASCVD) em 5 ou 10 anos, para pacientes com faixa etária de 40-79 anos que não estejam no momento da avaliação sendo submetidos à terapia com estatina, tem mostrado resultados mais promissores no que se refere à prevenção de eventos relacionados ao aumento da pressão.[28,29] Porém, é necessário acrescentar que ainda existem alguns resultados variáveis, os quais derivam da complexidade de sua implementação, pois os principais fatores inerentes são relacionados à mudança comportamental, por exemplo, por parte do médico assistente, no sentido de calcular o risco em questão, orientar corretamente todo o processo de terapia, solicitar avaliação multidisciplinar, nutricional, por exemplo, inferir adequadamente sobre qual, de fato, será a redução de risco de evento em 10 anos, da mesma forma que também envolve a aderência ao tratamento, por parte do paciente, algo até difícil de mensurar com precisão.[30] Ademais, vale lembrar que a utilização do cálculo de riscos específicos também tem gerado confusão e controvérsia, e vários estão disponíveis.[31] Partindo desses pressupostos, objetivando a obtenção de dados mais uniformes, a ACC/AHA tem sugerido a *Pooled Cohort Equations Calculator* (http://tools.acc.org/ASCVD-Risk-Estimator/) como a ferramenta de cálculo a ser utilizada, como forma de estabelecer o risco de desenvolvimento de doença cardiovascular, a ser combinado com a terapia multimodal citada,[32] mostrando ser esse o caminho que subsidiará a contextualização da hipertensão, o qual inclusive já está sendo amplamente divulgado, objetivando sua implementação universal.[2]

Considerando-se que a definição de DCV se caracteriza pela presença de doença isquêmica coronariana ou de insuficiência cardíaca (IC) ou de AVE, a partir de quando tais quadros foram associados à terapia combinada, não farmacológica e farmacológica, mesmo na ausência de hipertensão, caracterizada na época como PAS ≥ 140 mmHg ou PAD ≥ 90 mmHg, começou-se a observar resultados promissores, tornando clara a necessidade de, primeiro, reclassificar-se o estado de HA e, segundo, associar tal condição ao risco de evolução para DCV.[33] Evidências adicionais têm mostrado benefícios significativos dessa conduta quando aplicada a indivíduos cujo risco de evolução para DCV em 5 anos seja de, pelo menos, 6%-7%, ou, em 10 anos, em torno de 4,5%, calculados pelo ASCVD, considerando-se as condições de PAS ≥ 130 mmHg ou a PAD ≥ 80 mmHg.[19,34] Com base nesses achados é que se tenta difundir atualmente a mais complexa abordagem da HA, extraída do referido aprofundamento sobre "Consciência", "Tratamento" e "Controle". Devido à limitação de inclusão mais detalhada desses conceitos no texto atual, leitura adicional é recomendada, visando melhorar a percepção sobre eles.

Então, após a reunião de todos os dados, o próximo passo é a categorização da condição clínica na qual se encontra o paciente, para que se lance mão da recomendação mais apropriada possível, a partir da qual seja possível estabelecer metas mais exequíveis.[2] Segundo o que tem sido divulgado, o uso de terapia farmacológica é recomendado para prevenção secundária de recorrência de evento cardiovascular em indivíduos portadores de DCV, os quais apresentam PAS, em média, maior ou igual a 130 mmHg, ou PAD, em média, maior ou igual a 80 mmHg, bem como para prevenção primária em adultos com risco estimado de desenvolvimento de ASCD, em 10 anos, maior ou igual a 10%, associado aos critérios de classificação mencionados.[2,35] A utilização de terapia farmacológica também se destina à prevenção primária de DCV em adultos que não apresentem história de DCV, para os quais o risco de desenvolvimento de ASCVD, em 10 anos, seja menor que 10%, que tenham sido diagnosticados com PAS maior ou igual a 140 mmHg ou PAD maior ou igual a 90 mmHg.[2,35] No entanto, a terapia não farmacológica mencionada deve ser agregada, como sendo considerada igualmente essencial, para a obtenção dos resultados esperados. Nessa linha, a Figura 50.2 traz, em linhas gerais, os princípios que norteiam o tratamento.

Embora na prática possa haver variabilidade quanto à escolha da classe farmacológica no que se refere à terapêutica inicial, geralmente os inibidores da enzima conversora de angiotensina (IECA) e os bloqueadores dos receptores de angiotensina (BRA) têm sido considerados como sendo bastante efetivos no controle da PA para uma expressiva população de indivíduos, aparentemente, com discreto efeito

mais protetivo desses comparado àqueles, quando os desfechos são AVE e IAM, dentre outros.[36,37] Entretanto, não é incomum que os diuréticos tiazídicos e os bloqueadores de canais de cálcio também sejam fármacos indicados no início do tratamento da hipertensão não complicada.[4] Já os bloqueadores beta-adrenérgicos continuam não sendo considerados como terapia de primeira escolha, sobretudo em indivíduos com idade acima de 60 anos, mas certamente são utilizados em indivíduos que apresentam, concomitantemente, doença coronariana isquêmica e insuficiência cardíaca.[38]

Inferências a respeito da utilização das condições dos órgãos-alvo, como sendo elementos de referência para avaliar a terapia, merecem ser colocadas em voga. Nesse sentido, pode-se dizer que a hipertrofia ventricular esquerda (HVE), quando não associada à disfunção valvar, geralmente é causa secundária de HA prolongada e considerada fator independente para a ocorrência de eventos cardiovasculares.[39] Partindo daí, pode-se dizer que a utilização de eletrocardiograma (ECG), ECO e Ressonância Nuclear Magnética (RNM) logicamente asseguram melhor contextualização das condições vigentes.[40] No entanto, atualmente é controverso utilizar a terapia farmacológica como sendo referência ao longo do tempo para quantificação da HV, sobretudo a partir da nova classificação, pois os dados disponíveis são originários de estratos diferentes dos considerados nos dias

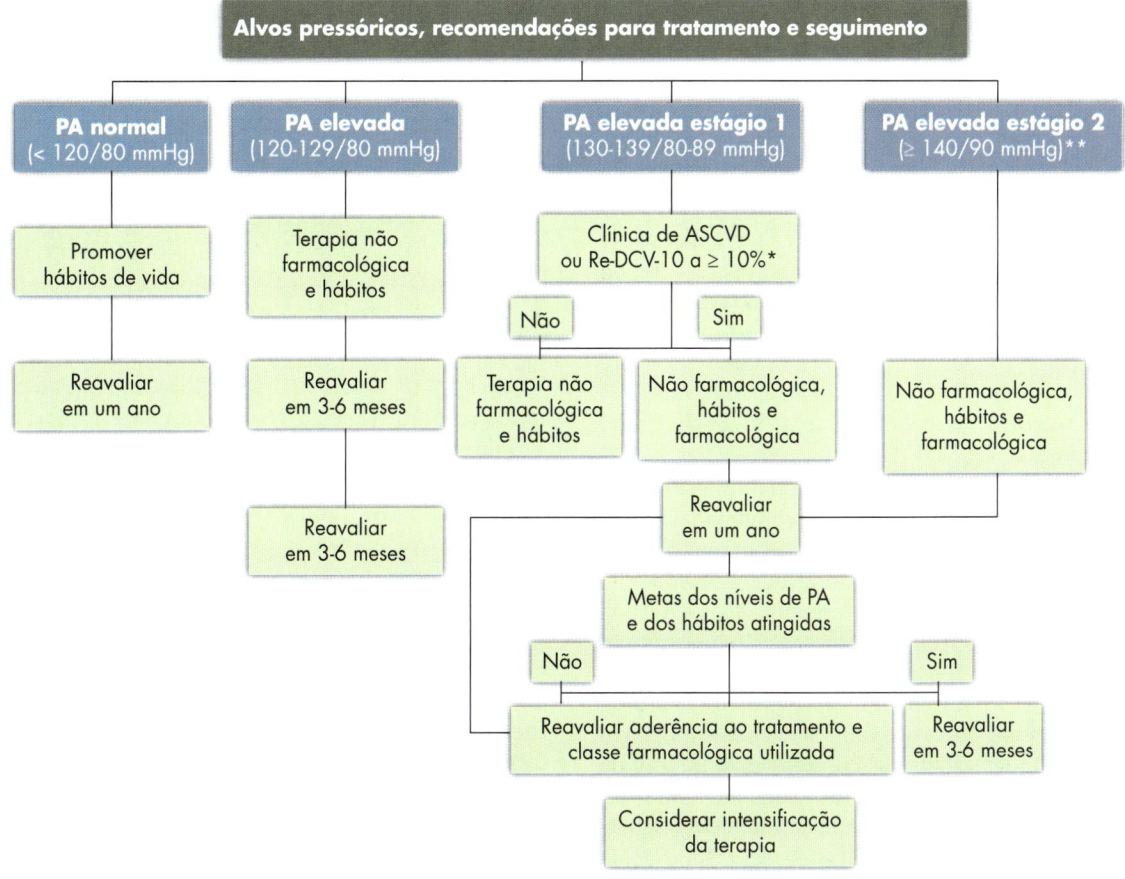

▲**Figura 50.2** Princípios que norteiam o tratamento farmacológico e não farmacológico da pressão arterial.

**Fonte:** Adaptada de: The 2017 Clinical Practice Guideline for High Blood Pressure.[2]

de hoje, além de outros fatores que devem ser inclusos na análise.[2,39-41] O que se pode dizer é que a massa total do ventrículo esquerdo (VE), considerada como derivada da área de superfície corpórea, tendo como referência a geometria ventricular, primeiro, também é função da frequência cardíaca (FC) basal, do hábito de tabagismo, do estágio o DM, além da PA, sobretudo se associada à resistência ao tratamento ou à concomitante presença de Doença Renal Crônica (DRC).[40] Segundo, há apenas indícios mostrando que ela pode ser reduzida em maior grau com a utilização da clortalidona, quando comparada com bloqueador do canal de cálcio (Amlodipino), inibidor da ECA (enalapril), bloqueador do receptor alfa (doxazosina) ou ainda betabloqueador (acebutolol). Por fim, também é notório que é maior o impacto da terapia anti-hipertensiva sobre a massa ventricular em indivíduos jovens, se comparado a idosos.[39,41] Portanto, embora possa de fato ser difícil utilizar o grau de HVE como marcador substituto dos efeitos tardios relacionados à terapia, tal medida é, sim, exequível, desde que se faça considerando um cenário mais complexo de avaliação, que englobe inclusive um longo tempo de acompanhamento, ao invés de serem feitas inferências a respeito da condição vigente, utilizando apenas um corte no tempo de evolução da HA, no pré-anestésico, utilizando um ECG ou um ECO, o que demanda avaliação conjunta com o clínico assistente.[40,41]

A função renal é outra condição vigente sobre a qual o anestesiologista deve muito ter conhecimento, primeiro, por ser o rim um órgão-alvo, acometido quando não há controle adequado da PA ao longo do tempo, o que indica necessidade de reavaliação da terapia e, segundo, por frequentemente estar associada, independente da afecção causadora da Lesão Renal Crônica(LRC), à condição de resistência ao tratamento anti-hipertensivo (PAS ≥ 140 mmHg ou PAD ≥ 90 mmHg).[14] Considerando esse estudo citado,[14] é possível ver-se que, dos indivíduos portadores de LRC e que são resistentes ao tratamento anti-hipertensivo, 15,8% deles apresentam TFGe > 60 ml/min por 1.73 m², assim como 12,1% mostram relação albumina/creatinina < 10 mg/g, teoricamente algo que provavelmente é pouco considerado como sendo informação relevante, no pré-anestésico. Ademais, 86,6% dos indivíduos portadores de tal condição já recebem terapia com diuréticos, 73,4% com betabloqueadores, 72,1% usam bloqueadores do canal de cálcio e 62% inibidores da ECA.[14]

Por fim, algumas considerações adicionais a respeito da terapêutica farmacológica merecem ser comentadas, antes da discussão sobre os mecanismos de ação propriamente ditos: primeiro, é necessário lembrar que a terapia não farmacológica, associada ou não à monoterapia, se destina normalmente aos casos de pré-hipertensão e hipertensão estágio 1, principalmente em indivíduos mais jovens, para os quais, se houver comorbidades, há controle satisfatório. Para os demais, muito provavelmente será necessário, além dos aspectos não farmacológicos considerados, utilizar, no mínimo, duas classes farmacológicas. Segundo, uma vez que mais de um fármaco será administrado, é necessário levar em conta que seus mecanismos de ação, na medida do possível, sejam complementares, o que confere, no mínimo, sinergismo, trazendo com isso a obrigatoriedade de que não pertençam à mesma classe farmacológica, como se

daria, caso fosse administrado um inibidor da enzima conversora de angiotensina (IECA) e um bloqueador da atividade dos receptores da angiotensina (BRA), ou, igualmente, duas classes de betabloqueadores. Terceiro, o mecanismo complementar deve ser caracterizado, principalmente, por uma diferente via de ação que cause redução da PA, de tal forma que também possa bloquear os efeitos compensatórios desencadeados pelos mecanismos de transdução do primeiro fármaco. Por exemplo, os diuréticos tiazídicos, em muitos casos primeira escolha, atuam sobre os mecanismos de ação da via renina-angiotensina-aldosterona, induzindo a um mecanismo compensatório, que pode ser bloqueado por um IECA ou um BRA, se algum desses for administrado conjuntamente. Logicamente, há exceção a essa regra, quando um diurético tiazídico, poupador de potássio, for associado a pequenas taxas de administração de outro diurético, o de alça, pois aí o objetivo é estabelecer um adequado controle sobre os níveis séricos do referido eletrólito. Quarto, sempre que for pensado em adicionar um fármaco à terapia, deve ser considerada a compatibilização no que se refere à posologia, uma vez que havendo doses fixadas em horários comuns, na medida do possível, tal conduta certamente levará à maior aderência por parte do paciente.

Sendo um pouco mais específico quanto às características apresentadas pelos pacientes no pré-operatório, é possível ver-se que, dentre as várias classes farmacológicas utilizadas no início o tratamento, além do que foi dito anteriormente para a população geral não negra, incluindo os diabéticos, tem sido escolhido um diurético tiazídico, ou um bloqueador de canal de cálcio (BCC), ou um IECA, ou um BRA. No entanto, para os pacientes negros, incluindo os diabéticos, o tratamento ainda tem sido iniciado, necessariamente, com um diurético tiazídico ou um BCC. Já para os indivíduos portadores de insuficiência renal crônica (IRC), independentemente da raça ou da presença de diabetes, o tratamento anti-hipertensivo deve incluir um IECA ou BRA, para melhorar a função renal, guardadas as devidas restrições, caracterizadas pela necessidade de monitoramento dos níveis do potássio e pela contraindicação a indivíduos portadores de estenose da artéria renal.[38]

Embora os betabloqueadores sejam amplamente utilizados na prática clínica, frequentemente estão associados a efeitos colaterais, como por exemplo, bradicardia e intolerância a exercícios, alguns dos quais posteriormente aqui serão discutidos.[42] Como descrito anteriormente, tais fármacos foram removidos da lista de anti-hipertensivos de primeira escolha, tendo sido substituídos pelos BRAs, devido à sua inferior eficácia terapêutica, demonstrada, por exemplo, pela losartana, associada a uma incidência 13% menor de eventos cardiovasculares quando comparada ao atenolol.[38,43] Da mesma forma, como os diuréticos podem exacerbar a intolerância à glicose em diabéticos, nesses, tais fármacos devem ser adicionados a um IECA apenas se não tiverem sido atingidos os níveis desejados, que caracterizam o adequado controle, ou se forem necessários para o complementar tratamento de acúmulo de líquidos, que pode estar associado ao uso de anti-hipertensivo.[2,4] Vale lembrar que os IECAs e os BRAs também são extremamente úteis quando se deseja obter melhor controle da PA que esteja associado à redução ou prevenção da proteinúria em diabéticos.[4]

Então, após ter lançado mão das terapias mais ajustáveis para as condições vigentes, no que se refere à farmacológica, primeiro, os riscos devem estar associados, objetivando diagnóstico e controle das causas identificáveis. Segundo, tanto para aqueles com risco de ASCVD em 10 anos maior que 10%, quanto para os que não apresentam risco expressivo, como visto, uma pequena porcentagem, a meta pressórica deve ser PA < 130/80 mmHg, não importando raça, idade, comorbidade ou condição associadas. Do ponto de vista científico, as evidências sugerem que existe redução impactante nos riscos relacionados, bem como ganho na qualidade de vida, devido à reclassificação e à aplicabilidade do "Conhecimento", do "Tratamento" e do "Controle", o que realmente interessa, objetivando incrementar a expertise do anestesiologista. Este fato provavelmente em breve será mostrado, pois parece ser questão de estudo saber se há impacto na mortalidade, por exemplo, seja perioperatória, seja com 7 dias, 28, 6 meses ou um ano, cuja análise pode ser caracterizada pela situação no qual o paciente se encontra. Entretanto, um indivíduo, em quadro descompensado de controle pressórico, prestes a ser submetido a procedimento cirúrgico, precisa ter a si atribuído um fatídico número que represente de fato o desfecho, objetivando, com isso, um olhar que garanta mais qualidade e segurança no atendimento, mas logicamente se isso for possível, em se tratando de tempo hábil e como pode ser feito, quando o regime for eletivo.

## ■ PERÍODO PERIOPERATÓRIO EM HIPERTENSOS

Uma vez que a finalidade da ação do anestesiologista é garantir a realização de uma anestesia segura, independente da técnica, necessário se faz ter pleno conhecimento a respeito do arsenal farmacológico utilizado pelo paciente. Por exemplo, no que se refere ao tratamento da HA, várias podem ser as classes farmacológicas administradas.[2,44-46] Logo, devido à combinação dessas condições, é preciso considerar a interação medicamentosa, pois havendo inobservância desse aspecto, tal conduta pode resultar em desdobramentos clinicamente catastróficos, mesmo se a cirurgia estiver sendo realizada em regime eletivo.[45-47] Igualmente, em situações clínicas, sobretudo relacionadas a quadros de urgência/emergência, nas quais estejam presentes fatores que possam alterar parâmetros farmacocinéticos, como os volumes "inicial" e "final", a infusão de fármacos anestésicos pode resultar em efeito tóxico adicional, se administrados nas mesmas taxas que as usualmente utilizadas, devido, primeiro, a diferenças teciduais nas taxas de estabilização durante a distribuição, pois alguns deles são depressores, tanto do sistema cardiovascular quanto cerebral e, por essa razão, nas referidas condições, tais mudanças do perfil farmacocinético resultam em concentrações séricas nesses locais muito mais elevadas do que ocorreria em condições normais,[45,47,48] induzindo, com isso, a eventos adversos. Segundo, como o metabolismo é um processo que utiliza mecanismos ativos derivados de estoque, embora se diga que são necessárias altas concentrações séricas para induzir à falência da atividade metabólica devido à quantidade de fármacos que utilizam as mesmas famílias ou subfamílias enzimáticas, bem como ao polimorfismo genético relacionado à capacidade enzimática, não se pode excluir a possibilidade de existência de risco associado a eventos hemodinâmicos adversos quando várias classes farmacológicas anti-hipertensivas são utilizadas e o paciente está sendo submetido a um procedimento cirúrgico, principalmente se este for de grande porte.[48,49]

Independentemente das condições de base do paciente, por si só, as alterações decorrentes da realização da anestesia, como bloqueio do Sistema Nervoso Simpático e perda de reflexos dos barorreceptores, além dos efeitos diretos causados pelos anestésicos, por exemplo, no coração, tendem a produzir um estado de labilidade pressórica que pode comprometer seriamente a perfusão tecidual.[38] Assim, quando os indivíduos que serão submetidos ao período perioperatório são hipertensos, aumenta-se muito a probabilidade de ocorrência de isquemia miocárdica relacionada.[50] Embora a vigência de hipertensão não seja o único mecanismo relacionado à ocorrência de eventos adversos associados à anestesia, há indícios de que a mortalidade de 30 dias possa ser maior nos indivíduos hipertensos, quando comparados a outros controles.[45] Assim, vê-se que os riscos a que estão submetidos os indivíduos hipertensos incluem: isquemia miocárdica, isquemia cerebral, disfunção renal e labilidade da pressão arterial de difícil controle no intraoperatório.[45,51]

Considerando-se, então, que hipertensos crônicos podem ter suas respostas regulatórias alteradas e que a realização da anestesia tipicamente reduz a pressão arterial, é de fundamental importância que se busque uma adequada estabilidade hemodinâmica, dentro das condições em que se apresenta cada indivíduo, o que representa um verdadeiro desafio, sobretudo após a reclassificação.[51] Como dito, a queda pressórica não controlada pode reduzir a perfusão já limítrofe dos órgãos-alvo, o que também é possível observar se houver um quadro hipertensivo sustentado durante a cirurgia.[38] Objetivando contornar tais extremos de condições hemodinâmicas, a disponibilização de fármacos tanto anti-hipertensivos quanto vasoconstritores, para infusão parenteral, propicia ao anestesiologista melhores condições de realizar o controle fino dos níveis pressóricos no período perioperatório.[51] Entretanto, devido ao risco de hipotensão profunda, os mesmos devem ser usados com cautela, ainda que suas meias-vidas de maior contexto clínico sejam curtas, implicando na rápida diminuição dos efeitos tão logo sejam interrompidas suas infusões.[51] Além do mais, tais fármacos devem ter sua infusão associada a uma monitorização mais complexa, caracterizada pela inserção de um cateter venoso central (CVC) e pela instalação da pressão arterial invasiva contínua (PAi).[51]

## ■ FÁRMACOS UTILIZADOS NO TRATAMENTO DA HIPERTENSÃO ARTERIAL

### Diuréticos

Diuréticos são fármacos que influenciam a taxa de fluxo da urina, aumentando a natriurese (excreção urinária de sódio), bem como provocando alterações na eliminação tanto de outros cátions ($K^+$, $Mg^{2+}$, $H^+$, $Ca^{2+}$) quanto de ânions ($Cl^-$, $HCO_3^-$ e $H_2PO_4$).[52] Alguns deles são amplamente prescritos para o tratamento da hipertensão, inclusive são recomendados como terapia inicial para brancos e negros, incluindo os diabéticos.[2] Também são utilizados como terapia adicional, por exemplo, para o tratamento da insuficiência cardíaca e das condições associadas à sobrecarga hídrica, objetivando estabelecer melhor ajuste no balanço hídrico.[53-55]

No entanto, não são inertes, pois desencadeiam efeitos colaterais variados, mais comumente associados aos tiazídicos e aos diuréticos de alça, os quais induzem à espoliação de potássio, enquanto outros, como os antagonistas da aldosterona, levam à retenção.[55,56] Devido às alterações relacionadas tanto à volemia quanto aos distúrbios eletrolíticos, o uso de diuréticos também está associado a eventos adversos durante o procedimento anestésico, pois não é incomum ver indivíduos que estejam recebendo furosemida apresentarem hipopotassemia ou depleção comprometedora de volume, situações que, se não forem detectadas, podem induzir a sérias complicações no perioperatório.[2,53,55] Ainda nessa linha, em se tratando do princípio geral estabelecido, que orienta a terapia farmacológica anti-hipertensiva, embora haja contraindicação para a associação de classes farmacológicas de mesmo princípio, a combinação de diuréticos é exceção a essa regra, pois dependendo da quantidade de fármacos a serem administrados, pode ser necessário lançar mão, por um lado, de um diurético de alça, o qual espolia potássio e, por outro, um que induza à retenção do íon.[2] Porém, o grande desafio ao adotar tal conduta está na implementação da taxa de administração mais adequada de ambos, visando um equilíbrio tanto no ajuste dos níveis pressóricos, quanto dos hidroeletrolíticos.[55]

## Farmacologia dos diuréticos

Sabe-se que os tiazídicos atuam na porção cortical ascendente da alça de Henle e no túbulo contorcido distal, inibindo a bomba de $Na^+$ e a reabsorção do $Cl^-$.[52] Assim, interferem minimamente com a capacidade de concentrar a urina, uma vez que normalmente essas regiões do rim são responsáveis pela reabsorção de menos de 5% do $Na^+$ filtrado, enquanto cerca de outros 90% são reabsorvidos antes de chegarem ao túbulo contorcido distal.[52] Consequentemente, a diurese obtida através do uso de diuréticos tiazídicos nunca é tão efetiva. Comparativamente aos diuréticos de alça, é leve, porém sustentada, observação que é considerada quando há a necessidade de obtenção de efeito complementar, objetivando atingir as metas do tratamento, sem que haja prejuízo da fisiologia, principalmente dos rins, para o qual está justificada a combinação de mecanismos distintos de ação ou mesmo de classes diferentes, como será visto a seguir.[52]

Devido aos aspectos mencionados, relacionados aos riscos inerentes ao tratamento, bem como aos melhores resultados demonstrados, no que se refere ao risco tardio de desenvolvimento de DCV, gradualmente os tiazídicos foram se tornando mais utilizados na terapêutica anti-hipertensiva, sendo atualmente amplamente prescritos, inclusive como fármacos de primeira linha, porém sempre em doses mais baixas.[2,57] A redução do volume extracelular e a vasodilatação periférica leve são responsáveis pelo efeito anti-hipertensivo sustentado propriamente dito, sendo que, no entanto, para que isso seja obtido, podem ser necessárias até 12 semanas de tratamento.[52] Por outro lado, taxas de administração mais

elevadas são usadas para tratamento da insuficiência cardíaca congestiva e de outras condições edematosas, tais como síndrome nefrótica e cirrose hepática.[52]

No entanto, é necessário dizer que os tiazídicos podem precipitar a ocorrência de arritmias, induzir à disfunção renal e estar associados à resistência aos anti-hipertensivos, bem como induzir ao desenvolvimento de gota, em indivíduos propensos.[3,58] Porém, baixas doses de HCTZ geralmente previnem a hipopotassemia e podem reduzir as alterações metabólicas da glicose e dos lipídeos.[56] Objetivando discutir um pouco mais sobre os efeitos resultantes da interação farmacológica, se por um lado, a espironolactona, inibidora da aldosterona, sendo um diurético fraco, frequentemente é associada a um tiazídico ou a um diurético de alça, exatamente para que o efeito final seja poupar potássio, por outro, deve-se ter cautela, sendo igualmente obrigatório monitorar o nível sérico do referido íon, quando for associada a outros agentes, não diuréticos, que também induzem à retenção de potássio, como os inibidores da ECA e os BRAs, bem como quando são administradas altas doses de tiazídicos e de diuréticos de alça.[2,56,58] Ainda nessa linha, embora baixas taxas de administração tanto da hidroclorotiazida (HCTZ) quanto da clortalidona (CTDN) estejam associadas à adequada eficácia terapêutica, bem como à redução significativa de eventos cardiovasculares, mesmo sendo ainda a HCTZ um dos fármacos mais prescritos no cotidiano, comparativamente a CTDN tem mais eficácia em reduzir a PAS, está associada ao desenvolvimento de um menor grau de hipertrofia ventricular, o que pode ser traduzido também pela menor associação a DCV e, devido à maior duração de ação, exerce maior efeito noturno sobre os níveis pressóricos.[59-63]

Quanto a outros aspectos farmacocinéticos, os diuréticos tiazídicos e seus correlatos são rapidamente absorvidos pelo trato gastrointestinal, iniciam o efeito diurético dentro de 1 a 2 horas, após a administração por via oral, porém apresentam ampla variação nas suas meias-vidas de eliminação (de 2,5 horas para a HCTZ a 47 horas para a CTDN).[52] Sofrem distribuição para o espaço extracelular e são eliminados no túbulo proximal do néfron através de secreção ativa, utilizando a via secretora dos ácidos orgânicos.[52] Agem nas células epiteliais do túbulo contorcido distal, via cotransporte de NaCl, limitando a reabsorção de $Na^+$ e $Cl^-$, o que resulta no aumento de $Na^+$ no ducto coletor.[53,55] No entanto, induzem à perda de $K^+$ e de $Mg^{2+}$, competem pelos mecanismos de secreção tubular do ácido úrico, podendo por esta razão induzir à hiperuricemia, diminuem a excreção urinária de cálcio propiciando, da mesma forma, condições para a hipercalcemia, além de aumentarem a excreção de $NaHCO_3^-$ e do $Cl^-$.[52] A ocorrência de hipopotassemia e de hipomagnesemia está associada à gênese das arritmias, observadas na vigência de tratamento com diuréticos tiazídicos e seus correlatos.[64] Já os seus efeitos extrarrenais são vasodilatação, elevação da glicemia, do colesterol e dos triglicérides.[55,65] Também reduzem os efeitos da insulina (pois são derivados das sulfonamidas) e dos anticoagulantes, ao passo que aumentam os dos glicosídeos cardíacos, dos diuréticos de alça, do lítio e dos anestésicos (relaxantes musculares não despolarizantes).[65] Por outro lado, têm seus efeitos reduzidos pelos anti-inflamatórios não hormonais (AINEs).[65] Por fim, deve ser considerado que a taquicardia ventricular polimórfica, observada em usuários de diuréticos tiazídicos que estejam recebendo ao mesmo tempo a quinidina, pode evoluir para a fibrilação ventricular fatal.[52] A Tabela 50.5 mostra os principais congêneres.

**Tabela 50.5  Doses de diuréticos tiazídicos e correlatos.**

| Diurético | Dose inicial diária (mg) | Dose-alvo (mg) | Número de doses/dia |
|---|---|---|---|
| Bendroflumetiazida | 5 | 10 | 1 |
| Clortalidona | 12,5 | 12,5-25 | 1 |
| Hidroclorotiazida | 12,5-25 | 25-100 | 1-2 |
| Indapamida | 1,25 | 1,25-2,5 | 1 |

**Fonte:** Adaptada de: The 2017 Clinical Practice Guideline for High Blood Pressure.[2]

## Inibidores da Enzima Conversora de Angiotensina

Desde a observação de que extratos salinos do rim continham uma substância pressora, em 1898, e de que a constrição da artéria renal provocava hipertensão em cães, em 1934, a autorregulação da filtração glomerular (FG) tem sido amplamente estudada devido às implicações do rim na gênese ou sustentação da HA.[66] A partir daí, um expressivo conhecimento foi adquirido, o que possibilitou o desenvolvimento de fármacos que atuam bloqueando a catálise da angiotensina I em angiotensina II (um potente vasoconstritor), conhecidos, por essa razão, como inibidores da enzima conversora da angiotensina (IECA).[66] Não parando por aí, o desenvolvimento da ciência computacional e da biologia molecular levou à identificação dos receptores específicos das angiotensinas, propiciando, por consequência, condições para a construção de moléculas que possuem alta seletividade nas ações farmacológicas, as quais foram chamadas de bloqueadores dos receptores das angiotensinas, discutidas em outro tópico no capítulo atual.[66]

Explorando mais detalhadamente os mecanismos relacionados, é possível observar que as variações no volume circulante, a liberação de hormônios e o aumento da expressão dos autacoides influenciam tanto o fluxo sanguíneo renal quanto a taxa de filtração glomerular (TFG), de tal forma que induzem a oscilações momentâneas, consideradas como fisiológicas, buscando sempre o restauro da homeostasia.[67] Neste sentido, ainda que a unidade funcional do rim, o néfron, faça parte do processamento dos estímulos desencadeados, o aparelho justaglomerular, constituído pela mácula densa, no túbulo distal, e pelas células justaglomerulares das arteríolas aferente e eferente, representa o ponto de partida que deflagra os mecanismos de transdução, em *loco* e à distância, cujo contexto é denominado de autorregulação renal.[66,67] Por exemplo, vários fatores podem levar à diminuição da FG, incluindo a depressão causada pelos anestésicos, que induz à lentificação do fluxo do filtrado glomerular, desencadeando na sequência o aumento da reabsorção pela alça de Henle.[66,67] Tal mecanismo ocorre da seguinte forma: com a alteração da TFG, os fluxos de $Na^+$ e $Cl^-$ sofrem lentificação, na mácula densa, o que representa o gatilho para deflagrar, por um lado, a produção de renina, via

desaceleração da atividade basal de sinalização e, por outro, a diminuição da resistência das arteríolas aferentes.[66,67] A renina, então, utilizando seu substrato, o angiotensinogênio, aumenta a formação de angiotensina I, a qual, por sua vez, é convertida em angiotensina II pela enzima conversora de angiotensina (ECA), provocando constrição das arteríolas eferentes, mecanismo que tende a elevar a TFG e a restaurar as condições basais, completando o ciclo.[66,67]

Diante do exposto, vê-se que a mácula densa pode ser caracterizada como sendo um mecanismo de leitura altamente intricado, cuja função é a detecção quase que momentânea de mínimas oscilações no fluxo de $Na^+$ e $Cl^-$, no aparelho justaglomerular, situado no túbulo distal, caracterizadas pelo aumento ou pela diminuição de suas cargas, por ali trafegando.[66,67] Os sinais químicos intracelulares, deflagrados por tais oscilações, utilizam vias celulares de transdução que, por um lado, envolvem a via da adenosina, por consequência da ativação do receptor de superfície $A_1$, quando há aumento de fluxo de NaCl, mecanismo cujo evento final é a diminuição da produção de renina.[66] Por outro, quando há diminuição do fluxo, há o envolvimento da via das prostaglandinas que, por meio da ativação da cicloxigenase induzível (COX-2), promove o aumento da liberação de renina.[66] Neste aspecto, algo muito importante, que deve ser considerado pelo anestesiologista, é que a inibição seletiva da COX-2 bloqueia a liberação de renina mediada pela mácula densa, alterando por consequência os mecanismos fisiológicos compensatórios no nível intracelular, o que, em determinadas situações, pode ser tão comprometedor que deteriora expressivamente a função renal, sobretudo em idosos.[66]

Partindo-se do princípio de que o sistema vascular renal possui uma rica rede neuronal intrinsecamente a ele associada, composta por fibras nervosas simpáticas, embora em situações nas quais a ativação de mecanismos de resposta vascular não seja tão intensa ou prolongada, como aquela desencadeada pelos reflexos barorreceptores, durante, por exemplo, mudanças posturais, tal mecanismo também pode influenciar enormemente a fisiologia renal.[38,66] Substâncias como a epinefrina e a norepinefrina, liberadas por estimulação simpática das glândulas suprarrenais, atuando no rim, podem induzir à diminuição da TFG, algo que, consequentemente, desencadeia mecanismos compensatórios relacionados à autorregulação renal devido aos seus efeitos diretos sobre os receptores adrenérgicos dos vasos sanguíneos, das células justaglomerulares e dos barorreceptores intrarrenais.[66] Entretanto, a depender do estímulo, esses mecanismos podem ser exauridos, como ocorre, por exemplo, quando se trata de quadro clínico desencadeado pelo choque séptico ou hipovolêmico propriamente dito,[68] os quais deflagram a liberação de tais substâncias, o que induz à deterioração progressiva da função renal, tal como ocorre quando há inibição da COX-2, descrito anteriormente.[66] Ademais, a endotelina liberada, por exemplo, quando há lesão vascular, induz à vasoconstrição renal, diminuindo a FG e, similarmente, pode levar à lesão renal.[66]

Por sua vez, a enzima conversora de angiotensina (ECA), uma glicoproteína que utiliza muitos substratos, é expressa na membrana celular endotelial de todo o sistema vascular, além de também estar presente circulante.[66,67] Uma vez que é uma enzima idêntica à cininase II, também inativa a bradicinina e, consequentemente, diminui tanto a síntese de prostaglandinas pela via da cicloxigenase, quanto a de outros potentes vasodilatadores, cujos mecanismos são relacionados à via da óxido nítrico sintase neuronal (nNOS).[66,67] Dessa maneira, o bloqueio da ECA não só atenua ou abole a conversão de angiotensina I em angiotensina II, mas também bloqueia a degradação das cininas, o que induz ao aumento da produção de prostaglandinas, assim como de óxido nítrico (NO), gerando efeito vasodilatador, arterial e venoso, sobretudo intrarrenal.[66] Ademais, como a ECA é largamente distribuída nos tecidos e no plasma, fármacos que a bloqueiam podem apresentar diferentes padrões de afinidade, conforme o sítio considerado.[66] Certamente, essa fundamental característica apresentada será motivo de busca por um detalhamento nos próximos anos, devido ao aspecto de ser a ECA a porta de entrada, como visto, para a infecção causada pelo SARS-CoV-2, cuja inflamação associada, por sua vez, gera características multifatoriais quanto aos mecanismos de lesão, contexto que trará consigo uma nova biblioteca molecular a ser traduzida por inúmeras classes de substâncias, fundamentadas nos princípios modernos do desenvolvimento farmacológico.[48,69-71] Ainda nessa linha, como outras enzimas teciduais também podem produzir angiotensina II, a partir da angiotensina I ou diretamente do angiotensinogênio, é possível que os inibidores da enzima conversora de angiotensina (IECAs) possam não bloquear completamente a atividade do sistema renina-angiotensina-aldosterona, o que, por sua vez, leva a outras questões, desta vez relacionadas tanto à especificidade, no que se refere aos subtipos de receptores, quanto aos mecanismos ditos como sendo agonistas e antagonistas a eles relacionados.[48,66,72]

IECAs são fármacos que bloqueiam a conversão da angiotensina I em angiotensina II, mas não exercem efeitos diretos sobre a angiotensina II.[38,51,66] Atuando sobre a intensidade do efeito de vasoconstrição, mediado pela angiotensina II, o resultado é a redução do tônus arteriolar, a qual desencadeia, por sua vez, queda na resistência periférica e, consequentemente, da pressão arterial. Vale lembrar que a vasoconstrição mediada pela angiotensina II ocorre na arteríola eferente, mecanismo esse que, consequentemente, induz ao aumento da pressão hidrostática glomerular, mas provoca diminuição do fluxo sanguíneo renal, importante efeito exercido sobre os vasos peritubulares, pois assim cria condições para o aumento da reabsorção de sódio e água.

Devido ao estímulo da zona glomerulosa do córtex da suprarrenal, causado pela angiotensina II, o qual é, aliás, um dos seus três mecanismos de ação através dos quais tal molécula induz ao aumento da reabsorção de sódio e água, há consequente aumento da liberação de aldosterona, a qual provoca posterior acentuada diminuição da excreção de sódio e água, onde atua, nos túbulos distais, ao mesmo tempo que, no mesmo local, induz à excreção de K+.[67] Independentemente de outros mecanismos, provavelmente derivado de aspectos filogenéticos, quem sabe relacionados à defesa orgânica, a angiotensina II também atua diretamente sobre a fisiologia dos túbulos distais, causando retenção de sal e água, outro dos seus mecanismos de ação associados.[67] Assim, o bloqueio da formação da angiotensina II, causado

pelos IECAs, induz à diminuição da síntese de aldosterona e aumenta a excreção de sódio.[38,51,66] Ao mesmo tempo, os IECAs aumentam o fluxo sanguíneo renal em razão da ocorrência de dilatação tanto das arteríolas eferentes quanto das aferentes, sem, no entanto, alterar a taxa de filtração glomerular, diferentemente do efeito resultante do estímulo da angiotensina II, que causa diminuição.[66] Por fim, em se tratando de biodisponibilidade, por assim dizer, uma vez que qualquer atividade mediada pela angiotensina II é afetada pelos IECAs, a consequência é observar que eles também podem atuar sobre o Sistema Nervoso Simpático, pois a intensidade das descargas neuronais derivadas desse também é função dos níveis da referida molécula.[66]

## Farmacologia clínica dos IECAs

São fármacos bastante indicados como terapia de primeira linha para indivíduos mais jovens, pois apresentam boa tolerabilidade e baixa incidência de efeitos colaterais.[2] Quando usados como monoterapia, a taxa de sucesso é de 40%-50%, podendo subir para mais de 80% se forem associados à terapia não farmacológica e a diuréticos, esses prescritos em baixas doses, ou a outras classes farmacológicas, tais como betabloqueadores ou bloqueadores de canais de cálcio.[2] Não alteram o perfil metabólico da glicose, nem dos lipídeos, e possuem potente efeito protetor renal em pacientes diabéticos.[2,38] Por um lado, preservam a função renal, pois retardam o aparecimento de microalbuminúria, da mesma forma que postergam a progressão para proteinúria e doença renal terminal.[38] Por outro, o uso dos IECAs está associado à elevação do nível sérico de potássio, embora normalmente esse efeito seja discreto, sendo que, em algumas situações, pode provocar condição de hiperpotassemia, por exemplo, quando tais fármacos são administrados na vigência de suplementação de K+, de utilização de diuréticos poupadores de K+, de bloqueadores dos receptores beta-adrenérgicos, de anti-inflamatórios não hormonais (AINEs) ou em portadores de insuficiência renal (IR).[2,38] Assim, nesses casos, avaliações periódicas são imprescindíveis, principalmente naqueles indivíduos apresentando algum grau de disfunção renal associada.[2,38]

As cininas (bradicinina – um nonapeptídeo – e a calidina – um decapeptídeo, no qual foi acrescentado apenas um aminoácido de lisina) possuem, nos seus mecanismos de ação, pontos sinalizadores intrinsecamente ligados à via metabólica da ECA.[73] Se, por um lado, a ECA induz ao aumento da produção de AII, o que leva à vasoconstrição, aumento da secreção da aldosterona, bem como da retenção de Na+, por outro, as cininas, ativadas pela via da calicreína, através da clivagem de um dos dois cininogênios, um que gera a bradicinina, o de alto peso molecular, na via da calicreína plasmática, ou o outro, que induz à formação da calidina se a clivagem ocorrer no composto de baixo peso molecular, no nível tecidual, atuando principalmente no receptor comum $B_2$, exercem efeito contrário, induzindo, consequentemente, à vasodilatação e ao aumento na excreção de Na+.[38,66,73] No ponto em comum das duas vias antagônicas está um dos efeitos resultantes da inibição da ECA, caracterizado então como sendo de "sinergismo" entre ambos os mecanismos pois, por um lado, há bloqueio da produção de AII e, por outro, aumento da concentração da bradicinina, o que potencializa as ações anti-hipertensivas dos IECAs.[66,73] Entretanto, o efeito resultante dessa interconexão de vias parece ser mais expressivo na regulação da pressão arterial nos indivíduos normotensos ou naqueles que possuem HA com renina baixa, uma vez que, nesses casos, a produção de bradicinina parece contribuir com até 30% dos efeitos dos IECAs.[38,73] Porém, quando a HA tem na sua patogênese mecanismos renovasculares (estenose da artéria renal), condição na qual há estimulação contínua da produção de renina, consequentemente parece haver bloqueio das vias que levam à produção de bradicinina, o que induz a apenas respostas pressóricas atenuadas, exercidas pelos IECAs, situação que permite fazer inferências sobre a quantificação dessa interação de vias, pois parece haver um "antagonismo competitivo", causado pelo excesso da concentração de renina.[38,73]

Em se tratando de efeito adverso, existe associação entre o uso dos IECAs e a presença de tosse crônica não produtiva (5% a 15% dos indivíduos usuários), bem como de edema angioneurogênico, cujos mecanismos causais também envolvem a via das cininas devido à maior produção de bradicinina associada.[51,66] Além disso, o uso concomitante de AINEs pode diminuir a eficácia anti-hipertensiva dos IECAs e, como acontece com o uso de outros fármacos, os IECAs também podem induzir a anormalidades fetais, devendo, portanto, ser evitados na gravidez.[38,66,73]

Os congêneres dos IECAs possuem um mecanismo de ação comum, diferenciando-se uns dos outros apenas quanto à estrutura química da conformação de seus sítios ativos, o que resulta em diferenças relativas à potência, biodisponibilidade, meia-vida plasmática de maior contexto clínico, via de eliminação, distribuição e afinidade por ligação aos tecidos.[38,66] Os novos compostos, em sua maioria, são pró-fármacos, contendo um radical éster, que são convertidos pelo fígado em metabólitos ativos, processo que resulta em aumento da potência inibitória sobre a ECA de 100 a 1.000 vezes, além de aumentar a duração de ação.[2,38,66] Igualmente, a maioria é excretada pelos rins, o que implica na necessidade de redução da dosagem quando prescritos para idosos e para aqueles que apresentam deterioração tanto da função renal quanto da cardíaca.[2,38,51,66] No geral, são bem tolerados, tendem a não induzir quadro de hipertensão rebote quando a terapia é interrompida, além de não possuírem efeitos residuais relacionados aos seus metabólicos.[2,38,51,66] No entanto, são descritos episódios de hipotensão sintomática consequente à primeira dose, principalmente quando administrada a indivíduos hipovolêmicos ou que apresentam depleção de sódio, associada a altas concentrações plasmáticas de renina.[51,66] Todavia, hipotensão arterial sintomática atualmente é menos frequente, tendo sido bem mais observada na época em que se começou a comercializar tais fármacos, quando eram oferecidas taxas de administração mais elevadas.[51,66] Ademais, os IECAs apresentam efeito sinérgico quando associados aos diuréticos, pois esses atuam sobre o SRAA e, de acordo com o que foi discutido anteriormente, são menos efetivos quando administrados conjuntamente com AINEs.[51,66] Como há maior probabilidade de ser observada deterioração da função renal em idosos e naqueles que tomam AINEs, é importante avaliar a condição

atual dos rins, antes do início da terapia com IECA, bem como periodicamente, subsequentemente.[51,66]

Em relação aos efeitos sobre o sistema cardiovascular, estudos têm mostrado que, ao provocarem redução da resistência vascular, os IECAs promovem redução da pós-carga ventricular esquerda, o que implica em menor efeito sobre a tensão da parede, condições que, em médio e longo prazo, induzem ao remodelamento cardíaco.[51,66] Como atuam diretamente sobre o SRA, ao exercerem efeito direto sobre a produção da AII, há consequente natriurese e contração do volume em excesso de líquidos corporais, o que faz melhorar a complacência do sistema cardiovascular, determinando assim um melhor funcionamento global.[51,66] Em se tratando de efeito mensurável, propriamente dito, a redução da pós-carga e da tensão da parede sistólica podem ser captadas pela ecocardiografia, a qual mostrará aumentos no débito cardíaco e no índice cardíaco, reflexos da melhora evidente observável no índice de trabalho sistólico e no volume sistólico.[51,66] Por essa razão, são fármacos imprescindíveis para o tratamento da insuficiência cardíaca, determinada pela queda da função ventricular esquerda.[51,66] Já a respeito da melhora da disfunção diastólica causada pelos IECAs, os mecanismos intrínsecos ainda permanecem sob investigação, embora se diga que a remodelagem da geometria ventricular observada esteja, por si só, relacionada.[51,66] Da mesma forma que são bem indicados para hipertensos que apresentam disfunção ventricular esquerda, os IECAs também são utilizados no período peri-infarto, pois na vigência de tal condição, o uso destes tem mostrado redução da mortalidade global, inclusive para os hipertensos e diabéticos, tendo sido extensamente prescritos, a não ser que haja contraindicações, como choque cardiogênico ou hipotensão grave.[51,66] A **Tabela 50.6** mostra os principais congêneres, assim como suas indicações.

**Tabela 50.6  Indicações para os IECAs.**

| Fármaco | Hipertensão | ICC | Nefropatia diabética | Disfunção de VE |
|---|---|---|---|---|
| Captopril | Sim | Sim | Sim | Sim (pós-IM) |
| Benazepril | Sim | Sim | | |
| Enalapril | Sim | Sim | | Sim (se assintomática) |
| Lisinopril | Sim | Sim | | |
| Fosinopril | Sim | Sim | | |
| Quinapril | Sim | Sim | | |
| Ramipril | Sim | Sim | | |
| Perindopril | Sim | | | |
| Trandolapril | Sim | Sim (pós-IM) | | Sim (pós-IM) |

**Fonte:** Adaptada de: Ribeiro JL, Florêncio LP. Bloqueio farmacológico do sistema renina-angiotensina-aldosterona: inibição da enzima de conversão e antagonismo do receptor AT1. Rev Bras Hipertens. 2000;3:293-302.

Embora a anestesia não exerça efeito direto sobre o sistema renina-angiotensina-aldosterona (SRAA), nem influencie os mecanismos de ação dos IECAs, o SRAA é ativado por diversos estímulos que podem ocorrer no período perioperatório.[51,66] O trauma anestésico/cirúrgico e a perda de sangue ou fluidos deflagram modulações hormonais, as quais envolvem o ACTH, o cortisol, o glucagon e o hormônio antidiurético (ADH), além de ativarem tanto as vias do complemento, quanto a inflamatória, a anti-inflamatória e da coagulação, o que caracteriza uma ampla resposta fisiológica por meio da qual os mecanismos acionados são direcionados a produzir e/ou estimular a liberação de moléculas que, por um lado, exercem efeito de resgate da perfusão tecidual e, por outro, são substratos energéticos necessários para o restauro da homeostasia.[51,66,74] Nesse contexto, também está inserido o envolvimento do complexo justaglomerular, que pode ser acionado como resposta à depleção de volume, bem como, indiretamente, pela depressão causada pelos anestésicos, sobre a perfusão renal, pois ao alterarem a hemodinâmica, consequentemente, também causam uma modificação tanto na perfusão glomerular quanto da TFG.[51,67,75] Durante tais condições, a queda na pressão da perfusão glomerular, ao exercer efeito sobre a TFG, provoca lentificação do fluxo de $Na^+$ e $Cl^-$ no nível do ramo ascendente da alça de Henle, como descrito anteriormente.[67] No entanto, em hipertensos, usuários de IECA, principalmente se esse estiver associado a outros fármacos, o bloqueio desse sistema e do SRAA pode, nesses pacientes, ser bastante deletério, pois ao inibir as ações da AII, há consequente redução adicional da pressão hidrostática e da TFG além do suportável, induzindo agora a um ciclo de lesão renal aguda (LRA), iniciada na sala de cirurgia e, caso não sejam adotadas medidas de controle tão precoces quanto possível, indubitavelmente afetarão a mortalidade perioperatória.[51,67,74,75] A incapacidade de resposta fisiológica normal, nessas circunstâncias, obriga a uma adequada preparação, mesmo antes de o paciente entrar na sala de cirurgia, pois a hipotensão pode ocorrer de forma abrupta durante a indução anestésica, quando então o tempo passa a ser inimigo, com poder devastador sobre o organismo.[75] Por consequência, considerando a alta probabilidade de ocorrência de eventos indesejados, autores têm recomendado a suspensão desses fármacos 24 horas antes da cirurgia, sobretudo quando são levados em consideração o porte cirúrgico e a possibilidade de grande perda sanguínea ou de fluidos no intraoperatório, conduta não aplicável aos betabloqueadores, como será visto adiante.[51,66]

Dessa forma, o que em última análise traduz a eficiência das vias de transdução de sinais é a FG.[75] O conhecimento desses mecanismos é de fundamental importância para o anestesiologista, pois na vigência de um estado de hipoperfusão, o paciente estará submetido a uma condição de piora da FG.[66,75] Nessa linha, estudos mostram que a elevação da creatinina sérica, caracterizando LRA, que seja condizente com a real diminuição da TFG, só é detectada apenas mais tardiamente, já no pós-operatório, fenômeno que denota a existência de uma dissociação entre a creatinina sérica e a TFG.[52,75,76] Isso ocorre por consequência de alterações nos fatores determinantes da concentração detectável da creatinina, que são a sua produção, seu volume de distribuição e sua eliminação durante o estado de injúria, de tal forma que implica em um atraso na elevação de sua concentração sérica, embora a FG já esteja deteriorada.[75,76]

Assim, durante o procedimento anestésico/cirúrgico em hipertensos, não só, mas, principalmente em usuários de IECAs, é imprescindível a busca de uma individualização das metas a serem seguidas, a respeito da manutenção dos parâmetros hemodinâmicos, as quais são ditadas pela diurese horária observada, ainda que até esse parâmetro também seja questionável, segundo autores.[75,76] O que se procura então é, além de manter um fluxo sanguíneo regional adequado, permitir que as respostas endócrino-metabólicas estejam funcionando dentro de uma margem de segurança, de modo que se possa garantir a perfusão tecidual com o mínimo de ajustes possível.[74]

Por fim, a Tabela 50.7 mostra quais são os principais fármacos IECAs utilizados, com as respectivas taxas de administração:

**Tabela 50.7 Doses de fármacos anti-hipertensivos IECA.**

| Fármaco | Taxa inicial diária (mg) | Taxa-alvo (mg) | Número de doses/dia |
|---|---|---|---|
| Captopril | 50 | 150-200 | 2 |
| Enalapril | 5 | 20 | 1-2 |
| Lisinopril | 10 | 40 | 1 |

**Fonte:** Adaptada de: James AP e col. Evidence-Based Guideline for the Management of High Blood Pressure in Adults. JAMA. 2014;311(5):507-20.

## Bloqueadores dos receptores da angiotensina

Nas seções anteriores foi construída uma abordagem contextual mais voltada para o entendimento dos mecanismos relacionados ao SRAA, pois o foco era estudar as vias que levam à produção da angiotensina II para, a seguir, discutir o bloqueio da ECA e suas particularidades. Agora, é necessário compreender os mecanismos envolvidos na ligação da angiotensina II em seus sítios efetores, objetivando apresentar outras classes farmacológicas, as quais, por sua vez, atuam no bloqueio dos receptores da angiotensina II (BRA). Nessa linha, pode-se dizer que as angiotensinas exercem seus efeitos através da ligação com receptores que contêm sete domínios, são acoplados à proteína G ($G_{q\alpha}$ e $G_{i\alpha}$) de superfície celular e são pertencentes a uma superfamília, tendo sido identificados dois subtipos, $AT_1$ e $AT_2$.[66] Apesar de suas afinidades pelas angiotensinas, do ponto de vista funcional, os referidos receptores são tão distintos que, inclusive, não possuem os mesmos *loci* gênicos de onde são transcritos (gene do $AT_1$, no cromossomo 3, e o gene do $AT_2$, no cromossomo X).[77]

No que se refere ao conhecimento sobre a biblioteca molecular relacionada às interações com tais receptores, por um lado, os efeitos biológicos da angiotensina II, mediados pela ligação com os $AT_1$, já estão bem claros, enquanto, por outro, os que derivam da interação com os $AT_2$ ainda não foram elucidados, o que deixa aberto o caminho para o desenvolvimento de novas classes, algo que certamente acontecerá nos próximos anos.[66,77] O que se sabe até agora é que esses medeiam a vasodilatação, são distribuídos no cérebro e amplamente nos tecidos fetais, além de estarem envolvidos na função de canais iônicos neuronais e no metabolismo do colágeno.[77] Embora os $AT_2$ também estejam acoplados à proteína G, apresentam semelhança quanto à sequência de aminoácidos em apenas 32%-34%, comparativamente aos $AT_1$.[66,77]

Os receptores $AT_1$, por sua vez, são distribuídos no sistema vascular, coração, cérebro, SNA, rins, suprarrenal, e são regidos pelo mecanismo farmacodinâmico de *up* e *down-regulation*.[66,77] Atuam por meio da dissociação das subunidades da $G_{q/11}$, a seguir, ativando a fosfolipase C, o que gera o diacilglicerol e o trifosfato de inositol, este, por sua vez, promove a liberação de cálcio dos estoques intracelulares.[66,77] No entanto, a angiotensina II também ativa os canais de $Ca^{++}$ da superfície celular, aumentando sua entrada na célula.[66,77] Tanto o $Ca^{++}$ intracelular quanto o diacilglicerol ativam enzimas intracelulares como a proteinocinase C e a cálcio-calmodulina cinase, as quais promovem a fosforilação proteica, estabelecendo, com isso, o processo de regulação celular desencadeada pelas angiotensinas.[66,77] Ademais, é possível que o polimorfismo relacionado aos genes dos receptores $AT_1$ resulte em alterações vasculares similares às encontradas na HA, nas cardiopatias e nas alterações da complacência da aorta, mecanismos ainda em estudo.[66]

Uma vez que as respostas pressoras representam o efeito de interesse, desencadeado pela AII, entender os mecanismos de transdução descritos é parte fundamental quando, em essência, os objetivos são, por um lado, tentar atenuar tais respostas, visando o adequado tratamento anti-hipertensivo, bem como, por outro, conhecer previamente quais são os mecanismos através dos quais se dá tanto a interação farmacológica com outras classes, quanto a deflagração de vias que levam a quadros de descontrole durante o perioperatório, procedimento que obriga a antecipação de medidas de controle adotadas no pré-anestésico ou durante a preparação da sala cirúrgica. Nessa linha, pode-se dizer que inúmeros compostos não peptídicos tiveram seus mecanismos de ação dissecados, quando foi desenvolvida uma nova classe utilizando-se alterações moleculares de derivados do ácido imidazol-5-acético, denominada como BRA, cujo exemplar mais difundido é o losartano, embora existam vários congêneres, cada vez mais utilizados.[66] De um modo geral, os BRAs são fármacos que bloqueiam seletivamente os receptores vasculares $AT_1$, cuja potência e tempo de bloqueio são distintos e precisam ser considerados, induzindo vasodilatação semelhante àquela observada como resultado dos efeitos relacionados aos inibidores da ECA.[66] Os receptores $AT_1$ apresentam alta afinidade pelo losartano e pelos derivados relacionados, havendo, no entanto, diferenças relativas quanto à afinidade pelo sítio de ligação, cuja ordem é: candesartano > irbesartano > telmisartano > = valsartano = metabólito ativo do losartano > losartano.[66]

Embora apresentem ligação competitiva nos receptores, uma vez ligados, os BRAs não permitem restauração das respostas relacionadas à angiotensina II (chamadas de respostas intransponíveis), enquanto durar seus efeitos. No entanto, a ligação competitiva, como geralmente ocorre, pode ser quantificável, de tal forma que parte de um antagonismo insuperável para o irbesartano, até um antagonismo competitivo superável para o losartano.[38,66,72] Tais características dos BRAs são reflexos da dissociação lenta da ligação desses fármacos com os receptores $AT_1$.[38,66,72] Por sua vez, esse mecanismo gera um bloqueio de ação

prolongada, observado mesmo quando ocorre omissão de administração de doses do fármaco, ainda que existam estímulos, cujos efetores resultem em aumento da concentração dos ligantes endógenos, como ocorre no caso de ativação do SRAA.[38,66] Assim, a inibição seletiva dos $AT_1$ afeta a contração do músculo liso vascular e as respostas pressoras (rápida e lenta), além de modular a liberação de catecolaminas pelas glândulas suprarrenais, a transmissão noradrenérgica, a liberação de vasopressina, a secreção de aldosterona, dentre outros, o que deve ser motivo de atenção, como dito, quando indivíduos submetidos a tratamento com tais fármacos vivenciam condição cuja terapia envolva procedimento anestésico cirúrgico.[38,66]

## Farmacologia clínica dos bloqueadores dos receptores da angiotensina

Os BRAs apresentam biodisponibilidade oral satisfatória, alta taxa de ligação proteica, em geral são bem tolerados e apresentam poucos efeitos colaterais.[66] Como são eliminados por depuração hepática e renal, disfunções desses órgãos devem ser consideradas como fatores predisponentes de eventos adversos, na vigência da administração desses fármacos, sobretudo se concomitante a procedimento de urgência e emergência.[66] No entanto, para o cilexetil candesartano, a depuração é afetada apenas se houver disfunção renal (desde que a disfunção hepática seja de leve a moderada), enquanto para o eprosartano sua depuração é afetada tanto pela presença de insuficiência renal (IR), quanto pela da insuficiência hepática.[66] No caso do irbesartano, do losartano, do telmisartano e do valsartano, em geral, embora tenham suas depurações afetadas pela insuficiência hepática, a ocorrência de IR não causa mudanças adicionais no perfil das suas depurações.[38,66]

O antagonismo no receptor $AT_1$, causado pelos BRAs, inibe o SRAA e bloqueia quaisquer efeitos da angiotensina II, resultantes da estimulação compensatória da renina.[38,51,66,77] Assim, eles reduzem a pós-carga e aumentam o débito cardíaco, porém tendem a não causar taquicardia.[38,51,66,77] Esses fármacos têm sido indicados para o tratamento da hipertensão, da nefropatia diabética e da insuficiência cardíaca, claro, levando-se em consideração qual deve ser o perfil farmacocinético desejado de cada substância.[38,51,66,77] Diferentemente, não exercem efeito sobre o metabolismo das bradicininas ou afetam a síntese de prostaglandinas.[38,51,66,77] O uso dos BRAs está menos associado à ocorrência de tosse (incidência menor que 5%) e não produz *rash* cutâneo, como ocorre com o uso dos IECAs, embora alguns casos de angioedema sejam relatados.[38,51,66,77]

Da mesma forma que o observado após a utilização dos IECAs, a administração dos BRAs resulta em um perfil semelhante de proteção renal em pacientes diabéticos.[38,51] Por essa razão, eles geralmente são indicados para aqueles indivíduos intolerantes aos inibidores da ECA.[38,51] No entanto, é necessário ressaltar que, durante o tratamento prolongado, a renina plasmática e as concentrações das angiotensinas I e II aumentam, enquanto as concentrações da aldosterona diminuem.[38,51] Nessa linha, o tratamento com os BRAs também pode induzir hipercalemia se, primeiro, houver uso concomitante de diuréticos poupadores de potássio ou, segundo, se houver IR associada, pois em ambas as situações existem fatores que alteram o equilíbrio do K$^+$.[38,51] Após o início da terapia, um efeito anti-hipertensivo máximo é atingido em um período de duas a quatro semanas.[38,51] Por fim, os BRAs também têm o seu uso contraindicado durante a gestação, sobretudo durante o segundo e terceiro trimestres, além de poder desencadear efeitos adversos em indivíduos que apresentam estenose da artéria renal ou naqueles que usam AINE.[38,51] A Tabela 50.8 mostra os BRAs, bem como suas dosagens usuais.

| Tabela 50.8 Bloqueadores dos receptores da angiotensina II e suas dosagens. | | | |
|---|---|---|---|
| Fármaco anti-hipertensivo | Dose inicial diária (mg) | Dose-alvo (mg) | Número de doses/dia |
| Eprosartano | 400 | 600-800 | 1-2 |
| Candesartano | 4 | 12-32 | 1 |
| Losartano | 50 | 100 | 1-2 |
| Valsartano | 40-80 | 160-320 | 1 |
| Irbesartano | 75 | 300 | 1 |

**Fonte:** Adaptada de: James AP, e col.. 2014 Evidence-Based Guideline for the Management of High Blood Pressure in Adults. JAMA. 2014;311(5):507-20.

Ainda sobre a interação com a anestesia, embora existam poucos dados descrevendo os efeitos dos BRAs e dos IECAs no período perioperatório, como descrito anteriormente,[45] cuidados apropriados devem ser adotados quando se espera grande perda sanguínea ou de fluidos, assim como ao ser observada a ocorrência de hipotensão causada pela depressão anestésica.[45] É importante salientar que os efeitos de interação podem ser mais evidentes quando o tratamento anti-hipertensivo tem início recente ou quando houve reinício do tratamento.[66]

## Antagonistas dos Receptores Beta-adrenérgicos

Objetivando seguir discutindo a respeito das classes farmacológicas que, por um lado, são utilizadas no tratamento da HA e, por outro, representam substâncias importantíssimas, frequentemente requeridas no perioperatório, visando inclusive melhor desfecho, agora serão abordados os complexos mecanismos ditados pela autorregulação do Sistema Nervoso Autônomo (SNA), os quais derivam, em um primeiro momento, da análise dos receptores beta-adrenérgicos, amplamente distribuídos pelos tecidos, cujas funções dos subtipos $\beta_1$ e $\beta_2$ têm a ver tanto com as oscilações da pressão arterial, quanto com a frequência e o ritmo cardíacos.[42,78] Embora provavelmente não estejam relacionados ao controle do sistema cardiovascular propriamente dito, a título de didática também são descritos os receptores $\beta_3$ e $\beta_4$, cujos mecanismos efetores ainda estão sob investigação, merecendo leitura complementar.[78]

Uma vez que serve como mecanismo sinalizador "universal", por assim dizer, mergulhado na superfície das membranas, tal como ocorre com os receptores das angiotensinas, os adrenérgicos também utilizam a tão extensamente distribuída proteína G, para a produção de segundos mensageiros, os quais, por sua vez, ativam enzimas intrace-

lulares, cada uma com uma função, de tal forma que, após a informação percorrer todo o caminho, geram respostas características em cada tecido.[78] Por sua vez, os receptores adrenérgicos relacionam-se estruturalmente com receptores de neurotransmissores e de hormônios, além de serem estritamente relacionados entre si, razão pela qual compartilham cerca de 60% de identidade na sequência de aminoácidos (AA), indicando que tais "megaestruturas", as proteínas G, formam a base de interação do extracelular com o meio interior, realizada através de ligações moleculares, em locais denominados como sítios de ligação, cuja diferenciação desses é consequência da transcrição genética de sequências de AA, que ditam a especificidade de cada função.[78] Os classificados como beta-adrenérgicos, por exemplo, utilizam a adenililciclase, por meio da ligação com a G$_s$, a qual deflagra na transdução do sinal o acúmulo de AMP cíclico, a ativação da proteinocinase dependente do AMP cíclico, induzindo, a seguir, a fosforilação proteica e também ativando diretamente os canais de Ca$^{++}$ voltagem-dependentes, importantes reguladores de respostas cardiovasculares.[78]

Os antagonistas dos receptores $\beta$-adrenérgicos (betabloqueadores) são estruturalmente semelhantes aos $\beta$-agonistas, porém apresentam variações na estrutura molecular tal que não ativam a adenililciclase, nem o sistema de segundo mensageiro, apesar de estabelecerem ligação com relativa afinidade ao receptor $\beta$-adrenérgico.[42,78] A maioria dos seus congêneres é composta por fármacos estereoisômeros, sendo que a forma levógira geralmente é mais potente do que a forma dextrógira, tanto se for agonista quanto se for antagonista.[42,78] Embora seus efeitos possam ser atenuados por altas concentrações de agonistas endógenos ou exógenos, são fármacos que atuam como antagonistas competitivos de alta afinidade pelo receptor. Por essa razão, podem ser classificados quanto à afinidade relativa pelos receptores $\beta_1$ e $\beta_2$, quanto à atividade agonista/antagonista, quanto ao efeito estabilizador de membranas ou quanto à observação de efeitos ancilares, caracterizados pela ação em outros receptores.[42,78]

### Afinidade relativa pelos receptores $\beta_1$ ou $\beta_2$

Em se tratando de farmacologia clínica, a potência relativa dos bloqueadores $\beta$-adrenérgicos é menos importante que o efeito por eles exercido nos diferentes subtipos de receptores, devido às ações indesejadas que podem ser observadas, sobretudo pulmonares, quando são utilizados indiscriminadamente, sem que se tenha pensado em seletividade.[42,78] No entanto, tais fármacos podem ser avaliados pelo bloqueio preferencial que exercem nos subtipos de receptores $\beta_1$ e $\beta_2$, sendo que, no contexto da prática clínica, os efeitos desencadeados pela ligação com os receptores $\beta_1$ têm maior valor.[42,78] Assim, ao considerar-se a seletividade de ação, pode-se dizer que os compostos de primeira geração (propranolol e timolol) são bloqueadores não seletivos, em razão da igual afinidade pelos receptores $\beta_1$ e $\beta_2$; os de segunda geração (atenolol, metoprolol, bisoprolol) são mais seletivos para receptores $\beta_1$, embora também exerçam efeitos sobre os $\beta_2$ e não apresentam efeitos ancilares.[42,78] Os de terceira geração, por sua vez, embora sejam seletivos para os $\beta_1$, demonstram efeitos em outros receptores, como se pode observar quando analisados o labetalol e o carvedilol, os quais também são antagonistas dos receptores $\alpha_1$-adrenérgicos, e o celiprolol, fármaco que é, ao mesmo tempo, antagonista $\beta_1$ e agonista $\beta_2$ seletivo, características associadas ao efeito relacionado de vasodilatação, envolvendo o óxido nítrico endotelial.[42]

A utilização de fármacos $\beta_1$ seletivos (cardiosseletivos) apresenta vantagens teóricas, pois alguns dos efeitos adversos mediados pelo antagonismo aos $\beta_2$ são eliminados.[42] No entanto, dependendo das condições, a seletividade pode ser relativa, pois o fármaco $\beta_1$ seletivo pode antagonizar os receptores $\beta_2$ quando usado em altas doses, o que obriga a pensar-se na taxa de administração.[42,78] Nesse sentido, em doses habituais, os $\beta_1$ seletivos estão associados à menor incidência de efeitos adversos, por exemplo, no que se refere ao controle glicêmico dos diabéticos e às taxas séricas observáveis dos lipídeos séricos, bem como exercem menos efeitos negativos no tônus da musculatura brônquica, nesse caso, em pacientes com doença pulmonar obstrutiva crônica (DPOC), comparativamente ao que se observa quando são utilizadas maiores taxas de administração.[42]

### Atividade agonista parcial

Paradoxalmente, alguns betabloqueadores apresentam atividade simpatomimética intrínseca, princípio que os caracteriza como sendo agonistas parciais, com isso, ao mesmo tempo, tipificando um conceito mais moderno aplicado aos receptores, o qual não advém da função usualmente a eles atribuída, agonista/antagonista, mas sim da forma como utilizam a energia livre da ligação de um ligando, para mudar sua conformação para o estado ativo.[42,72] No entanto, aplicando-se a nomenclatura vigente, no caso dos betabloqueadores, esse efeito estimulante é aparente apenas em baixos níveis de atividade simpática, sendo que em situações nas quais há altos níveis de descarga simpática, o bloqueio da liberação de catecolaminas endógenas é o efeito clínico mais importante resultante das ações desses fármacos.[38,42] Então, objetivando propor uma adequação da terapêutica em função dos referidos mecanismos de ação, diz-se que a utilização de agonistas parciais pode ser útil para indivíduos que se apresentam com baixa frequência cardíaca de repouso, assim como para aqueles que estejam vivenciando o período pós-infarto agudo do miocárdio (pós-IAM), pois o agonismo parcial pode reduzir o risco de distúrbios de condução atrioventricular.[38,42,51]

### Efeito estabilizador de membrana

Alguns betabloqueadores exercem efeitos de estabilização de membrana semelhantes aos da quinidina, caracterizados pela inibição do transporte de sódio nos tecidos de condução do sistema nervoso e no miocárdio.[38,42] No entanto, tal efeito acontece apenas quando são produzidas altas concentrações.[38,42] Nessa linha, pode-se dizer que, embora o d-propranolol tenha como propriedade a capacidade de suprimir arritmias ventriculares devido ao referido mecanismo de ação, produzir concentrações acima da faixa terapêutica tem pouco significado clínico, além de aumentar a probabilidade relacionada à ocorrência de eventos indese-

jados.[38,48] Por outro lado, é possível demonstrar *in vivo* um efeito de estabilização do potencial de ação cardíaco, caracterizado pela redução do *slope* da fase 4, o que resulta em menor excitabilidade e automaticidade do miocárdio.[38,42] No entanto, é necessário ressaltar que o efeito antiarrítmico do betabloqueio ocorre principalmente devido à inibição das ações arritmogênicas das catecolaminas, uma vez que, diminuindo a frequência de descarga dos nós SA e AV, assim como aumentando o período refratário do nó AV, há inibição de qualquer ritmo ectópico.[38,42]

## Farmacologia clínica dos betabloqueadores

Os efeitos dos antagonistas $\beta$-adrenérgicos são gerados a partir da ligação com os receptores em vários tecidos, fenômeno que é, porém, influenciado pela atividade simpática.[38,42] Isso significa que, sem estímulo simpático, o betabloqueio exerce pouco efeito se a função cardiovascular for normal. No entanto, em condições de ativação simpática, por exemplo, durante a atividade física, há atenuação das respostas simpáticas cardiovasculares.[42,51] Como a regulação do tônus simpático e o SRAA estão intrinsecamente ligados aos mecanismos que levam à hipertensão arterial, é totalmente plausível que a utilização de fármacos betabloqueadores seja útil no tratamento de tal afecção.[51] Nesse sentido, a Tabela 50.9 mostra os possíveis mecanismos anti-hipertensivos dos betabloqueadores.

**Tabela 50.9 Possíveis mecanismos anti-hipertensivos dos betabloqueadores.**

- Redução da frequência cardíaca e do débito cardíaco
- Inibição da liberação de renina pelas células justaglomerulares
- Inibição da atividade do Sistema Nervoso Simpático
- Redução do retorno venoso e do volume plasmático
- Geração de óxido nítrico (apenas nebivolol)
- Redução do tônus vasomotor
- Redução do tônus vascular
- Melhora da complacência vascular
- Readaptação dos barorreceptores
- Atenuação da resposta pressórica às catecolaminas com exercício e estresse

**Fonte:** Adaptada de: Bortolotto LA, Consolim-Colombo F. Betabloqueadores adrenérgicos. Rev Bras Hipertens. 2009;16(4):215-20.

Os betabloqueadores são bases fracas, a maioria dos congêneres é bem absorvida, produzindo concentrações plasmáticas de pico de 1-3 horas após a administração oral.[38,51] Os fármacos mais lipossolúveis são quase totalmente absorvidos.[42,51] Porém, sofrem maior metabolismo e tendem a apresentar um efeito de primeira passagem pelo fígado mais acentuado, o que faz diminuir, consequentemente, sua biodisponibilidade, aumentando, por outro lado, nessa classe farmacológica, a formação de metabólitos ativos.[42,51] Como tais metabólitos são excretados pelos rins, pode haver acúmulo, se houver insuficiência renal (IR), algo que deve ser considerado.[42,51]

Por outro lado, a administração de betabloqueadores, como por exemplo o propranolol, pode provocar diminuição do fluxo sanguíneo hepático, consequentemente induzindo à inibição do metabolismo de outros fármacos, tal como a observada diminuição do *clearance* de anestésicos locais tipo amida, se administrados conjuntamente, da mesma forma que afetar o efeito de recaptação da primeira passagem, ocorrido no pulmão, por exemplo, do fentanil oral, embora essa seja uma via pouco utilizada.[42] Uma vez que o fluxo representa, por assim dizer, a taxa de apresentação do fármaco ao órgão, ao afetar o metabolismo de primeira passagem pode haver consequente "saturação" da via, condição que induz a concentrações plasmáticas proporcionalmente maiores do fármaco, na forma como foi absorvido, quando se utilizam altas doses por via oral.[38,48] Ainda nessa linha, também é necessário dizer que o efeito de primeira passagem é caracterizado por grande variação interindividual devido ao polimorfismo genético, condição que se desdobra em diferenças nas concentrações plasmáticas a serem observadas, se mensuradas após a administração da mesma dose de fármaco, tornando obrigatório o acompanhamento dos efeitos da terapia, sobretudo se combinada a outros fármacos, algo sobre o qual o anestesiologista deve, igualmente, ter noção.[38,48] Por outro lado, devido a tal classe farmacológica tender a produzir curva de dose-resposta mais achatada, mesmo que sejam observadas alterações nas concentrações plasmáticas, consequentes ao que foi apresentado, há apenas uma pequena alteração no grau de betabloqueio.[42,48]

Ainda nessa linha, agora considerando outros aspectos relacionados à farmacocinética clínica, fármacos que apresentam menor lipossolubilidade tendem a ter menor absorção.[38,42] A hidrossolubilidade do nadolol, por exemplo, faz com que tenha biodisponibilidade de, aproximadamente, 35%.[38,42] Consequentemente, tendem a ter menor biotransformação e ser excretados de forma inalterada, normalmente, pelos rins, como é caso tanto do nadolol quanto do atenolol.[38,42] Diferentemente, o timolol e o metoprolol, que apresentam considerável lipossolubilidade, possuem maior absorção, como no caso do metoprolol, que é quase total, assim como sofrem maior biotransformação e, consequentemente, mostram pequena quantidade inalterada na urina.[38,42] O que os diferencia, em tais aspectos, no entanto, é o quanto sofrem metabolismo de primeira passagem, processo extensivamente mais observado com o metoprolol, algo que o caracteriza como tendo baixa biodisponibilidade oral.[38,42] O atenolol, por sua vez, apresenta características intermediárias, pois cerca de 50% da dose é absorvida.[38,42] Uma característica sobre ele que merece destaque, igualmente observada com outros da classe, menos lipossolúveis, é que apresenta menor variabilidade interpessoal, de forma que as contrações máximas plasmáticas sofrem menor variação, quando comparado aos demais lipossolúveis, como o propranolol.[38,42] Ademais, o atenolol, o nadolol e o sotalol são largamente excretados pela urina em suas formas inalteradas, sendo consequentemente pouco afetados por alterações da função hepática, tendendo, devido a tal característica, a se acumular em indivíduos com IR. Portanto, nessas condições, devem ter suas dosagens revistas, com base no *clearance* da creatinina.[38,42]

Os betabloqueadores são indicados para o tratamento de inúmeras condições clínicas, como hipertensão arterial, doença cardíaca isquêmica, prevenção secundária de infarto agudo do miocárdio, cardiomiopatia obstrutiva, insuficiência cardíaca congestiva e arritmias.[42,51] Foram indicados como primeira linha terapêutica para o tratamento de hipertensão arterial por muitos anos, como monoterapia ou em combinação com outros fármacos.[4,59] No entanto, os benefícios comprovados, relacionados à redução da incidência de acidente vascular cerebral e à morbimortalidade, observados em hipertensos jovens e em portadores de doença das artérias coronárias, não se estenderam para indivíduos com faixa etária acima de 60 anos. Nesse estrato, diferentemente, o que se observou foi maior tendência à ocorrência de eventos vasculares cerebrais, o que levou a questionamentos.[79,80] Um dos possíveis mecanismos relacionados diz respeito à maior complacência do sistema vascular dos indivíduos mais jovens, condição que propicia efeitos benéficos hemodinâmicos, causados pelos betabloqueadores, diferentemente do que provavelmente acontece com os mais idosos, os quais tendem a apresentar maior rigidez arterial.[79,81] Outro ponto discutido reside no fato de que, interessantemente, ao diminuir a frequência cardíaca, o betabloqueador altera a reverberação da onda de propagação do pulso, afetando assim a perfusão coronariana durante a diástole, o que aumenta o risco de eventos desfavoráveis, sobretudo em idosos.[81]

Os betabloqueadores produzem seus principais efeitos sobre o sistema cardiovascular por meio de uma combinação de fatores, que podem ser traduzidos pela redução da frequência cardíaca, da contratilidade miocárdica, pela queda no débito cardíaco, pelo aumento da resistência vascular periférica (mas alguns causam diminuição, por bloqueio alfa-associado), adicionados aos observados efeitos depressores sobre o Sistema Nervoso Simpático, originários de sua ação no SNC, sobretudo quando se trata dos fármacos mais lipossolúveis, os quais apresentam maior penetração central.[42] O aumento da resistência vascular periférica ocorre por meio do bloqueio dos receptores $\beta_2$ do sistema vascular, em paralelo com a ativação dos receptores $\alpha_1$, por não oposição causada pelo bloqueio beta, uma vez que as catecolaminas ativam os $\beta_2$.[42] A utilização dos betabloqueadores também está relacionada ao decréscimo da concentração plasmática de renina, sendo que fármacos não seletivos (propranolol e timolol) causam maior redução, enquanto os agonistas parciais (oxiprenolol, pindolol) e os $\beta_1$-seletivos são menos efetivos, o que explica um dos seus efeitos anti-hipertensivos.[38] A *upregulation* dos receptores pode ocorrer, sendo uma condição que leva a efeitos adversos como taquicardia, hipertensão, isquemia miocárdica, quando se faz a retirada abrupta da medicação betabloqueadora.[38] Por essa razão, é importante salientar que, para indivíduos que estejam recebendo terapia crônica com betabloqueadores, esta seja mantida durante o perioperatório, desde que as condições clínicas decorrentes do período anestésico-cirúrgico permitam.[38]

Todos os betabloqueadores são igualmente efetivos no que diz respeito aos efeitos anti-hipertensivos.[38,51] Entretanto, mais recentemente tem sido proposto que o carvedilol, de terceira geração, devido aos seus efeitos sobre os receptores $\alpha_1$, $\beta_1$ e $\beta_2$, sem atividade simpaticomimética intrínseca e com ação vasodilatadora, causa redução da PA sem afetar o DC, por diminuir a resistência vascular periférica, tornando-o um candidato a apresentar melhor eficácia terapêutica.[82]

## Farmacologia clínica dos betabloqueadores na isquemia miocárdica

Os betabloqueadores melhoram os sintomas, diminuem a frequência e a intensidade da isquemia miocárdica silenciosa em indivíduos com doença cardíaca isquêmica, algo que clinicamente pode ser caracterizado pela diminuição da mortalidade, cuja cifra gira na casa dos 25%.[38,83] No entanto, no que se refere a complicações cardíacas perioperatórias, relacionadas a cirurgias vasculares de grande porte, ainda que suportado por evidências que tendem a mostrar efeito benéfico da utilização do betabloqueio, não se chegou a um desfecho.[38,83] Se, por um lado, em razão das oscilações hemodinâmicas vivenciadas durante o período perioperatório, a utilização de um betabloqueador de meia-vida ultrarrápida como o esmolol, por exemplo, é uma opção bastante interessante, por outro, o que se vê na literatura justifica os questionamentos ainda existentes, pois há tanto estudos que mostram a associação do esmolol com bradicardia e hipotensão, quanto outros no quais tal observação não é tão evidente.[84] A partir daí, considerando então os aspectos gerais dessa conduta, em se tratando de desfechos, a balança parece pender para a observação tardia de melhores resultados, incluindo a redução da mortalidade, sobretudo quando associada à morte súbita por isquemia miocárdica, algo que, por um lado, deixa em aberto a opção de sua utilização perioperatória, ao mesmo tempo que, por outro, obriga a realização de uma rigorosa análise de cada caso, sobretudo quanto à possibilidade de grande perda sanguínea associada.[51]

Uma vez que as condições perioperatórias estejam sob um rígido controle no que se refere às ações do anestesiologista, visando estabilidade hemodinâmica, subentende-se que a redução da frequência cardíaca e da contratilidade cria condições para a diminuição da tensão de parede, o que, por sua vez, implica na otimização da relação entre a oferta e o consumo de $O_2$, cujo desequilíbrio representa o ponto-chave, deflagrador da lesão miocárdica.[51] Devido ao maior tempo de enchimento diastólico, a melhor condição de perfusão coronariana possibilita que regiões isquêmicas possam receber sangue e suprimentos por meio da redistribuição do fluxo sanguíneo miocárdico, sendo esse um importante mecanismo relacionado aos efeitos dos betabloqueadores, embora condições adicionais possam estar envolvidas.[38,51]

O betabloqueio também reduz o aumento da pressão arterial induzido por exercício, bem como a velocidade da contração cardíaca e o consumo de oxigênio em regime de trabalho forçado.[51] Por sua vez, a utilização de agonistas parciais implica na obtenção de efeito menos expressivo sobre a frequência cardíaca de repouso, além de poder induzir a um aumento da demanda metabólica, por consequência, tal medida pode não ser adequada para obter-se betabloqueio eficaz em indivíduos portadores de angina de repouso ou em condições de baixos níveis de exercício.[51] Já considerando o aspecto dose-resposta, diferentemente do que ocorre quanto aos efeitos dos betabloqueadores sobre a regulação da pressão arterial, ao se tratar da isquemia miocárdica há uma relação mais direta entre a concentração plasmática e o efeito antianginoso.[38] A partir daí, objetivando um tratamento com maior eficácia terapêutica, a busca pela manutenção de concentrações estáveis ao longo do tempo se faz necessária, o que implica na escolha de fármacos cujos efeitos têm longa duração, tais como o oxprenolol-SR, o propranolol-LA ou o metoprolol-SR.[38,51]

Ainda nessa linha, mas não relacionado à isquemia miocárdica consequente à obstrução coronariana propriamente dita, considerando que os betabloqueadores melhoram a tolerância aos exercícios por diminuírem a frequência cardíaca, o trabalho miocárdico e a contratilidade, as condições nas quais se desenvolve a cardiomiopatia obstrutiva hipertrófica, induzindo a um desequilíbrio entre oferta e demanda, também são aliviadas pelo uso de tais fármacos.[38] Do ponto de vista epidemiológico, no entanto, a incidência de morte súbita nessas condições não é afetada pelos betabloqueadores, embora, por exemplo, a incidência de episódios de cianose, causada pela obstrução da via de saída, em portadores de tetralogia de Fallot, seja expressivamente reduzida.[38] Igualmente, retornando agora aos efeitos deletérios da isquemia miocárdica, considerando a ocorrência de eventos adversos durante o período perioperatório, ao ser observado um quadro de infarto agudo do miocárdio (IAM), a utilização de betabloqueador de forma precoce, em infusão intravenosa (EV), pode diminuir a área infartada e a incidência de arritmias, ventriculares ou supraventriculares, conduta que resulta em efeito expressivo sobre mortalidade (redução de 20%-40%), tanto em grupo de alto risco quanto de baixo risco (idosos ou aqueles com disfunção ventricular), mostrando que tais fármacos possuem ainda lugar importante no arsenal a ser utilizado pelo anestesiologista.[38,51]

## Farmacologia clínica dos betabloqueadores na insuficiência cardíaca congestiva

Corroborando o pensamento de que os betabloqueadores possuem indicação ampla, é possível explorar um pouco mais alguns aspectos farmacológicos de interesse para o tema. Pois bem, em situações clínicas nas quais há deterioração da função cardiovascular, mecanismos compensatórios são deflagrados, constituindo, a partir daí, uma complexa teia de eventos, a qual, ao contrário do que deveria ocorrer, acaba por não ser resolutiva, pois leva, teoricamente, a um ciclo interminável de deterioração orgânica, caracterizando a insuficiência cardíaca congestiva (ICC).[38,51,85] Os principais mecanismos envolvidos estão relacionados ao aumento progressivo da estimulação simpática, desencadeando elevação sérica das catecolaminas endógenas e concomitante estimulação do SRAA.[38,51,85] O resultado hemodinâmico pode ser traduzido agudamente pelo aumento temporário do DC, da RVS e da pós-carga, respostas que, no entanto, levam progressivamente a falência miocárdica para um estágio mais avançado.[38,51,85] Com o passar do tempo, além de ocorrer a dessensibilização dos receptores $\beta_1$ miocárdicos (via *downregulation* e alteração do sinal de transdução), são criadas condições para que as catecolaminas exerçam efeitos tóxicos, caracterizados pela indução da remodelagem cardíaca e, ao mesmo tempo, surgimento de arritmias.[38,51,85] Nessa linha, do ponto de vista da terapêutica farmacológica, contrariamente ao que se adotava até então, utilização fármacos beta-agonistas como a dobutamina e outros congêneres, ou seja, estimulação do cronotropismo e do inotropismo, inclusive algo visto inicialmente com certa descrença, o pensamento sobre a utilização de antagonistas beta-adrenérgicos, como o metoprolol, passou a ganhar lugar no cenário, pois vinham surgindo estudos mostrando que o uso crônico desses fármacos na ICC oferecia melhor sobrevida.[38,51,85] Posteriormente, também ficou evidente que os fármacos betabloqueadores de geração mais recente, como o bisoprolol e o carvedilol, propiciavam condições para uma melhora da função ventricular.[38,51,85] Parece que os mecanismos responsáveis por essa melhora estão relacionados à *upregulation* da densidade e da função dos receptores beta, exatamente o contrário do que causa a estimulação progressiva destes pelas catecolaminas, o referido mecanismo de *downregulation,* o qual está associado à dessensibilização.[38,51,85] Ademais, o uso dos betabloqueadores induz à diminuição da frequência cardíaca e exerce efeito antiarrítmico, o que evita eventos adversos desfavoráveis e certamente causa impacto na sobrevida.[38,51,85]

No entanto, é extremamente necessário ter-se cautela no início da terapia com betabloqueadores na vigência de ICC, pois logo após a introdução de tais fármacos pode haver piora da função miocárdica, sendo que a recuperação tende a ocorrer em alguns dias para um nível de desempenho acima daquele que vinha sendo observado antes da opção pelo tratamento.[38,51,85] Por outro lado, é necessário ressaltar que, de resto, nada muda no que se refere ao tratamento da ICC descompensada, pois a utilização das aminas simpaticomiméticas ou dos fármacos de última geração, como a levosimedana, continua sendo um dos pilares do tratamento emergencial, mesmo que tenha a si associado o aumento da mortalidade em médio-longo prazo, sobretudo quanto mais for requerida para o tratamento.[38,85,86]

## Bloqueadores de Canais de Cálcio

Considerados tão importantes quanto a bomba de $Na^+$-$K^+$, para a transdução de sinais através das membranas celulares, os canais de $Ca^{++}$ se encontram presentes sobretudo no sistema de condução nervosa do coração (nó sinoatrial – SA – e nó atrioventricular – AV), nos miócitos cardíacos e na musculatura lisa, de interesse aqui, vascular.[38,51,87] No interior das células, no retículo endoplasmático, também estão presentes canais de cálcio importantes para a resposta celular de determinados tipos de estímulos.[38,51,87] O cálcio, por sua vez, além de participar do mecanismo de despolarização da membrana celular por meio dos canais lentos de cálcio e sódio, voltagem-dependentes, o que confere, por exemplo, a ritmicidade cardíaca, também exerce um importante papel como segundo mensageiro de vários tipos de estímulos regulados por receptores acoplados à membrana celular, exercendo funções talvez até mais importante que o AMP cíclico, em razão do número de reações nas quais está envolvido.[38,51,87,88] O influxo de íons cálcio para o interior da célula, após a ativação dos canais de cálcio, representa uma importante etapa tanto para a contração da musculatura lisa vascular quanto para a condução nervosa cardíaca.[38,51,87] Tais processos podem ser mediados pela despolarização da membrana, por meio de potencial de ação, por estímulo nervoso ou por meio de canais de cálcio operados por re

ceptores acoplados, como por exemplo os que respondem à influência de hormônios e autacoides, os quais se ligam à proteína G, ativando a $G_q$-PLC-IP$_3$.[38,51,87] Na sequência, no interior da célula, ocorre a liberação de cálcio das reservas intracelulares, o qual se liga à calmodulina, formando o complexo $Ca^{++}$-calmodulina, induzindo à fosforilação da cadeia leve da miosina cinase e à consequente interação actina-miosina, representando o processo de excitação-contração no caso da musculatura lisa vascular.[38,51,87] Já nos miócitos cardíacos, diferentemente, também ocorre participação dos canais rápidos de $Na^+$, cujo mecanismo efetor intracelular está relacionado ao bloqueio do efeito inibitório da troponina sobre o aparelho contrátil, propiciando assim a interação entre a actina-miosina e, consequentemente, a contração muscular.[88]

Interessantemente, dos mecanismos citados, a condução do estímulo neuronal cardíaco, primeiro, nos nós SA e AV, só permite a existência de uma fascinante ritmicidade porque o potencial de repouso é, não por acaso, menos negativo, oscilando entre -70 e -60 mV, faixa na qual os canais lentos de $Ca^{++}$ e $Na^+$ encontram-se abertos, condição que promove o influxo progressivo desses íons para o interior da célula até um ponto em que há a deflagração do potencial de ação, o qual retorna a seguir ao valor basal.[88] Segundo, nos sistemas de condução como o de Hiss-Purkinge, o gradiente eletroquímico, embora gere um diferente potencial de repouso, cuja negatividade gira em torno de -90 mV, apresenta uma característica exclusiva, que é o pico de potencial seguido de um platô, que reflete a abertura dos canais rápidos de sódio seguida da abertura dos canais lentos de cálcio e sódio.[88] A consequência é que, após um estímulo, é necessário um período de recuperação dos canais lentos para que outro estímulo ocorra.[88] O entendimento a respeito dessas fases representa um importante passo quando se pensa, primeiro, nas terapias farmacológicas, antiarrítmica e anti-hipertensiva, e, segundo, na necessidade de submeter o indivíduo ao período perioperatório, sendo ele usuário de fármacos que interferem nas referidas vias, tal como discutido para outros fármacos, pois a associação desses a substâncias anestésicas, ao mesmo tempo que depressoras, pode, também, deflagrar eventos indesejados.[88] Objetivando melhor contextualização, a **Figura 50.3** mostra as fases do potencial de ação do sistema de condução cardíaco, indicando como se comportam as correntes iônicas e como os períodos que representam as respectivas refratariedades dos canais se distribuem ao longo do ciclo.

Por fim, em se tratando da complexa rede neuroendócrina de comunicações, que propicia a autorregulação do sistema vascular, incluindo aí os reflexos consequentes à estimulação dos barorreceptores, pode-se inferir que os mecanismos utilizados para promover as devidas respostas, uma vez mais, utilizam o cálcio como mensageiro e efetor dessa integração, o que resulta em interferência tanto na função cardíaca, quanto no sistema vascular como um todo, incluindo as coronárias.[51,87] Por essa razão, é necessário ter-se em mente que a utilização de fármacos como os bloqueadores dos canais de cálcio (BCCs) está relacionada a efeitos mais amplos que apenas o tratamento da HA, como será visto a seguir.[51,87]

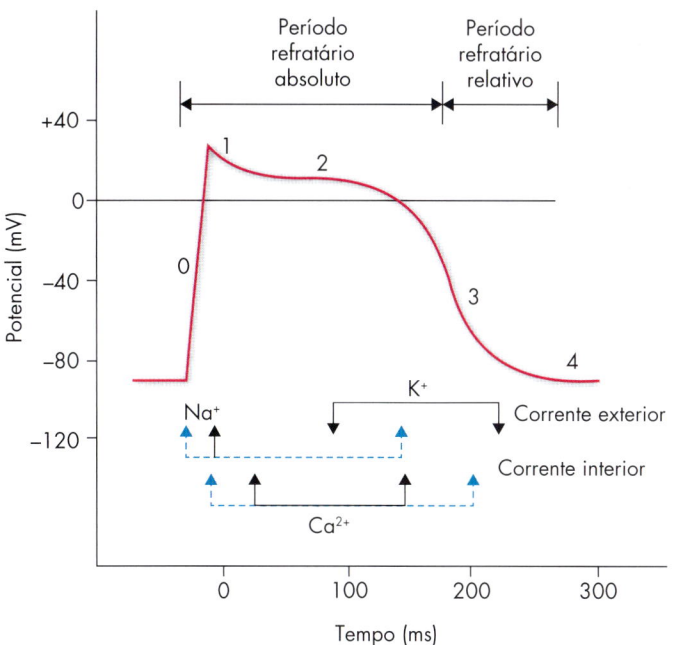

◀ **Figura 50.3**  Potencial cardíaco e condutâncias ao sódio, ao potássio e ao cálcio.

**Fonte:** Extraída de: Thompsom J: Drugs Acting on the Cardiovascular System. In: Smith and Aitkenhead's Textbook of Anaesthesia, 6ª ed. (Aitkenhead, A.R., Moppett, A.K., Thompsom, J.P.,
Editors. Churchill Livingstone Elsevier, 2013;p.116-54.

## Farmacologia clínica dos bloqueadores dos canais de cálcio

Tais fármacos têm sido estudados desde a observação de que análogos da difenilpiperazina inibem a contração do músculo liso vascular, por bloquearem o influxo de cálcio para o interior do miócito, após ligarem-se à subunidade $\alpha_1$ dos canais lentos de cálcio (apenas o subtipo L pode ser modulado pelos BCCs), mecanismo de ação que, na época, gerou expectativas sobre a possibilidade de promover-se alterações na capacidade de contração da musculatura vascular, visando eficácia como terapia anti-hipertensiva.[38,51,87] Atualmente, sabe-se que os BCCs podem agir modulando a subunidade $\alpha_1$ do canal lento de cálcio, seja por meio de uma modificação extracelular alostérica da sua estrutura (como agem as diidropiridinas), seja por meio de ligação intracelular ao canal, bloqueando o influxo de íons para o interior da célula (como agem as fenilalquilaminas – verapamil), embora também existam mecanismos ainda não completamente compreendidos (como aqueles relacionados às benzotiazepinas – diltiazem).[38,87]

Atualmente é notório que, quando utilizados como monoterapia, são fármacos cuja eficácia terapêutica é bastante satisfatória em grande parte dos indivíduos (60% a 70%), incluindo os diferentes grupos demográficos, no que se refere ao tratamento da hipertensão arterial.[89,90] As diidropiridinas (nifedipina, anlodipina, felodipina, isradipina, nicardipina e nimodipina), assim como a fenilalquilamina verapamil e a benzotiazepina diltiazem, são os representantes atualmente disponíveis para uso clínico.[51,87] Ainda que sejam classificados como bloqueadores do canal de cálcio, quimicamente apresentam-se como classes distintas entre si.[38,51,87] O mecanismo de ação dos agentes não derivados das diidropiridinas (verapamil e diltiazem) é a vasodilatação, a redução do DC e da frequência cardíaca, traduzindo um cronotropismo negativo.[38,51,87]

Levando-se em conta que atuam na contratilidade miocárdica por meio do acoplamento excitação-contração, o uso de BCC tende a gerar um efeito inotrópico negativo e, por essa razão, eles não devem ser utilizados em indivíduos com insuficiência cardíaca, embora seja possível dizer que, em termos do efeito causado nas pressões de parede, pode haver melhora da função.[51] Do ponto de vista eletrofisiológico, o verapamil, por exemplo, diminui tanto a taxa de influxo de íons para o interior da célula quanto a capacidade de recuperação do canal de cálcio, além de apresentar bloqueio progressivamente maior, conforme aumenta a frequência de estímulo (dependência de frequência), mecanismo que também ocorre com o diltiazem.[38,51,87] Como esses últimos fármacos deprimem a condução AV, são utilizados clinicamente como antiarrítmicos, no caso de arritmias supraventriculares.[87] O bepridil, à semelhança do verapamil, inibe tanto a corrente de entrada lenta de $Ca^{++}$ quanto a corrente de entrada rápida de $Na^+$, o que gera efeito inotrópico negativo, embora esse não seja tão pronunciado quanto o causado pelo verapamil, sobre os nós SA e AV.[51,87] Por essa razão, a associação desses dois fármacos com betabloqueadores ou fármacos cardiodepressores, como os anestésicos voláteis, pode induzir a uma bradicardia intensa, hipotensão ou bloqueio de condução, o que obriga, mais uma vez, atenção redobrada por parte do anestesiologista.[51,87,91]

As diidropiridinas, a exemplo do que ocorre com a nifedipina, também exercem efeito dose-dependente no que se refere ao bloqueio do influxo de íons ($Ca^{++}$), porém não inibem a taxa de recuperação do canal, na condução cardíaca.[51,87] Junto com o verapamil e o diltiazem, as diidropiridinas fazem parte da primeira geração de BBC e, assim como aqueles, têm rápido início de ação, apresentando, porém, efeitos mais pronunciados sobre a pressão arterial sistêmica e como vasodilatadores, coronariano e de artérias periféricas, justificando, tal como ocorre com os betabloqueadores, ampla utilização.[51,87] Por exemplo, a nifedipina tem sido usada em indivíduos que apresentam vasoespasmo arterial, como o que ocorre no fenômeno de Raynaud.[38] A nimodipina, por sua vez, é extensamente indicada, quando o objetivo é tratar ou prevenir o vasoespasmo das artérias cerebrais, após eventos cerebrovasculares, como a Hemorragia Subaracnoídea Aguda (HSA), de origem aneurismática, conduta que, segundo autores, independente de associar-se ou não à vasodilatação do espasmo propriamente dito, está associada a melhor desfecho tardio no que se refere à morbimortalidade, não incluindo aí sua indicação para cuidados relativos à HSA traumática, ainda bastante discutível.[38,92,93]

Retornado à discussão a respeito do aspecto cardiovascular, relacionado aos BCCs, pode-se dizer que, em ordem decrescente, de efeito vasodilatador coronariano, estão as diidropiridinas, o verapamil e o diltiazem.[38,51] Por outro lado, é importante lembrar que a vasodilatação causada especialmente pelas diidropiridinas, embora associada a um mecanismo de ação inotrópica negativa, deflagra ativação simpática reflexa, por ativação barorreceptora, o que inclusive leva à taquicardia e acaba por provocar, como resultado, um inotropismo positivo que, somado a um efeito sobre a resistência arteriolar periférica, de queda, propicia melhor contratilidade cardíaca.[38,51] O anlodipino, por sua vez, por apresentar efeito mais prolongado, embora também induza à taquicardia reflexa, essa não é tão pronunciada como a que ocorre com a nifedipina, provavelmente devido à absorção mais lenta, produzindo, consequentemente, menos alterações na concentração plasmática.[38,51]

Embora o uso do verapamil, quando associado à administração por via oral, possa resultar em melhora do desempenho miocárdico, em indivíduos com ICC, cuja isquemia esteja limitando a função cardiovascular, é necessário ter-se cautela, se a opção for feita pela infusão por via intravenosa, nessa condição clínica, pois, assim, pode causar uma comprometedora redução da contratilidade ventricular esquerda, que se soma à acentuada queda na resistência arteriolar, aumentando a probabilidade de ocorrência de sérias complicações.[38,51] Igualmente, é contraindicada a associação do verapamil ou do diltiazem a fármacos bloqueadores beta-adrenérgicos em situações clínicas nas quais há distúrbios de condução, dos nós SA e AV, pois, se isso for feito, fenômenos graves podem ser observados, tais como assistolia e depressão cardiovascular grave, sobretudo após infusão intravenosa, mesmo que tal opção seja considerada como sendo a via mais rápida, durante o tratamento de quadros anginosos comprometedores.[38,51] Em outras situações, no entanto, por exemplo, na angina por esforço, é permissiva a utilização do verapamil ou do diltiazem, como monoterapia, da mesma forma que pode ser feita a associação das diidropiridinas, como o anlodipino, com betabloqueadores, pois nesse caso, o betabloqueio pode suprimir a taquicardia reflexa, enquanto o BCC melhora o desempenho cardíaco, sem causar depressão profunda.[38,51]

Vale lembrar também que esses fármacos, de um modo geral, sofrem intenso metabolismo de primeira passagem, o que reduz acentuadamente suas biodisponibilidades quando administrados por via oral, algo que então deve ser considerado caso exista alteração da função hepática, em razão do consequente aumento de biodisponibilidade, o que implica na redução da dose a ser administrada.[51] Além disso, os BCCs têm alta taxa de ligação proteica (70% a 98%), sendo que alguns fármacos, como o verapamil e o diltiazem, apresentam metabólitos ativos, ao passo que outros, como as diidropiridinas, apresentam metabólitos inativos ou fracamente ativos.[51] Também é necessário cautela ao deparar com indivíduos que estejam utilizando digoxina, uma vez que a eliminação renal e hepática desse fármaco se dá pela utilização da glicoproteína-P, um transportador transmembrana que pode ser bloqueado pelo verapamil, aumentando consequentemente a probabilidade de efeitos tóxicos.[51] Igualmente, deve-se evitar a associação da quinidina com algum BCC, pois pode ocorrer hipotensão grave.[51] A Tabela 50.10 mostra o perfil farmacocinético dos BCCs.

Embora geralmente, para não dizer sempre, o tratamento da HA permita a associação de fármacos, pois objetiva a obtenção de níveis pressóricos seguros, indicar quais fármacos devem ser escolhidos como primeira linha tem sido conduta derivada de um misto, da *expertise* do médico com o que trazem as diretrizes, exceto o que infere o 8JNC, nas recomendações de 6 a 9, conduta que aparentemente não mudou.[4] Na população geral não negra, incluindo os diabéticos, tanto um diurético tiazídico (ou seus correlatos) quanto um BCC, ou um IECA, ou um BRA, podem ser estabelecidos como primeira linha de tratamento.[4] No entanto, para a população negra, incluindo os diabéticos, a associação de um BCC com um diurético tiazídico foi determinada de forma categórica pelo 8JNC, pois é decorrente da observação de que há menor risco relativo (RR), para o desenvolvimento de AVC nessa população, quando comparado um BCC a um IECA (RR = 1,51; 95% IC, 1,22-1,86, para o uso do lisinopril *versus* o da anlodipina, na população negra).[4]

A respeito da interação dos BCCs com a anestesia, os aspectos mais importantes estão relacionados aos mecanismos de ação dos anestésicos voláteis, uma vez que, quando se pensa na condução neuronal ou na função dos miócitos cardíacos, os efeitos dos gases, na inibição dos mecanismos de transdução intracelulares, são similares aos dos BCCs, pois também bloqueiam os canais lentos de cálcio.[38,87,91]

**Tabela 50.10 Propriedades farmacocinéticas dos principais bloqueadores de canais de cálcio.**

| Fármaco | Nifedipina | Verapamil | Diltiazem | Nicardipina | Flodipina | Amlodipina |
|---|---|---|---|---|---|---|
| Biodisponibilidade oral (%) | 50 | 20 | 25-50 | 30 | 15 | 65-80 |
| Meia-vida de eliminação (h) | 3-5 | 5-8 | 2-6 | 3-8 | 25 | 35-50 |
| Via de eliminação | Renal e hepática | Renal e hepática | Hepática | Renal e hepática | Renal e hepática | Renal |
| Tempo para atingir pico de conc. plasmática (h) | 1-2 | 4-8 | 3-4 | 1 | 12-24 | 6-12 |

**Fonte:** Adaptada de: Thompsom J. Drugs Acting on the Cardiovascular System. In: Smith and Aitkenhead's Textbook of Anaesthesia, 6. ed. (Aitkenhead, A.R., Moppett, A.K., Thompsom, J.P., Editors. Churchill Livingstone Elsevier. 2013;p.116-54.

Assim, tal associação implica na potencialização do efeito depressor cardiovascular, devendo, consequentemente, chamar a atenção do anestesiologista, para induzi-lo a buscar uma estratégia protetora miocárdica que seja a mais adequada possível.[38] Na mesma linha, também há que se considerar o observado efeito de potencialização dos efeitos dos relaxantes musculares, despolarizantes e não despolarizantes, quando utilizados em associação com os BCCs, sendo essa uma possibilidade que deve ser inferida, caso haja sinais de extenso bloqueio neuromotor.[38,87,91]

Objetivando melhor contextualização, aconselha-se leitura complementar, uma vez que abordar todos os aspectos farmacológicos das classes aqui colocadas, implica em estender cada tópico para além do que é o propósito do texto.

## Bloqueadores dos Receptores Alfa-adrenérgicos

A observação da existência de um efeito inibitório por *feedback,* causado pela norepinefrina sobre sua própria liberação, utilizando alça de retroalimentação, levou à descoberta da presença de mais receptores α nos nervos simpáticos, cujos efeitos eram diferentes daqueles classicamente denominados receptores pós-sinápticos, excitatórios, ou $\alpha_1$, o que fez aumentar a biblioteca molecular, tendo sido então os descobertos classificados como receptores pré-sinápticos, inibitórios, ou $\alpha_2$.[78] A partir daí, foram determinadas as sequências de aminoácidos transcritas pelos 6 genes codificadores dos receptores α-adrenérgicos, permitindo que se observasse melhor suas constituições, as quais foram então caracterizadas como apresentando uma forma comum de 7 domínios transmembrana, a partir da qual especificava três receptores $\alpha_1$ ($\alpha_{1A}$, $\alpha_{1B}$, $\alpha_{1D}$) e três receptores $\alpha_2$ ($\alpha_{2A}$, $\alpha_{2B}$, $\alpha_{2C}$).[78] Viu-se assim, que, dentro de cada subtipo de receptor, $\alpha_1$ e $\alpha_2$, há cerca de 75% de identidade, quanto aos resíduos de aminoácidos.[78] No entanto, quando comparados entre si, $\alpha_1$ e $\alpha_2$, a identidade na sequência de aminoácidos cai para cerca de 30%-40%, o que é similar observado com a constituição dos receptores β.[78]

Ao serem estimulados, os receptores $\alpha_1$-adrenérgicos utilizam vários mecanismos intracelulares, resultando, consequentemente, em diferentes mecanismos efetores, que são então determinados pelo tecido em questão, porém sempre a partir da ligação com a proteína G ($G_q$).[78] Ativam como segundos mensageiros tanto o cálcio quanto o DAG ou o $IP_3$, na sequência, mobilizando algumas fosfolipases (FLA, FLC, FLD ou $FLA_2$), como dito, dependendo do tecido.[78] O $IP_3$ mobiliza o cálcio, enquanto o DAG ativa a proteinocinase C.[78] Assim como ocorre com a ativação dos receptores β, a estimulação dos receptores $\alpha_1$-adrenérgicos desencadeia uma complexa cascata de eventos, alguns dos quais não são relacionados exclusivamente à contração vascular. No fígado, por exemplo, a ativação desses receptores induz à glicogenólise, ao mesmo tempo que inibe a síntese do glicogênio, via deflagrada como consequência da maior demanda por aporte energético, pois nessa situação também foi induzida a ativação de receptores em outros tecidos, completando o ciclo requerido durante situações relacionadas ao aumento do metabolismo.[78] No entanto, de interesse aqui, pode-se dizer que os receptores $\alpha_1$-adrenérgicos vasculares atuam

regulando os canais de cálcio através da proteína $G_q$, ativando a FLC da membrana, cujo evento final, após a mobilização do cálcio, é a contração da musculatura lisa vascular.[78]

Distribuídos em pontos estratégicos ao longo da via neuronal, os receptores $\alpha_2$ exercem seu efeito regulando a liberação de neurotransmissor (noradrenalina), por meio de mensagem transmitida através da sua ligação preferencial com a $G_i$ (como visto anteriormente, os β ligam-se à $G_s$).[78] Uma vez que esteja havendo descarga noradrenérgica, na fenda, o processo de transmissão ativa vários mecanismos intracelulares, dos quais fazem parte a inibição da adenililciclase, a condução de sinais para os canais iônicos de $K^+$, processo que hiperpolariza a membrana, e a inibição direta dos canais de cálcio voltagem-dependentes, os dois últimos possivelmente integrantes dos mecanismos relacionados à bradicardia, que pode ser observada durante uso de $\alpha_2$-agonistas.[78,94] Outros segundos mensageiros utilizados pelos receptores $\alpha_2$, dependendo do tecido, são representados pelas ações derivadas da ativação da fosfolipase C, a qual resulta na mobilização do ácido araquidônico, e pelo aumento da hidrólise do polifosfoinositídeo, cujo evento final é a liberação intracelular de cálcio, o qual, por sua vez, promove a contração vascular.[38,78] Assim, a partir desses inúmeros mecanismos de transdução de sinais, ao fazer uma análise da biblioteca molecular construída juntando-se todas as vias deflagradas, fica evidente que tais receptores podem ter distribuição não só pré-sináptica, pois atuam por distintas vias, o que faz pensar na existência de diversificação da sua função.[78] Tal pensamento é tão verdadeiro que, por exemplo, no cérebro, a ativação dos receptores $\alpha_2$, pós-sinápticos promove diminuição da descarga simpática a partir do SNC, sendo mecanismo que explica um dos efeitos da clonidina como fármaco anti-hipertensivo, conhecimento que até então deixava a desejar no que se refere a justificar tal observação, uma vez que não se pensava em mecanismo efetor $\alpha_2$ fora do contexto de retroalimentação da via noradrenérgica, pré-sináptica.[78] Paradoxalmente, no entanto, também é possível observar um quadro de hipertensão nos momentos iniciais da infusão endovenosa da dexmedetomidina, fenômeno que passou a ser explicado pela justificativa de que isso se deve à sua ação periférica inicial, nos receptores $\alpha_2$ do endotélio vascular (pós-sinápticos?), antes de atingir seu pico de ação, no compartimento central.[78,94]

Então, em virtude de tais observações, passou-se a não mais permitir que se caracterizasse um padrão de uniformidades, quando relativas tanto à distribuição dos receptores, no caso, $\alpha_1$ e $\alpha_2$, se seriam pré ou pós-juncionais, quanto à classificação de um fármaco como sendo agonista ou antagonista, cujo fundamento crítico fez surgir, desde então, já há algum tempo, discussão que levou à proposta de fazer-se nova classificação, derivada mais dos aspectos funcionais que dos anatômicos propriamente ditos.[72,78,94] A partir daí, até a atualidade, pois o processo ainda permeia as bases da farmacologia, o que se tem buscado, na verdade, é um entendimento mais amplo, conceitualmente, sobre como o receptor utiliza a energia livre da ligação com o ligando, algo ainda considerado como sendo mais relevante do que dizer se o efeito é de agonismo ou de antagonismo, bem como se a distribuição é pré ou pós-juncional.[72,78,94] No entanto, tal classificação funcional ainda está sob intenso debate, como dito, no âmbito da biologia molecular e da ciência computacional, algo que certamente trará bons resultados, sobretudo no que se refere ao desenvolvimento de fármacos de alta qualidade a serem utilizados no cotidiano da anestesiologia e da terapia intensiva, após validação.[72]

Ainda nessa linha de pensamento, exemplificando, a clonidina, uma imidazolina, tinha sua aplicação clínica inicial como descongestionante nasal devido ao seu efeito vasoconstritor, uma vez que se falava sobre a existência de receptores $\alpha_2$ pós-juncionais, distribuídos pelo sistema vascular periférico.[78] No entanto, observa-se que ela provocava sedação, hipotensão e bradicardia, eventos atualmente tidos como relacionados à ativação tanto de receptores pré-juncionais quanto pós-juncionais, conforme o local de ação, se central ou periférico.[78] A partir daí, tornou-se evidente que a sedação e a hipotensão, na verdade, são reflexos da estimulação central $\alpha_{2A}$ e $\alpha_{2C}$ pós-sinápticas, ao passo que a bradicardia, além de ser consequência da menor descarga simpática, o que induz ao aumento da atividade parassimpática, também tem relação com a ativação pré-sináptica $\alpha_{2A}$, por bloqueio dos canais de cálcio, como discutido anteriormente.[78]

## Farmacologia clínica dos bloqueadores alfa-adrenérgicos

A respeito da destinação dos bloqueadores $\alpha$-adrenérgicos para tratamento da HA, pode-se inferir que, diferentemente do que tem sido observado com a utilização dos fármacos discutidos até aqui, pautada por evidência científica satisfatória, não integram o conjunto de classes utilizadas para tal finalidade, mesmo após revisão do que é proposto pelo 8JNC.[2,4] Contudo, não deixam de ser considerados como terapia necessária em algumas situações, em razão dos aspectos relacionados às suas propriedades farmacológicas.[38,42,78] Se, por um lado, diversos simpaticomiméticos ativam os receptores $\alpha$, causando contração vascular, a qual pode ser traduzida pelo aumento da resistência vascular periférica e da pressão arterial, por outro, ao provocarem inibição da ação das catecolaminas, nos mesmos receptores, os bloqueadores dos receptores $\alpha_1$-adrenérgicos, primeiro, normalmente não afetam os receptores $\alpha_2$ e, segundo, causam relaxamento da musculatura lisa, o que diminui o tônus vascular, induz à vasodilatação e represa o sangue no lado venoso, atuando assim como potentes anti-hipertensivos, motivos pelos quais não é infrequente deparar-se com pacientes no pré-anestésico, relatando uso de algum dos seus congêneres, nos antecedentes farmacológicos.[38,42,78]

Sendo então uma realidade, necessário se faz explorar alguns aspectos farmacológicos que podem exercer influência durante o perioperatório. Nessa linha, primeiro, pensando em "antagonismo", tais fármacos podem ser classificados quanto à seletividade (afinidade) relativa ao mecanismo de bloqueio em: os que são não seletivos, ou seja, bloqueiam os receptores $\alpha_1$ e $\alpha_2$ (fentolamina e fenoxibenzamina); os que possuem afinidade somente pelo receptor $\alpha_1$ (prazosina, doxazosina, urapidil, terazosina), ou aqueles que possuem afinidade apenas pelo receptor $\alpha_2$ (ioimbina). Da mesma forma, partindo-se da biologia molecular, área que tem permitido melhor compreender interações mais específicas, relacionadas aos mecanismos de ação intrínsecos de cada classe, já se chegou ao desenvolvimento de fármacos que exibem seletividade, inclusive, por determinados subtipos de receptores, como é o caso da tansulosina, que tem afinidade exclusiva pelo $\alpha_{2A}$.[42,78] Como resultado, é possível que essa classe de substâncias também ganhe um papel mais amplo na terapêutica, uma vez que o conhecimento sobre os mais variados subtipos de receptores, que respondem à atividade $\alpha$ e $\beta$, parece estar apenas brotando em amplo universo a ser explorado, pois são eles que ditam inúmeras funções orgânicas, além das que são diretamente relacionadas apenas à contração e ao relaxamento vascular.[72,78]

Atendo-se, no entanto, apenas ao conteúdo da terapêutica farmacológica, que seja de interesse para o que é aqui proposto, pode-se dizer que os referidos fármacos, como visto, têm sim sido utilizados como coadjuvantes no tratamento da HA, bem como prescritos para a obtenção de relaxamento da musculatura lisa do trato urinário, em situações de hiperplasia prostática benigna, e na conduta pré-operatória do tratamento do feocromocitoma, embora ainda exista discussão sobre esse tema.[42] Uma vez que seus mecanismos efetores induzem à queda do tônus arteriolar e consequente bloqueio da ação das catecolaminas, apresentam, consequentemente, desdobramentos cardiovasculares importantes, caracterizados pela hipotensão postural, sobretudo quando há hipovolemia ou tenha sido recentemente administrado a primeira dose, principalmente para os bloqueadores $\alpha_1$-adrenérgicos.[42,78] Por outro lado, como atividade reflexa, por meio dos barorreceptores, ocorre aumento da frequência cardíaca e do DC, além de também poder ser observado que o uso de tais fármacos provoca retenção de líquidos, por consequência da ativação das células justaglomerulares, fenômeno mais característico quando há administração daqueles considerados como sendo não seletivos.[42]

Devido aos inerentes mecanismos de ação, merece destaque observação no que se refere ao período perioperatório. Durante a realização da anestesia, em indivíduos utilizando bloqueadores dos receptores $\alpha_1$-adrenérgicos, é necessário considerar que esses fármacos desencadeiam inibição tanto da vasoconstrição quanto do aumento da pressão, observação que pode ser caracterizada, quando, sobretudo em situações críticas do ponto de vista hemodinâmico, se utiliza fármacos de ajuste, após o que não se observa resposta adequada.[51] Indubitavelmente, tal circunstância pode, de fato, gerar grandes repercussões, uma vez que cria condições para a perpetuação da hipotensão, pois é sabido que a resposta à noradrenalina pode ser suprimida parcialmente, ao passo que, no caso da fenilefrina, a supressão pode ser completa.[42,78] Já a utilização concomitante de epinefrina, por sua vez, pode inclusive levar à depressão cardiovascular, condição desencadeada pela ação desse fármaco sobre os receptores $\beta_2$, vasodilatadores, enquanto a resposta $\alpha$ está bloqueada.[42,78] Somando-se a essas condições descritas os efeitos causados pelos agentes anestésicos, pela hipovolemia e pelo trauma cirúrgico, o resultado será uma condução perioperatória, provavelmente muito trabalhosa, evidentemente, com alta probabilidade de ocorrência de desdobramentos relacionados à perpetuação da baixa da perfusão tissular.[38,51,91]

Em se tratando agora da terapêutica relacionada propriamente dita, entre os fármacos disponíveis para uso clínico, está a prazosina, a qual, em razão de sua afinidade pelos receptores $\alpha_1$ ($\alpha_{1A}$, $\alpha_{1B}$ e $\alpha_{1D}$), diferentemente de outros congêneres, os quais são não seletivos, é considerada o protótipo dos bloqueadores $\alpha$, embora também possua mecanismo de ação relacionado à inibição da fosfodiesterase plasmática, tendo sido esse, inclusive, o conceito a partir do qual foi inicialmente sintetizada.[42] Ela atua bloqueando os receptores no sistema arteriolar e venoso, denominados como vasos de capacitância, o que, consequentemente, induz à queda da pré-carga, mecanismo o qual, no entanto, exerce pouca influência sobre o aumento reflexo do DC.[42] Ademais, é um fármaco que atua deprimindo a descarga simpática central, além de bloquear a função barorreceptora.[38,42] Devido à sua pouca ou nenhuma seletividade pelos receptores $\alpha_2$, presentes nas terminações nervosas simpáticas cardíacas, não induz consequentemente à liberação de noradrenalina (NE), como acontece após o bloqueio seletivo $\alpha_2$, por exemplo, pela ioimbina.[38,42] Como resultado, a utilização de bloqueadores $\alpha_1$ tende a não deflagrar taquicardia reflexa.[38,42] Por outro lado, tal manifestação pode ser observada como sendo resposta relacionada ao uso de bloqueadores não seletivos, devido ao estímulo $\beta$-adrenérgico cardíaco causado pela liberação da NE.[38,42] Nesse caso, o bloqueio $\alpha_2$ periférico altera a inibição pré-sináptica por *feedback* da noradrenalina, aumentando sua concentração neuronal, o que consequentemente induz ao estímulo $\beta$-adrenérgico.[38,42] Por sua vez, a ativação dos receptores $\beta$-adrenérgicos acaba por limitar os efeitos hipotensivos dos fármacos não seletivos, o que se transforma, por assim dizer, em paradoxo.[38,42] Nesse sentido, torna-se permissiva a utilização adicional de um bloqueador dos receptores $\beta$, em baixa taxa de administração, associação que pode minimizar alguns dos efeitos indesejados.[38,42] Tal composição está contida no labetalol, constituído por quatro estereoisômeros, um dos quais é exatamente a prazosina e o outro é o pindolol.[51]

Em se tratando da farmacocinética relacionada, pode-se inferir que a biodisponibilidade oral da prazosina gira em torno de 50% a 70%, além de apresentar a característica de alta taxa de ligação proteica, derivada de sua afinidade pela $\alpha_1$-glicoproteína ácida.[42] Nesse sentido, durante a vigência de estados inflamatórios podem ser observadas alterações na sua taxa de ligação que propiciam aumento da fração livre, que normalmente é de apenas 5%, implicando na necessidade de adotar-se maior cuidado no que se refere à condução hemodinâmica, pois podem ser evidenciados efeitos indesejados, igualmente, de difícil controle.[51]

## Vasodilatadores

Muitos dos mecanismos de ação discutidos até aqui envolvem transdução de sinais, constituindo processos que, em algum momento, utilizam a via do AMP cíclico, a partir da ligação de receptores com seus respectivos ligandos.[51,72] Cada um desses, por sua vez, representa um dos aspectos relacionados à terapêutica na HA, cujo contexto é caracterizado pela inserção das mais variadas classes farmacológicas.[2,51] No entanto, a via do GMP cíclico também se relaciona à contração e relaxamento da musculatura lisa

vascular, cujos mecanismos de ação por ela ditados, por consequência, são logicamente inerentes a outros grupos farmacológicos, os quais integram, do mesmo modo, outro arsenal de importantes substâncias, o que faz então ampliar a biblioteca molecular disponível para a anestesiologia, bem como para a terapia intensiva.[51] Assim, objetivando um melhor entendimento sobre como moléculas ativam e desativam mecanismos celulares endoteliais, resultando em um eficiente processamento de estímulos, produtor de rápida resposta, o óxido nítrico (NO), devido exatamente às suas características moleculares, se torna um grande candidato a ser estudado.[51,95]

Uma vez que é produzido pelas células endoteliais, embora isso também ocorra em outros locais, como o epitélio brônquico, regula o tônus vascular por meio de sinais químicos que aumentam ou diminuem a sua produção e liberação. No entanto, tais mecanismos podem ser afetados durante processos inflamatórios como, por exemplo, aqueles causados por períodos de isquemia e reperfusão,[51,95] ou, de interesse aqui, em indivíduos hipertensos.[96] Vale lembrar que o NO também atua como inibidor da agregação plaquetária, participando então da resposta inflamatória, além de ser broncodilatador e exercer inúmeras funções orgânicas, inclusive a de segundo mensageiro celular.[97]

Sua descoberta partiu de pesquisas *in vivo* mostrando que macrófagos ativados por produtos bacterianos eram capazes de produzir nitritos e nitratos, utilizando a L-arginina como substrato.[97] Ao ser catalisada a oxirredução da L-arginina, em uma reação contendo NADPH, $Ca^{++}$ e $O_2$, viu-se que era produzido um fator de relaxamento vascular (EDRF, do inglês, *Endothelium-Derived Relaxin Factor*).[97] Mais tarde, à medida que o conhecimento sobre tal fator aumentou, ficou claro que o efeito vasodilatador, na verdade, era apenas um dos efeitos resultantes da sua produção, nesse caso, relacionado à resposta anti-inflamatória, a fim de promover a inibição da agregação plaquetária.[98] Por fim, mesmo com certa dificuldade devido às suas características moleculares, constatou-se que tal fator nada mais era do que uma simples, porém muito importante, molécula: o NO.[97]

O NO é uma molécula altamente reativa, em razão de possuir um radical livre (elétron extra).[98] Assim, ao ser produzido, rapidamente se liga ao radical heme da hemoglobina, tendo uma meia-vida de cerca de apenas 10 segundos, justificando o seu papel no controle rápido das respostas vasculares.[99] Sua produção é regulada por isoenzimas chamadas óxido nítrico sintases (NOS), presentes em vários tecidos, cada uma com uma denominação, sendo a eNOS e a iNOS as de interesse para o contexto aqui em construção.[97] A iNOS, uma isoforma induzível, está presente nos macrófagos e outras células, como os neutrófilos, é ativada por consequência de contato com lipopolissacarídes bacterianos e/ou citocinas expressas, devido à atividade inflamatória.[97,99] É considerada como sendo de alto débito, ou seja, uma vez estimulada, produz NO por várias horas.[97,99] Já a eNOS, uma isoforma constitutiva, é dependente de íons $Ca^{++}$ e calmodulina.[97] Por esse motivo, é responsiva à sinalização celular e está presente tanto nas células endoteliais quanto nas plaquetas.[97,99] É ativada por mecanismos relacionados à homeostase, como por exemplo, necessidade de controle imediato da pressão, sendo considerada uma isoforma que apresenta baixo débito de NO e que, portanto, é requerida apenas quando necessário.[97,99] Além disso, pode-se dizer que as isoformas da NOS podem ser inibidas por análogos da arginina N-substituídos, os quais competem com a L-arginina, inibindo a formação NO.[97,99]

Presente na superfície endotelial, a e-NOS é ativada via receptores de superfície, os quais são estimulados por ligandos como a acetilcolina, a substância P, a bradicinina, dentre outros, além de sofrer ativação por mecanismos físicos (*shear-stress*) causados pelo atrito das células circulantes com a superfície endotelial.[97] A ativação dos receptores induz à fosforilação da e-NOS, fazendo com que esta seja deslocada para o citoplasma, dando sequência na cadeia de eventos que leva à formação do NO.[97] Devido ao seu tamanho molecular e à sua alta lipossolubilidade, após sua formação, o NO sofre rápida difusão intercelular e para a luz endotelial, de tal forma que prontamente inicia e termina seus efeitos, conforme as necessidades momentâneas.[97] Uma vez no interior do miócito, o NO reage com o ferro do grupamento heme da enzima guanilato ciclase, mudando sua conformação e catalisando a guanosina trifosfato (GTP) em guanosina monofosfato cíclica (GMPc).[97,99] Conforme aumenta a concentração intracelular de GMPc, ocorre na mesma proporção a diminuição da entrada celular de $Ca^{++}$, bloqueio da liberação de $Ca^{++}$ do retículo endoplasmático, ao mesmo tempo aumentando a entrada desse íon para o interior do retículo, o que leva ao evento final, o relaxamento da musculatura lisa vascular.[97,99] Devido à sua alta difusibilidade, as células utilizam a sinalização produzida pelo NO sem que seja necessária a ligação desse, na superfície membranosa, o que também contribui para que tal molécula exerça sua função utilizando, entre outros, um mecanismo de resposta rápida, no que se refere à vasodilatação.[97,99]

Nos rins, o NO desempenha um importante papel na regulação do fluxo sanguíneo renal e na excreção de sódio, uma vez que isoformas da NOS estão presentes nas células do aparelho justaglomerular, sobretudo nas arteríolas eferentes e aferentes, participando, dessa forma, dos mecanismos que envolvem o SRAA.[100] Ainda que não se tenha até o momento uma constelação causal bem constituída, há a suspeita de que o NO possa estar envolvido na gênese da HA.[100,101] Nesse sentido, estudos mostram que o bloqueio da produção de NO nos rins induz à queda na eliminação de sódio, do fluxo sanguíneo renal, da taxa de filtração glomerular e do débito urinário, associado ao aumento da resistência vascular renal e periférica, levando, por consequência, ao aumento da PA.[100,101]

### Farmacologia clínica dos vasodilatadores

Diante do raciocínio exposto, é possível deduzir que os fármacos cujos mecanismos de ação afetam a produção e liberação de NO ocupam seguramente as primeiras linhas, na discriminação da terapêutica farmacológica relacionada aos quadros hipertensivos, os quais frequentemente requerem tratamento emergencial.[2,3] Igualmente, podem vir a integrar a lista de condutas relacionadas ao tratamento do infarto agudo do miocárdio (IAM), bem como aquela adotada na vigência de quadros anginosos, sobretudo quando há lesão acometendo o "tronco" da artéria coronária, uma vez que,

em tais circunstâncias, o objetivo é a desesperadora busca pela melhora do fluxo sanguíneo, o que pode ser obtido com a utilização de vasodilatadores de ação rápida.[51]

### Hidralazina

Embora o uso dos nitrovasodilatadores seja amplamente difundido, outros fármacos vasodilatadores também integram o arsenal terapêutico disponível, sobretudo diante de emergências hipertensivas, sendo, portanto, descritos nesta seção. Uma característica peculiar dos referidos fármacos é que podem ser utilizados nas unidades de atendimento emergencial, na enfermaria e no centro cirúrgico, sem que seja necessária, em um primeiro momento, monitorização mais invasiva, como instalação de pressão arterial invasiva e/ou acesso venoso profundo, condições que devem ser consideradas antes da infusão contínua dos nitrovasodilatadores.[51] Um exemplo dessa classe de fármacos é a hidralazina, cujos mecanismos de ação, embora ainda não completamente compreendidos, parecem estar relacionados à inibição da liberação intracelular de $Ca^{++}$ das suas reservas, processo responsável pelo relaxamento arteriolar (mas sem ou com pouco efeito no sistema venoso).[38,51] Entretanto, devido aos efeitos compensatórios deflagrados pelo estímulo dos barorreceptores, induzindo à taquicardia e ao aumento da contratilidade, bem como levando à produção de renina, essa que provoca retenção de líquidos, seu efeito anti-hipertensivo tende a ser anulado.[51] Por esses motivos, a hidralazina é considerada apenas como coadjuvante no tratamento da HA, sobretudo após o descobrimento de novas gerações de fármacos, cuja administração está relacionada a menos efeitos indesejados, embora a associação da hidralazina com simpatolíticos e diuréticos diminua esses reflexos.[51] Ademais, também tem como mecanismo de ação a ativação dos canais de potássio, sendo, por essa razão, também apresentada em conjunto com outros congêneres, como o minoxidil e o diazóxido, os quais não serão discutidos, diferentemente dela, dado que apresenta significativa relevância para o contexto da anestesiologia.[38,51]

Como visto, a hidralazina exerce seus efeitos principalmente nos sistemas cardiovascular, renal e cerebral, provocando dilatação arteriolar e consequente queda na resistência vascular.[38,51] Como efeitos adversos, podem ocorrer, além dos descritos anteriormente, cefaleia, náuseas e rubor facial.[38,51] Em razão da dilatação arteriolar coronariana, pode haver comprometimento do fluxo sanguíneo em áreas críticas do miocárdio, fenômeno que, associado ao aumento da atividade simpática reflexa, pode piorar a relação entre oferta e consumo de $O_2$, a ponto de induzir a um quadro de IAM em coronariopatas, motivo pelo qual deve ser administrada com cautela, conduta que obriga a ter adequado conhecimento sobre as condições do paciente que esteja, por exemplo, na sala de Recuperação Pós-anestésica (RPA).[38,51] Nessa linha, é exatamente na RPA onde condições se associam, incluindo dor, cujo resultado seja a observação de quadro de HA, momento em que se pode indicar a hidralazina. Entretanto, da mesma forma que se deve evitar sua administração a coronariopatas, seu uso deve ser repensado em indivíduos mais idosos ou em portadores de maior risco cardiovascular, associado ao perioperatório.[38,51] Por outro lado, ela tem utilidade satisfatória no tratamento da ICC, quando associada a outro fármaco, como nitrato, por exemplo, bem como o seu uso tem sido apoiado por evidência científica, durante a vigência de emergência hipertensiva, sobretudo em gestantes com pré-eclâmpsia, motivo pelo qual está sendo apresentada a farmacologia clínica relacionada ao seu uso.[38,51]

Por fim, embora tipos de reações adversas como o lúpus induzido pelo uso da hidralazina, dentre outros, façam parte da discussão, não se enquadram no contexto atual, uma vez que esses fenômenos são relacionados ao uso crônico, devendo, no entanto, estar na memória na consulta pré-anestésica.[38,51] Uma leitura mais aprofundada indubitavelmente será mais esclarecedora.

## Nitroprussiato de Sódio e Nitroglicerina

O nitroprussiato de sódio promove o relaxamento das musculaturas lisas, arteriolar e dos vasos de capacitância, sem seletividade, através da liberação de NO, o que simula o efeito endotelial.[38,51,85] Por consequência, tanto a pré-carga quanto a pós-carga são reduzidas, melhorando o desempenho cardíaco, tornando-o um fármaco de grande utilidade diante da vigência de emergência hipertensiva ou de falência ventricular aguda, assim como quando há necessidade de instituir-se hipotensão induzida durante a anestesia.[38,51,85] Igualmente crucial é sua utilização o mais rapidamente possível, quer seja no tratamento do edema agudo de pulmão, quer seja na dissecção aguda da aorta, quer seja quando se objetiva melhorar a relação entre oferta e demanda de $O_2$, condição essencial que deve ser considerada no tratamento do IAM.[38,51,85] No entanto, nesse último contexto, há que considerar a utilização da nitroglicerina, outro congênere, cujas características diferem do nitroprussiato, primeiro, no que se refere aos efeitos tanto sobre a rede arteriolar, quanto sobre a que integra os vasos de capacitância, nas circulações coronariana e periférica, o que a configura como primeira escolha nos quadros de obstrução fluxo e, segundo, no que se refere à capacidade de causar hipotensão, uma extensão da condição anterior, efeito melhor atribuído ao nitroprussiato.[38,51,85]

Como o nitroprussiato é uma molécula instável, sofre decomposição facilmente, sobretudo se tiver contato com soluções alcalinas ou exposição à luz, devendo, portanto, ser infundido em acesso venoso profundo e por meio de equipo de infusão característico.[51] Tem início e término de ação rápidos (30 segundos e 3 minutos, respectivamente).[51] Após ser iniciada sua infusão, sofre redução na musculatura lisa vascular liberando NO e cianeto, esse que é

metabolizado pelo fígado a tiocianato e então eliminado pela urina, porém apresentando meia-vida de eliminação de cerca de três dias, se não houver deterioração da função renal.[38,51,85] Tal aspecto é fundamental quando se pensa na administração contínua do nitroprussiato de sódio em altas taxas de infusão (maiores que 5 $\mu g.kg^{-1}.min^{-1}$), pois estas estão associadas à intoxicação por cianeto e tiocianato, propiciando assim o desenvolvimento de acidose lática grave e meta-hemoglobinemia, sobretudo se houver piora da função renal. No entanto, geralmente taxas de infusão que variam de 0,25-1,5 $\mu g.kg^{-1}.min^{-1}$ são suficientes, produzindo a maioria dos efeitos desejados.[38,51,85] A administração concomitante de tiossulfato de sódio pode evitar o desenvolvimento de intoxicação.[4,12] Outro aspecto relevante que deve ser considerado diz respeito à possível piora da oxigenação em pneumopatas, cuja causa está relacionada à inibição da vasoconstrição pulmonar hipóxica induzida pelo nitroprussiato de sódio, um mecanismo já limítrofe nesses indivíduos, sobretudo nos portadores de DPOC grave.[38,51,85]

A nitroglicerina, por sua vez, complementando suas características anteriormente descritas, independentemente de ser outro congênere, nitrovasodilatador, o que teoricamente seria algo a não ser indicado, diferentemente, também pode ser associada ao nitroprussiato de sódio, algo que acontece com relativa frequência durante o tratamento de emergências hipertensivas de difícil controle, sobretudo quando há concomitante coronariopatia.[38,51,85] Interessantemente, exerce seus efeitos por meio da dilatação arteriolar coronariana, dos vasos meníngeos e da face, sendo, contudo, considerada como venodilatadora no restante do organismo.[38,51,85] Diferentemente, o nitroprussiato apresenta efeito periférico tanto arteriolar quanto venoso, o que leva à redução da impedância, enquanto provoca represamento venoso, caracterizando-o como tendo o efeito inicial puro e simples da redução da PA.[38,51,85] Além do que foi aqui expresso, seria interessante ver discussão mais aprofundada sobre ela, nos tópicos que abordam os tratamentos do IAM e das síndromes coronarianas, bem quando for apresentada a condução da anestesia em cirurgia de revascularização do miocárdio, discussão relegada a tais capítulos. Conduta similar foi adotada em relação aos inibidores das fosfodiesterases III e V, a milrinona e o sildenafil, respectivamente. Por fim, as Tabelas 50.11 e 50.12 mostram os principais fármacos a serem utilizados em situações que requeiram um tratamento rápido, objetivando o restauro da hemodinâmica.

**Tabela 50.11** Terapêutica parenteral em emergências hipertensivas.

| Fármaco | Dose | Início de ação | Duração de ação | Efeitos adversos | Indicações |
|---|---|---|---|---|---|
| Nitroprussiato de sódio | 0,25 - 10 $\mu g.kg^{-1}.min^{-1}$ | Imediato | 1 - 2 min | Náusea, vômitos, intoxicação por cianeto e tiocianato | Maioria das emergências hipertensivas |
| Nitroglicerina | 5 - 100 $\mu g.min^{-1}$ | 02 - 5 min | 5 - 10 min | Cefaleia, vômitos, meta-hemoglobinemia, tolerância | Isquemia coronariana |
| Hidralazina | 10 - 20 mg IV ou 10 - 40 mg IM | 10 - 20 min IV, 20 - 30 min IM | 1 - 4h IV, 4 - 6h IM | Cefaleia, taquicardia, rubor facial, vômitos, piora de quadros anginosos | Eclâmpsia |

**Fonte:** Adaptada de: Chobanian AV e col. Seventh Report of the Joint National Committee on Prevention, Detection, Evaluation and Treatment of High Blood Pressure. Hypertension. 2003;42(6):1206-52.

| Tabela 50.12 Terapêutica. parenteral em emergências hipertensivas. | | | | | |
|---|---|---|---|---|---|
| Fármaco | Dose | Início de ação | Duração de ação | Efeitos adversos | Indicações |
| Labetalol | 20-80 mg IV em *bolus*, cada 10 min ou 0,5-20 mg.min⁻¹, IV contínuo | 5-10 min | 3-6h | Vômito, náusea, broncoconstrição, bloqueio cardíaco, hipotensão ortostática, tontura | Maioria das emergências hipertensivas, exceto falência cardíaca |
| Esmolol | 250-500 µg.kg⁻¹, IV em *bolus*, seguidos de 50 - 100 µg.kg⁻¹ min⁻¹, IV contínuo | 1-2 min | 10-30 min | Hipotensão, náusea, crise asmática, BAV grau I, falência cardíaca | Dissecção de aorta, perioperatório |

**Fonte:** Adaptada de: Chobanian AV e col. Seventh Report of the Joint National Committee on Prevention, Detection, Evaluation, and Treatment of High Blood Pressure. Hypertension. 2003;42(6):1206-52.

## REFERÊNCIAS

1. Muntner P, Carey RM, Gidding S, et al. Potential U.S. Population Impact of the 2017 ACC/AHA High Blood Pressure Guideline. J Am Coll Cardiol. 2018;71(2):109-18.
2. Whelton PK, Carey RM. The 2017 Clinical Practice Guideline for High Blood Pressure. Jama. 2017;318(21):2073-2074.
3. Chobanian AV, Bakris GL, Black HR, et al. Seventh report of the Joint National Committee on Prevention, Detection, Evaluation, and Treatment of High Blood Pressure. Hypertension. 2003;42(6):1206-52.
4. James PA, Oparil S, Carter BL, et al. 2014 evidence-based guideline for the management of high blood pressure in adults: report from the panel members appointed to the Eighth Joint National Committee (JNC 8). JAMA. 2014;311(5):507-20.
5. Willey JZ, Moon YP, Kahn E, et al. Population attributable risks of hypertension and diabetes for cardiovascular disease and stroke in the northern Manhattan study. J Am Heart Assoc. 2014;3(5):e001106.
6. Ukpabi O, Ewelike I. The eighth Joint National Committee on the prevention, detection, evaluation, and treatment of high blood pressure (Joint National Committee-8) report: Matters arising. Nig J Cardiol. 2017;14:15-8.
7. Fields LE, Burt VL, Cutler JA, Hughes J, Roccella EJ, Sorlie P. The burden of adult hypertension in the United States 1999 to 2000: a rising tide. Hypertension. 2004;44(4):398-404.
8. Lewington S, Clarke R, Qizilbash N, Peto R, Collins R. Prospective Studies C. Age-specific relevance of usual blood pressure to vascular mortality: a meta-analysis of individual data for one million adults in 61 prospective studies. Lancet (London, England). 2002;360(9349):1903-13.
9. Rapsomaniki E, Timmis A, George J, et al. Blood pressure and incidence of twelve cardiovascular diseases: lifetime risks, healthy life-years lost, and age-specific associations in 1.25 million people. Lancet (London, England). 2014;383(9932):1899-911.
10. Ford ES. Trends in mortality from all causes and cardiovascular disease among hypertensive and nonhypertensive adults in the United States. Circulation. 2011;123(16):1737-44.
11. Saran R, Li Y, Robinson B, et al. US Renal Data System 2014 Annual Data Report: Epidemiology of Kidney Disease in the United States. Am J Kidney Dis. 2015;66(1 Suppl 1):Svii, S1-305.
12. Peters SA, Huxley RR, Woodward M. Comparison of the sex-specific associations between systolic blood pressure and the risk of cardiovascular disease: a systematic review and meta-analysis of 124 cohort studies, including 1.2 million individuals. Stroke. 2013;44(9):2394-401.
13. Prevention. CfDCa. National Diabetes Statistics Report: Estimates of Diabetes and Its Burden in the United States. Atlanta, GA: U.S. Department of Health and Human Services; 2020.
14. Tanner RM, Calhoun DA, Bell EK, et al. Prevalence of apparent treatment-resistant hypertension among individuals with CKD. Clin J Am Soc Nephrol. 2013;8(9):1583-90.
15. Saydah S, Bullard KM, Cheng Y, et al. Trends in cardiovascular disease risk factors by obesity level in adults in the United States, NHANES 1999-2010. Obesity (Silver Spring). 2014;22(8):1888-95.
16. Castelli WP. Epidemiology of coronary heart disease: the Framingham study. Am J Med. 1984;76(2A):4-12.
17. Özyilmaz A, Bakker S, de Zeeuw D, de Jong P, Gansevoort R. Screening foralbuminuriawith subsequent screening for hypertension and hypercholesterolaemia identifies subjects in whom treatment is warranted to prevent cardiovascular events. Nephrol Dial Transplant. 2013;28:2805–15.
18. van der Leeuw J, Visseren FL, Woodward M, et al. Predicting the effects of blood pressure-lowering treatment on major cardiovascular events for individual patients with type 2 diabetes mellitus: results from Action in Diabetes and Vascular Disease: Preterax and Diamicron MR Controlled Evaluation. Hypertension. 2015;65(1):115-21.
19. Sundstrom J, Arima H, Jackson R, et al. Effects of blood pressure reduction in mild hypertension: a systematic review and meta-analysis. Annals of Internal Medicine. 2015;162(3):184-91.
20. Blood Pressure Lowering Treatment Trialists C, Ying A, Arima H, et al. Effects of blood pressure lowering on cardiovascular risk according to baseline body-mass index: a meta--analysis of randomised trials. Lancet (London, England). 2015;385(9971):867-74.
21. Halvorsen S, Mehilli J, Cassese S, et al. 2022 ESC Guidelines on cardiovascular assessment and management of patients undergoing non-cardiac surgery. Eur Heart J. 2022;43(39):3826-924.
22. Pauker K, Kreso M, Thakkar N, Arron B. The higher the peak troponin, the quicker the march toward death: could this be true? ASA Monitor. 2017;81(5):22–5.
23. Marik PE, Varon J. Hypertensive crises: challenges and management. Chest. 2007;131(6):1949-62.
24. Hannemann A, Wallaschofski H. Prevalence of primary aldosteronism in patient's cohorts and in population-based studies--a review of the current literature. Horm Metab Res. 2012;44(3):157-62.
25. Riaz IB, Husnain M, Riaz H, et al. Meta-analysis of revascularization versus medical therapy for atherosclerotic renal artery stenosis. Am J Cardiol. 2014;114(7):1116-23.
26. Egan BM, Li J, Hutchison FN, Ferdinand KC. Hypertension in the United States, 1999 to 2012: progress toward Healthy People 2020 goals. Circulation. 2014;130(19):1692-9.
27. Sacks FM, Svetkey LP, Vollmer WM, et al. Effects on blood pressure of reduced dietary sodium and the Dietary Approaches to Stop Hypertension (DASH) diet. DASH-Sodium Collaborative Research Group. The New England Journal of Medicine. 2001;344(1):3-10.
28. Du X, Ninomiya T, de Galan B, et al. Risks of cardiovascular events and effects of routine blood pressure lowering among patients with type 2 diabetes and atrial fibrillation: results of the ADVANCE study. Eur Heart J. 2009;30(9):1128-35.
29. Ninomiya T, Zoungas S, Neal B, et al. Efficacy and safety of routine blood pressure lowering in older patients with diabetes: results from the ADVANCE trial. J Hypertens. 2010;28(6):1141-9.
30. Sheridan SL, Draeger LB, Pignone MP, et al. The effect of a decision aid intervention on decision making about coronary heart disease risk reduction: secondary analyses of a randomized trial. BMC Med Inform Decis Mak. 2014;14:14.
31. Sheridan SL, Crespo E. Does the routine use of global coronary heart disease risk scores translate into clinical benefits or harms? A systematic review of the literature. BMC Health Serv Res. 2008;8:60.
32. AAPCEAa, org/ASCVD-Risk-Estimator. Dispoível em: http://tools.acc. /Acesso em: November 3. 2017.
33. Czernichow S, Zanchetti A, Turnbull F, et al. The effects of blood pressure reduction and of different blood pressure-lowering regimens on major cardiovascular events according to baseline blood pressure: meta-analysis of randomized trials. J Hypertens. 2011;29(1):4-16.
34. Sundstrom J, Arima H, Woodward M, et al. Blood Pressure Lowering Treatment Trialists' Collaboration. Blood pressure-lowering treatment based on cardiovascular risk: a meta-analysis of individual patient data. Lancet (London, England). 2014;384:591–8.
35. Law MR, Morris JK, Wald NJ. Use of blood pressure lowering drugs in the prevention of cardiovascular disease: meta-analysis of 147 randomised trials in the context of expectations from prospective epidemiological studies. BMJ. 2009;338:b1665.
36. Neal B, MacMahon S, Chapman N. Blood Pressure Lowering Treatment Trialists C. Effects of ACE inhibitors, calcium antagonists, and other blood-pressure-lowering drugs: results of prospectively designed overviews of randomised trials. Blood Pressure Lowering Treatment Trialists' Collaboration. Lancet (London, England). 2000;356(9246):1955-64.

37. Reboldi G, Angeli F, Cavallini C, Gentile G, Mancia G, Verdecchia P. Comparison between angiotensin-converting enzyme inhibitors and angiotensin receptor blockers on the risk of myocardial infarction, stroke and death: a meta-analysis. J Hypertens. 2008;26(7):1282-9.
38. Aitkenhead A, Moppett I, Thompsom J. Drugs acting on the cardiovascular system. In: Smith and Aitkenhead's Textbook of Anaesthesia. Aitkenhead AR, Moppett A, Thompsom JP, Editors, 6ª ed., Churchill Livingstone Elsevier, 2013.
39. Liebson PR, Grandits GA, Dianzumba S, et al. Comparison of five antihypertensive monotherapies and placebo for change in left ventricular mass in patients receiving nutritional-hygienic therapy in the Treatment of Mild Hypertension Study (TOMHS). Circulation. 1995;91(3):698-706.
40. Santos M, Shah AM. Alterations in cardiac structure and function in hypertension. Curr Hypertens Rep. 2014;16(5):428.
41. Fagard RH, Celis H, Thijs L, Wouters S. Regression of left ventricular mass by antihypertensive treatment: a meta-analysis of randomized comparative studies. Hypertension. 2009;54(5):1084-91.
42. Westfall T, Westfall D. Agonistas e antagonistas adrenérgicos. Em: As Bases Farmacológicas da Terapêutica de Goodman & Gilman. Brunton LL, Cabner BA, Knollman BC, Editores. 12ª Ed, Porto Alegre: AMG Editora Ltda 2012;p.277-333.
43. Lindholm LH, Ibsen H, Dahlof B, et al. Cardiovascular morbidity and mortality in patients with diabetes in the Losartan Intervention For Endpoint reduction in hypertension study (LIFE): a randomised trial against atenolol. Lancet (London, England). 2002;359(9311):1004-10.
44. Craig DB, Bose D. Drug interactions in anaesthesia: chronic antihypertensive medications. Can Anaesth Soc J. 1984;31(5):580-9.
45. Kheterpal S, O'Reilly M, Englesbe MJ, et al. Preoperative and intraoperative predictors of cardiac adverse events after general, vascular, and urological surgery. Anesthesiology. 2009;110(1):58-66.
46. Minhic S, Harris R. Hipnóticos e sedativos. Em: Brunton LL, Cabner BA, Knollman BC, Editores. As Bases Farmacológicas da Terapêutica de Goodman & Gilman. 12ª Ed, Porto Alegre: AMG Editora Ltda, 2012. p.457-79.
47. Leonard B. Metabolic Drug Interactions. Edited by R. H. Levy, K. E. Thummel, W. F. Trayer, P. D. Hansten and M. Eichelbaum. Lippincott, Williams and Wilkins, 2000. Human Psychopharmacology: Clinical and Experimental, 2000. 15(5): p. 390-390.
48. Buxton I, Benet L. Farmacocinética: a dinâmica da absorçãio, distribuição, ação e eliminação dos fármacos. Em: Brunton LL, Cabner BA, Knollman BC, Editores. As Bases Farmacológicas da Terapêutica de Goodman & Gilman. 12ª Ed, Porto Alegre: AMG Editora Ltda, 2012. p.17-40.
49. Wormhoudt LW, Commandeur JN, Vermeulen NP. Genetic polymorphisms of human N-acetyltransferase, cytochrome P450, glutathione-S-transferase, and epoxide hydrolase enzymes: relevance to xenobiotic metabolism and toxicity. Crit Rev Toxicol. 1999;29(1):59-124.
50. Prys-Roberts C. Anaesthesia and hypertension. British Journal of Anaesthesia. 1984;56(7):711-24.
51. Michel T, Hoffman B. Tratamento da isquemia miocárdica e da hipertensão. Em: Brunton LL, Cabner BA, Knollman BC, Editores. As Bases Farmacológicas da Terapêutica de Goodman & Gilman. 12ª Ed, Porto Alegre: AMG Editora Ltda, 2012. p.745-788.
52. Reilly R, Jakson E. Regulação de Função renal e Volume Vascular. Em: As Bases Farmacológicas da Terapêutica de Goodman & Gilman. Brunton LL, Cabner BA, Knollman BC, Editores. 12ª Ed, Porto Alegre: AMG Editora Ltda 2012;p. 671-719.
53. Roush GC, Ernst ME, Kostis JB, Kaur R, Sica DA. Not just chlorthalidone: evidence-based, single tablet, diuretic alternatives to hydrochlorothiazide for hypertension. Curr Hypertens Rep. 2015;17(4):540.
54. Roush GC, Ernst ME, Kostis JB, Tandon S, Sica DA. Head-to-head comparisons of hydrochlorothiazide with indapamide and chlorthalidone: antihypertensive and metabolic effects. Hypertension. 2015;65(5):1041-6.
55. Roush GC, Kaur R, Ernst ME. Diuretics: a review and update. J Cardiovasc Pharmacol Ther. 2014;19(1):5-13.
56. Menon DV, Arbique D, Wang Z, Adams-Huet B, Auchus RJ, Vongpatanasin W. Differential effects of chlorthalidone versus spironolactone on muscle sympathetic nerve activity in hypertensive patients. J Clin Endocrinol Metab. 2009;94(4):1361-6.
57. Officers TA, Group CftACR. Major Outcomes in High-Risk Hypertensive Patients Randomized to Angiotensin-Converting Enzyme Inhibitor or Calcium Channel Blocker vs DiureticThe Antihypertensive and Lipid-Lowering Treatment to Prevent Heart Attack Trial (ALLHAT). JAMA. 2002;288(23):2981-97.
58. Siscovick DS, Raghunathan TE, Psaty BM, et al. Diuretic therapy for hypertension and the risk of primary cardiac arrest. The New England Journal of Medicine. 1994;330(26):1852-7.
59. Psaty BM, Lumley T, Furberg CD, et al. Health outcomes associated with various antihypertensive therapies used as first-line agents: a network meta-analysis. JAMA. 2003;289(19):2534-44.
60. Bakris GL, Sica D, White WB, et al. Antihypertensive efficacy of hydrochlorothiazide vs chlorthalidone combined with azilsartan medoxomil. Am J Med. 2012;125(12):1229 e1221-1229 e1210.
61. Ernst ME, Lund BC. Renewed interest in chlorthalidone: evidence from the Veterans Health Administration. J Clin Hypertens (Greenwich). 2010;12(12):927-934.
62. Ernst ME, Neaton JD, Grimm RH, Jr., et al. Long-term effects of chlorthalidone versus hydrochlorothiazide on electrocardiographic left ventricular hypertrophy in the multiple risk factor intervention trial. Hypertension. 2011;58(6):1001-7.
63. Ernst ME, Carter BL, Goerdt CJ, et al. Comparative antihypertensive effects of hydrochlorothiazide and chlorthalidone on ambulatory and office blood pressure. Hypertension. 2006;47(3):352-8.
64. Whang R, Flink EB, Dyckner T, Wester PO, Aikawa JK, Ryan MP. Magnesium depletion as a cause of refractory potassium repletion. Archives of Internal Medicine. 1985;145(9):1686-9.
65. Batlouni M. Diuretics review. Rev Bras Hipertens. 2009;16(4):211-14.
66. Dantan R. Renina e Angiotensina. Em: As Bases Farmacológicas da Terapêutica de Goodman & Gilman. Brunton LL, Cabner BA, Knollman BC, Editores. 12ª Ed, Porto Alegre: AMG Editora Ltda 2012.
67. Guyton A, Hall J. Formação de Urina pelos Rins: Filtração Glomerular, Fluxo sanguíneo Renal e seu Controle. Em: Guyton AC, Hall JE, Editores. Rio de Janeiro, Guanabara Koogan, 9ª Edição, 1997 (Capítulo 26), p291-305.
68. Rhodes A, Evans LE, Alhazzani W, et al. Surviving Sepsis Campaign: International Guidelines for Management of Sepsis and Septic Shock: 2016. Intensive Care Med. 2017;43(3):304-77.
69. Alexander J, Salazar D. Moder Drug Discovery and Development. In: Robertson D, Williams DH, Editors. Clinical and translational science: Principles of Human Resarch. First Edition, 32 Jamestouwn Road, London NW1 7BY, UK: Elsevier 2009. (Capter 25):p.361-78.
70. Zhang CY, Wei JF, He SH. Adaptive evolution of the spike gene of SARS coronavirus: changes in positively selected sites in different epidemic groups. BMC Microbiol. 2006;6:88.
71. Zhang H, Penninger JM, Li Y, Zhong N, Slutsky AS. Angiotensin-converting enzyme 2 (ACE2) as a SARS-CoV-2 receptor: molecular mechanisms and potential therapeutic target. Intensive Care Med. 2020;46(4):586-90.
72. Blumenthal D, Garrison J. Farmacodinâmica: mecanismos de ação dos fármacos. Em: Brunton LL, Cabner BA, Knollman BC, Editores. As Bases Farmacológicas da Terapêutica de Goodman & Gilman. 12ª Ed, Porto Alegre: AMG Editora Ltda, 2012. p.41-71.
73. Skidgel R, Kaplan A, Erdros A. Histamina, bradicinina e seus antagonistas. Em: As Bases Farmacológicas da Terapêutica de Goodman & Gilman. Brunton LL, Cabner BA, Knollman BC, Editores. 12ª Ed, Porto Alegre: AMG Editora Ltda 2012;p. 911-935.
74. Laffey JG, Boylan JF, Cheng DC. The systemic inflammatory response to cardiac surgery: implications for the anesthesiologist. Anesthesiology. 2002;97(1):215-52.
75. Guyton, AC; Hall, JE. Formação de Urina pelos Rins: Filtração Glomerular, Fluxo sanguíneo Renal e seu Controle. Em: Guyton AC, Hall JE, Editores. Rio de Janeiro, Guanabara Koogan, 9ª Edição, 1997 (Capítulo 26), p291-305.
76. Macedo E. Biomarcadores na Injuria Renal Aguda. e-book: Biomarcadores na Nefrologia. Abensur, H. Editor. São Paulo, 2014.
77. Timmermans PB, Wong PC, Chiu AT, et al. Angiotensin II receptors and angiotensin II receptor antagonists. Pharmacol Rev. 1993;45(2):205-51.
78. Westfall T, Westfall D. Neurotransmissão: os sistemas nervosos autônomo e somático motor. Em: As Bases Farmacológicas da Terapêutica de Goodman & Gilman. Brunton LL, Cabner BA, Knollman BC, Editores. 12ª Ed, Porto Alegre: AMG Editora Ltda 2012;p.171-217.
79. Khan N, McAlister FA. Re-examining the efficacy of beta-blockers for the treatment of hypertension: a meta-analysis. CMAJ. 2006;174(12):1737-42.
80. Khan NA, McAlister FA, Rabkin SW, et al. The 2006 Canadian Hypertension Education Program recommendations for the management of hypertension: Part II - Therapy. Can J Cardiol. 2006;22(7):583-93.
81. Williams B, Lacy PS, Thom SM, et al. Differential impact of blood pressure-lowering drugs on central aortic pressure and clinical outcomes: principal results of the Conduit Artery Function Evaluation (CAFE) study. Circulation. 2006;113(9):1213-25.
82. Stafylas PC, Sarafidis PA. Carvedilol in hypertension treatment. Vascular Health and Risk Management. 2008;4(1):23-30.
83. Gibbons RJ, Abrams J, Chatterjee K, et al. ACC/AHA 2002 guideline update for the management of patients with chronic stable angina--summary article: a report of the American College of Cardiology/American Heart Association Task Force on practice guidelines (Committee on the Management of Patients With Chronic Stable Angina). J Am Coll Cardiol. 2003;41(1):159-68.
84. Landoni G, Turi S, Biondi-Zoccai G, et al. Esmolol reduces perioperative ischemia in noncardiac surgery: a meta-analysis of randomized controlled studies. Journal of Cardiothoracic and Vascular Anesthesia. 2010;24(2):219-29.

85. Maron B, Rocco T. Farmacoterapia da insuficiência cardíaca congestiva. Em: As Bases Farmacológicas da Terapêutica de Goodman & Gilman. Brunton LL, Cabner BA, Knollman BC, Editores. 12ª Ed, Porto Alegre: AMG Editora Ltda 2012; p. 789-813.

86. Follath F, Cleland JG, Just H, et al. Efficacy and safety of intravenous levòsimendan compared with dobutamine in severe low-output heart failure (the LIDO study): a randomised double-blind trial. Lancet (London, England). 2002;360(9328):196-202.

87. Sampsom K, Kass R. Fármacos antiarrítmicos. Em: As Bases Farmacológicas da Terapêutica de Goodman & Gilman. Brunton LL, Cabner BA, Knollman BC, Editores. 12ª Ed, Porto Alegre: AMG Editora Ltda 2012; p. 815-848.

88. Guyton A, Hall J. Potenciais de Membrana e Potenciais de Ação. Em: Guyton AC, Hall JE, Editores. Rio de Janeiro, Guanabara Koogan, 9ª Edição, 1997, p53-66.

89. Fares H, DiNicolantonio JJ, O'Keefe JH, Lavie CJ. Amlodipine in hypertension: a first-line agent with efficacy for improving blood pressure and patient outcomes. Open Heart. 2016;3(2):e000473.

90. Jamerson K, Weber MA, Bakris GL, et al. Benazepril plus amlodipine or hydrochlorothiazide for hypertension in high-risk patients. The New England Journal of Medicine. 2008;359(23):2417-28.

91. Patel P, Patel H, Roth D. Anestésicos gerais e gases terapêuticos. Em: As Bases Farmacológicas da Terapêutica de Goodman & Gilman. Brunton LL, Cabner BA, Knollman BC, Editores. 12ª Ed, Porto Alegre: AMG Editora Ltda 2012;p.527-564.

92. Flynn L, Andrews P. Advances in the understanding of delayed cerebral ischaemia after aneurysmal subarachnoid haemorrhage. F1000Res. 2015;4.

93. Vergouwen MD, Vermeulen M, Roos YB. Effect of nimodipine on outcome in patients with traumatic subarachnoid haemorrhage: a systematic review. Lancet Neurol. 2006;5(12):1029-32.

94. Bagatini A, Volquind D, Rosso A, Trindade RD, Splettstosser JC. [Dexmedetomidine as adjuvant drug for wake-up test during scoliosis correction surgery: case report.]. Revista Brasileira de Anestesiologia. 2004;54(2):247-51.

95. de Amorim CG, Sa Malbouisson LM, Saraiva BM, Pedro FM, Martins MA, Carmona MJ. Evaluation of exhaled nitric oxide in patients undergoing myocardial revascularization with cardiopulmonary bypass. Revista Brasileira de Anestesiologia. 2009;59(3):286-96.

96. Ramchandra R, Barrett C, Malpas S. Nitric oxide and sympathetic nerve activity in the control of blood pressure. Clinical and Experimental Pharmacology & Physiology. 2005;32:440-6.

97. Filho R, Zilberstein B. Óxido nítrico: o simples mensageiro percorrendo a complexidade. Metabolismo, síntese e funções. Rev Ass Med Brasil. 2000;46(3):265-71.

98. Snyder SH, Bredt DS. Biological roles of nitric oxide. Sci Am. 1992;266(5):68-71, 74-67.

99. Dusse L, Vieira L, Carvalho M. Revisão sobre óxido nítrico. Jornal Brasileiro de Patologia e Medicina Laboratorial. 2003; 39(4):343-50.

100. Bachmann S, Mundel P. Nitric oxide in the kidney: synthesis, localization, and function. Am J Kidney Dis. 1994;24(1):112-29.

101. Haynes W, Hand M, Dockrell M, et al. Physiological role of nitric oxide regulation of renal function in humans. The American Journal of Physiology. 1997;272:F364-71.

# 51

# Arritmias Cardíacas e Tratamento Farmacológico

David Ferez

## INTRODUÇÃO

Embora existam discussões acaloradas sobre a nomenclatura, o termo "arritmia cardíaca" é utilizado com maior frequência na prática e nos compêndios médicos para caracterizar qualquer anormalidade no ritmo cardíaco, por este motivo ele parece mais adequado que o termo "disritmia cardíaca".

Devido à maior segurança dos anestésicos empregados na atualidade e a um melhor controle sobre os pacientes, era de se esperar que as arritmias cardíacas fossem esporádicas durante o período peroperatório, contudo, com aumento da prevalência de determinados fatores como: obesidade,[1] abuso de fármacos,[2] cardiopatias estruturais subjacentes[3,4] etc., a presença dos distúrbios do ritmo cardíaco são ainda comuns nos pacientes cirúrgicos e constituem uma causa de morbidade e mortalidade significante no período peroperatório,[4] especialmente no grupo de pacientes graves e naqueles submetidos a cirurgias de correção de defeitos cardíacos.[3]

As células cardíacas são submetidas a despolarização e repolarização aproximadamente sessenta a cem vezes por minuto e a forma e duração de cada potencial da ação nessas células são determinados pela atividade dos complexos de proteínas dos canais iónicos presentes nas membranas. A função dos canais iónico podem ser conturbadas pela isquemia aguda, estimulação simpática excessiva, ou mesmo uma cicatriz no miocárdio o que irá gerar anomalias do ritmo cardíaco. Os fármacos antiarrítmicos foram descobertos e criados para suprimir estas arritmias, bloqueando o fluxo por meio de canais iónicos específicos e/ou alterando a função autonômica.

As arritmias podem variar de achados clínicos, assintomáticos e incidentais, com baixo risco de complicações graves até arritmias complexas de elevado risco de morte. Em algumas arritmias, os mecanismos precisos são conhecidos e o tratamento pode ser alcançado satisfatoriamente, contrariamente em outros casos, a escolha de medicamentos é empírica e, muitas vezes, com resolução insatisfatória.[5] Porém, quando satisfatória, a terapia com fármacos antiarrítmicos pode prevenir ou pôr termo a uma arritmia. Contudo, os antiarrítmicos, por si, podem gerar novas arritmias o que é conhecido como efeito pró-arrítmico.

## ◼ BASES DA ELETROCARDIOGRAFIA NA ARRITMIA CARDÍACA

### Configurações das Derivações Clássicas

Durante o período intraoperatório, a monitorização contínua da atividade elétrica do coração, chamada cardioscopia, é obrigatória, portanto, deve ser feita de rotina e constitui o melhor método de avaliação da atividade elétrica cardíaca no paciente sob anestesia.

Embora a cardioscopia não consiga avaliar a adequação da função da bomba cardíaca ou a segurança da técnica anestésica empregada, ele facilita a detecção de alterações importantes que ocorrem no coração, como a isquemia miocárdica e as arritmias cardíacas. Contudo, a escolha e o posicionamento adequado das derivações cardíacas do monitor cardíaco são fundamentais para esta finalidade. Este fato se deve a qualidade do sinal do monitor cardíaco de ECG ser inferior e sofrer interferências importantes de outros dispositivos quando comparado com o ECG de 12 derivações convencional.

É aconselhável que para se obter o reconhecimento correto das arritmias deve-se escolher uma derivação que proporcione morfologia e amplitude adequadas da onda P, complexos QRS e dos seguimentos, semelhantes ao ECG. Para este fim a derivação II é a mais utilizada, contudo, pode-se empregar a derivação esofágica e as variações das derivações convencionais.

O padrão europeu ou internacional utiliza cinco cabos com eletrodos posicionados segundo suas cores: braço direito (ombro direito) – vermelho, braço esquerdo (ombro esquerdo) – amarelo, perna esquerda (linha axilar anterior esquerda inframamária) – verde, perna direita (linha axilar anterior direita inframamária) – preto, e finalmente no quarto espaço intercostal paraesternal direito (V1) – branco (Figura 51.1).

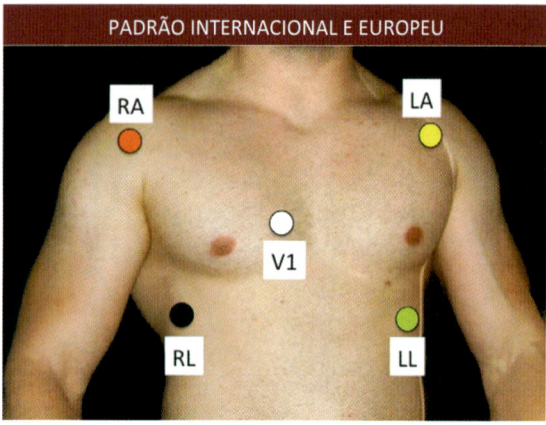

▲ **Figura 51.1** Sistema de monitoramento dos cabos/eletrodos segundo padrão internacional/europeu.

O padrão americano utiliza cinco cabos com eletrodos posicionados segundo suas cores: braço direito (ombro direito) – branco, braço esquerdo (ombro esquerdo) – preto, perna esquerda (linha axilar anterior esquerda inframamária) – vermelho, perna direita (linha axilar anterior direita inframamária) – verde e finalmente no quarto espaço intercostal paraesternal direito (V1) – marrom (Figura 51.2).

Para o diagnóstico de isquemia miocárdica é adequado uma derivação que facilite a detecção das alterações do segmento ST sobre o ventrículo esquerdo. A derivação convencional mais empregada para atingir este objetivo é a derivação precordial padrão V5 (quinto espaço intercostal a esquerda na linha axilar anterior), pois avalia com maior eficiência o seguimento ST.

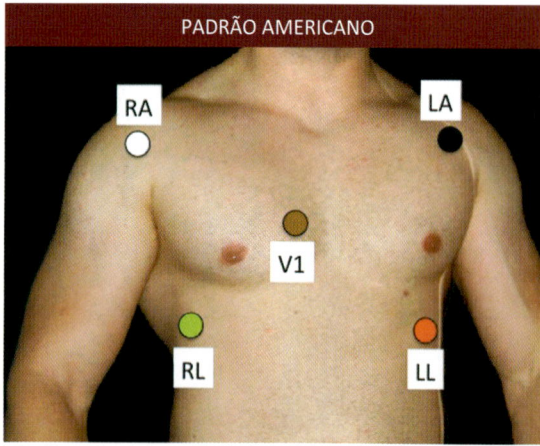

▲ **Figura 51.2** Sistema de monitoramento dos cabos/eletrodos segundo padrão americano.

Na avaliação da função do marca-passo, é aceitável qualquer derivação desde que exiba claramente as espículas do marca-passo aos complexos QRS associados a este.

Como anteriormente apresentado, a configuração clássica mais empregada é a derivação de cinco cabos utilizando derivações bipolares ou unipolares seja com os cabos/eletrodos no padrão europeu ou americano. Este sistema de derivação é ideal, porque permite a seleção de sete diferentes derivações no cardioscópio (I, II, III, AVR, AVL, AVF e V5). A derivação II tem vantagens para o diagnóstico das arritmias, assim como para a detecção de isquemia na parede miocárdica inferior, enquanto V5 se adequa melhor na avaliação das isquemias em parede anterior ou lateral (Figuras 51.3 e 51.4).

Nas derivações de três cabos, o sistema clássico utiliza um eletrodo no braço esquerdo – amarelo no sistema americano ou preto no sistema europeu/internacional, no braço direito – vermelho no sistema americano ou branco no sistema europeu/internacional e, finalmente, o na perna esquerda – vermelho no sistema americano e europeu/internacional (triângulo de Einthoven) (Figura 51.5).

Existem várias derivações especiais que podem facilitar o diagnóstico nas mais variadas condições cardíacas, aqui vamos nos deter nas mais importantes.

### Derivação esofágica

No sistema de derivação esofágica, o eletrodo explorador é posicionado no esôfago e no ponto de máxima amplitude da onda P, que usualmente fica distal ao ponto onde a onda P é bifásica, a derivação no monitor explorada é V1. É ideal para a análise de arritmias atriais, porque o ponto de registro é exatamente atrás do átrio esquerdo e, portanto, observa-se ondas P mais proeminentes. Deve-se ressaltar que a isquemia da parede posterior também é mais visualizada nesta derivação, melhor que em qualquer outra derivação precordial (Figura 51.6).

### Derivação endocárdica

As derivações endocárdicas são obtidas a partir do cateter de artéria pulmonar de múltiplos propósitos. Elas podem ser unipolares (pela conexão da derivação torácica a um dos eletrodos atriais ou ventriculares) ou bipolares (pela conexão das derivações a partir da mesma câmara aos fios do braço direito e esquerdo, monitorizando a derivação DI). Registros atriais bipolares mostram ondas P grandes a complexos QRS mínimos, que simplificam a identificação da onda P e a análise da arritmia. As vantagens deste sistema é o diagnóstico de arritmias e possivelmente de isquemia ventricular subendocárdica direita. Ele pode ser útil também para a isquemia atrial ou ventricular, assim como para avaliação de um marca-passo atrial, ventricular ou atrioventricular (A-V) sequencial. Contudo, o correto posicionamento pode ser difícil, especialmente para os eletrodos atriais. O uso de um revestimento protetor sobre o cateter permite a fácil reposição do cateter para a obtenção de captação atrial ou ventricular enquanto se mantém a esterilidade do cateter (Figura 51.7).

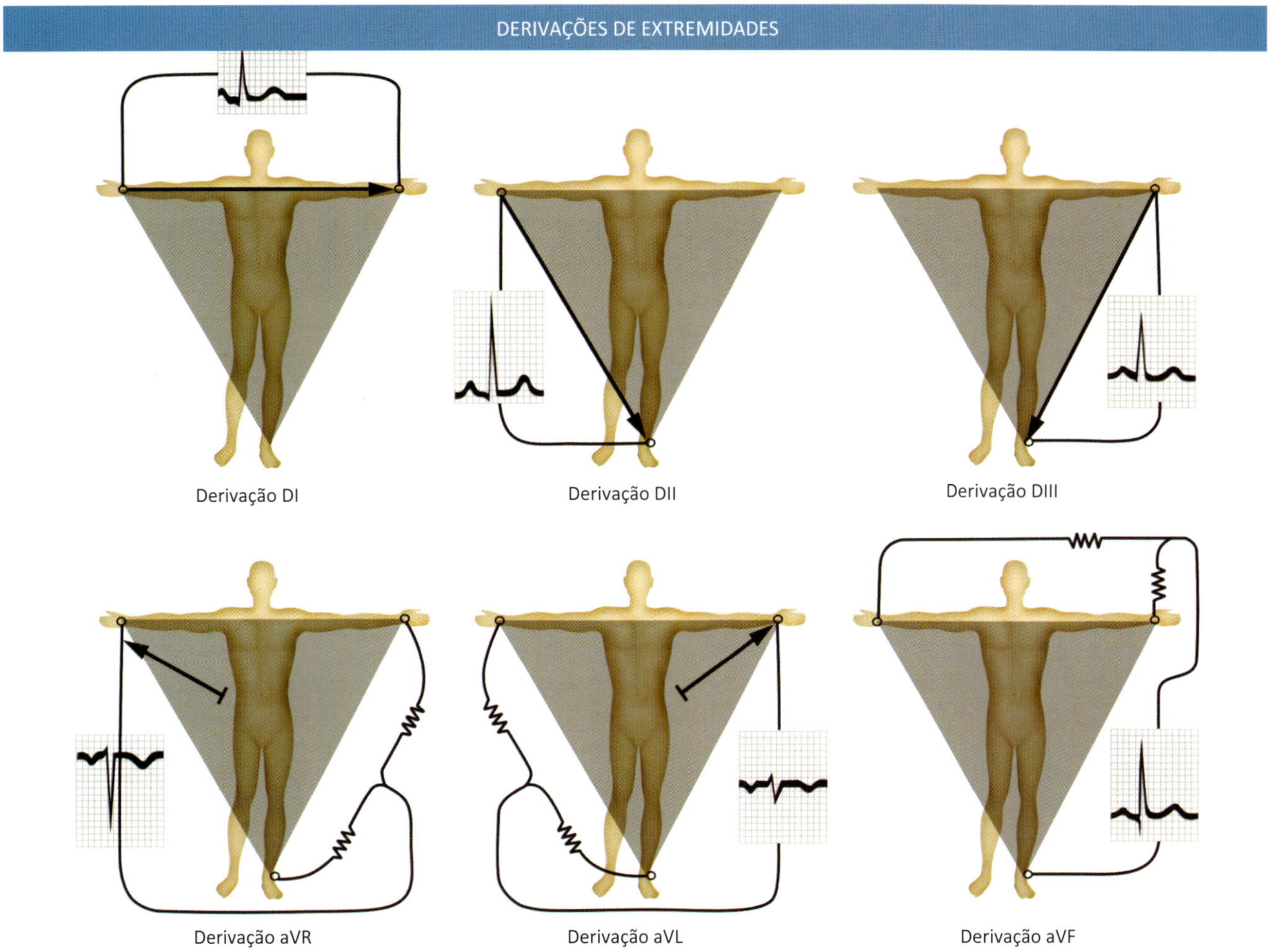

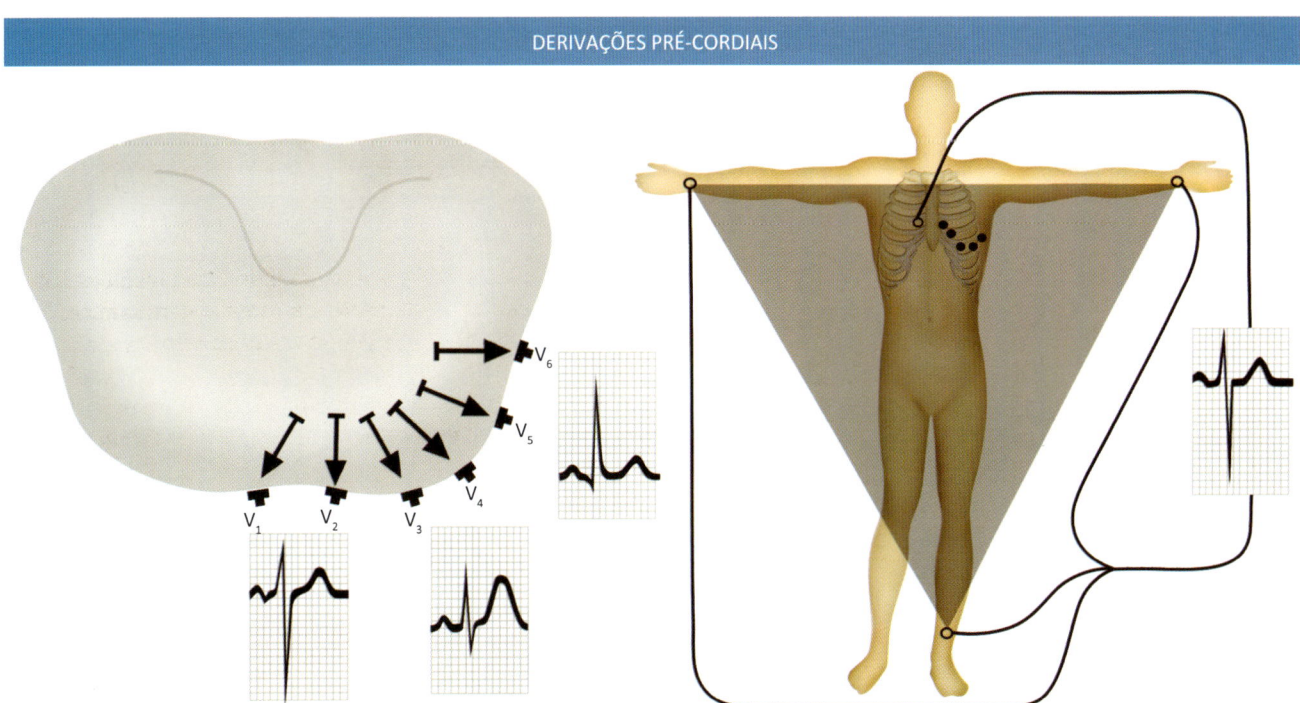

DERIVAÇÕES DE EXTREMIDADES

Derivação DI

Derivação DII

Derivação DIII

Derivação aVR

Derivação aVL

Derivação aVF

▲**Figura 51.3** Derivações de bipolares – extremidades.

DERIVAÇÕES PRÉ-CORDIAIS

$V_1$   $V_2$   $V_3$   $V_4$   $V_5$   $V_6$

▲**Figura 51.4** Derivações monopolares – precordiais.

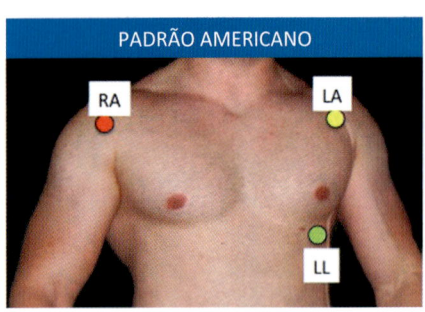
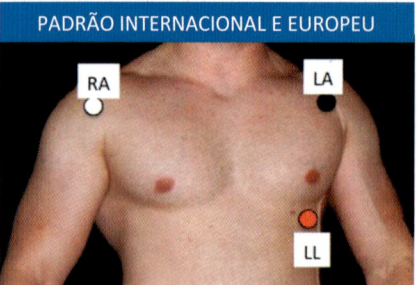
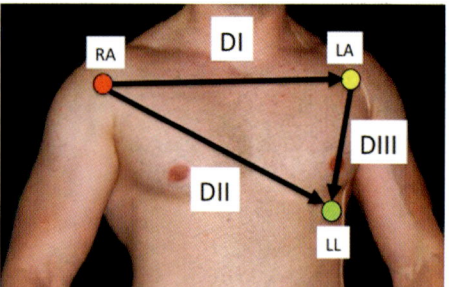

▲ **Figura 51.5** Derivações clássicas bipolares de extremidade.

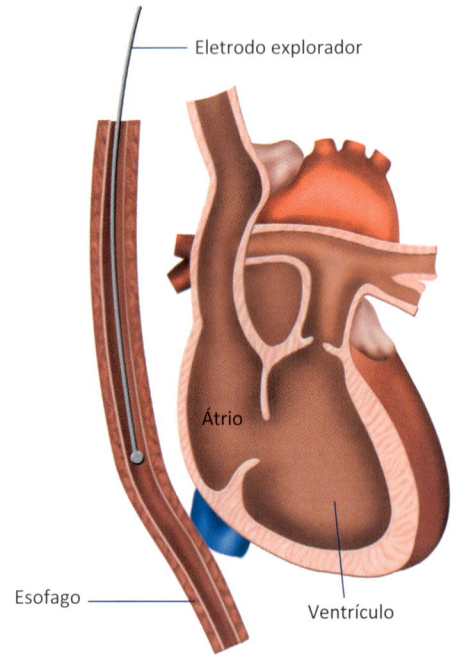

▲ **Figura 51.6** Derivação esofágica.

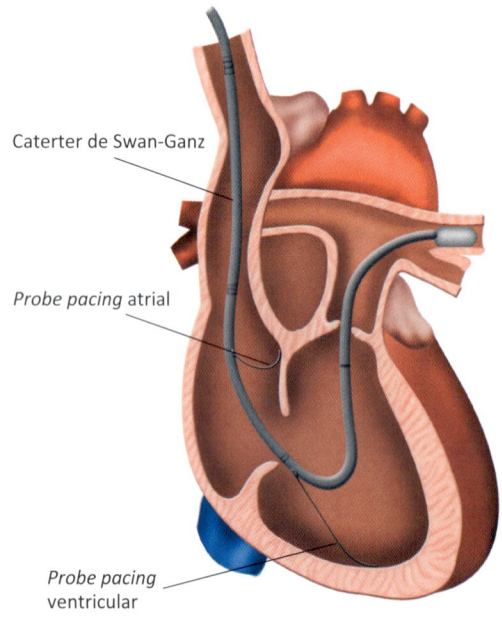

▲ **Figura 51.7** O probe do pacing atrial e ventricular do cateter de Swan-Ganz pode ser utilizado como uma derivação monopolar do ECG.

## Derivações epicárdicas

As derivações epicárdicas são empregadas a partir de fios colocados diretamente sobre o coração, atrial ou ventricular, após uma cirurgia cardíaca e podem ser utilizadas para fins diagnósticos ou terapêuticos. Este sistema tem a vantagem de proporcionar eletrocardiograma atrial ou ventricular dependendo do fio disponível. O eletrocardiograma atrial pode ser considerado quando o diagnóstico diferencial de batimentos prematuros com complexos QRS alargado ou qualquer taquicardia com complexos QRS alargado, principalmente quando a duração do tempo de ativação atrial é duvidosa.

## Derivações de superfície especiais

Para os monitores de 5 cabos e eletrodos, uma derivação especial importante é o sistema de derivação V5 modificado (V5m), que é obtido quando o eletrodo do braço esquerdo (LA) é transferido para a posição V5 e derivação monitorada é DI. Este esquema apresenta a vantagem de explorar de modo eficiente os episódios de isquemia ventricular esquerda, principalmente a parede ântero-lateral, enquanto a derivação DII é ainda disponível para a monitorização de isquemia na parede inferior ou o diagnóstico de arritmias (Figura 51.8).

Uma outra alternativa, que também apresenta uma grande sensibilidade para isquemia do miocárdio, é o pa-

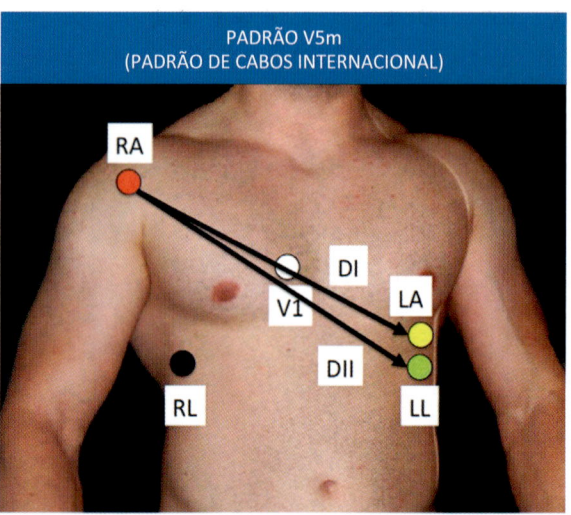

▲ **Figura 51.8** Derivação especial de superfície modificada V5 (V5m).

drão modificado conhecido como EASI para os monitores com 5 cabos e eletrodos e seguindo o padrão americano: o cabo/eletrodo do braço direito (RA – branco) é posicionado no 6º espaço intercostal direito na linha axilar média, o cabo/eletrodo do braço esquerdo (LA – preto) é posicionado no manúbrio, o cabo/eletrodo da perna esquerda (LL – vermelho) 6º espaço intercostal esquerdo na linha axilar média, o cabo/eletrodo da derivação ventriculares (V1 – marrom) é posicionado no manúbrio[6-8] (Figura 51.9).

A derivação de Lewis é indicada para facilitar o diagnóstico de arritmias atriais. Sua obtenção é realizada colocando-se o eletrodo do braço direito (RA) no 2º espaço intercostal direito e o do braço esquerdo (LA) no 4º espaço intercostal direito e a derivação monitorada é DI. Esta derivação é indicada par facilitar o diagnóstico de arritmias atriais (Figura 51.10).

A derivação de Golub também é indicada para facilitar o diagnóstico de arritmias atriais, difere pouco da proposta de Lewis. Sua obtenção é realizada colocando-se o eletrodo do braço direito (RA) no 2º espaço intercostal direito e a do braço esquerdo (LA) no 4º espaço intercostal esquerdo para esternal, a derivação monitorada é DI (Figura 51.11).

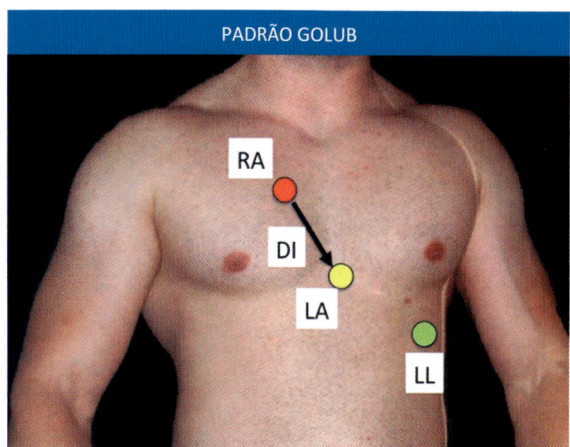

▲ **Figura 51.11** Derivação especial de superfície modificada de Golub.

Outra derivação modificada de grande interesse é a derivação CB5. Nesta situação o eletrodo do braço direito (RA) é colocado sobre o centro da escápula direita e o eletrodo braço esquerdo (LA) na posição V5. As principais vantagens deste esquema seriam ondas P de maior amplitude do que com o sistema V5m e monitorização do segmento ST da parede ântero-lateral em uma mesma derivação. A desvantagem seria sua incapacidade de monitorizar o segmento ST da parede inferior.

O sistema de derivação modificada CM5 tem o eletrodo braço direito (RA) posicionado sobre ou levemente à direita do manúbrio e o eletrodo braço esquerdo (LA) na posição V5. Constituí uma excelente derivação para se monitorizar eventos isquêmicos da parede anterior. A desvantagem essencial deste sistema é a falta de precisão na diferenciação entre os vários tipos de arritmias. Outra dificuldade é o eletrodo do braço direito (RA), que agora locado no manúbrio pode encontrar-se dentro do campo cirúrgico, como durante uma estereotomia

O sistema CS5 é semelhante ao CM5 e serve aos mesmos propósitos. Exceto no posicionamento do eletrodo do braço direito (RA) que é colocado sob a clavícula direita. Contudo, apesar da semelhança de finalidades, a derivação CM5 é superior em detectar alterações do segmento ST que a CS5.

No sistema MCL1 o eletrodo do braço esquerdo (LA) é colocado sob a clavícula esquerda, o eletrodo da perna esquerda (LL) em V1. Diferente das variações anteriores, onde a derivação monitorizada era DI, na variação MCL1 a derivação monitorizada é a DIII. É uma excelente derivação para se observar ondas P e complexo QRS e, portanto, para o diagnóstico das arritmias cardíacas atriais (Figura 51.12 e Tabela 51.1).

## Modo diagnóstico *versus* modo de monitorização

Deve ser comentado que o modo "diagnóstico" nos cardioscópios filtra frequência abaixo de 0,14 Hz, o modo "monitorização" filtra todas as frequências abaixo de 4 HZ e este é usado para eliminar o desvio da linha de base causado pela respiração, movimento ou mau contato do eletrodo. Infelizmente, este modo pode introduzir artefatos no segmento ST, como elevação ou depressão. Portanto, para diagnosticar um evento de isquemia é necessário utilizar o modo "diagnóstico".

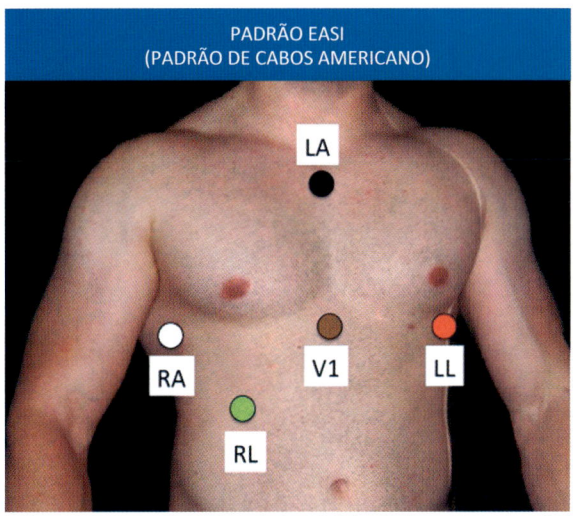

▲ **Figura 51.9** Derivação especial de superfície modificada EASI.

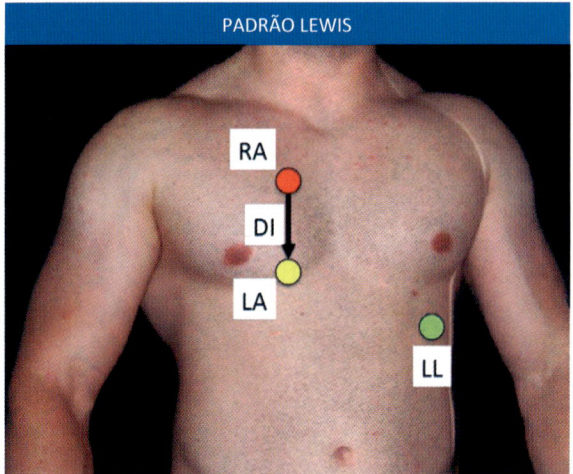

▲ **Figura 51.10** Derivação especial de superfície modificada de Lewis.

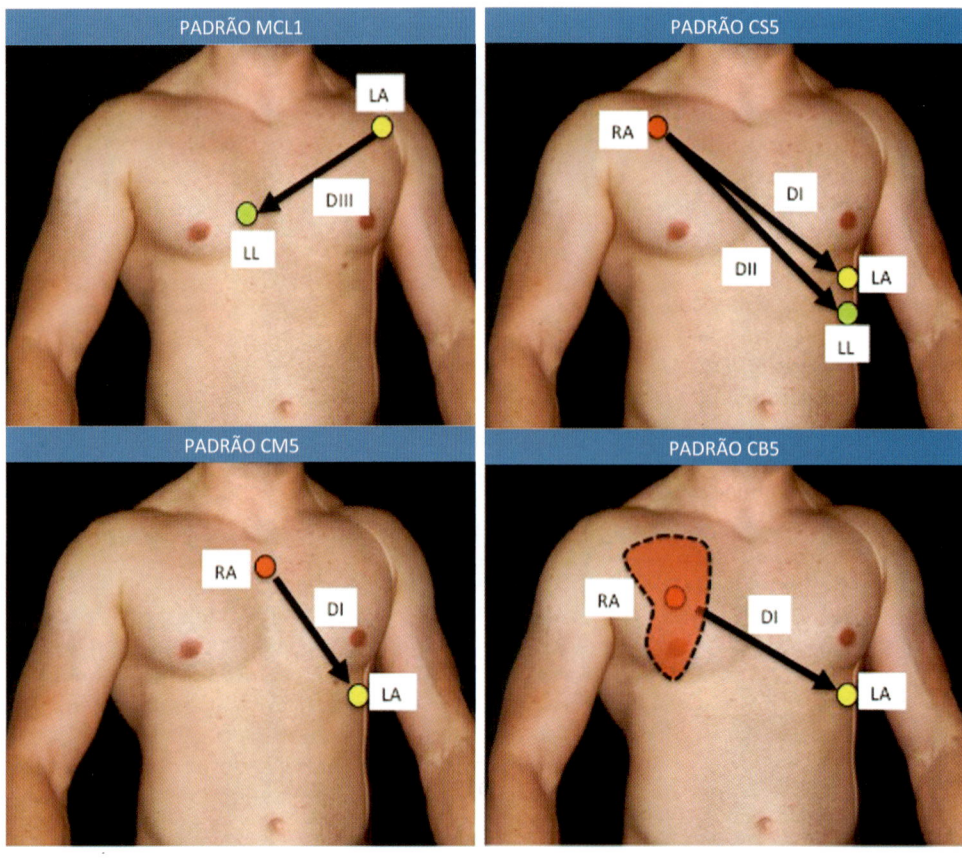

◀ **Figura 51.12** Derivação especial de superfície modificadas CS5, CM5, MCL1 e CB5.

| Tabela 51.1 Modificações das derivações convencionais. | | | | |
|---|---|---|---|---|
| **Sistema** | **MCL1** | **CS5** | **CM5** | **CB5** |
| Braço Direito | Terra | Clavícula direita | Manúbrio | Escápula direita |
| Braço Esquerdo | Clavícula esquerda | V5 | V5 | V5 |
| Perna Esquerda | V1 | Terra | Terra | Terra |
| Derivação Explorada | DIII | DI | DI | DI |
| Indicações | Onda P Complexo QRS Arritmias | Isquemia anterior | Isquemia anterior | Onda P Complexo QRS Arritmias Isquemia anterior |

## Disponibilidade de cópia

Precisão adicional na monitorização contínua do ECG pode ser obtida pelo uso de impressora. Isto permite a revisão e análise detalhada "após o evento". Registros antes da indução da anestesia proporcionam uma base de comparação com os registros pré a pós-operatórios.

## ▪ ELETROFISIOLOGIA CARDÍACA NORMAL

A eletrofisiologia das células de condução e da fibra miocárdica foram abordadas em capítulo específico.

## ▪ ANATOMIA DO SISTEMA DE CONDUÇÃO E FENÔMENOS ELÉTRICOS

Uma vez gerado o potencial de ação nas células tipo marca-passo, este se propaga para as células próximas originando o estímulo elétrico que por sua vez se espalha pela estrutura especializada do coração conhecida como "sistema de condução elétrica". Este sistema é constituído por células especializadas que devido a suas características conduzem o estímulo elétrico de forma rápida e diferenciada por meio das estruturas do coração, este fenômeno permite um adequado sincronismo das células contráteis, gerando a eficiência da bomba cardíaca.

A frequência dos disparos das células marca-passo pode ter origem em qualquer região do sistema de condução, pois estas células também têm características do tipo marca-passo. Os fenômenos que irão determinar o comando são: o potencial de repouso, o limiar de disparo do potencial de ação e, principalmente, a intensidade da despolarização diastólica espontânea.

O nódulo sinoatrial (NSA) é sob circunstâncias normais o marca-passo natural, pois é o local dentro do sistema de condução com aclive maior na fase 4 de despolarização diastólica, portanto, o marca-passo predominante do coração. O NSA está localizado na superfície endocárdica do átrio direito, na junção da veia cava superior e o átrio direito. Seu suprimento sanguíneo é obtido pelo ramo nodal sinoatrial da artéria coronariana direita (ACD) em 55% dos casos e em 45% dos casos por meio do ramo nodal sinoatrial da artéria coronária esquerda (ACE). Na circunstância em que o NSA sofre alguma lesão, regiões inferiores com características de marca-passo, com automaticidade mais alentecida, se apresentam para comandar o ritmo e a frequência do coração.

Usualmente o NSA está sobre uma discreta influência parassimpática, pois em repouso apresenta uma frequência de disparo entre 60 e 90 por minuto. Situações clínicas nas quais ocorre um aumento da atividade parassimpática acabam diminuindo a frequência de disparo do NSA (diminuem a despolarização diastólica espontânea), por outro lado o aumento da atividade simpática eleva a frequência de disparo (aumentam a despolarização diastólica espontânea).

O impulso gerado no NSA transita através do átrio até o nódulo Atrioventricular (NAV), onde é retardado por aproximadamente 70 a 100 ms. O retardo permite um maior enchimento ventricular (aumento do seu volume diastólico) e, portanto, do débito cardíaco. O NAV é o regulador primário da frequência ventricular na presença da Fibrilação Atrial (FA) e Flutter Atrial. Ele está localizado na superfície endocárdica, no lado atrial direito do septo interatrial, próximo à válvula tricúspide e superior ao seio coronariano. O aporte sanguíneo para o NAV é proveniente da artéria nodal atrioventricular da artéria coronária direita (ACD) em 90% dos casos (circulação coronária direita dominante) e 10% dos casos através da artéria nodal atrioventricular da artéria coronária esquerda (ACE) (circulação coronária esquerda dominante).

Duas vias funcionais são postuladas no NAV, a via alfa de condução relativamente lenta com período refratário curto e a via beta de condução mais rápida e período refratário longo. Estas supostas vias estão envolvidas nos mecanismos de reentrada observados no NAV. Após a passagem pelo NAV do impulso elétrico chega ao sistema His-Purkinje.

O feixe de His é a continuação da porção inferior do NAV e os seus ramos direito e esquerdo têm origem no próprio feixe desde o seu início na junção que é denominada porção penetrante do feixe de His. O ramo direito forma um tronco já diferenciado ao longo do seu trajeto pelo septo interventricular longo e apresenta três ramificações finais: a primeira é superficial subendocárdica, a segunda é profunda no miocárdio septal e a terceira é novamente superficial, dando então três fascículos terminais: o anterior (entre o septo e a parede anterior do ventrículo direito), o médio (na região anterior e inferior do septo) e o póstero-inferior (entre a porção póstero-inferior do septo e a parede ínfero-posterior do ventrículo direito). O ramo direito é irrigado na sua porção mais alta pela artéria do NAV, ramo da coronária esquerda, ou pela irrigação única por uma destas duas artérias. Na sua porção distal, o ramo direito é irrigado por ramos anteriores e septais da artéria descendente anterior.

O ramo esquerdo é mais curto, origina-se do feixe de His ao nível da cúspide aórtica não-coronariana e da coronária direita, abrindo suas fibras já no subendocárdico na porção proximal do feixe de His, formando a divisão ou fascículo póstero-inferior, espesso e curto, que se dirige para a base do músculo papilar póstero-inferior do ventrículo esquerdo; e a divisão ou fascículo anterossuperior, mais longa e mais fina é dirigida à base do músculo papilar anterior dessa câmara. O ramo esquerdo é irrigado, juntamente com o feixe de His e a porção média do septo interventricular, pela primeira artéria septal da descendente anterior, que participa também da irrigação do ramo direito.

As artérias septais perfurantes anteriores e posteriores participam também da irrigação de ambos os ramos do feixe de His.

Estes feixes conduzem o estímulo elétrico até fibras de Purkinje e estas para o tecido miocárdico contrátil que em um complexo sistema bioquímico desencadeiam a contração do miócito cardíaco (Figura 51.13) (Figura 51.14) (Tabela 51.2).

Irregularidades anatômicas podem ocorrer no sistema de condução, estas vias anômalas são denominadas vias acessórias, que não compartilham da organização do sistema de condução normal, especialmente do retardo do NAV e podem induzir a uma via rápida de excitação ventricular o que diminui o tempo de enchimento ventricular. Estas doenças são denominadas como síndromes de pré-excitação ventricular.

| Tabela 51.2 Frequência de disparo e velocidade de condução. | | |
|---|---|---|
| **Tecido** | **Frequência de disparo** | **Velocidade de condução** |
| Nódulo S-A | 60 a 90 | 1.000 |
| Átrio | Variável | 1.000 |
| Nódulo A-V | 45 a 60 | 200 |
| His-Purkinje | 30 a 45 | 4.000 |
| Ventrículo | < 45 | 400 |

## ■ MECANISMO DAS ARRITMIAS CARDÍACAS

Três mecanismos fundamentais são responsabilizados pela geração de arritmias: problemas na geração dos impulsos elevando a automaticidade das fibras, o mecanismo de reentrada e o de disparo espontâneo na despolarização ventricular.

### Automaticidade Alterada

Durante a geração de impulso, a automaticidade de células que sofrem despolarização espontânea na fase 4 podem ocorrer passivamente ou ativamente devido à fatores que seletivamente reduzem a automaticidade em sítios do marca-passo que favorecerão passivamente o movimento do marca-passo em uma área mais inferior do coração. Influências vagais, digitálicos, fármacos parassimpaticomiméticos induzem arritmias por este mecanismo.

Contrariamente, focos ectópicos podem resultar de automaticidade aumentada em um sítio fora do NSA. Fatores que favorecem este marca-passo ectópico incluem influências simpaticomiméticas, hipercapnia, hipóxia e intoxicação digitálica e muitas outras (Figura 51.15).

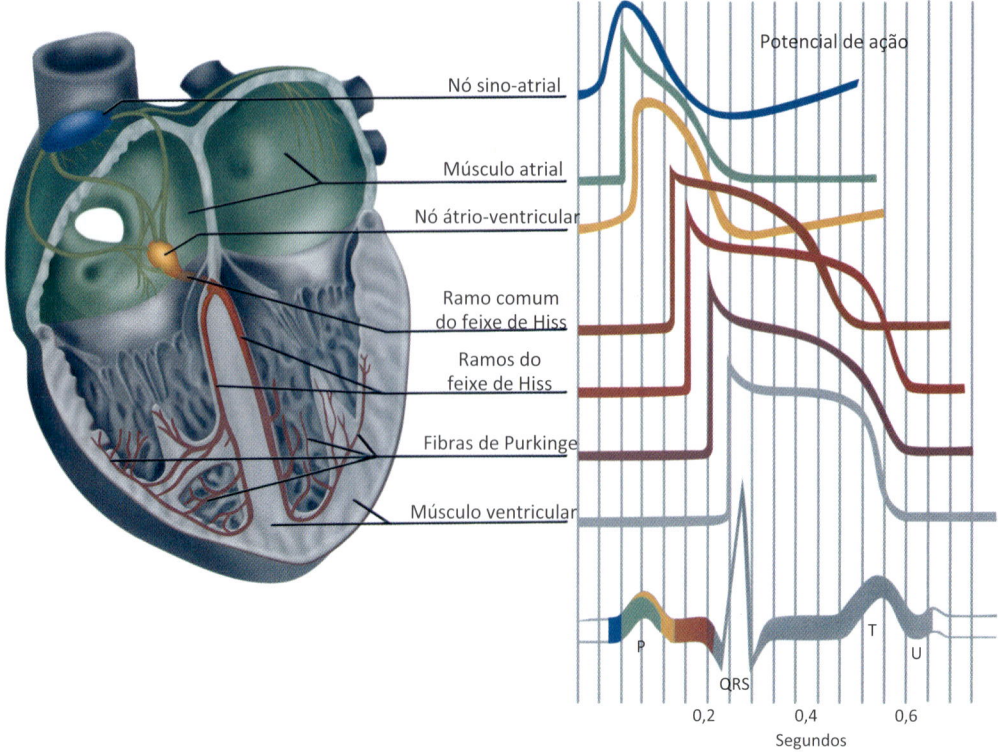

**▲Figura 51.13** Características elétricas do tecido de condução do coração.

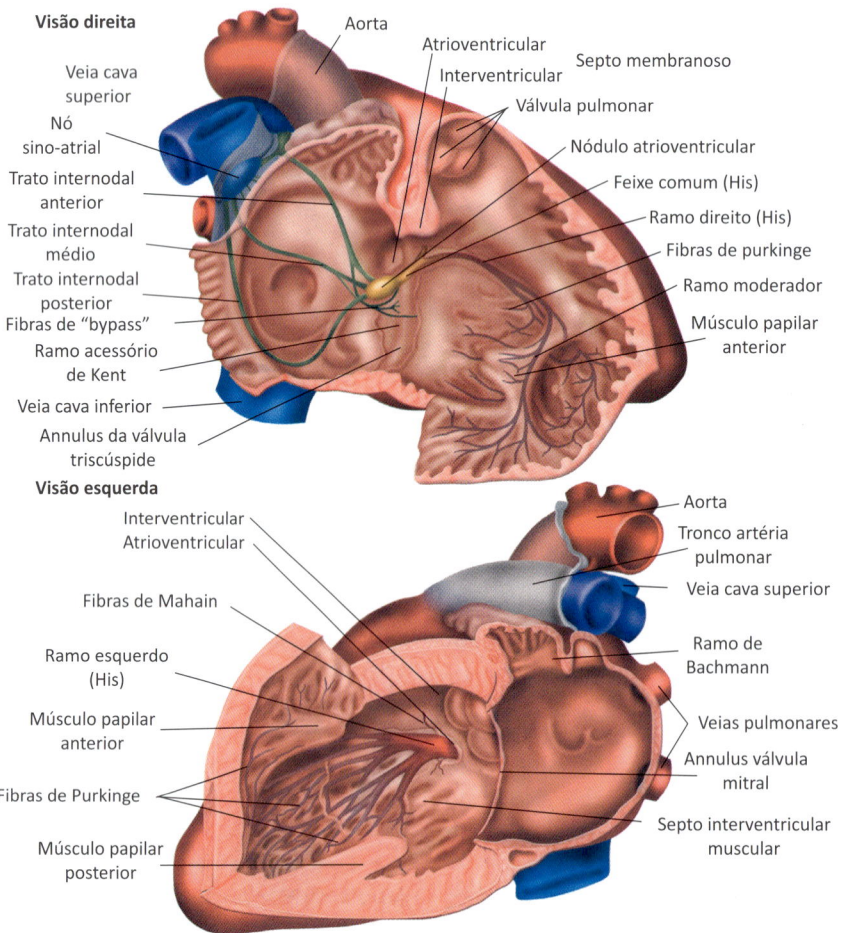

**▲Figura 51.14** Características anatômicas do feixe condução do coração.

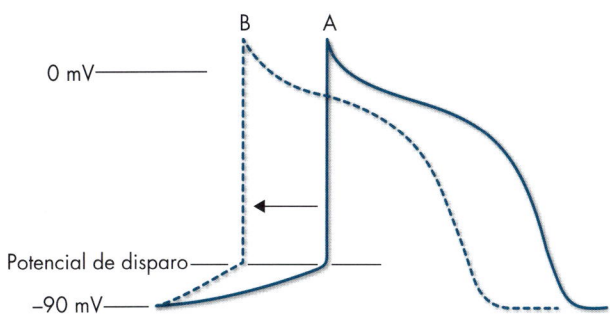

▲ **Figura 51.15** Automaticidade favorecida.

## Reentrada

O fenômeno de reentrada do impulso cardíaco é um dos principais mecanismos envolvidos nas taquiarritmias cardíacas. Para um impulso ativar o circuito reentrante, várias condições são necessárias como: o bloqueio unidirecional da condução do impulso, algumas vezes em uma área de lesão isquêmica ou cicatricial; a condução lenta deve ocorrer por meio de uma via alternativa que é suficientemente para encontrar o ramo com bloqueio unidirecional já repolarizado e então ser capaz de conduzir o impulso de forma retrograda. O impulso ativa a via alternativa e repete o processo indefinidamente (Figura 51.16).

A reentrada pode ocorrer em quaisquer sítios no coração e explica uma gama enorme de arritmias, em especial as taquiarritmias de complexo estreito, são exemplos deste tipo de mecanismo: taquicardia ou Flutter Atrial; TSV; Taquicardia Ventricular (TV) etc.

## Disparo Espontâneo na Pós-despolarização Ventricular

O mecanismo de disparo resulta da pós-despolarização, portanto são muito dependentes da frequência cardíaca para sua propagação. Arritmias de disparo secundárias ao retardo da pós-despolarização são associadas à sobrecarga de $Ca^{++}$ no intracelular. Podem ocorrer durante a terapia de repercussão coronariana no infarto do miocárdio ou na intoxicação digitálica. Ritmo juncional e ritmo atrial ectópico são frequentemente resultado deste mecanismo. Este tipo de arritmia se eleva com o aumento da frequência cardíaca e são inibidos por fármacos que diminuem o mesmo ou interferem com a entrada de $Ca^{++}$ intracelular (Figura 51.17).

De forma contrária, o disparo associado com a precocidade da pós-despolarização se eleva com a queda da frequência cardíaca. A clássica arritmia associada a este mecanismo é a torsades de pointes.

## ■ BASES DO TRATAMENTO FARMACOLÓGICO DAS ARRITMIAS[9]

O tratamento das arritmias tem por objetivo fornecer um fármaco eficaz, em uma concentração adequada que possa

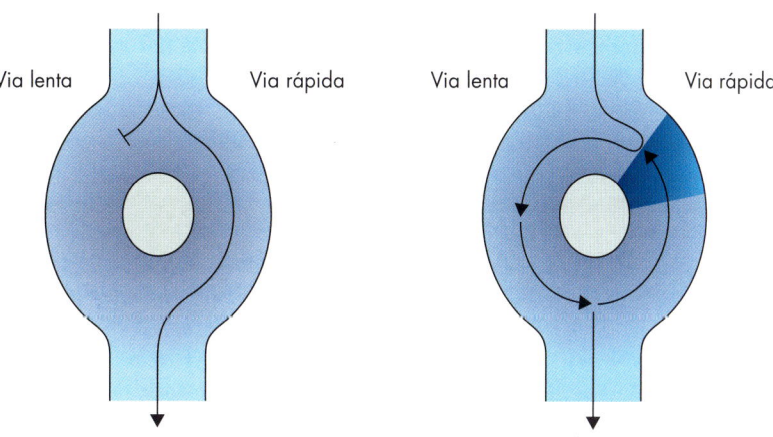

▲ **Figura 51.16** Fenômeno de reentrada.

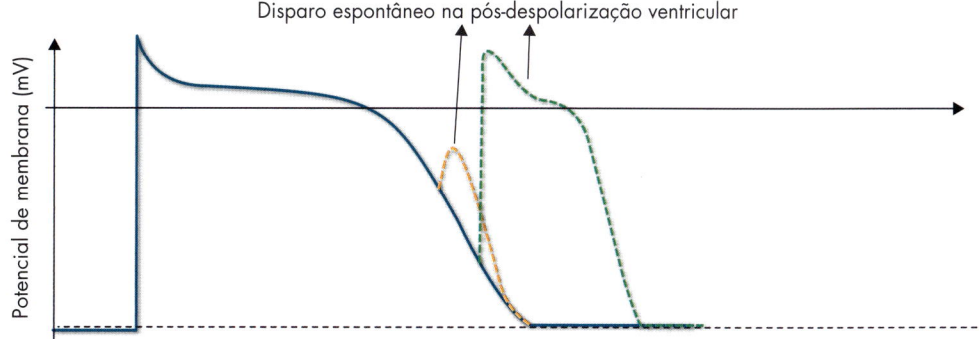

▲ **Figura 51.17** Disparo espontâneo na pós-despolarização ventricular.

ser tolerada pelo paciente e que seja livre de efeitos adversos. Contudo, apesar dos fármacos antiarrítmicos serem amplamente utilizados, eles têm eficácia modesta e também são responsabilizados pelos efeitos pró-arrítmicos, assim como por importantes efeitos adversos extra cardíacos.[10]

Vários estudos randomizados com números expressivo de pacientes[11-14] não têm sido capazes de demostrar superioridade quando se analisa o controle do ritmo *versus* o controle da frequência na FA, isto se deve possivelmente às limitações dos fármacos antiarrítmicos. Por outro lado, nas últimas décadas, tem havido significativo avanço na ablação por cateter da FA e TV. No entanto, o sucesso completo e duradouro da ablação elétrica destas arritmias comuns, como a FA, permanece pobre e exige a utilização contínua de determinados antiarrítmicos, isto se deve provavelmente ao desenvolvimento de novas vias de estímulo. Destaca-se que apesar dos esforços focados neste desenvolvimento, a chegada de novos fármacos antiarrítmicos para o uso clínico tem sido lenta, com apenas um agente aprovado nos Estados Unidos ao longo da última década.[9]

O tratamento elétrico das arritmias letais, como a TV, também vem se desenvolvendo e ganha espaço importante nos últimos anos como os cardioversores implantáveis. Contudo, não obsta o uso de fármacos no auxílio no controle dessas arritmias. O desenvolvimento lento destes fármacos também tem sido limitado possivelmente pela nossa compreensão incompleta do papel dos diversos canais de correntes iônicas do coração e seu desempenho na gênese das arritmias do coração.[9]

Uma outra limitação dessa classe terapêutica é que a concentração plasmática necessária depende do paciente e, particularmente, do perfil específico da arritmia; as doses médias para os mais importantes fármacos serão apresentadas a seguir.

## Classificação dos Antiarrítmicos Segundo Vaughan Williams[15]

Os fármacos antiarrítmicos podem ser classificados de acordo com seu mecanismo de ação no nível molecular, celular e tecidual. Desde a descoberta casual, em 1914 por Wenckebach, do primeiro fármaco antiarrítmico chamado de Quinidina, a lista de antiarrítmicos cresceu, tomando necessário um sistema de classificação em razão das várias propriedades farmacológicas. Vaughan Williams estabeleceu a primeira classificação em 1970, que foi posteriormente modificada por Harrison (Tabela 51.3).

Os antiarrítmicos de classe I[5,15] provavelmente atuam por meio do bloqueio dos canais de Na+ e K+ (iKr corrente de potássio de retificação retardada do tipo rápido).

A confirmação de que o bloqueio dos canais de Na+ pode suprimir uma arritmia foi surpreendentemente obtida com a demonstração que a Tetrodotoxina, um bloqueador seletivo de canais de Na+, foi eficaz em modelos animais. A Quinidina, primeiro fármaco antiarrítmico utilizado, foi identificada por Frey em 1918, como o alcaloide mais ativo da Cinchona (gênero de aproximadamente 40 espécies da família Rubiaceae, que são arbustos de folhagem persistente naturais da região tropical da América do Sul).

A Quinidina e a Procainamida, pertencentes a essa classe, são bloqueadores do canal de Na+ e do canal K+. Os antiarrítmicos de classe I foram subdivididos, em 1971, por Harrison porque, embora todos os fármacos possuam a propriedade de bloquear a condução, elas se enquadram em três subgrupos conforme sua ação no período refratário efetivo, que são: Ia, Ib e Ic.

Os bloqueadores dos canais de Na+ podem terminar ou impedir as taquicardias por reentrada, convertendo o bloqueio unidirecional em bidirecional. O aumento do pe-

**Tabela 51.3 Classificação de Vaughan Williams modificada por Harrison.**

| Classe | Ação principal | Eletrofisiologia | Exemplos |
|---|---|---|---|
| IA | Bloqueador do canal de Na+ e K+ | Moderado aumento na duração do potencial de ação. Prolonga a repolarização e duração do potencial de ação | Procainamida Quinidina Disopiramida |
| IB | Bloqueador do canal de Na+ | Mínima diminuição na duração do potencial de ação. Diminui a repolarização e duração do potencial de ação | Lidocaína Mexiletine Fenitoina Tocainida |
| IC | Bloqueador do canal de Na+ | Grande aumento na duração do potencial de ação. Prolonga a repolarização e duração do potencial de ação | Flecainida Propafenona Ecainamida |
| II | Antagonista do sistema nervoso simpático: β-bloqueador | Diminui a automaticidade | Propanolol Esmolol |
| III | Variável Bloqueador do canal de sódio Bloqueador do canal de potássio α1 agonista | Prolonga a duração do potencial de ação e período refratário. Retarda a repolarização | Amiodarona Bretílio Sotalol |
| IV | Bloqueador do canal de cálcio | Bloqueia a condução | Verapamil Diltiazem |
| V | Miscelânea | | Magnésio Digital Adenosina |

ríodo refratário efetivo causado por alguns destes agentes também pode estar envolvido no término do fenômeno da reentrada.

Os antiarrítmicos de classe II[5,15] reduzem a atividade simpática pelo bloqueio dos receptores beta adrenérgicos. Um aumento no tônus simpático pode estimular os adrenoceptores miocárdicos e, portanto, precipitar ou agravar as arritmias. Entretanto, ainda existem controvérsias sobre a importância clínica da contribuição da estimulação dos adrenoceptores na gênese de determinadas arritmias. O Propranolol, um antagonista não seletivos, atua diminuindo a ação das catecolaminas nos receptores β1 e β2. Ele é o arquétipo desta classe de fármacos.

Vários antagonistas dos beta adrenoceptores comprovadamente reduzem a mortalidade de paciente com infarto do miocárdio, um benefício que não foi demonstrado ainda para outras classes de fármacos antiarrítmicos, como: Amiodarona, Sotalol etc.

Destaca-se que o estudo POISE que estudou 8.331 pacientes que completaram o acompanhamento de 30 dias. Menos pacientes no grupo Metoprolol do que no grupo Placebo atingiram o desfecho primário que foi um composto de morte cardiovascular, infarto do miocárdio não fatal e parada cardíaca não fatal. Menos pacientes no grupo Metoprolol do que no grupo Placebo tiveram infarto do miocárdio. No entanto, houve mais mortes no grupo do Metoprolol do que no grupo do Placebo pois mais pacientes no grupo Metoprolol do que no grupo Placebo tiveram acidente vascular cerebral.[16]

A supressão das arritmias que ocorrem durante exercícios ou estresse mental é particularmente bem-sucedida por este grupo de fármacos.

O Sotalol é um antagonista beta adrenérgico não seletivo e solúvel em água, sem atividade estabilizadora de membrana ou atividade simpaticomimética intrínseca e apresenta efeitos da Classe II e III. O Sotalol é completamente absorvido e não é metabolizado, consequentemente, a biodisponibilidade é próxima de 100%. A idade e a alimentação têm efeitos pequenos, mas sem importância na biodisponibilidade. O pico plasmático da dose oral do Sotalol é em 2 a 3 horas com uma meia-vida entre 7 e 15 horas. A excreção do Sotalol ocorre principalmente pelos rins, sem metabolismo hepático e sem efeito de primeira passagem. Portanto, os níveis plasmáticos e a meia-vida do Sotalol estão diretamente relacionados à depuração renal e devem ser feitos ajustes de dose apropriados em pacientes com insuficiência renal ou aumento do fluxo sanguíneo renal, como na gravidez. É interessante que a meia-vida no antagonismo dos receptores beta adrenérgicos é mais longo que a meia-vida plasmática do Sotalol e aumenta a contratilidade cardíaca em preparações ventriculares isoladas, mas não atriais, em 20% a 40%. Este efeito inotrópico positivo não é bloqueado pelo bloqueio beta ou alfa adrenérgico. Os efeitos hemodinâmicos típicos do Sotalol em humanos normotensos, mesmo com função miocárdica deprimida, são uma redução na frequência cardíaca com pouca ou nenhuma alteração na pressão arterial, uma redução no débito cardíaco sem alteração no volume sistólico e pouca ou nenhuma alteração na pressão arterial pulmonar, pressão capilar pulmonar ou volume diastólico final do ventrículo esquerdo, e pouca ou nenhuma alteração na fração de ejeção em repouso ou durante o exercício.[17]

Os antiarrítmicos de classe III[5,15] prolongam potencial de ação. O prolongamento do potencial de ação (PA) por esta classe se manifesta no ECG como um aumento no intervalo QT. Esta terceira classe de antiarrítmicos foi introduzida quando a atividade antiarrítmica da Amiodarona e seus derivados, do Dofetilide e do Sotalol foram demonstradas e, como foi explicitado todos igualmente prolongam o potencial de ação.

A Amiodarona é um fármaco eficaz no controle de várias arritmias, mas que infelizmente apresenta efeitos adversos clinicamente importantes extras cardíacos em seu uso crônico. Embora a Amiodarona seja normalmente referida como um antiarrítmico da classe III, ela não é de fato um fármaco classe III puro. Este agente também bloqueia os canais de $Na^+$ e $Ca^{++}$ como também apresenta atividade de bloqueio dos b-adrenoreceptores. Esta baixa seletividade indica que o mecanismo molecular de ação deste fármaco é obscuro e sua classificação como agente de classe III é questionável. Ela tem ação muito rápida quando utilizada por via endovenosa, entretanto, uma dose oral elevada deve ser administrada por até três semanas para a obtenção de um efeito farmacoterapêutico. A Amiodarona também tem uma meia-vida prolongada, aproximadamente 50 dias e sua eficácia foi evidenciada tanto nas arritmias atriais quanto ventriculares.

De forma parecida a Amiodarona, considerada um antiarrítmico multicanal, o Sotalol é um bloqueador dos receptores beta adrenérgico e bloqueador do canal de $K^+$ (iKr corrente de potássio de retificação retardada do tipo rápida). O valor de um fármaco antiarrítmico puro da classe III tem sido questionada pois o prolongamento excessivo do PA pode levar a torsades de pointes e taquiarritmias ventriculares, como foi demonstrado há muito tempo, em 1996, no Estudo *Survival With Oral d-Sotalol* (SWORD),[18] em que se mostrou que estes agentes classe agentes III puros podem aumentar a mortalidade dos pacientes e o risco de outras arritmias.

O desencadeamento da arritmia é mais comum na presença de fator potencializador como: hipocalemia, bradicardia ou a administração concomitante de outros fármacos como agonistas do adrenoreceptor a1, antibióticos (especialmente as Quinolonas) e alguns anti-histamínicos.

Os antiarrítmicos de classe IV[5,15] são antagonistas dos canais $Ca^{++}$ lentos ($Ca_L^{++}$) e não pertencem à classe dos Dihidropiridinicos. O Verapamil (um derivativo da papaverina) é o protótipo dos antiarrítmicos de classe IV. As propriedades do Verapamil são: diminui a frequência do NSA; diminui a velocidade de condução no NAV; propriedade inotrópica negativa; vasodilatação coronariana e periférica.

Estes fármacos são principalmente utilizados no tratamento das arritmias supraventriculares. Em estudos com ratos e cães, durante a isquemia aguda, as arritmias ventriculares podem ser suprimidas pelo Verapamil. Todavia, ensaios clínicos com antagonistas do canal de $Ca^{++}$ em pacientes com doença das artérias coronárias raramente demonstraram uma supressão importante das arritmias ventriculares. Uma explicação pode ser o fato da natureza seletiva destes fármacos e não terem sido utilizados em doses suficientemente elevadas, porém seguras, que permitissem a ação nos ventrículos de forma a inibir estas arritmias.

A Adenosina, o Magnésio e o Digital são fármacos pleiotróficos, entre suas várias ações está sua função antiarrítmica. Não apresentam classificação em qualquer uma das classes tradicionais.

Como foi apresentado, a classificação de Vaughan Williams leva em consideração aspectos variáveis e apesar desta abordagem ainda ser muito empregada, os fármacos mais recentes apresentam certa dificuldade em serem classificados, pois a categorização considera propriedades muito distintas. Entretanto, o sistema de classificação de Vaughan Williams tem a vantagem de uma base fisiológica, sendo facilmente compreendido e memorizado.

Os efeitos dos fármacos antiarrítmicos sobre o potencial de ação e sua repercussão sobre o ECG clássico podem ser sumarizados no diagrama que se segue (Figura 51.18)

## ■ PRINCIPAIS FÁRMACOS ANTIARRÍTMICOS

## O Efeito Pró-arrítmico dos Antiarrítmicos

Infelizmente os fármacos antiarrítmicos podem exacerbar a arritmia cardíaca para a qual ele foi indicado ou induzir a uma nova arritmia, esse fato é chamado de efeito pró arrítmico. Isto pode ocorrer pelo uso isolado do fármaco ou devido a associação com outros fármacos e, principalmente, na cardiopatia estrutural subjacente. Em decorrência disto, constitui uma elevada preocupação o emprego clínico destes fármacos. A maioria dos estudos que avaliam este processo são antigos, mas são preocupações constantes até os dias atuais.

Os mecanismos eletrofisiológicos das pró-arritmias provavelmente estão relacionados ao prolongamento do tempo de repolarização da célula, ao desenvolvimento de pós-repolarização precoce e alterações nos mecanismos de reentrada. O efeito pró-arrítmico pode ocorrer em aproximadamente 5% a 10% dos pacientes recebendo fármacos antiarrítmicos. Vários fatores elevam a incidência do fenômeno, entre os mais importantes podem-se citar: idade

avançada, cardiopatia estrutural subjacente e os distúrbios eletrolíticos. Pacientes com FA tratados com fármacos antiarrítmicos têm risco relativo aumentado de morte de origem cardíaca 4.7 vezes maior e risco de morte por arritmia cardíaca de 3.7 vezes maior se apresentarem história de falência cardíaca, do que aqueles não apresentam este comemorativo.

O tratamento com digital e diurético da falência ventricular e o prolongamento do intervalo QT (síndrome do QT alongado) caracterizam um grupo de risco de fibrilação ventricular (FV) induzida por fármacos.

Cabe-se ressaltar que em determinadas condições, o bloqueio dos canais de Na+ podem também ter efeito adverso, conforme já demonstrado a muito tempo em um estudo clássico conhecido como Ensaio de supressão das arritmias cardíacas na falência cardíaca (CAST), de 1989. Este ensaio clínico envolveu vários centros e foi financiado pelos Institutos Nacionais de Saúde (NIH) dos Estados Unidos, com a finalidade de avaliar a eficácia de dois fármacos antiarrítmicos da classe I, a Flecainida e a Encainida. O resultado surpreendente foi que a mortalidade entre os pacientes tratados com Flecainida/Encainida se mostrou maior (7.7%) do que aquela dos pacientes que receberam placebo (3.0%). O estudo CAST demonstrou claramente que o tratamento com antiarrítmicos pode acarretar um risco considerável de pró-arritmia. As mortes ocorreram durante todo o período de tratamento, elevando a responsabilidade do efeito pró-arrítmico dos fármacos estudados.[19]

No estudo CAST II, o Moricizine, antiarrítmico da classe IB foi avaliado. Surpreendentemente o estudo teve de ser precocemente interrompido devido à elevada mortalidade.[20]

Em 1996, no Estudo *Survival With Oral d-Sotalol* (SWORD)[18] em que se mostrou que o Sotalol pode aumentar a mortalidade dos pacientes pelo risco de pro arritmia.

Até 1970, quando tratamento cirúrgico da síndrome de Wolff-Parkinson-White e TV foram introduzidos, a única alternativa que se possuía era o controle farmacológico das arritmias. A introdução dos cateteres de ablação e da terapia elétrica dos desfibriladores implantáveis abriu uma nova perspectiva do controle das arritmias cardíacas, destacando-se a FA, relegando os antiarrítmicos atualmente a um segundo plano, contudo, pacientes que apresentam

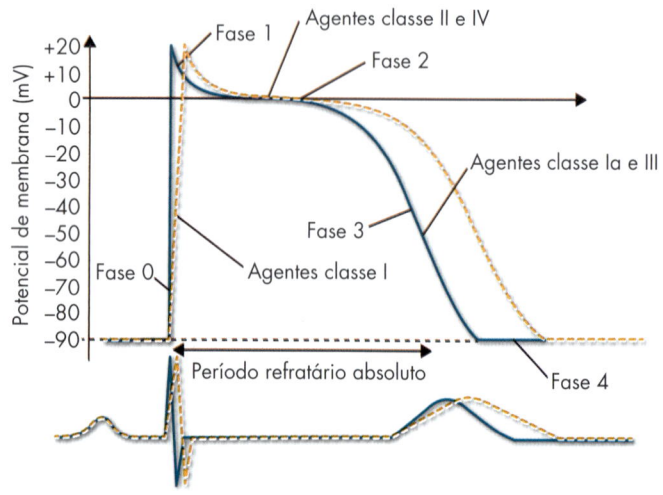

◀ **Figura 51.18** Ação dos antiarrítmicos sobre o potencial de ação.

um sucesso incompleto do tratamento cirúrgico da arritmia podem se beneficiar de doses relativamente pequenas dos antiarrítmicos.

# Fármacos Antiarrítmicos

## Fármacos da classe IA

### Quinidina[5]

#### Mecanismo de ação

Este fármaco tem efeitos vagolíticos pequenos. Também exibe algum grau de bloqueio alfa adrenérgico, de modo que é necessário cuidado quando se usa vasodilatadores em pacientes que estão recebendo Quinidina. Eventualmente pode gerar pós-despolarização precoce e induzir ao efeito pró-arrítmico.

#### Indicações

A Quinidina é utilizada em amplo espectro, porém, usualmente é indicada no tratamento dos complexos prematuros supraventriculares e ventriculares.

É empregada com relativo sucesso no Flutter Atrial e FA. Deve-se ressaltar que devido a seu efeito vagolítico pode precipitar uma elevada resposta ventricular nestas indicações, portanto, é imperativo o bloqueio parcial do NAV prévio pelo uso de digital ou de algum betabloqueador.

Pode ser indicada na taquicardia juncional por reentrada nodal.

#### Precauções

Pode desencadear a torsades de pointes e devido ao seu efeito vasodilatador periférico pode levar a hipotensão (alfa bloqueio). Como consequência da diminuição da pós-carga ao ventrículo esquerdo pode aumentar o débito cardíaco. Administração intramuscular deve ser evitada, devido a absorção irregular e desencadeamento de necrose tecidual. A Quinidina por via venosa deve ser administrada lentamente e a dose corrigida na falência hepática e renal.

Os efeitos adversos mais comuns são os gastrintestinais e incluem: náusea, vômitos, diarreia, dor abdominal e anorexia. A toxicidade sobre o sistema nervoso inclui: *tinnitus*, perda da audição, distúrbios visuais, confusão e até delírio. O Cinchonismo é o termo aplicado a estes sintomas clínicos. Outros efeitos são: anemia hemolítica, trombocitopenia e sincope.

#### Contraindicações

Alergia ao fármaco, contudo, a anafilaxia é rara.

#### Dosagem e administração

A Quinidina pode ser empregada por via venosa (não disponível no Brasil) na dose de ataque de 6 a 10 mg/kg. Por via oral a dose de ataque é de 800 a 1.000 mg e manutenção de 300 a 600 mg a cada 6 horas.

#### Farmacocinética

A concentração plasmática efetiva é de aproximadamente 5 a 6 mcg/mL. Sua meia-vida é de 5 a 6 horas e apresenta uma biodisponibilidade de 60% a 80%. A principal via de eliminação se faz por meio da metabolização hepática (80%) (citocromo P450) e excreção renal (20%). O pico plasmático da administração oral ocorre entre 2 e 3 horas.

### Procainamida[5]

#### Mecanismo de ação

A Procainamida lembra os efeitos cardíacos da Quinidina como: deprime a automaticidade pela diminuição na inclinação da fase 4 de despolarização, assim como diminui a condução e excitabilidade da célula miocárdica. Pelo aumento na refratariedade (período refratário efetivo), ela pode prevenir a reentrada pela conversão de um bloqueio unidirecional em um bidirecional. Porém, ao contrário da Quinidina exibe fraca ação anticolinérgica, que reduz os reflexos cardiovasculares e não afeta a automaticidade do nódulo S-A.

#### Indicações

As indicações são semelhantes à da Quinidina. Pode-se lembrar as arritmias supraventriculares (Taquicardia Supraventricular – TSV), contrações ventriculares prematuras (CVPs) e TV. É mais efetiva no controle da TV que a Lidocaína. Tem indicação especial nas arritmias refratárias a outras drogas. Pode ser indicada também na FA e Flutter Atrial de início recente.

#### Precauções

Depressão miocárdica, hipotensão, prolongamento de QRS e intervalo QT, bloqueio cardíaco e ectopismo ventricular são os principais efeitos tóxicos agudos. A Procainamida reduz diretamente a frequência atrial no Flutter Atrial ou FA. Devido ao pequeno, mas presente, efeito vagolítico a condução por meio do nódulo A-V pode estar aumentada. Isto pode resultar em um aumento paradoxal na resposta ventricular. A digitalização adequada reduz, mas não abole este risco.

A Procainamida pode levar a síndrome do QT prolongado e arrastar o paciente para uma FV em torsades de pointes.

Pode ser observado fenômeno de Raynaud, febre, *rash* cutâneo, agranulocitose e síndrome lúpus-like em seu uso crônico.

#### Contraindicações

Doença de Raynaud e síndrome do QT prolongado.

#### Dosagem e administração

A injeção deve ser lenta, com rigoroso controle hemodinâmico e monitorização de ECG. A administração rápida pode resultar em hipotensão importante, por depressão miocárdica e vasodilatação periférica. Uma dose de 100 mg IV deve ser dada lentamente em mais de 1 minuto e repetida a cada 5 minutos até o controle da arritmia, que frequentemente ocorre com uma dose total de 5 a 15 mg/kg. Uma vez controlada a arritmia, uma infusão contínua deve ser iniciada com 2 a 6 mg/min. Na doença renal, a dose de ataque se mantém, mas a dose de manutenção deverá ser reduzida. Se o paciente apresentar doença renal avançada, deve ser considerada a escolha da Quinidina para a manutenção da terapia.

Por via oral a dose de ataque é de é de 500 a 1.000 mg e manutenção de 250 a 500 mg a cada 4 ou 6 horas.

### Farmacocinética

O pico plasmático ocorre após a administração oral em 1 hora. A concentração sérica efetiva é de 4 a 10 mcg/mL. A biodisponibilidade do fármaco é de 70% a 85% ficando entre 30% e 15% ligado a proteínas séricas. Aproximadamente metade da dose é eliminada inalterada por excreção renal e metade pelo metabolismo hepático, com uma T1/2 beta total de aproximadamente 4 horas. Deve ser lembrado que pacientes com insuficiência renal converterão aproximadamente todo o fármaco, via metabolismo hepático, para N-Acetil-Procainamida (NAPA), que é inteiramente excretada pelos rins e, portanto, demonstrarão níveis tóxicos se a Procainamida for administrada cronicamente.

O T1/2 alfa é menor que 10 minutos, após uma dose intravenosa.

## Disopiramida

### Mecanismo de ação

Embora estruturalmente diferente da Quinidina e Procainamida, a Disopiramida produz efeitos eletrofisiológicos semelhantes *in vitro*. O fármaco causa bloqueio dos canais de Sódio que é dose dependente.

A Disopiramida tem efeito vagolítico importante, dose-dependente, que é revertido pela Neostigmine. É necessário estar consciente que este fármaco pode promover aumentos na TSV. Esta propriedade, junto com um efeito inotrópico negativo importante, pode, algumas vezes, precipitar ou exacerbar gravemente a insuficiência cardíaca congestiva. Portanto, a coadministração de Disopiramida e dos principais inotrópicos negativos (como betabloqueadores ou Verapamil) deve ser executada com extrema cautela.

### Indicações

A Disopiramida é comparável à Quinidina e Procainamida na redução da frequência das CVP e efetivamente previne a recorrência da TV em determinados pacientes. Tem sido associada a outros antiarrítmicos, especialmente ao Mexiletine, nas situações nas quais a resposta satisfatória não foi obtida com um único fármaco.

A Disopiramida previne a recorrência da FA após cardioversão, também é efetiva, como a Quinidina, na conversão do Flutter Atrial.

### Precauções

A Disopiramida é um vasodilatador e inotrópico negativo, e deve ser evitado nos pacientes com baixa reserva cardiovascular. Outros efeitos adversos são: boca seca, retenção urinária e constipação intestinal. Como visto, o seu efeito vagolítico pode precipitar uma elevada resposta ven-

tricular nestas indicações, portanto é imperativo o bloqueio prévio por meio do uso de digital ou betabloqueador.

A Disopiramida tem efeito pró-arrítmico secundário ao prolongamento do seguimento QT, desencadeamento de torsades de pointes.

### Contraindicações

Se as precauções forem tomadas referentes aos efeitos adversos, não existe contraindicação. A hipersensibilidade ao fármaco é rara e é a única contraindicação conhecida.

### Dosagem e administração

A dose usual é de 100 a 200 mg administrados por via oral a cada 6 horas, existe uma variação média de 400 a 1.200 mg/24 horas.

A administração IV deve ser cautelosa. Um bólus de 1 a 2 mg/kg é injetado em 5 a 10 minutos. A manutenção IV é realizada p de infusão de 1 mg/kg/hora.

### Farmacocinética

A Disopiramida é absorvida em 80% a 90% pela administração oral. O T1/2 beta é de 8 a 9 horas em voluntários saudáveis, em pacientes com doença cardíaca grave pode ser mais prolongada. O metabolismo é misto, renal a hepático. A insuficiência renal e hepática prolonga o tempo de eliminação de forma importante e as doses devem ser corrigidas. A Eritromicina inibe o metabolismo da Disopiramida.

## Fármacos da classe IB

### Lidocaína

### Mecanismo de ação

Em concentrações terapêuticas, o efeito principal da Lidocaína é diminuir o declínio da fase 4 de despolarização nas fibras de Purkinje, reduzindo a sua automaticidade. Obtém este efeito pela diminuição da permeabilidade da membrana ao $K^+$ que ocorre naquela fase. Elevadas doses de Lidocaína resultam no lentificação da fase zero de despolarização, efeito resultante da inibição da entrada de sódio através da membrana celular da célula cardíaca.

A Lidocaína diminui o período refratário da célula miocárdica normal, ao contrário na célula isquêmica prolonga o período refratário. Estes fenômenos levam a uma uniformização dos períodos da despolarização inibindo o fenômeno de reentrada.

A efetividade da Lidocaína em inibir a contração ventricular prematura resultada diminuição da despolarização espontânea da fase 4 destas células. De modo contrário, ela não é efetiva nas contrações supraventriculares prematuras.

### Indicações

A Lidocaína é o fármaco de primeira escolha para arritmias ventriculares, é ineficaz contra arritmias supraventriculares. A grande vantagem da Lidocaína frente a Quinidina e Procainamida é seu rápido início de ação e fácil titulação.

## Precauções

Concentrações tóxicas, acima de 5 mcg/mL de plasma produzem vasodilatação e depressão miocárdica e consequente hipotensão arterial. Em doses tóxicas, existe alentecimento da condução dos impulsos cardíacos com bradicardia e aumento do espaço PR e QRS.

A maior precaução em não atingir a dose tóxica reside da ação da Lidocaína sobre o sistema nervoso central. A estimulação sobre o sistema nervoso central é dose dependente. Os sintomas aparecem com doses plasmáticas acima de 5 mcg/mL. As convulsões surgem em concentrações acima de 7 mcg/mL e finalmente o colapso cardiorrespiratório (apneia com PCR) ocorre com concentrações plasmática acima de 10 mcg/mL. Estes níveis séricos podem ser consideravelmente menores na presença de hipóxia, acidose e hipercalemia.

## Contraindicações

A hipersensibilidade ao fármaco é a única contraindicação conhecida. Se as precauções forem tomadas referentes aos efeitos adversos do fármaco não existe outra contraindicação.

## Dosagem e administração

A Lidocaína é administrada em bólus intravenoso de 1 a 1,5 mg/kg. As injeções devem ser dadas em intervalos de 5 a 8 minutos, quando necessário, em uma dose total no máximo de 1,5 a 3 mg/kg. Quando há resposta terapêutica, uma infusão de 1 a 4 mg/min deve ser iniciada para manutenção de uma concentração efetiva. Se não há resposta às injeções em bólus, outro fármaco pode ser utilizado. É necessário relembrar que doses menores devem ser usadas em idosos e naqueles pacientes com insuficiência cardíaca ou choque. Pacientes recebendo congêneres da Lidocaína (Mexiletina a Tocainida) requererão menores doses de ataque e de manutenção.

## Farmacocinética

Após a Injeção Intravenosa, este fármaco distribui-se rapidamente, com uma meia-vida de distribuição (T1/2 alfa) de menos de 10 minutos. Cerca de 60% da Lidocaína plasmática é ligada à Albumina. Ela é primariamente metabolizada (95%) no fígado, com uma meia-vida de eliminação (T1/2 beta) de 2 a 3 horas. O aparente volume de distribuição (Vd) é diminuído e a T1/2 beta está aumentada na insuficiência cardíaca congestiva, doença hepática ou choque.

O nível terapêutico da Lidocaína é de 1 a 5 ηg/mL de plasma.

## Mexiletine

### Mecanismo de ação

O Mexiletine e a Tocainamida são análogos à Lidocaína, contudo, com atividade anticonvulsivante. São administrados por via oral para controle das arritmias cardíacas ventriculares.

Em doses elevadas *in vitro*, encurta a duração do potencial de ação e do período refratário efetivo das fibras de Purkinje, sua atividade é modesta nas fibras miocárdicas e atriais. Em doses clínicas não parece ocorrer modificações importantes no intervalo QRS ao ECG.

### Indicações

Mexiletine pode ser efetivo no tratamento das TVs agudas ou crônicas. Não apresenta nenhuma atividade nas TSVs. Contudo, o sucesso do controle das TVs é muito variado, de 6% a 60%. Este sucesso aumenta consideravelmente quando associado a outro fármaco antiarrítmico como a Procainamida, Quinidina, betabloqueadores etc. Mexiletine é muito útil em crianças com doença cardíaca e grave arritmia ventricular. Pode ser útil no tratamento dos pacientes com aumento do intervalo QT.

### Precauções

Aproximadamente 40% dos pacientes interrompem o tratamento, secundário aos efeitos adversos deste fármaco. Os efeitos adversos mais comuns são: tremores, dores articulares, parestesias, diplopia, ansiedade, náusea e dispepsia.

Apresenta atividade depressora sobre a Vmax de encurtamento da fibra miocárdica *in vitro*. Portanto, a redução na dose é apropriada nos pacientes que estão fazendo uso destes fármacos. Entretanto, nenhuma redução da dose é necessária na administração simultânea de Procainamida, betabloqueadores ou Verapamil. Os efeitos sobre o estado inotrópico e tônus vascular são mínimos quando administrada por via oral, contudo, pode ocasionar hipotensão e bradicardia quando a via de utilização é a intravenosa.

### Contraindicações

A única contraindicação absoluta é a hipersensibilidade ao fármaco.

### Dosagem e administração

A variação da dose para a Mexiletina é de 150 a 400 mg a cada 8 horas quando o controle rápido da arritmia não é essencial. A dose total não deve ser maior que 1.200 mg. Quando o controle rápido da arritmia é necessário, uma dose de 400 mg nas primeiras 8 horas pode ser utilizada.

### Farmacocinética

A Mexiletina apresenta uma rápida e completa absorção por via oral, com um pico plasmático em 2 a 4 horas após a dose. A meia-vida de eliminação em voluntários saudáveis é de 10 horas. Os níveis plasmáticos terapêuticos são de 0,5 a 2 µg/mL. A primeira passagem pelo fígado, após absorção oral, retém 10% do fármaco. Aproximadamente 70% da Mexiletina liga-se a proteínas plasmáticas. O *clearance* da Mexiletina é predominantemente hepático, 10% são eliminados pelos rins sem modificações estruturais.

## Fenitoína

### Mecanismo de ação

Este fármaco deprime a fase 4 de forma similar à Lidocaína. Também é efetiva para abolir as arritmias desencadeadas pela pós-despolarização nas fibras cardíacas de Purkinje, o que pode explicar sua eficácia contra certas arritmias decorrentes da intoxicação digitálica. Alguns dos efeitos da Fenitoína podem ser mediados pelo sistema nervoso central, pois tem a característica de modular a atividade simpática e parassimpática.

### Indicações

A Fenitoína é empregada para controle de crises convulsivas, sua ação como agente antiarrítmicos é limitada.

A Fenitoína é algumas vezes útil contra TV ou taquicardia paroxística atrial com bloqueio A-V induzida por digitálicos. CVPs isoladas não justificam o tratamento com Fenitoína.

### Precauções

A administração rápida tem sido associada a parada respiratória, hipotensão grave, ectopismo ventricular e morte. Outros importantes efeitos tóxicos incluem torpor, nistagmo, vertigem e outros sinais cerebelares. Estes últimos sinais podem ser mascarados pela anestesia.

A administração intravenosa periférica é dolorosa e pode levar à flebite pelo elevado pH. Pelo mesmo motivo anterior a aplicação intramuscular é contraindicada, além de dor intensa provoca necrose muscular.

### Contraindicações

A única contraindicação absoluta é a hipersensibilidade ao fármaco.

### Dosagem e administração

A administração recomendada é por via intravenosa, através de um cateter venoso central. A administração periférica pode causar dor e flebite grave devido à diluição em solução altamente alcalina (pH=11,0). Este fármaco deve ser dado somente em soluções salinas normais. O protocolo de administração é de 100 mg a cada 5 minutos até o controle da arritmia ou os efeitos adversos sejam observados. A dose limite é de 1.000 mg, pois acima desta cifra pode levar à efeitos de toxicidade. Infusões não são usadas devido à meia-vida longa e a dificuldades na administração intravenosa.

Quando a via oral é escolhida, deve-se iniciar com a dose de 1.000 mg no primeiro dia, 500 mg no segundo e terceiro dias e 300 ou 200 mg nos dias que se seguem.

### Farmacocinética

Após a injeção intravenosa o T1/2 alfa é de cerca de 15 minutos, portanto, menor do que a da Procainamida e Lidocaína. O fármaco é aproximadamente 85% ligado a proteínas séricas, principalmente à Albumina, e, portanto, uma fração importante não se liga nos pacientes com baixos níveis de Albumina sérica. O fígado metaboliza aproximadamente 95% deste fármaco; entretanto seu metabolismo é relativamente lento, com um T1/2 beta plasmático de aproximadamente 24 horas. Sua eliminação não é substancialmente alterada nas mudanças de fluxo sanguíneo hepático. Contudo, o T1/2 beta pode se elevar expressivamente na administração concomitante com Fenilbutazona, Warfarina, Isoniazida e Cloranfenicol.

A absorção oral da Fenitoína é incompleta e seu nível plasmático deve ser monitorizado de forma frequente. Várias circunstâncias influenciam sua absorção e especialmente sua metabolização.

## Fármacos da classe IC
### Flecainida
### Mecanismo de ação

A Flecainida exibe um marcado efeito de bloqueio dos canais rápidos de $Na^+$ de modo dose dependente. A dissociação do canal é lenta (10 a 30 segundos). O marcante efeito do fármaco sobre o desempenho cardiovascular deve-se a este fato. Ela encurta a duração do potencial de ação nas fibras de Purkinje e prolonga o das fibras musculares. Situação que pode melhorar ou piorar a arritmia. Em elevada concentração também inibe os canais de $Ca^{++}$.

### Indicações

A Flecainida é liberada pelo FDA para controle de arritmias ventriculares que ameaçam a vida assim como uma variedade de arritmias supraventriculares.

### Precauções

A Flecainida é um depressor da função sistólica ventricular, especialmente dos pacientes que já se encontram com esta disfunção. A função ventricular esquerda diminui mesmo após administração oral.

Especialistas sugerem que a introdução do fármaco deve ser feita com o paciente hospitalizado e com monitorização do ECG devido à indução de pró-arritmia.

Agentes tipos IC têm uma alta incidência de efeito pró-arrítmico particularmente naqueles pacientes com infarto miocárdico pregresso, TV sustentada e/ou frações de ejeção diminuídas. Este fato sugere que o ECG necessita ser cuidadosamente monitorizado no período peroperatório.

### Contraindicações

Pacientes com déficit da função sistólica ventricular moderado ou grave.

### Dosagem e administração

A administração é apenas por via oral. Deve-se iniciar com a dose oral de 100 mg a cada 12 horas. Na necessidade de elevar a dose, deve-se aumentá-la apenas 50 mg a cada 12 horas após 3 a 4 dias de início do tratamento.

### Farmacocinética

A Flecainida é absorvida em 90% pela via oral, apresenta um pico plasmático em 3 a 4 horas. O T1/2 beta plasmático é de 20 horas em pacientes com arritmias ventriculares. A excreção urinária do fármaco sem nenhuma modificação, ou por meio de metabólitos, é de 85%. O T1/2 beta plasmático é prolongado em pacientes com insuficiência renal ou cardíaca. A ligação proteica é modesta e corresponde a apenas 40%. O Propranolol, a Quinidina e a Amiodarona podem elevar a concentração sérica da Flecainida.

## Fármacos da Classe II

### Betabloqueadores

As propriedades antiarrítmicas dos betabloqueadores resultam principalmente da inibição competitiva com as catecolaminas pelos receptores beta adrenérgicos. No geral, eles produzem redução do efeito do agonista (aminas simpáticas) nos tecidos sensíveis. Na presença do betabloqueador a curva dose resposta do agonista adrenérgico é desviada para a direita, ou seja, é necessária uma concentração maior do agonista para se obter uma determinada resposta. A estrutura química da maioria dos betabloqueadores apresenta diversas características semelhantes ao agonista Isoproterenol. Eles existem como pares opticamente isoméricos e são comercializados na forma racêmica, as evidências apontam que o estéreo isômero dextrogiro positivo apresenta quase toda sua atividade betabloqueadora.

Os betabloqueadores também podem ser classificados em seletivos e não seletivos. Tal classificação baseia-se nas habilidades de antagonizar as ações das aminas simpáticas em doses mais baixas em determinados tecidos ($\beta$-1 seletivo ou $\beta$-2 seletivo). Deve-se enfatizar que a seletividade de determinados betabloqueadores é parcial e só é observada em doses específicas, usualmente menores, e contrariamente em doses elevadas a seletividade é perdida.

Outra característica interessante dos betabloqueadores é que devido a sua estrutura química, semelhante ao Isoproterenol, alguns são agonistas parciais nos receptores adrenérgicos, mesmo quando estão impedindo de forma competitiva a ação das catecolaminas sobre estes receptores. Este fenômeno é conhecido como atividade simpaticomimética intrínseca do betabloqueador.

A atividade simpática intrínseca não interfere com a atividade antiarrítmica deste fármaco. Não se considerando a insuficiência cardíaca, mas apenas as arritmias, não se conseguiu estabelecer por meio de evidência científica inconteste que os betabloqueadores que possuem atividade simpaticomimética intrínseca apresentam vantagens sobre os outros. É sugerido que os betabloqueadores com atividade simpática intrínseca apresentam menor efeito sobre o cronotropismo e menor depressão da função sistólica do coração.

Os efeitos fármaco terapêuticos dos betabloqueadores são muito semelhantes (Tabela 51.4), contudo, existem diferenças farmacocinéticas significativas, a ponto de influenciar a escolha clínica. O arquétipo dos betabloqueadores é o Propranolol.

Com base na farmacocinética dos betabloqueadores estes podem ser divididos naqueles eliminados pela metabolização hepática e os eliminados de forma íntegra pelos rins. O primeiro grupo (Propranolol) é lipossolúvel, completamente absorvido pelo intestino, metabolizado pelo fígado e apresentam grande variação em sua biodisponibilidade. O segundo grupo (Atenolol) é hidrossolúvel, parcialmente absorvido pelo intestino, eliminado de forma íntegra pelos rins e apresentam pouca variação em sua biodisponibilidade.

### Mecanismo de ação

A estimulação simpática aumenta a automaticidade das fibras cardíacas pelo aumento na despolarização espontânea que ocorre na fase 4, aumento na velocidade de condução e encurtamento no período refratário, especialmente em tecidos supraventriculares.

O Propranolol, pelo bloqueio beta adrenérgico, leva a uma diminuição na frequência do nódulo S-A, prolongada a condução no nódulo A-V e a refratariedade. Outros betabloqueadores, como o Metoprolol ou Esmolol, têm mecanismos similares de ação, diferindo na seletividade pelos adrenoreceptores, como já foi abordado.

### Indicações

Os betabloqueadores estão indicados nas taquicardias induzidas ou favorecidas pelas catecolaminas (tireotoxicose, feocromocitoma etc.), inclusive na síndrome do QT longo.

Os betabloqueadores são usados para o controle de TSV e retardo na resposta ventricular na FA e Flutter Atrial. São efetivos ocasionalmente para arritmias ventriculares que não respondem às medidas convencionais com elevado tônus simpático.

Os betabloqueadores também estão associados a diminuição da incidência de morte súbita dos pacientes com isquemia coronariana. O mecanismo deste efeito ainda não está totalmente esclarecido.

### Precauções

Os efeitos adversos sobre o sistema cardiovascular são ocasionados pelo bloqueio beta adrenérgico. Pode ocorrer bradicardia profunda até a assistolia, especialmente em pacientes com síndrome do nódulo S-A. A insuficiência ventricular esquerda aguda pode ser precipitada nos pacientes com distribuição ventricular esquerda preexistente. Pode induzir ao broncoespasmo agudo, secundariamente ao blo-

**Tabela 51.4 Características farmacoterapêuticas dos fármacos antiarrítmicos classe II betabloqueadores.**

| Fármaco | Antagonismo beta-1 | Seletividade beta-1 | Atividade simpática intrínseca | Atividade antiarrítmica |
|---|---|---|---|---|
| Acebutolol | 0,3 | + | + | + |
| Carvedilol | 0,8 | + | ++ | + |
| Atenolol | 1 | ++ | 0 | + |
| Esmolol | 0,02 | ++ | 0 | + |
| Metoprolol | 1 | ++ | 0 | + |
| Timolol | 6 | 0 | 0 | + |
| Propranolol | 1 | 0 | 0 | + |

queio de receptores β-2 no pulmão, nos pacientes que são asmáticos ou que têm bronquite crônica.

Nos pacientes acometidos de diabetes melito pode mascarar os episódios de hipoglicemia quando estes ocorrem e, por outro lado, eleva os níveis glicêmicos, dificultando seu controle.

## Contraindicações

Os betabloqueadores devem ser empregados com cautela nos pacientes com doença bronco espástica (bloqueio β-2 adrenérgico) e nos pacientes com insuficiência cardíaca congestiva (bloqueio β-1 adrenérgico).

## Farmacocinética (Propranolol)

A administração intravenosa elimina a extensa captação hepática ("fenômeno da primeira passagem") que ocorre após a administração oral do Propranolol. Portanto, pequenas doses intravenosas podem ser muito eficazes. O T1/2 beta é de aproximadamente 2 a 3 horas após a administração intravenosa, principalmente devido ao metabolismo hepático (95%). Aproximadamente 90% deste fármaco são ligados a proteínas plasmáticas. Sua eliminação é reduzida significativamente quando o fluxo sanguíneo hepático é diminuído, como na insuficiência cardíaca congestiva ou choque.

## Dose e administração (Propranolol)

A administração intravenosa requer titulação cuidadosa, com monitorização da frequência cardíaca, pressão sanguínea e, ocasionalmente, pressão de enchimento ventricular esquerda. Este fármaco deve ser dado em doses de 0,5 a 1,0 mg, progressivamente, a cada 2 a 5 minutos, até uma dose total de 0,1 mg/kg ou 5 mg. Doses menores (0,5 a 1,0 mg) são frequentemente eficazes para a TSV ou para o controle da resposta ventricular, no Flutter Atrial ou FA.

Na administração oral a dose habitual é de 20 a 40 mg a cada 8 ou 6 horas.

## Farmacocinética (Propranolol)

O Propranolol pode ser administrado por via oral ou por via intravenosa (pouco disponível no comércio). Após a administração oral de uma formulação regular em comprimidos de Propranolol, a dose é absorvida quase totalmente, com as concentrações máximas em 60 a 90 minutos. A presença de alimentos pode atrasar a absorção de Propranolol, mas a quantidade total é absorvida. Existe formulações de liberação lenta do Propranolol por via oral, nesta formulação a biodisponibilidade é reduzida, e a absorção é atrasada, atingindo concentrações máximas no plasma após 6 horas. Depois de uma administração intravenosa, os efeitos farmacológicos ocorrem quase que imediatamente e é mantido durante 2 a 4 horas.

O Propranolol é uma droga muito lipofílica, e, portanto, é amplamente distribuído por todo o corpo. Ele atravessa facilmente a placenta e a barreira sangue-cérebro e é excretada no leite materno. O fármaco liga significativamente às proteínas do plasma, sendo de ligação de 90% para a Albumina. Ele não é significativamente removido por hemodiálise.

O Propranolol sofre metabolismo hepático de primeira passagem importante, portanto sua biodisponibilidade é dependente do fluxo de sangue para o fígado. Antes de atingir a circulação sistêmica, a droga saturada pontos de ancoragem inespecífico no fígado. O principal metabolito de Propranolol, 4-hidroxiPropranolol é farmacologicamente equipotente do fármaco inicial, mas a sua remoção é muito mais rápida, em especial no início de um tratamento oral. Intravenosamente ou depois de tratamento crônico, este metabolito é produzido em quantidades menores. Ao todo, pelo menos, 8 metabolitos de Propranolol são conhecidos, com diferenças significativas entre os grupos étnicos em relação ao comportamento metabólico dessa droga, o que pode explicar a diferença observada na eficácia em alguns casos.

O Propranolol é eliminado principalmente pelos rins, principalmente na forma de metabolitos. Apenas 1% a 4% da dose de medicamento é recuperado inalterado nas fezes. O T1/2 beta de eliminação do Propranolol é entre 2 e 6 horas, aumentando durante a administração crônica, provavelmente devido a um efeito de saturação de depuração renal hepática. Em doentes com disfunção renal extensiva, excreção urinária reduzida, a eliminação é parcialmente compensada por um aumento na produção fecal.

## Sotalol[21]

O Sotalol foi sintetizado em 1960, caracterizado como um antagonista do beta-adrenoreceptor competitivo que prolonga a ação duração do potencial de ação das células miocárdicas e período de refratário. De acordo com a classificação Vaughan Williams, o Sotalol possui propriedades de Classe II e Classe drogas III. Ele é desprovido de atividade estabilizadora de membrana, e propriedades de anestésico local, efeito simpatomimético intrínseco ou cardiosseletividade e não passa a barreira hemato-liquórica. Como um composto de classe II, Sotalol é um antagonista não seletivo beta adrenérgico com ações sobre não preferencial sobre os receptores β-1 ou β-2. Como classe de compostos III, Sotalol prolonga potencial de ação de forma dose-dependente, como também o período refratário, bem como repolarização ventricular *in vivo* em várias espécies de mamíferos, incluindo seres humanos. Em baixas doses não desencadeiam o prolongamento significativo do potencial refratário ventricular. Em doses elevadas induz a encurtamento do potencial de ação.

## Fármacos da Classe III

### Amiodarona e derivados

A Amiodarona é um derivado Benzofuran iodinizado. Por sua capacidade de promover vasodilatação periférica e coronariana, foi inicialmente idealizado para tratamento da isquemia coronariana. Posteriormente verificou-se sua atividade antiarrítmica eficaz para um número grande de arritmias ventriculares e supraventriculares.

### Mecanismo de ação

Como já apresentado o mecanismo de ação da Amiodarona é complexo, pois apresenta várias atividades que se mesclam com vários grupos de antiarrítmicos (Tabela 51.5).

**Tabela 51.5 Mecanismos potenciais do antiarrítmico Amiodarona.**

- Prolonga a duração do potencial de ação e do período refratário de todos os tecidos cardíacos – Bloqueio do canal de $K^+$ (Classe III)
- Redução mínima da velocidade de pico da fase 0 – Bloqueio do canal de $Na^+$ (Classe I)
- Bloqueio não competitivo dos receptores beta adrenérgicos (Classe II)
- Bloqueio não competitivo dos receptores alfa adrenérgicos
- Bloqueio dos canais de $Ca^{++}$ (Classe IV)
- Bloqueio da atividade da tiroxina sobre o coração
- Vasodilatação arterial periférica – Redução da pós-carga ao ventrículo esquerdo
- Vasodilatação arterial coronariana – Aumento do fluxo coronariano
- Redução da frequência cardíaca
- Efeito inotrópico negativo discreto

Quando administrada cronicamente a Amiodarona, a atividade mais marcante é o prolongamento no PA e período refratário de todas as células miocárdicas sem alterar o potencial de repouso das células e sua amplitude. Ela se caracteriza também por induzir à mínima redução na velocidade de despolarização espontânea (fase IV) do potencial de ação.

Contudo, quando sua ação aguda é avaliada observa-se que ela e seu principal metabólito N-desetil Amiodarona prolonga o PA do músculo cardíaco, mas encurtam o PA das fibras de Purkinje.

Pode-se afirmar também que seu emprego agudo reduz a descarga do nódulo S-A e do nódulo A-V por meio do prolongamento da despolarização diastólica (fase IV), assim como prolonga a condução A-V.

A Amiodarona apresenta efeitos bloqueadores alfa e beta adrenérgicos não competitivos.

## Indicações

A Amiodarona está indicada em uma grande variedade de arritmias. Devem-se destacar as arritmias ventriculares, especialmente as com ameaça à vida como: EVs, TV sustentada e FV.

Pode-se indicar também na FA, Flutter Atrial, TSV, Taquicardia Juncional, Síndromes de pré-excitação etc.

## Precauções

Inúmeros são os efeitos adversos da Amiodarona administrada de forma crônica (Tabela 51.6). A frequência destes efeitos é proporcional à dose e a duração da terapia, ocorre em aproximadamente em 50 a 80% dos pacientes. Contudo, alguns dos efeitos adversos parecem ser mais comuns quando o nível sérico se encontra acima de 2,5 mcg/ml. Cabe ressaltar que é necessário interromper a medicação somente em 10% dos pacientes com efeitos adversos. Portanto, a grande maioria tolera bem os efeitos adversos da Amiodarona ou o problema é contornado de forma simples com a diminuição da dose.

Deve ser empregada com cautela na presença de doença do nódulo S-A, na presença de bradicardia e bloqueio A-V e a bradicardia induzida pela Amiodarona não é responsiva à Atropina. Merece cautela na presença de insuficiência re-

nal e/ou hepática. Deve-se controlar a função da glândula tireoide a cada 3 meses.

A automaticidade do nódulo sinusal e a condução nodal A-V são deprimidos e, portanto, betabloqueadores, antagonistas do Cálcio e Digoxina devem ser utilizados com cuidado.

**Tabela 51.6 Efeitos adversos do uso crônico da Amiodarona.**

**Oculares**
- Depósito na córnea (95%), presença de *halo* no campo visual, fotofobia, borramento visual (6% a 14%) e possível degeneração macular

**Dermatológicos**
- Fotossensibilidade (25% a 75%), coloração azul-acinzentada da pele (5%-8%), urticária, *rash* cutâneo, alopecia

**Gastrintestinais**
- Náuseas, anorexia, constipação, elevação de enzimas hepáticas (50%), hepatite (3%)

**Cardiovasculares**
- Bradicardia sintomática (6%) não responsiva a atropina, Bloqueio A-V, inotropismo negativo, ICC (4%), pró-arritmia (1%)

**Tiroidianos**
- Elevação do TSH (25%), Hipotiroidismo (1% a 22%), Hipertiroidismo (1% a 12%)

**Pulmonares**
- Pneumonia intersticial (3% a 7%)

## Contraindicações

Hipersensibilidade ao fármaco. Doença do nódulo S-A, Bradicardia e Bloqueio A-V de segundo ou terceiros graus, disfunção da glândula tireoide, insuficiência hepática e pneumonia intersticial.

## Dose e administração

A dose de ataque para controle das arritmias em adultos pode variar entre 800 mg e 1.200 mg/dia por via oral, em 1 a 3 tomadas ao dia por períodos variáveis entre 5 dias até 1 mês com média de 10 a 14 dias, dependendo do tipo de arritmia.

A dose de manutenção varia da dose mínima efetiva entre 200 mg a 600 mg diariamente ou de forma intermitente.

Nas arritmias que necessitam um controle rápido e endovenoso a dose de ataque de 5 mg/kg, em bolo na PCR ou lentamente em outras arritmias. A dose de manutenção deve ser realizada por meio de infusão contínua de 600 mg a 1 g por 24 horas, de preferência em ambiente bem controlado, com bomba infusora e em veia profunda. A Amiodarona produz flebite em veia periférica.

## Farmacocinética

A Amiodarona apresenta grande volume de distribuição, biodisponibilidade variável e meia-vida pronunciadamente longa. Trata-se de um fármaco altamente lipofílico e, por isso, capaz de distribuir-se por vários tecidos, especialmente aqueles com alto teor de gordura. A T1/2 beta extraordinariamente longa, por volta de 6 semanas, associada à sua vasta e difusa distribuição levam a necessidade de meses até que se obtenha o equilíbrio dos níveis plasmáticos.

O fármaco sofre a deionidização e extenso metabolismo hepático, de tal forma que a eliminação renal da Amiodarona e N-desetil Amiodarona, seu principal metabólito, é praticamente desprezível. A eliminação hepática e gastrintestinal é mínima. A diálise não remove a Amiodarona e nem a N-desetil Amiodarona (Tabela 51.7).

**Tabela 51.7 Qualidades farmacológicas da Amiodarona.**

| | |
|---|---|
| Velocidade de absorção oral | 2 a 12 horas |
| Biodisponibilidade | Variável 22% a 66% |
| Pico de nível sérico oral | 4 a 6 horas |
| Ligação proteica | 96% |
| Volume de distribuição agudo | Variável 1,3 a 65,8 L/kg |
| Volume de distribuição equilíbrio | 5,0 L/kg |
| Eliminação | Hepática e Intestinal |
| Meia-vida de eliminação aguda | 3 a 21 horas |
| Meia-vida de eliminação equilíbrio | 53 dias |
| Clearance | 0,1 a 0,8 L/min |
| Metabólitos | Metabólitos deionizados Metabólito N-desetilamidarona |
| Nível sérico terapêutico | 1,0 a 2,5 µg/mL |

## Fármacos da Classe IV

### Verapamil

#### Mecanismo de ação

Os bloqueadores dos canais de Cálcio bloqueiam seletivamente os canais lentos por inibição do influxo normal $Ca^{++}$ às células. Dentro do sistema de condução, a atividade do Verapamil sobre os canais lentos é mais importante nos nódulos S-A e A-V, onde ele prolonga a condução nodal A-V e a refratariedade, também deprime a frequência de descarga do nódulo S-A. Ele tem pouco efeito sobre o sistema His-Purkinje. A diminuição da resistência vascular sistêmica (RVS) e a queda na pressão sanguínea estão diretamente relacionadas à atividade de bloqueio dos canais de Cálcio nas arteríolas sistêmicas. A depressão da contratilidade miocárdica ocorre como resultado da interferência no acoplamento excitação-contração pelo Cálcio na fibra miocárdica.

#### Indicações

O Verapamil é útil no tratamento de taquicardias supraventriculares. Até recentemente ele era o fármaco de escolha para o tratamento de episódios agudos de taquicardia paroxísticas supraventriculares. Ele é muito eficaz no controle da frequência ventricular no Flutter Atrial e FA. A infusão intravenosa de Diltiazem pode ser empregado para controle da frequência no Flutter Atrial e na FA.

#### Precauções

Como foi discutida acima, a hipotensão pode ocorrer por queda na resistência vascular periférica, e é o principal efeito, embora bradicardia, assistolia a bloqueio A-V sejam observados usualmente em pacientes com doença preexis-

tente na condução A-V ou síndrome do nódulo S-A. A depressão miocárdica é incomum em pacientes com função ventricular esquerda razoável. É aconselhável cuidado na sua administração em pacientes que fazem uso de betabloqueadores e naqueles com disfunção ventricular esquerda grave. Os anestésicos depressores do inotropismo cardíaco precipitam e potencializam estes efeitos tóxicos.

#### Contraindicação

O Verapamil é contraindicado para: pacientes com hipersensibilidade conhecida a qualquer componente da fórmula; hipotensão grave (exceto quando por crise de arritmia); choque cardiogênico; insuficiência ventricular esquerda; bloqueio AV de segundo e terceiro graus; síndrome do nódulo sinusal; insuficiência cardíaca congestiva; bradicardia acentuada (abaixo de 50 bpm); Flutter Atrial ou FA associada a feixe anômalo (Wolff-Parkinson-White e Long-Ganong-Levine); administração simultânea de betabloqueadores por via intravenosa.

#### Dose a administração

No período peroperatório recomenda-se iniciar com doses de 2,5 mg repetidas, se necessário, em uma dose total de 7,5 a 15 mg.

#### Farmacocinética

O Verapamil é altamente ligado a proteínas, cerca de 90%. A presença de fármacos ligados a proteínas como Diltiazem, Lidocaína Propranolol pode aumentar significativamente sua fração livre (ativa). Seu T1/2 alfa é de apenas 3,5 minutos e sua duração de ação clínica após uma dose intravenosa e de apenas 10 a 20 minutos. O metabolismo é inteiramente hepático, com T1/2 beta de 2 a 7 horas, embora ela se prolongue em pacientes com doença hepática.

## Fármacos da classe V (miscelânea)

### Digoxina

#### Mecanismo de ação

Como os digitálicos, a digoxina reduz a frequência ventricular na FA por prolongamento direto do período refratário efetivo no nódulo A-V a também indiretamente por aumento na atividade vagal a redução da atividade simpática. Frequências ventriculares são mais fáceis de controlar durante a FA do que o Flutter Atrial.

#### Indicações

Como um antiarrítmico, a Digoxina é indicada para o controle da frequência na FA e Flutter Atrial, assim como na TSV.

#### Precauções

Alterações na frequência cardíaca e ritmo podem simular quase cada um dos distúrbios de ritmo conhecidos. As arritmias mais frequentes com a intoxicação pela digoxina são as CVPs, uni ou multifocais, frequentemente acopladas como bigeminismo ou trigeminismo. Outras arritmias comuns incluem os ritmos de escape juncionais A-V (regularização da frequência na FA), taquicardia juncional não-paroxística, taquicardia paroxística atrial com bloqueio A-V, bloqueio de segundo grau, TV a fibrilação. A toxicidade cardíaca é aumentada no paciente hipocalêmico.

## Contraindicação

O uso da digoxina está contraindicado em pacientes que apresentem bloqueio AV de segundo grau Mobitz II e terceiro grau; doença do nó sinusal sem proteção com marca-passo e em síndromes de pré-excitação. Deve ser administrado com precaução em idosos, portadores de disfunção renal e pacientes com baixo peso. Cuidado adicional deve ser tomado em relação a interações medicamentosas (Amiodarona, Quinidina, Verapamil, Diltiazem, Quinolônicos) que podem elevar os níveis séricos da digoxina.

## Dose a administração

A digoxina é comumente prescrita na dose de 0,125 mg ou 0,25 mg via oral por dia. Não há evidência que suporte o uso de doses de ataque ou doses adicionais. A maior parte dos pacientes deve receber 0,125 mg por dia. Em idosos, portadores de insuficiência renal e pacientes com peso baixo, especialmente mulheres, a dose de digoxina pode ser ainda menor (0,125 mg em dias alternados).

Os níveis de digoxina sangue ainda são valiosos para permitir controle adequado das respostas cardíacas, e possíveis interações medicamentosas.

## Farmacocinética

Após a administração intravenosa, o tempo de início de ação é de 20 a 30 minutos, com ação máxima atingida dentro de 1,5 a 2 horas. A digoxina é aproximadamente 25% ligada à Albumina plasmática. A eliminação é principalmente por filtração glomerular nos rins. A T1/2 beta é de aproximadamente 36 horas, embora esta possa ser prolongada em pacientes com déficit de função renal.

## Adenosina

## Mecanismo de ação

A adenosina é um nucleotídeo endógeno. No tecido cardíaco supraventriculares ela aumenta a condutância ao potássio, o que resulta no encurtamento da duração do potencial de ação, em hiperpolarização, lentificação das células nodais S-A e em depressão do potencial de ação no nódulo A-V. Os efeitos concorrem para a capacidade da adenosina de interromper certos tipos de TSV (veja adiante).

## Indicações

A adenosina tem sido aprovada para uso no tratamento de TSV. Especificamente, ela é eficaz nas taquicardias reentrantes que usam o nódulo A-V como parte do circuito reentrante como: reentrada nodal A-V e taquicardia recíproca A-V. Para arritmias como o Flutter Atrial e a FA causa bloqueio

transitório A-V. Quando aplicada na taquicardia sinusal, ela resultará em alentecimento transitório do nódulo S-A.

A adenosina também tem utilidade como um instrumento diagnóstico. Por exemplo, em pacientes com taquicardia de complexos alargados a sua interrupção com adenosina sugere TSV com a aberrância na condução como mecanismo. O único tipo de TV que não responde à adenosina é um tipo raro que é devido a atividade desencadeada por catecolaminas.

Uma vez que a adenosina pode algumas vezes precipitar Flutter Atrial ou FA transitórios, deve-se ter cautela quando de sua administração em pacientes com pré-excitação manifesta. O início da FA poderá resultar em condução anterógrada rápida por uma via acessória.

## Precaução

Os efeitos mais comuns são rubor facial, dispneia a pressão torácica. Estes sintomas cedem em menos de 60 segundos. A adenosina pode exacerbar constrição dos brônquios em pacientes asmáticos e, portanto, um tratamento alternativo é mais prudente.

## Contraindicação

A Adenosina é contraindicada na presença de BAV de segundo e terceiro grau e na doença nódulo sinusal, exceptuando, em ambos os casos, os pacientes com marca-passo artificial ativo e funcionante. Hipersensibilidade à adenosina.

## Dosagem e administração

A adenosina só é disponível como agente intravenoso. Ela deve administrada em bólus rapidamente, seguida por um jato de solução salina. Os efeitos da adenosina são aparentes dentro de 10 a 20 segundos quando ela é administrada por cateter central. A resposta hemodinâmica à injeção em bólus é mínima. A dose inicial para o adulto usualmente é de 6 mg, aumentando para 12 mg se esta for ineficiente. Crianças devem receber doses progressivas, iniciando com 50 mg/kg.

Pacientes em uso de teofilina, devido às suas propriedades antagonistas, poderão não responder à adenosina.

## Farmacocinética

A adenosina tem uma meia-vida muito curta, menos de 1,5 s. Sua inativação ocorre por captação celular; nas células ela é desaminada à Inosina ou fosforilada à monofosfato de Adenosina (AMP). As ações da adenosina são potencializadas pelos bloqueadores do transporte de nucleotídeos como o dipiridamol e são atenuadas pelos antagonistas da adenosina, como os derivados da Metilxantina.

## ■ TRATAMENTO ELÉTRICO DAS ARRITMIAS

O tratamento elétrico das arritmias oferece múltiplas vantagens sobre a terapia com fármacos, pois apesar do tratamento com fármacos constituir um meio eficaz no seu controle, problemas potenciais como os efeitos colaterais e de toxicidade cardiovascular estão sempre presentes. Sobre condições ótimas como: supervisão especializada, monitorização adequada e dose ideal de carga elétrica empregada a restauração do ritmo sinusal é rápida e mais segura.

Outro ponto importante que merece ser comentado é que na terapia elétrica a distinção entre arritmias supraventriculares e ventriculares é menos capital.

## O Marca-passo

O uso clínico do marca-passo para controle das bradiarritmias teve início na década de 1960 e vem sendo empregado com sucesso para este fim até os dias atuais, posteriormente foi utilizado também em determinadas taquiarritmias.

### Marca-passo *overdrive* para prevenção de arritmias

Átrio e ventrículo são colocados em uma frequência mais rápida do que a espontânea. Isto pode ser útil na supressão de taquiarritmias de qualquer tipo, especialmente nas contrações ventriculares prematuras secundárias ao mecanismo de reentrada ou de aumento da automaticidade.

### Marca-passo atrial rápido para supressão de taquiarritmias

Duas são as possibilidades de implante do eletrodo no átrio, primeiramente através de fios suturados diretamente no coração durante o tempo cirúrgico ou através de cateter locado de forma percutânea. Um gerador de marca-passo é necessário para gerar impulsos tão rápidos na frequência de 500 bpm.

No tratamento da TSV, os átrios são estimulados em frequência 20 bpm mais rápido do que a frequência espontânea. Após a captura das contrações, o marca-passo é abruptamente interrompido. Se isto falhar, o procedimento é repetido em frequências mais elevadas em incrementos de 10 bpm. As limitações desta técnica consistem na ineficácia para frequências maiores de 100 bpm acima da frequência da taquicardia e na indução de FA.

Para o tratamento do Flutter Atrial o procedimento usado é denominado *Ramp Atrial Pacing* (RAP). A frequência de estímulo do marca-passo é elevada de modo contínuo por 5 a 20 segundos, o que algumas vezes é eficaz para o término do Flutter Atrial. A frequência baixa final do RAP é a frequência do Flutter Atrial; as frequências altas variam de 50 a 125 bpm acima da frequência do Flutter Atrial. Quanto mais alta a frequência do marca-passo atrial, maior o risco de conversão do ritmo em FA. Deve ser fortemente enfatizado que marca-passo atrial rápido deve ser tentado apenas por pessoal experiente nesta técnica.

Como no marca-passo atrial duas são as possibilidades de implante do eletrodo no ventrículo, primeiramente através de fios suturados diretamente no coração durante o tempo cirúrgico ou através de cateter locado de forma percutânea. Esta técnica pode eventualmente ser aproveitada para interrupção de TV e mesmo na TSV. Há um risco de precipitação de uma TV mais rápida ou mesmo de FV. Os riscos inerentes a esta técnica restringem seus usos a eletrofisiologistas experientes.

## Marca-passo para controle das bradiarritmias

O uso destes dispositivos para tratamento e controle das bradiarritmias é o mais clássico, e várias são suas indicações.

Algumas premissas devem ser lembradas quando se fala em indicações para a estimulação cardíaca artificial: a) Marca-passo definitivo está indicado sempre que existir bradicardia sintomática e irreversível ou risco de bradicardia grave relacionada a causas não removíveis; b) quando a causa é transitória ou removível deve-se tentar tratamento farmacológico ou marca-passo temporário; c) os átrios devem ser estimulados e/ou detectados, sempre que possível, procurando-se manter o sincronismo atrioventricular em repouso e durante o exercício; d) os ventrículos devem ser estimulados na presença de bloqueio atrioventricular; e) a estimulação ventricular isolada somente é aceitável quando os átrios não são aproveitáveis, como na fibrilação atrial crônica ou em situações especiais (crianças, idade avançada, dificuldade técnica, doenças consumptivas etc.); f) a resposta cronotrópica deve ser mantida, seja por seguimento do nó sinusal com marca-passo atrioventricular fisiológico ou por utilização sistemática de biossensores; g) além do sincronismo atrioventricular, deve-se zelar pelo sincronismo ventricular, procurando estimular com QRS estreito (aproveitando a condução atrioventricular normal com programação adequada, evitando ao máximo a estimulação ventricular ou utilizando ressincronizadores). Esta recomendação é tanto mais importante quanto mais comprometido e dilatado for o ventrículo esquerdo.

### Indicações de marca-passo permanente

A implantação destes dispositivos foi estabelecida pela *Task Force da American Heart Association e American College of Cardiology* e é periodicamente revisada. As indicações são categorizadas em classe I, II e III. A classe I inclui condições nas quais a maioria dos especialistas indicam o dispositivo devido ao elevado grau de certeza de seu benefício; a classe II abrange condições nas quais estes dispositivos são frequentemente empregados, mas existe controvérsia sobre seu real benefício; a classe III envolve as situações nas quais a maioria dos especialistas aceitam a falta de benefício para o paciente.

## A Cardioversão Elétrica e Desfibrilação Elétrica

A primeira desfibrilação de um coração humano com sucesso foi realizada em 1947 por Beck. Na década de 1960, o emprego de descargas elétricas para tratamento de arritmias cardíacas além da FV começou a ser estudada e entrou para a prática médica como cardioversão. A corrente alternada (AC) esteve em voga até 1962, quando Lown e colaboradores advogaram a corrente contínua (DC) como método de escolha para interromper a FA, pois uso da corrente contínua diminui significativamente a incidência de FV após a descarga elétrica.

### Desfibriladores/cardioversores bifásicos e monofásicos

Desde o início da técnica, na década de 1950, os desfibriladores/cardioversores utilizavam corrente elétrica de pulso monofásico, amortecido em forma de sino para liberar a energia necessária para corrigir o ritmo cardíaco. Em 1990 a tecnologia bifásica foi introduzida, recentemente vem sendo consagrada como mais efetiva e aplicada aos novos dispositivos.

Diferente da tecnologia monofásica dos desfibriladores/cardioversores, o gerador bifásico libera corrente em duas direções. Durante a primeira fase, a corrente elétrica trafega de um eletrodo a outro, de forma semelhante à onda monofásica, entretanto, durante a segunda fase, a corrente trafega em direção contrária à primeira. Este modelo demonstra que, mesmo com menores níveis de energia, apresenta melhores resultados.

A descarga elétrica pode ser sincronizada (cardioversão) ou não sincronizada (desfibrilação) com relação ao complexo QRS. Na cardioversão, o momento do choque é desencadeado pelo complexo QRS no ECG e evita a liberação da descarga elétrica durante o período vulnerável da onda T. Na desfibrilação, o choque (liberação da carga elétrica) é permitido sem vistas ao ECG uma vez que não existe um complexo QRS identificável confiável.

### Indicações e contraindicações

O grau de comprometimento hemodinâmico usualmente determina a necessidade e a urgência para a seleção de tratamento com cardioversão ou tratamento medicamentoso.

Entre as indicações de cardioversão podem-se distinguir as taquiarritmias geradas por reentrada, com instabilidade hemodinâmica, dor torácica ou compromisso da função respiratória e/ou cardiovascular. Também é utilizada quando a terapêutica farmacológica não foi efetiva. Cabe ressaltar que, não existe nenhum parâmetro específico que possa ser útil com este propósito, portanto a indicação deve ser realizada com base no caso específico.

A descarga elétrica interrompe de modo eficiente as taquiarritmias como o Flutter Atrial, FA, TSV, FV, e muitas outras.

O mecanismo de ação da descarga elétrica na correção das arritmias é pouco conhecido. Postula-se que despolariza todo o miocárdio excitável e possibilita o aumento do período refratário interrompendo circuitos reentrantes e induzindo a homogeneidade dos circuitos.

Esta terapêutica elétrica não está indicada nas arritmias de aumento da automaticidade devido a sua falta de efetividade como a taquiarritmia sinusal, a taquiarritmia atrial multifocal etc.

A suspensão do uso de digital para a cardioversão eletiva é controversa. A maioria concorda em suspender o digital somente na presença ou suspeição de intoxicação digitálica. Na ocorrência de intoxicação digitálica, a cardioversão deve ser postergada até o controle da situação. Deve-se enfatizar cautela em pacientes com doença do nódulo sinusal, a menos que um marca-passo esteja instalado.

A FV e TV sem pulso requerem desfibrilação, assim como as taquicardias ventriculares rápidas, pois os complexos QRS individuais não são facilmente distinguidos das ondas T, pois estes padrões assemelham-se a uma onda senoidal.

A gestação não constituiu contraindicação de cardioversão ou desfibrilação elétrica.

### Técnica de Cardioversão

Na cardioversão eletiva um completo exame físico deve ser realizado, assim como ECG de 12 derivações antes e após o processo. Um registro em fita do período antes e após a cardioversão é obrigatório. O paciente deve ser mantido em jejum e, se possível, informado do procedimento. Uma análise recente do perfil metabólico e ácido-base é realizada e qualquer desvio é corrigido previamente.

Um acesso venoso é obtido e a injeção de solução salina balanceada é iniciada e administrada sedação e analgesia pois trata-se de uma terapêutica dolorosa. A desfibrilação é uma técnica emergencial, é utilizada de rotina na TV sem pulso e FV e logo dispensa evidentemente a sedação.

## ■ CONDUTA GERAL NO TRATAMENTO DAS ARRITMIAS CARDÍACAS

### Avaliação

O efeito da arritmia sobre o desempenho hemodinâmico é avaliado inicialmente pelas medidas de pressão sanguínea arterial e, em alguns casos, pressões de enchimento direito e/ou esquerdo. O tratamento deve ser instituído prontamente se a arritmia causar distúrbio hemodinâmico. Por outro lado, a terapia agressiva também está indicada quando a arritmia é capaz de progredir para as arritmias mais graves ou quando pode levar à deterioração hemodinâmica posterior. Nesta última situação incluem frequências rápidas, independentemente do mecanismo, em situações em que o tempo de enchimento diastólico é importante (estenose mitral) ou a oferta de oxigênio miocárdico é limitada (doença arterial coronariana, estenose aórtica).

### Fatores Etiológicos

Mesmo nos casos das arritmias peroperatórias mais comuns poderem ser atribuídas a causas simples e facilmente reversíveis e as causas habituais "suspeitas" devem ser consideradas.

Dados anormais de análise sanguínea arterial como: a hipóxia que tem uma influência arritmogênica potente, a isquemia miocárdica que estimula a liberação de catecolaminas e induz a regiões de reentrada; a hipercapnia que resulta em acidose respiratória e aumento da atividade do sistema nervoso simpático; a hipocapnia que resulta em alcalose e desvio de K+; a acidose metabólica com considerações semelhantes à hiper e hipocapnia; desvios eletrolíticos (particularmente K+ e Ca++).[22-25]

Desvios maciços de fluidos, perdas sanguíneas e suas reposições, desvios acidobásicos e ao uso de soluções de cardioplegias em cirurgia cardíaca são associados a distúrbios eletrolíticos e arritmias.[26,27]

A temperatura do paciente pode ser um fator que induz a arritmias. A hipotermia invariavelmente leva a bradicardia sinusal, ou FA ou Flutter Atrial pois as arritmias ventriculares costumam a aparecer quando a temperatura cai abaixo de 30ºC.[28,29] Por outro lado, na hipertermia precipita a síndrome de Brugata,[30,31] em especial a hipertermia maligna induz a arritmia importantes que advêm de distúrbios metabólicos ácido-base, mas também pode desencadear o desenvolvimento de síndrome de Brugata.[32]

Desequilíbrio autonômico como a estimulação simpática ocorre com a intubação, anestesia superficial, hipoglicemia etc., todos estes potenciais geradores de arritmias. Por outro lado, a estimulação parassimpática, usualmente reflexa em sua natureza, é uma causa comum de bradiarritmias. Ela pode resultar de tração visceral, laringoscopia nos recém-natos, massagem de seio carotídeo e tração muscular extraocular.[33]

Quando se estuda os fármacos anestésicos, os agentes inalados, principalmente o Halotano, são lembrados como uma fonte geradora de arritmias cardíacas, contudo, o Halotano não está sozinho nestes efeitos adversos, pois o Sevoflurano e Desflurano também podem ser responsabilizados.[34] O Halotano interage com as catecolaminas causando arritmias ventriculares e por afetar a condução do estímulo elétrico, frequentemente induz a ritmos juncionais. Os relaxantes musculares como: o Pacurônio e a Galamina são vagolíticos e podem estimular a atividade autônoma adrenérgica por bloqueio inibitório de receptores muscarínicos localizados nos gânglios simpáticos. Doses sucessivas de Succinilcolina resultam em bradicardia sinusal, ritmos juncionais, arritmias ventriculares e até assistolia.

As arritmias preexistentes podem desaparecer sob a anestesia geral, embora o reaparecimento seja comum. A importância da manutenção da terapia antiarrítmica não pode ser por demais acentuada. Nos eventos isquêmicos do miocárdio as CVPs ou alterações na condução podem ser o primeiro sinal.

## Alternativas Terapêuticas

É importante salientar que muitas arritmias são transitórias, não causam prejuízo hemodinâmico e resolvem-se com o passar do tempo. A manutenção de oxigenação e ventilação adequadas, alteração de profundidade da anestesia, manutenção do equilíbrio eletrolítico e diminuição dos reflexos inconvenientes são os meios habituais de tratamento. Quando ocorrer comprometimento circulatório, suporte hemodinâmico farmacológico ou mecânico pode ser necessário até o restabelecimento do ritmo sinusal.

## Redução da Frequência Cardíaca

Na presença de uma taquicardia intensa, além do comprometimento hemodinâmico, o reconhecimento da arritmia subjacente é difícil. Nessa situação, o controle (redução) da frequência cardíaca é fundamental para a correção de ambos.

A causa subjacente deve ser imediatamente tratada (hipóxia, retenção urinária, hipovolemia etc.). O aumento na profundidade anestésica, com exceção ao Isoflurano, Sevoflurano que elevam a frequência cardíaca. As manobras vagais têm valor limitado nos pacientes anestesiados como: massagem do seio carotídeo e a manobra de Valsalva e devem ser lembradas suas contraindicações. Fármacos com ação que promove a bradicardia podem ser utilizados como o Edofronio (Tensilon®) 10 mg IV, o qual é especialmente útil na redução da resposta ventricular na FA aguda de elevada resposta ventricular. Alternativamente, a Neostigmine, 0,25 a 0,5 mg

IV, embora o início seja lento e a duração mais prolongada. Como são agentes anticolinesterásicos, causam a indesejável reversão do bloqueio neuromuscular. Os betabloqueadores são utilizados para a taquicardia sinusal. Propranolol, 0,5 a 1,0 mg IV, em uma dose total de 0,1 mg/kg, ou Esmolol, 0,1 a 0,5 mg/kg. Doses similares são frequentemente necessárias para taquicardias reentrantes envolvendo o nódulo A-V ou para a redução da resposta ventricular na FA.

A Digoxina também pode ser usada para a FA de elevada resposta ventricular, Futter Atrial e TSV para controle da frequência. O Verapamil é também especialmente útil na redução da resposta ventricular, pode diminuir a frequência sinusal e é o fármaco de escolha em pacientes com doença reativa das vias aéreas. A Adenosina pode ser utilizada para a interrupção de taquicardia em que o nódulo A-V é parte do circuito reentrante e é útil no diagnóstico de TSV de tipo desconhecido. O marca-passo atrial, quando se utiliza em *overdrive*, pode ser empregado no tratamento de alguns casos de TSV e Flutter Atrial.

A Cardioversão elétrica é sempre necessária na FA aguda de elevada resposta ventricular, Flutter Atrial de elevada resposta ventricular, TV ou FV que causam o comprometimento hemodinâmico. De um modo grosseiro, pois existem exceções, a cardioversão elétrica é sempre uma alternativa na taquiarritmias com comprometimento hemodinâmico.

## Aumento na Frequência Cardíaca

Reflexos vagais são comuns em determinados tipos de cirurgias e no cenário de uma bradicardia intensa, com repercussão hemodinâmica, a cessação da manipulação (tração músculo-ocular, laringoscopia etc.).[35-37] A Atropina, com seu efeito vagolítico, é de grande utilidade nesta indicação, a dose usual é de 1 a 3,0 mg IV. Os bloqueadores neuromusculares Pancurônio e Galamina têm um efeito vagolítico, contribuindo expressivamente para elevação da frequência cardíaca. O Isoproterenol pode ser usado em infusão, 0,5 a 2 mcg/min. Ocorre também um aumento no inotropismo, que, quando combinado ao efeito cronotrópico, pode aumentar significativamente o consumo de oxigênio miocárdico; portanto, ele não deve ser usado em pacientes com doença cardíaca isquêmica. A efedrina ou outras catecolaminas com propriedades beta adrenérgicas pode ser uma alternativa. Finalmente, o marca-passo transcutâneo (MPTC) ou transvenoso (MPTV) pode estar indicado nas bradiarritmias não responsivas a terapêutica medicamentosa.

## ■ RECONHECIMENTO DAS PRINCIPAIS ARRITMIAS

O reconhecimento correto dos distúrbios do ritmo cardíaco normal pode ser facilitado por uma abordagem sistemática. Deve-se identificar seis parâmetros fundamentais nesta identificação:

- Frequência cardíaca;
- Regularidade dos complexos QRS;
- Regularidade da onda P e sua relação com complexo QRS; e
- Morfologia do complexo QRS.

O ritmo cardíaco normal é caracterizado pela presença de onda P que precede o complexo QRS, a onda P invariavelmente é positiva nas derivações I, II e AVF. A ritmicidade é observada pelo intervalo regular entre os complexos QRS (intervalo RR) e ondas Ps, onde se observa o perfeito acoplamento entre ambas. Uma frequência entre 60 e 100 bpm no adulto e um intervalo PR entre 120 e 200 ms é o usual. O complexo QRS é fino, ou seja, com uma duração menor que 120 ms. O seguimento ST está no mesmo nível da linha de base, é aceito um desvio de até 2 mm.

## Alterações do Ritmo Sinusal Normal

### Bradicardia sinusal

Na bradicardia sinusal é observado uma morfologia normal dos complexos (onda P, complexo QRS, intervalo RR, seguimento ST e onda T). A frequência cardíaca encontra-se abaixo de 50 bmp.

A bradicardia sinusal pode resultar efeitos de: fármacos anestésicos, como os opioides; bloqueio simpático alto; hipotermia, fármacos diversos, como os digitais e Propranolol; influências parassimpáticas.

A bradicardia sinusal não necessita de tratamento caso não de observe comprometimento hemodinâmico. Na presença de deterioração hemodinâmica pode se empregar parassimpaticolíticos, como a Atropina. Nos casos rebeldes ao tratamento com Atropina deve-se questionar o diagnóstico de bradicardia sinusal. Constituem uma alternativa de tratamento nesses casos rebeldes a Atropina o emprego da Dopamina ou Adrenalina ou MPTC (Figura 51.19).

### Taquicardia sinusal

Na taquicardia sinusal é observado uma morfologia normal dos complexos (onda P, complexo QRS, intervalo RR, seguimento ST, e onda T). A frequência cardíaca encontra-se acima de 100 bmp.

A hipovolemia é causa mais comum. A hipóxia, hipercarbia, dor, febre, sepse, aumento do metabolismo são causas também de taquicardia sinusal.

O tratamento fundamental é a correção da causa. Fármacos com atividade parassimpática ou betabloqueadores podem ser utilizados eventualmente no controle da frequência cardíaca. Critérios devem ser empregados na decisão sobre um tratamento mais agressivo, alguns pacientes não toleram frequências elevadas como os com doença coronária e estenose mitral (Figura 51.20).

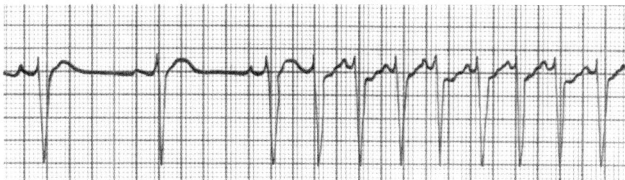
▲ **Figura 51.20** Taquicardia sinusal.

### Arritmia sinusal

Na arritmia sinusal observa-se uma morfologia normal dos complexos (onda P, complexo QRS, seguimento ST, e onda T), contudo, o intervalo RR é variável. A frequência cardíaca encontra-se dentro dos limites normais.

A etiologia é devido à variação do tônus vagal, menor na inspiração com aumento da frequência cardíaca e maior na expiração com diminuição da frequência.

Este tipo de arritmia não requer tratamento (Figura 51.21).

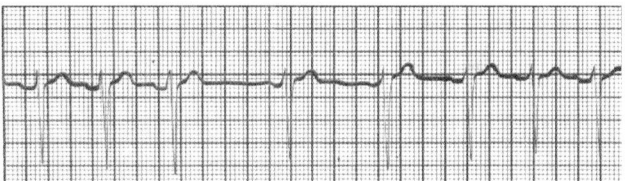
▲ **Figura 51.21** Arritmia sinusal.

## Arritmias Supraventriculares

### Extrassístole supraventricular

As Extrassístoles Supraventriculares (ESVs) são complexos elétricos prematuros que têm origem acima da junção A-V. Estes complexos podem se originar nos átrios (Extrassístole Atrial) ou na região do nódulo A-V (Extrassístole Juncional). Sob estas circunstâncias, a condução para as regiões inferiores (ventriculares) se faz pelos feixes normais de condução. Pode-se concluir que o complexo QRS nesta circunstância é semelhante ao complexo de base.

Este tipo de arritmia deve ser controlado somente se ocorrer evolução para arritmias mais graves com sintoma clínico importante, fato raro de se observar, usualmente não necessita de tratamento (Figura 51.22).

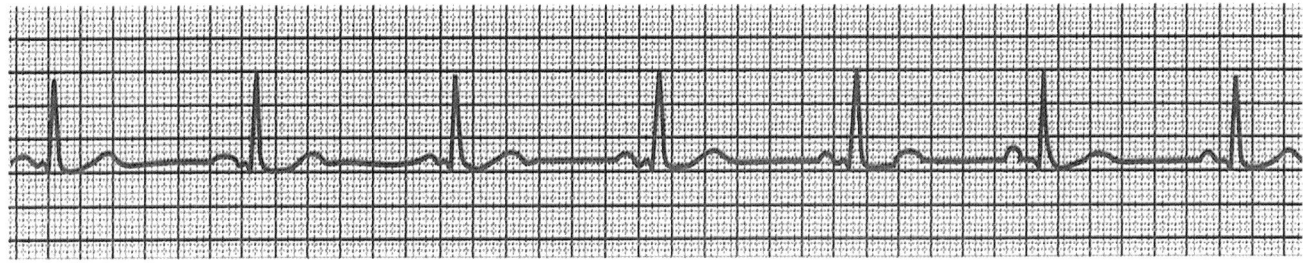
▲ **Figura 51.19** Bradicardia sinusal.

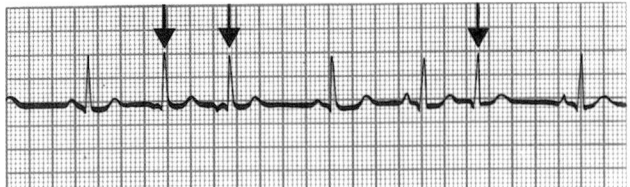

▲ **Figura 51.22** Extrassístole supraventricular.

## Extrassístole supraventricular com aberrância de condução

Nas arritmias supraventriculares com aberrância de condução é difícil o diagnóstico diferencial, porém é importante a distinção da origem supraventricular ou ventricular. Infelizmente os critérios empregados não são infalíveis, se possível deve-se realizar o ECG de 12 derivações. Deve-se avaliar a presença de onda P, duração do complexo QRS, regularidade do complexo QRS, eixo cardíaco, configuração do QRS e presença de batimentos de fusão.

Ocasionalmente é possível a identificação de ondas Ps anômalas como nas extrassístoles atriais com condução aberrante. O complexo QRS nos batimentos prematuros supraventriculares com aberrância de condução usualmente têm duração menor que 160 ms. O desvio do eixo cardíaco para a esquerda, especialmente quando associado à morfologia de bloqueio de ramo direito sugere origem ventricular. Na derivação V1, quando a onda R inicial é maior que a secundária R1 (R > R1) sugere origem ventricular. Estes critérios também são empregados na diferenciação entre as taquicardias de origem supraventriculares com aberrância de condução e as TVs (Figura 51.23).

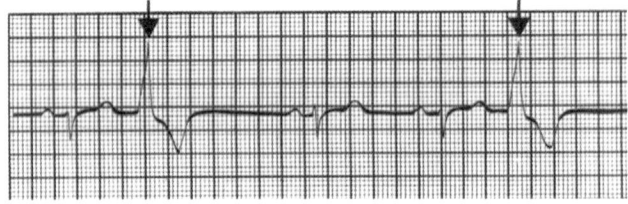

▲ **Figura 51.23** Extrassístole Supraventricular com aberrância de condução.

## Extrassístole atrial

A Extrassístole Atrial (EA) ocorre em todas as faixas etárias, entretanto, evidências indicam uma maior prevalência em indivíduos mais idosos na vigência ou não de doença cardíaca. Várias são as condições cardiovasculares que se associam a este tipo de arritmia, deve-se destacar o prolapso mitral e o Infarto Agudo do Miocárdio (IAM) com disfunção do Ventrículo Esquerdo (VE). A EA com condução normal observa-se uma onda P prematura e muito achatada. O sítio de origem e a precocidade da EA podem afetar a condução por meio do nódulo A-V. O intervalo RR é variável entre o complexo normal de base e a contração atrial prematura. O complexo QRS, seguimento ST e onda T são normais. Não há uma pausa compensatória. A EA pode ser tão precoce que pode ficar mascarada pela onda T e conduzir de forma aberrante pelo sistema His-Purkinje, devido a este se encontrar no período refratário relativo (Figura 51.24).

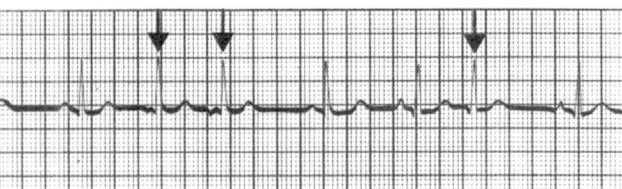

▲ **Figura 51.24** Extrassístole atrial.

## Ritmo Juncional

No ritmo juncional, em consequência de alterações fisiopatológicas, as células de marca-passo da junção A-V assumem o comando cardíaco, observa-se uma frequência cardíaca que varia entre 40 e 110 bpm. A onda P está ausente ou é anormal (invertida e após o complexo QRS) pela condução retrógrada aos átrios. O complexo QRS, intervalo ST, onda T e intervalo RR são normais.

Constitui um ritmo comum durante o período de anestesia, principalmente quando se emprega o anestésico inalado Halotano.

De forma rotineira não é necessário tratamento, caso ocorra deterioração hemodinâmica pode-se bloquear o tônus parassimpático com um fármaco vagolítico. As alternativas mais comuns são Atropina ou vasopressores simpatomiméticos como a efedrina (Figura 51.25).

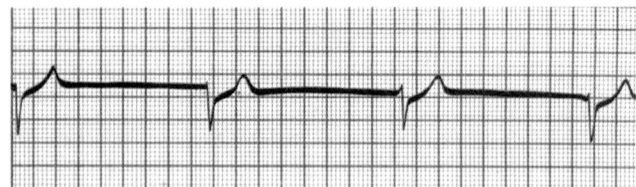

▲ **Figura 51.25** Ritmo juncional.

## Taquicardia Supraventricular[38]

Os pacientes atendidos em consulta ambulatorial com queixa de palpitações, muitas vezes descrevem os sintomas com características sugestivas de Taquicardia Supraventricular (TSV), que podem orientar os médicos para indicar teste adequados e um diagnóstico definitivo.

Entretanto, o diagnóstico da TSV é muitas vezes feito no departamento de emergência, o início dos sintomas muitas vezes começa na idade adulta e a documentação de um ECG de 12 derivações é básico.

Ao contrário do que se espera, uma verdadeira "síncope" é incomum na TSV, as queixas mais comuns são de tonturas e "mal-estar" inespecífico. Nos pacientes com TSV na síndrome de Wolf-Parkinson-White (WPW), a síncope deve ser levada a sério, mas não é necessariamente associada ao aumento do risco de morte súbita.

A frequência cardíaca na Taquicardia Atrioventricular Reentrante (TAVR – veja Tabela 51.11 de definições) é mais rápida quando é induzida durante o exercício, mas a frequência cardíaca elevada não explica os sintomas de quase-síncope. Pacientes idosos com Taquicardia Nodal Atrioventricular

Reentrante (TNAVR – veja Tabela 51.11 de definições) são mais propensas a síncope ou quase-síncope que os pacientes mais jovens, porém a taxa de taquicardia é geralmente mais lenta nos idosos. A queda da pressão arterial (PA) durante TSV é maior nos primeiros 10 a 30 segundos e recupera-se parcialmente dentro de 30 a 60 segundos, apesar das alterações mínimas na frequência cardíaca elevada.

Sabe-se que quanto menor o intervalo atrioventricular de acoplamento, maior é a queda da PA. Estudos têm demonstrado uma relação entre alterações hemodinâmicas e o tempo relativo de ativação atrial e ativação ventricular.

Também na TNAVR atípica (TNAVR atípica – veja Tabela 51.11 de definições), quando apresenta um intervalo mais longo de acoplamento átrio e ventrículo, observa-se um menor grau inicial de hipotensão arterial, segue-se uma recuperação parcial. Nenhuma mudança significativa no Débito Cardíaco (DC) é observada.

Pelo que foi exposto o grau de comprometimento da hemodinâmica depende muito mais de um desacoplamento entre o Átrio e o Ventrículo do que só da frequência cardíaca. Assim, quando a ativação atrial ocorre e a válvula Tricúspide ou Mitral encontram-se fechadas (intervalo de acoplamento curto), o comprometimento hemodinâmico é maior, levando a próxima ativação do Ventrículo quando este ainda se encontra "vazio".

Uma cascata de eventos fisiológicos adversos pode desencadear TSV em pacientes críticos ou anestesiados, uma abordagem sistematizada é necessária para um correto tratamento e as condições críticas e devem ser controladas antes que seja indicado fármaco antiarrítmicos como: a hipoxemia, a acidose, a hipotensão etc.

Na TSV, a frequência cardíaca usualmente fica acima de 150 bpm, podendo chegar até a 200 bpm. Determinar o grau de comprometimento hemodinâmico devido a arritmia (TSV) e o ritmo correto é crítico para a adequada abordagem farmacológica ou elétrica. Várias são as possibilidades de erro diagnóstico, por exemplo, algumas vezes a TSV pode se manifestar ao ECG de forma semelhante a uma TV, devido a um bloqueio de ramo associado, e a interpretação errada pode arrastar o paciente a um tratamento desnecessário, sem efeito e de elevado risco.[39]

O diagnóstico diferencial de várias condições de taquicardia com complexo QRS alargado (QRS > 120 ms) devem ser lembrados (Tabela 51.8) e posteriormente os determinados critérios podem auxiliar nesta diferenciação.

**Tabela 51.8  Diagnóstico diferencial de taquicardia de complexo QRS alargado.**

- Taquicardia Ventricular (TV)
- TSV com bloqueio de ramo preexistente ou defeito de condução intraventricular
- TSV com condução aberrante devido a taquicardia (QRS estreito – normal – quando o ritmo é sinusal)
- TSV com QRS alargado devido a desvios eletrolíticos ou metabólicos
- TSV com condução sobre uma via acessória (pré-excitação)
- Ritmo de marca-passo
- Artefato no ECG

**Fonte:** Page RL, Joglar JA, Caldwell MA, Calkins H, Conti JB, Deal BJ, et. al.[38]

Na TSV, as ondas P são anormais, entretanto elas são frequentemente coincidentes com o QRS ou precedem as ondas T de forma não discernível. O QRS é normal, a menos que haja condução aberrante, caso em que usualmente um padrão de bloqueio de ramo direito está presente. O seguimento ST e a onda T podem estar alterados nesta arritmia.

Frequentemente é muito difícil distinguir a TSV com condução aberrante com a TV. Pode ser útil o posicionamento do eletrodo para melhorar a amplitude das ondas P.

A presença de dissociação atrioventricular de (AV) (com frequência ventricular mais rápida do que a taxa de atrial) ou complexos de fusão — que representa a dissociação da ativação supraventricular com os impulsos de um ritmo ventricular — fornece o diagnóstico de TV.

Outros critérios são úteis, mas não diagnóstico destas anormalidades da TSV. Concordância dos complexos QRS precordiais de tal forma que todos são positivos ou negativos sugere TV ou pré-excitação.

Considerando que os complexos alargados do QRS durante o episódio de TSV são idênticos aos observados durante o ritmo sinusal (por exemplo: ritmo sinusal com bloqueio de ramo direito) este achado é consistente com TSV.

Outros algoritmos foram desenvolvidos para distinguir TV de TSV de complexo alargado, tais como os critérios de Brugada de 1991, que dependem de um exame da morfologia do QRS nas derivações precordiais,[40] o algoritmo de Vereckei de 2008, é baseado no exame do complexo QRS em aVR[41] (Tabela 51.9).

**Tabela 51.9  Critérios de diferenciação de TV e TSV de complexo alargado.**

| Achados e derivação no ECG | Interpretação |
| --- | --- |
| Complexo QRS alargados nas derivações de V1 a V6 (critério de Brugata) | A ausência de qualquer complexo R-S implica em TV |
| | Intervalo R-S (início da onda R até o nadir da onda S) > 100 ms em qualquer derivação precordial implica em TV |
| Complexo QRS em aVR (algoritmo de Vereckei) | Presença de uma onda R inicial implica em TV |
| | Onda R inicial ou Q > 40 ms implica em TV |
| | Presença de um "nó" no início de ramo descendente de uma onda predominantemente negativa |
| Dissociação AV (critério de Brugata) | Presença de dissociação AV (frequência ventricular maior que a atrial) ou complexos de fusão implica em TV |
| Complexos QRS nas derivações precordiais são todos positivos ou todos negativos (concordantes) | Implica em TV |
| QRS durante a taquicardia são idênticos aos presentes durante ritmo sinusal | Sugere TSV |
| Tempo do pico da onda R na derivação DII | Pico da onda R de duração maior que 50 ms sugere TV |

**Fonte:** Page RL, Joglar JA, Caldwell MA, Calkins H, Conti JB, Deal BJ, et. al.[38]

A incapacidade de corretamente identificar TV, como já foi explicado, pode ser potencialmente fatal, particularmente se o resultado do erro diagnóstico em TV for tratado com Verapamil ou Diltiazem.

A Adenosina é sugerida como tratamento (Veja – *Part 8: adult advanced cardiovascular life support: 2010 American Heart Association Guidelines for Cardiopulmonary Resuscitation and Emergency Cardiovascular Care*),[42] se uma taquicardia de complexo alargado é monomórfica, regular, e hemodinamicamente tolerada. Nestes casos a Adenosina pode ajudar a converter o ritmo sinusal e ajudar no diagnóstico. Quando houver dúvida, é mais seguro assumir que qualquer taquicardia de complexo alargado é TV, especialmente em pacientes com doença cardiovascular conhecida, tais como infarto do miocárdio prévio.

Se for observada dissociação entre a ativação Atrial e Ventricular, o diagnóstico de TV é muito mais provável.

Fatores precipitantes pré-operatórios da TSV e FA incluem ansiedade, fumo, álcool e cafeína. Condição para desencadeamento desta arritmia no intraoperatório já foram referidas (hipoxemia, acidose, hipotensão etc.), mas podem associar-se a doença da válvula mitral, síndrome de Wolff-Parkinson (WPW) ou doença cardíaca coronariana, hipertensiva ou mesmo congênita (Tabela 51.10).

**Tabela 51.10 Causas comuns de TSV intraoperatória.**

| Causas reversíveis de TSV intraoperatória |
| --- |
| Hipoxemia |
| Hipercarbia |
| Acidose |
| Distúrbios eletrolíticos |
| Hipotermia |

A Adenosina, manobras vagais, Propranolol, Verapramil, Tensilon, Digoxina, cardioversão e/ou marca-passo *overdrive supression* constituem o tratamento desta condição (Figura 52.26). Muitos pacientes que desenvolvem TSV no período peroperatório se mantêm estáveis hemodinamicamente e não necessitam cardioversão.

O ECG de 12 derivações potencialmente pode identificar o mecanismo da arritmia. A taquicardia primeiro deve ser classificada de acordo se há uma frequência ventricular regular ou irregular. A frequência ventricular irregular sugere uma FA, Taquicardia Atrial Multifocal (TAM) ou Flutter Atrial com condução de AV variável.

Ressalta-se que quando a FA está associada com uma resposta ventricular muito rápida a irregularidade da resposta ventricular fica difícil de ser definida no ECG e pode ser mal diagnosticada com TSV.

Se a frequência atrial exceder a frequência ventricular, o Flutter Atrial ou Taquicardia Atrial (TA) (focal – TAF ou multifocal – TAM) é usualmente presente (raros casos de TNAVR com condução 2:1 foram descritos[43]).

Deve-se advertir que se a TSV é regular, ela pode verdadeiramente representar uma TA com condução AV de 1:1 ou um TSV que envolve o nó AV. Taquicardia Juncional (TJ) que se originam na junção AV (incluindo o feixe de His), pode ser regular ou irregular e com condução retrograda variável para os átrios. TSV, que envolve o nó AV, necessita de um circuito reentrante de origina este distúrbio do ritmo cardíaco e incluem a TNAVR e a TAVR.

No típico TNAVR, ativação atrial retrograda é quase simultânea com o QRS. Muitas vezes nestas taquicardias reentrantes, a condução retrograda da onda P pode ser difícil de discernir, especialmente se um bloqueio de ramo está presente (o prolongamento do QRS devido ao bloqueio esconde a onda P conduzida forma retrógrada). A porção terminal da onda P está normalmente localizada no final do complexo QRS, aparecendo como uma deflexão estreita e negativa nas derivações inferiores (uma pseudo onda S) e uma deflexão ligeiramente positiva no final do complexo QRS na derivação V1 (uma pseudo onda R'). Nas TAVR ortodrômicas (com condução anterógrada no nó AV para baixo), a onda P geralmente pode ser vista na parte inicial do segmento ST-T.

Em formas típicas de TNAVR e TAVR, porque a onda P está localizada mais próxima do complexo de QRS prévio do que o complexo QRS posterior, são as taquicardias referidas como tendo um intervalo «RP curto». Estas taquicardias também têm uma relação 1:1 entre a onda P e complexo QRS, exceto nos casos raros de TNAVR na qual associa-se a um bloqueio AV 2:1 ou a vários graus de bloqueio AV. Em casos incomuns de TNAVR (modelo «rápido-lento»), a onda P está mais perto do complexo de QRS posteriores, fornecendo um longo intervalo RP ("RP longo").

O intervalo RP também pode ser longo durante uma forma incomum de TAVR, conhecida como Taquicardia Juncional Permanente Reentrante (TJPR), no qual uma via acessória incomum faz o *bypass* AV de forma retrograda e decremental (condução lenta) durante a TAVR ortodrômicas. Assim TAVR ortodômica produz um atraso na ativação Atrial e, portanto, um segmento RP longo.

Um longo intervalo RP também é típico da TA porque o estímulo e o ritmo são originados nos Átrios e é conduzido normalmente para os Ventrículos.

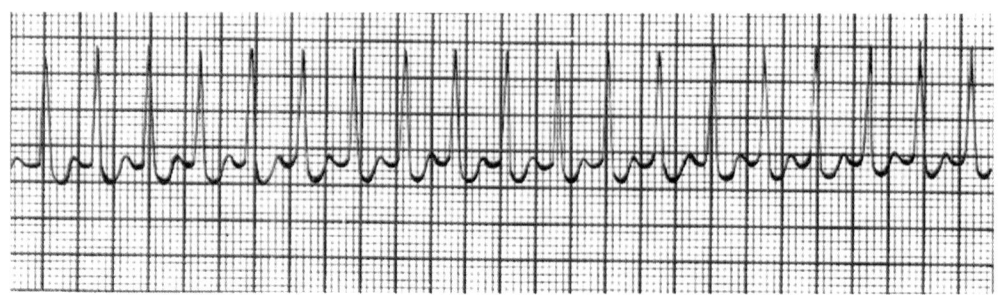

◀ **Figura 51.26** Taquicardia supraventricular.

Na TA, o ECG de 12 derivações irá mostrar geralmente uma onda P com uma morfologia que difere do NSA e que geralmente é vista logo após a onda T ou no final do intervalo RP. Nas taquicardias de reentrada do NSA, uma forma da focal TA, a morfologia da onda P é idêntica da onda P do ritmo sinusal.

## Flutter Atrial

Os aspectos diagnósticos incluem uma frequência atrial de 250 a 350 bpm, uma onda P (onda F) com padrão serrilhado e, com frequência de condução A-V usualmente de 2:1. Podem ocorrer bloqueios mais altos (como 4:1) e bloqueio variável. O complexo QRS é normal, embora ocasionalmente seja vista a condução aberrante.

As causas mais comuns são: a doença da válvula mitral; tireotoxicose; doença miocárdica; hipóxia ou sequelas de cirurgia a coração aberto.

Um marca-passo atrial rápido pode ser tentado se os fios atriais estiverem instalados. A cardioversão é eficaz em quase 100% dos casos e está indicada quando ocorre compromisso hemodinâmico. Digoxina, Propranolol e Verapramil, interrompem ocasionalmente a arritmia, mas comumente aumenta o grau de bloqueio A-V, lentificando a frequência ventricular. As drogas do tipo IA têm maiores chances de interromper esta arritmia (Figura 51.27).

## Fibrilação Atrial[44]

A FA é a arritmia cardíaca sustentada mais frequente. Sua prevalência aumenta com a idade e frequentemente está associada a doenças estruturais cardíacas, trazendo prejuízos hemodinâmicos e complicações tromboembólicas com grandes implicações econômicas e na morbimortalidade da população.

Aproximadamente 1% dos pacientes com FA tem menos que 60 anos de idade, enquanto até 12% dos pacientes com FA tem de 75 a 84 anos de idade. Mais do que um terço dos pacientes com FA têm mais de 80 anos de idade.

O risco de desenvolver FA depois de 40 anos de idade é de 26% para os homens e 23% para mulheres. A FA é frequentemente associada com doença cardíaca estrutural e outras condições crônicas.

Existem diferentes fatores de risco para a ocorrência de FA. No Estudo de Framingham, o desenvolvimento de FA ocorreu com o aumento da idade e com a ocorrência de diabetes, hipertensão e doenças valvares. A FA está associada a aumento do risco de acidente vascular encefálico (AVE), insuficiência cardíaca, e mortalidade total. A taxa de mortalidade é o dobro em relação aos pacientes com ritmo sinusal, e está relacionada com a gravidade da doença estrutural cardíaca.

Em estudos clínicos envolvendo pacientes com insuficiência cardíaca, a FA é importante fator de risco independente de mortalidade e morbidade.

A FA é uma das taquiarritmias supraventriculares com ativação atrial descoordenada e da sua contração, consequentemente, ineficaz.

A atividade atrial irregular leva a consequências hemodinâmicas graves que pode resultar de muitas variáveis de combinações. Os sintomas apresentados mais comuns são de: de fadiga, palpitações, dispneia, hipotensão, síncope, ou ICC descompensada. Porém, o sintoma mais comum de FA é a fadiga.

O ECG, na FA, demonstra uma linha de base ondulante com o intervalo R-R irregular, a frequência ventricular geralmente varia de 60 a 170 bpm. O complexo QRS é usualmente normal, mas ocasionalmente irregular quando ocorre a aberrância na condução. A condução aberrante pode ser vista quando um intervalo R-R segue um longo intervalo (fenômeno de Ashman).

A FA pode ser classificada como: Paroxística, Persistente, Persistente de longa permanência, Permanente. Pode ser classificada também em FA não valvar e FA valvar.

Paroxística é a FA que termina espontaneamente ou com intervenção até sete dias de seu início. Os episódios podem ocorrer com frequência variável. Persistente é a FA sustentada por mais de sete dias com ou sem intervenção. Persistente de longa permanência é a FA que é mantida por mais de 12 meses. A FA permanente é quando o paciente e o médico tomam a decisão conjunta de parar novas tentativas de restaurar e/ou manter o ritmo sinusal. Aceitação da FA representa uma atitude terapêutica da parte do paciente e do médico em vez de um atributo inerente e fisiopatológico da FA.

A FA valvar é a FA relacionada com doença valvar reumática com estenose, prótese valvar cardíaca mecânica ou bioprótese e, finalmente, valvuloplastia. A ΓA não valvar é a FA fora daquelas condições.

Existem sólidas evidências de que a FA se baseia em circuitos de reentradas intra-atriais múltiplas e contínuas. A grande maioria destes circuitos reentrantes tem origem próxima as veias pulmonares, e dessa região se propagam a todo o Átrio.

Estes circuitos reentrantes podem aumentar ou diminuir sua atividade na dependência de inúmeros fatores, conhecidos como desencadeantes da FA (Figura 51.28).

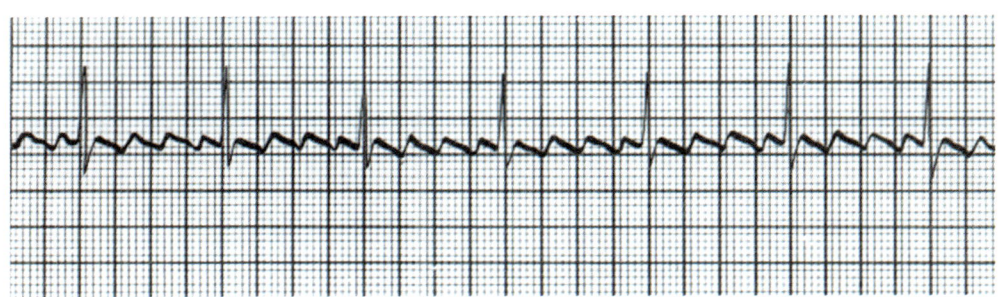

◄ **Figura        51.27** Flutter Atrial.

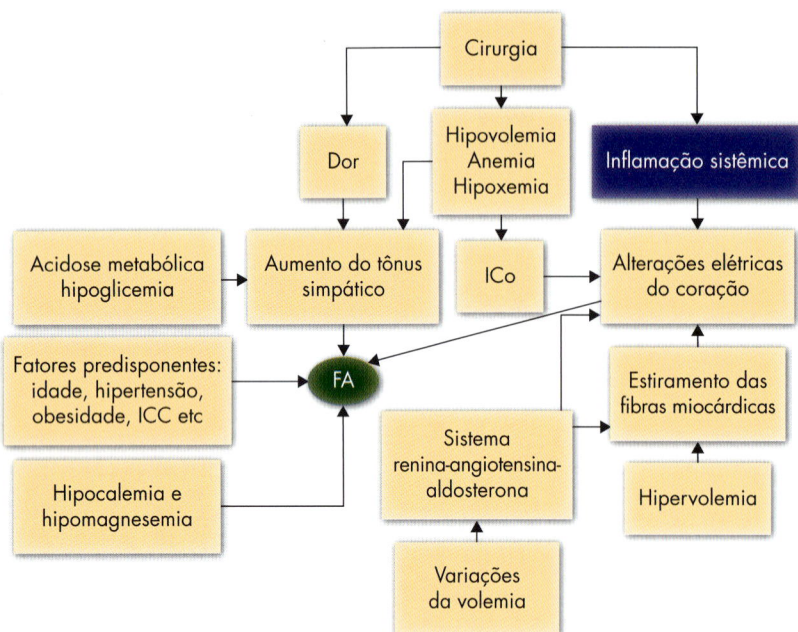

◄**Figura 51.28** Fatores envolvidos no desencadeamento dos circuitos de reentrada na FA.

O tratamento da FA leva em consideração quatro fatores de importância capital:

1. Anticoagulação – Terapia antitrombótica baseada no risco;
2. Controle da frequência cardíaca ventricular;
3. Reversão para o ritmo sinusal; e a
4. Prevenção da recidiva da FA e manutenção do ritmo sinusal, se possível.

Baseado nesses quatro fatores, os algoritmos do tratamento da FA são vários.

Aqui será colocado somente as intervenções mais importantes. Para detalhes das intervenções consultar *2014 AHA/ACC/HRS Guideline for the Management of Patients With Atrial Fibrillation A Report of the American College of Cardiology/American Heart Association Task Force on Practice Guidelines and the Heart Rhythm Society*.[44]

Os tratamentos e intervenções são classificados em:

1. **Classe I** – Recomendado, é indicado, é útil, é efetivo o procedimento/tratamento e deve ser realizado/administrado. O benefício é extremamente maior que o risco. As evidências são bem determinadas e suficientes;
2. **Classe IIa** – É razoável ser recomendado, é plausível ser indicado, é possível ser útil, é possível ser efetivo o procedimento/tratamento é presumível ser realizado/administrado. O benefício é maior que o risco. Contudo, as evidências são um pouco conflitantes;
3. **Classe IIb** – Pode ser considerado, pode ser indicado, pode ser que seja útil, pode ser que seja efetivo o procedimento/tratamento (mas é ainda desconhecido) e pode ser que seja realizado/administrado. O benefício é um pouco maior que o risco ou mesmo igual. Contudo, as evidências são muito conflitantes;
4. **Classe III sem benefício** – Não é recomendada, não é indicada, não é útil, não é efetivo o procedimento/tratamento e não deve ser realizado/administrado. Não

há benefício. As evidências são bem determinadas e suficientes;

5. **Classe III com malefício** – Não é recomendada, não é indicada, é perigosa, o procedimento/tratamento aumenta a mortalidade/morbidade e não deve ser realizado/administrado. Há malefício. As evidências são bem determinadas e suficientes.

## Terapia Antitrombótica Baseada no Risco – Recomendações

### Classe I

- Em pacientes com FA, a terapia antitrombótica deve ser individualizada com base na tomada de decisão compartilhada após a discussão do risco absoluto e do risco relativo de Acidente Vascular Cerebral Embólico (AVCE) e hemorragia do paciente e suas preferências;
- A seleção da terapia antitrombótica deve ser baseada no risco de tromboembolismo independentemente se o padrão da FA se é paroxística, persistente ou permanente;
- Em pacientes com FA e sem prótese cardíaca valvar, a pontuação do escore $CHA_2DS_2$-VASc (Tabela 51.11)[45] é recomendada para avaliação do risco de AVCE (Tabela 51.12).[46]
- Para os pacientes com FA e com prótese cardíaca mecânica valvar, a Warfarina é recomendada, o alvo da Razão Normalizada Internacional (RNI) deve basear-se no tipo e localização da prótese (2,0 a 3,0 ou 2,5 a 3,5);
- Para os pacientes com FA e sem prótese cardíaca valvar com AVCE prévio, ataque isquêmico transitório (AIT), ou um escore $CHA_2DS_2$-VASc com pontuação de 2 ou superior, anticoagulantes orais são recomendados. As opções incluem a Warfarina (INR 2,0 a 3.0), ou Dabigatran, ou Rivaroxaban, ou Apixabana;
- Entre os pacientes tratados com Warfarina, a RNI deve ser determinada pelo menos semanalmente durante o início

**Tabela 51.11  Pontuação CHA₂DS₂-VASc.**

| | | |
|---|---|---|
| C | *Congestive heart failure* <br> Insuficiência cardíaca congestiva (disfunção sistólica do ventrículo esquerdo) | 1 |
| H | *Hypertension* <br> Hipertensão consistentemente acima de 140/90 mmHg (ou hipertensão tratada com medicação | 1 |
| A₂ | *Age ≥ 75 years* <br> Idade acima de 75 anos | 2 |
| D | Diabetes Melito | 1 |
| S₂ | *Prior Stroke or TIA or thromboembolism* <br> Pacientes com AVC ou ATI ou Tromboembolismo | 2 |
| V | *Vascular disease* <br> Doença vascular (doença arterial periférica, infarto do miocárdio, placa aórtica) | 1 |
| A | *Age 65 – 74 years* <br> Idade de 65 a 74 anos | 1 |
| Sc | *Sex category* <br> Categoria de gênero – mulher | 1 |

**Tabela 51.12  Risco anual de AVCE baseado no escore CHA₂DS₂-VASc.**

| Pontuação CHA₂DS₂-VASc | Risco anual de AVCE % |
|---|---|
| 0 | 0 |
| 1 | 1.3 |
| 2 | 2.2 |
| 3 | 3.2 |
| 4 | 4.0 |
| 5 | 6.7 |
| 6 | 9.8 |
| 7 | 9.6 |
| 8 | 12.5 |
| 9 | 15.2 |

da terapia antitrombótica e pelo menos mensalmente quando a anticoagulação encontra-se estável (RNI na faixa alvo);

- Para os pacientes com FA e sem prótese cardíaca valvar, incapaz de manter um nível da RNI terapêutico com Warfarina, o uso de um inibidor direto da Trombina ou inibidor do Fator Xa (Dabigatrana, ou Rivaroxabana, ou Apixabana) é recomendado;
- Reavaliação da necessidade e escolha da terapia antitrombótica em intervalos regulares é recomendada para reavaliar os riscos de AVCE e sangramento;
- Uma ponte de terapia com Heparina não fracionada (UFH) ou Heparina de baixo peso molecular (HBPM) é recomendada para pacientes com FA e com prótese cardíaca mecânica valvar submetidos a procedimentos que requerem interrupção da Warfarina. A decisão sobre a terapia de ponte deve equilibrar os riscos de AVCE e hemorragia.
- Para os pacientes com FA e sem prótese mecânica cardíaca valvar que necessitam de interrupção de Warfarina ou dos novos anticoagulantes para determinados procedimentos, as decisões sobre a terapia da ponte (HBPM

ou HNF) deve equilibrar os riscos de AVCE e sangramento associado com a duração que o paciente não será anticoagulado.

- A função renal deve ser avaliada antes do início de um anticoagulante inibidor direto da Trombina ou do Fator Xa e deve ser reavaliada quando clinicamente indicada ou pelo menos anualmente.
- Para os pacientes com Flutter Atrial, a terapia antitrombótica é recomendada de acordo com o mesmo perfil de risco utilizado para FA.

## Classe IIa

- Para os pacientes com FA e sem prótese cardíaca valvar e uma pontuação no escore CHA₂DS₂-VASc de 0, é razoável não indicar antitrombóticos;
- Para os pacientes com FA e sem prótese cardíaca valvar com uma pontuação no escore CHA₂DS₂-VASc de 2 ou superior e que estão em estágio terminal da doença renal crônica (IRCT) (Clearance de Creatinina (CrCl) menor que 15 mL/min) ou estão em regime dialítico, é razoável prescrever Warfarina como anticoagulação oral (INR 2,0 a 3.0).

## Classe IIb

- Pacientes com FA e sem prótese cardíaca valvar com uma pontuação no escore CHA₂DS₂-VASc de 1, nenhuma terapia antitrombótica com anticoagulante oral ou aspirina deve ser considerada;
- Pacientes com FA e sem prótese cardíaca valvar com moderada ou grave IRC, com pontuação no escore CHA₂DS₂-VASc de 2 ou superior, o tratamento com doses reduzidas dos inibidores diretos da Trombina ou inibidores do Fator Xa podem ser considerados (por exemplo, Dabigatran, Rivaroxaban ou Apixaban), mas segurança e eficácia ainda não estão estabelecidos;
- Em doentes com FA submetidos a intervenção coronária percutânea os *stents* metálicos podem ser considerados para minimizar a duração da dupla terapia antiplaquetária necessária. A anticoagulação pode ser interrompida no momento do procedimento para reduzir o risco de hemorragia no local de punção arterial periférica;
- Após a revascularização coronária (percutânea ou cirúrgica) em pacientes com FA e uma pontuação CHA₂DS₂-VASc de 2 ou superior, pode ser razoável usar Clopidogrel (75 mg, uma vez por dia) concomitantemente com anticoagulantes orais, mas sem aspirina.

## Classe III sem benefício

- O inibidor direto da Trombina, Dabigratana, e o inibidor direto do Fator Xa, Rivaroxabana, não são recomendados em doentes com FA e IRCT terminal ou em diálise por causa da falta de evidências de ensaios clínicos sobre o cálculo de riscos e benefícios.

## Classe III com malefícios

- O inibidor direto da Trombina, Dabigratana, não deve ser utilizado em doentes com FA e prótese mecânica cardíaca valvar.

## Terapia para Controle da Frequência Ventricular – Recomendações

### Classe I

- O controle da frequência ventricular usando um betabloqueador ou bloqueador do canal de cálcio não dihidropiridinicos é recomendado para pacientes com FA paroxística, persistente ou permanente;
- A administração intravenosa de um betabloqueador ou bloqueador do canal de cálcio não dihidropiridinicos é recomendada para diminuir a frequência cardíaca ventricular no Tabela agudo em pacientes sem síndrome de pré-exitação. Nos pacientes hemodinamicamente instáveis a cardioversão elétrica é indicada;
- Nos pacientes que apresentam sintomas relacionados com a FA durante uma atividade física, a adequação do controle da frequência cardíaca deve ser avaliada durante o esforço, ajustando o tratamento farmacológico como necessário para manter o ventrículo na variação da frequência fisiológica.

### Classe IIa

- Um controle de frequência cardíaca (frequência cardíaca em repouso < 80 bpm) é uma estratégia razoável para tratamento sintomático da FA;
- A Amiodarona intravenosa pode ser útil para o controle da frequência ventricular em pacientes graves sem síndrome de pré-excitação;
- A ablação do NAV com a instalação de um marca-passo ventricular permanente é razoável para controlar frequência cardíaca ventricular na FA, quando a terapia farmacológica é ineficaz.

### Classe IIb

- Uma estratégia de controle da frequência leniente (frequência cardíaca de repouso < 110 bpm) pode ser razoável, desde que os pacientes continuem assintomáticos e a função sistólica do ventrículo esquerdo preservada;
- A Amiodarona oral pode ser útil para o controle da frequência cardíaca ventricular quando outras medidas não forem bem-sucedidas ou contraindicadas.

### Classe III sem benefícios

- Recomendações ausentes.

### Classe III com malefício

- A ablação NAV com estimulação ventricular permanente não deve ser realizada para melhorar o controle da frequência cardíaca ventricular sem tentativas anteriores para se conseguir a mesma através de medicamentos;
- Bloqueador do Canal de Cálcio não Dihidropiridinicos não deve ser utilizado em pacientes com Insuficiência Cardíaca descompensada (ICC) uma vez que estes podem levar a um maior comprometimento hemodinâmico;
- Nos pacientes com síndrome de pré-excitação e FA, a Digoxina, o Bloqueador do Canal de Cálcio não Dihidropiridinicos ou Amiodarona intravenosa não devem ser administrados, pois podem aumentar a resposta ventricular e pode resultar em FV;
- A Dronedarona não deve ser utilizada para controlar a frequência cardíaca ventricular em pacientes com FA permanente, uma vez que aumenta o risco de AVCE, infarto agudo do Miocárdio (IAM), embolia sistêmica, ou morte de origem cardiovascular.

## Terapia para Reversão para o Ritmo Sinusal – Recomendações

Cardioversão elétrica e farmacológica da FA e Flutter Atrial.

Prevenção de tromboembolismo – Recomendações.

### Classe I

- Os pacientes com FA ou Flutter Atrial com tempo de duração de 48 horas ou mais, ou quando a duração de FA é desconhecida, a anticoagulação com Warfarina (INR 2,0 a 3,0) é recomendada, no mínimo, 3 semanas antes de e 4 semanas após a cardioversão, independentemente da pontuação no escore $CHA_2DS_2$-VASc e o método usado (elétrico ou farmacológico) para restaurar ritmo sinusal;
- Os pacientes com FA ou Flutter Atrial com tempo de duração de 48 horas ou mais, ou quando a duração de FA é desconhecida e que requerem cardioversão imediata devido a instabilidade hemodinâmica, a anticoagulação deve ser iniciada o mais cedo possível e continuar durante pelo menos 4 semanas após a cardioversão a não ser que seja contraindicada;
- Os pacientes com FA ou Flutter Atrial com tempo de duração inferior a 48 horas e com alto risco AVCE, Heparina venosa ou HBPM, ou a administração de um inibidor direto da Trombina ou do Factor Xa, é recomendado o mais cedo possível, antes ou imediatamente após a cardioversão, seguido de terapia de anticoagulação a longo prazo;
- Após a cardioversão de FA de qualquer duração, a decisão sobre a terapia de anticoagulação a longo prazo deve basear-se no perfil de risco tromboembólico ($CHAD_2VS_2$-VASc).

### Classe IIa

- Os pacientes com FA ou Flutter Atrial com tempo de duração de 48 horas ou mais, ou quando a duração de FA é desconhecida e que não foram anticoagulados nas últimas 3 semanas antes da cardioversão, é razoável executar um ecotransesofágico (ETE) antes da cardioversão, e deve-se prosseguir com cardioversão se nenhum trombo Atrial esquerdo for identificado, incluindo na Aurícula do Átrio esquerdo, deve-se providenciar que a anticoagulação seja iniciada mesmo antes de ETE e mantida após a cardioversão por pelo menos 4 semanas;
- Os pacientes com FA ou Flutter Atrial com tempo de duração de 48 horas ou mais, ou quando a duração de FA é desconhecida, a anticoagulação com Dabigatrana, Rivaroxabana, ou Apixabana é razoável para anticoagulação, no mínimo, 3 semanas antes e 4 semanas após a cardioversão.

## Classe IIb

- Os pacientes com FA ou Flutter Atrial com tempo de duração inferior a 48 horas e que são de baixo risco de tromboembolismo, a anticoagulação (Heparina venosa, HBPM, ou um novo anticoagulante oral) ou mesmo nenhuma terapia antitrombótica pode ser considerada antes da cardioversão, sem a necessidade de anticoagulação pós--cardioversão.

## Classe III sem benefício e Classe III com malefício

- Recomendações ausentes.

## Cardioversão Elétrica – Recomendações

### Classe I

- Na sequência de uma estratégia para o controle do ritmo cardíaco, a cardioversão elétrica é recomendada para os pacientes com FA ou Flutter Atrial como um método para restaurar o ritmo sinusal. Se a primeira tentativa de cardioversão não tiver êxito, repetidas outras tentativas podem ser realizadas depois ajustar a localização dos eletrodos (pás), da pressão sobre os eletrodos ou após a administração de um fármaco antiarrítmico;
- A cardioversão elétrica é recomendada quando uma FA ou Flutter Atrial de elevada resposta ventricular não respondem prontamente às terapias farmacológicas e contribui para a isquemia miocárdica, hipotensão ou ICC;
- A cardioversão elétrica é recomendada quando uma FA ou Flutter Atrial de elevada resposta ventricular estão associados a síndrome pré-excitação e induzem a instabilidade hemodinâmica.

### Classe IIa

- É razoável para executar cardioversões repetidas em pacientes com FA persistente, desde que o ritmo sinusal possa ser mantido durante um período clinicamente significativo entre os procedimentos de cardioversão. A gravidade dos sintomas da FA e a preferência do paciente devem ser consideradas, quando for decidida a estratégia que exige uma série de procedimentos de cardioversão.

### Classe IIb, Classe III sem benefício e Classe III com malefício

- Recomendações ausentes.

## Cardioversão Farmacológica – Recomendações

### Classe I

- Flecainida, Dofetilida, Propafenona, e Ibutilide venoso são úteis para cardioversão farmacológica da FA ou Flutter Atrial, desde que as contraindicações ao fármaco referidos estejam ausentes.

### Classe IIa

- A administração de Amiodarona via oral é uma opção razoável para cardioversão farmacológica da FA;

- Propafenona ou Flecainida ("pílula-in-the-pocket") associadas a um betabloqueador ou bloqueador do canal de cálcio não dihidropiridinicos são razoáveis para terminar uma FA fora de um ambiente hospitalar, uma vez que este tratamento tem sido notado ser seguro em um local monitorado em pacientes selecionados.

## Classe IIb e Classe III sem benefícios

- Recomendações ausentes.

## Classe III com malefícios

- Terapia medicamentosa com Dofetilide não deve ser iniciada fora de ambiente hospitalar devido ao risco de prolongamento do intervalo QT excessivo que pode causar torsades de pointes.

## Agentes Farmacológicos para Prevenir a Recidiva da FA e Manutenção do Ritmo Sinusal

Antiarrítmicos para manter ritmo sinusal – Recomendações:

### Classe I

- É recomendado que antes de iniciar a terapêutica com fármacos antiarrítmicos, o tratamento de procurar e tratar as causas reversíveis de FA;
- Os seguintes fármacos antiarrítmicos são recomendados em pacientes com FA para manter o ritmo sinusal, dependendo de doença cardíaca subjacente e comorbidades: Amiodarona, Dofetilida, Dronedarona, Flecainida, Propafenona e Sotalol;
- Os riscos de fármacos antiarrítmicos, incluindo pró-arritmia, devem ser considerados antes de iniciar terapia com cada fármaco;
- Por causa de seus potenciais efeitos tóxicos, a Amiodarona só deve ser utilizada após a consideração dos riscos e quando outros agentes falharam ou são contraindicados.

### Classe IIa

- A estratégia de controle do ritmo com terapia farmacológico pode ser útil em pacientes com FA com cardiomiopatia induzida pela taquicardia.

### Classe IIb

É razoável continuar com o antiarrítmico usado na terapia medicamentosa quando a FA é de pouca recorrência e bem tolerada especialmente se o fármaco reduziu a frequência ou os sintomas de FA.

### Classe III sem benefícios

- Recomendações ausentes.

### Classe III com malefícios

Medicamentos antiarrítmicos para controle do ritmo não devem ser continuados quando FA torna-se permanente, incluindo Dronedarone.

A Dronedarona não deve ser utilizada para o tratamento de FA em pacientes com classificação de ICC da New York Heart Association (NYHA),classe III e IV ou pacientes que tiveram um episódio de ICC descompensada nas últimas 4 semanas.

Ressalta-se que, nos pacientes que vêm fazendo uso de digital, para controle da ICC, e evidentemente não para reversão do ritmo da FA, que caso a frequência ventricular se torna regular, a intoxicação digitálica deve ser considerada (ritmo juncional A-V não paroxístico).

A doença da Válvula Mitral, Insuficiência Cardíaca Congestiva, Embolismo Pulmonar, Tireotoxicose e Pericardite são as causas tratáveis mais comuns que precipitam a FA.

A ablação dos circuitos de reentrada, usualmente presentes nas veias pulmonares, é uma alternativa que deve ser considerada.

## Ablação por Cateter para Manter o Ritmo Sinusal – Recomendações

### Classe I

- A ablação por cateter é útil para FA paroxística sintomática e refratária, ou quando o paciente é intolerante a pelo menos um medicamento antiarrítmico classe I ou III e a estratégia de controle de ritmo é desejada;
- Antes de considerar a ablação por cateter da FA, avaliação dos riscos e resultados relevantes para o doente individual é recomendada.

### Classe IIa

- A ablação por cateter para FA é razoável para alguns pacientes com FA persistente refratária, ou quando o paciente é intolerante a pelo menos um medicamento antiarrítmico classe I ou III e a estratégia de controle de ritmo é desejada;
- Em pacientes com FA paroxística sintomática recorrente, a estratégia de ablação com cateter para controle do ritmo inicial é razoável antes de tratamento terapêuticos com fármacos antiarrítmico, depois de pesar os riscos e os resultados dos fármacos e terapia de ablação.

### Classe IIb

- A ablação por cateter pode ser considerada para a FA sintomática persistente de longa permanecia (> 12 meses) refratária, ou quando o paciente é intolerante a pelo menos um medicamento antiarrítmico classe I ou III e a estratégia de controle de ritmo é desejada;
- A ablação por cateter pode ser considerada antes do início da terapia com fármacos antiarrítmicos quando o paciente é intolerante a pelo menos um medicamento antiarrítmico classe I ou III e a estratégia de controle de ritmo é desejada.

### Classe III sem benefício

- Recomendações ausentes.

### Classe III com malefício

- O tratamento por ablação por cateter da FA não deve ser realizado em pacientes que não podem ser tratados com anticoagulante terapia durante e após o procedimento;

- O tratamento por ablação por cateter da FA para restaurar o ritmo sinusal não deve ser realizado com a única intenção de prevenir a necessidade do uso de anticoagulação.

Nos casos de uma FA aguda é comum que a resposta ventricular seja elevada, levando determinados pacientes a descompensação cardíaca (Figuras 51.29 e 51.30).

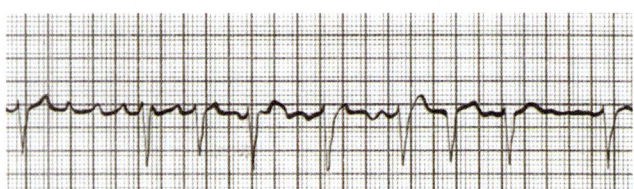

▲ **Figura 51.29** Fibrilação Atrial de elevada resposta ventricular.

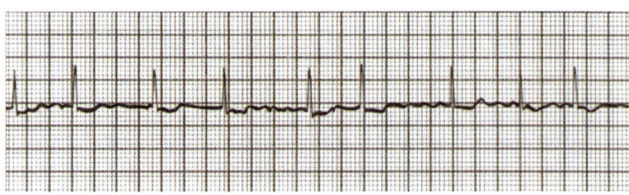

▲ **Figura 51.30** Fibrilação Atrial de baixa resposta ventricular.

O algoritmo de abordagem de uma FA instável, que de certo modo pode ser chamada de TSV irregular, pode ser visto na Figura 51.47 e a gestão de uma FA em paciente estável na Figura 51.48.

## Arritmias Ventriculares

### Extrassístoles ventriculares

As extrassístoles ventriculares (EV) podem ocorrer de forma secundária a desvios metabólicos, hipoxemia, hipotermia, isquemia coronariana etc. A tratamento do fator desencadeante é importante antes de se pensar em se aplicar fármacos antiarrítmicos. Determinados padrões das EV devem alertar o médico de uma probabilidade maior de ocorrer deterioração da situação observada.

### Taquicardia Ventricular

As taquicardias de complexo alargado são definidas quando o complexo QRS tem duração acima de 120 ms. Este modelo de arritmia é um verdadeiro desafio à medicina e um grave risco à vida. A TV é diagnosticada em apenas 30% dos casos de taquicardia de complexo largado. A TV pode ser desencadeada quando uma EV que ocorre sobre a onda T, fenômeno conhecido como R sobre T (Figuras 51.31 e 51.32).

Os critérios de diferenciação estão entre TV e TSV já foram vistos no Tabela 51.9.

A TV pode ser classificada em NÃO sustentada quando as contrações ventriculares prematuras ocorrem em nú-

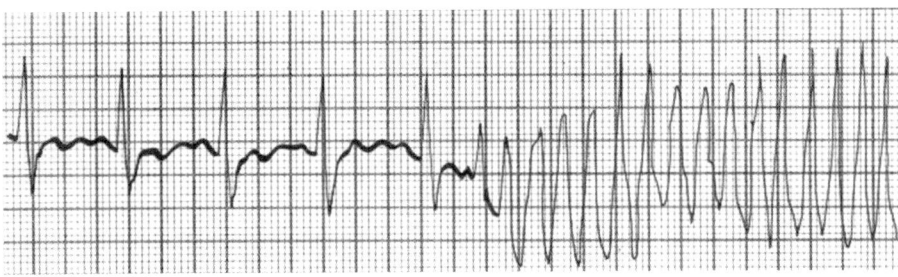

◄**Figura 51.31** Taquicardia ventricular. Fenômeno R sobre T.

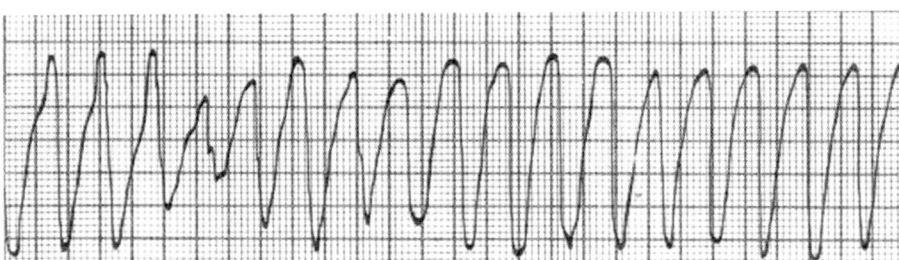

◄**Figura 51.32** Taquicardia Ventricular.

mero de três ou mais contrações ventriculares prematuras em sucessão (ou por menos de 30 segundos), com uma frequência cardíaca maior do que 100 bpm sem causar compromisso hemodinâmico. As causas são muitas, mas as mais comuns são: hipóxia; isquemia; aneurisma ventricular; doença cardíaca grave.

O tratamento para TV não sustentada é a correção da causa por outro lado, na TV sustentada, como se trata de uma arritmia que ameaça a vida além da correção da causa deve-se iniciar o controle com Lidocaína, Procainamida ou Amiodarona. Se a terapia com fármacos é mal tolerada ou falha em reverter à arritmia, a cardioversão deve ser usada. Nas situações em que ocorre comprometimento hemodinâmico grave (TV sem pulso), o que infelizmente é comum nesta arritmia.

Por outro lado, o tratamento da TV polimórfica depende o internato QT do ritmo sinusal que precede esta arritmia. Se o intervalo QT era normal, a TV está associada à doença cardiovascular e sua abordagem é semelhante ao cenário anterior. Contudo, se o intervalo QT encontra-se prolongado (*Torsades de Point*) o tratamento objetivo é a correção deste intervalo. O controle com Sulfato de Magnésio e reposição de potássio, na presença de hipocalemia, geralmente controla a situação.

Na situação em que ocorre grave comprometimento hemodinâmico como na TV sem pulso, a desfibrilação imediata está indicada pois, seu comportamento é semelhante à FV.

Se a TV é presenciada pelo médico, mas o cardioversor não está imediatamente disponível, deve-se golpear o tórax do paciente para interromper a arritmia ventricular.

## Fibrilação ventricular

Constitui uma das mais graves arritmias, sendo um dos modos eletrocardiográficos de parada cardíaca. Os ventrículos descarregam de uma maneira completamente caótica e os complexos QRS não são vistos no ECG. A descarga caótica dos ventrículos imprime também contrações caóticas do miocárdio (fibrilações musculares). O coração é incapaz de exercer sua função de bomba.

Inúmeras etiologias podem desencadear a FV, a mais comum é a isquemia miocárdica. Pode-se ainda relacionar como causas também hipóxia, desequilíbrio eletrolítico, hipotermia e determinados fármacos.

O tratamento imediato é a desfibrilação elétrica para manutenção do ritmo. Com a descarga elétrica o coração entra em uma sístole forçada e reorganização de sua atividade elétrica. Após a desfibrilação a Lidocaína, Procainamida e/ou Sulfato de Magnésio podem ser empregados para estabilização das condições clínicas.

O complexo QRS é amplo e de forma sinuosa. A FV grosseira, com complexos de alta amplitude e frequência mais elevada, responde melhor à desfibrilação que a FV fina, com complexos de menor amplitude e frequência mais modesta (Figuras 51.33 e 51.34).

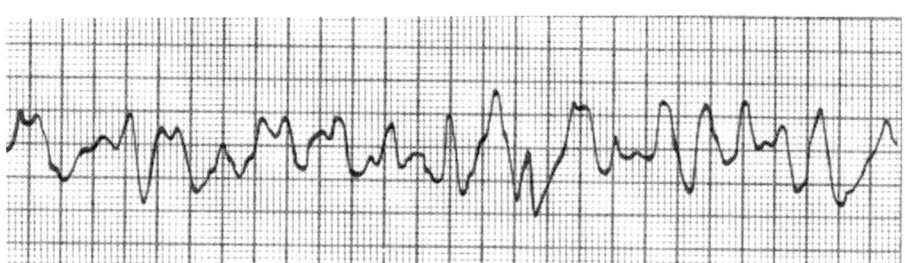

◄**Figura 51.33** Fibrilação ventricular.

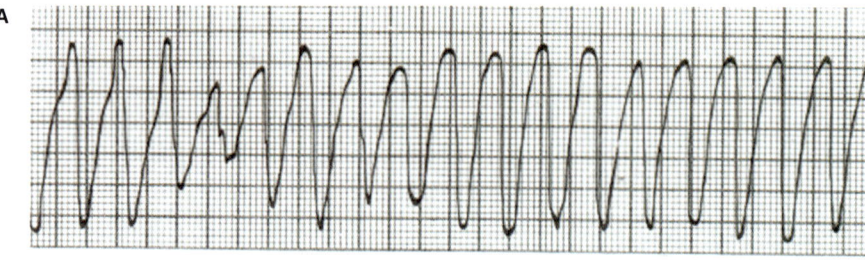

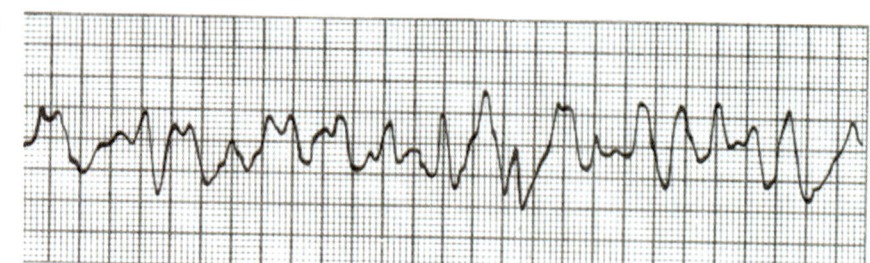

◀ **Figura 51.34** Fibrilação ventricular grosseira **(A)** e fina **(B)** respectivamente.

Outros padrões eletrocardiográficos de interesse são:

## Atividade elétrica sem pulso

A Atividade Elétrica sem Pulso (AESP) (também conhecida como dissociação eletromecânica) constitui também um dos padrões eletrocardiográficos de parada cardíaca. O coração apresenta certa atividade elétrica sem qualquer atividade mecânica. A atividade elétrica é bizarra usualmente simulando ritmo juncional com bloqueio de ramo direito ou FA com aberrância de condução, entretanto, pode até simular um ritmo sinusal normal.

O tratamento é a ressuscitação cardiorrespiratória (Figura 51.35).

## Assistolia

Na assistolia não se observa nenhuma atividade elétrica ou muscular do coração. O padrão é uma linha isoelétrica. Dos tipos eletrocardiográficos de parada cardíaca é a de pior prognóstico.

O tratamento é o algoritmo de assistolia da ressuscitação cardiorrespiratória (Figura 51.36).

## Bloqueios de Condução Intraventricular

### Bloqueio AV de primeiro grau

O bloqueio AV de primeiro grau é caracterizado por: onda P normal, intervalo P-R > 0,20 segundos e complexo QRS normal.

Dentro das causas que podem levar a este tipo de bloqueio deve-se considerar a estimulação vagal, fármacos (como digoxina), miocardite e defeito do septo atrial.

O tratamento não é indicado, uma vez que não leva à deterioração hemodinâmica (Figura 51.37).

### Bloqueio AV de segundo grau

O bloqueio AV de segundo grau pode ser subdividido em duas classes: Mobitz I e Mobitz II.

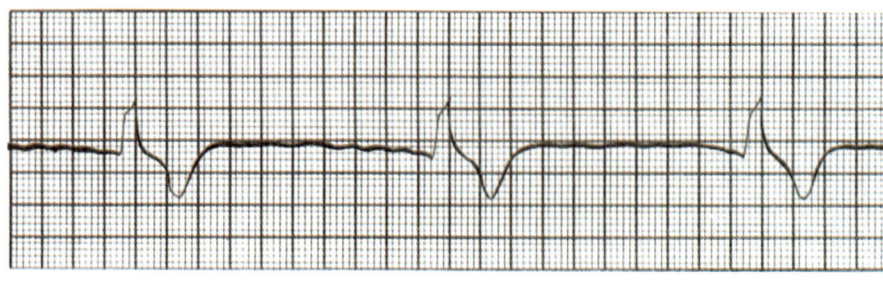

◀ **Figura 51.35** Atividade Elétrica sem Pulso.

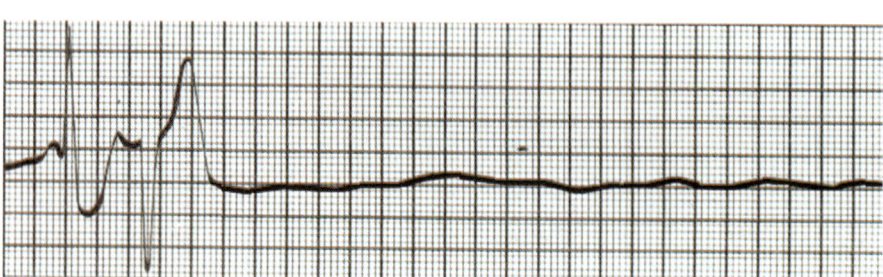

◀ **Figura 51.36** Assistolia.

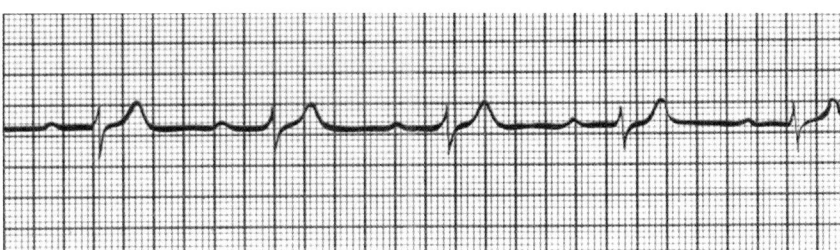

◀ **Figura 51.37** Bloqueio AV de primeiro grau.

## Mobitz I (Fenômeno de Wenckebach presente)

No bloqueio AV de segundo grau tipo Mobitz I a onda P é normal. Há um aumento progressivo no intervalo P-R com diminuição simultânea no intervalo R-P até que a onda P não é conduzida. Segue-se uma recuperação do ritmo ou um batimento de escape juncional ou ventricular. O complexo QRS é normal, a menos que haja um bloqueio de ramo coexistente.

O atraso geralmente é devido a fadiga juncional A-V. Estimulação vagal, intoxicação digitálica, infarto agudo inferior do miocárdio e doença miocárdica são fatores precipitantes.

O tratamento é usualmente desnecessário e quando indicado será abordado em detalhes na seção de algoritmos de tratamento.

## Mobitz II

Os batimentos são consecutivamente conduzidos até que não se observa a condução. Ocorrem com ondas P normais e intervalos P-R constantes antes do aparecimento do batimento que não é conduzido. Com bloqueio avançado, múltiplas ondas P podem ser vistas pelo complexo QRS. O QRS pode ser normal ou prolongado.

Este bloqueio A-V é causado por doença degenerativa do sistema de condução abaixo do nível do feixe de His, mas também é visto no infarto agudo anterior do miocárdio. Ele frequentemente progride para bloqueio cardíaco completo.

O tratamento é indicado, especialmente, se a origem é isquêmica, será abordado em detalhes na seção de algoritmos de tratamento (Figuras 51.38 e 51.39).

## Bloqueio AV de terceiro grau

No Bloqueio AV de terceiro grau (dissociação atrioventricular) observa-se uma frequência cardíaca de 30 a 40 bpm. A onda P mostra morfologia normal, mas não se relaciona ao complexo QRS. O QRS é amplo, regular e totalmente independente das ondas P.

A principal causa é a doença degenerativa do sistema de condução. Pode ser causada também por: intoxicação digitálica; hipercalemia e infarto do miocárdio.

O tratamento é necessário e será abordado em detalhes na seção de algoritmos de tratamento Fenômenos de baixo fluxo cerebral, como síncope, são frequentes nestes casos (Figura 51.40).

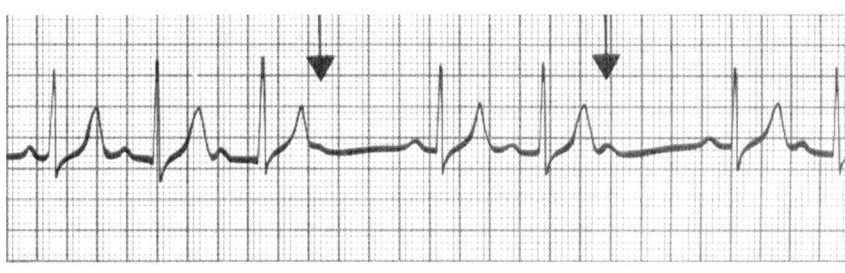

◀ **Figura 51.38** Bloqueio AV de segundo grau tipo Mobitz I (fenômeno de Wenckebach).

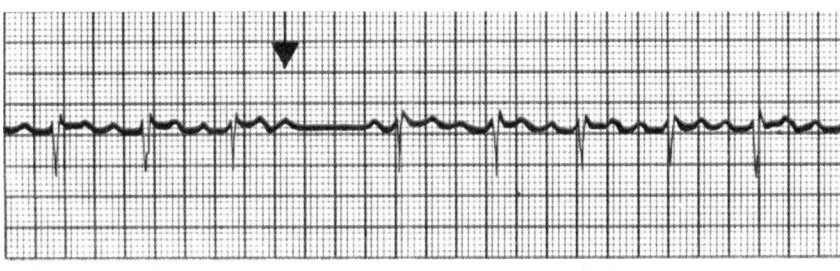

◀ **Figura 51.39** Bloqueio AV de segundo grau tipo Mobitz II.

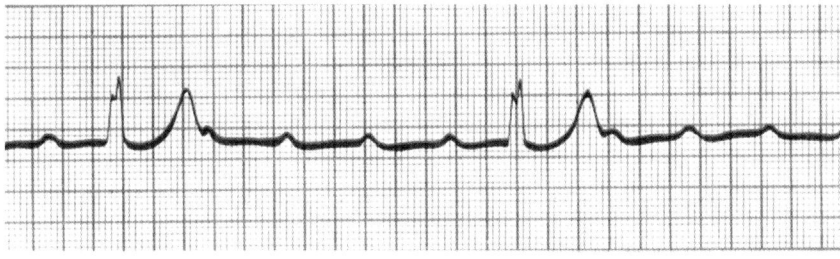

◀ **Figura 51.40** Bloqueio AV de terceiro grau (dissociação atrioventricular).

## Bloqueio de ramo esquerdo

A onda P é normal, o complexo QRS é prolongado (> 0,12 segundo), existe uma onda R ampla monofásica, ou uma onda R entalhada presente caracteristicamente nas derivações DI, V5 e complexo QS em V6, ou uma pequena onda R e uma grande onda S em V1.

As etiologias são: doença cardíaca isquêmica; doença valvular aórtica calcificada; degeneração do sistema de condução relacionado à idade.

Não é necessário tratamento (Figura 51.41).

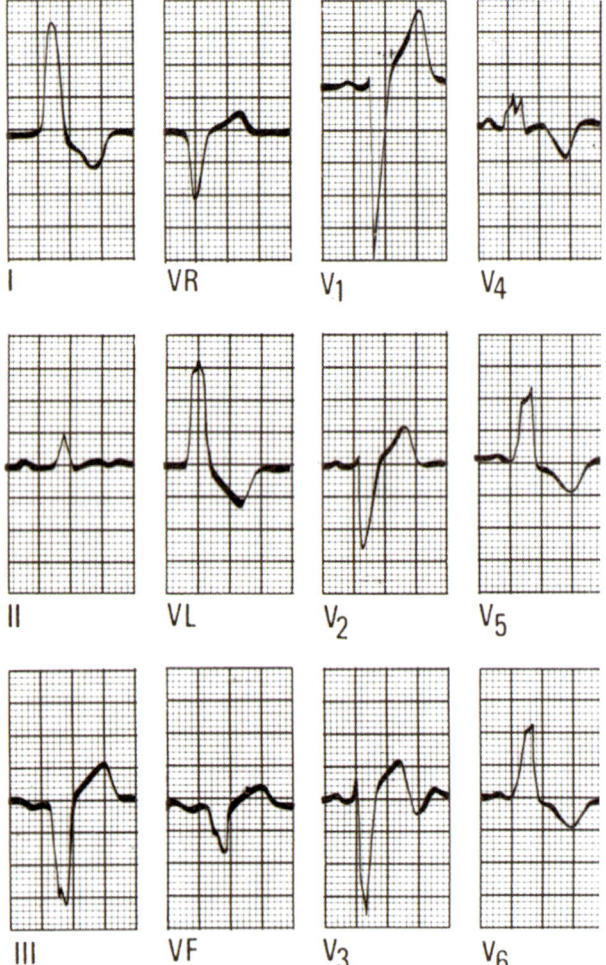

▲ **Figura 51.41** Bloqueio de ramo esquerdo.

## Bloqueio de ramo direito

Observa-se uma onda P de morfologia normal e o complexo QRS prolongado (> 0,12 segundo); caracteristicamente RSR' está presente na derivação V1, e uma onda S ampla, nas derivações DI, V5 a V6.

O bloqueio de ramo direito pode ser normal ou pode refletir hipertrofia ventricular direita, embolismo pulmonar agudo ou doença arterial coronariana. Frequências cardíacas rápidas são comumente conduzidas com padrão de bloqueio de ramo direito (frequência relacionada). A condição pode ocorrer durante a passagem do cateter na artéria pulmonar.

O tratamento não é necessário, mas é obrigatório afastar a ocorrência de embolismo pulmonar se o bloqueio de ramo direito agudo ocorrer no período peroperatório (Figura 51.42).

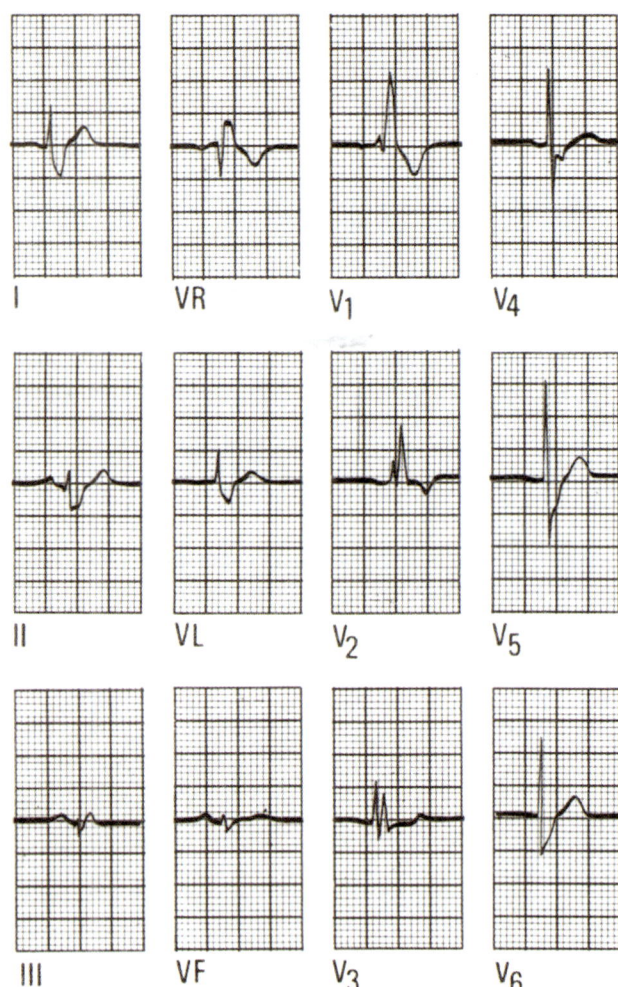

▲ **Figura 51.42** Bloqueio de ramo direito.

Termos relevantes definições a *American College of Cardiology/American Heart Association Task Force on Clinical Practice Guidelines and the Heart Rhythm Society* (Tabela 51.13).

## ■ ALGORITMOS DE TRATAMENTO DAS TAQUIARRITMIAS E BRADIARRITMIAS AGUDAS SINTOMÁTICAS

Os algoritmos para o tratamento agudo de uma taquiarritmias agudas sintomática, de origem desconhecida (TSV ou TV) é empregado para uma abordagem inicial, usualmente por um médico de pronto-socorro não especializado em arritmias cardíacas durante um episódio de crise.

Contudo, o algoritmo para o gerenciamento continuado de uma taquicardia de origem desconhecida (TSV ou TV), com o paciente já fora da crise, pode ser utilizado pelo médico do pronto-socorro não especializado, ou por um consultor especializado em arritmias cardíacas.

**Tabela 51.13 Glossário de termos relevantes e definições importante.**

| | |
|---|---|
| Taquicardia Supraventricular (TSV) | Um termo genérico usado para descrever taquicardias (frequências atriais com respostas ventriculares elevadas maiores que 100 bpm em repouso), o mecanismo gerador envolve o tecido a partir do feixe de His ou acima desse. As TSV incluem taquicardia sinusal inapropriada, taquicardia atrial (TA) (TA incluindo focal e multifocal), TA macroreentrante (incluindo Flutter Atrial típico), Taquicardia Juncional (TJ), Taquicardia Reentrante do nó Átrio Ventricualr (TRNAV), e várias outras formas de taquicardias reentrantes mediada por vias acessórias. O termo não inclui a Fibrilação Atrial (FA) |
| Taquicardia Paroxística Supraventricular (TPSV) | Uma síndrome clínica caracterizada pela presença de uma taquicardia regular e rápida de início abrupto e também do seu termino. Essas características são de TRNAV ou Taquicardia Reentrante Atrioventricular (TRAV), e, menos frequentemente, TA. TSVP representa um subconjunto da TSV |
| Fibrilação Atrial (FA) | A arritmias supraventriculares com a ativação descoordenada atrial e, consequentemente, a contração atrial é ineficaz. No ECG características incluem: 1) atividade atrial irregular, 2) a ausência de ondas P distintas, e 3) intervalos irregulares R-R (quando condução atrioventricular está presente) |
| Taquicardia Sinusal (TS) | Ritmo resultante a partir do nó sinusal no qual a taxa de impulsos é superior a 100 bpm |
| Taquicardia Atrial Focal (TAF) | É uma TSV decorrente de um local na região atrial, caracterizada por uma atividade atrial organizada regular com ondas P bem determinadas com um segmento isoelétrico entre ondas P. Às vezes, a irregularidade é vista, especialmente no início ("*warm-up*") e rompimento ("*warm-down*"). O mapeamento atrial revela um ponto focal de origem |
| Taquicardia Sinusal de Reentrada (TSR) | Um tipo específico de TAF que é devido à microrreentrada resultante a partir do complexo do nódulo sinusal, caracterizada pelo aparecimento abrupto e de término, resultando em uma morfologia de onda P que é indistinguível do ritmo sinusal |
| Taquicardia Atrial Multifocal (TAMF) | Um TSV irregular caracterizada por mais de três ondas P de morfologia diferenciada e/ou padrões de ativação atrial em taxas diferentes. O ritmo é sempre irregular |
| Flutter Atrial típico cavotricuspídeo istmo-dependente | TA macroreentrante com propagação em torno do anel tricúspide, procedendo estender superiormente ao longo do septo atrial, inferiormente ao longo da parede do átrio direito, e através do istmo cavo-tricúspeo entre o anel e a válvula tricúspide, válvula de Eustáquio e cume. Esta sequência de ativação produz "dente de serra" ondas predominantemente negativas ao ECG nas derivações DII, DIII e aVF e uma deflexão positiva no final de V1. A taxa atrial pode ser mais lenta do que o Flutter típico de 300 BPM (comprimento de ciclo de 200 ms) na presença de fármacos antiarrítmicos ou cicatrizes locais. É também conhecido como "fibrilação típico vibração "ou" cavotricuspídeo dependente do istmo flutter atrial "ou" flutter atrial anti-horário" |
| Flutter Atrial típico cavotricuspídeo istmo-dependente reverso. | TA macroreentrante que se propaga no sentido inverso ao da flutter atrial típico. Ondas do Flutter tipicamente aparecem positivas nas derivações inferiores e negativa em V1. Este tipo de Flutter Atrial é também referido como "reverso típico" ou "no sentido horário típico do Flutter Atrial." |
| Flutter Atrial atípico NÃO-cavotricuspídeo istmo-dependente | TA macroreentrante que não envolvem o istmo cavo-tricúspeo. Uma variedade de circuitos de reentrada que podem incluir reentrada em torno do anel da valva mitral ou tecido cicatricial no interior do átrio esquerdo ou direito. Uma variedade de termos tem sido aplicadas a essas arritmias de acordo com a localização do circuito de reentrada, incluindo as formas particulares, tais como "Flutter Atrial esquerdo" e "Taquicardia macroreentrante esquerda" ou "Taquicardia de reentrada atrial incisional" devido à reentrada em torno de cicatrizes cirúrgicas |
| Taquicardia Juncional (TJ) | Um TSV não reentrantes que surge a partir da junção AV (incluindo o feixe de His) |
| Taquicardia Nodal Átrio Ventricular Reentrante (TNAVR) | Uma taquicardia de reentrada envolvendo duas vias funcionalmente distintas, geralmente referidos como via "lenta" e "rápida". Mais comumente, a via rápida está localizada próximo ao ápice do triângulo de Koch e a via lenta da região póstero-inferior do mesmo até o tecido nó AV compacto. Vias variantes têm sido descritas permitindo TRNAV "lenta para lenta" |
| Taquicardia Nodal Átrio Ventricular Reentrante Típica (TNAVR típica) | TRNAV em que uma via lenta serve como o membro anterógrado do circuito e da via rápida serve como o membro retrógrado (também chamado de "TRNAV lento-rápido") |
| Taquicardia Nodal Átrio Ventricular Reentrante Atípica (TNAVR atípica) | TRNAV em que a via rápida serve como o membro anterógrado do circuito e uma via lenta serve como o membro retrógrada (também chamado de TRNAV "rápido-lento") ou uma via lenta serve como o membro anterógrada e um segundo percurso lento serve como o membro retrógrada (também chamado "TRNAV lento-lento") |
| Via acessória | Para efeitos da presente orientação, uma via acessória é definida como uma via AV extranodal que liga o miocárdio da aurícula para o do ventrículo, através de uma via anômala AV. Vias acessórias podem ser classificados pela sua localização, tipo de condução (decremental ou não decremental), e se eles são capazes de conduzir de forma anterógrada, retrógrada, ou em ambas as direções. De nota, vias acessórias de outros tipos (como atriofasciculares, nodo-fascicular, nodo-ventricular, e as vias fasciculoventricular) são incomuns e são discutidos apenas brevemente em esse documento |
| Pré-excitação | Padrão no ECG de pré-excitação na ausência de TSV ou sintomas consistentes com TSV documentada |
| Síndrome de Wolff-Parkinson-White | Síndrome caracterizada por TSV ou sintomas documentados de acordo com TSV em um paciente com pré-excitação ventricular durante o ritmo sinusal |
| Taquicardia Átrio Ventricular reentrante (TAVR) | Taquicardia por reentrada, esta via elétrica requer uma via acessória, o átrio, o nódulo atrioventricular (ou segunda via acessória) e o ventrículo |

*(Continua)*

| Tabela 51.13 Glossário de termos relevantes e definições importante. | *(Continuação)* |
|---|---|
| Taquicardia Átrio Ventricular reentrante ortodrômica (TAVR ortodrômica) | Uma TAVR ortodrômica o impulso reentrante utiliza a via acessória na direção retrógrada do Ventrículo para o átrio e do NAV na direção anterógrada. O complexo QRS é geralmente estreito ou pode ser alargado na presença de bloqueio de ramo ou condução aberrante preexistente |
| Taquicardia Átrio Ventricular reentrante antidrômica (TAVR antidrômica) | Uma TAVR antidrômica o impulso reentrante utiliza a via acessória na direção anterógrada do Átrio ao Ventrículo, e do NAV na direção retrógrada. Ocasionalmente, em vez do NAV, uma outra via acessória pode ser usada no sentido retrógrado, o que é referido como TAVR pré-excitada. O complexo QRS é alargado |
| Taquicardia Juncional Permanente Reentrante (TJPR) | Uma forma rara de TAVR orthodromic quase incessante envolvendo um feixe condução lento, usualmente uma via acessória póstero-lateral |
| FA com pré-excitação | FA com pré-excitação ventricular causada por condução de mais de uma via acessória |

Fonte: Page RL, Joglar JA, Caldwell MA, Calkins H, Conti JB, Deal BJ, *et. al.*[38]

Na abordagem inicial, aguda e sintomática, sem que se tenha incialmente uma compreensão do tabela da arritmia, é compreensível que se utilize uma abordagem com a terapia elétrica (cardioversão ou desfibrilação) e/ou terapia farmacológica intravenosa de emergência (ver Algoritmo do na Figura 51.43).

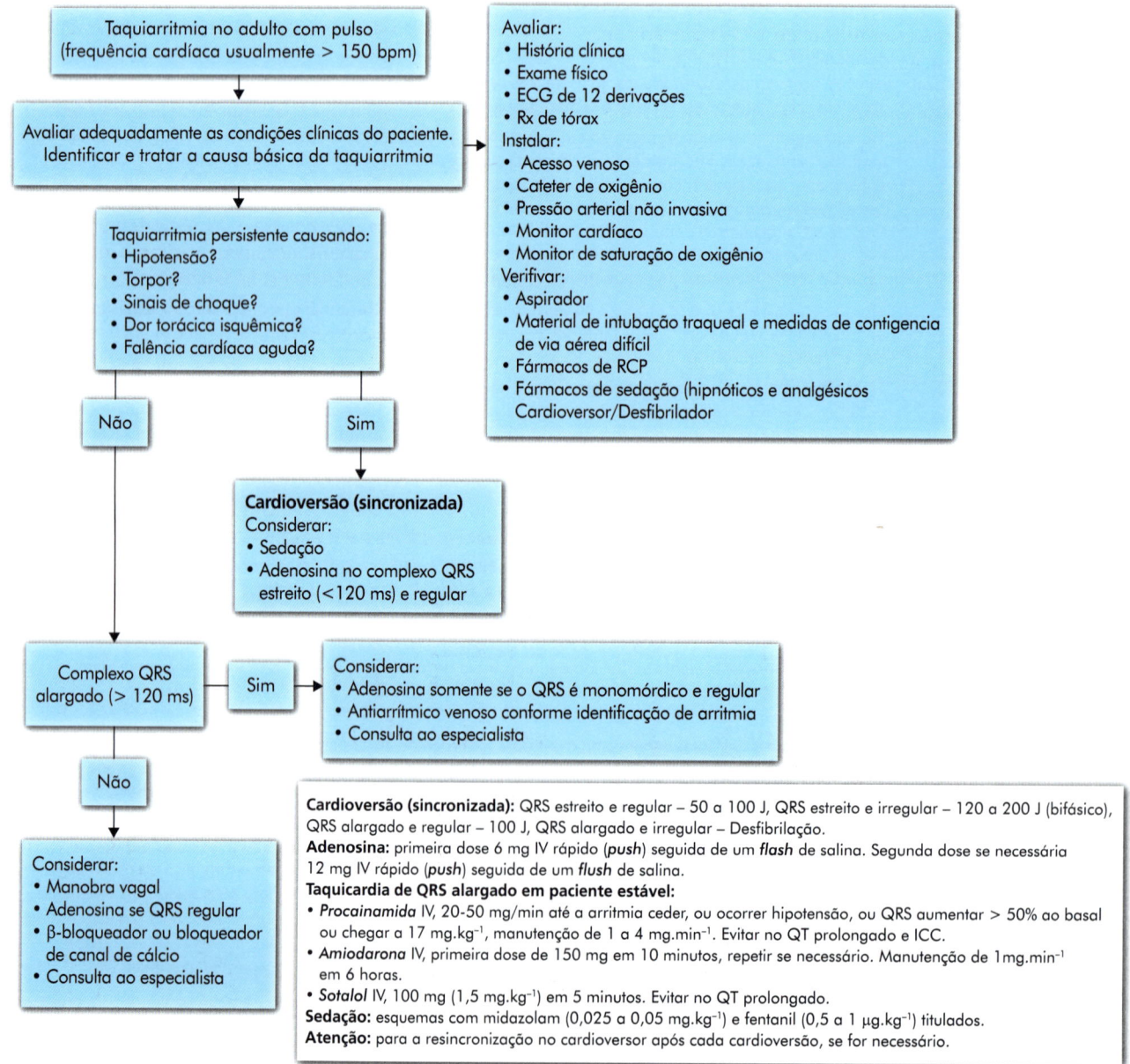

▲ **Figura 51.43** Algoritmo da abordagem da taquiarritmia aguda sintomática.[38]

Fonte: Adaptado de Neumar RW, Otto CW, Link MS, Kronick SL, Shuster M, Callaway CW, *et. al.*[42]

Por outro lado, quando a taquicardia é bem determinada no ECG como sendo supraventricular (TSV), a abordagem elétrica ou medicamentosa é mais bem direcionada (ver Algoritmo na Figura 51.44).

Os médicos no setor de emergência são os primeiros a avaliar os pacientes, o que se torna um grande desafio pois, o mecanismo da taquicardia é ainda desconhecido como também a sua melhor forma terapêutica.

Portanto, é importante na crise se obter de imediato um ECG de 12 derivações, a finalidade é documentar e, se possível, diferenciar mecanismos de taquicardia de forma adequada. De especial importância é diferenciar se tratasse de uma TSV com ou sem condução aberrante ou uma TV, e na presença da TSV há ou não envolvimento do NAV. A importância advém do fato que o tratamento da arritmia que tem como alvo o NAV não irá terminar de forma confiável.

Definir a duração do QRS, se é > 120 ms, e distinguir TV de TSV com condução aberrante, como foi dito, presença bloqueio de ramo preexistente, ou de pré-excitação. Em particular, a administração de Verapamil ou Diltiazem para o tratamento de qualquer TV ou FA com pré-excitação pode levar ao comprometimento hemodinâmico ou pode acelerar a frequência ventricular e levar a FV.

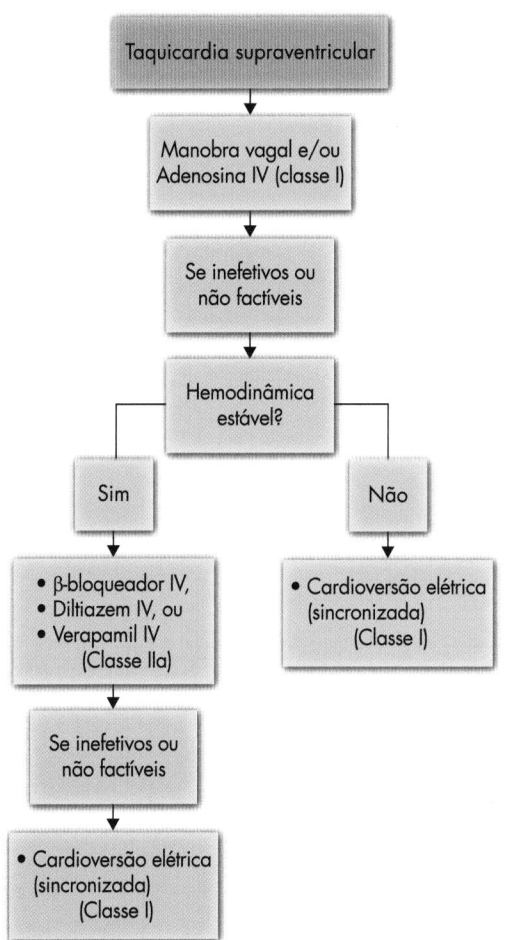

▲ **Figura 51.44** Abordagem inicial das taquicardias supraventriculares (TSV).

**Fonte:** Adaptado de Page RL, *et. al.*[38]

No gerenciamento continuado de uma TSV com o paciente controlado e fora da crise, utiliza-se a terapia farmacológica oral ou o mapeamento do circuito de reentrada e sua ablação de forma eletiva.

As recomendações e os algoritmos no gerenciamento continuado das TSV destinam-se a incluir consideração das preferências do paciente e julgamento clínico; isso pode incluir a consideração de consulta com um cardiologista especialista em eletrofisiologia cardíaca, bem como o conforto do paciente com diagnóstico invasivo e possível intervenção terapêutica. Recomendações para o tratamento e opções (incluindo a terapia de droga, ablação – por radiofrequência ou crio ablação –, ou conduta expectante) devem ser consideradas no contexto da frequência e duração arritmias, juntamente com manifestações clínicas delas, como sintomas ou consequências adversas (por exemplo, o desenvolvimento de cardiomiopatia dilatada) (ver Algoritmo na Figura 51.45).

O diagnóstico diferencial das TSV de complexo QRS estreito envolve comumente as seguintes taquicardias: FA, Flutter Atrial, Taquicardia Atrial (TA), Taquicardia Atrial Multifocal (TAM), Taquicardia Juncional Permanente Reentrante (TJPR) e Taquicardia Nodal Átrio Ventricular Reentrante (TNAVR) (ver Algoritmo na Figura 51.46).

A Bradicardia é definida como uma frequência cardíaca baixo de 60 batimentos por minuto. No entanto, a Bradicardia sintomática, com: hipotensão, torpor, sudorese, dor torácica isquêmica e sinais de fal6encia cardíaca ocorrem quando a frequência cardíaca cai abaixo de 50 batimentos por minuto (ver Algoritmo na Figura 51.47).

A frequência cardíaca lenta pode ser fisiologicamente normal para alguns pacientes, enquanto as frequências cardíacas de 50 batimentos por minuto podem ser inadequadas para outros. O algoritmo Bradicardia concentra-se na gestão de Bradicardia aguda e clinicamente significativa.

A hipoxemia é uma causa comum de bradicardia, assim a avaliação inicial de qualquer paciente com bradicardia deve se concentrar sobre os sinais de aumento do esforço respiratório.

Deve-se realizar uma breve história clínica e exame físico do paciente.

Na presença de uma oxigenação sanguínea inadequada ou no paciente que apresenta sinais de aumento do trabalho respiratório, deve-se ofertar oxigênio suplementar e monitorizar a saturação arterial de oxigênio por meio da oximetria de pulso. Instalar um monitor cardíaco no doente, avaliar a pressão sanguínea sequencial com um monitor de pressão não invasiva, e estabelecer acesso venoso é fundamental. Se possível, deve-se obter um ECG de 12 derivações para melhor definir o ritmo e um Rx de tórax (AP) para se avaliar a área cardíaca e outros potenciais achados.

Na avaliação procura-se identificar as causas potencialmente reversíveis.

O médico deve identificar e ficar atento aos sinais e sintomas de má perfusão e determinar se os referidos sinais são causados pela Bradicardia. Se os sinais e os sintomas não são devido a mesma, devesse reavaliar a causa subjacente dos sintomas do paciente.

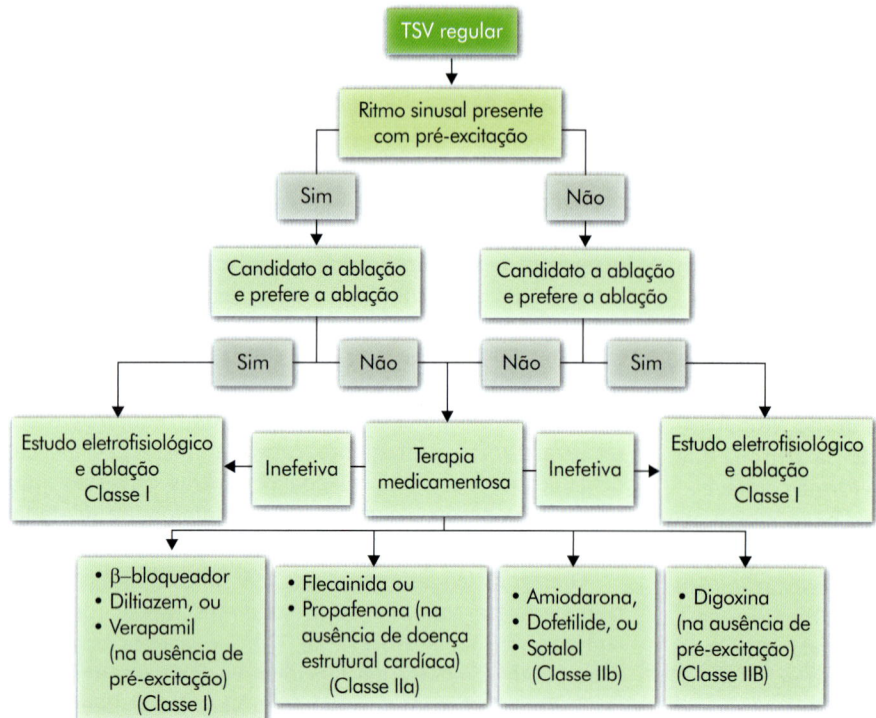

◀ **Figura 51.45** Abordagem continuada das taquicardias supraventriculares (TSV).

**Fonte:** Adaptado de Page RL, *et. al.*[38]

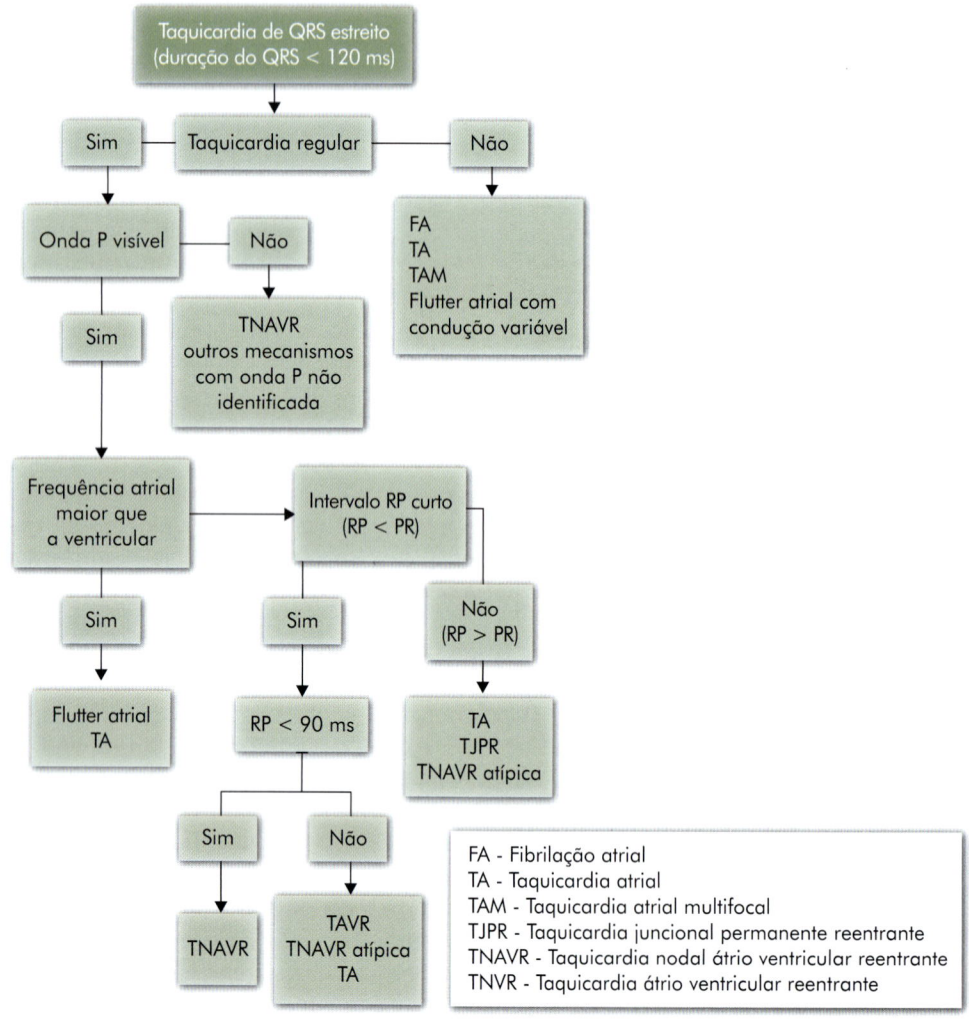

◀ **Figura 51.46** Diagnóstico diferencial das taquicardias de QRS estreito.

**Fonte:** Adaptado de Page RL, *et. al.*[38]

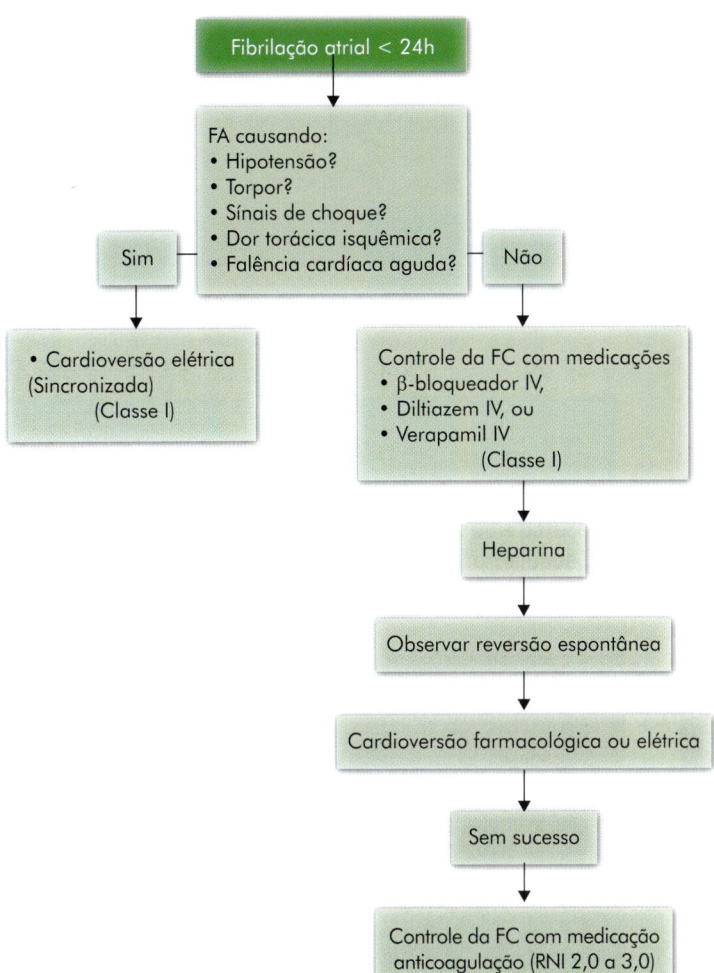

◄ **Figura 51.47** Abordagem da FA aguda de elevada resposta ventricular.

**Fonte:** Adaptado de January CT, Wann LS, Alpert JS, Calkins H, Cigarroa JE, Cleveland JC, *et. al.*[44]

Lembra-se que os sinais e sintomas da Bradicardia podem ser discretos, assintomáticos ou minimamente sintomáticos e não requerem necessariamente um tratamento imediato. Contudo, mesmo nessa situação deve-se ficar atento se existe a suspeita de que o ritmo pode deteriorar tornando-se sintomático ou evoluir para ritmos de maior gravidade que leva o paciente a um risco de morte (por exemplo, bloqueio de AV de 2° grau tipo Mobitz II na presença de infarto agudo do miocárdio – IAM).

Se a Bradicardia é suspeitada de ser a causa do estado mental alterado, dor torácica isquêmica, insuficiência cardíaca aguda, hipotensão, ou outros sinais de choque, o paciente deve receber tratamento imediato. O tratamento envolve não apenas a causa base como também, nos casos mais graves, o emprego da Atropina.

Atropina continua a ser a droga de primeira linha para bradicardia aguda sintomática (Classe IIa). Os ensaios clínicos em adultos mostraram que Atropina venosa melhorou a frequência cardíaca, sintomas e sinais associados a bradicardia. O Sulfato de Atropina é considerado uma medida temporária enquanto aguardam um MPTC ou MPTV nos pacientes com sintomáticos.

A dose de Atropina recomendada é de 0,5 mg venosa a cada 3 a 5 minutos para uma dose máxima total de 3 mg.

Doses menores que 0,5 mg de Sulfato de Atropina podem paradoxalmente resultar em maior desaceleração do ritmo cardíaco. A administração de Atropina não deve atrasar a implementação da estimulação externa (MPTC ou MPTV) nos pacientes com baixa perfusão. O uso da Atropina deve ser cauteloso na presença de insuficiência coronariana (ICO) com ou sem IAM associado. O aumento da frequência cardíaca pode piorar ICO ou aumentar o tamanho do IAM.

Atropina provavelmente será ineficaz em pacientes que se submeteram a transplante cardíaco, isto se deve ao coração transplantado não tem inervação vagal. Ela pode até desacelerar o coração, mesmo em doses adequadas.

Deve-se evitar depender de Atropina nos Bloqueios AV 2° grau tipo Mobitz II e nos Bloqueios AV de 3° grau com a presença de um novo complexo QRS alargado, pois é muito provável que a localização do bloqueio se encontra em um tecido não-nodal (no feixe de His ou mais abaixo no sistema de condução distal). Estas Bradiarritmias não são suscetíveis aos efeitos anticolinérgicos da Atropina e são tratadas preferencialmente com: MPTC, ou Dopamina ou Adrenalina como medidas temporárias, enquanto é preparado o MPTV.

Ressalta-se que na indicação do MPTC o paciente requer analgesia e, algumas vezes, hipnose (**Figuras 51.48** e **51.49**).

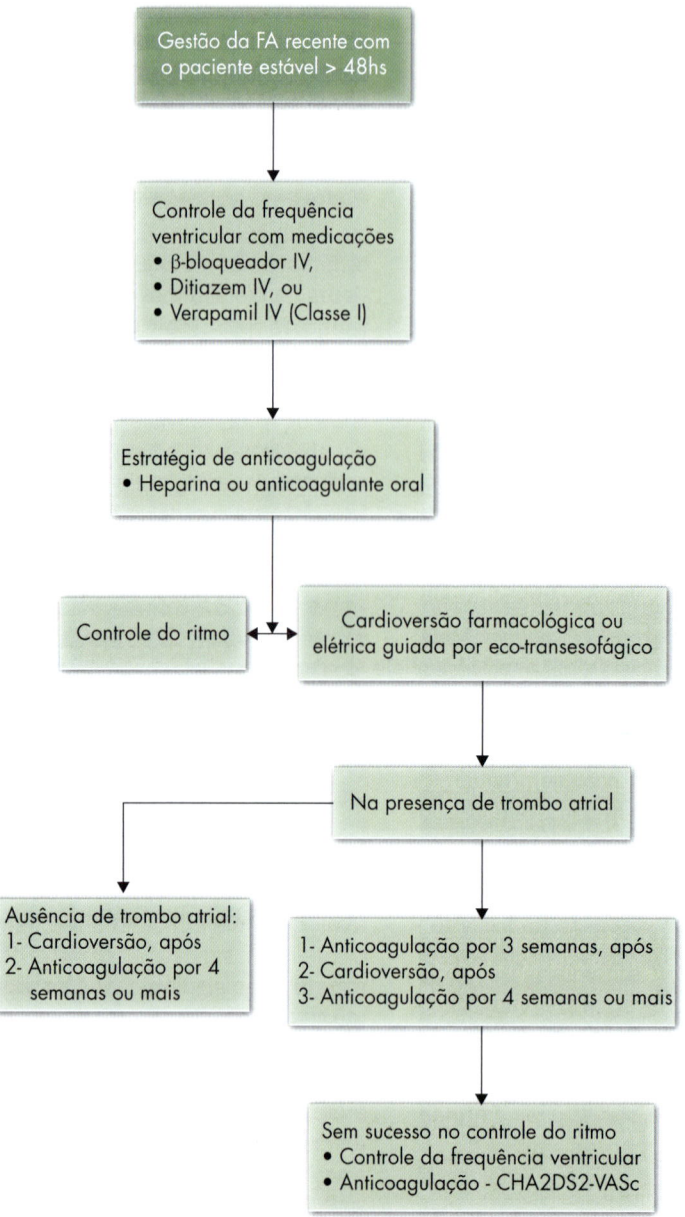

◀ **Figura 51.48** Gestão continuada da FA recente em paciente estável.

**Fonte:** January CT, Wann LS, Alpert JS, Calkins H, Cigarroa JE, Cleveland JC, *et. al.*[44]

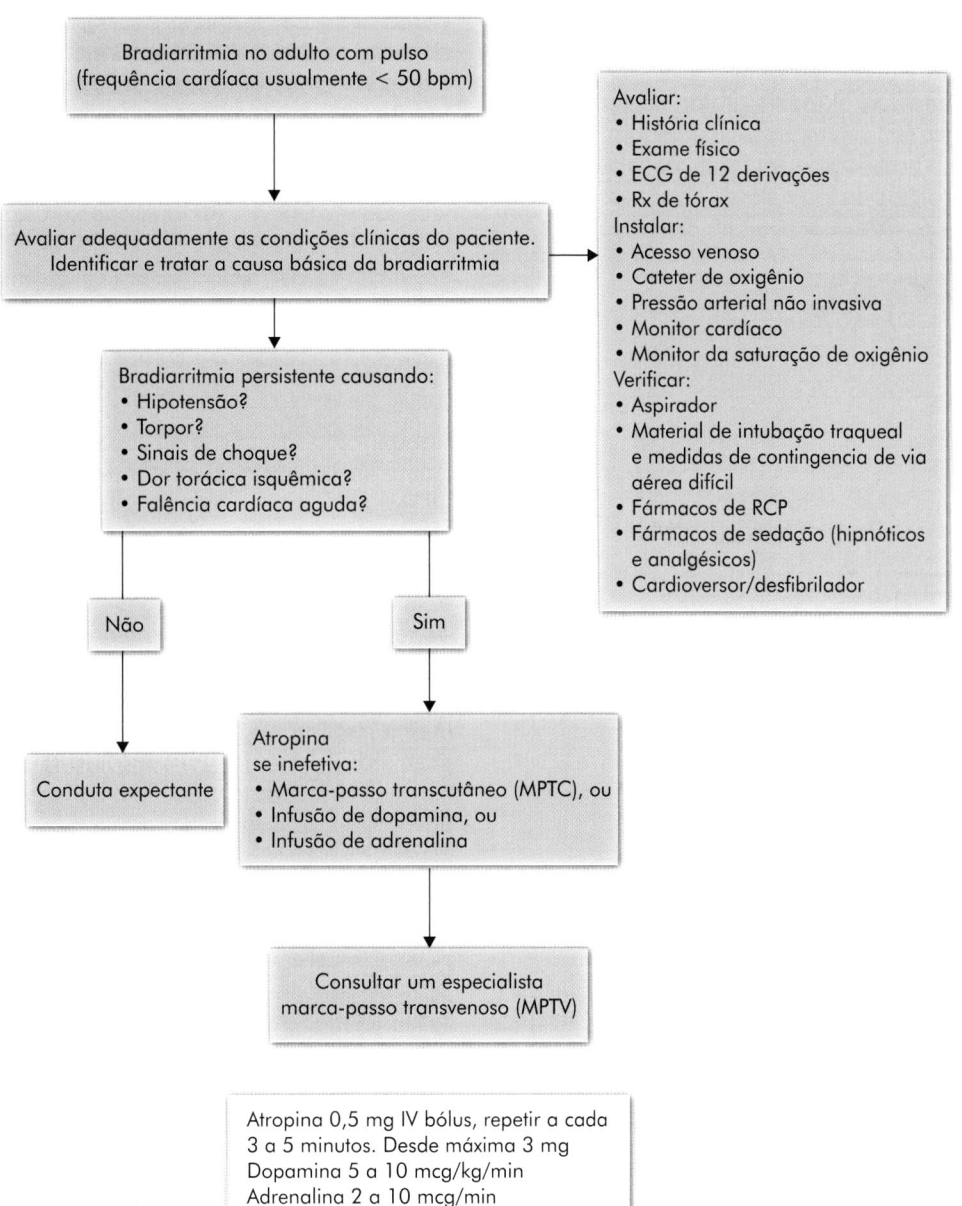

◄ **Figura 51.49** Algoritmo da Abordagem da bradiarritmia aguda sintomática.

**Fonte:** Adaptado de Neumar RW, Otto CW, Link MS, Kronick SL, Shuster M, Callaway CW, *et. al.*[42]

# REFERÊNCIAS

1. Pathak RK, Mahajan R, Lau DH, Sanders P. The implications of obesity for cardiac arrhythmia mechanisms and management. The Canadian journal of cardiology. 2015;31(2):203-10.
2. Chou HW, Wang JL, Chang CH, Lai CL, Lai MS, Chan KA. Risks of cardiac arrhythmia and mortality among patients using new-generation macrolides, fluoroquinolones, and beta-lactam/beta-lactamase inhibitors: a Taiwanese nationwide study. Clinical infectious diseases : an official publication of the Infectious Diseases Society of America. 2015;60(4):566-77.
3. Alp H, Narin C, Baysal T, Sarigul A. Prevalence of and risk factors for early postoperative arrhythmia in children after cardiac surgery. Pediatrics international : official journal of the Japan Pediatric Society. 2014;56(1):19-23.
4. Tongyoo S, Permpikul C, Haemin R, Epichath N. Predicting factors, incidence and prognosis of cardiac arrhythmia in medical, non-acute coronary syndrome, critically ill patients. Journal of the Medical Association of Thailand = Chotmaihet thangphaet. 2013;96 Suppl 2:S238-45.
5. ILO. BLPKBDB. Goodman & Gilman's. New York - USA: McGraw-Hill; 2008. 1331 p.
6. Martinez JP, Laguna P, Olmos S, Pahlm O, Pettersson J, Sornmo L. Assessment of QT-measurement accuracy using the 12-lead electrocardiogram derived from EASI leads. Journal of electrocardiology. 2007;40(2):172-9.
7. Sejersten M, Wagner GS, Pahlm O, Warren JW, Feldman CL, Horacek BM. Detection of acute ischemia from the EASI-derived 12-lead electrocardiogram and from the 12-lead electrocardiogram acquired in clinical practice. Journal of electrocardiology. 2007;40(2):120-6.
8. Wehr G, Peters RJ, Khalife K, Banning AP, Kuehlkamp V, Rickards AF, Sechtem U. A vector-based, 5-electrode, 12-lead monitoring ECG (EASI) is equivalent to conventional 12-lead ECG for diagnosis of acute coronary syndromes. Journal of electrocardiology. 2006;39(1):22-8.
9. Kumar K, Zimetbaum PJ. Antiarrhythmic drugs 2013: state of the art. Current cardiology reports. 2013;15(10):410.
10. Lafuente-Lafuente C, Longas-Tejero MA, Bergmann JF, Belmin J. Antiarrhythmics for maintaining sinus rhythm after cardioversion of atrial fibrillation. The Cochrane database of systematic reviews. 2012;5:CD005049.
11. Ciszewski J, Maciag A, Kowalik I, Syska P, Lewandowski M, Farkowski MM, et al. Comparison of the rhythm control treatment strategy versus the rate control strategy in patients with permanent or long-standing persistent atrial fibrillation and heart failure treated with cardiac resynchronization therapy - a pilot study of Cardiac Resynchronization in Atrial Fibrillation Trial (Pilot-CRAfT): study protocol for a randomized controlled trial. Trials. 2014;15:386.
12. Hagens VE, Crijns HJ, Van Veldhuisen DJ, Van Den Berg MP, Rienstra M, Ranchor AV, et al. Rate control versus rhythm control for patients with persistent atrial fibrillation with mild to moderate heart failure: results from the RAte Control versus Electrical cardioversion (RACE) study. American heart journal. 2005;149(6):1106-11.
13. Perez A, Touchette DR, DiDomenico RJ, Stamos TD, Walton SM. Comparison of rate control versus rhythm control for management of atrial fibrillation in patients with coexisting heart failure: a cost-effectiveness analysis. Pharmacotherapy. 2011;31(6):552-65.
14. Roy D, Talajic M, Nattel S, Wyse DG, Dorian P, Lee KL, et al. Rhythm control versus rate control for atrial fibrillation and heart failure. The New England journal of medicine. 2008;358(25):2667-77.
15. Kass RS CC. Basis and Treatment of CardiacArrhythmias. 1st ed. Leipzig Germany: Springer-Verlag; 2004 2004. 360 p.
16. Group PS, Devereaux PJ, Yang H, Yusuf S, Guyatt G, Leslie K, et al. Effects of extended-release metoprolol succinate in patients undergoing non-cardiac surgery (POISE trial): a randomised controlled trial. Lancet. 2008;371(9627):1839-47.
17. Antonaccio MJ, Gomoll A. Pharmacology, pharmacodynamics and pharmacokinetics of sotalol. Am J Cardiol. 1990;65(2):12A-21A; discussion 35A-6A.
18. Waldo AL, Camm AJ, deRuyter H, Friedman PL, MacNeil DJ, Pauls JF, et al. Effect of d-sotalol on mortality in patients with left ventricular dysfunction after recent and remote myocardial infarction. The SWORD Investigators. Survival With Oral d-Sotalol. Lancet. 1996;348(9019):7-12.
19. Gottlieb SS. The use of antiarrhythmic agents in heart failure: implications of CAST. American heart journal. 1989;118(5 Pt 1):1074-7.
20. Greene HL, Roden DM, Katz RJ, Woosley RL, Salerno DM, Henthorn RW. The Cardiac Arrhythmia Suppression Trial: first CAST ... then CAST-II. J Am Coll Cardiol. 1992;19(5):894-8.
21. Manoach M, Tribulova N. Sotalol: the mechanism of its antiarrhythmic-defibrillating effect. Cardiovasc Drug Rev. 2001;19(2):172-82.
22. Hool LC. Acute hypoxia differentially regulates K(+) channels. Implications with respect to cardiac arrhythmia. European biophysics journal : EBJ. 2005;34(5):369-76.
23. Fisch C. Arrhythmia due to hypoxia. The Journal of the Indiana State Medical Association. 1968;61(3):345.
24. Brown SJ, Barnes MJ, Mundel T. Effects of hypoxia and hypercapnia on human HRV and respiratory sinus arrhythmia. Acta physiologica Hungarica. 2014;101(3):263-72.
25. Thung N, Dammann JF, Jr., Diaz-Perez R, Thompson WM, Jr., Sanmarco M, Mehegan C. Hypoxia as the cause of hemorrhage into the cardiac conduction system, arrhythmia, and sudden death. The Journal of thoracic and cardiovascular surgery. 1962;44:687-95.
26. Salanova-Villanueva L, Bernis-Carro C, Alberto-Blazquez L, Sanchez-Tomero JA. Severe arrhythmia due to hypokalemia. Influence from diuretic substances. Nefrologia : publicacion oficial de la Sociedad Espanola Nefrologia. 2015;35(3):334-6.
27. Papademetriou V. Diuretics, hypokalemia, and cardiac arrhythmia: a 20-year controversy. Journal of clinical hypertension. 2006;8(2):86-92.
28. Salinas P, Lopez-de-Sa E, Pena-Conde L, Viana-Tejedor A, Rey-Blas JR, Armada E, Lopez-Sendon JL. Electrocardiographic changes during induced therapeutic hypothermia in comatose survivors after cardiac arrest. World journal of cardiology. 2015;7(7):423-30.
29. Bassin L, Yong AC, Kilpatrick D, Hunyor SN. Arrhythmogenicity of hypothermia - a large animal model of hypothermia. Heart, lung & circulation. 2014;23(1):82-7.
30. Manohar S, Dahal BR, Gitler B. Fever-Induced Brugada Syndrome. Journal of investigative medicine high impact case reports. 2015;3(1):2324709615577414.
31. Rattanawong P, Vutthikraivit W, Charoensri A, Jongraksak T, Prombandankul A, Kanjanahattakij N, et al. Fever-Induced Brugada Syndrome Is More Common Than Previously Suspected: A Cross-Sectional Study from an Endemic Area. Annals of noninvasive electrocardiology : the official journal of the International Society for Holter and Noninvasive Electrocardiology, Inc. 2015.
32. Junttila MJ, Gonzalez M, Lizotte E, Benito B, Vernooy K, Sarkozy A, et al. Induced Brugada-type electrocardiogram, a sign for imminent malignant arrhythmias. Circulation. 2008;117(14):1890-3.
33. Struzkova K, Stourac P, Kanovsky J, Krikava I, Toukalkova M, Sevcik P. An unusual reason for severe bradycardia leading to cardiac arrest during general anaesthesia: a case report. Biomedical papers of the Medical Faculty of the University Palacky, Olomouc, Czechoslovakia. 2014;158(4):659-61.
34. Joo Y, Shin BS, Cho EA, Kim DK. Comparison of desflurane and sevoflurane anaesthesia in relation to the risk of vagally mediated reflex bradycardia during gastrectomy. The Journal of international medical research. 2012;40(4):1492-8.
35. Yong J, Hibbert P, Runciman WB, Coventry BJ. Bradycardia as an early warning sign for cardiac arrest during routine laparoscopic surgery. International journal for quality in health care : journal of the International Society for Quality in Health Care / ISQua. 2015;27(6):472-7.
36. Seo KC, Park JS, Roh WS. Factors contributing to episodes of bradycardia hypotension during shoulder arthroscopic surgery in the sitting position after interscalene block. Korean journal of anesthesiology. 2010;58(1):38-44.
37. Kim JK, Park JM, Lee CH, Kim DK. Dose fentanyl injection for blunting the hemodynamic response to intubation increase the risk of reflex bradycardia during major abdominal surgery? Korean journal of anesthesiology. 2012;63(5):402-8.
38. Page RL, Joglar JA, Caldwell MA, Calkins H, Conti JB, Deal BJ, et al. 2015 ACC/AHA/HRS Guideline for the Management of Adult Patients With Supraventricular Tachycardia: A Report of the American College of Cardiology/American Heart Association Task Force on Clinical Practice Guidelines and the Heart Rhythm Society. J Am Coll Cardiol. 2016;67(13):e27-e115.
39. Than M, Peacock WF. Supraventricular tachycardia: back to basics. Lancet. 2015;386(10005):1712.
40. Brugada P, Brugada J, Mont L, Smeets J, Andries EW. A new approach to the differential diagnosis of a regular tachycardia with a wide QRS complex. Circulation. 1991;83(5):1649-59.
41. Vereckei A, Duray G, Szenasi G, Altemose GT, Miller JM. New algorithm using only lead aVR for differential diagnosis of wide QRS complex tachycardia. Heart Rhythm. 2008;5(1):89-98.
42. Neumar RW, Otto CW, Link MS, Kronick SL, Shuster M, Callaway CW, et al. Part 8: adult advanced cardiovascular life support: 2010 American Heart Association Guidelines for Cardiopulmonary Resuscitation and Emergency Cardiovascular Care. Circulation. 2010;122(18 Suppl 3):S729-67.
43. Willems S, Shenasa M, Borggrefe M, Hindricks G, Chen X, Rotman B, et al. Atrioventricular nodal reentry tachycardia: electrophysiologic comparisons in patients with and without 2:1 infra-His block. Clin Cardiol. 1993;16(12):883-8.
44. January CT, Wann LS, Alpert JS, Calkins H, Cigarroa JE, Cleveland JC, Jr., et al. 2014 AHA/ACC/HRS guideline for the management of patients with atrial fibrillation: a report of the American College of Cardiology/American Heart Association Task Force on Practice Guidelines and the Heart Rhythm Society. J Am Coll Cardiol. 2014;64(21):e1-76.
45. Stroke Risk in Atrial Fibrillation Working G. Comparison of 12 risk stratification schemes to predict stroke in patients with nonvalvular atrial fibrillation. Stroke. 2008;39(6):1901-10.
46. Lip GY, Frison L, Halperin JL, Lane DA. Identifying patients at high risk for stroke despite anticoagulation: a comparison of contemporary stroke risk stratification schemes in an anticoagulated atrial fibrillation cohort. Stroke. 2010;41(12):2731-8.

# 52

# Agonistas e Antagonistas Colinérgicos

Carlos Rogério Degrandi Oliveira

## INTRODUÇÃO

A homeostase do sistema nervoso autônomo pode ser profundamente alterada pelos fármacos agonistas e antagonistas colinérgicos. Muitos apresentam usos clínicos bem estabelecidos e utilizados na prática clínica diária, por isso é importante que o anestesiologista esteja familiarizado com os seus efeitos. Outros fármacos são de uso clínico muito restrito, utilizados em condições clínicas específicas, como mecanismo farmacológico de pesquisa ou de interesse da toxicologia.

O termo colinérgico refere-se aos efeitos da acetilcolina, assim como adrenérgico refere-se aos efeitos da noradrenalina nos seus receptores. A acetilcolina é sintetizada no terminal do nervo pela enzima colina acetiltransferase, que catalisa a acetilação da acetilcoenzima A com a colina. Após a sua liberação, a acetilcolina é rapidamente hidrolisada pela acetilcolinesterase, originando acetato e colina. A colina é reciclada após a receptação na terminação nervosa colinérgica e reutilizada para a síntese de acetilcolina.[1]

A acetilcolina é o neurotransmissor para todo o sistema nervoso parassimpático (gânglios parassimpáticos e células efetoras), parte do sistema nervoso simpático (gânglios simpáticos, medula suprarrenal e glândulas sudoríparas), alguns neurônios do Sistema Nervoso Central (SNC) e inervação do músculo esquelético.[2]

## ■ RECEPTORES COLINÉRGICOS

Em 1914, Dale sugeriu que os receptores colinérgicos fossem subdivididos em dois grandes grupos com base em sua reação aos alcaloides muscarina e nicotina.[3]

A primeira substância estudada com efeito colinérgico foi a muscarina, um produto natural tóxico, extraído do cogumelo *Amanita muscaria*. A muscarina produz intenso efeito parassimpaticomimético periférico, e por ser uma substância polar não atravessa a barreira hematoencefálica. Esse alcaloide mimetiza os efeitos da acetilcolina nos receptores metabotrópicos colinérgicos. A ingestão da muscarina é seguida de intensa salivação, diaforese, lacrimejamento, e em grandes doses produz dor abdominal, náuseas, diarreia, visão borrada e dispneia. No gênero Amanita, a muscarina ocorre em pequenas concentrações, cerca de 0,0003% do seu peso. O evento morte é raro, mesmo pela intoxicação dos cogumelos dos gêneros Inocybe e Clytocibe, que apresentam altas concentrações do composto. Os efeitos psicomiméticos que acompanham a estimulação parassimpática são decorrentes do efeito de outro alcaloide, o muscimol.

Os receptores muscarínicos são acoplados à proteína G com uma configuração típica de sete domínios transmembrana. Os cinco subtipos identificados e classificados de receptores, de acordo com o seu grau de homologia, são encontrados em gânglios do sistema nervoso periférico e nos órgãos efetores autonômicos, como coração, músculos lisos, cérebro e glândulas exócrinas.[4]

Os receptores muscarínicos M1, M3 e M5, quando ativados por agonistas colinérgicos, acoplam-se preferencialmente com a proteína Gq. Isso induz a ativação da fosfolipase C, que promove a hidrólise de fosfoinositídeos presentes na membrana e a produção de segundos mensageiros (diacilglicerol e inositol trifosfato). De forma diferenciada, os receptores M2 e M4, quando ativados, acoplam-se preferencialmente à proteína Gi, que inibe a atividade da adenilciclase e reduz os níveis intracelulares de AMP cíclico.[5]

O subtipo M1 é encontrado principalmente nos gânglios autônomos, SNC e glândulas secretoras. Os receptores M2 são encontrados nos nodos sinoatrial (SA) e atrioventricular (AV), e no tecido muscular cardíaco de várias espécies. A estimulação do receptor no tecido de condução cardíaco diminui a velocidade de despolarização espontânea e hiperpolariza o nodo SA, assim como diminui a velocidade de condução no nodo AV. Nos miócitos atriais e ventriculares, encurta a duração do potencial de ação, com diminuição da contratilidade atrial e ventricular.[4]

Os receptores M3 estão presentes nos músculos lisos e tecido glandular. Quando ativados levam a salivação, broncoconstrição e aumento da motilidade e secreção gastrintestinal.[6] Já os receptores M4 são abundantes no corpo estriado (núcleo caudado e putâmen) e hipocampo. Também modulam negativamente potenciais pós-sinápticos excitatórios em neurônios corticais.[4]

Os receptores M5 estão localizados principalmente na substância nigra, hipocampo, camada exterior do córtex cerebral e corpo estriado (núcleo caudado e putâmen). A localização desse receptor no cérebro, seu envolvimento na liberação de dopamina no corpo estriado e na estimulação cerebral gratificante sugerem um possível papel do M5 como alvo para o tratamento de distúrbios da saciedade e dependência de drogas.[7]

Os receptores muscarínicos com suas respectivas proteínas de acoplamento e localizações estão representados na Tabela 52.1.

**Tabela 52.1 Tipo de receptor muscarínico, proteína de acoplamento e localização.**

| Receptor | Proteína de acoplamento | Localização |
|---|---|---|
| M1 | $G_q$ | Gânglios autônomos<br>SNC<br>Glândulas secretoras |
| M2 | $G_i$ | Nodos SA e AV<br>Tecido muscular cardíaco |
| M3 | $G_q$ | Músculos liso<br>Tecido glandular |
| M4 | $G_i$ | Corpo estriado (núcleo caudado e putâmen)<br>Hipocampo |
| M5 | $G_q$ | Corpo estriado (núcleo caudado e putâmen)<br>Substância nigra<br>Hipocampo<br>Córtex cerebral |

A nicotina é um alcaloide natural originalmente retirado das folhas da *Nicotiniana tabacum*. Também é encontrada em pequenas quantidades nas folhas da coca (*Erythroxylum coca*). Esse alcaloide mimetiza os efeitos da acetilcolina nos receptores ionotrópicos colinérgicos. A nicotina é uma potente neurotoxina com especificidade para os insetos, e nos mamíferos atua como estimulante, sendo um dos principais fatores responsáveis pelo tabagismo.

Os receptores nicotínicos são canais iônicos pentaméricos que permitem a despolarização com um influxo de cátions monovalentes, $Na^+$ ou $K^+$, seguindo seus gradientes de concentrações (Figura 52.1). A passagem de íons $Na^+$ por meio do canal iônico, formado pelas cinco subunidades, pela mem brana pós-sináptica provoca sua despolarização, com consequente estimulação da célula efetora. Já foram identificadas 17 subunidades distintas ($\alpha_{1-10}$, $\beta_{1-4}$, $\delta$, Ⴘ e $\varepsilon$) nos receptores nicotínicos musculares ($N_M$) e neurais ($N_N$).[1]

A estimulação dos receptores $N_M$ causa contração do músculo esquelético.[8] Isso ocorre quando cada uma das subunidades $\alpha_1$ presentes no receptor $N_M$ ($2\alpha_1$, $\beta_1$, $\delta$ e $\varepsilon$ ou Ⴘ) se liga a um agonista (Figura 52.1).

Os receptores nicotínicos também ativam junções pós-ganglionares nos gânglios autônomos, tanto no sistema nervoso simpático quanto no parassimpático, e quando estimulados causam despolarização e deflagração dos neurônios pós-ganglionares. Esses receptores também são encontrados na medula suprarrenal e SNC. A função exata de muitos dos receptores $N_N$, no SNC, não é totalmente conhecida. A julgar pela diversidade das subunidades e conformações homo e heteropentaméricas isoladas, os receptores $N_N$ parecem estar envolvidos na regulação e liberação de neurotransmissores (acetilcolina, dopamina, noradrenalina, glutamato e 5-hidroxitriptamina).[1]

## ■ AGONISTAS COLINÉRGICOS MUSCARÍNICOS

Os agonistas muscarínicos são divididos em dois grupos, agonistas diretos e agonistas indiretos. Os ésteres da colina (acetilcolina, metacolina, carbamilcolina e betanecol) e os alcaloides (pilocarpina, arecolina e muscarina) agem diretamente sobre os receptores muscarínicos. Os inibidores da acetilcolinesterase ou anticolinesterásicos (fisostigmina, neostigmina, piridostigmina, edrofônio e ecotiofato) atuam indiretamente pela inibição da hidrólise da acetilcolina (Tabela 52.2).

### Agonistas de Ação Direta

Devido à hidrólise rápida, agonistas de ação direta têm poucas aplicações clínicas, com a exceção da aplicação tópica em oftalmologia, como é o caso do colírio de acetilcolina, que pode ser utilizado em cirurgias que necessitem de rápida e completa constrição pupilar.[9]

Pequenas alterações estruturais dos compostos podem alterar acentuadamente as respostas nos receptores colinérgicos. A atividade mais longa do agonista direto pode ser

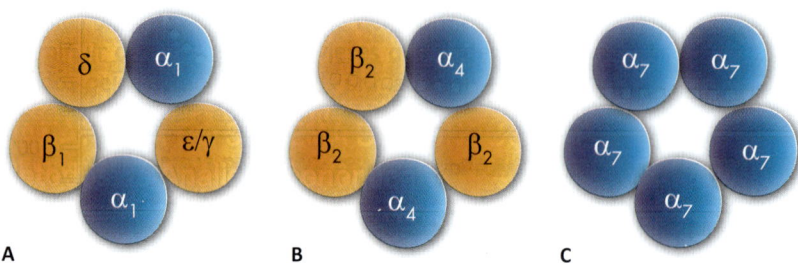

◄**Figura 52.1** Receptores nicotínicos: **(A)** receptor NM heteropentamérico adulto($\varepsilon$)/fetal(Ⴘ); **(B)** receptor $N_N$ heteropentamérico; **(C)** receptor $N_N$ homopentamérico.

| **Tabela 52.2 Principais agonistas colinérgicos.** | | | |
|---|---|---|---|
| **Agonistas** | | | |
| Muscarínicos | Ação direta | Ésteres da Colina | Acetilcolina |
| | | | Metacolina |
| | | | Carbacol |
| | | | Betanecol |
| | | Alcaloides | Muscarina |
| | | | Pilocarpina |
| | | | Arecolina |
| | Ação indireta | Reversíveis | Edrofônio |
| | Anticolinesterásicos | Aminas | Neostigmina |
| | | Carbamatos | Piridostigmina |
| | | | Fisostigmina |
| | | Irreversíveis | Ecotiofato |
| | | Organofosforados | Malation |
| | | | Paration |
| | | | Sarin |
| Nicotínicos | Acetilcolina | | |
| | Succinilcolina | | |
| | Nicotina | | |
| | Epibatidina | | |
| | Dimetilfenilpiperazinio | | |

conseguida pela metilação da colina, como observado com o fármaco sintético metacolina. Essa modificação impede os efeitos clínicos relevantes da ativação dos receptores nicotínicos e retarda o metabolismo da acetilcolinesterase. Seus efeitos muscarínicos são predominantemente cardiovasculares.

A carbamilcolina é sintetizada ocorre mediante a substituição do grupo acetila por carbamila, conferindo resistência à hidrólise esterásica. Apresenta ação muscarínica, mas com predominância de atividade nicotínica em gânglios autonômicos. A carbamilcolina tem seu uso limitado a colírio para o tratamento de glaucoma de ângulo aberto.[9]

O betanecol é semelhante à metacolina e altamente específico para os receptores muscarínicos. Apresenta mínimo efeito cronotrópico e inotrópico negativo, sendo útil para o tratamento de íleo paralítico pós-operatório, retenção urinária e bexiga neurogênica decorrente de lesão medular.

A pilocarpina é uma amina terciária com ações semelhantes à metacolina. É o principal alcaloide extraído das folhas do jaborandi (*Pilocarpus microphyllus*), um arbusto sul-americano há muito conhecido pelos nativos pelo seu efeito diaforético e sialogogo. É empregada topicamente para produzir miose e reduzir a pressão intraocular com efeitos sistêmicos mínimos. Seu uso clínico inclui tratamento por via oral, da xerostomia e xeroftalmia induzidas por irradiação da cabeça e pescoço, e naquelas decorrentes da síndrome de Sjögren.[10]

A arecolina é o principal alcaloide extraído do fruto da palmeira de Areca (*Areca catechu*). É uma amina terciária que quando ingerida produz euforia e intensa salivação. É utilizada clinicamente como colírio para produzir miose.[10]

## Agonistas de Ação Indireta (Anticolinesterásicos)

Esta classe inclui fármacos que atuam inibindo ou inativando a enzima acetilcolinesterase, também chamados de fármacos anticolinesterásicos. A maioria desses fármacos inibe tanto a acetilcolinesterase quanto pseudocolinesterase. A inibição da acetilcolinesterase permite o acúmulo da acetilcolina, resultando em atividade parassimpática similar àquela produzida pelos agonistas colinérgicos de ação direta. Esse acúmulo produz, igualmente, estímulo dos receptores muscarínicos e nicotínicos. A ligação do anticolinesterásico aos sítios aniônicos ou esterásicos da acetilcolinesterase (complexo inibidor-enzima) é mais estável que o complexo neurotransmissor-enzima, assim a hidrólise é retardada e a acetilcolina acumula-se.[9]

Uma superdosagem ou administração incorreta de anticolinesterásicos leva a uma crise colinérgica, manifestada com aumento da salivação, bradicardia, miose, diarreia e fraqueza muscular.[11] A atividade muscarínica é evocada com concentrações mais baixas de acetilcolina do que as necessárias para produzir um efeito nicotínico.

Em anestesia, os anticolinesterásicos são usados na reversão do bloqueio neuromuscular adespolarizante. No relaxamento muscular causado pela succinilcolina, esses agentes terão efeito aditivo, reforçando a despolarização. Esse efeito é imputado a dois mecanismos: aumento da acetilcolina disponível e inibição da atividade da pseudocolinesterase.

A neostigmina reverte o bloqueio neuromuscular, aumentando a concentração da acetilcolina no receptor nicotínico da placa motora, entretanto é mandatória a utilização de um agonista muscarínico para se evitarem os efeitos adversos (bradicardia, hipotensão, broncoespasmo ou espasmo intestinal). Em contraposição, paralisia neuromuscular pode ser produzida ou aumentada pelo uso excessivo de um anticolinesterásico. O acúmulo de acetilcolina nas placas motoras produz um bloqueio despolarizante semelhante ao produzido pela succinilcolina ou nicotina. Além disso, os anticolinesterásicos são fármacos utilizados no tratamento clínico da miastenia gravis, glaucoma e atonia do trato gastrintestinal e urinário.[12]

Classicamente, os fármacos anticolinesterásicos são subdivididos em dois grupos: reversíveis e irreversíveis (Tabela 52.2).[9] O primeiro apresenta duração variável da inibição do sítio aniônico ou esterásico da acetilcolinesterase. Os fármacos que inibem o sítio aniônico são chamados de inibidores competitivos prostéticos (edrofônio). Os fármacos que inibem o sítio aniônico e esterásico são chamados de inibidores transferidores de ácidos (neostigmina, piridostigmina e fisostigmina) e apresentam uma maior duração de ação.[9]

O edrofônio é um anticolinesterásico sintético de curta duração de ação. Em sua estrutura apresenta um amônio quaternário, e compete com a acetilcolina ao se ligar à acetilcolinesterase no sítio aniônico (Figura 52.2). A dose recomendada para o antagonismo do bloqueio neuromuscular é de 0,5 a 1 mg.kg⁻¹.[13] É também disponível nos EUA em uma combinação com a atropina (edrofônio 10 mg/atropina 0,14 mg.mL⁻¹). Os seus efeitos podem ser observados em 2 minutos, com uma duração de ação de aproximadamente 10 minutos. A curta duração de ação deve-se à reversibilidade da sua ligação com a acetilcolinesterase e à rápida eliminação renal. A sua potência e duração é menor que a da neostigmina, tornando-o impróprio para antagonizar agentes de ação prolongada.[14]

A neostigmina é um composto de amônio quaternário, inicialmente introduzido na prática clínica para o tratamento da atonia intestinal e miastenia gravis. O amônio quaternário impede a neostigmina de atravessar a barreira hematoencefálica. A neostigmina se liga aos dois sítios, aniônico e esterásico, da acetilcolinesterase. A formação do complexo éster-carbamil torna a inibição da acetilcolinesterase reversível. Usada principalmente para o antagonismo do bloqueio neuromuscular, a dose a ser administrada varia de 0,05 a 0,07 mg.kg⁻¹. Apresenta um início de ação de 1 minuto, com um efeito de pico em 10 minutos e duração de ação entre 20 e 30 minutos. A meia-vida de eliminação é de aproximadamente 77 minutos. A neostigmina é metabolizada por esterases plasmáticas originando álcool quaternário, e cerca de 60% do fármaco é excretado na urina. Na presença de insuficiência renal, a depuração plasmática é reduzida, e a meia-vida de eliminação é prolongada.[13] Foi demonstrado que a neostigmina provoca aumento das náuseas e vômitos no pós-operatório.[14]

O seu uso no neuroeixo como adjuvante para a analgesia é desencorajado. Por via peridural apresentou menor incidência de náuseas e vômitos quando comparada com a administração intratecal, entretanto apresentou incidência aumentada de sedação quando usadas doses maiores que 100 µg .[15,16]

A piridostigmina é um análogo da neostigmina de menor potência. Esse fármaco não é usado para o antagonismo do bloqueio neuromuscular devido ao seu tempo de início lento superior a 15 minutos, apresentando uma duração de ação longa, em torno de 6 horas. A dose a ser administrada varia de 0,1 a 0,4 mg.kg⁻¹.[14] A piridostigmina via oral é o anticolinesterásico de escolha no controle da miastenia gravis.

A fisostigmina foi utilizada inicialmente para o tratamento do glaucoma. Ela é um alcaloide natural derivado da fava-de-calabar (*Physostigma venenosum*). É um carbamato, mas não apresenta amônio quaternário na sua estrutura, portanto atravessa a barreira hematoencefálica (Figura 52.2). É usada para antagonizar a toxicidade anticolinérgica central causada por *overdose* anticolinérgica. Não é utilizada na reversão do bloqueio neuromuscular. Ao contrário dos outros anticolinesterásicos, a fisostigmina é metabolizada pelas esterases plasmáticas, e a eliminação não depende da excreção renal. A dose a ser administrada varia de 0,01 a 0,03 mg.kg⁻¹.[14]

A função cognitiva deteriorada pela destruição de neurônios colinérgicos e subsequente redução dos níveis de acetilcolina na doença de Alzheimer pode ser amenizada com novos fármacos anticolinesterásicos (tacrine, donepezil, galantamina e rivastigmina), capazes de atravessar a barreira hematoencefálica.[11]

Os anticolinesterásicos irreversíveis são compostos de fosfato orgânico (organofosforados) que produzem efeitos inibitórios que podem durar dias ou semanas. Também são considerados transferidores de ácido e produzem uma enzima fosforilada resistente à hidrólise. Dessa forma, a acetilcolina não é hidrolisada em qualquer grau.

Os organofosforados são utilizados na agricultura como inseticidas e geralmente são dispersos como aerossóis. Por

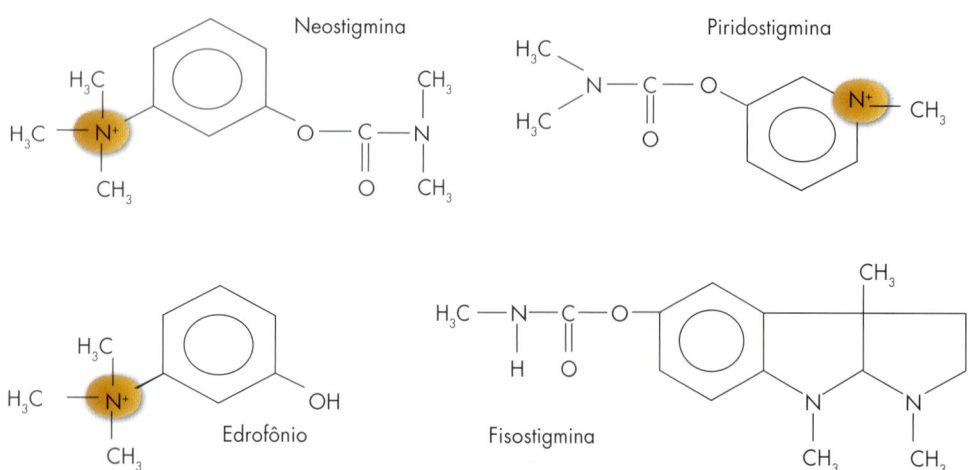

◄ **Figura 52.2** Agonistas muscarínicos de ação indireta (anticolinesterásicos reversíveis). A ausência de carga positiva confere lipossolubilidade à fisostigmina. Com a exceção do edrofônio (amina), os demais fármacos deste grupo são carbamatos (ésteres do ácido carbâmico).

conseguinte, os compostos podem ser absorvidos rapidamente por meio da pele, mucosas e pelos pulmões, após aspiração. Pelo seu caráter lipofílico, atravessam facilmente a barreira hematoencefálica.[12]

Na vigência de depressão ventilatória central e paralisia muscular, medidas de suporte ventilatório devem ser instituídas precocemente, assim como atropina em altas doses e anticonvulsivantes. A pralidoxima é um reativador colinesterásico, disponível nos Estados Unidos, que hidrolisa o complexo fosfato-enzima.[9] A exposição ocupacional aos organofosforados leva a polineurites. Além de inseticidas (malation, paration), alguns organofosforados são reconhecidos como armas químicas potentes, os chamados "gases dos nervos" (VX, tabun, sarin, soman).[12]

O ecotiofato é um anticolinesterásico irreversível de ação prolongada que, instilado nos olhos, reduz a resistência ao fluxo do humor aquoso e diminui a pressão intraocular.[11] O uso tópico do ecotiofato leva à absorção sistêmica, com redução nos níveis da pseudocolinesterase. O eventual uso concomitante de succinilcolina prolongará sua duração de ação, permanecendo efetiva por um período de até duas a três semanas.[9]

A ação dos anestésicos locais aminoésteres pode ser prolongada devido ao metabolismo mais lento em pacientes que utilizam ecotiofato. Ao contrário da maioria dos anticolinesterásicos irreversíveis, não é volátil nem mesmo penetra facilmente na pele íntegra.[12]

## ■ AGONISTAS COLINÉRGICOS NICOTÍNICOS

Além da acetilcolina, o agonista dos receptores $N_M$ de interesse para a anestesiologia é a succinilcolina, fármaco que produz bloqueio neuromuscular despolarizante. Entretanto, ela também pode estimular gânglios autonômicos. Os fármacos bloqueadores neuromusculares e seus antagonistas serão estudados em capítulo específico.

Na década de 1990, houve um interesse na epibatidina, um alcaloide isolado a partir da pele de uma rã venenosa, a *Epipedobates tricolor*. Estudos realizados em animais demonstraram seu intenso efeito analgésico, cerca de 200 vezes maior que a morfina. O fato de ser um agonista do receptor $N_N$, e não um opioide, significava que poderia ser usado sem receio de dependência. No entanto, logo foi verificado que seu efeito antinociceptivo nos seres humanos não poderia ser dissociado dos seus efeitos tóxicos.[17,18] Ademais, outros agonistas dos receptores $N_N$, mas com pouco interesse clínico, são a nicotina, a cistina, o dimetilfenilpiperazinio e a anatoxina A.

## ■ ANTAGONISTAS COLINÉRGICOS MUSCARÍNICOS

Os fármacos antagonistas colinérgicos muscarínicos inibem competitivamente a ação da acetilcolina por ligação reversível com os receptores muscarínicos (Figura 52.3).[4] Os receptores nicotínicos não são afetados por doses normalmente utilizadas.

A ação clássica de um antagonista colinérgico muscarínico (antimuscarínico) é se contrapor aos efeitos vagais, produzindo aumento da frequência cardíaca e diminuição de secreções bronquiais.[14]

A atropina (dl-hiosciamina) é um composto nitrogenado terciário extraído da beladona (*Atropa belladonna*) e do estramônio (*Datura stramonium*). Estruturalmente, a atropina é um éster orgânico formado de ácido trópico e uma base orgânica, a tropina. A atropina é extraída na forma racêmica, mas a sua atividade antagonista muscarínica se deve ao isômero levogiro.[10]

Paradoxalmente, doses baixas de atropina aumentam o tônus vagal por bloqueio de receptores M1 dos neurônios vagais pós-ganglionares, resultando em bradicardia.[19] Em doses clínicas usuais, acima de 0,5 mg, a atropina atua nos receptores muscarínicos bloqueando a ação da acetilcolina, e assim produzindo aumento da frequência cardíaca, midríase, cicloplegia e inibição das secreções salivares e gastrintestinais.

Como pré-medicação é utilizada por via venosa ou muscular na dose de 0,5 mg, e como adjuvante, na reversão do bloqueio neuromuscular 0,01 a 0,02 mg.kg$^{-1}$, 30 a 60 segundos antes da neostigmina.[14]

A atropina reduz o tônus do esfíncter esofágico inferior predispondo a regurgitação do conteúdo gástrico. Mesmo em pequenas doses reduz a atividade das glândulas sudoríparas, devendo ser evitada em pacientes com hiperpirexia. Ela relaxa a musculatura lisa brônquica, reduz a resistência das vias aéreas, inibe o transporte mucociliar e aumenta a viscosidade de secreções brônquicas.[20]

Essa substância atravessa a barreira hematoencefálica e placentária. Pode bloquear receptores muscarínicos pré-sinápticos em terminais adrenérgicos que conduzem a um efeito simpaticomimético. Esse fármaco deve ser evitado quando a taquicardia é potencialmente nociva (taquiarritmias, doença arterial coronariana, feocromocitoma). A atropina deve ser evitada em pacientes com glaucoma de ângulo fechado.[9,12]

A escopolamina (l-hioscina) é um composto nitrogenado terciário extraído do meimendro (*Hyoscyamus niger*). Estruturalmente, a escopolamina é um éster orgânico formado de ácido trópico e uma base orgânica, a escopina. Essa última difere da atropina pela presença de uma ponte de oxigênio entre os átomos de carbono seis e sete. É utilizada nas doses clínicas de 0,3 a 0,6 mg.

Ela também apresenta forte ação antisialóloga, mas é menos potente que o glicopirrolato ou atropina para aumentar a frequência cardíaca.[21] Atravessa a barreira hematoencefálica de forma mais eficaz do que a atropina e é comumente associada à amnésia, fadiga e sonolência. Seus efeitos centrais poderiam explicar sua propriedade antiemética e controle de náuseas provocadas pelo sistema vestibular.[22] Ao contrário, a forma N-butilbrometo de escopolamina apresenta ínfima lipossolubilidade.

O glicopirrolato é uma amina quaternária sintética que não atravessa a barreira hematoencefálica, não produzindo efeitos colaterais no SNC, como ocorre com a atropina e escopolamina (Figura 52.3). É mais potente e apresenta uma duração de ação maior nos receptores muscarínicos periféricos do que a atropina. É utilizado clinicamente como um antisialogogo, para tratar bradicardia e inibir efeitos muscarínicos cardíacos quando agentes anticolinesterásicos são utilizados para reverter os efeitos dos relaxantes musculares. O efeito antisialogogo, na dose de 0,004 mg.kg⁻¹, pode durar até 8 horas. Semelhante à atropina, baixas doses podem causar bradicardia inicial.[4]

Ele é o antagonista colinérgico de escolha e mais adequado ao tempo de ação da neostigmina. É utilizado na dose de 0,005 a 0,01 mg.kg⁻¹.[14] Recentemente o *Food and Drug Administration* aprovou a apresentação tópica a 2,4% para tratamento de hiperidrose axilar primária em pacientes acima de 9 anos de idade.[23]

A homatropina é um composto semissintético derivado dos alcaloides da beladona produzido por combinação da tropina com ácido mandélico. Por diminuir a hipersecreção e promover relaxamento muscular do trato gastrintestinal, é utilizada no alívio de cólicas abdominais.[10]

O ipratrópio, um derivado da metilatropina, é um anticolinérgico inalado que inibe subtipos de receptores muscarínicos, com um efeito máximo de 30 a 60 minutos e uma duração de ação de 3 a 6 horas.[24]

Doses baixas de ipratrópio produzem broncoconstrição pelo bloqueio preferencial dos receptores muscarínicos M2 neuronais. Entretanto, doses subsequentes maiores levam à broncodilatação, resultado do bloqueio de receptores muscarínicos M3 no músculo liso das vias respiratórias. Ao contrário da atropina, o ipratrópio não afeta o transporte mucociliar de secreções respiratórias. Na doença pulmonar obstrutiva crônica, o ipratrópio melhora a função pulmonar, sem produzir taquifilaxia no uso prolongado. Nas crises agudas de asma, o ipratrópio proporciona benefício adicional quando utilizado com beta-2-agonistas inalatórios.[25]

Entre os antagonistas colinérgicos muscarínicos mais potentes existentes na natureza, temos as dendrotoxinas, que são neurotoxinas potentes produzidas pelas serpentes do gênero Dendroaspis (mamba), apresentando uma afinidade antagonista específica pelos receptores colinérgicos muscarínicos M1, M2 e M4.[26]

## ■ SÍNDROME ANTICOLINÉRGICA CENTRAL

Uma limitação imposta pelas ações centrais de doses mais elevadas de atropina e escopolamina é um efeito colateral denominado síndrome anticolinérgica central. Além dos alcaloides da beladona, anti-histamínicos, antipsicóticos, antidepressivos tricíclicos, antiparkinsonianos e opioides sintéticos (meperidina e metadona) podem produzir essa síndrome. A origem da síndrome é decorrente do bloqueio dos receptores muscarínicos abundantes no SNC, o que leva da inibição da transpiração até mesmo ao coma.[9,10] As manifestações clínicas das doses progressivas tóxicas da atropina estão sumarizadas na Tabela 52.3. Também pode se manifestar como sonolência e deve ser considerada no diagnóstico diferencial de retardo no despertar da anestesia. A fisostigmina é frequentemente utilizada como antagonista, uma vez que pode atravessar a barreira hematoencefálica, sendo administrada em doses intravenosas de 15 a 60 mg.kg⁻¹.[14] Por sua vez, uma dose excessiva de fisostigmina resulta em crise colinérgica, resultando em fraqueza muscular semelhante à crise miastênica.[12]

**Tabela 52.3** Manifestações clínicas das doses progressivas tóxicas da atropina (síndrome anticolinérgica central).

| Efeitos da atropina em relação a dose (mg) | |
|---|---|
| 0,5 | Bradicardia transitória (efeito suprimido pela injeção IV rápida), discreta xerostomia e inibição da transpiração |
| 1 | Xerostomia intensa, sede, taquicardia e discreta midríase |
| 2 | Sintomas anteriores mais acentuados, palpitações e visão embaçada |
| 5 | Sintomas anteriores mais acentuados, dificuldade em falar e engolir, inquietação, cefaleia, pele seca e quente, dificuldade de micção e reduzido peristaltismo intestinal |
| 10 | Sintomas anteriores mais acentuados, pulso rápido e fraco, íris praticamente Obliterada, pele escarlate (*flush*), alucinações, delírio e coma |

Fonte: Adaptada de Brown JH, e col., 2011.[10]

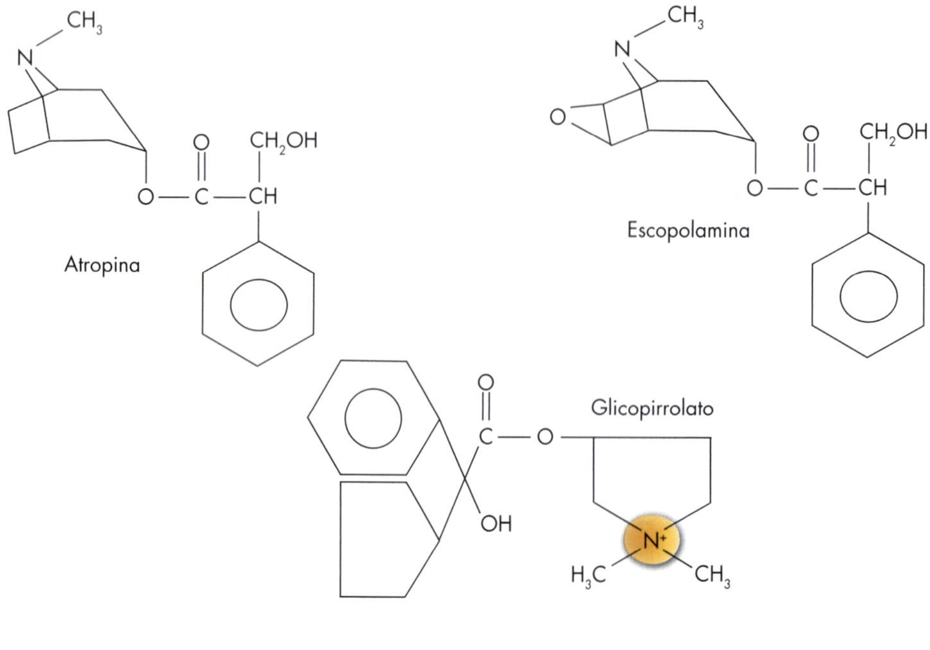

Atropina

Escopolamina

Glicopirrolato

◀ **Figura 52.3** Principais antagonistas colinérgicos muscarínicos. O glicopirrolato é um composto de amônio quaternário, e deste modo, não produz efeitos colaterais anticolinérgicos sobre o SNC.

# ■ ANTAGONISTAS COLINÉRGICOS NICOTÍNICOS

Os fármacos antagonistas colinérgicos nicotínicos se resumem principalmente aos bloqueadores neuromusculares adespolarizantes utilizados na anestesiologia e discutidos em capítulo específico.

O trimetafan é um bloqueador ganglionar, protótipo dos antagonistas dos receptores $N_N$, sem atividade sobre os receptores NM. Em razão dos seus efeitos colaterais (taquifilaxia, midríase fixa) e do surgimento de fármacos com melhor perfil farmacológico, está em desuso.

A dihidro-beta-eritroidina, um alcaloide isolado da planta Erythrina sp, apresenta uma afinidade antagonista do receptor $N_N$, com propriedade curaremimética. Muitos fármacos desse grupo já foram utilizados como anti-hipertensivos ou para hipotensão induzida no transoperatório (trimetafan, hexametônio), mas atualmente mesmo os compostos mais recentes são mais utilizados como ferramentas farmacológicas de pesquisa (mecamilamina, erisodina, lofotoxina e metillicaconitina).

De interesse toxicológico ainda temos a alfa-bungarotoxina e alfa-conotoxina, que são polipeptídeos encontrados em venenos das espécies de serpentes do gênero Bungarus e caracóis marinhos do gênero Conus, respectivamente. Unem-se irreversível e competitivamente aos receptores $N_M$ e $N_N$, causando parada respiratória e morte.

# ■ SUBSTÂNCIAS QUE ATUAM NA SÍNTESE E LIBERAÇÃO DE ACETILCOLINA

O hemicolínio é um fármaco sintético que bloqueia a recaptação de colina por apresentar afinidade elevada ao transportador de colina na terminação pré-sináptica. Sob muitas circunstâncias, essa recaptação e disponibilidade de colina parecem servir como o passo limitante na velocidade da síntese de acetilcolina. É, portanto, classificado como um antagonista indireto da acetilcolina. As terminações nervosas afetadas pelo hemicolínio devem contar com o transporte de colina a partir do corpo celular em vez de dependerem da recaptação da colina proveniente da fenda sináptica. O hemicolínio não tem uso clínico, mas é frequentemente usado como uma ferramenta de pesquisa em animais e experimentos in vitro. A utilização clínica é limitada, uma vez que, em situações fisiológicas basais, seus efeitos são menos pronunciados. A inibição só se torna aparente em situações de maior demanda de acetilcolina.[1]

O magnésio é um íon intracelular que exerce múltiplos mecanismos de regulação, entre esses o antagonismo competitivo no canal de cálcio tipo L no terminal sináptico. Dessa forma, ocorre a inibição da liberação da acetilcolina na junção neuromuscular e relaxamento muscular, potencializando a ação dos bloqueadores neuromusculares adespolarizantes.[27,28]

O vesamicol causa um bloqueio competitivo e reversível do transportador vesicular responsável pelo transporte da acetilcolina recém-sintetizada para as vesículas de armazenamento no terminal pré-sináptico.[29]

A toxina botulínica, produzida pela bactéria *Clostridium botulinum*, impede a fusão da vesícula sináptica com a membrana do neurônio pré-sináptico. A intoxicação botulínica provoca paralisia motora e parassimpática progressiva, com ressecamento da boca, visão turva e dificuldade na deglutição. Ainda que os pacientes recebam ventilação artificial em decorrência da paralisia respiratória, os efeitos do bloqueio parassimpático são graves, duram várias semanas e geralmente levam à morte. O tratamento com antitoxina só é eficaz quando administrado antes do aparecimento dos sintomas, visto que, quando a toxina está ligada, sua ação não pode ser revertida. A injeção local, intradérmica ou intramuscular da toxina botulínica (tipo A e B), é usada no tratamento de certas condições oftalmológicas associadas a espasmos dos músculos oculares, nas distonias musculares, hiperidrose e na dermatologia estética.[1,30]

A β-bungarotoxina é uma neurotoxina presente no veneno da serpente Bungaros multicinctus. Ao contrário da α-bungarotoxina, que age no receptor nicotínico pós-sináptico, essa age no terminal pré-sináptico, inibindo a exocitose do neurotransmissor. Da mesma forma que a toxina botulínica, leva à paralisia motora prolongada.

A α-latrotoxina está presente no veneno de aranhas do gênero Latrodectus. Essa neurotoxina provoca a liberação pré-sináptica de íons monovalentes e divalentes, estimulando a liberação da acetilcolina nos receptores muscarínicos e nicotínicos. Essa exocitose maciça de vesículas leva a mialgia, sudorese profusa e agitação psicomotora, dor abdominal, priapismo, hipertensão e taquicardia. O veneno da Latrodectus potencializa a ação da bradicinina. A morte, ainda que rara, pode ocorrer por edema pulmonar, edema cerebral ou arritmias.[31]

## REFERÊNCIAS

1. Westfall TC, Westfall DP. Neurotransmission: The autonomic and somatic motor nervous systems, em: Goodman and Gilman's Pharmacological Basis of Therapeutics, 12th ed. Brunton LL, Chabner BA, Knollmann BC. New York, McGraw-Hill, 2011;171-218.
2. Butterworth IV JF, Mackey DC, Wasnick JD. Cholinesterase inhibitors & other pharmacologic antagonists to neuromuscular blocking agents. Morgan & Mikhail's Clinical Anesthesiology, 5th ed, New York, McGraw-Hill, 2013;223-232.
3. Dale HH. The action of certain esters and ethers of choline, and their relation to muscarine. J Pharmacol Exp Ther, 1914;6:147-190.
4. Ebert TJ. Autonomic nervous. System pharmacology, em: Hemmings Jr HC, Egan TD, Pharmacology and physiology for anesthesia: foundations and clinical application, Philadelphia, Elsevier Saunders, 2013;218-34.
5. Caulfield MP. Muscarinic receptors-characterization, coupling and function. Pharmacol Ther. 1993;58(3):319-79.
6. Brown DA. Muscarinic acetylcholine receptors (mAChRs) in the nervous system: some functions and mechanisms. J Mol Neurosci. 2010;41:340-346.
7. Raffa RB. The M5 muscarinic receptor as possible target for treatment of drug abuse. J Clin Pharm Ther. 2009;34(6):623-9.
8. Ventura ALM, Abreu PA, Freitas RCC et al. Sistema colinérgico: revisitando receptores, regulação e a relação com a doença de Alzheimer, esquizofrenia, epilepsia e tabagismo. Rev Psiq Clín. 2010;37(2):66-72.

9. Grecu L. Autonomic nervous system: Physiology and pharmacology, em: Barash PG, Cullen BF, Stoelting RK et al. Clinical Anesthesia, 7th ed, Philadelphia: Lippincott Williams and Wilkins, 2013:362-407.

10. Brown JH, Laiken N. Muscarinic receptor agonists and antagonists. Em: Goodman and Gilman's The Pharmacological Basis of Therapeutics, 12th ed. Brunton LL, Chabner BA, Knollmann BC. New York, McGraw-Hill, 2011;219-237.

11. Tang D, Gupta A. Anticholinergics and anticholinesterases: Anticholinesterases, em: Gupta A, Singh-Radcliff N. Pharmacology in anesthesia practice, New York, Oxford University Press, 2013;83-90.

12. Taylor P. Anticholinesterase agents, em: Goodman and Gilman's Pharmacological Basis of Therapeutics, 12th ed. Brunton LL, Chabner BA, Knollmann BC. New York, McGraw-Hill, 2011;239-254.

13. Nair VP, Hunter JM - Anticholinesterases and anticholinergic drugs. Continuing Education in Anaesthesia, Critical Care & Pain. 2004:(4)5;164-8.

14. Gupta A, Mehdi A. Anticholinergics and anticholinesterases: Anticholinergics, em: Gupta A, Singh-Radcliff N. Pharmacology in anesthesia practice, New York, Oxford University Press, 2013;91-94.

15. Elsharkawy H, Naguib MA. Centrally acting nonopioid analgesics. Stoelting's pharmacology and physiology in anesthetic practice, Flood P, Rathmell JP, Steven Shafer S, 5th ed. Philadelphia, Wolters Kluwer Health, 2015. 377-399.

16. Kirdemir P, Ozkocak I, Demir T et al. Comparison of postoperative analgesic effects of preemptively used epidural ketamine and neostigmine. J Clin Anesth. 2000;12(7):543–548.

17. Traynor JR. Epibatidine and pain. Br J Anaesth. 1998;61:69-76.

18. Gerzanich V, Peng X, Wang F et al. Comparative pharmacology of epibatidine: a potent agonist for neuronal nicotinic acetylcholine receptors.Mol Pharmacol. 1995;48(4):774-782.

19. Raczkowska M, Ebert TJ, Eckberg DL. Muscarinic cholinergic receptors modulate vagal cardiac responses in man. J Autonomic Nerv Syst. 1983;7:271-278.

20. Ali-Melkkila T, Kanto J, Iisalo E. Pharmacokinetics and related pharmacodynamics of anticholinergic drugs. Acta Anaesthesiol Scand. 1993;37:633-642.

21. Renner UD, Oertel R, Kirch W. Pharmacokinetics and pharmacodynamics in clinical use of scopolamine. Ther Drug Monit. 2005;27:655-665.

22. Apfel CC, Zhang K, George E et al. Transdermal scopolamine for the prevention of postoperative nausea and vomiting: a systematic review and meta-analysis. Clin Ther. 2010;32:1987-2002.

23. Pariser DM, Hebert AA, Drew J et al. Topical Glycopyrronium tosylate for the treatment of primary axillary hyperhidrosis: Patient-reported outcomes from the ATMOS-1 and ATMOS-2 phase III randomized controlled trials. Am J Clin Dermatol. 2019;20(1):135-145.

24. Flynn RA, Glynn DA, Kennedy MP. Anticholinergic treatment in airways diseases. Adv Ther. 2009;26:908-919.

25. Gross NJ. Anticholinergic agents in asthma and COPD. Eur J Pharmacol. 2006;533:36-39.

26. Karlsson E, Jolkkonen M, Mulugeta E et al. Snake toxins with high selectivity for subtypes of muscarinic acetylcholine receptors. Biochimie, 2000, 82(9-10): 793-806.

27. Muñoz AE, Orejón RU, Calvo FJR et al. Magnesio en anestesia y reanimación. Rev Esp. Anestesiol Reanim, 2005;52:222-234.

28. Smith TC. Autonomic nervous system pharmacology, em: Fundamentals of Anaesthesia, 3rd ed. Smith T, Pinnock C, Lin T. Cambridge, Cambridge University Press, 2008. 644-658.

29. Prior C, Marshall IG, Parsons SM. The pharmacology of vesamicol: an inhibitor of the vesicular acetylcholine transporter. Gen Pharmacol, 1992;23(6):1017-1022.

30. Flynn TC. Update on botulinum toxin. Semin Cutan Med Surg, 2006, 25:115–121.

31. Maretić Z. Latrodectism: variations in clinical manifestations provoked by Latrodectus species of spiders. Toxicon. 1983;21(4):457-466.

# 53

# Bloqueadores Neuromusculares e Antagonistas

Vanessa Henriques Carvalho ▪ Angélica de Fátima de Assunção Braga ▪ Glória Maria Braga Potério

## Introdução

Durante os últimos anos, modificações na estrutura da d-tubocurarina (dTc) levaram ao aprimoramento do desempenho clínico e ao desenvolvimento de agentes com rápido início e curta duração de ação, assim como à ausência de efeitos colaterais indesejáveis e que sejam independentes da função orgânica para sua metabolização e excreção, características próximas àquelas recomendadas para um bloqueador ideal.[1]

Os novos bloqueadores neuromusculares (BNMs) introduzidos na clínica nas últimas décadas são classificados como limpos por serem destituídos de efeitos indesejáveis quando usados em doses clínicas. Essa característica é uma consequência das estruturas monoquaternárias desses compostos que lhes confere grande seletividade para os receptores colinérgicos nicotínicos.

Os BNMs constituem um grupo de fármacos cujo efeito mais importante é bloquear a transmissão do impulso nervoso na junção neuromuscular (JNM). São compostos de amônio quaternário, com estrutura similar à acetilcolina, o neurotransmissor endógeno. São carregados positivamente, característica química responsável pela atração das moléculas dos BNMs pelas subunidades alfa dos receptores colinérgicos pós-sinápticos da junção neuromuscular, que são carregadas negativamente. A atração eletrostática dos compostos de amônio quaternário por receptores colinérgicos também ocorre em outros sítios fisiológicos de ação da acetilcolina como receptores nicotínicos em gânglios autonômicos e em receptores muscarínicos do sistema nervoso autônomo simpático e parassimpático.[1]

A introdução desses agentes na clínica em 1942, quando a dTc foi utilizada para promover relaxamento muscular durante anestesia geral, constituiu um dos maiores avanços em anestesia e cirurgia.[2] Atualmente são usados para proporcionar relaxamento muscular adequado para a intubação traqueal e para o procedimento cirúrgico durante anestesias gerais, bem como para o manuseio de pacientes em ventilação pulmonar mecânica.[1]

## ▪ CARACTERÍSTICAS GERAIS

Os BNMs, considerados como auxiliares em anestesia geral, são desprovidos de efeitos depressores no sistema nervoso central, portanto não apresentam propriedades analgésicas, hipnóticas e amnesiantes. Apresentam alta taxa de ionização, baixa lipossolubilidade e baixa ligação proteica, além de serem solúveis em água com volume de distribuição limitado, que se aproxima do volume de líquido extracelular (200 mL.kg$^{-1}$).

A solubilidade em água inibe a captação pelo hepatócito, de modo que o metabolismo e/ou a excreção pelo fígado não constitui a maior via de inativação/eliminação dos BNMs. A via hepática constitui, portanto, uma via secundária de eliminação para a maioria dos BNMs competitivos. Excetuam-se alguns aminoesteroides para os quais essa via é predominante – por exemplo, o rocurônio e o vecurônio, cujos valores de fração metabolizada no fígado são de 90% e de cerca de 75%, respectivamente. Os aminoesteroides sofrem desacetilação no fígado antes de serem eliminados. Dentre os demais, os benzilisoquinoleínicos são excretados pelos rins. Esses fármacos sofrem filtração glomerular e reabsorção tubular mínima, sendo facilmente excretados pela urina. O atracúrio é metabolizado espontaneamente no plasma, à temperatura e pH corpóreos, e por hidrólise-éster. A limitada lipossolubilidade dificulta a passagem dos relaxantes por meio de membranas biológicas, como a barreira hematoencefálica, a placenta, as células gastrintestinais e tubulares renais.[1,3]

## ■ MECANISMOS DE AÇÃO

Os BNMs combinam-se de forma altamente seletiva com as subunidades α dos receptores nicotínicos da placa motora, e a resposta inibitória da transmissão neuromuscular resulta de dois mecanismos diferentes: por competição e por despolarização. No primeiro caso, o BNM ocupa uma das subunidades α, ou as duas, sem causar alteração na configuração dos receptores colinérgicos, tornando-os inativos. Dessa forma impedem que o neurotransmissor promova a abertura dos canais iônicos dos receptores da placa motora, evitando o fluxo iônico – e em consequência impedem a despolarização da membrana muscular.[2]

Secundariamente, os bloqueadores neuromusculares se ligam a receptores pré-sinápticos e assim alteram o processo de mobilização e de liberação de acetilcolina.[4]

O bloqueio despolarizante resulta da ligação de substâncias agonistas, como a succinilcolina, com os receptores pós-sinápticos, mimetizando a ação da acetilcolina, ou seja, provocando a abertura dos canais iônicos desses receptores e a despolarização da membrana pós-juncional. Em comparação com a acetilcolina, a degradação da succinilcolina é mais lenta, resultando em uma despolarização mantida (com o canal iônico dos receptores abertos). O bloqueio neuromuscular se desenvolve porque a membrana pós-juncional despolarizada não responde à acetilcolina liberada pelos impulsos nervosos subsequentes. Manifesta-se clinicamente por transitória fasciculação muscular seguida por bloqueio e paralisia.[2]

## ■ CLASSIFICAÇÃO

De acordo com o mecanismo de ação, os BNMs classificam-se em despolarizantes e não despolarizantes (ou competitivos). Quanto à estrutura química, são classificados em compostos benzilisoquinoleínicos e aminoesteroides. Outro modo de _inute_ere-los relaciona-se com a duração de ação: ultracurta (menor do que 8 minutos – succinilcolina); curta (entre 8 e 20 minutos – mivacúrio); intermediária (entre 20 e 50 minutos – atracúrio, vecurônio, cisatracúrio, rocurônio); e longa duração (acima de 50 minutos – dTc, pancurônio, pipecurônio, doxacúrio).[1]

Por definição, duração clínica é o tempo entre a injeção do BNM até a recuperação espontânea de 25% da altura da resposta-controle e corresponde ao retorno da terceira resposta à estimulação com sequência de quatro estímulos, sendo amplamente aceita, tendo em vista que, com esse grau de bloqueio residual, a descurarização com anticolinesterásicos instala-se prontamente.[5]

Para todos os BNMs, a recuperação do bloqueio neuromuscular ocorre quando a concentração na junção neuromuscular diminui até alcançar um limiar. Essa diminuição é controlada, em parte, pelo declínio da concentração no plasma, e para cada grupo de BNMs evolui de maneira diferente. Os de longa duração dependem de função hepática e função renal íntegras para o término de ação. A ineficiência relativa desses órgãos explica a duração prolongada dos fármacos.[6] Para os demais, o término do efeito depende da velocidade de redistribuição ou do fracionamento no plasma.

## ■ COMPLICAÇÕES

Os BNMs apresentam potencial para produzir efeitos colaterais adversos, como alterações cardiovasculares (Tabela 53.1). São vários os mecanismos responsáveis pelos efeitos cardiovasculares: estimulação autonômica, bloqueio ganglionar, ligação a receptores muscarínicos (atividade vagolítica), atividade simpaticolítica, liberação de histamina. Alterações cardiocirculatórias secundárias à atividade vagolítica, típica dos BNMs com núcleo esteroide, podem ser atenuadas pela injeção lenta. Em algumas condições clínicas, o efeito vagolítico pode ser considerado vantajoso. Por exemplo, pode ser útil durante anestesias balanceadas para antagonizar o efeito bradicardizante de opioides, impedindo que se tornem evidentes.[1,19]

| Tabela 53.1 Efeitos cardiovasculares dos bloqueadores neuromusculares (BNMs).[7-18] | |
| --- | --- |
| **BNM** | **Efeitos cardiovasculares** |
| **Despolarizantes** | |
| Succinilcolina | Estimulação autonômica, ganglionar |
| | Estimulação de _inute_er muscarínicos cardíacos; Liberação de histamina |
| **Adespolarizantes** | |
| Atracúrio | Dependentes de liberação de histamina |
| Mivacúrio | Dependentes de liberação de histamina |
| Cisatracúrio | Nenhum |
| Gantacúrio | Alterações relacionadas a liberação de histamina que é dose-dependente |
| Pancurônio | Bloqueio de _inute_er muscarínicos no coração; ação simpatomimética |
| Vecurônio | Nenhum |
| Rocurônio | Atividade vagolítica _inute_e com a dose de 0,6 mg.kg⁻¹ |

Em relação às alterações cardiovasculares que se seguem à liberação de histamina, desencadeada pelos BNMs de núcleo benzilisoquinoleínico, alguns cuidados resultam na sua atenuação e incluem: injeção lenta, administração de doses menores e uso prévio de antagonistas $H_1$ e $H_2$.[20,21]

A diferença entre a dose necessária para produzir bloqueio neuromuscular e aquela capaz de desencadear efeitos cardiovasculares define a margem de segurança dos BNMs. Esta usualmente é definida como a $DE_{50}$ (para causar bloqueio cardíaco vagal, bloqueio autonômico e liberação de histamina) dividida pela $DE_{95}$ (dose capaz de produzir 95% de bloqueio da resposta do adutor do polegar). Essa relação indica múltiplos da dose capaz de produzir 95% de bloqueio neuromuscular ($DE_{95}$), necessários para ocasionar efeitos cardiocirculatórios, podendo variar de 0,6 a mais de 100 vezes a $DE_{95}$ do BNM.[22]

## ■ BLOQUEADOR NEUROMUSCULAR DESPOLARIZANTE

### Succinilcolina

Introduzida na clínica em 1952 por Thesleff e Foldes, constitui o único bloqueador neuromuscular despolarizante atualmente disponível na clínica. Composta de duas moléculas de acetilcolina ligadas por meio de radical metilacetato, apresenta rápido início e curta duração de ação, características que a torna de grande utilidade nos casos em que se pressupõe intubação difícil ou intubação de sequência rápida.[1,19,23]

A breve duração de ação deve-se à hidrólise da succinilcolina pela pseudocolinesterase, também chamada butirilcolinesterase ou colinesterase plasmática, ao contrário do que ocorre com a maioria dos competitivos que dependem de eliminação renal. Esse processo é muito rápido e faz com que apenas cerca de 10% da dose injetada, por via venosa, atinja a junção neuromuscular. Portanto, a duração de ação da succinilcolina é influenciada pela pseudocolinesterase à medida que essa enzima hidrolisa uma grande fração da dose total antes mesmo que o fármaco alcance o seu sítio de ação.[1,19] Da hidrólise resulta a succinilmonocolina, um derivado cuja potência é menor do que a da succinilcolina (5% a 10%). A succinilmonocolina também é hidrolisada pela colinesterase plasmática em succinato e colina. Como a pseudocolinesterase não é encontrada na fenda sináptica em quantidades significativas, o término de ação da succinilcolina depende da difusão, a partir do seu sítio de ação, para o líquido extracelular.[23]

A $DE_{95}$ da succinilcolina é 0,5 a 0,6 mg.kg$^{-1}$. O uso concomitante com anestésicos voláteis diminui a $DE_{95}$ de succinilcolina para 0,2 a 0,3 mg.kg$^{-1}$. Após a injeção da dose de 1,5 mg.kg$^{-1}$ em adultos, o início de ação ocorre em 60 segundos. A succinilcolina pode ser empregada em infusão contínua, mas esse modo de administração não é recomendado em virtude do risco de instalação de bloqueio fase II.

O bloqueio por despolarização causado pela succinilcolina é precedido de abalos musculares conhecidos como fasciculações. Classicamente chamado de bloqueio fase I, apresenta respostas típicas à estimulação com os estimuladores de nervo periférico, tais como:

a) Diminuição da resposta muscular a estímulos indiretos de baixa frequência;

b) Resposta mantida à estimulação tetânica, mas com amplitude diminuída;

c) Relação T4:T1 > 0,7 quando da estimulação com sequência de quatro estímulos (TOF);

d) Ausência de facilitação pós-tetânica;

e) Potencialização do bloqueio neuromuscular após a administração de anticolinesterásicos.[23,24]

O bloqueio fase II é também chamado de bloqueio dual ou bloqueio por dessensibilização. Geralmente é precedido do bloqueio fase I e é decorrente do uso de grandes doses, doses repetidas ou infusão contínua, prolongada. Clinicamente, o início do bloqueio fase II manifesta-se como taquifilaxia, implicando na necessidade do aumento da velocidade de infusão ou do aumento progressivo de doses subsequentes. As respostas musculares evocadas, obtidas por estimulação mecânica indireta, correspondem ao padrão de respostas típicas de bloqueios por competição, tais como:

1. fadiga;

2. facilitação pós-tetânica;

3. relação T4:T1 < 0,3 à estimulação com sequência de 4 estímulos;

4. antagonismo por anticolinesterásicos.[23,24]

O relaxamento muscular produzido pela succinilcolina é precedido por aumento do tônus muscular, principalmente nos músculos masseteres. Se acompanhado de rigidez generalizada, pode estar relacionado ao aparecimento de hipertermia maligna. No entanto, essa resposta parece ser normal em pacientes pediátricos.[25,26]

A succinilcolina produz vários efeitos colaterais, sendo o mais importante e grave a hipertermia maligna, descrita em 1966, a qual envolve maciça despolarização muscular, tornando o indivíduo hipermetabólico e hipercalêmico. O paciente desenvolve intensa rigidez muscular, aumento da frequência cardíaca, aumento na temperatura e $Pet_{CO2}$. Embora o pré-tratamento ou tratamento precoce com dantrolene evite muitos episódios de hipertermia maligna, essa síndrome pode ser fatal. Geralmente não existe história familiar para sugerir que o paciente apresente risco para essa complicação geneticamente transmitida, mas, se há evidências para o seu desenvolvimento, a biópsia muscular para teste de cafeína/halotano é indicada. Em 1% das crianças após indução anestésica com agentes inalatórios e o uso de succinilcolina pode ser observada rigidez dos músculos da mandíbula, que pode evoluir para hipertermia maligna.[26]

No aparelho cardiovascular, os efeitos da succinilcolina são variáveis. Inicialmente produz bradicardia e hipotensão arterial, devido à atividade em receptores muscarínicos do coração, seguida após alguns segundos de taquicardia e hipertensão, que se deve à estimulação ganglionar autonômica. Em crianças pequenas e em recém-nascidos, bradicardia acentuada é frequentemente observada.

Essas alterações, principalmente a bradicardia, ocorrem quando a segunda dose de succinilcolina é administrada 5 minutos após a primeira, sugerindo um possível papel dos metabólitos succinilmonocolina e colina, no desencadeamento da bradicardia.[7]

A succinilcolina provoca fasciculações decorrentes de sua ação pré-juncional produzindo despolarização e contração muscular desordenada, que leva a queixa de dores musculares no pós-operatório em cerca de 30% a 85% dos casos. A dor é mais intensa nos músculos esqueléticos do pescoço, dorso e abdômen, especialmente em adultos jovens e no pós-operatório de procedimentos cirúrgicos que permitem a deambulação precoce.[19] Alguns dos efeitos colaterais da succinilcolina, como aumento das pressões intragástrica, intraocular e intracraniana, estão intimamente relacionados com a intensidade das fasciculações. A elevação da pressão intragástrica até níveis acima de 20 cmH$_2$O torna o esfíncter gastresofágico incompetente, predispondo a regurgitação e a aspiração de conteúdo gástrico. O mecanismo pelo qual a succinilcolina aumenta a pressão intraocular ainda não está totalmente elucidado. Um dos fatores é a compressão e a distorção do globo ocular decorrente da contração dos músculos extraoculares, portanto um fator mecânico extraocular. Outros fatores que podem explicar o aumento da pressão são: o efeito cicloplégico da succinilcolina com um aprofundamento da câmara anterior do olho e o aumento da resistência ao escoamento do humor aquoso; o discreto aumento do volume sanguíneo coroidal; e o aumento da pressão venosa central.[7,19]

Em indvíduos saudáveis, a succinilcolina aumenta os níveis de potássio sérico (0,5 a 1 mEq.L$^{-1}$); aumentos maiores do que 5 mEq.L$^{-1}$, seguidos de parada cardíaca, são raros. Constituem fatores de risco para hiperpotassemia maciça: lesão de neurônio motor superior e inferior; denervação e atrofia muscular; distrofia muscular; grandes queimados; e traumas maciços, inclusive traumatismo craniano fechado.[7,19] Esses pacientes tornam-se vulneráveis à hiperpotassemia em alguns dias e assim permanecem por vários meses. As alterações nos níveis de potássio devem-se provavelmente à proliferação e ativação de receptores extrajuncionais em toda a membrana muscular.[19,27]

Embora a maioria desses efeitos – excetuando-se a hiperpotassemia – possa ser atenuada ou prevenida pela administração de doses subparalisantes de bloqueadores neuromusculares competitivos, eles podem limitar ou mesmo contraindicar o uso de succinilcolina.[28]

Redução na atividade da pseudocolinesterase com consequente aumento no tempo de recuperação do bloqueio produzido pela succinilcolina pode estar presente em várias situações, tais como: gravidez; doenças hepáticas; hipotireoidismo; câncer; _inute_erese; administração prévia ou simultânea de anticolinesterásicos; intoxicação por organofosforados; quimioterápicos; e alterações genéticas.[23]

Os indivíduos com pseudocolinesterase anormal ou níveis diminuídos permanecem mais tempo paralisados em relação aos indivíduos normais. Nos heterozigotos atípicos (1:480), a recuperação ocorre em 15 a 30 minutos, enquanto os homozigotos atípicos (1:3.200) mostram importante aumento na duração de ação da succinilcolina, que pode se estender por 2,5 a 3 horas.[1,19,22]

A utilização de técnicas de genética molecular permite a identificação precisa das variantes da colinesterase plasmática. A avaliação laboratorial inclui as medidas da atividade das colinesterases e o número de dibucaína. Esta é um anestésico local que inibe em cerca de 80% a atividade da enzima normal e somente em cerca de 20% a atividade da enzima atípica. O número de dibucaína igual a 80, que reflete 80% de inibição da enzima, confirma o diagnóstico de colinesterase plasmática normal, enquanto valores entre 40 e 60 indicam indivíduos heterozigóticos para colinesterase atípica; valores iguais a 20 indicam indivíduos homozigóticos atípicos. É importante reconhecer que o número de dibucaína reflete a qualidade quanto à capacidade de hidrolisar a succinilcolina, e não a quantidade de enzima circulante no plasma. Por exemplo, se os níveis plasmáticos de colinesterase estiverem diminuídos em virtude de doença hepática, o número de dibucaína deverá ser normal.[19,29]

Apesar de seus inúmeros efeitos colaterais indesejáveis, a succinilcolina foi por muitos anos o fármaco de escolha para facilitar a intubação traqueal em procedimentos eletivos e de urgência. Essa popularidade reflete a falta de outros bloqueadores neuromusculares com rápido início de ação e curta duração. Em função do aparecimento de novos bloqueadores competitivos que representam uma alternativa promissora, o uso da succinilcolina fica restrito ao tratamento de laringoespasmo e como adjuvante em intubação de pacientes com estômago cheio.

# ■ BLOQUEADORES NEUROMUSCULARES ADESPOLARIZANTES BENZILISOQUINOLEÍNICOS

## Besilato de Atracúrio

Composto bisquaternário de amônio (Figura 53.1), consiste em uma mistura de 10 isômeros geométricos, com diferentes *clearance* e meias-vidas de eliminação.[30] Tem duração de ação e meia-vida de eliminação classificadas como intermediárias. De efeito altamente seletivo quando usado em doses suficientes para causar bloqueio neuromuscular, é desprovido de efeitos cardiovasculares diretos. Na dependência da dose administrada (> 2 DE$_{95}$), pode desencadear liberação de histamina com consequente hipotensão arterial e taquicardia.[31-33] A rápida recuperação, a ausência de efeitos cumulativos (mesmo quando administrado em infusão contínua) e de efeitos cardiocirculatórios em doses clínicas, associadas à independência do rim e do fígado para sua metabolização e eliminação, tornam o atracúrio indicado em pacientes graves ou de alto risco.[34]

Com DE$_{95}$ = 0,2 mg.kg$^{-1}$, o atracúrio é mais potente do que a d-tubocurarina (2,5 vezes) e tem aproximadamente 1/3 a ¼ da potência do pancurônio.[35] Cerca de 82% de uma determinada dose de atracúrio liga-se às proteínas plasmáticas, e, em indivíduos sadios, o volume de distribuição é de 87 mL.kg$^{-1}$, a depuração plasmática é de 6,6 mL.kg$^{-1}$.min$^{-1}$ e a meia-vida de eliminação (t$_{1/2\beta}$) é de 20 a 30 minutos[1,36] (Tabela 53.2).

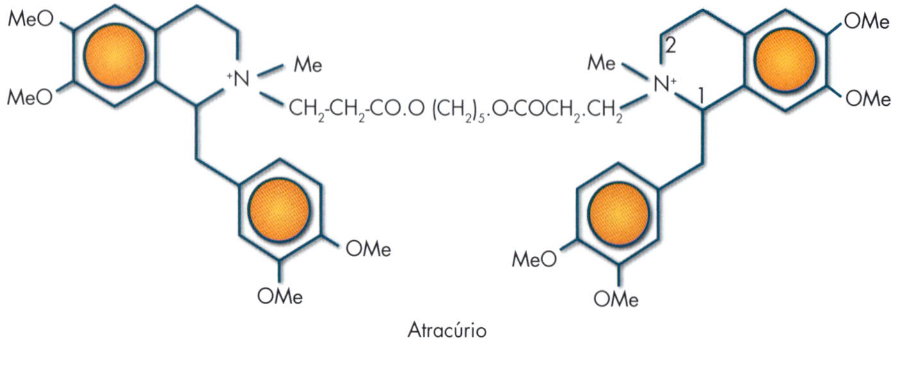

Atracúrio

◀ **Figura 53.1** Fórmula estrutural do atracúrio.

**Tabela 53.2  Propriedades farmacocinéticas dos benzilisoquinoleínicos.**[1,9,35,36,42,43]

|  | Volume de distribuição (mL.kg⁻¹) | Meia-vida de eliminação (_inute) | Depuração (mL.kg⁻¹.min⁻¹) | Ligação proteica (%) |
|---|---|---|---|---|
| Atracúrio | 87 | 20-30 | 6,6 | 82 |
| Mivacúrio | 110 | 1,5 ± 0,8 | 70,4 | |
| Cisatracúrio | 159 | 20-25 | 5,1 | |

Com estrutura química particular e diferente da dos demais bloqueadores neuromusculares, sofre degradação espontânea no plasma, em pH fisiológico e à temperatura normal, a chamada degradação de Hofmann, processo facilitado por pH alcalino, que dispensa substrato biológico. Outro processo responsável pelo metabolismo do atracúrio é a hidrólise éster enzimática, facilitada por pH ácido e independente da colinesterase plasmática.[8]

As razões que explicam a não influência da colinesterase plasmática na hidrólise éster podem ser assim resumidas: *in vitro,* a hidrólise éster se processa de maneira similar tanto em presença de níveis normais quanto com níveis diminuí-

dos de colinesterase; *in vivo,* não existe correlação entre a duração de ação do atracúrio e a atividade da colinesterase plasmática[8,35] (Figura 53.2).

A hipotermia, por interferir na metabolização, diminuindo a degradação de Hofmann, pode ocasionar aumento na duração do bloqueio neuromuscular produzido pelo atracúrio. Distúrbios do equilíbrio ácido-base, como alcalose respiratória e acidose metabólica, podem, respectivamente, acelerar ou diminuir a eliminação de Hofmann, enquanto em relação à hidrólise éster essas alterações ocorrem no sentido contrário às observadas para a eliminação de Hofmann. Portanto, as alterações de pH podem interferir muito

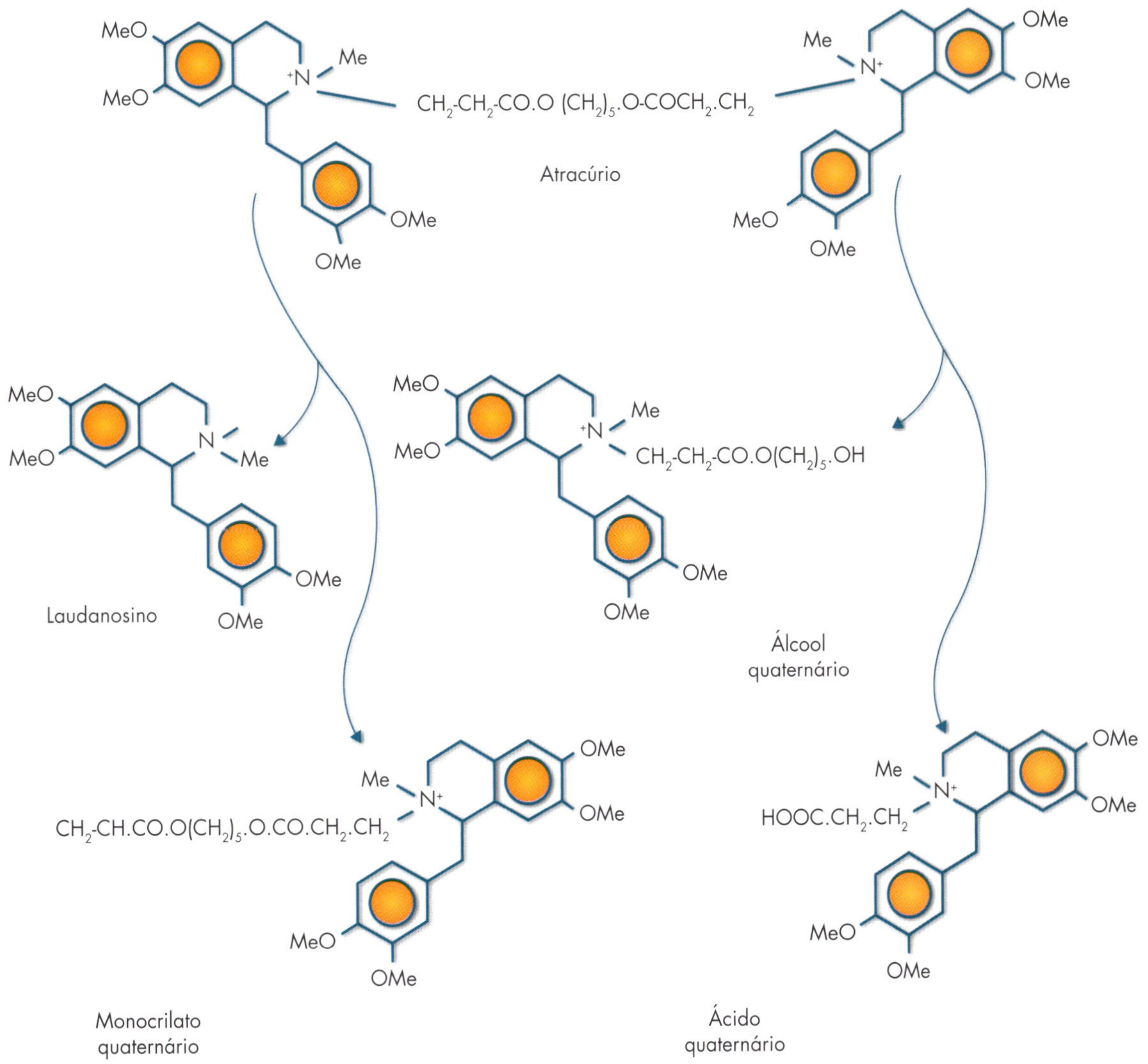

▲ **Figura 53.2** Metabolização do atracúrio: à esquerda, via de degradação de Hofmann com formação de laudanosiona e monoacrilato quaternário; à direita – via hidrólise –, éster enzimático com formação de álcool e éster monoquaternário.

pouco na duração de efeito do atracúrio, visto que os efeitos opostos entre os seus dois mecanismos de metabolização se contrabalançam.[37]

Os principais metabólitos resultantes da degradação de Hofmann são a laudanosina, uma amina terciária, e o monoacrilato, composto monoquaternário do amônio. Resultam da hidrólise éster, compostos monoquaternários do amônio. Esses produtos são desprovidos de efeito bloqueador neuromuscular.[38] Em animais de laboratório, foram observadas concentrações plasmáticas de laudanosina de até 17 µg.mL$^{-1}$, decorrentes do emprego de doses de atracúrio superiores a 4 mg.kg$^{-1}$, doses que não são usadas no homem e podem ocasionar convulsões. Após uma dose de 0,5 mg.kg$^{-1}$ em paciente com doença renal ou dose de 0,6 mg.kg$^{-1}$.h$^{-1}$, em infusão contínua, em pacientes com falência de múltiplos órgãos, encontram-se concentrações plasmáticas de laudanosina de 0,3 µg.mL$^{-1}$ e 4,3 µg.mL$^{-1}$, respectivamente; portanto, muito abaixo dos níveis necessários para o aparecimento de efeitos indesejáveis decorrentes da estimulação do sistema nervoso central.[39,40]

O bloqueio neuromuscular produzido pelo atracúrio instala-se lentamente, sendo o tempo de latência de 5 a 6 minutos após o emprego de DE$_{95}$ (0,2 mg.kg$^{-1}$), que pode ser encurtado para 2 a 4 minutos e 1,2 a 1,3 minuto após a administração de 2DE$_{95}$ (0,4 mg.kg$^{-1}$) e 3DE$_{95}$ (0,6 mg.kg$^{-1}$), respectivamente.[31,41] A duração clínica (DC$_{25}$) após o uso de 2DE$_{95}$ de atracúrio é de 30 a 40 minutos, sendo prolongada quando do aumento da dose para 3DE$_{95}$.[35] Embora a potência do atracúrio seja menos influenciada pelos agentes voláteis do que a dos bloqueadores neuromusculares de ação prolongada, essa potência é aumentada pelo isoflurano e enflurano em proporção maior do que a observada quando do emprego de halotano ou óxido nitroso e narcóticos.[32,44,45] O índice de recuperação após DE$_{95}$ varia de 9 a 15 minutos, cerca de 30% a 50% mais rápido do que o observado para o pancurônio.[46,47] (Tabela 53.3). Após o uso de doses repetidas para a manutenção do bloqueio neuromuscular, não se observa alteração na curva de recuperação, demonstrando que o atracúrio não é cumulativo,[35] provavelmente devido a sua maneira particular de decomposição e metabolismo. A duração de ação intermediária associada à ausência ou mínimo efeito cumulativo possibilita o seu emprego em infusão contínua nas doses de 7 a 10 µg.kg$^{-1}$.min$^{-1}$.[48]

O atracúrio apresenta ampla margem de segurança autonômica, sendo desprovido de efeitos cardiovasculares quando empregado em doses clínicas.[8] Em doses maiores que 2DE$_{95}$, esses efeitos, particularmente taquicardia e hipotensão arterial, associados às manifestações cutâneas, tornam-se evidentes. Devem-se principalmente à liberação de histamina[35] e podem ser prevenidos pela administração lenta ou pelo uso prévio de agentes anti-histamínicos.[49] Estudos em pacientes asmáticos, anestesiados com óxido nitroso e isoflurano, constataram a ocorrência de efeitos cardiovasculares moderados sem alterações significativas na pressão das vias aéreas e da saturação de oxigênio após o emprego de 0,5 mg.kg$^{-1}$ de atracúrio.[50]

São múltiplas as vias de excreção do atracúrio, e somente 10% da dose administrada é excretada pela urina em 24 horas, sendo, portanto, baixo o risco de bloqueio neuro-

muscular residual em pacientes renais. Nestes, a farmacocinética do atracúrio não se altera, constatando-se t$_{1/2\beta}$ de 23,7 minutos e *clearance* plasmático de 6,7 mL.kg$^{-1}$.min$^{-1}$, semelhantes aos observados nos pacientes com função renal normal. Assim, esse fármaco constitui uma excelente opção no manuseio anestésico dos renais crônicos.[51,52]

Nos pacientes com doença hepática, devido à retenção hídrica e consequente aumento do volume de distribuição, é comum observar-se resistência e paralisia muscular prolongada quando do emprego de bloqueadores neuromusculares com metabolização e excreção predominantemente hepática.[53,54] Nesses pacientes, o atracúrio apresenta farmacocinética e farmacodinâmica similares às observadas nos pacientes hígidos, em virtude das suas características de metabolização e excreção, sendo bastante útil nos portadores de doença hepática e doença biliar extra-hepática.[55]

Embora as funções renal e hepática encontrem-se diminuídas na idade avançada, o *clearance* do atracúrio não é afetado nesses pacientes, o que pode estar relacionado ao fato de a eliminação de Hofmann e a hidrólise éster, responsáveis pelo seu término de ação, não necessitarem de substrato biológico; portanto, esses processos não estão alterados nos idosos. Não existe diferença entre as doses de atracúrio empregadas em pacientes jovens e velhos.[1,56] A potência do atracúrio em recém-nascidos e lactentes é similar àquela dos pacientes adultos, sendo menor nas crianças de mais idade. Diversos estudos realizados em crianças mostraram DE$_{95}$ do atracúrio que variou de 170 a 280 µg.kg$^{-1}$ de acordo com o agente anestésico empregado, sendo as maiores doses observadas quando do emprego do óxido nitroso e narcóticos, e as menores, quando em presença de agentes halogenados. Nos lactentes, a DE$_{95}$ varia de 100 a 170 µg.kg$^{-1}$. A duração de ação do atracúrio parece ser mais curta nos lactentes do que em crianças de maior idade, e deve-se aos seguintes fatores: maior *clearance* plasmático do atracúrio nessa faixa etária e volume líquido extracelular relativamente maior, além do fato de o metabolismo e a excreção do atracúrio serem independentes das funções viscerais.[57-60] É também interessante ressaltar que os efeitos cardiovasculares indesejáveis do atracúrio, dependentes da liberação de histamina, ocorrem com menor frequência nas crianças do que nos adultos.[61]

## Cloreto de Mivacúrio

O mivacúrio é um composto diéster bisquaternário que foi introduzido na clínica no início dos anos 1990 (Figura 53.3). É o único bloqueador neuromuscular adespolarizante de curta duração de ação atualmente disponível, com ampla margem de segurança autonômica e cardiovascular e potência (DE$_{95}$ = 0,08 mg.kg$^{-1}$) superior a do atracúrio. Em indivíduos normais, o volume de distribuição é de aproximadamente 110 mL.kg$^{-1}$ com t$_{1/2\beta}$ de 1,5 ± 0,8 minutos, e a depuração plasmática de 70,4 mL.kg$^{-1}$.min$^{-1}$ é cerca de 10 vezes maior do que a do atracúrio (6,6 mL.kg$^{-1}$.min$^{-1}$), o que reflete a sua rápida degradação enzimática.[9,42] (Tabela 53.2).

Produz bloqueio neuromuscular adespolarizante, antagonizável pela colinesterase plasmática humana purificada e pelos anticolinesterásicos, sendo, nesse aspecto, o edrofônio mais efetivo que a neostigmina. Uma explicação prová-

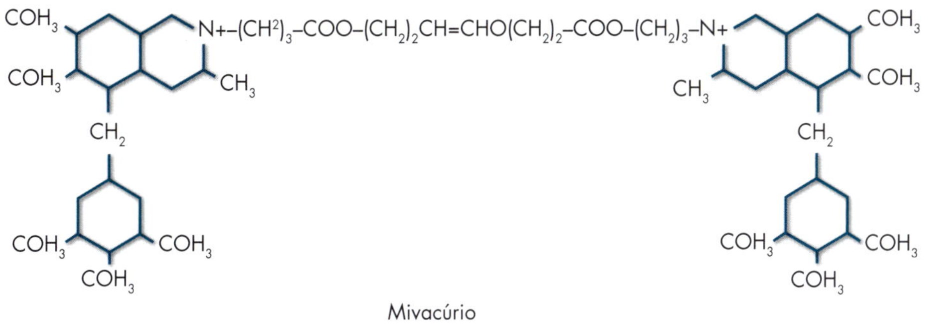

COH₃ ... N+–(CH²)₃–COO–(CH₂)₂CH=CHO(CH₂)₂–COO–(CH₂)₃–N+ ...

Mivacúrio

◀**Figura 53.3** Fórmula estrutural do mivacúrio.

vel é que a neostigmina, ao contrário do edrofônio, inibe de maneira significativa a atividade da colinesterase plasmática, enzima responsável pela metabolização do mivacúrio, podendo prolongar a eliminação e a duração do bloqueio neuromuscular.[9,62-65]

O mivacúrio consiste na mistura de três estereoisômeros: trans-trans (57,4%), cis-trans (36,2%) e cis-cis (6,4%), que diferem entre si quanto às propriedades farmacológicas, entre elas as meias-vidas de eliminação ($t_{1/2\beta}$). O isômero cis-cis é de 10 a 15 vezes menos potente e com $t_{1/2\beta}$ mais longa (52,9 minutos) do que os outros dois, e contribui de maneira pouco significativa para o bloqueio neuromuscular.[9] O *clearance* (4,6 mL.kg⁻¹.min⁻¹) desse isômero é similar ao do vecurônio. O alto *clearance* dos isômeros cis-trans e trans-trans (106 e 56 a 63 mL.kg⁻¹.min⁻¹, respectivamente), que reflete o grau de metabolização desses compostos pela colinesterase plasmática, associado ao pequeno volume de distribuição, contribui para as curtas $t_{1/2\beta}$ (1,8 e 1,9 minuto), para o cis-trans e trans-trans, respectivamente, são responsáveis pela curta duração de ação do mivacúrio.[69,70]

A hidrólise no plasma pela colinesterase plasmática (Figura 53.4) ocorre numa velocidade que é aproximadamente 70% a 88% daquela observada para a succinilcolina, propriedade que diferencia o mivacúrio dos demais bloqueadores neuromusculares adespolarizantes e lhe confere a curta duração de ação. Seus principais metabólitos, farmacologicamente inativos, são excretados na urina e na bile, e compreendem um monoéster quaternário, um aminoálcool

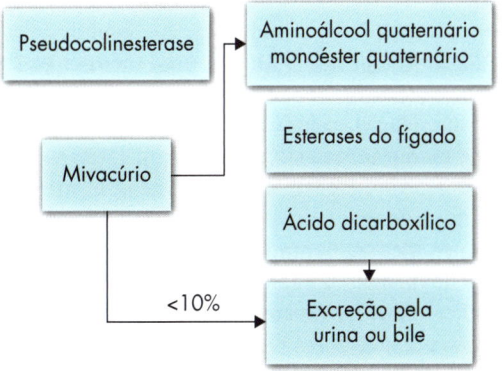

▲**Figura 53.4** Hidrólise plasmática do mivacúrio, sua principal via de eliminação; a fração eliminada na forma inalterada corresponde de 5% a 7%.

quaternário e um ácido dicarboxílico. Uma pequena fração da dose administrada, cerca de 5% a 7%, é excretada inalterada na urina.[9,42,66]

O bloqueio neuromuscular produzido pelo mivacúrio tem um tempo de latência comparável ao do atracúrio e do vecurônio. É dependente da dose, sendo em média de 3 a 4 minutos, 2,5 minutos e 2,3 minutos após o emprego de doses equivalentes a $DE_{95}$ (0,08 mg.kg⁻¹), $2DE_{95}$ (0,15 mg.kg⁻¹) e $3DE_{95}$ (0,25 mg.kg⁻¹), respectivamente.[9,42] No entanto, devido ao seu metabolismo pela colinesterase plasmática, o aumento da dose não tem grande repercussão na duração de ação, que aumenta somente 5 a 10 minutos. A duração da paralisia muscular, embora menor do que a do atracúrio (1/2 a 1/3), é cerca de 2 a 2,5 vezes a da succinilcolina.[9-71] Sua duração clínica após o emprego de $3DE_{95}$ é de 15 a 20 minutos, e o índice de recuperação é de aproximadamente 6 a 7 (Tabela 53.3), valor equivalente à metade do índice para o atracúrio.[35,66] Suas características, como a atividade bloqueadora neuromuscular transitória, a curta duração de ação e a ausência de efeitos cardiovasculares e cumulativos, o tornam um agente útil para o uso em infusão contínua na dose de 5 a 10 µg.kg⁻¹.min⁻¹. A recuperação é espontânea em velocidade similar à observada quando do seu emprego em *bolus*.[9,10]

Ostergaard e col.[72] relataram correlação inversa entre a atividade da colinesterase plasmática e a duração de ação do mivacúrio em pacientes com fenótipo normal para a colinesterase plasmática. Nos pacientes com atividade ou quantidade de colinesterase plasmática reduzida, o mivacúrio comporta-se como um bloqueador neuromuscular de longa duração de ação.[73] Pacientes homozigotos e heterozigotos, para o gene atípico da colinesterase plasmática, apresentam, respectivamente, sensibilidade extrema e moderada ao mivacúrio. Em indivíduos heterozigotos, a monitorização da transmissão neuromuscular com TOF demonstra que o tempo para a recuperação de 25% de T1 após 0,2 mg.kg⁻¹ de mivacúrio é de 32 minutos; em pacientes fenotipicamente normais, é de 20 minutos. Nos homozigotos, pequenas doses de mivacúrio (0,03 mg.kg⁻¹) resultam em bloqueio prolongado com tempo médio para o reaparecimento de T1 de 62 minutos; quando do emprego de doses aproximadamente iguais a $2,9DE_{95}$, esse tempo é de 235 minutos.[74,75]

De forma semelhante aos outros compostos benzilisoquinoleínicos, os efeitos cardiovasculares indesejáveis do mivacúrio são mínimos e correlacionam-se com a liberação de histamina que depende da velocidade de injeção e da dose empregada. Observa-se mais frequentemente dimi-

**Tabela 53.3** Características farmacodinâmicas dos bloqueadores neuromusculares benzilisoquinoleínicos.[1,9,31,41,42,47,66-68]

| | DE$_{95}$ (mg.kg$^{-1}$) | Início de ação (_inute) | Duração de ação (_inute) | Índice de recuperação (_inute) |
|---|---|---|---|---|
| Atracúrio | 0,2 (1DE$_{95}$) | 5-60 | – | 9-15 |
| | 0,4 (2DE$_{95}$) | 2-4 | 30-40 | 15 |
| | 0,6 (3DE$_{95}$) | 1,2-1,3 | 51-76 | – |
| Mivacúrio | 0,08 (1DE$_{95}$) | 3-4 | – | – |
| | 0,15 (2DE$_{95}$) | 2,5 | 16 | 6,6 |
| | 0,25 (3DE$_{95}$) | 2,3 | 15-20 | 6-7 |
| Cisatracúrio | 0,05 (1DE$_{95}$) | 7 | – | – |
| | 0,1 (2DE$_{95}$) | 5,2 | 45 | 14 |
| | 0,2 (4DE$_{95}$) | 2,7 | 68,3 | – |
| | 0,4 (8DE$_{95}$) | 1,9 | 91,3 | – |
| Gantacúrio | 0,19 (1DE$_{95}$) | 2 | 4,7 | 9,8 |
| | 0,30 (1,5DE$_{95}$) | 1,7 | 7,0 | 11,9 |

nuição transitória da pressão arterial sistólica após o emprego de doses superiores a três vezes a DE$_{95}$.[9,10] Em alguns casos, pode ser de tal gravidade que justifica o tratamento com vasopressores. Embora sejam transitórios, esses efeitos podem ser clinicamente importantes nos coronariopatas, particularmente naqueles que fazem uso de diuréticos e/ou betabloqueadores. Nestes, o volume intravascular diminuído e/ou a inibição dos reflexos compensatórios para o efeito vasodilatador periférico da histamina, induzido pelos betabloqueadores, podem prolongar a hipotensão arterial. Esses efeitos podem ser atenuados pela injeção lenta (30 a 60 segundos) ou infusão contínua do mivacúrio e administração prévia de bloqueadores H$_1$ e H$_2$.[11,20,76]

Nos hepatopatas, a duração de ação do mivacúrio é cerca de três vezes maior (57 minutos) do que a observada nos indivíduos hígidos. Esse prolongamento pode ser explicado pela redução da concentração e da atividade da colinesterase plasmática que ocorre nesses pacientes. Assim, o mivacúrio perde as características de bloqueador neuromuscular de curta duração de ação, passando a ser similar ao atracúrio e ao vecurônio.[77] O tempo necessário para o início de ação do mivacúrio em pacientes com cirrose hepática, quando comparado àquele observado em pacientes normais, ainda é controverso. Nos pacientes cirróticos, as alterações hemodinâmicas, principalmente o aumento do débito cardíaco, contribuem para que uma maior fração da dose injetada alcance o seu local de ação, acelerando o início de ação.[42,77] Devlin e col.[77] observaram resistência ao mivacúrio em pacientes com disfunção hepática grave, de modo semelhante ao que ocorre com a d-tubocurarina, o pancurônio e o atracúrio, que pode ser devida ao aumento do volume de líquido extracelular nesses pacientes e maior volume de distribuição do mivacúrio, com consequente bloqueio neuromuscular de menor intensidade.[53,55]

Embora a eliminação do mivacúrio seja independente da função renal, a duração de ação é maior nos pacientes com doença renal, correspondendo a aproximadamente 1,5 vez aquela verificada em indivíduos sadios.[42] Essa alteração pode ser atribuída à reduzida atividade da colinesterase plasmática, possivelmente devido à diminuição da síntese hepática dessa enzima, observada nos pacientes com doença renal aguda ou crônica. O rápido início de ação do mivacúrio que se observa nos pacientes renais pode também ser explicado pela diminuição da atividade da colinesterase e consequente menor velocidade de metabolização, tornando proporcionalmente maior a quantidade de mivacúrio que atinge a junção neuromuscular, um fator de grande importância para o início de ação dos bloqueadores neuromusculares.[42,78]

Nos idosos, tanto a farmacocinética como a farmacodinâmica do mivacúrio são pouco comprometidas pelas alterações fisiológicas próprias da idade, visto que sua eliminação não é influenciada pela função renal.[79] O *clearance* do mivacúrio pode estar discretamente reduzido, com aumento na duração de ação, provavelmente refletindo uma pequena redução na atividade da colinesterase plasmática, que ocorre com o aumento da idade.[80,81] Nas crianças, em todas as faixas etárias, a potência do mivacúrio é maior do que nos adultos.[9] Nelas, as DE$_{50}$ (0,059 mg.kg$^{-1}$) e DE$_{95}$ (0,11 mg.kg$^{-1}$) são 30% maiores do que nos pacientes adultos. As crianças necessitam, portanto, de doses de mivacúrio menores do que aquelas aplicadas aos adultos, para a obtenção de graus comparáveis de bloqueio neuromuscular. Quando do emprego de doses equipotentes, apresentam início e recuperação de bloqueio (1,9 minuto e 8,4 minutos respectivamente) mais rápidos, em comparação aos adultos jovens.[9,71] Essas características podem ser explicadas pelo maior débito cardíaco e menor tempo circulatório verificados nas crianças assim como uma redistribuição mais rápida do mivacúrio, deslocando-o do seu local de ação. A atividade da colinesterase plasmática aumentada é o fator que explica o maior *clearance* do mivacúrio nessa faixa etária.[82] Os dados da literatura indicam que o mivacúrio é bem tolerado e de fácil administração nos pacientes pediátricos, tanto em *bolus* como em infusão contínua, com a vantagem adicional de poder ser utilizado na mesma dose em todas as crianças.[83]

Os efeitos neuromusculares do mivacúrio podem ser potencializados pelo isoflurano e pelo enflurano em concentrações iguais ou superiores a 1 CAM, verificando-se menor latência e bloqueio prolongado. Existem controvérsias quanto à possível interação com o halotano. O efeito do halotano sobre a $DE_{95}$ do mivacúrio é mínimo, mas a duração de ação pode ser prolongada em até 20%.[84,85] Durante anestesias com concentrações equipotentes de isoflurano e enflurano, a $DE_{50}$ do mivacúrio é diminuída em cerca de 30%, e a duração do bloqueio é aumentada em aproximadamente 35% a 40%. Trabalhos mostram que o desflurano pode potencializar os efeitos do mivacúrio, de maneira similar ao isoflurano.[84,86]

A recuperação espontânea da paralisia muscular que ocorre em curto espaço de tempo permite dispensar o antagonismo farmacológico do bloqueio neuromuscular produzido pelo mivacúrio. Essa propriedade é de particular importância em pacientes atendidos em regime ambulatorial, nos quais o emprego dos anticolinesterásicos pode levar à maior incidência de náuseas e vômitos no pós-operatório, efeitos indesejáveis nesses pacientes.[9,87]

## Besilato de Cisatracúrio

O cisatracúrio (Figura 53.5) é um dos 10 isômeros do atracúrio, representando aproximadamente 15% da mistura do fármaco de origem.[1,67,88]

Dotado de potente propriedade bloqueadora neuromuscular, o cisatracúrio é cerca de 3 vezes mais potente que o atracúrio ($DE_{95}$ = 0,05 mg.kg$^{-1}$), mas o início de ação, a duração de ação e o tempo de recuperação são similares aos do atracúrio.[43,67] A ausência de efeitos cumulativos, observada em adultos e crianças, pode ser constatada pelo padrão de recuperação, que se mantém constante independentemente da dose empregada ou da duração da administração por infusão contínua.[12,67,88] Somente as doses de cisatracúrio, muitas vezes maiores do que a sua $DE_{95}$, produzem efeitos adversos sobre a pressão arterial e a frequência cardíaca. Essas alterações, observadas em estudos experimentais, foram também constatadas em pacientes que receberam doses de cisatracúrio até 8 vezes maiores do que sua $DE_{95}$. Elas são de pequena intensidade até mesmo quando o cisatracúrio é administrado rapidamente e em pacientes com doenças cardiovasculares, refletindo maior relação autonômica/neuromuscular.[13,67,88]

Em indivíduos sadios, o cisatracúrio apresenta *clearance* (5,1 mL.kg$^{-1}$min$^{-1}$) e meia-vida de eliminação ($t_{1/2\beta}$

= 20-25 minutos) similares aos do atracúrio, com volume de distribuição de 159 mL.kg$^{-1}$ (Tabela 53.2). Nos pacientes renais, devido à redução do *clearance* em cerca de 13%, observa-se aumento significativo na sua meia-vida de eliminação.[43,67,89]

O bloqueio neuromuscular produzido por $1DE_{95}$ do cisatracúrio instala-se em cerca de 7 minutos, sendo mais lento do que o produzido pelo atracúrio, porém mais rápido do que o observado com o doxacúrio. Esse tempo é dose-dependente, sendo encurtado de 5,2 minutos para 2,7 minutos e 1,9 minuto, quando do aumento da dose de 0,1 mg.kg$^{-1}$ ($2DE_{95}$) para 0,2 mg.kg$^{-1}$ ($4DE_{95}$) e 0,4 mg.kg$^{-1}$ ($8DE_{95}$), respectivamente. A duração clínica após o emprego de $2DE_{95}$ de cisatracúrio é de aproximadamente 45 minutos, similar à relatada para doses equipotentes do atracúrio. No entanto, é duas vezes mais longa do que a dose do mivacúrio e cerca da metade da dose do doxacúrio. O aumento da dose prolonga a duração clínica em cerca de 150% (68,3 minutos) e 200% (91,3 minutos) após o emprego de doses iguais a $4DE_{95}$ e $8DE_{95}$, respectivamente. O índice de recuperação do cisatracúrio é de aproximadamente 14 minutos, comparável ao de outros bloqueadores neuromusculares de duração de ação intermediária (Tabela 53.3).[9,35,67]

Sendo um dos isômeros do atracúrio, o cisatracúrio sofre os mesmos processos de metabolização. É hidrolisado por esterases plasmáticas inespecíficas em intensidade menor do que a hidrólise do atracúrio e é menos sensível à degradação de Hofmann. Essa menor sensibilidade pode ser constatada pelas baixas concentrações plasmáticas de laudanosina, cerca de 5 vezes menores do que as observadas após o emprego de doses equipotentes de atracúrio. Isso contribui também para a maior excreção urinária desse isômero.[89,90] O cisatracúrio foi criado para ser praticamente desprovido de liberação de histamina e ter menor potencial de desencadear reações alérgicas do que os demais bloqueadores neuromusculares não-despolarizantes (BNMND). No entanto, há na literatura relatos de reações anafilactoides após o uso de doses clínicas e até mesmo reações graves após doses usadas para a precurarização, nas quais o cisatracúrio foi o fator desencadeante, diagnosticado por testes cutâneos realizados *a posteriori*. Na maioria dos casos, o quadro clínico iniciou-se entre 2 e 20 minutos após a injeção do cisatracúrio. Os pacientes evoluíram com aumento de resistência nas vias aéreas e hipoxemia arterial e alterações cardiovasculares como taquicardia ou bradicardia de gravidade variável, que em alguns

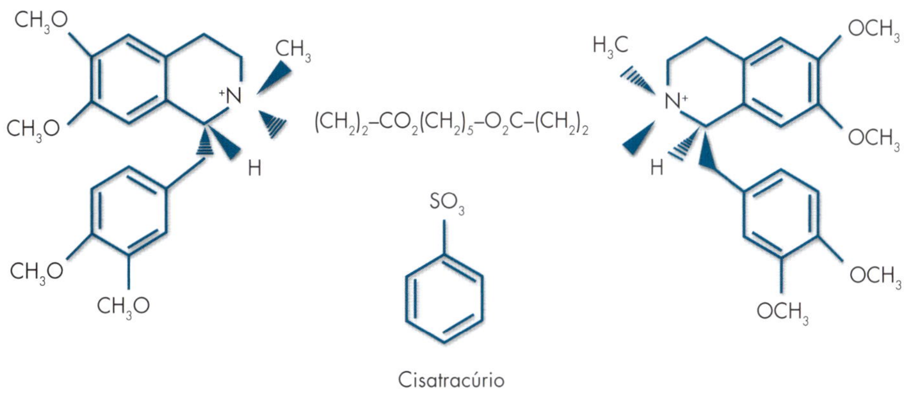

Cisatracúrio

◀ **Figura 53.5** Fórmula estrutural do cisatracúrio.

casos necessitaram de reanimação cardiorrespiratória.[14,43] Yoon e col.[91] descreveram um caso de reação anafilactoide grave ao cisatracúrio, que evoluiu sem os indicativos clássicos de hipersensibilidade ou de anafilaxia. O paciente apresentou arritmia ventricular seguida de parada cardíaca, muito rapidamente. Foi reanimado, encaminhado para a UTI com diagnóstico de infarto do miocárdio e intubado, com suporte cardiocirculatório. O diagnóstico de reação anafilática como causa do infarto foi feito pelo aumento dos níveis de triptase sérica e pelos testes intradérmicos, que foram realizados alguns dias depois do incidente, com resultado positivo para o cisatracúrio e negativo para os demais fármacos empregados na indução da anestesia.

Embora o cisatracúrio tenha menor capacidade de liberar histamina do que seu precursor, o atracúrio, seu potencial para desencadear reações anafilactoides não é desprezível, uma vez que pequenas doses como as usadas para a precurarização são capazes de desencadear reações graves. Por outro lado, como a associação entre anafilaxia e eventos adversos coronarianos agudos com colapso cardiovascular é relativamente frequente, é importante que se tenha em mente a possibilidade de hipersensibilidade individual frente aos casos de reações após o uso do cisatracúrio, mesmo na ausência do quadro clínico clássico.[14,91] O cisatracúrio, quando usado em altas doses, pode ser empregado para intubação em sequência rápida como alternativa à succinilcolina. Nessa condição, a ocorrência de dor de garganta após a intubação traqueal é menor do que a observada após intubação com relaxamento muscular obtido pela succinilcolina.[92]

Suas características farmacocinéticas e farmacodinâmicas (maior potência do que o atracúrio, duração de ação intermediária, padrão de recuperação constante, ausência de efeitos cumulativos, além de ser antagonizável pelos anticolinesterásicos), assim como a ausência de efeitos autonômicos e cardiovasculares e seu mínimo potencial para liberar histamina, fazem com que o cisatracúrio seja uma boa opção quando se quer evitar a ocorrência de alterações cardiovasculares.

## Novos Bloqueadores Neuromusculares

A busca de um bloqueador neuromuscular adespolarizante, que representasse uma alternativa à succinilcolina, visava o desenvolvimento de novos fármacos com rápido início e curta duração de ação, com metabolização e/ou excreção órgãos independentes e que fossem suscetíveis à rápida e completa reversão. Surgiram então, o GW280430, denominado gantacúrio, o CW002 e o CW011. O gantacúrio é atualmente considerado o protótipo farmacológico deste grupo de fármacos que podem ser inativados pela L-cisteína.[68,93-95]

A L-cisteína exógena é rotineiramente empregada como componente de soluções para nutrição parenteral, sem relatos de efeitos colaterais. É utilizada em altas doses, na forma de N-acetilcisteína, no tratamento das intoxicações pelo paracetamol com boa tolerância. No entanto, em experimentos animais, constatou-se que a administração em altas doses de L-cisteína poderia levar à neurotoxicidade.[96]

## Gantacúrio (GW280430A)

O gantacúrio é um composto α-glicofumarato assimétrico e foi o primeiro BNMC diéster isoquinoleínico olefínico estudado em humanos (Figura 53.6). À semelhança do cisatracúrio, o gantacúrio é constituído de um único isômero.

É classificado como BNMC de duração de ação ultracurta, podendo ser considerado como alternativa à succinilcolina. A $DE_{95}$ é 0,19 mg.kg$^{-1}$ com início de ação de 2 minutos e duração total (T4:T1 ≥ 0,9) entre 12 e 14 minutos. Com maiores doses, observam-se menor latência e aumento da duração de ação. O uso de $2DE_{95}$ encurta a latência para 1,3 minuto. No entanto, as doses maiores não são acompanhadas de correspondente alteração na latência. Quando usado em baixas doses, o gantacúrio não libera histamina. Na dose equivalente a $2,5DE_{95}$ aplicada em humanos, foram observadas alterações de pressão arterial e de frequência cardíaca sugestivas de liberação de histamina. O gantacúrio não provoca broncoespasmo, uma vez que não interage com os receptores M2 ou M3 da musculatura lisa do brônquio. Também não altera as pressões de insuflação pulmonar e inspiratória, a exemplo do que se observa com o cisatracúrio.[15,93,94]

A curta duração pode ser explicada pela rápida inativação de suas moléculas no plasma, por duas diferentes vias. A principal delas é uma reação química não enzimática que se instala em cerca de 20 segundos. Consiste na adução de L-cisteína ao fumarato central, que modifica as características estereoquímicas do gantacúrio resultando em compostos com afinidade muito baixa pelos receptores colinérgicos da placa motora. A segunda via é a mais lenta e consiste na hidrólise éster sensível ao pH, que gera a formação de dois metabólitos sem atividade bloqueadora neuromuscular.[15,68,94,95,97]

O processo de recuperação espontânea pode ser acelerado pelo uso da L-cisteína exógena. Estudo experimental em macacos demonstrou que a L-cisteína diminui o tempo de recuperação do bloqueio neuromuscular produzido pelo gantacúrio. A recuperação completa da função motora

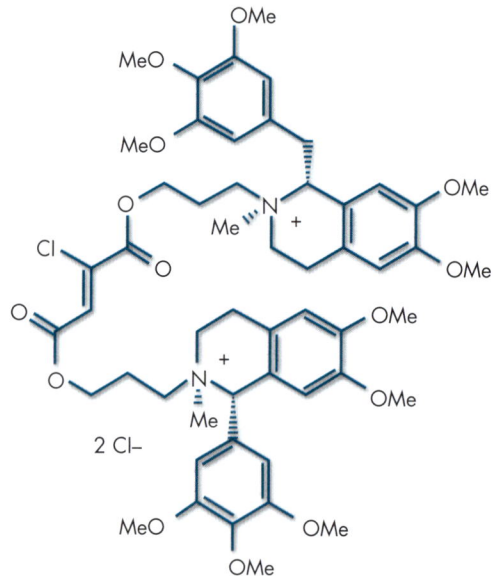

▲ **Figura 53.6** Fórmula estrutural do gantacúrio.

ocorreu em 40 segundos enquanto no grupo sem antagonismo esse tempo foi de cerca de 10 minutos.[93]

O perfil de segurança da L-cisteína para o uso como antagonista do bloqueio produzido pelo gantacúrio, em humanos, ainda não foi estabelecido.[95]

Por ser um BNMC, o gantacúrio pode ter sua ação antagonizada pelos anticolinesterásicos. No entanto, como o pico de ação da neostigmina ocorre em 7 a 11 minutos, seu uso é desnecessário para a reversão de bloqueio produzido pelo gantacúrio, cuja recuperação espontânea é precoce. Uma opção é o uso do edrofônio (0,5 mg.kg[-1]), cujo pico de ação é ≤ 2 minutos, podendo efetivamente facilitar a recuperação da função neuromuscular.[94]

## CW002

O CW002 (Figura 53.7) é um bloqueador neuromuscular não despolarizante, benzilisoquinoleínico diéster fumarato, pertencente à família de fármacos tetra-hidroisoquinoleínicos, de duração de ação intermediária. Foi desenvolvido para interagir com a L-cisteína endógena mais lentamente do que o gantacúrio. Sua molécula é semelhante a do gantacúrio e resultou da retirada do íon cloro, da dupla ligação do fumarato, presente na molécula do gantacúrio. Essa modificação estrutural conferiu simetria e maior estabilidade à molécula. É inativado pela L-cisteína endógena e por hidrólise alcalina com a formação de fragmentos moleculares, cuja potência neuromuscular é de até 70 vezes menor, em relação à droga de origem.[68,93,95]

Atualmente, o CW002 está em testes de fase I nos EUA. Em humanos, a DE[95] de 0,07 mg.kg[-1]. Com uma dose de aproximadamente 2 vezes a DE[95], o início de ação é de 90 segundos, sendo portanto mais curto do que o do cisatracúrio e mais longo do que o do rocurônio. A duração clínica foi em média 33,8 minutos (28,8-36,1) com índice de recuperação de 14 minutos. O tempo para a recuperação espontânea de razão TOF ≥ 0,90 é de 73 minutos. Com a dose de 2 vezes a DE[95], CW002 não causou alterações hemodinâmicas, broncoconstrição ou liberação de histamina.[68]

A reversão do bloqueio neuromuscular pode ser efetuada, com a L-cisteína, em cerca de 60 segundos após a administração de 4-5DE[95] de CW002. A L-cisteína usada na dose de 50 mg.kg[-1] antagonizou o bloqueio profundo em cerca de 2 a 3 minutos. Ainda não há referências de estudos em humanos que evidenciem os benefícios clínicos da L-cisteína como agente reversor do bloqueio produzido pelo CW002.[68]

Como o bloqueio produzido pelo CW002 é do tipo adespolarizante pode também ser antagonizado com inibidores da acetilcolinesterase. A neostigmina, na dose de 50 µg.kg[-1], antagoniza o bloqueio produzido pelo CW002 mais rapidamente do que aquele produzido pelo cisatracúrio. No entanto, a reversão com os anticolinesterásicos é mais lenta do que com L-cisteína.[68,93]

## CW011

O CW011 (maleato assimétrico) é um diéster olefínico não halogenado análogo do gantacúrio. O CW011 se liga a L-cisteína de forma mais lenta, produzindo um bloqueio neuromuscular mais prolongado do que o obtido pelo gantacúrio. Tem alta potência. Em macacos, a DE[95] é de 0,025 mg.kg[-1]. Com o uso de 4 vezes a DE[95], a duração do bloqueio neuromuscular foi em torno de 20,8 minutos, sendo equivalente a metade do tempo para o cisatracúrio e 3 vezes mais longa que a do gantacúrio.

O bloqueio neuromuscular promovido por esse fármaco pode ser revertido pela cisteína endógena e pela L-cisteína exógena. Não há estudos humanos disponíveis e todos os resultados descritos anteriormente necessitam de investigação e confirmação em humanos.[68]

## ■ BLOQUEADORES NEUROMUSCULARES ADESPOLARIZANTES AMINOESTEROIDES

### Pancurônio

Primeiro bloqueador neuromuscular adespolarizante aminoesteroide introduzido na clínica. Composto bisquaternário de amônio, com longa duração de ação (60 a 90 minutos) (Figura 53.8) e com DE[95] igual a 0,06 mg.kg[-1]. O bloqueio neuromuscular máximo é obtido em 3 a 4 minutos após a sua administração.[1]

Apresenta excreção biliar (10%), mas a principal via de eliminação é renal, sendo 80% da dose injetada eliminada inalteradamente pelos rins.[1] O restante (10% a 15%) sofre metabolização hepática, por meio de processo de desacetilação, resultando em metabólitos ativos, 3-desacetil-pancurônio, 17-desacetil-pancurônio e 3-17-desacetil-pancurônio, sendo o principal o 3-desacetil-pancurônio. Esse metabólito é solúvel em água, apresenta metade da potência bloqueadora neuromuscular do fármaco-padrão e é excretado na bile e na urina.[98]

Nos pacientes com obstrução biliar total, cirrose hepática e doença renal, o pancurônio apresenta aumento no volume de distribuição, diminuição no *clearance* e aumento

CW002

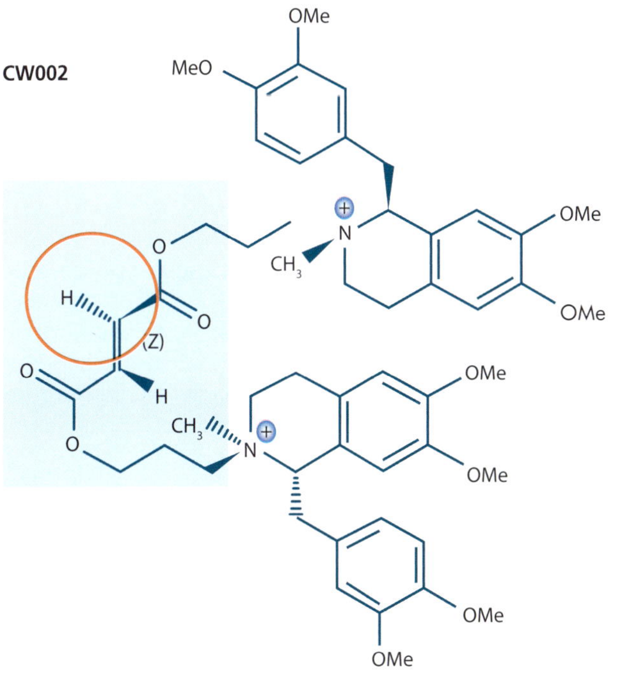

**▲ Figura 53.7** Fórmula estrutural do CW002.

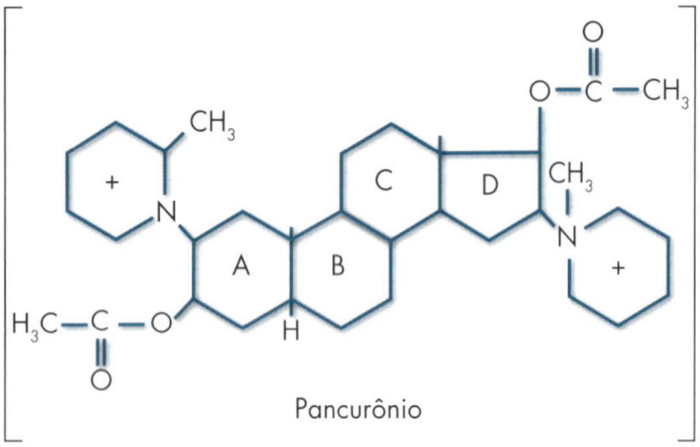

▲ **Figura 53.8** Fórmula estrutural do pancurônio.

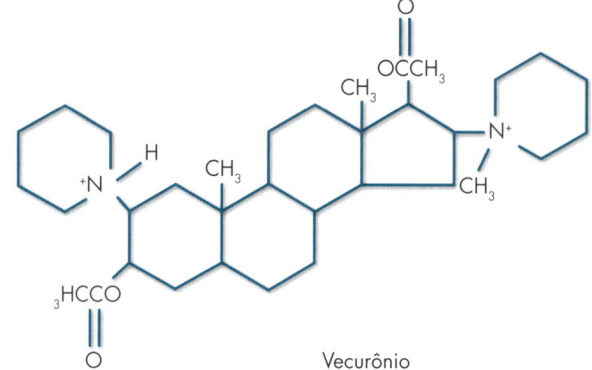

▲ **Figura 53.9** Fórmula estrutural do vecurônio.

na meia-vida de eliminação. Devido à propriedade cumulativa, a duração de ação pode ser aumentada quando do emprego de doses repetidas. Nos pacientes idosos, o bloqueio neuromuscular prolongado está relacionado à diminuição no *clearance* e na função renal, observada nessa faixa etária. Características farmacocinéticas do pancurônio, em indivíduos hígidos, constam da Tabela 53.4.

Alterações cardiovasculares, tais como hipertensão arterial, taquicardia e aumento do débito cardíaco, causadas pelo pancurônio, devem-se principalmente à atividade vagolítica, liberação de noradrenalina associada à diminuição da recaptura de noradrenalina pelas terminações nervosas simpáticas. Essas alterações podem ser minimizadas pela administração lenta. O pancurônio parece ser desprovido de atividade liberadora de histamina.[16,19,99]

## Vecurônio

Bloqueador neuromuscular adespolarizante, monoquaternário, aminoesteroide com duração de ação intermediária, resultante de alterações estruturais na molécula do pancurônio (Figura 53.9). A retirada do grupo metilquaternário do anel-A, do núcleo esteroide da molécula do pancurônio, contribui para menor propriedade vagolítica e potência ligeiramente maior, assim como maior propriedade lipofílica do vecurônio em relação ao pancurônio.[1]

A maior propriedade lipofílica altera a distribuição do vecurônio no organismo, permite sua maior captação pelo fígado e maior excreção biliar. Em doses correspondentes a 2DE$_{95}$ (0,1 mg.kg$^{-1}$), o início de ação se dá em cerca de 3 minutos.[100]

O vecurônio depende do rim e do fígado para sua eliminação. Estima-se que 40% e 30% da dose administrada são excretadas de forma inalterada na bile e na urina, respectivamente. Embora a eliminação renal seja menos importante, quando há deficiência da função renal ocorre diminuição da depuração plasmática (cerca de 40%), e a duração de ação

aumenta em cerca de 80%. Igualmente, nos pacientes cirróticos a duração de ação do vecurônio está aumentada.[102] Características farmacocinéticas do vecurônio, em indivíduos hígidos, constam da Tabela 53.4.

Parte da dose injetada é metabolizada no fígado por um processo de desacetilação, que resulta na produção de metabólitos ativos, sendo o mais potente o 3-desacetil-vecurônio, com cerca de 60% da potência do vecurônio. O acúmulo desse metabólito resulta em bloqueio neuromuscular prolongado, particularmente após a administração de doses repetidas ou em infusão contínua.[1]

O vecurônio não causa efeitos cardiocirculatórios, mesmo quando empregado em doses superiores a 3DE$_{95}$, em virtude do seu discreto efeito vagolítico, da ausência de atividade bloqueadora ganglionar e da discreta capacidade de liberar histamina. No entanto, alguns pacientes apresentam bradicardia na indução de anestesias, após o uso associado de opioides e vecurônio. A explicação mais provável é que, em função da modesta atividade vagolítica do vecurônio, tornam-se evidentes os efeitos cardiovasculares diretos de outros fármacos.[17]

## Rocurônio

Bloqueador neuromuscular adespolarizante, monoquaternário, aminoesteroide com duração de ação intermediária, resultante de modificações estruturais na molécula do vecurônio[1,18,103] (Figura 53.10).

A grande vantagem do rocurônio em relação aos demais bloqueadores adespolarizantes é o rápido início de ação, constituindo alternativa à succinilcolina quando da necessidade de intubação em sequência rápida, ou nos casos em que há limitação ou contraindicação ao uso da succinilcolina, como nos traumatismos cranianos ou perfurações oculares.[103,104] O rápido início de ação pode ser devido pre-

| BNM | Volume de distribuição (mL.kg$^{-1}$) | Meia-vida de eliminação (minutos) | Depuração (mL.kg$^{-1}$.min.$^{-1}$) | Ligação proteica (%) |
|---|---|---|---|---|
| Pancurônio | 241 | 145 | 1,8 | 29 |
| Vecurônio | 199 | 62 | 5,3 | 30 |
| Rocurônio | 207 | 97,2 | 2,9 | 25 |

**Tabela 53.4** Características farmacocinéticas dos bloqueadores neuromusculares (BNM) aminoesteroides.[1,5,19,98,101]

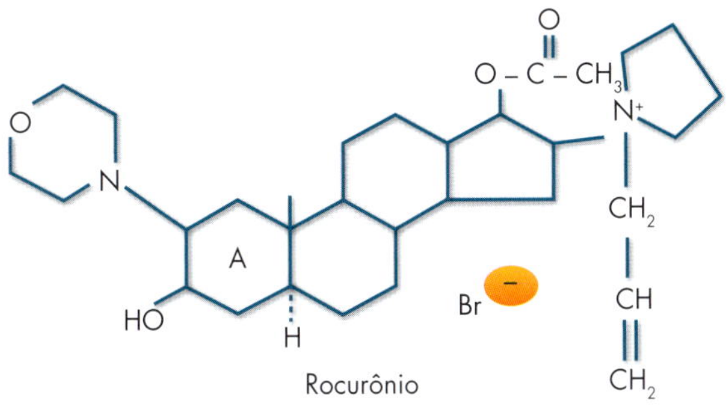

▲ **Figura 53.10** Fórmula estrutural do rocurônio.

liminarmente à baixa potência (6 a 12 vezes inferior à do vecurônio), resultado das modificações na molécula do vecurônio, como a substituição do grupo metil do nitrogênio quaternário pelo grupo alil, e da ausência de fragmento de acetilcolina no anel A do núcleo esteroide. Outros fatores que podem contribuir para a curta latência do rocurônio são a sua maior capacidade de difusão do plasma para os receptores pré e pós-sinápticos da junção neuromuscular e a menor ligação proteica em relação ao vecurônio e ao pancurônio.[101,104] Excelentes condições de intubação traqueal foram obtidas 60 segundos após a administração de doses correspondentes a 2DE$_{95}$ (0,6 mg.kg$^{-1}$) do rocurônio.[105]

O rocurônio é eliminado predominantemente pela bile de forma inalterada, e cerca de 30% da dose é eliminada pelos rins. Nenhum metabólito ativo é formado. Na dose de 0,6 mg.kg$^{-1}$ em indivíduos com função renal normal, o volume de distribuição é de 207 mL.kg$^{-1}$, a depuração plasmática é de 2,9 a 3,7 mL.kg$^{-1}$.min$^{-1}$, e a meia-vida de eliminação é de 57 a 98 minutos (Tabela 53.4). O menor volume de distribuição em relação ao vecurônio pode dever-se a sua menor lipossolubilidade. Embora a depuração plasmática não esteja alterada nos pacientes com disfunção renal, o maior volume de distribuição presente nesses pacientes pode contribuir para a maior duração de bloqueio. Doenças hepáticas também aumentam o volume de distribuição do rocurônio, resultando em maior duração de ação, principalmente quando administrada em infusão contínua ou em doses repetidas.[106,107]

Apresenta discreta atividade vagolítica, que se manifesta pelo aumento da frequência cardíaca em torno de 30% quando o rocurônio é empregado na dose de 0,6 mg.kg$^{-1}$. Mesmo em doses acima de 4DE$_{95}$, não causa liberação de histamina.[18,108] Entretanto, conforme publicado em série de casos na França, 43,1% dos casos de anafilaxia relacionados a BNM foram devidos ao rocurônio e 22,6% a succinilcolina.[109]

## ■ ANTAGONISMO DO BLOQUEIO NEUROMUSCULAR

A substituição dos bloqueadores neuromusculares não--despolarizantes (BNMNDs) de longa duração por outros de menor duração, independentemente da duração do procedimento cirúrgico, tornou-se cada vez mais frequente.[110] Essa conduta advém da necessidade de garantir que, ao final das cirurgias e no período pós-anestésico imediato, os pacientes estejam livres de ação residual dos BNMNDs, ou seja, que

estejam aptos a respirar normalmente, mantenham a patência das vias aéreas superiores, tenham recuperado os reflexos protetores das vias aéreas e a capacidade de deglutir, integralmente. No entanto, nos pacientes que necessitam de suporte ventilatório ou que são encaminhados para a UTI ainda intubados, a presença de algum grau de bloqueio pode ser considerada útil. No período pós-anestésico imediato, não estando a transmissão neuromuscular plenamente recuperada, torna-se mandatório o uso de fármacos para a reversão do bloqueio residual e/ou a adoção de medidas de assistência ventilatória.[111,112]

Nessa fase, a reversão do bloqueio neuromuscular e a normalização da função da junção neuromuscular devem ser avaliadas com o objetivo de constatar a restauração da atividade neuromuscular, particularmente em relação à função pulmonar e à proteção das vias aéreas contra aspiração de conteúdo gástrico.[113] Para tal são empregados métodos clínicos e monitores específicos que avaliam as respostas musculares evocadas, resultantes da estimulação de um nervo periférico.

O questionamento quanto à necessidade de reversão farmacológica do bloqueio neuromuscular surgiu no século passado, ao final dos anos 1940 e início da década de 1950, em função de relatos de morte súbita associada com a administração de neostigmina. Naqueles relatos, a alta taxa de mortalidade, seis vezes maior no grupo que recebeu BNMND, foi atribuída à toxicidade inerente ao relaxante muscular.[114,115] Em 1965, Churchill-Davidson publicou um editorial que resumia o questionamento clínico surgido com a introdução da d-tubocurarina na prática clínica: *To reverse, or not to reverse: that is the question!*[116,117] Esse questionamento continua sem resposta, apesar do surgimento de BNMND de duração intermediária e de curta duração, e da possibilidade de monitorização quantitativa da transmissão neuromuscular. Atualmente, a pergunta a ser respondida é: ao final das cirurgias, o antagonismo é sempre necessário?

Considerando que a ausência de sinais clínicos não descarta efeitos residuais dos bloqueadores neuromusculares não despolarizantes, a prática de não reverter farmacologicamente o bloqueio ao final das cirurgias contribui para a ocorrência de bloqueio residual na fase de recuperação pós-anestésica. Quando não diagnosticado, o bloqueio residual desencadeia eventos adversos que, com frequência, são dependentes do comprometimento dos músculos respiratórios e/ou dos músculos ligados à proteção das vias aéreas. Assim, o risco de intercorrências respiratórias que contribuem para a morbimortalidade pós-operatória pode ser diminuído pelo uso adequado da monitorização da junção neuromuscular.[110,113,117-119]

Por muitos anos, a recuperação de cerca de 70% da razão T4:T1 (T4:T1 = 0,7) foi considerada como padrão adequado de reversão do bloqueio neuromuscular. Mais recentemente foi demonstrado que, com esse nível, a maioria dos pacientes ainda apresenta sinais de curarização residual, como dificuldade de deglutição, diplopia e dificuldade de acompanhar objetos em movimento, fraqueza muscular generalizada e depressão da resposta ventilatória à hipóxia.[111,115]

A estratégia de não reverter o bloqueio veio acompanhada de mudanças de atitude quanto ao uso clínico dos BNMNDs: por exemplo, a escolha de um BNMND de duração intermediária em dose única para a intubação e o uso adequado de doses complementares de BNMND durante a cirurgia.[117,119]

Classicamente, a reversão farmacológica dos BNMNDs é efetuada com um anticolinesterásico, precedido ou associado a um anticolinérgico, uma técnica que não é isenta de efeitos adversos. Para alguns anestesiologistas, esses riscos são mais relevantes do que os potenciais benefícios e somente antagonizam o bloqueio quando os pacientes apresentam sinais clínicos de fraqueza muscular.

Os argumentos a favor da reversão farmacológica baseiam-se no fato de que pacientes com sinais clínicos de recuperação completa do bloqueio neuromuscular ainda podem ter grau significativo de bloqueio. Nesses pacientes, a resposta muscular à estimulação com estímulos isolados pode estar normal (altura da resposta = 100% da resposta-controle), mas o percentual de receptores ainda ocupados pelo BNMND pode chegar a 75%, com comprometimento da margem de segurança da junção neuromuscular. Quando a opção for por antagonizar o bloqueio, a monitorização com estimulador de nervo periférico permite identificar o grau de bloqueio e, em consequência, definir a dose do antagonista a ser usado, um anticolinesterásico ou o sugamadex.[120]

A prática de não antagonizar baseia-se no risco inerente aos efeitos indesejáveis dos anticolinesterásicos e dos anticolinérgicos, assim como nas maiores taxas de morbidade verificadas nos grupos que receberam esses fármacos, quando comparados com grupos nos quais a recuperação foi espontânea. Os efeitos colaterais bradicardia, broncoconstrição, náuseas e vômitos, bem como íleo paralítico, entre outros, representam fatores de maior retenção dos pacientes ao leito com aumento do tempo de permanência na recuperação pós-anestésica e retardo na alta hospitalar.[119,121-123]

Quando a opção for por não antagonizar, recomenda-se que seja obtida a comprovação da ausência de bloqueio residual com a monitorização específica, quantitativa, com padrão TOF de estimulação, preferencialmente com o registro da amplitude das respostas evocadas. Embora a incidência relatada de bloqueio residual seja maior entre os pacientes cujo bloqueio não foi antagonizado, a administração de um anticolinesterásico não garante a completa recuperação da função neuromuscular.[120,121] Payne e col. avaliaram a ocorrência de bloqueio residual na RPA entre pacientes que haviam recebido anticolinesterásicos e pacientes não antagonizados, considerando a recuperação da $T_4/T_1 < 0,8$.[123] O percentual de ocorrência de $T_4/T_1 < 0,8$ foi cerca de 60% naqueles que não receberam anticolinesterásico e de 49% nos que receberam o antagonista.[124] Em 2023, a Sociedade Europeia de Anestesiologia e Terapia Intensiva (ESAIC) publicou um *guideline* sobre condutas durante o bloqueio neuromuscular no perioperatório recomendando a estimulação do nervo ulnar e a monitorização neuromuscular quantitativa no músculo adutor do polegar para excluir a paralisia residual (recomendação 1B).[125] Confirmando, deste modo, o *guideline* da Sociedade Americana de Anestesiologia (ASA) e dando ênfase à importância da monitorização quantitativa do bloqueio neuromuscular para a adequada reversão.[126]

## Anticolinesterásicos

Os fármacos anticolinesterásicos, representados pela neostigmina, edrofônio e piridostigmina, são empregados para a reversão do bloqueio produzido pelos agentes adespolarizantes. São compostos de amônio quaternário, ionizáveis, solúveis em água e com baixa solubilidade em gordura, e por isso não atravessam facilmente membranas biológicas, como a barreira hematoencefálica. Outros compostos, como a fisostigmina e os organofosforados, são aminas terciárias e, por isso, mais solúveis em gordura do que o edrofônio, a neostigmina e a piridostigmina. Em função dessa lipossolubilidade, anticolinesterásicos têm efeitos estimulantes no sistema nervoso central (SNC), o que limita sua indicação na clínica.[124]

### Mecanismo de ação

Os anticolinesterásicos atuam aumentando a concentração de acetilcolina na fenda sináptica por dois diferentes mecanismos. Na terminação nervosa, estimulam receptores pré-sinápticos, causando aumento da mobilização e da liberação de acetilcolina; na fenda sináptica, atuam inibindo a acetilcolinesterase.[124]

Ao nível da fenda sináptica, o principal mecanismo de ação é a inibição reversível da enzima acetilcolinesterase, responsável pela destruição da acetilcolina presente na fenda sináptica. Consequentemente, ocorre aumento na concentração de acetilcolina que compete com a molécula do bloqueador neuromuscular, que se encontra em concentração diminuída nos receptores colinérgicos pós-sinápticos.[124]

Os anticolinesterásicos diferenciam-se quanto à potência e quanto ao mecanismo de inibição da acetilcolinesterase. São dois os mecanismos de inibição. Um deles é típico da neostigmina e da piridostigmina, cujos grupamentos amoniacais quaternários se ligam ao sítio aniônico da enzima, enquanto o grupo carbamato se liga ao sítio esterásico. A carbamilação promove a inativação da enzima, de maneira reversível. O outro mecanismo, característico do edrofônio, não apresenta grupo carbamil e envolve apenas a ligação ao sítio aniônico da enzima.[124]

Quando a totalidade da enzima presente na fenda estiver inativada, foi atingida a eficácia máxima do anticolinesterásico. A partir desse ponto, doses suplementares não provocam aumento adicional da concentração de acetilcolina, caracterizando um efeito teto, e aumentam a incidência de efeitos colaterais.[124]

Esse efeito teto foi verificado em preparações nervo frênico-diafragma de rato, nas quais foram testados diferentes anticolinesterásicos durante bloqueio produzido pelo pancurônio, numa concentração ajustada para produzir 95% de depressão de $T_1$, à estimulação com o padrão TOF. Em condições experimentais, o aumento da dose do anticolinesterásico correspondeu ao aumento da intensidade do efeito até atingir uma dose teto, a partir da qual não ocorria equivalente antagonismo do bloqueio. Esse platô correspondia a uma $T_4/T_1$ de 0,6.[127]

Na prática clínica, doses de neostigmina superiores a 0,07 mg.kg$^{-1}$ não produzem qualquer efeito adicional em relação às menores doses.[117,128] Adicionalmente, na presença de bloqueio neuromuscular profundo, a neostigmina não é eficaz, e recomenda-se que a injeção do anticolinesterásico seja postergada até o aparecimento de sinais de recuperação espontânea da transmissão neuromuscular.[117,129]

Quando usados em altas doses, a neostigmina e o edrofônio atuam ainda na região pós-sináptica produzindo a dessensibilização dos receptores pós-sinápticos. Esse efeito se exterioriza pela intensificação da fraqueza muscular em consequência do bloqueio por dessensibilização que se instala.[130]

Quando administrados na ausência de bloqueadores neuromusculares, os anticolinesterásicos geram potenciais de ação na terminação nervosa, que resultam em contrações musculares conhecidas como fasciculações.[124]

## Farmacologia

O volume de distribuição, a meia-vida de eliminação e o *clearance* dos compostos de amônio quaternário são 0,7 a 1,4 L.kg$^{-1}$, 60 a 120 minutos e 8 a 16 mL.kg$^{-1}$.min$^{-1}$, respectivamente. São excretados predominantemente pelos rins (cerca de 50% para a neostigmina e de 75% para os demais). O restante é metabolizado pelas colinesterases hepáticas e, em menor extensão, pela acetilcolinesterase na junção neuromuscular.[125] Na presença de alteração da função renal, o metabolismo hepático contribui para a eliminação de 50% da dose de neostigmina, 30% da dose de edrofônio e 25% da dose de piridostigmina. Nos pacientes com *clearance* reduzido, a meia-vida de eliminação está aumentada (duas vezes para a neostigmina e três vezes para o edrofônio). A duração de ação é maior, podendo ultrapassar amplamente o tempo necessário para a eliminação do bloqueador neuromuscular que foi antagonizado, o que representa uma vantagem, pois aumenta a margem de segurança clínica e diminui o risco de recurarização.[124]

A neostigmina apresenta grande afinidade pela acetilcolinesterase e é 5 vezes mais potente que a piridostigmina, além de ser 12 a 35 vezes mais potente do que o edrofônio. Esse último, com menor afinidade pela acetilcolinesterase, atua predominantemente ao nível pré-sináptico, envolvendo maior mobilização e liberação de acetilcolina.[124]

A neostigmina é mais eficaz do que o edrofônio e do que a piridostigmina no antagonismo de bloqueio neuromuscular profundo. A dose recomendada varia entre 40 e 70 µg kg$^{-1}$

O edrofônio empregado na dose de 0,5 mg.kg$^{-1}$ é ineficaz no antagonismo de bloqueio neuromuscular profundo, mas as doses de 1 mg.kg$^{-1}$ se mostraram efetivas.[19] O início de ação do edrofônio é mais rápido (1 a 2 minutos) do que o da neostigmina (7 a 11 minutos), que por sua vez é mais rápido que o da piridostigmina (16 minutos). Por ser de início de ação muito lento, o uso da piridostigmina torna-se inadequado na prática clínica. A duração de ação dos anticolinesterásicos depende da velocidade com a qual são eliminados do plasma. Nos casos da neostigmina e da piridostigmina, relaciona-se à inativação do fármaco pela acetilcolinesterase. No caso do edrofônio, está relacionada ao *clearance* plasmático.[112,124]

Os anticolinesterásicos, especialmente a neostigmina, também inibem a atividade da colinesterase plasmática e podem aumentar a duração de ação da succinilcolina e do mivacúrio.[1] Esse efeito é pouco evidente com o edrofônio, e por isso este pode ser considerado o fármaco de eleição para antagonizar o bloqueio neuromuscular produzido pelo mivacúrio.[125]

Os anticolinesterásicos também aumentam a concentração de acetilcolina em outros locais do organismo, como nos receptores muscarínicos, produzindo efeitos adversos, tais como bradicardia, ritmo nodal, retardo de condução, aumento do tônus intestinal, broncoconstrição, aumento de secreções oral e brônquica, aumento do tônus vesical, náuseas e vômitos.[19] O tempo para o aparecimento desses efeitos é o mesmo para os efeitos neuromusculares e difere entre os anticolinesterásicos: é mais rápido com o uso do edrofônio do que com a neostigmina, cujo tempo é mais rápido do que com a piridostigmina.

Na reversão do bloqueio neuromuscular, é desejável que somente os efeitos nicotínicos dos anticolinesterásicos sejam alcançados. Os efeitos muscarínicos devem ser prevenidos ou atenuados pelo uso prévio de anticolinérgicos, tais como a atropina e o glicopirrolato. Esses fármacos bloqueiam seletivamente os efeitos da acetilcolina nos receptores muscarínicos, deixando intactos os efeitos nos receptores nicotínicos. A atropina, por ter rápido início de ação (1 minuto), é o anticolinérgico mais recomendado em nosso meio. Como os efeitos muscarínicos da neostigmina e da piridostigmina se instalam lentamente, podem ser prevenidos também pelo glicopirrolato, cujo início de ação é mais lento (2 a 3 minutos) do que o da atropina. Quanto à duração de ação, os dois fármacos são similares.[19,112,124]

A eficácia dos anticolinesterásicos quanto à reversão do bloqueio neuromuscular ainda depende – e principalmente – do grau do bloqueio no momento da reversão, das características, da dose do anticolinesterásico empregado e do bloqueador neuromuscular a ser antagonizado.

O tempo necessário para ocorrer a reversão do bloqueio varia de maneira inversa com o grau de bloqueio da junção neuromuscular no momento da injeção do anticolinesterásico. Em última análise, depende do grau de recuperação espontânea. Quanto maior for o grau de recuperação, mais rapidamente ocorre a reversão total do bloqueio, ou seja, bloqueios superficiais são mais rapidamente revertidos do que bloqueios profundos.

Esse tempo também é inversamente proporcional à dose do anticolinesterásico. Quando a recuperação espontânea é plena, o uso de grandes doses de anticolinesterásicos é desnecessário e tem como fator de risco a ocorrência de efeitos adversos.[124]

O bloqueador neuromuscular empregado influencia de maneira direta no tempo para reversão espontânea do bloqueio – é menor para os de curta duração de ação do que para os de duração de ação intermediária, e este, por sua vez, é menor do que para os de longa duração. A reversão do bloqueio neuromuscular pode ser dificultada por alguns fatores, tais como: acidose respiratória, hipotermia, hipopotassemia, hipocalcemia, hipermagnesemia, fármacos anestésicos (principalmente os agentes voláteis), antibióticos aminoglicosídeos, anestésicos locais, furosemida.[131]

## ■ FÁRMACOS QUE ATUAM POR COMPLEXAÇÃO OU ENCAPSULAMENTO QUÍMICO

### Ciclodextrinas

Em virtude dos efeitos colaterais indesejáveis dos anticolinesterásicos e dos anticolinérgicos usados rotineiramente na técnica de reversão do bloqueio neuromuscular, bem como da incapacidade dessa técnica de reverter bloqueios profundos, foram feitas pesquisas para a produção de fármacos com mecanismos de ação diferentes, com maior segurança clínica.[112,120] Dessas pesquisas resultou a proposta de reversão do bloqueio neuromuscular com uma γ-ciclodextrina modificada (sugamadex) para torná-la capaz de encapsular o rocurônio.[132]

Normalmente, a hidrólise do amido resulta na formação de glicose, maltose e várias dextrinas lineares ou ramificadas. No entanto, sob a ação de enzimas chamadas ciclodextrinas-glicosiltransferases, formam-se produtos cíclicos, tridimensionais, denominados ciclodextrinas (CD). De acordo com o número de unidades d-(+)-glicopiranose, que compõem o seu anel estrutural, as ciclodextrinas naturais são denominadas alfa (α-CD), beta (β-CD) e gama (γ-CD), compostas de seis, sete e oito dessas unidades respectivamente (Figura 53.11).[132,133]

As ciclodextrinas têm a aparência esférica e apresentam na sua estrutura grupos hidroxil, que estão orientados para fora, tornando o exterior hidrofílico, enquanto a cavidade interna é relativamente hidrofóbica. As características da cavidade interna, que funcionalmente se assemelha a uma caixa, permitem que as CD formem complexos com diferentes substâncias cujas dimensões sejam compatíveis. A capacidade de formarem complexos de inclusão (complexação) depende da compatibilidade esterioisomérica e da polaridade em relação ao fármaco.[134]

A complexação, ou seja, o encapsulamento químico, é dirigida por forças originárias da alta energia de repulsão da água na cavidade da CD e também da presença de pontes de hidrogênio, das interações de van der Waals e hidrofóbicas. Em função da complexação, os fármacos lipofílicos têm alteradas as suas propriedades físico-químicas, com aumento da solubilidade em água, da estabilidade e da biodisponibilidade. Como as CD são biologicamente melhor toleradas do que a maioria das moléculas testadas como hospedeiras e não apresentam repercussões sistêmicas, são usadas em preparações farmacêuticas para incrementar essas propriedades.[134]

Na clínica, a mais utilizada é a β-CD, cuja cavidade tem tamanho suficiente para acomodar um hexanel aromático.

Essa CD é empregada para transportar fármacos antitumorais (doxorrubicina) corticosteroides (dexametasona e prednisolona) e pode ser administrada por diferentes vias (oral, nasal, dérmica, intravenosa e intramuscular, subaracnóidea e peridural).

Em anestesia, a β-CD foi testada como transportadora de agentes de indução, como o propofol e o etomidato, mas os resultados não mostraram desempenho significativamente superior às formulações não complexadas. Também foi usada para complexar o midazolam e permitir sua utilização por via nasal. Quando comparada com a apresentação em *spray*, apresentou melhores resultados quanto à sedação. A formulação nasal com β-CD se comportou como o midazolam, por via venosa, quanto a velocidade de absorção, concentração sérica e efeito sedativo, sem produzir efeitos adversos importantes. Os anestésicos locais, especialmente a bupivacaína e os opioides, foram empregados na forma de soluções complexadas em anestesias espinhais em animais e tiveram seus efeitos otimizados.[133] É interessante salientar que esses ensaios clínicos visavam à oferta do fármaco ao seu local de ação de forma mais controlada, melhorando a biodisponibilidade.

## Sugamadex

A proposta mais recente de uso de uma ciclodextrina como antagonista do bloqueio neuromuscular parece bastante promissora. Nessa proposta, o sugamadex, uma g-CD, é usado como um receptor sintético para o rocurônio, capaz de capturar o rocurônio livre no plasma formando complexos estáveis do tipo 1:1 (Figura 53.12).

Para otimizar a afinidade do rocurônio pela cavidade da CD, foram feitas modificações químicas na sua face interna. A escolha pela g-CD foi baseada no tamanho da cavidade (9,5A), capaz de acolher a molécula do rocurônio. Também levou-se em conta a estrutura química da cavidade, com cadeias laterais de ácidos aromáticos e alifáticos que contêm grupos polares ou terminais ácidos. As 8 cadeias laterais de glicopiranoses apresentam cargas negativas e têm a função de aumentar a interação hidrofóbica. Os grupamentos ácidos foram introduzidos para formar ligações eletrostáticas com o nitrogênio da molécula do rocurônio, carregado posi-

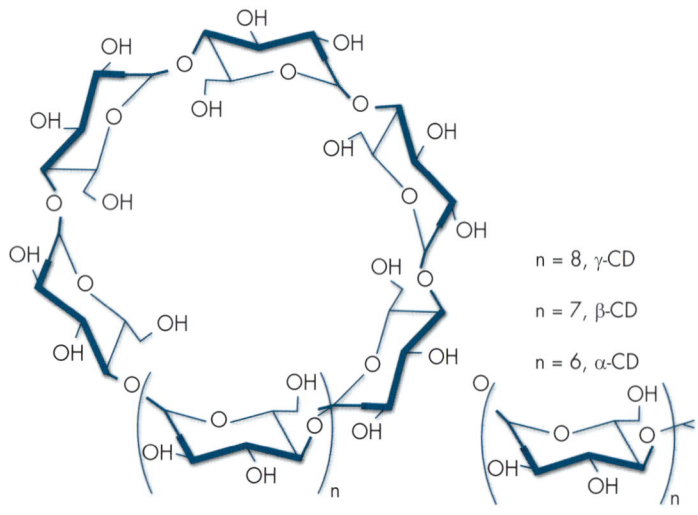

◀ **Figura 53.11** Representação esquemática da estrutura química das ciclodextrinas.

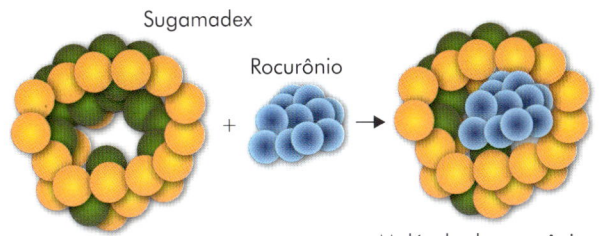

▲**Figura 53.12** No plasma, cada molécula de sugamadex atua como um receptor e captura uma molécula de rocurônio, formando complexos estáveis.

tivamente. Por outro lado, os sais desses ácidos podem contribuir para aumentar a solubilidade em água do complexo formado. O comprimento das cadeias laterais foi modificado para aumentar a profundidade da cavidade e permitir que o anel esteroidal hidrofóbico da molécula do rocurônio ficasse totalmente encapsulado. O reposicionamento dos sítios de interações eletrostáticas foi feito para aumentar a afinidade das ligações com o rocurônio. Dentre as várias modificações testadas, resultou o composto sugamadex, uma g-CD-mono-6-tiolatada cuja cavidade foi desenhada para encapsular e retirar da circulação as moléculas de rocurônio (Figura 53.13).[132,135-139]

## Mecanismo de ação

A formação de complexos g-CD/rocurônio resulta na pronta diminuição da concentração plasmática de rocurônio. Forma-se então um gradiente de concentração que favorece a migração para o plasma das moléculas remanes-

centes na junção neuromuscular e, em consequência, a diminuição da concentração do rocurônio na biofase.[122-123,140]

Cada molécula do sugamadex sequestra uma molécula do *pool* de moléculas de rocurônio livres no plasma, um processo também conhecido como complexação, provocando a rápida diminuição dos níveis plasmáticos. Uma vez encapsulado, o rocurônio é eliminado (Figura 53.14).

Progressivamente, um maior número de receptores fica livre, e a junção neuromuscular recupera sua função. Como

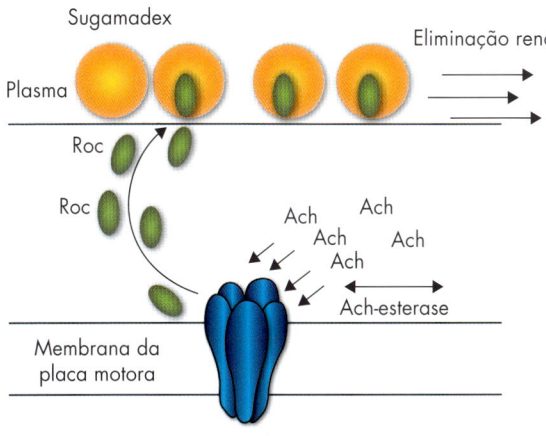

▲**Figura 53.14** Representação esquemática do mecanismo de ação do sugamadex. Fluxo de moléculas de rocurônio a partir da junção neuromuscular para o plasma e complexação pelo sugamadex. Em consequência, ocorre liberação de receptores colinérgicos e recuperação da transmissão neuromuscular.

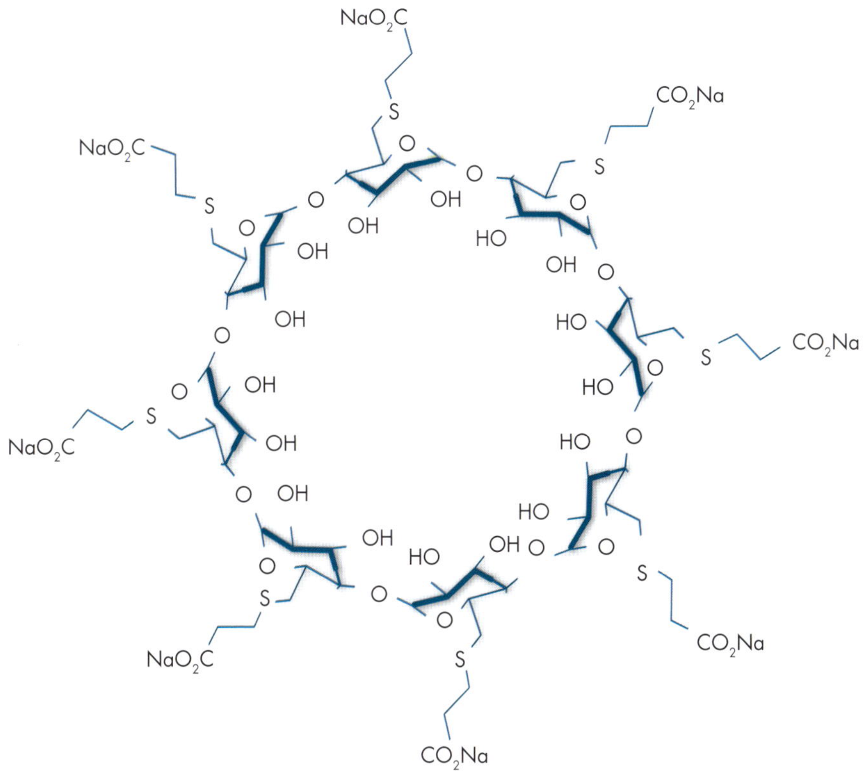

◀**Figura 53.13** Estrutura química do sugamadex.

a taxa de dissociação do complexo rocurônio-sugamadex é muito baixa, não há relatos de queixas de fraqueza muscular ou registro de recurarização nos estudos realizados em humanos, quando o sugamadex foi empregado nas doses recomendadas para antagonizar os diferentes níveis de bloqueio (Tabela 53.5).

Com a administração de pequenas doses, consideradas inadequadas, pode haver sinais de recuperação da função neuromuscular e, a seguir, agravamento do bloqueio. Um exemplo é o relato de Eleveld e col.[143] de diminuição temporária da razão $T_4/T_1$ após o uso de baixa dose de sugamadex (0,5 mg.kg$^{-1}$), para antagonizar bloqueio produzido pelo rocurônio. A hipótese mais provável é que o pequeno número de moléculas de sugamadex foi suficiente para formar complexos com as moléculas de rocurônio livres no compartimento central, mas foi insuficiente para complexar as moléculas originárias de compartimentos periféricos que retornam ao compartimento central. A redistribuição dessas moléculas não complexadas refez o bloqueio neuromuscular.[122,143,144]

Um fator que contribui para a eficácia do antagonismo é a eliminação renal do complexo sugamadex-rocurônio. Na ausência do sugamadex, somente cerca de 20% da dose de rocurônio é eliminada por via renal. Na fase de testes desse novo fármaco, ficou comprovado, em estudos experimentais, que sua eliminação é muito rápida e o aumento da concentração na urina é dose-dependente. Esse achado sugere que a eliminação renal do rocurônio, na forma complexada, aumenta acentuadamente.[139]

Diferentemente dos anticolinesterásicos, o sugamadex não tem efeito anticolinesterásico e não é capaz de antagonizar o bloqueio produzido pelos bloqueadores benzilisoquinoleínicos e pela succinilcolina.[139,144]

## Farmacologia

O sugamadex tem peso molecular de 2.178 e é altamente solúvel em água. A apresentação em solução aquosa tem pH de 7,5 e osmolalidade entre 300 e 500 mOsmol.kg$^{-1}$. O sugamadex não tem atividade farmacológica intrínseca e não apresenta toxicidade, teratogenicidade ou genotoxicidade em animais. Nas doses correspondentes às empregadas na clínica (0,1 a 16 mg.kg$^{-1}$), a farmacocinética do sugamadex é dose-dependente de forma linear.[140,145]

O volume de distribuição do sugamadex é equivalente ao volume extracelular (cerca de 10 a 18 litros). A meia-vida de eliminação é de aproximadamente 100 a 150 minutos, e o *clearance* é 75-120 mL.min$^{-1}$, que é semelhante à taxa de filtração glomerular. O sugamadex tem baixa taxa de ligação às proteínas plasmáticas, e a fração que consegue atravessar as barreiras cerebral (< 3% nos ratos) e placentária (< 6% em

coelhos) é mínima. Não é metabolizado no organismo, sendo excretado inalterado pelos rins. Cerca de 80% da dose administrada é eliminada na urina dentro de 24 horas. A porcentagem cumulativa média é de 48% a 96%, por 24 horas, após doses de 4-8 mg.kg$^{-1}$.[122,146]

A farmacocinética do complexo sugamadex-rocurônio é semelhante à farmacocinética do sugamadex sozinho. O complexo tem alta taxa de associação ($10^7$ M$^{-1}$) e taxa de dissociação muito baixa. Para cada 25 milhões de complexos sugamadex-rocurônio formados, apenas um sofre dissociação.[140]

Na presença do sugamadex, a eliminação do rocurônio por via renal, em indivíduos com função renal preservada, está aumentada (19% para 26% em 16 horas). Quando encapsulado, o rocurônio deixa de sofrer metabolização hepática e não mais é eliminado na bile.[122]

A avaliação clínica do sugamadex foi feita em três aspectos relacionados ao grau de bloqueio neuromuscular no momento do antagonismo. Foram consideradas condições de bloqueio moderado quando a injeção de sugamadex coincidiu com o aparecimento da segunda resposta (T2) à estimulação de quatro estímulos (TOF) ou 30 minutos após uma dose de rocurônio de 0,6 mg.kg$^{-1}$ ou de vecurônio de 0,1 mg.kg$^{-1}$. O bloqueio profundo foi considerado quando não havia resposta ao TOF, mas havia uma ou duas respostas na contagem pós-tetânica (aproximadamente 10 a 15 minutos após a injeção do BNM). Em uma terceira condição, o sugamadex foi administrado imediatamente após a injeção de grandes doses de rocurônio usadas para intubação traqueal na técnica de sequência rápida. Foi considerado o intervalo de tempo entre a injeção do sugamadex e uma razão TOF de 0,9, utilizada como indicativa de recuperação adequada da junção neuromuscular.[140,145]

De acordo com Schaller e col.,[147] o sugamadex, quando indicado para antagonizar bloqueios superficiais na dose de 0,22 mg.kg$^{-1}$, promove a recuperação da $T_4/T_1$ = 0,5 para $T_4/T_1 \geq 0,9$ dentro de 5 minutos em cerca de 95% dos pacientes, sem a ocorrência de recurarização.

Esses resultados indicam uma correlação entre a dose de sugamadex e o nível de bloqueio a ser antagonizado para a obtenção dos mesmos níveis de recuperação, ou seja, a obtenção de $T_4/T_1$ = 0,9 em um intervalo de até 2 minutos. Assim, a escolha da dose recomendada para antagonizar diferentes graus de bloqueio torna indispensável à monitorização da transmissão neuromuscular no momento da reversão do bloqueio.[148]

Para reverter o bloqueio moderado, foram testadas doses entre 0,5 e 6 mg.kg$^{-1}$. O tempo de recuperação diminuiu de forma dependente da dose de sugamadex, mas a curva da dose-resposta atingiu um platô com a dose de 2 mg.kg$^{-1}$, não havendo maior ganho com doses mais elevadas.[147]

| Grau de bloqueio | Sugamadex | Tempo para TOFR = 0,9 | |
|---|---|---|---|
| | | Rocurônio | Vecurônio |
| Moderado | 2 mg.kg$^{-1}$ | 1,4-2,0 min | 2,3 min |
| Profundo | 4 mg.kg$^{-1}$ | 1,5-2,9 min | 3,0-4,5 min |
| Não ventilo/não intubo | 16 mg.kg$^{-1}$ | 1,5 min | — |

**Tabela 53.5 Doses recomendadas de sugamadex para antagonizar o bloqueio produzido pelo rocurônio e vecurônio.**[140,149,150]

Para a reversão do bloqueio profundo, foram testadas doses entre 0,5 e 8 mg.kg$^{-1}$. A dose de 4 mg.kg$^{-1}$ promoveu a recuperação para uma TOF = 0,9 em menos de 3 minutos, em voluntários e em estudos dose-resposta. Em estudo comparativo entre o sugamadex (4 mg.kg$^{-1}$) e a neostigmina (70 µg.kg$^{-1}$), o tempo para a recuperação da TOF = 0,9 foi de 2,9 minutos com o sugamadex e de 50,4 minutos para a neostigmina, demonstrando que a recuperação com sugamadex é cerca de 17 vezes mais rápida. A dose de 4 mg.kg$^{-1}$ é adequada para reversão do bloqueio neuromuscular profundo produzido pelo rocurônio, uma vez que não houve sinais de recorrência do bloqueio.[150] Diferentemente dos anticolinesterásicos, o sugamadex pode ser empregado alguns minutos após o uso do BNMND.

Na prática clínica, essa situação corresponde àquelas condições de não ventilo/não intubo nas quais é imprescindível a pronta recuperação da função motora. Foram testadas doses de sugamadex entre 2 e 16 mg.kg$^{-1}$. Nessas condições, a dose de 16 mg.kg$^{-1}$ se mostrou adequada.[140-142] Lee e col.[141] avaliaram o sugamadex (16 mg.kg$^{-1}$) no antagonismo do bloqueio produzido pelo rocurônio (1,2 mg.kg$^{-1}$) quando empregado 3 minutos após o bloqueio. Eles consideraram como tempo de recuperação o intervalo entre o início da administração do sugamadex e a recuperação de 90% da amplitude de $T_1$. Compararam com outro grupo de pacientes, considerando o tempo necessário para a recuperação espontânea após a succinilcolina (1 mg.kg$^{-1}$). A recuperação após o sugamadex foi mais rápida do que após a succinilcolina (6,2 *versus* 10,9 minutos, respectivamente), o que reforça a utilidade do sugamadex nas condições de dificuldades de obtenção de uma via aérea protegida.

Os estudos com o vecurônio são poucos e mostram tempos de recuperação (TOF = 0,9) discretamente maiores (Tabela 53.5). Lemmens e col.[129] avaliaram o sugamadex (4 mg.kg$^{-1}$) quanto ao tempo de recuperação do bloqueio profundo (contagem pós-tetânica = 1-2) em comparação com o grupo tratado com a associação neostigmina/glicopirrolato (neostigmina – 70 µg.kg$^{-1}$). A recuperação até $T_4/T_1$ = 0,9 ocorreu em 4,5 minutos com o sugamadex, tempo cerca de 15 vezes menor do que com a neostigmina (66,2 minutos).

Nas crianças entre 2 e 11 anos de idade, o uso da dose de 2 mg.kg$^{-1}$ promove recuperação de TOFR = 0,9, em um tempo discretamente menor do que no adulto. Nos adolescentes (12 a 17 anos), o tempo de recuperação é semelhante ao dos adultos. Nos idosos, o tempo de recuperação é significativamente maior (3,6 minutos), especialmente naqueles com idade acima de 75 anos. Embora esses resultados tenham sido compilados de pequeno número de estudos, pode-se entender que aparentemente a dose de 2 mg.kg$^{-1}$ de sugamadex é adequada para reverter, nos diferentes grupos etários, o bloqueio moderado produzido pelo rocurônio. Um maior número de estudos, especialmente incluindo crianças menores, se faz necessário para a confirmação da eficácia e segurança do sugamadex nesses grupos.[151,152]

## Uso de rocurônio após reversão do BNMC com sugamadex

Em algumas condições clínicas, por exemplo, sangramento no pós-operatório imediato com indicação de revisão cirúrgica, pode ser necessária a curarização do paciente

pouco tempo após o uso de sugamadex. Este tem meia-vida de duração de cerca de 120 minutos e requer aproximadamente 24 horas para ser excretado. Esses dados e a ocorrência de um *lag time* imediatamente após o antagonismo com o sugamadex em doses altas tornam questionável a readministração de rocurônio para nova intubação. Como o intervalo de segurança para uma segunda administração do rocurônio ainda não está estabelecido, o relaxamento muscular poderá ser obtido com um BNMND benzilisoquinoleínico.[153] Nos casos em que se optar pelo rocurônio, a dose recomendada depende do tempo transcorrido após o uso do sugamadex. Quando o rocurônio for administrado em um intervalo de até 5 minutos do uso do sugamadex, o bloqueio se instala mais lentamente – cerca de 4 minutos –, e a duração do bloqueio será reduzida para 15 minutos. Como o sugamadex é rapidamente eliminado, essa diferença se dissipa em cerca de 25 minutos (Tabela 53.6).[140,154,155]

**Tabela 53.6  Uso de rocurônio após reversão do BNMC com sugamadex.[140]**

| Tempo após sugamadex | Rocurônio – dose recomendada | |
|---|---|---|
| | (mg.kg$^{-1}$) | DE$_{95}$ |
| 5 minutos | 1,2 | 4 |
| 4 horas | 0,6 | 2 |

## Contraindicações e interação com outros fármacos

A história de reação alérgica ao sugamadex é a única contraindicação absoluta para o seu uso. No entanto, para pacientes com função renal diminuída (*clearance* de creatinina < 30 mL.min$^{-1}$ ou dependente de diálise), a indicação de sugamadex ainda é questionada. Nos pacientes com risco de sangramento por alterações de coagulação, induzidas por fármacos ou por déficit hereditário de fatores de coagulação, o possível efeito adicional anticoagulante do sugamadex pode ter significado clínico relevante. Ainda não há consenso quanto à indicação do sugamadex para os pacientes com alteração da coagulação, tornando necessária a realização de pesquisas clínicas para a avaliação da interação entre ele e o sistema de coagulação.[140,156,157]

O sugamadex pode formar complexos com outros compostos esteroidais e não esteroidais, como cortisona e hormônios contraceptivos, atropina, remifentanil, verapamil, antibióticos derivados do ácido fusídico e a flucloxacilina e toremifeno. Nas moléculas dos hormônios esteroidais endógenos e de fármacos esteroidais, falta o nitrogênio quaternário presente nos bloqueadores neuromusculares, o que justifica a baixa afinidade do complexo formado. Os complexos formados com fármacos esteroidais têm menor afinidade quando comparados com os complexos sugamadex-rocurônio e sugamadex-vecurônio. No entanto, como o sugamadex tem uma afinidade muito alta por outras moléculas (por exemplo, flucloxacilina, ácido fusídico e toremifeno), elas podem deslocar o rocurônio ou o vecurônio do complexo com o sugamadex resultando no risco potencial de recurarização. A capacidade dessas moléculas de deslocar o rocurônio ou o vecurônio do sugamadex foi avaliada na clínica, pela influência no tempo para a recuperação de razão TOF = 0,9. Não houve evidência de deslocamento clinicamente relevante com a flucloxacilina.[158,159]

Nos pacientes que fazem uso desses fármacos, dois aspectos devem ser considerados. O primeiro é a diminuição da eficácia do sugamadex em virtude do menor número de moléculas disponíveis no plasma, que tem como consequência o prolongamento do tempo para a reversão do BNM. O segundo é a diminuição da eficácia dos fármacos eventualmente encapsulados. Por exemplo, a eficácia de contraceptivos hormonais pode estar diminuída de forma equivalente ao esquecimento de uma dose do contraceptivo, após a administração de sugamadex para a reversão do BNM. Recomenda-se que a paciente adote as medidas contraceptivas indicadas para o caso.[140,160]

## Efeitos adversos

Episódios de cefaleia, boca seca, náuseas e de sensação de frio e irritação moderada no local da injeção foram relatados em voluntários adultos, nos quais foram usadas doses que variaram entre 19 e 96 mg.kg$^{-1}$.[155,161] Valores anormais de N-acetil-glucosamidase (NAG) urinária, um indicador de lesão tubular, microalbuminúria e de $\beta_2$-microglobulina, foram relatados em estudos que avaliaram a eficácia e a segurança do sugamadex. A ocorrência desses efeitos é baixa e relaciona-se com doses elevadas, e a comparação estatística com os valores controle não mostrou significância. Também foi descrita elevação da creatina fosfoquinase plasmática em um indivíduo que recebeu sugamadex na dose de 8 mg.kg$^{-1}$ (CK 5.400 UI.L$^{-1}$ após 24 horas da dose). Em relação a alterações hepáticas, foram relatados níveis plasmáticos elevados de aspartato amino transferase e de γ-glutamil transferase cerca de 6 horas após 20 mg.kg$^{-1}$ de sugamadex. Esses achados não estavam associados a evidências clínicas de disfunção orgânica, e sua significância ainda não foi esclarecida.[154,155,160]

Na fase I de testes com o sugamadex, foram descritos sinais de reação alérgica discreta, como taquicardia e *rash* cutâneo, indicativos de hipersensibilidade em voluntários sadios. Essas reações não necessitaram de tratamento e estavam relacionadas a altas doses de sugamadex (16 a 96 mg.kg$^{-1}$). Em pacientes asmáticos, com doença pulmonar, foram relatados broncoespasmos (2 casos dentre 77 pacientes), que foram atribuídos ao sugamadex.[122]

Em 2011, Menéndez-Ozcoidi e col.[161] descreveram um caso de alergia ao sugamadex em um paciente que tinha antecedentes de asma e alergia à poeira caseira. Cerca de 1 minuto após a injeção do sugamadex (3,2 mg.kg$^{-1}$, diluído em 8 mL de soro fisiológico), surgiram eritema na parede anterior do tórax e edema de lábios e de pálpebras, seguidos de hipotensão arterial, taquicardia, dessaturação de oxigênio e sibilos disseminados à ausculta pulmonar. A reação foi tratada com corticoide, anti-histamínico e salbutamol. O paciente evoluiu bem, e, na consulta com o alergista, o único achado foi teste cutâneo, *prick test*, positivo para o sugamadex. A reação foi classificada como reação de hipersensibilidade grau 3, de acordo com a classificação de Laxenaire.

Com o crescimento da frequência de uso do sugamadex, surgiram outros relatos de reações de hipersensibilidade com testes cutâneos e laboratoriais positivos para o suga-

madex.[162,163] Essas reações ocorreram nos primeiros 4 a 5 minutos após a injeção do fármaco, até mesmo na presença de baixas doses (1,9 a 4,0 mg.kg$^{-1}$). Esse fato alerta os anestesiologistas para o risco de eventos adversos graves no período de recuperação anestésica imediato, eventualmente com o paciente já extubado. O quadro clínico de gravidade variável (graus) sugere que o sugamadex pode causar hipersensibilidade local ou sistêmica ou reações não alérgicas.[162] Alguns pacientes não tinham história de alergia ou de exposição prévia ao sugamadex. A provável explicação é que tenha ocorrido sensibilização prévia pela ingesta alimentar de ciclodextrinas presentes em muitos alimentos. A ingesta diária de ciclodextrinas é de cerca de 4 g.[161,163] Há casos descritos de bradicardia e parada cardíaca relacionados ao uso do sugamadex, porém ainda sem evidência do exato mecanismo de ação.[164]

## Sugamadex na anafilaxia ao rocurônio

As reações anafiláticas que ocorrem durante anestesias, embora sejam raras, representam um risco elevado de morbimortalidade. Na maioria dos casos, cerca de 58% a 69% são desencadeadas pelos BNMs, sendo o rocurônio o mais apontado, talvez por ser usado com grande frequência.[165]

Nos protocolos para o manuseio de pacientes de risco de desenvolver reações anafiláticas, a conduta preventiva é a não exposição ao potencial antígeno. No entanto, quando a reação ocorre após injeção intravenosa do antígeno, a resposta anafilática pode se manter até que o agente seja eliminado totalmente do organismo. Considerando que o sugamadex atua formando complexos com o rocurônio, facilitando sua eliminação, alguns autores utilizaram esse fármaco como uma medida adicional no tratamento da anafilaxia ao rocurônio.[164,165] No entanto, a molécula do rocurônio não é totalmente encapsulada pelo sugamadex, e assim a região antigênica da molécula pode estar livre para promover a reação cruzada com a IgE quando se liga ao sugamadex.[165]

O mecanismo de ação e a eficácia do uso do sugamadex no tratamento das reações anafiláticas ao rocurônio ainda não foram estabelecidos em função das condições éticas e práticas que limitam as investigações clínicas com grupo-controle em humanos. Assim, Platt e col.[166] realizaram um estudo de caso-controle incluindo 13 casos de anafilaxia após o uso de rocurônio, nos quais o sugamadex foi utilizado para reverter a reação imunológica. Dentre eles, oito foram posteriormente confirmados como reação de hipersensibilidade do tipo I ao rocurônio, em três a anafilaxia foi causada por antibióticos e dois foram considerados reações não imunologicamente mediadas. A recuperação dos parâmetros hemodinâmicos após o uso do sugamadex ocorreu em apenas seis casos, três dos quais não foram causados pelo rocurônio. Como houve resposta positiva em dois dos casos comprovadamente desencadeados por antibióticos, os autores sugeriram que a recuperação dos parâmetros cardiocirculatórios após o sugamadex pode ser atribuída à reversão do bloqueio neuromuscular. Com a recuperação do tônus muscular, aumenta a pressão nos vasos intra-abdominais e intramusculares, o que diminui a capacitância venosa e consequentemente aumenta o retorno venoso e o enchimento cardíaco. Uma outra possibilidade é que, secundariamente à reposição de volume e com a melhora da circulação, o efeito vasoconstritor da epinefrina usada para tratar a hipotensão tenha se tornado evidente.[165-166]

Também ainda não foi estabelecida a dose ideal de sugamadex para uso nessas condições clínicas. Em teoria, o objetivo do tratamento com sugamadex é encapsular todas as moléculas de rocurônio presentes na circulação, ou seja, deveria ser usado em uma proporção de 1:1 em relação ao rocurônio. Por outro lado, nessa condição emergencial o objetivo principal é que o bloqueio neuromuscular seja prontamente revertido, o que justifica o emprego de grandes doses (14 a 16 mg.kg⁻¹).[165]

O sugamadex se liga a compostos esteroidais, como a hidrocortisona, e sua eficácia pode eventualmente diminuir no manuseio da reanimação. Como nas reações anafiláticas ocorre a liberação da cascata de mediadores, ainda não está esclarecido o real benefício da remoção das moléculas de rocurônio da circulação. Assim, até que se obtenham novas evidências, sugamadex pode ser considerado um adjuvante no tratamento de casos de reações anafiláticas supostamente induzidas pelo rocurônio, que não responderam ao tratamento convencional com vasoconstritor e reposição hídrica.[165]

## Cucurbiturils

As pesquisas mais recentes na busca de novos fármacos, que atuam por complexação, para uso como antagonistas de BNMC objetivaram a criação de um produto com rápido início de ação, desprovido de efeitos colaterais, com grande afinidade pelo BNMC, mas que não fosse específico. Ou seja, com amplo espectro de ação, capaz de englobar moléculas de diferentes BNMCs. Fármacos com grande afinidade pelas moléculas do BNMC formam complexos que são mais estáveis, diminuindo o risco de serem deslocados por outras moléculas. O deslocamento do BNMC para o plasma, provocado por outros fármacos, gera um segundo pico plasmático da droga resultando em risco de recurarização. Paralelamente, o maior grau de afinidade pelo BNMC pode contribuir para o uso de menores doses do agente reversor representando uma vantagem adicional, tendo em vista a relação custo/benefício e o eventual risco de efeitos colaterais. Outra característica desejável é a alta especificidade para prevenir as ligações inespecíficas, por exemplo, com outros medicamentos usados pelo paciente.

Na década passada, surgiu uma nova classe de antagonistas de BNM, a família das *cucurbiturils*, que atua de forma semelhante às ciclodextrinas, formando complexos, "*host-guest*", com os BNMCs. Os cucurbiturils são resultantes de uma reação de condensação, em meio ácido, entre o glicoluril e formaldeído. O composto resultante tem a forma de uma abóbora, o que motivou a sua denominação (*pumpkin curcubitaceae* = abóbora). Suas moléculas possuem características que tornam os cucurbiturils muito promissores, quanto ao uso como antagonista do BNM. Ligam-se a uma grande variedade de cátions e substâncias neutras com grande afinidade e seletividade. Seus tamanhos variam de acordo com o número de unidades glicoril e podem ser maiores do que as ciclodextrinas disponíveis para uso clínico.[167-169]

Estruturalmente, o calabadion 1 possui um tetrâmero central que é recoberto por dois anéis de o-oxilileno. Essa estrutura apresenta quatro grupos sulfonados que apontam para fora da cavidade e determinam a configuração em C responsável pela capacidade de encapsular outras substâncias. Como a estrutura central da molécula do calabadion (oligoisômero glicoluril com uma ligação metileno) pode ser flexibilizada, o tamanho molecular pode aumentar. Dessa forma, esses fármacos têm o potencial de encapsular moléculas de vários tamanhos, como por exemplo, BNMs do grupo dos esteroides e de benzilisoquinoleínicos. Adicionalmente, essa característica estrutural aumenta a solubilidade e por interação eletrostática aumenta afinidade de ligação do calabadion aos cátions. Os cucurbiturils podem ser classificados em cíclicos e acíclicos dos quais somente os acíclicos são usados para a reversão do bloqueio neuromuscular.[68,167-169]

## Calabadion 1

O calabadion 1 é o representante acíclico da primeira geração de cucurbiturils. Tem boa solubilidade em água (346 mM) e sua estrutura é complementar à estruturas dicatiônicas como o rocurônio e o cisatracúrio. A constante de ligação do complexo calabadion 1/rocurônio (Ka = 8,4 ± 0,9 × 106.M⁻¹) é cerca de 10 vezes maior do que a do complexo calabadion 1/cisatracúrio (Ka = 9,7 ± 0,8 × 105.M⁻¹), mas é comparável àquela medida para o complexo sugamadex/rocurônio (Ka = 1,1 ± 0,2 × 107.M⁻¹). O calabadion 1 também tem afinidade por outras proteínas e neurotransmissores como a acetilcolina. A afinidade do calabadion 1 pelo rocurônio é cerca de 350 vezes maior que a afinidade pela acetilcolina, ou seja, o rocurônio é muito mais facilmente encapsulado pelo calabadion 1 do que a acetilcolina.[167-169]

Os resultados dos experimentos preliminares em animais mostraram que o calabadion 1 é capaz de reverter o bloqueio produzido pelos BNMs esteroidais e benzilisoquinoleínicos, porém ainda não há garantia de sua segurança para uso clínico. A fase de estudos clínicos está em andamento tornando sua aplicação uma promessa distante.[169] A capacidade do calabadion 1 em reverter o bloqueio neuromuscular promovido pelo rocurônio e pelo cisatracúrio foi testada experimentalmente, em ratos, por meio de aceleromiografia. O estudo foi desenhado para testar também a ocorrência de efeitos colaterais indesejáveis e a forma de eliminação do calabadion. No grupo do rocurônio (3,5 mg.kg⁻¹), o antagonismo do bloqueio foi testado com doses diferentes de calabadion 1 (30, 60 e 90 mg.kg⁻¹) enquanto no grupo do cisatracúrio (0,6 mg.kg⁻¹) foram testadas doses de 90, 120 e 150 mg.kg⁻¹. Os tempos para recuperação espontânea da respiração e para recuperação da razão TOF > 0,9 foram comparados com os obtidos nos grupos controle e que receberam neostigmina/glicopirrolato para o antagonismo do bloqueio.[169]

O calabadion 1 antagonizou rapidamente o bloqueio produzido tanto pelo rocurônio como pelo cisatracúrio de forma dose-dependente. Com as doses testadas de calabadion 1, o tempo de recuperação foi significativamente mais curto do que os observados com a neostimina (Tabela 53.7).

**Tabela 53.7** Calabadion 1 e antagonismo do bloqueio neuromuscular produzido por rocurônio e por cisatracúrio, em ratos; tempos para recuperação espontânea da respiração e da razão TOF > 0,9.[169]

| | Placebo | Neostigmina (0,06 mg.kg⁻¹) | Calabadion 1* |
|---|---|---|---|
| Rocurônio (3,5 mg.kg⁻¹) | | | |
| Respiração espontânea | 12,3 ± 1,1 min | 5,2 ± 2,2 min | 10-15 segundos |
| Razão TOF > 0,9 | 16,2 ± 3,0 min | 4,6 ± 1,8 min | 84 segundos |
| Cisatracúrio (0,6 mg.kg⁻¹) | | | |
| Respiração espontânea | 8,7 ± 2,8 min | 2,8 ± 0,8 min | 47,13 segundos |
| Razão TOF > 0,9 | 9,9 ± 1,7 min | 7,6 ± 2,1 min | 87,6 segundos |

*Doses de calabadion 1 – 90 mg.kg⁻¹ no grupo do rocurônio e 150 mg.kg⁻¹ no grupo do cisatracúrio.

Na fase experimental com o calabadion 1 não foram detectadas alterações indesejáveis na frequência cardíaca e na pressão arterial média. Também não foram observadas alterações no pH ou nos valores arteriais de $CO_2$ e $O_2$. Após 1 hora da administração, mais de 90% das moléculas de calabadion 1 foram excretadas na urina.[167-169]

## Calabadion 2

É o membro acíclico da segunda geração da família cucurbituris. Estruturalmente, o calabadion 2 possui uma pequena diferença em relação à estrutura química do calabadion 1. A cavidade hidrofóbica do calabadion 2 é contornada por duas paredes naftaleno enquanto no calabadion 1 são duas paredes benzeno. A presença das paredes naftaleno torna a cavidade hidrofóbica do calabadion complementar ao esqueleto esteroidal hidrofóbico, do rocurônio. Outra diferença e talvez a mais importante é que os radicais ureidil C=O presentes no calabadion 2 se ligam mais fortemente ao nitrogênio catiônico do rocurônio. Provavelmente, essas modificações estruturais explicam a maior afinidade de ligação do calabadion 2 ao rocurônio e ao cisatracúrio, quando comparada com a do calabadion 1.[169]

A afinidade de ligação do calabadion 2 ao rocurônio (Ka = 3,4 × 10⁹.M⁻¹) e ao cisatracúrio é maior do que a afinidade calabadion 1/rocurônio ou do que calabadion 1/cisatracúrio. No entanto, a afinidade de ligação do calabadion 2 ao cisatracúrio (Ka = 4,8 × 10⁶.M⁻¹) é cerca de cinco vezes mais baixa do que a observada para o rocurônio. Como o calabadion 2 tem maior afinidade do que o calabadion 1 pelo rocurônio e também pelo cisatracúrio serão necessárias doses menores desse fármaco, quando do seu uso clínico. Dessa forma, a margem de segurança do fármaco quanto ao aparecimento de eventuais efeitos colaterais é maior. A afinidade do calabadion 2 pelo rocurônio é cerca de 89 vezes maior que a afinidade pela acetilcolina, o que evidencia menor risco de deslocamento do rocurônio pela acetilcolina resultando em menor risco de recurarização.[168,169]

Em estudos experimentais, a afinidade dos calabadions pelos BNMs esteroidais foi avaliada comparativamente com o sugamadex. A afinidade do calabadion 2 pelo rocurônio foi cerca de 89 vezes maior do que a do sugamadex.[167,168] O calabadion 2, usado em doses menores do que as testadas com calabadion 1, foi capaz de reverter o bloqueio neuromuscular produzido pelo vecurônio e pelo rocurônio. Em condições experimentais (in vitro, ex vivo e in vivo), o calabadion 2 (60 mg.kg⁻¹) também antagonizou diferentes graus de bloqueio produzido por um isoquinoleínico, o cisatracúrio. In vivo, a recuperação da respiração ocorreu em cerca de 17,5 ± 6,5 segundos após a reversão do bloqueio, um tempo muito menor quando comparado com o obtido após a reversão com neostigmina (465 ± 196 segundos) ou ao grupo que recebeu placebo (291 ± 99 segundos). Também foi mais rápida em relação aos resultados descritos por Hoffmann e col.[169] (47 ± 13 segundos) que usaram o calabadion 1 em uma dose cerca de duas vezes maior (150 mg.kg⁻¹). Comparativamente, o tempo para alcançar a razão TOF0,9 também foi encurtado. No grupo que recebeu calabadion 1, esse tempo foi de 87 segundos enquanto no grupo do calabadion 2 foi de 14 segundos. As doses de calabadion 1 testadas, experimentalmente, são muito mais altas que as do calabadion 2, um dado que identifica o calabadion 2 como um fármaco com potencial para antagonizar o bloqueio profundo produzido pelo cisatracúrio, em situações clínicas, como por exemplo não ventilo/não intubo.[167,168]

### Indicações em condições clínicas especiais

Uma intercorrência clinicamente importante, em relação ao uso de fármacos que atuam por complexação para o antagonismo de BNM, é a necessidade de nova cirurgia, sob anestesia geral, imediatamente após o uso de sugamadex, por exemplo. Preferencialmente, a recomendação é que o uso do rocurônio seja postergado por pelo menos 24 horas. Uma alternativa é o uso de maiores doses do BNMC para a obtenção do BNM durante a nova intervenção. De acordo com a Agência Europeia de Medicina, para a obtenção de relaxamento muscular nos casos de uso prévio de sugamadex a recomendação é o uso da succinilcolina. Haerter e col.[167] avaliaram a utilização da succinilcolina indicada imediatamente após o uso de calabadion 2 para a obtenção do bloqueio neuromuscular. Eles concluíram que a succinilcolina é uma opção segura e eficaz para uso nessa condição clínica.

Quando testado in vitro, o calabadion 1 foi apto em formar complexos de inclusão com anestésicos locais em solução aquosa, podendo fazer parte do tratamento da intoxicação por anestésicos locais. Entretanto, pesquisas in vivo são necessárias para confirmação deste fato.[68]

O calabadion 2 foi testado em ratos quanto a capacidade de reverter fármacos empregados durante a anestesia como o etomidato e a quetamina. De forma dose-dependente, o calabadion 2 facilitou a recuperação anestésica. As doses de calabadion 2 foram cerca da metade daquelas empregadas para a reversão do bloqueio neuromuscular com cisatracúrio. Esse dado tem relevância em virtude da sua eventual utilidade na clínica para diminuir a ocorrência de efeitos colaterais destes fármacos.[169,170]

## Aminopiridinas

Outro grupo de fármacos com potencial para antagonizar o BNMND é representado pela 4-aminopiridina e a 3-4-diaminopiridina. Há relatos na literatura da utilização desses fármacos durante anestesias em adultos[171,172] e em crianças submetidas a anestesia com quetamina e diazepam.[173] Nessas crianças, o tempo para despertar foi encurtado de forma significativa, um sinal indicativo de que as aminopiridinas provocam estimulação do sistema nervoso central. A ação no sistema nervoso central e o fraco desempenho como antagonista dos BNMND são fatores que limitam o uso das aminopiridinas durante anestesias. Quando usadas em pequenas doses, potencializam a ação da neostigmina e da piridostigmina, e antagonizam o bloqueio neuromuscular até mesmo na presença de antibióticos ou de fármacos que interagem com os BNMND.[174-176]

As aminopiridinas atuam produzindo aumento da acetilcolina na fenda sináptica. Durante alguns anos, admitiu-se que a ação das aminopiridinas estava ligada à diminuição da condutância ao potássio, o que prolonga a duração do potencial de ação do nervo, proporcionando maior influxo de cálcio para a terminação nervosa motora e, em consequência, maior liberação de acetilcolina.[177] Mais recentemente, Wu e col.[178] demonstraram que as aminopiridinas atuam estimulando canais de cálcio de alta voltagem, localizados na região pré-sináptica nas proximidades das zonas ativas. O aumento da concentração de cálcio na terminação nervosa é, portanto, dependente dessa ação.

Em função dessa ação pré-juncional, as aminopiridinas representam uma opção no tratamento da síndrome de Eaton-Lambert, da intoxicação por toxina botulínica e na intoxicação por antagonistas de cálcio.[179,180] Mais recentemente, comprovou-se que a 4-aminopiridina pode ser

útil no tratamento de pacientes com esclerose múltipla porque a ação pré-juncional das aminopiridinas está preservada em neurônios desmielinizados. Nesses pacientes, promove a melhora da qualidade de vida em consequência da melhora na dificuldade de marcha. Com o uso da 4-aminopiridina, ocorre aumento da velocidade e da coordenação da marcha, melhorando a capacidade de andar em curvas.[181,182]

## ■ RECOMENDAÇÕES PRÁTICAS

O bloqueio neuromuscular residual ainda constitui complicação frequente em anestesia geral, cuja ocorrência pode ser reduzida pelo emprego de monitorização da transmissão neuromuscular e uso adequado dos bloqueadores neuromusculares e seus antagonistas. [125,126]

Para a tomada de decisão quanto ao antagonismo do bloqueio neuromuscular, é recomendável a utilização de um monitor da junção neuromuscular, de preferência com registro das respostas musculares evocadas. Durante avaliação com estimulador de nervo periférico, a ausência de respostas evocadas à estimulação com 0,1 Hz ou ao TOF caracterizando bloqueio profundo contraindica o uso de anticolinesterásicos para a reversão do bloqueio. Na ausência de efeitos residuais de fármacos que prolongam a duração do bloqueio neuromuscular – por exemplo, anestesia venosa pura –, a injeção de anticolinesterásicos pode ser feita quando do reaparecimento de T2. Na vigência de efeitos residuais de anestésicos inalatórios, deve-se aguardar o aparecimento de T4. Níveis mais superficiais de bloqueio, correspondentes a $T_4/T_1 \geq 0,9$ proporcionam duas opções. Se a opção for por não antagonizar, o paciente deve ser mantido intubado até a obtenção de registro da $T_4/T_1 \geq 0,9$ e realização de testes indicativos da recuperação da musculatura protetora das vias aéreas superiores (capacidade de deglutir) e da força do masseter (teste de retenção de um objeto entre os dentes). Se a opção for por antagonizar, como nos casos de necessidade de desintubação precoce, o anticolinesterásico deve ser usado em baixas doses (Tabela 53.8). Nesses pacientes, as maiores doses de neostigmina podem provocar diminuição da atividade muscular das vias aéreas superiores e do volume corrente.[183-187]

**Tabela 53.8  Doses de neostigmina e de sugamadex necessárias para antagonizar diferentes níveis de bloqueio neuromuscular.[112,117,147,181-184]**

| Avaliação com registro das respostas evocadas (quantitativa) | | |
|---|---|---|
| **Nível de bloqueio** | **Neostigmina** | **Sugamadex\*** |
| Ausência de respostas | Postergar até presença de $T_2$ | 16 mg.kg$^{-1}$ |
| $T_4/T_1 < 0,4$ (presença de $T_2$ ou $T_3$) | 0,02-0,05 mg.kg$^{-1}$ | 4-6 mg.kg$^{-1}$ |
| $T_4/T_1 > 0,4$-0,9 | 0,015-0,025 mg.kg$^{-1}$ | 0,22-2 mg.kg$^{-1}$ |
| $T_4/T_1 \geq 0,9$ | Não reverter | 0,22 mg.kg$^{-1}$ |
| **Avaliação tátil ou visual das respostas evocadas (qualitativa)** | | |
| **Ausência de respostas** | **Postergar até presença de $T_2$** | **16 mg.kg$^{-1}$** |
| 1-3 respostas | | 0,05 mg.kg$^{-1}$ | 2 mg.kg$^{-1}$ |
| 4 respostas | Fadiga ($T_4/T_1 < 0,4$) | 0,04 mg.kg$^{-1}$ | 0,22 mg.kg$^{-1}$ |
| | S/ fadiga ($T_4/T_1 \geq 0,4$) | 0,015-0,025 mg.kg$^{-1}$ | 0,22 mg.kg$^{-1}$ |

\*Bloqueio produzido por rocurônio ou vecurônio. TOF, padrão de estimulação de sequência de quatro estímulos; $T_2$ ou $T_3$, segunda/terceira resposta com o padrão TOF; $T_4/T_1$, razão entre a quarta e a primeira resposta muscular com o padrão TOF.

O uso de inibidores da colinesterase não pode prescindir do uso concomitante dos anticolinérgicos pois, aqueles desencadeiam efeitos cardiocirculatórios indesejáveis. Uma alternativa é representada pelos fármacos que atuam por complexação (encapsulamento químico) tais como o sugamadex e o calabadion (esse último em fase experimental). Como não elevam o nível plasmático de acetilcolina, podem prescindir dos anticolinérgicos. Outra vantagem é a capacidade de antagonizar qualquer grau de bloqueio neuromuscular, rapidamente, dose-dependente (Tabela 53.9). No entanto, o uso desses fármacos ainda está limitado pelo seu alto custo.

Todavia, é de grande importância lembrar que utilizando-se doses inadequadas dos reversores diretos devido a ausência de monitorização quantitativa, muitos pacientes ainda poderão apresentar bloqueio neuromuscular residual, além de outras complicações ventilatórias no pós-operatório.[188]

**Tabela 53.9 Reversão do bloqueio neuromuscular com fármacos: características, indicações e intercorrências.**[68,112,125,140,147,148,167-169]

| | Mecanismo de ação | |
| --- | --- | --- |
| | Inibidores de acetilcolinesterase | Complexação ou encapsulamento químico |
| Início de ação (dependente da dose e do grau de bloqueio) | 7 a 11 minutos | Sugamadex: 2 a 5 min<br>Calabadion 1 e 2: 11 a 60 segundos |
| Condições de não ventilo/não intubo | Não indicados | Revertem |
| Bloqueio profundo | Não indicados | Revertem |
| Recurarização | Dependente da duração de ação do BNMC | Pode ocorrer com doses inadequadas |

## REFERÊNCIAS

1. Hunter JM. New neuromuscular blocking drugs. N Engl J Med. 1995;332:1691-9.
2. Griffith HR, Johnson GE. The use of curare in general anesthesia. Anesthesiology. 1942;3:418-20.
3. Shanks CA. Pharmacokinetics of the nondepolarizing neuromuscular relaxants applied to calculation of bolus and infusion dosage regiments. Anesthesiology. 1986;64:72-86.
4. Bowman WC. Prejunctional and postjunctional cholinoceptors at the neuromuscular junction. Anesth Analg. 1980;59:935-43.
5. Donati F. Neuromuscular blocking drugs for the new millennium: current practice, future trends – Comparative pharmacology of neuromuscular blocking drugs. Anesth Analg. 2000;90:S2-S6.
6. Atherton DP, Hunter JM. Clinical pharmacokinetics of the newer neuromuscular blocking. Clin Pharmacokinetic. 1999; 36:168-89.
7. CooK DR. Can succinylcholine be abandoned? Anesth Analg. 2000;90:S24-S28.
8. Hughes R, Chapple DJ. The pharmacology of a new competitive neuromuscular blocking agent. Br J Anaesth. 1981;53:31-44.
9. Savarese JJ, Ali HH, Basta SJ, et al. The clinical neuromuscular pharmacology of mivacurium chloride (BW B1090U). A short-acting nondepolarizing ester neuromuscular blocking drug. Anesthesiology. 1988;68:723-32.
10. Ali HH, Savarese JJ, Embree PB, et al. Clinical pharmacology of mivacurium chloride (BW B1090U) infusion: comparison with vecuronium and atracurium. Br J Anaesth. 1988;61:541-6.
11. Plaud B, Marty J, Debaene B, et al. The cardiovascular effects of mivacurium in hypertensive patients. Anesth Analg. 2002;95:379-84.
12. Meretoja AO, Taivainen T, Wirtavuori K. Pharmacodynamic effects of 51W80, an isomer of atracurium, in children under halothane anesthesia. Br J Anaesth. 1995;74:6-11.
13. Konstadt SN, Reich DL, Stanley III TE, et al. A two-center comparison of the cardiovascular effects of cisatracurium (Nimbex TM) and vecuronium in patients with coronary artery disease. Anesth Analg. 1995;81:1010-4.
14. Krombach J, Hunzelmann N, Köster F, et al. Anaphylactoid reactions after cisatracurium administration in six patients. Anesth Analg. 2001;93:1257-9.
15. Sunaga H, Zhang Y, Savarese JJ, et al. Gantacurium and CW002 do not potentiate muscarinic receptor-mediated airway smooth muscle constriction in guinea pigs. Anesthesiology. 2010;112:892-9.
16. Ivankovick AD, Milevich DJ, Albrecht RF, et al. The effect of pancuronium on myocardial contraction and catecholamine metabolism. J Pharm Pharmacol. 1975;27:837-41.
17. Yeaton P, Teba L. Sinus node exit block following administration of vecuronium. Anesthesiology. 1988;68:177-8.
18. Hunter JM. Rocuronium: the newest aminosteroid neuromuscular blocking drug. Br J Anaesth. 1996;76:481-3.
19. Fisher DM. Clinical pharmacology of neuromuscular blocking agents. Am J Health-Syst Pharm. 1999;56:S4-S9.
20. Savarese JJ, Ali HH, Basta SJ, et al. The cardiovascular effects of mivacurium chloride (BW B1090U) in patients receiving nitrous oxide-opioid-barbiturate anesthesia. Anesthesiology. 1989;70:386-94.
21. From RP, Pearson KS, Choi WW, et al. Neuromuscular and cardiovascular effects of mivacurium chloride (BW B1090U) during nitrous oxide-fentanyl-thiopentone and nitrous oxide-halothane anaesthesia. Br J Anaesth. 1990;64:193-8.
22. Lien CA, Savarese JJ, Kopman AF. Clinical pharmacology and Applications of Neuromuscular Blockers. In: Bowdle TA, Horita A, Kharasch ED. The Pharmacology Basis of Anesthiology. New York: Churchill Livingstone, 1994. p.439-82.
23. Durant NN, Katz RL. Suxamethonium. Br J Anaesth. 1982;54:195-208.
24. Ali HH, Savarese JJ. Monitoring of neuromuscular function. Anesthesiology. 1978;45:216-49.
25. Leary NP, Ellis FR. Masseteric muscle spasm as a normal response to suxamethonium. Br J Anaesth. 1990;64:488-92.
26. Schwartz L, Rockoff MA, Koka BV. Masseter spasm with anesthesia: incidence and implications. Anesthesiology. 1984;61:772-5.
27. Martyn JA, White DA, Gronert GA, et al. Up-and-down regulation of skeletal muscle acetylcholine receptors. Effects on neuromuscular blockers. Anesthesiology. 1992;76:822-43.
28. Stoelting RK, Peterson C. Adverse effects of increased succinylcholine dose following d-tubocurarine pretreatment. Anesth Analg. 1975;54:282-8.
29. Ostergaard D, Jensen FS, Viby-Mogensen J. Reversal of intense mivacurium block with human plasma cholinesterase in patients with atypical plasma cholinesterase. Anesthesiology. 1995;82:1295-8.
30. Tsui D, Graham GG, Torda TA. The pharcokinetics of atracurium isomers in vitro and in humans. Anesthesiology. 1987;67:722-8.
31. Savarese JJ, Basta SJ, Ali HH, et al. Neuromuscular and cardiovascular effects of atracurium in patients under halothane anesthesia. Anesthesiology. 1982;57:A262.
32. Miller RD, Rupp SM, Fisher DM, et al. Clinical pharmacology of vecuronium and atracurium. Anesthesiology. 1984;61:444-53.
33. Miller RD, Von Ehrenburg W. The contribution of muscle relaxants to the advancement of anaesthetic practice: what is required of new compounds? Eur J Anesthesiol. 1994;11:1-8.
34. Griffiths RB, Hunter JM, Jones RS. Atracurium infusions in patients with renal failure on an ITU. Anaesthesia. 1986;41:375-81.
35. Basta SJ, Ali HH, Savarese JJ, et al. Clinical pharmacology of atracurium besylate (BW 33A): A new nondepolarizing muscle relaxant. Anesth Analg. 1982;61:723-9.
36. Ward S, Neill EAM, Weatherley BC, et al. Pharmacokinetics of atracurium besylate in healthy patients (after a single i.v.) bolus dose. Br J Anaesth. 1983;55:113-8.
37. Flynn PJ, Hughes P, Walton B. The use of atracurium in cardiopulmonary bypass with induced hypothermia. Anesthesiology. 1983;59:A262.
38. Chapple DJ, Clark JS. Pharmacological action of breakdown products of atracurium and related substances. Br J Anaesth. 1983;55:11S-15S.
39. Shi WZ Fahey MR, Fisher DM, et al. Modifications of central nervous system effects of laudanosine by inhalation anaesthetics. Br J Anaesth. 1989;63:598-600.
40. Parker CJR, Jones JE, Hunter JM. Disposition of infusions of atracurium and its metabolite, laudonosine, in patients in renal and respiratory failure in an ITU. Br J Anaesth. 1988;61:531-40.
41. Mirakhur RK, Lavery GG, Clarke RSJ, et al. Atracurium in clinical anaesthesia: Effect of dosage on onset, duration and conditions for tracheal intubation. Anaesthesia. 1985;40:801-5.
42. Cook DR, Freeman JA, Lai AA, et al. Pharmacokinetics of mivacurium in normal patients and in those with hepatic or renal failure. Br J Anaesth. 1992;69:580-5.
43. Hunter JM, Eastwood NB, Boyd AH, et al. Pharmacokinetics of 51W89: preliminary data. Acta Anaesthesiol Scand. 1995;39:94.

44. Ramsey FM, Withe PA, Stulken EH, et al. Enflurane potentiation of neuromuscular blockade by atracurium. Anesthesiology. 1982;57:A255.
45. Rupp SM, Fahey MR, Miller RD. Neuromuscular and cardiovascular effects of atracurium during nitrous oxide-fentanyl and nitrous oxide-isoflurane anaesthesia. Br J Anaesth. 1983;55:67S-70S.
46. GramstadL, Lilleaasen P, Minsaas B. Comparative study of atracurium, vecuronium (Org NC 45) and pancuronium. Br J Anaesth. 1983;55:95S-96S.
47. Boyd AH, Eastwood NB, Parker CJR, et al. Pharmacodynamics of the IR cis I'R cis isomer of atracurium (51W89) in heath and chronic renal failure. Br J Anaesth. 1995;74:400-4.
48. Ali HH, Savarese JJ, Basta SJ, et al. Evaluation of cumulative properties of three new non-depolarizing neuromuscular blocking drugs BW A444U, atracurium and vecuronium. Br J Anaesth. 1983;55:107S-111S.
49. Scott RPF, Savarese JJ, Basta SJ, et al. Atracurium: Clinical strategies for preventing histamine release and attenuating the haemodynamic response. Br J Anaesth. 1985;57:550-3.
50. Caldwell JE, Lau M, Fisher DM. Atracurium versus vecuronium in asthmatic patients. A blinded, randomized comparison of adverse events. Anesthesiology. 1995;83:986-91.
51. Fahey MR, Rupp SM, Fisher DM, et al. The pharmacokinetics and pharmacodynamics of atracurium in patients with and without renal failure. Anesthesiology. 1984;61:699-702.
52. Shearer ES, O'Sullivan EP, Hunter JM. Clearance of atracurium and laudanosine in the urine and by continuous venous haemofiltration. Br J Anaesth. 1991;67:569-73.
53. Duvaldestin P, Agoston S, Henzel D, et al. Pancuronium pharmacokinetics in patients with liver cirrhosis. Br J Anaesth. 1978;50:1131-6.
54. Lebrault C, Berger JL, D'Hollander AA, et al. Pharmacokinetics and pharmacodynamics of vecuronium (ORG NC 45) in patients with cirrhosis. Br J Anaesth. 1985;62:601-5.
55. Parker CJR, Hunter JM. Pharmacokinetics of atracurium and laudanosine in patients with hepatic cirrhosis.Br J Anaesth. 1989;62:177-83.
56. Kent AP, Parker CJR, Hunter JM. Pharmacokinetics of atracurium and laudanosine in the elderly. Br J Anaesth. 1989;63:661-6.
57. McLoughlin CC, Mirakhur RK. Muscle relaxants in paediatric anaesthesia In: Harper NJN, Pollard BJ. Muscle relaxants in anaesthesia. London: Edward Arnold, 1995. p.198-220.
58. Brandom BW, Woelfel SK, Cook DR, et al. Clinical pharmacology of atracurium in infants. Anesth Analg. 1984;63:309-12.
59. Goudsouzian NG. Atracurium in infants and children. Br J Anaesth. 1986;58:23S-28S.
60. Meakin G, Shaw EA, Baker RD, et al. Comparison of atracurium induced neuromuscular blockade in neonates, infants and children. Br J Anaesth. 1988;60:171-5.
61. Goudsouzian NG, Young ET, Moss J, et al. Histamine release during the administration of atracurium of vecuronium in children. Br J Anaesth. 1986;58:1229-33.
62. Bownes PB, Hartman GS, Chiscolm D, et al. Antagonism of mivacurium blockade by purified human butyryl cholinesterase in cats. Anesthesiology. 1992;77:A909.
63. Devcic A, Munshi CA, Gandhi SK, et al. Antagonism of mivacurium neuromucular block: neostigmina versus edrophonium. Anesth Analg. 1995;81:1005-9.
64. Naguib M, Selim M, Bakhamees HS, et al. Enzymatic versus pharmacologic antagonism of profound mivacurium-induced neuromuscular blockade. Anesthesiology. 1996;84:1051-9.
65. Szenohradszky J, Lau M, Brown R, et al. The effect of neostigmina on twictch tension and muscle relaxant concentration during infusion of mivacurium or vecuronium. Anesthesiology. 1995;83:83-7.
66. Savarese JJ, Lien CA, Belmont MR, et al. The clinical and basic pharmacology of mivacurium: a short-acting nondepolarizing benzylisoquinolinium diester neuromuscular blocking drug. Acta Anaesthesiol Scand. 1995;39:18-22.
67. Belmont MR, Lien CA, Quessy S, et al. The clinical neuromucular pharmacology of 51W89 in patients receiving nitrous oxide/opioid/barbiturate anesthesia. Anesthesiology. 1995;82:1139-45.
68. de Boer HD1, Carlos RV. New Drug Developments for Neuromuscular Blockade and Reversal: Gantacurium, CW002, CW011, and Calabadion. Curr Anesthesiol Rep. 2018;8(2):119-124.
69. Lien CA, Schmith VD, Embree PB, et al. The pharmacokinetics and pharmacodynamics ot the stereoisomers of mivacurium in patients receiving nitrous oxide/opioid/barbiturate anesthesia. Anesthesiology. 1994;80:1296-302.
70. Hull CJ. Pharmacokinetics and pharmacodynamics of the benzylisoquinolinium muscle relaxants. Acta Anaesthesiol Scand. 1995;39:13-7.
71. Caldwell JE, Heir T, Kitts JB, et al. Comparison of the neuromuscular block induced by mivacurium, suxamethonium or atracurium during nitrous oxide-fentanyl anesthesia. Br J Anaesth. 1989;63:393-9.
72. Ostergaard D, Jensen FS, Jensen E, et al. Influence of plasma cholinesterase activity on recovery from mivacurium induced neuromuscular blockade in phenotypically normal patients. Acta Anaesthesiol Scand. 1992;36:702-6.
73. Bevan DR. Prolonged mivacurium-induced neuromuscular block. Anesth Analg. 1993;77:4-6.
74. Ostergaard D, Jensen FS, Jensen E, et al. Mivacurium – induced neuromuscular blockade in patients with atypical plasma cholinesterase. Acta Anaesthesiol Scand. 1993;37:314-8.
75. Goudsouzian NG, D'Hollander AA, Viby-Mogensen J. Prolonged neuromuscular block from mivacurium in two patients with cholinesterase deficiency. Anesth Analg. 1993;77:183-5.
76. Moss J, Rosow CE. Histamine release by narcotics and muscle relaxants in humans. Anesthesiology. 1983;59:330-9.
77. Devlin JC, Head-Rapson AG, Parker CJR, et al. Pharmacodynamics of mivacurium chloride in patients with hepatic cirrhosis. Br J Anaesth. 1993;71:227-31.
78. Ryan RW. Preoperative serum cholinesterase concentration in chronic renal failure. Br J Anaesth. 1977;49:945-9.
79. Jones RM. Mivacurium in special patients groups. Acta Anaesthesiol Scand. 1995;39:47-54.
80. Maddineni VR, Mirakhur RK, McCoy EP, et al. Neuromuscular and haemodynamic effects of mivacurium in elderly and young adult patients. Br J Anaesth. 1994;73:608-12.
81. Platt MW, Munday IT, Merrett KL, et al. Mivacurium in young adult and elderly patients. Br J Anaesth. 1994;73:263.
82. Cook DR. Mivacurium in infants and children. J Drug Develop. 1993;1:7-14.
83. Meretoja AO, Taivainen T. Mivacurium chloride in infants and children. Acta Anaesthesiol Scand. 1995;39:41-4.
84. Kansanaho M, Olkkola KT. Quantifying the effects of isoflurane on mivacurium infusion requirements. Anaesthesia, 1996;51:133-6.
85. Wirtavuori K, Meretoja AO, Taivainen T, et al. Time course on potentiation of halothane and isoflurane on mivacurium infusion. Anesthesiology. 1993;79:A939.
86. Kumar N, Mirakhur RK, Symington MJ, et al. A comparison of the effects of isoflurane and desflurane on the neuromuscular effects of isoflurane and desflurane on the neuromuscular effects of mivacurium. Anaesthesia. 1996;51:547-50.
87. King MJ, Milazkiewicz R, Carli F, et al. Influence of neostigmina on postoperative vomiting. Br J Anaesth. 1988;61:403-6.
88. Lien CA, Belmont MR, Abalos A, et al. The cardiovascular effects and histamine-releasing properties of 51W89 in patients receiving nitrous oxide/opioid/barbiturate anesthesia. Anesthesiology. 1995;82:1131-38.
89. Eastwood NB, Boyd AH, Parker CJR, et al. Pharmacokinetics of IR-cis 1'R-cis atracurium besylate (51W89) and plasma laudanosine concentrations in health and chronic renal failure. Br J Anaesth. 1995;75:431-5.
90. Savarese JJ, Wastila WB. The future of the benzylisoquinolinium relaxants. Acta Anaesthesiol Scand. 1995;39:91-3.
91. Yoon SH, Bang JY, Seo H, et al. Sudden cardiovascular collapse caused by severe anaphylaxis after cisatracurium use: a case report. Korean J Anesthesiol. 2014;67:412-5.
92. Solatpour F, Teymourian H, Mohajerani SA, et al. Comparison of the incidence of sore throat after rapid sequence intubation with succinylcholine and cisatracurium. Anesth Pain Med. 2014;4:e20030.
93. Heerdt PM, Sunaga H, Savarese JJ. Novel neuromuscular blocking drugs and antagonists. Curr Opin Anaesthesiol. 2015;28:403-10.
94. Belmont MR, Lien CA, Tjan J, et al. Clinical pharmacology of GW280430A in humans. Anesthesiology. 2004;100:768-73.
95. Heerdt PM, Malhotra JK, Pan BY et al. Pharmacodynamics and cardiopulmonary side effects of CW002, a cysteine-reversible neuromuscular blocking drug in dog. Anesthesiology. 2010; 112:910-6.
96. Janaky R, Varga V, Hermann A et al. Mechanisms of L-cysteine neurotoxicity. Neurochem Res. 2000; 259:1397-1405.
97. Savarese JJ, McGilvra JD, Sunaga H, et al. Rapid chemical antagonism of neuromuscular blockade by L-cysteine adduction to and inactivation of the olefinic (double-bonded) isoquinolinium diester compounds gantacurium (AV430A), CW 002, and CW 011. Anesthesiology. 2010;113:58-73.
98. Miller RD, Agoston S, Booij LDHJ, et al. The comparative potency and pharmacokinetics of pancuronium and its metabolites in anesthetized man. Anesthesiology. 1978;207: 539-43.
99. Caldwell JE, Castagnoli KP, Canfell PC, et al. Pipecuronium and pancuronium comparison of pharmacokinetics and duration of action. Br J Anaesth. 1988;61:693-7.
100. Tullock WC, Duana P, Cook DR, et al. Neuromuscular and cardiovascular effects of high-dose vecuronium. Anesth Analg. 1990;70:86-90.
101. Cooper R, Mirakhur RK, Clarke RSJ, et al. Comparison of intubating conditions after administration of Org 9426 (rocuronium) and suxamethonium. Br J Anaesth. 1992;69:269-73.
102. Bencini AF, Scaf AHJ, Sohn YJ, et al. Disposition and urinary excretion of vecuronium bromide in anesthetized patients with normal renal function or renal failure. Anesth Analg. 1986;65:245-51.
103. Wierda MKH, De Wit APM, Kuizenga K, et al. Clinical observations on the neuromuscular blocking action of Org 9426, a new steroidal non-despolarizing agent. Br J Anaesth. 1990;64:521-3.
104. Foldes FF, Nagashima H, Nguyen HD, et al. The neuromuscular effects of Org 9426 in patients receiving balanced anesthesia. Anesthesiology. 1991;75:191-6.
105. Magorian T, Flannery KB, Miller R. Comparison of rocuronium, succinylcholine, and vecuronium for rapid-sequence induction of anesthesia in adult patients. Anesthesiology. 1993;79:913-8.
106. Wierda JMKH, Kleef VW, Lambalk LM, et al. The pharmacodynamics and pharmacokinetics of Org 9426, a new non-despolarizing agent, in patients anaesthetized with nitrous oxide, halothane and fentanyl. Can J Anaesth. 1991;38:430-5.

107. Servin FS, Lavaut E, Kleef U, et al. Repeated doses of rocuronium bromide administered to cirrhotic and control patients receiving isoflurane. Anesthesiology. 1996;84:1092-100.

108. Levy JH, Davis GK, Duggan J, et al. Determination of the hemodynamics and histamine release of rocuronium (Org 9426) when administered in increased doses under N2O/O2 – sufentanil anesthesia. Anesth Analg. 1994;78:318-21.

109. Mertes PM, Laxenaire MC, Alla F; Groupe d'Etudes des Réactions Anaphylactoïdes Peranesthésiques. Anaphylactic and anaphylactoid reactions occurring during anesthesia in France in 1999-2000. Anesthesiology. 2003 Sep;99(3):536-45.

110. Murphy GS, Brull SJ. Residual neuromuscular block: lessons unlearned. Part I: definitions, incidence, and adverse physiologic effects of residual neuromuscular block. Anesth Analg. 2010;111:120-8.

111. Murphy GS, Szokol JW, Avram MJ, et al. Postoperative residual neuromuscular blockade is associated with impaired clinical recovery. Anesth Analg. 2013;117(1):133-41.

112. Bevan DR, Donati F, Kopman AF. Reversal of neuromuscular blockade. Anesthesiology. 1992;77:785-805.

113. Mirakhur RK. Spontaneous recovery or evoked reversal of neuromuscular block. Acta Anaesthesiol Scand. 1995;106:62-5.

114. Pooler HE. Atropine, neostigmine and sudden deaths. Anaesthesia. 1957;12:198-202.

115. Kopman AF, Yee PS, Neuman GG. Relationship of the train-of-four fade ratio to clinical signs and symptoms of residual paralysis in awake volunteers. Anesthesiology. 1997;86:765-71.

116. Churchill-Davidson HC. The d-tubocurarine dilemma. Anesthesiology. 1965;26:132-3.

117. Kopman AF, Eikermann M. Antagonism of non-depolarising neuromuscular block: current practice. Anaesthesia. 2009;64 Suppl1:22-30.

118. Arbous MS, Meursing AE, van Kleef JW, et al. Impact of anesthesia management characteristics on severe morbidity and mortality. Anesthesiology. 2005;102:257-68.

119. Naguib M, Kopman AF, Lien CA, et al. A survey of current management of neuromuscular block in the United States and Europe. Anesth Analg. 2010;111:110-9.

120. Ramsey FM. Reversal of neuromuscular blockade. Int Anesthesiol Clin. 1991;29:93-104.

121. Norton M, Xará D, Parente D, et al. Residual neuromuscular block as a risk factor for critical respiratory events in the post anesthesia care unit. Rev Esp Anestesiol Reanim. 2013;60(4):190-6.

122. de Boer HD. Neuromuscular transmission: new concepts and agents. J Crit Care. 2009;24:36-42.

123. Payne JP, Hughes R, Al Azawi S. Neuromuscular blockade by neostigmine in anaesthetized man. Br J Anaesth. 1980;52:69-76.

124. Stoelting RK. Anticholinesterase drugs and cholinergic agonists. In: Stoelting RK. Pharmacology & physiology in anesthetic practice. Philadelphia: Lippincott Williams & Wilkins, 2015; p. 323-44.

125. Fuchs-Buder T, Romero CS, Lewald H, et al. Peri-operative management of neuromuscular blockade: A guideline from the European Society of Anaesthesiology and Intensive Care. Eur J Anaesthesiol. 2023;40(2):82-94.

126. Stephan R. Thilen, Wade A, et al. Domino; 2023 American Society of Anesthesiologists Practice Guidelines for Monitoring and Antagonism of Neuromuscular Blockade: A Report by the American Society of Anesthesiologists Task Force on Neuromuscular Blockade. Anesthesiology. 2023; 138:13-41.

127. Bartkowski RR. Incomplete reversal of pancuronium neuromuscular blockade by neostigmine, pyridostigmine, and edrophonium. Anesth Analg. 1987;66:594-8.

128. Bowman WC. Neuromuscular block. Br J Pharmacol. 2006;147 Suppl1:S277-86.

129. Lemmens HJ, El-Orbany MI, Berry J, et al. Reversal of profound vecuronium-induced neuromuscular block under sevoflurane anesthesia: sugammadex versus neostigmine. BMC Anesthesiol. 2010;10:1-15.

130. Yost CS, Maestrone E. Clinical concentrations of edrophonium enhance desensitization of the nicotinic acetylcholine receptor. Anesth Analg. 1994;78:520-6.

131. Martins R. Reversão do bloqueio neuromuscular, em: Almeida MCS. Bloqueadores neuromusculares em anestesia e terapia intensiva. São Paulo: Editora Atheneu, 2003. p. 99-107.

132. Sikharam S, Egan TD, Kern SE. Cyclodextrins as new formulation entities and therapeutic agents. Curr Opin Anaesthesiol. 2005;18:392-5.

133. Araujo DR. Desenvolvimento e avaliação farmacológica de formulações de liberação controlada com anestésicos locais amino-amidas cíclicos: bupivacaína, mepivacaína e ropivacaína. Campinas, 2005. (Tese de doutorado – Universidade Estadual de Campinas, 2005.)

134. Bibby DC, Davies NM, Tucker IG. Mechanisms by which cyclodextrins modify drug release from polymeric drug delivery systems. Int J Pharm. 2000;197(1-2):1-11.

135. Meistelman C, Fuchs-Buder T. Pharmacology of sugammadex. Ann Fr Anesth Reanim. 2009;28 Suppl 2:S51-6.

136. Tarver GJ, Grove SJ, Buchanan K, et al. 2-O-substituted cyclodextrins as reversal agents for the neuromuscular blocker rocuronium bromide. Bioorg Med Chem. 2002;10:1819-27.

137. Gijsenbergh F, Ramael S, Houwing N, et al. First human exposure of Org 25969, a novel agent to reverse the action of rocuronium bromide. Anesthesiology. 2005;103:695-703.

138. Shields M, Giovannelli M, Mirakhur RK, et al. Org 25969 (sugammadex), a selective relaxant binding agent for antagonism of prolonged rocuronium-induced neuromuscular block. Br J Anaesth. 2006;96:36-43.

139. Epemolu O, Bom A, Hope F, et al. Reversal of neuromuscular blockade and simultaneous increase in plasma rocuronium concentration after the intravenous infusion of the novel reversal agent Org 25969. Anesthesiology. 2003;99:632-7.

140. Schaller SJ, Fink H. Sugammadex as a reversal agent for neuromuscular block: an evidence-based review. Core Evid. 2013;8:57-67.

141. Lee C, Jahr JS, Candiotti KA, et al. Reversal of profound neuromuscular block by sugammadex administered three minutes after rocuronium: a comparison with spontaneous recovery from succinylcholine. Anesthesiology. 2009;110:1020-5.

142. de Boer HD, Driessen JJ, Marcus MA, et al. Reversal of rocuronium-induced (1.2 mg/kg) profound neuromuscular block by sugammadex: a multicenter, dose-finding and safety study. Anesthesiology. 2007;107:239-44.

143. Eleveld DJ, Kuizenga K, Proost JH, et al. A temporary decrease in twitch response during reversal of rocuronium-induced muscle relaxation with a small dose of sugammadex. Anesth Analg. 2007;104:582-4.

144. Abrishami A, Ho J, Wong J, et al. Cochrane corner: sugammadex, a selective reversal medication for preventing postoperative residual neuromuscular blockade. Anesth Analg. 2010;110:1239.

145. Nicholson WT, Sprung J, Jankowski CJ. Sugammadex: a novel agent for the reversal of neuromuscular blockade. Pharmacotherapy. 2007 Aug;27(8):1181-8.

146. Sparr HJ, Vermeyen KM, Beaufort AM, et al. Early reversal of profound rocuronium-induced neuromuscular blockade by sugammadex in a randomized multicenter study: efficacy, safety, and pharmacokinetics. Anesthesiology. 2007;106:935-43.

147. Schaller SJ, Fink H, Ulm K, et al. Sugammadex and neostigmine dose-finding study for reversal of shallow residual neuromuscular block. Anesthesiology. 2010;113:1054-60.

148. Naguib M. Sugammadex: another milestone in clinical neuromuscular pharmacology. Anesth Analg. 2007;104:575-81.

149. Sorgenfrei IF, Norrild K, Larsen PB, et al. Reversal of rocuronium-induced neuromuscular block by the selective relaxant binding agent sugammadex: a dose-finding and safety study. Anesthesiology. 2006;104:667-74.

150. Jones RK, Caldwell JE, Brull SJ, et al. Reversal of profound rocuronium-induced blockade with sugammadex: a randomized comparison with neostigmine. Anesthesiology. 2008;109:816-24.

151. Plaud B, Meretoja O, Hofmockel R, et al. Reversal of rocuronium-induced neuromuscular blockade with sugammadex in pediatric and adult surgical patients. Anesthesiology. 2009;110:284-94.

152. McDonagh DL, Benedict PE, Kovac AL, et al. Efficacy, safety, and pharmacokinetics of sugammadex for the reversal of rocuronium-induced neuromuscular blockade in elderly patients. Anesthesiology. 2011;114:318-29.

153. Sakai Y, Tsutsumi YM, Wakamatsu N, et al. A case where rocuronium was unable to achieve neuromuscular block immediately after sugammadex administration. J Med Invest. 2011;58:163-5.

154. Cammu G, de Kam PJ, De Graeve K, et al. Repeat dosing of rocuronium 1.2 mg kg-1 after reversal of neuromuscular block by sugammadex 4.0 mg kg-1 in anaesthetized healthy volunteers: a modelling-based pilot study. Br J Anaesth. 2010;105:487-92.

155. Cammu G, De Kam PJ, Demeyer I, et al. Safety and tolerability of single intravenous doses of sugammadex administered simultaneously with rocuronium or vecuronium in healthy volunteers. Br J Anaesth. 2008;100:373-9.

156. Raft J, Guerci P, Harter V, et al. Biological evaluation of the effect of sugammadex on hemostasis and bleeding. Korean J Anesthesiol. 2015;68:17-21.

157. Panhuizen IF, Gold SJ, Buerkle C, et al. Efficacy, safety and pharmacokinetics of sugammadex 4 mg kg-1 for reversal of deep neuromuscular blockade in patients with severe renal impairment. Br J Anaesth. 2015;114:777-84.

158. Zwiers A, van den Heuvel M, Smeets J, et al. Assessment of the potential for displacement interactions with sugammadex: a pharmacokinetic-pharmacodynamic modelling approach. Clin Drug Investig. 2011; 31:101-11.

159. Kam PJ, Heuvel MW, Grobara P, et al. Flucloxacillin and diclofenac do not cause recurrence of neuromuscular blockade after reversal with sugammadex. Clin Drug Investig. 2012;32:203-7.

160. Park JY. Benefits and risks of sugammadex. Korean J Anesthesiol. 2015;68(1):1-2.

161. Menéndez-Ozcoidi L, Ortiz-Gómez JR, Olaguibel-Ribero JM, et al. Allergy to low dose sugammadex. Anaesthesia. 2011;66:217-9.

162. Tsur A, Kalansky A. Hypersensitivity associated with sugammadex administration: a systematic review. Anaesthesia. 2014;69:1251-7.

163. Takazawa T, Tomita Y, Yoshida N, et al. Three suspected cases of sugammadex-induced anaphylactic shock. BMC Anesthesiol. 2014 Oct 17;14:92-5.

164. Pereira AV, Oliveira RR, Esteves C, et al. Cardiac arrest following sugammadex administration. Anaesth Rep. 2023;11(1):e12233.

165. McDonnell NJ, Pavy TJ, Green LK, et al. Sugammadex in the management of rocuronium-induced anaphylaxis. Br J Anaesth. 2011;106:199-201.

166. Platt PR, Clarke RC, Johnson GH. Efficacy of sugammadex in rocuronium-induced or antibiotic-induced anaphylaxis. A case-control study. Anaesthesia. 2015;70:1264-7.

167. Haerter F, Simons JC, Foerster U, et al. Comparative Effectiveness of Calabadion and Sugammadex to Reverse Non-depolarizing Neuromuscular-blocking Agents. Anesthesiology. 2015;123:1337-49.

168. Haerter F, Eikermann M. Reversing neuromuscular blockade: inhibitors of the acetylcholinesterase versus the encapsulating agents sugammadex and calabadion. Expert Opin Pharmacother. 2016;17:819-33.

169. Hoffmann U, Grosse-Sundrup M, Eikermann-Haerter K, et al. Calabadion: A new agent to reverse the effects of benzylisoquinoline and steroidal neuromuscular-blocking agents. Anesthesiology. 2013;119:317-25.

170. Diaz-Gil D, Haerter F, Falcinelli S, et al. A novel strategy to reverse general anesthesia by scavenging with the acyclic cucurbit[n]uril-type molecular container calabadion 2. Anesthesiology. 2016;125:333-45.

171. Miller RD, Booij LH, Agoston S, et al. 4-Aminopyridine potentiates neostigmine and pyridostigmine in man. Anesthesiology. 1979;50:416-20.

172. Agoston S, Salt PJ, Erdmann W, et al. Antagonism of ketamine-diazepam anaesthesia by 4-aminopyridine in human volunteers. Br J Anaesth. 1980;52:367-70.

173. Martínez-Aguirre E. Antagonism of 4-aminopyridine to ketamine-diazepam anesthesia in children. Acta Anaesthesiol Belg. 1980;31:289-91.

174. Miller RD, Dennissen PA, van der Pol F, et al. Potentiation of neostigmine and pyridostigmine by 4-aminopyridine in the rat. J Pharm Pharmacol. 1978;30:699-702.

175. Booij LH, Miller RD, Crul JF. Neostigmine and 4-aminopyridine antagonism of lincomycin-pancuronium neuromuscular blockade in man. Anesth Analg. 1978;57:316-21.

176. Loyola YC, Braga A de F, Potério GM, et al. Influence of lidocaine on the neuromuscular block produced by rocuronium: study in rat phrenic-diaphragmatic nerve preparation. Rev Bras Anestesiol. 2006;56:147-56.

177. Soni N, Kam P. 4-aminopyridine-a review. Anaesth Intensive Care. 1982;10:120-6.

178. Wu ZZ, Li DP, Chen SR, et al. Aminopyridines potentiate synaptic and neuromuscular transmission by targeting the voltage-activated calcium channel beta subunit. J Biol Chem. 2009;284:36453-61.

179. Mayorov AV, Willis B, Di Mola A, et al. Symptomatic relief of botulinum neurotoxin/a intoxication with aminopyridines: a new twist on an old molecule. ACS Chem Biol. 2010;5:1183-91.

180. Keogh M, Sedehizadeh S, Maddison P. Treatment for Lambert-Eaton myasthenic syndrome. Cochrane Database Syst Rev. 2011;(2):CD003279.

181. Keune PM, Cocks AJ, Young WR, et al. Dynamic walking features and improved walking performance in multiple sclerosis patients treated with fampridine (4-aminopyridine). BMC Neurol. 2015;15:171-4.

182. Lugaresi A. Pharmacology and clinical efficacy of dalfampridine for treating multiple sclerosis. Expert Opin Drug Metab Toxicol. 2015;11:295-306.

183. Brull SJ, Murphy GS. Residual neuromuscular block: lessons unlearned. Part II: methods to reduce the risk of residual weakness. Anesth Analg. 2010;111:129-40.

184. Herbstreit F, Zigrahn D, Ochterbeck C, et al. Neostigmine/glycopyrrolate administered after recovery from neuromuscular block increases upper airway collapsibility by decreasing genioglossus muscle activity in response to negative pharyngeal pressure. Anesthesiology. 2010;113:1280-8.

185. Fuchs-Buder T, Meistelman C, Alla F, et al. Antagonism of low degrees of atracurium-induced neuromuscular blockade:dose-effect relationship for neostigmine. Anesthesiology. 2010;112:34-40.

186. Staals LM, Driessen JJ, Van Egmond J, et al. Train-of-four ratio recovery often precedes twitch recovery when neuromuscular block is reversed by sugammadex. Acta Anaesthesiol Scand. 2011;55:700-7.

187. Makri I, Papadima A, Lafioniati A, et al. Sugammadex, a promising reversal drug. A review of clinical trials. Rev Recent Clin Trials. 2011;6:250-5.

188. Liu HM, Yu H, Zuo YD, et al. Postoperative pulmonary complications after sugammadex reversal of neuromuscular blockade: a systematic review and meta-analysis with trial sequential analysis. BMC Anesthesiol. 2023;23(1):130.

# 54

# Farmacologia Respiratória

**Talison Silas Pereira** ■ **João Manoel Silva Junior**

## INTRODUÇÃO

As principais doenças que acometem o trato respiratório de importância farmacológica são: asma (broncoespasmo), Doença Pulmonar Obstrutiva Crônica (DPOC), tosse e hipertensão pulmonar. No geral, os fármacos atuam na tentativa de manter o controle da respiração, o qual é mediado pela inervação parassimpática, simpática e por mediadores Não Adrenérgicos Não Colinérgicos (NANC). A inervação parassimpática atua nos receptores muscarínicos e particularmente nos receptores $M_3$, que causam constrição do músculo liso brônquico e estimulam a secreção das glândulas.

Os efeitos simpáticos são causados pelas catecolaminas circulantes, visto que não existem fibras simpáticas inervando o trato respiratório. Esses efeitos agem sobre os receptores beta-adrenérgicos causando relaxamento do músculo liso e inibição da secreção glandular.

A Tabela 54.1 mostra os mecanismos de controle do calibre brônquico.

Portanto, pode se resumir a utilização dos fármacos considerando as patologias da forma descrita a seguir.

O tratamento da asma é feito com o uso de broncodilatadores e anti-inflamatórios. Os broncodilatadores usados podem ser: agonistas dos receptores beta2-adrenérgicos, xantinas, antagonistas do receptor de cistenil-leucotrienos e os antagonistas dos receptores muscarínicos.[1]

Os anti-inflamatórios utilizados no tratamento da asma crônica são principalmente os glicocorticoides e, em menor grau, o cromoglicato. No mesmo sentido, a DPOC é caracterizada pela inflamação dos brônquios e bronquíolos e enfisema, e pode ser causada por poluentes e fumo. Seu tratamento inclui uso de broncodilatadores como o brometo de ipratrópio e o salbutamol, além de anti-inflamatórios como corticosteroides. Todavia, a supressão da tosse é utilizada como medida paliativa e os principais fármacos antitussígenos são da classe dos analgésicos narcóticos: codeína, dextrometorfano e folcodina.

Por outro lado, não há atualmente nenhuma cura para a Hipertensão Pulmonar (HP) aguda, no entanto, as últimas duas décadas foram testemunhas de avanços significativos com o desenvolvimento e implementação clínica de uma série de medicamentos que visam especificamente as mudanças regulatórias e estruturais aberrantes no leito arterial pulmonar.

**Tabela 54.1 Mecanismos do controle da respiração.**

| Vias | | Mediadores | Receptores | Resposta |
| --- | --- | --- | --- | --- |
| Via colinérgica | | ACH | muscarínicos | broncoconstrição |
| Via adrenérgica | | NOR | alfa-adrenorreceptor | broncoconstrição |
| | | ADR | beta-adrenorreceptor | broncodilatação |
| Via NANC (Sistema não adrenérgico não colinérgico) | i-NANC (inibitório) | VIP (Peptídeo Intestinal Vasoativo) | VIP receptor | broncodilatação |
| | | NO | Guanilil ciclase | broncodilatação |
| | e-NANC (excitatório) | Taquicinas | NK receptor | broncoconstrição |

Foram desenvolvidas e aprovadas três categorias de medicamentos para o tratamento da hipertensão arterial pulmonar: prostanoides, Antagonistas do Receptor de Endotelina-1 (AREs), e inibidores da Fosfodiesterase tipo 5 (PDE5). Todas as três classes de medicação atuam favoravelmente nos parâmetros hemodinâmicos, bem como melhoram a capacidade funcional e a tolerância ao exercício. Embora todas as três classes de medicamentos têm sido avaliada em estudos clínicos bem desenhados, apenas o epoprostenol endovenoso foi capaz de melhorar a mortalidade em classe funcional III e IV de pacientes.[2]

A Figura 54.1 mostra um resumo dos principais fármacos respiratórios utilizados e ordem para os tratamentos.

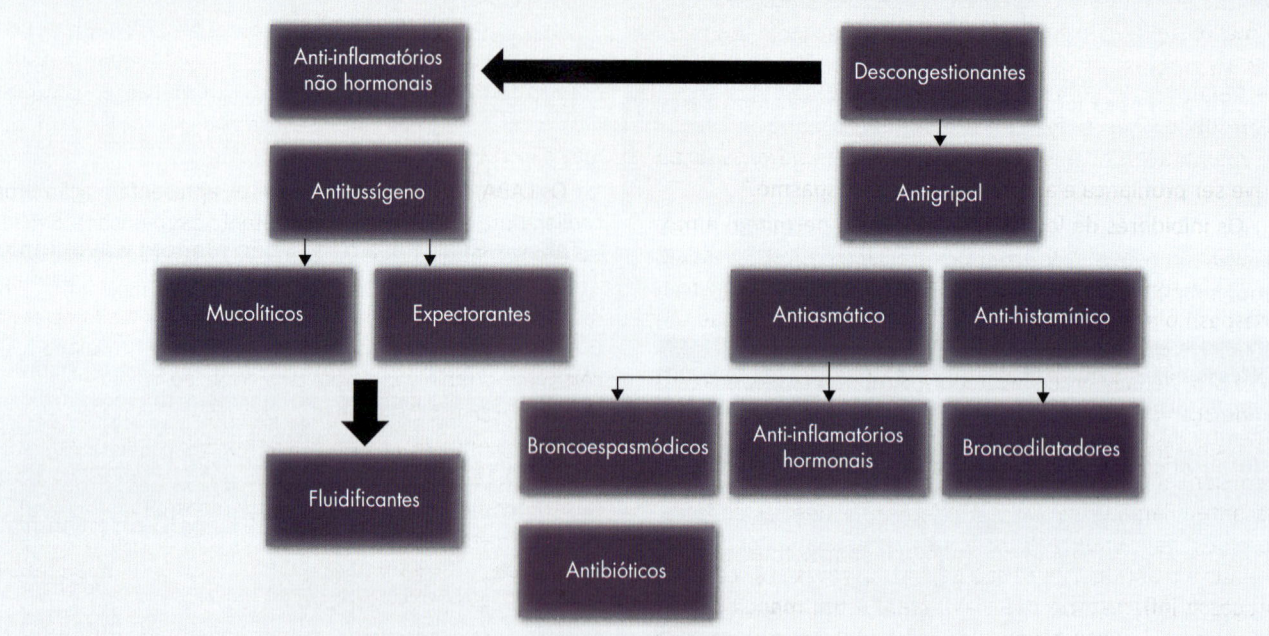

▲ **Figura 54.1** Resumo dos principais fármacos respiratórios utilizados e ordem para tratamentos.

## ■ TRATAMENTO DA ASMA E DA DPOC

Os agentes empregados com o objetivo de causar broncodilatação são beta2-agonistas, as metilxantinas, o brometo de ipratrópio, os corticosteroides, o cromoglicato de sódio e os inibidores de leucotrienos (Figura 54.2).

Os agentes beta2-agonistas são administrados quando há componente broncoespástico reversível em vias aéreas. Os pacientes com história de tabagismo, atopia, alergias em vias aéreas, DPOC e asma são beneficiados com essa terapia. Esses agentes promovem aumento de AMPc e esta substância proporciona relaxamento da musculatura lisa.[3]

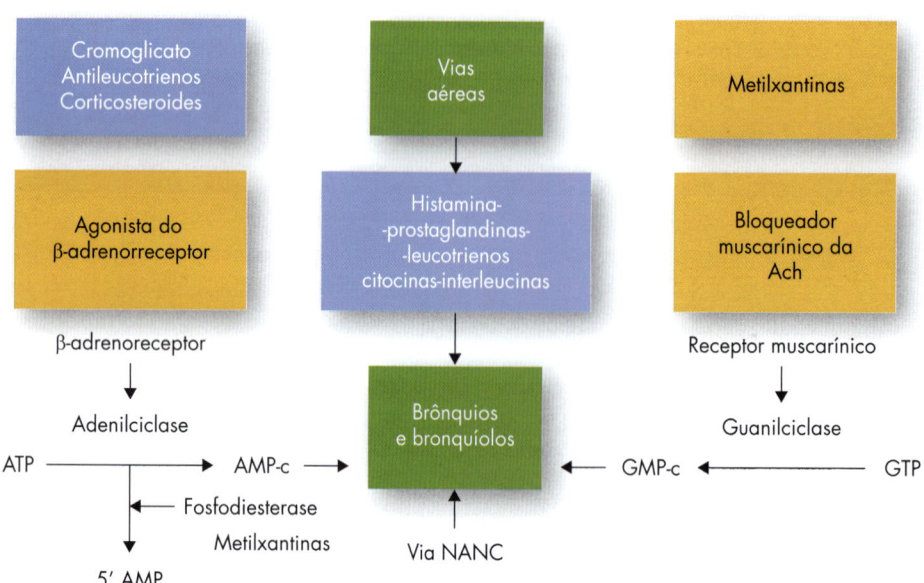

◄ **Figura 54.2** Mecanismo de ação dos fármacos utilizados no tratamento da asma e DPOC.

As metilxantinas impedem a atividade da fosfodiesterase e, dessa forma, aumentam a concentração do AMPc, com consequente efeito broncodilatador.[4] Já o ipratrópio possui propriedades anticolinérgicas, pois atua sobre os receptores muscarínicos existentes na árvore traqueobrônquica. Sua capacidade de inibir a ação da acetilcolina resulta na broncodilatação como efeito farmacológico.

Os corticosteroides podem ser administrados pelas vias inalatória, oral, ou venosa, no broncoespasmo grave. O mecanismo de ação desses fármacos envolve a modulação do processo inflamatório, redução do edema e inibição da liberação de substâncias com efeito broncoconstrictor. Além disso, esse fármaco pode proporcionar estabilização da membrana dos mastócitos e, portanto, a administração deve ser profilática e anteceder o broncoespasmo.[5]

Os inibidores de leucotrienos também permitem a modulação do processo inflamatório.[6] O cromoglicato de sódio e o nedocromil são eficazes apenas para prevenção do broncoespasmo na maioria dos pacientes com asma extrínseca e alguns casos de asma intrínseca, e são desprovidos de qualquer propriedade broncodilatadora. Ambos bloqueiam a desgranulação dos mastócitos.

Os medicamentos usados para tratamento da asma podem ser controladores da asma, de alívio ou resgate. Entre os anti-inflamatórios ou controladores estão os corticosteroides Inalatórios (CI), os de uso sistêmico, os antileucotrienos e o anti-IgE. Os CI são os mais eficazes em reduzir o processo inflamatório das vias aéreas, com menos efeitos colaterais. Mais recentemente, os beta2-agonistas de ação prolongada (LABA) têm sido considerados como medicação de controle, quando em associação com os CI.[1]

Os medicamentos de alívio ou resgate incluem os ₂-agonistas de início de ação rápida e curta duração (SABA) ou de início rápido e ação prolongada (LABA). Os SABA, salbutamol, terbutalina e fenoterol utilizados por via inalatória, são potentes broncodilatadores. São recomendados como fármacos de resgate para alívio dos sintomas ou para tratamento das exacerbações da asma. Podem ser administrados por via inalatória, por meio de dispositivos dosimetrados (bombinhas) ou nebulizadores.

Os dispositivos dosimetrados são a forma mais eficiente e segura. Nas exacerbações leves recomenda-se inalar quatro a seis jatos, repetindo a cada 20 minutos até a reversão dos sintomas ou aparecimento dos efeitos colaterais. Exemplos dessa classe são: o albuterol (salbuterol), levalbuterol (levosalbutamol) e pirbuterol. O início de ação ocorre em 5 minutos, o pico do efeito em até 1 hora, e a duração de ação de 4 a 6 horas. De mais a mais, pacientes sob anestesia inalatória podem usar esses agentes com espaçador e eles são recomendados por curto tempo de ação para alívio dos sintomas, ou antes de apresentar os sintomas desencadeadores, como o exercício.[1]

Os beta2-agonistas não estão contraindicados em pacientes sob ação farmacológica de beta-bloqueadores para doença cardíaca. Efeitos colaterais podem surgir como tremor, ansiedade, palpitação e taquicardia podem ocorrer, mas não são comuns em doses usuais.

Os LABA, formoterol e salmoterol, apresentam ação broncodilatadora e broncoprotetora potente e prolongada. Seu uso isolado é contraindicado na asma. A associação entre LABA e os CI, mesmo em doses baixas, resulta em maior efeito anti-inflamatório do que o uso anti-inflamatório isolado do CI em doses altas, porque facilita a translocação do complexo glicocorticoide-proteína receptora para o núcleo da célula.[7]

A grande eficácia desta combinação levou ao desenvolvimento dos dispositivos inalatórios que liberam doses fixas de LABA/CI. Quando usados por via inalatória e nas doses recomendadas, os efeitos adversos não são comuns e restringem-se a estímulos cardiovasculares, tremores de extremidades e hipopotassemia transitória, devido ao influxo transitório do potássio para o meio intracelular.

Os agentes de ação beta2-seletiva agonista, como formoterol, promovem broncodilatação prolongada maior que 12 horas (Tabela 54.2).

Os antagonistas de receptores de leucotrienos reduzem a inflamação, os sintomas e a frequência das agudizações.[8] São alternativas, mas não a preferida para o tratamento da asma não controlada.[9] O montelucaste sódico é administrado na dose de 10 mg/dia via oral. Essa classe de medicamentos não é usada para tratamento agudo do broncoespasmo.[10]

A teofilina (Tabela 54.3) e seus derivados são broncodilatadores com baixa potência, e sua efetividade como medicação anti-inflamatória é pouco expressiva. As xantinas devem ser utilizadas apenas em associação aos CI + LABA. Vários efeitos colaterais estão relacionados, tais como sintomas gastrintestinais, manifestações neurológicas e arritmias cardíacas.[11]

**Tabela 54.2  Resumo dos fármacos β₂-agonistas.**

| β₂-Agonistas | Seletividade (B₂:B₁ receptores) | Início de ação aproximado (min) | Duração da ação aproximada (h) |
|---|---|---|---|
| Isoprenalina | 1:1 | 2-5 | < 20min |
| Albuterol | 1:1375 | 2-3 | 4-6 |
| Fenoterol | 1:120 | 2-4 | 4-6 |
| Terbutalina | Não encontrado | 2-4 | 4-6 |
| Salmoterol | 1:85000 | 30 | > 12 |
| Formoterol | 1:120 | 2-3 | > 12 |
| Arformoterol | Não encontrado | < 5 | ≤ 24 |
| Carmoterol | Não encontrado | < 5 | ≤ 24 |
| Indacaterol | Não encontrado | < 5 | > 24 |

| **Tabela 54.3 Principais características da teofilina.** | | | |
|---|---|---|---|
| **Mecanismo de ação** | **Fatores que aumentam o clareamento da teofilina** | **Fatores que diminuem o clareamento da teofilina** | **Efeitos colaterais** |
| Inibição da fosfodiesterase | Indução enzimática (rifampicina, fenobarbital, etanol) | Inibição enzimática (cimetidina, eritromicina, alopurinol, ciprofloxacina, zafirlucaste) | Náuseas e vômitos |
| Antagonista receptor adenosina (A2b receptor) | Tabagismo (cigarro e marijuana) | Insuficiência cardíaca congestiva | Cefaleia |
| Estimulação da liberação de epinefrina | Dieta com baixo teor de carboidrato e alta quantidade de proteínas | Doença hepática | Desconforto gástrico |
| Aumento da liberação de IL 10 | Carne assada | Pneumonia | Poliúria |
| Inibição da liberação do cálcio intracelular | Infância | Infecção viral e vacinação | Arritmias cardíacas |
| | | Dieta com alto teor de carboidratos | Crise epilética |
| | | Idosos | |

O anti-IgE, omalizumabe, é um anticorpo monoclonal recombinante específico. Caracteriza-se pela inibição da ligação entre IgE ao seu receptor de alta afinidade (FceRI). Inibe, de forma eficiente, a broncoconstrição induzida por alérgenos nas fases precoce e tardia da inflamação, o que reduz a hiper-responsividade das vias aéreas. É indicado para pacientes com asma de difícil controle.

Os corticosteroides sistêmicos são os mais potentes anti-inflamatórios disponíveis para o tratamento da asma, formalmente indicados no tratamento das exacerbações moderadas a graves da asma. A prednisona pode ser administrada em períodos de 7 a 10 dias, na dose média de 1 a 2 mg/kg/dia, dividida em uma a duas doses, com a máxima de 60 mg. Os corticosteroides também são indicados para o tratamento de manutenção nos casos de asma muito grave, em que doses elevadas de CI + LABA associadas a outras medicações controladoras forem insuficientes para manter o controle da asma.

Os principais efeitos adversos após uso prolongado e/ou doses elevadas são as alterações no metabolismo da glicose, retenção de líquidos, osteoporose, aumento de peso, hipertensão arterial e necrose asséptica da cabeça do fêmur, entre muitas outras.

Os corticosteroides sistêmicos permanecem como importante forma de tratamento da asma aguda, entretanto, seus benefícios sobre a mecânica das vias aéreas só serão atingidos após 4 a 6 horas do seu uso no broncoespasmo agudo. Já nos asmáticos mal controlados, outras formas de tratamento associadas em caráter de urgência precisam ser implementadas.

Apesar dos efeitos colaterais relacionados ao uso prolongado (Tabela 54.4), não tem sido observado aumento de infecções nos pacientes tratados com corticosteroides sistêmicos no período perioperatório. Pacientes em uso prolongado de corticosteroides sistêmicos por período maior que duas semanas, durante menos de seis meses, devem ser considerados de risco para desenvolver supressão de suprarrenal nas situações de doença aguda grave, trauma ou cirurgia de grande porte.

Os CI, beclometasona, fluticasona e triancinolona, são as bases da terapia para estabilizar e melhorar a asma persistente. Esses agentes têm contribuído efetivamente para a diminuição da morbidade e mortalidade observada na asma, principalmente na incidência de broncoespasmo após intubação traqueal.[5]

Algumas associações combinam esteroide e beta2-agonista de longa ação, por exemplo, budesonida-formoterol e fluticasona-salmoterol.[7] Supressão de suprarrenal com expressão clínica tem sido desprezível com doses baixas a moderadas. Não há aparentemente diferença terapêutica entre as formulações.

| **Tabela 54.4 Efeitos colaterais de corticosteroides inalatórios e sistêmicos.** |
|---|
| **Locais** |
| Disfonia |
| Candidíase orofaríngea |
| Tosse |
| **Sistêmicos** |
| Supressão adrenal e insuficiência |
| Osteoporose |
| Catarata |
| Glaucoma |
| Anormalidades metabólicas (hiperglicemia, insulina e triglicerídeos) |
| Distúrbios psiquiátricos (euforia, depressão) |

Os agentes anticolinérgicos, como o ipratrópio, têm mais limitação na terapia do broncoespasmo asmático agudo do que os beta2-seletivos agonistas. Também atuam pela inibição da formação do monofosfato de guanosina e bloqueiam o nervo vago, que é mediador da broncoconstrição e tem importante papel no broncoespasmo em paciente com DPOC. Outras indicações incluem pacientes com intolerância aos beta2-agonistas, ou asmáticos graves, ou no broncoespasmo induzido por beta-bloqueador.

A inalação de glicopirrolato tem efeito broncoprotetor em asma e DPOC, e diminui a hiperresponsividade das vias aéreas, com especial interesse na anestesia. No intraoperatório, o broncoespasmo pode ser confundido com outras enfermidades, então, é necessário fazer o diagnóstico diferencial com outras doenças para depois iniciar o tratamento. Tubo endotraqueal dobrado ou obstruído, balonete hiperinsuflado, presença de secreções na árvore traqueobrônquica e edema de vias aéreas são situações que simulam o broncoespasmo.

O broncoespasmo brando a moderado pode ser tratado com beta₂-adrenérgico, fornecido por aerossol, dentro do ramo inspiratório do circuito respiratório do aparelho de anestesia. E os inaladores com dose fixa também podem ser utilizados, mas eles exigem um adaptador especial para a inserção entre o tubo traqueal e o circuito de respiratório anestésico. Além disso, 5 a 10 *puffs* podem ser necessários para liberar o medicamento dentro das vias aéreas inferiores de maneira eficaz, sendo que o gás transportador utilizado nas preparações disponíveis pode interferir na leitura da capnografia do tipo espectrômetro de massa. A hidrocortisona, 1,5 a 2 mg.kg⁻¹, por via venosa, também deve ser considerada, em especial nos pacientes com história de terapia com glicocorticoides.

Atualmente, a aminofilina e teofilina não são recomendadas no tratamento da exacerbação aguda da asma ou DPOC no perioperatório.[11] Da mesma forma, agentes beta₂-agonistas intravenosos, em geral, também devem ser usados com cautela, porque os agentes inalatórios promovem maior broncodilatação com menores efeitos colaterais.

A reversão dos relaxantes musculares não despolarizantes com agentes anticolinérgicos pode precipitar a broncoconstrição, porém, quando precedida pela dose apropriada de um anticolinérgico, é mais difícil de ocorrer. E a extubação traqueal sob plano anestésico profundo, isto é, antes que os reflexos das vias aéreas retornem, foi muito utilizada no passado, especialmente, em crianças. Mas há perigo inerente à própria técnica, porque ela por si só pode desencadear emergência, mesmo quando a extubação for suave, além do risco de broncoaspiração.[3]

A lidocaína, 1,5 a 2 mg.kg⁻¹ por via venosa, em *bolus*, pode ajudar a reduzir os reflexos das vias aéreas durante o despertar.[12] O tratamento do broncoespasmo no pós-operatório inclui administração de oxigênio, nebulização com salbutamol, 2,5 a 5 mg, a cada 15 minutos, associado ao ipratrópio, 250 a 500 mg cada 6 horas, e hidrocortisona. A nebulização com adrenalina pode ser usada quando não há outro agonista beta₂-adrenérgico, na dose de 2,5 mg.

Como a insuficiência respiratória pode ocorrer rapidamente, os equipamentos para ventilação mecânica e intubação traqueal devem estar disponíveis. A Tabela 54.5 mostra as doses dos principais fármacos utilizados no tratamento do broncoespasmo.

As medidas fundamentais para confirmar o diagnóstico de asma são: a Capacidade Vital Forçada (CVF$_{máxima}$: é a quantidade de ar expirada após expiração máxima) e o Volume Expiratório Forçado no primeiro segundo (VEF₁). O diagnóstico de limitação ao fluxo de ar das vias aéreas é aceito quando a relação VEF₁/CVF é menor que 0,7 (< 70%) e o VEF₁ < 80% do valor médio de referência.[1]

A reversão total ou parcial da limitação ao fluxo de ar das vias aéreas, pelo broncodilatador inalatório de ação rápida, sugere o diagnóstico de asma. A resposta broncodilatadora (Figura 54.3) é considerada significativa quando ocorre aumento ≥ 12% (valor percentual), desde que corresponda a 200 mL (valor absoluto) do VEF₁, 15 a 20 minutos após inalação de 200 a 400 μg de salbutamol ou equivalente.[1]

O VEF₁ é a medida isolada mais acurada para estabelecer a gravidade da limitação ao fluxo de ar e a resposta imediata ao uso do broncodilatador.[3]

A resposta asmática precoce envolve constrição do músculo liso, hipersecreção de muco e edema de mucosa. Na resposta tardia encontramos descamação epitelial, infiltrado de células inflamatórias da mucosa e submucosa e estímulo das terminações nervosas aferentes. Por esse motivo, a utilização de beta-agonistas está mais indicada na fase precoce e tardia com corticosteroides.

## ■ BRONCOESPASMO AGUDO NO INTRAOPERATÓRIO

Um dos eventos mais temidos durante o manejo anestésico seria a presença de um broncoespasmo agudo intraope-

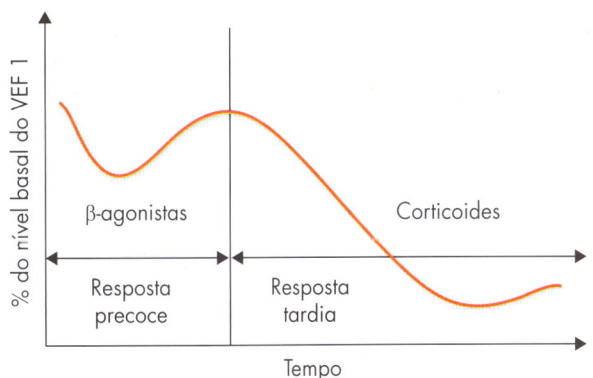

▲ **Figura 54.3** Relação do VEF1, tratamento e das respostas asmáticas precoce e tardia.

| **Tabela 54.5  Doses dos principais fármacos para tratamento do broncoespasmo.** | | | | |
|---|---|---|---|---|
| **Fármacos** | **Aerossol** | **Nebulização** | ***Bolus* IV** | **Infusão IV** |
| Salbutamol | 100-200 mcg | 2,5-5 mg | | 3-20 μg.min⁻¹ |
| Terbutalina | 250-500 μg | 5-10 mg | 1,5-5 μg.min⁻¹ | |
| Epinefrina | | 0,5 mg | | |
| Ipratrópio | | 250 μg | | |
| Aminofilina | | | 5 mg.kg⁻¹ em 20 min | 0,5 mg.kg⁻¹.h⁻¹ |
| Hidrocortisona | | | 200 mg | |

Aerossóis e nebulização são usualmente administrados quatro a seis vezes ao dia, mas podem ser realizados com mais frequência se necessário.

ratório, com sua incidência chegando a cerca 1,7% dos casos de complicações pulmonares.[13] Esse evento se apresenta muitas vezes pela presença de sinais de obstrução de vias aéreas, com sibilos expiratórios consistentes com gravidade do broncoespasmo, aumento da Pressão de PICO (PPICO), prolongamento da fase expiratória (Figura 54.4), redução do volume-corrente, aumento do $P_{ET}CO_2$, alteração da forma de onda capnografia em formato de rampa do tipo ascendente (Figura 54.5) e ausência da expansibilidade torácica.

Durante o evento, os pacientes devem ser ventilados com oxigênio a 100%, e a ventilação manual deve ser prontamente iniciada para evitar que a bolsa reservatória permaneça completamente inflada na expiração, se o broncoespasmo for grave. O tórax deve ser auscultado para confirmar sibilos. Diminuição ou ausência de ruídos sugere acentuada redução ao fluxo de vias aéreas. As causas não broncoespásticas dos achados acima devem ser descartadas. As seguintes complicações podem mimetizar o broncoespasmo:

- **Intubação endobrônquica**: diminuição dos sons respiratórios de um lado (geralmente à esquerda) e de um Tubo Orotraqueal (TOT) profundo associados à queda da SPO$_2$ e ao aumento da PPICO. Esse evento pode ocorrer durante insuflação do pneumoperitônio em cirurgias videolaparoscópicas, ou desencadeado pelo aumento da Pressão Intra-abdominal (PIA), e elevação diafragmática com projeção cefálica da carina. O posicionamento em cefalodeclive facilita este evento;
- **Pneumotórax**: diminuição dos sons respiratórios de um lado, elevação torácica assimétrica, particularmente se altas pressões inspiratórias de pico forem usadas ou em um cenário clínico onde o pneumotórax é provável (p. ex.: trauma, lesão do diafragma, cirurgias de hérnia de hiato);

- **Edema pulmonar**: secreções espumosas no TOT, crepitações no exame pulmonar, instabilidade hemodinâmica. Ultrassonografia pulmonar como método *point of care* demonstrará aumento da água pulmonar, com raias de cometa ao exame;
- **TOT torcido ou obstruído**: dificuldade em passar um cateter de sucção e/ou remoção de secreções após a sucção. Qualquer situação de aumento de resistência de vias aéreas deve ser associada a uma inspeção de todo circuito respiratório, inclusive possibilidade de dobradura de TOT.

Se nenhuma dessas condições existir e o broncoespasmo persistir após tentativas de correções, o algoritmo para o tratamento do broncoespasmo deve ser instituído. Ele inclui monitorização invasiva da pressão arterial e da ventilação para avaliar hipoxemia e hipercarbia. Os efeitos adversos sobre a circulação se somam ao componente da acidose respiratória, hipercarbia, hipoxemia e acidose promovem arritmia e pioram a resposta da terapia broncodilatadora.

A vantagem da ventilação manual é promover a expansão pulmonar, com expiração mais efetiva, se os recursos empregados para ajustar a ventilação convencional tiverem sido aplicados e mesmo assim permanecer o quadro de resistência ao fluxo com broncoespasmo. Para obter

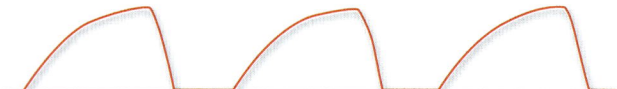

▲ **Figura 54.5** Aumento da inclinação de ascensão da fase III. Pode ocorrer durante o broncoespasmo (asma, doença pulmonar obstrutiva crônica) ou cânula endotraqueal ou circuito de respiração parcialmente obstruído.

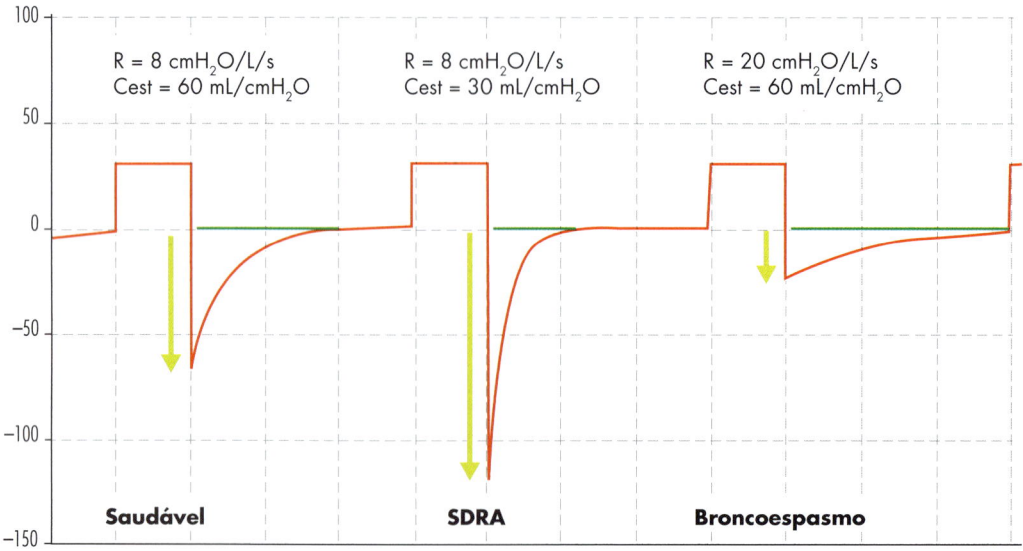

▲ **Figura 54.4** Curva ventilatória de fluxo *versus* tempo. Observar a diferença do tempo expiratório no paciente com broncoespasmo em relação ao paciente com SDRA e a existência de progressivo aumento da resistência das vias aéreas (R). Este grupo de pacientes possui maior risco de desenvolvimento de auto-PEEP, ocorrendo também aumento da PPICO e redução do volume-corrente (VC).

*R: Resistência de via aérea; Cest: Complacência estática; SDRA: Sindrome do Desconforto Respiratório Agudo.

rápidos fluxos inspiratórios é necessário prolongar o tempo expiratório.

O aumento da concentração de halogenados, sevoflurano e isoflurano, é recomendável.[14] Se essas medidas não forem efetivas, agonistas beta2-seletivos de ação rápida devem ser administrados via nebulização ou por adaptador para vias aéreas. Por causa da perda pelo tubo traqueal, doses mais elevadas, 8 a 10 *puffs,* devem ser administradas para obter adequado nível terapêutico. Um *puff* de salbutamol via inalatória corresponde a 0,1 mg, (Figuras 54.6 e 54.7).

A Tabela 54.6 mostra os efeitos proporcionados pelos beta**2**-agonistas.

Considerar a administração de altas doses de esteroides, por exemplo, 125 mg de metilprednisolona intravenoso, sabendo-se que terão efeito em 4 a 6 horas. Se o broncoespasmo permanecer refratário, epinefrina 5 a 10 mg IV, titulada lentamente, deve ser administrada, embora apresente alto risco de exacerbar taquicardia e taquiarritmias. Outra opção é a infusão contínua de epinefrina 0,5 a 2 $\mu$g.min$^{-1}$ em adul-

| Tabela 54.6 Efeitos proporcionados pelos $\beta_2$ agonistas. | |
|---|---|
| Efeitos do $\beta_2$ agonistas na via aérea | Efeitos colaterais dos $\beta_2$ agonistas |
| Relaxamento da musculatura lisa das vias aéreas (proximal e distal) | Tremor muscular (efeito direto nos $\beta_2$ receptores da musculatura esquelética) |
| Inibição da liberação de mediadores pelos mastócitos | Taquicardia (efeito direto nos $\beta_2$ receptores atrial, efeito reflexo do aumento da vasodilatação periférica via $\beta_2$ receptores) |
| Inibição da exsudação plasmática e edema das vias aéreas | Hipocalemia (efeito direto nos $\beta_2$ receptores da musculatura esquelética na captação de potássio) |
| Aumento do clareamento mucociliar | Inquietação |
| Aumento da secreção de muco | Hipoxemia (aumento da incompatibilidade de ventilação-perfusão devido à vasodilatação pulmonar) |
| Diminuição da tosse | Nenhum efeito na inflamação crônica |

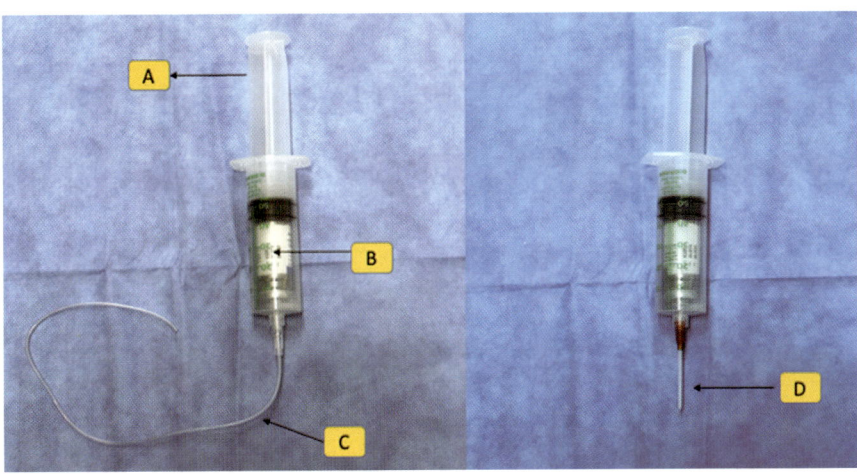

◄ **Figura 54.6** Sugestão de formas de administração de *puff* de salbutamol durante a ventilação mecânica. O sistema é composto de: **(A)** seringa de 50 ml; **(B)** *puff* de Salbutamol; **(C)** equipo extensor para uso em bomba de seringa; **(D)** cateter 14 G, que entra como alternativa ao equipo extensor.

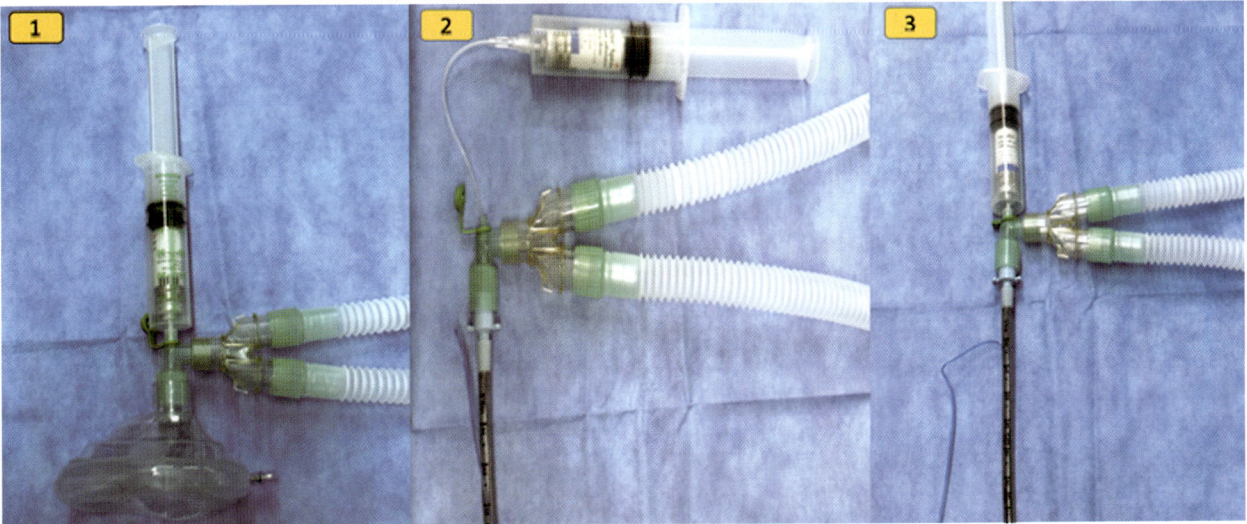

▲ **Figura 54.7** Sugestão de formas de administração de *puff* de salbutamol, em situação de paciente anestesiado ou em ventilação mecânica. Na imagem **(1)** forma de conexão da seringa contendo o *puff* de salbutamol ao sistema respiratório, portando ainda da máscara facial sem filtro respiratório para administração do $\beta_2$ agonista. Imagens **(2)** e **(3)** exemplificam a situação em ventilação mecânica e presença de IOT. O sistema com a seringa é conectado ao sistema ventilatório.

tos pode promover a manutenção do efeito broncodilatador com menos efeitos adversos.

A mistura de hélio e oxigênio (heliox) tem sido usada para manter o fluxo laminar no broncoespasmo agudo, mas relatos de usos no intraoperatório são raros.[15] A maior limitação do seu uso está associada a promover apenas 21% a 30% de oxigênio. O gás hélio facilita a ventilação, mas não reverte indefinidamente o broncoespasmo, mas pode promover uma ponte até que o efeito do corticosteroide ocorra.[15,16]

A cetamina é um fármaco bem conhecido, com efeitos sedativos e analgésicos seguros e previsíveis. A meia-vida desse fármaco é de 2 a 4 horas. Ela é rapidamente absorvida, atravessa a barreira hematoencefálica e exerce seu efeito sobre o Sistema Nervoso Central (SNC), inibindo a receptação de norepinefrina, potencial mecanismo de broncodilatação. Com uma dose de 0,5 a 1 mg.kg$^{-1}$, diminui a resistência das vias aéreas ao relaxar a musculatura lisa brônquica, sendo adequada no tratamento do broncoespasmo agudo no intraoperatório.

O sulfato de magnésio, 1,2 a 2 g pela via intravenosa, pode ajudar nos casos difíceis. É acessível, de baixo custo e pode suprimir taquiarritmias. Contudo, altas doses induzem à depressão do SNC e fadiga muscular.[17] E a nitroglicerina é alternativa para reverter o broncoespasmo agudo, provavelmente por atuar diretamente no relaxamento muscular.[18]

A Figura 54.8 mostra o fluxograma do manejo broncoespasmo.

## ■ BRONCOESPASMO NO PÓS-OPERATÓRIO

O broncoespasmo no pós-operatório pode ser decorrente de sangue, vômito ou reação alérgica, exacerbação de uma condição pulmonar prévia. Edema pulmonar e embolia pulmonar podem ter manifestações sugestivas de broncoespasmo.

Analgesia regional para controle excelente da dor está relacionada à redução do risco de complicações pulmonares. Sempre que esteja indicada, deve a analgesia pós-operatória ser controlada pelo paciente, que pode ser feita tanto por via peridural, quanto venosa.

O paciente deve ser mantido intubado até obter a completa regressão dos agentes neuromusculares. Na unidade de recuperação pós-anestésica, a via aérea deve ser vigiada rigorosamente. O uso da dexmedetomidina, associação da anestesia combinada e otimização da analgesia multimodal encorajam a deambulação precoce, melhorando a mecânica respiratória e minimizando o uso de opioides que podem deprimir a ventilação.[19,20]

É prudente evitar Anti-inflamatórios Não Esteroidais (AINEs) no controle da dor pós-operatória, pois podem precipitar broncoespasmo agudo em cerca de 8% a 20% dos asmáticos adultos. Os AINEs bloqueiam a conversão do ácido araquidônico em prostaglandina, pela ação da cicloxigenase e assim desviam o ácido araquidônico para a formação de leucotrienos broncoconstritores.

A reabilitação respiratória pós-operatória precoce deve ser programada e incentivada desde o período pré-operatório. As vias aéreas dos pacientes com DPOC permanecem vulneráveis cerca de 24 horas, e a hipoventilação pode ocorrer até o terceiro dia pós-operatório. Deve-se considerar o uso do CPAP para hipoxemia pós-operatória, e, além disso, os pacientes devem permanecer aquecidos e hidratados.

## ■ TERAPIAS ALTERNATIVAS PARA CASOS REFRATÁRIOS

O tratamento mais utilizado e mais estudado a este respeito é o magnésio por via venosa. Ações farmacológicas do magnésio incluem a inibição da função do canal de cálcio no músculo liso e redução na libertação de acetilcolina, porém, mecanismos precisos de ação permanecem obscuros. Em revisões sistemáticas, a administração intravenosa de magnésio reduziu a hospitalização em pacientes com exacerbações graves que não responderam ao tratamento inicial. Esse efeito é limitado ao início do tratamento e quando a resposta a beta agonistas inalatórios for pobre.[17,21,22]

Outra opção interessante é a administração de misturas de hélio-oxigênio (heliox). Ela está associada à diminuição de pressões de pico das vias aéreas em 35% e significativa redução de $PCO_2$ em 33 mmHg. O hélio é mais viscoso e menos denso do que o ar e reduz o fluxo de ar turbulento, mas os efeitos são transitórios. Uma mistura 80:20 de heliox por meio de um sistema fechado para fornecer beta2 agonista a pacientes com asma aguda grave pode melhorar o VEF1 com duração por 3 horas. O uso de heliox é recomendado principalmente em subgrupo de pacientes com pior função pulmonar, pois os resultados são melhores nesta população.[17,21,22]

Hidrogênio foi descoberto recentemente ser um gás medicinal terapêutico em uma variedade de áreas biomédicas. Tem potente ação antioxidante e anti-inflamatória, eliminando a geração de espécies reativas do oxigênio.[23] Embora o hidrogênio seja altamente inflamável, é seguro nas concentrações < 4,6%, quando misturado com o ar e nas concentrações < 4,1% quando misturado com o oxigênio. O hidrogênio é uma molécula estável e não reage com outros gases medicinais terapêuticos à temperatura ambiente, portanto, pode ser administrado na forma de um gás, em conjunto com outros gases terapêuticos ou agentes anestésicos inalatórios.[24] O hidrogênio não altera os níveis do Óxido Nítrico (NO).[25] As vias de NO endógeno são importantes para modular o tônus vascular pulmonar e leucócitos/endotélio. O tratamento de hidrogênio não elimina ânion superóxido ($O_2^-$) ou peróxido de hidrogênio ($H_2O_2$).[25] $O_2^-$ e $H_2O_2$ têm funções importantes em neutrófilos e macrófagos, permitindo a fagocitose. Terapia de hidrogênio pode poupar o sistema imune inato, reduzindo a possibilidade de infecções.[26]

Em adição, embora não seja classicamente considerado como parte do tratamento farmacológico da asma aguda grave, a intubação e o período pós-intubação podem ser cheios de armadilhas. Hipotensão pós-intubação é comum, e pode resultar de uma combinação de hiperinflação, auto-PEEP, vasodilatação relacionadas à hipercapnia, e depleção de volume. A hipotensão pode ser agravada pelos fármacos utilizados para intubação e ventilação mecânica na fase inicial.[27] A despeito da succinilcolina ser o fármaco de escolha para intubação em sequência rápida, ela pode desencadear

**Manejo no Broncoespasmo agudo no intraoperatório**

**A**   **SUSPEITA DE BRONCOESPASMO:**

- Mudar para $FiO_2$ 100% de oxigênio;
- Ventile à mão;
- Interromper a estimulação/cirurgia;
- Considere a possibilidade de: alergia/anafilaxia; interromper a administração de medicamentos suspeitos/coloides/hemoderivados, bloqueadores neuromusculares; antibióticos;
- CONSIDERAR TERAPÊUTICA FARMACOLÓGICA; → Ver BOX D.

Dificuldade com ventilação/queda da $SpO_2$
CHAME AJUDA

**B**   **ATUAÇÃO IMEDIATA; PREVENIR A HIPÓXIA E REVERTER A BRONCOCONSTRIÇÃO**

- Aprofundar a anestesia;
- Se a ventilação através do IOT for difícil/impossível, verifique a posição do tubo e exclua se ele está bloqueado/dobrado!!!;
- Se necessário, elimine a oclusão do circuito respiratório, verifique todas as conexões até o ventilador mecânico;
- Verifique a possibilidade de IOT seletiva (posição cefalodeclive, pneumoperitônio, manipulação; cervical), que ao exame pode apresentar: a ausculta unilateral, USG pulmonar com ausência de *lung slinding*, aumento PPICO; expansão torácica unilateral;
- Em pacientes não intubados, exclua o laringoespasmo e considere a aspiração;
- CONSIDERAR TERAPÊUTICA FARMACOLÓGICA; → Ver BOX D e E.

**C**   **GESTÃO SECUNDÁRIA, FORNECER TERAPIA CONTÍNUA E ABORDAR A CAUSA SUBJACENTE:**

- Otimize a sua ventilação mecânica;
- Reconsiderar alergia/anafilaxia – expor e examinar o paciente, rever os medicamentos;
- Se não houver melhora, considerar edema pulmonar/pneumotórax/embolia pulmonar/corpo estranho (utilize de métodos *point of care* → USG pulmonar);
- Considere abandonar/abortar a cirurgia;
- Solicitar e rever radiografia de tórax;
- Considerar a transferência para cuidados intensivos.

**D**   **TERAPÊUTICA DE 1ª LINHA SALBUTAMOL:**

- Inalador de dose medida: 6-8 *puffs* repetidos se necessário (usando adaptador em linha/Seringa de 50 mL (sugestão: Figuras 64.6 e 64.7) seringa com tubulação;
- Nebulizado: 5 mg (1mL 0,5%) repetido conforme necessário

**E**   **TERAPÊUTICA DE SEGUNDO PLANO**

- Brometo de ipratrópio: 500 mcg por nebulizador ou quatro a oito baforadas
- Sulfato de magnésio: 50 mg.kg⁻¹ IV durante 20 min (máximo 2g)
- Hidrocortisona: 200 mg IV com efeito 4-6 horas
- Cetamina: Bolus 10-20 mg. Infusão 1-3 mg.kg⁻¹.h⁻¹
- CASOS REFRATÁRIOS:
  Epinefrina: Nebulizado: 5 mls 1: 1000
  Intravenoso: 10 mcg a 50 mcg (0,1 mL 1: 10.000), com possibilidade de manutenção a 2 a 10 mcg/min

▲**Figura 54.8** Fluxograma do manejo broncoespasmo agudo.
**Fonte:** Looseley A., 2011.[40]

liberação de histamina, e por este motivo deve ser evitada. Alternativas para a indução incluem o etomidato como hipnótico e rocurônio como bloqueador neuromuscular de ação curta. Ambos têm efeitos hemodinâmicos mínimos e não promovem a liberação de histamina.

Nos últimos anos houve algum entusiasmo para o uso da cetamina em asma aguda grave devido às suas propriedades broncodilatadoras.[28] Esse entusiasmo diminuiu devido aos efeitos adversos, incluindo estados dissociativos. Além disso, a cetamina não bloqueia os reflexos laríngeos e, consequentemente, aumenta as secreções e o laringoespasmo pode ocorrer, entretanto, é raro. O propofol tem propriedades broncodilatadoras significativas, mas injeções em *bolus* estão associadas à hipotensão arterial em 20% dos pacientes. Assim sendo, baixas doses com titulação gradual é recomendada. Para analgesia, opiáceos sintéticos são preferidos à morfina devido à liberação de histamina associada.

A Tabela 54.7 mostra aspectos estabelecidos, controversos e prejudiciais ao tratamento da asma.

## ANTITUSSÍGENOS, MUCOLÍTICOS E EXPECTORANTES

A tosse (Figura 54.9) é reflexo protetor que visa eliminar corpos estranhos da árvore traqueobrônquica. Portanto, o uso de antitussígenos só está indicado em casos excepcionais, em que a tosse é muito incômoda.

Os opioides são os fármacos mais efetivos para o controle da tosse na fase aguda, sendo a codeína o opioide de escolha. A codeína, 3 metil-éter da morfina, é analgésico e sedativo fraco na dose de 5 a 20 mg via oral ou subcutânea até 3 horas, eleva o limiar do centro da tosse e na dose de 30 mg ou mais provoca analgesia.

Os efeitos colaterais são sedação, sonolência, náuseas, vômitos, tonturas, constipação e xerostomia. Caso de dependência é incomum. E os efeitos depressores da codeína podem ser potencializados por sedativos-hipnóticos, fenotiazinas e antidepressivos tricíclicos. Pacientes com hipersensibilidade aos opioides e aqueles que utilizam inibidores da Monoaminoxidase (MAO) são contraindicados para uso de codeína.

O antitussígeno não narcótico é o dextrometorfano: ele não tem efeitos analgésicos ou sedativos e é metabolizado pelo fígado, devendo ser evitado em hepatopatas. Os efeitos colaterais são náuseas, vômitos, diarreia, euforia, torpor e incoordenação da marcha. A dose recomendada é 15 a 30 mg cada 6 horas.

Os anestésicos locais também têm efeitos no reflexo da tosse, pois agem nos terminais nervosos da laringe, diminuindo a excitabilidade da via aferente reflexa.[29] E pacientes com DPOC estáveis não são indicados para uso de antitussígenos.

Por outro lado, a secreção brônquica, com função de aquecimento e umidificação do ar inspirado, que pode atingir 100 mL em 24 horas, é formada por mucopolissacarídeos (mucoproteínas, proteínas, gorduras, água e eletrólitos) e produzida pelas células mucosas e epiteliais de superfície mucosa, glândulas submucosas e vasos sanguíneos. Os fatores que favorecem a eliminação das secreções são broncodilatação, drenagem postural, hidratação, nebulizações com soro fisiológico, mucolíticos e expectorantes. Esses dois últimos não mostram efeitos terapêuticos importantes.

O iodeto de potássio, composto dos xaropes, age como irritante das terminações parassimpáticas gástricas, estimula o reflexo da tosse e aumenta o volume das secreções brônquicas, salivares, lacrimais e nasal. Os efeitos colaterais são náuseas, vômitos, anorexia, rinite, lacrimejamento, conjuntivite, aumento do volume das glândulas salivares, erupção urticariforme, com supressão da função tireoidiana.

Em adição, o ambroxol, derivado da bromexina, libera enzimas lisossômicas que degradam os mucopolissarídeos. A dose para adultos é 30 mg oral, três vezes ao dia. Especial é a N-acetilcisteína, do grupo das sulfidrilas, que rompe a ponte dissulfeto das mucoproteínas. Outras indicações são: intoxicação pelo paracetamol, prevenção da nefrotoxicida-

| Tabela 54.7 Tratamento da asma grave. |
| --- |
| **Estabelecidos** |
| β-agonistas inalatórios (intermitente ou contínuo) |
| corticosteroides sistêmicos ou inalatórios |
| Anticolinérgicos inalatórios |
| Magnésio intravenoso |
| Ventilação não invasiva |
| **Controversos** |
| β-agonistas sistêmicos (adrenalina ou terbutalina intravenosa) |
| Inibidores da fosfodiesterase (aminofilina, teofilina) |
| Montelucaste |
| Heliox |
| Anestésicos voláteis |
| **Prejudiciais** |
| Antibióticos na ausência de infecções |
| Agressiva hidratação |
| Mucolíticos (acetilcisteína) |
| Fisioterapia respiratória na fase aguda |

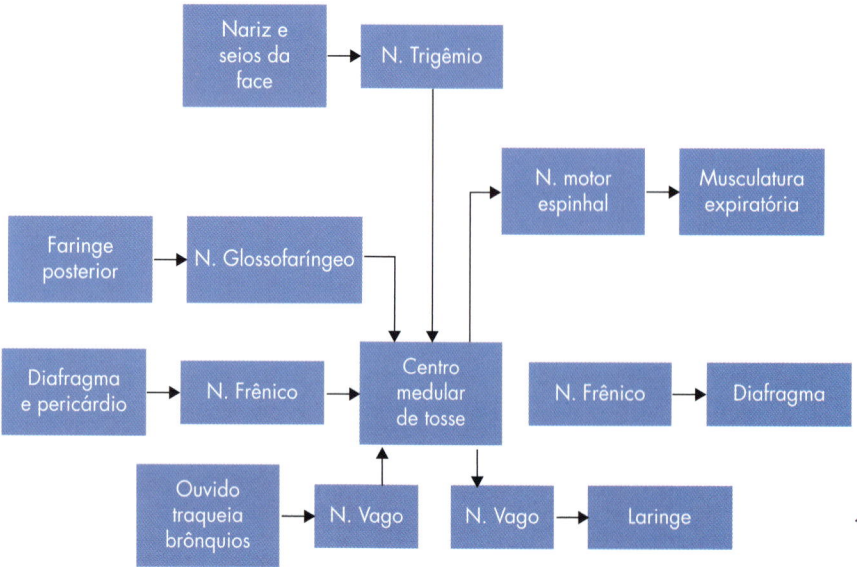

◀ **Figura 54.9** Mecanismos de modulação da tosse.

de por contrastes e efeito antioxidante. A dose recomendada é 600 mg por dia.

## ■ FÁRMACOS UTILIZADOS NA HIPERTENSÃO PULMONAR

A HP é uma doença heterogênea e altamente mórbida encontrada comumente em práticas clínicas e envolve um grande desafio anestésico no seu manejo. A definição original de HP usava a Pressão Arterial Pulmonar Média (PAPm) ≥25 mmHg como alvo diagnóstico, mas isso foi derivado da opinião de consenso de especialistas originalmente relatada há 45 anos, com ausência de dados clínicos suficientemente potentes. Recentemente, em um nova atualização pelas sociedades *European Society of Cardiology* e *European Respiratory Society*, os níveis de Papm >20 mmHg foram incluídos como critério diagnóstico.[32] Este achado reclassifica para HP um subgrupo considerável de pacientes considerados anteriormente como normais. Ao fazer isso, essa e outras mudanças semelhantes na definição de HP enfatizam o diagnóstico precoce, vide Tabela 54.8.

As novas definições hemodinâmicas para HP enfatizam PAPm >20 mmHg e RVP >2 WU como uma estratégia para capturar pacientes no início da doença. Alguns grupos clínicos são exclusivos de categorias hemodinâmicas específicas. Por exemplo, a hipertensão arterial pulmonar só é observada em pacientes com HP pré-capilar isolada, e uma POAP elevada (como medida de hipertensão venosa pulmonar) é reservada para pacientes com doença cardíaca esquerda. Pacientes com dispneia de esforço, função do VE preservada e POAP em repouso normal, encaminhados para cateterismo cardíaco direito invasivo em exercício, em que o aumento de PAPm/Dc é >3 mmHg/L, representam uma síndrome clínica emergente caracterizada por resposta vascular pulmonar anormal ao exercício.

Atualmente, existem cinco amplas categorias clínicas de HP: Hipertensão Arterial Pulmonar (HAP); doença cardíaca esquerda; doenças pulmonares e/ou hipóxia; obstrução da artéria pulmonar (particularmente síndromes tromboembólicas); e causas indiferenciadas ou multifatoriais, incluindo doença falciforme e sarcoidose (Figura 54.10). Entre esses, o HP atribuível a doenças cardíacas e pulmonares esquerdas

são os subtipos mais prevalentes, com uma prevalência estimada de 50% a 70% e 30% a 50%, respectivamente. Os fatores de risco para a doença cardíaca esquerda incluem idade > 70 anos, hipertensão arterial sistêmica, obesidade, intolerância à glicose ou intervenção coronária prévia. Numerosas opções farmacoterapêuticas estão disponíveis para tratar a HAP, que pode ser idiopática, hereditária, induzida por farmacoterapias específicas ou metanfetaminas ou associada a doenças predisponentes, esclerose sistêmica cutânea, HIV, e várias doenças hepáticas primárias.[33,34]

Em algum momento no ambulatório pré-anestésico, a presença de dispneia e uma ligeira redução na capacidade de exercício nesses pacientes podem indicar a presença precoce de hipertensão pulmonar, já em pacientes com doença avançada, dor torácica, síncope e insuficiência cardíaca sintomática são comuns. Na maioria das vezes, um diagnóstico de HP é sugerido inicialmente por achados na ecocardiografia transtorácica. Especificamente, uma velocidade de jato regurgitante tricúspide volume de regurgitação tricuspide (VRT) >2,8 m/s, que corresponde a uma pressão sistólica da artéria pulmonar de ≈35 mmHg ou mais, sugere HP. Outro dado importante é que a ecocardiografia, ao estimar a pressão sistólica da artéria pulmonar, está sujeita a imprecisão em pacientes com janelas limitadas, e um terço deles sem um jato regurgitante tricúspide mensurável apresenta HP quando avaliados por cateterismo cardíaco direito. Diante disso, é importante considerar os resultados da VRT em combinação com parâmetros ecocardiográficos identificados, que aumentam a probabilidade de HP, tais como: dilatação atrial direita, diâmetro basal do ventrículo ventricular direito/ventricular esquerdo >10, achatamento do septo interventricular e diminuição da função sistólica do Ventrículo Direito (VD). Em última analise, o cateterismo cardíaco direito é usado diagnosticar e estabelecer o subtipo de HP.[33,34]

### Apresentação Clínica

A sintomatologia de HP está principalmente ligada à disfunção do VD e tipicamente associada ao exercício no curso inicial da doença. Os sintomas comuns incluem o seguinte:

**Tabela 54.8  Nova definição hemodinâmica para hipertensão pulmonar.**

| Definição | Parâmetros Hemodinâmicos | Grupo Clínico |
|---|---|---|
| Hipertensão Pulmonar (HP) | Papm > 20 mmHg | Todos |
| Hipertensão Pulmonar Pré-capilar | Papm > 20 mmHg<br>RVP > 2 WU<br>POAP > 15 mmHg | Hipertensão arterial pulmonar atribuível a doença pulmonar por<br>tromboembolismo crônico |
| Pré-capilar + pós-capilar HP | Papm> 20 mmHg<br>RVP > 2 WU<br>POAP > 15 mmHg | Doença cardíaca esquerda<br>Sobreposição<br>Doença cardíaca esquerda + doença pulmonar |
| Pós-capilar HP | Papm > 20 mmHg<br>RVP < 2 WU | Doença cardíaca esquerda |
| Hipertensão Pulmonar induzida por exercício | Papm/DC<br>Aumento  entre repouso e exercício<br>>3 mmHg/L por min | Dispneia de esforço com fração de ejeção do VE preservada com POAP normal em repouso. |

*DC: débito cardíaco; VE: ventricular esquerdo; PAPm: pressão média da artéria pulmonar; PAOP: pressão ocluida da artéria pulmonar; HP: hipertensão pulmonar; RVP: resistência vascular pulmonar; e WU: unidades de Wood.[33]

**Fonte:** ESC/ERS, 2023.[33]

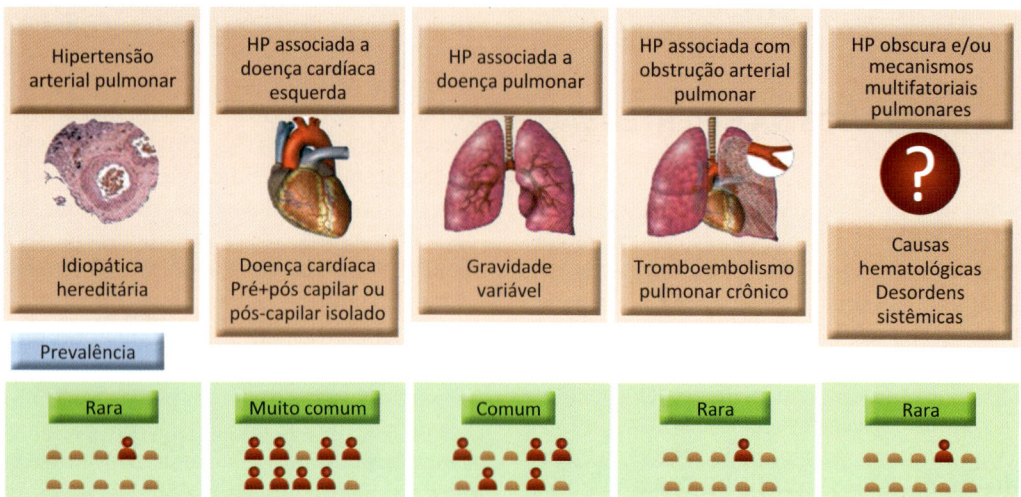

▲**Figura 54.10** Classificação clínica da HP e os cinco amplos grupos clínicos presentes com sua relação de prevalência populacional.
**Fonte:** Adaptada de Humbert e col., 2016.[35]

■ **Dispneia e fadiga**: os sintomas iniciais mais comuns da HP são dispneia de esforço, letargia e fadiga que são devidos a um aumento inadequado do débito cardíaco durante ao esforço físico;

■ **Sintomas de insuficiência ventricular direita**: os sintomas de insuficiência VD desenvolvem-se à medida que a HP progride e incluem o seguinte:

1. Dor torácica de esforço: a dor torácica de esforço (ou seja, angina) geralmente ocorre devido à hipoperfusão subendocárdica causada pelo aumento do estresse da parede do VD e da demanda miocárdica de oxigênio. No entanto, ocasionalmente é causada pela compressão do tronco da coronária esquerda por uma artéria pulmonar dilatada, particularmente em pacientes que possuem um tronco de artéria pulmonar (AP) de pelo menos 40 mm de diâmetro;

2. Síncope de esforço: a síncope de esforço é um sintoma incomum devido ao aumento insuficiente do débito cardíaco durante a atividade ou bradicardia reflexa da ativação de mecanorreceptores no VD;

3. Ganho de peso por edema: o edema periférico é decorrente de insuficiência do VD, aumento das pressões cardíacas de enchimento do lado direito e expansão do volume extracelular.[33-35]

## Principais Fármacos Usado na Hipertensão Pulmonar

### Antagonistas dos receptores de endotelina

A ligação da endotelina-1 aos receptores de endotelina A e B nas células do músculo liso promovem vasoconstrição e proliferação (Figura 54.11). Os receptores de endotelina B são expressos principalmente em células endoteliais pulmonares, promovendo vasodilatação por meio da produção acelerada de prostaciclina e óxido nítrico e depuração de endotelina-1. No entanto, o bloqueio seletivo dos receptores de endotelina A isoladamente ou o bloqueio não seletivo de ambos os receptores A e B mostrou eficácia semelhante na terapia de HAP. Os antagonistas dos receptores endoteliais têm efeitos teratogênicos e não devem ser usados durante a gravidez.[35,36]

### Ambrisentana

A ambrisentana é um antagonista do Receptor de Endotelina (ARE) oral que bloqueia preferencialmente os receptores da endotelina do tipo A. As dosagens aprovadas para uso em adultos são 5 mg e 10 mg. Em pacientes com HAP, demonstrou eficácia na redução de sintomas, melhora na capacidade de exercício, hemodinâmica. Existe uma correlação do uso de ambrisetana e aumento de edema periférico

### Bosentana

O bosentana é um ARE oral que melhora a capacidade ao exercício, a hemodinâmica e o tempo até ao agravamento clínico em doentes com HAP. A dose-alvo aprovada em adultos é de 125 mg duas vezes ao dia. Sobredose pode gerar aumentonas transaminases hepáticas em aproximadamente 10% dos pacientes tratados (reversível após redução ou descontinuação da dose). Deve-se solicitar testes de função hepática mensalmente em pacientes recebendo bosentana. Devido a interações farmacocinéticas, bosentana pode tornar os contraceptivos hormonais não confiáveis e diminuir os níveis séricos de varfarina, sildenafil e tadalafil.

### Inibidores da Fosfodiesterase Tipo Cinco e Estimuladores da Guanilato Ciclase

A estimulação da Guanilato Ciclase Solúvel (GCs) pelo óxido nítrico resulta na produção do segundo mensageiro intracelular, o Monofosfato de Guanosina Cíclico (GMPc), vide Figura 54.11. Esta via é controlada por um *loop* de *feedback* negativo por meio da degradação de GMPc pelas diferentes fosfodiesterases, entre as quais o subtipo cinco (PDE5) é a que destaca, sendo abundantemente na vasculatura pulmonar. Devemos lembrar que os inibidores da fosfodiesterase cinco e os estimuladores de GCs não devem ser combinados entre si e com nitratos, pois isso pode resultar em hipotensão sistêmica.[37]

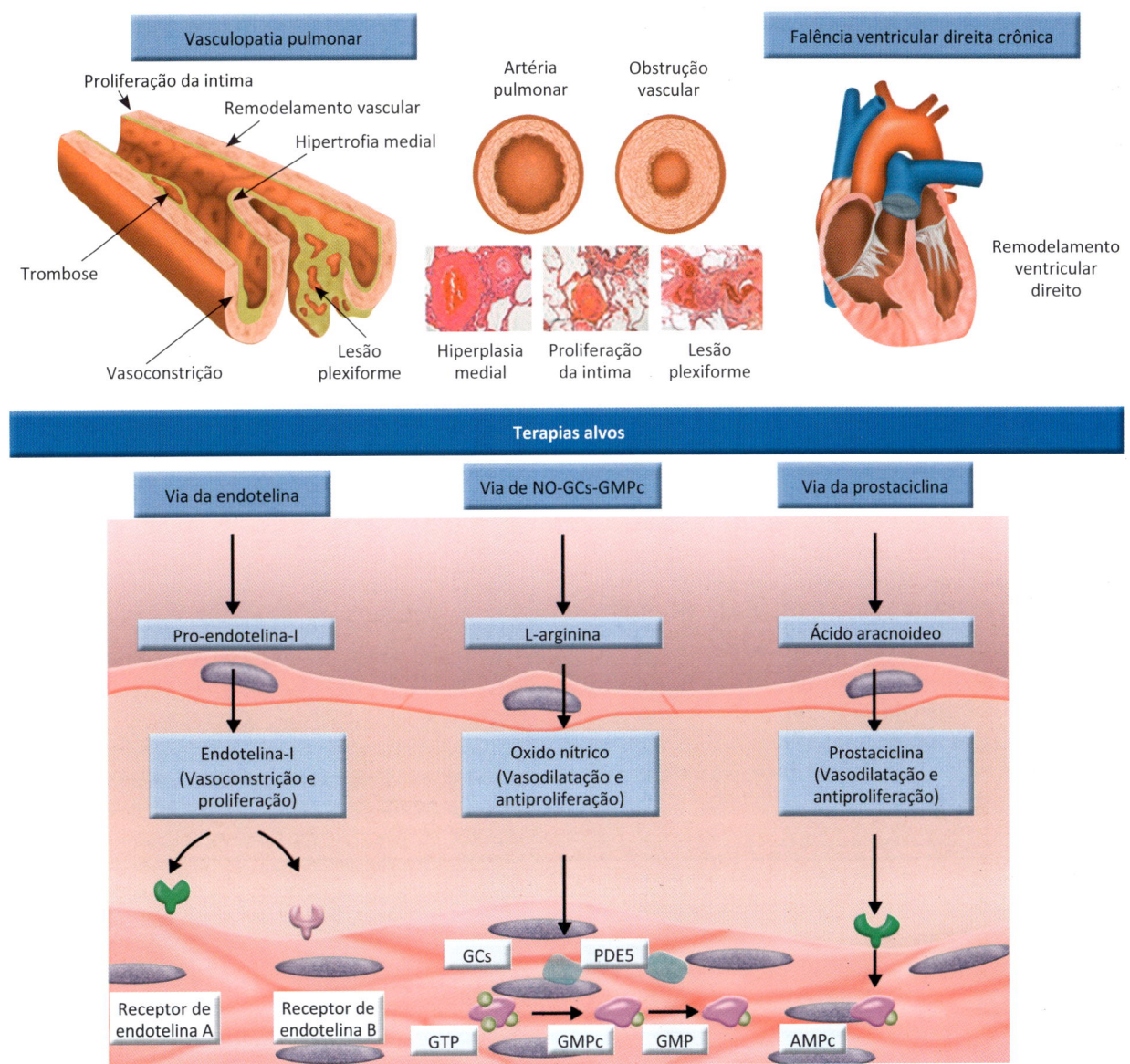

▲ **Figura 54.11** Mecanismos fisiopatológicos e alvos terapêuticos atuais da hipertensão arterial pulmonar (grupo 1).

*AMPc: monofosfato de adenosina cíclico; GMPc: monofosfato de guanosina (cíclico); GTP: guanosina 5' trifosfato; Receptor PI: receptor de prostaciclina ; NO: óxido nítrico; PDE5: fosfodiesterase 5; GCs: guanilato ciclase solúvel.

**Fonte:** Adaptada de Marc 13, e col., 2023.

## Sildenafil

O sildenafil é um inibidor seletivo potente e oralmente ativo da PDE5. Sua valorização e destaque vem de vários ensaios clínicos randomizados de pacientes com HAP tratados com sildenafil (com ou sem terapia de base), confirmaram resultados favoráveis na capacidade de exercício, sintomas e/ou hemodinâmica. A dose aprovada de sildenafil é de 20 mg três vezes ao dia. A maioria dos efeitos colaterais do sildenafil são leves a moderados e estão principalmente relacionados à vasodilatação (cefaleia, rubor e epistaxe).[36,37]

## Tadalafila

Tadalafil é um inibidor PDE5 administrado uma vez ao dia. Um ensaio clínico randomizado (ECR) de 406 pacientes com HAP (53% em terapia de base com bosentana) tratados com tadalafil em doses de até 40 mg mostrou resultados favorá-

veis na capacidade de exercício, sintomas, hemodinâmica e tempo para piora clínica. O perfil de efeitos colaterais foi semelhante ao do sildenafil.[38]

## Riociguat

Enquanto os inibidores da PDE5 aumentam a via do óxido nítrico-GMPc retardando a degradação do GMPc, os estimuladores da GCs aumentam a produção de GMPs estimulando diretamente a enzima, tanto na presença quanto na ausência de óxido nítrico endógeno.[36]

## Análogos da Prostaciclina e Agonistas do Receptos da Prostaciclina

A via metabólica da prostaciclina (Figura 54.11) está desregulada em pacientes com HAP, com menos prostaciclina sintase expressa. Os análogos da prostaciclina e os agonistas do receptor da prostaciclina induzem uma vasodilatação potente, inibem a agregação plaquetária e também têm atividades citoprotetoras e antiproliferativas. Os eventos adversos mais comuns observados com esses compostos estão relacionados à vasodilatação sistêmica e incluem dor de cabeça, rubor, dor na mandíbula e diarreia. [39]

### Epoprostenol

O epoprostenol tem uma meia-vida curta (3 a 5 minutos) e precisa de administração IV contínua por meio de uma bomba de infusão e um cateter tunelizado permanente. Uma formulação termoestável está disponível para manter a estabilidade por até 48 horas. O epoprostenol melhorou os sintomas, a capacidade de exercício, a hemodinâmica e a mortalidade.[31,33] A eficácia persistente a longo prazo também foi demonstrada na HAP, bem como em outras condições de HAP associadas. Eventos adversos graves relacionados ao sistema de administração incluem mau funcionamento da bomba, infecção local, obstrução do cateter e sepse.[36,39]

### Iloprost

Iloprost é um análogo da prostaciclina aprovado para administração via inalatória. O iloprost dilata os leitos vasculares arteriais sistêmicos e pulmonares. Foi demonstrado que afeta a agregação plaquetária, mas não foi elucidado se esse efeito contribui para sua ação vasodilatadora. Existem dois diastereoisômeros de iloprost e o isômero 4S possui uma potência maior na dilatação dos vasos sanguíneos em comparação com o isômero 4R. Disponível em ampolas de 1 mL de solução contendo 10 μg de iloprost (sob a forma de iloprost trometamol). A primeira dose inalada deve ser de 2,5 μg de iloprost, tal como fornecido no aplicador bucal do nebulizador. Se esta dose for bem tolerada, a dosagem deve ser aumentada para 5 μg de iloprost e mantida nesta dose. Em caso de baixa tolerabilidade à dose de 5 μg, a dose deve ser reduzida para 2,5 μg de iloprost, com dose diárias de seis a nove vezes por dia, de acordo com a necessidade e a tolerabilidade individuais.[36,39]

### ■ CONCLUSÃO

As doenças relacionadas ao sistema respiratório são graves e muitas vezes fatais, assim, o conhecimento adequado dos mecanismos de ação e os efeitos dos fármacos podem proporcionar a escolha correta da terapia, reduzindo a morbidade e a mortalidade dos pacientes durante o período perioperatório.

## REFERÊNCIAS

1. Rogers L, Reibman J. Pharmacologic approaches to life-threatening asthma. Ther Adv Respir Dis. 2011; 5:397-408.
2. McLaughlin VV, Shah SJ, Souza R, et al. Management of Pulmonary Arterial Hypertension. J Am Coll Cardiol. 2015; 65:1976-97.
3. Woods BD, Sladen RN. Perioperative considerations for the patient with asthma and bronchospasm. Br J Anaesth. 2009; 103(1):i57-65.
4. Jonsson S, Kjartansson G, Gislason D, et al. Comparison of the oral and intravenous routes for treating asthma with methylprednisolone and theophylline. Chest. 1988; 94:723-6.
5. Silvanus MT, Groeben H, Peters J. Corticosteroids and inhaled salbutamol in patients with reversible airway obstruction markedly decrease the incidence of bronchospasm after tracheal intubation. Anesthesiology. 2004; 100:1052-7.
6. Camargo CA, Jr., Gurner DM, Smithline HA, et al. A randomized placebo-controlled study of intravenous montelukast for the treatment of acute asthma. J Allergy Clin Immunol. 2010; 125:374-80.
7. Barnes PJ. Scientific rationale for inhaled combination therapy with long-acting beta2-agonists and corticosteroids. Eur Respir J. 2002; 19:182-91.
8. Morris CR, Becker AB, Pinieiro A, et al. A randomized, placebo-controlled study of intravenous montelukast in children with acute asthma. Ann Allergy Asthma Immunol. 2010; 104:161-71.
9. Tecklenburg-Lund S, Mickleborough TD, Turner LA, et al. Randomized controlled trial of fish oil and montelukast and their combination on airway inflammation and hyperpnea-induced bronchoconstriction. PLoS One. 2010; (5):e13487.
10. Mullol J, Callejas FB, Mendez-Arancibia E, et al. Montelukast reduces eosinophilic inflammation by inhibiting both epithelial cell cytokine secretion (GM-CSF, IL-6, IL-8) and eosinophil survival. J Biol Regul Homeost Agents. 2010; 24:403-11.
11. Yamauchi K, Kobayashi H, Tanifuji Y, et al. Efficacy and safety of intravenous theophylline administration for treatment of mild acute exacerbation of bronchial asthma. Respirology. 2005; 10:491-6.
12. Chang HY, Togias A, Brown RH. The effects of systemic lidocaine on airway tone and pulmonary function in asthmatic subjects. Anesth Analg. 2007; 104:1109-15.
13. Warner DO, Warner MA, Barnes RD, Offord KP, Schroeder DR, Gray DT, et al. Perioperative respiratory complications in patients with asthma. Anesthesiology. 1996; 85:4607.
14. Volta CA, Alvisi V, Petrini S, et al. The effect of volatile anesthetics on respiratory system resistance in patients with chronic obstructive pulmonary disease. Anesth Analg. 2005; 100:348-53.
15. Gluck EH, Onorato DJ, Castriotta R. Helium-oxygen mixtures in intubated patients with status asthmaticus and respiratory acidosis. Chest. 1990; 98:693-8.
16. Bag R, Bandi V, Fromm RE Jr, et al. The effect of heliox-driven bronchodilator aerosol therapy on pulmonary function tests in patients with asthma. J Asthma. 2002; 39:659-65.
17. Rowe BH, Bretzlaff JA, Bourdon C, et al. Magnesium sulfate for treating exacerbations of acute asthma in the emergency department. Cochrane Database Syst Rev. 2000; CD001490.
18. Baraka A, Nawfal M, Haroun-Bizri S, et al. Nitroglycerin for intra-operative bronchospasm. Anaesthesia. 1999; 54:395-6.
19. Guler G, Akin A, Tosun Z, et al. Single-dose dexmedetomidine attenuates airway and circulatory reflexes during extubation. Acta Anaesthesiol Scand. 2005; 49:1088-91.
20. Guler G, Akin A, Tosun Z, et al. Single-dose dexmedetomidine reduces agitation and provides smooth extubation after pediatric adenotonsillectomy. Paediatr Anaesth. 2005; 15:762-6.
21. Rowe B, Bretzlaff J, Bourdon C, et al. Magnesium sulfate is effective for severe acute asthma treated in the emergency department. West J Med. 2000; 172:96.
22. Rowe BH, Bretzlaff JA, Bourdon C, et al. Intravenous magnesium sulfate treatment for acute asthma in the emergency department: a systematic review of the literature. Ann Emerg Med. 2000; 36:181-90.
23. Huang CS, Kawamura T, Lee S, et al. Hydrogen inhalation ameliorates ventilator-induced lung injury. Crit Care. 2010; 14:R234.
24. Huang CS, Kawamura T, Toyoda Y, et al. Recent advances in hydrogen research as a therapeutic medical gas. Free Radic Res. 2010; 44:971-82.
25. Gong QH, Wang Q, Pan LL, et al. Hydrogen sulfide attenuates lipopolysaccharide-induced cognitive impairment: a pro-inflammatory pathway in rats. Pharmacol Biochem Behav. 2010; 96:52-8.
26. Chen L, Xu B, Liu L, et al. Hydrogen peroxide inhibits mTOR signaling by activation of AMPKalpha leading to apoptosis of neuronal cells. Lab Invest. 2010; 90:762-73.
27. Fisher MM, Ramakrishnan N, Doig G, et al. The investigation of bronchospasm during induction of anaesthesia. Acta Anaesthesiol Scand. 2009; 53:1006-11.
28. Sato T, Matsuki A, Zsigmond EK, et al. Ketamine relaxes airway smooth muscle contracted by endothelin. Anesth Analg. 1997; 84:900-6.
29. Sun HL, Wu TJ, Ng CC, et al. Efficacy of oropharyngeal lidocaine instillation on hemodynamic responses to orotracheal intubation. J Clin Anesth. 2009; 21:103-7.
30. Kovacs G, Berghold A, Scheidl S, et al. Pulmonary arterial pressure during rest and exercise in healthy subjects: a systematic review. Eur Respir J. 2009; 34:888-94.
31. Barst RJ, Rubin LJ, Long WA, et al. A comparison of continuous intravenous epoprostenol (prostacyclin) with conventional therapy for primary pulmonary hypertension. N Engl J Med. 1996; 334:296-301.

32. Humbert M, Kovacs G, Hoeper MM, Badaglacia R, Berger RMF, Brida M, Carlsen J, Coats AJS, Escribano-Subias P, Ferrari P, et al. ESC/ERS Scientific Document Group. 2022 ESC/ERS Guidelines for the diagnosis and treatment of pulmonary hypertension. Eur Respir J.2022; 2022:2200879.

33. ESC/ERS Scientific Document Group Guidelines for the diagnosis and treatment of pulmonary hypertension, European Respiratory Journal Jan 2023, 61 (1) 2200879; DOI: 10.1183/13993003.00879-2022.

34. Maron BA, Abman SH, Elliott CG, Frantz RP, Hopper RK, Horn EM, Nicolls MR, Shlobin OA, Shah SJ, Kovacs G, et al. Pulmonary arterial hypertension: diagnosis, treatment, and novel advances. Am J Respir Crit Care Med.2021; 203:1472–1487.

35. Galiè N, Humbert M, Vachiery JL, et al. 2015 ESC/ERS Guidelines for the diagnosis and treatment of pulmonary hypertension: The Joint Task Force for the Diagnosis and Treatment of Pulmonary Hypertension of the European Society of Cardiology (ESC) and the European Respiratory Society (ERS): Endorsed by: Association for European Paediatric and Congenital Cardiology (AEPC), International Society for Heart and Lung Transplantation (ISHLT). Eur Heart J 2016; 37: 67–119.

36. Clozel M, Maresta A, Humbert M. Endothelin receptor antagonists. Handb Exp Pharmacol 2013; 218: 199–227.

37. Galiè N, Muller K, Scalise AV, et al. PATENT PLUS: a blinded, randomised and extension study of riociguat plus sildenafil in pulmonary arterial hypertension. Eur Respir J 2015.

38. Galiè N, Brundage BH, Ghofrani HA, et al. Tadalafil therapy for pulmonary arterial hypertension. Circulation 2009; 119: 2894–2903.

39. Galiè N, Manes A, Branzi A. Prostanoids for pulmonary arterial hypertension. Am J Respir Med 2003; 2: 123–137.

40. Looseley A. Management of bronchospasm during general anaesthesia. Update in Anaesthesia. 2011; 27(1):17-21.

# 55

# Farmacologia Renal: Diuréticos

Raphael Klênio Confessor de Sousa ■ Wallace Andrino da Silva

## INTRODUÇÃO

Diurético é toda substância capaz de aumentar o fluxo urinário. Entretanto, na prática clínica, costuma-se usar o termo para um conjunto heterogêneo de fármacos que promove esse efeito através de interferência na reabsorção de sódio, em diferentes segmentos do néfron, promovendo natriurese e, consequentemente, perda de água.[1,2] Além disso, estão entre as medicações usadas no tratamento da hipertensão arterial, em situações clínicas que cursam com edema, tais como insuficiência cardíaca, cirrose e síndrome nefrótica, figurando entre as medicações mais prescritas nos Estados Unidos.[3-5]

O edema é reconhecido como um problema pelos clínicos desde a Antiguidade, porém, a ausência de um tratamento efetivo perdurou até o século XX.[6,7] Os relatos descritos para mobilização do excesso de fluidos datam dos primórdios da Medicina e, por muito tempo, envolveram práticas que mais visavam a expulsão de espíritos e tentativas de se restabelecer o equilíbrio dos humores, apontados como causadores de doenças. Nesse contexto, foram descritas plantas, ervas e substâncias com alguma propriedade diurética, bem como a tentativa de eliminação de líquidos envolvendo aumento de secreções através de purgantes, sudorese e a retirada mecânica de fluidos com uso de sangrias, sanguessugas e incisões na pele de membros edemaciados.[7,8]

O mercúrio inorgânico teve propriedade diurética reconhecida por Paracelso no século XVI. Em 1919, Alfred Vogl constatou efeito diurético importante do mercurial orgânico usado no tratamento de sífilis.[9] A partir do ano seguinte, com a publicação dessas observações, os mercuriais passaram a figurar entre os diuréticos mais efetivos e pilares no tratamento do edema até próximo de 1960. Com a introdução de novas medicações com perfil de toxicidade mais favorável, os mercuriais tiveram seu uso descontinuado.[1,6,8] Antes deles, porém, outras substâncias também tiveram importância histórica no tratamento do edema, tais como os derivados das xantinas, diuréticos osmóticos, sais acidificantes, sais de potássio e digitálicos.[1,8]

Somente em meados do século XX, com a utilização do antibiótico sulfanilamida e a constatação que tal substância promovia inibição da anidrase carbônica, acarretando diurese aumentada, urina alcalina e acidose metabólica, que se tem o início da era moderna da pesquisa e desenvolvimento dos fármacos diuréticos.[7,8] Em 1949, William Schwartz descreveu o uso da sulfanilamida em pacientes com insuficiência cardíaca.[10] A baixa potência em inibir a anidrase carbônica demandava doses elevadas e em um esforço para se produzir agentes mais potentes, é descoberto a acetazolamina (2-3 vezes mais potente), comercializada em 1954. Sua utilização como diurético de primeira linha teve um tempo relativamente curto com a introdução, em 1957, da clorotiazida, um diurético com capacidade de aumentar a eliminação de sódio e cloro e minimante de bicarbonato, abrindo espaço para uma nova classe, a classe dos tiazídicos.[2,6,8,11,12] Em um tentativa deliberada de produzir um fármaco com alta potência diurética, é produzido o ácido etacrínico, um derivado do ácido fenoxiacético, e na sequência, a furosemida, em 1959. Com um perfil menos tóxico, esta logo se tornaria o fármaco modelo da classe dos diuréticos de alça.[2,8]

Para o entendimento mais abrangente da ação dos diuréticos é necessário relembrar alguns aspectos importantes da fisiologia renal no processo de formação da urina, principalmente dos mecanismos de filtração e reabsorção de íons, em especial do $Na^+$.

# FISIOLOGIA RENAL E OS DIURÉTICOS

O néfron é a unidade básica formadora de urina no rim. Cada rim humano possui cerca de 1 milhão deles, que são constituídos por um glomérulo, um conjunto de túbulos que termina em um sistema de ductos coletores. A nomenclatura para a porção tubular vem se tornando cada vez mais complexa na medida em que os fisiologistas se baseiam na morfologia das células epiteliais que revestem os vários segmentos, mas o uso do nome baseado na localização axial dos segmentos (túbulo proximal, alça de Henle com seu ramo descendente e ascendente delgados, ramo ascendente espesso, túbulo distal e ducto coletor) ainda é válido e útil para a compreensão do mecanismo de ação dos fármacos[2,13] (Figura 55.1).

O glomérulo consiste em cinco componentes distintos: endotélio capilar, membrana basal glomerular, epitélio visceral ou podócitos, epitélio parietal (cápsula de Bowman) e células mesangiais (intersticiais). Para atingir o interior da cápsula de Bowman e posteriormente ter acesso ao túbulo proximal, as substâncias presentes no filtrado glomerular atravessaram uma barreira seletiva em tamanho e em carga. O fluxo sanguíneo para acesso aos capilares do glomérulo é proporcionado por uma única arteríola aferente e é drenado por uma única arteríola eferente. As células endoteliais glomerulares apresentam fenestrações relativamente grandes, com cerca de 70-100 nm de diâmetro, e são seguidas pela membrana basal glomerular, composta por uma malha de proteínas extracelulares como colágeno tipo IV, lamininas, fibronectinas e proteoglicanos. A seguir, as células do epitélio visceral digitam-se firmemente deixando fendas de filtração relativamente pequenas, de 25-60 nm.[14] Essa barreira de filtração fisiológica possui ao longo de sua extensão uma série de glicoproteínas carregadas negativamente, o que dificulta a passagem de outras proteínas de carga negativa. Moléculas pequenas como água, glicose, ureia e íons sódio são filtrados livremente. Ao passo que, componentes celulares, moléculas maiores ou até mesmo as de tamanho intermediário, mas que são carregadas negativamente, tem sua filtração restringida.[13,15] Por fim, as células mesangiais exercem funções como suporte estrutural, elaboração de matriz e fagocitose. Além disso, por possuírem elementos contráteis de actina e miosina, as células mesangiais podem, em resposta a agentes vasoativos, limitar o fluxo sanguíneo a um conjunto de alças capilares, influenciando a área de superfície de filtração e, por consequência, a permeabilidade glomerular.[13]

Os rins são capazes de filtrar grande quantidade de plasma, reabsorver substâncias que devem ser preservadas e depurar e/ou secretar substâncias que devem ser eliminadas do organismo. Assumindo uma taxa de filtração glomerular (TFG) em um indivíduo normal de 125 mL.min$^{-1}$, cerca de 180L de ultrafiltrado são produzidos e recolhidos na cápsula de Bowman por dia, sendo que desses, cerca de 99% são reabsorvidos ao longo dos túbulos renais, o que resulta em produção de urina de ≈1,5L por dia. Pelo processo de filtração glomerular, cerca de 25.000 mmol de Na$^+$ atravessam a barreira de filtração renal, entretanto, mais de 99% desse é reabsorvido ao longo dos túbulos, tornando a fração de excreção de sódio (FE$_{Na}$) menor que 1%.[2,13,16-18]

O processo de reabsorção de água ocorre por osmose e, como o filtrado glomerular é essencialmente iso-osmótico em relação ao plasma, há dependência da reabsorção de solutos, em especial do Na$^+$, para criação de um gradiente

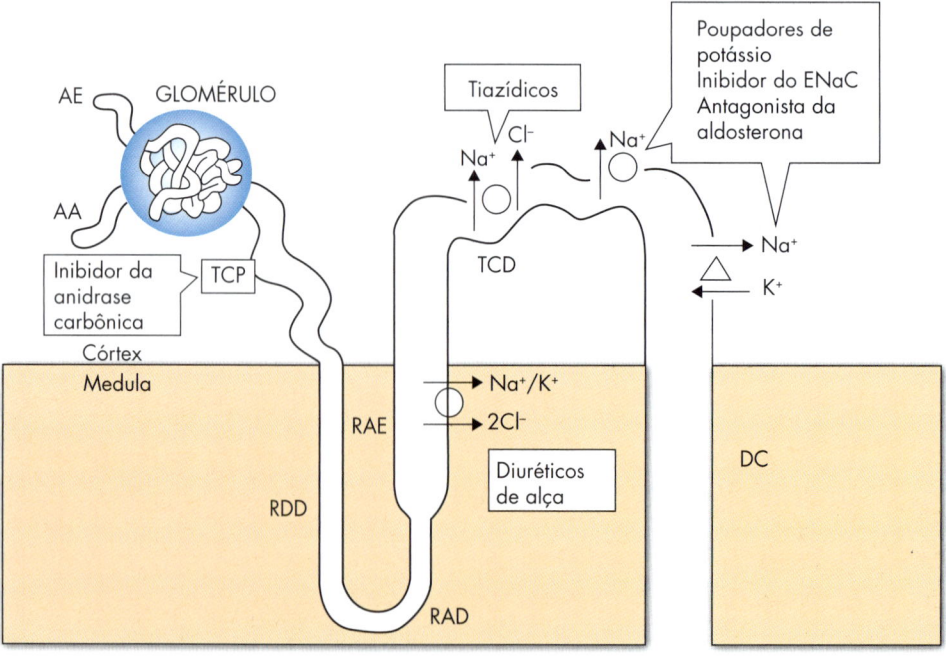

▲ **Figura 55.1** Locais de ação dos diuréticos no néfron.
**AA:** arteríola aferente; **AE:** arteríola eferente; **TCP:** túbulo contorcido proximal; **RDD:** ramo descendente delgado; **RAD:** ramo ascendente delgado; **RAE:** ramo ascendente espesso; **TCP:** túbulo contorcido distal; **DC:** ducto coletor.
**Fonte:** adaptada de Reilly RF, Jackson, EK, 2012.[2] Ernst ME, e col., 2009.[3]

osmótico favorável. Solutos são carregados através de mecanismos ativos e passivos, enquanto a água movimenta-se passivamente ao longo de um gradiente osmótico.[1,13] O transporte transepitelial de solutos pode ocorrer por via paracelular ou transcelular, ambos conduzidos por forças eletroquímicas.[19] Os processos pelos quais solutos atravessam as membranas celulares podem ser revistos na Figura 55.2.

Após a formação do ultrafiltrado no glomérulo, o líquido tubular atinge o túbulo proximal, onde acontece o início da reabsorção de água e solutos. Nesse segmento, esse processo se dá de maneira isotônica, com mínima mudança na osmolaridade luminal. Nele ocorre grande parte da reabsorção do NaCl, NaHCO₃, glicose, aminoácidos e importantes ânions, incluindo fosfato e citrato. Aproximadamente 60%-70% do NaCl filtrado é reabsorvido nesse segmento. A geração do gradiente eletroquímico favorável à reabsorção de $Na^+$ na membrana luminal provém, assim como em outras partes do néfron, da $Na^+$-$K^+$ ATPase (bomba de sódio), localizada na membrana basolateral da célula tubular. Através desse processo, $3Na^+$ são transportados ativamente para fora, ao passo que $2K^+$ são interiorizados (transporte ativo primário), o que gera baixa concentração de $Na^+$ e certa eletronegatividade no interior da célula, favorecendo um fluxo de $Na^+$ voltado para o interior a partir do lúmen. Na membrana luminal, uma variedade de transportadores utilizam esse gradiente para acoplar a reabsorção e/ou excreção de outras substâncias atreladas ao transporte de $Na^+$ por meio de simportes (cotransporte) e antiportes (contratransporte).[19]

Moléculas orgânicas podem entrar nos túbulos renais através da filtração glomerular quando não ligadas a proteínas plasmáticas ou podem ser secretadas de forma ativa diretamente para os túbulos. Os túbulos proximais possuem um sistema eficiente de transporte para ácidos e bases orgâ-

nicas que são importantes na compreensão de como alguns fármacos diuréticos atingem o seu sítio de ação na membrana luminal.[2] Merece destaque ainda, nesse segmento do néfron, o papel que tem a enzima anidrase carbônica na reabsorção de bicarbonato ($HCO_3^-$) e por ser ela alvo dos inibidores da anidrase carbônica, ver adiante.

Na sequência do túbulo proximal, o fluido tubular segue pela alça de Henle através do ramo descendente delgado (RDD), que desce do córtex em direção à medula renal. O RDD é um segmento do néfron muito permeável à água, enquanto sua permeabilidade ao NaCl e à ureia é baixa. Na medula renal, a parte descendente gira sobre si mesma voltando-se em direção ao córtex, originando o ramo ascendente da alça. Os néfrons corticais possuem alça de Henle relativamente curtas, enquanto que os justamedulares fazem um arco profundo na medula. O ramo ascendente pode ser dividido em ramo ascendente delgado (RAD) e ramo ascendente espesso (RAE), este presente em néfrons corticais e justamedulares, ao passo que aquele está presente apenas nos justamedulares. O RAD é permeável ao NaCl e à ureia, mas impermeável à água. O RAE reabsorve NaCl, mas é impermeável à água e à ureia. É no ramo ascendente espesso que se encontra a porção mais metabolicamente ativa da alça de Henle. Nesse local, cerca de 25%-30% do $Na^+$ é reabsorvida através do cotransportador $Na^+$-$K^+$-$2Cl^-$, alvo terapêutico dos diuréticos de alça.[2,11,13,16,20]

A alça de Henle é responsável por manter um interstício medular hipertônico, o que é fundamental na formação de urina concentrada, sendo este um mecanismo adaptativo importante para sobrevivência no ambiente terrestre. Embora os mecanismos precisos que são responsáveis pela manutenção da hipertonicidade medular sejam evasivos e por vezes questionados, a hipótese *de multiplicador de contracorrente passiva,* proposta em 1972, é o modelo mais

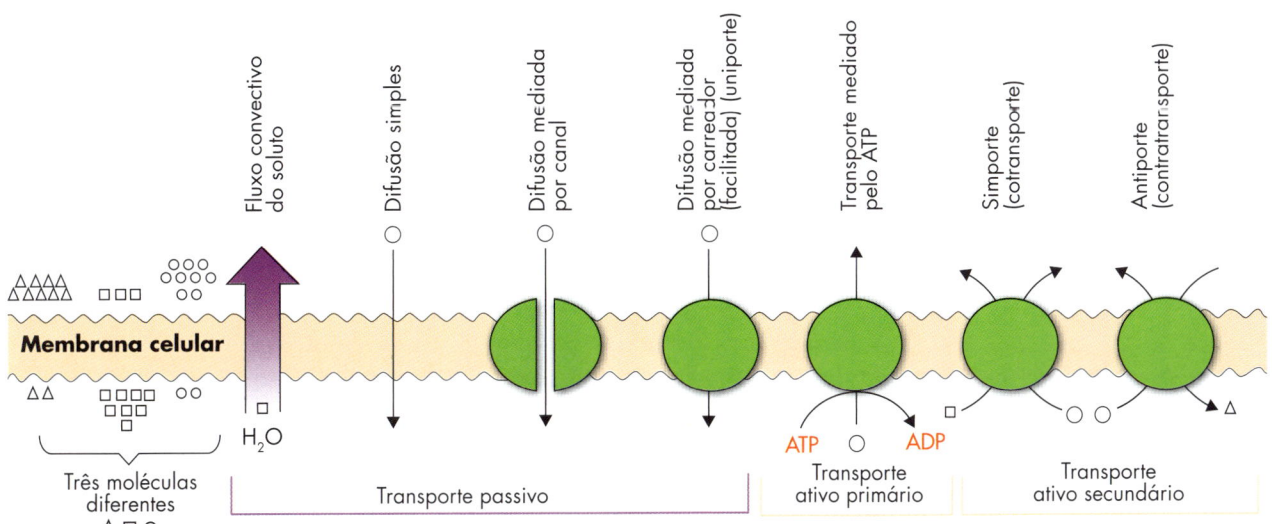

▲**Figura 55.2** Mecanismos de transporte de solutos pela membrana.

Na sequência: **fluxo convectivo** – solutos são deslocados pelo fluxo em massa de água; difusão simples do soluto lipofílico através da membrana; difusão do soluto através de um poro; transporte de soluto pela proteína carreadora no sentido do gradiente eletroquímico; transporte do soluto contra um gradiente eletroquímico com gasto energético direto – hidrólise de ATP; cotransporte e contratransporte, respectivamente, dos solutos com um deles se deslocando contra e outro a favor de um gradiente eletroquímico.

**Fonte:** adaptada de Reilly RF, Jackson, EK, 2012.[2]

utilizado para explicar a formação e manutenção desse interstício hipertônico.[21-23]

O ramo ascendente espesso passa entre as arteríolas aferentes e eferentes, fazendo contato com aquelas através de um conjunto de células epiteliais colunares especializadas denominadas de mácula densa. Essa região encontra-se estrategicamente localizada, sendo capaz de sentir as concentrações de NaCl que deixam a alça de Henle. Se a concentração desse soluto for muito elevada, a mácula densa envia um sinal químico para arteríola aferente do mesmo néfron, provocando sua constrição e consequentemente diminuição da TFG daquele néfron (mecanismo de retroalimentação tubuloglomerular – RTG). Além disso, a mácula densa também regula a liberação de renina das células justaglomerulares adjacentes na parede da arteríola aferente.[2,24]

Logo após a mácula densa, tem início o túbulo distal, segmento do néfron relativamente curto que se estende até o início do sistema coletor. É responsável por importantes mecanismos envolvendo a reabsorção de $Na^+$ e $Cl^-$, secreção de $K^+$, participando ainda de mecanismos envolvendo a homeostase do cálcio e magnésio. O túbulo distal é representado pelo túbulo contorcido distal (TCD) e túbulo conector. O TCD pode ainda ser, fisiologicamente, subdividido em TCD1 e TCD2 no que se refere à expressão de proteínas na membrana luminal e a responsividade ao mineralocorticoide aldosterona, sendo o TCD2 mais sensível aos níveis circulantes de aldosterona que o TCD1. No TCD, aproximadamente 5%-10% do NaCl filtrado é reabsorvido pelo cotransportador de $Na^+$-$Cl^-$ sensível a tiazídicos, e pelos canais de $Na^+$ sensível à amilorida, este presente a partir da porção final do túbulo distal - TCD2. A parte final do néfron compreendendo o TCD2, túbulo conector e ducto coletor cortical são denominados coletivamente de região do néfron sensível à aldosterona.[24,25] De forma semelhante ao RAE da alça de Henle, o TCD reabsorve NaCl, mas é impermeável à água, o que torna o líquido tubular hipotônico a medida que percorre esses segmentos. Por essa razão, o RAE e o TCD são coletivamente chamados de segmentos diluentes do néfron.[1,2,13]

O ajuste final da composição e volume da urina ocorre nos ductos coletores, onde cerca de 2%-5% do NaCl é reabsorvido.[1] É uma região que sofre influência de vários fatores hormonais, autócrinos e parácrinos. Merece destaque o papel da aldosterona no que se refere ao controle iônico de $Na^+$ e $K^+$ e do hormônio antidiurético (ADH), que regula a permeabilidade desse segmento à água. As células principais secretam $K^+$ e reabsorvem $Na^+$ em um mecanismo potencializado pela aldosterona. As células intercaladas tipo A secretam $H^+$ (através de $H^+$-ATPase ou $H^+$-$K^+$-ATPase), enquanto que as células intercaladas tipo B possuem transportadores luminais envolvidos na secreção de $HCO_3^-$, de forma que conjuntamente atuam no controle ácido-base do organismo.[26,27]

Historicamente, a classificação dos diuréticos baseia-se em um mosaico de ideias envolvendo mecanismo de ação (inibidores da anidrase carbônica, osmóticos), estrutura química (diuréticos tiazídicos), ação semelhante a outro grupo (diuréticos semelhantes às tiazidas), a localização do néfron em que atuam (diuréticos de alça) e o efeito que exercem na excreção de $K^+$ (poupadores de potássio).[2,18] A classificação e propriedades farmacocinéticas dos principais diuréticos de uso clínico podem ser vistos na Tabela 55.1.

## ■ DIURÉTICOS OSMÓTICOS

Fazem parte dessa classe o manitol, ureia, glicerina e a isossorbida. São agentes filtrados livremente pelo glomérulo, sofrendo limitada absorção pelos túbulos renais e contribuindo para aumento da osmolalidade plasmática e do fluido tubular. O túbulo proximal e a alça de Henle são o local primário de ação desses fármacos onde, ao atuarem como solutos não reabsorvíveis, aumentam a osmolalidade do fluido tubular, reduzem a osmose da água e a concentração luminal de $Na^+$, diminuindo o gradiente favorável à saída de $Na^+$ da luz tubular. Os diuréticos osmóticos aumentam a excreção urinária de quase todos os eletrólitos, incluindo $Na^+$, $K^+$, $Ca^{2+}$, $Mg^{2+}$, $Cl^-$, $HCO_3^-$ e fosfato.[1,2,18,28,29]

Os diuréticos osmóticos expandem o volume do fluido extracelular, reduzem a viscosidade do sangue e inibem a liberação de renina. Esses efeitos provocam aumento do fluxo sanguíneo renal (FSR). Por conseguinte, o aumento no fluxo sanguíneo na medula renal remove o NaCl e a ureia, reduzindo a tonicidade medular, o que acarreta em comprometimento na capacidade de concentrar e diluir a urina.[2,18,28,29]

O manitol é o representante da classe mais frequentemente utilizado. É um poliol de baixo peso molecular (182Da), sendo facilmente filtrado pelo glomérulo.[30] Administrado pela via venosa, possui mecanismo de eliminação predominantemente renal, sendo cerca de 80% eliminado de forma inalterada pela urina e o restante metabolizado no fígado ou eliminado pela bile.[2] Possui meia-vida de eliminação em torno de 1 hora em pacientes com função renal normal, e, por essa razão, é utilizado em intervalos curtos (a cada 3-4h) ou em infusão contínua. A eliminação pode ser prolongada até 36h em pacientes com insuficiência renal avançada. Sua absorção pela via oral é desprezível.[18,31]

Doses habituais de manitol provocam aumento do FSR em decorrência da vasodilatação mediada por prostaglandinas, bem como aumento da velocidade do fluxo no interior dos túbulos renais. Além disso, atuando como *scavenger* de radicais livres, pode conferir alguma proteção pela lesão mediada pela isquemia-reperfusão. A esses mecanismos se atribuem um possível efeito protetor renal em determinadas situações, efeito esse que carece ainda de comprovação mais robusta em termos de desfechos clínicos favoráveis, conforme será discutido a seguir.[29-31] Em doses elevadas, pode provocar vasoconstricção renal que, associada à depleção de volume, pode causar lesão renal aguda.[28,31]

O manitol possui alguns efeitos colaterais significativos. Inicialmente, ao atuar como soluto osmótico no plasma, promove uma redistribuição de fluidos com expansão do líquido extracelular intravascular, o que pode precipitar edema pulmonar em pacientes com reserva cardíaca deprimida.[31] Essa redistribuição pode gerar também uma hiponatremia dilucional, principalmente em pacientes com insuficiência renal.[1] Após início da ação diurética, hipovolemia, hipoten-

**Tabela 55.1**  Classificação e propriedades farmacocinéticas dos principais diuréticos.

| Fármaco diurético | Meia-vida em horas | Duração de ação em horas | Dose diária (esquema posológico) | Via de eliminação |
|---|---|---|---|---|
| **Diuréticos osmóticos** | | | | |
| Manitol | 1h (até 36 h na DRC terminal) | 2 | 50 – 200 g (infusão IV contínua ou a cada 3–4h da solução a 20%) | ≈80 R<br>≈20 M+B |
| **Inibidores da anidrase carbônica** | | | | |
| Acetazolamida | Estimada 4-8h (prolongada na DRC terminal) | 16 | 250 – 1000 mg (dividido 2x ao dia) | R |
| **Diuréticos de alça** | | | | |
| Furosemida | 1,5 – 2 (prolongada na DRC terminal) | 4 – 6 | 20 – 480 mg (dividido 2-3x ao dia) | ≈65% R<br>≈35% M[a] |
| Torsemida | 3 – 4 | 12 | 5 – 40 mg (dividido em 1-2 x ao dia) | ≈20% R<br>≈80% M |
| Bumetanida | 0,3 – 1,5 | 4 – 6 | 0,5 – 5 mg (divididos em 2-3x ao dia) | ≈62% R<br>≈38-50[b] % M |
| Ácido etacrínico | - | 12 | 25 – 100 (1x ao dia) | ≈67% R<br>≈33% M |
| **Tiazídicos** | | | | |
| Hidroclorotiazida | 3 – 10 | 12 – 18 | 12,5 – 50 mg (1x ao dia) | R |
| Clorotiazida | 15 – 25 | 6 – 12 | 125 – 500 mg (dividido em 1-2x ao dia) | R |
| Bendroflumetiazida | 2,5 – 5 | 18 | 2,5 – 5 mg (1x ao dia) | ≈30% R<br>≈70% M |
| Triclormetiazida | 1 – 4 | 24 | 1 – 4 mg (1x ao dia) | R |
| **Semelhantes às tiazídas** | | | | |
| Clortalidona | 24 – 55 | 24 – 72 | 12,5 – 50 mg (1x ao dia ou a cada dois dias) | ≈65% R<br>≈10%B<br>≈25% U |
| Indapamida | 6 – 15 | 24 – 36 | 1,25 – 2,5 mg (1x ao dia) | M |
| Metolazona | - | 24 | 0,25 – 2,5 mg (1x ao dia) | ≈80% R<br>≈10% B<br>≈10% U |
| Quinetazona | 10 | 18 – 24 | 25 – 100 mg (1x ao dia) | - |
| **Poupadores de potássio – Inibidores dos canais Na⁺ ENaC** | | | | |
| Amilorida | 17 (prolongada na DRC terminal) | 24 | 5 – 10 mg (1x ao dia) | R |
| Triantereno | 3 (metabólitos ativos = 3) (prolongada na DRC terminal) | 12 | 50 – 150 mg (1x ao dia) | M |
| **Poupadores de potássio – antagonistas da aldosterona** | | | | |
| Espironolactona | 1,5 (metabólitos ativos = 15) | 8 – 12 | 25 – 100 mg (1x ao dia) | M |
| Eplerenona | 3 – 4 | 12 | 25 – 100 mg (1x ao dia) | M |

**DRC**: doença renal crônica; **IV**: intravenosa; **R**: excreção renal do fármaco intacto; **M**: metabolismo; **B**: excreção do fármaco intacto na bile; **U**: via de eliminação desconhecida.

[a] para a furosemida o metabolismo ocorre principalmente no rim;

[b] referência 37.

**Fonte:** Adaptada de Reilly RF, Jackson, EK, 2012.[2] Sarafidis PA, 2010.[18]

são, acidose metabólica e outros distúrbios de eletrólitos com destaque para hipernatremia, em virtude de uma perda de água proporcionalmente maior do que perda de $Na^+$, podem ocorrer. Sua infusão pode cursar com tromboflebite e o extravasamento pode ocasionar necrose na pele.[31]

## INIBIDORES DA ANIDRASE CARBÔNICA

Acetazolamida é um derivado do antibiótico sulfanilamida, e é o protótipo dessa classe de agentes, mas com potencial limitado para uso pela baixa potência diurética e efeitos colaterais importantes.[18] A anidrase carbônica é uma metaloenzima encontrada em grande quantidade na membrana luminal e basolateral do túbulo proximal, seja ancorada na membrana através de uma ligação glicosilfosfatidilinositol (anidrase carbônica tipo IV), seja livre no citoplasma (anidrase carbônica tipo II). A reação entre $H_2O$ e $CO_2$ é lenta, porém, na presença da enzima, esse processo é acelerado em milhares de vezes ($H_2O + CO_2 \leftrightarrows H_2CO_3 \leftrightarrows H^+ + HCO_3^-$).[1]

No túbulo proximal, grande quantidade de $Na^+$ é reabsorvida com a participação de um antiporte com o $H^+$, através de um permutador $Na^+$-$H^+$ denominado NHE3. A energia livre para o gradiente de $Na^+$ é fornecida pela $Na^+$-$K^+$ ATPase presente na membrana basolateral da célula. No lúmen, o $H^+$ reage com o $HCO_3^-$ filtrado pelo glomérulo para formar $H_2CO_3$, que se decompõe rapidamente em $CO_2$ e $H_2O$ na presença da anidrase carbônica na borda em escova. O $CO_2$ é lipofílico e facilmente se difunde pela membrana luminal para o interior da célula, onde reage com $H_2O$ para formar $H_2CO_3$ numa reação catalisada pela anidrase carbônica citoplasmática. A ação contínua do antiporte $Na^+$-$H^+$ mantém uma baixa concentração de prótons, deslocando o equilíbrio para formação de $H^+$ e $HCO_3^-$ a partir do $H_2CO_3$. O gradiente eletroquímico para $HCO_3^-$ é usado por um simporte $Na^+$-$HCO_3^-$ (também denominado cotransportador $Na^+$-$HCO_3^-$ - NBC) na membrana basolateral para transportar o $HCO_3^-$ para o interstício. O efeito global de todo esse processo é a reabsorção de $NaHCO_3$ do lúmen tubular para o espaço intersticial, seguido pelo movimento de água em uma reabsorção isotônica.[2,18]

Os inibidores da anidrase carbônica atuam nas formas enzimáticas ligadas à membrana citoplasmática, interferindo na reabsorção de $NaHCO_3$ e de água no túbulo proximal. A perda de $HCO_3^-$ resulta em acidose metabólica, uma característica dessa classe farmacológica. O aumento da oferta de $Na^+$ a porções distais do néfron favorece a troca desse íon por $K^+$, aumentando a fração de excreção de $K^+$. De forma global, a acetazolamida aumenta a perda de $Na^+$, $HCO_3^-$, $K^+$ e água.[18] Os inibidores da anidrase carbônica possuem pouco ou nenhum efeito na excreção de $Ca^{2+}$ ou $Mg^{2+}$ e aumentam a excreção de fosfato por um mecanismo desconhecido. Embora o túbulo proximal seja o principal local de ação, a anidrase carbônica também está envolvida na secreção de ácido titulável no sistema de ductos coletores, em um processo que conta com a participação de uma bomba de próton, tornando esse local um sítio secundário de ação desses fármacos.[2]

Tendo sua ação principal no túbulo proximal, onde a maior parte do $Na^+$ filtrado é reabsorvido, poderia se pensar em alta potência diurética desses fármacos. Entretanto, não é esse o caso devido ao fato de haver mecanismos compensatórios e a existência de segmentos mais à frente no néfron

capazes de aumentar a reabsorção dessa carga extra de $Na^+$ que chega adiante, principalmente o RAE da alça de Henle. Aumento na oferta de $Na^+$ na região da mácula densa, causado por um bloqueio mais proximal na reabsorção desse íon, ativa a RTG, levando ao aumento na resistência da arteríola aferente e consequente diminuição da TFG.[18]

A acetazolamida apresenta absorção via oral rápida, com pico de concentração plasmática aproximadamente 2 horas após a dose via oral. Possui uma meia-vida plasmática estimada de 4-8 horas na vigência de função renal normal, mas que pode ser prolongada próximo a 26 horas na insuficiência renal avançada.[32]

Juntamente com a acetazolamida, a metazolamida e diclorfenamida são agentes de primeira geração de uso sistêmico. A dorzolamida e brinzolamida são agentes de segunda geração e são usados como tópicos oftalmológicos no tratamento do glaucoma. No olho, a anidrase carbônica participa do processo de secreção de $HCO_3^-$ no humor aquoso. A inibição da enzima diminui a produção do humor aquoso e, consequentemente, a pressão intraocular.[33]

Outros usos da acetazolamida são: em pacientes com doença da altitude,[34] na paralisia periódica primária[35] e na hipertensão intracraniana idiopática.[36]

Reações adversas graves são raras com inibidores da anidrase carbônica, entretanto, como derivados da classe sulfonamida, podem ocasionar depressão da medula óssea, toxicidade cutânea e reações alérgicas em pacientes sensíveis. Sonolência, parestesias e alterações auditivas também podem ocorrer. A maioria dos efeitos adversos e contraindicações é secundária à alcalinização da urina ou à acidose metabólica que provocam.[2,32]

## INIBIDORES DO SIMPORTE $NA^+$-$K^+$-2CL$^-$ – DIURÉTICOS DE ALÇA

São agentes diuréticos com capacidade de inibir o simporte $Na^+$-$K^+$-2Cl$^-$ no RAE da alça de Henle, amplamente conhecidos como *Diuréticos de Alça*. São fármacos de estruturas químicas diferentes: a furosemida e a bumetanida contêm um núcleo de sulfonamida; o ácido etacrínico é um derivado do ácido fenoxiacético e a torsemida, uma sulfonilureia. Embora a maior carga de $Na^+$ seja reabsorvida ainda no túbulo proximal, um bloqueio estabelecido nesse local possui eficácia limitada em termos de potência diurética devido ao fato de segmentos posteriores no néfron, principalmente o RAE, reabsorver grande parte do que fora rejeitado. Da mesma maneira, fármacos que atuam em segmentos à frente do RAE também têm sua eficácia comprometida, já que uma pequena percentagem da carga de $Na^+$ alcança esses locais em virtude de reabsorção prévia. Dessa forma, ao atuarem em um segmento com capacidade de reabsorver cerca de 25%-30% da carga filtrada de $Na^+$, os diuréticos de alça são muito eficazes em mobilizar o excesso de água, e por esse motivo também classificados como diuréticos de alta potência.[1,2,16,18]

Os inibidores do simporte $Na^+$-$K^+$-2Cl$^-$ estão entre os mais eficazes diuréticos disponíveis, sendo amplamente utilizados em estados edematosos.[4] São agentes de primeira linha também no tratamento da hipertensão arterial e controle de volume em pacientes com doença renal crônica que apresentam depuração de creatinina menor que 40 mL/min/1,73m$^2$, situação na qual a maioria dos tiazídicos apresenta diminuição da sua eficácia.[18]

Existem diferentes isoformas do simporte Na$^+$-K$^+$-2Cl$^-$: O NKCC1 (gene SLC12A2) encontra-se distribuído em diversos tecidos pelo corpo, incluindo o ouvido, o que pode explicar o potencial ototóxico dos diuréticos de alça; O NKCC2 (gene SLC12A1) está presente na superfície apical das células no RAE e promove o transporte de 1 Na$^+$, 1 K$^+$ e 2Cl$^-$ do lúmen tubular para o interior da célula, a partir do gradiente favorável para o Na$^+$ gerado pela bomba Na$^+$-K$^+$ ATPase da membrana basolateral. Esse cotransportador é bloqueado pela presença desses fármacos no lúmen tubular a partir do ataque ao sítio de ligação para o Cl$^-$.[1,2,11] Os canais de K$^+$ na membrana luminal (denominados de ROMK) fornecem uma via de reciclagem apical deste cátion e os canais basolaterais de Cl$^-$ proporcionam um mecanismo de saída basolateral deste ânion. Esse complexo movimento de íons resulta em uma diferença transepitelial de aproximadamente 10mV com o lúmen positivo em relação ao espaço intersticial. Essa diferença de potencial repele cátions (Na$^+$, Ca$^{2+}$, Mg$^{2+}$) do lúmen, contribuindo para o fluxo paracelular destes cátions ao espaço intersticial.[1,2] Dessa forma, os inibidores do simporte Na$^+$-K$^+$-2Cl$^-$ também inibem a reabsorção de Ca$^{2+}$ e Mg$^{2+}$ no RAE ao anular a diferença de potencial, que é a força motriz dominante para reabsorção destes cátions.[2,18] Todos os inibidores do simporte Na$^+$-K$^+$-2Cl$^-$ aumentam a excreção urinária de K$^+$ e do ácido titulável H$^+$, e esse efeito ocorre em parte por causa do aumento da liberação de Na$^+$ ao túbulo distal.[2]

Bloqueando a reabsorção de NaCl no RAE, os inibidores do simporte Na$^+$-K$^+$-2Cl$^-$ interferem em uma etapa fundamental no mecanismo que é responsável por manter o interstício medular hipertônico. Dessa forma comprometem a capacidade do rim de concentrar urina. Sendo o RAE também parte do segmento diluidor do néfron, compromete também a capacidade de produzir urina maximamente diluída.[2,18]

Quando administrada pela via oral, a furosemida possui uma biodisponibilidade média de 50% (variando de 10%-100%).[37] A ingestão de alimentos interfere na absorção, reduzindo o pico de concentração. Em pacientes com função renal preservada, a dose via endovenosa é cerca de 2 vezes mais potente, por miligrama, que por via oral.[11] Parte significativa da furosemida é excretada de forma inalterada na urina e o restante é conjugado com ácido glicurônico nos rins. Assim, em pacientes com insuficiência renal, a meia-vida e duração de ação da furosemida está prolongada devido à diminuição da excreção urinária e da conjugação renal.[37]

Bumetanida e torsemida possuem biodisponibilidade via oral acima de 80%, ambas sofrendo metabolismo hepático significativo (50% e 80%, respectivamente), tendo suas meias-vidas prolongadas em pacientes com doença hepática. A furosemida e a bumetanida possuem meias-vidas relativamente curtas, o que demanda administração em várias doses ao longo do dia. Em contrapartida, a torsemida, possuindo uma meia-vida mais longa, pode ser administrada em uma frequência menor.[11,18,37]

Esses fármacos apresentam ligação com proteínas plasmáticas acima de 90%, em especial com a albumina, o que limita a filtração pelo glomérulo. Atingem o interior dos túbulos renais através de secreção a partir do sistema transportador de ácidos orgânicos no túbulo proximal. Fármacos como a probenecida e anti-inflamatórios não hormonais, bem como ácidos orgânicos que se acumulam em pacientes com comprometimento da função renal, podem inibir competitivamente a secreção de diuréticos para o interior do túbulo no sistema de transporte de ácidos orgânicos.[11,37]

Os efeitos dessa classe farmacológica na hemodinâmica renal são variáveis. Se a depleção de volume é evitada, esses fármacos tendem a manter ou aumentar o FSR, uma atuação mediada através de prostaglandinas que dilatam a arteríola aferente bem como o bloqueio da RTG (inibem o transporte na mácula densa de modo que ela não mais detecta as concentrações de NaCl no fluido tubular). Os diuréticos de alça são poderosos estimulantes da liberação de renina, em parte pelo bloqueio de transporte de sal pela mácula densa e, em ocorrendo depleção de volume, por ativação reflexa do sistema nervoso central,[2,17,18,38] efeitos vasculares sistêmicos também podem ser importantes e têm implicação clínica. Esses diuréticos, em particular a furosemida, administrados por via venosa, promovem vasodilatação e aumentam de forma aguda a capacitância venosa sistêmica, reduzindo a pré-carga do ventrículo esquerdo e beneficiando os pacientes com edema pulmonar agudo antes mesmo que ocorra a diurese.[2,18]

Os efeitos adversos mais comuns decorrem da própria ação no equilíbrio hidroeletrolítico: hiponatremia, hipocalemia, hipocalcemia, hipomagnesemia, depleção de volume do fluido extracelular, hipotensão, alcalose hipoclorêmica. Hiperuricemia assintomática é relativamente comum, mas somente em raros casos são relatados episódios de gota. Outros distúrbios como intolerância à glicose, aumento de colesterol LDL e triglicerídeos, diminuição do colesterol HDL, exantemas, fotossensibilidade, depressão da medula óssea e distúrbios do trato gastrointestinal também podem ocorrer. A ototoxicidade é, em geral, mas nem sempre, reversível e pode ocorrer com uso de doses elevadas, especialmente com o ácido etacrínico. Em pacientes que necessitam do uso Intravenoso frequente de diuréticos, o potencial ototóxico de outros fármacos como os aminoglicosídeos, carboplatina e paclitaxel deve ser considerado.[1,2]

Mutações nos genes que codificam proteínas do RAE como o simporte Na$^+$-K$^+$-2Cl$^-$ (NKCC2), canal de potássio apical ROMK, canal de Cl$^-$ basolateral, subunidade Barttin do canal de cloreto ou receptor sensível ao cálcio (CaSR) são causas da síndrome de Bartter (uma alcalose metabólica hipocalêmica hereditária) em seus diferentes fenótipos tipo I a tipo V, respectivamente.[20,39]

## ■ INIBIDORES DO SIMPORTE NA$^+$ - CL$^-$ DIURÉTICOS TIAZÍDICOS E SEMELHANTES ÀS TIAZIDAS

A clorotiazida, um derivado da benzotiadiazina, foi o primeiro composto sintetizado a partir de um esforço de se produzir um inibidor mais potente da anidrase carbônica. Ela se mostrou um diurético mais efetivo e com capacidade de aumentar a excreção de cloreto ao invés de bicarbonato. Posteriormente, foi identificado que o local principal de ação desse novo agente era, na verdade, o TCD, onde essa classe de fármaco inibe o transporte eletroneutro atuando no simporte $Na^+$-$Cl^-$ da membrana luminal. A atividade sobre a anidrase carbônica, presente ainda em alguns compostos, adquire um mecanismo secundário irrelevante.[3] Fármacos iniciais eram derivados da benzotiadiazina, o que levou a classificação do grupo como diuréticos tiazídicos. Posteriormente foram desenvolvidos outros que compartilhavam mecanismo de ação semelhante, mas são quimicamente diferentes, sendo denominados diuréticos semelhantes à tiazida.[18] O termo tiazídico é usado genericamente para se referir ao grupo de inibidores do simporte $Na^+$-$Cl^-$.

Novamente, a energia livre gerada pela atuação da bomba $Na^+$-$K^+$ ATPase da membrana basolateral é aproveitada pelo simporte $Na^+$-$Cl^-$, sensível à tiazida da membrana luminal denominado NCC (gene SLC12A3), para promover a reabsorção de $Na^+$ e $Cl^-$. O $Cl^-$ sai pela membrana basolateral de forma passiva através de um canal de $Cl^-$ ou pelo simporte $K^+$-$Cl^-$ 4, KCC4 (gene SLC12A7).[25]

Na formação urinária, aumentam a excreção de $Na^+$ e $Cl^-$. O aumento da oferta de $Na^+$ ao túbulo distal acarreta também perda de $K^+$ e de ácido titulável $H^+$.[1] Alguns diuréticos tiazídicos são fracos inibidores da anidrase carbônica e promovem aumento da excreção de $HCO_3^-$ e fosfato.[2] Por um mecanismo ainda pouco compreendido, podem provocar perda de $Mg^{2+}$, mas, em contraste com os diuréticos de alça, estimulam a reabsorção de $Ca^{2+}$. Este último efeito pode ser decorrente tanto de um aumento proximal na reabsorção de $Na^+$ e $Ca^{2+}$ causado pela depleção de volume mediada pelo tiazídico, quanto de uma ação direta para aumentar a reabsorção no TCD.[18,25] A excreção de ácido úrico está diminuída, o que pode levar à hiperuricemia.[3]

Os inibidores do simporte $Na^+$-$Cl^-$ inibem o transporte em um segmento diluente do néfron, de forma que interferem na capacidade do rim de excretar urina diluída. Entretanto, como o TCD não está envolvido na geração do interstício medular hipertônico, eles não alteram a capacidade do rim em concentrar a urina. Ademais, não afetam o FSR, reduzem apenas variavelmente a TFG graças aos aumentos na pressão intratubular e têm pouca ou nenhuma influência na RTG.[2]

Os diuréticos tiazídicos possuem, no geral, boa biodisponibilidade pela via oral. A ligação com proteínas plasmáticas varia dependendo do agente específico, mas, no geral, é alta, o que limita o acesso à luz tubular pelo processo de filtração glomerular e, assim como os diuréticos de alça, os tiazídicos atingem o local de ação a partir de secreção pela via de ácidos orgânicos presentes no túbulo proximal. Possuem metabolismo variável com alguns agentes, sofrendo extenso metabolismo, enquanto outros são eliminados praticamente de forma inalterada na urina. São diuréticos comumente usados uma vez ao dia, o que representa uma comodidade posológica.[3]

Com algumas possíveis exceções da metolazona e indapamida, a maioria dos tiazídicos perde eficácia quando a TFG < 40 mL/mim/1,73m². Isso ocorre em parte porque, na doença renal crônica, os ácidos orgânicos endógenos que se acumulam nessa situação competem pelo mesmo transpor-

tador de secreção no túbulo proximal, limitando o acesso do diurético ao lúmen tubular.[2,3,18,29]

Os efeitos adversos mais comuns decorrem da interferência no equilíbrio de fluidos e eletrólitos: depleção de volume, hipotensão, hipocalemia, hiponatremia, hipocloremia, hipomagnesemia, alcalose metabólica, hipercalcemia e hiperuricemia. Raramente causam distúrbios do Sistema Nervoso Central, gastrintestinais, hematológicos e dermatológicos. Aumentos de colesterol, triglicerídeos e de glicemia com desenvolvimento de diabetes em pacientes recebendo tiazídicos têm sido relatados.[1-3]

Mutações envolvendo o gene que codifica o simporte $Na^+$-$Cl^-$ (NCC) com perda de função ocasiona a síndrome de Gitelman, um doença autossômica recessiva perdedora de sal que cursa com alcalose metabólica hipocalêmica em combinação com hipomagnesemia e hipocalciúria.[25,39]

## Diuréticos Poupadores de Potássio

Podem ser divididos em dois subgrupos: os inibidores dos canais de $Na^+$ do epitélio renal, e os antagonistas dos receptores mineralocorticoides, também conhecidos como antagonistas da aldosterona. Ambos os subgrupos atuam por mecanismos diferentes na porção final do TCD e ductos coletores.[18]

## Inibidores dos Canais de $Na^+$ do Epitélio Renal

Amilorida e triantereno são os dois representantes de uso clínico desse subgrupo. O primeiro é um derivado da pirazonoilguanidina e o segundo é uma pteridina, ambos são bases orgânicas e transportados para a luz tubular pelo mecanismo secretor de base orgânica no túbulo proximal.[1,18]

As células principais da porção final do TCD e ducto coletor possuem em suas membranas luminais canais de $Na^+$ epiteliais (ENaC) que fornecem uma via para entrada de $Na^+$ a partir da luz tubular no sentido do gradiente eletroquímico gerado bela bomba $Na^+$-$K^+$ ATPase da membrana basolateral.[18]

A reabsorção mediada pelo ENaC é eletrogênica gerando voltagem negativa na luz tubular em relação ao interstício.[25] Essa diferença de potencial transepitelial fornece uma importante força motriz para a secreção intraluminal de $K^+$ através de canais de $K^+$ - ROMK. As células intercaladas tipo A através da H-ATPase (bomba de próton) secretam $H^+$ na luz tubular, sendo essa bomba auxiliada pela despolarização parcial da membrana luminal. Esse mecanismo explica, em parte, o motivo pelo qual o aumento da oferta de $Na^+$ a porções distais do néfron, decorrente do uso da maioria dos diuréticos, induz a um aumento na excreção de $K^+$ e $H^+$. A ativação do eixo renina-angiotensina-aldosterona por esses fármacos também contribui para a excreção de $K^+$ e $H^+$.[1,2]

Sendo o local de ação desses fármacos de limitada capacidade para reabsorção de $Na^+$, o bloqueio desses canais aumenta levemente as taxas de excreção de $Na^+$ e $Cl^-$. Ao promover uma redução da voltagem transepitelial negativa do lúmen, reduzem as taxas de excreção de cátions como $K^+$, $H^+$, $Ca^{2+}$ e $Mg^{2+}$. Exercem pouco ou nenhum efeito na hemodinâmica renal e não alteram a RTG.[2]

Possuem efeito natriurético mínimo e, sendo relativamente ineficazes em promover redução da pressão arterial, quando usados isoladamente, são normalmente utilizados como anti-hipertensivos em combinação com outra classe farmacológica de diurético, geralmente um tiazídico, para contrabalançar a perda de $K^+$ e $Mg^{2+}$.[3,18]

São drogas de escolha no tratamento da síndrome de Liddle, doença autossômica dominante decorrente de mutação com ganho de função e aumento na atividade do ENaC que cursa com hipertensão, retenção de $Na^+$, e baixa renina.[1,18,40,41]

## Antagonistas dos Receptores Mineralocorticoides. Antagonistas da Aldosterona

Fisiologicamente, os mineralocorticoides promovem a retenção de sal e água enquanto aumentam a excreção de $K^+$ e $H^+$. A aldosterona entra na célula epitelial renal a partir da membrana basolateral e liga-se ao receptor mineralocorticoide, o complexo (aldosterona + receptor) é transferido ao núcleo da célula onde interage com sequências especificas de DNA e regula a expressão genética resultando na produção de proteínas induzidas da aldosterona (PIAs). Estas, por sua vez, exercem múltiplas ações, a saber: ativação e síntese *de novo* de canais de $Na^+$; inibição da remoção do canal ENaC da membrana; aumento na atividade da bomba $Na^+$-$K^+$ ATPase da membrana basolateral e do canal ROMK de $K^+$. Adicionalmente, a aldosterona facilita a secreção de $H^+$ pela H-ATPase e pelo trocador $K^+$-$H^+$ nas células intercaladas.[1,2,40,41]

Diferentemente da maioria dos diuréticos, que exercem seus efeitos a partir da luz tubular renal, fármacos antagonistas dos receptores mineralocorticoides, como a espironolactona e a eplerenona, inibem de forma competitiva a ligação da aldosterona com o receptor no citosol das células epiteliais. O complexo formado é incapaz de interagir com o núcleo e induzir a produção de uma série de proteínas envolvidas na regulação da reabsorção de $Na^+$ e excreção de $K^+$ e $H^+$. São também capazes de inibir outros efeitos deletérios da aldosterona como a disfunção endotelial e o remodelamento cardíaco, vascular e renal. Possuem ainda efeito antiarrítmico.[40]

A espironolactona é parcialmente absorvida (em torno de 65%), sofre metabolismo hepático significativo, liga-se fortemente a proteínas e possui meia-vida relativamente curta (em torno de 1,5 horas). Entretanto, são produzidos metabólitos ativos de meia-vida prolongada (em torno de 15 horas), o que pode permitir seu uso em doses de uma vez ao dia.[2,18] Eplerenona é um análogo com cerca de 60% da potência da espironolactona, mas com maior afinidade pelo receptor da aldosterona. Possui menor interação com os receptores androgênios e de progesterona, acarretando em menores efeitos colaterais de esteroides, como ginecomastia e sensibilidade mamária.[1-3,40] São fármacos usados mais comumente em situações que cursam com excesso de mineralocorticoide, como na cirrose hepática e na insuficiência cardíaca, e auxiliares no tratamento da hipertensão em combinação com outros fármacos para evitar hipocalemia.[18,40]

## ■ USO DE DIURÉTICOS NO PERIOPERATÓRIO

### Prevenção de Nefropatia Associada ao Contraste

Dados da literatura não evidenciam benefícios do uso rotineiro de furosemida na prevenção de lesão renal associada à administração de contraste. A hidratação antes e após a administração de contraste é a única evidência atual com impacto na redução da lesão renal. O substrato teórico para a administração de furosemida com o objetivo de proteção renal contra contraste seria a redução da hipóxia da medula renal através do bloqueio do transporte de $Na^+$-$K^+$-$2Cl^-$ na alça ascendente.[42] Alguns trabalhos têm demonstrado efeito deletério da administração preventiva de furosemida associado à hidratação venosa quando comparado à hidratação venosa isolada.[43,44]

Recentemente, um novo sistema denominado *Renal Guard System* tem sido associado a melhores desfechos no tocante à nefropatia relacionada ao contraste. Esse sistema consiste na infusão de solução salina em alça-fechada, associada à administração de baixa dose de furosemida e monitorização contínua do débito urinário com alvo superior a 300 $mL.h^{-1}$ por seis horas. Revisão sistemática e metanálise, incluindo quatro trabalhos, publicada por Putzu e col., evidenciou que o uso de furosemida associado à hidratação em alça fechada reduz a incidência de lesão renal aguda associada ao contraste em pacientes submetidos à intervenção coronariana percutânea e à troca valvar aórtica percutânea.[45]

O uso de manitol não é recomendado na prevenção de lesão renal associada ao contraste, sendo, inclusive, prejudicial neste contexto.[46]

### Rabdomiólise

A lesão renal associada à rabdomiólise é decorrente da deposição de mioglobina nos túbulos renais, associada ao estado de hipovolemia relativa devido à translocação de fluidos do intravascular para os tecidos e células. O risco de lesão renal está aumentado quando os níveis de creatinofosfoquinase (CPK) estão acima de 5000 $U.L^{-1}$. Dessa forma, o uso de manitol associado à administração de bicarbonato tem sido proposto com o objetivo de aumentar a diurese, favorecer a eliminação de mioglobina dos túbulos renais e expandir o volume intravascular, prevenindo, portanto, a ocorrência de lesão renal. A dose recomendada é de 0,5 $mg.kg^{-1}$ administrada durante 30 minutos.[47]

Apesar de tradicionalmente recomendado, os trabalhos têm evidenciado resultados conflitantes quanto ao uso de manitol na rabdomiólise.[48,49] O uso rotineiro de solução com bicarbonato e manitol não mudou a incidência de lesão renal, necessidade de hemodiálise e mortalidade em pacientes com rabdomiólise pós-traumática.[48] A expansão volêmica adequada com solução salina parece tornar desnecessária a administração de manitol e bicarbonato para prevenção de lesão renal aguda (IRA) em situações de rabdomiólise.[49]

### Prevenção e Reversão de Lesão Renal Aguda

Os diuréticos de alça, mais especificamente a furosemida, têm sido amplamente empregados em pacientes críticos com fatores de risco para lesão renal ou com lesão renal já estabelecida. O racional para tal uso se baseia no aumento do fluxo tubular, redução do consumo de oxigênio, redução de lesão por isquemia e redução de apoptose induzida por fator de necrose tumoral (TNF).[50,51] Alguns estudos sugeriram que os diuréticos poderiam reduzir a gravidade da IRA, transformando a forma oligúrica em não oligúrica, melhorando a velocidade de recuperação da função renal e a necessidade de terapia substitutiva renal.[52,53] Essa prova terapêutica, cujo objetivo é avaliar a gravidade da IRA e a probabilidade de progressão da lesão renal, tem sido conhecida como *furosemide stress test*.[54,55] Chawla e col. mostraram que um débito urinário de pelo menos 200 mL em 2 horas seguido da administração em *bolus* de 1,0-1,5 mg.kg$^{-1}$ de furosemida estava associado à redução da progressão de IRA. A explicação para tal achado é que a resposta ao diurético requer perfusão renal adequada, secreção tubular ativa da droga e ausência de obstrução ao fluxo urinário, de modo que esses achados são fortes indicativos de menor severidade na lesão renal e uma adequada reserva funcional renal.[54]

Mais recentemente, novas publicações têm apontado que o uso de diuréticos em pacientes críticos não tem melhorado o desfecho clínico, podendo, inclusive, estar associado ao aumento da mortalidade.[56,57]

Metanálise envolvendo 28 estudos e 3.228 pacientes avaliou se a administração de furosemida de forma intermitente teria impacto na prevenção ou tratamento da lesão renal em pacientes com IRA ou com fatores de risco para IRA. Não foi evidenciada mudança na mortalidade, redução ou piora de IRA, e redução da terapia substitutiva renal com o uso de furosemida quando comparado ao grupo controle.[58]

## Transplante Renal e Nefrectomia Parcial

Os diuréticos de alça são rotineiramente utilizados para estimular diurese intraoperatória no transplante renal, embora as evidências científicas sejam fracas. Não há evidência robusta para o uso de diuréticos de alça com o objetivo de reduzir a disfunção tardia do enxerto e necrose tubular aguda.[59]

Existem evidências de que a furosemida apresente efeito vasodilatador, aumentando o fluxo sanguíneo renal no rim isquêmico.[60,61] Além disso, há importante evidência do impacto da furosemida na redução da lesão isquêmica por reduzir demanda de oxigênio na medula renal. Ocorre redução da reabsorção ativa tubular na alça ascendente de Henle e no segmento S3 dos túbulos proximais, culminando com significante aumento da oxigenação de hemoglobina e atenuação da injúria hipóxico-isquêmica.[60,62]

Outras evidências teóricas que suportam o uso de furosemida no transplante renal são: redução da injúria por isquemia-reperfusão; modulação da autofagia das células renais durante isquemia-reperfusão; diminuição intracelular de cálcio e disfunção mitocondrial; atenuação dos efeitos fisiológicos dos inibidores de calcineurina.[59]

As doses de furosemida utilizadas durante o transplante renal variam de 40 mg a 500 mg, sendo a média de 1-2 mg.kg$^{-1}$ a mais utilizada na prática clínica após a reperfusão do enxerto.[59]

O manitol também tem sido utilizado no transplante renal com objetivo de reduzir injúria por isquemia-reperfusão, havendo menor necessidade de hemodiálise após o transplante. Em pacientes adultos, o uso habitual é de 250 mL da solução de manitol a 20%, administrado minutos antes da reperfusão do enxerto.[63,64] A administração excessiva de manitol pode ser prejudicial devido à ocorrência de hipovolemia, vasoconstrição e injúria renal direta.[65]

Não há evidência científica suficiente para o uso de manitol nas nefrectomias parciais, com o objetivo de nefroproteção mediante a isquemia transitória por pinçamento vascular intraoperatório.[30]

## Cirurgias de Aorta

Apesar de amplamente utilizado no intraoperatório, nenhum trabalho clínico evidenciou que o uso de manitol reduziu a incidência de insuficiência renal em pacientes submetidos à cirurgia de aorta.[66]

## Hipertensão Intracraniana

O manitol tem sido tradicionalmente utilizado como um dos agentes no tratamento da hipertensão intracraniana. Em conjunto com a solução salina hipertônica, o manitol foi inserido como possibilidade terapêutica nesse contexto por reduzir o volume cerebral por desidratação direta, diminuir a viscosidade sanguínea e realizar vasoconstrição das arteríolas cerebrais. Atenção deve ser dada à possibilidade de depleção de volume e hipotensão, o que também é prejudicial ao paciente neurocrítico, no tocante à manutenção do fluxo sanguíneo e à pressão de perfusão cerebral. A dose tradicionalmente recomendada é de 0,25 a 1 g.kg$^{-1}$.[67,68]

A despeito do tradicional uso do manitol no manejo da hipertensão intracraniana no trauma cranioencefálico, a quarta edição do *guideline* do *Brain Trauma Foundation* não recomenda o uso rotineiro de nenhuma solução hiperosmolar no paciente com hipertensão intracraniana, pois, embora reduza a pressão intracraniana, não há evidências suficientes quanto aos desfechos clínicos desses pacientes.[69]

## Síndromes Edematosas

Os diuréticos são amplamente empregados no tratamento dos pacientes com síndromes edematosas, principalmente, síndrome nefrótica, cirrose e insuficiência cardíaca congestiva.[70]

Na síndrome nefrótica, a ação dos diuréticos está teoricamente diminuída devido à hipoalbuminemia. Dessa forma, a eficácia dos diuréticos poderia ser aumentada se associados à administração de albumina.[71] Entretanto, na maioria dos pacientes com síndrome nefrótica, a secreção tubular de furosemida é normal, de modo que torna desnecessária essa associação.[72]

Na cirrose, o uso de espironolactona é um dos principais agentes terapêuticos, uma vez que o hiperaldosteronismo secundário é uma importante causa de retenção de sódio e água. A dose inicial é de 50 mg ao dia, podendo ser aumentada habitualmente até 200 mg ao dia, sendo doses maiores mal toleradas pelos pacientes. Diuréticos tiazídicos, ou de alça, podem ser associados à espironolactona se a diurese não atingir alvo satisfatório.[70]

Os diuréticos de alça fazem parte do tratamento dos pacientes com insuficiência cardíaca congestiva, podendo ser associados aos tiazídicos e poupadores de potássio.[70]

## REFERÊNCIAS

1. Wile D. Diuretics: A review. Annals of Clinical Biochemistry. 2012; 49:419-31.
2. Reilly RF, Jackson, EK. Regulação de função renal e volume vascular, em: Brunton LL, Chabner BA, Knollmann BC|. As bases farmacológicas da terapêutica Goodman & Gilman. As bases farmacológicas da terapêutica Goodman & Gilman. 12ª edição, Rio de Janeiro, McGraw-Hill, 2012; 671-719.
3. Ernst ME, Pharm D, Moser M. Use of diuretics in patients with hypertension. N Engl J Med. 2009; 361(22):2153-64.
4. Qavi AH, Kamal R, Schrier RW. Clinical use of diuretics in heart failure, cirrhosis, and nephrotic syndrome. International Journal of Nephrology. 2015; 2015:1-9.
5. Fuentes A, Pineda M, Venkata K. Comprehension of Top 200 Prescribed Drugs in the US as a Resource for Pharmacy Teaching, Training and Practice. Pharmacy. 2018; 6(2):43.
6. Sterns RH. Diuretics: Introduction. Semin Nephrol. 2011; (6):473-4.
7. Eknoyan G. A history of edema and its management. Kidney Int Suppl. 1997; 59:S118-26.
8. Eknoyan G. A History of Diuretics. Diuret Agents. 1997; 3-28.
9. Vogl A. The discovery of the organic mercurial diuretics. Am Heart J. 1950; 39(6):881-3.
10. Schwartz WB. The Effect of Sulfanilamide on Salt and Water Excretion in Congestive Heart Failure. N Engl J Med. 1949; 240(5):173-7.
11. Ellison DH, Felker GM. Diuretic Treatment in Heart Failure. Ingelfinger JR, editor. N Engl J Med. 2017; 377(20):1964-75.
12. Beyer KH. Chlorothiazide. Br J Clin Pharmacol. 1982; 13(1):15-24.
13. Mcilroy D, Sladen RN. Cap.23. Renal Physiology, Pathophysiology, and Pharmacology. Miller's Anesthesia, 8th edition, Elsevier, 2015.
14. Pollak MR, Quaggin SE, Hoenig MP et al. The Glomerulus: The Sphere of Influence. Clin J Am Soc Nephrol. 2014; 9(8):1461-9.
15. Hoenig MP, Zeidel ML. Homeostasis, the milieu intérieur, and the wisdom of the nephron. Clin J Am Soc Nephrol. 2014; 9(7):1272-81.
16. Soi V, Yee J. Sodium Homeostasis in Chronic Kidney Disease. Adv Chronic Kidney Dis. 2017; 24(5):325-31.
17. Castrop H, Schießl IM. Physiology and pathophysiology of the renal Na-K-2Cl cotransporter (NKCC2). Am J Physiol Physiol. 2014; 307(9):F991-1002.
18. Sarafidis PA, Georgianos PI, Lasaridis AN. Diuretics in clinical practice. Part I: mechanisms of action, pharmacological effects and clinical indications of diuretic compounds. Expert Opin Drug Saf. 2010; 9(2):243-57.
19. Curthoys NP, Moe OW. Proximal Tubule Function and Response to Acidosis. Clin J Am Soc Nephrol. 2014; 9(9):1627-38.
20. Mount DB. Thick Ascending Limb of the Loop of Henle. Clin J Am Soc Nephrol. 2014; 9(11):1974-86.
21. Kokko JP, Rector FC. Countercurrent multiplication system without active transport in inner medulla. Kidney Int. 1972;2(4):214-23.
22. Stephenson JL. Concentration of urine in a central core model of the renal counterflow system. Kidney Int. 1972; 2(2):85-94.
23. Dantzler WH, Layton AT, Layton HE, et al. Urine-Concentrating Mechanism in the Inner Medulla: Function of the Thin Limbs of the Loops of Henle. Clin J Am Soc Nephrol. 2014; 1781-9.
24. Palmer LG, Schnermann J. Integrated Control of Na Transport along the Nephron. Clin J Am Soc Nephrol. 2015; 10(4):676-87.
25. Subramanya AR, Ellison DH. Distal Convoluted Tubule. Clin J Am Soc Nephrol. 2014; 9(12):2147-63.
26. Roy A, Al-Bataineh MM, Pastor-Soler NM. Collecting duct intercalated cell function and regulation. Clin J Am Soc Nephrol. 2015; 10(2):305-24.
27. Pearce D, Soundararajan R, Trimpert C, et al. Collecting Duct Principal Cell Transport Processes and Their Regulation. Clin J Am Soc Nephrol. 2015; 10(1):135-46.
28. Nomani AZ, Nabi Z, Rashid H, et al. Osmotic nephrosis with mannitol: review article. Ren Fail. 2014; 36(7):1169-76.
29. Nigwekar SU, Waikar SS. Diuretics in Acute Kidney Injury. Semin Nephrol. 2011; 31(6):523-34.
30. Lugo-Baruqui JA, Ayyathurai R, Sriram A, Pragatheeshwar KD. Use of Mannitol for Ischemia Reperfusion Injury in Kidney Transplant and Partial Nephrectomies—Review of Literature. Curr Urol Rep. 2019; 20(1):6. 6
31. Shawkat H, Westwood M-M, Mortimer A. Mannitol: a review of its clinical uses. Contin Educ Anaesth Crit Care Pain. 2012; 12(2):82-5.
32. Kassamali R, Sica DA. Acetazolamide. Cardiol Rev. 2011; 19(6):276-8.
33. Scozzafava A, Supuran CT. Glaucoma and the Applications of Carbonic Anhydrase Inhibitors. Subcell Biochem. 2014; 75:349-59.
34. McIntosh SE, Hemphill M, McDevitt MC, et al. Reduced Acetazolamide Dosing in Countering Altitude Illness: A Comparison of 62.5 vs 125 mg (the RADICAL Trial). Wilderness Environ Med. 2019; 30(1):12-21.
35. Statland JM, Fontaine B, Hanna MG, et al. Review of the Diagnosis and Treatment of Periodic Paralysis. Muscle Nerve. 2018; 57(4):522-30.
36. Smith S V., Friedman DI. The Idiopathic Intracranial Hypertension Treatment Trial: A Review of the Outcomes. Headache J Head Face Pain. 2017; 57(8):1303-10.
37. Shankar SS, Brater DC. Loop diuretics: from the Na-K-2Cl transporter to clinical use. Am J Physiol Physiol. 2003; 284(1):11-21.
38. Chitturi C, Novak JE. Diuretics in the Management of Cardiorenal Syndrome. Advances in Chronic Kidney Disease. 2018; 25(5):425-433.
39. Soeiro EMD, Helou CM de B. Clinical, pathophysiological and genetic aspects of inherited tubular disorders in childhood. J Bras Nefrol. 2015; 37(3):385-98.
40. Tamargo J, Segura J, Ruilope LM. Diuretics in the treatment of hypertension. Part 2: loop diuretics and potassium-sparing agents. Expert Opin Pharmacother. 2014; 15(5):605-21.
41. Roush GC, Kaur R, Ernst ME. Diuretics: A review and update. Journal of Cardiovascular Pharmacology and Therapeutics. 2014; 19(1):5-13.
42. Liss P, Nygren A, Ulfendahl HR, Erikson U. Effect of furosemide or mannitol before injection of a non-ionic contrast medium on intrarenal oxygen tension. Adv Exp Med Biol. 1999; 471:353-9.
43. Weinstein JM, Heyman S, Brezis M. Potential deleterious effect of furosemide in radiocontrast nephropathy. Nephron. 1992; 62(4):413-5.
44. Solomon R, Werner C, Mann D, D'Elia J, et al. Effects of saline, mannitol, and furosemide on acute decreases in renal function induced by radiocontrast agents. N Engl J Med. 1994; 331(21):1416-20.
45. Putzu A, Boscolo Berto M, Belletti A, et al. Prevention of Contrast-Induced Acute Kidney Injury by Furosemide With Matched Hydration in Patients Undergoing Interventional Procedures: A Systematic Review and Meta-Analysis of Randomized Trials. JACC Cardiovasc Interv. 2017; 10(4):355-63.
46. Yang B, Xu J, Xu F, et al. Intravascular administration of mannitol for acute kidney injury prevention: a systematic review and meta-analysis. PLoS One. 2014; 9(1):e85029.
47. Luck RP, Verbin S. Rhabdomyolysis: A review of clinical presentation, etiology, diagnosis, and management. Vol. 24, Pediatric Emergency Care. 2008; 262-8.
48. Brown C V, Rhee P, Chan L, et al. Preventing renal failure in patients with rhabdomyolysis: do bicarbonate and mannitol make a difference? J Trauma. 2004; 56(6):1191-6.
49. Homsi E, Barreiro MF, Orlando JM, et al. Prophylaxis of acute renal failure in patients with rhabdomyolysis. Ren Fail. 1997; 19(2):283-8.
50. Bayati A, Nygren K, Kallskog O, et al. The effect of loop diuretics on the long-term outcome of post-ischaemic acute renal failure in the rat. Acta Physiol Scand. 1990; 139(2):271-9.
51. Heyman SN, Rosen S, Epstein FH, et al. Loop diuretics reduce hypoxic damage to proximal tubules of the isolated perfused rat kidney. Kidney Int. 1994; 45(4):981-5.
52. Cantarovich F, Galli C, Benedetti L, et al. High dose frusemide in established acute renal failure. Br Med J. 1973; 4(5890):449-50.
53. Kleinknecht D, Ganeval D, Gonzalez-Duque LA, et al. Furosemide in acute oliguric renal failure. A controlled trial. Nephron. 1976; 17(1):51-8.
54. Chawla LS, Davison DL, Brasha-Mitchell E, et al. Development and standardization of a furosemide stress test to predict the severity of acute kidney injury. Crit Care. 2013; 17(5):R207.
55. Koyner JL, Davison DL, Brasha-Mitchell E, et al. Furosemide Stress Test and Biomarkers for the Prediction of AKI Severity. J Am Soc Nephrol. 2015; 26(8):2023-31.
56. Mehta RL, Pascual MT, Soroko S, et al. Diuretics, mortality, and nonrecovery of renal function in acute renal failure. JAMA. 2002; 288(20):2547-53.
57. Uchino S, Doig GS, Bellomo R, et al. Diuretics and mortality in acute renal failure. Crit Care Med. 2004; 32(8):1669-77.
58. Bove T, Belletti A, Putzu A, et al. Intermittent furosemide administration in patients with or at risk for acute kidney injury: Meta-analysis of randomized trials. 2018 Apr 1; 13(4):e0196088.
59. Sandal S, Bansal P, Cantarovich M. The evidence and rationale for the perioperative use of loop diuretics during kidney transplantation: A comprehensive review. Transplantation Reviews. 2018; 92-101.
60. Panijayanond P, Cho SI, Ulrich F, et al. Enhancement of renal preservation by furosemide. Surgery.1973; 73(3):368-73.
61. Aravindan N, Shaw A. Effect of furosemide infusion on renal hemodynamics and angiogenesis gene expression in acute renal ischemia/reperfusion. Ren Fail. 2006; 28(1):25-35.
62. Lane NJ, Thorniley MS, Manek S, et al. Effect of mannitol and polyethylene glycol on the action of frusemide during renal storage and transplantation. Transplantation. 1996; 62(5):575-82.

63. Hanif F, Macrae AN, Littlejohn MG, et al. Outcome of renal transplantation with and without intra-operative diuretics. Int J Surg. 2011; 9(6):460–3.

64. Weimar W, Geerlings W, Bijnen AB, et al. A controlled study on the effect of mannitol on immediate renal function after cadaver donor kidney transplantation. Transplantation. 1983; 35(1):99–101.

65. Perez-Perez AJ, Pazos B, Sobrado J, et al. Acute renal failure following massive mannitol infusion. Am J Nephrol. 2002; 22(5–6):573–5.

66. Hersey P, Poullis M. Does the administration of mannitol prevent renal failure in open abdominal aortic aneurysm surgery? Interact Cardiovasc Thorac Surg. 2008; 7(5):906–9.

67. Brain Trauma F, American Association of Neurological S, Congress of Neurological S, Joint Section on N, Critical Care AC, Bratton SL, et al. Guidelines for the management of severe traumatic brain injury. II. Hyperosmolar therapy. J Neurotrauma. 2007; 24 Suppl 1:S14-20.

68. Muizelaar JP, Wei EP, Kontos HA, et al. Mannitol causes compensatory cerebral vasoconstriction and vasodilation in response to blood viscosity changes. J Neurosurg. 1983; 59(5):822–8.

69. Carney N, Totten AM, Ullman JS, et al. Guidelines for the Management of Severe Traumatic Brain Injury 4th Edition. 2016.

70. Brater DC. Diuretic therapy. N Engl J Med. 1998; 339(6):387–95.

71. Inoue M, Okajima K, Itoh K, et al. Mechanism of furosemide resistance in analbuminemic rats and hypoalbuminemic patients. Kidney Int. 1987; 32(2):198–203.

72. Keller E, Hoppe-Seyler G, Schollmeyer P. Disposition and diuretic effect of furosemide in the nephrotic syndrome. Clin Pharmacol Ther. 1982; 32(4):442–9.

# 56

# Antieméticos, Pró-cinéticos e Protetores da Mucosa Gastrointestinal

**Múcio Paranhos de Abreu**

## INTRODUÇÃO

Náuseas e vômitos pós-operatórios (NVPO) são os efeitos adversos mais comuns que podem aparecer após procedimentos anestésicos-cirúrgicos, especialmente nas laparoscopias ginecológicas.[1-5] Embora a etiologia de NVPO não esteja completamente definida, sabe-se que ela tem caráter multifatorial.[4] Os fatores que podem aumentar a ocorrência de NVPO incluem aqueles relacionados ao paciente, como sexo, história pregressa de NVPO, status de não fumante, entre outros, além daqueles relacionados à cirurgia e à técnica anestésica, como uso de opioides, o local e a duração da cirurgia, e a utilização de fármacos com potencial emetogênico. Pacientes jovens submetidas à laparoscopia ginecológica diagnóstica ou cirúrgica constituem um grupo de risco elevado para desenvolverem NVPO.[6,7]

Se o efeito antiemético de alguns fármacos já é conhecido há mais de cem anos, a exemplo dos anticolinérgicos, novos fármacos vêm sendo estudados, bem como as suas interações com receptores específicos e os respectivos processos intracelulares envolvidos no mecanismo da náusea e vômito pós-operatório, possibilitando novas abordagens no tratamento e controle desses desagradáveis eventos.

## ■ MECANISMO DA NÁUSEA E VÔMITO

O vômito é o meio pelo qual o conteúdo gástrico é expulso pela boca antes de ser absorvido pelo trato gastrintestinal. O ato de vomitar pode ser considerado como um reflexo protetor que ajuda a livrar o estômago e o intestino de substâncias tóxicas ou nocivas. Determinados estímulos visuais, olfativos ou psíquicos também podem desencadear o reflexo do vômito. Qualquer fator que cause irritação do trato superior, distensão gástrica ou excitação excessiva do duodeno poderá levar ao aparecimento da náusea e/ou vômito.

A náusea é definida como uma sensação subjetiva desagradável, quase sempre se manifestando como um pródromo do vômito. Este último é o mecanismo pelo qual o tubo gastrintestinal superior promove expulsão de seu conteúdo por meio da boca. O excesso de distensão ou de irritação do duodeno constitui o mais forte estímulo para o vômito.[8] Após esse episódio, geralmente ocorre alívio da sensação de náusea.

O reflexo do vômito pode ser dividido em três fases: pré-ejeção, ejeção e pós-ejeção. A fase de pré-ejeção compreende o período anterior ao ato de vomitar e é caracterizada pela sensação de náusea, acompanhada de alguns sinais autonômicos característicos, como palidez, sudorese fria, taquicardia, alterações pressóricas, dilatação pupilar e salivação. Os impulsos são transmitidos por fibras aferentes vagais e simpáticas, até o centro do vômito, localizado no bulbo, o qual está situado próximo ao feixe solitário.[8]

A seguir instala-se a fase de ejeção, por impulsos motores transmitidos do centro do vômito, por meio dos pares cranianos quinto, sétimo, nono, décimo e décimo segundo, até o tubo gastrintestinal superior, e pelos nervos espinhais até o diafragma e músculos abdominais.

Nos estágios iniciais da irritação gastrintestinal ou da distensão do tubo gastrintestinal, ocorre um movimento de antiperistaltismo que se inicia em regiões distais do intestino, especificamente na região ileal, em que a onda antiperistáltica promove o deslocamento do conteúdo intestinal até o duodeno ou o estômago.

O ato do vômito compreende os seguintes eventos: respiração profunda, elevação do osso hioide e da laringe para manter aberto o esfíncter esofágico superior, fechamento da glote e elevação do palato mole para fechar as fossas nasais posteriores. A seguir, ocorre contração dos músculos abdominais e do diafragma. O aumento da pressão gástrica promove expulsão do conteúdo gástrico após a abertura da glote e da boca. Após a fase de ejeção, segue-se a fase de pós-ejeção, em que o organismo experimenta um período quiescente, com ou sem náuseas.[9]

O mecanismo do reflexo do vômito compreende três componentes: os detectores eméticos, mecanismo central de integração e o componente eferente. Os detectores eméticos fazem parte da linha de defesa que o organismo utiliza para se proteger de substâncias nocivas que possam ser ingeridas acidentalmente. Já os aferentes intestinais, por meio do nervo vago, são capazes de detectar o estímulo emético e ativar o reflexo do vômito.

Dois tipos de aferentes vagais estão envolvidos com a resposta emética: (1) os mecanorreceptores, localizados na parede muscular dos intestinos e são ativados pela contração e/ou distensão intestinal; (2) quimiorreceptores, localizados na mucosa da parte proximal do intestino. Esses aferentes monitorizam as alterações que ocorrem no ambiente da luz intestinal, tais como agressões da mucosa provocadas por ácidos, soluções alcalinas, soluções hipertônicas, soluções irritantes e diferentes temperaturas.[9,10]

Na parte caudal do quarto ventrículo, localiza-se a área postrema. Nesta área encontra-se a Zona Quimiorreceptora de Gatilho (ZQG), na qual estão situadas células capazes de detectar estímulos aferentes e estimular o centro do vômito. A ZQG é facilmente ativada por substâncias circulantes no sangue ou no líquido cérebro-espinhal, uma vez que a área postrema não possui uma barreira hematoencefálica efetiva. Vários receptores estão situados nessa área, incluindo os receptores para morfina, apomorfina e digitálicos, além de receptores para a acetilcolina, noradrenalina, dopamina, serotonina 5-Hidroxitriptamina (5-HT3), histamina, GABA, endorfinas e os receptores da neurocinina (p. ex.: NK-1).

A ação antiemética dos antagonistas serotoninérgicos, especialmente o 5-HT3, dopaminérgicos, anticolinérgicos muscarínicos e anti-histamínicos H1 é explicada pela interação desses fármacos com os respectivos receptores, da mesma forma que a ação emética dos agonistas dopaminérgicos, como a apomorfina.

O aparelho vestibular está relacionado com a ativação do reflexo do vômito, por meio de estímulos gerados por bruscas mudanças na direção do movimento do corpo, chamados cinetoses. O mecanismo desse tipo de vômito resulta do movimento que estimula os receptores do labirinto, e os impulsos são transmitidos principalmente por meio dos núcleos vestibulares para o cerebelo, que estimularão a ZQG e, por fim, o centro do vômito.

O centro do vômito está localizado na formação reticular lateral da medula e recebe estímulos provenientes das diversas áreas localizadas em todo o trato gastrintestinal, centros cerebrais superiores e ZQG. Os estímulos aferentes são integrados no centro do vômito, originando eferências motoras e viscerais que comporão o reflexo do vômito. Os estímulos eferentes partem do centro do vômito para o esôfago, estômago e diafragma por meio dos pares cranianos quinto, sétimo, nono, décimo e décimo segundo, nervos frênicos e espinhais. Essas eferências são responsáveis por várias alterações autonômicas que acompanham o reflexo do vômito, e são controladas pelo núcleo do trato solitário. Essas alterações incluem salivação, deglutição, frequência cardíaca, pressão arterial, respiração, motilidade gastrintestinal, entre outras.[9]

Na ZQG estão presentes grandes quantidades de receptores para serotonina (5HT3), dopamina (D2) e opioides.

No Núcleo do Trato Solitário (NTS), localizado próximo ao IV ventrículo, encontram-se os receptores para encefalina, histamina, ACh e alguns receptores 5HT3. Vários neurotransmissores e respectivos receptores estão envolvidos no mecanismo das NVPO, e a compreensão desses mecanismos possibilitou uma abordagem racional ao tratamento farmacológico desses desagradáveis eventos.

# ■ CLASSIFICAÇÃO DOS ANTIEMÉTICOS

Os antieméticos podem ser classificados de acordo com os receptores farmacológicos nos quais predominantemente atuam (Tabela 56.1).

**Tabela 56.1 Classificação dos antieméticos de acordo com a ação sobre os receptores farmacológicos.**

| 1. Antagonistas dopaminérgicos (D$_2$) |
|---|
| Fenotiazinas |
| Clorpromazina |
| Perfenazina |
| Proclorperazina |
| Butirofenonas |
| Droperidol |
| Haloperidol |
| Benzamidas |
| Metoclopramida |
| Trimetobenzamida |
| Derivados do benzimidazol |
| Domperidona |
| **2. Anti-histamínicos (H$_1$)** |
| Difenidramina e Dimenidrinato |
| Prometazina |
| Meclizina |
| **3. Anticolinérgicos** |
| Escopolamina |
| Benztropina |
| Glicopirrolato |
| **4. Antisserotoninérgicos (5-HT$_3$)** |
| Ondansetron |
| Granisetron |
| Tropisetron |
| Dolasetron |
| Ramosetron |
| Palonosetron |
| **5. Antagonistas dopaminérgicos (D$_2$)** |
| Canabinoides |
| Dronabinol |
| Nabilone |
| **6. Antagonistas dos receptores da neurocinina 1 (NK-1)** |
| Aprepitant |
| Fosaprepitant |
| Rolapitant |
| **7. Agonistas dos receptores GABA** |
| Propofol |
| Benzodiazepínicos |
| **8. Antagonistas dos receptores Opioides** |
| Alvimopan |
| **9. Corticosteroides** |
| Dexametasona |
| **10. Outros fármacos** |
| Efedrina |

# ANTAGONISTAS DOPAMINÉRGICOS

Os agonistas dopaminérgicos são substâncias com atividades farmacológicas que frequentemente causam náuseas (p. ex.: levodopa e bromocriptina); por outro lado, os antagonistas dopaminérgicos têm propriedades antieméticas.

Os antagonistas dopaminérgicos que atuam bloqueando os receptores D2 incluem certos neurolépticos, como as fenotiazinas e butirofenonas. A metoclopramida, que é uma benzamida, é outro antagonista dopaminérgico com atividade antiemética.

## Fenotiazinas

As fenotiazinas são medicamentos neurolépticos usados como fármacos antipsicóticos que, em doses baixas, não sedativas, a exemplo da clorpromazina, podem prevenir vômitos de determinadas etiologias, incluindo vários distúrbios em que os vômitos são sintomas significativos, tais como uremia, gastrenterite, neoplasias, vômitos provocados por outros fármacos (opioides, quimioterápicos, tetraciclinas e dissulfiram).[11]

A clorpromazina, além de possuir atividade antiemética, apresenta efeitos sedativos, extrapiramidais e hipotensores que limitam seu uso como fármaco antiemético em anestesia. Dos derivados fenotiazínicos, a proclorperazina e a perfenazina representam os fármacos desse grupo utilizados para controle de NVPO.

A proclorperazina vem sendo utilizada para prevenção de NVPO desde 1950. Embora não haja muitos estudos confirmando sua eficácia,[12] esse fármaco tem demonstrado razoável atividade no combate aos vômitos induzidos por opioides. É utilizada na dose de 10 mg, por via muscular, porém seu início de ação só aparece de meia hora a uma hora depois, e dura aproximadamente quatro horas.[9] A dose máxima diária é de até 40 mg.[10]

Já a perfenazina é administrada na dose de 5 mg, por via muscular, a cada seis horas, com bons resultados na prevenção e tratamento de náuseas e vômitos após o uso de opioides.[9] E a dixyrazine é uma fenotiazina com menor ação sedativa e que vem sendo recomendada como antiemético para crianças submetidas à cirurgia para correção de estrabismo.[9,13]

Os efeitos colaterais determinados pelas fenotiazinas são fatores limitantes para seu uso como antieméticos. Esses efeitos incluem icterícia colestática, distúrbios hematológicos, hiperprolactinemia e principalmente distúrbios neurológicos, como distonia aguda, acatisia, parkinsonismo e síndrome neuroléptica maligna. Outro efeito importante está relacionado com o sistema cardiovascular, com episódios de hipotensão postural, que podem resultar em síncope.[9,12]

## Butirofenonas

O droperidol e o haloperidol são butirofenonas com atividades neurolépticas e propriedades antieméticas. O droperidol é o representante desta classe que apresenta elevado potencial antiemético e é largamente usado em anestesia para prevenção ou tratamento de episódios de NVPO. Suas propriedades antieméticas se devem à sua ação antagonista junto aos receptores dopaminérgicos D2. Possui também fraca atividade antagonista alfa-adrenérgica e

causa hipotensão arterial menos acentuada que as fenotiazinas. Além disso, assim como as fenotiazinas, o droperidol pode causar sedação, disforia e efeitos extrapiramidais.[14]

Baixas doses de droperidol (0,625 a 1,25 mg) têm demonstrado um bom efeito antiemético, com sedação mínima, em cirurgias com moderada incidência de NVPO,[15] mas seu efeito é limitado nos procedimentos mais emetogênicos, como nas cirurgias para correção de estrabismo e quimioterapia para tratamento do câncer.[9]

O droperidol não é somente um antiemético efetivo para o tratamento de NVPO, mas também para o tratamento de Náusea e Vômito Induzidos por Opioides (NVIO). Apresenta eficácia similar contra náusea e vômitos, Risco Relativo (RR) igual a 0,65.[16,17] Devido à sua curta meia-vida, de três horas, quando for utilizado para prevenção de NVPO, deverá ser administrado no final da cirurgia.[18] A administração por via muscular, ou associada à via venosa durante a indução anestésica, mostrou-se efetiva.[12] Os efeitos colaterais das butirofenonas são semelhantes aos dos fenotiazínicos, porém apresentam efeitos sedativos e hipotensores mais discretos.

Alguns estudos concluíram que há um retardo estatisticamente significante na emergência de anestesia em que se utilizou droperidol como antiemético, outros estudos não encontraram essa mesma relação.[15] Reações de liberação extrapiramidal são efeitos relativamente raros associados ao uso de baixas doses de droperidol e geralmente respondem bem ao tratamento com difenidramina.[12]

Em dezembro de 2001, o *Food and Drug Administration* (FDA) lançou um alerta recomendando que o droperidol não fosse usado como fármaco de primeira escolha para controle de NVPO, baseado num pequeno número de casos descritos de prolongamento do intervalo QT e Torsades de Pointes associados ao uso do droperidol como antiemético. Recomenda ainda que, no caso de tratamento com droperidol, deverá ser realizada monitorização eletrocardiográfica antes do tratamento e continuada pelas próximas duas a três horas, para monitorizar possíveis arritmias cardíacas.[19] Desde então, o droperidol passou a ser contraindicado nos pacientes com diagnóstico conhecido ou suspeito de prolongamento do espaço QT. Por outro lado, nenhum caso de efeitos adversos cardíacos ou mortes causadas pelo uso do droperidol foi encontrado em revisão de artigos publicados desde a sua introdução como fármaco utilizado no controle de NVPO.[19]

O haloperidol, outra butirofenona empregada em determinados distúrbios psiquiátricos, vem sendo utilizado em baixas doses, como alternativa para o droperidol no controle de NVPO. Apresenta longa meia-vida plasmática, de 10 a 20 horas, e os mesmos efeitos adversos das butirofenonas, como efeitos extrapiramidais, incluindo distonia aguda, pseudoparkinsonismo e acatisia. Relatos de prolongamento do espaço QT, Torsades de Pointes e morte associados ao uso do haloperidol, similares aos efeitos do droperidol, fizeram com que o FDA publicasse um alerta em 2007 quanto ao uso do haloperidol. Somente a administração intramuscular desse fármaco é aprovada sem o alerta pelo FDA.

## Benzamidas

A metoclopramida, um derivado da procainamida, é o principal representante deste grupo farmacológico. Foi desenvolvida na França, na década de 1960, como agente antiemético para uso durante a gravidez. Ela atua sobre o Sistema Nervoso Central (SNC) bloqueando os receptores dopaminérgicos (D2), principalmente na ZQG, produzindo antagonismo da êmese induzida pela apomorfina e pela ergotamina. Seus efeitos centrais ainda incluem hiperprolactinemia, que pode levar à galactorreia, à hipersensibilidade mamária e a irregularidades menstruais. Além disso, pode causar sintomas extrapiramidais significativos quando utilizadas altas doses venosas, os quais respondem bem ao tratamento com difenidramina ou benztropina.

Sonolência, tontura e ansiedade são outros efeitos adversos de origem central.[11] Foi relatado risco de síndrome neuroléptica maligna, geralmente associada às fenotiazinas e butirofenonas, em pacientes usando metoclopramida.[12] A metoclopramida atua também nos receptores periféricos D2, muscarínicos 5-HT4, exercendo atividade procinética. Os opioides podem causar retardo no esvaziamento gástrico, mas a metoclopramida aumenta a motilidade gástrica e o peristaltismo, o que reduz o risco de refluxo do conteúdo gástrico e a urgência do vômito.[18]

No trato gastrintestinal, a metoclopramida promove aumento do tônus do esfíncter esofágico inferior enquanto relaxa o piloro e o duodeno, e aumenta as contrações antrais. Esses mecanismos combinados resultam na aceleração do esvaziamento gástrico e redução do refluxo do conteúdo duodenal para o estômago, e deste para o esôfago. Além disso, produz aumento da peristalse jejunal, diminuindo assim o tempo do trânsito intestinal. Esses efeitos procinéticos podem ser bloqueados pela atropina.

A metoclopramida administrada por via oral é rapidamente absorvida, porém o efeito da primeira passagem no metabolismo hepático reduz a biodisponibilidade em 75%. É rapidamente distribuída pelos tecidos e atravessa a barreira hematoencefálica facilmente, atingindo seu local de ação. A meia-vida desse fármaco é de quatro a seis horas, e sua eliminação se dá pela urina e pela bile, porém 30% da metoclopramida é eliminada inalterada na urina.[12]

A metoclopramida é comumente usada como agente antiemético para prevenir NVPO, acelerar o esvaziamento gástrico, tratar as náuseas e vômitos da gravidez, e ainda como procinético em determinados casos de hipomotilidade gástrica. Esse fármaco é também amplamente usado no controle da êmese provocada pela quimioterapia em pacientes oncológicos, geralmente associada à dexametasona, por via venosa, mas os resultados são questionáveis.

Vários estudos têm sido realizados para investigar a eficácia da metoclopramida na prevenção de NVPO e muitos deles revelaram que esse fármaco não foi mais efetivo que o placebo. Estudos de metanálise demonstraram que 10 mg de metoclopramida não apresentam efeito antiemético relevante.[20] Esses resultados talvez sejam explicados pelo fato de, ao ser administrada por via venosa durante a indução da anestesia, a rápida redistribuição da metoclopramida resultar em baixas concentrações plasmáticas no período pós-operatório.[12]

Por outro lado, um estudo envolvendo dose-resposta em mais de 3 mil pacientes demonstraram que doses de 25 a 50 mg de metoclopramida foram efetivas para reduzir NVPO para taxas de 37% (RR = 0,63, uma eficácia similar a outros antieméticos comumente usados), enquanto a incidência de sintomas extrapiramidais foi menor que 1%.[21]

A dose recomendada para metoclopramida, na prevenção de NVPO para adultos e crianças, é de 0,1 a 0,2 mg.kg$^{-1}$. Em adultos, a dose venosa única de 10 a 20 mg, administrada tanto pela via muscular como venosa, é largamente aplicada, embora menos eficácia no controle de NVPO que doses maiores como 25 a 50 mg. Sua administração no final da cirurgia poderá garantir o efeito antiemético nas primeiras quatro horas do pós-operatório. Como pró-cinético, nos pacientes portadores de refluxo gastroesofágico ou gastroparesia diabética, recomenda-se a dose de 10 a 15 mg administrada 30 minutos antes das refeições e ao deitar-se. Para combater náuseas e vômitos desencadeados por tratamento com quimioterápicos em pacientes oncológicos, a dose recomendada de metoclopramida é de 1 a 3 mg.kg$^{-1}$ por via venosa, administrada meia hora antes da quimioterapia, e doses subsequentes após uma hora e meia a três horas e meia.[9] Em esquemas com agentes altamente emetogênicos, como a cisplatina ou a ciclofosfamida, recomenda-se a utilização por via venosa, associada à dexametasona, a um benzodiazepínico ou ao droperidol, juntamente com a difenidramina.[12]

As elevadas doses de metoclopramida utilizadas no tratamento dos vômitos relacionados à quimioterapia estão associadas com a maior incidência de reações extrapiramidais, que podem ser controladas com a difenidramina ou benztropina. Além dos efeitos adversos centrais já citados, o uso da metoclopramida poderá estar associado aos efeitos cardiovasculares, como hipotensão arterial, taquicardia supraventricular e bradicardia. Portanto, recomenda-se que a injeção venosa seja feita lentamente, de um a dois minutos.[12]

A trimetobenzamida é um antiemético relativamente fraco, menos eficaz que as fenotiazinas ou metoclopramida. Pode ser administrada por via muscular para combater náuseas e vômitos induzidos pela quimioterapia oncológica de potencial emetogênico leve a moderado. Poderão ocorrer sintomas distônicos após sua administração parenteral.

## ■ ANTI-HISTAMÍNICOS

Vários dos anti-histamínicos com atividade bloqueadora dos receptores H1 possuem atividade antiemética. São representados pelos grupos: etanolaminas (difenidramina e dimenidrinato), piperazinas (ciclinas, meclizina) e fenotiazinas (prometazina).

A maioria dos antagonistas H1 tem ações farmacológicas semelhantes, uma vez que seus efeitos estão relacionados ao bloqueio das respostas às histaminas que interagem com os receptores H1. As fibras colinérgicas e histaminérgicas parecem estar envolvidas nas transmissões do aparelho vestibular ao centro do vômito, o que justifica a eficácia dos antagonistas muscarínicos e H1 no tratamento das cinetoses. A capacidade de alguns desses fármacos produzirem efeito antiemético talvez esteja relacionada à sua atividade bloqueadora muscarínica. Dimenidrinato, difenidramina, prometazina e ciclizina são os anti-histamínicos mais usados na prevenção e tratamento das cinetoses.

Estudos demonstraram que 50 mg, por via venosa, de dimenidrinato foram tão efetivos quanto 4 mg de ondansetron na prevenção de NVPO em pacientes submetidas à colecistectomia por via laparoscópica.[22] A administração de dimenidrinato, na dose de 100 mg por via oral, foi superior a escopolamina transdérmica para o controle de cinetose, enquanto 50 mg pela mesma via foram efetivamente similares à escopolamina transdérmica para o controle de NVPO secundários à cinetose.[23]

Uma revisão sistemática envolvendo 18 ensaios clínicos e 3.045 pacientes demonstrou que a difenidramina está associada com a diminuição de NVPO, embora seu impacto sobre as náuseas pós-operatórias não seja significativo.[24] A difenidramina mostrou-se segura e efetiva quando administrada juntamente com a morfina em pacientes que utilizam bomba de analgesia pós-operatória, Analgesia Controlada pelo Paciente (ACP), ao reduzir a incidência de NVPO, sem, no entanto, aumentar os efeitos sedativos.[25]

Embora a escopolamina seja o fármaco mais eficaz na profilaxia e no tratamento da cinetose, os anti-histamínicos podem ser utilizados nas afecções mais leves, com a vantagem de produzirem menos efeitos colaterais. Dessa forma, o dimenidrinato e a meclizina também podem ser úteis no tratamento de sintomas relacionados aos distúrbios vestibulares, como na Doença de Menière e outros tipos de vertigem verdadeira.

A prometazina, um derivado fenotiazínico, foi introduzida na prática anestésica em 1930. Possui propriedades hipnóticas e sua ação sedativa limita consideravelmente seu uso como medicação pré-anestésica, embora seu potencial antiemético tenha sido demonstrado.[12] Ela parece ser o fármaco, dentre os anti-histamínicos, com maior atividade antimuscarínica. Essa característica lhe confere a qualidade de ser um antagonista H1 eficaz também no tratamento de náuseas e vômitos relacionados à cinetose.[11]

Esse medicamento também é efetivo como resgate para o tratamento de NVPO já estabelecidos. Normalmente empregada em combinação com a administração de antagonistas dos receptores 5-HT3 e escopolamina transdérmica, pode reduzir a gravidade e a frequência de NVPO.[26,27]

Para a prevenção de NVPO, 12,5 a 25 mg podem ser administrados no final da cirurgia e a cada quatro horas, conforme a necessidade.[18] Os receptores H1 estão envolvidos com o desenvolvimento da dor inflamatória e hiperalgesia, portanto a administração de anti-histamínicos, como a prometazina, pode reduzir o nível de dor, o consumo de opioides, além de reduzir a incidência de NVPO.[18]

O FDA publicou um alerta em 2004 proibindo a utilização desse fármaco em crianças menores de 2 anos de idade, devido ao potencial risco de depressão respiratória. Em 2009, o mesmo órgão alertou quanto ao uso do cloridrato de prometazina (apresentação injetável) pelo risco de lesões teciduais graves, incluindo gangrena, que poderiam raramente estar associadas à administração intravenosa de prometazina. Na prática anestésica, a administração de prometazina deverá ser realizada através de uma via venosa segura.[18]

Os efeitos colaterais dos antagonistas H1 incluem sedação, tontura, zumbido, incoordenação, fadiga, euforia, nervosismo, vista turva, diplopia, insônia e tremores. Pode causar depressão respiratória grave em crianças menores de 2 anos de idade. Outros efeitos colaterais, causados provavelmente pela ação antimuscarínica de alguns fármacos, incluem xerostomia, retenção urinária ou polaciúria e disúria. Raramente podem causar complicações hematológicas.

## ANTICOLINÉRGICOS

Os fármacos anticolinérgicos são conhecidos como antimuscarínicos, uma vez que inibem as ações muscarínicas da acetilcolina. Os principais representantes anticolinérgicos são: atropina, escopolamina (hioscina) e glicopirrolato.[28]

A escopolamina é o anticolinérgico mais efetivo em atravessar a barreira hematoencefálica e produzir seu efeito no SNC, quando comparada com a atropina e o glicopirrolato. Seus efeitos centrais são sedação profunda, atividade antissialagoga e vários graus de amnésia anterógrada. Em alguns pacientes, pode provocar agitação, alucinação e até delírio. Outros efeitos dos fármacos anticolinérgicos incluem redução da sudorese, das secreções brônquicas e da motilidade gastrintestinal. Midríase e taquicardia podem ocorrer quando altas doses forem utilizadas. Tanto a escopolamina quanto a atropina diminuem a resistência das vias aéreas.

Ela é particularmente eficaz na profilaxia da cinetose. Sua ação antiemética talvez possa ser explicada pela ação bloqueadora que exerce junto aos receptores colinérgicos presentes próximos ao centro do vômito e no aparelho vestibular. Recomenda-se que os agentes anticolinérgicos empregados para combater a cinetose sejam administrados profilaticamente, uma vez que seus efeitos são menos intensos quando o quadro de náuseas e vômitos já estiver instalado.

Também pode ser administrada por via oral, muscular ou transdérmica. A via transdérmica tem sido a mais empregada, com bons resultados na profilaxia das cinetoses e em cirurgias ginecológicas. A preparação para administração transdérmica de escopolamina é composta de um adesivo contendo 1,5 mg do fármaco, com liberação programada de 5 $\mu$g.h$^{-1}$ durante três dias,[9] e é aplicado na região mastoidea retroauricular.

Devido à liberação programada, a apresentação transdérmica diminui a incidência de efeitos colaterais quando comparados com as administrações parenterais ou orais.[29] O pico plasmático efetivo para o controle de NVPO ocorre entre 8 e 12 horas após a aplicação transdérmica, portanto recomenda-se que a aplicação seja feita de quatro a seis horas antes do momento em que se deseja o efeito antiemético.

O ressecamento da boca é um efeito colateral comum dessa apresentação e ocorre em dois terços dos pacientes. A sonolência é frequente e alguns pacientes podem apresentar turvação visual. Raramente podem ocorrer episódios psicóticos graves em adultos.[30] Foram observadas reações de extrema agitação em crianças ao utilizar escopolamina transdérmica para prevenção de NVPO em cirurgias para correção de estrabismo,[14] portanto a escopolamina não é recomendada para administração em crianças e deve ser usada com cautela em pacientes idosos, devido aos seus efeitos sedativos e riscos de delírio.[18] Embora ocorra diminuição da incidência de NVPO em cirurgias ginecológicas, os efeitos colaterais da escopolamina limitam seu uso nas anestesias ambulatoriais.

A atropina, outro anticolinérgico com propriedade antiemética, eventualmente é utilizada na medicação pré-anestésica. Seus efeitos colaterais, notadamente os cardiovasculares, também limitam seu uso como antiemético, especialmente em anestesias ambulatoriais. Ela pode ser administrada por via muscular ou venosa, sendo esta última a mais utilizada. Os efeitos colaterais incluem xerostomia, midríase, taquicardia (ou bradicardia quando utilizada em subdoses), aumento transitório da temperatura, agitação e delírio.

## ■ ANTISSEROTONINÉRGICOS

A 5-Hidroxitriptamina (5-HT) é uma substância biogênica encontrada no soro (serotonina), nos intestinos (enteraminas) e no SNC. Mais especificamente, a 5-HT ocorre em altas concentrações nas plaquetas, nas células enterocromafins localizadas em todo o trato gastrintestinal e em nove núcleos subjacentes ou adjacentes às regiões mediana da ponte e da parte superior do tronco cerebral.[30]

Os receptores 5-HT são divididos em três tipos principais, denominados 5-HT1, 5-HT2 e 5-HT3. As ações farmacológicas dos receptores 5-HT1 estão relacionadas à estimulação e inibição de nervos e músculos lisos nos sistemas cardiovascular, respiratório e gastrintestinal. No sistema cardiovascular, a estimulação dos receptores 5-HT1 pode causar vasodilatação por agir na musculatura lisa de alguns vasos. A presença de receptores 5-HT3 no coração, nas terminações nervosas vagais, quando estimulados, pode levar à inibição do simpático eferente e ao aumento da atividade parassimpática, causando bradicardia e hipotensão arterial.[31] Estão ainda relacionados com os mecanismos da dor, náusea, vômitos, ansiedade e depressão.[9]

Os receptores 5-HT3 estão presentes também em alta densidade na área postrema e no trato do núcleo solitário,[32] assim como nas terminações aferentes vagais. Esses receptores têm especial importância no mecanismo das náuseas e vômitos. Assim, os antagonistas seletivos dos receptores 5-HT3 têm potente atividade antiemética e estão sendo usados para o controle e profilaxia das náuseas e vômitos, especialmente aqueles induzidos pela quimioterapia ou radioterapia em pacientes oncológicos, ou nos casos de náuseas e vômitos pós-operatórios.[33]

Vários procedimentos cirúrgicos podem provocar lesões da mucosa gastrintestinal e mobilizar os receptores 5-HT das células enterocromafins da mucosa. Provavelmente os receptores 5-HT excitam os receptores 5-HT3 dos aferentes vagais presentes na mucosa do trato gastrintestinal, e consequentemente ativam a cadeia neuronal do reflexo do vômito.[33]

O ondansetron é o principal representante dos antagonistas dos receptores 5-HT3, atualmente usado no tratamento e prevenção de NVPO. Além do ondansetron, destacam-se o granisetron e o tropisetron, estes mais utilizados para controle de êmese induzida por terapia com citostáticos e quimioterapia oncológica, respectivamente. Bantanoprida, zacoprida e dolasetron são outros representantes dos antagonistas 5-HT3.[32-38]

## Ondansetron

O ondansetron, bem como os demais antagonistas 5-HT3, são altamente seletivos e atuam inibindo os receptores localizados no SNC, especialmente aqueles próximos ao centro do vômito, assim como nas terminações periféricas dos aferentes vagais, localizados no tubo gastrintestinal.[32]

Para profilaxia ou tratamento de náuseas e vômitos em pacientes fazendo uso de quimioterapia ou radioterapia, a dose recomendada é de 8 mg de ondansetron, administrada por via oral, ou venosa, antes do tratamento, seguida de 8 mg por via oral, a cada oito horas. Em situações altamente emetogênicas, recomenda-se a associação desse fármaco com 20 mg de dexametasona.[9,30]

Alguns estudos demonstraram que a administração de 8 mg de ondansetron por via venosa, antes da indução da anestesia e oito horas depois dela, foi mais efetiva que o placebo na prevenção de náuseas e vômitos em pacientes cirúrgicos, sem efeitos colaterais significantes.[34] Outros estudos envolvendo mais de 5 mil pacientes concluíram que 4 mg de ondansetron por via venosa foram tão efetivos quanto 4 mg de dexametasona e 1,25 mg de droperidol para o controle de NVPO.[39] Por ter uma meia-vida relativamente curta, de três a quatro horas, sua administração no início da cirurgia pode ser menos eficaz no período pós-operatório se comparada com a administração no final da cirurgia.[40] Para o tratamento de náuseas e vômitos induzidos por opioides, os autores concluíram que 16 mg de ondansetron, administrados por via oral, uma hora antes da anestesia, foi a dose mais efetiva.[41,42]

Ao contrário da impressão clínica comum de que o ondansetron é menos efetivo contra náusea do que contra vômito, o risco relativo do ondansetron é o mesmo para náusea e para vômito.[39] A recomendação atual para profilaxia de NVPO para pacientes adultos é a administração lenta de 4 mg de ondansetron,[43] por via venosa, em dose única, no final da anestesia.[44] Para o tratamento de NVPO já estabelecidos, recomenda-se uma dose única de 4 mg, por via venosa, administrada lentamente.[32]

Uma alternativa seria a administração de 8 mg de ondansetron, por via oral, uma hora antes da anestesia e mais duas doses subsequentes de 8 mg administradas em intervalos de oito horas. A dose recomendada para o tratamento de crianças é de 50 $\mu g.kg^{-1}$ de ondansetron, administrados em dose única durante a indução da anestesia, ou alternativamente 0,15 $mg.kg^{-1}$ por via oral.[9]

Os antagonistas dos receptores 5-HT3 geralmente são superiores aos agentes antieméticos tradicionais para prevenção de N+VPO e não apresentam os efeitos adversos destes. Mas, quando aparecem, os efeitos colaterais com o uso do ondansetron, assim como dos demais antagonistas 5-HT3, são de leves a moderados, e incluem cefaleia, tonturas, sedação moderada, constipação e sensação de calor após administração venosa. Pode ocorrer também a elevação transitória da alanina aminotransferase e aspartato aminotransferase.

Em pacientes hepatopatas, recomenda-se não ultrapassar 8 mg de ondansetron.[9] Estudos recentes têm demonstrado que o ondansetron foi menos efetivo nos pacientes com aumento da atividade dos receptores P4502D6 (metabolizadores rápidos). Além disso, a maioria dos antagonistas 5-HT3 também está associada com prolongamento do segmento QT, e recentemente foi descrita a associação do dolasetron com arritmia grave.[45]

A Figura 56.1 mostra a estrutura química do ondansetron.

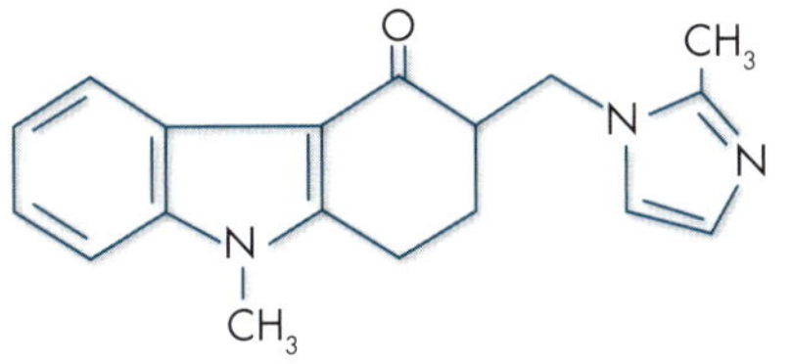

▲ **Figura 56.1** Estrutura química do ondansetron.

## Granisetron e Dolasetron

Granisetron e dolasetron são outros antagonistas seletivos dos receptores 5-HT3, de primeira geração. O granisetron foi considerado eficaz no controle de NVPO quando utilizado na dose de 40 µg.kg$^{-1}$, administrado por via venosa, imediatamente antes da indução da anestesia, para cirurgia de ouvido médio.[46] Essa mesma dose foi utilizada para prevenir NVPO em gestantes submetidas à cesariana sob anestesia espinhal. O fármaco foi administrado imediatamente após o pinçamento do cordão umbilical e mostrou-se eficaz na prevenção de NVPO.[47]

O dolasetron administrado em dose única, por via oral, foi comparado com placebo em estudo multicêntrico, prospectivo, duplamente encoberto, aleatório em 789 pacientes do sexo feminino, submetidas à cirurgia ginecológica, incluindo histerectomia abdominal, sob anestesia geral. Os autores concluíram que uma dose única dose de dolasetron, administrada de uma a duas horas antes da indução da anestesia, foi efetiva na prevenção de NVPO. A dose mais eficaz foi de 50 mg, administrada por via oral.[48] Uma outra alternativa é a administração de dose venosa única de 12,5 mg. Os efeitos colaterais mais comuns incluem cefaleia, tontura e hipotensão arterial, além da possibilidade de causarem alterações no eletrocardiograma, como prolongamento do intervalo PR e prolongamento do complexo QRS.[9]

## Tropisetron

Um novo antagonista dos receptores 5-HT3, o tropisetron, tem sido estudado para prevenção e tratamento de NVPO. Estudos concluíram que a dose de 5 mg, por via venosa, foi mais efetiva que a dose de 2 mg, também por via venosa, no controle de NVPO.[49] Tropisetron parece ser o fármaco de melhor escolha que o ondansetron, devido à sua longa meia-vida de 7 a 30 horas, comparada com a meia-vida de três a quatro horas do ondansetron. Ambos apresentam eficácia e efeitos adversos similares.[50]

## Ramosetron

Ramosetron é outro antagonista dos receptores 5-HT3, mais potente e com maior tempo de ação que o granisetron quando utilizado no tratamento de vômitos induzidos por quimioterapia. Estudos mostraram que a dose mínima efetiva de ramosetron para prevenir NVPO após cirurgia ginecológica foi de 0,3 mg, por via venosa.[51]

## Palonosetron

O palonosetron é o mais novo e o mais efetivo antagonista do receptor 5-HT3 para prevenção de vômitos agudos ou tardios associados à quimioterapia e para reduzir náuseas graves.[52] Apresenta 2.500 vezes maior afinidade que a serotonina e 100 vezes maior afinidade que outros antagonistas dos receptores 5-HT3,[53] garantindo uma longa meia-vida de 40 horas. Recentes pesquisas sugerem que a alta eficácia do palonosetron pode ser atribuída à forma como esse fármaco se liga ao receptor.[52]

Diferentes pesquisadores relataram evidências de internalização do receptor e *crosstalk* entre a neuroquinina-1 (NK1) e as vias de sinalização do receptor 5-HT3. Isso levanta a possibilidade de que a eficácia de palonosetron no tratamento da êmese tardia possa ser devida à inibição diferencial do *crosstalk* do receptor 5-HT3/NK1.[90]

Estudos demonstraram que doses de 0,25 mg e 0,075 mg de palonosetron foram efetivas para a prevenção de náusea e vômitos induzidos pela quimioterapia e NVPO, respectivamente, e que, devido à sua meia-vida de 40 horas, o palonosetron apresenta efeito terapêutico por um período de 72 horas.[54] Devido às suas características relacionadas à longa meia-vida, o palonosetron parece ser um fármaco com potencial para a prevenção de NVPO tardios, após a alta hospitalar, mas ainda são necessários estudos para estabelecer essa relação.[18] Além disso, diferente dos outros antagonistas 5-HT3, o palonosetron não está associado ao prolongamento do intervalo QT.[18]

A Figura 56.2 mostra a estrutura química do palonosetron.

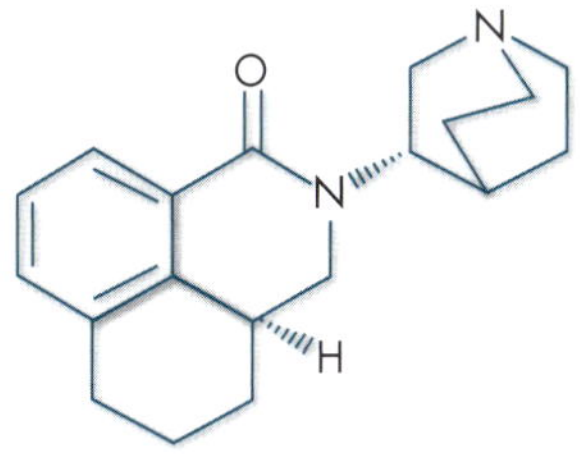

▲ **Figura 56.2** Estrutura química do palonosetron.

## ■ ANTAGONISTAS DOS RECEPTORES DA NEUROCININA -1 (NK-1)

Os antagonistas dos receptores da Substância P (SP) e NK-1 são os mais novos agentes disponíveis para a terapia antiemética. Os receptores NK-1 são encontrados no trato gastrintestinal e em maior concentração nas regiões responsáveis pela regulação do reflexo do vômito, incluindo o núcleo do tronco cerebral, núcleo do trato solitário e área postrema. A SP é o ligante dominante dos receptores NK-1. A ativação da SP nos receptores NK-1 da área postrema induz o vômito, enquanto os antagonistas dos receptores NK-1 reduzem a êmese associada a uma gama de estímulos, incluindo o uso da cisplatina, ciclofosfamida, irradiação, opioides e movimentos.[26]

A grande vantagem desse grupo de antieméticos é que eles agem principalmente pela via central do circuito emético, apresentando alta afinidade pelos receptores da SP, exibindo, portanto, uma longa duração de ação. São fármacos antagonistas seletivos dos receptores NK-1, agindo por meio de diferentes caminhos eméticos quando comparados com os outros antagonistas dos receptores 5-HT3. O primeiro representante desse grupo, aprovado pelo FDA, é o Aprepitant, disponível apenas na formulação oral.

Em janeiro de 2008, o FDA aprovou a forma venosa do Aprepitant, com o nome de Fosaprepitant. O Aprepitant está disponível na formulação oral nas doses de 40, 80 e 125 mg. A formulação intravenosa está disponível na dose de 150 mg. Estudos sugerem que a dose ideal do Aprepitant para prevenir NVPO é de 40 mg, embora mais pesquisas sejam necessárias para se determinar a dose ótima dessa classe de antiemético.[55] O FDA aprovou a dose de 40 mg de Aprepitant para a profilaxia de NVPO, e ainda não foram descritas alterações no segmento QT relacionadas aos antagonistas dos receptores NK-1.

Aprepitant apresenta excelente eficácia tanto no controle de NVPO agudos como nos tardios, bem como nas Náuseas e Vômitos Induzidos por Quimioterapia (NVIQ).[56,57] O aprepitant pode ter a sua eficácia melhorada para o controle de vômitos precoces quando combinado com outros antieméticos, como os antagonistas dos receptores 5-HT3 e/ou dexametasona.[56,57] Assim, sua eficácia para o controle de náuseas é comparável aos demais antieméticos.[45]

## Canabinoides

Entre outros efeitos, o tetrahidrocanabinol tem propriedades antieméticas equivalentes às da metoclopramida na redução de náuseas e vômitos ocasionados pela quimioterapia no tratamento do câncer.[58]

O tetrahidrocanabinol é um derivado da maconha que atualmente vem sendo empregado na terapia antiemética para pacientes que apresentam náuseas e vômitos induzidos pela quimioterapia e que não responderam ao tratamento com outros antieméticos convencionais. Embora não se conheça seu mecanismo de ação, sabe-se que os canabinoides não são igualmente efetivos para o controle dos diversos estímulos eméticos.[9]

O dronabinol e a nabilona são representantes dos canabinoides empregados na terapia antiemética. Alguns autores concluíram que o dronabinol, administrado por via sublingual, na dose de 5 a 7,5 mg.m$^2$ (superfície corporal), parece produzir bons resultados no tratamento de NVPO refratários ao tratamento com outros fármacos antieméticos.[25]

O fator limitante para difundir o uso dos canabinoides como antiemético se apoia nos efeitos colaterais, os quais incluem vertigem, ataxia, hipotensão postural, sonolência, tontura, distúrbios visuais, boca seca e reações disfóricas, como ansiedade, sensação de pânico e medo.[59]

## ▪ AGONISTAS DOS RECEPTORES GABA

## Propofol

O uso do propofol, tanto na indução como na manutenção da anestesia, está relacionado a menor incidência de NVPO.[14] Também apresenta vários mecanismos de ação, incluindo a potenciação do receptor ácido Gama-aminobutírico (GABA). A administração do propofol na técnica de Anestesia Venosa Total (AVT) pode reduzir a incidência de NVPO em até 20%.[60]

Ele tem sido utilizado em doses sub-hipnóticas para o tratamento de NVPO. Os pacientes que apresentaram sensação de náusea e vômitos no pós-operatório, na sala de recuperação pós-anestésica, receberam uma dose de 10 mg de propofol ou placebo. Dos pacientes que receberam 10 mg de propofol, 81% tiveram alívio dos sintomas, comparados com 35% do grupo placebo.[14]

## Benzodiazepínicos

Os benzodiazepínicos são frequentemente utilizados como ansiolíticos na medicação pré-anestésica. Esses fármacos interagem com os receptores GABA como agentes moduladores positivos, produzindo variados níveis de depressão do SNC, incluindo sedação, hipnose, atividade ansiolítica, músculo relaxante, anticonvulsivante e amnésia. Somando-se à diminuição da ansiedade, acredita-se que o mecanismo de ação dos benzodiazepínicos envolve mediação dos receptores GABA, reduzindo a dopamina e a atividade dos receptores 5-HT3 na ZQG.[61,62]

Estudos demonstraram que o diazepam[17] e o lorazepam[63] foram efetivos para profilaxia de NVPO. Em estudo comparativo, os autores concluíram que o midazolam foi tão efetivo quanto o propofol na prevenção de vômitos induzidos pela apomorfina.[14]

## ▪ EFEDRINA

A efedrina é um fármaco simpatomimético que, segundo estudos realizados, pode prevenir a cinetose ou tratar os vômitos decorrentes da hipotensão arterial associada à anestesia peridural e subaracnoidea.[9]

## ▪ CORTICOSTEROIDES

A dexametasona e os outros glicocorticoides apresentam efeitos antieméticos e podem melhorar a eficácia da terapia antiemética em alguns pacientes oncológicos.[11] Dexametasona constitui um tratamento potente para NVPO e NVIQ,[18] e seu mecanismo de ação parece estar relacionado à inibição de síntese de prostaglandinas[64] e liberação de endorfinas, resultando em sensação de bem-estar e estimulação do apetite.[65] A dexametasona apresenta meia-vida relativamente longa, de 36 a 72 horas, com eficácia prolongada, acima de 24 horas, demonstrando a vantagem adicional de prevenir NVPO no período pós-operatório tardio.[40] Quando associada ao ondansetron, o efeito antiemético é potencializado.[66]

Cuidados especiais devem ser tomados quando se associa a dexametasona a outros antieméticos, especialmente o aprepitant. O aprepitant inibe, de forma moderada, a enzima CYP 3A4, responsável pela metabolização da dexametasona, fazendo com que a concentração plasmática de dexametasona possa até dobrar de valor. Dessa forma, recomenda-se que, ao associar a administração de dexametasona ao aprepitant, se reduza a dose de dexametasona pela metade, a fim de se manter a concentração plasmática desse fármaco nos mesmos níveis que seriam encontrados sem o aprepitant.[18] Embora o mecanismo de ação da dexametasona não esteja bem esclarecido, acredita-se que ela age por meio do antagonismo de prostaglandinas e da liberação de endorfinas.

Estudos experimentais, realizados em modelos animais, sugerem que a dexametasona exerce seu efeito antiemético agindo nos receptores glicorticoides presentes no núcleo do trato solitário, isto é, no centro do vômito, mas não na área postrema.[67] Embora a dose de 8 mg seja a mais comumente empregada para prevenção de NVPO, estudos sugerem que a dose de 5 mg seja a mínima efetiva para profilaxia de NVPO.[68] No entanto, estudos envolvendo mais de 5 mil pacientes demonstraram que a dose de 4 mg de dexametasona apresentou eficácia similar a 4 mg de ondansetron ou 1,25 mg de droperidol para profilaxia de NVPO.[60] Diretrizes para profilaxia de NVPO em cirurgias ambulatórias recomendam 4 a 5 mg de dexametasona para esse fim.[69]

Não há evidências de que a dose única perioperatória de dexametasona esteja associada com os efeitos adversos provenientes desse fármaco.[69] Devido ao seu lento início de ação, recomenda-se que seja administrada no início da cirurgia com a finalidade de inibir NVPO tardios.[70]

Assim como outros fármacos intravenosos contendo ésteres de fosfato, a dexametasona pode estar associada à sensação de queimação e prurido perineal, quando administrada em pacientes acordados.[71] Os efeitos colaterais da administração crônica de esteroides podem incluir intolerância à glicose, supressão adrenal e infecção pós-operatória. Por outro lado, não há evidências de que dose única de dexametasona possa aumentar a incidência de infecção pós-operatória.[72]

## ANTAGONISTAS DOS RECEPTORES OPIOIDES

Apesar de o FDA não ter aprovado especificamente o uso dos antagonistas dos receptores 5-HT3 e D2 para o controle de NVIO, esses agentes reduzem significativamente a incidência de náuseas e vômitos após a administração de opioides.[73,74]

### Alvimopan

Alvimopan foi aprovado pelo FDA para reversão de íleo paralítico após colectomia. A atividade dos agonistas opioides nos receptores periféricos dos intestinos inibe a liberação de acetilcolina do plexo mesentérico e estimula os receptores μ, reduzindo assim o tônus muscular e o peristaltismo, resultando no retardo do esvaziamento gástrico e distensão gástrica, estimulando os mecanorreceptores e quimiorreceptores, que servirão de gatilho para o desenvolvimento de náusea e vômito, por meio da via serotoninérgica.[18] O alvimopan apresenta 200 vezes mais afinidade pelos receptores μ periféricos, que pelos receptores centrais μ. Essa seletividade pelos receptores periféricos confere ao alvimopan a capacidade de prevenir os efeitos emetogênicos periféricos dos opioides, sem bloquear os seus efeitos analgésicos centrais.[75,76]

Alvimopan está disponível em cápsulas de 12 mg para administração oral. Estudos mostraram que 12 mg de alvimopan reduziram a incidência de NVIO e foram bem tolerados pelos pacientes submetidos às cirurgias ambulatoriais, inclusive no período após a alta hospitalar.[76]

## NOVOS ANTIEMÉTICOS

O êxito de novos antieméticos, como aprepitant e palonosetron, tem impulsionado a exploração de novas pesquisas e o desenvolvimento de fármacos em estudo. Isso inclui os novos antagonistas dos receptores NK-1, como a apresentação endovenosa do aprepitant, com o nome de fosaprepitant, bem como a fase três do rolapitant. Ambos foram desenvolvidos para prevenção de NVIQ.

Após a administração endovenosa, o fosaprepitant é rapidamente convertido em aprepitant, apresentando o mesmo mecanismo de ação deste a partir daí.[18] O rolapitant, disponível na apresentação oral, parece ter várias vantagens quando comparado ao aprepitant, incluindo a longa meia-vida de 180 horas, além de ser mais rapidamente absorvido e não inibir as enzimas CYP 2C9, 2C19, 2D6 e 3A4 *in vitro*. Esses dados sugerem que o rolapitant apresenta um menor risco de interação com outros fármacos, como a dexametasona.[77]

A apresentação oral do rolapitant parece ser rapidamente absorvida e bem tolerada, sem efeitos adversos significativos. Estudos mostraram que o rolapitant, em doses de 70 a 200 mg, reduziu VPO por mais de 120 horas após a cirurgia em pacientes de alto risco.[77] No entanto, a dose ideal ainda precisa ser estabelecida por novos estudos. Embora tenha sido aprovado na apresentação injetável, a sua distribuição foi recentemente suspensa, após alertas do FDA sobre sérias reações de hipersensibilidade, incluindo anafilaxia e choque analfilático.[78]

O Netupitant é um antagonista seletivo do receptor da neurocinina-1 com propriedades antieméticas relacionadas à inibição da SP. Recentemente foi aprovado pelo FDA para ser usado por via oral em associação com palonosetron para a prevenção de náusea e vômitos, agudos ou tardios, induzidos pela quimioterapia. As doses usuais são de 300 mg de netupitant e 0,5 mg de palonosetron, associados com dexametasona, uma vez ao dia.[79-81] O fármaco tem um pico de concentração plasmática em aproximadamente cinco horas, e os efeitos colaterais comuns incluem cefaleia, fraqueza, indigestão, fadiga, constipação e vermelhidão na pele. A apresentação injetável do Netupitant também está disponível, embora estudos acerca de sua segurança ainda estão sendo realizados.[79]

A Tabela 56.2 mostra algumas propriedades dos fármacos antieméticos.

## PROCINÉTICOS E PROTETORES DA MUCOSA GÁSTRICA

Embora a literatura revele que a incidência de aspiração pulmonar do conteúdo gástrico no período perioperatório seja relativamente baixa, quando esse evento ocorre pode causar efeitos deletérios devastadores no paciente acometido.[82]

**Tabela 56.2 Propriedades dos fármacos antieméticos.**

| Fármaco | Fórmula Empírica | Via de Administração | NVPO Dose (Mg) | Efeitos Adversos | Outros |
|---|---|---|---|---|---|
| Antagonistas dos receptores 5-HT$_3$ | | | | Constipação, cefaleia, prolongamento QT | Não sedativo |
| Ondansetron | $C_{18}H_{19}N_3O$ | IV<br>IM<br>Oral<br>Sup | 4<br>4<br>16<br>16 | | |
| Granisetron | $C_{18}H_{24}N_4O$ | IV<br>Oral<br>TD | 1<br>1<br>3,1 | | |
| Dolasetron | $C_{19}H_{20}N_2O_3$ | IV<br>Oral | 12,5<br>100 | | |
| Tropisetron | $C_{17}H_{20}N_2O_2$ | IV<br>Oral | 2<br>5 | | |
| Palonosetron | $C_{19}H_{24}N_{2O}$ | IV<br>Oral | 0,075<br>0,075 | | Não associado a prolongamento de QT |
| Antagonistas dos receptores D$_2$ | | | | | |
| Droperidol | $C_{22}H_{22}FN_3O_2$ | IV<br>IM | 0,625-1,25<br>0,625-1,25 | | Alerta FDA |
| Haloperidol | $C_{21}H_{23}ClFNO_2$ | IV<br>IM<br>Oral | 1 – 2 | | |
| Metoclopramida | $C_{14}H_{22}ClFNO_2$ | IV<br>IM<br>Oral | 25 – 50<br>25 – 50 | < 1% associado S. Extrapiramidal | 10 mg insuficiente para NVPO |
| Corticosteroides | | | | | |
| Dexametasona | $C_{22}H_{29}FO_5$ | IV<br>IM<br>SC<br>Oral | 4 | hiperglicemia | A maioria dos estudos sugere que 4 mg são suficientes |
| Antagonistas dos receptores NK-1 | | | | | Não sedativo |
| Aprepitant | $C_{23}H_{21}N_4O_3$ | Oral | 40 | | |
| Anticolinérgicos | | | | | |
| Escopolamina transdérmica | $C_{17}H_{21}NO_4$ | TD | 0,5 | | |
| Antagonistas dos receptores opioids | | | | sedação | Evidência limitada |
| Alvimopan | $C_{25}H_{32}N_2O_4$ | Oral | | | |
| Agonistas GABA | | | | | |
| Diazepam | $C_{16}H_{11}ClN_{2O}$ | IV<br>IM<br>Oral<br>Sup | 5 | | |
| Lorazepam | $C_{15}H_{10}Cl_2N_2O_2$ | IV<br>IM<br>Oral | 2 | | |
| Midazolam | $C_{18}H_{13}ClFN_3$ | IV<br>IM<br>Oral | | | |
| Antagonistas dos receptores H$_1$ | | | | | |
| Dimenidrinato | $C_{17}H_{21}NO$ | IV<br>IM<br>Oral | 50<br>50<br>25 | | |
| Prometazina | $C_{17}H_{20}N_2S$ | IV<br>IM | 25 | Necrose tecidual | Alerta FDA |

Sup: supositório; NVPO: náuseas e vômitos pós-operatório; IM: intramuscular; TD: transdérmico; FDA: *Food And Drugs Administration*; SC: subcutâneo; NK-1: Neurocinina-1; GABA: gama amino butírico; H1: receptor histamínico.
**Fonte:** Adaptada de Whelan R, e col., 2013.[18]

O aumento de volume do conteúdo gástrico associado à diminuição do pH constitui fator de risco para a incidência de aspiração pulmonar durante o período perianestésico. Já o esvaziamento gástrico, em presença de material sólido, depende da motilidade gástrica, a qual pode estar comprometida em situações de estresse, trauma e determinadas situações patológicas.

Acredita-se que a ansiedade pré-operatória possa diminuir a motilidade gástrica, aumentando o tempo de esvaziamento gástrico e o volume do suco gástrico.[10] Essa condição seria provocada pelo aumento dos hormônios circulantes decorrentes do estresse.[23]

Além disso, algumas doenças podem ocasionar retardo do esvaziamento gástrico, predispondo ao aumento do risco de aspiração pulmonar. Tais doenças incluem estenose de piloro, obstrução gastrintestinal, colagenoses (p. ex.: esclerodermia), endocrinopatias (p. ex.: diabetes melito: gastroparesia), neuropatias, miopatias, uremia, peritonite, colecistite crônica e meningite.[5,10,24,25]

As situações clínicas associadas ao retardo do esvaziamento gástrico incluem: dor, ansiedade, trauma, ingestão de álcool, ingestão copiosa de alimentos gordurosos, gravidez e situações que possam desenvolver íleo paralítico.[10,11,25] E a prevenção da aspiração do conteúdo gástrico inclui o controle desse conteúdo, estimulando o esvaziamento gástrico, diminuição da acidez, redução do refluxo gastresofágico e proteção das vias aéreas durante o período perianestésico.[82]

Vários estudos avaliaram o uso dos antagonistas dos receptores H2 e bloqueadores da bomba de prótons e os seus efeitos no pH e volume gástricos. Tais pesquisar revelaram que esses fármacos aumentam o pH de maneira significativa, além de diminuírem o volume do conteúdo gástrico.[83] Quando administrados no período pré-operatório, os antiácidos diminuem a acidez gástrica, mas não há evidências de que eles diminuam o volume do conteúdo gástrico. Recomenda-se evitar os antiácidos particulados porque, no caso de aspiração pulmonar, esses fármacos podem aumentar o risco de lesão no pulmão.[84]

Os procinéticos e os protetores da mucosa gástrica podem ser usados nos pacientes de risco para aspiração do conteúdo gástrico durante o preparo pré-operatório, a fim de diminuir o conteúdo e pH gástricos. Nos pacientes com risco conhecido de aspiração de conteúdo gástrico, está indicada a administração de antiácidos não particulados, como o citrato de sódio. A administração dos antagonistas e dos receptores H2, como a cimetidina, ranitidina ou famotidina, reduz o volume da secreção gástrica e aumenta o seu pH. A metoclopramida aumenta o tônus do esfíncter esofágico inferior e acelera o esvaziamento do estômago. De mais a mais, alguns estudos mostraram que a utilização de ranitidina e metoclopramida, se comparadas com placebo, foi efetiva em reduzir o volume e o pH gástrico em gestantes submetidas à anestesia geral.[85]

## Bases Fisiológicas

Para entender a ação dos fármacos procinéticos, antiácidos e protetores da mucosa gástrica, é importante ter em mente alguns conceitos fisiológicos acerca das principais funções do trato gastrintestinal relacionadas ao conteúdo gástrico, que incluem, entre outras, secreção gástrica, motilidade do intestino e fisiologia do vômito.

Os principais fatores que estimulam a secreção gástrica são a gastrina, a acetilcolina e a histamina. A gastrina tem como função principal estimular a secreção de ácido gástrico pelas células parietais, além de aumentar indiretamente a secreção de pepsinogênio, estimular a motilidade gástrica e o fluxo sanguíneo local. A acetilcolina estimula a secreção de pepsinogênio pelas células pépticas, do ácido clorídrico pelas células parietais e do muco pelas células mucosas. Já a histamina é proveniente dos mastócitos localizados nas células parietais e, por meio destas, estimula a secreção ácida. Ela funciona como um cofator de liberação da secreção gástrica quando estimula as células parietais juntamente com a gastrina e acetilcolina. Quando há excesso de ácido no estômago, a secreção gástrica é inibida, e se o pH do suco gástrico diminui abaixo de três, a secreção de gastrina também é diminuída.[86]

Células especializadas distribuídas entre as células superficiais por toda a mucosa gástrica produzem muco, ao qual se prendem os íons bicarbonato, criando um gradiente de pH de um a dois na luz e seis a sete na mucosa. A solução de muco e bicarbonato forma uma camada inerte que protege a mucosa contra o suco gástrico.

As prostaglandinas estimulam a produção de muco e de bicarbonato, além de inibirem a secreção de ácido clorídrico. Este último é secretado pelas células parietais gástricas por uma bomba de prótons. A gastrina, a histamina e a acetilcolina são os principais estimuladores do ácido clorídrico.

Os fármacos protetores da mucosa gástrica, procinéticos e antiácidos podem alterar a dinâmica da fisiologia e controle da secreção gástrica. Isso resulta na redução da acidez do conteúdo gástrico, na proteção da mucosa e no aceleramento do seu esvaziamento, minimizando, assim, o risco dos efeitos deletérios em casos de aspiração desse conteúdo.

## Antagonistas dos Receptores H2

Os inibidores H2, representados pela cimetidina, ranitidina, nizatidina e famotidina, inibem, por competição, as ações da histamina nos receptores H2. São empregados clinicamente com a finalidade de inibir a secreção de ácido gástrico, portanto, agem inibindo a secreção gástrica estimulada pela histamina e pela gastrina, e reduzem a secreção ácida estimulada pela acetilcolina. A cimetidina inibe o citocromo P450 e pode prejudicar o metabolismo dos anticoagulantes orais, nifedipina, antidepressivos tricíclicos, entre outros, potencializando seus efeitos.

## Inibidores da Bomba de Prótons

Representados pelo omeprazol, lansoprazol e pantoprazol, os inibidores da bomba de prótons inibem de forma irreversível a atividade do sistema K+/H+-ATPase, bloqueando as ações da gastrina, da acetilcolina e da histamina. Apresentam meia-vida curta, cerca de uma hora, mas, quando administrados diariamente, manifestam um efeito antissecretório crescente, atingindo um platô no quinto dia de administração contínua. Os efeitos adversos, embora raros, incluem cefaleia, diarreia e erupções cutâneas.

## Antiácidos

Vários fármacos são utilizados na clínica diária com o objetivo de neutralizar o ácido gástrico, elevando o pH gástrico. São representados pelo hidróxido de magnésio, trissilicato de magnésio, hidróxido de alumínio, bicarbonato de sódio e alginatos. Os sais de magnésio e de alumínio formam cloretos e elevam o pH gástrico. Enquanto os sais de magnésio causam diarreia, os sais de alumínio podem causar constipação. A mistura desses sais pode preservar a função intestinal.

Estudos concluíram que o uso profilático dos procinéticos como medida única para reduzir o risco de aspiração perioperatória do conteúdo gástrico apresenta evidência limitada.[87,88] Ainda há outros estudos recentes que compararam o uso dos antagonistas dos receptores H2 (ranitidina) com os inibidores da bomba de prótons, utilizados como pré-medicação em pacientes de baixo risco, e concluíram que a ranitidina foi mais eficaz em aumentar o pH gástrico e reduzir a secreção gástrica.[82,89]

Apesar desses resultados, a *ASA* (*American Society of Anesthesiologists*) *Task Force* não recomenda o uso rotineiro dos antagonistas dos receptores H2 e bloqueadores de bomba de prótons para todos os pacientes, reservando-os apenas para aqueles que apresentam risco aumentado de aspiração do conteúdo gástrico.[82,84] Essas restrições baseiam-se no fato de que não existem evidências suficientes que apoiem o uso rotineiro desses fármacos, uma vez que não houve diminuição comprovada na incidência, morbidade ou mortalidade com o uso dos procinéticos e protetores da mucosa gástrica em pacientes saudáveis.[84]

## REFERÊNCIAS

1. Kenny GN. Risk factors for postoperative nausea and vomiting. Anaesthesia. 1994;49:(Suppl):6-10.
2. Schmidt A, Bagatini A. Náusea e vômito pós-operatório: fisiopatologia, profilaxia e tratamento. Rev Bras Anestesiol. 1997;47:326-34.
3. Heyland K, Dangel P, Gerber AC. Postoperative nausea and vomiting (PONV) in children. Eur J Pediatr Surg.1997;7:230-3.
4. Yuen HK, Chiu JW. Multimodal antiemetic therapy and emetic risck profiling. Ann Acad Med Singapore. 2005;34:196-205.
5. Lerman J. Surgical and patient factor involved in postoperative nausea and vomiting. Br J Anaesth. 1992;69: (Suppl7):24S-32S.
6. Abreu MP. Náuseas e Vômitos – Antieméticos. In: Cangiani LM. Anestesia Ambulatorial. São Paulo: Atheneu, 2001. p.339-57.
7. Ganem EM, Fabris P, Moro MZ, et al. Eficácia do ondansetron e da alizaprida na prevenção de náusea e vômito em laparoscopia ginecológica. Rev Bras Anestesiol. 2001;51:401-6.
8. Guyton AC. Tratado de Fisiologia Médica. 8 ed. Rio de Janeiro: Guanabara Koogan, 1992. p.650-1.
9. Carvalho WA, Vianna PTG, Braz JRC. Náuseas e vômitos em anestesia: fisiopatologia e tratamento. Rev Bras Anestesiol. 1999;49:65-79.
10. Andrews PLR. Physiology of nausea and vomiting. Br J Anaesth. 1992;69:(Suppl1):2S-19S.
11. Brunton LL. Agentes que Afetam o Fluxo de Água e a Motilidade Gastrintestinal, Digestivos e Ácidos Biliares. In: Gilman AG. As Bases Farmacológicas da Terapêutica. 8 ed. Rio de Janeiro: Guanabara Koogan, 1991:603-15.
12. Rowbotham DJ. Current management of postoperative nausea and vomiting. Br J Anaesth. 1992;69: (Suppl1):46S-59S.
13. Watcha MF, White PF. Postoperative nausea and vomiting: it's etiology, treatment and prevention. Anesthesiology. 1992;77:162-84.
14. Dershwitz M. Antiemetic Drugs. In: White PF. Ambulatory Anesthesia and Surgery. 1.ed. Philadelphia: WB Saunders, 1997. p.441-56.
15. Abreu MP, Vieira JL, Silva IF, et al. Eficácia do Ondansetron, Metoclopramida, Droperidol e Dexametasona na Prevenção de Náusea e Vomito após Laparoscopia Ginecológica em Regime Ambulatorial. Estudo Comparativo. Rev Bras Anestesiol. 2006;56(1):8-15.
16. Apfel CC, Kortilla K, Abdalla M, et al. Na interenational multicenter protocol to assess the single and combined benefits of antiemetic interventions in a contolled clinical trial of a 2x2x2x2x2x2 factiruak design (IMPACT). Control Clin Trials. 2003;24:736-51.
17. Carlisle J, Stevenson C. Drugs for preventing postoperative nausea and vomiting. Cochrane Database Syst Rev. 2006;3:CD004125.
18. Whelan R, Apfel C. Pharmacology of Postoperative Nausea and Vomiting. In: Hemmings Jr HC, Egan TD. Pharmacology and Physiology for Anesthesia: foundations and clinical application. Philadelphia: Elsevier Saunders, 2013. p.503-22.
19. Gan TJ. Postoperative nausea and vomiting – Can It Be Eliminated? JAMA. 2002;287:1233-6.
20. Henzi I, Walder B, Tramer MR. Metoclopramide in the prevention of postoperative nausea and vomiting: a quantitative systematic review of randomized, placebo-controlled studies. Br J Anaesth. 1999;83:761-71.
21. Wallenborn J, Gelbrich G, Bulst D, et al. Prevention of postopeerative náusea and vomiting by metoclopramide combined with dexamethasone: randomised double blind multicentre trial. Br Med J. 2006;333:324.
22. Kothari SN, Boyd WC, Bottcher ML, et al. Antiemetic effficacy of prophylactic dimenhydrinate (Dramamine) vs ondansetron (Zofran): a randomized, prospective trial inpatients undergoing laparoscopic cholecystectomy. Surg Endosc. 2000;14:926-9.
23. Nachum Z, Shupak A, Gordon CR. Transermal scopolamine for prevention of motion sickness: clinical pharmacokinetics and therapeutic applications. Clin Pharmacokin. 2006;45:543-66.
24. Kankre P, Morin AM, Roewer N, et al. Dimenhydrinate for prophylaxis of postoperative nausea and vomiting: a meta-analysis of randomized controlled trials. Acta Anaesthesiol Scand. 2002;46:238-44.
25. Lin TF, Yen YH, Wang YP, et al. Antiemetic and analgesic-sparing effects of diphenidramine added to morphine intravenous patient-controlled analgesia. Br J Anaesth. 2005;94:835-9.
26. Kalil S, Philbrook L, Rabb M, et al. Ondansetron/promethazine combination or promethazine alone reduces nausea and vomiting after middle ear surgery. J Clin Anesth. 1999;11:596-600.
27. Gan TJ, Candiotti KA, Klein SM, et al. Double-blind comparison of granisetron, promethazine, or a combination of both for the prevention of postoperative nausea and vomiting in females undergoing outpatient laparoscopies. Can J Anaesth. 2009;56:829-36.
28. Brown JH. Atropina, Escopolamina e Drogas Antimuscarínicas Relacionadas. In: Gilman AG. As Bases Farmacológicas da Terapêutica. 8 ed. Rio de Janeiro: Guanabara Koogan, 1991. p.98-108.
29. Price NM, Schmitt LG, McGuire J, et al. Transdermal scopolamine in the prevention of motion sickness at sea. Clin Pharmacol Ther. 1981;29:414-9.
30. Bloom FE. Transmissão Neuro-Humoral e o Sistema Nervoso Central. In: Gilman AG. As Bases Farmacológicas da Terapêutica. 8 ed. Rio de Janeiro: Guanabara Koogan, 1991. p.161-77.
31. Garrison JC. Histamina, Bradicinina, 5-Hidroxitriptamina e seus Antagonistas. In: Gilman AG. As Bases Farmacológicas da Terapêutica. 8 ed. Rio de Janeiro: Guanabara Koogan, 1991. p.378-94.
32. Russel D, Kenny GNC. 5-HT3 antagonists in postoperative nausea and vomiting. Br J Anaesth. 1992;69: (Suppl1): 63S-68S.
33. Bunce KT, Tyers MB. The role of 5-HT in postoperative nausea and vomiting. Br J Anaesth. 1992;69: (Suppl1):60S-62S.
34. Wang SM, Hofstadter MB, Kain ZN. An alternative method to alleviate postoperative nausea and vomiting in children. J Clin Anesth. 1999;11:231-4.
35. Taylor AM, Rosen M, Diemunsch PA, et al. A double-blind, parallel-group, placebo-controlled, dose-ranging, multicenter study of intravenous granisetron in the treatment of postoperative nausea and vomiting in patients undergoing surgery with general anesthesia. J Clin Anest. 1997;9:658-63.
36. Kovac AL, Scuderi PE, Boerner TF, et al. Treatment of postoperative nausea and vomiting with single intravenous doses of dolasetron mesylate: a multicenter trial. Dolasetron Mesylate PONV treatment study group. Anesth Analg. 1997;85:546-52.
37. Polati E, Verlato G, Finco G, et al. Ondansetron versus metoclopramide in the treatment of postoperative nausea and vomiting. Anesth Analg. 1997;85:395-9.
38. Ploner F, Kainzwaldner A. Evaluation of the administration time of ondansetron, a preventive for postoperative nausea and vomiting: prospective, randomized, double blind study in 120 patients. Anaesthesist. 1997;46:583-7.
39. Jokela RM, Cakmakkaya OS, Danzeisen O, et al. Ondansetron has similar clinical efficacy against both nausea and vomiting. Anaesthesia. 2009;64:147-51.
40. Ho KY, Chiu JW. Multimodal antiemetic Therapy and Emetic Risk Profiling. Ann Acad Med Singapore. 2005;34:196-205.

41. Rung GW, Claybon L, Hord A, et al. Intravenous ondansetron for postsurgical opioid-induced nausea and vomiting. Anesth Analg. 1997;84:832-8.
42. Kenny GNC, Oates JDL, Leeser J, et al. Efficacy of orally administrate red ondansetron in the prevention of postoperative nausea and vomiting: a dose ranging study. Br J Anaesth. 1992;68:466-70.
43. Pearman MH. Single Dose Intravenous Ondansetron in the Prevention of Postoperative Nausea and Vomiting. Anaesthesia. 1994;49(suppl):11-5.
44. Tang J, Wang B, White PF, et al. The Effect of Timing of Ondansetron Administration on Its Efficacy, Cost-effectiveness, And Cost-benefit As a Prophylactic Antiemetic in the Ambulatory Setting. Anesth Analg.1998;86:274-82.
45. Apfel CC, Malhotra A, Leslie JB. The role Of Neurokinin-1 Receptor Antagonists For The management Of Postoperative Nausea And vomiting. Curr Opnin Anaesthesiol. 2008;21:42732.
46. Fujii Y, Toyooka H, Tanaka H. Granisetron reduces the incidence of nausea and vomiting after middle ear surgery. Br J Anaesth. 1997;79:539-40.
47. Fujii Y, Tanaka H, Toyooka H. Granisetron prevents nausea and vomiting during spinal anaesthesia for caesarian section. Acta Anaesthesiol Scand. 1998;42:312-5.
48. Diemunsch P, Korttila K, Leeser J, et al. Oral dolasetron mesylate for prevention of postoperative nausea and vomiting: a multicenter, double-blind, placebo-controlled study. The oral dolasetron PONV prevention study group. J Clin Anesth. 1998;10:145-52.
49. Chan MT, Chui PT, Ho WS, et al. Single-dose Tropisetron for Preventing Postoperative Nausea and Vomiting after Breast Surgery. Anest Analg. 1998;87:931-5.
50. Scholz J, Hennes HJ, Steinfath M, et al. Tropisetron or Ondansetron Compared With Placebo for the Prevention of Postoperative Nausea and Vomiting. Eur J Anaesthesiol. 1998;15:676-85.
51. Fujii y, Saitoh Y, Tanaka H, et al. Ramosetron for Preventing Postoperative Nausea and Vomiting in Women Undergoing Gynecological Surgery. Anesth Analg. 2000;90:472-5.
52. Rojas C, Thomas Ag, Alt J, et al. Palonosetron triggers 50Ht(3) receptor internalization and causes prolonged inhibition of receptor function. Eur J Pharmacol. 2010;626:193-9.
53. Wong EH, Clark R, Leung E, et al. The interaction of RS 25259-197, a potente and seletive antagonist, with 5-HT3 receptors, in vitro. Br J Pharmacol. 1995;114:851-9.
54. Gralla R, Lichinitser M, Van Der Vegt S, et al. Palonosetron improves prevention of chemotherapy-induced nausea and vomiting following moderately emetogenic chemotherapy: results of a double-blind randomized phase III trial comparing single dose of palonosetron with ondanstron. Ann Oncol. 2003;14:1570-7.
55. Diemunsch P, Joshi GP, Brichant JF. Neurokinim 1 Receptor Antagonists In The Prevention Of Postoperative Nausea And Vomiting. Br J Anaesth. 2009;may 19:1-7.
56. Van Belle S, Lichinitser MR, Navari RM, et al. Prevention of cisplatin-induced acute and delayed emesis by selective neurokinin-1 antagonists, L-758,298 and MK-869. Cancer. 2002;94:3032-41.
57. Hesketh PJ, Grunberg SM, Gralla RJ, et al. The oral neurokinin-1 antagonist aprepitant for the prevention of chemotherapy-induced nausea and vomiting: a multimodal, randomized, double-blind, placebo-controlled trial in patients receiving high-dose cisplatin-the Aprepitant Protocol 052 Study Group. J Clin Oncol. 2003;21:4112-9.
58. Jaffe JH. Dependência a Drogas e Uso Abusivo de Drogas, em: Gilman AG – As Bases Farmacológicas da Terapêutica. 8 ed. Rio de Janeiro: Guanabara Koogan, 1991. p.344-76.
59. Heyland K, Dangel P, Gerber AC. Postoperative nausea and vomiting (PONV). Eur J Pediatr Surg. 1997;7:230-3.
60. Apfel CC, Kortila K, Abdalla M, et al. A factorial trial of six interventions for the prevention of postoperative nausea and vomiting. N Engl J Med. 2004;350:2441-51.
61. Phillis JW, Bender AS, Wu PH. Benzodiazepines inhibit adenosine uptake into rat brain synaptosomes. Brain Res. 1980;195:494-8.
62. Di Florio T. The use of midazolam for persistente postoperative nausea and vomiting. Anaesth Intens Care. 1992;20:383-6.
63. Jordan K, kasper C, Schmoll HJ. Chemotherapy-induced nausea and vomiting: current and new standards in the antiemetic prophylaxis and treatment. Eur J Cancer. 2005;41199-205.
64. Rich WM, Abdulhayoglu G, Di Saia PJ. Methylpredinisolone as Antiemetic during Cancer Chemotherapy: A Pilot Study. Gynecol Oncol. 1980;9:193-8.
65. Harris AL. Cytotoxic-therapy-induced Vomiting Mediated via Enkephalin Pathways. Lancet. 1982;1:1233-6.
66. Subramaniam B, Madan R, Sadhasivam S, et al. Dexamethasone is a Cost-effective alternative to Ondansetron in Preventing PONV after Paediatric Strabismus Repair. Br J Anaesth. 2001;86:84-9.
67. Ho CM, Ho ST, Wang JJ, et al. Dexamethasone has a central antiemetic mechanism in decerebrated cats. Anesth Analg. 2004;99:734-9.
68. Wang JJ, Ho ST, Lee SC, et al. The use of dexamethasone for preventing postoperative nausea and vomiting in females undergoing thyroidectomy: a dose-ranging study. Anesth Analg. 2000;91:1404-7.
69. Gan TJ, Meyer TA, Apfel CC, et al. Society for ambulatory anestesia guidelines for the management of postoperative nausea and vomiting. Anesth Analg. 2007;105:1615-28.
70. Wang JJ, Ho ST, Tzeng JI, et al. The effect of timing of dexamethasone administration on its efficacy as a prophylactic antiemetic for postoperative nausea and vomiting. Anesth Analg. 2000;91:136-9.
71. Perron G, Dolbec P, Germain J, et al. Perineal pruritus after I.V. dexamethasone administration. Can J Anaesth. 2003;50:749-50.
72. Coloma M, Duffy LL, White PF, et al. Dexamethasone Facilitates Discharge after Outpatient Anorectal Surgery. Anesth Analg. 2001;92:85-8.
73. Rung GW, Claybon L, Hord A, et al. Intravenous ondansetron for postsurgical opioid-induced nausea and voimiting. Anesth Analg. 1997;84:832-8.
74. Herndon CM, Jackson KC 2nd, Hallim PA. Management of opioid-induced gastrointestinal effects in patients receiving palliative care. Pharmacotherapy. 2002;22:240-50.
75. Paulson DM, Kennedy DT, Donovick RA, et al. Alvimopan: an oral, peripherally acting, mu-opioid receptor antagonista for the treatment of opioid-induced bowel dysfunction—a 21 day treatment-randomized clinical trial. J Pain. 2005;6:184-92.
76. Herzog T, Coleman R, Guerrieri J. A double-blind, randomized, placebo-controlled phase III study of the safety of alvimopan in patients who undergo simple total abdominal hysterectomy. Am J Obstet Gynecol. 2006;195:445-53.
77. Gan TJ, Gu J, Singla N, et al. Rolapitant for the prevention of postoperative nausea and vomiting: a prospective, double-blinded, placebo-contolled randomized trial. Anesth Analg. 2011;112:804-12.
78. US Food and drug Administration. Safety alerts for human medical products. Varubi (rolapitant) injectable emulsion: healt care provider letter – anaphylaxis and other serious hypersensitivity reactions. Silver Spring (MD); 2018 Jan 16 [cited 2019 Mar].
79. Schiel X, Ruhlmann CH, Celio L. Neurokinin-1 receptor antagonists: review of their role for the prevention of chemotherapy-induced nausea and vomiting in adults. Journal – Expert Review of Clinical Pharmacology. 2019;12(7):661-80.
80. Aapro M, Rugo H, Rossi G. Effect of netupitant, a higly selective NK1 receptor antagonista, on the pharmacokinetics of midazolam, erythromycin, and dexamethasone. Support Care Cancer. 2013;21(10):2783-91.
81. Hesketh PJ, Rossi G, Rizzi G et al. Efficacy and safety of NEPA, an oral combination of netupitant and polanosetron, for prevention of chemotherapy-induced nausea and vomiting following highly emetogenic chemotherapy: a randomized dose-ranging pivotal study. Ann Oncol. 2014; 25(7):1340-46.
82. Moro ET. Prevenção da aspiração pulmonar do conteúdo gástrico. Rev Bras Anestesiol. 2004,54:2:261-75.
83. Nishina K, Mikawa K, Takao Y, et al. A comparison of rabeprazole, lansoprazole, and ranitidine for improving preoperative gastric fluid property in adults undergoing elective surgery. Anesth Analg. 2000;90:717-21.
84. American Society of Anesthesiologists Task Force on Preoperative Fasting. Practice guideline for preoperative fasting. and use of pharmacology agents to reduce the risk of pulmonary aspiration: application to health patients undergoing elective procedures. Anesthesiology. 1999;90:896-905.
85. Iqbal MS, Ashfaque M, Akram M. Gastric fluid volume and pH: a comparison of effects of ranitidine alone with combination of ranitidine and metoclopramide in patients undergoing elective caesarean section. Ann King Edward Med Coll. 2000;6:189-91.
86. Hall JE. Guyton & Hall Fundamentos de Fisiologia. 12 ed. Rio de Janeiro: Elsevier, 2012. p.489-95.
87. Smith I, Kranke P, Murat I, et al. Perioperative fasting in adults and children: guidelines from the European Society of Anaesthesiology. Eur J Anaesthesiol. 2011;28:556-69.
88. Practice Guidelines for Preoperative Fasting and the Use of Pharmacologic Agents to Reduce the Risk of Pulmonary Aspiration: Application to Healthy PatientsUndergoing Elective Procedures – An Updated Report by the American Society of Anesthesiologists Committee on Standards and Practice Parameter. Anesthesiology. 2011;114:495-511.
89. Clark K, Lam LT, Gibson S, et al. The effect of ranitidine versus próton pump inhibitors on gastric secretions: a meta--analysis of randomized control trials [review]. Anaesthesia. 2009;64:652-7.
90. Murakami C, Kakuta N, Satomi S, et al. Neurokinin-1 Receptor Antagonists for Postoperative Nausea and Vomiting: a Systematic Review and Meta-analysis. Rev Bras Anestesiol 2020;70:508-519.

# 57

# Anticoagulantes e Antiagregantes Plaquetários

**Matheus Fecchio Pinotti** ▪ **Roseny dos Reis Rodrigues** ▪ **Heleno de Paiva Oliveira**

## INTRODUÇÃO

Os anticoagulantes permanecem como uma das principais estratégias na prevenção e manejo de eventos tromboembólicos. Estão indicados em pacientes portadores de fibrilação atrial (FA), na prevenção e tratamento de trombose venosa profunda (TVP) e tromboembolismo pulmonar (TEP). Os anticoagulantes orais de ação direta (do inglês, DOAC) estão em uso cada vez mais frequente, substituindo a utilização dos antagonistas de vitamina K (AVKs), em parte devido aos estudos demonstrando seu perfil de segurança e de não inferioridade no tratamento e profilaxia de eventos trombóticos. Revisões sistemáticas têm demonstrado melhor risco-benefício do uso dos DOAC em relação aos AVK no manejo de pacientes portadores de FA e melhor prevenção e tratamento em relação à heparina de baixo peso molecular nos pacientes com eventos tromboembólicos.[1,2]

Antiagregantes plaquetários, por sua vez, são muito utilizados no manejo de pacientes com eventos coronarianos isquêmicos e na prevenção do acidente vascular cerebral (AVC) de etiologia aterosclerótica. Pacientes submetidos a intervenções cardiovasculares percutâneas e portadores de placas ateromatosas em territórios coronarianos e carotídeos são comumente tratados com essas medicações, muitas vezes com dois fármacos de diferentes mecanismos de ação.[3]

Apesar de comumente utilizados, os anticoagulantes aumentam o risco de admissão em unidades de emergência em até 35 vezes devido às suas complicações.[4] Médicos que lidam com esse perfil de pacientes devem estar familiarizados com sua farmacocinética, farmacodinâmica, doses, monitorização, quando possível, e sobretudo com o manejo de suas complicações.[5]

## ▪ ANTICOAGULANTES

### Antagonistas da Vitamina K

Os antagonistas da vitamina K (AVK), também conhecidos como cumarínicos, inibem a conversão da vitamina K em sua forma ativa KH2. Esse mecanismo afeta a gama-carboxilação e, consequentemente, a síntese hepática das proteínas C e S (anticoagulantes naturais) e dos fatores II, VII, IX e X (proteinases pró-coagulantes).[6]

A varfarina (Marevan®) é o AVK mais utilizado. Sua absorção intestinal é rápida, tem alta ligação proteica (> 95%) e é eliminada essencialmente pelo metabolismo hepático via sistema enzimático microssomal do citocromo P450-C29. Alterações genéticas desse citocromo ou da função hepática podem aumentar os efeitos da varfarina. Situações como síndrome do anticorpo antifosfolípide (SAAF) e próteses valvares cardíacas são indicações precisas do uso de cumarínicos. Entretanto, sua estreita janela terapêutica, as inúmeras interações medicamentosas e o advento dos DOACs têm minimizado seu uso progressivamente.

Os fatores vitamina-K-dependentes são monitorizados através do tempo de protrombina (TP). Com o intuito de padronização do teste laboratorial, os valores são ajustados segundo a razão normalizada internacional (RNI). O alvo terapêutico recomendado pela American Academy of Chest Physicians situa-se entre 2,0 e 3,0. Entre as complicações mais temidas, está a ocorrência de hemorragia. O tratamento com anticoagulantes orais aumenta o risco de grandes sangramentos em até 0,5% ao ano e de sangramentos intracranianos em até 0,2% ao ano quando comparado com grupos controle.[6,7] Entre outras complicações, menos comuns, relacionadas ao uso da varfarina são necrose cutânea e a gangrena de membros que podem ocorrer entre o terceiro e o oitavo dia após o início da terapia.

O início do efeito anticoagulante dos cumarínicos depende das meias-vidas do fármaco e dos fatores pró e anticoagulantes presentes na circulação, uma vez que os fatores sintetizados previamente à administração do fármaco não sofrem alteração funcional. Sabe-se que as proteínas C e S têm meias-vidas mais curtas que os fatores pró-coagulantes, o que predispõe os pacientes a fenômenos tromboembólicos nos primeiros dias de administração de um AVK. Tal fenômeno implica a associação de outro anticoagulante até que o tempo de protrombina (TP) e a RNI estejam nos valores desejados. Além disso, o pico de ação e a meia vida dos cumarínicos são maiores que a de outros anticoagulantes orais, fazendo com que o efeito terapêutico ocorra mais tardiamente, limitando ainda mais o seu uso (Tabela 57.1).

A reversão dos antagonistas da vitamina K pode ser feita por suspensão do medicamento com ou sem administração de vitamina K, administração de plasma fresco congelado (PFC) ou concentrado de complexo protrombínico (CCP).[6] A reversão completa por meio da suspensão exclusiva do fármaco pode levar vários dias para ocorrer. Em pacientes com sangramento clinicamente significativo deve-se administrar vitamina K, além do PFC ou CCP. Nos casos em que a RNI se encontre entre 4,5 e 10 e não há sangramento considerado importante, as doses subsequentes do AVK podem ser adiadas e a RNI monitorada. Nos casos em que a RNI esteja maior que 10 e não haja sangramento importante, as diretrizes orientam adiar a medicação e realizar a reposição oral de vitamina K.[7] Se houver necessidade de reversão imediata, a suplementação das proteínas de coagulação pode ser feita com PFC ou CCP. O complexo protrombínico 4-factor (CCP4F - contém os fatores II, VII, IX, X e proteínas C e S, antitrombina e pequenas quantidades de heparina) apresenta ainda maior efetividade na reversão destes anticoagulantes.[8]

## Inibidores Indiretos do Fator Xa

### Heparina não fracionada

A heparina não fracionada (HNF) é uma das mais antigas terapias anticoagulantes ainda em uso clínico. Trata-se de uma mistura heterogênea de glicosaminoglicanos obtidos a partir da mucosa intestinal porcina ou bovina. Descoberta em 1916 por Jay McLean e William Henry Howell, a HNF é utilizada em contexto clínico desde a década de 1930. O seu nome vem do radical grego *hepar-*, que significa fígado, pois inicialmente era extraída do fígado de cães.

A atividade da HNF varia de acordo com o peso molecular, que oscila entre 5.000 e 30.000 daltons. A HNF inibe indiretamente a ação da trombina e do fator Xa. Ela atua ligando-se à antitrombina (AT), causando uma alteração conformacional em sua estrutura que amplifica a sua atividade,

com um tempo de meia-vida de 1-2 horas, metabolização hepática e excreção renal.

A eficácia e a segurança da terapia com HNF são monitorizadas com uso de testes laboratoriais, como o tempo de tromboplastina parcial ativado (TTPA) e o tempo de coagulação ativado (TCA), ou por meio de tromboelastometria. A reversão dos efeitos da HNF é feita através da administração de protamina (1 mg a cada 100 UI de HNF).

Pacientes podem ser resistentes à terapia com HNF em casos de deficiência hereditária de AT ou por deficiência adquirida após terapia prolongada com HNF. Esses casos específicos podem ser tratados com PFC ou receber a AT-III em forma de pó liofilizado.

As principais complicações relacionadas ao uso clínico de HNF são o sangramento e a síndrome HIT (*Heparin-Induced-Thrombocytopenia*).[9,10]

O Guideline Europeu de Manejo de Sangramento da Sociedade de Anestesia 2022 recomenda, desta forma, que o sangramento grave associado à injeção IV da HNF deve ser tratado com administração IV de protamina na dose de 1 mg por 100 UI de HNF administrada nas 2 a 3 horas anteriores (nível de evidência 1A).

Sugere também, que o sangramento grave associado à HNF subcutânea não responsiva à administração IV da protamina na dose de 1 mg por 100 UI HNF pode ser tratado por administração contínua de protamina, com a dose guiada pela atividade anti-Xa e, se não estiver disponível, pelo TTPa (nível de evidência 2C).

### Heparina de baixo peso molecular

A heparina de baixo peso molecular (HBPM) atua de forma semelhante à HNF, exercendo inibição mais específica do fator Xa e atuando parcialmente por meio da AT. Sua administração é parenteral e está indicada na profilaxia do tromboembolismo venoso (TEV). A HBPM possui tempo de meia vida mais longo que a HNF, o que permite a utilização de dose única diária. São medicamentos muito utilizados como terapia ponte em pacientes que usam outros anticoagulantes. O seu uso não demanda avaliação laboratorial rigorosa, com exceção de pacientes obesos e portadores de insuficiência renal, uma vez que essas condições podem prolongar os efeitos anticoagulantes da HBPM. Diferente da HNF, a reversão dos efeitos da HBPM com protamina não acontece de maneira confiável e previsível.

A enoxaparina (Clexane®) é a HBPM mais utilizada, indicada na profilaxia do TEV, principalmente da trombose venosa profunda (TVP) e do acidente vascular cerebral (AVC)

**Tabela 57.1 Farmacologia dos Anticoagulantes.**

| | Varfarina | Dabigatrana | Rivaroxabana | Apixabana |
|---|---|---|---|---|
| Ação | Inibidores de fatores dependentes de vitamina K | Inibidor direto da trombina | Inibidor direto do fator Xa | Inibidor direto do fator Xa |
| Pico de ação | 4-5 dias | 1-3 horas | 2-4 horas | 1-3 horas |
| Meia-vida | 36-42 horas | 14-17 horas | 9-15 horas | 9-14 horas |
| Eliminação | Múltipla | 80% renal | 35% renal | 25% renal |

**Fonte:** Lai A e cols. 2014.[18]

em portadores de fibrilação atrial, ou como tratamento de TVP e embolia pulmonar (EP), ou como terapia ponte para pacientes em uso de outros anticoagulantes (p. ex. portadores de valvas cardíacas mecânicas). Os níveis terapêuticos de enoxaparina não têm correlação com exames de coagulação. Sua excreção é principalmente renal, o que demanda correção da dose em paciente com diminuição da taxa de filtração glomerular (TFG) e há contraindicação em pacientes com insuficiência renal em hemodiálise por risco aumentado de hemorragia.[11]

Embora, a reversão da HBPM com protamina não aconteça de maneira confiável e previsível, o Guideline Europeu de Manejo de Sangramento da Sociedade de Anestesia 2022 recomenda que o sangramento grave relacionado à HBPM subcutânea seja tratado com infusão IV de protamina na dose de 1 mg por 100 unidades anti-FXa de HBPM administradas e, se não responsivo, a atividade anti-Xa deve ser mensurada (nível de evidência 2C).

## Fondaparinux

É um pentassacarídeo sintético com meia-vida de 17 a 21 horas, excretado de maneira inalterada quase que exclusivamente pelo rim. Em casos de prejuízo moderado da função renal, ele deve ter sua dose ajustada. Seu uso deve ser evitado quando o *clearence* de creatinina for menor que 30 mL.min$^{-1}$. Da mesma forma que a HBPM, apresenta alta biodisponibilidade após injeção subcutânea e sua ligação com outras proteínas além da AT-III é desprezível, o que o torna apropriado para administração única diária. O Fondaparinux também dispensa monitorização dos níveis de anti-Xa. Não há ligação do fondaparinux com a protamina, o que dificulta sua reversão. Em casos de síndrome HIT, seu uso não é recomendado. Fondaparinux é tão seguro e eficaz quanto a HBPM e a HNF no tratamento de TVP, EP e para a profilaxia do TEV. A introdução pode ser feita após 6 horas do término da cirurgia, levando em consideração o risco de sangramento de cada paciente individualmente.[12,13]

## Inibidores diretos do fator Xa

Os inibidores diretos do fator Xa inativam sua forma livre na circulação, bem como os fatores ligados ao coágulo. Apesar de existirem vários medicamentos de administração via oral, não há fármacos parenterais disponíveis para uso clínico. Os inibidores diretos do fator Xa são parcialmente excretados pelos rins (25 a 35%) e metabolizados pelo fígado através do sistema enzimático CYP3A4 e glicoproteína P. O uso concomitante de fluconazol, cetoconazol, quinidina, ciclosporina e eritromicina aumenta o risco de hemorragias. A fenitoína, importante indutor enzimático do sistema CYP3A4, pode diminuir o efeito terapêutico desses anticoagulantes. A administração em horários de refeição aumenta em até 100% sua biodisponibilidade. A alta taxa de ligação proteica impede a eliminação do fármaco em pacientes submetidos a hemodiálise. Dessa forma, esses medicamentos são contraindicados em pacientes com insuficiência renal severa (taxa de filtração glomerular < 15 mL.min$^{-1}$).[13] Grande preocupação também existe em relação aos pacientes obesos e após cirurgia ba-

riátrica. As diretrizes de 2021 da International Society on Thrombosis and Haemosthasis conclui que a rivaroxabana e a apixabana podem ser administradas aos pacientes com índice de massa corporal (IMC) > 40 kg.m$^{-2}$ ou acima de 120 kg sem necessidade de ajuste de doses. Além disso, recomenda-se o uso de anticoagulantes parenterais no pós-operatório imediato de cirurgia bariátrica.[14]

A hemorragia é a complicação mais temida e comum com o uso de inibidores diretos do fator Xa. A despeito da curta meia-vida desses fármacos, o uso de antídotos específicos pode acelerar o controle do sangramento. Entretanto, o desenvolvimento de antídotos específicos ainda é incipiente. A adexanet alfa é um produto recombinante que reverte os efeitos dos antagonistas diretos do fator Xa. Seu uso está indicado nos casos de hemorragia severa ou naqueles em que as medidas de suporte não diminuíram o sangramento em pacientes usando inibidores diretos do fator Xa.[15]

### Rivaroxabana

A rivaroxabana (Xarelto®) é um inibidor direto do fator Xa com meia-vida de 5 a 9 horas, utilizada na prevenção e tratamento do TEV, na prevenção de AVC em pacientes com FA e doença isquêmica cardíaca. A eficácia da rivaroxabana foi comparada à da varfarina na prevenção do AVC e no tratamento do TEV, com menor risco de hemorragia intracraniana.[13] Seu uso não está indicado em gestantes e portadores de prótese valvar mecânica cardíaca. A American Geriatrics Society Beers Criteria não recomenda o uso da rivaroxabana em pacientes com mais de 65 anos de idade.[16] Recomenda-se iniciar o tratamento após adequada coleta de exames laboratoriais (TP, TTPA, plaquetas, creatinina sérica e testes de função hepática), apesar de dispensar a monitorização rotineira da coagulação durante o tratamento.

### Apixabana

A apixabana (Eliquis®) tem meia-vida de aproximadamente 12 horas. Apresenta grande eficácia e segurança na prevenção e tratamento do TEV e na prevenção do AVC em pacientes com FA. As doses diárias são fixas e podem variar conforme a indicação clínica, idade, peso e função renal dos pacientes. Dentre os inibidores diretos do fator Xa disponíveis, a apixabana é a que sofre menor interferência do *clearance* renal. Entretanto, as doses de apixabana devem ser ajustadas de acordo com a função renal, idade e peso. Seu uso é permitido em pacientes com disfunção hepática Child-Pugh B.[10] A coleta de exames laboratoriais deve ser realizada antes de iniciar o tratamento e não há necessidade de monitorização rotineira da coagulação durante o uso da apixabana.

### Edoxabana

A edoxabana (Lixiana®) é um inibidor direto do fator Xa com meia-vida entre 10 e 14 horas, indicada na prevenção e tratamento do TEV e na prevenção do AVC em pacientes com FA. As doses diárias são fixas, não requerem monitorização da coagulação durante o tratamento e a absorção não é afetada pela alimentação. A eliminação renal é mais importante que a dos demais inibidores diretos do fator Xa.

Pacientes com TFG > 95 mL.min[-1] têm maior risco de eventos isquêmicos. Da mesma forma, a chance de hemorragia aumenta sobremaneira em pacientes com insuficiência renal grave.

## Inibidores Diretos da Trombina (Fator IIa)

### Univalentes

#### Dabigatrana

O etexilato de dabigatrana (Pradaxa®) é um inibidor direto da trombina administrada como uma pró-droga. Após a sua administração oral, o fármaco é rapidamente absorvido pela glicoproteína P e convertido na sua forma ativa, atingindo seu pico de concentração plasmática após 2 horas da sua ingestão. Sua meia-vida é de cerca de 15 horas e é excretado predominantemente pelos rins. Por essa razão, a função renal deve ser regularmente monitorada, e em pacientes com disfunção grave (*clearence* de creatinina < 30 ml.min[-1]) o seu uso deve ser evitado. Devido a sua relativa baixa ligação proteica, a eliminação de grande parte do medicamento circulante pode ser realizada por hemodiálise.[11] A absorção intestinal do etexilato de dabigatrana é dependente do pH e é, portanto, reduzida em doentes que fazem uso de inibidores de bomba de prótons. Como resultado da interação fármaco-fármaco, há também um risco aumentado de hemorragia em doentes em uso de cetoconazol, amiodarona, quinidina e verapamil.[12] Seu efeito está reduzido em pacientes que fazem uso concomitante de drogas indutoras do CYP3A4.[17]

Sua eficácia na profilaxia de eventos tromboembólicos como na FA não valvar se mostrou similar ao da varfarina, com a vantagem adicional de haver menor risco de eventos isquêmicos, com o mesmo risco de sangramento em pacientes com próteses valvares metálicas. Entretanto, a dabigatrana mostrou-se inferior à varfarina, com maior risco de eventos embólicos (trombose valvar, infarto do miocárdio e isquemia cerebral) e sangramento do trato digestivo.[18]

O idarucizumabe é um antídoto específico da dabigatrana. Trata-se de um anticorpo monoclonal que deve ser administrado quando as medidas de suporte à hemostasia não foram efetivas ou quando há evidências de altos níveis plasmáticos de dabigatrana ou testes laboratoriais alterados (TT elevado).

#### Argatrobana

A argatrobana é um fármaco de uso venoso que atinge o pico de concentração plasmática em aproximadamente 2 horas e tempo de meia-vida de cerca de 50 minutos. Sua metabolização é hepática e sua atividade pode ser avaliada pelo TTPA. A argatrobana está aprovada para o tratamento e profilaxia de trombose em pacientes com síndrome HIT.

### Bivalentes

#### Bivalirudina

A bivalirudina é um fármaco obtido sinteticamente, extremamente semelhante à hirudina, que é a substância anticoagulante encontrada na saliva das sanguessugas medicinais (*Hirudo medicinalis*). A bivalirudina é de uso injetável e tem tempo de meia-vida de 25 minutos. É metabolizada via renal e por clivagem proteolítica. A coagulação retorna ao normal após cerca de uma hora da administração. Devido ao seu mecanismo de ação rápida, a bivalirudina é recomendada para uso em pacientes com angina que estão sendo submetidos à angioplastia coronariana percutânea. Nesses casos, foi demonstrada superioridade dessa terapia quando comparada à heparina não fracionada. Outra aplicabilidade importante desse fármaco está no cenário de pacientes submetidos à cirurgia cardíaca com uso de circulação extracorpórea (CEC) ou oxigenação por membrana extracorpórea (ECMO) com síndrome HIT diagnosticada. A contraindicação ao uso de heparina faz da bivalirudina uma opção nesses casos.

## Manejo Perioperatório dos Anticoagulantes

Pacientes em uso de anticoagulantes requerem cuidados especiais no período perioperatório. A interrupção da anticoagulação temporariamente aumenta o risco de fenômenos tromboembólicos. Em contrapartida, a manutenção desses medicamentos eleva a morbimortalidade decorrente de hemorragias. Em determinadas situações, a simples suspensão ou manutenção da anticoagulação são insuficientes para garantir a segurança do paciente, sendo necessária uma terceira alternativa, chamada terapia ponte, com um fármaco de meia-vida menor e que possa ser suspenso em tempo mais próximo ao procedimento cirúrgico.

Em procedimentos eletivos, é necessário avaliar o risco de sangramento de cada procedimento e saber qual anticoagulante o paciente está tomando. A Tabela 57.2 mostra

**Tabela 57.2 Procedimentos de alto e baixo risco de hemorragias após 2 dias de sua realização.**

| Alto risco (2 a 4%) | Baixo risco (0 a 2%) |
|---|---|
| Aneurisma de aorta | Hérnias abdominais |
| Revascularização miocárdica | Histerectomia abdominal |
| Cirurgias maiores com mais de 45 minutos | Artroscopia com menos de 45 min |
| Pé/mão/ombro | Ressecção de nódulo axilar |
| Troca valvar | Broncoscopia com ou sem biópsia |
| Artroplastia de quadril/joelho | Reparo do túnel do carpo |
| Biópsia renal | Cirurgias oftalmológicas |
| Laminectomia | Biópsias pele/próstata/mama/tireoide |
| Ressecções oncológicas | Colecistectomias |
| Ressecção transuretral de próstata | Curetagens e dilatações |
| Cirurgia vascular | Angiografias não coronarianas |
| | Toracocentese e paracentese |
| | Retirada de acesso venoso central |
| | Marca-passo e estudo eletrofisiológico |
| | Extração dentária |

Fonte: Spyropoulos AC e cols. 2012.[19]

procedimentos de baixo (0 a 2%) e alto (2 a 4%) riscos de hemorragia nos primeiros dois dias após a cirurgia.[19]

No caso dos anticoagulantes orais de ação direta, a suspensão pode ser feita: 1) apenas no dia do procedimento em caso de sangramento mínimo; 2) desde a véspera do procedimento em cirurgias de baixo a moderado risco de sangramento, totalizando dois dias de suspensão e 3) desde dois dias antes do procedimento caso este seja de alto risco de sangramento. Nesse último caso, o anticoagulante pode ser novamente administrado no segundo dia de pós--operatório. Caso o procedimento seja de mínimo, baixo ou moderado risco, o medicamento pode ser reintroduzido um dia após a cirurgia. Em pacientes recebendo AVKs, não há interrupção da medicação para procedimentos de sangramento mínimo. Nos demais pacientes há necessidade de interrupção do cumarínico por 5 dias antes da cirurgia. A terapia-ponte está indicada em pacientes com alto risco de fenômenos tromboembólicos. Recomenda-se realizar terapia-ponte com HBPM por 3 dias antes da cirurgia, em dose plena, suspendendo a anticoagulação 24 horas antes do procedimento. A reintrodução do AVK deve ocorrer no pós-operatório, garantindo que a hemostasia cirúrgica do paciente está adequada, e associando HBPM nos primeiros dias até que a RNI esteja em níveis terapêuticos. Pacientes considerados de alto risco tromboembólico são portadores de valvas cardíacas mecânicas, alto risco de AVC (como em pacientes com FA crônica) ou TEV nos últimos 3 meses. A Figura 57.1 resume as indicações descritas acima.[20] Importante salientar que a função renal diminuída (ClCr < 50 mL.min$^{-1}$) implica em dobrar o tempo de suspensão do medicamento no pré-operatório, bem como em retardar o início do mesmo no pós-cirúrgico.[21,22]

Pacientes em uso de anticoagulantes devem ser orientados quanto à suspensão de sua medicação em caso de técnicas anestésicas que envolvam o neuroeixo. Sociedades da especialidade elaboram e revisam seus algoritmos periodicamente. As recomendações mais recentes são da European Society of Anaesthesia and Intensive Care (ESAIC) e European Society of Regional Anaesthesia (ESRA).[23] A Tabela 57.3 resume as recomendações para pacientes em uso de anticoagulantes que serão submetidos a bloqueios regionais profundos, incluindo anestesia subaracnóidea e epidural.

Pacientes em tratamento com anticoagulantes eventualmente são submetidos a procedimentos de urgência e emergência, quando não há tempo hábil para suspensão dos medicamentos. Nesses casos, complicações hemorrágicas podem ocorrer, demandando condutas rápidas para manutenção da homeostasia desses pacientes, diminuindo a morbimortalidade do evento. Os cuidados fundamentais são a manutenção da normotermia, a reposição adequada de cálcio e a restauração do pH fisiológico, por meio de adequada reposição volêmica e/ou restauração da hemodinâmica.

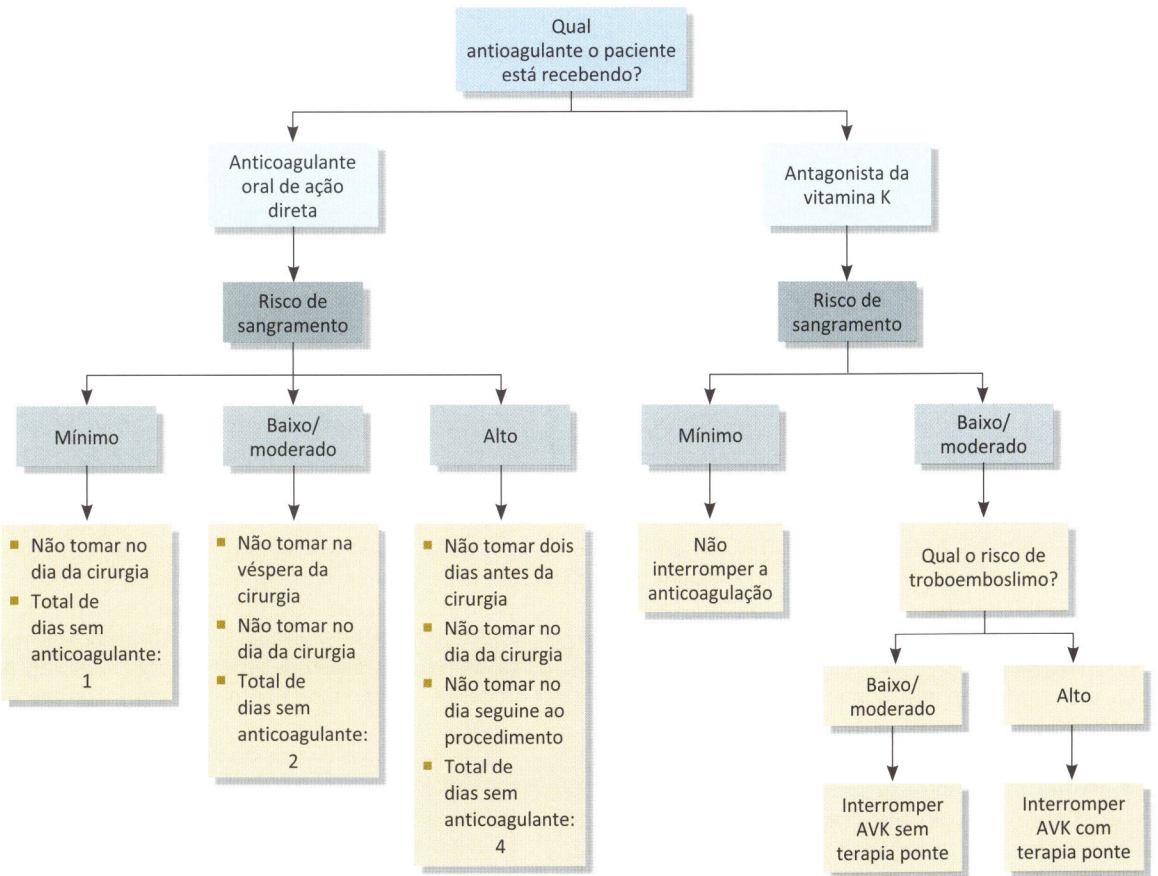

▲**Figura 57.1** Suspensão da anticoagulação em pacientes que serão submetidos a cirurgia eletiva.
**Fonte:** Extraído de *Perioperative Management of Patients receiving anticoagulants*. UpToDate® 2023, Jul 25.

**Tabela 57.3 Manejo do uso de anticoagulantes em bloqueios profundos e anestesia do neuroeixo.**

| Medicamento e dose | Tempo entre a última dose e a intervenção | Valor laboratorial desejável para a intervenção | Tempo da intervenção para a próxima dose |
|---|---|---|---|
| AVK | Varfarina 5 dias, acenocumarol 3 dias, femprocumona 7 dias | RNI normal | |
| IDXa (dose baixa) | Rivaroxabana e edoxabana 24h (30h se ClCr < 30 ml.min$^{-1}$); apixabana 36h | Sem necessidade de exame | |
| IDXa (dose alta) | 72h ou até laboratorial normal (laboratorial normal, se ClCr < 30 ml.min$^{-1}$) | IDXa < 30 ng.ml$^{-1}$ (ou anti-Xa ≤ 0,1 UI.ml$^{-1}$) | Baixas doses: de acordo com diretrizes de profilaxia pós-op de TEV (6 a 8h após a cirurgia) |
| Dabigatrana (dose baixa) | 48h | Sem necessidade de exame | |
| Dabigatrana (dose alta) | 72h ou até laboratorial normal (laboratorial normal, se ClCr < 50 ml.min$^{-1}$) | IDT < 30 ng.ml$^{-1}$ (ou TT normal) | De acordo com diretrizes de anticoagulação, 24h após o procedimento |
| HBPM (dose baixa) ≤ 50 UI anti-Xa kg$^{-1}$ dia$^{-1}$, enoxaparina ≤ 40 mg.dia$^{-1}$ | 12h (24h se ClCr < 30 ml.min$^{-1}$) | Sem necessidade de exame | |
| HBPM (dose alta) | 24h (48h se ClCr < 30 ml.min$^{-1}$) ou até laboratorial normal | Anti-Xa ≤ 0,1 UI.ml$^{-1}$ | Não administrar com cateter *in situ*. |
| HNF (dose baixa) ≤ 200 UI.kg$^{-1}$.dia$^{-1}$ SC ≤ 100 UI.kg$^{-1}$.dia$^{-1}$ IV | 4h | Sem necessidade de exame | HNF dose baixa: 1h em cirurgia cardiovascular |
| HNF (dose alta) | Até valor laboratorial normal (aproximadamente 6h para IV ou 12h para SC) | TTPA, ou anti-Xa ou TCA normal para o valor de referência | |
| Fondaparinux (dose baixa) < 2,5 mg.dia$^{-1}$ | 36h (72h se ClCr < 50 ml.min$^{-1}$) | Sem necessidade de exame | |
| Fondaparinux (dose alta) | Até valor laboratorial normal (aproximadamente 4 dias) | Anti-Xa ≤ 0,1 UI.ml$^{-1}$ | |

AVK: antagonista de vitamina K; RNI: razão de normalização internacional; IDXa: inibidor direto do fator Xa; TEV: tromboembolismo venoso; IDT: inibidor direto da trombina; TT: tempo de trombina; HBPM: heparina de baixo peso molecular; HNF: heparina não fracionada; TTPA: tempo de tromboplastina parcial ativada; TCA: tempo de coagulação ativado.
**Fonte:** Adaptada de Kietaibl S e cols. 2022.[23]

A temperatura abaixo dos 34 °C inibe o funcionamento fisiológico das plaquetas e dos fatores de coagulação. O sistema de coagulação é baseado em uma cascata de processos enzimáticos que, por sua vez, dependem de uma temperatura e de um pH adequados para sua adequada atuação. Por essas razões, no cenário de sangramento, a temperatura deve ser mantida em valores normais.

O cálcio é um cofator da coagulação (Fator IV) e deve ser mantido em concentração normal durante eventos hemorrágicos. Em pacientes que estão sangrando e recebendo hemocomponentes, essa recomendação se torna ainda mais importante devido ao alto conteúdo de citrato contido nesses produtos. O metabolismo do citrato é feito no fígado, porém, algumas condições como insuficiência hepática, hipoperfusão tissular e hipotermia podem diminuir sua eliminação, levando à intoxicação por citrato, com piora da acidose metabólica e, consequentemente, aumento do sangramento.

O pH, assim como a temperatura, é um dos fatores fundamentais para o funcionamento apropriado das enzimas. Sangramentos importantes propiciam uma acidificação do meio secundário, com piora do transporte de oxigênio, piora da função enzimática orgânica global, desequilíbrio dos mecanismos de oferta e extração de oxigênio e da perfusão tissular periférica. Desse modo, a recomendação atual é manter um pH normal no paciente que sangra, utilizando para isso a reposição volêmica adequada, guiada por marcadores de microcirculação e iniciada com cristaloides, seguida de hemocomponentes e fármacos vasoativos e inotrópicos se necessário.[24]

O uso do carvão ativado em ingestões recentes (entre 2 e 3 horas) do anticoagulante ou mesmo a hemodiálise (nos casos de sangramento associado a dabigatrana) para níveis séricos elevados do fármaco podem ser empregados.[25,26] Medidas de suporte e hemoterapia em geral são suficientes no controle do sangramento. Hemorragias mais vultuosas e com risco iminente de morte demandam condutas mais agressivas, como o CCP e uso de antídotos específicos.

A suspensão imediata da anticoagulação, bem como o alerta para evitar outros anticoagulantes/antiagregantes deve estar em destaque no prontuário do paciente. A reversão de anticoagulantes específicos também deve ser instituída nos casos de sangramentos ameaçadores a vida. A dabigatrana pode ser antagonizada com idarucizumabe, na dose de 5 g endovenoso. O andexanet alfa pode ser utilizado na reversão de inibidores diretos do fator Xa e sua dose depende da sua dosagem e o tempo decorrido desde a última ingestão da dose. Agentes não específicos como o CCP, ácido tranexâmico e desmopressina podem ser empregados, apesar da carência de estudos com altos nível de evidências.

A literatura mundial recomenda o uso do CCP em pacientes usuários de DOACs, como a rivaroxabana e a apixabana, que serão submetidos a cirurgia de urgência ou emergência com potencial elevado de sangramento, mas que não estejam sangrando e que não podem ter seus procedimentos postergados devido ao risco de complicações ou de vida. Importante salientar que, embora haja essa recomendação, o uso do CCP para esses fins no Brasil ainda permanece *off-label*. Nestas situações, a indicação do uso do CCP deve estar muito bem descrita no prontuário (Figura 57.2).[27]

Nos casos de sangramento importante associado ao uso de DOACs, os antídotos específicos são a opção mais indicada e a dose dependerá do tempo da última ingestão (Figura 57.3). O idarucizumabe é o antídoto da dabigatrana e o andexanet é o reversor específico da rivaroxabana e da apixabana.[28] No caso de indisponibilidade do reversor específico e diante de um sangramento de etiologia sabidamente relacionada ao fármaco e ameaçador à vida, o CCP pode ser uma opção terapêutica. Mais uma vez, é importante deixar claro, que embora a literatura mundial embase essa prática, o uso de CCP para esses fins no Brasil, ainda permanece *off-label* (Figura 57.3).[27]

Nos casos de sangramento importante associado aos AVKs, o complexo protrombínico detém as melhores evidências quanto a eficácia e rapidez na reversão (nível de evidência 1B); na ausência de CCP, o plasma fresco passa a ser a opção na dose de 15 mL.kg$^{-1}$ (nível de evidência 1C).[29]

A dose do CCP varia entre 25 a 50 UI.kg$^{-1}$ e pode ser ajustado pela RNI.

## ■ ANTIAGREGANTES PLAQUETÁRIOS
## Inibidores da Glicoproteína IIb/IIIa
### Abciximabe

Abciximabe (ReoPro®) é um anticorpo quimérico murino/humano inibidor da glicoproteína IIb/IIIa e seu mecanismo de ação se dá por diminuição da agregação plaquetária. O abciximabe está indicado para procedimentos de revascularização coronariana percutânea com ou sem colocação de stents, mas não é indicado para cirurgia cardíaca porque a coagulação pode demorar até 12 horas para retornar ao normal. O tempo de meia-vida é de 10 a 30 minutos, porém, a agregação plaquetária pode permanecer alterada por até 48 horas.[25]

Os efeitos colaterais do abciximabe são basicamente o sangramento e a hemorragia, especialmente relacionados ao trato digestivo. Contudo, há um risco raro, porém grave, de trombocitopenia. Nesses casos, o único tratamento deve ser feito com transfusão de plaquetas, e mesmo essa terapia pode ser ineficaz devido ao risco do fármaco se ligar às plaquetas transfundidas.[30,31]

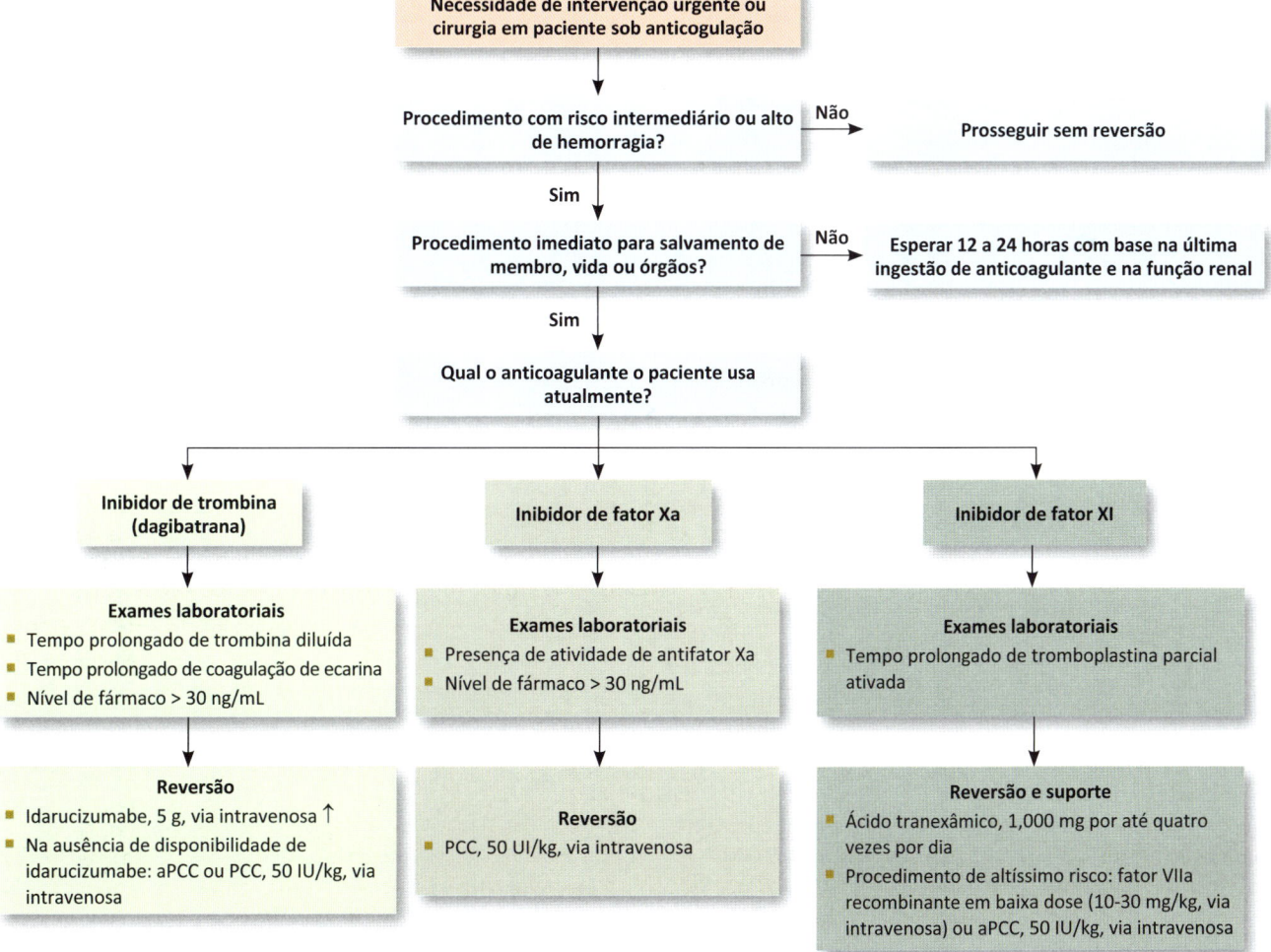

▲**Figura 57.2** Manejo dos pacientes cirúrgicos anticoagulados, sem sangramento ativo.
aPCC: concentrado de complexo protrombínico ativado; PCC: concentrado de complexo protrombínico; UI, unidades internacionais.
**Fonte:** van Es N e cols., 2023.[27]

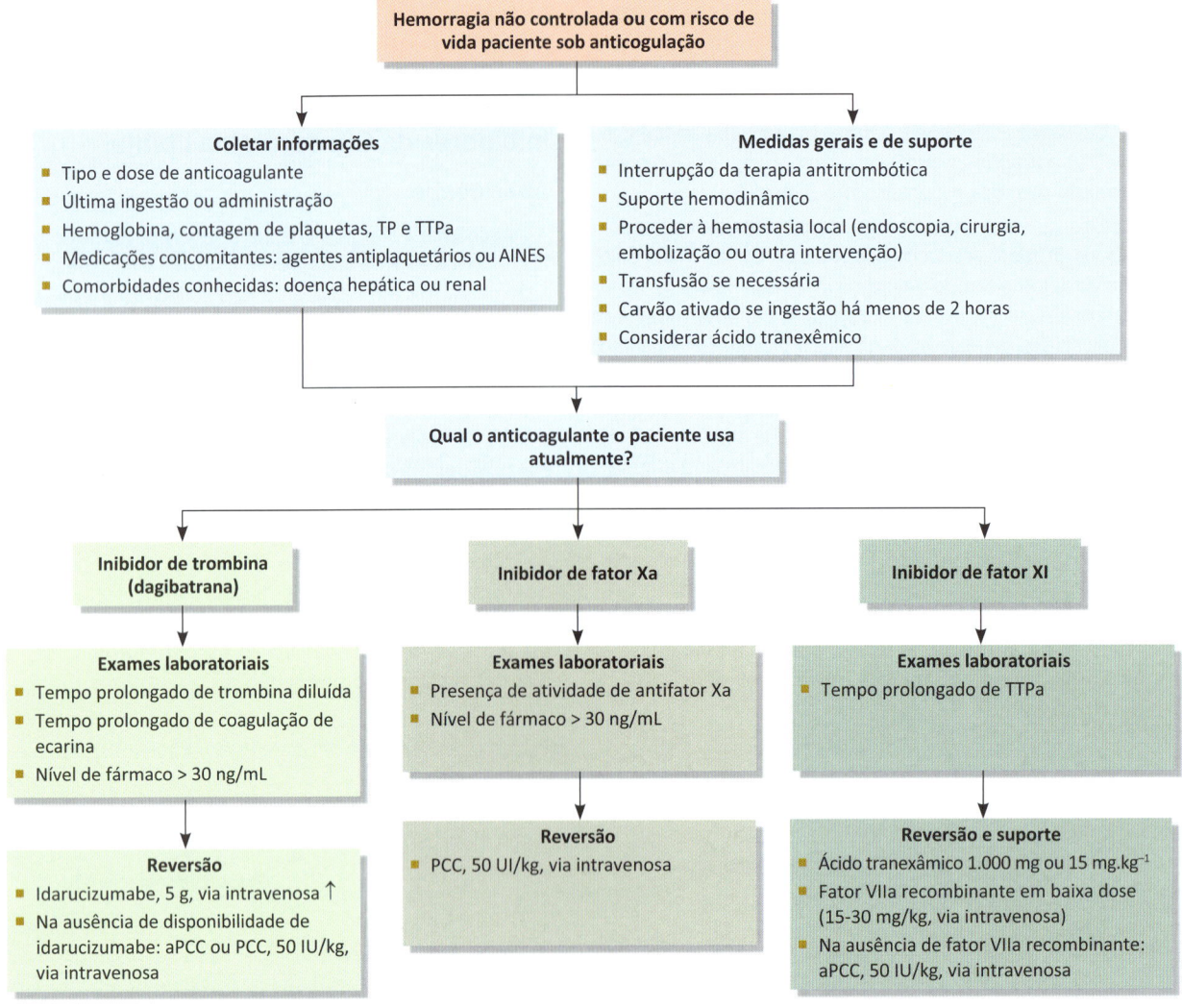

▲ **Figura 57.3** Manejo do Sangramento em Pacientes Anticoagulados, com Sangramento Ativo.
AINES: anti-inflamatórios não esteroidais; aPCC: concentrado de complexo protrombínico ativado; PCC: concentrado de complexo protrombínico; TP, tempo de protrombina; TTPa: tempo de tromboplastina parcial ativada; UI, unidades internacionais.
**Fonte:** van Es N e cols., 2023.[27]

O tempo de suspensão do fármaco antes de procedimento cirúrgico é de 2 a 5 dias, pode ser reintroduzido com segurança após 8 a 12 horas.[32]

## Eptifibatide

Obtido do veneno de uma cobra crotálica endêmica dos Estados Unidos (*Sistrurus miliarius barbouri*), o eptifibatide (Integrilin®) possui tempo de meia-vida de 2,5 horas e a sua excreção principal é renal. Seu uso em pacientes renais crônicos deve ser ponderado em favor de outro fármaco da mesma classe.[33]

Está atualmente indicado para pacientes sob risco de eventos isquêmicos coronarianos que já tenham apresentado angina instável ou infarto agudo do miocárido (IAM) sem supra de ST. Também está indicado para pacientes que irão fazer angioplastia coronariana percutânea. Após o fim da infusão, a coagulação deve retornar ao normal em até 4 horas.

O eptifibatide deve ser suspenso de 8 a 24 horas antes de procedimento cirúrgico e reintroduzido 8 a 12 horas após o procedimento.[32]

## Tirofiban

O tirofiban (Agrastat®) tem como estrutura uma versão modificada do veneno de uma víbora indiana (*Echis carinatus*) e o produto foi baseado em um modelo de escaneamento virtual das moléculas por computador. De uso exclusivamente intravenoso e com tempo de meia-vida de 2 horas, o tirofiban está indicado para reduzir o risco de eventos isquêmicos em pacientes que sofreram IAM sem supra de ST. Recentemente tem sido usado também por via intracoronária durante procedimento percutâneo com algumas vantagens quando comparado ao uso intravenoso.

O tirofiban deve ser suspenso por 8 a 24 horas antes de procedimento cirúrgico e reintroduzido 8 a 12 horas após procedimento.[32]

## Tienopiridinas

### Clopidogrel

O clopidogrel (Plavix®) é um antiagregante plaquetário que se liga ao receptor de membrana da plaqueta ADP/P2Y12 de forma irreversível. Trata-se de uma pró-droga que requer enzimas do citocromo P450 (em especial CYP2C19) para sua ativação. Tem um tempo de meia-vida de 7 a 8 horas, metabolização hepática (com metabólito inativo) e excreção renal e biliar, e é administrado por via oral. Seu uso está indicado como profilaxia de eventos embólicos e no tratamento de eventos coronarianos agudos. Mostrou-se que há benefício importante do clopidogrel em fumantes, porém em não fumantes seu efeito é bem menor. O uso associado a inibidores da bomba de prótons também causou diminuição do efeito do clopidogrel.[33,34]

O clopidogrel deve ser suspenso por 5 a 7 dias antes de procedimentos cirúrgicos, e reintroduzido após 24 horas.[32]

## Prasugrel

O prasugrel (Effient®) é uma pró-droga cujo metabólito ativo bloqueia irreversivelmente o receptor de ADP da membrana plaquetária reduzindo sua ativação e agregação. O tempo para atingir o pico de ação é dose-dependente, sendo de aproximadamente 4 horas para uma dose de 60 mg de prasugrel. A agregação plaquetária volta aos níveis pré-tratamento após 5 a 9 dias da suspensão do fármaco. Esse medicamento foi melhor que o clopidogrel em pacientes com síndrome coronariana aguda em tratamento percutâneo quanto a eventos isquêmicos e trombose de *stents*.[35]

## Ticlopidina

A ticlopidina (Ticlid®) exerce seu efeito antiagregante plaquetário de forma irreversível através de um metabólito ativo. Trata-se de um fármaco de alta ligação proteica e metabolização exclusivamente hepática, o que contraindica o uso em hepatopatas por risco de sangramento importante. Trata-se de um fármaco muito utilizado na prevenção do AVC que foi progressivamente substituído pelo clopidogrel, o que levou à sua descontinuação nos Estados Unidos.[3]

## Análogos Nucleosídeo/nucleotídeos

### Cangrelor

O cangrelor (Kengrexal®) é uma medicação de uso intravenoso que age por meio da inibição reversível do receptor ADP/P2Y12. Trata-se de um fármaco de metabolização rápida, tendo um tempo de meia-vida de 3 a 6 minutos, com metabolização plasmática e excreção renal e biliar. Atualmente é indicado para procedimentos coronarianos percutâneos.

A suspensão para procedimentos cirúrgicos deve ser feita 3 horas antes, e a reintrodução em 24 horas.[36-38]

### Ticagrelor

O ticagrelor (Brilinta®) é um análogo de nucleosídeo similar à adenosina. O fármaco é indicado na profilaxia de eventos trombóticos em pacientes com síndrome coronariana aguda, especialmente em pacientes com IAM com supra de segmento de ST. É um fármaco de uso oral com metabolização hepática pela CYP3A4, tempo de meia-vida de 7 horas com um metabólito ativo com meia-vida de 8,5 horas e excreção biliar.

Devido à sua metabolização hepática, ocorrem importantes interações medicamentosas com fármacos que compartilham do mecanismo de metabolização, em especial com cetoconazol, cuja associação pode levar a sangramento; com a sinvastatina, cuja interação pode potencializar os seus efeitos colaterais especialmente mialgia, e com a rifampicina, que pode diminuir o efeito do ticagrelor.

A suspensão do medicamento para procedimentos invasivos deve ocorrer 5 dias antes e a reintrodução pode ser feita 24 horas depois.[38,39]

## Inibidores da Ciclooxigenase (COX)

### Ácido acetil-salicílico (AAS)

O ácido acetil-salicílico (AAS-Aspirina®) pertence à classe dos anti-inflamatórios não hormonais e age por meio da inibição da produção do tromboxano, diminuindo a agregação entre as plaquetas. Trata-se de um dos fármacos mais antigos ainda em uso. Há relatos de que Hipócrates receitava o chá de casca de salgueiro, uma fonte reconhecida de salicilato, para o tratamento de cefaleias. O AAS foi inicialmente sintetizado por Felix Hoffmann em 1897. Trata-se de uma medicação de uso oral, com metabolização hepática (CYP2C19) e excreção renal. O tempo de meia-vida é dose-dependente, com baixas doses mostrando meia-vida de 2 a 3 horas e, em altas doses, a meia-vida pode ser de 15 a 30 horas. Seu uso como antiagregante plaquetário está indicado na profilaxia primária e secundária de eventos embólicos.

Foi demonstrado recentemente que o AAS durante o perioperatório e pós-operatório precoce aumenta o risco de sangramento, porém houve também uma diminuição importante do risco de eventos embólicos cerebrais e, em menor escala, de IAM.[40] Assim, a recomendação atual é de não suspender o AAS em doses baixas para procedimentos cirúrgicos em pacientes com risco aumentado de eventos embólicos e tratar o sangramento somente se este se manifestar clinicamente, de tal forma que a transfusão profilática de plaquetas não parece ser benéfica. O manejo da profilaxia desta situação parece ser mais bem obtido por meio da associação com anticoagulantes precocemente no pós-operatório.[41]

O Guideline Europeu de Manejo de Sangramento da Sociedade de Anestesia 2022 recomenda desta forma, que a aspirina para prevenção secundária seja continuada no período perioperatório na maioria dos cenários cirúrgicos, especialmente em cirurgia cardíaca (nível de evidência 1C). No entanto, recomenda-se que a aspirina seja descontinuada no pré-operatório quando prescrita para prevenção primária (nível de evidência 1B). Quando a retirada da aspirina antes da cirurgia é considerada, recomenda-se um tempo desde a última ingestão do medicamento até a intervenção de 3 dias, embora para procedimentos invasivos e com alto risco sangramento, uma interrupção mais longa (5 dias) pode ser considerada (nível de evidência 1C). Em pacientes tratados cronicamente com aspirina para prevenção secundária de eventos cardiovasculares, a aspirina deve ser mantida durante e após, para procedimentos de risco de sangramento baixo e moderado (nível de evidência 1B).

Em pacientes tratados cronicamente com aspirina para prevenção secundária de eventos cardiovasculares, exceto aqueles com stents coronários, a aspirina pode ser interrompida para procedimentos com risco de sangramento muito alto (nível de evidência 1B). O momento da primeira administração e a dose de anticoagulantes pós-operatórios, juntamente com a retomada da aspirina após o procedimento devem ser cuidadosamente discutidos para mitigar complicações hemorrágicas pós-operatórias (nível de evidência 2C).

O mesmo *guideline* também recomenda que, para sangramento intra-operatório ou pós-operatório (por exemplo, em neurocirurgia) supostamente relacionado à aspirina, é sugerido que a transfusão de plaquetas seja considerada.

## Inibidores da Fosfodiesterase

### Dipiridamol

O dipiridamol (Persantin®) é um inibidor inespecífico da fosfodiesterase. A inibição dessa enzima faz com que haja uma maior concentração de monofosfato cíclico de adenosina (AMPc) dentro da plaqueta e, com isso, diminua a sua resposta de agregação ao ADP na membrana. É um fármaco de apresentação oral ou venosa, sua metabolização é hepática e a meia-vida é de 10 horas. Além de inibir a agregação plaquetária, esse fármaco também promove a vasodilatação arterial.

A indicação do dipiridamol é para profilaxia secundária de eventos isquêmicos cerebrais e em pacientes com síndrome coronariana isquêmica. Contudo, o seu uso como vasodilatador ainda é debatido, pois pode ocorrer vasodilatação de múltiplos territórios vasculares sem que haja dilatação apropriada dos territórios com estenose, levando ao fenômeno de roubo de fluxo, potencialmente piorando a condição isquêmica. A suspensão pré-operatória deve ocorrer 24 horas antes do procedimento.[42]

### Cilostazol

Inibidor seletivo da fosfodiesterase tipo 3, o cilostazol (Cebralat®) causa um aumento da proteína quinase A, que por sua vez é uma inibidora da agregação plaquetária. Esse fármaco também causa vasodilatação por meio da inibição do AMPc.

É um medicamento de apresentação oral, com metabolização hepática, tempo de meia-vida de 12 horas e excreção renal. O cilostazol é atualmente indicado para claudicação intermitente em pacientes com doença vascular periférica, porém há estudos apontando seu benefício em profilaxia de eventos embólicos cerebrais, havendo benefício duplo de vasodilatação e antiagregação plaquetária. O seu uso em pacientes com insuficiência cardíaca é perigoso devido ao possível fenômeno de roubo de fluxo coronariano. A suspensão para procedimentos cirúrgicos deve acontecer 48 horas antes do procedimento.[43]

## Manejo Perioperatório dos Antiagregantes Plaquetários

O uso de antiagregantes plaquetários pode causar complicações severas em anestesia regional, como sangramento excessivo, formação de hematomas, entre outros. Tais eventos, quando o bloqueio realizado envolve o neuroeixo, traz consequências ainda mais graves. O anestesiologista precisa ter familiaridade com esses fármacos e orientar a suspensão destes no pré-operatório quando necessário. Em bloqueios superficiais, em geral, não há necessidade de suspensão da antiagregação plaquetária. A Tabela 57.4 mostra algumas estratégias no manejo de antiagregantes em bloqueios profundos e do neuroeixo.

O manejo de sangramento em pacientes usuários de antiagregantes inclui mais uma vez priorizar as variáveis fisiológicas da coagulação (cálcio, pH e temperatura), afastar as causas cirúrgicas como causa do sangramento e otimizar o fibrinogênio. Caso haja persistência do sangramento, a transfusão de plaquetas pode ser necessária. Embora não exista estudos randomizados com o uso de DDAVP (desmopressina), pode-se obter êxito no controle do sangramento em pacientes usuários de antiagregantes.[44]

**Tabela 57.4** Manejo do uso de antiagregantes em bloqueios profundos e anestesia do neuroeixo.

| Medicamento e dose | Tempo entre a última dose e a intervenção | Valor laboratorial desejável para a intervenção | Tempo da intervenção para a próxima dose |
|---|---|---|---|
| AAS (dose baixa) ≤ 200 mg.dia⁻¹ | 0 | Sem necessidade de exame | Manter a rotina da prescrição para o próximo horário |
| AAS (dose alta) | 3 dias (contagem normal de plaquetas) a 7 dias | Considerar teste específico de função plaquetária | 6 horas |
| Tienopiridinas | Ticagrelor 5 dias; clopidogrel 5 a 7 dias; prasugrel 7 dias | | 0h para clopidogrel 75 mg; 24h para prasugrel e ticagrelor; 2 dias para clopidogrel 300 mg |
| AAS dose baixa e anticoagulante | Suspender apenas o anticoagulante de acordo com seu tempo específico. | Teste laboratorial específico para o anticoagulante | Aspirina em baixas doses: manter a prescrição habitual. Anticoagulante ou antiagregante combinado: de acordo com diretrizes anticoagulação/inibição plaquetária (aprox. 24h pós-op) |
| AAS dose baixa e antiagregante associado | Suspender apenas o antiagregante de acordo com seu tempo específico | Considerar teste laboratorial específico para o antiagregante associado | |

Fonte: Adaptada de Kietaibl S e cols. 2022.[23]

# REFERÊNCIAS

1. Greinacher A, Thiele T, Selleng K. Reversal of anticoagulants: an overview of current developments. Thromb Haemost. 2015; 113(5):931-942.
2. van Es N, Coppens M, Schulman S, Middeldorp S, Buller HR. Direct oral anticoagulants compared with vitamin K antagonists for acute venous thromboembolism: evidence from phase 3 trials. Blood. 2014; 124(12):1968-1975.
3. Ferraris VA, Saha SP, Oestreich JH, Song HK, Rosengart T, Reece TB, et al. 2012 update to the Society of Thoracic Surgeons guideline on use of antiplatelet drugs in patients having cardiac and noncardiac operations. Ann Thorac Surg. 2012; 94(5):1761-1781.
4. Budnitz DS, Shehab N, Kegler SR, Richards CL. Medication use leading to emergency department visits for adverse drug events in older adults. Ann Intern Med. 2007; 147(11):755-765.
5. Ruff CT, Giugliano RP, Braunwald E, Hoffman EB, Deenadayalu N, Ezekowitz MD, et al. Comparison of the efficacy and safety of new oral anticoagulants with warfarin in patients with atrial fibrillation: a meta-analysis of randomised trials. Lancet. 2014; 383(9921):955-962.
6. Ageno W, Gallus AS, Wittkowsky A, Crowther M, Hylek EM, Palareti G. Oral anticoagulant therapy: Antithrombotic Therapy and Prevention of Thrombosis, 9th ed: American College of Chest Physicians Evidence-Based Clinical Practice Guidelines. Chest. 2012; 141(2 Suppl):e44S-e88S.
7. Holbrook A, Schulman S, Witt DM, Vandvik PO, Fish J, Kovacs MJ, et al. Evidence-based management of anticoagulant therapy: Antithrombotic Therapy and Prevention of Thrombosis, 9th ed: American College of Chest Physicians Evidence-Based Clinical Practice Guidelines. Chest. 2012; 141(2 Suppl):e152S-e84S.
8. Sarode R. Four-factor prothrombin complex concentrate versus plasma for urgent vitamin K antagonist reversal: new evidence. Clin Lab Med. 2014; 34(3):613-621.
9. Stangier J, Stahle H, Rathgen K, Fuhr R. Pharmacokinetics and pharmacodynamics of the direct oral thrombin inhibitor dabigatran in healthy elderly subjects. Clin Pharmacokinet. 2008; 47(1):47-59.
10. Latona J, Rahman A. Management of oral anticoagulation in the surgical patient. ANZ J Surg. 2015; 85(9):620-625.
11. Khadzhynov D, Wagner F, Formella S, Wiegert E, Moschetti V, Slowinski T, et al. Effective elimination of dabigatran by haemodialysis. A phase I single-centre study in patients with end-stage renal disease. Thromb Haemost. 2013; 109(4):596-605.
12. Camm AJ, Lip GY, De Caterina R, Savelieva I, Atar D, Hohnloser SH, et al. 2012 focused update of the ESC Guidelines for the management of atrial fibrillation: an update of the 2010 ESC Guidelines for the management of atrial fibrillation. Developed with the special contribution of the European Heart Rhythm Association. Eur Heart J. 2012; 33(21):2719-2147.
13. Schulman S. New oral anticoagulant agents - general features and outcomes in subsets of patients. Thromb Haemost. 2014; 111(4):575-582.
14. Martin KA, Beyer-Westendorf J, Davidson BL, Huisman MV, Sandset PM, Moll S. Use of direct oral anticoagulants in patients with obesity for treatment and prevention of venous thromboembolism: Updated communication from the ISTH SSC Subcommittee on Control of Anticoagulation. J Thromb Haemost. 2021; 19(8):1874-1882.
15. Lu G, DeGuzman FR, Hollenbach SJ, Karbarz MJ, Abe K, Lee G, et al. A specific antidote for reversal of anticoagulation by direct and indirect inhibitors of coagulation factor Xa. Nat Med. 2013; 19(4):446-451.
16. By the American Geriatrics Society Beers Criteria Update Expert P. American Geriatrics Society 2023 updated AGS Beers Criteria(R) for potentially inappropriate medication use in older adults. J Am Geriatr Soc. 2023; 71(7):2052-2081.
17. Heidbuchel H, Verhamme P, Alings M, Antz M, Hacke W, Oldgren J, et al. EHRA practical guide on the use of new oral anticoagulants in patients with non-valvular atrial fibrillation: executive summary. Eur Heart J. 2013; 34(27):2094-2106.
18. Lai A, Davidson N, Galloway SW, Thachil J. Perioperative management of patients on new oral anticoagulants. Br J Surg. 2014; 101(7):742-749.
19. Spyropoulos AC, Douketis JD. How I treat anticoagulated patients undergoing an elective procedure or surgery. Blood. 2012; 120(15):2954-2962.
20. Tafur A, Douketis J. Perioperative management of anticoagulant and antiplatelet therapy. Heart. 2018; 104(17):1461-1467.
21. Schulman S, Carrier M, Lee AY, Shivakumar S, Blostein M, Spencer FA, et al. Perioperative Management of Dabigatran: A Prospective Cohort Study. Circulation. 2015; 132(3):167-173.
22. Shaw JR, Kaplovitch E, Douketis J. Periprocedural Management of Oral Anticoagulation. Med Clin North Am. 2020; 104(4):709-726.
23. Kietaibl S, Ferrandis R, Godier A, Llau J, Lobo C, Macfarlane AJ, et al. Regional anaesthesia in patients on antithrombotic drugs: Joint ESAIC/ESRA guidelines. Eur J Anaesthesiol. 2022; 39(2):100-132.
24. Rossaint R, Afshari A, Bouillon B, Cerny V, Cimpoesu D, Curry N, et al. The European guideline on management of major bleeding and coagulopathy following trauma: sixth edition. Crit Care. 2023; 27(1):80.
25. Kaatz S, Kouides PA, Garcia DA, Spyropolous AC, Crowther M, Douketis JD, et al. Guidance on the emergent reversal of oral thrombin and factor Xa inhibitors. Am J Hematol. 2012; 87 Suppl 1:S141-S145.
26. Siegal DM, Garcia DA, Crowther MA. How I treat target-specific oral anticoagulant-associated bleeding. Blood. 2014; 123(8):1152-1158.
27. van Es N, De Caterina R, Weitz JI. Reversal agents for current and forthcoming direct oral anticoagulants. Eur Heart J. 2023; 44(20):1795-1806.
28. Milling TJ, Jr, Middeldorp S, Xu L, Koch B, Demchuk A, Eikelboom JW, et al. Final Study Report of Andexanet Alfa for Major Bleeding With Factor Xa Inhibitors. Circulation. 2023; 147(13):1026-1038.
29. Marlu R, Hodaj E, Paris A, Albaladejo P, Cracowski JL, Pernod G. Effect of non-specific reversal agents on anticoagulant activity of dabigatran and rivaroxaban: a randomised crossover ex vivo study in healthy volunteers. Thromb Haemost. 2012; 108(2):217-224.
30. Tcheng JE, Kandzari DE, Grines CL, Cox DA, Effron MB, Garcia E, et al. Benefits and risks of abciximab use in primary angioplasty for acute myocardial infarction: the Controlled Abciximab and Device Investigation to Lower Late Angioplasty Complications (CADILLAC) trial. Circulation. 2003; 108(11):1316-1323.
31. Investigators E. Use of a monoclonal antibody directed against the platelet glycoprotein IIb/IIIa receptor in high-risk coronary angioplasty. N Engl J Med. 1994; 330(14):956-961.
32. Narouze S, Benzon HT, Provenzano D, Buvanendran A, De Andres J, Deer T, et al. Interventional Spine and Pain Procedures in Patients on Antiplatelet and Anticoagulant Medications (Second Edition): Guidelines From the American Society of Regional Anesthesia and Pain Medicine, the European Society of Regional Anaesthesia and Pain Therapy, the American Academy of Pain Medicine, the International Neuromodulation Society, the North American Neuromodulation Society, and the World Institute of Pain. Reg Anesth Pain Med. 2018; 43(3):225-262.
33. Llau JV, Kamphuisen P, Albaladejo P, Force EVGT. European guidelines on perioperative venous thromboembolism prophylaxis: Chronic treatments with antiplatelet agents. Eur J Anaesthesiol. 2018; 35(2):139-141.
34. Ho PM, Maddox TM, Wang L, Fihn SD, Jesse RL, Peterson ED, et al. Risk of adverse outcomes associated with concomitant use of clopidogrel and proton pump inhibitors following acute coronary syndrome. JAMA. 2009; 301(9):937-944.
35. Angiolillo DJ, Rollini F, Storey RF, Bhatt DL, James S, Schneider DJ, et al. International Expert Consensus on Switching Platelet P2Y(12) Receptor-Inhibiting Therapies. Circulation. 2017; 136(20):1955-1975.
36. Bhatt DL, Stone GW, Mahaffey KW, Gibson CM, Steg PG, Hamm CW, et al. Effect of platelet inhibition with cangrelor during PCI on ischemic events. N Engl J Med. 2013; 368(14):1303-1313.
37. Angiolillo DJ, Capranzano P. Pharmacology of emerging novel platelet inhibitors. Am Heart J. 2008; 156(2 Suppl):S10-S15.
38. Westman PC, Lipinski MJ, Torguson R, Waksman R. A comparison of cangrelor, prasugrel, ticagrelor, and clopidogrel in patients undergoing percutaneous coronary intervention: A network meta-analysis. Cardiovasc Revasc Med. 2017; 18(2):79-85.
39. Lombo B, Diez JG. Ticagrelor: the evidence for its clinical potential as an oral antiplatelet treatment for the reduction of major adverse cardiac events in patients with acute coronary syndromes. Core Evid. 2011; 6:31-42.
40. Hall SL, Lorenc T. Secondary prevention of coronary artery disease. Am Fam Physician. 2010; 81(3):289-296.
41. Antithrombotic Trialists C, Baigent C, Blackwell L, Collins R, Emberson J, Godwin J, et al. Aspirin in the primary and secondary prevention of vascular disease: collaborative meta-analysis of individual participant data from randomised trials. Lancet. 2009; 373(9678):1849-1860.
42. Chassot PG, Delabays A, Spahn DR. Perioperative antiplatelet therapy: the case for continuing therapy in patients at risk of myocardial infarction. Br J Anaesth. 2007; 99(3):316-328.
43. Kwon SU, Cho YJ, Koo JS, Bae HJ, Lee YS, Hong KS, et al. Cilostazol prevents the progression of the symptomatic intracranial arterial stenosis: the multicenter double-blind placebo-controlled trial of cilostazol in symptomatic intracranial arterial stenosis. Stroke. 2005; 36(4):782-786.
44. Kietaibl S, Ahmed A, Afshari A, Albaladejo P, Aldecoa C, Barauskas G, et al. Management of severe peri-operative bleeding: Guidelines from the European Society of Anaesthesiology and Intensive Care: Second update 2022. Eur J Anaesthesiol. 2023; 40(4):226-304.

# 58

# Serotonina, Antagonistas e Histamina

Felipe Souza Thyrso de Lara ▪ Artur Souza Rosa ▪ Celso Schmalfuss Nogueira

## INTRODUÇÃO

A serotonina (5-hidroxitriptamina ou 5HT) é uma importante amina biogênica que cumpre o papel de neurotransmissor e neuromodulador. A serotonina é sintetizada no Sistema Nervoso Central (SNC), nas células enterocromafins do trato gastrintestinal e nas plaquetas. Ela tem sido foco de interesse na última década.[1] A diversidade de ações farmacológicas está ligada a uma grande variedade de receptores e mecanismos efetores. Sete famílias de receptores da serotonina foram identificadas. Eles são geneticamente proteínas transmembrana diferentes, compostos por várias centenas de aminoácidos. A maioria destes são acoplados a uma proteína G, exceto os receptores 5-HT$_3$, os quais são fechados diretamente, ligando a canais de íons rápidos. A serotonina está amplamente distribuída no corpo dentro dos sistemas nervoso central e periférico, músculos lisos e plaquetas, em particular. Por conseguinte, os seus efeitos são manifestos principalmente nestes órgãos e influenciam uma ampla variedade de atividade neural, vascular, muscular lisa e funções plaquetárias.[2]

Vários agonistas e antagonistas seletivos têm sido desenvolvidos para a serotonina, o que ajudou a classificação do subtipo do receptor serotonina. Alguns desses medicamentos são também utilizados no tratamento de enxaquecas (p. ex.: sumatriptano, que é um agonista de receptor5-HT$_1$), desordens vasculares (antagonistas 5-HT$_2$) e náuseas e vômitos (antagonistas de 5-HT$_3$, p. ex.: dolasetron, granisetrona, ondansetrona, tropisetrona e a palanosetrona), e têm sido investigados em desordens da motilidade gastrintestinal (antagonistas 5-HT$_4$) e psicopatologias comportamentais (agonistas 5-HT$_1$ e 5-HT$_{2-4}$ antagonistas). Inibidores seletivos da recaptação da serotonina são de particular importância clínica no tratamento de doenças psiquiátricas.[3] A utilização futura destas drogas também está prevista no tratamento de certos tipos de síndromes de dor.[4]

A consciência dos fármacos serotoninérgicos e o reconhecimento de possíveis interações medicamentosas entre os medicamentos que influenciam mecanismos serotonérgicos em humanos estão se tornando cada vez mais importantes na prática da anestesiologia.

As projeções serotoninérgicas para a medula espinhal estão envolvidas na percepção da dor, na regulação visceral e no controle motor; enquanto as projeções para o prosencéfalo são importantes na modulação do humor, na cognição e na função endócrina.

## ▪ SÍNTESE E REGULAÇÃO DA SEROTONINA

A serotonina é sintetizada a partir do aminoácido triptofano pela enzima triptofano hidroxilase (TPH), que converte o triptofano em 5-hidroxitriptofano. A seguir, a enzima L--aminoácido aromático descarboxilase converte o 5-hidroxitriptofano em serotonina. Essas enzimas são encontradas no citoplasma dos neurônios serotoninérgicos, tanto no corpo celular quanto nos processos celulares. A serotonina é concentrada e armazenada no interior de vesículas localizadas nos axônios, corpos celulares e dendritos.

O ciclo metabólico da serotonina (Figura 58.1) envolve a sua síntese, captação em vesículas sinápticas, exocitose, recaptação no citoplasma e, a seguir, captação em vesículas ou degradação. É importante assinalar que pode ocorrer regulação dos níveis de neurotransmissão da 5HT em qualquer uma dessas etapas.

Para todas as monoaminas, a primeira etapa de síntese é que limita a velocidade. Assim, a síntese de 5HT tem a sua velocidade limitada pela triptofano hidroxilase (TPH). Ambas as enzimas são estritamente reguladas por retroalimentação inibitória através de autorreceptores. Os autorreceptores pré-sinápticos de 5HT respondem aos aumentos locais das concentrações de 5HT por meio de sinalização de proteínas G, o que leva a uma redução dos níveis de cAMP, resultando em atividade diminuída da proteinocinase A e da cálcio-CaM cinase II. Com a fosforilação, a TPH aumenta a sua atividade; a redução da atividade da cinase resulta em síntese diminuída de 5HT. Essa alça de autorregulação pode fornecer uma explicação para o tempo observado de ação dos antidepressivos clinicamente.

A Serotonina é transportada em vesículas por intermédio do transportador de monoaminas vesicular (VMAT, *vesicular monoamine transporter*). Este é um transportador inespecífico de monoaminas, que é importante no acondicionamento vesicular da dopamina (DA) e da epinefrina (EPI), bem como da 5HT.

A Serotonina é removida da fenda sináptica por um transportador seletivo de 5HT, bem como por transportadores não seletivos de recaptação. A Serotonina pode estimular os autorreceptores $5HT_{1D}$, proporcionando uma inibição por retroalimentação. A 5HT citoplasmática é sequestrada em vesículas sinápticas pelo VMAT ou degradada pela MAO mitocondrial.

A reserpina liga-se irreversivelmente ao VMAT e, portanto, inibe o acondicionamento da DA, da NE, da EPI e da 5HT em vesículas.

Os transportadores de recaptação seletiva da serotonina reciclam a 5-HT da fenda sináptica de volta ao neurônio pré-sináptico. Ao contrário do VMAT, que é um transportador inespecífico de monoaminas, os transportadores de recaptação de monoaminas exibem seletividade, alta afinidade e baixa capacidade para cada monoamina específica. Os transportadores seletivos de monoaminas, que incluem o transportador de serotonina (SERT), o transportador de norepinefrina (NET) e o transportador de dopamina (DAT), também são capazes de transportar as outras monoaminas.

Quando a 5HT retorna ao citoplasma neuronal, o neurotransmissor é transportado em vesículas por meio do VMAT ou sofre degradação pelo sistema de monoamina oxidase (MAO). As MAO são enzimas mitocondriais que regulam os níveis de monoaminas nos tecidos neurais e que inativam as monoaminas (como a tiramina) circulantes e dietéticas no fígado e no intestino. As duas isoformas, a MAO-A e a MAO-B, diferem de acordo com a especificidade de substrato: a MAO-A oxida a 5HT, a NE e a DA; enquanto a MAO-B oxida preferencialmente a Dopamina. As monoamina oxidases inativam as monoaminas por meio de desaminação oxidativa, utilizando uma flavina funcional como aceptora de elétrons. A catecol-O-metiltransferase (COMT) no espaço extracelular é outra enzima importante de degradação das monoaminas, embora a COMT desempenhe um papel menos significativo no SNC do que na periferia.

# ■ RECEPTORES DE SEROTONINA

Foram caracterizados múltiplos subtipos de receptores de 5HT, e todos eles, à exceção de um, estão acoplados à proteína G. Em geral, a classe de receptores $5HT_1$ inibe a adenilil ciclase, a classe $5HT_2$ aumenta a renovação do fosfatidilinositol, e as classes $5HT_4$, $5HT_6$ e $5HT_7$ estimulam a adenilil ciclase. O único canal iônico regulado por ligante conhecido é o receptor $5HT_3$, embora vários subtipos de receptores de 5HT ainda não estejam totalmente caracterizados. O receptor $5HT_{1A}$ é expresso tanto nos corpos celulares serotoninérgicos dos núcleos da rafe quanto em neurônios pós-sinápticos no hipocampo, e a sua ativação resulta em diminuição dos níveis de cAMP. O receptor $5HT_{1D}$ pré-sináptico medeia os mecanismos autoinibitórios da neurotransmissão da 5HT nos terminais axônicos. A sinalização dos receptores $5HT_{2A}$ e $5HT_{2C}$ é excitatória e baixa o limiar de descarga neuronal. Os vários subtipos de receptores estão diferencialmente expressos no cérebro.

# ■ RECAPTAÇÃO DA SEROTONINA COMO UM ALVO PARA INTERVENÇÃO FARMACOLÓGICA

Serotonina, por causa da sua constante de dissociação ácida de 10, é altamente carregada a pH fisiológico, e não ultrapassa membranas plasmáticas. Por outro lado, o fato de o catabolismo de 5-HT depender inteiramente de enzimas intracelulares (monoamina oxidase e glucuronil-transferase) torna o transporte de 5-HT através de plasma membranas um mecanismo chave para a terminação dos seus efeitos. O transportador de alta afinidade para 5-HT, conhecido como o transportador da serotonina (SERT), é amplamente expresso, para além dos neurónios serotonérgicos centrais ou periféricos, pela celulas[5] epiteliais intestinais e plaquetas.[6]

Em particular, enterócitos expressam SERT em ratos, cobaias e seres humanos e desempenham um papel importante na inativação de 5-HT na mucosa onde não há neurônios serotoninérgicos. Inibição da mucosa SERT por fluoxetina conduz rapidamente a potenciação de reflexos entéricos.[7] Curiosamente, os ratinhos transgênicos que

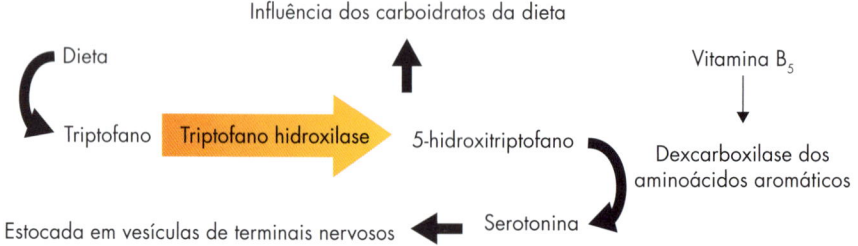

▲ **Figura 58.1** Síntese da Serotonina.

carecem de SERT apresentam motilidade gastrintestinal anormal e geralmente exibem acelerada motilidade color-rectal associado a um aumento do teor de água nas fezes.[8] Em relação aospossíveis papéis fisiopatológicos da SERT, alterações na expressão ou no perfil farmacológico de SERT estão associadas a disfunções de transmissão serotoninérgica central, (p.ex.: depressão e enxaqueca).

Devido ao papel fundamental desempenhado pelo SERT no intestino, há uma forte razão para o uso de antidepressivos em distúrbios intestinais funcionais. Estes agentes, prolongando a disponibilidade de 5-HT liberado fisiologicamente, podem modular a função sensório-motoras intestinal.

## ▪ OS ANTAGONISTAS DO RECEPTOR 5-HT$_3$ NA TERAPÊUTICA

Para além do seu conhecido efeito antiemético, os antagonistas do receptor 5-HT$_3$ têm várias ações terapêuticas potenciais em desordens do intestino:[9-11] modulação da sensibilidade visceral,[12] distensibilidade melhorada,[13] o bloqueio dos receptores 5-HT$_3$ excitatórios localizados em vias neuronais envolvidas no peristaltismo e aumento da absorção.[14] Por todas essas razões, antagonistas dos receptores 5-HT$_3$ podem retardar o trânsito.

Antagonistas do receptor de 5-HT$_3$ tornaram-se o tratamento de escolha para a náusea e vómitos pós-operatórios. Eles são eficazes, seguros e bem tolerados. A eficácia é melhorada pela utilização de um antagonista do receptor 5-HT$_3$ em combinação com um agente com um modo de ação diferente.

Atualmente os antagonistas 5HT$_3$ estão sendo utilizados na prevenção e no tratamento das náuseas e vômitos pós-operatórios. Segundo Apfel e cols., estão implicados em utilização tanto na monoterapia como na terapia combinada.[15]

Atualmente o lançamento da Palonosetrona, antagonista 5-HT$_3$ de meia vida longa, até 40 horas, permite-nos uma dose única no pré-operatório com efeitos antieméticos até o terceiro dia de pós-operatório. Esse antagonismo é altamente seletivo para o receptor 5-HT$_3$, alta afinidade de ligação (30 a 100 vezes maior), longa meia-vida (~40 horas). A palonosetrona tem uma interação que leva a uma alteração e internalização do receptor 5-HT atua como antagonista alostérico do receptor 5-HT$_3$ *(ligação em dois locais diferentes do receptor 5-HT$_3$, aumentado a afinidade da ligação), tornando a* ligação formada mais estável e duradoura (*maior afinidade*)[16] (Figura 58.2).

A estimulação dos receptores 5-HT$_3$ pode, por um lado, exercer um efeito pró-cinético, mas também pode estimular

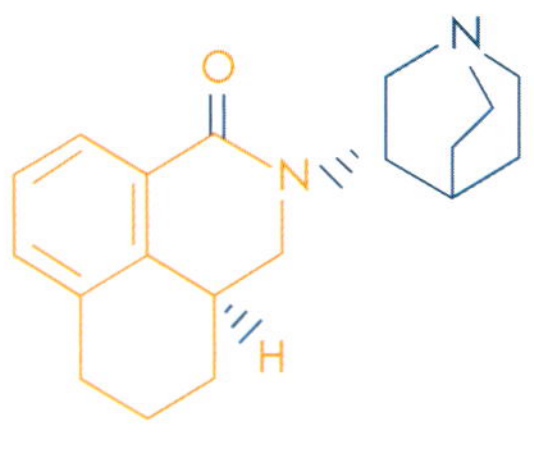

Palonosetrona

▲ **Figura 58.2** Formula estrutural Palonosetrona.

a náuseas e vómitos. Com efeito, os agonistas do receptor 5-HT$_3$ podem acelerar o esvaziamento gástrico em modelos animais, mas foi recentemente relatado retardar o esvaziamento gástrico em humanos.[17] Assim, agonistas 5HT$_3$ atrasam o esvaziamento gástrico líquido em associação com o relaxamento do estômago proximal, e acelerando pouco o trânsito intestinal.

## ▪ RECEPTORES 5-HT$_4$

Receptores 5-HT$_4$ podem mediar várias respostas no intestino; a procinesia pode resultar de aumento da liberação de acetilcolina (e taquicininas) de neurônios excitatórios em intestino delgado e do estômago humano,[18,19] mas não conseguiu identificar esta via em músculos lisos circulares do cólon humano. Os receptores 5-HT$_4$ são outro alvo chave para intervenção farmacológica: a sua estimulação induz procinesia e favorece a secreção de fluidos.

A Serotonina liberada pela estimulação da mucosa, inicia um reflexo peristáltico por meio da ativação de receptores 5-HT$_4$ em neurónios sensoriais que contêm calcitonina. Estes efeitos são imitados por aplicação da mucosa dos agonistas do receptor 5-HT$_4$ seletivos (prucaloprida e tegaserod).[20]

No cólon humano, musculos circulares são dotados com receptores 5-HT$_4$ localizados nas células do músculo liso onde medeiam relaxamento.[21-23]

De um ponto de vista farmacológico, é digno de nota que todos os agonistas do receptor 5-HT$_4$, até agora desenvolvidos para uso clínico são agonistas parciais (atividade intrínseca variando de 0,2, como no caso de tegaserod,[24] para 0,8, tal como no caso de prucalopride[25,26]).

A segunda geração de agonistas do receptor 5-HT$_4$, tegaserod[27,28] e prucalopride[29,30] já foi submetida a ensaios clínicos e tem sido direcionada principalmente para o tratamento de Síndrome do intestino irritável.

Curiosamente, porque os receptores 5-HT$_4$ estão presentes nas células atriais humanas e quando estimulados podem causar arritmias atriais,[31] piboserod está sob investigação em ensaios clínicos para fibrilação atrial.[32] Não se sabe neste momento se essa indicação terá um papel clínico.

## ▪ RECEPTORES 5-HT$_7$

Os receptores 5-HT$_7$ medeiam relaxamento na musculatura lisa colônica humana e no ileo.[33] Teoricamente, o bloqueio dos receptores de 5-HT$_7$ pode também aumentar a pressão limite para desencadear o peristaltismo intestinal e diminuir a complacência da parede intestinal.[34]

Uma descoberta intrigante que pode abrir novas perspectivas para ligantes do receptor 5-HT$_7$ é que este subtipo de receptor é expresso por nociceptores aferentes primários de ratos que terminam nas camadas superficiais do corno dorsal da medula espinhal e parece estar envolvida na ativação do nociceptor pela Serotonina.[35] Ligantes de receptores 5-HT$_7$ podem oferecer oportunidades interessantes para o desenvolvimento de drogas. Um conhecimento mais profundo da função dos receptores 5-HT$_7$ ao longo do eixo cérebro-intestino pode levar a novas utilizações na anestesiologia.

# SÍNDROME DA SEROTONINA

A síndrome da serotonina é um complexo de sintomas e sinais atribuíveis a alterações induzidas pela droga na sensibilidade dos receptores de serotonina no sistema nervoso central. A síndrome é caracterizada por alterações nas funções autonômicas comportamentais, neurológicas e cognitivas e parece resultar de excesso de estimulação dos $5-HT_{1A}$ e $5-HT_2$ nos núcleos centrais e medula cinzenta. Uma causa típica é a combinação de dois ou mais (Inibidores Seletivos da Recaptação de Serotonina, Tricíclicos ou inibidores de MAO) drogas serotoninérgicas. O azul de metileno é um corante que pode ser usado tanto como um vasopressor e para a identificação intraoperatória das glândulas paratireoides. Um derivado do azul de metileno, phenothiazine, pode aumentar as concentrações plasmáticas de serotonina e precipitar a síndrome serotoninérgica.

O diagnóstico é puramente clínico, critérios Sternbach, (Tabela 58.1). Os recursos de diagnóstico mais úteis são hiperreflexia e clônus. O principal diagnóstico diferencial é a síndrome neuroléptica maligna (SNM), uma reação idiossincrática às drogas que afetam o sistema dopaminérgico central. SNM é muitas vezes mais lenta no início, geralmente associada com hipertermia (> 38 °C), e tem uma mortalidade muito maior.

# ENXAQUECA

A enxaqueca é um distúrbio neurovascular crônico, caracterizado por ataques de dor de cabeça forte, distúrbios visuais e náuseas/vômitos. Sinais neurológicos focais transitórios são comuns. Várias teorias têm sido sugerido sobre a fisiopatologia da enxaqueca. Uma propõe que a deficiência do magnésio no cérebro desencadeia uma série de acontecimentos, começando com a agregação de plaquetas e a libertação de glutamato, e culminando na liberação de serotonina. Mudanças bruscas de concentrações de 5-HT sistêmicos foram medidos durante os ataques.

Ataques de enxaqueca ligeiras ou moderadas são geridos com analgésicos simples, complementados por antie-

**Tabela 58.1 Critérios de diagnóstico (Sternbach) para síndrome serotoninérgica. O diagnóstico requer a identificação de pelo menos quatro principais sintomas/sinais ou três grandes e dois pequenos sintomas/sinais (após a adição de um agente serotoninérgico à terapia existente).**

| Sintoma | Maior | Menor |
|---|---|---|
| Mental | Confusão<br>■ Humor exaltado<br>■ Coma | Hiperatividade<br>■ Agitação/nervosismo<br>■ Inquietação<br>■ Insônia |
| Autonômico | Febre/hipertermia<br>■ Hiperidrose | Taquicardia<br>■ Taquipneia/dispneia<br>■ Hipotensão ou hipertensão<br>■ Rubor |
| Neurológico | Clônus/hiper-reflexia<br>■ Tremor<br>■ Rigidez<br>■ Tremor | Incoordenação<br>■ Midríase<br>■ Acatisia<br>■ Ataxia |

méticos, se necessário. A descoberta da eficácia terapêutica dos agonistas do receptor $5-HT_{1B/1D}$ seletivos (triptanos) abriu novas perspectivas terapêuticas para o tratamento agudo. Triptanos trabalham por meio da produção de vasoconstrição carotídea seletiva pelos receptores $5-HT_{1B}$ e por inibição pré-sináptica da resposta inflamatória trigeminovascular por meio de receptores $5-HT_{1D/1F}$. Sumatriptano é o agente mais amplamente estudado; triptanos segunda geração estão sob investigação.

# A SÍNDROME CARCINOIDE

A síndrome carcinoide é causada por tumores originários nas células enterocromafins da mucosa do intestino delgado. Esses tumores segregam, com níveis variáveis, peptídeos, cininas, prostaglandinas e serotonina, resultando em rubor, hipotensão, diarreia e, ocasionalmente, broncoespasmo.

A ondansetrona proporciona alívio sintomático (especialmente da diarreia) para pacientes com síndrome carcinoide. O tratamento cirúrgico pode envolver a ressecção ou *debulking* de tumor carcinoide primários ou metastáticos. A consideração anestésica chave é a prevenção da liberação dos mediadores.[36] Octreotida, um análogo sintético da somatostatina, é usado antes da operação para neutralizar a atividade da serotonina e das cininas. Pequenas doses intravenosas podem ser utilizadas para tratar broncoespasmos súbitos ou hipotensão no tratamento do tumor. A resposta geralmente é vista dentro de cinco minutos.

# PRÉ-ECLÂMPSIA

A pré-eclampsia é uma doença multissistêmica de disfunção endotelial. Uma teoria é que a isquemia placentária pode causar fragmentação trofoblástica. A agregação de plaquetas nestes fragmentos libera serotonina, resultando em vasoespasmo difuso e consequente disfunção das células endoteliais.

A quetanserina, um antagonista de $5-HT_2$ seletivo, tem sido utilizado na Europa Continental. O seu efeito anti-hipertensivo é comparável com a de hidralazina, mas com uma menor incidência de dor de cabeça, queixas visuais, náuseas e vômitos.[37] A droga parece funcionar na interação plaqueta-endotélio celular, em vez de atuar como um mero vasodilatador.

Receptores $5-HT_4$ foram identificados em células atriais; quando estimulados, podem causar arritmias atriais. Piboserod, um antagonista de receptor $5-HT_4$, está sob investigação clínica como um tratamento para a fibrilação atrial.[38] No futuro, a melhor caracterização dos subtipos do receptor de serotonina deve facilitar o desenvolvimento de drogas com alvos altamente específicos.

# HISTAMINA

## Introdução

Este capítulo tem por objetivo apresentar os recentes avanços nas três áreas da biologia dos anti-histamínicos (os mecanismos moleculares pelos quais os anti-histamínicos interagem com os receptores da histamina; a possível ação anti-inflamatória dessas drogas; e os mecanismos, tanto os genéticos como os farmacológicos, pelos quais surgem os efeitos adversos do uso dessas drogas), associando sua importância na condução do procedimento anestésico-cirúrgico.

As ações combinadas da histamina sobre o músculo liso vascular, as células endoteliais vasculares e as terminações nervosas são responsáveis pela resposta de pápula e do eritema observados após a liberação de histamina na pele. A contração das células endoteliais provoca a resposta de pápula edematosa; enquanto o eritema doloroso resulta da vasodilatação e estimulação dos nervos sensitivos.

Os efeitos cardíacos da histamina consistem em pequenos aumentos na força e na frequência das contrações cardíacas. A histamina aumenta o influxo de $Ca^{2+}$ nos miócitos cardíacos, resultando em aumento do inotropismo. O aumento da frequência cardíaca é produzido por um aumento na taxa de despolarização de fase 4 nas células do nó sinoatrial.[39]

O principal papel da histamina na mucosa gástrica consiste em potencializar a secreção ácida induzida pela gastrina. A histamina é uma das três moléculas que regulam a secreção de ácido no estômago, sendo as outras duas a gastrina e a acetilcolina. A ativação dos receptores de histamina no estômago leva a um aumento do $Ca^{2+}$ intracelular nas células parietais e resulta em secreção aumentada de ácido clorídrico pela mucosa gástrica. A histamina também atua como neurotransmissor no Sistema Nervoso Central (SNC).[39]

Tanto a histidina-descarboxilase quanto os receptores de histamina estão expressos no hipotálamo, e os neurônios histaminérgicos do SNC possuem numerosas projeções difusas pelo cérebro e medula espinal.[39]

Enquanto os subtipos de receptores $H_1$ e $H_2$ foram bem caracterizados, os subtipos $H_3$ e $H_4$ e suas ações resultantes ainda constituem uma área de investigação ativa. Os receptores $H_3$ parecem exercer uma inibição por retroalimentação em certos efeitos da histamina. Os receptores $H_3$ foram localizados em vários tipos celulares, incluindo neurônios histaminérgicos pré-sinápticos no SNC e células Enterocromafins-Like no estômago. Nas terminações nervosas pré-sinápticas, os receptores $H_3$ ativados suprimem a descarga neuronal e a liberação de histamina. Os receptores $H_3$ também parecem limitar as ações histaminérgicas na mucosa gástrica e no músculo liso brônquico. Os efeitos distais da ativação dos receptores $H_3$ são mediados por meio de uma diminuição no influxo de $Ca^{2+}$ (Figura 58.3). Síntese e degradação da histamina. A histamina é sintetizada a partir da histidina, numa reação de descarboxilação catalisada pela L-histidina descarboxilase. O fígado metaboliza a histamina a subprodutos inertes. A histamina pode ser metilada no anel imidazol ou desaminada de modo oxidativo. A seguir, esses produtos de degradação podem sofrer oxidação adicional ou conjugação com ribose. A diamina oxidase é também conhecida como histaminase, ácido imidazolacético.

## ■ HISTAMINA E SEUS RECEPTORES

A histamina é sintetizada e liberada por diferentes células humanas, especialmente basófilos, mastócitos, plaquetas, neurônios histaminérgicos, linfócitos e células enterocromafínicas, sendo estocada em vesículas ou grânulos liberados sob estimulação.[40,41] A histamina (2-[4-imidazolil]etilamina) foi descoberta em 1910 por Dale e Laidlaw e foi identificada como mediadora da reação anafilática em 1932.

A histamina pertence à classe das aminas biogênicas e é sintetizada a partir do aminoácido histidina, sob ação L-histidina decarboxilase (HDC), a qual contém piridoxal fosfato (vitamina B6). A histamina é um potente mediador de numerosas reações fisiológicas. Os efeitos da histamina são mediados pela sua ligação com quatro subtipos de receptores:

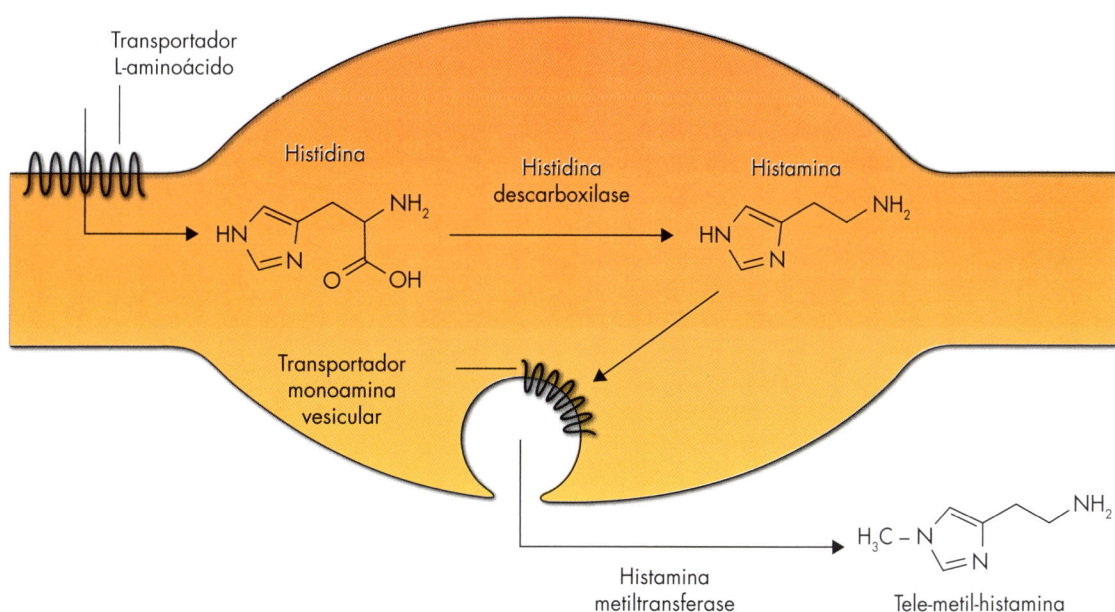

▲ **Figura 58.3** Conversão de histidina em histamina por descarboxilação numa reação catalisada pela enzima histidina descarboxilase.

**Fonte:** Adaptada de HAAS, Helmut L.; SERGEEVA, *et al*.,.2007.[76]

receptor de histamina $HR_1$, $HR_2$, $HR_3$ e $HR_4$ (Quadro 58.1).[40] Todos esses receptores pertencem à família dos receptores acoplados à proteína G (G protein-coupled receptors, GPCRs).

A histamina possui um amplo espectro de ações, que envolvem numerosos órgãos e sistemas orgânicos. Para compreender as funções da histamina, é conveniente considerar seus efeitos fisiológicos em cada tecido. Esses efeitos incluem ações sobre o músculo liso, o endotélio vascular, as terminações nervosas aferentes, o coração, o trato gastrintestinal e o SNC.

As ações celulares da histamina sobre o músculo liso provocam contração de algumas fibras musculares e relaxamento de outras. A histamina causa contração do músculo liso brônquico nos seres humanos. A sensibilidade do músculo liso brônquico à histamina também varia entre indivíduos; pacientes com asma podem ser até dez vezes mais sensíveis à broncoconstrição mediada pela histamina do que indivíduos não asmáticos. Outras ações da histamina sobre o músculo liso envolvem a dilatação ou a constrição de determinados vasos sanguíneos. A histamina dilata todas as arteríolas terminais e vênulas pós-capilares. Todavia, as veias sofrem constrição com exposição à histamina.

O efeito dilatador sobre o leito de vênulas pós-capilares constitui o efeito mais proeminente da histamina sobre a vasculatura. Na presença de infecção ou de lesão, a dilatação das vênulas induzida pela histamina faz com que a microvasculatura local seja ingurgitada com sangue, aumentando o acesso das células imunes que iniciam os processos de reparo na área lesada. Esse ingurgitamento explica o rubor observado nos tecidos inflamados. Embora outros músculos lisos — como os do intestino, da bexiga, da íris e do útero — sofram contração com a exposição à histamina, não se acredita que esses efeitos desempenhem um papel fisiológico ou clínico significativo.

A histamina também provoca contração das células endoteliais vasculares. A contração das células endoteliais vasculares induzidas pela histamina provoca a separação dessas células, permitindo o escape de proteínas plasmáticas e líquido das vênulas pós-capilares, com consequente formação de edema. Por conseguinte, a histamina é um mediador-chave das respostas locais nas áreas de lesão.

O receptor $H_1$ ($HR_1$) é codificado no cromossomo humano 3, sendo o responsável por muitos sintomas das doenças alérgicas, tais como o prurido, a rinorreia, o broncoespasmo e a contração da musculatura lisa intestinal.[41] A ativação do $HR_1$ estimula as vias sinalizadoras do fosfolípide inositol, culminando na formação do inositol-1,4,5-trifosfato (IP3) e do diacilglicerol (DAG), levando ao aumento do cálcio intracelular. Além disso, o $HR_1$, quando estimulado, pode ativar outras vias de sinalização intracelular, tais como a via da fosfolipase D e a da fosfolipase A. Recentemente demonstrou-se também que o estímulo do $HR_1$ pode levar a ativação do fator de transcrição nuclear NFκB, estando ambos envolvidos nas doenças alérgicas.[42]

Historicamente, a potência dos anti-histamínicos foi verificada por meio de ensaios farmacológicos padronizados, particularmente pela contração do íleo de porcos da Guiné ou do músculo liso traqueal.[42]

Nos últimos anos, houve um marcado avanço no conhecimento da biologia molecular, particularmente na expressão dos GPCRs em sistemas celulares recombinantes, o que alterou nossa compreensão a respeito de como os agentes anti-histamínicos interagem com os GPCRs para exercer seus efeitos. Os modelos clássicos de GPCRs necessitam da ocupação dos receptores da histamina por agentes agonistas que iniciam a ativação das vias de sinais de transdução. No entanto, recentemente se demonstrou que os GPCRs podem apresentar uma ativação espontânea, a qual independe da ocupação do receptor por um agente agonista. Isso é denominado como atividade constitucional (fisiológica) do receptor, que levou à reclassificação das drogas que atuam nos GPCRs.[43]

Drogas (ligantes) tradicionalmente consideradas como antagonistas agora são denominados agonistas inversos, isto é, substâncias que são capazes de reduzir a atividade constitucional dos GPCRs, ou antagonistas neutros, quando os ligantes não alteram a atividade basal desses receptores (GPCRs), porém interferem com a ligação dos seus agonistas. Como os anti-histamínicos podem, pelo menos em teoria, ser tanto agonistas inversos como antagonistas neutros, não está ainda esclarecido se o termo "antagonistas do receptor $H_1$ é incorreto. Dessa forma, tem-se sugerido a adoção do termo "anti-histamínicos $H_1$".[42]

O modelo funcional dos GPCRs é constituído por um equilíbrio dinâmico entre sua conformação inativa (R) e ativa (R*). Segundo esse modelo, a isomerização espontânea dos HRs, de forma independente do agonista (histamina), do estado de receptor inativo (R) ao estado ativo (R*) desloca o equilíbrio para o estado de atividade constitucional dos GPCRs.[42]

| **Quadro 58.1 Receptores histamina.** | | | |
|---|---|---|---|
| **Receptor** | **Célula e Tecidos** | **Vias de sinalização intracelular** | **Proteínas G** |
| $H_1$ | Neurônios, via aérea, músculo liso vascular, células endoteliais, hepatócitos, células epiteliais, neutófilos, eosinófilos, DC, Linfócitos B e T. | Aumento $Ca^{2+}$ | Gq/11 |
| $H_2$ | Neurônios, via aérea, músculo liso vascular, células endoteliais, hepatócitos, condrócitos, células epiteliais, neutófilos, eosinófilos, DC, Linfócitos B e T. | Aumento AMPc | G+- S |
| $H_3$ | Neurônios histaminérgicos, DC, eosinófilos, monocitos, baixa expressão em tecidos periféricos, inibição da liberação e síntese de histamina. | Inibição AMPc, aumento $Ca^{2+}$ e MAP Kinase | Gi/o |
| $H_4$ | Medula óssea e teciso hematopoiético periférico, eosinófilos, DC, células t, basófilos, mastócitos, baixa expressão em células nervosas, hepatócitos, baço, timo, pulmão, intestino e coração. Estimula a quimiotaxia de mastócitos e eosinófilos. | Aumento $Ca^{2+}$ e inibição AMPc | Gi/o |

Os agonistas preferencialmente se ligam com os receptores de histamina em estado ativo a fim de aumentar a sua estabilidade e, assim, forçar o deslocamento do equilíbrio para o estado ativo, sendo que o grau desse deslocamento de equilíbrio dependerá de ser o agente um agonista completo ou parcial. Em oposição, um agonista inverso preferencialmente se liga ao estado ativo do receptor de histamina e desloca o equilíbrio na direção oposta, em direção, portanto, do estado de receptor inativo (R), sendo que o grau desse deslocamento de equilíbrio dependerá da natureza do agonista inverso.

Já o antagonista neutro não discrimina entre o estado ativo e o inativo do receptor, consequentemente ligando-se a ambos, não alterando o equilíbrio entre os dois estados, porém interferindo com a ligação subsequente, tanto dos agonistas como dos agonistas inversos.

Já se demonstrou atividade constitucional para os quatro tipos de receptores de histamina.[44-46] Portanto, a identificação da atividade constitucional do receptor $H_1$ sugeriu que o agonismo inverso poderia ser o mecanismo de ação dos anti-histamínicos $H_1$.

Além disso, a atividade constitucional dos receptores $H_1$ não é restrita à ativação da fosfolipase C (PLC), mas também determina ativação de toda transcrição gênica mediada pelo fator nuclear kappa B (NFκB).

A atividade constitucional do receptor $H_1$ mediando a ativação do NFκB foi inibida pela cetirizina, a ebastina, a epinastina, a fexofenadina, a loratadina e a mezolastina, indicando que todos esses agentes atuam como agonistas inversos.

Desde que em 1953,[47] demonstrou-se a capacidade dos anti-histamínicos $H_1$ de inibirem a liberação da histamina dos mastócitos; numerosos estudos *in vitro* e *in vivo* têm sido conduzidos para determinar se essas drogas possuem propriedades, além da inibição dos efeitos da histamina, que poderiam contribuir na eficácia clínica do controle das doenças alérgicas. Tem-se postulado que alguns efeitos anti-inflamatórios dos anti-$H_1$ são subsequentes à sua interação com os receptores histaminérgicos; enquanto outros são independentes desses receptores. Esses efeitos anti-inflamatórios são questionados quando estudados *in vivo*.

Um possível mecanismo de ação para o efeito de inibição dos anti-H1 sobre o acúmulo de células inflamatórias e sua ativação nos tecidos é sua capacidade de suprimir a ativação do NFκB.

O NFκB é um fator de transcrição onipresente que se liga às regiões promotoras de muitos genes reguladores da produção de citocinas pró-inflamatórias e moléculas de adesão. O NFκB pode ser ativado pela histamina e pelo TNFα.[48]

Uma vez que esses importantes efeitos anti-inflamatórios sejam de fato secundários à sua interação com os receptores, então eles ocorrerão com todos os anti-$H_1$ clinicamente utilizados. No entanto, a intensidade desses efeitos será dependente da sua potência anti-histamínica e da dose na qual esses agentes são usados.

## ■ FARMACOLOGIA DOS ANTI-HISTAMÍNICOS

Embora a eficácia dos diferentes anti-$H_1$ no tratamento dos pacientes alérgicos seja similar, mesmo quando se comparam anti-histamínicos de primeira e de segunda geração, eles são muito diferentes em termos de estrutura química, farmacologia e potencial tóxico.[49]

Dessa forma, o conhecimento sobre sua farmacocinética e características farmacodinâmicas torna-se importante ao uso clínico dessas drogas, particularmente em doentes nos extremos da idade, gestantes e pacientes com comorbidades.

Os antagonistas do receptor $H_2$ de Histamina inibem, competitivamente, as ações da histamina em todos os receptores $H_2$, mas seu principal uso clínico é como inibidores de secreção de acido gástrico, podendo inibir a secreção de acido estimulada para histamina como também pela gastrina, acetilcolina e até mesmo a secreção de pepsina cai com a redução de volume do suco gástrico.[50]

Os fármacos usados são cimetidina, ranitidina, nizatidina e famotidina.

A cimetidina é um derivado metílico e cianoguanidínico básico de imidazol, que atua como antagonista competitivo da histamina nos receptores $H_2$ das células parietais gástricas produtoras de ácido. As doses terapêuticas revertem a secreção gástrica ácida; basal é estimulada em pelo menos 50%. Suprime também a secreção do fator intrínseco, e, em doses elevadas, aumenta a concentração sérica de prolactina. Provavelmente não exerce influência sobre o curso natural das doenças ulcerosas, e frequentemente os sintomas reaparecem quando se suspende o tratamento. Não há comprovação da eficácia na hemorragia gastrintestinal aguda. A meia-vida de eliminação da cimetidina é de duas a três horas. Tal fármaco é excretado na urina sem ser metabolizado.

Ranitidina é um medicamento antiulceroso, indicado principalmente no tratamento da ulcera duodenal e da ulcera gástrica; promove uma diminuição da produção de ácido e pepsina no estômago, favorecendo a cicatrização da gastrite e das úlceras pépticas do estômago e do duodeno e prevenindo suas complicações. A ligação a proteínas da ranitidina é baixa, cerca de 15%. A duração do efeito varia entre quatro a seis horas, podendo atingir uma duração de efeitos noturna de até 12 horas. É eliminada, principalmente, por biotransformação hepática. A meia-vida de eliminação da ranitidina é aproximadamente duas horas. Após a administração oral de ranitidina, uma significante porção do fármaco sofre o efeito da primeira passagem. Aproximadamente 30 % de uma dose oral e 68 a 79% de uma dose intravenosa são eliminados inalterados em 24 horas. É eliminada também pelo leite materno.

A nizatidina é inibidor reversível, competindo com a histamina a nível dos receptores $H_2$ localizados nas células parietais do estômago. A nizatidina inibe a secreção gástrica noturna de ácido, assim como aquelas induzidas pela cafeína, por alimentos, pelo betazol e pela pentagastrina.

Famotidina é um antagonista da histamina de histamina receptor $H_2$, semelhante à cimetidina e à ranitidina. Ela é ativa por via oral e parenteral

Farmacocinética de famotidina pode ser administrada por via oral e parenteral. Após a administração intravenosa, os efeitos máximos são observados em 30 minutos. Doses de 10 mg e 20 mg iv inibem a secreção de ácido gástrico por 10 e 12 horas respectivamente.

# ABSORÇÃO

A maioria dos anti-$H_1$ apresenta boa absorção quando administrados via oral, como é demonstrado pelo fato de que a maioria alcança níveis plasmáticos efetivos dentro de três horas após a administração.[50]

Como um grupo, os antagonistas $H_2$ são bem e rapidamente absorvidos após administração oral; os picos de concentração plasmática são obtidos após uma a duas horas. A duração de ação situa-se em 4,5 e 7 horas respectivamente quando administrado durante o dia e a noite.

A famotidina apresenta uma biodisponibilidade de 65 a 80% com o segundo pico de absorção após duas a quatro horas. A taxa, mas não a extensão da absorção, é retardada pela alimentação. Os alimentos e os antiácidos, de modo geral, não interferem com a absorção e biodisponibilidade da ranitidina. Cerca de 50% da dose oral é rapidamente absorvida no trato gastrintestinal.

A boa lipossolubilidade dessas moléculas permite que cruzem facilmente as membranas celulares, o que facilita sua biodisponibilidade. Em alguns casos, a administração dessas drogas concomitantemente à ingestão de alguns alimentos pode alterar suas concentrações plasmáticas. Isso é explicado pela presença dos mecanismos de transporte ativo das membranas celulares – sendo que os mais bem conhecidos são a glicoproteína P (gP) e os polipeptídeos transportadores de ânions orgânicos (OATP).[50] Essas glicoproteínas e polipeptídeos se encontram na membrana celular e atuam como sistemas de transporte ativo para outras moléculas, pelas quais mostram afinidade.

Alguns anti-histamínicos se comportam como substratos desses sistemas de transporte, como, por exemplo, a fexofenadina.[51] Já outras drogas, tais como a desloratadina, não têm a sua absorção intestinal influenciada pelos sistemas de transporte. [52]

Para alguns anti-histamínicos, tais como a fexofenadina, variações na biodisponibilidade têm sido documentadas quando são ingeridos junto com alguns alimentos que servem como substrato da glicoproteína P, como o suco de Toranja, bem como drogas que também têm essa mesma propriedade, tais como o verapamil, cimetidina e probenecide.[53]

# METABOLISMO E EXCREÇÃO

A ranitidina é excretada por via renal, principalmente sob a forma livre e, em menor quantidade, sob a forma de metabólitos. A ligação a proteínas é baixa, cerca de 15%. Após a administração oral de ranitidina, uma significante porção do fármaco sofre o efeito da primeira passagem. Aproximadamente 30% de uma dose oral e 68% a 79% de uma dose intravenosa são eliminados inalterados em 24 horas. É eliminada também pelo leite materno. A droga é excretada por via renal, principalmente sob a forma livre e, em menor quantidade, sob a forma de metabólitos. Seu principal metabólito é um N-óxido, havendo também pequenas quantidades de S-óxido e desmetilranitidina, ambos inativos. A taxa de excreção urinaria em 24 horas de ranitidina livre e seus metabolitos é de 40%, quando a droga é administrada por via oral. Menos de 10% pode ser eliminado por hemodiálise e dialise peritoneal.

A famotidina é amplamente distribuída por todo o corpo, mas é minimamente no líquido cefalorraquidiano. A maior parte da dose de famotidina é excretada na urina. A meia-vida é de 2,5 a 4 horas significativamente aumentada em pacientes com disfunção renal

A maioria dos anti-$H_1$ são metabolizados e detoxificados no fígado por um grupo de enzimas pertencentes ao sistema do citocromo P450 (CYP). Somente a acrivastina, a cetirizina, a levocetirizina, a fexofenadina e a desloratadina evitam essa passagem metabólica em grau relevante, o que as torna mais previsível do ponto de vista dos seus efeitos desejáveis e adversos.

A cetirizina e a levocetirizina são eliminadas na urina, principalmente em sua forma não alterada, enquanto a fexofenadina é eliminada nas fezes, após excreção via biliar, sem alterações metabólicas.[24]

O restante dos anti-$H_1$ sofre transformações no fígado, em metabólitos que podem ou não ser ativos, e cujas concentrações no plasma dependem da atividade do sistema do CYP. Por sua vez, essa atividade é geneticamente determinada, fazendo que alguns indivíduos tenham uma elevada atividade intrínseca dessas vias, enquanto outros apresentam uma menor atividade desse sistema enzimático, a saber, o CYP3A4 ou CYP2D6.[15]

Além disso, esse sistema do CYP pode ser alterado em condições metabólicas especiais, tais como infância, idade avançada, doenças hepáticas ou, ainda, pela ação direta de outras drogas acelerando ou retardando a ação dessas enzimas no metabolismo dos anti-$H_1$. As interações medicamentosas resultam em uma diminuição das concentrações plasmáticas dos anti-$H_1$ e, consequentemente, redução da sua eficácia clínica, tal como ocorre quando se administram indutores do CYP3A4; a exemplo, benzodiazepínicos, com anti-$H_1$.[54]

De forma oposta, podemos ter um aumento nas concentrações do anti-$H_1$, aumentando sua biodisponibilidade e, assim, intensificando seus efeitos adversos, tal como acontece quando se administram drogas que inibem competitivamente o seu metabolismo pelo CYP, como, por exemplo, com o uso concomitante de macrolídeos, antifúngicos e antagonistas dos canais de cálcio.

Nesses casos, as margens de segurança dos anti-$H_1$ são mínimas, com os efeitos adversos sendo mais prováveis, uma vez que os níveis plasmáticos são imprevisíveis.[50]

É relevante ressaltar que muitas drogas ou substâncias que atuam como substratos ou moduladores da atividade da gP exercem as mesmas funções em outros sistemas metabólicos, como o CYP3A4 ou a família dos polipeptídeos de transporte de ânions orgânicos (OATP).[55]

Da mesma forma pela qual os anti-H1 podem interagir metabolicamente com outras drogas, isso também pode ocorrer com elementos presentes nos alimentos.

A excreção biliar é possível, e é mais intensamente realizada para a fexofenadina e a rupatadina, a primeira sem metabolização, e a segunda após extensa metabolização.

Particularmente quando a função renal ou hepática está diminuída, o ajuste de dose pode ser necessário, bem como em idosos ou doentes com insuficiência renal ou hepática.

Anti-H$_1$ de primeira geração ou clássicos são drogas lipofílicas e classificadas em diferentes grupos de acordo com sua estrutura química.[56]

Estudos baseados no uso da difenidramina, como exemplo de anti-H$_1$ de primeira geração, demonstraram que essas drogas não são apenas substratos do CYP2D6, como também inibem essa via do citocromo P450.[55]

Isso deve ser levado em consideração quando se administram concomitantemente outros medicamentos que necessitam dessa via metabólica, tais como metoprolol, antidepressivos tricíclicos e tramadol. Além disso, os anti-H$_1$ clássicos apresentam diversos efeitos adversos em decorrência das suas ações nos receptores muscarínicos (ação anticolinérgica), serotoninérgicos, adrenérgicos, entre outros.

Os anti-H$_1$ de primeira geração são rapidamente absorvidos e metabolizados, o que significa que eles devem ser administrados três a quatro vezes ao dia. [56]

Devido a sua estrutura molecular lipofílica, cruzam mais facilmente a barreira hemato-encefálica, além de não se comportarem como substrato da glicoproteína P no endotélio dos vasos da barreira hematoliquórica, ligando-se assim aos receptores H$_1$ cerebrais e originando seu principal efeito adverso: a sedação.

Os Anti-H$_1$ de segunda geração são substâncias desenvolvidas nos últimos 25 anos, algumas derivadas dos anti-H$_1$ de primeira geração, porém oferecendo maiores vantagens em relação aos compostos de primeira geração, em decorrência de apresentarem menores efeitos anticolinérgicos ou sedativos.

Entretanto, não são livres de efeitos adversos, e alguns interagem com outras drogas e substâncias.

As interações que ocorrem no metabolismo em relação aos anti-H$_1$ de segunda geração, tais como a terfenadina, o astemizol, a loratadina, a desloratadina, a ebastina, a fexofenadina, a cetirizina, a levocetirizina, a mizolastina, a epinastina e a rupatadina, têm sido intensivamente estudadas desde os relatos iniciais de graves arritmias cardíacas associadas com o uso da terfenadina.[57]

Devido também a esse fato, os anti-H$_1$ de segunda geração apresentam muito menos efeitos sedativos que os de primeira geração, uma vez que são retirados do SNC pela gP.

Por sua vez, alguns anti-H$_1$ de segunda geração sofrem uma metabolização inicial relevante no fígado ou no intestino, mediada pelo CYP.

A atenção ao metabolismo dos anti-H$_1$ via CYP3A4 tornou-se relevante a partir da observação das interações medicamentosas entre a terfenadina e a eritromicina e o cetoconazol. A fexofenadina não é metabolizada via CYP, e 95% das moléculas são recuperadas na urina e nas fezes. Assim não interage com os inibidores do CYP3A4 ou outras isoenzimas. A fexofenadina tem-se mostrado um anti-H$_1$ de perfil seguro, uma vez que não apresenta efeitos cardíacos adversos mesmo em altas doses.

Quando a fexofenadina é coadministrada com um inibidor da gP, os seus níveis aumentam em três vezes no plasma. A fexofenadina é um potente substrato da gP, e como tal muito da sua biodisponibilidade e da sua eliminação depende desse sistema de transporte.

Drogas ou substâncias que são capazes de induzir a gP, tais como a rifampicina, determinarão uma menor concentração de fexofenadina no sangue, o que diminui a eficácia da droga.

Há necessidade de ajuste da dose na presença de disfunção renal. A loratadina também sofre importante primeiro passo metabólico no fígado, uma vez que é quase completamente metabolizada pelo CYP, formando uma variedade de metabólitos.

Um dos seus metabólitos é a desloratadina, a qual, após metabolização, origina a molécula ativa denominada decarboetoxiloratadina, sendo sua formação mediada tanto pelo CYP3A4 como pelo CYP2D6.[58]

Com base nesse perfil, a loratadina é candidata a interações medicamentosas com outras drogas metabolizadas pelo CYP.

A loratadina pode atuar tanto como substrato quanto como potente inibidor do sistema da gP, porém em menor monta que o verapamil e a ciclosporina. Cerca de 0,46% da dose terapêutica materna da loratadina é transferida ao leite.

Embora a desloratadina, quando coadministrada com inibidores do CYP (especialmente do CYP3A4, eritromicina e cetoconazol), tenha demonstrado um leve aumento nas concentrações plasmáticas,[59] não se observaram efeitos eletrocardiográficos adversos.[60,61]

A cetirizina é um ácido carboxílico, com mistura racêmica de enantiômeros R e S, derivados da hidroxizina. Não sofre metabolização hepática e assim não interage com metindutores ou inibidores do CYP no fígado.

Também não têm sido observadas alterações eletrocardiográficas quando administrada até seis vezes a dose recomendada.[62]

## ▪ EFEITOS SOBRE O SISTEMA NERVOSO CENTRAL

Os anti-H1 de primeira geração são drogas lipofílicas com escassa afinidade pela gP, diferentemente dos de segunda geração, os quais são lipofóbicos e com afinidade pela gP. A diferença entre esses dois grupos de drogas baseando-se no seu peso molecular (teoria de que moléculas menores cruzariam mais facilmente a barreira hemato-encefálica) está tornando-se menos relevante. Como exemplo, a desloratadina, que tem peso molecular de 338,9, nesse contexto é similar à hidroxizina (peso molecular de 347,9), porém essas duas drogas têm permanência diferente nos tecidos cerebrais.[63]

Os critérios para classificar os efeitos sedativos de um anti-H$_1$ são baseados em três parâmetros que devem estar minimamente avaliados: (i) impacto subjetivo sobre a sonolência (presença dela); (ii) avaliação objetiva de alterações nas funções cognitivas e psicomotoras; e (iii) ocupação dos receptores H$_1$ centrais em estudos baseados em tomografia com emissão de pósitrons (PET).

Embora os dois últimos critérios sejam relevantes, todos os três devem estar presentes para classificar uma droga como tendo ação sedativa.[64]

A definição para que um anti-H$_1$ seja considerado não sedativo é de que a sua ocupação dos receptores H$_1$ no SNC não exceda 20%, quando administrado na dose máxima recomendada.[40] As manifestações adversas centrais aparecem quando cerca de 50% dos receptores H$_1$ estão ocupados, embora alguns autores acreditem que isso ocorra com ocupação de 60 a 70% dos HR$_1$.[65,66]

## ■ EFEITOS SOBRE O SISTEMA CARDIOVASCULAR

Sabe-se que o bloqueio dos canais de potássio no coração (canais Kv11.1, codificados pelo gene HERG, *human ether-a-gogo related gene*) pode prolongar o intervalo QT no eletrocardiograma, originando arritmias potencialmente graves e fatais.[67]

A hidroxizina parece não induzir arritmias ventriculares, embora alterações nas ondas T tenham sido relatadas quando utilizadas altas doses.[68]

O seu metabólito cetirizina não bloqueia os canais Kv11.1, mesmo em elevadas concentrações e diferentes circunstâncias, sendo assim raramente associado a efeitos cardíacos adversos. Dessa forma também parece comportar-se a levocetirizina. A ebastina é capaz de interagir com os canais Kv11.1, embora não se tenham relatado efeitos adversos cardíacos. A loratadina tem demonstrado certos efeitos sobre os canais Kv11.1.

O uso concomitante da loratadina com drogas que inibem o CYP3A4 aumenta as concentrações da loratadina, embora geralmente sem prolongamento do intervalo QT, exceto quando é administrada com a nefazodona (antidepressivo). De forma geral, a loratadina parece não exercer efeito clínico sobre os canais de potássio. Por sua vez, a desloratadina parece não bloquear os canais de potássio.[69]

## ■ USO INDIVIDUALIZADO

Entre os anti-H$_1$ de primeira geração licenciados para uso antes dos 2 anos de idade, temos apenas a hidroxizina e a clorfeniramina.[70]

Em idosos, os anti-H$_1$ de segunda geração propiciam alternativas excelentes, efetivas e seguras aos anti-H$_1$ clássicos nessa faixa etária. Como com todas as medicações, a escolha de qual droga a ser utilizada deve ser feita de acordo com as necessidades do paciente. O tratamento deve ser planejado levando em consideração as drogas coadministradas, o potencial de interações medicamentosas e as comorbidades presentes. Os anti-H$_1$ de primeira geração não devem ser usados no tratamento da urticária em idosos.[71]

Recentemente[72] publicaram estudo sobre medicações potencialmente inadequadas a idosos e concluíram que entre elas se destacam os anti-H$_1$ com efeitos anticolinérgicos e sedativos (primeira geração).

A principal função do receptor H$_2$ consiste em mediar a secreção de ácido gástrico no estômago.

Tem seu uso difundido na anestesia baseado principalmente na resposta ao trauma e na prevenção de pneumonia aspirativa de alta mortalidade,[73,74] por meio do seu uso prévio em situações que demandam risco aumentado de broncoaspiração, como doenças obstrutivas intestinais e trabalho de parto e suas formas de resolução. O grande risco na utilização crônica destes fármacos anti-H$_2$ está a propensão a peritonite bacteriana, devido à manutenção do pH gástrico acima do fisiológico, permitindo a translocação bacteriana.

Os bloqueadores dos receptores H$_2$ agem por meio da ligação ao tipo de receptores histamina 2 na superfície antiluminal das células parietais gástricas basolateral, interferindo com as vias de produção de ácido gástrico e secreção. A seletividade dos anti-H$_2$ é de fundamental importância, pois eles têm pouco ou nenhum efeito sobre os receptores H$_1$, que são bloqueados por anti-histamínicos típicos que são usados para o tratamento de reações alérgicas e têm pouco efeito na produção de ácido gástrico. Os bloqueadores H$_2$ seletivos são menos potentes na inibição da produção de ácido do que os inibidores da bomba de prótons mas, no entanto, suprimem a secreção de ácido gástrico em 24 horas, cerca de 70%.

O efeito dos anti-H$_2$ é em grande parte na secreção ácida noturna, o que é importante no tratamento da úlcera péptica. Os bloqueadores H$_2$ seletivos foram desenvolvidos pela primeira vez no início de 1990 por Sir James Black, que posteriormente recebeu o Prêmio Nobel por seu trabalho a desenvolver antagonistas selectivos do receptor para uso clínico (incluindo os bloqueadores beta, assim como os anti-H$_2$). Os efeitos colaterais são raros, geralmente pequenos, e incluem diarreia, constipação, fadiga, sonolência, dor de cabeça e dores musculares.

Os receptores H$_3$ parecem exercer uma inibição por retroalimentação em certos efeitos da histamina.

## ■ REAÇÕES ANAFILÁTICAS

A desgranulação de mastócitos sistêmicos pode causar uma condição potencialmente fatal, conhecida como anafilaxia. Tipicamente, o choque anafilático é desencadeado em um indivíduo previamente sensibilizado por uma reação de hipersensibilidade a uma picada de inseto, a um antibiótico, como a penicilina, ou a ingestão de certos alimentos altamente alergênicos (p. ex.: nozes). Um alérgeno de distribuição sistêmica, como, por exemplo, através de injeção intravenosa ou absorção da circulação, pode estimular os mastócitos e basófilos a liberar histamina em todo o corpo.

A histamina é um mediador essencial das respostas imunes e inflamatórias. A histamina desempenha papel proeminente na reação de hipersensibilidade mediada por IgE, também conhecida como reação alérgica. Numa reação alérgica localizada, um alérgeno (antígeno) penetra inicialmente numa superfície epitelial (p. ex.: pele, mucosa nasal). O alérgeno também pode ser transportado sistemicamente, como no caso de uma resposta alérgica ao anestésico venoso. Com a ajuda das células T auxiliares (TH), o alérgeno estimula os linfócitos B a produzirem anticorpos IgE, que são específicos contra este alérgeno. A seguir, a IgE liga-se a receptores Fc sobre os mastócitos e os basófilos, em um processo conhecido como sensibilização. Uma vez em contato com anticorpos IgE, essas células imunes são capazes de detectar e de responder rapidamente a uma exposição subsequente a um mesmo alérgeno. Caso haja reexposição, o alérgeno liga-se e estabelece uma ligação cruzada dos complexos IgE/receptor Fc, desencadeando a desgranulação da célula.[75]

A histamina liberada pelos mastócitos e basófilos liga-se a receptores $H_1$ sobre as células musculares lisas vasculares e as células endoteliais vasculares. A ativação desses receptores aumenta o fluxo sanguíneo local e a permeabilidade vascular. Esse processo completa o estágio inicial da resposta inflamatória. A inflamação prolongada requer a atividade de outras células imunes. A vasodilatação local induzida pela histamina propicia um maior acesso dessas células imunes à área lesada; enquanto o aumento da permeabilidade vascular facilita o movimento das células imunes para o tecido.

A desgranulação dos mastócitos também pode ocorrer como resposta à lesão tecidual local, na ausência de uma resposta imune humoral.

As ações combinadas da histamina sobre o músculo liso vascular, as células endoteliais vasculares e as terminações nervosas são responsáveis pela resposta de pápula e eritema observada após a liberação de histamina na pele. A contração das células endoteliais provoca a resposta de pápula edematosa; enquanto o eritema doloroso resulta da vasodilatação e estimulação dos nervos sensitivos.

Algumas substâncias, anestésicos inclusive, têm a capacidade de liberar, diretamente dos mastócitos, apenas a histamina. Existem reações comprovadas deste tipo com morfina, succinilcolina, tiopental e bloqueadores neuromusculares. O quadro clínico advém da desgranulação dos mastócitos e basófilos de substâncias vasoativas, que são em seguida liberadas na circulação. Essas substâncias incluem os mediadores armazenados ou pré-formados e novos produtos proteicos e lipídicos sintetizados; atuam nos receptores distribuídos pelos pulmões, coração, rim, levando ao quadro das reações anafiláticas. Tais reações serão pormenorizadas em capítulo respectivo.

# ■ CONSIDERAÇÕES FINAIS

A descoberta da histamina e de seus receptores ampliou significativamente as opções farmacológicas para o tratamento da alergia e da doença ulcerosa péptica. O uso seletivo de receptores como alvos permitiu o tratamento específico de cada um desses processos mórbidos sem afetar as outras ações fisiológicas da histamina. A seletividade do fármaco é obtida pela existência de subtipos de receptores de histamina ($H_1$, $H_2$, $H_3$ e $H_4$), que são utilizados como alvos.

A identificação e a elucidação dos receptores $H_3$ e $H_4$ deverão permitir o desenvolvimento de novos anti-histamínicos dirigidos a esses subtipos de receptores. Os antagonistas $H_3$ têm o potencial de aumentar o estado de vigília e melhorar a atenção e a aprendizagem. O receptor $H_4$ é um alvo molecular particularmente interessante para o desenvolvimento de fármacos, visto que se acredita que ele desempenha um importante papel em condições inflamatórias que envolvem os mastócitos e os eosinófilos. Agentes dirigidos contra os receptores $H_4$ poderão algum dia ser utilizados no tratamento de uma ampla variedade de condições inflamatórias, como asma, rinite alérgica e artrite reumatoide.

## REFERÊNCIAS

1. Gyermek L. 5-HT3 receptors: pharmacologic and therapeutic aspects. J Clin Pharmacol. 1995;35(9):845-55.
2. Sanders-Bush, E Mayer SE. 5-Hydroxytryptamine (serotonin) receptor agonists and antagonists. In: Goodman, Gilman's, editors. The Pharmacological Basis of Therapeutics. 10. ed.. New York: McGraw-Hill; 2001.p.269-90.Chapter 11.
3. Tatsumi M, Groshan K, Blakely RD, et al. Pharmacological profile of antidepressants and related compounds at human monoamine transporters. Eur J Pharmacol. 1997;340:249–58.
4. Lai J, Porreca F, Hunter JC, et al. Voltage-gated sodium channels and hyperalgesia. Annu Rev Pharmacol Toxicol. 2004;44:371–97.
5. Wade PR, Chen J, Jaffe B, et al. Localization and function of a 5-HT transporter in crypt epithelia of the gastrointestinal tract. J Neurosci. 1996;16:2352–64.
6. Bellini M, Rappelli L, Blandizzi C, et al. Platelet serotonin transporter in patients with diarrhea-predominant irritable bowel syndrome both before and after treatment with alosetron. Am J Gastroenterol. 2003;98:2705–11.
7. Chen JX, Pan H, Rothman TP, et al. Guinea pig 5-HT transporter: cloning, expression, distribution, and function in intestinal sensory reception. Am J Physiol. 1998;275:G433–48.
8. Chen JJ, Li Z, Pan H, et al. Maintenance of serotonin in the intestinal mucosa and ganglia of mice that lack the high-affinity serotonin transporter: Abnormal intestinal motility and the expression of cation transporters. J Neurosci. 2001;21:6348–61.
9. Feinle C, Read NW. Ondansetron reduces nausea induced by gastroduodenal stimulation without changing gastric motility. Am J Physiol. 1996;261:G591–7.
10. Simrén M, Simms L, D'Souza D, et al. Lipid-induced colonic hypersensitivity in irritable bowel syndrome: the role of 5-HT3 receptors. Aliment Pharmacol Ther. 2003;17:279–87.
11. Mayer EA, Berman S, Derbyshire SW, et al. The effect of the 5-HT3 receptor antagonist, alosetron, on brain responses to visceral stimulation in irritable bowel syndrome patients. Aliment Pharmacol Ther. 2002;16:1357–66.
12. Simrén M, Simms L, D'Souza D, et al. Lipid-induced colonic hypersensitivity in irritable bowel syndrome: the role of 5-HT3 receptors. Aliment Pharmacol Ther. 2003;17:279–87.
13. Talley NJ, Phillips SF, Haddad A, et al. Effect of selective 5HT3 antagonist (GR 38032F) on small intestinal transit and release of gastrointestinal peptides. Dig Dis Sci. 1989;34:1511–15.
14. Mayer EA, Berman S, Derbyshire SW, et al. The effect of the 5-HT3 receptor antagonist, alosetron, on brain responses to visceral stimulation in irritable bowel syndrome patients. Aliment Pharmacol Ther. 2002;16:1357–66.
15. Apfel CC, Korttila K, Abdalla M, Kerger H, Turan A, Vedder I, Zernak C, Danner K, Jokela R, Pocock SJ, Trenkler S, Kredel M, Biedler A, Sessler DI, Roewer N; IMPACT Investigators. A factorial trial of six interventions for the prevention of postoperative nausea and vomiting. N Engl J Med. 2004;350(24):2441-51.
16. Rojas C, Stathis M, Thomas AG, Massuda EB, Massuda EB, Alt J, Zhang J, Rubenstein E, Rubenstein E, Sebastiani S, Cantoreggi S, Snyder SH, Slusher B. Palonosetron exhibits unique molecular interactions with the 5-HT3 receptor. Anesth Analg. 2008;107(2):469-78.
17. Stacher G, Weber U, Stacher-Janotta G, et al. Effects of the 5-HT3 antagonist cilansetron vs placebo on phasic sigmoid colonic motility in healthy man: a double-blind crossover trial. Br J Clin Pharmacol. 2000;49:429–36.
18. Coleman NS, Marciani L, Blackshaw E, et al. Effect of a novel 5-HT3 receptor agonist MKC-733 on upper gastrointestinal motility in humans. Aliment Pharmacol Ther. 2003;18:1039–48.
19. Schuurkes JAJ, Meulemans AL, Obertop H, et al. 5-HT4 receptors on the human stomach. J Gastrointest Motil. 1991;3:199abstract.
20. Borman RA, Burleigh DE. Evidence for the involvement of a 5-HT4 receptor in the secretory response of human small intestine to 5-HT. Br J Pharmacol. 1993;110:927–8.
21. Miyata K, Kamato T, Nishida A, et al. Role of serotonin3 receptor in stress-induced defecation. J Pharmacol Exp Ther. 1992;261:297–303.
22. Borman RA, Burleigh DE. Evidence for the involvement of a 5-HT4 receptor in the secretory response of human small intestine to 5-HT. Br J Pharmacol. 1993;110:927–8.
23. Foxx-Orenstein AE, Kuemmerle JF, Grider JR. Distinct 5-HT receptors mediate the peristaltic reflex induced by mucosal stimuli in human and guinea-pig intestine. Gastroenterology. 1996;111:1281–90.

24. Briejer MR, Akkermans LM, Meulemans AL, et al. Cisapride and a structural analogue, R 76,186, are 5-hydroxytryptamine4 (5-HT4) receptor agonists on the guinea-pig colon ascendens. Naunyn Schmiedeberg Arch Pharmacol. 1993;347:464–70.

25. Wardle KA, Sanger GJ. The guinea-pig distal colon—a sensitive preparation for the investigation of 5-HT4 receptor-mediated contractions. Br J Pharmacol. 1993;110:1593–9.

26. Prins NH, Akkermans LMA, Lefebvre RA, et al. Cholinergic 5-HT4 receptor stimulation enhances canine and human colon longitudinal muscle contractility. Neurogastroenterol Motil. 2000;12:267.

27. Schikowski A, Thewissen M, Mathis C, et al. Serotonin type-4 receptors modulate the sensitivity of intramural mechanoreceptive afferents of the cat rectum. Neurogastroenterol Motil. 2002;14:221–7.

28. Coffin B, Farmachidi JP, Rueegg P, et al. Tegaserod, a 5-HT4 receptor partial agonist, decreases sensitivity to rectal distension in healthy subjects. Aliment Pharmacol Ther. 2003;17:577–85.

29. Jones MP. Access options for withdrawn motility-modifying agents. Am J Gastroenterol. 2002;97:2184–8.

30. Camilleri M. Review article: tegaserod. Aliment Pharmacol Ther. 2001;15:277–89.

31. Poen AC, Felt-Bersma RJ, Van Dongen PA, et al. Effect of prucalopride, a new enterokinetic agent, on gastrointestinal transit and anorectal function in healthy volunteers. Aliment Pharmacol Ther. 1999;13:1493–7.

32. Houghton LA, Jackson NA, Whorwell PJ, et al. 5-HT4 receptor antagonism in irritable bowel syndrome: effect of SB-207266-A on rectal sensitivity and small bowel transit. Aliment Pharmacol Ther. 1999;13:1437–44.

33. Smith MI, Banner SE, Sanger GJ. 5-HT4 receptor antagonism potentiates inhibition of intestinal allodynia by 5-HT3 receptor antagonism in conscious rats. Neurosci Lett. 1999;271:61–4.

34. Carter D, Champney M, Hwang B, et al. Characterization of a postjunctional 5-HT receptor mediating relaxation of guinea-pig isolated ileum. Eur J Pharmacol. 1995;280:243–50.

35. Janssen P, Prins NH, Meulemans AL, et al. Pharmacological characterization of the 5-HT receptors mediating contraction and relaxation of canine isolated proximal stomach smooth muscle. Br J Pharmacol. 2002;136:321–9.

36. Veall GRQ, Peacock JE, Bax NDS, Reilly CS. Review of the anaesthetic management of 21 patients undergoing laparotomy for carcinoid syndrome. Br J Anaesth. 1994;72:335-41.

37. Bolte AC, van Eyck J, Kanhai HH, Bruinse HW, van Geijn HP,Dekker GA. Ketanserin versus dihydralazine in the management of severe early-onset pre-eclampsia: maternal outcome. Am J Obstet Gynecol. 1999;180:371-7.

38. Naccarelli GV. Advances in the treatment of atrial fibrillation: the future is now. J Interv Card Electrophysiol. 2004;10:77-78.

39. Katzung B, Masters S and Trevor. A Basic and Clinical Pharmacology, 11th Edition LANGE Basic Science; Jul 1, 2009;16:274-281.

40. Jutel M, Bblaser K, Akdis CA. Histamine in chronic allergic responses. J Invest Allergy Clin Immunol. 2005;15:1-8.

41. Maintz L, Novak N. Histamine and histamine intolerance. Am J Clin Nutr. 2007;85(5):1185-96.

42. Hill SJ, Ganelin CR, Timmerman H, Schwartz JC, Shankley NP, Young JM, et al. International Union of Pharmacology. XIII. Classification of histamine receptors. Pharmacol Rev. 1997;49:253-78.

43. Milligan G, Bond RA, Lee M. Inverse agonism: pharmacological curiosity or potential therapeutic strategy? Trends Pharmacol Sci. 1995;16:10-3.

44. Bakker RA, Schoonus SB, Smit MJ, Timmerman H, Leurs R. Histamine H(1)-receptor activation of nuclear factor-kappa B: roles for G beta gamma- and G alpha(q/11)-subunits in constitutive and agonistmediated signaling. Mol Pharmacol. 2001;60:1133-42.

45. Molimard M, Diquet B, Benedetti MS. Comparison of pharmacokinetics and metabolism of desloratadine, fexofenadine, levocetirizine and mizolastine in humans. Fundam Clin Pharmacol. 2004;18:399-411.

46. Leff P. The two-state model of receptor activation. Trends Pharmacol Sci. 1995;16:89-97.

47. Perzanowska M, Malhotra D, Skinner SP, Rihoux JP, Bewley AP, Petersen LJ, et al. The effect of cetirizine and loratadine on codeine-induced histamine release in human skin in vivo assessed by cutaneous microdialysis. Inflamm Res.1996;45:486-90.

48. Baldwin AS Jr. The NF-kappa B and I kappa B proteins: new discoveries and insights. Annu Rev Immunol. 1996;14:649-83.

49. Del Cuvillo A, Mullol J, Bartra J, D.villa I, J.uregui I, Montoro J, et al. Comparative pharmacology of the H1 antihistamines. J Investig Allergol Clin Immunol 2006;16(Suppl1):3-12.

50. Mills JG, Wood JR. The pharmacology of histamine H2-receptor antagonists. Methods Find Exp Clin Pharmacol. 1989;11 Suppl 1:87-95.

51. Tahara H, Kusuhara H, Fuse E, Sugiyama Y. P-glycoprotein plays a major role in the efflux of fexofenadine in the small intestine and blood-brain barrier, but only a limited role in its biliary excretion. Drug Metab Dispos. 2005;33:963-8.

52. Wang EJ, Casciano CN, Clement RP, Johnson WW. Evaluation of the interaction of loratadine and desloratadine with P-glycoprotein. Drug Metab Dispos. 2001;29:1080-3.

53. Yasui-Furukori N, Uno T, Sugawara K, Tateishi T. Different effects of three transporting inhibitors, verapamil, cimetidine, and probenecid, on fexofenadine pharmacokinetics. Clin Pharmacol Ther. 2005;77:17-23.

54. Hoen PA, Bijsterbosch MK, van Berkel TJ, Vermeulen NP, Commandeur JN. Midazolam is a phenobarbitallike cytochrome p450 inducer in rats. J Pharmacol Exp Ther. 2001;299:921-7.

55. Bartra J, Velero AL, del Curvillo A, D.vila I, J.uregui I, Montoro J, et al. Interactions of the H1 antihistamines. J Investig Allergol Clin Immunol 2006;16(Suppl 1): 29-36.

56. de Benedictis FM, de Benedictis D, Canonica GW. New oral H1 antihistamines in children: facts and unmeet needs. Allergy. 2008;63:1395-1404.

57. Davies AJ, Harindra V, McEwan A, Ghose RR. Cardiotoxic effect with convulsions in terfenadine overdose. BMJ. 1989;298:325.

58. Yumibe N, Huie K, Chen KJ, Snow M, Clement RP, Cayen MN. Identification of human liver cytochrome P450 enzymes that metabolize the nonsedating antihistamine loratadine. Formation of descarboethoxyloratadine by CYP3A4 and CYP2D6. Biochem Pharmacol. 1996;51:165-72.

59. Henz BM. The pharmacologic profile of desloratadine: a review. Allergy. 2001;56 Suppl 65:7-13.

60. Banfield C, Hunt T, Reyderman L, Statkevich P, Padhi D, Affrime M. Lack of clinically relevant interaction between desloratadine and erythromycin. Clin Pharmacokinet. 2002;41 Suppl 1:29-35.

61. Banfield C, Herron J, Keung A, Padhi D, Affrime M. Desloratadine has no clinically relevant electrocardiographic or pharmacodynamic interactions with ketoconazole. Clin Pharmacokinet. 2002;41 Suppl 1:37-44.

62. Sale ME, Barbey JT, Woosley RL, Edwards D, Yeh J, Thakker K, et al. The electrocardiographic effects of cetirizine in normal subjects. Clin Pharmacol Ther. 1994;56:295-301.

63. Montoro J, Sastre J, Bartra J, del Cuvillo A, D.vila–1763. 5. Montoro J, Sastre J, Bartra J, del Cuvillo A, Dávila I, Jáuregui I, et al. Effect of H1 antihistamines upon the central nervous system. J Investig Allergol Clin Immunol. 2006;16 Suppl 1:24-8.

64. Holgate ST, Canonica GW, Simons FE, Taglialatela M, Tharp M, Timmerman H, et al. Consensus Group onNew-Generati on Antihistamines. Consensus Group on New-Generation Antihistamines (CONGA): present status and recommendations. Clin Exp Allergy. 2003;33:1305-24.

65. Chen C, Hanson E, Watson JW, Lee JS. P-glycoprotein limits the brain penetration of nonsedating but not sedating H1-antagonists. Drug Metab Dispos. 2003;31:312-8.

66. Tagawa M, Kano M, Okamura N, Higuchi M, Matsuda M, Mizuki Y, et al. Neuroimaging of histamine H1- receptor occupancy in human brain by positron emission tomography (PET): a comparative study of ebastine, a second-generation antihistamine, and (+)-chlorpheniramine, a classical antihistamine. Br J Clin Pharmacol. 2001;52:501-9.

67. Tashiro M, Sakurada Y, Iwabuchi K, Mochizuki H, Kato M, Aoki M, et al. Central effects of fexofenadine and cetirizine: measurement of psychomotor performance, subjective sleepiness, and brain histamine H1-receptor occupancy using 11C-doxepin positron emission tomography. J Clin Pharmacol. 2004;44:890-900.

68. Dávila I, Sastre J, Bartra J, del Cuvillo A, Jáuregui I, Montoro J, et al. Effect of H1 antihistamines upon the cardiovascular system. J Investig Allergol Clin Immunol. 2006;16 Suppl 1:13-23.

69. Woosley RL. Cardiac actions of antihistamines. Annu Rev Pharmacol Toxicol. 1996;36:233-52.

70. Schatz M. H1-antihistamines in pregnancy and lactation. Clin Allergy Immunol. 2002;17:421-36.

71. Powell RJ, Du Toit GL, Siddique N, Leech SC, Dixon TA, Clark AT, et al; British Society for Allergy and Clinical Immunology (BSACI). BSACI guidelines for the management of chronic urticaria and angio-oedema. Clin Exp Allergy. 2007;37:631-50.

72. Chen YC, Hwang SJ, Lai HY, Chen TJ, Lin MH, Chen LK, et al. Potentially inappropriate medication for emergency department visits by elderly patients in Taiwan. Pharmacoepidemiol Drug Saf. 2009;18:53-61.

73. Paranjothy S1, Griffiths JD, Broughton HK, Gyte GM, Brown HC, Thomas J. Interventions at caesarean section for reducing the risk of aspiration pneumonitis. Cochrane Database Syst Rev. 2014 Feb 5;2:CD004943.

74. Chang SS1, Lai CC, Lee MT, et al. Risk of spontaneous bacterial peritonitis associated with gastric Acid suppression. Medicine (Baltimore). 2015 Jun;94(22):e944.

75. Criado PR, Criado RFJ, Maruta CW, Costa Martins JE, Rivitti EA. Urticária. An Bras Dermatol. 2005;80:613-3.

76. HAAS, Helmut L.; SERGEEVA, Olga A.; SELBACH, Oliver. Histamine in the Nervous System. Physiological Reviews, [S.l.], v. 88, n. 3, p. 1183-1241, jul. 2008. DOI: 10.1152/physrev.00043.2007. Disponível em: https://doi.org/10.1152/physrev.00043.2007. Acesso em: 21 jul. 2024.

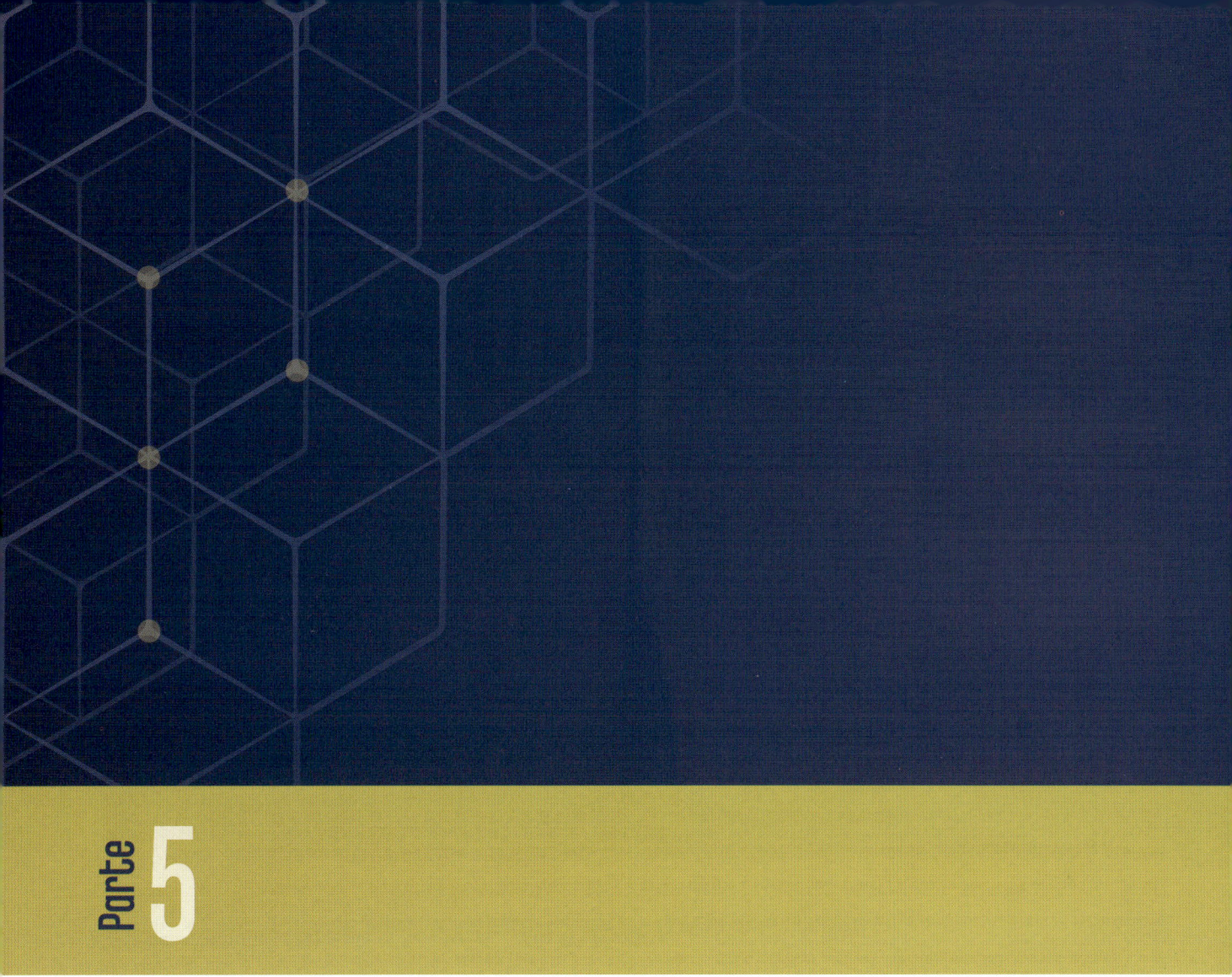

Parte 5

# Equipamentos

# 59

# Princípios Físico-químicos Aplicados à Anestesiologia

**Marcelo Luis Abramides Torres** ▪ **Felipe Bello Torres**

## INTRODUÇÃO: ESTRUTURA DA MATÉRIA

Toda substância é formada por um conjunto de elementos químicos e pode ser composta por um único elemento (p. ex., o gás hélio) ou por vários (glicose).

A molécula é a menor subdivisão da substância que ainda mantém suas propriedades e é composta por átomos. Os átomos são compostos de partículas elementares indivisíveis. O núcleo é formado por prótons, com cargas positivas, e nêutrons, que não possuem carga. Os prótons e nêutrons têm a mesma massa. Ao redor do núcleo dos átomos orbitam os elétrons, partículas carregadas negativamente e consideradas sem massa. Outras partículas que integram os átomos foram descobertas nos últimos anos (neutrinos, pósitrons etc.), porém para fins didáticos não serão consideradas.

Os átomos possuem uma massa resultante dos prótons e nêutrons presentes em seu núcleo, e essa massa é chamada peso atômico (PA). O oxigênio possui um peso atômico de 16, o nitrogênio 14, o carbono 12, o hidrogênio 1 e assim vai. A massa da molécula, resultado da soma dos pesos atômicos dos átomos que a compõem, é chamada de peso molecular[1] (PM).

## ▪ ESTADOS DA MATÉRIA

A matéria pode existir na natureza em três estados físicos (Figura 59.1):

▪ **Sólido**: Estado físico no qual as moléculas apresentam uma grande coesão e uma pequena movimentação. No estado sólido a matéria apresenta forma própria;

▪ **Líquido**: Estado físico no qual existe movimentação e coesão média entre as moléculas; a força que as mantêm unidas é denominada força de Van der Walls. No estado líquido a matéria apresenta o formato do recipiente que a contém;

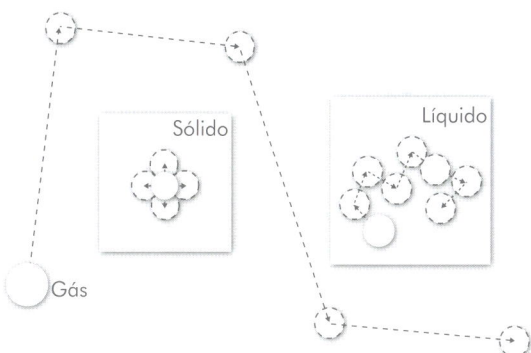

▲ **Figura 59.1** Estados físicos da matéria.

▪ **Gasoso**: Estado físico no qual ocorre grande movimentação e pequena coesão entre as moléculas. No estado gasoso a matéria não apresenta formato próprio.

Nas moléculas de um gás, as forças de coesão são insuficientes para vencer o efeito de sua grande velocidade; colidem umas contra as outras e chocam-se contra as paredes do recipiente que as contêm, originando a pressão exercida pelo gás. Conceitualmente podemos diferenciar gás de vapor. *Gás* é a substância que, nas condições ambientais (1 atm e 20 °C), encontra-se no estado gasoso (como oxigênio, nitrogênio), e *vapor* é a substância que, nas condições ambientais (1 atm e 20 °C), encontra-se no estado líquido[1] (p. ex., halotano, enflurano).

De acordo com a quantidade de energia presente na substância, a mesma pode se encontrar no estado sólido, líquido ou gasoso. Quando fornecemos energia (calor) a uma substância no estado sólido, a mesma poderá passar para o estado líquido, ou gasoso, como mostra o esquema abaixo:

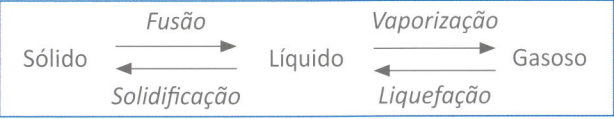

## ■ AS LEIS DOS GASES

As transformações gasosas obedecem a três leis físicas relacionadas às suas propriedades básicas: pressão, temperatura e volume. Pela descrição das leis, notaremos que, em cada caso, um dos parâmetros permanece fixo enquanto os outros variam.

### Lei de Boyle

Quando a temperatura de uma dada massa de gás permanece constante, o volume é inversamente proporcional à pressão.

$$P_1.V_1 = P_2.V_2 = ..... = Pn.Vn = cte$$

Ao deslocarmos o êmbolo de uma seringa, com bico obstruído (não haverá entrada ou saída de ar da seringa), a pressão irá variar no sentido contrário à variação de volume. Se o volume dobrou, a pressão irá cair pela metade[1,2] (Figura 59.2).

### Lei de Charles

Quando a pressão de uma dada massa de gás permanece constante, o volume varia diretamente com a temperatura absoluta.

Ao aquecermos o ar contido no interior de uma seringa com o bico obstruído, seu êmbolo se desloca, aumentando o volume ocupado pelo gás, e a pressão se mantém constante[1,2] (Figura 59.3).

### Lei de Gay-Lussac

Mantendo-se constante o volume de uma dada massa de gás, a temperatura absoluta e a pressão são diretamente proporcionais.

$$\frac{P_1}{T_1} = \frac{P_2}{T_2} = ... = \frac{P_n}{T_n} = cte$$

Aquecendo-se o ar contido no interior de uma seringa com o bico obstruído, e fixando-se o seu êmbolo, a pressão do gás contido em seu interior aumentará proporcionalmente ao aumento da temperatura absoluta[1,2] (Figura 59.4).

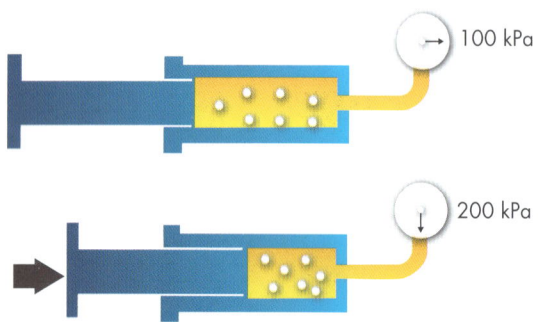

▲**Figura 59.2** Lei de Boyle: mantendo-se a temperatura e dobrando-se o volume, a pressão diminui à metade.

### Lei Geral dos Gases

Reúne as três leis citadas anteriormente, possibilitando que, na prática, não seja necessário lembrarmos o nome de cada lei. A lei geral dos gases é derivada da lei de Clapeyron (fórmula abaixo). Como "n" é o número de moles e "R" é igual a 0,082, o produto de *n* e *R* é constante.

$$\frac{P_1.V_1}{T_1} = \frac{P_2.V_2}{T_2} = ... = \frac{P_n.V_n}{T_n} = cte$$

Lei geral dos gases

$$PV = nRT \rightarrow \frac{nR}{T} \rightarrow \frac{PV}{T} = cte$$

Equação de Clapeyron

### Lei de Avogadro

A uma dada temperatura e pressão, volumes iguais de quaisquer gases contêm o mesmo número de moléculas. Um mol de qualquer substância, nas CNTP (0 °C e 1 atm), ocupa 22,4 litros e possui $6,02 \times 10^{23}$ moléculas. *Mol* ou molécula-grama é a expressão do peso molecular da substância em gramas. Por exemplo, 1 mol de óxido nitroso equivale a

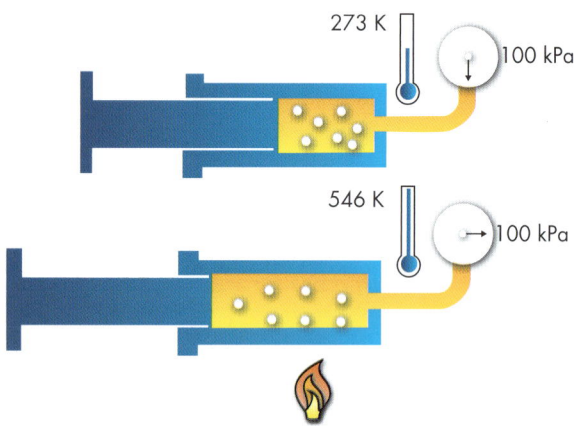

▲**Figura 59.3** Lei de Charles: mantendo-se constante a pressão e dobrando-se a temperatura, o volume dobra.

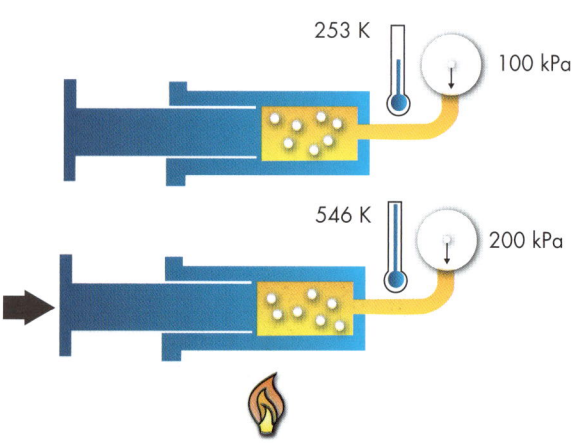

▲**Figura 59.4** Lei de Gay-Lussac: mantendo-se constante o volume e dobrando-se a temperatura, a pressão dobra.

44 gramas (PM do óxido nitroso = 44), esteja ele no estado líquido ou gasoso. No estado gasoso o volume ocupado nas CNTP (0 °C e 1 atm) é de 22,4 litros.

## Lei de Dalton ou das Pressões Parciais

Em uma mistura de gases, a pressão exercida por cada gás é a mesma que ele exerceria se ocupasse sozinho o recipiente da mistura, portanto a pressão de cada gás será proporcional a sua concentração na mistura (Figura 59.5). A soma das pressões parciais será igual à pressão total.

> pressão parcial = concentração × pressão total

No ar ambiente, no nível do mar (pressão = 760 mmHg), a pressão parcial de $O_2$ é: $0,21 \times 760 = 159,6$ mmHg, e a do nitrogênio: $0,79 \times 760 = 600,4$ mmHg (Figura 59.5).

A partir das leis dos gases, podemos calcular a quantidade de oxigênio ou óxido nitroso a ser liberada dos cilindros. No caso do oxigênio, armazenado em cilindros somente no estado gasoso, bastará aplicarmos a lei de Boyle:

$$P_1.V_1 = P_2.V_2$$

Se estivermos utilizando um cilindro cujo volume interno é de 40 litros e no nanômetro a pressão registrada for de 100 atm, o volume de gás liberado para a atmosfera será de 4.000 litros, pois:

> 100 atm × 40 litros = 1 atm × Vol final →
> Vol final = 4.000 litros

Quando a pressão no interior dos cilindros se iguala à pressão atmosférica, o volume de gás resultante nos mesmos não poderá ser liberado. Portanto, para um cilindro de 40 litros, terão que ser descontados, no cálculo final, 40 litros do gás que não serão disponíveis para utilização.

No caso do óxido nitroso, armazenado em cilindros no estado líquido associado ao gasoso, devemos aplicar as leis de Avogadro e de Boyle.

Um mol de qualquer substância nas CNTP fornecerá 22,4 litros de gás; porém, a 20 °C, 1 mol irá fornecer 24 litros (quando se aquece um gás, o mesmo sofre expansão de volume). Como o peso molecular do óxido nitroso é 44, 44 gramas de líquido fornecerão 24 litros de gás à pressão atmosférica. Assim, se quisermos, por exemplo, saber quanto 10 kg de óxido nitroso líquido fornecem de gás, basta resolvermos uma regra de três:

> 44 g → 24 litros
> 10.000 g → X          X = 5.454,54l de $N_2O$ gás

Quando a fase líquida do cilindro de óxido nitroso se esgotar, ainda permanece a fase gasosa a uma pressão de 51 atm; aplica-se então a lei de Boyle, à semelhança do exemplo para os cilindros de oxigênio.

## ■ COMPRESSÃO DE GASES

Ao aquecermos um líquido, haverá um aumento da energia cinética das moléculas, com aumento de sua movimentação. A diminuição da força de atração entre elas fará o líquido passar para o estado gasoso. Se diminuirmos a pressão de um recipiente com um líquido, também ocorrerá uma diminuição das forças de atração entre as moléculas e haverá uma tendência à vaporização do mesmo.

Por outro lado, se diminuirmos a temperatura ou *aumentarmos a pressão* através da compressão de um gás, haverá predomínio das forças de atração entre as moléculas do gás com tendência à liquefação (Figura 59.6). Porém, isso não é válido em quaisquer condições nem é válido para todos os gases.[3,4]

## Temperatura Crítica

É a temperatura acima da qual um gás não pode ser liquefeito qualquer que seja a pressão exercida sobre ele. Para o óxido nitroso, a temperatura crítica é de + 36,5 ° C; para o oxigênio é de −119 ° C.

Normalmente os gases armazenados em cilindros estão pressurizados. Gases como o oxigênio e o nitrogênio possuem temperaturas críticas abaixo da temperatura ambiente (20 °C) e, portanto, encontram-se apenas no estado gasoso. Porém, gases com temperaturas críticas acima da temperatura ambiente podem ser armazenados também no estado líquido. É o caso do óxido nitroso, do gás carbônico e do gás de cozinha, que são armazenados em cilindros na fase líquida associada à fase gasosa.

Durante a fase de enchimento de um cilindro de óxido nitroso, a pressão em seu interior aumenta. Quando atinge 51 atm (pressão crítica do óxido nitroso a 20 °C) – Figura 59.6 –, o gás irá se liquefazer. Portanto, na temperatura ambiente não existe óxido nitroso no estado gasoso em pressão maior que 51 atm.

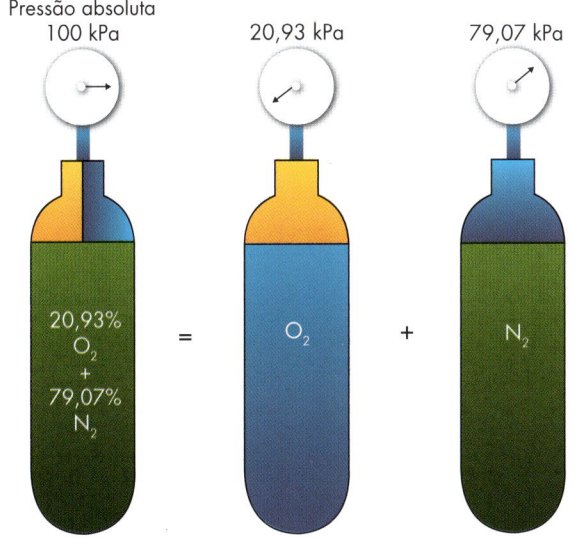

▲ **Figura 59.5** Lei de Dalton ou das pressões parciais: a pressão total é igual à soma das pressões parciais dos gases constituintes da mistura.

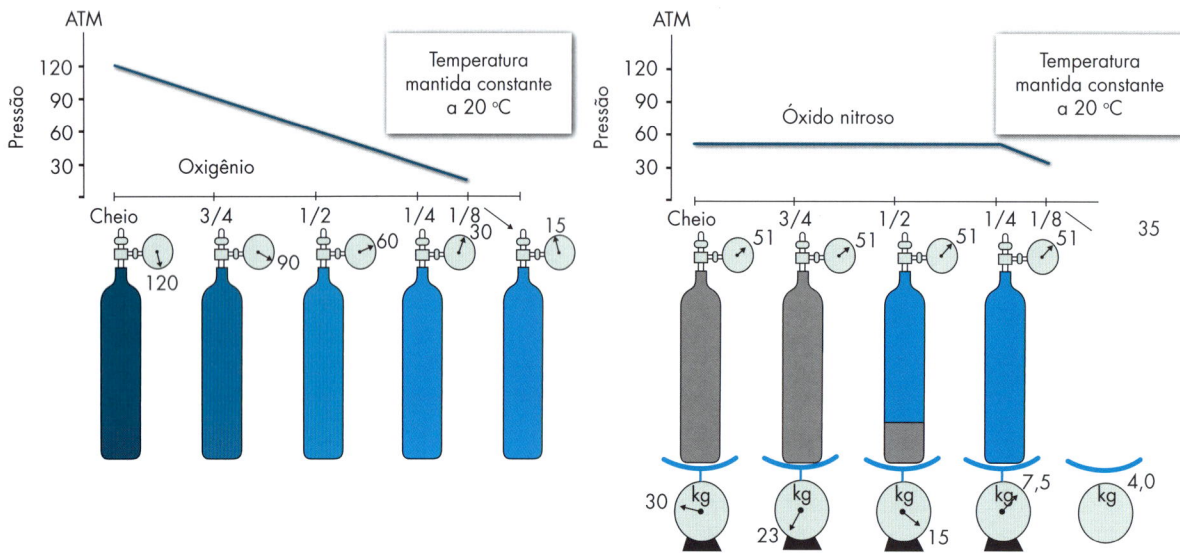

▲ **Figura 59.6** Curvas de variação de pressão durante o esvaziamento (uso) de um cilindro de oxigênio e de óxido nitroso.

Como vimos, a temperatura crítica do oxigênio é −119 °C; portanto à temperatura ambiente não pode existir oxigênio líquido, mesmo sob altíssimas pressões. Porém, qualquer hospital de médio porte possui tanques de oxigênio líquido. O que acontece é que esses tanques são grandes "garrafas térmicas", que mantêm a temperatura em seu interior ao redor de −140 °C, permitindo que o oxigênio se mantenha no estado líquido a pressões de 10 a 12 atm. Durante a utilização, o processo de vaporização (mudança do estado líquido para o gasoso) resfria o ambiente no interior do tanque, ajudando a manter a temperatura nos níveis adequados.[5]

## Lei de Henry

A lei de Henry rege a solubilidade de gases em líquidos. Em um recipiente com líquido, quanto maior a temperatura, menor a quantidade de gás dissolvido e vice-versa. Porém, quanto maior a pressão do gás, maior será a quantidade de gás em solução.[1]

Em regiões do oceano com águas frias, podemos encontrar maior quantidade de oxigênio, motivo pelo qual em geral são regiões com maior potencial para a pesca.

## ▪ PRESSÃO DE VAPOR

Ver capítulo – Vaporizadores e Fluxômetros.

## FLUXO

É a quantidade de fluido (gás ou líquido) que passa por um ponto numa unidade de tempo (Fórmula 1). É igual à razão entre a diferença de pressão e a resistência (Fórmula 2).

| Fórmula 1 | Fórmula 2 |
|---|---|
| $Fluxo = \dfrac{massa}{tempo}$ | $Fluxo = \dfrac{\Delta P}{resistência}$ |

O fluxo pode ser:

- **Laminar**: quando o fluido se move de maneira contínua, sem turbulências e em velocidades não muito elevadas (Figura 59.7). O fluxo laminar é inversamente proporcional à viscosidade do fluido.
- **Turbilhonar**: fluxo presente após estreitamentos ou acotovelamentos de um tubo ou em altas velocidades de fluxo (Figura 59.7). O fluxo turbilhonar é inversamente proporcional à densidade do fluido.

Com fluxos laminares a velocidade de fluxo é maior no centro e vai diminuindo em direção às paredes do tubo. Quando o fluxo se transforma em turbilhonar, perde essas características.[1]

## Lei de Poiseuille – Fluxos Laminares

Esta lei somente é válida para fluxos laminares e segundo ela a pressão é diretamente proporcional ao fluxo e ao comprimento do tubo e inversamente proporcional à quarta potência do raio.

$$Fluxo = \frac{\pi \cdot r^4 \cdot P}{8 \cdot \eta \cdot l}$$

$r$ – raio  $P$ – pressão
$\eta$ – viscosidade  $l$ – comprimento do tubo

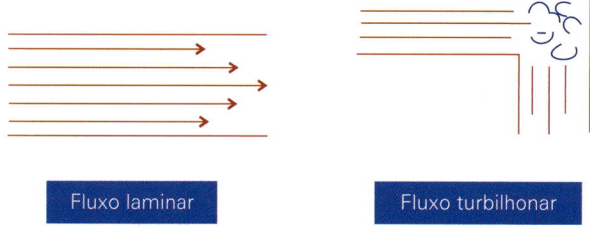

▲ **Figura 59.7** Esquema do fluxo laminar e turbilhonar.

Com fluxos laminares, ao dobrarmos a pressão o fluxo também dobra. Porém, se diminuirmos o raio pela metade o fluxo cai 16 vezes e, se desejarmos manter o fluxo, a pressão deverá aumentar em 16 vezes. Este é o motivo por que se deve utilizar tubos traqueais do maior diâmetro possível. Quanto menor o calibre, maiores serão as pressões resultantes (Figura 59.8).

Outra aplicação desta fórmula é a administração venosa de soluções. Se dobrarmos a altura de um frasco de solução, a pressão de infusão dobra e o fluxo aumenta duas vezes. Se dobrarmos o calibre da agulha de infusão, o fluxo aumenta 16 vezes.

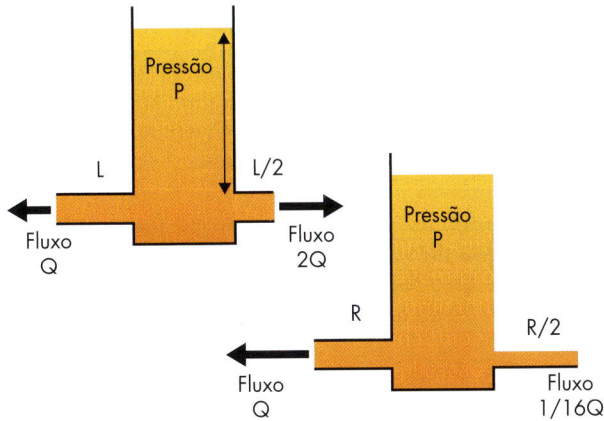

▲ **Figura 59.8** Lei de Poiseuille para fluxos laminares.

## ▪ FLUXO ATRAVÉS DE UM ORIFÍCIO

Define-se um tubo quando o comprimento excede o diâmetro. Em um orifício o diâmetro excede o comprimento.

### Tubo Orifício

Em um orifício o fluxo é sempre turbilhonar e não é regido pela lei de Poiseuille, mas sim pela fórmula a seguir:

$$\text{Fluxo} = \frac{\kappa \cdot \sqrt{P} \cdot r}{l \cdot d}$$

$P$ – pressão        $d$ – densidade
$r$ – raio            $l$ – comprimento
$\kappa$ – constante

Devemos evitar fluxos turbilhonares nas vias aéreas do paciente, bem como nos tubos e sistemas ventilatórios, pois, sendo diretamente proporcionais à raiz quadrada da pressão ($\sqrt{P}$), ao dobrar-se o fluxo a pressão quadruplica, diferente do que ocorre com os fluxos laminares, que são diretamente proporcionais à pressão.

### Venturi

É um tubo com estreitamento e alargamento graduais, no qual o fluxo deve permanecer laminar (Figura 59.9). A menor pressão gerada ocorre na região de maior estreita-

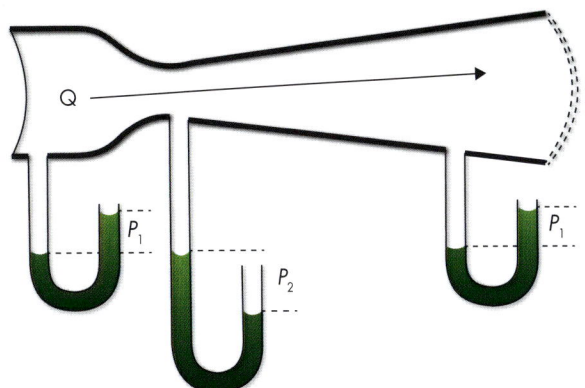

▲ **Figura 59.9** Variação das pressões num sistema Venturi.

mento e o ângulo do cone após o estreitamento não deve exceder 15 graus. A energia presente no sistema é representada pela energia cinética, expressa pela velocidade de fluxo, e pela energia potencial, expressa pela pressão; na região de maior estreitamento haverá um grande aumento na velocidade de fluxo e portanto da energia cinética. Como energia potencial se transforma em energia cinética e vice-versa, a energia potencial nesse ponto de maior estreitamento sofrerá uma grande redução consequentemente a um aumento da energia cinética e, portanto, a pressão será reduzida, tornando-se subatmosférica[1] (Figura 59.9).

### Injetores

Se no ponto mais estreito de um venturi colocarmos um tubo lateral, haverá aspiração de fluido para dentro do sistema, pois a pressão nesse ponto é subatmosférica. Podemos aplicar o injetor na construção de aspiradores, nebulizadores, ventiladores e diluidores de misturas gasosas (Figura 59.10).

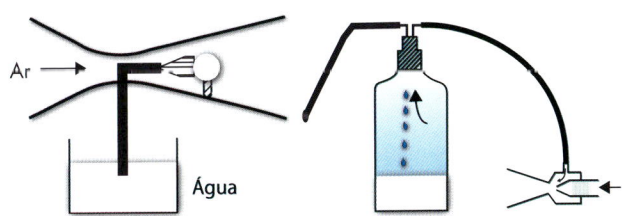

▲ **Figura 59.10** Exemplo da utilização do princípio de Venturi em nebulizadores e aspiradores.

## ▪ REDUTORES DE PRESSÃO

Os gases são armazenados em uma pressão muito acima da pressão atmosférica. Nos cilindros de oxigênio, por exemplo, a pressão pode chegar a 200 kgf/cm (aproximadamente 200 atm). Tais níveis pressóricos são incompatíveis com as pressões de vias aéreas e também com os equipamentos (ventiladores, nebulizadores, vaporizadores etc.). Os chamados redutores ou reguladores de pressão são os equipamentos que adequam estas pressões. É importante que não se imagine que um fluxômetro liberando fluxos muito baixos esteja também reduzindo a pressão. O fluxo será baixo, porém a pressão será a mesma que alimenta o fluxômetro.

O princípio básico de funcionamento de um redutor consiste em aplicar alta pressão (p. ex., a de um cilindro) sobre uma pequena área e estabelecer um equilíbrio com uma baixa pressão sobre uma grande área, pois:

$$P = \frac{F}{S} \rightarrow F = P \cdot S$$

onde,

$P$ = pressão
$F$ = força
$S$ = superfície

O princípio básico pode ser exemplificado com uma balança como a da Figura 59.11. Para que haja equilíbrio, as forças geradas pelos pesos (pressões) das colunas líquidas em ambos os lados dos "braços" da balança devem ser iguais ($F_1 = F_2$). Como $F = P \times S$ e $S_2 = 2 \times S_1 \rightarrow P_1 \times S_1 = P_2 \times S_2 \rightarrow P_1 \times S_1 = P_2 \times 2S_1 \rightarrow P_1 = 2P_2$. Portanto, a aplicação de

uma pressão maior sobre uma superfície menor produzirá uma força igual à força produzida por uma pressão menor sobre uma superfície maior. Quando é permitida a saída de água, a altura da coluna líquida $H_2$ diminui, levando à diminuição temporária de $P_2$ e permitindo passagem de água de $H_1$ para $H_2$, restabelecendo-se os níveis pressóricos anteriores, sendo novamente atingido um ponto de equilíbrio.

A Figura 59.12 exemplifica o funcionamento de um redutor de pressão. A pressão em "H", aplicada sobre a área "h", equilibra a pressão em "R", aplicada sobre a área "r". Quando se comprime a mola "S" (lembrar que se abre um redutor no sentido anti-horário), haverá deslocamento do eixo "B" e consequentemente da área "h", permitindo entrada de gases para a câmara "R", com aumento de pressão nessa câmara. Essa maior pressão aplicada sobre a área "r" levará a um deslocamento do eixo "B" para cima, fechando a entrada de gases no redutor.

Quando o gás escapa pela saída "T", a pressão na câmara "R" diminuirá, permitindo novamente a entrada de gases. Essa sequência de eventos ocorrerá muitas vezes por segundo, mantendo constante a pressão na câmara "R". Notar que essa pressão será reduzida em relação à pressão em "H" e essa redução dependerá da relação entre as áreas "h" e "r" e da força aplicada sobre a mola "S".[5,6]

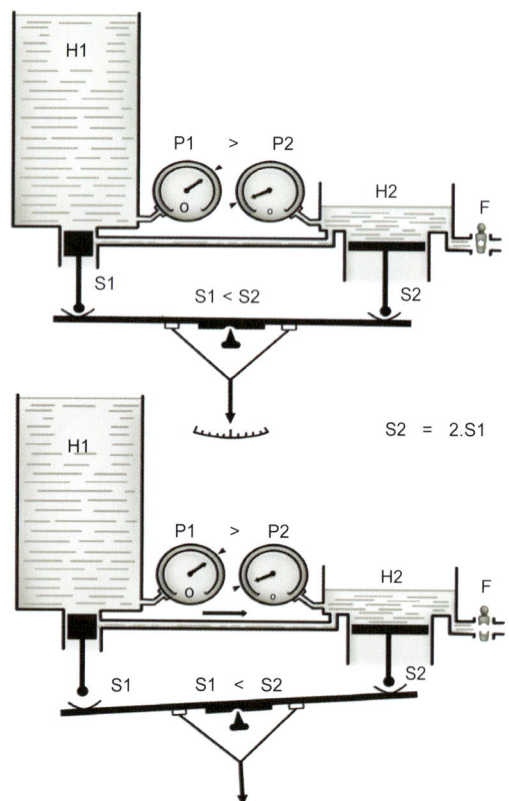

▲ **Figura 59.11** Balança hídrica para explicação do princípio de funcionamento de um redutor de pressão.

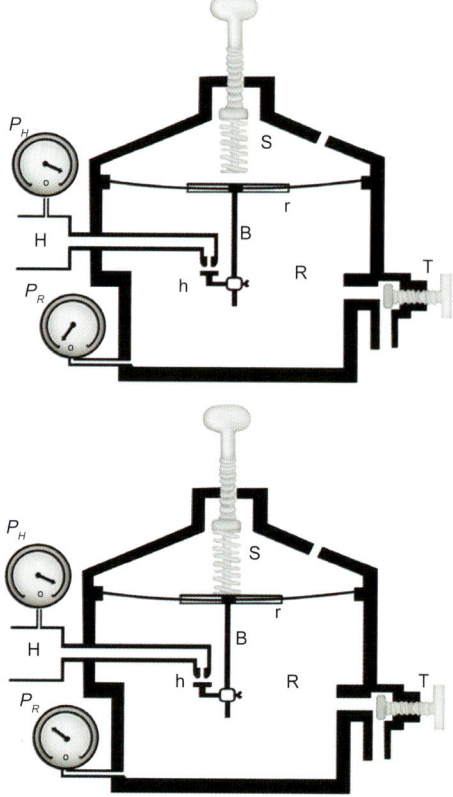

▲ **Figura 59.12** Esquema funcional de um redutor ou regulador de pressão.

## REFERÊNCIAS

1.  McIntosh R. Physics for the anaesthetist. Blackwell Scientific Publications. 4.ed. New Jersey: Willey-Blackwell Science, 1987.
2.  Cagnolati CA. Física para o anestesiologista. Rev Bras Anestesiol. 1980;30:363-71.
3.  Bengtson JP, Bengtson A, Stenqvist O. The circle system as a humidifier. Br J Anaesth. 1989;63:453-7.
4.  Boaden RW. Coaxial tubing for conventional anaesthetic systems. Anesthesia. 1984;39:359-61.
5.  Dorsch JA, Dorsch SE. Understanding Anesthesia Equipment Construction, Care and Complications. 3.ed. Baltimore: Williams & Wilkins, 1994. p.239-53.
6.  Ward CS. Anaesthetic Equipament. Phisical principles and maintenance. 2.ed. Oxford: Bailliere Tindall, 1985.

# 60

# Componenetes dos Aparelhos de Anestesia

**Marcelo Luis Abramides Torres** ▪ **Rafael José Nalio Grossi** ▪ **Ricardo Vieira Carlos**

## INTRODUÇÃO

### ▪ APARELHO DE ANESTESIA[1,2]

Equipamento destinado à administração de gases e/ou vapores anestésicos ao paciente, através de respiração espontânea ou controlada manual ou mecanicamente, sendo constituído de:

- Seção de fluxo contínuo;
- Sistema respiratório;
- Ventilador.

## Seção de Fluxo Contínuo

É a parte do aparelho de anestesia com a função de misturar gases e/ou vapores anestésicos que devem ser administrados ao paciente através do sistema respiratório. Situa-se entre a entrada de gases e a saída comum de gases. Pode-se distinguir na seção de fluxo contínuo os componentes apresentados na Figura 60.1.

## Estrutura do Aparelho de Anestesia

A estrutura do aparelho de anestesia deve ser tão leve quanto possível e deve ser facilmente mobilizável, não devendo ter bordas ou pinos agudos que possam causar acidentes ou ferimentos. A forma estrutural deve facilitar manutenção, reparos e limpeza.

Todos os controles e medidores devem estar claramente visíveis. Fluxômetros, manômetros, controles e outras peças, que devem ser frequentemente examinadas, precisam ser agrupadas em zona visual ótima, o mais próximo possível da linha de visão do operador.

O fabricante deve afixar, de modo visível no aparelho, uma sequência de ensaios a serem observados antes do início de seu uso.

O aparelho de anestesia que não tiver condições de segurança para uso com agentes inflamáveis deve ter rotulação visível de: "Uso restrito a agentes não inflamáveis".

Se o aparelho de anestesia contiver monitores em sua estrutura, estes devem ser acionados sempre que o aparelho for ligado.

## Admissão de Gases

O aparelho deve possuir conexões rosqueadas ou do tipo engate rápido para a rede hospitalar de gases de óxido nitroso e oxigênio. Podem existir conexões para outros gases e vácuo. Todas as conexões do aparelho de anestesia devem ser claramente identificadas por cor e/ou pelo símbolo químico ou nome do gás, de acordo com a NBR 11906.

O aparelho deve ter conexão para cilindro de válvula plana de reserva para oxigênio, podendo ter esse tipo de conexão para outros gases. Essas conexões devem obedecer à NBR 12510. Cada conexão para cilindro deve ser identificada clara e permanentemente, com cor e/ou símbolo químico ou nome do gás que admite. A cada conexão de válvula plana deve ser associado um manômetro, apropriado para indicar a pressão do interior do cilindro a ela conectado. A válvula plana não deve permitir conexão estanque entre o grampo e o cachimbo antes que haja um engate correto do sistema de pinos de segurança.

## Manômetros

Somente um tipo de manômetro (digital, aneroide ou linear) deve ser usado no aparelho. O ponto mínimo (0) da escala do manômetro deve estar:

- **Nos aneroides:** no canto esquerdo do mostrador do relógio (entre 6 horas e 9 horas);
- **Nos lineares horizontais:** na parte esquerda da escala;
- **Nos verticais:** na parte inferior da escala.

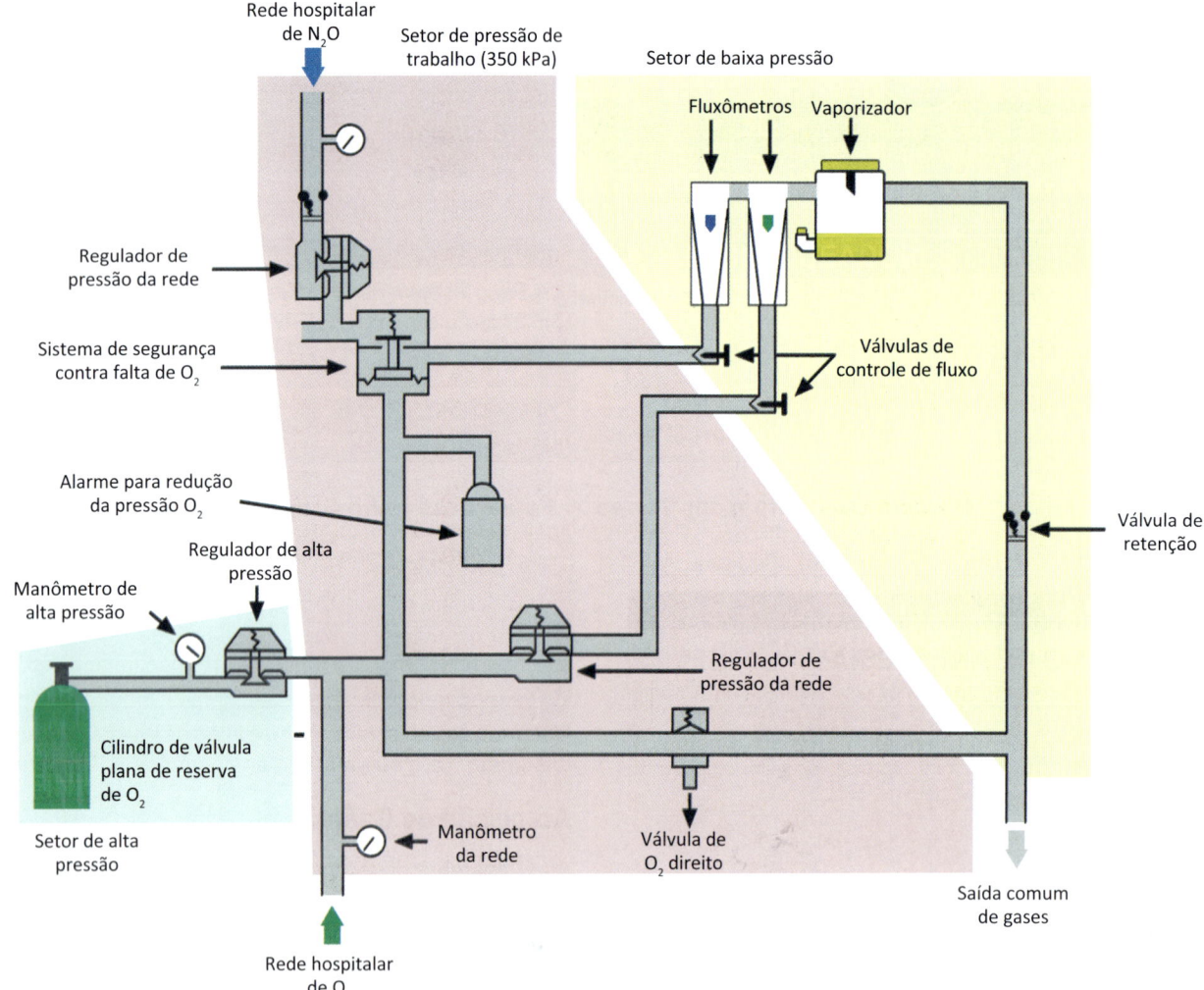

▲ **Figura 60.1** Esquema da seção de fluxo contínuo do aparelho de anestesia.

Os manômetros devem ser claramente identificados em seu mostrador, por símbolo químico ou nome e pela cor dos gases cuja pressão registram. As pressões dos gases fornecidos pela rede hospitalar devem ser monitoradas por manômetros próprios, colocados a montante das válvulas de retenção. O quilopascal (kPa × 100) é unidade obrigatória em todos os manômetros, devendo estar claramente marcada, podendo paralelamente ser colocada outra unidade de pressão.

## Válvulas Reguladoras de Pressão

Dispositivo que reduz e controla a pressão de um gás, mantendo pressão constante de saída sob uma variedade de pressões e fluxos de admissão. O aparelho de anestesia deve possuir um regulador de pressão para cada gás da rede hospitalar.

## Canalização

É o conjunto de tubos, conexões, uniões, válvulas unidirecionais e conectores situados entre os reguladores de pressão e as válvulas de controle de fluxo, da qual fazem parte a canalização dos alarmes pneumáticos, os manômetros e o oxigênio direto. Exceto onde as conexões não são intercambiáveis, o conteúdo de gás da canalização do apa-

relho de anestesia deve ser prontamente identificável em cada junção. Na identificação da canalização deve ser usado o nome, o símbolo ou a cor apropriada para cada gás.

Entre a saída dos vaporizadores e a saída comum de gases deve existir uma válvula de segurança que se abra a uma pressão de 35 kPa.

## Sistemas de Controle de Fluxo (Válvulas de Agulha)

São dispositivos que permitem o controle do fluxo de gases.

Deve existir um sistema de controle de fluxo próprio para cada gás do aparelho de anestesia e somente um para cada gás liberado na saída comum de gases.

Cada válvula de controle deve aumentar continuamente o fluxo (pelo menos até o máximo indicado em seu fluxômetro associado), quando girada no sentido anti-horário e vice-versa, devendo ser capaz de ajustar o fluxo para qualquer valor dentro dos limites do fluxômetro associado.

O botão de controle de fluxo de oxigênio deve ser fisicamente distinguível dos demais, devendo seu perfil estar de acordo com a Figura 60.2, podendo projetar-se além dos

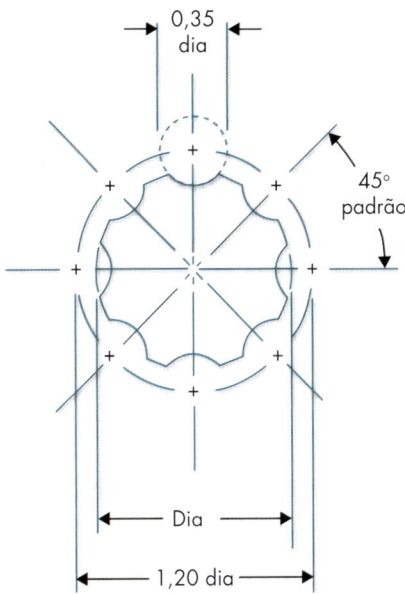

▲ **Figura 60.2**  Perfil do botão de controle de fluxo de oxigênio.

botões dos outros gases, no bloco de fluxômetro. O diâmetro do botão de controle de fluxo de oxigênio não deve ser menor que o diâmetro dos demais botões.

O botão de controle dos demais gases (exceto o de oxigênio) deve ser arredondado; o acabamento de sua superfície deve ser denteado com a profundidade não maior que 0,5 mm.

Os botões de controle de fluxo devem ser claramente identificáveis através da fórmula química ou do nome do gás e da cor padrão específica do gás (Tabela 60.1). Quando existir um botão de controle de fluxo para fluxômetro de vaporizador, nele deve ser registrado "vaporizador"; no caso de o agente ser específico, o botão deve registrar o nome do agente para o qual o vaporizador é destinado.

| **Tabela 60.1  Cilindros de válvula plana – cores de identificação (NBR 12176).** | | | |
|---|---|---|---|
| **Gás** | **Símbolo químico** | **Cores de identificação** | |
| | | **Munsell** | **Cor** |
| Ar comprimido | AR | 2,5 G 4/8-N 6,5 | Verde/cinza claro/amarelo (A) |
| Dióxido de carbono | $CO_2$ | – | Alumínio |
| Carbogênio | $O_2/CO_2$ | 2,5 G 4/8-N 0,5 | Verde/alumínio |
| Hélio | He | 2,5 YR 6/14 | Alaranjado |
| Hélio/oxigênio | $He/O_2$ | 2,5 YR 6/14-2,5 G 4/8 | Alaranjado/verde |
| Óxido nitroso | $N_2O$ | 5 PB 2/4 | Azul marinho |
| Nitrogênio | $N_2$ | N 6,5 | Cinza claro |
| Oxigênio | $O_2$ | 2,5 G 4/8 | Verde |

(A) Amarelo para outros dispositivos que não cilindros.

## Fluxômetros

São dispositivos frágeis que medem e indicam o fluxo de um gás específico que flui através deles. O aparelho de anestesia deve possuir, no mínimo, um fluxômetro para cada gás a ser administrado ao paciente e para cada vaporizador universal com fluxômetro. No caso de existirem dois fluxômetros para um mesmo gás, eles devem possuir uma única válvula de controle de fluxo.

Cada fluxômetro deve ser calibrado em L.min$^{-1}$ ou mL.min$^{-1}$ ou frações decimais de L.min$^{-1}$ (com um zero antes do ponto). As unidades de medida devem estar marcadas na escala. Quando existirem dois fluxômetros para um mesmo gás, deve estar registrado "baixo fluxo" e "alto fluxo".

Nos aparelhos de anestesia, os fluxômetros devem ser do tipo não compensados para pressão.

Quando o oxigênio e os demais gases tiverem uma tubulação comum após a saída de seus respectivos fluxômetros (bloco de fluxômetros), o fluxômetro de oxigênio deve estar colocado a jusante de todos os outros gases.

O ponto de referência para a leitura de fluxo do flutuador deve ser registrado no bloco de fluxômetros.

Se for cônica, a saída dos gases do bloco de fluxômetros deve ser de 23 mm, fêmea. Qualquer outro tipo de conexão deve assegurar impossibilidade de inversão do fluxo de gás no vaporizador.

## Vaporizadores

É o equipamento destinado a facilitar a mudança do estado físico do anestésico de líquido para vapor.

## Oxigênio Direto

O aparelho de anestesia deve ser provido de uma válvula de fluxo independente, operada manualmente, para a administração de oxigênio, diretamente à saída comum de gases. Válvula similar não deve ser empregada para qualquer outro gás.

A válvula deve ter posição fixa quando fechada, devendo ser automático seu mecanismo de fechamento quando desativada (autofechamento).

O botão de controle da válvula de fluxo direto de oxigênio deve ser claramente identificado para demonstração de sua função, com uma das seguintes opções:

- Fluxo direto de oxigênio "X" L/min;
- Oxigênio direto;
- $O_2$ direto;
- $O_2$ +.

O fluxo de oxigênio da válvula de oxigênio direto deve ser fornecido diretamente à saída comum de gases, sem passar por qualquer vaporizador. O fluxo de oxigênio direto liberado pela válvula deve variar entre 35 L.min$^{-1}$ e 75 L.min$^{-1}$, medidos à pressão atmosférica.

## ■ SISTEMA DE SEGURANÇA CONTRA FALTA DE OXIGÊNIO

O aparelho de anestesia deve ser provido de um sistema que interrompa o fluxo de todos os outros gases, quando a pressão de oxigênio imediatamente a montante da válvula de controle de fluxo de oxigênio reduzir-se a valor abaixo da pressão normal desse gás (Figura 60.3). O fluxo de outros gases pode sofrer uma redução proporcional à redução do fluxo de oxigênio. Deve possuir ainda um alarme sonoro que seja ativado quando a pressão de fornecimento de oxigênio reduzir a um valor abaixo da pressão de trabalho. O alarme deve soar por pelo menos 7 segundos e também após o restabelecimento da pressão do gás. Não deve ser possível desligar esse alarme.

A interrupção dos gases não deve ocorrer antes que o alarme sonoro de falta de oxigênio seja ativado. O único meio de restaurar o fluxo dos gases interrompidos pelo sistema de proteção deve ser o restabelecimento da pressão de oxigênio. Pode existir um sinal visual sob a forma de luz vermelha ou de um indicador vermelho, ativado juntamente com o alarme sonoro e devidamente rotulado. Esse alarme visual deve ser automaticamente desativado com a restauração da pressão de oxigênio.

São optativos:

■ **Sistemas proporcionais:** sistemas que mantêm pelo menos 25% de oxigênio na saída comum de gases, mesmo

que acidentalmente se diminua o fluxo de oxigênio **(Figura 60.3)**;
■ **Analisador de oxigênio fixado no aparelho:** que registra concentração de oxigênio na saída comum de gases e que dispara o alarme quando a concentração fica abaixo de 21%.

Vale lembrar que todos estes sistemas de segurança, ainda que colaborem na redução dos acidentes hipóxicos, não são absolutos, podendo existir condições em que falham.

# ■ TESTES PARA DETECÇÃO DE VAZAMENTOS NA SEÇÃO DE FLUXO CONTÍNUO

Conecta-se uma pera de esfigmomanômetro vazia à saída comum de gases,[3] com os fluxômetros fechados. Se a pera for progressivamente se insuflando, é sinal de que há vazamento em algum ponto da seção de fluxo contínuo. O teste com pressão negativa é superior ao de pressão positiva, pois mesmo na presença de válvulas de retenção (atualmente é obrigatória sua presença) pode-se detectar vazamentos (Figura 60.4).

# ■ SISTEMAS RESPIRATÓRIOS

São equipamentos constituídos de tubos, conexões, válvulas e balão, fazem a interface entre uma fonte contínua de gases frescos (FGF), geralmente da seção de fluxo contínuo do aparelho de anestesia, e o paciente.

A Sociedade Brasileira de Anestesiologia (SBA) adota a classificação para os sistemas respiratórios apresentada na Figura 60.5.

## Sistemas Circulares Valvulares com Absorvedor

Esquematicamente observa-se na Figura 60.6, um sistema respiratório com absorvedor de $CO_2$, circular e valvular.

Existem várias possibilidades para a montagem de um sistema com absorvedor circular valvular. Porém não é permitido colocar:

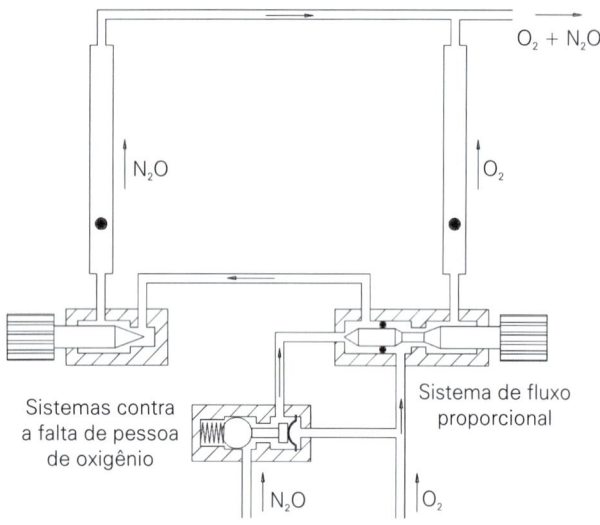

▲ **Figura 60.3** Esquema de sistemas de segurança contra misturas hipóxicas no aparelho de anestesia.

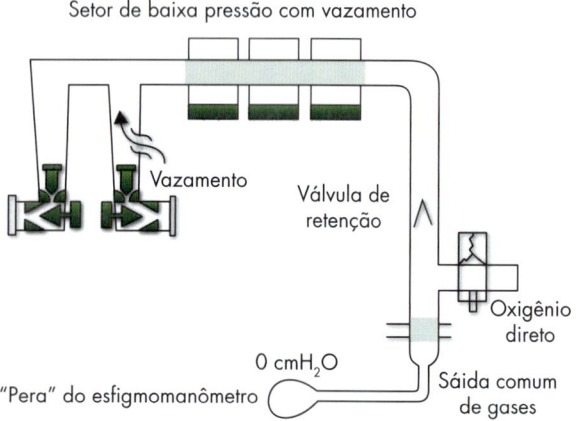

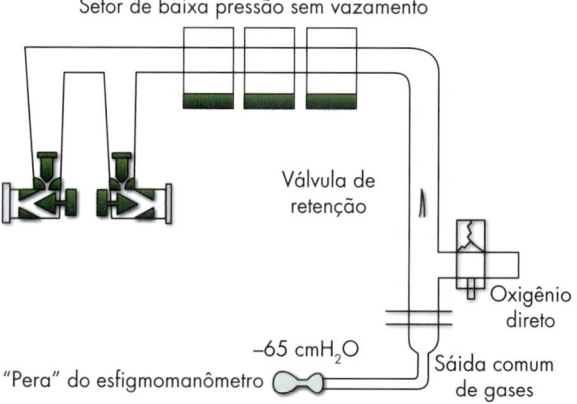

▲ **Figura 60.4** Teste para detecção de vazamentos na seção de fluxo contínuo do aparelho de anestesia.

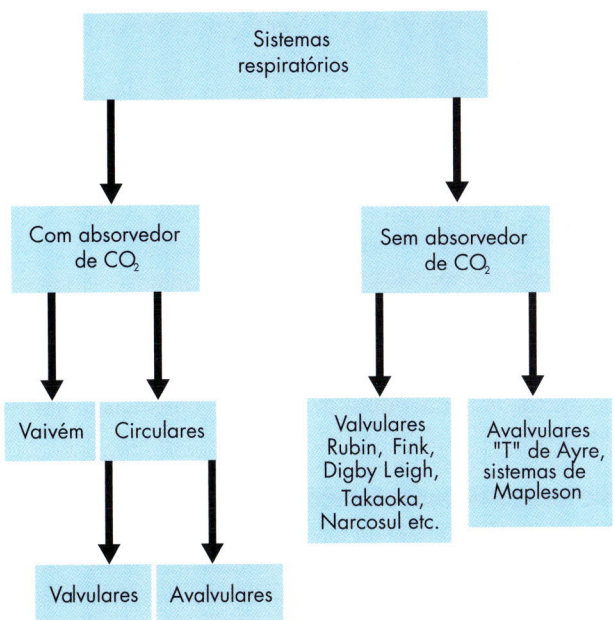

▲ **Figura 60.5** Classificação dos sistemas respiratórios.

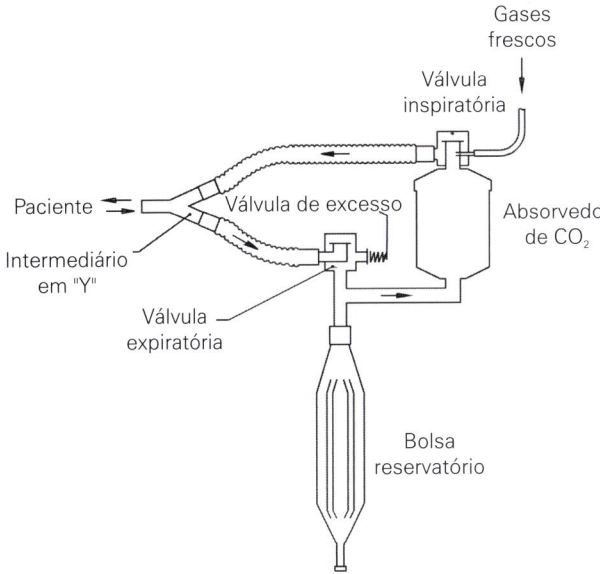

▲ **Figura 60.6** Diagrama de um sistema respiratório, com absorvedor de $CO_2$, valvular.

- A admissão do FGF entre o paciente e a válvula expiratória;
- O balão reservatório entre o paciente e a válvula expiratória;
- O balão reservatório entre o paciente e a válvula inspiratória;
- A válvula de excesso (válvula APL – *adjustable pressure--limiting valve*, ou *pop-off*) entre o paciente e a válvula inspiratória.

Qualquer situação citada causará reinalação de gás carbônico pelo paciente.

Os sistemas ventilatórios com absorvedor de $CO_2$ valvulares possuem as vantagens:

- Economia de anestésicos;
- Menor poluição;
- Menor risco de explosão, quando em uso de anestésicos inflamáveis;
- Aquecimento dos gases inspirados;
- Umidificação dos gases inspirados;
- Estabilidade da concentração dos anestésicos.

Com os sistemas circulares é possível a realização de ventilação espontânea ou controlada manual e mecanicamente.

Os sistemas ventilatórios circulares infantis possuem basicamente os componentes dos sistemas de adultos, porém com dimensões reduzidas e baixa resistência dos componentes (menor que 0,3 cmH$_2$O com fluxos de 10 L/min). As válvulas devem ter baixo peso e pequena resistência, bem como a complacência do sistema deve ser reduzida (pequena distensibilidade dos componentes à pressurização dos gases em ventilação controlada).[4] Deve-se levar em conta que em ventilação controlada a compressão dos gases no sistema ventilatório "rouba" fluxo do volume corrente que o aparelho libera para o paciente. Portanto, idealmente devemos dispor de um ventilômetro no ramo expiratório para corrigirmos a compressão dos gases e a redução do volume corrente pela distensibilidade do sistema ventilatório.[4]

## ■ ABSORVEDORES DE $CO_2$

O absorvedor de $CO_2$ mais usado no Brasil é a cal sodada. Sua função é retirar $CO_2$ da mistura a ser inalada pelo paciente através de reação de neutralização, em que a base é um hidróxido e o ácido é o ácido carbônico.[5,6] A reação do $CO_2$ com a cal sodada ou com outro absorvedor qualquer é uma reação química exotérmica, com formação de água (Figura 60.7). O calor e a umidade gerados são incorporados aos gases inspirados pelos pacientes, climatizando-os.[7]

A composição química da cal sodada é a seguinte:

- Ca (OH)$_2$ – 95%;
- NaOH – 4%;
- KOH – 1%;
- Sílica (responsável pela dureza do grão);
- Violeta de etila (corante);
- Água – 14% a 17% (umidade).

O corante violeta de etila é utilizado para o acompanhamento do gasto da cal sodada: conforme esta é consumida a coloração torna-se arroxeada devido à mudança de pH do meio.

A cal sodada pode absorver 19% de seu peso em dióxido de carbono, portanto, 100 g de cal sodada podem reagir com 26 litros de $CO_2$.

$$H_2O + CO_2 \rightarrow H_2CO_3 \rightarrow 2\,H^+ + CO_3^-$$

$$2\,NaOH \rightarrow 2\,Na^+ + 2\,OH^-$$

$$2\,Na^+ + 2OH^- + 2H^+ + CO_3^- \rightarrow Na_2CO_3 + 2\,H_2O + calor$$
$$Na_2CO_3 + Ca(OH)_2 \rightarrow 2\,NaOH + CaCO_3$$

▲ **Figura 60.7** Reação química de neutralização do $CO_2$ pela cal sodada.

Um sistema respiratório circular com absorção de $CO_2$ nunca se apresenta totalmente isento de umidade, mesmo antes do início da neutralização do ácido carbônico pela cal sodada. A utilização prévia do ventilador e/ou do sistema respiratório, bem como a presença de umidade (aproximadamente 15% do peso) na cal sodada, são fontes iniciais de vapor de água. Portanto, a simples utilização de um sistema respiratório circular com absorção de $CO_2$ já acrescenta alguma umidade ao gás, totalmente isento de água, proveniente dos reservatórios hospitalares ou cilindros.

Dependendo da montagem do sistema respiratório do aparelho de anestesia, de seu acoplamento ao ventilador e do FGF empregados, o calor e a água liberados na reação do $CO_2$ com a cal sodada podem ser incorporados, de maneira mais ou menos eficiente, ao gás inalado pelo paciente.

A redução do FGF leva ao maior aproveitamento do calor e da umidade gerados no reservatório com cal sodada. Vários autores utilizaram baixos FGF com bons resultados, porém com eficiência variável. As diferenças encontradas podem ser explicadas por alterações nas montagens dos sistemas respiratórios empregados e pelos diferentes métodos utilizados para medida da umidade presente nos gases inspirados.[8]

Outra forma de tornar mais eficiente o aproveitamento do calor e da umidade gerados na reação química da cal sodada é o aperfeiçoamento do projeto e da montagem dos componentes que integram o sistema respiratório do aparelho de anestesia.

Os sistemas respiratórios disponíveis nos aparelhos de anestesia raramente incorporam dispositivos para tornar mais eficiente o aquecimento e a umidificação do gás inalado. Várias melhorias no projeto do sistema respiratório foram propostas em publicações, porém as mesmas, por questões comerciais, normalmente não são incorporadas aos aparelhos de anestesia pelos seus fabricantes.

Convencionalmente o FGF é adicionado ao sistema respiratório próximo ao ramo inspiratório, após o reservatório de cal sodada. O direcionamento do FGF diretamente ao reservatório de cal sodada, ou antes da passagem dos gases pelo mesmo, poderá trazer grandes benefícios à umidificação dos gases. A modificação proposta por Chalon e col.[9] poderá aumentar em duas ou três vezes a umidade presente no gás inspirado.

O emprego de sistemas coaxiais, em que o ramo inspiratório está posicionado no interior do ramo expiratório, é outra modificação proposta.[9-11] O gás expirado transfere calor para o inspirado, mantendo sua temperatura aproximadamente 3°C acima da temperatura da sala e sua umidade 20% maior que nos sistemas circulares convencionais.[9]

Outra modificação proposta foi a colocação de um vaporizador de água no interior do reservatório de cal sodada, por onde o FGF passa, para ser aquecido e umidificado, antes de ser admitido ao sistema respiratório do aparelho de anestesia. O calor produzido no absorvedor de $CO_2$ aquece a água, melhorando a eficiência da umidificação e do aquecimento do FGF[10,12,13] que, entretanto, pela complexidade, não apresenta interesse prático.

A utilização de absorvedores pequenos, com capacidade para 160 g de cal sodada, também se mostrou eficiente para a melhora do aproveitamento do calor e da umidade,

tanto em sistemas vaivém,[1] quanto nos sistemas circulares convencionais.[1]

Outra proposta para a melhora do aquecimento e da umidificação dos gases inalados nos sistemas respiratórios dos aparelhos de anestesia[14-17] foi a reinalação parcial do gás expirado que ocupa o espaço morto ventilatório. O gás presente nessa região não possui $CO_2$, mas a umidade e o calor existentes são reaproveitados de maneira semelhante ao que ocorre nos sistemas de Mappleson.

Os aparelhos de anestesia da marca Dräger® utilizam um sistema respiratório circular com absorção de $CO_2$, no qual os gases, antes de serem inspirados, passam três vezes pela cal sodada, melhorando assim os níveis de umidade dos gases inalados.[7]

## Sistemas Respiratórios Avalvulares sem Absorvedor[6]

São sistemas geralmente utilizados em anestesia pediátrica. São constituídos pelos sistemas de Mapleson®, classificados de A a F. Esses sistemas são derivados do "T" de Ayre e compostos por um ou dois "$T_s$", uma entrada de gases frescos, um escape, um tubo corrugado e balão. As principais características dos sistemas mais frequentemente empregados são:

### Mapleson A® – Magill:

- FGF próximo ao balão (Figura 60.8);
- Escape próximo ao paciente;
- Fluxo mínimo = 1 vez o volume-minuto (teoricamente 1 vez o volume alveolar);
- Tubo corrugado deve ter um volume pelo menos igual ao do volume alveolar (VC – EM);
- Não deve ser utilizado em ventilação controlada.

### Mapleson D®:

- FGF próximo ao paciente (Figura 60.9);
- Escape próximo ao balão;

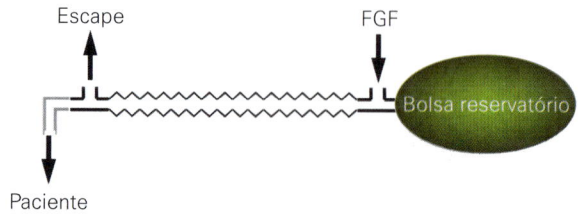

▲ **Figura 60.8** Sistema de Mapleson A®.

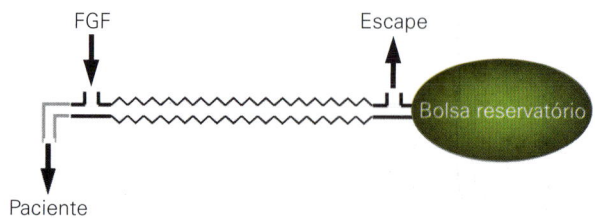

▲ **Figura 60.9** Sistema de Mapleson D®.

- Volume do tubo corrugado + volume do balão > volume corrente;
- FGF = 2 a 3 vezes o volume-minuto;
- Sistema de Bain é uma modificação do Mapleson D® (sistema coaxial);
- Pode ser usado em ventilação controlada.

### Mapleson F® – Jackson Rees:

- Funcionalmente igual ao Mapleson D® (Figura 60.10);
- Escape de gases no fundo do balão;
- Pode ser usado em ventilação controlada;
- FGF = 2 a 3 vezes o volume-minuto.

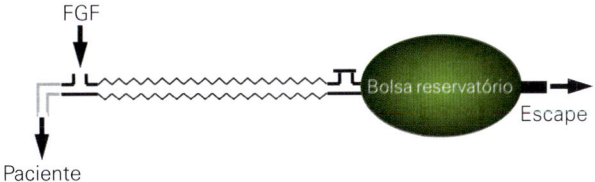

▲**Figura 60.10** Sistema de Mapleson F®.

## Sistemas Respiratórios Valvulares sem Absorvedor

Sistemas compostos por válvulas bidirecionais, em que o ramo inspiratório é alimentado por fluxo proveniente de um ventilador ou balão, que por sua vez recebem fluxo de gases da secção de fluxo contínuo do aparelho de anestesia, e o ramo expiratório que desvia o ar expirado para o ambiente. Com alguns é possível a realização de ventilação espontânea ou controlada, e em outros somente ventilação espontânea.

As válvulas podem ser de Ruben, Fink, Takaoka, Narcosul, Oxigel, HB, Calgimed etc.

Esses sistemas apresentam como desvantagens: poluição ambiental, inalação de gases frios e secos e grandes consumos de gases e anestésicos. Entretanto, apresentam menor complacência e, como consequência, menores perdas de volume corrente liberadas pelo ventilador.

Uma possibilidade interessante de acoplamento do sistema respiratório do aparelho de anestesia ao ventilador, que associa as vantagens dos sistemas respiratórios com absorção de $CO_2$, circulares, valvulares convencionais, às vantagens dos sistemas respiratórios sem absorção de $CO_2$ e valvulares, seria a montagem denominada "descarga em sistema auxiliar ou descarga em paralelo" (Figura 60.11). Os gases expirados pelos pacientes são direcionados ao sistema circular (filtro circular), que passa a funcionar apenas como um condutor de gases, reservatório e absorvedor de $CO_2$ (os discos das válvulas são retirados). Dessa forma, o FGF pode ser bastante reduzido (podem ser utilizados fluxos de basais de $O_2$), e a poluição ambiental e o consumo de gases e anestésicos são menores. Os gases inspirados são aquecidos e umidificados, bem como a complacência do sistema respiratório será baixa.

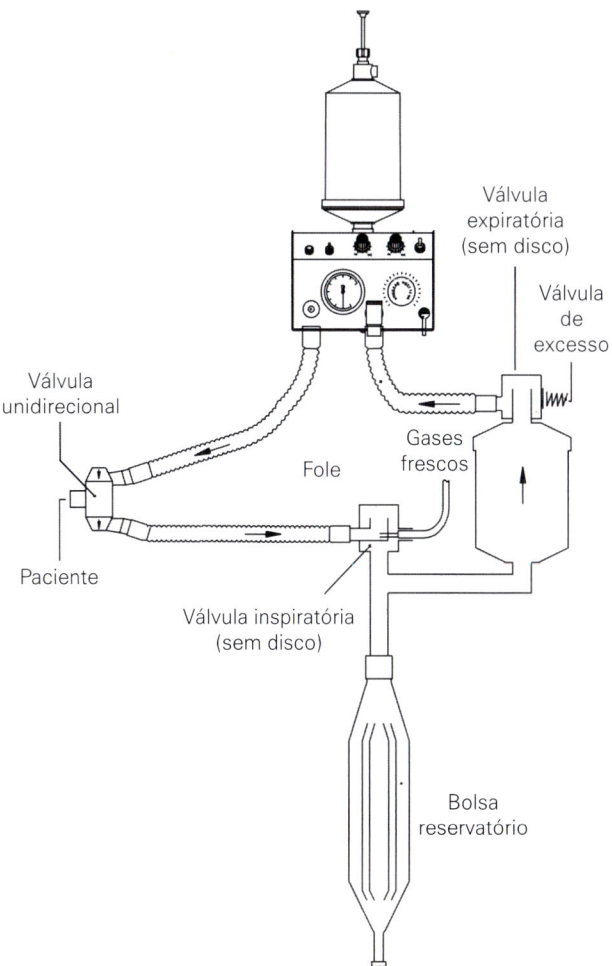

▲**Figura 60.11** Acoplamento do sistema respiratório do aparelho de anestesia ao ventilador em sistema auxiliar.

## ■ ANESTESIA COM BAIXO FLUXO DE GASES

O anestesiologista atual deve ser um profissional com conhecimentos profundos em fisiologia e farmacologia. A compreensão da anestesia com baixos fluxos e sua utilização com segurança passa obrigatoriamente por esses conhecimentos. Além disso, pressões sobre o custo da anestesia, sobre a poluição ambiental e a necessidade da climatização dos gases inalados pelos pacientes tornarão a utilização de baixos fluxos de gases uma obrigatoriedade.

A anestesia inalatória, por sua rápida reversão e/ou superficialização do plano anestésico, independente do metabolismo do organismo dos pacientes, associada à economia dos baixos fluxos e ao aparecimento de agentes inalatórios de melhor qualidade, deverá ser a técnica anestésica de eleição para os próximos anos.

### Conceitos Teóricos

A realização de procedimento anestésico empregando um sistema respiratório do aparelho de anestesia (circuito), no qual o gás exalado pelo paciente é reinalado, passando por um absorvedor de $CO_2$, com FGF inferior ao volume alveolar do paciente, genericamente pode ser entendida como anestesia com baixos fluxos de gases frescos. Entretanto, na Tabela 60.2 podemos encontrar definições mais exatas de acordo com o FGF empregado.

| Tabela 60.2 Classificação dos fluxos de gases frescos segundo vários autores. | | |
|---|---|---|
| **Fluxos** | **L.min⁻¹** | **Autor** |
| Altos | 5 | Grogono, 1995[18] |
| Intermediário | 3 | Spence, 1981[19] |
| Intermediário | 2 | Romo-Salas, 1979[20] |
| Baixo fluxo | 1 | Romo-Salas, 1979[20] |
| Fluxos mínimos | 0,6 | Grogono, 1995[18] |
| Fluxos mínimos | 0,5 | Virtue, 1974[21] |
| Fluxos basais | 4 mL.kg⁻¹.min⁻¹ | Orkin, 1987 |
| "Circuito fechado" | 242 mL (70 kg) | |

A ventilação de um paciente com um "T" de Ayre **(Figura 60.12)** implica na utilização de um FGF igual ou superior a três vezes o volume-minuto. Para volume corrente de 600 mL, frequência respiratória de 10 e $R_{I/E}$ de 1:2, o FGF necessário será de 300 mL.s⁻¹ ou 18 L.min⁻¹.

Quando utilizamos uma válvula bidirecional e uma bolsa-reservatório, por exemplo, um AMBU (*artificial manual breathing unit*) ou um sistema respiratório do aparelho de anestesia sem absorvedor de $CO_2$ (na prática erroneamente conhecido como sistema aberto) **(Figura 60.13)**, o FGF necessário deverá ser no mínimo igual ao volume-minuto do paciente. Essa redução do FGF é

possível, pois durante a fase expiratória, o fluxo que se perderia para a atmosfera fica armazenado na bolsa e é reaproveitado na próxima inspiração.

Entretanto, quando utilizamos um sistema respiratório com absorvedor de $CO_2$, circular, valvular, com oxigênio puro, o FGF mínimo necessário será igual ao consumo metabólico de oxigênio do paciente.

O consumo basal de oxigênio pode ser calculado em aproximadamente 4 mL.kg⁻¹min⁻¹, ou mais precisamente: V' = 10 × peso (kg)¾, em mL.min⁻¹. Isso significa dizer que para um paciente de 70 kg poderíamos empregar um FGF de 242 mL.min⁻¹; portanto, fluxos muito inferiores aos usualmente empregados na prática clínica na maioria dos hospitais. Não é raro observarmos anestesias sendo administradas com FGF de 5 ou 6 L.min⁻¹. Com tais fluxos nem seria necessária a utilização de um sistema circular com absorção de $CO_2$; um sistema valvular sem absorvedor teria o mesmo efeito. Quem emprega fluxos tão elevados observa que o consumo de cal sodada é extremamente baixo, pois o FGF elevado praticamente fornece todo volume-minuto respiratório necessário.

Quando se utiliza sistema circular com absorvedor de $CO_2$ **(Figura 60.14)**, o paciente pode ser comparado a um astronauta dentro de uma cápsula espacial que respira continuamente em um ambiente confinado, no qual é acrescentado o consumo metabólico de oxigênio, sendo o $CO_2$ eliminado através de filtragem química. O paciente sob anestesia não se encontra em um ambiente confinado, porém respira de, e para um filtro circular "confinado", como na **Figura 60.13**.

Dependendo da montagem do sistema respiratório do aparelho de anestesia, de seu acoplamento ao ventilador e do FGF empregados, o calor e a água liberados na reação do $CO_2$ com a cal sodada podem ser incorporados de maneira mais ou menos eficiente ao gás inalado pelo paciente.

A redução do FGF leva ao maior aproveitamento do calor e da umidade gerados no reservatório com cal sodada, embora aumente o consumo da cal. Outra forma de tornar mais eficiente o aproveitamento do calor e da umidade gerados na reação química da cal sodada é o aperfeiçoamento do projeto e da montagem dos componentes que integram o sistema respiratório do aparelho de anestesia.

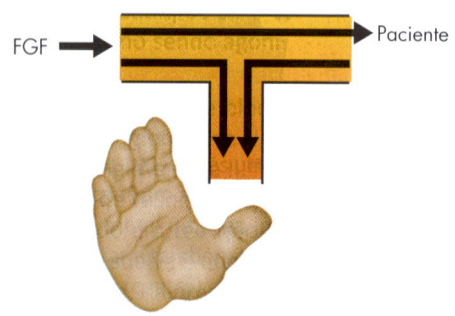

▲ **Figura 60.12** Ventilação controlada em "T" de Ayre.

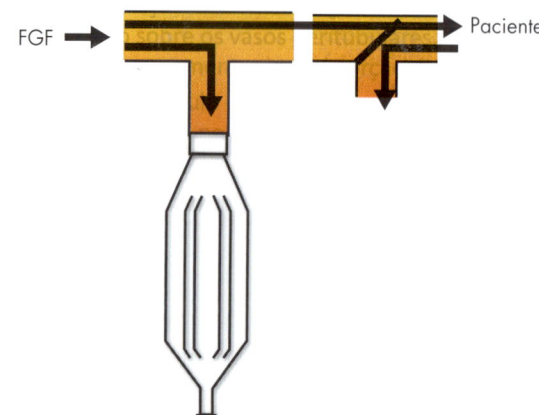

▲ **Figura 60.13** Sistema respiratório valvular sem absorvedor de $CO_2$.

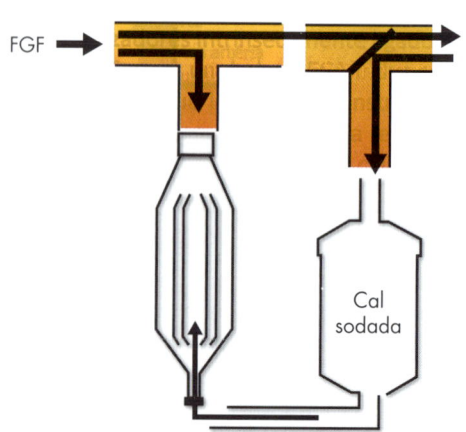

▲ **Figura 60.14** Sistema circular, valvular, com absorvedor de $CO_2$.

A utilização de absorvedores pequenos, com capacidade para 160 g de cal sodada, também se mostrou eficiente para a melhora do aproveitamento do calor e da umidade.

Durante a fase de indução da anestesia inalatória, os tecidos (sangue, músculos, gordura etc.) devem se saturar com os agentes. Portanto, nessa fase há uma grande necessidade de moléculas de anestésico, tanto para a anestesia com baixos FGF quanto para a anestesia com altos FGF. Se tentarmos induzir uma anestesia inalatória com fluxos basais (como 250 mL/min), o tempo gasto será imenso, motivo pelo qual durante a indução sempre devemos empregar fluxos elevados. Já durante a fase de manutenção da anestesia, a utilização de baixos FGF levará a uma importante economia de gases. Nesta fase a saturação dos tecidos já está completa e, mesmo com fluxos basais, a concentração de anestésico nos tecidos será mantida.

## Redução de Custos

Analisaremos, a seguir, exemplos de anestesia inalatória realizada com sevoflurano, com duração de 2 horas e com quatro FGF diferentes. Levando-se em conta que: 1 mL de sevoflurano líquido fornece 182 mL de vapor, 100 g de cal sodada neutralizam 26 L de $CO_2$, e que o custo de 100 g de cal sodada é R\$ 1,16, de 1 mL de sevoflurano líquido é R\$ 4,50, de 1 $m^3$ $O_2$ é R\$ 3,00 e 1 $m^3$ $N_2O$ é R\$ 46,00, visualizamos na Tabela 60.3 os custos da fase de manutenção de um mesmo procedimento anestésico, com duração de 2 horas, com FGF de 6, 3, 1 ou 0,25 $L.min^{-1}$. Como pode ser observado, com FGF de 6 $L.min^{-1}$, o custo é de aproximadamente R\$ 500,00, enquanto com fluxos basais esse custo pode ser reduzido em aproximadamente 20 vezes! (Tabela 60.3).

**Tabela 60.3  Custos da fase de manutenção de um procedimento anestésico com duração de 2 horas com vários fluxos de gases frescos.**

| FGF L.min⁻¹ | O₂ | N₂O | Sevoflurano ~ 2,5% | Cal sodada | Total |
|---|---|---|---|---|---|
| 6 (2:4) | 0,72 | 22,00 | 450,00 | – | 472,72 |
| 3 (1:2) | 0,36 | 11,00 | 225,00 | 0,60 | 236,96 |
| 1 (0,5:0,5) | 0,18 | 2,75 | 75,00 | 0,80 | 78,73 |
| 0,25 | 0,09 | – | < 18,75 | 1,20 | < 20,04 |

Essa substancial economia, além de beneficiar diretamente o paciente e o poder público, proporcionará recursos suficientes para aquisição de aparelhos de anestesia e monitores mais sofisticados, que permitirão a realização de anestesias com fluxos baixos ou basais com mais segurança.

Outro ponto ressaltado foi que, inicialmente, quando a técnica com baixos fluxos começa a ser introduzida em um serviço, não necessariamente todos devam realizar anestesias com fluxos basais. A redução para fluxos baixos (1 $L.min^{-1}$) já representa um ganho extraordinário e requer poucos cuidados além dos que usualmente são dispensados em qualquer procedimento anestésico.

## Monitorização

Hoje, e no futuro cada vez mais, a monitorização dos pacientes e do equipamento vai se universalizando. Obviamente, o ideal é que todos os pacientes pudessem ser monitorizados com tudo o que há disponível. Entretanto, dependendo do lugar, da complexidade do caso e da técnica anestésica, a monitorização não é a mesma em todos os pacientes.

A monitorização mínima requerida para administração de anestesia com baixos FGF é a seguinte:

- **Monitorização da pressão de vias aéreas**: se o volume administrado no sistema respiratório do aparelho de anestesia for inferior ao extraído pelo paciente ou se houver vazamentos, ocorrerá uma tendência à geração de pressões negativas no circuito.
- **Monitorização da concentração de $O_2$ inspirado**: quando o óxido nitroso é utilizado com FGF inferiores a 1 $L.min^{-1}$, a análise do oxigênio inspirado é fundamental. Como a captação do oxigênio é constante durante todo o procedimento e a do $N_2O$ cai muito após a indução da anestesia (chegando próxima a zero após a segunda hora de anestesia), a tendência é que haja diluição do oxigênio se for mantida a proporção de 33% de $O_2$ e 66% de $N_2O$.
- **Monitorização da concentração de anestésico no gás inspirado**: é fundamental com fluxos abaixo de 1 $L.min^{-1}$, pois normalmente com fluxos próximos do basal as concentrações ajustadas no vaporizador são mais elevadas do que as realmente inaladas. Entretanto, quando o FGF é aumentado, poderá ocorrer sobredosagem de anestésicos inalatórios.
- **Oximetria de pulso**: é monitorização obrigatória.
- **Capnografia**: a nosso ver, também deve sempre ser utilizada, pois fornece uma monitorização contínua do padrão respiratório, mas principalmente pelo fato de que o consumo de cal sodada é alto, principalmente com fluxos basais, e a presença de $CO_2$ no gás inspirado é sinal imediato para substituição da cal.
- **Cardioscopia e monitorização da pressão arterial**: São obrigatórias em todos os procedimentos anestésicos realizados no território nacional.

## Técnica

Talvez um dos motivos que tenha dificultado a disseminação da técnica com baixos fluxos de gases tenha sido a anestesia quantitativa, que, apesar de ser tecnicamente fácil de realizar (nem vaporizador é necessário, uma vez que o anestésico no estado líquido é injetado e vaporizado dentro do circuito), necessita de cálculos e tabelas para ser realizada. Isso, associado à crença, disseminada entre os anestesiologistas, que em pacientes anestesiados com sistemas circulares com absorvedor de $CO_2$ o volume-minuto dos pacientes está relacionado com o FGF, criou inúmeras resistências. Entretanto, com o advento de aparelhos de anestesia mais sofisticados e precisos, associado à universalização da monitorização e à necessidade de redução de custos e diminuição da emissão de poluentes, as técnicas de baixo fluxo ganham importância.

A monitorização tornou a execução da técnica muito mais fácil. Se o paciente está inalando uma concentração de oxigênio adequada, o anestesiologista tem muito mais segurança.

Para realização de anestesia com baixos fluxos, além da monitorização discutida anteriormente, necessitamos de um aparelho de anestesia dotado de fluxômetros precisos para fluxos de no mínimo 200 mL, um sistema respiratório, circular, com absorvedor de $CO_2$, totalmente estanque e vaporizadores confiáveis. No caso de vaporizadores calibrados, é necessária precisão com FGF abaixo de 500 mL. Os vaporizadores controlados por fluxômetro (tipo Kettle) têm a vantagem da admissão de maiores "massas" de anestésicos, mesmo com baixos fluxos, quando comparados aos calibrados.

A técnica que empregamos consiste em desnitrogenar o paciente de forma efetiva e induzir a anestesia da maneira convencional (fármacos intravenosos associados ao óxido nitroso e halogenados). Após aproximadamente 20 minutos, inicia-se a redução dos fluxos de gases frescos. Se a FiO2 for de 100%, o fluxo poderá ser reduzido até o consumo basal de oxigênio (ao redor de 300 mL por minuto para um adulto). Com fluxos dessa grandeza é necessária a análise dos gases e anestésicos inspirados. Se o vaporizador não estiver possibilitando a administração das concentrações desejadas, será necessário elevar o FGF ou aumentar a concentração no vaporizador para se obter um plano adequado. No caso da utilização de óxido nitroso, será muito importante termos em mente que a proporção de 33% de $O_2$ e 66% de $N_2O$ não poderá ser empregada com FGF abaixo de 2 l.min$^{-1}$. Como discutido anteriormente, a captação do oxigênio é constante durante todo o procedimento e a do $N_2O$ cai muito após a indução da anestesia (Figura 60.15), a tendência é que haja diluição do oxigênio se for mantida tal proporção.

Portanto, com FGF abaixo de 1 L.min$^{-1}$, a FiO$_2$ deverá ser de 50%, sendo que nunca utilizamos óxido nitroso com FGF abaixo de 600 L.min$^{-1}$. Para os que não possuem analisador de gases no ramo inspiratório, achamos segura a utilização de fluxos até 1 L.min$^{-1}$ de oxigênio puro, 2 L.min$^{-1}$ com óxido nitroso e oxigênio a 50%, e 3 L.min$^{-1}$ com óxido nitroso a 66% e oxigênio a 33% (2 litros de $N_2O$ e 1 litro de $O_2$). Vale ressaltar que utilizamos tais propostas

de fluxos há muitos anos, desde quando não se dispunha de analisadores de gases, sem nenhum problema.

## ■ ANESTESIA COM CIRCUITO FECHADO[22,23]

Um sistema ventilatório circular é considerado fechado se o volume de gás fresco adicionado se iguala ao captado, ou seja, administra-se ao paciente o volume de oxigênio consumido. Outra denominação para essa técnica é anestesia quantitativa. As vantagens da anestesia com baixo fluxo se ampliam quando utilizado o sistema fechado. Como outra vantagem, pode-se citar que a anestesia em circuito fechado permite estimativa do consumo de oxigênio e anestésicos voláteis.

A prática da anestesia em sistema fechado foi descrita muitas décadas atrás e a aplicação do sistema de respiração fechado para fins não anestésicos (como tratamento de indivíduos intoxicados por gases tóxicos) remonta ao século XVIII. A ideia do uso desse aparato se generalizou na era do ciclopropano, devido à alta inflamabilidade. Essa técnica, entretanto, não alcançou grande popularidade, pois controles confiáveis das frações inspiradas de oxigênio, óxido nitroso e anestésicos voláteis não estavam disponíveis. Recentemente, novos aparelhos são desenvolvidos, permitindo controle microprocessado da concentração desses gases.

### Controle em Alça Fechada — *closed loop control*[22]

Nos sistemas respiratórios fechados, a concentração de gás pode ser diferente da concentração de gás fresco selecionada. Então, para que determinada mistura gasosa seja obtida, alguns aparelhos de anestesia de última geração controlam via retroalimentação a quantidade de anestésico a ser introduzida do sistema ventilatório. Pré-requisitos tecnológicos abrangem sistemas de dosagens eletrônicos, analisadores rápidos de gases, fluxo no circuito para mistura

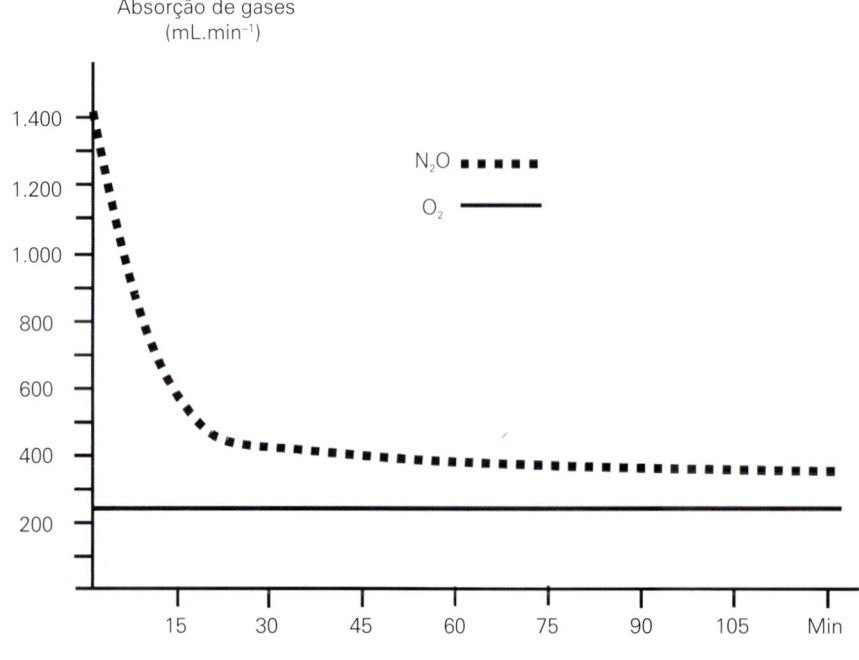

◀ **Figura 60.15** Absorção de gases calculada para um paciente de 70 kg no decorrer do tempo.

adequada dos gases, além de vários sensores e algoritmos reguladores apropriados para um confiável controle. O fluxo de gás fresco é ajustado automaticamente para compensar a perda de gás: gás captado pelo paciente e vazamento de gás no circuito respiratório.

## Administração de Anestésicos Inalatórios

Como o FGF é baixo durante a anestesia em sistema fechado, um vaporizador clássico fora de circuito não pode ser usado para rápidos ajustes da concentração inspirada de anestésicos voláteis. Por esta razão, técnica de injeção direta é desenvolvida, por ser independente do fluxo de gás. Nos primórdios da utilização da técnica, anestésicos inalatórios na forma líquida eram injetados dentro do sistema respiratório manualmente, começando com *bolus* inicial e seguido de doses intermitentes de acordo com o tempo (modelo da raiz quadrada de tempo, de Lowe e Ernst). Entretanto, discrepâncias significativas entre concentrações preditas e reais foram observadas e várias modificações ao método de Lowe e Ernst foram propostas, como a infusão contínua de líquidos anestésicos no circuito fechado.

## Avanços nos Sistemas de Anestesia Fechados[22,23]

Nos modernos aparelhos de anestesia, a administração de anestésico apresenta controle de *feedback*. Para alcançar e manter concentração desejada de anestésicos, o mais rápido e precisamente possível, estes também são titulados diretamente no circuito respiratório. O ventilador Zeus (Dräger, Lübeck, Alemanha) foi projetado para trabalhar com sistema fechado. Este apresenta uma turbina microprocessada que não somente gera pressão para ofertar o fluxo correspondente para o paciente na fase inspiratória, mas também origina o fluxo necessário para misturar o gás ao circuito respiratório. Anestésicos voláteis são injetados por uma câmara de vaporização aquecida. Dois modos de controle para aplicação de agentes voláteis são oferecidos. No modo autocontrole (AC; fluxo de gás fresco se equipara exatamente ao captado), vapor anestésico é injetado diretamente no sistema; enquanto o modo controle de gás fresco (FGC) permite ajuste individual do fluxo de gás fresco. Durante o modo FGC, o vapor anestésico é misturado com o gás fresco, simulando o vaporizador fora de circuito clássico.

## REFERÊNCIAS

1. Associação Brasileira de Normas Técnicas. Aparelho de anestesia – Secção de fluxo contínuo: NB1727. Rio de Janeiro: ABNT; 1988. p. 50.
2. Associação Brasileira de Normas Técnicas. Sistemas respiratórios – I – Sistemas com absorvedores: Projeto 04:012.06-012. Rio de Janeiro: ABNT; 1991. p. 21.
3. Clayton P. The anesthesia machine. 2. ed. London: Elsevier; 1987.
4. Ehrenwerth RJ, Eisenkraft JB. Anesthesia Equipment, Principles and Applications. 1. ed. St. Louis: Elsevier; 1993. p. 172-197.
5. Adriani J, Rovenstine A. Experimental studies on carbon dioxide absorbers for anesthesia. Anesthesiology. 1941;2:1-19.
6. Dorsch JA, Dorsch SE. Understanding Anesthesia Equipment Construction, Care and Complications. 3. ed. Baltimore: Williams & Wilkins; 1994. p. 239-253.
7. Kleemann PP. Humidity of anaesthetic gases with respect to low flow anaesthesia. Anaesth Intensive Care. 1994;22(4):396-408.
8. Eger EI 2nd, Ethans CT. The effects of inflow, overflow and valve placement on economy of the circle system. Anesthesiology. 1968;29(1):93-100.
9. Chalon J, Patel C, Ramanathan S, Turndorf H. Humidification of the circle absorber system. Anesthesiology. 1978;48(2):142-146.
10. Bengtson JP, Bengtson A, Stenqvist O. The circle system as a humidifier. Br J Anaesth. 1989;63(4):453-457.
11. Boaden RW. Coaxial tubing for conventional anaesthetic systems. Anesthesia. 1984;39(4):359-361.
12. Flynn PJ, Morris LE, Askill S. Inspired humidity in anaesthesia breathing circuits: comparison and examination of effect of Revell circulator. Can Anaesth Soc J. 1984;31(6):659-663.
13. Paspa P, Tang CK, Dwarakanath R, Ramanathan S, Chalon J, Fischgrund GK, et al. A percolator vaporizer heated by reaction of neutralization of lime by carbon dioxide. Anesth Analg. 1981;60(3):146-149.
14. Lockwood GG, Kadim MY, Chakrabarti MK, Whitwam JG. Clinical use of a small soda lime canister in a low-flow to-and-for system. Anaesthesia. 1992;47(7):568-573.
15. Humphrey D. A new anaesthetic breathing system combining Mapleson A, D and E principles. A simple apparatus for low flow universal use without carbon dioxide absorption. Anaesthesia. 1983;38(4):361-372.
16. Rayburn RL, Watson RL. Humidity in children and adults using the controlled partial rebreathing anesthesia method. Anesthesiology. 1980;52(4):291-295.
17. Sasse FJ, Fleming DC, Hoff B, Smith NT, Rampil IJ. The "D circle": closed circuit operation of the Bain circuit. Can Anaesth Soc J. 1979;26(5):420-423.
18. Grogono, 1995 fica: Grogono A W. Practical guides for the use of low flow and closed circuit anaesthesia. Applied Cardiopulmonary Pathophysiology 5 Suppl. 2: 1-4, 1995. Kluwer Academic Publisher.
19. Spence, 1981 fica: Spence AA, Allison RH, Wishart HY. Low flow and "closed" systems for the administration of inhalation anaesthesia. Br J Anaesth. 1981;53 Suppl 1:69S-73S.
20. Romo-Salas fica: Aldrete J A, Romo-Salas F – Oxygenation with high, intermediate and low flow gas during thoracic and abdominal surgery: studies at an altitude of one mile. In... Low Flow and Closed System Anesthsia. edited by J A Aldrete, H J Love, R W Virtue. New York, Grune and Stratton, 1979; pp. 53-65.
21. Virtue, 1974 fica: VIRTUE, R. W. (1974, February). Minimal-flow nitrous oxide anesthesia. In The Journal of the American Society of Anesthesiologists (Vol. 40, No. 2, pp. 196-198). The American Society of Anesthesiologists.
22. Schober P, Loer SA. An innovative anaesthesia machine: the closed system. Curr Opin Anesthesiol. 2005;18(6):640-644.
23. Struys MMRF, Kalmar AF, De Baerdemaeker LEC, Mortier EP, Rolly G, Manigel J, et al. Time course of inhaled anaesthetic drug delivery using a new multifunctional closed-circuit anaesthesia ventilator. In vitro comparison with a classical anaesthesia machine. Br J Anaesth. 2005;94(3):306-317.

# 61

# Vaporizadores e Fluxômetros

**Masashi Munechika**

## INTRODUÇÃO: VAPORIZADORES

### O que é um Vaporizador?

É um aparelho que transforma o estado do anestésico inalatório – originalmente mais apropriado para transporte e armazenamento – para aquela forma que é útil para o uso médico. Em outras palavras, transforma o agente anestésico líquido em gasoso.

Trata-se de um dos componentes da **seção de fluxo contínuo** do aparelho de anestesia moderno. Em alguns aparelhos de anestesia muito antigos, o vaporizador era colocado no ramo inspiratório ou expiratório do sistema respiratório (circuito) anestésico.

## Como Funciona um Vaporizador?

Usando conhecimentos da termodinâmica, sabe-se que a **vaporização** pode ocorrer de três modos: (a) evaporação, (b) ebulição ou (c) calefação.

Na evaporação, as moléculas que estão em estado líquido partem para o estado gasoso **abaixo** da temperatura de ebulição. O fenômeno ocorre **apenas** na superfície do líquido.

Na ebulição, as moléculas em estado líquido partem para o estado gasoso em qualquer parte do líquido que está fervendo, formando bolhas que tipicamente agitam todo esse líquido.

A calefação ocorre quando um líquido é dirigido para uma superfície que está **acima** da temperatura de sua ebulição. O líquido costuma "pular" por essa superfície, devido à formação instantânea de um "colchão" de vapor entre o líquido e a superfície aquecida.

Das três formas, a evaporação é a mais utilizada, por não exigir, na maioria dos casos, um fornecimento ativo de energia, reduzindo o risco de incêndios ou explosões. Também não envolve temperaturas que podem desnaturar o agente

anestésico ou causar problemas com aditivos necessários para alguns agentes, como o halotano, que exige a mistura de timol para ficar estável durante o armazenamento.

A evaporação foi utilizada desde os primórdios da anestesiologia, seja na forma do histórico inalador de éter de William Thomas Green Morton (1819-1868), ou nas famosas e amplamente utilizadas máscaras do Doutor Curt Schimmelbusch (1860-1895), além da lata de Paluel J. Flagg (1886-1970) (Figuras 61.1, 61.2, 61.3, 61.4 e 61.5).

Esses equipamentos precisavam ser relativamente pequenos, tanto para facilitar o transporte pelos anestesiologistas da época, como para permitir a manobrabilidade para mantê-los aplicados bem próximo da face dos pacientes durante todo o procedimento cirúrgico.

Nesses pequenos aparelhos, a superfície de exposição do líquido onde ocorria a evaporação era também pequena, limitando a produção de vapor.

Além disso, sabe-se que um líquido esfria conforme suas moléculas vão se evaporando. Tal esfriamento dificulta progressivamente a própria evaporação. Em ambientes ou

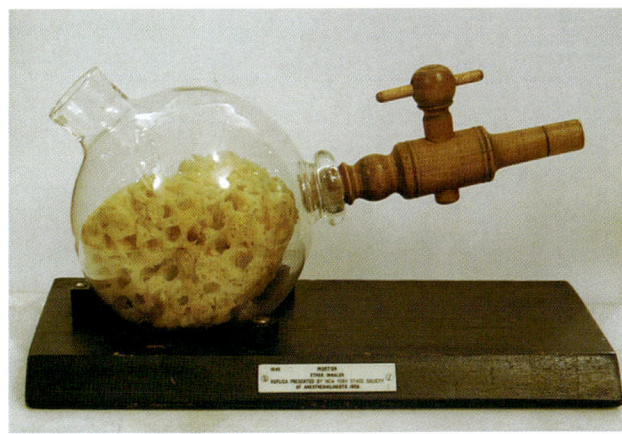

▲ **Figura 61.1** Réplica do inalador de Morton.

locais muito frios, tal fenômeno podia inviabilizar a realização de anestesias inalatórias.

A fim de aumentar a superfície para a evaporação, Morton colocou uma esponja parcialmente mergulhada no éter no interior do seu inalador (veja a Figura 61.1).

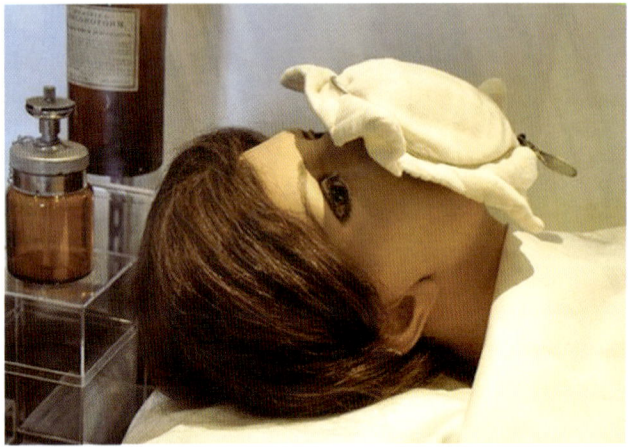

▲ **Figura 61.2** Simulação do uso de máscara de Schimmelbusch.

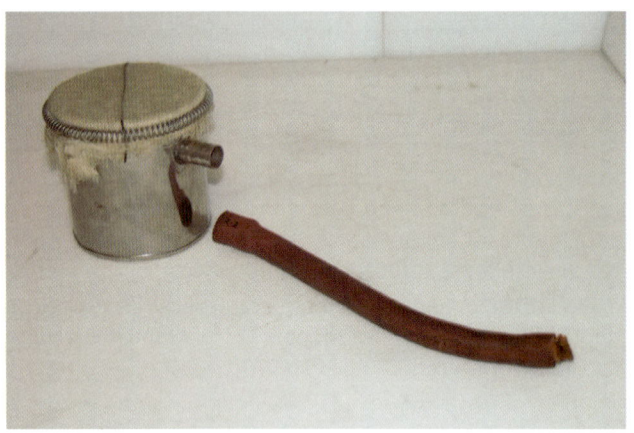

▲ **Figura 61.3** Fotografia de uma lata de Flagg.

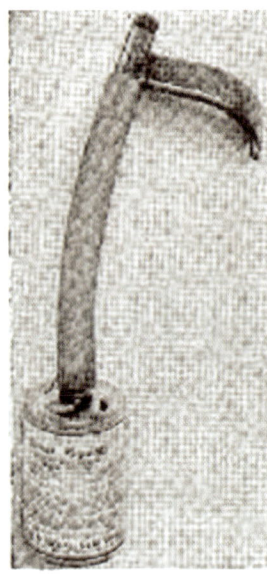

◄ **Figura 61.4** Mais uma fotografia de uma lata de Flagg. A mangueira de borracha conduzia o vapor para a cânula orofaríngea metálica. A indução era feita com uma máscara de Schimmelbusch até que se permitisse a inserção da cânula.

**A**

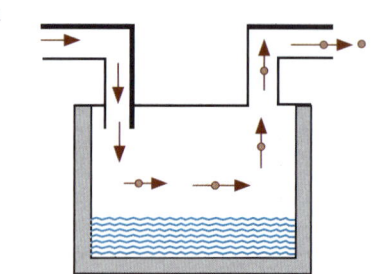

**B**

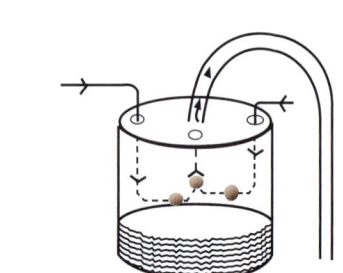

▲ **Figura 61.5** O esquema **(A)** representa conceitualmente o dispositivo usado por Morton; o esquema **(B)** representa conceitualmente o comportamento da lata de Flagg (Flagg's can).

Schimmelbusch gotejava éter sobre camadas de tecidos que formavam as paredes da sua máscara. Cada fibra embebida aumentava bastante a superfície de exposição do éter líquido ao ar inalado pelo paciente.

Esses dois processos são muito eficientes e capazes de produzir concentrações até excessivas de agentes anestésicos, especialmente no início da anestesia. Na verdade, conseguem até **saturar** o ar ou outro gás que estava **parado** no interior do aparelho. Nos primeiros ciclos respiratórios, o paciente irá inalar esse gás com concentrações elevadas de vapor do agente inalatório. Como dito anteriormente, o ambiente, o agente e os equipamentos devem estar numa temperatura adequada para a ocorrência de evaporação.

O que significa **saturar** uma mistura gasosa com vapor de anestésico inalatório?

Vamos imaginar o que acontece no interior do inalador com ou sem esponjas ou mechas de tecidos ensopadas com o líquido anestésico. Para essa colocação, é preciso imaginar o vaporizador fechado, tal qual um frasco tampado.

A **teoria da matéria** estabelece que as moléculas que compõem a matéria estão se movimentando constantemente. Diz também que tal movimentação aumenta com a temperatura. Tal fato resulta na existência dos quatro estados da matéria, i.e., sólido, líquido, gasoso e plasma.

Forças de atração e repulsão atuam em conjunto e mantêm relativamente constantes as posições das moléculas no meio de um líquido. No entanto, tal comportamento deixa de existir quando se coloca líquido e gás (ou um espaço com vácuo) num mesmo recipiente. Nessas condições, as moléculas que estão na superfície do líquido não encontram outras moléculas para se chocarem na face voltada para o gás ou vácuo. Assim, tenderão a ser "expulsas" da parte líquida em direção à outra parte do recipiente. Trata-se da evaporação.

Para uma dada temperatura qualquer, *menor* do que a temperatura de ebulição do agente anestésico, o processo de evaporação tem um limite máximo, a partir do qual o número de moléculas em cada fase (líquida ou gasosa) **não varia** mais. Na verdade, se estabelece um sistema de equilíbrio, em que para cada molécula que evapora, outra tem que se condensar e voltar para a fase líquida. Nesse ponto de equilíbrio, dizemos que se chegou ao ponto de saturação. A força exercida pelas moléculas da parte (fase) gasosa sobre a área das paredes do recipiente é chamada de **pressão de vapor** (Figura 61.6).

Num inalador de Morton, numa máscara de Schimmelbusch ou numa lata de Flagg **em repouso** (i.e., **fora de uso**), o ar parado no interior certamente estaria **saturado** de vapor.

Agora, imaginemos o vaporizador sendo aplicado à face de uma pessoa.

Fluxos inspiratórios **vigorosos** tenderiam a reduzir a concentração inalada, por não darem tempo para o ar se saturar novamente de anestésico dentro do evaporador ou da máscara de pano.

Por outro lado, fluxos inspiratórios **lentos** (por exemplo, em pacientes entrando em depressão respiratória pelo anestésico) tenderiam a aumentar a concentração inalada, por permitir a saturação do ar inspirado com vapor do agente volátil. A 20°C e 760 mmHg, isso corresponderia a inalar sevoflurano a 17,12%, desflurano a 46,81% ou isoflurano a 23,84%. Num evaporador, não é possível produzir concentrações maiores nessa temperatura e pressão atmosférica, pois esses são números que correspondem ao ponto de saturação. Obviamente, tais concentrações cairiam bastante a partir da segunda inspiração, pois não haveria tempo para esses equipamentos rudimentares se saturarem tão rapidamente.

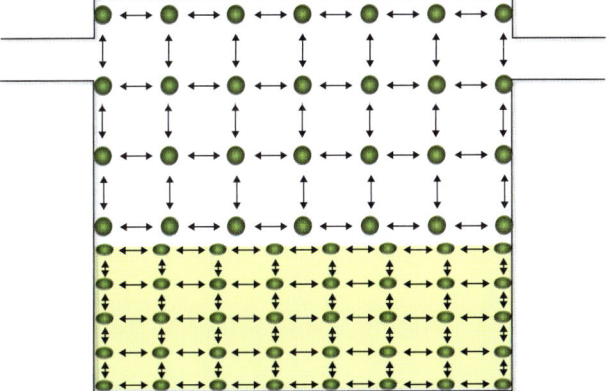

▲ **Figura 61.6** Forças de atração e repulsa mantêm relativamente constantes as posições das moléculas. Na superfície do líquido, também chamada de interface líquido-gás, a ausência de moléculas contra as quais se chocar provoca desequilíbrio dessas forças de atração e repulsa, fazendo as moléculas da superfície se "desprenderem" do líquido e partirem para a fase gasosa. No ponto de saturação, não cabem novas moléculas na fase gasosa, e para cada molécula adicional que vier da fase líquida, outra deverá se condensar e voltar da fase gasosa para a líquida.

## Como esses valores foram calculados?

Num recipiente fechado, como em um frasco de sevoflurano, o vapor produzido pelo processo de evaporação irá exercer uma pressão na fase gasosa que ocupa o espaço acima do líquido. Essa pressão irá aumentar até a saturação. Nesse ponto, a pressão irá se estabilizar.

Esse acréscimo de pressão se deve à pressão de vapor do sevoflurano, e pode ser estimado pela **equação de Antoine** (Figura 61.7).

A 20°C, as pressões de vapor seriam de aproximadamente 157 mmHg para sevoflurano; 669 mmHg para o desflurano; 238 mmHg para o isoflurano; 172 mmHg para o enflurano; 243 mmHg para o halotano; e 38.770 mmHg para o óxido nitroso.

## A Pressão de Vapor Depende da Pressão Atmosférica?

Não!

No entanto, a **concentração** (%), dada por essa mesma pressão de vapor (mmHg), dependerá da soma das pressões de todos os gases presentes no local onde está ocorrendo a evaporação.

Se a evaporação ocorresse num frasco com **vácuo**, isto é, sem nenhum outro gás, a concentração seria de 100%, pois a única coisa presente na fase gasosa seria o próprio vapor que acabou de ser produzido. Para o sevoflurano a 20°C, a evaporação ocorreria, por exemplo, até a pressão atingir 157 mmHg.

Num frasco que foi tampado deixando ar à pressão atmosférica no gargalo, ocorreria aumento progressivo da pressão no gargalo, correspondente à pressão exercida pelas moléculas que estão evaporando e penetrando nesse ar. A concentração saturada do agente evaporado deve ser calculada dividindo-se a pressão de vapor pela soma da pressão atmosférica com a própria pressão de vapor do agente. No exemplo anterior, em vez de "zero" do vácuo, a pressão partiria, por exemplo, de 760 mmHg ao nível do mar. Da mesma forma, o sevoflurano a 20°C se evaporaria até atingir 157 mmHg. A pressão dentro do frasco aumentaria para 917 mmHg! Esses 157 mmHg de vapor de sevoflurano corresponderiam a 17,12% desses 917 mmHg. Por isso, sempre que destampamos um frasco ocorre um chiado de escape de gás, pois houve aumento da pressão dentro do frasco correspondente à pressão de vapor do agente volátil.

$$logP = A - \frac{B}{C + T}$$

▲ **Figura 61.7** Equação de Antoine: "P" é a pressão de vapor e "T" é a temperatura em Kelvin. "A", "B" e "C" são coeficientes específicos para cada substância e constam nos tratados ou mesmo nas bulas da maioria dos fabricantes ou distribuidores.

## O ar saturado de vapor no inalador ou na máscara poderia ser administrado ao paciente?

Obviamente, não! As concentrações seriam excessivas e perigosas!

## Introdução do Controlador da Concentração Liberada e Calibragem

Após alguns acidentes graves na prática clínica, chegou-se à conclusão de que tais concentrações precisavam ser controláveis.

Isso foi feito pela inclusão de um mecanismo de diluição controlável dentro do vaporizador.

A ideia foi instalar uma entrada controlável de ar para diluir a mistura produzida pelo vaporizador (ou máscara).

Por volta de 1907, Ombrédanne idealizou e construiu um inalador com tais características. Nesse inalador, era possível controlar a entrada de ar para aumentar ou diminuir a concentração inicial produzida pelo inalador (Figura 61.8).

Outros fabricantes ajudaram a disseminar a tecnologia (Figura 61.9 A, B e C). Entre eles, pode-se citar a Cyprane, que fabricou o inalador de trileno, muito utilizado em analgesia obstétrica.

Esses vaporizadores "compactos" apresentam baixa resistência à passagem de gases e podem também ser intercalados no ramo inspiratório ou expiratório do sistema respiratório do aparelho de anestesia. São conhecidos como *draw-over* ou "extratores" de vapores anestésicos, pois os pacientes precisavam "sugar" para extrair o vapor do interior do aparelho.

Praticamente não fazem mais parte dos aparelhos de anestesia modernos, pois, assim como o inalador de Morton, a máscara de Schimmelbusch ou a lata de Flagg, a extração de vapor varia bastante com a ventilação do paciente. O contro-

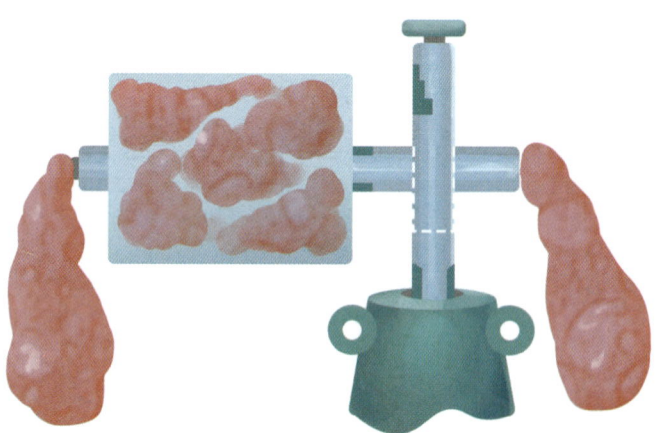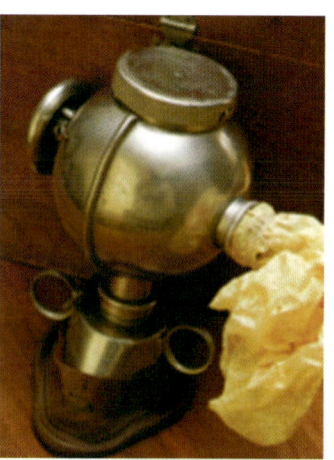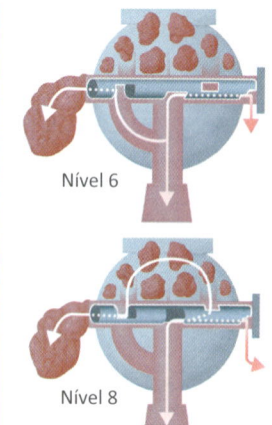

▲ **Figura 61.8** Em 1907, após uma série de fatalidades anestésicas, o professor Auguste Nélaton deu a seu aluno Louis Ombrédanne a tarefa de criar um aparelho de anestesia seguro. O protótipo (à esquerda), feito por Ombrédanne e seu motorista: consistia de uma lata de metal de doce inglês que agiu como um reservatório, equipada com feltro para absorver éter. Formou-se então uma entrada de ar e também uma câmara de reserva respiratória. Modificações do projeto se seguiram até o reservatório elíptico se tornar esférico (centro) e a máscara e o reservatório se separarem, mas a ideia principal do desenho não se modificou ao longo de muitos anos de uso, além da adição de oxigênio e dióxido de carbono (Nível 0: apenas ar, sem éter [canto superior direito]; Nível 8: sem ar [inferior direito] completo e reinalação de éter). Foram vendidos mais de 80 mil desses pela Companhia Collins em todo o mundo. Graças a Ombrédanne, a anestesia inalatória caminhou e fez grandes progressos em direção à segurança, o que permitiu seu controle adequado. A simplicidade do dispositivo permitia a sua utilização por um grande número de médicos.

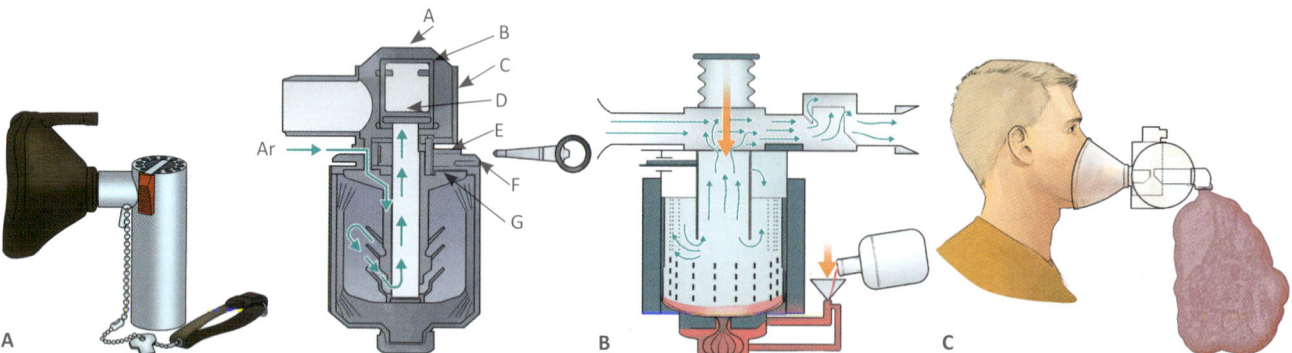

▲ **Figura 61.9** Exemplos de inaladores com dispositivos para ajustar a concentração de vapor no gás inalado: **(A)** Inalador de Duke, com sua chave, para travar a concentração ajustada pelo anestesiologista. **(B)** Inalador tipo EMO (Epstein, Macintosh e Oxford). **(C)** Inalador de Clover.

lador de concentração introduzido por Ombrédanne permitia evitar a liberação de concentrações elevadas e perigosas, mas ajudava pouco quando o problema era depressão ventilatória e a consequente cessação da força que extraia o vapor.

## Com isso os vaporizadores chegaram ao auge da evolução tecnológica?

Não!

Diversos problemas ainda persistiam. Entre eles:

1. Redução progressiva da evaporação devido ao esfriamento causado pela própria evaporação;
2. Condensação de vapor de água da respiração (devido ao esfriamento); e
3. Redução da concentração de oxigênio dentro da máscara.

Também ocorria redução da concentração de oxigênio nas bolsas de reinalação do inalador de Ombrédanne. Veja a Figura 61.9, para entender o funcionamento dessas bolsas.

Como o uso de oxigênio suplementar já havia sido consolidado no século XIX, muitos contornavam o problema da hipóxia injetando esse gás ao ar inalado por meio dos inaladores e máscaras anestésicos da época. Curiosamente, muitos acrescentavam também dióxido de carbono, a fim de estimular a ventilação.

O fluxo desses gases ajudava no processo de evaporação quando, na forma de jatos dirigidos, "arrastavam" as moléculas do agente volátil que embebiam aquelas mechas de tecidos utilizadas para aumentar a área de evaporação. Assim, a vaporização deixava de depender totalmente da força motriz da ventilação do paciente, como ocorria nos extratores.

## Vaporizadores de "Arrastamento" e de "Borbulhamento"

Além desse "arrastamento", a prática de acoplar uma fonte de gás à máscara fez surgir uma forma diferente de obter evaporação: o borbulhamento desse gás ou desses gases através do anestésico líquido. Surgiam, assim, dois tipos distintos de vaporizadores: os de "arrastamento" e os de "borbulhamento" (Figuras 61.10 e 61.11).

O borbulhamento era obtido forçando a passagem do oxigênio que seria dado ao paciente através de materiais porosos, tubos ou placas com centenas ou milhares de furos muito pequenos, mergulhados no agente anestésico ainda em forma líquida.

O processo de evaporação ocorre **da superfície** de cada bolha **para seu interior**; o volume da bolha irá aumentar com a entrada desse vapor até o ponto de saturação.

Nos borbulhadores mais eficientes, **todas** as bolhas se saturam completamente com o vapor do anestésico inalatório quando chegam à superfície do líquido.

Os vaporizadores de Morris (*copper-kettle*) e o modelo Vernitrol, da Ohio Medical Products, usavam o método de borbulhamento para evaporar os anestésicos.

O gás que sai desses vaporizadores precisa ser diluído por um fluxo à parte de oxigênio e/ou óxido nitroso ou ar, pois ele sai completamente saturado de vapor de anestésico. A partir deste ponto do capítulo, esse fluxo será chamado de **fluxo de diluição**.

O cálculo preciso da concentração do agente administrada ao paciente era possível devido ao fato de se conhecer o agente (e a sua **pressão de vapor**, pela equação de Antoine), a temperatura do líquido (com um termômetro mergulhado nele), o fluxo de borbulhamento e o fluxo de diluição. Tais cálculos eram facilitados por réguas de cálculos fornecidas com os produtos (Figura 61.11A).

Esses vaporizadores são classificados hoje como vaporizadores com fluxômetro integrado (fluxo controlado).

No entanto, para se manter uma determinada concentração administrada, era preciso fazer novo cálculo do fluxo de borbulhamento a cada alteração da temperatura. Deve-se lembrar, mais uma vez, que a temperatura do equipamento diminui conforme o agente vai se evaporando.

O mesmo era necessário quando se aumentava o fluxo de gases frescos. Nessa circunstância, ocorria maior diluição do vapor pelo fluxo de gases frescos. Assim, para se produzir mais vapor, era preciso aumentar o fluxo de borbulhamento por meio do fluxômetro integrado ao vaporizador.

Esquecer um vaporizador de borbulhamento ligado após uma anestesia, desligando apenas o fluxo de gases frescos

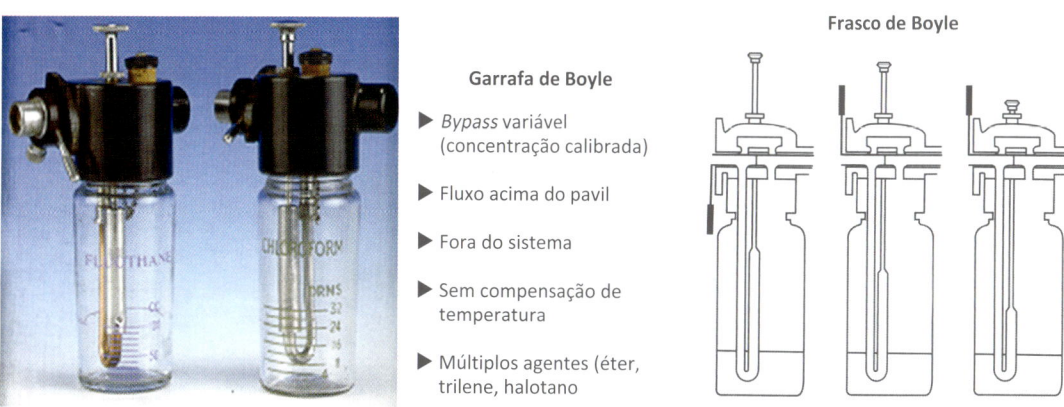

Garrafa de Boyle

▶ *Bypass* variável (concentração calibrada)

▶ Fluxo acima do pavil

▶ Fora do sistema

▶ Sem compensação de temperatura

▶ Múltiplos agentes (éter, trilene, halotano)

Frasco de Boyle

▲**Figura 61.10** Vaporizador conhecido como garrafa de Boyle. O processo de borbulhamento ocorre na porção ascendente da alça mergulhada no líquido. Uma campânula móvel oclui parte dos orifícios de borbulhamento, permitindo ajustar a quantidade de vapor produzida.

(O$_2$/N$_2$O/ar), significava repletar progressivamente o sistema respiratório do aparelho de anestesia com gás completamente saturado de vapor de anestésico. Isso poderia consistir em grande risco para o paciente seguinte.

Tal risco foi contornado alimentando o fluxômetro integrado ao borbulhador com o fluxo de gases frescos proveniente do bloco de fluxômetros (O$_2$/N$_2$O/ar). Assim, a diminuição ou interrupção do fluxo de gases frescos também reduzia ou interrompia o fluxo de borbulhamento, uma vez que esse último era ramo do primeiro.

No entanto, a tática não funcionou bem.

Devido à resistência imposta pela canalização do desvio, pelo fluxômetro integrado e principalmente pelos minúsculos orifícios do borbulhador, pouco fluxo passava por essa ramificação, mesmo com o fluxômetro integrado totalmente aberto. Em outras palavras, havia formação de poucas bolhas e, consequentemente, obtenção de pouco vapor.

O problema foi resolvido colocando-se um obstáculo (resistência) na tubulação do fluxo de gases frescos, logo após aquela ramificação para a alimentação do fluxômetro integrado ao borbulhador (Figura 61.12).

Agora, o caminho preferencial, mais fácil de ser percorrido (com menos resistência), era através dos poros ou orifícios. Assim, bastava abrir a válvula de agulha para se obter uma farta quantidade de bolhas. O fluxo de borbulhamento, agora saturado de vapor, é "devolvido" ao fluxo de gases frescos em algum ponto após a resistência.

A concentração do agente é obtida num determinado intervalo de tempo, dividindo-se o volume de vapor extraído com o borbulhamento pelo volume de gases frescos (agora acrescido do volume de vapor).

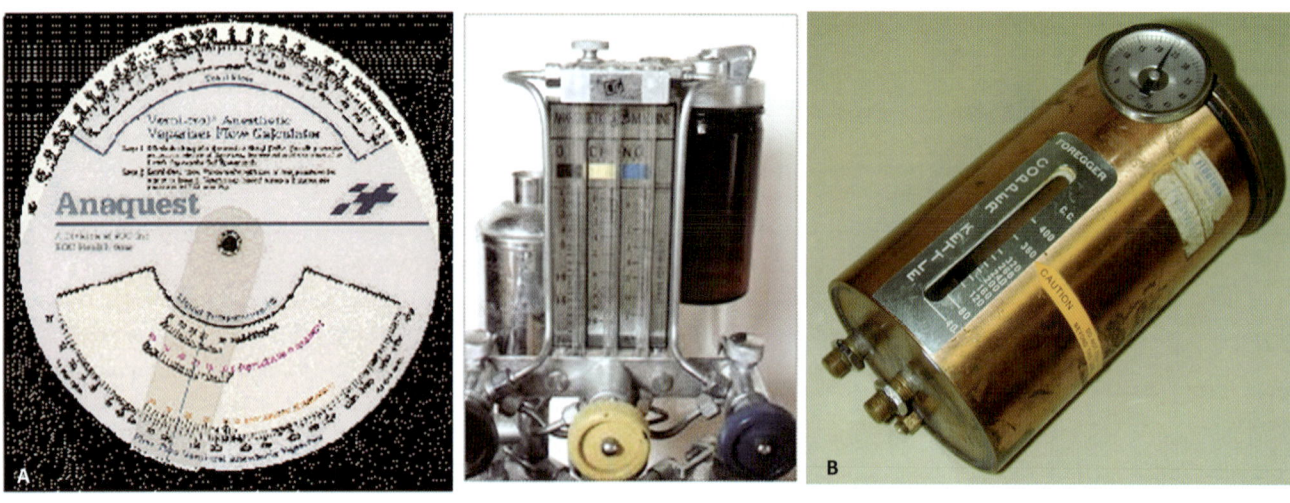

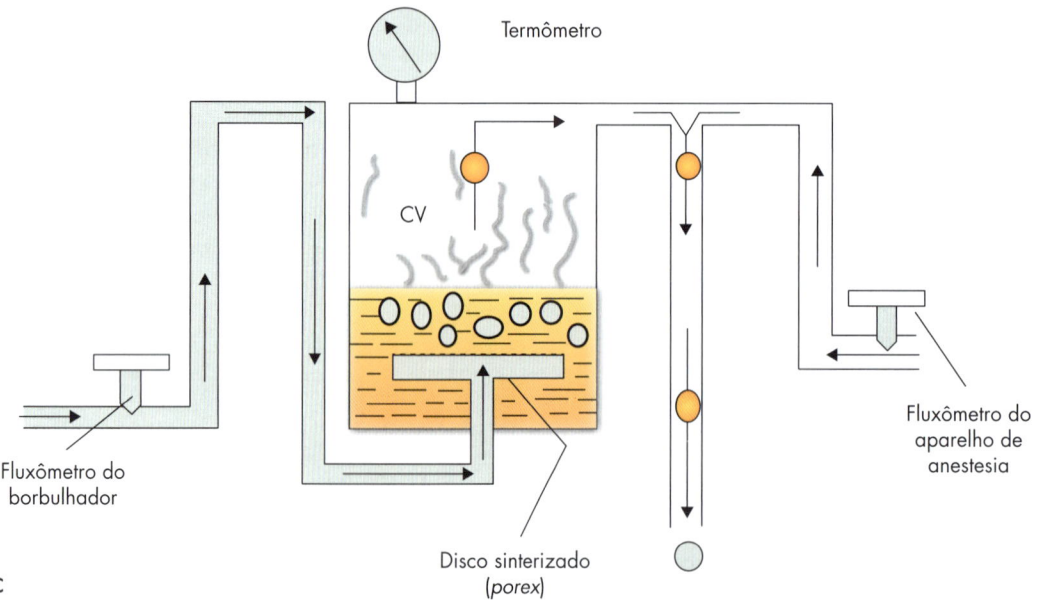

▲ **Figura 61.11** **(A)** vaporizador tipo Vernitrol com seu disco para determinar o fluxo de borbulhamento para um dado agente, temperatura e fluxo do aparelho de anestesia; **(B)** vaporizador de Morrys, também conhecido como "chaleira de cobre"; **(C)** Componentes do copper kettle. CV = câmara de vaporização. Note que, nesta ilustração, é possível administrar concentrações muito elevadas e perigosas ao paciente, pois o fluxômetro do borbulhador independe do fluxômetro do aparelho de anestesia.

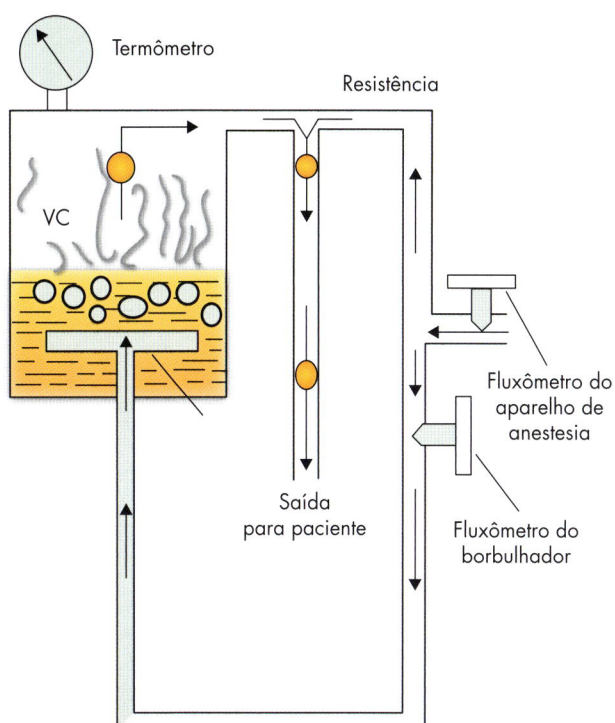

▲ **Figura 61.12** Novo arranjo, tornando o fluxômetro do borbulhador dependente do fluxômetro do aparelho de anestesia. A resistência elevada torna preferencial o percurso através do fluxômetro do borbulhador.

## Surgimento de um novo problema colateral

Agora, o problema passava a ser causado por aquela resistência colocada na passagem do fluxo de gases frescos. Essa resistência pressurizava a seção de fluxo contínuo do aparelho de anestesia, interferindo na precisão do bloco de fluxômetros (oxigênio, óxido nitroso e ar).

O *copper-kettle* e o Vernitrol foram conhecidos como vaporizadores "universais", pois bastava apenas ter a régua adequada para o agente utilizado. Os vaporizadores microprocessados (K. Takaoka, Brasil) constituíram a evolução dessa tecnologia, com detectores eletrônicos de temperatura e fluxos, além de um programa de computador para orientar uma regulagem manual do fluxo de borbulhamento conforme a concentração desejada.

Apesar do apelo da "universalidade", a tecnologia do borbulhamento ficou restrita comercialmente. Além disso, não era compatível com o desflurano.

Alguns vaporizadores modernos como o Aladin Cassettes da G&E ainda usam o conceito de fluxo controlado. Porém, não usam o borbulhamento para evaporação do agente (Figura 61.13).

Um *cassette* contém o reservatório e a câmara para vaporizar o agente. Esse *cassette* é específico para cada agente (Figura 61.14). A concentração desejada do agente é teclada na tela do aparelho de anestesia.

Um programa de computador mede o fluxo de gases frescos que está sendo usado e calcula a parte desse gás fresco (fluxo) que precisa passar pelo *cassette* para captar o volume de vapor e obter a concentração desejada. Um

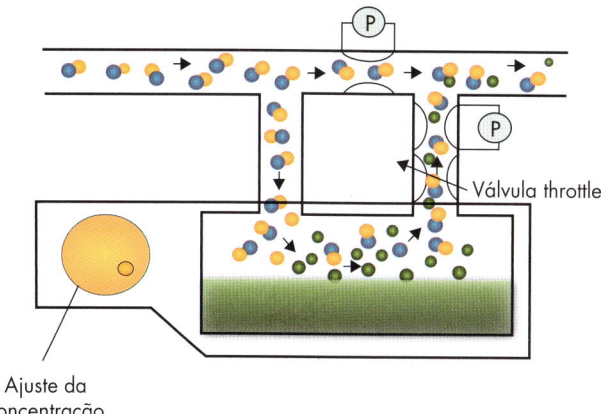

▲ **Figura 61.13** Esquema de um vaporizador com fluxo controlado moderno.

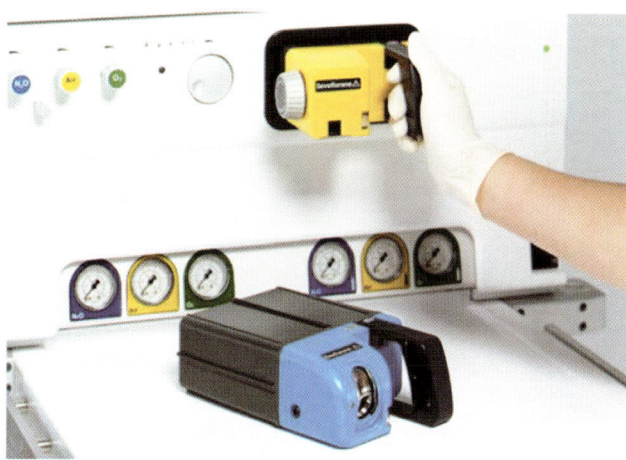

▲ **Figura 61.14** Cassettes, que atuam como reservatórios e câmaras de vaporização intercambiáveis de agentes anestésicos na forma líquida.

componente eletropneumático (chamado de válvula *throttle*) regula quanto do gás fresco fluirá para a câmara de vaporização. A maior parte do gás fresco então contorna o *cassette*; assim, quanto mais gás fresco passar pela câmara de vaporização, maior será a concentração. Ambos os fluxos são medidos eletronicamente para alimentar o computador e controlar a válvula *throttle*.

Paralelamente, os vaporizadores de arrastamento também evoluíram. Ganharam uma bifurcação, chamada de derivação variável interna, para dividir o fluxo de entrada em dois fluxos distintos: o de arrastamento e o de diluição.

Da mesma forma que os vaporizadores de borbulhamento, o fluxo de "saída" passou a ser composto pela soma desses fluxos de arrastamento, diluição com um fluxo de vapor surgido dentro do vaporizador.

O fluxo de arrastamento podia ser controlado por uma resistência variável (registro, válvula, torneira etc.) colocada tanto no caminho do fluxo de arrastamento como no do fluxo de diluição. No entanto, a sua colocação na saída da câmara de arrastamento, logo antes da confluência com o fluxo de diluição, mostrou ser mais vantajosa, como veremos adiante (Figura 61.15).

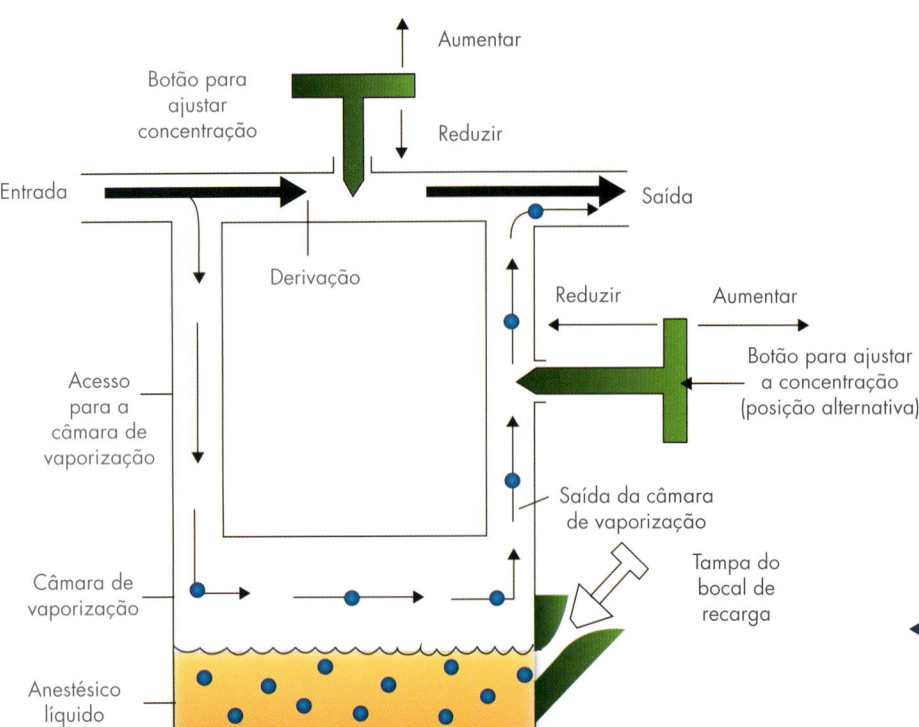

◄**Figura 61.15** Esquema de vaporizador de arrastamento com derivação interna variável. Notar que o botão para ajustar a concentração pode ser colocado em dois locais.

Os vaporizadores de arrastamento podem ser construídos sem aquela resistência interna permanente extremamente elevada, imprescindível nos vaporizadores de borbulhamento. Com resistências internas menores, vaporizadores de arrastamento interferem menos na leitura dos fluxômetros que compõem a seção de fluxo contínuo do aparelho de anestesia. No entanto, aquela resistência variável, colocada para controlar o fluxo de arrastamento, irá pressurizar um pouco o interior de qualquer vaporizador de arrastamento moderno.

## O Problema da Temperatura

O processo de evaporação sempre provoca esfriamento do vaporizador e consequente redução da produção de vapor. O paciente tende a acordar pela redução progressiva da concentração inalada do agente anestésico.

O processo de esfriamento pode ser retardado selecionando materiais de baixa capacidade térmica mássica (calor específico) para construir o vaporizador. Dada em calorias por grama por grau Celsius (cal/g.°C), tal grandeza física intensiva expressa quantas calorias precisam ser retiradas ou fornecidas para alterar a temperatura de 1 g do material em 1°C. O cobre (0,094), o alumínio (0,22) e o vidro (0,16) são materiais considerados adequados para essa finalidade. Para fins de raciocínio, deve-se também levar em conta a densidade desses materiais. A água poderia até ser usada, mas devido à baixa densidade e calor específico elevado, os vaporizadores com paredes cheias de água precisariam ser enormes para se obter efeito expressivo.

Da mesma forma, os vaporizadores devem ser construídos com materiais de alta condutividade térmica, que consigam "dissipar" o frio interno para o ambiente. O cobre (401 W.m$^{-1}$.K$^{-1}$) e o alumínio (237 W.m$^{-1}$.K$^{-1}$) conduzem bem o calor. O vidro (0,79 W.m$^{-1}$.K$^{-1}$) seria um condutor mediano. Já o ar (0,03 W.m$^{-1}$.K$^{-1}$) e o isopor (0,02 W.m$^{-1}$.K$^{-1}$) não dissipariam nenhum frio por serem isolantes térmicos, e não dissipadores.

Para evitar a redução da concentração do agente nos vaporizadores universais (sempre de borbulhamento), o anestesista precisa aumentar manualmente o fluxo de borbulhamento, consultando a régua de cálculo para a nova temperatura do equipamento.

Nos atuais vaporizadores de arrastamento, o anestesista não precisa se preocupar com tais reajustes manuais, pois o processo é automático.

## Termocompensação

Trata-se de um recurso implementado nos vaporizadores de arrastamento modernos.

Consiste numa peça acrescentada no caminho do fluxo de arrastamento a fim de aumentá-lo automaticamente conforme a redução da temperatura do vaporizador. Tal peça também poderia ser colocada no caminho do fluxo de diluição, diminuindo-o conforme o esfriamento do vaporizador.

Chamada de termocompensador, a peça é construída com material de alto coeficiente de dilatação. A engenhosidade consiste em dar um formato à peça cuja deformação com o frio seja capaz de aumentar automaticamente o fluxo de arrastamento, a fim de manter constante a concentração do agente na saída do vaporizador (Figuras 61.16 e 61.17).

Essa peça pode ser um minúsculo balão de borracha contendo gás freon ou vapor de éter. A ideia seria aproveitar a expansão desse balão com o calor e obstruir a passagem do fluxo de arrastamento. Com o esfriamento do vaporizador, o balão se contrairia e abriria automaticamente a passagem do fluxo de arrastamento, para compensar a redução da evaporação.

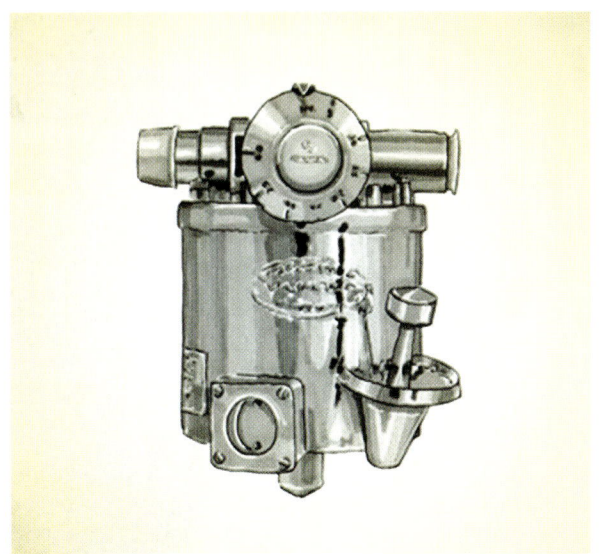
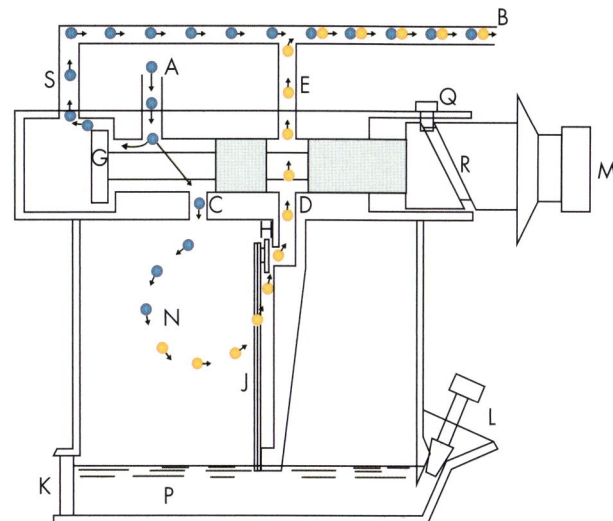

▲ **Figura 61.16** O vaporizador Fluotec foi concebido para administrar somente halotano (Fluotane). Foi um dos primeiros vaporizadores construídos para ser usado somente com um agente anestésico e um dos primeiros a usar uma lâmina bimetálica (J) para a compensação da temperatura. A lâmina bimetálica é parte da válvula que controla quanto "fluxo de arrastamento" (H) entra na câmara de vaporização do anestésico. A lâmina bimetálica permite a entrada de mais "fluxo de arrastamento" à câmara de vaporização (N) quando a temperatura diminui no sentido de compensar a redução na evaporação do anestésico líquido que esfriou. As lâminas bimetálicas ainda são usadas para esse fim nos vaporizadores modernos. Um "cartão de calibração" de consulta rápida vinha fixado ao vaporizador. O cartão apresentava uma escala que permitia corrigir a concentração de halotano produzido com diferentes fluxos. Problemas com o Fluotec original foram descobertos logo após seu lançamento em torno de 1957. A Cyprane recolheu rapidamente o Fluotec e começou a divulgar o Fluotec Mark 2 (ilustração) em 1958.

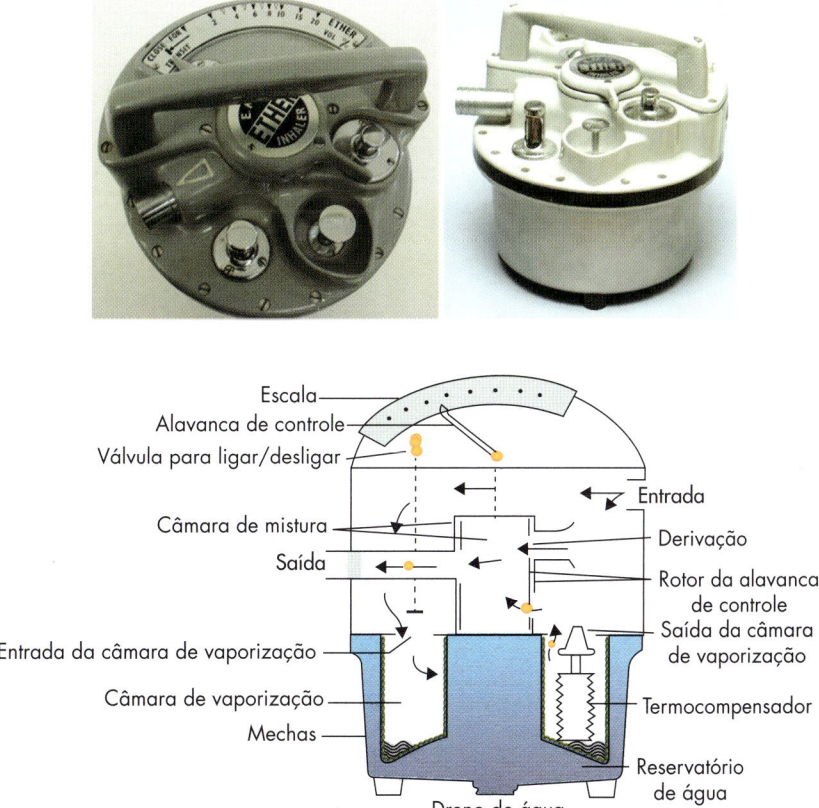

▲ **Figura 61.17** Modelo de vaporizador EMO, com termocompensador em formato de fole preenchido com substância volátil, que obstrui a câmara de vaporização quando se expande (pela elevação da temperatura). Curiosamente, esse vaporizador usava água em vez de cobre ou outro material mais nobre para transferir/conduzir calorias para que o anestésico evaporasse.

Um método alternativo seria um par de lâminas metálicas, com coeficientes de dilatação bem diferentes, atadas pelas extremidades. O esfriamento faria a lâmina com maior coeficiente encolher mais do que a outra. Tal deformação seria usada para desobstruir a passagem do fluxo de arrastamento. Alternativamente, poderia ser usada para obstruir a passagem do fluxo de diluição.

## Compensação de Fluxo

O fato de se ter colocado uma bifurcação dentro do vaporizador, para permitir o controle da concentração, trouxe (mais) outro problema: o mau funcionamento devido a fluxos de entrada muito baixos ou muito elevados.

Por exemplo, o que ocorreria se, ao aumentar o fluxo de entrada acima de um certo valor, o fluxo de arrastamento ficasse turbulento enquanto o fluxo de diluição ainda se mantivesse laminar? Uma vez que o fluxo turbulento oferece mais resistência do que o laminar, pela lógica ocorreria menor produção de vapor e maior diluição. Em outras palavras, a concentração administrada seria menor do que a ajustada.

Mais do que da invenção de uma peça capaz de compensar o fluxo, a tal compensação de fluxo dependeu mais da perfeição do projeto do vaporizador para evitar condições que o tornassem impreciso em determinadas faixas de fluxos de entrada (Figura 61.18).

## Efeito de Bombeamento

Trata-se de um fenômeno secundário à variação de pressão na saída do vaporizador. Em circunstâncias normais, tal variação seria de 10 a 20 centímetros de água (pressão de ventilação de um paciente normal), mas pode atingir valores maiores em situações de dificuldade para ventilar um paciente.

Num vaporizador antigo, isso podia aumentar inadvertidamente a concentração do agente na saída do vaporizador. Como?

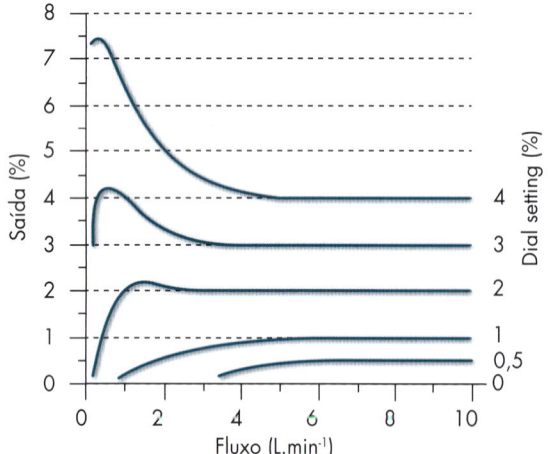

▲ **Figura 61.18** O Fluotec (R) era fornecido com um cartão para a correção da concentração liberada, conforme o fluxo de gases frescos utilizado. O projeto do vaporizador não incluía a correção automática desse efeito.

Inicialmente, é preciso prestar atenção nos volumes dos espaços percorridos pelos fluxos de arrastamento e diluição.

O volume do caminho percorrido pelo fluxo de arrastamento costuma ser bem maior do que o volume do caminho percorrido pelo fluxo de diluição, pois inclui a câmara de evaporação com seu depósito de anestésico líquido, mechas e o termocompensador.

O aumento da pressão no circuito (sistema) respiratório do aparelho, para se fazer um recrutamento alveolar, por exemplo, provocaria elevação da pressão dos espaços percorridos tanto pelo fluxo de arrastamento como pelo fluxo de diluição.

Ao aliviar a pressão no circuito (sistema) respiratório do aparelho, os dois espaços se despressurizariam.

Uma vez que o volume do caminho percorrido pelo fluxo de arrastamento é bem maior do que o volume do caminho percorrido pelo fluxo de diluição, o gás na saída do vaporizador conteria mais vapor do que o desejado.

A solução para esse "defeito" consistiu em acrescentar canais extras para pressurizar volumes proporcionais dos dois fluxos (arrastamento e diluição) ou então colocar uma válvula antirrefluxo (*check-valve*) para impedir a transmissão retrógrada da pressão do circuito (sistema) respiratório para o vaporizador (Figuras 61.19 e 61.20).

## Ebulidores

Alguns vaporizadores modernos não usam a evaporação para produzir vapor de agentes voláteis. Esses equipamentos aquecem ativamente o líquido, funcionando mais como ebulidores. Na verdade, por funcionarem como panelas de pressão, em pressões próximas a 2 atm (dentro da câmara de ebulição), o agente líquido entra em ebulição em temperaturas mais elevadas do que entraria em condições normais.

Apenas como informação adicional, o desflurano entra em ebulição a 23,5°C. Como ocorre com qualquer líquido, nesse momento a pressão de vapor se iguala à pressão atmosférica (760 mmHg, ao nível do mar).

O vaporizador TEC-6 da Dräger aquece o líquido a 39°C, a fim de obter uma pressão de vapor de 1.500 mmHg. Esse vapor pressurizado é, em seguida, misturado com o fluxo de gases frescos proveniente do bloco de fluxômetros. A quantidade de vapor liberada para a mistura depende da concentração ajustada pelo anestesiologista e do fluxo de gases frescos empregado. Isso é feito automaticamente, usando a informação de um transdutor de diferencial de pressões acoplado a um controle eletrônico microprocessado.

Os vaporizadores "comuns" podem ser empregados com o desflurano? Não!

O desflurano apresenta uma pressão de vapor de 669 mmHg a 20°C. Num frasco tampado com um pouco de ar no gargalo a 760 mmHg, a pressão nesse gargalo subiria até 1.429 mmHg devido ao acréscimo do vapor de desflurano. A concentração do agente seria de 46,81% nesses 1.429 mmHg!

Num inalador de Morton ou uma máscara de Schimmelbusch, que não são pressurizáveis como o frasco, o vapor expulsaria o ar sob a máscara e chegaria inicialmente a uma concentração de 88,02% de desflurano (aproximadamente 13 C.A.M.s).

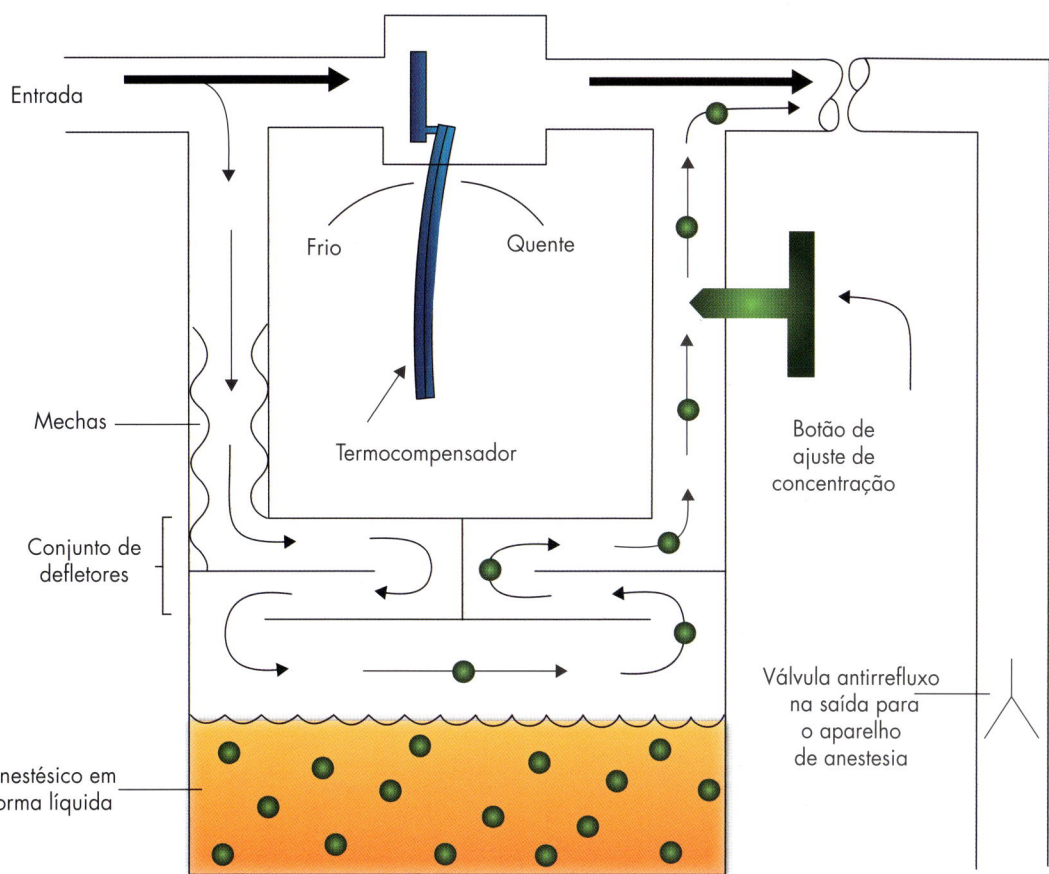

▲ **Figura 61.19** Arranjo para impedir o efeito de bombeamento com colocação de uma válvula antirrefluxo na saída do vaporizador.

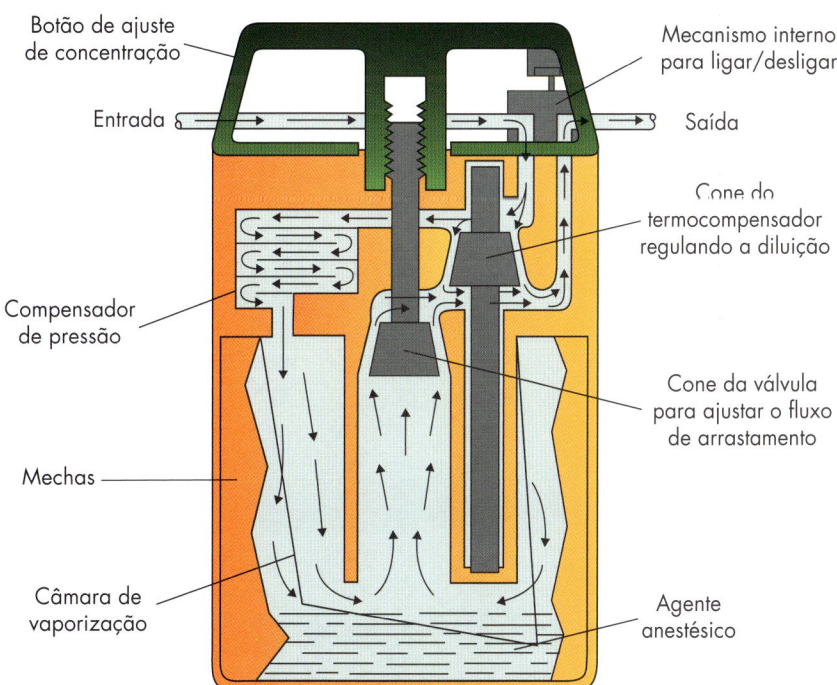

▲ **Figura 61.20** Arranjo para impedir o efeito de bombeamento, com colocação de um tubo espiralado longo que impede que o vapor refluído pela despressurização consiga atingir a saída do vaporizador. Lembrar que o efeito de bombeamento deve ocorrer com o cone da válvula para ajustar o fluxo de arrastamento em posição fechada.

De forma semelhante, a quantidade de vapor produzida por borbulhamento ou arrastamento seria enorme e praticamente incontrolável pelos componentes usados nos vaporizadores comuns.

Em decorrência disso, para o desflurano foi preciso empregar uma tecnologia diferente, na qual o vaporizador funciona como um misturador (*blender*) de gases (Figura 61.21).

## Vaporizadores de Injeção Direta

A ideia de produzir um vaporizador sem câmara de vaporização (por arrastamento ou borbulhamento) não é recente (Figura 61.22).

Na década de 1980, uma empresa chamada Siemens produziu o modelo 950, que injetava uma névoa fina do anestésico líquido diretamente no fluxo de gases frescos (FGF) (Figura 61.23).

A resistência imposta ao fluxo de gases frescos (FGF) era tão grande que, curiosamente, o fluxômetro para controlá-lo precisava ser colocado depois do vaporizador. O fluxômetro era único e controlava a mistura de todos os gases do FGF (agente, oxigênio, óxido nitroso ou ar).

A mistura de oxigênio com ar ou óxido nitroso era feita por um misturador (*blender*) colocado antes do vaporizador e que era calibrado para operar com as pressões elevadas (mais de 3 atm) exigidas pelo vaporizador Siemens 950.

A popularização de sensores, processadores eletrônicos e da informática permitiu a construção de uma nova geração de vaporizadores, capazes de injetar/atomizar a quantidade exata de vapor no sistema respiratório do aparelho de anestesia para obter a concentração do agente desejado pelo anestesiologista. Como exemplo, poderíamos citar o DIVA da Dräger.

Algumas dessas bombas fazem parte de um sistema anestésico retroalimentado capaz de manter uma concentração-alvo escolhida pelo anestesiologista (Figura 61.24). Para tanto, o sistema precisa ser capaz de analisar continuamente a concentração do agente no gás inspiratório. Uma nova análise fornecerá à bomba a quantidade de vapor necessária para repor a quantidade de vapor captado pelo paciente.

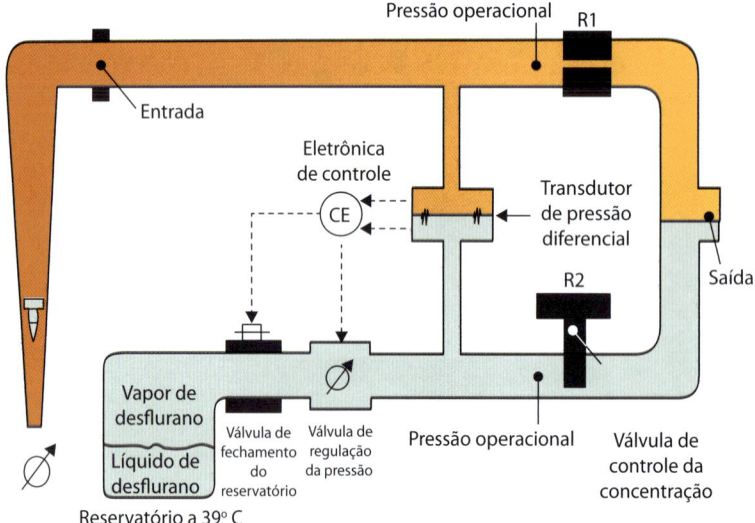

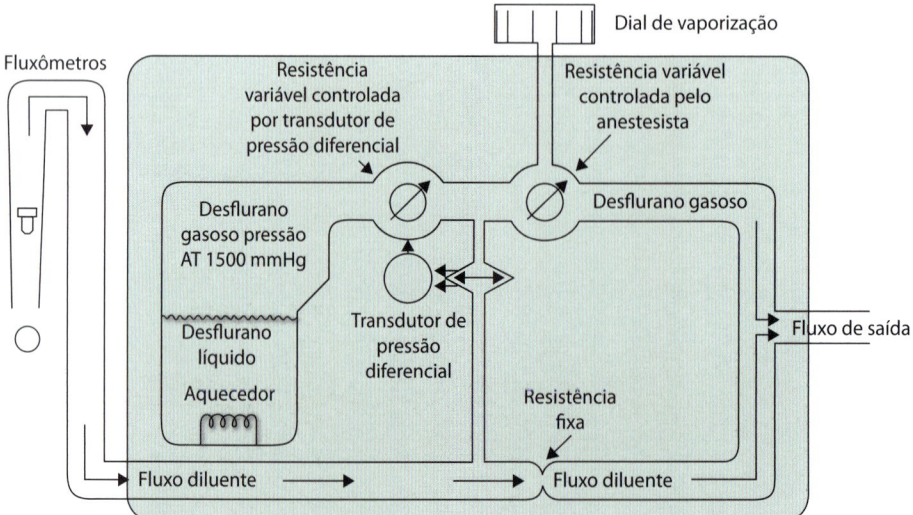

▲ **Figura 61.21** Esquema de vaporizador moderno que não usa arrastamento ou borbulhamento para a produção de vapor.

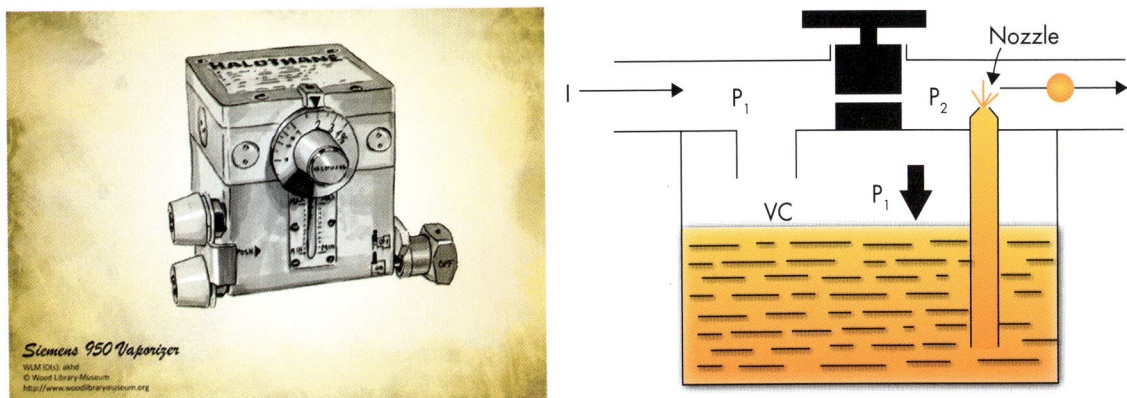

▲ **Figura 61.22** Vaporizador mecânico, de injeção direta. A manopla para controlar a concentração do anestésico atuava por uma resistência enorme ao fluxo de gases (I); devido à dificuldade para passar pela resistência, ocorria pressurização de (I) proximal à resistência (P1). Essa pressão P1 empurrava o líquido do reservatório do vaporizador, forçando-o a sair por um tubo situado após a resistência; a extremidade de saída desse tubo era fina o suficiente para atomizar o líquido, formando uma névoa, que era evaporada pelo jato de gás que escapava pela resistência vinculada à manopla.

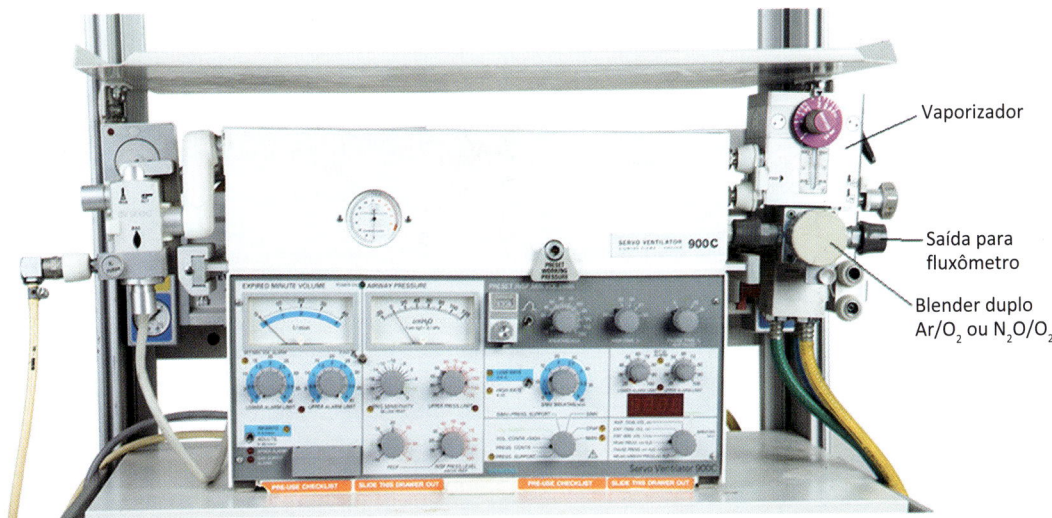

▲ **Figura 61.23** Vaporizador Siemens 950 com seu blender necessário para alimentá-lo com gás sob alta pressão.

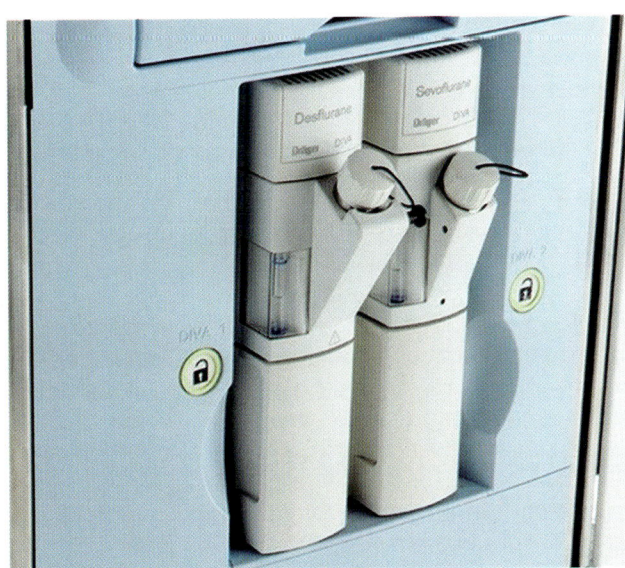

▲ **Figura 61.24** Ilustração de um vaporizador eletrônico de injeção direta.

## Características de Segurança dos Vaporizadores

As características de segurança atuais incluem:

1. Dispositivo para impedir a colocação de agente errado no vaporizador;
2. Desenho para impedir ou dificultar o transbordamento ou derramamento do agente durante a recarga;
3. Desenho para impedir o espalhamento do líquido por toda a parte interna do vaporizador durante a remoção, troca ou transporte do vaporizador; e
4. Sistema para impedir o uso simultâneo de dois vaporizadores.

### Reabastecimento com agente errado

Para evitar esse problema, os fabricantes projetaram mangueiras com conexões nas extremidades, cujos formatos foram elaborados de modo a funcionar como mecanismo de chave-e-fechadura para impedir a troca inadvertida de agente durante o reabastecimento. Tais mangueiras são obrigatórias para conectar o frasco com o agente na forma líquida ao vaporizador. Elas também dificultam o transbordamento (Figuras 61.25 e 61.26).

Muitos hospitais ainda preferem vaporizadores que não usam tal sistema de segurança. Por isso, os fabricantes ainda vendem vaporizadores com bocais de recarga em formato de funil. Para o usuário, basta destampar um frasco com o agente anestésico líquido e entorná-lo no funil. No entanto, corre-se o risco de se entornar um líquido errado e, ainda, transbordá-lo, provocando perdas e poluição ambiental.

## Transbordamento

O transbordamento pode ocorrer também quando alguém tenta reabastecer um vaporizador que está em uso. O fluxo de gases, que passa pelo interior do vaporizador,

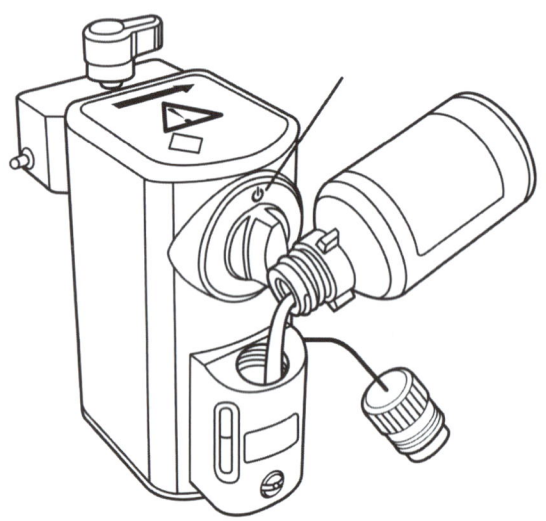

▲ **Figura 61.25** Sistema de reabastecimento genérico, com potencial para reabastecer o vaporizador com o agente errado.

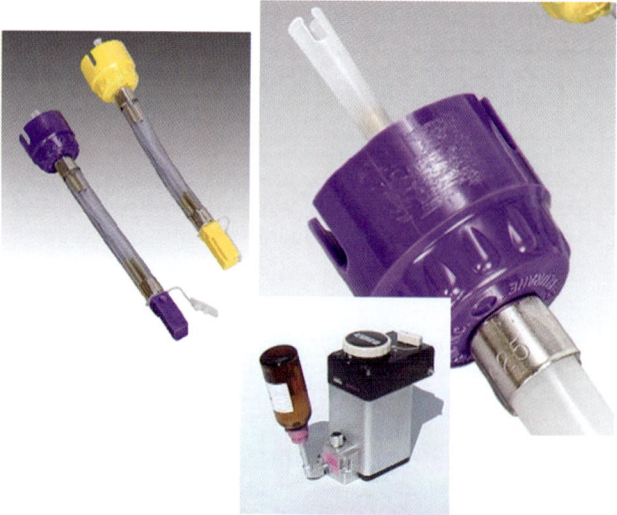

▲ **Figura 61.26** Sistema com bocal de reabastecimento codificado. Observe o formato das extremidades da mangueira de reabastecimento.

tenderá a expelir qualquer líquido que se tentar colocar dentro do aparelho. Muitos fabricantes incorporaram uma posição "O" (de "off" ou "zero"), no botão de regulagem da concentração, para tirar o vaporizador de uso e permitir o reabastecimento.

## Espalhamento do líquido dentro do vaporizador

O espalhamento do líquido por toda a parte interna do vaporizador é extremamente perigoso, pois pode resultar na infiltração de anestésico em forma líquida na tubulação (após o vaporizador) do aparelho de anestesia. Além da possibilidade de estragar ou corroer componentes sensíveis do aparelho de anestesia, a evaporação descontrolada desse líquido certamente resultaria em concentrações elevadíssimas e deletérias. No caso de uso de sistemas não valvulados, como o duplo-T, o agente na forma líquida poderia ser injetado nas vias aéreas da criança.

Tal espalhamento pode ser prevenido por mecanismos que isolam automaticamente o reservatório de anestésico líquido do resto do vaporizador durante a remoção, troca ou transporte do vaporizador. Tal mecanismo costuma também estar incorporado no botão de regulagem da concentração do vaporizador. Nos modelos mais seguros, o botão de regulagem apresenta uma posição «T», que deve ser usada para o transporte.

Outro mecanismo para causar espalhamento seria o reabastecimento excessivo. Isso resultaria no transbordamento interno do reservatório e espalhamento do líquido por partes indesejadas do vaporizador. Tal incidente foi solucionado colocando-se o «bocal» de reabastecimento na parte inferior do vaporizador, de forma a impedir o reabastecimento além do ponto de repleção do reservatório interno. Qualquer tentativa de ultrapassar esse ponto resultaria no transbordamento pelo bocal. Nos modelos com funil ou mangueira codificada específica, não ocorrerá transbordamento porque o mecanismo de encaixe (chave-fechadura) costuma ser hermético, impedindo quaisquer perdas de líquido durante o enchimento do vaporizador; o operador também deverá observar a demarcação de limite máximo de reabastecimento no indicador de nível de agente líquido no reservatório do vaporizador.

## Uso simultâneo inadvertido de mais de um agente

O impedimento do uso simultâneo de dois vaporizadores foi conseguido por meio de: **(1)** criação de uma baia ou nicho para encaixe de modelos específicos de vaporizadores ao aparelho de anestesia. Tal especificidade foi obtida pela adoção de conectores com formatos, tamanhos e espaçamentos únicos para cada modelo de vaporizador; **(2)** incorporação de mecanismo que permita tirar o botão de regulagem da concentração da posição "O" (de "off" ou "zero") **somente** quando todos os vaporizadores encaixados estão com tal botão igualmente na posição "O". Se algum vaporizador estiver em uso, tal mecanismo impedirá o botão do vaporizador em posição "O" de girar para qualquer concentração diferente.

A necessidade de impossibilitar o uso simultâneo de dois vaporizadores é importante para impedir que, p.e., o vapor de halotano penetre num vaporizador contendo um éter ha-logenado (p.e. metoxiflurano). Isso é possível devido às ca-racterísticas físico-químicas das duas substâncias. O vapor de halotano passaria a se dissolver no metoxiflurano líquido.

Numa anestesia subsequente, agora com metoxiflura-no, as duas substâncias seriam vaporizadas juntas. Porém, como os pontos de ebulição são diferentes, o halotano seria vaporizado antes do metoxiflurano.

O metoxiflurano é relativamente difícil de ser vaporiza-do, exigindo um vaporizador com maior capacidade de pro-duzir vapor.

No entanto, quando existe halotano misturado com me-toxiflurano, essa maior capacidade de produzir vapor aca-bará produzindo uma concentração de halotano bem maior do que aquela ajustada pelo anestesista (que acha que está administrando metoxiflurano). As consequências poderiam ser indesejadas, principalmente num ambiente obstétrico, onde o metoxiflurano era bastante utilizado.

Atualmente, o metoxiflurano (Pentrane®) já foi abando-nado, porém, o conceito do perigo de dois vaporizadores abertos simultaneamente deverá permanecer na mente de todo anestesiologista.

Além do mecanismo para impedir o uso simultâneo, os vaporizadores devem ser concebidos ou projetados para impedir que o vapor de um deles consiga penetrar no reser-vatório de líquido de qualquer outro que esteja encaixado juntamente no aparelho de anestesia.

Seria desejável também que o encaixe dos vaporizado-res fosse possível somente numa ordem que impeça um agente mais solúvel de penetrar num vaporizador contendo um agente menos solúvel. Isso impediria a saída de concen-trações indesejadas e perigosas do agente errado, por des-tilação fracionada.

Esse fenômeno poderá ocorrer também quando alguém reabastece um vaporizador com o agente errado. Daí a im-portância, descrita anteriormente, de bocais e bicos dife-renciados (codificados) para impedir esse erro.

As Normas para Aparelhos de Anestesia da Sociedade Americana para Teste e Materiais (ASTM) estabelecem para os vaporizadores que:

1. Os efeitos das variações na temperatura e na pressão ambiental, bem como a movimentação/inclinação, a pressão retrógrada, a magnitude do fluxo de entrada e a composição da mistura gasosa no desempenho do vaporizador, devem constar nos documentos e ma-nuais fornecidos com o aparelho.

2. A concentração média liberada pelo vaporizador não deve diferir do valor ajustado em mais do que ±20% ou ±5% do valor máximo possível de ser ajustado, na ausência de pressão retrógrada (bombeamento). Basta apenas uma das condições.

3. A concentração média liberada pelo vaporizador não deve diferir do valor ajustado em mais do que +30% ou −20% ou mais do que +7,5% ou −5% do valor má-ximo possível de ser ajustado; basta apenas uma dessas condições, com variações de pressão na saída comum de gases de 2 kPa com um fluxo total de ga-ses de 2 L.min$^{-1}$ ou 5 kPa e um fluxo total de gases de 8 L.min$^{-1}$.

4. Um sistema que impeça o gás de passar pela câmara de vaporização ou reservatório de um dos vaporizadores e, então, pela câmara de vaporização ou reservatório de um outro deverá estar presente.

5. A concentração liberada pelo vaporizador deverá ser menor do que 0,05% na posição "*off*" ou "zero".

6. Todo botão de controle de vaporizadores deverá abrir no sentido anti-horário.

7. Tanto o nível de enchimento máximo, o nível mínimo e o nível atual devem ser mostrados, assim como a capa-cidade.

8. Os vaporizadores devem ser concebidos de tal forma que não se consiga enchê-los excessivamente quando em uso normal.

9. Os vaporizadores que não podem ser usados dentro do sistema respiratório devem apresentar conectores especiais ou padrão de 23 mm. Os conectores padro-nizados de 15 mm e 22 mm não podem ser usados. Quando se adota conectores de 23 mm, o conector de entrada de gases no vaporizador deverá ser macho, e o de saída, fêmea. A direção do fluxo de gases deverá estar assinalada.

10. Os vaporizadores possíveis de serem usados dentro do sistema respiratório deverão seguir o padrão cônico de 22 mm, de rosca, ou de engate por peso com entrada fêmea e saída macho. A direção do fluxo de gases deve estar indicada por setas, e o vaporizador, rotulado como "para uso no sistema respiratório".

## ◼ FLUXÔMETROS

Trata-se de um equipamento concebido para **regular** e, ao mesmo tempo, **medir** o fluxo de gases num aparelho de anestesia.

Na versão mecânica, ainda presente na cabeceira da maioria dos leitos hospitalares, é composto por: **(1)** uma válvula de agulha que permite regular a magnitude do fluxo que será liberado, e **(2)** um tubo cônico transparente co-nhecido como tubo de Thorpe, onde o fluxo liberado será medido.

Esse tubo é cônico, apresenta uma área seccional pe-quena na sua extremidade inferior e uma área seccional ampla na sua extremidade superior.

Um indicador móvel, chamado tecnicamente de flu-tuador de nível, move-se no interior do tubo, indicando a magnitude do fluxo que está sendo liberado pela válvula de agulha.

A magnitude do fluxo é indicada numa escala pintada na parte externa do tubo de Thorpe (Figura 61.27).

Em alguns aparelhos de anestesia novos, o tubo de Thorpe foi substituído por um sensor eletrônico de fluxo.

O valor do fluxo é mostrado em formato numérico ou gráfico, ou uma combinação das duas formas (Figu-ra 61.28).

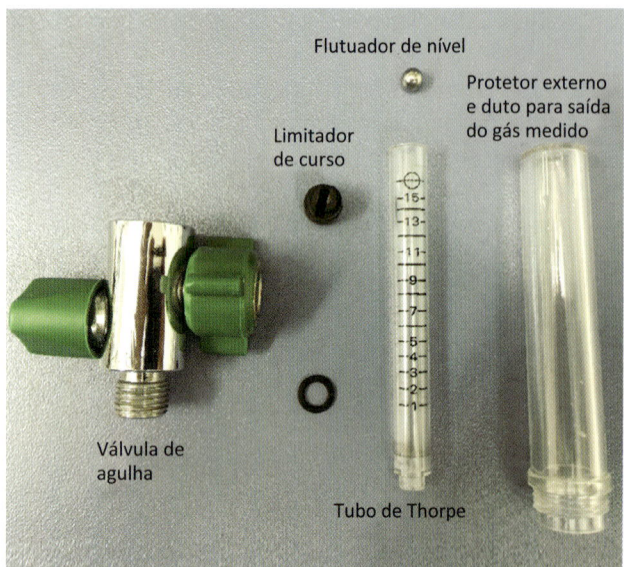

▲ **Figura 61.27** Componentes de um fluxômetro mecânico.

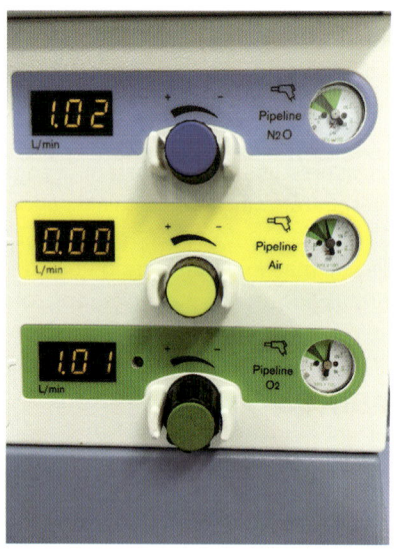

▲ **Figura 61.28** Conjunto (bloco) de fluxômetros com visores eletrônicos no lugar dos tubos de Thorpe tradicionais.

## Componentes do Fluxômetro

### Válvula controladora de fluxo

A válvula controladora de fluxo (Figura 61.29) é constituída por:

a) um botão giratório externo que serve para o operador abrir ou fechar o fluxo de gás;

b) um eixo com formato de parafuso com um cone metálico em sua extremidade distal (a válvula de agulha);

c) um bloco metálico com uma cavidade longa – cuja entrada lembra uma porca –, e um fundo afunilado que termina num pequeno orifício por onde sai o gás proveniente da rede hospitalar (assento de válvula); e

d) limitador de curso da válvula de agulha.

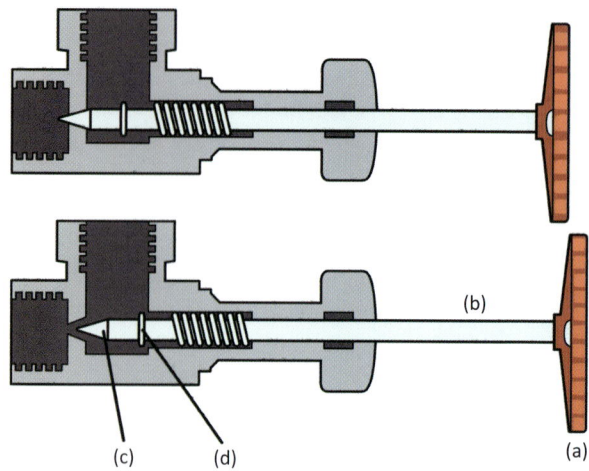

▲ **Figura 61.29** Esquema de uma válvula controladora de fluxo.

No aparelho de anestesia, o conjunto pode receber sua alimentação pneumática tanto diretamente da rede de gases hospitalares (50 psig) ou de um regulador de pressão de segundo estágio.

A posição da válvula de agulha dentro do assento da válvula varia para estabelecer "fendas" de diferentes tamanhos conforme a válvula controladora de fluxo é ajustada.

O fluxo de gás aumenta quando a válvula controladora de fluxo é girada em sentido anti-horário, e diminui quando a válvula é girada em sentido horário.

### Tubo de Thorpe

Os tubos de Thorpe atuais são feitos com vidro (Figura 61.30). A maioria possui apenas uma conicidade, e o diâmetro interno aumenta linearmente da base ao topo.

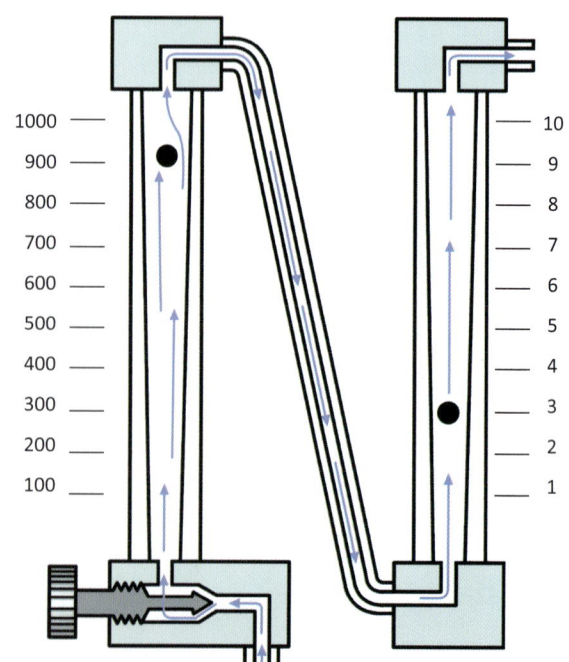

▲ **Figura 61.30** Tubo de Thorpe dividido em dois segmentos. O primeiro segmento permite a regulagem de fluxos baixos, enquanto o segundo segmento permite a leitura de fluxos grandes.

Os fabricantes costumam "dividir" os tubos de Thorpe para oxigênio e óxido nitroso em dois segmentos para propiciar melhor discriminação visual em fluxo baixos. O segmento inicial, mais delgado, mostrará fluxos de 0 a 1 L.min⁻¹. Já o segundo segmento, mais grosseiro, mostrará fluxos de 1 L/min⁻¹ a 10 ou 12 L.min⁻¹.

Os dois segmentos dos tubos estão conectados em série e são alimentados por uma única válvula controladora de fluxo. O fluxo total do gás será aquele mostrado no tubo mais grosseiro.

Ao abrir a válvula de agulha de controle do fluxo (Figura 61.29), o gás começará a fluir para o espaço entre o flutuador e o tubo. Esse espaço é conhecido como espaço anular (Figura 61.31).

O flutuador de nível irá se mover até atingir um ponto de equilíbrio em que o empuxo para cima resultante do fluxo de gás se iguala com a atração do flutuador para baixo resultante da gravidade. O flutuador se moverá para uma outra posição de equilíbrio se o fluxo for alterado.

Esses fluxômetros são chamados normalmente de fluxômetros de orifício variável e pressão constante, porque o gradiente de pressão abaixo e acima do flutuador é sempre o mesmo, em qualquer altura dentro do tubo.

Os tubos são cônicos, com o diâmetro menor situado na parte inferior. O termo orifício variável designa esse tipo de fluxômetro porque o espaço anular entre o flutuador e a parede interna do tubo varia com a posição do flutuador. Já o fluxo que passa pelo estreitamento criado pelo flutuador pode ser laminar ou turbulento, dependendo da sua magnitude (Figura 61.32).

As características do gás que influem na magnitude do fluxo que passa por uma determinada constrição são a viscosidade (fluxo laminar) e a densidade (fluxo turbulento).

Pelo fato de o espaço anular ser tubular, o fluxo será laminar quando sua magnitude for pequena, e a viscosidade determinará a sua velocidade. O espaço anular imita um orifício quando o fluxo é elevado; tornando-se turbulento, dependerá predominantemente da densidade do gás.

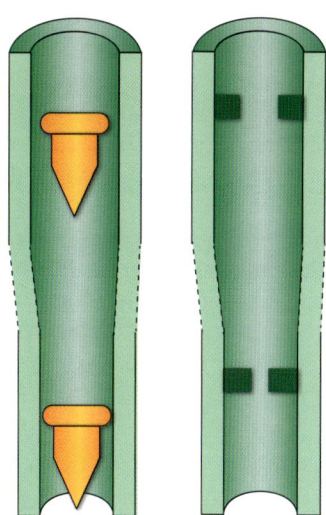

▲ **Figura 61.32** Estreitamento: a metade inferior da ilustração representa a porção inferior do tubo. A fenda entre a cabeça do flutuador e a parede do tubo é estreita. O canal equivalente seria tubular porque seu diâmetro é menor do que o comprimento. A viscosidade é dominante na determinação da magnitude do fluxo que passa pelo estreitamento tubular. A porção superior da ilustração representa a metade superior do tubo. O canal equivalente seria orificial porque seu comprimento é menor do que o diâmetro. A densidade é dominante na determinação da magnitude do fluxo que passa por esse estreitamento orificial.

**Fonte:** redesenhada de: Macintosh R, Mushin WW, Epstein HG. Physics for the Anaesthetist. 3rd ed. Oxford: Blackwell Scientific Publications; 1963.

Devemos lembrar que a equação que rege um fluxo laminar é diferente da equação que rege um fluxo turbulento, envolvendo constantes diferentes, tais como a viscosidade do gás ou sua densidade.

## Flutuador de Nível e Limitadores

Existem atualmente diferentes tipos de flutuadores de nível, incluindo esferas, cilindros com aletas etc. A magnitude do fluxo deve ser lida no **topo** dos flutuadores não esféricos e no **centro** dos flutuadores esféricos.

Os tubos de Thorpe devem apresentar limitadores no topo e na base: o limitador superior impede o flutuador de ultrapassar o tubo – e eventualmente ficar entalado ou cair para fora.

Também assegura que o flutuador esteja visível no fluxo máximo em vez de desaparecer na cobertura do bloco de fluxômetros.

O limitador inferior deixa centralizado o flutuador quando a válvula controladora de fluxo está fechada.

## Escala

A escala pode estar marcada diretamente no tubo de Thorpe ou gravada à direita do tubo.

As marcas que indicam um mesmo intervalo de fluxo ficam mais próximas umas das outras na parte superior do

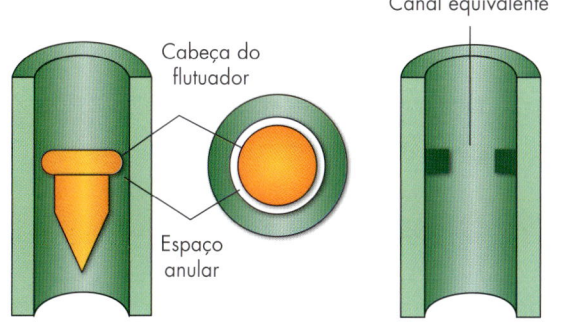

Canal equivalente

Cabeça do flutuador

Espaço anular

▲ **Figura 61.31** O espaço anular. A fenda entre a cabeça do flutuador e a parede do tubo é chamada de espaço anular. É considerada equivalente a um canal cilíndrico com a mesma área seccional.

**Fonte:** redesenhada de: Macintosh R, Mushin WW, Epstein HG. Physics for the Anaesthetist. 3rd ed. Oxford: Blackwell Scientific Publications; 1963.

tubo porque o espaço anular aumenta mais rapidamente do que o diâmetro interno correspondente.

Estrias internas podem ser colocadas ao longo da superfície interna dos tubos a fim de dispensar essas escalas "não lineares". Geralmente são três estrias cuneiformes espaçadas uniformemente. As cunhas vão ficando maiores nas porções do tubo onde os diâmetros são maiores.

Na presença desses guias estriados, o espaço anular aumenta quase proporcionalmente em relação ao diâmetro da base e ao topo do tubo. Isso resulta numa escala praticamente linear. Guias estriadas são usadas em muitos tubos de fluxômetros da Dräger Medical.

## Aspectos de Segurança

Os fluxômetros modernos possuem diversos aspectos de segurança. O botão para regular o fluxo de oxigênio é obrigatoriamente diferente dos botões dos outros gases. Possui um toque distinto (ranhuras), é mais proeminente do que os botões dos outros gases e possui diâmetro maior do que os botões controladores de fluxo dos outros gases.

Todos os botões são identificados por cores próprias para cada gás, e a fórmula química ou o nome do gás estão marcados permanentemente.

Os botões controladores de fluxo estão embutidos ou protegidos por anteparos para minimizar o desajuste acidental da regulagem desejada.

Se um único gás for mostrado em dois tubos, estes tubos devem estar arranjados em série, e o fluxo que passa por eles será controlado por uma única válvula controladora de fluxo.

Em muitos aparelhos novos, os fluxômetros foram substituídos por painéis eletrônicos de controle dotados de "teclas sensíveis ao toque" para a regulagem do fluxo.

## Problemas com Fluxômetros

### Vazamentos

Podem constituir problema importante pelo fato de os fluxômetros estarem localizados distalmente aos dispositivos de segurança do aparelho de anestesia, excetuando o analisador de oxigênio.

Os vazamentos podem ocorrer nos anéis ("O-rings") colocados nas junções entre o tubo de Thorpe e o corpo metálico do bloco de fluxômetro, ou ainda provocados por quebra ou rachadura desse tubo.

Os tubos de Thorpe feitos de vidro são os componentes pneumáticos mais frágeis do aparelho de anestesia.

Danos muito grosseiros ao tubo de Thorpe geralmente são bem visíveis, porém, os danos mais sutis e rachaduras podem passar despercebidos, resultando em erros na leitura dos fluxos liberados.

O uso de fluxômetros eletrônicos e a remoção dos tubos convencionais de vidro de alguns aparelhos novos podem ajudar a eliminar essas fontes potenciais de vazamentos.

Eger e col. demonstraram que, na ocorrência de vazamento do fluxômetro, a administração de uma mistura hipoxemiante será menos provável se o fluxômetro de oxigênio estiver localizado mais distalmente em relação aos outros fluxômetros.

A Figura 61.33 é uma versão atualizada da figura original publicada por Eger.

Na Figura 61.33, o fluxômetro de ar está fechado, porém, apresenta um grande vazamento. Os fluxos do óxido nitroso e do oxigênio estão ajustados numa proporção de 3:1.

A Figura 61.33 (em **A** e **B**) ainda mostra uma situação potencialmente perigosa porque o fluxômetro de óxido nitroso está localizado na saída da mistura gasosa.

Uma mistura hipóxica pode ser liberada porque uma porção substancial do fluxo de oxigênio escapa pelo vazamento enquanto todo o fluxo de óxido nitroso é direcionado para a saída comum de gases.

Configurações mais seguras são mostradas em **C** e **D** na Figura 61.33: nelas, o fluxômetro de oxigênio está posicionado distalmente.

Uma parte do fluxo de óxido nitroso escapa pelo vazamento, e o resto é dirigido para a saída comum de gases.

Uma mistura hipóxica é menos provável porque todo o fluxo de oxigênio está além do fluxo de óxido nitroso.

Por outro lado, um vazamento no tubo do fluxo de oxigênio pode resultar no surgimento de uma mistura hipoxemiante mesmo quando o oxigênio está localizado distalmente (Figura 61.34).

Potencialmente perigosos

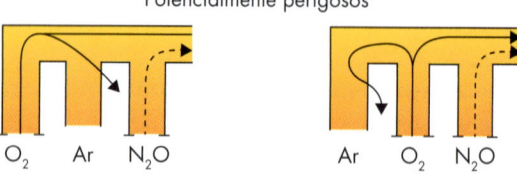

Mais seguros

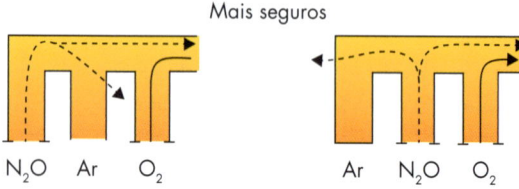

▲**Figura 61.33** Sequência dos fluxômetros como causa potencial de hipóxia.

**Fonte:** modificada de Eger EI 2nd, Hylton RR, Irwin RH, e col. Anesthetic flowmeter sequence – a cause for hypoxia. Anesthesiology. 1963; 24:396.

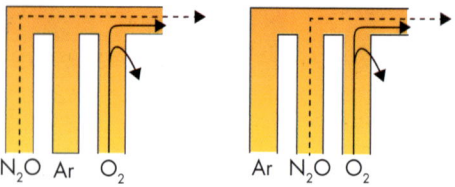

▲**Figura 61.34** Vazamento pelo tubo de oxigênio. O vazamento pelo tubo do fluxômetro de oxigênio pode produzir uma mistura hipóxica independentemente da sequência dos fluxômetros.

**Fonte:** reproduzido de Brockwell RC. Inhaled anesthetic delivery systems. In: Miller RD, ed. Anesthesia. 6th ed. Philadelphia, PA: Churchill Livingstone. 2004; 281.

O oxigênio escapa pelo vazamento, e o óxido nitroso continua a fluir na direção da saída comum, especialmente quando se usa mais óxido nitroso do que oxigênio.

## Imprecisão

Erro na medida do fluxo pode ocorrer mesmo quando os fluxômetros são bem construídos, com materiais de boa qualidade. Sujeira ou eletricidade estática podem prender o flutuador de nível, e o fluxo real pode ser maior ou menor do que o indicado.

O flutuador fica preso mais comumente quando se usa fluxos baixos, porque o espaço anular está menor. Já um flutuador de nível estragado pode levar a leituras imprecisas devido ao comprometimento da estreita relação mecânica de precisão que precisa existir entre o flutuador e o tubo. Uma pressão retrógrada proveniente do circuito respiratório pode provocar uma queda do flutuador de modo a mostrar uma leitura menor do que a real.

E, por fim, se os fluxômetros não estiverem nivelados apropriadamente na posição vertical, as leituras podem ser imprecisas por causa da distorção do espaço anular devido ao desalinhamento.

## Escala ambígua

Esse erro pode induzir o operador a ler a posição do flutuador de nível na escala do gás adjacente. Hoje, a ocorrência desse erro é mais improvável porque as escalas dos fluxômetros atuais estão grafadas diretamente no tubo de Thorpe ou imediatamente à sua direita.

A possibilidade de confusão é menor quando a escala está gravada diretamente no tubo.

## Fluxômetros Eletrônicos

Os aparelhos de anestesia atuais como o GE-Datex-Ohmeda S/5 ADU, o Dräger Fabius GS e o Dräger Apollo (entre outros) possuem botões controladores de fluxo e válvulas controladoras de fluxo (agulha) convencionais, mas possuem sensores de fluxo eletrônicos e telas digitais em vez de tubos de fluxo feitos de vidro (Figura 61.35).

A magnitude do fluxo ajustada com a válvula controladora de fluxo é representada graficamente e/ou numericamente em litros por minuto na interface com o usuário, integrada no aparelho de anestesia.

Esses sistemas dependem de eletricidade para mostrar o fluxo de gases. No entanto, mesmo quando ocorre falta de energia elétrica, uma vez que as válvulas controladoras de fluxo em si são mecânicas (i.e., não eletrônicas), os ajustes dos fluxos de gases continuarão inalterados.

Uma vez que esses aparelhos não possuem tubos de Thorpe individuais para quantificar fisicamente o fluxo de cada gás, um pequeno fluxômetro convencional pneumático de "gases frescos" ou "fluxo total" é embutido para proporcionar ao usuário uma estimativa da quantidade total de gases frescos que está fluindo das válvulas controladoras de fluxo para a saída comum de gases, mesmo na falta de eletricidade (Figura 61.36).

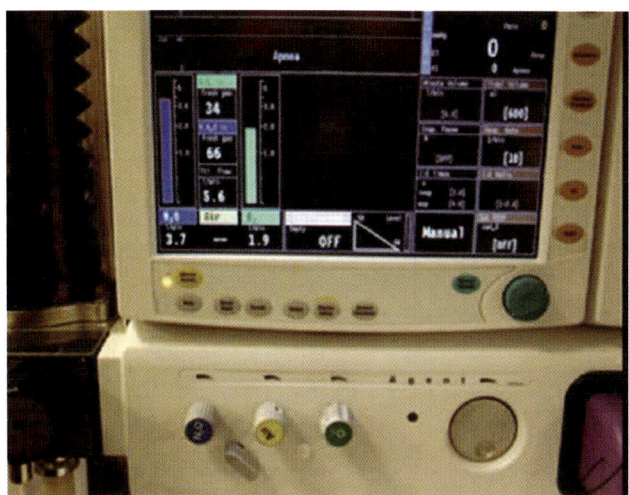

▲ **Figura 61.35** Datex S5/ADU. Notar os botões de controle de fluxo das válvulas de agulha mecânicas – mas, com tela para apresentação eletrônica dos fluxômetros virtuais e leitura digital.

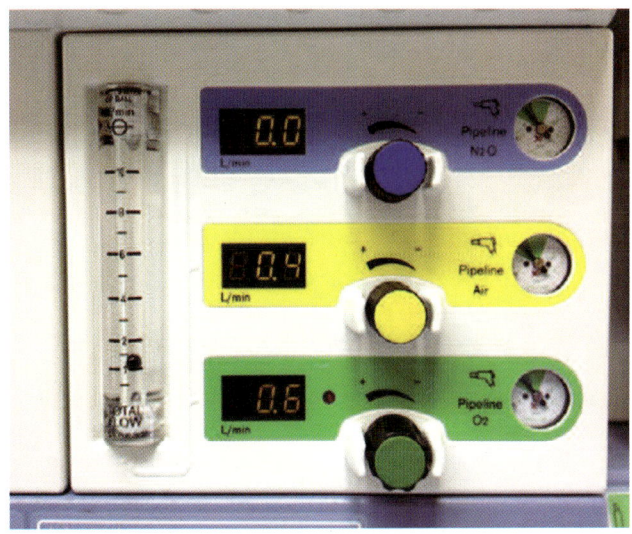

▲ **Figura 61.36** Dräger Fabius GS. Notar os controles das válvulas de agulha, os mostradores digitais e os gráficos dos fluxos. O fluxômetro para o fluxo total de gases continua funcionando se ocorrer falta de eletricidade.

No aparelho de anestesia GE Datex Aisys Carestation, a válvula controladora de fluxo de agulha tradicional e o botão com código de cor foram substituídos por um sistema eletrônico de controle que usa um misturador de gases. No aparelho, o segundo gás, seja $N_2O$ ou ar, é inicialmente selecionado; depois, ajusta-se a concentração inspirada de oxigênio desejada ($FIO_2$) e, por fim, o fluxo total de gases frescos (FGF).

A escolha do FGF e $FIO_2$ é feita pressionando-se teclas de membrana no painel de controle, girando um botão para um lado ou para outro a fim de acertar o valor do FGF e $FIO_2$. Por fim, pressiona-se esse mesmo valor para confirmar o valor escolhido.

No Aisys Carestation, os controles para aumentar ou diminuir os fluxos (ou a concentração dos agentes) representam uma despedida do tradicionalismo.

As válvulas de agulha tradicionais para controlar fluxos foram projetadas por engenheiros mecânicos de modo a aumentar o fluxo, girando-se o botão para controlar o fluxo no sentido anti-horário (para alargar a válvula).

O mesmo se aplica para aumentar a concentração do agente num vaporizador de derivação variável.

Os controles do Aisys Carestation são projetados por engenheiros elétricos que seguem normas estabelecendo que, para aumentar alguma coisa, os botões precisam ser girados em sentido horário.

Assim, quando se está aprendendo a usar o aparelho Aisys Carestation, o operador deve se adaptar a "girar em sentido horário para aumentar" e lembrar que é preciso pressionar o botão para confirmar o ajuste desejado, caso contrário o aparelho não aceitará o ajuste.

No caso de falha do misturador eletrônico de gases, o Aisys Carestation alternará para um sistema de reserva que permitirá liberar oxigênio para o sistema respiratório por meio de um fluxômetro alternativo de oxigênio, tradicional e mecânico.

## Fluxômetros de Orifício Fixo

Esses fluxômetros foram utilizados em alguns aparelhos de anestesia bem antigos.

Em vez de usar um tubo de Thorpe, usavam um tubo de vidro dobrado em forma de "U", preenchido parcialmente com um líquido.

O fluxo era regulado da mesma forma que os fluxômetros de orifício variável, isto é, por meio de uma válvula de agulha.

A partir daí, nesses fluxômetros de orifício fixo, em vez de o fluxo ser dirigido para um tubo de Thorpe, era dirigido para um tubo reto com um estreitamento no meio. Esse estreitamento funcionava como uma resistência de formato orificial. Tratava-se do "orifício fixo" que dava nome ao equipamento.

Dois orifícios eram furados na parte inferior desse tubo reto. Um dos orifícios ficava antes da resistência, e o outro orifício ficava depois da resistência. Aquele tubo em formato de "U" com líquido dentro era acoplado a esse tubo, de forma que cada extremidade ficasse conectada a um dos orifícios inferiores do tubo reto. Ao se abrir a válvula de agulha, o fluxo liberado por ela passava a percorrer o tubo reto.

Devido à resistência presente no meio desse tubo, a pressão a jusante ficava maior do que a pressão a montante.

Isso provocava um desequilíbrio no nível do líquido presente no tubo de vidro em forma de "U", cujas extremidades estavam conectadas em pontos opostos ao local da resistência.

Quanto maior o fluxo liberado pela válvula de agulha, maior era o desequilíbrio do nível do líquido nos dois ramos do tubo em "U" (Figura 61.37).

A partir daí, bastava gravar no ramo ascendente o valor do fluxo liberado, usando um instrumento de calibragem.

Uma vez que a maioria dos líquidos usados eram voláteis, era preciso repor constantemente esses líquidos, para a leitura ser realizada corretamente.

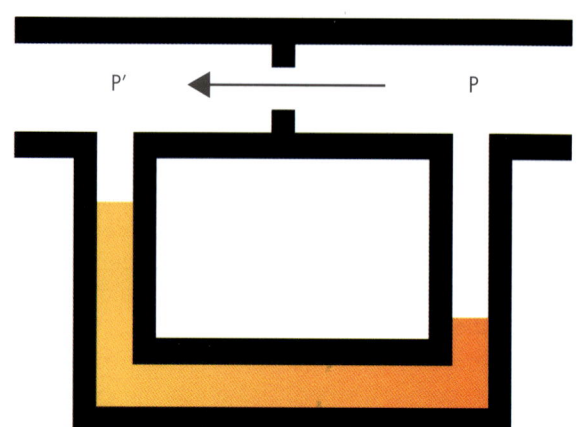

▲ **Figura 61.37** Fluxômetro de orifício fixo. Notar a diferença de pressões produzida pela resistência, durante a passagem de um determinado fluxo.

Na evolução, esse tubo em "U" preenchido com líquido foi substituído por um manômetro. Em vez de a escala mostrar pressões, a escala mostrava fluxos, pois os dois parâmetros eram diretamente proporcionais quando a resistência era fixa (primeira lei de Ohm).

Em alguns fluxômetros eletrônicos modernos, as pressões a montante e jusante são medidas por transdutores, e o cálculo do fluxo é feito eletronicamente e mostrado digitalmente ou graficamente.

## Mecanismos que Impedem a Produção de Misturas Hipóxicas

Os fabricantes equipam os aparelhos de anestesia com sistemas que contêm proporções de $N_2O$ e $O_2$ projetados para evitar a liberação de uma mistura hipóxica quando se usa óxido nitroso.

O óxido nitroso e o oxigênio estão "conectados" mecanicamente e/ou pneumaticamente, ou eletronicamente (no GE Aisys Carestation), de modo que a concentração mínima de oxigênio na saída comum de gases esteja entre 23% e 25%, dependendo do fabricante.

### Sistema de controle Link-25 proportion-limiting da Ge-Datex-Ohmeda

Esses sistemas são usados nos aparelhos tradicionais da GE Datex-Ohmeda. O coração do sistema é um acoplamento mecânico das válvulas controladoras de fluxo de óxido nitroso e oxigênio.

Esse acoplamento permite ajustar as válvulas de forma independente, mas intercede automaticamente para manter uma concentração mínima de 25% de oxigênio limitando a proporção entre óxido nitroso e oxigênio a um máximo de 3:1.

O Link-25 aumenta automaticamente o fluxo de oxigênio para impedir a liberação de uma mistura hipóxica (Figura 61.38).

As válvulas de controle de fluxo do óxido nitroso e do oxigênio são idênticas. Uma engrenagem com 14 dentes é colocada no eixo da válvula de agulha do óxido nitroso, e uma com 29 dentes é colocada no eixo da válvula de agulha

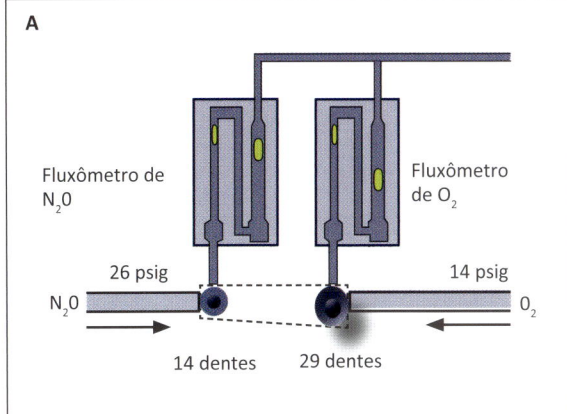
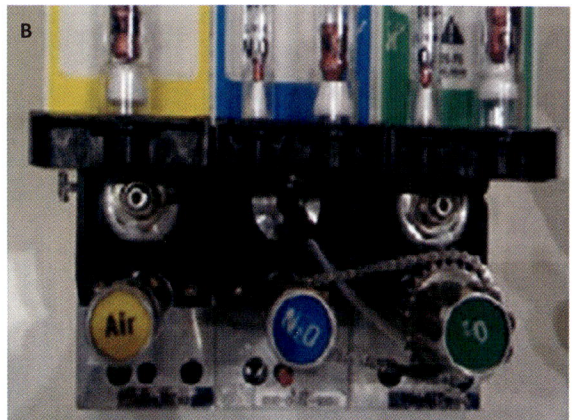

▲ **Figura 61.38** Link-25 System da GE-Datex-Ohmeda.

do oxigênio. Uma correia de aço inoxidável é usada para conectar fisicamente as duas engrenagens. Quando o eixo da válvula de agulha do óxido nitroso é girado 2,09 vezes, o eixo da válvula de agulha do oxigênio irá girar apenas uma vez, devido à proporção do engate.

A proporção final de 3:1 resulta também do fato de a válvula de agulha do óxido nitroso ser alimentada com uma pressão de aproximadamente 26 psig pelo regulador de segundo estágio do $N_2O$, enquanto a válvula de agulha do oxigênio é alimentada com uma pressão de apenas 14 psig pelo seu regulador de segundo estágio.

A combinação das características mecânicas e pneumáticas do sistema garante uma concentração final mínima de 25% de oxigênio. Quando o fluxo de óxido nitroso pode se tornar excessivo, o sistema Link-25 da GE-Datex-Ohmeda aumenta o fluxo de oxigênio por meio da abertura da válvula de agulha de $O_2$.

Por outro lado, se o fluxo de oxigênio for reduzido de modo a deixar o fluxo de óxido nitroso ficar excessivo, ele atuará reduzindo o fluxo de $N_2O$ e diminuindo fisicamente a abertura da válvula de agulha do óxido nitroso.

Diversos artigos descreveram falhas do sistema Link-25. Os autores desses artigos relatam falhas resultantes tanto do bloqueio da administração de oxigênio na falta de óxido nitroso como outras causas que permitiram produzir uma mistura hipóxica.

### Controlador do monitor de proporção de oxigênio da Dräger ou sistema de controle sensível à proporção de oxigênio

O sistema controlador de proporção da Dräger, chamado de Controlador do Monitor de Proporção de Oxigênio (ORMC), é usado nos aparelhos da série Narkomed da North American Dräger.

Um sistema equivalente, usado em aparelhos mais recentes da Dräger, como Fabius GS, Narkomed 6000 e Apollo, é conhecido como Controlador Sensível à Proporção de Oxigênio (S-ORC).

O ORMC e o S-ORC são sistemas pneumáticos de bloqueio recíproco envolvendo o oxigênio e o óxido nitroso. Foram projetados para manterem uma concentração de oxigênio de no mínimo 25% ±3%, quando o óxido nitroso é usado.

Eles também elevam automaticamente a concentração de oxigênio do fluxo de gases frescos para níveis substancialmente maiores do que 25% quando o fluxo de oxigênio é ajustado para magnitudes menores do que 1 L.min$^{-1}$.

O ORMC e o S-ORC limitam o fluxo de óxido nitroso para impedir a administração de uma mistura hipóxica por meio da redução da pressão desse gás quando da entrada em seu respectivo fluxômetro.

Isso é diferente no sistema Link-25, pois neste a pressão de óxido nitroso que alimenta o fluxômetro desse gás é mantida constante (pelo regulador de segundo estágio), e as intervenções sobre o fluxo de gases são feitas alterando-se fisicamente a abertura das válvulas de agulha.

Um esquema do ORMC é mostrado na **Figura 61.39**. O dispositivo apresenta uma câmara de oxigênio, uma câmara de óxido nitroso e uma válvula "escrava", feita para ajustar o óxido nitroso. Todos esses componentes estão interconectados por um eixo móvel horizontal.

O sinal pneumático para o dispositivo vem dos fluxômetros de oxigênio e óxido nitroso. Esses fluxômetros são especiais por possuírem uma resistência colocada a montante das válvulas de agulha. Essas resistências criam uma pressão retrógrada, transmitida para as câmaras do oxigênio e do óxido nitroso.

O valor da resistência do fluxômetro de oxigênio é de três a quatro vezes maior do que a resistência do fluxômetro do óxido nitroso, e a proporção dessas resistências determina a concentração de oxigênio no fluxo de gases frescos.

As pressões retrógradas nas câmaras de oxigênio e óxido nitroso são aplicadas contra diafragmas de borracha fixados ao eixo horizontal móvel.

O movimento do eixo ajusta a abertura da válvula "escrava" de controle do óxido nitroso que, por sua vez, ajusta a pressão de alimentação do fluxômetro de óxido nitroso.

Caso o fluxo de oxigênio e consequentemente a sua pressão retrógrada sejam proporcionalmente maiores do que a pressão retrógrada do óxido nitroso, a válvula "escrava" de controle deste último gás se abrirá mais amplamente, aumentando a pressão de óxido nitroso a montante do fluxômetro de óxido nitroso, resultando no aumento do fluxo de óxido nitroso.

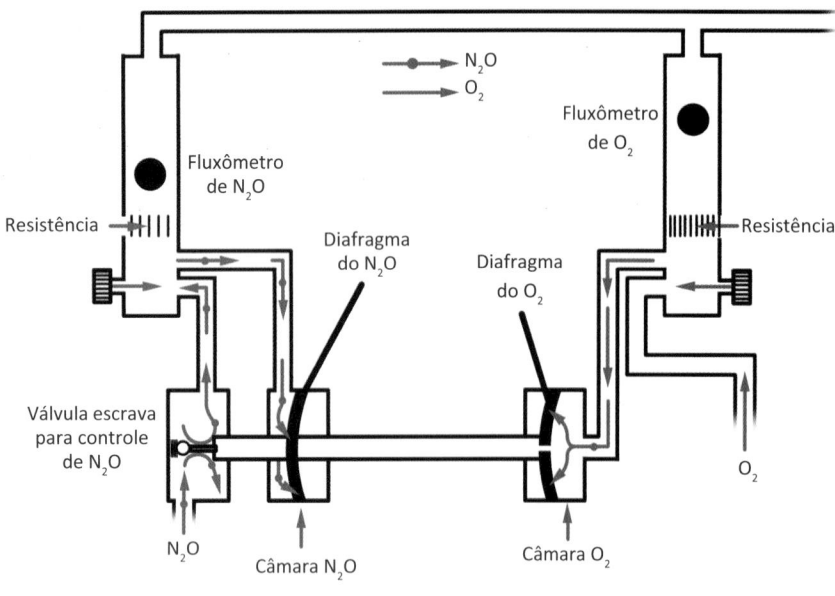

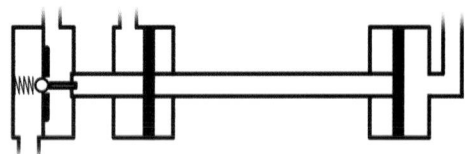

◄ **Figura 61.39** Controlador do monitor de proporção de oxigênio da Dräger.

**Fonte:** Schreiber P. Safety Guidelinesfor Anesthesia Systems. Telford, PA: North American Dräger; 1984.

Caso o fluxo de óxido nitroso seja aumentado manualmente, a pressão retrógrada exercida por esse gás forçará o eixo para a direita, na direção da câmara de oxigênio. A abertura da válvula "escrava" de controle do óxido nitroso então diminuirá, limitando a pressão de alimentação do fluxômetro de óxido nitroso, diminuindo o fluxo desse gás.

A Figura 61.39 ilustra o funcionamento de um ORMC/S-ORC em circunstâncias diferentes.

A pressão retrógrada exercida sobre o diafragma de oxigênio, na configuração da parte superior da figura, é maior do que a exercida no diafragma do óxido nitroso. Isso provoca o deslocamento do eixo horizontal para a esquerda, abrindo a válvula "escrava" de controle do óxido nitroso. O óxido nitroso pode, então, chegar ao seu fluxômetro e sair com o fluxo de gases frescos.

Na parte inferior da Figura 61.39, a válvula "escrava" de controle do óxido nitroso está fechada devido à falta de pressão retrógrada de oxigênio.

Para resumir, diferentemente do sistema Link-25 da GE--Datex-Ohmeda, que aumenta ativamente o fluxo de oxigênio para manter uma concentração de 25% de oxigênio no fluxo de gases frescos, o ORMC e S-ORC da Dräger limitam o fluxo de óxido nitroso para evitar a liberação de gás fresco com menos de 25% de oxigênio.

## Limitações

Os sistemas controladores de proporção de N₂O/O₂ não são isentos de falha. Os aparelhos equipados com esses sistemas ainda podem liberar misturas hipóxicas sob certas condições.

A seguir serão descritas algumas situações em que isso pode ocorrer.

## Erro no suprimento de gás

Tanto o Link-25 da GE-Datex-Ohmeda como o ORMC/S-ORC da Dräger irão falhar se a conexão da mangueira de oxigênio for trocada inadvertidamente por outro gás.

No sistema Link-25, as válvulas de controle do óxido nitroso e do oxigênio continuarão acopladas mecanicamente e funcionando "normalmente"; no entanto, uma mistura hipóxica poderá ser produzida.

No caso do ORMC ou S-ORC da Dräger, o diafragma de borracha do oxigênio informará uma pressão adequada do lado do oxigênio, mesmo que um gás errado esteja presente no lugar dele – e um fluxo misturado desse gás errado com o óxido nitroso será produzido.

O analisador de oxigênio é o único monitor do aparelho, além do analisador integrado de múltiplos gases, que detectaria essa condição nos dois sistemas.

## Defeitos pneumáticos ou mecânicos

O funcionamento normal do Link-25 da Datex--Ohmeda e do ORMC/S-ORC da Dräger depende da integridade pneumática e mecânica.

A integridade pneumática nos sistemas da Datex-Ohmeda exige funcionamento adequado dos reguladores do segundo estágio. Uma proporção de óxido nitroso/oxigênio diferente de 3:1 pode ocorrer caso os reguladores estejam descalibrados.

Além disso, a corrente que liga as duas engrenagens precisa estar íntegra. Em caso de quebra dessa correia, uma concentração de 97% de óxido nitroso pode ser liberada.

No caso do sistema da Dräger, é necessária uma OFPD funcionando corretamente para fornecer uma pressão adequada para o ORMC.

Os detalhes mecânicos do ORMC/S-ORC, tais como diafragmas de borracha, resistências no tubo de fluxo e a válvula "escrava" de controle do óxido nitroso, também precisam estar íntegros.

## Vazamento a montante

O ORMC/S-ORC e o Link-25 funcionam junto das válvulas para o controle de fluxos (agulhas) dos fluxômetros.

Um vazamento a montante desses sistemas, tal como um tubo de Thorpe de oxigênio quebrado, pode resultar na liberação de uma mistura hipóxica à saída comum de gases.

Nessa circunstância, o oxigênio escapará pelo vazamento e o gás predominante liberado será o óxido nitroso.

O monitor de oxigênio e/ou o analisador integrado de múltiplos gases serão os únicos dispositivos de segurança do aparelho de anestesia que poderão detectar esse problema.

Para a maioria de seus produtos, a Dräger Medical recomenda um teste com pressão positiva, antes de se usar o aparelho de anestesia para detectar tais vazamentos.

No entanto, além desse teste, para a maioria dos aparelhos da Dräger, a aplicação de um teste de vazamento com pressão negativa pode tornar a detecção desses vazamentos mais sensível.

A Datex-Ohmeda recomenda quase universalmente um teste de vazamento com pressão negativa antes do uso dos seus aparelhos, devido à válvula de segurança frequentemente presente e localizada na saída comum de gases.

## Uso de gases inertes

A administração de um terceiro gás inerte, tal como hélio, nitrogênio ou dióxido de carbono, pode resultar numa mistura hipóxica pelo fato de os sistemas proporcionadores atuais envolverem apenas o óxido nitroso com o oxigênio.

O uso de um analisador de oxigênio para monitorar a concentração inspirada de oxigênio é obrigatório (ou um analisador de múltiplos gases) se o anestesiologista estiver usando um terceiro gás.

## Diluição da concentração inspirada de oxigênio por anestésicos inalatórios voláteis potentes

Os anestésicos inalatórios voláteis são adicionados à atmosfera anestésica a montante dos fluxômetros e do sistema proporcionador.

As concentrações dos anestésicos inalatórios menos potentes tal como o desflurano (C.A.M. 7%) podem ser mais responsáveis por um percentual grande da composição do total dos gases frescos do que as concentrações de agentes mais potentes, tal como o isoflurano (C.A.M. 1,2%).

Isso pode ser constatado quando examinamos a concentração máxima de vapor que pode ser ajustada para os diversos agentes voláteis (por exemplo, maior valor ajustável para o desflurano de 18% *versus* valor máximo ajustável para o isoflurano de 5%).

Uma vez que as porcentagens significantes desses anestésicos inalados podem ser adicionadas a montante dos sistemas proporcionadores, a mistura resultante de gás/vapor pode conter concentrações inspiradas de oxigênio menores do que 21%.

Atenção para essa possibilidade: principalmente quando concentrações elevadas de desflurano são usadas, ela é essencial.

## REFERÊNCIAS

1. Abraham ZA, Basagoitia B. A potentially lethal anesthesia machine failure. Anesthesiology. 1987; 66:589-90.
2. American Society for Testing and Materials. Standard specification for particular requirements for anesthesia workstations and their components (ASTM F-1850-00). West Conshohocken: American Society for Testing and Materials, 2000.
3. Andrews JJ, Johnston RV Jr. The new Tec 6 desflurane vaporizer. Anesth Analg. 1993; 76:1338-41.
4. Andrews JJ, Johnston RV Jr, Kramer GC. Consequences of misfilling contemporary vaporizers with desflurane. Can J Anaesth. 1993; 40:71-6.
5. Ball C, Westhorpe R. The EMO vaporizer. Anaesth Intensive Care. 1998; 26:347.
6. Barash PG, Cullen BF, Stoelting RK, et al. Clinical Anesthesia, The Anesthesia Workstation and Delivery Systems, Vaporizers. 6.ed. Philadelphia: Lippincott Williams and Wilkins, 2009. p.660-71.
7. Brook PN, Perndt H. Sevoflurane drawover anaesthesia with two Oxford miniature vapourizers in series. Anaesth Intensive Care. 2001; 29:616-8.
8. Cartwright DP, Freeman MF. Vaporisers. Anaesthesia. 1999; 54:519-20.
9. Cheng CJ, Garewal DS. A failure of the chain link mechanism of the Ohmeda Excel 210 anesthetic Machine. Anesth Analg. 2001; 92:913-4.
10. Cheng CJ, Bailey AR. Flow reversal through the anaesthetic machine back bar: An unusual assembly fault. Anaesthesia. 2002; 57:86-8.
11. Childres WF. Malfunction of Ohio modulus anesthesia machine. Anesthesiology. 1982; 56:330.
12. Coleshill GG. Safe vaporizers. Can J Anaesth. 1988; 35:667-8.
13. Connor DJ. Tec 6 vaporiser. Anaesthesia. 2001; 56:184-5.
14. Craig GR, Berry CB, Yeats MJ. An evaluation of the Universal PAC and Oxford miniature vapourizers for paediatric field anaesthesia. Anaesthesia. 1995; 50:789-93.
15. Diaz PD. The influence of carrier gas on the output of automatic vaporizers. Br J Anaesth. 1976; 48:387-91.
16. Dwyer M, Holland R, Shepherd L, et al. Vaporizer and Selectatec leaks. Anaesth Intensive Care. 1994; 22:739.
17. George TM. Failure of keyed agent-speciic filling devices. Anesthesiology. 1984; 61:228-9.
18. Gould DB, Lampert BA, MacKrell TN. Effect of nitrous oxide solubility on vaporizer aberrance. Anesth Analg. 1982;61:938-40.
19. Eales M, Cooper R. Principles of anaesthetic vapourizers. Anaesth Intensive Care Med 2007; 8:111-5.
20. Eger EI, II, Hylton RR, Irwin RH, et al. Anesthetic flowmeter sequence – a cause for hypoxia. Anesthesiology. 1963; 24:396.
21. Hill DW. The design and calibration of vaporizers for volatile anaesthetic agents. Br J Anaesth. 1968; 40:648.
22. Johnston RV Jr, Andrews JJ, Deyo DJ, et al. The effects of carrier gas composition on the performance of the Tec 6 deslurane vaporizer. Anesth Analg. 1994; 79:548-52.
23. Lin CY. Assessment of vaporizer performance in flow-low and closed-circuit anesthesia. Anesth Analg. 1980;59:359-66.
24. Loeb R, Santos B. Pumping effect in Ohmeda Tec 5 vaporizers. J Clin Monit. 1995; 11:348.
25. Mazze RI. Therapeutic misadventures with oxygen delivery systems: the need for continuous in-line oxygen monitors. Anesth Analg. 1972; 51:787-92.
26. Miller R. Millers Anesthesia, Inhaled Anesthetic Delivery Systems, Vaporizers. 7.ed. Philadelphia: Churchill Livingstone Elsevier, 2010; p.683-92.
27. Morris LE. A new vapourizer for liquid anesthetic agents. Anesthesiology. 1952; 13:587-93.

28. Morris LE. Problems in the performance of anesthesia vaporizers. Int Anesthesiol Clin. 1974; 12:199-219.
29. Munson WM. Cardiac arrest: a hazard of tipping a vaporizer. Anesthesiology. 1965; 26:235.
30. Nawaf K, Stoelting RK. Nitrous oxide increases enflurane concentrations delivered by ethrane vaporizers. Anesth Analg. 1979; 58:30-2.
31. Palayiwa E, Sanderson MH, Hahn CEW. Effects of carrier gas composition on the output of six anaesthetic vaporizers. Br J Anaesth. 1983; 55:1025-38.
32. Paterson GM, Hulands GH, Nunn JF. Evaluation of a new halothane vapourizer: The cyprane fluotec mark 3. Br J Anaesth. 1969; 41:109-19.
33. Pedersen J, Nyrop M. Anaesthetic equipment for a developing country. Br J Anaesth. 1991; 66:264-71.
34. Powell JF, Morgan C. Selectatec gas leak. Anaesth Intensive Care. 1993; 21:892-3.
35. Prins L, Strupat J, Clement J, et al. An evaluation of gas density dependence of anaesthetic vapourizers. Can Anaesth Soc J. 1980; 27:106-10.
36. Richards C. Failure of a nitrous oxide-oxygen proportioning device. Anesthesiology. 1989; 71(6):997-8.
37. Riegle EV, Desertspring D. Failure of the agent-specific filling device [letter]. Anesthesiology. 1990; 73:353-4.
38. Scheller MS, Drummond JC. Solubility of N2O in volatile anesthetics contributes to vaporizer aberrancy when changing carrier gases. Anesth Analg. 1986; 65:88-90.
39. Sinclair A, van Bergen J. Vaporizer overilling. Can J Anaesth. 1993; 40:1-3.
40. Stoelting RK. The effect of nitrous oxide on halothane output from Fluotec Mark 2 vaporizers. Anesthesiology. 1971; 35:215-8.
41. Weiskopf RB, Sampson D, Moore MA. The desflurane (Tec 6) vaporizer: design, design considerations and performance evaluation. Br J Anaesth. 1994; 72:474-9.

# Sistemas de Infusão de Fármacos

**62**

Luís Otávio Esteves ▪ Luiz Eduardo de Paula Gomes Miziara ▪ Ricardo Francisco Simoni

## INTRODUÇÃO

Desde o relato de WTG Morton,[1] em 1846, a anestesia inalatória foi dominante por quase um século. A partir de 1930, com a descoberta dos barbitúricos, a anestesia venosa se tornou alvo de estudos e ganhou importância na prática clínica.

O primeiro grande avanço na anestesia venosa ocorreu em 1977 com a descoberta do propofol, o qual possui perfil farmacológico adequado para indução e manutenção anestésicas. Mais recentemente, a introdução dos opioides de ultracurta duração, como o remifentanil, permitiu o uso contínuo de analgésicos potentes sem o risco de depressão respiratória no pós-operatório. Concomitantemente ao avanço farmacológico, houve o desenvolvimento tecnológico dos sistemas de infusão, manualmente controlado e alvo-controle, que estabeleceu a base da anestesia venosa total (AVT) moderna.

A administração de um fármaco tem por objetivo determinado efeito clínico, o qual depende da concentração do medicamento no sítio efetor, ou biofase. Essa relação dose-efeito, esquematizada na Figura 62.1, pode ser dividida em 3 partes: a relação entre a dose administrada e a concentração sanguínea (fase farmacocinética), a relação entre a concentração no sítio efetor e o efeito clínico (fase farmacodinâmica) e a interação entre ambas.

Diferentemente da anestesia inalatória, na qual o anestesiologista controla a concentração sanguínea do agente por meio de sua fração expirada, a anestesia venosa não permite uma medida direta da concentração sanguínea ou sítio efetora. Além disso, a falta de conhecimento da farmacocinética envolvida na AVT faz dessa técnica um fator de risco para despertar intraoperatório acidental.[2] Entretanto, o estudo do modelo tricompartimental aplicado ao desenvolvimento matemático dos modelos de infusão alvo-controlada possibilitou uma medida indireta das concentrações dos fármacos utilizados, tornando a AVT mais objetiva.

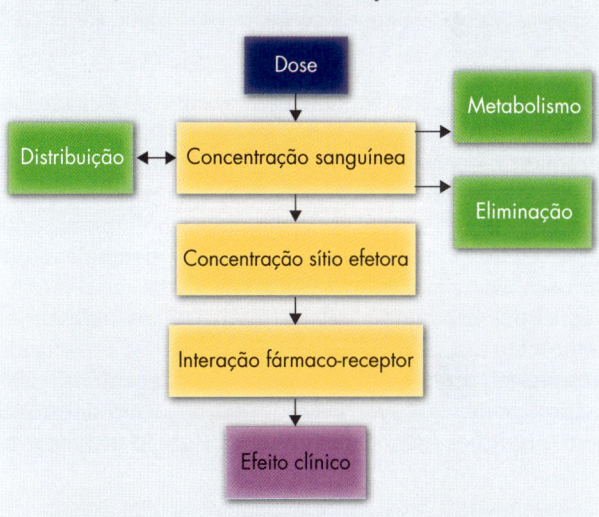

▲ **Figura 62.1** Representação esquemática dos processos farmacocinético e dinâmico que determinam a relação entre a dose administrada e o efeito clínico final.

## ▪ TIPOS DE INFUSÃO

### Infusão Manualmente Controlada (*Manual Controlled Infusion* – MCI)

Tradicionalmente, o *bolus* intermitente é o método mais utilizado pelos profissionais da saúde para a administração de fármacos venosos. Entretanto, ao considerar as propriedades farmacocinéticas e as necessidades durante uma anestesia, observa-se que essa forma de infusão não é a ideal.[3]

Ao realizar *bolus* intermitentes, cria-se uma situação chamada de "picos e vales". Na Figura 62.2, observa-se uma

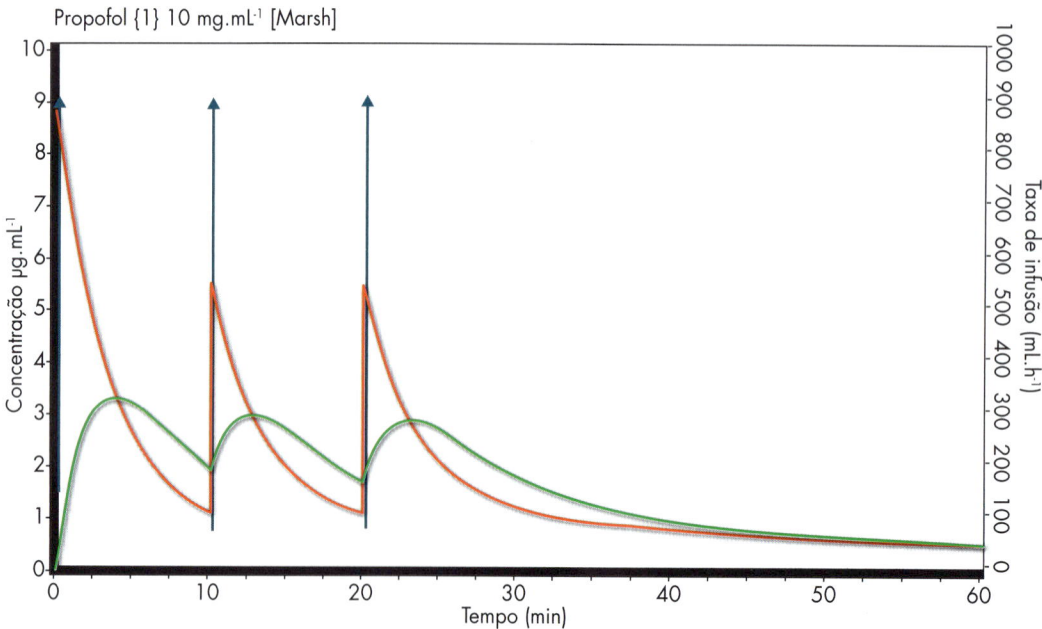

▲ **Figura 62.2** Simulação de *bolus* intermitentes seguidos do efeito de "picos e vales". Observa-se o *bolus* (azul), a concentração plasmática (vermelho) e a concentração no sítio efetor (verde).

simulação feita pelo Tivatrainer (www.eurosiva.eu) que ilustra esse efeito, o qual é caracterizado por alta concentração plasmática, imediatamente após o *bolus*, seguido do decaimento dessa concentração.[4] Esse ciclo se repetirá sempre que for injetado um *bolus*. Dessa forma, nos "picos" pode haver efeitos farmacodinâmicos intensos, dependendo do fármaco utilizado, como hipotensão arterial, bradicardia e depressão respiratória, ou efeitos colaterais indesejáveis como náuseas, vômitos, pruridos e despertar prolongado. Nos "vales", ocorre queda acentuada da concentração plasmática, podendo haver insuficiência do plano anestésico com alterações hemodinâmicas (hipertensão arterial e taquicardia) e despertar intraoperatório.

Atualmente, existem equipamentos eletrônicos disponíveis para administrar continuamente os medicamentos, chamados de bombas de infusão (Figura 62.3). A taxa de infusão é determinada pelo anestesiologista para cada paciente, podendo ser fixa ou ajustada, durante o procedimento cirúrgico. A grande vantagem é a manutenção da concentração plasmática dentro da faixa terapêutica com menores efeitos indesejáveis (Figura 62.4).

Na infusão manual, o equilíbrio entre as concentrações plasmáticas e efeito ocorre lentamente, principalmente se não houver *bolus* inicial, e o estado de equilíbrio para fármacos com grande volume de distribuição, como o propofol, levará muitas horas (Figura 62.5). Na prática, observa-se um atraso entre os ajustes feitos na taxa de infusão e o efeito clínico desejado.[3] Além disso, a MCI não leva em consideração a variabilidade individual e os parâmetros farmacocinéticos, sendo apenas uma infusão fixa dependente da avaliação subjetiva do especialista, que modifica a velocidade quando julga necessário. Por esses motivos, os anestesiologistas preferem a infusão alvo-controlada.[5,6]

A MCI é comumente utilizada em µg.kg⁻¹.min⁻¹, mg.kg⁻¹.h⁻¹ ou mL.h⁻¹. Nas duas primeiras unidades, deve-se inserir na bomba o peso do paciente, concentração do fármaco, tipo de seringa e a quantidade a ser administrada por unidade de tempo. Quando se escolhe infundir em mL.h⁻¹, é necessário calcular previamente a quantidade do fármaco para 1 hora de infusão. O início da infusão manual pode ser precedido de um *bolus* para preencher o compartimento central e obter rapidamente o efeito clínico desejado, como, por exemplo, no momento da intubação traqueal.

Para tornar a MCI mais objetiva, Roberts e col. desenvolveram um esquema de infusão manual para o propofol que se tornou bastante popular.[7] Segundo esse autor, ao realizar um *bolus* de 1 mg.kg⁻¹ seguido de 10 mg.kg⁻¹.h⁻¹ por 10 minutos, depois 8 mg.kg⁻¹.h⁻¹ por 10 minutos e, finalmente, 6 mg.kg⁻¹.h⁻¹, a concentração no estado de equilíbrio aproxima-se de 3 µg.mL⁻¹. A Figura 62.6 mostra uma simulação no Tivatrainer (www.eurosiva.eu) na qual o esquema de Ro-

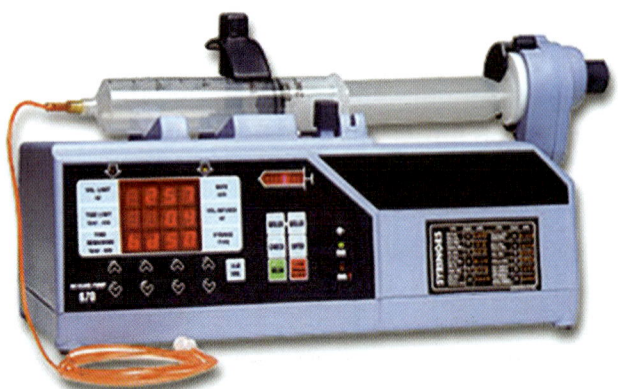

▲ **Figura 62.3** Bomba de infusão manual Samtronic 680.
**Fonte:** Samtronic, Brasil.

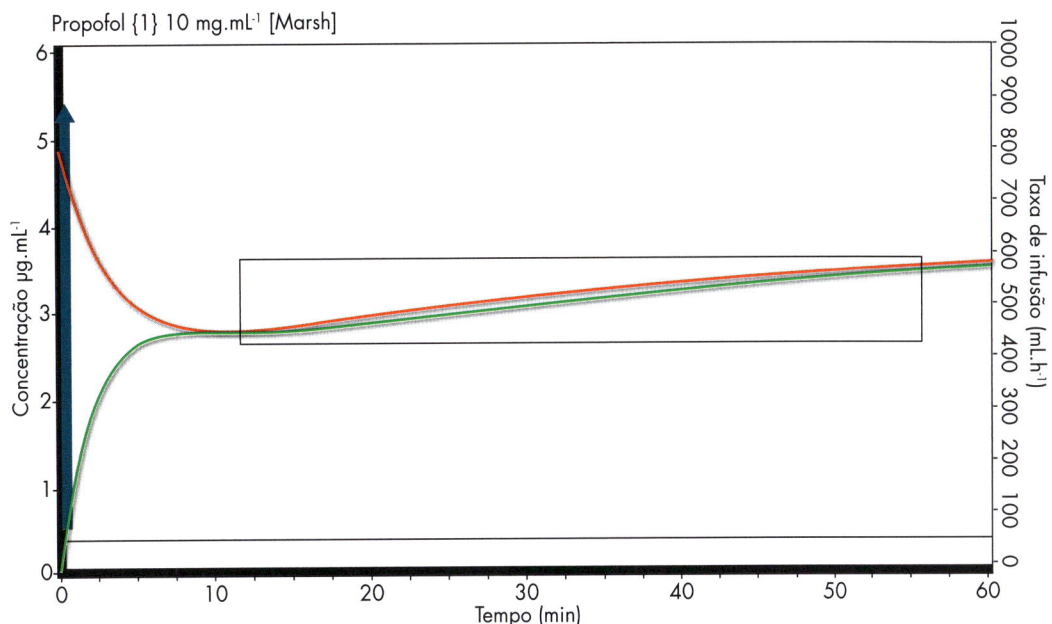

▲**Figura 62.4** Simulação de infusão contínua demonstrando a permanência das concentrações plasmática (vermelho) e sítio efetora (verde) dentro de uma faixa constante (azul: *bolus*; barra branca : velocidade de infusão).

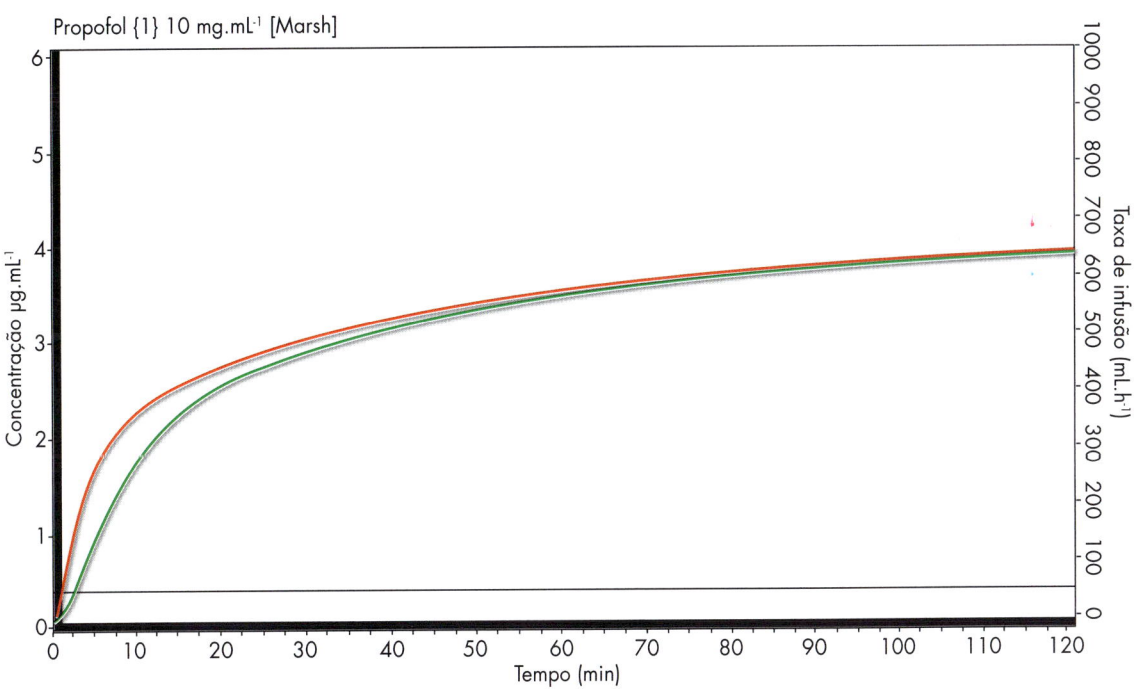

▲**Figura 62.5** Simulação da infusão manual de propofol demonstrando as concentrações plasmática (vermelho) e sítio efetora (verde) (barra branca: velocidade de infusão).

berts e col. foi utilizado no modelo de Marsh para demonstrar as concentrações plasmática e efeito obtidas .

A grande utilidade desse estudo é auxiliar o anestesiologista, que não dispõe de uma bomba alvo-controle, na realização de uma infusão manual de propofol com concentrações constantemente dentro da faixa terapêutica adequada. Outros estudos estabelecem esquemas diferentes para propofol, em adultos e crianças, e opioides.[3,4,8,9]

## Infusão Alvo-controlada (*Target-Controlled Infusion* – TCI)

O conceito de infusão alvo-controlada é a administração de fármacos objetivando atingir uma concentração específica no plasma ou na biofase (efeito). Para isso, desenvolveram-se bombas de infusão controladas por computadores que incorporam *softwares* com os modelos farmacocinéticos dos

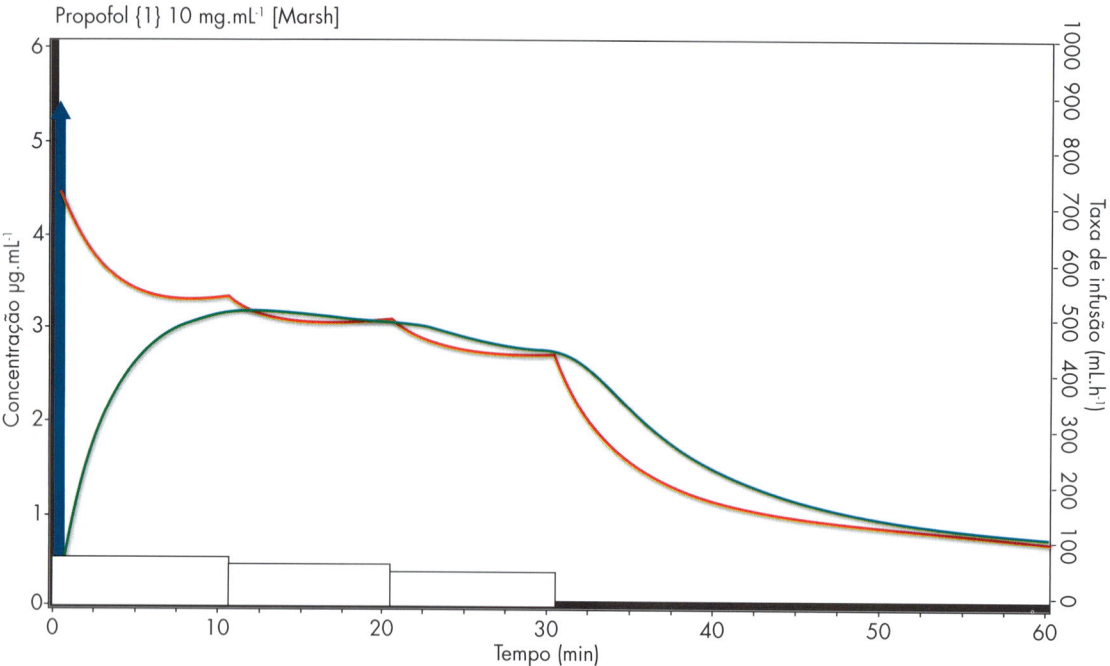

▲**Figura 62.6** Demonstração da infusão manual proposta por Roberts e col. para o propofol. Observa-se o *bolus* (azul), a concentração plasmática (vermelho) e a sítio efetora (verde), e as velocidades de infusão (barras brancas).

diferentes anestésicos. O anestesiologista é responsável por alimentar o computador com os dados dos pacientes (sexo, idade, peso e altura), determinar o alvo inicial a ser atingido e ajustar a concentração quando necessário, no sistema conhecido como alça aberta (*open loop*). No TCI em alça fechada (*closed loop*), os dados hemodinâmicos, eletroencefalográficos e de relaxamento muscular são analisados por *softwares* que ajustam os alvos dos anestésicos infundidos.

Esses sistemas baseiam-se no declínio exponencial da concentração plasmática, em três fases distintas, que ocorre após a administração de um fármaco em *bolus*. A **Figura 62.7** demonstra as três curvas de decaimento (redistribuição

rápida, lenta e eliminação) e suas respectivas equações logarítmicas. Esse efeito farmacocinético é explicado pelo modelo tricompartimental (**Figura 62.8**), o qual esquematiza a distribuição do fármaco entre os compartimentos e sua eliminação. A análise matemática permite os cálculos dos volumes dos compartimentos e as constantes de transferência entre eles.[10]

## História

O termo infusão alvo-controle foi proposto para os primeiros sistemas controlados por computador e usados em anestesia.[11] O princípio teórico da infusão alvo-controle foi descrito por Kruger-Thiemer em 1968,[12] sendo baseado no modelo farmacocinético bicompartimental, e aperfeiçoado por Vaughan e Tucker em 1975.[13,14] A primeira aplicação clínica ocorreu em 1981 com o sistema CATIA (*computer-assis-*

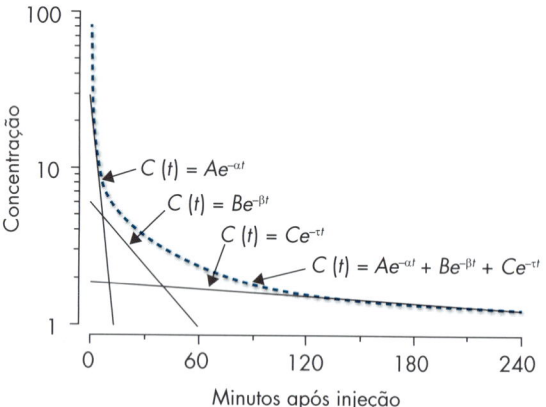

▲**Figura 62.7** Curva triexponencial da concentração plasmática pelo tempo após injeção em *bolus* (*Ct*: concentração plasmática pelo tempo; *t*: tempo; *A*, *B* e *C*: concentrações iniciais de cada fase, ou interceptos; $\alpha$, $\beta$ e $\gamma$: constantes de redistribuição e eliminação; *e*: logaritmo natural).

Equações na figura:
$$C(t) = Ae^{-\alpha t}$$
$$C(t) = Be^{-\beta t}$$
$$C(t) = Ce^{-\tau t}$$
$$C(t) = Ae^{-\alpha t} + Be^{-\beta t} + Ce^{-\tau t}$$

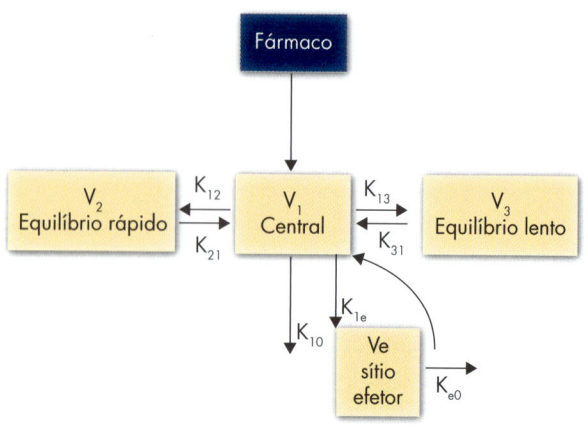

▲**Figura 62.8** Modelo tricompartimental.

V: volumes dos compartimentos; k: constantes intercompartimentais.

*ted total intravenous anaesthesia*), realizada por Schwilden[15] e conhecida como BET (*bolus, elimination, transfer*), em que se administra um *bolus* inicial para atingir a concentração plasmática-alvo, seguida de duas infusões para repor a eliminação e a redistribuição do fármaco.[16]

No final da década de 80, após a constatação das desvantagens do sistema BET, foram desenvolvidos algoritmos e sistemas baseados no modelo farmacocinético tricompartimental.[17,18] Esses estudos permitiram que diferentes centros de pesquisa produzissem softwares de infusão alvo-controle: Stanford (STANPUMP), Stellenbosch (STELPUMP), Duke (CACI) e Ghent (RUGLOOP). Simultaneamente, programas de simulação farmacocinética foram criados, como o Tivatrainer. Finalmente, em 1996, disponibilizou-se a primeira bomba TCI para uso comercial: Diprifusor (Astra Zeneca, UK).[19,20] Esse sistema foi baseado no protótipo proposto por Kenny e é utilizado em muitos países, com exceção dos EUA. Ele funciona com seringas comercializadas pelo fabricante, preenchidas de propofol 1% ou 2% e identificadas com *chip* para serem utilizadas exclusivamente nesses equipamentos (Figura 62.9).

A segunda geração de bombas alvo-controle, chamada de sistema Open TCI, foi desenvolvida para permitir o uso de diferentes tipos de seringas e fármacos (Figura 62.10). Essas bombas permitem que o anestesiologista preencha as seringas com propofol, proporcionando uma economia de até 80%. São muito utilizadas na Europa, Chile e Brasil.

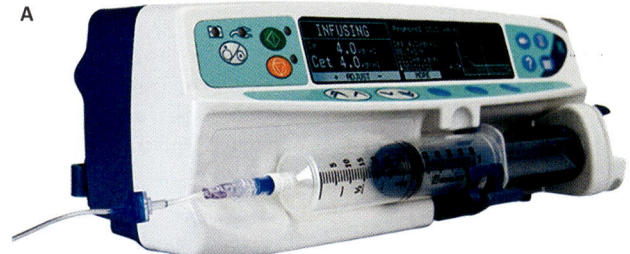

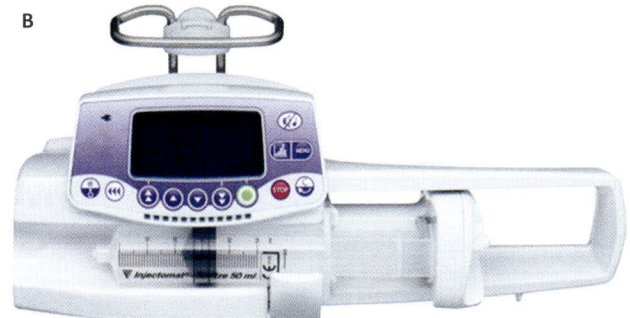

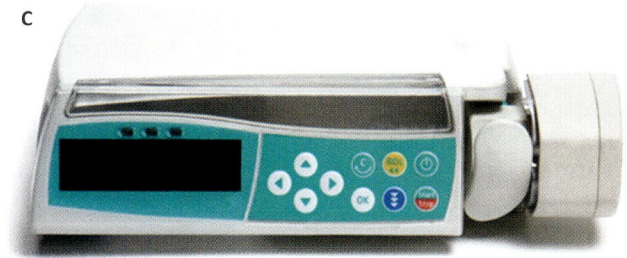

▲ **Figura 62.10** Sistemas Open TCI. **(A)** Alaris PK (CareFusion, UK); **(B)** Injectomat TIVA Agilia (Fresenius, France); **(C)** Perfusor Space.
**Fonte:** B. Braun, Alemanha.

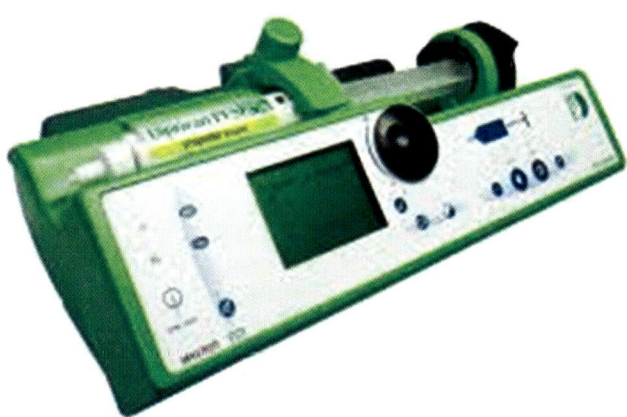

▲ **Figura 62.9** Diprifusor.
**Fonte:** Astra Zeneca, UK.

## ■ ACURÁCIA DO SISTEMA TCI

O sistema alvo-controle determina o regime de infusão baseado nos estudos farmacocinéticos da medicação na população geral. Durante sua utilização, o visor da bomba mostra as concentrações plasmática e efeito. Entretanto, esses valores são estimativas do que realmente está acontecendo no organismo, não é uma medida direta. Dessa forma, há uma diferença entre a concentração prevista pelo *software* e a concentração que está realmente no plasma ou no sítio efetor, denominada concentração mensurada.

Com o aparecimento de diversos modelos farmacocinéticos, foi necessária a criação de um método para avaliar o desempenho destes. Quatro critérios foram propostos, em 1992, por Varvel e col.[21]

1. **MDPE:** medida do desempenho de erro (viés);
2. **MDAPE:** medida absoluta do desempenho de erro (imprecisão);
3. ***Wobble:*** medida da variabilidade interindividual;
4. **Divergência:** medida da tendência de erro (tamanho e magnitude) durante o tempo.

A MDPE indica se a concentração mensurada no sangue supera a prevista pela bomba, valor positivo, ou se a concentração mensurada não atinge a prevista, valor negativo. O sistema alvo-controle, bomba mais modelo farmacocinético, é considerado adequado com valores da MDPE entre 10% e 20%.

A MDAPE é a medida da imprecisão. O valor zero indica um desempenho perfeito e o valor de 20%, por exemplo, significa que metade da concentração mensurada está dentro do alvo, com variação de 20%, e metade está fora desse intervalo. São considerados adequados valores entre 20% e 40%.

As bombas de infusão atuais podem alcançar velocidade de até 1.200 mL.h$^{-1}$ com uma precisão de 0,1 mL.h$^{-1}$.[3]

## ■ TCI PLASMA

A primeira geração de bombas alvo-controle é representada pelo Diprifusor, no qual utiliza-se exclusivamente o propofol. Esse sistema permite apenas a infusão baseada na concentração plasmática, denominada TCI plasma.

Ao iniciar a infusão, o equipamento administra um *bolus* para preencher o compartimento central e elevar a concentração plasmática rapidamente. Uma vez atingido o alvo plasmático desejado, o programa diminui a infusão para manter esse alvo constante. A alteração da concentração resulta em novo *bolus* para elevá-la ou interrupção da infusão para diminuí-la. Esse processo é representado na Figura 62.11.

A infusão TCI plasma caracteriza-se por um maior tempo de equilíbrio entre as concentrações plasmática e na biofase, retardando o aparecimento da resposta clínica. Esse efeito, denominado histerese, é influenciado principalmente pelas propriedades farmacológicas, débito cardíaco e fluxo sanguíneo cerebral.[22]

Matematicamente, a constante de primeira ordem que determina a transferência do fármaco para o sítio efetor é chamada $k_{e0}$. Essa constante foi extraída indiretamente de estudos experimentais devido à impossibilidade de se medir a concentração do fármaco na biofase. Um dos métodos utilizados é por meio do tempo para o pico de efeito (*time to peak effect* – TTPE), pelo qual se calcula o tempo entre a injeção do fármaco em *bolus* e seu efeito clínico máximo, medido tipicamente por um monitor de atividade cerebral. Esse dado é analisado com as curvas de concentração plasmática e efeito do fármaco, quando elas se cruzam, para determinar o valor da $k_{e0}$.[10]

A partir dessa constante, estabeleceu-se o $t_{1/2}k_{e0}$, calculado pela fórmula $0,693/k_{e0}$ e definido como o tempo necessário para ocorrer 50% de equilíbrio entre o plasma e a biofase. Após a definição do valor do $k_{e0}$, o visor da bomba passou a mostrar a concentração estimada no sítio efetor, mas sem permitir a infusão baseada no efeito.[23]

Para o modelo de Marsh original, utilizado no Diprifusor, os valores são: $k_{e0}$ = 0,26 $min^{-1}$ e $t_{1/2}k_{e0}$ = 2,6min.[24,25]

Portanto, ao aplicar a fórmula da histerese ($t_{1/2}k_{e0}$.4,32), calcula-se que o propofol plasmático entrará em equilíbrio com o sítio efetor em aproximadamente 12 minutos.

A taxa de infusão após a concentração ser atingida é decrescente e tem a função de repor a perda por redistribuição e eliminação. Esse processo é altamente dinâmico, portanto, o sistema TCI é desenhado para repetir os cálculos a cada 10 segundos e ajustar a velocidade de infusão sempre que necessário.[18]

O cálculo para a reposição da redistribuição é regido por equação exponencial, na qual $C_{ter}$ = concentração-alvo; $V_1$ = volume central; k = constantes entre compartimentos; e = logaritmo natural; t = unidade de tempo:[26]

$$\text{Taxa de manutenção} = C_{ter}.V_1.(k_{10} + [k_{12}.e^{-k21.t}] + [k_{13}.e^{-k31.t}])$$

A perda por eliminação é calculada de forma mais simples, sendo o produto da concentração-alvo pelo *clearance* (Cl), o qual pode ser representado pelo produto do $V_1$ pelo $k_{10}$. No estado de equilíbrio total, esta será a única reposição necessária:

$$\text{Taxa de manutenção} = C_{ter}.Cl = C_{ter}.V_1.k_{10}$$

Na prática, essa complexidade resulta em ajustes rápidos de concentração, alta previsibilidade e menor consumo de anestésicos. Por esses motivos, a infusão alvo-controle é o padrão-ouro em AVT.

Atualmente, diferentes modelos farmacocinéticos estão disponíveis para propofol, em adultos e crianças, e opioi-

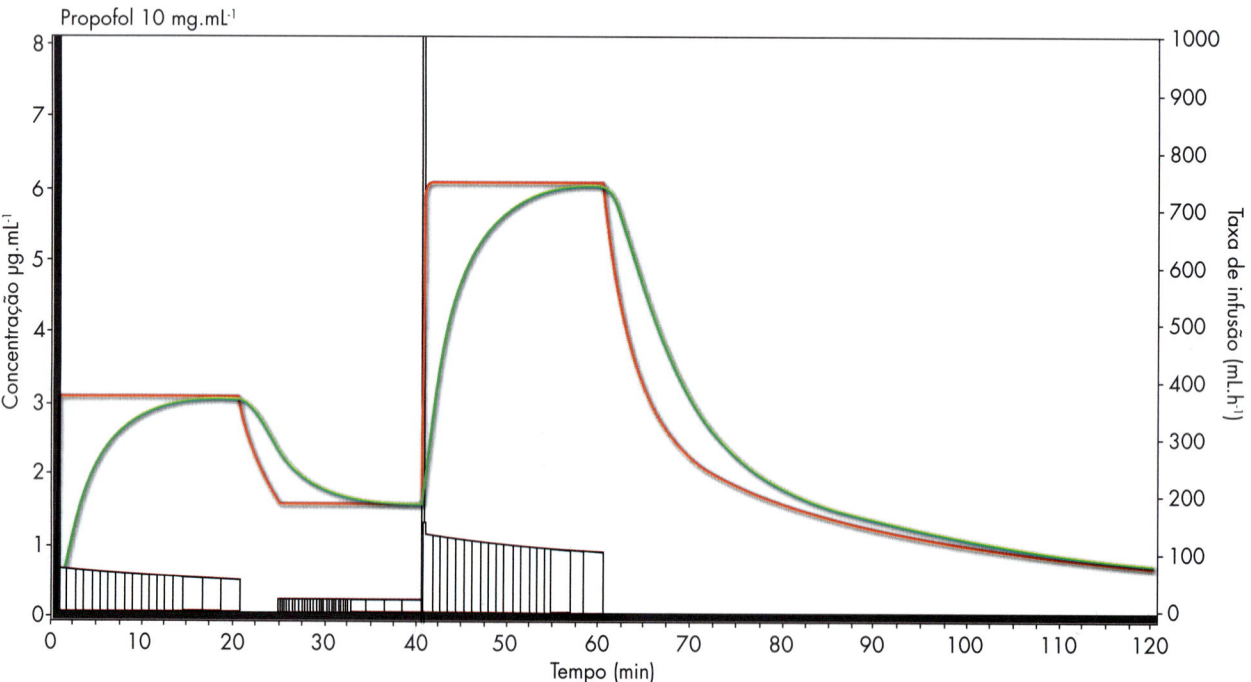

▲ **Figura 62.11** Infusão TCI plasma de propofol pelo modelo de Marsh com o $k_{e0}$ = 0,26 $min^{-1}$ (Vermelho: concentração plasmática; Verde: concentração sítio efetora; Barras brancas: velocidades de infusão).

des.[27-32] Esses programas estão inseridos nas bombas *open* TCI e permitem infusões alvo-controle plasmática ou efeito.

## ■ TCI EFEITO

A infusão TCI efeito tem por objetivo atingir uma determinada concentração no local de ação do fármaco ao invés do plasma. Essa infusão só foi possível após a incorporação da constante $k_{e0}$ no modelo farmacocinético. A $k_{e0}$ é um dos fatores determinantes do *bolus* inicial (*overshoot*), o qual eleva a concentração plasmática muito acima da concentração efeito desejada e acelera, consequentemente, a passagem do fármaco para a biofase. Dessa forma, todo ajuste de plano anestésico será feito de forma mais fácil, rápida e precisa.

As bombas da segunda geração são chamadas de *open* TCI por incorporarem em sua programação vários modelos farmacocinéticos, de diferentes medicações, e por permitirem o uso de seringas de tamanhos e fabricantes diversos. As marcas disponíveis no Brasil são a Alaris PK (CareFusion, UK), a Injectomat TIVA Agilia (Fresenius, France) e a Perfusor Space (B. Braun, Alemanha), que possibilitam TCI plasma e/ou efeito para o propofol e opioides.

Matematicamente, a inserção da constante $k_{e0}$ possibilitou a visualização gráfica do que acontece na biofase. A Figura 62.12 compara a curva do decaimento triexponencial da concentração plasmática do fármaco com a curva da concentração efeito, especificando suas respectivas equações. A equação da concentração efeito pelo tempo recebe o nome de equação diferencial.[33]

Como descrito anteriormente, a $k_{e0}$ do propofol foi extraída de estudos experimentais. Na tentativa de melhorar a performance do modelo farmacocinético, têm sido publicados estudos com diferentes valores de $k_{e0}$.[34,35] Consequentemente, variações do modelo original foram desenvolvidas,

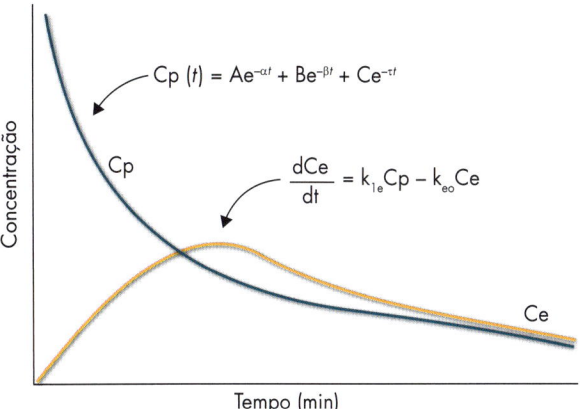

▲ **Figura 62.12** Curvas da concentração plasmática, mostrada na Figura 62.7, e efeito pelo tempo após injeção em *bolus*.

Cp: concentração plasmática; Ce: concentração efeito; t: tempo; k: constantes intercompartimentais.

utilizando essas novas constantes, e instaladas nas bombas de segunda geração.

Ao utilizar a infusão efeito, deve-se estar atento para os efeitos indesejados no sistema cardíaco e respiratório, os quais terão relação direta com o *bolus* inicial. O uso de $k_{e0}$ diferentes determinará doses diferentes do fármaco administrado, portanto é fundamental que o anestesiologista conheça as bombas e entenda as peculiaridades de cada modelo para utilizá-lo de forma correta e segura.[23] Essa diferença é motivo de confusão entre anestesiologistas.[22]

A Figura 62.13 ilustra a infusão alvo-controle baseada no efeito pelo modelo de Marsh com $k_{e0}$ = 0,26min[-1]. A ca-

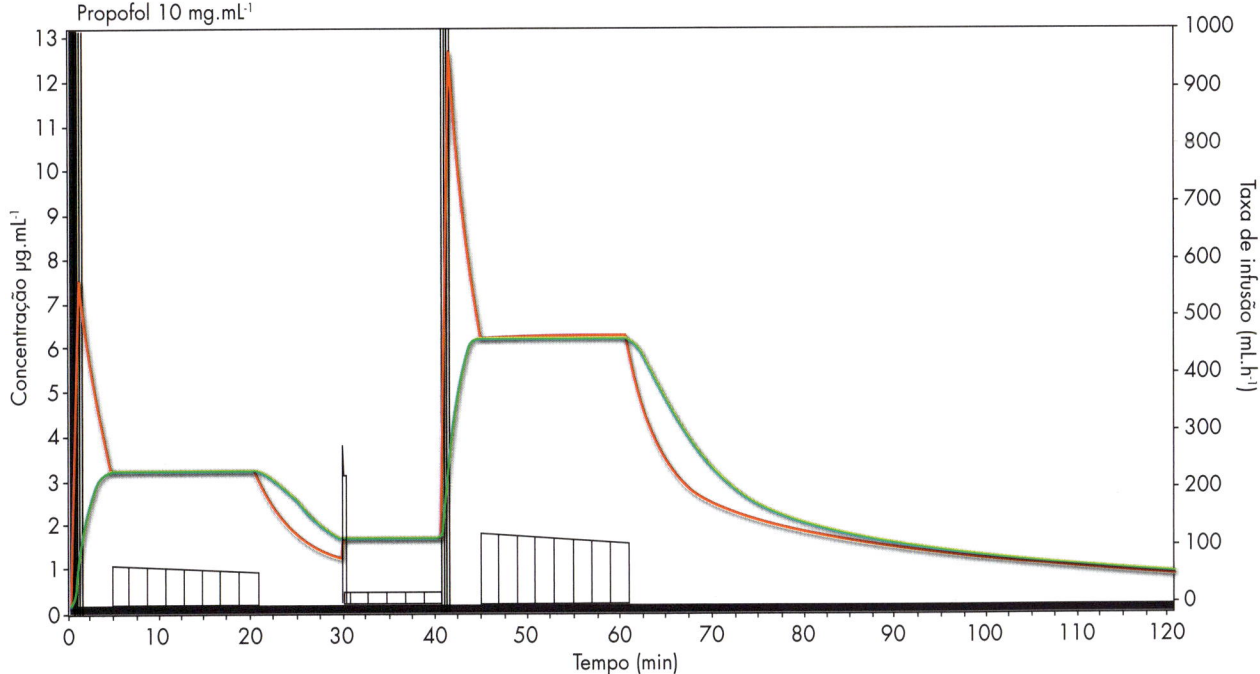

▲ **Figura 62.13** Infusão TCI efeito de propofol pelo modelo de Marsh com o $k_{e0}$ = 0,26 min (Vermelho: concentração plasmática; Verde: concentração sítio efetora; Barras brancas: velocidades de infusão).

racterística dessa infusão é a administração inicial de uma grande quantidade do fármaco para que ocorra rapidamente o equilíbrio entre as concentrações plasmática e efeito. Os ajustes para elevar a concentração serão seguidos de um novo *bolus* e os ajustes para diminuí-la causarão a interrupção temporária da infusão.

## ALÇA FECHADA (*CLOSED-LOOP*)

Os sistemas autônomos, usados em diversos setores industriais, estão se tornando presentes no cotidiano das pessoas. Estima-se que 90% do tempo de voo dos aviões seja feito pelo denominado "piloto automático". Além disso, veículos terrestres autônomos já são uma realidade e prometem transformar a forma de locomoção da sociedade. Esses sistemas economizam combustível, são mais seguros e diminuem a carga de trabalho humana.

Desde a década de 1980 são descritos sistemas de infusão que funcionam sem a interferência do anestesiologista, denominados alça fechada. Esses sistemas, inicialmente usados para controlar a administração de relaxantes musculares, são alimentados por dados clínicos e hemodinâmicos que ajudam o computador a calcular a necessidade dos anestésicos.[36-38]

Nesse tipo de infusão, o anestesista determina a faixa-alvo necessária, por exemplo para plano anestésico, relaxamento muscular ou parâmetros hemodinâmicos, e o sistema controla a infusão de determinada medicação para manter o paciente naquele alvo estabelecido. Esses dispositivos possuem um sensor para fornecer informação de *feedback* ao controlador que, através de algoritmos, envia a ação necessária para atingir o efeito desejado. Esse *feedback* acontece repetidamente e gera respostas de ação constantes, criando uma alça fechada. Ele é composto por três elementos chaves: sensor, controlador e executor. A Figura 62.14 mostra o diagrama simplificado de um sistema de alça fechada para hipnose em anestesia: o monitor mede a atividade cerebral do paciente e envia o *feedback* para o sistema controlador. O sistema analisa o sinal, compara com o valor estabelecido como adequado pelo anestesista e informa a correção necessária. O executor recebe e converte o sinal em intervenção física.[39]

Atualmente, os estudos para se utilizar alça fechada em anestesia baseiam-se no controle dos agentes anestésicos, fluidoterapia, vasopressores, ventilação mecânica e controle da glicemia. Em relação aos anestésicos, o mais comum é o controle da infusão de propofol e remifentanil através da monitorização da atividade cerebral, ou hipnose. Os resultados mostram uma maior permanência dos pacientes na faixa adequada de plano anestésico quando se utiliza alça fechada. Além disso, o consumo de propofol na indução é menor, com menores efeitos hemodinâmicos, e o despertar é mais rápido, apesar da indução ser mais lenta.[39]

Analogamente à aviação, o sistema de alça fechada reduz a carga de trabalho do anestesista, que fica mais disponível para cuidar do paciente. Especula-se que esse efeito possa melhorar o desfecho dos pacientes.[40]

Recentemente, Joosten e col. publicaram dois estudos, com diferença de 7 meses, demonstrando a utilização do sistema de alça fechada para controle da hipnose, analgesia, hidratação e ventilação. No primeiro estudo, o autor utiliza esse sistema para validar a segurança e sua aplicabilidade na prática clínica.[41] O segundo estudo teve por objetivo comparar a *performance* do sistema de alça fechada com anestesias controladas por anestesiologistas e observar a incidência de déficit neurocognitivo pós-operatório entre os grupos. O grupo controlado pelo sistema de alça fechada apresentou melhores resultados da função cognitiva com uma semana após a cirurgia, superando a *performance* humana. Segundo o autor, esse desfecho foi resultado de um controle mais preciso, por parte do computador, dos parâmetros hemodinâmicos, ventilatórios e índice bispectral, os quais se mantiveram por mais tempo dentro das faixas ideais.[42]

Em 2021, Mahr e col. publicaram um estudo no qual 204 pacientes, submetidos a cirurgias não cardíacas, foram divididos em dois grupos: um controlado manualmente e outro por alça fechada. Utilizou-se propofol e remifentanil, e o alvo estabelecido foi o índice bispectral entre 40 e 60. A incidência de disfunção neurocognitiva pós-operatória foi semelhante entre os grupos, entretanto o consumo de propofol e os períodos de excessiva profundidade anestésica foram menores no grupo de alça fechada. Os autores concluem que os cuidados em todo o processo, como tempo de jejum, hidratação, ventilação, controle da dor e reabilitação precoce, podem ter impactado positivamente, em ambos os grupos, para uma melhor recuperação cognitiva pós-operatória, e que esta hipótese deve ser investigada.[43]

Em referência às três leis da robótica, postuladas por Isaac Asimov em 1942, foi publicado um editorial com as três leis que devem guiar o uso do sistema de alça fechada em anestesia.[44] Segundo os autores, primeiramente o sistema não pode causar mal e deve permanecer dentro da faixa estabelecida o tempo todo. Pela segunda lei, o sistema deve ser transparente, executando as ordens determinadas pelo anestesiologista de forma confiável, previsível e de fácil compreensão. Finalmente, o sistema deve funcionar sem a necessidade de vigilância constante, diminuindo, dessa forma, a carga de trabalho cognitiva do anestesista e permitindo que ele esteja mais atento ao paciente. Além disso, espera-se que erros nos cálculos das doses e administração das medicações, que são muito elevados entre seres humanos, diminuam com o uso dos computadores.[45] Entretanto, a migração dessa tecnologia da área científica para o centro cirúrgico é um processo complicado, e tentativas anteriores, como o sistema de sedação para endoscopias e colonoscopias, Sedasys System®, não obtiveram sucesso.[46]

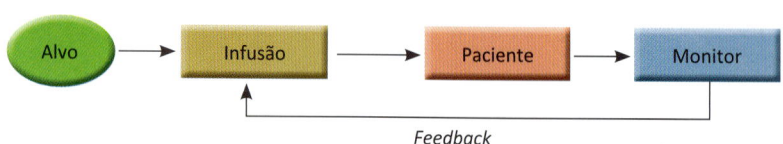

◀ **Figura 62.14** Diagrama simplificado do sistema de alça fechada.

O bom funcionamento dos sistemas em alça fechada depende de um *feedback* confiável. Da mesma forma que os modelos TCI validados possuem uma imprecisão entre 20% e 40%, os sensores clínicos que regulam o ajuste no sistema alça fechada não são 100% precisos. Por exemplo, o monitor de atividade cerebral está sujeito a imprecisão e retardo no fornecimento da informação para o sistema de alça fechada. Outro ponto crítico é a impossibilidade de medir diretamente a concentração do fármaco administrado, o que torna essa tecnologia, por enquanto, embrionária.

O editorial escrito recentemente por Thomas M. Hemmerling[47] coloca algumas observações muito interessantes. Na opinião do autor, o sistema de alça fechada estará disponível nos EUA antes que o FDA (Food and Drug Administration) aprove os sistemas TCI. Estes sistemas podem ser considerados obsoletos, pois foram desenvolvidos há muitos anos e o perfil da população moderna é muito diferente da população incluída nos estudos. Com o avanço da monitorização do plano anestésico, é possível que não haja a necessidade dos sistemas TCI. O autor compara o avanço tecnológico na anestesiologia com o da indústria automobilística: os carros manuais evoluíram para automáticos, apareceram os sistemas de navegação, dispositivos de segurança e, em breve e finalmente, os carros autônomos.

## ▪ INTELIGÊNCIA ARTIFICIAL

Atrelado ao sistema de alça fechada, está o desenvolvimento da inteligência artificial (IA). Ela tem sido aplicada em diversos ramos da medicina, como radiologia e patologia. Na anestesiologia, apresenta-se como promissora nos cuidados intensivos, manejo da dor, administração de medicações e infusão de soluções.[48] A IA utiliza algoritmos com três metodologias possíveis:[39]

1. **Aprendizado supervisionado:** algoritmo treinado para prever um efeito;
2. **Aprendizado não supervisionado:** identifica padrões, estruturas e agrupamentos;
3. **Aprendizado de reforço:** faz uma ação, recebe *feedback* e aprende com erros e sucessos.

Dessa forma, os objetivos desses sistemas são:

1. Manter o paciente dentro do alvo fisiológico estabelecido;
2. Reduzir a variabilidade individual;
3. Reduzir a variabilidade dos cuidados e cuidadores;
4. Melhorar desfecho.

A possibilidade de acessar bancos de dados, analisá-los instantaneamente e conjugá-los com os dados oferecidos pelo próprio paciente, proporciona ao sistema uma infusão muito mais precisa e confiável, com menores riscos. Paralelamente ao desenvolvimento da IA, tem sido desenvolvida a tecnologia de aprendizado de máquina (*machine learning*), que possibilita a análise de um número infinito de dados, para determinar padrões e desvios, a compreensão instantânea de parâmetros complicados, como a eletroencefalografia, e a elaboração de modelos e algoritmos para prevenção de um determinado evento.[49] Nesse contexto, insere-se a telemedicina, que está presente em diversas especialidades e logo será uma realidade no ambiente cirúrgico. Estima-se que a introdução da telemedicina na anestesiologia e cirurgia diminuirá custos e aumentará a satisfação dos pacientes.[50]

Maheshwari e col. publicaram um artigo analisando e projetando a utilização da IA na medicina perioperatória, no qual ele utiliza o termo inteligência perioperatória.[51] Segundo o autor, a mortalidade pós-operatória, se classificada como uma categoria de doença, seria a terceira causa de morte, perdendo para doenças cardíacas e câncer. Este cenário, associado a procedimentos cada vez mais complexos e pacientes mais idosos e graves, é terreno fértil para o desenvolvimento da inteligência perioperatória, a qual deve auxiliar o anestesista nessa grande demanda por atenção, conhecimento e eficiência.

Em 2018, Hatib e col., utilizando aprendizado de máquina na análise da curva de pressão arterial, previram episódios de hipotensão com 15 minutos de antecedência, sendo a sensibilidade e a especificidade de 88% e 87% respectivamente.[52] Outras publicações mostram que a IA terá grande aplicabilidade na medicina, como estratificação de risco e seleção de pacientes, organização de fluxo operatório e gestão de leitos, sistemas de suporte de decisão *point-of-care* e monitorização orientada para desfecho clínico. Estima-se que, entre 2019 e 2024, o mercado de IA para cirurgias crescerá mais de 200%, atingindo o valor de 225 milhões de dólares.[51]

A introdução de novas tecnologias, principalmente na área médica, gera ceticismo e preocupação. Deve-se considerar as questões éticas e legais para criar mecanismos regulatórios apropriados. Nos últimos anos, o FDA tem promovido debates para a implementação dessas tecnologias, que já recebem a denominação de software como dispositivo médico (*software as a medical device* – SaMD).[51] No Brasil, foi publicada pela Agência Nacional de Vigilância Sanitária (Anvisa), no Diário Oficial da União em 24 de março de 2022, a RDC N° 657 que dispõe sobre a regularização de *software* como dispositivo médico.[53]

Curiosamente, todos esses estudos e discussões, visando a evolução da especialidade e um melhor cuidado do paciente, faz uma ligação com um longínquo fevereiro de 1996, quando um ser humano, o campeão de xadrez Garry Kasparov, perdeu pela primeira vez para uma máquina, o supercomputador Deep Blue, criado pela IBM.[54]

# REFERÊNCIAS

1. Lee JA. History of anaesthesia. In: Atkinson RS, Rushman GB, Davies NJH. Lee´s Sysnopsis of Anaesthesia. 11. ed. London: Butterworth Heinemann; 1996. p. 875-915.
2. Nimmo AF, Cook TM, Andrade J, et al. The 5th National Audit Project (NAP5) on accidental awareness during general anaesthesia: patient experiences, human factors, sedation, consent and medicolegal issues. Anaesthesia. 2014; 69(10):1102-1116.
3. Absalom A, Struys MM. An Overview of TCI & TIVA. 2. ed. Gent: Academia Press; 2007.
4. Vianna PTG, Simoni RF, Oroz JEB, et al. Anestesia Venosa Total. In: Cangiani LM. Tratado de Anestesiologia – SAESP. 7. ed. São Paulo: Atheneu; 2000. p. 1419-1436.
5. Taylor I, White M, Kenny GN. Assessment of the value and pattern of use of a target controlled propofol infusion system. Int J Clin Monit Comput. 1993; 10(3):175-180.
6. Russell D, Wilkes MP, Hunter SC, et al. Manual compared with target-controlled infusion of propofol. Br J Anaesth. 1995; 75(5):562-566.
7. Roberts FL, Dixon J, Lewis GT, et al. Induction and maintenance of propofol anaesthesia. A manual infusion scheme. Anaesthesia. 1988;43 Suppl:14-17.
8. McFarlan CS, Anderson BJ, Short TG. The use of propofol infusions in paediatric anaesthesia: a practical guide. Paediatr Anaesth. 1999; 9(3):209-216.
9. Vuyk J, Mertens MJ, Olofsen E, et al. Propofol and rational opioid selection: determination of optimal EC50-EC95 propofol-opioid concentrations that assure adequate anesthesia and a rapid return of consciousness. Anesthesiology. 1997; 87(6):1549-1562.
10. Al-Rifai Z, Mulvey D. Principles of Total Intravenous Anaesthesia: Basic Pharmacokinetics and Model Descriptions. BJA Education. 2016; 16(3):92-97.
11. Glass PS, Glen JB, Kenny GN, et al. Nomenclature for computer-assisted infusion devices. Anesthesiology. 1997; 86(6):1430-1431.
12. Kruger-Thiemer E. Continuous intravenous infusion and multicompartment accumulation. Eur J Pharmacol. 1968; 4(3):317-324.
13. Vaughan DP, Tucker GT. General theory for rapidly establishing steady state drug concentrations using two consecutive constant rate intravenous infusions. Eur J Clin Pharmacol. 1975; 19;9(2-3):235-238.
14. Vaughan DP, Tucker GT. General derivation of the ideal intravenous drug input required to achieve and maintain a constant plasma drug concentration. Theoretical application to lignocaine therapy. Eur J Clin Pharmacol. 1976; 10(6):433-440.
15. Schwilden H. A general method for calculating the dosage scheme in linear pharmacokinetics. Eur J Clin Pharmacol. 1981; 20(5):379-386.
16. Struys MM, De Smet T. Principles of drug actions: target-controlled infusions and closed-loop administration. In: Evers AS, Maze M, Kharasch ED. Anesthetic pharmacology: basic principles and clinical practice. Cambridge: Cambridge University Press; 2011. p. 103.
17. Jacobs JR, Williams EA. Algorithm to control "effect compartment" drug concentrations in pharmacokinetic model-driven drug delivery. IEEE Trans Biomed Eng. 1993; 40(10):993-999.
18. Shafer SL, Gregg KM. Algorithms to rapidly achieve and maintain stable drug concentrations at the site of drug effect with a computer-controlled infusion pump. J Pharmacokinet Biopharm. 1992; 20(2):147-169.
19. Gray JM, Kenny GN. Development of the technology for 'Diprifusor' TCI systems. Anaesthesia. 1998; 53 Suppl 1:22-27.
20. Glen JB. The development of 'Diprifusor': a TCI system for propofol. Anaesthesia. 1998; 53 Suppl 1:13-21.
21. Varvel JR, Donoho DL, Shafer SL. Measuring the predictive performance of computer-controlled infusion pumps. J Pharmacokinet Biopharm. 1992; 20(1):63-94.
22. Absalom AR, Mani V, De Smet T, et al. Pharmacokinetic models for propofol-defining and illuminating the devil in the detail. Br J Anaesth. 2009; 103(1):26-37.
23. Cortínez LI. What is the ke0 and what does it tell me about propofol? Anaesthesia. 2014; 69(5):399-402.
24. Marsh B, White M, Morton N, et al. Pharmacokinetic model driven infusion of propofol in children. Br J Anaesth. 1991; 67(1):41-48.
25. Billard V, Cazalaa JB, Servin F, et al. [Target-controlled intravenous anesthesia]. Ann Fr Anesth Reanim. 1997; 16(3):250-273.
26. Gepts E. Pharmacokinetic concepts for TCI anaesthesia. Anaesthesia. 1998; 53 Suppl 1:4-12.
27. Absalom A, Amutike D, Lal A, et al. Accuracy of the 'Paedfusor' in children undergoing cardiac surgery or catheterization. Br J Anaesth. 2003; 91(4):507-513.
28. Schnider TW, Minto CF, Gambus PL, et al. The influence of method of administration and covariates on the pharmacokinetics of propofol in adult volunteers. Anesthesiology. 1998; 88(5):1170-1182.
29. Minto CF, Howe C, Wishart S, et al. Pharmacokinetics and pharmacodynamics of nandrolone esters in oil vehicle: effects of ester, injection site and injection volume. J Pharmacol Exp Ther. 1997 Apr;281(1):93-102.
30. Minto CF, Schnider TW, Shafer SL. Pharmacokinetics and pharmacodynamics of remifentanil. II. Model application. Anesthesiology. 1997; 86(1):24-33.
31. Gepts E, Shafer SL, Camu F, et al. Linearity of pharmacokinetics and model estimation of sufentanil. Anesthesiology. 1995; 83(6):1194-1204.
32. Kataria BK, Ved SA, Nicodemus HF, et al. The pharmacokinetics of propofol in children using three different data analysis approaches. Anesthesiology. 1994; 80(1):104-122.
33. Obara S, Egam TD. Pharmacokinetic and Pharmacodynamic Principles for Intravenous Anesthetics. In: Hemmings Jr HC, Egan TD. Pharmacology and physiology for anesthesia: foundations and clinical application. Philadelphia: Elsevier; 2013.
34. Struys MM, De Smet T, Depoorter B, et al. Comparison of plasma compartment versus two methods for effect compartment-controlled target-controlled infusion for propofol. Anesthesiology. 2000; 92(2):399-406.
35. Thomson AJ, Nimmo AF, Engbers FH, et al. A novel technique to determine an "apparent ke0" value for use with the Marsh pharmacokinetic model for propofol. Anaesthesia. 2014; 69(5):420-428.
36. Edwards ND, Mason DG, Ross JJ. A portable self-learning fuzzy logic control system for muscle relaxation. Anaesthesia. 1998; 53(2):136-139.
37. O'Hara DA, Derbyshire GJ, Overdyk FJ, et al. Closed-loop infusion of atracurium with four different anesthetic techniques. Anesthesiology. 1991; 74(2):258-263.
38. Olkkola KT, Schwilden H, Apffelstaedt C. Model-based adaptive closed-loop feedback control of atracurium-induced neuromuscular blockade. Acta Anaesthesiol Scand. 1991; 35(5):420-423.
39. Wingert T, Lee C, Cannesson. Machine Learning, Deep Learning, and Closed Loop Devices-Anesthesia Delivery. Anesthesiol Clin. 2021; 39(3):565-581.
40. Liu N, Chazot T, Trillat B, et al. Feasibility of closed-loop titration of propofol guided by the Bispectral Index for general anaesthesia induction: a prospective randomized study. Eur J Anaesthesiol. 2006; 23(6):465-469.
41. Joosten A, Jame V, Alexander B, et al. Feasibility of fully automated hypnosis, Analgesia, and Fluid Management Using 2 Independent Closed-Loop Systems During Major Vascular Surgery: A Pilot Study. Anesth Analg. 2019; 128(6):e88-e92.
42. Joosten A, Rinehart J, Bardaji A, et al. Anesthetic management using multiple closed-loop systems and delayed neurocognitive recovery. Anesthesiology. 2020; 132(2):253-266.
43. Mahr N, Bouhake Y, Chopard G, et al. Postoperative neurocognitive disorders after closed-loop versus manual target controlled-infusion of propofol and remifentanil in patients undergoing elective major noncardiac surgery: the randomized controlled Postoperative Cognitive Dysfunction-Electroencephalographic-Guided Anesthetic Adminstration trial. Anesth Analg. 2021; 133:837-847.
44. Kuck K, Johnson KB. The Three Laws of Autonomous and Closed-Loop Systems in Anesthesia. Anesth Analg. 2017; 124(2):377-380.
45. Fromer IR, Prielipp RC. Doing the math: Computation errors during critical drug administration. Anesth Analg. 2019; 128(6):1068-1070.
46. Martin JF, Niklewski PJ, White JD. The rise, fall, and future Direction of computer-assisted personalized sedation. Anesthesiology. 2019; 32(4):480-487.
47. Hemmerling TM. Robots will perform anesthesia in the near future. Anesthesiology. 2020; 132(2):219-220.
48. Hashimoto DA, Witkowski E, Meireles O, et al. Artificial intelligence in anesthesiology: Current techniques, clinical applications, and limitations. Anesthesiology. 2020; 132(2):379-394.
49. Gambus PL, Jaramillo S. Machine learning in anaesthesia: reactive, proactive... predctive! Br J Anaesth. 2019; 123(4):401-403.
50. Bridges KH, McSwain JR, Wilson PR. To infinity and beyond: The past, present, and future of tele-anesthesia. Anesth Analg. 2020; 130(2):276-284.
51. Maheshwari K, Cywinski JB, Papay F, et al. Artificial Intelligence for Perioperative Medicine: Perioperative Intelligence. Anesth Analg. 2023; 136(4):637-645.
52. Hatib F, Jian Z, Buddi S, et al. Machine-learning algorithm to predict hypotension based on high-fidelity arterial pressure waveform analysis. Anesthesiology. 2018; 129(4):663-674.
53. Resolução de Diretoria Colegiada – RDC N° 657, de 24 de Março de 2022. In: Diário Oficial da União. Disponível em: https://www.in.gov.br/en/web/dou/-/resolucao-de-diretoria-colegiada-rdc-n-657-de-24-de-marco-de-2022-389603457. Acesso em: 25 set. 2023.
54. Deep Blue. In: Wikipedia: a enciclopédia livre. Wikimedia, 2020. Disponível em: https://pt.wikipedia.org/wiki/Deep_Blue. Acesso em: 09 mar. 2020.

# 63

# Fundamentos da Ultrassonografia

**Luis Alberto Rodríguez Linares**

## INTRODUÇÃO

O som é caracterizado por uma onda de energia mecânica que se propaga em um meio com uma determinada frequência ou vibrações que viajam através de um meio usando ondas alternadas de alta e baixa pressão. A velocidade do som é constante e específica em cada meio, pois é diretamente proporcional à proximidade das moléculas, ou seja, à densidade do meio. A Tabela 63.1, mostra a velocidade do som em diferentes meios de propagação.[1]

**Tabela 63.1 Velocidade do som através dos diferentes meios mais usados na anestesia.**

| Material | Velocidade do Som (m.s$^{-1}$) |
|---|---|
| Ar | 330 |
| Gordura | 1.450 |
| Água | 1.480 |
| Tecidos moles | 1.540 |
| Cérebro | 1.540 |
| Fígado | 1.550 |
| Rim | 1.560 |
| Sangue | 1.570 |
| Músculo | 1.580 |
| Olho | 1.620 |
| Osso | 4.080 |

Para compreender e melhorar o ultrassom clínico, é importante conhecer certos princípios da Física, tais como frequência, velocidade de propagação, ultrassom pulsado, como as ondas interagem com o tecido, ângulo de incidência e atenuação. A criação de uma imagem digital pelo aparelho de ultrassom ocorre por três etapas: em primeiro lugar existe a produção da onda sonora pelo transdutor; em segundo, a recepção do eco gerado pela reflexão das ondas; e por último, a interpretação do eco recebido com a formação da imagem.[2] Uma fonte sonora faz movimentos de ondas longitudinais, necessários para a propagação de energia e padrões de ondas essenciais no ultrassom clínico. A fase de compressão de uma onda sonora é a parte de alta pressão, enquanto a fase de baixa pressão é chamada de rarefação. Na ultrassonografia clínica, os meios envolvidos são ar, água, fluidos corporais, tecidos moles, sangue e ossos como visto anteriormente.

Logo, sendo a velocidade do som ligeiramente constante nos tecidos moles do corpo humano (1.540 m.s$^{-1}$) e o seu valor obtido pelo produto entre a frequência e o comprimento de onda, sons com uma maior frequência terão um menor comprimento de onda. Como a atenuação das ondas sonoras em um meio é dependente da frequência (aproximadamente 0,75 dB.cm$^{-1}$.MHz$^{-1}$), a penetração de ondas sonoras de alta frequência nos tecidos profundos acaba sendo limitada. A Figura 63.1 mostra ondas dos sons de alta e baixa frequência.

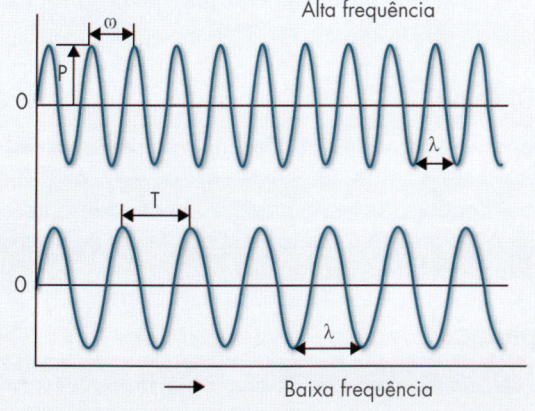

▲ **Figura 63.1** Ondas sonoras de alta e baixa frequência.

A frequência das ondas sonoras utilizadas atualmente nos aparelhos de ultrassonografia é muito alta, variando de 2 a 14 MHz, muito acima da faixa de som que é possível ser captada pelo ouvido humano, entre 20 e 20.000 Hz. Assim, todo som com frequência abaixo de 20 Hz é considerado um infrassom, enquanto sons com frequência acima de 20.000 Hz ou 20 KHz são denominados ultrassons (Figura 63.2).

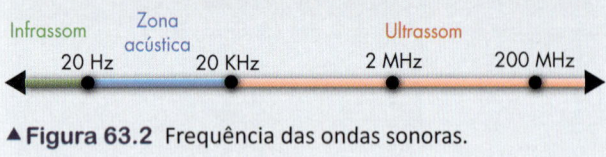

▲ **Figura 63.2** Frequência das ondas sonoras.

## ■ CONCEITOS BÁSICOS

### Frequência

É o número de vezes com que a sonda emite ondas a cada segundo, medida em Hertz (Hz). Período é o tempo para que um ciclo de onda completo aconteça e está relacionado à frequência. Comprimento de onda é a distância entre dois picos de onda. As ondas ultrassônicas são emitidas em uma frequência superior a 20 MHz, que está além da audição humana. A frequência depende da fonte de emissão e não é afetada pelo tecido com o qual interage.

### Amplitude

Refere-se à altura ou força de uma onda, definida pela distância entre o pico e a média dos pontos mais altos e mais baixos da onda. A potência no ultrassom é o quadrado da amplitude da onda, ou a diferença entre os valores máximo e médio das ondas propagadas. Tanto a potência quanto a amplitude podem ser controladas pelo anestesista e gerenciadas com ajuste de ganho.[3]

### Potência

É medida em watts (W) ou mW, mas pode ser exibida na máquina de ultrassom em decibéis (dB) ou na porcentagem de potência acústica total.

### Intensidade

Denota a potência fornecida em uma área específica e é normalmente quantificada em $W.cm^{-2}$ ou $mW.cm^{-2}$.[3] O pico espacial denota o ponto em que a intensidade é maximizada, representando o ponto focal dos feixes de ultrassom com maior potência sobre a menor área.

### Propagação

A velocidade com que as ondas viajam através de um meio é conhecida como velocidade de propagação. Nos tecidos moles, as ondas de ultrassom viajam a uma velocidade de $1.540 m.s^{-1}$, o que é chamado de impedância acústica. Esta velocidade depende das propriedades do meio e não é afetada pela frequência das ondas. Geralmente, à medida

que a densidade do tecido aumenta, a velocidade de propagação diminui, enquanto um tecido mais rígido resulta numa velocidade de propagação mais elevada. Em termos gerais, pode-se concluir que a Impedância Acústica é a soma da resistência com a reactância.

Impedância = Densidade x Velocidade de Propagação (Velocidade do som)

## Efeito Doppler

É um fenômeno físico ondulatório que ocorre quando existe aproximação ou afastamento relativo entre uma fonte de ondas e um observador. Esse fenômeno acontece pelo fato de que a velocidade de propagação de uma onda, seja ela qual for, depende exclusivamente do meio pelo qual essa onda propaga-se. Assim, mesmo que a fonte das ondas ou o observador mova-se, a velocidade de propagação da onda não será alterada. No entanto, ocorrerá uma variação no comprimento de onda e na frequência da onda captada pelo observador. Decorre da diferença entre a frequência recebida e a frequência emitida gerada pelo movimento de distanciamento ou aproximação da fonte emissora de eco (sangue) em relação à unidade receptora imóvel (transdutor). Se a fonte de eco se move em direção ao receptor (transdutor), a frequência percebida é interpretada como superior, estabelecendo por convenção a cor vermelha para a estrutura.

Imagine a seguinte situação: uma ambulância com sua sirene ligada desloca-se em uma rua afastando-se de um observador e aproximando-se de um outro observador (Figura 63.3). O observador que vê a ambulância afastando-se ouvirá um som com maior comprimento de onda e menor frequência, portanto, mais grave. O observador que vê a ambulância aproximando-se ouvirá um som de maior frequência e menor comprimento de onda, portanto, mais agudo.[4]

Dessa forma, a ultrassonografia de alta resolução requer frequências altas de ultrassom obtidas mediante o encurtamento do seu comprimento de onda, possibilitando a visualização de estruturas superficiais com alta qualidade de imagem. Nos bloqueios profundos, a ultrassonografia de alta resolução não é aplicável, sendo necessária a diminuição da frequência de ultrassom empregada, com consequente queda na qualidade de imagem das estruturas. Os transdutores de alta frequência (10 a 17,5 MHz) visualizam estruturas superficiais com profundidade de até 2 a 3 cm, como o plexo braquial nas vias interescalênica, supraclavicu-

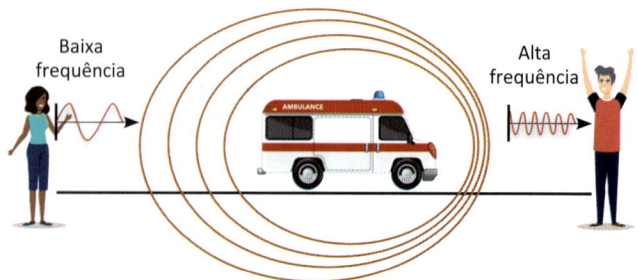

▲ **Figura 63.3** Efeito Doppler.

lar e axilar. Os transdutores com frequências intermediárias de 4 a 7 MHz são ideais para estruturas com profundidades de 4 a 5 cm, como o nervo isquiático, na fossa poplítea, e o plexo braquial, na região infraclavicular. Quando se procura identificar estruturas mais profundas como o nervo isquiático na região glútea, o plexo lombar e o espaço peridural em adultos, utilizam-se transdutores de baixa frequência (2 a 5 MHz).

## Efeito Piezoelétrico

Refere-se à capacidade de certos materiais (por exemplo, quartzo, PZT) de gerar uma carga elétrica quando submetidos a estresse mecânico. O efeito piezoelétrico é um processo bidirecional. Ele gera vibrações mecânicas quando uma corrente elétrica é aplicada (para transmissão de ultrassom) e gera sinais elétricos quando vibrações mecânicas são recebidas (para recepção de ultrassom).[5]

### ■ GERAÇÃO DA ONDA DE ULTRASSOM

Ondas de ultrassom são geradas usando um transdutor. Um transdutor é um componente crítico em uma máquina de ultrassom e opera com base no efeito piezoelétrico.

O transdutor contém cristais piezoelétricos que convertem energia elétrica em vibrações mecânicas. Na superfície do transdutor, existe um arranjo de cristais piezoelétricos que, após serem submetidos a um campo elétrico, sofrem um processo de distorção e começam a vibrar produzindo pulsos de ondas sonoras com uma determinada frequência. A frequência entre um pulso e outro precisa de tempo suficiente para que a onda sonora seja propagada e assim refletidas pelo ultrassom. Cada pulso consiste em dois ou três ciclos sonoros com uma determinada frequência, sendo que pulsos com uma frequência maior possuem um comprimento de pulso menor, melhorando a visualização de estruturas mais superficiais.[6]

Na imagem ultrassonográfica, existem dois aspectos de *resolução espacial*: axial e lateral. Resolução axial é a separação mínima dos planos acima e abaixo ao longo do eixo do feixe. É determinada pelo comprimento do pulso espacial, que é igual ao produto do comprimento de onda e o número de ciclos dentro de um pulso. Pode ser apresentado na seguinte fórmula:

Resolução axial = Comprimento de onda λ × Número de ciclos por pulso $n \div 2$

A *resolução temporal* expressa o número de quadros gerados num determinado intervalo de tempo, sendo capaz de retratar imagens sequenciais em tempo real. A diminuição dessa frequência de quadros obscurece as imagens de eventos ligados aos movimentos, gerando imagens não correspondentes ao momento presente. Dessa forma, altas frequências de quadros gerados são indispensáveis para o rastreamento seguro da agulha de bloqueio e da dispersão da solução de anestésico local. A resolução de contraste distingue a estrutura insonada do meio ao seu redor pela capacidade de gerar diferentes tonalidades de cinza.[7]

### ■ RECEPÇÃO DO ECO

A onda sonora emitida pelo transdutor é parcialmente refletida pelas camadas formadas por diferentes tecidos do corpo, ou seja, o eco é formado em qualquer lugar onde exista uma interface em que a densidade do corpo muda. O retorno das ondas sonoras faz vibrar novamente os cristais piezoelétricos do transdutor, transformando as vibrações em sinais elétricos que se deslocam para o *scanner* de ultrassom, onde serão interpretados para geração da imagem (Figura 63.4).

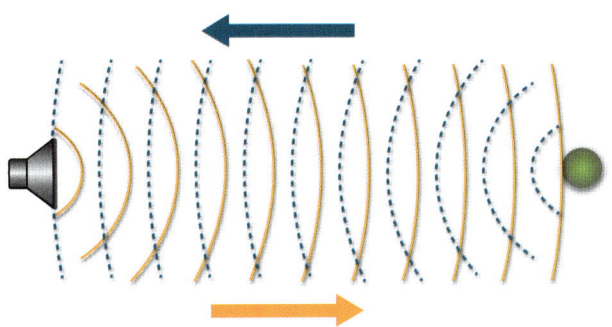

▲ **Figura 63.4** Geração da imagem de ultrassom.

### ■ FORMAÇÃO DA IMAGEM

Cada eco recebido pelo transdutor é transformado em um sinal elétrico que é transmitido ao *scanner* do aparelho de ultrassom, o qual determina três informações:

1. o tempo decorrido desde a transmissão do pulso até a recepção do eco; e, a partir desse intervalo de tempo, calcula a
2. distância (profundidade) onde o foco se formou, possibilitando uma imagem nítida do eco na dada profundidade; e
3. a intensidade do eco.

Quando o *scanner* sonográfico determina essas três informações, ele pode alocar cada pixel que compõe a imagem com uma determinada intensidade.

Basicamente, a intensidade do eco gerado em uma interface é que irá determinar a cor do pixel correspondente, e a mesma será tão intensa quanto maior for a diferença de impedância ou densidade entre os dois meios (Figura 63.5).

À medida que o feixe de ultrassom atravessa as camadas de tecido em direção à profundidade, a amplitude do sinal original vai sendo atenuada. Essa perda progressiva de energia ocorre devido à absorção, reflexão e dispersão nas interfaces. A atenuação da onda sonora por meio da absorção resulta na formação de calor, sendo essa a principal forma de atenuação em tecidos moles. O grau de atenuação sofrido por determinada onda sonora é diretamente proporcional ao coeficiente de atenuação, expresso em decibéis por centímetro e é específico para cada tecido. Tecidos como água e sangue possuem coeficientes de atenuação baixos, diferentemente do osso, que possui o mais alto coeficiente de atenuação, limitando a transmissão das ondas sonoras.

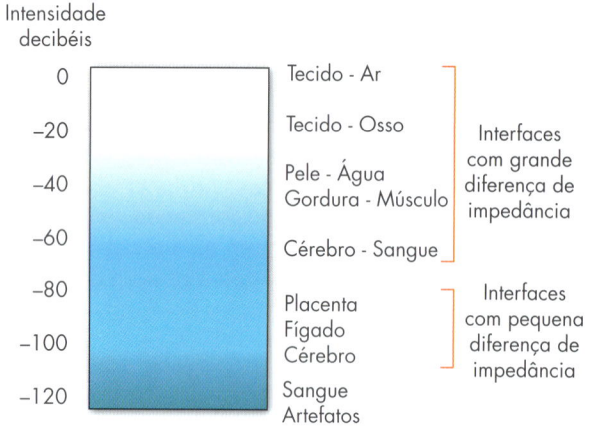

▲**Figura 63.5** As interfaces e as diferenças de impedância.

Além disso, como citado anteriormente, o grau de atenuação sofrido por uma onda também é diretamente proporcional à sua frequência. Isso explica por que ondas sonoras com alta frequência terão uma menor penetração nos tecidos, enquanto ondas sonoras com baixa frequência terão maior penetração nos tecidos, já que sofrem menor atenuação. Assim, o coeficiente de atenuação pode ser expresso em unidades de dB.cm$^{-1}$.MHz$^{-1}$. Nos tecidos ricos em água, a constante de atenuação é de 0,75 dB.cm$^{-1}$.MHz$^{-1}$. Apesar da alta taxa de absorção desses tecidos, uma perda significativa da capacidade de configuração de imagens somente ocorre com frequências acima de 15 MHz.[8]

Estruturas com maior densidade refletem mais som e são consideradas mais ecogênicas (brancas – hiperecoicas). Assim, ossos e corpos estranhos densos refletem totalmente o som e aparecem brilhantes na tela, enquanto fluidos como água ou urina não refletem nenhum som para a sonda e parecem anecoicos (pretos – hipoecoicos).[9] Os ecos fracos aparecem em cinza. Quando as ondas ecoam de volta para a sonda a partir de materiais como osso e ar, que não podem propagar o som, as ondas sonoras não conseguem passar para tecidos mais profundos e resultam numa sombra atrás da interface.

Assim sendo, nas interfaces entre dois meios acústicos com grande diferença de impedância, a reflexão das ondas sonoras será intensa. Entretanto, na presença de meios com impedâncias muito próximas, a reflexão das ondas sonoras estará diminuída, pois grande parte dessas ondas sofre uma mudança de direção (refração), não retornando ao transdutor. A intensidade de reflexão, ou eco, classifica as estruturas com alta reflexão como hiperecoicas, as de baixa reflexão como hipoecoicas e as que não refletem as ondas de ultrassom como anecoicas. Estruturas hiperecoicas refletem mais as ondas sonoras e são representadas por áreas brancas como ossos, tendões e fáscias. Estruturas hipoecoicas são representadas na tela por regiões acinzentadas onde as ondas são atenuadas, como nos tecidos ricos em água (nervos, fígado e músculos) e na gordura. Estruturas anecoicas não refletem ondas sonoras, conduzindo-as perfeitamente. São representadas por áreas pretas, como nos líquidos (sangue, anestésicos locais e urina).

Nas interfaces entre os tecidos ricos em água e o ar, e entre esses tecidos e os ossos, as diferenças de impedân-

cia acústica são tão amplas que praticamente toda energia emitida é refletida formando imagens hiperecoicas e posteriormente anecoicas chamadas de "sombras acústicas". Isso explica por que é clinicamente importante a aplicação de gel de condução estéril (um meio de acoplamento acústico) na superfície do transdutor e sobre a região a ser examinada para eliminar quaisquer bolhas de ar entre o transdutor e a superfície da pele, eliminando essa interface que teria uma grande diferença de impedância acústica. Caso contrário, a maioria das ondas de ultrassom emitidas seriam refletidas, o que limitaria a penetração nos tecidos.[10]

A Tabela 63.2 mostra as variações da impedância acústica em diferentes tecidos do corpo.

**Tabela 63.2 Variações da impedância acústica com os tecidos do corpo.**

| Tecidos | Impedância acústica ($10^6$ rayls) |
| --- | --- |
| Ar | 0,0004 |
| Pulmão | 0,18 |
| Tecido adiposo | 1,34 |
| Fígado | 1,65 |
| Sangue | 1,65 |
| Rim | 1,63 |
| Músculo | 1,71 |
| Osso | 7,8 |

As ondas ultrassônicas interagem com as estruturas em um ângulo denominado *ângulo de incidência.* Para uma imagem ideal, o ângulo de incidência deve ser perpendicular às ondas emitidas. Ângulos oblíquos resultam em menos ondas ecoadas retornando à sonda, reduzindo o brilho e a resolução da estrutura. Se o ângulo não for diretamente perpendicular, a onda será refletida para longe da fonte. O ângulo de 90° entre o feixe de ultrassom e a estrutura-alvo é o ideal para que se tenha a menor atenuação possível (isotropia). De acordo com a mudança de angulação, ocorre uma progressiva atenuação da imagem da estrutura insonada (anisotropia), pois quando uma onda incide em uma interface com um ângulo inferior a 90°, como resultado, haverá um desvio para longe do transdutor em um ângulo igual ao ângulo de incidência, mas no sentido oposto. Isso explica o porquê da dificuldade de visualização da agulha durante a realização de um bloqueio a uma estrutura mais profunda, quando a agulha é inserida em um ângulo maior do que 45° em relação à superfície da pele.[11]

As estruturas podem ser classificadas de acordo com a maneira que refletem as ondas sonoras. Dessa forma, estruturas que possuem superfícies regulares e lisas refletem intensamente a onda transmitida em uma única direção, dependendo do ângulo de incidência, e são chamadas especulares. São exemplos de refletores especulares: fáscias musculares, o diafragma e as paredes dos grandes vasos. Por outro lado, superfícies irregulares refletem as ondas ultrassonográficas de forma difusa, diminuindo a intensidade do brilho da estrutura, sendo assim chamadas de difusoras. As agulhas de bloqueio exemplificam estruturas refletoras especulares, enquanto os nervos periféricos representam estruturas difusoras. Essas limitações da ultrassonografia bidimensional motivaram o desenvolvimento da tecnologia para geração de imagens ultrassonográficas tridimensionais. Essas imagens são geradas pela reconstrução simultânea dos 2 planos ortogonais padrão (eixos X e Y) somados à dimensão de altura (eixo Z). A ultrassonografia tridimensional é capaz de visualizar relações espaciais de toda a região anatômica, espessura do nervo e distribuição da solução de anestésico local em todos os planos de 360°.

A principal limitação da ultrassonografia tridimensional é seu elevado custo de aquisição comparado aos equipamentos de tecnologia bidimensional. Após o processo de reflexão e dispersão, o restante do feixe que incide sobre uma interface é refratado com uma mudança na direção do feixe transmitido, sendo que o grau de mudança ou flexão gerada é dependente da diferença da velocidade do som nos dois meios. Clinicamente, a intensa refração gerada pelo tecido adiposo causa distorção da imagem e é um dos fatores que contribui para algumas das dificuldades encontradas na realização de bloqueios em pacientes obesos.[12]

## ■ OTIMIZAÇÃO DA IMAGEM

No menu de opções do equipamento de ultrassom existem várias modalidades para visualização de diferentes tipos de estruturas, obedecendo uma programação preestabelecida de características ultrassonográficas capazes de reproduzir a melhor imagem das estruturas desejadas. O modo "pequenas partes" oferece condições ótimas para geração de imagens e para identificação de nervos periféricos e estruturas superficiais. Essa programação ressalta as características ultrassonográficas das estruturas superficiais, favorecendo a visualização das estruturas nervosas.

Alguns aparelhos mais modernos já oferecem um modo específico para visualização de nervos periféricos, evidenciando ainda mais suas características ao exame ultrassonográfico.[13] A profundidade das imagens pode ser aumentada para permitir a visualização de uma perspectiva mais ampla da região estudada e, posteriormente, diminuída para dar mais detalhes da dinâmica do bloqueio. O "ganho de imagem" pode ser regulado para intensificar os contrastes da imagem como um todo ou separadamente, em níveis superficiais ou profundos. Assim, o brilho das estruturas adjacentes aos nervos pode ser regulado para sua melhor definição. O ajuste do foco é utilizado para diminuir a dispersão lateral das ondas de ultrassom em determinada profundidade, melhorando a resolução lateral da estrutura visualizada. O ajuste do *zoom* é usado para ampliar os detalhes de uma região da imagem, mas não necessariamente mantém a sua definição. Nos transdutores de banda larga pode-se regular a frequência de ultrassom, objetivando sempre a maior resolução possível permitida pela profundidade da estrutura nervosa.[14]

## Frequência

Ao escolher uma sonda, é crucial considerar a largura de banda apropriada para a aquisição ideal de imagens. Normalmente, as máquinas são definidas como "GEN" (geral) como padrão, o que representa uma faixa intermediária para a largura de banda da sonda em predefinições de varredura geral. Se for necessária uma resolução mais alta para avaliar uma estrutura, a frequência pode ser aumentada diretamente na máquina ou usando a configuração "RES" (resolução). No entanto, esta frequência aumentada reduzirá a profundidade de penetração. Por outro lado, se for necessária maior penetração, a frequência deverá ser diminuída diretamente ou usando a configuração "PEN" (penetração).[15]

## Ganho

O ganho (potência) pode ser ajustado em toda a imagem ou, dependendo da máquina usada, em diferentes profundidades para visualizar melhor as estruturas nessas profundidades. Além disso, estruturas mais profundas devem usar frequências mais baixas para se tornarem visíveis. Essa visibilidade ocorre às custas da resolução, que é melhorada com frequências mais altas. Os anestesistas devem gerenciar a frequência usada para equilibrar a necessidade de profundidade e resolução, dependendo da aplicação do ultrassom para qualquer estrutura-alvo específica (Figura 63.6).[1,16]

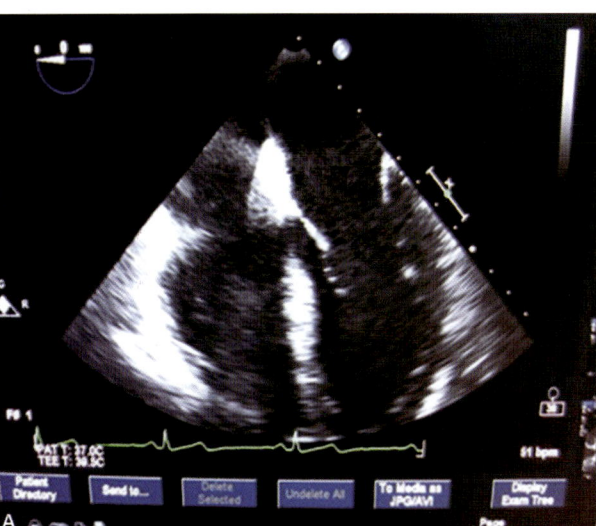
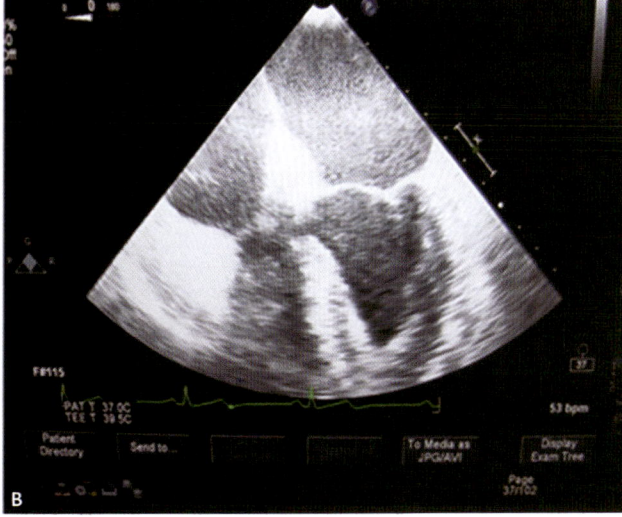

▲ **Figura 63.6** **(A)** Ganho normal, **(B)** Ganho excessivo.

## Compensação de Ganho Setorial

É um recurso que envolve o ajuste dos controles de potência em profundidades específicas da imagem para melhorar a imagem da estrutura profunda, contrariando os efeitos da atenuação com a profundidade. Isto é particularmente útil quando o tecido profundo apresenta realce acústico posterior. Esse recurso pode ser acessado por meio de "barras deslizantes" no console de ultrassom.

## Profundidade

É a profundidade à qual os feixes sonoros são transmitidos e recebidos. A profundidade é alterada no *display* para otimizar a potência e a resolução temporal da máquina para visualizar as estruturas-alvo.[4] A profundidade deve ser significativa o suficiente para visualizar estruturas profundas quando necessário e rasa o suficiente para visualizar estruturas superficiais com resolução adequada. Quando a profundidade é definida como muito profunda para exames superficiais, a qualidade da imagem da estrutura-alvo é degradada (Figura 63.7).

## Ponto Focal e Resolução

Os feixes de ultrassom emitidos pelo transdutor têm inicialmente a mesma largura que a face do transdutor. Eles então passam pela zona próxima, estreitam-se na zona focal e alargam-se na zona distante. A melhor resolução, ou a capacidade de distinguir entre dois objetos próximos, e a resolução lateral, ocorrem na zona focal. A resolução espacial também pode ser aprimorada com frequências mais altas, frequências de repetição de pulso menores e duração de pulso mais curta. A resolução axial, que é a capacidade de distinguir entre duas estruturas no caminho do feixe, é geralmente melhor que a resolução lateral porque os feixes de ultrassom são mais curtos do que largos. A resolução lateral é maior no ponto focal, onde a largura do feixe é mais estreita.

## Foco

É comum o uso de meios eletrônicos para estreitar a largura do feixe em alguma profundidade e obter um efeito de foco semelhante ao obtido com uma lente convexa. Existem dois tipos de focagem: anular e linear. Ajustar o foco melhora a resolução espacial no plano de interesse porque a largura do feixe é convergente. No entanto, a redução na largura do feixe na profundidade selecionada é alcançada às custas da degradação na largura do feixe em outras profundidades, resultando em imagens mais pobres abaixo da zona focal.[17]

## Multifeixes

Os transdutores modernos são projetados para emitir sinais de ultrassom em vários ângulos na superfície da sonda. Isto resulta em múltiplos ângulos de incidência e reflexão de volta ao receptor da sonda, o que melhora a qualidade da imagem, especialmente em torno de estruturas que, de outra forma, seriam propensas a artefatos de refração.

## Harmônicos Teciduais

Os harmônicos do tecido referem-se à tendência do tecido de ressoar em múltiplos da frequência incidente transmitida pela sonda. Por exemplo, quando ondas de 3 MHz são transmitidas ao tecido, o tecido ressoará em 3 MHz, 6 MHz e 9 MHz. Os transdutores podem ser configurados para receber a frequência incidente e as frequências harmônicas, combinando-as para criar uma imagem de maior resolução. O uso de configurações de harmônicos teciduais também auxilia na redução de artefatos.

## Artefatos

Os artefatos nas imagens de ultrassom são causados por erros na forma como a máquina de ultrassom processa as informações com base nos princípios da física. Esses erros decorrem de suposições sobre como as ondas ultrassônicas viajam,

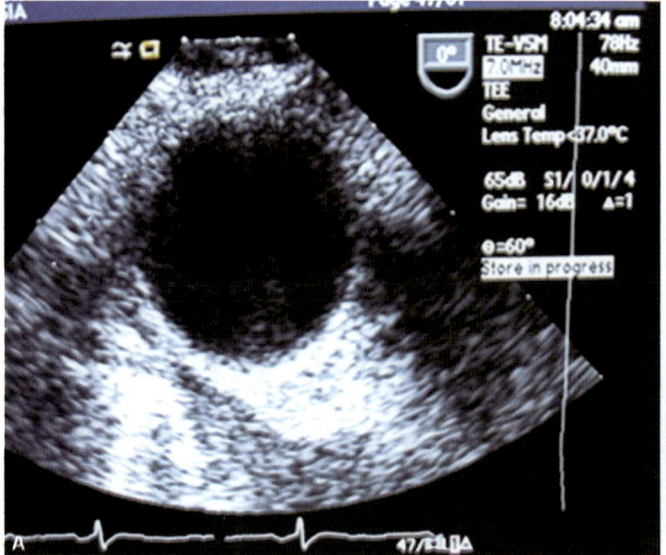
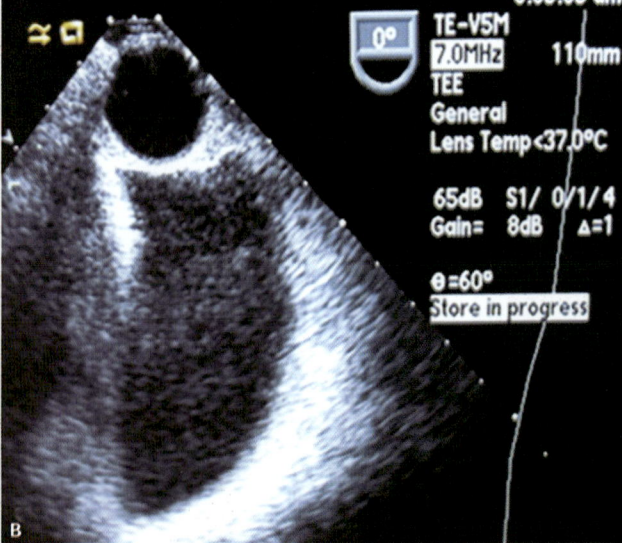

▲ **Figura 63.7** **(A)** Profundidade 4 cm, **(B)** Profundidade 11 cm.

como o tecido transmite o som e como as ondas são refletidas no transdutor. É importante que a interpretação das imagens compreenda a natureza dos artefatos, pois eles podem fornecer pistas valiosas para detectar condições patológicas específicas.[18] Entre os artefatos mais comuns encontram-se:

## Reverberações

Resultam de ondas sonoras refletidas entre um refletor suave e a face do transdutor.[10] Estas aparecem como linhas regularmente espaçadas em intervalos iguais à distância entre o transdutor e a estrutura. Achados comuns e normais resultantes de artefato de reverberação são "linhas A" nos campos pulmonares.

## Reforço acústico posterior

O fluido tem uma taxa de propagação mais alta e menos atenuação do que o tecido mole. Como resultado, as ondas sonoras viajam e retornam das profundezas dos tecidos para estruturas cheias de líquido mais rapidamente do que as ondas sonoras em estruturas adjacentes não cheias de líquido. Quando os transdutores recebem o som mais rapidamente e com maior intensidade, a imagem produzida atrás da estrutura cheia de líquido parecerá brilhante em comparação com o tecido circundante. O sinal hiperecoico pode obscurecer detalhes do tecido. Uma aplicação comum para ilustrar o aprimoramento acústico posterior é a ultrassonografia da bexiga, onde a compensação do ganho de tempo deve frequentemente ser diminuída para melhor avaliar os tecidos profundos da bexiga. O realce acústico posterior inesperado também pode ser uma pista diagnóstica de que há presença de líquido em locais que representam processos patológicos, como no abdome ou no espaço pleural.[19]

## Sombra

Estruturas de alta densidade refletem a maioria das ondas sonoras, criando linhas ou densidades brilhantes com sombras escuras atrás delas. Materiais como osso, metal, plástico, madeira, vidro e pedras de cálcio podem criar sombras nítidas. O ar, embora menos denso, ainda pode refletir ondas ultrassônicas e criar sombras, principalmente nos pulmões e intestinos. Essas sombras costumam ser chamadas de "sujas".

## Espelhamento

Quando as ondas sonoras ricocheteiam em um refletor forte e suave, o transdutor pode refletir erroneamente a onda pulsada, levando a máquina a interpretar a interface do tecido como profunda, quando na verdade pertence a uma estrutura superficial. Isso geralmente ocorre ao tentar visualizar o diafragma através do fígado, fazendo com que a máquina exiba o fígado abaixo e acima do diafragma.

## Artefatos do toque

Ocorrem quando pequenas bolhas ou cristais ressoam na mesma frequência das ondas de ultrassom, produzindo suas próprias ondas. Isso cria uma linha hiperecoica profunda na estrutura, conhecida como cauda de cometa.

## Refração

Também chamados de artefatos de borda, ocorrem quando as ondas de ultrassom interagem com as interfaces dos tecidos em ângulos diferentes de 90 graus, criando sombras onde os ecos são esperados, comumente vistos em imagens de estruturas redondas como a vesícula biliar.

# ■ PREPARO E OTIMIZAÇÃO DO EQUIPAMENTO

Os aparelhos de ultrassom são formados pelo conjunto de transdutores, monitor, teclado e processador de imagens. Esses equipamentos possuem comandos para ajustar e otimizar a definição das imagens de acordo com a sua configuração tecnológica, procurando atender à necessidade de cada paciente para a formação de uma imagem de qualidade.

## Transdutores

O transdutor de ultrassom é uma pequena sonda portátil que emite ondas sonoras e capta os ecos que retornam. Um cristal piezoelétrico dentro da sonda converte energia elétrica em energia sonora e vice-versa. Esses cristais são anisotrópicos, o que significa que não possuem um centro de simetria. Quando uma corrente elétrica é aplicada, as partículas polarizadas dentro do cristal se alinham, fazendo com que o cristal se expanda e produza um efeito mecânico. A frequência do transdutor é determinada pela natureza e espessura do elemento piezoelétrico.

Os transdutores utilizados para guiar bloqueios nervosos podem ser convexos ou lineares. Os transdutores convexos (Figura 63.8) têm maior divergência lateral das ondas emitidas com maior campo de visão. Entretanto, convencionalmente apresentam frequências menores de ultrassom, resultando em baixa resolução espacial. Os transdutores lineares (Figura 63.8) são mais comumente utilizados para identificação de estruturas superficiais (como nervos, músculos, tendões e vasos), por possuírem maior resolução de imagem.[19] Existem outros tipos de transdutores usados para realização de diagnóstico e tratamento na anestesia. Um transdutor focado é usado para diminuir o desvio no campo distante do feixe de ultrassom. Os transdutores *phased array* também podem focar o feixe eletronicamente, alterando a forma da frente de onda de acordo com o tempo de disparo dos elementos transdutores individuais (Figura 63.9).[20]

## Modalidades de Imagem

Na ecocardiografia, existem diversas modalidades de imagem. Os modos A e B são historicamente importantes. O modo M (movimento) exibe informações axiais ao longo de uma única linha de varredura, mostrando a profundidade no eixo vertical e o tempo no eixo horizontal. Isto proporciona alta resolução temporal e taxas de amostragem rápidas, permitindo a visualização do movimento da parede ou da válvula. As medidas do modo M são o padrão em ecocardiografia para quantificar o tamanho da câmara e o espessamento endocárdico. Através do processamento paralelo, os dados de cada linha de varredura são analisados separadamente, o que aumenta a taxa de quadros.

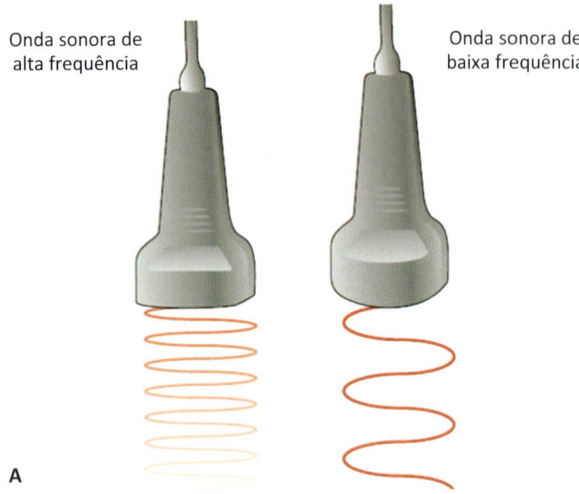

Onda sonora de alta frequência

Onda sonora de baixa frequência

**A**

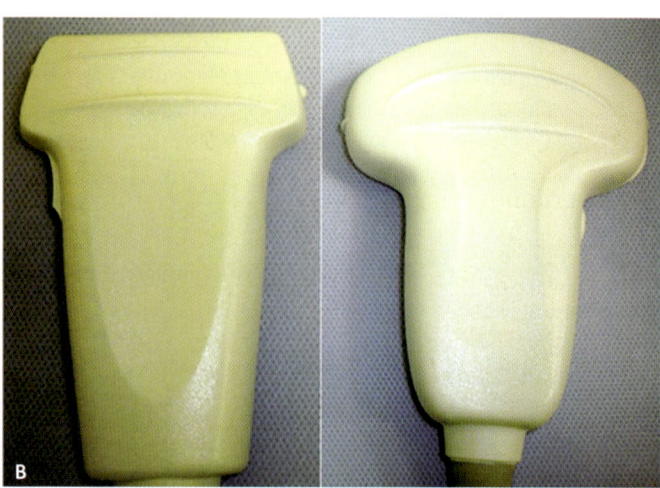

**B**

▲**Figura 63.8** (A) Probe Linear, (B) Probe convexo.

▲**Figura 63.8** (A) Probe Linear, (B) Probe convexo.

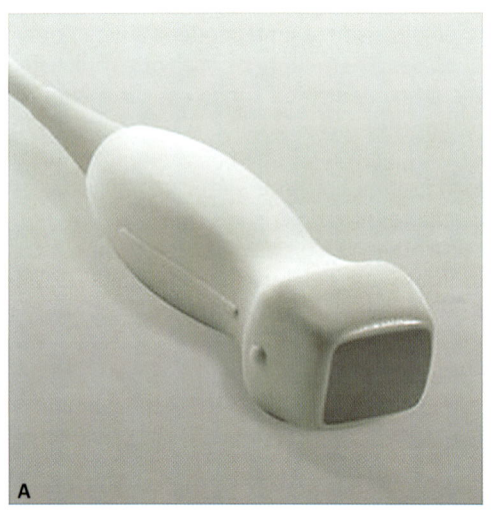

**A**

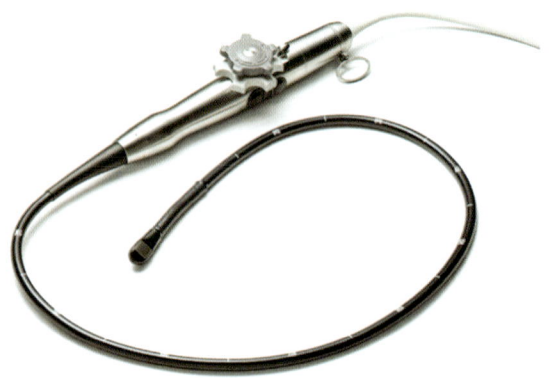

**B**

◄**Figura 63.9** (A) Probe setorial, (B) Probe eco transesofágico.

## 2D

A imagem ecocardiográfica bidimensional (2-D) é gerada pela varredura de um feixe de ultrassom através de um arco que atravessa uma área específica do coração. A varredura eletrônica é realizada pelo uso de transdutores *phased array*. Os *phased arrays* contêm transdutores de múltiplos elementos que varrem o feixe de ultrassom eletronicamente através de um arco. Ao excitar os transdutores em sequência, é gerada uma onda de ultrassom que se propaga em um ângulo em relação ao transdutor e varre o feixe de um lado para o outro. A ecocardiografia bidimensional exibe dados de ultrassom em uma orientação espacial relativa ao tempo e localiza a profundidade pelo tempo da onda refletida. Isto limita a quantidade de dados que podem ser coletados em um período e, portanto, afeta a resolução temporal. A duração do pulso (PD) é o tempo necessário para o pulso viajar do transdutor até o tecido e voltar, e depende da profundidade do tecido e da velocidade do som nesse tecido.

## Modo-M

O Modo-M, também conhecido como exibição de tempo e movimento, usa um único feixe emitido pelo transdu-

tor ao longo de um caminho definido em combinação com um gravador para capturar todo o movimento que ocorre ao longo desse caminho. Este modo fornece alta resolução temporal, permitindo ao examinador observar claramente movimentos sutis. Em ambientes clínicos, o Modo-M é perfeito para capturar alterações no diâmetro dos vasos, o movimento das válvulas cardíacas e detectar os batimentos cardíacos fetais (Figura 63.10).

## 3D

O processo de realização de imagens de US 3D envolve três etapas principais: aquisição, reconstrução e visualização. Durante a aquisição, os B-scans são coletados com posição relativa usando sondas 2D convencionais ou obtendo diretamente imagens 3D usando sondas 3D dedicadas. A reconstrução envolve a inserção das imagens 2D coletadas em uma grade de volume regular predefinida. A visualização inclui a renderização da matriz de *voxels* construída de uma determinada maneira, como fatiamento em qualquer plano, renderização de superfície ou renderização de volume. O US 3D tradicional envolve estágios separados temporalmente para coleta de quadros B-scan, reconstrução de volume e vi-

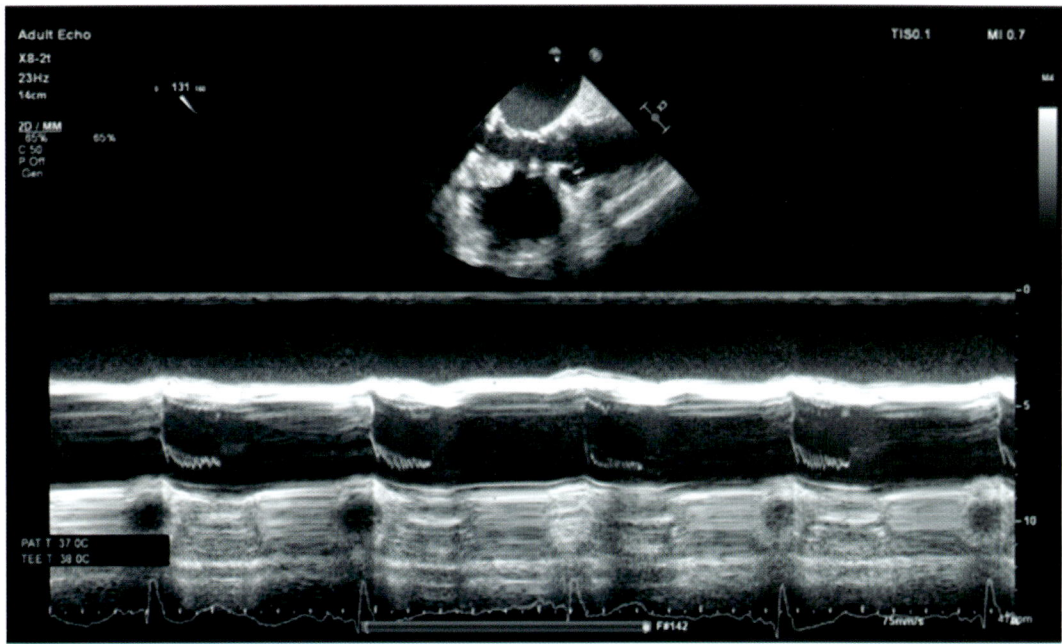

▲ **Figura 63.10**  Modo M.

sualização, tornando demorada e ineficiente a obtenção de uma imagem 3D precisa. Os médicos têm que aguardar a coleta de dados e a reconstrução do volume, o que pode levar vários minutos ou mais antes de visualizar qualquer parte do volume. Isto limita a capacidade do médico de selecionar uma forma ideal de conduzir o processo de digitalização para diagnóstico subsequente. Além disso, esta separação limita as aplicações em cirurgia, onde os médicos necessitam de *feedback* imediato sobre alterações intraoperatórias na região de interesse. A US 3D em tempo real pode facilitar a capacidade dos médicos no diagnóstico e ajudá-los a trabalhar com mais eficiência durante a cirurgia.[21]

## Ecocardiografia Doppler

Utiliza o princípio Doppler para determinar a direção, velocidade, caráter e tempo do fluxo sanguíneo no sistema cardiovascular. De acordo com o princípio Doppler, a frequência refletida em um objeto em movimento é observada como maior quando ele se move em direção ao observador e menor quando ele se afasta. O desvio Doppler (ΔF) é a diferença de frequência entre a frequência recebida (Fr) e a frequência transmitida (Ft):

$$\Delta F = Fr - Ft$$

Três modalidades diferentes são usadas na ecocardiografia Doppler: Doppler de onda contínua, Doppler de onda pulsada e mapeamento de fluxo Doppler colorido.[22] Cada modalidade é processada de forma diferente (Tabela 63.3).

| Tabela 63.3  Comparação entre onda contínua, onda pulsada e doppler colorido. |
| --- |
| **Onda contínua** |
| Ultrassom transmitido e recebido continuamente |
| Registra todas as velocidades do sangue ao longo do feixe |
| Registra velocidade máxima; útil para obter gradientes |
| Sinal espectral suave definindo início e fim do fluxo |
| **Onda pulsada** |
| Ultrassom transmitido de forma intermitente; dois cristais; recebido após um intervalo (velocidades de pulso sobrepostas a uma frequência de repetição) |
| Registra a velocidade do sangue em determinada região do eixo de interesse/volume da amostra |
| Útil para avaliar fluxo de baixa velocidade |
| O *aliasing* ocorre quando a velocidade de interesse excede o limite de Nyquist |
| **Doppler colorido** |
| Display Doppler codificado por cores; um cristal; Imagem 2D |
| Útil para mapeamento espacial de sinais Doppler (isto é, jatos regurgitantes ou *shunt* intracardíaco) |
| Útil para quantificação de lesões regurgitantes |
| *Aliasing* aparece como inversão de cores |

## REFERÊNCIAS

1. Themes UFO. Fundamentals of Doppler Echocardiography [Internet]. Thoracic Key. 2016. Disponível em: https://thoracickey.com/fundamentals-of-doppler echocardiography/
2. Aldrich JE. (2007). Basic physics of ultrasound imaging. In Critical Care Medicine. 2007;35(5). Disponível em: https://doi.org/10.1097/01.CCM.0000260624.99430.22
3. Shriki J. Ultrasound Physics. Critical Care Clinics. 2014 Jan;30(1):1–24.
4. Patey SJ, Corcoran JP. Physics of ultrasound. Anaesthesia & Intensive Care Medicine [Internet]. 2023 Oct 30 [cited 2023 Nov 23]. Disponível em: https://www.sciencedirect.com/science/article/abs/pii/S1472029923002114

5.  Cafarelli A, Marino A, Vannozzi L, Puigmartí-Luis J, Pané S, Ciofani G, et al. Piezoelectric Nanomaterials Activated by Ultrasound: The Pathway from Discovery to Future Clinical Adoption. ACS Nano. 2021 Jul 12;15(7):11066–86.
6.  ECG & ECHO. Artifacts in ultrasound imaging [Internet]. Disponível em: https://ecgwaves.com/topic/artifacts-in-ultrasound-imaging/
7.  Hosseinpour M, Behnam H, Shojaeifard M. Temporal Super-resolution of Ultrasound Imaging Using Matrix Completion. Ultrasonic Imaging. 2020 Mar 5;42(3):115–34.
8.  Baheti DK, Laheri VV. Understanding anesthetic equipment & procedures : a practical approach. New Delhi: Jaypee Brothers Medical Publishers (P) Ltd; 2015.
9.  Baheti DK. Interventional pain management: a practical approach. New Delhi; Philadelphia: Jaypee, The Health Sciences Publisher; 2016.
10. Abu-Zidan FM, Hefny AF, Corr P. Clinical ultrasound physics. Journal of emergencies, trauma, and shock [Internet]. 2011;4(4):501–3. Disponível em: https://www.ncbi.nlm.nih.gov/pmc/articles/PMC3214508
11. DeCou JA, Curtis MC. Practical applications of ultrasound physics. International Anesthesiology Clinics. 2022;60(3):8–14.
12. D'hooge J, Olivier Villemain, Mertens LL. Ultrasound Physics. 2021 Sep 17;1–20.
13. Saha A, Mathur M. Ultrasound Physics & Overview. Ultrasound Fundamentals. 2021;3–16.
14. Gunabushanam G, Scoutt LM. Ultrasound Image Optimization for the Interventional Radiologist. Techniques in Vascular and Interventional Radiology. 2021 Sep;24(3):100766.
15. Clare S, Duncan C. Basic Physics, Knobology and Artefacts. Cambridge University Press eBooks. 2021 Nov 11;4–25.
16. Themes UFO. Transesophageal Echocardiography [Internet]. Anesthesia Key. 2019. Disponível em: https://aneskey.com/transesophageal-echocardiography-3/
17. NYSORA. Física do Ultrassom - NYSORA [Internet]. 2019. Disponível em: https://www.nysora.com/pt/T%C3%B3picos/equipamento/f%C3%ADsica-do-ultra-som/
18. Prabhu SJ, Kanal K, Bhargava P, Vaidya S, Dighe MK. Ultrasound Quarterly. 2014 Jun;30(2):145–57.
19. Prabhu SJ, et al. Ultrasound Artifacts. Ultrasound Quarterly. 2014;30(2):145–57. Disponível em: https://doi.org/10.1097/ruq.0b013e3182a80d34.
20. Silva A, Garcia AL, Ribeiro BF, Diniz LN, et al. Needle visualization during ultrasound-guided puncture: image optimization. Jornal Vascular Brasileiro (Impresso). 2023 Jan 1;22.
21. Huang Q, Zeng Z. A Review on Real-Time 3D Ultrasound Imaging Technology. BioMed Research International. 2017;2017:1–20.
22. Rengasamy S, Subramaniam B. Basic Physics of Transesophageal Echocardiography. International Anesthesiology Clinics. 2008;46(2):11–29.

# 64

# Equipamentos Eletromédicos na Sala de Cirurgia

Marcelo Luis Abramides Torres ■ Rafael José Nalio Grossi ■ Ricardo Vieira Carlos

## INTRODUÇÃO

Os equipamentos eletromédicos são de uso cada vez mais frequente no ambiente hospitalar. Particularmente na sala de cirurgia, o paciente é conectado a inúmeros deles, pois são muito úteis ao anestesiologista e à equipe cirúrgica.

O risco de acidentes elétricos em pacientes anestesiados aumentou consideravelmente nos últimos anos e tais acidentes são descritos em várias estatísticas, com maior ou menor incidência.

O risco elevado se deve principalmente a:

■ Rede elétrica hospitalar inadequada, pois não foi projetada para o uso desses equipamentos;
■ Variedade dos equipamentos, cuja fiação, direta ou indiretamente, coloca o paciente sob potenciais elétricos diversos, possibilitando a passagem de corrente por vias indesejáveis e/ou perigosas para a integridade física do organismo;
■ Incapacidade do paciente de se defender de um estímulo agressor.[1]

É necessário, portanto, que toda a equipe envolvida na assistência aos pacientes conheça alguns princípios básicos de eletricidade e o funcionamento dos equipamentos mais frequentemente utilizados na sala de operações, com o objetivo de entender as situações de risco para o paciente e fazer a profilaxia dos acidentes.

## ■ CORRENTE ELÉTRICA

A natureza elétrica da matéria é conhecida desde a Antiguidade. O termo eletricidade deriva da palavra grega *elektron*, que significa âmbar. Aproximadamente 600 anos a.C., o filósofo grego, Tales de Mileto, percebeu que o âmbar ao atritar com a pele ou lã, atraía pequenos objetos ou emitia um brilho azulado no escuro. Por volta de 1780, Luigi Galvani descobriu que, quando um bisturi de metal tocava o nervo ciático de um sapo, levava à contração do membro inferior. Poucos anos depois, seu colega, Alessandro Volta, encontrou a razão: quando banhados em meio de condução (como o fluido intersticial), dois metais diferentes geravam corrente elétrica; esse modelo de pilha é o precursor das baterias modernas. Durante o século XIX, cientistas como Faraday, Henry, Ohm e Maxwell descobriram os princípios básicos da eletricidade e suas interações. Aplicações práticas desses achados culminaram com o desenvolvimento da luz elétrica e sistemas de distribuição de energia por Edison, Westinghouse, Tesla e Steinmetz.[1-4]

O ambiente perioperatório apresenta riscos elétricos únicos para os pacientes. Eletricidade está presente em tudo: mesas cirúrgicas, lâmpadas, monitores e bisturi elétrico. Todos constituem riscos potenciais, além disso, grandes quantidades de líquidos condutores de eletricidade (fluidos intersticiais, soluções de irrigação e intravenosa) aumentam o risco de choque elétrico. Finalmente, pacientes anestesiados são incapazes de relatar ou reagir à corrente elétrica dolorosa, elevando os riscos de queimadura e parada cardíaca.[1,2]

## ■ PRINCÍPIOS BÁSICOS

Os átomos, dos quais toda matéria é composta, consistem em um núcleo carregado com cargas positivas circundado por uma "nuvem" de elétrons carregada negativamente. Em alguns materiais (tipicamente metais), os elétrons mais afastados se perdem de seus núcleos correspondentes e podem se mover livremente; esses materiais são chamados "condutores" de eletricidade. Soluções de íons, como a água salgada também podem conduzir eletricidade; nesse caso, os íons são livres para se mover pela solução. Entretanto, o número de partículas carregadas disponíveis (sejam elétrons ou íons) em um dado sistema é fixo.

Por analogia, pode-se comparar um circuito elétrico simples a uma cascata ornamental, na qual a água é bombeada do reservatório na base para o topo, onde é despejada na queda artificial, para retornar ao reservatório. A interrupção do fluxo de água em qualquer ponto do circuito interromperá a queda d'água, assim como a obstrução ao fluxo de eletricidade em qualquer parte do circuito elétrico causará o fim da corrente elétrica por este circuito.

A Figura 64.1 mostra um desenho esquemático de uma cascata ornamental. O fluxo de água no "circuito" da cascata é limitado pelo fluxo através do orifício na base do reservatório; conforme o orifício se estreita, a resistência ao fluxo de água aumenta e o fluxo diminui. Em contrapartida, quanto maior o nível de água no reservatório, o nível de pressão que "empurra" a água através do orifício aumenta e o fluxo cresce. Nessa analogia hidráulica, o fluxo é medido em litros/segundo, em que a pressão corresponde à energia necessária para bombear cada litro de água (joules/litro). A relação entre fluxo, pressão e resistência é dada pela fórmula a seguir, que é uma analogia mecânica à lei de Ohm.[1,2]

$$\text{Pressão} = \text{Resistência} \times \text{Fluxo}$$

Agora considere a Figura 64.2. Neste caso, a bateria elétrica faz o papel de bomba, empurrando cargas elétricas pelo circuito. A carga elétrica é medida em Coulomb (1 Coul = $6,2 \times 10^{18}$ elétrons), e o fluxo de carga elétrica (designado pela letra I) é medido em amperes (1A = 1 coul/s). A pressão elétrica (a quantidade de energia imposta a cada coul de carga pela bateria) é representada pela letra U e medida em volts (1 V = 1 J/coul). A quantidade de corrente que fluirá para qualquer voltagem dada depende da resistência R, de acordo com a lei de Ohm:

$$I = U/R$$

Analogia da água

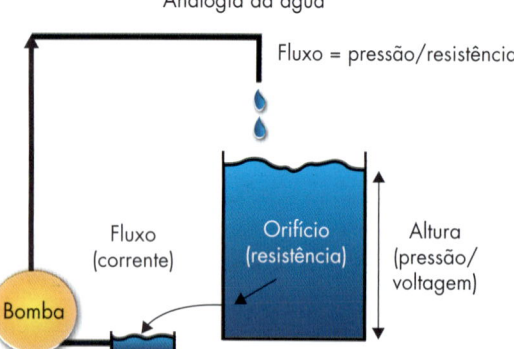

Fluxo = pressão/resistência

Fluxo (corrente)

Orifício (resistência)

Altura (pressão/voltagem)

Bomba

▲ **Figura 64.1** Analogia hidráulica do circuito elétrico. A bomba oferece energia potencial para a água. Essa energia é dissipada conforme a água desce pelo reservatório e sai pelo orifício. O fluxo é diretamente proporcional à pressão (altura) da água e inversamente proporcional à resistência imposta pelo orifício. Interrupção do fluxo em qualquer ponto do "circuito" rapidamente causará o fim de todo fluxo.

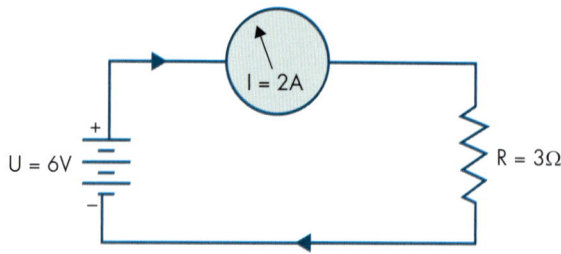

I = 2A

U = 6V

R = 3Ω

▲ **Figura 64.2** Circuito elétrico simples. A bateria fornece energia potencial (U) de 6 J por Coul de carga (6 V = 6 J/Coul). A corrente (I) que flui no circuito é de 2 A (2 coul/s) de acordo com a lei de Ohm (I = U/R). A potência dissipada no resistor é 12 w. (P = I × U; 6 J/coul × 2 coul/s = 12 J/s = 12 W).

O produto da corrente (I) e voltagem (U) é a energia (potência) ofertada pela bateria ao circuito:

$$P = I \times U \Rightarrow coul/s \times J/coul \Rightarrow J/s \Rightarrow Watts$$

Por substituição algébrica, pode-se escrever:

$$P = I \times U \Rightarrow P = I \times R \times I \Rightarrow P = I^2 \times R$$
$$\text{ou}$$
$$P = I \times U \Rightarrow P = (U/R) \times U \Rightarrow P = U^2/R$$

## OS PRIMEIROS SISTEMAS DE ENERGIA ELÉTRICA

A pele é a primeira barreira do organismo à corrente elétrica. A pele seca tem resistência de 1.000 a 1.000.000 Ohms. No desenho original do sistema de distribuição elétrica, Edison limitou a voltagem a 100 volts, de tal maneira que qualquer contato acidental com os fios levaria o indivíduo a receber uma corrente de não mais que 0,1 A (100 V/1.000 Ohms), abaixo do limite de desencadeamento de arritmia cardíaca. Entretanto, o limite de voltagem de 100 volts gerou problemas na distribuição da energia. As linhas de força apresentam alguma resistência ao fluxo de eletricidade, e para minimizar isso, Edison utilizou condutores de cobre de grosso calibre enterrados sob as calçadas. Apesar disso, alguma parte da energia ofertada ao circuito é dissipada nas linhas de força antes de chegar ao consumidor. No exemplo da Figura 64.3, com um simples usuário utilizando 100 watts de energia a 100 volts, a corrente é 1 A:

$$P = I \times U \Rightarrow 100 \text{ w} = I \times 100 \text{ v} \Rightarrow I = 1 \text{ A}$$

De acordo com a fórmula anteriormente citada , no exemplo apresentado, 1 watt é perdido nas linhas de força, portanto o sistema é 99% eficiente. Quando um segundo usuário entra no sistema, usando energia adicional de 100 watts, a corrente aumenta para 2 amperes, e a energia dissipada na linha de força é:

$$P = I \times U \Rightarrow P = I^2 \times R \Rightarrow P = 2^2 \times 1 \Rightarrow P = 4 \text{ watts}$$

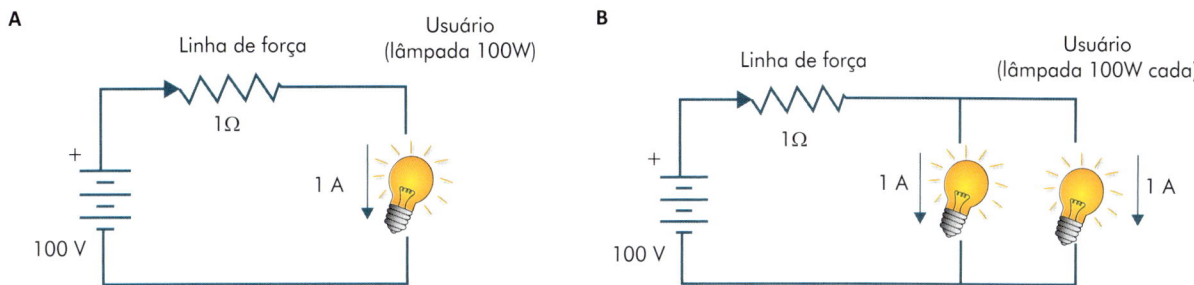

▲ **Figura 64.3** **(A)** Sistema elétrico oferta 100 W de energia para um único usuário. Nesse caso, a energia perdida na linha de força a caminho do consumidor é dada pela fórmula $P = I^2 \times R = 1$ W. **(B)** Quando um segundo usuário, também utilizando 100 W de energia, entra no circuito, a corrente total sobe para 2 A, e pela lei, $P = I^2 \times R$, a perda de energia sobe para 4 W. Quanto mais longa, mais energia é perdida na linha de força.

Quando um terceiro usuário liga outra lâmpada de 100 watts, as perdas na linha de força se elevam para 9 watts:

$$P = I^2 \times R \times P = 3^2 \times 1 \times P = 9 \text{ watts}$$

Portanto, as perdas na linha de força ocorrem proporcionalmente à segunda potência. Com esse sistema de Edison, era necessário que as linhas de força se mantivessem as mais curtas possíveis (para minimizar a resistência); para isso ocorrer, as estações de força deveriam se localizar em intervalos de 1,5 quilômetro ou menos. Como os usuários encontraram cada vez mais utilidades para a eletricidade, a engenharia procurou meios mais eficientes para sua distribuição.

Tornou-se claro que altas voltagens poderiam solucionar o problema de perda de energia ao longo da linha. Se no exemplo citado anteriormente a voltagem fosse 1.000 volts em vez de 100 volts, a corrente necessária para uma lâmpada de 100 watts seria de 0,1 A, e a perda na linha de força seria de 0,01 watt.

$$P = I \times U \Rightarrow 100 = I \times 1.000 \Rightarrow I = 0,1 \text{ A}$$
$$P = I^2 \times R \Rightarrow P = 0,01 \times 1 \Rightarrow P = 0,01 \text{ watt}$$

Mesmo se três usuários (cada um utilizando uma lâmpada de 100 watts) estivessem no sistema ao mesmo tempo, a dissipação de energia na linha seria somente 0,09 watts, 100 vezes menor. O problema foi que 1.000 volts era muito perigoso para a utilização doméstica. Entretanto, nas linhas de transmissão elétrica atuais, observamos altas tensões, pois é um sistema com menores perdas. Antes de utilizarmos a energia em nossas casas ou hospitais, existem transformadores que reduzem a tensão para os valores que encontramos nas tomadas.[1-4]

## ■ A CORRENTE ALTERNADA

Faraday demonstrou a relação entre eletricidade e magnetismo: quando um campo magnético variável passa através de um fio ou mola, uma corrente elétrica é gerada; quando uma corrente elétrica variável passa através de um fio ou mola, um campo magnético é produzido. A utilização dessas duas informações levou à invenção do transformador elétrico. Esse dispositivo permite que a voltagem elétrica seja alterada, pois a relação de voltagem "entrada/saída"

do transformador é a mesma taxa de voltas nas molas primárias/secundárias (Figura 64.4). A única condição é que a corrente que alimenta o sistema deve ser constantemente variável.[1,2]

Com a utilização de correntes que fluem em padrão sinusoidal (primeiro em uma direção e depois na direção oposta), Tesla e Westinghouse projetaram um sistema de oferta de energia de corrente alternada ou AC (Figura 64.5), em que a energia é transmitida por longas distâncias em altas voltagens e, então, reduzida para níveis seguros de voltagens por um transformador próximo ao consumidor (Figura 64.6). Dentro do transformador, apesar de as molas primárias e secundárias serem ligadas magneticamente, elas são isoladas eletricamente uma da outra.[3]

No Brasil, onde a eletricidade doméstica apresenta uma frequência (ciclagem) de 60 Hertz, essa inversão acontece 60 vezes por segundo. Quanto à tensão, existem diversos padrões de tensão nominal nos municípios nacionais, que podem ser consultados no *site* da Agência Nacional de Energia Elétrica. No conhecimento popular está enraizado o conceito de tomadas com 110 V ou 220 V, ainda existente em algumas cidades através do sistema bifásico 220 V/110 V, que é mais didático para ser entendido. Pode-se ver na Figura 64.6 que a energia "transportada" em valores de tensão maiores pela

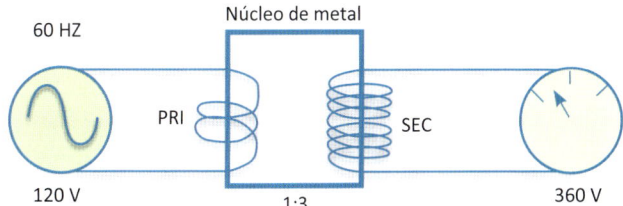

▲ **Figura 64.4** Esquema de um transformador elétrico. A espiral primária está conectada à rede elétrica de corrente alternada a 60 Hz, enquanto a secundária está eletricamente isolada da primária, mas ambas enroladas ao redor de um centro metálico, proporcionando um campo magnético comum. A relação de voltagem nas espirais primária e secundária é igual à proporção da quantidade de suas voltas. Note que a quantidade de energia permanece inalterada; se a voltagem no circuito secundário é três vezes maior que no primário, a corrente no secundário será 1/3 do circuito primário.

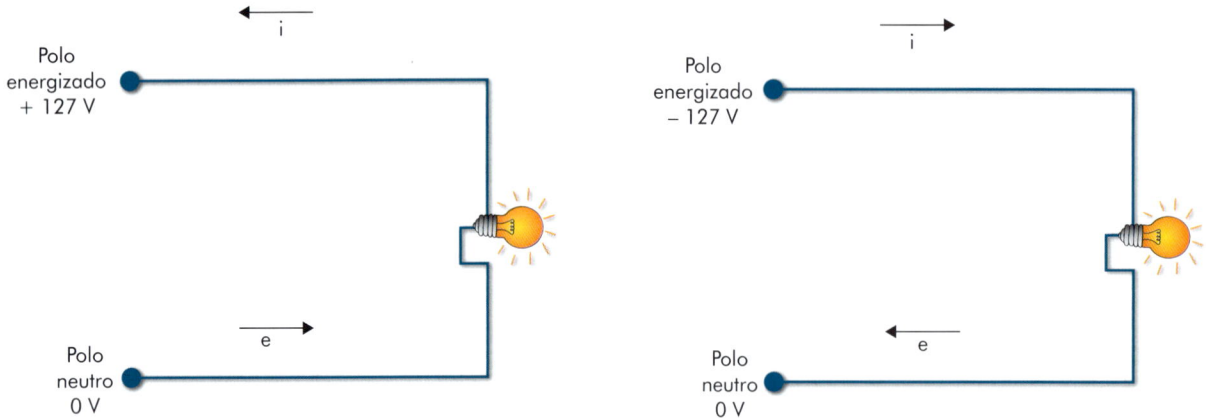

▲ **Figura 64.5** Diagrama de uma lâmpada incandescente operada por corrente alternada. Observar a alternância do sentido de circulação da corrente **(i)**, do sentido de circulação dos elétrons **(e)** e da polaridade do polo energizado. Por definição, a corrente elétrica tem sentido do polo positivo para o negativo, enquanto os elétrons se deslocam do polo de menor potencial para o maior. No Brasil, essa inversão de sentido da corrente elétrica ocorre, atualmente, 60 vezes por segundo. Aos olhos, não é possível notar diferença na iluminação fornecida pela lâmpada.

rede de média tensão é reduzida pelo transformador localizado nos postes para 110 V, sendo o centro do transformador conectado à terra, formando o terminal neutro, que por convenção foi definido como sendo zero. Nos locais que utilizam esse sistema bifásico recebe-se, portanto, a energia por três fios, duas fases e um neutro. Por ser um sistema bifásico, a conexão de qualquer fase (ou "polo vivo") com neutro gera a tensão média de 110 V, enquanto a ligação de fase com fase gera a tensão de linha de 220 V, resultante da multiplicação da tensão de fase de 110 V por 2. Nesse sistema, quando umas das fases está com 110 V, a outra fase está com –110 V, e esta alternância ocorre 60 vezes por segundo (Figura 64.7).

Existe uma tendência para a padronização, em instalações de baixa tensão (até 1.000 V em corrente alternada),

como residências e mesmo hospitais, do sistema trifásico, para fornecer tensões habituais de 127 V ou 220 V. No sistema trifásico 220 V/127 V a energia chega por quatro fios, 3 fases e 1 neutro. Para construir uma tomada de 127 V, um dos pinos deve ser obrigatoriamente energizado (qualquer uma das fases com tensão eficaz média de 127 V) e o outro deve ser o neutro, portanto a tensão irá alternar entre mais ou menos 127 V 60 vezes por segundo. Quando o polo energizado for +127 V, o polo neutro será o doador de elétrons, e quando o polo energizado apresentar um potencial de –127 V, o polo neutro será um receptor de elétrons (Figura 64.5). Para confeccionar uma tomada com 220 V, são ligados em um pino uma fase e no outro pino uma das outras fases, caracterizada como defasada da primeira no ciclo de alternância sinusoidal, o que leva a uma diferença de potencial médio entre elas de

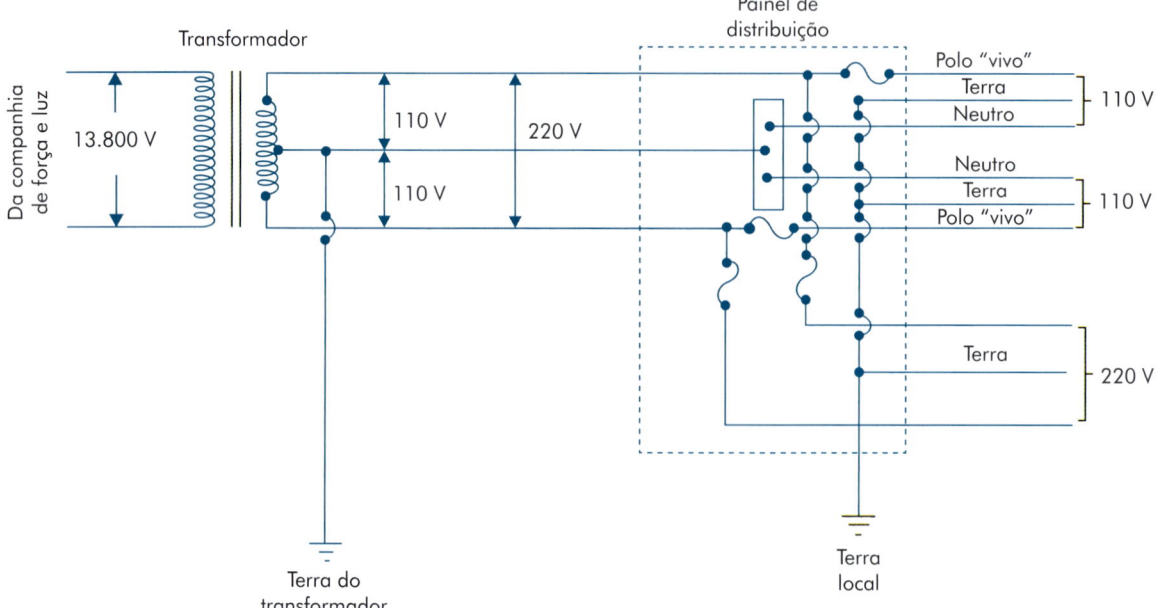

▲ **Figura 64.6** Sistema de transmissão de corrente elétrica alternada.

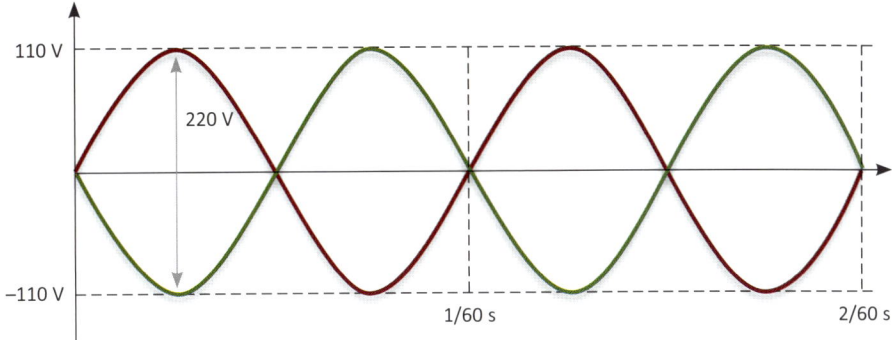

▲ **Figura 64.7** Sistema bifásico 110/220 V de corrente elétrica alternada. Note que as fases vermelha e verde estão defasadas 180° uma da outra no ciclo senoidal. Se uma tomada for composta por uma dessas fases mais o terminal neutro, fornecerá uma tensão de 110 V. Caso a tomada utilize em um terminal a fase vermelha e no outro a fase verde, a tensão fornecida será de 220 V.

220 V, valor esse obtido da multiplicação da tensão de fase de 127 V do sistema trifásico agora por √3. Outras localidades apresentam sistema trifásico 380 V/220 V, nos quais a ligação da fase com neutro gera uma tomada de 220 V, enquanto a ligação de duas fases forma a tensão de 380 V, também derivado da multiplicação de 220 V por √3.

Como o neutro é obtido a alguma distância do local do uso (residências, hospitais), pode ter potencial um pouco diferente de zero em relação à "terra".

Os primeiros sistemas de oferta de energia AC apresentaram riscos significativos para seus usuários. A energia era transmitida da estação para o consumidor em voltagem de 2.400 volts e, então, reduzida para 120 volts por transformador 20:1 próximo ao usuário (Figura 64.8). Para economizar dinheiro (metal cobre), engenheiros usaram a terra como um dos condutores. Como o funcionamento normal dos transformadores não promove conexão física entre circuitos primário e secundário, a voltagem de 120 volts ofertada ao usuário era perfeitamente segura. Isto é, a não ser que a umidade no transformador permitisse que alguma energia de 2.400 volts escapasse para o lado secundário do circuito.

Após vários acidentes com mortes, engenheiros descobriram como tornar o sistema AC seguro: um lado da linha de força de 120 volts que chega à residência foi diretamente conectado ao solo; mesmo hoje em dia, a caixa de fusíveis (ou disjuntores, de maneira mais moderna), onde a energia chega ao domicílio, é diretamente conectada a uma haste aterrada. Apesar de esta inovação prevenir que altas voltagens cheguem à casa, ter um lado da linha de força aterrado cria outros problemas.

Vamos considerar um refrigerador antigo como exemplo. Quando fabricada, a fiação elétrica foi totalmente isolada da caixa de metal do aparelho; entretanto, com o passar do tempo, o isolamento da fiação pode se deteriorar. Se o condutor de energia "vivo" ou "quente" ou não aterrado entra em contato com a carcaça do utensílio, uma situação perigosa pode ser criada. Se um indivíduo tocar simultaneamente o refrigerador e qualquer objeto aterrado da cozinha (como a pia ou o próprio solo estando descalço), ocorrerá o fechamento do circuito e, também, provavelmente, eletrocussão. Além disso, o refrigerador pareceria estar em perfeito funcionamento, pois os fusíveis da casa são projetados para desarmarem quando a corrente exce-

de a capacidade de segurança dos cabos elétricos, variando habitualmente de 15 a 30 A na cozinha, muito maior que a corrente extra de 0,1 A criada pelo contato humano, necessária para causar fibrilação ventricular. Situação perigosa poderia existir mesmo se a fiação do aparelho não estivesse em contato direto com a carcaça. A umidade poderia facilmente conduzir corrente suficiente para a caixa de metal e criar risco elétrico. O risco de energização da carcaça de utensílios domésticos leva frequentemente ao conselho dos pais de nunca tocar dispositivos elétricos com as mãos/pés úmidos (e potencialmente aterrados).[1-4]

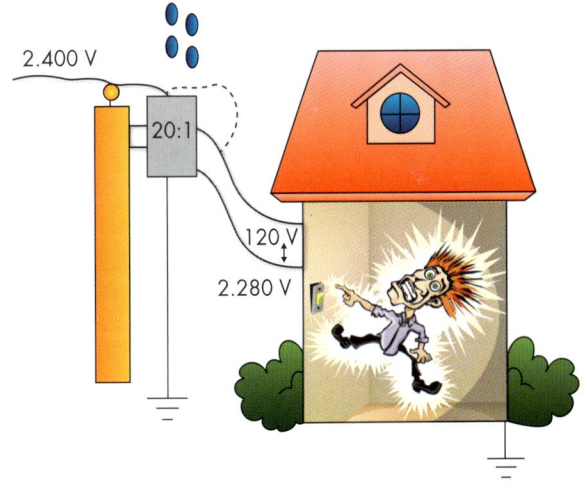

▲ **Figura 64.8** Sistema de energia elétrica de corrente alternada. Em operação normal, os condutores secundários que chegam à casa têm 120 volts de diferença entre eles, e são isolados do solo pelo transformador de energia. Entretanto, se o isolamento do transformador falhar (como em uma tempestade), alta voltagem do lado primário (2.400 volts em relação ao solo) pode "passar" para o lado secundário. Ainda assim, haverá 120 volts de diferença entre os dois condutores. Eles serão 2.280 e 2.400 volts acima do potencial terra. Como o isolamento da instalação elétrica e interruptores geralmente se rompem ao redor de 600 volts, o usuário pode sofrer um choque se tocar o interruptor. Nas instalações modernas, um lado da linha de força é conectado diretamente ao solo no local onde a eletricidade entra na construção.

# ■ ATERRAMENTO SEGURO — TRÊS FIOS

Por volta de 1950, o risco foi reconhecido e chegou-se à solução: utensílios cujas carcaças pudessem se tornar energizadas foram preparados com conectores elétricos de três pinos (Figura 64.9). O terceiro pino serve para conectar a caixa de metal do aparelho diretamente ao solo. Dessa forma, qualquer voltagem perdida que encontre seu caminho pela carcaça seria direcionada para a terra, não expondo o usuário a risco. Se o condutor de energia "vivo" for direcionado para a caixa de metal, uma alta corrente elétrica ocorrerá, com a queima do fusível principal; se o problema for "vazamento" por meio de umidade ou conexão indireta, o fusível não queimará, mas o usuário ainda estaria seguro, pois a corrente seria desviada com segurança para o solo pelo terceiro fio (fio terra). Atualmente são utilizados disjuntores no lugar dos antigos fusíveis.

Apesar de o sistema de três fios ser largamente utilizado nas casas, não é seguro o suficiente para locais úmidos como cozinha, banheiro ou sala de cirurgia. Isso ocorre por dois motivos: primeiro, se o fio terra se quebra ou se torna desconectado, o usuário se depara com risco imediato; apesar de a continuidade do aterramento ser checada com frequência pelos departamentos de engenharia hospitalar, algumas situações como deslocamento de mesa cirúrgica ou aparelho de anestesia sobre fio elétrico podem facilmente romper a conexão. Segundo, se um indivíduo tocar acidentalmente o condutor "vivo" (p. ex., deixar o secador de cabelo cair na pia), o aterramento da carcaça não oferece proteção (na verdade, pode aumentar o risco por tocar o condutor "vivo" e a carcaça aterrada simultaneamente). Por fim, pacientes anestesiados correm risco adicional, pois eles não podem "sentir" correntes potencialmente deletérias e proteger-se apropriadamente. Por essas razões, salas de cirurgia (e outros locais com umidade) requerem dispositivos de segurança adicionais (Figura 64.10).[1-5]

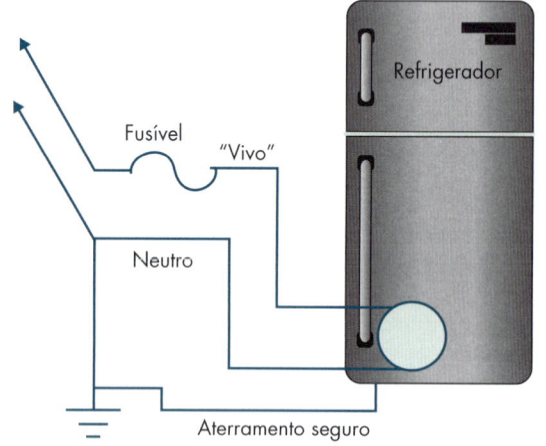

◄ **Figura 64.9** Sistema de três fios introduzido por volta de 1950. Observe que a conexão de aterramento seguro preferencialmente conduz qualquer corrente que "escape" da carcaça do refrigerador diretamente para o solo, prevenindo de acidentes o indivíduo que simultaneamente tocar o refrigerador e o solo. Se o condutor "vivo" está tocando a carcaça do aparelho diretamente, a corrente que flui pelo aterramento será suficiente para "queimar" o fusível ou desarmar o disjuntor, indicando um problema. Entretanto, se há conexão incompleta (pela umidade) do condutor "vivo" para a carcaça, o refrigerador continuará a funcionar normalmente. Sob essas circunstâncias, se o fio terra for danificado, o usuário correrá risco.

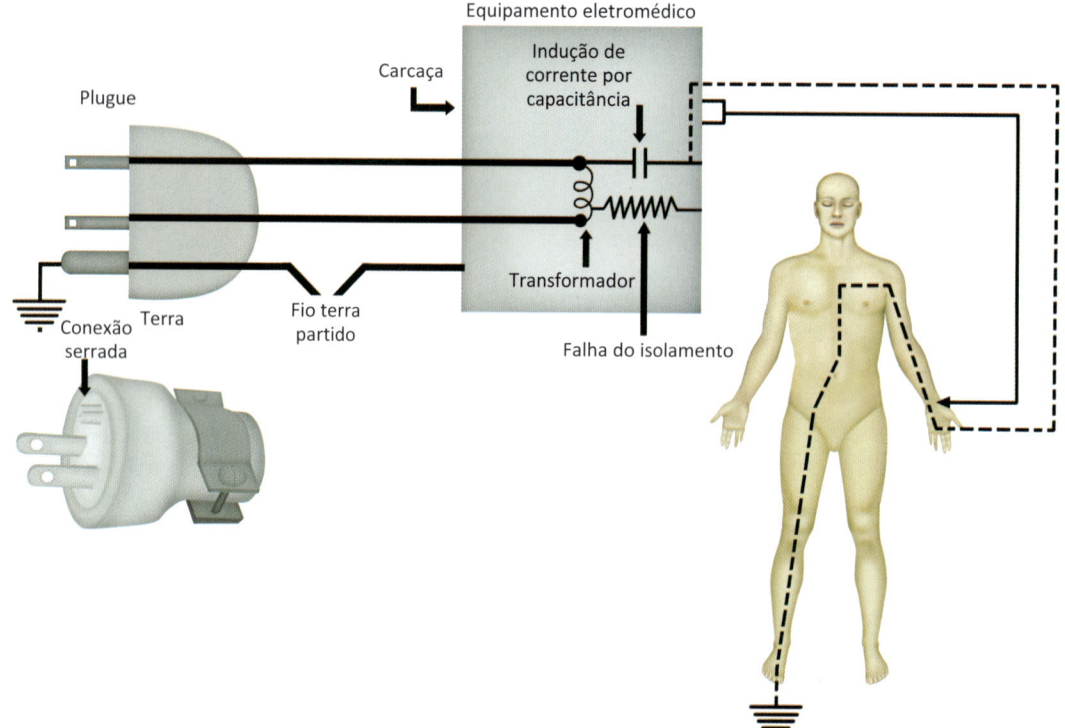

▲ **Figura 64.10** Falha no aterramento de um equipamento elétrico. A falha pode acontecer se, acidentalmente, o fio terra se partir, ou intencionalmente, quando o terceiro pino do plugue é retirado para viabilizar a conexão em tomadas comuns.

## ■ ENERGIA ELÉTRICA ISOLADA

Os sistemas mais utilizados na sala de cirurgia são de "energia elétrica isolada". Nesse sistema, conhecido como IT-Médico, um segundo transformador 1:1 é interposto entre a rede de energia hospitalar padrão (com os polos "vivo" e neutro) e os receptáculos elétricos da sala de cirurgia (Figura 64.11).

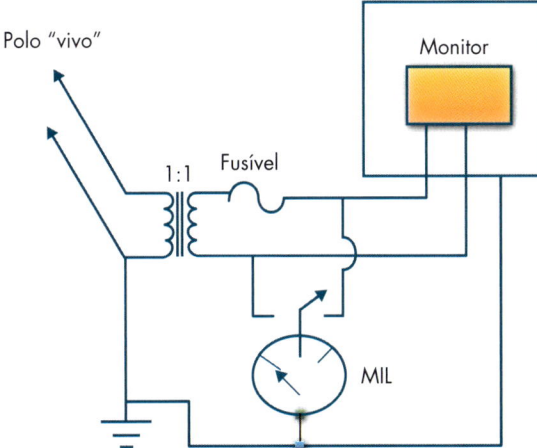

▲ **Figura 64.11** Sistema de energia elétrica isolado. Observe que a saída de voltagem de 1:1 no transformador de isolamento (ou transformador isolador) é a mesma voltagem de entrada (127 volts), mas nenhum dos condutores de saída é aterrado. Então, como a situação do pássaro sentado na linha de energia, pode-se tocar cada condutor de força isolado e o solo simultaneamente sem risco. Entretanto, se um lado do sistema isolado se tornasse aterrado (através de conexão direta ou por meio de "vazamento" de energia por umidade), o toque de um condutor de força e o solo simultaneamente criaria risco. O monitor de isolamento de linha (MIL) mostra a quantidade de corrente que flui se um lado da linha de força se torna aterrado direta ou indiretamente.

Nenhum dos condutores de energia é aterrado; então, pode-se tocar cada um dos condutores de energia e o solo simultaneamente sem risco algum. Isso alivia os problemas relacionados aqui: mesmo se o fio terra estiver defeituoso, um curto-circuito (ou vazamento) entre um dos condutores de energia e a carcaça do monitor não apresenta risco, pois o outro condutor de energia não está aterrado. Então, ao tocar a caixa de metal energizada e o solo simultaneamente, não haverá um circuito completo (Figura 64.12). Entretanto, se um dos condutores de energia tocar o solo, agora esse condutor está aterrado, e a energia na sala de cirurgia não está mais eletricamente isolada.

É importante que se saiba se o isolamento está efetivo, por isso, sistemas de energia isolada são equipados com "monitores de isolamento de linha". Eles realizam a verificação contínua do sistema de energia para determinar se há vazamento de corrente de cada lado da linha de força e o solo (o vazamento só ocorre se o outro lado da linha de força estiver em contato com o solo). A leitura do monitor indica o risco para o anestesiologista ou o paciente se houvesse uma segunda peça defeituosa do equipamento a qual o outro lado da linha de força estivesse conectado diretamente à carcaça (Figura 64.13). O fio terra tem papel importante nos sistemas elétricos isolados; a corrente que flui pelo fio aterrado proporciona o registro nos monitores de linha. Se esses dispositivos registram vazamento de corrente somente quando o operador (ou paciente) toca o dispositivo, uma condição muito mais séria existe: não só há conexão entre os condutores de energia e a carcaça, mas ela não está aterrada efetivamente.

Monitores de isolamento de linha são desenhados com o objetivo de disparar alarme sonoro caso haja corrente entre cada lado do sistema de energia isolado e o solo acima de 5 mA. Correntes perigosas abaixo desse nível são alcançadas rapidamente, mas não apresentam riscos quando aplicadas externamente. Os sistemas de energia isolados não protegem contra microchoques, os quais podem ocorrer com correntes de magnitude duas vezes menor. No caso de o MIL disparar, a equipe da sala cirúrgica deve localizar e remover o defeito do circuito elétrico. Isso pode ser realizado desconectando os

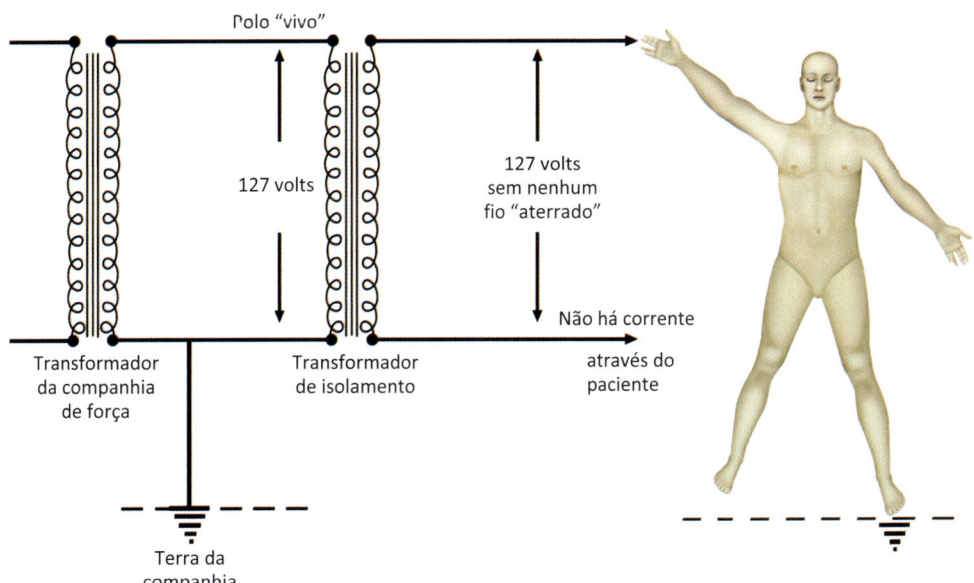

▲ **Figura 64.12** Transformador de isolamento.

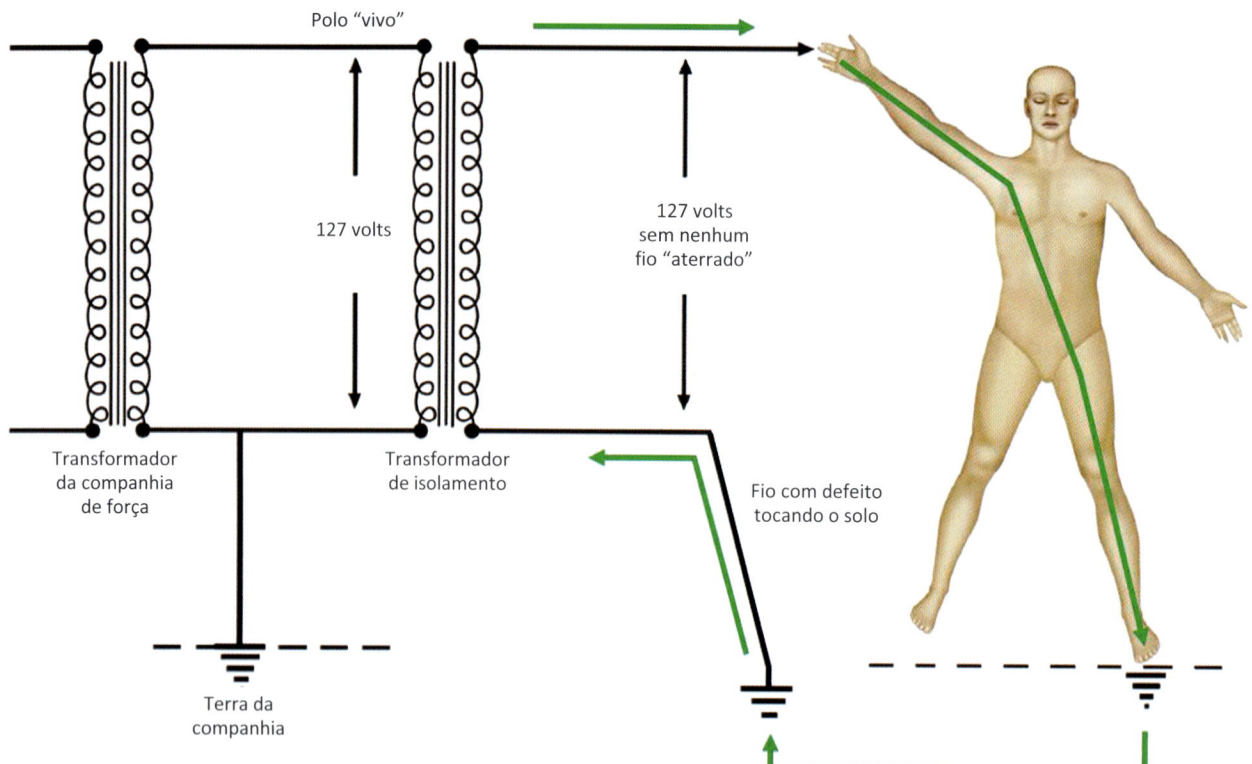

Polo "vivo"

127 volts

127 volts sem nenhum fio "aterrado"

Transformador da companhia de força

Transformador de isolamento

Fio com defeito tocando o solo

Terra da companhia

▲ **Figura 64.13** Ainda que se utilize um transformador isolado, se houver um único contato entre um dos fios com o aterramento, seja por contato com o solo, ou com canos, áreas úmidas, dentre outros, todos os sistemas alimentados por este transformador expõem o usuário ao risco de choque elétrico por eventual toque entre um dos fios e o solo.

equipamentos um a um (iniciando pelos mais recentemente conectados ou com aqueles que, por acidente, foram expostos a líquidos) até que o dispositivo defeituoso seja localizado. É importante lembrar que correntes lesivas são cumulativas, ou seja, o "vazamento" elétrico de vários dispositivos, cada qual com correntes abaixo de 5 mA, podem se combinar e causar situações perigosas. Se, após todos os dispositivos terem sido desligados, o monitor de linha ainda indicar condição perigosa, o problema provavelmente se encontra na fiação da sala ou em dispositivos fixos, como lâmpadas. Equipamentos que não têm bateria não devem ser desligados na tentativa de determinar a causa de o alarme disparar. Apesar de o monitor de linha indicar que a energia elétrica não está isolada (ou seja, o que acontecia na lavanderia, na cozinha e no banheiro até a década de 1980), ainda é preciso ter um segundo defeito elétrico para colocar o paciente em risco imediato.[1-5]

## ■ INTERRUPTORES DE CIRCUITO POR FUGA DE CORRENTE

A NBR 5410, que trata das normas de instalações elétricas de baixa tensão, como as que alimentam as casas e hospitais, torna obrigatório o uso de interruptor diferencial residual (IDR) ou semelhante, como o *disjuntor diferencial residual* (DDR), para evitar choques elétricos, principalmente em ambientes molhados, como cozinha, banheiro ou jardim. Esses dispositivos são instalados no quadro de distribuição geral, junto aos disjuntores. Sabidamente, a corrente que percorre a fase da instalação elétrica é igual à corrente que percorre a outra fase ou neutro. Quando ocorre o choque elétrico, o corpo humano drena parte da corrente elé-

trica para a terra, portanto, a corrente que passa por um dos fios é diferente da corrente que passa pelo outro fio, já que uma parte passou também pela pessoa e correu em direção à terra. O IDR compara continuamente os valores de corrente elétrica nos fios e, em caso de diferença acima de um limiar, habitualmente 30 mA nas instalações mais comuns, ocorre o desarme do mesmo rapidamente, evitando maiores consequências (Figura 64.14). Cabe lembrar que a pele úmida apresenta resistência elétrica menor que seca, portanto, facilitando o percurso de corrente elétrica em valores mais elevados. O *ground fault circuit interrupter* (GFCI) funciona de maneira semelhante, porém ao invés de ser instalado no quadro geral, é instalado diretamente nas tomadas específicas a serem protegidas, e não é comum no Brasil.

O IDR deve ser utilizado no hospital principalmente em áreas molhadas, incluindo o centro cirúrgico, mas não na sala cirúrgica propriamente dita, na qual os equipamentos elétricos estão submetidos ao sistema de proteção IT-Médico. Uma falha elétrica que dentro do sistema IT soará um alarme de verificação sem interromper o funcionamento de equipamentos importantes para a manutenção da vida. Equipamentos que consomem muita energia, como o re radioscopia, e que poderia levar à queda do sistema IT, podem ser alimentados pela rede comum, desde que a tomada seja sinalizada como não pertencente ao sistema IT dentro da sala cirúrgica. Essa e outras tomadas, sob vigilância do IDR, desligarão quando houver o acionamento dele, sem uma segunda chance.

Se o interruptor é ativado no centro cirúrgico, a primeira providência é reiniciá-lo para saber se a interrupção foi causada por oscilação de corrente; alguns motores podem causar variações de corrente, o que não é indicador de condição

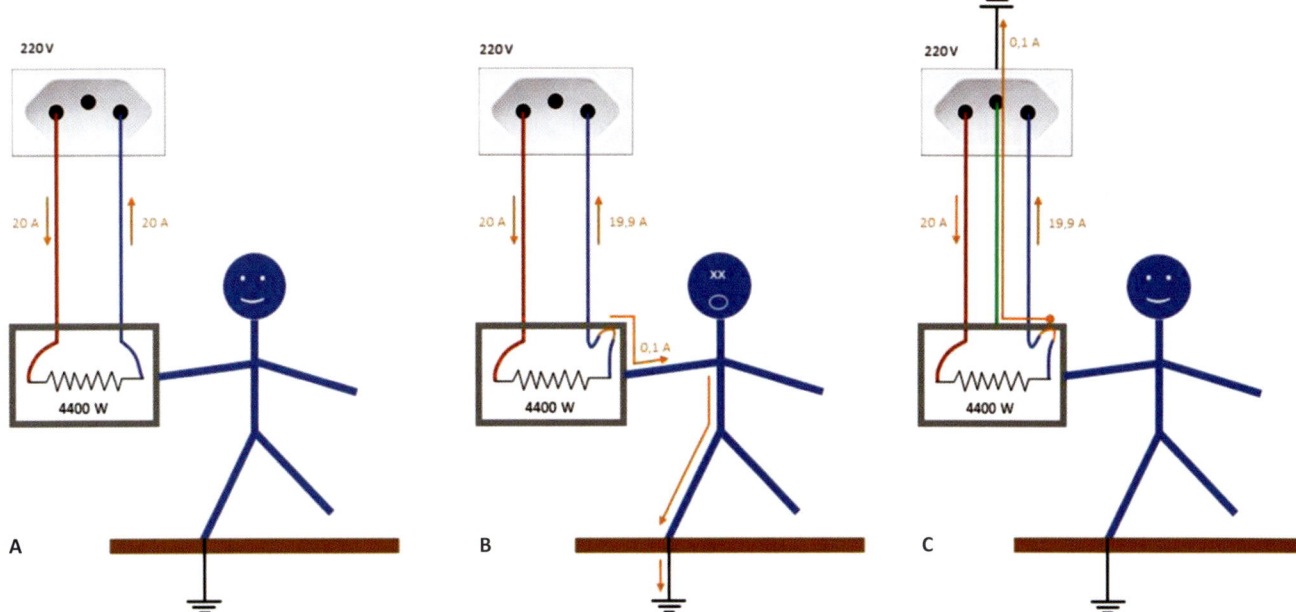

▲ **Figura 64.14** Considerando uma tomada inserida em um sistema elétrico monofásico de corrente alternada de 220 V, portanto, com um terminal fase 220 V e outro terminal neutro, temos as seguintes situações: **(A)** Um aparelho de 4400 W consome 20 A de corrente e, por não apresentar nenhum dano, não causa riscos ao encostar na carcaça dele. **(B)** Após muito uso do aparelho em questão, o fio interno ressecou e expôs o cobre condutivo, encostando na carcaça do aparelho. Isso não impede o mesmo de funcionar, nem mesmo desarma o disjuntor, porém ao tocar na carcaça, a corrente elétrica encontra um caminho alternativo: a pessoa. Como a resistência elétrica da pessoa é muito maior que a do fio elétrico, pouca corrente acaba por passar por ela, mas pode ser suficiente para causar uma arritmia grave. O uso de IDR, nessa situação, levaria ao seu desarme, protegendo o usuário de um choque com corrente elevada. **(C)** Uma maneira de proteger as pessoas é utilizando aterramento nas tomadas; nesse caso, um fio da carcaça do aparelho seria ligada ao terminal do fio terra da tomada. Havendo exposição do cobre, a corrente elétrica teria como caminho alternativo o fio terra, de baixa resistência, como preferência ao caminho do ser humano, de maior resistência. O escape pelo aterramento também pode desarmar o IDR, o que pode levantar a suspeita de que algum problema na rede elétrica está ocorrendo e precisa de manutenção. Problemas com o aterramento, ou a retirada intencional do pino terra dos aparelhos, ou ausência do IDR podem levar a situações perigosas como a do caso B.

perigosa. Se o interruptor é ativado novamente, é necessário desligar equipamentos sequencialmente, reinicializando o interruptor a cada desconexão, até o equipamento defeituoso ser encontrado. A desvantagem desse interruptor é que sua proteção se dá por intermédio de desligamento da energia. Por conseguinte, se o defeito está em parte de equipamento de importância vital, não há meios de continuar a usá-lo até seu reparo. Evite essa ação de desligar o fio terra do dispositivo defeituoso. Nessa situação, o interruptor só funcionaria quando o equipamento fosse tocado pelo anestesiologista ou pelo paciente, ou seja, se houvesse "vazamento" de energia do polo "vivo" da linha de força para a carcaça, além de o aterramento do aparelho não estar funcional.[1-5]

## ■ RISCOS DA CORRENTE ELÉTRICA

Para o organismo humano, a corrente alternada impõe maiores riscos do que a corrente contínua; a aplicação de 100 mA de corrente alternada pode desencadear fibrilação ventricular, enquanto 3 A de corrente contínua poderão não causar mal.

A frequência da corrente alternada é outro fator a ser analisado; correntes elétricas com altas frequências são mais seguras que com 60 Hz. Estudos animais comprovaram que são necessárias intensidades de corrente 22 a 28 vezes maiores para desencadear uma fibrilação ventricular a

3.000 Hz (3 KHz), do que com correntes de 60 Hz. A faixa em que o risco da corrente elétrica alternada para o organismo é maior situa-se entre 10 e 200 Hz (Figura 64.15). Porém, em termos de qualidade de luminosidade e de eficiência na transmissão da energia elétrica, a melhor frequência é justamente por volta de 50 a 60 Hz.

A corrente elétrica deve sempre ficar confinada ao circuito em que está operando. Em um chuveiro elétrico, a corrente elétrica não deverá circular pelo organismo da pessoa que está usando o chuveiro. Toda vez que correntes circulam por vias alternativas que não as do circuito que deveriam operar pode ocorrer:

■ **Eletrocussão (choque elétrico):** passagem da corrente elétrica pelo organismo (Figura 64.16). As consequências da eletrocussão podem ser sensação de choque, queimaduras, lesões neurais, lesões musculares por contraturas violentas, asfixia (paralisia da musculatura respiratória e dos centros respiratórios) e arritmias cardíacas (culminando com fibrilação ventricular);

■ **Interferências eletromagnéticas:** a corrente elétrica alternada, principalmente a de alta frequência, gera um campo magnético que pode produzir interferências no funcionamento de outros equipamentos. A melhor forma de prevenção dessa interferência é a utilização de aterramento adequado e de isolamento eletromagnético dos equipamentos;

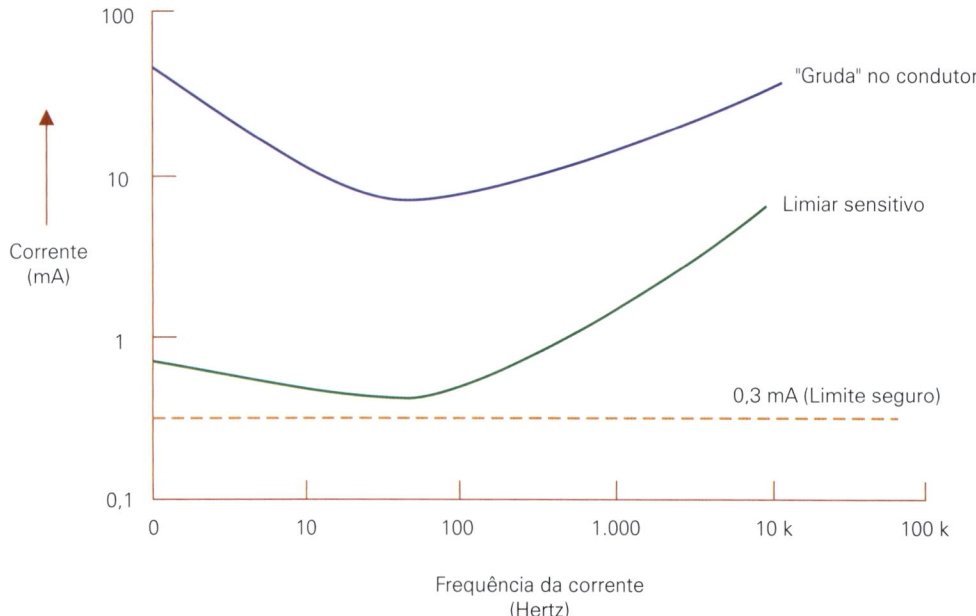

▲ **Figura 64.15** Efeitos deletérios da intensidade e da frequência da corrente sobre o organismo ("Gruda" no condutor = corrente que paralisa a musculatura estriada, impossibilitando que o indivíduo solte o condutor. Limite seguro = corrente que não tem ação sobre o coração).

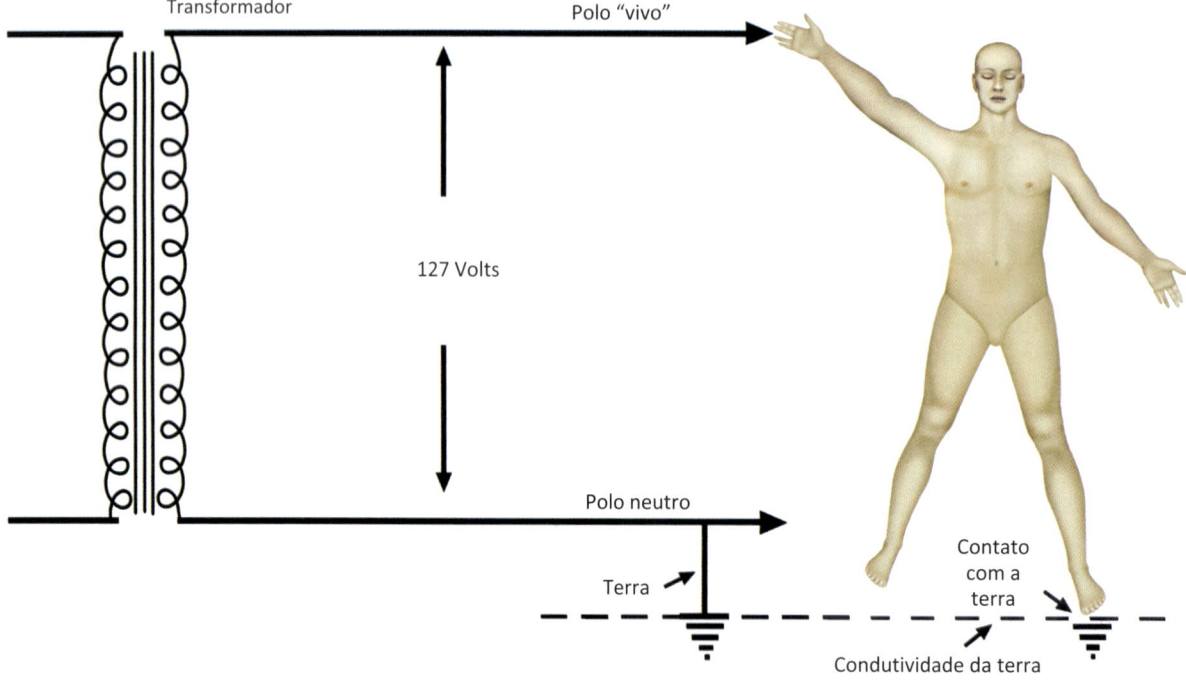

▲ **Figura 64.16** Eletrocussão (choque elétrico): vias de circulação da corrente elétrica em uma instalação elétrica comum, como a encontrada em casas, nas quais o transformador instalado no poste da rua fornece um cabo elétrico de fase e outro cabo neutro, que está em contato com o aterramento.

■ **Incêndios e explosões:** a produção de uma faísca elétrica num ambiente rico em gases e vapores inflamáveis poderá produzir acidentes catastróficos. Atualmente, não utilizamos mais anestésicos inalatórios inflamáveis (éter, ciclopropano) e o risco desses acidentes diminuiu muito. Porém, materiais pouco inflamáveis (borracha, plástico) na presença de atmosferas ricas em gases comburentes (oxigênio e óxido nitroso) poderão entrar em combustão rapidamente com uma simples faísca elétrica.[6,7]

## ■ ELETROCUSSÃO E OS RISCOS PARA O ORGANISMO

A passagem da corrente elétrica pelo organismo (eletrocussão) respeita a lei de Ohm (I = V/R). Quanto maior a resistência da pele, menor será a corrente que o organismo conduzirá. A resistência do corpo humano à corrente elétrica varia de 1.000 Ohm (pele úmida) – (nas mucosas é ainda mais baixa) a 1.000.000 Ohm (tecido queratinizado e seco como a planta do pé). A eletrocussão, no que diz respeito aos efeitos cardíacos, pode ser dividida em macrochoque e microchoque.

É comum ouvirmos de trabalhadores braçais a seguinte afirmativa: "Eu aguento um choque de 220 V". Como esses trabalhadores normalmente apresentam uma camada de queratina mais desenvolvida nas mãos, a resistência dessa pele é maior e a corrente resultante será menor. Portanto, eles "aguentam" o choque, pois não há passagem de corrente elétrica danosa pelos seus organismos.[6,8,9]

## Macrochoques

Geração de correntes de grandes intensidades entre dois pontos do organismo, com passagem pelo coração (Figura 64.17). Podem causar fibrilação ventricular, com correntes de 100 mA a 60 Hz (Figura 64.17).

Se a corrente, por exemplo, for aplicada na mão direita e sair pelo cotovelo direito, podem ocorrer contraturas musculares intensas ou queimaduras graves na região, porém, arritmias cardíacas são improváveis.[6,8,9]

## Microchoques

Nenhuma das medidas de segurança já discutidas tem influência no risco de microchoques, os quais resultam de correntes da ordem de 10 a 100 µA aplicadas diretamente no coração por cateteres intracardíacos ou fio de marca-passo (Figura 64.18). Correntes de 200 µA a 60 Hz aplicadas no miocárdio e de 70 µA a 60 Hz aplicadas sobre o endocárdio podem desencadear fibrilação ventricular (Figura 64.19). Como esses "fios" não sofrem influência da resistência da pele, pequenas voltagens podem ser suficientes para produzir microchoques; sistemas de energia isolados, interruptores de circuito com falha de aterramento e equipamentos devidamente aterrados não podem preveni-los. Além disso, devem ser tomadas precauções especiais quando há possibilidade de microchoque.

Todo equipamento de monitorização conectado a cateteres intracardíacos ou eletrodos deve ser eletricamente isolado. Isso significa que não há conexão elétrica direta entre a fiação ligada ao paciente (p. ex., eletrocardioscopia, transdutores de pressão) e a fiação interna dos equipamentos de monitorização. Como isso pode ser feito? Os módulos de monitorização apresentam fornecimento de energia por meio de transformadores de isolamento especiais, os quais isolam efetivamente a energia dos módulos do sistema de energia do restante da unidade de monitorização, assim como do solo. Os sinais monitorizados são transmitidos pelo módulo para a parte principal do monitor através de optoisoladores. Esses dispositivos convertem o sinal elétrico correspondente ao traçado de eletrocardioscopia ou pressão em feixes de luz (cuja intensidade é relacionada à força do sinal); o feixe de luz incide em um fotodetector que converte a intensidade da luz de volta ao sinal elétrico, o qual é apresentado na tela do monitor. Dessa maneira, uma corrente máxima de 50 µA pode fluir através de eletrodo intracardíaco, mesmo se o paciente está ligado diretamente ao polo "vivo" de um sistema padrão de energia aterrado. Marca-passo externo temporário é tipicamente alimentado por bateria, ou seja, eletricamente isolado, a não ser que um dos fios do marca-passo ou um componente interno entre em contato com o condutor de energia. Além disso, esses dispositivos não devem ter seu fornecimento de energia através de eliminadores de bateria, a menos que sejam projetados para promover adequado isolamento nessa situação.

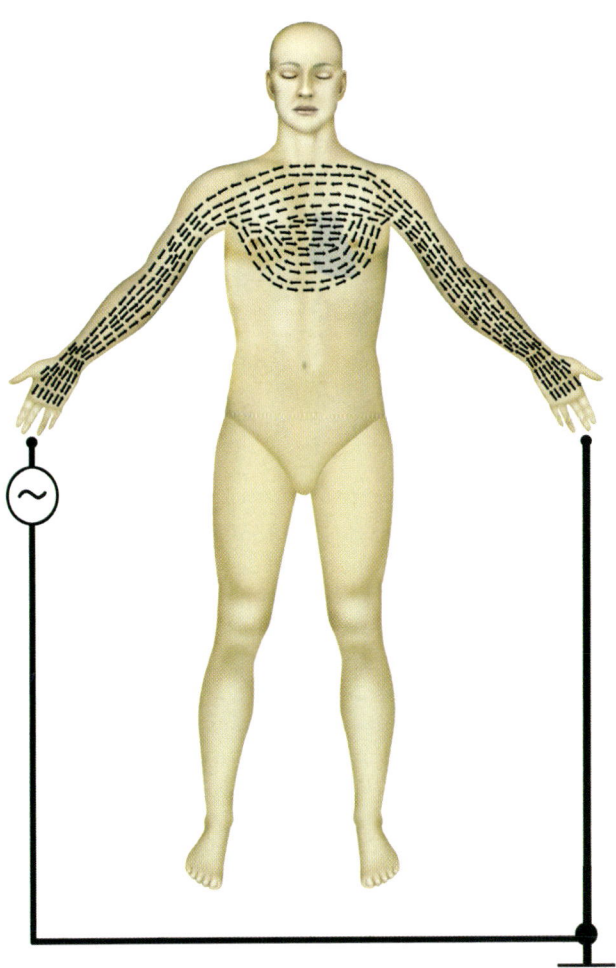

▲ **Figura 64.17** Macrochoque: via de circulação da corrente.

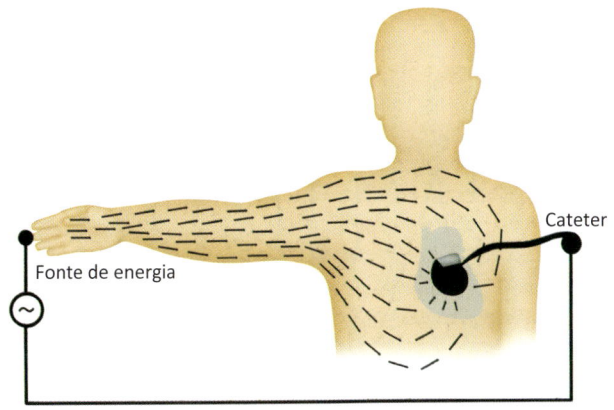

▲ **Figura 64.18** Microchoque: via de circulação da corrente.

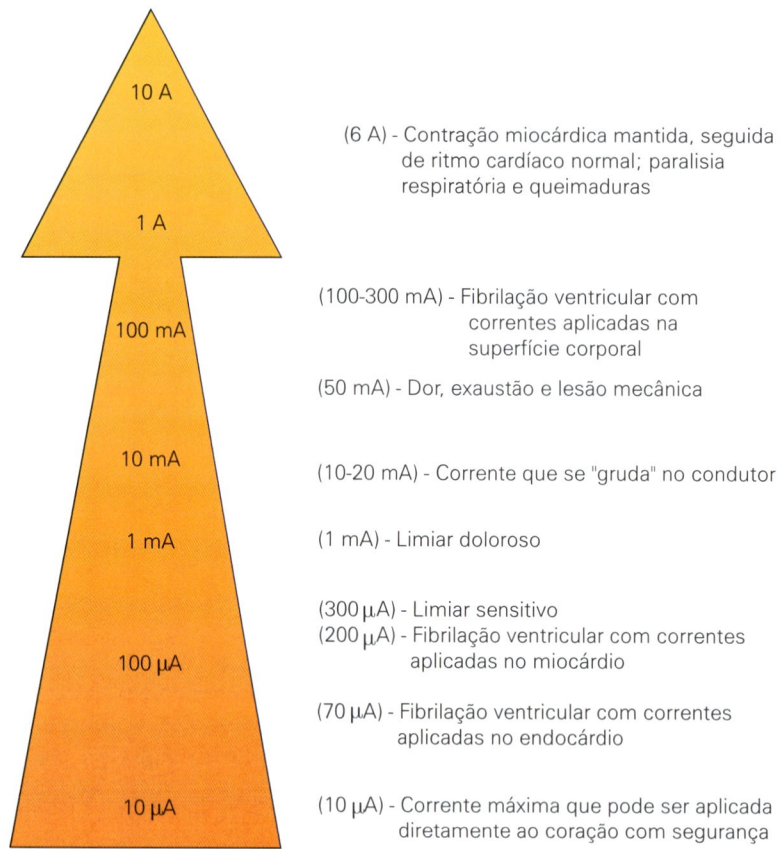

▲ **Figura 64.19** Respostas fisiológicas à corrente de 60 Hz (6 A = corrente normalmente aplicada para desfibrilação cardíaca).

O aterramento de cateteres ou eletrodos intracardíacos não promove aumento da margem de segurança; pelo contrário, isso aumentaria o risco de microchoque. A razão é que outros dispositivos com os quais os pacientes podem estar em contato podem não estar eletricamente isolados. Por exemplo, se a pele do paciente está eletricamente em contato com a mesa cirúrgica pela umidade nos campos cirúrgicos. Se a mesa cirúrgica apresenta falha no aterramento, um "vazamento" de corrente de vários mA pode ocorrer sem indicação no MIL. Entretanto, a passagem dessa corrente para o solo através do cateter intracardíaco pode ser suficiente para causar fibrilação ventricular. A mesma situação pode ocorrer se fios de marca-passo cardíaco tocarem a mesa cirúrgica acidentalmente, inclusive se esta estiver, teoricamente, isolada.

O período de maior vulnerabilidade cardíaca à passagem de correntes é o pico da onda T (Figura 64.20). O risco de desenvolvimento de fibrilação ventricular é proporcional à intensidade da corrente e à sua duração.

Correntes elétricas de alta frequência, como as geradas por bisturis elétricos, não impõem riscos ao organismo humano em termos de ritmo cardíaco ou sensação de choque.[6,8,9]

## ■ PROTEÇÃO CONTRA ELETROCUSSÃO (CHOQUE ELÉTRICO)

Além do uso do sistema IT-Médico e de IDR em suas respectivas áreas compatíveis, outras estratégias também objetivam a proteção contra eletrocussão.

### Aterramento

Tanto o polo neutro de uma tomada de força quanto o fio terra devem possuir potencial de voltagem igual a zero. Todavia, é importante salientar que não devem ser utilizados com o mesmo objetivo.

O polo neutro integra o circuito elétrico que operará qualquer aparelho e o fio terra é utilizado com o objetivo de tornar mais seguros os equipamentos elétricos no que diz respeito aos riscos de eletrocussão. Em muitos aparelhos elétricos, ou por falha no isolamento dos fios que alimentam o circuito, ou por fenômenos de capacitância, pode ocorrer energização da carcaça do equipamento. Uma pessoa em contato direto ou indireto com o potencial da terra, ao tocar essa carcaça, permite a passagem de corrente elétrica e eletrocussão (Figura 64.10).

Se existir aterramento adequado e íntegro do equipamento, o potencial elétrico gerado na carcaça é escoado para a terra, tornando-o mais seguro.

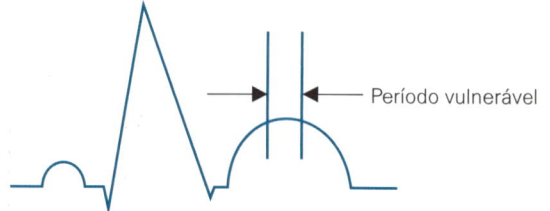

▲ **Figura 64.20** Período de maior vulnerabilidade cardíaca (pico da onda T).

Em muitos hospitais brasileiros, as tomadas de eletricidade não possuem o terceiro pino (terra), sendo prática comum a retirada do terceiro pino do plugue para permitir a sua conexão. Com isso, um importante elemento de segurança é eliminado dos equipamentos (Figura 64.10). A ausência do aterramento nas tomadas ou a remoção do pino correspondente deixa a instalação em desacordo com a NBR 5410.

O aterramento para determinada área hospitalar (sala cirúrgica, enfermaria, recuperação, UTI) deve ser derivado sempre de um mesmo ramal, para que em todas as tomadas os terminais de aterramento tenham exatamente o mesmo potencial, uma prática denominada equipotencialização. Fios terra com pequenas diferenças de potencial, conectados a um mesmo paciente (vários monitores), podem gerar correntes elétricas, com risco de eletrocussão.

A utilização do fio terra como polo neutro não deve ser feita, pois além de gerar tensão induzida no solo, o que é um risco adicional para choques, pode danificar o aparelho elétrico em questão ao trabalhar em subtensão, ou mesmo outros aparelhos elétricos ligados ao sistema de aterramento dessa instalação elétrica.

O fio terra é obtido por intermédio da colocação de eletrodos no solo ou na estrutura do prédio.

Segundo a NBR 5410,[10] os componentes do aterramento devem ser tais que:

- O valor da resistência de aterramento obtida não se modifique consideravelmente ao longo do tempo;
- Resistam às solicitações térmicas, termomecânicas e eletromecânicas;
- Sejam adequadamente robustos ou tenham proteção mecânica apropriada para fazer frente às condições de influências externas.

Os seguintes tipos de eletrodos de aterramento podem ser usados:

- Condutores nus;
- Hastes ou tubos de aterramento;
- Fitas ou cabos de aço embutidos nas fundações;
- Barras ou placas metálicas;
- Armações metálicas do concreto;
- Outras estruturas metálicas apropriadas, enterradas no solo.

A eficiência de qualquer eletrodo de aterramento depende das condições locais do solo; devem ser selecionados um ou mais desses eletrodos, adaptados às condições do solo e ao valor da resistência de aterramento obtida.

Os materiais usados para construção de eletrodos de aterramento são cobre, aço zincado, aço galvanizado e chumbo.[9-11]

## Dupla Isolação

Alguns equipamentos elétricos dispensam o aterramento, pois apresentam uma carcaça duplamente isolada. Toda superfície do equipamento que possa entrar em contato com o ser humano é construída de material não condutivo ou é protegida por um isolamento adicional.[9-13]

## Sensores de Corrente nos Sistemas de Aterramento

São constituídos de alarmes luminosos ou sonoros presentes nas centrais de força e/ou nas caixas de distribuição do hospital e alertam para a presença de correntes no sistema de aterramento. Indicam que algum dos equipamentos conectados à rede apresenta falha e que o fio terra não apresenta mais potencial zero.[9-13]

## ■ TIPOS DE EQUIPAMENTOS ELÉTRICOS PERMITIDOS EM AMBIENTES HOSPITALARES

O padrão internacional IEC 61140:2016 de proteção contrachoques elétricos estabelece algumas classes de equipamentos relacionadas à proteção elétrica. No ambiente hospitalar, regulamentada pela NBR IEC 60601-1 é previsto o uso de:

- **Equipamento classe I**: isolação básica e aterramento para proteção. Cabo com três condutores;
- **Equipamento classe II**: isolação básica e isolação suplementar – isolação dupla. Ausência de aterramento;
- **Equipamento energizado internamente**: utiliza a potência necessária para operar de uma fonte elétrica interna, como por exemplo uma bateria. Tal equipamento não possui cabo de alimentação pela rede elétrica, a não ser para, opcionalmente, carregar uma bateria.

### Bisturi Elétrico – Princípios de Funcionamento

Bisturi elétrico é um equipamento que a partir da energia elétrica alternada comum, de baixa frequência (60 Hz), gera correntes elétricas de altíssimas frequências e voltagens elevadas (400 a 2000 V, a depender de marca, modelo e modalidade utilizada). Na modalidade coagulação a frequência atinge valores de 600.000 a 700.000 ciclos por segundo (600 a 700 KHz), e na de corte, 1.000.000 a 2.000.000 de ciclos por segundo (1 a 2 MHz). Para se ter uma ideia da magnitude dessas frequências, lembrar que as rádios de ondas médias transmitem na faixa de 500 a 1.600 KHz (Figura 64.21).

O plugue de conexão do bisturi elétrico à rede elétrica deve possuir três pinos: fase, neutro e terra. O aterramento

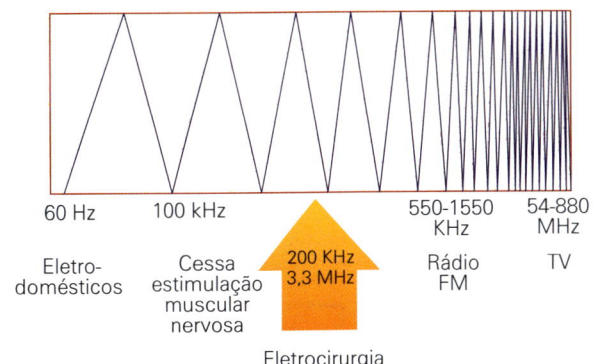

▲ **Figura 64.21** Ilustração das frequências de ondas e suas aplicações.

é obrigatório. O eletrodo de dispersão (placa) nunca deve ser conectado diretamente à terra.

O bisturi elétrico possui duas conexões de saída: uma para a faca ou ponta (polo energizado ou ativo) e outra para a placa (polo neutro). O polo neutro do bisturi elétrico (placa) normalmente possui contato com o neutro da tomada de força e, portanto, um potencial igual a zero.

Princípio de funcionamento: a corrente elétrica, ao circular por um condutor, gera calor numa proporção igual ao produto da resistência pelo quadrado da corrente:

$$POTÊNCIA = R.i^2$$

Claro que, durante a utilização do bisturi elétrico, a intensidade da corrente que circula pela ponta do bisturi é a mesma da placa. Então, por que somente ocorre a "lesão" (corte ou coagulação) na ponta e não na placa? A resposta é simples e pode ser entendida observando a Figura 64.22.

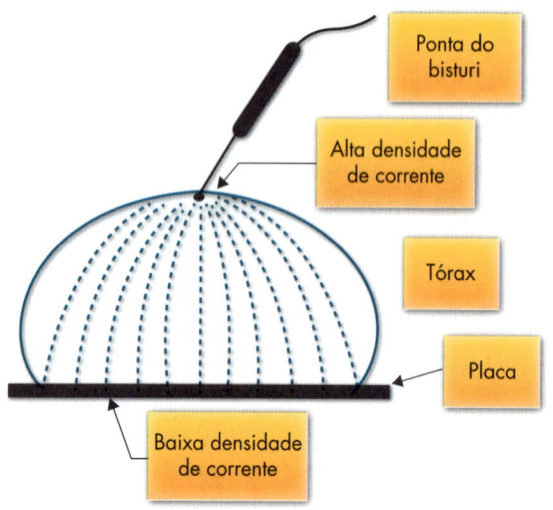

▲ **Figura 64.22** Princípios de funcionamento do bisturi elétrico.

Como a ponta apresenta uma pequena área de contato com o paciente, ocorre aí uma grande concentração de corrente, a temperatura local aumenta muito e o tecido é "lesado" (cortado ou coagulado). Na placa, a densidade de corrente é pequena e o calor gerado pela passagem de corrente é distribuído e dissipado pela circulação sanguínea da pele em contato.

A corrente circula pelos organismos vivos, principalmente pelos vasos sanguíneos e líquidos corporais, por mecanismos iônicos. Consequentemente, para que não haja risco de acidentes, a corrente deve ficar confinada no circuito em que está operando, ou seja, bisturi elétrico, ponta (eletrodo ativo), paciente, placa (eletrodo de dispersão) e novamente bisturi elétrico (Figura 64.23). Se ocorrer fuga da corrente por outras vias pode ocorrer um acidente. Como visto anteriormente, a corrente elétrica de alta frequência, gerada pelo bisturi elétrico, não apresenta risco para o coração.

Na modalidade **coagulação**, a energia liberada pelo bisturi elétrico não é contínua, e, mesmo com o acionamento contínuo do equipamento, o resultado é uma onda pulsátil (Figura 64.24). A modalidade coagulação gera potenciais mais elevados que a modalidade corte, porém, a potência transmitida aos tecidos é menor, pois a onda é pulsátil e, por mais da metade do tempo de acionamento, o potencial é zero. Além disso, a energia é dissipada por muitas células simultaneamente, levando a um aumento da temperatura mais lento que no corte, provocando desidratação e coagulação das proteínas intracelulares (Figura 64.25).

Na modalidade **corte** os potenciais são mais baixos que na coagulação, porém, como a onda na modalidade corte é contínua, a potência transmitida aos tecidos é maior que na coagulação (Figura 64.24). A energia liberada promove rápido aquecimento da água intracelular (ebulição), levando à explosão da célula. Nessa modalidade a lesão produzida pelo bisturi elétrico é mais delimitada, poupando as células adjacentes (Figura 74.25).[8,14,15]

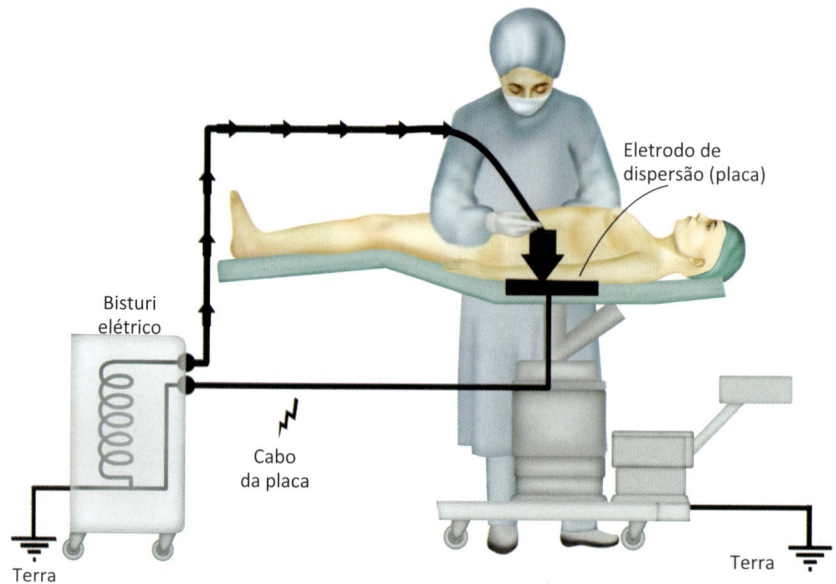

▲ **Figura 64.23** Princípios de funcionamento do bisturi elétrico. Vias de circulação da corrente.

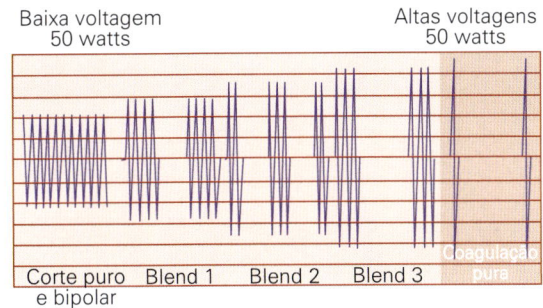

▲ **Figura 64.24** Diferença de voltagem entre a modalidade corte e suas variações e a modalidade coagulação.

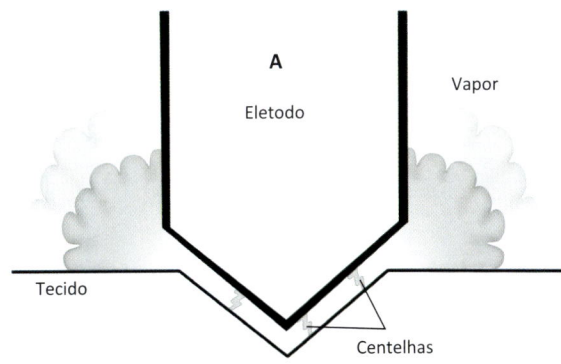

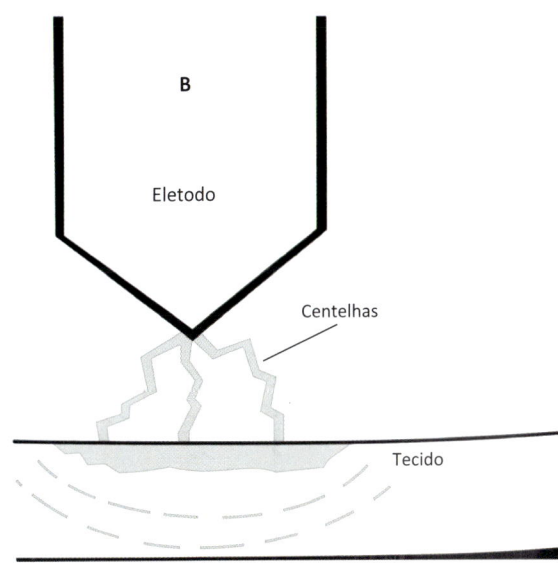

▲ **Figura 64.25** **(A)** Corte do tecido. **(B)** Mecanismos envolvidos na coagulação.

## ■ SITUAÇÕES COM RISCO DE ACIDENTES

### Contato Inadequado da Placa com a Superfície Corporal

A placa (eletrodo de dispersão) deve ter uma superfície de contato de acordo com a potência gerada pelo bisturi elétrico, sendo no mínimo de 1 cm² para cada 1,5 watt de energia. Porém, de nada adianta a placa obedecer a esses limites, mas não entrar totalmente em contato com o paciente.

Os bisturis de grande potência, quando estão funcionando no máximo, geram uma potência ao redor de 300 watts e, nessas condições, a placa deve ter uma área de contato com o paciente de pelo menos 200 cm². Situações de risco podem ocorrer quando:

■ Houver interposição inadvertida de campos cirúrgicos entre o paciente e a placa, diminuindo a área efetiva de contato. Nessa situação, duas coisas podem acontecer:
  ▶ a corrente se concentra em uma área menor da placa, causando queimaduras nesses locais (Figura 64.26); e/ou
  ▶ a corrente escoa por vias alternativas (mesa cirúrgica, eletrodos do ECG), com risco de queimaduras nesses locais (Figura 64.27).[16] A presença de materiais condutores, como metais de joias, em contato com o paciente e com a mesa cirúrgica, pode favorecer esse caminho da corrente elétrica, concentrando-se nesse ponto.

■ A placa for colocada em locais com protuberâncias ósseas. Nesse caso, a corrente se concentra nessas regiões, e com a isquemia existente pelo excesso de pressão não existe dissipação adequada de calor e consequente queimadura (Figura 64.26).

### Interrupção Parcial ou Total do Contato da Placa com o Bisturi Elétrico

A interrupção do contato da placa com o bisturi elétrico pode ser consequente à desconexão do cabo, quebra do fio no interior da blindagem ou defeitos nos plugues de conexão. A falta do contato entre a placa e o bisturi elétrico possibilita a circulação de corrente por vias alternativas.

Todos os pontos de contato do corpo do paciente com o potencial de terra são vias alternativas para a circulação de corrente. Entre as mais comuns, podemos citar:

■ Contato direto da superfície corporal com a mesa cirúrgica aterrada (Figura 64.27);
■ Eletrodos conectados ao paciente que possibilitem contato com o potencial de terra (Figura 64.28);
■ Contato do paciente com materiais condutivos, de plástico ou de borracha (tubos, colchões), para dissipação de eletricidade estática.

É importante ressaltar que a condutividade elétrica de um determinado material é relativa. Enquanto um chinelo de borracha normalmente isola a pessoa de um choque em casa, ele pode ser ineficaz para prevenir o choque de um raio atmosférico, devido a sua altíssima voltagem. Portanto, é necessário saber se o material em contato com o paciente é apropriado para o uso em ambiente cirúrgico.

As consequências são queimaduras nos locais por onde a corrente flui alternativamente. Se a superfície de contato nesses locais for pequena, haverá grande concentração de energia, aumento de temperatura e lesão tecidual, muitas vezes graves.

O maior número de acidentes relatados com bisturi elétrico se dá em razão de um cabo de placa partido e fuga da corrente pelo eletrodo terra do cardioscópio (Figura 64.28). A lesão provocada na região do eletrodo do cardioscópio geralmente é muito profunda e de cicatrização demorada,

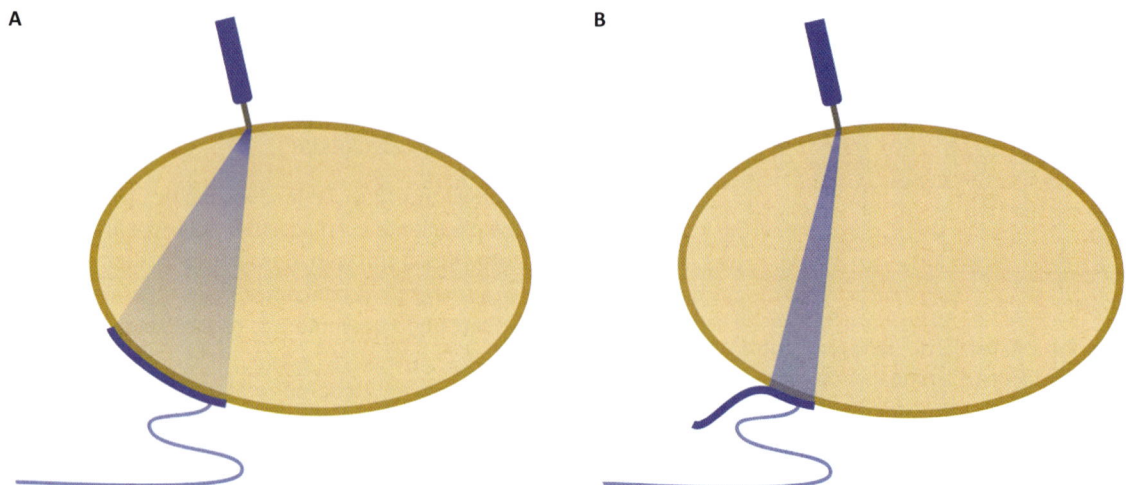

▲ **Figura 64.26** **(A)** Com a placa bem-posicionada, a corrente elétrica se concentra na ponta do bisturi e se dispersa até chegar na placa. **(B)** Caso a placa esteja parcialmente em contato com o paciente, a corrente pode se concentrar em uma área menor da placa, causando queimaduras.

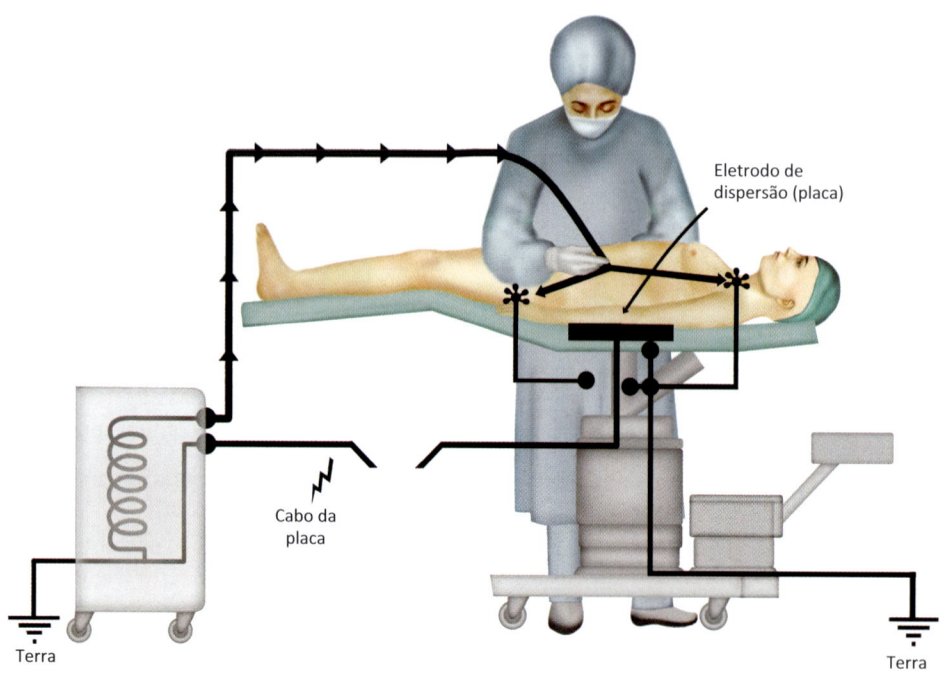

▲ **Figura 64.27** Circulação da corrente por vias alternativas e consequentes lesões.

pois, cada vez que o bisturi é acionado, a mesma região sofre as consequências citadas.

Para que o contato entre a placa e o paciente seja mais uniforme e eficiente, recomenda-se a utilização de soluções condutivas (gel de contato).

### ■ MONITORAMENTO DE ELETRODO DE RETORNO

Representa grande importância para a segurança do paciente. Consiste na utilização de aparelhos de eletrocirurgia com placas de retorno de duas seções (Figura 64.29); dessa forma, é possível a avaliação da qualidade de contato da placa com a pele do paciente. Se houver falha no circuito interrogativo da placa, significa que ela não está posicionada adequadamente e o bisturi não poderá ser acionado.

### ■ HIPOPERFUSÃO TECIDUAL

A quantidade de energia que circula pela placa é a mesma que circula pela ponta do bisturi. Normalmente não há queimadura na região da placa porque a área de contato é grande e a circulação sanguínea da pele dissipa o calor gerado no local. Porém, em situações nas quais a perfusão tecidual no local da placa se torna inadequada (pacientes chocados, hipotensos, hipotérmicos, placa causando compressão tecidual), a falta de dissipação adequada do calor gerado provoca queimaduras na região em contato com a placa.

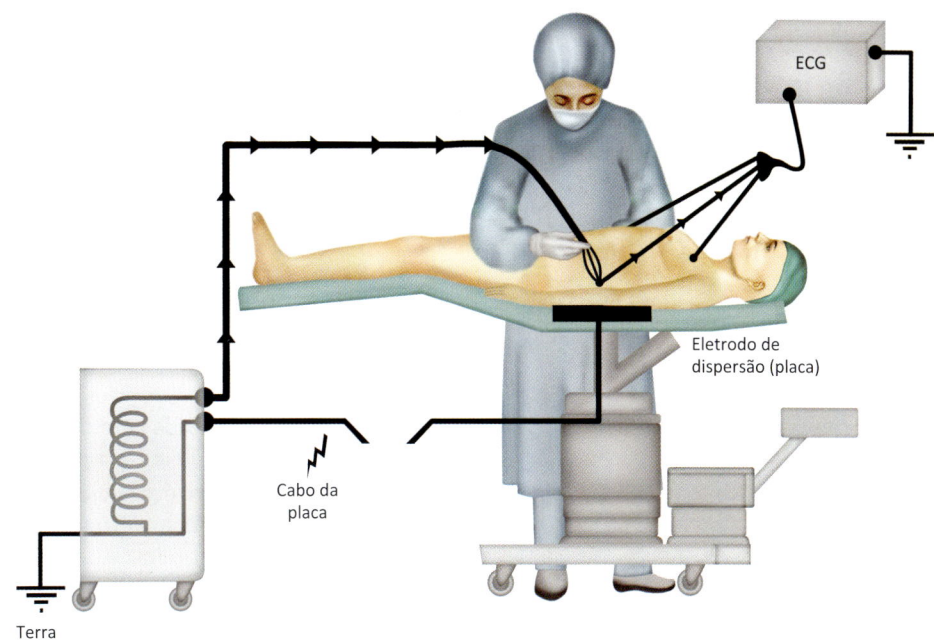

▲ **Figura 64.28** Concentração de corrente e lesão em eletrodo de cardioscópio.

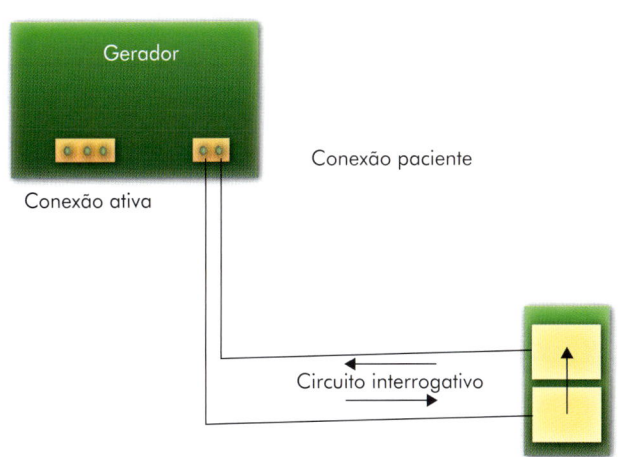

▲ **Figura 64.29** Figura esquemática do circuito interrogativo da placa do bisturi elétrico.

## ■ CAPACITÂNCIA E INDUÇÃO MAGNÉTICA

Tanto o fenômeno de capacitância quanto o de indução magnética são capazes de induzir correntes em meios condutores (cabos de monitores conectados ao paciente, que funcionam como "antenas"). Esses fenômenos podem acontecer durante o funcionamento de um bisturi elétrico, que gera uma corrente alternada de altíssima frequência.

Portanto, em pacientes monitorizados em que se utiliza um bisturi elétrico, a indução de corrente elétrica é mais um risco para a integridade do organismo. Porém, esse tipo de acidente é raro. Para evitá-lo, deve-se colocar o bisturi elétrico o mais distante possível dos monitores e posicionar a fiação de modo perpendicular entre si.

## ■ BISTURIS ELÉTRICOS MONOPOLAR E BIPOLAR

O bisturi elétrico referido, e mais frequentemente utilizado, é o monopolar. No bisturi bipolar, tanto o polo ativo quanto o polo neutro localizam-se na pinça utilizada pelo cirurgião (Figura 64.30). Nesse caso, a corrente elétrica de alta frequência circula de um braço ao outro da pinça e, portanto, numa área restrita ao local onde se deseja coagular o tecido. As potências geradas pelo bisturi bipolar são me-

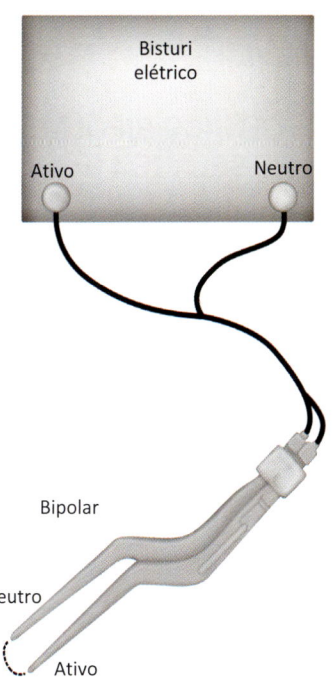

▲ **Figura 64.30** Bisturi elétrico bipolar: via de circulação da corrente.

nores que as geradas pelo monopolar, que é indicado em intervenções cirúrgicas delicadas.

O bisturi elétrico bipolar dispensa o uso da placa e não deve ser confundido com a pinça, muitas vezes utilizada no local da faca do bisturi monopolar e que, erroneamente, é denominada "bipolar".

Em resumo, a prevenção de acidentes com o bisturi elétrico baseia-se em:

- Respeitar as dimensões adequadas da placa (1,5 cm² por watt de potência gerada);
- Evitar a colocação da placa em áreas de protuberâncias ósseas (calcanhar, tornozelo, joelho, cristas ilíacas, cotovelo); as melhores regiões para sua colocação são nádegas, coxas, panturrilhas, abdome;
- Conferir o posicionamento da placa toda vez que houver mudança da posição do paciente;
- Não utilizar placas com superfícies irregulares. Atualmente existem eletrodos de dispersão (placas) adesivos à superfície corporal;
- Utilizar soluções eletrolíticas de contato;
- Presença de alarmes de desconexão de placa. Os bisturis elétricos mais modernos possuem sistemas de segurança que alertam para a desconexão da placa do bisturi elétrico. Esses bisturis possuem cabos duplos de conexão da placa e soam um alarme quando um dos fios está partido ou desconectado da placa;
- Testar a integridade dos cabos da placa e da ponta do bisturi elétrico (pelo pessoal de enfermagem) durante a preparação do material;
- Evitar a proximidade dos cabos do bisturi elétrico com os cabos de outros monitores (fenômenos de indução magnética e capacitância);
- Utilizar o bisturi nas menores potências possíveis para se obter os efeitos desejados;
- Utilizar tomada de três pinos para aterramento adequado do bisturi elétrico.

## BISTURI ELÉTRICO BIPOLAR COM SISTEMA DE SELAGEM DE VASOS

É uma unidade eletrocirúrgica com resposta instantânea controlada por computador (Ligasure-Valleylab®). Ele possui elaborados algoritmos que são especificamente projetados para selar feixes de tecido e vasos de até 7 mm de diâmetro por intermédio de tecnologia bipolar. O gerador libera a quantidade de energia adequada com base na configuração das extremidades da pinça e variações de pressão proporcionadas pelos diferentes tipos dela. Um "pulso" de energia é emitido com a função de diagnosticar qual é a impedância inicial do tecido preso entre as extremidades da pinça e, com isso, o equipamento determina qual é o nível de potência inicial adequado para se criar uma selagem eficaz. A energia, agora, é liberada ao tecido em "pulsos". O gerador continua a monitorar a impedância tecidual a cada pulso emitido, aproximadamente a cada cinco milissegundos (200 vezes por segundo).

Por monitorar constantemente o efeito clínico exercido sobre o tecido, o sistema não promove uma sub ou super

dissecção, mesmo em tecidos muito espessos ou vasos isolados. A rapidez na liberação de energia aliada à pressão mecânica adequada proporcionada pelo uso correto da pinça resulta no melhor efeito tecidual, com mínimo "espalhamento térmico". A baixa voltagem e elevada corrente com que trabalha o gerador mantêm a temperatura baixa, resultando em menor efeito de aderência e arraste tecidual.

## BISTURI ULTRASSÔNICO

Este dispositivo (Autosonix® – Valleylab; Ultracision® – Ethicon) é um sistema cirúrgico projetado para prover coagulação ultrassônica em vasos de pequeno calibre. A vibração mecânica produzida pelo sistema permite a coagulação eficiente de vasos de até 3 mm de diâmetro.

Energia ultrassônica é a vibração mecânica produzida pela passagem de energia elétrica através de um transdutor piezoelétrico, produzindo vibrações de alta frequência na ordem de 55.500 kHz (55.500 vezes por segundo). Essa vibração ultrassônica se amplifica à medida que atravessa a sonda de titânio contida no interior do instrumento para níveis que tornam possível ablação, cauterização e corte do tecido. A coagulação ocorre através da desnaturação proteica quando a lâmina vibra a 55,5 kH, unindo as proteínas das paredes dos vasos. Esse processo gera um coágulo que proporciona a hemostasia dos vasos. A temperatura de trabalho se situa entre 50 °C e 100 °C, ao passo que bisturi elétrico e *laser* utilizam coagulação obliterativa, com temperaturas que variam de 150 °C a 400 °C.

Como vantagens desse sistema, pode-se citar: menor dano térmico nas adjacências do que eletrocautério, não deixa corpo estranho, não utiliza energia elétrica, não produz fumaça e menor troca de instrumentos.

## "BISTURI" DE ARGÔNIO

O elemento argônio é um gás inerte, não combustível, facilmente ionizável e que é capaz de criar uma ponte entre o eletrodo e o tecido. A coagulação por gás argônio (Force Argon II – Valleylab®) oferece uma liberação de energia (calor) precisa para uma eficiente coagulação sem contato sobre áreas superficiais muito vascularizadas. Esse tipo de coagulação tem como principais benefícios uma coagulação rápida, uniforme, com escaras flexíveis, ressangramento reduzido, perda tecidual minimizada, pouca fumaça e odor.

## MARCA-PASSOS E USO DE BISTURI ELÉTRICO

Quando deparamos com um doente portador de marca-passo cardíaco artificial e que terá de se submeter a uma cirurgia, sempre vem a pergunta: o uso do bisturi elétrico é ou não permitido? A resposta a essa pergunta merece algumas considerações.

Os marca-passos, quanto à sua localização, podem se classificar em internos e externos; quanto ao mecanismo de funcionamento, em não competitivos (frequência fixa) e competitivos.

Nos marca-passos competitivos existem mecanismos sensíveis aos estímulos gerados no próprio coração (nó SA, nó AV e sistema de condução). Esses mecanismos ou inibem a geração do estímulo (marca-passo de demanda), ou desencadeiam o estímulo (marca-passo de disparo).

Dependendo dessas características, serão diferentes as complicações decorrentes do uso de equipamentos eletromédicos (Tabela 64.1).[9]

| Tabela 64.1 Problemas com marca-passo durante cirurgias com utilização de bisturi elétrico. | | | |
|---|---|---|---|
| Localização | Mecanismo de funcionamento | Complicações | Dano ao marca-passo |
| Interno | Competitivo | Interferência eletromagnética | Relatado |
| | | Desprogramação do marca-passo | |
| | Não competitivo | Pouco frequente | Relatado |
| Externo | Não competitivo | Eletrocussão por 60 Hz | |
| | | Distúrbios de ritmo cardíaco e fibrilação ventricular | Relatado |

Os marca-passos mais modernos possuem blindagem suficiente para bloquear a interferência eletromagnética gerada pelo bisturi elétrico. Em alguns casos, no entanto, desconhecemos o tipo de marca-passo implantado no paciente. Se o marca-passo for de frequência fixa (não competitivo), o risco de interferência eletromagnética será menor que nos competitivos.

Alguns cuidados devem ser observados para os pacientes portadores de marca-passo durante procedimentos cirúrgicos nos quais se utiliza bisturi elétrico:

- Quando possível, usar o bisturi elétrico bipolar;
- Se o sistema monopolar é essencial, verificar o caminho da corrente (placa e ponta), evitando que o gerador do marca-passo se encontre nesse caminho;
- A ponta deve trabalhar a uma distância de no mínimo 15 cm do gerador e dos seus cabos;
- Monitorizar o ritmo cardíaco (espículas do marca-passo) e os sons cardíacos;
- Utilizar o bisturi elétrico com baixas potências;
- Utilizar o bisturi elétrico por breves períodos, intercalados por períodos suficientes para observação do ritmo cardíaco;
- Se ocorrerem sérias interferências e o uso do bisturi for essencial, desativar o sistema de demanda com magneto, fixando a frequência de estímulo;
- Após o uso de bisturi elétrico em um paciente com marca-passo programável, deve-se testá-lo.

## ■ PRÁTICAS RECOMENDADAS PARA UTILIZAÇÃO SEGURA DO EQUIPAMENTO ELETROMÉDICO

Algumas práticas são recomendadas para a utilização segura do equipamento eletromédico:

- Certificar-se de que a aceitação técnica do equipamento tenha sido feita pelo Departamento de Engenharia Hospitalar ou, na falta deste, por elemento técnico autorizado;
- Antes da utilização, ler as instruções do manual;
- Verificar a disponibilidade de material de consumo necessário;
- Evitar a utilização de cordões ou cabos de extensão e adaptadores múltiplos ("benjamins"; insistir para que sejam instaladas tomadas de corrente em número e qualidade suficientes;
- Nunca puxar um plugue pelo cordão ou cabo;
- Solicitar a substituição de tomadas de corrente, plugues e cordões ou cabos danificados;
- Providenciar a verificação do equipamento e/ou das partes que tenham sido submetidas a solicitações mecânicas indevidas (p. ex., queda e impacto).;
- Não colocar recipientes com líquidos, bolsas de infusão ou similares sobre o equipamento;
- Solicitar a verificação do equipamento, quando existir suspeita de penetração acidental de líquido;
- Ao limpar, desinfetar ou esterilizar um equipamento, certificar-se de que o procedimento não o danificará;
- Não prejudicar a circulação de ar do equipamento;
- Evitar luz solar direta sobre o equipamento, para impedir sobreaquecimento;
- Ao empilhar equipamento, ter o cuidado de assegurar a circulação de ar e a estabilidade mecânica;
- Ter sempre presente que o risco de fogo aumenta quando se usa oxigênio e/ou óxido nitroso;
- Equipamento eletrodoméstico operado sob tensão da rede elétrica (secador de cabelo, barbeador, rádio, receptor de TV) pode causar risco a um paciente ligado a equipamento eletromédico;
- A utilização de equipamento elétrico não médico pode igualmente oferecer riscos a outros pacientes, quando ligado a uma tomada disponível reservada a equipamento eletromédico (energização do sistema de aterramento);
- Em caso de dúvida, solicitar assessoria técnica pertinente.

## ■ CUIDADOS COM ÓRTESES

Os manuais dos aparelhos frequentemente trazem a informação de que mesmo pinças, grampos ou espéculos próximos ao bisturi elétrico podem causar danos não intencionais aos tecidos em contato. Qualquer objeto de baixa resistência, como os objetos metálicos ou outros bons condutores, que esteja em contato com o paciente e com uma via aterrada, por exemplo a mesa cirúrgica, pode estabelecer uma via alternativa para a corrente elétrica, com risco de queimadura. A *Association of Perioperative Registered Nurses* recomenda formalmente a retirada de joias, implantes eletrônicos e outras próteses antes da cirurgia com uso de bisturi elétrico.[17] O uso do bisturi próximo a implantes como cílios postiços pode levar à combustão do adorno ou da cola utilizada para sua fixação.[18] Além disso, materiais estéticos e cosméticos (cílios, unhas, cabelo, maquiagem etc.) podem conter metais em suas formulações, com condutividade elétrica variável e, portanto, com risco variável para o paciente. Em estudo *ex vivo* em tecido suíno, mostrou-se que o maior risco de lesão ocorria apenas quando a ponta do bisturi estava próxima do *piercing* metálico,[19] entretanto, a extrapolação do experimento para a cenário cirúrgico real, com possíveis falhas de equipamentos, de aterramento e a possibilidade de contato entre os adornos e objetos aterrados deve ser levada em consideração.

## REFERÊNCIAS

1. Gross JB. Less jolts from your volts: electrical safety in the operating room. In: Schwartz AJ. ASA Refresher Course in Anesthesiology. 2005;(33):101-114.
2. Gross JB, Seifert HA. Electrical, fire and compressed gases safety for the patient and anesthesist. In: Healy TEJ, Cohen PJ. (eds.) Wylie and Churchill-Davidson's A Practice of Anesthesia. 6th ed. London: Edward Arnold; 1995.
3. Jonnes J. Empires of light. Edison, Tesla, Westinghouse and the race to electrify the world. New York: Random House; 2003.
4. Cheney M, Uth R. Tesla: Master of lightning. New York: Barnes and Noble Books; 1999.
5. NFPA 70: National Electrical Code. New York: American National Standards Institute; 1999.
6. Bruner, JMR. Hazards of electrical Apparatus. Anesthesiology, 1967;28(2):396-429.
7. Ehrenwerth J, Eisenkraft JB. Anesthesia equipment, principles and applications. 1st ed. St. Louis: Elsevier; 1993. Cap. 7. p. 172-197.
8. Bruner, JMR. Common abuses and failures of electrical equipment. Anesthesia and Analgesia; 1972. Cap. 51. p. 810-820.
9. Bruner, JMR, Leonard PF. Electricity, safety and the patient. Illinois: Year Book Medical Publishers; 1989.
10. Associação Brasileira de Normas Técnicas – Instalações elétricas de baixa tensão: NBR 5410 (NB-3). Rio de Janeiro; 1990.
11. Hull CJ. Electrocution hazards in the operating theatre. Br J Anaesth. 1978;50(7):647-657.
12. Leonard PF. Characteristics of electrical hazards. Anesthesia and Analgesia. 1972;51(5):797-809.
13. McIntosh RR, Mushin WW, Epstein. Physics for the anaesthetist. 4 ed. rev. e atual. por Mushin WW e Jones PL. Oxford: Blackwell Scientific Publications; 1987.
14. Becker CM, Malhotra IV. The distribution of radiofrequency current and burns. Anesthesiology. 1973;38(2):106-122.
15. Wald SW, Mazzia VDB, Spencer FC. Accidental burns associated with electrocautery. JAMA. 1971;217(7):916-921.
16. Poso IP, Cromberg S, Cremonesi E. Queimadura acidental durante cirurgia (Apresentação de um caso). Rev Bras Anest. 1975;25:163-164.
17. Link T. Guidelines in Practice: Electrosurgical Safety. AORN J. 2021;114(1):60-72.
18. Michaels JP, Macdonald P. Ignition of eyelash extensions during routine minor eyelid surgery. Ophthalmic Plast Reconstr Surg. 2014;30(3):e61-e62.
19. Deml MC, Goost H, Schyma C, Kabir K, Hoppe S, Deborre C. Thermic effect on metal body piercing by electrosurgery: An ex vivo study on pig skin and bovine liver. Technol Health Care. 2018;26(2):239-247.

# 65

# Inovação, Avaliação e Incorporação Tecnológica

Fernando Augusto Tavares Canhisares ▪ Ana Maria Malik
▪ Matheus Fachini Vane ▪ Maria José Carvalho Carmona

## INTRODUÇÃO

"Tecnologia" é termo de origem grega, "τεχνολογία": "tekne", "τέχνη", que significa arte, técnica ou ofício; "logia", "λογία", que significa conjunto de saberes.[1]

É um termo de conotação ampla, que se refere à utilização e ao conhecimento de ferramentas e instrumentos e à sua interferência na capacidade de transformar e adaptar o ambiente em que vivemos.[1]

"Tecnologia" pode tanto referir-se a objetos materiais de uso humano, como máquinas, ferramentas ou utensílios, quanto pode englobar temas mais amplos como processos, métodos de organização, técnicas e sistemas de informação. O termo pode ser aplicado tanto de maneira ampla como também para áreas específicas,[1] como por exemplo, tecnologia de construção civil, tecnologia de saúde, tecnologia de aviação, entre outros.

Na saúde, o termo "tecnologia" pode se referir a diferentes componentes de um sistema, tais como: equipamentos (máquinas, instalações prediais e infraestrutura), medicamentos, vacinas, protocolos assistenciais (clínicos, cirúrgicos, radiológicos etc.), processos administrativos, processos operacionais, sistemas de informação, prontuários eletrônicos, entre outros.

Políticas de atenção à saúde, sistemas organizacionais e de suporte, dentro dos quais os cuidados com a saúde são oferecidos, também são tecnologias.[2] No sentido mais amplo, o próprio sistema de saúde em si também é.

## ▪ A INCORPORAÇÃO DE TECNOLOGIAS NA SAÚDE E NA ANESTESIOLOGIA

Há menos de um século, um dos arquétipos do médico era o de um profissional vestido de branco que, portando sua maleta, atendia seus pacientes em seu consultório e, muitas vezes, ia até eles em domicílios prestar assistência. Aquela maleta continha grande parte da tecnologia que havia disponível na época. Mesmo hoje, no contexto de programas assistenciais de Medicina de Família, cenários permanecem no cotidiano das pessoas. Entretanto, o médico de família, ator imprescindível na atenção primária, de fundamental importância para a prevenção e resolução de até 80% dos agravos à saúde, pode, sempre que julgar necessário, recorrer a exames complementares, a medicamentos e a tratamentos inexistentes outrora. O acesso a tais recursos tornou-se possível devido ao vigoroso avanço tecnológico que ocorreu, e continua ocorrendo, na área da saúde nas últimas décadas.

No início do século XX, e mais claramente após sua segunda metade, observa-se uma busca contínua por novas descobertas e soluções,[3] dentre as quais muitas passaram a ser incorporadas e/ou aprimoradas no cuidado com o paciente. Uma imensa variedade de exames de apoio ao diagnóstico, equipamentos de imagem, cirúrgicos, novas técnicas minimamente invasivas, processos administrativos, protocolos clínicos, medicações, políticas públicas de saúde, avanços na biologia molecular, na genética e na farmacologia passaram a fazer parte da assistência e da pesquisa, impulsionando sua própria demanda, seja porque são realmente melhores, mais caros, mais lucrativos, seja porque salvam mais vidas ou melhoram a qualidade de vida das pessoas.[3]

Em outros setores da economia, novas tecnologias tendem a diminuir custos de processos. Na saúde, porém, a incorporação tecnológica tem levado ao aumento dos custos assistenciais. Isto porque o surgimento de uma inovação não determina necessariamente a exclusão da tecnologia que se propõe substituir.[3] Ao contrário. Em vez de se substituírem, as tecnologias mais novas muitas vezes passam a somar-se às anteriores. Um novo método de exame de diagnóstico, por exemplo, não necessariamente inutiliza um método anterior. Ainda, o resultado de um exame pode demandar a realização de outro, muitas vezes mais moderno e mais custoso. Tudo isso é vetor para o aumento de custos.

Na Anestesiologia, o processo de evolução e incorporação tecnológica também é evidente. No início, desde a primeira cirurgia sob anestesia com éter em 1846, contava-se com um arsenal bastante reduzido de fármacos, técnicas anestésicas e equipamentos, os quais eram relativamente precários se comparados ao que se tem disponível atualmente. Oxímetros de pulso, capnógrafos e cardioscópios, que hoje são itens indispensáveis, simplesmente não existiam. Outros avanços podem ser citados: novos fármacos, novas modalidades ventilatórias, alarmes incorporados aos aparelhos de anestesia, dispositivos de manejo de via aérea, cateteres venosos e arteriais, agulhas específicas para bloqueio de neuroeixo, agulhas com capacidade de neuroestimulação elétrica; monitores da profundidade anestésica, monitores do bloqueio da junção neuromuscular, monitores de débito cardíaco, volemia, entre outros; incorporação de equipamentos de outras áreas da medicina para a prática anestésica, como o uso de ultrassonografia para guiar a passagem de acessos vasculares e bloqueios perineurais; além da incorporação de protocolos de manejo de crise desenvolvidos com base em evidências científicas, a fim de proporcionarem maior segurança. A utilização e incorporação de dispositivos conectados a sistemas de inteligência artificial, em estágios iniciais ou mesmo empírico, já é uma realidade na Anestesiologia e Medicina Intensiva. Isto abre um horizonte de possibilidades imprevisíveis e sem precedentes.

Os avanços tecnológicos na Anestesiologia permitiram a expansão das fronteiras do cuidado. Novas abordagens em sedação, anestesia geral e anestesia regional viabilizaram o manejo de pacientes com condições fisiológicas e anatômicas mais complexas, em condições clínicas mais críticas e em extremos de idade mais amplos.[4] Permitiram também o desenvolvimento e o avanço de novas técnicas cirúrgicas e ofereceram subsídios para a viabilização de procedimentos menos invasivos, em busca de melhores resultados cirúrgicos e perioperatórios.[4]

Paralelamente, os avanços em Anestesiologia vêm contribuindo para a criação de conhecimento em reanimação cardiopulmonar, para o desenvolvimento técnico de equipamentos, para os avanços no tratamento da dor e em Medicina Transfusional, além de Medicina do Sono e Cuidados Paliativos.[4] A Anestesiologia, ainda, passou a ser reconhecida por seu comprometimento com a segurança do paciente e por suas bem-sucedidas iniciativas para garantir uma prática médica segura.[4]

Certamente, tudo isso contribuiu para o acesso a uma prática mais eficaz e com mais proteção ao paciente. Contudo, a incorporação de tecnologias na saúde como um todo, mesmo que paralela ao aumento da expectativa e da qualidade de vida de populações, inevitavelmente levou ao aumento dos custos dos sistemas sanitários.[1-7] A cada lançamento de um novo produto, seja ele uma máquina, um exame diagnóstico, um fármaco ou uma vacina, o custo total do cuidado tende a aumentar. As novas tecnologias são frutos de investimentos financiados por governos ou pela iniciativa privada. A fim de que a cadeia de produção inovadora possa persistir, tais financiamentos precisam ser compensados, seja com a melhoria dos indicadores de saúde de uma população, seja na geração de retorno financeiro. Indicadores epidemiológicos e econômicos que medem tal *performance* serão abordados mais detalhadamente adiante em "Métodos de Avaliação de Tecnologias de Saúde".

As novidades tecnológicas na área da saúde são bastante sedutoras *per si*.[6-10] Pacientes e familiares depositam nelas suas esperanças de cura, conforto ou melhora na qualidade de vida, e os profissionais de saúde, por sua vez, vislumbram possibilidades de melhores resultados assistenciais. Isso conflita diretamente com uma realidade nem sempre lembrada pelos profissionais nem pelos usuários dos sistemas de saúde, que é o grande desafio diário dos gestores destes sistemas: a realidade de que "o orçamento é finito, a demanda é infinita e os pleitos são justos".[7] Equalizar recursos finitos, dentro de uma demanda infinita, de forma a entregar serviços de saúde efetivos, é a grande questão das políticas públicas de saúde e do setor privado. A ampla utilização de redes sociais para divulgar "novidades" aguça ainda mais tal desejo pelo novo. A regulamentação do comportamento de profissionais que disponibilizam perfis em redes sociais é, e continuará sendo, um enorme desafio para os respectivos conselhos de classe.

Sob influência da euforia por novas descobertas e tratamentos porém, também já se testemunharam distorções como a utilização de tecnologias fora das condições em que apresentam eficácia significativa ou em condições nas quais apresentam muito baixa eficácia/acurácia.[6,11,12]

O cenário de intensa incorporação tecnológica, aliado ao vigoroso aumento nos custos assistenciais que o acompanhou, levou sistemas de saúde públicos e privados a perceberem a necessidade de amparar tecnicamente as decisões de aquisição e abandono de tecnologias e inovações a serem financiadas por eles. Isso impulsionou, na década de 1980, o desenvolvimento de metodologias de Avaliação de Tecnologias em Saúde (ATS) estimulado e financiado por governos e grandes corporações,[6] visando a otimizar o uso dos recursos destinados à saúde, fossem eles públicos ou privados.

## ■ AVALIAÇÃO DE TECNOLOGIAS DE SAÚDE (ATS)

As primeiras considerações sobre o uso racional de tecnologias em saúde são as reflexões de A. Cochrane sobre o Sistema Nacional de Saúde da Inglaterra (*National Health System* – NHS)[6] divulgadas em 1972. Na mesma época, os Estados Unidos da América também se debruçavam na questão por meio do Escritório de Avalição de Tecnologias (*Office of Technology Assessment* – OTA), um escritório do Congresso estadunidense de 1972 a 1995.[1,13]

Tal uso racional supõe a seleção de tecnologias a serem financiadas, bem como a identificação das condições de saúde ou dos subgrupos em que elas devem ser empregadas, com o intuito de tornar o sistema de saúde mais eficiente a fim de proteger e recuperar a saúde da população.

Em conceituação amplamente aceita de ATS formulada e proposta por Banta e Luce (1993), "ela é a síntese do conhecimento produzido sobre as implicações da utilização das tecnologias médicas, constituindo subsídio técnico importante para ajuizar a oportunidade de incorporar uma tecnologia com o objetivo de tomar decisões sobre sua difusão e incorporação (financiamento)".[6] A ATS oferece subsídio técnico para regulação do ciclo de vida das tecnologias (Figura 65.1), financiamento do seu uso e para a elaboração de diretrizes clínicas.[6]

É importante salientar que os resultados e as conclusões da avaliação de determinada tecnologia podem variar, a depender do método de avaliação utilizado e do enfoque pretendido.[1,3,6] Isso, todavia, pode gerar situações conflituosas entre as partes interessadas dentro dos sistemas de saúde, sejam elas usuários, financiadores, gestores, fabricantes ou fornecedores de produtos e serviços. No Brasil, os litígios muitas vezes são a única forma de se definir o acesso de pacientes a determinados serviços ou medicamentos, tanto no serviço público como no privado,[6] já que pode haver argumentos antagônicos válidos que justifiquem a utilização ou não de determinado tratamento. Entretanto, a decisão judicial final não necessariamente estará suficientemente embasada em análises científicas adequadas para cada caso, o que pode levar a um delicado processo de judicialização da saúde, como o que testemunhamos hoje,[3,14,15] no qual decisões do Judiciário vêm influenciando o acesso e a utilização de tecnologias de alto custo.[6]

Durante a pandemia de COVID-19, muito se discutiu sobre as estratégias de saúde pública a serem implementadas para seu enfrentamento. Medidas de isolamento, políticas de imunização, testes com novos fármacos e com fármacos já existentes passaram a ser assunto cotidiano nos governos, no meio acadêmico, na imprensa e em redes sociais. As discussões contribuíram inevitavelmente para a difusão de diversos conceitos ATS. Por outro lado, pode-se dizer também que muitos destes conceitos foram por vezes distorcidos a fim de subsidiar os mais variados argumentos favoráveis ou contrários aos modelos de enfrentamento propostos.

## Dimensões da ATS[13]

A ATS investiga e analisa diferentes aspectos, impactos ou outros atributos e aplicações de tecnologias de saúde, os quais incluem: propriedades técnicas, segurança, eficácia e/ou efetividade, atributos econômicos ou impactos, além de impactos sociais, legais, éticos e políticos (Tabela 65.1).

| Tabela 65.1  Dimensões da ATS.[2,5,13] | |
|---|---|
| Eficácia | Probabilidade de que indivíduos de uma população definida obtenham um benefício da aplicação de uma tecnologia a um determinado problema em condições ideais de uso. |
| Efetividade | Probabilidade de que indivíduos de uma população definida obtenham um benefício da aplicação de uma tecnologia a um determinado problema em condições normais de uso. |
| Eficiência | Caracteriza-se pela capacidade de atingir os objetivos propostos, utilizando a mínima quantidade de recursos possível. |
| Risco | Medida da probabilidade de um efeito adverso ou indesejado associado ao uso de uma tecnologia aplicada em um dado problema de saúde em condições específicas de uso, bem como a gravidade desse efeito à saúde de indivíduos em uma população definida. |
| Segurança | Risco aceitável em uma situação específica. |
| Custos | Custo (de oportunidade) em saúde é o valor da melhor alternativa não concretizada em consequência de se utilizar recursos escassos na produção de um dado bem e/ou serviço. |
| Impacto social, ético e legal | São todos os impactos não relacionados à efetividade, à segurança e aos custos, incluindo as consequências econômicas secundárias para indivíduos e comunidades. |

**Fonte:** Adaptada de Brasil 2009, Avaliação de tecnologias em saúde: ferramentas para a gestão do SUS.

As propriedades técnicas das tecnologias de saúde compreendem: características de desempenho e de conformidade com especificações de *design*, de composição e de fabricação.

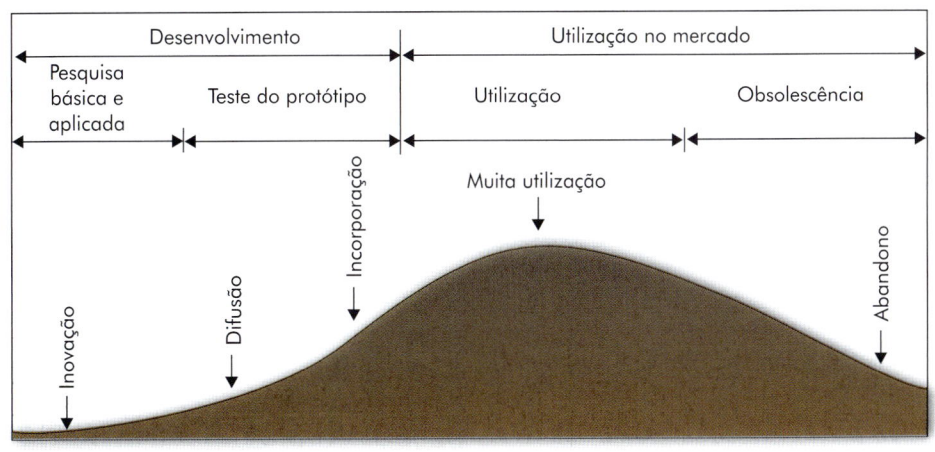

▲ **Figura 65.1** Ciclo de vida das tecnologias em saúde.[5]

**Fonte:** Adaptada de Banta HD, Luce BR, 1993. Oxford University Press. Nova York.

O quesito segurança é avaliado mediante um julgamento de aceitabilidade de risco, isto é, a medida da probabilidade de um desfecho adverso e sua gravidade, associado ao uso de uma tecnologia em uma determinada situação: num paciente com um problema de saúde, por um profissional de saúde com certo nível de treinamento.

Eficácia e efetividade ambas se referem a quão bem uma tecnologia funciona, ou seja, se ela atinge o resultado esperado quando utilizada dentro das especificações adequadas. Uma tecnologia pode funcionar corretamente em condições bem controladas, mas não funcionar tão bem sob condições mais heterogêneas ou menos controladas.

Em ATS, a eficácia está ligada ao benefício da utilização de uma tecnologia para um problema específico sob condições ideais. Já a efetividade refere-se ao benefício da utilização de uma tecnologia para um problema específico sob condições gerais ou rotineiras.

A eficiência é medida pela capacidade de atingir os objetivos propostos utilizando a mínima quantidade de recursos possível. Assim sendo, se duas tecnologias são igualmente eficazes e efetivas, aquela que apresentar menor custo e gerar o mesmo resultado pode ser considerada a mais eficiente.[2]

Atributos ou impactos econômicos de tecnologias de saúde podem ser micro ou macroeconômicos. Aspectos microeconômicos incluem custos, preços, cobranças e níveis de pagamento associados com uma tecnologia em si. Aspectos macro podem incluir, por exemplo, o impacto orçamentário de um município. Outros aspectos incluem comparações de necessidades de recursos e desfechos (ou benefícios) das tecnologias para determinadas aplicações, bem como as relações custo-efetividade, custo-utilidade e custo-benefício, que serão descritas adiante neste capítulo.

Tecnologias de saúde podem interferir num amplo espectro de impactos macroeconômicos, entre eles: o PIB de um país, os custos nacionais com saúde e alocação de recursos em saúde e em outros setores industriais, e comércio internacional. Tecnologias de saúde também podem influenciar padrões globais de investimento, de inovação, de competitividade, de emprego (por exemplo, tamanho da força de trabalho e mobilidade da força de trabalho) e de transferência de tecnologia.

Outras questões macroeconômicas que circundam as tecnologias de saúde incluem os efeitos de políticas que regem propriedade intelectual (por exemplo, proteção de patentes), regulação, pagamento a terceiros e outras políticas que afetem inovação, adoção, difusão e uso de tecnologias.

Finalmente, e igualmente importantes, as considerações éticas, legais e sociais aparecem na ATS sob a forma de conceitos normativos (por exemplo, valoração da vida humana), escolhas sobre como e quando utilizar tecnologias, pesquisa e avanço de conhecimento, alocação de recursos. Tudo isso deve estar contido dentro dos preceitos éticos, sem ferir a legislação e de forma a oferecer o melhor retorno possível à sociedade e às principais partes interessadas.

As dimensões da ATS são interdependentes.[6,13] Numa situação, por exemplo, em que o custo de determinada tecnologia for muito alto, seu impacto social pode ser prejudicado, já que seu acesso tenderá a ser limitado à parcela da população que tiver condição de pagar por ela ou cujo acesso seja disponibilizado pelo sistema público de saúde, não necessariamente de forma equânime.

Os estudos de ATS em geral são parciais, pois cobrem apenas as dimensões de maior relevância para o objetivo do estudo.[6] Estudos encomendados pela fonte pagadora (governos ou planos de saúde), pelo fabricante/fornecedor ou pelo prescritor, inevitavelmente terão dimensões distintas priorizadas, o que torna ainda maior o desafio de se avaliar as tecnologias de saúde de forma isenta e imparcial.

A parcialidade da ATS também é consequência da fase do ciclo de vida em que determinada tecnologia se encontra, do sistema de saúde ao qual ela está ou será incorporada e da fonte pagadora. A avaliação de uma tecnologia ainda em fase de desenvolvimento não terá dados suficientes para avaliar sua eficácia, seus efeitos adversos (segurança) e sua efetividade, diferentemente da avaliação de tecnologias plenamente incorporadas, que oferecerão subsídios que podem sugerir a manutenção de sua utilização ou mesmo indicar sua obsolescência e abandono, em face a uma nova alternativa proposta.[6]

# ■ CLASSIFICAÇÃO DE TECNOLOGIAS DE SAÚDE[13]

As tecnologias de saúde podem ser classificadas de acordo com seu propósito e seu estágio de difusão.

Quanto ao propósito:

- **Prevenção:** visa a proteção dos indivíduos contra uma doença/agravo ou limitar a extensão de uma sequela (exemplos: imunização, controle de infecção hospitalar, etc.);
- **Triagem/*Screening*:** visa à detecção da doença, anormalidade ou de fatores de risco em pessoas assintomáticas (mamografia, exame de Papanicolau);
- **Diagnóstico:** visa à identificação da causa, natureza ou extensão de uma doença em pessoas com sinais clínicos ou sintomas (eletrocardiograma, densitometria óssea);
- **Tratamento:** visa à melhora ou manutenção do estado de saúde, à prevenção de uma deterioração maior, ou à atuação como paliativo;
- **Reabilitação:** visa à restauração, manutenção ou melhora da função de uma pessoa com uma incapacidade física ou mental.

Quanto ao estágio de difusão (conforme o ciclo de vida das tecnologias):

- **Futura:** em estágio de concepção ou nos estágios iniciais de desenvolvimento;
- **Experimental:** quando está submetida a testes em laboratório usando animais ou outros modelos;
- **Investigacional:** quando está submetida a avaliações clínicas iniciais em humanos;
- **Estabelecida:** considerada pelos provedores como uma abordagem padrão para uma condição particular e difundida para uso geral;
- **Obsoleta/abandonada/desatualizada:** sobrepujada por outras tecnologias, ou porque foi demonstrado que elas são inefetivas ou prejudiciais.

# CICLO DE VIDA DAS TECNOLOGIAS

Na Saúde, poucas tecnologias trouxeram respostas definitivas para abordar uma doença ou agravo.[2] Na busca por essas respostas, há um contínuo processo de inovações tecnológicas que, por outro lado, muitas vezes não inutilizam a tecnologia que pretendem substituir, passando a somar-se a ela no processo de entrega do cuidado. Quando a substituição ocorre, no entanto, a tecnologia obsoleta deve ser abandonada por esta ou outras razões.

O ciclo de vida das tecnologias (Figura 65.1), o qual tem sido gradativamente mais regulado/influenciado pelos governos e planos de saúde (principais fontes de financiamento), pode ser dividido nas seguintes fases: desenvolvimento da inovação, registro da inovação, difusão inicial, financiamento (cobertura/acesso), obsolescência, abandono.[6,13,16-20] Ou de forma mais simples, conforme mostra o gráfico (Figura 65.1): inovação, difusão inicial, incorporação, difusão em larga escala e abandono.[2]

## Inovação

O processo de inovação tecnológica se inicia com a invenção de um novo produto, de um novo processo ou método, e termina na sua primeira utilização prática. Entre esses dois pontos, avalia-se a nova tecnologia sob aspectos econômicos, de segurança, riscos e benefícios.[2,13] Outras avaliações posteriores serão necessárias para mensurar os impactos da introdução da nova tecnologia após sua difusão em larga escala.

Os principais fatores que impulsionam a inovação no setor de saúde são a persistência da doença e das incapacidades, os fatores econômicos, as pesquisas biomédicas e a legislação.[2,13]

## Difusão Inicial

Assim que uma nova tecnologia é introduzida, ela gera grandes expectativas nos pacientes, nos prescritores e nos setores públicos e privados.[2,6,13] Nessa fase, ela passa a ser adotada e colocada em uso gradativamente.

## Incorporação e Utilização em Larga Escala

À medida que uma nova tecnologia passa a ser reconhecida pelos provedores como uma tecnologia estabelecida, e quando as fontes pagadoras, como o governo e as operadoras de planos de saúde, passam a financiá-la, convencidos de seus benefícios ao usuário ou à qualidade da atenção à saúde, a nova tecnologia entra na fase de incorporação. É nesta fase, quando mais pessoas passam a utilizá-la, que os efeitos adversos mais raros estão mais propensos a serem detectados.[2,13]

## Abandono/Obsolescência

É o momento em que determinada tecnologia deixa de ser utilizada. O abandono pode ocorrer pelo surgimento de uma nova tecnologia que a substitua ou por falta de segurança evidenciada após sua utilização em larga escala.[2,13]

A ATS adota um enfoque abrangente da tecnologia e realiza análises nas diferentes fases do ciclo de vida da tecnologia – inovação, difusão inicial, incorporação, ampla utilização e abandono[19] – a partir de diferentes perspectivas. A avaliação de uma tecnologia em saúde deveria considerar primariamente os impactos sociais, éticos e legais associados à tecnologia, contudo outros atributos (eficácia, efetividade, segurança e custo) são básicos e acabam por anteceder os anteriores, dado que um resultado negativo em algum deles pode ser suficiente para impedir a comercialização da tecnologia.[2]

# MÉTODOS DE AVALIAÇÃO DAS TECNOLOGIAS DE SAÚDE[13]

A ATS envolve métodos variados, mas os métodos de coleta de dados primários e os métodos secundários (ou integrativos) são os dois principais.

Os métodos de dados primários compreendem a coleta dos dados originais, como ensaios clínicos e estudos observacionais. Os métodos integrativos, secundários ou, ainda, métodos de síntese, envolvem a combinação de dados ou informações de fontes já existentes, incluindo os dados de estudos primários. Métodos de análise econômica podem englobar tanto métodos primários, como métodos secundários ou integrativos.

A maioria dos programas de ATS utiliza abordagens integrativas, porém é comum que alguns programas de ATS coletem dados primários ou façam parte de organizações maiores que coletem dados primários. Nem sempre é possível conduzir ou basear uma avaliação nos estudos mais rigorosos. Na verdade, algumas políticas frequentemente acabam sendo elaboradas antes da conclusão de estudos definitivos ou mesmo na ausência deles. Em função de suas orientações variadas, restrições de recursos, entre outros fatores, programas de ATS tendem a se embasar em diferentes combinações de métodos. Mesmo assim, a tendência geral em ATS é se embasar nos métodos mais rigorosos e sistemáticos.

## Métodos de Dados Primários

Os métodos de dados primários compreendem a coleta de dados originais. Variando desde abordagens mais rigorosas, para determinar o efeito causal de tecnologias de saúde, como ensaios controlados aleatórios, a outras menos rigorosas como, por exemplo, uma série de casos, quando os desenhos de estudos para coleta de dados primários podem ser descritos e baseados em diferentes atributos e dimensões que seguem:

- Comparativos *vs.* não comparativos;
- Grupo-controle separado (externo) *vs.* Grupo-controle não separado;
- Participantes do estudo (ou população em estudo, ou grupo em estudo) definidos pelo desfecho *vs.* definidos pela exposição a uma intervenção;
- Prospectivo *vs.* Retrospectivo;
- Com intervenção *vs.* Observacional;
- Experimental *vs.* Não experimental;
- Intervenção aleatória *vs.* Intervenção não aleatória e de grupos-controle.

Todos os estudos experimentais são, por definição, estudos de intervenção. Estudos não experimentais podem ter intervenção, por exemplo: se pesquisadores utilizarem determinada tecnologia num grupo de pacientes, sem um grupo-controle ou com um grupo-controle não randomizado e, então, avaliar seus desfechos.

## Métodos Integrativos

Métodos integrativos (ou métodos secundários, ou métodos de síntese) envolvem a combinação de dados de fontes já existentes, incluindo aqueles de estudos primários. Eles podem variar desde abordagens quantitativas/estruturadas como metanálises, revisões sistemáticas da literatura a até revisões informais e não estruturadas de literatura.

Após considerar os méritos de alguns estudos individuais, o grupo avaliador deverá, então, integrar, sintetizar e consolidar os achados disponíveis relevantes. Para muitos assuntos em ATS, não existe um estudo primário definitivo único que, por exemplo, dirá se determinada tecnologia é melhor que outra para abordar uma condição clínica. Mesmo que haja estudos primários definitivos, seus achados podem ser combinados ou considerados em contextos socioeconômicos mais amplos.

Métodos usados para combinar ou integrar dados de fontes primárias incluem os seguintes:

- Revisão sistemática de literatura;
- Metanálise;
- Modelagem (por exemplo, árvores de decisão, modelos de doenças infecciosas);
- Julgamento de grupo (consenso entre autoridades no assunto);
- Revisão não estruturada de literatura;
- Opinião do especialista.

Certos vieses inerentes aos meios tradicionais de consolidar literatura (por exemplo, revisões de literatura não quantitativas ou não estruturadas e editoriais) são bem reconhecidos, contudo, maior ênfase deve ser dada a métodos mais estruturados, quantificados e melhor documentados.

Revisões sistemáticas, metanálises e alguns tipos de modelagens consolidam os achados de pesquisas relevantes já existentes no intuito de resolver inconsistências ou ambiguidades entre tais estudos e salientar achados que não tenham sido aparentes ou significativos em estudos individuais. Por outro lado, embora revisões sistemáticas, metanálises e modelagens possam produzir novas percepções sobre evidências existentes, elas não geram novos dados. Critérios de inclusão ou exclusão bem formulados ajudam a diminuir diversas fontes de vieses que podem ser introduzidos pelos estudos de dados primários ou pela seleção desses estudos para estudos integrativos.

## Métodos de Análise Econômica

Estudos de custo e suas implicações econômicas compreendem um importante grupo de métodos utilizados em ATS. Esses estudos podem envolver tanto a coleta de dados primários quanto métodos integrativos. Dados de custo podem ser coletados, por exemplo, diretamente das contas médicas de convênios ou do faturamento do sistema público. Dados de custo de uma ou mais fontes são frequentemente combinados com dados de estudos clínicos primários, estudos epidemiológicos e outras fontes para se conduzir estudos de análise de custo-efetividade e outras análises que busquem ponderar os impactos na saúde e os impactos econômicos das tecnologias em saúde.

O interesse na análise de custos é acompanhado pelas preocupações acerca dos crescentes dispêndios com assistência médica, pela pressão sobre os responsáveis pelas políticas de saúde para a alocação de recursos e pela necessidade dos fabricantes de produtos de saúde, além de outros interessados na incorporação de tecnologias que desejam demonstrar as vantagens econômicas de suas tecnologias. Esse conjunto de interesses é refletido pelo grande aumento de relatórios de análise de custo na literatura e o consequente refinamento de tais métodos.

## Principais tipos de análise econômica em ATS

Existe uma variedade de abordagens em análises econômicas. O uso adequado de cada uma depende do propósito/objetivo da ATS em questão e da disponibilidade de dados e outros recursos. Raramente é possível ou necessário identificar e quantificar todos os custos e desfechos (ou resultados e benefícios). Além disso, as unidades utilizadas para quantificá-los ou medi-los podem ser diferentes entre si.

Os principais tipos de análises econômicas que podem ser utilizadas em ATS incluem os seguintes:

- **Análise do custo da doença:** busca determinar o impacto econômico de uma doença ou agravo (tipicamente atribuído a uma dada população, região ou país). Por exemplo, tabagismo, artrite ou diabetes, incluindo-se os custos associados do tratamento.
- **Análise de minimização de custo:** busca determinar a alternativa menos custosa dentre aquelas que se assume produzirem desfechos equivalentes.
- **Análise de custo-efetividade (ACE):** é uma comparação de custos em unidades monetárias com desfechos em unidades quantitativas não monetárias, como a redução de mortalidade ou de morbidade, por exemplo.
- **Análise de custo-utilidade (ACU):** é uma forma de ACE que compara custos em unidades monetárias com desfechos em termos de sua utilidade, normalmente para o paciente, medidos, por exemplo, em QALYs (*Quality Adjusted Life Year*, isto é, anos de vida ajustados pela qualidade).
- **Análise de custo-consequência:** é uma forma de ACE que apresenta custos e desfechos em categorias discretas, sem agregá-las ou ponderá-las.
- **Análise de custo-benefício (ACB):** compara custos e benefícios, sendo ambos quantificados nas mesmas unidades monetárias.
- **Análise de impacto orçamentário (AIO):** determina o impacto de implementar ou adotar o uso de uma determinada tecnologia (ou uma política relacionada ao uso de uma

determinada tecnologia) para um orçamento definido, por exemplo, uma lista de medicamentos a serem distribuídos ou a implementação de um plano de saúde para os funcionários de uma empresa.

As diferenças na valoração de custos e desfechos dentre as alternativas acima são mostradas na Tabela 65.2.

Análise de minimização de custo, ACE e ACU necessariamente envolvem comparações entre intervenções alternativas. Uma tecnologia não pode simplesmente ser custo-efetiva por si só, mas sim ser custo-efetiva em relação a outra.

Por medir custos e desfechos em termos financeiros (e não especificamente de uma determinada doença ou agravo), a ACB permite a comparação de tecnologias não relacionadas, como cirurgia de revascularização miocárdica e rastreamento de câncer de mama, por exemplo. Uma desvantagem da ACB é a dificuldade de se atribuir valores monetários a todos os desfechos pertinentes, como mudanças da longevidade ou qualidade de vida. A ACE evita essa limitação utilizando unidades mais diretas ou naturais de desfechos, como vidas salvas ou derrames revertidos, por exemplo. Dessa maneira, a ACE consegue apenas comparar tecnologias cujos desfechos sejam medidos nas mesmas unidades. Na ACU, estimativas (ou aproximações) de utilidade são atribuídas para desfechos de saúde, permitindo a comparação de tecnologias não relacionadas entre si.

## Fórmulas Básicas para Análises de Custo-efetividade, Custo-utilidade e Custo-benefício

### Taxa de custo-efetividade

$$\text{Taxa CE} = \frac{(\$ \text{Custo A} - \$ \text{Custo C})}{(\text{Efetividade A} - \text{Efetividade C})}$$

A: Tecnologia A
C: Tecnologia C (um comparativo ou referência)

Por exemplo: "$45.000 por ano-vida salvo" ou "$10.000 por caso de câncer de pulmão curado".

### Taxa de custo-utilidade

$$\text{Taxa CU} = \frac{(\$ \text{Custo A} - \$ \text{Custo C})}{(\text{Utilidade A} - \text{Utilidade C})}$$

Utilidade, unidades de utilidade são frequentemente medidas em QALY. Então, por exemplo: "$150.000 por QALY ganho" ou "$12.000 por QALY ganho".

### Custo-benefício, abordagem da taxa

$$\text{Taxa de CB} = \frac{(\$ \text{Custo A} - \$ \text{Custo C})}{(\$ \text{Benefício A} - \$ \text{Benefício C})}$$

Por exemplo: "Taxa de custo-benefício de 1,2".

### Custo-benefício, abordagem do benefício líquido

$$\text{CB líquido} = \frac{(\$ \text{Custo A} - \$ \text{Custo C})}{(\$ \text{Benefício A} - \$ \text{Benefício C})}$$

Por exemplo: "Custo líquido de $10.000".

Dependendo do enfoque que se pretende atingir, as abordagens para contabilizar custos e desfechos em análises de custos podem variar num grande número de aspectos, como a escolha do comparador/referência, perspectiva da análise econômica e o horizonte de tempo da análise. Com isso, cada aspecto a ser analisado deve ser considerado cuidadosamente pelos investigadores/pesquisadores que desenham e conduzem análises, assessores que fazem a revisão da análise ou desenvolvem relatórios com base nessas análises, e também os responsáveis pelas decisões de políticas públicas que pretendem utilizar os resultados dessas análises. Dado que custos e desfechos podem ser determinados de formas diferentes, todos os estudos devem deixar bem claras as suas metodologias.

**Tabela 65.2** Diferenças na valorização de custos e desfechos nos principais tipos de análises econômicas. Tipos de Análise Econômica Utilizados em ATS.

| Tipo de análise | Valoração dos custos* | | Valoração dos desfechos |
|---|---|---|---|
| Custo da doença | $ | vs. | Nenhuma |
| Minimização de custo | $ | vs. | Adotar a mesma moeda |
| Custo-efetividade | $ | dividido por | Unidades naturais |
| Custo-consequência | $ | vs. | Unidades naturais |
| Custo-utilidade | $ | dividido por | Utilidade (por exemplo, QALYs) |
| Custo-benefício | $ | dividido por ou subtração** | $ |
| Impacto orçamentário | $ | vs. | Nenhuma*** ou maximizar várias**** |

\* Qualquer unidade monetária.
\*\* Taxa de custo-benefício (divisão, taxa) ou diferença líquida de custos e benefícios (subtração).
\*\*\* Isto é, determinar o impacto de uma intervenção/programa num determinado orçamento não fixado.
\*\*\*\* Isto é, maximizar algum desfecho com um determinado orçamento limitado.
**Fonte:** Adaptada de Goodman CS. 2014, HTA 101: Introduction to Health Technology Assessment. Bethesda, MD: National Library of Medicine (US); 2014.

# INCORPORAÇÃO DE TECNOLOGIAS NO SUS

"A CONITEC é a Comissão Nacional de Incorporação de Tecnologias no SUS, regulamentada pela Lei 12.401, de 28 de abril de 2011, e pelo Decreto 7.646, de 21 de dezembro de 2011, e tem por finalidade assessorar o Ministério da Saúde na incorporação, alteração ou exclusão, pelo Sistema Único de Saúde (SUS), de tecnologias em saúde, como medicamentos, produtos e procedimentos, assim como na constituição ou na alteração de protocolos clínicos e diretrizes terapêuticas."[21]

"O papel da CONITEC difere bastante do papel da Agência Nacional de Vigilância Sanitária (Anvisa) na avaliação das tecnologias. A Anvisa realiza uma avaliação de eficácia e segurança de um medicamento ou produto para a saúde visando à autorização de comercialização no Brasil. No entanto, para que essas tecnologias possam ser utilizadas na rede pública de saúde (SUS), além de receber o registro da Anvisa, elas precisam ser avaliadas e aprovadas pela CONITEC, que considerará a análise da efetividade da tecnologia, comparando-a aos tratamentos já incorporados no SUS."[21]

"Caso a nova tecnologia demonstre superioridade em relação às tecnologias já ofertadas no SUS, serão avaliados também a magnitude dos benefícios e riscos esperados, o custo de sua incorporação e os impactos orçamentário e logístico que trará ao sistema."[22]

"Para proferir suas recomendações, a CONITEC se baseia na análise das melhores evidências científicas disponíveis sobre a eficácia, efetividade, acurácia e a segurança de medicamentos, assim como na avaliação de estudos econômicos dessas tecnologias, elaborados sob a perspectiva do Sistema Único de Saúde. Antes da emissão de parecer final sobre cada tecnologia analisada, os relatórios da CONITEC são submetidos à Consulta Pública por 20 dias. Após esse período, as contribuições recebidas são analisadas pela comissão que, então, profere a recomendação final sobre a incorporação da tecnologia no SUS."[21]

"Cabe ressaltar que a decisão de incorporar, ou não, a nova tecnologia no SUS, é do Secretário de Ciência, Tecnologia e Insumos Estratégicos (SCTIE/MS), conforme determina a legislação que regula as ações da CONITEC."[21]

# INOVAÇÃO

O ordenamento legal brasileiro considera inovação a introdução de novidade ou aperfeiçoamento no ambiente produtivo ou social que resulte em novos produtos, processos ou serviços (Lei 10.973 de 2014).

A inovação também é tratada como um processo que inclui as atividades técnicas, a concepção, o desenvolvimento, a gestão e que resulta em produtos novos ou inovados. Ou seja, a inovação pode ser tão simples quanto um processo de fazer mais com menos gastos por permitir ganhos de eficiência, quer estes sejam produtivos ou administrativos.

A inovação permite o aumento da competitividade e pode ser um fator fundamental no processo econômico de crescimento de uma sociedade.[22]

Uma forma de proteger o inventor de um dispositivo, para evitar que este seja copiado é a patente. Patente é um título de propriedade temporária, oficial, concedido pelo estado, por força de lei (Lei da Propriedade Industrial – LPI, nº 9.279/1996), ao seu titular. Os titulares da patente passam a ter direitos exclusivos sobre o bem. Terceiros só poderão explorar a patente com permissão do titular. Esta permissão é conhecida pelo termo "licença". Durante a vigência da patente, o titular é recompensado pelos esforços e gastos despendidos na sua criação. A concessão da patente é um ato administrativo declarativo ao se reconhecer o direito do titular.[23]

No Brasil, todas as criações que gerem desenvolvimento ou solução de problemas podem ser patenteadas e protegidas. Cabe ressaltar que técnicas cirúrgicas, anestésicas e terapêuticas aplicadas sobre o corpo humano ou animal, planos de cálculos, financiamentos ou créditos, obras de arte, música, livros e filmes, ideias abstratas, partes de seres vivos, incluindo proteínas e genes, não são alvos de patentes.

Algumas características são fundamentais para o processo de patenteamento. A primeira característica determina que a propriedade é limitada temporalmente. No Brasil, a vigência de patentes é de 20 anos, caso seja uma patente de invenção. Caso seja uma patente de modelo de utilidade, isto é, quando há uma carga inventiva menor (por exemplo, tesouras para canhotos), a vigência é de 15 anos. Além disso, deve haver interesse público na divulgação contida no pedido de patente, ou seja, é permitido o livre acesso ao conhecimento do objeto da patente. Esse ponto permite que concorrentes acessem o conteúdo da patente e possam desenvolver outras pesquisas, promovendo o desenvolvimento tecnológico do país. Assim, caso não haja interesse em divulgação, deve-se manter o achado em sigilo ou segredo industrial.[23]

Para um objeto ser patenteado, é necessário preencher três requisitos básicos (art. 8º da LPI):

- **Novidade:** o objeto precisa ser novo, ou melhor, não ter sido revelado publicamente previamente (inclui via oral, uso ou escrita, como publicações científicas).
- **Atividade Inventiva:** os resultados da pesquisa não podem ser óbvios para um técnico especializado no assunto, ou seja, não podem ser resultantes de uma mera combinação de fatores já pertencentes ao estado da técnica sem que haja um efeito técnico novo e inesperado, nem uma simples substituição de meios ou materiais conhecidos por outros que tenham a mesma função reconhecida.
- **Aplicação Industrial:** o objeto deve ter aplicação seriada e industrial em qualquer meio produtivo.

Já para um modelo de utilidade, novidade, aplicação industrial e um ato inventivo que resulte em melhoria funcional no seu uso ou na sua fabricação (art. 9º LPI), um ponto de destaque refere-se ao fato de que a solicitação de patente não necessita de protótipos já prontos, podendo ser solicitada antes mesmo da confecção do objeto. Uma vez concedida a patente, a validade se aplica apenas aos países onde foi requerida e concedida a proteção. Cada país é soberano para conceder ou não a patente. Um exemplo deste fato seria patentear um equipamento X no Brasil, mas não protegê-lo na Argentina; se algum argentino desejar produzir seu equipamento, ele o fará sem violar nenhuma patente, entretanto, não poderá exportá-lo para o Brasil.[23]

O órgão responsável pela concessão de patentes é o Instituto Nacional de Propriedade Intelectual (INPI). Outro destaque é que uma vez depositada no INPI, o direito não é concedido. O direito de patente será analisado e, se preencher os critérios, só então a patente será concedida. Atualmente, o tempo médio para aprovação de uma patente é de 11 anos. Dependendo da área em que o direito de patente é requerido, a demora pode ser maior. No ano passado, os registros que mais esperaram pela concessão foram os de Telecomunicações (14,2 anos), seguidos pelos de Alimentos e Plantas (13,6 anos), Biologia Molecular (13,4 anos), Física e Eletricidade (13 anos), Bioquímica (12,9 anos), Computação e Eletrônica (12,6 anos), Farmácia (12,3 anos) e Agroquímicos (12,2 anos). O país mais rápido na concessão de patentes são os Estados Unidos, com tempo médio de 2 anos.[24]

Entretanto, pouco adianta ter estratégias inovadoras e almejar o desenvolvimento se o ambiente não for favorável à inovação. Marcos regulatórios, políticas públicas, programas de governo, fomento e ação de instituições de Ciência e Tecnologia afetam diretamente a capacidade inovadora.

Como todos os países desenvolvidos, o Brasil dispõe de leis que viabilizam a inovação em âmbito nacional:[22]

- **Lei de Incentivos Fiscais para P&D (Lei 11.196/2005)**, também conhecida como a "Lei do Bem", que permite que as empresas deduzam do imposto de renda devido, dentro de determinados limites, os valores gastos com atividades de pesquisa e desenvolvimento, tanto internas quanto contratadas em universidades ou institutos de pesquisa;

- **Lei de Informática (Lei 11.077/2004)** que concede isenções e reduções de impostos para empresas dos setores de microeletrônica, telecomunicações e informática, obriga as empresas a investirem 5% em atividades de P&D, sendo que 2,3% devem necessariamente ser aplicados em pesquisas em universidade ou institutos;

- **Lei de Inovação (Lei 10.973/2004, regulamentada pelo Decreto 5.563, de 11/10/2005)** estabelece medidas de incentivo à pesquisa científica e tecnológica no ambiente produtivo, com vistas à capacitação, ao alcance da autonomia tecnológica e ao desenvolvimento industrial do país. Tem como objetivo estimular a construção de ambientes especializados e cooperativos de inovação, além de propor a criação de um novo marco regulatório, que visa estimular a geração de patentes e a transferência de tecnologia das universidades públicas para o setor privado. (PDF4, livro verde).

A inovação em um país é extremamente dependente de incentivos. O Brasil teve oportunidade de confirmar essa hipótese em 1997, quando houve redução nos incentivos, o que levou as empresas a diminuírem expressivamente os interesses. No entanto, até 2015, o país vivia um momento de estabilização econômica, permitindo o incentivo à inovação por meio das leis supracitadas. Todavia, no final de 2015, por meio da MP690/15, a "Lei do Bem" foi revogada. Junto com a "Lei do Bem", esta MP também revogou o programa de inclusão digital, o que provocará aumento nos preços de computadores e *smartphones*.[22]

# REFERÊNCIAS

1. Banta D. What is technology assessment? Int J Technol Assess Health Care. 2009;25(1):7-9.
2. Brasil 2009, Avaliação de tecnologias em saúde: ferramentas para a gestão do SUS/Ministério da Saúde, Secretaria-Executiva, Área de Economia da Saúde e Desenvolvimento. Brasília: Editora do Ministério da Saúde, 2009. p.110.
3. Tecnologia em Saúde. 2. Gestão em Saúde. 3. Sistema Único de Saúde. I. Título. II. Série.
4. Vecina Neto G, Malik AM. Tendências na assistência hospitalar. Cien Saúde Colet. 2007;12(4):825-39.
5. Eriksson LI, Wiener-Kronish JP, Cohen NH, Miller RD. Scope of Modern Anesthetic Practice. 8a ed. Miller's Anesthesia, 2015.
6. Sônego FS. Estudo de Métodos de Avaliação de Tecnologias em Saúde Aplicada a Equipamentos Eletromédicos. Dissertação de Mestrado submetida à Universidade Federal de Santa Catarina como parte dos requisitos para a obtenção do grau de Mestre em Engenharia Elétrica, 2007.
7. Silva LK. Metodologias e Diretrizes para a Incorporação de Tecnologias (Revisão do Rol) pela Agência Nacional de Saúde Suplementar (ANS), Fórum de Saúde Suplementar (ANS/MS), Julho de 2003.
8. Soares CS. Saúde não se vende. Será? [Internet] [Acesso em: 28 abr 2016]. Disponível em: http://www.medicinanet.com.br/conteudos/revisoes/1614/saude_nao_se_vende_sera_de_a_sua_opiniao.htm
9. Garber AM. Evidence-based coverage policy. Health Aff. 2001;20(5):62-82.
10. Wennberg JE. On Patient Need, Equity, supplier-induced Demand, and the Need to Assess the Outcome of Common Medical Practices. Med Care. 1985;23(5):512-20.
11. Banta HD, Luce BR. Health Care Technology and its Assessment: An International Perspective. New York: Oxford University Press, 1993. p.352.
12. Panerai RB, Mohr JP. Health Technology Assessment Methodologies for Developing Countries. Washington: Pan American Health Organization, 1989.
13. Goodman CS. HTA 101: Introduction to Health Technology Assessment. Bethesda: National Library of Medicine, 2014.
14. Dalari S. A judicialização da Saúde. Revista do GV Saúde da FGV-EAESP, 2010.
15. Trettel DB. O Direito do Consumidor e a Saúde. Revista do GV Saúde da FGV-EAESP, 2010.
16. US Congress, Office of Technology Assessment 1994, Identifying Health Technologies That Work: Searching for Evidence. US Government Printing Office. Washington. p.308.
17. O'Brien JA Jr, Jacobs LM, Pierce D. Clinical practice guidelines and the cost of care. Int J Technol Assess Health Care. 2000;16:1077-91.
18. Chaix-Couturier C, Durand-Zaleski I, Jolly D, et al. Effects of financial incentives on medical practice: results from a systematic review of the literature and methodological issues. Int J Qual Health Care. 2000;12(2):133-42.
19. Banta D, Behney CJ, Willems JS. Toward rational technology in medicine. New York: Springer Publ. Co., 1981.
20. Banta HD, Perry S. A history of ISTAHC. A personal perspective on its first 10 years International Society of Technology Assessment in Health Care. Int J Technol Assess Health Care. 1997; 13(3):430-53. Report from the EUR-ASSESS project. 1997;13(2). Special Section.
21. Brasil 2015. Entenda a CONITEC. [Internet] [Acesso em: 29 apr 2016]. Disponível em: http://conitec.gov.br/index.php/2014-08-07-13-22-56
22. Brasil. Ministério da Saúde. Secretaria de Ciência, Tecnologia e Insumos Estratégicos. Inovação em temas estratégicos de saúde pública/Ministério da Saúde. Secretaria de Ciência, Tecnologia e Insumos Estratégicos, Organização Pan-Americana da Saúde – Brasília: Ministério da Saúde, 2011. 1 v.: il. - (Série B. Textos Básicos de Saúde). Conteúdo: v. 1. Coletânea de textos.
23. Brasil. Ministério do Desenvolvimento, da Indústria e Comércio Exterior Instituto Nacional da Propriedade Industrial INPI Manual para o depositante de patentes diretoria de patentes DIRPA 2015. [Internet] [Acesso em: 28 abr 2016]. Disponível em: www.uspto.gov/main/faq/index.html
24. Gouveia F. Inovação e patentes: o tempo de maturação no Brasil. Inovação Uniemp. 2007;3(3):24-5.

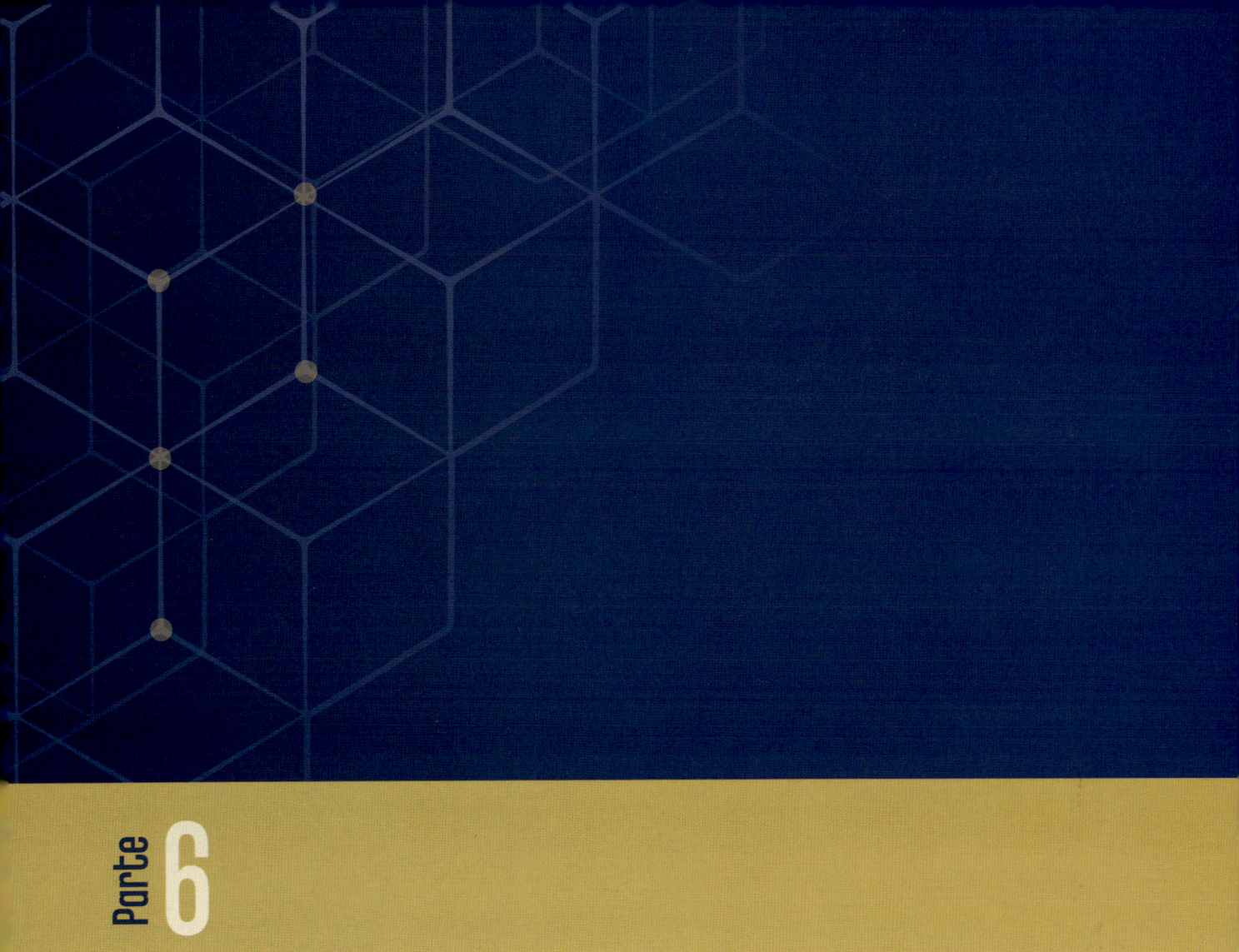

# Parte 6

# Acesso a Via Aérea e Assistência Ventilatória

# 66

# Avaliação da Via Aérea

**Antonio Vanderlei Ortenzi**

## INTRODUÇÃO

Num passado distante a abordagem da via aérea (VA) praticamente se limitava ao uso de um laringoscópio convencional de Macintosh e de um tubo traqueal (TT) reutilizável. Neste capítulo, veremos os aspectos gerais relacionados à previsão de ventilação sob máscara facial difícil (VMD), intubação traqueal difícil (ITD) ou a associação de ambas. Situações específicas são apresentadas nos capítulos correspondentes.

O Practice Advisory for Preanesthesia Evaluation da ASA (American Society of Anesthesiologists), publicado em 2002 e atualizado em 2012, já enfatizava a avaliação da VA no exame físico.[1]

As Diretrizes Práticas para o Manuseio da Via Aérea Difícil (VAD) da ASA recomendam uma avaliação da VA sempre que possível em todos os pacientes.[2]

A Resolução CFM n° 2.174/2017, que atualizou a n° 1.802/2006, dispõe sobre a prática do ato anestésico e deve ser de conhecimento obrigatório para todo médico anestesiologista. No seu Anexo II, determina que a documentação da anestesia no pré-operatório deve conter, dentre outros aspectos, estratificação do risco do paciente, termo de consentimento livre e esclarecido específico para a anestesia, ficha de consulta e/ou avaliação pré-anestésica. Nessa ficha, deve constar, entre outras, informações sobre o exame físico, incluindo avaliação das vias aéreas (VAs): abertura de boca e mandíbula, classificação de Mallampati, mobilidade atlanto-occipital, distância tireomentoniana, condições dentárias, prótese dentária, circunferência cervical. No Anexo VI, são listados os equipamentos obrigatórios para a administração da anestesia e suporte cardiorrespiratório. No Anexo VII, os equipamentos recomendados para a administração da anestesia e suporte cardiorrespiratório para pacientes submetidos à anestesia. No Anexo VIII, Instrumentos e Materiais. No Anexo IX, Fármacos.[3]

O Fourth National Audit Project (NAP4), estudo sobre complicações no controle da via aérea (CVA), mostrou que a falta de avaliação da VA se correlacionava com planejamento inadequado e morbimortalidade dos pacientes.[4] Portanto, uma avaliação da VA, que inclui anamnese, exame físico e, se for o caso, outros testes diagnósticos, deve ser realizada para todos os pacientes que vão se submeter à anestesia ou que têm necessidade de manuseio da sua VA. Os dados obtidos devem ser registrados na ficha apropriada. A avaliação da VA é um procedimento simples, rápido e que não requer nenhum equipamento especial para sua realização senão o bom senso clínico somado a alguns poucos exames realizados em segundos.

## ANAMNESE – ALGUNS ASPECTOS

Durante a anamnese e o exame físico devem ser usados os sentidos de visão, audição, olfato e tato para procurar indícios de alterações anatômicas ou patologias que possam ter implicações no CVA.[5] Costumo dizer: "Olhar o paciente com olhos de anestesiologista".

### Aspectos Psicossociais

A vontade do paciente e seu estado mental não devem ditar o planejamento da abordagem da VA, mas devem ser considerados individualmente. A presença de ansiedade exagerada deve ser considerada para realizar uma intubação traqueal com o paciente acordado ou desperto (ITA).[6] Cantores, atores e outros pacientes para os quais a qualidade da voz seja importante merecem atenção especial sobre os riscos e benefícios de certas técnicas.[7]

## História de Via Aérea Difícil

Obviamente o fato de o paciente ter em sua história relato de ITD sobrepõe os demais fatores na avaliação da VA.[8] Para Reed, o preditor de VAD simples mais seguro é a história de VAD. Não necessariamente isso é sempre possível ou verdadeiro. Uma história sem problemas no manuseio da VA é sugestiva de facilidade futura, mas não é garantia.[9] Quando possível, consultar os registros médicos.[6]

## Condições Médicas

### Acromegalia

A incidência de ITD não é maior nos pacientes com patologia da hipófise que na população geral, exceto para aqueles com acromegalia.[10] Essa patologia é associada a macroglossia, laringe aumentada e distorcida e prognatismo. A incidência de intubação difícil é quatro a cinco vezes maior.[11] Muitos apresentam apneia central ou apneia obstrutiva do sono (AOS). As características clínicas da acromegalia predispõem à VMD, laringoscopia e intubação difíceis. Uma língua ou epiglote grande obstrui as vias aéreas superiores (VAS) e dificulta a laringoscopia direta (LD). Uma mandíbula grande ou longa aumenta a distância entre os dentes e as pregas vocais, necessitando de lâminas de laringoscópio mais longas.[6]

### Anomalias congênitas

Síndromes congênitas como Treacher-Collins, Pierre Robin e Goldenhar; micrognatia severa. Macroglossia está associada com síndrome de Down e mucopolissacaridoses.[6]

### Apneia obstrutiva do sono

A maioria dos pacientes com AOS não é diagnosticada antes da cirurgia. O diagnóstico definitivo é feito pela polissonografia, mas não é uma opção viável para todos os pacientes em risco. Entre muitas ferramentas de triagem existentes, o questionário STOP-Bang, descrito adiante, é fácil de usar e tem alta sensibilidade e valor preditivo positivo.[12] A AOS é um preditor de VMD ou ventilação sob máscara facial impossível (VMFi). Existem dados conflitantes em relação à AOS como preditor de ITD. Está associada a um aumento de complicações pós-operatórias, incluindo dessaturação no pós-operatório.[6]

### Artrite reumatoide

A artrite reumatoide é uma doença crônica autoimune que acomete as articulações do corpo todo podendo causar imobilidade ou hipermobilidade de mandíbula, laringe e pescoço. As articulações temporomandibular, cricoaritenóidea, cricotireóidea, atlantoaxial e da coluna cervical podem ser afetadas.[6] Nesses pacientes, o envolvimento das articulações na cabeça e no pescoço pode resultar em situação de VAD em virtude da complexidade em se executarem as manobras necessárias para a intubação traqueal (IT) empregando a LD. É essencial, portanto, antes da anestesia, tentar avaliar a extensão do envolvimento da coluna cervical, da articulação temporomandibular (ATM) e da articulação cricoaritenoide.[13]

## Doença cardiopulmonar

Quanto maior o tempo disponível para realizar a laringoscopia, maior a probabilidade de sucesso da intubação. Pacientes com capacidade residual funcional (CRF) reduzida, diminuição da difusão de $O_2$ através do parênquima pulmonar ou aumento do consumo de $O_2$ toleram menor tempo de apneia. DPOC, gravidez avançada e obesidade mórbida (OM) são causas comuns de redução da CRF.[6]

## Endocrinopatias

No hipotireoidismo, a língua pode ser excessivamente grande, dificultando a intubação.[14] Estudo com pacientes submetidos à cirurgia de tireoide com bócio retroesternal, com ou sem sintomas e sinais de compressão traqueal, não encontrou nenhuma boa evidência de que apresentem ao anestesiologista experiente uma VA que não possa ser tratada com técnicas convencionais. Isso não impede a necessidade de discussão e planejamento multidisciplinar.[15]

Nos pacientes com diabetes melito (DM) de longa data, estima-se que a dificuldade de intubação é dez vezes maior do que nos pacientes normais.[16] Pode haver dificuldade de movimentação do pescoço. A síndrome de limitação da movimentação da articulação ocorre em 30-40% dos insulinodependentes e parece ser devida à glicosilação de proteínas tissulares nos pacientes com hiperglicemia crônica. Essa limitação é melhor vista quando as mãos do paciente assumem a posição de "sinal da prece" (Figura 66.1). Tipicamente, é incapaz de estender as articulações interfalangeanas do quarto e do quinto dedo. Postula-se que este mesmo processo afeta a coluna cervical, a articulação temporomandibular e a laringe.[16]

O sinal da prece positivo é um teste de cabeceira útil para prever o aumento das horas de ventilação e o aumento

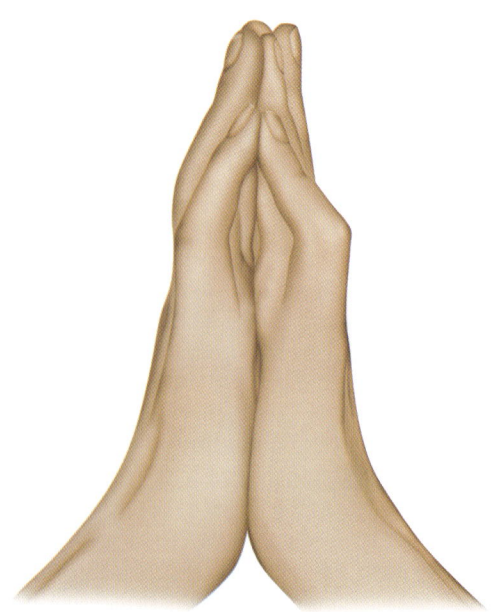

▲ **Figura 66.1** Mãos em "sinal da prece" no paciente diabético.
**Fonte:** Adaptada de Finucane BT, e col., 2011.[16]

do tempo de internação após cirurgia de revascularização miocárdica.[17] O grau de envolvimento interfalângico pode ser avaliado marcando a impressão de tinta feita pela palma da mão dominante: sinal da palma da mão (*palm print sign*) (Figura 66.2).

## Espondilite anquilosante

É uma espondiloartropatia que afeta os pontos de inserção óssea dos ligamentos podendo levar à fusão e rigidez das articulações, incluindo a coluna, a ATM e, em alguns casos, a articulação cricoaritenóidea. É progressiva, levando à imobilidade da coluna vertebral e à característica "espinha de bambu" na radiografia. A osteoporose também se desenvolve, fazendo com que os ossos fiquem mais frágeis. Na avaliação das VAs, qualquer déficit neurológico relatado deve ser documentado. A subluxação atlantoaxial ocorre em 21% dos pacientes com a doença. O cuidado com a instrumentação das VAs é muito importante, pois a parte inferior da coluna cervical pode sofrer fratura por extensão inadequada do pescoço.[6]

## Gravidez

As dificuldades das VAs representam um risco de aspiração pulmonar e de parada cardiorrespiratória (PCR) hipóxica. Uma estratégia abrangente deve ser desenvolvida para todas as pacientes, porque o risco de ITD não antecipada é muito alto.[6]

## Massas de cabeça, pescoço e via aérea

Qualquer anormalidade anatômica relacionada a face, nariz, boca, faringe ou laringe deve ser minuciosamente investigada. As alterações podem ser causadas por patologia ou tratamentos, incluindo cirurgia, radioterapia e quimioterapia. Uma história de alterações na voz indica patologia laríngea. Dificuldade em engolir ou inspirar profundamente

pode indicar estreitamento das VAs causado por uma massa intrínseca ou extrínseca. Pacientes com paralisia das pregas vocais podem estar em risco aumentado de aspiração. A radioterapia na cabeça e no pescoço pode causar inflamação e fibrose. Estes podem levar à ventilação sob máscara facial (VMF) e LD difícil ou impossível.[6]

## Obesidade

A OM não se apresenta como fator independente importante para a ITD.[19] Pode-se esperar algum grau de dificuldade na VMF em função de esses pacientes terem acúmulo de gordura na região maxilar, pequena mobilidade de pescoço, língua alargada e depósito de tecido adiposo na faringe.[6] Outro fator, não diretamente relacionado com a VAD, mas com importância clínica, é que esses pacientes apresentam um tempo de dessaturação da hemoglobina mais rápido que outros indivíduos com índice de massa corporal (IMC) dentro da normalidade.[20]

## Patologias temporomandibulares

Podem advir de problemas articulares (artrite reumatoide, espondilite anquilosante, gota, artrite infecciosa, osteoartrite) ou não articulares (fibromialgia, espasmo muscular, entorse muscular agudo).[6]

## Queimaduras

A lesão térmica na cabeça ou no pescoço complica o CVA de várias maneiras. Para sobreviventes de queimaduras, os problemas crônicos das VAs são frequentes. As cicatrizes inelásticas na face e no pescoço limitam a mobilidade da ATM e da coluna cervical. Essas alterações podem resultar em uma pequena abertura da boca e incapacidade de atingir a posição olfativa.[6]

## Risco de aspiração

A avaliação do risco de aspiração é uma parte importante da avaliação pré-operatória. Para pacientes de alto risco, sequência rápida de indução e intubação (SRII) ou ITA pode ser necessária. Embora seja rara, a aspiração de conteúdo gástrico foi a causa mais comum de morte por eventos das VAs no estudo NAP4. Muitos dos eventos de aspiração poderiam ter sido prevenidos com melhor avaliação ou planejamento do paciente.[4] Alguns fatores de risco predisponentes para aspiração são ausência de jejum, obstrução gastrintestinal, doença do refluxo gastresofágico, cirurgia de emergência, esvaziamento gástrico retardado por DM ou uso de opioides, gravidez, hérnia de hiato, cirurgia gastrintestinal prévia e obesidade.[6]

## Risco de sangramento

Sangramento na VA durante a instrumentação pode obscurecer a visão da glote. Pode ser especialmente problemático durante a intubação com fibroscópio flexível ou videolaringoscópio. O paciente com deficiência hereditária ou adquirida de fator de coagulação pode desenvolver epistaxe grave com intubação nasotraqueal (INT) pelo que alguns a contraindicam nesses pacientes. Pacientes em uso de anti-

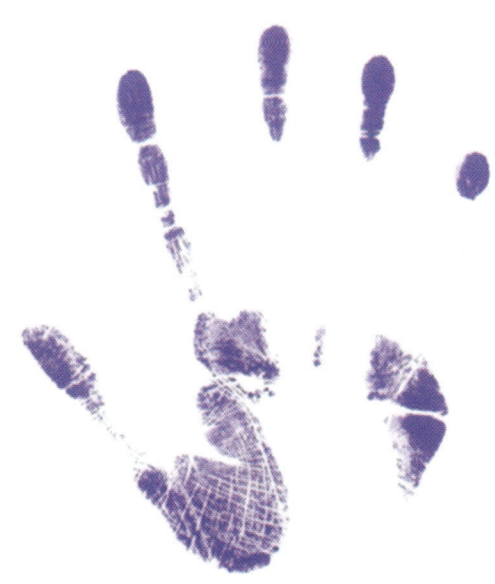

▲ **Figura 66.2** Palm print test.
**Fonte:** Adaptada de Hashim KV, e col., 2014.[18]

coagulantes que foram descontinuados apresentam apenas risco relativo durante uma INT, não sendo contraindicada nos pacientes em uso de medicação antiplaquetária.[6]

# ■ EXAME FÍSICO – ALGUNS ASPECTOS

Interessam-nos particularmente os tópicos adiante.

## Abertura Oral

A abertura da boca determina o espaço disponível para posicionar e manipular o laringoscópio e os dispositivos das VAs. A abertura da boca depende da ATM. A adequação da abertura da boca é avaliada pela medida da distância dos interincisivos; considera-se que 3 cm seja o espaço suficiente para permitir a LD, desde que sem outros fatores complicadores.[6]

Fatores que interferem na abertura da boca incluem espasmo do músculo masseter, disfunção da ATM e condições tegumentares, incluindo contraturas de cicatrizes de queimaduras e esclerose sistêmica progressiva. Pacientes com fraturas mandibulares ou faciais podem apresentar espasmos musculares ou dor do masseter ao abrir a boca. A indução anestésica e a administração de relaxantes musculares podem permitir que a boca seja aberta nesses pacientes. Problemas mecânicos na própria ATM podem permanecer inalterados após indução da anestesia. Ocasionalmente, pacientes com abertura adequada da boca quando acordados apresentam uma abertura inadequada após a indução anestésica; o problema pode ser aliviado com a tração da mandíbula.[6]

## Anatomia do Pescoço e Mobilidade

A mobilidade do pescoço é importante para o alinhamento dos eixos oral, faríngeo e traqueal. A medida da circunferência do pescoço ao nível da cartilagem tireoide com o uso de uma fita métrica pode ser útil na previsão da dificuldade das VAs. Avaliar se há desvio da traqueia ou presença de alguma cicatriz (queimadura, radioterapia ou cirurgia anterior) e também para localizar a membrana cricotireóidea (MCT).[6]

## Características Faciais

A aparência anormal ou a assimetria da face com ou sem o diagnóstico de uma síndrome específica devem aumentar a atenção do médico para a avaliação das VAs. A barba pode impedir a ventilação com máscara, impedindo uma vedação adequada.[21] Se houver uma preocupação, o paciente pode precisar cortar a barba. Se ele se recusar por razões pessoais ou religiosas, a barba pode ser coberta com curativo oclusivo, plástico, gel ou gaze.[6]

## Dentição

As condições dos dentes (frouxos ou danificados: avisar que poderão cair durante a intubação; ou ausentes) e próteses dentárias (fixas ou móveis) devem ser documentadas como parte da avaliação das VAs. A instrumentação das VAs coloca os dentes em risco de danos.[14] Uma dentição ruim

também pode levar a problemas com a colocação de cânulas orais e dispositivos extraglóticos (DEGs).[6]

Na Figura 66.3 o suporte radicular reduzido dos dentes está evidente com grande exposição do cemento por doença periodontal generalizada. Há uma inclinação acentuada por causa da migração dentária que geralmente acompanha o progresso da doença. Um sintoma típico de doença avançada é a mobilidade dentária severa. A força de ruptura e a resistência à avulsão são reduzidas em comparação com um dente com ligamento periodontal não danificado devido à proporção desfavorável entre as porções dentárias dentro e fora do osso. No caso de doença periodontal, a força aplicada contra os dentes durante a intubação pode levar à avulsão se nenhuma proteção adequada for aplicada.[22]

## Língua

Uma língua grande, uma mandíbula pequena ou uma combinação delas pode influenciar a capacidade de obter uma visão laríngea adequada durante o LD.[6]

## Nariz

O nariz deve ser examinado, especialmente se a INT for planejada. O desvio significativo do septo deve ser anotado. O paciente pode ser solicitado a ocluir uma narina e respirar profundamente pela outra. O lado com respiração menos obstruída pode ser maior e a melhor escolha para o posicionamento do tubo. Distúrbios hemorrágicos ou o uso de anticoagulantes são uma contraindicação relativa à INT.[6]

# ■ EXAMES DIAGNÓSTICOS

Só devem ser solicitados quando houver uma suspeita que pode alterar o CVA. Radiografias e outras técnicas de imagem são muito caras e inconvenientes para servir como testes de triagem de rotina. Entretanto, o uso de imagens especializadas pode ser útil se houver uma VAD suspeita ou conhecida. A tomografia computadorizada, a ressonância magnética ou a ultrassonografia (USG) podem ser úteis para pacientes com bócio, tumores que podem comprimir as VAs e desvios da laringe e traqueia.[6]

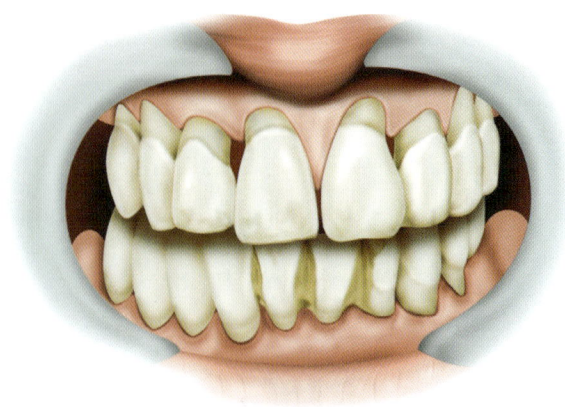

▲ **Figura 66.3** Dentes em mau estado.
**Fonte:** Adaptada de Gaudio RM, e col., 2010.[22]

Para Kristensen e col., a USG pode ser aplicada antes da indução da anestesia e diagnosticar várias condições que afetam o CVA: previsão de laringoscopia difícil, diagnóstico de AOS, avaliação do jejum, do diâmetro do TT, traqueostomia, localização da traqueia/MCT, bloqueio de nervos para VA, confirmação da IT e diagnóstico de pneumotórax.[23] Noutro artigo, Kristensen e col. recomendam que na avaliação pré-anestésica seja feita a identificação da MCT em todos os pacientes antes da indução e em todos os pacientes com VA comprometida se o tempo permitir. A inspeção pode identificar a MCT em 50% dos pacientes; se falhar, utiliza-se a palpação e, se ainda houver dúvida, USG.[24] Estudo de You-Ten e col. concluiu que a participação em treinamento com US para identificação da MCT melhora a precisão subsequente na sua localização usando apenas palpação externa.[25]

Rosenblatt e col. realizaram exame endoscópico pré-operatório das VAs em 138 pacientes que seriam submetidos a procedimentos eletivos diagnósticos e terapêuticos na VA. As indicações das cirurgias incluíam lesões de laringe/pregas vocais (35%), base de língua (19%), supraglote (10%) e outras lesões (36%). História de radiação e/ou cirurgia no pescoço ou VA estava presente em 81 pacientes (58%). Em 26%, o planejamento para CVA foi alterado evitando a ITA.[26]

## ■ PREVISÃO DE VENTILAÇÃO DIFÍCIL SOB MÁSCARA

Langeron e col. em 2000 publicaram estudo clássico sobre a incidência ou fatores de risco para VMD com 1.502 pacientes. Relataram ocorrência em 75 deles (5%), com um caso de VMFi. Somente em 17% dos pacientes o anestesiologista antecipou esta dificuldade. Utilizando análise multivariada, 5 critérios foram reconhecidos como fatores independentes para VMD: idade acima de 55 anos, IMC maior do que 26 kg.m$^{-2}$, presença de barba, ausência de dentes e história de ronco. A presença de dois ou mais fatores indica uma alta probabilidade de VMD.[27]

Han e col., em carta ao editor, propuseram uma escala de quatro graus para a dificuldade de ventilação sob máscara:

- **Grau 1**: ventilação sem dificuldades;
- **Grau 2**: ventilação utilizando cânula oral, associada ou não a relaxante muscular;
- **Grau 3**: ventilação inadequada para manter a oxigenação, instável ou requer duas pessoas;
- **Grau 4**: ventilação impossível notada pela ausência de CO$_2$ expirado e falta de movimentos perceptíveis da caixa torácica durante tentativas de ventilação com pressão positiva, apesar do emprego de dispositivos auxiliares.[28]

Kheterpal e col. (2006), em estudo com objetivo de estabelecer os fatores de risco para ventilação inadequada (caracterizada pela necessidade de duas pessoas para ventilar) e ventilação impossível, fizeram uma análise de vários fatores da história clínica e exame físico de 22.660 pacientes. IMC maior do que 30 kg.m$^{-2}$, protrusão mandibular severamente limitada (deve ser rotineiramente pesquisada), presença de barba (único fator modificável), classificação de Mallampati III ou IV, idade igual a ou maior do que 57 anos e história de ronco foram associados como fatores preditivos

independentes para ventilação inadequada. Já o ronco e a distância tireomentoniana menor do que 6 cm foram considerados como fatores preditivos independentes para uma ventilação impossível.[21]

Kheterpal e col. (2009) publicaram um estudo observacional envolvendo 53.041 tentativas de ventilação sob máscara. Encontraram 77 casos de VMFi (definida como inabilidade de trocas gasosas, apesar de vários profissionais, auxiliares de via aérea ou relaxante muscular) correspondendo a 0,15% dos pacientes. Em 19 desses 77 pacientes, a intubação foi difícil (25%). Após regressão logística completa identificaram 5 preditores independentes de ventilação sob máscara impossível em ordem decrescente de importância (Tabela 66.1).[29]

Pelo exposto, vê-se a importância da detecção da AOS que pode ser pesquisada através de perguntas simples ao paciente e/ou a/ao seu cônjuge. Com este objetivo, Chung e col. em 2008 propuseram o questionário STOP-Bang pelo qual há alto risco de AOS se forem obtidos três ou mais respostas "sim" e baixo risco, se menos do que três.[12]

O questionário STOP-Bang está atualizado numa publicação de 2017 em que sua criadora, a Dra. Frances Chung, é coautora. Ele fornece um método relativamente fácil para estratificar os pacientes com AOS em alto ou baixo risco. A probabilidade de AOS moderada a grave aumenta proporcionalmente ao escore STOP-Bang. Pacientes com escore 0, 1 ou 2 podem ser classificados como de baixo risco para AOS moderada a grave. Aqueles com uma pontuação de 5, 6, 7 ou 8 podem ser classificados como de alto risco para AOS moderada a grave. Em pacientes com uma pontuação de 3 ou 4, um segundo passo utilizando uma combinação de uma pontuação STOP de pelo menos 2 + IMC superior a 35 kg.m$^{-2}$ ou uma pontuação de pelo menos 2 + sexo masculino ou uma pontuação de pelo menos 2 + circunferência do pescoço maior que 40 cm indica um risco maior de AOS moderada a grave. Além disso, pacientes com escore STOP-Bang de pelo menos 3 podem ser classificados como de alto risco para AOS moderada a grave, se o nível sérico de HCO3$^-$ for de pelo menos 28 mmol.l$^{-1}$.[30]

Questionário STOP-Bang atualizado (adaptado):[30,31]

## STOP

**S.** *Snoring* **(ronco):** você ronca alto (alto o suficiente que pode ser ouvido através de portas fechadas ou seu companheiro cutuca você à noite para parar de roncar)?

**T.** *Tiredness* **(fadiga diurna):** você frequentemente se sente cansado, exausto ou sonolento durante o dia (como, por exemplo, adormecer enquanto dirige)?

**Tabela 66.1** Preditores independentes de ventilação sob máscara impossível em ordem decrescente de importância.

| |
|---|
| Alterações do pescoço por radiação |
| Sexo masculino |
| Apneia obstrutiva do sono |
| Mallampati III ou IV |
| Presença de barba |

**Fonte:** Adaptada de Kheterpal S, e col., 2009.[29]

**O.** *Observed* (apneia observada): alguém observou que você para de respirar ou engasga/fica ofegante durante o seu sono?

**P.** *Pressure* (hipertensão arterial): você tem ou está sendo tratado para pressão sanguínea alta?

## Bang

**B.** *Body Mass Index* (IMC): maior do que 35?

**A.** *age* (idade): acima de 50 anos?

**N.** *neck* (circunferência do pescoço): o pescoço é grosso (medido em volta do pomo de Adão)? Para homens, o colarinho da sua camisa é de 43 cm ou mais? Para mulheres, o colarinho da sua camisa é de 41 cm ou mais?

**G.** *gender* (gênero): sexo = masculino?

Critérios de pontuação para população geral (1 ponto para cada resposta positiva):

- **Risco baixo de AOS:** 0, 1, 2
- **Risco intermediário de AOS:** 3, 4
- **Risco alto de AOS:** 5, 6, 7, 8
- Ou um escore *STOP* ≥ 2 + sexo masculino;
- Ou um escore *STOP* ≥ 2 + IMC> 35 kg.m$^{-2}$;
- Ou um escore *STOP* ≥ 2 + circunferência do pescoço (43 cm em homens, 41 cm em mulheres).

O questionário STOP-Bang pode ser acessado gratuitamente em http://www.stopbang.ca/ e possui tradução para vários idiomas incluindo o português do Brasil.[31]

Revisão sistemática e metanálise de Nagappa e col. com 23.609 pacientes mostrou que alto risco de AOS está relacionado a maior risco de eventos adversos pós-operatórios (6,86% *versus* 4,62%) e maior permanência hospitalar quando comparado a baixo risco (5,0 ± 4,2 *versus* 3,4 ± 2,8). Essas conclusões suportam a implementação do questionário STOP-Bang como ferramenta de triagem na estratificação de risco perioperatório para identificar os pacientes de alto risco de AOS.[32]

Pacientes com alto risco de AOS (STOP-Bang igual ou maior que 3) tiveram maior incidência de ITD do que nos de baixo risco (13,3% *versus* 2,6%; p = 0,004) concluindo que um escore igual ou maior que 3 é preditor de ITD.[33]

Ramachandran e col. (incluindo Kheterpal) propuseram o escore P-SAP (*Perioperative Sleep Apnea Prediction*) com os seguintes itens:

- sexo masculino;
- história de ronco;
- pescoço grosso;
- Mallampati classe III ou IV;
- HAS;
- DM tipo 2;
- IMC igual ou maior do que 30;
- idade igual ou maior do que 43 anos e distância tireomentoniana diminuída.[34]

Na Tabela 66.2 consta uma lista de preditores de LD e intubação difícil ou impossível das Diretrizes Alemãs de Controle da Via Aérea.[35] As Figuras 66.7 a 66.19 ilustram os preditores citados na tabela. O teste da mordida do lábio superior é descrito mais adiante.

**Tabela 66.2 Preditores de ventilação sob máscara difícil ou impossível das Diretrizes Alemãs de Controle da Via Aérea. O risco aumenta com o aumento do número de diferentes fatores de previsão ou sintomas.**

| |
|---|
| Cicatrizes, tumores, inflamação, lesões nos lábios e face |
| Macroglossia e outras alterações patológicas da língua |
| Radioterapia ou tumor na região do pescoço |
| Alterações patológicas de faringe, laringe e traqueia |
| Sexo masculino |
| Idade > 55 anos |
| História de ronco ou AOS |
| Dentes em mau estado ou ausentes |
| Barba cheia |
| Mallampati classes III e IV |
| Protrusão claramente limitada da mandíbula inferior, teste da mordida do lábio superior[a] |
| IMC > 30 kg.m$^{-2}$ |
| Distância tireomentoniana < 6 cm |

[a] Mandíbula inferior não pode ser empurrada para frente o suficiente para permitir o contato dos dentes ou da gengiva da mandíbula com os dentes ou a gengiva da mandíbula superior.

**Fonte:** Adaptada de Piepho T, e col., 2015.[35]

*Piercings* de lábios, língua, bochecha, queixo, sobrancelhas e orelhas também podem criar dificuldades na VMF.[36]

## ■ PREVISÃO DE INTUBAÇÃO DIFÍCIL

Situações como trauma de VAs ou face, instabilidade da coluna cervical, pequena abertura da boca, boca pequena, pescoço curto e musculoso, sequelas de queimaduras, anormalidades congênitas, tumores, abscessos, trismo, síndromes congênitas, história de ITD etc. costumam ser associados à dificuldade na IT.

Por outro lado, há pacientes nos quais a dificuldade não é tão óbvia, mas a intubação poderá ser difícil, inesperada (se não foi prevista), eventualmente complicada por dificuldade de ventilação tornando a situação ainda mais dramática e com maior possibilidade de aspiração pulmonar.[5]

Mallampati e col.[37] em 1985 mostraram que naqueles pacientes nos quais em posição sentada, boca totalmente aberta e língua totalmente protraída, sem fonação, não são visíveis a úvula e os pilares fauciais (mas apenas o palato mole) a intubação provavelmente será difícil, ao contrário daqueles nos quais estas estruturas são facilmente visíveis. Foram divididos em três classes:

1. Pilares fauciais, palato mole e úvula visíveis;
2. Pilares fauciais e palato mole visíveis, mas úvula mascarada pela base da língua;
3. Apenas o palato mole visível.

Em 1987, Samsoon e Young propuseram as quatro classes atualmente empregadas para o teste de Mallampati modificado, que estão na Figura 66.4:

- **Classe I:** palato mole, fauce, úvula e pilares visíveis;

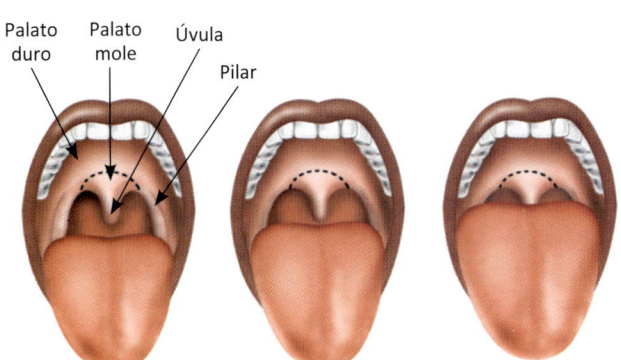

Palato duro   Palato mole   Úvula   Pilar

Classe I   Classe II   Classe III   Classe IV

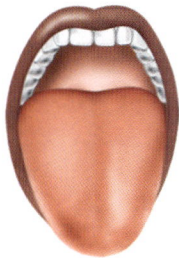

◀ **Figura 66.4** Classificação do teste de Mallampati modificado: classe I – palato mole, fauce, úvula e pilares visíveis; classe II – palato mole e fauce visíveis, ponta da úvula não visível; classe III – palato mole e somente a base da úvula visíveis; classe IV – palato mole totalmente não visível.
**Fonte:** Adaptada de Samsoon GLT, e col., 1987.[38]

■ **Classe II:** palato mole, fauce e úvula visíveis, ponta da úvula não visível;

■ **Classe III:** palato mole e somente a base da úvula visíveis;

■ **Classe IV:** palato mole totalmente não visível. Pacientes foram examinados sentados, com a cabeça em posição neutra e solicitados a abrir totalmente a boca e protrair a língua o máximo que conseguissem. O observador deve estar de frente para o paciente e ao nível de seus olhos.[38]

É importante ressaltar que, após a criação da quarta classe para o teste de Mallampati por Samsoon e Young, o nome mais correto para esta classificação seria teste de Samsoon e Young ou teste de Mallampati modificado,[14] porém a força da denominação original foi maior e a maioria dos autores usa esta classificação mais recente com as quatro classes com o nome de teste de Mallampati.

Isoladamente, o teste de Mallampati modificado tem acurácia limitada na previsão de VAD e, portanto, não é um teste de triagem útil.[39]

Ezri e col. conceituaram a classe zero no teste de Mallampati quando se visualizava qualquer parte da epiglote (Figura 66.5). A incidência foi de 1,18%, somente em pacientes do sexo feminino e a LD foi mais fácil que nas Mallampati I.[40]

O autor do presente capítulo relatou um caso no sexo masculino (Figura 66.6).[41]

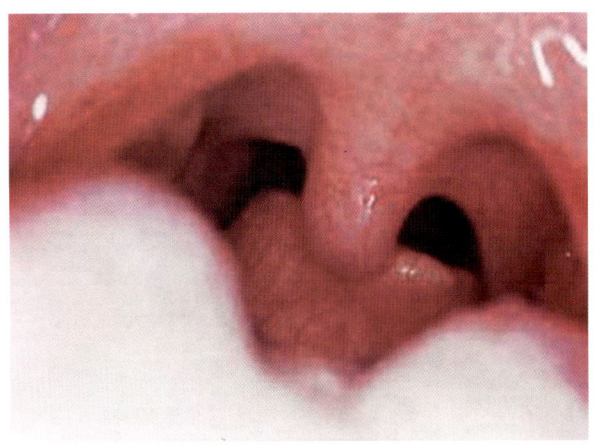

▲ **Figura 66.6** Mallampati Zero – neste caso no sexo masculino.
**Fonte:** Acervo do autor.[41]

Na gestante durante o trabalho de parto, o teste de Mallampati modificado é "dinâmico" podendo variar de I a IV na mesma paciente entre o início do trabalho de parto e o pós-parto. Por esta razão, um exame cuidadoso da VA é essencial imediatamente antes de administrar a anestesia em vez de obter esta informação antes do trabalho de parto.[42]

Vários sistemas de pontuação foram introduzidos e combinam múltiplos preditores em uma fórmula. O índice de Wilson e col.[43] leva em conta peso (menor que 90 ou maior que 110 kg), movimento da cabeça e pescoço, movimento da mandíbula, retração ou não da mandíbula, dentes protrusos ou não. O índice de Arné e col.[44] considera prévio conhecimento de ITD, patologias associadas com ITD, sintomas clínicos de patologia de VAs, distância entre os incisivos e luxação de mandíbula, movimento máximo de cabeça e pescoço, classe no teste de Mallampati.

Se com a cabeça totalmente estendida, a distância tireomentoniana (entre o bordo inferior do mento e a proeminência da cartilagem tireoide), também chamada de espaço mandibular,[45,46] for menor que 6 cm[47-49] (aproximadamente a largura de três dedos de diâmetro médio)[45] ou a distância esternomentoniana (entre o bordo inferior do mento e o bordo superior do esterno), com a cabeça totalmente estendida e boca fechada, for de 12,5 cm ou menor,[49] provavelmente a intubação será difícil (Figuras 66.7 a 66.19 adiante).

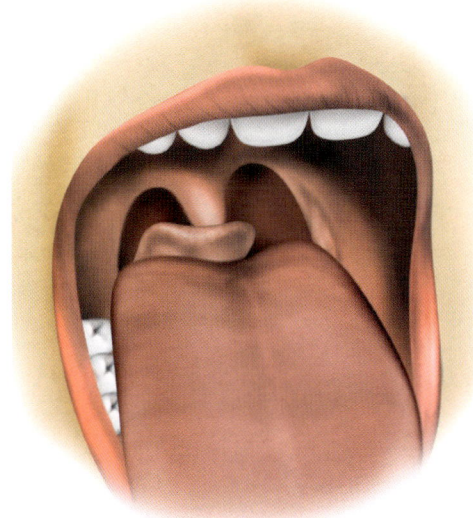

▲ **Figura 66.5** Mallampati Zero – quando se visualiza qualquer parte da epiglote.
**Fonte:** Adaptada de Ezri T, e col., 2001.[40]

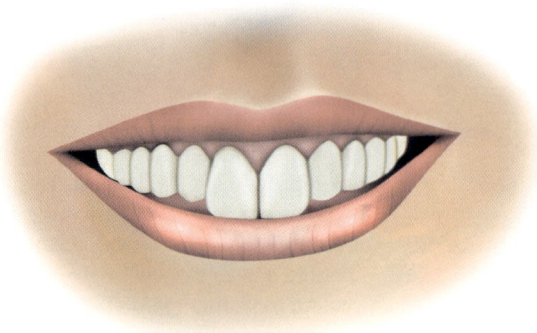

▲ **Figura 66.7** Dentes incisivos longos.

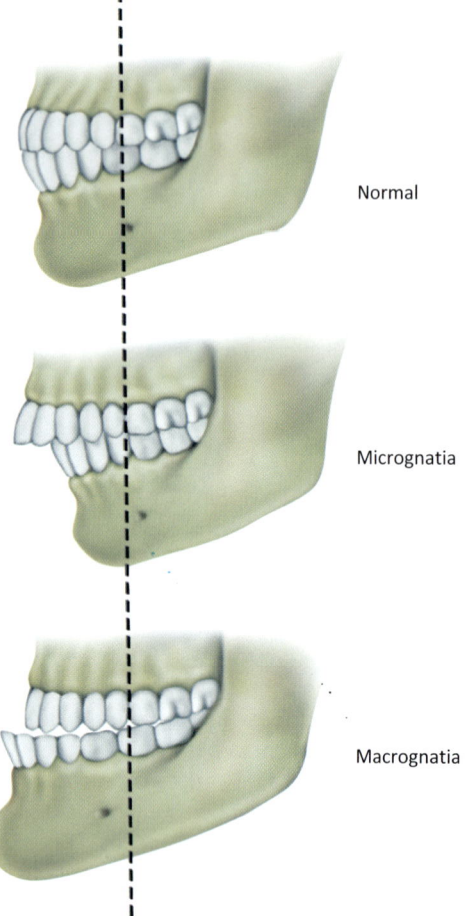

Normal

Micrognatia

Macrognatia

▲ **Figura 66.8** Relação entre incisivos maxilares e mandibulares durante o fechamento normal da mandíbula.
**Fonte:** Adaptada de Melhado VB, e col., 2004.[50]

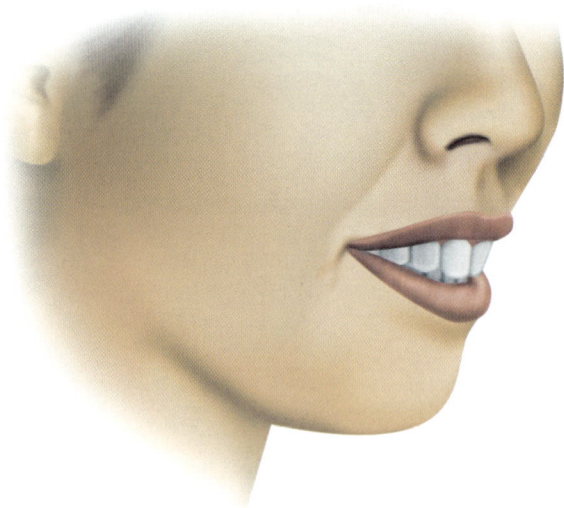

▲ **Figura 66.9** Arcada dentária superior protrusa .
**Fonte:** Acervo do autor .

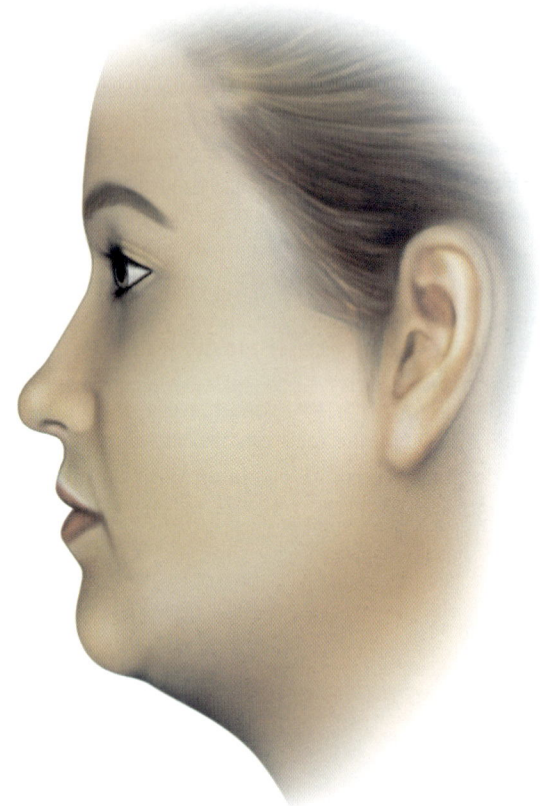

▲ **Figura 66.10** Alinhamento normal das arcadas dentárias superior e inferior
**Fonte:** Adaptada de Melhado VB, e col., 2004.[50]

Lewis e col.[46] recomendam que a visualização das estruturas da orofaringe seja feita com fonação, ao contrário de outros autores, inclusive Mallampati, e a distância tireomentoniana seja medida entre a cartilagem tireoide e a parte interna do mento.

De acordo com a ASA, a VAD é a situação clínica em que um médico anestesiologista convencionalmente treinado experimenta dificuldade com a ventilação da VAS, com a IT ou ambas. É uma complexa interação entre fatores do paciente, situação clínica e habilidade do anestesiologista.[2]

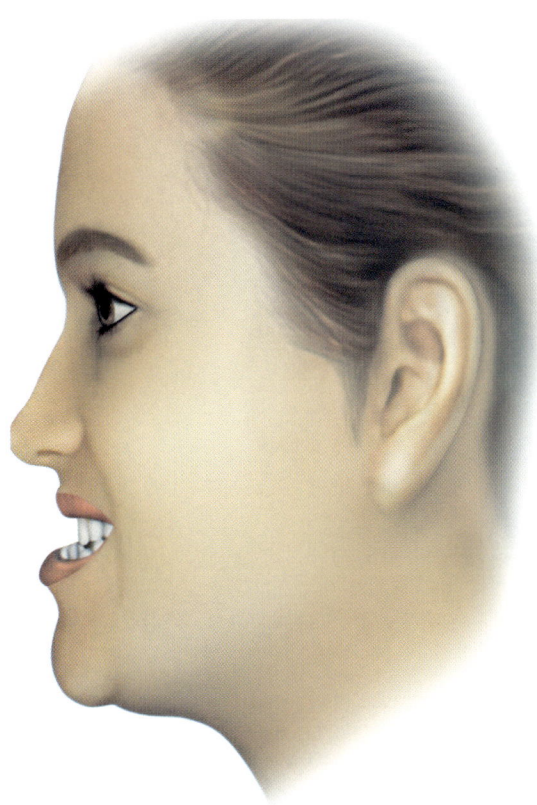

▲**Figura 66.11** Protrusão voluntária da mandíbula.
**Fonte:** Adaptada de Melhado VB, e col., 2004.[50]

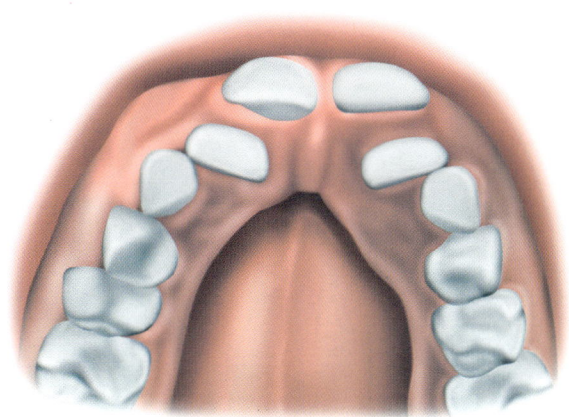

▲**Figura 66.13** Palato ogival.
**Fonte:** Adaptada de DiFrancesco RC, e col., 2006.[51]

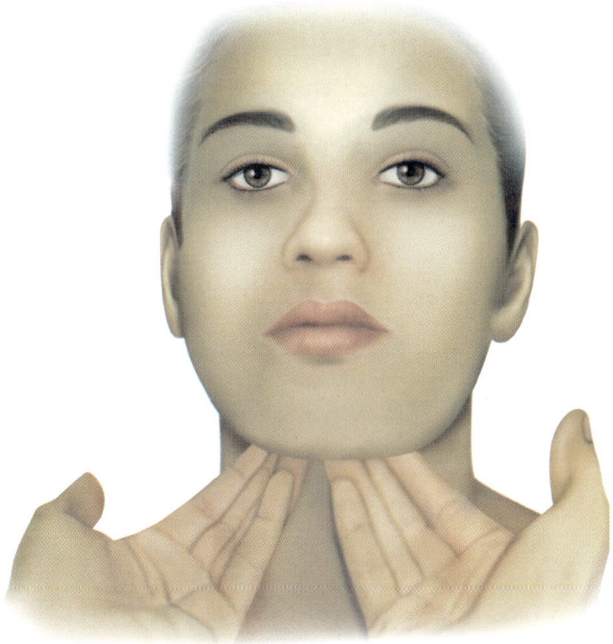

▲**Figura 66.14** Complacência do espaço mandibular.
**Fonte:** Adaptada de Melhado VB, e col., 2004.[50]

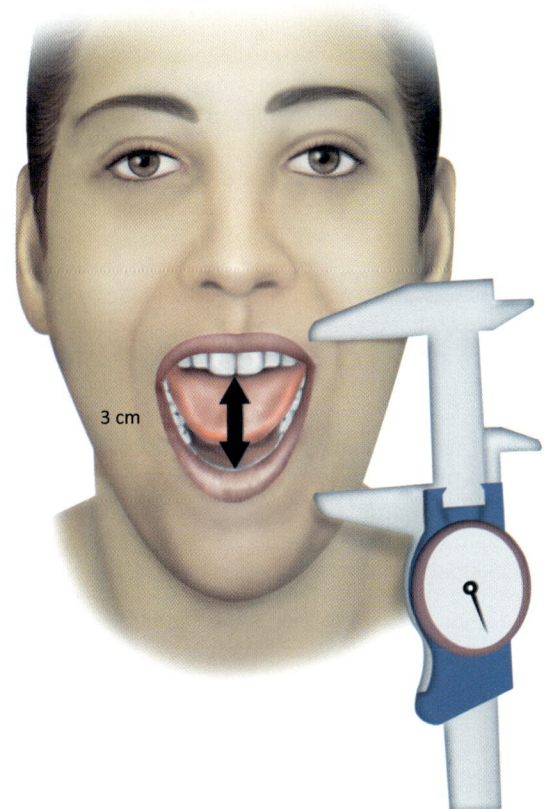

3 cm

▲**Figura 66.12** Distância interincisivos de pelo menos 3 cm.
**Fonte:** Adaptada de Melhado VB, e col., 2004.[50]

Os 11 exames pré-operatórios rotineiros e essenciais de VA e os achados inaceitáveis propostos por Benumof[45] foram incorporados às Diretrizes[2] (Tabela 66.3). A tabela não é planejada como uma lista obrigatória ou exaustiva de componentes de um exame das VAs. A ordem de apresentação dessa tabela segue a "linha de visão" que ocorre durante a laringoscopia convencional. Essa avaliação não necessita de equipamento, é totalmente não invasiva e leva menos de 1 minuto para ser realizada. O exame focaliza inicialmente os dentes (itens 1 a 4), depois dentro da boca (itens 5 e 6), o espaço mandibular (itens 7 e 8) e, finalmente, o pescoço (itens 9 a 11). Para a ASA a decisão de examinar alguns ou

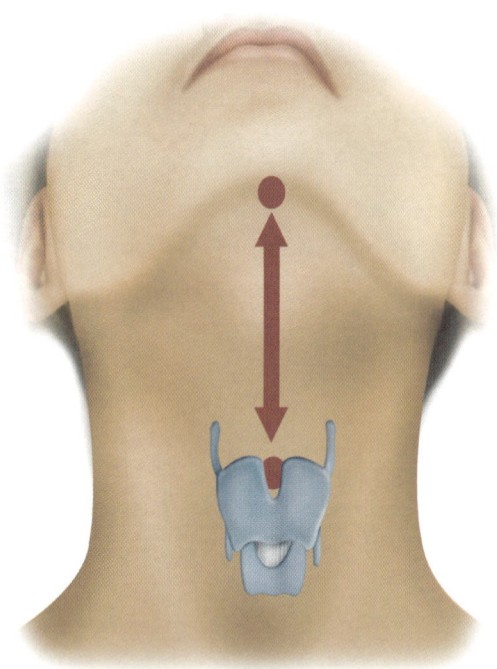

▲**Figura 66.15** Distância tireomentoniana: largura de 3 dedos médios = 5-6 cm.
**Fonte:** Adaptada de Melhado VB; e col., 2004.[50]

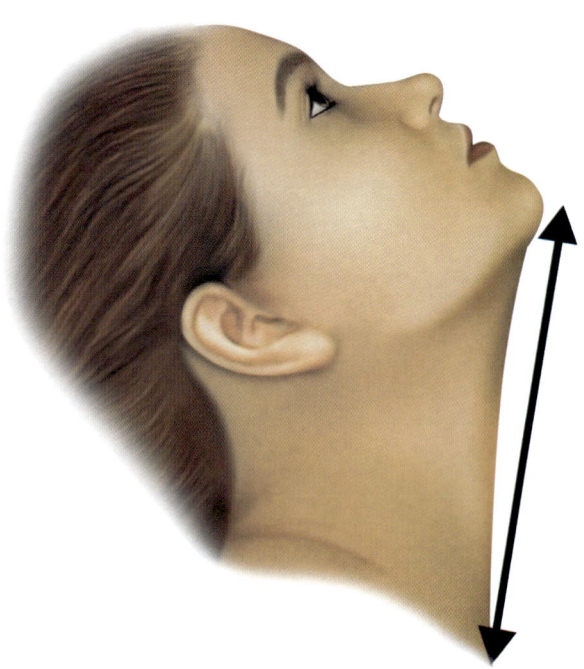

▲**Figura 66.17** Extensão do pescoço e distância esterno-mentoniana: igual ou maior do que 12,5 cm.
**Fonte:** Adaptada de Savva D; 1994[49]; Melhado VB; e col., 2004.[50]

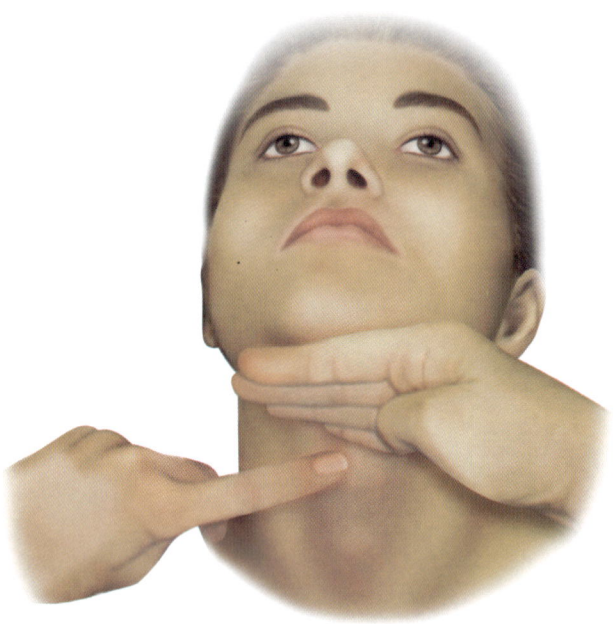

▲**Figura 66.16** Espaço mandibular na região da distância tireo-mentoniana.
**Fonte:** adaptada de Melhado VB; e col., 2004.[50]

todos esses componentes vai depender da avaliação clínica e do julgamento do médico.[2]

Essa tabela apresenta alguns achados do exame físico da VA[2] e seu significado[50] que podem sugerir a presença de uma ITD.

As Figuras 66.7 a 66.19 mostram algumas das situações citadas na Tabela 66.3 e a distância esternomentoniana.

Nenhum desses 11 exames pode ser considerado infalível na previsão de ITD e vários estudos mostram que quanto maior o número de exames, melhor será a previsão. Usualmente é a combinação/integração dos achados que determina o índice de suspeição de dificuldade da VA. Apenas ocasionalmente um achado isolado do exame da VA é tão anormal que sozinho resulta em diagnóstico de VAD.[44] A análise facial computadorizada associada à distância tireomentoniana pode classificar uma intubação fácil *versus* uma difícil.[52]

Brodsky e col. estudando pacientes obesos com IMC maior do que 40 concluíram que os únicos preditivos de dificuldades na intubação foram circunferência do pescoço (medida no nível da cartilagem tireoide) e classe alta de Mallampati; obesidade isoladamente, não. Circunferência de 40 cm se associou com 5% de probabilidade de ITD; de 60 cm, aproximadamente 35%.[19]

Na OM, a incidência de intubação difícil foi 2 vezes mais frequente na UTI do que no centro cirúrgico (16,3% *versus* 8,2%). Fatores de risco para ITD foram Mallampati III ou IV, AOS e mobilidade cervical diminuída, enquanto abertura limitada da boca, hipoxemia severa e coma apareceram somente na UTI.[53]

O teste da mordida no lábio superior[54] (*upper bite lip test*) é realizado pedindo-se ao paciente para "morder" o seu lábio superior. Compreende as classes (Figura 66.20):

■ **Classe I:** incisivos inferiores podem morder o lábio superior acima da linha do vermelhão;
■ **Classe II:** incisivos inferiores podem morder o lábio superior abaixo da linha do vermelhão;
■ **Classe III:** incisivos inferiores não podem morder o lábio superior.

Estudo comparando com o teste de Mallampati concluiu que é uma opção aceitável para prever a ITD como um teste simples e único.[55]

**Tabela 66.3** Avaliação pré-anestésica das vias aéreas, achados não desejáveis e significado.

| Parâmetro | Achados não desejáveis | Significado |
|---|---|---|
| 1. Comprimento dos incisivos superiores | Relativamente longos | Se longos, a lâmina do laringoscópio tende a entrar em direção cefálica, dificultando a laringoscopia |
| 2. Relação entre incisivos maxilares e mandibulares durante o fechamento normal da mandíbula | Arcada superior protrusa (incisivos maxilares anteriores aos mandibulares) | Conformação da face e relação entre a mandíbula e o maxilar (micro ou macrognatia) |
| 3. Relação entre incisivos maxilares e mandibulares durante protrusão voluntária da mandíbula | Paciente não consegue trazer os incisivos mandibulares adiante (ou em frente) dos incisivos maxilares | Indica o quanto de deslocamento anterior da mandíbula seria possível durante a laringoscopia |
| 4. Distância interincisivos | Menor do que 3 cm | Deverá ser maior do que 3 cm para que a lâmina do laringoscópio possa ser posicionada entre os dentes superiores e inferiores |
| 5. Visibilidade da úvula | Não visível quando a língua é protraída com o paciente em posição sentada (p. ex.: Mallampati classe maior que II) | Visa relacionar o tamanho da língua com a orofaringe |
| 6. Conformação do palato | Altamente arqueado ou muito estreito | Se estreito, reduz o volume da orofaringe (menos espaço para lâmina e tubo traqueal) |
| 7. Complacência do espaço mandibular | Firme, endurecido, ocupado por massa, ou não elástico | Determina se este espaço comporta a língua durante a laringoscopia |
| 8. Distância tireomentoniana | Menor que a largura de 3 dedos médios | Se menor, provavelmente a intubação será mais trabalhosa, uma vez que a laringe se encontra mais anteriorizada, o que dificulta sua visualização |
| 9. Comprimento do pescoço | Curto | Se curto ou "grosso" dificulta o alinhamento dos eixos durante a laringoscopia |
| 10. Largura do pescoço | Grosso | Se curto ou "grosso" dificulta o alinhamento dos eixos durante a laringoscopia |
| 11. Extensão do movimento de cabeça e pescoço | Paciente não consegue tocar a ponta do queixo no tórax, ou não consegue estender o pescoço | O grau de flexão do pescoço e extensão da cabeça irá determinar a capacidade do paciente em assumir a posição olfativa |

**Fonte:** adaptada de Apfelbaum JL, e col., 2013 e Melhado VB, e col., 2004.[2,50]

Na Tabela 66.4 consta uma lista de preditores de LD e intubação difícil ou impossível das Diretrizes Alemãs de Controle da Via Aérea.[35] As Figuras 66.7 a 66.19 ilustram os preditores citados na tabela.

# ■ VENTILAÇÃO SOB MÁSCARA E INTUBAÇÃO DIFÍCEIS

Ovassapian e col. mostraram que a hiperplasia das amídalas linguais pode interferir na visualização com o laringoscópio de lâmina rígida e na VMF. O exame físico rotineiro da VA não identifica esta condição cuja prevalência é desconhecida.[56]

Kheterpal e col. (2013) revisaram 176.679 pacientes sobre incidência, preditores e desfechos de VMD combinada com LD difícil e encontraram essa condição em 698 pacientes. Isto corresponde a 0,40% ou 1:250 anestesias, sendo, portanto, infrequente, mas longe de ser rara. Em 19 desses pacientes, a ventilação melhorou após relaxante muscular. Foram identificados preditores independentes para VMD e

LD difícil com valor preditivo estatístico e clínico: idade igual ou maior que 46 anos, IMC igual ou maior que 30, sexo masculino, Mallampati III ou IV, presença de massa ou radiação no pescoço, distância tireomentoniana diminuída, AOS, presença de dentes, barba, pescoço grosso, mobilidade limitada da coluna cervical, protrusão limitada da mandíbula.[57]

Estudo de Nørskov e col. com 188.064 casos do Banco de Dados Dinamarquês para avaliar a acurácia diagnóstica da previsão de manuseio difícil das VAs por anestesiologistas na prática clínica diária mostrou que: de 3.391 intubações difíceis, 3.154 (93%) não foram antecipadas; de 929 antecipadas, 229 (25%) foram difíceis; de 857 VMD, 808 (94%) não foram antecipadas; de 218 VMD antecipadas, ocorreram 49 (22%). A conclusão é que a previsão de dificuldade da VA continua um desafio e que é importante sempre estar preparado para dificuldades não esperadas.[58]

Revisão sistemática da Cochrane concluiu que, em pacientes adultos sem anormalidades anatômicas aparentes nas VAs, os testes de triagem à beira do leito examinados blemas intratorácicos das VAs (estenose, compressão de traqueia) ou condições ocultas (cisto de epiglote).

Na dúvida, sob anestesia tópica sem sedação ou com sedação muito leve, é possível fazer a laringoscopia antes da indução e do relaxamento muscular: "Vou examinar sua garganta".[5]

## ▪ PREDITORES MNEMÔNICOS DE DIFICULDADE COM A VIA AÉREA

Para Brown III e Walls, dois conceitos são distintos. Uma via aérea difícil é aquela na qual atributos anatômicos identificáveis preveem dificuldade técnica com laringoscopia, IT, VMF, uso de um DEG ou abordagem cirúrgica para assegurar a VA. A via aérea falha consiste na situação em que a técnica escolhida falhou e o resgate deve ser realizado. Uma maneira de pensar sobre isso é que a VAD é algo que se antecipa e planeja; a VA falha é algo que se experimenta (particularmente se não se avaliou e antecipou uma dificuldade nas VAs).[60] Veja descrição dos preditores mnemônicos adiante.[60]

### LEMON[60]

**L.** *Look externally* **(Olhar externamente):** muitas VADs não são prontamente aparentes externamente; se a VA parece difícil, provavelmente é; a aparência externa especificada aqui é para o "sentimento" de que a VA será difícil.

**E.** *Evaluate* **(Avalie) 3-3-2:** o primeiro "3" avalia a abertura da boca; um paciente normal pode abrir a boca o suficiente para acomodar 3 dos seus próprios dedos entre os incisivos superiores e inferiores; o segundo "3" avalia o comprimento do espaço mandibular garantindo a capacidade do paciente de acomodar 3 dos seus próprios dedos entre a ponta do mento e a junção queixo-pescoço (osso hioide). O "2" avalia a posição da glote em relação à base da língua; o espaço entre a junção queixo-pescoço (osso hioide) e a incisura tireóidea deve acomodar dois dedos do paciente.

**M.** *Mallampati* *score* **(classe de Mallampati):** o grau em que as estruturas orofaríngeas posteriores são visíveis quando a boca está totalmente aberta e a língua é protraída reflete as relações entre a abertura da boca, o tamanho da língua e o tamanho da orofaringe que define acesso através da cavidade oral para intubação.

**O.** *Obstruction/Obesity* **(Obstrução/Obesidade):** a obstrução das VAS é um marcador de laringoscopia difícil; os quatro sinais cardinais de obstrução das VAS são voz abafada, dificuldade para engolir secreções (por causa de dor ou obstrução), estridor e sensação de dispneia.

**N.** *Neck mobility* **(Mobilidade do pescoço):** a capacidade de posicionar a cabeça e o pescoço é um dos fatores-chave para alcançar a melhor visão possível da laringe por LD. A imobilidade intrínseca da coluna cervical, como nos casos de espondilite anquilosante ou artrite reumatoide, pode tornar a intubação por LD extremamente difícil ou impossível e deve ser considerada uma questão muito mais séria do que o colar cervical que exige estabilização manual em linha.

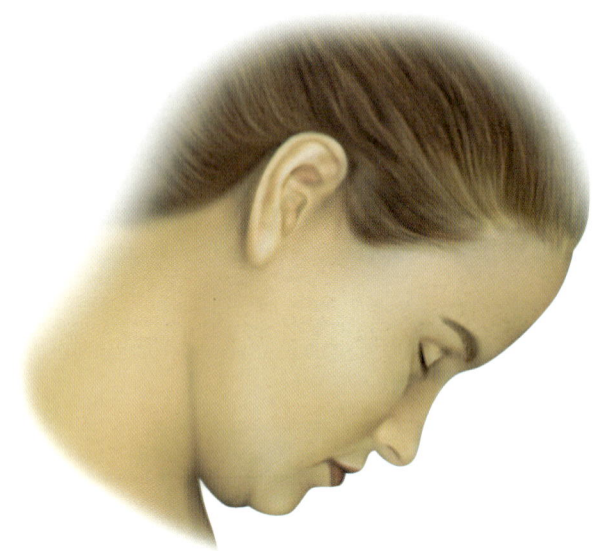

▲ **Figura 66.18** Flexão do pescoço.
**Fonte:** adaptada de Melhado VB; e col., 2004.[50]

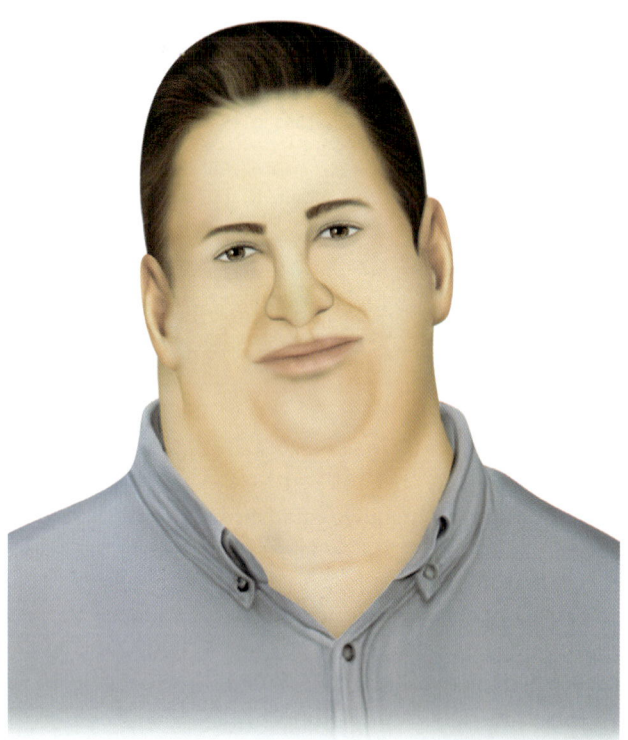

▲ **Figura 66.19** Pescoço "grosso".

não são adequados para a detecção de VAD não prevista porque eles não identificaram um grande número de pessoas que possuíam VAD. Dentre os testes examinados, o da mordida do lábio superior mostrou as propriedades mais favoráveis de acurácia.[59]

A previsão de VAD deve ser realizada em todos os pacientes mesmo que a anestesia proposta não seja geral. Esses métodos de previsão são incapazes de detectar pro-

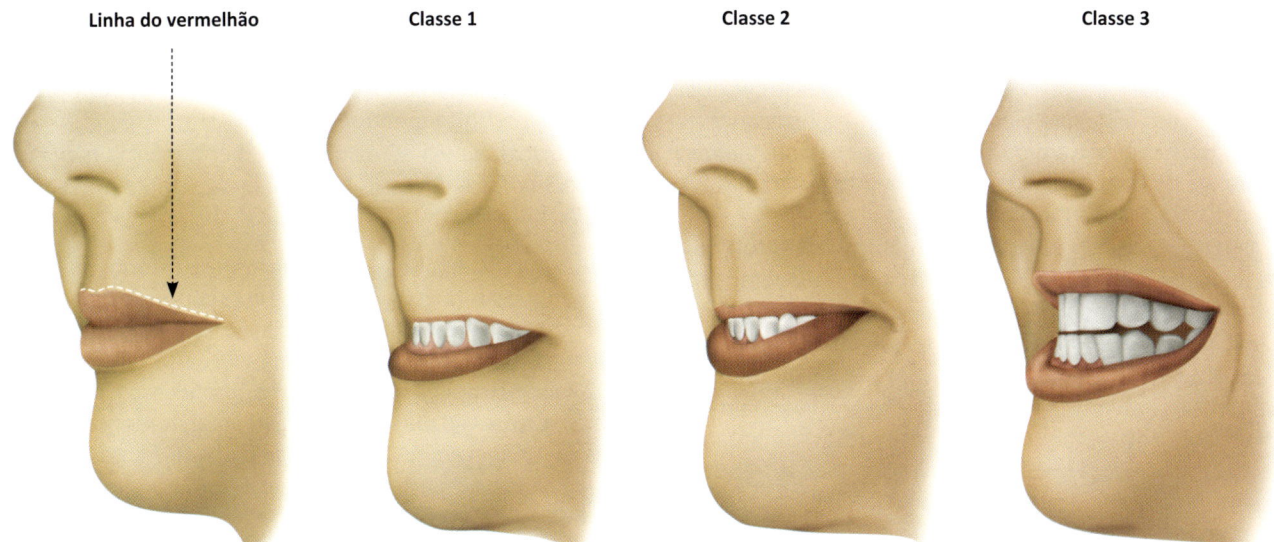

**Linha do vermelhão**  **Classe 1**  **Classe 2**  **Classe 3**

▲ **Figura 66.20** Teste da mordida no lábio superior (*upper bite lip test*).
**Fonte:** Adaptada de Detsky ME, e col., 2019.[54]

**Tabela 66.4 Preditores de laringoscopia direta e intubação difícil ou impossível das Diretrizes Alemãs de Controle da Via Aérea. O risco aumenta com o aumento do número de diferentes fatores de previsão ou sintomas.**

- História de ITD
- Estridor
- Tumores, abscessos nas áreas do colo da cabeça e do mediastino
- Situação após radioterapia na área de cabeça e pescoço
- Situação após cirurgia na laringe/faringe
- Prognatismo, disgnatia
- Bócio
- Macroglossia como em pacientes com mucopolissacaridose ou trissomia 21 (síndrome de Down)
- Disostose mandibulofacial e maxilofacial
- Abertura limitada da boca
- Extensão limitada do pescoço
- Distância tireomentoniana reduzida
- Circunferência do pescoço pequena ou grande
- Estenose subglótica, estenose traqueal, desvio de traqueia
- AOS
- Gravidez
- Mallampati classes III e IV

**Fonte:** Adaptada de Piepho T, e col., 2015.[35]

## Ventilação Sob Máscara Difícil: ROMAN[60]

**R.** *Radiação/Restrição.*
**O.** *Obesidade/Obstrução/Apneia Obstrutiva do Sono*: frequentemente referida como "triplo O".
**M.** selo da *Máscara/Mallampati*/sexo **Masculino.**
**A.** *Age* **(Idade):** acima de 55 anos; talvez por causa de uma perda de tônus muscular e tecidual nas VAS; idade não é um corte preciso.
**N.** *No teeth* (ausência de dentes).

## Dificuldade na Colocação de DEG: RODS[60]

**R.** *Restrição*: pulmonar, de abertura da boca, de movimento da coluna cervical.

**O.** *Obstrução/Obesidade*: no nível da laringe ou glote, abaixo das pregas vocais.
**D.** *Disrupted or Distorted airway* **(via aérea interrompida ou distorcida):** tais como deformidade fixa em flexão da coluna, lesão penetrante no pescoço com hematoma, epiglotite e abcesso faríngeo.
**S.** *Short* (distância tireomentoniana curta).

## Cricotireoidostomia Difícil: SMART[60]

Não há contraindicações absolutas para sua realização de emergência em adultos. No entanto, algumas condições podem tornar o procedimento difícil ou impossível, sendo importante identificar antecipadamente.

**S.** *Surgery* **(cirurgia recente ou remota):** a anatomia pode ser sutil ou obviamente distorcida; a recente pode estar associada a edema ou sangramento.
**M.** *Massa*: hematoma, abcesso ou outra massa na via de acesso.
**A.** *Acesso/Anatomia*: obesidade pode dificultar identificação das estruturas anatômicas, infecção tecidual ou edema, imobilização (por colar cervical ou outra).
**R.** *Radiação* (e outras deformidades ou cicatrizes).
**T.** *Tumor*: dentro da VA (cuidado com o paciente cronicamente rouco) ou invadindo as VAs pode apresentar dificuldades, tanto do ponto de vista do acesso quanto do sangramento.

## ▪ PACIENTES PEDIÁTRICOS

Costuma-se dizer que "VAD em crianças está na cara". São os pacientes sindrômicos e outros mais. As crianças se apresentam em todos os tamanhos e, muitas delas, têm o tamanho de um adulto.[45] Não há evidências que permitam extrapolar os achados em adultos para crianças de maior idade, mas o índice de Mallampati se mostrou aplicável em crianças de 4 a 8 anos.[61]

Ao se realizar o teste de Mallampati, verificar também o tamanho das amídalas. Nos graus 3 e 4 (respectivamente, elas quase se encontram ou se encontram na linha média) a tentativa de colocar uma cânula de Guedel pode produzir traumatismo e sangramento.[5,62]

A avaliação da VA pediátrica é muitas vezes difícil porque a criança frequentemente é incapaz de colaborar com a história e o exame clínicos. Investigações clínicas podem da mesma forma serem difíceis de se realizar nas crianças.[5]

Na anamnese, pesquisar sua história médica, doenças respiratórias prévias, traumas e cirurgias envolvendo a VA, complicações eventuais, como é a respiração, alimentação e fonação e presença de tosse. Respiração ruidosa frequentemente significa anormalidades na VA pediátrica. Adenoides e amídalas aumentadas são associadas com roncos e fala nasal. No exame físico observar a aparência geral da criança particularmente IMC e características da face. Respiração bucal ou salivação ocorrem frequentemente na presença de amídalas ou adenoides aumentadas. Pode haver sinais de cirurgia ou trauma prévios na cabeça e pescoço. Avaliar eventuais secreções e se as aberturas nasais são pérvias. Inspecionar língua, dentes, faringe e palato, deformidade de pescoço, mobilidade limitada da coluna cervical ou linfadenopatia cervical. Observar a voz ou o choro.[63] Em crianças, a microssomia hemifacial é associada com VAD.[64]

Num estudo retrospectivo americano com 6.094 crianças com idade média de 11,9 ± 5,2 anos havia sobrepeso e obesidade em 31,6% delas. Estas apresentavam maior incidência de:

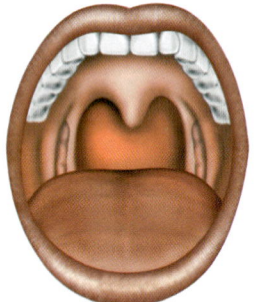

Amídalas de grau 1

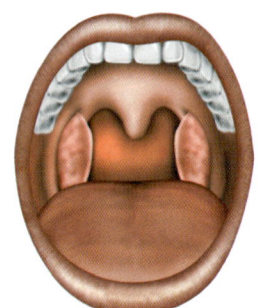

Amídalas de grau 2

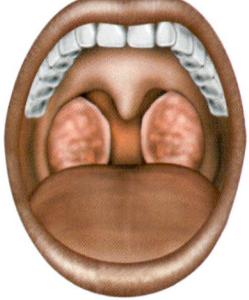

Amídalas de grau 3

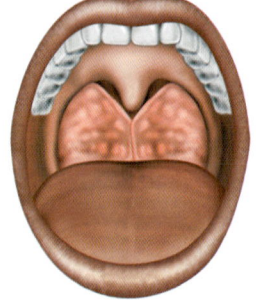

Amídalas de grau 4

▲ **Figura 66.21** Graus de tamanho das amídalas: no grau 4 chegam a se encontrar na linha média.
**Fonte:** Adaptada de Brodsky L, 1989.[62]

- Hipertensão arterial, diabetes tipo 2 e asma no pré-operatório;
- Via aérea difícil (laringoscopia e ventilação sob máscara difíceis) no intraoperatório;
- Obstrução de via aérea superior, permanência maior do que 3 horas e necessidade de 2 ou mais antieméticos na RPA.[65]

Revisão sistemática sobre eventos respiratórios adversos no perioperatório em crianças com sobrepeso/obesidade submetidas a AG mostrou associação com eventos gerais, tais como hipoxemia, obstrução de VAs e VMD. Associações com laringoscopia, laringoespasmo, broncoespasmo, tosse maior e necessidade de $O_2$ suplementar foram relatadas, mas permanecem inconclusivas. Embora muitos fatores relacionados ao paciente, anestesia ou cirurgia predisponham a esses eventos adversos, a identificação de efeitos da obesidade, a antecipação de eventos respiratórios adversos em crianças obesas durante toda a fase perioperatória e o gerenciamento adequado dessa população de pacientes devem contribuir para a prevenção ou detecção oportuna. A asma brônquica é mais comum nesses pacientes.[66]

## ■ PACIENTES IDOSOS

Existem muitas alterações anatômicas, fisiopatológicas e cognitivas nos idosos que afetam diferentes componentes do CVA: intubação, ventilação, oxigenação e risco de aspiração. Alterações anatômicas ocorrem em diferentes áreas da VA, desde a cavidade oral até a laringe. Alterações comuns incluem cárie dentária, tumores orofaríngeos e reduções significativas na amplitude de movimento do pescoço. Essas alterações podem dificultar a intubação, a visualização das pregas vocais e/ou a colocação do TT. Além disso, algumas dessas alterações, incluindo pelo menos atrofia dos músculos ao redor dos lábios e boca desdentada, afetam a ventilação sob máscara devido a difícil vedação da máscara. Alterações fisiopatológicas também podem afetar o controle das vias aéreas. Problemas pulmonares comuns em idosos (por exemplo, AOS e DPOC) aumentam o risco de dessaturação, enquanto problemas gastrointestinais (por exemplo, acalasia e doença do refluxo gastroesofágico) aumentam o risco de aspiração. Finalmente, as alterações cognitivas (por exemplo, demência), muitas vezes vistas como não relacionadas ao CVA, podem afetar a cooperação do paciente, especialmente se uma ITA for necessária. No geral, a deterioração das vias aéreas juntamente com outras alterações fisiopatológicas e cognitivas, tornam a população idosa mais propensa a complicações relacionadas ao CVA. Ao decidir quais dispositivos e técnicas usar para intubação, deve se considerar a dificuldade associada à ventilação do paciente, o risco de dessaturação de oxigênio e/ou aspiração do paciente. Para pacientes que podem ter dificuldade na ventilação sob máscara ou com risco de aspiração, um dispositivo como a máscara laríngea pode ser preferível à máscara facial. Pacientes com tumores ou diminuição da amplitude de movimento do pescoço podem precisar de um dispositivo com maior delicadeza e manobrabilidade como um fibroscópio flexível.

Seja devido a acidente vascular cerebral ou doença de Alzheimer, o comprometimento cognitivo pode interferir na capacidade do paciente de cooperar durante o CVA se for necessário uma ITA. Além disso, certos medicamentos adjuvantes anestésicos que podem ser usados durante a preparação, incluindo benzodiazepínicos e anticolinérgicos, podem aumentar o risco de delírio pós-operatório em pacientes com demência preexistente.[67]

## ■ DIRETRIZES PRÁTICAS DE MANUSEIO DA VAD DA AMERICAN SOCIETY OF ANESTHESIOLOGISTS (ASA) – 2022[73]

Estas Diretrizes, ao contrário das anteriores, foram desenvolvidas por uma força-tarefa internacional de anestesiologistas representando diversas organizações de Anestesiologia, vias aéreas e outras organizações médicas, e não só pela ASA.

### Definição de Via Aérea Difícil

Uma VAD inclui a situação clínica em que uma dificuldade ou falha antecipada ou imprevista é experimentada por um médico treinado em cuidados com anestesia, incluindo, mas não limitado a uma ou mais das seguintes: ventilação com máscara facial, laringoscopia, ventilação usando um dispositivo supraglótico, intubação traqueal, extubação ou via aérea invasiva (este último item foi acrescentado).

### Recomendações para Avaliação das Vias Aéreas

Antes do início do tratamento anestésico ou do manejo das vias aéreas, certifique-se de que uma avaliação de risco das vias aéreas seja realizada pela(s) pessoa(s) responsável(eis) pelo CVA, sempre que possível, para identificar fatores do paciente, médicos, cirúrgicos, ambientais e anestésicos (exemplo: risco de aspiração) que podem indicar o potencial para uma VAD:

- Quando disponíveis nos registros médicos do paciente, avalie informações demográficas (idade, sexo, IMC, peso e altura), condições clínicas (história de intubação difícil, anatomia distorcida das VAs, ronco, apneia obstrutiva do sono, diabetes melito), resultados de testes diagnósticos (exemplo: radiografia, tomografia computadorizada), entrevistas com pacientes/família e respostas a questionários;
- Avalie múltiplas características demográficas (idade, sexo, IMC, peso e altura) e clínicas (história de intubação difícil, anatomia distorcida das VAs, ronco, AOS, DM) para determinar o potencial de um paciente para via aérea difícil ou aspiração;
  - Antes de iniciar os cuidados anestésicos ou o CVA, realize um exame físico das VAs para identificar melhor as características físicas que possam indicar o potencial de VAD;
- O exame físico pode incluir avaliação das características faciais (exemplos: abertura da boca, capacidade de prognatismo, mobilidade da cabeça e pescoço, incisivos superiores proeminentes, presença de barba e teste de mordida do lábio superior) e avaliação de medidas anatômicas e pontos de referência (exemplos: escore de Mallampati e Mallampati modificado, distâncias tireomentoniana e esternomentoniana, distância interincisivos, circunferência do pescoço, razão entre circunferência do pescoço e distância tireomentoniana, razão entre altura e distância tireomentoniana, distância hiomentoniana e razão de distância hiomentoniana. As medidas obtidas na USG incluíram a distância pele-hioide, volume da língua e distância da pele à epiglote);
- Avaliação adicional para caracterizar a probabilidade ou natureza da dificuldade prevista nas VAs pode incluir endoscopia, laringoscopia/broncoscopia virtual à beira do leito ou impressão tridimensional.
  - Avalie múltiplas características das VAs para determinar o potencial de VAD ou aspiração para o paciente.

## ■ FINALIZANDO A AVALIAÇÃO DA VIA AÉREA

Se após a avaliação da VA houver suspeita de VAD, isto deve ser informado ao paciente ou a seu responsável legal, com observações específicas no termo de consentimento do paciente e anotado no seu prontuário. Se a opção for por uma ITA, explicar o procedimento e esclarecer todas suas eventuais dúvidas de modo a se obter sua colaboração. Enfatizar que, embora esta possa não ser a técnica mais confortável, é a mais segura.[68]

## ■ DESAFIOS PARA ESTUDAR A AVALIAÇÃO DAS VIAS AÉREAS

Existem inúmeros desafios. Apesar de décadas de trabalho e centenas de estudos sobre o assunto, não existe uma ferramenta prática que possa prever com segurança quais pacientes terão VAD e quais não. É útil entender como os testes preditivos são criados. Para estabelecer um teste preditivo, são necessários três passos: o desfecho deve ser definido, os pacientes com o desfecho devem ser encontrados e o teste deve ser corretamente validado. Para prever as dificuldades das VAs, existem obstáculos em cada etapa.[69] A variabilidade interobservador é bem documentada para o sistema de classificação de Mallampati.[70]

Outro problema é a definição de VAD.

Sensibilidade, valor preditivo positivo (VPP) e valor preditivo negativo (VPN) são medidas estatísticas usadas para caracterizar a utilidade de um determinado preditor ou teste. *Sensibilidade* é a proporção de pacientes com VAD que são corretamente identificados como tal. Por exemplo, considere uma amostra na qual cinco pacientes são difíceis de intubar. Se um preditor identifica corretamente todos os cinco pacientes, sua sensibilidade é de 100%. Se o preditor identifica corretamente apenas dois dos cinco pacientes, a sensibilidade é 2/5, ou 40%.[69]

O *valor preditivo positivo* é a probabilidade de que os pacientes identificados por um teste como sendo difíceis de serem intubados sejam, de fato, difíceis de ser intubados. Se o teste prever que cinco pacientes serão difíceis de intubar e todos os cinco pacientes apresentarem uma ITD, o VPP do teste é de 100%. Se o teste predizer que 10 pacientes serão difíceis de intubar, mas apenas cinco deles são, de fato, difíceis de intubar, seu valor preditivo é de 5/10, ou 50%. Da mesma forma, o *valor preditivo negativo* é a probabilidade de que os pacientes identificados como não sendo difíceis de intubar não sejam, de fato, difíceis. Infelizmente, estudos que calculam a sensibilidade, o VPP e o VPN para os preditores clássicos de DA têm levado a resultados desfavoráveis.[69]

Apesar de nossos melhores esforços, algumas causas de gerenciamento de ITD ou VAD não são detectáveis com a triagem convencional. De fato, a maioria dos pacientes com VAD tem história e exame físico normais.[58] Isso pode levar o médico a se perguntar se vale a pena realizar uma avaliação das VAs. Como as consequências de um ITD e VMD combinados são tão graves, a ASA e todas as outras organizações que publicaram Diretrizes sobre esse assunto recomendam uma avaliação das VAs antes de formular um plano anestésico.[2,35]

O estudo NAP4 constatou que muitos pacientes tinham fatores de risco negligenciados ou desconsiderados e uma das principais conclusões do estudo foi que a avaliação deficiente leva a resultados ruins.[4] Muitos pacientes terão sinais óbvios ao exame e alguns relatarão uma história de dificuldade anterior. Esses pacientes merecem uma estratégia especial de CVA.

Não se sabe se os testes pré-operatórios para prever ITD com a LD podem ser aplicáveis para prever intubação difícil com um videolaringoscópio.

Num mundo ideal, as "vias aéreas difíceis não previstas" nunca ocorreriam. Faltam dados robustos/consistentes sobre se os desfechos dos pacientes são melhorados através da avaliação estruturada das vias aéreas. Nem todos os preditores anatômicos de dificuldade são facilmente visíveis. Um ditado simplista é: "se parecer difícil, faça acordado".[71]

### ■ MENSAGENS IMPORTANTES

A Resolução CFM N° 2.174/2017 deve ser de conhecimento obrigatório para todo médico anestesiologista. A previsão de VAD deve ser realizada em todos os pacientes mesmo que a anestesia proposta não seja geral. Os métodos de previsão são incapazes de detectar problemas intratorácicos das VAs ou condições ocultas.

Durante a anamnese e o exame físico devem ser usados os sentidos de visão, audição, olfato e tato para procurar indícios de patologia aqui descritos e outros. Costumo dizer: "Olhar o paciente com olhos de anestesiologista".

Isoladamente, o teste de Mallampati tem acurácia limitada na previsão de VAD e, portanto, não é um teste de triagem útil. Nenhum teste único prevê de maneira confiável VMD, dificuldade com um DEG, laringoscopia difícil ou ITD. Um número maior de anormalidades implica dificuldade crescente.

Como a maioria dos casos de VAD não é esperada, deve-se desenvolver uma estratégia abrangente de VA, ao invés de um plano único para cada paciente mesmo que a avaliação seja normal. VMD combinada com LD difícil é uma condição infrequente, mas longe de ser rara.

A previsão de dificuldade da VA continua sendo um desafio e por isso é importante sempre estar preparado para dificuldades não esperadas. Na dúvida, uma LD pode ser realizada sob anestesia tópica ou sedação muito leve, para avaliar a capacidade de intubação empregando a LD ou outro método.

O médico anestesiologista deve sempre se manter atualizado nesse tema para poder oferecer maior segurança a seus pacientes. No Item 3 da Exposição de Motivos do Código de Ética Médica atual consta:"...cabe ao médico, como profissional, considerar seus conhecimentos, resultado de longos anos de estudo, e atualizar-se continuamente para que tenha capacidade técnica em aplicar os recursos científicos disponíveis da melhor maneira possível em favor da medicina, visando aos melhores resultados, sem desprezar seu lado humano, imbuído de solidariedade".[72]

## REFERÊNCIAS

1. Committee on Standards and Practice Parameters, Apfelbaum JL, Connis RT, et al. Practice advisory for preanesthesia evaluation: an updated report by the American Society of Anesthesiologists Task Force on Preanesthesia Evaluation. Anesthesiology. 2012;116(3):522-538.
2. Apfelbaum JL, Hagberg CA, Caplan RA, Blitt CD, Connis RT, Nickinovich DG, et al. Practice guidelines for management of the difficult airway. An update report by the American Society of Anesthesiologists Task Force on Management of the Difficult Airway. Anesthesiology. 2013;118(2):251-270.
3. Conselho Federal de Medicina (Brasil). Resolução n° 2.174 de 2017. Dispõe sobre a prática do ato anestésico e revoga a Resolução CFM nº 1.802/2006. Diário Oficial da União 25 fev 2018; Seção I, p. 82. Disponível em: https://sistemas.cfm.org.br/normas/visualizar/resolucoes/BR/2017/2174. Acesso em 09/08/2023.
4. Cook TM, Woodall N, Frek C; Fourth National Audit Project. Major complications of airway management in the UK: results of the Fourth National Audit Project of the Royal College of Anaesthetists and the Difficult Airway Society. Part 1: anaesthesia. Br J Anaesth. 2011;106(5):617-631.
5. Ortenzi AV. Avaliação pré-anestésica. In: Cangiani LM, Slullitel A, Potério GMB, et al. Tratado de Anestesiologia SAESP. 7. ed. São Paulo: Atheneu; 2011. p. 1301-1322.
6. Anderson J, Klock Jr A. Airway assessment and prediction of the difficult airway. In: Hagberg CA, Artime CA, Aziz MF. Hagberg and Benumof's airway management. 4. ed. Philadelphia: Elsevier; 2018. p. 185-196.
7. Tiwari AK, Wong DT, Venkatraghaven L. Anesthetic considerations and airway management in a professional singer: case report and brief review. Can J Anesth. 2015;62(3):323-324.
8. Lundstrom LH, Moller AM, Rosenstock C Astrup G, Gätke MR, Wetterslev J, et al. A documented previous difficult tracheal intubation as a prognostic test for a subsequent difficult tracheal intubation in adults. Anaesthesia. 2009; 64(10):1081-1088.
9. Reed AP. Evaluation and recognition of the difficult airway. In: Hagberg C. Benumof and Hagberg's airway management. 3. ed. Philadelphia: Elsevier; 2013. p. 209-221.
10. Nemergut EC, Zuo Z. Airway management in patients with pituitary disease: a review of 746 patients. J Neurosurg Anesthesiol. 2006;18(1):73-77.
11. Ali Z, Bithal PK, Prabhaker H, Rath GP, Dash HH. An assessment of the predictors of difficult intubation in patients with acromegaly. J Clin Neurosci. 2009;16(8):1043-1045.
12. Chung F, Yegneswaran B, Liao P, Chung SA, Vairavanathan S, Islam S, et al. STOP questionnaire: a tool to screen patients for obstructive sleep apnea. Anesthesiology. 2008;108(5):812-821.
13. Vieira EM, Goodman S, Tanaka PP. Anestesia e artrite reumatoide. Rev Bras Anestesiol. 2011;61(3):367-375.
14. Ortenzi AV. Como Reconhecer uma Via Aérea Difícil. In: Ortenzi AV, Martins MP, Mattos SL, et al. Controle da Via Aérea. 2. ed. Rio de Janeiro: Sociedade Brasileira de Anestesiologia/SBA; 2018. p. 23-44.
15. Gilfillan N, Ball CM, Myles PS, Serpell J, Johnson WR, Paul E. A cohort and database study of airway management in patients undergoing thyroidectomy for retrosternal goitre. Anaesth Intensive Care. 2014;42(6):700-708.
16. Finucane BT, Tsui BCH, Santora AH. Evaluation of the airway. In: Finucane BT, Tsui BCH, Santora AH. Principles of airway management. New York: Springer; 2011. p. 27-58.
17. Kundra TS, Kaur P, Manjunatha N. Prayer sign as a marker of increased ventilatory hours, length of intensive care unit and hospital stay in patients undergoing coronary artery bypass grafting surgery. Ann Card Anaesth. 2017;20(1):90-92.

18. Hashim KV, Thomas M. Sensitivity of palm print sign in prediction of difficult laryngoscopy in diabetes: a comparison with other airway indices. Indian J Anaesth. 2014;58(3):298-302.
19. Brodsky JB, Lemmens HJ, Brock-Utne JG, Vierra M, Saidman LJ. Morbid obesity and tracheal intubation. Anesth Analg. 2002;94(3):732-736.
20. Farmery AD, Roe PG. A model to describe the rate of oxyhaemoglobin desaturation during apnoea. Br J Anaesth. 1996;76(2):284-291.
21. Kheterpal S, Han R, Tremper KK, Shanks A, Tait AR, O'Reilly M, et al. Incidence and predictors of difficult and impossible mask ventilation. Anesthesiology. 2006;105(5):885-891.
22. Gaudio RM, Feltracco P, Barbieri S, Tiano L, Alberti M, Delantone M, et al. Traumatic dental injuries during anaesthesia: part I: clinical evaluation. Dent Traumatol. 2010;26(6):459-465.
23. Kristensen MS. Ultrasonography in the management of the airway. Acta Anaesthesiol Scand. 2011;55(10):1155-1173.
24. Kristensen MS, Teoh WH, Rudolph SS. Ultrasonographic identification of the cricothyroid membrane: best evidence, techniques, and clinical impact. Br J Anaesth. 2016;117(Suppl 1):i39-i48.
25. You-Ten KE, Wong DT, Ye XY, Arzola C, Zand A, Siddiqui N. Practice of Ultrasound-Guided Palpation of Neck Landmarks Improves Accuracy of External Palpation of the Cricothyroid Membrane. Anesth Analg. 2018;127(6):1377-1382.
26. Rosenblatt W, Ianus AI, Sukhupragarn W, Fickenscher A, Sasaki C. Preoperative endoscopic airway examination (PEAE) provides superior airway information and may reduce the use of unnecessary awake intubation. Anesth Analg. 2011;112(3):602-607.
27. Langeron O, Masso E, Huraux C, Guggiari M, Bianchi A, Coriat P, et al. Prediction of difficult mask ventilation. Anesthesiology. 2000;92(5):1229-1236.
28. Han R, Tremper KK, Kheterpal S, O'Reilly M. Grading scale for mask ventilation. Anesthesiology. 2004;101(1):267.
29. Kheterpal S, Martin L, Shanks AM, Tremper KK. Prediction and outcomes of impossible mask ventilation: a review of 50,000 anesthetics. Anesthesiology. 2009;110(4)891-897.
30. Nagappa M, Wong J, Singh M, Wong DT, Chung F. An update on the various practical applications of the STOP-Bang questionnaire in anesthesia, surgery, and perioperative medicine. Curr Opin Anaesthesiol. 2017;30(1):118-125.
31. Toronto Western Hospital, University Health Network, University of Toronto. The official STOP-Bang Tool Website [site na Internet]. Disponível em: http://www.stopbang.ca/. Acesso em 09/08/2023.
32. Nagappa M, Patra J, Wong J, Subramani Y, Singh M, Ho G. Association of STOP-Bang questionnaire as a screening tool for sleep apnea and postoperative complications: a systematic review and bayesian meta-analysis of prospective and retrospective cohort studies. Anesth Analg. 2017;125(4):1301-1308.
33. Acar HV, Yarkan Uysal H, Kaya A, Ceyhan A, Dikmen B. Does the STOP-Bang, an obstructive sleep apnea screening tool, predict difficult intubation? Eur Rev Med Pharmacol Sci. 2014;18(13):1869-1874.
34. Ramachandran SK, Kheterpal S, Consens F, Shanks A, Doherty TM, Morris M, et al. Derivation and validation of a simple perioperative sleep apnea prediction score. Anesth Analg. 2010;110(4):1007-1915.
35. Piepho T, Cavus E, Noppens R, Byhahn C, Dörges V, Zwissler B, et al. S1 guidelines on airway management. Guideline of the German Society of Anesthesiology and Intensive Care Medicine. Anaesthesist. 2015;64(Suppl 1):S27-S40.
36. Gupta S, Sharma KR R, Jain D. Airway assessment: predictors of difficult airway. Indian J Anaesth, 2005;49(4):257-262.
37. Mallampati SR, Gatt SP, Gugino LD et al. A clinical sign to predict difficult tracheal intubation. Can Anaesth Soc J. 1985;32(4):429-434.
38. Samsoon GLT, Young JRB. Difficult tracheal intubation: a retrospective study. Anaesthesia. 1987;42(5):487-490.
39. Lee A, Fan LTY, Gin T, Karmakar MK, Ngan Kee WD. A systematic review (meta-analysis) of the accuracy of the Mallampati tests to predict the difficult airway. Anesth Analg. 2006;102(6):1867-1878.
40. Ezri T, Warters RD, Szmuk P, Saad-Eddin H, Geva D, Katz J, et al. The incidence of class "zero" airway and the Impact of Mallampati score, age, sex, and body mass index on prediction of laryngoscopy grade. Anesth Analg, 2001;93(4):1073-1075.
41. Ortenzi AV, Cavalca LE. Mallampati class zero in man: case report. In: World Congress of Anaesthesiologists. 13. 2004, Paris. CD-ROM.
42. Kodali B, Chandrasekhar S, Bulich L, Topulos GP, Datta S. Airway changes during labor and delivery. Anesthesiology. 2008;108(3):357-362.
43. Wilson ME, Spiegelhalter D, Robertson JA, Lesser P. Predicting difficult intubation. Br J Anaesth. 1988;61(2):211-216.
44. Arné J, Descoins P, Fusciardi J, Ingrand P, Ferrier B, Boudigues D, et al. Preoperative assessment for difficult intubation in general and ENT surgery: predictive value of a clinical multivariate risk index. Br J Anaesth. 1998;80(2):140-146.
45. Benumof JL. The ASA difficult airway algorithm: new thougts/considerations. ASA Annual Refresher Course Lectures. 1999: 134.
46. Lewis M, Keramati S, Benumof JL, Berry CC. What is the best way to determine oropharyngeal classification and mandibular space length to predict difficult laryngoscopy? Anesthesiology. 1994;81(1):69-75.
47. Gregory GA, Riazi J. Classification and assessment of the difficult pediatric airway. Anesthesiol Clin North Americs, 1998;16:729-741.
48. Patil VU, Stehling LC, Zauder HL. Fiberoptic endoscopy in anesthesia. Chicago: Year Book Medical; 1983.
49. Savva D. Prediction of difficult tracheal intubation. Br J Anaesth. 1994;73(2):149-153.
50. Melhado VB, Fortuna AO. Via aérea difícil. In: Yamashita AM, Fortis EAF, Abrão J, et al. Curso de Educação à Distância em Anestesiologia – SBA. Rio de Janeiro: Office Editora; 2004. p. 15-107.
51. DiFrancesco RC, Bregola EGP, Pereira LS, et al. A obstrução nasal e o diagnóstico ortodôntico. Rev Dent Press Ortodon Ortop Facial. 2006;11(1):107-113.
52. Connor CW, Segal S. Accurate classification of difficult intubation by computerized facial analysis. Anesth Analg. 2011;112(1):84-93.
53. De Jong A, Molinari N, Pouzeratte Y, Verzilli D, Chanques G, Jung B, et al. Difficult intubation in obese patients: incidence, risk factors, and complications in the operating theatre and in intensive care units. Br J Anaesth. 2015;114(2):297-306.
54. Detsky ME, Jivraj N, Adhikari NK, Friedrich JO, Pinto R, Simel DL, et al. Will This Patient Be Difficult to Intubate? The Rational Clinical Examination Systematic Review. JAMA. 2019;321(5):493-503.
55. Khan ZH, Kashfi A, Ebrahimkhani E, A comparison of the upper lip bite test (a simple new technique) with modified Mallampati classification in predicting difficulty in endotracheal intubation: a prospective blinded study. Anesth Analg, 2003;96(2):595-599.
56. Ovassapian A, Glassenberg R, Randel G, Klock A, Mesnick PS, Klafta JM. The unexpected difficult airway and lingual tonsil hyperplasia. a case series and a review of the literature. Anesthesiology. 2002;97(1):124-132.
57. Kheterpal S, Healy D, Aziz MF, Shanks AM, Freundlich RE, Linton F, et al. Incidence, predictors, and outcome of difficult mask ventilation combined with difficult laryngoscopy: a report from the multicenter perioperative outcomes group. Anesthesiology. 2013;119(6):1360-1369.
58. Nørskov AK, Rosenstock CV, Wetterslev J, Astrup G, Afshari A, Lundstrøm LH. Diagnostic accuracy of anaesthesiologists' prediction of difficult airway management in daily clinical practice: a cohort study of 188 064 patients registered in the Danish Anaesthesia Database. Anaesthesia. 2015;70(3):272-281.
59. Roth D, Pace NL, Lee A, Hovhannisyan K, Warenits AM, Arrich J, et al. Bedside tests for predicting difficult airways: an abridged Cochrane diagnostic test accuracy systematic review. Anaesthesia. 2019;74(7):915-928.
60. Brown III, CA, Walls RM. Identification of the difficult and failed airway. In: Brown III CA, Sakles JC, Mick NW. The Walls manual of emergency airway management. 5. ed. Philadelphia: Wolters Kluwer; 2018. p. 32-53.
61. Santos APSV, Mathias LAST, Gozzani JL, Watanabe M. Intubação difícil em crianças: aplicabilidade do índice de Mallampati. Rev Bras Anestesiol. 2011;61(2):156-162.
62. Brodsky L. Modern assessment of tonsils and adenoids. Pediatr Clinic N Am, 1989;36(6):1551-1569.
63. Adewale L. Anatomy and assessment of the pediatric airway. Pediatr Anesth. 2009;19(Suppl 1):1-8.
64. Nargozian C, Ririe DG, Bennun RD, Mulliken JB. Hemifacial microsomia: anatomical prediction of difficult intubation. Paediatr Anaesth. 1999;9(5):393-398.
65 Nafiu OO, Reynolds PI, Bamgbade AO, Tremper KK, Welch K, Kasa-Vubu JZ. Childhood body mass index and perioperative complications. Pediatr Anesth. 2007;17(5):426-430.
66. Kiekkas P, Stefanopoulos N, Bakalis N, Kefaliakos A, Konstantinou E.. Perioperative adverse respiratory events in overweight/obese children: systematic review. J Perianesth Nurs. 2016; 31(1):11-22.
67. Johnson KN, Botros DB, Groban L, Bryan YF. Anatomic and physiopathologic changes affecting the airway of the elderly patient: implications for geriatric-focused airway management. Clin Interv Aging. 2015;10:1925-1934.
68. Ortenzi AV. Broncofibroscopia – o que o anestesiologista precisa saber? In: Martins MP, Duarte NMC, Pires OC. Suporte avançado de vida em anestesia. Rio de Janeiro: Sociedade Brasileira de Anestesiologia/SBA; 2011. p. 331-340.
69. Yentis SM. Predicting difficult intubation: worthwhile exercise or pointless ritual? Anaesthesia, 2002; 57(2):105-109.
70. Bindra A, Prabhakar H, Singh GP, Ali Z, Singhal V. Is the modified Mallampati test performed in supine position a reliable predictor of difficult tracheal intubation? J Anesth, 2010;24(3):482-485.
71. Law JA, Duggan LV. The airway assessment has come of age—or has it? Anaesthesia. 2019; 74(7):834-838.
72. Resolução CFM Nº 2.217/2018 – Código de Ética Médica. https://sistemas.cfm.org.br/normas/visualizar/resolucoes/BR/2018/2217. Acesso em 09/08/2023.
73. Apfelbaum JL, Hagberg CA, Connis RT, Abdelmalak BB, Agarkar M, Dutton RP, et al. 2022 American Society of Anesthesiologists Practice Guidelines for Management of the Difficult Airway. Anesthesiology. 2022;136(1):31-81.

# 67

# Controle da Via Aérea

Cláudia Lütke ▪ Gustavo Felloni Tsuha ▪ Marcelo Sperandio Ramos

## INTRODUÇÃO

O controle da via aérea desempenha papel fundamental para a adequação das trocas gasosas e consequente oxigenação dos tecidos. É um dos pilares da prática anestésica e está presente nas unidades de terapia intensiva, salas de emergência e atendimento pré-hospitalar. Entende-se por "controle da via aérea" cada uma das diferentes manobras, associadas ou não ao emprego de dispositivos, realizadas para assegurar a permeabilidade dela. Pode significar tão somente a elevação do mento e/ou anteriorização da mandíbula com oferta de oxigênio suplementar, como o controle definitivo da via aérea por meio da intubação traqueal (via translaríngea ou transtraqueal).

## ▪ CONTROLE DA VIA AÉREA

Existem diferentes níveis de intervenção para se estabelecer o controle das vias aéreas, ou a permeabilidade das vias aéreas superiores:

1. Elevação do mento/anteriorização da mandíbula;
2. Emprego de cânulas faríngeas;
3. Ventilação manual sob máscara facial;
4. Emprego de dispositivos supraglóticos;
5. Intubação traqueal, orotraqueal, nasotraqueal e transtraqueal.

## ▪ ELEVAÇÃO DO MENTO E ANTERIORIZAÇÃO DA MANDÍBULA

Quando há perda da consciência, a musculatura das vias aéreas, sobretudo a faríngea, relaxa-se, e tanto a língua como o palato mole desabam posteriormente – em direção ao componente fixo do conduto aéreo conferido pelas vértebras cervicais, levando a uma obstrução parcial ou total das vias aéreas superiores. A elevação manual do mento e/ou anteriorização da mandíbula (*chin lift/ jaw thrust*) consegue restabelecer a permeabilidade das vias aéreas naturais nesta condição, pois parte da musculatura extrínseca da língua, músculo genioglosso, inserir-se na sínfise mandibular. É a primeira medida a ser tomada frente a uma condição de obstrução das vias aéreas superiores.

## ▪ EMPREGO DE CÂNULAS FARÍNGEAS[1]

Não resolvida a condição que leva a obstrução da via aérea superior, faz-se necessário o emprego de dispositivos que garantam a sua abertura, as cânulas faríngeas. Elas podem ser introduzidas através das fossas nasais, cânula nasofaríngea (Figura 67.1), ou através da cavidade oral, Cânula Orofaríngea (COF), cânula de Guedel (Figura 67.2). Suas aberturas distais alcançam a faringe posterior, além da base da língua e acima da epiglote. A

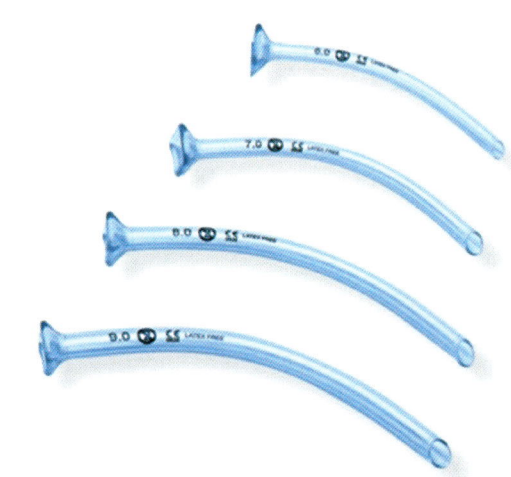

▲ **Figura 67.1** Cânulas nasofaríngeas.

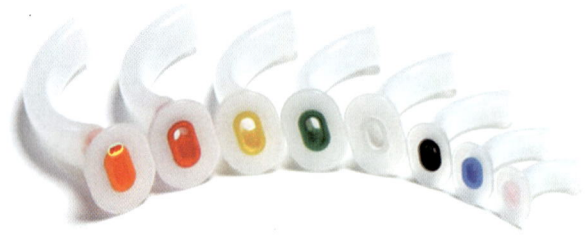

▲ **Figura 67.2** Cânulas orofaríngeas.

escolha do tamanho da cânula orofaríngea é feita em função da idade: 00 para recém-natos prematuros; 0 para recém-natos; 1 para lactentes; 2 para pré-escolares; 3 para adolescentes ou mulheres pequenas; 4 para adultos e 5 para adultos grandes. É possível ainda determinar o tamanho da COF colocando-a junto à porção externa lateral da face, com a extremidade distal da cânula junto ao ângulo da mandíbula e a extremidade proximal 0,5 a 1,0 cm acima dos incisivos centrais superiores. Em pacientes despertos ou com plano anestésico superficial, as cânulas orofaríngeas podem desencadear reflexos de engasgo (*gag*), vômito, tosse e até laringoespasmo.

A cânula nasofaríngea, apesar de pouco difundida em nosso meio, é mais bem tolerada em pacientes conscientes ou superficialmente sedados. Pode ser empregada quando há limitação da abertura oral. Seu emprego deve ser evitado na presença (ou suspeita) de fratura da base do crânio em razão da possibilidade, ainda que remota, de a cânula ganhar posição encefálica. Deve-se evitá-la ainda, quando da presença de distúrbios da coagulação, bacteremia e deformidades nasais. A distância entre a ponta nasal e o lobo da orelha indica o comprimento aproximado da cânula nasofaríngea a ser empregada. A lubrificação das cânulas com gel de anestésico local ou lubrificante hidrossolúvel auxilia sua introdução. A cânula nasofaríngea é inserida perpendicularmente à face, enquanto a inserção da orofaríngea é feita em dois tempos: introdução na cavidade oral com a concavidade voltada em sentido cefálico, progressão até alcançar a região da base da língua e então rotação de 180°.

Neste grau de intervenção (ou mesmo antes, apenas com a elevação do mento e/ou anteriorização da mandíbula) e ainda com ventilação espontânea presente, é sempre desejável a administração de oxigênio suplementar por meio de um dos seguintes métodos:

- **Cateter nasal ou faríngeo**: administra baixos fluxos (3 a 5 L/minuto) de oxigênio, geralmente não umidificado. Vale considerar que para cada litro de $O_2$ ofertado, a $FiO_2$ eleva-se em aproximadamente 4%;
- **Máscara facial**: oferece concentrações de oxigênio entre 30% e 50%, porém sem precisão;
- **Máscara de Venturi**: é um sistema de alto fluxo, no qual o oxigênio passa por um orifício sob pressão, causando aspiração do ar ambiente para o interior da máscara. Desta forma, o gás inalado pelo paciente é constituído por uma mistura de oxigênio mais ar ambiente. É pela máscara de

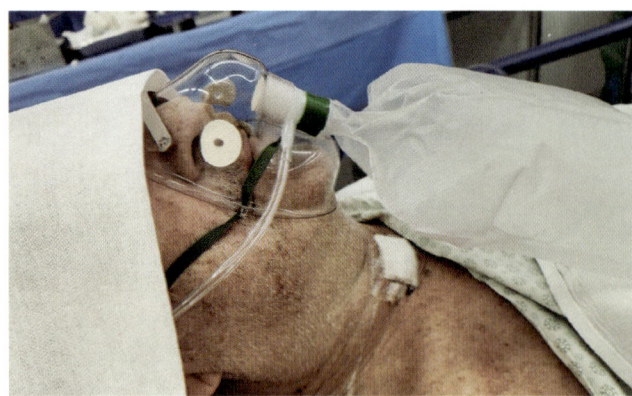

▲ **Figura 67.3** Máscara com reservatório (não reinalante).

Venturi que são fornecidas diferentes concentrações de oxigênio, controladas por meio de diluidores codificados em seis cores para diferentes concentrações (24%, 28%, 31%, 35%, 40% e 50% – $FiO_2$ máxima obtida com este sistema). Exige perfeito acoplamento da máscara sobre a face (nariz e boca);
- **Máscara com reservatório (não reinalante)** (Figura 67.3)**:** Consegue ofertar concentrações de oxigênio próximas de 100% - quando bem adaptada à face e alimentada por fluxos de oxigênio de 12 a 15 L/min. Válvulas localizadas nas porções laterais da máscara garantem a não reinalação do gás exalado ($CO_2$).
- **Cateter nasal de alto fluxo (CNAF)**: administra fluxos entre 2 e 60 L/min de gás umidificado e aquecido. Possui *Blender*, o que permite regular a $FiO_2$, podendo chegar a 100% de oferta. Além da possibilidade de administração de elevadas frações de oxigênio, O CNAF impõe um certo grau de pressão positiva nas vias aéreas, o que o torna um recurso bastante eficaz tanto na prevenção quanto no tratamento da hipoxemia.[2]

## ■ VENTILAÇÃO MANUAL SOB MÁSCARA FACIAL

A instituição de ventilação com pressão positiva faz-se necessária quando a ventilação espontânea se encontra ausente ou insuficiente. As máscaras faciais podem ser descartáveis, fabricadas em PVC (Figura 67.4), ou reutilizáveis, fabricadas em silicone (Figura 67.5). São encontradas em diversos modelos e tamanhos, sendo mais comum o formato cônico, com borda inflável. O orifício externo da máscara conecta-se ao sistema ventilatório. Máscaras pediátricas são desenhadas para que tenham mínimo espaço morto.

As máscaras transparentes permitem a observação da condensação do gás umidificado exalado, identificação de secreções ou regurgitação de possível conteúdo gástrico.

É fundamental que haja perfeito acoplamento da máscara sobre a face do paciente, caso contrário ocorrerá vazamento e consequentemente diluição da concentração

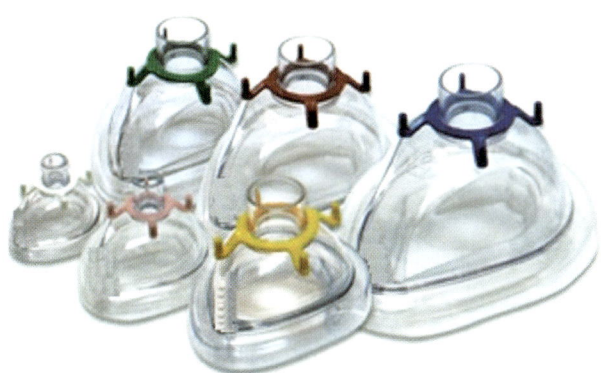

▲ **Figura 67.4** Máscaras faciais em PVC.

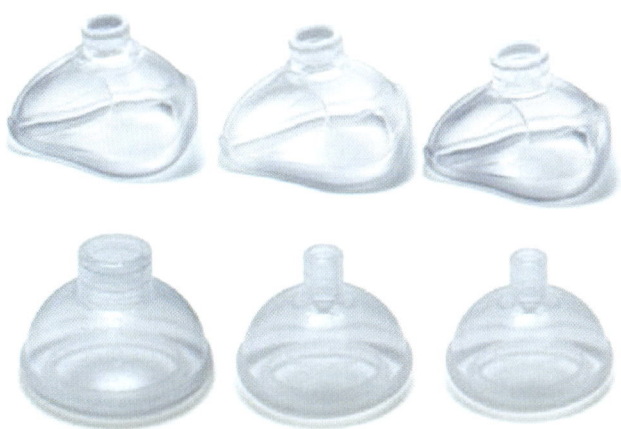

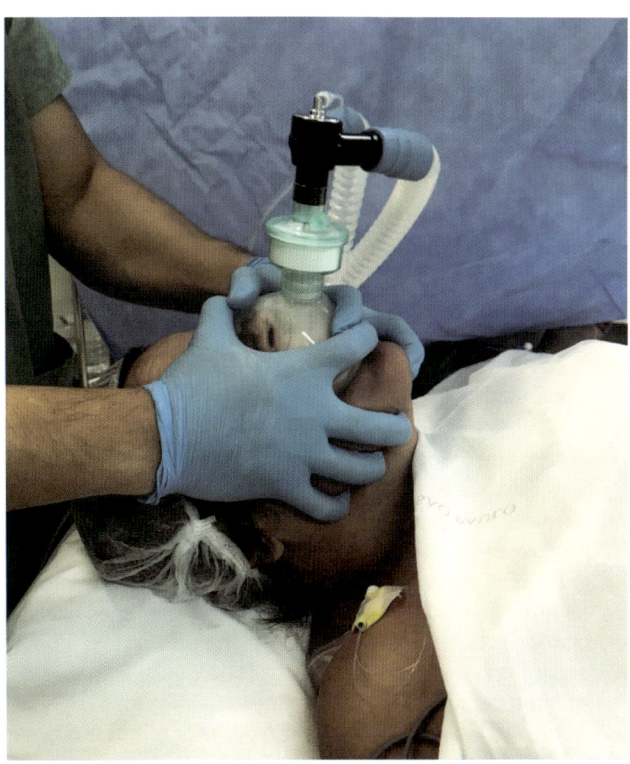

▲ **Figura 67.6** Acoplamento ideal máscara facial.

▲ **Figura 67.5** Máscaras faciais em silicone.

| Tabela 67.1 Classificação de Han para ventilação sob máscara facial. | |
| --- | --- |
| Grau 1 | Ventilação fácil |
| Grau 2 | Necessidade de cânula faríngea (CF) para possibilitar a ventilação |
| Grau 3 | Ventilação difícil (inadequada ou necessitando de 2 operadores) mesmo com CF) |
| Grau 4 | Ventilação impossível |

**Fonte:** Han R, Tremper KK, Kheterpal S e col. Grading scale for mask ventilation. Anesthesiology 2004; 101:267.

do oxigênio inalado. A extremidade superior deve apoiar-se sobre a ponte ou raiz nasal, a inferior deve ser posicionada entre o lábio inferior e o mento e as bordas laterais devem coincidir com a protuberância dos malares. O acoplamento ideal da máscara deve seguir o padrão exposto na Figura 67.6: os dedos, polegar e indicador, fazem o selo da máscara sobre a face, vetor de força anteroposterior, enquanto os dedos médio, anular e mínimo seguram o corpo e ramo da mandíbula, vetor de força caudo-cranial (pega C–E).

Há, entretanto, situações como obesidade, retrognatismo, barba e outras, que exigem o concurso de um auxiliar para realizar a ventilação, enquanto o instrumentador coapta a máscara à face e anterioriza a mandíbula com ambas as mãos (ventilação a quatro mãos). Cânulas orotraqueais ou nasofaríngeas contribuem para manter a permeabilidade das vias aéreas e facilitar a ventilação sob máscara.

Han, em 2004, propõe uma escala de gradação de dificuldade para ventilação sob máscara, de forma similar à gradação da visão laringoscópica (Tabela 67.1).[3] Durante a ventilação manual sob máscara, devem ser evitadas pressões muito elevadas (acima de 20 cmH$_2$O) para prevenir a abertura do esfíncter esofágico inferior e a consequente distensão gástrica daí resultante.

## ▪ DISPOSITIVOS SUPRAGLÓTICOS (DSG)

Dispositivos supraglóticos são dispositivos que tem em comum as seguintes características:

- ▪ São inseridos às cegas através da cavidade oral;
- ▪ Dispensam laringoscopia;
- ▪ Promovem rápido acesso à via aérea;
- ▪ Possibilitam ventilação com pressão positiva;
- ▪ Funcionam como VA artificial em anestesia clínica;
- ▪ Funcionam como técnica de resgate na Via Aérea Difícil (VAD).

Existem vários modelos de DSG disponíveis no mercado. Eles podem ser descartáveis ou reutilizáveis. Alguns modelos possuem diversas opções de tamanhos, desde o recém-nascido até o adulto. A grande maioria possui manguito pneumático inflável. Alguns possuem formato anatômico com ou sem configuração facilitadora da intubação traqueal.

### Máscara Laríngea

A máscara laríngea clássica (LMA®, Teleflex®, Morrisville, EUA) foi o primeiro modelo de Dispositivo Supraglótico (DSG) a ser desenvolvido. Criada por Archie Brain em 1981, após anos de pesquisa e mais de 60 modelos de protótipos testados. Disponível comercialmente no Reino Unido apenas em 1988, e aprovada pelo *Food and Drug Administration* (FDA) nos Estados Unidos em 1991, em pouco tempo ganhou popularidade e seu uso espalhou-se por diversos países.

Publicações de milhares de casos confirmam seu importante papel tanto em anestesia clínica como no acesso emergencial à via aérea. Inicialmente descrita como alternativa para o tubo traqueal ou à máscara facial em ventilação espontânea ou controlada, hoje tem seu uso disseminado tanto em situações eletivas, como nas situações de urgência e emergência para resgate da ventilação e oxigenação.

Em 1996, Benumof sugere a introdução da máscara laríngea em cinco pontos possíveis do algoritmo de via aérea difícil da Sociedade Americana de Anestesiologistas[4] e desde então integra os algoritmos de VAD de diversas sociedades.

A Máscara Laríngea (ML) possui uma parte inflável conectada ao conduto de ventilação que termina em conector padrão de 15 mm, podendo assim ser acoplada a qualquer circuito ventilatório. Acomoda-se junto aos tecidos do espaço hipofaríngeo, formando um "selo" supraglótico que é diferente do "selo" intratraqueal obtido com a intubação (Figura 67.7). Este selo faríngeo não garante a proteção das vias aéreas em situação de regurgitação do conteúdo gástrico.

O projeto inicial continuou a evoluir e no início da década de noventa foi lançado o modelo "flexível" (LMA Flexible™), no qual o conduto de ventilação é mais longo e possui estrutura aramada, possibilitando a utilização da ML em procedimentos oftalmológicos, otorrinolaringológicos, cirurgia de cabeça e pescoço e algumas intervenções plásticas de face. Em 1997 foi lançado o modelo facilitador da intubação (LMA Fastrach™), e, em 2000, o modelo inovador que trouxe maior segurança contra aspiração do conteúdo gástrico: a máscara laríngea Proseal™.

Este modelo possui manguito reforçado em sua face posterior, aumentando a pressão de acoplamento contra a parede posterior da hipofaringe, além de possuir um canal "gástrico", que consiste em uma via de saída independente do conduto ventilatório a partir do esfíncter esofágico superior. Por este canal é possível a introdução de uma sonda para esvaziamento e despressurização do conteúdo gástrico. Este conceito foi incorporado em diversos outros DSG que se sucederam – LMA Supreme™, i-gel™, LTS – II™ e LTS-D™, AuraGain™, air-Q Blocker™, LMA Protector™ – e que conjuntamente são denominados dispositivos supraglóticos de segunda geração.

A i-Gel™ (*Intersurgical, Wokingham*, Reino Unido), (Figura 67.8), é um dispositivo supraglótico de uso único anatomicamente pré-moldado. Seu manguito é feito de elastômero termoplástico não inflável. Possui conector de 15 mm compatível com qualquer conexão ventilatória padrão, uma marca horizontal (linha preta) para orientar a profundidade ótima de inserção, protetor antimordedura, suporte epiglótico e canal gástrico. É disponível em sete tamanhos, desde o neonatal até o adulto.

As máscaras laríngeas Ambu (Ambu A/S, Ballerup, Dinamarca) (Figura 67.9) e família Aura possuem formato anatômico em L, manguito com extremidade reforçada, facilitando seu acoplamento distal ao esfíncter esofágico superior. Elas são igualmente disponíveis em tamanhos desde neonatos até adultos. Podem ser de uso único (Aura Once™), autoclaváveis (Aura 40™), flexíveis (AuraFlex™), com canal de drenagem gástrica (Aura Gain™) e facilitadoras da intubação (Aura-i™). No caso de intubação por Aura-i™, esta deve ser sempre realizada com auxílio de endoscópio flexível.

A máscara laríngea de intubação Air-Q™ (Cookgas, St Louis, E.U.A.) pode ser usada como dispositivo ventilatório primário ou como facilitador da intubação traqueal. Seu manguito possui formato elíptico, ligeiramente curvo. Possui características próprias como tubo de inserção menor

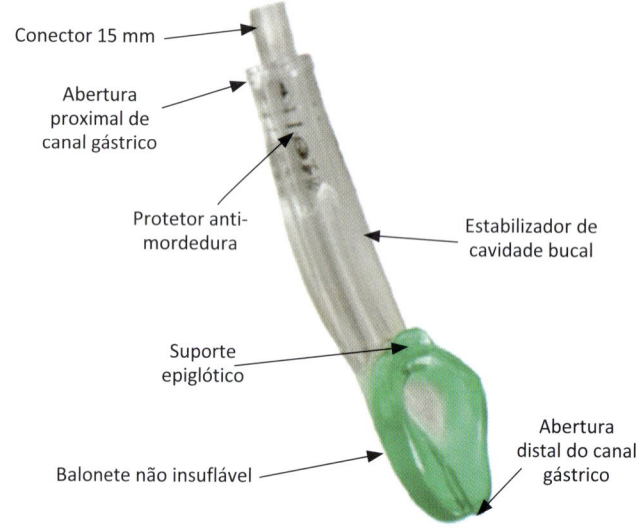

Conector 15 mm

Abertura proximal de canal gástrico

Protetor anti-mordedura

Estabilizador de cavidade bucal

Suporte epiglótico

Abertura distal do canal gástrico

Balonete não insuflável

▲ **Figura 67.8** Máscara laríngea i-Gel.

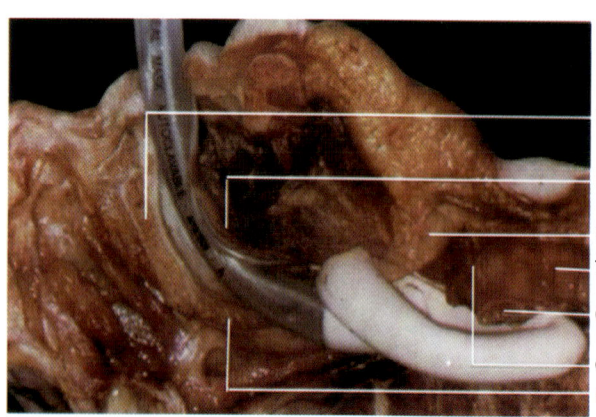

Palato duro

Língua

Epiglote

Traqueia

Cartilagem cricoide

Cordas vocais

Palato mole

◀ **Figura 67.7** Relações anatômicas da máscara laríngea posicionada.

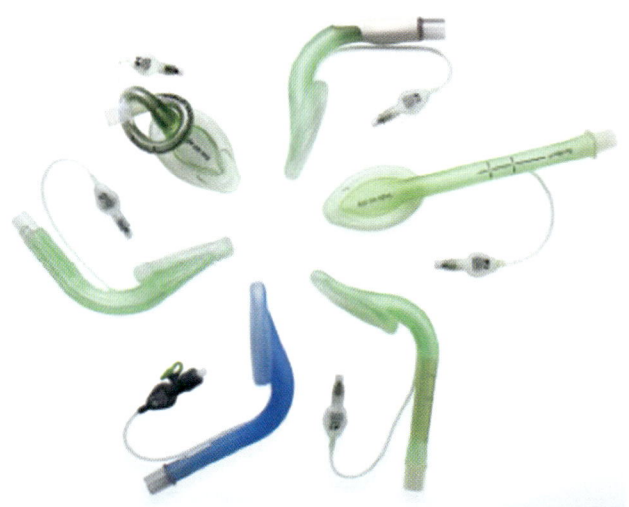

▲ **Figura 67.9** Máscaras laríngeas AMBU.

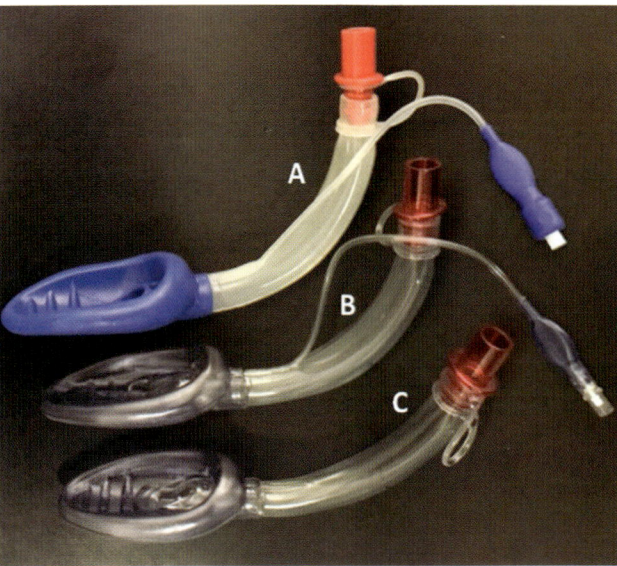

▲ **Figura 67.10** Máscaras laríngeas airQ. **(A)** versão autoclavável em silicone **(B)** versão descartável em PVC **(C)** modelo airQsp: descartável, em PVC. Não possui balonete piloto para insuflação. O balonete é auto-insuflável pelo volume corrente através de comunicação existente entre o balonete e o conduto de ventilação.

e relativamente mais largo, o que possibilita passagem de tubos traqueais um número maior do que os empregados com a Fastrach™ de tamanho correspondente (ver Tabela 67.2), conector distal de 15 mm removível e uma pequena rampa de elevação na sua porção mais distal do conduto de ventilação, o que auxilia no direcionamento anterior do tubo traqueal no caso de tentativa de intubação traqueal às cegas por meio do dispositivo. Disponível nas versões em silicone (reutilizável) e PVC (descartável). O manguito pode ser inflável manualmente – air-Q™ – ou autoinflável (a partir do volume corrente) – air-Qsp™ (Figura 67.10).

**Tabela 67.2** Equivalência entre os tamanhos das máscaras laríngeas air-Q® e LMA-Fastrach™ e respectivas compatibilidades de calibres de tubos traqueais.

| air-Q® | LMA - Fastrach | TT |
|---|---|---|
| 2,5 | 3 | 6,5 |
| 3,5 | 4 | 7,0 |
| 4,5 | 5 | 7,5 |

A máscara laríngea LMA Protector™(2015) é um dispositivo descartável pré-moldado (com curvatura anatômica), ftalato-*free* (100% em silicone), que apresenta duplo canal para drenagem gástrica, além de uma câmara faríngea. Possui indicador da pressão do manguito integrado ao balonete–piloto. Possibilita realizar intubação traqueal mediante utilização de endoscópio flexível. Disponível apenas nos tamanhos três, quatro e cinco (Figura 67.11). A tecnologia de integrar um medidor de pressão ao balonete-piloto está presente também nos modelos LMA Guardian™, LMA Unique EVO™ e LMA Unique™ com *cuff* de silicone.

## Técnica de Inserção

Se a máscara laríngea possuir manguito inflável, este deve ser totalmente desinflado antes de sua inserção, por meio de aspiração e compressão sobre uma superfície plana (Figura 67.12). As bordas da máscara laríngea devem estar lisas, sem pregas.

As bordas laterais e a face posterior do manguito devem ser lubrificadas preferencialmente com gel hidrossolúvel.

O paciente é posicionado como se candidato à intubação orotraqueal convencional, porém, neste caso, o coxim occipital é dispensável. O instrumentador estende a cabeça do paciente com sua mão não dominante e introduz a máscara laríngea com a mão dominante, segurando-a como se fosse uma caneta, com o dedo indicador na junção do manguito com o conduto de ventilação. A extremidade distal da máscara é pressionada contra o palato duro durante sua introdução, em um movimento contínuo, com o dedo indicador realizando o direcionamento até a hipofaringe, sua posição final. A resistência à progressão da máscara indica ter-se alcançado o esfíncter esofágico superior. Em seguida, o dedo indicador é retirado da cavidade oral e o manguito é insuflado até que se obtenha discreto movimento de exteriorização (retorno) da máscara. Este movimento indica seu correto posicionamento.

Esta técnica é descrita para as máscaras que não possuem formato anatômico em L. Para estas últimas, também chamadas de pré-moldadas, basta segurar o conduto de ventilação com a mão dominante, estender a cabeça ou elevar a mandíbula com a mão não dominante e inserir a máscara após lubrificação de sua face posterior em um movimento único, semicircular, até sua posição final.

Para os modelos LMA Supreme e LMA Protector, o fabricante recomenda que após sua introdução, seja feita, primeiro a fixação sobre a aleta existente próxima à extremidade proximal da máscara antes da insuflação do manguito (Figura 67.13). Esta manobra visa otimizar o recurso do selo esofágico *(second seal)*, presente nestes modelos.

Quando a máscara laríngea é corretamente posicionada e seu tamanho é o adequado para o paciente em questão,

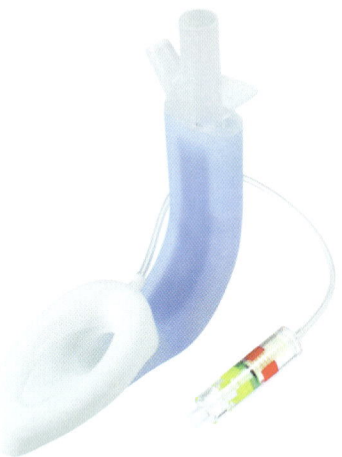

▲ **Figura 67.11** Máscara laríngea LMA Protector.

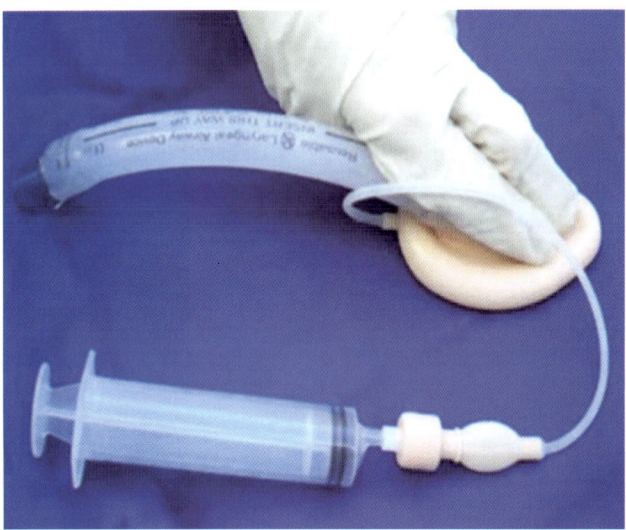

▲ **Figura 67.12** Aspiração do balonete da máscara laríngea antes da inserção.

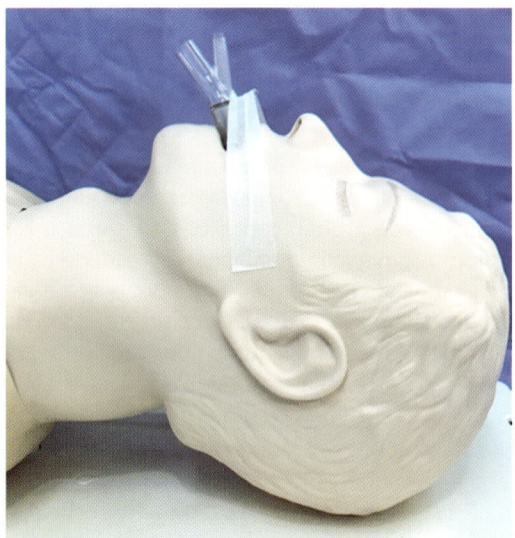

▲ **Figura 67.13** Fixação para os modelos LMA Supreme™ e LMA Protector™.

o volume máximo de insuflação não deve exceder a pressão de 60cm $H_2O$. A hiperinsuflação do manguito pode aumentar o escape aéreo, uma vez que, em razão da maior rigidez do manguito, a máscara laríngea tende a sofrer extrusão. A observação da expansão torácica sob pressões discretas (até 20 $cmH_2O$), sugere posicionamento correto da máscara laríngea. Um protetor de mordida, que pode ser um rolo de gaze enrolado firmemente e de diâmetro maior que o conduto de ventilação da máscara, é mantido entre as arcadas dentárias superior e inferior. Este protetor só se faz necessário para os modelos desprovidos de reforço na porção proximal do conduto de ventilação que o protegem contra possíveis mordeduras durante o despertar do paciente.

As máscaras laríngeas de intubação são inseridas com um movimento único, em semicírculo, movimento este que acompanha sua própria curvatura. Após a insuflação do manguito, inicia-se a ventilação. Uma vez verificado o posicionamento correto do dispositivo, introduz-se o tubo traqueal lubrificado (preferencialmente com gel hidrossolúvel) através do conduto de ventilação, caso a intubação traqueal seja o objetivo. Podem ser empregados os seguintes modelos de tubo:

- **Específico para LMA Fastrach**: aramado, com conector removível, de comprimento mais longo que o habitual, balonete piloto em formato elíptico e ponta atraumática em silicone;
- **Tubo de Parker:** bisel terminando em posição centralizada para facilitar a entrada e deslocamento do tubo através da abertura glótica;
- **Tubo tradicional em PVC:** comum ou aramado, também pode ser utilizado, porém apresenta menor taxa de sucesso de intubação e maior possibilidade de traumas às estruturas glóticas que os anteriormente citados.

A maioria dos tubos aramados comuns possui o conector proximal colado ao tubo. Caso esta seja a escolha, deve-se fazer o descolamento do conector antes de introduzir o tubo na máscara laríngea de intubação. Após confirmação da intubação traqueal por capnografia, desinsufla-se o manguito da máscara laríngea. A ventilação é realizada por meio do tubo traqueal mesmo antes da retirada da máscara laríngea. Para evitar desintubação acidental durante a remoção da máscara, mantém-se o tubo traqueal em posição com o auxílio de uma barra estabilizadora própria para cada dispositivo (Figura 67.14) ou com tubo traqueal de fino calibre com balonete. Quando o manguito for visível na cavidade oral, deve-se fazer preensão do tubo, que se mostra visível anteriormente à máscara, utilizando-se preferencialmente de uma pinça de Maggil. A intubação traqueal por máscaras laríngeas de intubação também pode ser realizada com auxílio de endoscopia flexível, o que eleva a taxa de sucesso de intubação.

## Contraindicações e Complicações do Uso da Máscara Laríngea

A máscara laríngea é contraindicada **eletivamente** quando há risco aumentado de regurgitação do conteúdo gástrico: portadores de hérnia de hiato, obesidade mórbida, obstrução intestinal, neuropatias com retardo do esvaziamento gástrico, hipertensão intracraniana, estenose pilórica, politrauma,

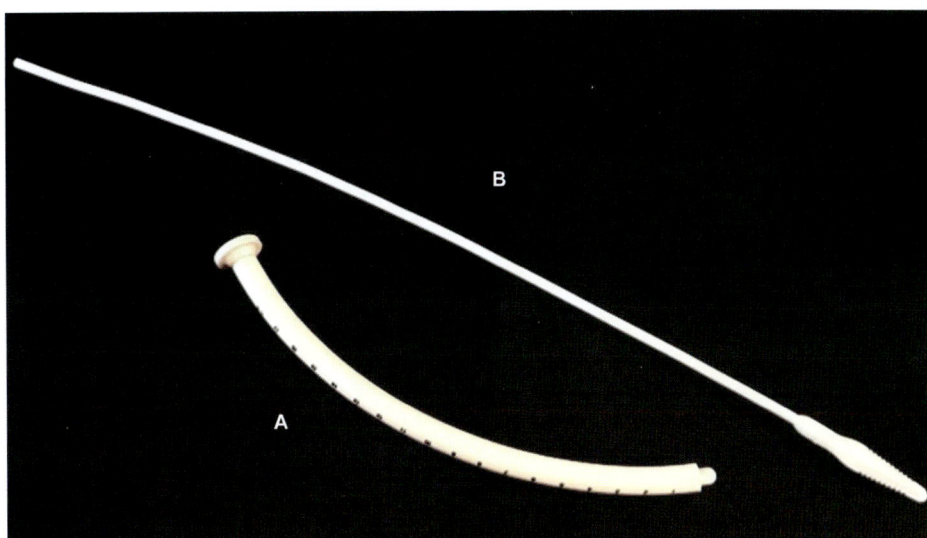

▲**Figura 67.14** Estabilizadores de tubo traqueal. Auxiliam a manutenção do tubo traqueal em posição no momento em que a máscara laríngea de intubação é removida (para evitar extubação). **(A)** para intubação realizada através da LMA® Fastrach™; **(B)** para intubação realizada através da airQ®.

gestação acima de 14 semanas e em situações em que o tempo de jejum seja insuficiente. Também contraindicada para uso eletivo em pacientes com baixa complacência ou alta resistência do sistema respiratório como DPOC, broncoespasmo, edema pulmonar, fibrose, trauma torácico e grandes tumores cervicais. Restrições da extensão cervical, como artrite reumatoide, espondilite anquilosante, instabilidade da coluna cervical, afecções faríngeas, laríngeas ou orais (tumores, hematomas, abscessos etc.) constituem limitações ao uso da ML. Impossibilidade de abertura da boca, obstrução laríngea ou subglótica inviabilizam o uso deste dispositivo, bem como de qualquer outro DSG.[5]

Dentre as complicações associadas à inserção ou manutenção da máscara laríngea, a dor na hipofaringe é a mais comum (10% a 20%) e relaciona-se principalmente a elevadas pressões de enchimento do balonete ou uso de tamanhos inadequados. Trauma da epiglote ou úvula, laringoespasmo, mau posicionamento com prejuízo ou impossibilidade de ventilação, distensão gástrica, regurgitação, vômito e aspiração pulmonar são outras complicações que também podem ocorrer. Tais complicações estão relacionadas principalmente à pouca familiaridade com a técnica correta de utilização de cada dispositivo.

Em publicação de 1996, Verghese e Brimacombe avaliaram retrospectivamente 11.910 usos de máscara laríngea em anestesia geral, realizando, entre outras observações, o levantamento das complicações relacionadas às vias aéreas. Foram identificados 18 casos (0,15%) de eventos adversos, sendo laringoespasmo o mais frequente (oito casos ou 0,06%), seguido de regurgitação (quatro casos ou 0,03%), broncoespasmo (três casos ou 0,025%), vômitos (dois casos ou 0,016%) e aspiração do conteúdo gástrico (um caso ou 0,008%).[6] Portanto, a incidência de aspiração de conteúdo gástrico com uso de máscara laríngea é comparável à incidência de aspiração durante anestesia geral com intubação traqueal em procedimentos eletivos[7] nos pacientes em jejum.

## Tubo Laríngeo

O tubo laríngeo (VBM Medizintechnik, Sulz, Alemanha) foi introduzido na Europa em 1999 e nos Estados Unidos em 2003. Trata-se de um dispositivo faríngeo com obturador esofágico. É mais curto que seus antecessores Combitube™ e Easytube™, levemente curvo e igualmente dotado de dois balonetes, sendo estes de alto volume e baixa pressão: um distal esofágico menor e outro proximal faríngeo maior. Um único balão piloto permite a insuflação simultânea de ambos. Uma vez insuflados, o balonete distal oblitera o esôfago próximo à região do esfíncter superior, reduzindo a possibilidade de laceração esofágica (descrita anteriormente com o Combitube™).[8] O balonete proximal ocupa a hipofaringe, permitindo a ventilação pelos orifícios presentes na porção do tubo situada entre os dois balonetes (Figura 67.15). Possibilita ainda "ponte" para intubação traqueal (iLTS-D), uma vez que permite a passagem de endoscópio flexível por meio do qual pode ser introduzido fio guia metálico ou Guia de Aintree™ (Cook Medical®), e, na sequência, deslizar o tubo traqueal sobre estes.[9] Outra possibilidade de intubação enquanto se está com o tubo laríngeo posicionado é utilizando-se de um videolaringoscópio.[10] As primeiras versões do TL, sem canal gástrico e reutilizáveis, foram descontinuadas pelo fabricante, restando apenas o modelo LTS-D, descartável e com canal para passagem de sonda gástrica, sendo portanto considerado dispositivo supraglótico de segunda geração. Outra vantagem sobre os tubos esôfago-traqueais que o precederam, é a de ser disponível em tamanhos pediátricos.

## ■ INTUBAÇÃO TRAQUEAL

Denomina-se intubação traqueal, o ato de introduzir um tubo na luz da traqueia para assegurar a ventilação pulmonar (trocas gasosas). Esta pode ser realizada por via oral, nasal ou transtraqueal (traqueostomia).

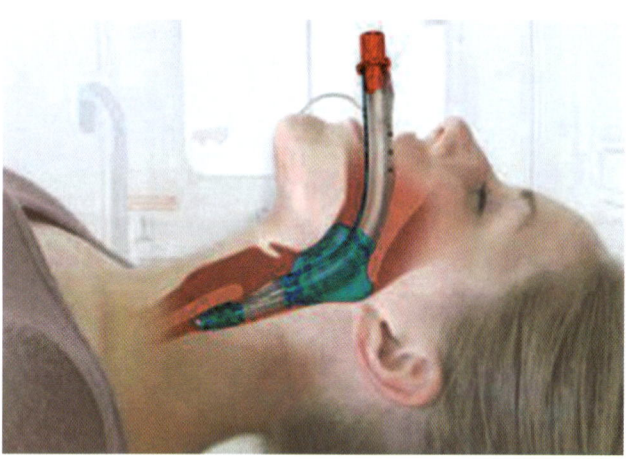

▲ **Figura 67.15** Tubo laríngeo posicionado.

## Histórico[11,12]

Atribui-se a Hipócrates (460 – 370 a.C.) o que vem a ser provavelmente o primeiro relato de intubação traqueal ante um quadro de "sufocação iminente". Vesalius, o pai da Anatomia moderna, usou-se de um pedaço de junco para ressuscitar um animal em parada cardíaca (1543). Devido a esse "tubo", foi possível a introdução de ar forçado nos pulmões, isto é, a instituição de ventilação sob pressão positiva. Cerca de um século mais tarde, em 1667, Robert Hooke apresenta a técnica de intubação traqueal na Real Sociedade de Londres. William Macewen, um cirurgião escocês, realizou pela primeira vez (1878) uma intubação orotraqueal – acordado – para administração de anestesia (clorofórmio). Alfred Kirstein, em 1895, realiza a primeira laringoscopia direta, com um aparelho por ele desenvolvido, adaptado de um esofagoscópio, e chamado autoscópio. Chevalier Jackson desenvolve o laringoscópio em forma de "U" (1907) e Henry Janeway, pouco depois (1910), desenha o que mais se aproxima dos laringoscópios atuais, em forma de "L". Em 1920, Maggil e Rowbotham desenvolvem a técnica da intubação nasotraqueal, em razão da necessidade de anestesiar casos de graves lesões de face para reconstrução durante o período em que serviram na Royal Army. Nessa época, Maggil desenvolve ainda um fórceps angulado para facilitar o direcionamento da ponta do tubo para a traqueia. O desenho original segue sendo fabricado até os dias de hoje (pinça de Maggil). Robert Miller, em 1941, cria a lâmina reta com discreta angulação da ponta para facilitar a passagem do tubo pela fenda glótica. Dois anos mais tarde, em 1943, Robert Macintosh cria "por acidente" a lâmina curva, ao observar a exposição das pregas vocais durante amigdalectomia na qual foi empregado abridor de boca de Boyle-Davis maior que o ideal. Diferentemente dos laringoscópios desenvolvidos até então, a lâmina de Macintosh é posicionada sobre a valécula e não sob a epiglote.

## Indicações

As indicações mais comuns de intubação traqueal são:

- Situações em que exista risco real ou potencial de obstrução das vias aéreas, tais como:
  - ▶ Afecções de vias aéreas superiores

  - ▶ Queimaduras de vias aéreas
  - ▶ Trauma de vias aéreas
  - ▶ Trauma cervical
  - ▶ Trauma de face
  - ▶ Debilidade dos músculos respiratórios
  - ▶ Choque
  - ▶ Fraturas múltiplas de arcos costais
  - ▶ Intervenções cirúrgicas próximas às vias aéreas ou em posição operatória desfavorável para pronto acesso às vias aéreas
  - ▶ Dificuldade de manutenção da abertura das vias aéreas com outros métodos
- Deficiência dos mecanismos de proteção da laringe;
- Atenuar o risco de aspiração do conteúdo gástrico;
- Facilitar a aspiração traqueal;
- Facilitar ventilação sob pressão positiva.

## Materiais Empregados para Intubação Convencional

### Laringoscópio convencional

O laringoscópio é composto de cabo, que serve como empunhadura, e de uma lâmina, porção inserida na cavidade oral, dotada de lâmpada (halógena ou LED) ou fibra óptica. O cabo do laringoscópio forma com a lâmina um ângulo de 90°. A lâmina é composta de três partes: espátula, flange ou rebordo e ponta.

A espátula e flange servem para orientar a instrumentação e deslocar os tecidos moles sobretudo a língua, objetivando criar uma linha de visão direta da laringe. A extremidade distal eleva a epiglote direta (lâmina reta) ou indiretamente (lâmina curva) e, para evitar traumas, possui borda romba.

Tanto as lâminas de Miller (reta) como as de Macintosh (curva) são encontradas em diversos tamanhos. São escolhidas de acordo com a idade (faixa pediátrica) e características morfológicas do paciente. A extremidade distal da lâmina curva deve ser posicionada na valécula, entre a base da língua e a face anterior da epiglote, enquanto a lâmina reta é posicionada sob a face posterior da epiglote, fazendo-a a lâmina de escolha em crianças pequenas (recém natos e lactentes). Nessas crianças, a epiglote é mais rígida e posicionada em ângulo agudo com a fenda glótica (posição mais "deitada"), o que não permite boa exposição desta quando tracionada indiretamente, como ocorre com o uso da lâmina curva.

### Tubos traqueais

O modelo mais comum de tubo traqueal (tubo simples) possui formato curvo para acompanhar a anatomia da naso ou orofaringe. É fabricado em material biocompatível, geralmente PVC. Marcações em centímetros na superfície externa do tubo a partir da extremidade distal auxiliam o seu correto posicionamento. Via de regra, a primeira marca (mais próxima da extremidade distal do tubo) é uma linha preta mais larga que as demais. Esta deve ser posicionada na altura das pregas vocais no momento da intubação, de forma a garantir que o balonete fique situado em posição médio-traqueal. Os tubos são identificados em função de seu diâmetro interno (em mm) e, ao menos para tubos de tamanho igual ou inferior a seis, é obrigatória também a impressão da medida do diâmetro externo. Externamente, observa-se ainda a via de uso (oral, nasal ou oral/nasal) e uma linha radiopaca que se estende até a extremidade distal, permitindo contrastar o tubo traqueal à radiografia simples. A Tabela 67.3 relaciona os diâmetros internos de tubos apropriados para crianças com idade até 2 anos de idade. Para crianças maiores, utilizam-se os seguintes cálculos: idade (anos) /4 + 4 ou (16 + idade em anos) /4.

| Tabela 67.3  Calibres tubos traqueais para RN e lactentes. | |
| --- | --- |
| **Idade** | **Diâmetro interno TT** |
| RN prematuro Peso < 1,0 kg | 2,5 |
| RN prematuro Peso de 1,0 a 2,5 kg | 3,0 |
| RN e lactentes até 6 meses | 3,0 – 3,5 |
| Lactentes de 6 meses a 1 ano | 3,5 – 4,0 |
| De 1 a 2 anos | 4,0 – 4,5 |

Durante muito tempo, deu-se preferência para o uso de tubos sem balonete para recém-natos, lactentes e pré-escolares. A conduta era justificada pela crença de que o balonete estaria associado a maior trauma sobre a mucosa das vias aéreas na criança pequena além de, no caso de utilizarem-se estes tubos, ter-se que empregar calibres menores, o que poderia dificultar a aspiração de secreções. Outra razão para se evitar os tubos com balonete no passado devia-se ao fato deles (os balonetes) serem relativamente longos e distantes da extremidade distal, em razão da presença do olho de Murphy. Isto aumentava o risco de que o tubo se deslocasse para o brônquio fonte direito, ocasionando uma intubação seletiva, ou de que o balonete ficasse posicionado sobre as pregas vocais, o que poderia provocar trauma sobre elas, além de impedir o selo adequado.

Atualmente, existem tubos no mercado com balonetes fabricados em poliuretano, um material mais delicado que o PVC. Além disso, esses balonetes são mais curtos e situados mais próximos da extremidade distal do tubo (Figura 67.16).

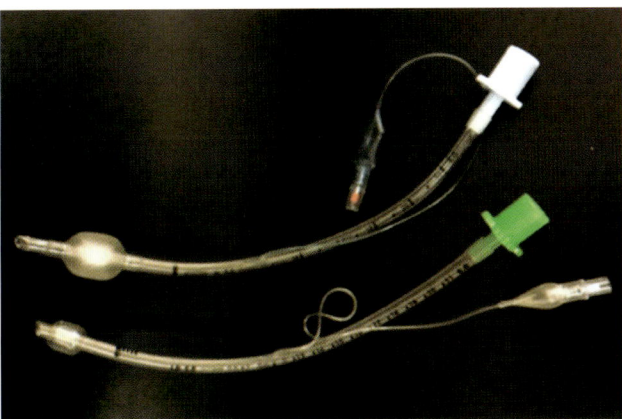

▲ **Figura 67.16** Tubos traqueais pediátricos. Convencional X Microcuff. O tubo Microcuff® possui balonete menor e mais próximo da extremidade distal do tubo, quando comparado ao convencional de mesmo calibre.

A utilização de tubos com balonete reduz a necessidade de reintubação devido ao escape aéreo excessivo com tubos sem balonete utilizados em uma primeira intubação. Por todas estas razões, a recomendação atual é a utilização de tubos com balonete mesmo em crianças pequenas.[13,14]

Os tubos traqueais produzem compressão na arcada dentária superior, base da língua, parede posterior da laringe e parede anterior da traqueia. A detecção do $CO_2$ expirado seja por capnografia ou capnometria é o método mais confiável para confirmação do posicionamento do tubo traqueal na via aérea, porém não exclui a possibilidade de intubação endobrônquica, causada por sua introdução excessiva (intubação seletiva). Embora a suspeita de intubação endôbronquica possa surgir devido a uma curva de capnografia anormal, um valor de $ETCO_2$ mais baixo que o esperado e padrão obstrutivo (linha da fase três mais inclinada), o diagnóstico é confirmado pelo aumento do pico de pressão inspiratória e ausculta pulmonar assimétrica. A perfusão da mucosa traqueal é interrompida quando submetida a pressões acima de 37 mmHg, nível que varia segundo as condições hemodinâmicas.[15]

Desinsuflações periódicas do balonete parecem não oferecer proteção contra lesões isquêmicas, mas a monitoração constante das pressões no balonete previne tais complicações. Vale lembrar que, ao equilibrar-se após difusão, o óxido nitroso aumenta o volume e a pressão dos balonetes, exigindo retirada do volume excedente. A pressão de 25 $cmH_2O$ é eficaz para garantir o selo necessário para ventilação com pressão positiva na imensa maioria dos casos. Não deve ser excedida a pressão de 30 cm $H_2O$ (22 mmHg).

O tubo endotraqueal, e mais especificamente o balonete, é o fator de risco mais importante para o desenvolvimento de pneumonia associada à Ventilação Mecânica (PAV) em pacientes internados em unidades de terapia intensiva.  Isso porque o principal mecanismo associado à gênese desta complicação é a microaspiração de secreções contaminadas provenientes do estômago, oro e nasofaringe. Essas acumulam-se na região subglótica, entre as pregas vocais e o balonete e escoam para a via aérea Inferlor por meio das pregas formadas pelo balonete insuflado em contato com a parede traqueal.[16,17] Em razão disto, têm sido propostas modificações nos balonetes dos tubos, tais como substituição do PVC por poliuretano e formato cônico em substituição ao cilíndrico.[18] Essas modificações estruturais reduziram a incidência de microaspiração em alguns estudos, todavia sem reduzir a incidência de PAV.[19] Medidas como manutenção da pressão do balonete entre 20 e 30 cm $H_2O$, cabeceira da cama elevada entre 30° e 45º e utilização de tubos traqueais com sistema de aspiração subglótica (Figura 67.17) são medidas efetivas na redução da incidência de PAV.[20]

## Outros tipos de tubos traqueais[21]

▪ **Tubo aramado:** possui estrutura metálica em espiral distribuída por toda extensão do tubo. O conector proximal não é removível, sendo firmemente colado ao PVC. Para um mesmo diâmetro interno, possui maior diâmetro externo que o tubo simples. Não é suscetível a dobras, porém pode danificar-se permanentemente em caso de

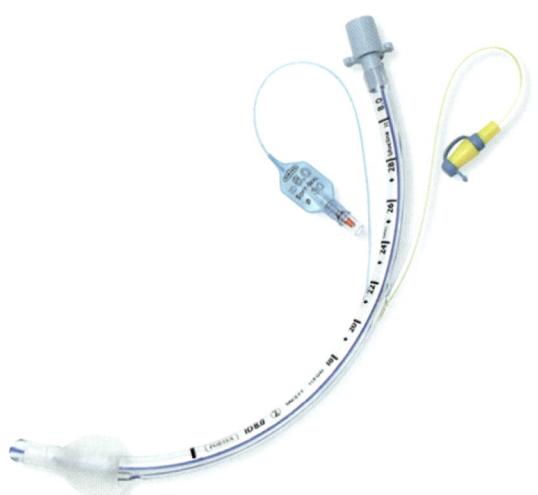

▲ **Figura 67.17** Tubo traqueal para aspiração subglótica.

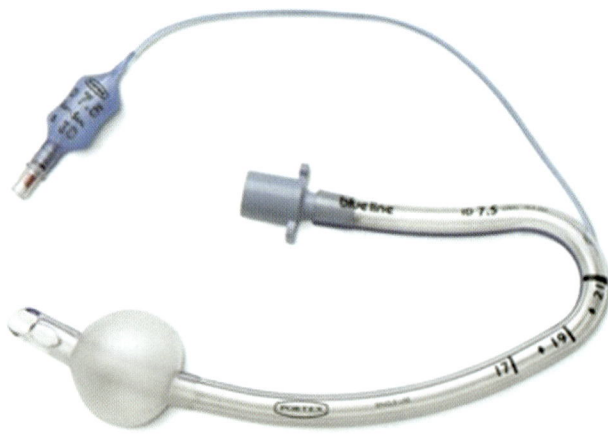

▲ **Figura 67.19** Tubo traqueal pré-formado para via oral.

mordedura, provocando obstrução da luz (Figura 67.18). É mais maleável que o tubo simples. Frequentemente necessita estilete guia ou *bougie* para sua introdução. Indicados para uso em intervenções cirúrgicas que exigem rotação da cabeça, como neurocirurgias e cirurgias de cabeça e pescoço, e para alguns procedimentos realizados em decúbito ventral. Não disponível em tamanhos para recém-nascidos e pré-escolares. Para a maioria dos fabricantes, a menor numeração produzida é seis. Seu uso em RNM pode gerar interferência nas imagens obtidas, caso a região a ser examinada seja próxima ao tubo (cabeça, coluna cervical). Não sofre hiperaquecimento gerado pelo campo magnético, não havendo necessidade de substituição por tubo simples, caso o paciente já se encontre intubado com tubo aramado e a região a ser avaliada seja distante da cabeça e região cervical.

- **Tubos pré-formados de *RAE*:** esta denominação traz as iniciais dos sobrenomes dos desenvolvedores: Wallace H. **R**ing, John C. **A**dair e Richard A **E**lwyn.[22] Bastante úteis para intervenções cirúrgicas em região da face, mandíbula ou cavidade oral. Também chamados de "Polar™ sul"(orotraqueal) com formato em C (Figura 67.19), e "Polar™ norte" (nasotraqueal) com formato em S (Figura 67.20).

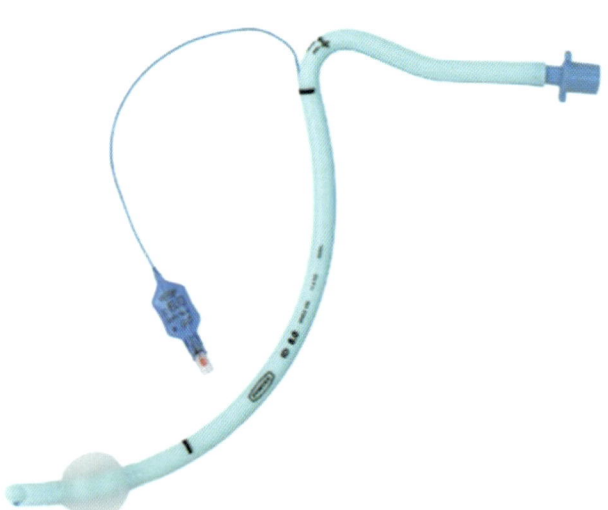

▲ **Figura 67.20** Tubo traqueal pré-formado para via nasal.

- **Tubos bibalonados de duplo lúmen:** empregados quando há necessidade de ventilação monopulmonar, afecção pulmonar unilateral (abcesso, infecção, hemorragia) ou ventilação independente. Possuem duas curvaturas: uma proximal, orientada anteriormente e outra distal, orientada para esquerda ou direita. É esta curvatura distal que confere a "identidade" do tubo (Esquerda ou Direita). A abertura do lúmen brônquico localiza-se na extremidade distal. A abertura do lúmen contralateral localiza-se logo abaixo do balonete traqueal (Figura 67.21). Na maioria dos casos, utilizam-se tubos esquerdos, pois é grande a probabilidade de se fazer oclusão do óstio do lobo superior direito com o balonete brônquico, no caso dos tubos direitos. Mesmo para intervenções cirúrgicas à esquerda, o tubo esquerdo deve ser preferido.[23]
- **Tubo de Parker (Parker Flex-Tip™)** (Figura 67.22): possui a extremidade do bisel voltada para a luz do tubo, além de possuir característica flexível. O objetivo deste formato é facilitar a passagem do tubo pela fenda glótica, sem trauma sobre as cartilagens aritenoides, corniculadas e mesmo sobre as pregas vocais, principalmente ao utilizar

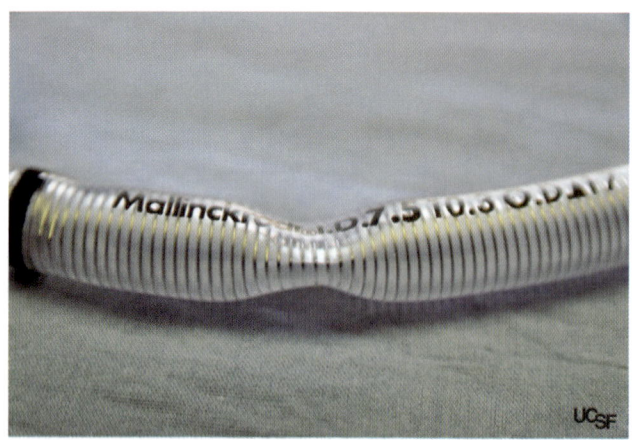

▲ **Figura 67.18** Tubo aramado deformado por mordida.

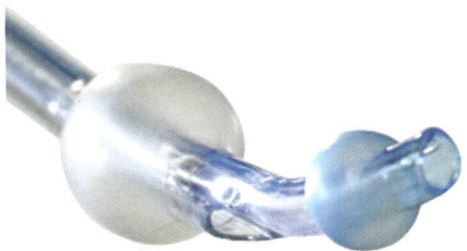

▲ **Figura 67.21** Abertura traqueal do tubo de duplo lúmen esquerdo.

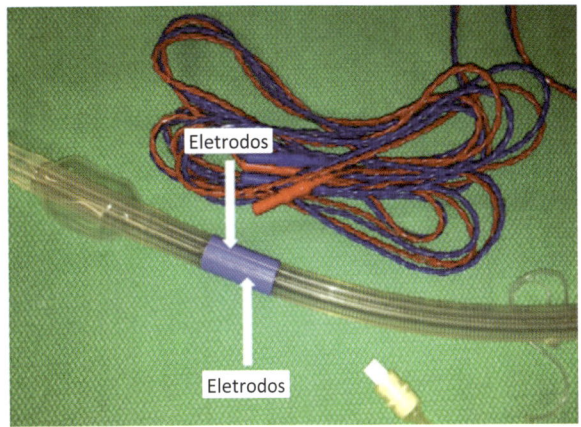

▲ **Figura 67.23** Tubo traqueal NIM EMG.

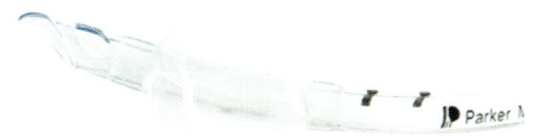

▲ **Figura 67.22** Tubo traqueal de Parker.

guias de intubação traqueal, como *bougie* ou com o auxílio de endoscopia flexível.

■ **Tubos NIM® EMG** (Figura 67.23): disponível apenas em três tamanhos (6.0, 7.0 e 8.0), possui dois pares de eletrodos que devem ficar em contato com as pregas vocais. Os eletrodos comunicam-se com um equipamento que registra a eletromiografia das pregas vocais. Utilizado para monitorização do nervo laríngeo recorrente e nervo vago em intervenções cirúrgicas que envolvem dissecções na região do pescoço. São exemplos deste tipo de intervenções: tireoidectomia, paratireoidectomia, endarterectomia de carótida etc.

■ **Tubos para procedimentos a *laser*** (Figura 67.24): feitos em material não inflamável, aço inoxidável, possuem balonete duplo ou são desprovidos de balonete. O balonete geralmente é insuflado com solução salina para minimizar o risco de fogo. Disponíveis nos tamanhos 4,5 a 6,0 (versão com balonete duplo) e de 3,0 a 4,0 (versão sem balonete).

## Estiletes e guias introdutores da intubação traqueal

Frequentemente ocorre a necessidade de "moldar" o tubo traqueal de acordo com a anatomia do paciente, em especial nas aberturas glóticas anteriorizadas, o que dificulta a introdução do tubo na traqueia. Essa alteração no formato do tubo é conferida por estilete maleável, estrutura metálica com ou sem revestimento em PVC ou estrutura totalmente em plástico (Parker Flex-it™). O estilete metálico possibilita maior angulação da extremidade, formato em taco de hóquei, que o de plástico. O estilete guia deve ser colocado no interior do tubo traqueal sem que sua extremidade avance para além da extremidade distal do tubo (Figura 67.25). Este detalhe não deve ser esquecido, tendo em vista a ocorrência de complicações graves como perfuração de estruturas faríngeas e parede

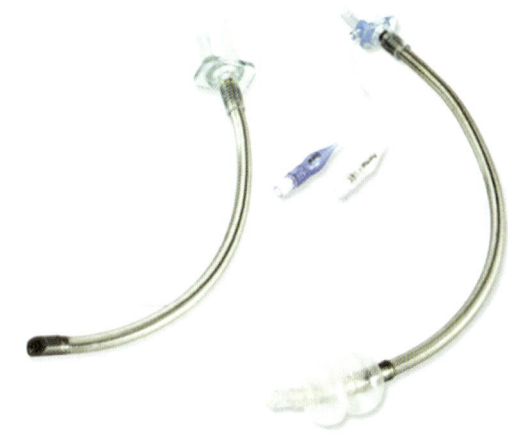

▲ **Figura 67.24** Tubos traqueais sem e com balonete para procedimentos a laser.

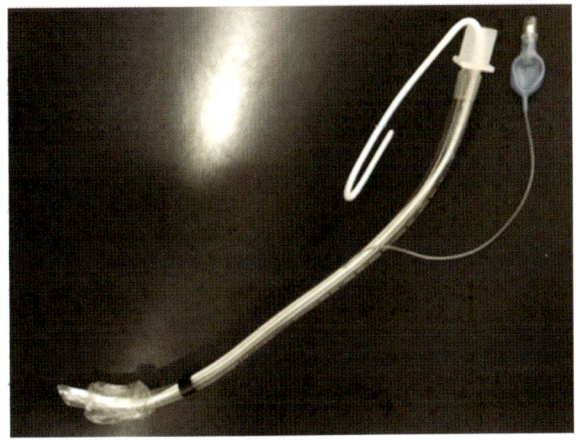

▲ **Figura 67.25** Tubo traqueal com estilete-guia metálico. Tubo traqueal com a extremidade curvada por estilete–guia metálico colocado em seu interior. Notar que a extremidade do guia NÃO ultrapassa a extremidade do tubo.

posterior da traqueia, desencadeando enfisema subcutâneo, pneumotórax ou pneumomediastino.[24,25]

No final da década de 40, Robert R. Macintosh descrevera a utilização de um cateter urinário *(bougie)* para auxiliar a intubação traqueal.[26] Empregou o *bougie* de goma elástica por dentro do tubo traqueal de forma a que a ponta do *bougie* ficasse posicionada para além da extremidade do tubo. Julgou ser este recurso particularmente útil nas situações em que a visão da fenda glótica era obstruída pelo tubo traqueal, ou quando havia desalinhamento acentuado dos eixos oral, laríngeo e faríngeo, devido a dentes incisivos proeminentes ou ainda visão incompleta da glote durante a laringoscopia (classes II/III de Cormack & Lehane). Posteriormente, a empresa britânica Eschmann Bros. & Walsh iniciou a fabricação de um guia introdutor especificamente destinado à intubação traqueal, que passou a ser chamado de *Gum Elastic Bougie* (GEB), a despeito de não se tratar de um *bougie* (dilatador) e nem ser feito de goma elástica. No início dos anos 70, Paul Hex Venn, anestesiologista consultor da empresa, propôs duas modificações sutis, porém cruciais, no formato original do introdutor de Eschmann: a angulação da ponta em 30° (Figura 67.26) e o maior comprimento (em torno de 70 cm), além de mudar a técnica de utilização: propôs introduzir o *bougie* isoladamente na traquéia e depois deslizar o tubo através deleste, utilizando-se do mesmo princípio que Seldinger havia descrito para introdução de cateteres vasculares duas décadas antes.

Ao ser inserido no interior da traqueia, o guia (*bougie*) deve ser introduzido suavemente. Neste momento, o operador pode perceber os "cliques" característicos originados pela passagem de sua ponta distal sobre os anéis cartilaginosos da parede anterior da traqueia. Caso os cliques traqueais não sejam percebidos e não ocorra parada na progressão do *bougie*, chegando-se a 45 a 50 cm de introdução, deve-se suspeitar de posição esofágica. Uma vez posicionado o *bougie* na traqueia, um auxiliar segura a extremidade proximal do mesmo em posição vertical e o operador desliza o tubo traqueal lubrificado através do guia enquanto mantém a laringoscopia. Ante uma resistência à progressão do tubo, é possível que seja devido à impactação do bisel em "obstáculos" quais: a cartilagem aritenoide direita, prega vocal direita ou seio piriforme direito. Quanto maior for a discrepância entre o diâmetro externo do *bougie* e interno do tubo traqueal, maior a probabilidade de ocorrer esta dificuldade. Uma rotação anti-horária de 90° do tubo sobre o guia geralmente corrige o problema (Figura 67.27).

Alguns modelos de *bougie* possuem lúmen interno e conector proximal de 15 mm ou engate para ventilação a jatos (VBM®, Cook®). Isto possibilita oxigenação durante o procedimento ou observação da capnografia para auxiliar na confirmação da posição correta. Os modelos com lúmen

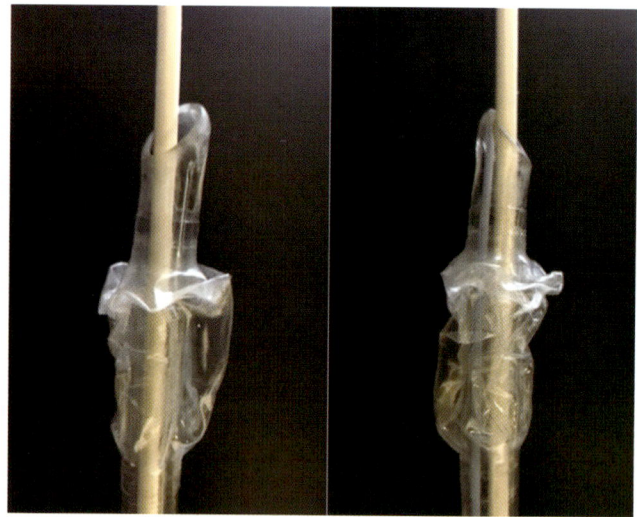

▲ **Figura 67.27** Rotação do tubo sobre o bougie. Uma rotação de 90° em sentido anti-horário força a ponta do tubo a se dirigir medialmente, otimizando o alinhamento do tubo e facilitando sua progressão.

são obrigatoriamente descartáveis. O material de que é constituído o *bougie* pode variar de um fabricante para outro. Pode ser uma estrutura em *dacron* revestido por resina como no guia de Eschmann ou toda a estrutura em polietileno. Porém as características essenciais que necessariamente precisam apresentar são:

- Estrutura maleável, porém, não excessivamente flexível;
- Revestimento com material isento de atrito;
- Angulação em torno de 30° a 2 cm da extremidade distal;
- Comprimento igual ou superior a 65 cm;
- Material que permita a transmissão de estímulo táctil.

Eventos adversos como sangramento das vias aéreas, perfuração da faringe e laringe, lesão traumática do pulmão provocando pneumotórax e lesão traumática do esôfago são decorrentes do emprego de força frente às resistências encontradas durante a manipulação do *bougie* no interior das vias aéreas. Deve-se atentar para o risco de infecção cruzada com os modelos reutilizáveis.[29]

Os guias introdutores da intubação traqueal são recursos auxiliares de extrema importância em condições de visão incompleta da fenda glótica.

## Preparo para Intubação Traqueal

Ao lado da avaliação clínica prévia, o preparo tem grande importância no êxito da intubação traqueal. Fazem parte do preparo os seguintes itens:

Equipamentos prontamente acessíveis e funcionantes:

- Monitorização – oximetria de pulso e capnografia ou capnometria;
- Fonte de oxigênio;
- Máscara facial de tamanho adequado;
- Sistema de ventilação;
- Cânulas faríngeas;

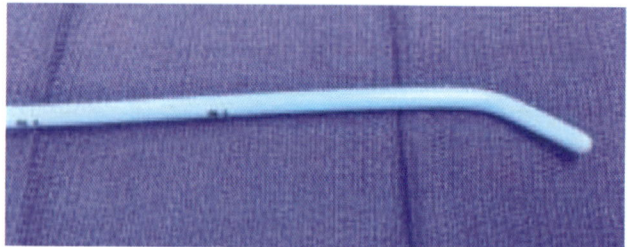

▲ **Figura 67.26** Bougie com ponta angulada em 30°.
**Fonte:** Melhado VB, Fortuna AO; 2004.[31]

- Lâmina de laringoscópio de tamanho e tipo adequados para o paciente;
- Tubo traqueal de calibre adequado com integridade do balonete verificada;
- Guia introdutor traqueal (*bougie*) ou estilete guia;
- Sistema de aspiração operante;
- Adjuvantes farmacológicos;
- Hipnóticos ou sedativos
- Analgésicos opioides;
- Bloqueador neuromuscular;
- Anestésico local (para o caso de intubação acordado).

## Posicionamento

- Posição olfativa otimizada: flexão do pescoço sobre o tórax (conferida pela utilização de coxim occipital) associada à extensão da cabeça sobre o pescoço (realizada manualmente);
- Compressão laríngea externa (*BURP*: *back-up-right-pressure*).

## Via orotraqueal

A intubação orotraqueal por meio de laringoscopia direta é o procedimento mais comumente adotado para o acesso à via aérea inferior. Em condições eletivas, ela é realizada em jejum, sob anestesia geral com bloqueio neuromuscular ou preparo farmacológico para intubação acordado.

O correto posicionamento do paciente é item fundamental para o sucesso da técnica e para redução de eventos traumáticos associados à intubação traqueal. A visão da laringe requer o alinhamento dos três eixos que constituem as vias aéreas superiores: oral, laríngeo e faríngeo. Isto é obtido com anteriorização e extensão do polo cefálico (posição olfativa). A elevação da cabeça (com a colocação de coxim sob o occipital) alinha os ângulos laríngeo e faríngeo. A extensão do pescoço, no ponto da articulação atlanto-occipital, alinha o eixo oral com os demais. Esta manobra não deve ser realizada em pacientes com trauma cervical, devido ao risco de lesão medular. Atenção em pacientes idosos, pois a extensão da cabeça pode bloquear o fluxo sanguíneo das artérias vertebrais e, assim, reduzir a pertusão cerebral.

Para orientar o tamanho ideal do coxim a ser utilizado, devemos traçar uma linha que une o tragus ao ângulo da mandíbula com a cabeça em extensão máxima sobre o coxim occipital. Esta linha deve ser paralela ao plano onde o paciente se encontra apoiado (Figura 67.28).

- **Intubação orotraqueal propriamente dita**: com a cabeça do paciente apoiada sobre coxim occipital, a mão direita do instrumentador promove a extensão dela. Estando o paciente adequadamente relaxado, este movimento é suficiente para abrir a cavidade oral para que seja possível inserir a lâmina do laringoscópio. Alternativamente, pode-se empregar o polegar e o indicador da mão direita para separar as arcadas dentárias. A lâmina do laringoscópio é então inserida na cavidade oral através do canto direito da comissura labial. Esta desliza ao longo da borda direita da língua, deslocando-a (com cuidado para não comprimir os lábios entre a lâmina e os dentes) até inserir-se na valécula (lâmina curva) (Figura 67.29A) ou ultrapassá-la e sobrepor-se à epiglote (lâmina reta) (Figura 67.29B). O

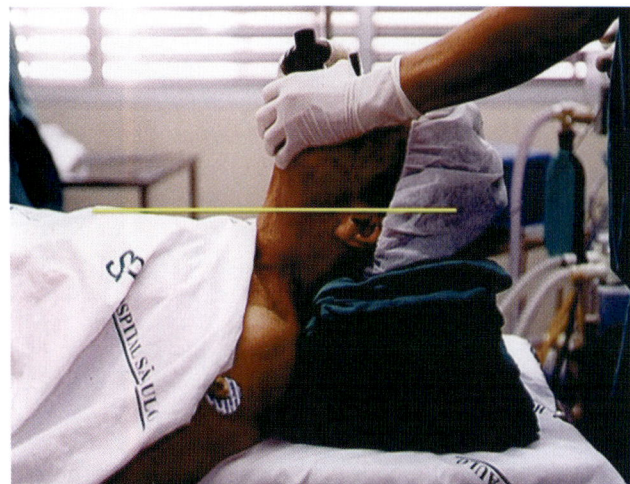

▲ **Figura 67.28** Determinação da altura ideal do coxim occipital.

cabo do laringoscópio é, então, tracionado para cima e para frente, criando uma resultante de força diagonal. O movimento de alavanca não deve ser realizado, pois resulta em traumatismo dentário (incisivos superiores) e desloca a glote anteriormente, dificultando a visibilização da fenda glótica.

A visão da laringe pode ser melhorada com a manobra de compressão laríngea externa, também conhecida como BURP (**B**ack **U**p **R**ight **P**ressure) (Figura 67.30). Esta manobra consiste na realização de uma pressão aplicada para trás, para cima e, frequentemente para a direita, sobre a cartilagem tireoide (90% das vezes), cricoide ou eventualmente osso hioide.[30]

- **Grau de visão laringoscópica:** Cormack e Lehane, em artigo sobre intubação difícil em Obstetrícia (1984),[32] propuseram uma escala para classificar o grau de visão sob laringoscopia direta com lâmina de Macintosh (Figura 67.31). Esta classificação é importantíssima para uniformizar a comunicação, sendo amplamente utilizada até hoje.

Classificação de Cormack e Lehane para o grau de visão laringoscópica:

- GRAU 1 – epiglote e fenda glótica totalmente visíveis
- GRAU 2 – epiglote e comissura posterior da fenda glótica visíveis
- GRAU 3 – apenas a epiglote visível
- GRAU 4 – nenhuma estrutura laríngea visível (apenas palato mole e/ou língua visíveis)

Tim Cook, em 2000, propõe uma subdivisão nos graus II e III da classificação de Cormack e Lehane, atribuindo valores "qualitativos", fácil (classes I e IIa), restrito (classes IIb e IIIa) e difícil (classes IIIb e IV), para o grau de visão laringoscópica. Sugere ainda a técnica de intubação mais adequada para cada um dos três grupos, respectivamente: intubação direta, indireta (via *bougie*) e "alternativa" (métodos ópticos). A classe IIa evidencia a comissura posterior da fenda glótica; na classe IIb, apenas as cartilagens aritenoides e/ou corniculadas. Na classe IIIa apenas a epiglote é visível e há

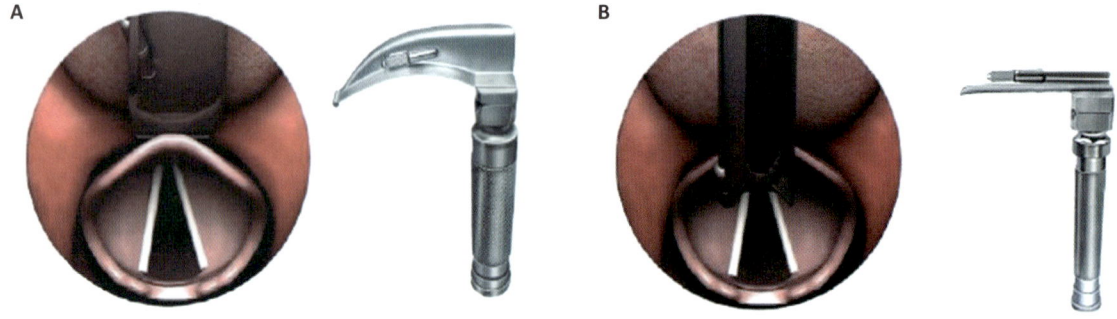

▲ **Figura 67.29** Lâminas de Macintosh **(A)** e Miller **(B)**.

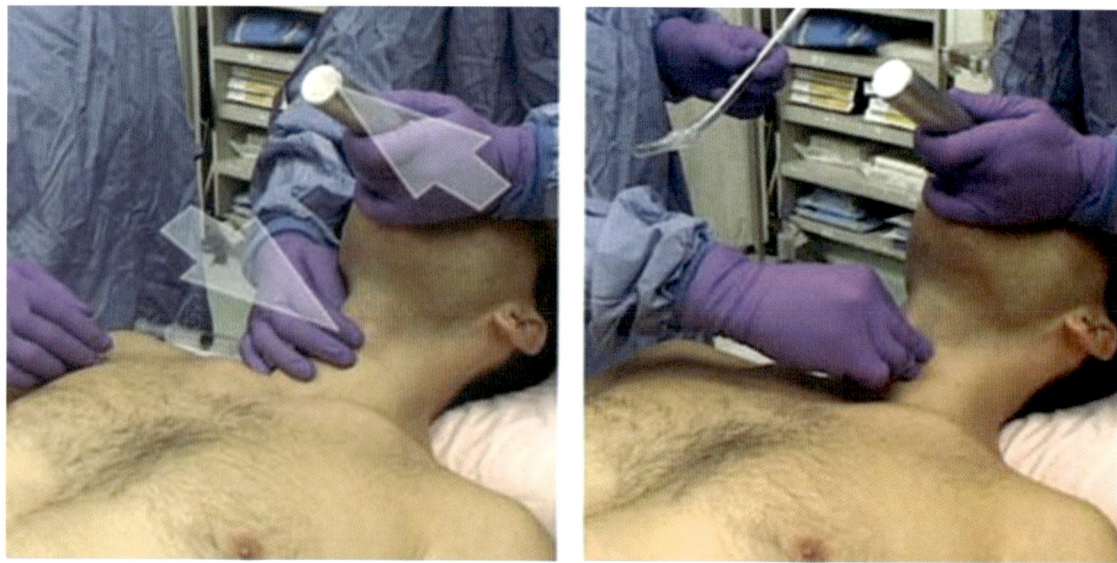

▲ **Figura 67.30** Manobra de compressão laríngea externa (BURP). Quem realiza a laringoscopia busca manualmente a melhor exposição da fenda glótica através de manipulação da região anterior do pescoço com a mão direita. A manobra é reproduzida por um auxiliar no momento em que o laringoscopista solta a compressão para realizar a intubação.

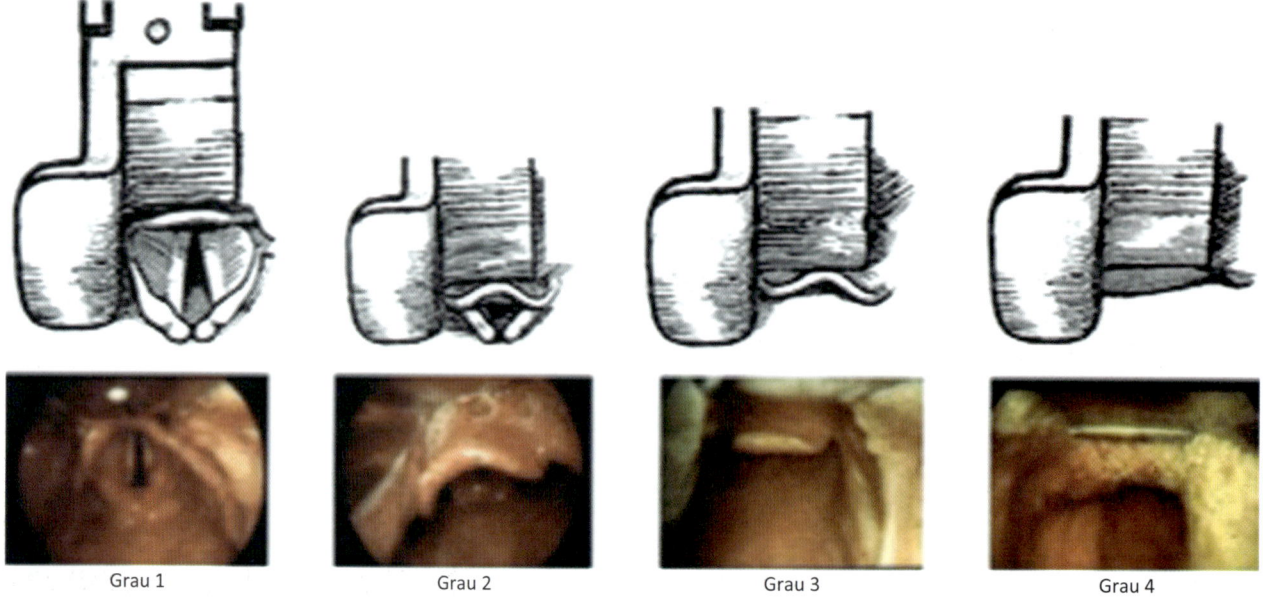

Grau 1              Grau 2              Grau 3              Grau 4

▲ **Figura 67.31** Classificação de Cormack e Lehane.

espaço entre a extremidade livre da epiglote e a parede posterior da faringe. Na classe IIIb este espaço inexiste; a epiglote está apoiada sobre a parede posterior da hipofaringe. Para as classes I e IV não houve propostas de alterações.[33]

Nos recém-nascidos e lactentes, o alinhamento dos eixos das vias aéreas é dificultado pela posição mais cefálica da laringe, maior volume da língua, pescoço curto e epiglote pouco maleável, em forma de "U". Em razão das pequenas dimensões no recém nato, é possível, e bastante comum, realizar a compressão laríngea externa com o quarto ou quinto dedo da mão esquerda durante a manobra de laringoscopia (Figura 67.32).

Uma vez obtida a visão da fenda glótica, introduz-se o tubo na luz da traqueia, atentando para que a borda proximal do balonete ultrapasse as pregas vocais. A introdução excessiva do tubo traz o risco de intubação endobrônquica acidental (intubação seletiva).

A visão direta da passagem do tubo através das pregas vocais é um importante elemento para confirmação da intubação. Todavia, o padrão ouro é a presença de $CO_2$ no gás expirado. A monitoração do $ETCO_2$ para confirmação da intubação traqueal reduziu drasticamente a incidência de intubação esofágica nos Estados Unidos, como demonstram dados do *ASA Closed Claims Project*.[34] Mesmo em situações de baixo débito cardíaco, como, por exemplo, durante manobras de reanimação cardio-pulmonar, é possível a identificação de curva capnográfica, mais precisa que detectores colorimétricos de $CO_2$, sendo recomendação Classe I da *American Heart Association* para confirmação e monitoração da posição do tubo endotraqueal durante manobras de RCP.[35] Por sua vez, a técnica de ausculta associada à observação da radiografia de tórax avaliam a possibilidade de intubação seletiva.

O tubo traqueal deve ter sua extremidade distal posicionado entre 3 e 5 cm da carina, com a cabeça em posição neutra, visto ser esta a amplitude de deslocamento que ele possa sofrer com a flexão (desloca o tubo para baixo) ou extensão (desloca o tubo para cima) do pescoço. Considerando-se pacientes adultos, deve-se fixar o tubo na marca 21 a 22 cm (nível dos segundos molares) ou 23 a 24 cm nos incisivos. Para crianças, utiliza-se o cálculo idade/2 + 12 ou peso(kg)/5 + 12 (arcadas dentárias).[36]

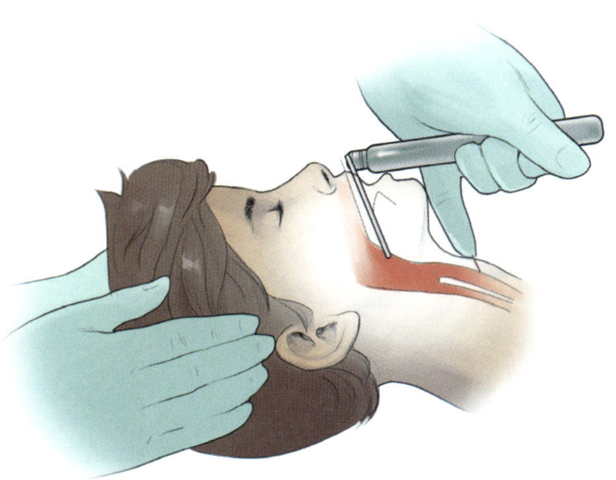

A fixação do tubo no contexto da anestesia é geralmente realizada com fita adesiva microporosa (Micropore®), transparente (Transpore®), flexível (Tensoplast®) ou especificamente desenvolvida para esta finalidade (Multifix®) (Figura 67.33). Esta deve ser feita preferencialmente sobre a maxila, já que a mandíbula possibilita maior mobilidade. Na presença de barba, a fixação pode ser feita por amarração com cadarço ou fita cardíaca. Para períodos de intubação mais prolongados, como nas unidades de Terapia Intensiva, por exemplo, são recomendados sistemas de fixação mais elaborados, para garantir maior segurança contra extubação acidental e fabricados em material mais delicado para evitar lesões cutâneas.

A intubação traqueal pode ser realizada com o paciente acordado e em ventilação espontânea, nos casos de obstrução intestinal ou VAD antecipada.[37] Para o sucesso desta técnica, é necessário que o paciente seja preparado de forma adequada. O paciente deve ser informado do motivo da escolha desse procedimento e a sua concordância é fundamental, pois a não cooperação, hipertonia e presença de reflexos de vias aéreas dificulta ou mesmo impossibilita a execução do procedimento. O incômodo de uma intubação traqueal com o paciente desperto pode ser atenuado por meio de sedação consciente associada à anestesia tópica e/ou bloqueios nervosos. A sedação consciente atenua as respostas autonômicas (como taquicardia e hipertensão) e pode ser obtida com diferentes classes de fármacos: benzodiazepínicos, opioides, alfa-2-agonistas e até hipnóticos em doses tituladas. Seja qual for a escolha, o fundamental é que não ocorra depressão respiratória. A preservação da ventilação espontânea associada à oferta de oxigênio suplementar é o pilar da intubação com o paciente acordado.

## ▪ VIA NASOTRAQUEAL

A preferência por esta via justificava-se em razão da maior facilidade para higiene oral e por permitir melhor es-

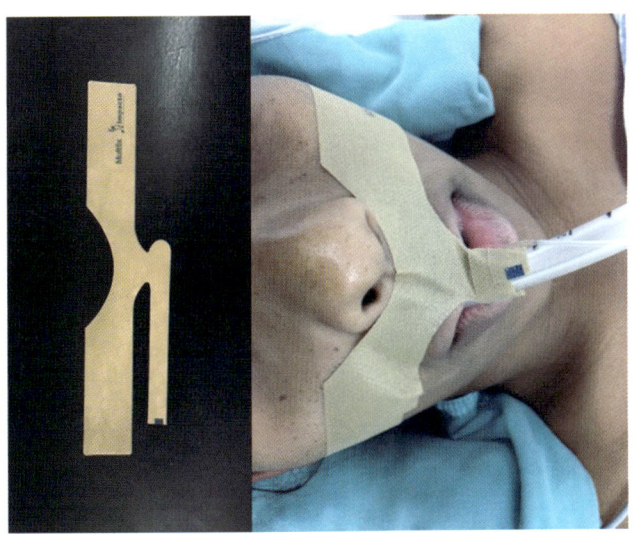

▲ **Figura 67.32** Laringoscopia em RN e lactentes. O quarto ou quinto dedo da mão esquerda fazem a compressão laríngea externa enquanto os demais seguram o laringoscópio. Notar que nesta faixa etária o melhor posicionamento para laringoscopia se dá SEM o emprego de coxim occipital.

▲ **Figura 67.33** Fixação específica para tubo traqueal.

tabilização do tubo, resultando em menos trauma sobre a mucosa traqueal e maior tolerância à intubação, possibilitando, em muitos casos, reduzir os níveis de sedação.

Relatos de associação da intubação nasotraqueal à infecção dos seios da face (sinusite) reduziram a utilização desta via para intubação prolongada, a despeito de estudos controlados não terem confirmado esta correlação.[38] A intubação nasotraqueal é hoje praticamente restrita a procedimentos cirúrgicos bucomaxilofaciais. Fraturas de base do crânio e de face (Lefort II e III) frequentemente associam-se à ruptura da placa cribiforme do etmoide. Em razão desta constatação anatômica associada a casos isolados de meningite e inserção intracraniana de sonda nasogástrica, cânula nasofaríngea ou tubo traqueal relatados na literatura,[39] difundiu-se como contraindicação absoluta a introdução de qualquer tubo, sonda ou cateter por via nasal nestas condições. Desta forma, para intervenções cirúrgicas corretivas deste tipo de trauma, era tradicionalmente recomendada realização de traqueostomia ou intubação submentoniana. No entanto, havendo disponibilidade do recurso da endoscopia flexível, não se justifica a prática destas técnicas invasivas,[40,41] como vem sendo demonstrada na literatura.

A INT não é isenta de risco de complicações; tendo em vista a mucosa ricamente vascularizada do nariz, o sangramento é a complicação mais frequente, daí a necessidade de utilização de vasoconstritores nasais (fenilefrina, oximetazolina, nafazolina) antes da introdução do tubo na cavidade nasal.

Trauma ou mesmo avulsão de cornetos é outra complicação descrita, assim como lesão da mucosa faríngea, criando falso trajeto durante a progressão do tubo. Uma rara e grave complicação possível de ocorrer é a avulsão da adenoide com obstrução da luz do tubo por ela. Medidas como aquecimento do tubo com soro morno para tornar o PVC mais maleável e flexível, tornando-o menos traumático, optar pelo tubo de Parker, esvaziar completamente o balonete e cobrir o bisel com um dedo de luva cortado (Figura 67.34) minimizam a probabilidade de ocorrência destas complicações.

## Passo a passo da intubação nasotraqueal:

- Desvio de septo nasal é condição bastante frequente que pode dificultar a progressão do tubo traqueal. O exame de Raio X dos seios da face ou TC computadorizada de face oferece importante informação quanto ao melhor lado para realização da intubação. Na ausência de exames de imagens ou de informação do paciente sobre "melhor lado para se respirar", pode-se realizar delicadamente exploração digital das narinas após indução para verificar qual lado possui maior diâmetro;
- Instilar uma a duas gotas de vasoconstrictor (oximetazolina, nafazolina etc.) ou atomizar a narina com solução de lidocaína a 2% com vasopressor;
- Banhar o tubo nasal ou pré-formado (Polar™ norte) em soro morno e cobrir o bisel com um dedo de luva cortado (Figura 67.34);
- Aplicar lubrificante no interior da narina escolhida e no tubo traqueal externamente;
- Iniciar a introdução do tubo em direção posterior, caudal e medial. Alcançando a orofaringe, pode-se encontrar resistência à progressão do tubo (aproximadamente 15 cm), retroceder 1 a 2 cm e realizar discreta rotação em sentido horário. Acentuar a extensão da cabeça é outra medida que facilita a progressão do tubo. Nunca forçar a progressão do tubo contra resistência;
- Posicionar o laringoscópio na cavidade oral para visibilizar o tubo;
- Retirar o dedo de luva da extremidade do tubo ao utilizar a pinça de Maggil com cuidado para não perfurar o balonete nesta manobra;
- Apreender o tubo com a pinça de Maggil, evitando a região do balonete (Figura 67.35);
- Direcionar o tubo para a fenda glótica enquanto um auxiliar completa externamente a introdução dele.

## Traqueostomia

A traqueostomia, ou abertura da traqueia cervical, pode ser obtida por incisão (traqueotomia) ou por punção seguida de dilatação (traqueostomia dilatacional percutânea). Trata-se de procedimento eletivo ou semieletivo. No contexto da emergência, no qual não foi possível a intubação traqueal nem a introdução de dispositivo supraglótico, a cricotireoidostomia, e não a traqueostomia, deve ser realizada prontamente para garantia da oxigenação.

As principais indicações para realização de traqueostomia são:

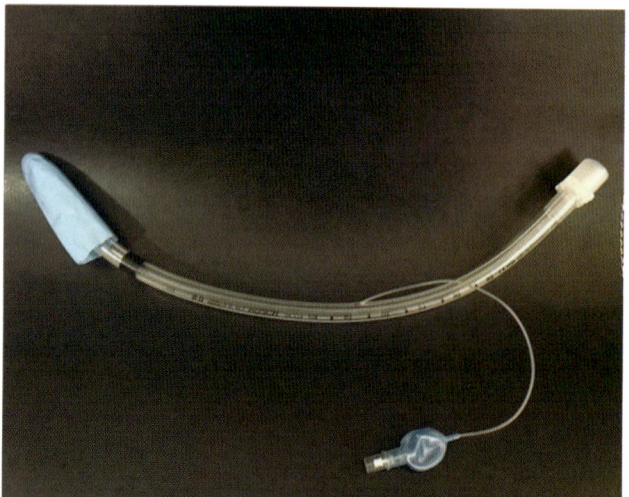

▲ **Figura 67.34** Proteção do bisel do tubo traqueal com dedo de luva para INT.

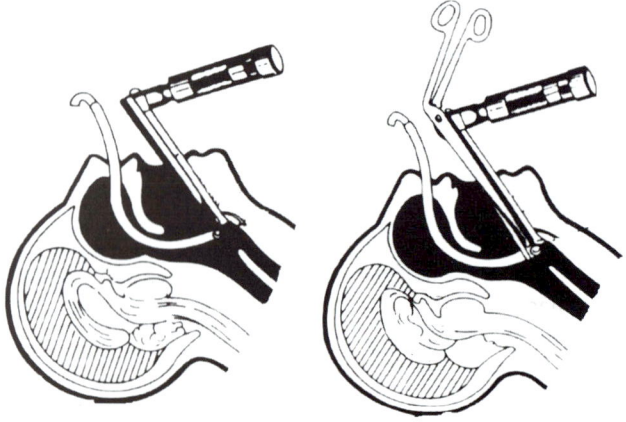

▲ **Figura 67.35** Intubação nasotraqueal. Uso da pinça de Magill.

- Obstrução fixa de laringe, como, estenose subglótica, paralisia bilateral de pregas vocais etc.;
- Pós-operatórios de laringectomias e outras intervenções cirúrgicas extensas de cabeça e pescoço;
- VAD previamente reconhecida na qual técnicas menos invasivas tenham falhado ou não sejam disponíveis;
- Intubação prolongada;
- Proteção de vias aéreas em doença neurológica grave;
- Facilitação da aspiração de secreções;
- Facilitação do desmame da ventilação mecânica.

A traqueostomia cirúrgica é preferencialmente realizada em sala cirúrgica por cirurgião experiente. São descritas complicações imediatas tais como hemorragia, lesão de traqueia e insucesso do procedimento com perda da via aérea definitiva e óbito,[42] principalmente quando realizadas fora do contexto eletivo. A traqueostomia percutânea pode ser realizada à beira-leito, geralmente dentro das Unidades de Terapia Intensiva (UTI). A associação da técnica de endoscopia flexível contribui para maior segurança do procedimento, prevenindo perfurações acidentais da parede posterior da traqueia.[43]

## ■ INDUÇÃO E INTUBAÇÃO EM SEQUÊNCIA RÁPIDA

Desde a publicação de Mendelson, em 1946, é sabido que a aspiração do conteúdo gástrico em pacientes anestesiados associa-se à elevada mortalidade. Foi a principal causa de morte relacionada ao manuseio das vias aéreas identificada pelo NAP4 (*4th National Audit Project*).[44] Em outra análise, dessa vez pelo *Closed Claims Project* da *ASA* sobre o tema, em 2021, óbito e/ou lesão cerebral definitiva foram o desfecho final em 71% dos casos de broncoaspiração que geraram processos contra anestesiologistas nos EUA no período de 2000 a 2014.[45]

Sellick, em 1961, descreve a eficácia da manobra de compressão manual da cartilagem cricoide contra as vértebras cervicais na redução dos eventos de regurgitação do conteúdo gástrico durante a indução de anestesia geral.[46] Sugerida por Sellick, a técnica de indução e Intubação em Sequência Rápida (IISR) foi definitivamente incorporada como padrão após a publicação de Peter Safar sobre o assunto no início da década de setenta.[47] Dentre os 15 passos da IISR listados por Safar, destacaremos alguns que, ao longo dos anos, foram (ou ainda são) objeto de polêmica:

### Descompressão Gástrica

A descompressão e esvaziamento do conteúdo gástrico em pacientes com "estômago cheio" é sempre desejável. A controvérsia recai sobre a manutenção ou não da sonda gástrica durante a IISR. Para Sellick, a presença da sonda impedia não apenas o fechamento dos esfíncteres esofágicos superior e inferior como também o colapso completo da luz esofageana durante a compressão cricoide. A justificativa para mantê-la se apoia na vantagem de proporcionar uma descompressão gástrica contínua, mantendo a possibilidade de um canal de drenagem constante entre o estômago e o meio externo. Há uma tendência a favor da aspiração do conteúdo do estômago por meio de uma sonda já locada. Quanto à recomendação de retirá-la após a aspiração, as evidências são fracas.[48]

### Pré-oxigenação

A intubação no contexto da emergência associa-se a maior incidência de intubação difícil[49] e, portanto, uma duração mais prolongada da intubação. A pré-oxigenação permite maior tempo em apneia sem que ocorra dessaturação crítica. No paciente com estômago cheio deve ser evitado a ventilação com pressão positiva durante a fase da pré-indução, em razão do risco de regurgitação por aumento da pressão intragástrica. Nestes casos, a pré-oxigenação é realizada em ventilação espontânea ou oxigenação apneica.

### Ventilação Espontânea

O tempo para que ocorra a substituição do ar contido nos alvéolos por oxigênio depende da ventilação alveolar (diretamente) e da capacidade residual funcional (inversamente). Em média, em um adulto normal, após 3 minutos ventilando em seu Volum-Corrente (VC) normal, ocorre substituição de 95% do gás alveolar, o que acarreta uma fração expirada de oxigênio superior a 90% ($FEO_2$ > 90%). A medida da $FEO_2$ é mais fiel para assegurar a eficácia da pré-oxigenação do que apenas arbitrar um determinado período (3 a 5 minutos). Se houver demora excessiva para atingir uma $FEO_2$ superior a 90%, muito provavelmente há vazamento no circuito e este, frequentemente encontra-se no selo inadequado da máscara facial sobre a face do paciente.[50] São necessários fluxos elevados (10 a 12 L/minutos) de oxigênio a 100% para alimentar o circuito para evitar reinalação. Na eventualidade de emergência absoluta, é possível reduzir o período da pré-oxigenação para um minuto. Nesse caso, o paciente realiza oito manobras de Capacidade Vital (CV), ou seja, oito inspirações e expirações máximas. Quatro manobras de CV em 30 segundos não alcançam a mesma $FEO_2$ que 3 minutos em VC ou oito manobras de CV em 1 minuto.[51]

### Oxigenação Apneica

A colocação de um cateter faríngeo conectado a uma fonte de oxigênio aliado à uma via aérea desobstruída permite que ocorra oxigenação, uma vez que o consumo de oxigênio pelos tecidos retira continuamente este gás do espaço alveolar, a uma velocidade de 210 ml/minuto no adulto, criando um gradiente pressórico e permitindo que o oxigênio se desloque da VA superior até os alvéolos. Por sua vez, o $CO_2$ não consegue ser exalado em razão do movimento de massas do oxigênio, acumulando-se na razão de 8 a 16 mmHg no primeiro minuto de apneia, e 3 mmHg/min nos minutos subsequentes.[52] O cateter nasal de alto fluxo (Optiflow™ Fisher & Paykel®; Precision Flow – Vapotherm®) mantém a $SaO_2$ por períodos consideravelmente superiores à oxigenação apneica clássica. Esta técnica, descrita como THRIVE (*Transnasal Humidified Rapid-Insufflation Ventilator*

_Exchange_), é capaz de retirar o $CO_2$ do espaço morto, retardando o surgimento de hipercarbia.[53]

## Posição do Paciente

Originalmente, Safar recomendava a posição em "V". O cefaloaclive tinha a prerrogativa de impedir que uma eventual regurgitação passiva alcançasse a laringe, e a elevação dos membros inferiores visava minimizar a hipotensão desencadeada pelo tiopental, agente indutor utilizado à época. Por sua vez, há quem advogue que a posição em cefalodeclive seria mais segura, uma vez que, para estes, a elevação do dorso e cabeça não impediriam um eventual vômito ativo ou mesmo a regurgitação passiva e, neste caso, a aspiração seria uma certeza devido à ação da gravidade. Na posição de cefalodeclive, o conteúdo gástrico regurgitado acumular-se-ia na cavidade oral sendo passível de ser removido por meio de sucção externa. Há ainda os que advogam a posição de DDH por defenderem esta como a posição facilitadora para uma IOT rápida. Em dois _surveys_ recentes, houve uma franca preferência pela posição de cefaloaclive entre os anestesiologistas.[54,55]

## Pré-curarização ou Defasciculação

A fasciculação provocada pela succinilcolina leva ao aumento da pressão intragástrica que poderia provocar regurgitação. Em razão disto é que, classicamente, recomenda-se a utilização de pequena dose de Bloqueador Neuromuscular Adespolarizante (BNMA), aproximadamente um décimo da dose, que seria empregada para intubação 3 minutos antes da administração da succinilcolina. Algumas limitações desta técnica têm sido levantadas como:

1. Se o cálculo preciso desta subdose de BNMA é perfeitamente factível de acontecer em um ambiente eletivo, ele não se verifica no contexto da urgência e emergência. A administração de doses inadvertidamente mais elevadas de BNMA pode provocar paralisia da musculatura faríngea com comprometimento da ventilação espontânea, além de desconforto extremo para o paciente. O relaxamento do esfíncter esofágico superior e a dificuldade para deglutir podem favorecer a aspiração pulmonar;

2. Em emergências pode não ocorrer a espera adequada do tempo necessário para ação completa do BNMA (estress da situação), o que pode comprometer o objetivo da técnica, ou seja, ocorrer fasciculação mesmo com a administração prévia de BNMA;

3. O emprego de BNMA objetivando evitar a fasciculação da succinilcolina exige que seja empregada dose maior deste fármaco: de 1,5 a 2,0 mg/kg. A dose usual de 1 mg/kg pode não oferecer as melhores condições para intubação, e a instrumentação das vias aéreas nessa condição é um potente estímulo para regurgitação.[56]

## Emprego de Hipnótico Venoso

A utilização de agente hipnótico por via endovenosa é o pilar da técnica de IISR. Uma indução inalatória acarretaria um tempo de apneia inaceitavelmente longo com a via aérea desprotegida. A controvérsia neste caso recai sobre qual agente empregar. O tiopental empregado nos primórdios da descrição da técnica de IISR não mais se justifica frente às vantagens de agentes indutores como propofol, etomidato e cetamina, sendo os dois últimos preferidos em situações de instabilidade hemodinâmica. No início dos anos 2010, estudos atribuíram ao etomidato, empregado em dose única para intubação de pacientes críticos, o desenvolvimento de supressão adrenal e maior mortalidade, sobretudo em pacientes sépticos.[57] Hoje, este conceito tem sido revisto, com resultados inconclusivos na literatura, principalmente no que diz respeito à mortalidade tardia.[58,59] Devemos, portanto, avaliar cada caso individualmente e decidir qual agente indutor empregar.

## Manobra de Sellick ou Compressão Cricoide

Este é seguramente o tópico mais polêmico da IISR. A partir da descrição de Sellick em 1961, a compressão da cartilagem cricoide sobre as vértebras cervicais passou a ser obrigatória como medida preventiva contra regurgitação do conteúdo gástrico durante a indução de anestesia geral. Vários estudos relataram, entretanto, que a manobra é realizada de forma equivocada na maior parte das vezes, podendo ocorrer falhas quando:

1. Aplicação da compressão cricoide **é** realizada em local inadequado: em pescoços longilíneos a dificuldade de identificação da cartilagem cricoide é menor, porém, em pescoços curtos, a identificação pode não ser tão simples e frequentemente aplica-se a pressão sobre a cartilagem tireoide, confundindo-se a manobra de Sellick com a manobra BURP (ver acima);

2. Em relação à intensidade da força aplicada: a descrição original de Sellick indicava a realização de "pressão moderada", enquanto o paciente estivesse consciente, e uma "firme pressão" logo após a perda da consciência. É fácil deduzir a quão imprecisa é esta descrição e o quão difícil é a sua reprodutibilidade. Estudos posteriores propuseram que a pressão de 44 N seria a eficaz para oclusão da luz esofágica e outros ainda afirmaram que este valor incorreria no risco de compressão da via aérea, propondo, portanto, os valores de 10 N com o paciente acordado e 30N após a indução.[48] O dilema, contudo, permanece em como aferir estes níveis de pressão no momento da aplicação da manobra;

3. Em relação ao momento da aplicação: nem sempre é precisa a avaliação do momento da perda da consciência. A aplicação precoce da compressão cricoide pode desencadear náuseas, o que, aliado à redução da pressão do esfíncter esofágico inferior em resposta à compressão cricoide, pode se converter em vômito ativo;

4. Estudos empregando imagens de ressonância magnética evidenciaram que o esôfago se desloca lateralmente em 90% das vezes em que é aplicada a compressão cricoide.[60] De fato, Sellick salientava a importância de se deixar a cabeça e o pescoço em extensão máxima para evitar este deslocamento. Na prática, este posicionamento não é realizado, pois entende-se que a posição olfativa (ver acima) é considerada essencial para uma

tentativa ideal de laringoscopia, visando abreviar o tempo para conclusão da intubação;

5. Em relação à distorção da via aérea, os estudos são conflitantes: alguns identificam piora da visibilização laríngea, enquanto outros referem melhora. Porém, em relação à inserção de dispositivo supraglótico, é consenso que a aplicação da compressão cricoide dificulta ou mesmo impede esta locação.[61,62]

Ante tantos fatores limitantes para o emprego da manobra de Sellick, cabe a pergunta: ainda devemos executá-la como parte integrante da técnica de IISR? Como tudo em Medicina, deve prevalecer o bom senso. A decisão de fazer ou não a compressão cricoide deve levar em conta os riscos e benefícios de cada paciente e situação em particular.

## Succinilcolina X Rocurônio

Desde sua introdução na prática clínica em 1951, a succinilcolina é considerada o bloqueador neuromuscular ideal para ser empregado na IISR devido a seu rápido início de ação e curta duração. Vimos acima as considerações a favor e contra a utilização de agente adespolarizante previamente à administração de succinilcolina com o objetivo de se evitarem as fasciculações secundárias à despolarização da placa motora. Além disso, pode haver restrições para seu uso, como, por exemplo, em indivíduos susceptíveis à hipertermia maligna, hipercalemia, grandes queimados, hepatopatia grave (possibilidade de baixos níveis de pseudocolinesterase plasmática), miopatias com elevação de CPK, glaucoma de ângulo fechado e lesões oculares penetrantes (por elevação da pressão intraocular). O Rocurônio apresenta-se como alternativa à succinilcolina devido a seu rápido início de ação (cerca de 60 segundos) em doses elevadas (1,0 a 1,2 mg/kg). Em casos de intervenções cirúrgicas de curta duração, é recomendável que a reversão do BNM seja feita com Sugamadex e sempre acompanhada do uso da monitorização da transmissão neuromuscular.

## Ventilação Manual Pré-intubação

Fazendo-se necessária a ventilação, esta deve ser realizada com compressão cricoide aplicado, como exposto no artigo original de Sellick[45] e sem ultrapassar o valor de pressão de 20 cmH$_2$O, medida no circuito ventilatório. Na eventualidade de falha de intubação, a forma mais eficaz de resgate da ventilação é por meio de um dispositivo supraglótico, preferencialmente de segunda geração. Para seu correto posicionamento, pode ser necessário aliviar ou até suprimir a compressão cricoide, como visto anteriormente.

## Extubação (ou Desintubação) e Troca de Tubo Traqueal

O prefixo "ex" significa para fora, enquanto o prefixo "des" significa ação contrária. Sendo assim, o termo desintubação seria mais correto, já que se trata de desfazer uma ação previamente realizada, a intubação. Extubação poderia significar a exteriorização do tubo em seu sentido amplo, não necessariamente intencional. Porém, como os dois termos são encontrados na literatura nacional, consideramos ambos como corretos.

A maior parte das extubações realizadas ao final da anestesia transcorre sem complicações. Em certos grupos de pacientes, no entanto, a remoção do tubo traqueal pode ser o fator causal de aumento da morbimortalidade associada ao controle da via aérea. Por meio do banco de dados do *Closed Claims Project* da *ASA* identificou-se que se por um lado houve redução no número de processos movidos contra anestesiologistas no momento da indução anestésica, fruto de melhor avaliação prévia da via aérea e antecipação de possíveis dificuldades, por outro houve aumento no número de processos relacionados ao momento do pós-anestésico imediato, quando comparados dois períodos (1985 a 1992/1993 a 1999).[63] Problemas relacionados à extubação foram a terceira complicação mais frequente relatada pelo NAP 4, sendo a obstrução das vias aéreas o principal fator envolvido (laringoespasmo, oclusão total da via aérea artificial (TT ou ML) por mordida, presença de sangue ou edema da via aérea). Identificou-se que o retardo no diagnóstico e a falta de antecipação e planejamento foram decisivos para o desfecho adverso.[43]

A *Difficult Airway Society* (*DAS*) publicou, em 2012, diretrizes para extubação com foco no processo de extubação em geral e não apenas na via aérea difícil. Propõe que as ações sejam fundamentadas em quatro etapas: planejamento, preparo, execução e cuidados pós-extubação. Tais diretrizes exploram a fisiopatologia dos eventos que comumente ocorrem no momento do despertar e da desintubação. Consideram tanto fatores gerais como os diretamente relacionados à via aérea: presença de via aérea difícil previamente reconhecida, obesidade, síndrome da apneia obstrutiva do sono, trauma de vias aéreas, risco de aspiração, entre outros. Dentre os fatores gerais encontram-se a condição dos diferentes aparelhos e sistemas e particularidades cirúrgicas, como a posição de trendelenburg no intraoperatório, decúbito ventral, duração do procedimento cirúrgico, inacessibilidade às vias aéreas etc. A partir destas considerações, classifica-se o paciente como baixo ou alto risco para desenvolver eventos adversos.[64]

A falha de extubação levando à necessidade de reintubação é evento raro em anestesia, 0,1% a 0,45%, mas bem mais frequente em Terapia Intensiva, podendo chegar a 25%.[65] A grande maioria dos estudos que avalia a eficácia do teste de vazamento (*cuff-leak test*) pré-extubação *são realizados no contexto da Terapia Intensiva, em pacientes que se encontram em ventilação mecânica prolongada*. A extrapolação dos resultados obtidos com o teste nesta população para o cenário da anestesia ainda não foi demonstrada, mas sua prática tem sido recomendada em artigos de revisão e diretrizes.[64,65] O objetivo do teste é avaliar o grau de edema laríngeo (região subglótica) e, consequentemente, o risco de obstrução da via aérea pós-extubação.

Kuriyama e col. realizaram revisão sistemática com metanálise sobre o tema em 2020. Concluíram que o teste de vazamento possui excelente especificidade, porém sensibilidade apenas moderada para detecção de obstrução de vias aéreas pós-extubação.[66,67] O emprego de corticosteroides objetivando redução do edema laríngeo pós-extubação é igualmente mais comum em pacientes internados em UTIs do que em pacientes intubados para anestesia. A terapêutica parece ser benéfica apenas nos pacientes identificados como de risco pelo teste de vazamento e nos quais o fármaco havia sido administrado pelo menos 4 horas antes da Desintubação.[68]

A extubação é sempre eletiva. Não só pode como deve ser postergada se as condições ao final da cirurgia não forem adequadas. Se não existirem motivos que justifiquem a manutenção do tubo traqueal, a desintubação mais segura é aquela realizada com o paciente acordado.

- **Protetor de mordida:** é comum em nosso meio fazer uso da cânula orofaríngea (Guedel) para esta finalidade, entretanto, a abertura entre as arcadas dentárias superior e inferior promovida pela cânula orofaríngea é inferior ao diâmetro do tubo traqueal e, portanto, a princípio, não evitaria a mordida sobre o tubo.
- **Posição do paciente:** ainda que não haja evidências a favor de uma determinada posição específica, há uma tendência à utilização do dorso elevado (posição semissentada)[69,70] e com a cabeça neutra (sem flexão, extensão ou rotação do pescoço) com intuito de evitar o colapso das vias aéreas.[71]
- **Reversão do bloqueio neuromuscular (BNM):** para se evitar o risco de aspiração do conteúdo gástrico e obstrução das vias aéreas superiores, a recomendação é que seja feita a monitorização do BNM, objetivando-se uma relação T4/T1 (TOF) igual ou superior a 0,9 para proceder à desintubação, tendo em vista a maior sensibilidade da musculatura respiratória, em especial a musculatura faríngea, à ação dos agentes bloqueadores neuromusculares.[72]

Determinados procedimentos cirúrgicos, ou a condição clínica de base do paciente, podem exigir um despertar mais suave. Para tal, três são as técnicas sugeridas: substituição do tubo traqueal por máscara laríngea antes do despertar (manobra de Bailey), desintubação com manutenção de infusão de remifentanil ou desintubação por cateter guia.[73]

Os Guias Trocadores (GT) são um valioso recurso para se fazer uma desintubação "em dois tempos", isto é, quando se tem dúvidas se o paciente apresentará ou não autonomia ventilatória após a desintubação. São longos e possuem quatro diferentes calibres (Figura 67.36). O guia é inserido no interior do tubo traqueal enquanto este ainda se encontra *in situ*. Retira-se o tubo traqueal e observa-se o paciente durante um período no pós-operatório imediato. Havendo estabilidade cardiovascular e respiratória, o guia é retirado. Caso necessário, serviria como guia para possível a reintubação.

Outra indicação para os guias trocadores é a que o próprio nome sugere: a substituição com maior segurança de um tubo traqueal por outro. A troca de tubo simples para duplo-lúmen ou vice-versa, troca de tubo aramado por simples, substituição de tubo traqueal em pacientes críticos portadores de VAD nos quais o balonete do tubo foi acidentalmente perfurado são algumas das indicações para seu uso. Na indisponibilidade de guia trocador, um *bougie* pode ser empregado alternativamente para esta função, mas certamente com desvantagens. Seu material é mais rígido do que o GT e sua curvatura pode não favorecer o deslizar suave por dentro do tubo original. Havendo a necessidade de utilizá-lo, este deve ser inserido a partir de sua extremidade reta, não pela angulada.

## Videolaringoscopia

O laringoscópio tradicional, aquele que não possui uma câmera de vídeo ou qualquer outro auxílio óptico, é sempre usado para realizar a técnica de Laringoscopia Direta (LD), com o intuito de se criar uma linha direta de visão da retina até a laringe do paciente.

Um Videolaringoscópio (VL) é aquele que possui uma câmera de vídeo embutida. Suas lâminas podem ter a geometria padrão do laringoscópio tradicional ou uma forma hiper angulada como o *GlideScope* original (2002), sendo, portanto, a forma da lâmina que determina a técnica necessária para o uso. É fundamental entender que o formato da lâmina determina como você introduz o laringoscópio na boca e como tenta passar o tubo, não a presença ou ausência de uma câmera.

### Videolaringoscopia com lâminas de geometria padrão (Macintosh) (Figura 67.37)

A VL não é uma técnica homogênea: a forma da lâmina determina como ela deve ser manipulada. O termo VL em si

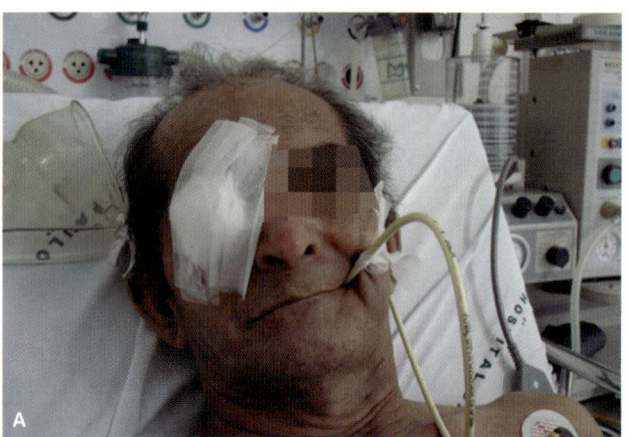
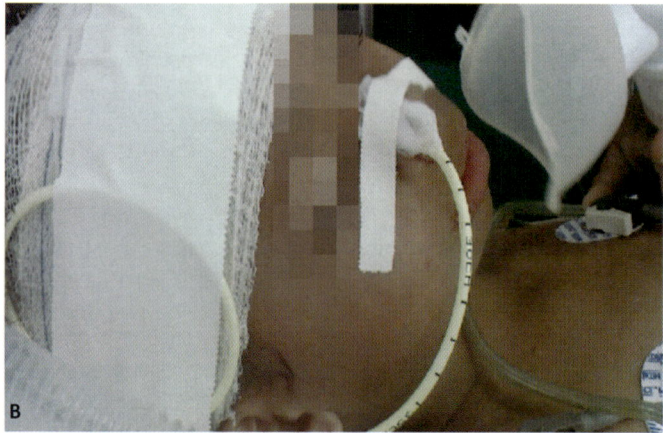

▲ **Figura 67.36 (A** e **B)** Trocadores de tubo traqueal.
**Fonte:** Acervo pessoal da Dra. Camila Machado de Souza

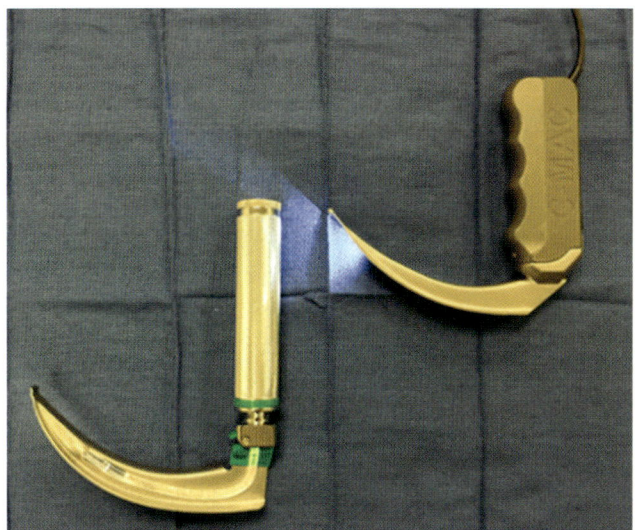

▲**Figura 67.37** Lâmina de Macintosh para visão direta (esquerda) e direta ou na tela (indireta) a direita.

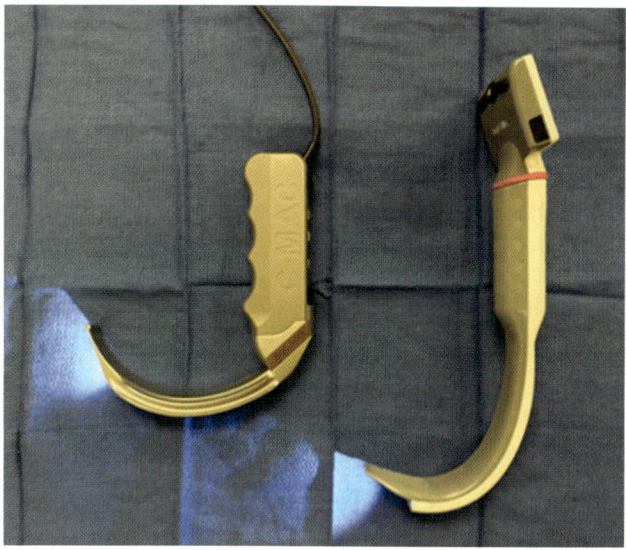

▲**Figura 67.38** Dois exemplos de dispositivos de videolaringoscópio hiper angulados. Observe a diferença de curvatura das lâminas quando comparado aos aparelhos da imagem das lâminas com geometria padrão.

significa apenas que você está passando o tubo sob visualização de vídeo.[74]

Uma lâmina de geometria padrão (Macintosh) equipada com uma câmera CMOS deve ter a mesma abordagem tradicional do passo a passo da laringoscopia direta. Após a introdução desses dispositivos na faringe, eles dão ao operador a opção de entregar o tubo endotraqueal sob visualização direta ou com orientação por vídeo. Em outras palavras, o operador pode realizar LD ou VL, apesar de a técnica utilizada para obter a visão ser a mesma. Além disso, o operador pode ainda recorrer à visualização direta (ou seja, LD) se a câmera for obscurecida por secreções copiosas ou sangramento. No entanto, mesmo uma lâmina padrão de Macintosh, quando usado na forma de visão na tela, oferece ganho de ângulo de imagem, maior magnificação e melhor iluminação, o que ocasiona, mesmo com lâmina de geometria padrão, um resultado muito superior quando se usa a visão na tela.

## Videolaringoscopia com lâminas hiper anguladas (Figura 67.38)

Lâminas de laringoscopia hiper anguladas obrigam a laringoscopia indireta (na tela) e realmente requerem uma técnica diferente para uso do que uma lâmina de geometria padrão. A lâmina deve ser inserida na linha média da boca. Assim que a ponta da lâmina passar pelos dentes, a atenção do operador deve estar voltada para o monitor de vídeo.[75] O dispositivo deve continuar a ser inserido de forma a seguir a curva das estruturas faríngeas na linha média. É fundamental a identificação sequencial de estruturas da linha média, como a língua e a epiglote. Esta manobra deve exigir apenas uma força mínima de elevação das estruturas. Exemplos de lâminas hiper anguladas: Glidescope (ou lâminas de desenho similar feitas por outros fabricantes, como, por exemplo, a Besdata); CMac – D blade (forma de meia lua); McGtrath X Blade.

A principal consideração da videolaringoscopia hiper angulada é a entrega do tubo endotraqueal. Os estiletes metálicos rígidos (com uma curva de 60°, tipo GlideRite) são mais frequentemente recomendados e utilizados, mas se não estiverem disponíveis, o operador pode dobrar um estilete maleável de forma semelhante, ou usar um *bougie* manualmente entortado para adquirir forma similar à da lâmina.[76] Ao realizar a videolaringoscopia com lâmina hiper angulada, o tubo, assim como o laringoscópio, deve passar pela curvatura da via aérea. É preciso ter em mente que na videolaringoscopia com lâmina hiper angulada, o operador não intuba uma glote com um tubo, mas intuba a **imagem** de uma glote com a **imagem** de um tubo.

A Laringoscopia Assistida por Vídeo (VL) refere-se ao uso de um componente de vídeo, juntamente com uma lâmina de laringoscópio rígida típica para aumentar uma visão direta da laringe (laringoscopia direta vídeo assistida) ou para permitir a laringoscopia, que é inteiramente baseada na imagem de vídeo (laringoscopia indireta vídeo assistida) usando uma lâmina de ângulo agudo (hiper angulada). VL é útil para via aérea difícil (VAD), seja reconhecida ou potencial porque a visão por vídeo amplia a exposição da laringe e supera as dificuldades com o alinhamento dos eixos.

É a língua que bloqueia a visualização da glote, e o laringoscópio desloca a língua. Estudos demonstram de forma muito clara a superioridade da posição olfativa (conhecida na literatura por "*sniffing position*") como a mais adequada para LD. Como a imagem por vídeo trafega em linha curva, independente do alinhamento entre o olho do anestesista e a glote, essa posição ajuda na VL, mas não tem a mesma importância que na LD. Devido à visão indireta (na tela) da glote, o alinhamento dos eixos se torna desnecessário. Talvez por essa razão um estudo[77] de 2018 que comparou a eficiência e facilidade da intubação com KingVision e Cmac, respetivamente VL com e sem canal, não demonstrou diferença entre cabeça na posição neutra e cabeça na posição olfativa. Sabidamente, a literatura reporta maior sucesso na posição olfativa para laringoscopia direta convencional. Esse deve também ser o motivo para intubação acordada com VL ser muito mais bem tolerada quando comparado a laringoscopia direta

Uma revisão da Cochrane (de 2022, corroborando a anterior de 2015) descobriu que todos os tipos de videolaringoscópio (estilo Macintosh, hiper angulado, com e sem canal) reduziram o risco de falha na intubação traqueal e aumentaram a chance de sucesso na primeira tentativa em comparação com a laringoscopia direta,[78] apontando ainda algumas outras considerações:

- VL não parece ajudar anestesiologistas experientes a lidar com o manejo rotineiro das vias aéreas (em casos fáceis - sem preditores de dificuldade) na sala de cirurgia, devido ao fato que as taxas de sucesso com a LD convencional já são muito altas; para casos fáceis, com anestesiologista experiente, o VL acrescenta pouco benefício, em termos de sucesso;
- Para o operador iniciante (inexperiente) o uso do VL (em comparação com DL), melhora as taxas de sucesso de intubação em casos sem preditores de dificuldade, tanto na primeira tentativa como taxa de sucesso em geral;[79-82]

- Para pacientes com previsão de dificuldade, tanto para operadores experientes quanto para inexperientes, o uso do VL melhora as taxas de sucesso de intubação, tanto na primeira tentativa como taxa de sucesso em geral;
- Para pacientes com previsão de dificuldade, tanto para operadores experientes quanto para inexperientes, o uso do VL diminui muito a ocorrência de intubação esofágica acidental;
- Quando o DL falha, o VL oferece maior probabilidade de sucesso, como uma técnica de resgate;
- VL pode ser tão útil quanto endoscópio flexível para intubação antes da indução (intubação **acordada**);
- O uso de VL exige menor força de suspensão para atingir uma visão laríngea adequada durante a intubação em comparação com DL; no entanto, a capacidade de reduzir a movimentação cervical não é tão completa quando comparada ao uso do endoscópio flexível.

Existe consenso na literatura que o videolaringoscópio facilita a intubação. Este conceito é mais verdadeiro na intubação difícil do que na intubação fácil,[83] mas é justamente na intubação difícil que é necessária ferramenta mais efetiva.

# REFERÊNCIAS

1. Ducanto J, Matioc A. Noninvasive management of the airway, em: Hagberg CA, Artime CA, Azis MF. Hagberg and Benumof's Airway Management, 4a ed, Philadelphia, Elsevier, 2018; 309-327.e3
2. Sharma S, Danckers M, Sanghavi DK et al. High-flow nasal cannula. [Updated 2023 Apr 6]. In: StatPearls [Internet]. Treasure Island (FL): StatPearls Publishing; 2023 Jan -. Available from: https://www.ncbi.nlm.nih.gov/books/NBK526071/
3. Han R, Tremper KK, Kheterpal S et al. Grading scale for mask ventilation. Anesthesiology 2004; 101:267
4. Benumof JL. Laryngeal Mask Airway and the ASA Difficult Airway Algorithm. Anesthesiology 1996; 84:686-99
5. Brimacombe JR, Brain AIJ, Berry AM. Indications and contraindications, em: Brimacombe JR, Brain AIJ. The Laryngeal Mask Airway – A review and practical guide, London, Saunders, 1997; 114-16
6. Verghese C and Brimacombe JR. Survey of laryngeal mask airway usage in 11.910 patients: safety and efficacy for conventional and nonconventional usage. Anesth Analg 1996; 82:129-33
7. Bernardini A and Natalini G. Risk of pulmonary aspiration with laryngeal mask airway and tracheal tube: analysis of 65.712 procedures with positive pressure ventilation. Anaesthesia 2009; 64:1289-94
8. Vézina D, Lessard MR, Bussières J et al. Complications associated with the use of the esophageal-tracheal Combitube. Can J Anaesth 1998; 45:76-80
9. Hollingsworth JG, Herway ST, Benumof JL et al. Exchanging a King Laryngeal Tube™ for an endotracheal tube using a fibreoptic bronchoscope – Aintree™ cateter combination in a known difficult airway. Can J Anaesth 2017; 64:337-8
10. https://youtu.be/OEGjtnbYVWE?si=Q-3ZDRKd5sFvUg6D
11. Rebuglio R, Amaral JLG, Slikta Fo. J. Intubação Traqueal, em: Cangiani LM, Slullitel A, Potério GMB et al, Tratado de Anestesiologia SAESP, 7a Ed, São Paulo, Atheneu, 2011;1349-96
12. Smith HM and Bacon DR. The History of Anesthesia, em: Barash PG, Cullen BF, Stoelting RK. Clinical Anesthesia, 5a Ed, Philadelphia, Lippincott Williams & Wilkins, 2006; 3-26
13. Crankshaw D, McViety J, Entwistle M. A review of cuffed vs uncuffed endotracheal tubes in children. Ped Anesth Crit Care J 2014; 2:70-3
14. Litman RS and Maxwell LG. Cuffed versus uncuffed endotracheal tubes in pediatric anesthesia – the debate should finally end. Anesthesiology 2013; 118:500-1
15. Seegobin RD and van Hasselt GL. Endotracheal cuff pressure and tracheal mucosal blood flow: endoscopic study of effects of four large volume cuffs. Br Med J (Clin Res Ed) 1984; 288:965-968
16. Pneumatikos IA, Dragoumanis CK, Bouros DE. Ventilator-associated pneumonia or endotracheal tube-associated pneumonia? Anesthesiology 2009; 110:673-80
17. Blot SI, Poelaert J, Kollef M. How to avoid microaspiration? A key element for the prevention of ventilator-associated pneumonia in intubated ICU patients. BMC Infectious Diseases 2014; 14:119-24
18. Madjdpour C, Mauch J, Dave MH et al. Comparison of air-sealing characteristics of tapered – vs. cylindrical-shaped high-volume, low-pressure tube cuffs. Acta Anaesthesiol Scand 2012; 56:230-35
19. Deem S, Treggiari MM. New endotracheal tubes designed to prevent ventilator-associated pneumonia: do they make a difference? Respir Care 2010; 55:1046-55
20. Bafi AT, Nunes NF, Machado FR. Pneumonia associada à ventilação mecânica, em Valiatti JLS, Amaral JLG, Falcão LFR. Ventilação Mecânica, 2ªed, Rio de Janeiro, Guanabara Koogan, 2021; 751-55
21. Haas CF, Eakin RM, Konkle MA et al. Endotracheal tubes: old and new. Respir Care 2014; 59:933-52
22. Ring WH, Adair JC, Elwyn RA. A new pediatric endotracheal tube. Anesth Analg 1975, 54:273)
23. Brodsky JB, Lemmens JM. Left double-lumen tubes: clinical experience with 1,170 patients. J Cardiothorac Vasc Anesthesia 2003; 17: 289-98
24. Grape S, Schoettker P. The role of tracheal tube introducers and stylets in current airway management. J Clin Monit Comput DOI 10.1007/s10877-016-9879-8. Publicado on line em 16 de abril, 2016
25. Hagberg C, Georgi R, Krier C. Complications of managing the airway. Best Pract Res Clin Anaesth 2005; 19:641-59.
26. Viswanathan S, Campbell C, Wood DG et al. The Eschmann tracheal tube introducer (Gum Elastic Bougie). Anesthesiology Review 1992; 9:29-34
27. Howath A, Brimacombe J, Keller C. Gum elastic bougie-guided insertion of the ProSeal laryngeal mask airway: a new technique. Anaesth Intensive Care 2002; 30:624-7
28. Brimacombe J, Keller C, Judd DV. Gum elastic bougie-guided insertion of the ProSeal laryngeal mask airway is superior to the digital and introducer tool technique. Anesthesiology 2004; 100:25-9
29. Reis LI, Reis GFFTSA, Oliveira MRM, Ingarano LEB, Bougie. Rev Bras Anestesiol 2009; 59:618-23
30. Melhado VB, Fortuna AO. Via Aérea Difícil em Curso de Educação à Distância em Anestesiologia. Comissão de Ensino e Treinamento – Sociedade Brasileira de Anestesiologia. São Paulo, Office Editora, 2004. Vol IV: 15-107
31. Baker PA, Timmermann A. Laryngoscopic tracheal intubation, em: Hagberg CA, Artime CA, Azis MF. Hagberg and Benumof's Airway Management, 4a ed, Philadelphia, Elsevier, 2018; 371-390.e4
32. Cormack RS, Lehane J. Difficult tracheal intubation in obstetrics. Anaesthesia 1984, 39:1105-1111

33. Cook TM. A new practical classification of laryngeal view. Anaesthesia 2000, 55: 274-79
34. Bailie R, Posner KL. New trends in adverse respiratory events. ASA Newsletter 2011, 75:28-9
35. Straker T, Urdaneta F. Confirmation of tracheal intubation, em: Hagberg CA, Artime CA, Azis MF. Hagberg and Benumof's Airway Management, 4a ed, Philadelphia, Elsevier, 2018; 540-550.e3
36. Coté CJ, Todres ID. The Pediatric Airway, em: Coté CJ, Ryan JF, Todres ID, Goudsouzian NG. A practice of Anesthesia for infants and children, 2nd ed, Philadelphia, W.B. Saunders Co, 1993; 55-83
37. Silva WV, Andrade RGAC. Intubação acordado, em: Ortenzi AV, Martins MP, Mattos SLL, Nunes RR. Controle da Via Aérea, 2ª ed, Rio de Janeiro, Sociedade Brasileira de Anestesiologia, 2018; 117-141
38. Holzapfel L, Chevret S, Madinier G et al. Influence of long-term oro- or nasotracheal intubation on nosocomial maxillary sinusitis and pneumonia: results of a prospective, randomized clinical trial. Crit Care Med 1993, 21: 1132-8
39. Fremstad JD, Marti n SH et al. Lethal complication from insertion of nasogastric tube after severe basilar skull fracture. J Trauma. 1978;18:820-2
40. Bahr W, Stoll P. Nasal intubation in the presence of frontobasal fractures : A retrospective study. J Oral Maxilofac Surg. 1992;50: 445-7
41. Arrowsmith JE, Robertshaw HJ, Boyd JD. Nasotracheal intubation in the presence of frontobasal skull fracture. Can J Anaesth 1998, 45: 71-5
42. Cheung NH, Napolitano LM. Tracheostomy: epidemiology, indications, timing, technique and outcomes. Respiratory Care 2014, 59:895-919
43. Kost KM. Endoscopic Percutaneous Dilatational Tracheotomy: a prospective evaluation of 500 consecutive cases. Laryngoscope 2005, 115(supplement S107): 1-30
44. Cook TM, Woodall N, Frerk C. Major complications of airway management in the UK. Results of the Fourth National Audit Project of the Royal College of Anaesthetists and the Difficult Airway Society. Part 1: Anaesthesia. BJA 2011, 106: 617-31
45. Warner MA, Meyerhoff KL, Warner ME et al. Pulmonary aspiration of gastric contents: a Closed Claims Analysis. Anesthesiology 2021, 135(2):284-91
46. Sellick BA. Cricoid pressure to control regurgitation of stomach contents during induction of anaesthesia. Lancet 1961, 278(7199): 381-442 (originalmente publicado como volume 2, fascículo 7199 – agosto 1961
47. Stept WJ, Safar P. Rapid induction/intubation for prevention of gastric-content aspiration. Anesth Analg 1970, 49: 633-36
48. Deransy R, Langeron O. Aspiration prevention and prophylaxis: Preoperative considerations for the full stomach patient, em: Hagberg CA, Artime CA, Azis MF. Hagberg and Benumof's Airway Management, 4a ed, Philadelphia, Elsevier, 2018; 235-248.e4.
49. Dörges V. Airway management in emergency situations. Best Pract Res Clin Anaesth 2005, 19:699-715
50. Gagnon C, Fortier LP, Donati F. When a leak is unavoidable, preoxygenation is equally ineffective with vital capacity or tidal volume breathing. Can J Anesth 2006 53: 86-91
51. Tanoubi I, Drolet P, Donati F. Optimizing preoxygenation in adults. Can J Anesth 2009, 56: 449-66
52. Levitan RM, Behringer EC, Patel A. Preoxigenation, em: Hagberg CA, Artime CA, Azis          MF. Hagberg and Benumof's Airway Management, 4a ed, Philadelphia, Elsevier, 2018; 249-264.e3
53. Patel A, Nouraei SAR. Transnasal Humidified Rapid-Insufflation Ventilator Exchange (THRIVE): a physiological method of increasing apnoea time in patients with difficult airways. Anaesthesia 2015, 70(3):323-9
54. Zdravkovic M, Berger-Estilita J, Sorbello M et al. An international survey about rapid sequence intubation of 10.003 anaesthetists and 16 experts. Anaesthesia 2020, 75:313-22
55. Klucka J, Kosinova M, Zacharowski K et al. Rapid sequence induction: an international survey. Eur J Anaesthesiol 2020, 37:435-42
56. El-Orbany M, Connolly LA. Rapid sequence induction and intubation: current controversy. Anesth Analg 2010, 110:1318-25
57. Warner KJ, Cuschieri J, Jurkovich GJ et al. Single-dose etomidate for rapid sequence intubation may impact outcome after severe injury. J Trauma 2009, 67:45-50
58. Albert SG, Ariyan S, Rather A. The effect of etomidate on adrenal function in critical illness: a systematic review. Intensive Care Med 2011, 37: 901-10
59. Bruder EA, Ball IM, Ridi S et al. Single induction dose of etomidate versus other induction agents for endotracheal intubation in critically ill patients. Cochrane Database Syst Rev 2015;1
60. Smith KJ, Dobranowski J, Yip J et al. Cricoid pressure displaces the esophagus: an observational study using magnetic resonance imaging. Anesthesiology 2003, 99:60-4
61. Asai T, Barclay K, Power I et al. Cricoid pressure impedes placement of laryngeal mask airway. Br J Anaesth 1995, 74:521-25
62. Aoyama K, Takenaka I, Sata T et al. Cricoid pressure impedes positioning and ventilation through laryngeal mask airway. Can J Anaesth 1996: 43:1035-40
63. Peterson GN, Domino KB, Caplan RA et al. Management of the difficult airway: a closed claims analysis. Anesthesiology 2005, 103:33-9
64. Popat M, Mitchell V, Dravid R et al. Difficult Airway Society Guidelines for the management of tracheal extubation. Anaesthesia 2012, 67:318-40
65. Cavallone LF, Vanucci A. Extubation of the difficult airway and extubation failure. Anesth Analg 2013, 116:368-83
66. Kuriyama A, Jackson JL, Kamei J. Performance of the cuff leak test in adults in predicting post-extubation airway complications: a systematic review and meta-analysis. Crit Care 2020, 24:640-50)
67. Lewis K, Almubarak Y, Moller MH et al. The cuff leak test in critically ill patients: An international survey of intensivists. Acta Anaesthesiol Scand 2021, 65:1087-94
68. Jaber S, Jung B, Chanques G et al. Effects of steroids on reintubation and post-extubation stridor in adults: meta-analysis of randomised controlled trials. Crit Care 2009, 13:R49
69. Martin SE, Mathur R, Marshall I et al. The effect of age, sex, obesity and posture on upper airway size. Eur Respir J 1997, 10:2087-90
70. Tagaito Y, Isono S, Tanaka A et al. Sitting posture decreases collapsibility of the passive pharynx in anesthetized paralyzed patients with obstructive sleep apnea. Anesthesiology 2010, 113:812-8
71. Walsh JH, Maddison KJ, Platt PR et al. Influence of head extension, flexion and rotation on collapsibility of the passive upper airway. SLEEP 2008, 31:1440-7
72. Donati F, Bevan DR. Neuromuscular blocking agentes. Em Barash PG, Cullen BF, Stoelting RK (ed). Clinical Anesthesia, 5a ed, Lippincot Williams & Wilkins. Philadelphia, PA, 2006.
73. Saracog KT, Yilmaz M, Duzyol IY et al. Advanced techniques in extubation: Bailey maneuver, tube Exchange catheter and staged extubation set. J Clin Anesth 2018, 48:28-9
74. Strayer RJ. Video Laryngoscopy vs. Direct Laryngoscopy. Presentation at American Academy of Emergency Medicine Scientific Assembly in New York, NY; 2014
75. Levitan RM and Kinkle WC. AirwayCam Pocket Guide to Intubation 2e. Wayne, PA: Airway Cam Technologies, 2007. Print
76. Sakles JC and Kalin L. The effect of stylet choice on the success rate of the intubation using the GlideScope video laryngoscope in the emergency department. Acad Emerg Med. 2012; 19:235-238.
77. Mendonca C, Ungureanu, Nowicka, Kumar A randomised clinical trial comparing the 'sniffing' and neutral position using channelled (KingVision® ) and non-channelled (C--MAC®) videolaryngoscopes. Anaesthesia. 2018 Jul;73(7):847-855. doi: 10.1111/anae.14289. Epub 2018 Apr 16.
78. Hansel J, Rogers AM, Lewis SR, Cook TM, Smith AF. Videolaryngoscopy versus direct laryngoscopy for adults undergoing tracheal intubation. Cochrane Database of Systematic Reviews 2022; 4: CD011136.
79. Nouruzi-Sedeh P, Schumann M, Groeben H. Laryngoscopy via Macintosh blade versus GlideScope: success rate and time for endotracheal intubation in untrained medical personnel. Anesthesiology.2009;110:32-37
80. Howard-Quijano KJ, Huang YM, Matevosian R, Kaplan MB, Steadman RH. Video-assisted instruction improves the success rate for tracheal intubation by novices. Br J Anaesth. 2008; 101:568-572
81. Nouruzi-Sedeh P, Schumann M, Groeben H. Laryngoscopy via Macintosh blade versus GlideScope: success rate and time for endotracheal intubation in untrained medical personnel. Anesthesiology.2009;110:32-37
82. Howard-Quijano KJ, Huang YM, Matevosian R, Kaplan MB, Steadman RH. Video-assisted instruction improves the success rate for tracheal intubation by novices. Br J Anaesth. 2008; 101:568-572
83. Niforopoulou P, Pantazopoulos I, Demestiha T, Koudouna E, Xanthos T. Video-laryngoscopes in the adult airway management: a topical reviewof the literature. Acta Anaesthesiol Scand 2010; 54: 1050–61

# 68

# Via Aérea Difícil

**Mauricio Luiz Malito** ■ **Gustavo Felloni Tsuha**

## INTRODUÇÃO

Existe certo consenso de que provavelmente as duas tarefas mais importantes e desafiadores para os anestesiologistas são o manejo adequado de uma Via Aérea Difícil (VAD) e a manutenção da oxigenação. A falha em obter e manter uma via aérea adequadamente pode levar a complicações graves como: hipóxia, lesões traumáticas nas vias aéreas, regurgitação e aspiração brônquica, além de aumentar significativamente a morbidade e a mortalidade. Portanto, é fundamental que os profissionais de saúde estejam bem treinados, atualizados e sigam diretrizes e protocolos desenvolvidos para garantir um manejo seguro da via aérea difícil.

Problemas relacionados às vias aéreas difíceis, mesmo em pacientes clinicamente saudáveis, são considerados a principal causa de acidentes relacionados à anestesia e com potencial de produzir consequências fatais. Paralelamente, também são uma das principais fontes de processos judiciais nos registros das Sociedades de Defesa do Reino Unido e nos Estados Unidos.[1,2] O Quarto Projeto Nacional de Auditoria (NAP4) do *Royal College of Anaesthetists* e a *Difficult Airway Society*, no Reino Unido, mostraram que 1 em cada 22 mil intubações traqueais realizadas na sala de cirurgia, estiveram associadas ao manejo inadequado e contribuíram para desfechos graves como morte, dano cerebral, necessidade de um internação por via aérea cirúrgica de emergência ou encaminhamento não planejado para Unidade de Terapia Intensiva (UTI). No entanto, o número de casos pode ter sido subnotificado, e a verdadeira incidência de eventos graves pode ser estimada em números até quatro vezes maiores (1 de 5500 casos).[3]

Em 2010, durante o Congresso Mundial de Anestesia, várias sociedades e confederações, inclusive a Sociedade Brasileira de Anestesiologia, debateram e assinaram a declaração de Helsinque sobre Segurança do Paciente em Anestesiologia, documento que deu destaque especial ao manejo das vias aéreas difíceis.[4] Ela sugere e propõe um protocolo de gerenciamento de VAD, que compreende um conjunto de estratégias organizadas para facilitar a escolha das melhores técnicas de ventilação e intubação, com maior probabilidade de sucesso e menor risco de lesão ao paciente. Seu objetivo fundamental é garantir a oxigenação em situações de risco, detectando o evento rapidamente e exigindo tomada de decisão ágil e efetiva, diminuindo o número e a gravidade dos incidentes críticos, bem como as complicações envolvidas.[5] A segurança dos pacientes é uma das principais metas no gerenciamento da via aérea difícil.

O termo VAD surgiu na medicina para descrever uma situação em que o acesso à via aérea de um paciente representa um desafio para os profissionais de saúde. Essa dificuldade pode ser causada por várias razões, como anatomia anormal das vias aéreas, obstrução física, reações adversas a medicamentos ou a procedimentos que envolvam a via aérea, entre outros.[6,7]

Uma definição padrão e definitiva de via aérea difícil ainda não é encontrada na literatura, mas geralmente é descrita como a incapacidade de um profissional de saúde em intubar o paciente às primeiras tentativas ou manter uma via aérea patente. Além disso, é comum considerar o uso de técnicas avançadas e equipamentos especializados para garantir a ventilação adequada. Entretanto, as mais recentes diretrizes, elaboradas pelas sociedades médicas, buscam um consenso mais simples e claro, em que a via aérea difícil pode ser definida como uma situação em que um profissional experiente antecipa ou encontra dificuldade com ventilação sob máscara facial, intubação traqueal e/ou uso de dispositivo supraglótico, ou reconhece a necessidade de uma via aérea cirúrgica de emergência. A falha no manejo pode também acontecer após o despertar do paciente e logo após a extubação traqueal.[6,8]

Existem algumas situações especiais que não são as características estruturais ou anatômica do paciente que impõem dificuldade no controle da via aérea, mas sim a condição clínica e metabólica que compromete a capacidade do paciente para reagir positivamente as manobras. Essa é a chamada via aérea difícil fisiológica, na qual esses desarranjos fisiológicos aumentam o risco de colapso cardiovascular decorrente do manejo das vias aéreas. As quatro condições mais frequentes que podem evoluir para uma via aérea fisiologicamente difícil são: hipoxemia, hipotensão arterial, acidose metabólica grave e insuficiência ventricular direita.

Os pacientes críticos em terapia intensiva, paciente com síndrome do desconforto respiratório do adulto, com processo inflamatório sistêmico e sepse representam um grupo de alto risco para evolução final com parada cardíaca após a administração de drogas anestésicas e/ou sedativas ou pela pressão positiva intratorácica durante as manobras de ventilação. É de extrema importância identificar previamente esses pacientes e elaborar estratégias para otimizar a entrega de oxigênio durante todo processo e garantir suporte hemodinâmico.[9-11] A *Society for Airway Management* (SAM)[12] elaborou várias recomendações, para evitar ou controlar estas complicações.

## CONTROLE DA HIPÓXIA

- **Pré-Oxigenação**: utilizar um cateter nasal padrão com fluxo de oxigênio 100% de 15 L/minuto ou um cateter nasal de alto fluxo com sistemas que ofertam de 40 a 70 L/minuto. Se o paciente apresentar *shunt* fisiológico significativo ou Capacidade Residual Funcional (CRF) reduzida (por exemplo, gravidez, obesidade, Síndrome do Desconforto Respiratório Agudo (SDRA), a pré-oxigenação deve ser realizada com PEEP (*Positive End-Expiratory Pressure*), usando sistemas de ventilação com balão-válvula-máscara;
- **Posicionamento otimizado** (se possível): os pacientes devem ser pré-oxigenados em decúbito dorsal e com elevação do dorso em 30° ou posição de rampa;

- A **intubação com o paciente acordado e mantendo a respiração espontânea** deve ser fortemente considerada em pacientes com hipoxemia refratária;
- Considerar o uso de **vasodilatadores pulmonares** inalatórios para melhorar a relação ventilação-perfusão antes da intubação, em pacientes com hipoxemia grave.

## CONTROLE DA HIPOTENSÃO

- **Os pacientes devem ter acesso venoso** confiável e com calibre suficiente para administração rápida de fluidos antes da intubação;
- Os doentes devem ser **rastreados quanto ao risco elevado** de colapso hemodinâmico com a intubação. Aqueles com um *Shock Index* (SI) > 0,7 apresentam um risco aumentado;[13]
- Pacientes **responsivos e tolerantes a fluidos** devem receber hidratação com fluidos antes da intubação, ou pelo menos durante a tentativa de intubação;
- Quando possível, as **administrações de vasopressores** devem ser iniciados antes da intubação em doentes que não são responsivos ao aumento do volume intravascular ou tolerantes a administração rápida de fluidos;
- Quando são utilizados vasopressores com doses em *bolus*, a **epinefrina diluída deve ser considerada como o vasopressor de escolha** em pacientes com depressão da função miocárdica;
- Escolher os **agentes de indução hemodinamicamente mais estáveis**.

Ao longo dos anos, houve uma evolução significativa no entendimento e no manuseio da via aérea difícil. Inicialmente, o foco estava na identificação e no tratamento imediato das situações e eventos em que a via aérea era difícil de ser acessada. No entanto, com o tempo, percebeu-se a importância de tomar medidas preventivas para identificar precocemente os pacientes com maior probabilidade de apresentarem uma via aérea difícil. Surgiram vários testes com medidas antropométricas, condições físicas ou clínicas que, isoladamente ou agrupados e associados a escores, buscavam prever com maior acurácia os pacientes com risco de apresentarem uma via aérea difícil.[14] Entretanto, todos estes testes à beira leito apresentam baixas sensibilidade, especificidade e valor preditivo positivo (Tabela 68.1). Mesmo com avaliação prévia adequada, o anestesiologista pode

**Tabela 68.1** Valor de sensibilidade, especificidade e valor preditivo positivo dos testes mais comuns para avaliação da via aérea.

| Capacidade de previsão dos testes mais comuns | | |
|---|---|---|
| Sensibilidade (%) | Especificidade (%) | Valor preditivo positivo (%) |
| Mallampati (original)    42-62 | 81-89 | 4-21 |
| Mallampati (modificado)    65-81 | 66-82 | 8-9 |
| Distância Tireomentoniana    65-91 | 81-82 | 8-15 |
| Distância Esternomentoniana    82 | 89 | 27 |
| Wilson escore[18]    42-55 | 86-92 | 6-9 |
| Distância Interincisivos    26-47 | 94-95 | 7-25 |
| Protusão da Mandíbula    17-26 | 95-96 | 5-21 |

**Fonte:** Perce A, 2005.[14]

se deparar com uma situação de via aérea difícil não prevista. Em um estudo utilizando uma base de dados de anestesias da Dinamarca e envolvendo uma coorte de 188.064 pacientes, ocorreram 3391 casos de intubações traqueais difíceis e 857 casos de ventilação difícil por máscara, confirmando que a intubação traqueal difícil e a ventilação com máscara difícil são eventos raros. Entretanto, das 3391 intubações traqueal difíceis, 3154 (93%) não foram previstas e, da mesma forma, a ventilação difícil por máscara não foi prevista em 808 dos 857 casos (94%).[15] Para enfrentar este cenário inesperado, era preciso ter um modelo de resposta rápida e efetiva, com equipamentos e dispositivos acessíveis e preparados, profissionais treinados e aptos a atuar.[16] Nesse contexto, surgiram os primeiros algoritmos ou guias de manejo da via aérea difícil.

Algoritmos são, por definição, estratégias pré-definidas que sugerem os melhores passos para alcançar um objetivo, ou diretrizes sistematicamente desenvolvidas para auxiliar o profissional em circunstâncias clínicas específicas e, para tanto, utilizam as evidências científicas disponíveis e as recomendações dos melhores especialistas. É importante entender que estes algoritmos não buscam ser mandatórios ou restritivos, mas sim ferramentas de ajuda na tomada de decisões corretas em momentos críticos. O profissional tem liberdade para usar seu julgamento clínico e sempre escolher o melhor caminho.[17]

A Sociedade Americana de Anestesiologia (ASA) foi uma das primeiras organizações a reconhecer a importância do manejo adequado da via aérea difícil. Em 1993, publicou seu primeiro algoritmo de via aérea difícil,[19] que foi atualizado em 2003[20] e, novamente, em 2013.[21] O algoritmo da ASA é baseado em uma abordagem passo a passo, que inclui medidas iniciais para prever e avaliar a dificuldade da via aérea, estratégias para intubação bem-sucedida, considerações especiais para casos de falha de intubação e alternativas quando a intubação é impossível. As principais inovações foram: (1) dedicar atenção e importância para a avaliação inicial dos pacientes, buscando sinais preditivos de VAD; (2) determinar os pontos críticos tanto para intubação como para a extubação traqueal; (3) descrever a importância e necessidade da disponibilidade de dispositivos supraglóticos e de equipamentos como os videolaringoscópios.

A mais recente atualização de 2022 consolida e aprimora todos os conceitos anteriores, mas dedica grande ênfase a como: limitar o número de tentativas, ficar atento à passagem do tempo, otimizar a oxigenação durante todo atendimento, despertar o paciente para reprogramar nova abordagem e, se possível, buscar sempre ajuda para realizar procedimentos invasivos[8] (Figuras 68.1 e 68.2).

A DAS (*Difficult Airway Society*), sediada no Reino Unido, é outra organização renomada na área do manejo da via aérea difícil. Em 2004, a DAS publicou seu primeiro guia sobre o assunto. Desde então, tem revisado e atualizado suas diretrizes regularmente para refletir os avanços científicos e tecnológicos. O mais recente algoritmo da DAS, lançado em 2015,[22] é baseado em uma abordagem similar à da ASA, incluindo testes preditivos de dificuldade da via aérea, opções de gerenciamento da via aérea em adultos e na população pediátrica, também para algumas especificidades médicas (obstetrícia, cirurgias de cabeça e pescoço) e para situações especiais como o momento da extubação traqueal. Interessante dizer que todos esses algoritmos podem ser consultados no próprio site da DAS.

A introdução de algoritmos de manejo da via aérea difícil, como os desenvolvidos pela (DAS), ajudou a padronizar as abordagens e os procedimentos utilizados. Essas orientações abrangem tanto a indução anestésica de rotina quanto a de sequência rápida, e sua essência é apresentada em uma série de fluxogramas. A filosofia de possuir uma série de planos para cada situação está bem estabelecida no manejo das vias aéreas. Os autores recomendam fortemente o uso de planos reservas e de segurança se a técnica primária, plano inicial de intubação traqueal (plano A), falhar. O plano B é uma estratégia secundária usada quando o plano A falha. Plano C enfatiza a manutenção da oxigenação e da ventilação, sugerindo acordar o paciente quando os planos anteriores falham. O Plano D descreve as técnicas de resgate para a situação "Não Pode Intubar, Não Pode Ventilar e Não Oxigena" (NINO). O documento lançado em 2015 sintetiza e descreve, em um único fluxograma, os detalhes e pontos chaves para cada um dos dois cenários críticos: intubação traqueal difícil não prevista durante a indução rotineira de anestesia em adultos e, também, intubação difícil quando aplicada a técnica de indução e intubação em sequência rápida em anestesias de pacientes não obstétricos[22] (Figuras 68.3 e 68.4).

Os pontos de destaque da atualização DAS 2015 são:

- **Plano A**: limitar a no máximo quatro tentativas de Laringoscopia Direta (LD) ou Videolaringoscopia (VL) (sendo a quarta tentativa realizada apenas por um especialista) desde que a oxigenação possa ser mantida entre as tentativas. É dada ênfase à manipulação externa da laringe durante a LD;

- **Plano B**: limitar a no máximo quatro tentativas de inserção de Dispositivo Supraglótico (DSG). Diminuição da ênfase à intubação via DSG. São desencorajadas técnicas de intubação às cegas por meio de DSG de intubação;

- **Plano C**: se os planos anteriores falharem, então todos os esforços se voltam para a oxigenação via ventilação com máscara facial e balão. Sugerem-se manobras para promover oxigenação adequada. O relaxante neuromuscular deve ser administrado se a ventilação com máscara facial e balão for impossível (procure escolher um agente diferente de rocurônio ou vecurônio se o sugamadex já tiver sido administrado anteriormente);

Neste momento, se a oxigenação for bem-sucedida, o paciente é acordado, se possível. Se a oxigenação estiver falhando, a situação NINO é declarada;

- **Plano D**: o acesso pela frente do pescoço é a via de resgate mais rápida. A técnica cirúrgica é recomendada com ênfase na identificação da anatomia e da membrana cricotireoidiana. Nesta técnica, a mão não dominante localiza a membrana e estabiliza a traqueia. A mão dominante faz uma incisão com um bisturi e cria um pertuito. Em seguida, um cateter Bougie é introduzido de forma descendente na traqueia. O Bougie serve de guia para a introdução de um tubo traqueal de pequeno calibre (5,0 ou 5,5 mm de diâmetro externo).

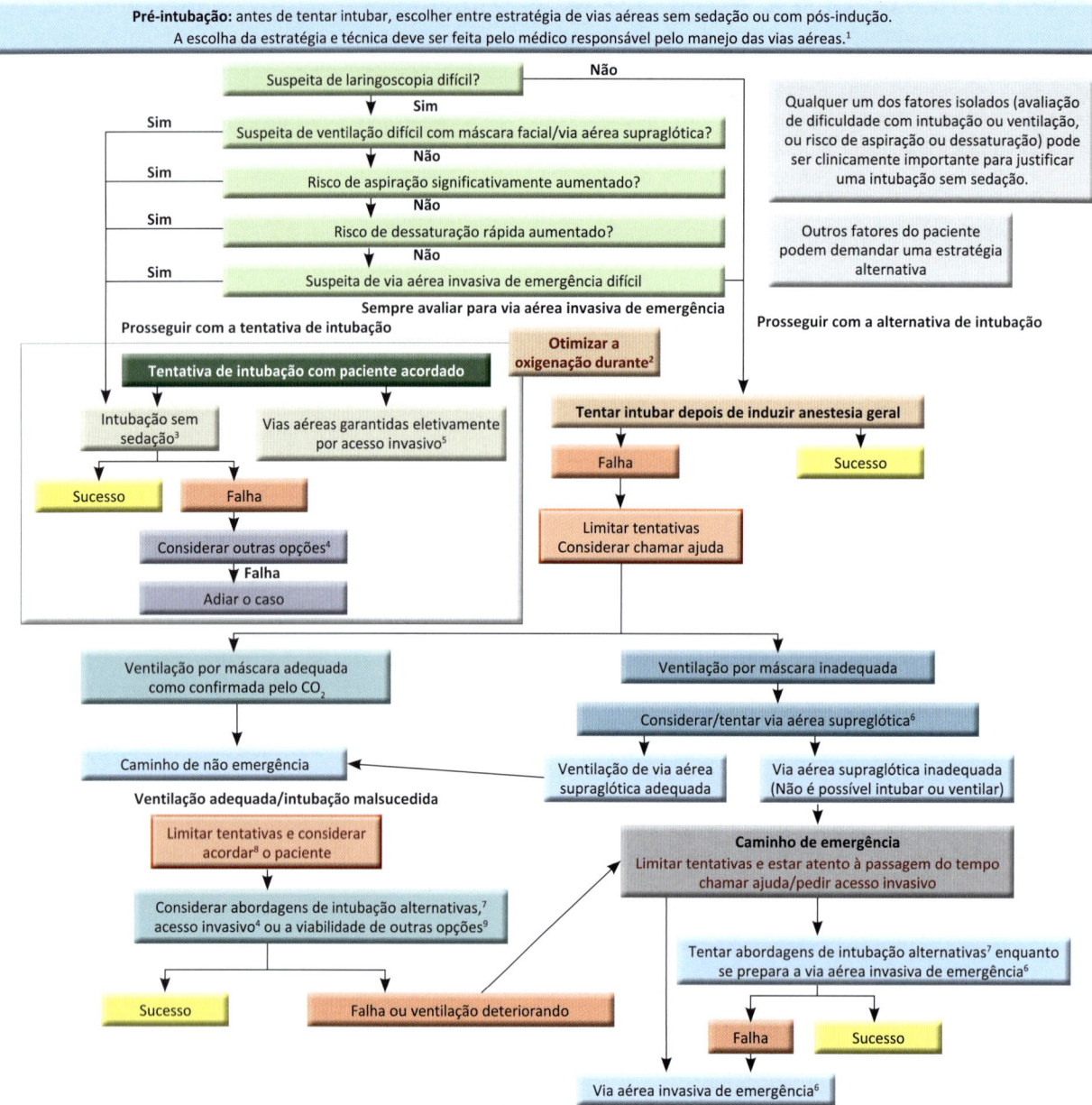

▲ **Figura 68.1** Algoritmo de vias aéreas difíceis: pacientes adultos.[1] A escolha do responsável pelo manejo de vias aéreas por estratégias e técnicas deve ser baseada em sua experiência prévia; recursos disponíveis, incluindo equipamento, disponibilidade e competência da ajuda; e no contexto em que o manejo de vias aéreas irá ocorrer.[2] Cânula nasal de baixo ou alto calibre, posição de cabeça
elevada durante o procedimento. Ventilação não invasiva durante a pré-oxigenação.[3] Técnicas de intubação sem sedação incluem
broncoscópio flexível, videolaringoscopia, laringoscopia direta, técnicas combinadas e intubação retrógrada guiada por fio.[4] Outras
opções incluem, mas não estão limitadas a técnica sem sedação alternativa, via aérea invasiva sem sedação eletiva, técnicas anestésicas alternativas, indução de anestesia (se instável ou não puder ser adiada) com preparações para via aérea invasiva de emergência
e adiar o caso sem tentar as opções acima.[5] Técnicas de via aérea invasiva incluem cricotireoidostomia, cricotireoidostomia por
agulha com um dispositivo regulado por pressão, cricotireoidostomia com cânula grossa ou traqueostomia cirúrgica. Técnicas de via
aérea invasiva eletivas incluem as mencionadas acima e intubação retrógrada guiada por fio, além da traqueostomia percutânea.
Também considere broncoscopia rígida e Oxigenação por membrana extracorpórea (ECMO).[6] A consideração do tamanho, design,
posição e vias aéreas supraglóticas de primeira versus segunda geração também pode melhorar a habilidade de ventilação.[7] Abordagens alternativas de intubação difícil incluem, mas não estão limitadas a: laringoscopia assistida por vídeo, lâminas laringoscópicas
alternativas, técnicas combinadas, intubar via aérea supraglótica (com ou sem guia do broncoscópio flexível), broncoscopia flexível,
introdutor e estilete luminoso ou Lightwand. Acessórios que podem ser utilizados durante as tentativas de intubação incluem introdutores de tubo traqueal, estiletes rígidos, estiletes de intubação ou tubos trocadores e manipulação externa da laringe.[8] Inclui adiar
o caso ou a intubação e retornar com os recursos apropriados (p. ex., pessoa, equipamento, preparação do paciente, intubação sem
sedação).[9] Outras opções incluem, mas não estão limitadas a, seguir com o procedimento usando máscara facial ou ventilação por
via aérea supraglótica. A busca por essas opções implica que a ventilação não será problemática.
**Fonte:** Adaptada com autorização de Apfelbaum JL, e col., 2022.[8]

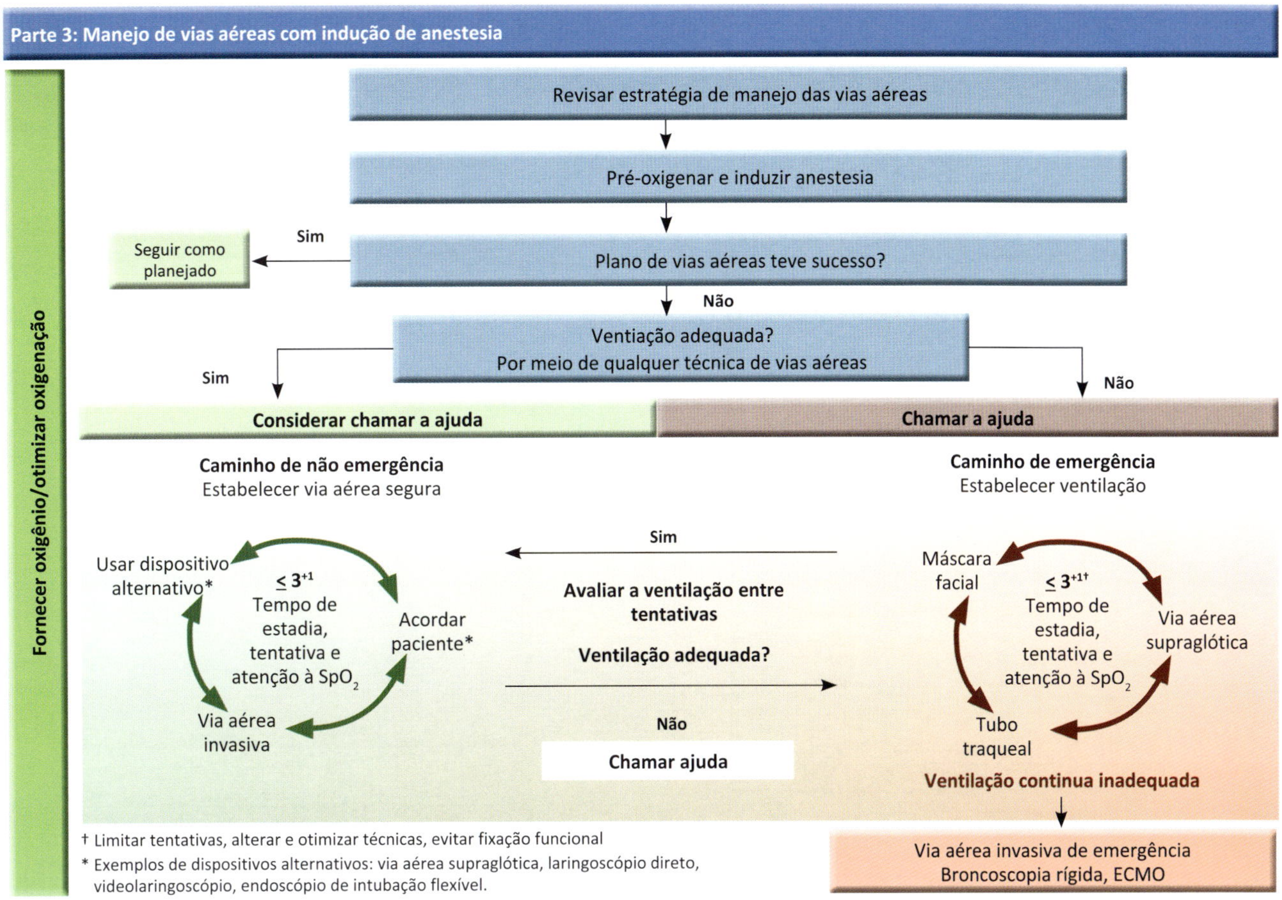

**Parte 3: Manejo de vias aéreas com indução de anestesia**

Revisar estratégia de manejo das vias aéreas

Pré-oxigenar e induzir anestesia

**Sim** → Seguir como planejado

Plano de vias aéreas teve sucesso?

**Não**

Ventiação adequada?
Por meio de qualquer técnica de vias aéreas

**Sim**                                                                    **Não**

Considerar chamar a ajuda                          Chamar a ajuda

**Caminho de não emergência**                      **Caminho de emergência**
Estabelecer via aérea segura                       Estabelecer ventilação

Usar dispositivo alternativo*   $\leq 3^{+1}$ Tempo de estadia, tentativa e atenção à $SpO_2$   Acordar paciente*   Via aérea invasiva

**Sim**
**Avaliar a ventilação entre tentativas**
**Ventilação adequada?**
**Não**
**Chamar ajuda**

Máscara facial   $\leq 3^{+1\dagger}$ Tempo de estadia, tentativa e atenção à $SpO_2$   Via aérea supraglótica   Tubo traqueal
**Ventilação continua inadequada**

Via aérea invasiva de emergência
Broncoscopia rígida, ECMO

Fornecer oxigênio/otimizar oxigenação

† Limitar tentativas, alterar e otimizar técnicas, evitar fixação funcional
* Exemplos de dispositivos alternativos: via aérea supraglótica, laringoscópio direto, videolaringoscópio, endoscópio de intubação flexível.

▲ **Figura 68.2**  Manejo da via aérea difícil adulto após indução anestésica.
**Fonte:** Adaptada com autorização de Apfelbaum JL, e col., 2022.[8]

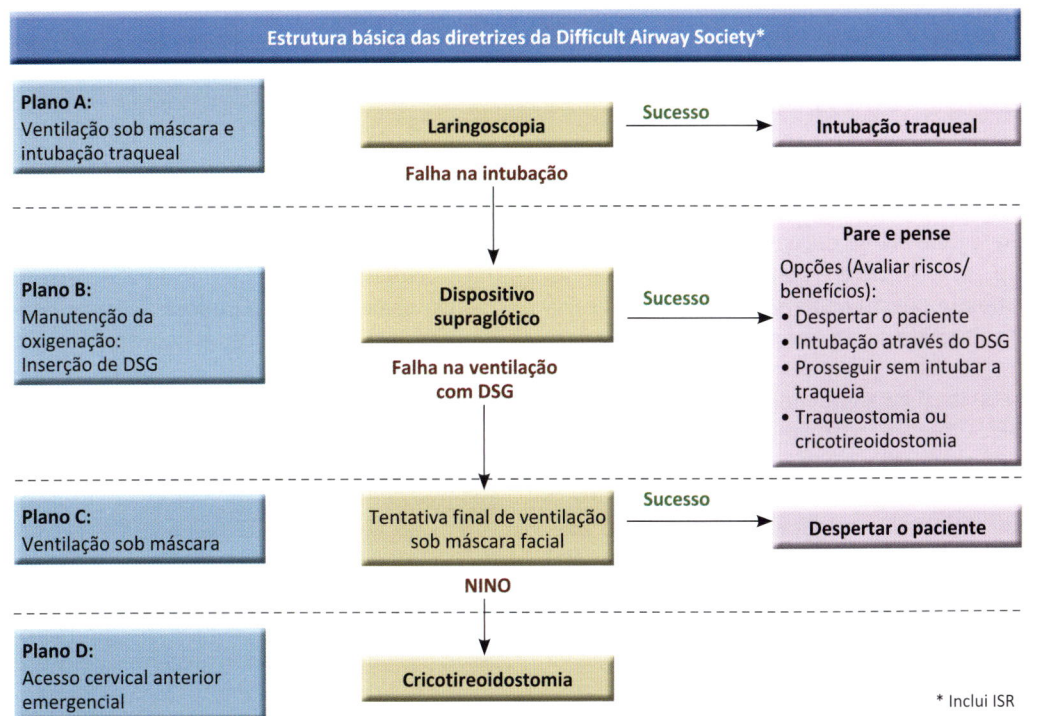

**Estrutura básica das diretrizes da Difficult Airway Society***

**Plano A:**
Ventilação sob máscara e intubação traqueal

Laringoscopia → **Sucesso** → Intubação traqueal

**Falha na intubação**

**Plano B:**
Manutenção da oxigenação:
Inserção de DSG

Dispositivo supraglótico → **Sucesso** →

**Pare e pense**
Opções (Avaliar riscos/benefícios):
• Despertar o paciente
• Intubação através do DSG
• Prosseguir sem intubar a traqueia
• Traqueostomia ou cricotireoidostomia

**Falha na ventilação com DSG**

**Plano C:**
Ventilação sob máscara

Tentativa final de ventilação sob máscara facial → **Sucesso** → **Despertar o paciente**

**NINO**

**Plano D:**
Acesso cervical anterior emergencial

Cricotireoidostomia

* Inclui ISR

▲ **Figura 68.3**  Estrutura básica do Algoritmo DAS.
DSG: dispositivo supraglótico; NINO: não intubo, não oxigeno; ISR: intubação em sequência rápida.
**Fonte:** Adaptada de Frerk C, e col., 2015.[22]

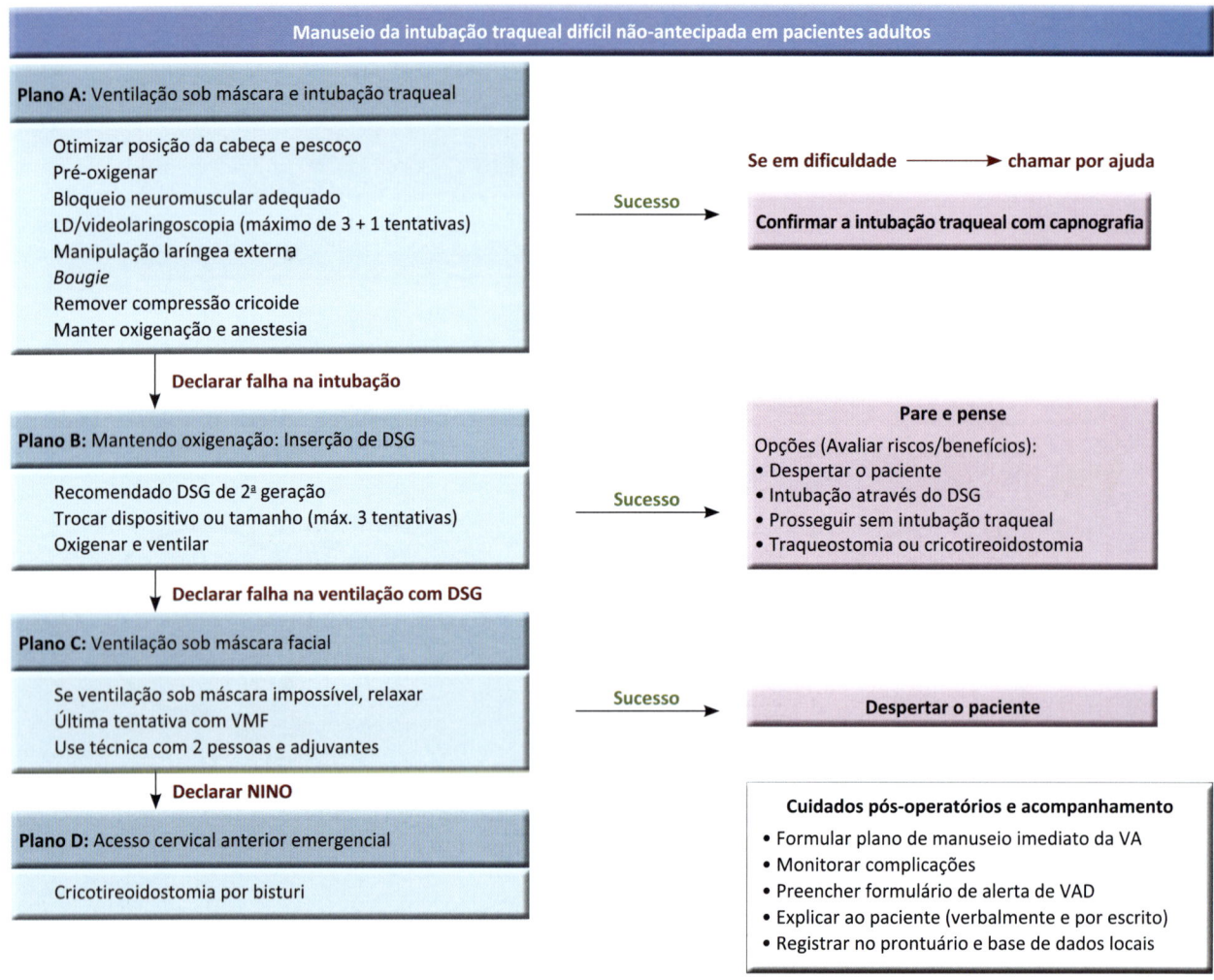

▲ **Figura 68.4** Estrutura do atendimento da intubação traqueal difícil não antecipada em adultos.
LD: laringoscopia direta; DSG: dispositivo supraglótico; NINO: não intubo, não oxigeno; VA: via aérea; VAD: via aérea difícil; VMF: ventilação por máscara facial.
**Fonte:** Adaptada de Frerk C, e col., 2015.[22]

A abordagem **vortex** é uma ferramenta cognitiva que visa facilitar a tomada de decisões e a comunicação durante o manejo da via aérea. Ela foi desenvolvida por um grupo internacional de especialistas em via aérea e, rapidamente, ganhou popularidade devido à sua simplicidade e eficácia em situações de alta pressão para os profissionais de saúde. O conceito principal é que possa ser aplicada em qualquer situação clínica ou local de atendimento (anestesia, terapia intensiva e sala de emergência). E a meta principal é garantir a oxigenação adequada do paciente, evitando a hipoxemia e suas complicações. Ela se baseia na ideia de que existem três dispositivos principais para garantir a oxigenação adequada do paciente: a máscara facial, o tubo endotraqueal e o dispositivo supraglótico. Cada um desses dispositivos representa um ciclo de um vórtice ou redemoinho, e o objetivo é passar por cada ciclo até encontrar o que funciona melhor para o paciente.

A abordagem vortex propõe que cada ciclo tenha um tempo máximo de 2 minutos ou três tentativas com cada dispositivo, e que sejam realizadas as otimizações necessárias para melhorar as chances de sucesso. Quando a oxige-nação é bem-sucedida, o caso de desloca para a zona verde do vórtex (zona de estabilização). Entretanto, se nenhum dos três dispositivos for efetivo, o paciente entra na zona mais profunda do vórtice (região azul escuro), que indica a necessidade de uma via aérea cirúrgica de emergência. A Figura 68.5 ilustra graficamente os pontos chave da aborda-gem do vórtice.[23]

Finalmente, em 2024, a Sociedade Brasileira de Anes-tesiologia (SBA) contribuiu para ampliar o conhecimento sobre o manejo da via aérea adulto e pediátrica com duas publicações contendo recomendações objetivas validadas por vários especialistas e evidências da literatura.[24,25] Ambos os artigos não se propõem a ser mais um novo tipo de al-goritmo ou conjunto de diretrizes, em vez disso, eles foram estruturados na forma de artigos narrativos baseados na re-visão das informações mais recentes derivadas de diretrizes e referências sobre o tema. Na forma de perguntas e respos-tas pertinentes, oferecem ferramentas diretas para auxiliar os profissionais de saúde na tomada de decisões cruciais no manejo da via aérea difícil. Outro objetivo importante foi adequar essas recomendações ao contexto da assistência

# THE VORTEX

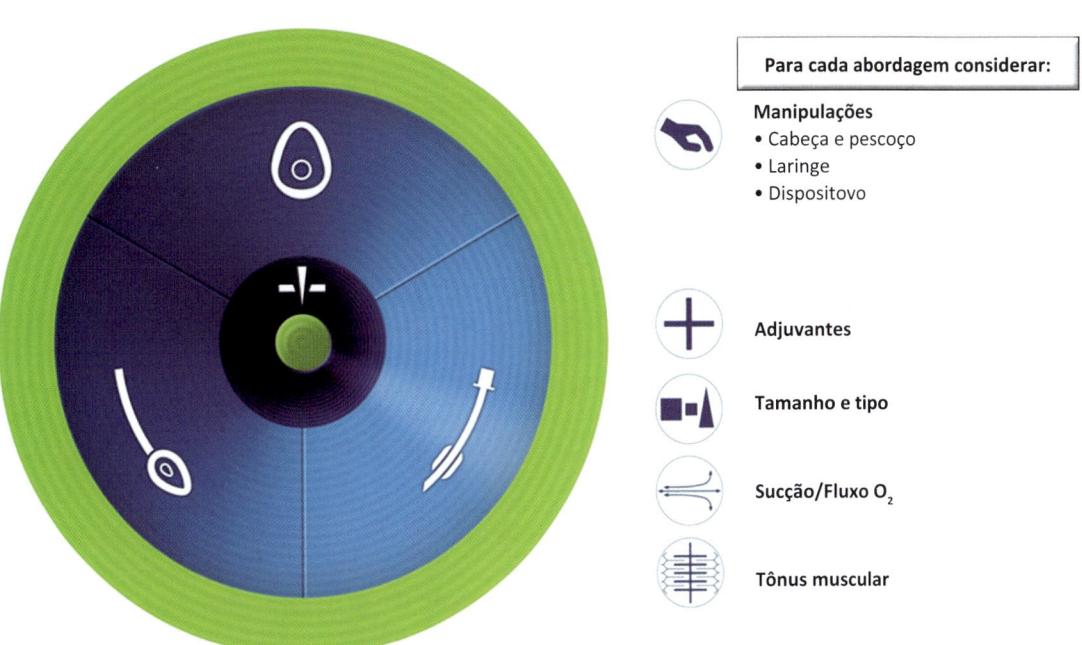

**Para cada abordagem considerar:**

**Manipulações**
• Cabeça e pescoço
• Laringe
• Dispositovo

**Adjuvantes**

**Tamanho e tipo**

**Sucção/Fluxo O$_2$**

**Tônus muscular**

No máximo três tentativas para cada abordagem, a não ser que algo mude pelo menos uma tentativa deve ser realizada pelo operador mais experiente avaliar o estado não intubo/não oxigeno após cada falha em cada abordagem

▲ **Figura 68.5** Abordagem vortex para manejo da via aérea. A região verde é a zona de estabilização ou segurança quando a oxigenação é efetiva. A região azul claro é a zona de transição onde os dispositivos são utilizados. A região azul escuro é a zona profunda ou de emergência, quando as três abordagens falham e a via aérea cirúrgica está indicada. Em cada abordagem é importante otimização de cada tentativa por meio de: manipulações (posicionamento da cabeça, laringoscopia bimanual, mobilização externa da laringe), adjuvantes (videolaringoscópio, fio guia introdutor, bougie ou estiletes para intubação ), tamanho e tipo (dispositivos adequados ao peso e idade do paciente), sucção/fluxo O$_2$ (garantir aspiração de secreções e ofertar oxigênio durante e no intervalo entre as tentativas), tônus muscular (se a ventilação não for possível/adequada, considerar a utilização de relaxantes neuromusculares).
**Fonte:** VortexApproach, 2022.[77]

de saúde do Brasil e de outros países semelhantes em nível de desenvolvimento, reconhecendo as restrições impostas pelas limitações dos recursos de saúde nessas regiões.[26]

## ■ PRINCIPAIS DIFERENÇAS E PECULIARIDADES NO MANEJO DE GRUPOS ESPECIAIS DE PACIENTES

### Pediatria

O manejo da via aérea na população pediátrica é um desafio constante na prática anestésica. É fundamental conhecer as diferenças anátomo-funcionais da via aérea em pacientes de diferentes faixas etárias e com diferentes comorbidades para utilizar a técnica correta e minimizar as complicações decorrentes dos procedimentos anestésicos.

Os dados de estudos, como o *ASA Pediatric Closed Claims*[27] e *Pediatric Perioperative Cardiac Arrest* (POCA),[28] revelam maior incidência de eventos adversos relacionados à manipulação da via aérea na população pediátrica quando comparada à população adulta. No *ASA Pediatric Closed Claims*, 43% dos eventos adversos estavam relacionados ao manejo difícil ou inadequado da via aérea. As complicações

mais frequentes foram: ventilação inadequada, obstrução funcional da via aérea e intubação esofágica. Cerca de 20% das paradas cardíacas intraoperatórias foram decorrentes de complicações no manejo da via aérea.

Durante o desenvolvimento da criança, a via aérea passa por diversas modificações, chegando a ficar semelhante à do adulto por volta dos 6 a 8 anos de idade. Várias características anatômicas fazem com que a via aérea apresente uma tendência à obstrução após a indução da anestesia geral. A relação entre o tamanho da cabeça e o tamanho do corpo é maior nas crianças comparada aos adultos, principalmente em crianças menores de um ano de idade. Aliado a isso, existe uma tendência posicional de flexão da cabeça sobre o pescoço, favorecendo a obstrução da via aérea. A língua é relativamente grande em relação à cavidade oral das crianças, especialmente em neonatos, limitando o espaço para o trânsito aéreo (o índice de Mallampatti[29] não é aplicável a essa população). Devido a essa desproporção, é mais difícil manipular a língua com a lâmina do laringoscópio. A musculatura do soalho da boca e da hipofaringe é hiperdesenvolvida, o que acarreta menor complacência do espaço submandibular, dificultando as manobras de laringoscopia direta.[30]

A laringe está situada em posição mais cefálica (ao nível das vertebras C3-C4), migrando para a altura de C5-C6 após os 6 anos de idade, e se localiza mais anterior em relação aos adultos. A epiglote é mais longa e mais maleável em formato de "ômega" e se projeta posteriormente 45° acima do angulo da glote. Como esse ângulo é mais obliquo em relação aos adultos, a laringoscopia direta pode ser dificultada. Esse é o motivo pelo qual o uso de lâmina reta (Miller) pode facilitar a exposição da laringe e a visualização das pregas vocais, principalmente em pacientes até os 2 anos (Figura 68.6).[31]

Historicamente, recomendava-se utilizar Tubos Traqueias (TT) sem balonete em bebês e crianças menores de 8 anos, porque, anatomicamente, o menor diâmetro da via aérea dessas crianças é o anel cricoide. Desse modo, um tubo traqueal de tamanho adequado selaria bem a via aérea sem aplicar pressão excessiva nas paredes traqueais pelo contato do balonete, o que, em tese, diminuiria o risco de lesão subglótica e edema pós-extubação. Um TT sem balonete e de tamanho ideal permitiria ventilação com picos de pressão de insuflação de até 20 a 25 cm H2O, sem vazamento ou com vazamento mínimo.

A presença de algum vazamento durante ventilação com esses níveis de pressão, a princípio, minimiza o risco de isquemia por compressão da mucosa traqueal. Entretanto, a presença de vazamento com pressões mais baixas dificulta a ventilação controlada. Como não há um selo na via aérea, existe risco aumentado de broncoaspiração, e isso pode indicar que foi escolhido um TT de calibre menor que o necessário. As crianças com mais de 8 anos precisam de TT com balonete para selar a traqueia, pois, nessa idade, a abertura triangular das pregas vocais torna-se o menor diâmetro da traqueia.[32]

No entanto, observou-se que o edema pós-extubação ainda pode ocorrer com tubos sem balonete. Pesquisas mais recentes descobriram que o anel cricoide tem um posicionamento mais elíptico do que redondo.[33] Um TT redondo e sem balonete colocado em um orifício elíptico pode, apesar da presença de um vazamento, exercer pressão excessiva em partes da mucosa traqueal. Essa descoberta tem tornado o uso de TT sem balonete menos atraente. Além disso, os balonetes pediátricos são agora, principalmente, do tipo de baixa pressão e alta complacência. Com esse cenário, torna-se muito mais comum a utilização tubos com balonete em crianças pequenas.

O consumo de oxigênio é duas vezes maior em neonatos (4 a 6 mL/kg/minuto) do que em adultos (2 a 4mL/kg/minuto). Por isso, crianças possuem uma frequência respiratória maior e um volume/minuto maiores que os adultos. As crianças são respiradoras nasais quase exclusivas já que a coordenação da respiração oral/nasal se desenvolve com o ato da deglutição e da fonação. Condições clínicas que causem obstrução nasal podem causar asfixia em neonatos e lactentes. A laringe, traqueia e brônquios fontes são muito mais complacentes nas crianças que em adultos, fazendo com que essas estruturas estejam mais sujeitas à ação de forças de compressão externa.

Os volumes e capacidades pulmonares são menores nas crianças, principalmente a capacidade residual funcional (o reduzido volume residual leva a um baixo tempo seguro de apneia), e o volume de oclusão alveolar está dentro do volume corrente (o que aumenta a chance de atelectasia). A complacência pulmonar é diminuída e a da caixa torácica é aumentada. Essas características, associadas ao aumento de resistência ao fluxo aéreo devido ao pequeno calibre das vias aéreas, levam ao aumento do trabalho respiratório. Em neonatos, a musculatura intercostal e a do diafragma são compostas predominantemente por fibras musculares do tipo um, sendo gradativamente substituídas por fibras do tipo dois, com o passar dos anos. Essa característica faz com que esses pacientes sejam mais susceptíveis à fadiga muscular causada por desconforto respiratório.

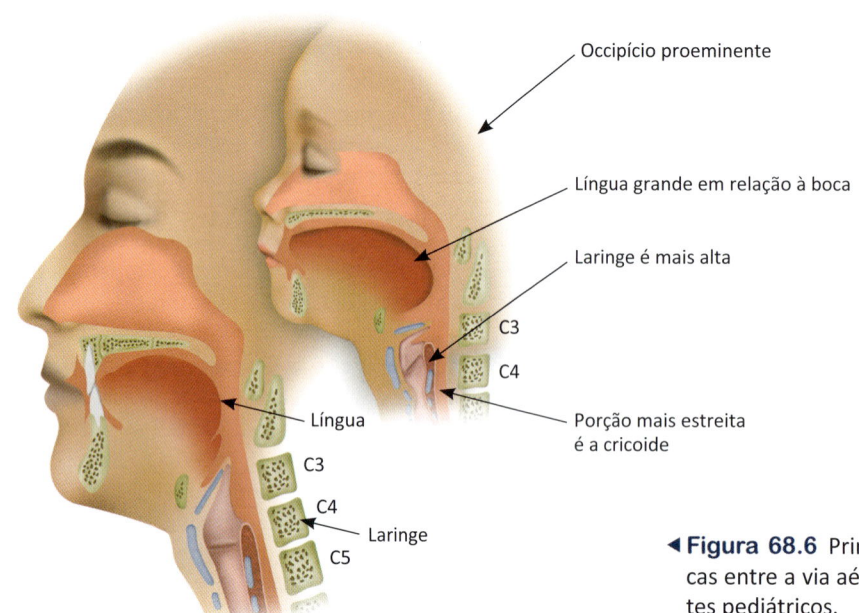

Occipício proeminente

Língua grande em relação à boca

Laringe é mais alta

C3

C4

Porção mais estreita é a cricoide

Língua

C3

C4

Laringe

C5

◀ **Figura 68.6** Principais diferenças anatômicas entre a via aérea do adulto e dos pacientes pediátricos.
**Fonte:** Adaptada de Finucane BT, 1988.[78]

Devido a todas essas particularidades anátomo-fisiológicas, manobras como desnitrogenação não são eficientes para manter um adequado tempo seguro de apneia após a indução da anestesia geral. A hipoxia tende a se instalar muito rapidamente, o que demanda uma eficácia e rapidez nas manobras de controle da ventilação e oxigenação. Nesses pacientes, é fundamental um planejamento estratégico prévio e expertise na execução das técnicas.[34] A estrutura básica de um algoritmo pediátrico é apresentada na Figura 68.7.

Recentemente, a *European Society of Anaesthesiology and Intensive Care* publicou um novo guia sobre manejo das vias aéreas em neonatos e lactentes.[35] Os autores elaboraram várias questões relevantes de pesquisa sobre essa população, os resultados das intervenções e os desfechos, publicando recomendações com base em sua revisão das evidências na literatura:

- Usar a história médica e o exame físico para prever o manejo difícil das vias aéreas (recomendação forte, evidência de baixa qualidade);
- Garantir nível adequado de sedação ou anestesia geral durante o manejo das vias aéreas (recomendação forte, evidência de moderada qualidade);

- Administrar bloqueador neuromuscular antes da intubação traqueal quando a respiração espontânea não for necessária (recomendação forte, evidência de baixa qualidade);
- Utilizar videolaringoscópio com lâmina padrão adaptada para idade como primeira escolha para intubação traqueal (recomendação forte, evidência de moderada qualidade);
- Aplicar oxigenação apneica durante a intubação traqueal em neonatos (recomendação forte, evidência de moderada qualidade);
- Considerar a escolha de um dispositivo supraglótico para oxigenação e ventilação de resgate quando a intubação traqueal falhar (recomendação forte, evidência de moderada qualidade);
- Limitar o número de tentativas de intubação traqueal (recomendação forte, evidência de baixa qualidade);
- Usar um estilete para reforçar e pré-moldar os tubos traqueais quando forem utilizadas lâminas de videolaringoscópio hiperanguladas e quando a laringe estiver anatomicamente anterior (recomendação forte, evidência de baixa qualidade);

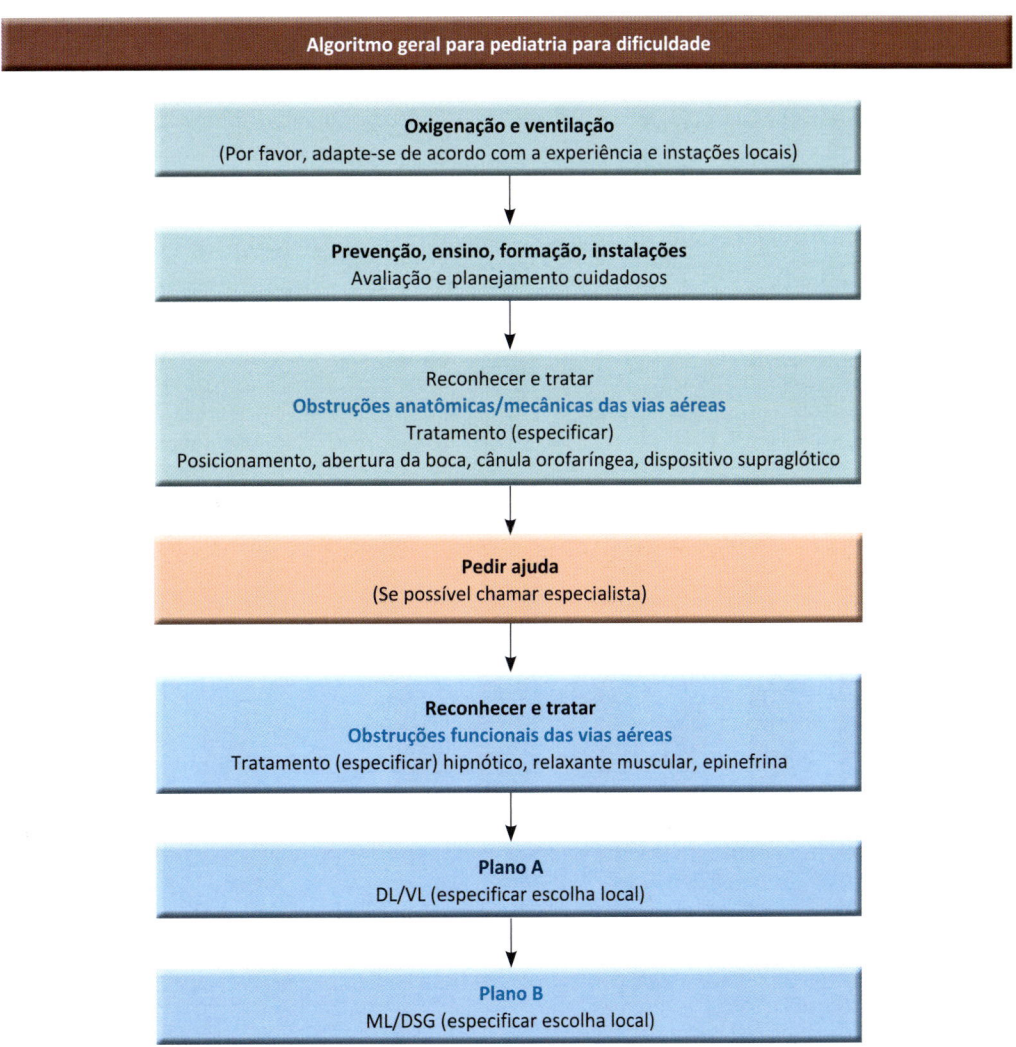

▲**Figura 68.7** Algoritmo de via aérea pediátrica simples, universal e localmente adaptável (conceitos básicos).

DL: laringoscopia direta; VL: videolaringoscopia; ML: máscara laríngea; DSG: dispositivo supraglótico.

**Fonte:** Adaptada de Engelhardt T, e col., 2019.[35]

- Verificar se a intubação é bem-sucedida com avaliação clínica e pela presença e forma da onda do CO2 expirado no capnógrafo. (recomendação forte, evidência de baixa qualidade);
- Aplicar oxigenação nasal de alto fluxo, CPAP ou ventilação com pressão positiva não invasiva para suporte respiratório pós-extubação, quando apropriado (recomendação forte, evidência de moderada qualidade).

## Obstretrícia

No caso das pacientes obstétricas, atenção especial deve ser dada às alterações fisiológicas próprias da gravidez e às condições únicas que a gestação e o trabalho de parto impõem. Apesar de a maior parte dos procedimentos obstétricos serem realizados com bloqueios do neuroeixo, algumas situações nos obrigam a indicar anestesia geral nessas pacientes. O conhecimento da anatomia, fisiologia e características próprias da gestação são fundamentais para uma adequada abordagem das vias aéreas relacionadas às mais distintas situações obstétricas, implicando em mais segurança para o binômio materno-fetal. A maior dificuldade no manejo das vias aéreas pode estar relacionada às condições maternas, fetais e aos fatores humanos, como situações de urgência, associado ao pouco hábito do manejo das vias aéreas nas unidades cirúrgicas das maternidades.

A incidência de falha de intubação na população obstétrica varia bastante na literatura, desde uma falha para cada 250 a 750 anestesias e até taxas de falha de 16%,[36,37,38,39] sendo, comparativamente, até oito vezes mais prevalente nas gestantes do que na população geral.[40] Complicações anestésicas estão entre as principais causas de mortalidade materna durante a gestação[41,42] e as dificuldades no manejo das vias aéreas continuam sendo um grande contribuinte para o aumento dessa incidência,[43] Figura 68.8.

Pacientes obesas são mais difíceis de serem posicionadas, além de serem mais intolerantes ao decúbito dorsal horizontal. A piora na diminuição da capacidade residual funcional devido à compressão uterina na posição supina, o consumo aumentado de oxigênio devido à elevada demanda metabólica materno-fetal são fatores predisponentes a episódios de hipoxemia durante o período de indução e intubação traqueal. Pré-oxigenação adequada e elevação da cabeceira a 30° facilitam tanto manobras de ventilação manual sob máscara facial quanto a laringoscopia direta. A laringoscopia pode ainda ser mais difícil tanto em gestantes obesas,[44] assim como em pacientes com mamas muito volumosas, o que pode dificultar a inserção do laringoscópio na cavidade oral.

O risco de regurgitação não deve ser negligenciado devido às alterações anatômicas, fisiológicas e hormonais, que retardam o esvaziamento gástrico quando em trabalho de parto, aumentando assim os riscos de aspiração pulmonar e suas consequências desastrosas.[45] Situações obstétricas de urgência, sofrimento fetal e horário noturnos estão também implicados em maiores chances de insucesso na abordagem e manejo das vias aéreas.

Outro ponto importante diz respeito à diminuição do número de cesáreas sob anestesia geral e consequente menor número de intubações em obstetrícia, além de um aumento expressivo no número de anestesistas em treinamento, fazendo com que muitos deixem os serviços de especialização com pouca ou quase inexpressiva experiência nessas situações de anestesia geral em gestante.[46]

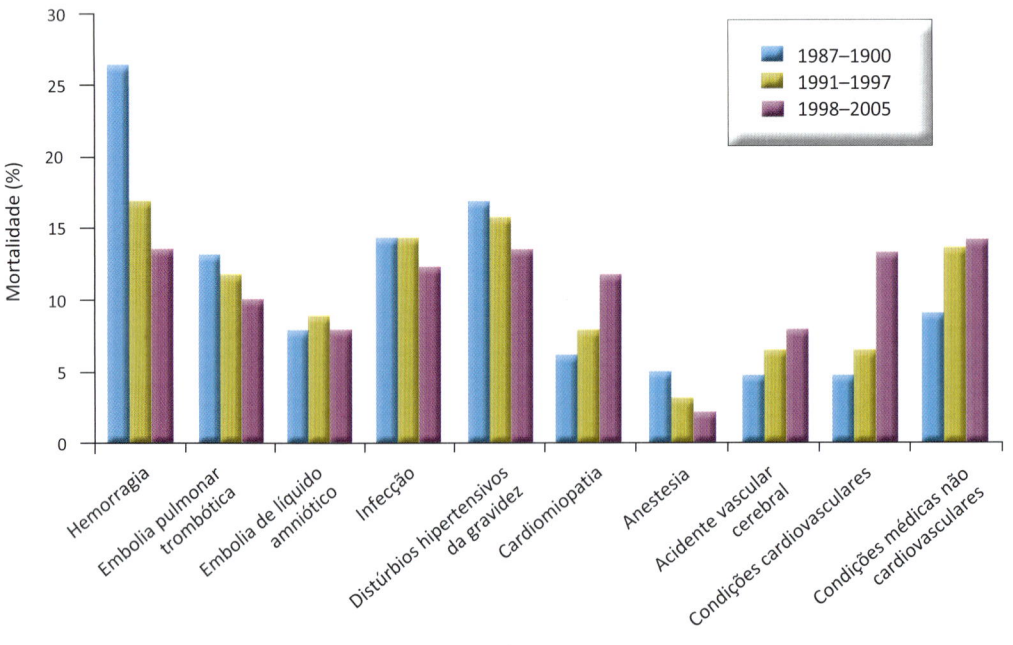

▲**Figura 68.8** Mortalidade materna nos Estados Unidos.
**Fonte:** Adaptada Berg CJ, e col., 2010.[41]

Observamos que as indicações de anestesia geral em gestantes estão progressivamente se tornando cada vez mais restritas, em virtude da demonstração contundente da alta segurança da aplicação da anestesia regional. Entretanto, algumas condições podem indicar ou até mesmo impelir o uso da anestesia geral. Para tanto, se faz necessário estar sempre em dia com habilidades técnicas e não técnicas. Podemos citar, por exemplo, condições maternas, como recusa da paciente ou mesmo dificuldade de cooperação, presença de comorbidades (alteração hemodinâmica, sepse, coagulopatia grave) que contraindiquem anestesia do neuroeixo, eventualmente apresentação fetal de urgência e escassez de tempo para realizar anestesia regional para parto ou até mesmo a falha da técnica regional. Destaca-se também os procedimentos fetais de maior complexidade, como o procedimento extrauterino intraparto (EXIT - *Ex Utero Intrapartum Treatment*), que indica anestesia geral para o parto cesariano de maneira eletiva.

Após indicada a anestesia geral, a paciente recebe uma avaliação inicial que busca identificar fatores adicionais que podem agregar dificuldade. A seguir, deve ser realizado o planejamento com a equipe, incluindo, além do anestesista, obstetra, pediatra e equipe de enfermagem, para que cada integrante do time saiba as ações que deve realizar, de modo que fiquem todos sincronizados e cientes do caso.[47] Inicialmente, a primeira decisão deve ser a escolha da estratégia entre anestesia tópica e intubação traqueal acordada, ou indução da anestesia em sequência rápida. A escolha da melhor estratégia inicial é um desafio e a decisão deve ser tomada balanceando os fatores de risco associados à manipulação da via aérea e as condições materno fetais e de urgência do caso.

Nos casos de urgência, muitas vezes, a própria dinâmica do caso gera um fluxo que força a indução da anestesia geral mesmo antes de garantida a via aérea, seja porque não há tempo hábil, colaboração do paciente (por dor ou outras questões emocionais) ou falta de compreensão por distúrbio cognitivo (quando há repercussão neurológica da eclâmpsia) para realização da técnica de intubação acordada com anestesia tópica das vias aéreas. Ainda assim, nessas situações, um hábito que deve ser cultivado na equipe de atendimento materno infantil que se propõe ao atendimento de excelência, é uma rápida preleção do caso, avaliando os pontos de fragilidade e as ações que serão tomadas se não forem atingidos os objetivos principais do manejo das vias aéreas: permitir a oxigenação, ventilação e a intubação traqueal.

Esse momento de resumo inicial do caso é importante porque ajuda a diminuir o estresse do momento do atendimento, acelera o tempo de resposta e melhora a comunicação efetiva do time. Todas essas ações em conjunto melhoram o desempenho da equipe, que certamente resultará em um melhor desfecho. Frente a uma eventual falha na intubação ou instabilidade na ventilação com máscara facial, já foi discutido previamente se existe oportunidade de acordar o paciente ou se a melhor conduta deva ser a conclusão da cesariana com o uso de técnica alternativa de ventilação, como ventilação por um dispositivo supraglótico. Nessa eventualidade, a recomendação é que a cirurgia seja realizada pelo obstetra mais experiente e rápido, também

evitar a manobra de pressão no fundo uterino para extração fetal, pelo risco de a compressão do estômago favorecer regurgitação e possível aspiração pulmonar de conteúdo gástrico. Lembrando que os dispositivos supraglóticos não são capazes de isolar e proteger totalmente a via aérea e não estão recomendados para cirurgias eletivas em gestantes.

Muito tem se discutido sobre os Videolaringoscópios (VL) ou dispositivos de visualização indireta da laringe. Desde o início dos anos 2000, esses equipamentos estão ficando progressivamente mais populares e disseminados tanto no Brasil como no mundo. Entretanto, ainda não estão disponíveis na maioria dos centros obstétricos brasileiros. Isso se deve principalmente aos custos de aquisição e manutenção, à baixa frequência e demanda nos cenários obstétricos. A grande maioria dos casos são resolvidos com anestesia regional, e a pequena parte dos casos que necessitam de anestesia geral e manipulação da via aérea são eventos emergenciais, súbitos e imprevisíveis, impossibilitando a solicitação dos VL em tempo hábil ou comumente os casos são bem resolvidos com o uso da laringoscopia direta em associação com um fio guia maleável ou um cateter bougie para orientar a introdução do tubo traqueal.

Apesar de aparentemente muito promissores, ainda não existe nenhuma recomendação formal de grande relevância que oriente o uso de VL como dispositivo de primeira escolha para a intubação traqueal em obstetrícia. As principais vantagens de sua aplicação são: necessidade de menor alinhamento dos eixos da via aérea para a intubação, promover menor resposta hemodinâmica a intubação, menor aplicação de pressão e força para concretizar a laringoscopia e, por inferência, menor possibilidade de trauma causado pela laringoscopia.[48] Algumas boas indicações para os VL são os casos com previsibilidade ou histórico de dificuldade no manejo da via aérea, casos que apresentam importante edema e fragilidade das mucosas (como em pacientes com pré-eclâmpsia) e casos em que existe risco elevado de sangramento por plaquetopenia. Portanto a familiarização e o treinamento progressivo e contínuo nesses dispositivos se fazem necessário, uma vez que em pouco tempo estas questões relacionadas ao custo de implementação em relação aos benefícios desses dispositivos tendem a se tornar mais favoráveis, e os VL passarem a estar disponíveis universalmente.

Os dispositivos supraglóticos também fazem parte do arsenal de estratégias de resgate na obstetrícia e devem sempre estar disponíveis e acessíveis. São essenciais no resgate das vias aéreas no cenário NINO e, conforme o modelo, podem auxiliar tanto na ventilação pulmonar quanto servir de ponte para intubação por meio deles. Existem vários modelos diferentes, cada um com suas características técnicas, entretanto, a intubação geralmente é realizada às cegas, onde a via de inserção do tubo traqueal não oferece possibilidade de visualizar a laringe e fenda glótica. Mais recentemente surgiram alguns dispositivos híbridos que agregaram não apenas a ventilação, mas também a função de captação e transmissão de imagens da porção distal relacionada à via aérea. Eles permitem acompanhar em tempo real a progressão do tubo traqueal durante a intubação, mas ainda não há evidências quanto à sua superioridade.[49]

# VIA AÉREA NO TRAUMA

Os pacientes traumatizados frequentemente apresentam as vias aéreas instáveis, sangramento intenso e dificuldade no acesso e na execução das manobras de resgate, o que pode ser causado por deformidades faciais, hematomas cervicais ou obstrução por corpos estranhos. A prioridade nesses casos é garantir a estabilização da coluna cervical, controlar o sangramento, manter oxigenação adequada e obter acesso à via aérea o mais rápido possível.

Todos os pacientes vítimas de trauma devem ser avaliados quanto aos fatores anatômicos e fisiológicos, buscando e corrigindo rapidamente as lesões mais graves e potencialmente fatais. Tudo isso por meio de um planejamento prévio que faz parte de uma abordagem ampla e efetiva de controle das vias aéreas.[50] Nos pacientes com suspeita de dificuldade antecipada no manejo das vias aéreas, os algoritmos recomendam a manutenção da respiração espontânea e intubação por uma abordagem "acordada".[8,22,23] Embora as recomendações de manejo da via aérea difícil tenham como referência um "operador" experiente e com acesso a uma variedade de recursos técnicos, existem outros desafios intrínsecos ao contexto do trauma, como os fatores humanos, o local de atendimento, a vivência clínica e as habilidades que vão invariavelmente influenciar os desfechos. A compreensão de quando e por que os pacientes vítimas de trauma podem apresentar dificuldades no manejo das vias aéreas pode ajudar no planejamento e construção antecipada de estratégias específicas para tais situações. "Chamar por ajuda" precocemente deve ser encarado como uma medida de suporte adicional ao paciente, e nunca um sinal de fraqueza ou incapacidade.[51]

O primeiro passo para identificar e manejar situações que comprometem a permeabilidade das vias aéreas é reconhecer precocemente sinais objetivos de obstrução e trauma envolvendo a face, pescoço ou laringe. Durante a avaliação inicial, a resposta verbal clara e consciente do paciente indica que a via aérea está patente, não comprometida e ele apresenta uma ventilação e perfusão cerebral adequadas. Falha no contato verbal ou respostas inapropriadas sugerem alteração do nível de consciência que pode ser originada por hipoxemia de causas obstrutivas, respiratórias ou ambas.

A agitação pode ser multifatorial e resultado de um traumatismo cranioencefálico, hipoxemia, hipotensão ou intoxicação exógena. A origem da agitação nem sempre é clara, portanto, deve-se pesquisar se o paciente já não era colaborativo anteriormente, se foi vítima de um trauma ou se está agora não colaborativo devido ao trauma. A indução e intubação em sequência rápida está sempre indicada nessas situações. Muitas vezes, os pacientes são induzidos e intubados antes de se atingir as melhores condições de pré-oxigenação ou de estabilidade hemodinâmica, ficando mais sujeitos a períodos de hipotensão e hipoxemia.[52] Esteja sempre pronto para garantir um acesso à via aérea antes de administrar qualquer sedação quando os pacientes traumatizados estão inconscientes ou arreativos.

Traumas faciais geralmente estão associados a hemorragias, edema de mucosas, aumento das secreções e lesões dentárias que podem comprometer a manutenção da permeabilidade das vias aéreas. Fraturas de mandíbula, quando bilaterais, podem causar perda da sustentação estrutural da língua e ocasionar obstrução das vias aéreas caso o paciente seja posicionado em decúbito dorsal. Pacientes que se negam a deitar-se podem estar com dificuldades na sustentação das vias aéreas e no manejo das secreções, principalmente na presença de colar cervical.[53]

A preservação da respiração espontânea nesses casos deve ser sempre considerada e priorizada, quando são antecipadas situações de dificuldades no manejo da intubação, da ventilação manual e no posicionamento de dispositivos supraglótico de resgate. A abordagem acordada para intubação pode ser realizada com uso de laringoscopia direta, videolaringoscópios, fibroscopia e até mesmo pela cricotireoidostomia.[54-55]

Nesses pacientes, a intubação é realizada precocemente para garantir a permeabilidade das vias aéreas e diminuir o risco de aspiração pulmonar. O benefício deve ser sempre balanceado contra os riscos de eventos fisiológicos adversos como dessaturação, hipocapnia e hipotensão que podem acompanhar o momento da indução e intubação. Esses eventos estão relacionados ao aumento da morbidade e mortalidade nos pacientes vítimas de trauma crânio encefálico.[56,57,58,59] A sedação e a realização da intubação traqueal devem ser feitas tomando-se todas as medidas para manter adequadas a oxigenação e estabilidade hemodinâmica.

Todo paciente vítima de trauma é transportado em prancha rígida e com colar cervical, e assume-se que tenham lesões instáveis até que se prove o contrário, embora a incidência de lesões cervicais seja relativamente baixa, em torno de 2% na população geral vítima de trauma, e de 6% a 8% na população com trauma craniano. A possibilidade de se causar lesões secundárias à medula cervical durante as manobras de intubação traqueal, a imobilização e o uso do colar cervical criam situações frequentes de desconforto e dificuldades no manejo das vias aéreas.[60,61,62,63] Caso seja necessário a intubação traqueal, o colar cervical pode ser aberto, e um dos membros da equipe fica responsável por fixar e estabilizar manualmente a coluna cervical, mesmo sabendo que essas manobras podem dificultar a laringoscopia e a intubação em até 50% dos casos.[64]

Embora os dados sejam escassos, não se evidenciou diferenças estatísticas significativas em relação as taxas de sucesso de intubação na primeira tentativa quando são comparados VL e LD tradicional.[65] Talvez seja menos provável que consigamos eleger um "melhor laringoscópio" para lesões cervicais instáveis, mas ter consciência de que o mais importante seja a presença de um médico experiente, usando um dispositivo com o qual tenha familiaridade e conhecimento técnico.[66] No manejo das vias aéreas dos pacientes com possível lesão cervical, deve-se buscar o equilíbrio entre a menor movimentação cervical e a rápida obtenção da intubação, evitando-se possíveis episódios de hipoxemia relacionados a múltiplas tentativas de intubação.[67]

O ponto chave para o sucesso da intubação acordado no paciente traumatizado está em reconhecer precocemente características anatômicas, fisiológicas ou patológicas que possam tornar uma indução e intubação em sequência rápida problemática. A intubação acordada é muito versátil, pode ser realizada com laringoscopia convencional, com o uso de videolaringoscópios ou fibroscopia flexível, sempre acompanhada de oferta de oxigênio durante todo o procedimento e adequada anestesia tópica de toda via aérea.[68] O uso de sedação é sempre opcional, dependendo das condições do caso, mas nunca deve tomar o lugar de uma adequada topicalização das mucosas com anestésico local.

A técnica de indução e intubação em sequência rápida é a abordagem mais comum das vias aéreas nos pacientes vítimas de trauma. Consiste na administração de agentes anestésicos de perfil de ação rápido e execução da intubação traqueal no menor tempo possível, limitando o intervalo no qual o paciente fica desprotegido. Isso ocorre durante a perda da consciência e, consequentemente, a abolição dos reflexos laríngeos de proteção contra a aspiração de possível conteúdo gástrico. A pré-oxigenação, bem como a oxigenação durante todo o processo de indução e intubação, é considerada parte fundamental da correta aplicação da técnica. [69,70,71,72]

O uso da manobra da pressão cricoide ou também conhecida como manobra de Sellick, historicamente é considerada como parte integrante da técnica de indução e intubação em sequência rápida, apesar de sua aplicação ser bastante controversa. Ainda não existe evidência que confirme que a manobra de Sellick colabora na prevenção da regurgitação durante a intubação, mas com frequência é observado que a mobilização e desvio das estruturas do pescoço podem tornar a laringoscopia e a intubação mais difícil. Nessas situações, a pressão cricoide deverá ser aliviada imediatamente, garantindo assim melhores condições de visualização, intubação e ventilação manual sob máscara.[73,74]

O acesso cirúrgico da via aérea pela frente do pescoço (*Front of Neck Acess* - FONA) pode ser a última alternativa de resgate, quando todas as outras abordagens falharam. Não existe um nível crítico de saturação de hemoglobina que deva ser usado como gatilho para a realização do acesso cirúrgico, visto que as situações emergenciais são dinâmicas e que a queda da saturação é muito rápida apesar dos esforços de resgate da ventilação alveolar. Falha na intubação, no resgate da ventilação com dispositivo supraglótico, dificuldade ventilação manual e rápida queda na saturação podem ser indicativos de necessidade de acesso cirúrgico invasivo iminente. Em algumas raras situações, como traumas extensos de face, o acesso cirúrgico pode ser o passo inicial para garantia da permeabilidade definitiva das vias aéreas.

Mesmo sendo uma situação rara (0,05% a 1,7% dos atendimentos de trauma que exigem manipulação da via aérea evoluem para acesso cirúrgico),[75] o preparo das equipes por meio de treinamentos, simulações e ferramentas cognitivas deve ser sempre desenvolvido, visto que muitas vezes a decisão em realizar um acesso cirúrgico é postergada até que a hipoxemia atinja níveis críticos. A demora na tomada da

decisão é atribuída a uma hesitação em realizar um procedimento invasivo muito pouco frequente ou em um momento de crise com alta tensão e estresse.[76]

A palpação da região anterior do pescoço, com ou sem o uso da ultrassonografia para identificação e marcação da membrana cricotireoidiana, deve ser realizada rotineiramente em todos os pacientes vítimas de trauma e que terão suas vias aéreas manipuladas invasivamente ou não. A diretriz da DAS[22] recomenda que todos os médicos envolvidos no manejo das vias aéreas sejam capazes de realizar a FONA. A técnica de escolha sugerida é "*scalpel-bougie*", também conhecida como bisturi-bougie. Tal técnica parece ser mais vantajosa por possuir poucos passos, usar materiais de uso rotineiro (bisturi/ cateter bougie/ tubo traqueal número 5,0 ou 5,5) e necessidade de habilidades motoras menos refinadas, que são mais facilmente mantidas durante as situações de estresse.

Mesmo que as evidências para o acesso cirúrgico sejam ainda limitadas, visto que sua ocorrência é rara e de difícil comprovação estatística, existe forte recomendação na literatura para que os médicos envolvidos devam estar sempre mentalmente e tecnicamente preparados para realizar rapidamente o acesso cirúrgico das vias aéreas por FONA. O sucesso de eventos pouco frequentes e de alta precisão, como o acesso cirúrgico, necessita da prática constante e treinamento por meio do uso de simulação clínica.[3,8,22]

## ▪ CONCLUSÃO

Em resumo, o termo "via aérea difícil" surgiu para descrever a dificuldade em acessar e manter uma via aérea permeável em pacientes. Sua definição evoluiu ao longo do tempo, com a introdução de algoritmos e protocolos padronizados. A principal implicação dessa condição está relacionada à segurança do paciente, destacando a importância de uma abordagem adequada e o treinamento atualizado dos profissionais de saúde envolvidos no manejo da via aérea difícil.

O manejo da via aérea difícil é uma habilidade essencial no cuidado de pacientes e é fundamental que os profissionais de saúde estejam atualizados sobre as diretrizes e algoritmos que orientam esse processo. Os guias da ASA, DAS, Vortex Approach e as recomendações da SBA fornecem orientações claras e sugerem estratégias racionais para abordar os desafios da via aérea difícil em diferentes cenários clínicos. É crucial adaptar essas diretrizes às peculiaridades de cada grupo de pacientes, como crianças, mulheres grávidas e vítimas de trauma, garantindo um cuidado seguro e eficaz. Além disso, a VAD também pode ter implicações relacionadas à satisfação do paciente e a custos adicionais ao sistema de saúde. Isso porque pode ser necessário o emprego de recursos extra, além da demanda emocional e física sobre os profissionais de saúde envolvidos no manejo dessas situações desafiadoras.

# REFERÊNCIAS

1. Frova G, Sorbello M. Algorithms for difficult airway management: A review. Minerva Anestesiol. 2009;75(4):201–9.
2. Schiff JH, Welker A, Fohr B, Henn-Beilharz A, Bothner U, Van Aken H, et al. Major incidents and complications in otherwise healthy patients undergoing elective procedures: Results based on 1.37 million anaesthetic procedures. Br J Anaesth [Internet]. 2014;113(1):109–21. Disponível em: http://dx.doi.org/10.1093/bja/aeu094. Acesso em:
3. Cook TM, Woodall N, Frerk C. Major complications of airway management in the UK: Results of the Fourth National Audit Project of the Royal College of Anaesthetists and the Difficult Airway Society. Part 1: Anaesthesia. Br J Anaesth [Internet]. 2011;106(5):617–31. Disponível em:http://dx.doi.org/10.1093/bja/aer058. Acesso em:
4. Mellin-Olsen J, Staender S, Whitaker DK, Smith AF. The helsinki declaration on patient safety in anaesthesiology. Eur J Anaesthesiol. 2010;27(7):592–7.
5. Valero R, Sabaté S, Borràs R, Áñez C, Bermejo S, González-carrasco FJ. Revista Española de Anestesiología y Reanimación Protocolo de manejo de la vía aérea difícil. 2015;60(Supl 1):34–45.
6. Law JA, Broemling N, Cooper RM, Drolet P, Duggan L V., Griesdale DE, et al. The difficult airway with recommendations for management - Part 1 - Intubation encountered in an unconscious/induced patient. Can J Anesth. 2013;60(11):1089–118.
7. Heidegger T, Gerig HJ, Henderson JJ. Strategies and algorithms for management of the difficult airway. Best Pract Res Clin Anaesthesiol. 2005;19(4):661–74.
8. Apfelbaum JL, Hagberg CA, Connis RT, Abdelmalak BB, Agarkar M, Dutton RP, et al. 2022 American Society of Anesthesiologists Practice Guidelines for Management of the Difficult Airway. 2022;136:31–8.
9. Mosier JM, Joshi R, Hypes C, Pacheco G, Valenzuela T, Sakles JC. The physiologically difficult airway. West J Emerg Med. 2015;16(7):1109–17.
10. Mosier JM. Physiologically difficult airway in critically ill patients: winning the race between haemoglobin desaturation and tracheal intubation. Br J Anaesth [Internet]. 2020;125(1):e1–4. Disponível em: https://doi.org/10.1016/j.bja.2019.12.00. Acesso em:
11. Jabaley CS. Managing the Physiologically Difficult Airway in Critically Ill Adults. Crit Care [Internet]. 2023;27(1):1–7. Disponível em: https://doi.org/10.1186/s13054-023-04371-3. Acesso em:
12. Kornas RL, Owyang CG, Sakles JC, Foley LJ, Mosier JM, Terndrup T, et al. Evaluation and Management of the Physiologically Difficult Airway: Consensus Recommendations From Society for Airway Management. Anesth Analg. 2021;132(2):395–405.
13. Koch E, Lovett S, Nghiem T, Riggs RA, Rech MA. Shock index in the emergency department: Utility and limitations. Open Access Emerg Med. 2019;11:179–99.
14. Pearce A. Evaluation of the airway and preparation for difficulty. Best Pract Res Clin Anaesthesiol. 2005;19(4):559–79.
15. Nørskov AK, Rosenstock CV, Wetterslev J, Astrup G, Afshari A, Lundstrøm LH. Diagnostic accuracy of anaesthesiologists' prediction of difficult airway management in daily clinical practice: A cohort study of 188 064 patients registered in the Danish Anaesthesia Database. Anaesthesia. 2015;70(3):272–81.
16. Cook TM. Strategies for the prevention of airway complications – a narrative review. Anaesthesia. 2018;73(1):93–111.
17. Field MLK. Guidelines for Clinical Practice: From Development to Use. Field MJ, Lohr KN, editors. Washington (DC); 1992.
18. Wilson ME, Spiegelhalter D, Robertson JA, Lesser P. Predicting difficult intubation. Br J Anaesth [Internet]. 1988;61(2):211–6. Disponível em: http://dx.doi.org/10.1093/bja/61.2.211. Acesso em:
19. Practice Guidelines for Management of the Difficult Airway. Anesthesiology [Internet]. 1993 Mar 1;78(3):597–602. Disponível em: https://pubs.asahq.org/anesthesiology/article/78/3/597/33357/Practice-Guidelines-for-Management-of-the. Acesso em:
20. Malhotra S. Practice Guidelines for Management of the Difficult Airway. Pract Guidel Anesth. 2016;(5):127–127.
21. Apfelbaum JL, Hagberg CA, Caplan RA, Blitt CD, Connis RT, Nickinovich DG, et al. Practice Guidelines for Management of the Difficult Airway. Anesthesiology. 2013;118(2):251–70.
22. Frerk C, Mitchell VS, McNarry AF, Mendonca C, Bhagrath R, Patel A, et al. Difficult Airway Society 2015 guidelines for management of unanticipated difficult intubation in adults. Br J Anaesth. 2015;115(6):827–48.
23. Chrimes N. The Vortex: A universal "high-acuity implementation tool" for emergency airway management. Br J Anaesth [Internet]. 2016;117(July):i20–7. Disponível em: http://dx.doi.org/10.1093/bja/aew175. Acesso em:
24. Lima LC, Cumino D de O, Vieira AM, Silva CHR da, Neville MFL, Marques FO, et al. Recommendations from the Brazilian Society of Anesthesiology (SBA) for difficult airway management in pediatric care. Brazilian J Anesthesiol [Internet]. 2024 Jan;74(1):744478. Disponível em: https://linkinghub.elsevier.com/retrieve/pii/S0104001423001239. Acesso em:
25. Martins MP, Ortenzi A V., Perin D, Quintas GCS, Malito ML, Carvalho VH. Recommendations from the Brazilian Society of Anesthesiology (SBA) for difficult airway management in adults. Brazilian J Anesthesiol [Internet]. 2024 Jan;74(1):744477. Disponível em: https://linkinghub.elsevier.com/retrieve/pii/S0104001424000010. Acesso em:
26. Schmidt AP. Expert recommendations for managing difficult airways in adults and children: insights from the Brazilian Society of Anesthesiology (SBA). Brazilian J Anesthesiol [Internet]. 2024 Jan;74(1):844479. Disponível em: https://linkinghub.elsevier.com/retrieve/pii/S0104001042400001. Acesso em:
27. Morray JP, Geiduschek JM, Caplan RA, Posner KL, Gild WM, Cheney FW. A Comparison of Pediatric and Adult Anesthesia Closed Malpractice Claims. Anesthesiology [Internet]. 1993 Mar 1;78(3):461–7. Disponível em: https://pubs.asahq.org/anesthesiology/article/78/3/461/33436/A-Comparison-of-Pediatric-and-Adult-Anesthesia. Acesso em:
28. Ramamoorthy C, Haberkern CM, Bhananker SM, Domino KB, Posner KL, Campos JS, et al. Anesthesia-related cardiac arrest in children with heart disease: Data from the pediatric perioperative cardiac arrest (POCA) registry. Anesth Analg. 2010;110(5):1376–82.
29. Samsoon GLT, Young JRB. Difficult tracheal intubation: a retrospective study. Anaesthesia. 1987;42(5):487–90.
30. Whitten CE. Common Pediatric Airway Problems. AnesthesiologyNews [Internet]. 2019;51–69. Disponível em: https://www.anesthesiologynews.com/Review-Articles/Article/08-19/10-Common-Pediatric-Airway-Problems-And-Their-Solutions/55657?sub=2ACBE484681F76882C12BC875DC62A51B6EDB356A893CE23CA8C9485DCC83671&enl=true&dgid=X3677078&utm_source=enl&utm_content=5&utm_cam. Acesso em:
31. Adewale L. Anatomy and assessment of the pediatric airway. Paediatr Anaesth. 2009;19(SUPPL. 1):1–8.
32. Peterson J, Johnson N, Deakins K, Wilson-Costello D, Jelovsek JE, Chatburn R. Accuracy of the 7-8-9 Rule for endotracheal tube placement in the neonate. J Perinatol. 2006;26(6):333–6.
33. Abramson Z, Susarla S, Troulis M, Kaban L. Age-related changes in the upper airway assessed by 3-dimensional computed tomography. J Craniofac Surg. 2009;20(SUPPL. 1):657–63.
34. Krishna S, Bryant J, Tobias J. Management of the Difficult Airway in the Pediatric Patient. J Pediatr Intensive Care. 2018;07(03):115–25.
35. Disma N, Asai T, Cools E, Cronin A, Engelhardt T, Fiadjoe J, et al. Airway management in neonates and infants: European Society of Anaesthesiology and Intensive Care and British Journal of Anaesthesia joint guidelines. Eur J Anaesthesiol. 2024;41(1):3–23.
36. Hawthorne L, Wilson R, Lyons G, Dresner M: Failed intubation revisited: 17-Yr experience in a teaching maternity unit. Br J Anaesth. 1996;76:680–684.
37. Samsoon GL, Young JR: Difficult tracheal intubation: A retrospec- tive study. Anaesthesia. 1987;42:487–490.
38. Lyons G: Failed intubation: Six years' experience in a teaching maternity unit. Anaesthesia. 1985;40:759–762.
39. Rocke DA, Murray WB, Rout CC, Gouws E: Relative risk analysis of factors associated with difficult intubation in obstetric anesthesia. Anesthesiology. 1992;77:67–73.
40. Arne J, Descoins P, Fusciardi J, et al. Preoperative assessment for difficult intubation in general and ENT surgery: Predictive value of a clinical multivariate risk index. Br J Anaesth. 1998; 80:140–146.
41. Berg CJ, Callaghan WM, Syverson C, Henderson Z: Pregnancy- related mortality in the United States, 1998 to 2005. 2010;116:1302–1309.
42. Cooper GM, McClure JH: Maternal deaths from anaesthesia: An extract from Why Mothers Die 2000-2002, the confidential enquiries into maternal deaths in the United Kingdom. Chapter 9: Anaesthesia. Br J Anaesth. 2005;94:417–423.
43. Turnbull A, Tindall VR, Beard RW, et al: Report on confidential enquiries into maternal deaths in England and Wales 1982-1984. Rep Health Soc Subj (Lond). 1989; 34:1–166.
44. Rocke DA, Murray WB, Rout CC, Gouws E: Relative risk analysis of factors associated with difficult intubation in obstetric anesthesia. Anesthesiology. 1992;77:67–73,.
45. Quinn A, Bogod D. Chapter 23 Obstetrics. In: Cook T, Woodhall N, Frerk C. 4. ed. National Audit Project of The Royal College of Anaesthetists and The Difficult Airway Society. Major complications of airway management in the United Kingdom. 2011; 106(5):617-31.
46. Johnson RV, Lyons GR, Wilson RC, Robinson AP. Training in obstetrics general anesthesia: a vanishing art? Anaesthesia. 2000;55:163-183.
47. Mushambi MC, Athanassoglou V and Kinsella SM. Anticipated difficult airway during obstetric general anaesthesia: narrative literature review and management recommendations. Anaesthesia. 2020;75:945–961.
48. Scott-Brown S, Russell R. Video laryngoscopes and the obstetric airway. International Journal of Obstetric Anesthesia 2015;24(1).
49. Gómez-Ríos MÁ, Freire-Vila E, Casans-Francés R, Pita-Fernández S. The TotaltrackTM video laryngeal mask: an evaluation in 300 patients. Anaesthesia. 2019;74(6):751-757.
50. Myatra SN, Divatia JV, Brewster DJ. The physiologically difficult airway: an emerging concept. Curr Opin Anaesthesiol. 2022;35(2):115-121.
51. Airway management in Trauma. Kovacs G, Sowers N. Emerg Med Clin N Am. 2018;(36):61–84.
52. Sise MJ, Shackford SR, Sise CB, et al. Early intubation in the management of trauma patients: indications and outcomes in 1,000 consecutive patients. J Trauma Inj Infect Crit Care. 2009;66(1):32–40.

53. Hutchison I, Lawlor M, Skinner D. ABC of major trauma. Major maxillofacial in- juries. BMJ. 1990;301:595–9
54. Jose A, Nagori S, Agarwal B, et al. Management of maxillofacial trauma in emer- gency: an update of challenges and controversies. J Emerg Trauma Shock 2016;9(2):73.
55. Krausz AA, El-Naaj IA, Barak M. Maxillofacial trauma patient: coping with the difficult airway. World J Emerg Surg. 2009;4:21.
56. Spaite DW, Hu C, Bobrow BJ, et al. The effect of combined out-of-hospital hy- potension and hypoxia on mortality in major traumatic brain injury. Ann Emerg Med [internet]. 2017;69(1):62-72. Disponível em: https://doi.org/10.1016/j.annemergmed.2016.08.007. Acesso em:
57. Bodily JB, Webb HR, Weiss SJ, et al. Incidence and duration of continuously measured oxygen desaturation during emergency department intubation. Ann Emerg Med. 2015;67(3):389-95. Disponível: https://doi.org/10.1016/j.annemergmed.2015.06.006. Acesso em:
58. Gebremedhn EG, Mesele D, Aemero D, et al. The incidence of oxygen desatu- ration during rapid sequence induction and intubation. World J Emerg Med. 2014;5(4):279–85.
59. Heffner AC, Swords DS, Nussbaum ML, et al. Predictors of the complication of postintubation hypotension during emergency airway management. 2012;27(6):587-93.
60. Kwan I, Bunn F, Roberts I. Spinal immobilisation for trauma patients. Cochrane Database Syst Rev 2001;(2):CD002803.
61. Oteir AO, Jennings PA, Smith K, et al. Should suspected cervical spinal cord in- juries be immobilised? A systematic review protocol. Inj Prev. 2014;20(3):e5.
62. Mulligan RP, Friedman JA, Mahabir RC. A nationwide review of the associations among cervical spine injuries, head injuries, and facial fractures. J Trauma. 2010; 68(3):587–92.
63. Dupanovic M, Fox H, Kovac A. Management of the airway in multitrauma. Curr Opin Anaesthesiol 2010. https://doi.org/10.1097/ACO.0b013e3283360b4f. it Care 2012;27(6):587–93.
64. Thiboutot F, Nicole PC, Tré panier CA, et al. Effect of manual in-line stabilization of the cervical spine in adults on the rate of difficult orotracheal intubation by direct laryngos- copy: a randomized controlled trial. Can J Anaesth. 2009;56(6): 412–8.
65. Michailidou M, O'Keeffe T, Mosier JM, et al. A comparison of video laryngoscopy to direct laryngoscopy for the emergency intubation of trauma patients. World J Surg 2015;39(3):782–8.
66. Crosby ET. Airway management in adults after cervical spine trauma. Anesthesiology 2006;104(6):1293–318.
67. Duggan LV, Griesdale DEG. Secondary cervical spine injury during airway management: beyond a "one-size-fits-all" approach. Anaesthesia. 2015;70(7):769–73.
68. Higgs A, Cook TM, McGrath BA. Airway management in the critically ill: the same, but different. Br J Anaesth [internet]2016;17(1):15-19. Disponível em: https://doi. org/10.1093/bja/aew055. Acesso em:
69. Mace SE. Challenges and advances in intubation: rapid sequence intubation. Emerg Med Clin North Am 2008;26(4):1043–68.
70. Salem MR, Clark-Wronski J, Khorasani A, et al. Which is the original and which is the modified rapid sequence induction and intubation? Let history be the judge! Anesth Analg. 2013;116(1):264–5.
71. Tobias JD. Rapid sequence intubation: what does it mean? Does it really matter? Saudi J Anaesth. 2014;8(2):153–4.
72. Ehrenfeld JM, Cassedy EA, Forbes VE, et al. Modified rapid sequence induction and intubation: a survey of United States current practice. Anesth Analg. 2012;115(1):95–101.
73. Salem MR, Khorasani A, Zeidan A, et al. Cricoid pressure controversies: narrative review. Anesthesiology. 2017;9(6):378–91.
74. Algie CM, Mahar RK, Tan HB, et al. Effectiveness and risks of cricoid pressure during rapid sequence induction for endotracheal intubation. Cochrane Database Syst Rev 2015;(4):CD011656.
75. Erlandson MJ, Clinton JE, Ruiz E, et al: Cricothyrotomy in the emergency department revisited. J Emerg Med 1989;7:115-118.
76. Petrosoniak A, Hicks CM. Beyond crisis resource management. Curr Opin Anaesthesiol. 2013;26(6):699–706.
77. VortexApproach. The vortex. 2022. Disponível em: https://vortexapproach.org/downloads. Acesso em: 08 jun. 2024.
78. Finucane BT. Principles of Airway Management. 1. ed. Philadelphia: FA Davis; 1988.

# 69

# Ventilação Não Invasiva

Talison Silas Pereira ■ João Manoel Silva Junior

## INTRODUÇÃO

O paciente cirúrgico é exposto a vários fatores que podem culminar em complicações pulmonares pós-operatórias (CPPs). Deve-se lembrar de que vários fatores interferem na dinâmica pulmonar perioperatória e acarretam riscos de complicações. A anestesia geral está associada a mudanças significativas na mecânica respiratória e troca de gases pulmonar. Este processo resulta em redução do tônus muscular, perda relevante do volume pulmonar, fechamento da via aérea, formação de rolhas de muco, alterações da relação ventilação-perfusão e desenvolvimento de atelectasias, condições que podem ser agravadas em caso de cirurgias torácicas ou do andar superior do abdômen. O maior impacto dessas mudanças é a atelectasia juntamente com o maior esforço ventilatório, que elevam os riscos de reintubação, ventilação mecânica, pneumonia nosocomial e culminam em tempo de internação prolongado.[1] Além disso, dor pós-operatória,[2] sobrecarga hídrica,[3] transfusão sanguínea,[4] tempo cirúrgico prolongado e cirurgia de emergência podem alterar ainda mais a função pulmonar em pacientes cirúrgicos.[5]

A incidência de CPPs nas cirurgias de grande porte pode variar de 1 a 23%. Vários estudos demonstraram que as complicações pulmonares são mais comuns do que as complicações cardíacas, e a insuficiência respiratória pós-operatória é a mais comum dessas complicações.[5] De acordo com o escore de risco de LAS VEGAS[6] para predição de CPPs, pacientes que desenvolveram uma ou mais dessas complicações apresentaram maior mortalidade hospitalar e maior tempo de permanência hospitalar. Quanto ao tipo cirúrgico, os procedimentos abdominais e vasculares mostraram repetidamente alto risco de desenvolvimento de CPPs. A laparotomia com incisão abdominal superior pode ter até 15 vezes o risco de CPP em comparação com incisão abdominal

mais baixa. O mesmo ocorre no contexto da cirurgia torácica, e a mortalidade de pacientes com insuficiência respiratória aguda depois de ressecção pulmonar é elevada (60 a 80% dos pacientes) e parte pode ser atribuída à reintubação e ventilação mecânica, com consequente aumento de risco de infecção pulmonar em 4 vezes mais.[5,7,8] O desenvolvimento de CPPs também aumenta os custos dos cuidados de saúde, principalmente como resultado do aumento de tempo de internação.[9]

A partir desse contexto, deve-se entrar com arsenais que sejam capazes de reduzir essas complicações e as consequentes mortalidades associadas a CPPs. O uso de ventilação não invasiva por pressão positiva (VNIPP) e a cânula nasal de alto fluxo entram como potencial norte a ser usado.

A VNIPP, termo que inclui CPAP – pressão positiva contínua em vias aéreas – e BiPAP – pressão positiva na via aérea em dois níveis – pode ser utilizada na sala de recuperação pós-anestésica (SRPA), na UTI[10] ou pronto-socorro para tratar e prevenir a insuficiência respiratória e a necessidade de intubação e ventilação mecânica invasiva.[11]

A VNIPP melhora a troca gasosa pulmonar, minimiza a formação de atelectasia e aumenta a capacidade residual funcional (CRF), sem a necessidade de ventilação invasiva artificial.[12] É estabelecido que a VNIPP, em pacientes com edema pulmonar cardiogênico e doença pulmonar obstrutiva crônica exacerbada, encontra-se como a primeira linha de tratamento.[13] Em adição, ela é utilizada com excelentes resultados em pacientes com síndrome da apneia obstrutiva do sono (SAOS).

Nota-se, também, incidência extremamente baixa de pneumonia bacteriana quando a VNI evita a intubação endotraqueal nos casos de insuficiência respiratória aguda.[14] Esse fato é importante para pacientes imunossuprimidos, pós-transplantes ou outras situações cirúrgicas.[11]

Os principais fatores limitantes para aplicação de VNI são: dificuldade do ajuste da máscara facial, grandes vazamentos e desconforto dos pacientes. Esses fatos têm sido minimizados com a evolução dos equipamentos, como a melhora da interface e aparelhos mais modernos, próprios para a VNI.[12]

Diante do exposto, o melhor entendimento dos mecanismos que acarretam problemas respiratórios em pacientes cirúrgicos, bem como a aplicação correta da VNI para esses pacientes, é relevante. Então, apresentamos uma extensa revisão sobre o assunto, incluindo a inovação recente da cânula nasal de alto fluxo , com suas aplicabilidades não apenas no pós-operatório, como também em todo período perioperatório.

### ■ FISIOPATOLOGIA RESPIRATÓRIA DURANTE O PERIOPERATÓRIO

Distúrbios da relação ventilação-perfusão podem ocorrer em todos os pacientes submetidos a anestesia geral e procedimentos cirúrgicos maiores,[15] não importando se a ventilação é espontânea ou mecânica ou se ocorreu a utilização de agentes venosos, inalatórios e bloqueadores neuromusculares.[16] Imediatamente após a indução anestésica, há uma redução de 16 a 20% da CRF,[17] que continua a cair durante os próximos 5 a 10 minutos,[18] redução que se correlaciona com a idade e com a elastância da parede torácica. O formato da caixa torácica se altera, havendo um deslocamento cefálico do diafragma e, consequentemente, uma alteração da ventilação e perfusão pulmonar (chamada índice V/Q) (Figuras 69.1 e 69.2). Atelectasia, ou o colapso total ou parcial de partes do pulmão, ocorre em até 90% dos pacientes, sendo a causa da maioria dos casos de *shunt* pulmonar.[19] Após a indução anestésica, até 20% das bases pulmonares já apresentam atelectasia.[20] Alguns pacientes apresentam riscos maiores de atelectasias maciças, como idosos, obesos e gestantes. Outros fatores que implicam nesse risco incluem: cirurgias de abdômen superior, cardíacas, torácicas, tempo cirúrgico superior a 2 horas, bloqueio neuromuscular residual e cirurgias de emergências.[20]

### Oxigênio e Atelectasia

A pré-oxigenação aumenta a segurança durante o período de apneia, para que não ocorra hipoxemia. Ela é obtida através da ventilação com alta fração inspirada de oxigênio ($FiO_2$).[21] A capacidade vital forçada (CVF) se torna um reservatório para a oxigenação durante a apneia e, dependendo das características dos pacientes, provê de 2 a 10 minutos de tempo de apneia sem hipoxemia. Entretanto, esta alta $FiO_2$ causa atelectasia (atelectasia de absorção). Ela resulta da presença de grande gradiente de oxigênio entre o alvéolo e o sangue venoso misto. No ar ambiente, a presença de nitrogê-

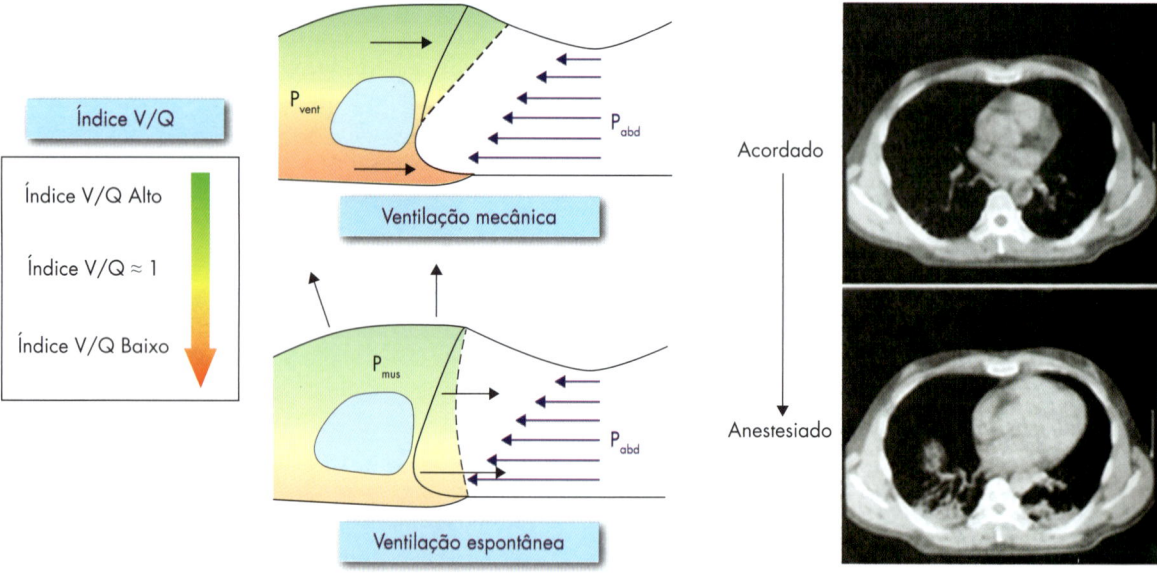

▲ **Figura 69.1** Representação da alteração da relação ventilação-perfusão pulmonar de acordo com situação do paciente: acordado *versus* anestesiado. Durante a ventilação mecânica com o paciente anestesiado, a pressão aplicada pelo ventilador mecânico irá deslocar a parte ventral do diafragma, que enfrentará menor pressão intra-abdominal (Pabd), mais do que a parte dorsal (movimento passivo). A ventilação será então distribuída preferencialmente às regiões pulmonares ventrais, ocasionando elevação do índice V/Q dessas áreas. Em contraste, as regiões dorsais pulmonares receberão menos ventilação e sua V/Q será menor. Durante a respiração espontânea (assistida ou não), tanto a parte ventral como a parte dorsal do diafragma se movem (contração ativa). A ventilação se distribuirá de forma mais homogênea ao longo do eixo ventrodorsal do pulmão e corresponderá mais de perto à perfusão (V/Q ≈ 1). O corte tomográfico à direita exemplifica a progressão para atelectasia no paciente acordado para situação anestesiado, predominância do fenômeno na porção dorsal (dependente).
**Fonte:** Adaptada de Selickman J, Marini JJ. 2022.[97]

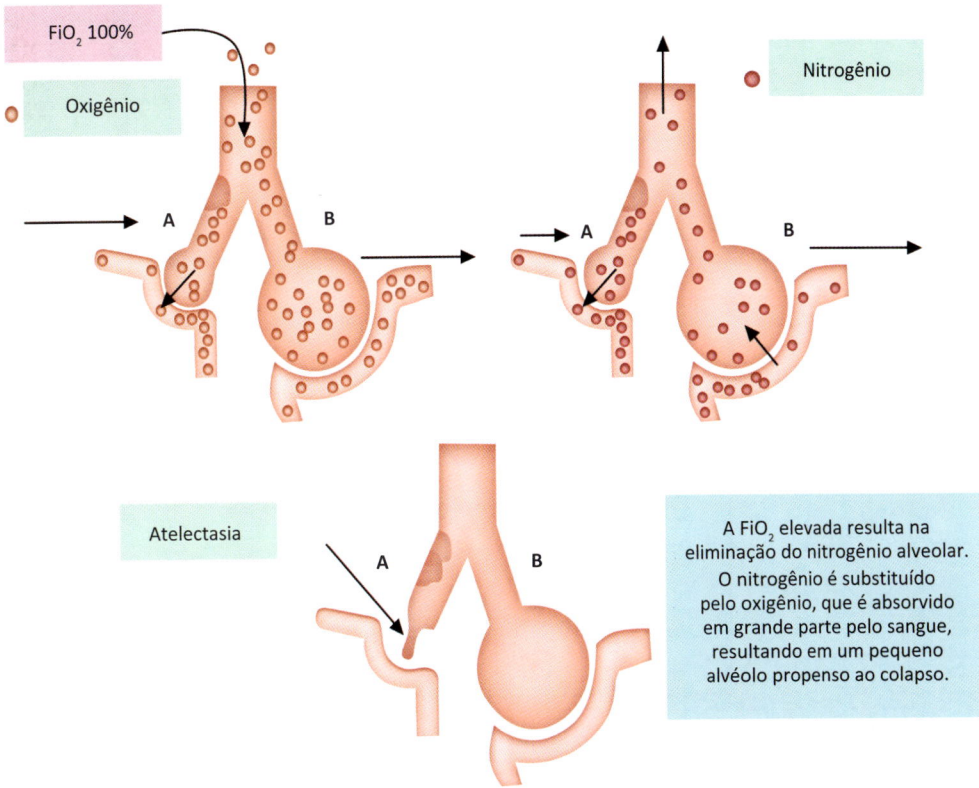

FiO$_2$ 100%

Oxigênio

Nitrogênio

A          B

A          B

Atelectasia

A          B

A FiO$_2$ elevada resulta na eliminação do nitrogênio alveolar. O nitrogênio é substituído pelo oxigênio, que é absorvido em grande parte pelo sangue, resultando em um pequeno alvéolo propenso ao colapso.

▲ **Figura 69.2** Exemplo de atelectasia de absorção com uso de altas frações inspiradas de oxigênio.

nio evita o colabamento dos alvéolos. Na ausência dele, o oxigênio flui rapidamente devido ao gradiente de concentração, e a parede alveolar se desestabiliza e desaba (Figura 69.2).

A compressão do tecido pulmonar também gera atelectasia (atelectasia de compressão), principalmente no lobo inferior esquerdo – comprimido pelo coração – e na região próxima ao diafragma.[22] Evitar a pré-oxigenação previne a formação de atelectasia na indução anestésica, mas também leva à perda de margem de segurança durante um período crítico de apneia. A Figura 69.3 mostra o impacto da atelectasia na troca gasosa e a Figura 69.4, a fisiopatologia do desenvolvimento da atelectasia.[92]

## Hipoxemia pós-operatória

O maior problema associado à atelectasia intraoperatória é a hipoxemia pós-operatória. Na chegada à sala de recuperação pós-anestésica, 20% dos pacientes apresentam saturação de oxigênio menor que 92%, e 10%, saturação abaixo de 90% (quando não transportados com oxigênio suplementar).[23] Em pacientes submetidos à cirurgia abdominal alta, a incidência de hipoxemia com SpO$_2$ (entre 86 e 90%) pode ocorrer em 38%, e hipoxemia grave (SpO$_2$ 85% ou menor) em 3%. Em pacientes submetidos à cirurgia toracoabdominal, a incidência de hipoxemia e hipoxemia grave foi de 52% e 20%, respectivamente.[24]

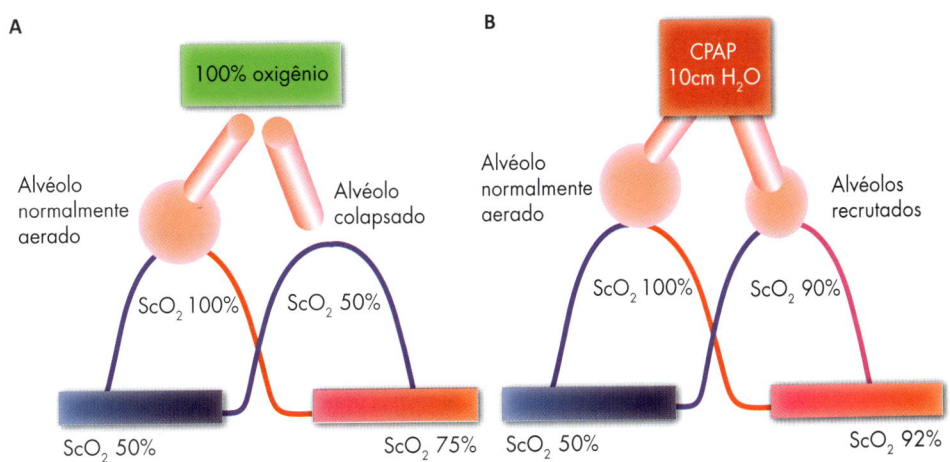

A

100% oxigênio

Alvéolo normalmente aerado

Alvéolo colapsado

ScO$_2$ 100%          ScO$_2$ 50%

ScO$_2$ 50%          ScO$_2$ 75%

B

CPAP 10cm H$_2$O

Alvéolo normalmente aerado

Alvéolos recrutados

ScO$_2$ 100%          ScO$_2$ 90%

ScO$_2$ 50%          ScO$_2$ 92%

◄ **Figura 69.3** **(A)** Impacto da atelectasia na troca gasosa, **(B)** uso de CPAP.
ScO$_2$ = saturação da hemoglobina no sangue capilar.

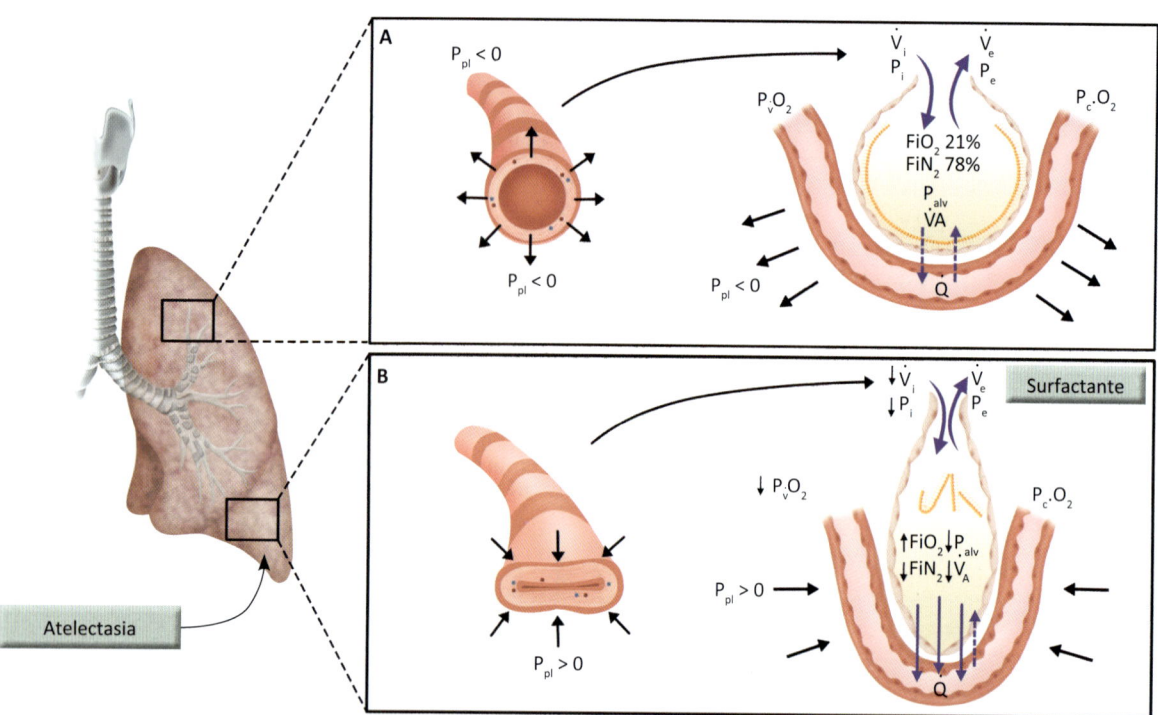

▲ **Figura 69.4** Mecanismos que produzem atelectasia no período perioperatório. **(A)** Unidade pulmonar normal em paciente não anestesiado. A pressão intraluminal inspiratória ($P_i$) e a expiratória ($P_e$) adequada e o estresse de aprisionamento bronquiolar ou alveolar associados à pressão pleural negativa ($P_{pl}$) permitem a abertura normal do bronquiolo e uma ventilação alveolar normal (VA). A absorção de gás alveolar é fisiológica devido à VA/Q perfusão pulmonar e fração de oxigênio inspirado ($FiO_2$). O surfactante normal reduz a tensão superficial alveolar. Em **(B)**, Unidade pulmonar exposta a atelectasia perioperatória. O aumento da pressão pleural ($P_{pl}$) por compressão extrínseca ou intrínseca (círculo 1) é responsável pela perda da expansão e redução da ventilação alveolar (VA). O aumento da absorção de gás alveolar (círculo 2) reduz a pressão alveolar intraluminal ($P_{alv}$). Baixo VA/Q e alta $FiO_2$, e baixa pressão parcial de oxigênio venoso misto ($PvO_2$) pode participar desse desequilíbrio da troca gasosa. O comprometimento tanto quantitativo quanto qualitativo do surfactante leva a uma maior tensão superficial e facilita o colapso alveolar (círculo 3). $FiN_2$, fração inspirada de nitrogênio; $PcO_2$, pressão parcial de oxigênio capilar final.

**Fonte:** Adaptada de Zeng C, Lagier D, Lee JW, e col. Perioperative Pulmonary Atelectasis: Part I. Biology and Mechanisms. Anesthesiology. 2022; 136:181-205.92

A atelectasia pós-operatória associada à hipoxemia e ao maior trabalho pulmonar é um grave problema para pacientes obesos mórbidos. A obesidade mórbida se relaciona com redução importante da complacência do sistema respiratório com redução do volume de reserva expirada, CRF e com aumento da elastância. Obesos mórbidos sofrem mais CPPs do que pacientes não obesos; a incidência dessas complicações se correlaciona com grau da obesidade, sendo respectivamente 10,3%, 12,2% e 18,5% nas classes I, II e III, com consequente aumento de tempo de internação hospitalar.[25] No pós-operatório, esse grupo de pacientes tende a apresentar a CVF e a CRF reduzidas após a extubação, com forte associação com o índice de massa corporal (IMC), com interferências relacionadas também ao posicionamento intraoperatório e ao bloqueio neuromuscular residual.[26]

A associação de atelectasia mais a combinação, na sala de recuperação pós-anestésica, de bloqueio neuromuscular residual, uso de opioides meia-vida longa, obesidade e obstrução de via aérea superior pode levar à fadiga respiratória, que demanda reintubação e ventilação mecânica. Outro fator preocupante é o aumento progressivo da atelectasia que acontece durante as primeiras 24 horas do período

pós-operatório nos pacientes bariátricos. A confluência de atelectasia e hipoventilação induzida por opioides causa hipercapnia, que gera sonolência e pode levar à obstrução de vias aéreas e parada cardiorrespiratória.

Uma hora após a admissão na sala de recuperação anestésica (SRPA), os pacientes apresentam redução significativa dos volumes pulmonares à espirometria, o que sugere que a atelectasia ocorre imediatamente após a extubação.[27] Algumas intervenções têm sido utilizadas no período intraoperatório para reduzir o risco de atelectasia. CPAP antes da indução, pressão positiva ao final da expiração (PEEP), manobras de recrutamento alveolar e posicionamento cefaloaclive são os principais recursos utilizados.[28,29]

## Determinantes de insuficiência respiratória aguda na sala de recuperação anestésica

Uma gama de problemas pode levar à insuficiência respiratória aguda na SRPA, e diagnosticar e conduzir a melhor terapêutica para esse evento são fundamentais para o adequado cuidado aos pacientes. O ponto importante para se fazer o diagnóstico é olhar para o padrão de respiração do paciente. Se o paciente está com respirações rápidas (> 30 respirações por minuto), mas com volumes correntes de aparência normal, a causa não pulmonar deve ser levantada como hipótese, que inclui: dor, ansiedade, *delirium*, distensão vesical, etc. Se o paciente está com respirações superficiais lentas, bradipneia com sincronia normal da abertura da bucal para inalar e movimentos do tórax de fora para baixo, o problema mais provável é insuficiência ventilatória secundária à depressão respiratória central. Esta falha geralmente resulta da administração de opioides, mas também pode acompanhar a administração de benzodiazepínicos ou descontinuação recente de infusão de propofol. Se o paciente está respirando rápido e superficialmente, ou seja, em taquipneia, a questão é insuficiência ventilatória secundária a problema periférico ou insuficiência de oxigenação secundária à incompatível ventilação/perfusão. Desse modo, a circunstância clínica e a presença ou ausência de hipoxemia (baixa $SpO_2$ ou exigência de alta $FiO_2$) têm um papel importante para diferenciar os problemas. Na ausência de hipoxemia, algum problema neuromuscular deve ser considerado, tais como bloqueio neuromuscular residual ou bloqueio peridural que paralisa os músculos intercostais. Observa-se também esse padrão em pacientes com baixa reserva fisiológica, como o desnutrido e os doentes críticos. Nos pacientes idosos, esses eventos hipoxêmicos na SRPA têm seu espaço. Um estudo recente comparou a incidência de bloqueio neuromuscular residual entre idosos e jovens: a incidência desse evento chega acometer cerca de 57,7% dos idosos e 30% dos jovens, marcando maior incidência nos idosos de obstrução das vias aéreas, eventos hipoxêmicos, CPPs, aumento dos tempos de permanência na SRPA e hospitalar.[61] Em pacientes que se submeteram à cirurgia torácica ou cirurgia retroperitoneal, alta suspeita clínica de pneumotórax deve ser considerada na presença clínica de hipoxemia, taquidispneia, assincronia da parede torácica, murmúrio vesicular abolido unilateral. Em casos graves, pode ocorrer a evolução para choque obstrutivo.

Respiração rápida e superficial com hipoxemia é causada por incompatibilidade de ventilação-perfusão, geralmente causada por secreções retidas e/ou atelectasia. Essa condição ocorre mais comumente em pacientes que tenham sido submetidos à cirurgia abdominal ou torácica, obesos mórbidos, ou que tenham sido posicionados no intraoperatório na posição de Trendelenburg.

A embolia pulmonar deve ser suspeitada em pacientes que tenham sido submetidos à cirurgia pélvica ou de quadril, e têm respiração rápida e superficial e hipoxemia, associadas com taquicardia e hipotensão.

Padrão de respiração obstrutivo é sugestivo de anormalidade das vias aéreas intermediárias ou superiores. O problema é causado pela perda central dos tônus da faringe, e obstrução dos tecidos moles (associada com depressão do nível de consciência e anestesia) ou obstrução mecânica para as vias aéreas: acima, no nível da glote, ou abaixo desta. Classicamente o paciente tem batimento de asa nasal, retração supraclavicular ou intercostal, respiração paradoxal: a parede torácica se move para o interior enquanto o diafragma desce. O paciente pode ter estridor inspiratório (obstrução supraglótica), estridor expiratório (obstrução glótica ou subglótica), ou sibilância expiratória (broncoes-

pasmo). Geralmente, hipoxemia é uma complicação tardia da obstrução das vias aéreas. Esse aspecto é extremamente importante, porque a hipóxia pode ser rapidamente seguida de bradicardia e assistolia.

## ■ VENTILAÇÃO NÃO INVASIVA COM PRESSÃO POSITIVA

A VNIPP inclui CPAP e BiPAP, descritas daqui em diante como VNI. A CPAP se refere à pressão basal elevada na via aérea durante todo o ciclo respiratório, principalmente durante o fim da expiração. Ela possui três efeitos: **(1)** Ao restringir o movimento de gases para fora dos alvéolos, ela os mantém abertos, prevenindo a formação de atelectasia; **(2)** Ao aumentar o gradiente entre a pressão pleural negativa e a pressão na via aérea, há uma diminuição do esforço respiratório para pacientes com fraqueza, o que acaba recrutando alvéolos colapsados; **(3)** A pressão positiva força a abertura das vias aéreas, tanto distais, evitando o fechamento e o alçaponamento de gases durante a expiração, quanto proximais, e evita obstruções de vias aéreas altas. A CPAP pode ser obtida através de máscara facial ou nasal bem acoplada, ligada à válvula de PEEP e um aparelho gerador de fluxo ou um ventilador não invasivo. A interface ideal para VNI deve fornecer conforto adequado ao paciente e vazamentos mínimos de ar. As máscaras (oronasal ou nasal) e capacetes estão atualmente disponíveis.

A CPAP também pode ser obtida com sistema patenteado de máscara e válvula conhecido como Boussignac (Vygon, Montgomeryville, PA, EUA), usando apenas uma fonte de oxigênio. Esse equipamento usa o princípio de Bernoulli, como motores a jato.[30] A Tabela 69.1 mostra sistemas de distribuição para ventilação mecânica não invasiva na sala de recuperação anestésica.

As maiores complicações da CPAP são: dificuldade de adaptação do paciente, hiperexpansão pulmonar, com aumento do volume morto alveolar e do trabalho respiratório, e elevação da pressão intratorácica, que leva à diminuição do retorno venoso e hipotensão. Outro problema é a aerofagia que comumente ocorre com a VNI, mas geralmente é benigna, porque as pressões das vias aéreas são menores que a pressão de abertura do esôfago. A insuflação gástrica pode ser grave (Figura 69.5), mas geralmente é o resultado de configurações de pressão inspiratória muito alta. Um tubo gástrico não é rotineiramente necessário para a ventilação com máscara.

---

**Tabela 69.1 Sistemas de distribuição para ventilação mecânica não invasiva na sala de recuperação anestésica.**

- CPAP
- CPAP Máscara com válvula de pressão positiva ao final da expiração e sistema de alto fluxo
- Máquina doméstica de BiPAP
- Ventilador não invasivo autônomo (tais como BiPAP Vision)
- Sistema CPAP Boussignac
- VNI
- Máquina doméstica de BiPAP
- Ventilador não invasivo autônomo (tais como BiPAP Vision)
- Ventilador de cuidados intensivos em modo "VNI"

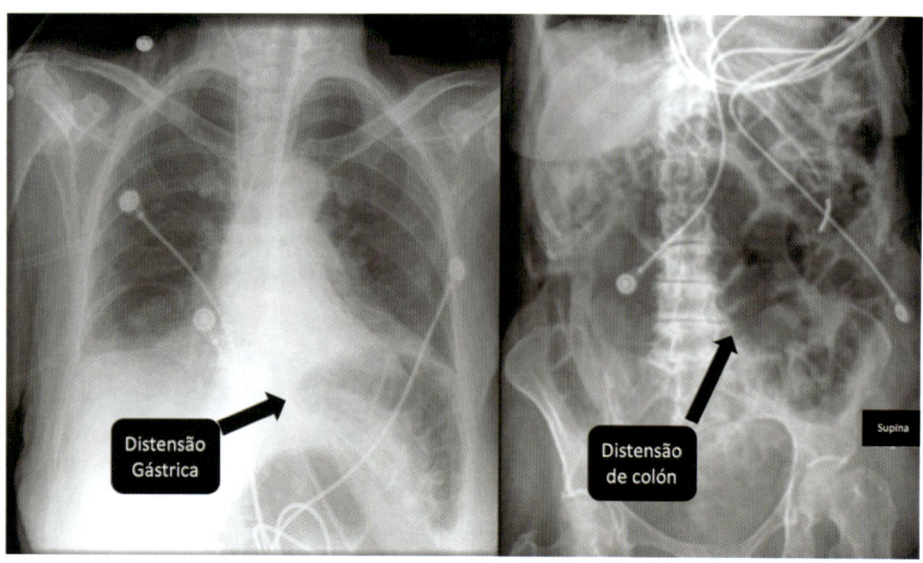

◀ **Figura 69.5** Radiografias de tórax e abdome de um paciente que desenvolveu insuflação gástrica e intestinal grave enquanto recebia ventilação não invasiva.

Pode-se agregar à CPAP pressão de suporte inspiratória, em um modo ventilatório disparado pelo paciente, ciclado pelo fluxo. A pressão de suporte pode ser entregue por aparelho de anestesia, ventilador mecânico de UTI ou ventilador não invasivo. Ela diminui o esforço respiratório ao auxiliar a ventilação espontânea em pacientes impossibilitados para obter volume corrente adequado. A pressão de suporte (PS) deve buscar um alvo de 5 a 7 mL.kg$^{-1}$ de volume corrente. Quando ela é obtida de maneira não invasiva com ventilador mecânico, a pressão de plateau (Pplat) é a pressão de suporte somada à PEEP ou à CPAP. Portanto, um paciente que recebe pressão de suporte de 10 cmH$_2$O e PEEP de 5 cmH$_2$O possui uma Pplat de 15 cmH$_2$O. Em um ventilador não invasivo, o BIPAP pode ser obtido com níveis diferentes de pressão nas vias aéreas na inspiração (IPaP) e na expiração (EPaP). Nessa situação, a Pplat é a IPaP acima da pressão atmosférica. Por exemplo, um paciente que recebe 10 cmH$_2$O de IPaP e 5 cm H$_2$O de EPaP está com uma Pplat de 10 cmH$_2$O.

Ventiladores não invasivos têm vantagens para uso na SRPA. Eles possuem correção de vazamentos superior à dos ventiladores normais de UTI, de modo que, na presença de sondas nasogástricas ou enterais, ou mesmo de acoplamento deficiente da máscara ao paciente, o aparelho é capaz de fornecer a pressão programada, corrigindo perdas. Em comparação aos aparelhos projetados para uso doméstico por pacientes com apneia obstrutiva do sono ou doença pulmonar obstrutiva crônica, eles são capazes de ofertar uma fração inspirada de oxigênio alta e, se necessário, ventilação mecânica. As vantagens sobre a máscara de CPAP são: a capacidade de aferir a frequência respiratória e o volume corrente, além da presença de alarme de apneia. A desvantagem dos ventiladores não invasivos é o custo e a necessidade de profissionais treinados para seu manuseio.

A VNI pode ser ofertada através de máscara facial, máscara nasal ou capacete. O capacete é muito utilizado na Europa, e parece estar associado com conforto maior do paciente.[30] Entretanto, o uso de capacete na SRPA pode dificultar a comunicação com o paciente e elevar o risco de náusea e vômito no período pós-operatório. A Figura 69.6 mostra um ventilador não invasivo com máscara e capacete, e a Tabela 69.2 mostra indicações e contraindicações gerais de VNI.

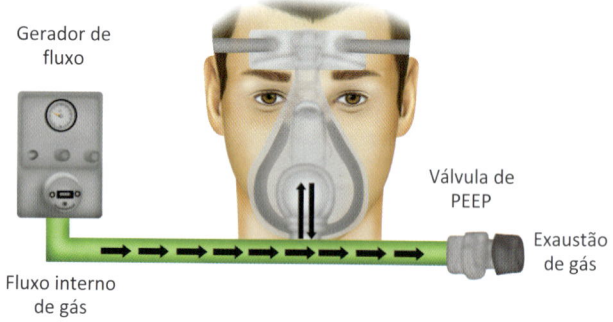

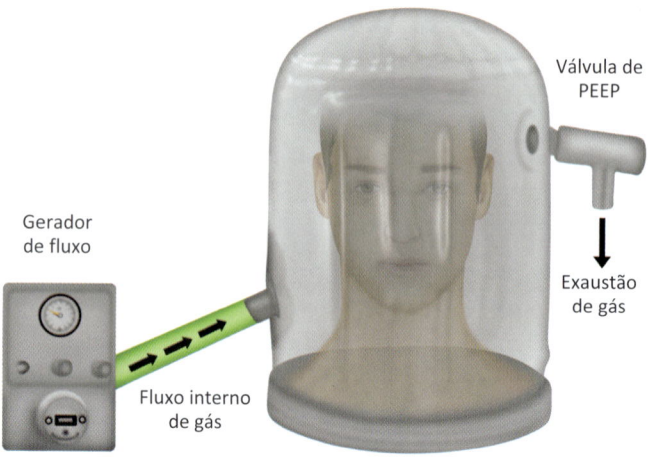

▲ **Figura 69.6** VNI com máscara e capacete (HELMET).

| Tabela 69.2  Indicações e contraindicações gerais de VNI. |
|---|
| **Indicações** |
| ▪ Doença pulmonar obstrutiva crônica exacerbada |
| ▪ Edema pulmonar cardiogênico |
| ▪ Insuficiência respiratória em pacientes imunossuprimidos |
| ▪ Prevenção e tratamento de falência respiratória aguda no pós-operatório |
| ▪ Doença neuromuscular |
| ▪ Asma |
| ▪ Trauma torácico |
| ▪ Paliação em pacientes não recomendados para intubação |
| **Contraindicações** |
| ▪ Parada cardiorrespiratória |
| ▪ Sangramento gastrintestinal |
| ▪ Instabilidade hemodinâmica ou arritmias graves |
| ▪ Deformidade, trauma ou cirurgia facial |
| ▪ Lesões no esôfago ou cirurgia recente gastresofágica |
| ▪ Inabilidade para manejo de secreções |
| ▪ Crise convulsiva |
| ▪ Agitação ou não cooperação do paciente |
| ▪ Síndrome da angústia respiratória do adulto: moderada e grave (relativa) |

## Iniciando a Ventilação Não Invasiva

O início da VNI no período pós-operatório deve sempre ser realizado em locais adequadamente monitorados. É importante conversar com o paciente, explicar o procedimento e tranquilizá-lo antes de iniciar a VNI. O paciente deve estar apoiado em pelo menos 30 graus e ter recebido analgesia adequada. É aconselhável começar com baixa pressão de suporte (PS), pois normalmente leva alguns minutos para o paciente se adaptar à pressão aplicada e sincronizar sua respiração com a da máquina. Quando o paciente começa a sentir-se confortável e a respiração começa a melhorar, é mais fácil aumentar gradualmente a PS e fixar a máscara com as correias no paciente. Os pontos finais das pressões aplicadas devem ser sempre individualizados até que haja melhora dos sintomas, redução das taxas respiratórias e boa sincronia.

Gasometria de sangue arterial deve ser obtida em 1 a 2 horas para verificar melhorias clínicas e realizar otimização da relação $PaO_2/FiO_2$. Normalmente, um gatilho inspiratório de 1 a 2 L/min ou −1 a −2 cm de $H_2O$ é aplicado, com inclinação moderada a máxima. Níveis EPAP de 4 $cmH_2O$ e IPAP de 8 $cmH_2O$ (4 $cmH_2O$ acima EPAP) são normalmente utilizados na iniciação. Estes podem ser gradualmente aumentados em incrementos de 1 a 2 cm até um EPAP máximo de 10 e IPAP de 25 $cmH_2O$. Se pressões maiores forem necessárias, pode ser necessário alterar a interface, ajustar a máscara ou considerar a necessidade de possível intubação e ventilação invasiva. O gatilho expiratório é geralmente fixado em 0,8 a 1 segundo ou entre 40 e 60% do pico de fluxo.

## Quando parar a ventilação não invasiva?

O reconhecimento de que a VNI está falhando é uma parte importante do seu manejo, mas muitas vezes é negligenciada, o que acarreta alta morbidade e mortalidade. A taxa de falha relatada da VNI é de 5 a 40%.[96] Alguns pacientes falham devido a progressão da doença. Maior experiência clínica e familiarização com a aplicação de VNI estão associadas a uma maior

taxa de sucesso.[93] Alguns pacientes não obtêm ventilação adequada com VNI e, portanto, necessitam de intubação e essa não deve ser postergada. Confalonieri e col.[94] descobriram que os indivíduos com probabilidade de falhar na VNI tinham acidose respiratória mais grave, um nível de consciência mais baixo, eram mais velhos, eram mais hipoxêmicos e apresentavam uma frequência respiratória mais alta na apresentação. Os sinais clínicos que são apenas duvidosos na apresentação se tornam definitivamente preditivos de falha se persistirem após 2 horas de uso de VNI. Assim, é importante avaliar a trajetória clínica após 1-2 horas do início da VNI para identificar a resposta. No entanto, mesmo na apresentação, indivíduos com pH < 7,25, escore APACHE II > 29 e escore de coma de Glasgow < 11 têm taxas de falha variando de 64 a 82%.[1]

## Ventilação Não Invasiva na Sala de Recuperação Pós-anestésica

A VNI pode ser utilizada na SRPA de várias formas, tanto profiláticas quanto terapêuticas (Tabela 69.3). Embora haja estudos avaliando a VNI no pós-operatório, eles são, em sua maioria, pequenos, poucos são randomizados e a maior parte deles procura apenas resultados em curto prazo. A literatura disponível se divide entre estudos sobre uso profilático em pacientes de alto risco para complicações pulmonares e estudos sobre VNI de resgate em pacientes com falência respiratória pós-operatória. Também existem estudos que avaliaram VNI contínua após a extubação ou intermitente por 1 ou 2 horas por 2 ou 3 dias após a cirurgia.

| Tabela 69.3  Indicações específicas para a ventilação mecânica não invasiva na sala de recuperação anestésica. |
|---|
| **Profiláticas** |
| 1. Prevenção da obstrução das vias aéreas |
|    a. Síndrome da apneia e hipopneia obstrutiva do sono |
|    b. Traqueomalacia pós-tireoidectomia |
| 2. Prevenção de atelectasia em pacientes cirúrgicos de alto risco, como aqueles submetidos a cirurgia bariátrica |
| **Terapêuticas** |
| 3. Tratamento de hipoxemia pós-operatória |
|    a. Atelectasia |
|    b. Obstrução por muco |
| 4. Tratamento de hipercarbia pós-operatória ou fraqueza respiratória |
|    a. Bloqueio neuromuscular residual |
|    b. Fraqueza muscular diafragmática |
|    c. Retorno tardio da anestesia |
|    d. Paralisia do nervo frênico (p. ex., pós-bloqueio interescalênico) |
|    e. Bloqueio alto do neuroeixo |
| 5. Tratamento de edema pulmonar por pressão negativa pós-extubação (p. ex., vácuo) |

## Prevenção de Complicações Pulmonares (VNI Profilática)

Pacientes submetidos a cirurgias abdominais altas, cardíacas, torácicas e bariátricas possuem risco elevado de insuficiência respiratória no período pós-operatório. Para esses pacientes, a prevenção e a reversão da atelectasia usando VNI é uma proposta interessante.

## Cirurgias cardíacas

Pacientes submetidos à cirurgia cardíaca podem evoluir a eventos de CPPs. Entre as CPPs mais frequentes estão atelectasia, pneumonia, edema pulmonar e insuficiência respiratória aguda (IRA). A atelectasia é uma dessas complicações mais comuns. A etiologia das CPPs resulta de um processo multifatorial. Fatores cirúrgicos, como uso de circulação extracorpórea (CEC), anestesia, tempo de cirurgia, tempo de ventilação mecânica, abertura pleural, alteração do nervo frênico, uso da artéria mamária na cirurgia de revascularização do miocárdio, dor na ferida esternal e nos drenos cirúrgicos, levam à diminuição da e aumento do *shunt* intrapulmonar. Além disso, fatores pré-operatórios em relação ao paciente, como doenças pulmonares previamente existentes, tabagismo, velhice, saúde nutricional deficiente, entre outros, são uma predisposição para complicações.[62] Há estudos sobre o uso de VNI neste cenário. Em um deles, 30 pacientes que passaram por cirurgia de revascularização do miocárdio (RM) foram randomizados para receber terapia de oxigênio com CPAP por 8 horas após a extubação. A oxigenação era significativamente melhor no grupo submetido à CPAP ao final desse período. Entretanto, no segundo dia do pós-operatório, a oxigenação em ambos os grupos era igualmente ruim, insinuando que CPAP pós-operatória precoce falhou em prevenir atelectasia tardia.[31]

Thomas e col.[32] demonstraram que 1 hora de CPAP, após cirurgia de revascularização, reduziu não apenas a fração de *shunt,* mas também o esforço respiratório. Matte e col.[33] demonstraram que CPAP e VNI melhoraram a oxigenação e os volumes pulmonares em pacientes após cirurgia de RM nos dois primeiros dias pós-operatórios. Pinilla e col.[34] randomizaram pacientes submetidos à cirurgia cardíaca em grupos de CPAP nasal por 12 horas ou oxigênio suplementar após a extubação. Embora a oxigenação tenha sido melhor no grupo CPAP nas primeiras 24 horas, o benefício não persistiu após este período.

Em relação à efetividade, um estudo com 150 pacientes em pós-operatório de cirurgia cardíaca randomizou os pacientes em CPAP (5 cmH$_2$O) ou BiPAP por 30 minutos, 4 vezes por dia. O BiPAP foi associado à redução de atelectasias ao exame radiológico, mas não houve diferenças na oxigenação, em testes de função pulmonar ou em tempo de internação entre os dois grupos.[35] Portanto, neste cenário, o BiPAP não é superior ao CPAP na prevenção de disfunções pulmonares. Zarbock e col.[36] randomizaram 500 pacientes submetidos à cirurgia cardíaca em dois grupos, um que recebeu CPAP nasal a 10 cmH$_2$O intermitentemente por 10 minutos a cada 4 horas, e outro que recebeu 10 cmH$_2$O contínuo por 6 horas. A CPAP nasal profilática contínua melhorou a oxigenação arterial (PaO$_2$/FiO$_2$) significativamente, sem efeitos hemodinâmicos adversos. Complicações pulmonares, incluindo hipoxemia, pneumonia e reintubação foram reduzidas neste grupo em relação aos pacientes do grupo controle. A taxa de readmissão à UTI foi significativamente menor no grupo CPAP nasal profilática. Esse estudo demonstra que se a CPAP pode ser efetiva, ela deve ser fornecida continuamente por períodos prolongados no pós-operatório.

## Cirurgias torácicas

A VNI tem sido usada extensivamente após cirurgias torácicas e toracoabdominais nas UTIs. Aguilo e col.[37] estudaram 19 pacientes que haviam sido submetidos à cirurgia de ressecção pulmonar e os randomizaram em VNI (BiPAP) ou oxigênio convencional por 1 hora no período pós-operatório imediato. No grupo do estudo, a VNI aumentou a PaO$_2$ e diminuiu o gradiente de pressão de oxigênio alveolar e arterial. A melhora se manteve por 1 hora após o fim da VNI e não houve complicações associadas à VNI. Resultados similares foram obtidos em pacientes submetidos a transplante bilateral de pulmões.[38] Outro estudo com cerca de 70 pacientes submetidos à esofagectomia toracoabdominal expostos à CPAP, identificou que o uso de CPAP levou a um menor índice de reintubação orotraqueal.[39]

Kindgen-Milles e col.[40] estudaram 56 pacientes submetidos à cirurgia de correção de aneurisma aórtico toracoabdominal, randomizados em CPAP por 12 a 24 horas após a extubação e terapêutica convencional com oxigênio. O uso de CPAP foi associado a menos complicações pulmonares em comparação com o grupo controle. Pacientes do grupo CPAP permaneceram por menos tempo no hospital (22 ± 2 dias *vs.* 34 ± 5 dias, p = 0,048) e apresentaram oxigenação melhor, sem complicações hemodinâmicas. Zhu e col., a partir de uma metanálise que incluiu 14 ensaios clínicos randomizados (1.740 pacientes) para a avaliação da eficácia e segurança da VNI, em comparação com o tratamento convencional após cirurgia cardiotorácica, após análise de sensibilidade, mostraram que a VNI foi associada a maiores níveis de relação PaO$_2$/FiO$_2$ e menor risco de intubação endotraqueal (RR: 0,38; IC95%: 0,22-0,66; p = 0,001).[63]

Por outro lado, poucos dados estão disponíveis sobre os benefícios de VNI pré-operatória em cirurgias torácicas. Perrin e col.[41] estudaram 32 pacientes com plano de lobectomia pulmonar eletiva, randomizados em grupo controle com tratamento padrão, grupo VNI pré e pós-operatória (3 dias). A VNI melhorou a oxigenação e as provas de função pulmonar tanto no período pré-operatório quanto no 1º dia pós-operatório. O tempo de internação foi significativamente mais longo no grupo controle.

## Cirurgias abdominais

Em cirurgias abdominais, Bagan e col.[42] randomizaram pacientes para VNI *versus* terapia com oxigênio padrão após cirurgia aórtica. A incidência de complicações pulmonares e o tempo de internação hospitalar foram menores para o grupo VNI. Böhner e col.[43] fizeram um estudo prospectivo com 204 pacientes submetidos à laparotomia mediana para cirurgia vascular. Os pacientes foram randomizados para receber CPAP ou terapia convencional durante a primeira noite pós-operatória. A CPAP diminui significativamente o número de pacientes com hipoxemia grave. Apesar disso, não houve nenhuma outra diferença nos desfechos.

Stock e col.[44] administraram CPAP intermitentemente em pacientes submetidos à cirurgia de andar superior do abdômen. Em comparação com a terapia convencional, o grupo CPAP recuperou a CRF mais rapidamente e teve menos atelectasias ao exame radiológico após 72 horas. Denehy e col.[45] fizeram estudo similar, em que um grupo recebeu CPAP quatro vezes ao dia e o outro não recebeu VNI. Não houve diferenças nos desfechos dos dois grupos. Ricksten e col.[46] demonstraram que CPAP intermitente por 3 dias diminui a atelectasia na comparação com controles; a significância clínica continua pouco clara. É possível que a VNI contínua seja superior à intermitente nesse subgrupo de pacientes.

Entretanto, a seleção dos pacientes é claramente importante para a correta indicação de VNI. Carlsson e col.[47] randomizaram 24 pacientes submetidos à colescistectomia eletiva para 4 horas de uso de CPAP após a cirurgia ou terapia com oxigênio. Ambos os grupos apresentaram redução da capacidade vital e da $PaO_2$ e evidências radiológicas de atelectasia, e não houve diferenças nos desfechos.

## Cirurgias abdominais na obesidade

Os pacientes obesos, em virtude da redução da CRF, tendem a apresentar dessaturação com menor tempo de apneia e maior grau de *shunt* pulmonar às custas do volume de reserva expiratório; a anestesia piora esse quadro com o deslocar das vísceras abdominais em direção cefálica de tal forma que ocorre uma redução da CRF de até 50% no obeso anestesiado. Esses pacientes estão expostos cada vez mais à realização de cirurgias bariátricas, e as CPPs têm se destacado nesse grupo de pacientes. Embora complicações graves sejam relativamente raras, esses pacientes apresentam alto risco de insuficiência respiratória pós-operatória.

Ebeo e col.[48] avaliaram o efeito de VNI (BiPAP) na função pulmonar de pacientes obesos após cirurgia laparotômica de *bypass* gástrico. Dos 27 pacientes estudados, 14 receberam VNI e 13 receberam o tratamento pós-operatório convencional. A CVF e o VEF1 dos pacientes em VNI foram significativamente mais altos nos 3 dias do pós-operatório. A $SpO_2$ estava significativamente diminuída no grupo controle no mesmo período. No entanto, a melhora dos parâmetros não se traduziu em redução do tempo de internação ou da incidência de complicações.

Joris e col.[49] estudaram 30 pacientes submetidos à cirurgia bariátrica, divididos em 3 grupos: um que não recebeu VNI, um com níveis baixos de VNI (8/4 $cmH_2O$) e o terceiro com níveis mais altos de VNI (12/4 $cmH_2O$). Foi realizada espirometria no dia anterior à cirurgia, 24 horas após o fim do procedimento, e nos dias 2 e 3 do período pós-operatório. Também foram obtidos dados sobre a saturação periférica durante a respiração espontânea em ar ambiente. Os pacientes que receberam VNI sob os parâmetros mais altos tiveram espirometrias e $SpO_2$ significativamente melhores, um benefício que continuou evidente durante os outros 2 dias. Outro estudo[50] de VNI após *bypass* gástrico e Y-de--Roux mostrou que pacientes que receberam VNI tinham espirometria e oxigenação melhores no primeiro dia pós--operatório.

Gaszynski e col.[51] randomizaram 19 pacientes submetidos a *bypass* gástrico a CPAP por Boussignac e terapia convencional. O grupo CPAP apresentou oxigenação signi-

ficativamente melhor no pós-operatório, sem diferença na $PaCO_2$. Carron e col.,[64] em uma metanálise com cerca de 11 estudos e 768 pacientes, demonstraram que a VNI foi associada a uma melhora significativa na oxigenação antes da intubação traqueal, assim como benefícios na oxigenação, eliminação de $CO_2$ após anestesia geral. No pós-operatório, a VNI foi associada à diminuição de CPPs, as complicações relacionadas à VNI em pacientes obesos foram devidas principalmente à intolerância à colocação da máscara e variaram de 7 a 28% dos casos. Fístulas da anastomose relacionadas à VNI e eventos adversos não foram relatados.

Portanto, a VNI pós-operatória parece melhorar a oxigenação dos pacientes obesos mórbidos que são submetidos à cirurgia bariátrica. Em relação a outras cirurgias nesta mesma população, Zoremba e col.[52] randomizaram 60 pacientes obesos (IMC entre 30 e 45 kg/m²) submetidos a cirurgias de extremidades para VNI ou terapia convencional. Os pacientes do grupo VNI tiveram resultados de espirometria e oxigenação melhores na alta para a enfermaria, que persistiram por mais 24 horas.

Neste mesmo sentido a dúvida relacionada ao melhor momento para VNI nos casos de cirurgias bariátricas foi estudada por Neligan e col.[27] que avaliaram 40 pacientes submetidos à cirurgia bariátrica e receberam CPAP antes da indução, PEEP intraoperatória e manobras de recrutamento alveolar. Um grupo recebeu CPAP pelo sistema Boussignac imediatamente após a extubação. O outro grupo recebeu CPAP apenas 30 minutos após a chegada à SRPA. O primeiro grupo teve resultados de provas de função pulmonar muito melhores, que novamente, se mantiveram por 24 horas. Assim, há perda importante de capacidade pulmonar em pacientes bariátricos após a extubação, mas uma parcela dela pode ser prevenida se a CPAP for aplicada mais precocemente na extubação dos pacientes.

## Cirurgia metabólica e bariátrica em portadores de síndrome da apneia obstrutiva do sono

A incidência de SAOS clinicamente relevante foi estimada em cerca de 22% na população cirúrgica geral, enquanto a população obesa, exposta à cirurgia bariátrica, teve incidência de 35 a 94% dos pacientes. Outra comorbidade associada à SAOS é a síndrome de hipoventilação da obesidade (SHO) que é definida pela combinação de obesidade (IMC ≥ 30 kg·m⁻²), SAOS e hipercapnia diurna ( $PaCO^2$ ) ≥ 45 mmHg) durante a vigília, ocorrendo na ausência de uma causa neuromuscular, mecânica ou metabólica. Esses pacientes têm um volume de reserva expiratório acentuadamente diminuído, evidenciando a possibilidade de CPPs.[95]

Atualmente, o padrão-ouro para o diagnóstico de SAOS é a polissonografia laboratorial noturna (PLN). Tal estudo determina a frequência e duração de apneias e hipopneias durante uma noite inteira de sono documentado com precisão e gera subsequentemente, entre outras variáveis, o índice de apneia-hipopneia (IAH). Resumidamente, o IAH quantifica o número de colapsos faríngeos (parciais ou completos) por hora durante o sono e é usado para avaliar a gravidade da SAOS. SAOS é definida como um IAH de ≥ 5 eventos por hora em adultos. Os níveis de gravidade utilizados internacionalmente são de 5 a 14,9 eventos por hora (SAOS leve),

15 a 29,9 eventos por hora (SAOS moderada) e ≥ 30 eventos por hora (SAOS grave).[65]

Diante desse conceito, o uso de CPAP no período perioperatório tem se mostrado eficaz na redução das CPPs e, portanto, é o tratamento mais prescrito para SAOS com grau de recomendação forte. Consequentemente, indica-se o uso de CPAP no período perioperatório em pacientes com IAH > 15 no pré-operatório, definido como SAOS moderada a grave.[66]

Os pacientes portadores de SHO tendem a ser gravemente obesos (IMC ≥ 40 kg·m$^{-2}$), têm AOS grave (≥ 30 eventos·h$^{-1}$) e são tipicamente hipersonolentos. Quando se compara com pacientes com SAOS eucápnica e IMC semelhante, os pacientes com SHO são mais propensos a relatar dispneia e manifestar cor pulmonale. A evolução para descompensação aguda da SHO tem melhor resposta e prognóstico à VNI do que outros pacientes com hipercapnia. Eles necessitam de configurações de VNI mais agressivas, um tempo maior para reduzir os níveis de PaCO$_2$ e mostram mais frequentemente uma resposta tardia mais bem-sucedida à VNI (vide Figura 69.7).[67,95]

## ▪ VNIPP TERAPÊUTICA EM PACIENTES COM INSUFICIÊNCIA RESPIRATÓRIA PÓS-OPERATÓRIA

Para pacientes que desenvolvem insuficiência respiratória aguda após a cirurgia na SRPA ou na UTI, a VNI tem o potencial de diminuir o tempo de permanência na UTI e o surgimento de outras complicações, ao evitar a reintubação.

Insuficiência respiratória após cirurgia torácica está associada a desfechos negativos. Smith e col.[8] compararam VNI e terapia clínica para insuficiência respiratória após ressecção pulmonar, 5 dos 24 pacientes (20,8%) colocados aleatoriamente no grupo VNI contra 12 dos 24 (50%) pacientes do grupo não VNIPP precisaram de intubação ($p = 0,035$), 3 (12,5%) pacientes do grupo VNI morreram, enquanto no grupo que não recebeu VNI, este número foi de 9 (37,5%) ($p = 0,045$).

Um estudo prospectivo[53] observacional, conduzido durante 4 anos em pacientes similares, mostrou que a VNI tem sucesso nesses contextos em 85,3% dos casos. Em pacientes que apresentaram falha terapêutica à VNI, a taxa de mortalidade foi de 46%. Os maiores fatores de risco para falha foram co-

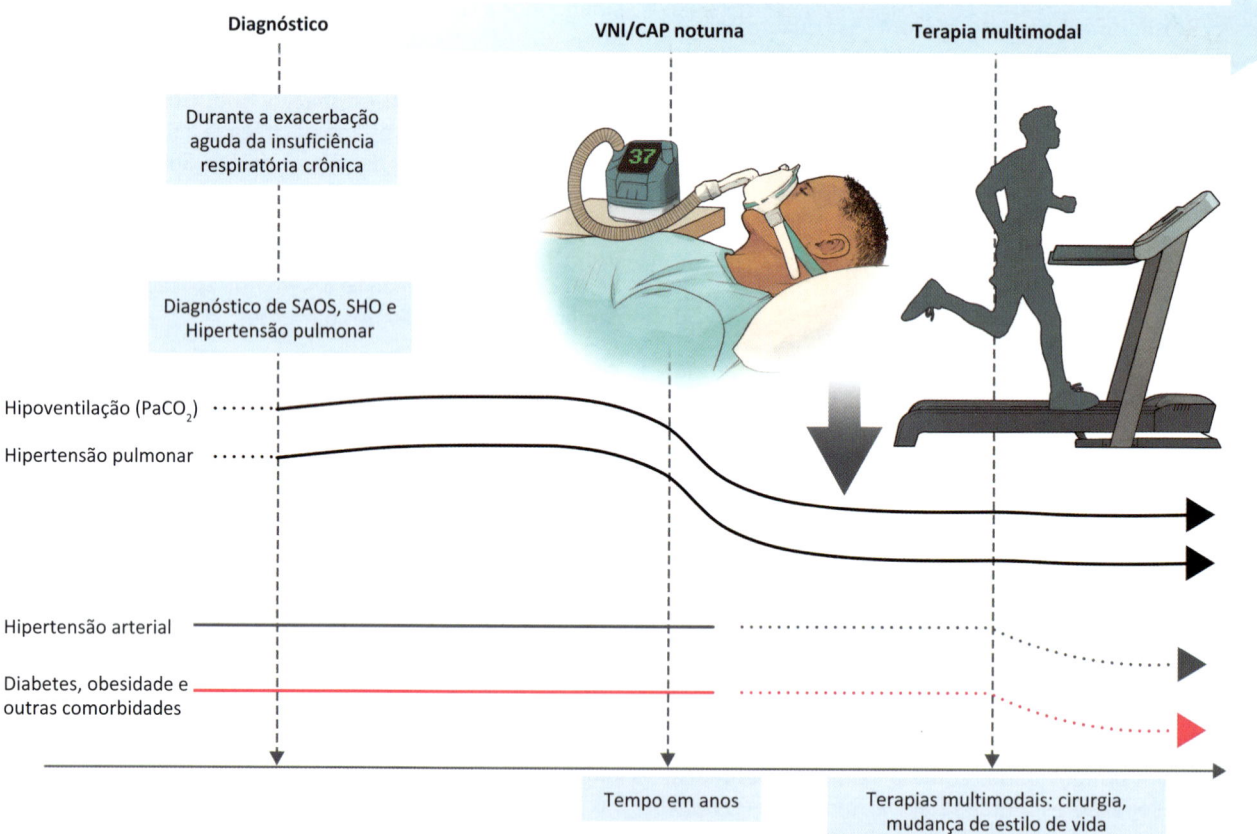

▲ **Figura 69.7** Manejo de pacientes com síndrome de hipoventilação por obesidade (SHO) desde o diagnóstico até o cuidado integrado para modificar as trajetórias de saúde. Depois de serem diagnosticados com SHO, esses pacientes geralmente iniciam terapia com pressão positiva nas vias aéreas ou (pressão positiva contínua nas vias aéreas ou ventilação não invasiva). Embora a insuficiência respiratória melhore consistentemente em pacientes aderentes à terapia com VNI (CPAP), a hipertensão pulmonar também pode melhorar em alguns pacientes com SHO. Não há evidências de que outras comorbidades cardiovasculares e metabólicas melhorem apenas com o tratamento com VNI com uso de CPAP. Portanto, uma abordagem terapêutica multimodal é necessária para combinar a terapia VNI (CPAP) com estratégias voltadas para redução de peso e aumento da atividade física. PaCO$_2$ = tensão arterial de dióxido de carbono.

**Fonte:** Adaptada de Masa JF, Pépin JL, Borel JC, e col. Obesity hypoventilation syndrome. Eur Respir Rev. 2019; 28(151):180097.[95]

morbidades cardíacas e ausência precoce de resposta. Assim, a falha da VNI após ressecção pulmonar é um preditor de desfechos adversos, e nesses casos não se deve postergar a IOT.

Michelet e col.[54] desenvolveram um estudo de caso-controle em pacientes que receberam VNI ou terapia de oxigênio para insuficiência respiratória após esofagectomia. A VNI estava associada à taxa menor de reintubação e menor frequência de síndrome do desconforto respiratório agudo (SDRA). Os pacientes submetidos a VNI também tiveram menos deiscência da anastomose.

Garcia-Delgado e col.[55] avaliaram retrospectivamente 1.225 pacientes submetidos à cirurgia cardíaca, dos quais 63 (5,1%) receberam VNI para insuficiência respiratória após a extubação. Houve um atraso significativo entre a extubação e a VNI, em uma mediana de 40 horas. Houve falha da VNI em 52,4% dos pacientes, e uma associação com mortalidade hospitalar mais elevada. A falha da VNI tinha como preditores a falência respiratória precoce (a menos de 24 horas da extubação) e a acidose. Atelectasia e obesidade foram associadas a melhores resultados com o uso de VNI.

Em cirurgia abdominal, um estudo de coorte[56] de 72 pacientes que foram readmitidos na UTI com insuficiência respiratória após a cirurgia, a VNI preveniu a reintubação em 67% dos casos. Narita e col.[57] realizaram um estudo retrospectivo de pacientes com angústia respiratória ou atelectasia significativa que receberam ou não receberam VNI após ressecção de fígado. A mortalidade por causas respiratórias foi significativamente menor no grupo que recebeu VNI em comparação ao grupo que não recebeu. Não houve diferença estatisticamente significativa em relação à mortalidade geral. A oxigenação foi significativamente melhor após VNI depois de 24 horas. A taxa de reintubação foi significativamente menor no grupo dos que receberam VNI (12,5% *vs.* 50%, *p* = 0,04). Embora estes resultados pareçam impressionantes, trata-se de um estudo de coorte retrospectivo, com tendência a vieses sistemáticos.

Antonelli e col.[11] randomizaram 40 pacientes que desenvolveram insuficiência respiratória aguda após transplante de órgão sólido em grupo em uso de VNI ou terapia com oxigênio. O uso de VNI estava associado com melhor oxigenação, e reduções significativas das taxas de intubação (20% *vs.* 70%, *p* = 0,002), de complicações graves (20% *vs.* 50%, *p* = 0,05), de mortalidade na UTI (20% *vs.* 50%, *p* = 0,05) e no tempo de permanência em UTI dos sobreviventes (5,5 ± 3 dias *vs.* 9 ± 4 dias, *p* = 0,03). A mortalidade hospitalar não apresentou diferenças entre os grupos.

Em relação ao metódo a ser utilizado estudos indicam que a VNI com capacete melhora a oxigenação e reduz a necessidade de intubação, além de ser mais bem tolerado do que máscaras faciais, especialmente em pacientes com desconforto respiratório. Em pacientes imunocomprometidos, como após cirurgias de grande porte, o capacete ajuda a prevenir complicações respiratórias sem a necessidade de intervenções invasivas, como a ventilação mecânica.[58] Conti e col.[59] mostraram resultados melhores com pacientes com insuficiência respiratória após cirurgia abdominal que receberam VNI através do capacete do que com controles históricos que receberam através da máscara facial. O capacete parece ser mais bem tolerado e houve menos falhas do tratamento neste grupo.

Squadrone e col.[98] estudaram 209 pacientes consecutivos que haviam sido submetidos à cirurgia abdominal de grande porte eletiva e desenvolveram hipoxemia pós-operatória. Os pacientes foram randomizados para receber terapia com oxigênio ou CPAP com capacete na SRPA. Pacientes que receberam oxigênio e CPAP apresentaram taxas menores de reintubação (1% *vs.* 10%, *p* = 0,005) e menor incidência de pneumonia (2% *vs.* 10%, *p* = 0,02), infecção 3% *vs.* 10%, *p* = 0,03) e sepse (2% *vs.* 9%, *p* = 0,03) do que pacientes tratados apenas com oxigênio. Deve-se notar que os pacientes deste estudo receberam opioides por via intramuscular em vez de analgesia peridural.

A VNI pode ser considerada em pacientes com SDRA e hipoxemia menos grave, ou seja, SDRA leve com relação $PO_2/FiO_2$ < 300 mmHg e > 200 mmHg com uso de PEEP ou CPAP > 5 $cmH_2O$, lembrando sempre da tolerabilidade do paciente e da estabilidade clínica, durante toda realização, a necessidade de IOT não poderá ser postergada.[60] Pacientes que são elegíveis à VNI podem necessitar de níveis mais altos de PEEP dependendo do grau de hipoxemia, no entanto maior PEEP aplicada com uma máscara facial pode estar associado a um aumento do vazamento de ar, levando à entrega ineficaz da PEEP e à falha da ventilação não invasiva. Uma alternativa é usar uma interface de capacete, o que pode facilitar a redução do vazamento de ar e permitir a alta PEEP com maior tolerância do paciente. Em comparativo com modelo máscara facial, o tratamento de VNI com o sistema capacete entre os pacientes com SDRA resultou em uma redução significativa das taxas de intubação, maior tempo livre de ventilação, havendo também uma redução significativa na mortalidade em 90 dias com este sistema.[69]

## Aplicações Clínicas para Uso de VNI

A decisão de usar a VNI na SRPA para a terapia profilática em pacientes de alto risco é geralmente recomendada no pré-operatório, conforme planejamento prévio dos pacientes que apresentam alto risco para complicações respiratórias. Por outro lado, a quantidade de pressão aplicada nas vias aéreas dependerá de cada paciente (p. ex., maior índice de massa corporal irá requerer maior quantidade de pressão positiva). Além disso, a avaliação da oxigenação no intraoperatório tem papel fundamental para o emprego de VNI. Para os pacientes com obesidade mórbida (índice de massa corporal ≥ 40 kg/m²), recomenda-se CPAP de pelo menos 10 $cmH_2O$.

## Tratamento das Complicações Respiratórias na SRPA

O paciente deve ser colocado na posição vertical ou sentada: o efeito da gravidade recruta tecido pulmonar e contribui para o aumento da CRF. Oxigênio deve ser administrado e o paciente deve ser encorajado a tossir, para mobilizar secreções, e respirar fundo. Deve ser dada atenção à potencial reversibilidade de processos. Se o paciente está com respirações superficiais lentas causadas por opiáceos ou benzodiazepínicos, deve-se considerar a naloxona ou a administração de flumazenil. Se o paciente tem estridor, secundário ao edema de laringe, ele pode se beneficiar de epinefrina, esteroides e, se disponível, heliox (mistura gasosa de hélio e oxigênio) para melhorar o fluxo de oxigênio ofertado. Se o paciente tem respiração rápida e superficial, bloqueio neuromuscular parcial deve ser considerado imediatamente, e reversão administrada: neostigmina ou sugamadex. Se o paciente demonstrou anteriormente um padrão de obstrução respiratória e agora tem respiração rápida e superficial, edema pulmonar por pressão negativa pós-extubação deve ser considerado: furosemida (20 a 40 mg) por via venosa pode melhorar os sintomas. Em cada caso, se a reversão imediata do problema não for possível, ventilação não invasiva deve ser considerada. Como um exercício de transição, o anestesiologista pode apoiar a via aérea usando um circuito Mapleson C ou dispositivo similar, com o APL (liberação de pressão) com válvula parcialmente fechada.

Quando se inicia a VNI, o mecanismo da insuficiência respiratória deve ser considerado. VNI é adequada apenas para os pacientes cujo problema seria esperado para resolver dentro de 4 a 6 horas. Assim, um paciente hipoxêmico, e que tem atelectasia, mostra-se um bom candidato para a VNI; um paciente que aspirou conteúdo gástrico, com um quadro clínico semelhante, não é. Doentes em coma ou agitados gravemente e aqueles com estômagos cheios (pacientes grávidas ou de emergência) não são adequados para a VNI. Também não são indicados aqueles pacientes com secreções orais ou nasais abundantes, ou aqueles que estão com sangramento bucal, pulmonar, ou no trato gastrintestinal superior.

Pacientes com respiração rápida e superficial ou padrões respiratórios obstrutivos estão propensos a responder ao CPAP: isso restaura a CRF, ajuda a recrutar o pulmão, e impede o colapso das vias aéreas e aprisionamento aéreo.[68] CPAP de 5 a 10 cm de $H_2O$ é geralmente suficiente; a pressão de suporte é titulada de acordo com a frequência respiratória do paciente e $SpO_2$. O aumento excessivo da pressão do fim da expiração aumenta o espaço morto e o trabalho respiratório. E se a oxigenação do paciente melhora a mecânica respiratória, mas continua com frequência elevada (> 30/min), a pressão de suporte pode ser adicionada (BiPAP).

Pacientes com respiração superficial lenta tendem a hipoventilar e reter $CO_2$, são mais propensos a se beneficiar de VNI. Pressão de suporte é titulada com o volume corrente do paciente: a faixa-alvo de 5-7 mL.kg$^{-1}$. Os valores típicos são de 5 a 10 cm de $H_2O$ acima do nível de PEEP.

Com a exceção dos pacientes com doença pulmonar por enfisema bolhoso grave, a PEEP é sempre adicionada porque, independentemente do mecanismo de lesão, todos os pacientes com desconforto respiratório pós-operatório estão em risco para desenvolver atelectasias.

Em geral, se os pacientes respondem à VNI, os seus sintomas serão restabelecidos rapidamente, geralmente dentro de 15 minutos. Se após 15 a 20 minutos a frequência respiratória do paciente continuar excedendo 30 respirações por minuto, se a $SpO_2$ for inferior a 90%, ou se ele se tornar hipotenso ou em rebaixamento do nível de consciência e coma, deverá ser submetido à IOT e transferido para a UTI.

A Figura 69.8 mostra um fluxograma para o atendimento dos pacientes com complicações respiratórias na SRPA e aplicação de VNI.

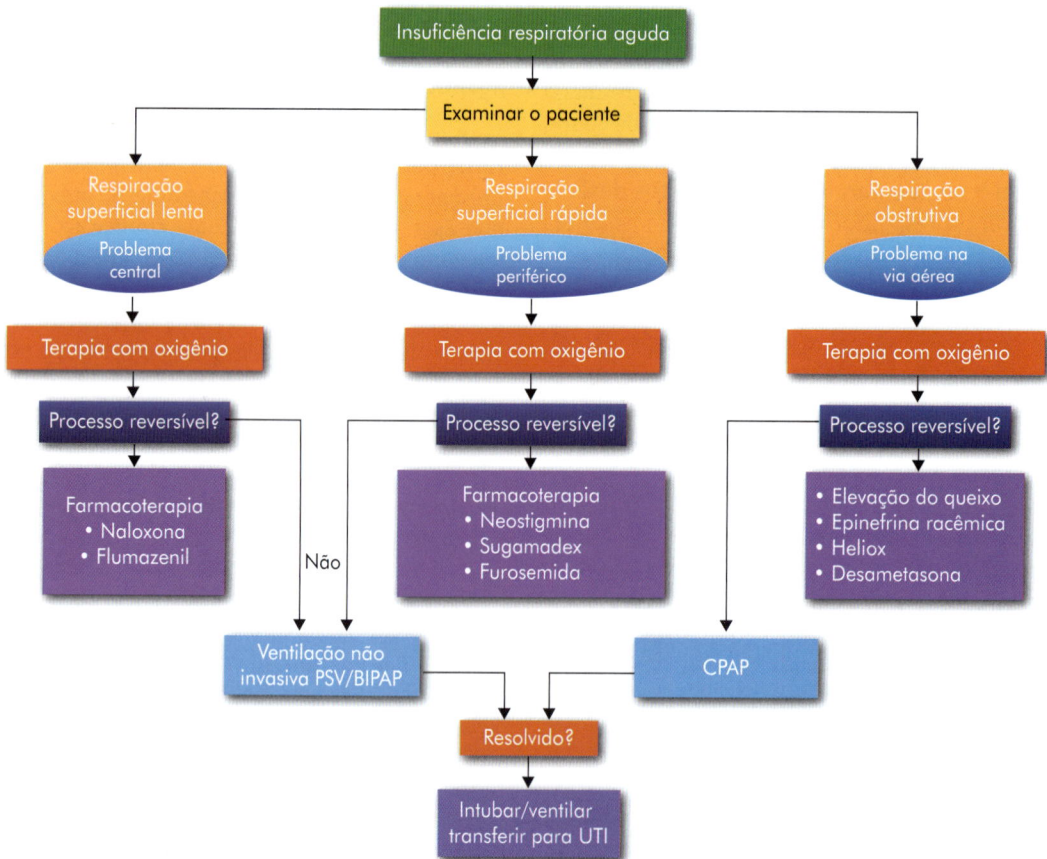

▲ **Figura 69.8** Fluxograma para o atendimento dos pacientes com complicações respiratórias na SRPA e aplicação de VNI.

## Cânula Nasal de Alto Fluxo

As formas mais convencionais de administração de oxigênio no paciente cirúrgico de forma não invasiva são através de máscaras faciais ou cânulas e dispositivos nasais. A oxigenoterapia convencional tem o fluxo limitado a um máximo de 15 L.min$^{-1}$, valores manifestadamente insuficientes na falência respiratória, quer pela diluição do oxigénio ($O_2$) fornecido a baixo fluxo com o ar ambiente, quer pelos efeitos secundários do oxigénio não aquecido e umidificado (especialmente a secura das mucosas, queixa frequente dos pacientes). Quanto à VNI, apresenta importantes taxas de intolerância à técnica, sendo as complicações mais frequentes as lesões cutâneas (nasal, mucosa oral e ocular), a irritação facial e a sensação de claustrofobia. Uma alternativa à oxigenoterapia convencional seria um sistema de alto fluxo nasal de oxigênio aquecido e umidificado, conhecido como cânula nasal de alto fluxo (CNAF), técnica que pode fornecer oxigênio aquecido e umidificado com uma fração inspirada de oxigênio (FiO$_2$) controlada e fluxo médio máximo de 60 L.min$^{-1}$ por intermédio de uma cânula nasal. A intenção, no decorrer dessa revisão, é expor a relevância que a CNAF vem tendo, suas aplicabilidades perioperatórias, evidenciando suas vantagens e desvantagens no uso de pacientes cirúrgicos[70] (Tabela 69.4).

### Anatomia da cânula nasal de alto fluxo

Existem algumas variações no mercado de CNAF, porém a configuração básica (Figura 69.9) inclui os mesmos elementos essenciais para sua base de funcionamento, incluindo:

1. uma fonte pressurizada de oxigênio e ar, regulada por um fluxômetro/misturador;

**Tabela 69.4  Vantagens e desvantagens da cânula nasal de alto fluxo.**

| Vantagens | Desvantagens |
|---|---|
| Fácil de implementar e administrar | Irritação da mucosa nasal (infrequente) |
| Risco mínimo de degradação da pele e mucosas, possui umidificação contínua | Desconforto (infrequente) |
| Pacientes com claustrofobia | Custo |
| Permite ao paciente comer, beber e se comunicar | Alteração do olfato (infrequente)<br>Luxação da cânula nasal (infrequente)<br>Barulho |
| Estabilidade da cânula nasal em comparação com a máscara facial de alto fluxo convencional | Risco de intubação tardia |

2. um reservatório de água esterilizada conectado a um aquecedor e umidificador eficiente;
3. um circuito isolado e/ou aquecido que mantém a temperatura e a umidade relativa do gás condicionado enquanto ele se desloca até o paciente;
4. uma cânula não oclusiva.

### Mecanismo de ação e benefícios

Cada vez mais surgem evidências que indicam que a CNAF exerce efeitos possivelmente benéficos por meio de diversos mecanismos diferentes. Esses mecanismos incluem basicamente: resistência inspiratória reduzida, eliminação

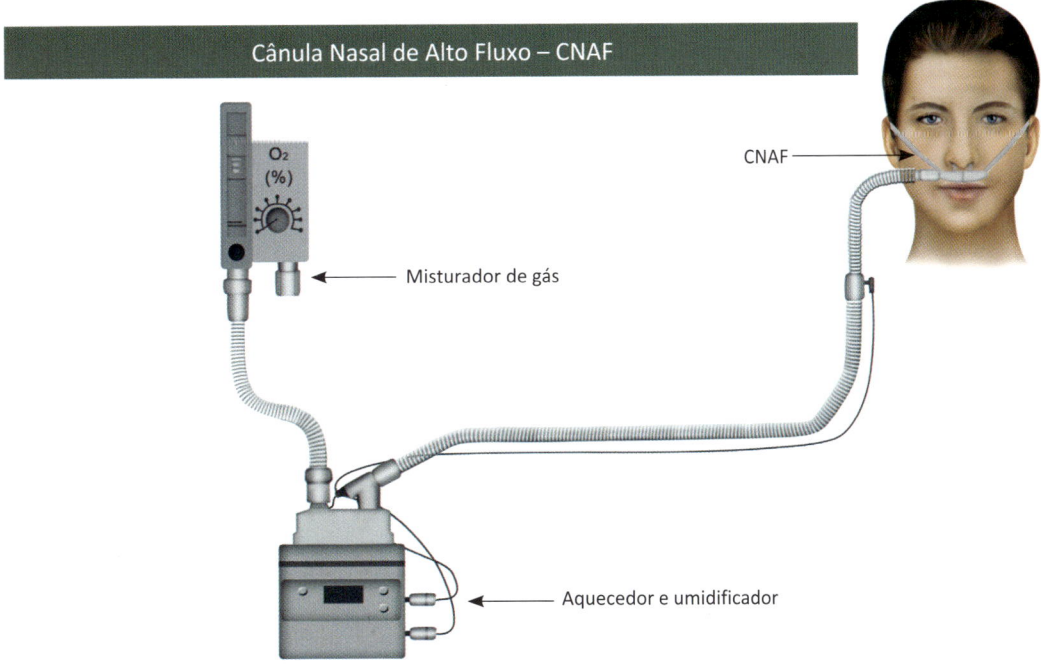

▲**Figura 69.9** O circuito da cânula nasal de alto fluxo (CNAF) com os seus quatro componentes.
**Fonte:** Adaptada de Vella MA, Pascual-Lopez J, Kaplan LJ. High-Flow Nasal Cannula System: Not Just Another Nasal Cannula. JAMA Surg. 2018 Sep 1;153(9):854-855.[87]

do espaço morto anatômico da nasofaringe, trabalho metabólico relacionado ao condicionamento de gás reduzido, melhoria da condutância das vias aéreas e transporte mucociliar, e fornecimento de baixos níveis de pressão positiva nas vias aéreas. Atuando com um elevado fluxo de ar administrado diretamente à nasofaringe, a CNAF melhora a depuração de $CO_2$, por lavar o $CO_2$ expirado das vias aéreas superiores. Subsequentemente, diminui-se o espaço morto atribuível à lavagem do volume, melhorando a ventilação alveolar. Ao atuar diminuindo o espaço morto, a CNAF contribui para a diminuição observada, tanto na frequência respiratória quanto no trabalho respiratório do paciente.

Tanto o fluxo de gases como a $FiO_2$ são pontos a serem analisados em virtude da grande aplicabilidade no sistema. As CNAF permitem a modificação de apenas duas variáveis – a porcentagem de oxigênio sendo fornecida e a taxa de fluxo de gás. Existem atualmente apenas dois desses dispositivos no mercado. Ambos são capazes de fornecer uma mistura de ar e oxigênio com uma ($FiO_2$) variando entre 0,21 e 1,0. Os dois acabam por se diferenciar na faixa de fluxos de gases, podendo administrar 5-40 L.min$^{-1}$, enquanto o outro tem um intervalo ligeiramente maior de 1-60 L.min$^{-1}$. Com isso, as altas taxas de fluxo fornecidas pela CNAF lavam o volume expirado de $CO_2$ da via aérea, substituindo-o por gás enriquecido com oxigênio. Independentemente do dispositivo utilizado, a base é a umidificação de 100% do gás e o aquecimento até aproximadamente a temperatura normal do corpo.[71,72] O uso da CNAF gera um valor de PEEP variável em voluntários que foram submetidos ao seu uso com a boca fechada, com fluxo de 60 L.min$^{-1}$; o nível de PEEP medido alcançado foi de até 7 $cmH_2O$. Um estudo realizado em voluntários humanos demonstrou que altos fluxos administrados por meio de uma CNAF geraram pressões positivas nas vias aéreas na nasofaringe. Já em modelos animais, demonstrou-se que essas pressões são traduzidas em volumes intra-alveolares aumentados. Embora essas pressões fossem relativamente baixas comparadas àquelas geradas facilmente em sistemas fechados (< 3 $cmH_2O$), elas poderiam potencialmente bastar para impedir o fechamento alveolar. A pergunta frequentemente feita nesse contexto é se essas pressões também são geradas quando a boca está aberta. Um estudo conduzido em homens e mulheres adultos demonstrou que, embora o aumento nos fluxos de gases tenha gerado um aumento maior da pressão com a boca fechada, um aumento proporcional também foi observado com a boca aberta.[73] Além disso, a presença de um vazamento constante (como o criado pela abertura máxima da boca) parece afetar a pressão inicial, mas não o incremento de pressão gerado por um aumento no fluxo. O que se observa é que cada 10 L.min$^{-1}$ de aumento no fluxo, incrementa-se a pressão média nas vias aéreas em 0,69 $cmH_2O$ quando o indivíduo respira com a boca fechada, e em 0,35 $cmH_2O$ quando respira com a boca aberta (vide **Figura 69.10**).[74,96]

## Potenciais efeitos deletérios

A principal preocupação que surgiu com relação a CNAF foi que o uso excessivo dessa modalidade poderia levar a atrasos desnecessários e potencialmente precários na intubação traqueal e no adequado suporte respiratório.[72,75]

## Indicações

A CNAF ganhou seu espaço inicial em neonatos em virtude de fornecer uma pressão de distensão para neutralizar a falta de surfactante. Seu uso em recém-nascidos é agora generalizado e apoiado por uma grande base de evidências.[76] Em adultos, a CNAF está ganhando popularidade no tratamento da insuficiência respiratória aguda (IRA), no manejo de vias aéreas difíceis, para melhorar as trocas gasosas pós-operatórias de cirurgias abdominais e cardíacas, no período pós-extubação e pré-intubação imediata em terapia intensiva e para facilitar a broncoscopia.

## Insuficiência Respiratória Aguda Hipoxêmica

Vários estudos mostraram que a CNAF é superior às formas convencionais de administração de oxigênio na melhora da oxigenação arterial e conforto do paciente, enquanto reduz a frequência respiratória, dispneia e sinais clínicos de dificuldade respiratória. A CNAF é útil para o tratamento da IRA devido à sua capacidade de fornecer uma $FiO_2$ de perto de 1,0 e PEEP de ~ 3 a 7 $cmH_2O$, e gases umidificados através de uma interface confortável ao paciente.[77]

O estudo FLORALI, multicêntrico e randomizado, que comparou a VNIPP, a CNAF e a oxigenioterapia padrão, não mostrou redução na taxa IOT (o desfecho primário) entre os pacientes com insuficiência respiratória hipoxêmica aguda, porém, a CNAF, quando comparada à oxigenoterapia convencional ou à VNIPP, resultou em redução da mortalidade na UTI e aos 90 dias. Em conclusão, o tratamento com CNAF melhorou a sobrevida em pacientes com IRA, embora não tenha havido diferença no desfecho primário (isto é, taxa de intubação) com a CNAF, em comparação com oxigenoterapia padrão ou VNIPP.[78]

Um estudo prospectivo observacional avaliou o uso sequencial de CNAF e VNI, aplicados por 16 e 8 horas dia, respectivamente, em 28 pacientes hipoxêmicos, 23 (82%) dos quais com SDRA. O tratamento sequencial aumentou significativamente a $PaO_2$ e diminuiu a frequência respiratória em comparação com a oxigenoterapia padrão previamente administrada. A CNAF foi mais bem tolerada que a VNI. Dez pacientes (36%), incluindo oito indivíduos com SDRA, necessitaram de IOT. Nos pacientes que não foram intubados, a CNAF e VNI foram entregues por um tempo médio de 75 horas (27-127) e 23 horas (8-31), respectivamente. Os autores concluíram que o uso da CNAF entre as sessões de VNI evita a deterioração da oxigenação.[79]

Em geral, os dados fornecidos pelos estudos disponíveis indicam que a CNAF desempenha um papel significativo no tratamento de IRA hipoxêmica, oferecendo a chance de melhorar a oxigenação em pacientes que não respondem a formas de oxigenoterapia padrão, principalmente por reduzir o espaço morto, lavar o espaço morto anatômico, umidificar a via aérea, e ter uma $FiO_2$ próxima a 100%. É improvável, no entanto, que a pequena pressão positiva produzida pela CNAF na expiração final determine um recrutamento pulmonar eficaz.[80]

## Hipoxemia Pós-operatória

A oxigenoterapia convencional pode não ser eficaz na correção da hipoxemia como já vimos no decorrer deste capítulo. Por outro lado, a VNIPP mostrou-se eficaz na ma-

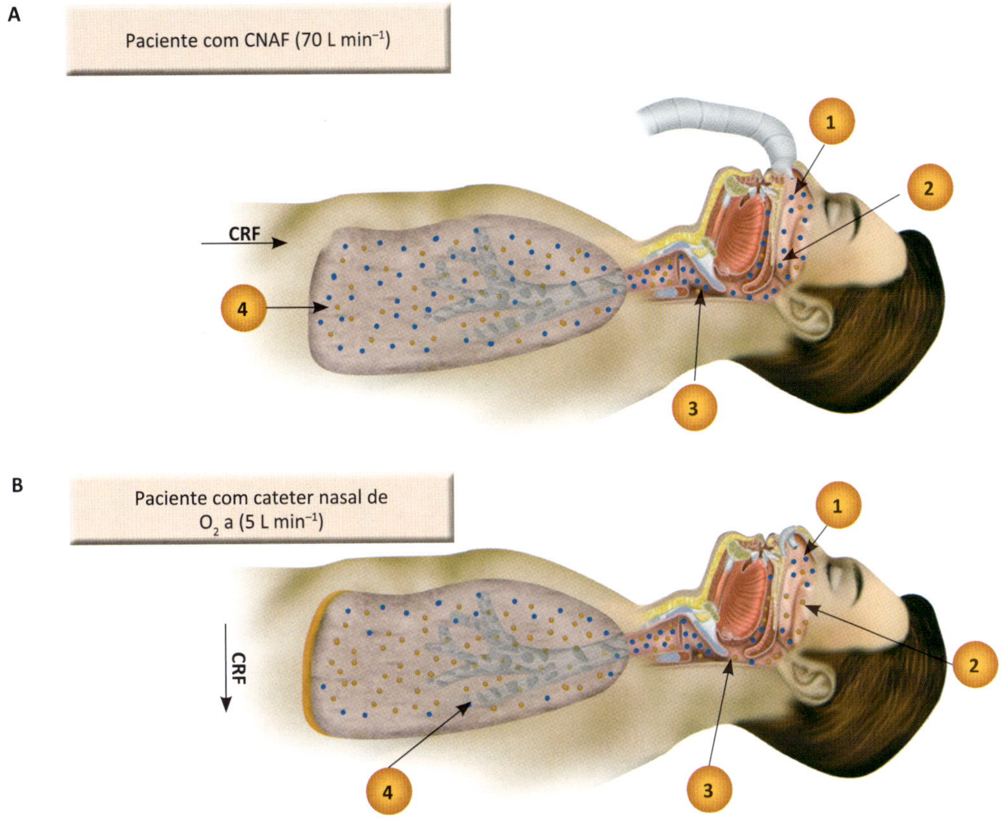

▲ **Figura 69.10** Efeitos fisiológicos no sistema respiratório pela CNAF em comparação com cânula nasal de fluxo padrão ou cateter de oxigênio. A CNAF tem efeitos fisiológicos em todo o sistema respiratório que a distingue do cateter de oxigênio nasal de fluxo padrão **(B)** e permite uma melhor oxigenação. **(1)** CNAF umidificada pode ser fornecida em taxas de fluxo de até 70 L.min⁻¹ e em uma fração inspirada de oxigênio constante e alta (FiO₂ até 1,0), o que leva a uma maior concentração geral de oxigênio nas vias aéreas. Em contraste, a FiO₂, fornecida via cateter nasal, é significativamente menor (FiO₂ 0,4-0,5), porque o ar ambiente é puxado para dentro das vias aéreas. **(2)** Comparada com o cateter nasal de baixo fluxo, a CNAF aumenta a eliminação do dióxido de carbono da nasofaringe e da orofaringe. Essa depuração anatômica aprimorada do espaço morto diminui a reinalação de $CO_2$ (símbolos laranja) e aumenta as concentrações inspiradas de oxigênio (símbolos azuis) nas vias aéreas. **(3)** No nível faríngeo, a CNAF melhora a permeabilidade das vias aéreas superiores aumentando a pressão expiratória final positiva nas vias aéreas (devido ao aumento da resistência expiratória contra o fluxo de ar interno) e reduz áreas de atelectasias com melhora da capacidade residual funcional (CRF). Em contraste, a via aérea superior é mais vulnerável ao colapso e obstrução das vias aéreas superiores com cateter nasal de baixo fluxo. **(4)** No pulmão, a pressão supraglótica e o fluxo mais elevados traduzem-se na geração de pressão expiratória final positiva e um aumento no volume pulmonar expiratório final.

**Fonte:** Adaptada de Santer P, Wongtangman K, Sawhney MS, e col. High-flow nasal oxygen for gastrointestinal endoscopy improves respiratory safety. Br J Anaesth. 2021; 127(1):7-11.[96]

nutenção do volume pulmonar, melhorando a oxigenação, reduzindo a necessidade de reintubação e CPP, após uma cirurgia de grande porte. No entanto, essas formas de assistência ventilatória podem ser limitadas por problemas logísticos na sala de recuperação do centro cirúrgico e pela intolerância do paciente. Além disso, a ocorrência de distensão gástrica pode diminuir ainda mais a CRF ou ser contraindicada por causa da anastomose cirúrgica. É fato que, quando esses inconvenientes limitam o uso de VNIPP, a CNAF pode, em princípio, oferecer vantagens terapêuticas potenciais em comparação com o tratamento de oxigenioterapia convencional. Infelizmente, porém, as evidências disponíveis não confirmam essa suposição.[80]

O uso da CNAF foi avaliado na população pós-cirurgia cardíaca, onde foi demonstrado que reduz a frequência respiratória e aumenta o volume pulmonar expiratório final. Ela pode reduzir a necessidade de CPAP por meio de uma interface de máscara facial e taxas de reintubação, mas não foi mostrado de forma consistente que melhora outros parâmetros respiratórios, como $SpO_2/FiO_2$ ou atelectasias basais. No estudo BIPOP, realizado em pacientes em pós-operatório de cirurgia cardíaca com IRA pós-extubação evidente ou considerado em risco de falha de extubação devido a fatores de risco preexistentes, identificou-se que a CNAF não foi inferior a VNIPP, assim como não houve redução de mortalidade nesse grupo.[81] Corley e col. constataram que o uso profilático de CNAF após a extubação em pacientes obesos submetidos à cirurgia cardíaca não melhorou a oxigenação, a frequência respiratória ou a dispneia, nem reduziu a necessidade de escalonamento do suporte respiratório, em comparação com a oxigenoterapia convencional.[82] Em um estudo recente de Zochios e col., em que foi designado aleatoriamente pacientes submetidos à cirurgia cardíaca e com alto risco de complicações pulmonares pós-operatórias, para receber oxigênio nasal de alto fluxo (*n* = 51) ou oxigenoterapia padrão (*n* = 49) após a extubação traqueal, o uso de CNAF resultou em redução de 29% no tempo de permanência hospitalar e menor número de reinternações na UTI. Não houve diferenças significativas entre os grupos em outros desfechos secundários.[83] Por ora, nesses grupos em pós-operatório de cirurgia cardíaca, a CNAF precisa de mais ensaios clínicos para garantir o seu real espaço na redução de CPP e reintubação.

Seguindo no grupo de pacientes em pós-operatório de cirurgias abdominais, o estudo OPERA, que randomizou cerca de 220 pacientes que foram aleatoriamente designados para receber a CNAF (*n* = 108) ou oxigenoterapia convencional (*n* = 112), a aplicação preventiva precoce de CNAF após a extubação não melhorou a hipoxemia, a ocorrência de CPP no período de 7 dias após a cirurgia, a duração da internação ou a mortalidade hospitalar.[84] Generalizando agora com todos os pacientes cirúrgicos, em 2017, uma metanálise de 18 ensaios (12 ensaios clínicos randomizados, 4 análises retrospectivas e 2 estudos prospectivos), envolvendo 3.881 pacientes sem heterogeneidade significativa em medidas de resultado ou enviesamento significativo comparando VNIPP, CNAF e $O_2$ suplementar padrão, com pelo menos metade dos estudos incluindo pacientes cirúrgicos ou traumatológicos, sugere que a CNAF realizou um desempenho similar às outras modalidades de VNIPP, evitando a ventilação mecânica e superando $O_2$ suplementar convencional. A mesma análise indica que a CNAF foi melhor tolerada do que outras modalidades e associada a uma menor taxa de reintubação.[85,87] Além disso, a extubação de pacientes cirúrgicos na unidade de terapia intensiva com uso de CNAF diminuiu as taxas de reintubação, em comparação com o uso da terapia convencional com $O_2$, porém, as taxas de mortalidade foram semelhantes.[86,87]

## Pré-oxigenação e Manejo da Via Aérea

Sabe-se que em pacientes com preditores de via aérea e ventilação difícil, as técnicas de pré-oxigenação visam melhorar a segurança desses pacientes para a IOT. Neles, a intubação por fibra ótica é comumente realizada com o paceinte acordado, o que expõe o paciente a um alto risco de hipoxemia, apesar da administração padrão suplementar de oxigênio. Em 50 pacientes submetidos à intubação por fibra ótica acordado devido a análise de preditores de via aérea difícil, a CNAF melhorou a oxigenação, a tolerância do paciente e a segurança do procedimento, como demonstrado por menores episodios de dessaturação.[80,88]

O principal método para aumentar a janela apneica é através da pré-oxigenação, o que acarreta ventilação espontânea da máscara facial com oxigênio a 100%. A partir desse conceito, a oxigenação apneica tem sido utilizada tanto experimentalmente quanto clinicamente como uma estratégia para estender a janela apneica, fornecendo um reservatório de oxigênio faríngeo. O dispositivo para troca ventilatória por insuflação de alto fluxo contínuo de oxigênio umidificado por via nasal (*Transnasal Humidified Rapid-Insufflation Ventilatory Exchange, THRIVE*), administrada por uma CNAF, pode prolongar a janela apneica de forma segura, o que poderia alterar a natureza das intubações difíceis de um evento apressado para um evento suave. O dispositivo THRIVE foi avaliado em 25 pacientes com vias aéreas difíceis conhecidas ou previstas, submetidos à anestesia geral para cirurgia da hipofaringe ou laringotraqueal. A CNAF foi administrada a 70 L.min[-1], por 10 minutos, com elevação da cabeça a 40° antes da intubação, e posterior diminuição da elevação para 20° após a indução para laringoscopia. A CNAF foi mantida até que a via aérea definitiva fosse estabelecida. O tempo mediano de apneia foi de 14 minutos e nenhum paciente apresentou dessaturação abaixo de 90%.[80,89] Mais recentemente, um ensaio clínico randomizado e controlado comparou THRIVE como método de pré-oxigenação, com sistema máscara facial em 40 pacientes, submetidos à cirurgia de emergência. A gasometria arterial não foi significativamente diferente entre o grupo controle e intervenção. Nenhuma manobra de resgate das vias aéreas foi necessária, e não houve diferenças no número de tentativas de laringoscopia entre os dois grupos. No entanto, no grupo THRIVE, o tempo médio de apneia (71 s) foi significativamente maior que nos controles (55 s) (*p* < 0,001).[80,90] Pode-se analisar, após comparação com as técnicas padrão de pré-oxigenação, que o THRIVE oferece maiores vantagens sem efeitos colaterais em pacientes com vias aéreas difíceis conhecidas ou previstas, tendo um grande papel da desnitrogenação desses pacientes. Acredita-se que no futuro todas as salas de cirurgia devam ter acesso a essa técnica, ampliando cada vez mais nosso arsenal no manejo de via aérea.

## Uso de CNAF Durante Procedimentos Invasivos Endoscópicos

Deve-se lembrar que alguns procedimentos endoscópicos ocupam um espaço no manejo de via aérea e na oxigenação adequada do paciente, e este espaço parece ser mais reduzido nos grupos de risco. A broncoscopia com fibra ótica, ecocardiografia transesofágica ou endoscopia digestiva são procedimentos que podem precipitar ou piorar a hipoxemia de um paciente que já possui baixa CRF. Semelhante a CPAP e VNI, a CNAF tem o potencial de melhorar a segurança, reduzindo eventos de hipoxemia e dessaturação.

Lucangelo e col.[91] randomizaram 45 pacientes levemente hipoxêmicos para receber 40 L.min[-1] via máscara de Venturi ou CNAF, com duas modalidades de fluxos a 40 40 L.min[-1] ou 60 40 L.min[-1]. A duração do procedimento foi semelhante nos três grupos, assim como a $FiO_2$ 50% e a quantidade administrada de midazolam (4 mg). A gasometria arterial e as variáveis cardiovasculares foram amostradas antes do procedimento durante a respiração em ar ambiente, no final do procedimento (T1) com $FiO_2$ 50% e 10 minutos após a broncoscopia (T2). No T1, a CNAF com 60 L.min[-1], resultou em maior relação $PaO_2/FiO_2$, melhor $PaO_2$ e $SpO_2$ do que a máscara de Venturi e a CNAF a fluxo 40 L.min[-1]. Enfim, são necessários mais estudos para validar a total eficácia do seu uso, porém, deve-se lembrar da individualização do seu uso e do potencial de conforto, aceitação e menor dessaturação que esse método pode proporcionar em um cenário no qual o acesso à via aérea muitas vezes não é facilitado.

# ■ CONCLUSÃO

Anestesia geral e cirurgia estão associadas a mudanças na ventilação que resultam em atelectasias. Esse é um fator de risco importante para o desenvolvimento de insuficiência ventilatória pós-operatória.

A ventilação não invasiva por pressão positiva pós-operatória (VNIPP) melhora a oxigenação e ventilação em pacientes de alto risco.

A ventilação não invasiva com pressão positiva (VNIPP) tem sido utilizada como terapia de resgate para pacientes que desenvolvem problemas respiratórios agudamente no período pós-operatório, e parece ter sucesso com mais frequência em pacientes cujo diagnóstico é atelectasia ou obesidade.

O uso de capacetes com pressão positiva contínua em via aérea pode melhorar o conforto do paciente e diminuir o número de intubações em grupo de pacientes com SDRA leve.

Ausência de resposta à VNIPP após 20 minutos na SRPA é, em geral, uma indicação de intubação, ventilação mecânica e encaminhamento à UTI.

A CNAF entra no cenário atual com grandes pontos positivos, acima da oxigenioterapia convencional, estabelece melhor conforto ao paciente, facilita a possibilidade de oxigenação e alimentação simultânea do paciente em um pós-operatório, por exemplo, e possui um potencial benefício de garantir uma pressão expiratória positiva. O seu uso em situações e manejo de via aérea difícil estabelece um destaque a ser lembrado, garantindo melhor oxigenação, maior tempo de apneia e segurança no manejo de um paciente de risco de hipoxemia. O uso da CNAF deve ser cogitado e individualizado em todos os casos. Em hipótese alguma, assim como VNIPP, a possibilidade de IOT deverá ser postergada.

## REFERÊNCIAS

1. Hess DR. Noninvasive Ventilation for Acute Respiratory Failure. Respir Care. 2013; 58 (6):950-72.
2. Falk SA. Postoperative care. Anesthesiol Clin. 2012; 30(3):xi-xii.
3. Silva JM Jr, de Oliveira AM, Nogueira FA, et al. The effect of excess fluid balance on the mortality rate of surgical patients: a multicenter prospective study. Crit Care. 2013; 17(6):R288.
4. Silva JM Jr, Toledo DO, Magalhaes DD, et al. Influence of tissue perfusion on the outcome of surgical patients who need blood transfusion. J Crit Care. 2009; 24(3):426-34.
5. Miskovic A, Lumb AB, Postoperative pulmonary complications. Br J Anaesth. 2017; 118(3):317-334.
6. Neto AS, da Costa LGV, Hemmes SNT, et al. The LAS VEGAS risk score for prediction of postoperative pulmonary complications: An observational study. Eur J Anaesthesiol. 2018; 35(9):691-701.
7. Lang M, Niskanen M, Miettinen P, et al. Outcome and resource utilization in gastroenterological surgery. Br J Surg. 2001; 88(7):1006-14.
8. Smith PR, Baig MA, Brito V, et al. Postoperative pulmonary complications after laparotomy. Respiration. 2010; 80(4):269-74.
9. Fleisher LE, Linde-Zwirble WT. Incidence, outcome, and attributable resource use associated with pulmonary and cardiac complications after major small and large bowel procedures. Peroper Med. 2014; 3:7.
10. Conti G, Antonelli M, Pennisi MA, et al. [Non-invasive ventilation in intensive care. Update 2000]. Minerva Anestesiol. 2000; 66(12):867-74.
11. Antonelli M, Conti G, Bufi M, et al. Noninvasive ventilation for treatment of acute respiratory failure in patients undergoing solid organ transplantation: a randomized trial. JAMA. 2000; 283:235-41.
12. Landoni G, Zangrillo A, Cabrini L. Noninvasive ventilation after cardiac and thoracic surgery in adult patients: a review. J Cardiothorac Vasc Anesth. 2012; 26:917-22.
13. Nava S, Hill N. Non-invasive ventilation in acute respiratory failure. Lancet. 2009; 374:250-9.
14. Ambrosino N, Rubini F, Callegari G, et al. Noninvasive mechanical ventilation in the treatment of acute respiratory failure due to infectious complications of lung transplantation. Monaldi Arch Chest Dis. 1994; 49:311-4.
15. Strandberg A, Tokics L, Brismar B, et al. Constitutional factors promoting development of atelectasis during anaesthesia. Acta Anaesthesiol Scand. 1987; 31:21-4.
16. Lundquist H, Hedenstierna G, Strandberg A, et al. CT-assessment of dependent lung densities in man during general anaesthesia. Acta Radiol. 1995; 36:626-32.
17. Hedenstierna G, Edmark L. The effects of anesthesia and muscle paralysis on the respiratory system. Intensive Care Med. 2005; 31:1327-35.
18. Magnusson L, Spahn DR. New concepts of atelectasis during general anaesthesia. Br J Anaesth. 2003; 91:61-72.
19. Gunnarsson L, Tokics L, Lundquist H, et al. Chronic obstructive pulmonary disease and anaesthesia: formation of atelectasis and gas exchange impairment. Eur Respir J. 1991; 4:1106-16.
20. Mazo V, Sabate S, Canet J, et al. Prospective external validation of a predictive score for postoperative pulmonary complications. Anesthesiology. 2014; 121: 219-31.
21. Pandit JJ, Duncan T, Robbins PA. Total oxygen uptake with two maximal breathing techniques and the tidal volume breathing technique: a physiologic study of preoxygenation. Anesthesiology. 2003; 99:841-6.
22. Auler JO, Jr., Carmona MJ, Barbas CV, et al. The effects of positive end-expiratory pressure on respiratory system mechanics and hemodynamics in postoperative cardiac surgery patients. Braz J Med Biol Res. 2000; 33:31-42.
23. Mathes DD, Conaway MR, Ross WT. Ambulatory surgery: room air versus nasal cannula oxygen during transport after general anesthesia. Anesth Analg. 2001; 93:917-21.
24. Xue FS, Li BW, Zhang GS, et al. The influence of surgical sites on early postoperative hypoxemia in adults undergoing elective surgery. Anesth Analg. 1999; 88:213-9.
25. Ball L, Hemmes SNT, Serpa Neto A, et al. Intraoperative ventilation settings and their associations with postoperative pulmonary complications in obese patients. Br J Anaesth. 2018; 121(4):899-908.
26. Von Ungern-Sternberg BS, Regli A, Schneider MC, et al. Effect of obesity and site of surgery on perioperative lung volumes. Br J Anaesth. 2004; 92:202-7.
27. Neligan PJ, Malhotra G, Fraser M, et al. Continuous positive airway pressure via the Boussignac system immediately after extubation improves lung function in morbidly obese patients with obstructive sleep apnea undergoing laparoscopic bariatric surgery. Anesthesiology. 2009; 110:878-84.
28. Rusca M, Proietti S, Schnyder P, et al. Prevention of atelectasis formation during induction of general anesthesia. Anesth Analg. 2003; 97:1835-9.
29. Moritz F, Benichou J, Vanheste M, et al. Boussignac continuous positive airway pressure device in the emergency care of acute cardiogenic pulmonary oedema: a randomized pilot study. Eur J Emerg Med. 2003; 10:204-8.
30. Chiumello D, Pelosi P, Carlesso E, et al. Noninvasive positive pressure ventilation delivered by helmet vs. standard face mask. Intensive Care Med. 2003; 29:1671-9.
31. Jousela I, Rasanen J, Verkkala K, et al. Continuous positive airway pressure by mask in patients after coronary surgery. Acta Anaesthesiol Scand. 1994; 38:311-6.
32. Thomas AN, Ryan JP, Doran BR, et al. Nasal CPAP after coronary artery surgery. Anaesthesia. 1992; 47:316-9.
33. Matte P, Jacquet L, Van Dyck M, et al. Effects of conventional physiotherapy, continuous positive airway pressure and non-invasive ventilatory support with bilevel positive airway pressure after coronary artery bypass grafting. Acta Anaesthesiol Scand. 2000; 44:75-81.
34. Pinilla JC, Oleniuk FH, Tan L, et al. Use of a nasal continuous positive airway pressure mask in the treatment of postoperative atelectasis in aortocoronary bypass surgery. Crit Care Med. 1990; 18:836-40.
35. Pasquina P, Merlani P, Granier JM, et al. Continuous positive airway pressure versus noninvasive pressure support ventilation to treat atelectasis after cardiac surgery. Anesth Analg. 2004; 99:1001-8.
36. Zarbock A, Mueller E, Netzer S, et al. Prophylactic nasal continuous positive airway pressure following cardiac surgery protects from postoperative pulmonary complications: a prospective, randomized, controlled trial in 500 patients. Chest. 2009; 135:1252-9.
37. Aguilo R, Togores B, Pons S, et al. Noninvasive ventilatory support after lung resectional surgery. Chest. 1997; 112:117-21.
38. Rocco M, Conti G, Antonelli M, et al. Non-invasive pressure support ventilation in patients with acute respiratory failure after bilateral lung transplantation. Intensive Care Med. 2001; 27:1622-6.
39. Fagevik OM, Wennberg E, Johnsson E, et al. Randomized clinical study of the prevention of pulmonary complications after thoracoabdominal resection by two different breathing techniques. Br J Surg. 2002; 89:1228-34.

40. Kindgen-Milles D, Muller E, Buhl R, et al. Nasal-continuous positive airway pressure reduces pulmonary morbidity and length of hospital stay following thoracoabdominal aortic surgery. Chest. 2005; 128:821-8.

41. Perrin C, Jullien V, Venissac N, et al. Prophylactic use of noninvasive ventilation in patients undergoing lung resectional surgery. Respir Med. 2007; 101:1572-8.

42. Bagan P, Bouayad M, Benabdesselam A, et al. Prevention of pulmonary complications after aortic surgery: evaluation of prophylactic noninvasive perioperative ventilation. Ann Vasc Surg. 2011; 25:920-2.

43. Böhner H, Kindgen-Milles D, Grust A, et al. Prophylactic nasal continuous positive airway pressure after major vascular surgery: results of a prospective randomized trial. Langenbecks Arch Surg. 2002; 387:21-6.

44. Stock MC, Downs JB, Gauer PK, et al. Prevention of postoperative pulmonary complications with CPAP, incentive spirometry, and conservative therapy. Chest. 1985; 87:151-7.

45. Denehy L, Carroll S, Ntoumenopoulos G, et al. A randomized controlled trial comparing periodic mask CPAP with physiotherapy after abdominal surgery. Physiother Res Int. 2001; 6:236-50.

46. Ricksten SE, Bengtsson A, Soderberg C, et al. Effects of periodic positive airway pressure by mask on postoperative pulmonary function. Chest. 1986; 89:774-81.

47. Carlsson C, Sonden B and Thylen U. Can postoperative continuous positive airway pressure (CPAP) prevent pulmonary complications after abdominal surgery? Intensive Care Med. 1981; 7:225-9.

48. Ebeo CT, Benotti PN, Byrd RP Jr, et al. The effect of bi-level positive airway pressure on postoperative pulmonary function following gastric surgery for obesity. Respir Med. 2002; 96:672-6.

49. Joris JL, Sottiaux TM, Chiche JD, et al. Effect of bi-level positive airway pressure (BiPAP) nasal ventilation on the postoperative pulmonary restrictive syndrome in obese patients undergoing gastroplasty. Chest. 1997; 111:665-70.

50. Pessoa KC, Araujo GF, Pinheiro AN, et al. Noninvasive ventilation in the immediate postoperative of gastrojejunal derivation with Roux-en-Y gastric bypass. Rev Bras Fisioter. 2010; 14:290-5.

51. Gaszynski T, Tokarz A, Piotrowski D, et al. Boussignac CPAP in the postoperative period in morbidly obese patients. Obes Surg. 2007; 17:452-6.

52. Zoremba M, Kalmus G, Begemann D, et al. Short term non-invasive ventilation post-surgery improves arterial blood-gases in obese subjects compared to supplemental oxygen delivery - a randomized controlled trial. BMC Anesthesiol. 2011; 11:10.

53. Lefebvre A, Lorut C, Alifano M, et al. Noninvasive ventilation for acute respiratory failure after lung resection: an observational study. Intensive Care Med. 2009; 35:663-70.

54. Michelet P, D'Journo XB, Seinaye F, et al. Non-invasive ventilation for treatment of postoperative respiratory failure after oesophagectomy. Br J Surg. 2009; 96:54-60.

55. Garcia-Delgado M, Navarrete I, Garcia-Palma MJ, et al. Postoperative respiratory failure after cardiac surgery: use of noninvasive ventilation. J Cardiothorac Vasc Anesth. 2012; 26:443-7.

56. Jaber S, Delay JM, Chanques G, et al. Outcomes of patients with acute respiratory failure after abdominal surgery treated with noninvasive positive pressure ventilation. Chest. 2005; 128:2688-95.

57. Narita M, Tanizawa K, Chin K, et al. Noninvasive ventilation improves the outcome of pulmonary complications after liver resection. Intern Med. 2010; 49:1501-7.

58. Conti G, Cavaliere F, Costa R, Craba A, Catarci S, Festa V, et al. Noninvasive positive-pressure ventilation with different interfaces in patients with respiratory failure after abdominal surgery: a matched-control study. Respir Care. 2007;52(11):1463–71.

59. Conti G, Cavaliere F, Costa R, et al. Noninvasive positive-pressure ventilation with different interfaces in patients with respiratory failure after abdominal surgery: a matched-control study. Respir Care. 2007; 52:1463-71.

60. Fan E, Brodie D, Slutsky AS. Acute Respiratory Distress Syndrome: Advances in Diagnosis and Treatment. JAMA. 2018; 319(7):698-710.

61. Murphy GS, Szokol JW, Avram MJ, Greenberg SB, Shear TD, Vender JS, Parikh KN, Patel SS, Patel A. Residual Neuromuscular Block in the Elderly: Incidence and Clinical Implications. Anesthesiology. 2015; 123(6):1322-1336.

62. Niyayeh Saffari NH, Nasiri E, Mousavinasab SN, et al. Frequency rate of atelectasis in patients following coronary artery bypass graft and its associated factors at Mazandaran Heart Center in 2013 2014. Glob J Health Sci. 2015; 7(7):97 105.

63. Zhu G, Huang Y, Wei D, et al. Efficacy and safety of noninvasive ventilation in patients after cardiothoracic surgery A PRISMA-compliant systematic review and meta-analysis. Medicine. 2016; 95:e4734.

64. Carron M, Zarantonello F, Tellaroli P, et al. Perioperative Noninvasive Ventilation in Obese Patients: A Qualitative Review and Meta-analysis. Surg Obes Relat Dis. 2016; 12:681-691.

65. Gabbay IE, Lavie P. Age-and gender-related characteristics of obstructive sleep apnea. Sleep Breath. 2012; 16(2):453–60.

66. de Raaff CAL, Gorter-Stam MAW, de Vries N, et al. Perioperative management of obstructive sleep apnea in bariatric surgery: a consensus guideline. Sur Obe Relat Dis. 2017; 13:1095-1109.

67. Nicolini A, Ferrando M, Solidoro P, et al. Non-invasive ventilation in acute respiratory failure of patients with obesity hypoventilation syndrome. Minerva Med. 2018; 109(6 suppl 1):1-5.

68. Fan E, Brodie D, Slutsky AS. Acute Respiratory Distress Syndrome: Advances in Diagnosis and Treatment. JAMA. 2018; 319(7):698–710.

69. Patel BK, Wolfe KS, Pohlman AS, et al. Effect of Noninvasive Ventilation Delivered by Helmet vs Face Mask on the Rate of Endotracheal Intubation in Patients with Acute Respiratory Distress Syndrome: A Randomized Clinical Trial. JAMA. 2016; 315(22):2435–2441.

70. Dres M, Demoule A. What every intensivist should know about using high-flow nasal oxygen for critically ill patients. Rev Bras Ter Intensiva. 2017; 29(4):399-403.

71. Ward JJ. High-flow oxygen administration by nasal cannula for adult and perinatal patients. Respir Care. 2013; 58:98-122.

72. Helviz Y, Einav S. A Systematic Review of the High-flow Nasal Cannula for Adult Patients. Critical Care. 2018; 22:71.

73. Groves N, Tobin A. High flow nasal oxygen generates positive airway pressure in adult volunteers. Aust Crit Care. 2007; 20:126-31.

74. Parke RL, Eccleston ML, McGuinness SP. The effects of flow on airway pressure during nasal high-flow oxygen therapy. Respir Care. 2011; 56(8):1151-5.

75. Esteban A, Frutos-Vivar F, Ferguson ND, et al. Noninvasive positive-pressure ventilation for respiratory failure after extubation. N Engl J Med. 2004; 350:2452-60.

76. Ward JJ. High-flow oxygen administration by nasal cannulae for adult and perinatal patients. Respir Care. 2013; 58:98-122.

77. Kashani NA, Kumar R. High-flow nasal oxygen therapy. BJA Education. 2017; 17 (2):63-67.

78. Frat JP, Ragot S, Thille AW. High-flow oxygen through nasal cannula in acute hypoxaemic respiratory failure. N Engl J Med. 2015; 372:2185-96.

79. Frat JP, Brugiere B, Ragot S, et al. Sequential application of oxygen therapy via high-flow nasal cannula and noninvasive ventilation in acute respiratory failure: an observational pilot study. Respir Care. 2015; 60:170e8.

80. Renda T, Corrado A, Iskandar G, et al. High-flow nasal oxygen therapy in intensive care and anaesthesia. Br J Anaesth. 2018; 120(1):18-27.

81. Stephan F, Barrucand B, Petit P, et al. High-flow nasal oxygen vs noninvasive positive airway pressure in hypoxaemic patients after cardiothoracic surgery: a randomized clinical trial. JAMA. 2015; 313:2331e9.

82. Corley A, Bull T, Spooner AJ, et al. Direct extubation onto high-flow nasal cannulae post-cardiac surgery versus standard treatment in patients with a BMI30: a andomized controlled trial. Intensive Care Med. 2015; 41:887e94.

83. Zochios V, Collier T, Blaudszun G, et al. The effect of high-flow nasal oxygen on hospital lengthof stay in cardiac surgical patients at high risk forrespiratory complications: a andomized controlled trial. Anaesthesia. 2018; 73:1478-1488.

84. Futier E, Paugam-Burtz C, Godet T, et al. OPERA Study Investigators. Effect of early postextubation high-flow nasal cannula vs conventional oxygen therapy on hypoxaemia in patients after major abdominal surgery: a French multi-centre randomised controlled trial (OPERA). Intensive Care Med. 2016; 42:1888e98.

85. Ni YN, Luo J, Yu H, et al. Can high-flow nasal cannula reduce the rate of endotracheal intubation in adult patients with acute respiratory failure compared with conventional oxygen therapy and noninvasive positive pressure ventilation? a systematic review and meta-analysis. Chest. 2017; 151(4):764-775.

86. Dhillon NK, Smith EJT, Ko A, et al. Extubation to high-flow nasal cannula in critically ill surgical patients. J Surg Res. 2017; 217:258-264.

87. Vella MA, Pascual-Lopez J, Kaplan LJ. High-Flow Nasal Cannula System: Not Just Another Nasal Cannula. JAMA Surg. 2018 Sep 1;153(9):854-855.

88. Badiger S, John M, Fearnley RA, et al. Optimizing oxygenation and intubation conditions during awake fibre-optic intubation using a high-flow nasal oxygendelivery system. Br J Anaesth. 2015; 115:629e32.

89. Patel A, Nouraei SA. Transnasal Humidified RapidInsufflation Ventilatory Exchange (THRIVE): a physiological method of increasing apnoea time in patients with difficult airways. Anaesthesia. 2015; 70: 323e9.

90. Mir F, Patel A, Iqbal R, et al. A randomised controlled trial comparing transnasal humidified rapid insufflation ventilatory exchange (THRIVE) pre-oxygenation with facemask pre-oxygenation in patients undergoing rapid sequence induction of anaesthesia. Anaesthesia. 2016; 10.1111/anae.13799.

91. Lucangelo U, Vassalo FG, Marras E, et al. High-flow nasal interface improves oxygenation in patients undergoing bronchoscopy. Crit Care Res Pract. 2012; 2012:506382.

92. Zeng C, Lagier D, Lee JW, et al. Perioperative Pulmonary Atelectasis: Part I. Biology and Mechanisms. Anesthesiology. 2022; 136:181-205.

93. Demoule A, Girou E, Richard JC, et al. Increased use of noninvasive ventilation in French intensive care units. Intensive Care Med 2006; 32(11):1747-1755.

94. Confalonieri M, Garuti G, Cattaruzza MS, et al. A chart of failure risk for noninvasive ventilation in patients with COPD exacerbation. Eur Respir J. 2005; 25(2):348-355.

95. Masa JF, Pépin JL, Borel JC, et al. Obesity hypoventilation syndrome. Eur Respir Rev. 2019; 28(151):180097.

96. Santer P, Wongtangman K, Sawhney MS, et al. High-flow nasal oxygen for gastrointestinal endoscopy improves respiratory safety. Br J Anaesth. 2021; 127(1): 7-11.

97. Selickman J, Marini JJ. Chest wall loading in the ICU: pushes, weights, and positions. Ann Intensive Care. 2022 Nov 8;12(1):103. doi: 10.1186/s13613-022-01076-8. PMID: 36346532; PMCID: PMC964079.

98. Squadrone V, Coha M, Cerutti E, et al. Continuous Positive Airway Pressure for Treatment of Postoperative Hypoxemia: A Randomized Controlled Trial. JAMA. 2005;293(5):589–595. doi:10.1001/jama.293.5.589.

# 70

# Ventilação Mecânica Intraoperatória

**Masashi Munechika**

## INTRODUÇÃO

Nos anos recentes, os modos ventilatórios evoluíram no sentido de implementar alguma inteligência para a utilização dos dados abundantes fornecidos por uma variedade crescente de monitores da ventilação, da circulação e das trocas gasosas. Tal inteligência objetivou melhorar o conforto daqueles pacientes dependentes da ventilação mecânica, além da otimização da ventilação com menores chances de Lesões Pulmonares Induzidas pelos Ventiladores (VILI). Alguns desses recursos, tais como a Ventilação com Pressão de Suporte (PSV), Ventilação com Suporte Adaptativo (ASV), e os modos de controle duplo foram integrados aos aparelhos de anestesia mais sofisticados. Fora das salas de cirurgia, pesquisas envolvendo ventiladores pulmonares com processos informatizados de alça-fechada ou retroalimentação avançam com o intuito de aumentar a segurança, otimizar e individualizar a assistência ao paciente e reduzir a necessidade de ajustes manuais constantes. Parte considerável dos dados usados nos algoritmos informatizados foram proporcionados pelo volume considerável de publicações científicas que objetivaram compreender os fatores mais significativos envolvidos nas VILIs.

Enquanto tais tecnologias não alcançam as salas de operação, os anestesiologistas deverão dominar os riscos envolvendo excessos desnecessários de deslocamentos volumétricos e pressóricos. Além das dimensões desses parâmetros, deverão conhecer também os problemas provocados pela velocidade de administração deles, pois insuflações explosivas, com grande energia, podem ser danosas para as estruturas pulmonares. Muitas vezes, tempos insuflatórios muito curtos são usados para a obtenção pausas inspiratórias, *plateaux*, desnecessariamente longos.

Outro tópico sensível envolve a habilidade de dominar a ventilação frente a pneumopatias que apresentam heterogeneidade na complacência e/ou resistência. Insuflações explosivas tendem a penalizar as áreas normais, tal como ocorre no cisalhamento nas áreas adjacentes a regiões atelectasiadas.

Nos parágrafos seguintes, veremos que os recursos para a assistência ventilatória mecânica, durante uma anestesia, continuam surpreendentemente iguais há muito tempo, na maioria dos aparelhos. Atualmente, a diferença fundamental é a utilização desses recursos clássicos, junto à sabedoria proporcionada pelos avanços dos conhecimentos científicos.

Máquinas e bases de conhecimentos devem ser combinados inteligentemente para a assistência individualizada, atender as necessidades fisiopatológicas do paciente, assim como para minimizar os impactos cirúrgicos e anestesiológicos da operação. Além disso, os dados dos monitores ventilatórios e respiratórios oferecidos pelos fabricantes, juntamente com o auxílio fundamental dos alarmes, devem ser fartamente usados como princípio e regra.

A Ventilação Controlada é apenas uma das abordagens utilizadas para administrar e retirar gases dos pulmões dos indivíduos anestesiados. As outras duas formas seriam a ventilação espontânea e a auxiliada, esta última também conhecida como ventilação assistida.

Numa ventilação controlada genuína, a decisão de iniciar ou disparar o ciclo ventilatório **não** cabe ao paciente. De mais a mais, o modo de encher os pulmões (p. ex.: velocidade e volume), assim como o modo de mantê-los cheios e depois esvaziá-los, também não podem ser alterados pelo paciente. Essa ventilação controlada pode ser realizada manualmente ou mecanicamente.

# ▪ SISTEMAS SIMPLES QUE PODEM SER USADOS EM EMERGÊNCIAS

## A Borrachinha

Útil em situações extremas em que os sistemas do tipo bolsa-válvula-máscara **não** estão disponíveis e/ou funcionantes, **porém, caso esteja** presente uma fonte de oxigênio, fluxômetro e uma mangueira (a borrachinha), é possível recorrer a essa alternativa. Os aparelhos de anestesia normalizados possuem uma saída alternativa de fluxo de gases frescos, normalmente destinado para o uso de sistemas tipo duplo T de Baraka ou cateteres nasais, e esta saída pode ser usada para a técnica da borrachinha.

O socorrista deverá ocluir totalmente a boca do paciente com a região palmar de uma das mãos, porém, deixando o polegar dessa mão livre, a fim de obstruir uma das narinas da pessoa (Figura 70.1). O fluxo de oxigênio deverá ser aberto para 15 L por minuto (equivalentes a 250 mL por segundo).

> **Considerações teóricas:** 250 mililitros por segundo dariam 15.000 mililitros em 60 segundos que seriam o mesmo que 15 litros por minuto.

A cabeça e o pescoço do paciente devem ser posicionados cuidadosamente para obtenção da melhor patência possível das vias aéreas. A extremidade livre da mangueira deverá ser conectada à narina que está aberta e os pulmões serão insuflados numa razão de 250 mL por segundo.

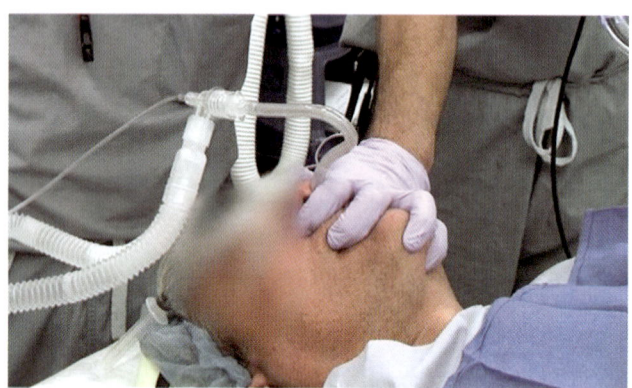

▲ **Figura 70.1** Socorrista ocluindo a boca e uma das narinas e colocando a extremidade distal de um tubo (borrachinha) na narina livre. Após a insuflação, ele irá retirar tudo para permitir a exalação dos gases pelo paciente.

Ao contar 2 segundos (p. ex.: mentalizando "1001... 1002...") terão entrados cerca de 500 mL. Esse volume corresponderia a cerca de 7 mL por quilograma de peso corporal, num indivíduo eutrófico com 70 kg.

Para a exalação, deve-se remover a mão da boca do paciente, retirar a mangueira da narina dele e contar 4 segundos. O uso de 2 segundos para a insuflação pulmonar e 4 segundos para o esvaziamento corresponderão a uma frequência respiratória de 10 ciclos por segundo e uma relação inspiração/expiração de um para dois (relação I:E = 1:2).

> **Considerações teóricas:** (1) a soma dos tempos inspiratório e expiratório resulta sempre na **duração de cada ciclo respiratório**; (2) da mesma forma, a **duração de cada ciclo respiratório** é sempre a soma dos tempos inspiratório e expiratório; (3) a **frequência respiratória** equivale sempre a 60 dividido pela **duração de cada ciclo respiratório**; (4) da mesma forma, a **duração de cada ciclo respiratório** equivale sempre a 60 dividido pela **frequência respiratória**; (5) a proporção entre os tempos inspiratório e expiratório (**relação I:E**) é estabelecido pelo número 1 (um) seguido de ":", seguido, por sua vez, pelo resultado do tempo expiratório dividido pelo tempo inspiratório; (6) o **fluxo inspiratório** (velocidade de enchimento dos pulmões) equivale ao volume-corrente desejado dividido pelo tempo inspiratório. Até este ponto do capítulo **não estamos usando pausa inspiratória (platô)**

Essas considerações teóricas são importantes para usar os diferentes volumes-correntes e frequências respiratórias exigidos por pacientes com idades e pesos corporais variados (Tabela 70.1).

Obviamente a técnica da borrachinha deve ser reservada para situações de exceção, porém, o conhecimento teórico envolvendo volume-corrente, fluxo inspiratório, frequência respiratória, duração do ciclo ventilatório, tempos inspiratório e expiratório será **extremamente importante** para o domínio do restante do capítulo.

## Tubo T

É um pouco menos primitivo do que a "borrachinha". Os pacientes costumam estar intubados ou traqueostomizados, mas, o sistema também pode ser acoplado a uma máscara facial. Para não dificultar a ventilação, por excesso de resistência respiratória, o tubo T para adultos deverá ser construído com diâmetros interno de 22 mm em cada um dos seus três ramos. O T de Ayre modificado, típico para crianças, deve ter 12 mm no eixo principal e 6 mm no ramo perpendicular de entrada do gás fresco (Figura 70.2).

**Tabela 70.1** Alguns exemplos de frequência respiratória, relação I:E, tempo inspiratório e tempo expiratório para diversas faixas etárias.

| Faixa etária | Frequência respiratória (ciclos/minuto) | Relação I:E | Tempo inspiratório (s) | Tempo expiratório (s) |
|---|---|---|---|---|
| Neonato | 40 | 1:1 | 0,75 | 0,75 |
| Lactente | 30 | 1:1 | 1 | 1 |
| Criança | 20 | 1:1 | 1,5 | 1,5 |
| Adulto | 10 | 1:2 | 2 | 4 |
| Adulto | 12 | 1:2 | 1,6 | 3,3 |
| Adulto | 14 | 1:2 | 1,4 | 2,8 |
| Idoso | 12 | 1:3 | 1,2 | 3,8 |

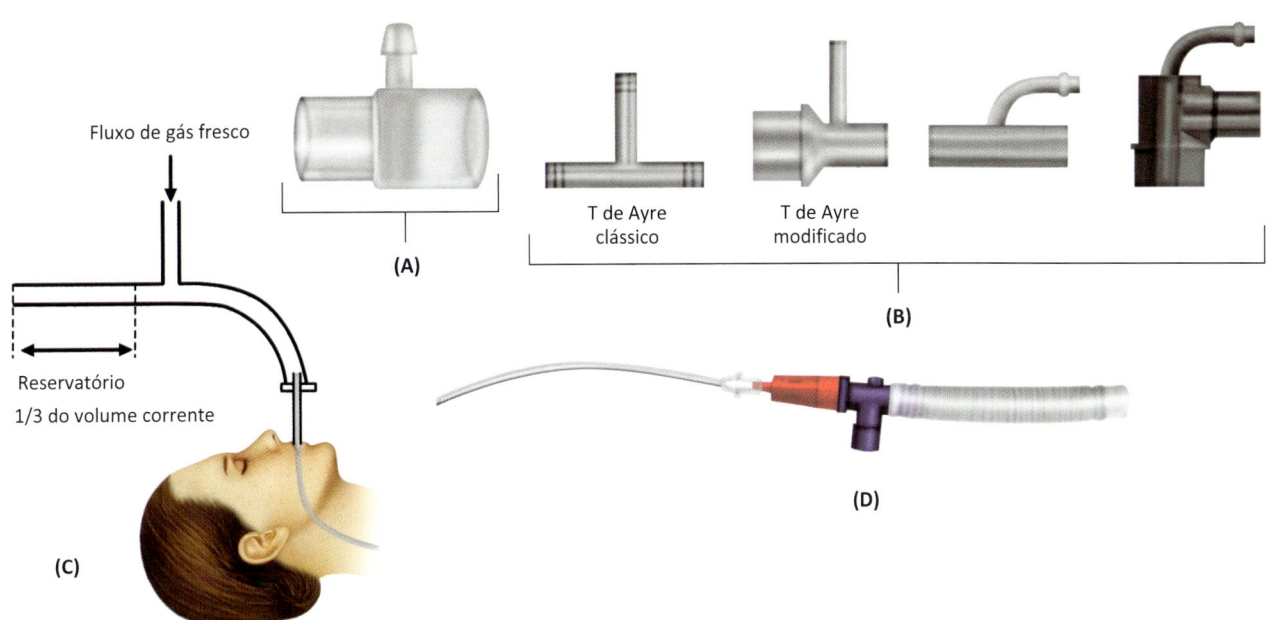

▲ **Figura 70.2** **(A)** tubo T para adultos; **(B)** T de Ayre modificado; **(C)** tubo T para adultos conectado a tubo corrugado, nebulizador e intermediário para tubo traqueal; **(D)** T de Ayre ligado ao umidificador e ao tubo extensor.

Com os conectores apropriados, um dos ramos desse tubo T para adultos deverá ser conectado a uma mangueira proveniente de uma fonte de oxigênio (p. ex.: um nebulizador). O outro ramo também deverá ser conectado ao paciente por meio do uso de conectores intermediários.

A extremidade **livre** do tubo T deverá ser ocluída e aberta ciclicamente no mesmo ritmo usado pelas mãos no método da borrachinha. As considerações teóricas para a obtenção do volume-corrente, frequência respiratória, relação I:E, tempo inspiratório, tempo expiratório e fluxo inspiratório são exatamente as mesmas do método da borrachinha.

## Sistemas Bolsa-válvula-máscara (AMBU®)

Deve fazer parte dos equipamentos básicos de emergência presentes nas proximidades de cada aparelho de anestesia. A bolsa é construída com material que retorna rapidamente ao formato original (memória), após o alívio da deformação causada pela sua compressão. Ela possui um orifício para a entrada de gases e um outro orifício para a saída de gases. Ambos vão ser guarnecidos com válvulas unidirecionais.

No entanto, a válvula que guarnece o orifício de saída, que se destina ao paciente, precisa ter um desenho **extremamente especial**. Durante a compressão da bolsa, esta válvula precisa conectar diretamente a bolsa ao paciente. Porém, ao se **aliviar a compressão**, a válvula especial precisa: (1) impedir que o gás exalado volte para a bolsa e, ao mesmo tempo; (2) dirigir esse gás exalado para o ambiente. É importante notar que essa saída para o ambiente **precisa** fechar automaticamente durante a compressão da bolsa, para o gás que irá encher os pulmões não vaze diretamente para o ambiente. A engenhosidade dessa válvula consiste em usar a própria pressão de compressão para produzir o movimento que irá travar a saída para o ambiente na inspiração e abri-la durante a expiração, vide a Figura 70.3.

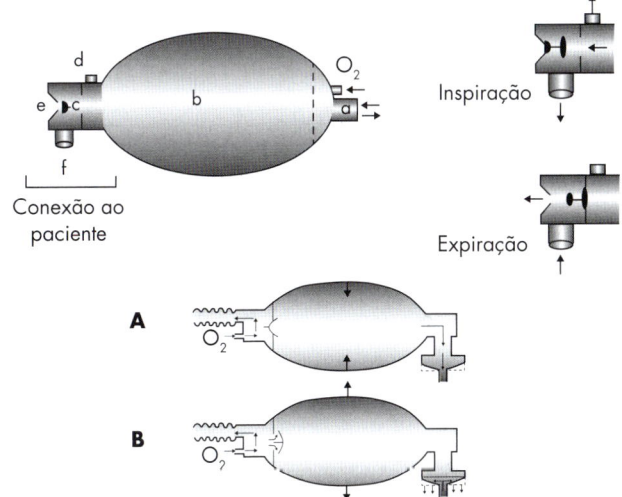

▲ **Figura 70.3** **(A)** AMBU sendo pressionado; **(B)** AMBU se expandindo; **(C)** AMBU com bolsa reservatória.

Um outro orifício, agora para a entrada de gases à bolsa, precisa estar guarnecido por uma válvula unidirecional simples, que se abre com a pressão negativa do retorno elástico da bolsa e se fecha com a pressão positiva da compressão manual da bolsa. O orifício de entrada dessa válvula costuma ser amplo, para oferecer pouca resistência à passagem do ar que irá encher a bolsa. Todos os sistemas bolsa-válvula-máscara possuem um pequeno canal paralelo, por onde é possível acrescentar oxigênio ao ar que entra através desse orifício de entrada de gases à bolsa. Ao se conectar uma mangueira proveniente de um fluxômetro liberando oxigênio, a essa entrada paralela, o ar ambiente que está enchendo a bolsa irá se misturar com esse oxigênio. Logo, quanto maior o fluxo de oxigênio, maior será a concentração de oxigênio dentro da bolsa. No entanto, na ausência de uma fonte de oxigênio, o retorno elástico da bolsa fará ela se encher somente com ar do ambiente.

Algumas considerações práticas: Uma bolsa típica costuma se encher muito rapidamente (digamos, 0,5 a 1 segundo).

O socorrista costuma comprimir a bolsa com volumes maiores do que o necessário (p. ex.: 700 a 1000 mL), principalmente se estiver sob estresse. Como vimos anteriormente, o volume-corrente para um paciente de tamanho médio deve ser de aproximadamente 500 mL (ou 7 mL.kg$^{-1}$).

Usando esses números do exemplo, a bolsa irá se encher (autoinsuflar) numa velocidade entre 700 a 2000 mL por segundo, equivalentes a 42 a 120 L por minuto. Esses valores foram calculados dividindo **o menor** volume pelo **maior** tempo de autoinsuflação para uma bolsa que foi pouco comprimida e que demora mais para se autoinflar ou, dividindo o **maior** volume pelo **menor** tempo de autoinsuflação para uma bolsa que foi mais comprimida e que retorna mais rapidamente ao estado inflado.

Nenhum fluxômetro de oxigênio normal consegue liberar fluxos dessas magnitudes. Na prática, isso quer dizer que a concentração de oxigênio que irá para o interior da bolsa será bem inferior a 100%, pois, aquilo que a mangueira não puder fornecer será completado com ar ambiente. No entanto, se um saco reservatório, suficientemente grande, for interposto entre a entrada de ar na bolsa e a mangueira de oxigênio as coisas irão mudar. Este saco deverá ser enchido continuamente com um fluxo de oxigênio equivalente ao volume-minuto desejado para o paciente.

**Considerações teóricas:** (7) o **volume-minuto** é definido como o produto resultante da multiplicação do volume-corrente pela frequência respiratória. **Nunca confundir volume-minuto com fluxo inspiratório!**

Nesse novo arranjo: (A) as compressões periódicas da bolsa irão liberar um volume-minuto de oxigênio para os pulmões do paciente, a cada minuto; (B) a bolsa, por sua vez, irá retirar um volume-minuto de oxigênio do saco reservatório a cada minuto; (C) a mangueira ligada ao fluxômetro deverá encher o saco reservatório com um volume-minuto de oxigênio a cada minuto, visto na Figura 70.4.

O equilíbrio é delicado. Se, por algum motivo, o socorrista aumentar o volume-corrente e/ou a frequência respiratória, ele irá provocar o colabamento do saco reservatório. Se, por outro motivo, o socorrista diminuir o volume-corrente e/ou a frequência respiratória, ele irá provocar uma distensão excessiva do saco reservatório.

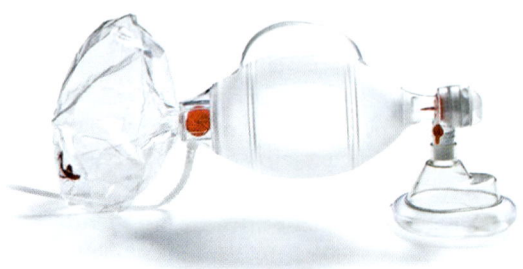

▲ **Figura 70.4** Sistema bolsa-válvula-máscara com uma bolsa reservatória.

Uma variante desse sistema, usado praticamente somente em ambiente anestesiológico, foi construída eliminando simplesmente a bolsa principal (elástica, com memória), como na Figura 70.5. Sem o componente de autoinsuflação, o enchimento dessa variante depende totalmente do fluxo de gases frescos do aparelho de anestesia. Um fluxo insuficiente levará ao colabamento da bolsa reservatória e um fluxo excessivo levará a uma perigosa situação de hiperinsuflação do paciente, pois, a presença de uma pressão positiva constante e crescente dentro do reservatório agirá como uma compressão manual permanente e fará aquela válvula extremamente especial ficar travada no modo insuflatório, impedindo totalmente a exalação do gás pulmonar.

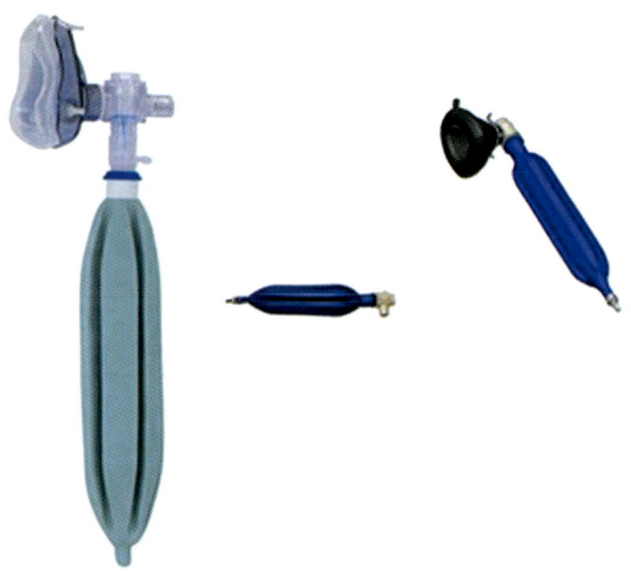

▲ **Figura 70.5** KT-5.

## ■ SISTEMA RESPIRATÓRIO DE UM APARELHO DE ANESTESIA

Como visto em outros capítulos deste livro, ao longo da história, os sistemas respiratórios dos aparelhos de anestesia ou circuitos anestésicos (este último termo não é reconhecido pelas normas técnicas pertinentes da ABNT) evoluíram bastante, passando por formatos muito semelhantes às três formas de ventilação controlada manual citadas até agora. O formato mais usado na atualidade é aquele classificado como sistema respiratório **valvulado** e com **filtro de dióxido de carbônico** para permitir a **reinalação parcial ou total** dos gases exalados pela pessoa anestesiada, conforme mostrado na Figura 70.6.

A ventilação controlada **manual** é realizada pela compressão e liberação cíclica da bolsa anestésica que faz parte do sistema. Esse modo de ventilação costuma ser usada por períodos breves do início e término de uma anestesia geral, ou, na vigência de algum evento anormal. Na maior parte do tempo, a ventilação mecânica será realizada por meio do acoplamento **em paralelo ou em série** de um ventilador pulmonar ao **sistema respiratório do aparelho**.

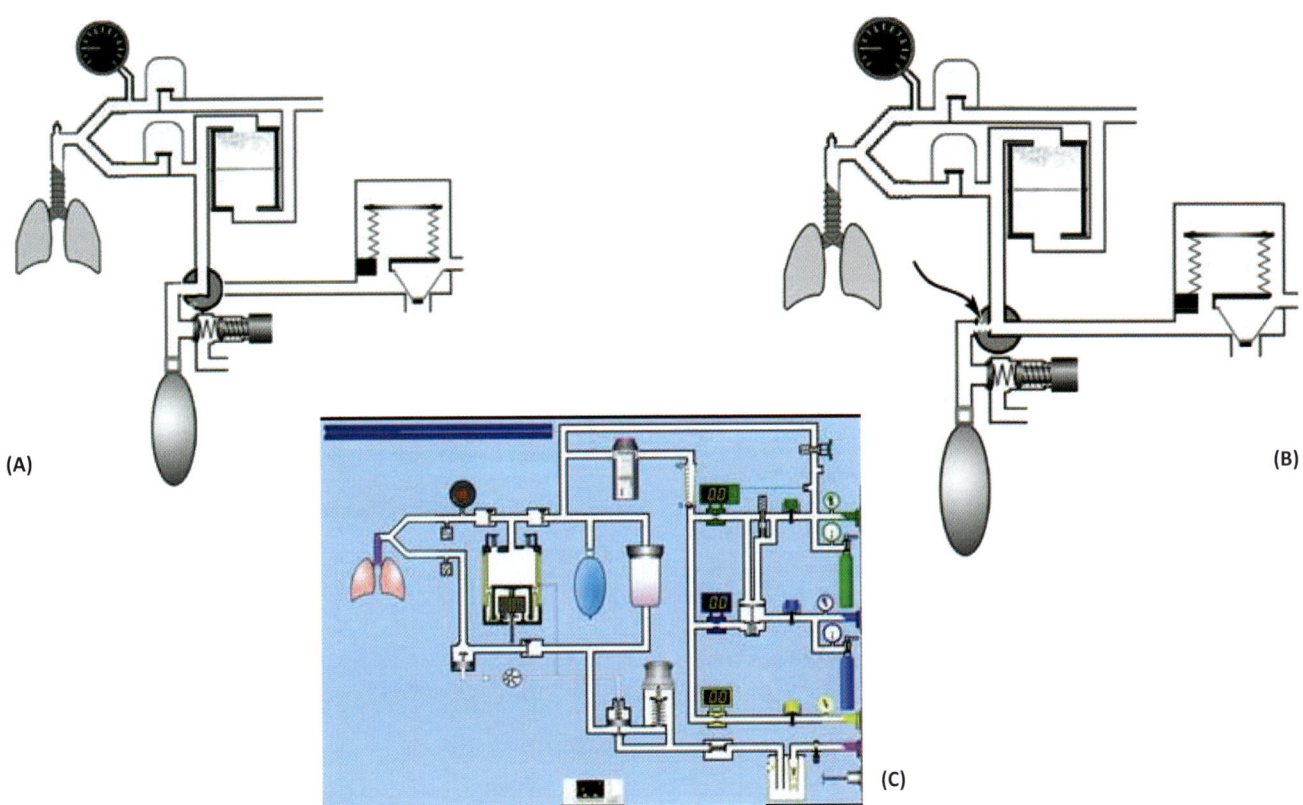

**(A)**                                                                                            **(B)**

**(C)**

▲ **Figura 70.6 (A)** sistema respiratório em modo manual; **(B)** sistema respiratório em modo mecânico com exclusão funcional da bolsa da ventilação manual; (C) sistema respiratório em modo mecânico com manutenção em série da bolsa da ventilação manual.

## Bag in a Bottle

Este é um conceito antigo ainda usado em alguns aparelhos de anestesia. Trata-se de uma bolsa anestésica daquele sistema respiratório valvulado e com filtro de dióxido de carbono referido acima, Figura 70.7.

O *bottle* seria um envoltório rígido (campânula) que engloba totalmente o *bag*. Além do orifício obviamente necessário para a passagem do colo do *bag*, para este continuar conectado ao sistema respiratório do aparelho, o *bottle* precisa ter um outro orifício para se conectar a um ventilador pulmonar comum que poderia ser ajustado para qualquer modo de ventilação e com quaisquer parâmetros ventilatórios.

O gás, do ventilador mecânico, que normalmente seria administrado diretamente às vias aéreas do paciente, passa a ventilar apenas aquele espaço que fica **entre** as paredes do *bag* e as paredes do *bottle*. Uma injeção, por exemplo, de 500 mL nesse espaço, comprimiria o *bag* em exatamente 500 mL, como deveria fazer a mão de um anestesiologista durante uma ventilação controlada manual.

Na fase expiratória, o paciente devolveria o gás para o sistema respiratório do aparelho. Consequentemente, o *bag* se insuflaria e expulsaria o gás ao seu redor, devolvendo esse gás para o ventilador. Este, por sua vez, consideraria isso como um gás expiratório normal.

**Considerações teóricas:** nem tudo é assim tão simples. Durante a compressão do *bag* pelo ventilador pulmonar mecânico, ocorre uma soma do fluxo de gases frescos ($O_2$, ar e/ou $N_2O$) que está sendo injetado continuamente no sistema respiratório do aparelho de anestesia. Quanto maior esse fluxo de gases frescos, maior será o acréscimo ao volume-corrente.

Este mesmo fluxo de gases frescos aumentaria paulatinamente o volume e a pressão dentro do sistema respiratório, pois, a válvula *pop-off* (ou "APL") deveria permanecer fechada para que o gás comprimido do reservatório atingisse o paciente, em vez de vazar para o ambiente. Trata-se de um ato corriqueiro em toda ventilação controlada manual (p. ex.: fechar o *pop-off* para ventilar manualmente).

Seria necessário acrescentar um dispositivo para ficar fechando e abrindo automaticamente o *pop-off*, a fim de, respectivamente, evitar a perda de volume-corrente durante a inspiração e a pressurização pelo acúmulo de gases no sis-

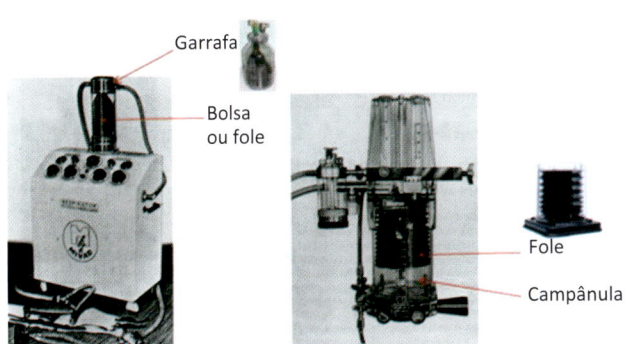

▲ **Figura 70.7** Sistema *bag-in-a-bottle*.

tema respiratório do aparelho ao longo da expiração. Uma alternativa radical seria obrigar o anestesiologista a praticar anestesia quantitativa em sistema fechado.

A maioria dos fabricantes acrescentou uma espécie de APL que jogaria o excesso de gases para dentro da campânula. Tal excesso sairia juntamente com o gás do *bottle*. Este novo APL eliminaria qualquer excesso que ultrapassasse, por exemplo, 1 ou 2 cm de água em relação à pressão expiratória final no *bottle*.

Outro problema evidente: prender a única bolsa do sistema respiratório dentro de um envoltório rígido impossibilitaria uma ventilação manual. Para resolver isso, os fabricantes de aparelhos de anestesia acrescentaram uma segunda bolsa anestésica e a colocaram em série com a bolsa que está dentro do *bottle*. Essa segunda é essencialmente uma bolsa convencional sem qualquer revestimento ao seu redor. Uma chave, que lembra o conceito de uma torneira-de-três-vias, faria a comutação para se usar o *bag* normal ou o *bag in a bottle*, a fim de realizar respectivamente uma ventilação manual/espontânea ou mecânica.

Após algum tempo, mudaram o formato do *bag* dentro do *bottle* para a forma de um fole. Os componentes dos ventiladores foram incorporados à estrutura do aparelho de anestesia e hoje ninguém acreditaria que numa fase da história houve necessidade de se ter dois aparelhos separados, como por exemplo um aparelho de anestesia e um ventilador pulmonar para se praticar ventilação controlada mecânica. Além disso, é crucial destacar que o próprio ventilador pode ser ajustado para introduzir apenas ar (FiO$_2$ de 0,21) para dentro da campânula. Afinal, o gás com essa FiO$_2$ seria injetado por fora do fole, servindo apenas para comprimi-la. O gás que atingiria realmente as vias aéreas do paciente seria aquele que ficou **dentro** do fole e, que seria a própria atmosfera anestésica do sistema respiratório do aparelho de anestesia.

## Pistões

O desenvolvimento e barateamento de motores elétricos de precisão permitiu a construção de pistões para substituírem os foles (*bags*) (Figura 70.8). Eles dispensariam aquele enorme volume de ar comprimido que seria gasto a cada ato anestésico, apenas para movimentar o *bag*/fole dentro do *bottle*/campânula. O novo *bag*/fole, agora com a forma de pistão, seria movimentado por um motor elétrico capaz de controlá-lo milimetricamente

O investimento financeiro nesses equipamentos com pistão, obviamente mais caros na época da introdução, seria compensado pela economia no gasto com sistemas de produção de ar comprimido de grau medicinal. A produção desse tipo de ar exige diversos filtros para eliminação de detritos, microrganismos, poluentes atmosféricos e umidade. Tais filtros precisam ser trocados constantemente, encarecendo o processo. Os hospitais que usavam oxigênio medicinal ou ar sintético para movimentar os foles teriam economia ainda maior.

A informática cada vez mais poderosa em parceria com esses componentes mecânicos de extrema precisão permitiram a construção de aparelhos capazes de ventilar, com segurança, de neonatos prematuros a obesos mórbidos. No entanto, alguns problemas da época dos *bags in bottle* continuaram. Notavelmente, aquela chave para comutar entre ventilações manual/espontânea e mecânica continuava existindo, dando margem a ocorrência de eventos anormais.

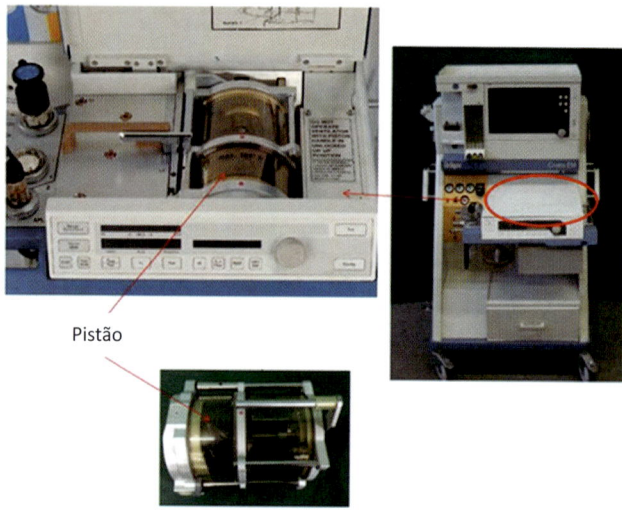

▲ **Figura 70.8** Sistema onde o *bag in a bottle* foi substituído por um pistão.

Nas últimas gerações de aparelhos, esse tipo de problema vem sendo eliminado.

## Turbinas

As turbinas decretaram o fim do saudoso *bag*/fole em um *bottle*/campânula/pistões. A colocação de uma turbina, movida por um motor de precisão potente e rápido, dentro da tubulação do sistema respiratório do aparelho de anestesia possibilitou a eliminação dos foles e pistões. (Figura 70.9) A ideia seria colocar uma turbina logo após o filtro de cal sodada para impulsionar o gás, já filtrado, para as vias aéreas do paciente. Em conjunto com sensores (pressão ou fluxo) e *softwares* adequados, essa poderosa turbina seria capaz de ventilar em qualquer modo ventilatório desejado pelo anestesiologista.

A redução no número de componentes mecânicos foi significativa. No entanto, o sistema é vulnerável a qualquer coisa que dificulte a aspiração de gás pela turbina. A bolsa anestésica precisa estar suficientemente cheia e não pode existir nenhuma angulação no trajeto para o corpo do aparelho de anestesia. Uma angulação ao nível do colo da bolsa anestésica poderia provocar a sucção da parede mais próxima do corpo da bolsa, obstruindo completamente o funcionamento da turbina.

## ▪ MODOS VENTILATÓRIOS

Os modos ventilatórios mais encontrados nos aparelhos de anestesia são: (1) Ventilação com Volume Controlado (VCV); (2) Ventilação com Pessão Controlada (PCV); (3) Ventilação Mandatória Intermitente Sincronizada (SIMV); (4) Ventilação com Pressão de Suporte (PSV).

Uma das formas de se entender o funcionamento básico de um ventilador pulmonar é enxergá-lo como um aglomerado de componentes elétricos, eletrônicos e mecânicos controlados por um software que executa quatro passos fundamentais: (1) encher os pulmões; (2) parar de encher; (3) esvaziar; (4) retornar para o primeiro passo.

## Insuflação

Para encher os pulmões, o ventilador precisa de um gerador de fluxo; ou um gerador de pressão; ou os dois geradores

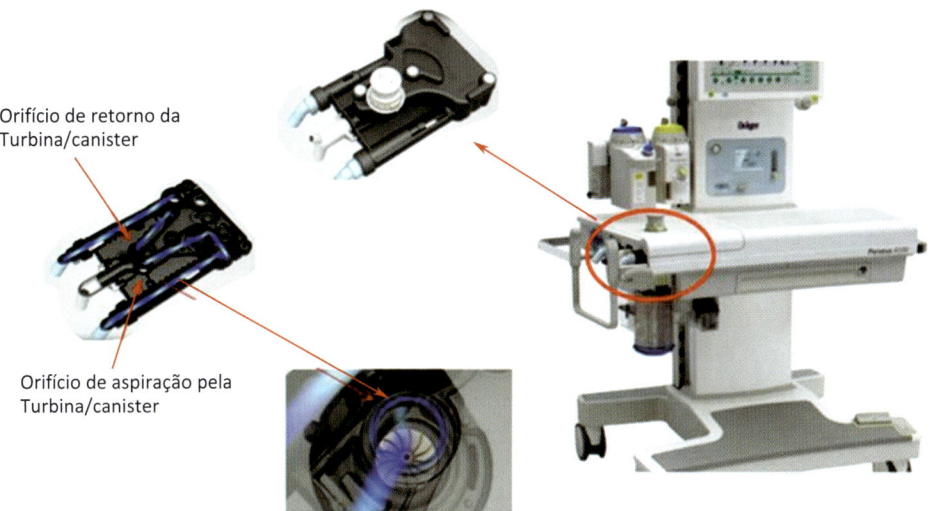

Orifício de retorno da
Turbina/canister

Orifício de aspiração pela
Turbina/canister

◄ **Figura 70.9** Sistema onde o
*bag in a bottle*/campânula/fole/
pistão foi substituído por uma
turbina.

anteriores (Figura 70.10). O gerador de fluxo seria algo como um fluxômetro (Figura 70.11). Um fluxômetro hospitalar é alimentado com uma pressão de 350 kPa ou 50 PSI. Para fins de comparação, isso é quase o dobro da pressão de trabalho de uma panela de pressão. Ao se regular um fluxômetro para um fluxo, por exemplo de 250 mL.min$^{-1}$, ninguém seria capaz de se opor a esse enchimento, devido à enorme força que está empurrando essa corrente de gás para dentro das vias aéreas. Bastaria cronometrar 2 segundos e teríamos garantido a entrada de exatos 500 mL de gás nos pulmões.

O gerador de pressão, por sua vez, seria algo como uma bolsa inflável gigantesca enchida pela metade. A ideia seria ter um saco mole, meio vazio, sem nenhuma pressão em seu interior (Figura 70.11). Para se criar uma pressão seria preciso colocar um pouco de peso em cima dessa bolsa, até chegar a, por exemplo, 15 cmH$_2$O. Neste ponto diríamos que a pressão no gerador foi **regulada** para 15 cmH$_2$O. Essa pressão seria bastante baixa, a ponto de se poder conectar um paciente **diretamente**, sem a intermediação de nenhum outro equipamento. No início da insuflação, o fluxo seria mais elevado devido à diferença de pressão entre o gerador e o paciente. Com o passar do tempo, o enchimento dos pulmões aumentaria a pressão dentro deles e isso reduziria a diferença de pressão entre o gerador e os pulmões. A redução dessa diferença entre as pressões resultaria na redução gradual do fluxo de insuflação, alcançando zero quando as pressões do gerador e do paciente se igualam.

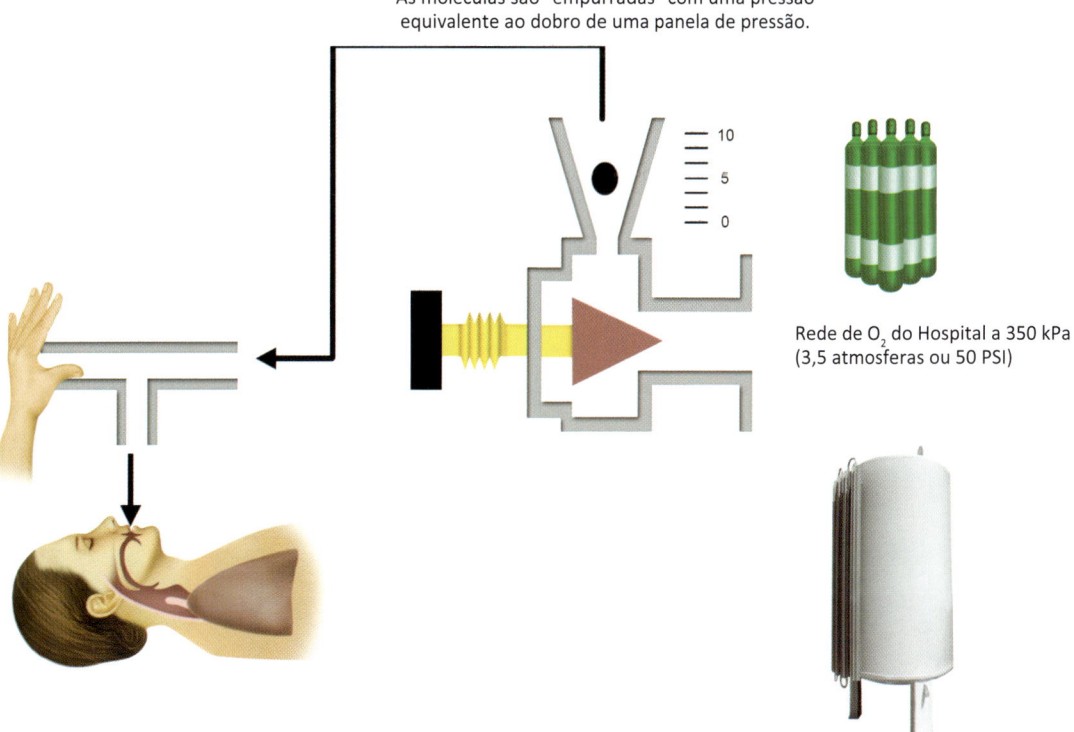

As moléculas são "empurradas" com uma pressão
equivalente ao dobro de uma panela de pressão.

Rede de O$_2$ do Hospital a 350 kPa
(3,5 atmosferas ou 50 PSI)

▲ **Figura 70.10** Conceito de uso de um gerador de fluxo constante para a fase de insuflação pulmonar da ventilação mecânica.

O reservatório precisaria ser enorme para a retirada do volume-corrente **não reduzir** a pressão do gerador durante o decorrer da insuflação (Figura 70.12).

**Considerações teóricas**: (1) nos parágrafos anteriores ficou a impressão que a insuflação por meio de um gerador de fluxo ocorreria **sempre** com um fluxo **constante**, porém, isto não é verdadeiro, como veremos a seguir; (2) um recurso eletropneumático pode produzir um **fluxo crescente**, partindo do zero; (3) da mesma forma esse recurso pneumático pode produzir um **fluxo decrescente**, terminando em zero; (4) esse mesmo recurso pneumático pode, ainda, produzir um **fluxo senoidal**, partindo do zero, atingindo uma valor máximo e terminado em zero; (5) tais fluxos variáveis são sempre programados para que a área sob a curva de fluxo corresponda **exatamente** ao volume corrente desejado; (6) **o fluxo do gerador de pressão é sempre decrescente e a área sob essa curva não é previsível.**

## Término da Insuflação ou Ciclagem da Inspiração para Expiração (Ciclagem IE)

Existem quatro maneiras diferentes de terminar a fase de insuflação: (1) por tempo; (2) por fluxo; (3) por volume e; (4) por pressão. Esta última opção, conhecida como **ciclagem por pressão** era usada nos ventiladores antigos e praticamente foi abandonada.

Nos ventiladores pulmonares atuais, o término da fase de insuflação é feito por **tempo**. Assim, decorrido, por exemplo, 2 segundos, o gerador seria desligado e seria permitido ao paciente expirar o volume administrado. Nos aparelhos de anestesia, esse **tempo** é definido **indiretamente** a partir do ajuste da frequência respiratória e da relação I:E. (Ver considerações teóricas no início deste capítulo).

Fonte gigantesca, porém, com pressão baixíssima p.e. 10 ou 15 centímetros de H$_2$O

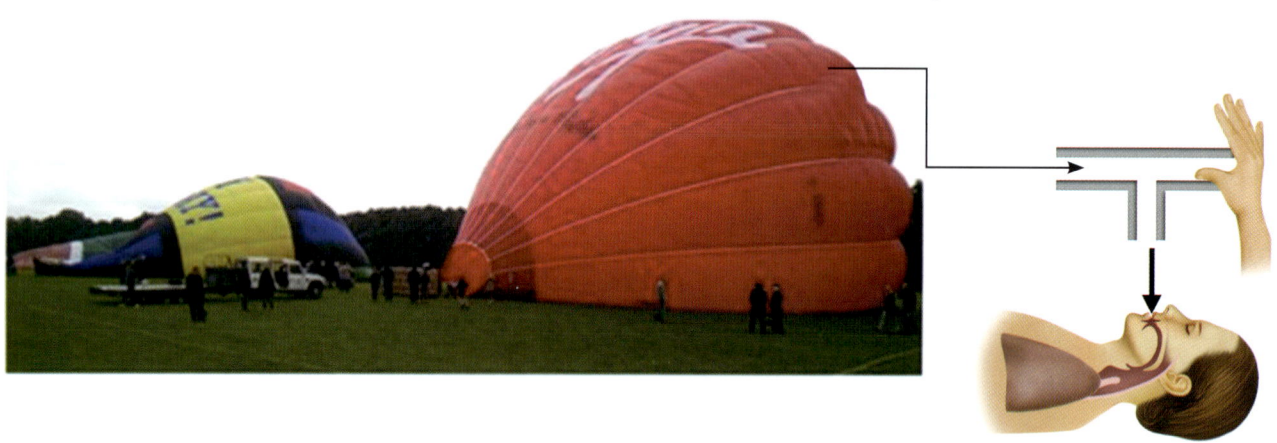

Em regras se permite que as pressões entrem em equilibrio, sem o perigo de barotrauma

▲ **Figura 70.11** Conceito de uso de um gerador de pressão constante para a fase de insuflação pulmonar da ventilação mecânica.

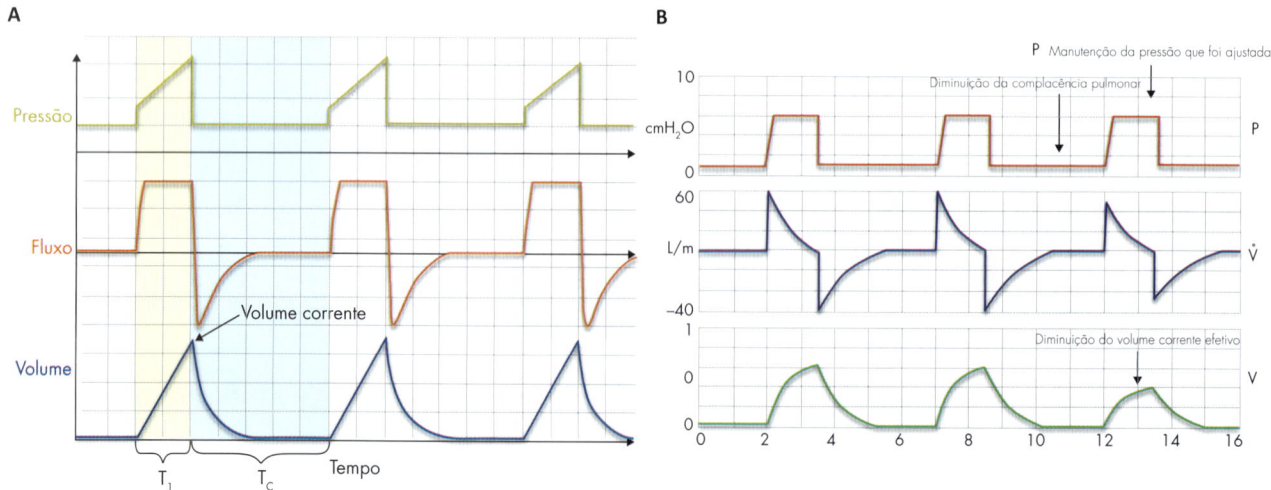

▲ **Figura 70.12** Padrões de fluxos inspiratórios típicos de: **(A)** um gerador de fluxo contínuo e; **(B)** de um gerador de pressão.

Em muitos ventiladores pulmonares usados fora do âmbito anestesiológico, esse **tempo inspiratório** é ajustado **diretamente**, por um botão específico. Além desse controle direto de **tempo inspiratório**, esses aparelhos possuem também um botão para o ajuste da **frequência respiratória** (Figura 70.13).

Como visto anteriormente, o ajuste da **frequência respiratória** determinará obrigatoriamente a **duração do ciclo respiratório**. Por exemplo, o ajuste de uma frequên-

cia de 10 ciclos por minuto sempre resultará em ciclos com duração de 6 segundos. Como consequência, ao mexer naquele botão de **tempo inspiratório** do parágrafo anterior, o operador irá alterar a **relação I:E**, como, por exemplo, o ajuste para 2 segundos resultará numa relação de 1:2.

## Pressão de Suporte ou PSV

É o modo ventilatório que usa a ciclagem (término da insuflação) por fluxo (Figura 70.14). A ciclagem por fluxo é usada **com geradores de pressão**. Como visto anteriormente, esses geradores enchem os pulmões de forma desacelerada. Inicialmente o fluxo é elevado porque existe uma grande diferença de pressões entre o ventilador e o paciente. Conforme os pulmões se enchem, essa diferença de pressões vai diminuindo, resultando em igual redução do fluxo de enchimento. Esse fluxo cessará quando as pressões do ventilador e do paciente se igualarem.

Numa PSV típica, o ventilador é programado para desligar o gerador de pressão quando o fluxo cai 75%, independente do volume ou pressão que entrou nos pulmões ou do tempo que levou para esse fluxo diminuir 75%. Em outras palavras, no PSV **nunca** ocorrerá equilíbrio entre as pressões do gerador e do paciente, pois, o gerador é desligado enquanto ainda há fluxo.

## Modo PCV ou Ventilação com a Pressão Controlada

Trata-se da combinação de um gerador de pressão com uma ciclagem IE por **tempo**. Um erro comum é achar que

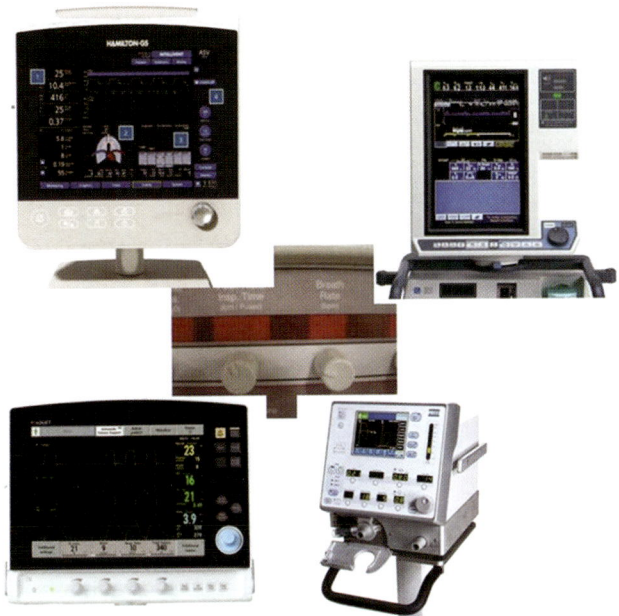

▲ **Figura 70.13** Painel de um ventilador pulmonar com controles do tempo inspiratório e da frequência respiratória.

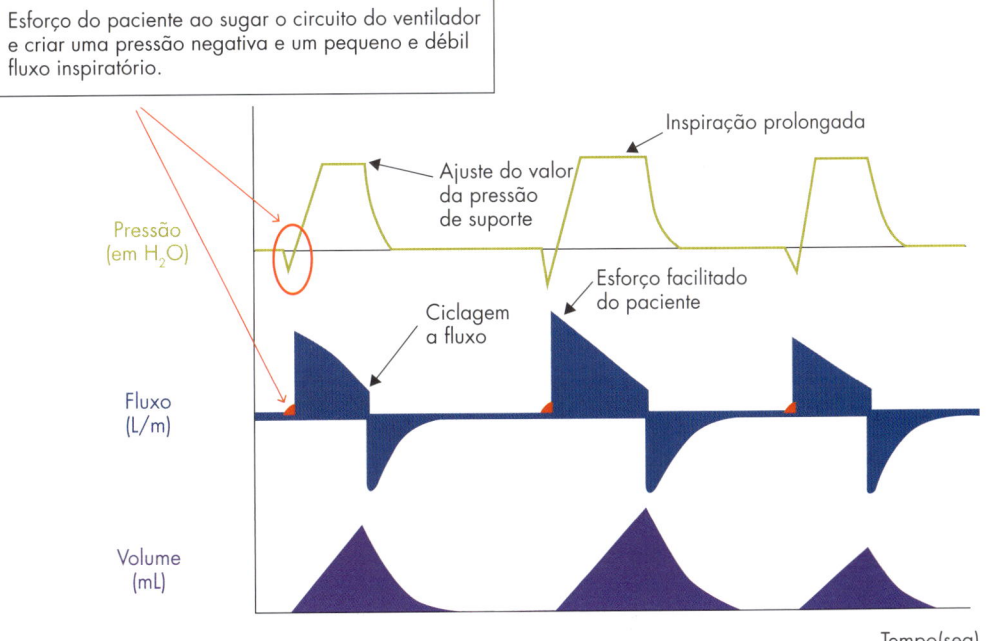

▲ **Figura 70.14** Ciclagem por fluxo usado no modo Pressão de Suporte (PSV).

a PCV utiliza ciclagem IE por pressão. É importantíssimo lembrar que o uso da ciclagem IE **por tempo** implica na possibilidade de não ocorrer equilíbrio de pressões entre o ventilador e o paciente. Quanto menor o tempo ajustado para a ciclagem IE, maior será a chance de não ocorrer a equalização das pressões.

De qualquer forma, o único jeito de se saber qual volume real foi administrado ao paciente é vendo o monitor ventilatório do aparelho. Quanto menor a pressão ajustada no gerador, menor será o volume-corrente. Essa mesma pressão resultará em volume-corrente ainda menor, se o **tempo inspiratório** for encurtado para não permitir a equalização das pressões entre o ventilador e o paciente. Para piorar a situação, o volume-corrente diminuirá ainda mais se a complacência toracopulmonar diminuir e/ou a resistência das vias aéreas aumentar.

**Observação 1:** a combinação de um gerador de pressão com uma ciclagem a pressão pode ser perigosa quando se ajusta acidentalmente uma pressão de ciclagem maior que a pressão do gerador. Uma pressão de ciclagem, por exemplo de 16 cmH$_2$O, jamais seria atingido se o gerador estiver limitado, por exemplo, a 15 cmH$_2$O. O paciente ficaria em apneia, aguardando eternamente a ciclagem. Por isso, essa combinação de gerador de pressão com ciclador IE por pressão **não** é utilizada em nenhum ventilador atual.

**Observação 2:** a combinação de um gerador de pressão com uma ciclagem IE por volume pode ser igualmente perigoso. Após o equilíbrio das pressões entre o ventilador e o paciente, os pulmões deverão estar insuflados com um determinado volume, que dependerá da complacência toracopulmonar. Se essa complacência for baixa, o volume será baixo e vice-versa. O perigo consiste em usar um ciclador IE por volume e regular o volume de ciclagem num valor maior do que aquele volume obtido quando as pressões entre o ventilador e o paciente se equilibraram. O ventilador ficará parado eternamente, aguardando um volume de ciclagem que nunca será atingido.

## Modo VCV ou ventilação com volume controlado

Trata-se da combinação de um gerador de fluxo com uma ciclagem por **tempo**. Nos aparelhos de anestesia, o modo VCV costuma usar ciclagem por **volume**.

**Observação:** O fluxo de insuflação pulmonar é igual ao volume-corrente dividido pelo tempo de insuflação. O tempo de insuflação é igual ao tempo inspiratório, quando **não** se usa **pausa inspiratória** ou *plateau* inspiratório.

Assim, **fluxo inspiratório é igual volume corrente/tempo corrente/tempo de insuflação.** Por exemplo, se o volume-corrente desejado for de 500 mL e o tempo de insuflação desejado for de 2 segundos, o fluxo inspiratório será de 250 mL por segundo. Portando, o **gerador de fluxo** deverá ser regulado para 250mL por segundo e o ciclador IE **por tempo** deverá ser regulado para 2 segundos.

Esse mesmo VCV poderá ser obtido ajustando o gerador de fluxo para 250 mL por segundo e um ciclador IE **por volume** para um volume de 500 mL. Nesse caso, o tempo de insuflação resultante será igualmente de 2 segundos.

## ■ ESVAZIAMENTO DOS PULMÕES OU DEFLAÇÃO

Pode ser limitado ou passivo (Figura 70.15). No modo limitado, o ventilador não permite o esvaziamento completo dos pulmões e mantém uma pressão residual, que é chamada de Pressão Positiva no Final da Expiração (PEEP). Acredita-se que um ser humano normal mantenha uma PEEP fisiológica de 3 a 5 cm de água ao final das exalações. Esse PEEP fisiológico dependeria da adução das cordas vocais. Nos paciente intubados ou traqueostomizados, tal pressão residual precisaria ser estabelecida artificialmente. Isso é feito nos ventiladores pulmonares ajustando o botão de PEEP (extrínseco).

No modo passivo, o PEEP extrínseco é ajustado para zero e o paciente pode exalar até a pressão das vias aéreas se igualar à pressão ambiente. Vale lembrar que essa equali-

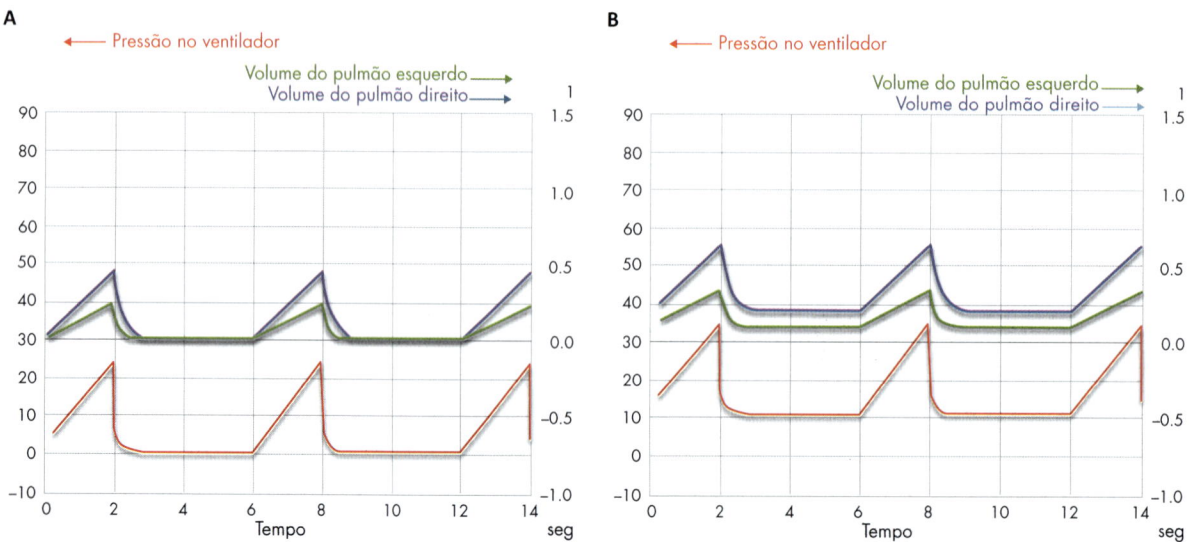

▲ **Figura 70.15** (A) deflação passiva (ZEEP) e; (B) deflação limitada (PEEP).

zação ocorrerá somente se o tempo ajustado para a exalação (**tempo expiratório**) for suficientemente longo. Quanto maior a frequência respiratória ajustada, menor será o **tempo expiratório**. O mesmo ocorrerá com uma relação IE **maior**. Por exemplo, ao usar uma relação IE de 3:1, o tempo destinado à exalação será três vezes menor que o tempo usado para a insuflação dos pulmões.

A deflação passiva é usada em muitos procedimentos cirúrgicos para proporcionar um campo operatório mais favorável, como, por exemplo, nas cirurgias cardíacas.

## ■ RETORNO PARA A FASE DE INSUFLAÇÃO OU CICLAGEM DA EXALAÇÃO PARA INSPIRAÇÃO (CICLAGEM EI)

A ciclagem EI pode ser (A) controlada; (B) auxiliada (assistida); ou (C) auxiliada-controlada (assisto-controlada), conforme a Figura 70.16. No modo controlado, o retorno para a fase de insuflação (ou disparo do ciclo ventilatório) é feito por **tempo**. Nos aparelhos de anestesia, essa transição é realizada por ajustes da frequência respiratória e da rela-

ção IE. Por exemplo, ao usar uma frequência de 10 ciclos por minuto e uma relação IE de 1:2, o tempo inspiratório será de 2 segundos e o tempo expiratório será de 4 segundos. Assim, o ventilador irá disparar um novo ciclo 4 segundos após o término da insuflação.

No modo auxiliado (assistido), o retorno para a fase de insuflação é feito por uma pressão negativa ou um fluxo aspirativo produzido pelo próprio paciente. Para tanto, o enfermo precisará apresentar estímulo respiratório (*drive*) e alguma força inspiratória. Tais condições **não ocorrem** nos pacientes que estão sob ação de opioides potentes, bloqueadores neuromusculares e muitos agentes anestésicos gerais. Já no modo auxiliado-controlado (assisto-controlado), o ventilador pulmonar dará ao paciente um prazo para disparar o ciclo. Caso esse prazo não seja cumprido, o ventilador irá disparar automaticamente. O prazo, no caso, é o **tempo expiratório** ajustado pelo operador.

Os modos auxiliados e auxiliado-controlados são usados tipicamente nos pacientes que estão em suporte ventilatório parcial nas unidades de terapia intensiva. Por definição, o modo **PSV genuíno** é **sempre auxiliado**.

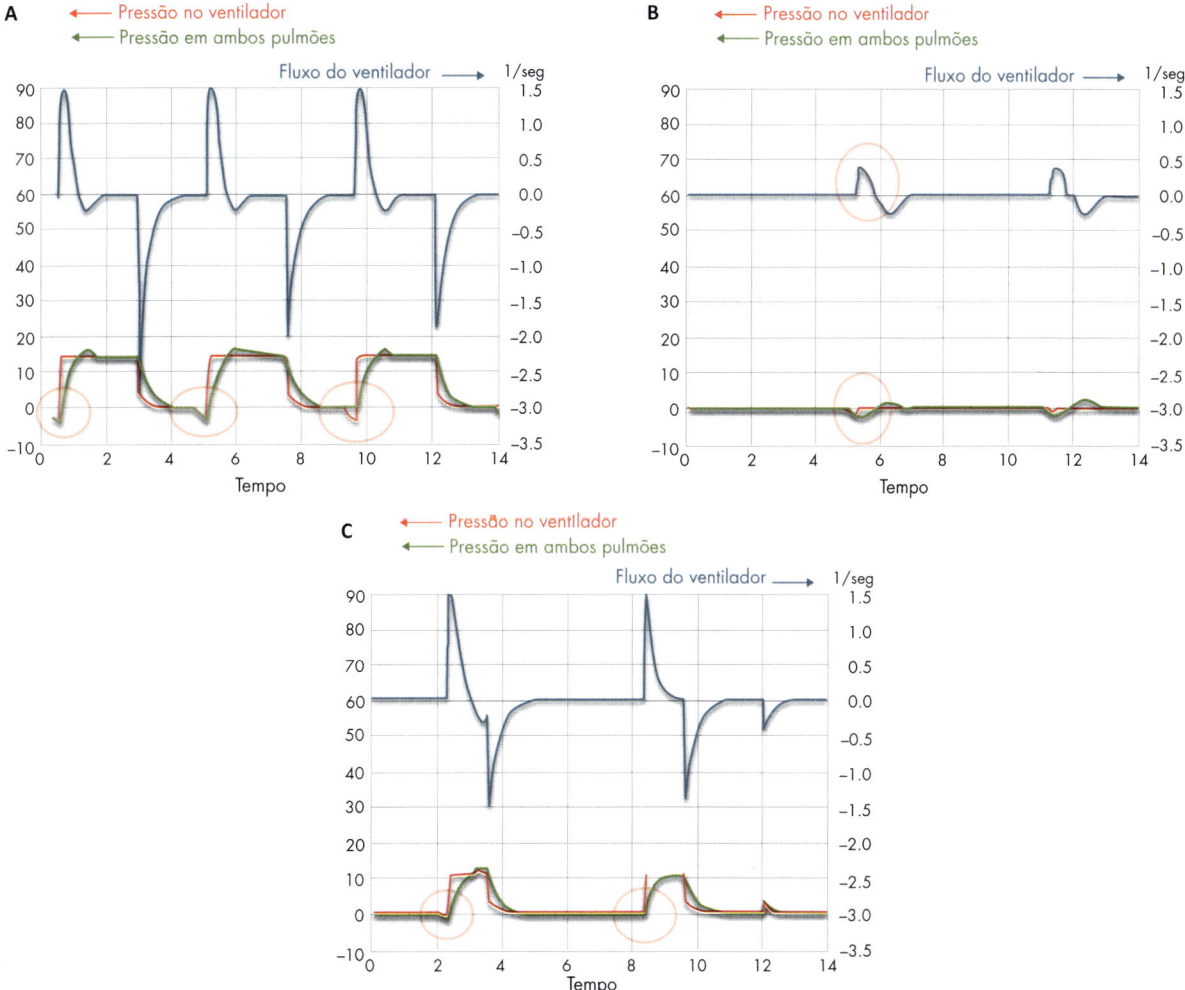

▲ **Figura 70.16** **(A)** ciclagem EI na ventilação auxiliada (assistida) com ênfase na pressão negativa produzida pelo paciente na tentativa de respirar sozinho; **(B)** ciclagem EI na ventilação controlada em que o ventilador não se importa com as tentativas do paciente respirar sozinho; **(C)** ciclagem EI auxiliada-controlada (assisto-controlada) onde o ventilador se deixa disparar pelo paciente, mas, passa para o modo controlado quando o paciente demora demais para iniciar a ventilação espontânea.

## Modo SIMV (Synchronized Intermittent Mandatory Ventilation)

Trata-se de uma variante curiosa da ventilação mecânica auxiliada-controlada. Numa ventilação auxiliada-controlada típica, o ventilador pulmonar irá ligar o gerador de fluxo ou pressão **todas** as vezes que um paciente conseguir atingir o limiar de sensibilidade ajustado para realizar a ciclagem da fase expiratória para a fase inspiratória (ciclagem E/I ou disparo). Em decorrência, a frequência respiratória poderá ficar bem alta. Não existe nenhum limite **inferior** para o intervalo entre o término de uma exalação e o disparo de um novo ciclo, permitindo que o paciente dispre um ciclo atrás do outro numa frequência respiratória elevadíssima.

Ao contrário, no modo SIMV, o operador precisa informar ao ventilador a frequência na qual o gerador de fluxo ou pressão será ligada. Trata-se do que se chama frequência de SIMV. Como sempre, toda e qualquer frequência implica num intervalo entre as ondas. Qualquer disparo de ciclo auxiliado que cair nesses intervalos irá ligar o gerador e, o paciente receberá uma ventilação genuinamente assistida (SIMV em VCV ou SIMV em PCV, conforme o gerador escolhido pelo operador). Os disparos realizados **fora** dos intervalos **não** ligam o gerador e o paciente precisa encher os pulmões **sem nenhum auxílio mecânico**, constituindo verdadeiros ciclos de ventilação espontânea.

O SIMV foi concebido como um recurso de desmame, onde a frequência do SIMV é reduzida paulatinamente conforme o paciente vai aceitando e realizando ciclos espontâneos eficazes. Na prática, o modo não funcionou como esperado, principalmente nos pacientes que ficaram ventilados mecanicamente por períodos prolongados e apresentavam fragilidade da musculatura respiratória.

Em resposta, os fabricantes substituíram os ciclos espontâneos por ciclos de PSV. Assim, todos os ciclos, sempre disparados pelo paciente, passaram a contar com a ajuda de um gerador. Surgiu assim o **SIMV em VCV com pressão de suporte** e o **SIMV em PCV com pressão de suporte**.

O **SIMV em VCV com pressão de suporte** usa um gerador de fluxo ciclado a **tempo** ou **volume** nos ciclos mandatórios e um gerador de pressão ciclado a **fluxo** nos ciclos espontâneos. Já o **SIMV em PCV com pressão de suporte** usa um gerador de pressão ciclado a **tempo** nos ciclos mandatórios e o mesmo gerador, agora ciclado a **fluxo**, nos ciclos espontâneos. Esse modo é encontrado em muitos aparelhos de anestesia e pode ser útil na fase de eliminação dos gases anestésicos para despertar, desmamar e desintubar os pacientes.

A Figura 70.17 mostra SIMV simples com volumes-corrente espontâneos muito baixos e SIMV com pressão de suporte.

## ■ PRINCÍPIOS PARA REGULAR VENTILADORES PULMONARES

A regulagem dos ventiladores pulmonares já foi algo bastante difícil, principalmente nas décadas de 1960 e 1970. Os microprocessadores, *softwares*, sensores, motores e outra infinidade de componentes mecatrônicos ainda não tinham sido inventados ou não estavam ao alcance de todos. Os ventiladores mecânicos consistiam em engenhocas com uma infinidade de parafusos, tubos, reguladores, pistões, polias, molas, correias e válvulas. Quase a totalidade dos cálculos, ajustes e verificações precisavam ser feitas pelo operador. Frequências e relações de tempos precisavam ser cronometradas por meio de relógios de pulso. Pressões e volumes só podiam ser medidos por aparelhos caros ou muito caros.

Na grande maioria dos casos, o volume-corrente era avaliado qualitativamente por meio da visibilização da expansão do tórax e ausculta pulmonar. Não havia qualquer tipo de padronização. O anestesiologista precisava gastar muito tempo e paciência para aprender a montar o aparato junto ao seu aparelho de anestesia e treinar muito até conseguir lidar com desenvoltura a sua ventilação mecânica. Nesse contexto, muitos tratados que abordavam o assunto

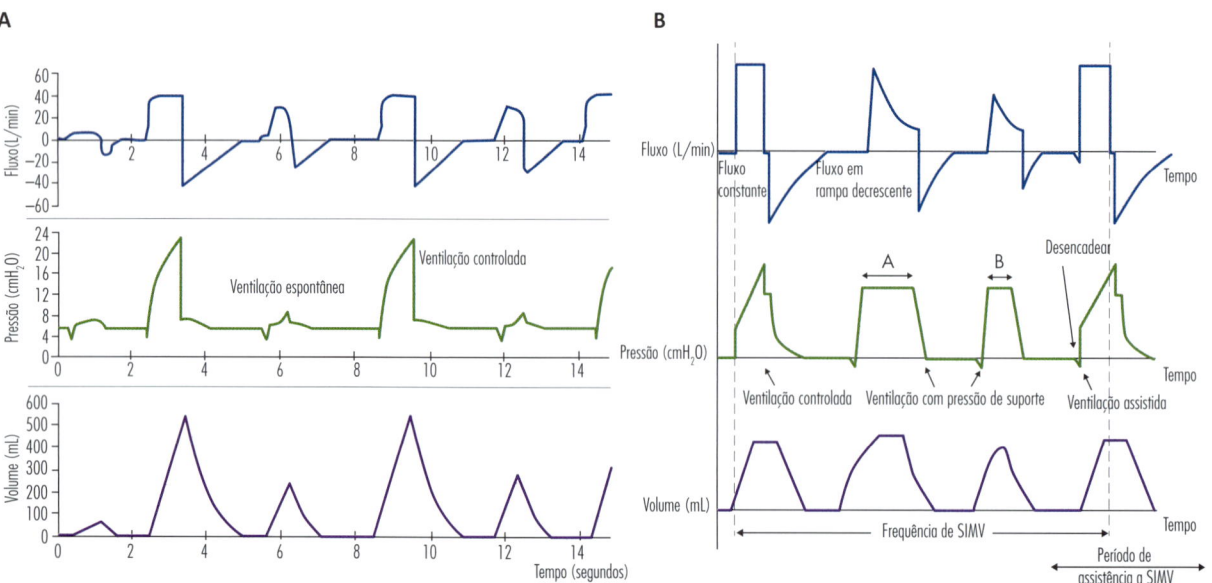

▲ **Figura 70.17 (A)** SIMV simples com volumes-corrente espontâneos muito baixos; **(B)** SIMV com pressão de suporte.

traziam esquemas que tentavam simplificar o aprendizado (Figura 70.18), mas poucos médicos conseguiam decorar e aplicá-los, frente à tamanha complexidade.

O Kentaro Takaoka, em sua tese de doutorado, defendido na Faculdade de Medicina da Universidade de São Paulo (USP), ainda na década de 1970, propôs um esquema menos complexo para o assunto (Figura 70.19). Ele dividiu os controles em dois grupos: (A) controles diretos e (B) controles indiretos.

Os **controles diretos** eram: (1) volume-corrente; (2) frequência respiratória e; (3) relação entre os tempos inspiratório e expiratório. Os **controles indiretos** eram: (1) pressão de insuflação; (2) fluxo de insuflação; (3) tempo inspiratório e (4) tempo expiratório. Cabe destacar que os controles diretos eram também chamados de **fundamentais** e deveriam ser os primeiros a serem localizados e ajustados.

Na época, poucos conheciam a existência da pressão positiva no final da expiração (PEEP). Sem isso, a aplicação de volumes-correntes fisiológicos (aproximadamente 7 ml/kg), resultava em atelectasia e dessaturação da hemoglobina arterial. O mecanismo de atelectasia foi descrito por Hedenstierna. Por desconhecer a existência do PEEP, o problema da atelectasia e hipoxemia foi contornado ao aumentar o volume-corrente para algo superior a 10 ml/kg. Esse aumento do volume-corrente atenuava a hipoxemia, porém provocava hipocapnia por hiperventilação. Em consequência, a frequência respiratória foi reduzida para 10 ciclos por minuto em adultos.

A Tabela 70.2 mostra um exemplo de frequências respiratórias sugeridas para as diversas faixas etárias.

**Tabela 70.2  Frequência respiratória para diferentes faixas etárias.**

| Faixa etária | Ciclos por minuto |
| --- | --- |
| Adultos e adolescentes | 10 |
| Crianças | 20 |
| Lactentes | 30 |
| Neonatos | 40 |

## Princípios de regulagem

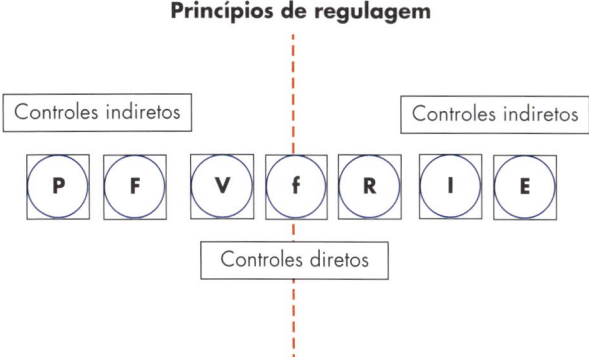

▲ **Figura 70.19**  Reprodução do esquema de Kentaro Takaoka para regulagem de ventiladores pulmonares.

A Tabela 70.3 mostra um exemplo de relações entre os tempos inspiratório e expiratório (relação I:E) sugeridas para as diversas faixas etárias.

**Tabela 70.3  Relação I:E para diferentes faixas etárias.**

| Faixa etária | Relação I:E |
| --- | --- |
| Idosos | 1:3 |
| Adultos | 1:2 |
| Adolescentes | 1:2 |
| Crianças | 1:1 ou 1:2 |
| Lactentes | 1:1 |
| Neonatos | 1:1 |

A disseminação do conceito da importância do PEEP fisiológico (3 a 5 cm de $H_2O$) permitiu o retorno do volume-corrente para algo em torno de 7 mL/kg. A retenção de 150 a 250 mL de gás dentro dos pulmões, proporcionado pelo PEEP fisiológico, evitava a atelectasia que ocorria nos primórdios da ventilação mecânica quando se tentou usar esses 7 mL.kg$^{-1}$. Essa mesma redução de volume-corrente de 10 para

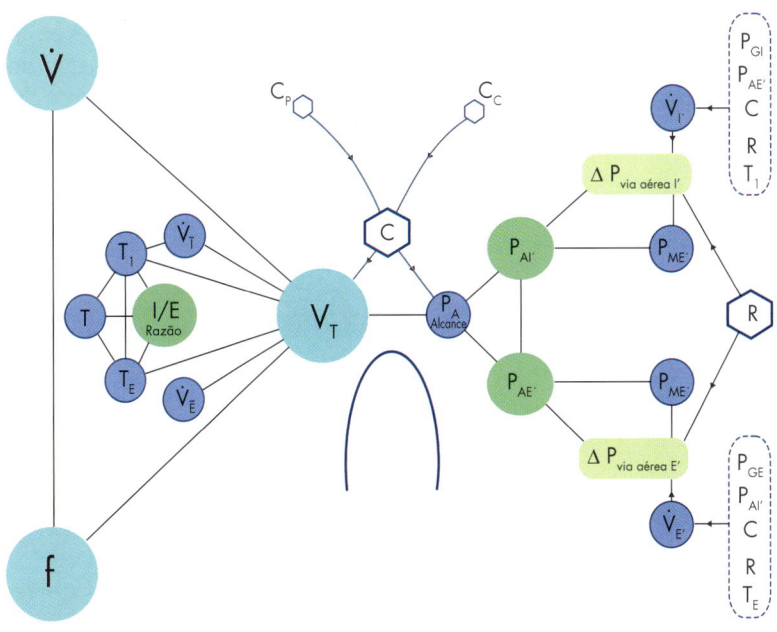

◄ **Figura 70.18**  Exemplo de esquema borboleta para simplificar a regulagem dos ventiladores mecânicos.

**Fonte:** Adaptada de *Mechanical Ventilation do Mushin*.

7 mL.kg$^{-1}$ exigiu um aumento proporcional de 30% da frequência respiratória, a fim de manter o volume-minuto.

Na atualidade, a maioria dos ventiladores embutidos nos aparelhos de anestesia (*workstations*) é regulada por controles diretos ou fundamentais, quando operam no modo volume controlado (VCV).

Quando o anestesiologista opta por usar o modo PCV, o controle de volume-corrente fica inoperante e a insuflação pulmonar passa a ser regulada por um **controle indireto**: a pressão de insuflação. A magnitude do volume-corrente administrado precisará ser visibilizada por meio do monitor ventilatório do aparelho. Alterações na complacência e resistência das vias aéreas afetarão o volume-monitorado o tempo todo, e o anestesiologista deverá ficar aumentando ou diminuindo a regulagem da pressão de insuflação se quiser manter um volume-corrente constante.

## VCV e PCV em Ventiladores das Unidades de Terapia Intensiva para Adultos

Nas unidades de terapia intensiva para pacientes adultos, os ventiladores em modo VCV geralmente **não** possuem **controles diretos** para regulagem do volume-corrente e nem da relação I:E. (Figura 70.20). Esses dois parâmetros, que são fundamentais para o anestesiologista, só podem ser obtidos **indiretamente**.

Uma vez que o único controle **direto** disponível é o da frequência respiratória, este deverá ser o primeiro a ser ajustado. Como visto nos parágrafos anteriores, o ajuste dessa frequência respiratória definirá a duração dos ciclos respiratórios. Assim, o ajuste da frequência respiratória para 12 ciclos por minuto, resultará em ciclos com duração de 5 segundos.

Os ventiladores para terapia intensiva costumam apresentar um **controle indireto** que permite a regulagem do tempo inspiratório. Assim, o ajuste desse controle para 1,66 segundos resultará numa relação I:E de 1:2 se os ciclos durarem esses 5 segundos.

Um outro controle quase sempre presente e habilitado nos ventiladores de terapia intensiva ao operar no **modo VCV** é o controle do **fluxo de insuflação** (Figura 70.21). Esse ajuste, que é o próprio gerador de fluxo, deverá ser ajustado para insuflar os pulmões com o volume-corrente desejado dentro dos 1,66 segundos ajustados no parágrafo anterior. Assim, se o volume-corrente desejado for de 500 mL, o controle do fluxo de insuflação deverá ser ajustado para 301,20 mL por segundo ou 18 L por minuto. Para obter esses valores, basta dividir 500 por 1,66.

**Observação**: Alguns modelos deixam habilitados os controles de fluxo de insuflação e de volume-corrente **ao mesmo tempo**. Isso costuma enlouquecer os anestesiologistas. Usando como base para raciocínio os números do parágrafo anterior, o que ocorreria se aumentássemos o fluxo de insuflação para 36 L por minuto? A resposta correta seria: o volume-corrente aumentará para 1000 mL.

Por outro lado, o que ocorreria se o ventilador tivesse, ao mesmo tempo, um controle de volume-corrente ajustado para 500 mL? Na prática, o ventilador irá atingir esses 500 mL em 0,83 segundos (metade de 1,66 segundos) e sustentaria esse volume por mais 0,83 segundos, fazendo uma pausa inspiratória (*plateau*) de 50% do tempo inspiratório. Tal controle de volume-corrente agiria como um **limitador** de volume-corrente.

Se o fluxo inspiratório fosse diminuído para 9 L por minuto? 9 L por minuto correspondem a 150 mL por segundo. Se o ventilador ainda estiver ajustado com um tempo inspiratório de 1,66 segundos, o volume-corrente administrado será de apenas 249 mL. Se esse mesmo ventilador estiver com um controle de volume-corrente ajustado para 500 mL, o anestesiologista precisará aguentar um sonoro e enlouquecedor alarme dizendo que o volume-corrente ajustado não foi atingido.

No modo PCV, o ventilador para terapia intensiva irá desabilitar o controle de fluxo e habilitar o controle da pressão de insuflação, exatamente como faz o ventilador anestesiológico. A pressão ajustada seria mantida ao longo de todo o tempo inspiratório ajustado.

Como ocorreu no VCV, o único controle **direto** disponível é o da frequência respiratória e, este deverá ser o primeiro a ser ajustado. Como visto nos parágrafos anteriores, o ajuste dessa frequência respiratória definirá a duração dos ciclos respiratórios. Assim o ajuste da frequência respiratória para 12 ciclos por minuto, resultará em ciclos com duração de 5 segundos.

Os ventiladores para terapia intensiva costumam apresentar um **controle indireto** que permite a regulagem do

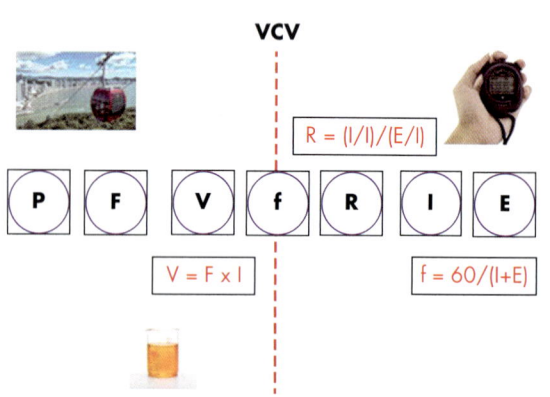

▲**Figura 70.20** Esquema de Kentaro Takaoka para um ventilador de UTI destinado a adultos operando no modo VCV.

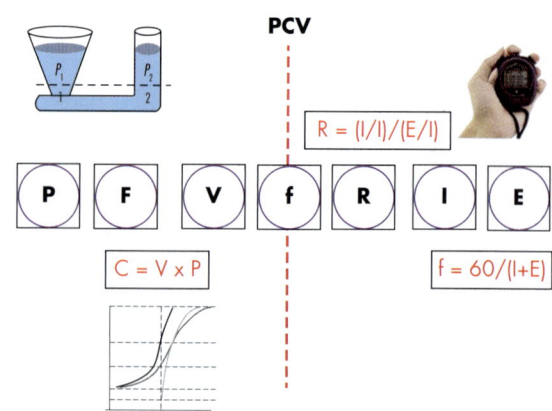

▲**Figura 70.21** Esquema de Kentaro Takaoka para um ventilador de UTI destinado a adultos operando no modo PCV.

**tempo inspiratório**. Assim, o ajuste desse controle para 1,66 segundos resultará numa relação I:E de 1:2 se os ciclos durarem esses 5 segundos.

No modo PCV, os ventiladores de terapia intensiva desabilitam o controle do **fluxo de insuflação** e habilitam, no lugar dele, o controle de **pressão de insuflação**. Esse controle, que é o próprio gerador de **pressão**, sustentará a pressão controlada durante aqueles 1,66 segundos ajustados no parágrafo anterior.

Obviamente, para a coisa funcionar, a **pressão de insuflação** deverá ser ajustada para um valor maior do que a pressão das vias aéreas ao final da expiração. Caso contrário, não existirá diferença de pressões suficiente, entre a máquina e o paciente, para o gás ventilatório se deslocar da máquina para os pulmões do paciente.

> **OBSERVAÇÃO IMPORTANTE:** Quase todas as máquinas atuais são programadas para **somar automaticamente** o valor da PEEP, quando se ajusta o controle da **pressão de insuflação**. Tal fato costuma ser sinalizado com o termo ***above*** PEEP junto ao controle da **pressão de insuflação**.
>
> No entanto, o mesmo não ocorre quando se trata de **PEEP intríseco** ou **autoPEEP**. Nesses casos, o operador deverá avaliar cuidadosamente a situação para não provocar hipoventilação por falta de diferença de pressão entre as pressões ajustada na máquina e a pressão já presente nas vias aéreas do paciente.

## VCV e PCV em Ventiladores de UTI para Crianças

Um pouco pior do que os ventiladores das unidades de terapia intensiva para pacientes adultos, muitos ventiladores pediátricos em modo VCV **não** possuem **controles diretos** para regulagem do volume-corrente, frequência respiratória e nem da relação I:E. Em síntese, todos os controles que são fundamentais para o anestesiologista, só podem ser obtidos indiretamente (Figura 70.22).

Imaginemos uma situação em que o anestesiologista precisa transferir um bebê pré-termo de 1,5 kg de peso corporal para o ventilador da UTI. Na sala de operações, a gasometria arterial estava perfeita com uma pressão de insuflação de 15 cmH$_2$O e uma PEEP de 3 cmH$_2$O. Tais parâme-

tros podem ser replicados facilmente no ventilador da UTI, desde que este esteja funcionando em PCV ou PSV.

O problema ocorre no momento da regulagem da frequência respiratória e da relação I:E, pois, tais controles não existem no ventilador que está sendo regulado. No modo PSV os controles da frequência respiratória e relação I:E **nunca** estarão presentes, seja na UTI para adultos, seja na UTI para crianças e, tampouco nos ventiladores anestesiológicos, pois, trata-se de um modo auxiliado (ou assistido). Já no modo PCV, a frequência respiratória e a relação I:E precisarão ser reguladas **indiretamente**, por meio dos ajustes dos tempos inspiratório e expiratório. Ainda no exemplo anterior, vamos supor que estivessem sendo usados, com sucesso, uma frequência respiratória de 40 ciclos por minuto e uma relação I:E de 1:1.

Nos parágrafos iniciais deste capítulo aprendemos que uma frequência respiratória de 40 ciclos por minuto **implica obrigatoriamente** em ciclos respiratórios com durações de 1,5 segundos. Assim, para se obter uma relação I:E de 1:1, basta utilizar metade desses 1,5 segundos para o tempo inspiratório e a outra metade para o tempo expiratório. Assim, ajustando os controles, disponíveis no ventilador, dos tempos inspiratório e expiratório para 0,75 segundos se obteria **indiretamente** a frequência respiratória de 40 ciclos por minuto e a relação I:E de 1:1.

> **OBSERVAÇÃO IMPORTANTE:** o uso do modo VCV nesses ventiladores pediátricos pode ser problemático quando se usa tubos endotraqueais sem balonetes e que permitem algum grau de vazamento. A compensação do vazamento costuma demandar tempo e poderá ser instável frente à variabilidade da resistência das vias aéreas (secreção) e da complacência toracopulmonar (reação) ao longo do dia.

## Modos PSV, SIMV, PCV com PSV ou SIMV, VCV com PSV nos Ventiladores de UTI

Costumam funcionar de modo semelhante aos dos ventiladores pulmonares dos aparelhos de anestesia.

## Modos Ventilatórios Incomuns nos Ventiladores Pulmonares dos Aparelhos de Anestesia

### CPAP – Pressão positiva continua nas vias aéreas

Trata-se de uma ventilação não invasiva (VNI), em que o aparelho é acoplado ao paciente com uma máscara nasal, oronasal ou facial (Figura 70.23).

Como diz o nome do modo, o aparelho manterá uma pressão positiva aplicada continuamente às vias aéreas do paciente. Obviamente, pequenas oscilações ocorrerão durante a sucção inspiratória de gases e o sopro exalatório da fase expiratória. O modo é útil nos casos de apneia obstrutiva do sono e nos portadores de DPOC reagudizada.

No âmbito anestesiológico, pode ter alguma utilidade na sala de recuperação anestésica, na assistência ventilatória dos pacientes muito obesos e/ou portadores de apneia do sono. No entanto, o dispositivo deverá ser evitado quando houver risco de comprometimento de suturas anastomóticas no tubo digestório.

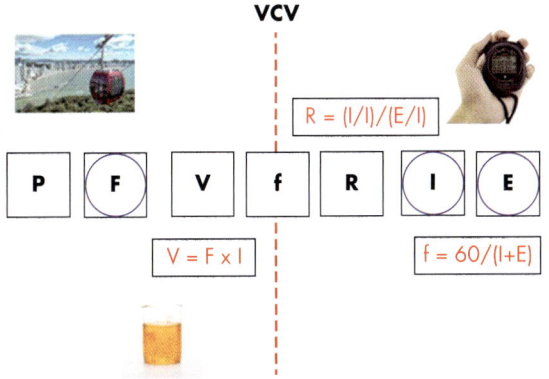

▲ **Figura 70.22** Esquema de Takaoka para um ventilador de UTI destinado a crianças operando no modo VCV.

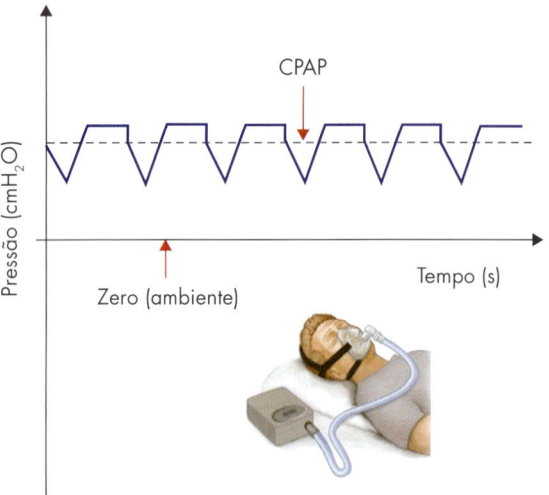

▲ **Figura 70.23** CPAP.

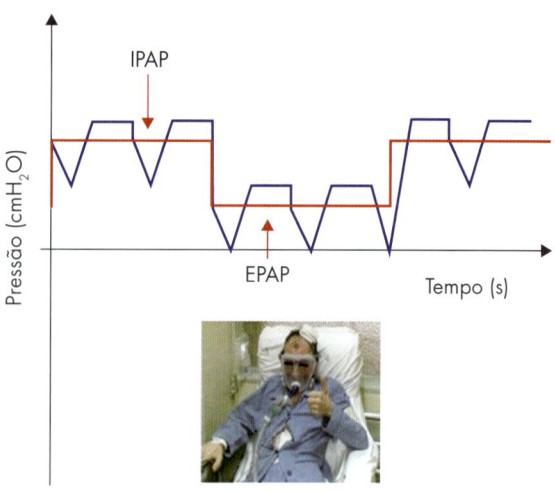

▲ **Figura 70.24** BIPAP para: **(A)** apneia obstrutiva; **(B)** para apneia central.

## BiPAP – Pressão positiva contínua, em dois níveis, nas vias aéreas

Trata-se de um CPAP mais sofisticado, com alívio momentâneo da pressão para facilitar a expiração. É útil, especialmente, quando o paciente necessita de valores elevados de CPAP.

O operador precisa regular o valor do CPAP, que no caso passará a ser chamado de IPAP (pressão positiva **inspiratórias** nas vias aéreas) e o valor do EPAP (pressão positiva **expiratória** nas vias aéreas), que será uma espécie de PEEP.

Mais recentemente surgiu no mercado um BiPAP destinado aos portadores de apneia **central**, além da apneia obstrutiva (Figura 70.24). Este BiPAP especial (VPAP Adapt(R); BiPAP auto SV(R) etc.) é capaz de funcionar numa espécie de ventilação auxiliada-controlada, com parâmetros de tempos (frequência respiratória de resgate) pré-ajustados pelo operador. No BiPAP servo controlado, o aparelho é programado para aumentar ou diminuir automaticamente o valor do IPAP, garantindo volumes-correntes constantes em pacientes que fazem episódios de respiração de Cheyne Stokes.

## Modos Ventilatórios Servocontrolados

Foram introduzidos para contornar o problema da variação do volume-corrente nos modos que empregam geradores de pressão, quando ocorre instabilidade da complacência toracopulmonar, resistência das vias aéreas, do tempo inspiratório, e/ou do tempo expiratório (Figura 70.25).

Os modos servocontrolados mais simples atuam somente na pressão de insuflação, aumentando ou diminuindo tituladamente a mesma, dentro de limites estipulados pelo operador, a fim de manter um determinado volume-corrente alvo. O modo *autoflow* da Drager® é um bom exemplo, mas, a ideia foi empregada também com PSV, tal como no VSV da Siemens.

## Modos Ventilatórios Duais (Controle Duplo)

Esses dispositivos empregam tanto um gerador de pressão quanto um gerador de fluxo dentro do mesmo ciclo ventilatório (Figura 70.26). O uso de dois geradores **alternadamente**

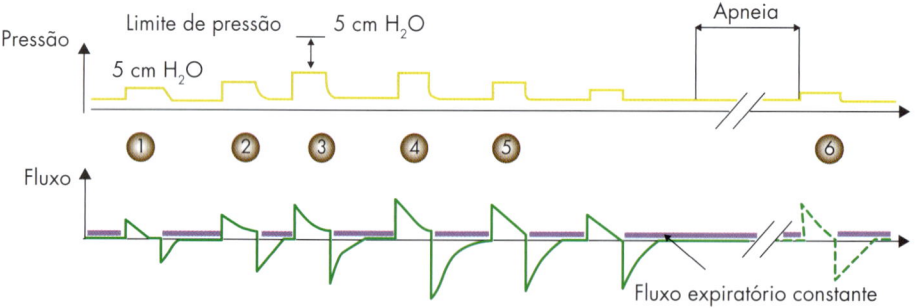

① Teste de ventilação (5 cm H$_2$O);
② Aumento lento da pressão até que o volume corrente seja atingido;
③ O valor máximo de pressão aceitável é de 5cmH$_2$0 abaixo do limite pressão;
④ O ajuste do ventilador com alto volume corrente ao invés de volume corrente efetivo gera menor pressão das vias aéreas
⑤ O paciente pode titular seu trigger;
⑥ Se o alarme de apneia for acionado, o ventilador passa ciclar no modo controlado.

▲ **Figura 70.25** Exemplo de modo servoalimentado que muda automaticamente o ajuste do gerador de pressão, a fim de tentar manter a volume-corrente alvo desejado pelo operador.

não é novidade, pois, tal fato ocorre, por exemplo, no modo SIMV$_{VCV}$ com pressão de suporte. Nesse modo ventilatório, o gerador de fluxo entra em ação para realizar os ciclos mandatórios controlados em VCV, enquanto o gerador de pressão entra nos ciclos espontâneos para fazer a pressão de suporte.

Num modo dual genuíno, a novidade consiste em usar os dois geradores dentro do mesmo ciclo. Um dos primeiros exemplos foi inventado por um engenheiro brasileiro, chamado Jorge Bonassa, e foi implementado em ventiladores da VIASYS. A invenção ficou conhecido como *Volume Assured Pressure Support* (VAPS) e foi divulgado cientificamente pelo Doutor Marcelo Britto Passo Amato. Sua aplicação envolvia a combinação de PSV e VCV dentro do mesmo ciclo (Figura 70.27).

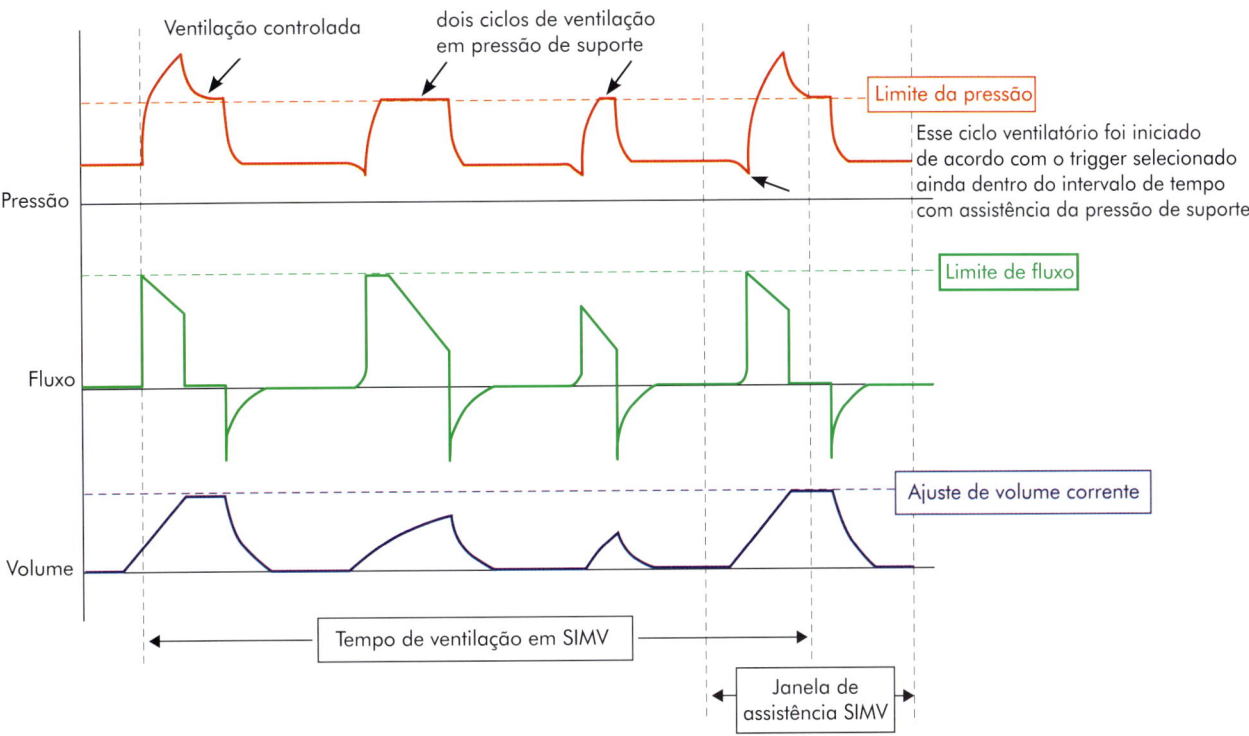

▲**Figura 70.26** Uso de gerador de fluxo e pressão de maneira sequencial numa SIMV$_{VCV}$ com pressão de suporte.

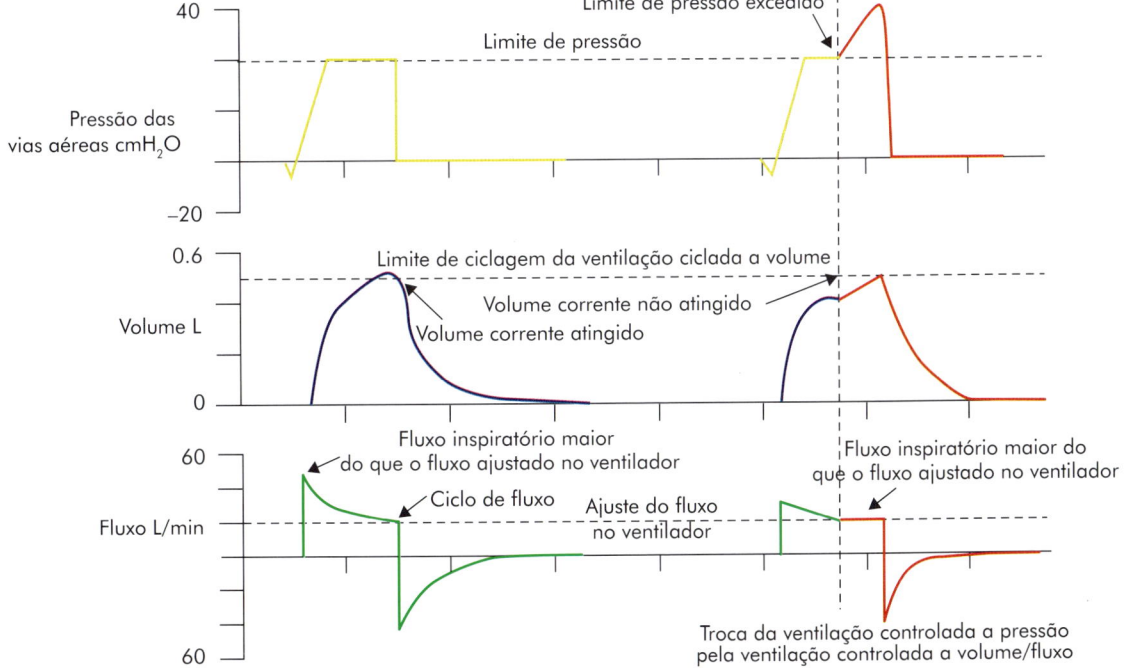

▲**Figura 70.27** Uso de gerador de fluxo e pressão dentro de um mesmo ciclo ventilatório do modo VAPS.

Como dito anteriormente, o PSV utiliza um gerador de pressão com ciclagem I:E por fluxo. Na presença de condições instáveis de complacência toracopulmonar e/ou da resistência das vias aéreas, o valor ajustado no gerador, para fazer o suporte, pode resultar em volumes-correntes insuficientes. No modo VAPS, um ciclo de VCV com fluxo inspiratório constante é disparado simultaneamente com a PSV. O fluxo do VCV ficará desligado enquanto o fluxo da PSV for maior do que ele. Devemos lembrar que o fluxo da PSV é desacelerado e será interrompido quando diminuir em 75%. No modo VAPS, o fluxo da PSV cairá somente até se igualar ao fluxo (até então desligado) do VCV. Caso o volume-corrente administrado até esse momento seja menor do que aquele que se deseja "assegurar", o gerador de fluxo passará a comandar a insuflação, enchendo os pulmões com fluxo constante até atingir o volume-corrente assegurado.

## Modos Ventilatórios Avançadas que São Utilizados Fora do Âmbito Anestesiológico

Quase todos usam intensamente os conceitos discutidos no modo PSV, duais e servocontrolados (Figura 70.28). Esses modos se propõem realizar uma forma sofisticada de servo-controle, alimentado por dados medidos e calculados em tempo real. São dados referentes a resistência das vias aéreas, complacência toracopulmonar e esforço para realizar o disparo, além, obviamente, do volume-corrente e da frequência respiratória.

Esses dados alimentam algoritmos e equações sofisticadas que irão ajustar os controles da ventilação de forma a se **adaptar**, da melhor forma possível, às condições mórbidas do paciente e de modo mais **proporcional** às suas reais necessidades. Alguns modos chegam a medir a atividade do nervo vago para realizar cálculos que irão retroalimentar os ajustes ventilatórios.

A maioria dos pacientes anestesiados que necessitam de ventilação mecânica estão sem estímulo (*drive*) respiratório e sem nenhuma capacidade de esforço devido ao emprego dos bloqueadores neuromusculares. Assim, a tentativa de usar esses modos mais sofisticados, com suas medidas, cálculos, algoritmos e equações resultaria invariavelmente numa situação de óbvia necessidade de **suporte total**. Além disso, o maior contingente, que poderia se beneficiar dessas tecnologias, costumam fazer a fase de recuperação anestésica já nas unidades de terapia intensiva.

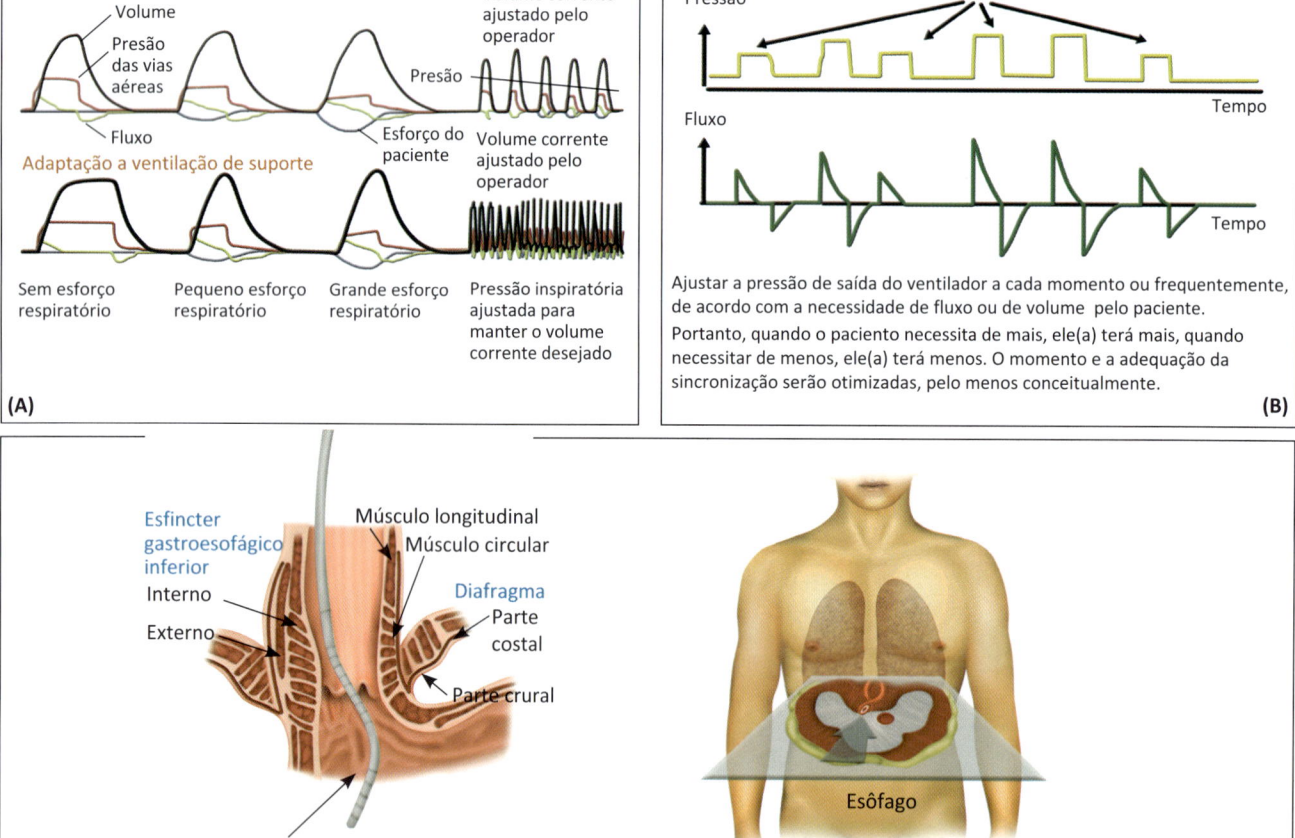

▲ **Figura 70.28** Ilustrações de **(A)** *adaptive support ventilation (ASV) da Hamilton*; **(B)** *proportional assisted ventilation (PaV) da Bennett*; **(C)** *neurally adjuste ventilatory assist* (NAVA).

## REFERÊNCIAS

1. Takaoka,K. Regulagem de respiradores artificiais automáticos. Tese de Doutorado apresentada à Faculdade   de Medicina da Universidade de São Paulo (Departamento de Cirurgia). São Paulo, 1972, p. 1-175.
2. Mushin WW, Rendell-Baker, L, Thompson PW, Mapleson WW. Automatic ventilation of the lungs. 3 ed. Oxford,  Blackwell Scientific Publications, 1980, 1-887.
3. Goldsmith, J.P, Karotkin EH, Barker S. Assisted Ventilation of the neonate. 2 ed. Philadelphia, W.B.  Saunders Company, 1988, 1-476.
4. Rasanen J, Downs J.B, Modes of mechanical ventilation support. In: Kirby RR, Banner, MJ, Downs JB. Clinical application of ventilatory support. New York,  Churchill Livingstone, 1990, 173-198.
5. Shapiro, BA, Kacmarek RM, Cane RD, Peruzzi WT,  Hauptan D. Clinical application of respiratory care.  4 ed. Chicago, Mosby Year Book, Inc., 1991, 1-865.
6. Shapiro BA, Cane RD, Respiratory care. In: Miller RD. Anesthesia. 3 ed. New York, Churchill Livingstone,  1990, 2169-2209.
7. Shelly MP. Humidification. In: ZENECA Pharmaceuticals - Intensive Care Rounds. Oxfordshire, The Medicine Group  (Education) Ltd, 1993, 5-23.
8. Ehrenwerth J, Eisenkraft JB. Anesthesia Equipment: Principles and Applications. Saint Louis, Mosby - Year Book, 1993.
9. Dorsch JA, Dorsch SE. Anesthesia Ventilators. Baltimore, Williams & Wilkins, 1994.
10. Branson, RD, Hess DR, Chatburn RL. Respiratory Care Equipment. Philadelphia, Lippincott,  1997.
11. Carcalho WB, Bonassa J, Carvalho CRR, Amaral JLG, Beppu OS, Auler JOC. Atualização em  ventilação pulmonar mecânica. São Paulo, Editora Atheneu, 1997, 3-281.
12. Chatburn RL. Classification of Mechanical Ventilators. in TOBIN M.J. Principles and Practice of Mechanical Ventilation. 2 ed. New York, McGraw-Hill Medical Publisshing Division, 2006, 37-52.
13. Kacmarek RM, Chipman D. Basic Principles of Ventilator Machinery. in: Tobin M.J. Principles and Practice of Mechanical Ventilation. 2 ed. New York, McGraw-Hill Medical Publishing Division, 2006, 53-95.
14. Bonassa, J. Princípios do Funcionamento dos Ventiladores Artificiais. in Valoatti, J.L.S.; Amaral JLG, Falcão LFR. Ventilação Mecânica Fundamentos e Prática Clínica. 1 ed. Rio de Janeiro, Editora Guanabara Koogan Ltda, 2016, 87-113.
15. Pelosi P, Ball L, Barbas CSV, Bellomo R, Burns KEA, Einav S, Gattinoni L, Laffey JG, Marini JJ, Myatra SN, Schultz MJ, Teboul JL, Rocco PRM. Personalized mechanical ventilation in acute respiratory distress syndrome. Crit Care. 2021; 25(1):250.
16. Goligher EC, Jonkman AH, Dianti J, Vaporidi K, Beitler JR, Patel BK, Yoshida T, Jaber S, Dres M, Mauri T, Bellani G, Demoule A, Brochard L, Heunks L. Clinical strategies for implementing lung and diaphragm-protective ventilation: avoiding insufficient and excessive effort. Intensive Care Med. 2020; 46(12):2314-2326.
17. Bertoni M, Spadaro S, Goligher EC. Monitoring Patient Respiratory Effort During Mechanical Ventilation: Lung and Diaphragm-Protective Ventilation. Crit Care. 2020; 24(1):106.
18. Junhasavasdikul D, Telias I, Grieco DL, Chen L, Gutierrez CM, Piraino T, Brochard L. Expiratory Flow Limitation During Mechanical Ventilation. Chest. 2018; 154(4):948-962.
19. Zeng C, Lagier D, Lee JW, Vidal MF. Perioperative Pulmonary Atelectasis: Part I. Biology and Mechanisms. Anesthesiology. 2022; 136(1):181-205.
20. Mirabella L, Cinnella G, Costa R, Cortegiani A, Tullo L, Rausei M, Conti G, Gregoretti C. Patient-Ventilator Asynchronies: Clinical Implications and Practical Solutions. Respir Care. 2020; 65(11):1751-1766.
21. Coleman MH, Aldrich Jm. Acute Respiratory Distress Syndrome: Ventilator Management and Rescue Therapies. Crit Care Clin. 2021; 37(4):851-866.
22. Smallwood CD, Davis MD. Year in Review 2018: Pediatric Mechanical Ventilation. Respir Care. 2019; 64(7):855-863.
23. O'Gara B, Talmor D. Perioperative lung protective ventilation. BMJ. 2018; 362:k3030.
24. Bazuro S, Ball L, Pelosi P. Perioperative management of obese patient. Curr Opin Crit Care. 2018; 24(6):560-567.
25. Lagier D, Zeng C, Fernandez-Bustamante A, Vidal MF. Perioperative Pulmonary Atelectasis: Part II. Clinical Implications. Anesthesiology. 2022; 136(1):206-236.
26. Balakrishna A, Brunker L, Hughes CG. Anesthesia Machine and New Modes of Ventilation. Adv Anesth. 2022; 40(1):167-183.
27. Young CC, Harris EM, Vacchiano C, Bodnar S, Bukowy B, Elliott RRD, Migliarese J, Ragains C, Trethewey B, Woodward A, Gama de Abreu M, Girard M, Futier E, Mulier JP, Pelosi P, Sprung J. Lung-protective ventilation for the surgical patient: international expert panel-based consensus recommendations. Br J Anaesth. 2019; 123(6):898-913.
28. Zanza C, Longhitano Y, Leo M, Romenskaya T, Franceschi F, Piccioni A, Pabon IM, Santarelli MT, Racca F. Practical Review of Mechanical Ventilation in Adults and Children in the Operating Room and Emergency Department. Rev Recent Clin Trials. 2022;17(1):20-33.
29. Marava C, Pankiv E, Ahumada L, Weingarten B, Simpao A. Artificial intelligence, machine learning and the pediatric airway. Paediatr Anaesth. 2020 Mar;30(3):264-268.
30. Fogagnolo A, Montanaro F, Al-Husinat L, Turrini C, Rauseo M, Mirabella L, Ragazzi R, Ottaviani I, Cinnella G, Volta CA, Spadaro S. Management of Intraoperative Mechanical Ventilation to Prevent Postoperative Complications after General Anesthesia: A Narrative Review. J Clin Med. 2021; 10(12):2656.
31. Herrmann J, Kollish-Singuele M, Satalin J, Nieman GF, Kaczka DW. Assessment of Heterogeneity in Lung Structure and Function During Mechanical Ventilation: A Review of Methodologies. J Eng Sci Med Diagn Ther. 2022; 5(4):040801.
32. Brooks PM, Szolnoki J. Modes of ventilation for pediatric patients under anesthesia: A Pro/Con conversation. Paediatr Anaesth. 2022; 32(2):295-301.
33. Santos RA, Habre WM Albu G. Novel ventilation techniques in children. Paediatr Anaesth. 2022; 32(2):286-294.
34. Smallwood CD. Monitoring Big Data During Mechanical Ventilation in the ICU. Respir Care. 2020; 65(6):894-910.
35. Raackley CR, Macintyre NR. Low Tidal Volumes for Everyone? Chest. 2019; 156(4):783-791.

# 71

# Estratégias Protetoras de Ventilação Intraoperatória

Natalia Yume Hissayasu Menezes ▪ Roberta Figueiredo Vieira ▪ Luiz Marcelo Sá Malbouisson

## INTRODUÇÃO

As complicações pulmonares pós-operatórias (CPPs) são comuns e afetam adversamente os resultados de pacientes no pós-operatório, com aumento da morbidade e mortalidade.[1,2] Os fatores de risco para o desenvolvimento de CPPs são numerosos, e os anestesiologistas devem estar cientes daqueles que são fatores modificáveis e não modificáveis, a fim de reconhecer os pacientes em risco e otimizar seus cuidados.[3] Entre as medidas preventivas, evidências atuais demonstraram que a otimização da ventilação mecânica no intraoperatório foi associada com redução das CCPs.[2,4]

Inicialmente utilizadas na terapia intensiva, as estratégias protetoras de ventilação mecânica, quando adotadas no intraoperatório, demonstraram reduzir a lesão pulmonar induzida pelo ventilador, reduzindo as CPPs em pacientes de alto risco. O uso de baixo volume corrente (VC de 6-8 mL.kg[-1] do peso corporal ideal), aplicação de pressão expiratória final positiva (PEEP), menores valores de *driving pressure* e manutenção do recrutamento alveolar com a PEEP, podem ser considerados estratégias protetoras de ventilação mecânica no intraoperatório.[4]

## ▪ DEFINIÇÃO E EPIDEMIOLOGIA

A definição de CCPs ainda não está amplamente estabelecida, porém diferentes grupos têm buscado essa definição, permitindo assim uma uniformização dos resultados.[5,6] Em 2015, uma força-tarefa europeia publicou diretrizes para definições de resultados clínicos perioperatórios (*European Perioperative Clinical Outcome* – EPCO).[5] As definições recomendadas pela EPCO para CCPs estão descritas na Tabela 71.1. Entre elas, encontramos desde distúrbios autolimitados, como atelectasias, a complicações que geram uma maior morbidade, como pneumonia pós-operatória e insuficiência respiratória.

As CPPs são uma das principais causas de morbidade, mortalidade e maior tempo de internação, principalmente na primeira semana pós-operatória.[1,2] A mortalidade em 30 dias após uma cirurgia de grande porte é de 14 a 30% nos pacientes com CPPs, já nos pacientes sem essas complicações, a morta-

**Tabela 71.1 Definição de complicações pulmonares pós-operatórias.**

| Complicação | Definição |
|---|---|
| Infecção respiratória | Uso de antibióticos para suspeita de infecção com um ou mais dos seguintes critérios: escarro novo ou alterado, opacidades pulmonares novas ou alteradas, febre, contagem de leucócitos >12 × 10$^9$ l$^{-1}$ |
| Insuficiência respiratória | PaO$_2$ pós-operatória < 60 mmHg em ar ambiente, relação PaO$_2$:FiO$_2$ < 300 mmHg ou saturação arterial de oxi-hemoglobina medida com oximetria de pulso < 90%, necessitando de terapia de oxigênio |
| Derrame pleural | Radiografia de tórax demonstrando opacidade do ângulo costofrênico, perda da silhueta nítida do hemidiafragma ipsilateral, evidência de deslocamento de estruturas anatômicas adjacentes |
| Atelectasia | Opacificação pulmonar com deslocamento do mediastino, hilo ou hemidiafragma em direção à área afetada e hiperinsuflação compensatória no pulmão adjacente não atelectásico |
| Pneumotórax | Ar no espaço pleural sem leito vascular circundando a pleura visceral |
| Broncoespasmo | Sibilância expiratória recentemente detectada tratada com broncodilatadores |
| Pneumonite aspirativa | Lesão pulmonar aguda após aspiração de conteúdo gástrico regurgitado |

**Fonte:** Adaptada de Jammer I, e col. 2015.[5]

lidade encontra-se entre 0,2 e 3%.[7] A incidência de CPPs varia entre 2 e 33%, dependendo da definição, tipo de cirurgia e população de pacientes.[3] As cirurgias cardíacas são as que apresentam maiores taxas de CPPS (40%), seguida pelas cirurgias torácicas (30%), abdominais (7%) e vasculares (6%).[8]

# ■ FATORES DE RISCO PARA COMPLICAÇÕES PULMONARES PÓS-OPERATÓRIAS

No perioperatório, uma cuidadosa avaliação do risco pulmonar possibilita a implementação de estratégias de mitigação de risco, contribuindo para melhores desfechos clínicos e internações hospitalares mais curtas. A avaliação de riscos engloba a análise de fatores relacionados ao paciente, ao procedimento cirúrgico e ao manejo anestésico.[3]

Os maiores fatores de risco para CPPs incluem: idade > 50 anos, IMC > 40 kg.m$^{-2}$, ASA > 2, apneia obstrutiva do sono, anemia e hipoxemia pré-operatória, cirurgia de emergência ou urgência e ventilação mecânica com duração superior a 2 horas[4] (Tabela 71.2).

Entre as ferramentas de estratificação de risco desenvolvidas para predição de CPPs, temos o ARISCAT (*Assess Respiratory Risk in Surgical Patients in Catalonia*).[8] Conforme a Tabela 71.3, esse escore é baseado em sete fatores objetivos e de fácil avaliação. Cada fator recebe uma pontuação

ponderada e os pacientes são estratificados como baixo (< 26 pontos; taxa predita de CPPs de 0,87%), intermediário (26 a 44 pontos; taxa predita de CPPs de 7,82%) e alto risco (≥ 45 pontos; taxa predita de CPPs de 38,1%) para desenvolvimento de complicações pulmonares. Recentemente, o escore ARISCAT recebeu validação externa em grande coorte europeia. Portanto, com base em recentes evidências, o escore ARISCAT representa uma ferramenta validada para predição de CPPs.[9]

Entre as estratégias para reduzir as CPPs, encontramos ações que atuam em fatores modificáveis, como cessação do tabagismo, otimização clínica de doenças cardiorrespiratórias preexistentes, manejo intraoperatório de fluidos, correção da anemia, controle álgico, mobilização precoce, duração da anestesia e ventilação mecânica protetora.[7,10]

# ■ FISIOPATOLOGIA

A fisiopatogenia das CPPs é multifatorial e dependente de fatores relacionados ao paciente, ao tipo de cirurgia e das diferentes técnicas anestésicas, incluindo a ventilação mecânica e os fatores agravantes secundários.[11,12] A indução da anestesia geral e ventilação mecânica com pressão positiva provocam aumento de pressão pleural e compressão de estruturas pulmonares, levando a áreas de colapso alveolar.[13-16] A consequente perda de aeração pulmonar é multifatorial, sendo particularmente importante nas bases

**Tabela 71.2** Fatores de risco para desenvolvimento de complicações pulmonares pós-operatórias.

| Características do paciente | Idade |
| --- | --- |
| | Sexo masculino |
| | ASA ≥ 3 |
| | Infecção pulmonar prévia |
| | Dependência funcional |
| | Insuficiência cardíaca congestiva |
| | Doença pulmonar obstrutiva crônica |
| | Tabagismo |
| | Insuficiência renal |
| | Doença do refluxo gastroesofágico |
| | Perda de peso |
| Exames laboratoriais pré-operatórios | Albumina sérica baixa |
| | Oximetria de pulso < 96% ar ambiente |
| | Anemia (Hb < 10 g.dL$^{-1}$) |
| Características da cirurgia | Cirurgia torácica aberta |
| | Cirurgia cardíaca |
| | Cirurgia abdominal aberta |
| | Cirurgia vascular |
| | Neurocirurgia |
| | Cirurgias urológicas |
| | Duração da cirurgia > 2 h |
| | Cirurgias de emergência |
| Características da anestesia | Anestesia geral |
| | *Driving pressure* elevada (≥ 14 cmH$_2$O) |
| | Altas frações inspiradas de oxigênio |
| | Administração excessiva de fluidos |
| | Transfusão de concentrado de hemácias |
| | Bloqueio neuromuscular residual |
| | Presença de sonda nasogástrica |

*Driving pressure* = diferença entre pressão de platô e pressão positiva expiratória final; ASA = American Society Saf Anesthesiology; Hb = concentração sérica de hemoglobina.
**Fonte:** Adaptada de Güldner A, e col., 2015.[11]

**Tabela 71.3** Escore ARISCAT.

| Variáveis | Pontuação |
| --- | --- |
| **Idade (anos)** | |
| ≤ 50 | 0 |
| 51-80 | 3 |
| > 80 | 16 |
| **Saturação de oxigênio pré-operatória (%)** | |
| ≥ 96 | 0 |
| 91-95 | 8 |
| ≤ 90 | 24 |
| **Infecção respiratória no último mês** | |
| Não | 0 |
| Sim | 17 |
| **Anemia pré-operatória (hemoglobina ≤ 10 g.dL$^{-1}$)** | |
| Não | 0 |
| Sim | 11 |
| **Incisão cirúrgica** | |
| Abdominal | 15 |
| Intratorácica | 24 |
| **Duração da cirurgia (horas)** | |
| ≤ 2 | 16 |
| 2-3 | 23 |
| > 3 | 8 |
| **Cirurgia de emergência** | |
| Não | 0 |
| Sim | 8 |

**Fonte:** Adaptada de Canet J, e col., 2010.[8]

pulmonares.[17] As causas imputadas ao colapso pulmonar relacionado à anestesia são:

a) o uso de elevadas frações inspiradas de oxigênio;[18]

b) o deslocamento cefálico do diafragma relaxado causado pelo peso dos componentes do compartimento abdominal, uso de pneumoperitônio e cirurgias de abdômen superior;[19]

c) o peso superimposto do pulmão comprimindo as regiões dependentes, particularmente em cirurgias cardíacas com circulação extracorpórea,[15] e a compressão pulmonar induzida pelo peso das estruturas mediastinais no paciente em posição supina.[20,21] As áreas de baixa ventilação-perfusão tendem a ficar aeradas apenas devido a misturas de gases ricas em nitrogênio.[22,23] Essas alterações decorrentes da instalação de anestesia geral promovem desrecrutamento e heterogeneidade da distribuição da aeração pulmonar, o que reduz a quantidade de parênquima pulmonar aerado disponível para ventilação corrente.[24] A formação de atelectasia é frequentemente observada durante a ventilação mecânica intraoperatória. Diferentes mecanismos explicam esse fenômeno, como (1) colapso das pequenas vias aéreas, (2) compressão de estruturas pulmonares, (3) absorção do conteúdo de gás intra-alveolar, (4) comprometimento da função do surfactante pulmonar.[11]

Essa heterogeneidade torna o pulmão vulnerável aos efeitos deletérios de estresse e tensão induzidos pela ventilação mecânica, gerando a lesão pulmonar induzida pela ventilação (VILI, *ventilator-induced lung injury*). Classicamente, quatro mecanismos de VILI foram descritos: barotrauma (lesão pulmonar causada por alta pressão transpulmonar), volutrauma (lesão pulmonar causada por hiperdistensão alveolar), atelectrauma (lesão pulmonar através da abertura e colapso cíclicos de unidades pulmonares atelectasiadas) e biotrauma (lesão pulmonar adicional e extrapulmonar causada por resposta inflamatória).[25]

Dessa forma, a anestesia geral pode levar a alterações estruturais e funcionais do parênquima pulmonar, como atelectasias e a síndrome restritiva, que o expõem à injúria pulmonar induzida pela ventilação mecânica não protetora.

## ESTRATÉGIAS PROTETORAS DE VENTILAÇÃO MECÂNICA

Devido ao potencial efeito deletério da ventilação mecânica intraoperatória em desenvolver injúria pulmonar e CPPs, a adoção de estratégias protetoras de ventilação mecânica na sala cirúrgica para minimizar as CPPs é essencial. Durante a ventilação mecânica, devemos reduzir os principais iniciadores da lesão pulmonar associada ao ventilador: a hiperdistensão alveolar e o atelectrauma.[26,27] Logo, o uso de parâmetros que reduzam esses fatores, como menor volume corrente (VC de 6-8 mL.kg$^{-1}$ do peso corporal ideal), pressão de platô < 30 cmH$_2$O e manutenção do recrutamento alveolar com a PEEP, é considerado estratégias protetoras de ventilação mecânica.[28]

A ventilação protetora pulmonar está bem estabelecida em pacientes com síndrome do desconforto respiratório agudo

(SDRA).[29] Diversos estudos buscaram identificar uma diminuição da ocorrência de complicações pulmonares com o uso de estratégias protetoras de ventilação mecânica no intraoperatório, visto que a maioria dos pacientes no centro cirúrgico não apresenta lesão pulmonar.[4,30] No geral, as evidências apresentam limitações relacionadas ao tamanho das amostras, heterogeneidade metodológica entre os ensaios, além da potencial interação entre os vários alvos de ventilação, como a variabilidade na escolha dos volumes correntes, PEEP e o uso ou não de manobras de recrutamento.[31] Discutiremos a seguir o papel do volume corrente, da pressão positiva expiratória final e das manobras de recrutamento alveolar, e das frações inspiradas de oxigênio no contexto da ventilação pulmonar protetora.

## Volume Corrente (VC)

Como a atelectasia é frequente em pacientes submetidos à anestesia geral,[32] aceitou-se por um longo período de que o uso de altos VC (entre 10 e 15 mL.kg$^{-1}$ de peso corporal predito – PBW), com o objetivo de aumentar o volume pulmonar expiratório final, poderia minimizar a atelectasia no período intraoperatório.[33] Contudo, estudos clínicos demonstraram que pacientes submetidos à ventilação mecânica durante anestesia, com baixos volumes correntes (6 mL.kg$^{-1}$ PBW), não apresentaram maiores taxas de atelectasia, constatado na tomografia computadorizada de tórax.[34] Outro ponto em favor do uso de alto VC no intraoperatório, seria o curto período de tempo no qual o parênquima pulmonar seria exposto a essa estratégia durante a anestesia geral. Contudo, estudos experimentais com pulmões saudáveis, demonstram que altos VC são associados ao desenvolvimento de injúria pulmonar, mesmo por curtos períodos de tempo.[30] Dessa forma, a ventilação mecânica com menores volumes correntes parece ser mais apropriada para proteção pulmonar durante anestesia geral, assim como já foi demonstrado no contexto de pacientes críticos.[29,30]

Assim, o principal determinante da ventilação protetora pulmonar é o baixo VC. Estudos recentes demonstraram que a ventilação mecânica intraoperatória com baixo VC (6-8 mL.kg$^{-1}$ do peso corporal ideal) pode prevenir CPPs.[2,30] Diante disso, em 2019, foi publicado um consenso internacional baseado em painel de especialistas, orientando o uso de baixos volumes correntes (6-8 mL.kg$^{-1}$ do peso corporal ideal), visto sua associação com a diminuição da ocorrência de CPPs.[2]

Alguns dados sugerem que o uso de VC entre 6-10 mL.kg$^{-1}$ do peso corporal ideal pode ser seguro em alguns pacientes. Em um recente ensaio clínico randomizado com 1.236 pacientes submetidos à cirurgias de grande porte, a ventilação intraoperatória com baixo VC (6 mL.kg$^{-1}$ do peso corporal ideal) *versus* VC convencional (10 mL.kg$^{-1}$ do peso corporal ideal), com PEEP de 5 cmH$_2$O aplicada igualmente entre os grupos, não reduziu significativamente as complicações pulmonares nos primeiros 7 dias de pós-operatório.[35] Ainda não está claro na literatura se é algum componente individual da ventilação protetora pulmonar ou a combinação deles que é responsável pela melhoria nas CPPs.

## Pressão Expiratória Final Positiva

O desenvolvimento de atelectasia durante a anestesia geral é comum e está associado à dessaturação da oxi-hemoglobina, diminuição da complacência pulmonar e aumento da resistência vascular pulmonar. Além disso, a ventilação mecânica intraoperatória pode gerar lesão pulmonar por colapso repetitivo e reabertura alveolar, um fenômeno conhecido como atelectrauma. O uso da PEEP durante a ventilação mecânica intraoperatória pode prevenir o colapso alveolar, contribuindo com a manutenção dos alvéolos abertos durante o ciclo respiratório, além da potencial abertura de áreas colapsadas.[36,37] Por outro lado, o uso da PEEP pode, conceitualmente, a partir de princípios de interação cardiopulmonar, levar à instabilidade hemodinâmica com maior necessidade de fluidos e fármacos vasoativos.[38]

Evidências obtidas a partir de estudos clínicos sugerem que PEEP de 10 $cmH_2O$ pode ser necessária para redução de atelectasias,[39,40] melhora da complacência sem aumento de espaço morto[41,42] e manutenção do volume expiratório final em pacientes obesos e não obesos sob anestesia geral.[43] Da mesma forma, a utilização de PEEP associada a manobras de recrutamento alveolar (atingindo Pplatô de até 40 $cmH_2O$ em pacientes não obesos e de 40 a 50 $cmH_2O$ em pacientes obesos mantida por 15 a 30 segundos, ambos grupos sem injúria pulmonar), tem sido considerada a forma mais eficiente para a reversão do colapso pulmonar durante anestesia geral.[44,45] Por outro lado, existe uma estratégia alternativa de atelectasia permissiva intraoperatória, na qual os níveis de PEEP são mantidos em valores baixos, sem manobras de recrutamento alveolar associados, com o racional de minimizar a pressão de vias aéreas e o estresse no epitélio pulmonar.[11]

O nível ideal de PEEP no intraoperatório para prevenir as CPPs ainda permanece incerto. O estudo multicêntrico PROVHILO *(PROtective Ventilation using HIgh versus LOw PEEP)* avaliou cerca de 900 pacientes não obesos submetidos à cirurgia abdominal aberta eletiva sob anestesia geral e volume corrente de 8 mL.kg$^{-1}$ do peso corporal ideal. A comparação do uso de PEEP de 12 $cmH_2O$ com manobras de recrutamento, com uma estratégia de PEEP ≤ 2 $cmH_2O$ sem manobras de recrutamento, não demonstrou diferença nas complicações pulmonares no 5º dia do pós-operatório. Porém, o grupo com maiores valores de PEEP apresentou mais hipotensão arterial intraoperatória e necessidade do uso de vasopressores.[38] Da mesma forma, metanálise recente demonstrou que a ventilação mecânica intraoperatória com elevados valores de PEEP, em pacientes ventilados com baixos níveis de VC, não promove redução das CPPs.[30]

Contudo, em pacientes que desenvolvem hipoxemia após a intubação, ou durante o período perioperatório, frequentemente como consequência de atelectasias, o uso de manobras de recrutamento alveolar, acompanhado de elevação dos valores de PEEP como manobra de resgate, promove aumento da capacidade residual funcional e da pressão parcial de oxigênio arterial.[23,33,44] No momento, apesar do embasamento fisiológico, não há evidências robustas sobre a utilização de altos valores de PEEP em populações que podem potencialmente se beneficiar dessa estratégia, como pacientes obesos ou aqueles submetidos à cirurgia laparoscópica.

O valor da PEEP deve ser individualizado de acordo com as características do paciente e da abordagem cirúrgica. O uso da PEEP pode ser deletério em pacientes com hipertensão intracraniana e hipovolemia. No consenso de ventilação protetora pulmonar publicado em 2019, os autores descreveram como forte recomendação: uso da PEEP 5 $cmH_2O$ como ajuste inicial da ventilação mecânica e individualização da PEEP de forma a evitar elevação da *driving pressure*. O ajuste da PEEP pode ser utilizado para otimizar a ventilação de pacientes obesos, nas cirurgias com insuflação de pneumoperitônio e durante posicionamento em pronação ou Trendelenburg. A ZEEP (*zero end-expiratory pressure*) não é recomendada.[4]

A relação interdependente entre PEEP e *driving pressure* implica que o efeito benéfico da PEEP pode depender do nível da *driving pressure*. A partir disso, estudos recentes avaliaram se um ajuste da PEEP individualizado, utilizando valores que levam a uma menor *driving pressure* e, consequentemente, maior complacência pulmonar, estariam associados com uma menor incidência de CPPs. Essa medida pode diminuir a gravidade da atelectasia, melhorar a oxigenação e reduzir a incidência de CPPs em cirurgias abdominais abertas.[40,46]

## Fração Inspirada de Oxigênio (FiO$_2$)

Na literatura, permanece incerta a associação entre hiperoxemia e desfechos adversos clinicamente relevantes durante a ventilação mecânica intraoperatória. No entanto, uma elevada FiO$_2$ pode estar associada à atelectasia de absorção, o aumento do estresse oxidativo, vasoconstrição vascular periférica e aumento de CPPs. A partir disso, sugere-se que a FiO$_2$ seja ajustada com o objetivo de usar o menor valor possível para atingir uma saturação periférica de oxigênio ≥ 94%.[4]

## Manobras de Recrutamento Alveolar

Diferentes manobras de recrutamento alveolar foram descritas como estratégias de ventilação mecânica no intraoperatório. A aplicação de uma pressão contínua nas vias aéreas, por um curto período de tempo, tem como objetivo reverter a atelectasia e melhorar a oxigenação. Embora as manobras de recrutamento alveolar possam ser realizadas manualmente *("bag squeezing")*, há maior risco de barotrauma devido ao difícil controle da pressão das vias aéreas gerada. Além disso, a manobra manual pode levar a uma perda de pressão ao retornar para o circuito do ventilador, o que poderia resultar em novo colapso alveolar. As manobras de recrutamento são melhor controladas se realizadas durante a ventilação corrente, usando um aumento gradual da PEEP, volume corrente ou uma combinação entre eles.[4,11]

Em comparação com o uso da ZEEP ou PEEP isolada, as manobras de recrutamento demonstraram aumentar o volume pulmonar expiratório final, melhorar a complacência e reduzir a elastância da parede torácica durante a cirurgia laparoscópica.[47] Repetidas manobras de recrutamento foram associadas com hipotensão e necessidade de vasopressores, devido a diminuição do retorno venoso ao coração e consequente redução do débito cardíaco.[48]

As evidências atuais não conseguiram demonstrar que os benefícios das manobras de recrutamento se estendem para o pós-operatório. Além disso, os benefícios das manobras de recrutamento, como ganho temporário na mecânica respiratória e na oxigenação, podem ser mais pronunciados quando associado às outras medidas de ventilação protetora pulmonar intraoperatória.[49]

# ■ CONCLUSÃO

Há evidências crescentes de que as estratégias protetoras de ventilação mecânica no intraoperatório podem contribuir com a redução de CPPs. A otimização da ventilação mecânica no intraoperatório contribui com a melhora da ventilação e oxigenação, além de evitar a hiperdistensão alveolar e a lesão pulmonar induzida pela ventilação.

Entre os parâmetros protetores, o uso de baixo volume corrente (6-8 mL.kg$^{-1}$ do peso corporal ideal) é o mais estabelecido na literatura. A PEEP ideal a ser aplicada ainda permanece em debate. Mais estudos são necessários para orientar a ventilação mecânica intraoperatória em um espectro mais amplo de pacientes e de intervenções cirúrgicas.

## REFERÊNCIAS

1. Smetana GW, Lawrence VA, Cornell JE, American College of Physicians. Preoperative pulmonary risk stratification for noncardiothoracic surgery: systematic review for the American College of Physicians. Ann Intern Med. 2006; 144(8):581-595.
2. Futier E, Constantin JM, Paugam-Burtz C, et al.; IMPROVE Study Group. A trial of intraoperative low-tidal-volume ventilation in abdominal surgery. N Engl J Med. 2013; 369(5):428-437.
3. Sameed M, Choi H, Auron M, et al. Preoperative Pulmonary Risk Assessment. Respir Care. 2021;66(7):1150-1166.
4. Young CC, Harris EM, Vacchiano C, et al. Lung-protective ventilation for the surgical patient: international expert panel-based consensus recommendations. Br J Anaesth. 2019;123(6):898-913.
5. Jammer I, Wickboldt N, Sander M, et al. Standards for definitions and use of outcome measures for clinical effectiveness research in perioperative medicine: European Perioperative Clinical Outcome (EPCO) definitions: a statement from the ESA-ESICM joint taskforce on perioperative outcome measures. Eur J Anaesthesiol. 2015;32(2):88-105.
6. Abbott TEF, Fowler AJ, Pelosi P, et al. A systematic review and consensus definitions for standardised end-points in perioperative medicine: pulmonary complications. Br J Anaesth. 2018;120(5):1066-1079.
7. Miskovic A, Lumb AB. Postoperative pulmonary complications. Br J Anaesth. 2017;118(3):317-334.
8. Canet J, Gallart L, Gomar C, et al.; ARISCAT Group. Prediction of postoperative pulmonary complications in a population-based surgical cohort. Anesthesiology. 2010;113(6):1338-1350.
9. Canet J, Sabaté S, Mazo V, et al. Development and validation of a score to predict postoperative respiratory failure in a multicentre European cohort: A prospective, observational study. Eur J Anaesthesiol. 2015; 32:458-470.
10. Fernandez-Bustamante A, Frendl G, Sprung J, et al. Postoperative Pulmonary Complications, Early Mortality, and Hospital Stay Following Noncardiothoracic Surgery: A Multicenter Study by the Perioperative Research Network Investigators. JAMA Surg. 2017;152(2):157-166.
11. Güldner A, Kiss T, Serpa Neto A, Hemmes SN, et al. Intraoperative protective mechanical ventilation for prevention of postoperative pulmonary complications: a comprehensive review of the role of tidal volume, positive end-expiratory pressure, and lung recruitment maneuvers. Anesthesiology. 2015;123(3):692-713.
12. Canet J, Gallart L. Postoperative respiratory failure: pathogenesis, prediction, and prevention. Curr Opin Crit Care. 2014;20(1):56-62.
13. Ball L, Dameri M, Pelosi P. Modes of mechanical ventilation for the operating room. Best Pract Res Clin Anaesthesiol. 2015;29(3):285-299.
14. Randtke MA, Andrews BP, Mach WJ. Pathophysiology and Prevention of Intraoperative Atelectasis: A Review of the Literature. J Perianesth Nurs. 2015;30(6):516-527.
15. Rodrigues RR, Sawada AY, Rouby JJ, et al. Computed tomography assessment of lung structure in patients undergoing cardiac surgery with cardiopulmonary bypass. Braz J Med Biol Res. 2011;44(6):598-605.
16. Szeles TF, Yoshinaga EM, Alenca W, et al. Hypoxemia after myocardial revascularization: analysis of risk factors. Rev Bras Anestesiol. 2008;58(2):124-136.
17. Hachenberg T, Lundquist H, Tokics L, et al. Analysis of lung density by computed tomography before and during general anaesthesia. Acta Anaesthesiol Scand. 1993;37(6):549-555.
18. Rothen HU, Sporre B, Engberg G, et al. Influence of gas composition on recurrence of atelectasis after a reexpansion maneuver during general anesthesia. Anesthesiology. 1995;82(4):832-842.
19. Froese AB, Bryan AC. Effects of anesthesia and paralysis on diaphragmatic mechanics in man. Anesthesiology. 1974;41(3):242-255.
20. Malbouisson LM, Busch CJ, Puybasset L, et al. Role of the heart in the loss of aeration characterizing lower lobes in acute respiratory distress syndrome. CT Scan ARDS Study Group. Am J Respir Crit Care Med. 2000;161(6):2005-2012.
21. Neves FH, Carmona MJ, Auler JO, et al. Cardiac compression of lung lower lobes after coronary artery bypass graft with cardiopulmonary bypass. PLoS One. 2013;8:e78643.
22. Di Marco F, Bonacina D, Vassena E, et al. The effects of anesthesia, muscle paralysis, and ventilation on the lung evaluated by lung diffusion for carbon monoxide and pulmonary surfactant protein B. Anesth Analg. 2015; 120(2):373-380.
23. Hedenstierna G, Edmark L. Effects of anesthesia on the respiratory system. Best Pract Res Clin Anaesthesiol. 2015;29(3):273-284.
24. Grieco DL, Russo A, Romanò B, et al. Lung volumes, respiratory mechanics and dynamic strain during general anaesthesia. Br J Anaesth. 2018;121(5):1156-1165.
25. Beitler JR, Malhotra A, Thompson BT. Ventilator-induced Lung Injury. Clin Chest Med. 2016;37(4):633-646.
26. Plötz FB, Slutsky AS, van Vught AJ, et al. Ventilator-induced lung injury and multiple system organ failure: a critical review of facts and hypotheses. Intensive Care Med. 2004;30(10):1865 72.
27. Carney D, DiRocco J, Nieman G. Dynamic alveolar mechanics and ventilator-induced lung injury. Crit Care Med. 2005;33(3 Suppl):S122-8.
28. Acute Respiratory Distress Syndrome Network; Brower RG, Matthay MA, Morris A, et al. Ventilation with lower tidal volumes as compared with traditional tidal volumes for acute lung injury and the acute respiratory distress syndrome. N Engl J Med. 2000;342(18):1301-8.
29. Briel M, Meade M, Mercat A, et al. Higher vs lower positive end-expiratory pressure in patients with acute lung injury and acute respiratory distress syndrome: systematic review and meta-analysis. JAMA. 2010;303(9):865-73.
30. Serpa Neto A, Hemmes SN, Barbas CS, et al. PROVE Network Investigators Protective versus conventional ventilation for surgery: a systematic review and individual patient data meta-analysis. Anesthesiology. 2015;123(1):66-78.
31. Bolther M, Henriksen J, Holmberg MJ, et al. Ventilation Strategies During General Anesthesia for Noncardiac Surgery: A Systematic Review and Meta-Analysis. Anesth Analg. 2022;135(5):971-985.
32. Lundquist H, Hedenstierna G, Strandberg A, et al. CT-assessment of dependent lung densities in man during general anaesthesia. Acta Radiol. 1995;36(6):626-632.
33. Bendixen HH, Hedley-Whyte J, Laver MB. Impaired oxygenation in surgical patients during general anesthesia with controlled ventilation. a concept of atelectasis. N Engl J Med. 1963; 269:991-996.
34. Cai H, Gong H, Zhang L, et al. Effect of low tidal volume ventilation on atelectasis in patients during general anesthesia: a computed tomographic scan. J Clin Anesth. 2007;19(2):125-129.
35. Karalapillai D, Weinberg L, Peyton P, et al. Effect of Intraoperative Low Tidal Volume vs Conventional Tidal Volume on Postoperative Pulmonary Complications in Patients Undergoing Major Surgery: A Randomized Clinical Trial. JAMA. 2020;324(9):848-858.
36. Tusman G, Böhm SH, Warner DO, Sprung J. Atelectasis and perioperative pulmonary complications in high-risk patients. Curr Opin Anaesthesiol. 2012;25(1):1-10.
37. Cressoni M, Chiumello D, Algieri I, et al. Opening pressures and atelectrauma in acute respiratory distress syndrome. Intensive Care Med. 2017;43(5):603–611.
38. PROVE Network Investigators for the Clinical Trial Network of the European Society of Anaesthesiology; Hemmes SN, Gama de Abreu M, Pelosi P, Schultz MJ. High versus low positive end-expiratory pressure during general anaesthesia for open abdominal surgery (PROVHILO trial): a multicentre randomised controlled trial. Lancet. 2014;384(9942):495-503.
39. Reinius H, Jonsson L, Gustafsson S, et al. Prevention of atelectasis in morbidly obese patients during general anesthesia and paralysis: a computerized tomography study. Anesthesiology. 2009;111(5):979-987.
40. Pereira SM, Tucci MR, Morais CCA, et al. Individual Positive End-expiratory Pressure Settings Optimize Intraoperative Mechanical Ventilation and Reduce Postoperative Atelectasis. Anesthesiology. 2018;129(6):1070-1081.
41. Maisch S, Reissmann H, Fuellekrug B, et al. Compliance and dead space fraction indicate an optimal level of positive end-expiratory pressure after recruitment in anesthetized patients. Anesth Analg. 2008;106(1):175-81.

42. Satoh D, Kurosawa S, Kirino W, et al. Impact of changes of positive end-expiratory pressure on functional residual capacity at low tidal volume ventilation during general anesthesia. J Anesth. 2012; 26(5):664-669.

43. Futier E, Constantin JM, Petit A, et al. Positive end-expiratory pressure improves end-expiratory lung volume but not oxygenation after induction of anaesthesia. Eur J Anaesthesiol. 2010;27(6):508-513.

44. Rothen HU, Neumann P, Berglund JE, et al. Dynamics of re-expansion of atelectasis during general anaesthesia. Br J Anaesth. 1999; 82(4):551-556.

45. Tusman G, Groisman I, Fiolo FE, et al. Noninvasive monitoring of lung recruitment maneuvers in morbidly obese patients: the role of pulse oximetry and volumetric capnography. Anesth Analg. 2014;118(1):137-144.

46. Zhang C, Xu F, Li W, et al. Driving Pressure-Guided Individualized Positive End-Expiratory Pressure in Abdominal Surgery: A Randomized Controlled Trial. Anesth Analg. 2021;133(5):1197-1205.

47. O'Gara B, Talmor D. Perioperative lung protective ventilation. BMJ. 2018;362:k3030.

48. Li H, Zheng ZN, Zhang NR, et al. Intra-operative open-lung ventilatory strategy reduces postoperative complications after laparoscopic colorectal cancer resection: A randomised controlled trial. Eur J Anaesthesiol. 2021;38(10):1042-1051.

49. Hartland BL, Newell TJ, Damico N. Alveolar recruitment maneuvers under general anesthesia: a systematic review of the literature. Respir Care. 2015;60(4):609-20.

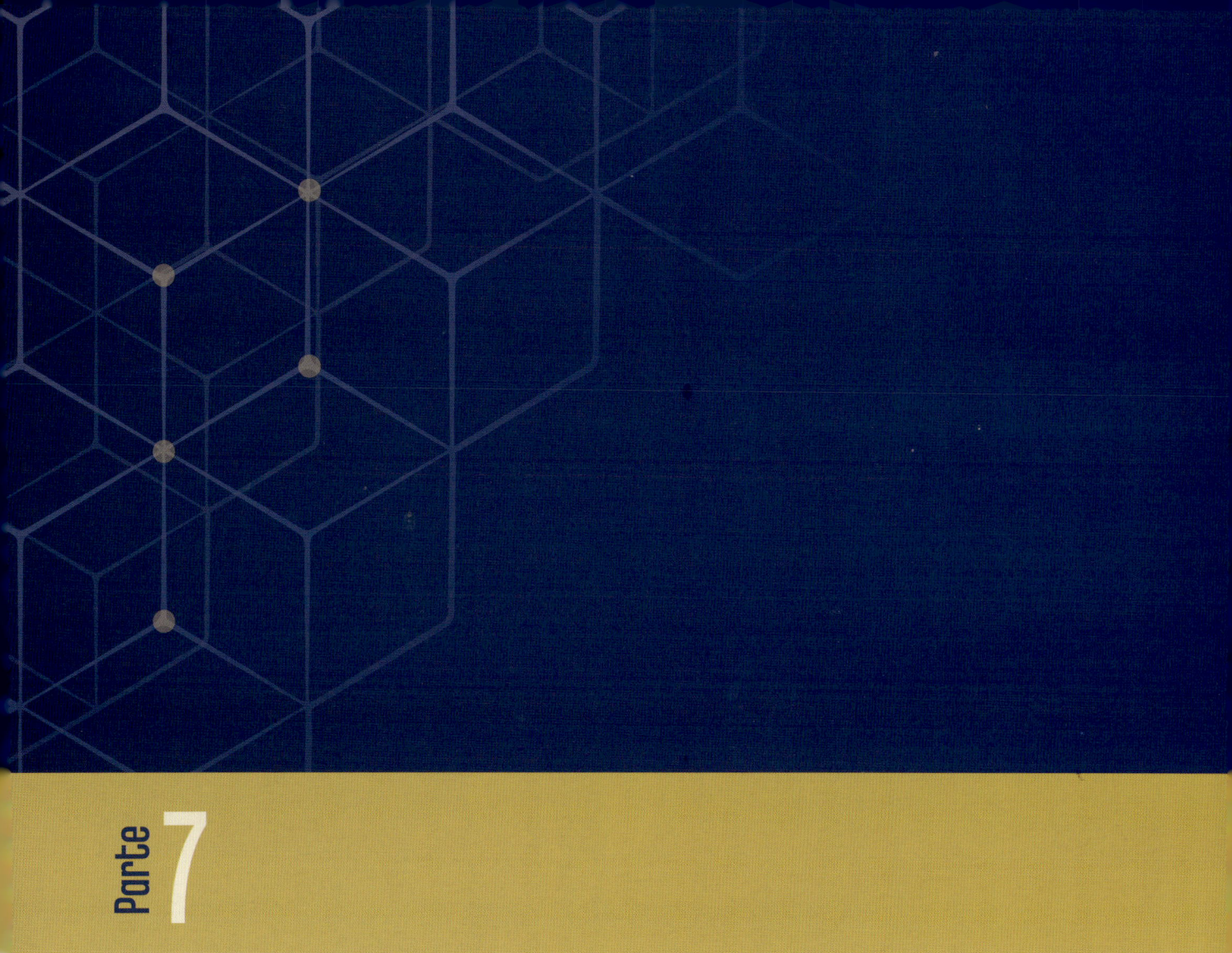

# Parte 7

# Avaliação e Preparo
# Pré-operatório

# 72

# Avaliação e Condutas Pré-anestésicas

Ligia Andrade da Silva Telles Mathias ▪ Ricardo Caio Gracco de Bernardis
Ricardo Vieira Carlos ▪ Alberto VAsconcelos

## INTRODUÇÃO

A avaliação pré-anestésica (APA) está inserida em um contexto maior, que é o da avaliação pré-operatória (APO) como um todo. Ambas têm como objetivo principal reduzir desfechos adversos (diminuir a mortalidade associada com a cirurgia ou com procedimentos terapêuticos e diagnósticos), aumentar a qualidade, reduzir o custo do atendimento perioperatório e possibilitar ao paciente a recuperação de suas funções em ritmo adequado.

A avaliação pré-anestésica é indicada também para: descoberta ou identificação de doenças que podem afetar o cuidado anestésico perioperatório, investigação de doenças preexistentes, planejamento da anestesia e analgesia pós-operatória.

Segundo recomendações da Força-Tarefa (FT) da *American Society of Anesthesiologists* (ASA), a APA, considerada elemento básico do cuidado perioperatório, é definida como o processo de avaliação clínica que precede a entrega dos cuidados da anestesia para a cirurgia e procedimentos não cirúrgicos e consiste em ponderar a informação de múltiplas origens, abrangendo os registros médicos do paciente, a anamnese, o exame físico e os achados de testes e de avaliações médicas.[1]

Publicações, desde as mais antigas até as mais recentes sobre APA, propõem que esta deve ser obrigatoriamente realizada nos pacientes eletivos e, mesmo nos pacientes submetidos a procedimentos de urgência/emergência, sempre que a situação assim o permitir.[1,2]

Até a década de 1980, a APA consistia em realizar bateria padrão de exames em todos os pacientes cirúrgicos e avaliá-los na véspera do dia da cirurgia ou, quando isso não fosse possível, na sala cirúrgica.

Nesse período, fatores econômicos e tecnológicos promoveram aumento progressivo dos procedimentos cirúrgicos ambulatoriais, e hospitais decidiram alterar o processo de APA, tornando obrigatória sua realização antes da internação, nos "ambulatórios ou consultórios de avaliação pré-anestésica". Com essa mudança, houve diminuição do tempo médio de permanência hospitalar e de internação pré-operatória, do número de cirurgias suspensas e de interconsultas, do atraso do início das cirurgias e do custo dos sistemas de saúde, além de aumento da satisfação dos pacientes. Assim, estabeleceu-se como padrão de APA, a realização desta, sempre que possível, em nível ambulatorial. A APA ambulatorial não exclui a avaliação pré-anestésica após a internação.[1,3-5]

Nas recomendações de APA das Forças-Tarefas (FT) da ASA e da *European Society of Anesthesiology* (ESA), os autores concluem que não há evidências relevantes na literatura quanto ao intervalo de tempo adequado entre o atendimento do paciente no consultório de APA e o procedimento a ser realizado sob anestesia. No entanto, nessa mesma publicação os autores propõem ser a gravidade da doença e o grau de invasividade do procedimento os fatores determinantes desse intervalo de tempo, sendo que, em pacientes portadores de doenças graves, a APA deve ser sempre realizada antes do dia do procedimento e naqueles portadores de doenças não graves e/ou procedimentos pouco ou não invasivos, a APA pode ser realizada antes ou no dia do procedimento.[1,5]

No Art. 1º da Resolução do Conselho Federal de Medicina CFM 2.174/2017, que dispõe sobre a prática do ato anestésico, consta que o médico que realizar a APA pode ou não ser o mesmo que vai administrar a anestesia. A ESA, por sua vez, conclui nas suas recomendações sobre APA que não existem evidências suficientes para indicar que o paciente deva ser atendido pelo mesmo anestesiologista desde a APA até a administração da anestesia.[2,5]

## TELEMEDICINA

A ESA sugere o uso de ferramentas eletrônicas de avaliação pré-operatória, com base em questionários padronizados, sempre que possível.[5]

Embora a utilização da telemedicina na prática pré-anestésica tenha sido proposta há quase duas décadas, a pandemia de Covid-19 trouxe esse formato de atendimento para a realidade do anestesiologista. No início da pandemia, as consultas por telemedicina tornaram-se a única opção em inúmeras situações clínicas, incluindo a APA. A APA por telemedicina mostrou ser viável para a maioria dos itens que devem ser abordados, excluindo-se, especialmente, o exame físico. Vários hospitais no Brasil aderiram à APA por telemedicina. Essa prática não impede ou elimina a APA pós-internação presencial, no momento pré-cirurgia, quando se pode realizar o exame físico e um diálogo mais próximo com o paciente e/ou familiares. Os benefícios potenciais da telemedicina incluem a melhoria da satisfação do paciente, bem como a capacidade de fornecer serviços especializados econômicos e, ao mesmo tempo, reduzir a carga sobre os prestadores de serviços de saúde. As limitações da telemedicina incluem falta de tecnologia, treinamento, barreiras regulatórias e incapacidade de realizar um exame físico. Os profissionais também perceberam que os pacientes e seus familiares ficam mais à vontade, pois puderam realizar a consulta no conforto de seu domicílio, e ela foi percebida como uma experiência mais agradável e alegre. A literatura tem mostrado que programas de telemedicina podem ser um substituto eficaz e apropriado para consultas presenciais de APA em uma área metropolitana urbana e que os anestesiologistas podem usar a telemedicina como uma tecnologia e plataforma para interagir e consultar pacientes no ambiente perioperatório.[6]

## HISTÓRIA CLÍNICA

Ainda não se verificou, na literatura, ensaios clínicos randomizados que evidenciem o impacto na evolução perioperatória, da avaliação clínica do paciente no pré-operatório. Entretanto, é consenso mundial que todo paciente deve ser avaliado quanto à sua história clínico-cirúrgica, presença de comorbidades atuais e anteriores, incluindo doenças cardiovasculares; respiratórias; renais; hematológicas; neuromusculares; coagulopatias; síndrome da apneia do sono; diabete melito e obesidade, as quais serão abordadas em capítulos específicos.[7] Assim também, deve-se averiguar fatores de risco, anestesias precedentes, uso de medicamentos e/ou terapias alternativas, uso/abuso de outras substâncias lícitas ou ilícitas, assim como deve ser realizado exame físico e solicitados exames complementares e consultas com especialistas quando indicados.[1,7]

A APA deve ser iniciada sempre com o diálogo com o paciente e/ou familiares, como uma consulta médica comum. A anestesia é um dos maiores fatores de ansiedade no período pré-operatório, e o momento da APA é quando eles podem expor seus medos e dúvidas; para que isso aconteça, no entanto, eles precisam se sentir próximos do médico.

As perguntas a serem feitas na APA sobre doenças associadas incluem os diversos sistemas e órgãos, a saber: cardiovascular, respiratório, nervoso-ósseo-muscular, digestório, endócrino, geniturinário, hematopoiético e coagulação. Devem-se formular as perguntas em linguagem compreensível para o paciente (perguntar se o paciente tem "dispneia" pode resultar em uma resposta negativa por desconhecimento do significado da palavra e vergonha de dizer que não sabe – por outro lado, perguntar sobre "falta de ar" certamente resultará em uma resposta confiável).[7]

Devem também ser inquiridos: data da última menstruação no caso de mulheres em idade fértil; procedimentos anestésico-cirúrgicos anteriores para verificar a ocorrência de intercorrências durante o período peroperatório; antecedentes pessoais e familiares (p. ex., história sugestiva de hipertermia maligna e deficiência de pseudocolinesterase, pacientes transplantados) e doenças crônicas, atentando para eventos adversos em anestesias anteriores; presença de quadro infeccioso atual e histórico de infecções.

Nos pacientes a serem submetidos à anestesia regional, deve-se inquirir especificamente sobre problemas na região a ser puncionada (abscessos, tatuagens, processos inflamatórios locais) e sobre doenças neurológicas, musculares e/ou ósseas, que podem não ter sido consideradas de relevância para o paciente na visita pré-anestésica, mas que podem levantar suspeitas no pós-operatório de alguma lesão causada pela anestesia ou podem apresentar agravamento.[7]

Devem também ser avaliados:

1. Possíveis fatores de risco, abrangendo tabagismo, alcoolismo, uso/abuso de drogas ilícitas e suplementos vitamínicos, entre outros.

   a) **Tabagismo:** evidências mostram que o tabagismo é um fator de risco independente para complicações perioperatórias e que intervenções multimodais para sua cessação no período perioperatório reduzem significativamente o risco dessas complicações. O uso de cigarros é mais bem quantificado por meio de maços-ano (número de maços de cigarros fumados por dia, multiplicado pelo número de anos de tabagismo). Parar de fumar antes da cirurgia reduz o risco relativo de complicações em 41% e, a cada semana de abstinência, o número de complicações diminui em 19%. A maioria das diretrizes recomenda que a abordagem para a cessação do tabagismo deve incluir aconselhamento e terapia farmacológica. Os maiores desafios são a implementação de programas de cessação do tabagismo perioperatório.[7,8]

   Recomenda-se que seja feita triagem quanto ao uso de cigarro eletrônico ou *vaper, e-cigarette, e-cigar* em todos os pacientes submetidos a APA, principalmente os adolescentes, fazendo distinção entre o cigarro eletrônico e o cigarro, uma vez que os eletrônicos contêm inalantes que incluem nicotina, maconha, entre outros produtos tóxicos. Dada a falta de literatura sobre o curso intraoperatório de usuários de cigarros eletrônicos, não há evidências atuais disponíveis para orientar o manejo intraoperatório desses pacientes, mas é relatado que eles podem apresentar quadro de abstinência de nicotina no período perioperatório.[9]

Segundo a ASA, são efeitos da cessação do tabagismo por:[9]

- **1 a 4 horas antes da cirurgia:** retorno ao normal do fluxo sanguíneo, da oxigenação tecidual e do metabolismo e redução dos níveis de nicotina e de CO;
- **2 semanas antes da cirurgia:** melhora da função plaquetária e dos leucócitos;
- **4 semanas antes da cirurgia:** aumento da função das células inflamatórias e proliferativas;
- **4 a 8 semanas antes da cirurgia:** melhora da função pulmonar, com redução das secreções e da reatividade das vias aéreas.

Na APA, deve-se conversar com o paciente sobre os riscos do tabagismo e as vantagens de parar de fumar. Além disso, deve-se estimular sua interrupção, mesmo que por pouco tempo, corroborando recomendações da Sociedade Brasileira de Pneumologia, Sociedade de Anestesiologia do Estado de São Paulo, Sociedade Brasileira de Anestesiologia e da ASA, que tem inclusive um *site* denominado *"ASA Stop Smoking Initiative"* com estratégias de cessação do tabagismo no pré-operatório.[7,10]

b) **Drogas e álcool:** é importante o conhecimento de alguns dados em relação ao uso/abuso de álcool e drogas para proceder à investigação adequada na APA: o alcoolismo está entre as cinco doenças mais incapacitantes do mundo, levando a grande morbimortalidade devido a complicações clínicas e transtornos psiquiátricos desses pacientes quando submetidos a cirurgias eletivas ou de urgência. O uso do álcool é identificado como um dos mais importantes estímulos para o uso da cocaína. Estima-se que entre 60 e 90% dos dependentes de cocaína tenham diagnóstico de abuso ou dependência de álcool.[7]

O questionário CAGE (acrônimo referente a quatro perguntas: **C**ut down, **A**nnoyed by criticims, **G**uilty, **E**ye-opener) pode ser utilizado nos casos em que há a suspeita de alcoolismo. É composto por quatro perguntas e pode ser facilmente incorporado à entrevista do paciente: (1) você já pensou em largar a bebida?; (2) ficou aborrecido quando outras pessoas criticaram o seu hábito de beber?; (3) se sentiu mal ou culpado pelo fato de beber?; (4) bebeu pela manhã para ficar mais calmo ou se livrar de uma ressaca (abrir os olhos?). A presença de duas respostas afirmativas sugere indicação positiva de dependência ao álcool.[7]

Pesquisas mostram que as drogas ilícitas de uso mais frequente são: maconha, cocaína, crack, heroína, ecstasy, solventes, anorexígenos, estimulantes, entre outras. Novas substâncias psicoativas (NSPs) estão surgindo como um problema de saúde pública, evidenciado por internações hospitalares de emergência e mortes ligadas ao seu uso. Entre os grupos de NSP, os canabinoides sintéticos e as catinonas são os mais prevalentes e alarmantes. O uso das NSPs é frequentemente associado a convulsões, agitação, violência, psicose aguda e dependência. Um número substancial de NPS tem dados limitados ou insuficientes sobre sua segurança, toxicidade e riscos a longo prazo. A pureza e a composição de algumas NSPs são desconhecidas, colocando os usuários em grave risco.[11]

Fica evidente a importância, na APA, do paciente ter confiança plena no anestesiologista e relatar o uso/abuso de drogas e/ou álcool. Nesses casos, é essencial alertar sobre a possibilidade de intercorrências graves durante o período peroperatório. Além disso, é importante lembrar que na APA desses pacientes deve-se investigar os efeitos do uso/abuso das drogas sobre os diferentes órgãos e sistemas e realizar planejamento adequado da anestesia, em função dos potenciais riscos, da técnica de analgesia adequada e da possibilidade de abstinência.

c) **Anemia:** a prevalência de anemia pré-operatória é alta. Estudos de pacientes submetidos à cirurgia não cardíaca verificaram anemia pré-operatória em 28 a 30% dos pacientes em múltiplas especialidades. A anemia ferropriva é a causa mais comum. A anemia pré-operatória mostrou-se um fator de risco associado a aumento da mortalidade geral em 90 dias e em 1 ano das complicações pós-operatórias precoces, aumento significativo do tempo de internação pós-operatória e das taxas de transfusão sanguínea pós-operatória.[12,13]

O programa *Patient Blood Management* (PBM) foi definido como "o uso apropriado de sangue e componentes sanguíneos, com o objetivo de minimizar seu uso". O PBM é uma abordagem multidisciplinar e centrada no paciente, compreendendo estratégias para identificar, avaliar e controlar a anemia; otimizar a hemostasia; e estabelecer limiares de decisão para a administração adequada de hemoterapia.[12,13]

d) **Hiperglicemia:** os pacientes com diabetes mellitus (DM) representam cerca de 10 a 20% de todos os pacientes cirúrgicos e entre 23 e 60% dos pacientes cirúrgicos têm DM não diagnosticado. As complicações incluem hipertensão, infarto do miocárdio, acidente vascular cerebral, retinopatia, neuropatia, gastroparesia, doença renal aguda e crônica. A DM promove aumento da taxa de infecção pós-operatória e tempo prolongado de internação. Ainda não há consenso, mas evidências mostram que a dosagem de hemoglobina glicada (HbA1c) é o teste de triagem mais adequado no pré-operatório para hiperglicemia. Níveis pré-operatórios de HbA1c maiores que 6,9% requerem otimização pré-operatória. Todos os pacientes (diabéticos e não diabéticos) com HbA1c pré-operatória maior que 6,0% devem ser submetidos à monitorização glicêmica intra e pós-operatória, com meta de glicemia de 6-10 mmol/L, para reduzir o risco de complicações pós-operatórias. Ainda não há evidências consistentes do limiar da glicemia a partir do qual a cirurgia deve ser adiada para melhor controle glicêmico e, provavelmente, deve depender também do procedimento a ser realizado e da condição clínica do paciente.[7,13]

e) **Síndrome da apneia obstrutiva do sono (SAOS):** síndrome caracterizada pela presença de sonolência diurna excessiva, roncos frequentes, apneia, dispneia ou respiração ofegante. É uma condição comum, mas 90% das pessoas com SAOS moderada a grave permanecem sem diagnóstico. Essa condição aumenta o risco de complicações cardiovasculares no período perioperatório, bem como o risco de desenvolver condições médicas crônicas que afetam a saúde a longo prazo, como hipertensão, fibrilação atrial, infarto do miocárdio, insuficiência cardíaca e hipertensão pulmonar. O diagnóstico formal de SAOS é determinado pela polissonografia, no entanto na APA pode-se utilizar para triagem, o escore *STOP-Bang*, no qual oito itens são incluídos: ronco alto, cansaço relatado durante o dia, apneia, hipertensão, índice de massa corporal, idade, circunferência cervical e sexo. As diretrizes da *Society for Anesthesia and Sleep Medicine* recomendam a triagem de rotina para SAOS como um componente padrão da avaliação pré-anestésica.[13,14]

2. **História atual ou antiga de alergia ou choque anafilático:** a identificação do(s) fármaco(s) ou substâncias(s) envolvido(s) nos quadros de alergia ou choque anafilático é fundamental na prevenção de situações clínicas mais graves. Havendo dúvida quanto ao diagnóstico e/ou conduta, deve se encaminhar para um alergista/imunologista.[7]

   Segundo dados do *6th National Audit Project of the Royal College of Anaesthetists: Perioperative Anaphylaxis (NAP 6)*, os agentes causais de reações anafiláticas/anafilactoides perioperatórias mais frequentes são, em ordem decrescente: antibióticos (46%); bloqueadores neuromusculares (33%); clorexidina (9%) e azul patente (4,5%).[21] Apesar da alergia aos derivados do látex ter diminuído muito nos últimos anos, é obrigatória sua investigação na APA, principalmente naqueles com risco de sensibilização a essa substância, quais sejam: crianças com defeitos do tubo neural; pacientes submetidos a múltiplas cirurgias e/ou sondagens repetidas; profissionais da área da saúde; trabalhadores que utilizam luvas no exercício da profissão ou que manipulam diretamente o látex até seus produtos finais, pacientes atópicos e com história de reações a alimentos como banana, kiwi, abacaxi, batata e frutas secas, entre outros.[7]

3. **Redução/perda da acuidade de visão e audição:** nessas situações, pode haver falhas nas informações prestadas pelo paciente no momento da APA que podem ser diagnosticadas como déficit de cognição; além disso, deve-se anotar na ficha de APA para que, no momento da anestesia, não haja também má interpretação da situação por dificuldade de comunicação.[5,7]

4. **Déficit de cognição:** deve-se avaliar no pré-operatório o comprometimento cognitivo, fator de risco para complicações cognitivas pós-operatórias, principalmente nos pacientes idosos, recebendo medicações de ação no sistema nervoso central (SNC), ou usuários de drogas e/ou álcool. Os rastreios mais comuns para cognição e risco de *delirium* utilizados na avaliação pré-operatória é o MiniCog e o MEEM (Miniexame do Estado Mental).[7,14]

5. **Uso de dispositivos implantados:** a presença de dispositivos implantados (marca-passos, sincronizadores, desfibriladores) têm implicações pré, intra e pós-operatórias. Esses pacientes apresentam, em geral, cardiopatias que também devem ser avaliadas, além do equipamento.[7]

6. **Capacidade funcional:** nos últimos anos tem sido utilizado o conceito de pré-reabilitação que abrange "pré-condicionar" os sistemas cardiorrespiratório e musculoesquelético e, assim, melhorar a capacidade funcional, em antecipação ao estresse fisiológico do procedimento anestésico-cirúrgico. Diretrizes clínicas enfatizam a necessidade de avaliação do condicionamento cardiopulmonar pré-operatório, ou capacidade funcional, como um componente importante da estimativa dos riscos de morbimortalidade após a cirurgia. O índice de *status* de atividade Duke (*Duke Activity Status Index* - DASI) mostrou-se superior à avaliação subjetiva, aos biomarcadores e ao teste cardiopulmonar formal para a predição de mortalidade pós-operatória e infarto do miocárdio em 30 dias. O DASI maior que 34 está associado à redução do risco de morte e infarto agudo do miocárdio (IAM) no pós-operatório e o DASI igual a 34 é considerado o limiar de risco de lesão do miocárdio, IAM e complicações pós-operatórias. O DASI é uma medida simples, com 12 perguntas para avaliar a capacidade de uma pessoa de realizar atividades de vida diária (Tabela 72.1) e pode ser realizado em qualquer local, não exige pessoal treinado e é de muito baixo custo.[14,15]

**Tabela 72.1 Índice de *status* de atividade Duke (DASI).**

| Você consegue | Peso (MET) |
|---|---|
| 1. Cuidar de si mesmo, isto é, comer, vestir-se, tomar banho ou ir ao banheiro? | 2,75 |
| 2. Andar em ambientes fechados, como em sua casa? | 1,75 |
| 3. Andar um quarteirão ou dois em terreno plano? | 2,75 |
| 4. Subir um lance de escadas ou subir um morro? | 5,5 |
| 5. Correr uma distância curta? | 8 |
| 6. Fazer tarefas domésticas leves como tirar pó ou lavar a louça? | 2,7 |
| 7. Fazer tarefas domésticas moderadas como passar o aspirador de pó, varrer o chão ou carregar as compras de supermercado? | 3,5 |
| 8. Fazer tarefas domésticas pesadas como esfregar o chão com as mãos usando uma escova ou deslocar móveis pesados do lugar? | 8 |
| 9. Fazer trabalhos de jardinagem como recolher folhas, capinar ou usar um cortador elétrico de grama? | 4,5 |
| 10. Ter relações sexuais? | 5,25 |
| 11. Participar de atividades recreativas moderadas como vôlei, boliche, dança, tênis em dupla, andar de bicicleta ou fazer hidroginástica? | 6 |
| 12. Participar de esportes extenuantes como natação, tênis individual, futebol, basquetebol ou corrida? | 7,5 |

7. **Fragilidade:** síndrome clínica e multifatorial, caracterizada pela redução das reservas de energia e resistência reduzida aos fatores estressores; tem sido reconhecida em pacientes idosos como importante preditor de eventos adversos pós-operatórios e de mortalidade depois de procedimentos cirúrgicos cardíacos. Maiores escores de fragilidade elevam o risco durante o período pós-operatório. O escore de fragilidade pode ser avaliado pelo fenótipo de fragilidade de Fried, composto por cinco componentes mensuráveis: perda de peso não intencional; redução da força; redução da velocidade de caminhada; baixa atividade física e fadiga. Os escores variam de zero a cinco, sendo pessoas "frágeis": pontuação ≥ três; "pré-frágeis": pontuação 1 ou 2; e "não frágeis": pontuação = 0 ou pela escala clínica de fragilidade (*Clinical Frailty Scale*), que classifica os pacientes de 1 a 9, sendo 1 o paciente muito ativo e 9 o paciente terminal.[7,14]

8. **Condição emocional do paciente:** pacientes que vão se submeter a procedimentos sob anestesia frequentemente experimentam forte angústia no período pré-operatório, que pode ser influenciada pela presença de transtornos psiquiátricos prévios. A ansiedade, mais comumente definida pelos pacientes como o "medo ou angústia do desconhecido", está relacionada com o tipo de procedimento cirúrgico e de anestesia e tem sua base na insegurança quanto à possibilidade de desconforto e dor no pós-operatório, complicações, incapacitação e medo da morte. A ansiedade e a depressão no pré-operatório podem levar a aumento do consumo de anestésicos e da demanda por analgésicos no pós-operatório, aumento do tempo de hospitalização e da mortalidade.[5,7]

Por conseguinte, no momento da APA, ao final da avaliação clínica, deve ser priorizada a avaliação das condições emocionais. Há também que atentar para o fato de que pacientes no pré-operatório, com frequência apresentam sintomas/sinais de ansiedade e/ou depressão que se confundem com os sintomas da doença que originou a intervenção cirúrgica. Nesses casos, para avaliação mais acurada, pode se utilizar escalas, inventários ou questionários de ansiedade e depressão, entre os quais é muito prática a Escala Hospitalar de Ansiedade e Depressão (*Hospital Anxiety and Depression Scale* - HADS) que é de fácil manuseio e rápida execução.[7]

## ▪ EXAME FÍSICO

Em relação à realização do exame físico na APA, a FT da ASA define que ele deve conter: sinais vitais, avaliação da permeabilidade das vias aéreas e exame cardiopulmonar, incluindo a ausculta.[1]

Devem ser verificados: pressão arterial (PA); frequência cardíaca; frequência e padrão respiratório; temperatura; saturação periférica de oxigênio; peso; altura; índice de massa corporal (IMC = peso.altura$^{-2}$); estado nutricional; presença de anemia, cianose e icterícia.[1] O peso corporal ideal também deve ser calculado, usando fórmulas disponíveis. Informações sobre o peso corporal ideal podem esclarecer a seleção de dose para alguns medicamentos relacionados à anestesia e ajustes para ventilação com pressão positiva.

No exame do sistema cardiopulmonar, além da ausculta, deve-se averiguar: turgescência das veias jugulares; presença de tiragem nas regiões intercostal, supraesternal ou supraclavicular e edema de membros inferiores; inspeção de pulsos periféricos; temperatura e coloração das extremidades.[1]

A avaliação do nível de consciência também deve ser realizada, pois quadros neurológicos pós-operatórios, como por exemplo disfunção cognitiva pós-operatória e *delirium*, podem ocorrer principalmente em pacientes de risco (citados anteriormente).[7,14]

## Pressão Arterial

A principal causa clínica de suspensões ou adiamentos de procedimentos cirúrgicos é a hipertensão arterial, doença associada mais frequente em pacientes cirúrgicos. Publicações mostraram que pacientes com hipertensão não tratada tiveram risco aumentado de mortalidade pós-operatória. Diferentes *guidelines* propõem recomendações similares sobre a mensuração da pressão arterial (PA) e/ou o manejo do paciente hipertenso antes de cirurgia eletiva.[5,7,14]

Estão incluídas entre elas:

- A PA deve ser medida em ambiente calmo, com temperatura agradável e aparelho calibrado, com manguito adequado no local certo.
- Se na primeira medida a PA for maior que 140 × 90 mmHg, deve-se realizar a segunda medida, pelo menos 1 minuto após a primeira. A menor medida das duas será considerada a PA válida.
- Se a PA for menor que 140 × 90 mmHg, o paciente é considerado normotenso.
- Se a PA estiver entre 140 × 90 mmHg e 179 × 109 mmHg, é considerado hipertenso de 1º (140-159 × 90-99) ou 2º grau (160-179 × 100-109). Esses pacientes não devem ter seu procedimento sob anestesia postergado ou suspenso, mas devem ser encaminhados para tratamento ou compensação clínica (pacientes já em tratamento). É sempre preciso refletir sobre a possibilidade da hipertensão do "avental branco" (*white coat hypertension*) e, quando o caso permitir, indicar medidas seriadas da PA em casa ou no Posto de saúde e retorno posterior para confirmação ou não do diagnóstico de hipertensão.
- Se a PA for maior ou igual a 180 × 110 mmHg, o paciente é considerado hipertenso grave, deve ter seu procedimento sob anestesia postergado ou suspenso e ser encaminhado imediatamente para tratamento ou compensação clínica (paciente já em tratamento).

As definições mais frequentemente utilizadas de hipotensão ou hipertensão intraoperatória consideram como pressão arterial basal a PA pré-indução. No entanto, alguns autores propõem que a PA a ser utilizada como basal deve ser a PA medida na APA ambulatorial, o que reitera a importância da medição adequada PA na APA.[5,7,14]

## Avaliação da Permeabilidade das Vias Aéreas

A principal causa de morbimortalidade no período peroperatório é a falha na manutenção das vias aéreas. O *4th*

*National Audit Project of the Royal College of Anaesthetists and Difficult Airway Society* (NAP4) estimou 1 complicação grave relacionada com o manejo das vias aéreas em 22.000 anestesias gerais, com morte ou lesão cerebral em 1:150.000 pacientes. Diferentes estratégias têm sido propostas para identificar pacientes com possível dificuldade de intubação orotraqueal (IOT), mas nenhuma delas é eficaz 100% das vezes, o que indica que se deve sistematizar a coleta de informações sobre as vias aéreas e condições clínicas que possam interferir no momento da ventilação e intubação, e fazer uso de diferentes testes de previsibilidade de intubação e ventilação difícil em todos os pacientes submetidos à APA.[7,16]

Os *guidelines* da ASA de manejo da via aérea difícil de 2022 propõem que antes do início dos cuidados anestésicos ou do manejo das vias aéreas, deve-se realizar avaliação de risco das vias aéreas para indicar o potencial de uma via aérea difícil ou risco de aspiração e exame das vias aéreas (à beira do leito e avançado). A avaliação de risco inclui a avaliação de informações obtidas da história ou dos registros médicos de um paciente, incluindo informações demográficas, condições clínicas, testes diagnósticos e entrevistas ou questionários com pacientes/familiares. O exame físico das vias aéreas inclui a identificação de características físicas que podem indicar a possibilidade de uma via aérea difícil, que compreende a avaliação das características faciais (abertura bucal, mobilidade da cabeça e pescoço, incisivos superiores proeminentes e teste de mordida do lábio superior, entre outras), avaliação de medidas anatômicas (escores de Mallampati modificado, distância tireo-mento, distância esterno-mento, distância interincisivo, circunferência cervical, entre outras) e pontos de referência. Quando julgar necessário, pode-se realizar endoscopia à beira do leito, laringoscopia/broncoscopia virtual ou impressão tridimensional.[16]

## Ventilação difícil sob máscara facial

É definida como uma condição em que não é possível sua consecução pelo anestesiologista devido a: vedação ineficiente ou ineficaz entre a máscara e a face do paciente e/ou excessiva resistência à entrada do fluxo de ar gerado pelo balão de ventilação.[5,7,16]

Segundo diferentes autores, são preditores de ventilação difícil a presença de dois ou mais destes fatores: ausência de dentes; barba; IMC > 26 kg.m$^{-2}$; idade > 55 anos; Mallampati III; protrusão mandibular limitada; ausência de dentes; e histórico de apneia do sono ou roncos. Circunferência do pescoço maior que 45 cm é sinal de atenção.[5,7]

Devem também ser inquiridas informações sobre as condições da dentição, observando-se a presença de dentes falhos, anômalos e próteses, além de anormalidades da boca, cavidade oral, queixo e pescoço.

## Outros Itens de Importância no Exame Físico

Deve-se verificar se existem veias periféricas visíveis, principalmente em crianças pequenas e pacientes obesos ou desnutridos. Nessa avaliação também é possível identificar usuários de drogas que apresentam múltiplas marcas de picadas de injeção. Além disso, deve-se sempre avaliar a região da punção nos casos de planejamento de bloqueio do neuroeixo.

## ■ MEDICAMENTOS EM USO

Pacientes que utilizam medicações de uso contínuo devem ser avaliados criteriosamente para decisão de manutenção ou interrupção delas no período pré-procedimento sob anestesia. A orientação de se manter as medicações de uso contínuo nesse período vale para a maioria dos fármacos, devendo-se anotar as doses e os horários de administração e verificar as possíveis interações com os agentes anestésicos. A Tabela 72.2 apresenta aqueles mais frequentemente utilizados ou de maior chance de interação com anestésicos.[5,7,17]

## Situações Especiais

### Hipoglicemiantes

As diretrizes da Sociedade Brasileira de Diabetes (2023) constam da Tabela 72.3, sendo item de atenção os análogos de GLP-1, em especial a semaglutida (Ozempic®), que segundo Recomendação da Sociedade Brasileira de Anestesiologia deve ser suspensa 21 dias antes de qualquer procedimento sob sedação/anestesia.[18,19]

As mesmas diretrizes da Sociedade Brasileira de Diabetes propõem ainda que:

- Deve ser considerada a suspensão dos análogos de GLP-1 e agonistas duais GIP/GLP-1 previamente a procedimentos que envolvam sedação anestésica ou anestesia geral devido ao risco potencial de aspiração gástrica.
- É recomendado um controle glicêmico moderado, com metas de glicemia de 140 a 180 mg/dL, visando evitar glicemias abaixo de 70 mg/dL.[18]

### Anticoagulantes

O uso de anticoagulantes (AC) é cada vez mais frequente devido ao aumento progressivo da vida média da população e, por conseguinte, da frequência de doenças cardiovasculares, do uso de *stents* cardiovasculares e devido às estratégias de tromboprofilaxia perioperatória. Além disso, medicações e fitoterápicos utilizados com outras finalidades têm como efeitos colaterais alteração da coagulação, tais como anti-inflamatórios não esteroides (AINEs). A Tabela 72.4 apresenta resumo das recomendações mais recentes sobre o uso de anticoagulantes e punção do neuroeixo e inserção ou retirada de cateter peridural.[20]

### Fitoterápicos

A *American Society of Regional Anesthesia* (ASRA), em 2018, publicou a 4ª edição do *guideline* sobre anestesia regional em pacientes em uso de medicamentos antitrombóticos ou em terapia trombolítica,[20] no qual recomenda que o intervalo de tempo para os efeitos cessarem após a descontinuação do uso do ginseng é 24 horas, ginkgo biloba, 36 horas e alho, 7 dias. Apesar dessas ações dos fitoterápicos, a recomendação da ASRA é contra a suspensão de fitoterápicos no pré-operatório ou à não realização de bloqueios do neuroeixo em pacientes em uso deles, enquanto a ESA propõe que eles sejam descontinuados 15 dias antes de um procedimento cirúrgico.[5,20]

**Tabela 72.2  Medicamentos que devem ser tomados no dia da cirurgia.**

| Antiarrítmicos, digitálicos, estatinas | Manutenção até o dia da cirurgia |
|---|---|
| **Betabloqueadores** | Manutenção até o dia da cirurgia: pacientes em uso crônico – atenção: maior chance de redução da FC e da PA e acidente vascular encefálico – exceção: uso inicial no pré ou intraoperatório discutido se paciente com alto risco de IAM e/ou de complicações cardíacas |
| **Anti-hipertensivos** | Manutenção até o dia da cirurgia – exceção: inibidores da ECA e bloqueadores do RA: suspensão 12 a 24 horas antes da cirurgia nos casos de procedimentos cirúrgicos com previsão de sangramento; condição clínica de perigo de instabilidade cardiovascular |
| **Antidepressivos** | Manutenção até o dia da cirurgia – atenção: inibidores da monoaminoxidase: manutenção até o dia do procedimento sob anestesia, evitar o uso de meperidina e vasopressores de ação indireta |
| **Antipsicóticos, antiepilépticos, benzodiazepínicos** | Manutenção até o dia da cirurgia – atenção: lítio: interromper 72 h antes da cirurgia e reiniciar quando o paciente apresentar eletrólitos normais, estiver hemodinamicamente estável e for capaz de comer e beber |
| **Inibidores da COX-2, analgésicos comuns, não opioides, opioides e coadjuvantes** | Manutenção até o dia da cirurgia – atenção: valdecoxibe em cirurgia cardíaca e aumento do risco de evento cardíaco |
| **Antiagregantes plaquetários** | Pacientes com *stent* coronariano de metal – recomendação: manter clopidogrel e ácido acetilsalicílico até intervalo ótimo – 30 dias após colocação do *stent* |
| | Até 6 sem. após colocação do *stent*: procedimento cirúrgico eletivo – adiar; procedimento de U/E: manter clopidogrel e ácido acetilsalicílico no perioperatório, suspender somente se risco de sangramento > risco de trombose |
| | Pacientes com *stent* coronariano eluido com drogas – recomendação: manter clopidogrel e aspirina até intervalo ótimo - 12 meses após colocação do *stent.* |
| | Até 6 sem. após colocação do *stent*: procedimento cirúrgico eletivo – adiar; procedimento de U/E: manter clopidogrel e ácido acetilsalicílico no perioperatório, suspender somente se risco de sangramento > risco de trombose. |
| | Entre 6 sem. e 365 dias após colocação do *stent* – procedimento eletivo: risco de adiar procedimento > risco de trombose – cirurgia após 180 dias - se risco de adiar < risco de trombose – aguardar 365 dias |
| **Ácido acetilsalicílico** | Em geral, ácido acetilsalicílico deve ser mantido em todo paciente com *stent* coronariano, independentemente do intervalo de tempo entre a implantação e o procedimento cirúrgico. Considerar a manutenção do uso da ácido acetilsalicílico quando: risco de evento cardíaco/ tromboembólico adverso > risco de sangramento |
| **Anti-inflamatórios não esteroides** | Atenção para pacientes com insuficiência renal e hepática; uso de drogas e álcool – suspensão antes de bloqueio do NE – assunto ainda controverso |
| **Corticoides (inalados e por via oral)** | Manutenção até o dia da cirurgia – dose a ser discutida com o clínico |
| **Medicamentos para tratamento da asma, hipo e hipertireoidismo, colírios, diuréticos tiazídicos, miastenia *gravis*** | Manutenção até o dia da cirurgia |
| **Medicamentos contra obesidade** | SBA/SBD – 07/2023: orientação sobre o uso da semaglutida (oral e subcutânea) = suspensão 21 dias antes da cirurgia |
| **Medicamentos tópicos, sildenafil, diuréticos (exceto tiazídicos)** | Suspensão na véspera da cirurgia |
| **Contraceptivos orais, reposição hormonal, modulador seletivo do receptor de estrogênio** | Suspensão 3 semanas antes da cirurgia em pacientes com alto risco de TEV |

Inibidores da ECA = inibidores da enzima de conversão da angiotensina; bloqueadores do RA = bloqueadores do receptor de angiotensina; IAM = infarto agudo do miocárdio; U/E = urgência ou emergência; NE = neuroeixo; TEV = tromboembolismo venoso; SBA = Sociedade Brasileira de Anestesiologia; SBD = Sociedade Brasileira de Diabetes.

**Tabela 72.3  Manejo das medicações antidiabéticas no pré-operatório de cirurgia eletiva.**

| Fármaco | Conduta |
|---|---|
| Metformina | Deve ser considerada a suspensão no dia da cirurgia |
| Tiazolidinedionas | Pode ser mantida ambulatorialmente em cirurgias eletivas não cardíacas |
| Análogo de GLP-1 | Deve ser considerada a suspensão* |
| Inibidor de DPP-4 | É recomendada a manutenção |
| Inibidor de SGLT-2 | Deve ser suspenso entre 3 e 4 dias antes |
| Inibidor de alfa-glucosidase | Deve ser suspenso no dia da cirurgia |
| Sulfonilureias | Deve ser suspensa 24 horas antes da cirurgia |
| Glinidas | Deve ser suspensa no dia da cirurgia |
| Insulina prandial | Evitar durante o período de jejum. Utilizar apenas para correção eventual |
| Insulina intermediária (NPH) | Manter a dose na noite anterior e reduzir em 50% a dose da manhã até o horário do fim do jejum |
| Insulina basal (longa ação) | Manter ou diminuir em 20-30% a dose a partir da noite anterior ao procedimento. Em pacientes com maior proporção de basal, essa redução pode chegar a 50% |
| Insulina basal (Ultralenta) | Manter ou diminuir em 20-30% a dose 72 horas antes do procedimento. Em pacientes com maior proporção de basal, essa redução pode chegar a 50%. |

| Medicamento | Intervalo mínimo entre administração de anticoagulante (AC) no neuroeixo e a manipulação/remoção do cateter | Intervalo mínimo entre a manipulação/ remoção do cateter e nova dose do AC | Avaliação do nível sérico após administração do AC | Observações |
|---|---|---|---|---|
| HNF DP | 4-6 h | 1 h | | |
| HNF DT | IV 4-6 h | 1 h/4 h | | |
| Enoxaparina DP | 12 h | 4 h | | |
| Enoxaparina DT | 24 h | 4 h | | |
| Fondaparinux | 36-42 h | 6-12 h | | Uso discutido |
| Varfarina | INR ≤ 1,4 | INR < 1,5 | INR > 1,5 < 3 - manutenção do cateter | INR > 3 - dose de AC reduzida para remoção do cateter |
| Rivaroxabana | 72 h | 6 h | 22-26 h | |
| Apixabana | 72 h | 4-6 h | 26-30 h | |
| Edoxabana | 72h | 6h | 20-28 h | |
| Betrixabana | 72 h | 5 h | 72 h | Cl. creat. < 30 mL.min⁻¹: contraindicação de bloqueio do NE |
| Dabigatrana | 72 h (Cl. creat. > 80 mL.min⁻¹) | 6 h | 34-36 h | |
| Dabigatrana | 96 h (Cl. creat. 50 - 79 mL.min⁻¹) | 6 h | 34-36 h | |
| Dabigatrana | 120 h (Cl. creat. 30 -49 mL.min⁻¹) | 6 h | 34-36 h | Cl. creat. < 30 mL.min⁻¹: contraindicação de bloqueio do NE |
| Argatroban | 4 h | 2-6 h | | |
| Clopidogrel | 5-7 d | 6 h | | |
| Ticlopidina | 10 d | 6 h | | |
| Prasugrel | 7-10 d | 6 h | | Cateter neuraxial não deve ser mantido |
| Ticagrelor | 5-7 d | 6 h | | Cateter neuraxial não deve ser mantido |
| Cangrelor | 3 h | 6-8 h | | |
| Cilostazol | 48 h | 3-6 h | | |
| Dipiridamol (liberação prolongada) | 48 h | 6 h | | |
| Eptifibatide | 8 h | 6 h | | bloqueio NE se função plaquetária normal |
| Abciximab | 24 - 48 h | 7 h | | bloqueio NE se função plaquetária normal |
| Tirofiban | 8 h | 8 h | | bloqueio NE se função plaquetária normal |
| Fibrinolíticos/trombolíticos | 10 d | 10 d | | uso discutido em bloqueio NE |
| Aspirina | Sem restrições | Sem restrições | | |
| AINEs | Sem restrições | Sem restrições | | |

**Tabela 72.4** Recomendações sobre uso de anticoagulantes e punção do neuroeixo e inserção ou retirada de cateter peridural.

AC = anticoagulante; NE = neuroeixo; CP = cateter peridural; DT = dose terapêutica; DP = dose profilática; HNF = heparina não fracionada; h = horas; IV = infusão venosa; AINEs = anti-inflamatórios não esteroides; INR = *international normalized ratio* (índice internacional normalizado); Cl. creat. = *clearance* de creatinina.

**Fonte:** Adaptada de Horlocker TT e col., 2018.[20]

Por outro lado, a *Society for Perioperative Assessment and Quality Improvement* (SPAQI), considerando o uso de medicamentos complementares, denominados "ervas" ou "suplementos" ou "fitoterápicos", cada vez mais frequente em todo o mundo, a existência de número cada vez maior de suplementos disponíveis e o possível aumento do risco perioperatório, publicou, em 2022, recomendações para o manejo pré-operatório de suplementos, os quais, de uso mais frequente no Brasil, são considerados a seguir:[20]

- **Suspender por 2 semanas antes da cirurgia devido a efeito antiagregação plaquetária e potencialização do efeito dos anticoagulantes:** alho, arnica, boldo, cúrcuma, erva-de-São-João, gengibre, ginkgo biloba, vitamina E.
- Descontinuar preparações de canabidiol, dimetilamilamina (DMAA), efedra, kratom e maconha.
- **Podem ser continuados:** camomila, melatonina, maracujá, óleo de peixe/ácidos graxos ômega-3 e valeriana.

### Hormônio do crescimento e suplementos vitamínicos

O hormônio do crescimento (GH) e os suplementos vitamínicos têm se tornado de uso extremamente frequente entre os jovens do sexo masculino, com a finalidade de promover aumento do desempenho físico e sexual. No entanto, podem levar a complicações, principalmente cardiovasculares no período intraoperatório devido a interações medicamentosas. É importante, portanto, insistir no questionamento neste grupo de pacientes, explicando os riscos da não informação ao anestesiologista.[7]

### Quimioterápicos

A associação entre anestesia regional e menor recorrência de câncer, embora ainda controversa, foi sugerida em vários estudos, e a explicação para esse possível efeito benéfico seria a atenuação da resposta endócrina e metabólica ao trauma cirúrgico, levando a menor imunossupressão no pós-operatório. Entretanto, o uso de cisplatina, suramin, taxane ou alcaloides da vinca pode levar a neuropatias, semanas após sua suspensão. Assim, deve-se avaliar criteriosamente os riscos/benefícios da anestesia do neuroeixo nesses pacientes.[7]

### ■ EXAMES PRÉ-OPERATÓRIOS

Atualmente, preconiza-se que os exames pré-operatórios devem ser solicitados segundo informações da história clínica e/ou do exame físico, bem como de acordo com a necessidade de avaliação sequencial de exames que podem sofrer alterações durante o procedimento cirúrgico, conforme a inclusão do paciente em população de alto risco para alguma condição específica, e de acordo com o tipo e grau de invasividade do procedimento cirúrgico.[1,7,9]

Embora inúmeros estudos sobre o assunto, exames pré-operatórios, tenham sido publicados nas últimas décadas, os mais importantes são a revisão sistemática de Admass e col. (2022),[22] as recomendações do *National Institute for Health and Clinical Excellence* (NICE - 2016) e da FT da ASA (2012).[1,21,22]

Nessas publicações foram avaliados diferentes exames pré-operatórios, entre outros como hematócrito e hemoglobina; testes de coagulação; dosagem sérica de sódio, potássio, ureia, creatinina e glicose; eletrocardiograma; ra-

diografia de tórax e teste de gravidez. Foram definidos como exames "de rotina" aqueles solicitados com a finalidade de identificar condições não detectadas pela história clínica e exame físico, em pacientes assintomáticos (ASA 1) e na ausência de qualquer indicação clínica.[1,21,22]

A conclusão das publicações é que os exames pré-operatórios não devem ser solicitados de rotina e, sim, de acordo com o propósito básico de guiar e otimizar o cuidado perioperatório e com base nas informações obtidas do prontuário do paciente, história clínica, exame físico, tipo e porte do procedimento cirúrgico.[1,21,22]

A Tabela 72.5 apresenta um resumo das recomendações e conclusões dessas publicações em relação aos exames: radiografia de tórax; hematócrito; hemoglobina; hemograma; testes de coagulação; dosagem sérica de sódio, potássio, ureia, creatinina e glicose; hemoglobina glicada e de gravidez.[1,21,22]

Tabela 72.5 Recomendações e conclusões dos exames: radiografia de tórax; hematócrito; hemoglobina; hemograma; testes de coagulação; dosagem sérica de sódio, potássio, ureia, creatinina e glicose; hemoglobina glicada e de gravidez.

### Exames Cardíacos

Em relação à avaliação cardiovascular e manejo de pacientes a serem submetidos a cirurgias não cardíacas, a revisão sistemática de Admass e col. (2022), as recomendações da FT da ASA, *American Heart Association* (AHA), *American College of Cardiology* (ACC), *European Society of Cardiology* (ESC), ESA e NICE propõem os seguintes exames:[1,5,13,21,22]

### Eletrocardiograma

- **Cirurgias de moderado e alto risco:** é indicado em pacientes com doença coronariana ou outra doença cardíaca; pode ser considerado em pacientes assintomáticos, sem fator(es) de risco, > 65 anos.
- **Cirurgias de baixo risco:** pode ser considerado em pacientes assintomáticos, com fator(es) de risco; não é recomendado em pacientes assintomáticos, sem fator(es) de risco.

### Outros exames de avaliação cardiológica

Em função de literatura escassa quanto ao impacto na evolução perioperatória de exames de avaliação cardiológica, tais como ecocardiograma, teste de estresse, teste ergométrico, a FT ASA propõe que sejam indicados em situações específicas após consulta com especialistas.[1]

Segundo a revisão sistemática de Admass e col. (2022) e as recomendações da AHA, ACC, ESC e ESA, o ecocardiograma pré-operatório:[5,13,21,22]

- Pode ser indicado em pacientes assintomáticos a serem submetidos a cirurgias de alto risco. Não é recomendado em pacientes assintomáticos, sem fator(es) de risco, a serem submetidos a cirurgias de baixo risco.
- **Recomendações de 2016 do NICE:** o ecocardiograma pré-operatório não deve ser considerado de rotina, mas deve-se avaliar sua indicação se o paciente apresentar sopro cardíaco ou sintomas cardíacos, sempre após a realização de ECG.[22]

**Tabela 72.5** Recomendações e conclusões dos exames: radiografia de tórax; hematócrito; hemoglobina; hemograma; testes de coagulação; dosagem sérica de sódio, potássio, ureia, creatinina e glicose; hemoglobina glicada e de gravidez.

| Porte cirúrgico | FT *ASA (2012)* | Recomendações do *National Collaborating Centre for Acute Care* (NICE) (2016) | | |
| --- | --- | --- | --- | --- |
| | | Porte menor | Porte moderado | Grande porte/cirurgia complexa |
| Hb e Ht | ASA I – não é recomendado. ASA ≥ II ou com fatores de risco e extremos de idade – deve ser considerado. | Não foi avaliado. | | |
| Hemograma | Não foi avaliado. | Não é recomendado. | ASA ≥ III (doença cardiovascular/ renal não avaliada recentemente) – deve ser considerado. | Deve ser sempre solicitado. |
| Testes de coagulação | ASA I – não é recomendado. ASA ≥ II ou com fatores de risco e nos extremos de idade – deve ser considerado. | Não é recomendado independente do porte cirúrgico – deve ser considerado em pacientes com doença hepática. | | |
| Dosagem sérica de sódio, potássio e função renal | ASA I – não é recomendado. ASA ≥ II ou com fatores de risco – deve ser considerado. | ASA ≥ III com risco de IRA – deve ser considerado. | ASA II com risco de IRA – deve ser considerado ASA ≥ III – deve ser solicitado. | ASA I com risco de IRA – deve ser considerado ASA ≥ II – deve ser solicitado. |
| Dosagem sérica de glicose | ASA I – não é recomendado. ASA ≥ II ou com fatores de risco – deve ser considerado. | Não foi avaliado. | | |
| Teste de gravidez | Deve ser oferecido a todas as pacientes em idade fértil e naquelas que o resultado pode alterar a conduta. | Deve ser considerado em todas as pacientes em idade fértil. | | |
| Hemoglobina glicada | Não é recomendado em pacientes sem diagnóstico de diabete melito. Deve ser considerado em cirurgias ortopédicas e cardiovasculares.[18] | Não é recomendado em pacientes sem diagnóstico de diabete melito. | | |
| Rx de tórax | ASA I – não é recomendado. ASA ≥ II ou com fatores de risco – deve ser considerado. | Não é recomendado. | | |

FT ASA = Força-Tarefa da American Society of Anesthesiologists; Ht = hemoglobina; Ht = hematócrito; IRA = insuficiência renal aguda.

Recomenda-se, ainda, que na suspeita ou diagnóstico de doença cardíaca ativa em paciente a ser submetido à cirurgia, o paciente deve ser encaminhado para o cardiologista para avaliação e tratamento possível.[1,7,14]

## Outros Exames

Recomendações da FT ASA, NICE e ESA: polissonografia, função hepática, provas de função pulmonar, teste de capacidade cardiorrespiratória: não são indicados em pacientes assintomáticos.[1,13,22]

## Prazo de validade dos exames pré-operatórios

A FT da ASA não encontrou evidências na literatura que permitam definir um prazo de validade dos exames pré-ope-

ratórios. Propõe que são aceitáveis resultados de exames realizados até 6 meses antes do procedimento anestésico-cirúrgico, se a condição clínica do paciente não sofreu mudanças significativas.[1]

## Exames pré-operatórios para cirurgia de catarata

Revisão sistemática da Cochrane (2012), realizada com objetivo de investigar evidências de redução de eventos adversos por meio da realização de exames pré-operatórios de rotina (pacientes ASA I) e estimar os custos desses exames em pacientes submetidos a cirurgia de correção de catarata, concluiu que essa prática de realização de exames pré-operatórios não diminuiu o risco de eventos adversos intra e pós-operatórios nem a taxa de cancelamento de cirurgias, mas aumentou o custo. A ESA, em 2018, publicou revisão das recomendações anteriores, endossando a Revisão da Cochrane, da ASA e do NICE, propondo a realização de exames pré-operatórios apenas quando indicados pela história clínica e/ou exame físico.[1,5,7,22]

## Análise custo/benefício dos exames pré-operatórios

A ASA liberou, em 2013, uma lista de exames pré-operatórios e procedimentos comumente solicitados, mas nem sempre necessários, aderindo a uma campanha nacional da *American Board of Internal Medicine* (ABIM) (2012), *"Choosing Wisely Campaign"*. Essa lista identifica cinco recomendações baseadas na literatura que podem auxiliar no diálogo entre médico e paciente sobre o que é realmente necessário. Entre elas encontram-se: não obter exames pré-operatórios em pacientes ASA I ou II a serem submetidos a cirurgias de baixo risco (especificamente hemograma, bioquímica sanguínea e exames de coagulação) quando é esperada perda mínima de volume; não realizar exames de avaliação cardiológica diagnóstica (ecocardiografia transtorácica/esofágica) ou teste de estresse cardíaco em pacientes cardíacos estáveis a serem submetidos a cirurgias não cardíacas de baixo ou moderado risco.[7,23]

Estudo realizado entre 2012 e 2015 avaliou o resultado da implementação de múltiplas diretrizes, *guidelines*, recomendações da lista do *"Choosing Wisely"* da ASA e consenso entre cirurgiões, anestesiologistas e enfermeiras-anestesistas. No período do estudo, foram analisados resultados de 56.425 exames de laboratório, eletrocardiogramas (ECGs) e radiografia de tórax, verificando-se redução de todos os exames solicitados após a mudança do protocolo (ECG de 61,90% para 31,66%; testes de coagulação de 37,57% para 29,74%; hemograma de 71,38% para 51,42% e radiografia de tórax de 11,80% para 3,13%). As alterações não mudaram o número de suspensões de cirurgias, tempo de internação e readmissões.[23]

A despeito de estudos terem mostrado que os exames pré-operatórios em cirurgias de baixo risco não são preditores da evolução intra e pós-operatória e têm mínimo impacto sobre a conduta anestésica, o que levou às recomendações de não realização de exames pré-operatórios de rotina e, ainda, apesar da campanha *"Choosing Wisely Campaign"*, estes continuam sendo solicitados amiúde. Esse fato pode ser observado em pesquisa multicêntrica retrospectiva, publicada em 2016, incluindo cerca de 900.000 pacientes submetidos a mais de 1 milhão de procedimentos cirúrgicos ambulatoriais, que mostrou a frequência com a qual eles são realizados, com taxas variadas dependendo das instituições, que não podem ser explicadas por fatores relacionados aos tipos de pacientes ou institucionais.[7,23]

## ■ RISCO PERIOPERATÓRIO

Há décadas médicos procuram desenvolver métodos ou sistemas de classificação de risco de diferentes complicações e/ou de óbito nos períodos intra e pós-operatório, de curto e longo prazo. O modelo ou classificação ideal é aquele que é de rápida e fácil execução na avaliação pré-anestésica, pode ser adotado por todos os hospitais e pode predizer o risco em todos os pacientes, em qualquer cenário, cirurgia eletiva, de urgência ou emergência.

Um dos mais antigos, descrito na literatura em 1941, é a classificação do estado físico da ASA, conhecida como classificação da ASA. Embora tenha sido proposta como classificação de estado físico, é utilizada como avaliação do risco perioperatório por médicos em geral (anestesiologistas, cirurgiões e clínicos) (Tabela 72.6) e vários estudos mostraram a correlação entre os escores da ASA e morbimortalidade. Na atualização de 2020, foram inseridos exemplos em pediatria e obstetrícia, e a gestante sem comorbidades passou a ser considerada ASA II.[24]

A classificação em cirurgias de baixo, intermediário e alto risco é baseada no risco de morte por complicações cardíacas e infarto do miocárdio nos primeiros 30 dias de pós-operatório de acordo apenas com o tipo de intervenção cirúrgica, sem considerar as comorbidades do paciente. Essa classificação é utilizada como um dos critérios para avaliação do risco cardíaco em cirurgias não cardíacas em várias recomendações de sociedades de especialidades (Tabela 72.7).[13]

Várias classificações de risco peroperatório avaliam a probabilidade de complicações cardiovasculares e/ou de óbito após cirurgia não cardíaca ou cardíaca, em paciente cardíaco ou não cardíaco. São exemplos, os índices de Goldman, de Detsky e o RCRI (*Revised Cardiac Risk Index*); o projeto *American College of Surgeons National Surgical Quality Improvement Project* (NSQIP - *risk calculator*); o EuroSCORE II; e o escore de risco em cirurgia torácica e cardíaca da *Society of Thoracic Surgeons* (STS). Alguns dos estudos citados utilizam bases de dados de hospitais para desenvolver os índices ou escores de risco ou necessitam de acesso à internet no momento da APA, o que torna difícil seu uso rotineiro (p. ex., NSQIP *risk calculator* e EuroSCORE II).[7,14,25]

Outros índices, como o APACHE II (*Acute Physiology and Chronic Health Evaluation II*), SAPS II (*Simplified Acute Physiology Score-II*), POSSUM (*Physiologic and Operative Severity Score for Enumeration of Morbidity and Mortality*) e P-POSSUM (*Portsmouth-POSSUM*) são modelos que pressupõem o uso de variáveis intra e pós-operatórias, portanto só podem ser utilizados no pós-operatório e terapias intensivas. Por outro lado, outros pesquisadores têm procurado encontrar modelos de avaliação do risco de morte por qualquer causa, no período pós-operatório.[7,14]

Revisão sistemática de 2023 avaliou diferentes modelos de predição de mortalidade pós-operatória em 30 dias em coortes de cirurgia não cardíaca, concluindo que o índice denominado *surgical outcome risk tool* (SORT) apresentou a melhor combinação de valor preditivo e usabilidade clínica e foi validado externamente. O SORT inclui as variáveis idade, estado físico da ASA, tipo de cirurgia (urgência ou não), presença de câncer ou não, porte cirúrgico.[14,25,26]

Recentemente estudos têm sido realizados a fim de desenvolver modelos estatísticos para complicações de outros órgãos, tais como: algoritmo para avaliação cardíaca perioperatória ACC/AHA 2014; risco cirúrgico em pacientes com doença coronariana ou valvular; índice de risco de complicações renais; pulmonares; neurológicas e psiquiátricas; risco de tromboembolismo venoso (TEV); escore de risco de *delirium* pós-operatório; escore de fragilidade; e escore de risco de acidente vascular encefálico, o que deve aprimorar ainda mais a avaliação completa dos riscos inerentes ao ato anestésico-cirúrgico.[7,14]

**Tabela 72.6 Sistema de classificação do estado físico segundo a ASA.[24]**

| Classificação ASA do estado físico | Definição | Exemplos adultos, incluindo, mas não limitados a | Exemplo pediátrico, incluindo, mas não limitado a | Exemplo obstétrico, incluindo, mas não limitado a |
|---|---|---|---|---|
| ASA I | Paciente normal e saudável | Paciente saudável, não tabagista, com elitismo nulo ou mínimo | Paciente saudável (sem doença aguda ou crônica), IMC em percentil normal para a idade | |
| ASA II | Paciente com doença sistêmica branda | Paciente com doenças brandas, mas sem limitações funcionais significativas. Tabagista, consumo social de álcool, gestante, obeso, (IMC acima de 30, mas inferior a 40), DM/HT bem-controlada, doença pulmonar branda | Doença cardíaca congênita assintomática, disritmias bem-controladas, asma sem exacerbação, epilepsia bem-controlada, DM não insulina-dependente, IMC em percentil anormal para a idade, AOS branda a moderada, doença oncológica em remissão, autismo com limitações brandas | Gestação normal, HT gestacional bem-controlada, pré-eclâmpsia bem-controlada sem características graves, DM gestacional controlado com dieta |
| ASA III | Paciente com doença sistêmica grave | Limitações funcionais substantivas; uma ou mais doenças moderadas a graves. DM ou HT mal controlada, DPOC, obesidade mórbida (IMC > 40), hepatite ativa, dependência ou abuso de álcool, marcapasso implantado, redução da FE, DRET sob diálise regular, histórico (> 3 meses) de IM, AVC, AIT ou DAC/stents | Anomalia cardíaca congênita estável não corrigida, asma com exacerbação, epilepsia mal controlada, DM insulina-dependente, obesidade mórbida, desnutrição, AOS grave, doença oncológica, insuficiência renal, distrofia muscular, fibrose cística, histórico de transplante de órgão, malformação de cérebro/coluna espinhal, hidrocefalia sintomática, CAP infantil < 60 semanas, autismo com limitações graves, doença metabólica, via respiratória difícil, nutrição parenteral prolongada. Bebês a termo < 6 semanas de idade. | Pré-eclâmpsia com características graves, DM gestacional com complicações ou alto requerimento de insulina, doença trombofílica com necessidade de anticoagulação |
| ASA IV | Paciente com doença sistêmica grave que é uma ameaça constante à vida | IM, AVC, AIT ou DAC/stents recentes (< 3 meses), isquemia cardíaca ou disfunção valvar grave em andamento, redução grave da FE, choque, sepse, DIC, DRA ou DRET sem diálise regular | Anomalia cardíaca congênita sintomática, insuficiência cardíaca congestiva, sequela ativa de prematuridade, encefalopatia hipóxico-isquêmica aguda, choque, sepse, CID, desfibrilador-cardioversor automático implantável, dependência de ventilador, endocrinopatia grave, trauma grave, desconforto respiratório grave, doença oncológica avançada | Pré-eclâmpsia com características graves complicada por HELLP ou outros eventos adversos, cardiomiopatia periparto com FE < 40, doença cardíaca não corrigida/descompensada adquirida ou congênita |
| ASA V | Paciente moribundo sem expectativa de sobrevida sem cirurgia | Ruptura de aneurisma abdominal/torácico, trauma extenso, hemorragia intracraniana com efeito de massa, isquemia intestinal em face de doença cardíaca significativa ou disfunção múltipla de órgãos/sistemas | Trauma intracraniano extenso com hemorragia com efeito de massa, pacientes em ECMO, insuficiência ou parada respiratória, hipertensão maligna, insuficiência cardíaca congestiva descompensada, insuficiência cardíaca, encefalopatia hepática, isquemia intestinal ou disfunção múltipla de órgãos/sistemas | Ruptura uterina |
| ASA VI | Paciente com morte cerebral declarada cujos órgãos serão removidos para doação | | | |

Aprovada pela "ASA house of delegates" em 15/10/2014. Atualizada em 13/12/2020. https://www.asahq.org/standards-and-guidelines/asa-physical-status-classification-system.

AIT: ataque isquêmico transitório; AOS: apneia obstrutiva do sono; ASA: *American Society of Anesthesiologists*; AVC: acidente vascular cerebral: CAP, contração atrial prematura; CID: coagulação intravascular disseminada; DAC: doença da artéria coronária; DM: diabetes mellitus; DPOC: doença pulmonar obstrutiva crônica; DRA: doença renal aguda; DRET: doença renal em estágio terminal; ECMO: oxigenação com membrana extracorpórea; FE: fração de ejeção; HELLP: hemólise, elevação de enzimas hepáticas, trombocitopenia; HT: hipertensão; IM: infarto do miocárdio; IMC: índice de massa corporal.

**Tabela 72.7  Risco cirúrgico de acordo com o tipo de intervenção cirúrgica.**

| Baixo risco – risco < 1% | Risco intermediário – risco entre 1 e 5% | Alto risco – risco > 5% |
| --- | --- | --- |
| Procedimentos endoscópicos | Endarterectomia de carótida | Cirurgias de emergência de grande porte |
| Procedimentos superficiais | Cirurgias de cabeça e pescoço; ortopédicas | Cirurgias vasculares de grande porte |
| Cirurgias de pequeno porte | Cirurgias ginecológicas de grande porte | Revascularização de membros inferiores ou embolectomia |
| Cirurgias oftalmológicas | Transplante renal | Procedimentos invasivos e prolongados |
| Cirurgias de mama | Cirurgias intraperitoneais | Transplante hepático ou pulmonar |

## CONSULTAS COM ESPECIALISTAS

Existe uma escassez de evidências em relação ao impacto das consultas realizadas por especialistas no período pré-operatório na morbimortalidade perioperatória; no entanto, é lógico o raciocínio de que a otimização clínica pré-operatória com o auxílio dos colegas de outras áreas médicas seja benéfica.[27]

Hipertensão e DM não tratadas ou, apesar de tratamento, descompensadas são a principal causa de consultas clínicas em pacientes a serem submetidos a procedimentos oftalmológicos cirúrgicos, o que justificaria, segundo alguns autores, a indicação dessas consultas para todos os pacientes, independente da condição clínica prévia. Entretanto, outros autores não concordam com esta conduta e propõem que a avaliação pré-operatória seja planejada como um processo com organização e coordenação adequadas, o que permitiria a identificação de pacientes com essas comorbidades e, nesses casos, o encaminhamento para consultas clínicas.[1,5,14]

Provavelmente, ainda sem evidências de literatura, os pacientes que devem ter maiores benefícios da consulta clínica são aqueles a serem submetidos a cirurgia de alto risco e aqueles de alto risco clínico que serão submetidos a cirurgias de risco moderado e alto. Esses pacientes devem ser encaminhados para as consultas, dias ou, de preferência, semanas antes da data prevista da cirurgia para que possa haver otimização da condição clínica pré-operatória. As solicitações devem ser feitas por escrito, de forma clara e contendo toda informação necessária para o adequado atendimento pelo clínico. Assim também, o documento do atendimento, a conduta proposta e as conclusões devem ser de fácil e rápido acesso à equipe cirúrgica e anestésica.

## INFORMAÇÕES PARA O PACIENTE

Fornecer as informações de forma adequada reduz o nível de ansiedade dos pacientes, aumenta o grau de satisfação e a adesão a tratamentos e instruções pré-operatórias. Segundo as recomendações da ESA, a quantidade de informação dada ao paciente deve ser baseada no que o paciente deseja saber; as informações devem ser fornecidas mediante consulta preferencialmente direta, podendo adicionalmente serem entregues na forma escrita ou de vídeo, as quais constituem métodos efetivos de redução da ansiedade, mas de pouco efeito clínico.[5,7]

## CONSENTIMENTO INFORMADO

Todos os pacientes a serem submetidos à anestesia ou sedação têm o direito moral e legal de serem informados sobre o que vai acontecer durante o ato anestésico. Embora o conceito de consentimento informado (CI) varie de acordo com o país, é consenso que o paciente e/ou responsável legal têm que entender os riscos e benefícios dos procedimentos que serão realizados, recebendo explicação apropriada do anestesiologista, que deve considerar as diferenças possíveis de grau de entendimento.

A Resolução CFM N° 2.174/2017 nos seus diversos artigos determinou aos médicos anestesiologistas os itens a serem cumpridos em uma anestesia desde a APA até a alta da recuperação pós-anestésica. No Anexo I, pode-se verificar que consta, entre os documentos da anestesia considerados obrigatórios, o consentimento informado (CI) específico para a anestesia. O CI para o procedimento anestésico inclui o esclarecimento de todos os procedimentos que se pretende realizar, seus benefícios e riscos, de forma clara e acessível à compreensão do paciente e a aprovação dele. Existem vários modelos de CI e o fundamental é que toda Instituição ou local de realização de procedimentos sob anestesia disponibilize um CI padrão específico para anestesia.[2,5]

## PLANEJAMENTO DA ANESTESIA

O anestesiologista responsável pela APA deve determinar a condição clínica do paciente e planejar o cuidado ou manejo deste em todo o período peroperatório (pré, intra e pós-anestésico) até a alta hospitalar do paciente.

Alguns itens são básicos no planejamento do ato anestésico:

- Fornecimento de informações detalhadas ao paciente, se necessário por escrito, sobre a continuação ou suspensão de medicações de uso contínuo.[5]
- Avaliação da possibilidade de o paciente ter risco aumentado de:
  - **Tromboembolismo:** embolia pulmonar fatal no período peroperatório ocorre em uma frequência que varia de acordo com o tipo de cirurgia, condições clínicas e idade do paciente, entre 0,1 e 0,8% em cirurgias gerais, e 4 a 7% em cirurgias de emergência de fratura de quadril. A conduta de tromboprofilaxia reduz significativamente esses números e é o escopo de outro capítulo deste livro. Deve-se avaliar sempre o risco de TEV na APA para que medidas adequadas sejam instituídas nos períodos pré e intraoperatório, utilizando, por exemplo, as recomendações do *American College of Chest Physicians*.[7,14]

Aspiração pulmonar do conteúdo gástrico: a aspiração do conteúdo gástrico é rara em pacientes submetidos à anestesia geral, entre 1:3.000 e 1:6.000 anestesias, aumentando para 1:600 em anestesias para cirurgias de emergência. Entre os principais fatores predisponentes à aspiração situam-se em ordem decrescente: cirurgia de emergência; anestesia insuficiente; doenças abdominais; obesidade; uso de opioides; déficit neurológico; posição de litotomia; situação de intubação difícil; doença do refluxo gastresofágico e hérnia de hiato. O jejum pré-operatório é a principal medida para evitar a aspiração do conteúdo gástrico nos pacientes a serem anestesiados, e a ASA e a ESA propõem recomendações do tempo de jejum mínimo de acordo com o tipo de alimento ingerido para pacientes a serem submetidos a procedimentos eletivos, as quais serão abordadas no capítulo respectivo.[28]

■ **Náuseas e vômitos pós-operatórios:** esse assunto também está incluído em outro capítulo, mas é preciso frisar que, já na APA, deve-se identificar os fatores de risco para náuseas e vômitos pós-operatórios (NVPO), entre os quais constam: gênero feminino; não tabagismo; obesidade; idade (mais frequente em adultos); ansiedade pré-operatória; história prévia de NVPO; doenças associadas; tipo de cirurgia; e previsão de uso de opioides no intra ou pós-operatório. O escore de risco de NVPO de Apfel estabelece a incidência prevista de NVPO e com isso pode-se instituir uma estratégia de prevenção de NVPO.[29]

## Preparo Psicológico e Farmacológico do Paciente

Conforme já comentado neste capítulo, muitos pacientes apresentam sintomas/sinais de ansiedade e/ou depressão no período pré-operatório. Durante a APA, no momento de esclarecer as dúvidas dos pacientes e fornecer as informações sobre o procedimento anestésico, o uso de estratégias não farmacológicas como brinquedos e aplicativos de *smartphone*, no caso de pacientes pediátricos, e de folheto informativo e vídeo para adultos mostrou ser método efetivo de redução da ansiedade.[7]

A eficácia da APA, quanto à redução da ansiedade, sem necessidade de medicação pré-anestésica (MPA) encontra-se embasada na literatura. Entretanto, em alguns pacientes, seu uso torna-se indicado, especialmente naqueles que demonstram alto nível de ansiedade.

## Medicação Pré-anestésica

O uso de fármacos na véspera ou no dia da cirurgia, a chamada medicação pré-anestésica (MPA), deve ser decidido ao final da APA. Vários estudos mostram que a APA adequadamente realizada, considerando os aspectos emocionais do paciente, reduz significativamente a prevalência e a intensidade da ansiedade com mais eficiência do que a MPA.[30]

A MPA tem como objetivos principais: diminuição da ansiedade, do medo e do metabolismo basal; potencialização de fármacos anestésicos; amnésia; redução da dor no pré-operatório e analgesia pós-operatória.[30]

O fármaco mais comumente utilizado, tanto em crianças como em adultos, é o midazolam, benzodiazepínico (BZD) de curta duração de ação, metabolismo rápido e solúvel em água.[30]

O midazolam apresenta como características importantes: sedação, produção de amnésia, relaxamento muscular, depressão mínima da ventilação e do sistema cardiovascular e ação anticonvulsivante. Não possui efeito analgésico, podendo causar agitação na vigência de dor. É praticamente desprovido de efeitos cardiovasculares, porém, em situações de intoxicação grave ou instabilidade hemodinâmica, pode causar hipotensão arterial. É metabolizado no fígado, com formação de metabólitos ativos que são excretados pelos rins.[30]

Em adultos são mais costumeiramente utilizadas as vias: muscular (2,5 mg a 15 mg) e oral (5 mg a 15 mg).[30]

Em pediatria, podem ser utilizadas as vias: muscular: 0,05-0,1 mg.kg$^{-1}$; oral: 0,25-0,75 mg.kg$^{-1}$ – dose máxima: 20 mg; sublingual: 0,2-0,3 mg.kg$^{-1}$ – dose máxima: 10 mg; nasal: 0,2-0,3 mg.kg$^{-1}$ instilados nas narinas através de seringa de vidro sem agulha ou *spray* – volume máximo: 1 mL (5 mg) em solução de 5 mg.mL$^{-1}$; retal: 0,3-0,35 mg.kg$^{-1}$ em 5 mL de solução salina.

Antes da prescrição da MPA, deve-se avaliar corretamente o peso do paciente. Pacientes com hipoproteinemia devem receber menor dose/kg de MPA. Deve-se também atentar, antes da prescrição da MPA, para pacientes com dor aguda ou crônica, os quais devem receber um analgésico isolado ou associado a outro fármaco.[30]

A MPA é contraindicada para pacientes com história de reação paradoxal ou alérgica ao BZD; usuários de drogas e álcool; portadores de doença pulmonar obstrutiva crônica, apneia do sono, miopatias, miastenia grave e insuficiência respiratória, ou os classificados como estado físico ASA III.[30]

Deve-se considerar a indicação de MPA ou redução de sua dose em pacientes portadores de insuficiência hepática e/ou renal ou com idade avançada; obesos; em uso de medicação com possibilidade de interação com o BZD (fármacos que inibem o citocromo P450: cimetidina, eritromicina, antifúngicos, bloqueadores do canal Ca$^{++}$); depressores do SNC; álcool; valeriana, kava-kava; medicamentos que contêm ciclosporina ou saquinavir em sua fórmula ou aqueles com fator de risco de obstrução respiratória (p. ex., hipertrofia +++ amígdalas, roncos).[30]

## ■ CONSIDERAÇÕES FINAIS

Esses conceitos traduzem a importância da APA, considerada, em algumas ocasiões, como secundária no contexto geral peroperatório, mas que é parte vital de toda e qualquer anestesia. É na APA que se demonstra todo o comprometimento com o paciente. Por isso, a busca da efetividade e eficácia na avaliação pré-operatória e, mais especificamente, na pré-anestésica, é fundamental para a melhora da qualidade do ato anestésico.[11,23]

## REFERÊNCIAS

1. Committee on Standards and Practice Parameters, Apfelbaum JL, Connis RT, Nickinovich DG; ASA Task Force on Preanesthesia Evaluation. Practice advisory for preanesthesia evaluation: an updated report by the American Society of Anesthesiologists Task Force on Preanesthesia Evaluation. Anesthesiology. 2012;116(3):522-38.

2. Conselho Federal de Medicina. Resolução CFM nº 2.174/2017. Dispõe sobre a prática do ato anestésico e revoga a Resolução CFM nº 1.802/2006. Diário Oficial da União, Brasília, DF, 27 fev. 2018. Seção I, p. 82. Acesso em 20/08/2023.

3. Parker BM, Tetzlaff JE, Litaker DL, et al. Redefining the preoperative evaluation process and the role of the anesthesiologist. J Clin Anesth. 2000;12(5):350-6.

4. Pasternak LR. ASA practice guidelines for preanesthetic assessment. Int Anesthesiol Clin. 2002;40(2):31-46.

5. De Hert S, Staender S, Fritsch G, et al. Pre-operative evaluation of adults undergoing elective noncardiac surgery: Updated guideline from the European Society of Anaesthesiology. Eur J Anaesthesiol. 2018;35(6):407-465.

6. Azizad Omaira A, Girish PJ. Telemedicine for preanesthesia evaluation: review of current literature and recommendations for future implementation. Cur Opin Anaesthesiol. 2021;34(6):672-677.

7. Mathias LAST, Bernardis RCG, CARLOS RV, et al. Avaliação Pré-Anestésica - Visão Geral. In: Cangiani LM, Carmona MJC, Ferez D, et al. Tratado de Anestesiologia SAESP. 9 ed.. Rio de Janeiro: Editora dos Editores; 2021. v. 1, p. 1271-1288.

8. Gavilan E, Fernández E, Minguell J, et al. Efficacy of Presurgical Interventions to Promote Smoking Cessation: A Systematic Review. Anesth Analg. 2023;136(1):43-50.

9. Rusy DA, Honkanen A, Landrigan-Ossar MF, et al. Vaping and E-Cigarette Use in Children and Adolescents: Implications on Perioperative Care From the American Society of Anesthesiologists Committee on Pediatric Anesthesia, Society for Pediatric Anesthesia, and American Academy of Pediatrics Section on Anesthesiology and Pain Medicine. Anesth Analg. 2021;133(3):562-568.

10. https://www.asahq.org/education-and-career/clinical-resources/asa-stop-smoking-initiative. Acesso em 22/06/2024.

11. Hasan M, Sarker SA. New Psychoactive Substances: A Potential Threat to Developing Countries. Addict Health. 2023;15(2):136-143.

12. Greenberg JA, Zwiep TM, Sadek J, et al. Clinical practice guideline: evidence, recommendations and algorithm for the preoperative optimization of anemia, hyperglycemia and smoking. Can J Surg. 2021;64(5):E491-E509.

13. Halvorsen S, Mehilli J, Cassese S, et al. 2022 ESC Guidelines on cardiovascular assessment and management of patients undergoing non-cardiac surgery: Developed by the task force for cardiovascular assessment and management of patients undergoing non-cardiac surgery of the European Society of Cardiology (ESC) Endorsed by the European Society of Anaesthesiology and Intensive Care (ESAIC). Eur Heart J 202243(39):3826-3924.

14. Blitz JD. Preoperative Evaluation in the 21st Century. Anesthesiology. 2023;1;139(1):91-103.

15. Wijeysundera DN, Beattie WS, Hillis GS, et al. Integration of the Duke Activity Status Index into preoperative risk evaluation: a multicentre prospective cohort study. Br J Anaesth. 2020;124(3):261-70.

16. Apfelbaum JL, Hagberg CA, Connis RT, et al. 2022 American Society of Anesthesiologists Practice Guidelines for Management of the Difficult Airway. Anesthesiology.2022;136(1):31-81.

17. Wijeysundera DN, Duncan D, Nkonde-Price C et al. Perioperative beta blockade in noncardiac surgery: a systematic review for the 2014 ACC/AHA guideline on perioperative cardiovascular evaluation and management of patients undergoing noncardiac surgery: a report of the American College of Cardiology/American Heart Association Task Force on practice guidelines. J Am Coll Cardiol. 2014;64(22):2406-25.

18. Marino EC, Negretto L, Ribeiro RS, Denise Momesso, Alina Coutinho Rodrigues Feitosa. Rastreio e Controle da Hiperglicemia no Perioperatório. Diretriz Oficial da Sociedade Brasileira de Diabetes. 2023. Disponível em: diretriz.diabetes.org.br/rastreio-e-controle-da-hiperglicemia-no-perioperatorio/. Acesso em 19/08/2023.

19. Sociedade Brasileira de Anestesiologia. Ref Orientação Ozempic. https://www.sbahq.org/wp-content/uploads/2024/03/C2055_23-3-2.pdf Acesso em 22/06/2024.

20. Horlocker TT, Vandermeulen E, Kopp SL, et al. Regional anesthesia in the patient receiving antithrombotic or thrombolytic therapy: American Society of Regional Anesthesia and Pain Medicine Evidence-Based Guidelines (Fourth Edition). Reg Anesth Pain Med. 2018;43(3):263-309.

21. Admass BA, Ego BY, Tawye HY, Ahmed SA. Preoperative investigations for elective surgical patients in a resource limited setting: Systematic review. Ann Med Surg (Lond). 2022;82:104777.

22. National Collaborating Centre for Acute Care - Preoperative tests - the use of routine preoperative tests for elective surgery. Evidence, methods & guidance, London: Nice. [acesso em 31/12/2019]. Disponível em: https://www.nice.org.uk/guidance/ng45/resources/routine-preoperative-tests-for-elective-surgery-pdf-1837454508997.

23. Rusk MH. Avoiding unnecessary preoperative testing. Med Clin North Am. 2016;100(5):1003-8.

24. ASA-physical-status-classification-system. Disponível em: https://www.asahq.org/standards-and-guidelines/asa-physical-status-classification-system. Acesso em 20/08/2023.

25. Vernooij JEM, Koning NJ, Geurts JW, et al. Performance and usability of pre-operative prediction models for 30-day peri-operative mortality risk: a systematic review. Anaesthesia. 2023;78(5):607-619.

26. Protopapa KL, Simpson JC, Smith NCE, Moonesinghe SR. Development and validation of the Surgical Outcome Risk Tool (SORT). Br J Surg. 2014;101(13):1774-83.

27. Thilen SR, Wijeysundera DN, Treggiari MM. Preoperative Consultations. Anesthesiol Clin. 2016;34(1):17-33.

28. Joshi GP, Abdelmalak BB, Weige WA, et al. 2023 American Society of Anesthesiologists Practice Guidelines for Preoperative Fasting: Carbohydrate-containing Clear Liquids with or without Protein, Chewing Gum, and Pediatric Fasting Duration—A Modular Update of the 2017 American Society of Anesthesiologists Practice Guidelines for Preoperative Fasting. Anesthesiology. 2023;138:132–151.

29. Nathan N. Management of Postoperative Nausea and Vomiting: The 4th Consensus Guidelines. Anesth Analg. 2020;131(2):410.

30. file:///C:/Users/Ligia%20Mathias/Downloads/bases-do-ensino-da-anestesiologia2017.pdf. Acesso em 19/08/2023;

# 73

# Avaliação Neurológica e Cognitiva

Atsuko Nakagami Cetl ▪ Luiz Daniel Marques Neves Cetl

## INTRODUÇÃO

O objetivo deste capítulo é mostrar que muitos aspectos do exame neurológico podem auxiliar no diagnóstico de algumas situações em que o anestesiologista pode e deve atuar; e quando existir alguma alteração no exame, pedir a avaliação de um especialista, para que haja um diagnóstico preciso, permitindo o tratamento rápido e efetivo. Este capítulo visa, também, lembrar que o exame neurológico, na verdade, está presente no dia-a-dia do anestesiologista, e que deve ser explorado ainda mais, lembrando que ele deve ser feito de forma prática e direcionada, sempre procurando por sinais que possam auxiliar na condução da anestesia. Ainda tem como objetivo saber sobre as condições neurológicas antes do procedimento anestésico-cirúrgico para que seja possível comparar com o estado do paciente no pós-operatório. É importante realizar uma avaliação clínica neurológica de forma objetiva, e anotar alterações encontradas previamente ao procedimento anestésico. Anormalidades encontradas após o procedimento podem sinalizar a necessidade de chamar um especialista ou de realizar algum exame complementar, considerando as alterações esperadas do procedimento anestésico-cirúrgico. As condições neurológicas (p.ex. nível de consciência) em que o paciente chegou à sala de cirurgia e o procedimento cirúrgico podem ser utilizados como parâmetros na decisão de despertar o paciente ou de mantê-lo sedado com assistência ventilatória no pós-operatório.

Portanto, o exame neurológico é importante para:

1. Avaliação no pré-operatório, sinalizando alterações que o anestesiologista poderá tratar imediatamente, melhorando o prognóstico do paciente;

2. Reavaliação no pós-operatório para observar se houve alguma alteração em relação ao pré-operatório (deve-se aguardar o momento adequado para se realizar esta avaliação);

3. Decidir por não despertar o paciente devido a questões cirúrgicas (como nas cirurgias de coluna alta ou fossa posterior) ou por alteração da consciência prévia à cirurgia ou por intercorrências que possam ter ocorrido no intra-operatório.

## ▪ EXAME NEUROLÓGICO GERAL

### Avaliação do Estado de Consciência

O anestesiologista deve avaliar se o paciente se encontra consciente ou não, contactuante, confuso ou agitado, e analisar as causas prováveis destas alterações. Quadros confusionais, associados à agitação podem preceder o quadro de coma.[1,2]

Causas comuns de coma: hipoglicemia, hiperglicemia, hipóxia, acidose, deficiência de tiamina, insuficiência hepática, insuficiência renal, hipercapnia, hipoadrenalismo, intoxicação, álcool, encefalites, encefalopatia hipertensiva, trauma cranioencefálico (TCE), embolia gordurosa, pós-comicial, hipotermia, hemorragia subaracnóidea (HSA), meningite, lesões supra e infratentoriais.[1]

O nível de consciência pode ser analisado com a Escala de Coma de Glasgow, que consiste na avaliação da abertura ocular, reação motora e resposta verbal (Tabela 73.1),[3] sendo que o estadiamento varia de 3 a 15, considerando sempre a melhor resposta.[1,2,3] Originalmente utilizada para trauma, essa escala pode ser aplicada na prática diária pelo anestesiologista em pacientes com alteração do Sistema Nervoso Central.

**Tabela 73.1 Escala de Coma de Glasgow.**

| Parâmetro | Resposta | Escore |
|---|---|---|
| Abertura ocular | Abertura espontânea | 4 |
| | Estímulos verbais | 3 |
| | Estímulos dolorosos | 2 |
| | Ausente | 1 |
| Resposta verbal | Orientado | 5 |
| | Confuso | 4 |
| | Palavras inapropriados | 3 |
| | Sons ininteligíveis | 2 |
| | Ausente | 1 |
| Resposta motora | Obedece comandos verbais | 6 |
| | Localiza estímulos | 5 |
| | Retirada inespecífica | 4 |
| | Padrão flexor | 3 |
| | Padrão extensor | 2 |
| | Ausente | 1 |

## ■ Avaliação da Pupila

Em relação às pupilas, deve-se observá-las antes da indução anestésica, pois além de sinalizar lesão do sistema nervoso, alguns pacientes podem ter anisocoria constitucional, principalmente pacientes com olhos claros (ou por uso de medicamento tópico ou doença oftalmológica), o que é um importante diagnóstico diferencial ao término do procedimento anestésico-cirúrgico. Observa-se, portanto, o diâmetro das pupilas, sua simetria (isocoria) ou assimetria (anisocoria), e reflexo fotomotor (no olho examinado haverá reflexo fotomotor direto, e no olho oposto, reflexo consensual), além da discoria (alteração da forma da pupila). Os pares cranianos e estruturas relacionados à avaliação da pupila são o I par (nervo óptico) e o III par (nervo oculomotor), e o mesencéfalo. Pode-se dizer que a midríase surge por lesão do III nervo, e miose na lesão do Sistema Nervoso Simpático cervical.[1-4]

## Tipos de Pupilas

1. Pupila midriática não fotorreativa (chamado de uncal, por herniação bilateral ou encefalopatia anóxica); pupilas desiguais e não reativas (anisocoria por paralisia do terceiro nervo craniano, ou herniação uncal unilateral, sendo que neste caso a midríase é, em geral, do mesmo lado);

2. Pupilas puntiformes (extremamente mióticas, podem ser sinal de lesões na ponte ou devido a opioides);

3. Pupilas com flutuações no seu diâmetro, sem reflexo fotomotor, pode ser sinal de lesão mesencefálica;

4. Pupilas mióticas com reflexo fotomotor podem indicar alteração metabólica ou do SNC;

5. Na síndrome de Claude Bernard-Horner existe a anisocoria devido à miose ipsilateral à lesão ou bloqueio da via simpática, sendo que o reflexo fotomotor se mantém; e além da miose, apresenta semiptose palpebral e pseudoenoftamia.[3,5]

## ■ EXAME NEUROLÓGICO QUE O ANESTESIOLOGISTA PODE REALIZAR ROTINEIRAMENTE

### Avaliação Motora

É importante notar fraquezas musculares ou alterações motoras relatadas pelo paciente antes de um procedimento anestésico.

É aconselhável realizar um exame da força motora de forma sucinta: solicitar que o paciente movimente o pescoço (extensão, flexão e lateralizações) para se localizar alguma limitação ou dor à movimentação, devido a sua importância no momento da intubação. Assim, além da história de trauma cervical, algumas condições devem chamar a atenção do anestesiologista como pacientes com artrite reumatoide e síndrome de Down devido à possibilidade de instabilidade atlantoaxial. Pacientes com condições como acondroplasia, síndrome de Klippel-Feil, neurofibromatose tipo 1, malformação de Chiari e displasias esqueléticas podem apresentar anormalidades cervicais a serem consideradas para a escolha da técnica de intubação. O anestesiologista poderá pesquisar o sinal de Lhermitte, se as condições do paciente permitirem: com o paciente em decúbito dorsal, solicita-se ao paciente flexionar o pescoço; o sinal será positivo se houver sensação de choque ao longo da coluna vertebral, e que pode propagar para os quatro membros. Esse sinal serve como um alerta para que o anestesiologista escolha a melhor estratégia para manter a cabeça em posição neutra, não só durante a intubação, mas também durante todo o procedimento cirúrgico.[6]

Em relação aos membros superiores, pedir para fechar e abrir as mãos, fletir e estender o punho e antebraço, e em seguida, realizar os movimentos contra-resistência. Em se tratando dos membros inferiores, solicitar que o paciente realize movimentos de flexão e extensão dos pés, pernas e coxas, e realizar contra-resistência também. Deve-se comparar a força entre os lados direito e esquerdo.[3,5,7] A graduação da força de cada membro é feita de forma sucinta como descrita na Tabela 73.2.[8]

**Tabela 73.2 Graduação da força muscular.**

| Grau | Força |
|---|---|
| 0 | Nenhuma contração muscular |
| 1 | Alguma contração muscular |
| 2 | Não vence a gravidade, movimento no plano horizontal |
| 3 | Vence a gravidade, não vence a resistência |
| 4 | Vence parcialmente a resistência |
| 5 | Normal |

### Exame Sensitivo

Perguntar se existe alguma área que sente anestesia ou parestesia (sensações de formigamento e queimação, por exemplo, em pacientes com diagnóstico de diabetes, que podem apresentar polineuropatia periférica). Relato de alterações deve ser anotado na ficha anestésica, pela possibilidade de lesão do nervo periférico após procedimento anestésico-cirúrgico devido à isquemia por compressão ou tração do nervo periférico. A lesão de nervo ulnar é o mais comum e, em segundo lugar, vem o plexo braquial. Outros nervos que podem sofrer lesão durante o intraoperatório são: radial, mediano, ciático, nervo fibular comum, nervo tibial anterior, nervo femoral, nervo safeno e nervo obturador.[9] Portanto, mais do que saber sobre as lesões possíveis, é fazer com que o paciente fique adequadamente posicionado com a utilização de protetores como os coxins.

## Acuidade Auditiva

Perguntar ao paciente se há algum déficit auditivo (se é recente ou não, e se a causa é sabida), o que deve ser anotado na ficha do paciente. Se optar pelo exame no pré-operatório, o mesmo pode ser realizado aproximando-se em cada ouvido, alternadamente, objetos que façam ruídos baixos como um relógio, e avaliar a simetria. Pode-se comparar a audição do examinador com a do paciente também.[1,4]

## Nistagmo

O nistagmo é uma oscilação dos olhos, que pode ser induzido ou espontâneo. Este último geralmente é o que chama a atenção do anestesiologista: pode ser adquirido ou congênito (o que deve ser anotado na ficha anestésica). O adquirido geralmente está relacionado com anormalidade do sistema vestibular, e alguns medicamentos podem causar o nistagmo, tais como hipnóticos e anticonvulsivantes, além do álcool. Geralmente, o nistagmo pendular (movimentação em ambas as direções com a mesma velocidade) costuma não ser patológico; assim, o nistagmo bifásico, que apresenta uma fase lenta para uma direção e outra fase rápida para a direção oposta, pode se correlacionar a uma alteração patológica.[1,2]

## Déficit Visual
## (Pela Possibilidade de Cegueira no PO)[7]

Perguntar ao paciente se apresenta algum déficit visual (a opinião subjetiva que o paciente tem de seu campo visual é bastante importante), se sofreu alguma cirurgia oftalmológica recente ou utiliza alguma medicação como colírios. Para uma avaliação objetiva, peça para que o paciente identifique palavras ou números ou objetos, com cada olho alternadamente (não apertar o olho que está sendo tapado).[4] A avaliação no pós-operatório deve ser realizada quando o paciente estiver bem desperto, na sala de recuperação pós-anestésica.

## Alteração da Fala

Relatar alteração da fala na ficha anestésica de forma sucinta. Ela é analisada durante toda a avaliação pré-anestésica: afasia (ausência total da fala, que pode ser de Broca ou afasia de expressão, de Wernicke ou sensorial, e afasia nominal ou anômica); disfonia (distúrbio de produção da voz, sendo as causas local ou alteração das cordas vocais, e lesão do nervo vago); disartria (alteração na coordenação da respiração, cordas vocais, laringe, palato, língua e lábios, dificultando a integração dos processos da fala), por exemplo, paciente com parkinsonismo pode apresentar disartria extrapiramidal; quando há intoxicação alcoólica ou por fenitoína, pode haver a disartria cerebelar.[1,3,7]

## Avaliação da Marcha – Coordenação

Na avaliação pré e pós-anestésica o exame do equilíbrio pode ser dificultoso, pois é importante que o paciente esteja na atitude ereta e que a marcha seja observada; portanto, é aconselhável que o paciente relate alguma dificuldade de forma subjetiva, e que isso seja registrado. O médico cirurgião pode relatar alguma alteração que o paciente possa apresentar. As causas de alteração da marcha podem ser: doença de Parkinson (perguntar se houve melhora com o tratamento), doença cerebrovascular, paralisia cerebral, esclerose múltipla, compressão medular, neuropatia periférica, medicamentos como a fenitoína, álcool, hidrocefalia de pressão normal, acidente vascular cerebral, lesão piramidal, todas em relação à coordenação. Pode-se fazer o teste índice-nariz (solicitar ao paciente que toque o dedo do examinador com o dedo indicador e depois toque o próprio nariz, e repetir mais rapidamente), movimentos repetidos, teste calcanhar-joelho (com o paciente deitado, peça que levante a perna e coloque o calcanhar no joelho e depois desliza o calcanhar ao longo da outra perna). As causas de alteração da coordenação podem ser: síndromes cerebelares, desmielinização, trauma, tumor, anticonvulsivantes, álcool, doença vascular, hipotiroidismo.[1,3,4]

## Reflexo Cutaneoplantar

A estimulação da planta do pé no sentido posteroanterior provoca a flexão do hálux e artelhos após o primeiro ano de vida; o reflexo cutaneoplantar em extensão (ou sinal de Babinski) significa que ocorreu lesão dos neurônios motores superiores.[1,2,4] Pode sinalizar lesão (como hematomas) do SNC em pacientes que não despertam de uma sedação.

## ■ A AVALIAÇÃO DO SISTEMA NERVOSO NO INTRAOPERATÓRIO

A monitorização neurofisiológica intraoperatória tem sido utilizada com muita frequência para evitar lesões do Sistema Nervoso Central e Periférico. Portanto, a presença do neurofisiologista na sala cirúrgica tem sido mais frequente, e as informações fornecidas por esta monitorização e por este profissional podem ser utilizadas não só pelo cirurgião como pelo anestesiologista.

Os potenciais evocados motor e sensitivo podem fornecer informações valiosas para evitar possíveis lesões no paciente: podem indiretamente sinalizar compressões dos nervos ou isquemias por mal posicionamento da cabeça e membros na mesa cirúrgica, ou por pressão inadequada de um afastador, por exemplo. Já que a monitorização neurofisiológica visa a integridade dos sistemas nervosos periférico e central, ela pode fornecer informações valiosas caso seja necessária a modificação do decúbito de um paciente com lesão da coluna cervical. Durante o novo posicionamento, a monitorização poderá sinalizar alteração da resposta ao estímulo, o que pode indicar potencial lesão.

Todos os cuidados referentes ao posicionamento do paciente e da adequada aquisição dos sinais desta monitorização são do interesse de todos os envolvidos (neurofisiologista, cirurgião, anestesiologista, e principalmente, paciente). Assim, a troca de informações entre todos os profissionais no intraoperatório trará grandes benefícios ao paciente.[10]

## ■ AVALIAÇÃO NO PÓS-OPERATÓRIO

Repetir a avaliação realizada no pré-operatório, fazer a comparação, e correlacionar com alterações anestesiológicas esperadas. O exame neurológico pode ser realizado quando o paciente estiver desperto na sala de recuperação anestésica. No entanto, deve-se lembrar que alguns sinais neurológicos anormais podem persistir por mais de 60 a 120 minutos, sem que haja algum dano neurológico: são as alterações transitórias do exame neurológico no período pós-anestésico. Dependendo do anestésico utilizado, essas alterações podem variar de acordo com o sinal neurológico utilizado e o tempo de duração. Essa variabilidade pode ser devido à recuperação em tempos diferentes das estruturas do Sistema Nervoso Central (SNC).[11] Durante a indução anestésica e a superficialização da consciência, é possível que ocorram alterações pupilares que podem ser confundidas com lesões do sistema nervoso.[12] Alguns estudos demonstraram que a recuperação anestésica correlaciona-se com o retorno à normalidade dos reflexos pupilar e ciliar.[11]

O paciente pode apresentar *delirium* pós-operatório, além da cegueira no PO. Portanto, o exame neurológico sucinto prévio do paciente é importante para que possa dizer se a alteração está relacionada com o procedimento anestésico-cirúrgico ou não.

No caso do *delirium* pós-operatório (PO), os pacientes podem se apresentar hipoativos ou hiperativos, e a ocorrência pode estar associada a alterações como a demência preexistente ou história prévia de *delirium* no PO. Pode ocorrer também a disfunção cognitiva pós-operatório, quando qualquer aspecto do paciente pode ser afetado, como personalidade, memória, motivação, desempenho nas atividade diárias, e pode ocorrer após qualquer tipo de anestesia ou cirurgia.[13]

Paciente submetido à cirurgia de fossa posterior (por exemplo, devido a tumor cerebral) poderá apresentar dificuldade para deglutir, falar e proteger a via aérea, devendo-se considerar a manutenção do suporte ventilatório.[14] A extubação pode ser postergada se o procedimento cirúrgico for realizado na região cervical alta (acima de $C_4$) por manipulação e edema.[6]

O nível de consciência prévio ao procedimento anestésico-cirúrgico deve ser levado em consideração para se optar pela extubação ou não.

## ■ CAUSAS NEUROLÓGICAS QUE PODEM EXIGIR AÇÃO IMEDIATA DO ANESTESIOLOGISTA

### AVC Isquêmico e Hemorrágico

Neste caso, o paciente poderá apresentar déficit motor e alterações de consciência ou fala. O paciente pode também apresentar história de AVC prévio. Considerar avaliação de um especialista.

## Síndrome Epiléptica

Descobrir possível causa (metabólica, alteração do SNC, febre, epilepsia prévia), determinar tipo de crise (parcial simples ou complexa, generalizada), frequência das crises (controladas ou não), e perguntar sobre medicamentos em uso (que podem ser mantidos durante o intraoperatório). No período pós-ictal, poderá haver alteração do nível de consciência após um estado epiléptico tônico-clônico generalizado; neste caso o anestesiologista poderá dar suporte clínico, como reintroduzindo a medicação em uso e auxiliar o paciente na parte ventilatória. Considerar orientações de um especialista.

## Parkinson

É importante saber sobre os aspectos farmacológicos do efeito do medicamento (aquele que controla o tremor). Deve-se observar efeitos anômalos do medicamento (discinesia ou movimentos anômalos), e retomar o tratamento o quanto antes.[3]

## Trauma Cranioencefálico – TCE

Pode ser grave, moderado ou leve. Se o paciente estiver com diagnóstico de TCE grave (Glasgow abaixo de 8), considerar agir rapidamente: uso de manitol, ventilação, sedação, manutenção da pressão arterial adequada para a perfusão cerebral, e liberar o mais rapidamente possível para que o cirurgião possa iniciar o procedimento, como a drenagem do hematoma cerebral.[14]

## Hemorragia Subaracnóidea

O anestesiologista deve saber o significado das escalas de Hunt-Hess e de Fisher (definida a partir da tomografia computadorizada) para que possa avaliar a gravidade da doença[14] (Tabelas 73.3 e 73.4).

**Tabela 73.3 Classificação de Hunt e Hess.**

| Grau | Descrição |
|---|---|
| 1 | Assintomático, cefaleia leve, discreta rigidez de nuca |
| 2 | Cefaleia moderada a grave, rigidez de nuca, paralisia de nervo craniano<br>Sem outro déficit neurológico |
| 3 | Sonolência, confusão mental, déficit focal neurológico leve |
| 4 | Estupor, hemiparesia moderada a grave, possível rigidez precoce em descerebração e distúrbios vegetativos |
| 5 | Coma profundo, rigidez em descerebração, aparência moribunda |

**Tabela 73.4 Escala de Fisher.**

| Grupo | Tomografia computadorizada |
|---|---|
| 1 | Ausência de sangue |
| 2 | Sangramento difuso ou com espessura menor ou igual a 1 mm |
| 3 | Coágulo com espessura maior que 1 mm |
| 4 | Coágulo intraparenquimatoso ou intraventricular, com ou sem Hemorragia subaracnóidea. |

## Cefaleia

Se o paciente não tem histórico de cefaleia prévia, investigar outro fator que possa estar causando esse quadro (metabólica ou alteração do SNC).

## Tontura e Síncope

Verificar possíveis etiologias (alteração cardíaca ou alteração do SNC).

## Alteração Metabólica

Ficar atento ao sinal de tetania como o sinal de Chvostek (estimulando o nervo facial) e sinal de Trousseau (com a compressão do braço com torniquete ou esfigmomanômetro, ocorrerá flexão do punho e da região metacarpofalangeana). Eles podem sinalizar hipocalcemia, alcalose ou hipomagnesemia.[2]

## Alteração Infecciosa (Meningite, Abscesso Cerebral)

O paciente pode apresentar sinais de irritação meníngea como rigidez de nuca, sinal de Brudzinski (ao fletir passivamente o pescoço, ocorre flexão das coxas e dos joelhos), e sinal de Kernig (paciente apresenta dor e reação à extensão passiva das pernas quando o mesmo está em decúbito dorsal e as coxas estão semifletidas).[1,2,4]

## ■ INTOXICAÇÃO EXÓGENA E EXAME NEUROLÓGICO

Outro aspecto em que o anestesiologista deve estar atento no seu dia-a-dia é quanto à intoxicação exógena, que pode alterar a condução do procedimento anestésico. Alguns sinais relacionados a esta situação devem ser lembrados:

1. Podem causar alterações oculares:
   - **Miose:** agentes colinérgicos (fisostigmina, inseticida de carbamato, nicotina, organofosfatos, pilocarpina), opioides, barbitúricos, fenotiazinas, álcool, ácido valproico, clonidina, tetra-hidrozolina, oximetazolina.
   - **Midríase:** simpaticomiméticos (anfetamina, cocaína, dopamina, inibidores de monoaminoxidase, LSD ou dietilamida do ácido lisérgico, nicotina), anticolinérgicos (anti-histamínicos, antidepressivos tricíclicos, atropina, carbamazepina, glutetimida), vegetais beladonados.[15,16]
   - **Nistagmo:** os barbitúricos, o álcool, a carbamazepina e a fenitoína podem causar nistagmo horizontal. Fenciclidina pode causar nistagmo horizontal, vertical e rotatório.[2,15,16]
2. Podem causar síndromes tóxicas com alterações neurológicas:
   - **Síndrome anticolinérgica:** caracterizada por alteração do estado mental, como confusão e agitação, pupilas dilatadas e fixas, e cicloplegia ou incapacidade de acomodação para a visão de perto, além de mucosas secas, hipertermia e rubor, retenção urinária e diminuição do ruído hidro-aéreo. Esta síndrome pode ser causada por anti-histamínico, antidepressivo tricíclico, droga antipsicótica, relaxante muscular, fármaco antiparkinsoniano, atropina, escopolamina.[15,16]
   - **Síndrome simpaticomimética:** caracterizada por agitação, pupilas dilatadas, tremores, convulsões, além de hipertensão, taquicardia, hipertermia, sudorese e arritmias, que podem ser causadas por cocaína, teofilina, anfetaminas, cafeína, efedrina, pseudoefedrina, fenciclidina, inibidores de monoaminoxidase, antipsicóticos (no caso de síndrome neuroléptica maligna), inibidores de recaptação de serotonina (no caso de síndrome serotoninérgica).[15,16]
   - **Síndrome colinérgica muscarínica:** bradicardia, miose, sudorese, broncoespasmo, salivação excessiva, incontinência urinária (p.ex.: betanecol).[15]

## REFERÊNCIAS

1. Fuller G. Exame neurológico simplificado. Tradução: Joaquim Pereira Brasil Neto; 5ª Ed. Rio de Janeiro, Elsevier, 2014.
2. Campbell WW. The DeJong's Neurologic Examination, 7ª Ed. Philadelphia, Lippincott Williams & Wilkins, 2013.
3. Nitrini R, Bacheschi LA. A neurologia que todo médico deve saber. 2ª Ed. São Paulo, Atheneu, 2003.
4. Speciali JG. Semiotécnica neurológica. Medicina, Ribeirão Preto.1996.
5. Saraiva Martins H, Brandão Neto RA, Scalabrini Neto A, et al. Emergências Clínicas – Abordagem prática. 10ª Ed. Barueir/SP, Manole, 2015.
6. Farag E. Anesthesia for spine surgery, 1ª Ed., Cambridge, Cambridge University Press, 2012.
7. Brust JCM. A prática da neurociência. Tradução: Marcio Moacyr Vasconcelos, 1ª Ed. Rio de Janeiro, Reichmann & Affonso Ed., 2000.
8 Wilson LS. Propedêutica Neurológica Básica, 2a Ed. revista e atualizada. São Paulo, Editora Atheneu, 2010.
8. Miller RD. Miller's Anesthesia; 8ª Ed. Philadelphia, Elsevier, 2015.
9. Koht A, Sloan TB, Toleikis JR. Monitoring the Nervous System for Anesthesiologists and other Health Care professional. Second Edition, Springer, 2017.
10. Soares LF, Helayel PE, Oliveira Filho GR, et al. Alterações transitórias do exame neurológico durante o despertar da anestesia com enflurano, isoflurano ou sevoflurano. Rev Bras Anestesiol. 2001; 51(6):465-473.
11. Silva MCSAJ. Anisocoria durante anestesia geral – relato de 3 casos. Rev Bras Anestesiol. 1987; 37(6):409-411.
12. Spoors C, Kiff K. Training in Anaesthesia – the essential curriculum, 1ª Ed., Oxford, Oxford University Press, 2010.
13. Mongan PD, Soriano III SG, Sloan TB. A practical Approach to neuroanesthesia. 1ª Ed., Philadelphia, Lippincott Williams & Wilkins, 2013.
14. Oslon KR. Manual de toxicologia clínica. Tradução: Denise Costa Rodrigues, Maria Elisabete Costa Moreira; 6ª Ed., Porto Alegre, Artmed/McGraw Hiil Education, 2014.
15. Andrade Filho A, Campolina D, Borges Dias M. Toxicologia na prática clínica; 2ª Ed., Belo Horizonte, Folium, 2013.

# 74

# Avaliação do Sistema Respiratório

**Luiz Fernando dos Reis Falcão** ■ **Luiza Helena Degani Costa Falcão**

## INTRODUÇÃO

Complicação pós-operatória é a ocorrência de uma alteração inesperada que acarreta prejuízo ao bem-estar do doente ou afeta negativamente o curso clínico após um procedimento operatório. As complicações pulmonares pós-operatórias habitualmente referem-se a condições que acarretam distúrbios ventilatórios e/ou de trocas gasosas em até 30 dias após o procedimento cirúrgico. No entanto, devido à grande heterogeneidade de doenças e definições, o agrupamento destas condições para a implementação de estratégias preventivas é, por vezes, desafiador. Sendo assim, recomenda-se que o termo complicações pulmonares pós-operatórias (CPP) refira-se a quatro entidades clínicas bem estabelecidas, que apresentam bases fisiopatológicas em comum para o seu desenvolvimento: (i) atelectasias, (ii) pneumonia definida pelos critérios do CDC, (iii) síndrome do desconforto respiratório agudo segundo critérios de Berlin e (iv) broncoaspiração sintomática.[1]

Sabe-se que a maioria dos procedimentos cirúrgicos está relacionada à alteração da função pulmonar,[2-4] geralmente leve ou moderada, mas ocasionalmente grave.[5] Tais complicações pulmonares são causas importantes de morbimortalidade perioperatória[6] e têm sido relatadas em 1 a 2% de todos os pacientes submetidos a cirurgias de pequeno ou médio porte, podendo chegar a 10% a 20% naqueles submetidos à cirurgia abdominal alta ou torácica.[6] Há relatos de ocorrência de 3% de lesão pulmonar aguda (LPA) após cirurgias eletivas, sendo esta uma importante causa de insuficiência respiratória pós-operatória.[5] No estudo LAS VEGAS[7] (*Local Assessment of Ventilatory Management During General Anesthesia for Surgery and Effects on Postoperative Pulmonary Complications*), foi identificada a incidência de 10,4% de CPP na população geral, chegando a 21% nos pacientes de alto risco para complicações pulmonares (escore ARISCAT > 26).

As complicações pulmonares são mais comuns do que complicações cardíacas em cirurgias gerais e aumentam significativamente os custos dos cuidados em saúde.

Diversos fatores preditivos foram identificados para CPP e estão relacionados às condições clínicas prévias e às características do procedimento anestésico-cirúrgico. A exemplo disso, idade superior a 60 anos, doença pulmonar pré-existente, tabagismo e alterações espirométricas prévias se associam a alto risco pulmonar. Da mesma forma, a duração da anestesia (> 3 horas), cirurgias de cabeça e pescoço, tórax e de abdome superior e uso de sonda nasogástrica no pré-operatório aumentam a incidência de eventos respiratórios.

Neste sentido, a realização de adequada avaliação pré-operatória do risco pulmonar permite a instituição de medidas capazes de reduzir tais complicações e consequentemente a morbimortalidade perioperatória e o tempo de internação hospitalar. Via de regra, é recomendável que pacientes com doenças respiratórias prévias sejam avaliados por um pneumologista. Vale ressaltar que pacientes pneumopatas, a exemplo dos portadores de doença pulmonar obstrutiva crônica (DPOC) e aqueles portadores de síndrome de apneia obstrutiva do sono (SAOS), geralmente apresentam outras comorbidades como hipertensão, diabetes melito, doença arterial coronariana, arritmias e insuficiência cardíaca, que aumentam também o risco de complicações cardiovasculares, metabólicas e renais no pós-operatório. Desta forma, a avaliação perioperatória deve invariavelmente traçar um perfil clínico global do doente.

Dado que complicações pulmonares estão associadas à piora do desfecho pós-operatório,[8] neste capítulo discutiremos a fisiopatologia, os principais fatores de risco e as estratégias perioperatórias que são capazes de reduzir as complicações pulmonares do paciente cirúrgico.

# FISIOPATOLOGIA DAS COMPLICAÇÕES PULMONARES PÓS-OPERATÓRIAS

A Figura 74.1 resume a fisiopatologia das complicações pulmonares pós-operatórias. Como se pode ver, diversos são os aspectos das técnicas anestésicas e cirúrgicas que influenciam no desenvolvimento de tais complicações. A redução do *drive* ventilatório pode se dar por efeito residual de hipnóticos ou pelo uso de analgésicos opioides e resultar em hipoventilação no pós-operatório, que pode ser ainda piorada pelo efeito residual de bloqueadores neuromusculares eventualmente utilizados. Da mesma forma, o paciente pode hipoventilar por decúbito prolongado e dor no pós-operatório, algo relativamente frequente em cirurgias torácicas e abdominais altas. O fato é que a hipoventilação leva a atelectasias e acúmulo de secreção brônquica, gerando também distúrbios $V_A/Q$ e aumentando o risco de pneumonias no pós-operatório.

A disfunção diafragmática transitória, por outro lado, é algo inerente a procedimentos cirúrgicos torácicos e abominais e gera perda de função pulmonar, que pode ser maior ou menor a depender da técnica utilizada (aberta vs. vídeo ou robótica). No entanto, a própria ventilação mecânica prolongada também pode ser responsável por algum grau de disfunção diafragmática, sendo constatada a lesão de fibras musculares na vigência de ventilação mecânica por tempos tão curtos quanto quatro horas. Ademais, técnicas de ventilação mecânica com altos volumes correntes, altas pressões de *plateau* ou PEEP insuficiente podem resultar em lesão pulmonar aguda decorrente da abertura e colabamento cíclico de alvéolos e hiperdistensão alveolar. Isso não apenas piora a relação ventilação-perfusão e as trocas gasosas, aumentando o risco de SDRA, mas também gera um processo inflamatório que não se restringe apenas aos pulmões, aumentando o risco de outras disfunções orgânicas sistêmicas.

Este processo inflamatório pode ser ainda piorado pela ocorrência de dano tecidual pulmonar direto aos pulmões em cirurgias torácicas, necessidade de circulação extracorpórea e por microaspirações, que podem acontecer em decorrência do efeito residual de anestésicos e bloqueadores neuromusculares, redução do reflexo de tosse, alterações laríngeas pós-intubação, gastroparesia ou mesmo pela manutenção de sondas nasogástricas. Soma-se também o fato de que algumas medicações anestésicas, como opioides, alteram a resposta imunológica. A resultante de todos estes fatores é mais uma vez o aumento do risco de pneumonias, insuficiência respiratória aguda e necessidade não antecipada de suporte ventilatório. Assim, a adequada compreensão da fisiopatologia das CPP permite o desenvolvimento de estratégias que mitiguem os seus riscos.

# AVALIAÇÃO PRÉ-OPERATÓRIA PARA PROCEDIMENTOS CIRÚRGICOS GERAIS

Na avaliação do risco pulmonar pré-operatório, deve-se levar em conta as condições clínicas, as características do procedimento cirúrgico, a técnica anestésica e o caráter da cirurgia (eletiva *versus* urgência/emergência). O caráter emergencial da cirurgia não exime o médico da realização da avaliação pré-operatória, mesmo que sucinta, tendo em vista a possibilidade da instituição de medidas preventivas de complicações.

Toda a avaliação depende fundamentalmente da anamnese e exame físico, considerando os exames complementares *a posteriori*, que serão solicitados de forma direcionada. Da mesma forma, existem diversos escores que podem ser utilizados na prática clínica para estratificação do risco pulmonar perioperatório, mas todos eles devem ser entendidos como ferramentas complementares e incompletas, que precisam ser interpretados levando-se em consideração as comorbidades e o quadro clínico do paciente avaliado. A seguir, serão discutidos de forma sistematizada os fatores de risco.

## Aspectos Relacionados à Cirurgia

Em geral, em procedimentos cirúrgicos nos quais não há abertura de cavidades ou manipulação da via aérea, o risco para ocorrência de CPP é baixo. Procedimentos realizados dentro de cavidades induzem maiores alterações no sistema respiratório quando comparados a procedimentos periféricos. Cirurgias torácicas e abdominais altas (incisões em andar superior do abdome) são os procedimentos não cardíacos com maior risco de complicações pulmonares.[9-11] A cirurgia aberta, nestes casos, está associada a queda de

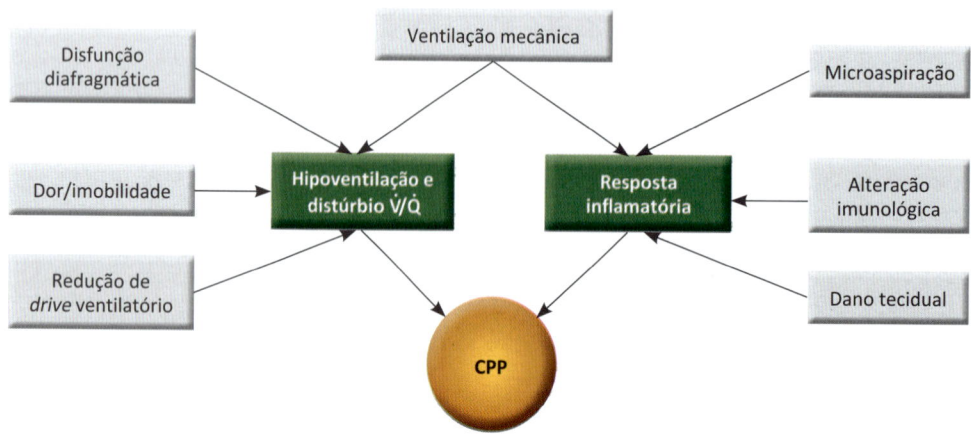

▲ **Figura 74.1** Fisiopatologia das complicações pulmonares pós-operatórias.

50 a 60% da capacidade vital forçada (CVF) e até 30% da capacidade residual funcional (CRF), resultantes tanto de disfunção diafragmática quanto de limitação da ventilação por dor. Nestas condições, não é infrequente que o doente desenvolva dessaturação associada a atelectasias e distúrbio $V_A/Q$. A abordagem por via laparoscópica ou robótica pode minimizar estas alterações, mas não abole o risco de CPP.

A cirurgia cardíaca apresenta risco peculiar para CPP. Na revascularização do miocárdio, a dissecção da artéria torácica interna pode predispor a lesões temporárias ou perenes do nervo frênico. Após a circulação extracorpórea (CEC), a disfunção pulmonar é bem descrita, mas pobremente compreendida.[12] Embora a incidência de síndrome do desconforto respiratório agudo (SDRA) após CEC seja baixa (< 2%), a mortalidade é alta (> 50%).[13] Durante a CEC, ambos os pulmões são mantidos colapsados. Se não forem tomadas medidas imediatamente após o término da CEC, os pulmões serão recrutados lentamente e mais da metade do pulmão pode permanecer com atelectasia um a dois dias após a cirurgia, com *shunt* intrapulmonar ao redor de 20 a 30% do débito cardíaco.[14] A duração da CEC tem relação direta com a incidência de complicações respiratórias pós-operatórias,[15] assim como a intensidade do edema intersticial pulmonar.[16] Alterações pulmonares graves com edema intersticial e alveolar podem ocorrer quando o período da CEC excede 150 minutos.[15]

Duração do procedimento cirúrgico maior do que três horas é fator de risco independente para a ocorrência de complicações pulmonares pós-operatórias. Cirurgias realizadas em caráter emergencial também se associam à maior incidência de CPP, uma vez que não há tempo hábil para a estabilização de doenças de base e preparo adequado para o procedimento.[11]

## Aspectos Relacionados à Anestesia

A anestesia geral é apontada em diversos estudos como fator de risco para a ocorrência de CPP. A utilização de bloqueadores neuromusculares para adequado relaxamento cirúrgico pode ser uma importante causa de complicação respiratória e surgimento de hipoxemia no pós-operatório devido à presença de bloqueio residual.[17] O uso de bloqueador neuromuscular de longa duração aumenta esta incidência, por deprimir o reflexo de tosse e permitir microaspirações do conteúdo gástrico.[18] Ademais, a exposição prolongada aos anestésicos gerais é capaz de promover alterações de trocas gasosas e imunossupressão temporária devido à redução da produção de surfactante, ao aumento da permeabilidade alveolocapilar, ao comprometimento da função de macrófagos alveolares e à lentificação da depuração mucociliar.

Durante a anestesia geral, a posição supina e a ventilação invasiva promovem alterações na mecânica ventilatória por prejudicarem a função do diafragma, o que resulta em redução dos volumes e capacidades pulmonares. Como consequência, na maioria dos pacientes anestesiados, ocorre atelectasias, que geram distúrbios na relação ventilação-perfusão ($V_A/Q$), prejudicam a complacência pulmonar e explicam o aparecimento da hipoxemia. A persistência das áreas de atelectasia no pós-operatório, associada à disfunção transitória da musculatura respiratória e eventual dor ventilatório-dependente após procedimentos torácicos e/

ou abdominais, resulta em aumento do trabalho respiratório[13] (Tabela 74.1).

**Tabela 74.1  Efeitos da anestesia no sistema respiratório.**

| | |
|---|---|
| 1 | **Parênquima pulmonar**<br>Diminuição dos volumes pulmonares e da capacidade vital<br>Aumento do volume de fechamento<br>Diminuição da complacência pulmonar<br>Aumento do trabalho ventilatório |
| 2 | **Vias aéreas**<br>Broncodilatação (propofol, ketamina)<br>Broncoconstrição (desflurano)<br>Diminuição da depuração ciliar de muco |
| 3 | **Controle ventilatório**<br>Diminuição da resposta ventilatória a hipercapnia, hipoxemia e acidose |
| 4 | **Circulação Pulmonar**<br>Diminuição da vasoconstrição reflexa à hipóxia (anestésicos inalatórios) |
| 5 | **Troca gasosa**<br>Aumento do gradiente de $O_2$ alveolar-arterial secundário à alteração da relação $V_A/Q$ |
| 6 | **Função Imunológica**<br>Diminuição da atividade bactericida dos macrófagos alveolares e brônquicos<br>Aumento da liberação de citocinas pró-inflamatórias |

Na anestesia regional, os efeitos ventilatórios irão depender do tipo e da extensão do bloqueio motor. Em anestesia peridural ou subaracnóidea extensa, com bloqueio de segmentos torácicos, há redução da capacidade inspiratória e do volume de reserva expiratório de 20% para zero.[19] A função diafragmática, entretanto, geralmente é poupada mesmo nos casos de extensão inadvertida do bloqueio de neuroeixo para níveis cervicais.[20] Habitualmente, a anestesia regional altera minimamente as trocas gasosas. Assim, a oxigenação arterial e a eliminação de dióxido de carbono durante a raquianestesia e peridural estão preservadas. Isso corrobora com o fato de não existir redução da capacidade residual funcional e alteração da relação $V_A/Q$ durante a anestesia peridural. Exceção ocorre com os pacientes obesos mórbidos, em que o bloqueio da musculatura abdominal provoca redução de até 25% do volume expiratório forçado no primeiro segundo ($VEF_1$) e da capacidade vital forçada (CVF), além de interferir com a habilidade de tossir e eliminar secreções traqueobrônquicas.[21] A anestesia peridural tem como vantagens adicionais a redução da necessidade de opioides sistêmicos e a contribuição para uma adequada analgesia pós-operatória.

O bloqueio do plexo braquial via interescalênica associa-se frequentemente ao bloqueio do nervo frênico ipsilateral,[22,23] devido à dispersão cefálica do anestésico e à proximidade do feixe nervoso, que tem origem nas raízes cervicais $C_3$ a $C_5$. Após o bloqueio interescalênico, a incidência da paralisia hemidiafragmática chega a 100%.[23,24] Daí resultam alterações da mecânica pulmonar, potencialmente deletérias em pacientes com limitação da reserva ventilatória. A redução do volume de anestésico local de 20 para 5 mL, por meio do bloqueio de plexo braquial guiado por ultrassom reduz a incidência da paralisia diafragmática de 100 para 45%.[25] Em pacientes saudáveis, a paralisia diafragmática associada ao bloqueio do plexo braquial, habitualmente, não traz sintomas. Desaconselha-se, entretanto, realizar este bloqueio em pacientes portadores de doença pulmonar grave.[26] *Urmey* e *McDonald*[27] contraindicam o bloqueio interescalênico em pacientes que não tolerem 25% de redução na função pulmonar. Entretanto, Falcão e col.[28] demonstraram a possibilidade do bloqueio de plexo braquial guiado por ultrassom com 2 a 4 mL de bupivacaína 0,5% com vasoconstritor e menor disfunção pulmonar no pós-operatório. Em recente estudo, alvo de doutorado na Unifesp, foi demonstrado que o impacto na ventilação regional pulmonar avaliado pela tomografia de impedância elétrica após 30 minutos do bloqueio interescalênico foi mais significativo quando realizado com 15 mL ao ser comparado com 4 mL de bupivacaína 0,5%. Entretanto, houve ausência de diferença estatística na ventilação regional pulmonar após quatro horas do bloqueio interescalênico (Figura 74.2).

Altintas e col.,[29] observaram que o bloqueio interescalênico com bupivacaína associa-se a maior redução da CVF, VEF$_1$ e pico de fluxo expiratório (PFE) que o encontrado em pacientes anestesiados com ropivacaína. Em doses equipotentes, no que concerne à analgesia, a ropivacaína produz menor grau de bloqueio motor e maior capacidade para bloquear as fibras A-delta e C que a bupivacaína.

## Aspectos Relacionados ao Paciente

A idade avançada está associada ao maior risco de desenvolvimento de CPP, mesmo quando ajustada para comorbidades. Este risco aumenta significativamente a cada década de vida, a partir dos 60 anos.[11] No entanto, mais importante que a idade propriamente dita é a funcionalidade do paciente. A dependência parcial ou total para a realização de atividades de vida diária e atividades instrumentais de vida diária se associa ao maior risco de CPP, assim como a síndrome de fragilidade.

Fragilidade é um construto multidimensional que inclui déficits relacionados a performance física, status nutricional, saúde mental e cognição. Resulta em menor reserva fisiológica e, portanto, menor tolerância a estresse clínico ou cirúrgico. Infelizmente, trata-se de uma condição cada vez mais frequente na prática assistencial, acometendo 30% dos pacientes não oncológicos, mais de 50% dos pacientes oncológicos e dos idosos acima de 85 anos. No contexto cirúrgico, ela é também mais frequente nas cirurgias de emergência e é sabidamente um forte preditor independente de complicações pós-operatórias. Inclusive, vale ressaltar que a síndrome de fragilidade não apenas representa fator de risco para complicações perioperatórias, mas também aumenta a mortalidade perioperatória mesmo em procedimentos de pequeno porte, devendo ser considerada um importante alvo terapêutico no contexto das estratégias de otimização perioperatoria.[30]

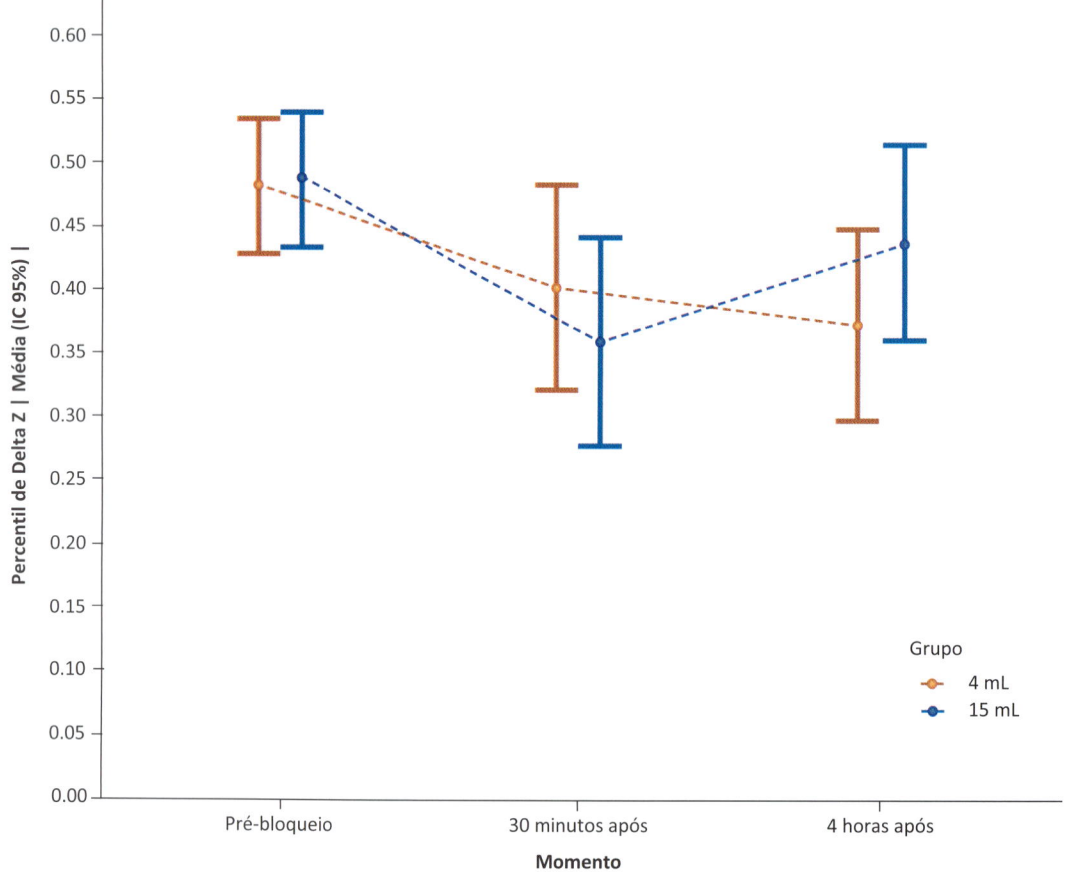

▲ **Figura 74.2** Alterações na ventilação pulmonar regional antes, 30 min e 4h após o bloqueio de plexo braquial via interescalênico guiado por ultrassom com 4 mL e 15 mL de bupivacaína 0,5% com vasoconstritor.

Portadores de doenças clinicamente controladas (estado físico ASA PII) sabidamente apresentam menor morbimortalidade perioperatória (0,2%).[11] Dessa forma, aqueles doentes em que se identificam controle clínico inadequado dos sintomas (ASA PIII e IV) devem primeiramente ter a terapêutica maximizada antes de serem submetidos a procedimentos anestésico-cirúrgicos, salvo em situações em que a cirurgia tem caráter emergencial.

O tabagismo é um fator de risco independente para a ocorrência de CPP, mesmo que não haja doença pulmonar crônica concomitante. O impacto do mesmo é maior nos doentes com carga tabágica superior a 20 anos/maço e naqueles que persistiram fumando nos dois meses antes do procedimento cirúrgico.[11,31] O efeito prejudicial do tabagismo no pós-operatório é multifatorial e influenciado pelo monóxido de carbono, pela nicotina e por outros elementos com capacidade de induzir processo inflamatório e estresse oxidativo. O efeito pró-inflamatório da fumaça do cigarro aumenta a incidência de complicações cardiovasculares, infecciosas e dificulta a cicatrização da ferida cirúrgica, além de estar associado a maior tempo de internação hospitalar e em unidade de terapia intensiva. Além disso, pacientes tabagistas correm o risco de desenvolver síndrome de abstinência e *delirium* no pós-operatório, que pode também prolongar o tempo de internação.

O etilismo crônico com consumo superior a 60 g./dia$^{-1}$ de etanol aumenta em até duas vezes o risco de lesão pulmonar aguda perioperatória em candidatos a cirurgias de ressecção pulmonar,[32] além de predispor a infecções e sangramentos. Alterações sensoriais agudas, *delirium*, acidente vascular cerebral prévio e a utilização crônica de corticoide também são fatores de risco independentes para a ocorrência de CPP.

Pacientes com IMC ≥ 40 kg.m$^{-2}$ apresentam até 30% de chance de desenvolver atelectasias e/ou pneumonia no pós-operatório de cirurgias abdominais. O estudo LAS VEGAS aponta a incidência de 14,1% de CPP nos pacientes com IMC > 35 kg.m$^{-2}$. No entanto, a maioria dos estudos mostra que a obesidade por si só não é um fator de risco independente para complicações pulmonares pós-operatórias, sendo as CCP frequentemente associadas a outras comorbidades frequentes no paciente obeso. Ainda assim, vale ressaltar que a obesidade se associa a risco aumentado de tromboembolismo e infecção de ferida operatória quando comparados aos indivíduos eutróficos.

Por outro lado, pacientes evoluindo com perda aguda de peso e/ou desnutridos com hipoalbuminemia (albumina sérica < 3,5 g.L$^{-1}$) apresentam maior incidência de CPP, sendo a desnutrição e a caquexia fatores de risco independentes para CPP. Da mesma forma, anemia com Hb menor do que 10 g/dL também é fator de risco independente para complicações perioperatorias, incluindo as pulmonares. O aumento do consumo de oxigênio no perioperatório, somado a eventos de hipotensão e hipovolemia, faz com que níveis baixos de hemoglobina aumentem o risco de eventos isquêmicos perioperatórios. Por outro lado, a necessidade de transfusões de hemoconcentrados também aumenta a chance de complicações, seja por sobrecarga volêmica e edema pulmonar cardiogênico, seja por reações transfusionais com desenvolvimento de edema pulmonar agudo não cardiogênico.

Em pacientes portadores de pneumopatias crônicas, é necessário avaliar o grau de controle dos sintomas com o tratamento específico utilizado naquele momento. Muito frequentemente os pacientes tendem a subestimar a gravidade de sua condição clínica, motivo pelo qual se sugere que os sintomas respiratórios sejam indagados ativamente pelo médico, de preferência utilizando questionários padronizados de acordo com a doença específica.

Pacientes com doença pulmonar obstrutiva crônica (DPOC), mesmo clinicamente estáveis e com a doença controlada, apresentam risco substancialmente aumentado de CPP. A instrumentação da via aérea nestes doentes pode levar à exacerbação do processo inflamatório brônquico, com piora da hiper-reatividade e maior risco de broncoespasmo. A colonização bacteriana crônica das vias aéreas, associada à imunossupressão temporária induzida pelo procedimento cirúrgico, contribuem para o aumento de complicações. Ademais, em pacientes com já aumentado trabalho ventilatório, a combinação de agressões anestésico-cirúrgicas com frequência impacta negativamente no tênue equilíbrio das trocas gasosas que o paciente mantinha em seu estado basal. De maneira geral, o risco e a gravidade das complicações pós-operatórias são proporcionais ao grau de gravidade clínica e espirométrica pré-cirúrgicas. O prognóstico é pior nos doentes que já apresentam hipertensão pulmonar e necessidade de oxigenoterapia domiciliar.

Em pacientes asmáticos, broncoespasmo e laringoespasmo são risco potenciais, principalmente em cirurgias realizadas sob anestesia geral e que requerem intubação orotraqueal. O bom controle da doença no pré-operatório diminui os riscos de eventuais CPP e a asma bem controlada não parece estar associada a aumento dos riscos de complicações desde que seja manejada de forma adequada no perioperatório. Recomenda-se que o controle da doença seja avaliado de forma objetiva por questionários padronizados como o *Asthma Control Test* (ACT), entre outros.

Embora as pneumopatias restritivas se associem a eventos adversos respiratórios, infelizmente há poucos estudos na literatura sobre este tema que possam ser utilizados como base para a definição de estratégias de otimização. Sabe-se que anestesia geral e a ventilação mecânica podem aumentar o risco de exacerbação inflamatória de doenças parenquimatosas fibrosantes e promover a SDRA. Complicações pulmonares pós-operatórias em pacientes com doenças intersticiais pulmonares são ainda mais frequentes se o IMC for menor do que 23 kg/m$^2$, nos portadores de hipertensão pulmonar associada, naqueles com redução moderada a acentuada da função pulmonar, nos indivíduos já em oxigenoterapia domiciliar e nos imunossuprimidos.[33]

Em pacientes submetidos à cirurgia de correção de escoliose, há uma diminuição de até 60% da função pulmonar e muitos destes pacientes já apresentam distúrbio ventilatório restritivo grave pregresso, o que contribui para maior demora na sua extubação. O pico de queda dos volumes pulmonares ocorre no terceiro dia de pós-operatório e a recuperação dos valores aos níveis basais pode demorar até dois meses.

A síndrome da apneia obstrutiva do sono (SAOS) está presente em até 22% da população adulta submetida a tratamento cirúrgico, porém quase 70% desses não tem diagnóstico antes da avaliação pré-operatória. Por outro lado, a SAOS não tratada está associada ao desenvolvimento de complicações cardíacas e pulmonares perioperatórias. No primeiro dia pós-operatório, há fragmentação e diminuição do tempo total de sono, com abolição do sono REM. Nos dias subsequentes, o rebote de sono REM e a consequente piora da apneia do sono têm sido associados à ocorrência de CPP e complicações cardiovasculares. O uso de analgésicos e sedativos (especialmente opioides e benzodiazepínicos) também contribui na medida em que diminuem o tônus faríngeo. Neste contexto, a presença de SAOS não tratada (especialmente a SAOS grave) aumenta o tempo de internação e as chances de hipoxemia e reintubação no pós-operatório, além de se associar à maior incidência de arritmias, à síndrome coronariana aguda e à morte súbita.[34]

Sendo assim, a investigação ativa de sintomas como roncos, episódios de apneia observados pelo acompanhante e sono não reparador com sonolência diurna excessiva deve ser rotineiramente incluída na anamnese pré-operatória. As características observadas que predispõem à existência de SAOS incluem gênero masculino, idade acima de 50 anos, IMC > 30 kg.m$^{-2}$, circunferência do pescoço maior que 40 cm, desvio de septo, hipertrofia tonsilar, laringomalácia, traqueomalácia, síndrome de Down, micrognatia, acondroplasia, acromegalia e macroglossia. Existem questionários validados para rastreamento de SAOS no período perioperatorio, tais como o questionário de Berlin, o *ASA OSA scoring checklist* e o STOP-Bang (Tabela 74.2).

Em relação ao escore *STOP-Bang*, ele pode ser pontuado no seu formato original, estratificando o risco de forma dicotômica em alto ou baixo de SAOS, ou no formato *enhanced*, que atualmente cria três categorias: risco baixo, intermediário ou alto de SAOS. Tendo em vista que este formato possibilitou maior valor preditivo positivo para SAOS moderada a grave e considerando a custo-efetividade das estratégias que serão propostas de acordo com o resultado deste escore, sugerimos que se utilize a classificação em três níveis na avaliação perioperatória e que medidas preventivas sejam prontamente instituídas para aqueles que forem classificados como alto risco.[35]

A Síndrome de Obesidade-Hipoventilação (SOH) caracteriza-se por hipoventilação (PaCO$_2$ > 45 mmHg) em repouso acordado em pacientes obesos, geralmente com consequente redução da PaO$_2$ e SpO$_2$ sem outros motivos adicionais para justificar o comprometimento das trocas gasosas. A vasta maioria dos pacientes com SOH apresentam SAOS concomitantemente, geralmente moderada a grave. Além do maior risco de evoluírem em agudização da insuficiência respiratória crônica, estes pacientes também frequentemente são portadores de hipertensão pulmonar e têm maior risco de sofrer com descompensações de *cor pulmonale* no pós-operatório, o que se reflete em maiores tempos de internação hospitalar e em UTI entre os pacientes não diagnosticados ou não tratados.[36]

A SOH é comorbidade frequente entre pacientes candidatos a cirurgias bariátricas, mas obviamente pode ser encontrada em qualquer cenário de perioperatório. No entanto, a maioria dos casos não apresenta diagnóstico prévio, devendo-se manter alto grau de suspeição clínica nos pacientes que forem obesos, com rastreamento positivo para apneia do sono e que apresentam SpO$_2$ < 95% em repouso ou dessaturação ao deitar sem outro motivo aparente para a alteração da troca gasosa. Nestes casos, recomenda-se solicitar uma gasometria arterial para confirmar a hipoventilação e encaminhar para avaliação do pneumologista para que seja feito um diagnóstico preciso e tratamento adequado. Alternativamente, algumas diretrizes recomendam solicitar inicialmente um bicarbonato venoso e, caso ele esteja acima de 27 mEq/L, pedir a gasometria arterial. Por outro lado, resultados de bicarbonato abaixo de 27 mEq/L seriam capazes de excluir com segurança a ocorrência de SOH.[37] A hipertensão pulmonar (HP) é definida hoje como pressão média na artéria pulmonar maior do que 20 mmHg medida no cateterismo cardíaco direito em repouso.[38] Na maior parte dos casos, a HP é secundária a doenças cardíacas esquerdas (ICFEP, ICFER, valvopatias) ou doenças pulmonares crônicas hipoxêmicas. No entanto, ela também pode ocorrer no contexto de tromboembolismo pulmonar crônico, cardiopatias congênitas com *shunt* ou ser uma doença primária da circulação pulmonar. A presença de HP confere maior risco de complicações perioperatórias, sendo que a mortalidade pode variar de 3 a 18% nos pacientes com HP grave a depender do tipo de cirurgia e técnica anestésica. O manejo perioperatório do paciente portador de hipertensão pulmonar deve ser sempre multidisciplinar e preferencialmente realizado em centro especializado em HP.[39]

| **Tabela 74.2 Escore *STOP-Bang* utilizado como triagem de SAOS na avaliação pré-operatória.** | | |
|---|---|---|
| | **Variável analisada** | **Pergunta a ser feita/achado ao exame** |
| **S** | Ronco (*snoring*) | Você ronca alto? Mais alto que uma conversa ou tão alto que é possível escutá-lo com a porta fechada? |
| **T** | Cansaço (*tiredness*) | Você está sempre cansado? Você dorme durante o dia? |
| **O** | Apneia comprovada (*observed apnea*) | Alguém já observou que você para de respirar enquanto dorme? |
| **P** | Pressão alta (*pressure*) | Você tem hipertensão arterial? |
| **B** | IMC (*BMI*) | IMC > 35 kg.m$^{-2}$ |
| **A** | Idade (*age*) | Acima de 50 anos |
| **N** | Pescoço (*neck*) | Circunferência maior que 40 cm |
| **G** | Gênero (*gender*) | Masculino |

Baixo risco para SAOS moderada a grave: 0 – 2 respostas positivas.
Intermediário risco para SAOS moderada a grave: 3 – 4 respostas positivas.
Alto risco para SAOS: ≥ 5 repostas positivas OU risco intermediária é reclassificado como alto risco se tiver dois pontos no STOP e pelo menos 1 ponto por gênero masculino, circunferência cervical aumentada ou IMC > 35.

# ▪ PAPEL DOS EXAMES COMPLEMENTARES NA AVALIAÇÃO DO RISCO PULMONAR

A anamnese e o exame físico são, na vasta maioria dos casos, suficientes para determinar o risco pulmonar envolvido em cirurgias gerais. Exames de sangue, radiografia de tórax e prova de função pulmonar só devem ser solicitados quando seus resultados efetivamente implicarem em mudança da estratégia prevista pela avaliação inicial. Gasometria arterial não deve ser solicitada como rotina no pré-operatório, exceto em portadores de doença pulmonar crônica com distúrbio ventilatório moderado a grave na espirometria ou nos pacientes que dessaturem em repouso.

Estudos multicêntricos e prospectivos evidenciaram que a dosagem de ureia acima de 21 mg.dL$^{-1}$ e de albumina sérica abaixo de 3,5 g.dL$^{-1}$ foram preditores da ocorrência de CPP, em especial de insuficiência respiratória aguda e pneumonia no pós-operatório de cirurgia não cardíaca. A morbimortalidade perioperatória também foi maior em doentes com creatinina sérica superior a 1,5 g.dL$^{-1}$, decorrente tanto de eventos adversos pulmonares quanto infecciosos, cardiovasculares e hemorrágicos.

Apesar de ser frequentemente solicitada no contexto da avaliação pré-operatória, a radiografia de tórax raramente agrega informação relevante para o manejo perioperatório. Embora até 23% das radiografias solicitadas rotineiramente no pré-operatório de cirurgias gerais mostrem resultado anormal, apenas 0,1% a 3% dos casos modificam a conduta previamente estabelecida. No mesmo sentido, uma meta-análise com mais de 14 mil radiografias pré-operatórias rotineiras revelou que apenas 14 delas influenciaram o manejo terapêutico. A radiografia de tórax pré-operatória tem importância maior em pacientes com doenças cardiopulmonares crônicas que apresentem piora clínica, naqueles com dispneia a esclarecer e nos candidatos a cirurgia de ressecção pulmonar.

Dos testes reconhecidos para avaliar a função pulmonar, a espirometria é o universalmente conhecido e o mais solicitado na avaliação pré-operatória. Entretanto, de maneira geral, não é tão bom preditor de eventos adversos pulmonares no pós-operatório quanto a avaliação clínica nas cirurgias que não impliquem em ressecção pulmonar. Sua utilização no contexto de procedimentos torácicos sem ressecção pulmonar e nos intra-abdominais tem sido reservada às situações em que o paciente já teria indicação clínica de realizar o exame: doentes sabidamente portadores de doenças pulmonares crônicas sem avaliação espirométrica recente ou que não pareçam clinicamente estáveis ou sintomáticos respiratórios crônicos ou com achados no exame físico ou radiológico sugestivos de doença pulmonar crônica e sem diagnóstico prévio. Outras situações em que se considera solicitar a espirometria são: candidatos à cirurgias bariátricas, portadores de cifoescoliose que serão submetidos à anestesia geral, pneumopatas crônicos que serão submetidos à neurocirurgia e pacientes com doenças neuromusculares que serão submetidos à anestesia geral. Nos portadores de doenças neuromusculares ou de cifoescoliose, deve-se solicitar também as medidas das pressões inspiratória e expiratória máximas. Nesses últimos, o encontro de valores da CVF abaixo de 40% do previsto e/ou pressões máximas abaixo de 30 cmH$_2$O aumentam significativamente o risco de insucesso de extubação no pós-operatório. Ao contrário do que se verifica nas cirurgias para ressecção pulmonar, não existem limites de VEF$_1$ proibitivos para a realização de cirurgias gerais.

Em pacientes com hipertensão arterial pulmonar (HAP), a avaliação pré-operatória deve incluir eletrocardiograma de repouso, ecodopplercardiograma, biomarcadores cardíacos (BNP, NT-pro-BNP), além do teste de caminhada de 6 minutos (TC6M). São indicativos de maior morbimortalidade pós-operatória a presença de pressão de átrio direito > 7 mmHg no último estudo hemodinâmico antes da cirurgia, distância caminhada no TC6M < 399 metros, maior gravidade clínica e cirurgia em caráter emergencial. O teste de exercício cardiopulmonar é utilizado rotineiramente na avaliação clínica dos doentes com HAP com a finalidade de se estabelecer prognóstico e avaliar a resposta terapêutica. Entretanto, embora possa ajudar na estratificação da gravidade da doença, seu papel na predição do risco cirúrgico destes doentes ainda é limitado.

# ▪ ESTRATIFICAÇÃO DO RISCO DE COMPLICAÇÕES PULMONARES PÓS-OPERATÓRIAS

Conforme descrito anteriormente, a avaliação objetiva, direcionada e individualizada de cada paciente é o passo fundamental para compreender o risco de complicações para o procedimento proposto e propôs estratégias para mitigá-las. No entanto, é útil tanto to ponto de vista de pesquisa quanto do ponto de vista assistencial que se possa estratificar pacientes de acordo com estimativas de risco de complicações, já que isto permite o desenvolvimento de estratégias padronizadas e sistematizadas para a otimização perioperatória.

Neste sentido, diversas ferramentas foram desenvolvidas no sentido de tentar estimar o risco pulmonar perioperatório. A mais utilizada mundialmente é o escore ARISCAT, que utiliza sete variáveis (idade, SpO$_2$ em ar ambiente, Hb, infecções respiratórias recentes, sítio cirúrgico, tempo cirúrgico e urgência cirúrgica) para estimar o risco de desenvolvimento de um desfecho composto de complicações respiratórias pós-operatórias em 30 dias (infecções pulmonares, derrame pleural, pneumotórax, atelectasias, broncoespasmo, insuficiência respiratória e pneumonia aspirativa em).[40] Este escore é capaz de estratificar os pacientes em risco baixo (1,6%), moderado (13,3%) ou alto (42,1%) de complicações respiratórias (Tabela 74.3), sendo que pacientes estratificados como moderado a alto risco devem ser o foco prioritário dos programas de otimização perioperatória. No entanto, é necessário reforçar que nem todos os fatores de risco perioperatórios para complicações pulmonares estão incluídos neste modelo estatístico e, portanto, a avaliação clínica com identificação de potenciais comorbidades, compensadas ou não, não deve ser ignorada ou descartada apenas com base neste escore.

Outras ferramentas para avaliação de CPP específicas também existem e podem ser utilizadas, embora seu uso seja habitualmente mais restrito a protocolos de pesquisa (Tabelas 74.4, 74.5 e 74.6). No entanto, recomendamos fortemente que a utilização de escores de risco não se restrinja apenas aos que estimam complicações pulmonares. É sempre

## Tabela 74.3 ARISCAT RISK INDEX

| Fator de risco | Pontos |
|---|---|
| **Idade** | |
| Até 50 anos | 0 |
| 51 a 80 anos | 3 |
| Acima de 80 anos | 16 |
| **SpO$_2$ pré-operatória** | |
| ≥ 96% | 0 |
| 91 a 95% | 8 |
| Menor ou igual a 90% | 24 |
| **Infecção respiratória no último mês** | |
| Não | 0 |
| Sim | 17 |
| **Anemia com Hb menor ou igual a 10 g/dL** | |
| Não | 0 |
| Sim | 11 |
| **Sítio Cirúrgico** | |
| Periférico | 0 |
| Abdome superior | 15 |
| Torácico | 24 |
| **Duração da cirurgia** | |
| Menor ou igual a 2 horas | 0 |
| 2 a 3 horas | 16 |
| > 3 horas | 23 |
| **Urgência da cirurgia** | |
| Eletiva | 0 |
| Urgência/emergência | ≥8 |

Estimativa de risco de ocorrência de CPP no pós-operatório

| Categoria | Pontos | % Risco |
|---|---|---|
| Baixo risco | 0 a 25 | 1,6 |
| Moderado risco | 26 a 44 | 13,3 |
| Alto risco | 45 ou mais | 42,1% |

## Tabela 74.4 Fatores de risco para ocorrência de insuficiência respiratória aguda no pós-operatório de cirurgia geral não cardíaca.

| Fator de risco | Pontos |
|---|---|
| Reparo de aneurisma da aorta abdominal | 27 |
| Torácica | 14 |
| Neurocirurgia, abdominal alta, periférica ou vascular | 21 |
| Pescoço | 11 |
| Cirurgia de emergência | 11 |
| Albumina < 3,0 mg.dL$^{-1}$ | 9 |
| Ureia plasmática > 30 mg.dL$^{-1}$ | 8 |
| Estado funcional total ou parcialmente dependente | 7 |
| DPOC | 6 |
| Idade ≥ 70 anos | 6 |
| Idade 60 a 69 anos | 4 |

Estimativa de risco para ocorrência de Insuficiência respiratória aguda no pós-operatório de cirurgia geral não cardíaca

| Classe | Pontuação | % Risco |
|---|---|---|
| 1 | ≤ 10 | 0,5 |
| 2 | 11 a 19 | 1,8 |
| 3 | 20 a 27 | 4,2 |
| 4 | 28 a 40 | 10,1 |
| 5 | ≥ 40 | 26,6 |

importante estimar também o risco cardíaco e o risco de eventos tromboembólicos para se determinar o melhor manejo perioperatório, além de avaliar existência de fragilidade e nível de capacidade funcional por meio de instrumentos validados. Como já reforçado anteriormente, fragilidade e capacidade funcional são inclusive determinantes independentes da ocorrência de complicações pulmonares pós-operatórias, devendo ser avaliadas em todos os indivíduos idosos, oncológicos ou com doenças crônicas avançadas para que se possa propor estratégias adequadas de otimização perioperatória.[41]

Existem diversas ferramentas validadas para o rastreamento e diagnóstico de fragilidade. No nosso serviço, em função do tempo que a aplicação de múltiplos questionários e instrumentos de avaliação demanda, optamos por adotar

## Tabela 74.5 Fatores de risco para ocorrência de pneumonia no pós-operatório de cirurgia geral não cardíaca.

| Fator de risco | Pontos |
|---|---|
| **Tipo de cirurgia** | |
| Reparo de aneurisma da aorta abdominal | 15 |
| Torácica alta | 14 |
| Abdominal alta | 10 |
| Pescoço ou neurocirurgia | 08 |
| Vascular | 03 |
| **Idade (anos)** | |
| ≥ 80 | 17 |
| 70 a 79 | 13 |
| 60 a 69 | 09 |
| 50 a 59 | 04 |
| **Estado funcional** | |
| Totalmente dependente | 10 |
| Parcialmente dependente | 06 |
| Perda de peso acima de 10% nos últimos 6 meses | 7 |
| DPOC | 5 |
| Anestesia geral | 4 |
| Sensório alterado | 4 |
| AVC pregresso | 4 |
| **Ureia (mg.dL$^{-1}$)** | |
| < 8 | 4 |
| 22 a 30 | 2 |
| ≥ 30 | 3 |
| Transfusão sanguínea acima de 4 unidades | 3 |
| Cirurgia de emergência | 3 |
| Uso crônico de corticosteroides | 3 |
| Tabagismo no último ano | 3 |
| Ingestão de álcool > 2 doses nas 2 semanas anteriores | 2 |

Estimativa de risco de ocorrência de pneumonia no pós-operatório de cirurgia geral não cardíaca

| Classe | Pontos | % Risco |
|---|---|---|
| 1 | 0 a 15 | 0,24 |
| 2 | 16 a 25 | 1,2 |
| 3 | 26 a 40 | 4,0 |
| 4 | 41 a 55 | 9,4 |
| 5 | > 55 | 15,8 |

o *Clinical Frailty Scale*[42] (Figura 74.3) para rastreamento de fragilidade, sendo que indivíduos considerados pré-frágeis ou frágeis tornam-se candidatos à reabilitação perioperató-ria e devem ser encaminhados para avaliação multidiscipli-nar. Por outro lado, adotamos o *Duke Activity Status Index* (DASI) (Figura 74.4) como instrumento padrão para a ava-

---

**Tabela 74.6  Escore da Sociedade Americana de Anestesiologistas para estimar complicações pós-operatórias em portadores de SAOS.**

**A:** Gravidade da apneia do sono baseada em estudo do sono (p.ex.: índice de apneia-hipopneia) ou indicações clínicas se estudo do sono não disponível

Nenhum = 0, SAOS suave = 1, SAOS moderada = 2, SAOS grave = 3

Subtrair 1 ponto em pacientes usando CPAP ou BiPAP

Adicionar 1 ponto em pacientes com $PaCO_2$ > 50 mmHg

**B:** Cirurgia e anestesia

Cirurgia superficial com anestesia local ou bloqueio de nervo periférico = 0

Cirurgia superficial com sedação moderada ou anestesia geral ou cirurgia periférica com anestesia peridural (até sedação moderada) = 1

Cirurgia periférica com anestesia geral ou cirurgia de vias aéreas com sedação moderada = 2

Cirurgia maior ou cirurgia de vias aéreas com anestesia geral = 3

**C:** Necessidade de opioide pós-operatório

Nenhum = 0, baixa dose oral = 1, alta dose oral ou parenteral ou neuroaxial = 3

**D:** Estimativa do risco perioperatório

Risco global = escore A + maior pontuação de B ou C.

Pacientes com risco global ≥ 4 podem ter o risco SAOS perioperatório aumentado.

Pacientes com risco global ≥ 5 podem estar com risco SAOS significantemente aumentado.

---

### Escala clínica de fragilidade

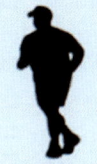 **1 Muito ativo –** Pessoas robustas, ativas, com energia e motivadas. Essas pessoas geralmente se exercitam com regularidade e estão entre as mais em forma para sua idade.

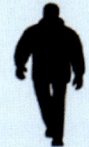 **2 Ativo –** Pessoas que não têm sintomas ativos de doenças, mas que estão menos em forma do que aquelas da categoria 1. Com frequência, se exercitam ou são muito ativas ocasionalmente, por exemplo, de maneira sazonal.

 **3 Regular –** Pessoas cujos problemas médicos estão bem controlados, mas não são regularmente ativas além de caminhadas de rotina.

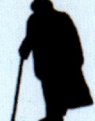 **4 Vulnerável –** Embora não dependam de outros para ajuda diária, os sintomas tendem a limitar as atividades. Uma queixa comum é sentir-se mais lento e/ou cansado durante o dia.

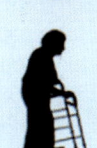 **5 Levemente frágil –** Essas pessoas geralmente têm lentidão mais evidente e precisam de ajuda em atividades instrumentais da vida diária de alta ordem (finanças, transporte, trabalho doméstico pesado, medicamentos). Normalmente, a fragilidade branda causa prejuízos progressivos em compras, caminhar ao ar livre sem acompanhante, preparo de refeições e trabalho doméstico.

 **6 Moderadamente Frágil –** As pessoas precisam de ajuda com todas as atividades externas e com a manutenção da casa. Dentro de casa, tendem a ter problemas com escadas, precisam de ajuda com o banho e podem precisar de assistência mínima (apoio próximo) para se vestirem.

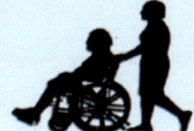 **7 Muito Frágil –** Pessoas completamente dependentes para cuidados pessoais por qualquer causa (física ou cognitiva). Mesmo assim, parecem estáveis e não correm alto risco de morrer (dentro de cerca de 6 meses).

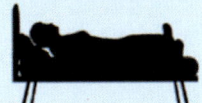 **8 Severamente Frágil –** Pessoas completamente dependentes, se aproximando do fim da vida. Normalmente, não conseguem se recuperar nem mesmo de uma doença branda.

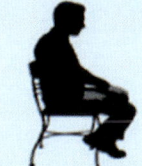 **9 Doente Terminal –** Pessoas próximas ao fim da vida. Esta categoria se aplica a pessoas com expectativa de vida inferior a 6 meses, sem outra evidência de fragilidade.

**Pontuação de fragilidade em pessoas com demência**

O grau de fragilidade corresponde ao grau de demência. **Sintomas comuns na demência branda** incluem esquecer os detalhes de um evento recente, embora ainda se lembre do evento em si, repetir a mesma pergunta/história e retraimento social.

Na **demência moderada**, a memória recente é muito prejudicada, mesmo embora os pacientes aparentemente consigam se lembrar bem de eventos passados. Quando solicitados, podem fazer cuidados pessoais.

Na **demência grave**, os pacientes não conseguem realizar cuidados pessoais sem ajuda.

▲ **Figura 74.3** *Clinical Frailty Scale.*[42]

**Responda:**

1. Cuidar de si mesmo, ou seja, comer, vestir-se, tomar banho ou usar o banheiro?
   ( ) Sim              ( ) Não

2. Caminhar em torno de sua casa?
   ( ) Sim              ( ) Não

3. Caminhar um ou dois quarteirões em terreno plano?
   ( ) Sim              ( ) Não

4. Subir um andar de escadas ou subir uma ladeira?
   ( ) Sim              ( ) Não

5. Correr uma curta distância?
   ( ) Sim              ( ) Não

6. Realizar tarefas domésticas, como tirar pó ou lavar pratos?
   ( ) Sim              ( ) Não

7. Realizar trabalhos de cada moderadamente pesados, como aspirar pó, varrer pisos ou carregar sacos de supermecado?
   ( ) Sim              ( ) Não

8. Fazer trabalhos pesados dentro de casa, como esfregar chão, levantar ou mover móveis pesados?
   ( ) Sim              ( ) Não

9. Fazer trabalhos de jardinagem, como recolher folhas, podar ou cortar grama com um cortador elétrico?
   ( ) Sim              ( ) Não

10. Ter relações sexuais?
    ( ) Sim              ( ) Não

11. Participar de atividades recreativas moderadas como dança, jogo de tênis de dupla, corrida lee, voleibol, chutar bola de futebol no gol?
    ( ) Sim              ( ) Não

12. Participar de esportes praticados com grande esforço como natação, andar de bicicleta, jogo de tênis simples, futebol, basquetebol?
    ( ) Sim              ( ) Não

▲ **Figura 74.4** *Duke Activity Status Index.*

liação da capacidade funcional, sendo que indivíduos com baixa funcionalidade devem ser avaliados em relação ao controle de suas doenças de base e também considerados potenciais candidatos à reabilitação perioperatória.

## ■ PARTICULARIDADES DA AVALIAÇÃO PRÉ-OPERATÓRIA PARA CIRURGIAS DE RESSECÇÃO PULMONAR

Existe uma associação clara entre a extensão da ressecção pulmonar e a morbimortalidade perioperatória. A mortalidade pós-pneumectomia é até duas vezes superior à da lobectomia. De forma semelhante, segmentectomias e nodulectomias apresentam mortalidades inferiores à lobectomia, especialmente se realizadas por toracoscopia.

O primeiro passo na avaliação para cirurgias de ressecção pulmonar é a avaliação de risco cardíaco. Pacientes que não consigam subir dois lances de escada, que tenham doença cardíaca que necessite de medicação ou cujo diagnóstico tenha sido recente e aqueles com ThRCRI (*Thoracic Revised Cardiac Risk Index*) ≥ 2 devem receber avaliação inicial do cardiologista e ser submetidos a exames diagnósticos e tratamentos segundo protocolos de avaliação perioperatória das sociedades de cardiologia. Esses pacientes são considerados de alto risco cardíaco e, portanto, devem ser submetidos obrigatoriamente ao teste de exercício cardiopulmonar (TECP ou ergoespirometria). Por outro lado, Pacientes considerados de baixo ou moderado risco cardíaco seguem a avaliação pré-operatória com espirometria.

Diferentemente das cirurgias gerais, a avaliação pré-operatória de doentes em programação para ressecção pulmonar deve obrigatoriamente se valer de dados de função pulmonar (espirométria e, se necessário, TECP). Para a avaliação ser completa, é necessário aliar aos exames funcionais dados da tomografia computadorizada do tórax, da cintilografia pulmonar de perfusão e dados de broncoscopia. O intuito da análise destes exames é avaliar se a área a ser ressecada ainda participa das trocas gasosas pulmonares e o cálculo final deve ser feito para estimar os valores residuais de função pulmonar após a ressecção programada. O $VEF_1$ é o parâmetro espirométrico utilizado mais frequentemente para tal, seguido ou da difusão de monóxido de carbono (DLCO) ou do $VO_2$ máximo (consumo máximo de oxigênio) obtido no TECP. Aos valores estimados acrescenta-se a designação *ppo* para indicar que o parâmetro foi estimado para o pós-operatório tardio, ou seja, três a seis meses após o procedimento operatório ($VEF_1$ ppo, DLCO ppo e $VO_2$ máximo ppo).

O cálculo mais simples utiliza o número de segmentos pulmonares funcionantes (lobo superior direito = 3, lobo médio = 2, lobo inferior direito = 5, lobo superior esquerdo = 3 da divisão superior + 2 da língula e lobo inferior esquerdo = 4) e considera que todos os segmentos contribuem de forma igual na troca gasosa, o que raramente é verdade em pulmões doentes. Este é o método utilizado para estimar a função após uma lobectomia, podendo-se aplicar as seguintes fórmulas:

| **Modo 1:** | Valor ppo = (valor pré-operatório/T) × R |
| --- | --- |
| | T = 19 – número de segmentos obstruídos |
| | R = T – número de segmentos funcionantes a ser ressecado |

| Modo 2: | Valor ppo = valor pré-operatório × (1 – a/b) |
|---|---|
| | a = número de segmentos não obstruídos a ser ressecado |
| | b = número total de segmentos não obstruídos |

Para pneumonectomia, o cálculo deve ser feito utilizando o resultado da cintilografia de perfusão ou de ventilação pulmonar, sendo o exame perfusional a modalidade mais utilizada para este fim. Neste caso, a fórmula utilizada para o cálculo é:

> Valor ppo = valor pré-operatório × (1 – fração de perfusão do pulmão a ser ressecado)

Tradicionalmente, valores estimados de $VEF_1$ e/ou DLCO pós-operatórios inferiores a 30% eram considerados contraindicações absolutas à cirurgia de ressecção pulmonar devido à alta incidência de complicações cardiorrespiratórias e óbito no pós-operatório. Da mesma forma, valores entre 30% e 40% frequentemente conferiam riscos maiores do que os benefícios antecipados pela cirurgia, de maneira que o teste de exercício cardiopulmonar (TECP) se tornava obrigatório nesse grupo de pacientes.

Entretanto, o advento de técnicas cirúrgicas minimamente invasivas, como a cirurgia torácica videoassistida (VATS) e a possibilidade de realizar ressecções poupadoras de parênquima pulmonar viável, vem permitindo que pacientes com $VEF_1$ e/ou DLCO ppo < 40% sejam submetidos a esses procedimentos com taxas de morbidade menores (mas ainda entre 15% a 25%) e mortalidade pós-operatória que varia de 1% a 15% na literatura. Nesses pacientes, cirurgias para tratamento de câncer de pulmão em estadio I, mesmo com ressecções menores (sublobares) resultam em aumento da sobrevida comparado aos pacientes que não realizaram o procedimento. Além disso, ressecções de neoplasia em pacientes com DPOC grave podem ter impac-

to funcional reduzido em duas situações: (1) a neoplasia se localiza em lobo superior, local também de maior acometimento de enfisema centrolobular, e, portanto, com menor perda funcional ou (2) se houver possibilidade de combinar a ressecção do tumor com cirurgia redutora de volume pulmonar caso o paciente seja candidato a esse procedimento.

Nesse sentido, tornou-se necessário desenvolver um método de avaliação pré-operatória mais amplo para cirurgias de ressecção pulmonar, que permitisse estratificação de risco menos focada em parâmetros de função pulmonar simples e mais relacionada à capacidade do indivíduo de realizar as suas atividades de vida diária. O fluxograma proposto pelo *American College of Chest Physicians* (Figura 74.5) baseia-se nesse conceito. Segundo estas diretrizes, pacientes com $VEF_1$ e/ou DLCO ppo > 60% são considerados de baixo risco para a cirurgia, com mortalidade estimada < 1% e não precisam de avaliação pulmonar adicional. Pacientes com $VEF_1$ e/ou DLCO ppo entre 30 e 60% devem ser submetidos a testes simples de tolerância ao exercício como método de rastreamento. Aqueles que alcançarem distância de caminhada > 400 metros no *shuttle walk test* ou forem capazes de subir > 22 metros no teste de subida de escada são também considerados de baixo risco e não necessitam de avaliação pulmonar adicional. Por outro lado, caso esses valores de corte não sejam alcançados, o teste de exercício cardiopulmonar (TECP ou ergoespirometria) incremental em rampa até o máximo da tolerância deve ser obrigatoriamente realizado para a estratificação de risco cirúrgico. Da mesma forma, pacientes com $VEF_1$ e/ou DLCO ppo < 30% também têm indicação absoluta de realizar o TECP.

A ergoespirometria tem disponibilidade bastante limitada na prática clínica diária, mas é um importante instrumento de avaliação pré-operatória de indivíduos em programação de cirurgias de ressecção pulmonar. Valores de $VO_{2pico}$ (consumo de oxigênio no pico do exercício) acima de 20 $mL.kg^{-1}. min^{-1}$ ou > 75% do previsto permitem uma abordagem cirúrgica segura (baixo risco). Esse valor indica

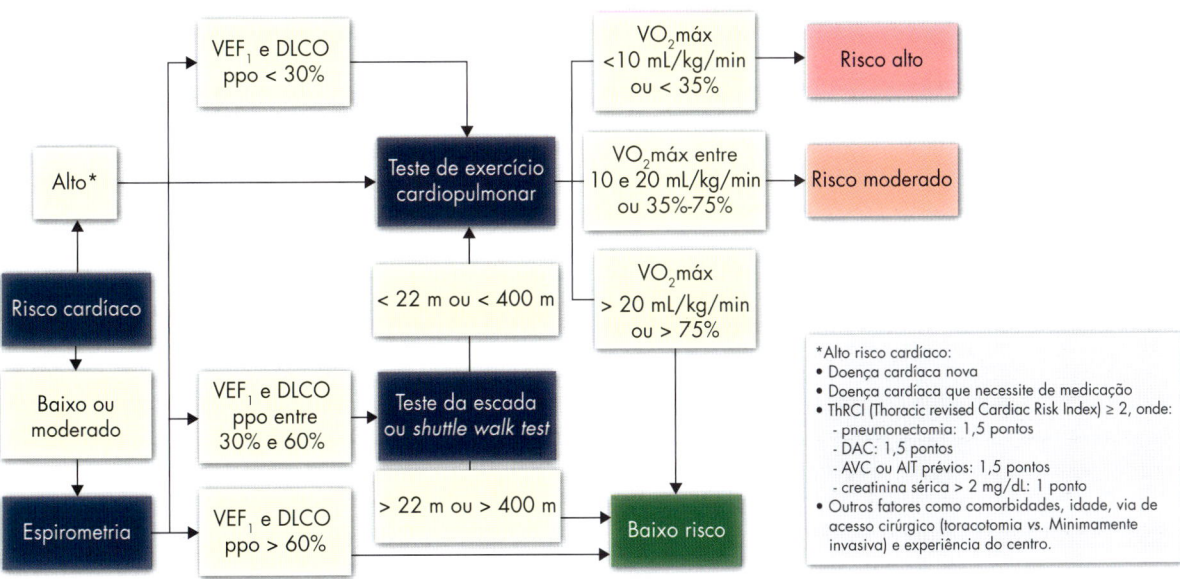

▲ **Figura 74.5** Avaliação do paciente submetido à ressecção pulmonar.

que a reserva funcional do doente é suficiente para suportar o estresse cirúrgico e a realização de atividades de vida diária no pós-operatório tardio. Pacientes com $VO_{2pico}$ entre 10 e 20 mL.kg$^{-1}$.min$^{-1}$ ou entre 35 e 75% do previsto apresentam moderado risco de complicações perioperatórias, mas tais valores não são impeditivos desde que o benefício da cirurgia seja considerado superior aos riscos. Valores abaixo de 10 mL.kg$^{-1}$.min$^{-1}$ ou < 35% do previsto significam alto risco e, em geral, são considerados contraindicação ao procedimento cirúrgico devido à alta mortalidade (>10%).

Embora tradicionalmente $VO_2$ de pico seja a variável mais utilizada o teste de exercício cardiopulmonar – e a variável fundamental para determinar a extensão máxima de parênquima pulmonar ressecável – outras variáveis do teste também apresentam valor prognóstico. Particularmente, o $VE/VCO_2$ slope pré-operatório acima de 35 foi apontado como marcador de risco aumentado de CPP e morte no pós-operatório de ressecção pulmonar por neoplasia. Sabendo-se que o $VE/VCO_2$ reflete o *drive* ventilatório e a relação entre o volume do espaço morto e o volume corrente, é compreensível que indivíduos com pior eficiência ventilatória tenham também pior prognóstico. Entretanto, deve-se tomar cuidado ao interpretar esta variável de forma isolada, já que pacientes com DPOC grave podem apresentar uma pseudonormalização do slope de $VE/VCO_2$ simplesmente por incapacidade mecânica de aumentar a ventilação.

## ESTRATÉGIAS PERIOPERATÓRIAS PARA A REDUÇÃO DO RISCO DE COMPLICAÇÕES PULMONARES PÓS-OPERATÓRIAS

O maior objetivo da avaliação pré-operatória e da estimativa de risco de ocorrência de CPP repousa na individualização de estratégias perioperatórias capazes de diminuir o risco calculado. Em algumas situações nas quais o risco é elevado e não há estratégias capazes de diminuí-lo, deve-se ter atenção especial para o diagnóstico precoce das CPP e tratá-las agressivamente com o objetivo de reduzir a mortalidade. Didaticamente procuramos agrupar as estratégias em pré, intra e pós-operatórias.

### Estratégias Pré-operatórias

A terapêutica específica deve ser otimizada para garantir que o paciente tenha atingido a melhor condição clínica e funcional possível, não excedendo as recomendações de tratamento clínico das doenças específicas. Caso haja evidência de exacerbação e/ou declínio funcional, recomenda-se que a cirurgia seja postergada pelo menos por 30 dias após a resolução do processo.

Em pacientes bem compensados e estáveis, deve-se orientar o paciente e a equipe assistencial sobre o manejo de suas medicações de uso contínuo. Em pacientes com doenças obstrutivas e indicação de broncodilatadores e/ou corticoide inalatório, deve-se orientar a manutenção das medicações de uso contínuo mesmo no dia da cirurgia, reforçando a importância de garantir o uso de medicação igual ou similar no pós-operatório mesmo que a troca de dispositivos se faça necessária. Embora raro atualmente,

alguns pacientes ainda continuam utilizando inibidores de fosfodiesterase 3 como teofilina e bamifilina. Estes broncodilatadores, especificamente, devem ser suspensos no dia da cirurgia devido ao risco aumentado de arritmias e interações medicamentosas. Não há recomendação para suspensão de imunobiológicos utilizados no tratamento da asma (p.ex.: Anti-IgE, anti-IL 5, anti-IL5R, Anti-IL4/IL-13, Anti-TSLP).

Em pacientes portadores de hiper-reatividade brônquica sintomáticos respiratórios sem tratamento prévio e que se seriam submetidos à anestesia geral com intubação endotraqueal, corticoterapia sistêmica via oral associada ao uso de beta-2 de curta ação por cinco dias antes do procedimento foi capaz de reduzir a incidência de brocoespasmo no intra e no pós-operatório. Em pacientes com doenças obstrutivas bem controladas, no entanto, não há estudos ou recomendações padronizadas em relação à dose ou ao tempo de uso de corticoides sistêmicos. Nestas situações, a prescrição é individualizada levando-se em consideração os riscos e potenciais benefícios da corticoterapia.

De forma geral, recomenda-se que pacientes asmáticos bem controlados que serão submetidos à manipulação de via aérea recebam corticoide EV em dose equivalente de 20 a 40 mg de prednisona na indução anestésica e nos 5 dias subsequentes de pós-operatório. Por outro lado, em pacientes não adequadamente controlados, a corticoterapia sistêmica deve ser iniciada pelo menos 5 dias antes do procedimento para tentar melhor a função pulmonar pré-operatória. Além disso, 30 minutos antes da cirurgia, o paciente deve receber beta-2 de curta duração e anticolinérgicos inalatórios em doses plenas. A recomendação de administração dos broncodilatadores inalatórios antes da manipulação de via aérea é replicada para todos os pacientes com doenças obstrutivas, embora o papel do corticoide sistêmico no perioperatório de doenças como DPOC e bronquiectasias não esteja bem estabelecido.

Pacientes pneumopatas são frequentemente usuários crônicos de corticoides, seja como tratamento de manutenção ou prescrito nos momentos de exacerbação. A corticoterapia prolongada aumenta o risco de infeções perioperatórias, sendo ideal que a dose seja reduzida para menos do que 10 mg/dia de prednisona para mitigar este risco. No entanto, nem sempre haverá tempo ou possibilidade de redução da dose diária devido à perda de controle da doença de base, de forma que é necessário prever o risco aumentado de infeções, assim como o risco de desenvolvimento de insuficiência adrenal secundária.

São considerados pacientes com eixo hipotálamo-hipófise-adrenal suprimido todos aqueles que apresentarem estigmas de Síndrome de Cushing ou que utilizarem doses de prednisona ou equivalente acima de 20 mg/dia por mais do que 3 semanas. Pacientes com altas doses de corticoides inalatórios (budesonida acima de 1500 mcg/dia ou fluticasona acima de 750 mcg/dia) e usuários de doses de prednisona de 5 a 20 mg/dia por mais do que 3 semanas também podem ter o eixo-hipotálamo-hipófise adrenal suprimido, devendo ter o cortisol sérico dosado após 24h de suspensão do corticoide de uso contínuo para avaliação da integridade do eixo caso sejam candidatos a cirurgias eletivas de moderado ou grande porte. Nos pacientes com eixo hipotálamo-hipófise adrenal suprimidos pelo uso contínuo de corticoide sistêmico, deve-se orientar a suplementação de corticoide perioperatória para cirurgias de moderado ou grande porte. Para os demais pacientes e procedimentos de pequeno porte, deve-se orientar a manutenção das doses de corticoide de uso habitual.

Pacientes com doenças intersticiais fibrosantes frequentemente podem estar em uso de outras medicações imunossupressoras além de corticoides sistêmicos. Medicações como leflunomida, metotrexate, hidroxicloroquina e azatioprina devem ser mantidos no perioperatório, já que a sua suspensão aumenta o risco de exacerbações da doença de base. Por outro lado, micofenolato de mofetila e imunossupressores biológicos (ex: anti-TNF, Anti-CD 20, Anti-IL-6, inibidores da JAK) são habitualmente suspensos em tempo hábil devido ao aumento importante do risco de infecções. Além disso, cada vez mais pacientes com fibrose pulmonar progressiva estão fazendo uso de anti-fibróticos (p. ex.: nintendanibe, pirfenidona), que também devem ser suspensas pelo menos 14 dias antes do procedimento cirúrgico uma vez que podem prejudicar a cicatrização da ferida operatória.

O tabagismo aumenta o risco perioperatório de complicações cardíacas e pulmonares. A abstinência do tabagismo pode reduzir a taxa de tais complicações. No entanto, a duração de abstinência pré-operatória necessária para este benefício não está estabelecida. A hipótese de que períodos curtos de abstinência antes da cirurgia (definida como menos de oito semanas) poderiam aumentar a incidência de complicações perioperatórias foi refutada por diversos estudos. Por outro lado, há evidência de redução de CPP nos indivíduos que foram submetidos a cirurgia após o período de abstinência de quatro semanas. Assim, a avaliação pré--operatória deve ser considerada uma janela de oportunidade para encorajar a cessação do tabagismo, independente do tempo total de abstinência pré-operatória. Estratégias cognitivo-comportamentais associadas ou não a medicações específicas (terapia de reposição de nicotina, bupropiona, vareniclina) são efetivas na cessação do tabagismo, podendo ser usadas tanto no pré quanto no pós-operatório. A escolha do tratamento medicamentoso deve levar em conta as contraindicações individuais dos doentes e não sendo modificada pelo tipo cirúrgico. Adesivos de nicotina podem ser usados inclusive no pós-operatório imediato.

A reabilitação é de fundamental importância na redução do risco de complicações pulmonares perioperatórias, particularmente nos indivíduos frágeis ou com baixa capacidade funcional. Embora não haja uma padronização, protocolos de reabilitação pré-operatória costumam ter duração de uma a quatro semanas, envolvendo exercícios aeróbicos, resistidos e treino de musculatura respiratória (preferencialmente com *Power Breathe*, mas eventualmente com espirômetro de incentivo). A reabilitação pré-operatória é sabidamente eficaz em reduzir incidência de CPP e tempo de internação hospitalar em pacientes submetidos a cirurgias cardíacas, abdominais e de ressecção pulmonar[43], além de poder gerar um ganho de $VO_2$ pico que eventualmente permita transformar pacientes inicialmente inoperáveis em elegíveis a cirurgias de ressecção pulmonar. Ademais, os programas estruturados de reabilitação permitem também a adequada avaliação do status nutricional, saúde mental e conhecimento do paciente sobre estratégias de automanejo, o que também contribui para a otimização clínica perioperatória.

## Estratégias Intraoperatórias

A anestesia provoca comprometimento respiratório, seja o paciente mantido em ventilação espontânea ou mecânica. Este comprometimento impede a adequação da ventilação alveolar e da perfusão e, consequentemente, da oxigenação arterial. Um importante fator para o comprometimento respiratório durante a anestesia geral com paciente em ventilação espontânea é a redução da sensibilidade ao $CO_2$ causado pelos anestésicos inalatórios, barbitúricos e opioides. A resposta é dose dependente, havendo relação direta entre a redução da ventilação e a profundidade anestésica. Isso não impede o uso da ventilação espontânea durante a anestesia inalatória em crianças e adultos, feita sob monitorização e ajuste apropriado.

A utilização de bloqueadores neuromusculares para adequado relaxamento cirúrgico no período intraoperatório pode ser uma importante causa de complicação respiratória e surgimento de hipoxemia no pós-operatório. Isto ocorre principalmente devido à presença de bloqueio neuromuscular residual. Assim, pacientes pneumopatas deveriam ser sistematicamente avaliados com o uso de monitores quantitativos do bloqueio neuromuscular, particularmente quando utilizado bloqueadores de longa ação como o pancurônio, de forma a se garantir a completa reversão do bloqueio neuromuscular ao término do procedimento.

Existem evidências de que os anestésicos inalatórios (p. ex.: isoflurano e sevoflurano) podem reduzir a lesão pulmonar induzida por ventilação (VILI). O pré-condicionamento com isoflurano nos pulmões e em outros órgãos simula o efeito cardioprotetor do pré-condicionamento isquêmico, por meio da ativação dos receptores de adenosina e canais de potássio sensíveis ao ATP. O isoflurano induz efeitos protetores durante isquemia-reperfusão e lesão pulmonar induzida por endotoxina ou zymosan. Também há benefício na redução da liberação de citocinas ocasionada pela ventilação mecânica, além de efeito protetor contra a lesão pulmonar por evitar respostas pró-inflamatórias. A anestesia balanceada deve ser utilizada em pacientes portadores de doenças pulmonares obstrutivas, devido a ação broncodilatadora dos inalatórios.

Especificamente no intraoperatório, um dos danos pulmonares que ocorrem mais frequentemente é devido a ventilação pulmonar com alto volume corrente. Mais recentemente os conceitos de ventilação protetora (com menor volume corrente) vem sendo incorporado ao hábito diário do anestesiologista, já que mesmo no pulmão normal, sem lesão, ao ser ventilado com alto volume corrente, mesmo que por breves períodos, apresentam uma resposta inflamatória pulmonar. Adicionalmente, o trauma e a lesão de isquemia-reperfusão são associados a uma cascata de resposta inflamatória, podendo gerar uma síndrome de resposta inflamatória sistêmica (SRIS) e lesão pulmonar associado a ventilação (LPAV). A LPAV pode ser considerada uma inflamação intraalveolar e os principais agentes em nível molecular têm sido identificados.

Após a lesão inflamatória, iniciada sistêmica ou localmente no pulmão, são ativados os macrófagos alveolares, e o endotélio vascular causando quebra da barreira alveolocapilar e assim desenvolvendo edema alveolar e consequentemente hipoxemia. A partir da ativação dos macrófagos alveolares são recrutados neutrófilos através de mediadores bioativos que induzem a apoptose das células epiteliais alveolares tipo 2. Existe uma grande variedade de biomarcadores na LPAV, sendo alguns diagnósticos e preditores de mortalidade, tais como a IL-8, IL-6, FvW e PAI-1. Outros ainda carecem de mais estudos para serem consolidados como marcadores da lesão pulmonar aguda. Importante é que todos os biomarcadores convergem em demonstrar que existe um processo inflamatório com aumento da permeabilidade endotelial, lesão da célula epitelial pulmonar, alteração da coagulação localmente, angiogênese e finalmente o início do processo fibrogênico. Desta forma, é imperativo a realização da ventilação mecânica protetora no intraoperatório para todos os tipos de pacientes submetidos a anestesia geral. Esta deve ser realizada com volume corrente de 8 mL.kg$^{-1}$ de peso predito, valores de PEEP ao redor de 5 cm.H$_2$O$^{-1}$, baixa pressão de platô e *driving pressure* (diferença da pressão de platô – a PEEP).

Na anestesia regional para cirurgias do membro superior, o bloqueio de plexo braquial por via interescalênica com grandes volumes de anestésico local deve ser evitado em pacientes pneumopatas crônicos graves, já que há risco de paralisia diafragmática ipsilateral. Preferencialmente, o bloqueio de plexo deve ser realizado sob visualização direta com ultrassom e mínimos volumes de anestésico.

Tanto no intraoperatório quanto no pós-operatório, deve-se ter cautela com a reposição volêmica, devendo-se evitar a administração excessiva de fluidos e o balanço hídrico positivo. O volume intravascular excessivo leva ao extravasamento de líquido para o interstício e predispõe à lesão pulmonar aguda e insuficiência respiratória, infecção de ferida operatória, deiscência de anastomoses e íleo prolongado. Além disso, o balanço positivo frequentemente gera dificuldade de extubação, resultando em maior tempo de intubação e internação em UTI. Dessa forma, a reposição volêmica deve preferencialmente ser baseada em parâmetros macro e micro hemodinâmicos.

O uso de sonda nasogástrica (SNG) aumenta o risco de microaspirações e, consequentemente, de infeções pulmonares no pós-operatório. Sendo assim, seu uso rotineiro deve ser abandonado e a passagem de SNG deve ficar restrita aos doentes com indicação precisa.

## Estratégias Pós-operatórias

A decisão de solicitar que os primeiros cuidados pós-operatórios sejam feitos em UTI depende do porte da cirurgia, da gravidade do doente e do seu risco de desenvolver complicações perioperatórias. Assim, sua recomendação deve ser feita de forma criteriosa a partir de cuidadosa avaliação pré-operatória.

É fundamental que se estabeleça uma adequada analgesia no pós-operatório, especialmente em cirurgias torácicas e abdominais. A ocorrência de dor limita a ventilação e predispõe ao aumento ou surgimento de novas áreas de atelectasia. Além disso, a dor torácica ou abdominal também pode impedir adequada utilização dos dispositivos inalatórios de pó seco, sendo importante também observar a necessidade de troca para medicações equivalentes em dispositivos em spray, com ou sem uso de espaçador.

No entanto, o uso sistêmico de analgésicos que deprimam o sistema respiratório (como opioides) deve ser evitado sempre que possível, particularmente entre os indivíduos hipoventiladores crônicos e com alto risco de *delirium*. Em pacientes com SAOS, o uso de opioides sistêmicos sabidamente piora o quadro de obstrução das vias aéreas e aumenta a incidência de complicações pós-operatórias. Sendo assim, recomenda-se o uso de analgésicos simples (dipirona, paracetamol) e anti-inflamatórios hormonais ou não hormonais para os casos de dor leve. Quando a dor for moderada a intensa, o uso de cetamina ou dexmedetomidina é capaz reduzir as necessidades de opioides. Nos casos em que a cirurgia foi realizada com anestesia de neuroeixo, a manutenção de cateteres para analgesia local pós-operatória é recomendada. Estratégias multimodais, incluindo até mesmo bloqueios nervosos locais, são habitualmente necessárias para se conseguir reduzir efetivamente a necessidade de opioides sistêmicos no pós-operatório.

A rápida saída do leito e a deambulação precoce são fundamentais para reduzir atelectasia, prevenir tromboembolismo venoso e evitar a perda excessiva de massa muscular, de forma que fisioterapia motora e respiratória fazem parte da linha de cuidado pós-operatório. Neste mesmo sentido, cateteres e drenos devem ser removidos assim que possível, permitindo maior independência e mobilidade aos pacientes. Exceto em casos de contraindicação devido à natureza do procedimento cirúrgico, a cabeceira deve ser mantida em inclinação de 30º. Essa medida não só ajuda a prevenir a obstrução das vias aéreas em pacientes em ventilação espontânea, como também comprovadamente reduz a incidência de pneumonia associada à ventilação mecânica.

Ademais, os pacientes devem ser avaliados quanto à necessidade de suplementação de oxigênio, sabendo que pacientes com risco de hipercapnia (DPOC, bronquiectásicos, pacientes com síndrome de obesidade-hipoventilação e portadores de doenças neuromusculares) devem ter como alvo uma SpO$_2$ entre 88 e 92% quando em uso de oxigenioterapia suplementar. Nos demais casos, almeja-se SpO$_2$ entre 92 e 95%, já que a oxigenioterapia levando a SpO$_2$ acima de 95% pode ser potencialmente lesiva. Especialmente em portadores de DPOC, SAOS e/ou insuficiência cardíaca, o uso de ventilação não invasiva, caso ocorra desconforto respiratório e/ou dessaturação, pode evitar a reintubação.

Pacientes com SAOS grave em uso domiciliar de CPAP devem ser manter uso de seus dispositivos no pós-operatório, sendo seguro o uso de pressão positiva mesmo em pacientes submetidos a cirurgias bariátricas. Em pacientes com suspeita de SAOS ou aqueles portadores de SAOS mas que não estavam em tratamento prévio com CPAP, a recomendação de uso de pressão positiva no pós-operatório é individualizada, sendo predominantemente guiada pela presença ou não de dessaturação (Figura 74.6). Quando há suspeita de Síndrome de Obesidade-Hipoventilação asso-

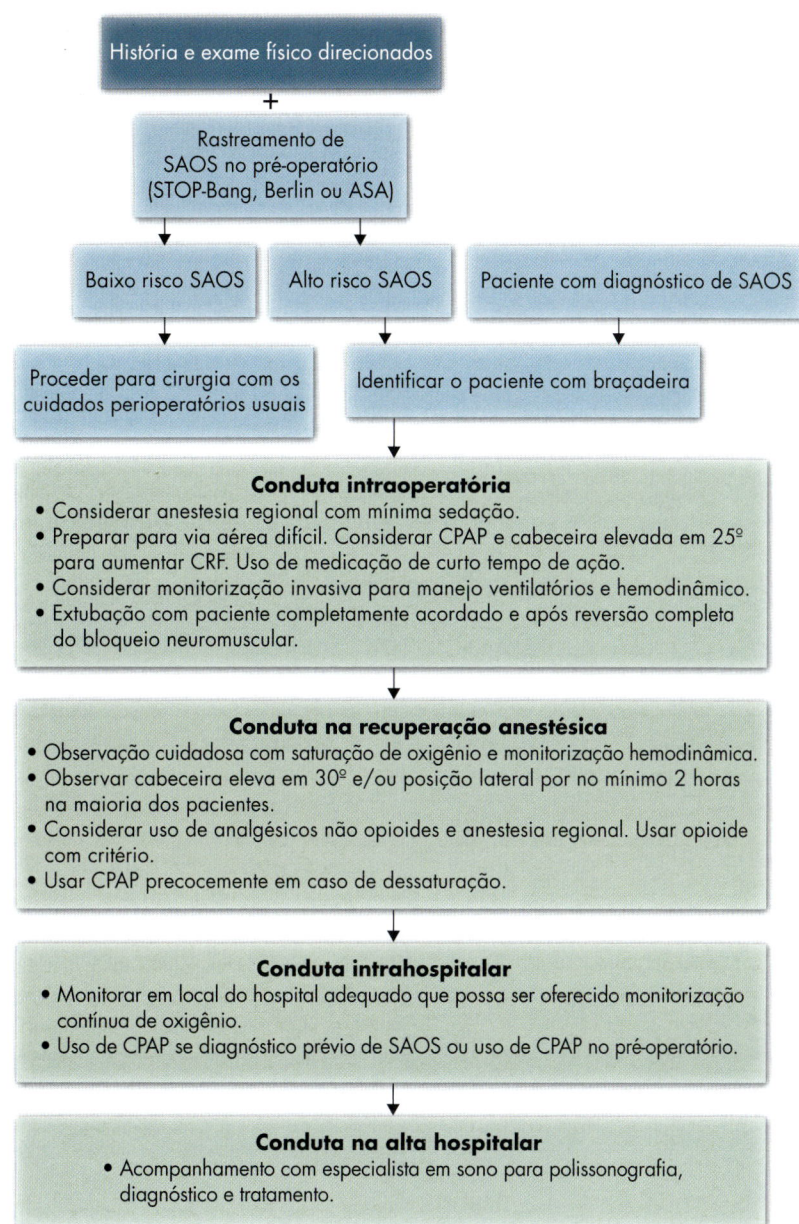

**▲Figura 74.6** Etapas sugeridas no manuseio dos pacientes com SAOS submetidos a cirurgia eletiva.

ciada à SAOS e nos casos de pacientes com doenças obstrutivas com indicação de VNI, deve-se dar preferência ao BiPAP no lugar do CPAP para reduzir o trabalho ventilatório.

Pacientes recebidos em ventilação mecânica invasiva devem imediatamente ser incluídos em protocolos de desmame ventilatório e, sempre que possível, ventilados na modalidade de pressão de suporte. Deve-se evitar a sedação e analgesia profundas, objetivando-se escores 2 ou 3 na escala de Ramsay (RASS 0 ou -1), e respeitar o protocolo de interrupção diária de sedação.

Fisioterapia respiratória e motora no pós-operatório são fundamentais não apenas para os pacientes em suporte ventilatório invasivo, mas para todos os pacientes pneumopatas crônicos e naqueles considerados de moderado a alto risco de complicações pulmonares pós-operatórias. A reabilitação intra-hospitalar tem o objetivo de reduzir com-

plicações perioperatórias e reduzir o tempo de internação hospitalar. Para tanto, incentiva-se a mobilização precoce, e exercícios com manobras inspiratórias máximas, tosse para melhora da higiene brônquica, mobilização de membros superiores e inferiores, e treinos posturais/mobilização do ombro. Entretanto, a fisioterapia intra-hospitalar não tem efeito a longo prazo, não tendo impacto na capacidade física, atividade física ou função pulmonar após a cirurgia. Desta forma, considerando que um procedimento cirúrgico habitualmente leva não apenas a perdas funcionais transitórias, mas também frequentemente determina redução persistente da funcionalidade, a inclusão em programas de reabilitação pós-operatória deve ser considerada nos pacientes previamente frágeis ou dependentes, além de ser sugerida para aqueles que não retornarem ao seu estado clínico basal.

# ■ CONCLUSÕES

A avaliação do risco pulmonar perioperatório, especialmente nos pacientes portadores de doenças respiratórias, deve ser realizada em candidatos às cirurgias eletivas ou de urgência, uma vez que há a possibilidade de instituir medidas redutoras do risco de complicações no pré, intra e no pós-operatório. Em qualquer uma destas situações, a avaliação inicial é clínica, e os exames complementares devem ser solicitados guiados por esta avaliação. No procedimento eletivo, os objetivos da avaliação pré-operatória podem ser mais amplamente obtidos, quais sejam, a estabilização clínica da doença pulmonar, a maximização da função pulmonar, a cessação do tabagismo e a instituição precoce de fisioterapia respiratória no pré-operatório.

Por fim, os doentes pneumopatas frequentemente apresentam outras comorbidades e devem ser avaliados globalmente quanto aos riscos cardiovasculares, metabólicos, renais e de tromboembolismo venoso envolvidos no procedimento anestésico-cirúrgico a ser realizado.

## REFERÊNCIAS

1. Abbott TEF, Fowler AJ, Pelosi P, Gama de Abreu M, Moller AM, Canet J, et al. A systematic review and consensus definitions for standardised end-points in perioperative medicine: pulmonary complications. Br J Anaesth. 2018;120(5):1066-79.
2. Duggan M, Kavanagh BP. Perioperative modifications of respiratory function. Best Pract Res Clin Anaesthesiol. 2010;24(2):145-55.
3. Hedenstierna G, Edmark L. Mechanisms of atelectasis in the perioperative period. Best Pract Res Clin Anaesthesiol. 2010;24(2):157-69.
4. Valenza F, Chevallard G, Fossali T, Salice V, Pizzocri M, Gattinoni L. Management of mechanical ventilation during laparoscopic surgery. Best Pract Res Clin Anaesthesiol. 2010;24(2):227-41.
5. Fernandez-Perez ER, Sprung J, Afessa B, Warner DO, Vachon CM, Schroeder DR, et al. Intraoperative ventilator settings and acute lung injury after elective surgery: a nested case control study. Thorax. 2009;64(2):121-7.
6. Licker M, Diaper J, Villiger Y, Spiliopoulos A, Licker V, Robert J, et al. Impact of intraoperative lung-protective interventions in patients undergoing lung cancer surgery. Crit Care. 2009;13(2):R41.
7. investigators LV. Epidemiology, practice of ventilation and outcome for patients at increased risk of postoperative pulmonary complications: LAS VEGAS - an observational study in 29 countries. Eur J Anaesthesiol. 2017;34(8):492-507.
8. Lawrence VA, Hilsenbeck SG, Mulrow CD, Dhanda R, Sapp J, Page CP. Incidence and hospital stay for cardiac and pulmonary complications after abdominal surgery. J Gen Intern Med. 1995;10(12):671-8.
9. Arozullah AM, Daley J, Henderson WG, Khuri SF. Multifactorial risk index for predicting postoperative respiratory failure in men after major noncardiac surgery. The National Veterans Administration Surgical Quality Improvement Program. Ann Surg. 2000;232(2):242-53.
10. Arozullah AM, Khuri SF, Henderson WG, Daley J, Participants in the National Veterans Affairs Surgical Quality Improvement P. Development and validation of a multifactorial risk index for predicting postoperative pneumonia after major noncardiac surgery. Ann Intern Med. 2001;135(10):847-57.
11. Smetana GW, Lawrence VA, Cornell JE, American College of P. Preoperative pulmonary risk stratification for noncardiothoracic surgery: systematic review for the American College of Physicians. Ann Intern Med. 2006;144(8):581-95.
12. Apostolakis EE, Koletsis EN, Baikoussis NG, Siminelakis SN, Papadopoulos GS. Strategies to prevent intraoperative lung injury during cardiopulmonary bypass. J Cardiothorac Surg. 2010;5:1.
13. Ng CS, Wan S, Yim AP, Arifi AA. Pulmonary dysfunction after cardiac surgery. Chest. 2002;121(4):1269-77.
14. Tenling A, Hachenberg T, Tyden H, Wegenius G, Hedenstierna G. Atelectasis and gas exchange after cardiac surgery. Anesthesiology. 1998;89(2):371-8.
15. Hachenberg T, Tenling A, Hansson HE, Tyden H, Hedenstierna G. The ventilation-perfusion relation and gas exchange in mitral valve disease and coronary artery disease. Implications for anesthesia, extracorporeal circulation, and cardiac surgery. Anesthesiology. 1997;86(4):809-17.
16. Ratliff NB, Young WG, Jr., Hackel DB, Mikat E, Wilson JW. Pulmonary injury secondary to extracorporeal circulation. An ultrastructural study. J Thorac Cardiovasc Surg. 1973;65(3):425-32.
17. Sauer M, Stahn A, Soltesz S, Noeldge-Schomburg G, Mencke T. The influence of residual neuromuscular block on the incidence of critical respiratory events. A randomised, prospective, placebo-controlled trial. Eur J Anaesthesiol. 2011;28(12):842-8.
18. Berg H, Roed J, Viby-Mogensen J, Mortensen CR, Engbaek J, Skovgaard LT, et al. Residual neuromuscular block is a risk factor for postoperative pulmonary complications. A prospective, randomised, and blinded study of postoperative pulmonary complications after atracurium, vecuronium and pancuronium. Acta Anaesthesiol Scand. 1997;41(9):1095-103.
19. Yamakage M, Namiki A, Tsuchida H, Iwasaki H. Changes in ventilatory pattern and arterial oxygen saturation during spinal anaesthesia in man. Acta Anaesthesiol Scand. 1992;36(6):569-71.
20. Warner DO, Warner MA, Ritman EL. Human chest wall function during epidural anesthesia. Anesthesiology. 1996;85(4):761-73.
21. Regli A, von Ungern-Sternberg BS, Reber A, Schneider MC. Impact of spinal anaesthesia on peri-operative lung volumes in obese and morbidly obese female patients. Anaesthesia. 2006;61(3):215-21.
22. Casati A, Fanelli G, Cedrati V, Berti M, Aldegheri G, Torri G. Pulmonary function changes after interscalene brachial plexus anesthesia with 0.5% and 0.75% ropivacaine: a double-blinded comparison with 2% mepivacaine. Anesth Analg. 1999;88(3):587-92.
23. Urmey WF, Talts KH, Sharrock NE. One hundred percent incidence of hemidiaphragmatic paresis associated with interscalene brachial plexus anesthesia as diagnosed by ultrasonography. Anesth Analg. 1991;72(4):498-503.
24. Urmey WF, Gloeggler PJ. Pulmonary function changes during interscalene brachial plexus block: effects of decreasing local anesthetic injection volume. Reg Anesth. 1993;18(4):244-9.
25. Riazi S, Carmichael N, Awad I, Holtby RM, McCartney CJ. Effect of local anaesthetic volume (20 vs 5 ml) on the efficacy and respiratory consequences of ultrasound-guided interscalene brachial plexus block. Br J Anaesth. 2008;101(4):549-56.
26. Gottardis M, Luger T, Florl C, Schon G, Penz T, Resch H, et al. Spirometry, blood gas analysis and ultrasonography of the diaphragm after Winnie's interscalene brachial plexus block. Eur J Anaesthesiol. 1993;10(5):367-9.
27. Urmey WF, McDonald M. Hemidiaphragmatic paresis during interscalene brachial plexus block: effects on pulmonary function and chest wall mechanics. Anesth Analg. 1992;74(3):352-7.
28. Falcao LF, Perez MV, de Castro I, Yamashita AM, Tardelli MA, Amaral JL. Minimum effective volume of 0.5% bupivacaine with epinephrine in ultrasound-guided interscalene brachial plexus block. Br J Anaesth. 2013;110(3):450-5.
29. Altintas F, Gumus F, Kaya G, Mihmanli I, Kantarci F, Kaynak K, et al. Interscalene brachial plexus block with bupivacaine and ropivacaine in patients with chronic renal failure: diaphragmatic excursion and pulmonary function changes. Anesth Analg. 2005;100(4):1166-71.
30. Shinall MC, Jr., Arya S, Youk A, Varley P, Shah R, Massarweh NN, et al. Association of Preoperative Patient Frailty and Operative Stress With Postoperative Mortality. JAMA Surg. 2020;155(1):e194620.
31. Warner MA, Divertie MB, Tinker JH. Preoperative cessation of smoking and pulmonary complications in coronary artery bypass patients. Anesthesiology. 1984;60(4):380-3.
32. Licker M, de Perrot M, Spiliopoulos A, Robert J, Diaper J, Chevalley C, et al. Risk factors for acute lung injury after thoracic surgery for lung cancer. Anesth Analg. 2003;97(6):1558-65.
33. Patel NM, Kulkarni T, Dilling D, Scholand MB, Interstitial, Diffuse Lung Disease Network Steering C. Preoperative Evaluation of Patients With Interstitial Lung Disease. Chest. 2019;156(5):826-33.
34. Adesanya AO, Lee W, Greilich NB, Joshi GP. Perioperative management of obstructive sleep apnea. Chest. 2010;138(6):1489-98.
35. Chung F, Yang Y, Brown R, Liao P. Alternative scoring models of STOP-bang questionnaire improve specificity to detect undiagnosed obstructive sleep apnea. J Clin Sleep Med. 2014;10(9):951-8.

36. Kaw R, Bhateja P, Paz YMH, Hernandez AV, Ramaswamy A, Deshpande A, et al. Postoperative Complications in Patients With Unrecognized Obesity Hypoventilation Syndrome Undergoing Elective Noncardiac Surgery. Chest. 2016;149(1):84-91.

37. Mokhlesi B, Masa JF, Brozek JL, Gurubhagavatula I, Murphy PB, Piper AJ, et al. Evaluation and Management of Obesity Hypoventilation Syndrome. An Official American Thoracic Society Clinical Practice Guideline. Am J Respir Crit Care Med. 2019;200(3):e6-e24.

38. Humbert M, Kovacs G, Hoeper MM, Badagliacca R, Berger RMF, Brida M, et al. 2022 ESC/ERS Guidelines for the diagnosis and treatment of pulmonary hypertension. Eur Heart J. 2022;43(38):3618-731.

39. Olsson KM, Halank M, Egenlauf B, Fistera D, Gall H, Kaehler C, et al. Decompensated right heart failure, intensive care and perioperative management in patients with pulmonary hypertension: Updated recommendations from the Cologne Consensus Conference 2018. Int J Cardiol. 2018;272S:46-52.

40. Canet J, Gallart L, Gomar C, Paluzie G, Valles J, Castillo J, et al. Prediction of postoperative pulmonary complications in a population-based surgical cohort. Anesthesiology. 2010;113(6):1338-50.

41. McIsaac DI, MacDonald DB, Aucoin SD. Frailty for Perioperative Clinicians: A Narrative Review. Anesth Analg. 2020;130(6):1450-60.

42. Rockwood K, Song X, MacKnight C, Bergman H, Hogan DB, McDowell I, et al. A global clinical measure of fitness and frailty in elderly people. CMAJ. 2005;173(5):489-95.

43. Waterland JL, McCourt O, Edbrooke L, Granger CL, Ismail H, Riedel B, et al. Efficacy of Prehabilitation Including Exercise on Postoperative Outcomes Following Abdominal Cancer Surgery: A Systematic Review and Meta-Analysis. Front Surg. 2021;8:628848.

# 75

# Avaliação do Sistema Cardiovascular

Célio Gomes de Amorim

## INTRODUÇÃO

Situações críticas vivenciadas no perioperatório, como desconexão acidental, intubação seletiva, alteração da relação ventilação/perfusão, sobretudo, em cirurgias de ressecção pulmonar, são comumente relacionadas a falhas na manutenção da ventilação mecânica invasiva, observação que, no entanto, não relega para segundo plano aspectos inerentes à função cardiovascular, os quais, igualmente, exercem tremendo impacto, em se tratando de complicações, a exemplo do que ocorre com a função ventricular direita nos citados procedimentos.[1,2] Quando portadores de determinadas condições clínicas são submetidos a procedimento cirúrgico, não só cardiopulmonar, dependendo do porte, também há inerente aumento da probabilidade de desfecho desfavorável.[3,4] Fatores como hábitos, comorbidades, exposição a diferentes condições de qualidade do ar, questões ocupacionais, farmacoterapia, além de outros, são variáveis determinantes de alterações do sistema cardiovascular,[5,6] as quais podem passar despercebidas, entrando na causalidade apenas quando tais eventos estejam ocorrendo,[7,8] indicando que a avaliação cardiovascular prévia se faz imprescindível, sendo o tema do capítulo atual.

No entanto, conhecer características derivadas do sistema cardiovascular não implica necessariamente predizer causalidade de fácil compreensão, pois o tempo todo novos olhares introduzem questões, sobre as quais se deve estabelecer linhas de raciocínio críticas, o que faz ser necessária busca contínua. Corroborando tal pensamento, quando, ao utilizar dado modelo, se objetiva extrair fatores de risco cardiovasculares, como idade, por exemplo, identificados em uma população, a lógica seria inferir que, uma vez que rigores metodológicos, bem como a violação de pressupostos, tenham sido exaustivamente explorados, haverá validade externa considerável. Porém, há probabilidade de que, se aplicado o referido modelo em outra população, na tentativa de presumir qual deverá ser o comportamento dessa, os resultados possam não se repetir.[9,10]

Tal complexidade é tão verdadeira que, há décadas, deflagrado pelo advento da cirurgia cardíaca, tem-se buscado aprimorar o entendimento sobre as causas das complicações cardiovasculares perioperatórias, associadas tanto a cirurgias cardíacas quanto não cardíacas. Mesmo tendo o referido advento alavancado a medicina na década de 1950, pois, a partir dele, tornara-se imprescindível a construção de resultados que favorecessem uma conduta *versus* a outra, indicando, com isso, o caminho a ser seguido, foram necessários quase 30 anos para que fossem estabelecidas quais seriam as frequências de observação, inerentes à ocorrência dos eventos, tomadas a partir do porte da cirurgia e das condições apresentadas pelos pacientes, isso, partindo-se de criteriosa avaliação clínica prévia.[11]

Contudo, apenas nos idos de 1980 foi possível demonstrar, por meio de outro clássico estudo, após a realização de cateterismo coronariano em 1.000 indivíduos, que somente 8% deles tinham artérias coronárias sem alterações,[7] observação que, logicamente, alarmou a comunidade médica, especialmente vinculada à cardiologia, à cirurgia, à anestesiologia e à terapia intensiva. A partir daí, reunindo todo o contexto de até então, criou-se um cenário no qual passou a ser necessário, por um lado, elaborar protocolos mais completos, objetivando avaliação clínica mais fidedigna do risco pré-operatório, assim como, por outro, estabelecer as condições suficientes para justificar indicação de exames adicionais, menos invasivos ou não.

Consequentemente, o resultado se caracterizou pela instituição de planejamento mais seguro, o qual tem se prestado ainda tanto para possibilitar a execução do procedimento, com ou sem devidas ressalvas, quanto para programar-se melhor, no que se refere à monitorização mais adequada, bem como para indicar sua postergação, uma vez que isso seja possível, claro, a fim de primeiro tratar as lesões coronarianas identificadas, se esse for o caso.[12] Seguindo nessa linha, com cada vez maior poder de validação, pesquisas interessantes continuam demonstrando resultados preditivos promissores, primeiro, por agregarem procedimentos mais sofisticados nos seus modelos, como modernos exames de imagens, alguns dos quais serão aqui discutidos, e, segundo, por utilizarem banco de dados com maior poder amostral, fatores que se mostram como valiosas ferramentas, na construção de um cenário, no qual seja possível fazer inferência, cuja área que a represente, quando plotada graficamente, seja a mais próxima possível de 1.[9,10,12,13]

Diante disso, visando propiciar uma leitura adicional, relacionada ao que se deve considerar da função cardiovascular, para a adoção de um cuidado perioperatório mais seguro, este capítulo procura abordar desde os fatores de risco inerentes ao contexto clínico, no qual se encontra o paciente, até os detalhes do exame físico a ser feito, passando, também, pela propedêutica, a qual deve obrigatoriamente ser a mais apropriada possível, sobretudo na atualidade, considerando-se a relação custo/benefício.

## ■ ANAMNESE E EXAME FÍSICO

Embora muitas vezes possa ser subestimado, o exame clínico ainda é o elo entre a ciência e a arte da medicina, independentemente da tecnologia médica utilizada. Ademais, propedêutica complementar é mais bem aproveitada por aqueles que mais dominam o método clínico, algo particularmente relevante, quando inserido no contexto da medicina perioperatória.[14]

Nessa linha, primeiro se faz necessária a realização de rigoroso *checklist*, como dito, objetivando identificação de fatores a serem utilizados na construção de possível constelação causal, a qual deverá ser predita, mesmo antes da cirurgia começar. Embora inúmeros distúrbios possam se relacionar a desfecho desfavorável, ainda que esse venha a ser inferido apenas a partir de marcadores substitutos, especial atenção deve ser dada ao sistema cardiovascular, pois eventos a ele relacionados são impactantes.[4,15] Deve levar em conta interrogatório sintomatológico de palpitações, dispneia, edemas periféricos, dor, claudicação e alterações tróficas das extremidades. Igualmente relevante, é necessário identificar hábitos de vida. Dados relativos a alimentação, atividades físicas e vícios podem vir a ser determinantes, se complicações entrarem na teia de eventos possíveis. Simples exemplo do cotidiano poderia ser a observação de frequência cardíaca discretamente elevada, por exemplo, 101 batimentos por minuto (bpm), em pacientes jovens que praticam atividade física.[16] Seria esse sinal indicador de evento, no mínimo, indesejado?

Tratando-se do avaliador, por sua vez, o anestesiologista deve tentar reconhecer sinais e sintomas que lhe chamem a atenção. Hipertensão, doenças cardíacas instáveis, como isquemia miocárdica, insuficiência cardíaca congestiva, doenças valvares e arritmias cardíacas significantes podem ser inferidas a partir da avaliação clínica periopratória.[14]

Por outro lado, se realizados de forma criteriosa, no consultório, a avaliação clínica e o exame físico direcionam o anestesiologista quanto à solicitação dos exames pré-operatórios, que realmente sejam necessários, lembrando que, em certos pacientes, como idosos, mulheres e diabéticos, dor torácica e outros sintomas cardiovasculares são atípicos.[17] Doenças valvares induzem a dispneia, síncope e sintomas de insuficiência cardíaca,[14] algo que, por si só, indica avaliação multidisciplinar. Além dessas características, deve-se procurar identificar pacientes que foram submetidos a implantes intra-arteriais (*stents*) e marca-passo, para que possa planejar adequadamente o perioperatório.[8] De um modo geral, no final do capítulo há descrições complementares, que se somam ao que aqui se quer discutir.[18]

Dando sequência, pode-se dizer que dor precordial deve ser investigada observando-se: caráter, duração e intensidade, lembrando que dor isquêmica é constritiva, geralmente com localização retroesternal, podendo situar-se à esquerda ou, mais raramente, à direita da linha esternal. Também pode irradiar para pavilhões auriculares, maxilar inferior, nuca, membros superiores, região epigástrica e interescapulovertebral, sendo mais típica a dor que irradia para a face interna do braço esquerdo. Lembrar que a duração, por exemplo, na angina clássica, é curta, 2 a 3 minutos, raramente ultrapassando 10 minutos, enquanto na angina instável é mais prolongada, chegando a durar até 20 minutos.[17]

Palpitações devem ser analisadas quanto a frequência, ritmo e horário de aparecimento. Há três tipos principais: palpitações de esforço, as que traduzem alterações do ritmo cardíaco e as que acompanham distúrbios emocionais. Devido à ansiedade vivenciada no perioperatório, são relativamente comuns nesses pacientes. Dentre as principais causas de palpitação estão as taquicardias, arritmias extrassistólicas, fibrilação atrial, hipertensão arterial, miocardiopatias, insuficiência cardíaca, hipertireoidismo, anemias, ansiedade e medicamentosas.[14]

Outro sintoma importante é a dispneia, que, nos cardiopatas, indica uma congestão pulmonar, decorrente da insuficiência ventricular esquerda. Apresenta característica particular, pois é relacionada ao esforço, tipo mais comum de manifestação nesses pacientes. Há também a dispneia de decúbito, desencadeada pelo aumento da congestão pulmonar, em virtude do maior afluxo de sangue proveniente dos membros inferiores e da área esplâncnica, que ocorre tão logo o paciente se deite. Não custa lembrar, é diferente da dispneia paroxística noturna, a qual surge após o paciente dormir algumas horas, acordando de madrugada com dispneia intensa, tosse e sensação de opressão torácica. No entanto, ambas são relacionadas a patologias cardiovasculares, principalmente à insuficiência cardíaca e às doenças valvares como estenose mitral e insuficiência aórtica.[19]

Por sua vez, a tosse na insuficiência ventricular esquerda constitui um mecanismo de manutenção da permeabilidade da árvore traqueobrônquica. Nessa condição, caracteriza-se por tosse seca, mais intensa à noite. Pode ter como causa a congestão pulmonar e quase sempre está associada à dispneia. Ainda associado ao sistema cardiovascular, pode ocorrer síncope, cujas principais causas são arritmias, diminuição do débito cardíaco, diminuição mecânica do retorno venoso e hipovolemia. Sobre o edema, resultante do aumento do líquido intersticial, nos pacientes cardiopatas, não se restringe ao tecido subcutâneo, podendo acumular-se também nas cavidades serosas, no abdome (ascite), no tórax (hidrotórax), no pericárdio (hidropericárdio) e na bolsa escrotal. Localiza-se primeiramente nos membros inferiores, pela ação da gravidade, iniciando-se em torno dos maléolos, atingindo máxima intensidade à tarde. Vale lembrar que, muitas vezes, está associado à presença de varizes ou trombose venosa.[14]

Em se tratando do exame físico, embora seja o básico incluir a medida da pressão arterial (PA), é interessante, inclusive, realizar medida nos dois braços, quando indicado. Nesse ponto, também é necessário levar em conta os efeitos da ansiedade pré-operatória, que pode induzir à hipertensão. No entanto, a PA de admissão tem maior valor preditivo de alterações da frequência cardíaca (FC) e da PA em resposta à laringoscopia.[20]

Relativo à ausculta cardíaca, deve ser investigada a presença de murmúrio irradiando para carótida, sugestivo de estenose aórtica, bem como arritmias e ritmo de galope, este sugestivo de insuficiência cardíaca. A presença de murmúrios sobre as carótidas sugere que avaliação mais rigorosa deve ser realizada para determinar o risco de acidente vascular cerebral (AVC).[14,19]

## ■ DOENÇA ARTERIAL CORONARIANA

Segundo o *American College of Cardiology*, independentemente do gênero, todo indivíduo reconhecidamente portador de doença arterial coronariana (DAC) deve ser submetido a uma avaliação de risco, objetivando estabelecer o *status* físico vigente, algo que deve ser "costurado" com o porte cirúrgico proposto.[8] Por outro lado, indivíduos com 50 anos ou mais, assintomáticos do ponto de vista cardiovascular, devem ser adequadamente avaliados, primeiro, quanto à detalhada história clínica, incluindo hábitos, ocupação, comorbidades, farmacoterapia, dentre outros, de tal forma que, ainda no pré-anestésico, seja possível caracterizar a classificação na qual se encaixam.

Quando se fala que hipertenso, em uso regular de medicação, cujo tratamento seja considerado como sendo eficaz, necessita ser avaliado pelo cardiologista, objetivando endossar o procedimento, deve-se ter em mente que as orientações no retorno de fato mudarão a conduta, justificando assim sua utilidade. Portanto, seguir ou não com o planejamento passa a ser responsabilidade de uma equipe multidisciplinar, pois vai além da capacidade que possui o anestesiologista em diagnosticar e tratar determinada condição clínica eventualmente vigente, apenas a partir da sua avaliação. Por outro lado, não é infrequente, ao retorno, que as recomendações não passem de "Sem recomendações", "Manter medicações", "Liberado para a cirurgia", como

bem diz a própria ACC/AHA.[8,21] Segundo estudo que analisa o processo de solicitação de **interconsultas**, apenas 3,4% das avaliações cardiológicas resultam em novos achados, ao passo que 42,5% não acrescentam recomendações,[22] além das que o anestesiologista já poderia ter estabelecido.

Dessa forma, a história, o exame clínico detalhado e a leitura satisfatória dos exames subsidiários de rotina representam poderosos instrumentos de quantificação de probabilidade de risco. De um modo geral, o paciente deve ser considerado como sendo portador de DAC isquêmica estável, se tiver história de tabagismo, ativo ou recente, de comorbidades como dislipidemia, hipertensão arterial, diabetes *mellitus*, obesidade/síndrome metabólica ou se possuir história familiar de evento. Por exemplo, um indivíduo do sexo masculino, 64 anos, que tiver passado por um quadro de dor típica precordial, tem 94% de probabilidade de ter estenose coronariana.[23]

Porém, também é verdade que os sinais e sintomas desencadeados pelo infarto do miocárdio (IM) variam amplamente, com isso, dificultando o diagnóstico preciso, o que justifica ainda mais a necessidade de se fazer uma investigação minuciosa sobre a história pregressa, procurando dados pertinentes, objetivando a quantificação do risco. Ademais, como a prevalência de DAC em portadores de doença vascular periférica (DVP) pode variar de 14 a 90%, a obtenção de dados a partir desses indicadores também se traduz em probabilidades bastante distintas, caracterizadas pela existência de diferentes relações entre sensibilidade (S) e especificidade (E), quando métodos diagnósticos são comparados, dificultando ainda mais a análise do risco perioperatório.[24] Por exemplo, dependendo da população em estudo, com uma a história bem colhida, analisada em conjunto com o eletrocardiograma (ECG), a DAC pode ser constatada em uma taxa que varia de 19 a 47%. No entanto, utilizando-se como método diagnóstico o teste de estresse, tais valores podem variar de 62 a 63%, índice diagnóstico que chega a 90%, quando se utiliza a angiografia coronariana.[24] A Figura 75.1 mostra divergências quanto ao diagnóstico, plotadas a partir da análise de diferentes tipos de estudos.

A partir da Figura 75.1, percebe-se o quanto pode haver confusão, durante a avaliação pré-anestésica, quando o quadro não tiver sido clássico.[24] No que se refere ao ECG, estudos divergem sobre qual deve ser o padrão de alteração a ser considerado para o diagnóstico, se demonstra presença ou não de alteração do segmento ST, o quanto o segmento deve estar desnivelado, se maior que 0,5 mm ou maior que 1 mm e, ao mesmo tempo, em quantas derivações. Igualmente, se é necessário evidenciar ou não a onda Q, assim como o bloqueio de ramo. Além dessas considerações, a divergência também ocorre quando a variável analisada deriva de algum marcador de lesão, ao serem considerados a característica da curva bem como o valor de corte utilizado.[8,25,26]

De um modo geral, "o termo infarto agudo do miocárdio deve ser usado quando há evidência de necrose miocárdica em um ambiente clínico consistente com isquemia miocárdica", segundo as diretrizes que o definem.[27] Nestas condições a seguir, qualquer um dos seguintes critérios satisfaz a condição diagnóstica, embora existam mais (para mais detalhes, sugerimos leitura complementar):[27]

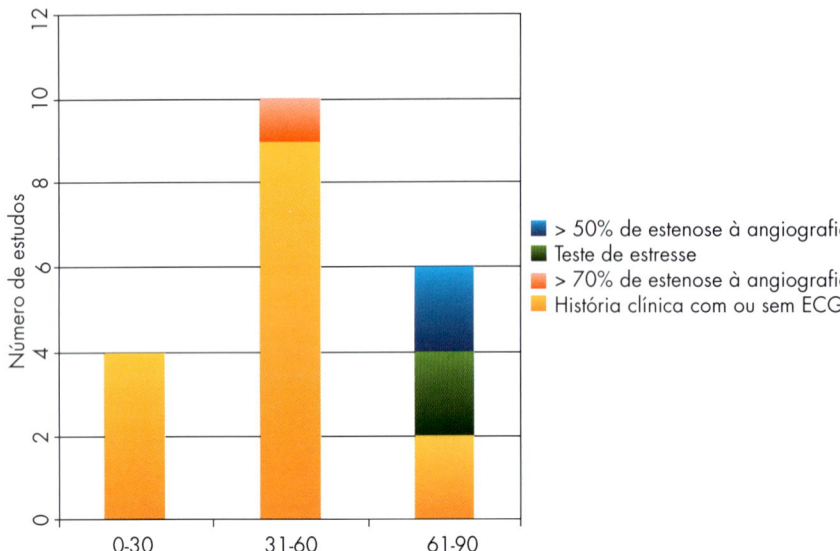

◀ **Figura 75.1** Prevalência de doença arterial coronariana (DAC) em portadores de doença vascular periférica (DVP).
**Fonte:** Adaptada de Golomb e col., 2006.[24]

1. Detecção de aumento e/ou queda de biomarcadores cardíacos (preferencialmente troponina) com pelo menos um valor acima do 99º percentil do limite superior de referência, juntamente com evidência de isquemia miocárdica, caracterizada a partir de pelo menos um dos seguintes itens:
   - sintomas de isquemia;
   - alterações do ECG indicativas de novo episódio de isquemia:
     - novas alterações ST-T ou novo bloqueio do ramo esquerdo (BRE),
     - desenvolvimento de ondas Q patológicas no ECG,
     - evidência, por meio de imagem, de nova perda de miocárdio viável ou nova anormalidade regional do movimento da parede;
2. Morte súbita, que possa ser associada a sintomas prévios sugestivos de isquemia miocárdica, acompanhados por presumível nova elevação do segmento ST, ou novo BRE, ou evidência de trombo de recente formação, obtida pela angiografia coronária e/ou pela autópsia, cujo óbito tenha ocorrido antes que as amostras de sangue pudessem ter sido obtidas, ou que se tivesse previamente detectado o aparecimento na corrente sanguínea de marcadores de lesão miocárdica.

É fator crucial considerar o tempo decorrido entre o evento coronariano e a realização da cirurgia, sobretudo, quando essa for vascular periférica ou de alto risco, de tal forma que quanto menor for o lapso temporal, maior será o risco.[8] Nesse contexto, comparar exames antigos com os mais recentes, procurando por dados que chamem a atenção, conduz a investigação cardiológica para o melhor caminho na construção de um perfil. Pode-se também dizer que, mesmo não tendo sido claramente diagnosticado, mas se for grande a suspeita de ter ocorrido infarto agudo do miocárdio (IAM), nos 6 meses anteriores à cirurgia, faz-se necessário realizar uma profunda discussão sobre caso, algo que deve incluir a opinião do restante da equipe, pois haverá, muito provavelmente, mudança de conduta, antes

que se possa dar continuidade com o planejamento cirúrgico.[8,24,25,28,29] Porém, em todo o processo, deve ser considerado, na medida do possível, o custo/benefício, como também orienta o *ACC/AHA*.[8]

A Figura 75.2 mostra um fluxograma que orienta a sequência da avaliação, quando há suspeita de doença isquêmica.[30] Já a Figura 75.3 mostra o fluxograma que dita a condução, quando há o diagnóstico.

Não é infrequente que, para pacientes enquadrados em alguma das fases dos fluxogramas das Figuras 75.2 e 75.3, vivenciando alguma condição clínica, haja em algum momento a indicação de procedimento cirúrgico. Diante dessa situação, um grande dilema está proposto, uma vez que se deve confrontar risco com benefício, de cada conduta, seja cirúrgica ou não. Por exemplo, a respeito do risco, de 8 a 38% dos indivíduos vasculopatas, submetidos à correção de aneurisma de aorta abdominal (AAA), têm probabilidade de sofrer IAM, de 0 a 30 dias após o procedimento, cuja mortalidade de 30 dias chega a 10,3%.[29] Dados adicionais de IAM e mortalidade de 30 dias são mostrados na Tabela 75.1.[29] Observar que, em cirurgia de colecistectomia, cujo procedimento, teoricamente, possa ser considerado como sendo de baixo risco, quando o tempo decorrido entre o evento coronariano e a realização da cirurgia for de, no máximo, 1 mês, a probabilidade de IAM é de cerca de 28%, *versus* 0,9%, quando não há história de lesão coronariana identificada. Observar, também, que a mortalidade de 30 dias, se tiver ocorrido evento prévio, chega a 10,5%, *versus* 2,3%, caso não tenha ocorrido. Tais observações trazem a obrigatoriedade de que se faça ampla discussão, com o paciente, seus familiares e com a equipe cirúrgica, objetivando colocar em voga todas as ponderações relacionadas à condição vigente, com isso, estabelecendo ideal relação "equipe médica-paciente, e seus familiares.

Entre 64 e 100% dos indivíduos acometidos por isquemia miocárdica, quando não relacionada ao perioperatório, após desfecho fatal, podem apresentar fissura nas placas de lesão. Desses, de 65 a 95% também apresentam trombos intraluminais, evidenciado pelo anatomopatológico. Diferen-

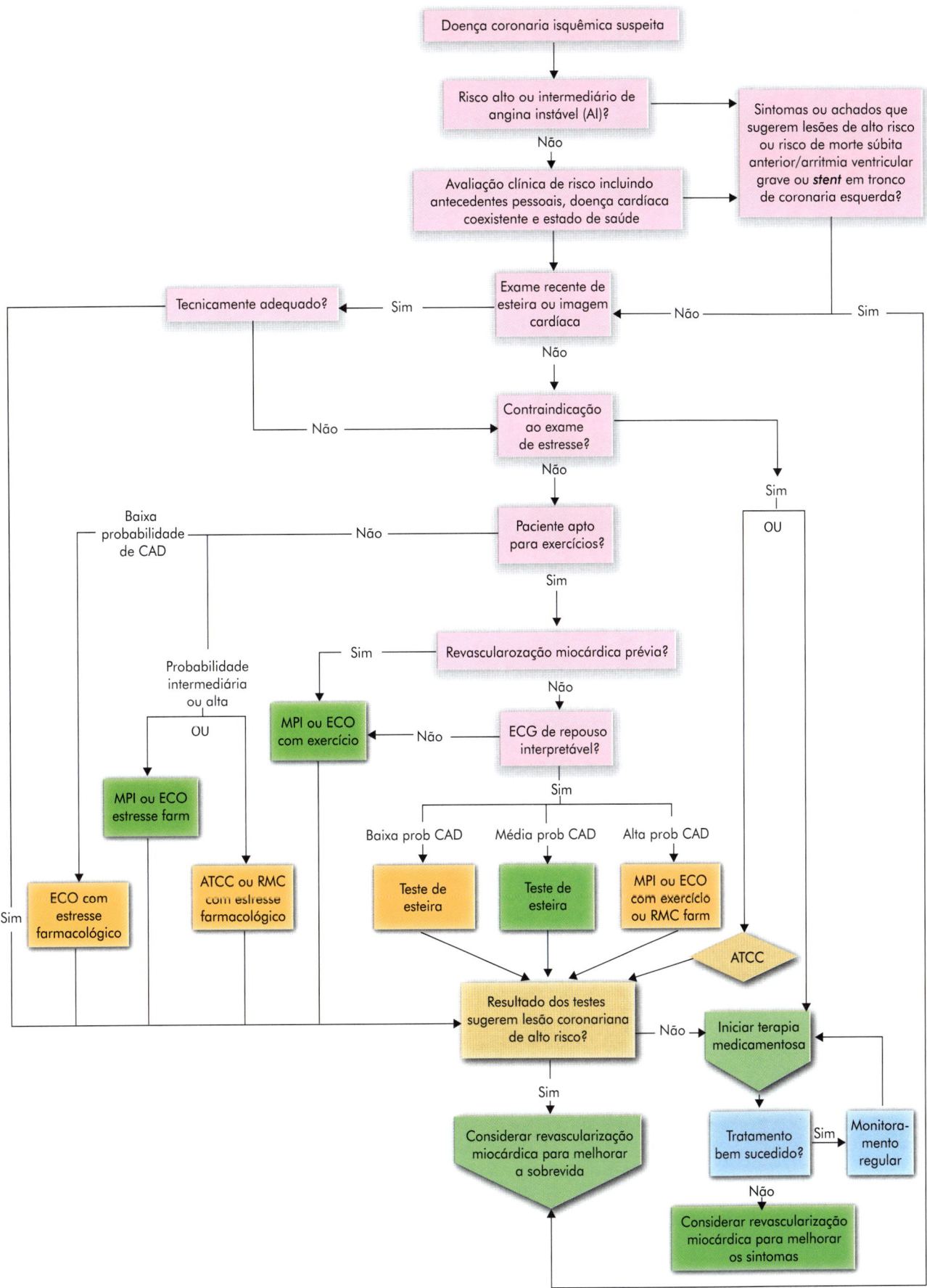

▲**Figura 75.2**  Doença coronariana isquêmica suspeita.

**Fonte:** Adaptada de Fihn e col., 2012.[30]

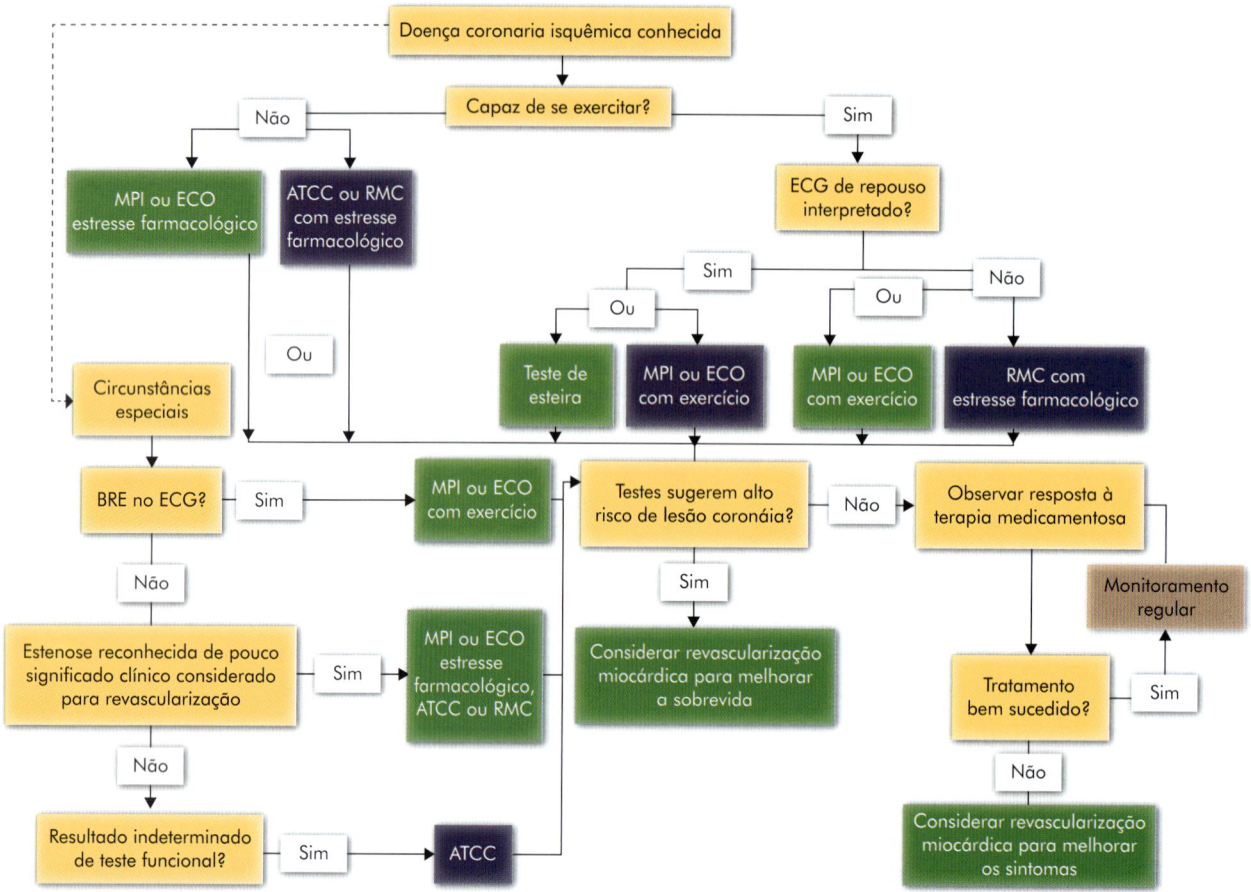

▲ **Figura 75.3** Doença coronariana isquêmica conhecida.

**RMC:** ressonância magnética cardíaca com *stress* farmacológico; **ATCC:** angiografia tomográfica computadorizada cardíaca/coronária; **MPI:** cintilografia miocárdica por *stress* (imagem de perfusão miocárdica por *stress*); **ECO:** ecocardiografia.

**Fonte:** Adaptada de Fihn e cols., 2012.[30]

**Tabela 75.1** Infarto do miocárdio pós-operatório e taxa de mortalidade para pacientes submetidos a cirurgia e o tempo após infarto do miocárdio recente.

| Desfechos pós-operatórios | Tempo decorrido de IAM recente | Operação | | | | |
|---|---|---|---|---|---|---|
| | | Cirurgia de quadril | Colecistectomia | Colectomia | Reparo AAA | Amputação |
| IAM de 30 dias | 0-30 dias | 38,4%[†] | 28,8%[†] | 32,6%[†] | 37,9%[†] | 30,5%[†] |
| | 31-60 dias | 20,7%[†] | 17,8%[†] | 20,5%[†] | 13,0%[†] | 18,2%[†] |
| | 61-90 dias | 9,9%[†] | 6,5%[†] | 10,2%[†] | 7,7%[†] | 7,7%[†] |
| | 91-180 dias | 5,7%[†] | 5,7%[†] | 6,5%[†] | 5,5%[†] | 6,1%[†] |
| | 181-365 dias | 6,2%[†] | 3,9%[†] | 7,9%[†] | 4,3%[†] | 6,8%[†] |
| | Sem IAM recente | 1,2%[†] | 0,9%[†] | 1,2%[†] | 3,3%[†] | 3,6%[†] |
| Mortalidade de 30 dias | 0-30 dias | 13,1%[†] | 10,5%[†] | 16,6%[†] | 10,3%[†] | 17,2%[†] |
| | 31-60 dias | 12,8%[†] | 6,9%[†] | 14,6%[†] | 9,1%[†] | 12,7%[†] |
| | 61-90 dias | 10,3%[†] | 5,9%[†] | 9,5%[*] | 12,3%[*] | 13,9% |
| | 91-180 dias | 8,7%[†] | 4,8%[†] | 12,1%[†] | 7,5%[†] | 15,2%[†] |
| | 181-365 dias | 7,9%[†] | 5,9%[†] | 10,0%[†] | 3,9% | 11,0% |
| | Sem IAM recente | 3,8% | 2,3% | 4,1% | 4,6% | 9,9% |
| Mortalidade de 1 ano | 0-30 dias | 42,9%[†] | 28,0%[†] | 39,9%[†] | 22,4%[*] | 53,2%[†] |
| | 31-60 dias | 43,6%[†] | 26,4%[†] | 38,9%[†] | 20,8%[*] | 50,0%[†] |
| | 61-90 dias | 38,6%[†] | 19,9%[†] | 26,8%[†] | 16,9% | 49,4%[†] |
| | 91-180 dias | 33,9%[†] | 18,7%[†] | 31,5%[†] | 14,5% | 49,4% |
| | 181-365 dias | 28,1%[†] | 19,2%[†] | 29,4%[†] | 13,3%[†] | 44,3%[†] |
| | Sem IAM recente | 14,1% | 8,0% | 13,5% | 10,6% | 34,9% |

AAA, aneurisma aórtico abdominal; IAM, infarto do miocárdio.
*P < 0,01 (comparado com pacientes sem IAM recente pelo mesmo período de tempo e procedimento)
[†]P < 0,01 (comparado com pacientes sem IAM recente pelo mesmo período de tempo e procedimento)
**Fonte:** Adaptada de Livhits e col., 2011.[29]

temente, na maioria daqueles que estiverem vivenciando o perioperatório, se acometidos por evento fatal, além de ser alta a probabilidade de haver lesões predominantemente na coronária esquerda, quando dominante, ou em pelo menos três vasos coronarianos, não se evidencia fissura nas placas e apenas cerca de 33% apresentam trombo intraluminal.[4] Tais observações chamam a atenção para a ocorrência de desequilíbrio entre a oferta e demanda, causada pelo *stress* perioperatório, no qual também estão inclusas as características relacionadas ao trauma cirúrgico, à condução da anestesia e ao manuseio pós-operatório.

Partindo-se desse princípio, se a cirurgia for categorizada como sendo de urgência ou emergência, por exemplo, em indivíduos sabidamente vasculopatas, portadores de diabetes em programa de insulinoterapia, pneumopatas e/ou cardiopatas, não há muito o que se possa fazer, além de uma adequada preparação, no que se refira à monitorização e à facil disponibilização dos fármacos de resgate. Ademais, a utilização da terapêutica farmacológica de rotina, como a relacionada ao uso dos hipnóticos, opioides e relaxantes musculares, deve objetivar a obtenção de concentrações plasmáticas tais que sejam eficazes, ao mesmo tempo que apresentem o mínimo potencial depressor possível, a ponto de causar desequilíbrio entre oferta e demanda de oxigênio.[8,31]

## ■ INSUFICIÊNCIA CARDÍACA

Não é difícil de se imaginar que, em razão do aumento da expectativa de vida, realidade vivenciada globalmente, a prevalência da insuficiência cardíaca (IC) tenderá a aumentar. De fato, cientificamente, a *American Heart Association* prevê que, até a década de 2030, nos Estados Unidos, terá ocorrido aumento de algo em torno de 46%, considerando como referência a população atual de 5,1 milhões de indivíduos, portadores de tal afecção.[32] Dados adicionais mostram que, no Brasil, dos indivíduos que dão entrada hospitalar, por descompesação do quadro de IC, 50% têm probabilidade de reinternação nos 90 dias seguintes, sendo essa característica fator impactante de mortalidade.[33] Chamam também a atenção os seguintes dados: primeiro, ela possui como fatores eitológicos predominantes a isquemia miocárdica, presente em 30,1% dos indivíduos, e a hipertensão, em 20,3%.[33] Segundo, está associada a comorbidades como hipertensão (70,8%), dislipidemia (36,7%) e diabetes (34%). Terceiro, 58,7% dos portadores de IC apresentam disfunção sistólica do ventrículo esquerdo. Quarto, considerando os perfis clínicos hemodinâmicos, dos quais, os mais comuns são: (a) quente e úmido, caracterizado pela presença de congestão pulmonar, sem sinais de hipoperfusão; (b) frio e úmido, pela presença de congestão pulmonar, associada à hipoperfusão; (c) frio e seco, pela presença de hipoperfusão, sem congestão pulmonar, o estudo mostra que 67,4% dos indivíduos são admitidos apresentando o perfil quente e úmido.[33] A Tabela 75.2 mostra outros dados para consulta, os quais derivam de um grande levantamento brasileiro sobre a IC, sugestão de leitura complementar.

Nesse sentido, a inferência diagnóstica pode ser feita pelo anestesiologista, na avaliação pré-operatória, a partir da compilação dos dados, como dispneia paroxística noturna, edema periférico cardiogênico, distensão venosa jugular a 45º, presença de terceira bulha ou ritmo de galope à ausculta, além de sinais associados sugestivos de edema pulmonar, tais como a presença de estertores crepitantes à ausculta dos campos pulmonares. Ademais, o Rx pode evidenciar tanto a redistribuição do fluxo sanguíneo, com cefalização da trama vascular, inclusive podendo-se visualizar as linhas B de Kerley, padrão de infiltração interstício-alveolar, além de sinais de derrame pleural ou aumento do índice cardiotorácico, que normalmente é de 0,5.

Ainda nessa linha, é relativamente frequente deparar-se com indivíduos portadores de IC no perioperatório. Diante dessa observação, objetivando facilitar satisfatória mentalização, têm sido propostas tanto a adequada classificação quanto quais são, em linhas gerais, as respectivas terapias, dentro de cada estrato, a partir dela categorizado, através de fluxogramas que sejam tão didáticos quanto possível. Exemplificando, a Figura 75.4 mostra uma adaptação extraída da *New York Heart Association* (*NYHA*) na qual está contida a referida classificação, em vários estágios, bem como as orientações estabelecidas pelo *American College of Cardiology*, as quais são plotadas a partir de questionamentos a respeito do que exatamente estabelece a *NYHA*.[34]

Embora seja variável o número de sinas e sintomas utlizados pelos estudos, para categorizar o risco relacionado ao perioperatório, tem sido aceito que a probabilidade de ocorrência de maiores eventos cardíacos adversos (MACE), plotada a partir da mortalidade de 30 dias ou da readmissão hospitalar nesse período, quando o indivíduo é submetido a um de 13 tipos de cirurgia, varia de 50 a 100% maior que para indivíduos idosos, sem DAC ou IC.[35] Em outra linha de raciocínio, há que se considerar, também, a prerrogativa de

| Tabela 75.2 Resultados gerais do I Registro Brasileiro de insuficiência cardíaca. | |
|---|---|
| **Variáveis** | **BREATHE (n = 1.261)** |
| Idade (média +/- DP) | 64,1 ± 15,9 |
| Sexo masculino (%) | 40,0 |
| Infarto agudo do miocárdio prévio (%)* | 26,6 |
| Hipertensão arterial (%)* | 70,8 |
| Dislipidemia (%)* | 36,7 |
| AVC/AIT prévios (%)* | 12,6 |
| Fibrilação atrial (%)* | 27,3 |
| Depressão (%)* | 13,5 |
| Doença arterial oclusiva periférica (%)* | 10,8 |
| Insuficiência renal crônica (%)* | 24,1 |
| Diabetes mellitus (%)* | 34,0 |
| Doença pulmonar obstrutiva crônica/Asma(%)* | 12,7 |
| Fração de ejeção do ventrículo esquerdo (média +/- DP) | 38,8 ± 16,5 |
| Sódio (média +/- DP) | 1,37 ± 16 |
| Creatinina (média +/- DP) | 1,7 ± 4,8 |
| BNP (mediana/IQR) | 1.075 (518;1.890) |

*Valores calculados com total de 1.255 pacientes com informação completa. DP = desvio padrão; AVC = acidente vascular cerebral; AIT = acidente isquêmico transitório; BNP = peptídeo natriurético cerebral; IQR = variação interquartil.

**Fonte:** Adaptada de Albuquerque e col., 2014.[33]

serem praticamente iguais as probabilidades de ocorrência de desfecho desfavorável, quando se compara a cardiopatia de etiologia não isquêmica (9,3%) com a que é de origem isquêmica (9,2%).[36] A partir daí, recai sobre o anestesiologista e o intensivista a responsabilidade de atuação que seja a mais assertiva possível, algo que, consequentemetne, implique em condições oservadas minimamente fora dos limites, em um contexto analítico individualizado. Nesse sentido, o anestesiologista, por exemplo, deve ter em mente que a conduta objetiva não só a manutenção de um débito cardíaco que garanta a perfusão sistêmica suficiente, mas também perfusão coronairana adequada. Na prática, porém, é situação delicada, uma vez que, normalmente, pacientes cardiopatas já apresentam tendência à hipotensão, condição que pode piorar, inclusive, sobremaneira, com a anestesia.[19,34]

Em se tratando de risco relacionado ao estágio de evolução da doença, no qual se encontra o paciente, indubitavelmente, condições mais avançadas (C e D) se associam a piores desfechos. Por sua vez, conhecer qual patamar de fração de ejeção do ventrículo esquerdo (FEVE), a partir do qual possa ser mais evidente tal associação, permite melhor embasamento, a ponto de poder-se tomar dicisões mais apropriadas, por exemplo, quanto a ser mais ou menos invasivo, na monitorização, conforme o porte cirúrgico, claro, além de melhorar a habilidade

relacionada à administração dos fármacos, sobretudo, aqueles que possuem maior efeito depressor.[31] Nesse sentido, embora classicamente tenha sido dito que FEVE ≤ 29% seja determinante, no padrão de desfecho,[37] estudo mais recente mostra que a mortalidade por todas as causas cresce de forma significativa, incrivelmente, quando a FEVE se encontra ainda não muito abaixo de 40%.[38] Igualmente, pode ser dito que cerca de 80% dos indivíduos com FEVE abaixo de 50% têm perfil assintomático, devendo, portanto, a caracterização do quadro, como dito, ser inicialmente inferida a partir do detalhamento da história clínica e do exame físico.[39] A título de ilustração, observar os dados relativos à FEVE, obtidos a partir da pesquisa que gerou a Tabela 75.2,[33] mostada anteriormente.

Ainda considerando o tema relacionado à distribuição teórica de probabilidades, interessantemente, pode-se acrescentar elementos a serem utilizados na construção de um perfil clínico, a partir de análise da área sob a curva (AUC).[40] Nessa linha, sabendo-se que inferir sobre acurácia de uma variável implica em análise que reflita relação mais adequada entre sensibilidade (S) e sespecificidade (E), a consequência é que o valor preditivo positivo (VPP) e o valor preditivo negativo (VPN) se desdobram nos mais satisfatórios possíveis, isso, em linguagem matemática, claro.[41] Por exemplo, tratando de biomarcadores, o peptídeo atrial do tipo B (BNP) e o **peptídeo na-**

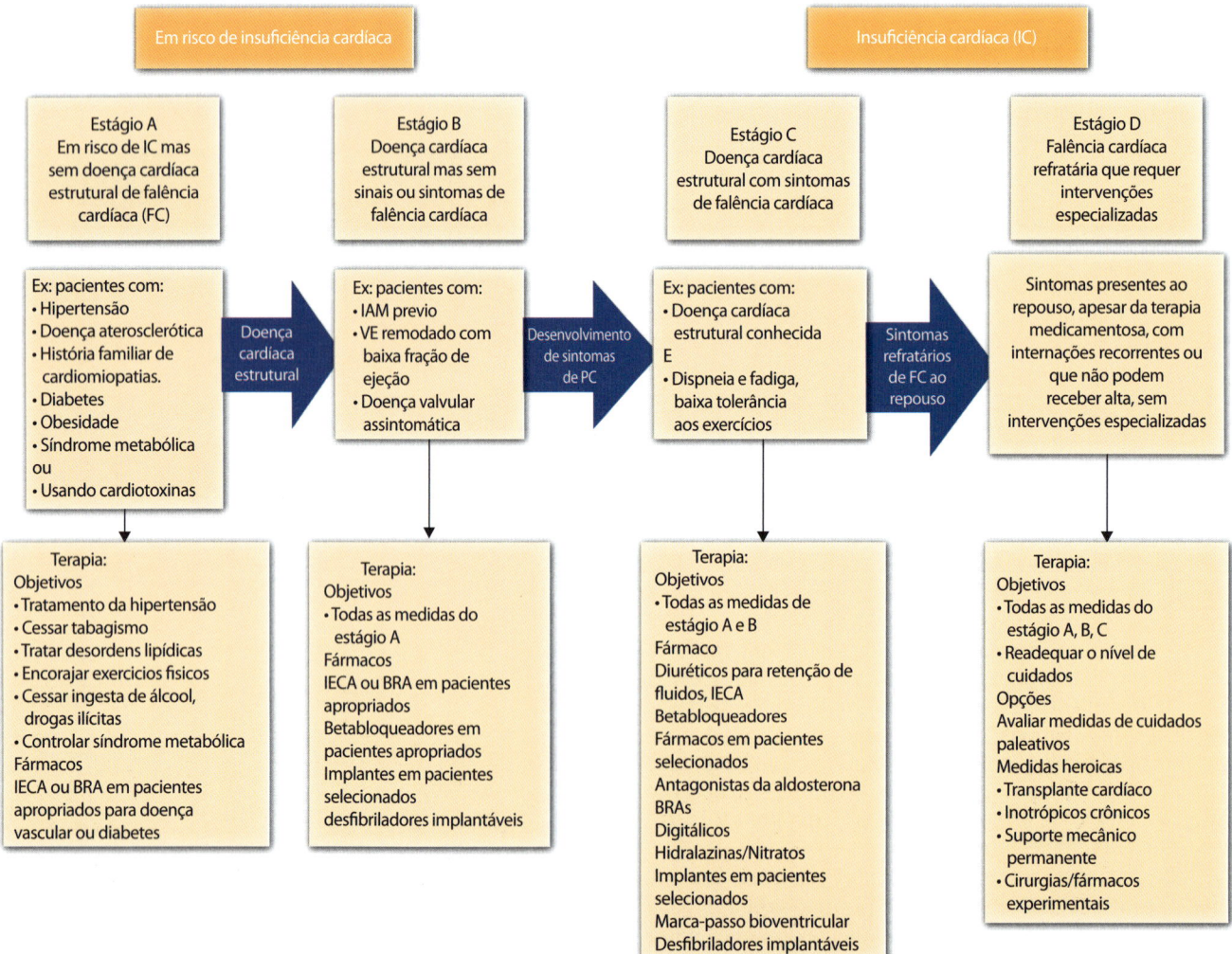

▲ **Figura 75.4** Classificação estabelecida pela *New York Heart Association* (NYHA).
**Fonte:** Adaptada de Hunt e col., 2009.[34]

**triurético plasmático N-terminal tipo pró-B** (NT-proBNP) têm sido associados a desfechos desfavoráveis pós-operatórios, considerações feitas a partir do enquadramento no raciocínio proposto.[42,43] A título de exemplo, as Tabelas de 75.3 a 75.5 mostram dados a respeito das referidas considerações. No estudo do qual são originárias,[42] em um primeiro momento, os valores do BNP são plotados em quatro faixas de concentrações (pg.mL$^{-1}$), conforme mostra a Tabela 75.4, pois é ampla a variabilidade encontrada na dosagem, enquanto é estabelecida a categorização dos riscos associados a eventos desfavoráveis, ocorridos no perioperatório, da seguinte forma: zero risco (0), baixo risco (1), risco intermediário (2) e alto risco (3). A seguir, tais estratos foram associados ao número de eventos ocorridos, o que gerou a construção da curva *ROC* (*Receiver Operator Characteristic Curve*), a qual permitiu dividir os grupos em dois subgrupos, a partir de um ponto de corte, o BNP$_{189}$ (concentração que definiu a melhor AUC).

Posteriormente, os resultados das AUCs do BNP e do índice de Goldman e col.[11] foram analisados em conjunto. Nesse último, os escores foram obtidos através das somas parciais dos pontos recebidos em cada categoria, a partir da inclusão dos pacientes nos cinco critérios definidos, preditores de risco, conforme mostra a Tabela 75.3.[11] Nela, a definição dos escores ocorreu com base na pontuação em cada classe e foi a seguinte: classe I (0 a 5), classe II (6 a 12), classe III(13 a 25), classe IV (maior que 26).

Pois bem, no pós-teste, momento que define o valor preditivo de um teste, a Tabela 75.5, resultado da análise

**Tabela 75.5** Valores preditivos do peptídeo natriurético cerebral (BNP) e do índice de Goldamn obtidos pela pesquisa.

| | BNP | Índice de Goldman |
|---|---|---|
| Número de pacientes | 1590 | 1590 |
| Evento presente/ausente | 96/1494 | 96/1494 |
| Sensibilidade | 100% | 100% |
| Especificidade | 75% | 0% |
| Valor preditivo positivo | 26% | 6% |
| Valor preditivo negativo | 99% | Infinidade |
| Área ROC | 0,84 | 0,61 |
| 95% IC | 0,83 a 0,87 | 0,54 a 0,68 |
| Ponto de corte | 189 | Classe IV |

BNP, peptídeo natriurético cerebral; ROC, Receiver Operator Characteristic Curve.

**Fonte:** Adaptada de Dernellis, Panaretou, 2006.[42]

**Tabela 75.3** Critérios de risco segundo a classificação de Goldman e col.[11]

| Critério | Escore |
|---|---|
| 1. História | |
| Idade > 70 anos | 5 |
| Infarto do miocárdio nos últimos 6 meses | 10 |
| 2. Exame físico | |
| Galope de terceira bulha cardíaca ou dilatação da veia jugular | 11 |
| Estenose aórtica valvular importante | 3 |
| 3. ECG | |
| Ritmo que não o sinusal ou extrassístoles atriais no último ECG pré-operatório | 7 |
| > 5 extrassístoles ventriculares/min documentadas a qualquer momento no pré-operatório | 7 |
| 4. Estado geral | |
| PO$_2$< 60 ou PCO$_2$> 50 mmHg, K <3,0 ou HCO$_3$ < 20 mMol/L, ureia > 50 ou creatinina > 265 µmol/l, TGOS anormal, sinais de doença hepática crônica ou paciente restrito ao leito para causas não cardíacas | 3 |
| 5. Operação | |
| Operação intraperitoneal, intratorácica ou aórtica | 3 |
| Operação de emergência | 4 |
| Total | 53 |

PCO$_2$, pressão parcial de dióxido; PO$_2$, pressão parcial de oxigênio; TGOS, transaminase glutâmico-oxalacética sérica.
**Fonte:** Adaptada de Dernellis, Panaretou, 2006.[42]

**Tabela 75.4** Distribuição dos eventos a partir diferentes concentrações dosadas, obtidas pela pesquisa citada.

| BNP (pg/mL) | Número | Mortes cardíacas (n=21) | IAM não fatal (n=20) | EPA (n=41) | TV (n=14) | Total (n=96) |
|---|---|---|---|---|---|---|
| < 100 | 954 | 0 (0%) | 0 (0%) | 0 (0%) | 0 (0%) | 0 (0%) |
| 100-200 | 349 | 1 (1%) | 3 (3%) | 10 (20%) | 2 (9%) | 16 (5%) |
| 200-300 | 223 | 4 (2%) | 7 (5%) | 12 (45%) | 5 (53%) | 283 (13%) |
| > 300 | 64 | 16 (50%) | 10 (71%) | 19 (80%) | 7 (96%) | 52 (81%) |

EPA, edema pulmonar agudo; BNP, peptídeo natriurético cerebral (peptídeo atrial do tipo B); IAM, infarto agudo do miocárdio; TV, taquicardia ventricular.
**Fonte:** Adaptada de Dernellis, Panaretou, 2006.[42]

das duas variáveis, mostrou melhor acurácia do BNP, como preditor de risco, em relação ao índice de Goldman,[11] o que pode ser caracterizado pela maior AUC. Completando o raciocínio, nessa fase, a Figura 75.5 mostra a probabilidade pós-teste (valor preditivo), comparando a taxa de eventos nas duas faixas de concentração do BNP, com a taxa obervada de eventos, considerando as quatros classes de escores de risco, discutidas anteriormente.

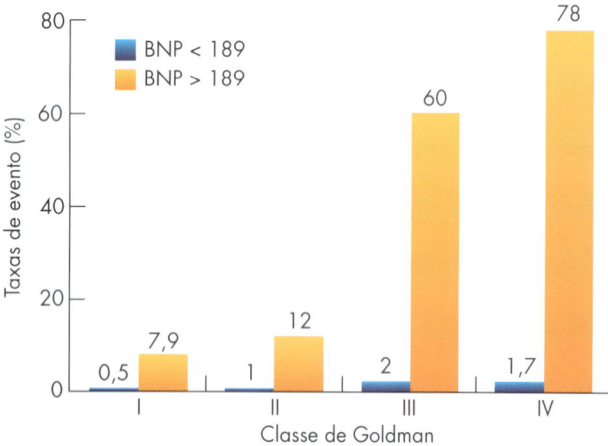

▲**Firgura 75.5** Gráfico compararando peptídeo natriurético atrial (< 189 e > 189) e classificação de Goldman, obito pela pesquisa.

**Fonte:** Adaptada de Dernellis, Panaretou, 2006.[42]

Optamos por aprofundar a discussão, a respeito do último tema abordado, por julgá-lo relevante como demonstração do que se faz quando um critério de mensuração de risco passa a ser utilizado, comparativamente a outro, esse considerado, até então, como sendo classicamente adotado. Interessantemente, ainda nessa linha, tem sido dito que o ecocardiograma (ECO), segundo a *ACC/AHA*, "é o teste simples mais usado na avaliação de pacientes com IC...,"[8] uma vez que é um método não invasivo, capaz tanto de mensurar todos os componentes relacionados à função, quanto de identificar as alterações estruturais.[44] Indubitavelmente, a sua aplicabilidade ainda não se esgotou, na medida em que se observa tendência a utilizá-lo, tal como tem sido feito.[8,44] Como mensura desde o *status* de volume até a quantificação das funções sistólica e diastólica, passando pela avaliação da anatomia das válvulas, do fluxo transvalvar e da contratilidade miocárdica, também pode ser útil como importante instrumento de monitorização, durante cirurgias nas quais tais variáveis necessitam ser acompanhadas em tempo real, o que influencia positivamente a conduta anestésica.[8,44] Por exemplo, a partir da análise dos resultados obtidos após ajuste volêmico e da terapêutica farmacológica, podem ser observadas alterações desejadas e indesejadas. Exemplo de utilidade é ilustrado na Figura 75.6, na qual, em indivíduo portador de cardiomiopatia dilatada, as velocidades de contração da parede lateral e do septo são plotadas graficamente, em função do tempo, em região específica de interesse (ROI), com o objetivo de melhor enxergar o grau de comprometimento da função nos distintos pontos críticos.

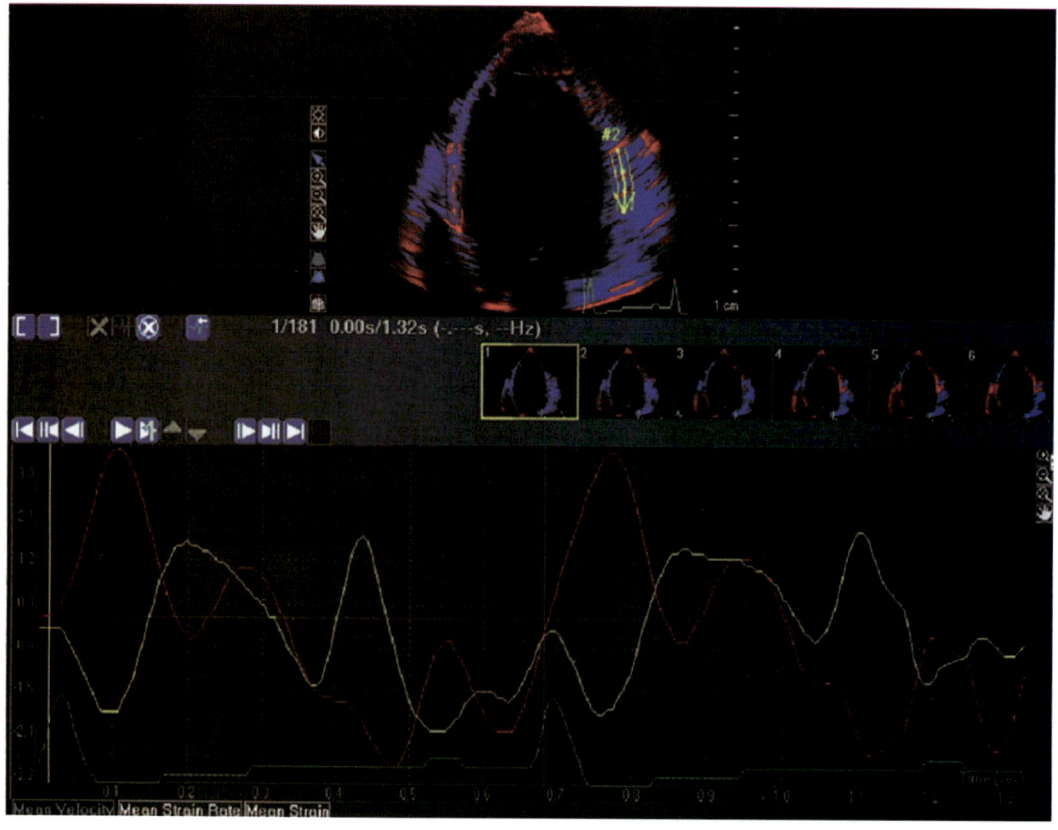

▲**Figura 75.6** Utilidade do ecocardiograma em um contexto geral de aplicabilidade.

**Fonte:** De Kirkpatrick, Vannan, e col., 2007.[44]

No entanto, assim como aconteceu com a validação do BNP, frente ao índice de risco mostrado, naturalmente haveria o confrontamento dos resultados preditivos do ECO com o BNP, algo que foi feito na pesquisa cujos resultados das AUCs são mostrados na Figura 75.7.[45] Ao observá-la, considerando o que foi discutido, a respeito da relação entre o diagnóstico de IC e o risco relacionado ao perioperatório, percebe-se melhor acurácia diagnóstica do BNP em relação à fração de ejeção (FE), estimada pelo ECO.[45]

## ■ CARDIOMIOPATIAS

Considerando-se a necessidade de exploração que seja a mais aprofundada possível, discute-se agora a relação das cardiomiopatias com o risco perioperatório,[8] objetivando entender alguns dos mecanismos subjacentes, de tal forma que se possa planejar mais adequadamente a instituição da conduta anestésica. Nessa linha, a cardiomiopatia periparto, observada em um para cada 1.000 partos, é uma condição que ocorre desde antes do delivramento até meses após, podendo induzir a grave comprometimento da função cardíaca. Aspecto dos mais relevantes, relacionado à conduta do anestesiologista, por um lado, diz respeito ao ajuste volêmico, o qual deve ser rigoroso, e, por outro, à terapêutica farmacológica necessária, a qual obriga a utilização de dosagens que, como dito, exerçam efeitos minimamente cardiodepressores.[31] Por ocasião da necessidade de intervenção, motivada pela descompesação do quadro clínico da gestante, sobretudo, ao final da gestação, devido à vigente sobrecarga de volume, induzida pela condição, é que tal situação de risco se configura.

Doença autossômica dominante, a cardiomiopatia hipertrófica obstrutiva possui frequência de observação de um caso para cada 500 pessoas, apresenta como manifestações clínicas dispneia, *angina pectoris*, episódios de síncope e está associada à morte súbita, por essa razão, merecendo comentário neste capítulo.[46] Considerando os mecanismos fi-

siopatológicos relacionados, leva à obstrução da via de saída, à insuficiência mitral (IM), à regurgitação mitral, à disfunção diastólica e a quadros de arritmia.[8] Manutenção de adequada estabilidade da função cardiovascular requer atenção especial, no que se refere a fatores como perda de volume, utilização de vasodilatadores, bem como qualquer mecanismo que leve á redução da pré-carga, ou da tensão de parede, ou da pressão intratorácica, pois, a inobservância, sobretudo quando a monitorização não é invasiva, pode levar a sérias complicações perioperatórias.[46,47] A título de exemplo, na Figura 75.8,

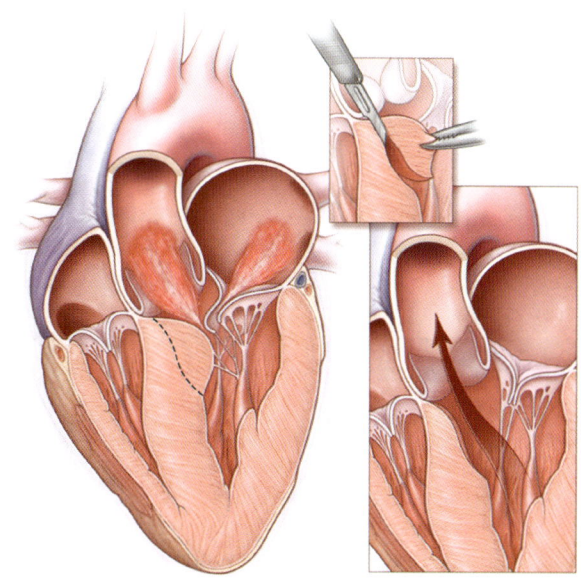

▲ **Figura 75.8** Representação de um coração com cardiomiopatia hipertrófica obstrutiva, o procedimento cirúrgico e o resultado.

**Fonte:** Adaptada de Nishimura, Holmes, 2004.[47]

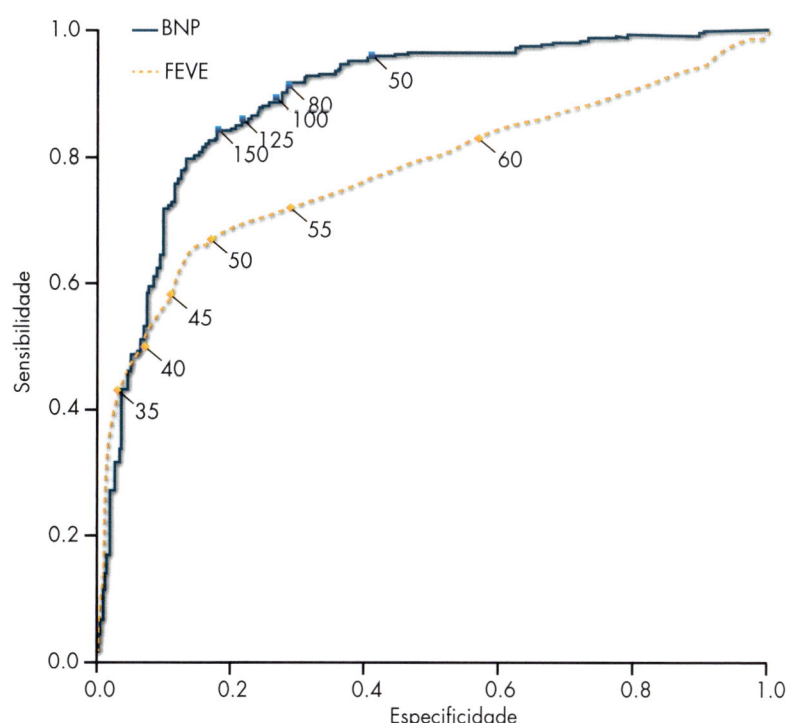

◄ **Figura 75.7** Comparação, por meio da curva ROC, do BNP com o ECO.

**Fonte:** Adaptada de Steg, Joubin, e col., 2005.[45]

o painel A representa um coração acometido pela cardiomiopatia hipertrófica obstrutiva, delimitada pela linha tracejada, mostrando obstruçao à saída do fluxo para a aorta e a regurgitação mitral associada. No painel B, embora exista técnica cirúrgica complementar,[48] é mostrado o procedimento cirúrgico e, no painel C, o resultado funcional.[47] Por sua vez, a Figura 75.9 mostra a monitorização das pressões intracavitária do VE e da artéria femoral, antes e após a realização da manobra de Valsalva. Nela, observar a divergência que ocorre quando a pressão é mensurada no VE e quando é na artéria femoral, consequente a alterçóes pressóricas intratorácicas, algo a ser muito considerado no perioperatório, em razão das possíveis estratégias ventilatórias utilizadas.

Ainda nessa linha de discussão, as cardiomiopatias restritivas, associadas à amiloidose, à sarcoidose e à hemocromatose, têm características comuns, que se associam com a condução da anestesia. Uma vez sendo o débito cardíaco (DC) restrito, há dependência de manutenção satisfatória tanto da pré-carga quanto da frequência cardíaca (FC). Por isso, implica na necessidade de observação rigorosa do *status* de volume, assim como da mensuração da tensão de parede, estando aí, condições propícias, como abordado anteriormente, para a instituição da ECO transesofágica perioperatória, assim como de monitorização mais invasiva, a depender, claro, das condições clínicas nas quais se encontra o paciente, assim como do porte cirúrgico.[49] Vale lembrar que, a respeito da FC, há baixa tolerância tanto para bradicardia quanto para a taquicardia, além de ser necessário, na medida do possível, manter o ritmo sinusal ou, no máximo, estabelecer rígido controle da resposta ventricular, pois, caso contrário, pode levar a eventos indesejados.[8,44]

Há também a displasia arritmogênica e/ou cardiomiopatia arritmogênica do ventrículo direito (DAVD), condição sobre a qual, até há alguns anos, pouco se sabia. Em análise anatomopatológica retrospectiva de 200 casos vítimas de morte súbita (MS), observou-se que havia deposição de tecido adipócito e fibrose, localizada no VD, em 9,5% dos casos ocorridos no perioperatório.[6] Na sua forma típica, a DAVD acomete indivíduos jovens, na terceira ou quarta décadas de vida, sem antecedentes cardiovasculares característicos, exceto pela história de episódios de mal-estar, tonturas, palpitações e síncope, consequentes, mais comumente, à ocorrência de taquicardia ventricular (TV).[6,50] Guarda relação entre o início dos sintomas e o esforço físico e tem sido associada à MS em atletas. A respeito do ECG, em 54% dos casos é possível observar inversão da onda T, nas derivações precordiais à direita, duração do QRS acima de 110 ms, sendo que, esse último achado, em indivíduo jovem, sem doença cardíaca prévia, confere probabilidade diagnóstica caracterizada por S de 55% e E de 100%.[51] Além disso, o QRS observado durante o episódio de TV tem padrão de bloqueio de ramo esquerdo (BRE).

Consequentemente, é necessária a prévia avaliação eletrofisiológica, pois pode ser imperativo a implantação de dispositivo cardioversor-desfibrilador (CDI), isso segundo o *ACC/AHA*,[8] razão pela qual esse tema é abordado no neste capítulo. Tal condição é prerrogativa embasada na observação de que a arritmia deflagrada pela DAVD é conhecida por ser de difícil controle, algo temeroso, se ocorrido no perioperatório, sobretudo, de cirurgia eletiva. Faz-se necessário lembrar, também, que, historicamente, as autópsias normalmente são solicitadas pela família, por meio de processo legal, uma vez que se considera altamente improvável que indivíduos jovens, sem diagnóstico prévio, apresentem episódio de MS, ainda que no perioperatório.[6]

A título de ilustração, a Figura 75.10 mostra um ECG normal (olhar o padrão da onda T).[52] Lembrar que, como variação do normal, em crianças e adolescentes, a onda T pode ser negativa (onda T juvenil), da mesma forma que ocorre com indivíduos obesos e brevilíneos.[52] Na sequência, a Figura 75.11 mostra o ECG de um paciente portador de DAVD e a Figura 75.12 mostra as características histopatológicas.[50]

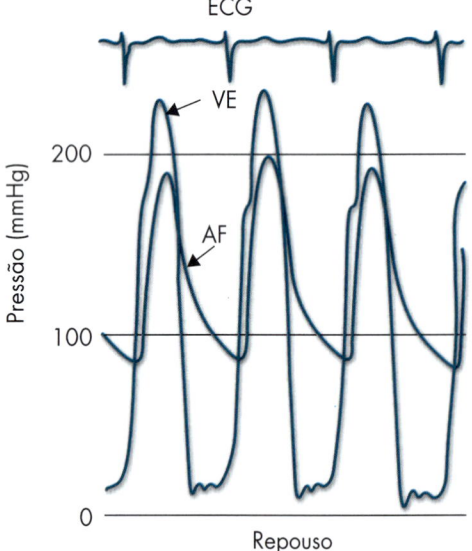
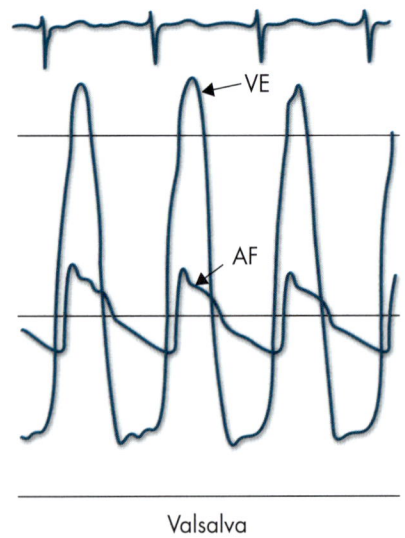

▲ **Figura 75.9** Comportamento do gradiente pressórico entre a pressão do ventrículo esquerdo e da artéria femoral, antes e após a manobra de Valsalva.

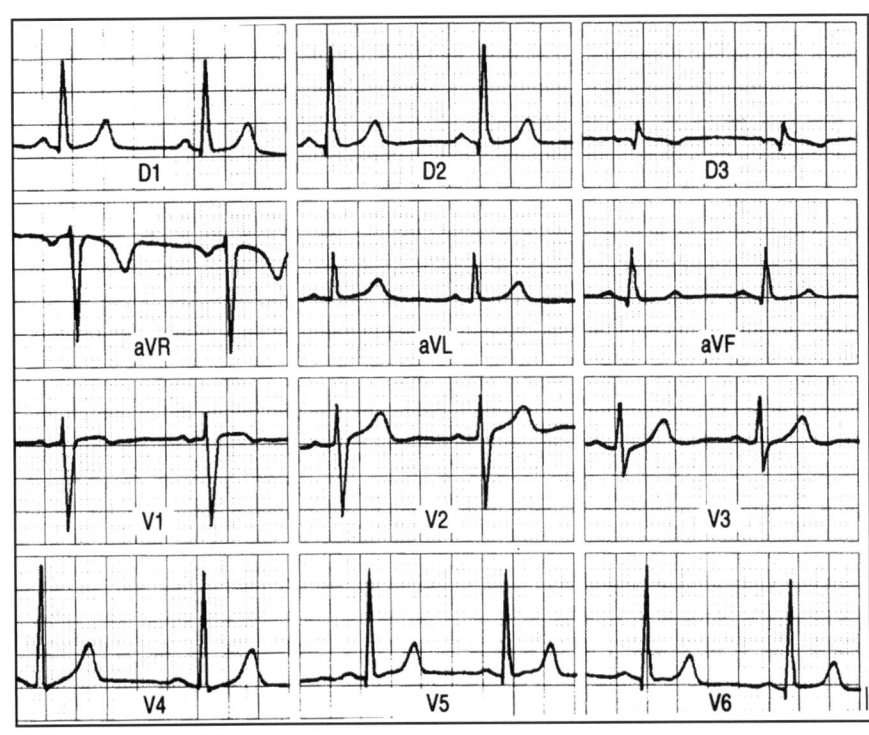

◀**Figura 75.10** Eletrocardiograma normal.
**Fonte:** Adaptada de Goldwasser, 1997.[52]

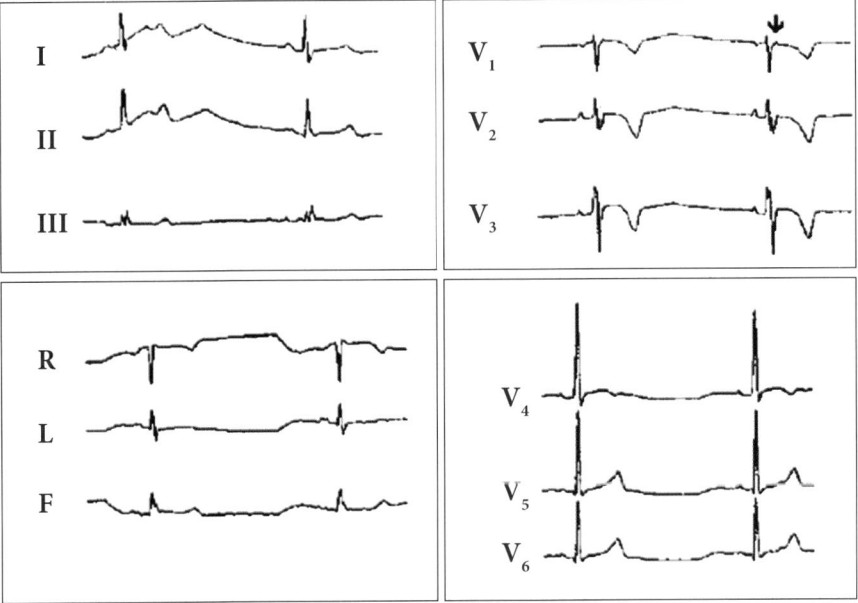

◀**Figura 75.11** Eletrocardiograma de paciente portador de DAVD.
**Fonte:** Adaptada de Elias e col., 1998.[50]

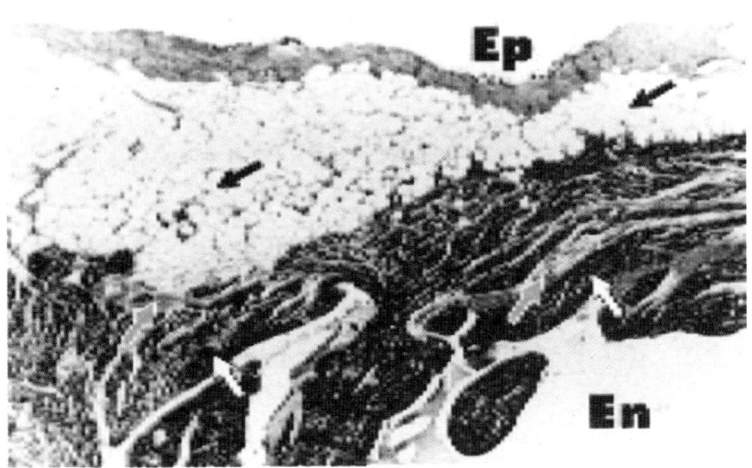

◀**Figura 75.12** Características histológicas da DAVD.
**Fonte:** Adaptada de Elias e col., 1998.[50]

## ■ ESTENOSE AÓRTICA

Embora nos tópicos referentes à anestesia para cirurgia cardíaca as valuvulopatias recebam abordagem abrangente, neste capítulo, devido ao que foi proposto, optamos por discutir alguns pontos que foram considerados pertinentes. Nesse sentido, segundo o *ACC/AHA*,[8] há recomendação para realização de ECO pré-operatório em indivíduos com suspeita clínica de grau acentuado de estenose valvar (ou regurgitação) se, primeiro, o paciente não tiver realizado o exame no último ano ou, segundo, se houver mudança no *status* clínico ou no exame físico desde a última avaliação (classe I, nível de evidência: C). Como leitura complementar, a respeito do método utilizado para a categorização da evidência científica, recomenda-se avaliar o estudo em questão, no qual tal padronização é utilizada.

À medida que a população envelhece, doenças de origem vascular ganham números mais expressivos de prevalência, por consequência da esclerose vascular e de outros aspectos, como ocorre com a estenose aórtica (EA), a qual pode acometer de 3 a 9% da população, conforme a idade aumenta de 59 para acima de 75 anos, respectivamente.[53] Além do fenômeno degenerativo, ela se caracteriza por apresentar evolução ativa e progressiva, sustentada por mecanismos relacionados à inflamação, à cascata da coagulação e a fenômenos osteogênicos, justificando o observado.[53]

Dados de estudo mais antigo mostraram que, comparado a indivíduos não portadores de EA, os quais apresentavam risco de mortalidade perioperatória de 1,6%, aqueles que possuíam EA grave tinham risco de mortalidade de 13%.[11] Nessa linha, mesmo que estudo mais recente mostre taxa de mortalidade de 30 dias de 2,1%, em indivíduos portadores de EA, moderada a severa (área valvar de 1-1,5 cm$^2$ e menor que 1 cm$^2$, respectivamente), *versus* 1,0% em não portadores de EA, ainda assim há maior probabilidade de ocorrência de IAM e pior desfecho primário (composto por

IAM e mortalidade de 30 dias) de até 5,7%, nesse caso, observado em portadores de EA severa, *versus* 2,7%, nos controles.[54] Em razão de tais observações, ainda que o paciente esteja assintomático, ao submeter-se a cirurgia de alto risco, se a estenose for severa, há a necessidade de monitorização hemodinâmica invasiva no intra e no pós-operatório (classe IIa, nível de evidência: B).[8] Igualmente, se houver indicação de cirurgira de troca valvar, mas o paciente for inelegível para o procedimento, em razão das condições clínicas, deve ser considerado que ele primeiro passe por otimização do quadro, utilizando o balão de dilatação, por via percutânea. No entanto, tal estratégia apresenta mortalidade de 2 a 3%, além de uma incidência de acidente vascular cerebral (AVC) de 1 a 2% e recorrência/mortalidade suficiente para alarmar expressivamente, no período subsequente de 6 meses, dependendo da casuística a ser considerada.[55]

Levando-se em conta a alta mortalidade, acima de 50% em até 1 ano de pós-operatório, as condições clínicas subjacentes, as quais supostamente não se resolverão com o procedimento cirúrgico, assim como o estágio de calcificação no qual se encontra a aorta ("aorta de porcelana"), todos fatores impeditivos de elegibilidade para a cirurgia, tem sido bastante discutida a implantação da válvula transcateter (*TAVR – Transcatheter aortic valve replacement*). Ao que tudo indica, seus resultados parecem ser mais favoráveis (ou no mínimo equiparáveis) que a cirurgia invasiva, pois mostram mortalidade de 2 anos de 43,5%, *versus* 68%, observada após a cirurgia.[53] Objetivando ilustrar, na Figura 75.13 há um desenho de coração com EA, especificando as alterações associadas.[53]

De todo jeito, ainda que o paciente esteja assintomático, ao se submeter à cirurgia de alto risco, se a estenose for severa, como dito, há necessidade de monitorização hemodinâmica no intra e no pós-operatório (classe IIa, nível de evidência: B).[8] Tal conduta é bastante procedente, pois, principalmente na EA severa, as repercussões clínicas desencadeadas pela taquicardia e pela hipotensão podem ser catastróficas, uma vez

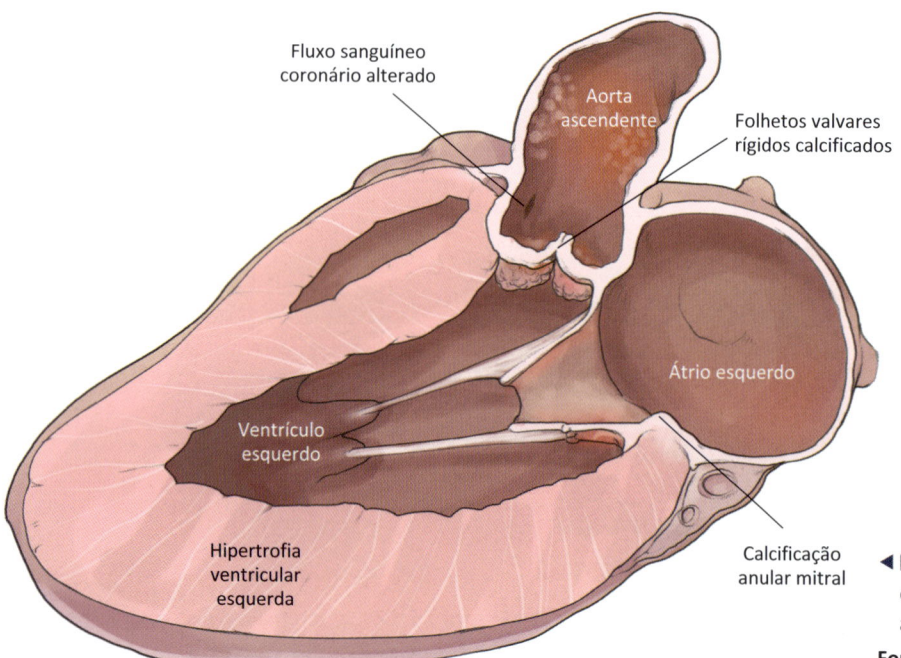

Fluxo sanguíneo coronário alterado

Aorta ascendente

Folhetos valvares rígidos calcificados

Átrio esquerdo

Ventrículo esquerdo

Hipertrofia ventricular esquerda

Calcificação anular mitral

◀ **Figura 75.13** Desenho de coração com estenose aórtica e as alterações associadas.

**Fonte:** Adaptada de Otto; Prendergast, 2014.[53]

que, ao dificultarem o enchimento coronariano, acarretam isquemia, cujo desdobramento é a injúria celular, induzindo à falência cardíaca e, consequentemente, ao óbito.

Com o intuito de chamar a atenção do anestesiologista, quando se deparar com paciente portador de EA, prestes a ser submetido à cirurgia, na Figura 85.14, mostra-se um ECG com características que devem ser levadas em consideração. Nele, observar o ritmo sinusal, com FC de aproximadamente 80 batimentos por minuto (bpm), os eixos tanto da onda P quanto do QRS, sem desvios do normal, com duração do intervalo PR, de cerca de 160 ms, e do QRS, de cerca de 110 ms. Como características a serem observadas, existem critérios de hipertrofia ventricular esquerda (HVE), os quais podem ser caracterizados como:

- Índice de Sokolow-Lyon positivo:
  - S de $V_1$ somado a R de $V_5$ ou $V_6$ (15 mm com 30 mm) perfazendo valor acima de 35 mm;

- Depressão convexa de ST associada a ondas T invertidas e assimétricas em $V_5$ e $V_6$;
- Presença de maiores ondas R em $V_1$ e $V_2$, sem, no entanto, mostrar um padrão R/S maior ou igual a 1, ao mesmo tempo que um nítido aumento de R, se comparado ao normal, geralmente com padrão rS.

Embora tais observações possam ser características da EA, também podem estar asscoiadas a outros diagnósticos, como miocardiopatia, dilatada e hipertrófica, ou hipertrofia de origem hipertensiva.[52]

Já na Figura 75.15, em $V_1$ e $V_2$, o padrão é rS, mas também é possível observar discreto infradensnivelamento do ponto J e do segmento ST nas derivações $V_5$ e $V_6$, associados à onda T negativa e assimétrica nas mesmas derivações, que caracterizam o que é chamado de "esforço" ou padrão *strain*, devido ao aumento da massa muscular, que ocorre em resposta a uma condição de estresse.[52]

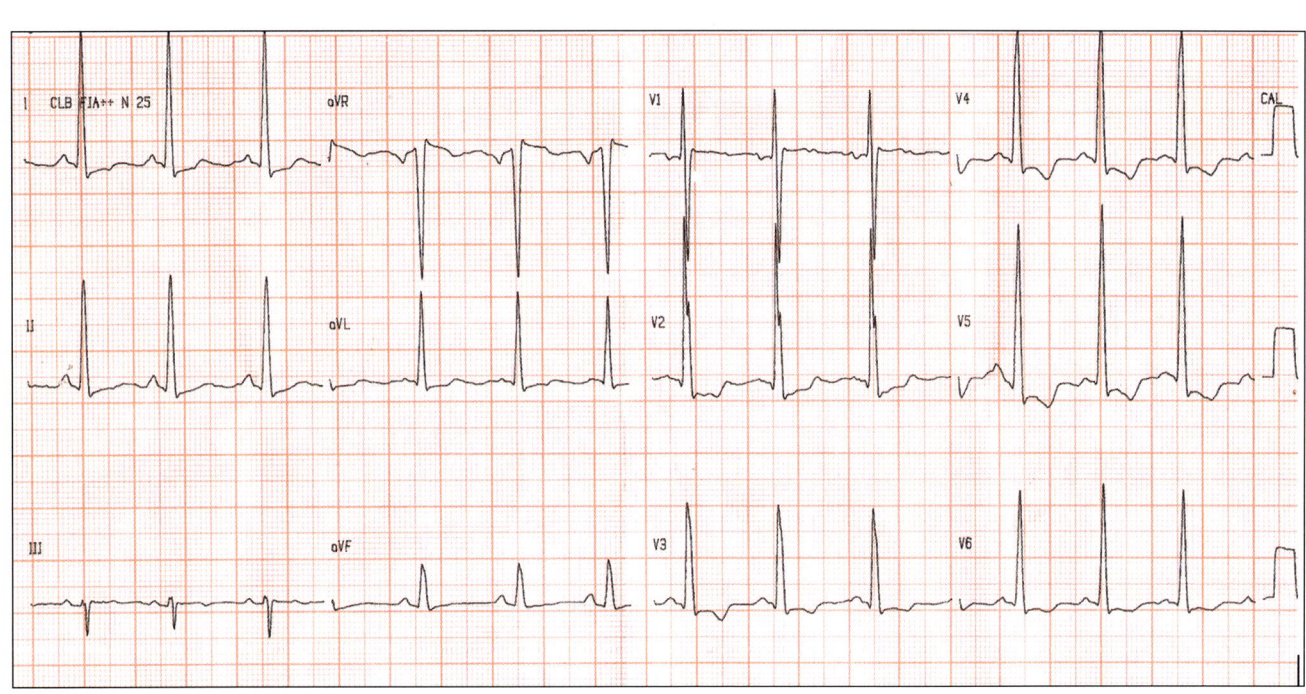

▲**Figura 75.14** Eletrocardiograma mostrando crescimento sistólico do ventrículo esquerdo.
**Fonte:** Adaptada de Otto; Prendergast, 2014.[53]

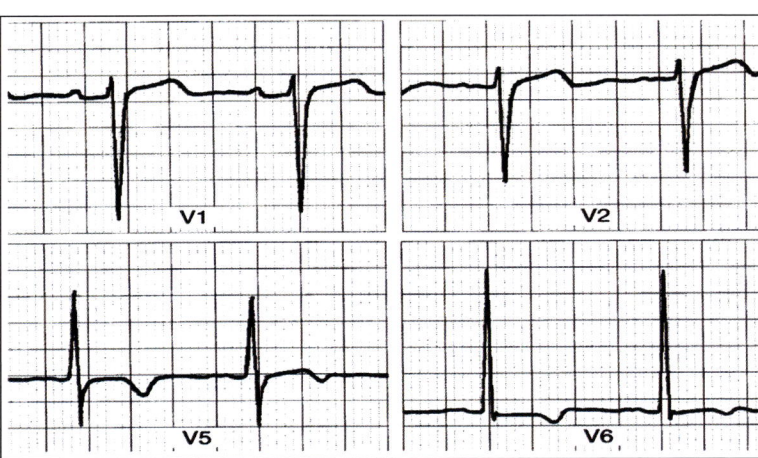

◄**Figura 75.15** Eletrocardiograma mostrando crescimento sistólico do ventrículo esquerdo.
**Fonte:** Adaptada de Goldwasser,1997.[52]

# ■ ESTENOSE MITRAL

Embora possa não ser fator preponderante na casuística de outros países, como dos EUA, ao mesmo tempo, não se fazendo aqui alusão aos mecanismos genéticos, na brasileira, a estenose mitral é marcadamente associada à febre reumática,[19,56] assim como acomete mais o gênero feminino.[57] Ademais, após o quadro infeccioso, inicia-se um lento e contínuo processo de degeneração da válvula, que perdura nesse ritmo evolutivo por anos, progredindo mais rapidamente na fase tardia.[19,57] Em razão dessa característica, pode haver um período de latência de muitos anos, até que se iniciem os sintomas. Nos pacientes assintomáticos ou naqueles minimamente sintomáticos, apresenta 80% sobrevida de 10 anos, após o diagnóstico, que cai expressivamente para 15%, quando há sintomatologia mais pronunciada, em ambos os casos, se não tratados. Igualmente, quando já está associada a hipertensão pulmonar (HP) severa, a sobrevida é de cerca de 3 anos.[57] Embora possa ocorrer congestão pulmonar consequente à embolia pulmonar e à infecção, cerca de 60% dos portadores de EM grave não tratada evoluem para um processo de congestão pulmonar, como dito, decisivo como fator de impacto na mortalidade.[19]

Com área valvar normal de 4 a 6 cm², a sintomatologia geralmente não aparece. Entretanto, quando decresce para algo em torno de 2 a 2,5 cm², fadiga, dispneia e palpitações geralmente estão associadas.[57] Por sua vez, estenose mitral grave ocorre quando a área diminui de 1 cm², estando associada agora a congestão venocapilar retrógrada, consequente ao gradiente pressórico gerado entre o átrio esquerdo (AE) e o VE, o que faz, com o tempo, o interstício alvéolo-capilar ser inundado com líquido. Progressivamente, tal processo induz a um aumento da pressão do trabalho do VD sobre a árvore arterial pulmonar, desencadeando a HP.[19] Enquanto isso, a sobrecarga atrial esquerda induz à dilatação, condição predisponente para a desencadear fibrilação atrial (FA), combinação que, por sua vez, está associada à formação de trombos.[19] Como exemplo ilustrativo, a Figura 75.16 mostra a imagem de um trombo, visualizado pelo ECO transesofágico.

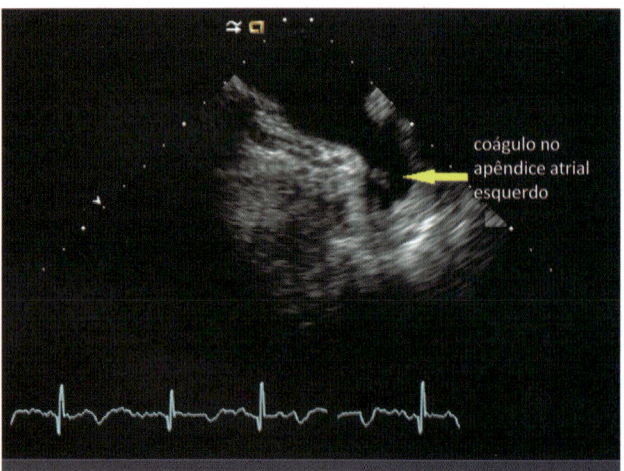

▲ **Figura 75.16** Imagem de trombo no átrio esquerdo visualizado pelo ecocardiograma.

Quanto à apresentação do ECG, podem ser observados tanto ritmo sinusal quanto FA, dependendo da fase evolutiva. Se ainda estiver em ritmo sinusal, apresenta eixo elétrico entre +30º e -30º, onda P com alterações no ápice e na fase descendente da curva, criando o formato de uma onda "M achatada", normalmente em $D_1$, $D_2$, AVL e de $V_4$ a $V_6$, portanto, aumentando seu intervalo de duração, acima de 120 ms, conhecida como "P mitrale".[52] Igualmente, pode ser onda bifásica em $V_1$ e $V_2$, mas com pedomínio da fase negativa sobre a positiva, o que sugere sobrecarga atrial esquerda (SAE). Embora tenha outras alterações associadas, inclusive, mais complexas de serem analisadas, a Figura 75.17 também mostra SAE e, por esse motivo, foi inserida como ilustração. Nela, é possível observar-se: onda P entalhada em DI, onda P bifásica em $V_1$, com aumento da porção negativa, maior que 0,04 s, intervalo PR abaixo de 0,2 s, precedendo o QRS, portanto, em ritmo sinusal.

Ainda sobre a Figura 75.17, vê-se: em DII, a onda P apresenta amplitude maior que 2,5 mm, sugerindo sobrecarga de átrio direito (AD); eixo QRS desviado para a direita, com cerca de +95º; padrão qR em $V_1$, com R ampla, associado a S mais profundo em $V_6$, sugerindo sobrecarda de VD (quando associado, indica pior prognóstico, pois reflete fase avançada); ondas R amplas em $V_5$ e $V_6$, sinal de sobrecarga do ventrículo esquerdo (SVE); onda T achatada em aVL, sem sinais de padrão *strain*.

Logo, especificamente no caso a que se refere o ECG da Figura 75.17, parece haver sobrecarga biatrial e sobrecarga biventricular. A paciente apresentava dispneia, cansaço fácil, palpitações. Posteriormente, também foi confirmado diagnóstico de EM.

Assim como acontece com a EA, indivíduos portadores de EM, que se submeterão a cirurgia não cardíaca, primeiro, devem ser avaliados quanto à possibilidade de realização de comissurotomia aberta, troca valvar ou comissurotomia por balonamento percutâneo.[58] Se isso não for possível, ou se a cirurgia for indicada por quadro de urgência/emergência, deve-se tomar os mesmos cuidados que foram discutidos anteriormente, relativos à condução anestésica de indivíduos portadores de EA. Assim, deve-se evitar, por um lado, queda no débito cardíaco e, por outro, aumentos excessivos da pressão do AE e da rede capilar pulmonar, o que obriga ao controle rigoroso tanto da FC quanto da volemia.[8]

Em se tratando de risco relacionado ao perioperatório, embora haja noção geral de risco aumentado, mesmo o *ACC/AHA* não traz literatura com dados específicos ao tópico atual,[8] exceto no que se refere a gestação de alto risco, em portadoras de EM, as quais, quando submetidas previamente à comissurotomia mitral percutânea, por balonamento, apresentam melhor desfecho.[59] Portanto, deve o anestesiologista sempre ter em mente que é preciso procurar manter o máximo possível a estabilidade hemodinâmica, mesmo que para isso seja necessário tanto proceder à monitorização mais invasiva, quanto lançar mão de toda a terapêutica farmacológica de resgate, disponível atualmente.

Ademais, a respeito das valvulopatias que resultam em padrão de regurgitação, por predomínio de insuficiência, por exemplo, da válvula aórtica ou da mitral, embora também mereça profunda discussão, no contexto da função cardiovascular,

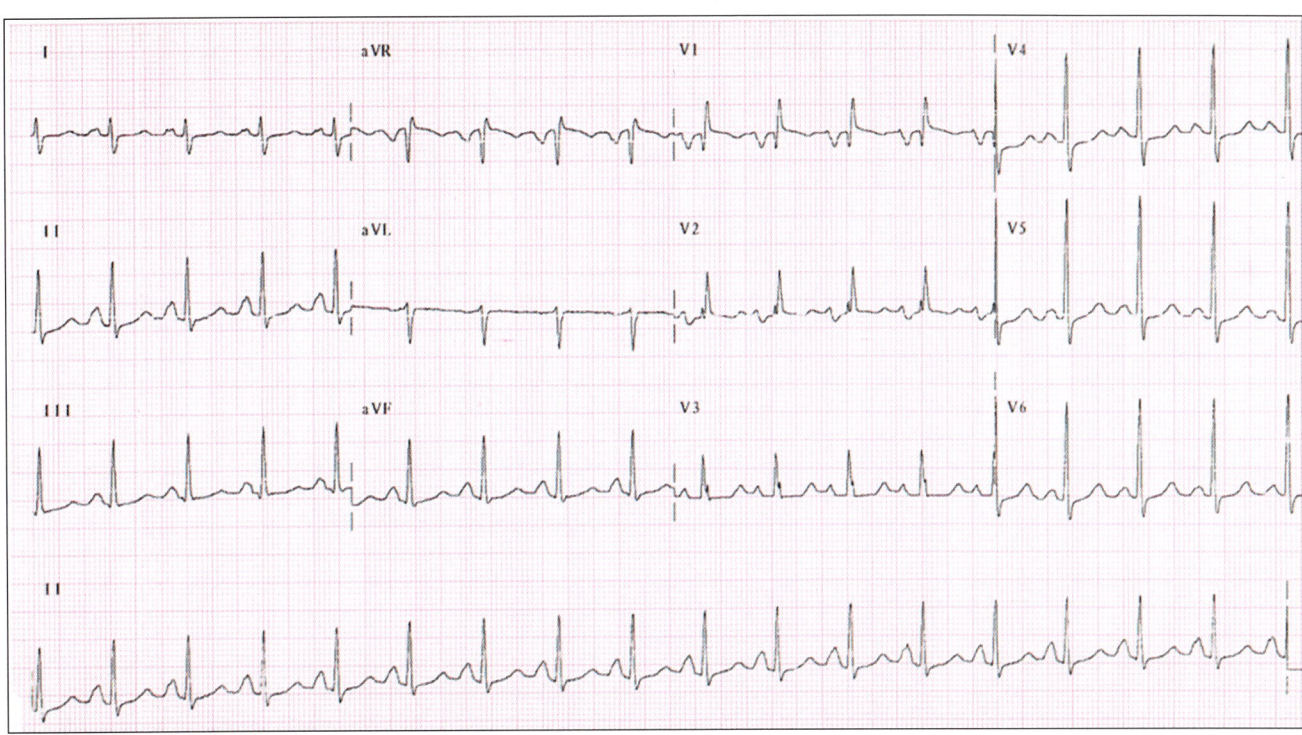

▲ **Figura 75.17** Eletrocardiograma apresentando, além de sobrecarga atrial esquerda, sobrecarga do ventrículo direito e sobrecarga do ventrículo esquerdo. Figura obtida da internet (MedicinaNET), em discussão clínica de caso suspeito de EM, posteriormente confirmado.

pode-se dizer que, por um lado, indubitavelmente, apresentam risco perioperatório aumentado, mas, por outro, a condução do ato anestésico tende a ser mais tranquila, uma vez que toleram maiores alterações hemodinâmicas, por exemplo, relacionadas à taquicardia.[60] Sobre os riscos, indivíduos portadores de lesão tanto mitral quanto aórtica apresentam maior probabilidade de desfecho desfavorável, quando comparados a controles, não portadores de lesão, tanto no que se refere à mortalidade (9,0% *versus* 1,8%), quanto à morbidade (16,2% *versus* 1,8%), que inclui tempo de intubação, IAM, AVC e arritmia.[60] Nesse sentido, pontos cruciais para a obtenção de sucesso, durante a anestesia, estão relacionados à adequada manutenção da pré-carga, devido à dilatação de câmara, a qual é consequência da lesão valvar, inclusive, exercendo efeito sobre a complacência ventricular, além de ser necessário obter-se melhor controle da resistência vascular periférica (RVP). O objetivo principal é evitar que haja queda excessiva de ambas, da pré-carga e da RVP, uma vez que, se isso ocorrer, há consequente tendência de redução do volume de regurgitação, condição que induz à repercussão negativa. Lembrar também que, em havendo lesões graves, há uma consequente expressiva queda no DC, devido ao grande volume de regurgitação.

### ■ TESTES PERIOPERATÓRIOS DA FUNÇÃO CARDIOVASCULAR

Pode-se dizer, genericamente, que há associação entre a reduzida capacidade funcional e o aumento do risco perioperatório, principalmente de longo prazo. Contrariamente, boa capacidade funcional apresenta melhor desfecho, observação que permite ao anestesiologista seguir

com o planejamento, sem que seja necessária a realização de testes adicionais, com as devidas ressalvas. Nessa linha, informações pertinentes à classificação do *status* pdem ser facilmente obtidas no pré-anestésico, pois derivam da forma como o paciente lida fisicamente com suas atividades cotidianas, possibilitando, com isso, traduzi-las comparativamente ao equivalente metabólico (MET).[61] A Tabela 75.6 mostra como obter estimativas da quantificação do MET, a partir de vários tipos de atividades.[21] Assim, o paciente apresentará classificação excelente, se obtiver resultado maior que 10 METs; boa, de 7 a 10 METs; moderada, de 4 a 6 METs; e baixa se obtiver valor menor que 4 METs.

Ademais, outros testes também validam o que foi inferido anteriormente. Por exemplo, é possível construir a condição de *status* a partir da análise de uma escala de atividades, cuja soma dos valores obtidos em cada linha resulte em um índice, exatamente tal como proposto pela escala *DASI (Duke activity Status Index)*.[8] Nessa linha, segundo o *American College of Surgeons National Surgical Quality Improvment (NSQIP)*, índice que receberá abordagem adicional mais adiante, as complicações estão mais relacionadas a um baixo *status* funcional, o qual é caracterizado pela maior dependência dos cuidadores, para a execução de atividades diárias, se tais indivíduos forem submetidos a procedimentos cirúrgicos.[8]

### Teste de Estresse para Avaliar a Capacidade Funcional

Segundo o ACC/AHA, "Para pacientes com elevado risco e excelente capacidade funcional (maior que 10 METs), é

**Tabela 75.6  Gasto energético requerido conforme a atividade.**

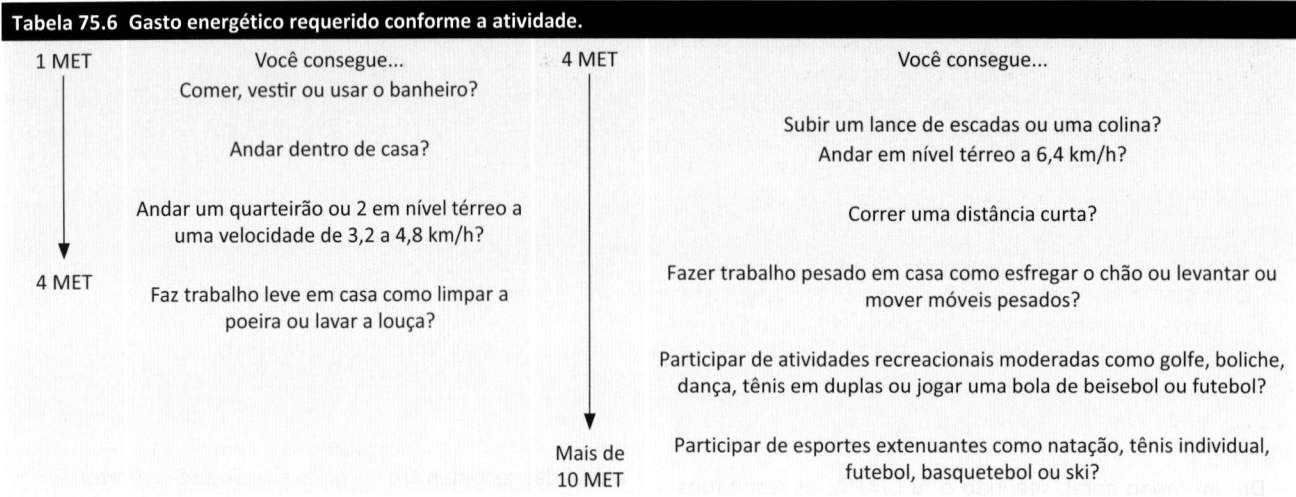

| 1 MET | Você consegue... | 4 MET | Você consegue... |
|---|---|---|---|
| | Comer, vestir ou usar o banheiro? | | Subir um lance de escadas ou uma colina? Andar em nível térreo a 6,4 km/h? |
| | Andar dentro de casa? | | |
| | Andar um quarteirão ou 2 em nível térreo a uma velocidade de 3,2 a 4,8 km/h? | | Correr uma distância curta? |
| 4 MET | Faz trabalho leve em casa como limpar a poeira ou lavar a louça? | | Fazer trabalho pesado em casa como esfregar o chão ou levantar ou mover móveis pesados? |
| | | | Participar de atividades recreacionais moderadas como golfe, boliche, dança, tênis em duplas ou jogar uma bola de beisebol ou futebol? |
| | | Mais de 10 MET | Participar de esportes extenuantes como natação, tênis individual, futebol, basquetebol ou ski? |

Km/h indica quilômetros por hora; MET, equivalente metabólico.

**Fonte:** Adaptada de Fleisher e col., 2007.[21]

razoável esquecer testes adicionais com imagem cardíaca e proceder com a cirurgia." (classe IIa, nível de evidência: B), indicando que deve haver critério de escolha, o qual, como dito, leva em conta a história clínica, o exame físico, os fatores de risco e o porte cirúrgico. Igualmente, "*Screening* de rotina com teste não invasivo de *stress* não é útil para pacientes de baixo risco submetendo-se a cirurgia não cardíaca." (classe III – não benefício, nível de evidência: B), reforçando a primeira orientação.[8] Tais recomendações foram criadas a partir da análise de estudos realizados, principalmente, em portadores de vasculopatias periféricas, em razão de possuírem maior probabilidade de risco. Diferentemente do que se esperava, mesmo tendo oferecido grandes contribuições, os testes rotineiros de *stress* por exercício não mostraram poder confiável, relacionado à análise de probabilidade de risco. Isso aconteceu em razão de vários aspectos, dentre os quais se destacam o método de escolha do teste e as dificuldades de interpretação de desvios já existentes do segmento ST, principalmente, nas deriavações $V_5$ e $V_6$.[62,63]

Embora a detecção de DAC a partir do teste possa estar relacionada ao grau de estenose arterial e à extensão da doença, logicamente justificando teste positivo, paradoxalmente, 50% dos indivíduos portadores de doença coronariana, com capacidade física adequada, podem apresentar teste de estresse por esforço físico normal.[21,63,64] A partir dessas informações, então, não é de se esperar que o referido teste mostre relação satisfatória entre S e E, o que de fato pode ser confirmado, pois apresenta S de 68% e E de 77%, para doença em um único vaso. Nessa linha, à medida que mais vasos são comprometidos, S aumenta, no máximo, para 86%, no entanto, com E caindo para 53%, quando há doença em 3 vasos ou quando a coronária esquerda é dominante e esteja acometida.[65,66]

Assim, se o paciente tem história suspeita ou confirmada de coronariopatia, além de boa capacidade funcional, o teste de estresse por exercício deverá ser realizado se existir probabilidade considerável de mudança na conduta, justificando uma profunda avaliação do quadro clínico geral. Porém, é notório que os pacientes vasculopatas, por exemplo, pela própria condição que induziu à vasculopatia, normalmente já possuem capacidade funcional debilitada, o que pode gerar dúvidas.[63] Nesse sentido, uma vez que o paciente esteja exposto a alto risco, quando tiver que ser submetido a cirurgia não cardíaca, se apresentar baixa capacidade funcional (menor que 4 METs), é mais seguro submetê-lo ao teste de estresse farmacológico, tanto pelo ECO *stress* farmacológico, com dobutamina ou adenosina/dipiridamol/regadenoson, quanto pelo teste de perfusão miocárdica cintilográfica por imagem (*MPI – Myocardial Perrfusion Image*), por exemplo, utilizando Tálio-201 ou Tecnécio-99 (classe IIa, nível de evidência: B).[8] No primeiro procedimento, a dobutamina é infundida em dosagens progressivamente maiores, começando com 5 µg.kg.$^{-1}$ min$^{-1}$, subindo, a cada 3 minutos, para 10, 20, 30 e 40 µg.kg.$^{-1}$ min$^{-1}$, enquanto são avaliadas as anormalidades da musculatura miocárdica.[67] Já no segundo, a perfusão miocárdica é avaliada por meio da infusão de uma solução contendo pequena quantidade de contraste radioativo, a partir de quando é possível observar se estão presentes ou não diferenças regionais na perfusão miocárdica. Quando são detectadas, procura-se então averiguar se são fixas ou transitórias.[68]

No entanto, se há dúvida sobre qual deve ser o melhor teste a ser utilizado, pode-se dizer que, se comparados ambos os testes, primeiro o resultado do ECO estresse com dobutamina mostra probabilidade de ocorrência de IAM ou óbito perioperatório, a partir de um teste positivo para anormalidades de parede, expressivamente maior (mais de 2 vezes) que o faz o *MPI*, embora o VPN, como ocorre para muitos tipos de teste, seja bem mais expressivo que o VPP.[69,70] Na mesma linha, porém como preditor de eventos adversos perioperatórios, em indivíduos submetidos a cirurgia vascular não cardíaca, os resultados do ECO *stress* também são impactantes.[28] No entanto, nesse último caso, se os pacientes forem usuários de betabloqueador, tais observações ocorrem apenas quando os pacientes apresentam risco cirúrgico moderado ou alto, logo, sem efeito para aqueles que se submetem a cirurgia de baixo risco. Consequentemente, essa condição naturalmente leva a questionamentos sobre a utilização do exame de forma indiscriminada.

Considerando-se que o MPI identifica áreas em que há reversibilidade da isquemia, indicando lesão, assim como áreas nas quais o defeito de captação possa ser fixo, mostrando áreas infartadas, tais dados também foram analisados como preditores de risco. A partir dos resultados, pode-se dizer que, havendo moderado a grande déficit reversível de perfusão, implica em alto risco para desfecho perioperatório desfavorável. Por outro lado, havendo defeito fixo de captação, o risco é baixo. Porém, nessa última condição, quando se considera o risco tardio, se comparado a indivíduos com exame normal, a probabilidade de evento desfavorável aumenta expressivamente, algo esperado, como foi discutido anteriormente, uma vez que tal fenômeno caracteriza evento coronariano, prévio ao procedimento cirúrgico.[71]

De um modo geral, segundo o ACC/AHA, os resultados de um ou de outro teste, no que se refere ao ECO *stress* ou ao MPI, induzem às seguintes observações:

- "A presença de moderadas a grandes áreas sugestivas de IM são associadas com risco perioperatório aumentado;
- Um estudo normal apresenta alto VPN para a ocorrência de eventos adversos (IAM ou morte) perioperatórios;
- A presença de IAM antigo, identificado na fase de descanso, prévia à provocação do estresse, tem pouco valor preditivo para a ocorrência dos eventos desfavoráveis", nesse caso, de curto prazo.

Optamos por limitar a discussão a esses três tipos de exames, por acreditar que sejam executados de forma mais difundida, portanto, merecendo destaque no capítulo. No mesmo sentido, tratando-se dos exames considerados como sendo de vanguarda, angiotomo coronariana e ressonância magnética miocárdia, citados nas Figuras 75.2 e 75.3, pode-se dizer que, embora tenham se tornado mais frequentes desde a última versão, a casuística a eles associada ainda está sendo compilada, devido a implicarem por enquanto em maior o custo que benefício, algo que, logo, poderá ser enxergado de outra forma. Enquanto isso, objetivando uma leitura contextual, por sua vez, a Tabela 75.7 mostra um sumário das recomendações de avaliação pré-operatória.[30]

## ■ ÍNDICES UTILIZADOS PARA ANÁLISE DO RISCO PERIOPERATÓRIO

Segundo o *ACC/AHA*, "uma ferramenta validada de análise de risco pode ser útil na predição da ocorrência dos maiores eventos adversos cardiovasculares, considerando o perioperatório de cirurgias não cardíacas (classe IIa, nível de evidência: B)".[8] No entanto, em se tratando de pacientes ex-

**Tabela 75.7 Testes diagnósticos.**

| Teste | Estado de Exercício | | ECG Interpretável | | Probabilidade Pré-teste de Doença Isquêmica | | |
|---|---|---|---|---|---|---|---|
| | Capaz | Incapaz | Sim | Não | Baixo | Intermediário | Alto |
| **Pacientes capazes de fazer exercícios*** | | | | | | | |
| ECG com exercício | X | | X | | | X | |
| Exercício com CPM nuclear ou Eco | X | | | X | | X | X |
| ECG com exercício | X | | X | | X | | |
| Exercício com CPM nuclear ou Eco | X | | X | | | X | X |
| RMC com estresse farmacológico | X | | | X | | X | X |
| ATCC | X | | Qualquer | | | X | |
| Eco com exercício | X | | X | | | X | |
| Estresse farmacológico com CPM nuclear, Eco ou RMC | X | | X | | | Qualquer | |
| Estresse por exercício com CPM nuclear | X | | X | | X | | |
| **Pacientes incapazes de fazer exercícios** | | | | | | | |
| Estresse farmacológico com CPM nuclear ou Eco | | X | Qualquer | | | X | X |
| Eco com estresse farmacológico | | X | Qualquer | | X | | |
| ATCC | | X | Qualquer | | X | X | |
| RMC com estresse farmacológico | | X | Qualquer | | | X | X |
| ECG com exercício | | X | | X | X | Qualquer | |
| **Outro** | | | | | | | |
| ATCC | Qualquer | | Qualquer | | | X | |
| Se paciente tem qualquer dos seguintes: a) Sintomas continuados com teste anterior normal, ou b) Exercício inconclusivo ou estresse farmacológico, ou c) Incapaz de passar por estresse com CPM ou Eco | | | | | | | |
| Escore de CAC | Qualquer | | Qualquer | | X | | |

**Fonte:** Adaptada de Fihn e col., 2012.[30]

postos a baixo risco, "testes adicionais não são recomendados, antes da cirurgia planejada (classe III – sem benefício, nível de evidência: B)".

A partir da observação de que era necessário considerar as probabilidades de eventos desfavoráveis a que estavam expostos os pacientes, ao serem submetidos a procedimento cirúrgico, estudos têm aglomerado cada vez mais variáveis nos modelos, objetivando buscar mais precisão nas inferências estabelecidas. Neste capítulo, a proposta é discutir algumas delas.

A Tabela 75.3 representa os resultados das análises uni e multivariadas, que identificaram fatores independentes, discriminados nas linhas, aos quais foram conferidas pontuações específicas, de acordo com o que apontou o modelo. A partir daí, as classes de risco foram estabelecidas, conforme também exemplificado anteriormente no texto, através da soma das linhas, tendo sido então esse o primeiro modelo criado e validado, para quantificar riscos.[11] Na sequência, outro estudo incluiu a presença de angina e IAM antigo, aumentando a validade do modelo.[72]

Embora outros índices tenham sido desenvolvidos ao longo dos anos seguintes, como o escore de aneurisma de Glasgow, visando avaliar complicações apenas relacionadas a cirurgias vasculares, utilizando como referência a correção do aneurisma de aorta abdominal,[73] o mais amplamente utilizado, considerando a avaliação de risco no pré-operatório de cirurgia não cardíaca, tem sido o que foi desenvolvido por Lee e col. (*Revised Cardiac Risk Indexs*).[12] Nele, são considerados seis fatores identificadores de complicações cardíacas, os quais são: (1) cirurgia de alto risco; (2) história de IM; (3) história de falência cardíaca congestiva; (4) história de doença cerebrovascular; (5) insulinoterapia perioperatória; (6) creatinina sérica maior que 2 mg.dL$^{-1}$. A partir daí, considerando-se a presença de zero, um, dois ou mais fatores, o paciente é estratificado de acordo com as classes I, II, III, IV, as quais são associadas a diferentes taxas de risco perioperatório, que variam de 0,5 a 9%.

Mais recentemente, no entanto, utilizando universo de mais de um milhão de cirurgias, foi desenvolvido o "*American College of Surgeons National Surgical Quality Improvement* (*NSQIP*)", sobre o qual se fez alusão anteriormente.[74] Agora, aprofundando sobre o tópico, pode-se dizer que tal ferramenta calcula as ORs (*Odds Ratio*) ajustadas para diferentes tipos de cirurgia, após o que obtém o risco relacionado a oito outros desfechos, além daqueles relacionados às causas cardiovasculares. Nela, o IAM é caracterizado pela presença de um ou mais dos seguintes critérios:

- Elevação do segmento ST de mais de 1 mm, em mais de uma derivação;
- Presença de um novo bloqueio de ramo;
- Presença de nova onda Q em mais de uma derivação;
- Elevação da troponina, maior que 3 vezes o normal, em situação sugestiva de IM.

Como característica diferencial, comparando com o banco de dados, compila 21 variáveis representadas pelas características dos pacientes, após o que, *on-line* (http://www.riskcalculator.facs.org), estima a probabilidade de ris-

co de eventos cardiovasculares com precisão considerável, segundo atesta o *ACC/AHA*.[8] Contudo, mesmo apresentando todas as características referidas, há críticas sobre a validade externa do referido modelo, pois, além de não ter sido utilizado em população externa ao NSQIP, as considerações sobre o diagnóstico de IAM são derivadas apenas da visualização das alterações do segmento ST e da elevação da troponina, excluindo, portanto, pacientes assintomáticos, principalmente, aqueles dos quais não se obteve amostras. Outra questão considerada é relativa aos critérios de classificação *ASA* utilizados, os quais, segundo o *ACC/AHA*, podem divergir de um profissional para outro, portanto, gerando viés.

Para finalizar, objetivando a que seja o capítulo atual apenas breve lista, a partir da qual dados tópicos de interesse venham a ser mais adequadamente pesquisados, pois o tema é indubitavelmente inesgotável, ainda sobre as inúmeras recomendações, sobretudo as que têm estado em voga, pela Sociedade Europeia de Anestesiologia e Terapia Intensiva,[18] a partir de 2022, coloca-se, a seguir, através das tabelas inseridas, síntese de condições sobre as quais devem o anestesiologista e o intensivista refletir, complemento do texto e das figuras contidos até aqui.

**Tabela 75.8 Recomendações para todos os pacientes a serem submetidos a cirurgias não cardíacas.**

| Recomendações | Classe[a] | Nível[b] |
|---|---|---|
| Em todos os pacientes a serem submetidos a CNC, anamnese e exame clínico meticulosos são recomendados | I | C |
| Recomenda-se a realização de uma avaliação de risco pré-operatória, idealmente no mesmo momento em que a CNC é proposta | I | B |
| Se houver tempo, recomenda-se otimizar o tratamento recomendado por orientações de DCV e os riscos CV antes da CNC | I | C |

CV: cardiovascular; DCV: doença cardiovascular; CNC: cirurgia não cardíaca.

[a]Classe de recomendação.

[b]Nível de evidência.

**Tabela 75.9 Recomendações para pacientes acima de 65 anos sem sinais, sintomas ou histórico de doença cardiovascular.**

| Recomendações | Classe[a] | Nível[b] |
|---|---|---|
| Em pacientes com histórico familiar de cardiomiopatia genética, recomenda-se a realização de ECG e ETT antes da CNC, independentemente da idade e dos sintomas | I | C |
| Em pacientes entre 45 e 65 anos sem sinais, sintomas ou histórico de DCV, deve-se considerar ECG e biomarcadores antes de CNC de alto risco. | IIa | C |

ECG: eletrocardiograma; CNC: cirurgia não cardíaca; ETT: ecocardiograma transtorácico.

[a]Classe de recomendação.

[b]Nível de evidência.

## Tabela 75.10  Recomendações para avaliação pré-operatória de pacientes com sopro, angina, dispneia ou edema periférico previamente desconhecido.

| Recomendações | Classe[a] | Nível[b] |
|---|---|---|
| **Sopro recém-detectado** | | |
| Em pacientes com sopro recém-detectado e sintomas ou sinais de DCV, recomenda-se a realização de ETT antes da CNC. | I | C |
| Em pacientes com sopro recém-detectado sugestivo de doença clinicamente significativa, recomenda-se a realização de ETT antes da CNC de alto risco. | I | C |
| Em pacientes com sopro recém-detectado, mas sem outros sinais ou sintomas de DCV, deve-se considerar a realização de ETT antes da CNC de risco moderado | IIa | C |
| **Angina previamente desconhecida** | | |
| Se um paciente a ser submetido à CNC eletiva apresentar dor torácica ou outros sintomas sugestivos de DAC não diagnosticada, outros exames diagnósticos são recomendados antes da CNC | I | C |

*(Continua)*

## Tabela 75.10  *(Continuação)* Recomendações para avaliação pré-operatória de pacientes com sopro, angina, dispneia ou edema periférico previamente desconhecido.

| | Classe[a] | Nível[b] |
|---|---|---|
| Se um paciente com necessidade de CNC aguda também apresentar dor torácica ou outros sintomas sugestivos de DAC não detectada, uma abordagem de avaliação multidisciplinar é recomendada para escolher o tratamento com menor risco total para o paciente. | I | C |
| **Angina previamente desconhecida** | | |
| Em pacientes com dispneia e/ou edema periférico, um ECG e um exame de NT-proBNP/BNP é indicado antes da CNC, a não ser que haja uma explicação não cardíaca comprovada | I | C |
| Em pacientes com dispneia e/ou edema periférico e elevação de NT-proBNP/BNP, recomenda-se uma ETT antes da CNC.[c] | I | C |

BNP: peptídeo natriurético de tipo B; DAC: doença da artéria coronária; DCV: doença cardiovascular; ECG: eletrocardiograma, CNC: cirurgia não cardíaca, NT-proBNP: peptídeo natriurético de tipo B N-terminal; ETT: ecocardiograma transtorácico.

[a]Classe de recomendação.

[b]Nível de evidência.

[c]Em caso de indisponibilidade de exame de NT-proBNP/BNP, deve-se considerar um ETT.

# REFERÊNCIAS

1.  Ellis SJ, Newland MC, Simonson JA, et al. Anesthesia-related cardiac arrest. Anesthesiology. 2014;120(4):829-38.
2.  Chew MS, Saugel B, Lurati-Buse G. Perioperative troponin surveillance in major noncardiac surgery: a narrative review. Br J Anaesth. 2023;130(1):21-8.
3.  Duncan D, Wijeysundera DN. Preoperative Cardiac Evaluation and Management of the Patient Undergoing Major Vascular Surgery. Int Anesthesiol Clin. 2016;54(2):1-32.
4.  Devereaux PJ, Goldman L, Cook DJ, et al. Perioperative cardiac events in patients undergoing noncardiac surgery: a review of the magnitude of the problem, the pathophysiology of the events and methods to estimate and communicate risk. CMAJ. 2005;173(6):627-34.
5.  Gouveia N, de Freitas CU, Martins LC, Marcilio IO. Hospitalizações por causas respiratórias e cardiovasculares associadas à contaminação atmosférica no Município de São Paulo, Brasil [Respiratory and cardiovascular hospitalizations associated with air pollution in the city of São Paulo, Brazil]. Cad Saude Publica. 2006;22(12):2669-77.
6.  Tabib A, Loire R, Miras A, et al. Unsuspected cardiac lesions associated with sudden unexpected perioperative death. Eur J Anaesthesiol. 2000;17(4):230-5.
7.  Hertzer NR, Beven EG, Young JR, et al. Coronary artery disease in peripheral vascular patients. A classification of 1000 coronary angiograms and results of surgical management. Ann Surg. 1984;199(2):223-33.
8.  Fleisher LA, Fleischmann KE, Auerbach AD, et al. 2014 ACC/AHA guideline on perioperative cardiovascular evaluation and management of patients undergoing noncardiac surgery: a report of the American College of Cardiology/American Heart Association Task Force on practice guidelines. J Am Coll Cardiol. 2014;64(22):e77-137.
9.  Cadore MP, Guaragna JC, Anacker JF, et al. A score proposal to evaluate surgical risk in patients submitted to myocardial revascularization surgery. Rev Bras Cir Cardiovasc. 2010;25(4):447-56.
10. Gupta PK, Gupta H, Sundaram A, et al. Development and validation of a risk calculator for prediction of cardiac risk after surgery. Circulation. 2011;124(4):381-7.
11. Goldman L, Caldera DL, Nussbaum SR, et al. Multifactorial index of cardiac risk in noncardiac surgical procedures. N Engl J Med. 1977;297(16):845-850.
12. Lee TH, Marcantonio ER, Mangione CM, et al. Derivation and prospective validation of a simple index for prediction of cardiac risk of major noncardiac surgery. Circulation. 1999;100(10):1043-9.
13. Bertges DJ, Goodney PP, Zhao Y, et al. The Vascular Study Group of New England Cardiac Risk Index (VSG-CRI) predicts cardiac complications more accurately than the Revised Cardiac Risk Index in vascular surgery patients. J Vasc Surg. 2010;52(3):674-83, 683e1-683e3.
14. Porto C, Porto A. Exame Clínico – Bases para a Prática Médica. 7a ed. Editora Guanabara Koogan: Rio de Janeiro. 2012; 554p.
15. de Amorim CG, Rocha N, Bertolin T, et al. Myocardial Ischemia and Infarction Related to the Highly SensitiveCardiac Troponin after Noncardiac Surgery: A Review. J Clin Trials. 2017;7:1-7.
16. Henning A, Krawiec C. Sinus Tachycardia. 2023 Mar 5. In: StatPearls [Internet]. Treasure Island (FL): StatPearls Publishing; 2024 Jan–.
17. Amsterdam EA, Wenger NK, Brindis RG, et al. 2014 AHA/ACC guideline for the management of patients with non-ST-elevation acute coronary syndromes: a report of the American College of Cardiology/American Heart Association Task Force on Practice Guidelines. Circulation. 2014;130(25):e344-426.
18. Halvorsen S, Mehilli J, Cassese S, et al. 2022 ESC Guidelines on cardiovascular assessment and management of patients undergoing non-cardiac surgery. Eur Heart J. 2022;43(39):3826-924.
19. Nishimura RA, Otto CM, Bonow RO, Carabello BA, Erwin JP III, Guyton RA, O'Gara PT, Ruiz CE, Skubas NJ, Sorajja P, Sundt TM III, Thomas JD, 2014 AHA/ACC Guideline for the Management of Patients With Valvular Heart Disease, *Journal of the American College of Cardiology* (2014), doi: 10.1016/j.jacc.2014.02.536.
20. Bedford RF, Feinstein B. Hospital admission blood pressure: a predictor for hypertension following endotracheal intubation. Anesth Analg. 1980;59(5):367-70.
21. Fleisher LA, Beckman JA, Brown KA, et al. ACC/AHA 2007 guidelines on perioperative cardiovascular evaluation and care for noncardiac surgery: a report of the American College of Cardiology/American Heart Association Task Force on Practice Guidelines (Writing Committee to Revise the 2002 Guidelines on Perioperative Cardiovascular Evaluation for Noncardiac Surgery) developed in collaboration with the American Society of Echocardiography, American Society of Nuclear Cardiology, Heart Rhythm Society, Society of Cardiovascular Anesthesiologists, Society for Cardiovascular Angiography and Interventions, Society for Vascular Medicine and Biology, and Society for Vascular Surgery. Journal of the American College of Cardiology. 2007;50(17):e159-241.
22. Katz RI, Cimino L, Vitkun SA. Preoperative medical consultations: impact on perioperative management and surgical outcome. Can J Anaesth. 2005;52(7):697-702.
23. Fihn SD, Gardin JM, Abrams J, et al. 2012 ACCF/AHA/ACP/AATS/PCNA/SCAI/STS Guideline for the diagnosis and management of patients with stable ischemic heart disease: a report of the American College of Cardiology Foundation/American Heart Association Task Force on Practice Guidelines, and the American College of Physicians, American Association for Thoracic Surgery, Preventive Cardiovascular Nurses Association, Society for Cardiovascular Angiography and Interventions, and Society of Thoracic Surgeons. J Am Coll Cardiol. 2012;60(24):e44-e164.
24. Golomb BA, Dang TT, Criqui MH. Peripheral arterial disease: morbidity and mortality implications. Circulation. 2006;114(7):688-99.
25. Javierre C, Ricart A, Manez R, et al. Age and sex differences in perioperative myocardial infarction after cardiac surgery. Interact Cardiovasc Thorac Surg. 2012;15(1):28-32.
26. Devereaux PJ, Chan MT, Alonso-Coello P, et al. Association between postoperative troponin levels and 30-day mortality among patients undergoing noncardiac surgery. JAMA. 2012;307(21):2295-304.

27. Thygesen K, Alpert JS, White HD. Universal definition of myocardial infarction. J Am Coll Cardiol. 2007;50(22):2173-95.

28. Boersma E, Poldermans D, Bax JJ, et al. Predictors of cardiac events after major vascular surgery: Role of clinical characteristics, dobutamine echocardiography, and beta--blocker therapy. JAMA. 2001;285(14):1865-73.

29. Livhits M, Ko CY, Leonardi MJ, et al. Risk of surgery following recent myocardial infarction. Ann Surg. 2011;253(5):857-64.

30. Fihn SD, Gardin JM, Abrams J, et al. 2012 ACCF/AHA/ACP/AATS/PCNA/SCAI/STS guideline for the diagnosis and management of patients with stable ischemic heart disease: a report of the American College of Cardiology Foundation/American Heart Association task force on practice guidelines, and the American College of Physicians, American Association for Thoracic Surgery, Preventive Cardiovascular Nurses Association, Society for Cardiovascular Angiography and Interventions, and Society of Thoracic Surgeons. Circulation. 2012;126(25):e354-471.

31. Mihic S, Harris R. Hipnóticos e sedativos. In: Brunton LL, Cabner BA, Knollman BC. As bases farmacológicas da terapêutica de Goodman & Gilman. 12 Ed. Porto Alegre: AMG Editora Ltda, 2012. p. 457-79.

32. Heidenreich PA, Albert NM, Allen LA, et al. Forecasting the impact of heart failure in the United States: a policy statement from the American Heart Association. Circ Heart Fail. 2013;6(3):606-619.

33. Albuquerque D, Neto J, Bacal F, et al. I Brazilian Registry of Heart Failure - Clinical Aspects, Care Quality and Hospitalization Outcomes. Arq Bras Cardiol. 2014; [online].ahead print, PP.0-0.

34. Hunt SA, Abraham WT, Chin MH, et al. 2009 Focused update incorporated into the ACC/AHA 2005 Guidelines for the Diagnosis and Management of Heart Failure in Adults A Report of the American College of Cardiology Foundation/American Heart Association Task Force on Practice Guidelines Developed in Collaboration With the International Society for Heart and Lung Transplantation. Journal of the American College of Cardiology. 2009;53(15):e1-e90.

35. Hammill BG, Curtis LH, Bennett-Guerrero E, et al. Impact of heart failure on patients undergoing major noncardiac surgery. Anesthesiology. 2008;108(4):559-67.

36. van Diepen S, Bakal JA, McAlister FA, Ezekowitz JA. Mortality and readmission of patients with heart failure, atrial fibrillation, or coronary artery disease undergoing noncardiac surgery: an analysis of 38 047 patients. Circulation. 2011;124(3):289-96.

37. Kazmers A, Cerqueira MD, Zierler RE. Perioperative and late outcome in patients with left ventricular ejection fraction of 35% or less who require major vascular surgery. J Vasc Surg. 1988;8(3):307-15.

38. Doughty R, Berry C, Granger C, et al. The survival of patients with heart failure with preserved or reduced left ventricular ejection fraction: an individual patient data meta--analysis. Eur Heart J. 2011; European Heart Journal Advance Access published August 6, 2011.

39. Flu WJ, van Kuijk JP, Hoeks SE, et al. Prognostic implications of asymptomatic left ventricular dysfunction in patients undergoing vascular surgery. Anesthesiology. 2010;112(6):1316-24.

40. Pagano M, Gauvreau K. Distribuições Teóricas de Probabilidades. Princípios de Bioestatística. de Castro Paiva LS, Tradução da Segunda Edição Norte-Americana, COPYRIGHT © 2000, Pioneira Thomsom Learning Ltda, São Paulo-SP, 2004. p. 147-76.

41. Fletcher R, Fletcher S, Fletcher G. Epidemiologia clínica: elementos essenciais. 5.ed. Porto Alegre: ArtMed, 2014. p116. 2014.

42. Dernellis J, Panaretou M. Assessment of cardiac risk before non-cardiac surgery: brain natriuretic peptide in 1590 patients. Heart. 2006;92(11):1645-50.

43. Feringa HH, Bax JJ, Elhendy A, et al. Association of plasma N-terminal pro-B-type natriuretic peptide with postoperative cardiac events in patients undergoing surgery for abdominal aortic aneurysm or leg bypass. Am J Cardiol. 2006;98(1):111-5.

44. Kirkpatrick JN, Vannan MA, Narula J, et al. Echocardiography in heart failure: applications, utility, and new horizons. J Am Coll Cardiol. 2007;50(5):381-96.

45. Steg PG, Joubin L, McCord J, et al. B-type natriuretic peptide and echocardiographic determination of ejection fraction in the diagnosis of congestive heart failure in patients with acute dyspnea. Chest. 2005;128(1):21-9.

46. Hreybe H, Zahid M, Sonel A, et al. Noncardiac surgery and the risk of death and other cardiovascular events in patients with hypertrophic cardiomyopathy. Clin Cardiol. 2006;29(2):65-8.

47. Nishimura RA, Holmes DR Jr. Clinical practice. Hypertrophic obstructive cardiomyopathy. N Engl J Med. 2004;350(13):1320-27.

48. Hensley N, Dietrich J, Nyhan D, et al. Hypertrophic cardiomyopathy: a review. Anesth Analg. 2015;120(3):554-69.

49. Huttemann E. Transoesophageal echocardiography in critical care. Minerva Anestesiol. 2006;72(11):891-913.

50. Elias J, Tonet J, Frank R et al. Displasia arritmogênica do ventrículo direito [Arrhythmogenic right ventricular dysplasia]. Arqu Bras Cardiol. 1998;70(6):449-56.

51. Fontaine G, Umemura J, Di Donna P, ET AL. [Duration of QRS complexes in arrhythmogenic right ventricular dysplasia. A new non-invasive diagnostic marker]. Ann Cardiol Angeiol (Paris). 1993;42(8):399-405.

52. Goldwasser G. O Eletrocardiograma Orientado para o Clínico Geral. Rio de Janeiro: Livraria e Editora Revinter Ltda, 1997.

53. Otto CM, Prendergast B. Aortic-valve stenosis--from patients at risk to severe valve obstruction. N Engl J Med. 2014;371(8):744-56.

54. Agarwal S, Rajamanickam A, Bajaj NS, et al. Impact of aortic stenosis on postoperative outcomes after noncardiac surgeries. Circ Cardiovasc Qual Outcomes. 2013;6(2):193-200.

55. Ben-Dor I, Pichard AD, Satler LF, et al. Complications and outcome of balloon aortic valvuloplasty in high-risk or inoperable patients. JACC Cardiovasc Interv. 2010;3(11):1150-6.

56. Peixoto A, Linhares L, Scherr P, et al. Rheumatic fever: systematic review. Rev Bras Clin Med. São Paulo. 2011; 9(3):234-8.

57. Carabello BA. Modern management of mitral stenosis. Circulation. 2005;112(3):432-37.

58. Reyes VP, Raju BS, Wynne J, et al. Percutaneous balloon valvuloplasty compared with open surgical commissurotomy for mitral stenosis. N Engl J Med. 1994;331(15):961-7.

59. Esteves CA, Munoz JS, Braga S, et al. Immediate and long-term follow-up of percutaneous balloon mitral valvuloplasty in pregnant patients with rheumatic mitral stenosis. Am J Cardiol. 2006;98(6):812-6.

60. Lai HC, Lai HC, Lee WL, et al. Impact of chronic advanced aortic regurgitation on the perioperative outcome of noncardiac surgery. Acta Anaesthesiol Scand. 2010;54(5):580-8.

61. Reilly DF, McNeely MJ, Doerner D, et al. Self-reported exercise tolerance and the risk of serious perioperative complications. Arch Intern Med. 1999;159(18):2185-192.

62. Gregoratos G. Current guideline-based preoperative evaluation provides the best management of patients undergoing noncardiac surgery. Circulation. 2008;117(24):3134-44; discussion 3134.

63. Gibbons RJ, Balady GJ, Bricker JT, et al. ACC/AHA 2002 guideline update for exercise testing: summary article: a report of the American College of Cardiology/American Heart Association Task Force on Practice Guidelines (Committee to Update the 1997 Exercise Testing Guidelines). Circulation. 2002;106(14):1883-92.

64. Chaitman B. The changing role of the exercise electrocardiogram as a diagnostic and prognostic test for chronic ischemic heart disease. J Am Coll Cardiol. 1986;8(5):1195-210.

65. Detrano R, Gianrossi R, Mulvihill D, et al. Exercise-induced ST segment depression in the diagnosis of multivessel coronary disease: a meta analysis. J Am Coll Cardiol. 1989;14(6):1501-8.

66. Detrano R, Gianrossi R, Froelicher V. The diagnostic accuracy of the exercise electrocardiogram: a meta-analysis of 22 years of research. Prog Cardiovasc Dis. 1989;32(3):173-206.

67. Pellikka PA, Nagueh SF, Elhendy AA, Kuehl CA, Sawada SG. American Society of Echocardiography recommendations for performance, interpretation, and application of stress echocardiography. J Am Soc Echocardiogr. 2007;20(9):1021-41.

68. Hendel RC, Berman DS, Di Carli MF, et al. ACCF/ASNC/ACR/AHA/ASE/SCCT/SCMR/SNM 2009 Appropriate Use Criteria for Cardiac Radionuclide Imaging: A Report of the American College of Cardiology Foundation Appropriate Use Criteria Task Force, the American Society of Nuclear Cardiology, the American College of Radiology, the American Heart Association, the American Society of Echocardiography, the Society of Cardiovascular Computed Tomography, the Society for Cardiovascular Magnetic Resonance, and the Society of Nuclear Medicine. J Am Coll Cardiol. 2009;53(23):2201-29.

69. Beattie WS, Abdelnaem E, Wijeysundera DN, et al. A meta-analytic comparison of preoperative stress echocardiography and nuclear scintigraphy imaging. Anesth Analg. 2006;102(1):8-16.

70. Sicari R, Ripoli A, Picano E, et al. Perioperative prognostic value of dipyridamole echocardiography in vascular surgery: A large-scale multicenter study in 509 patients. EPIC (Echo Persantine International Cooperative) Study Group. Circulation. 1999;100(19 Suppl):II269-74.

71. Younis LT, Aguirre F, Byers S, et al. Perioperative and long-term prognostic value of intravenous dipyridamole thallium scintigraphy in patients with peripheral vascular disease. Am Heart J. 1990;119(6):1287-92.

72. Detsky AS, Abrams HB, McLaughlin JR, et al. Predicting cardiac complications in patients undergoing non-cardiac surgery. J Gen Intern Med. 1986;1(4):211-9.

73. Samy AK, Murray G, MacBain G. Glasgow aneurysm score. Cardiovasc Surg (London, England). 1994;2(1):41-4.

74. Bilimoria KY, Liu Y, Paruch JL, et al. Development and evaluation of the universal ACS NSQIP surgical risk calculator: a decision aid and informed consent tool for patients and surgeons. J Am Coll Surg. 2013;217(5):833-842.e1-3.

# 76

# Avaliação do Sistema Renal

**Leonardo Figueiredo Camargo** ■ **Eric Aragão Corrêa** ■ **Pedro Henrique França Gois**

## INTRODUÇÃO

De forma simples, a avaliação do sistema renal deve ser feita seguindo-se a propedêutica médica usual:

- Anamnese;
- Exame físico;
- Exames laboratoriais complementares;
- Exames de imagem complementares.

No entanto, como nas avaliações dos demais órgãos e sistemas, são necessárias considerações específicas ao sistema renal.

A anamnese e o exame físico buscarão sempre os sinais e sintomas sugestivos de doença renal crônica (DRC), tais como:

- Histórico de alterações prévias da função renal (histórico de lesão renal aguda prévia, presença de nefrolitíase, presença de elevação persistente de ureia e creatinina séricas);
- Fatores associados à DRC (histórico familiar de DRC, hipertensão arterial sistêmica primária ou secundária, diabete *mellitus*, uso frequente de anti-inflamatórios);
- Fatores associados à progressão e avanço da DRC (presença de espuma urinária sugerindo proteinúria, hematúria macroscópica, hipertensão resistente ou refratária, má aderência medicamentosa); comorbidades associadas (edema, ortopneia, anemia de doença crônica, acidose metabólica não medicamentosa, osteodistrofias, hiperparatireoidismo secundário).

Tais aspectos são a base para condução da avaliação e tratamento do paciente portador de doença renal em qualquer cenário.[1]

No entanto, vale ressaltar que a doença renal, mesmo em estágios avançados, pode ser assintomática ou apresentar achados inespecíficos, como hipertensão arterial, sinais de hipervolemia, prurido, astenia, hiporexia, emagrecimento sem causa evidente.[2] Sinais sugestivos de doença renal crônica como urina espumosa e hematúria macroscópica são pouco prevalentes. Isso chama atenção para a importância dos exames complementares laboratoriais na avaliação do sistema renal. Portanto, todo paciente deve ter avaliação laboratorial mínima do sistema renal, com dosagem da creatinina sérica e análise do sedimento urinário, como triagem para doença renal. Pacientes diabéticos ou hipertensos devem ter pesquisa de albuminúria incluída nessa avaliação inicial. Pacientes portadores de outras condições de risco para doença renal, como história familiar, idosos, pacientes portadores de uropatias e/ou de doenças sistêmicas, devem ter investigação renal ampliada individualmente a cada caso. Esse é o caso dos exames complementares de imagem que serão comentados em tópico específico.

Estima-se que 10% da população adulta do mundo apresente doença renal crônica. Essa prevalência elevada deve-se ao aumento do número de pacientes diabéticos e hipertensos, responsáveis por mais de 60% dos casos de doença renal, e pelo envelhecimento da população (Censo de Diálise 2021 – Sociedade Brasileira de Nefrologia).

Nas últimas décadas, doenças renais primárias como glomerulopatias e nefropatias tubulointersticiais crônicas têm se tornado progressivamente menos prevalentes, perdendo espaço para doenças renais secundárias aos distúrbios do cardiometabolismo – diabetes *mellitus*, hipertensão arterial e arteriosclerose.

Ao avaliar pacientes com DRC, devemos sempre considerar a alta prevalência de doenças cardiovasculares, especialmente doença arterial coronária, responsável pela maioria dos óbitos entre os pacientes renais. Como regra, pacientes portadores de doença renal crônica devem ser submetidos rotineiramente à estratificação de risco cardiovascular com exames complementares.[3]

# ■ AVALIAÇÃO DA FUNÇÃO RENAL

O funcionamento dos rins influencia o controle da volemia, o equilíbrio hidroeletrolítico e ácido-básico, o metabolismo mineral e a eritropoiese. A taxa de filtração glomerular (TFG) é a variável que melhor se relaciona com a função renal global. Sua determinação é fundamental para a individualização do controle clínico do paciente, ajuste dos medicamentos de excreção renal, no acompanhamento da função renal, na previsão do risco de complicações da doença renal, na previsão do risco de lesão renal aguda e na estratificação do risco cardiovascular.[4,5]

O padrão ouro de avaliação da TFG é a medida do *clearance* de inulina, que preenche os critérios de marcador ideal por ser depurada do sangue via filtração glomerular exclusiva e não sofrer secreção ou reabsorção tubular renal; porém, seu uso não é viável na prática clínica devido à complexidade do método, indicado exclusivamente nos casos de estudos clínicos.

Métodos radioisotópicos, como iodotalamato-I 135 e EDTA-Cr51, e métodos de medida da depuração de iohexol e cistatina C são métodos de custo ainda elevado e de difícil execução por pouca disseminação no país.

A medida pelo *clearance* de creatinina exige a dosagem da creatinina na urina de 24 horas, cuja coleta é inconveniente e frequentemente imprecisa, além do que a creatinina sofre secreção tubular ativa que superestima a creatinina urinária filtrada, tornando o método menos adequado para avaliação e acompanhamento da função renal.[5]

Na prática clínica, a função renal é avaliada pela dosagem da creatinina sérica e estimativa de TFG, calculada por meio de fórmulas específicas. As diretrizes clínicas atuais recomendam que a TFG estimada (TFGe) seja realizada por equações à utilização da concentração sérica da creatinina isoladamente. A TFGe é mais útil porque expressa a TFG através de uma escala. O valor considerado normal da TFG em um adulto saudável varia entre 90 e 125 mL/min/1,73 m² de superfície corporal.[A,B]

A creatinina sérica é derivada da creatina encontrada nas células musculares; sua produção é constante e diretamente proporcional à massa muscular do indivíduo. É livremente filtrada pelos glomérulos, não reabsorvida, está sujeita à eliminação extrarrenal (trato gastrointestinal) e sofre secreção tubular ativa de até 20%.[5,B]

Existe boa relação entre os níveis séricos de creatinina e a TFG, exceto em indivíduos em que a massa muscular foge da média da população, como em crianças, idosos, amputados e desnutridos, quando a creatinina sérica pode superestimar a TFG, ou em indivíduos musculosos quando a creatinina sérica pode subestimar a TFG.[3] Uso de medicamentos como cimetidina, trimetropima e dolutegravir também podem influenciar a análise por inibir a secreção tubular da creatinina.[B,C]

Para evitar interpretações distantes da realidade, foram desenvolvidas equações que estimam a TFG por meio da creatinina sérica e das características antropométricas dos indivíduos, tais como peso, idade, sexo e raça.

As equações mais utilizadas na prática clínica são: Cockcroft-Gault; CKD-EPI; MDRD; Schwartz (uso exclusivamente para crianças) (Tabela 76.1).

A equação de MDRD foi desenvolvida para pacientes com disfunção renal crônica e seu uso em indivíduos com TFG acima de 60 mL/min 1,73 m² perde a precisão, podendo subestimar a TFG.

A fórmula de Cockcroft-Gault, devido a sua facilidade de uso ainda é conhecida como a "fórmula do clínico", porém não é aconselhada, uma vez que possui grande risco de superestimar a TFG.

Atualmente, a equação de CKD-EPI é considerada a mais sensível para estimar a taxa de filtração glomerular, especialmente em indivíduos com função renal próxima do normal. Atualmente o KDIGO recomenda a atualização da equação CKD-EPI para estimar a TFG em adultos e CKiD para crianças.

Apesar das limitações, o uso de equações, pela simplicidade e acurácia, continua sendo o método recomendado

| Tabela 76.1 Fórmulas – Estimativa TFG. | | |
|---|---|---|
| **Fórmula** | **Equação** | **Fator de correção** |
| Cockcroft-Gault | $140 - \text{idade} \times \text{peso/cr} \times 72$ | Em caso de sexo feminino: resultado $\times$ 0,85 |
| CKD-EPI | $141 \times \min(\text{cr}/\kappa, 1)^{\alpha} \times \max(S_{cr}/\kappa, 1)^{-1,209} \times 0,993^{\text{idade}}$ | $\alpha = -0,329$ mulheres e $-0,411$ homens $\kappa = 0,7$ mulheres e 0,9 homens |
| MDRD | $186 \times (\text{cr})^{-1,154} \times (\text{idade})^{-0,203}$ | Em caso de: negros: resultado $\times$ 1,21 mulheres: resultado $\times$ 0,742 |
| Schwartz | $0,413 \times (\text{altura/cr})$ | Não há constantes |
| CKD -EPI TFGe cr-cis* | $135 \times \min(\text{cr}/\kappa, 1)^{\alpha} \times \max(\text{cr}/\kappa, 1)^{-0,601} \times \min(\text{cis/0,8}, 1)^{-0,375} \times \max(\text{cis/0,8}, 1)^{-0,711} \times 0,995^{\text{age}} \times 0,969$ | Em caso: mulheres: resultado $\times$ 1.08 $\alpha = -0.248$ (mulher negra); $\alpha = -0.207$ (homem negro); $\kappa = 0.9$ (homem) e 0,7 (mulher) |

*CKD-EPI combinada creatinina e cistina C. Cr, creatinina sérica; Cis, cistatina C sérica; min, mínimo da creatinina sérica/K ou; máx indica o máximo da cr/k ou 1.

**Fonte:** *The National Kidney Foundation.*

de avaliação da TFG na prática clínica para pacientes com função renal estável.

Em situações clínicas as quais a TFGe pela creatinina possa ser menos precisa, recomenda-se a realização de um teste de confirmação (TFGe pela creatinina e cistatina C combinada) e sempre que acessível o encaminhamento para o nefrologista.[B,C]

Recentemente, importantes questionamentos foram feitos sobre a necessidade da "raça" como fator de ajuste da equação CKD-EPI na estimativa da TFG (negros e não negros). A inclusão do termo ocorreu ao se observar que, em estudos prévios, participantes que se declararam negros (estudo MDRD 12% dos participantes e CKD-EPI 30% dos pacientes) apresentavam níveis mais altos de creatinina sérica quando comparados com participantes não declarados negros para o mesmo nível de TFG. Embora esses achados (confirmados em outros estudos com população afro-americana) possam refletir diferenças biológicas na secreção tubular ou na produção da creatinina, a recomendação que prevalece é que a equação CKD-EPI seja utilizada preferencialmente para estimar a TFG sem o fator "raça" para estimativa.[B,D,E]

Em pacientes clinicamente instáveis ou com insuficiência renal aguda, o funcionamento dos rins deverá ser avaliado pela creatinina sérica interpretada à luz dos achados clínicos, podendo ser necessário o auxílio de profissional especializado para melhor avaliação.

Além da função renal quantitativa medida pela TFG, a avaliação qualitativa feita pela dosagem das proteínas urinárias agrega informações importantes para o diagnóstico e prognóstico da DRC.

A combinação da estimativa da TFG (quantitativa) e proteinúria (qualitativa) é a base da estratificação da gravidade e do risco da doença renal e deve ser rotineiramente empregada.

## Proteinúria

A presença de proteinúria persistente é sempre de natureza patológica, e importante marcador prognóstico de doença renal. Portanto, a pesquisa de proteína urinária é mandatória na avaliação do sistema renal.

Como triagem, pode ser usado o exame de urina de rotina conhecido como urina I, EAS ou sumário de urina, a depender da região do país. Nesse exame é feita a pesquisa semiquantitativa de proteínas por meio de tiras reagentes (*dipsticks* – quantidade apresentada por método subjetivo) ou pelo teste com adição de ácido sulfossalicílico (ASS). A diferença entre os dois métodos é que as tiras reagentes são sensíveis apenas à albumina, ou seja, à proteinúria exclusivamente glomerular, enquanto o teste com ASS é também sensível às proteínas não glomerulares, como cadeias leves de imunoglobulinas e microglobulinas tubulares.

O exame de rotina de urina em amostra isolada é o método simples e suficientemente sensível para uso clínico em pacientes de baixo risco.

Pacientes com resultado positivo para proteínas no exame de triagem devem ter complementação com avaliação quantitativa das proteínas urinárias.

Métodos quantitativos detectam tanto albumina quanto proteínas não glomerulares e podem ser feitos na amostra de urina de 24 horas ou na amostra isolada pela relação proteína/creatinina urinária. A quantificação na amostra isolada elimina os inconvenientes e o risco de imprecisão da coleta da urina de 24 horas, sendo confiável tanto para diagnóstico como para o acompanhamento evolutivo.

Em situações normais, proteínas com peso molecular maior ou igual da albumina são retidas pelo glomérulo. Diferentemente, as de baixo peso molecular são filtradas, reabsorvidas pelas células tubulares proximais e catabolizadas. Situações as quais há aumento na carga filtrada (aumento da permeabilidade vascular glomerular ou da concentração de proteínas circulantes de baixo peso molecular), dano glomerular ou diminuição da capacidade reabsortiva do túbulo podem resultar em proteinúria. Portanto, dependendo do contexto clínico, uma avaliação qualitativa da proteinúria (glomerular ou tubular) poderá ser necessária.

A albumina, a proteína predominante, caracteriza lesão glomerular, ou seja, proteinúria glomerular. Quando maior de 3,5 g nas 24 horas, é considerada proteinúria maciça e configura a proteinúria nefrótica. Esse nível de proteinúria pode ultrapassar a capacidade de produção hepática de albumina, resultando em hipoalbuminemia, diminuição da pressão oncótica e edema generalizado (anasarca), aumento compensatório da produção de lipoproteínas e hipercolesterolemia, caracterizando síndrome nefrótica.[7-10]

O predomínio de proteínas de baixo peso molecular, como beta-2-microglobulina, proteína carregadora de retinol, alfa-1-microglobulina e cadeias leves de imunoglobulinas, entre outras, caracteriza proteinúria tubular. Essas proteínas passam livremente pela barreira glomerular do plasma para o espaço urinário, e em condições normais são quase totalmente reabsorvidas pelas células tubulares renais proximais. Acontece em casos de disfunção tubular renal como nas nefropatias tubulointersticiais. Raramente excedem 2,0 g nas 24 horas.

Situação especial são as gamopatias monoclonais, como o mieloma múltiplo, quando a produção monoclonal de cadeia leve de imunoglobulinas, livremente filtradas, ultrapassa a capacidade normal de reabsorção tubular, resultando na proteinúria de Bence-Jones, às custas de cadeia leve monoclonal, que frequentemente atinge valores de proteinúria nefrótica mesmo se tratando de proteinúria tubular. Na suspeita de gamopatias, a confirmação deve ser feita por eletroforese e imunofixação de proteínas séricas e urinárias (Figura 76.1).[6,9,10]

## Albuminúria

Na urina normal são encontradas pequenas quantidades de albumina (até 30 mg nas 24 horas), proteínas de Tamm-Horsfall originárias dos túbulos renais, e proteínas do trato urinário. O limite normal da soma dessas proteínas é de 150 mg nas 24 horas.

Microalbuminúria é um termo hoje desencorajado, mas historicamente utilizado para definir a albuminúria acima de 30 mg/dia e abaixo do limite mínimo de detecção pelos mé-

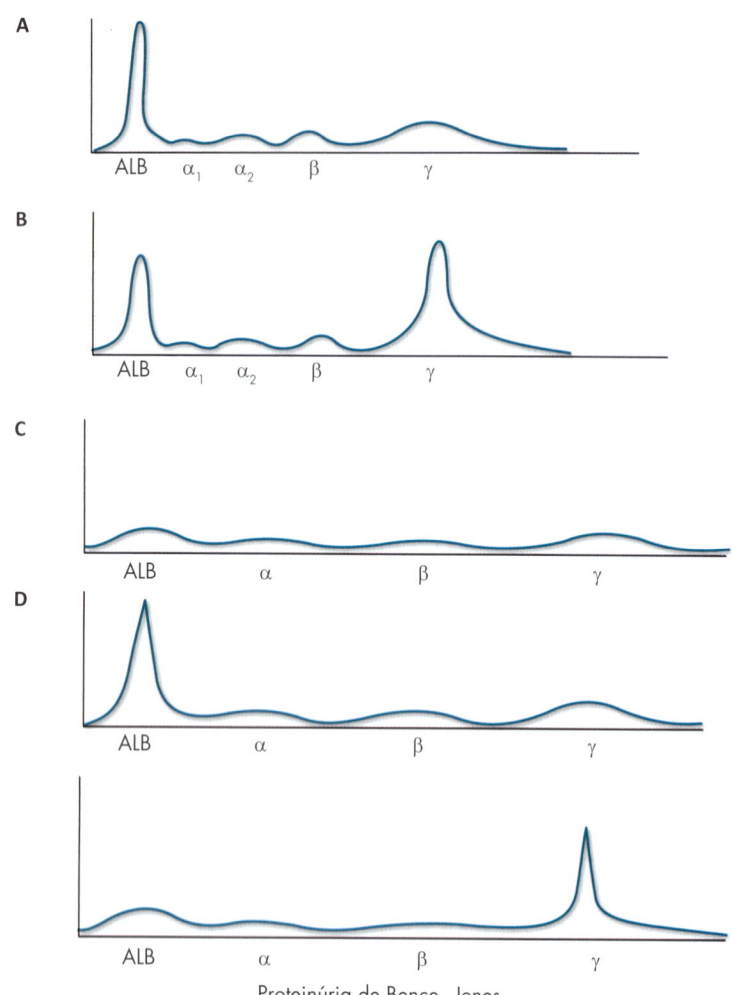

◀ **Figura 76.1** Gráficos de eletroforese. **(A)** Eletroforese sérica normal; **(B)** Mieloma múltiplo; **(C)** Eletroforese urinária normal; **(D)** Eletroforese urinária em síndrome nefrótica.

todos convencionais (aproximadamente 300 mg/dia). Pode ser pesquisada na urina de 24 horas ou em amostra isolada na primeira urina da manhã (utilizando a relação albumina/creatinina urinária), com boa sensibilidade. A amostra da manhã é preferida porque exclui o viés da proteinúria ortostática (postural). Um resultado da relação albumina/creatinina urinária < 30 mg/g é considerado normal.[C,F]

Valores acima da referência podem significar lesão glomerular inicial em pacientes diabéticos e sob risco de desenvolver glomerulopatias progressivas. Além disso, é importante o marcador de evolução para doença renal avançada e de risco cardiovascular, devendo ser pesquisada no mínimo anualmente em pacientes diabéticos.

## Hematúria

Definida como a presença de hemácias na urina acima do limite de normalidade, cuja referência não é universal, mas comumente considerada acima de 10 hemácias por campo microscópico de aumento 400x ou acima de 10.000 hemácias por mL em câmaras de contagem.

As hematúrias são divididas em macroscópicas (visíveis a olho nu), geralmente associadas a causas urológicas, e mecânicas, como litíase, tumores urológicos, e hematúria microscópica (detectável apenas no exame de urina). Daremos maior relato a esta última.

A hematúria microscópica pode ser classificada em hematúria glomerular, isto é, devido à glomerulopatia, e em hematúria não glomerular, associada a processos distais ao glomérulo e das vias urinárias, como tumores, litíase e outras condições urológicas.[11-13]

O achado mais específico de hematúria de origem glomerular são cilindros hemáticos na análise do sedimento urinário por microscopia óptica comum. Apesar de achado muito raro, possui alta especificidade para diagnóstico de hematúria. Mais sensível é a presença de hemácias dismórficas na análise do sedimento urinário pela microscopia de fase. Acantócitos e codócitos são células consideradas hemácias dismórficas e sua presença acima de 5% das hemácias urinárias são muito sugestivas de hematúria de causa glomerular (Figura 76.2).

Outro achado relacionado à doença glomerular é a associação com proteinúria, especialmente se maior que 0,5 g nas 24 horas.

Presença de coágulos na urina e sintomas para urinar estão associados a causas urológicas.

Todo paciente com hematúria necessita de avaliação complementar com exame de imagem dos rins e vias urinárias. A ultrassonografia é suficiente em casos sugestivos de glomerulopatia, porém, em casos suspeitos de causa urológica pode ser necessária a tomografia computadorizada ou a cistoscopia, conforme estratificação de risco.

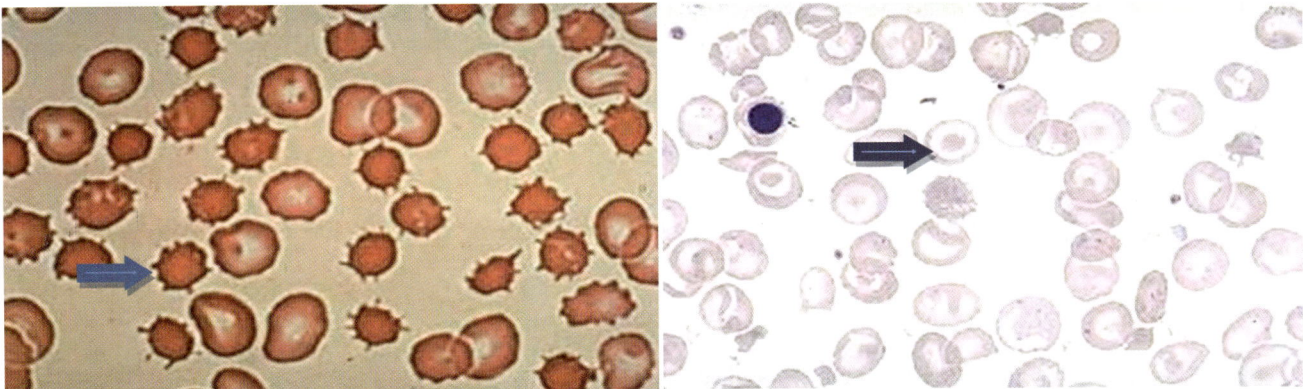

▲ **Figura 76.2** Acantócitos e codócitos, respectivamente, ao exame de urina.

## Glicosúria

A glicose é livremente filtrada no glomérulo renal em uma quantidade média diária de 162 gramas ao dia. Em condições normais, a urina permanece livre de glicose (sem glicosúria) devido principalmente à capacidade de reabsorção tubular dos cotransportadores de sódio-glicose tipo 2 (SGLT2). Em pessoas saudáveis, cerca de 90% da glicose é reabsorvida por estes canais localizados no segmento S1 do túbulo proximal.[G,H]

Em pacientes não diabéticos, a glicose filtrada não excede a capacidade absortiva do túbulo, portanto, toda glicose acaba sendo reabsorvida. Entretanto, caso a carga de glicose filtrada exceda a capacidade de reabsorção, este excesso será excretado na urina (geralmente quando a glicemia está > 180 mg/dL). Em pessoas com diabetes, um dos primeiros sintomas é a glicosúria decorrente da sobrecarga de reabsorção dos SGLT2 devido à hiperglicemia.

O uso dos inibidores do SGLT2 tem sido bastante discutido na última década devido os muitos benefícios decorrentes dessa terapia (cardiovasculares e renais). Os inibidores da SGLT2 previnem a absorção tubular de glicose, reduzem a glicose plasmática e levam à glicosúria. Apesar do potencial risco de infecções no trato urinário, seu uso se provou efetivo na redução de progressão da nefropatia diabética, levando-os a ser considerados como a segunda droga de escolha no paciente com diabetes e doença renal crônica.[G,H]

## Avaliação por Imagem

Seguindo a propedêutica introduzida para avaliação do sistema renal, os pacientes com suspeita clínica de alteração no sistema renal, durante anamnese, exame físico, ou exame laboratorial de *screening*, devem ser submetidos à complementação diagnóstica por exame de imagem.

O ultrassom é o principal exame de imagem usado na avaliação dos rins e trato urinário. Por não ser invasivo e ter mínimo ou nenhum preparo do paciente, é o exame de imagem mais prático, acessível, e de menor risco na avaliação inicial do sistema urinário.[14,15]

Apesar de sua baixa acurácia, fornece informações fundamentais como sinais de cronicidade do parênquima renal, assimetria cortical, hidronefrose, presença de litíase, nódulos, cistos, e mesmo espessamento vesical.

Quando a suspeita da patologia renal requer imagem de maior definição por alterações urológicas, por exemplo, a tomografia pode ser o primeiro exame, como em casos de cólica renal e litíase urinária, trauma renal, massas renais, abscesso renal, hematúria não glomerular e anormalidades uroteliais. A Tabela 76.2 resume os principais métodos de avaliação por imagem do sistema urinário.

**Tabela 76.2 Principais métodos de imagem para avaliação do sistema renal.**

| Exame | Vantagens | Desvantagens |
| --- | --- | --- |
| Ultrassom | ▪ Não invasivo;<br>▪ Sem nefrotoxicidade;<br>▪ Sem necessidade de preparo;<br>▪ Baixo custo e rápido;<br>▪ Fácil disponibilidade. | ▪ Baixa acurácia técnica;<br>▪ Operador dependente. |
| Tomografia | ▪ Acurácia técnica alta;<br>▪ Padronizável;<br>▪ Rápida realização;<br>▪ Independente do examinador. | ▪ Nefrotoxicidade;<br>▪ (se uso de contraste);<br>▪ Disponibilidade moderada;<br>▪ Necessidade de preparo. |
| Ressonância | ▪ Altíssima acurácia técnica;<br>▪ Padronizável;<br>▪ Independente do examinador. | ▪ Nefrotoxicidade (se uso de contraste);<br>▪ Alto custo;<br>▪ Baixa disponibilidade;<br>▪ Longo tempo de realização. |

## Medicina Nuclear

Os exames de Medicina Nuclear mais rotineiramente empregados na avaliação do sistema urinário são:

▪ **Cintilografia renal dinâmica com DTPA:** método que sofre excreção por filtração glomerular exclusiva, dessa forma, traz informações tanto sobre a filtração glomerular (estimativa de TFG, e de função tubular) quanto o trânsito urinário de cada rim (obstruções urinárias anatômicas ou funcionais);

▪ **Cintilografia renal estática com DMSA:** método que se fixa nos túbulos renais proximais e no córtex renal, sofrendo quase nenhuma excreção. Esse exame adiciona informações sobre o parênquima renal, como a função relativa de cada rim e a presença de cicatrizes fibrosas (pós-nefrites infecciosas ou autoimunes).

Em ambos os casos, os radiofármacos usados nesses exames não são nefrotóxicos e podem ser usados em qualquer grau de disfunção renal.

## Biópsia Renal

Em casos selecionados, o conjunto anamnese, exame físico, exame laboratorial complementar e exame de imagem complementar não são suficientes para elucidação diagnóstica, principalmente quando a maior suspeita da lesão renal recai sobre causas glomerulares (hematúria e proteinúria acima descritos). Nessa situação, a biópsia renal deve ser solicitada com o objetivo de avaliar o diagnóstico histológico, o grau de atividade da patologia em questão, e mesmo o percentual de glomérulos esclerosados na amostra tecidual (conhecido pelo termo "grau de cronicidade"). Essas são as características fundamentais para definição terapêutica e prognóstica do caso.

Atualmente o procedimento de rotina é feito por agulha, via percutânea, guiada por ultrassonografia, em regime ambulatorial, com baixíssima taxa de complicação.

Dentre as complicações mais listadas, vemos a hematúria macroscópica, hematoma perirrenal e anemia de perdas. Todas com baixa gravidade, tendo seu tratamento apenas em conduta expectante devido à resolução espontânea. Casos de hematúria macroscópica persistente, com anemia de perdas graves, associada à instabilidade hemodinâmica, podem levar à necessidade de intervenção cirúrgica percutânea ou aberta, no entanto, são descritas em taxas de 1:1.000 casos.[10,12]

Biópsia renal a céu aberto é procedimento de exceção, geralmente indicado para casos de rim único ou distúrbios de coagulação graves.

Devido aos riscos descritos, a biópsia renal deve ser sempre indicada levando-se em conta o risco x benefício do procedimento. O ultrassom prévio indica tamanho renal (ajudando a definir grau de cronicidade), descarta possíveis causas anatômicas de lesão renal aguda como hidronefrose, pielonefrites, e mesmo auxilia na etiologia de hematúrias não glomerulares, como em casos de litíase ou tumores urológicos. Vale ressaltar que rins muito diminuídos de tamanho possuem maior incidência de complicações pós-biópsia e menor chance de material adequado para análise devido ao avançado grau de cronicidade.

A análise histológica do fragmento renal pode ser feita por três técnicas: microscopia óptica, imunofluorescência e microscopia eletrônica. As técnicas de microscopia óptica e imunofluorescência são consideradas obrigatórias para diagnóstico de glomerulopatias. No entanto, por vezes há a necessidade da microscopia eletrônica para o adequado diagnóstico; assim, recomenda-se que, sempre que possível, o material seja encaminhado para serviços de patologia renal com recursos para aplicação das três técnicas.

A Tabela 76.3 resume as indicações mais frequentes de biópsia renal.

Em caso de portadores de transplante renal, há também indicação de biópsia por suspeita de rejeição celular, infecções virais ou de nefrotoxicidade do enxerto renal.

## ■ O PACIENTE COM DOENÇA RENAL CRÔNICA

A doença renal crônica (DRC) é definida por lesão renal e perda progressiva e irreversível da função dos rins, por mais de 3 meses (KDIGO).[3] Caracteristicamente insidiosa e assintomática, permite uma eficiente adaptação dos rins à perda crônica de néfrons, de modo que as principais funções renais são mantidas até fases avançadas da DRC. As Tabelas 76.4 e 76.5 mostram, respectivamente, os fatores de risco e os sinais e sintomas da doença.

| Tabela 76.3 Indicações mais frequentes de biópsia renal. | | |
|---|---|---|
| **Indicação clínica** | **Clínica e exame complementar** | **Hipótese diagnóstica** |
| Síndrome nefrótica | Proteinúria 24h > 3,5 g + hypoalbuminemia | Glomeruloesclerose segmentar e focal; GN membranosa; Lesão mínima. |
| Síndrome nefrítica | Hematúria dismórfica persistente + HAS | Nefropatia por Ig A (sd Berger); Glomerulonefrite difusa aguda; Glomerulonefrite membranoproliferativa; Lúpus eritematoso. |
| Lesão renal aguda (sem causa evidente) | Elevação de Cr e U progressiva sem etiologia | Glomerulonefrite rapidamente progressiva; Nefrite tubulointersticial; Pielonefrites. |
| Proteinúrias não nefróticas | Proteinúria > 0,5 g + elevação progressiva de Cr e U | Diabetes *mellitus*; Hipertensão arterial; Mieloma múltiplo; Gamopatias monoclonais; Glomerulonefrite membranoproliferativa. |

| Tabela 76.4 Fatores de risco para Doença Renal Crônica (DRC). | |
|---|---|
| Elevado | Diabetes *mellitus* |
| | Hipertensão arterial sistêmica |
| | Histórico familiar de DRC |
| Médio | Enfermidades sistêmicas |
| | Infecções urinárias de repetição |
| | Litíase urinária de repetição |
| | Uropatias |
| | Adultos > 60 anos |

**Tabela 76.5 Sinais e sintomas da DRC.**

| Principais funções dos rins | Problemas correlacionados |
|---|---|
| Controle da pressão arterial | Hipertensão arterial |
| Manutenção do equilíbrio de sódio e água no organismo | Retenção de sódio e água no organismo, favorecendo o aparecimento de edema |
| Manutenção do equilíbrio de potássio e fósforo no organismo | Aumento dos níveis de fósforo (hiperfosfatemia) e potássio (hipercalemia) |
| Manutenção do equilíbrio ácido-básico | Acidose metabólica |
| Eliminação dos produtos finais do metabolismo | Uremia |
| Ativação da vitamina D em sua forma ativa | Deficiência de vitamina D, hiperparatireoidismo secundário |
| Produção de eritropoetina | Anemia |

O estágio da DRC deve ser determinado pelo nível de função renal, ou seja, pela taxa de filtração glomerular (TFG):

- **Estágio 1:** lesão renal crônica sem perda de filtração glomerular.
  - TFG > 90 mL/min/1,73 m², associado à presença de proteinúria no exame de urina, definida por microalbuminúria > 30 mg.dL$^{-1}$ ou proteinúria maior que 150 mg.dL$^{-1}$. Corresponde às fases iniciais de lesão renal, ainda com filtração glomerular preservada.
  - Nessa fase é importante o controle intensivo dos fatores de risco de progressão da doença renal e redução do risco cardiovascular como controle de hipertensão arterial, proteinúria, dislipidemia, glicemia e obesidade.
- **Estágio 2:** lesão renal com insuficiência renal leve.
  - TFG entre 89 e 60 mL/min/1,73 m², associado à presença de proteinúria no exame de urina.

- Nesse estágio os rins ainda conseguem manter controle razoável do meio interno e geralmente não há sinais ou sintomas clínicos significativos de insuficiência renal. No entanto, há fácil propensão à lesão renal aguda, uma vez que a reserva funcional se encontra comprometida.
- Também aqui é importante intensificar medidas para reduzir a progressão da DRC e o risco cardiovascular, não se esquecendo dos cuidados para profilaxia da lesão renal aguda, como evitar hipovolemia, nefrotóxicos (como contrastes radiológicos e anti-inflamatórios não hormonais) e otimizar tratamento de condições sistêmicas como infecções e disfunção cardíaca.
- **Estágio 3:** insuficiência renal crônica moderada.
  - TFG entre 59 e 30 mL/min/1,73 m², associado ou não à proteinúria.
  - Já podem estar presentes complicações secundárias à insuficiência renal, como anemia, distúrbios minerais e ósseos com hiperfosfatemia, hipocalcemia e hiperparatireoidismo, porém geralmente ainda leves, mas que exigem medidas de controle específicas, preferencialmente com especialista. Possuem elevado risco cardiovascular. Necessitam dos mesmos cuidados sugeridos nas fases anteriores, com profilaxia da lesão renal aguda e redução da progressão da DRC, mas também cuidadosa estratificação cardiovascular.
- **Estágio 4:** insuficiência renal grave.
  - TFG entre 29 e 15 mL/min/1,73 m², com ou sem presença de proteinúria.
  - Certamente há sinais ou sintomas sugestivos de DRC (acidose metabólica, anemia, hipervolemia, distúrbios minerais e ósseos, comprometimento nutricional). Apresenta o mais alto risco de lesão renal aguda (com potencial progressão para terapia dialítica) e alta prevalência de doença arterial coronária, disfunção ventricular. Os cuidados clínicos de prevenção devem ser intensos e a estratificação cardiovascular minuciosa, geralmente invasiva.
- **Estágio 5:** insuficiência renal crônica terminal.
  - TFG < 15 mL/min/1,73 m².
  - Nessa fase da DRC há desequilíbrio do meio interno e da homeostase, com apresentação clínica de síndrome urêmica. Conforme o estado clínico, nutricional e de comorbidades associadas, estarão indicados os tratamentos de substituição renal – hemodiálise, diálise peritoneal ou transplante renal.

**Tabela 76.6 Estadiamento da DRC atualizada pela *National Collaborating Center for Chronic Condition*.**

| Estadiamento | TFG (mL/min/1,73 m²) | Proteinúria | Sintomas comuns |
|---|---|---|---|
| 0 | ≥ 90 | Ausente | Fatores de risco ou familiares |
| 1 | ≥ 90 | Presente | Anemia; HAS |
| 2 | 60-89 | Presente | Anemia; HAS |
| 3 A | 45-59 | Ausente/Presente | Anemia; HAS |
| 3 B | 30-44 | Ausente/Presente | Anemia; HAS, elevação de fósforo |
| 4 | 15-29 | Ausente/Presente | Anemia; HAS; Uremia |
| 5 | < 15 | Ausente/Presente | Anemia; HAS; Uremia |

# ■ O PACIENTE EM DIÁLISE

A indicação da Terapia de Substituição Renal (TRS) envolve critérios clínicos e laboratoriais múltiplos. De forma geral, estará indicada TRS para pacientes com doença renal crônica e TFG < 10 mL/min/1,73 m². Pacientes diabéticos, crianças, pacientes com comprometimento nutricional avançado, insuficiência cardíaca, ou dificuldade de controle adequado em tratamento conservador, há indicação de iniciar diálise com função renal mais preservada (15 mL/min/1,73 m²).

A escolha do método de TRS (hemodiálise ou diálise peritoneal) deve considerar aspectos clínicos, socioeconômicos, preferência do paciente e experiência do profissional assistente.[19]

Se não houver contraindicação, a diálise peritoneal poderá ser o método de escolha inicial, nos dois primeiros anos de tratamento. Mas normalmente, com a perda da função renal residual e falência da membrana peritoneal em realizar as trocas eletrolíticas, esse método passa a ser ineficaz e frequentemente ocorre a conversão para hemodiálise. Se o método optado for hemodiálise, é importante a confecção do acesso vascular (fístula arteriovenosa), evitando a necessidade de cateter venoso central e suas complicações.[16-19]

No Brasil há grande variação regional, menos de 5% dos pacientes em TRS estão em programa de diálise peritoneal e aproximadamente 20% dos pacientes em hemodiálise não possuem fístula arteriovenosa, realizando as sessões por cateter venoso central (Censo Brasileiro de Diálise – SBN).[¹]

O programa de hemodiálise deve ser individualizado. O padrão de três sessões por semana, com duração de 3 a 4 horas, ainda é o mais usado, pois serve para pacientes com função renal residual, poucas comorbidades e boa aderência. Para os demais pacientes, como obesos, diabéticos ou com baixo volume residual de diurese, programas mais frequentes, de 4 a 6 sessões por semana, promovem melhor adequação metabólica, volêmica e de qualidade de vida, associadas a menor mortalidade.[20-28]

Com o passar do tempo de tratamento, caracteristicamente ocorre perda progressiva da função renal residual e, pacientes com mais de dois anos em TRS, geralmente apresentam função residual desprezível. Pacientes em hemodiálise que serão submetidos a procedimentos cirúrgicos e anestésicos precisam ser dialisados na véspera para adequação metabólica e volêmica. Para pacientes em diálise peritoneal é importante manter o programa até a manhã do procedimento, quando a cavidade peritoneal deve ser completamente drenada. Em caso de cirurgias abdominais, há indicação de mudar o método para hemodiálise no pós-operatório até que a cavidade abdominal esteja plenamente recuperada.

---

**Lembrete 1:**

■ Atentar para a presença de fístula arteriovenosa nos membros superiores ou inferiores, evitando punções ou compressão prolongada do membro em questão, especialmente manguitos de pressão, devido ao risco de trombose do acesso vascular para hemodiálise.

---

**Lembrete 2**

■ Individualizar a reposição volêmica no intraoperatório e na recuperação anestésica, evitando sobrecarga hídrica em um paciente frequentemente anúrico, com risco de edema pulmonar. Evitar soluções que contenham potássio.

---

# ■ O PACIENTE TRANSPLANTADO RENAL

O Brasil é o segundo país em número absoluto de transplantes renais no mundo, perdendo apenas para os EUA (fonte: Registro Brasileiro de Transplantes da Associação Brasileira de Transplante de Órgãos - ABTO). No entanto, essa modalidade de terapia renal substitutiva ainda atinge uma parcela muito pequena dos portadores de DRC no país.

Normalmente os pacientes transplantados possuem algum grau de disfunção do enxerto, sendo por isso também portadores dos sinais e sintomas típicos da DRC mencionados anteriormente. Assim, esses pacientes devem ser encarados como os demais portadores de DRC, tanto do ponto de vista cardiovascular como dos cuidados clínicos. À semelhança dos pacientes com DRC, os cuidados clínicos devem ser intensificados conforme avançam os estágios de perda da função renal, aqui chamada de Disfunção Crônica do Enxerto (NcTx).[26]

A NcTx possui como principais fatores de risco o tempo de transplante renal, a idade do receptor, a presença de função tardia do enxerto, a ocorrência de rejeições prévias, e a presença de infecções oportunistas específicas do transplante de órgãos sólidos, como é o caso de citomegalovírus (CMV) e poliomavírus renal (Bkvírus).[23]

Um ponto fundamental dos pacientes portadores de transplante de órgãos sólidos é a imunossupressão de manutenção sob uso contínuo. Habitualmente são usados esquemas tríplices para evitar rejeição: inibidores de calcineurina (tacrolimus, ciclosporina); antiproliferativos (micofenolato, azatioprina), e corticosteroides esteroidais. Outra opção é o uso de inibidores dos receptores de *mamalian target* (In-MTOR), como sirolimus e everolimus, para substituir os antiproliferativos.

Essas são medicações individualizadas para cada caso e devem sempre que possível ser discutidas com a equipe de transplante renal responsável pelo paciente. Em casos de impossibilidade de uso da via oral, como em pós-operatórios, a modificação das medicações com conversão para corticosteroide parenteral em alta dose (equivalente a prednisona 0,25 a 0,5 mg/kg/dia), em esquema de monoterapia, normalmente é a alternativa adotada no país, uma vez que as apresentações venosas dos demais imunossupressores não estão disponíveis.

A rejeição celular aguda do enxerto renal é a complicação mais comum encontrada, caracterizada pelo infiltrado linfocitário no parênquima renal. Deve ser suspeitada toda vez que houver alteração recente na medicação, falha de aderência associada à piora laboratorial e clínica da função do enxerto, não se devendo esperar sinais e sintomas clínicos de disfunção do enxerto que só surgirão de forma tardia. O tratamento consiste em pulsoterapia com corticosteroide em altas doses (metilprednisolona 500 mg venoso por três a cinco dias). Menos frequente, porém tão agressiva quanto a anterior, é a rejeição mediada por anticorpo, quando os componentes que predominam são de lesão vascular nos capilares do enxerto. O tratamento adequado deve ser realizado com plasmaferese e imunoglobulina venosa para reduzir os anticorpos contra o enxerto, circulantes na corrente sanguínea. Em todos os casos o diagnóstico é confirmado por biópsia renal, e um profissional experiente em transplante renal deve ser consultado.[24-26,28]

A Tabela 76.7 resume as principais características dos portadores de enxerto renal.

> **Lembrete:**
>
> ▪ Atenção especial deve ser dada à insuficiência adrenal, devido ao uso prolongado e contínuo de corticosteroides. Sua suspensão, quando necessária, deve ser feita de forma gradual, com reduções progressivas a cada 5 dias até a dose mínima de 5 mg de prednisona oral ou seu equivalente venoso.[27]

## ▪ NEFROPATIA POR CONTRASTE E SUA PROFILAXIA

Pacientes portadores de DRC apresentam alta prevalência de comorbidades e complicações, especialmente cardiovasculares. Na prática clínica atual, essa população frequentemente necessita de métodos diagnósticos ou procedimentos invasivos com utilização de contraste.

A fisiopatologia da lesão renal por contraste é complexa e não está totalmente esclarecida, mas envolve principalmente vasoconstrição intrarrenal e isquemia, especialmente na região medular renal.

A redução da TFG é o principal fator de risco para lesão renal aguda associada ao contraste, com risco progressivo abaixo de 60 mL/min/1,73 m². Outros fatores bem conhecidos são a presença de diabetes, insuficiência cardíaca e pacientes idosos. Condições também associadas ao aumento de risco são o tipo e volume de contraste infundido, intervalo entre exames repetidos, desidratação, hepatopatias e uso concomitante de fármacos nefrotóxicos, especificamente anti-inflamatórios não hormonais.[16,20]

O melhor tratamento para lesão renal aguda por contraste é a prevenção, e pacientes com estratificação de maior risco devem receber profilaxia.

A principal medida de prevenção é a hidratação com solução salina isotônica venosa, antes, durante e após a exposição. Existe uma ampla variedade de protocolos descritos para hidratação, mas todos convergem para expansão volêmica conforme a condição clínica do paciente.

Nos casos de pacientes internados, deve-se iniciar a expansão 12 horas antes, mantê-la durante e após o pro-

cedimento por no mínimo mais 12 horas. Pacientes ambulatoriais e casos de urgências devem receber hidratação rápida antes do procedimento, que deve ser mantida por um mínimo de 6 horas.

Hidratação com soluções hipotônicas ou por via oral são menos eficazes e não recomendadas. Hidratação com solução isotônica de bicarbonato também pode ser usada, porém exige manipulação para o preparo da solução e não é comprovadamente superior à solução salina, ficando restrito seu uso aos pacientes que não toleram expansão volêmica significativa como cardiopatas.

Outra medida de profilaxia adotada na maioria dos protocolos é o uso de acetilcisteína, por seus efeitos vasodilatadores indiretos e antioxidantes. As doses descritas são variáveis, mas doses maiores parecem ser mais protetoras. Casos de urgência podem receber uma primeira dose oral antes da exposição ao contraste ou mesmo em infusão intravenosa, devendo ser mantida por no mínimo 24 horas.

O tipo e a dose de contraste também são importantes. A preferência é de contraste não iônico iso-osmolar ou de baixa osmolaridade, sempre na menor dose necessária. Quanto menor a dose de contraste infundida, menor o risco de lesão renal.[14,16]

Uso de diuréticos como manitol e furosemida tem efeitos deletérios, sendo proscritos na situação.

Outras medidas de profilaxia descritas na literatura ainda necessitam comprovação da eficácia e não estão estabelecidas para uso rotineiro.

Hemodiálise ou hemofiltração como medidas profiláticas não estão indicadas, mesmo em pacientes em estágios avançados de insuficiência renal.[15]

Não há consenso, mas pacientes com disfunção renal terminal, já em programa de hemodiálise crônico, devem ser dialisados após receber contraste, a maioria concorda que devem ser submetidos à sessão dentro de 24 horas após o exame, para ajuste metabólico e principalmente volêmico.

A ressonância magnética pode ser uma alternativa para evitar lesão renal aguda por contraste, porém são necessárias algumas considerações. O gadolínio sofre excreção renal, e seu uso em pacientes com taxa de filtração glomerular abaixo de 30 mL/min/1,73 m² está contraindicado devido ao risco de desenvolvimento da grave síndrome de fibrose nefrogênica sistêmica. Nesses pacientes, quando o uso for imprescindível, deve ser usado gadolíneo de moléculas macrocíclicas, na

| Tabela 76.7 Característica da rejeição no transplante renal. | | | |
|---|---|---|---|
| **Tipo de rejeição** | **Sinais e sintomas** | **Laboratório** | **Tratamento** |
| Rejeição celular | Dor ou inchaço sob seu rim transplantado; Febre; Hipervolemia; Disúria, urina fétida; hematúria macroscópica; Hipertensão arterial. | Elevação de escórias renais; Hematúria dismórfica; Proteinúria variável; Presença de infiltrado linfocitário à biópsia renal. | Pulsoterapia com corticosteroide venoso em altas doses. |
| Rejeição mediada por anticorpo | Hipervolemia; Diminuição do volume urinário; Hipertensão arterial. | Elevação de escórias renais; Hematúria dismórfica; Capilarite na biópsia; Presença de anticorpos específicos contra o DNA do doador. | Plasmaferese; Imunoglobulina venosa. |

menor dose possível, seguida por hemodiálise por três dias consecutivos, que retira até 99% do gadolíneo administrado, e mesmo assim esse protocolo não significa proteção segura. Por esse motivo, para pacientes com filtração glomerular < 30 mL/min/1,73 m², é preferível usar contraste iodado, com todos os recursos de prevenção disponíveis, devido ao risco da grave síndrome de fibrose nefrogênica sistêmica.

Contrastes paramagnéticos, quando usados em baixas doses, em pacientes de baixo risco, têm pouca ou nenhuma nefrotoxicidade, e podem ser alternativas aos contrastes iodados. Porém, quando usados em altas doses, podem ser nefrotóxicos, similar aos radiofármacos iodados, por isso recomenda-se os mesmos critérios e cuidados de prevenção para lesão renal aguda usados para os contrastes iodados.

O protocolo de profilaxia abaixo pode servir de exemplo. Para pacientes de risco, avaliar risco *versus* benefício da indicação de exame contrastado e, se possível, preferir ultrassonografia, ressonância magnética sem contraste ou tomografia sem contraste.

- Usar contraste não iônico iso-osmolar ou baixa osmolaridade, na menor dose necessária.
- Evitar repetir exames ou procedimentos contrastados, por no mínimo 72 horas após o primeiro exame.
- Evitar anti-inflamatórios não hormonais.
- Evitar diuréticos de alça e manitol um dia antes e depois do procedimento.
- Evitar desidratação. Estimular ingesta hídrica vigorosa, sempre que possível.
- Para pacientes internados sem restrição à hidratação: hidratação com solução salina isotônica 1.000 mL a cada 8 horas, iniciando 12 horas antes do procedimento, mantida por 24 horas, ou a critério clínico, para evitar hipervolemia. Iniciar acetilcisteína 1.200 mg, via oral, cada 12 horas, iniciando um dia antes do procedimento e manter por até 48 horas.
- Para pacientes ambulatoriais: hidratação com solução salina isotônica 1.000 mL em 2 horas antes do procedimento e manter 1.000 mL nas 6 horas após, ou a critério clínico. Iniciar ambulatorialmente N-acetilcisteína 1.200 mg, por via oral, a cada 12 horas, iniciando um dia antes do procedimento e manter por até 48 horas.
- Para casos de urgência: hidratação salina isotônica 3,5 mL . kg$^{-1}$ . h$^{-1}$ uma hora antes e durante o procedimento, e manter 1,5 mL . kg$^{-1}$ . h$^{-1}$ por no mínimo 6 horas após, ou a critério clínico.
- Se não houver contraindicação, administrar N-acetilcisteína 1.200 mg, por via oral ou venosa, antes do procedimento e mantido a cada 12 horas, durante 48 horas.
- Pacientes que estão em programa de hemodiálise geralmente não têm indicação de receber hidratação, pelo risco de hipervolemia, e são submetidos à sessão de diálise após o procedimento, assim que estejam em condições clínicas.

## REFERÊNCIAS

1. Chi-yuan Hsu. Epidemiology of kidney disease. In: Brenner BM. Brenner and Rectors The Kidney. Philadelphia: W.B. Saunders, 2012. p.728-41.
2. Emmett M, Fenves AZ, Schwartz JC. Approach to the Patient with Kidney Disease. In: Brenner BM. Brenner and Rectors The Kidney. Philadelphia: Saunders, 2012. p.844-67.
3. National Kidney Foundation. KDOQI Clinical Practice for Chronic Kidney Disease: evaluation, classification, and stratification. Am J Kidney Dis. 2002;39 (2, Suppl 2):S1-S266.
4. Stevens LA, Coresh J, Greene T, et al. Assessing kidney function - measured and estimated glomerular filtration rate. N Engl J Med. 2006;354:2473.
5. Mastroianni KG, Nishida SK. Avaliação da função renal. In: Mastroianni Kirszajn G. Diagnóstico Laboratorial em Nefrologia. São Paulo: Sarvier, 2010. p.209-14.
6. Mastroianni KG, Souza E. Creatinina. In: Diagnóstico laboratorial em Nefrologia. São Paulo: Sarvier, 2010. p.25-31.
7. Israni AJ, Kasiske BL. Laboratory Assessment of Kidney Disease: Filtration Rate, urinalyses, and Proteinuria. In: Brenner BM. Brenner and Rectors. The Kidney. Philadelphia: Saunders, 2012. p.868-96.
8. Constantiner M, Sehgal AR, Humbert L, et al. A dipstick protein and specific gravity algorithm accurately predicts pathological proteinuria. Am J Kidney Dis. 2005;45:833.
9. Freedman BI, Langefeld CD, Lohman KK, et al. Relationship between albuminuria and cardiovascular disease in type 2 diabetes. J Am Soc Nephrol. 2005;16:2156.
10. Eknoyan G, Hostetter T, Bakris GL, et al. Proteinuria and others markers of chronic kidney disease. Am J Kidney Dis. 2003;42:617.
11. Cohen RA, Brown RS. Clinical Practice. Microscopic hematuria. N Engl J Med. 2003;348:2330.
12. Hogan JJ, Mocanu M, Berns JS. The Native Kidney Biopsy: Update and Evidence for Best Practice. Clin J Am Soc Nephrol. 2016;11:351.
13. KDOQI. Clinical Practice Guidelines and Clinical Practice Recommendations for Diabetes and Chronic Kidney Disease. Am J Kidney Dis. 2007;49 (2 suppl 2):S12.
14. KDIGO 2012. Clinical Practice Guideline for the Evaluation and Management of Chronic Kidney Disease. Kidney Int Suppl. 2013;3:5.
15. Moody WE, Edwards NC, Chue CD, et al. Arterial disease in chronic kidney disease. Heart. 2013;99:365.
16. Katzberg RW, Haller C. Contrast-induced nephrotoxicity: clinical landscape. Kidney Int. 2006;69:S3-S7.
17. Jain AK, Blake P, Cordy P, et al. Global trends in rates of peritoneal dialysis. J Am Soc Nephrol. 2012;23:533.
18. Panagoutsos S, Kantartzi K, Passakadis P, et al. Timely transfer of peritoneal dialysis patients to hemodialysis improves survival rates. Clin Nephrol. 2006;65:42.
19. National Kidney Foundation. KDOQI Clinical Practice Guideline for Hemodialysis Adequacy: 2015 update. Am J Kidney Dis. 2015;66:885.
20. KDOQI. Clinical Practice Guidelines for Cardiovascular Disease in Dialysis Patients. Am J Kidney Dis. 2005;45:S1.
21. Chertow GM, Levin NW, Beck GJ, et al. In center hemodiailsys six times per week versus three times per week. N Engl J Med. 2010;363:2287.
22. Ting GO, Kjesllstrand C, Freitas T, et al. Long-term study of high-comorbidity ESRD patients converted from conventional to short daily hemodialysis. Am J Kidney Dis. 2003;42:1020.
23. Hartono C, Muthukumar T, Suthanthiran M, Noninvasive diagnosis of acute rejection of renal allografts. Curr Opin Organ Transplant. 2010;15:35-41.
24. KDIGO. Chapter 6: Treatment of acute rejection. Am J Transplant. 2009;9(S3):21-2.
25. Nankinvell BJ, Alexander SI. Rejection of the Kidney allograft. N Engl J Med. 2010;363:1451-62.
26. Aquino-Dias EC, Joelsons G, da Silva DM, Berdichevski R, Ribeiro AR, Veronese FJ et al. Non-invasive diagnosis of acute rejection in kidney transplants with delayed graft function. Kidney Int. 2008; 73:877-84.
27. Cohen D, Galbraith C. General health management and long-term care of the renal transplant recipient. Int: Am J Kidney Dis. 2001;38:S10-S24.
28. Danovitch GM (ed). Handbook of kidney transplantation. 5. ed. Philadelphia: Lippincott Williams & Wilkins, 2010.
29. Sana F. Khan and Kambiz Kalantari. The Use of Iodinated Contrast Media in Patients with End-Stage Renal Disease. Seminars in Dialysis—Vol 27, No 6 (November–December) 2014 pp. 607–610 DOI: 10.1111/sdi.12268.
A. KDIGO 2012 Clinical Practice Guideline for the Evaluation and management of chronic kidney disease. Kidney Int Suppl. 2013; 3:5.
B. Inker A L, Titan S. Measurment and Estimation of GFR for Use in Clinical Practice: Core Curriculum 2021. AJKD vol 78. Iss 5. November 2021.
C. Lamb Edmund. Laboratory Investigations, Medicine, 47:8. 2019.
D. Hsu C, Yang RY, Parikh RV. Race, Genetic Ancestry, and Estimating Kidney Function in CKD. N Engl J Med 2021;385:1750-60.
E. Norris KC, Eneanya ND. Removal of Race From Estimates of Kidney Function. JAMA January 12, 2021 Volume 325, Number 2.
F. Kidney Disease Improving Global Outcomes. Clinical practice guideline for the evaluation and management of chronic kidney disease. Kidney Int 2013; 3: 1e150. 2 National Institute for Health and Care Excellence.
G. Defronzo RA., Hompesch M, Kasichayanula S et al. Characterization of Renal Glucose Reabsorption in Re-sponse to Dapagliflozin in Healthy Subjects and Subjects With Type 2 Diabetes, Diabetes Care, Volume 36, October 2013.
H. Wright EM, Loo DDF, Hirayama BA. Biology of Human Sodium Glucose Transporters. Physiol Rev 91: 733–794, 2011.
I. Dados do Censo 2022 disponível em https://www.sbn.org.br/.

# 77

# Avaliação do Sistema Digestório

Anne Twardowsky Di Donato

## INTRODUÇÃO

Doenças do sistema digestório podem causar alteração da motilidade gástrica, elevação da pressão intragástrica e da secreção gástrica e, consequentemente, retardar o esvaziamento gástrico. Além disso, mesmo em pacientes sem comorbidades gastrointestinais, as recomendações sobre jejum pré-operatório, elaboradas conforme diretrizes internacionais, devem ser adotadas para evitar broncoaspiração (Tabela 77.1).[1]

Em pacientes sem comorbidades, a avaliação do sistema digestório se baseia principalmente na investigação do jejum, da presença de náuseas e vômitos e do uso de medicamentos. Já pacientes com certas patologias requerem maior cuidado, especialmente aqueles com abdome agudo obstrutivo, massas abdominais, doenças esofágicas, hepatopatas ou que já realizaram gastroplastia.[2,3]

### Tabela 77.1 Fatores que aumentam o risco de broncoaspiração.

Estômago cheio – sem jejum, cirurgias de emergência e trauma

Gestação após 12 a 20 semanas

Sintomas de refluxo gastroesofágico

Diabetes ou gastroparesia

Hérnia de hiato

Obstrução intestinal

Doenças do esôfago

Aumento da pressão intra-abdominal – ascite, massas abdominais

## ■ SÍNDROME DISPÉPTICA, DOENÇA DO REFLUXO GASTROESOFÁGICO, HÉRNIA DE HIATO E ACALASIA

Pacientes com sintomas dispépticos sem sinais de alarme são instruídos a modificarem hábitos de vida e iniciarem teste terapêutico com inibidor de bomba de prótons, que devem ser administrados 30 minutos antes da primeira refeição. Se o tratamento for ineficaz, será indicada realização de endoscopia e pHmetria de 24 horas. Caso haja sinais de alarme (Tabela 77.2), a endoscopia digestiva alta deve ser priorizada com urgência, sem teste terapêutico com inibidor de bomba de prótons.

### Tabela 77.2 Sinais de alarme em pacientes com dispepsia.

Idade > 60 anos

Sangramento (melena, hematoquezia, sangue oculto)

Anemia ferropriva

Anorexia

Perda de peso inexplicada

Odinofagia

Vômitos

Histórico de neoplasia gastrointestinal em parente de 1° grau

Pacientes com disfagia e regurgitação de alimentos, ou em programação cirúrgica para cirurgias antirrefluxo, necessitam realizar manometria esofágica para excluir distúrbios de motilidade esofágica, incluindo acalasia e megaesôfago. A doença de Chagas deve ser lembrada por seu acometimento do sistema gastrointestinal, podendo levar a megaesôfago e megacolo por destruição neuronal (Figura 77.1). O diagnóstico de acalasia é estabelecido pela presença de aperistalse nos ⅔ distais do esôfago e relaxamento incompleto do esfíncter esofágico inferior na manometria (Figura 77.1). Para pacientes com acalasia, manter a ingestão apenas de fluidos nas 48 horas que antecedem a cirurgia pode reduzir a retenção de resíduos gástricos (Figura 77.2). Passagem de sonda nasogástrica para aspiração do conteúdo e intubação com paciente acordado ou em sequência rápida devem ser realizadas.[4,5]

Pacientes com doença do refluxo gastroesofágico (DRG) grave ou em risco de aspiração podem se beneficiar de medicamentos profiláticos para aumentar o pH gástrico e diminuir o volume gástrico. Embora a evidência definitiva de redução de risco seja limitada, a profilaxia farmacológica apropriada com antagonistas de receptor H2 ou inibidores de bomba de prótons é conhecida por reduzir o volume gástrico e a acidez, o que provavelmente reduzirá a incidência e a gravidade da pneumonite caso ocorra aspiração.[6,7]

## ■ PACIENTES COM DIVERTÍCULO DE ZENKER

Pacientes com diagnóstico de divertículo de Zenker devem ter restrição alimentar, com ingestão apenas de líquidos nas 24 horas que antecedem a anestesia (Figura 77.3). Além disso, o esvaziamento manual do divertículo pelo próprio paciente também é indicado. Elevação da cabeceira a 30° e indução em sequência rápida são geralmente empregadas. Ao se introduzir uma sonda gástrica ou bougie pode ocorrer um falso trajeto para dentro do divertículo e causar sua perfuração.

### Pacientes que Serão Submetidos à Esofagectomia

Antes de anestesiar um paciente para cirurgia esofágica, é essencial saber o tipo específico de procedimento e realizar história clínica detalhada e exame físico completo. As condições médicas associadas devem ser avaliadas e otimizadas antes da cirurgia. Sintomas de obstrução esofágica, refluxo gastroesofágico (GERD) e aspiração silenciosa devem ser in-

vestigados cuidadosamente. Sintomas como dificuldade ao engolir (disfagia) e dor ao engolir (odinofagia) podem levar a uma ingestão oral reduzida e desnutrição, aumentando o risco de complicações.

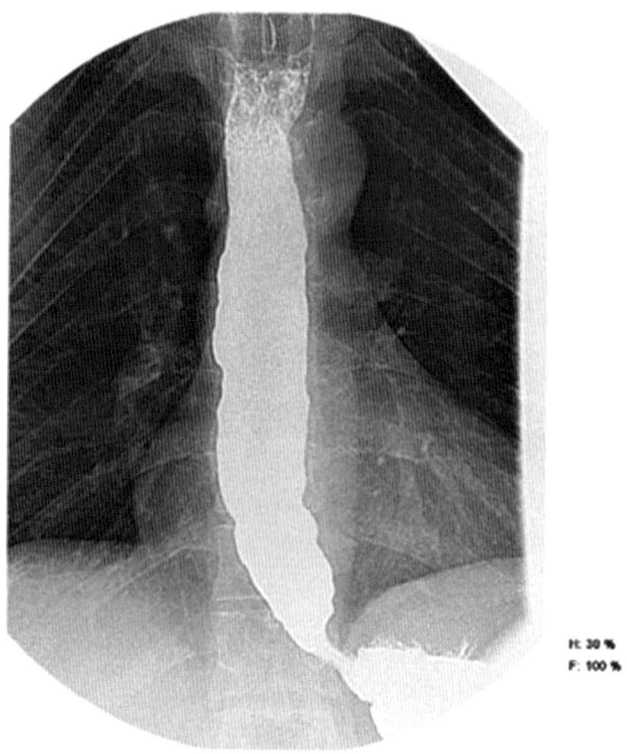

▲ **Figura 77.2** Esofagograma baritado em paciente com acalasia.
**Fonte:** De Gallego O e Pilar M, 2009.[18]

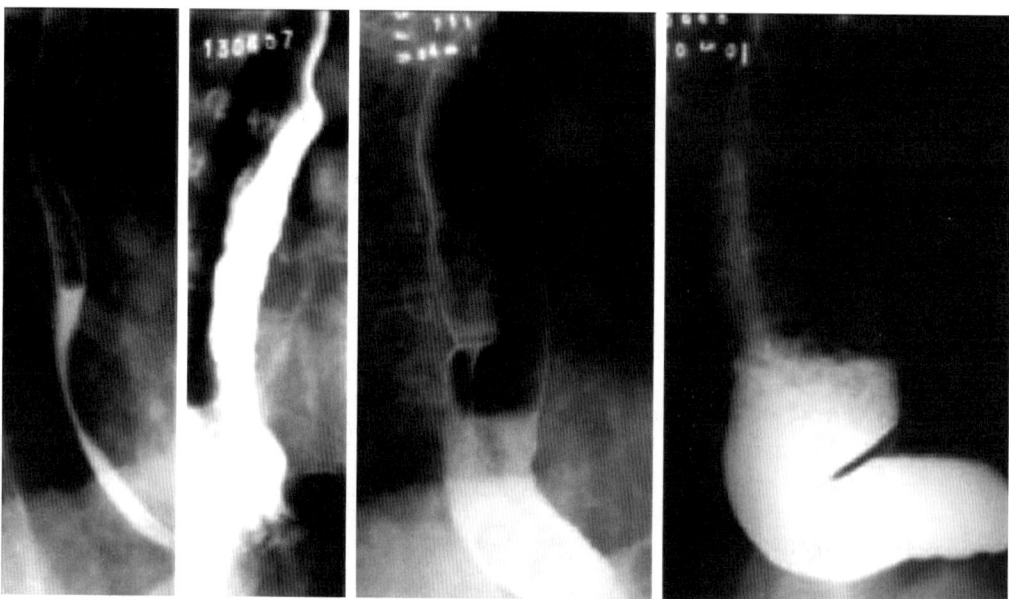

▲ **Figura 77.1** Classificação de Rezende para avaliação radiológica da esofagopatia chagásica. Grupo I – calibre mantido; grupo II – aumento moderado do calibre; grupo III – grande aumento do calibre e hipotonia; grupo IV – dolicomegaesôfago.
**Fonte:** De Figueiredo SS *et al.*, 2002.[17]

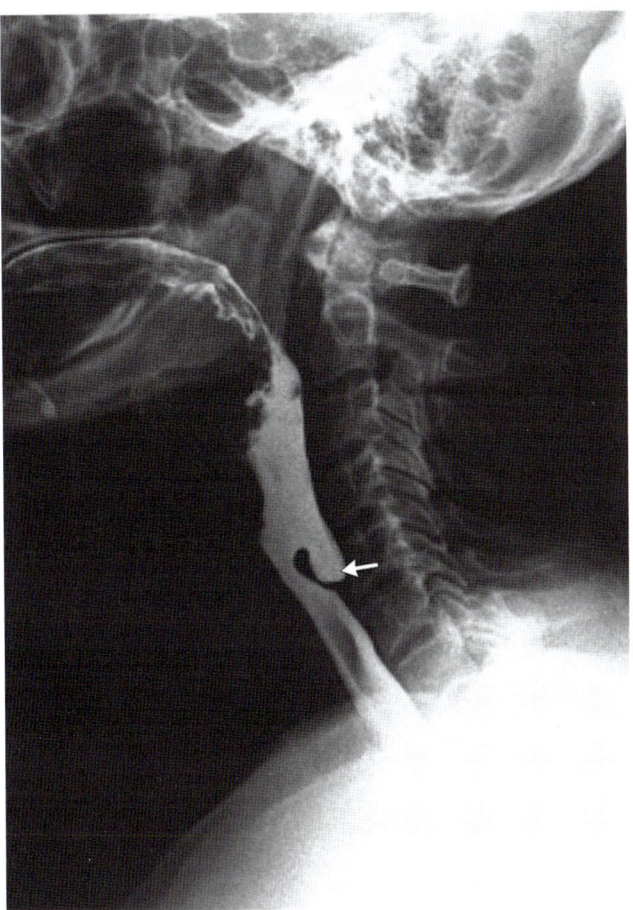

▲ **Figura 77.3** Esofagograma baritado em paciente com divertículo de Zenker.
**Fonte:** De Le Mouel JP e Fumery M, 2017.[19]

A avaliação pré-operatória mínima do sistema cardiorrespiratório deve incluir um eletrocardiograma (ECG) de doze derivações e radiografia de tórax (CXR). O ECG pré-operatório é um teste de triagem para isquemia miocárdica e arritmias, servindo como referência para comparação em caso de complicações cardíacas perioperatórias. O raio X pré-operatório pode revelar evidências de broncoaspiração, além de doenças pulmonares e cardíacas coexistentes. Pacientes com histórico de obesidade mórbida ou doença pulmonar crônica também devem ser submetidos a testes de função pulmonar pré-operatórios, caso o procedimento envolva toracotomia.

Em casos de cirurgia oncológica, os agentes quimioterápicos usados no tratamento do câncer de esôfago causam supressão da medula óssea, e os pacientes frequentemente apresentam algum grau de anemia e trombocitopenia. A necessidade de otimizar as condições clínicas do paciente antes de uma cirurgia de grande porte deve ser equilibrada com o risco de atrasar a ressecção de tumores malignos. Ocasionalmente, a trombocitopenia grave pode impedir a colocação pré-operatória de um cateter epidural, caso em que planos alternativos para analgesia devem ser feitos. A radioterapia também pode fazer parte da terapêutica nesses casos, sendo necessário considerar essa informação no planejamento de abordagem das vias aéreas e da ventilação.

## ▪ RUPTURA DE ESÔFAGO

Lesões esofágicas traumáticas como perfuração ou rotura espontânea (Boerhaave) causam dor intensa e levam a hipovolemia, sepse e choque. O mediastino pode sofrer rápida contaminação e necrose. A avaliação anestésica inicial deve levar em conta esses fatores, objetivando o início imediato da reposição volêmica, controle álgico e antibioticoterapia. O risco de broncoaspiração é elevado, com indicação para sequência rápida de intubação. O aumento da pressão intra-abdominal gerado pela tosse e os reflexos de via gerados pela intubação acordada aérea podem aumentar o vazamento. Caso a abordagem seja por toracotomia, um tubo duplo lúmen poderá ser utilizado. Nessa situação, o risco de broncoaspiração poderá ser ainda maior, de acordo com os preditores de via aérea difícil.[8]

## ▪ PACIENTES PÓS-BARIÁTRICA

Pacientes que já passaram por cirurgia bariátrica ou disabsortiva podem apresentar deficiência de vitaminas, incluindo D, K, B1, B12, zinco, ácido fólico e anemia ferropriva. Alto grau de deficiência de vitamina K pode provocar alterações na coagulação. A síndrome de Dumping pode ocorrer após cirurgias malabsortivas (Y de Roux). Os sintomas são desencadeados por refeições ricas em carboidratos, que provocam náuseas, vômitos, diarreia e hipoglicemia. É necessário considerar uma reposição volêmica adequada em caso de vômitos ou diarreia. Outras complicações que podem ocorrer nesses pacientes são obstrução intestinal, colelitíase, estenose na anastomose, hérnia incisional, erosão e deslocamento de banda gástrica.

Neuropatia periférica decorrente de deficiência nutricional ou do posicionamento durante a cirurgia tem potencial impacto na realização de bloqueios periféricos ou em neuroeixo. Uma rara complicação chamada APGARS (*acute post-gastric reduction surgery neuropathy*), manifestada por vômitos, fraqueza muscular e hiporreflexia, também está relacionada à deficiência vitamínica.[9]

## ▪ PACIENTES COM DOENÇA INFLAMATÓRIA INTESTINAL

Esses pacientes estão especialmente propensos a desnutrição e deficiências nutricionais severas. Uma avaliação nutricional pré-operatória deve ser realizada sempre que possível. Perda de mais de 10% do peso, IMC menor que 18,5 kg/m² ou albumina abaixo de 3 g/dL aumentam o risco de complicações cirúrgicas. A nutrição enteral pode ser iniciada e é preferida em relação à nutrição parenteral. Após a cirurgia, a suplementação poderá ser mantida de acordo com as restrições de jejum ou ser substituída por uma dieta sem resíduos.

O uso de medicamentos imunossupressores, como corticoides, imunomoduladores e imunobiológicos também deve ser averiguado. O uso crônico de corticoide pode aumentar o risco de infecções, além de suprimir o eixo hipotálamo-hipófise-adrenal, necessitando de suplementação de acordo com as doses utilizadas.[10]

## PACIENTES EM RISCO DE DEISCÊNCIA DE SUTURA INTESTINAL

É importante o conhecimento dos fatores de risco para deiscência de anastomose em pacientes que serão submetidos a cirurgias intestinais, já que sua ocorrência eleva a morbimortalidade cirúrgica. Anemia (hb menor que 9,4), hipoalbuminemia (< 3,5), perda de peso > 10% antes da cirurgia, obesidade, diabetes *mellitus*, tabagismo e ingestão de bebidas alcoólicas são fatores modificáveis que estão associados à maior incidência de deiscência. Fatores não modificáveis incluem: sexo masculino, idade maior que 60 anos, tumores a menos de 5 cm da borda anal com mais 3 cm, doença metastática, radioterapia pélvica prévia e uso crônico de corticosteroides.[11]

O planejamento anestésico deve levar em conta esses fatores. Estratégias que melhoram a oxigenação tecidual intestinal, como aumentar a $FiO_2$, evitar excesso de fluídos e de vasopressores, bem como otimizar a analgesia através de anestesia peridural ainda são conflitantes, mas podem ser empregadas com segurança.[12]

## PACIENTES HEPATOPATAS

Diversas doenças hepáticas podem cursar com hipertensão portal (pressão > 10 mmHg), levando à formação de circulação colateral, ascite e esplenomegalia (Tabela 77.3). A presença de varizes de esôfago e gástricas gera grande risco de hemorragias catastróficas (Figura 77.4). A realização de endoscopia deve ser rotineira nesses pacientes, possibilitando a obliteração preventiva das varizes.

Sangramentos gastrointestinais, mesmo que em pequena quantidade, podem levar à encefalopatia, pois a digestão do sangue aumenta os níveis de bilirrubina.

A esplenomegalia nesses pacientes está associada ao sequestro de plaquetas e trombocitopenia, piorando ainda mais o cenário de uma possível ruptura de varizes esofágicas ou gástricas. A anestesia geral é indicada em casos de rompimento para proteção das vias aéreas.

Grandes ascites provocam aumento da pressão intra-abdominal, reduzem a capacidade residual funcional pulmonar e a perfusão renal. A necessidade de paracentese deve ser avaliada, considerando a reposição de albumina

| Tabela 77.3 Causas de hipertensão portal. |
| --- |
| **pré-hepática** |
| ■ Trombose de veia porta |
| ■ Trombose de veia esplênica |
| **Intra-hepática** |
| ■ Cirrose alcoólica |
| ■ NASH/esteatose hepática |
| ■ Hepatites B e C |
| ■ Medicamentos (metotrexato) |
| ■ Doença de Wilson |
| ■ Hemocromatose |
| ■ Cirrose biliar primária |
| ■ Sarcoidose |
| ■ Doença hepática policística |
| ■ Fibrose idiopática |
| **Pós-hepática** |
| ■ Obstrução de veia hepática |
| ■ Síndrome de Budd-Chiari |

para eliminação de 5 L ou mais. O esvaziamento gástrico também está diminuído nesses casos e leva a maior risco de broncoaspiração.[13,14].

## PEDIATRIA

É comum o atendimento de crianças que engoliram objetos estranhos por acidente, necessitando de extração por esofagoscopia rígida. Esse procedimento gera alto estímulo e tem alto risco de broncoaspiração, inclusive do material que está alojado, necessitando de anestesia geral em boa parte dos casos.[15]

Crianças com fístula entre o esôfago e a traqueia também devem receber cuidados específicos. A ventilação com pressão positiva é evitada enquanto a fístula não for ligada, evitando a hiperinsuflação gástrica. Entretanto, para fístulas pequenas, menores que 3 mm, a ventilação controlada com pressões mais baixas pode ser aplicada com segurança.[16]

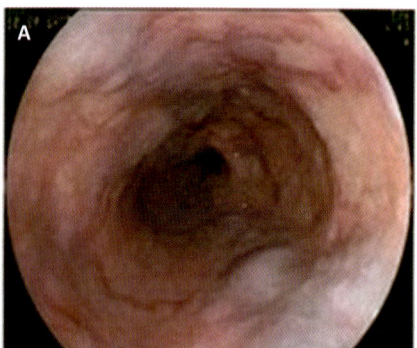 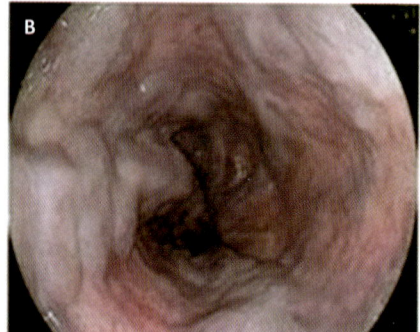 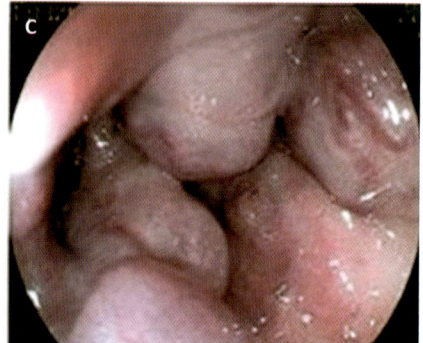

▲**Figura 77.4** Varizes de esôfago de fino **(A)**, médio **(B)** e grosso **(C)** calibres identificadas por endoscopia.
**Fonte:** De Pallio S *et al.*, 2023.[14]

## REFERÊNCIAS

1. American Society of Anesthesiologists. Practice Guidelines for Preoperative Fasting and the Use of Pharmacologic Agents to Reduce the Risk of Pulmonary Aspiration: Application to Healthy Patients Undergoing Elective Procedures: An Updated Report by the American Society of Anesthesiologists Task Force on Preoperative Fasting and the Use of Pharmacologic Agents to Reduce the Risk of Pulmonary Aspiration. Anesthesiology [Internet]. 2017;126(3):376-93. Available from: https://www.ncbi.nlm.nih.gov/pubmed/28045707

2. Joshi GP, Abdelmalak BB, Weigel WA, et al. American Society of Anesthesiologists Practice Guidelines for Preoperative Fasting: Carbohydrate-containing Clear Liquids with or without Protein, Chewing Gum, and Pediatric Fasting Duration—A Modular Update of the 2017 American Society of Anesthesiologists Practice Guidelines for Preoperative Fasting. Anesthesiology [Internet]. 2023 Jan 11;138(2):132–51. Available from: https://pubs.asahq.org/anesthesiology/article/138/2/132/137508/2023-American-Society-of-Anesthesiologists

3. Pre-operative assessment and patient preparation - the role of the anaesthetist. Anaesthetists.org. 2019. Available from: https://anaesthetists.org/Home/Resources-publications/Guidelines/Pre-operative-assessment-and-patient-preparation-the-role-of-the-anaesthetist-2

4. Carvalheiro J da R, Azevedo N, Araújo-Jorge TC de, et al. Clássicos em Doença de Chagas: histórias e perspectivas no centenário da descoberta [Internet]. 2009 [cited 2023 Aug 31];449-76. Available from: https://books.scielo.org/id/zb2bg/pdf/carvalheiro-9786557081013-19.pdf

5. Perez A. Anesthesia Considerations for Patients With Severe Achalasia. AANA Journal [Internet]. 2021 Dec [cited 2023 Aug 20];89(6):515-21. Available from: https://search.ebscohost.com/login.aspx?direct=true&db=aph&AN=154155969&lang=pt- br&site=ehost-live

6. Katz PO, Gerson LB, Vela MF. Guidel ines for the diagnosis and management of gastroesophageal reflux disease. Am J Gastroenterol. 2013 Mar;108(3):308-28; quiz 329. doi: 10.1038/ajg.2012.444. Epub 2013 Feb 19. Erratum in: Am J Gastroenterol. 2013 Oct;108(10):1672.

7. Abe K, Kimura T, Niiyama Y. Esophageal achalasia detected by vomiting during induction of general anesthesia: a case report. JA Clinical Reports. 2021 Dec;7(1).

8. King WD, Dickinson MC. Oesophageal injury, BJA Education. 2015;15(5):265-270.

9. Alvarez A, Lemmens HJM, Brodsky JB, et al. Anesthetic considerations for the post-bariatric surgery patient. Morbid Obesity: Peri-operative Management. Cambridge: Cambridge University Press. doi:10.1017/CBO9780511676307.023

10. Nickerson TP, Merchea A. Perioperative Considerations in Crohn Disease and Ulcerative Colitis. Clin Colon Rectal Surg. 2016 Jun;29(2):80-4.

11. Patel S, Duncan A. Anaesthesia and intestinal anastomosis. BJA Educ. 2021 Nov;21(11):433-443.

12. Makanyengo SO, Carroll GM, Goggins BJ, et al. Systematic Review on the Influence of Tissue Oxygenation on Gut Microbiota and Anastomotic Healing. J Surg Res. 2020 May;249:186-196.

13. McKay R, Webster NR. Variceal bleeding. Continuing Education in Anaesthesia Critical Care & Pain. 2007 Dec;7(6):191-4.

14. Pallio S, Melita G, Shahini E, et al. Diagnosis and management of esophagogastric varices. Diagnostics. 2023;13(6):1031.

15. Kaufmann J, Grozeva B, Laschat M, et al. Rapid and safe removal of foreign bodies in the upper esophagus in children using an optimized Miller size 3 video laryngoscope blade. Pediatr Anaesth. 2021;31(5):587-593.

16. Edelman B, Selvaraj BJ, Joshi M, et al. Anesthesia Practice: Review of perioperative management of H-type tracheoesophageal fistula. Anesthesiol Res Pract. 2019; 2019:8621801.

17. Figueiredo SS, Carvalho TN, Nóbrega RB, et al. Caracterização radiográfica das manifestações esofagogastrointestinais da doença de Chagas. 2002;35(5):293-7.

18. Gallego O, Pilar M. Achalasia: un trastorno de la motilidad esofágica, no tan raro. Rev Clín Med Fam. [Internet]. 2009 Feb 1 [cited 2023 Aug 31];2(6):305-8.

19. Le Mouel JP, Fumery M. Zenker's Diverticulum. N Engl J Med. 2017 Nov 30;377(22):e31.

20. Pallio S, Melita G, Shahini E, et al. Diagnosis and management of esophagogastric varices. Diagnostics (Basel). 2023;13(6):1031.

# 78

# Avaliação do Sistema Endócrino

Silvia Corrêa Soares ▪ Nelson Mizumoto ▪ Rita de Cássia Calil Campos Rossini

## INTRODUÇÃO

O presente capítulo será dividido em quatro partes: doenças da hipófise; doenças das adrenais; doenças da tireoide e diabetes melito.

## ■ AVALIAÇÃO PRÉ-ANESTÉSICA EM DOENÇAS DA HIPÓFISE

A interpretação da neuroimagem, reconhecendo as estruturas do Sistema Nervoso Central, auxilia o anestesiologista quanto às dificuldades que possam surgir durante a cirurgia, pois o manuseio cirúrgico de estruturas hipotalâmicas próximas à região da sela túrcica pode acarretar arritmias cardíacas e hipo/hipertensão arterial. O eixo hipotálamo-hipofisário, localizado na região selar, está adjacente às estruturas na base do encéfalo como os grandes vasos e nervos cranianos, ou próximo às estruturas como ponte e bulbo. Em tumores mais extensos que crescem em direção ao tronco cerebral, a manipulação cirúrgica durante a ressecção do tumor pode comprometer o nível de consciência e/ou padrão respiratório quando a ponte ou o bulbo são manuseados. Além disso, o entendimento das alterações que esses tumores da região selar exercem sobre o corpo, tanto na anatomia quanto da fisiologia, é imprescindível para escolher a técnica anestésica mais adequada.

O eixo hipotálamo-hipofisário é responsável por transportar os estímulos do encéfalo para as glândulas-alvos que secretam hormônios para a periferia; uma vez que esses hormônios entram na circulação sistêmica, eles atuam como mecanismo de *feedback* interagindo com a função encefálica. O neuroeixo hipotálamo-hipofisário é constituído de estruturas localizadas no hipotálamo que controlam a liberação ou inibição de neuro-hormônios na hipófise, que, por sua vez, é composta de neuro-hipófise e adeno-hipófise.[1-3] A Figura 78.1 mostra o eixo hipotálamo-hipofisário, com neurônios que liberam ocitocina e vasopressina na neuro-hipófise, e o sistema venoso portal, que carreia os peptídeos do hipotálamo para a adeno-hipófise e desse local liberam os hormônios para as glândulas-alvo no corpo.

**Neuro-hipófise** – As células que originam o eixo neuro-hipofisário estão localizadas nos núcleos paraventricular e supraóptico do hipotálamo, que produzem peptídeos sob a influência da osmolaridade e das características do sangue que perfunde os neurônios desses núcleos. Esses peptídeos são transportados por meio de axônio pouco mielinizado, atravessam a porção infundibular da haste hipofisária e desembocam no lobo posterior da glândula pituitária (neuro-hipófise),[4,5] no qual liberam: a) oxitocina, que facilita a contração do músculo liso do útero e estimula a contração mioepitelial das células de lactação, b) vasopressina (hormônio antidiurético – HAD) que é produzida quando se aumenta a osmolaridade no meio ao redor desses núcleos hipotalâmicos.[6,7] O HAD promove a reabsorção renal de água ao aumentar a permeabilidade do tubo contornado distal dos rins. O HAD também tem efeito vasopressor aumentando a resistência periférica ao atuar sobre as fibras musculares lisas das arteríolas.

Se existe lesão dos núcleos paraventriculares e supraópticos, ou lesão da haste hipofisária, ocorre a redução da liberação de HAD, impedindo a reabsorção de água nos túbulos contornados distais do rim, resultando em diabetes *insipidus*, que causa perda de água livre, evoluindo para hipovolemia, hipernantremia, hiperosmolaridade, hemoconcentração e acidose metabólica. O tratamento consiste na administração de vasopressina sintética (DDAVP),[8] infusão de volume hipossódico e correção de acidose metabólica, caso necessário. O quadro de diabetes *insipidus* é caracterizado por perda de água livre com diurese de 15-20 mL·kg$^{-1}$·h$^{-1}$, tornando o paciente hipovolêmico, consequente hipernatremia com sódio plasmático de 155 a 160 mEq·L$^{-1}$ e aumento de osmolaridade plasmática para 310-315 mEq·L$^{-1}$.

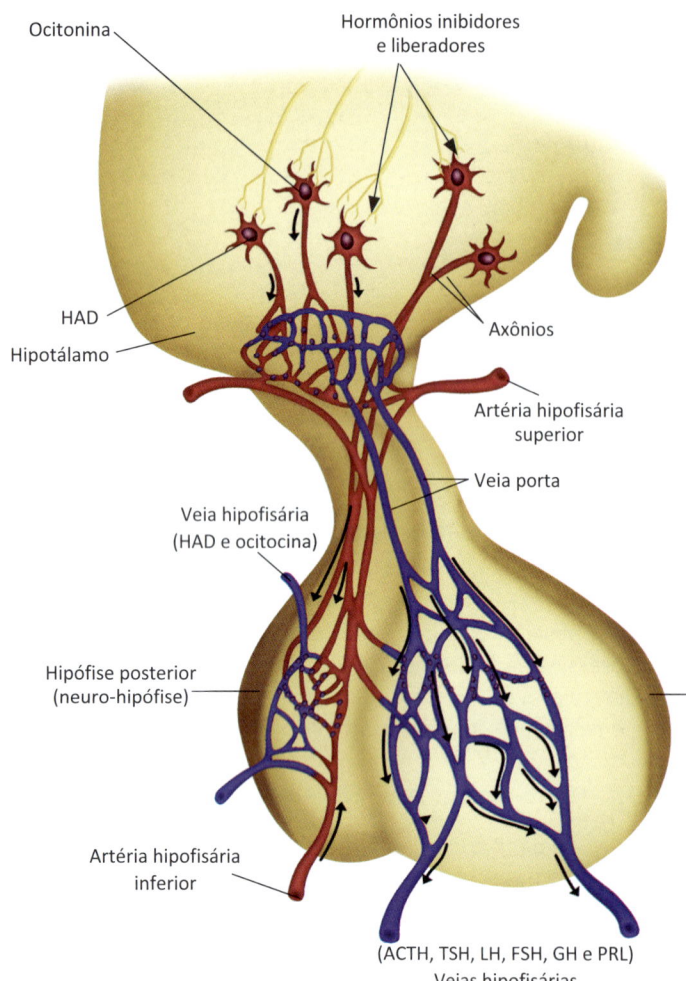

Ocitonina

Hormônios inibidores e liberadores

HAD

Hipotálamo

Axônios

Artéria hipofisária superior

Veia porta

Veia hipofisária (HAD e ocitocina)

Hipófise posterior (neuro-hipófise)

Hipófise anterior (adeno-hipófise)

Artéria hipofisária inferior

(ACTH, TSH, LH, FSH, GH e PRL)
Veias hipofisárias

◄ **Figura 78.1** Os peptídeos produzidos nos neurônios localizados nos núcleos paraventricular e supraóptico do hipotálamo são conduzidos para a hipófise por duas vias: a) pelos axônios para a hipófise posterior (neuro-hipófise) e b) pelo sistema venoso portal para a hipófise anterior (adeno-hipófise).

**Adeno-hipófise** – Conforme os estímulos recebidos no hipotálamo, as neurossecreções hipotalâmicas são liberadas dentro do sistema de circulação portal hipofisário e a seguir para o sistema venoso portal da hipófise, no qual libera os neuro-hormônios que regulam as atividades secretórias das células da hipófise anterior (adeno-hipófise).[9,10] Os hormônios da adeno-hipófise controlam a liberação para a circulação corpórea dos hormônios:[11,12] luteotrófico (prolactina), luteinizante (LH), folículo estimulante (FSH), somatotrófico (STH) e do crescimento (GH), estimulante de melanócito (MSH), estimulante da tireoide (TSH) e adrenocorticotrófico (ACTH).

As alterações das características físicas e funcionais no corpo dependem do tipo de tumor localizado na sela túrcica e quais hormônios da hipófise sofrem alteração na liberação. O tumor produtor de hormônio adrenocorticotrófico (ACTH) traz acúmulo de gordura localizada, atrofia muscular, resistência à insulina, alterações ósseas e cardiovasculares. O tumor produtor de hormônio de crescimento (GH) acarreta alterações físicas devido ao crescimento dos órgãos como vísceras, músculos e ossos na idade adulta. O prolactinoma leva à produção de prolactina e, portanto, à lactação. Embora as alterações causadas pelo prolactinoma não interfiram diretamente com o sistema cardiovascular como no acromegálico e na doença de Cushing, o prolactinoma pode atuar de modo semelhante aos tumores não

funcionantes (meningioma, craniofaringioma), quando o aumento do volume do adenoma comprime a haste hipofisária e causa pan-hipopituitarismo, então ocorre déficit de outros hormônios e pode surgir instabilidade hemodinâmica durante a anestesia.

Os tumores não funcionantes, ao comprometerem o neuroeixo, podem reduzir a liberação de vasopressina, resultando em diabetes *insipidus*. Apesar de não existir prolactinoma, os tumores volumosos, ao comprometerem o neuroeixo, podem reduzir a liberação do fator de inibição da prolactina (PIF), o que resulta em aumento de prolactina. O pan-hipopituitarismo resulta na redução geral de hormônios, o que pode cursar com: a) aumento da sensibilidade aos fármacos anestésicos, o que dificulta o despertar após a anestesia, b) hipotensão arterial depois da indução anestésica, sendo necessário corrigir com volume e vasopressores, c) menor necessidade de bloqueadores neuromusculares, decorrente da menor quantidade de massa muscular, d) suscetibilidade de ocorrer hipotermia, o que dificulta o despertar. Como a hipófise está situada abaixo e entre o quiasma óptico, o aumento de tumor nessa região pode comprimir a parte medial do nervo óptico e causar perda da visão temporal, o que se evidencia com a avaliação do campo visual. Essa condição requer a indicação imediata da cirurgia para ressecar o tumor e descomprimir o quiasma óptico, pois torna-se iminente o risco de perda total da visão.[13,14]

## Doença de Cushing

O excesso de glicocorticoide causa aumento de gordura no corpo de forma centrípeta,[15,16] principalmente no tórax e no abdome, acúmulo de gordura na face (*moon face*) e com característica pletórica, na região supraclavicular e dorsocervical (giba). Pode ocorrer vermelhidão e calor na pele. A pele fina deve-se à atrofia da epiderme e do tecido conectivo subcutâneo; ao tornar-se extremamente fina, pode ser removida ao se retirar o adesivo de curativo. Os capilares da pele são visíveis e pequenos traumas causam equimoses. A cateterização venosa torna-se difícil devido à sua espessura e à fragilidade. As estrias surgem no abdome, flancos, tórax, quadril e axilas[17] e presença de acnes. Os mecanismos de defesa contra infecções diminuem com o hipercortisolismo crônico, podendo ocorrer infecções pulmonares e de pele.[15]

O excesso de glicocorticoides causa alterações metabólicas graves que induzem eventos cardiovasculares e aumentam a mortalidade.[18] Na avaliação anestésica, considerar que esses pacientes têm hipertensão arterial decorrente do efeito do hipercortisolismo,[19,20] nesses casos considerar o uso de betabloqueadores e/ou alfabloqueadores para controle hemodinâmico, pois a avaliação inadequada do plano anestésico pode levar à sobredosagem de anestésicos. Em casos mais graves de hipertensão arterial crônica pode existir hipertrofia cardíaca,[21,22] entretanto, alguns casos podem desenvolver insuficiência cardíaca. Na doença de Cushing, podem surgir placas na parede das artérias carótidas,[18,23] aumento de trombose de vasos sanguíneos e alterações de coagulação[24,25] com elevação de fatores VIII, IX e Von Willebrand. O excesso de glicocorticoide induz a estimulação de neoglicogênese no fígado, inibe a sensibilidade da insulina nas fibras musculares e pode também reduzir a secreção de insulina das células beta do pâncreas, causando diabetes melito.[26]

O excesso de glicocorticoide atua também no metabolismo do lipídeo, levando à dislipidemia,[27] atua na quebra de proteína e na inibição da síntese de proteína com consequente redução de massa muscular,[18] causando atrofia muscular, o que leva facilmente à fadiga.[28,29] Portanto, deve-se considerar reduzir a quantidade de relaxante muscular para evitar dificuldade na reversão do bloqueio neuromuscular. A osteoporose surge devido à perda de cálcio do osso,[30-32] reduzindo a densidade óssea e, portanto, a mobilização do paciente deve ser cuidadosa, pois ele é suscetível a fraturas patológicas, mais frequente em costelas, quadril e corpos vertebrais da coluna.[33,34]

O hirsutismo surge com aumento de secreção adrenocortical andrógena, que, associada ao aumento de cortisol, suprime a função gonadotrófica, a maioria das mulheres tem oligomenorreia, amenorreia e infertilidade. No desempenho sexual, ocorrem perda de pelos genitais e redução de testículos.

Algumas alterações psiquiátricas podem surgir, e elas variam na forma de expressão e na gravidade.[35-37] Em geral, são ansiedade, instabilidade emocional, irritabilidade e euforia, distúrbios do sono e, eventualmente, sintomas psicóticos, depressão e doença maníaca.

O grau de gravidade da doença de Cushing está mais associado à sensibilidade individual do paciente ao glicocorticoide do que à taxa de secreção de cortisol.

As alterações laboratoriais evidenciam aumento de hemoglobina e de neutrófilos, e redução de linfócitos e eosinófilos.[16] Em geral, os eletrólitos plasmáticos estão em valores normais; porém, em casos mais graves, podem surgir alcalose, queda de potássio e aumento de sódio séricos em resposta aos altos níveis de cortisol. A tolerância à glicose está reduzida.[17,38] A concentração plasmática de cálcio está dentro dos limites normais, pois o cálcio mobilizado dos ossos é eliminado na urina, o que gera cálculos renais[16,17] e, em casos extremos, evolui para insuficiência renal. Com frequência a doença de Cushing na criança causa atraso no crescimento.[39-41]

## Acromegalia

As manifestações clínicas que surgem na acromegalia devem-se aos efeitos que o excesso de GH e IGF-I causa no organismo, como complicações cardiovasculares e cerebrovasculares, disfunção das gônadas, apneia do sono, disfunção respiratória, neoplasia de cólon, doenças de ossos e articulações e intolerância a glicose e diabetes.[42] Entretanto, quando o tumor aumenta de tamanho e atinge um volume que comprime as estruturas adjacentes, podem-se acrescentar os efeitos sobre a compressão da glândula pituitária, ou seja, efeitos resultantes do pan-hipopituitarismo. Eventualmente, alterações hipotalâmica e do lobo frontal aparecem com o efeito expansivo do tumor, a cefaleia pode ser grave e debilitante. O crescimento do tumor também pode comprometer os nervos cranianos III, IV e VI, causando diplopia, ou o nervo craniano V, causando dor facial; a disfunção visual surge com a compressão do quiasma óptico.[13,42]

Os efeitos do hipersomatotrofismo no crescimento das extremidades ósseas e dos tecidos ocorrem de forma insidiosa em anos.[43,44] Em geral, o diagnóstico ocorre quando o paciente procura tratamento para doenças reumatológicas, ortopédicas ou dentais. A artropatia ocorre com edema, atua na mobilidade das juntas e redução da cartilagem,[45] causando dor. A retenção de fluido localizado e edema nos tecidos moles do punho, causando espessamento neural, pode levar à síndrome do túnel do carpo.[46,47] Nesse caso, o teste de Allen deve ser realizado antes de cateterizar a artéria radial.

Ocorre espessamento da pele, crescimento e alargamento do nariz, aumento da dobra nasolabial e das rugas faciais, aumento da glabela e da mandíbula. A preocupação do paciente com a aparência facial ou aumento de extremidades como mãos e pés[48] não é a causa mais frequente para o diagnóstico de acromegalia, apesar de ocorrer redução da autoestima que surge com o quadro progressivo de desfiguração facial e corpórea.[49] A perda de visão temporal e a má oclusão dentária com aumento do espaço entre os dentes devido ao aumento do osso da mandíbula são alterações que levam o paciente a procurar assistência, que, por sua vez, leva ao diagnóstico. Com o aumento das extremidades, os anéis e os sapatos ficam apertados. Ocorre hipertrofia da fibra de músculo esquelético na acromegalia,[50] e, caso surja aumento nos níveis de creatina fosfoquinase (CPK), pode estar havendo necrose de fibra esquelética, que se manifesta clinicamente com fraqueza nos músculos proximais.[51,52] A visceromegalia surge, manifestando-se com aumento da língua, glândulas salivares, tireoide, coração, fígado e baço.

Complicações respiratórias ocorrem com o prognatismo, a macroglossia e a hipertrofia das estruturas nasais que podem levar à obstrução das vias aéreas.[53] Essas alterações dificultam a intubação traqueal. A hipertrofia irregular da mucosa da laringe e da cartilagem pode contribuir para a fixação da corda vocal ou estenose da laringe, que, junto com o aumento dos seios paranasais, traz alteração da voz.[53,54]

As complicações cardiovasculares na acromegalia são a principal causa de morbidade e mortalidade. A retenção de sódio e fluido leva à expansão do volume extracelular.[55] O eletrocardiograma (ECG) pode mostrar anormalidades no segmento S-T, na onda T, alterações de condução, podendo surgir arritmias cardíacas, hipertensão arterial, doença valvular, hipertrofia septal assimétrica, hipertrofia miocárdica concêntrica, falência do ventrículo esquerdo.[55,56] O coração é requisitado para aumentar o débito cardíaco devido ao aumento dos órgãos, mas na acromegalia ocorre miocardite linfomonocitária infiltrativa nas fibras musculares cardíacas, o que prejudica a contratilidade cardíaca, podendo evoluir para insuficiência cardíaca. Fármacos que atuam estimulando ou deprimindo o sistema cardiovascular devem estar disponíveis para o procedimento anestésico-cirúrgico, para tratar qualquer intercorrência hemodinâmica. Com aumento do tumor na acromegalia, o eixo hipotálamo-hipofisário pode ficar comprometido e surgir pan-hipopituitarismo, o que cursa com amenorreia e impotência sexual, falência da tireoide ou da adrenal.[57,58] A hipotensão arterial pode ocorrer na indução anestésica. Outras causas que aumentam a morbidade e a mortalidade na acromegalia são a ocorrência de alterações cerebrovasculares e diabetes. A mortalidade na acromegalia está diretamente relacionada com as complicações do excesso de GH; a normalização da secreção de GH e/ou IGF-1 reverte o aumento da mortalidade.[59-61]

Ao comprimir a haste hipofisária, o adenoma reduz a liberação do fator inibidor da prolactina (PIF).[62] Nos pacientes com acromegalia, um terço tem o nível sérico de prolactina aumentado. Alguns tipos de adenomas secretores de GH também podem secretar concomitantemente a prolactina.[63] Intolerância a carboidratos é causada pelo efeito anti-insulina do GH, e o paciente pode desenvolver diabetes melito com hiperglicemia e com necessidade de insulina.[64]

## Prolactinoma

Como cerca de 95% dos prolactinomas são microadenomas, com diâmetro menor que 10 mm,[65] os efeitos sobre as estruturas adjacentes são causados, em geral, mais por infiltração dessas estruturas ao redor do que por compressão do neuroeixo hipotálamo-hipofisário[66] devido ao tamanho do tumor.

Na mulher em pré-menopausa, os sintomas são galactorreia, amenorreia e infertilidade. No homem, os macroprolactinomas são mais frequentes que nas mulheres, pois o diagnóstico do prolactinoma não se faz mesmo que os sintomas de hipogonadismos estejam presentes desde o início. No homem os sintomas que fazem o diagnóstico devem-se ao tamanho do macrotumor, que comprime as estruturas adjacentes,[67-69] tais como perda da visão temporal e/ou compressão da haste hipofisária causando pan-hipopituitarismo.

O prolactinoma pode ser tratado com agonista dopaminérgico.[70] Nesses casos, deve-se estar atento quanto à interação desses fármacos dopaminérgicos com anestésicos.

## Tumor Produtor de TSH

O hormônio estimulante da tireoide (TSH) é uma glicoproteína produzida na adeno-hipófise. Sua síntese é regulada por estímulos do sistema nervoso central por meio do TRH produzido no hipotálamo e transportado pelo sistema portal hipotálamo-hipofisário para a hipófise anterior. O *feedback* é regulado pelo nível sérico de hormônio da tireoide na circulação periférica. O TSH circulante se liga em receptores específicos da glândula tireoide, onde estimula a produção de L-tirosina (T4) e L-tri-iodotironina (T3), que atuam nos múltiplos órgãos e tecidos modulando os processos metabólicos, além de atuar como inibição negativa para a liberação de TSH.

A incidência dos adenomas produtores de TSH é muito baixa quando comparada aos outros tumores de hipófise, cerca de 0,6% a 2,8% entre os tumores hipofisários.[71-73]

A deficiência de TSH adquirida resulta em hipotireoidismo de origem central e ocorre com lesão da adeno-hipófise ou do hipotálamo. A causa mais frequente de deficiência de TSH é a compressão da hipófise anterior por neoplasia como craniofaringioma ou metástase, mas também pode ocorrer com infecção, isquemia ou hemorragia. A compressão neoplásica pode comprometer também o hipotálamo e causar deficiências de LH, FSH, GH e ACTH. O hipotireoidismo de etiologia central se manifesta com nível sérico de T3 e T4 livre, em geral associado com nível basal normal ou reduzido de TSH.[74]

Fármacos como dopamina e seus agonistas inibem a secreção de TSH; por outro lado, agentes bloqueadores de receptor dopaminérgico, como droperidol e metoclopramida, aumentam a concentração de TSH no paciente hipo ou eutireoide.[75]

Pacientes com tumor secretor de TSH apresentam os sinais e sintomas idênticos aos do hipertireoidismo, sendo o diagnóstico mal interpretado como doença de Graves. Embora não apareça oftalmopatia, mixedema pré-tibial e acropatia como na doença de Graves, por vezes, o paciente é erroneamente submetido a tireoidectomia ou ablação da tireoide com iodo radioativo.[76] São raros os sintomas cardiovasculares relacionados com a tireotoxicose, como taquicardia, fibrilação atrial e falência cardíaca.[77,78]

## ■ AVALIAÇÃO PRÉ-ANESTÉSICA NAS DOENÇAS DAS GLÂNDULAS ADRENAIS

As glândulas adrenais, também denominadas glândulas suprarrenais, fazem parte do sistema endócrino e produzem uma ampla variedade de hormônios. Estão localizadas na parte superior do rim e são compostas por duas partes: a mais externa, o córtex adrenal, e a mais interna, a medula adrenal. O córtex é dividido em três camadas distintas: glomerulosa, fasciculada e reticulada, que sintetizam respectivamente: aldosterona, cortisol e andrógenos. A medula adrenal é formada por células cromafins, está diretamente ligada ao sistema nervoso simpático e é responsável pela síntese de catecolaminas[79] (Figura 78.2).

**Anatomia e fisiologia**

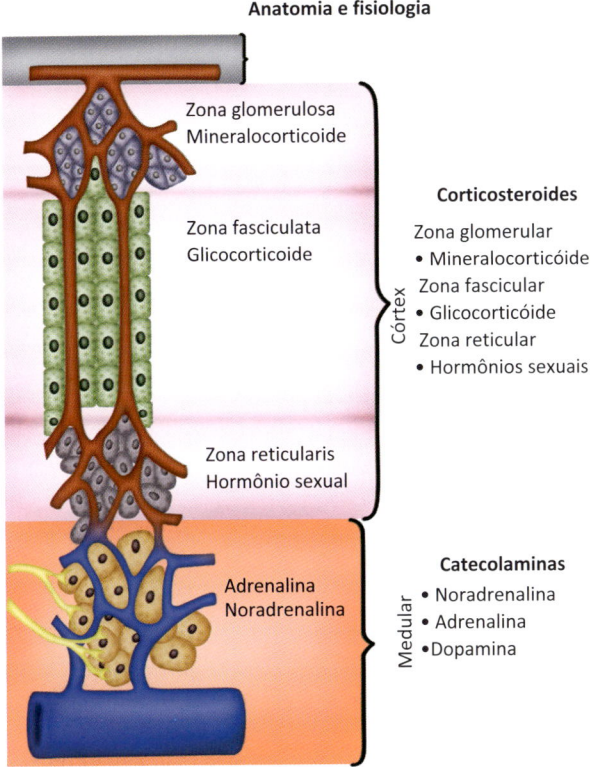

▲**Figura 78.2**　Córtex, medula adrenal e produção hormonal.

Os diferentes hormônios corticais adrenais têm diferentes funções:

a) **Aldosterona**, produzida na zona glomerulosa, é um hormônio mineralocorticoide que atua principalmente na conservação de sódio e água, e na excreção de potássio e íons hidrogênio, e, por esse motivo, o seu excesso pode desencadear hipertensão arterial, associada à hipocalemia e à alcalose metabólica.

b) **Cortisol**, produzido na zona fasciculada, é também chamado de glicocorticoide pela sua atuação importante no metabolismo glicídico (glicogenólise, neoglicogênese e resistência à insulina), mas promove outras ações no metabolismo intermediário de proteínas e gorduras, da água e na atividade do sistema imune. O excesso desse hormônio leva à intolerância a glicose/diabetes, proteólise importante, que se manifesta por fragilidade de pele, vasos e ósseo (osteopenia/osteoporose), aumento do apetite com lipogênese diferenciada central (obesidade centrípeta), retenção de sal e água (hipertensão arterial), disfunção do sistema autoimune e de reações inflamatórias.

c) **Andrógenos**, produzidos na zona reticulada, têm ação anabolizante e virilizante.[80]

A medula da adrenal é o centro da glândula e está envolta pelo córtex. Ela é composta por células cromafins responsáveis pela liberação de catecolaminas como adrenalina, noradrenalina e dopamina, e tem ligação direta com o sistema nervoso simpático.[81] As catecolaminas têm ações primariamente cardiovasculares, causando, em geral, vasoconstrição periférica, aumento da frequência e da

contratilidade cardíaca e promovendo elevação da pressão arterial (sistólica e diastólica) e taquicardia. As catecolaminas também são hormônios contrarreguladores da insulina e podem, quando em excesso, desencadear diabetes. Têm efeito estimulatório importante na sudorese.

As doenças de maior interesse para o anestesiologista estão descritas a seguir. A correlação entre elas e o que é importante na avaliação clínica para que esses pacientes sejam submetidos a procedimentos cirúrgicos.

A síndrome de Cushing já foi descrita no item "doenças da hipófise". No entanto, vale ainda ressaltar alguns aspectos.

A síndrome é resultante da exposição crônica do organismo ao excesso de glicocorticoides. Pode ser causada pela administração exógena de glicocorticoides no tratamento de várias doenças ou pela produção endógena desses hormônios. A síndrome de Cushing endógena, menos frequente, pode ser classificada em ACTH (hormônio adrenocorticotrófico) dependente ou independente, as primeiras correspondendo a 85% dos casos. A etiologia mais comum da síndrome endógena é o adenoma de hipófise produtor de ACTH, seguida pela síndrome ectópica na qual um tumor extra-hipofisário produz ACTH. Nas ACTH independentes, a produção adrenal de cortisol é autônoma e nessa categoria estão incluídos os tumores adrenais, benignos ou malignos, e as hiperplasias adrenais micro ou macronodulares.[4]

O diagnóstico é clínico,[82-85] e a confirmação laboratorial é realizada pela dosagem de cortisol urinário, cortisol sérico após depressão com dexametasona e do cortisol salivar de 24 horas. Após a realização dos exames laboratoriais, o próximo passo é o diagnóstico etiológico. Nas ACTH dependentes, o principal exame é a ressonância magnética (RM) de hipófise para a identificação de eventual tumor hipofisário. Outros exames, como o cateterismo de seios petrosos e imagens de tórax e abdome, podem ser necessários para a identificação do tumor produtor de ACTH. Nas ACTHs independentes, o principal exame é a tomografia computadorizada (TC) das adrenais.

Independentemente da etiologia, o tratamento da síndrome de Cushing é cirúrgico (hipófise ou adrenal).

O manejo anestésico deve ser traçado de acordo com a situação clínica de cada paciente. Pode ser necessária a suplementação de potássio, a correção da hipertensão e hipervolemia. O uso de bloqueadores musculares deve ser cauteloso, uma vez que esses pacientes já apresentam fraqueza muscular.

Considerar que no estado de hipercortisolismo crônico ocorre supressão dos corticotrofos hipofisários normais e que essas células não recuperam sua função de secreção hormonal imediatamente após a correção cirúrgica. Em decorrência disso pode ocorrer insuficiência adrenal secundária no pós-operatório, e, por isso, o uso de glicocorticoides é indicado no início da cirurgia (100 mg de hidrocortisona) e após a retirada do tumor na dose de 50 a 100 mg de hidrocortisona a cada 8 horas.

## Hiperaldosteronismo Primário

O hiperaldosteronismo primário (HAP) é a causa mais comum de hipertensão arterial secundária com uma prevalência de aproximadamente 10% em pacientes referenciados para serviços de atendimento terciário e 4% em pacientes atendidos em serviços primários. Vale ressaltar que a prevalência de HAP pode atingir 20% dos pacientes com hipertensão arterial grave.[86,87] É causado pela produção autônoma excessiva de aldosterona, que aumenta a reabsorção renal de sódio e água, e excreção de potássio e íons H+. Como consequência, observa-se hipertensão arterial por vezes acompanhada de hipocalemia e alcalose metabólica. A hipervolemia e a hipertensão resultantes do excesso de aldosterona desencadeiam a supressão da renina. A hipertensão arterial não é decorrente apenas desse efeito epitelial, mas também dos efeitos sistêmicos pró-inflamatórios da aldosterona, que promovem piora da hipertensão arterial e maior morbidade cardiovascular renal e metabólica.[86,88-90]

As duas principais causas do hiperaldosteronismo primário são: hiperplasia das adrenais (hiperplasia adrenal bilateral idiopática) e tumor benigno de adrenal (síndrome de Conn). Causas mais raras são: genéticas, a hiperplasia adrenal unilateral, os carcinomas adrenais e os tumores não adrenais produtores de aldosterona.[91] Todas se apresentam com hipertensão arterial, em geral grave e de difícil controle, algumas vezes acompanhada de hipocalemia e alcalose metabólica.[88,89]

No rastreamento de HAP são determinadas a aldosterona sérica (A) e a atividade de renina plasmática (ARP) ou a renina sérica (R) para se calcular a relação entre os dois hormônios (A/ARP ou A/R). Um rastreamento é considerado positivo se o valor da A/ARP for ≥ 30 ng/dL/ng/mL/hr. O diagnóstico deve ser confirmado com testes de sobrecarga salina. Após a confirmação do diagnóstico de HAP, deve-se proceder à investigação etiológica da síndrome com exames de imagem adrenal (tomografia computadorizada) e, se necessário, a realização do cateterismo seletivo de veias adrenais para determinar se a produção de aldosterona é uni ou bilateral. Nos casos de tumor adrenal unilateral, o tratamento é cirúrgico. O tratamento clínico com a administração de bloqueadores de receptores mineralocorticoides (espironolactona) está indicado para os casos de hiperplasia bilateral.

As manifestações clínicas do HAP com repercussões no perioperatório são: hipertensão arterial, alterações cardiovasculares, alterações função renal e hipopotassemia.[92]

A dieta pobre em sódio e a reposição de potássio (VO ou EV) devem ser instituídas no pré-operatório evitando-se hipercalemia, que pode ocorrer com a administração concomitante de espironolactona. A reposição de potássio é importante devido ao uso de bloqueadores neuromusculares, e os despolarizantes certamente terão um tempo de ação mais longo.

## Insuficiência Adrenal

A insuficiência adrenal (IA) é um estado crônico de deficiência de glicocorticoide. Ela pode ser causada por uma doença adrenal primária (IAP) ou ser secundária à deficiência do ACTH (IAS). Na IAP verifica-se diminuição do cortisol, andrógenos e de aldosterona. Na IAS observam-se deficiência de cortisol e andrógenos com preservação do setor mineralocorticoide. A IAP pode ter origem autoimune, infecciosa (tuberculose, blastomicose, histoplasmose etc.), neoplásica,

genética etc. A causa mais comum é a autoimune, em que o próprio organismo produz anticorpos contra as células do córtex adrenal. Um sinal frequente na IAP é a hiperpigmentação cutânea e de mucosas devido ao aumento importante do ACTH. Em decorrência da falta do mineralocorticoide ocorre perda importante de sal e água e retenção de íons H+ e K+, com consequente hiponatremia, hipercalemia e acidose metabólica.[80] Na IAS não ocorrem hipercalemia e desidratação, mas pode ocorrer hiponatremia dilucional.

Manifestações clínicas com repercussões no perioperatório são: fraqueza muscular, anemia, fadiga, tendência à hipoglicemia, hipotensão, hipovolemia e perda de peso.

O estresse cirúrgico pode desencadear crise aguda de insuficiência adrenal e para se evitar essa ocorrência os pacientes devem receber reposição intraoperatória de hidrocortisona na dose de 50 mg de 8 em 8 horas.[93]

O uso de etomidato deve ser evitado pois causa supressão da adrenal ao inibir as enzimas que são essenciais para a produção de hormônios corticosteroides.[80,94]

## Incidentalomas

Muitas vezes, os tumores adrenais são achados durante a investigação clínica por imagem feita para o diagnóstico de outra doença. Por esse motivo, são denominados incidentalomas. Na maioria dos casos são tumores benignos não funcionantes do córtex adrenal, mas podem ser tumores malignos ou de outra natureza (feocromocitoma, cistos adrenais, mielolipoma etc.). O anestesiologista deve estar atento para a avaliação da funcionalidade do tumor que deve ter sido feita no pré-operatório. Se o tumor for produtor de glicocorticoide e estiver associado à síndrome de Cushing subclínica, pode ocorrer insuficiência adrenal secundária no pós-operatório, e o paciente deve ser tratado com hidrocortisona, por via venosa, da mesma forma como foi discutido na síndrome de Cushing. Se o tumor for um feocromocitoma, deve-se ficar atento para as eventuais complicações que podem ocorrer durante o manuseio cirúrgico desse tumor.

## Feocromocitoma e Paraganglioma

Estes são tumores do tecido cromafim que produzem, em geral, catecolaminas: noradrenalina (NA), adrenalina (A) e dopamina (DOPA). Os feocromocitomas são tumores localizados nas glândulas adrenais (90%), e os paragangliomas são os tumores da cadeia simpática ou parassimpática de localização extra-adrenal.[95]

A produção excessiva de catecolaminas pelo tumor resulta no quadro clínico de hipertensão arterial acompanhada de arritmia ventricular, infarto do miocárdio, acidente vascular encefálico, além de outras manifestações.[95] Em geral, a hipertensão é mantida e a ela se sobrepõem crises paroxísticas com aumento importante da pressão arterial, acompanhada de outras manifestações relacionadas com o excesso de catecolaminas, como sudorese, cefaleia, palpitação e palidez. Menos frequentemente, esses pacientes apresentam apenas hipertensão arterial mantida sem outros sintomas, e, mais raramente, o paciente só apresenta as crises com normotensão nos períodos intercrises.[84] Em

90% dos casos os tumores se localizam nas adrenais (feocromocitomas), e em 10% dos casos eles se localizam em regiões extra-adrenais (paragangliomas). Embora a maioria dos tumores seja esporádica, cerca de 30% dos casos têm origem genética decorrente de mutações em vários genes e se manifestam como neoplasia endócrina múltipla 2A e 2B, doença de Von Hippel-Lindau, neurofibromatose tipo 1, paragangliomas familiares.[94-100]

Os paragangliomas localizam-se, preferencialmente, na região abdominal (peri-hilar renal, paraórtico), mas podem estar na pelve, no tórax (mediastino, coração) e, mais raramente, na região cervical. A malignidade do feocromocitoma é de 15% a 20%, e ela ocorre com maior frequência nos paragangliomas.

O diagnóstico clínico se baseia na existência de hipertensão arterial associada a outros sintomas e sinais.[96,101,102]

## Manifestações clínicas

- Hipertensão arterial;
- Cefaleia;
- Sudorese;
- Palpitação;
- Hipotensão ortostática;
- Palidez;
- Ansiedade;
- Náusea;
- Perda de peso;
- Incidentaloma.

## Exames laboratoriais

Dosagem de metanefrinas e normetanefrinas plasmáticas e urinárias; dosagem de catecolaminas plasmáticas e urinárias.

## Exames de imagem

- **Ressonância nuclear magnética**: a ressonância magnética é o método de escolha para identificação dos tumores. Tem como vantagem não utilizar radiação ionizante e contrastes iodados, além de excelente caracterização e resolução tecidual, particularmente na avaliação do comprometimento de grandes vasos e nas localizações extra-adrenais.[103]
- **Tomografia computadorizada**: identifica com bastante sensibilidade os feocromocitomas e paragangliomas abdominais.
- **Ultrassonografia abdominal**: a ampla disponibilidade e a praticidade da ultrassonografia abdominal têm corroborado para sua utilização como método propedêutico na impossibilidade de realização dos outros exames descritos anteriormente.
- **Cintilografia**: a cintilografia com metaiodobenzilguanidina (MIBG) marcada com iodo 131 é um exame altamente específico. Embora seja mais frequentemente positivo nos feocromocitomas, ela pode identificar os paragangliomas, eventuais metástases e recidivas tumorais.[104,105]

- *Tomografia com emissão de pósitrons* (PET-FDG): pode ser útil na identificação de metástases.

Outros exames importantes na avaliação dos pacientes são: eletrocardiograma, que pode estar dentro dos limites da normalidade ou apresentar alterações inespecíficas sugestivas de isquemia, sobrecarga ventricular esquerda ou arritmias diversas, e a maioria dessas alterações pode desaparecer após o tratamento cirúrgico; e a monitorização ambulatorial da pressão arterial de 24 horas (MAPA), que pode registrar os picos hipertensivos, as quedas pressóricas, a ausência ou atenuação do descenso pressórico fisiológico do sono e uma relação negativa entre frequência cardíaca e pressão arterial.[106]

## Manifestações clínicas do feocromocitoma com repercussão no perioperatório

Crises paroxísticas de hipertensão arterial podem ser desencadeadas durante a indução anestésica e o manuseio cirúrgico do tumor. Por esse motivo, o anestesiologista deve estar preparado para o tratamento da emergência hipertensiva intracirúrgica, que pode ser altamente mórbida, pode ser causa de acidente vascular encefálico, infarto do miocárdio, edema agudo pulmonar, taquiarritmias graves, insuficiência cardíaca ou renal agudas e até morte súbita.[101]

Deve-se considerar que a produção crônica elevada de catecolaminas leva a *down regulation* dos receptores adrenérgicos com eventual hipovolemia, que pode ser mais acentuada nos pacientes que apresentam sudorese excessiva; por esses motivos, de 30% a 40% dos pacientes apresentam hipotensão postural e podem apresentar choque hipovolêmico após a retirada do tumor, provocado tanto pela hipovolemia como pela plegia vascular (Ver Capítulo 161).

No pós-operatório imediato pode ocorrer hipoglicemia, devido à hipersecreção de insulina, cuja liberação estava anteriormente bloqueada pelo excesso de catecolaminas. Por esse motivo, o paciente deve ter sua glicemia capilar monitorizada nas primeiras 48 horas do pós-operatório.

## ■ AVALIAÇÃO PRÉ-ANESTÉSICA DO PACIENTE COM TIREOPATIA

A doença de tireoide é uma situação clínica muito comum e, em áreas endêmicas, a incidência de bócio é de 15% a 30% da população adulta.

Os pacientes portadores de tireopatias devem ser minuciosamente avaliados antes do procedimento cirúrgico, não só do ponto de vista clínico, pois os distúrbios hormonais podem ser fonte de considerável morbimortalidade, como também um exame criterioso de vias aéreas deve ser realizado, para estimar-se uma possível dificuldade durante a intubação traqueal.

### Hipotireoidismo

A prevalência de hipotireoidismo é estimada em 5 para 1.000 pacientes, e a de hipotireoidismo subclínico é três vezes maior. O acometimento é 10 vezes maior no sexo feminino. A causa mais frequente é iatrogênica (radioiodoterapia ou ressecção cirúrgica), sendo a segunda causa a tireoidite autoimune (Hashimoto). Além das manifestações clínicas, as dosagens de TSH, T4 livre e T3 livre são necessárias para diagnóstico. No período perioperatório, as complicações são raras quando o hipotireoidismo é subclínico (TSH < 10 mU·dL⁻¹), leve ou moderado; porém, em casos graves, a chance de complicações é maior.[107,108]

## Manifestações clínicas do hipotireoidismo no perioperatório

- Hipotermia;
- Depressão miocárdica;
- Diminuição da frequência respiratória e dificuldade no desmame ventilatório;
- Diminuição da frequência cardíaca;
- Resposta anormal de barorreceptores;
- Hipotensão ou hipertensão;
- Angina, infarto do miocárdio;
- Redução de volemia;
- Anemia;
- Hipoglicemia;
- Hiponatremia (síndrome de secreção inapropriada de hormônio antidiurético);
- Distensão abdominal;
- Diminuição da metabolização hepática do fármaco.

O procedimento eletivo só deverá ser realizado quando o paciente estiver eutireoidiano. Em paciente com quadro de hipotireoidismo leve, a cirurgia não deve ser adiada, porém deve-se iniciar reposição hormonal oral. Nesses casos, pode haver chance de insuficiência adrenal, e orienta-se administração de hidrocortisona à base de 100 mg cada 8 horas em 24 horas.

Paciente que vem fazendo uso de tetraiodotironina (T4) não precisa tomá-la no dia da cirurgia, pois a meia-vida desse medicamento é de 7 dias, o que não ocorre com aquele que faz uso de tri-iodotironina (T3), do qual deve fazer uso no dia da cirurgia, pois sua meia-vida é de 1,5 dia.

São recomendações para a cirurgia de urgência em pacientes com hipotireoidismo grave ou coma mixedematoso. Grau de recomendação I, nível de evidência C:

- Administrar 200 a 500 µg de L-tiroxina ou 40 µg de T3 por via endovenosa ou 10 a 25 µg de T3 a cada 8 horas no pré-operatório, o que corrige as alterações hemodinâmicas e eletrocardiográficas. No perioperatório, dividir a dose em 50% de T4 e 50% de T3;
- A dose de manutenção deverá ser de 40 a 100 µg de T4 ou 10 a 20 µg de T3 por via venosa a cada 24 horas;
- Administrar 100 mg a cada 6 horas de hidrocortisona por tempo prolongado.
- Logo que possível, iniciar reposição hormonal por via digestiva nas doses terapêuticas descritas acima.

## Hipertireoidismo

As causas mais comuns são: doença de Graves-Basedow, bócio nodular tóxico, tireoidites e iatrogênicas. Os efeitos adrenérgicos são de alto risco para complicações como arritmias cardíacas (10% a 15% de fibrilação atrial). A mortalidade do hipertireoidismo está relacionada com evento cardiovascular.[107,108] Para o diagnóstico, deve haver confirmação laboratorial em associação à suspeita clínica. O valor de TSH deve ser baixo e o de T4 livre normal (hipertireoidismo subclínico) ou alto. Em casos de tireoidectomia, podem ocorrer complicações específicas: pacientes com grandes bócios podem apresentar complicações na intubação e extubação (até 35% deles apresentam algum grau de obstrução de vias aéreas), lesão de laríngeo recorrente, traqueomalácia e edema de glote, e pode ocorrer hipocalcemia até 36 horas após a tireoidectomia em 20% dos casos. Apenas 3% ficam hipocalcêmicos permanentemente, e o cálcio deve ser reposto por via venosa nessa fase.

## Manifestações clínicas no hipertireoidismo com repercussões no perioperatório

- **Cardiovasculares**: aumento do inotropismo e cronotropismo cardíacos com queda da resistência vascular sistêmica, hipertrofia de ventrículo esquerdo, maior incidência de angina, insuficiência cardíaca, arritmias e eventos embólicos.
- **Hematológicas**: anemia, plaquetopenia, neutropenia, aumento de fator III, diminuição de fatores dependentes de vitamina K, sangramentos.
- **Gastrintestinais**: absorção inadequada de medicamentos.
- **Metabólicas/renais**: hipercalcemia, hipoalbuminemia, cetoacidose, aumento do *clearance* de medicamentos.
- **Pulmonares**: miopatia com disfunção ventilatória.
- **Endócrinas**: aumento da produção e utilização de cortisol, intolerância à glicose, perda de peso e catabolismo proteico.

### Recomendações gerais. Grau de recomendação I, nível de evidência C

Solicitar avaliação de endocrinologista no caso de pacientes não compensados do ponto de vista clínico e laboratorial, que serão submetidos a cirurgias eletivas.

Os medicamentos antitireoidianos mais utilizados são:

- **Propiltiouracil (PTU) e metimazol**: inibem a síntese de hormônios tireoidianos, impedindo a oxidação e a organificação do iodo. O PTU traz o benefício adicional de inibir a conversão periférica de T4 a T3 em doses altas, sendo por esse motivo mais utilizado no perioperatório. A dose habitual é de 100 mg a cada 8 horas, e a dose máxima é de 400 mg no mesmo tempo. As doses de metimazol variam de 10 a 120 mg ao dia em dose única. A dose deve ser reavaliada a cada 4 a 6 semanas.
- **Betabloqueadores**: o mais utilizado é o propranolol na dose de 10 a 80 mg a cada 6 a 8 horas (1,0 mg venoso no intraoperatório). O esmolol pode ser administrado no intraoperatório com dose de ataque de 500 µg·kg⁻¹ em um minuto e manutenção de 25 a 300 µg·kg⁻¹·min⁻¹.

Devem ser mantidos no dia da cirurgia.

## Recomendações para procedimentos cirúrgicos de urgência ou emergência. Grau de recomendação I, nível de evidência C

- **Fármacos antitireoidianos**: o medicamento de escolha é o PTU em doses altas (1.000 a 1.200 mg ao dia, divididas em três tomadas).
- **Betabloqueadores**: preferir utilização por via venosa.
- **Iodo**: pode ser usado no máximo por 10 dias, já que a inibição da organificação (efeito Wolff-Chaikoff) é transitória, e, após esse tempo, ocorre escape e piora do hipertireoidismo. A solução de lugol, que contém 5% de iodo e 10% de iodeto de potássio, é a mais utilizada, sendo a dose de 0,1 a 0,3 mL a cada 8 horas (3 a 5 gotas).
- **Contrastes iodados**: o ipodato de sódio e o ácido iopanoico são utilizados para compensação, com a vantagem de darem menos escape e inibirem a conversão periférica de T4 a T3. A dose é de 500 mg a cada 8 horas.
- **Corticosteroide**: deve ser administrado quando não houver compensação do hipertireoidismo no intra e no pós-operatório por maior degradação periférica do cortisol. A dose é de 100 mg na indução e 100 mg a cada 8 horas nas primeiras 24 horas.
- **Anestesia**: deve ser dada atenção especial ao aumento de metabolização de medicamentos anestésicos e para o risco de intubação difícil por causa de bócio.
- **Tempestade tireotóxica**: associa-se a índices de mortalidade de 20% a 30%. Diante do quadro clínico abrupto, o tratamento descrito abaixo deve ser iniciado prontamente, mesmo sem confirmação laboratorial.

Tratamento da tempestade tireotóxica:

- Hidratação;
- Resfriamento;
- Inotrópicos;
- PTU ataque (1.000 mg por via digestiva);
- PTU manutenção (200 mg cada 6 horas);
- Suporte ventilatório;
- Controle metabólico por via digestiva;
- Hidrocortisona ataque (300 mg por via venosa);
- Hidrocortisona manutenção (100 mg a cada 8 horas);
- Iodo na forma de lugol por via digestiva ou iodo endovenoso na dose de 1 g a cada 8 horas;
- Se necessário, plasmaférese, diálise ou colestiramina para remover hormônios da circulação.

# Diabetes

## Avaliação do paciente com diabetes melito

### Preparo perioperatório do paciente com diabetes melito

Pacientes portadores de diabetes melito têm mais probabilidade de serem submetidos à intervenção cirúrgica em relação aos que não apresentam essa doença.

A avaliação perioperatória torna-se uma oportunidade adicional de ajuste de doses de medicações, educação do indivíduo e melhora do controle metabólico.[121]

A hiperglicemia não é só deletéria ao sistema cardiovascular, como aumenta a chance de risco para complicações dele no período perioperatório, assim como uma maior possibilidade de infecção.

A preocupação de complicação cardiovascular ainda é maior, pelo fato de o paciente diabético cursar com doença coronariana de forma silenciosa.

A avaliação das funções cardiovascular, renal, neurológica, respiratória e hepática deve ser realizada no período pré-operatório.

## Avaliação da função cardiovascular[109-113]

A doença cardiovascular (DCV) é comumente encontrada em pacientes diabéticos, e mais de 50% desses pacientes morrerão dessa complicação e essa situação agrava-se ainda mais com a idade e com a duração do diabetes.

Recomenda-se avaliação detalhada da função cardiovascular nesse período. A solicitação de avaliação clínica no período pré-operatório muitas vezes se faz mandatória, dependendo da duração do diabetes e em cirurgias de médio e grande porte.

Fatores de risco clínico para DCV em diabéticos (Escores de Risco de Framingham):

- **Presença de manifestação clínica prévia de doença aterosclerótica**: doença coronariana, cerebrovascular ou vascular periférica;
- **Sexo**: o risco relativo aumenta 5 vezes de acordo com a idade, acima de 40 anos para homens e acima de 50 anos para mulheres;
- **Duração elevada do diabetes**: para cada 10 anos de diagnóstico, o risco aumenta 86%, segundo o estudo de Framingham;
- Presença de doença renal (perda de proteína na urina, perda de função renal);
- Presença de neuropatia diabética autonômica;
- Presença de fatores de risco: hipertensão arterial sistêmica, dislipidemia, tabagismo, sedentarismo, aterosclerose precoce na família e síndrome metabólica;
- Presença de fibrilação atrial – risco elevado de AVC embólico;

## Avaliação da função renal

Como a nefropatia diabética está presente em grande número de pacientes diabéticos, tipo 1 ou 2, a avaliação da função renal se impõe nesse período. Dosagem de ureia, creatinina e eletrólitos (Na, K, Mg), além da urinálise, é, em geral, suficiente. Em pacientes com diabetes de longa evolução, que serão submetidos a cirurgias de grande porte, e também naquelas em que é necessário o uso de grande massa de contraste iodado, é válida a realização do *clearance* de creatinina com a urina de 24 horas.

## Avaliação neurológica

Tem como principal objetivo detectar a presença de neuropatia autonômica, complicação comumente encontrada sobretudo em pacientes com diabetes de longa duração.

A presença de hipotensão postural e a frequência cardíaca fixa são alguns sinais que podem advertir quanto à presença de neuropatia autonômica cardiovascular. Deve-se investigar neuropatia gastrintestinal, como gastroparesia diabética e geniturinária (bexiga neurogênica).

## Avaliação hepática

O paciente diabético tem mais chance de desenvolver esteatose hepática e, dependendo da gravidade, pode levar a um comprometimento importante da função hepática.

## Avaliação da função respiratória

O paciente diabético pode desenvolver distúrbios do sono, como a apneia do sono, principalmente naqueles que apresentam sobrepeso. Nos casos onde a doença já está instalada há mais tempo, e também naqueles com pior controle metabólico, a microangiopatia pode acarretar uma piora da função pulmonar.[119]

## Alterações metabólicas

O trauma cirúrgico acarreta efeitos metabólicos, como aumento dos hormônios da contrarregulação insulínica, e tais como catecolaminas, cortisol, glucagon e hormônio do crescimento (GH). Essas alterações são responsáveis pelo intenso catabolismo, fenômeno observado no período pós-operatório.

## Glossário específico

- **Insulina prandial**: dose de insulina rápida (regular) ou ultrarrápida (lispro, asparte, gluilisina) usada para controlar a glicemia pós-prandial, antes da refeição.
- **Insulina basal**: dose de insulina intermediária (NPH) ou lenta (determir ou glargina) para controle de glicemia em jejum e no período interprandial. Utilizada em vários esquemas: em jejum, ao dormir, pré-refeição, dividida em 1 a 2 doses ao dia (determir e glargina) e de 1 a 4 doses ao dia (NPH).
- **Insulina de correção ou suplementar**: dose de insulina rápida (regular) ou ultrarrápida (lispro, asparte, gluilisina) usada para tratar a hiperglicemia que ocorre antes ou entre as refeições, ou quando o paciente está em jejum.
- **Esquema escalonado**: conhecido como "insulina de demanda", "insulina conforme dextro". Esquema de doses de insulina rápida (regular) ou ultrarrápida (lispro, asparte, gluilisina), conforme a glicemia capilar para tratar as hiperglicemias quando acontecem.
- **Esquema basal**: uso de insulina intermediária ou lenta que se dá isoladamente.
- **Esquema basal-bolus ou basal-prandial**: uso de insulinas basal e prandial combinadas.

## Controle glicêmico pré-operatório no paciente ambulatorial (Grau de recomendação I)[114]

- Solicitar glicemia em jejum e hemoglobina glicada para todos os pacientes diabéticos. Nível de evidência C;
- Solicitar glicemia em jejum para pacientes sem história de DM. Nível de evidência C;

- Manter os resultados da glicemia em jejum entre 90 e 130 mg·dL⁻¹, da glicemia pós-prandial (2h) até 180 mg·dL⁻¹ e da hemoglobina glicada < 7%. Nível de evidência A;
- A individualização de metas deve ser considerada para idosos, portadores de ICC, crianças e gestantes. Nível de evidência C;
- Não há evidência suficiente que fundamente o adiamento de cirurgia eletiva com base no valor da glicemia de jejum e da hemoglobina glicada; entretanto, HbA1c > 9% representa média de glicemia maior de 212 mg·dL⁻¹, sendo razoável ajustar o controle antes da cirurgia. Nível de evidência C.

## Manejo da terapia medicamentosa no período perioperatório

Momento ideal de suspensão de medicações. A Tabela 78.1 mostra as recomendações para o momento ideal de suspensão de antidiabéticos orais e injetáveis não insulínicos.[118,120]

Existe uma tendência em se suspender a metformina 24 a 48 horas antes de procedimentos; porém, é mais indicado em situações onde há risco aumentado de acidose lática (do inglês, *metformin associated lactic acidosis* – MALA)[117] no período perioperatório, tomando como exemplo: pacientes com história de lesão renal existente, em cirurgias que possam levar à insuficiência renal aguda no pós operatório, em cirurgias com alta utilização de contraste iodado no intraoperatório ou em pacientes com função cardíaca muito prejudicada.

Nos últimos anos, novas medicações injetáveis e também utilizadas por via oral, foram introduzidas no mercado, para fins de tratamento da diabetes melito tipo 2 e também para população não diabética com o objetivo de perda ponderal. São os incretinomiméticos de ação direta nos receptores da enzima *Glucagon-like peptídeo-1* (GLP-1), que promovem sensação de saciedade, com retardo do esvaziamento gástrico.

São exemplos destas medicações:

- **Liraglutida**: injetável por via subcutânea de uso diário;
- **Semaglutida**: injetável por via subcutânea semanalmente ou por via oral diariamente.

De acordo com as orientações da Sociedade Brasileira de Anestesiologia (SBA) publicadas em 4 de julho de 2023, C.SBA 2055/23, que vão de encontro às da Sociedade Brasileira de Diabetes (SBD) e pela existência de diferentes protocolos em relação à essas medicações, as seguintes condutas devem ser tomadas: suspensão da semaglutida 21 dias antes de procedimento e da liraglutida 48 horas antes, devido ao risco de broncoaspiração, em pacientes que fazem uso da medicação injetável por via subcutânea semanalmente ou por via oral.

O uso de ultrassonografia gástrica muitas vezes auxilia na suspensão ou não do procedimento a ser realizado.

A Tabela 78.2 mostra as recomendações do momento ideal para suspensão de derivados insulínicos, quando da perda de apenas uma refeição para o procedimento anestésico.[118,120]

**Tabela 78.1  Recomendações para o uso perioperatório dos antidiabéticos orais e injetáveis não insulínicos.**

| Classe (nome comercial) | Dia anterior | Dia da cirurgia | |
| --- | --- | --- | --- |
| | | Cirurgia manhã | Cirurgia tarde |
| **Biguanidas** <br> ▪ Metformina (Glifage) | Uso habitual, exceto se contraindicações | | |
| **Sulfoniurelas** <br> ▪ Glicazina (Diamicron) <br> ▪ Glibenclamida (Daonil) <br> ▪ Glimepirida (Amaryl) <br> ▪ Glipizida (Glucotrol) | Uso habitual | Omitir a dose independentemente do horário | |
| **Glininas** <br> ▪ Nateglinida (Starlix) <br> ▪ Repaglinida (Prandin) <br> Inibidores da α-glicosidade <br> ▪ Acarbose (Glucobay) | Uso habitual | Omitir a dose de manhã | Tomar a dose da manhã (pré-refeição), caso o paciente faça o desjejum |
| **Glitazonas** <br> ▪ Rosiglitazona (Avandia) <br> ▪ Pioglitazona (Actos) | Uso habitual | Uso habitual (atenção nos pacientes com risco de congestão cardíaca) | |
| **Inibidores da DPP-IV** <br> ▪ Sitagliptina (Januvia) <br> ▪ Vildagliptina (Glavus) <br> ▪ Saxagliptina (Onglyza) <br> ▪ Alogliptina (Nesina) <br> ▪ Linagliptina (Trayenta) | Uso habitual | Uso habitual ou omitir a dose do dia do procedimento (potencial retardo do esvaziamento gástrico) | |
| **Inibidores SGLT-2** <br> ▪ Dapaglizopina (Forxiga) <br> ▪ Canaglifozina (Invokana) <br> ▪ Empaglifozina (Jardiance) | Uso habitual | Omitir dose no dia as cirugia Atenção para o uso concomitante de diuréticos | |

**Tabela 78.2  Manejo da terapia insulínica para pacientes com período curto de jejum (até uma refeição perdida).**

| Tipo de insulina | Dia anterior | Dia da cirurgia | |
| --- | --- | --- | --- |
| | | Cirurgia manhã | Cirurgia tarde |
| Infusão contínua subcutânea de insulina (bomba) | Manter infusão basal ou reduzir 20%-30% da dose basal se história de hipoglicemia frequente | | |
| Insulina de longa duração ou basal (glargina, detemir) | ▪ Aplicação matinal: manter a dose; <br> ▪ Aplicação noturna: manter a dose ou reduzir 20%-30%[b] | No caso de aplicação matinal[a]: manter a dose ou reduzir 20%-30% se história de hipoglicemia frequente; checar glicemia na admissão | |
| Insulina de duração intermediária (NPH) | ▪ Aplicação matinal: manter a dose <br> ▪ Aplicação noturna: manter a dose ou reduzir 20%-30%[b] | Reduzir em 50% a dose matinal[a]; checar glicemia na admissão; manter inalterada a dose noturna após cirurgia (se já alimentado) | |
| Insulina pré-misturada (NPH + R) | Manter a dose | Reduzir em 50% da dose matinal da insulina intermediária; omitir a dose da insulina rápida/curta. Checar glicemia na admissão. Manter inalterada a dose noturna após cirurgia (se já alimentado) | |
| Análagos de rápida ação ou insulina de curta ação | Manter a dose | Não aplicar a dose | Não aplicar dose |

[a] = No dia da cirurgia a insulina deve ser aplicada de manhã ou deve ser administrada na chegada ao estabelecimento de saúde.
[b] = História de hipoglicemia durante madrugada/manhã.

a) No dia da cirurgia a insulina deve ser aplicada de manhã ou deve ser administrada na chegada ao estabelecimento de saúde.

b) História de hipoglicemia durante madrugada/manhã.

## Controle glicêmico pré-operatório no paciente internado

Se o paciente diabético, ou com hiperglicemia relacionada com o estresse metabólico, estiver internado e for submetido a procedimento cirúrgico, o controle glicêmico deve ser instituído de forma breve, minimizando a chance de hipoglicemias (abaixo de 70 mg·dL$^{-1}$).

### Grau de recomendação I

- Monitoração da glicemia capilar em pacientes diabéticos. Nível de evidência A.
- Avaliar a Hb glicada realizada ambulatorialmente desses pacientes diabéticos, se possível.
- Metas de controle para pacientes com hiperglicemia. Nível de evidência C:
- Glicemias pré-prandiais, entre 100 e 140 mg·dL$^{-1}$;
- Glicemias aleatórias, até 180 mg·dL$^{-1}$;
- Evitar hipoglicemias, abaixo 70 mg·dL$^{-1}$;
- Evitar variabilidade (picos e vales).
- As metas podem ser diferentes em subgrupos específicos, tais como gestantes, idosos, portadores de comorbidades graves e insuficiência cardíaca.
- Monitorar a glicemia capilar em jejum e aleatória em pacientes usuários de medicações orais com Hb glicada < 9%.

### Nível de evidência C

- Em pacientes usuários de medicações orais com Hb glicada ≥ 9%, considerar adiar a cirurgia ou, se não for possível, controlar esse índice de forma breve com insulina e realizar glicemia capilar antes das refeições e ao dormir. Nível de evidência C.
- Em pacientes usuários de insulinas, realizar glicemia capilar antes das refeições e ao dormir.
- O ajuste ou introdução de medicações orais não são indicados para um rápido controle glicêmico intra-hospitalar. As medicações orais têm lento início de ação, além de possuir limitações para alguns pacientes, como portadores de insuficiência cardíaca e/ou insuficiência renal. A melhor forma de fazê-lo é por meio da insulinização em diversos esquemas (insulina basal-prandial com correção de glicemias). Nível de evidência C. Se necessário, solicitar auxílio do especialista.

### Controle glicêmico no dia da cirurgia (em jejum) para pacientes que cursam com hiperglicemia (Grau de recomendação I)

- Os portadores de diabetes devem ser preferencialmente operados no primeiro horário do dia, especialmente os usuários de insulina. Nível de evidência C;
- Deve-se evitar hipoglicemias e a variabilidade glicêmica;
- Monitorar a glicemia capilar a cada 6 horas em pacientes usuários de hipoglicemiantes orais e a cada 4 horas em usuários de insulina. Nível de evidência C;

- Manter glicemias entre 100 e 180 mg·dL$^{-1}$. Nível de evidência C;
- Sugestão de esquema escalado, enquanto estiver em jejum:
  - 141 a 180 mg·dL$^{-1}$ = 01 UI;
  - 181 a 200 mg·dL$^{-1}$ = 02 UI;
  - 201 a 250 mg·dL$^{-1}$ = 03 UI;
  - 251 a 300 mg·dL$^{-1}$ = 04 UI;
  - 301 a 350 mg·dL$^{-1}$ = 06 UI;
  - 351 a 400 mg·dL$^{-1}$ = 08 UI.
- Acima de 401 mg·dL$^{-1}$ = considerar o uso de insulina endovenosa em bomba ou adiar a cirurgia eletiva até melhor controle;
- Se a glicemia estiver abaixo de 100 mg·dL$^{-1}$ orienta-se instalar aporte de glicose em 5 a 10 g/hora (p. ex., 100 mL/h de SG a 5%);
- Se a glicemia estiver abaixo de 70 mg·dL$^{-1}$ orienta-se *bolus* de 60 mL glicose hipertônica a 25% intravenosa, instalar aporte de glicose em 5 a 10 g/hora (preferir 10 g/hora), repetir glicemia capilar a cada 15 minutos até que a glicemia fique acima de 80 mg·dL$^{-1}$.

## Portadores de diabetes melito tipo 1

- Recomenda-se avaliação pré e acompanhamento intra-hospitalar com especialista, se disponível.
- Monitorar a glicemia capilar: pré-refeição e às 22 horas, enquanto se alimentar; a cada 4 horas durante o jejum; e a cada uma hora ou duas horas, se em uso de insulinização intravenosa contínua.
- Jamais substituir as insulinas basal-bolus no pré-operatório por esquema escalonado isoladamente pois pode haver risco de cetoacidose diabética.
- A cirurgia deve ser feita preferencialmente no primeiro horário da manhã.
- Em cirurgia de médio a grande porte, ou com longo tempo, idealmente utilizar insulina intravenosa contínua em bomba assim que iniciar o jejum ou na manhã da cirurgia, mantendo essa terapêutica no intra e no pós-operatório imediato, enquanto estiver em jejum.
- Instalar aporte de glicose na manhã da cirurgia de 5 a 10 g·h$^{-1}$. A opção de quantidade de gramas por hora depende do rigoroso controle glicêmico.

## Cirurgia de emergência em diabéticos

- Avaliar a glicemia antes da cirurgia;
- Corrigir hipoglicemia e manter aporte de glicose de 5 a 10 g·h$^{-1}$ de glicose. Preferencialmente, controlar as hiperglicemias com insulinização intravenosa e manter glicemias entre 80 e 140 mg·dL$^{-1}$.
- Atenção à correção de potássio.

## ■ CONCLUSÕES

O número de procedimentos cirúrgicos em pacientes diabéticos vem aumentando, provavelmente pelo aumento da sobrevida. Consequentemente, tais pacientes são passíveis de sofrer mais intervenções (cardiovasculares, oftalmológicas e vasculares periféricas). Por outro lado, a morbimortalidade vem reduzindo, sem dúvida em razão dos cuidados pré e pós-operatórios, pela vigilância rigorosa da glicemia com a utilização de insulina venosa, além dos cuidados pós-operatórios em unidades apropriadas. Foi publicado o estudo denominado *Nice-Sugar* (*Normoglycemia in Intensive Care Evaluation Survival Using Glucose Algorithm Regulation*),[114] em que foram randomizados mais de 6.000 pacientes em 2 grupos:

- **Grupo 1:** insulinização intensiva, com alvo glicêmico entre 81 e 108 mg·dL⁻¹;
- **Grupo 2:** controle convencional, com glicemia < 180 mg·dL⁻¹.

Cerca de 20% dos pacientes estudados, em ambos os grupos, eram diabéticos. Foi encontrado um aumento significativo da mortalidade, bem como do número de hipoglicemias graves (< 40 mg·dL⁻¹) no grupo de insulinização intensiva.

Com base nessas informações, devemos ser menos rigorosos em alvos glicêmicos tão estritos quando utilizarmos insulinização venosa em UTIs.

Tendo em vista todas essas recomendações, sugere-se que o paciente diabético deva ser avaliado de uma forma individualizada para que possamos obter uma melhor evolução depois do procedimento ao qual será submetido.

## REFERÊNCIAS

1. Reichlin S. Regulation of the hypophysiotropic secretions of the brain. Arch Intern Med. 1975;135(10):1350-61.
2. Fink G. The development of the releasing factor concept. Clin Endocrinol (Oxf). 1976;(5):245S-260S.
3. Ambach G, Palkovits M, Szentagothai J. Blood supply of the rat hypothalamus. IV. Retrochiasmatic area, median eminence, arcuate nucleus. Acta Morphol Acad Sci Hung. 1976;24:93-119.
4. Harris GW. Neural control of the pituitary gland I. Theneurohypophysis. Br Med J. 1951;(2):559-64.
5. Wilson Y, Nag N, Davern P, et al. Visualization of functionally activated circuitry in the brain. Neurobiology. Proc Natl Acad Sci USA. 2002;99(5):3252-7.
6. Bourque CW, Ciura S, Trudel E, et al. Neurophysiological characterization of mammalian osmosensitive neurones. Exp Physiol. 2007;92(3):499-505.
7. Bourque CW. Central mechanisms of osmosensation and systemic osmoregulation. Nat Rev Neurosci. 2008;9:519-31.
8. Nemergut EC, Zuo Z, Jane Jr JA, et al. Predictors of diabetes insipidus after transsphenoidal surgery: a review of 881 patients. J Neurosurg. 2005;103:448-54.
9. Page RB. Pituitary blood flow. Am J Physiol. 1982; 243:E427-42.
10. Ciofi P, Garret M, Lapirot O, et al. Brain-endocrine interactions: a microvascular route in the mediobasal hypothalamus. Endocrinology. 2009;150(12):5509-19.
11. Knigge KM, Joseph SA, Silverman AJ, et al. Further observations on the structure and function of median eminence, with reference to the Organization of RF-producing Elements in the Endocrine Hypothalamus. Progress in Brain Research. 1973;39;7-20.
12. Shaver SW, Pang JJ, Wainman DS, et al. Morphology and function of capillary networks in subregions of the rat tuber cinereum. Cell Tissue Res. 1992;267:437-48.
13. Semple PL, Webb MK, de Villiers JC, et al. Pituitary apoplexy. Neurosurgery. 2005;56(1):65-72; discussion 72-3.
14. Masui K, Yonezawa T, Shinji Y, et al. Pituitary apoplexy caused by hemorrhage from pituitary metastatic melanoma: case report. Neurol Med Chir (Tokyo). 2013;53(10):695-8.
15. Plotz CM, Knowlton AL, Ragan C. The natural history of Cushing's syndrome. Am J Med. 1952;13:597-614.
16. Ross EJ, Marshall-Jones P, Friedman M. Cushing's syndrome: diagnostic criteria. Q J Med. 1966;35:149-92.
17. Ross EJ, Linch DC. Cushing's syndrome-killing disease: discriminatory value of signs and symptoms aiding early diagnosis. Lancet. 1982;646-9.
18. Ferraù F, Korbonits M. Metabolic comorbidities in Cushing's syndrome. Eur J Endocrinol. 2015 Oct;173(4):M133-57.
19. Newell-Price J, Bertagna X, Grossman AB, et al. Cushing's syndrome. Lancet. 2006;367(9522):1605-17.
20. Muiesan ML, Lupia M, Salvetti M, et al. Left ventricular structural and functional characteristics in Cushing's syndrome. J Am Coll Cardiol. 2003;41:2275-9.
21. Sugihara N, MD, Shimizu M, MD, Kita Y, et al. Cardiac characteristics and postoperative courses in Cushing's syndrome. Am J Cardiol. 1992;17:1475-80.
22. Kamenický P, Redheuil A, Roux C, et al. Cardiac structure and function in Cushing's syndrome: a cardiac magnetic resonance imaging study. J Clin Endocrinol Metab. 2014 Nov;99(11):E2144-E2153. Published online 2014 Aug 5. doi: 10.1210/jc.2014-1783
23. Faggiano A, Pivonello R, Spiezia S, et al. Cardiovascular risk factors and common carotid artery caliber and stiffness in patients with Cushing's disease during active disease and 1 year after disease remission. J Clin Endocrinol Metab. 2003;88:2527-33.
24. Boscaro M, Sonino N, Scarda A, et al. Anticoagulant prophylaxis markedly reduces thromboembolic complications in Cushing's syndrome. J Clin Endocrinol Metab. 2002;87:3662-6.
25. Van Zaane B, Nur E, Squizzato A, et al. Hypercoagulable state in Cushing's syndrome: a systematic review. J Clin Endocrinol Metab. 2009;94(8):2743-50.
26. Pivonello R, De Leo M, Vitale P, et al. Pathophysiology of diabetes melito in Cushing's syndrome. Neuroendocrinology. 2010;92(1):77-81.
27. Arnaldi G, Scandali VM, Trementino L, et al. Pathophysiology of dyslipidemia in Cushing's syndrome. Neuroendocrinology. 2010;92(1):86-90.
28. Luton JP, Valcke JC, Turpin G, et al. Muscle et syndrome de Cushing. Ann Endocrinol. 1970;31:157-69.
29. Gupta A, Gupta Y. Glucocorticoid-induced myopathy: pathophysiology, diagnosis, and treatment. Indian J Endocrinol Metab. 2013 Sep;17(5):913-6.
30. Hermus AR, Smals AG, Swinkels LM, et al. Bone mineral density and bone turnover before and after surgical cure of Cushing's syndrome. J Clin Endocrinol Metab. 1995;80:2859-65.
31. Bolanowski M, Halupczok J, Jawiarczyk-Przybyłowska A. Pituitary disorders and osteoporosis. Int J Endocrinol. 2015;2015:206853. Published online 2015 Mar 19. doi: 10.1155/2015/206853
32. Godang K, Ueland T, Bollerslev J. Decreased bone area, bone mineral content, formative markers, and increased bone resorptive markers in endogenous Cushing's syndrome. Eur J Endocrinol. 1999;141:126-31.
33. Fitzpatrick LA. Secondary causes of osteoporosis. Mayo Clin Proc. 2002 May;77(5):453-68.
34. Ohmori N, Nomura K, Ohmori K, et al. Osteoporosis is more prevalent in adrenal than in pituitary Cushing's syndrome. Endocr J. 2003;50:1-7.
35. Lindholm J, Juul S, Jørgensen JO, et al. Incidence and late prognosis of Cushing's syndrome: a population-based study, J Clin Endocrinol Metab. 2001;86(1):117-23.
36. Sonino N, Bonnini S, Fallo F, et al. Personality characteristics and quality of life in patients treated for Cushing's syndrome. Clin Endocrinol (Oxf). 2006;64(3):314-8.
37. Webb SM, Badia X, Barahona MJ, et al. Evaluation of health related quality of life in patients with Cushing's syndrome with a new questionnaire. Eur J Endocrinol. 2008;158(5):623-30.
38. Mancini T, Kola B, Mantero F, et al. High cardiovascular risk in patients with Cushing's syndrome according to 1999 WHO/ISH guidelines. Clin Endocrinol (Oxf). 2004;61(6):768-77.
39. Savage MO, Chan LF, Grossman AB, et al. Work-up and management of paediatric Cushing's syndrome. Curr Opin Endocrinol Diabetes Obes. 2008;15(4):346-51.
40. Magiakou MA, Mastorakos G, Oldfield EH, et al. Cushing's syndrome in children and adolescents. Presentation, diagnosis, and therapy. N Engl J Med. 1994;331(10):629-36.
41. Kaltsas G, Makras P. Skeletal diseases in Cushing's syndrome: osteoporosis versus arthropathy. Neuroendocrinology. 2010;92(1):60-4.
42. Adelman DT, Liebert KLP, Nachtigall LB, et al. Acromegaly: the disease, its impact on patients, and managing the burden of long-term treatment. Int J Gen Med. 2013;(6):31-8.
43. Molitch ME. Clinical manifestations of acromegaly. Endocrinol Metab Clin North Am. 1992;21(3):597-614.
44. Nachtigall L, Delgado A, Swearingen B, et al. Changing patterns in diagnosis and therapy of acromegaly over two decades. J Clin Endocrinol Metab. 2008;93(6):2035-41.
45. Lieberman SA, Bjorkengren AG, Hoffman AR. Rheumatologic and skeletal changes in acromegaly. Endocrinol Metab Clin North Am. 1992 Sep;21(3):615-31.
46. Oktayoglu P, Nas K, Kilinç F, et al. Assessment of the presence of carpal tunnel syndrome in patients with diabetes melito, hypothyroidism and acromegaly. J Clin Diagn Res. 2015 Jun;9(6):OC14-OC18. Published online 2015 Jun 1. doi: 10.7860/JCDR/2015/13149.6101.
47. Baum H, Lüdecke DK, Herrmann HD. Carpal tunnel syndrome and acromegaly. Acta Neurochir (Wien). 1986;83(1-2):54-5.
48. Nabarro JD. Acromegaly. Clin Endocrinol (Oxf). 1987;26(4):481-512.
49. De Sousa A. Depression in acromegaly treated with escitalopram and cognitive therapy. Indian J Psychol Med. 2009 Jan-Jun;31(1):50-1.
50. Freda PU, Shen W, Reyes-Vidal WCM, et al. Skeletal muscle mass in acromegaly assessed by magnetic resonance imaging and dual photon x-ray absorptiometry. J Clin Endocrinol Metab. 2009;94(8):2880-6.
51. Nagulesparen M, Trickey R, Davies MJ, et al. Muscle changes in acromegaly. Br Med J. 1976;2(6041):914-5.

52. Lopes AJ, Guedes da Silva DP, Ferreira Ade S, et al. What is the effect of peripheral muscle fatigue, pulmonary function, and body composition on functional exercise capacity in acromegalic patients? J Phys Ther Sci. 2015 Mar;27(3):719-24.

53. Camilo GB, Guimarães FS, Silva DP, et al. Pulmonary function testing and chest tomography in patients with acromegaly. Multidiscip Respir Med. 2013 Nov 13;8(1):70.

54. Trotman-Dickenson B, Weetman AP, Hughes JM. Upper airflow obstruction and pulmonary function in acromegaly: relationship to disease activity. QJ Med. 1991;79(290):527-38.

55. Colao A, Cuocolo A, Marzullo P, et al. Effects of 1-year treatment with octreotide on cardiac performance in patients with acromegaly. J Clin Endocrinol Metab. 1999;84(1):17-23.

56. Giustina A, Boni E, Romanelli G, et al. Cardiopulmonary performance during exercise in acromegaly, and the effects of acute suppression of growth hormone hypersecretion with octreotide. Am J Cardiol. 1995;75(15):1042-7.

57. Fernandez A, Karavitaki N, J Wass JA. Prevalence of pituitary adenomas: a community-based, cross-sectional study in Banbury (Oxfordshire, UK). Clin Endocrinol (Oxf). 2009;72:377-82.

58. Kaltsas GA, Mukherjee JJ, Jenkins PJ et al. Menstrual irregularity in women with acromegaly. J Clin Endocrinol Metab. 1999;84(8):2731-5.

59. Rajasoorya C, Holdaway IM, Wrightson P, et al. Determinants of clinical outcome and survival in acromegaly. Clin Endocrinol (Oxf). 1994 Jul;41(1):95-102.

60. Sheppard MC. GH and mortality in acromegaly. J Endocrinol Invest. 2005;28(11 Suppl International):75-7.

61. Holdaway IM, Bolland MJ, Gamble GD. A meta-analysis of the effect of lowering serum levels of GH and IGF-I on mortality in acromegaly. Eur J Endocrinol. 2008 Aug;159(2):89-95.

62. Barkan AL. Acromegaly. Diagnosis and therapy. Endocrinol Metab Clin North Am. 1989;18(2):277-310.

63. Kovacs K, Horvath E, Asa SL, et al. Pituitary cells producing more than one hormone. Trends Endocrinol Metab. 1989;1:104-8.

64. Baldelli R, De Marinis L, Bianchi A, et al. Microalbuminuria in insulin sensitivity in patients with growth hormone-secreting pituitary tumor. J Clin Endocrinol Metab. 2008;93(3):710-4.

65. Ciric I, Mikhael M, Stafford T, et al. Transsphenoidal microsurgery of pituitary macroadenomas with long-term follow-up results. J Neurosurg. 1993;59(3):395-401.

66. Cottier JP, Destrieux C, Brunereau L, et al. Cavernous sinus invasion by pituitary adenoma: MR imaging. Radiology. 2000;215(2):463-9.

67. Berezin M, Shimon I, Hadani M. Prolactinoma in 53 men: clinical characteristics and modes of treatment (male prolactinoma). J Endocrinol Invest. 1995;18(6):436-41.

68. Nishioka H, Haraoka J, Akada K. Growth potential of prolactinomas in men: is it really different from women? Surg Neurol. 2003;59(5):386-90, discussion 390-1.

69. Ramot Y, Rapoport MJ, Hagag P, et al. A study of the clinical differences between women and men with hyperprolactinemia. Gynecol Endocrinol. 1996;10(6):397-400.

70. Colao A, Sarno AD, Cappabianca P, et al. Gender differences in the prevalence, clinical features and response to cabergoline in hyperprolactinemia. Eur J Endocrinol. 2003;148(3):325-31.

71. Buurman H, Saeger W. Subclinical adenomas in postmortem pituitaries: Classification and correlations to clinical data. Eur J Endocrinol. 2006;154:753-8.

72. Saeger W, Ludecke DK, Buchfelder M, et al. Pathohistological classification of pituitary tumors: 10 years of experience with the German Pituitary Tumor Registry. Eur J Endocrinol. 2007;156:203-16.

73. Beck-Peccoz P, Brucker-Davis F, Persani L, et al. Thyrotropin-secreting pituitary tumors. Endocr Rev. 1996;17:610-38.

74. Patel YC, Burger HG. Serum thyrotropin (TSH) in pituitary and/or hypothalamic hypothyroidism: normal or elevated basal levels and paradoxical responses to thyrotropin releasing hormone. J Clin Endocrinol Metab. 1973;37:190-6.

75. Dunne FPM, Feely MP, Ferriss JB, et al. Hyperthyroidism, inappropriate plasma TSH and pituitary adenoma in three patients, two receiving long-term phenothiazine therapy. Q J Med. 1990;75:345-54.

76. Beck-Peccoz P, Brucker-Davis F, Persani L, et al. Thyrotropin-secreting pituitary tumors. Endocr Rev. 1996;17:610-38.

77. George JT, Thow JC, Matthews B, et al. Atrial fibrillation associated with a thyroid stimulating hormone-secreting adenoma of the pituitary gland leading to a presentation of acute cardiac decompensation: a case report. J Med Case Reports. 2008;28:67.

78. Zuniga S, Mendoza V, Espinoza IF, et al. A plurihormonal TSH-secreting pituitary microadenoma: report of a case with an atypical clinical presentation and transient response to bromocriptine therapy. Endocr Pathol. 1997;8:81-6.

79. Ross M, Pawlina W. Histology: a text and atlas 6th Edition. Philadelphia: Lippincott Williams & Wilkins; 2011.

80. Melmed S, Polansky KS, Larsen PR, Kronemberg HM. Williams textbook of endocrinology (12th edition). Saunders; 2011.

81. Dunn RB, Kudrath W, Passo SS, Wilson LB. Kaplan USMLE Step 1 Physiology Lecture Notes. Kaplan Publishing; 2011.

82. Longo D, Fauci A, Kasper D, Hauser S, Jameson J, Loscalzo J. Harrison's principles of Internal Medicine. 18th ed. New York: McGraw-Hill; 2012.

83. Lampe GH. Cushing's syndrome. In: Roizen MF, Fleisher LA. Essence of anesthesia practice. Philadelphia: Saunders; 1997. p. 545.

84. Tyrell JB. Cushing's syndrome. In: Wyngaarden JB, Smith LH, Bennet JC. Cecil textbook of medicine. 18th ed. 1988.

85. Funder JW, Carey RM, Fardella C, Gomez-Sanchez CE, Mantero F, Stowasser M, et al. Case detection, diagnosis, and treatment of patients with primary aldosteronism: an endocrine society clinical practice guideline. J Clin Endocrinol Metabol. 2008;93(9):3266-81.

86. Rossi GP, Bernini G, Caliumi C, Desideri G, Fabris B, Ferri C, et al. A prospective study of the prevalence of primary aldosteronism in 1,125 hypertensive patients. J Am Coll Cardiol. 2006;48(11):2293-300.

87. Pitt B, Remme W, Zannad F, Neaton J, Martinez F, Roniker B, et al. Eplerenone, a selective aldosterone blocker, in patients with left ventricular dysfunction after myocardial infarction. New Engl J Med. 2003;348(14):1309-21.

88. Hannemann A, Bidlingmaier M, Friedrich N, Manolopoulou J, Spyroglou A, Volzke H, et al. Screening for primary aldosteronism in hypertensive subjects: results from two German epidemiological studies. European Journal of Endocrinology/European Federation of Endocrine Societies. 2012;167(1):7-15.

89. Hannemann A, Wallaschofski H. Prevalence of primary aldosteronism in patient's cohorts and in population-based studies – a review of the current literature. Hormone and metabolic research = Hormon- und Stoffwechselforschung = Hormones et Metabolisme. 2012;44(3):157-62.

90. Monticone S, D'Ascenzo F, Moretti C, et al. Cardiovascular events and target organ damage in primary aldosteronism compared with essential hypertension: a systematic review and meta-analysis. Lancet Diabetes Endocrinol. 2018;6:41-50.

91. Funder JW, Carey RM, Mantero F, et al. The management of primary aldosteronism: case detection, diagnosis, and treatment: an Endocrine Society Clinical Practice Guideline. J Clin Endocrinol Metab. 2016;101:1889-916.

92. Williams TA, Lenders JWM, Mulatero P, et al. Outcomes after adrenalectomy for unilateral primary aldosteronism: an international consensus on outcome measures and analysis of remission rates in an international cohort. Lancet Diabetes Endocrinol. 2017;5:689-99.

93. Reilly CS. Adrenal disease: cortex and medulla. In: Hall GM, Hunter JM, Cooper MS. Core topics in endocrinology in anaesthesia critical care. United Kingdom: Cambridge University Press; 2010.

94. Cangiani LM, Slullitel A, Portério GMB, Pires OC, Posso IP, Nogueira CS, et al. Tratado de anestesiologia. Atheneu; 2011.

95. Malachias MVB, Victoria IMN. Atualização em feocromocitoma. Rev Bras Cardiol. 2001;2:52-60.

96. Pacak K, Linehan WM, Eisenhofer G, Walther MM, Goldstein DS. Recent advances in genetics, diagnosis, localization, and treatment of pheochromocytoma. Ann Internal Med. 2001;134(4):315-29.

97. Shapiro B, Fig LM. Management of pheochromocytoma. Endocrinology and Metabolism Clinics of North America. 1989;18(2):443-81.

98. Chen H, Sippel RS, O'Dorisio MS, et al. The North American Neuroendocrine Tumor Society consensus guideline for the diagnosis and management of neuroendocrine tumors: pheochromocytoma, paraganglioma, and medullary thyroid cancer. Pancreas. 2010;39:775-783.

99. Shapiro B, Gross MD. Endocrine crises. Pheochromocytoma. Critical Care Clinics. 1991;7(1):1-21.

100. Sheps SG, Jiang NS, Klee GG, van Heerden JA. Recent developments in the diagnosis and treatment of pheochromocytoma. Mayo Clinic Proceedings. 1990;65(1):88-95.

101. Kaplan NM. Pheochromocytoma. In: Kaplan NM. Clinical hypertension. 6th ed. Philadelphia: Willians & Wilkins; 1994. p. 367-87.

102. Ito Y, Fujimoto Y, Obara T. The role of epinephrine, norepinephrine, and dopamine in blood pressure disturbances in patients with pheochromocytoma. World Journal of Surgery. 1992;16(4):759-63; discussion 63-4.

103. Whalen RK, Althausen AF, Daniels GH. Extra-adrenal pheochromocytoma. J Urol. 1992;147(1):1-10.

104. Faical S, Shiota D. [Pheochromocytoma: update on diagnosis and treatment]. Revista da Associação Médica Brasileira. 1997;43(3):237-44.

105. Bravo EL. Pheochromocytoma: new concepts and future trends. Kidney International. 1991;40(3):544-56.

106. Gallen IW, Taylor RS, Salzmann MB, Tooke JE. Twenty-four hour ambulatory blood pressure and heart rate in a patient with a predominantly adrenaline secreting phaeochromocytoma. Postgraduate Med J. 1994;70(826):589-91.

107. Mostbeck A, Galvan G, Bauer P, Eber O, Atefie K, Dam K, et al. The incidence of hyperthyroidism in Austria from 1987 to 1995 before and after an increase in salt iodization in 1990. Eur J Nucl Med. 1998;25(4):367-74.

108. Stehling LC. Anesthetic management of the patient with hyperthyroidism. Anesthesiology. 1974;41(6):585-95.

109. American Diabetes Association. Standards of medical care in diabetes – 2011. Diabetes Care. 2010;34(1):S11-S61.

110. Fox CS, Sullivan L, D'Agostino Jr RB, Wilson PWF. The significant effect of diabetes duration on coronary heart disease mortality the Framingham Heart Study. Diabetes Care. 2004;27:704-8.
111. D'Agostino Jr RB, Vasan RS, Pencina MJ, Wolf PA, Cobain M, Massaro JM, et al. General cardiovascular risk profile for use in primary care: The Framingham Heart Study. Circulation. 2008;117:743-53.
112. Stevens RJ, Kothari V, Adler AI, Straton IM, Holman RI. On behalf of the United Kingdom Prospective Diabetes Study (UKPDS) Group. The UKPDS risk engine: a model for the risk of coronary heart disease in type II diabetes (UKPDS 56). Clin Sci. 2001;101:671-9.
113. Bax JJ, Young LH, Frye RL, Bonow RO, Steinberg HO, et al. Screening for coronary artery disease in patients with diabetes. Diabetes Care. 2007;30:2729-36.
114. Gualandro DM, Yu PC, Calderano D, Marques AC, Pinho C, Caramelli B, et al. II Diretriz de avaliação perioperatória da Sociedade Brasileira de Cardiologia. Arq Bras Cardiol. 2011;96(3 Suppl 1):1-68.
115. Finfer S (The Nice Sugar Study Investigators). Intensive versus conventional glucose control in critically ill patients. N Eng J Med. 2009;360:1283-97.
116. Kuzulugil D. Recent advances in diabetes treatments and their perioperative implications. Curr Opin Anaesthesiol. 2019;32(3):398-404.
117. Cheisson G, Cosson E, Ichai C, Leguerrier AM, Catargi BN, Ouattara A, et al. Perioperative management of adult diabetic patients. Perioperative period. Anaesth Crit Care Pain Med. 2018 Jun:37 Suppl 1:S9-S19.
118. Review Article Evaluation and perioperative management of patients with diabetes melito. A challenge for the anesthesiologist. Rev Bras Anestesiol. 2018;68(1):75-86.
119. Lecube A, Simo R, Punjabi NM, Cano CL, Turini C, Barbe F, et al. Pulmonary function and sleep breathing: two new targets for type 2 diabetes care. Endocr Rev. 2017;38(6):550-73.
120. Elsayed NA, Aleppo G, Aroda VR, Bannuru RR, Brown FM, Bruemmer D, et al. Diabetes care in the hospital: standards of care in diabetes–2023. Diabetes Care. 2023 Jan 1;46(Suppl 1):S267-S278.
121. Grant B, Chowdhury TA. New guidance on the perioperative management of diabetes. Clin Med. 2022;22(1):41-4.

# 79

# Avaliação do Sistema Hematológico

César de Araujo Miranda ▪ Fábio Vieira de Toledo ▪ Ítalo Pires Gomes

## INTRODUÇÃO

A avaliação hematológica é de suma importância para o adequado manejo dos pacientes submetidos a procedimentos cirúrgicos, sobretudo os de grande porte. O sangue é um órgão fluido, responsável por diversas e fundamentais funções para a manutenção da homeostase. Dentre essas funções, pode-se citar: transporte de oxigênio, defesa imunológica, coagulação e manutenção do equilíbrio ácido-base. Portanto, negligenciar tal avaliação significa negligenciar o conhecimento a respeito de funções essenciais para se obter um desfecho clínico favorável. Além disso, a avaliação do sistema hematológico está intimamente relacionada com transfusão sanguínea, e esta, por sua vez, pode proporcionar benefícios, riscos e custos, a depender dos critérios utilizados para sua indicação.

Dada a importância do tema, foi desenvolvido um protocolo com o propósito específico de manejar adequadamente as questões relacionadas à transfusão sanguínea. Esse protocolo recebeu o nome de *Patient Blood Management* (PBM), e suas orientações foram definidas a partir de uma grande revisão sistemática de um enorme esforço de pesquisa que analisou mais de 4 milhões de pacientes. Resumidamente, esse protocolo assenta-se basicamente em três pilares: (1) tratamento da anemia pré-operatória, (2) gatilhos transfusionais e (3) instituição do PBM em si.

Todavia, o sistema hematológico é por demais complexo e, por isso, este capítulo se limitará às alterações mais comuns e pertinentes ao perioperatório. Além disso, questões relacionadas especificamente à transfusão sanguínea e avaliação da perfusão tecidual, embora diretamente relacionadas ao sistema hematológico, serão abordadas em outro capítulo.

## ▪ ANEMIAS CAUSADAS POR DEFICIÊNCIAS NUTRICIONAIS

Já é bem estabelecido que a anemia pré-operatória é frequente e, mesmo quando discreta, resulta em aumento da morbimortalidade.[1,2] A transfusão de hemácias, por exemplo, é um fator de risco significativo para o aumento da morbimortalidade, sendo mais frequente em pacientes anêmicos no pré-operatório.[3,4] Dessa forma, razões como essa fazem com que a anemia pré-operatória sem tratamento constitua uma contraindicação para a realização de cirurgias eletivas.[4] Paradoxalmente, mesmo com os riscos e prejuízos que proporciona, a anemia frequentemente deixa de ser tratada no pré-operatório[5] fazendo com que uma porção significativa de pacientes receba transfusão sanguínea no pós-operatório para tratar anemia que poderia ter sido evitada.[5] A Organização Mundial de Saúde (OMS) define anemia como níveis de hemoglobina (Hb) menores do que 13 g.dL$^{-1}$ nos homens, e menores do que 12 g.dL$^{-1}$ nas mulheres. Os valores dessa faixa de normalidade foram estatisticamente estabelecidos por meio de amostras colhidas em determinada população. Entretanto, existe uma grande diferença entre os valores considerados normais na população geral e os da população a ser submetida a procedimentos cirúrgicos com expectativa de grandes perdas sanguíneas. Essa sutil diferença conceitual fica evidente quando se constata que a probabilidade de transfusão em mulheres é maior do que em homens, como, por exemplo, nas artroplastias de membros inferiores e nas cirurgias cardíacas.[5,6] A explicação para esse comportamento reside no fato de que o sangramento não depende do gênero, porém o volume circulante no gênero feminino é menor do que no masculino, explicando o porquê de a mesma perda sanguínea ter maiores repercussões na população feminina.[5] Ou seja, a própria definição de anemia da OMS tem que ser analisada por outra perspectiva, em que o tipo de cirurgia e a perda sanguínea esperada têm que ser levados em consideração. Visto por essa óptica, alguns autores questionam se de fato homens e mulheres deveriam ter valores normais de hemoglobina diferentes quando há risco de sangramento volumoso, e se há a necessidade de se estabelecer outros valores de referência para a população cirúrgica.[5] Esses questionamentos tornam-se plausíveis quando verificamos no estudo OSTHEO[6] que mulheres submetidas a artroplastias de membros inferiores tinham um risco de 40% de receber transfusão quando sua hemoglobina era 12 g.dL[-1] (valor considerado normal) e de 24% quando a hemoglobina era de 14 g/dL. Tais observações sugerem que a tradicional definição de anemia talvez não seja irrestritamente aplicável na classificação da população cirúrgica feminina. De acordo com a OMS, em 2010, cerca de 32,9% da população mundial – algo em torno de dois bilhões de pessoas – era portadora de algum tipo de anemia, sendo a deficiência de ferro a principal causa.[7] Essa estatística evidentemente sofre interferência de aspectos socioeconômicos, sendo naturalmente agravada pela pobreza.[5] Tal agravante deve ser levado em consideração na avaliação pré-anestésica, uma vez que fazemos parte do grupo de países em desenvolvimento, e, como tal, temos expressiva parte da população vivendo em situação de pobreza ou miséria. A idade avançada é outro importante agravante da incidência de anemia. Segundo o estudo *Third National Health and Nutrition Examination Survey* (NHANES III), a incidência de anemia aumenta progressivamente com a idade, atingindo 6 a 8% da população até 74 anos e 23% dos idosos com mais de 85 anos.[8] Essa incidência é maior ainda nos idosos que necessitam de cuidadores ou que são institucionalizados, atingindo cerca de 40% dessa população.[9] Considerando que a população geriátrica vem aumentando, assim como as intervenções cirúrgicas nessa faixa etária, mais frequentemente se depara com idosos anêmicos e com outras sérias comorbidades. Como dito anteriormente, o tratamento da anemia é frequentemente negligenciado. As razões para isso vão desde o desconheci-

mento do impacto do problema, até conceitos equivocados que permeiam o pensamento de muitos anestesiologistas. Muitos acreditam, por exemplo, que a incidência de anemia na população "cirúrgica" é a mesma da população geral, porém basta lembrar que há uma infinidade de patologias cirúrgicas causadoras de anemia que, por si só, já justificam a maior incidência de anemia nos pacientes cirúrgicos.[5] Muitas dessas patologias cirúrgicas, ou ainda, outras condições clínicas prévias podem ser responsáveis pela chamada "anemia da doença crônica", em que a resposta inflamatória interfere na absorção de ferro e, portanto, muda a abordagem do tratamento da anemia pré-operatória, uma vez que a suplementação de ferro via oral será ineficaz.[10] Por essa razão, diretrizes recentes recomendam que os pacientes a serem submetidos a cirurgias de grande porte deveriam ter uma contagem completa das células sanguíneas (incluindo reticulócitos), avaliação do ferro (ferro sérico, ferritina e saturação de transferrina) e um marcador de inflamação, preferencialmente 30 dias antes da cirurgia.[5,11] Considerando a importância da anemia nos desfechos clínicos, é fundamental na avaliação pré-anestésica identificar de maneira rápida e simples os distúrbios que mais frequentemente causam anemia, com o objetivo de nortear o tratamento e preparar os pacientes adequadamente. Nesse sentido, o algoritmo proposto por Muñoz e col.[10] simplifica sobremaneira essa análise (Figura 79.1).

Esse algoritmo permite identificar rapidamente, por meio da saturação de transferrina (proteína plasmática transportadora de ferro) e dos valores de ferritina (proteína citoplasmática armazenadora de ferro), se a anemia é megaloblástica ou causada por deficiência de ferro e/ou por processo inflamatório subjacente. A investigação de deficiências nutricionais também é importante na avaliação hematológica que antecede cirurgias de grande porte. Os pacientes

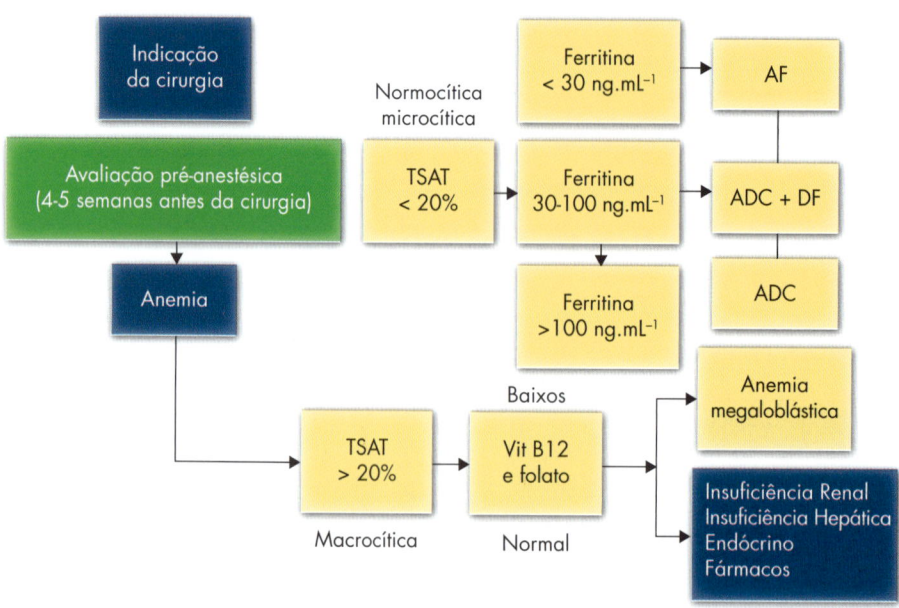

▲**Figura 79.1** Exemplo de algoritmo para investigação de anemia.
TSAT = saturação de transferrina;
AF = anemia ferropriva; ADC = anemia da doença crônica; DF = doença de ferro.

não anêmicos, porém com baixas concentrações de ferritina (< 100 ng.mL[-1]), beneficiam-se da administração de ferro pré-operatória para as cirurgias com expectativa de grande ou moderado sangramento, pois os estoques de ferro podem não ser suficientes para repor as perdas sanguíneas perioperatórias.[12] A administração de ferro por via oral é a maneira mais fácil de se tratar a anemia ferropriva ou o déficit de ferro, porém, para ser, de fato, eficaz, deverá ser feita por um período de pelo menos 4 a 6 semanas antes da cirurgia e na ausência de sangramento ativo ou condição inflamatória.[5] As preparações de ferro intravenosas estão indicadas quando as suplementações por via oral não podem ser utilizadas ou falharam, especialmente nos pacientes com insuficiência renal dialítica, com doenças disabsortivas ou antes/após cirurgias.[13] Essas preparações intravenosas permitem uma resposta hematológica mais rápida e mais completa, além de repor os estoques de ferro de forma mais eficaz, com novas e diversas formulações e diferentes sais de ferro[13] com posologias mais simples, que facilitam o tratamento nos hospitais-dia. As formulações atuais são consideradas seguras e com excelente relação risco-benefício no tratamento da anemia ferropriva, crônica ou aguda, quando utilizadas de maneira apropriada.[13] Da mesma forma, apresentam também boa relação custo-benefício quando se analisam os custos de uma internação prolongada ou em unidade de terapia intensiva que a anemia pode motivar.[5] Ainda em relação às deficiências nutricionais, convém lembrar que a reposição de vitamina B12 e ácido fólico é importante não só no tratamento da anemia megaloblástica, mas também para prover adequado suporte ao processo de hematopoiese consequente ao tratamento da deficiência de ferro.[14] Outra estratégia no tratamento da anemia pré-operatória consiste na utilização da eritropoietina recombinante humana (EPOrh). Na Europa, essa estratégia é utilizada para estimular a eritropoiese nos pacientes com Hb entre 10 e 13 g.dL[-1], com estoques de ferro adequados, que serão submetidos a procedimentos ortopédicos com expectativa de sangramento importante.[15] Nos EUA essa indicação estende-se à outras cirurgias eletivas, excetuando-se as cirurgias cardíacas e vasculares.[5] A EPOrh pode ser utilizada de acordo com diversos esquemas terapêuticos a depender do tempo de tratamento planejado. Entretanto, é obrigatório o seguimento estreito dos pacientes tratados com EPOrh, com mensurações semanais da hemoglobina, a fim de permitir uma otimização e individualização da posologia e evitar a ocorrência de poliglobulia, um importante fator de risco para trombose. Esse acompanhamento é importante porque na presença de estoques adequados de ferro a eritropoetina é capaz de aumentar em até 10 vezes a eritrogênese. A US Food and Drug Administration (FDA) tem alertado a respeito do risco de fenômenos tromboembólicos com o uso da EPOrh, entretanto, metanálise recente mostrou que não há risco aumentado de trombose quando se realiza tromboprofilaxia concomitante ao uso de EPOrh nos pacientes com baixo risco cardiovascular e trombogênico.[5] Nesse sentido, é fundamental tratarmos a deficiência de ferro, ácido fólico e vitamina B12 quando utilizamos a EPOrh, uma vez que estoques adequados desses nutrientes otimizam a terapêutica e reduzem a quantidade de doses necessárias, reduzindo também o tempo de tratamento e, portanto, o risco de trombose.

## ANEMIAS CAUSADAS POR HEMOGLOBINOPATIAS

As principais representantes desse grupo são a anemia falciforme e a talassemia, cuja base da doença é a anormalidade das moléculas de globina. Na anemia falciforme, um defeito nas cadeias beta provoca redução da solubilidade e instabilidade da hemoglobina, levando à formação da hemoglobina S, cuja principal característica é a "foicização" da hemácia, e consequente hemólise, quando ocorrem baixas tensões de oxigênio. O diagnóstico é feito por meio da eletroforese da hemoglobina. Muitos aspectos da fisiopatologia da anemia falciforme continuam incompreendidos, porém o risco que o período perioperatório oferece é bem estabelecido. Portanto, dadas as características da doença, recomendações como evitar hipotermia, hipóxia, desidratação e acidose são naturalmente aceitas. Entretanto, questões a respeito de qual concentração de hemoglobina ou qual percentual máximo de hemoglobina S são seguros no perioperatório[16] não compartilham dessa naturalidade, não havendo consenso a respeito do assunto. Esse dissenso deu origem à diferentes recomendações concernentes à estratégia transfusional, em que alguns autores recomendavam uma estratégia agressiva, enquanto outros recomendavam uma postura mais conservadora.[16] Essa polêmica foi dirimida pelo trabalho de Vichinsky,[17] que mostrou que a incidência de síndrome torácica aguda no perioperatório foi a mesma tanto no grupo com 31% de hemoglobina S quanto no grupo com 59%. Além disso, ocorreram óbitos somente no grupo submetido à estratégia agressiva de transfusão, bem como o dobro de complicações associadas à transfusão. Portanto, não existe evidência que suporte a estratégia agressiva de transfusão, sobretudo no preparo pré-operatório. Considerando a natureza da doença, na qual microinfartos atingem os mais diversos órgãos e um processo inflamatório atinge o endotélio, é fundamental a avaliação da função renal, da função miocárdica e de eventual coronariopatia no pré-operatório.

A talassemia é outro importante representante das hemoglobinopatias. As beta-talassemias são causadas por uma deficiência na síntese das cadeias beta, determinando três fenótipos com diferentes gravidades. A talassemia *major* é a forma mais grave, cuja apresentação clínica ocorre entre 6 e 24 meses de vida. Esses pacientes necessitam de transfusões frequentes e, por essa razão, estão sujeitos a toda sorte de complicações transfusionais que vão desde os riscos infecciosos até a sobrecarga de ferro. Esse depósito de ferro é responsável por diversas repercussões clínicas, como o retardo no crescimento e na maturação sexual na infância.[18] Nas idades mais avançadas, esse depósito de ferro causa fibrose em diversos órgãos, podendo causar cirrose, diabetes mellitus, hipogonadismo, hipoparatireoidismo, hipopitutirismo, hipotireoidismo e miocardiopatia dilatada, sendo o acometimento cardíaco, secundário à siderose miocárdica, a causa de óbito de mais de 70% dos portadores de talassemia *major*.[18] Portanto, essa constelação de problemas demanda criteriosa e detalhada avaliação pré-anestésica, em que os níveis baixos de hemoglobina podem ser, paradoxalmente, em alguns casos, o menor dos problemas nesse tipo de anemia. A talassemia *major* causa osteoporose, fraturas patológicas e uma série de deformidades ósseas craniofaciais e nos ossos longos, razões pelas quais o acesso à via aérea e o posicionamento na mesa de cirurgia devem ser atentamente planejados. As outras formas de talassemia são a talassemia intermédia e a talassemia *minor*. São formas muito mais discretas e com apresentação clínica muito mais branda. A forma intermédia eventualmente necessita de transfusão, enquanto os pacientes com talassemia *minor* são, muitas vezes, portadores assintomáticos.

## ■ AVALIAÇÃO DA COAGULAÇÃO

A substituição do "Modelo da cascata da coagulação" pelo "Modelo celular da Coagulação" proporcionou notável mudança sobre a compreensão da coagulação. Esse entendimento cada vez mais completo a respeito da fisiologia da coagulação tem proporcionado o desenvolvimento de novos anticoagulantes e antiagregantes plaquetários, com perfis farmacocinéticos e farmacodinâmicos melhores. Entretanto, embora o conhecimento da fisiologia e o desenvolvimento de novas medicações tenham se expandido consideravelmente, os testes laboratoriais tradicionais para monitorizar a coagulação não acompanharam esse rápido progresso, de maneira que os testes disponíveis atualmente são incapazes de prover as informações necessárias. Atualmente, os principais testes pré-operatórios que se dispõe são o tempo de pró-trombina (TP) e o tempo de tromboplastina parcial ativada (TTPa), porém, antes de solicitarmos esses exames, temos que nos perguntar qual tipo de informação eles serão capazes de fornecer. De fato, esses testes plasmáticos foram desenvolvidos para monitorizar a heparina, os antagonistas da vitamina K e determinados fatores da coagulação.[19] Esses exames não são capazes de monitorizar distúrbios perioperatórios da coagulação, predizer sangramento ou guiar a hemoterapia no cenário perioperatório.[19] Ou seja, na falta de testes melhores para estudarmos a coagulação, passamos a utilizar um teste que não foi concebido para tal função e, portanto, nesse "improviso", estamos sujeitos a avaliações incompletas ou errôneas. O coagulograma, por exemplo, consegue avaliar somente o início do processo de coagulação, sendo incapaz de avaliar a consistência e a firmeza do coágulo, que são importantes para a hemostasia definitiva. Da mesma maneira, são incapazes de detectar a anticoagulação realizada por determinadas classes de anticoagulantes como os inibidores do fator Xa, por exemplo. Entretanto, observa-se na prática clínica a solicitação indiscriminada do coagulograma como exame pré-operatório em diversas situações em que é absolutamente dispensável. Como consequência, a avaliação clínica pode ser prejudicada devido à grande probabilidade de ocorrer um resultado falso-positivo. Essa interferência fica evidente quando se avalia o valor dos exames pré-operatórios à luz da análise Bayesiana. Considerando que não existe exame 100% sensível e 100% específico, e que o valor anormal é definido como os valores que estão fora de um intervalo de confiança de 95%, cerca de 5% de indivíduos normais podem ter resultados "anormais". Por essa razão, o valor de determinado exame terá mais valor se interpretarmos seu resultado em conjunto com a prevalência da doença na população. Em outras palavras, o resultado positivo de um exame diagnóstico para uma doença rara em determinada população provavelmente será um resultado falso-positivo; enquanto um resultado negativo em uma população com alta prevalência de determinada doença provavelmente será um resultado falso-negativo. Por isso, a análise Bayesiana conclui que um exame diagnóstico será mais útil em uma população com probabilidade moderada de doença. Portanto, considerando que as coagulopatias são raras na população em geral, que não existem exames infalíveis e que o coagulograma não é um exame ideal na avaliação da coagulação, é fundamental uma história clínica de anormalidade da coagulação, ou algum fator de risco, para nortear a indicação do coagulograma e assim reduzir o risco de resultados falso-positivos que podem mais prejudicar do que auxiliar no preparo pré-operatório. Desse modo, a solicitação racional do coagulograma, além de trazer melhor orientação de conduta, diminui significativamente os custos com exames desnecessários tanto no sistema público quanto no privado. Portanto, a avaliação da coagulação por meio do coagulograma deve ser vista com muitas ressalvas. A ineficácia desse tradicional exame pode ser explicada pelo fato de serem testes *in vitro* que ignoram a contribuição do endotélio e a interação das plaquetas, que são componentes fundamentais em todo o processo da coagulação. Evidentemente os fatores de coagulação são importantes, entretanto, o conceito atual é que a coagulação não é uma "cascata", mas, sim, uma "orquestra sinfônica" em que muitos de seus integrantes não são vistos pelo tradicional coagulograma. Um desses componentes é o fibrinogênio. O fibrinogênio é uma proteína plasmática fundamental para formação do coágulo. Além disso, é uma proteína de fase aguda com atividades modulatórias nos processos inflamatórios. Os valores normais de fibrinogênio ficam em uma faixa entre 150 e 400 mg.L$^{-1}$, podendo atingir maiores concentrações em condições específicas como gestação e processos inflamatórios. Assim sendo, o fibrinogênio é importantíssimo na coagulação não só ao ser polimerizado em fibrina, mas porque, antes disso, facilita a agregação plaquetária por meio da ligação aos receptores IIb/IIIa, e por essa razão é fundamental que se tenham concentrações normais de fibrinogênio, sobretudo nas plaquetopenias.[20] A concentração de fibrinogênio pode predizer o sangramento em cirurgias cardíacas[21] e mostrou-se o marcador mais consistentemente associado ao risco de hemorragia no pós-parto.[22] Além disso, a importância atual do fibrinogênio fica evidente quando observamos as recomendações de diversas diretrizes sobre manejo da coagulação e do sangramento focarem sua monitorização e reposição, mostrando o atual entendimento da fisiologia da coagulação. Portanto, fica evidente que, na avaliação pré-anestésica, a dosagem de fibrinogênio é um importante aliado no estudo da coagulação e na orientação da hemoterapia por ser um elemento-chave na hemostasia.

Além do fibrinogênio, as plaquetas são um componente fundamental da hemostasia. São responsáveis pela hemostasia primária e, conforme explica o "Modelo celular", são o "palco" onde acontece a hemostasia secundária. Embora sejam corriqueiramente avaliadas pelos hemogramas convencionais, cabe ressaltar que tal avaliação é extremamente superficial na medida em que as analisamos somente do ponto de vista quantitativo, pois, embora existam testes específicos capazes de avaliar a função plaquetária, eles não são acessíveis. Quando se trata de plaquetas, nem sempre quantidade é sinônimo de qualidade e, por essa razão, existem diversas recomendações a respeito de valores aceitáveis de plaquetas para determinados portes cirúrgicos, de forma que não existe um consenso bem estabelecido sobre o assunto. As recomendações são muito divergentes, mas, em geral, contagens inferiores a 50 mil.mm⁻³ contraindicam procedimentos invasivos, ou valores entre 50.000 e 100.000 mil. mm⁻³ contraindicam procedimentos no neuroeixo ou locais de difícil acesso.[23] Ainda que o assunto seja cercado de controvérsias, considera-se que o gatilho abaixo do qual ocorra aumento do risco de sangramento esteja bem abaixo de 100 mil.mm⁻³, embora nos pacientes de unidade de terapia intensiva, o risco de sangramento nos pacientes com menos de 100 mil.mm⁻³ seja 10 vezes maior do que nos pacientes com números entre 100 e 150 mil.mm⁻³.[23] A contradição dessas estatísticas ilustra muito bem a dificuldade de se avaliar a função plaquetária, pois existem situações de plaquetopenia sem prejuízo da hemostasia primária, assim como podem existir situações de plaquetose com função plaquetária ruim. No entanto, é fato que a plaquetopenia é um achado característico dos pacientes criticamente enfermos, funcionando, inclusive, como um marcador de gravidade.[23]

Por último, cabe ressaltar que, embora esteja bem estabelecido que os testes viscoelásticos avaliam a coagulação de forma muito mais completa e confiável, sua utilização no cenário pré-operatório é ainda mais restrita e difícil do que no intraoperatório e que, por melhores que sejam, ainda assim têm uma série de limitações quando se trata de avaliação da função plaquetária.[23] Dessa forma, dada a complexidade da avaliação precisa da função plaquetária, recomenda-se, sempre que possível, que seja feita por um hematologista para as plaquetopenias importantes.

## ■ DISTÚRBIOS DA COAGULAÇÃO

Os distúrbios da coagulação podem ser divididos em doenças que interferem na hemostasia e doenças que promovem trombose. É importante destacar que os distúrbios da coagulação podem ser causados tanto por patologias, como por medicações anticoagulantes e antiagregantes plaquetárias que acabam por dificultar o manejo perioperatório e aumentam o risco de sangramento (ver Capítulo 57 – Anticoagulantes e Antiagregantes Plaquetários).

### Distúrbios Herdados da Hemostasia

As principais doenças desse grupo são as hemofilias e a doença de von Willebrand, hemofilia A e hemofilia B. São doenças hereditárias, recessivas e ligadas ao sexo, razão pela qual raramente atingem o gênero feminino, com uma relação mulher:homem de 1:10.000.

#### Hemofilias

A hemofilia A é causada pela deficiência do fator VIII e é o tipo mais comum, correspondendo a 85% dos casos de hemofilia. A hemofilia B tem uma incidência bem menor e é causada pela deficiência do fator IX, com as mesmas características de hereditariedade da hemofilia A. Aumentos do TTPa com TP e TS normais levantam a suspeita para a hemofilia

A, cuja confirmação se dá por meio da mensuração do fator específico. A gravidade do sangramento correlaciona-se diretamente com o grau de deficiência do fator de coagulação: sangramento espontâneo, sendo as hemartroses as manifestações mais comuns, ocorre nos casos graves em que há menos de 2% de fator VIII, enquanto as formas intermediárias (fator VIII entre 2% e 10%) e brandas (fator VIII > 10%) sangram excessivamente somente se houver trauma ou nos procedimentos cirúrgicos.[24] Para as cirurgias de grande porte, recomendam-se que a concentração de fator VIII esteja em 100% inclusive até o 5º dia de pós-operatório, enquanto nas cirurgias de menor porte, concentrações de 50% até o primeiro dia de pós-operatório são suficientes.[24] Para atingir esse objetivo, podemos utilizar o 1-deamino-8-D-arginina-vasopressina (DDAVP) somente em pacientes com hemofilia discreta a moderada para cobertura de cirurgias de pequeno porte, pois muitos desses pacientes chegam a ter um incremento de 2 a 4 vezes nas concentrações de fator VIII com essa terapêutica.[24] Quando concentrações mais elevadas são necessárias, opta-se preferencialmente pela reposição do fator específico, deixando a utilização do plasma para situações e locais que não dispõem desse arsenal terapêutico.

### Doença de von Willebrand

É o distúrbio hemorrágico mais comum, acometendo, em diferentes graus de intensidade, cerca de 1% da população geral. Destes, somente 10% são sintomáticos.[24] É um distúrbio tão frequente que se estima que cerca de 20% das mulheres com menorragia sejam portadoras da doença.[24] O fator de von Willebrand é uma proteína produzida pelo endotélio e pelas plaquetas, cujas funções são proporcionar a adesão plaquetária às camadas subendoteliais e transportar o fator VIII. Por esse detalhe fisiológico, as formas graves da doença, isto é, com baixíssimas concentrações de fator de von Willebrand, podem ter uma apresentação clínica semelhante à hemofilia A. A suspeita clínica da doença se faz por meio de uma história de sangramento fácil de mucosa, hematomas frequentes e tempo de sangramento (TS) aumentado, sem outras alterações no coagulograma. O diagnóstico é confirmado por meio da mensuração do fator VIIIc, do antígeno do fator de von Willebrand e de testes específicos que estimam a atividade plaquetária. Caso essas mensurações estejam abaixo de 40% do normal, com TS aumentado e com contagem de plaquetas normal, confirma-se o diagnóstico.[24] A doença de von Willebrand é causada na maioria das vezes por um defeito quantitativo. Por essa razão, a recomendação atual é que se administre DDAVP (0,3 µg.kg⁻¹) cerca de 90 minutos antes do procedimento cirúrgico para aumentar a concentração do fator. Recomenda-se também a utilização do ácido tranexâmico, principalmente no período pós-operatório. Para os casos em que o distúrbio é qualitativo e, portanto, muito mais grave, o DDAVP é ineficaz, sendo necessária a administração de produtos derivados do plasma capazes de fornecer fator VIIIc e o antígeno do fator de von Willebrand.[24]

## ■ O ESTADO HIPERCOAGULÁVEL

Via de regra, os principais fatores de risco para a ocorrência de trombose estão relacionados com o estilo de vida, as características clínicas e o tipo de cirurgia a qual o paciente será submetido. Dessa forma, a obesidade, a imobilidade, o tabagismo, e outros estados pró-trombóticos, como a gravidez, determinadas neoplasias e a poliglobulia, são os fatores de risco mais frequentemente associados à ocorrência de fenômenos tromboembólicos. A policitemia, por exemplo, trata-se de doença bastante rara, principalmente quando primária, cujo aumento do risco de fenômenos tromboembólicos se dá pela hiperviscosidade. Ela é definida pelo hematócrito maior do que 60% nos homens e 53% nas mulheres. No entanto, existe uma série de questões a serem investigadas em uma policitemia, que vai desde a possibilidade de malignidades hematológicas, cardiopatia ou pneumopatia, até mutações da eritropoietina. Portanto, a presença de policitemia demanda avaliação e investigação por hematologista para reduzir o risco de fenômenos tromboembólicos perioperatórios e descartar doenças mais graves.

Existem ainda outros fatores de risco, muitos deles genéticos, passíveis de serem identificados na avaliação pré-anestésica e que, assim como todos os outros fatores de risco, devem receber adequada profilaxia. Desses fatores genéticos, a deficiência de antitrombina III, proteína C e proteína S são importantes causas de trombofilia, sobretudo no período perioperatório, exigindo, portanto, eficiente tromboprofilaxia. A mutação do fator V (de Leiden), a mutação do gene da protrombina e a hiper-homocisteinemia são outros fatores de risco para trombose. A incidência da mutação do gene da protrombina na população geral é de 2%, e a incidência da mutação do fator V chega a 5%. Entretanto, chama a atenção a discrepância entre a incidência do defeito genético e a ocorrência de trombose, o que leva a crer que é necessária a conjunção de outros fatores, além do defeito genético, para que ocorra a trombose. Por essa razão, a história clínica de trombose é mais importante do que a identificação de um fator de risco isolado. Porém, é importante ressaltar que, embora a história clínica seja mais importante, a identificação de quaisquer desses fatores de risco para trombose obriga a instituição de tromboprofilaxia.[24]

### ■ ANORMALIDADES DAS CONTAGENS DAS PLAQUETAS

### Púrpura Trombocitopênica Idiopática

A púrpura trombocitopênica idiopática (PTI) é um distúrbio hemorrágico autoimune, caracterizado pelo desenvolvimento de anticorpos contra as próprias plaquetas, sendo a seguir destruídas no baço e, em menor extensão, no fígado. O baço é o principal local de destruição das hemácias, além de ser o principal local de síntese de anticorpos contra as plaquetas. Na infância, inicia-se de forma aguda, geralmente após a recuperação de uma infecção viral, e é autolimitada, com 70% das crianças recuperando-se 4 a 6 semanas após. Nos adultos, o padrão é diferente, iniciando-se de maneira mais lenta. São diversas opções de tratamento, que vão desde o uso de esteroides e imunoglobulinas até esplenectomia e quimioterápicos, porém nem sempre o tratamento garante remissão permanente, e a doença pode persistir. Nesse cenário, portanto, haverá pacientes com PTI que serão submetidos à esplenectomia, ou pacientes cujo tratamento foi ineficaz e que serão submetidos a procedimento cirúrgico que não guarda relação nenhuma com a doença. De qualquer maneira, em ambas as situações, já existe um acompanhamento com o hematologista, o que facilita o preparo pré-operatório.

### Púrpura Trombocitopênica Trombótica

A púrpura trombocitopênica trombótica (PTT) é uma doença rara e de etiologia desconhecida, que se caracteriza por trombocitopenia grave, anemia hemolítica microangiopática, anormalidades neurológicas e comprometimento renal geralmente reversível. Ocorrem oclusão arteriolar e capilar por trombos plaquetários e fibrina em qualquer órgão, causando exacerbações e melhoras do quadro presumivelmente pela agregação/desagregação plaquetária. Trata-se de doença com elevada mortalidade se não for tratada precocemente, sendo a plasmaférese de grande volume o tratamento de escolha por alcançar um índice de cura em cerca de 70% dos pacientes. A transfusão de plaquetas está contraindicada.[24] Dada a gravidade da doença, os pacientes em investigação de PTT dificilmente serão submetidos a procedimentos cirúrgicos eletivos.

### Síndrome Hemolítico-urêmica

A síndrome hemolítico-urêmica (SHU) é um distúrbio de lactentes e crianças pequenas, que causa anemia hemolítica, acometimentos neurológicos, hipertensão arterial grave e injúria renal importante que invariavelmente leva à hemodiálise. Assim como na PTT, a transfusão de plaquetas é contraindicada.[24]

## DISTÚRBIOS HEMATOLÓGICOS SECUNDÁRIOS

### Insuficiência Renal

A característica redução da produção de eritropoietina nos pacientes portadores de insuficiência renal naturalmente leva à anemia e redução do hematócrito. Além disso, também podem ocorrer redução da adesividade plaquetária, secundariamente à uremia, com consequente aumento do risco de sangramento.[25] Desse modo, esses pacientes beneficiam-se da administração de EPOrh e potencialmente melhoram a coagulação, se houver prejuízo desta, quando recebem DDAVP.[25]

### Doença Hepática

O fígado é o órgão responsável pela produção da maioria dos fatores de coagulação e, por essa razão, o acometimento hepático naturalmente causa importante prejuízo à coagulação. Na cirrose hepática, existem outros agravantes na avaliação hematológica, uma vez que a mudança da citoarquitetura do fígado e o hiperesplenismo causado pela hipertensão portal, além de sequestrarem plaquetas e consequentemente piorarem a coagulação, também reduzem a meia-vida das hemácias em pacientes que já têm uma eritropoese reduzida. Entretanto, embora os pacientes cirróticos frequentemente sejam coagulopatas pelas razões anteriormente expostas, paradoxalmente também são uma população com risco de sofrer fenômenos tromboembólicos. Esse aparente paradoxo pode ser explicado pelo fato de que na hepatopatia perdem-se tanto os fatores pró-coagulantes quanto os fatores anticoagulantes. Portanto, diferentemente do que se acreditava, os pacientes hepatopatas, ainda que com distúrbio da coagulação, não podem ser considerados "naturalmente" anticoagulados.[25]

## Lúpus Eritematoso Sistêmico

Os pacientes portadores de lúpus eritematoso sistêmico (LES) podem apresentar diferentes alterações hematológicas, da coagulopatia à pancitopenia. Alguns pacientes podem se apresentar com um distúrbio hemorrágico secundário à trombocitopenia imune. Outros, porém, podem desenvolver anticorpos contra o receptor Ib da membrana plaquetária, causando a síndrome do anticorpo antifosfolípide, um distúrbio caracterizado por trombose venosa e arterial recorrentes. Por essa razão, esses pacientes frequentemente se apresentam na avaliação pré-anestésica utilizando alguma terapia anticoagulante, sendo importante ressaltar que são pacientes de risco para a ocorrência de fenômenos tromboembólicos, sobretudo no período perioperatório. Em relação à anemia, a principal causa é o processo inflamatório crônico que leva à "anemia da doença crônica", que enseja uma abordagem terapêutica diferente, pois, conforme discutido anteriormente, a suplementação de ferro via oral será ineficaz.

## Plaquetopenia Induzida pela Heparina

É um distúrbio caracterizado pela redução da contagem de plaquetas em associação com uma progressiva tendência trombótica que afeta grandes veias e artérias.[26] A trombocitopenia é causada por um anticorpo específico contra um fator plaquetário que promove e inicia a adesão plaquetária e a trombose. Inicia-se geralmente entre o 5º e o 10º dia de utilização da heparina, sendo mais frequente com a heparina não fracionada do que com a heparina de baixo peso molecular. O diagnóstico é clínico e a heparina deverá ser interrompida assim que houver a suspeita.[26] O conhecimento dessa síndrome é muito importante porque a tromboprofilaxia com heparina é muito utilizada nos pacientes internados e, portanto, deve-se atentar a esse risco na avaliação pré-anestésica desses pacientes.

## Malignidades Hematológicas

São diversas as malignidades existentes e, consequentemente, diversas são as alterações hematológicas. As doenças mais comuns são as mieloproliperativas, sendo a trombocitose a alteração mais frequente. Ironicamente, embora no pré-operatório a preocupação seja a trombose, no intraoperatório, esses pacientes com elevadas contagem de plaquetas não necessariamente reagem bem ao sangramento, apresentando muitas vezes disfunção plaquetária.[24] Dessa forma, no preparo pré-operatório pode ser necessário reservar concentrados de plaquetas para eventual uso em caso de hemorragia significativa no intraoperatório, mesmo para pacientes com plaquetose secundária a doenças mieloproliferativas. Evidentemente, esse tipo de paciente necessitará de uma avaliação mais detalhada no intraoperatório para orientar essas condutas.

## Pré-eclâmpsia/Síndrome HELLP

A grande parte dos sintomas associados com a pré-eclâmpsia são decorrentes da vasoconstrição sistêmica e aumento da agregação plaquetária. Tais alterações são explicadas em parte pelo desequilíbrio na relação entre tromboxano e prostaciclina, que acabam por levar à isquemia hepática, consumo de plaquetas e hemólise.[27] Portanto, tais condições devem ser investigadas, pois são determinantes da conduta anestésica a ser adotada.

## REFERÊNCIAS

1. Musallam KM, Tamim HM, Richards T, et al. Preoperative anaemia and postoperative outcomes in non-cardiac surgery: a retrospective cohort study. Lancet. 2011;378:1396-407.
2. Baron DM, Hochrieser H, Posch M, et al. Preoperative anaemia is associated with poor clinical outcome in non-cardiac surgery patients. Br J Anaesth. 2014;113:416-23.
3. Gombotz H, Rehak PH, Shander A, et al. Blood use in elective surgery: the Austrian benchmark study. Transfusion. 2007;47:1468-80.
4. Spahn DR, Goodnough LT. Alternatives to blood transfusion. Lancet. 2013;381:1855-65.
5. Muñoz M, Gómez-Ramírez S, Kozek-Langenecker S, et al. 'Fit to fly': overcoming the barriers to preoperative haemoglobin optimization in surgical patients. Br J Anaesth. 2015;115:15-24.
6. Rosencher N, Kerkkamp HE, Macheras G, et al. Orthopedic Surgery Transfusion Hemoglobin European Overview (OSTHEO) study: blood management in elective knee and hip arthroplasty in Europe. Transfusion. 2003;43:459-69.
7. Kassebaum NJ, Jasrasaria R, Naghavi M, et al. A systematic analysis of global anemia burden from 1990 to 2010. Blood. 2014;123:615-24.
8. Guralnik JM, Eisenstaedt RS, Ferrucci L, et al. The prevalence of anemia in persons aged 65 and older in the United States: evidence for a high rate of unexplained anemia. Blood. 2004;104:2263-8.
9. Gaskell H, Derry S, Andrew Moore R, et al. Prevalence of anaemia in older persons: systematic review. BMC Geriatr. 2008;8:1.
10. Muñoz M, Garcia-Erce JA, Remacha AF. Disorders of iron metabolism. Part II: iron deficiency and iron overload. J Clin Pathol. 2011;64:287-96.
11. Kozek-Langenecker SA, Afshari A, Albaladejo P. Management of severe perioperative bleeding: guidelines from the European Society of Anaesthesiology. Eur J Anaesthesiol. 2013;30:270-382.
12. Beris P, Muñoz M, García-Erce JA, et al. Perioperative anaemia management: consensus statement on the role of intravenous iron. Br J Anaesth. 2008;100:599-604.
13. European Medicines Agency. New Recommendations to Manage Risk of Allergic Reactions with Intravenous Iron-Containing Medicines. London: European Medicines Agency. [Internet] [Acesso em: 03 nov 2016]. Disponível em: http://www.ema.europa.eu/ema/ index.jsp?curl=pages/news_and_events/news/2013/06/newsdetail_001833.jsp&mid=WC0b01ac058004d5c1.
14. Theusinger OM, Kind SL, Seifert B, et al. Patient Blood Management in Orthopaedic surgery- a four year follow up from 2008 to 2011 at the Balgrist University Hospital in Zurich, Switzerland on transfusion requirements and blood loss. Blood Transfusion. 2014;12:195-203.
15. Kozek-Langenecker SA, Afshari A, Albaladejo P, et al. Management of severe perioperative bleeding: guidelines from the European Society of Anaesthesiology. Eur J Anaesthesiol. 2013;30:270-382.
16. Tobin JR, Butterworth J. Sickle Cell disease: Dogma, Science and Clinical Care. Anesth Analg. 2004;98:283-4.

17. Vichinsky EP, Haberkern CM, Neumayr L, et al. A comparison of conservative and aggressive transfusion regimens in the perioperative management of sickle cell disease. N Engl J Med. 1995;333:206-13.

18. Borgna-Pignatti C. Thalassemias and related disorders: quantitative disorders of hemglobin synthesis. Wintrobe's Clinical Hematology. Philadelphia: Lippincott Williams & Wilkins, 2004. p.1319-65.

19. Haas T, Fries D, Tanaka KA, et al. Usefulness of standard plasma coagulation tests in the management of perioperative coagulopathic bleeding: is there any evidence? Br J Anaesth. 2015;114(2):217-24.

20. Lang T, Johanning K, Metzler H, et al. The effects of fibrinogen levels on thromboelastometric variables in the presence of thrombocytopenia. Anesth Analg. 2009;108:751-8.

21. Karlsson M, Ternstrom L, Hyllner M et al. Plasma fibrinogen level, bleeding, and transfusion after on-pump coronary artery bypass grafting surgery: a prospective observational study. Transfusion. 2008;48:2152-8.

22. Charbit B, Mandelbrot L, Samain E, et al. The decrease of fibrinogen is an early predictor of the severity of postpartum hemorrhage. J Thromb Haemost. 2007;5:266-73.

23. Rice TW, Wheeler AP. Coagulopathy in critically ill. Chest. 2009; 136:1622-30.

24. Martlew VJ. Perioperative management of patients with coagulation disorders. Br J Anaesth. 2000;84:446-55.

25. Livio M, Benigni A, Ramuzzi G. Coagulation abnormalities in uremia. Semin Nephrol. 1985;5:82-90.

26. Chong BH. Heparin induced trombocytopenia. Br J Haematol. 1995;89:421-39.

27. Wang Y, Walsh SW, Kay HH. Placental lipid peroxides and thromboxane are increased and prostacyclin is decreased in women with preeclampsia. Am J Obstet Gynecol. 1992;167:946.

# 80

# Avaliação das Doenças do Tecido Conjuntivo e Musculoesqueléticas

Helga Cristina Almeida da Silva ▪ Marcelo Wajchenberg

## INTRODUÇÃO

Pacientes com doenças do tecido conjuntivo e musculoesqueléticas podem apresentar reações atípicas ou mesmo piora da sua condição clínica após procedimentos anestésicos.[1] Assim, durante o pré-operatório é preciso identificar as alterações sugestivas dessas doenças, de forma a solicitar a avaliação do respectivo especialista e os exames subsidiários necessários para verificar os agravos que cada paciente apresenta.[2] De posse desses dados, o anestesiologista poderá planejar a técnica mais segura para cada caso, expondo ao paciente e à família os riscos e benefícios das opções disponíveis, bem como garantindo o acompanhamento para possíveis complicações no pós-operatório – momento em que pode ser necessário reserva de vaga na UTI.[3] Recentemente, o European Neuromuscular Centre patrocinou um encontro internacional com anestesiologistas e neurologistas especialistas em doenças neuromusculares, resultando em consenso sobre o manejo anestésico nessas doenças.[4,5]

## ▪ ANAMNESE, EXAME FÍSICO E EXAMES LABORATORIAIS

A anamnese detalhada é importante tanto para o diagnóstico etiológico quanto para o anestesiologista estabelecer empatia com o paciente e sua família, procurando obter detalhes dos exames e tratamentos realizados anteriormente. Os pacientes com doenças do tecido conjuntivo e musculoesqueléticas e suas famílias geralmente já passaram por várias consultas, terapias e até cirurgias prévias, causando grande estresse. O médico deve estar atento a todos esses fatores e ainda na identificação das causas da doença e suas possíveis intercorrências.

O exame físico deve ser feito em local calmo, temperatura do ambiente agradável (a espasticidade aumenta durante o frio) e o paciente, principalmente se for criança, deve estar bastante tranquilo (o choro e o nervosismo interferem no tônus muscular).

Durante o exame físico os seguintes aspectos devem ser investigados:

a) Grau de força muscular e controle seletivo de face, tronco e membros.

b) Análise do tônus e trofismo muscular, com atenção à presença de diminuição (hipotonia, hipotrofia) ou aumento (espasticidade, distonia, rigidez, atetose, hipertrofia).

c) Investigação da mobilização passiva e alongamento, com possibilidade de aumento (hiperextensibilidade articular) ou diminuição (contraturas e deformidades flexíveis ou fixas das grandes articulações dos pés e torcionais dos grandes ossos).

d) Avaliação do equilíbrio do tronco e das posturas sentada e ortostática. Exame da coluna vertebral, obliquidade pélvica e articulações.

e) Exame da marcha, o qual permite avaliar as posturas dinâmicas dos membros que, com frequência, são diferentes do exame estático na posição supina.

f) Pesquisa dos reflexos osteotendíneos.

g) Observação de dismorfismos.

Em particular, a força muscular deve ser avaliada de forma detalhada, procurando isolar grupos musculares, por meio dos movimentos produzidos, cabendo ao examinador graduar de acordo com a resposta do paciente. Deve-se examinar isoladamente os membros superiores e inferiores, considerando o porte e a força do paciente, graduando da seguinte forma cada um dos grupos examinados (Kendall & McCreary, 1990):[6]

- **Grau 0:** Ausência de movimento (fasciculações involuntárias são incluídas neste grupo);
- **Grau 1:** Esboço de movimento;
- **Grau 2:** Movimento efetivo sem superar a força da gravidade;
- **Grau 3:** Movimento efetivo que vence a gravidade, mas não a força do examinador;
- **Grau 4:** Consegue vencer parcialmente a força do examinador;
- **Grau 5:** Movimento normal, vencendo a força do examinador.

## Alterações Musculares[4,5,7-16]

As doenças musculares, ou miopatias, podem se manifestar como fraqueza muscular evidente ou queixas mais subjetivas, como intolerância ao esforço físico, dor muscular (mialgia), câimbras ou até incapacidade de relaxar a musculatura após uma contração (miotonia). A miotonia pode ser induzida por alterações da temperatura, contrações musculares, e estimulação elétrica (eletroneuromiografia, uso de bisturi elétrico). As queixas podem seguir sempre o mesmo padrão, ou pode haver variabilidade decorrente do grau de atividade física, temperatura do ambiente ou mesmo tipo de alimentação.

O início dos sintomas pode ocorrer desde o período gestacional (diminuição do movimento fetal), até o período neonatal (atraso do desenvolvimento motor), a infância ou a vida adulta; ocasionalmente o paciente não se dá conta de sua limitação física e restringe inconscientemente seu nível de atividade física, assumindo uma vida sedentária. Comumente podem-se constatar outros familiares acometidos, indicando hereditariedade. A instalação é variável, desde aguda, como nas miopatias infecciosas e rabdomiólises, até crônica, como nas miopatias degenerativas (ou distrofias); raramente a instalação é episódica, como nas paralisias periódicas, em que períodos de normalidade são entremeados com instalação de paralisia aguda que pode durar dias ou semanas. As crises de paralisia periódica podem ser desencadeadas por situações que levem a mudanças do potássio sérico, como ingestão de alimentos ricos em potássio (banana, laranja) na forma hipercalêmica ou carboidratos na forma hipocalêmica, além de casos sem alteração do potássio sérico (paralisia periódica normocalêmica). A paralisia também pode ocorrer no pós-operatório, associada à ocorrência intraoperatória de oscilações da ventilação, da glicemia, ou do potássio sérico.

O exame físico tipicamente revela diminuição da força muscular, com atrofia e diminuição do tônus à palpação, reflexos osteotendíneos diminuídos ou ausentes, e alterações posturais e da marcha, como cifose, escoliose, acentuação da lordose lombar, andar com báscula de quadril (marcha anserina) e levantar miopático ou sinal de Gowers (para se levantar do chão, o paciente apoia as mãos em pernas e depois em coxas, como que escalando os membros inferiores). Alterações faciais e estigmas corporais podem ocorrer, tais como orelha evertida e/ou com implantação abaixo da linha dos olhos, estrabismo, ptose palpebral, macroglossia e palato ogival. A fraqueza muscular pode se associar com retrações articulares

e deformidades congênitas como luxação de quadril e/ou pé torto. O acometimento da musculatura da orofaringe pode levar a engasgos e disfagia, e a dispneia resulta do envolvimento dos músculos intercostais e diafragma. A investigação laboratorial nas miopatias inicia-se com a medida das enzimas musculares séricas, como a creatinofosfoquinase ou creatinoquinase (CPK ou CK), que podem estar normais ou levemente aumentadas (até cinco vezes o valor normal) na maioria das miopatias, ou muito aumentadas nas distrofias musculares (10 a 20 vezes o valor normal). Nas paralisias periódicas, é indicado medir o potássio sérico. Pela possibilidade de insuficiência respiratória restritiva, é mandatória a realização de prova de função pulmonar (espirometria), para avaliação de capacidade vital forçada (CVF), e de gasometria, para análise de hipoxemia e retenção de gás carbônico. Miopatas em fases mais avançadas da doença podem ser dependentes de ventilação mecânica não invasiva, como CPAP ou BIPAP. Devido ao fato de várias miopatias afetarem o músculo cardíaco, deve-se realizar eletrocardiograma, radiografia de tórax, ecocardiograma, Holter e, no caso de alterações, avaliação com cardiologista e estudos funcionais com tomografia ou ressonância cardíaca. Insuficiência cardíaca congestiva e distúrbios de condução com necessidade de marca-passo ou desfibrilador implantável podem ocorrer em miopatias específicas.

Em nosso meio, muitas vezes o paciente tem a suspeita diagnóstica de miopatia, mas ainda não foi definido o subtipo específico, o que é feito com a colaboração do neurologista/neuropediatra e/ou geneticista, usando exames como eletroneuromiografia (revela padrão miopático, pode evidenciar miotonia subclínica), biopsia muscular com estudo histoquímico e imuno-histoquímico, exames de imagem muscular como ultrassonografia e ressonância magnética, exames de imagem de encéfalo, teste de contratura muscular *in vitro* (diagnóstico da suscetibilidade à hipertermia maligna) e genética (encontro da mutação específica).

## Alterações Articulares e Esqueléticas[17,18]

As limitações dos movimentos articulares ocorrem tardiamente em várias doenças neuromusculares. No entanto, em algumas miopatias e doenças neurogênicas, restrições (limitações) articulares podem ser consideradas a principal característica da doença. Restrições articulares múltiplas ao nascimento são características da artrogripose, mas estão presentes como sintomas em várias outras doenças, como miopatias, distúrbios dos nervos periféricos, lesões das células do corno anterior da medula espinhal e doenças da placa (junção) mioneural, denotando início precoce da imobilidade e fraqueza. Por outro lado, numerosas distrofias musculares têm como característica a evolução progressiva de contraturas, como do tendão de Aquiles e cotovelos, presentes nas síndromes do tipo distrofia muscular de Emery-Dreifuss, e dos dedos longos, na miopatia de Bethlem (forma leve da deficiência de colágeno 6 por mutação no gene *COL6A1*) e na distrofia muscular de cintura membros tipo 2A (LGMD2A).

A presença e a época do desenvolvimento de escoliose e rigidez na coluna vertebral também são indicadores que auxiliam no diagnóstico e prognóstico das doenças neuromusculares. Esses sinais são frequentes na miopatia *core* relacionada à mutação do gene da selenoproteína (*SEPN-1*) e na distrofia muscular de Emery-Dreifuss. A abordagem das deformidades da coluna vertebral torna-se fundamental na qualidade de vida dos pacientes e até na sua sobrevivência, pois a falha na indicação do tratamento adequado poderá causar deformidades no tórax, agravando, em determinadas situações, a capacidade respiratória. Alguns pacientes miopatas têm o momento preciso de eventual indicação cirúrgica para correção da deformidade, principalmente devido às condições clínicas necessárias para cirurgias de grande porte e estruturação dos desvios, que podem tornar os procedimentos mais complexos e desgastantes ao paciente já debilitado.

As deformidades dos pés, como pé cavo, com encurtamento do tendão de Aquiles, associadas à fraqueza distal, geralmente, mas não invariavelmente, apontam para doença de origem neurogênica. O pé torto (deformidade equinovaro dos pés) também pode estar presente em algumas miopatias congênitas. A luxação do quadril é uma característica comum em alguns distúrbios congênitos como a distrofia muscular congênita de Ullrich (forma grave da deficiência de colágeno 6 por mutação no gene *COL6A1*) e a miopatia *core* relacionada a mutação do gene rianodina (*RYR-1*). Em contraste, frouxidão ligamentar e articular pode ser um achado não específico, encontrado na população em geral, mas é particularmente marcante na distrofia muscular congênita de Ullrich. As alterações esqueléticas observadas com maior frequência serão abordadas por grupo articular a seguir.

- **Quadril:** o mecanismo das deformidades do quadril depende da musculatura em contratura ou espástica, principalmente do psoas e dos adutores, que, associada à falta de carga nos não deambuladores, determina o aparecimento do valgismo e da anteversão do colo femoral. O valgismo do quadril, causado pela intensa contratura dos músculos adutores, é uma situação extremamente difícil para os pacientes, pois força a coxa em direção do eixo axial, na direção da genitália e ânus, prejudicando imensamente a higiene do paciente. Concomitantemente está associada fraqueza ou mesmo paralisia dos músculos glúteos médio e máximo, piorando a situação descrita. A avaliação radiográfica dos quadris é imprescindível e deve ser realizada principalmente nos não deambuladores e nos deambuladores que apresentam qualquer desequilíbrio muscular ao redor dos quadris, pois uma das metas principais do tratamento ortopédico é manter os quadris centrados.

Inicialmente deve-se verificar o nivelamento da bacia, em posição supina, considerando que a bacia oblíqua pode ser o sinal de uma escoliose. A manobra de Thomas, realizada em decúbito dorsal, flexionando-se ambos os quadris, até retificação da lordose lombar e estendendo progressivamente o quadril examinado até o ponto em que este não progrida mais, determina o grau de flexão fixa dos quadris ocasionada principalmente pela contratura ou espasticidade do músculo psoas e secundariamente do fáscia lata e reto anterior. A seguir, testa-se a rotação interna e externa com o paciente em decúbito ventral; as alterações de rotação dependem das contraturas musculares dos adutores e rotadores, mas, principalmente quando a rotação interna está acima de 30 graus, também

são uma boa indicação do grau de anteversão dos colos femorais, que é exagerada nas crianças com doenças neuromusculares, principalmente nas não deambuladoras.

A tríade de flexão–adução–anteversão é a principal causa de subluxação-luxação do quadril. A subluxação ou luxação do quadril, apesar de estar presente nos diplégicos, é mais comum nos tetraparéticos não deambuladores. Nas escolioses com obliquidade pélvica, a luxação do quadril é frequente do lado mais elevado da pelve. A subluxação ou a luxação do quadril são causa de artrodese precoce por alterações na cabeça femoral e podem se tornar extremamente dolorosas e incapacitantes.

Outra alteração frequente é a associação da flexão do quadril com a flexão do joelho, rotação externa da tíbia e pé valgo abduto – que produz a marcha agachada ou em *crouch* –, que é agravada quando existe fraqueza do gastrocnêmio-sóleo.

- **Joelho:** durante a marcha o joelho tem uma ampla mobilidade na fase de balanço até uma semirrigidez na fase de apoio. Nas doenças que afetam essa articulação, o joelho pode apresentar-se mais rígido em flexão durante todo o ciclo da marcha – é a marcha com o joelho rígido em flexão (*stiff knee gait*). Basicamente, o mecanismo do joelho rígido é coespasticidade ou contratura do reto anterior e dos flexores.

O teste de Elly-Duncan serve para determinar o grau de contratura ou espasticidade do reto anterior. O teste é realizado com o paciente em decúbito ventral com o joelho em extensão; nessa situação, o joelho é rapidamente flexionado; quando existe espasticidade do reto, a pelve eleva-se acima do nível da mesa e o examinador sente concomitantemente uma dificuldade para flexionar o joelho.

A medida do ângulo poplíteo permite avaliar os componentes fixo e flexível do joelho em flexão. O teste é realizado em decúbito dorsal com o quadril em flexão de 90 graus, em seguida o joelho é levado à extensão até o limite permitido pela espasticidade da musculatura flexora. O ângulo poplíteo é medido a partir de 90 graus e vai diminuindo até o ângulo zero (180 graus). Na criança saudável, o ângulo é de 5 graus; o ângulo de 20 graus é considerado de espasticidade/contratura leve (sem indicação cirúrgica) e, quando é de 30 graus ou mais, a deformidade deve ser tratada cirurgicamente. O alongamento exagerado dos flexores pode levar o joelho para recurvo, que é pior para a marcha do que o joelho em flexão.

Ainda no joelho, verificamos a mobilidade patelar e se existe patela alta, que é consequência da espasticidade/contratura do reto anterior, o qual traciona a patela superiormente causando um estiramento do tendão patelar, que pode ser causa de dor no joelho por artrodese femoropatelar precoce. A patela alta é consequência do joelho em flexão na presença de espasticidade do reto (cocontração do reto e dos flexores do joelho).

- **Tíbia:** a rotação externa da tíbia é mais frequente que a rotação interna e surge como consequência do valgismo dos pés e como compensação à rotação interna do quadril.

- **Tornozelo e pé:** o equino do tornozelo, em flexão plantar do pé (queda do pé), o valgismo (posição para fora) e o varismo (para dentro) do pé são, pela ordem, as deformidades mais frequentes nessa região. Seguem-se o hálux valgo e a garra dos artelhos.

O teste para a avaliação do pé equino é feito com o joelho em flexão e em extensão. Se a dorsiflexão do pé com o joelho em flexão for maior do que aquela obtida com o joelho em extensão, isto é indicação de que os gastrocnêmios estão mais espásticos ou com maior contratura que o solear. Se o equino se mantiver com o joelho em flexão é sinal que o solear também está comprometido. Geralmente o acometimento é mais frequente nos gastrocnêmios.

O valgismo do pé está associado a espasticidade dos fibulares e com frequência vem associado ao equinismo. Essas deformidades são progressivas no paciente deambulador e levam o pé à deformidade em "mata-borrão", deformidade inversa à fisiológica relacionada à manutenção do arco plantar normal.

O pé varo, com a planta do pé voltada para dentro, em relação ao eixo axial, surge principalmente por predominância do músculo tibial posterior, mas também do tibial anterior. Tal deformidade é mais frequente nos hemiplégicos. Se a responsabilidade pelo varismo depende do tibial anterior ou posterior, deve ser avaliada por um minucioso exame clínico. O laboratório de marcha associado à eletroneuromiografia pode contribuir para o diagnóstico.

## Alterações do Tecido Conjuntivo[19,20]

A capacidade de desenvolver movimentos articulares com amplitude maior que o normal é conhecida como hipermobilidade articular e pode ser tanto uma característica benigna, presente em até 20% da população normal , quanto uma manifestação de defeitos genéticos na formação do tecido conjuntivo, como a osteogênese imperfeita e as síndromes de Ehrles-Danlos e de Marfan (hipermobilidade articular, dilatação aórtica, *ectopia lentis* e aspecto marfanoide: escoliose, *pectus carinatum/excavatum*, dedos/mãos e pés longos, envergadura maior que altura). Nessas doenças, aumenta a chance de deslocamentos, subluxações e traumas articulares. Para a avaliação da hipermobilidade articular podem ser empregados desde a medida da amplitude de movimentação articular com instrumentos específicos (goniometria) e testes lineares (avaliam a amplitude de movimento com escala métrica, como o teste de sentar e alcançar os dedos dos pés), até escalas padronizadas, das quais a mais simples é o *Questionário de Cinco Partes para Identificar Hipermobilidade* (hipermobilidade articular presente se duas ou mais respostas afirmativas):

1. Você consegue (ou já conseguiu) colocar as palmas das mãos no chão sem dobrar os joelhos?
2. Você consegue (ou já conseguiu) dobrar o polegar até tocar o seu antebraço?
3. Quando criança você divertia seus amigos contorcendo o seu corpo em posições estranhas ou podia abrir completamente as pernas, como os bailarinos?
4. Quando criança ou adolescente, você já deslocou o ombro ou a patela do joelho em mais de uma ocasião?
5. Você se considera mais flexível que o normal?

## DOENÇAS E CUIDADOS NA ANESTESIA

Neste item, serão discutidas peculiaridades de algumas doenças que necessitam de cuidados especiais na anestesia, seja por riscos e dificuldades no posicionamento, seja por reações atípicas na anestesia.

## Artrogripose[21,22]

Doença caracterizada por contraturas articulares congênitas em mais de duas áreas do corpo, que ocorre durante a formação do feto e não na embriogênese. As causas estão relacionadas a fatores que limitem a mobilidade fetal intrauterina, de forma que há adequada formação articular, porém, devido à falta de mobilidade, as superfícies articulares são danificadas, piorando a mobilidade e agravando as contraturas.

Os danos intrauterinos podem ser causados por fatores miopáticos (formação muscular alterada), neuropáticos (falhas do tubo neural), anomalias do tecido conjuntivo (tendões, ossos e articulações), mecânicos (limitação de espaço), vasculares (sangramentos, tentativas de aborto) e doenças maternas (diabetes, esclerose múltipla, miastenia grave ).

Essa doença é classificada de acordo com as contraturas nos membros em:

- **Amioplasia:**
  - **Tipo A:** acometimento de membros superiores e inferiores
  - **Tipo B:** apenas membros superiores
  - **Tipo C:** apenas membros inferiores
- **Artrogripose distal:**
  - **Tipo I:** acometimento predominante de mãos e pés
  - **Tipo II:** acometimentos não ortopédicos
    a) Baixa estatura e palato fendido
    b) Ptose palpebral
    c) Palato fendido e lábio leporino
    d) Escoliose
    e) Trismo.

As principais preocupações na anestesia, além das dificuldades para posicionamento, estão ligadas às formas associadas a miopatias e neuropatias subjacentes, em que há o risco de reações atípicas na anestesia após o uso de succinilcolina, que deve ser evitada.

## Ehrles-Danlos[23]

Neste grupo, estão doenças do tecido conjuntivo caracterizadas principalmente pelo caráter hereditário (mutações em genes ligados à síntese do colágeno fibrilar) e hipermobilidade articular; associadamente, o comprometimento generalizado do tecido conjuntivo pode levar a alterações de outros tecidos e órgãos como a pele (fragilidade cutânea, cicatrização deficiente) e vasos sanguíneos (propensão a hematomas). É importante definir previamente à anestesia qual dos seis subtipos de Ehrles-Danlos cada paciente apresenta, devido a peculiaridades na apresentação. Por exemplo, na forma hipermóvel de Ehrles-Danlos predomina a dor crônica musculoesquelética por hipermobilidade cutânea e articular; já na forma vascular de Ehrles-Danlos predominam as lesões de vasos sanguíneos, com hematomas, e a ruptura espontânea de estruturas, como estômago, intestino, baço, fígado, pulmões e útero gravídico.

Durante a anestesia, as principais preocupações são o risco de sangramento grave e rotura de órgãos, além da possibilidade de lesões no posicionamento (luxação articular, lesão ocular ou de plexos nervosos, instabilidade atlanto-occipital). Em relação às hemorragias, deve-se considerar a possibilidade de hematoma peridural na anestesia espinhal e ficar atento à instalação de síndromes compartimentais em massas musculares. A desmopressina (DDAVP) tem sido usada para melhorar a coagulação. Particular cuidado deve ser tomado na prevenção de náuseas e vômitos pós-operatórios, para evitar roturas teciduais. As cicatrizes difusas podem diminuir a efetividade da anestesia local. Finalmente, há maior chance de cefaleia pós-raquianestesia e síndrome de taquicardia ortostática postural. Mesmo em cirurgias ambulatoriais, esses pacientes devem ser observados por pelo menos 24 horas, devido à possibilidade de complicações tardias.

## Osteogênese Imperfeita[22,24]

Osteogênese imperfeita resulta de mutação nos genes codificadores do colágeno tipo I e caracteriza-se por problemas na formação óssea. Clinicamente, ocorre grande variabilidade, desde fragilidade óssea extrema com múltiplas fraturas levando à morte intrauterina ou neonatal (tipos II e III) até fragilidade óssea menos acentuada que pode ser confundida com abuso infantil (tipos I e IV). Características adicionais são a dentinogênese imperfeita, o déficit auditivo, as escleras azuladas, as malformações cardíacas associadas – tanto congênitas como adquiridas (persistência do canal arterial, defeito de septo atrial e ventricular, insuficiência valvar crônica ou aguda, degeneração aórtica), além de alteração plaquetária com risco de sangramentos. As fraturas patológicas repetidas acabam por levar a deformidade pélvica e vertebral.

Devido às fraturas recorrentes, esses pacientes frequentemente necessitam de cirurgias ortopédicas. Na avaliação pré-anestésica, sugere-se avaliação de insuficiência respiratória restritiva e cardiopatia, com espirometria e ecocardiograma. É importante solicitar avaliação de acuidade visual (associação de acometimento da artéria central da retina) e exame de imagem da coluna cervical e transição vertebrobasilar (possibilidade de instabilidade atlantoaxial, hipoplasia ou fratura de processo odontoide, compressão medular ou do tronco encefálico). Alguns pacientes cursam com miopatia subclínica e elevação das enzimas musculares, podendo apresentar reações atípicas na anestesia, de forma que a succinilcolina está contraindicada. Os pacientes com osteogênese imperfeita podem apresentar hipertermia que responde ao resfriamento; no passado, alguns autores referiam risco de hipertermia maligna nesses pacientes, mas o consenso atual é de que não há risco de hipertermia maligna, de forma que os halogenados podem ser usados. Deve-se ter um cuidado excepcional no posicionamento e na manipulação de via aérea devido a fragilidade do tecido conjuntivo (olhos, tendões) e ao risco de fraturas patológicas (mandíbula, maxila e coluna cervical); por isso sugere-se o uso de fibroscopia ou máscara laríngea. Na anestesia regional, atentar ao risco de fraturas e

injeção intraóssea com intoxicação por anestésico local. Programar um despertar suave para evitar fraturas.

## Miopatias

As miopatias são divididas em cinco grupos principais, detalhados na Tabela 80.1. Para cada um desses grupos há diretrizes para diagnóstico e manejo clínico-cirúrgico,[7-16] incluindo cuidados específicos para anestesia na maioria delas.[4,5,25-29] Além disso, informações específicas sobre várias doenças raras, dentre elas as doenças do tecido conjuntivo e musculoesqueléticas, podem ser encontradas no site *Orphan Anesthesia*, iniciativa da Sociedade Alemã de Anestesiologia e Terapia Intensiva (www.orphananesthesia.eu).

De forma geral, há sete recomendações gerais aplicáveis a todas as miopatias: realizar avaliação pré-operatória detalhada, verificar problemas ventilatórios prévios, pesquisar cardiopatia subjacente, planejar o posicionamento de forma individualizada, monitorar cuidadosamente, dispor de retaguarda de unidade de cuidados intensivos e não usar succinilcolina. Além disso, a redução da massa muscular leva a risco de hipotermia, hipoglicemia e hipersensibilidade aos anestésicos. Adicionalmente, deve-se lembrar do acometimento multissistêmico nas miopatias mitocondriais, glicogenoses, lipidoses e distrofias miotônicas.

Em pacientes com miopatias, a presença de dismorfismos faciais pode dificultar a intubação, e a disfagia e dismotilidade intestinal podem levar a aspiração. A presença de insuficiência respiratória restritiva demanda cuidados a fim de evitar depressão respiratória com a medicação pré-anestésica (devendo-se evitar por benzodiazepínicos de longa ação e optar pelos de curta ação ou pelo uso de clonidina) e minimizar o risco de dificuldades de extubação (com uso de hipnóticos e analgésicos de curta ação, como propofol e remifentanil). Pode ser necessária a transição para extubação com uso de ventilação não invasiva e fisioterapia intensiva. Pacientes com miopatias podem também apresentar síndrome de apneia obstrutiva do sono e *cor pulmonale* pela hipoxia crônica. Cardiopatias e defeitos de condução associados às miopatias implicam em risco de instabilidade hemodinâmica e arritmias durante a anestesia, devendo estar disponível equipamento específico para ressuscitação e suporte hemodinâmico, além de marca-passo.

O posicionamento adequado deve ser cuidadosamente revisto em função de retrações osteoarticulares e deformidades de coluna vertebral e caixa torácica. Pacientes com miopatias metabólicas (mitocondriais, glicogenoses, lipidoses) são suscetíveis à rabdomiólise por compressão (mesma posição prolongada, torniquetes, manguito de pressão).

A monitoração deve sempre incluir a temperatura, além da oximetria, cardioscopia, capnografia e pressão arterial não invasiva; no caso de miopatias mitocondriais com acidose lática, sugere-se a pressão arterial invasiva para acompanhamento da gasometria. O monitoramento do bloqueio neuromuscular é de grande ajuda frente à alteração de resposta aos bloqueadores neuromusculares adespolarizantes encontrada nos miopatas; nesses casos, a análise da junção neuromuscular na avaliação pré-anestésica serve como parâmetro de comparação, e o método de escolha é a mecanografia, já que o acelerômetro pode apresentar resultados errôneos nesses pacientes.

**Tabela 80.1 Classificação das miopatias.**

| Classificação das miopatias | Características básicas | Biópsia muscular | Subgrupos |
|---|---|---|---|
| Distrofias musculares[5-10] | Degenerativas<br>Progressivas<br>Hereditariedade | Necrose<br>Fibrose<br>Infiltração gordurosa | Duchenne-Becker[5,6]<br>Congênita[7]<br>Cinturas (escapular/pélvica)[8]<br>Fascio-escápulo-umeral[9]<br>Miotônica (Steinert)[10]<br>Óculo-faríngea<br>Emery Dreyfuss |
| Miopatias congênitas[11] | Bebê hipotônico<br>Hereditárias | Alterações estruturais da fibra muscular | Acúmulo proteína (p. ex.: nemalínica)<br>Cores (p. ex.: CCD)<br>Centralização nuclear (p. ex.: centronuclear)<br>Variação tamanho fibra (p. ex.: DCTP) |
| Miopatias metabólicas[12,13] | Hereditariedade | Acúmulo de glicogênio<br>Acúmulo de gordura<br>Mitocôndrias anormais | Glicogenose[12]<br>Mitocondrial[13] |
| Miopatias inflamatórias[14] | Autoimunes<br>Esporádicas | Infiltrado inflamatório | Polimiosite<br>Dermatomiosite<br>Miosite corpo inclusão |
| Canalopatias[15]<br>(Doenças de canal iônico) | Miotonia e/ou<br>Paralisia ocasional<br>Rabdomiólise<br>Hereditariedade | Normal<br>Vacúolos na crise de paralisia<br>Inespecífica | Miotonias<br>Paralisias periódicas<br>(hipo/normo/hipercalêmica)<br>Hipertermia maligna |

CCD: central core disease; DCTF: desproporção congênita de tipo de fibra.

Via de regra, a succinilcolina está proscrita nas miopatias, pelo risco de reação atípica. Em pacientes com miopatias, os bloqueadores neuromusculares adespolarizantes (preferencialmente de curta ação) e o sugamadex geralmente podem ser usados, com a ressalva do risco de bloqueio atrioventricular descrito em miopatias mitocondriais. Além disso, os pacientes podem apresentar retardo do início da ação do bloqueador neuromuscular, ao lado de feito prolongado, motivo pelo qual está indicada a monitoração do grau de bloqueio neuromuscular.

Além dessas recomendações básicas e gerais, há particularidades em entidades específicas de cada um dos cinco grupos de miopatias, em particular em relação às distrofias miotônicas, miopatia da parte central ou *central core disease* (CCD), síndrome de King-Denborough, glicogenoses, miopatias mitocondriais (ver *Crises metabólicas mitocondriais*) e canalopatias (ver *Reação miotônica*).

As distrofias miotônicas são doenças que, além de comprometerem o músculo esquelético, levam a comprometimento cardíaco (bloqueios e arritmias), do músculo liso (alterações gastrintestinais) e sistêmico, com endocrinopatias associadas, tais como hipotireoidismo e diabetes *mellitus*.

A miopatia do tipo CCD e a síndrome de King-Denborough, ambas ligadas a mutações no gene rianodina e alélicas com a hipertermia maligna, apresentam risco de hipertermia maligna quando da exposição a halogenados e succinilcolina, que devem ser evitados nesses pacientes. A miopatia do tipo CCD é uma miopatia congênita geralmente não progressiva, expressa clinicamente por hipotonia congênita, hérnias e anormalidades osteoarticulares como pé torto, cifoescoliose, luxação congênita de quadril e contraturas. A expressividade clínica é muito variável, desde pacientes com quadro clínico progressivo de início tardio até pacientes totalmente assinto-

máticos, descobertos durante investigação de suscetibilidade à hipertermia maligna anestésica. O diagnóstico é feito pelo estudo anatomopatológico do músculo estriado esquelético, que mostra predomínio de fibras tipo I e *cores*, regiões centrais sem atividade oxidativa, e parcial ou totalmente desprovidas de glicogênio e fosforilases. A miopatia do tipo CCD é hereditária com transmissão geralmente autossômica dominante, mas formas mais graves de transmissão recessiva já foram descritas, inclusive no Brasil. Esse tipo de miopatia e a hipertermia maligna compartilham mutações no mesmo gene rianodina, e de 70 a 100% dos portadores de miopatia CCD apresentam resultados positivos no teste para pesquisa de suscetibilidade à hipertermia maligna (teste de contratura muscular em resposta ao halotano e cafeína). Quando os *cores* são múltiplos e pequenos, usa-se o termo miopatia multiminicore, que está associada principalmente a mutações no gene rianodina, mas também a mutações em outros genes não relacionados à hipertermia maligna, como o gene da selenoproteína. Outra forma de expressão de mutações no gene rianodina é a miopatia com uniformidade de fibras tipo I na biopsia muscular. As mutações no gene rianodina já foram descritas mais raramente em outras miopatias congênitas, tais como miopatia nemalínica (*rod core*), miopatia centronuclear e desproporção congênita de tipo de fibra.

A síndrome de King-Denborough é de caráter hereditário, geralmente autossômico dominante, e caracteriza-se por baixa estatura, *pectus carinatum*, cifose dorsal, lordose lombar, criptorquidismo, frouxidão ligamentar, aumento da frequência de entorses, escápula alada, hérnias congênitas e atrofia muscular; alguns pacientes apresentam atraso mental. A fácies é típica: orelhas de implantação baixa, micrognatismo, ptose, estrabismo, obliquidade antimongoloica das fendas palpebrais e implantação anárquica dos dentes.

Pacientes com algumas raras miopatias, que adicionalmente apresentam risco de hipertermia maligna, não devem receber succinilcolina e halogenados; nesses pacientes, as mutações ocorrem principalmente em outros genes ligados ao metabolismo do cálcio intracelular, tais como os genes *CACNA1S* (receptor dihidropiridina), *STAC3* (proteína de interação entre receptores rianodina e dihidropiridina, associada à miopatia nativa americana), e *ASPH* (junctina). As glicogenoses são divididas em mais de dez subtipos, a depender da enzima envolvida na glicólise que é afetada pela mutação; em geral se associam com alto risco de rabdomiólise em situações como o uso de torniquetes e calafrios, que devem ser evitados. Em geral, recomenda-se infusão de glicose para aumentar a oferta de substratos durante a cirurgia. Especificamente na glicogenose tipo II (doença de Pompe), recomenda-se evitar propofol; como há déficit de enzimas responsáveis pela metabolização da glicose, esses pacientes dependem do metabolismo oxidativo, que é bloqueado pelo propofol.

## Monitoração Neurofisiológica para Cirurgia da Coluna Vertebral[30]

Para as doenças citadas neste capítulo, pode ser necessário procedimento cirúrgico para correção de deformidades na coluna vertebral, principalmente a cifoescoliose, que, além de causar efeito estético e postural, poderá causar distúrbios cardiorrespiratórios em situações avançadas e progressivas. As cirurgias corretivas para as deformidades da coluna vertebral costumam ser de grande porte e além dos riscos inerentes aos procedimentos, que podem expor os pacientes a volumosa perda sanguínea e alterações metabólicas, também envolvem riscos neurológicos devido à manipulação neural e correção das deformidades.

Para prevenção de complicações neurológicas, utiliza-se de rotina a monitoração neurofisiológica, por meio dos potenciais evocados somatossensitivo (PESS) e motor (PEM), que são capazes de avaliar a integridade das vias neuronais ascendentes e descendentes, prevenindo de forma precoce as lesões neurais. É necessária especial atenção da equipe anestésica nas condições gerais do paciente, como hipotermia, hipotensão e uso de anestésicos, que podem afetar a obtenção dos dados relacionados à amplitude e latência dos registros dos impulsos neurais. De forma geral, os anestésicos inalatórios halogenados interferem de forma decisiva, principalmente na avaliação por meio do PEM em relação ao PESS, inviabilizando a análise dos dados, enquanto os anestésicos intravenosos, como os opioides sintéticos, provocam poucas alterações tanto na latência quanto na amplitude dos registros dos impulsos neurais, sendo importante arsenal, que permite a utilização dessa importante ferramenta.

## ▪ REPERCUSSÕES NO PROCEDIMENTO ANESTÉSICO

### Reações Anestésicas Atípicas em Miopatias

Pacientes com doenças neuromusculares em geral e miopatias em particular podem apresentar, no intra e pós-operatório, vários efeitos deletérios sobre a sua musculatura. A lesão do músculo esquelético pode acarretar desde alteração hipermetabólica tipo hipertermia maligna, até rabdomiólise generalizada ou focal, com instalação de problemas tão variados como síndrome compartimental em membros inferiores, insuficiência respiratória restritiva ou disfagia com risco de aspiração. Muitas vezes a lesão da musculatura esquelética está associada ao comprometimento da musculatura cardíaca, com o aparecimento de arritmias e insuficiência cardíaca. Finalmente, o dano ao músculo liso pode levar ao surgimento de sintomas e sinais sugestivos de disautonomia.

As reações anestésicas atípicas em pacientes com miopatias são caracterizadas por alterações que lembram a hipertermia maligna, daí terem sido chamadas de reações semelhantes à HM (*malignant hyperthermia-like reactions*); entretanto, não existe o hipermetabolismo típico da hipertermia maligna, com aumento do consumo de oxigênio e da produção de gás carbônico. No período perioperatório, essas reações semelhantes à HM, hoje conhecidas como rabdomiólise associada à anestesia, se caracterizam por alterações clínicas geralmente isoladas, tais como hipertermia, insuficiência respiratória, espasmos musculares, rabdomiólise, mioglobinúria levando à insuficiência renal aguda e, nos casos mais graves, parada cardíaca súbita por hiperpotassemia.

Reações anestésicas atípicas foram descritas em várias miopatias, como distrofia muscular progressiva tipo Becker e tipo Duchenne, distrofia muscular congênita, distrofia miotônica, distrofia fáscio-escápulo-umeral, distrofia tipo cinturas, miotonia congênita, paralisia periódica familiar, síndrome de Schwartz-Jampel, polimiosite, miopatia mitocondrial, miopatia por deficiência de mioadenilato-desaminase, miopatia por deficiência de miofosforilase B (doença de McArdle) e deficiência de glicose 6-fosfatase (glicogenose tipo 1b).

O significado dessas associações era incerto e, no passado, chegou-se a sugerir que esses pacientes eram suscetíveis à hipertermia maligna. Atualmente, essas reações anestésicas são atribuídas a três tipos de fenômenos, quais sejam, presença de suprarregulação dos receptores de acetilcolina (AChRs) na membrana da fibra muscular, crises mitocondriais e reações miotônicas. A Tabela 80.2 apresenta a relação entre doenças neuromusculares e as complicações anestésicas possíveis, medicamentos de risco e medidas adicionais para a segurança do paciente.

### Suprarregulação dos receptores de acetilcolina

Enquanto o tratamento da crise de hipertermia maligna se baseia no dantrolene, nas reações anestésicas atípicas por suprarregulação dos AChRs, o foco é a redução imediata dos níveis séricos de potássio.

O fenômeno da suprarregulação dos AChRs caracteriza-se por aparecimento de formas imaturas e neuronais desse receptor, em localização extrajuncional (fora da junção neuromuscular) e em maior número que o normal. Essas formas atípicas do AChR não dessensibilizam e apresentam hipersensibilidade ao estímulo de despolarização da membrana, provocando saída excessiva de potássio da fibra muscular, o que leva à hipercalemia e à lesão muscular. Na anestesia, quando essa fibra muscular sofre a ação do relaxante muscular despolarizante succinilcolina, há hiperestimulação dos AChRs atípicos, e esse processo pode ser fatal.

| Tabela 80.2 Doenças neuromusculares e reações atípicas na anestesia: medicações a evitar e tratamentos.[4,5,25,26] | | | |
|---|---|---|---|
| **Doença neuromuscular** | **Reação anestésica** | **Medicações a evitar** | **Manejo básico** |
| Miopatias associadas aos genes *RYR1, CACNA1S, STAC3* (CCD, MMC, DPTF, MCN, nemalínica, uniformidade de fibras tipo 1, miopatia nativa americana) | Hipertermia maligna | Succinilcolina Halogenados (sevoflurano, isoflurano, desflurano, halotano, enflurano) Anticolinesterásico | Preparo prévio (sala/máquina) Dantrolene Controle de complicações Reserva em UTI |
| Distrofias musculares | Hipercalemia fatal (rabdomiólise associada à anestesia) | Succinilcolina Halogenados Anticolinesterásico | Preparo prévio (sala/máquina) Tratar hipercalemia Reserva em UTI |
| Doença mitocondrial | Rabdomiólise associada à anestesia Síndrome da infusão do propofol Descompensação por estresse cirúrgico | Succinilcolina Anticolinesterásico Propofol (principalmente prolongado) Ringer com lactato | Tratar hipercalemia Evitar acidose, hipoglicemia e hipotermia Usar mínima dose e duração de anestésico |
| Canalopatias (miotonias e paralisias periódicas) | Reação miotônica | Succinilcolina Anticolinesterásico | Lidocaína, mexiletina |

CCD: *central core disease*; MMC: *multiminicore*; DCTF: desproporção congênita de tipo de fibra; MCN: miopatia centronuclear.

A suprarregulação do AChR foi descrita em situações de aumento do catabolismo muscular – como as doenças neuromusculares em geral, na lesão de neurônio motor inferior ou superior, quando há imobilidade física (pacientes em UTI) ou química (uso de toxina botulínica), em pacientes queimados, na sepse e no uso prolongado de bloqueadores neuromusculares.

Quando o bloqueio neuromuscular na anestesia desses pacientes é realizado com fármacos adespolarizantes, não há risco de hipercalemia, mas deve-se evitar o uso de anticolinesterásico para reverter o bloqueio, pelo risco de também ativar os AChRs atípicos.

A distrofia muscular de Duchenne-Becker representa uma situação especial nesse grupo, pois, além de apresentar reações atípicas na anestesia com o uso de succinilcolina, alguns pacientes apresentaram reações também ao uso de halogenados. Dessa forma, muitos autores passaram a contraindicar o uso de halogenados, de forma indiscriminada, em todas as miopatias, o que não seria necessário. Entretanto, é recomendado não usar ou usar com muita cautela e na menor dose os halogenados em distrofias musculares, tendo em vista o risco de reação atípica *versus* o benefício do uso de halogenado em termos de proteção tecidual.

## Crises metabólicas mitocondriais[6]

Pacientes com miopatias mitocondriais podem apresentar mutações no DNA mitocondrial ou no núcleo celular, e essas mutações podem afetar a estrutura e/ou o funcionamento da mitocôndria, em particular a produção de energia por meio da cadeia respiratória. Por esse motivo, os órgãos com maior consumo de energia são os mais afetados (coração, musculoesquelético e cérebro), e os pacientes são dependentes do metabolismo anaeróbio (glicólise), gerando aumento do lactato sérico (acidose metabólica). Assim, recomenda-se evitar jejum nesses pacientes, o que pode desencadear rabdomiólise, bem como o uso de soluções com lactato, que podem piorar a acidose. Pode-se administrar glicose venosa durante o

período de jejum e na cirurgia, exceto em pacientes usuários de dieta cetogênica para tratamento de epilepsia.

Devido aos relatos de deterioração clínica, acidose e envolvimento multissistêmico agudo durante o uso prolongado de propofol, e ao fato de esse agente bloquear o metabolismo mitocondrial, geralmente preconiza-se evitá-lo ou usá-lo na menor dose/duração em pacientes com miopatia mitocondrial. De forma geral, todos os anestésicos afetam o complexo 1 da cadeia respiratória, com exceção do óxido nitroso, de modo que se deve usar a menor dose possível de agentes anestésicos e pelo menor tempo. Em particular, há aumento da sensibilidade a halogenados, com necessidade de menores doses para o mesmo efeito. Além disso, a percentagem de mitocôndrias que apresentam o DNA afetado varia dentro da mesma família, no próprio paciente e em cada tecido. Esse fenômeno é conhecido como heteroplasmia e faz com que pacientes com a mesma mutação possam apresentar quadros clínicos e reações anestésicas diferentes, de modo que anestesias que foram bem-sucedidas em um paciente podem não ser em outro.

Finalmente, deve-se minimizar o estresse durante a anestesia e a cirurgia, evitando torniquetes ou qualquer zona de compressão, procurando evitar oscilações de temperatura e minimizando as náuseas e vômitos pós-operatórios.

## Reações miotônicas

Em pacientes com canalopatias (miotonias e paralisias periódicas), o uso de succinilcolina tem sido associado com o desenvolvimento de crises miotônicas, em que não há relaxamento muscular e o paciente apresenta rigidez muscular isolada, sem o hipermetabolismo da hipertermia maligna. Nesses casos, o tratamento baseia-se no bloqueio dos canais de sódio da fibra muscular, usando-se mexiletina ou lidocaína. Quando o bloqueio neuromuscular na anestesia é realizado com fármacos adespolarizantes, não há risco de hipercalemia, mas deve-

-se evitar o uso de anticolinesterásico para reverter o bloqueio, pelo risco de também desencadear reações miotônicas.

## ■ REAÇÕES ANESTÉSICAS ATÍPICAS: RECURSOS NO BRASIL

No Brasil, desde a década de 1990 há um sistema de atendimento telefônico disponível 24 horas por dia para orientar o atendimento a reações atípicas à anestesia (11-5575-9873), conhecido como HOTLINE, vinculado ao Centro de Estudo, Diagnóstico e Investigação de Hipertermia Maligna (CEDHIMA) da Universidade Federal de São Paulo, em que as famílias são acompanhadas e a investigação é feita por meio do estudo da suscetibilidade à hipertermia maligna pelo teste de contratura muscular *in vitro* e da investigação das doenças neuromusculares associadas.[28]

## REFERÊNCIAS

1. Klingler W, Lehmann-Horn F, Jurkat-Rott K. Complications of anaesthesia in neuromuscular disorders. Neuromuscul Disord. 2005;15(3):195-206.
2. Hachenberg T, Schneemilch C. Anesthesia in neurologic and psychiatric diseases: is there a 'best anesthesia' for certain diseases? Curr Opin Anesthesiol. 2014;27(4):394-402.
3. Driessen JJ. Neuromuscular and mitochondrial disorders: what is relevant to the anaesthesiologist? Curr Opin Anaesthesiol. 2008;21(3):350-5.
4. van den Bersselaar LR, Heytens L, Silva HCA et al. European Neuromuscular Centre consensus statement on anaesthesia in patients with neuromuscular disorders. Eur J Neurol. 2022;29(12):3486-3507.
5. van den Bersselaar LR, Riazi S, Snoeck M et al. 259th ENMC international workshop: Anaesthesia and neuromuscular disorders 11 December, 2020 and 28-29 May, 2021. Neuromuscul Disord. 2022;32(1):86-97.
6. Kendall FP, McCreary EK. Muscles testing and function. Baltimore: Williams & Wilkins, 1990.
7. Araujo APQC, Saute JAM, Fortes CPDD et al. Update of the Brazilian consensus recommendations on Duchenne muscular dystrophy. Atualização das recomendações do consenso brasileiro para distrofia muscular de Duchenne. Arq Neuropsiquiatr. 2023;81(1):81-94.
8. Kang PB, Morrison L, Iannaccone ST et al. Evidence-based guideline summary: Evaluation, diagnosis, and management of congenital muscular dystrophy: Report of the Guideline Development Subcommittee of the American Academy of Neurology and the Practice Issues Review Panel of the American Association of Neuromuscular & Electrodiagnostic Medicine. Neurology. 2015;84(13):1369-78.
9. Rocha CT , Hoffman EP. Limb-girdle and congenital muscular dystrophies: current diagnostics, management, and emerging technologies. Curr Neurol Neurosci Rep. 2010;10(4):267-76.
10. Preston MK, Tawil R, Wang LH. Facioscapulohumeral Muscular Dystrophy. In: Adam MP, Mirzaa GM, Pagon RA, et al., eds. GeneReviews®. Seattle (WA): University of Washington, Seattle; March 8, 1999.
11. Gutiérrez Gutiérrez G, Díaz-Manera J, Almendrote M, et al. Clinical guide for the diagnosis and follow-up of myotonic dystrophy type 1, MD1 or Steinert's disease. Guía clínica para el diagnóstico y seguimiento de la distrofia miotónica tipo 1, DM1 o enfermedad de Steinert. Neurologia (Engl Ed). 2020;35(3):185-206.
12. Wang CH, Dowling JJ, North K, et al. Consensus statement on standard of care for congenital myopathies. J Child Neurol. 2012;27(3):363-82.
13. Oldfors A, Di Mauro S. New insights in the field of muscle glycogenoses. Curr Opin Neurol. 2013;26(5):544-53.
14. Parikh S, Goldstein A, Karaa A, et al. Patient care standards for primary mitochondrial disease: a consensus statement from the Mitochondrial Medicine Society. Genet Med. 2017;19(12):10.1038/gim.2017.107.
15. Phillips L, Trivedi JR. Skeletal Muscle Channelopathies. Neurotherapeutics. 2018;15(4):954-965.
16. Silva AMS, Campos ED, Zanoteli E. Inflammatory myopathies: an update for neurologists. Arq Neuropsiquiatr. 2022;80(5 Suppl 1):238-48.
17. Ferraretto I. Paralisia cerebral. In: Ortopedia Pediátrica. 1 ed. Rio de Janeiro: Revinter, 2004. p.50-4.
18. Goebel HH, Sewry CA, Weller RO. Clinical Features of Muscle Disease. In: Muscle Disease: Pathology and Genetics. 2nd edition. Hoboken: Wiley-Blackwell, 2013. p. 14.
19. Malfait F, Hakim AJ, De Paepe A, et al. The genetic basis of the joint hypermobility syndromes. Rheumatology. 2006;45(5):502-7.
20. Moraes DA, Baptista CA, Cripá JAS, et al. Tradução e validação do the five part questionnaire for identifying hypermobility para a língua portuguesa do Brasil. Bras Reumatol. 2011;51(1):53-69.
21. Hall JG, Reed SD. Teratogens associated with congenital contractures in humans and in animals. Teratology. 1982;25:173-91.
22. Benca J, Hogan K. Malignant hyperthermia, coexisting disorders, and enzymopathies: risks and management options. Anesth Analg. 2009;109(4):1049-53.
23. Wiesmann T, Castori M, Malfait F, et al. Recommendations for anesthesia and perioperative management in patients with Ehlers-Danlos syndrome(s). Orphanet J Rare Dis. 2014;9:109.
24. Oakley I, Reece LP. Anesthetic implications for the patient with osteogenesis imperfecta. AANA Journal. 2010;78(1):47-53.
25. Larach MG, Rosenberg H, Gronert GA, et al. Hyperkalemic cardiac arrest during anesthesia in infants and children with occult myopathies. Clin Pediatr. 1997;36:9-16.
26. Segura LG, Lorenz JD, Weingarten TN, et al. Anesthesia and Duchenne or Becker muscular dystrophy: review of 117 anesthetic exposures. Paediatr Anaesth. 2013;23(9):855-64.
27. D'Arcy CE, Bjorksten A, Yiu EM, et al. King-denborough syndrome caused by a novel mutation in the ryanodine receptor gene. Neurology. 2008;71(10):776-7.
28. Almeida Silva HC, Almeida CS, Brandão JCM, et al. Hipertermia Maligna no Brasil: análise da atividade do Hotline em 2009. Rev Bras Anestesiol (Impresso), 2013;63(1):13-9.
29. Endo Y, Groom L, Celik A, et al. Variants in ASPH cause exertional heat illness and are associated with malignant hyperthermia susceptibility. Nat Commun. 2022;13(1):3403.
30. Bersot CD, Guimarães JE, Linhares RF. Intraoperative neurophysiologic monitoring in spinal cord surgery: a brief review. GSJ. 2020;8(12[6]):1-9.

# 81

# Avaliação e Particularidades na Anestesia no Paciente com Câncer

Marcelo Sperandio Ramos ▪ Eduardo Henrique Giroud Joaquim
Bruna Moraes Cabreira ▪ Claudia Marquez Simões

## INTRODUÇÃO

Atualmente discute-se muito não só o que o câncer pode influir nos mecanismos homeostáticos, e consequentemente na anestesia, mas também sobre a potencial influência da anestesia na evolução tumoral.

## ▪ AVALIAÇÃO PRÉ-OPERATÓRIA

A avaliação pré-operatória de pacientes com câncer inclui consideração dos efeitos fisiopatológicos da doença e efeitos adversos do tratamento e das comorbidades médicas. Correção de deficiências de nutrientes, anormalidades eletrolíticas, anemia, e coagulopatias podem ser necessárias no pré-operatório. Na maioria casos, a avaliação laboratorial deve incluir hemograma, coagulograma, eletrólitos, função renal e hepática, principalmente se o paciente já fez uso de quimioterapia. Radiografia de tórax, ecocardiografia, avaliação da função pulmonar e outros testes especializados devem ser usados se houver comorbidade ou dependendo da cirurgia proposta. Não existem regras específicas sobre o manejo pré-operatório de quimioterápicos. No entanto, precisamos conhecer os efeitos dos quimioterápicos e estar atento se o paciente não apresenta-se do nadir do efeito na data proposta para a cirurgia, especificamente quando do uso do bevacizumabe foi sugerido que a cirurgia seja adiada por 4-8 semanas por causa de um risco aumentado de sangramento e complicações pós-operatórias da ferida operatória. A toxicidade pulmonar ou cardíaca potencial é uma consideração em pacientes em tratamento com quimioterápicos conhecida por estar associada a essas complicações. O efeito depressor da anestesia no miocárdio pode desmascarar uma disfunção do coração relacionada a quimioterápicos cardiotóxicos, como a doxorrubicina, que demanda ecocardiografia pré-operatória para cirurgias de maior porte. Uma vez que vários agentes quimioterápicos podem causar anormalidades no ECG como prolongamento do QT, um ECG de base deve ser realizado mesmo em jovens que tenham feito tratamento quimioterápico. História pré-operatória de fibrose pulmonar induzida por fármacos pode ser caracterizada por dispneia, tosse não produtiva ou insuficiência cardíaca congestiva influenciará o manejo subsequente da anestesia. Nos pacientes tratados com bleomicina, existe o risco de edema intersticial pulmonar, provavelmente por causa da drenagem linfática prejudicada no pulmão. Lesão pulmonar associada à bleomicina pode ser exacerbada por altas concentrações de oxigênio; portanto, é prudente ajustar a concentração de oxigênio entregue ao mínimo que fornece saturação de oxigênio adequada. O óxido nitroso pode aumentar a toxicidade do metotrexato; por isso, eventualmente a omissão do óxido nitroso nos pacientes em uso recente de metotrexato (quimioterápico anti-folato) é recomendada.[2] A presença de disfunção hepática ou renal deve influenciar a escolha e dose de fármacos anestésicos e relaxantes musculares. Embora não seja observado de forma consistente, a possibilidade de uma resposta prolongada à succinilcolina deve ser considerada em pacientes que receberam quimioterápicos alquilantes como a ciclofosfamida que causam deficiência de pseudocolinesterase. A presença de síndromes paraneoplásicas, por exemplo, miastenia gravis e a Síndrome de Eaton-Lambert), também pode afetar a resposta do paciente a relaxantes musculares.

A atenção à técnica asséptica é importante porque imunossupressão ocorre com a maioria dos quimioterápicos e é agravada pela desnutrição. A supressão adrenal pode estar presente em pacientes que estão sendo tratados com esteroides. Aqueles que receberam mais de 20 mg de prednisona (ou seu equivalente) por dia por mais de 3 semanas são considerados de maior risco. A reposição de glicocorticoide nesses casos pode prevenir deficiência aguda e tipicamente é feita com hidrocortisona por via venosa (100 mg) na indução e repetida a cada 8 horas no primeiro dia. É muito comum o aparecimento de neuropatia relacionada a QT, e as parestesias em "meias e/ou luvas" não devem ser motivo para contraindicação de técnicas neuroaxiais, apenas devem ser documentadas para fins de defesa jurídica e explicados ao paciente.

Um ponto muito importante e frequentemente detectado na avaliação pré-operatória é a anemia. Muito frequente em tumores do aparelho digestivo, mas também em outros tumores, principalmente relacionada com o nível de progressão da doença. A anemia é um fator de risco independente e, se tratada, pode melhorar o desfecho pós-operatório; portanto, vale incorporar uma rotina de avaliação pré-operatória e tratamento da anemia.[1]

Também é importante lembrar que pacientes oncológicos devem ser avaliados quanto a seu estado funcional. Esta avaliação muitas vezes, inclusive, influencia a decisão terapêutica, e as escalas mais frequentemente utilizadas em oncologia são as escalas de Karnofsky[2] e a escala de Zubrod[3] (Tabela 81.1).

É importante lembrar que as cirurgias oncológicas muitas vezes, apesar de eletivas e programadas, não podem ser postergadas; portanto, a avaliação pré-anestésica tem o objetivo de otimização pré-operatória, mas não deve retardar a cirurgia, pois devemos lembrar que estamos lidando com uma doença tempo-sensível (Figura 81.1).

## ■ CIRURGIA, ANESTESIA E AS CÉLULAS TUMORAIS

A despeito da cirurgia ter muito frequentemente intuito o curativo, o ato cirúrgico é um período em que o paciente apresenta mais suscetibilidade ao desenvolvimento de metástases, já que há manipulação daquela que é a principal fonte de células cancerígenas: o próprio tumor. Assim sendo, o período perioperatório é, portanto, de risco para disseminação de células tumorais.[4]

Quase dois terços dos pacientes com diagnóstico de câncer serão submetidos a anestesia e cirurgia como tratamento de primeira linha para cura ou ainda como paliação.

As células tumorais podem disseminar-se e, ao encontrar um ambiente favorável, podem vir a implantar-se, resultando em recorrência tumoral tardia. O sistema imune terá um papel essencial no controle dessas células e tanto o estresse cirúrgico quanto a própria anestesia podem ter uma influência direta na ação do sistema imune; daí o interesse no estudo de como as técnicas anestésicas ou agentes específicos usados

| Tabela 81.1 Escala de Zubrod. | |
|---|---|
| **Escala de Zubrod (EGOG)** | **Escala de Karnofsky (%)** |
| PS 0 – Atividade normal | 100 – Nenhuma queixa: ausência de evidência da doença |
| | 90 – Capaz de levar vida normal; sinais menores ou sintoma da doença |
| PS 1 – Sintomas da doença, mas deambula e leva seu dia a dia normal | 80 – Alguns sinais ou sintomas da doença com o esforço |
| | 70 – Capaz de cuidar de si mesmo; incapaz de levar suas atividades normais ou exercer trabalho ativo |
| PS 2 – Fora do leito mais de 50% do tempo | 60 – Necessita de assistência ocasional, mas ainda é capaz de prover a maioria de suas atividades |
| | 50 – Requer assistência considerável e cuidados médicos frequentes |
| PS 3 – No leito mais de 50% do tempo, carente de cuidados mais intensivos | 40 – Incapaz; requer cuidados especiais e assistência |
| | 30 – Muito incapaz; indicada hospitalização, apesar da morte não ser iminente |
| PS 4 – Restrito ao leito | 20 – Muito debilitado; necessita de hospitalização necessária e tratamento de apoio ativo |
| | 10 – Moribundo, processos letais progredindo rapidamente para a morte |

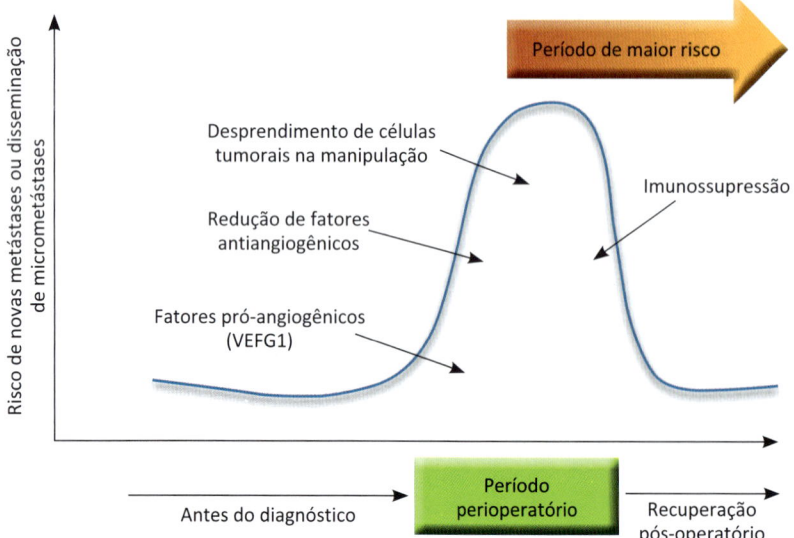

◄ **Figura 81.1**

durante o período perioperatório poderiam ter impacto na recorrência tumoral a médio ou longo prazo.[5]

A literatura relata efeitos de diferentes técnicas anestésicas e medicações anestésicas com maior ou menor potencial para imunossupressão, bem como outras ações que favorecem ou inibem a disseminação tumoral, mas na maior parte com modelos animais ou *in vitro*.[6,7]

A cirurgia causa a liberação local e sistêmica de mediadores inflamatórios e promove altos níveis de angiogênese. Além disso, a cirurgia está associada a altas concentrações de catecolaminas circulantes e imunossupressão que podem durar por dias ou semanas de pós-operatório, tornando este um período de alta vulnerabilidade para progressão do tumor. Algumas evidências sugerem que certos anestésicos ou técnicas de anestesia também podem afetar o crescimento dos níveis mínimos da doença residual. A anestesia venosa total (TIVA) com propofol foi associada à sobrevida global prolongada em pacientes com alguns tipos de tumores. Os anestésicos locais e regionais também podem modificar a progressão do câncer limitando a inflamação, imunossupressão e angiogênese.[8,9]

No entanto, a literatura mostra diferentes resultados, alguns com melhores desfechos associados com alguns agentes e técnicas, mas muitos outros trabalhos mostrando que não há diferença, nos levando a acreditar que o tipo tumoral, bem como o estágio da evolução da doença, pode ser importante e fazer os resultados variarem e a anestesia ter ou não maior relevância.

De certa forma, as técnicas anestésicas que parecem ser melhores são aquelas que suprimem o estresse, a dor, a ativação simpática, evitam transfusão de hemoderivados, evitam hipotermia e uso de halogenados inalatórios e opioides em grandes doses por períodos prolongados. Nesse sentido, a associação de técnicas de analgesia regional, seja pelo uso dos anestésicos locais, pela efetividade analgésica ou mesmo pela redução do uso de opioides, teria efeito duplamente positivo.

Estudos em humanos indicam que a resposta endócrino-metabólica, com seus elevados níveis de catecolaminas circulantes, pode piorar o desfecho do paciente oncológico porque ativa os receptores $\beta_1$ e $\beta_2$ expressos pelo tumor, favorecendo a proliferação celular.[10] Os mesmos estudos sugerem que o antagonismo β-adrenérgico tem efeito benéfico na evolução da doença.[11]

## Fármacos e Técnicas Anestésicas

### Óxido nitroso ($N_2O$)

Apesar da conhecida interferência do óxido nitroso com a vitamina B12, metabolismo do folato e síntese de DNA, **não existem estudo humanos** que comprovem ação deletéria do óxido nitroso sobre o desfecho infeccioso ou oncológico; pelo contrário, abundam evidências da ação favorável pela redução das doses dos outros anestésicos proporcionados pelo uso do óxido nitroso.[12,13]

O efeito hipotético imunossupressor do óxido nitroso em humanos seria mediado pela inibição seletiva de metionina sintase e, portanto, DNA, causando a inibição da célula *natural killer* (NK).[12,14,15]

Um estudo multicêntrico com 418 pacientes cirúrgicos colorretais avaliou o efeito da anestesia com óxido nitroso (óxido nitroso 65% vs. 65% de nitrogênio) na infecção e cicatrização da ferida, e não encontrou nenhuma diferença na taxa de infecção, cicatrização de feridas, internação hospitalar ou mortalidade.[15]

Embora estudos antigos tenham sugerido que alta $FIO_2$ pode ser protetor da infecção do sítio cirúrgico, o maior estudo publicado até o momento (PROXI) não encontrou nenhum efeito de $FIO_2$ neste resultado.[15] Assim, os dados dos maiores estudos randomizados mostram que nem o uso do óxido nitroso , nem sua substituição com alta $FIO_2$, afeta o risco infecção no sítio cirúrgico.

O recente ENIGMA-II encontrou que o uso de óxido nitroso **não** aumentou complicações pós-operatórias em 30 dias, incluindo infarto do miocárdio, e **não** havia evidência de um efeito agravante relacionado à recorrência do câncer ou à mortalidade.[13,16] Antes do ensaio ENIGMA-II, um estudo com um foco específico em óxido nitroso e câncer avaliou a taxa de recorrência de câncer de cólon em um ensaio randomizado de 204 pacientes atribuídos a 65% óxido nitroso ou nitrogênio durante a cirurgia. Este estudo encontrou uma taxa semelhante de recorrência nos dois grupos, sugerindo que o óxido nitroso não tem impacto na recorrência do câncer.

A cirurgia induz imunossupressão, que pode ter papel relevante no desenvolvimento de metástases.[25] Foi demonstrado que a lidocaína possui propriedades analgésicas, anti-inflamatórias e imunomoduladoras e reduz a resposta neuroendócrina provocada pelo estresse cirúrgico. Quando a lidocaína atinge a medula espinhal, reduz a despolarização pós-sináptica mediada pelos receptores de NMDA e neurocinina, modificando a resposta à dor. O bloqueio de NMDA inibe a proteína quinase C, reduzindo, assim, a hiperalgesia e a tolerância aos opioides no pós-operatório. Deve-se salientar nesse aspecto a similaridade de ação ao óxido nitroso reconhecidamente antagonista do receptor NMDA.

A visão atual da literatura incorpora novos dados, indicando que existem muitas desvantagens do $N_2O$, como, por exemplo, náuseas, vômitos, uso durante laparoscopia, isquemia cardíaca, efeitos ambientais, mas também existem potenciais benefícios.[17] Há uma boa razão para manter interesse na contribuição do fármacos para a anestesia geral e seu uso como sedativo e analgésico. Em vez de omitir o fármaco inteiramente, uma abordagem mais racional é seu uso direcionado considerando sua relação risco/benefício em qualquer paciente, como deveria ser aplicado a qualquer fármaco.

## Opioides

Os opioides são os agentes fundamentais para a terapia analgésica do período perioperatório. Tais medicamentos têm sido muito questionados no seu uso para pacientes oncológicos. Os opioides estão associados à imunossupressão por meio da modulação da resposta humoral e celular e de ações diretas nos receptores mu expressos no tumor e células endoteliais.[6] Os opioides possuem um efeito imunossupressor capaz de ser deletério nesta população, e tal efeito parece ser dose dependente.[18] Portanto, este é o raciocínio para o uso de técnicas poupadoras de opioides ou ainda livre de opioides para os pacientes oncológicos. Recentemente o papel imunossupressor tem sido questionado, pois a ação dos opioides é muito mais complexa e pode ter um efeito imune estimulador ou duplo.[19]

A administração de opioides de ação rápida e em baixas doses parece ter um impacto positivo no sistema imunológico. Comparativamente, o uso crônico e de altas doses tem um impacto negativo.

Existem muitas controvérsias quanto aos efeitos dos opioides na propagação das neoplasias. Já que a maioria dos trabalhos científicos foi conduzida em animais, é incerto se esses dados podem ser extrapolados para a prática anestésica diária. O primeiro estudo clínico que mostrou que a anestesia livre de opioides não alterou a recorrência tumoral foi realizado no Brasil e nos leva cada vez mais a acreditar que o uso ponderado dos agentes, buscando boa analgesia e controle da resposta simpática, pode ser o objetivo principal da anestesia oncológica.[20]

Pode-se afirmar que o controle álgico é a chave para o sucesso e, caso não existam mais opções para controle álgico, os opioides ainda constituem a principal opção terapêutica na analgesia perioperatória. O controle álgico pode ter a mesma importância que buscar evitar ou reduzir o consumo de opioides, pois a dor leva também a um efeito imunossupressor deletério no paciente oncológico.[8]

Não temos evidências clínicas, até a data atual, que respaldam o uso de anestesia totalmente livre de opioides pensando em reduzir a recorrência tumoral e otimizar o desfecho do paciente oncológico.[20]

## Anestésicos locais e anestesia regional

Vários mecanismos têm sido associados aos efeitos antimetastáticos dos anestésicos locais. Eles inibem eventos de sinalização ligados à angiogênese, à migração e à invasão.[21]

Uma ampla gama de células tumorais expressa Canais de Sódio Dependentes de Voltagem (CSDV), cujos papéis biológicos não estão relacionados à produção de potencial de ação. Nas células epiteliais tumorais, o CSDV é parte integrante de estruturas celulares denominadas "invadópodes", que participam da proliferação, da migração e da metástase celular. Estudos recentes mostraram que a lidocaína pode diminuir a recorrência do câncer por meio de efeitos diretos nas células tumorais e de propriedades imunomoduladoras na resposta ao estresse.[22]

Os benefícios teóricos da anestesia regional se baseiam na modulação da resposta neuroendócrina e na redução do consumo de opioides, preservando a função imunológica dos pacientes, além dos efeitos diretos dos anestésicos locais nas células tumorais. A instalação de bloqueio anestésico peridural, que suprime a informação sensitiva, ou mesmo a simples infusão venosa de lidocaína, diminui a exposição aos opioides e agentes voláteis, que são agentes anestésicos que suprimem a imunidade mediada por células, promovem a proliferação celular e a angiogênese.[23]

No entanto, ainda são poucos os estudos em humanos indicando que a anestesia local modifica os resultados oncológicos após cirurgia de câncer. O estudo talvez que possa nos levar a entender cada vez mais e já trouxe resultados impressionantes mostra que a infiltração de anestésico local peritumoral pode reduzir a recorrência.[24] Cada vez mais, a literatura nos faz refletir sobre o importante papel dos anestésicos locais no controle tumoral.[25]

## Halogenados *versus* anestesia venosa total

De forma similar ao que foi exposto para anestésicos locais, embora estudos laboratoriais mostrem efetividade do propofol no efeito de inibir a proliferação tumoral e favorecer a atividade de células NK que combatem as células tumorais; estes efeitos favoráveis ainda não são tão evidentes em estudos clínicos.

Por causa dos efeitos antimetastáticos da anestesia venosa total em condições experimentais, tem havido um interesse crescente na tradução de tais efeitos benéficos em estudos humanos.

Um estudo extenso foi conduzido por Wigmore e col., que revisou retrospectivamente o impacto do uso de propofol/anestesia geral *versus* anestesia com anestésico volátil em mais de 7.000 pacientes.[26] Os autores relataram um benefício significativo em geral sobrevivência em pacientes que receberam propofol, mesmo após ajuste para doença metastática. Vários estudos retrospectivos muito menores demonstraram resultados semelhantes. Já existem duas metanálises que mostram que o uso de TIVA durante cirurgias oncológicas está associado a melhorias significativas na sobrevida livre de recorrência e global.[27,28] No entanto, TIVA foi associado ao impacto mais significativo na sobrevida de pacientes com doenças malignas gastrintestinais. Portanto, ainda temos estudos clínicos que não demonstram superioridade da anestesia venosa comparada a agentes inalatórios, por exemplo em tumores de mama quanto a sobrevida livre de recorrência e sobrevida global em dois anos.[29] Contudo, a sobrevivência não foi o objetivo principal do estudo, que também faltou poder estatístico significativo.

Há a hipótese de que os halogenados pudessem ser associados com proliferação de doença mínima residual, enquanto o propofol poderia promover apoptose e ter efeitos antimetastáticos.[30] Esse conceito, no entanto, não se comprovou em recente trabalho retrospectivo com amostra gigantesca (196303 pacientes) e com equalização do risco frente a diversas variáveis que afetam a recorrência, como transfusão, tratamento adjuvante, complicações e estado funcional.[31] É de se salientar que o editorial da revista *Anesthesiology* que acompanhou esta publicação termina com a surpreendente afirmação: "...*Em outras palavras, a prática de usar anestesia à base de propofol durante a cirurgia oncológica com o objetivo de reduzir a recorrência do câncer ou doença metastática não é mais suportada pelas evidências disponíveis...*".[32]

## ▪ HEMODERIVADOS

Apesar de existir vasta literatura científica correlacionando a recorrência do câncer e a necessidade de transfusão sanguínea no intraoperatório, ainda não foi possível estabelecer consenso em relação a quais tipos de tumor teriam seu prognóstico afetado pelo uso de hemoderivados. Já que tanto a anemia quanto a necessidade de transfusão sanguínea afetam negativamente o desfecho da doença, devida atenção deve ser dada ao preparo pré-operatório do paciente oncológico. A concentração de hemoglobina que é associada a um aumento no início morbidade e morbidade pós-operatória em pacientes com cirurgia de câncer parece ser cerca de 8 g/dL.[11] No contexto do trauma, como ocorre durante a cirurgia, a soma da resposta à anemia moderada a grave, seguida pela resposta à transfusão de sangue, pode causar uma intensa resposta sistêmica inflamatória, supressão imunológica e disfunção endotelial. Na população cirúrgica geral, isso pode se traduzir em uma maior risco de morbidade e mortalidade pós-operatória precoce. Nos pacientes com câncer, as consequências da inflamação e da redução da atividade imune podem ser vistas como risco aumentado de recorrência ou mortalidade específica por câncer.

## ■ CONSIDERAÇÕES FINAIS

O período perioperatório é um momento de vulnerabilidade para pacientes com câncer porque pode promover a semeadura de células tumorais circulantes ou o crescimento de tumores micrometastáticos. As evidências de estudos experimentais demonstram que os anestésicos podem influenciar o comportamento metastático das células cancerosas e podem afetar o sistema imunológico, a vigilância e a resposta inflamatória. No entanto, ainda existem muitas dúvidas sobre a real relevância clínica de tais mudanças em pacientes com progressão do câncer e na sobrevida do paciente. O ponto que ganha cada vez mais relevância e estudos é o papel dos anestésicos locais em relação aos tumores. A força da evidência da literatura ainda é fraca para recomendar o uso de anestesia venosa total exclusivamente para melhorar a sobrevida global após cirurgia oncológica.[7] Quanto à anestesia regional, há fortes evidências para concluir que o impacto dos bloqueios paravertebrais não influencia a recorrência do câncer após cirurgia de câncer de mama, talvez pela maior importância do efeito do anestésico local, e não do bloqueio em si. As descobertas de estudos clínicos em andamento e futuros trarão novos dados para esclarecer se alguma técnica anestésica modifica a sobrevida a longo prazo de pacientes submetidos à cirurgia oncológica. Mas é importante lembrar que nem todo câncer tem comportamento semelhante, e talvez tenhamos que cada vez mais migrar para uma anestesia personalizada, orientada pelos diferentes tumores para buscar resultados relevantes.

## REFERÊNCIAS

1. Cata JP. Perioperative anemia and blood transfusions in patients with cancer: when the problem, the solution, and their combination are each associated with poor outcomes. Anesthesiology. 2015; 122:3–4
2. Karnofsky D, Burchenal J. Evaluation of chemotherpeutic agents. N Y NY Columbia Univ. 1949; 19
3. Oken MM, Creech RH, Tormey DC, Horton J, Davis TE, McFadden ET, et al. Toxicity and response criteria of the Eastern Cooperative Oncology Group. Am J Clin Oncol. 1982; 5:649–55
4. Gottschalk A, Sharma S, Ford J, Durieux ME, Tiouririne M. The Role of the Perioperative Period in Recurrence After Cancer Surgery. Anesth Analg. 2010; 110:1636–43
5. Cakmakkaya OS, Kolodzie K, Apfel CC, Pace NL. Anaesthetic techniques for risk of malignant tumour recurrence. Cochrane Database Syst Rev Edited by Cochrane Anaesthesia Group. 2014; 2014
6. Cata JP, Sood AK, Eltzschig HK. Anesthetic Drugs and Cancer Progression. Anesthesiology. 2020; 133:698–9
7. Cata JP, Guerra C, Soto G, Ramirez MF: Anesthesia Options and the Recurrence of Cancer: What We Know so Far? Local Reg Anesth. 2020; Volume 13:57–72
8. Rangel F, Simoes CM, Auler JO Jr. Anesthesia in cancer patients: can anesthetic techniques and agents influence the outcome? A narrative review/Anestesia no paciente oncologico: as tecnicas e agentes anestesicos podem influenciar o desfecho destes pacientes? Uma revisao narrativa. Rev Med. 2020; 99:40+
9. Lim J-A, Oh C-S, Yoon T-G, Lee JY, Lee S-H, et al. The effect of propofol and sevoflurane on cancer cell, natural killer cell, and cytotoxic T lymphocyte function in patients undergoing breast cancer surgery: an in vitro analysis. BMC Cancer. 2018; 18:159
10. Byrne K, Levins KJ, Buggy DJ. Can anesthetic-analgesic technique during primary cancer surgery affect recurrence or metastasis? Can J Anesth Can Anesth. 2016; 63:184–92
11. Hiller JG, Parat M-O, Ben-Eliyahu S. The Role of Perioperative Pharmacological Adjuncts in Cancer Outcomes: Beta-Adrenergic Receptor Antagonists, NSAIDs and Anti-fibrinolytics. Curr Anesthesiol Rep. 2015; 5:291–304
12. Sanders RD, Weimann J, Maze M, Warner DS, Warner MA. Biologic Effects of Nitrous Oxide. Anesthesiology. 2008; 109:707–22
13. Fleischmann E, Marschalek C, Schlemitz K, Dalton JE, Gruenberger T, Herbst F, et al. Nitrous oxide may not increase the risk of cancer recurrence after colorectal surgery: a follow-up of a randomized controlled trial. BMC Anaesthesiol. 2009; 9:1
14. Schneemilch CE, Hachenberg T, Ansorge S, Ittenson A, Bank U. Effects of different anaesthetic agents on immune cell function in vitro. Eur J Anaesthesiol. 2005; 22:616–23
15. Meyhoff CS, Wetterslev J, Jorgensen LN, Henneberg SW, Høgdall C, et al: Effect of High Perioperative Oxygen Fraction on Surgical Site Infection and Pulmonary Complications After Abdominal Surgery: The PROXI Randomized Clinical Trial. JAMA. 2009; 302:1543
16. Myles PS, Leslie K, Chan MTV, Forbes A, Peyton PJ, Paech MJ, et al. The safety of addition of nitrous oxide to general anaesthesia in at-risk patients having major non-cardiac surgery (ENIGMA-II): a randomised, single-blind trial. The Lancet. 2014; 384:1446–54
17. Buhre W, Disma N, Hendrickx J, DeHert S, Hollmann MW, Huhn R, et al. European Society of Anaesthesiology Task Force on Nitrous Oxide: a narrative review of its role in clinical practice. Br J Anaesth 2019; 122:587–604
18. Singleton PA, Moss J: Effect of Perioperative Opioids on Cancer Recurrence: A Hypothesis. Future Oncol 2010; 6:1237–42
19. Liang X, Liu R, Chen C, Ji F, Li T. Opioid System Modulates the Immune Function: A Review. Transl Perioper Pain Med. 2016; 1:5–13
20. Rangel FP, Auler JOC, Carmona MJC, Cordeiro MD, Nahas WC, Coelho RF, Simões CM: Opioids and premature biochemical recurrence of prostate cancer: a randomised prospective clinical trial. Br J Anaesth 2021; 126:931–9
21. Grandhi RK, Perona B. Mechanisms of Action by Which Local Anesthetics Reduce Cancer Recurrence: A Systematic Review. Pain Med. 2019
22. Soto G, Calero F, Naranjo M. Lidocaine in oncological surgery. Braz J Anesthesiol Engl Ed 2020; 70:527–33
23. Sherwin A, Buggy DJ: The Effect of Anaesthetic and Analgesic Technique on OncologicalOutcomes. Curr Anesthesiol Rep. 2018; 8:411–25
24. Badwe RA, Parmar V, Nair N, Joshi S, Hawaldar R, Pawar S, et al. Effect of Peritumoral Infiltration of Local Anesthetic Before Surgery on Survival in Early Breast Cancer. J Clin Oncol Off J Am Soc Clin Oncol. 2023; 41:3318–28
25. Wu Chuang A, Kepp O, Kroemer G, Bezu . Direct Cytotoxic and Indirect, Immune-Mediated Effects of Local Anesthetics Against Cancer. Front Oncol. 2022; 11:821785
26. Wigmore TJ, Mohammed K, Jhanji S. Long-term Survival for Patients Undergoing Volatile versus IV Anesthesia for Cancer Surgery. Anesthesiology. 2016; 124:69–79
27. Yan Q, Liang H, Yin H, Ye X. Anesthesia-related postoperative oncological surgical outcomes: a comparison of total intravenous anesthesia and volatile anesthesia. A meta-analysis. Videosurgery Miniinvasive Tech. 2023:612–24
28. Yap A, Lopez-Olivo MA, Dubowitz J, Hiller J, Riedel B, the Global Onco-Anesthesia Research Collaboration Group, et al. Anesthetic technique and cancer outcomes: a meta-analysis of total intravenous versus volatile anesthesia. Can J Anesth Can Anesth. 2019; 66:546–61
29. Yan T, Zhang G-H, Wang B-N, Sun L, Zheng H. Effects of propofol/remifentanil-based total intravenous anesthesia versus sevoflurane-based inhalational anesthesia on the release of VEGF-C and TGF-β and prognosis after breast cancer surgery: a prospective, randomized and controlled study. BMC Anesthesiol. 2018; 18:131
30. Sessler DI, Riedel B. Anesthesia and Cancer Recurrence. Anesthesiology 2019; 130:3–5
31. Makito K, Matsui H, Fushimi K, Yasunaga H. Volatile versus Total Intravenous Anesthesia for Cancer Prognosis in Patients Having Digestive Cancer Surgery. Anesthesiology. 2020; 133:764–73
32. Sessler DI, Riedel B: Anesthesia and Cancer Recurrence. Anesthesiology. 2019; 130:3–5

# 82

# Jejum Pré-anestésico e Avaliação do Conteúdo Gástrico

Autoras: Paula Nocera ▪ Suzana Barbosa de Miranda Teruya
Coautoras: ▪ Anne Twardowsky Di Donato ▪ Fernanda Salomão Turazzi

## INTRODUÇÃO

Há muito tempo, a restrição da ingesta de sólidos e líquidos previamente a uma anestesia geral é tida como essencial à segurança do paciente, sendo um método para diminuir o risco de regurgitação do conteúdo gástrico. Durante a indução anestésica, ocorre depressão dos reflexos de deglutição, engasgo e tosse. O grau de depressão desses reflexos depende do nível de anestesia, mas pode atingir a ausência completa dos reflexos laríngeos e faríngeos. Esses reflexos normalmente protegem a via aérea, e sua redução acarreta um risco de aspiração pulmonar, caso ocorra regurgitação ou vômito. Nos casos em que ocorre broncoaspiração de conteúdo gástrico, os pacientes podem desenvolver pneumonia ou até mesmo evoluir para a morte. Apesar de a aspiração pulmonar ser incomum nos pacientes com estado físico I e II pela ASA (*American Society of Anesthesiologists*) – com frequência estimada em 1,1/10.000 adultos e 1,3/10.000 crianças –, o seu desfecho costuma ser grave. Uma análise dos casos de broncoaspiração (*Closed Claims*, ASA 2021) demonstrou que 57% desses incidentes resultaram em morte, e 15% em injúria permanente dos pacientes.[1]

O jejum pré-anestésico é aconselhado visando garantir uma situação de esvaziamento gástrico adequado e, consequentemente, diminuir o risco de broncoaspiração durante a anestesia. No entanto, o jejum pré-anestésico priva os pacientes da nutrição e da hidratação. Desse modo, é crescente a preocupação dos profissionais de saúde com a hidratação, o bem-estar e o conforto dos pacientes, a fim de estabelecer níveis seguros de esvaziamento gástrico ao mesmo tempo que minimiza os malefícios do jejum prolongado.

No início do século XIX, pacientes tinham a permissão de beber um pequeno copo de chá poucas horas antes da operação.[2] O jejum pré-operatório de oito horas foi instituído a partir da correlação feita por Mendelson, em 1946, entre alimentação e aspiração pulmonar do conteúdo gástrico em pacientes ginecológicas submetidas à anestesia geral.[3] Mendelson descreveu duas síndromes: a primeira consiste na aspiração de alimentos sólidos, levando à obstrução das vias respiratórias, à atelectasia e à morte; a segunda, que leva o seu nome, decorre da aspiração do conteúdo gástrico líquido quando os reflexos laríngeos estão deprimidos pela anestesia geral. Mendelson demonstrou, em coelhos, que o desenvolvimento da síndrome dependia do material aspirado e do pH ácido. Os valores críticos de volume e pH gástricos nos quais ocorre aumento do risco de broncoaspiração associado ao aumento da morbimortalidade não são claros. Em 1974, Roberts estabeleceu, de forma arbitrária, valores críticos para um ser humano adulto do sexo feminino, um valor de pH $< 2,5$ e um volume $> 0,4$ mL.kg$^{-1}$, usando como referência um estudo não publicado com macacos rhesus.[4] Porém, muito se questiona sobre a acurácia desses valores em seres humanos. Eticamente, pode ser impossível estabelecer precisamente os valores do volume gástrico e do pH que aumentam o risco de aspiração relacionada a complicações. No entanto, os parâmetros de conteúdo gástrico intraoperatórios são frequentemente utilizados como medidas representativas na avaliação de diferentes regimes de jejum pré-operatório.[5,6]

As recomendações acerca do jejum pré-anestésico podem variar em diferentes hospitais ou, até mesmo, em diferentes enfermarias. Até recentemente, a orientação tradicional era de não ingerir nada por boca a partir da meia-noite, se a cirurgia estivesse agendada para a manhã. Caso a cirurgia ocorresse no período da tarde, frequentemente, permitia-se que o paciente fizesse uma refeição leve logo cedo. O jejum absoluto após a meia-noite é uma política facilmente administrável, que permite a alteração na ordem das cirurgias e, normalmente, não é questionada pelos profissionais do ambiente cirúrgico e pelos pacientes. No entanto, o tempo de jejum que resulta dessa conduta é frequentemente excessivo e, por conta dos malefícios e piores desfechos associados, vem sendo questionado e modificado ultimamente.

## ASPIRAÇÃO PULMONAR

A aspiração pulmonar pode ocorrer por meio de dois mecanismos: regurgitação, quando o conteúdo gástrico alcança a traqueia e os pulmões devido à diminuição da pressão do esfíncter esofágico inferior, fenômeno passivo; ou vômito, quando ocorre a participação da contração de músculos como o diafragma e os músculos abdominais. A regurgitação é a mais frequente e ocorre geralmente na indução da anestesia ou na extubação do paciente.

A incidência de aspiração pulmonar em pacientes submetidos a procedimentos eletivos, adultos ou crianças, sem fatores de risco associados, é baixa.[7] Os fatores de risco para o desenvolvimento da síndrome de aspiração pulmonar podem ser divididos em:

- Fatores que interferem com a motilidade e o esvaziamento gástrico, como diabetes melito, uso de opioides e o refluxo gastresofágico;
- Fatores que promovem a incompetência do esfíncter esofágico inferior, como os tumores de esôfago;
- Fatores que aumentam a pressão abdominal e intragástrica, como obstrução intestinal, estenose hipertrófica de piloro e ascite;
- Fatores que diminuem o pH intragástrico, como hipersecreção gástrica;
- Fatores que diminuem os reflexos das vias aéreas, como alteração do nível de consciência.

Outros fatores estão fortemente associados a casos de aspiração pulmonar; sendo eles cirurgia de emergência, anestesia superficial ou resposta inesperada a estímulos, afecção aguda ou crônica do trato gastrintestinal, obesidade, uso prévio de opioides, posição de litotomia, via aérea difícil, doença do refluxo gastresofágico e hérnia de hiato esofágico.[8]

## RECOMENDAÇÕES DE JEJUM PRÉ-ANESTÉSICO – ADULTOS E CRIANÇAS

Nos últimos anos, diversos autores têm questionado a real importância, bem como os benefícios, do jejum prolongado.[9,10] Desde 1986, quando Maltby e col. publicaram um estudo pioneiro,[9] diversas foram as evidências acumuladas sugerindo que, em pacientes sadios, o estômago esvazia-se rapidamente após a ingesta de líquidos sem resíduos. Dessa forma, os autores consideram seguro que esses líquidos sejam ingeridos até duas horas antes da indução anestésica. Portanto, a orientação de não se ingerir nada pela boca a partir da meia-noite para cirurgias eletivas pôde ser ajus-

tada conforme novas recomendações.[10-15] Essas novas recomendações têm como objetivo:

- Diminuir a frequência e a gravidade das complicações decorrentes da pneumonia aspirativa;
- Balancear melhor o custo e o efeito da utilização de medicações de prevenção pré-operatória;
- Aumentar a satisfação do paciente;
- Diminuir os atrasos e cancelamentos cirúrgicos;
- Diminuir o risco de desidratação e hipoglicemia pelo jejum prolongado;
- Minimizar a morbidade perioperatória.

A Sociedade Americana de Anestesiologistas (ASA) estabeleceu o seguinte protocolo revisado em 2017[11] e complementado em 2023[13] (Tabela 82.1):

| Tabela 82.1 Jejum pré-anestésico – Protocolo da Sociedade Americana de Anestesiologistas (ASA).[11-13] |
|---|
| Líquidos claros (sem resíduos) 2h |
| Leite materno 4h |
| Fórmula infantil/Leite não humano/Refeição leve 6h |
| Refeição (com gorduras, frituras e carnes) 8h |

A SBA segue o mesmo protocolo para recomendação de jejum pré-operatório.[16] As recomendações da Tabela 82.1 aplicam-se a pacientes saudáveis de todas as idades submetidos a cirurgias eletivas. Não contemplam mulheres em trabalho de parto e pacientes com retardo no tempo de esvaziamento gástrico.

### Líquidos Sem Resíduos

São considerados líquidos sem resíduos: água, chá, gelatina, sucos de frutas sem polpa, bebidas gaseificadas e café. Bebidas que contenham álcool não se enquadram nesse grupo. Deve ser ingerida uma quantidade de até 400 mL duas horas antes do procedimento. Pacientes que ingerem líquidos claros contendo carboidratos apresentam menos fome e sede quando comparados com pacientes que tiveram um jejum prolongado de 8 horas.[11] O protocolo da Sociedade Europeia de Anestesiologia e Terapia Intensiva (ESAIC) considera, ainda, como líquido claro o acréscimo de leite ao chá ou ao café, contanto que o leite perfaça no máximo um quinto do total do volume.[14]

Os líquidos claros e as secreções gástricas movem-se rapidamente para fora do estômago. A meia-vida de eliminação, ou seja, o tempo para o esvaziamento de 50% da água ingerida é de cerca de 12 minutos.[17] Fluidos contendo glicose, inicialmente, têm um tempo de esvaziamento mais lento; porém, após 90 minutos, o estômago estará vazio independentemente do tipo de líquido claro.[18] A média do volume residual gástrico é de cerca de 25 mL em pessoas que permaneceram em jejum durante a noite, antes da cirurgia.[19] Esse volume mantém-se inalterado em pacientes que bebem líquidos claros até duas horas antes da cirurgia.[9,17,20,21] Os valores de pH também permanecem inalterados em indivíduos saudáveis após a ingesta de líquidos claros.

A avaliação ultrassonográfica em crianças confirma que 10 – 15 mL.kg-1 de líquidos sem resíduos, administrados duas horas antes da anestesia, resultam em redução, ao invés de um aumento, do volume gástrico residual antral no momento da indução anestésica.[22]

Desde 2018, A Sociedade Europeia de Anestesia pediátrica, juntamente com a Sociedade da Grã-Bretanha e a Sociedade Francesa de Anestesia Pediátrica, endossa um protocolo 6-4-1 para o jejum de sólidos e fórmulas infantis, leite materno e líquidos sem resíduos, respectivamente. Recomenda-se volume de 3 mL.kg-1 para a ingesta de líquidos sem resíduos.[23]

## Leite Materno

O tempo de jejum recomendado para o leite materno é mais prolongado do que para líquidos claros. Isso se deve ao fato de o tempo de esvaziamento gástrico para o leite materno ser significativamente e, variavelmente, maior quando comparado aos líquidos claros, possivelmente por seu maior teor de gordura. Portanto, preconizou-se um jejum de quatro horas para esse alimento.[13]

Em 2023, a Sociedade Europeia de Anestesiologia e Terapia Intensiva (ESAIC) publicou novo protocolo para jejum em crianças no qual a recomendação para leite materno diminuiu de quatro para três horas, transformando, assim, o protocolo em 6-4-3-1 para sólidos, leite não humano e fórmulas, leite materno e líquidos claros, respectivamente.[14,24]

## Leite Não Humano e Fórmulas

O leite não diluído é considerado um sólido para fins de protocolo de jejum pré-operatório, pois pode atuar como um sólido que se coagula no estômago, porque contém quantidades variáveis de proteínas e gorduras. Portanto, os pacientes não podem beber leite e derivados no prazo de seis horas antes do procedimento. Esses líquidos parecem esvaziar-se mais lentamente do estômago, podendo deixar nele partículas residuais. Estudos demonstraram aumento no tempo de esvaziamento gástrico quando a gordura é adicionada aos líquidos.[25,26]

## Refeição Leve

Consiste em torrada, pão, alimentos sem gorduras, acompanhados ou não de líquidos sem resíduos.

## Refeição Contendo Carnes e Alimentos Gordurosos

O intervalo de jejum deve ser aumentado para pelo menos oito horas após uma refeição grande ou gordurosa. Alimentos sólidos levam mais tempo do que os líquidos para deixarem o estômago. Os tempos de esvaziamento são muito variáveis e dependem do teor, do volume e dos nutrientes da refeição. O esvaziamento gástrico é retardado pelo aumento do peso dos alimentos, pela densidade calórica e pela adição de gorduras, além de ser mais lento em mulheres e idosos.[26-30]

No entanto, algumas sociedades, como a ESAIC, recomendam tempo de jejum de seis horas para qualquer tipo de alimento sólido.[14,24]

## Benefícios da Abreviação do Jejum

Em relação à liberalidade dos protocolos, ressalta-se que sua ênfase está mudando na medida em que se percebe que o jejum prolongado é um modo inapropriado de preparar o paciente para o estresse cirúrgico. Atualmente, sabe-se que a resposta metabólica ao trauma cirúrgico é potencializada pelo jejum pré-operatório prolongado. A falta da ingesta de fluidos por períodos prolongados é prejudicial aos pacientes, principalmente aos idosos e às crianças pequenas. A diminuição dos níveis de insulina e o aumento dos níveis de glucagon determinam a utilização rápida da pequena reserva de glicogênio hepático. Desse modo, a gliconeogênese é ativada, e a proteína muscular passa a ser utilizada para prover glicose aos tecidos que dependem exclusivamente dela como fonte de energia (sistema nervoso central, medula renal e eritrócitos).[31]

Somado a isso, há piora da resistência à insulina no período pós-operatório, o que pode levar ao aumento da glicemia, especialmente porque o tempo de jejum é frequentemente maior do que as seis a oito horas preconizadas, podendo chegar a até 10 a 16 horas. Comumente, ocorre também graus variáveis de desidratação.

Pacientes saudáveis submetidos a cirurgias eletivas foram objeto de diversos estudos controlados e randomizados que concluíram que a ingesta de água e outros líquidos sem resíduo até duas horas antes da indução anestésica não aumenta o volume nem a acidez do conteúdo gástrico.[32,33] Uma bebida rica em carboidratos, quando administrada duas horas antes da cirurgia, foi capaz de diminuir a resistência à insulina em cerca de 50%, bem como a resposta metabólica ao trauma.[34] Essa diminuição na resistência à insulina pode melhorar o prognóstico de pacientes por ajudar a controlar os níveis glicêmicos, com redução da morbimortalidade pós-operatória.[34,35] Apesar de outros métodos, como opioide intravenoso em altas doses ou analgesia via peridural torácica, terem sido descritos como atenuadores da resposta neuroendócrina à cirurgia, o entendimento de que os carboidratos podem conseguir reduções significativas na resistência à insulina é reconhecido como uma relevante área de estudo. A abreviação do jejum está associada a um efeito benéfico na sede, na fome, na ansiedade perioperatória e na força muscular dos pacientes.[36,37]

Embora, nos estudos mais recentes, os tempos de jejum recomendados para sólidos permaneçam inalterados, são crescentes as evidências de boa qualidade para endossar redução do tempo de jejum para líquidos sem resíduos em crianças, sem aumento do risco e aspiração pulmonar.[24] Nos adultos, um grande foco tem sido a introdução da oferta de carboidratos antes da anestesia, com o propósito de que os pacientes cheguem para a cirurgia não apenas hidratados, mas também em um estado metabólico mais adequado. Essa conduta atenua algumas das respostas fisiológicas à cirurgia, como resistência à insulina.

Hoje, muito se discute a respeito de programas multimodais de otimização da recuperação pós-operatória, que provaram eficácia na redução da morbidade e mortalidade após grandes cirurgias.[38,39] Esses protocolos incluem, entre outras medidas, o não preparo intestinal, a redução do tempo de jejum e o uso da anestesia peridural, com o objetivo de diminuir o estresse cirúrgico, otimizar a analgesia pós-operatória e ajustar os cuidados pós-operatórios, reduzindo, assim, as complicações e os custos. A abreviação do jejum coloca-se como elemento crucial dessa estratégia.[40]

## Situações que Podem Aumentar o Risco de Broncoaspiração

- **Chicletes**: Os pacientes não devem ter seu procedimento cirúrgico cancelado ou postergado porque estão mascando chiclete antes da indução da anestesia, pois estudos não têm demonstrado efeito mínimo ou ausência de efeito sobre o volume e pH gástrico.[13] Se o paciente engoliu um pedaço de goma de mascar, deve-se tratá-lo como ingestão sólida e, assim, atrasar o processo por seis horas.

- **Pacientes com retardo do esvaziamento gástrico**: Um grande número de fatores pode provocar o retardo no esvaziamento gástrico. Eles incluem obesidade, refluxo gastresofágico e diabetes melito. Os estudos sobre jejum pré-operatório não avaliaram esse grupo adequadamente, de modo a promover evidência significativa.

- **Gravidez:** As recomendações acima podem ser seguidas por pacientes grávidas que não estejam em trabalho de parto. Estudos mostram que o esvaziamento gástrico dessas pacientes está normal.[31,41,42] O mesmo não ocorre em vigência do trabalho de parto, quando o esvaziamento gástrico encontra-se lentificado.[31]

Recentemente, as recomendações referentes à alimentação e ao jejum na gestante e parturiente foram revistas e se tornaram mais liberais, sendo indicada uma abordagem individualizada pelos protocolos das principais Sociedades de Anestesiologia, incluindo a SBA. Em resumo, mulheres em trabalho de parto podem ingerir livremente líquidos sem resíduos e, se forem consideradas de baixo risco para uma anestesia geral, também podem consumir alimentos sólidos de baixo resíduo (biscoitos, torradas, cereais). Nas cirurgias eletivas em gestantes fora de trabalho de parto, líquidos são permitidos até duas horas antes da cirurgia e alimentos sólidos devem ser evitados nas seis ou oito horas que antecedem a cirurgia, semelhante aos protocolos adotados para não gestantes.[43]

Com relação às medicações pré-operatórias, seu uso como rotina não é recomendado, incluindo antiácidos, bloqueadores da secreção gástrica, procinéticos, antieméticos e anticolinérgicos assim como nos pacientes em geral, com exceção às pacientes que serão submetidas à cesárea eletiva, que devem receber antagonista dos receptores H2 ou inibidor de bomba de prótons na noite anterior e na manhã da cirurgia.[44]

- **Sonda enteral:** Em pacientes com sonda enteral o tempo recomendado para jejum é controverso. O colégio de Anestesista da Austrália e Nova Zelândia preconiza que os pacientes entubados que estejam recebendo dieta por sonda enteral devam continuar a receber a dieta até a hora do procedimento, a menos que a cirurgia seja realizada em vias aéreas, região torácica ou abdominal. Nesses casos, a dieta deve ser interrompida com seis horas de antecedência.[45]

- **Análogos de GLP1**

## Uso de Agonistas do Receptor de Peptídeo Análogo ao Glucagon (GLP-1)

Os agonistas do receptor de peptídeo análogo ao glucagon (GLP-1) foram aprovados pelo FDA para tratamento de diabetes melito tipo 2, porém essa classe de medicamentos está sendo amplamente utilizada para promover perda de peso. Entretanto, seu uso está associado ao retardo do esvaziamento gástrico, à distensão abdominal, a náuseas e vômitos, que tendem a reduzir com o uso crônico.[46]

A Sociedade Americana de Anestesiologia (ASA) elaborou novas diretrizes para o manejo pré-operatório de pacientes em uso de agonistas de GLP-1, visando à redução do risco de broncoaspiração. A diretriz da ASA orienta que, para procedimentos eletivos, em pacientes em uso de dose diária, deve-se considerar suspendê-lo no dia do procedimento. Para pacientes em uso de dose semanal, deve-se considerar suspensão uma semana antes do dia do procedimento. Se o paciente não apresentar sintomas gastrointestinais e os agonistas do GLP-1 tiverem sido mantidos conforme recomendado, procede-se normalmente.[47]

A diretriz da ASA orienta que, para procedimentos eletivos nos quais a medicação não tenha sido suspensa adequadamente e o paciente não apresente sintomas de retardo de esvaziamento gástrico (náuseas e/ou vômitos), a avaliação por ultrassom gástrico poderá ser realizada. Caso a avaliação por ultrassom mostre estômago cheio ou seja inconclusiva, o procedimento deverá ser suspenso. Já para **procedimentos de urgência e emergência** deve ser adotada a sequência rápida de intubação.[47]

Ressalta-se, entretanto, que as evidências atuais são insuficientes para determinar o tempo ideal de suspensão desses medicamentos antes de uma anestesia. Em julho de 2023, a Sociedade Brasileira de Anestesiologia emitiu recomendações sobre o manejo da semaglutida por meio de um sumário de evidências.

Considerando a existência de diferentes protocolos, os quais divergem sobre o exato período de suspensão dos fármacos (suspensão de 1-5 dias de fármacos de uso diário e de 10-14 dias de fármacos de uso semanal) e que também não há estudos com um alto nível de evidência até o momento sobre o uso de tais medicações de forma segura no perioperatório, o Comitê de medicina perioperatória da SBA emite concordância à recomendação da Sociedade Brasileira de Diabetes: suspensão da semaglutida oral ou subcutânea por 21 dias antes de um procedimento anestésico. O paciente deverá ser manejado em conjunto com a equipe cirúrgica e clínica para controle adequado da glicemia em caso de diabetes.[48]

## ■ ULTRASSONOGRAFIA GÁSTRICA

Como amplamente discutido neste capítulo, uma prática anestésica segura preconiza o cumprimento de jejum pré-operatório para tentar assegurar uma situação de estômago vazio. No entanto, é relativamente frequente nos depararmos com situações de não cumprimento do tempo de jejum ou situações de retardo do esvaziamento gástrico. Nesse contexto, a ultrassonografia gástrica pode fornecer informações qualitativas e quantitativas confiáveis sobre a natureza (fluida ou sólida) e o volume residual do conteúdo gástrico,[49,50] sendo assim, uma ferramenta semiológica bastante útil para aumentar a segurança de procedimentos anestésicos.

Nesta sessão serão apresentados os principais tópicos para uma adequada avaliação de conteúdo gástrico com o auxílio de ultrassonografia, apresentando brevemente alguns protocolos utilizados atualmente sobre o assunto.

### Indicações

A ultrassonografia permite a correlação em tempo real dos achados com a história do paciente, bem como reavaliações imediatas à medida que a condição do paciente se modifica. Sobre o tempo de jejum dos pacientes no período pré-operatório, não existia até então um método não invasivo e facilmente acessível para estimar o conteúdo gástrico. Nesse contexto, a ultrassonografia tem sido usada para avaliar a presença, o caráter (fluido ou sólido) e o volume de conteúdo gástrico. O ultrassom pode, ainda, prever com precisão o volume de líquido gástrico usando modelo matemático validado.[51,52] Esses fatores tornam a técnica particularmente atraente na avaliação do risco de aspiração e no gerenciamento da anestesia ou manejo da via aérea.

A avaliação ultrassonográfica de conteúdo gástrico tem ainda a vantagem de ter uma curva de aprendizado relativamente rápida. Com treinamento e supervisão adequados, estima-se que os anestesiologistas alcançarão uma taxa de sucesso de 95% na avaliação de ultrassonografia qualitativa depois de realizar aproximadamente 33 exames.[53] Atualmente, as principais indicações são as situações nas quais as diretrizes de jejum preconizadas não foram respeitadas, como em cirurgias de urgências ou emergências, ou em pacientes que apresentam retardo do esvaziamento gástrico, como em pacientes com diabetes melito, trauma, gestação, disfunção renal ou hepática, uso de análogos GLP-1, etc.[46,54-56]

## Técnica de Ultrassonografia do Antro Gástrico

Para a avaliação gástrica pela ultrassonografia, deve-se utilizar um transdutor curvilíneo de baixa frequência, capaz de visualizar estruturas mais profundas. A avaliação gástrica pela ultrassonografia pode ser realizada pelo estudo de diferentes regiões do estômago (corpo, fundo e antro). No entanto, alguns estudos sugerem que o antro é a região de mais fácil identificação por examinadores e de acurada correlação com o volume gástrico global.[49,57-59] Para avaliação do antro, o transdutor deve ser posicionado na região subxifoidea e orientado longitudinalmente. Nos protocolos rotineiramente utilizados para avaliações qualitativas e quantitativas, os pacientes devem ser examinados em decúbito dorsal horizontal (DDH) e em decúbito lateral direito (DLD) (Figuras 82.1 A e B).

As contrações peristálticas são frequentemente visualizadas após a ingestão de líquidos e são facilmente reconhecidas durante a avaliação do ultrassom gástrico, como a diminuição

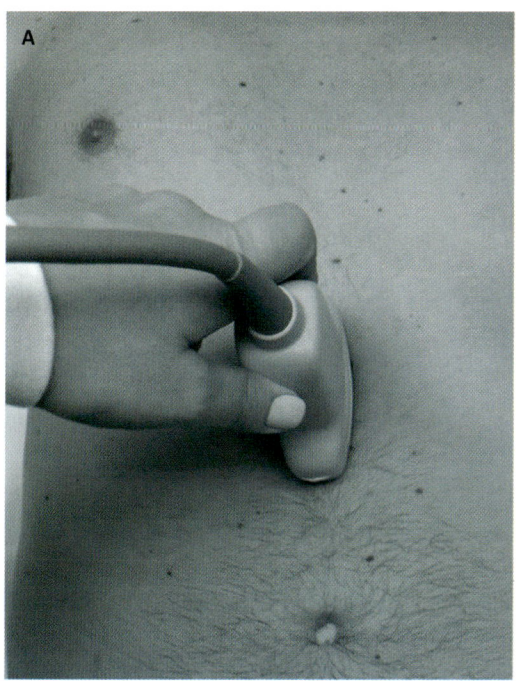
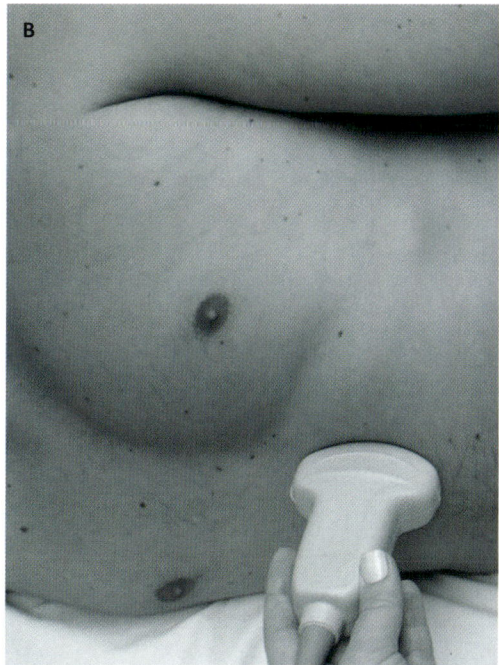

▲ **Figura 82.1** Posicionamento do transdutor curvilíneo orientado longitudinalmente na região subxifoídea. **(A)** Mostra o exame em decúbito dorsal horizontal (DDH); **(B)** mostra o exame em decúbito lateral direito (DLD).

temporária do diâmetro antral. Geralmente obtém-se as imagens entre (e não durante) as contrações peristálticas para evitar subestimar o volume gástrico. Pela janela subxifoidea, o antro é visualizado logo abaixo da borda livre do lobo hepático esquerdo. Para padronização das imagens e visualização da porção do antro mais adequada para o cálculo do volume residual, deve-se ter como referências anatômicas a aorta e/ ou a veia cava inferior abaixo do pâncreas (Figura 82.2).

## Estômago Vazio

O antro vazio apresenta-se como uma estrutura arredondada de contorno hipoecoico e uma parte central heterogênea acinzentada tendo o aspecto de um alvo (ou olho de touro se traduzido literalmente do termo em inglês "*Bull's eye*") (Figura 82.3).

## Estômago com Líquidos sem Resíduos

Após a ingestão de líquidos sem resíduos, o antro apresenta-se como uma forma ovalada, de contorno fino hipe-

recoico, que corresponde à parede gástrica distendida, e conteúdo anecoico homogêneo que corresponde ao líquido (Figura 82.4).

## Estômago com Líquidos Espessos (Leite)

O antro repleto de leite apresenta-se também como uma estrutura ovalada. No entanto, seu conteúdo é homogêneo e levemente hiperecoico, ou seja, mais acinzentado do que o conteúdo anecoico (preto) quando da presença de líquidos claros.

Após certo período de digestão de produtos lácteos, o conteúdo gástrico pode se apresentar como imagem sólida hiperecoica circundado por imagem anecoica que correspondem a parte sólida/coalhada e a parte líquida/soro, respectivamente (Figura 82.5).

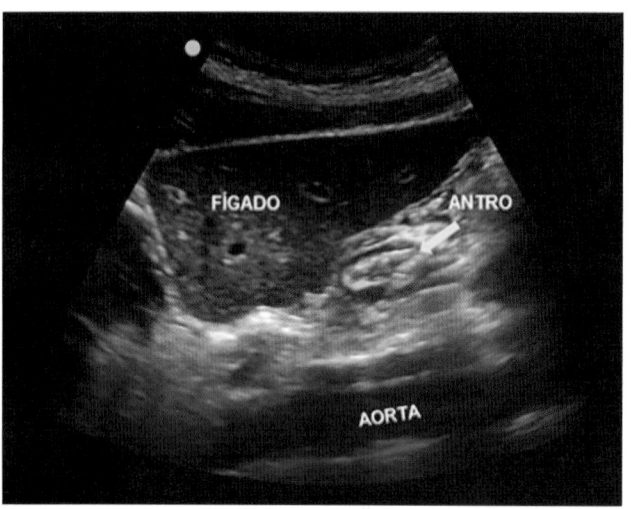

▲ **Figura 82.2** Ultrassonografia do antro pela janela subxifoidea.

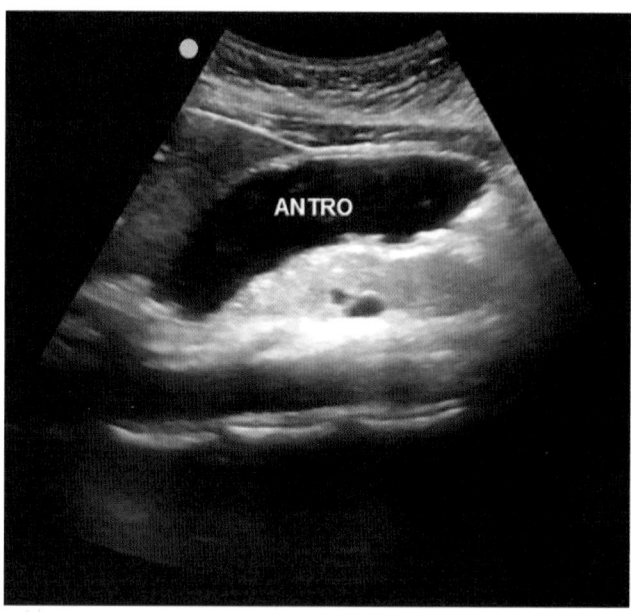

▲ **Figura 82.4** Antro com conteúdo líquido (anecoico).

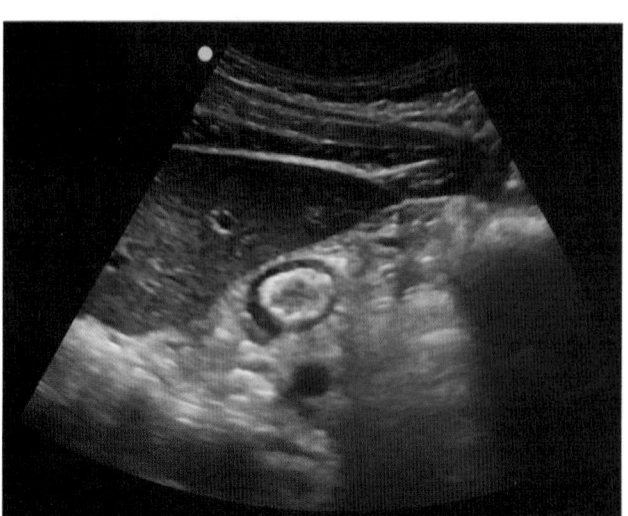

▲ **Figura 82.3** Antro vazio apresentando-se como um "olho de touro".

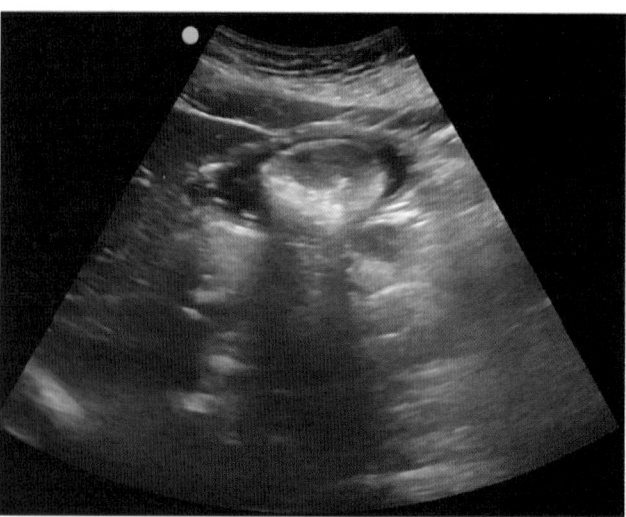

▲ **Figura 82.5** Antro com conteúdo lácteo após digestão e separação entre a parte sólida (estrutura circular central hiperecoica) e líquida (estruturas anecoicas circundantes) do leite.

## Estômago com Conteúdo Sólido

Logo após uma refeição completa de alimentos sólidos e líquidos, o antro geralmente apresenta aspecto de vidro embaçado: visualiza-se a parede anterior do antro e, a partir desse ponto, uma faixa vertical acinzentada que impossibilita a identificação das estruturas. Essa imagem ocorre devido aos artefatos criados pelo ar deglutido durante a ingestão dos alimentos (Figura 82.6).

Passado algum tempo da alimentação, o ar deglutido é expelido do estômago e permanece o bolo gástrico, visualizado como um conteúdo heterogêneo dentro dos limites do antro (Figura 82.7).

## Protocolos

### Avaliação qualitativa

Como citado anteriormente, o antro é a região gástrica mais consistentemente identificada (98%-100% dos casos) ao

exame ultrassonográfico e que guarda boa correlação com o volume total do estômago.[49,57] Caso seja identificado qualquer conteúdo sólido, o paciente já é considerado como estômago cheio, não sendo necessária nenhuma medida adicional.

No caso da identificação de conteúdo líquido, a avaliação qualitativa proposta por Perlas e col. classifica a situação de esvaziamento gástrico em três graus, que se correlacionam com o risco de broncoaspiração:[57,60]

- **Grau 0:** nenhum fluido visível no antro na posição supina ou decúbito lateral direito (DLD). Baixo risco de aspiração;
- **Grau 1:** Fluido antral visualizado apenas na posição de DLD, compatível com secreção gástrica fisiológica (menor 1,5 mL.kg[1]). Baixo risco de aspiração;
- **Grau 2:** Fluido antral visualizado na posição supina e DLD, compatível com volume gástrico maior que 1,5 mL.kg[1]. Alto risco de aspiração.

Este sistema de três graus é baseado na aparência ultrassonográfica do conteúdo antral nas posições supina e DLD, é simples de usar, tem boa confiabilidade e correlaciona-se bem com o volume gástrico em várias populações de pacientes (adultos, obesos, gestantes e crianças). Foram demonstradas diferenças significativas nos volumes gástricos totais entre os três graus.[57]

### Avaliação quantitativa

Para a análise quantitativa, usa-se a medida da área da secção transversa do antro gástrico (ATAG), por meio da técnica descrita inicialmente por Bolondi e col.[61] e posteriormente por Perlas e col.[51,57] A medição deve ser realizada pela parede externa do estômago, ou seja, de serosa a serosa, e o paciente posicionado em DLD. Para o cálculo da ATAG, deve-se medir os dois diâmetros perpendiculares do antro: craniocaudal (CC) e anteroposterior (AP) (Figura 82.8).

Em seguida, deve-se aplicar essas medidas à seguinte fórmula:

$$ATAG = (CC \times AP \times 3,14)/4$$

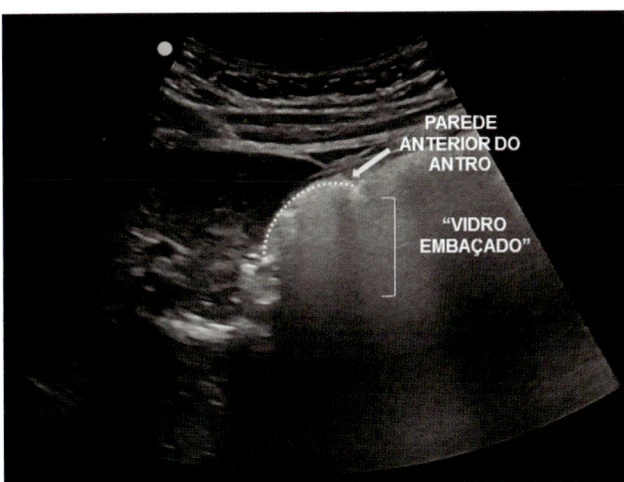

▲**Figura 82.6** Antro logo após uma refeição completa. A deglutição de ar durante a alimentação causa esse aspecto de vidro embaçado que esconde todas as estruturas abaixo da parede anterior do antro

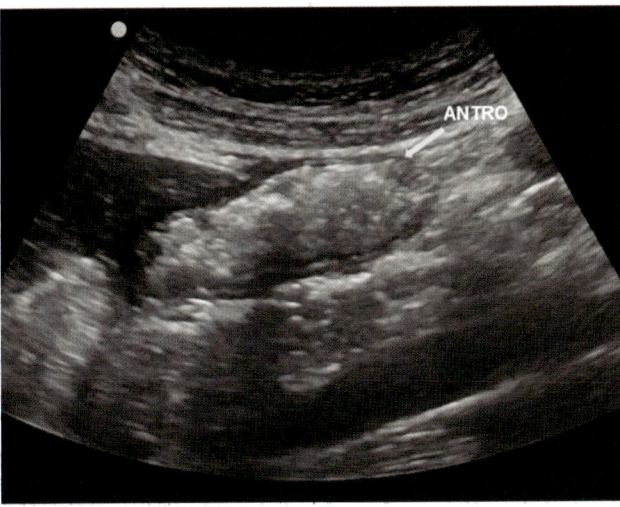

▲**Figura 82.7** Antro após certo tempo da alimentação com bolo alimentar de ecogenicidade heterogênea.

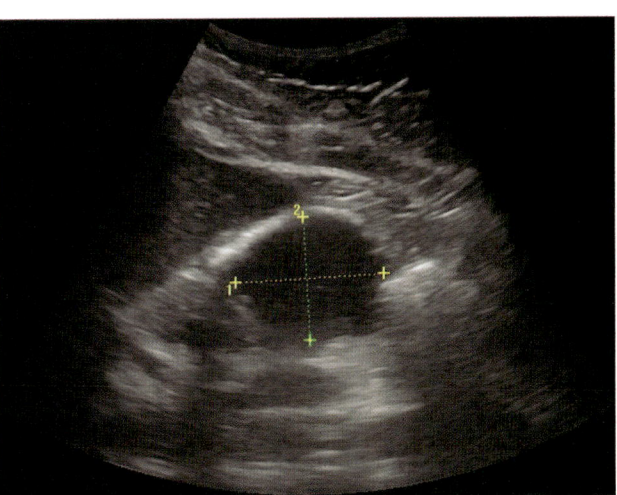

▲**Figura 82.8** Diâmetros perpendiculares do antro gástrico: craniocaudal (1) e anteroposterior (2).

O volume total do estômago pode ser estimado por meio de um modelo matemático testado e validado, no qual:

> Volume gástrico estimado (mL) = 27 + (14,6 × ATAG em cm²) − (1,28 × idade em anos)

Conhecendo-se o volume gástrico estimado, pode-se correlacioná-lo com o peso do paciente e classificá-lo quanto ao risco de broncoaspiração. Sabe-se que volumes residuais menores de 1,5 mL.kg¹ são considerados fisiológicos e, portanto, de baixo risco para broncoaspiração.[58]

## Situações Específicas

A ultrassonografia gástrica foi inicialmente descrita e validada na população adulta geral. No entanto, é intuitivo pensar que obesos, gestantes e pacientes pediátricos apresentem particularidades clínicas que devem ser observadas durante a avaliação do conteúdo gástrico pela ultrassonografia.

### Pacientes obesos

A ultrassonografia gástrica no paciente obeso talvez tenha como primeiro desafio a dificuldade técnica em se visualizar o antro. No entanto, Van de Putte e col. demonstraram que o antro no paciente com IMC ≥ 35 kg/m², mesmo que situado em localização mais profunda (7,2 cm ± 1,6 cm), foi identificado em mais de 90% dos casos. Nesse mesmo estudo, foi possível realizar avaliação qualitativa de três graus de conteúdo líquido em 88% dos indivíduos, e o tempo médio para aquisição da imagem foi de 3,5 minutos.[62] De fato, Kruisselbrink e col. tiveram sucesso em avaliar o antro gástrico em 95% dos pacientes de IMC médio 49,8kg/m² mostrando, portanto, ser factível a identificação do antro em pacientes obesos.[63] Nesse estudo, pacientes de IMC ≥ 35 kg/m² que seriam submetidos à endoscopia digestiva alta (EDA) foram randomizados para ingerir diferentes volumes de líquido claro, imediatamente antes do início do procedimento. A ultrassonografia gástrica era realizada antes e após a ingestão do líquido, e medidas quantitativas eram realizadas para cálculo do volume gástrico estimado. Durante o exame de endoscopia, eram realizadas aspiração e medição cuidadosa de todo o conteúdo gástrico. Ao se comparar as duas medidas, verificou-se alta correlação entre os valores de volume gástrico residual calculado pela ultrassonografia e aquele obtido pela aspiração durante a EDA. O estudo mostrou que os valores absolutos da medida da ATAG e do volume aspirado eram aproximadamente 30% maiores quando comparados aos valores detectados na população não obesa, sugerindo uma maior capacidade gástrica atribuída aos obesos. No entanto, o volume gástrico residual por unidade de peso real manteve-se semelhante nas duas populações, permitindo a conclusão de que, nos pacientes obesos, volumes gástricos residuais ≤ 1,5 mL.kg¹ são compatíveis com secreção gástrica fisiológica e, consequentemente, apresentam baixo risco para broncoaspiração.

Além disso, esse estudo conseguiu validar também para a população obesa o modelo matemático usado para avalia-ção quantitativa do conteúdo gástrico inicialmente testado para pacientes não obesos:[51,63]

> Volume gástrico estimado (mL) = 27 + (14,6 × ATAG em cm2) − (1,28 × idade em anos).

Dentre algumas limitações desse estudo, vale ressaltar apenas que a aplicabilidade do modelo matemático não foi testada em indivíduos com história de cirurgias gástricas.

Desse modo, informações colhidas da ultrassonografia gástrica de pacientes obesos que tenham passado previamente por cirurgias bariátricas não podem ser determinantes para a tomada de decisão clínica, principalmente no que diz respeito à avalição quantitativa de volume residual.

### Pacientes gestantes

Gestantes possuem esvaziamento gástrico lentificado pelos mecanismos fisiológicos inerentes à gestação, sendo consideradas de estômago cheio em um cenário anestésico.[64,65] Apesar das alterações anatômicas resultantes do aumento abdominal, alguns estudos conseguiram validar o uso da ultrassonografia gástrica para essas pacientes.[66-68] Esses estudos forneceram a descrição ultrassonográfica do antro gástrico em mulheres grávidas em jejum e permitiram validar, para essas pacientes, uma classificação ultrassonográfica semiquantitativa em um sistema de classificação de três níveis já descritos neste capítulo. Vale ressaltar apenas que as avaliações ultrassonográficas em todos esses estudos na gestante foram realizadas com a paciente na posição semissentada, ou seja, cabeceira elevada a 45°.

Os achados ultrassonográficos do antro de gestantes são semelhantes aos de pacientes não gestantes em jejum. A avaliação qualitativa de três graus é aplicável às pacientes no final da gestação. Noventa por cento das gestantes em jejum apresentaram um volume gástrico estimado menor de 1,5 mL.kg¹, e os valores reais de ATAG medidos em decúbito lateral direito foram muito semelhantes aos relatados anteriormente para pacientes não gestantes.[66]

Arzola e col. estudaram 60 pacientes no terceiro trimestre gestacional e detectaram correlação significativa entre ATAG (medida em DLD com cabeceira elevada a 45°) e volume gástrico. Esse estudo estabeleceu um ponto de corte para ATAG-DLD/45° de 9,6 cm² de alta sensibilidade para volume gástrico de 1,5 mL.kg¹ que é o limite entre baixo e alto risco para broncoaspiração. Ou seja, ATAG maior que 9,6 cm² prediz volume gástrico residual > 1,5 mL.kg¹, compatível com situação de alto risco para broncoaspiração. Além disso, esse estudo desenvolveu um modelo matemático preditivo do volume gástrico em gestantes.[69]

> Volume gástrico estimado em GESTANTES (mL) = −327,1 + 215 × log ATAG (em cm2)

Zieleskiewicz e col. conseguiram estabelecer pontos de corte de ATAG em 40 gestantes não obesas durante o trabalho de parto sob analgesia peridural. Nas pacientes em posição supina semissentada (cabeceira a 45°) detectou-se, com alta sensibilidade, que ATAG ≤ 387 mm² prediz um volume gástrico residual menor a 0,4 mL.kg¹ e, portanto, estômago vazio e baixo risco de broncoaspiração. Já ATAG ≥ 608 mm² prediz, com alta especificidade, o volume gástrico residual maior a 1,5 mL.kg¹ e, portanto, estômago cheio e alto risco de broncoaspiração.[70] Recentemente, Amaral e col. incluíram em seu estudo gestantes obesas e conseguiram detectar uma correlação entre ATAG e obesidade. Ou seja, a gestante obesa também apresenta maiores valores absolutos de ATAG quando comparados às gestantes não obesas.[71]

## População pediátrica

As crianças ainda sofrem jejum pré-operatório prolongado por várias razões, incluindo problemas de comunicação ou atraso organizacional. Além disso, as investigações do tempo de esvaziamento gástrico em crianças sadias apresentam resultados discordantes. Aliada a essa falta de padronização em crianças e adolescentes, está a enorme variabilidade do estado fisiológico pediátrico e os diversos fatores que podem influenciá-lo, como temperatura dos alimentos, desenvolvimento psicomotor e obesidade infantil.[72] A realização de avaliação ultrassonográfica em crianças é um desafio, já que mudar e manter o posicionamento adequado em crianças acordadas para a realização dessa avaliação pode ser uma tarefa difícil. No entanto, estudos mostram que o antro gástrico é identificado em 90-99% das crianças examinadas.[73,74] Spencer e col. avaliaram 100 crianças em jejum entre 11 meses e 18 anos de idade que seriam submetidas à endoscopia digestiva alta (EDA) eletiva. Esse estudo apontou a correlação entre ATAG e o volume gástrico total (aspirado por EDA) e desenvolveu modelo matemático para avaliação quantitativa na população pediátrica. Assim como em adultos, a medição deve ser realizada pela parede externa do estômago, entre contrações peristálticas e a criança deve estar posicionada em decúbito lateral direito.[73] O volume total do resíduo gástrico pode ser estimado por meio do seguinte modelo matemático:

> Volume gástrico estimado em PEDIATRIA (mL) = $-7,8 + (3,5 \times \text{ATAG em cm}^2) + (0,127 \times \text{idade em meses})$

Gagey e col. avaliaram 143 crianças de 2 meses a 16 anos de idade que seriam submetidas a procedimentos de urgência ou emergência. A avaliação pré-operatória foi realizada, e a técnica de indução anestésica foi decidida baseada nos critérios clínicos tradicionais de risco de broncoaspiração. Em seguida, foi realizado a ultrassonografia gástrica, e o anestesista responsável pelo caso poderia mudar sua decisão quanto à técnica de indução. Após a intubação traqueal, o volume gástrico foi aspirado por sonda orogástrica, e volumes gástricos maiores a 0,8 mL.kg¹ ou presença de resíduos sólidos foram considerados de alto risco para regurgitação. Esse estudo tinha como desfecho primário detectar a redução da incidência de inadequação da técnica de indução

anestésica incialmente indicada. As conclusões desse estudo foram que a ultrassonografia gástrica aumentou a taxa de indicação adequada da técnica de indução anestésica e que a avaliação clínica pré-operatória tem baixa acurácia, já que em aproximadamente metade dos casos houve mudança da indicação da técnica de indução anestésica após a avaliação ultrassonográfica. Por outro lado, a ultrassonografia para identificação de conteúdo gástrico de alto risco mostrou-se ferramenta acurada com sensibilidade de 94% e especificidade de 83%.[74]

## Limitações

Apesar de todos os benefícios, a avaliação do conteúdo gástrico apresenta algumas limitações. Como toda técnica ultrassonográfica, ela é dependente da qualidade do equipamento e também do operador. O antro pode não ser identificável em todos os pacientes, e vários passos precisam ser executados de forma sistemática para que se obtenham resultados confiáveis. A maioria dos trabalhos é realizada em voluntários sadios, e, portanto, os resultados não podem ser totalmente extrapolados para aqueles pacientes portadores de doenças crônicas ou em uso de medicamentos que alterem a motilidade do sistema digestivo. Nesses casos, as recomendações quanto ao jejum pré-operatório devem ser individualizadas.

## ■ CONCLUSÕES

O jejum pré-anestésico permanece como recomendação onipresente nas mais diversas sociedades médicas a fim de prevenir uma complicação que, embora rara, é acompanhada de alta morbimortalidade. Recentemente, numerosos trabalhos têm apontado para recomendação de menor tempo de jejum para alimentos específicos, com melhor qualidade de evidência para líquidos sem resíduos. Essa redução do tempo de jejum modificou a prática clínica e tem proporcionado maior grau de satisfação aos pacientes e melhores desfechos perioperatórios. Entretanto, pontos controversos existem entre diferentes entidades.

Ao longo da última década, vimos um aumento significativo do uso da ultrassonografia na prática anestésica. Por estar prontamente disponível e ser relativamente fácil de realização, consideramos a ultrassonografia gástrica à beira leito um instrumento promissor de avaliação pré-operatória. Embora tenha provado ser uma técnica validada por diversos estudos, ainda não é prática padrão, e mais pesquisas precisam ser feitas em relação à sua sensibilidade e à sua especificidade, já que a técnica também tem suas limitações, informações obtidas a partir da avaliação ultrassonográfica do estômago devem ser individualizadas para a apropriada tomada de decisão clínica.

## REFERÊNCIAS

1. Warner MA, Meyerhoff KL, Warner ME, Posner KL, Stephens L, Domino KB. Pulmonary Aspiration of Gastric Contents: A Closed Claims Analysis. Anesthesiology. 2021;135(2):284-91.
2. Holmes T, Packard JH. A system of surgery, theoretical and practical. 1st American, from the 2d English ed. Philadelphia,: H.C. Lea's son & co.; 1881.
3. Mendelson CL. The aspiration of stomach contents into the lungs during obstetric anesthesia. Am J Obstet Gynecol. 1946;52:191-205.

4. Roberts RB, Shirley MA. Reducing the risk of acid aspiration during cesarean section. Anesth Analg. 1974;53(6):859-68.

5. James CF, Modell JH, Gibbs CP, Kuck EJ, Ruiz BC. Pulmonary aspiration--effects of volume and pH in the rat. Anesth Analg. 1984;63(7):665-8.

6. Wynne JW, Modell JH. Respiratory aspiration of stomach contents. Ann Intern Med. 1977;87(4):466-74.

7. Coté CJ, Lerman J, Anderson BJ. A practice of anesthesia for infants and children. Sixth edition. ed. Philadelphia, PA: Elsevier; 2019. p. p.

8. Kluger MT, Short TG. Aspiration during anaesthesia: a review of 133 cases from the Australian Anaesthetic Incident Monitoring Study (AIMS). Anaesthesia. 1999;54(1):19-26.

9. Maltby JR, Sutherland AD, Sale JP, Shaffer EA. Preoperative oral fluids: is a five-hour fast justified prior to elective surgery? Anesth Analg. 1986;65(11):1112-6.

10. Nygren J, Thorell A, Ljungqvist O. Are there any benefits from minimizing fasting and optimization of nutrition and fluid management for patients undergoing day surgery? Curr Opin Anaesthesiol. 2007;20(6):540-4.

11. Practice Guidelines for Preoperative Fasting and the Use of Pharmacologic Agents to Reduce the Risk of Pulmonary Aspiration: Application to Healthy Patients Undergoing Elective Procedures: An Updated Report by the American Society of Anesthesiologists Task Force on Preoperative Fasting and the Use of Pharmacologic Agents to Reduce the Risk of Pulmonary Aspiration. Anesthesiology. 2017;126(3):376-93.

12. Arun BG, Korula G. Preoperative fasting in children: An audit and its implications in a tertiary care hospital. J Anaesthesiol Clin Pharmacol. 2013;29(1):88-91.

13. Joshi GP, Abdelmalak BB, Weigel WA, Harbell MW, Kuo CI, Soriano SG, et al. 2023 American Society of Anesthesiologists Practice Guidelines for Preoperative Fasting: Carbo-hydrate-containing Clear Liquids with or without Protein, Chewing Gum, and Pediatric Fasting Duration-A Modular Update of the 2017 American Society of Anesthesiologists Practice Guidelines for Preoperative Fasting. Anesthesiology. 2023;138(2):132-51.

14. Frykholm P, Disma N, Andersson H, Beck C, Bouvet L, Cercueil E, et al. Pre-operative fasting in children: A guideline from the European Society of Anaesthesiology and Intensive Care. Eur J Anaesthesiol. 2022;39(1):4-25.

15. Dongare PA, Bhaskar SB, Harsoor SS, Garg R, Kannan S, Goneppanavar U, et al. Perioperative fasting and feeding in adults, obstetric, paediatric and bariatric population: Practice Guidelines from the Indian Society of Anaesthesiologists. Indian J Anaesth. 2020;64(7):556-84.

16. RESOLUÇÃO 2.174, DE 14 DE DEZEMBRO DE 2017 Diário Oficial da União2018. Available from: https://www.sbahq.org/wp-content/uploads/2018/03/RESOLUÇÃO-2_174--de-14-de-dezembro-de-2017-Diário-Oficial-da-União-Imprensa-Nacional.pdf.

17. Hunt JN. Some properties of an alimentary osmoreceptor mechanism. J Physiol. 1956;132(2):267-88.

18. Nygren J, Thorell A, Jacobsson H, Larsson S, Schnell PO, Hylen L, et al. Preoperative gastric emptying. Effects of anxiety and oral carbohydrate administration. Ann Surg. 1995;222(6):728-34.

19. Sutherland AD, Stock JG, Davies JM. Effects of preoperative fasting on morbidity and gastric contents in patients undergoing day-stay surgery. Br J Anaesth. 1986;58(8):876-8.

20. Agarwal A, Chari P, Singh H. Fluid deprivation before operation. The effect of a small drink. Anaesthesia. 1989;44(8):632-4.

21. McGrady EM, Macdonald AG. Effect of the preoperative administration of water on gastric volume and pH. Br J Anaesth. 1988;60(7):803-5.

22. Fawcett WJ, Thomas M. Pre-operative fasting in adults and children: clinical practice and guidelines. Anaesthesia. 2019;74(1):83-8.

23. Thomas M, Morrison C, Newton R, Schindler E. Consensus statement on clear fluids fasting for elective pediatric general anesthesia. Paediatr Anaesth. 2018;28(5):411-4.

24. Zhang E, Hauser N, Sommerfield A, Sommerfield D, von Ungern-Sternberg BS. A review of pediatric fasting guidelines and strategies to help children manage preoperative fasting. Paediatr Anaesth. 2023;33(12):1012-9.

25. Houghton LA, Mangnall YF, Read NW. Effect of incorporating fat into a liquid test meal on the relation between intragastric distribution and gastric emptying in human volunteers. Gut. 1990;31(11):1226-9.

26. Edelbroek M, Horowitz M, Maddox A, Bellen J. Gastric emptying and intragastric distribution of oil in the presence of a liquid or a solid meal. J Nucl Med. 1992;33(7):1283-90.

27. Moore JG, Christian PE, Coleman RE. Gastric emptying of varying meal weight and composition in man. Evaluation by dual liquid- and solid-phase isotopic method. Dig Dis Sci. 1981;26(1):16-22.

28. Bennink R, Peeters M, Van den Maegdenbergh V, Geypens B, Rutgeerts P, De Roo M, et al. Comparison of total and compartmental gastric emptying and antral motility between healthy men and women. Eur J Nucl Med. 1998;25(9):1293-9.

29. Clegg M, Shafat A. Energy and macronutrient composition of breakfast affect gastric emptying of lunch and subsequent food intake, satiety and satiation. Appetite. 2010;54(3):517-23.

30. Datz FL, Christian PE, Moore J. Gender-related differences in gastric emptying. J Nucl Med. 1987;28(7):1204-7.

31. Scrutton MJ, Metcalfe GA, Lowy C, Seed PT, O'Sullivan G. Eating in labour. A randomised controlled trial assessing the risks and benefits. Anaesthesia. 1999;54(4):329-34.

32. Phillips S, Hutchinson S, Davidson T. Preoperative drinking does not affect gastric contents. Br J Anaesth. 1993;70(1):6-9.

33. Maltby JR, Koehli N, Ewen A, Shaffer EA. Gastric fluid volume, pH, and emptying in elective inpatients. Influences of narcotic-atropine premedication, oral fluid, and ranitidine. Can J Anaesth. 1988;35(6):562-6.

34. Faria MS, de Aguilar-Nascimento JE, Pimenta OS, Alvarenga LC, Jr., Dock-Nascimento DB, Slhessarenko N. Preoperative fasting of 2 hours minimizes insulin resistance and organic response to trauma after video-cholecystectomy: a randomized, controlled, clinical trial. World J Surg. 2009;33(6):1158-64.

35. van den Berghe G, Wouters P, Weekers F, Verwaest C, Bruyninckx F, Schetz M, et al. Intensive insulin therapy in critically ill patients. N Engl J Med. 2001;345(19):1359-67.

36. Hausel J, Nygren J, Lagerkranser M, Hellstrom PM, Hammarqvist F, Almstrom C, et al. A carbohydrate-rich drink reduces preoperative discomfort in elective surgery patients. Anesth Analg. 2001;93(5):1344-50.

37. Henriksen MG, Hessov I, Dela F, Hansen HV, Haraldsted V, Rodt SA. Effects of preoperative oral carbohydrates and peptides on postoperative endocrine response, mobilization, nutrition and muscle function in abdominal surgery. Acta Anaesthesiol Scand. 2003;47(2):191-9.

38. Fearon KC, Ljungqvist O, Von Meyenfeldt M, Revhaug A, Dejong CH, Lassen K, et al. Enhanced recovery after surgery: a consensus review of clinical care for patients undergoing colonic resection. Clin Nutr. 2005;24(3):466-77.

39. de Aguilar-Nascimento JE, Dock-Nascimento DB. Reducing preoperative fasting time: A trend based on evidence. World J Gastrointest Surg. 2010;2(3):57-60.

40. Kehlet H, Wilmore DW. Multimodal strategies to improve surgical outcome. Am J Surg. 2002;183(6):630-41.

41. Macfie AG, Magides AD, Richmond MN, Reilly CS. Gastric emptying in pregnancy. Br J Anaesth. 1991;67(1):54-7.

42. Wong CA, Loffredi M, Ganchiff JN, Zhao J, Wang Z, Avram MJ. Gastric emptying of water in term pregnancy. Anesthesiology. 2002;96(6):1395-400.

43. Dourado AD. Alimentação e jejum na gestante e parturiente. Anestesia em Revista - Sociedade Brasileira de Anestesiologia. 2023;2(2):39-42.

44. Wilson RD, Caughey AB, Wood SL, Macones GA, Wrench IJ, Huang J, et al. Guidelines for Antenatal and Preoperative care in Cesarean Delivery: Enhanced Recovery After Surgery Society Recommendations (Part 1). Am J Obstet Gynecol. 2018;219(6):523 e1- e15.

45. PG07(A) Guideline on pre-anaesthesia consultation and patient preparation 2023. 2023.

46. Silveira SQ, da Silva LM, de Campos Vieira Abib A, de Moura DTH, de Moura EGH, Santos LB, et al. Relationship between perioperative semaglutide use and residual gastric content: A retrospective analysis of patients undergoing elective upper endoscopy. J Clin Anesth. 2023;87:111091.

47. Ushakumari DS, Sladen RN. ASA Consensus-based Guidance on Preoperative Management of Patients on Glucagon-like Peptide-1 Receptor Agonists. Anesthesiology. 2024;140(2):346-8.

48. Santiago BVMA DEO, Malbouisson, L M S. Orientação Ozempic. Sociedade Brasileira de Anestesiologia. 2023.

49. Perlas A, Chan VW, Lupu CM, Mitsakakis N, Hanbidge A. Ultrasound assessment of gastric content and volume. Anesthesiology. 2009;111(1):82-9.

50. Ramsingh D, Fox JC, Wilson WC. Perioperative Point-of-Care Ultrasonography: An Emerging Technology to Be Embraced by Anesthesiologists. Anesth Analg. 2015;120(5):990-2.

51. Perlas A, Mitsakakis N, Liu L, Cino M, Haldipur N, Davis L, et al. Validation of a mathematical model for ultrasound assessment of gastric volume by gastroscopic examination. Anesth Analg. 2013;116(2):357-63.

52. Bouvet L, Mazoit JX, Chassard D, Allaouchiche B, Boselli E, Benhamou D. Clinical assessment of the ultrasonographic measurement of antral area for estimating preoperative gastric content and volume. Anesthesiology. 2011;114(5):1086-92.

53. Arzola C, Carvalho JC, Cubillos J, Ye XY, Perlas A. Anesthesiologists' learning curves for bedside qualitative ultrasound assessment of gastric content: a cohort study. Can J Anaesth. 2013;60(8):771-9.

54. Darwiche G, Almer LO, Bjorgell O, Cederholm C, Nilsson P. Measurement of gastric emptying by standardized real-time ultrasonography in healthy subjects and diabetic patients. J Ultrasound Med. 1999;18(10):673-82.

55. Perlas A, Van de Putte P, Van Houwe P, Chan VW. I-AIM framework for point-of-care gastric ultrasound. Br J Anaesth. 2016;116(1):7-11.

56. Sherwin M, Hamburger J, Katz D, DeMaria S, Jr. Influence of semaglutide use on the presence of residual gastric solids on gastric ultrasound: a prospective observational study in volunteers without obesity recently started on semaglutide. Can J Anaesth. 2023;70(8):1300-6.

57. Perlas A, Davis L, Khan M, Mitsakakis N, Chan VW. Gastric sonography in the fasted surgical patient: a prospective descriptive study. Anesth Analg. 2011;113(1):93-7.

58. Van de Putte P, Perlas A. Ultrasound assessment of gastric content and volume. Br J Anaesth. 2014;113(1):12-22.

59. Sporea I, Popescu A. Ultrasound examination of the normal gastrointestinal tract. Med Ultrason. 2010;12(4):349-52.

60. Van De Putte PP, A. Gastric Ultrasound, www.gastricultrasound.org. 2024.

61.  Bolondi L, Bortolotti M, Santi V, Calletti T, Gaiani S, Labo G. Measurement of gastric emptying time by real-time ultrasonography. Gastroenterology. 1985;89(4):752-9.

62.  Van de Putte P, Perlas A. Gastric sonography in the severely obese surgical patient: a feasibility study. Anesth Analg. 2014;119(5):1105-10.

63.  Kruisselbrink R, Arzola C, Jackson T, Okrainec A, Chan V, Perlas A. Ultrasound assessment of gastric volume in severely obese individuals: a validation study. Br J Anaesth. 2017;118(1):77-82.

64.  Sandhar BK, Elliott RH, Windram I, Rowbotham DJ. Peripartum changes in gastric emptying. Anaesthesia. 1992;47(3):196-8.

65.  Nimmo WS, Wilson J, Prescott LF. Narcotic analgesics and delayed gastric emptying during labour. Lancet. 1975;1(7912):890-3.

66.  Arzola C, Perlas A, Siddiqui NT, Carvalho JCA. Bedside Gastric Ultrasonography in Term Pregnant Women Before Elective Cesarean Delivery: A Prospective Cohort Study. Anesth Analg. 2015;121(3):752-8.

67.  Carp H, Jayaram A, Stoll M. Ultrasound examination of the stomach contents of parturients. Anesth Analg. 1992;74(5):683-7.

68.  Jayaram A, Bowen MP, Deshpande S, Carp HM. Ultrasound examination of the stomach contents of women in the postpartum period. Anesth Analg. 1997;84(3):522-6.

69.  Arzola C, Perlas A, Siddiqui NT, Downey K, Ye XY, Carvalho JCA. Gastric ultrasound in the third trimester of pregnancy: a randomised controlled trial to develop a predictive model of volume assessment. Anaesthesia. 2018;73(3):295-303.

70.  Zieleskiewicz L, Boghossian MC, Delmas AC, Jay L, Bourgoin A, Carcopino X, et al. Ultrasonographic measurement of antral area for estimating gastric fluid volume in parturients. Br J Anaesth. 2016;117(2):198-205.

71.  Amaral CK, Benevides ML, Benevides MM, Sampaio DL, Fontes CJF. [Ultrasound assessment of gastric antrum in term pregnant women before elective cesarean section]. Braz J Anesthesiol. 2019;69(3):266-71.

72.  Demirel A, Ozgunay SE, Eminoglu S, Balkaya AN, Onur T, Kilicarslan N, et al. Ultrasonographic Evaluation of Gastric Content and Volume in Pediatric Patients Undergoing Elective Surgery: A Prospective Observational Study. Children (Basel). 2023;10(9).

73.  Spencer AO, Walker AM, Yeung AK, Lardner DR, Yee K, Mulvey JM, et al. Ultrasound assessment of gastric volume in the fasted pediatric patient undergoing upper gastrointestinal endoscopy: development of a predictive model using endoscopically suctioned volumes. Paediatr Anaesth. 2015;25(3):301-8.

74.  Gagey AC, de Queiroz Siqueira M, Monard C, Combet S, Cogniat B, Desgranges FP, et al. The effect of pre-operative gastric ultrasound examination on the choice of general anaesthetic induction technique for non-elective paediatric surgery. A prospective cohort study. Anaesthesia. 2018;73(3):304-12.

# 83

# Profilaxia de Náuseas e Vômitos. Grupos de Risco

Gabriel Magalhães Nunes Guimarães ▪ Helga Bezerra Gomes da Silva ▪ Hugo Muscelli Alecrim

## INTRODUÇÃO

Apesar da grande produção mundial de artigos científicos sobre saúde, diversos pesquisadores e entidades questionam o investimento em pesquisas cuja relevância não é clara. Muitas pesquisas têm como objetivo avaliar o impacto de intervenções em medidas substitutas, como sinais clínicos, em vez de desfechos clinicamente relevantes, o que fez com que o tema "desfechos importantes para os pacientes" emergisse na literatura. Møller, recentemente, propôs uma lista de 11 desfechos importantes para os pacientes relacionados à anestesia, como qualidade de vida, óbito e estado funcional. Entre esses desfechos, destacam-se náuseas e vômitos pós-operatórios (NVPO).[1]

Considerando que a prevenção de NVPO interfere no tratamento de resgate, que todos os antieméticos são associados a efeitos adversos significativos e que o impacto dessa classe de medicamentos é proporcional ao risco *a priori* do paciente, estimar o risco individual é essencial para o uso racional de fármacos, como recomendam os guias internacionais para o manejo de NVPO.[2,3]

Anestesiologistas lidam com pacientes complexos e precisam estar atentos a um grande número de protocolos e algoritmos, entre eles os de manejo de NVPO. Muitas vezes, por não se tratar de um desfecho potencialmente fatal, fatores como a pressão por produção podem induzir os profissionais a ignorarem esses protocolos e seguirem com heurísticas* simplificadas. Entretanto, avaliar os pacientes em consultas pré-anestésicas possibilita a triagem adequada e o direcionamento dos protocolos, além de permitir o uso de sistemas de auxílio informatizados. NVPO, manejo da dor pós-operatória e comunicação com o anestesista são as características mais importantes da experiência do paciente.[4]

É notável que protocolos associados a empresas com forte *marketing* na anestesia, como o Enhanced Recovery After Surgery (ERAS), se destaquem em relação aos protocolos de NVPO. No entanto, alguns autores questionam se o sucesso do ERAS não se deve, na verdade, à profilaxia antiemética que ele sugere.[5]

## ■ EPIDEMIOLOGIA

Para entender melhor a importância da prevenção de NVPO, é útil examinar sua epidemiologia.

A taxa média de eventos de NVPO varia amplamente, conforme relatado em estudos observacionais, ensaios clínicos randomizados e revisões sistemáticas. Em um grande ensaio de seis intervenções antieméticas profiláticas, 26 dos 44 pacientes (59%) que não receberam intervenções ativas apresentaram NVPO nas primeiras 24 horas após a cirurgia.[4] Em outras coortes, incluindo pacientes que receberam anestesia menos emetogênica, com pouca exposição a opioides ou outros estímulos, a prevalência geral pode ser de apenas 5% ou 10%.[4]

A incidência de NVPO é influenciada pelo período de observação. Um estudo observou uma prevalência de 15% na recuperação pós-anestésica (RPA), mas com aumento para 31% nas primeiras 24 horas pós-operatórias.

NVPO também tendem a ser subnotificados – apenas 40% dos ocorridos foram registrados pela enfermagem em um estudo, sugerindo que outras preocupações podem desviar a atenção da equipe de queixas consideradas mais leves.[6]

---

* Heurística é qualquer abordagem para resolução de problemas que emprega um método prático que não é necessariamente ótimo, perfeito ou racional, mas que é suficiente para alcançar uma meta ou aproximação imediata e de curto prazo. Heurísticas podem ser atalhos mentais que facilitam a carga cognitiva de tomar uma decisão.[7]

# ■ IMPACTOS NO PÓS-OPERATÓRIOS E APÓS A ALTA AMBULATORIAL

Além de figurarem entre os mais importantes fatores de insatisfação dos pacientes e de prejuízos financeiros diretos associados (reinternação, maior tempo para alta, terapia de resgate, limpeza), esses eventos podem trazer danos clínicos graves, como os apresentados na Tabela 83.1.

**Tabela 83.1  Prejuízos clínicos associados a NVPO.**

| | |
|---|---|
| ■ Deiscência de ferida | ■ Aumento agudo da pressão intraocular |
| ■ Ruptura esofágica | |
| ■ Aspiração pulmonar | ■ Alcalose hipoclorêmica |
| ■ Aumento agudo da pressão intracraniana | ■ Hipovolemia |

Sob a perspectiva econômica, a aplicação universal da profilaxia de NVPO em procedimentos ambulatoriais é custo-eficaz.[8,9] Os custos de estadias prolongadas na unidade de cuidados pós-anestésicos ou admissões não planejadas de pacientes ambulatoriais excedem, com ampla margem, os custos da profilaxia de NVPO.[3]

# ■ FATORES DE RISCO

Quando se fala em riscos, é preciso diferenciar os fatores de risco para incidência de NVPO daqueles que tornam os episódios de NVPO mais graves. A Tabela 83.2 apresenta os principais fatores de risco para incidência de NVPO, e os principais fatores que tornam um episódio de NVPO mais grave são demonstrados na Tabela 83.3.

**Tabela 83.2  Fatores de risco para a incidência de NVPO.**

| | |
|---|---|
| ■ Sexo feminino | ■ Anestesia geral (quando comparado à regional) |
| ■ NVPO prévia (adulto) ou dos pais (crianças) ou náuseas e vômitos após quimioterapia ou intraoperatória | ■ Cirurgias com estímulo vagal intenso (p. ex., correção de estrabismo, gastrintestinais); |
| ■ Uso de agentes emetogênicos (p. ex., opioides, cetamina, etomidato, anestésicos inalatórios) | ■ Duração do procedimento* |
| | ■ Idade < 50 anos (quanto mais jovem, maior o risco) |
| ■ Cinetose | ■ Não tabagistas |

\* Maior tempo de estímulo vagal, maior exposição a agentes emetogênicos.

**Tabela 83.3  Fatores que tornam os episódios de NVPO mais graves.**

| | |
|---|---|
| ■ Risco alto de dano/deiscência de ferida operatória com esforço das náuseas (p. ex., cirurgia abdominal em idosos, cirurgia otorrinolaringológica, oftalmológica, gástrica ou esofágica) | ■ Risco de proteção reduzida contra vômitos (p. ex., fixação intermaxilar, despertar com suporte de crânio tipo Mayfield) |
| ■ Varizes esofágicas | ■ Pacientes com risco elevado de sangramento intracraniano relacionado a aumento súbito da pressão intracraniana |
| ■ Pacientes com glaucoma de ângulo fechado | |

Assim como nos algoritmos de decisão sobre encaminhamento pós-operatório para unidade crítica e naqueles para definição da estratégia de monitoramento hemodinâmico, uma matriz de risco de ocorrência por consequência é pertinente. Isso significa que é recomendável profilaxia antiemética intensa em pacientes com risco de proteção reduzida contra vômitos mesmo que eles tenham baixo risco de NVPO.

Uma dúvida comum em relação ao tabagismo pode ser elucidada por meio da Figura 83.1, que diferencia o risco de NVPO de acordo com o tempo de interrupção desse hábito (Figura 83.1).

Náuseas e vômitos prévios,[10] intraoperatórios[11] ou após quimioterapia[12] são fatores de risco para NVPO. Ainda que suas etiologias possam divergir de forma significativa, a consideração subjacente repousa na premissa de que cada indivíduo apresenta um patamar de susceptibilidade às náuseas cujo valor absoluto permanece elusivo.

# ■ MITOS

Existem muitos mitos populares sobre os fatores de risco para NVPO, e eles representam uma ameaça à boa prática médica, pois induzem os profissionais a uma estimativa incorreta de risco e à utilização inadequada de antieméticos (insuficiente ou excessiva). Na Tabela 83.4 é apresentada uma lista dos mitos mais comuns.

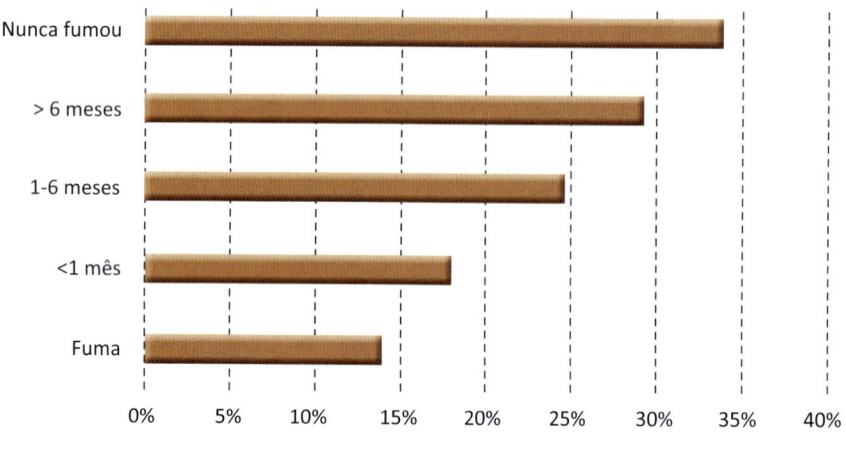

◄ **Figura 83.1** Tempo de interrupção do tabagismo e risco de NVPO.

| Tabela 83.4  Mitos comuns a respeito de fatores de risco para NVPO e após alta ambulatorial. | |
|---|---|
| • Não usar fração inalada de oxigênio alta ou não suplementar oxigênio no pós-operatório[13]<br>• Obesidade[14]<br>• Sonda nasogástrica[15] | • Apenas anestesia geral está associada a náuseas e vômitos<br>• Ansiedade[16]<br>• Neostigmina[17,18] |

Esses mitos, além de não terem embasamento científico a seu favor, apresentam fortes evidências científicas contrárias. Também existem outros mitos perigosos a respeito da terapia antiemética, como exemplificado na Tabela 83.5.

| Tabela 83.5  Mitos comuns a respeito da terapia antiemética. | |
|---|---|
| • Dois antieméticos para todos os pacientes é estratégia aceitável<br>• Os efeitos adversos de determinado antiemético são negligíveis | • Determinado antiemético é mais potente que os outros ("bala mágica")<br>• Em caso de falha no resgate com um antiemético, é adequado usar outra dose do mesmo fármaco antes do fim do efeito da droga |

Uma das maiores pesquisas em NVPO usou uma metodologia chamada ensaio clínico fatorial, na qual várias estratégias antieméticas precisavam ser estudadas, que serve como base para grande parte dos guias utilizados hoje.[19] Nessa pesquisa havia uma probabilidade aleatória para cada paciente de receber ou não cada uma das estratégias, o que permitiu comparar as estratégias entre si, controlando-as por subgrupo de maior ou menor risco para NVPO.

Diferentemente do que propõe o mito da "bala mágica", todas as estratégias antieméticas parecem ter potência muito parecida, sendo a variabilidade muito provavelmente mais associada aos fatores de risco individuais de cada paciente do que à escolha dos antieméticos. Esse estudo também mostrou que a redução do risco de NVPO é relativa e, portanto, mais significativa quanto maior o risco previsto, o que significa que, para pacientes de muito baixo risco, o uso de antieméticos diminuirá pouco os riscos de náuseas quando comparado aos efeitos adversos e custos que podem trazer, enquanto o benefício de um terceiro ou quarto antiemético em pacientes de alto risco podem superar com folga os riscos associados à profilaxia. Isso significa que dois antieméticos serão muito deletérios para alguns e pouco para outros.

A Figura 83.2 traz uma interpretação visual das implicações do estudo fatorial citado.

Supondo que cada intervenção antiemética esteja associada a uma redução de risco relativo (RRR), essa RRR se traduz em uma redução de risco absoluto (ARR) que, de acordo com o entendimento atual, depende principalmente da taxa do evento controle (TEC) em uma determinada população de pacientes. Se o TEC é alto (p. ex., 60%), então um antiemético com uma RRR de 30% reduz a incidência nessa população para 42% nas primeiras 24 horas após a cirurgia. Consequentemente, o ARR seria de 18% (60% −18% = 42%). Isso significa que aproximadamente seis pacientes (1/0,18 ou 100/18) precisam ser tratados com antieméticos para que um fique completamente livre de NVPO. Se, usando o mesmo antiemético com eficácia semelhante, em uma coorte de pacientes com um TEC na faixa de 10%, o ARR seria de 3% e aproximadamente 33 pacientes (1/0,03 ou 100/3 = 33) precisariam ser tratados para um se beneficiar. Vale notar que o antiemético e sua eficácia permanecem os mesmos, mas as mudanças de eficiência são baseadas no TEC subjacente.[4]

É importante destacar também que existem estudos mostrando que direcionar a profilaxia antiemética pelo risco do paciente leva tanto a um uso racional de antieméticos quanto a uma redução significativa da incidência, como mostrou uma pesquisa de melhoria de qualidade em Toulouse, na França.[20]

## ■ EFEITOS ADVERSOS RELACIONADOS AOS ANTIEMÉTICOS

Todos os antieméticos, assim como a maioria dos anestésicos, provocam alargamento do intervalo QT. Os efeitos adversos dos antieméticos variam principalmente entre

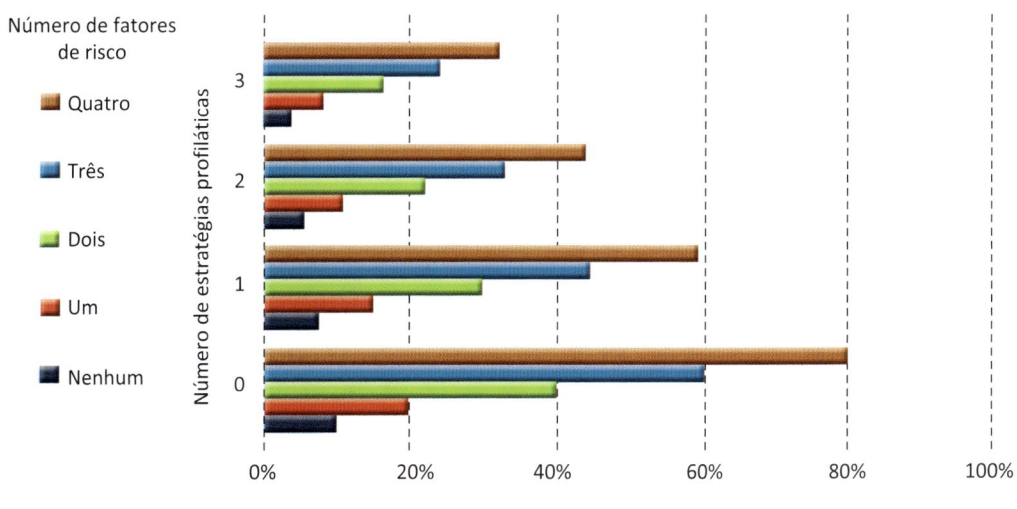

▲ **Figura 83.2** Relação entre o número de fatores de risco para NVPO pelo escore simplificado de Apfel, número de estratégias antieméticas usadas e probabilidade de NVPO.

suas classes, podendo ser desde assintomáticos até fatais (Tabela 83.6). O prolongamento do intervalo QT decorrente do uso do droperidol, que foi o motivo do receio do uso nos Estados Unidos, tem intensidade igual ao prolongamento causado após o uso de ondansetrona.[21]

**Tabela 83.6** Efeitos adversos significativos de cada classe de antiemético além do prolongamento do intervalo QTc.

| Classe/exemplo | Efeitos adversos/desvantagem |
| --- | --- |
| Corticosteroides | Leve aumento da glicemia, síndrome da lise tumoral |
| Antagonista 5-HT | Precipitar crise de enxaqueca, íleo paralítico, cefaleia (14%), diarreia (9%) |
| Antagonistas dopaminérgicos | Síndrome extrapiramidal |
| Anti-histamínicos | Sonolência |
| GABA | Sonolência |
| Anticolinérgicos | Taquicardia, boca seca, *delirium* |
| Antagonistas NK1 | Desvantagem: disponível apenas por via oral |
| Agonista adrenérgico | Hipertensão |
| Opioides lipofílicos em baixa dose via subaracnoide (fentanil/ sufentanil)[23,24] | Prurido |

GABA: ácido gama-aminobutírico.

A combinação de ondansetrona e droperidol (nas doses recomendadas) não resulta em prolongamento QT adicional em comparação com a aplicação de cada medicamento isoladamente.[22]

Uma revisão Cochrane abordou o tema das complicações com o uso de dexametasona, especificamente infecções pós-operatórias e cicatrização de feridas comprometida, que não puderam ser confirmadas. Quanto ao risco de hiperglicemia, a resposta glicêmica em pacientes diabéticos foi considerada moderada. No entanto, a qualidade dos estudos incluídos é de baixa a moderada, e alguns usaram doses de até 20 mg de dexametasona, o que claramente excede a faixa recomendada.[22]

## CONSULTA E AVALIAÇÃO PRÉ-ANESTÉSICA

### Triagem

Como toda decisão médica, a estratégia antiemética depende do balanço entre riscos e benefícios. As consultas pré-anestésicas, assim como as visitas, precisam ser inteligentes e direcionadas para evitar a fadiga pelo excesso de informação, o que levaria a uma perda da qualidade dos dados obtidos; por isso, o planejamento da triagem para NVPO deve ser simples na maioria dos casos.

A triagem na consulta pré-anestésica deve ser mais completa que na avaliação pré-anestésica. Nesta última, recomenda-se, no mínimo, a avaliação dos critérios de risco do modelo de Apfel: sexo, antecedentes de NVPO ou cinetose, tabagismo e previsão de uso de opioides no pós-operatório. Os pacientes são classificados como: altíssimo risco (quatro fatores), alto risco (três fatores), risco intermediário (dois fatores), risco baixo (um fator) ou risco muito baixo (nenhum fator), conforme mostra a Figura 83.3.

Para crianças, a triagem deve usar os seguintes critérios: idade superior a três anos, antecedentes de NVPO na família ou cinetose, sexo feminino (pós-puberal), uso de anestésicos inalatórios, cirurgia de risco (estrabismo, adenoamigdalectomia, otoplastia), uso de anticolinérgicos e duração de cirurgia superior 30 a minutos. Elas são classificadas em: baixo risco (nenhum fator), risco intermediário (um ou fatores) ou risco alto (mais que dois fatores).

Já na consulta pré-anestésica, recomenda-se que todos os fatores de risco citados nas Tabelas 83.2 e 83.3 sejam obtidos. Para serviços que possuam tecnologia avançada e adaptável, sugere-se também considerar a inclusão de algoritmos que contemplem mais variáveis e que usem aprendizagem de máquina.

Cabe destacar que, devido ao baixo valor dado pelos anestesiologistas à NVPO, vários serviços notaram que a profilaxia antiemética na prática raramente era compatível com o risco dos pacientes. Alguns autores testaram uma estratégia para simplificar a triagem usando apenas o principal fator de risco (sexo), em uma tentativa de melhorar esses indicadores. Outros recomendam uma estratégia

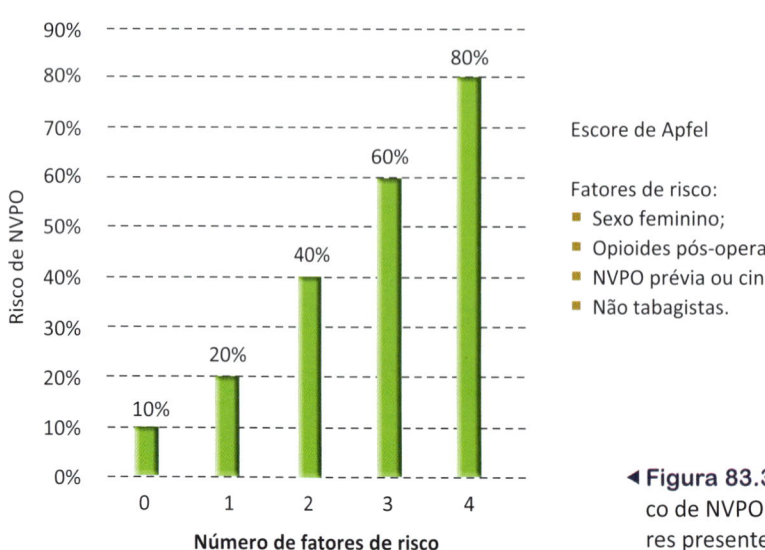

Escore de Apfel

Fatores de risco:
- Sexo feminino;
- Opioides pós-operatórios;
- NVPO prévia ou cinetose;
- Não tabagistas.

◀ **Figura 83.3** Escore simplificado de Apfel. O risco de NVPO é determinado pelo número de fatores presentes.

multimodal universal em adultos com um ou mais fatores de risco, o que contrasta com a estratégia tradicional baseada na estratificação de risco individual – basicamente, o risco de NVPO deve ser minimizado, evitando gatilhos conhecidos (anestésicos voláteis, óxido nitroso, opioides). Se um fator de risco estiver presente, pelo menos duas medidas devem ser usadas para profilaxia. Se o risco for maior (superior a dois fatores de risco), três ou até quatro medidas devem ser administradas. Isso constituiria uma verdadeira mudança de paradigma. A maioria dos anestesistas interpretaria a prevenção antiemética combinada de pacientes com um ou mais fatores de risco como um argumento para administrar dois antieméticos profilaticamente a todos.

A razão para essa mudança é a falta de implementação de protocolos antieméticos se a administração dos fármacos estiver ligada a muitas condições; assim, o obstáculo para aplicar uma proteção adequada contra NVPO é muito alto (estratificação complexa). Há um debate duradouro e pesquisas foram conduzidas sobre como melhorar a adesão entre anestesistas. A estratificação de risco individual foi reconhecida como uma possível razão para a profilaxia inadequada de NVPO, devido às falhas mencionadas nas pontuações de risco e sua baixa taxa de aplicação correta por parte dos profissionais. Então, uma abordagem *"keep it simple"* está sendo propagada para garantir a implementação da profilaxia de NVPO mesmo em um ambiente assistencial com pressão por produtividade.[22]

## Métodos Avançados de Avaliação do Risco de NVPO

Existe um número – que precisa variar entre 0,5 e 1 – que representa o poder de discriminação dos diagnósticos de alguma ferramenta, chamado estatística-C ou área abaixo da curva ROC (AUC, do inglês *area under curve*). Quando uma ferramenta tem esse número em 0,5, ela equivale a sortear o diagnóstico com base apenas em sua probabilidade na população (ferramenta inútil). Se fosse possível uma ferramenta com esse número igual a 1, ela acertaria completamente e seria perfeita.

O modelo mais popularmente usado para triagem (a heurística de Apfel) é um escore simples baseado na contagem de quatro fatores de risco e que foi derivado de um modelo de regressão logística.[10] A AUC do modelo de Apfel varia entre as populações, mas em geral fica em aproximadamente 0,65, porém sua performance pode ser muito baixa em populações como a obstétrica, mesmo após recalibrar o modelo, pelo fato de ser um grupo com menos fumantes, com baixa variação das técnicas anestésicas usadas e de um único sexo.[11]

Devido à AUC moderadamente reduzida apresentada pelo modelo de Apfel, diversos conjuntos de pesquisadores empreenderam tentativas para aplicar técnicas de aprendizado de máquina a fim de identificar abordagens mais eficazes.[11,25-30] Ainda que a maioria das análises tenha evidenciado uma AUC superior no contexto do estudo em relação ao modelo de Apfel, nota-se que, em grande parte dos estudos, a calibração do modelo de Apfel – uma prática recomendada[31] – não foi devidamente realizada. Adicional-

mente, a maioria dos autores não procedeu a uma avaliação estatística da significância da diferença entre as AUC do novo modelo em relação ao de Apfel. Além disso, a maioria dos estudos não proporcionou informações suficientes para possibilitar a reprodução do modelo ou da ferramenta correspondente que empregou o referido modelo.

Alguns modelos avançados são específicos para subpopulações, como a oncológica,[26] gestantes,[11] pacientes que vão receber analgesia venosa controlada pelo paciente[29] no pós-operatório e aqueles submetidos a cirurgias ortopédicas com analgesia controlada pelo paciente.[28]

## Reavaliação do Risco ao Término da Anestesia

Alguns algoritmos consideram fatores intraoperatórios para estimar o risco de NVPO, principalmente a duração da anestesia, a dose de opioides usada e a incidência de náuseas e vômitos intraoperatórios (NVIO).[11,26] Algoritmos preditores com parâmetros intraoperatórios também são usados para refinar e rever o planejamento pós-operatório com relação ao risco de eventos cardiovasculares pós-operatórios, por exemplo, que consideram hipotensão e necessidade de vasopressores, por exemplo.

É o caso de um modelo criado para cirurgias oncológicas,[26] que considera a dose total de fentanil intraoperatória para o cálculo do risco de NVPO. Este modelo, especificamente desenvolvido para gestantes, considera as NVIO (que são causadas por hipotensão) um preditor de NVPO.[11]

Outros fatores intraoperatórios podem interferir na probabilidade de NVPO ao término das anestesias. Falhas de estratégias poupadoras de opioides (como falhas de bloqueios) e mudanças cirúrgicas também podem interferir no risco individual.

## ■ PROFILAXIA

## Fisiologia das Náuseas e Vômitos

A fisiologia das náuseas e vômitos não é simples nem completamente conhecida, porque várias vias podem estimular sua ocorrência. Sempre que possível, deve-se usar antieméticos que atuem nas vias que estão estimulando NVPO no caso específico, e para isso é necessário entender quais são elas e quais medicamentos são os mais eficazes.

O vômito pode ser induzido em animais com todas as partes do sistema nervoso removidas, exceto a medula oblonga e a medula espinhal. Portanto, é possível inferir que o gerador de padrões críticos, responsável por coordenar as contrações musculares respiratórias que resultam no ato de vomitar, deve estar localizado na medula caudal. Os principais centros relacionados com náuseas e vômitos estão destacados na Figura 83.4 e alguns exemplos de aferências estão descritos na Tabela 83.7.

A existência de antieméticos de amplo espectro, que impedem o vômito induzido por diversos gatilhos, reforça a hipótese de que uma via de saída comum a partir do tronco cerebral coordena e controla as contrações musculares respiratórias durante o ato de vomitar. Os neurônios bulboes-

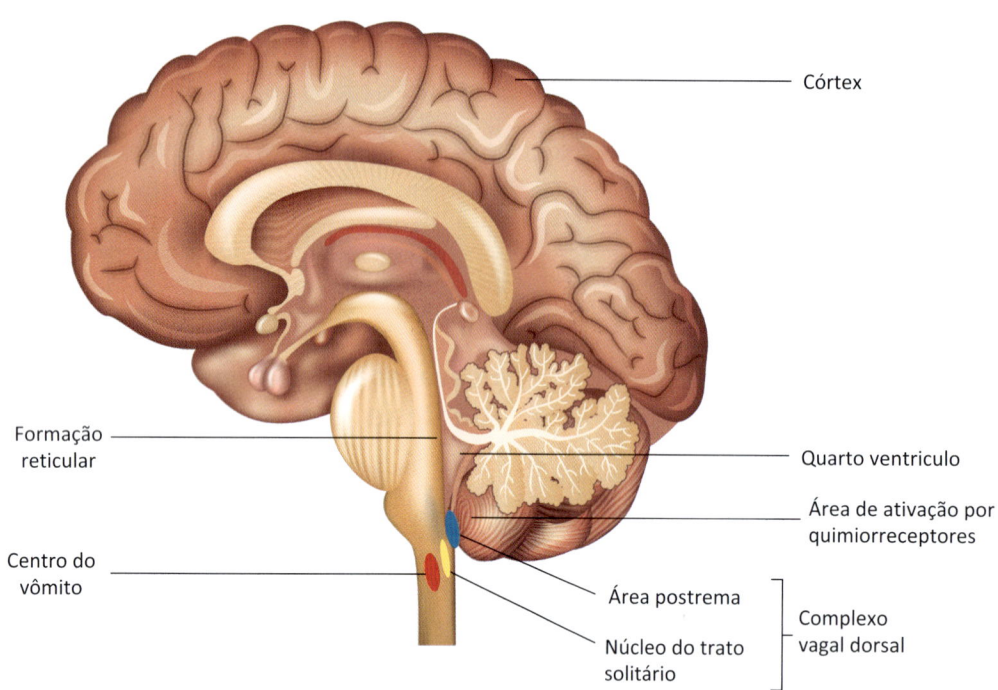

Córtex

Formação reticular

Centro do vômito

Quarto ventriculo

Área de ativação por quimiorreceptores

Área postrema

Núcleo do trato solitário

Complexo vagal dorsal

▲ **Figura 83.4** Anatomia dos principais centros do SNC relacionados com NVPO.

| Tabela 83.7  Exemplos de associações entre órgãos, estímulos e neurotransmissores relacionados com NVPO. | | |
|---|---|---|
| **Órgão/estímulos** | **Transmissão do estímulo** | **Área afetada** |
| Córtex: ansiedade, cheiro, sabor, memória, dor, medo, visão | Acetilcolina | Área de ativação por quimiorreceptores |
| Trato gastrintestinal: obstrução do trânsito, toxinas, cirurgias | Serotonina<br>Diminuição da secreção de peptídeo insulinotrópico de glicose<br>Dopamina | Complexo vagal dorsal<br>Diminuição da ativação inibitória da área postrema via GABA |
| Ouvido interno/cerebelo: cinetose | Histamina | Centro do vômito |
| Cardiovascular | Acetilcolina | Complexo vagal dorsal |

pinais, contudo, apesar de controlarem a respiração, são inibidos durante os episódios de náuseas e vômitos, o que é compatível com a apneia que precede esses episódios. Os neurônios na formação reticular medial são ativados durante as náuseas e induzem as contrações do diafragma.

O trato gastrintestinal (TGI) envia sinais para o complexo vagal dorsal (área postrema e núcleo do trato solitário – NTS); as náuseas relacionadas ao TGI ocorrem por essa via; e estímulos à área postrema induzem estímulo do NTS. A região dorsolateral da formação reticular medular caudal é frequentemente mencionada como o "centro do vômito", porque náuseas e vômitos por estímulos do TGI são eliminados quando essa área é lesada em modelos animais. O TGI libera, durante a absorção de nutrientes, peptídeo insulinotrópico de glicose (GIP), que inibe náuseas e vômitos no complexo vagal dorsal. A associação entre o jejum prolongado e NVPO pode estar relacionada com a diminuição da liberação de GIP.

O NTS envia sinais para o núcleo parabraquial (NPB), e este envia sinais para o hipotálamo, o sistema límbico e o córtex, sendo a principal via para a sensação de náuseas. Essa separação física explica, em parte, porque é possível prevenir de forma desbalanceada náuseas e vômitos (p. ex., prevenir melhor vômitos do que náuseas com um medicamento). O NPB também recebe sinais no sentido oposto e envia sinais para o NTS, sendo a principal hipótese da fisiopatologia de náuseas e vômitos induzidos por fatores emocionais, psicológicos e visuais, e também uma das possíveis explicações para os potencializadores GABA terem ação antiemética.

A acetilcolina é um neurotransmissor que também é liberado pelas aferências vestibulares e que leva à ativação de fibras vestibulocerebelares, posteriormente caindo no quarto ventrículo e ganhando acesso aos núcleos, o que explica seu papel nas náuseas.

Os anti-histamínicos são uma classe conhecida na profilaxia e no tratamento de NVPO, porém a base fisiológica não é completamente compreendida. Os anti-histamínicos estudados têm ação em outros receptores relacionados com NVPO, como de acetilcolina e dopamina, o que torna o tema controverso. Sabe-se que mastócitos intestinais liberam histamina em algumas infecções, causando náuseas;[32] e que injeções de histamina na região ventricular causam náuseas, o que é abolido pela destruição da área postrema ou inibido por anti-histamínicos profiláticos.[33] Alguns autores consideram que o aumento de concentração de histamina no hipotálamo, no núcleo vestibular e no bulbo é o mecanismo da cinetose.[34]

## Métodos Profiláticos

Há uma maior variedade de estratégias disponíveis para a prevenção de NVPO do que para o tratamento. Isso ocorre porque algumas abordagens farmacológicas requerem tempo para serem eficazes, tornando-se inadequadas para intervenção rápida em casos de resgate. No entanto, é importante notar que todas as estratégias de resgate podem ser aplicadas na profilaxia. Na Tabela 83.8 as estratégias estão categorizadas em dois grupos: aquelas exclusivamente profiláticas e aquelas que podem ser usadas tanto para profilaxia quanto para terapia.

**Tabela 83.8 Estratégias principalmente profiláticas ou terapêuticas.**

| Exclusivamente profiláticas | Profiláticas e/ou terapêuticas |
|---|---|
| ▪ Corticosteroides | ▪ Ondansetrona |
| ▪ Fentanil subaracnoide em baixa dose | ▪ Anti-histamínicos |
| ▪ Anestesia poupadora de opioides | ▪ Anticolinérgicos |
| ▪ Anestesia venosa total | ▪ Antagonistas dopaminérgicos |
| ▪ Aprepitanto | ▪ Acupuntura |
| ▪ Palonosetrona | |

É importante ter em mente que se deve preferir estratégias exclusivamente profiláticas àquelas que podem ser tanto profiláticas quanto terapêuticas, pois, em uma crise de NVPO, não será eficaz repetir uma mesma classe de estratégia (p. ex., usar antagonista 5HT para resgate em paciente que recebeu antagonista 5HT para profilaxia).

Também cabe destacar que a eficácia da anestesia poupadora de opioides é proporcional a quanto opioide foi poupado, sendo máxima em uma anestesia livre de opioides. O impacto de evitar opioides em cirurgias bariátricas reduziu a incidência de NVPO de forma significativa em um ensaio clínico,[35] e isso foi confirmado em uma revisão sistemática que mostrou redução de cerca de 50% na incidência.[36]

Apesar de os opioides induzirem náuseas, o fentanil subaracnoide em baixas doses é associado a uma redução significativa de NVPO. É interessante notar que a redução é maior com doses de 10 µg do que com doses de 25 µg, o que pode sugerir que se trate de um fenômeno farmacológico de hormese (fenômeno no qual um fármaco resulta em efeito oposto ao que normalmente se espera quando usado em doses muito baixas). Esse impacto do fentanil intratecal é tão intenso que há estudos em que ele apresentou proteção antiemética maior que a ondansetrona.[37]

## Algoritmos para Profilaxia

O primeiro pressuposto que se deve considerar é o de usar estratégias multimodais com uma combinação de antieméticos de classes diferentes. O segundo é que a profilaxia deve ser balanceada pelo risco basal do paciente (ver Figura 83.2) para que os riscos (ver Tabela 83.6) sejam superados pelos benefícios. O terceiro pressuposto é o de evitar usar estratégias de rápido início de ação para profilaxia e usar as que servem apenas para profilaxia antecipadamente. Ao avaliar os riscos e benefícios de um tratamento, é plausível evitar anti-histamínicos no resgate, considerando o efeito sedativo colateral; por isso alguns preferem usar essa classe para profilaxia cerca de uma a duas horas antes do final da anestesia.

Um quarto pressuposto é, como mencionado anteriormente, que todos os antieméticos apresentam potência semelhante, não existindo um que seja significativamente superior. Outro pressuposto citado em guias internacionais é o de preferir medicamentos com menos efeitos adversos para profilaxia (ondansetrona e dexametasona). A Figura 83.5 traz um algoritmo amplo e individualizado sobre essa estratégia.

Para um paciente de alto risco de NVPO ou de alto risco de dano de NVPO, uma sugestão de profilaxia intensa é aprepitanto via oral pré-operatória, olanzapina[38] como pré-anestésico, anestesia poupadora de opioides e sem inalatórios, palonosetrona no início da anestesia, dexametasona no início da anestesia e dimenidrato cerca de duas horas antes do término da anestesia.

## ▪ TRATAMENTO

Se alguma profilaxia foi administrada, é importante selecionar para o tratamento medicamentos de ação rápida que tenham um mecanismo de ação diferente daqueles já administrados para profilaxia. As doses são as mesmas utilizadas para a profilaxia, embora doses menores possam ser eficazes.

É importante não atrasar o tratamento e buscar garantir que os pacientes estejam quase livres dos sintomas de NVPO ao deixarem a unidade de cuidados pós-anestésicos, a fim de assegurar uma recuperação pós-operatória tranquila.[22]

## ▪ QUALIDADE E SEGURANÇA

Além de toda a importância clínica detalhada anteriormente, a incidência de NVPO é um dos primeiros indicadores de qualidade recomendados para serviços de anestesiologia, pois, além de clinicamente relevantes para os pacientes, esses desfechos podem ser monitorados com baixo grau de subjetividade, além de apresentarem diversas barreiras potenciais e consequências estabelecidas.

Sugere-se para serviços de anestesiologia a existência de, no mínimo (ver Figura 83.6):

▪ Protocolo de prevenção e tratamento de NVPO do serviço;
▪ Processo de treinamento e retreinamento periódico do protocolo;
▪ Disponibilidade de estratégias antieméticas com mecanismos de ação distintos;

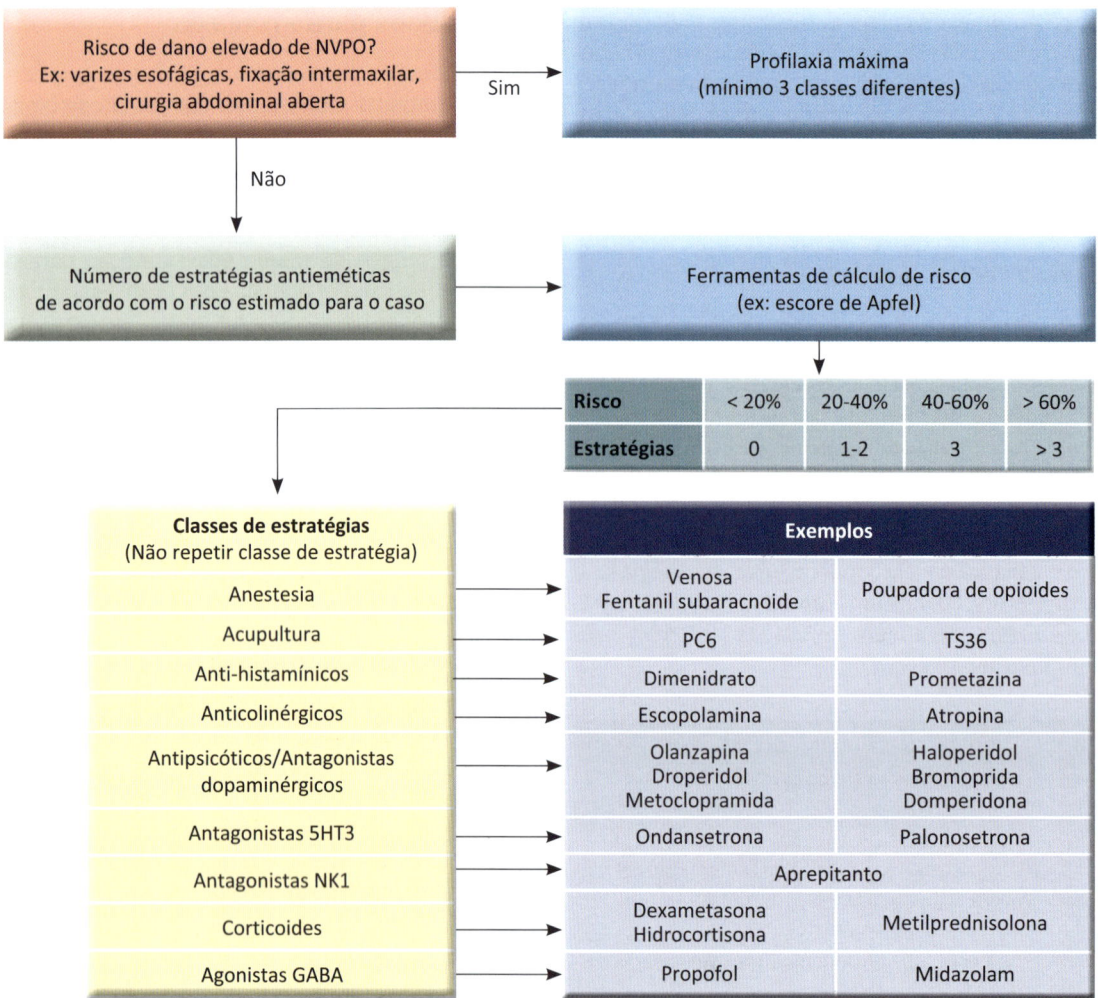

▲ **Figura 83.5** Resumo da estratégia profilática.

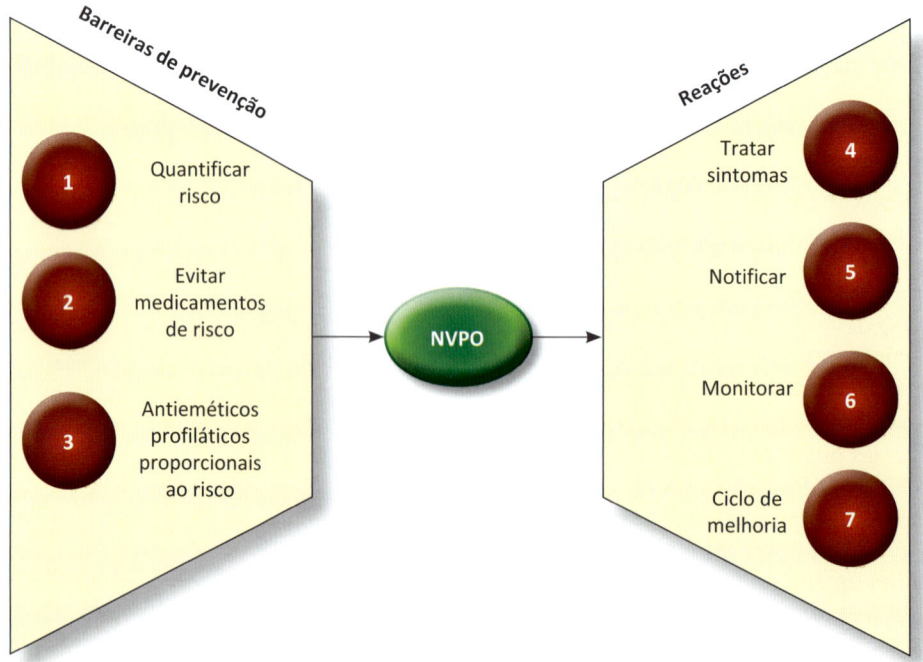

▲ **Figura 83.6** Diagrama de *bow-tie* para NVPO.

- Sistema de notificação de NVPO na sala de recuperação pós-anestésica (SRPA) e nas primeiras 24 horas pós-operatórias;
- Monitoramento periódico de NVPO associada à estratificação de risco, com metas de taxa de NVPO por categoria e estratégias definidas para a tomada de decisão de acordo com os resultados do monitoramento;
- Realização de ciclos de melhoria, usando Plan, Do, Check, Act (PDCA), Define, Measure, Analyze, Improve and Control (DMAIC), Kaizen ou similares.

## ■ PESQUISA

Ainda há muito o que pesquisar sobre o tema, porém, somente no MEDLINE®, existem mais de 16.000 artigos publicados sobre NVPO até 2024, com número ainda crescente a cada ano (Figura 83.7). Isso significa que, apesar da necessidade de mais estudos, o risco de uma pesquisa mal planejada não ser relevante aumenta a cada ano. Para aumentar a utilidade das pesquisas sobre esse tema, recomenda-se a integração com grupos que pesquisam sobre NVPO, sejam nacionais, sejam internacionais.

### Pesquisas no Brasil

Os autores deste capítulo são parte do Grupo de Pesquisas do Diretório de Grupos de Pesquisas do Conselho Nacional de Desenvolvimento Científico e Tecnológico (CNPq) "Estudos em Complicações Após Anestesias", que tem como uma de suas principais linhas de pesquisa "Náuseas e Vômitos Pós-operatórios", e podem ser consultados para colaborar com pesquisas multicêntricas sobre o tema. O grupo "Anestesia e Dor" da Universidade Federal Fluminense (UFF) também tem NVPO em sua linha "Medicina Perioperatória", liderada pelo Prof. Ismar Lima Cavalcanti (UFF).

Além deste, diversos outros grupos são referência em pesquisa sobre NVPO, como os dos Profs. Angela Maria Sousa (Universidade de São Paulo – USP), Hazem Adel Ashmawi (USP/Universidade Estadual de Campinas – Unicamp), Norma Sueli Pinheiro Módolo (Universidade Estadual Paulista – UNESP), Paulo do Nascimento Junior (UNESP), do Estêvão

Luíz Carvalho Braga (UFF), Núbia Verçosa (Universidade Federal do Rio de Janeiro – UFRJ).

Destaca-se também a rede de pesquisas BRANCA – Rede Brasileira de Pesquisa sobre Complicações Anestésicas (Figura 83.8), que é uma associação de anestesiologistas, intensivistas e pesquisadores para a condução de estudos sobre complicações perioperatórias e temas correlatos de maneira colaborativa, presidido pela Prof. Maria José Carvalho Carmona (USP).

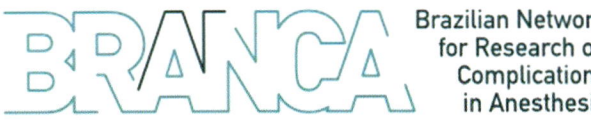

▲ **Figura 83.8** Logotipo da rede de pesquisas BRANCA.

### Recomendações Mínimas para Pesquisas em NVPO

O Dr. Apfel publicou, em 2002, um guia sobre como pesquisar em NVPO, com diversas sugestões, entre elas:

- Considerar fatores emetogênicos estabelecidos:
  - ▶ Anestesia venosa ou inalatória;
  - ▶ Sexo biológico;
  - ▶ Tabagismo;
  - ▶ Antecedentes de NVPO;
  - ▶ Cinetose;
  - ▶ Idade;
  - ▶ Duração da anestesia;
  - ▶ Opioides pós-operatórios.
- Estratificar grupos de acordo com o número de fatores de risco presentes;
- Desfechos:
  - ▶ Diferenciar regurgitação de vômitos;
  - ▶ Diferenciar NVPO em períodos de zero a duas horas e de 2 a 24 horas;

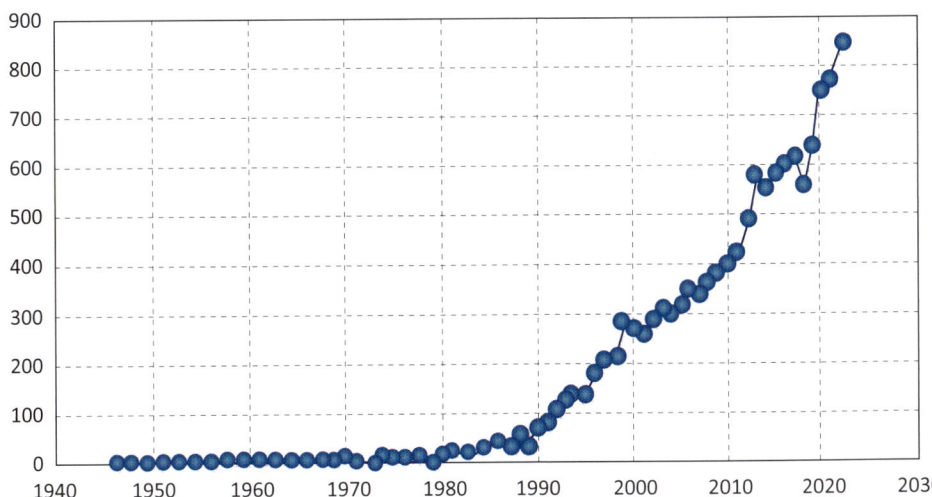

▲ **Figura 83.7** Número de artigos sobre NVPO no MEDLINE®.

▶ Quantificar a intensidade das náuseas com escala visual analógica (0 a 100), ou escala verbal numérica (0 a 10), ou escala de classificação verbal (nenhuma, leve, moderada ou grave).

O guia propõe também uma lista de verificação de itens para o relatório da pesquisa, no mesmo formato que os publicados na Equator Network.

Além das sugestões daquela publicação, recomenda-se considerar os fatores de risco apresentados neste capítulo e a realização de pesquisas multicêntricas, de preferência ensaios clínicos fatoriais. Para revisões sistemáticas, é fortemente recomendado que revisões sistemáticas com metanálise em rede sejam preferidas. Para estudos observacionais, recomendam-se modelos não lineares ou modelos de redes causais, tais como redes bayesianas.

## REFERÊNCIAS

1. Møller, Morten H. "Patient-important outcomes and core outcome sets: increased attention needed!." British Journal of Anaesthesia 122.4 (2019): 408-410. https://doi.org/10.1016/j.bja.2019.02.007.
2. Gan TJ, Diemunsch P, Habib AS, Kovac A, Kranke P, Meyer TA, et al. Consensus guidelines for the management of postoperative nausea and vomiting. Anesth Analg. 2014;118(1):85-113.
3. Gan TJ, Belani KG, Bergese S, Chung F, Diemunsch P, Habib AS, et al. Fourth Consensus Guidelines for the Management of Postoperative Nausea and Vomiting. Anesth Analg. 2020 Aug;131(2):411-48.
4. Kranke P, Meybohm P, Diemunsch P, Eberhart LHJ. Risk-adapted strategy or universal multimodal approach for PONV prophylaxis? Best Pract Res Clin Anaesthesiol. 2020;34:721-34.
5. Kienbaum P, Schaefer MS. Enhanced recovery after general anaesthesia: a question of PONV prophylaxis? Br. J. Anaesth. 2016;116:302.
6. Franck M, Radtke FM, Apfel CC, Kuhly R, Baumeyer A, Brandt C, Wernecke KD, Spies CD. Documentation of post-operative nausea and vomiting in routine clinical practice. J Int Med Res. 2010;38(3):1034-41.
7. Gilovich T, Griffin D Introduction—heuristics and biases: then and now. In: Gilovich T, Griffin D, Kahneman D eds. Heuristics and Biases: The Psychology of Intuitive Judgments. New York: Cambridge University Press, 2007:1–18.
8. Tang J, Wang B, White PF, Watcha MF, Qi J, Wender RH. The effect of timing of ondansetron administration on its efficacy, cost-effectiveness, and cost-benefit as a prophylactic antiemetic in the ambulatory setting. Anesth Analg. 1998 Feb;86(2):274-82.
9. Elvir-Lazo OL, White PF, Yumul R, Cruz Eng H. Management strategies for the treatment and prevention of postoperative/postdischarge nausea and vomiting: an updated review. F1000Res. 2020;9:F1000 Faculty Rev-983.
10. Apfel CC, Läärä E, Koivuranta M, Greim CA, Roewer N. A simplified risk score for predicting postoperative nausea and vomiting conclusions from cross-validations between two centers. J Am Soc Anesthesiol. 1999;91:693.
11. Guimarães GMN, Silva HBG, Ashmawi HA. Fatores de risco para náusea e vômitos após cesariana: estudo prognóstico prospectivo. Braz J Anesthesiol. 2020;70:457-63.
12. da Silva HBG, Sousa AM, Guimarães GMN, Slullitel A, Ashmawi HA. Does previous chemotherapy-induced nausea and vomiting predict postoperative nausea and vomiting? Acta Anaesthesiol Scand. 2015;59:1145-53.
13. Markwei MT, Babatunde IO, Kutlu-Yalcin E, Essber HA, Mascha EJ, Liu L, et al. Perioperative supplemental oxygen and postoperative nausea and vomiting: subanalysis of a trial, systematic review, and meta-analysis. Anesthesiology. 2023;138(1):56-70.
14. Kranke P, Apefel CC, Papenfuss T, Rauch S, Löbmann U, Rübsam B, et al. An increased body mass index is no risk factor for postoperative nausea and vomiting. A systematic review and results of original data. Acta Anaesthesiol Scand. 2001;45(2):160-6.
15. Kerger KH, Mascha E, Steinbrecher B, Frietsch T, Radke OC, Stoecklein K, et al. Routine use of nasogastric tubes does not reduce postoperative nausea and vomiting. Anesth Analg. 2009;109:768-73.
16. Van den Bosch JE, Moons KG, Bonsel GJ, Kalkman CJ. Does measurement of preoperative anxiety have added value for predicting postoperative nausea and vomiting? Anesth Analg. 2005;100:1525-32.
17. Tramèr MR, Fuchs-Buder, T. Omitting antagonism of neuromuscular block: effect on postoperative nausea and vomiting and risk of residual paralysis. A systematic review. Br J Anaesth. 1999;82:379-86.
18. Cheng CR, Sessler DI, Apfel CC. Does neostigmine administration produce a clinically important increase in postoperative nausea and vomiting? Anesth Analg. 2005;101:1349-55.
19. Apfel CC, Bacher A, Biedler A, Danner K, Danzeisen O, Eberhart LH, et al. A factorial trial of six interventions for the prevention of postoperative nausea and vomiting. N Engl J Med. 2004;350:2441-51.
20. Pierre S, Corno G, Benais H, Apfel CC. A risk score-dependent antiemetic approach effectively reduces postoperative nausea and vomiting – acontinuous quality improvement initiative. Can J Anaesth. 2004;51:320-5.
21. Charbit B, Albaladejo P, Funck-Brentano C, Legrand M, Samain E, Marty J. Prolongation of QTc interval after postoperative nausea and vomiting treatment by droperidol or ondansetron. Anesthesiology. 2005;102(6):1094-100.
22. Schlesinger T, Weibel S, Meybohm P, Kranke P. Drugs in anesthesia: preventing postoperative nausea and vomiting. Curr Opin Anaesthesiol. 2021;34(4):421-7.
23. Fonseca NM, Guimarães GMN, Pontes JPJ, Azi LMTA, Ávila Oliveira R. Safety and effectiveness of adding fentanyl or sufentanil to spinal anesthesia: systematic review and meta-analysis of randomized controlled trials. Braz J Anesthesiol. 2023;73:198-216.
24. Seki H, Shiga T, Mihara T, Hoshijima H, Hosokawa Y, Hyuga Set al. Effects of intrathecal opioids on cesarean section: a systematic review and Bayesian network meta-analysis of randomized controlled trials. J Anesth. 2021;35(6):911-27.
25. Zhou CM, Wang Y, Xue Q, Yang JJ, Zhu Y. Predicting early postoperative PONV using multiple machine-learning- and deep-learning-algorithms. BMC Med Res Methodol. 2023;23(1):133.
26. Yamada LAP, Guimarães GMN, Silva MAS, Sousa AM, Ashmawi HA. Desenvolvimento de um modelo preditivo multivariado para náusea e vômito no pós-operatório de cirurgia oncológica em adultos. Braz J Anesthesiol. 2019;69:342-9.
27. Peng SY, Wu KC, Wang JJ, Chuang JH, Peng SK, Lai YH. Predicting postoperative nausea and vomiting with the application of an artificial neural network. Br J Anaesth. 2007;98(1):60-5.
28. Wu HY, Gong CA, Lin SP, Chang KY, Tsou MY, Ting CK. Predicting postoperative vomiting among orthopedic patients receiving patient-controlled epidural analgesia using SVM and LR. Sci Rep. 2016;6:27041.
29. Shim JG, Ryu KH, Cho EA, Ahn JH, Cha YB, Lim G, et al. Machine learning for prediction of postoperative nausea and vomiting in patients with intravenous patient-controlled analgesia. PLoS One. 2022;17(12):e0277957.
30. Traeger M, Eberhart A, Geldner G, Morin AM, Putzke C, Wulf H, et al. Prediction of postoperative nausea and vomiting using an artificial neural network. Anaesthesist. 2003;52(12):1132-8.
31. Van Calster B, Vickers AJ. Calibration of risk prediction models: impact on decision-analytic performance. Med Decis Making. 2015;35:162-9.
32. Ono HK, Hirose S, Narita K, Sugiyama M, Asano K, Hu DL, et al. Histamine release from intestinal mast cells induced by staphylococcal enterotoxin A (SEA) evokes vomiting reflex in common marmoset. PLoS Pathog. 2019;15(5):e1007803.
33. Bhargava KP, Dixit KS. Role of the chemoreceptor trigger zone in histamine-induced emesis. Br J Pharmacol. 1968;34:508-13.
34. Zhong W, Shahbaz O, Teskey G, Beever A, Kachour N, Venketaraman V, et al. Mechanisms of nausea and vomiting: current knowledge and recent advances in intracellular emetic signaling systems. Int J Mol Sci. 2021;22(11):5797.
35. Ziemann-Gimmel P, Goldfarb AA, Koppman J, Marema RT. Opioid-free total intravenous anaesthesia reduces postoperative nausea and vomiting in bariatric surgery beyond triple prophylaxis. Br J Anaesth. 2014;112:906-11.
36. Salomé A, Harkouk H, Fletcher D, Martinez V. Opioid-free anesthesia benefit-risk balance: a systematic review and meta-analysis of randomized controlled trials. J Clin Med. 2021;10:2069.
37. Manullang TR, Viscomi CM, Pace NL. Intrathecal fentanyl is superior to intravenous ondansetron for the prevention of perioperative nausea during cesarean delivery with spinal anesthesia. Anesth Analg. 2000;90:1162-6.
38. Grigio TR, Timmerman H, Martins JVB, Slullitel A, Wolff AP, Sousa AM. Olanzapine as an add-on, pre-operative anti-emetic drug for postoperative nausea or vomiting: a randomised controlled trial. Anaesthesia. 2023;78(10):1206-14.

# 84

# Prevenção do Tromboembolismo Venoso

**Milton Gotardo** ▪ **Daniel Ibanhes Nunes**

## INTRODUÇÃO

A prevenção do tromboembolismo venoso (TEV) deixou de ser restrita aos ambientes hospitalares, tornando-se preocupação em diversas atividades da sociedade, pelo mundo. A cada dia, ocorre o desenvolvimento de novos medicamentos, de novas tecnologias na área médica e, portanto, a melhora da expectativa de vida da população. Desta forma, o anestesista tem se deparado cada vez mais com pacientes apresentando patologias de alto risco cirúrgico. O tromboembolismo venoso (TEV) compreende a trombose de veias profundas (TVP) e a embolia pulmonar (EP).[1]

E o que o TEV implica para o anestesista? O anestesista deve realizar uma avaliação pré-anestésica criteriosa do paciente, procurando avaliar os riscos que podem desencadear uma TVP e/ou EP.[2]

## ▪ INCIDÊNCIA

Atualmente, o TEV é o maior problema de saúde pública internacional.[3,4]

A trombose é a causa mais frequente de mortalidade mundial e está intimamente ligada à hemostasia sanguínea, que é um mecanismo biológico que interrompe um sangramento após a injúria a um vaso sanguíneo.[5]

Sua incidência está aumentando em pessoas idosas; e na população que está envelhecendo é esperado um aumento do número de casos, caso não ocorram medidas preventivas.[6]

É a primeira causa de morte em pacientes hospitalizados e a terceira causa cardiovascular de óbito em pacientes, depois do infarto do miocárdio e do choque cardiogênico, com uma incidência estimada entre 0,7 a 2,0% por 1.000 pessoas/ano.[7]

É a primeira causa de readmissão hospitalar após cirurgia de quadril e a primeira causa de óbito durante a gestação.[8]

Segundo Stein e col. (2005), a incidência de TVP em pacientes hospitalizados elevou-se de 0,8% para 1,3% num período de 20 anos.[9]

Arcelus e col. (1999) descreve que em pacientes cirúrgicos que não recebem tromboprofilaxia a incidência de TVP em cirurgias ginecológicas está em torno de 14%, nas neurocirurgias por volta de 22%, nas cirurgias abdominais gira em torno de 26% e é de 45% a 60% em pacientes submetidos a cirurgias de joelho e quadril.[10]

Por outro lado, para cada diagnóstico de EP sintomática efetiva, dois casos e meio não são diagnosticados. Além disso, entre 40% a 60% dos óbitos devido à TEV ocorreram em pacientes que não tinham um diagnóstico prévio de TVP, sendo que 20% destes pacientes tiveram uma morte súbita, secundária a uma embolia maciça, como seu primeiro e único sintoma.[11]

## ▪ ETIOLOGIA

O TEV ocorre quando células vermelhas, fibrina, plaquetas e leucócitos formam uma massa dentro de uma veia intacta. Em 1856, o patologista alemão Rudolph Virchow descreveu a tríade da TVP, compreendendo três fatores: alteração do fluxo sanguíneo (estase ou turbulência), injúria endotelial vascular e alterações da coagulabilidade sanguínea.[2]

A associação de estase venosa, com baixa tensão de oxigênio, a ativação do endotélio, a ativação da imunidade inata (envolvendo monócitos e granulócitos) e adquirida, a ativação plaquetária, a concentração e natureza de micropartículas e a concentração individual de proteínas pró e anticoagulantes, desempenham papel fundamental na formação da TVP.[12,13]

A TVP nos membros inferiores pode se formar nas veias da panturrilha ou junto às veias proximais da perna. O trombo pode estender-se em sentido proximal, para os vasos ilíacos e veia cava inferior. Pode ocorrer TVP também em veias pélvicas ou renais. Com uma maior utilização de cateteres venosos centrais está se elevando o número de casos de TVP em membros superiores.[1]

O quadro clínico de EP fatal ocorre mais com TVP dos vasos proximais do que os distais da perna. Ela surge em 50% dos pacientes com TVP nos vasos proximais,[14] enquanto a trombose assintomática dos membros inferiores tem sido observada em 70% dos pacientes com EP.[15]

A síndrome pós-trombótica pode desenvolver-se em 25% dos pacientes, dois anos depois de um diagnóstico inicial, mesmo com tratamento adequado para TVP. Atribui-se à lesão valvar destas veias a causa da congestão venosa crônica.[16]

O tratamento inadequado da TVP resulta num risco de 20% a 50% de TEV recorrente, com desenvolvimento de veias colaterais no segmento trombosado.[17]

Um trombo crônico pode desenvolver uma hipertensão pulmonar tromboembólica crônica, com falência do lado direito do coração em 3,8% dos pacientes em dois anos, mesmo após o diagnóstico e tratamento adequado.[18]

## ■ FATORES DE RISCO PARA O TROMBOEMBOLISMO VENOSO

O TEV é um evento clínico frequente que ocorre espontaneamente ou secundário a outras condições clínicas. Sua pior manifestação clínica é a embolia pulmonar.[19]

Existem vários estados inerentes ou adquiridos de hipercoagulabilidade, que predispõem a TVP e a EP, conforme descritos (Tabela 84.1).

O risco de tromboembolismo em pacientes com câncer é sete vezes maior, quando comparado aos pacientes que não têm câncer.[28] Esse risco também está substancialmente aumentado em pacientes hospitalizados, em idosos e naqueles com mais comorbidades clínicas (incluindo obesidade, doença pulmonar e falência renal) apresentando câncer.[29]

Em pacientes com idade inferior a 40 anos, a incidência anual é de 1/10.000; de 60 a 69 anos é de 1/1.000; e na faixa etária acima de 80 anos, a incidência é de 1/100. Na obesidade, o risco é de duas a três vezes maiores se o IMC for > 30 kg/m².[30]

Em pacientes com veias varicosas, o risco é de 1,5 a 2,5 vezes maior após cirurgia geral ou ortopédica de grande porte.[30]

Com uso de contraceptivos orais, o risco para TEV está aumentado de três a seis vezes. Pacientes em uso de terapia de reposição hormonal via oral, com estrógeno, tem o risco elevado em 2,5 vezes. Quando se utiliza tamoxifeno e raloxifeno, o risco se eleva em duas a três vezes. Na gestação, o risco se eleva em dez vezes, quando comparado às mulheres não grávidas; já no puerpério o risco se eleva em 25 vezes, quando comparado às mulheres não grávidas ou que não estão no puerpério.[30]

A imobilidade eleva em dez vezes o risco quando o paciente fica acamado por mais de três dias, ou esteja imobilizado com gesso, ou quando apresenta paralisia.[30] Já a imobilidade durante uma viagem eleva o risco em duas a três vezes. Observou-se que em viagens aéreas acima de quatro horas o risco de TVP é potencialmente perigoso,

principalmente para as pessoas submetidas a tratamento cirúrgico recente, pacientes com câncer, naquelas com mobilidade limitada, nos grandes obesos, nos passageiros acima de 70 anos, nas mulheres em uso de contraceptivos

**Tabela 84.1 Fatores inerentes e adquiridos para tromboembolismo venoso – TEV.**

**Fatores inerentes*:**

- Fator V de Leiden;
- Mutação de Cambridge (resistência da proteína C ativada);
- Mutação do gene protrombina (20210A);
- Deficiência congênita de antitrombina III, proteína C e proteína S;
- Disfibrinogenemia;
- Hiper-homocisteinemia;
- Grupo sanguíneo ABO Não-O;
- Elevação do Fator VIII;
- Elevação do Fator IX;
- Elevação do Fator XI.

**Fatores adquiridos:**

- História pregressa de TEV;
- Câncer;
- Idade > 40 anos;
- Obesidade (IMC > 30 kg/m²);
- Veias varicosas;
- Imobilização prolongada;
- Paresia ou paralisia de membros inferiores;
- Internação em Unidade de Terapia Intensiva;
- Insuficiência arterial;
- Desidratação;
- Infarto agudo do miocárdio;
- Insuficiência cardíaca congestiva grau III ou IV;
- Falência cardíaca;
- Síndrome nefrótica;
- Acidente vascular cerebral (AVC);
- Hemoglobinúria paroxística noturna;
- Trombofilia (inerente ou adquirida);
- Cateteres;
- Processos infecciosos (agudos);
- Doença inflamatória intestinal;
- Doença respiratória grave;
- Doença reumática ativa;
- Síndrome mieloproliferativa;
- Gravidez;
- Puerpério;
- Contraceptivos orais, contendo estrógeno;
- Terapia de reposição hormonal;
- Síndrome do anticorpo antifosfolípide;
- Quimioterapia;
- Tabagismo;
- Meio ambiente;
- Cirurgias (pacientes internados e ambulatoriais);
- Trauma;
- Gravidez/puerpério;
- Moduladores seletivos dos receptores de estrógeno;
- Agentes estimulantes da eritropoiese;
- Viagem.

* Uma anormalidade inerente pode não ser encontrada em 40% a 60% dos pacientes com tromboembolismo venoso idiopático.

**Fonte:** Hagstrom JN, *et al.*, 1998;[20] Geerts W, *et al.*, 2004;[21] Rocha AT, *et al.*, 2006;[22] Stashenko G, *et al.*;2011[23] Rosendaal FR,2012;[24] Goldhaber SZ, 2012;[25] Martinelli I, *et al.*, 2014;[26] Streiff BM, *et al.*, 2016.[27]

orais e nas gestantes. A associação de álcool e desidratação eleva este risco.[31]

A hospitalização aumenta o risco em dez vezes. A anestesia geral aumenta o risco de TEV de duas a três vezes se comparado ao bloqueio com raquianestesia e/ou peridural. O cateter venoso central femoral eleva em 11,5 vezes, quando comparado ao acesso subclávio. A recorrência de TEV sem causa prévia é de 5% ao ano.[30]

## ▪ ESTRATIFICAÇÃO DE RISCO PARA TROMBOEMBOLISMO VENOSO

### Estratificação de Risco de Tromboembolismo Venoso para o Paciente Clínico.

Conforme apresenta a Tabela 84.2, a *American College of Chest Physicians* recomenda o escore de Pádua e indica a profilaxia de TEV apenas nos pacientes de risco moderado a alto. Para a estratificação de Pádua, considera-se o COVID-19 como de alto risco.

**Tabela 84.2** Estratificação de risco de tromboembolismo venoso para o paciente clínico (Escore de Pádua)

| Fatores de risco | Pontos |
|---|---|
| Câncer ativo | 3 |
| História pessoal de TEV (com exclusão de trombose de veias superficiais) | 3 |
| Redução de mobilidade (não deambula ou deambula pouco, maior parte do dia acamado) | 3 |
| Condições de trombofilia (hipercoagulabilidade) | 3 |
| História recente de cirurgia ou trauma há menos de um mês | 2 |
| Idade ≥ 70 anos | 1 |
| Insuficiência pulmonar ou cardíaca | 1 |
| IAM ou AVC recente (menos de um mês) | 1 |
| Infecção aguda e/ou doença reumatológica | 1 |
| Obesidade (IMC ≥ 30) | 1 |
| Uso de contraceptivo, terapia de reposição ou terapia hormonal | 1 |
| TOTAL DE PONTOS | |

Classificação de risco para TEV:    □ 0-3 pontos – baixo risco (0.3%)
                                      □ ≥ 4 pontos – alto risco (11%)

**Fonte:** Barbar S, e col., 2010;[32] Rosendaal FR, 2012;[33] Burnett AE, e col., 2016.[34]

A Sociedade Americana de Hematologia publicou em 2018 novas diretrizes sobre a profilaxia de TEV nos pacientes com internação clínica.[35]

Essa diretriz recomenda profilaxia com heparina de baixo peso molecular (HBPM) ou fondaparinux, sendo a heparina comum uma opção apenas quando as outras não estiverem disponíveis.

A profilaxia mecânica, com compressor pneumático, está reservada para os casos com contraindicação ao anticoagulante profilático. Por outro lado, a diretriz considera os estudos com os novos anticoagulantes orais diretos (dabigatrano, rivaroxabano, apixabano) ainda insuficientes para recomendar seu uso profilático fora do contexto cirúrgico.

A diretriz cita, ainda, dois escores para estimar o risco de TVP: Pádua e IMPROVE, porém não recomenda o uso deste último, pois ainda não existem estudos suficientes que demonstrem ser um melhor prognóstico; não obstante, descrevemos abaixo.

## Escore IMPROVE para Risco de TEV

| | |
|---|---|
| TVP prévia | 3 |
| Trombofilia | 2 |
| Paralisia/plegia MMII | 2 |
| Câncer | 2 |
| Imobilização ≥ 7 dias | 1 |
| Idade ≥ 60 anos | 1 |
| Internação terapia intensiva | 1 |

Baixo risco (0-1): não indica profilaxia
Moderado a alto risco (≥2): HBPM

## Escore IMPROVE para Risco de Sangramento

| | |
|---|---|
| Taxa filtração glomerular estimada 30-59 mL/min/m² | 1 |
| Sexo masculino | 1 |
| Idade 40-80 anos | 1,5 |
| Câncer | 2 |
| Doença reumática ativa | 2 |
| Cateter venoso profundo | 2 |
| Internação terapia intensiva | 2,5 |
| Taxa filtração glomerular estimada < 30 mL/min/m² | 2,5 |
| Insuficiência hepática com INR ≥ 1,5 | 2,5 |
| Idade ≥ 85 anos | 3,5 |
| Plaquetas < 50 mil/mm³ | 4 |
| História de sangramento nos últimos 3 meses | 4 |
| Úlcera péptica ativa | 4,5 |

Baixo risco (<7): profilaxia farmacológica
Alto risco (≥7): profilaxia mecânica

A Sociedade Americana de Hematologia não indica profilaxia farmacológica em paciente acamado crônico, sem doença aguda, e que esteja em casa ou institucionalizado.[35]

Por outro lado, como já descrito anteriormente, ela indica profilaxia farmacológica ou mecânica em pessoas que vão viajar sentadas por mais de 4 horas e que foram submetidas à cirurgia recente, apresentaram TEV prévio, estão no puerpério, estão com câncer em tratamento ou paliativo e apresentam pelo menos 2 fatores de risco como gravidez, obesidade, uso reposição hormonal.

## ▪ ESTRATIFICAÇÃO DE RISCO DE TROMBOEMBOLISMO VENOSO EM PACIENTES CIRÚRGICOS

Caprini J A[36,37] descreve vários fatores predisponentes para TEV, dando-lhes pontos de 1 a 5. Ao resultado dessa somatória, atribui-se o regime de profilaxia a ser adotado (Tabela 84.3).

**Tabela 84.3** Estratificação de risco para tromboembolismo venoso em pacientes cirúrgicos (Escore de Caprini).

**Fatores de risco representando 1 ponto**

- Idade entre 41 e 60 anos
- Cirurgia de pequeno porte agendada
- História de cirurgia de grande porte com menos de um mês
- Varizes de membros inferiores
- História de doença inflamatória abdominal
- Edema de membros inferiores atual
- Obesidade (IMC>25)
- Infarto agudo do Miocárdio com menos de um mês
- Falência cardíaca congestiva com menos de um mês
- Sepsis com menos de um mês
- Doença pulmonar grave, incluindo pneumonia, com menos de um mês
- Teste de função pulmonar alterado (p. ex.: doença pulmonar obstrutiva crônica)
- Paciente atualmente acamado

**Somente para mulheres**

- Terapia de reposição hormonal e uso de contraceptivo oral
- Gravidez e pós-parto, com menos de um mês
- História de parto natimorto inexplicada, aborto espontâneo recorrente (três, ou mais de três), nascimento prematuro com toxemia ou com restrição de crescimento

**Fatores de risco representando 2 pontos**

- Idade entre 60 e 74 anos
- Cirurgia de artroscopia
- Tumor (presente ou prévio)
- Cirurgia de grande porte com duração maior de 45 minutos
- Cirurgia laparoscópica com duração maior de 45 minutos
- Paciente confinado ao leito a mais de 72 horas
- Paciente com imobilização (gesso) com menos de um mês
- Acesso venoso central

**Fatores de risco representando 3 pontos**

- Idade acima de 75 anos
- História de trombose venosa profunda ou embolia pulmonar
- História familiar de trombose (fator de risco frequentemente não lembrado)
- Fator V de Leiden positivo
- Fator protrombínico 20210A positivo
- Homocisteína sérica elevada
- Fator anticoagulante para lúpus positivo
- Anticorpo anticardiolipina elevado
- Trombocitopenia induzida por heparina
- Outras trombofilias congênitas ou adquiridas

**Fatores de risco representando 5 pontos**

- Artroplastia eletiva de grande porte em membros (superiores e/ou inferiores)
- Fratura em arcos costais, cintura pélvica ou membros inferiores com menos de um mês
- Acidente vascular cerebral com menos de um mês
- Politrauma com menos de um mês
- Lesão medular aguda (paralisia) com menos de um mês

| Somatória total dos fatores de risco | Incidência de TVP | Nível de risco | Regime de profilaxia |
| --- | --- | --- | --- |
| 0-1 | Menos de 10% | Baixo risco | Medidas não específicas. Deambulação precoce. |
| 2 | 10-20% | Risco moderado | ME ou CPI ou HNF em baixas doses ou HBPM. |
| 3-4 | 20-40% | Alto risco | CPI ou HNF em baixas doses ou HBPM somente ou em combinação com ME ou CPI. |
| 5 ou mais pontos | 40-80%  1 a 5% de mortalidade | Altíssimo risco | Tto. farmacológico: HNF em baixas doses, HBPM, varfarina, ou IFXa somente ou em combinação com ME ou CPI. |

Meia elástica (ME); compressão pneumática intermitente (CPI); heparina não fracionada (HNF); heparina de baixo peso molecular (HBPM); inibição do fator Xa (IFXa).

**Fonte:** Caprini JA, 2005;[36] Caprini JA, 2010.[37]

# ESTRATIFICAÇÃO DE RISCO DE TROMBOEMBOLISMO VENOSO EM PACIENTES CIRÚRGICOS ORTOPÉDICOS

Além do procedimento cirúrgico, o tempo de cirurgia é relevante para o risco de TEV, conforme ilustra a Tabela 84.4.

**Tabela 84.4** Estratificação de risco para Tromboembolismo venoso em pacientes cirúrgicos ortopédicos.

| Baixo risco | Alto risco |
|---|---|
| Cirurgia ortopédica de pequeno porte < 60 minutos (artroscopia, fraturas abaixo do joelho e tornozelo) ou membros superiores. | Cirurgia de grande porte ≥ 60 min nos membros inferiores (artroplastia de quadril, joelho, trauma, etc.). |
| ******** | Cirurgia de pequeno porte (< 60 minutos) ou membros superiores, porém com imobilidade importante devido à comorbidades ou à própria cirurgia. |

**Fonte:** Rosendaal FR., 2012;[24] Falck-Ytter Y, e col., 2012.[38]

# AVALIAÇÃO DO RISCO HEMORRÁGICO

O risco hemorrágico para pacientes clínicos depende de alguns parâmetros, citados na Tabela 84.5.

**Tabela 84.5** Avaliação de risco hemorrágico para pacientes clínicos.

| MODERADO RISCO: profilaxia medicamentosa recomendável com atenção | ALTO RISCO: profilaxia medicamentosa não recomendável |
|---|---|
| Sangramento maior prévio três meses antes da internação. | Sangramento ativo/recente significativo que ofereça risco. |
| Insuficiência hepática (INR ≥ 1.5). | Trombocitopenia grave ≤ 50.000 plaquetas. |
| Trombocitopenia moderada ≤ 100.000 plaquetas. | Pós-operatório inicial de cirurgia cardíaca e/ou craniotomia / medula. |
| Idade ≥ 80 anos. | Discrasia sanguínea grave. |
| Punção lombar, anestesia peridural/epidural: anticoagulantes não devem ser usados dentro de 12 horas antes de uma punção lombar e nem com menos de 4 horas após a punção. | Pacientes em uso de Warfarina com INR > 1,8 e/ou pacientes em uso vigente de anticoagulante via oral (Rivaroxabano, Apixabano, Dabigatrano). |
| Insuficiência renal grave (Clearance de creatinina ≤ 30 mL/min). | ******* |

**Fonte:** *National Institute for Health and Clinical Excellence*, 2010.[39]
Obs.: Para o COVID-19, a contraindicação é absoluta.

## Avaliação de Risco Hemorrágico Para Pacientes Cirúrgicos e Ortopédicos

Em alguns procedimentos cirúrgicos, a profilaxia medicamentosa para TEV não deve ser realizada (Tabela 84.6).

**Tabela 84.6** Avaliação de risco hemorrágico para pacientes cirúrgicos e ortopédicos.

| MODERADO RISCO: profilaxia medicamentosa recomendável COM ATENÇÃO | ALTO RISCO: profilaxia medicamentosa NÃO RECOMENDÁVEL |
|---|---|
| Sangramento maior prévio três meses antes da internação. | Sangramento ativo/recente significativo que ofereça risco. |
| Insuficiência hepática (INR≥1.5). | Trombocitopenia grave ≤50.000 plaquetas |
| Trombocitopenia moderada ≤1000.000 plaquetas. | Pós-operatório inicial de cirurgia cardíaca e/ou craniotomia / medula. |
| Idade ≥ 80 anos. | Discrasia sanguínea grave. |
| Punção lombar, anestesia peridural/subdural: os anticoagulantes não devem ser usados dentro de 12 horas antes de uma punção lombar e nem com menos de 4 horas após a punção. | Pacientes em uso de Warfarina com INR > 1,8 e/ou pacientes em uso vigente de anticoagulante via oral (Rivaroxabano, Apixabano, Dabigatrano). |
| Insuficiência Renal grave (Clearence de Creatinina ≤ 30 mL/min). | ******* |

**Fonte:** *National Institute for Health and Clinical Excellence*, 2010.[39]
Obs.: Para o COVID-19, a contraindicação é absoluta.

# SINAIS E SINTOMAS DA TROMBOSE VENOSA PROFUNDA

O diagnóstico clínico é difícil, pois os sinais e sintomas são inespecíficos. Alguns pacientes reclamam de dor muscular na panturrilha e na coxa, associado ou não a edema em membro inferior, com presença de dor à palpação no trajeto anatômico da veia, assim como veias "endurecidas", distendidas, com descoloração ou cianóticas.[30,40-42]

# DIAGNÓSTICO DA TROMBOSE VENOSA PROFUNDA

1. A *ultrassonografia das veias femorais e poplíteas* possui 97% de sensibilidade e especificidade na detecção de TVP em pacientes sintomáticos. Esta sensibilidade é maior para trombose de veias proximais e menor para as veias da panturrilha. Este é um exame operador dependente.

2. A *pletismografia de impedância das veias da panturrilha*, após oclusão temporária das veias proximais do membro inferior. A sensibilidade deste método é 96%, 50% e 38% para diagnóstico de TVP das veias proximais, poplíteas e distais, respectivamente.

3. A *venografia contrastada* permanece sendo o padrão-ouro para o diagnóstico de TVP. Ela é capaz de detectar todas as formas clínicas de TVP, incluindo as veias da panturrilha, da pelve e da veia cava inferior.

4. A *venografia ascendente com radionúcleos* avalia o tamanho do trombo na circulação da femoral, da ilíaca, da cava e da circulação pulmonar. Ela possui 90% de sensibilidade e 92% de especificidade na detecção de TVP em veias proximais dos membros inferiores.

5. No plasma, *D-dímero* é um marcador de produtos de degradação da fibrina. Um resultado negativo para D--dímero pode excluir TVP e EP em um paciente com suspeita de TEV.

Uma vez diagnosticado o TEV, mais testes devem ser realizados antes de se dar início à anticoagulação, como avaliar o tempo de protrombina, o tempo de tromboplastina parcial ativado e a contagem de plaquetas. É importante também identificar se os riscos inerentes que desencadeiam TEV estão presentes, podendo ser necessário o acompanhamento destes pacientes por um longo período ou mesmo por toda a vida.[40,43-46]

Como descrito acima, em novembro de 2018, a Sociedade Americana de Hematologia divulgou diretrizes para o diagnóstico de TEV, sendo que a Academia Americana de Médicos de Família endossou essas diretrizes em março de 2019 e apresentou suas principais recomendações:

- Para trombose venosa profunda de membros superiores:[35,47]
  - Para pacientes com baixa prevalência ou probabilidade improvável no pré-teste, o teste do D-dímero deve ser usado para excluir uma TVP em membros superiores, seguido de ultrassonografia duplex se os resultados forem positivos.
  - Em pacientes com alta prevalência ou provável probabilidade no pré-teste, o teste do D-dímero seguido de ultrassonografia duplex ou ultrassonografia duplex seriada pode ser usado para avaliar pacientes com suspeita de TVP em membros superiores.
  - Um D-dímero positivo por si só não deve ser usado para diagnosticar uma TVP em membros superiores.
- Para trombose venosa profunda dos membros inferiores:
  - Em pacientes com baixa probabilidade ou prevalência no pré-teste, deve-se usar o teste do D-dímero para descartar uma TVP, seguido de ultrassonografia proximal ou total dos membros inferiores, em pacientes que necessitem de testes adicionais.
  - Para pacientes com baixa probabilidade ou prevalência no pré-teste (≤ 10%), o D-dímero positivo sozinho não deve ser usado para diagnosticar TVP, e testes adicionais após ultrassonografia proximal ou de perna inteira negativa não devem ser realizados.
  - Em pacientes com probabilidade ou prevalência intermediária no pré-teste (~ 25%), deve-se utilizar a ultrassonografia proximal ou total dos membros inferiores. O exame ultrassonográfico proximal em série é necessário após uma ultrassonografia proximal negativa. Nenhum teste em série é necessário após uma ultrassonografia negativa de toda a perna.
  - Em pacientes com suspeita de TVP e alta probabilidade ou prevalência de pré-teste (≥50%), deve-se usar ultrassonografia proximal ou total dos membros inferiores. A ultrassonografia serial deve ser usada se a ultrassonografia inicial for negativa e nenhum diagnóstico alternativo for identificado.
- Para embolia pulmonar:
  - Somente o teste do D-dímero não deve ser usado para determinar ou diagnosticar um EP, como também o

diagnóstico de TVP não deve ser dado unicamente por um teste do D-dímero positivo.
  - Para pacientes com probabilidade ou prevalência pré--teste baixa ou intermediária, deve-se iniciar com o teste do D-dímero para descartar EP, seguido de uma varredura de ventilação-perfusão (V/P) ou angiografia pulmonar por tomografia computadorizada (TC), caso sejam necessários testes adicionais. O teste do D-dímero unicamente não deve ser usado para determinar uma EP.
  - Para pacientes com alta probabilidade ou prevalência no pré-teste do D-dímero (≥ 50%), deve-se iniciar com uma TC para diagnosticar EP. Se a TC não estiver disponível, uma varredura V/Q deve ser usada com o teste de acompanhamento apropriado.
  - Em pacientes com alta probabilidade e/ou prevalência no pré-teste, o teste do D-dímero não deve ser o único elemento do diagnóstico EP, assim como também não deve ser usado como teste subsequente após TC.
  - Para pacientes com um D-dímero positivo ou provável probabilidade no pré-teste, uma TC deve ser realizada. O teste do D-dímero pode ser usado para excluir EP recorrente em indivíduos com uma baixa probabilidade no pré-teste.
- Em pacientes ambulatoriais com mais de 50 anos: O uso de um ponto de corte do D-dímero ajustado à idade é seguro e melhora o acerto do diagnóstico:
  Ponto de corte ajustado à idade = Idade (anos) × 10 µg/L (usando ensaios com D-dímero com um ponto de corte de 500 µg / L).

## ■ EMBOLIA PULMONAR

A maioria dos pacientes que apresentam TEV relatam unicamente sintomas de TVP, porém os trabalhos clínicos revelam uma EP silenciosa em 60% dos pacientes com TEV. Por outro lado, a maioria dos pacientes que morrem de EP primária apresentam unicamente sintomas pulmonares isolados.[19]

O diagnóstico clínico de EP aguda apresenta sinais e sintomas inespecíficos. Os diagnósticos tornam-se mais difíceis se o paciente apresenta doenças cardíacas e/ou pulmonares. As manifestações clínicas mais frequentes são: dispneia, taquipneia, dor pleurítica, tosse e hemoptise. Nos casos mais severos, pode ocorrer cianose (nos lábios e dedos), instabilidade e colapso circulatório que se manifestam isoladamente ou associados entre si em 97% dos casos.[30,48-50]

Atualmente são utilizados índices para orientar sobre um provável diagnóstico de EP (Tabelas 84.7 a 84.9).

## ■ CRITÉRIOS DIAGNÓSTICOS UTILIZADOS EM EMBOLIA PULMONAR

1. No ECG, uma onda S na derivação DI, uma onda Q na derivação DII e uma onda T invertida na derivação DIII são algumas das características de mudança na EP aguda (padrão: S1, Q3, T3). Também podem estar presentes arritmias, sobrecarga ventricular direita, P "pulmonale", hipertrofia ventricular direita e bloqueio de ramo direito em alguns casos. Anormalidades não específicas do seg-

mento ST ou da onda T podem ocorrer em mais de 49% dos caso.

2. Nas radiografias de tórax, podem ocorrer atelectasias ou anormalidades no parênquima pulmonar em 68% dos pacientes. Também pode estar presente: uma elevação hemidiafragmática, extravasamento pleural ou edema pulmonar.

3. Na gasometria arterial PaO$_2$ menor ou igual a 80 mmHg, pode estar presente em 26% dos pacientes.

4. A interpretação da relação ventilação-perfusão, usando os critérios da *National Collaborative Study of the Prospective Investigation of Pulmonary Embolism Diagnosis*, mostrou resultados indicativos com alta probabilidade para EP em 87% dos pacientes. Uma relação ventilação-perfusão sem nenhuma alteração exclui EP.

5. A angiografia pulmonar é o padrão-ouro. No entanto, a dificuldade de acesso a este exame faz com que se associe à evolução clínica, à relação ventilação-perfusão e à avaliação para TVP, reduzindo de 72% para 33% o número de pacientes submetidos à angiografia.

6. A tomografia, a ressonância e a angiografia tomográfica possuem uma alta especificidade para a identificação de embolia lobar e podem excluir outras doenças pulmonares.

7. Se o plasma D-dímero apresenta resultado negativo, pode-se excluir TVP e EP em pacientes com suspeita de TEV.

8. A presença de TVP confirmada por ultrassom duplex, em veias proximais ou distais dos membros inferiores, realizada dentro de 30 dias antes da queixa atual, associada à dor torácica ou respiração superficial, confirma o diagnóstico em pacientes com suspeita de EP.[43,46,48,52,56-61]

### Tabela 84.7 Score modificado de wells.

| Variável | Score |
|---|---|
| Suspeita clínica de TVP | 3 |
| Outro diagnóstico alternativo menos comum do que EP | 3 |
| Frequência cardíaca > 100 bpm | 1,5 |
| Imobilização (> ou = 3 dias) e/ou cirurgia prévia nos últimos 30 dias | 1,5 |
| História de TVP ou EP | 1,5 |
| Hemoptise | 1,0 |
| Patologia maligna (com tratamento nos últimos 6meses) ou paliativa | 1,0 |
| Score de probabilidade tradicional para EP | Score de probabilidade alternativo para EP |
| < 2 = pouca (15%) | 4 = EP provável. Considerar diagnóstico de imagem. |
| 2-6 = moderada (29%) | < ou = 4 = EP pouco provável. Considerar Dímero-D para excluir EP. |
| > 6 = alta (59%) | |

**Fonte:** Parakh R, *et al.*,2006;[50] Chagnon I, *et al.*, 2002;[51] Pollack CV, *et al.*, 2011.[52]

### Tabela 84.8 Score Revisado de Geneva.

| Variável | Score |
|---|---|
| **Fatores de Risco** | |
| Idade > ou = 65 anos | 1 |
| TVP ou EP prévio | 3 |
| Tratamento cirúrgico (com anestesia geral) ou fratura (em mmii) nos últimos dias | 2 |
| Patologia maligna ativa | 2 |
| **Sintomas** | |
| Dor unilateral em membros inferiores | 3 |
| Hemoptise | 2 |
| **Sinais clínicos** | |
| Frequência cardíaca entre 75 e 94 bpm | 3 |
| Frequência cardíaca > ou = 95 bpm | 5 |
| Dorà palpação profunda nos membros inferiores e edema unilateral | 4 |
| Score de probabilidade revisado de Genova para Embolia Pulmonar | |
| 0-3 = pouca probabilidade (8%) | |
| 4-10 = média probabilidade (28%) | |
| > ou = 11 = alta probabilidade (74%) | |

**Fonte:** Huisman MV, *et al.*, 2013;[46] Pollack CV, *et al.*, 2011;[52] Le Gal G, *et al.*, 2012;[53] Le Gal G, *et al.*, 2006.[54]

**Tabela 84.9 PESI (*Pulmonary embolism severity index*).**

| Parâmetros | Versão original | Versão simplificada |
| --- | --- | --- |
| Idade | Idade em anos | 1 ponto (se > de 80 anos) |
| Sexo masculino | + 10 pontos | - |
| Câncer | + 30 pontos | 1 ponto |
| Falência cardíaca crônica | + 10 pontos | 1 ponto |
| Doença pulmonar crônica | + 10 pontos | 1 ponto |
| Frequência cardíaca > ou = 110 por minuto | + 20 pontos | 1 ponto |
| Pressão sistólica < 100 mmHg | + 30 pontos | 1 ponto |
| Frequência respiratória > 30 por minuto | + 20 pontos | - |
| Temperatura < 36ºC | + 20 pontos | - |
| Alteração do estado mental | + 60 pontos | - |
| Saturação arterial da oxihemoglobina < 90% | + 20 pontos | 1 ponto |
| | **Estratificação de risco** | **Estratificação de risco** |
| | Classe I: < ou = 65 pontos<br>Risco muito baixo de mortalidade em 30 dias (0-1,6%) | 0 ponto: Risco de mortalidade em 30 dias (95% de intervalo de confiança: 0,0%-2,1%) |
| | Classe II: 66-85 pontos<br>Risco baixo (1,7-3,5%) | > ou = 1 ponto(s): Risco de mortalidade em 30 dias: 10,9% (95% de intervalo de confiança 8,5%-13,2%) |
| | Classe III: 86-105 pontos<br>Risco moderado (3,2-7,1%) | |
| | Classe IV: 106-125 pontos<br>Risco alto (4,0-11,4%) | |
| | Classe V: > 125 pontos<br>Risco muito alto (10,0-24,5%) | |

**Fonte:** Konstantinides S, *et al.*; 2014.[55]

## INCIDÊNCIA DE TROMBOSE VENOSA PROFUNDA E EMBOLIA PULMONAR APÓS CIRURGIA

A ausência de uma avaliação acurada e a falta de uma profilaxia para TEV são determinantes na sobrevida do paciente e no sucesso terapêutico (clínico e/ou cirúrgico) programado (Tabela 84.10).

## CATEGORIAS DE RISCO CLÍNICO/ CIRÚRGICO

Existe uma alta incidência de TEV em pacientes hospitalizados, particularmente em pacientes com fatores de risco (trombofilia adquirida ou inerente) que são submetidos a procedimentos cirúrgicos. Dependendo do fator de risco clínico, os pacientes podem ser classificados como tendo alto, médio ou baixo risco (Tabela 84.11).

No tratamento de pacientes cirúrgicos, a deambulação precoce, a tromboprofilaxia mecânica ou farmacológica têm reduzido a incidência de TEV. No pós-operatório, a deambulação precoce deve ser encorajada em todos os pacientes possíveis de fazê-la, pois pode ser o único método permitido para pacientes com fatores de risco submetidos a procedimentos de baixo risco cirúrgico.

## CONSIDERAÇÕES PARA UMA TROMBOPROFILAXIA SEGURA

A terapia antitrombótica é graduada conforme se desenvolve a trombogênese vascular. Isto é, reduzem-se os fatores de risco para se evitar a lesão endotelial, utilizam-se antiplaquetários para evitar a adesão e ativação plaquetária, prescrevem-se anticoagulantes para evitar a formação de trombina e fibrina e lança-se mão de fibrinolíticos para evitar a formação de fibrina e, subsequente fibrinólise.[63]

**Tabela 84.10 Incidência de trombose venosa profunda e embolia pulmonar após cirurgia.**

| Evento | Cirurgia de baixo risco | Cirurgia de médio risco | Cirurgia de alto risco |
| --- | --- | --- | --- |
| TVP sem profilaxia | 2 % | 10-40% | 40-80% |
| EP sintomática | 0,2% | 1-8% | 5-10% |
| EP fatal | 0,002% | 0,1-0,4% | 1-5% |

**Fonte:** Stashenko G, *et al.*, 2011;[23] Stoelting RK, *et al.*, 2003;[40] Kakkos SK, *et al.*, 2013.[62]

| Tabela 84.11  Categorias de risco em cirurgia geral de acordo com os fatores clínicos. | | |
| --- | --- | --- |
| **Categorias de risco em cirurgia geral de acordo com os fatores clínicos** | | |
| **Risco alto (40-80%)** | **Risco moderado (10-40%)** | **Risco baixo (<10%)** |
| Artroplastia de quadril, artroplastia de joelho, fratura de quadril, cirurgia oncológica, trauma raquimedular, politrauma, história de TVP ou EP em pacientes com idade entre 40-60 anos. | Cirurgias de grande porte em pacientes com idade entre 40-60 anos sem fator de risco para o TEV. | Cirurgias de grande porte em pacientes com idade menor de 40 anos, sem fator de risco para TEV. |
| Cirurgias de grande porte em pacientes com mais de 60 anos. | Cirurgias de pequeno porte em pacientes entre 40-60 anos com história de TVP ou EP ou terapia estrogênica. | Cirurgia de pequeno porte em pacientes entre 40-60 anos, sem fator de risco. |
| Trombofilia. | Cirurgias de pequeno porte em pacientes com mais de 60 anos. | |

Obs.: % = risco de TEV sem profilaxia.
**Fonte:** Stashenko G, *et al.*, 2011;[23] Kakkos SK, *et al.*, 2013.[62]

Antes de se estabelecer um plano de tromboprofilaxia, deve-se atentar para alguns aspectos clínicos do paciente, como se observa abaixo, nas Tabelas 84.12 e 84.13.

| Tabela 84.12  Anticoagulantes: Fatores associados com aumento de sangramento. |
| --- |
| Anticoagulantes: Fatores associados com aumento de sangramento |
| O paciente está apresentando qualquer sangramento ativo? |
| O paciente apresenta (ou já apresentou) trombocitopenia induzida por heparina? |
| O paciente apresenta contagem de plaquetas menor do que 100.000/mm³? |
| O paciente está tomando anticoagulante oral e/ou inibidor plaquetário (ex.: AINH, clopidrogrel, salicilatos)? |
| O paciente está com clearence de creatinina alterado? |
| Se em qualquer de uma das arguições a resposta for sim, o paciente pode não ser um candidato à terapia com anticoagulantes, devendo-se considerar outras formas de medidas profiláticas. |

Anti-inflamatório não hormonal (AINH).
**Fonte:** Caprini JA, 2010.[37]

| Tabela 84.13  Compressão pneumática intermitente. |
| --- |
| Compressão pneumática intermitente |
| O paciente apresenta doença arterial periférica severa? |
| O paciente apresenta falência cardíaca congestiva? |
| O paciente apresenta trombose venosa aguda superficial e/ou profunda? |
| Se em qualquer de uma das arguições a resposta for sim, o paciente pode não ser um candidato para a utilização da terapia com o uso de compressão pneumática intermitente, devendo-se considerar outras formas de medidas profiláticas. |

**Fonte:** Caprini JA, 2010.[37]

## ■ UM PLANO DE TROMBOPROFILAXIA PROPOSTO PARA TEV

A proposta de tratamento sugerida para o controle do TEV vai depender do tempo de surgimento deste:

- Na fase aguda (5 a 10 dias), utiliza-se heparina endovenosa, ou heparina de baixo peso molecular via subcutânea, ou fondaparinux (inibidor do fator X) subcutâneo ou anticoagulantes orais [apixabano (inibidor do fator X), dabigatran (inibidor direto da trombina; este necessita da introdução de heparina nos primeiros 5 a 10 dias), rivaroxabano (inibidor do fator X) e filtro de veia cava.
- No período de 3 a 6 meses, utiliza-se varfarina via oral, heparina de baixo peso molecular subcutâneo (em pacientes oncológicos) ou anticoagulantes orais.
- Acima de 6 meses utiliza-se varfarina via oral, heparina de baixo peso molecular via subcutâneo, ácido acetilsalicílico, anticoagulantes orais ou nenhum fármaco.

A maioria dos anticoagulantes orais possuem a facilidade da tomada via oral, não requerem monitorização laboratorial de rotina e tem pouca interação medicamentosa. No entanto, pacientes com função hepática ou renal comprometidas, gestantes ou lactentes, trombocitopênicos com alto risco de sangramento ou com interação farmacológica conhecida, não devem fazer uso destes medicamentos.[27]

Em relação aos filtros de veia cava, estes são indicados nas seguintes situações: TEV recorrente, apesar de anticoagulação adequada e contraindicação para anticoagulação, como trauma cranioencefálico. Benefícios clínicos foram recentemente documentados em pacientes instáveis hemodinamicamente com EP.[64] Como complicações de sua utilização, temos: trombose no local do acesso, trombose de veia profunda, embolização ou migração do filtro, perda do filtro (por estar fora do local desejado), quebra da estrutura do filtro, aprisionamento do fio guia, trombose veia cava inferior, penetração na veia cava inferior, embolia pulmonar e inabilidade para remover o filtro retrátil.[27]

## ■ TROMBOPROFILAXIA FARMACOLÓGICA PARA TEV

O uso de medicamentos para a profilaxia de TVP e EP, procurando diminuir a incidência de complicações potencialmente fatais, baseia-se em um diagnóstico acurado e no permanente alerta para a ocorrência ou existência prévia de TEV (Tabela 84.14).

**Tabela 84.14 Tromboprofilaxia farmacológica para TEV.**

| Agente | Via | Mecanismo de ação | Tempo de meia vida | Metabolismo e excreção | Reversão |
|---|---|---|---|---|---|
| **Antiplaquetários** | | | | | |
| aAS | VO | Inibidor inespecífico da COX1 (inibe a formação do tromboxano a2). | Antitérmico: 2 a 4 h; Anti-inflamatório: até 12 h; Doses >: 12 a 15 h | Metabolismo digestivo, plasmático e hepático (80%); Excreção renal. | Não tem. Antídoto específico. Carvão ativado, alcalinização da urina, hemodiálise. |
| CLOPIDOGREL (TIENOPIRIDINAS) | VO | Pró-droga. Inibe irreversivelmente P2Y12 (receptor de ADP, localizado na superfície das plaquetas). | 6 h | Metabolismo hepático; Excreção renal (50%) e fecal (46%). | Não tem. Parar com 7 a 10 dias antes da cirurgia. |
| PRASUGREL (TIENOPIRIDINAS) | VO | Pró-droga. Inibe irreversivelmente P2Y12. | 7 h | Metabolismo hepático; excreção renal. | Não tem. Parar com 7 a 10 dias antes da cirurgia |
| TICAGRELOR | VO | Inibe reversivelmente a P2Y12. | 6 h | Metabolismo hepático (cyp3a4); excreção biliar. | Ligação reversível com as plaquetas. Parar com 5 dias antes da cirurgia. |
| DIPIRIDAMOL | VO | Inibidor da fosfodiesterase. Atua mais na agregação plaquetária. | 10 h | Metabolismo hepático; excreção biliar. | Inibição reversível. |
| CILOSTAZOL | VO | Inibidor da fosfodiesterase. | 11 h | Metabolismo hepático; Excreção renal (74%) e fecal (20%). | Inibição reversível. |
| ABCIXIMAB | EV | Ligação não seletiva, inibindo a atividade dos receptores GPIIb/IIIa das plaquetas. | 30 min | Metabolismo por lise proteolítica; excreção renal. | Transfusão plaquetária. Leva 72 horas para restauração da função hemostática, após parada de infusão. |
| EPTIFIBATIDE | EV | Ligação seletiva, competindo com o fibrinogênio e FVa nos receptores GPIIb/IIIa das plaquetas. | 1,5-2 h | Metabolismo e excreção renal. | Não tem. Leva de 6 à 12 h para restauração da função hemostática após parada de infusão. |
| TIROFIBANA | EV | Inibidor competitivo com o fibrinogênio nos receptores GPIIb/IIIa das plaquetas. | 1,5-2 h | Metabolismo e excreção renal e fecal. | Hemodiálise. Leva de 3 às 4h para restauração da função hemostática após parada de infusão. |
| **Antagonista da vitamina k** | | | | | |
| VARFARINA | VO | Inibe os fatores pró-coagulantes dependentes da vitamina K, diminuindo a síntese dos fatores ii, vii, ix, x e da proteína C e S | 20-60 h (depende do paciente. A dose é ajustada pelo INR). | Metabolismo hepático; excreção renal. | Vitamina K; plasma fresco congelado; Concentrado de complexo protrombínico; fator recombinante VIIa (a=ativado). |
| **Heparina não fracionada** | | | | | |
| HEPARINA | SC OU EV | Potencializa a ação da antitrombina III, levando a inativação da trombina e também inativa diretamente a trombina. | 30-120 min (depende da dose e do paciente). | Endotelial e hepática. Cuidado com a trombocitopenia induzida pela heparina. | Protamina (1 mg/100u; máximo 50 mg). |

*(Continua)*

| Tabela 84.14 Tromboprofilaxia farmacológica para TEV. | | | | | *(Continuação)* |
|---|---|---|---|---|---|
| **Agente** | **Via** | **Mecanismo de ação** | **Tempo de meia vida** | **Metabolismo e excreção** | **Reversão** |
| **Heparina de baixo peso molecular** | | | | | |
| ENOXAPARINA | SC | Potencializa a ação da antitrombina III, levando a inativação da trombina, sendo esta ação maior que a inativação direta da trombina. | 2-6 h | 40% renal (10% são fragmentos ativos). Não recomendado em pacientes com clearence < 30 mL/min e obesos > 150 kg. | Não utilizar em pacientes em hemodiálise. Protamina. |
| DALTEPARINA | SC | Potencializa a ação da antitrombina III, levando a inativação da trombina, sendo esta ação maior que a inativação direta da trombina. | 2-5 h | Excreção renal. | Não utilizar em pacientes em hemodiálise. |
| **Inibidores do fator Xa** | | | | | |
| FONDAPARINUX | SC | Potencializa seletivamente a ativação da antitrombina III. | 17 h | Aproximadamente 80% renal. | Não utilizar em pacientes em hemodiálise. Concentrado de complexo protrombínico. Protamina. |
| RIVAROXABANO | VO | Inibidor direto do fator Xa. Inibidor potente da CYP3A4 e da glicoproteína P. | 9 h | 66% excreção renal; 33% metabólito ativo. | Não tem. Andexanete alfa (em teste). Concentrado de complexo protrombínico. |
| **Inibidores direto da trombina** | | | | | |
| DABIGATRANO | VO | Inibidor direto da trombina (IIa). | 14-17 h | 80% renal; 20% hepática. | Idarucizumabe. Concentrado de complexo protrombínico. Hemodiálise. |
| APIXABANO | VO | Inibidor direto do fator Xa. | 8-15 h | 25% metobolismo fecal; 27% renal. | Não tem. |
| ARGATROBAN | EV | Inibidor direto da trombina (IIa). | 45 min | Hepático. | Não tem. |
| DESIRUDIN | EV | Inibidor direto da trombina (IIa). | 90 min | Renal. | Não tem. |
| LEPIRUDIN | EV | Inibidor direto da trombina (IIa). | 90 min | Renal. | Não tem. |

Via oral (VO); via endovenosa (uso hospitalar) (EV); via subcutânea (SC).
**Fonte:** Vandermeulen E, 2010;[64] Horlocker TT, 2011;[65] Oprea AD, *et al.*, 2013;[66] Benzon HT, *et al.*, 2013;[67] Fonseca NM, *et al.*, 2014.[68]

## ■ AGENTES FIBRINOLÍTICOS

O efeito trombolítico dos fibrinolíticos, que incluem o fator ativador do plasminogênio tecidual e a uroquinase, é alcançado pela indução da conversão do plasminogênio inativo em enzima plasmina ativa, que degrada a matriz de fibrina, responsável pela estabilização do trombo.[69]

O uso comum destes fármacos inclui o tratamento de acidentes vasculares cerebrais, o infarto do miocárdio, a embolia pulmonar e a dissolução de trombos em cateteres.[69]

Os fibrinolíticos dividem-se em não fibrino-específicos e fibrino-específicos.

A estreptoquinase, APSAC e o scu-PA induzem a geração de grande quantidade de plasmina sistêmica, e, como esta possui uma ampla gama de substratos específicos, ela degrada várias proteínas plasmáticas, como o fibri-nogênio, fatores de coagulação V, VIII, XII e fator de von Willebrand. Por isso, esses agentes são considerados não fibrino-específicos.[70]

Como efeito adverso, pode ocorrer sangramento, sendo que o risco de hemorragia intracraniana com deterioração neurológica pode ocorrer nas primeiras 24 horas.[71]

Os agentes t-PA, rt-PA, tcu-PA e os derivados mutantes do t-PA (r-PA, TNK-tPA) são fibrino-específicos, porque ativam o plasminogênio, preferencialmente, na superfície da fibrina e menos na circulação.[70]

A hemorragia é a mais comum e a mais temida complicação, principalmente intracraniana. Pode ocorrer também reação anafilática por hipersensibilidade imune, sendo que o angioedema de língua é raro, porém potencialmente perigoso, podendo levar a obstrução das vias aéreas, com risco à vida.[71]

## ■ AS CONTRAINDICAÇÕES PARA TROMBOPROFILAXIA FARMACOLÓGICA

As contraindicaçoes são divididas entre absolutas e relativas conforme ilustra a Tabela 84.15.

---

**Tabela 84.15 Contraindicações para tromboprofilaxia farmacológica.**

**Absolutas**

- Em uso de anticoagulação;
- Hipersensibilidade aos anticoagulantes;
- Plaquetopenia induzida por heparina ≤ 100 dias;
- Sangramento ativo.

**Relativas**

- Cirurgia intracraniana ou ocular recente;
- Coleta de LCR nas últimas 24 horas;
- Diátese hemorrágica (plaquetas < 50.000 uL ou coagulograma);
- Plaquetopenia induzida por heparina > 100 dias;
- Hipertensão não controlada;
- Insuficiência renal grave (clearence < 30 mL/min)

**Fonte:** *Agency for Healthcare Research and Quality*, 2011;[72] Martin LTCMJ, e col., 2007.[73]

---

Como a heparina não fracionada é o medicamento mais utilizado na anticoagulação, devemos relembrar suas contraindicações (Tabela 84.16).

---

**Tabela 84.16 Contraindicações para o uso da heparina.**

**Contraindicações à heparina**

- Alergia a heparina;
- Diminuição de plaquetas por heparina;
- Cirurgia craniana ou ocular inferior a duas semanas;
- Coagulopatia: diminuição de plaquetas ou INR > 1,5;
- Coleta de Líquido Cefalorraquidiano < 24 horas;
- Hipertensão arterial não controlada: > 180 X 110 mm Hg;
- Clearance de creatinina < que 30 mL/min;
- Sangramento ativo;
- Úlcera péptica ativa.

**Fonte:** Baglin T, e col., 2006;[74] Mehra P, e col., 2000.[75]

---

## ■ TROMBOPROFILAXIA MECÂNICA

A utilização da tromboprofilaxia mecânica pode ser utilizada isoladamente ou associada à farmacológica. Os dispositivos existentes aumentam o fluxo sanguíneo venoso e, portanto, previnem a estase venosa nas veias dos membros inferiores. Nas meias de compressão graduada, a pressão varia da perna para a coxa, sendo maior no tornozelo e diminuindo gradativamente até a raiz da coxa. O gradiente de pressão deve ser suficiente para evitar a estase venosa. Na compressão pneumática intermitente, ocorre uma alternância de insuflação, prevenindo a estase venosa. Os mecanismos de insuflação instalada na região plantar dos pés aumentam o fluxo sanguíneo para as veias das pernas.[1,76]

## ■ CONTRAINDICAÇÕES PARA TROMBOPROFILAXIA MECÂNICA

Nem todos os pacientes podem se utilizar da tromboprofilaxia mecânica conforme citado abaixo (Tabela 84.17).

---

**Tabela 84.17 Contraindicações para a profilaxia mecânica.**

**Contraindicações para a profilaxia mecânica**

- Fratura exposta;
- Infecção ou úlcera em membros inferiores;
- Insuficiência arterial periférica em MMII;
- Insuficiência cardíaca grave;
- TVP presente

**Fonte:** *National Institute for Health and Clinical Excellence*, 2010.[39]

---

A tromboprofilaxia para procedimentos cirúrgicos deve ser guiada pelo coeficiente risco/benefício entre profilaxia e sangramento, e deve ser individualizada para todo o paciente.

## ■ A TÉCNICA ANESTÉSICA

Dois grupos de pacientes podem estar presentes para cirurgia. Os primeiros são pacientes sem histórico de TEV, programados para cirurgias de longa duração e/ou de alto risco. Os pacientes do segundo grupo já possuem uma história pregressa de TVP ou EP, com ou sem utilização de filtro de veia cava.

## ■ O PREPARO PRÉ-OPERATÓRIO

Deve-se avaliar a história pregressa de comorbidades, com especial atenção para os fatores de risco descritos para TEV. Uma avaliação física completa é mandatória. Detalhes de drogas anticoagulantes, como o nome, o tipo, a dose, a farmacologia desta (observando o tempo de sua ação, seu metabolismo, suas contraindicações e seus antídotos), a duração do tratamento, a última dose e a duração de sua descontinuidade antes do procedimento, devem ser anotados. Os riscos e benefícios da descontinuidade dos anticoagulantes devem ser explicados ao paciente, assim como um consentimento informado por escrito deve ser realizado.[77-79]

Os antidepressivos inibidores da recaptação (serotoninérgicos e não serotoninérgicos) têm sido associados com o aumento do risco de sangramento. Os antidepressivos tricíclicos e outros não serotoninérgicos parecem não estar associados com risco de sangramento.[80,81]

Os inibidores da recaptação da serotonina (IRS) diminuem a recaptação das serotoninas pelas plaquetas no sangue. Como as plaquetas não sintetizam serotonina e são dependentes desta recaptação, ocorre uma depleção de seus estoques, resultando em uma inibição da agregação plaquetária mediada pela serotonina, com aumento do sangramento. Supõe-se também que ocorre diminuição da afinidade da ligação plaquetária, inibição da mobilização do cálcio e mobilização plaquetária reduzida em resposta ao colágeno.[80,81,83]

Além disso, a fluoxetina, a paroxetina e a fluroxamina tem um potente efeito inibidor sobre as enzimas do

citocromo P450, podendo inibir o metabolismo dos anti-
-inflamatórios não hormonais (AINHS) e de medicamentos
antiplaquetários, elevando seus níveis séricos no sangue,
contribuindo para um aumento do risco de sangramento.
Pode haver também um risco adicional de sangramento
gastrointestinal por aumento de secreção gástrica, induzida
pelos IRS.[81]

O risco de sangramento com IRS isoladamente é modesto, equivalente a uma baixa dose de ibuprofeno. No entanto, esse risco se eleva em pacientes idosos, nos portadores
de cirrose hepática e naqueles em uso de medicamentos
anticoagulantes ou antiplaquetários.[80,81]

O risco de reoperações devido a sangramento em cirurgias de câncer de mama aumenta em 7% nas usuárias de
IRS, comparativamente a 2,6% e 2,7% daquelas que nunca
usaram ou que deixaram de utilizar. Em outro trabalho, o
risco de hematoma foi quatro vezes maior nas pacientes recebendo IRS, comparados aos pacientes não usuários.[83]

Os IRS também estão associados ao aumento de risco de
sangramento no perioperatório de cirurgias ortopédicas. Em
um estudo retrospectivo, o risco de transfusão sanguínea
no intraoperatório quadruplicou em pacientes tomando IRS,
comparados aos não usuários. Uma metanálise também sugeriu que os IRS estavam associados com aumento do risco
de hemorragia intracerebral e intracraniana.[81]

A associação dos IRS com ácido acetilsalicílico (AAS) e
outros medicamentos antiagregantes plaquetários aumenta o risco de sangramento gastrointestinal, assim como seu
uso associado com anticoagulantes.[80,81]

Diante do exposto recomenda-se:[81-83]

1. **Pacientes com depressão estável que são de alto risco
   de sangramento relacionado com o uso de IRS (idoso,
   doença hepática avançada, uso de AAS, AINH, antiplaquetários e anticoagulantes) devem reduzir a dose gradualmente de IRS e** descontinuá-la **entre uma a duas
   semanas do procedimento cirúrgico;**
2. A fluoxetina é uma exceção, porque ela tem um metabólito ativo com uma meia vida longa. Ela deve ser descontinuada cinco semanas antes do procedimento;
3. Pacientes com depressão instável com alto risco de
   suicídio e alto grau de sangramento associado ao uso
   de IRS devem trocar por antidepressivos não serotoninérgicos (bupropiona, mirtazapina, antidepressivos
   tricíclicos);
4. A redução da dose dos IRS deve ser gradual para evitar a
   Síndrome da Descontinuação (sintomas físicos e psicos-
   somáticos, incluindo estado gripal, náuseas, desconforto
   gastrointestinal, tonturas, irritação, agitação, ansiedade
   e distúrbios do sono);
5. Os IRS devem ser reiniciados assim que possível (quando
   desaparecer o risco de sangramento no pós-operatório);
6. Solicitar o acompanhamento de psiquiatra, explicando
   a este os riscos de sangramento envolvido com o uso
   dos IRS.

Alguns fitoterápicos, conforme apresentado na Tabela
84.18, podem atuar sobre os mecanismos da coagulação,
alterando o tempo de hemostasia.

**Tabela 84.18 Efeitos no processo de coagulação pelos fitoterápicos.**

| Fitoterápico | Efeito na coagulação | Tempo normal de hemostasia depois da interrupção do uso |
|---|---|---|
| Alho | Inibe agregação plaquetária por redução à inibição da formação de produtos do tromboxane e lipoxigenase, inibição da atividade da fosfolipase e inibição da incorporação de ácido aracdômico dentro dos fosfolipídios plaquetários. | Sete dias; o teste da função plaquetária é recomendado quando doses excessivas são tomadas ou na presença de outras drogas antiplaquetárias (AAS, anti-inflamatórios não hormonais, antidepressivos e inibidores da receptação da serotonina). |
| Dong Quai (Angélica Chinesa) | Contém derivados cumarínicos naturais; potencializa os efeitos do warfarin. | Checar o INR se o paciente estiver fazendo uso de warfarin |
| Danshen | Diminui a eliminação do warfarin; inibe a agregação plaquetária. | Checar o INR se o paciente estiver fazendo uso de warfarin |
| Ginkgo biloba | Inibição do fator de ativação da plaqueta. | 36 horas; checar a função plaquetária na presença de outros antiplaquetários. |
| Panax ginseng | Reduz o efeito da warfarina. | |

**Fonte:** Hamrick & Nykamp;[80] Narouze S, e col.; 2015[81] Tsai H-H,
e col., 2013.[84]

## ■ A AVALIAÇÃO PRÉ- ANESTÉSICA

Como o número de pessoas tratadas com medicamentos que interferem na hemostasia vem aumentando, o anestesista deve procurar analisar todos os fatores envolvidos
e planejar o melhor ato anestésico para seu paciente. Seja
a opção pela anestesia geral ou regional, além da história
atual e pregressa, assim como dos exames subsidiários, deve-se levar em consideração o tipo de cirurgia, a urgência
desta e os níveis de anticoagulação.[85]

Antes de iniciar o procedimento anestésico, faça uma
avaliação pormenorizada:

1. Paciente com fator específico para sangramento no intraoperatório:
   1.1 História pregressa, sinais, sintomas e exame físico
       sugestivos de alteração da coagulação:
       ■ História inexplicada de sangramento nasal (epis-
         taxe) ou de menorragias;
       ■ Sinais de petéquias, sangramento de mucosas,
         púrpura ou equimose.
   1.2 História familiar de alteração de coagulação;
   1.3 Avaliação laboratorial guiada para medicamentos
       antiplaquetários, antitrombóticos ou terapia trom-
       bolítica;

1.4 Avaliação do uso de antidepressivos e terapia fito-terápica que alteram a coagulação;

1.5 Verificar a utilização de AAS e AINHS como terapia única ou associada a outros medicamentos que interferem na coagulação.

2. Pacientes em uso de AAS:

2.1 Profilaxia primária: ausência de doença cardiovascular estabelecida ou fator de risco;

2.2 Profilaxia secundária: presença de doença cardiovascular.

3. Localização anatômica do procedimento cirúrgico, para realização de bloqueios anestésicos:

3.1 Avaliar entre procedimento punção subaracnoidea ou epidural;

3.2 Avaliar as estruturas vasculares junto ao local do bloqueio para dimensionar risco de lesão.

4. Revisão de imagens radiográficas para identificar mudanças anatômicas:

4.1 Alterações anatômicas que alteram o canal espinhal (estenoses);

4.2 Intervenções cirúrgicas prévias levando a retração cicatricial e fibrose em região epidural.

5. Identificação e tratamento farmacológico da tromboprofilaxia:

5.1 Entender a eliminação do medicamento e o tempo apropriado para sua descontinuação;

5.2 Determinar o tempo apropriado para reiniciar a tromboprofilaxia;

Informar ao paciente sobre os riscos de seu procedimento e o tratamento profilático apropriado. Obter consentimento informado e esclarecido por escrito.

## ■ OS EXAMES PRÉ-OPERATÓRIOS

Para pacientes com fatores de risco ou cirurgias complexas, além dos exames pré-operatórios necessários para cada paciente, deve-se também realizar o tempo de sangramento, a contagem de plaquetas, o tempo de protrombina e o tempo de tromboplastina parcial ativada. Os resultados dos exames obtidos por meio da tromboelastografia apresentam a vantagem de ser um preditor de sangramento no intraoperatório.[82,86]

## ■ A MONITORIZAÇÃO INTRAOPERATÓRIA

A palpação do pulso, a medida da pressão sanguínea, a oximetria (SpO2), a capnografia (EtCO2), a medida da temperatura central (p. ex.: termômetro nasofaríngeo), o ECG e a análise do segmento ST, assim como o estimulador de nervo periférico e o uso do índice bispectral (BIS) são suficientes na maioria dos casos. Em pacientes de alto risco ou cirurgias de longa duração, a instalação de um cateter venoso central e a punção de uma artéria para medida pressórica contínua e coleta de exames seriados tornam-se mandatórias. A avaliação cardíaca por meio da ecocardiografia transesofágica assegura um melhor manejo dos parâmetros hemodinâmicos. Por ou-

tro lado, é imperativo a monitorização dos perfis de coagulação em pacientes com sangramento ativo ou naqueles que potencialmente possam vir a ter uma discrasia sanguínea.[87-90]

## ■ A ANESTESIA GERAL

Se a anestesia geral for a escolhida, a anestesia balanceada é a melhor opção na maioria das cirurgias. As comorbidades do paciente, aliadas à observação de sinais e sintomas de TEV, devem persistir por todo ato anestésico.

Em pacientes recebendo anestesia geral, ocorre uma elevação de marcadores dos fatores teciduais, fator Willebrand (VWF), fator inibidor-1 da ativação do plasminogênio (PAI-1) e fator ativador do plasminogênio tecidual, resultando em um estado de hipercoagulabilidade e hipofibrinólise no pós-operatório. Isso é demonstrado pela elevação dos níveis dos complexos trombina-antitrombina e do fibrinopeptídeo A. Os níveis de PAI-1 em pacientes recebendo anestesia peridural não se alteram; portanto, quando bem indicada, ela é útil na prevenção dos estados de hipercoagulabilidade e na TVP.[91]

Além do procedimento cirúrgico, outros fatores como imobilidade, infecção, tumores malignos, drogas anestésicas, hipotermia, acidose metabólica, coloides e circulação extracorpórea podem imunossuprimir o paciente e alterar o seu perfil de coagulação.[92]

## ■ A ANESTESIA REGIONAL

Se a anestesia regional for a indicada, deve-se planejá-la observando seus riscos e benefícios, assim como avaliar o uso de medicamentos que podem alterar o perfil de coagulação do paciente.[93]

Em seu artigo, Fonseca N M e col.,[94] descreve com propriedade, os fatores de risco associados ao hematoma espinhal/peridural (Tabela 84.19).

Para melhor compreensão, observe a Tabela 84.20.

## ■ O MANUSEIO PÓS-OPERATÓRIO

Para os pacientes que não estão anticoagulados, devido ao procedimento cirúrgico, deve-se reiniciar o tratamento com anticoagulantes o mais rápido possível.

Para os pacientes que foram submetidos a bloqueio espinhal ou peridural deve-se monitorar os sinais e sintomas de compressão medular. Estes podem estar presentes como bloqueio motor e sensitivo persistente, assim como apresentar disfunção vesical ou intestinal. O intervalo entre as avaliações não deve ultrapassar duas horas. No caso de se confirmar compressão de raiz medular, esta deve ser descomprimida no máximo em oito horas.[1]

## ■ TEMPO DE TROMBOPROFILAXIA

O tempo de tromboprofilaxia vai depender de fatores associados inerentes ou adquiridos do paciente e de sua patologia atual, como se verifica nas Tabelas 84.20, 84.21 e 84.22. No pós-operatório, deve-se dar atenção ao tempo recomendado de tromboprofilaxia, conforme citado na Tabela 84.23.

**Tabela 84.19  Fatores de risco associados ao hematoma espinhal/peridural.**

| Fatores relacionados ao paciente | Fatores relacionados ao procedimento | Fatores relacionados aos fármacos |
|---|---|---|
| Idade (idosos) | Inserção ou remoção do cateter | Drogas anticoagulantes, antiplaquetárias ou fibrinolíticas |
| Sexo feminino | Procedimento traumático (múltiplas tentativas) | Administração da droga imediatamente antes ou após técnica do neuroeixo |
| Coagulopatias congênitas | Presença de sangue no cateter durante inserção ou remoção | Uso de terapia antiplaquetária e anticoagulante dupla |
| Coagulopatias adquiridas (insuficiência renal e hepática, doenças malignas, Síndrome HELLP, coagulação intravascular disseminada) | Inserção de cateter peridural > Punção peridural simples > Punção subaracnóidea simples. | |
| Trombocitopenia | | |
| Anormalidades espinhais (espinha bífida, estenose de canal espinhal, osteoporose, espondilite anquilosante) | | |

**Fonte:** Fonseca NM, *et al.*, 2014.[94]

**Tabela 84.20  Perfil dos fármacos que alteram o processo de coagulação.**

| Agente | Tempo para o pico do agente | Meia-vida de eliminação | Tempo aceitável após a realização da última dose, para efetuar o bloqueio | Administração do agente enquanto o cateter espinhal ou de peridural esteja instalado | Tempo aceitável para reintrodução do agente após bloqueio ou retirada do cateter |
|---|---|---|---|---|---|
| **Antiplaquetários** | | | | | |
| Anti-inflamatórios não hormonais | 1-12 h | 1-12 h | Sem precauções adicionais | Sem precauções adicionais | Sem precauções adicionais |
| AAS | 12-24 h | Não relevante; efeito irreversível. | Sem precauções adicionais | Sem precauções adicionais | Sem precauções adicionais |
| Clopidogrel (Tienopiridinas) | 12-24 h | Não relevante; efeito irreversível. | 7 dias | Não recomendado | 6 h |
| Prasugrel (Tienopiridinas) | 15-30 min | Não relevante; efeito irreversível. | 7-10 dias | Não recomendado | 6 h |
| Ticagrelor | 2 h | 8-12 h | 5 dias | Não recomendado | 6 h |
| Dipiridamol | 75 min | 10 h | Sem precauções adicionais | Sem precauções adicionais | 6 h |
| Cilostazol | | 11-13 h | 5 dias | Não recomendado | 24 h |
| Abciximab (Inibidor da glicoproteína IIB/IIIa) | < 5 min | 24-48 h | 48 h | Não recomendado | 6 h |
| Eptifibatide (Inibidor da glicoproteína IIB/IIIa) | < 5 min | 4-8 h | 8-10 h | Não recomendado | 6 h |
| Tirofibana (inibidor da glicoproteína IIB/IIIa) | < 5 min | 4-8 h | 8-10 h | Não recomendado | 6 h |
| **Antagonista da vitamina k** | | | | | |
| Warfarina | 3-5 dias | 4-5 dias | 4-5 dias e inr < ou = 1,4 | Não recomendado | Após remoção do cateter |
| **Heparina não fracionada** | | | | | |
| Heparina SC profilática | < 30 min | 1-2 h | 4 h ou ttpa normal | Cuidado; não recomendado | 1 h |
| Heparina IV tratamento | < 5 min | 1-2 h | 4 h ou ttpa normal | Cuidado; não recomendado | 4 h |

*(Continua)*

**Tabela 84.20** Perfil dos fármacos que alteram o processo de coagulação. *(Continuação)*

| Agente | Tempo para o pico do agente | Meia-vida de eliminação | Tempo aceitável após a realização da última dose, para efetuar o bloqueio | Administração do agente enquanto o cateter espinhal ou de peridural esteja instalado | Tempo aceitável para reintrodução do agente após bloqueio ou retirada do cateter |
|---|---|---|---|---|---|
| **Heparina de baixo peso molecular** | | | | | |
| Profilaxia SC Enoxaparina; dalteparina | 3-4 h | 3-7 h | 12 h | Cuidado; não recomendado | 24 h |
| Tratamento SC enoxaparina; dalteparina | 3-4 h | 3-7 h | 24 h | Não recomendado | 24 h |
| **Inibidores do fator Xa** | | | | | |
| Fondaparinux profilático | 1-2 h | 17-20 h | 36-42 h (dosar fator anti-xa) | Não recomendado | 6-12 h |
| Fondaparinux Tratamento | 1-2 h | 17-20 h | Evitar (dosar fator anti-xa) | Não recomendado | 12 h |
| Rivaroxabana profilático (ClCr >30 mL.min) | 3 h | 7-9 h | 18 h | Não recomendado | 6 h |
| Rivaroxabana tratamento (ClCr>30 mL.min) | 3 h | 7-11 h | 72 h | Não recomendado | 6 h |
| **Inibidor direto da trombina** | | | | | |
| Dabigatrana (Profilaxia ou tratamento) | | | | | |
| ClCr>80 mL.min | 0,5-2,0 h | 12-17 h | 48 h | Não recomendado | 6 h |
| ClCr 50-80 mL.min | 0,5-2,0 h | 15 h | 72 h | Não recomendado | 6 h |
| ClCr 30-50 mL.min | 0,5-2,0 h | 18 h | 96 h | Não recomendado | 6 h |
| Apixabana profilático | 3-4 h | 12 h | 24-96 h | Não recomendado | 6 h |
| Argatroban | < 30 min | 30-35 min | 4 h ou ttpa normal | Não recomendado | 6 h |
| Desirudin | | 40 min EV | 8-10 h E ttpa normal (função renal normal) | Não recomendado | 4 h |
| Lepirudin | 10 min | 60 min ev | 8-10 h e ttpa normal (função renal normal) | Não recomendado | 4 h |
| **Trombolíticos** | | | | | |
| Estreptoquinase; Alteplase; Reteplase; Anistreplase | < 5 min | 4-24 min | 10 dias | Não recomendado | 10 dias |

**Fonte:** Gogarten W, *et al.*, 2010;[95] Vandermeulen E, 2010;[96] Horlocker TT, 2011;[97] Harrop-Griffiths W, *et al.*, 2013;[98] Wells PS, *et al.*, 2014;[99] Volk T, *et al.*, 2015.[100]

**Tabela 84.21** Tempo recomendado para anticoagulação na TVP.

| História clínica de TVP | Duração da anticoagulação |
|---|---|
| 1ª TVP com fator de risco temporário reversível. | 3 meses. |
| 1ª TVP sem fator de risco identificado. | 6 – 12 meses. |
| 1ª TVP sem fator de risco irreversível. | 6 – 12 meses; considerar terapia indefinidamente. |
| TVP recorrente ou 1ª TVP com tumor maligno avançado. | Terapia indefinidamente. |

**Fonte:** Rice KR, e col.,2010.[101]

**Tabela 84.22** Tempo recomendado de anticoagulação no tratamento da EP.

| História clínica de EP | Duração da anticoagulação |
|---|---|
| 1ª EP com fator de risco temporário reversível. | 6 meses. |
| 1ª EP sem fator de risco identificado. | 6 – 12 meses. |
| 1ª EP com fator de risco identificado. | 6 – 12 meses; considerar terapia indefinidamente. |
| EP com tumor maligno avançado. | Heparina de baixo peso molecular nos 3 primeiros meses e a seguir trocar por varfarina. |
| EP recorrente. | Terapia indefinidamente. |

**Fonte:** Rice KR, e col.,2010.[101]

**Tabela 84.23 Tempo recomendado de tromboprofilaxia no pós-operatório.**

| Tempo recomendado de tromboprofilaxia | |
| --- | --- |
| Artroplastia e fratura de quadril | 4 a 5 semanas |
| Artroplastia de joelho | Pelo menos 10 dias |
| Cirurgia oncológica | 3 a 4 semanas |
| Cirurgia geral | 3 a 4 semanas |
| Cirurgia bariátrica | 4 semanas |
| Politrauma | Até recuperação |
| Trauma Raquimedular | Até recuperação |
| Demais | 7 a 10 dias |

**Fonte:** Caprini JA, 2010;[37] Friedman SM, e col., 2014;[102] Saragas NP, e col., 2014;[103] Rasmussen MS, 2002;[104] Bouras G, e col., 2015;[105] Pryorll HI, e col., 2013.[106]

## ■ A CIRURGIA DE EMERGÊNCIA

Em procedimentos de emergência, pode não ser possível normalizar o perfil de coagulação de um paciente em uso de anticoagulantes ou fibrinolíticos, antes deste ser encaminhado ao centro cirúrgico. Nestas condições, deve-se avaliar muito bem a situação, pois revertê-los completamente pode não ser uma boa opção, pela sua prévia indicação devido a uma patologia do paciente.

Por exemplo, a suspensão do uso do warfarin antes de uma cirurgia vai apresentar níveis de INR entre 2 e 3, após 4 a 5 dias da parada. Por outro lado, o sulfato de protamina pode reverter a heparina não fracionada em dose equimolar, no entanto não existe recomendação para o uso de sulfato de protamina para reverter as heparinas de baixo peso molecular (antifator Xa e antifator IIa), pois após o término de sua ação estas heparinas podem voltar a atuar, devido à liberação de depósito do subcutâneo.[107]

Havendo necessidade de se normalizar o processo de coagulação, o plasma fresco congelado e o complexo protrombínico concentrado podem ser utilizados para normalizar o INR dentro de minutos, já o fator VIIa recombinante-ativado pode normalizar o INR rapidamente.[107,108]

## ■ SITUAÇÕES ESPECIAIS

### Tromboembolismo Venoso em Crianças e Adolescentes

A incidência de TEV em pacientes pediátricos não é conhecida com exatidão, sobretudo em nosso país, mas sabe-se que ela apresenta dois picos, sendo maior nos recém-nascidos, seguidos pelos adolescentes, sobretudo do sexo feminino, devido ao uso de anticoncepcional oral e gravidez.[109,110]

A trombose venosa profunda corresponde a 0,05% das internações hospitalares no setor pediátrico, o que a torna uma condição rara. As causas para esta baixa incidência podem ser atribuídas a um endotélio intacto, fatores de coagulação com baixa capacidade de gerar trombina e níveis elevados de Y 2 macroglobulina. Além disso, a predominância de alteração hereditária de coagulação em crianças com história prévia de

TVP varia de 10 a 59%, sendo a mutação do fator V de Leiden a trombofilia hereditária mais frequente.[109]

A sintomatologia do TVP abrange edema unilateral do membro, podendo estar associado a dor e ao aparecimento de circulação colateral visível, além de calor, rubor emobilidade reduzida do membro afetado.[109,111]

O diagnóstico baseia-se na clínica do paciente, associado aos fatores de riscos e aos exames complementares sugestivos, sendo a Ecografia-Doppler o exame de escolha. Nos casos em que há impossibilidade de realização da ecografia ou em que seus resultados forem inconclusivos, a flebografia é uma opção. Já a Tomografia Computorizada e a Ressonância Magnética são reservadas para os casos de TEV das veias cava superior e inferior, pélvica, intratorácica e subclávia, ou também quando o resultado da Ecografia-Doppler é incerto. A utilização do D-dímero (DD), por sua vez, indicará a necessidade ou não de outros exames, sendo este um marcador sensível, mas não específico para TEV.[109,110]

Como fatores etiológicos, pode-se citar o cateterismo central, condição mais prevalente, com uma frequência não desprezível de EP e de TVP, principalmente em membros superiores, desencadeada pela colocação ou presença de cateteres para nutrição parenteral ou terapêutica antineoplásica, que seria responsável por 50% dos casos de TVP em crianças e 80% dos casos de TVP nos recém-nascidos, neoplasias, cardiopatias congênitas, traumas, Lúpus Eritematoso Sistêmico, Síndrome do Anticorpo Antifosfolípide, Síndrome nefrótica, uso de pílulas anticoncepcionais, infecções, entre outras.[109,111]

As complicações mais importantes da TVP na infância incluem a síndrome pós-trombótica, a recorrência da doença, mais comum em pacientes com trombofilia associada, ausência de resolução do trombo e sangramento associado à anticoagulação.[109] Diante da infrequência do TVP na faixa pediátrica, existem poucos estudos acerca desse tópico; portanto, esses pacientes são tratados de acordo com pequenos estudos e diretrizes adaptadas de protocolos para adultos.[109,110]

Em geral, o tratamento da TEV é iniciado com heparina não fracionada (HNF) ou com heparina de baixo peso molecular (HBPM) e mantido com antagonistas da vitamina K (AVK). Ainda hoje, os novos anticoagulantes orais não são escolha para tratamento da SAAF por serem menos eficientes em evitar novos eventos trombóticos. O tempo de tratamento difere conforme o quadro apresentado. Em quadros com causas solucionadas, este é mantido de três a seis meses. Em quadros sem causas desencadeantes ou associadas à TEP, este é mantido por seis meses.[109-111]

Já nos quadros de causas permanentes, o tratamento é mantido enquanto a mesma durar. Em situações específicas, pode-se utilizar fibrinolíticos, trombectomia venosa ou colocação de filtro de veia cava.[109,110]

## ■ TROMBOEMBOLISMO NA GESTAÇÃO

O tromboembolismo venoso é importante causa de morbidade e mortalidade obstétrica. Durante a gestação, o risco de sua ocorrência aumenta entre cinco e dez vezes quando comparado ao de mulheres não gestantes de mesma idade. Na sua forma mais letal, a embolia pulmonar

(TEP), o TEV apresenta uma grande barreira que dificulta o seu diagnóstico durante a gestação, causada em parte pela limitação ao uso de métodos de imagem que dependem de radiação. Associado a esse fato, a gestante apresenta algumas limitações para o diagnóstico clínico (alta frequência de dor e edema nos membros inferiores), ecográfico (menor sensibilidade e especificidade no diagnóstico de trombose venosa de ilíaca com a evolução da gestação) e laboratorial (o D-dímero apresenta aumento progressivo no decorrer da gravidez). Uma estratificação criteriosa de risco de tromboembolismo venoso de cada mulher antes da gestação pode diminuir a incidência dessa doença, frequente e de difícil diagnóstico na gravidez, e suas complicações.[112]

A gestante apresenta os três componentes etiopatogênicos da tríade de Virchow: a) estase, devido à compressão das veias cava e ilíaca comum esquerda pelo útero gravídico e à diminuição do tônus venoso por causa da ação miorrelaxante da progesterona; b) hipercoagulabilidade, secundária à indução da síntese hepática dos fatores VII, VIII e X de coagulação pelo estriol placentário, aumento do fibrinogênio e do inibidor do ativador do plasminogênio tipo I e II, e diminuição da síntese de proteína S; c) lesão endotelial, que ocorre na nidação, remodelação endovascular das artérias útero espiraladas e com a dequitação.[112]

A gravidez constitui um estado de hipercoagulabilidade preparatório para o parto, por meio da produção dos inibidores 1 e 2 do plasminogênio pela placenta, diminuindo a atividade fibrinolítica e aumentando a agregação plaquetária. Ocorrem também redução dos níveis de proteína S, elevação dos fatores I, VII, VIII e X e resistência progressiva à atividade da proteína C2,3. Concomitantemente, a compressão da veia cava inferior pelo útero gravídico contribui para a estase venosa, favorecendo, dessa forma, os fenômenos trombóticos.[113]

A trombofilia, descrita como tendência ao desenvolvimento de trombose, pode ser hereditária ou adquirida. Ela é polimórfica, quanto à codificação genética, para plaquetas ou proteínas dos fatores de coagulação. Quando presente, favorece os fenômenos trombóticos descritos anteriormente na gestação. A hiper-homocisteinemia é um exemplo de trombofilia tanto hereditária quanto adquirida (defeito no metabolismo da homocisteína ou dieta deficiente em folato). Ambas proporcionam elevação da homocisteína no plasma e maior possibilidade de trombose.[113]

A TVP na gravidez e no período pós-parto eleva substancialmente a morbimortalidade materno-fetal, colocando em risco duas vidas. Durante a gestação, o risco de TEV aumenta de 5 a 10 vezes, podendo chegar a 20 vezes no puerpério, quando comparado ao de mulheres não gestantes de mesma idade. Após esse período, sua frequência diminui rapidamente, apesar do risco residual que persiste por até 12 semanas pós-parto.[112,113]

A trombose venosa profunda (TVP) de membros inferiores é responsável por 75 a 80% dos episódios de TEV na gestação. Aproximadamente dois terços das TVPs ocorrem no período gestacional e distribuem-se igualmente nos três trimestres. Entretanto, de 43 a 60% dos episódios de EP ocorrem nas primeiras seis semanas do puerpério. Nas gestantes, as TVPs predominam ainda mais no membro inferior esquerdo (90% versus 55%) e no segmento íleo-femoral (72% versus 9%), quando comparadas às não gestantes. Esse fato pode ser explicado pela acentuação da compressão da veia ilíaca comum esquerda pela artéria ilíaca comum direita contra a quinta vértebra lombar, causada pelo útero gravídico.[112]

A prevalência do TEV é de 0,5 a 2,2 casos para cada 1.000 partos, dependendo da população estudada. A incidência absoluta de TEV na gestação e puerpério foi de 107 por 100.000 mulheres-ano no Reino Unido (RU) e de 175 por 100.000 mulheres-ano na Dinamarca e no Canadá. No Brasil, não há dados oficiais sobre a mortalidade materna por TEV (Tabela 84.24).[112]

**Tabela 84.24** Fatores de risco de TEV na gestação e risco relativo (RR) associado.

| Fator de risco | RR/porcentagem | Fator de risco | RR/porcentagem |
|---|---|---|---|
| TEV prévio | 24,8% | Pré-eclâmpsia | 3,1% |
| Idade > 35 anos | 1,3% | Hiperêmese | 4,4% |
| Obesidade | 2,65% | Fertilização in vivo | 4,2% |
| IMC > 30 kg/m2 | 5,3% | Gestação gemelar | 2,6% |
| :MC > 25 kg/m2 | 1,8% | Gestação múltipla | 4,2% |
| Ganho de peso > 21 kg durante a gestação | 1,6% | Parto pré-maturo (< 37 semanas de gestação) | 2,4% |
| Multiparidade | 4,03% | Natimorto | 6,24% |
| Tabagismo gestacional (10-30 cigarros/dia) | 2,1% | Hemorragia anteparto | 2,3% |
| Tabagismo pós-natal (10-30 cigarros/dia) | 3,4% | Cesariana de emergência | 2,7% |
| Tabagismo na gestação | 2,7% | Cesariana eletiva | 1,3% |
| Anemia falciforme | 6,7% | Hemorragia pós-parto > 1 L | 4,1% |
| Cardiopatia | 7,1% | Hemorragia pós-parto > 1 L + cirurgia | 12% |
| Lúpus eritematoso sistêmico | 8,7% | Infecção pós-parto | 4,1% |
| Anemia | 2,6% | Cesariana + infecção pós-parto | 6,2% |
| Veias varicosas | 2,4% | Transfusão | 7,6% |
| Imobilidade | 7,7% | | |

**Fonte:** Oliveira ALML, et al.,2016;[112] Kalil JA, et al., 2008.[113]

O tratamento com anticoagulante tem como finalidades: prevenir o TEP, evitar malefícios ao feto (hemorragia, teratogênese, malignidade e mutações genéticas), aliviar os sintomas agudos e desconfortáveis da mulher, minimizar as sequelas pós-flebíticas desta afecção, além de prevenir as complicações da trombofilia. Dessa forma, o início do tratamento deve ser o mais precoce possível. A HBPM e a heparina convencional não atravessam a barreira placentária, ao contrário da varfarina, que apresenta risco de malformação fetal, especialmente entre a 6ª e 12ª semana da gestação, além de proporcionar maiores complicações hemorrágicas. Portanto, a varfarina deve ser evitada no período gestacio-nal. Na mesma categoria incluem-se os fibrinolíticos. O anticoagulante de escolha é a HBPM, ajustado de tal modo que o tempo de tromboplastina parcial ativado (TTPA) não supere 1,5 a 2 vezes o normal. Realizamos esses exames, de início, semanalmente, e depois, a cada 15 dias. A substância deve ser suspensa 24 horas antes do parto e reintroduzida 6 horas após o bloqueio anestésico. A HBPM também causa menos trombocitopenia e osteoporose. A observação da densidade óssea em mulheres grávidas demonstrou menor ocorrência de osteoporose com a HBPM do que com a HNF. Alguns autores preconizam o controle da heparinemia (pela atividade antifator Xa, principalmente no último trimestre).[112,113]

## REFERÊNCIAS

1. Narani KK. Deep vein thrombosis and pulmonar embolism – Prevention, management, and anaesthetic considerations. Indian Journal Anaesthesia. 2010;54(1):8-17.
2. Barker RC, Marval, P. Venous thromboembolism: risks and prevention. Continuing Education in Anaesthesia. Critical Care & Pain. 2011;2(1):18-23.
3. Geerts WH, Bergqvist D, Pineo GF et al. Prevetion of venous thromboembolism: American College of Chest Physicians Evidence-Based Clinical Practice Guidelines (8th Edition) Chest. 2008;133:381-453.
4. Maynard G, Stein J. Designing and implementing effective venous thromboembolism prevention protocols: lessons from collaborative efforts. Journal Thrombolysis. 2010;29:159-166.
5. Engelmann B, Massberg S. Thrombosis as an intravascular effector of innate immunity. Nature Reviews/Immunology. 2013; 13:34-45.
6. Bratzler DW. Development of national performance measures on the prevetion and treatment of venous thromboembolism. Journal Thrombolysis. 2010;29:148-154.
7. Tagalakis V, Patenaude V, Kahn SR, Suissa S. Incidence of and Mortality from Venous Thromboembolism in a Real-word Population: The Q-VTE Study Cohort. The American Journal of Medicine. 2013;126(9):832.e13-21.
8. Heit JA, Melton LJ,Lohse CM et al. Incidence of venous thromboembolism in hospitalized patients vs. Community residents. Mayo Clinic Proceedings. 2001;76:1102-10.
9. Stein PD, Beemath A, Olson RE. Trends in the incidence of pulmonar embolism and deep venous thrombosis in hospitalized patients. American Journal Cardiology. 2005;95:1525-1526.
10. Arcelus JI, Caprini JA, Motykie GD, Reyna JJ. Matching risk with treatment strategies in deep vein thrombosis. Blood Coagulation Fibrinolysis. 1999;10:37-43.
11. Bottaro FJ, Ceresetto J M, Emery J, Bruetman J, Emery N, Pellegrini D, et al. Cross-sectional study of adherence to venous thromboembolism prophylaxis guidelines in hospitalized patients. The Trombo-Brit study. Thrombosis Journal. 2012;10:2.
12. Reitsma PH, Versteeg HH, Middeldorp S. Mechanistic View of Risk Factors for Venous Thromboembolism. Arteriosclerosis Thrombosis and Vascular Biology. 2012;32:563-568.
13. Hoffman M, Pawlinski R. Hemostasis: Old System, New Players, New Directions. Thrombosis Research. 2014;133:S1-S2.
14. Plate G, Ohlin P, Eklöf B. Pulmonary embolism in acute iliofemoral venous thrombosis. British Journal Surgery.1985;72:912-915.
15. Hirsh J, Hoak J. Management of deep vein thrombosis and pulmonar embolism. Circulation. 1996;93:2212-45.
16. Padroni P, Lensing AW, Cogo A, Cuppini S, Villata S, Carta M, et al. The long term clinical course of acute deep venous thrombosis. Annals of Internal Medicine.1996; 125:1-7.
17. Brandjes DP, Heijboer H, Buller HR, de Rijk M, Jagt H, tem Cate JW. Acenocoumarol and heparina compared with acenocoumarol alone in the initial treatment of proximal vein thrombosis. New England Journal of Medicine. 1992;327:1485-89.
18. Pengo V, Lensing AW, Prins MH, Marchiori A, Davidson BL, Tiozzo F, et al. Incidence of chronic thromboembolic pulmonary hypertension after pulmonary embolism. New England Journal of Medicine. 2004;350(22):2257-64.
19. Hoffmann B, Gross CR, Jöckel K-H, Kröger K. Trends in mortality of pulmonary embolism – an international comparison. Thrombosis Research. 2010;125:303-8.
20. Hagstrom JN, Walter J, Bluebond-Langner R, Amatniek JC, Manno, CS, High KA. Prevalence of the factor V Leiden mutation in children and neonates with thromboembolic disease. The Journal of Pediatrics. 1998;133(6):777-81.
21. Geerts W, Pineo GF, Heit JA, Bergqvist D, Lassen MR, et al. Prevention of venous thromboembolism. The Seventh ACCP Conference on Antithrombotic and Thrombolytic Terapy. Chest. 2004;126:338s-400s.
22. Rocha AT, Vasconcelos AG, Luz Neto ER, Araújo DMA, Alves AA. Risk of Venous Thromboembolism and Efficacy of Thromboprophylaxis in Hospitalized Obese Medical Patients Undergoing Bariatric Surgery. Obesity Surgery. 2006;16(12):1645-55.
23. Stashenko G, Lopes RD, Garcia D, Alexander JH, Tapson VF. Prophylaxis for venous thromboembolism: guidelines translated for the clinician. Journal of Thrombosis and Thrombolysis. 2011;31.122-32.
24. Rosendaal FR. Etiology of venous thrombosis: the need for small original studies. Journal of Thrombosis and Haemostasis. 2012;10:2189-90.
25. Goldhaber SZ. Venous thromboembolism: Epidemiology and magnitude of the problem. Best Practice & Research Clinical Haematology. 2012;25:235-42.
26. Martinelli I, De Stefano V, Mannucci PM. Inherited risk factors for venous thromboembolism. Nature Reviews/Cardiology. 2014; 11:140-56.
27. Streiff BM, Agnelli G, Connors JM, Crowther M, Eichinger S, Lopes R, McBane R, Moll S, Ansell J. Guidance for the treatment of deep vein thrombosis and pulmonary embolism. Journal of Thrombosis and Thrombolylis. 2016;41:32-67.
28. Weinmann EE, Salzman EW. Deep vein thrombosis. New England Jornal of Medicine. 1994;331:1630-42.
29. Kuderer NM, Lyman GH. Guidelines for treatment and prevention of venous thromboembolism among patients with cancer. Thrombosis Research. 2014;133(S2):S122-S27.
30. Scottish Intercollegiate Guidelines Network. Prevention and management of venous thromboembolism. 2010; updated,2015.
31. Mandal A. New Guidelines for travellers to avoid DVT on long flights. Disponível em: http://www.news-medical.net/news/20120207/New-guidelines-for-travellers-to-avoid--DVT-on-long-flights.aspx. 2012.
32. Barbar S, Noventa F, Rosseto V, Ferrari A, Brandolin B, Perlati M, et al. A risk assessment model for the identification of hospitalized medical patients at risk for venous thromboembolism. The padua prediction score. Journal of Thrombosis and Haemostasis. 2010;2(8):2450-57.
33. Rosendaal FR. Etiology of venous thrombosis: the need for small original studies. Journal of Thrombosis and Haemostasis. 2012;10:2189-90.
34. Burnett AE, Mahan CE, Vazquez SR, Oertel LB, Garcia DA, Ansell J. Guidance for the practical management of the direct oral anticoagulants (DOACs) in VTE treatment. Journal of Thrombosis and Thrombolysis. 2016;41:206-32.
35. Wendy L, Gregoire LG, Shannon MB, Marc R, Linda BH, Eddy L, et al. American Society of Hematology 2018 guidelines for management of venous thromboembolism: diagnosis of venous thromboembolism. Blood Adv. 2018 Nov 27;2(22):3226-3256. doi: 10.1182/bloodadvances.2018024828.
36. Caprini JA. Thrombosis risk assessment as a guide to quality patient care. Disease-a-month. Disease-a-Month. 2005;2(51):70-8.
37. Caprini JA. Risk assessment as a guide to thrombosis prophylaxis. Current Opinion Pulmonary Medical. 2010;16:448-52.
38. Falck-Ytter Y, Francis CW, Johanson NA, Curley C, Dahl OE, Schulman S, et al. American College of Chest Physicians. Prevention of TVE in orthopedic surgery patients: Antithrombotic Terapy and Prevention of Thrombosis, 9th ed. American College of Chest Physicians Evidence-Based Clinical Practice Guidelines. CHEST. 2012;141(2 S):278S-325S.
39. National Institute for Health and Clinical Excellence – NICE clinical guideline 92. Venous thromboembolism: reducing the risk. London, UK. 2010;92:1-25.
40. Stoelting RK, Dierdorf SF, editors. Anaesthesia and co-existing disease. 4th ed. Philadelphia: Churchill Livingstone. Deep vein thrombosis and pulmonary embolism. 2003;169-76.
41. Raskob,GE, Hull RD, Pineo GF. Venous thrombosis. In: Lichtman, MA, Beutler E, Kipps TJ, Seligsohn U, Kaushansky K, Prchal JT. editors Williams. Hematology. 7th ed. New York: McGraw-Hill Medical. 2006;2055-65.
42. Parakh R, Kakkar VV, Kakkar AK. Management of venous thromboembolism.  Journal Association Physicians India. 2007;55:45-70.

43. Stein PD, Hull RD, Patel KC, Olson, RE, Ghali WA, Brant R, et al. D-dimer for the exclusion of acute venous thrombosis and pulmonary embolism: A systematic review. Annals of Internal Medicine. 2004;140:589-602.
44. Raskob GE, Hull RD, Pineo GF. Venous thrombosis. In: Lichtman MA, Beutler E, Kipps TJ, Seligsohn U, Kaushansky K, Prchal JT. editors Williams. Hematology. 7th ed. New York: McGraw-Hill Medical. 2006;2055–65.
45. Parakh R, Kapadia S, Agarwal S, Grover T, Bukhari S, Yadav A, et al. Assessment of Total Thrombus Load in Symptomatic Patients With Venous Thromboembolism. Clinical and Applied Thrombosis/ Hemostasis. 2006;12(32):369-72.
46. Huisman MV, Klok FA. Diagnostic management of acute deep vein thrombosis and pulmonary embolism. Journal of Thrombosis and Haemostasis. 2013;11:412-22.
47. The guideline on Diagnosis of Venous Tromboembolism. American Academy of Family Physicians. March, 2019. Disponível em: Diagnosis of Venous Thromboembolism - Clinical Practice Guideline | AAFP
48. Stein PD, Terrin ML, Hales CA, Palevsky HI, Saltzman HA, Thompson BT, et al. Clinical, Laboratory, Roentgenographic, and Electrocardiographic Findings in Patients with Acute Pulmonary Embolism and No pre-existing Cardiac or Pulmonary Disease. Chest. 1991;100:598-603.
49. Goldhaber SZ, Pulmonary thromboembolism. In: Kasper DL, Braunwald E, Faucis AS, Stephen LH, Longo DL, Jameson JL. editors. Harrison's principles of internal medicine. Philadelphia: McGraw Hill. 2005;16:1561-65.
50. Parakh R, Kapadia SR, Sen I, Agarwal S, Grover T, Yadav A. Pulmonary embolism: A frequent occurrence in Indian patients with symptomatic lower limb venous thrombosis. Asian Journal Surgery. 2006;29:86-91.
51. Chagnon I, Bounameaux H, Aujesky D, Roy P-M, Gourdier A-L, Cornuz J, et al. Comparison of Two Clinical Prediction Rules and Implicit Assessment Among Patients with Suspected Pulmonary Embolism. The American Journal of Medicine. 2002;113:269-75.
52. Pollack CV, Schreiber D, Goldhaber SZ, Slattery D, Fanikos J, O'Neil BJ, et al. Clinical Characteristics, Management, and Outcomes of Patients Diagnosed With Acute Pulmonary Embolism in the Emergency Department. Journal of the American College of Cardiology. 2011;57(6):700-706.
53. Le Gal G, Carrier M, Rodger M. Clinical decision rules in venous thromboembolism. Best Practice & Research Clinical Haematology. 2012;25:303-317.
54. Le Gal G, Righini M, Roy PM, Sanches O, Aujesky D, Bounameaux H, et al. Prediction of pulmonar embolism in the emergency department: the revised Geneva score. Annals of Internal Medicine. 2006;144(3):165-71.
55. Konstantinides S, Torbicki A, Agnelli G et al. 2014 ESC Guidelines on the diagnosis and management of acute pulmonar embolism. The Task Force for the Diagnosis and Management of Acute Pulmonary Embolism of the European Society of Cardiology (ESC). European Heart Journal. 2014.
56. Huisman MV, Büller HR, ten Cate JW et al. Unexpected high prevalence of silent 57 Stein PD, Terrin ML, Hales CA et al. Clinical, Laboratory, Roentgenographic, and Electrocardiographic Findings in Patients with Acute Pulmonary Embolism and No pre-existing Cardiac or Pulmonary Disease. Chest. 1991;100:598-603.
57. Stein PD, Terrin ML, Hales CA et al. Clinical, Laboratory, Roentgenographic, and Electrocardiographic Findings in Patients with Acute Pulmonary Embolism and No pre-existing Cardiac or Pulmonary Disease. Chest. 1991;100:598-603.
58. Stein PD, Coleman RE, Gottschalk A et al. Diagnostic utility of ventilation/perfusion lung scans in acute pulmonary embolism is not diminished by pre-existing cardiac or pulmonary disease. Chest. 1991;100:604-6.
59. Stein PD, Hull RD, Saltzman HA, Pineo G. Strategy for diagnosis of patients with suspected acute pulmonary embolism. Chest. 1993;103:1553-59.
60. Garcia D, Ageno W, Libby E. Update on the diagnosis and management of pulmonary embolism. British Journal Haematology. 2005;131:301-12.
61. Hines LR, Marschall KE. Handbook for Stoelting's Anesthesia and Co-Existing Disease. Chapter 9 - Respiratory Diseases. IX - Pulmonary Thromboembolism. Elsevier Saunders. 4th edition. 2013;118-19.
62. Kakkos SK, Tsolakis IA, Katsamouris A, Nicolaides AN. Risk Stratification Approaches for Venous Thromboembolism (VTE) Prophylaxis in surgical Patients. Hellenic Journal of Surgery. 2013;85(1):18-27.
63. Maróstica E. Anticoagulantes, Antiplaquetários e Antitrombóticos. Universidade Federal Fluminense. Departamento de Fisiologia e Farmacologia. Disciplina de Farmacologia Básica. www.docplayer.com.br.
64. Vandermeulen E. Regional anaesthesia and anticoagulation. Best Practice & Research Clinical Anaesthesiology. 2010;24:121-31.
65. Horlocker TT. Regional anaesthesia in the patient receiving antithrombotic and antiplatelet therapy. British Journal of Anaesthesia. 2011;107(S1):P.i96-i106.
66. Oprea AD, Popescu WM. Perioperative management of antiplatelet therapy. British Journal of Anaesthesia. 2013;111(S1):i3-i17.
67. Benzon HT, Avram DG, Bonow RO. New oral anticoagulants and regional anaesthesia. British Journal of Anaesthesia. 2013;111(S1):i96-i113.
68. Fonseca NM, Alves RR, Pontes JPJ. Sociedade Brasileira de Anestesiologia. 2014;64(1):1-69 Harter K, Levine M, Henderson SO. Anticoagulation Drug Terapy: A Review. Western Journal of Emergency Medicine. 2015;16(1):11- 17.
69. Harter K, Levine M, Henderson SO. Anticoagulation Drug Terapy: A Review. Western Journal of Emergency Medicine. 2015;16(1):11- 17.
70. Oliveira CC. Trombolíticos. Revista da Socerj (Sociedade de Cardiologia do Estado do Rio de Janeiro). 2001;14(1):48-52.
71. Cheng-Ching E, Samaniego EA, Naravetla BR, Zaidat OO, Hussain MS. Update on pharmacology of antiplatelets, anticoagulants, and thrombolytics. Neurology. 2012;79(suppl 1):68-76.
72. Agency for Healthcare Research and Quality. Guideline Summary NGC-9541: Venous Thromboembolism prophylaxis. U.S. Department of Health & Human Services. 2011.
73. Martin LTCMJ, Salim A. Vena Cava Filters in Surgery and Trauma. Surgical Clinics of North America. 2007;87:1229-52.
74. Baglin T, Barrwcliffe TW, Cohen A, Greaves M. Guidelines on the use and monitoring of heparina. British Society for Haematology. 2006;133:19-34.
75. Mehra P, Cottrell DA, Bestgen SC, Booth DF. Management of Heparin Therapy in the High-Risk, Chronically Anticoagulated, Oral Surgery Patient: A Review and a Proposed Normogram. Journal of Oral and Maxillofacial Surgeons. 2000;58:198-202.
76. Caprini JA. Mechanical Methods for Thrombosis Prophylaxis. Clinical and Applied Thrombosis/Hemostasis. 2010;16(6):668-73.
77. Gray CE, Baruah-Young J, Payne CJ. Preoperative assessment in patients presenting for elective surgery. Anaesthesia and Intensive Care Medicine. 2015;16(9):425-30.
78. Lake C. Assessment of the emergency surgical patient. Anaesthesia and Intensive Care Medicine. 2015;16(9):431-34.
79. Chan SSP, Irwin MG. Preoperative assessment of the orthopaedic patient. Anaesthesia and intensive Care Medicine. 2014;16(3):85-88.
80. Hamrick, J.W. & Nykamp, D. Drud-Induced Bleeding. U. S. Pharmacist, 2015; 40(12):HS17-HS21.
81. Narouze S, Benzon HT, Provenzano DA et al. Interventional Spine and Pain Procedures in Patients on Antiplatelet and Anticoagulant Medications. Regional Anesthesia and Pain Medicine. 2015;40(3):182-212.
82. Halperin D, Reber G. Influence of antidepressants on hemostasis. Dialogues in Clinical Neuroscience. 2007;9(1):47-59.
83. Hougardy DMC, Egberts TCG, Graaf FVD et al. Serotonin transporter polymorphism and bleeding time during SSRI therapy. British Journal of Clinical Pharmacology. 2008;65(5):761-66.
84. Tsai H-H, Lin H-W, Lu Y-H, Chen Y-L, Mahady GB. A Review of Potential Harmful Interactions between Anticoagulant/Antiplatelet Agents and Chinese Herbal Medicines. PLOS ONE. 2013;8(5):11p,e64255. http://www.plosone.org.
85. Kumar VRH, Saraogi A, Parthasarathy S, Ravishankar M. A useful mnemonic for pre-anesthestic assessment. Journal of Anaesthesilogy Clinical Pharmacology. 2013;29(4):560-561.
86. Bagge A, Schött U, Kander T. Effects of naturopathic medicines on Multiplate and ROTEM: a prospective experimental pilot study in healthy volunteers. BMC Complementary and Alternative Medicine. 2016;16(64):1-8.
87. Miller RD, Jr. Pardo MC. Basics of Anesthesia, Chapter 20: Anesthetic Monitoring, 6ª edition, Elsevier, 2011.
88. Ganter MT, Hofer CK. Coagulation Monitoring: Current Techniques and Clinical Use of Viscoelastic Point-of-Care Coagulation Devices. Anesthesia & Analgesia. 2008;106(5):1366-1375.
89. Johansson PI. Coagulation monitoring of the bleeding traumatized patient. Current Opinion of Anesthesiology. 2012;25(2):235-41.
90. Cascella M. Mechanisms underlying brain monitoring during anestesia: limitations, possible improvements, and perspectives. Korean Journal of Anesthesiology. 2016;69(2):113-120.
91. Khafagy HF, Hussein NA, Radwan KG, Refaat AI et al. Effect of general and epidural anesthesia on hemostasis and fibrinolysis in hepatic patients. Hematology. 2010;15(5):360-367.
92. Tavare AN, Perry NJS, Benzonana LL, Takata M, Ma D. Cancer recurrence after surgery: direct and indirect effects of anesthetic agents. International Journal of Cancer. 2011;130: 1237-1250.
93. Hahnenkamp K, Theilmeier G, Van Aken HK, Hoenemann, CW. The effects of Local Anesthetics on Perioperative Coagulation, Inflammation, and Microcirculation. Anesthesia & Analgesia. 2002;94:1441-47.
94. Fonseca NM, Alves RR, Pontes JPJ. Sociedade Brasileira de Anestesiologia. 2014:64(1):1-15.
95. Gogarten W, Vandermeulen E, Aken HV et al. Regional anaesthesia and antithrombotic agentes: recommmendations of the European Society of Anaesthesiology. European Journal of anaesthesiology. 2010;27(12):999-1015.
96. Vandermeulen E. Regional anaesthesia and anticoagulation. Best Practice & Research Clinical Anaesthesiology. 2010;24:121-31.

97. Horlocker TT. Regional anaesthesia in the patient receiving antithrombotic and antiplatelet therapy. British Journal of Anaesthesia. 2011;107(S1):P.i96-i106.

98. Harrop-Griffiths W, Cook T, Gill H et al. Regional anaesthesia and patients with abnormalities of coagulation. Anaesthesia. 2013;68:966-72.

99. Wells PS, Forgie MA, Rodger MA. Treatment of Venous Thromboembolism. Clinical Review & Education, The Journal of the American Medical Association. 2014;311(7):717-28.

100. Volk T, Kubulus C. New oral anticoagulants and neuraxial regional anestesia. Current Opinion in Anesthesiology. 2015;28(5):605-609.

101. Rice KR, Brassell SA, McLeod DG. Venous Thromboembolism in Urologic Surgery: Prophylaxis, Diagnosis, and Treatment. Reviews in Urology. 2010;12(2/3):e111-e124.

102. Friedman SM, Uy JD. Venous Thromboembolism and Postoperative Management of Anticoagulation. Clinics in Geriatric Medicine. 2014;30:285-291.

103. Saragas NP, Ferrao PNFF, Saragas E, Jacobson BF. The impact of risk assessment on the implementation of venous thromboembolism prophylaxis in foot and ankle surgery. Foot and Ankle Surgery. 2014;20:85-89.

104. Rasmussen MS. Preventing thromboembolic complications in cancer patients after surgery: a role for prolonged thromboprophylaxis. Cancer Treatment Reviews. 2002;28:141-44.

105. Bouras G, Burns EM, Howell A-M et al. Risk of Post-Discharge Venous Thromboembolism and Associated Mortality in General Surgery: A Population-Based Cohort Study Using Linked Hospital and Primary Care Data in England. PLoS ONE 2015;10(12):e0145759. doi: 10.371/journal.pone.0145759.

106. Pryorll HI, Singleton A, Lin E, Vaziri K. Practice patterns in high-risk bariatric venous thromboembolism prophylaxis. Surgical Endoscopy. 2013;27(3):843-848.

107. Pollack Jr. CV. Managing Bleeding in anticoagulated patients in the emergency care setting. The Journal of Emergency Medicine. 2013;45(3):467-477.

108. Ferrandis R, Castillo J, Andrés J. de et al. The perioperative management of new direct oral anticoagulants: a question without answers. Thrombosis and Haemostasis. 2013:110(3):515-22.

109. Silva ALA, Santos CC, Fonseca GO et al. Extensive venous thrombosis in a pediatric patient: case report. Brazilian Journal of Health Review. 2022;5(6):23995-24002.

110. Maffei FHA, Yoshida WB, Lastória S. Tromboembolismo venoso em crianças e adolescentes. Jornal Vascular Brasileiro. 2002;1(2):121-128.

111. Pozzo AM. Menina de 4 anos de idade com quadro grave. Medscape. 2019. Disponível em: https://portugues.medscape.com/verartigo/6503392_2

112. Oliveira ALML, Marques MA. Profilaxia de tromboembolismo venoso na gestação. Jornal Vascular Brasileiro. 2016;15(4):293-301.

113. Kalil JA, Jovino MAC, Lima MA et al. Jornal Vascular Brasileiro. 2008;(1):28-37.

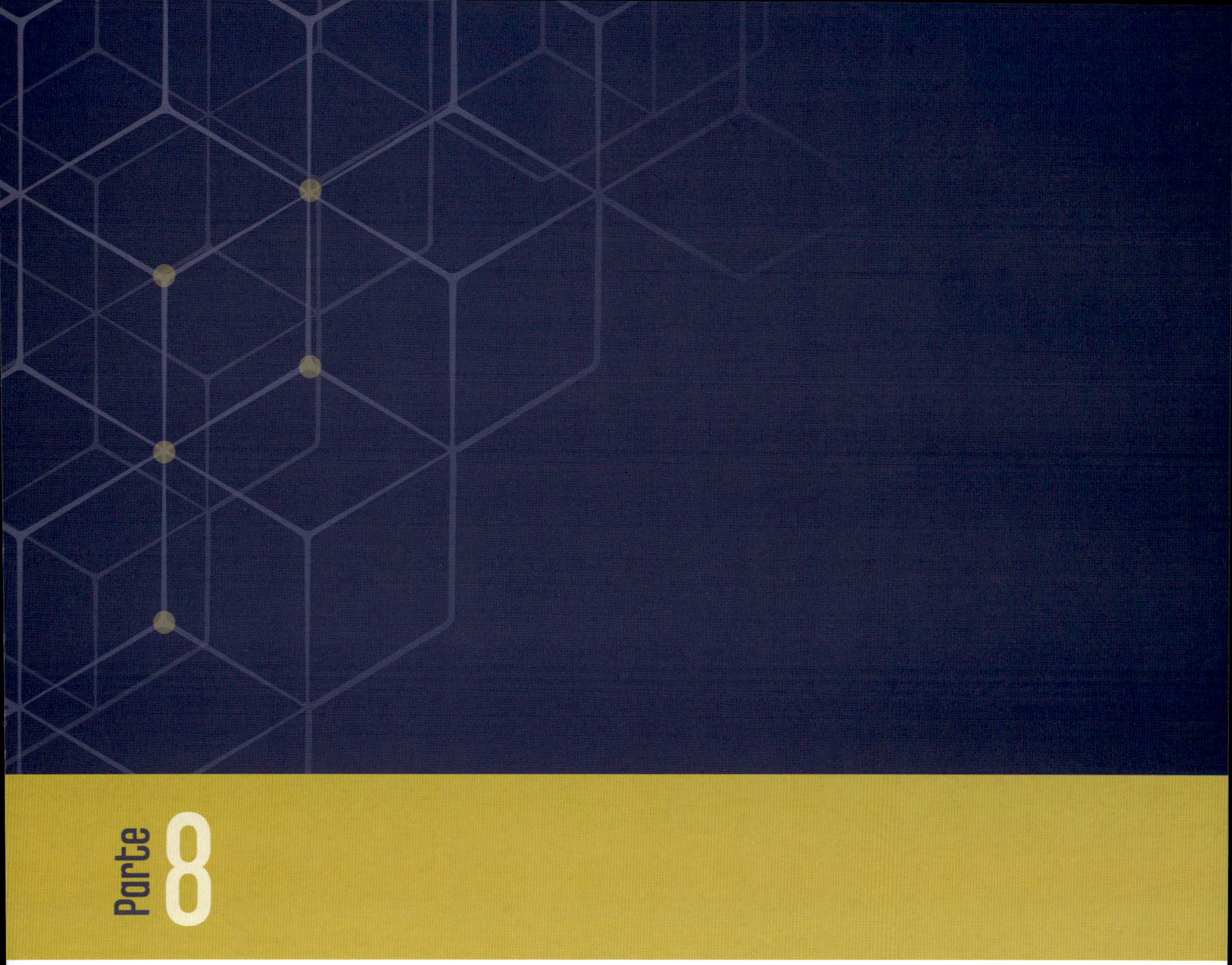

Parte 8

# Monitorização

# 85

# Princípios da Monitorização e Instrumentação Intraoperatória

Antonio Roberto Carraretto (*in memoriam*) ▪ Marcelo Frizzera Borges ▪ Matheus Fachini Vane

## INTRODUÇÃO

Uma das principais tarefas do anestesiologista é a administração controlada de fármacos e fluídos, bem como a monitoração dos sinais vitais.

O objetivo principal deste capítulo é descrever os equipamentos mais utilizados pelo anestesiologista, apresentando observações sobre o funcionamento deles.

Há 45 anos, a monitoração básica do paciente era feita sob a observação de sinais visuais (abertura das pupilas, coloração da pele, coloração das mucosas e campo cirúrgico, movimentos ventilatórios), sinais táteis (pulso, ruídos ventilatórios e temperatura), sinais auscultatórios (sons: cardíacos, ventilatórios e peristalse). Os instrumentos disponíveis eram o estetoscópio, o aparelho pneumático manual para a medida da pressão arterial, o termômetro para a medida da temperatura, o eletrocardiograma (ECG) e, em situações mais avançadas, a medida da pressão venosa central (por uma coluna líquida) e a medida da pressão arterial com o uso de uma coluna de mercúrio (ou o próprio manômetro aneroide do aparelho de pressão pneumático).

Com a evolução da eletrônica e do conhecimento e interpretação dos sinais biológicos, os equipamentos médicos (EMs) passaram a monitorar outras variáveis de modo mais preciso e seguro.

Para a administração dos fármacos, são necessários equipamentos como o aparelho de anestesia (para a administração dos agentes anestésicos inalatórios, oxigênio, ar e óxido nitroso) e bombas de infusão (para a administração precisa de infusões calculadas).

A monitoração dos sinais vitais, como pressão arterial e batimentos cardíacos, frequência e ritmo cardíaco, temperatura corporal, saturação da hemoglobina pelo oxigênio, ventilação com análise das concentrações dos gases inspirados e expirados (especialmente o gás carbônico), intensidade do bloqueio neuromuscular, profundidade da anestesia, monitoração hemo-dinâmica avançada e ecocardiografia (em cirurgias que requeiram) são fundamentais para o controle dos efeitos dos fármacos sobre a homeostase e constam da Resolução do CFM nº 2.174/2017, que dispõe sobre a prática do ato anestésico.[1]

Apesar de existirem diversas classificações para os EMs, usaremos uma das mais simples:

1. Equipamentos para fins diagnósticos (monitores para anestesia e outros);
2. Equipamentos para fins terapêuticos (aparelho de anestesia, bombas de infusão, eletrocautério, equipamento de videocirurgia e outros).

Os EMs para fins diagnósticos podem ser classificados considerando a grandeza física da medida que será monitorada:

▪ Pressão (arterial, venosa, vias aéreas, intracraniana, intra-abdominal);
▪ Potencial bioelétrico (eletrocardiografia – ECG, eletroencefalografia – EEG, eletromiografia – EMG);
▪ Temperatura (pele, esofagiana, sanguínea, timpânica, retal);
▪ Equipamentos de luz (direta: laringoscópios, indireta: videolaringoscópios, fibroscópios flexíveis, escópios sem fibra óptica, dispositivos extraglóticos e tubos traqueais com câmeras);
▪ Som (ultrassom).

O avanço da tecnologia levou à fabricação de equipamentos multiparamétricos já configurados pelo fabricante e monitores modulares que apresentam uma configuração básica e permitem a adição de módulos de expansão para as novas necessidades. Estes apresentam uma melhor relação custo-benefício, quando comparados a monitores específicos para cada parâmetro.

# ■ PRINCÍPIOS DE FUNCIONAMENTO E CHECAGEM

A relação dos parâmetros monitorados, durante a anestesia, e os seus princípios físicos, estão listados na Tabela 85.1.

| Tabela 85.1 Parâmetros monitorados e princípios físicos. | |
| --- | --- |
| **Monitoração** | **Princípio físico** |
| Pressão arterial não invasiva Medida indireta | Ausculta – sons Palpação – tato Oscilometria – variação de pressão Oscilometria + microfone – variação de pressão + sons Análise da onda de pulso Doppler |
| Pressão arterial invasiva Medida direta | Transdutor eletromecânico |
| Eletrocardiograma Eletroencefalograma Profundidade anestésica Nocicepção | Corrente elétrica |
| Bloqueio neuromuscular | Estímulo elétrico, aceleração, força, deformação |
| $SpO_2$ $P_{Et}CO_2$ Anestésicos halogenados + $N_2O$ Hemoglobina | Espectrofotometria |
| $O_2$ | Célula galvânica Paramagnético |
| Espirometria | Variação de pressão (diferencial de pressão entre dois pontos) Variação da resistência elétrica (fio térmico – anemometria) |
| Temperatura | Variação de resistência elétrica Emissão de radiação infravermelha |

A mesma evolução tecnológica que possibilita a criação e fabricação de novos equipamentos, que monitoram cada vez mais sinais, também produz equipamentos mais complexos e com a necessidade de um aprendizado para a sua operação.

Como a complexidade dos EMs se tornou uma rotina, recomenda-se o treinamento (antecipado) para seu uso e até cursos frequentes, ministrados por pessoal técnico com qualificação, para o aprendizado da operação dos equipamentos. O modelo ideal é aquele em que todo operador faz um treinamento e obtem certificação.

Devido ao número, diversidade e sofisticação dos equipamentos, os detalhes do seu uso devem ser vistos, no mínimo, no Manual do Usuário que, por força de lei, deve acompanhar o equipamento e estar disponível para a consulta do anestesiologista.

O Manual deve conter as instruções para que o usuário possa montar, testar e utilizar o equipamento, com segurança. A não observância das instruções contidas no(s) Manual(ais) pode ocasionar lesões e danos aos pacientes, aos usuários e aos equipamentos. É prática comum nos estabelecimentos assistenciais de saúde brasileiros, a retenção ou a perda do Manual do equipamento ou a retenção deste em setores que não o usam e não o disponibilizam para o usuário. Essa prática deve ser revertida com a organização dos manuais em local próximo ao uso e a disponibilização destes a qualquer momento que seja necessário.

O Serviço de Anestesiologia deve manter os manuais de instruções em local de fácil acesso para a consulta.

É importante que o anestesiologista conheça como funciona o equipamento que utiliza, para ter certeza de que o funcionamento e os valores que são monitorizados estão corretos, já que eles irão guiar decisões importantes na condução do ato anestésico.

Os modernos aparelhos de anestesia, estação de trabalho de anestesia e bombas de infusão são equipamentos eletromecânicos (circuitos eletrônicos que controlam dispositivos mecânicos) e os monitores (circuitos eletrônicos), portanto, sujeitos à necessidade de revisão, reposição de peças, calibração e falhas.

A maioria dos estabelecimentos assistenciais de saúde possui um setor (serviço, departamento, empresa terceirizada ou outra denominação) de engenharia clínica responsável pela verificação do equipamento em relação a normas, permissões de uso e funcionamento. Esse serviço também é responsável pela correta instalação, controle de um plano de manutenção e calibração – nos prazos previstos pelo fabricante e/ou legislação. Deve-se prestigiar e consultar esse serviço sempre que necessário e, principalmente, em caso de dúvidas ou falhas. É recomendado que se evite o uso de improvisações (extensões elétricas múltiplas – fora do padrão, adaptações de conectores de gases, uso de válvulas de controle de pressão ou fluxo quebradas ou defeituosas) para se evitar eventos adversos. Também é recomendado que as instalações de EM sejam orientadas pelo serviço de engenharia clínica e que este obedeça às normas técnicas vigentes (Anvisa – Resolução da Diretoria Colegiada – RDC N°16, de 28/03/2013).[2]

É MUITO IMPORTANTE que as instalações elétricas estejam em conformidade com as normas técnicas e sejam inspecionadas com frequência, por pessoal qualificado.

A verificação da montagem e do funcionamento dos equipamentos (checagem) faz parte da prática de uma "anestesia segura", portanto, obrigatória, e deve ser realizada antes de todas as anestesias. Deixar para montar, verificar, regular, resolver problemas e aprender a utilizar durante o ato anestésico (já iniciado) consome tempo, desvia a atenção ao paciente e pode levar à ocorrência de eventos adversos.

O entendimento, a montagem e a verificação dos equipamentos de anestesia são importantes para uma anestesia segura.

A "segurança em anestesia" refere-se não só à segurança do paciente, mas também a de toda a equipe envolvida no ato.

Como rotina básica para o uso dos EMs, considera-se importante:

1. Verificação do estado geral do equipamento (quebras, limpeza, cabo de alimentação elétrica, cabos de ligação ao paciente, cabos de interconexão com outros equipamentos, suportes e fixações, bateria e seu funcionamento, sensores e demais componentes);
2. Verificação se o equipamento pode ser utilizado no paciente, por exemplo, com relação a faixa etária (neonatal, pediátrico ou adulto) portadores de marca-passo e dispositivos implantados;
3. Conexão do equipamento à fonte de alimentação elétrica (110/220 Volts) e/ou pneumática (gases: $O_2$, ar, nitrogênio, óxido nitroso) adequada;
4. Antes do transporte de pacientes: verificação do estado das baterias e o suprimento de gases que alimentam o ventilador para que sejam compatíveis com a distância/tempo de duração do transporte; verificação da necessidade de fontes de reserva (*backup*);
5. Observação da rotina de pré-teste realizada pelo equipamento – quando existir. Observação de mensagens de erros e resolução das indicações, antes do uso do equipamento;
6. Ajuste dos alarmes para os limites adequados ao caso. Nunca desligue os alarmes – eles são "alarmes" e ajudarão na detecção de desvio dos padrões estabelecidos;
7. Instalação do equipamento ao paciente. Verificação dos dados adquiridos e a interpretação correlacionada com a clínica. Caso ocorra discordância, verifique a instalação até que ocorra a conformidade.
8. Em caso de defeito, solicitação de substituição do equipamento. Um paciente não pode ser atendido por um equipamento defeituoso, que poderá causar danos. Cuidado com improvisos.

## ▪ MONITORES DE PRESSÃO

Durante a anestesia, a medida de pressões é um procedimento recomendado pela Sociedade Brasileira e Anestesiologia (SBA), pelo Conselho Federal de Medicina (CFM) (Resolução CFM nº 2.174/2017)[1] e várias sociedades de anestesiologia do mundo.

A pressão é um dos primeiros sinais vitais que foi utilizado, logo após a descoberta de sua importância, e é de fácil aquisição por EM com técnica simples.

As principais pressões a serem medidas são:

▪ Pressão arterial;
▪ Pressão venosa;
▪ Pressão intracraniana;
▪ Pressão na via aérea.

## Medida da Pressão Arterial

A pressão arterial pode ser medida por:

▪ Método indireto ou;
▪ Método direto.

### Método indireto da medida da pressão arterial

O acesso indireto é o mais utilizado e tem como principal vantagem ser um método não invasivo, de fácil instalação, de baixo custo e com poucas intercorrências que possam provocar danos ao paciente.

O principal método consiste na aplicação de um manguito pneumático em torno de um membro (geralmente superior). Quando o manguito é inflado com ar ocorre a compressão da(s) artéria(s) até o momento em que a pressão exercida por ele interrompa o fluxo sanguíneo, distal ao manguito. Em um segundo momento, a deflação progressiva do manguito leva ao alívio progressivo da pressão em seu interior, diminui a pressão sobre a artéria (então comprimida) e faz retornar o fluxo sanguíneo distal. A abertura progressiva da artéria ocluída gera o fluxo sanguíneo que, ao ser identificado, atribui valores a pressão de oclusão da artéria, que pode ser medida por diferentes métodos (Figura 85.1).[3]

1. **Palpação:** palpação do pulso arterial, distal ao manguito, até o momento em que haja a identificação da presença do pulso, convencionado como a pressão arterial sistólica. Neste método, descrito por Riva Rocci em 1896, não se consegue determinar a pressão média ou a diastólica.[3]

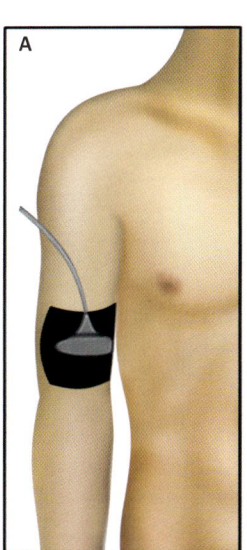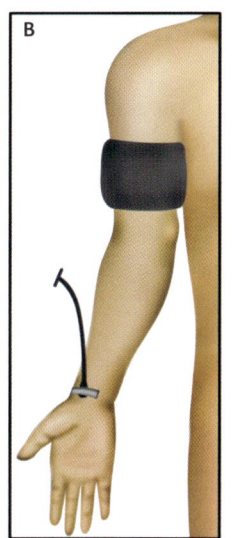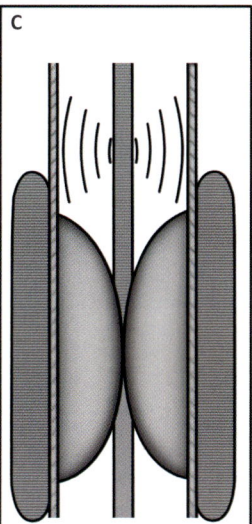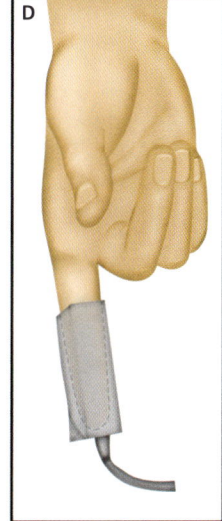

◀ **Figura 85.1** Métodos para a detecção do fluxo liberado pela descompressão do manguito pneumático, para a medida da pressão arterial: **(A)** ausculta-estetoscópio; **(B)** Doppler; **(C)** Oscilometria; **(D)** Fotopletismografia.
**Fonte:** adaptada de Gravenstein; Paulus, 1982.[3]

2. **Ausculta:** a ausculta dos sons descritos por Korotkoff, em 1905,[3] resultantes da presença de um fluxo turbilhonar, enquanto houver compressão sobre a artéria, permite a identificação da pressão arterial sistólica (no aparecimento dos primeiros ruídos) e a pressão arterial diastólica (com o desaparecimento dos ruídos). O uso de um microfone, junto ao manguito, para a identificação dos sons pelo equipamento não é comum, mas pode ser encontrado.

3. **Oscilação:** atualmente, este é o principal método usado para a medida. O monitor possui um compressor de ar que, de modo manual (quando determinado pelo usuário) ou de modo automático (em intervalos de tempo pré-determinados), infla um manguito pneumático através de um tubo condutor do ar do aparelho para o manguito, para ocluir a(s) artéria(s) até um valor preestabelecido. Um mecanismo com sensor de pressão e uma válvula de controle de fluxo diminui gradativamente a pressão no circuito (manguito – equipamento) e quando a pressão exercida pelo manguito for menor que a pressão arterial, a restauração do fluxo sanguíneo provocará um aumento das oscilações sobre o manguito, que serão transmitidas para o circuito sensor, no interior do aparelho, pelo mesmo tubo usado na insuflação, que determinará a pressão arterial (sistólica). Na continuidade da deflação progressiva do manguito, o sistema registra a variação das oscilações e a pressão correspondente. No momento da maior amplitude de variação da oscilação, é determinada a pressão arterial média e no momento da perda das oscilações (artéria sem compressão do manguito), a pressão arterial diastólica. Como o equipamento detecta oscilações (variações de pressões), durante o procedimento de medida, movimentos sobre o manguito ou pulsos irregulares (arritmias) podem dificultar ou anular o processo de medida.

A Figura 85.2 mostra a correlação entre a pressão do manguito sobre a artéria, o aparecimento dos sons de Korotkoff e as oscilações para a determinação pelo método oscilatório.[3]

O tamanho do manguito, de acordo com as características do membro onde está sendo aplicado, é fundamental para a obtenção dos valores corretos. A largura do manguito e o comprimento da câmara pneumática devem ser observados (Tabela 85.2).[4]

**Tabela 85.2  Tamanhos dos manguitos de acordo com o paciente.**

| Paciente | Perímetro (cm) | Manguito (cm) |
|---|---|---|
| Prematuros | < 6 | 2,5 × 5 |
| Recém-natos a termo | 6-11 | 4 × 8 |
| Crianças | 10-19 | 6 × 12 |
| Pré-adolescentes | 18-26 | 9 × 18 |
| Adultos | 22-26 | 12 × 22 |
| | 27-34 | 16 × 30 |
| | 35-44 | 16 × 36 |
| | 45-52 | 16 × 42 |

Valores sugeridos com base na circunferência braquial. Deve-se sempre respeitar a largura de 40% da circunferência do braço e 80% do comprimento.

**Fonte:** Adaptada de Pickering e col, 2005.[4]

Como regra, utiliza-se um manguito com a largura de 40% da circunferência do braço e com comprimento de 80 a 100% dele. Se o manguito for mais estreito, a pressão apresentará valores artificialmente elevados, sendo que manguitos frouxos produzirão efeitos inversos.

A instalação correta do manguito, observando-se tamanho, posicionamento e fixação, é de extrema importância para a obtenção dos valores corretos da pressão arterial.

A deflação da pressão do manguito deverá ser lenta, com cerca de 3 mmHg.s$^{-1}$ ou 2 mmHg a cada batimento cardíaco, para que ocorra melhor precisão na medida. A deflação rápida do manguito leva à obtenção de valores menores que os reais.

Membros com forma cônica acentuada, como em pacientes obesos, dificultam a colocação e a fixação do manguito no local próprio para a medição.

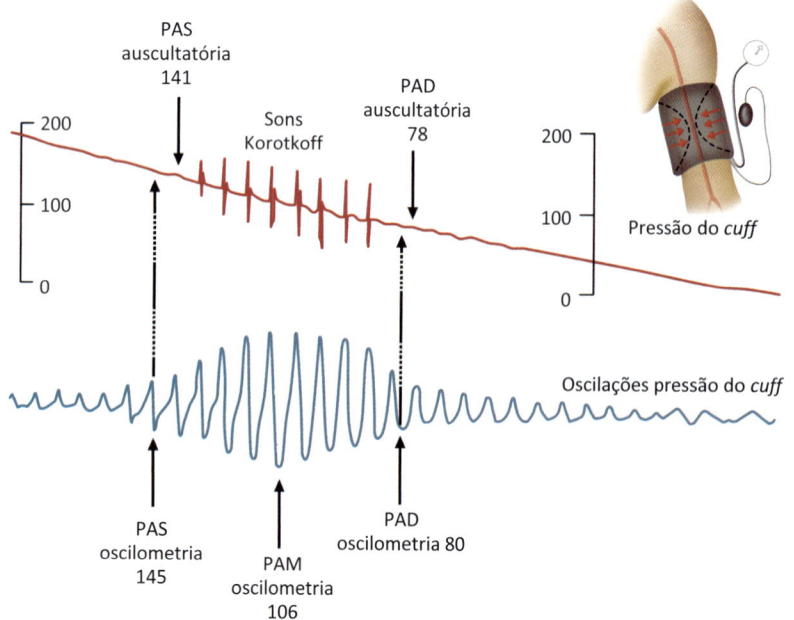

◀ **Figura 85.2** Medida não invasiva da pressão arterial. No método auscultatório, a pressão sistólica e a pressão diastólica são determinadas pelo início e fim dos sons de Korotkoff. Na técnica oscilométrica, a pressão média é determinada pela maior oscilação na pressão do manguito (*cuff*). Os algoritmos para determinar a pressão sistólica, média e diastólica variam.

**Fonte:** Adaptada de Gravenstein; Paulus, 1982.[3]

A posição do manguito no membro, em relação ao coração, interfere no valor da medida a ser interpretado. Caso o posicionamento do paciente obrigue a esta medição, um novo cálculo da pressão deverá ser realizado. Como 10 cm de altura equivalem a 7,3 mmHg, se o manguito estiver abaixo do nível do coração, para cada 10 cm de altura diminui-se aproximadamente 7 mmHg; de modo inverso, para cada 10 cm de altura acima do nível do coração, acrescenta-se aproximadamente 7 mmHg ao valor da pressão medida (Figura 85.3).[5]

As principais desvantagens da utilização do método oscilométrico são:

- Falhas na medida durante a movimentação do paciente, tremores e movimentações externas sobre o manguito;
- Arritmias cardíacas;
- Dor por pressão excessiva (principalmente em trauma sob o manguito);
- Intervalo de repouso entre as medidas com aumento do tempo entre as medidas;
- Demora de 30 a 50 segundos (em média) para a medição. Impróprio para a medição de variações rápidas (p. ex., choque);
- Pacientes obesos ou com membros disformes (grande circunferência, grande conicidade, excesso de tecido adiposo) nos quais o manguito não tem o ajuste adequado.

No Brasil, não são muito comuns equipamentos que usam a tecnologia híbrida (associação de microfone à oscilometria). A justificativa para uso de tal tecnologia se basearia na possibilidade da diminuição das interferências decorrentes de movimentações com a confirmação dos sons de Korotkoff.

Métodos que utilizam a aplicação de microfone, fotometria do fluxo sanguíneo, pletismografia ou dispositivos com Doppler, para a detecção da presença e do tipo de fluxo sobre o manguito (distal ao ponto de pressão), também podem ser usados e existem com menor frequência nos equipamentos (ver Figura 85.1).

4. **Volume-*clamp* pletismográfico e método de Peñáz:** o método braçadeira de volume, tonometria e fotopletismogáfico juntamente são utilizados para aferição de dados hemodinâmicos. O método volume-*clamp* foi descrito pela primeira vez por Jan Peñáz em 1973,[6] já o critério para determinar o volume descarregado correto aplicando uma calibração fisiológica foi desenvolvido por Wesseling. A combinação desses métodos permite a medição contínua da pressão arterial batimento a batimento ou pelo menos a cada poucos segundos com um manguito de dedo. Os dispositivos disponíveis comercialmente podem ser adesivos ou não, e contêm o transdutor de um pletismógrafo de transmissão infravermelha.[6] A luz infravermelha é absorvida pelo sangue e a pulsação do diâmetro arterial durante um batimento cardíaco causa um sinal no detector de luz. O manguito é enrolado ao redor da falange média (recomenda-se o dedo indicador ou médio) e é conectado a uma válvula de controle de pressão. Um receptor IR (infra-vermelho) no lado oposto do dedo gera um sinal proporcional ao volume de sangue do dedo. O dado é usado como um sinal de controle em um *loop* de *feedback* que causa rápida insuflação ou desinsuflação do manguito. Idealmente, o sistema de *feedback* rastreia instantaneamente as mudanças pulsáteis no dedo e infla o manguito de forma sincrônica para manter uma absorção constante de luz infravermelha. Essa condição, conhecida como

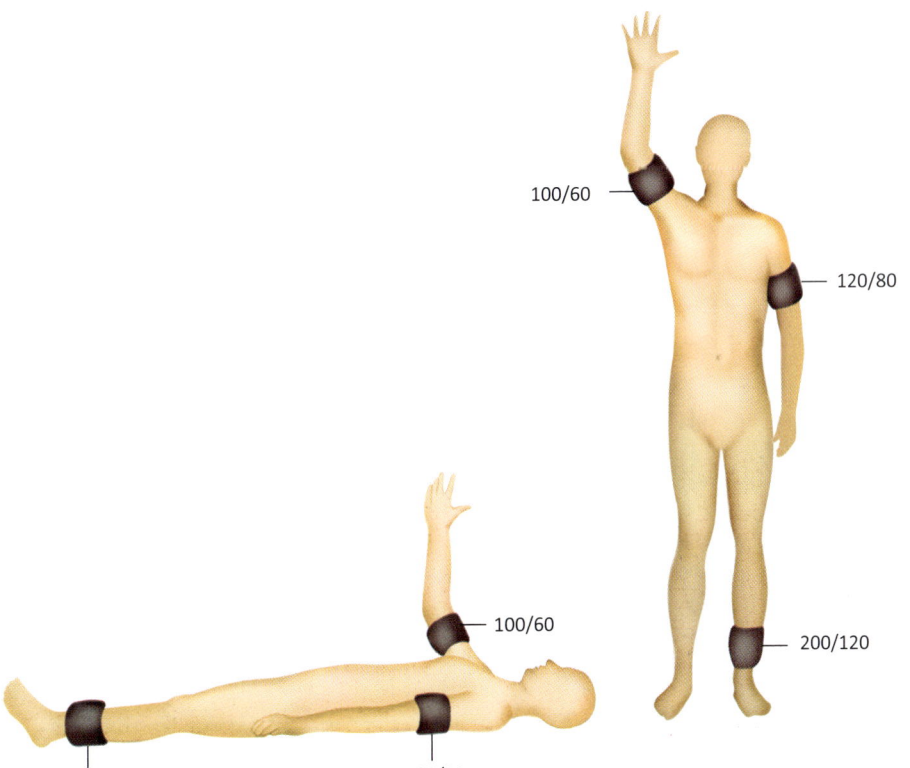

100/60

120/80

200/120

100/60

130/80        120/80

◄ **Figura 85.3** Posição do manguito no membro, em relação ao coração, interfere no valor da medida a ser interpretada. Valores em mmHg.

**Fonte:** Adaptada de Geddes, 1984.[5]

clampeamento de volume, produz uma pressão instantânea no manguito muito semelhante à pressão arterial instantânea no dedo. A pressão do manguito é então enviada para um amplificador de exibição semelhante ao usado para medição de pressão invasiva. A sub ou superestimação da pressão sistólica, por mudanças no tônus vasomotor, foi corrigida pela reconstrução da forma de onda da pressão arterial braquial a partir da mensuração da pressão arterial do dedo. Essa reconstrução braquial foi validada em novo dispositivo baseado na integração dessas tecnologias.[7] Além do monitoramento contínuo da pressão arterial, os desenvolvimentos posteriores dessa técnica permitiram o cálculo do volume sistólico, a variação do volume sistólico, o débito cardíaco, a pressão arterial média, a resistência vascular sistêmica, presentes nos modelos ClearSight cuff (Edwards Lifesciences, Irvine, Califórnia, USA), Modelflow® (Finapres Medical Systems, Institutenweg, Enschede, Países Baixos), Masimo LiDCO™ Non-invasive (Masimo, Irvine, California, USA) (Figura 85.4). Já o modelo Acumen IQ cuff, além de todos os dados anteriores descritos apresenta a elastância arterial dinâmica (Eadyn), o delta da variação de pressão tempo (dP/dt) e índice preditor de hipotensão-HPIH [índice preditor de hipotensão (em inglês, HPI)] (Edwards Lifesciences, Irvine, Califórnia, USA). Embora a técnica de Peñáz seja considerada precisa em pacientes vasodilatados e com circulação normal, ela é menos precisa em pacientes hipotensos ou com fluxo sanguíneo periférico comprometido. Pequenas mudanças no posicionamento e aperto do manguito no dedo podem levar a uma grande variação nas leituras, mesmo em um único paciente. Por esses motivos, o uso da técnica de Peñáz para monitorização da pressão arterial é limitado na prática clínica.

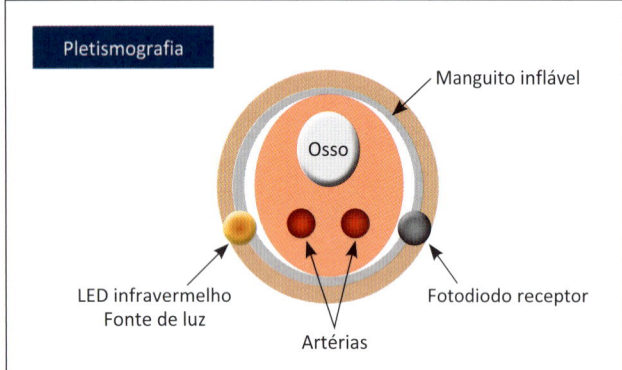

▲ **Figura 85.4** Ilustração do corte seccional ao nível da falange média, circundada por um manguito pneumático que incorpora um LED de infravermelho (emissor de luz) e um fotodiodo (receptor de luz) que geram uma curva pletismográfica em conjunto com um mecanismo pressurizador (variável) do manguito. A variação do fluxo arterial, medida durante a variação da pressão do manguito, e os parâmetros de recepção do fotodiodo, da luz emitida pelo LED, criam uma curva pletismográfica e determinam as pressões (sistólica, média e diastólica) a cada batimento.

**Fonte:** Nexfin device, BMEYE, Amsterdam, The Netherlands. https://www.edwards.com/healthcare-professionals/products-services/hemodynamic-monitoring/clearsight-system

## Método direto da medida da pressão arterial

A medida da pressão arterial por método direto é um procedimento invasivo que consiste na instalação de um cateter intra-arterial e a conexão deste a um sistema de medição. Quando a tecnologia eletrônica ainda não era disponível, os sistemas de medição eram conectados, por meio de uma linha de líquido (solução fisiológica), a uma coluna contendo mercúrio (Hg) dotada de uma escala de medição graduada em milímetros (mm), resultando a medida mmHg (milímetros de mercúrio). Atualmente, esses sistemas estão proibidos para o uso principalmente pelo risco de intoxicação/contaminação ao paciente e ao operador.

Nos sistemas atuais de medição, um transdutor eletrônico de pressão é conectado a um monitor que fornece os valores da pressão e a curva gerada por sua variação.

O sistema para a medição e o registro de curvas da pressão arterial é constituído basicamente de três módulos:

1. **Sistema de tubos** com rigidez, diâmetro e comprimento adequados, que é conectado ao cateter intra-arterial e ao transdutor de pressão. Esse sistema é acoplado a um sistema de infusão contínua (por pressurização) de uma solução anticoagulante e válvulas controladoras de fluxos (torneiras do tipo 3 vias) para a calibragem, lavagem e coleta de amostras de sangue (para gasometria arterial). Pode existir uma câmara que entra em contato com o transdutor de pressão e transfere as oscilações (ondas do pulso) para o dispositivo eletrônico. O sistema de tubos é de uso único.

2. **Transdutor de pressão:** dispositivo sensível à pressão (deformação), com barreira impermeável (para evitar a contaminação), ligado por meio de um cabo elétrico ao módulo de medição e geração das curvas de pressão. Existem transdutores já acoplados ao sistema de tubos (uso único) e transdutores que podem ser reutilizados, já que o transdutor não entra em contato direto com os líquidos (Figura 85.5).[8]

3. **Monitor de pressão:** equipamento de captação, filtragem, processamento, análise e exibição dos valores e das curvas de pressão em uma tela (*display*). É comum um registro dos valores monitorados em uma memória eletrônica para recuperação e registro em um banco de dados. Pode existir um sistema acoplado com registro em papel ou saída para impressora externa.

Faz parte deste sistema um mecanismo de infusão de fármaco anticoagulante (heparina) para a manutenção da permeabilidade do sistema, evitando a coagulação do sangue com interferência em seu funcionamento.

Para a medição direta da pressão arterial, recomenda-se:

1. Preparo do material com solução estéril e enchimento completo dos tubos, sem a presença de bolhas de ar;
2. Conexão do transdutor ao sistema;
3. Técnica asséptica para a punção arterial;
4. Conexão e fixação do sistema ao cateter arterial, para evitar a perda;
5. Nivelamento do transdutor ao coração ou sítio da pressão a ser verificada;

A

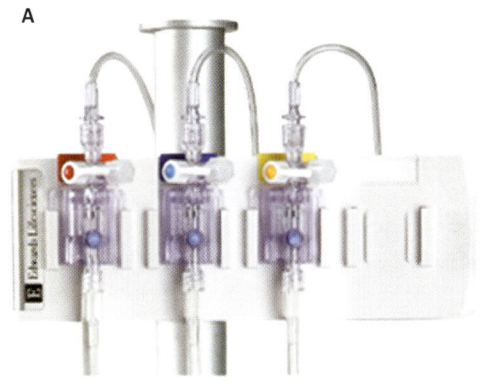

B      C

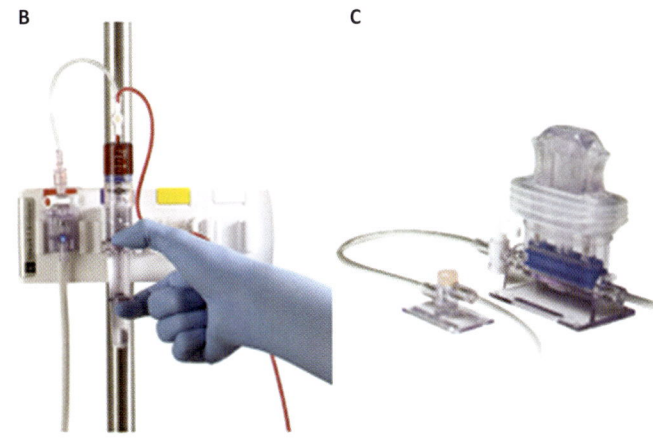

▲ **Figura 85.5** **(A)** Transdutores de pressão, de uso único, montados em um conjunto com tubos, conectores e torneiras (*three--way*), pronto para o uso. Uma régua permite a montagem de vários transdutores para a medida de pressões em diferentes locais. Deve ser observado o nivelamento da régua com o local a ser monitorado; **(B** e **C)** O sistema de transdutor pode ser equipado com acessórios que facilitam a coleta, diminuem o desperdício de sangue e a transmissão de infecção.

6. Calibração do monitor para pressão "ZERO" ao conectar o transdutor com a pressão atmosférica. Essa calibração deverá ser repetida periodicamente (verificar manual do usuário) ou sempre que necessário;

7. Manutenção do fluxo adequado da solução com anticoagulante e lavagem periódica do sistema;

8. Observação criteriosa do nível do transdutor após as mudanças de posicionamento do paciente ou sempre que verificar alterações não justificadas pelo acompanhamento clínico;

9. Verificação do coeficiente de atenuação – verifica-se se o sistema tem limitação adequada. Deve ser realizado liberando-se soro pressurizado para o transdutor e observando-se o registro da onda quadrada seguida de (até) duas rápidas oscilações antes de retornar a linha de base do registro da pressão. Atenuação diminuída (*underdamping*) determina um registro de pressão a superestimar as pressões máximas e mínimas, e ocorre quando os circuitos forem longos (maior que 110 cm). Atenuação aumentada (*overdamping*) vai determinar um registro de pressão a subestimar o valor real, e ocorre com a presença de ar e/ou coágulos no circuito.[8]

**Observação**: Os itens de 6 a 9 devem ser verificados com frequência.

Os mesmos critérios usados para o nivelamento do manguito pneumático, em relação ao coração, devem ser aplicados para o nivelamento do transdutor, que possui a vantagem de ser nivelado para a obtenção da pressão em local determinado, por exemplo, o cérebro (Figura 85.6).

Para melhor visualização da curva de pressão, pode ser necessário o ajuste da escala de pressão para os níveis de pressão do paciente ou escolha do modo automático, onde o monitor ajusta automaticamente a escala e amplitude de acordo com o nível de pressão medido.

Os monitores para a medida direta da pressão (invasiva) podem ter mais de um canal, permitindo a medida simultânea de pressões em diversas partes do sistema cardiovascular (venosa central, atrial, artéria pulmonar e artéria pulmonar ocluída) ou nervoso central (pressão intracraniana). O princípio de funcionamento é o mesmo, com alteração do tipo e local onde o cateter está instalado, devendo ser observado o nivelamento do transdutor (Figura 85.7).[8]

Os monitores de pressão possuem sistemas de alarmes com regulagem dos limites (superiores e inferiores), que alertam quando os valores atingem estes limites. É importante ajustar os limites de acordo com cada caso para evitar alarmes falsos, que levam ao estresse da equipe.

Os alarmes devem ser ajustados e NÃO desligados.

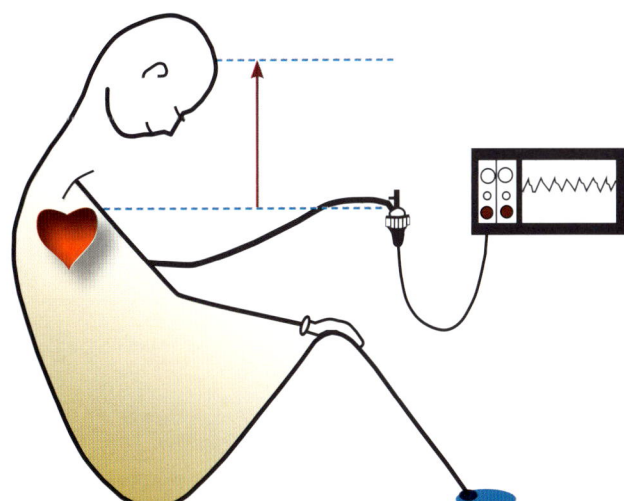

▲ **Figura 85.6** Relação entre o transdutor e a pressão a ser medida. Quando a pressão a ser medida é a do coração, o transdutor deve ser colocado ao nível deste. Em pacientes, em posição sentada, a monitoração da pressão ao nível da cabeça pode ser necessária e o transdutor deve ser colocado no nível apropriado.

**Fonte:** Adaptada de Geddes, 1984.[5]

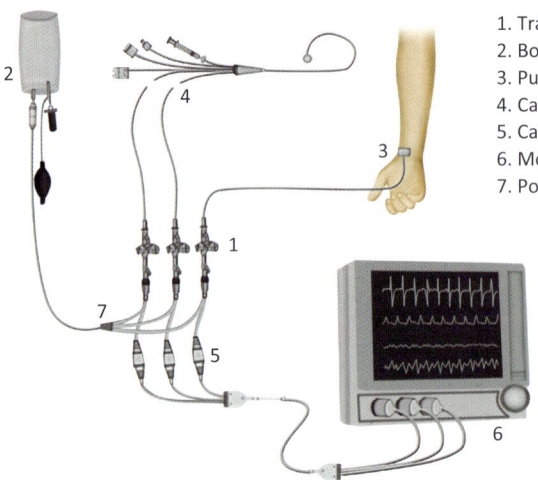

1. Trandutor de pressão
2. Bolsa de soro pressurizada
3. Punção da artéria radial
4. Cateter Swan-Ganz
5. Cabo de ligação do monitor
6. Monitor multiparâmetros
7. Porta para administração de fluidos

◀ **Figura 85.7** Montagem do equipamento para a medida direta de vários canais de pressão. Cada transdutor de pressão é ligado a uma linha, preenchida com líquido, conectada a cada cateter (ou luz do cateter) para a transferência do sinal pulsátil. Este sistema é lavado continuamente por uma solução anticoagulante. As curvas de pressões são mostradas no *display* do monitor, junto com os valores das pressões e suas variações.

**Fonte:** adaptada de McGee e col., 2014.[8]

## ■ MONITORES DA ATIVIDADE ELÉTRICA DO CORAÇÃO – ECG

O eletrocardioscópio captura, analisa e mostra, na tela ou registro em papel, a atividade elétrica do coração, medindo o potencial elétrico produzido, por meio de eletrodos colocados geralmente na superfície do corpo. A monitoração também pode ser realizada por meio de eletrodos colocados no esôfago, instalados em sondas específicas ou acoplados a estetoscópios esofágicos.

Os eletrodos são terminais elétricos que devem ser aderidos em posições específicas do corpo, para captar as diferenças de potenciais entre os seus terminais, determinados pelo sistema de análise do equipamento.

Um cabo com isolamento adequado conduz esses sinais elétricos para o monitor que, por meio de um circuito eletrônico específico, promove a pré-amplificação, filtragem, amplificação e processamento das informações (Figura 85.8).

No preparo do monitor de ECG devem ser observados:

1. **Eletrodos:** limpeza da pele e posicionamento correto (mais adequado) dos eletrodos no corpo do paciente, bem como a qualidade dos eletrodos e sua fixação. Pelos, gordura e sujidade interferem na qualidade do sinal.

2. **Cabo:** tipo do cabo (3 eletrodos, 5 eletrodos ou 12 eletrodos);

3. **Eletrodos/Cabo:** a correta ligação de cada terminal do cabo ao respectivo eletrodo. A inversão dos terminais leva ao erro das informações monitoradas (ATENÇÃO: Este é um erro muito frequente).

4. **Ganho:** ajuste da amplificação (2N), da onda padrão (N) ou da redução (N/2) da onda do ECG.

5. **Filtro:** escolha do filtro para a redução de possíveis interferências ou melhor visualização do traçado. 1) Monitor – para a situação normal de monitoração, 2) Diagnóstico – fornece maiores detalhes para facilitar o diagnóstico em situações específicas, 3) Segmento ST – quando usado na análise do segmento ST.

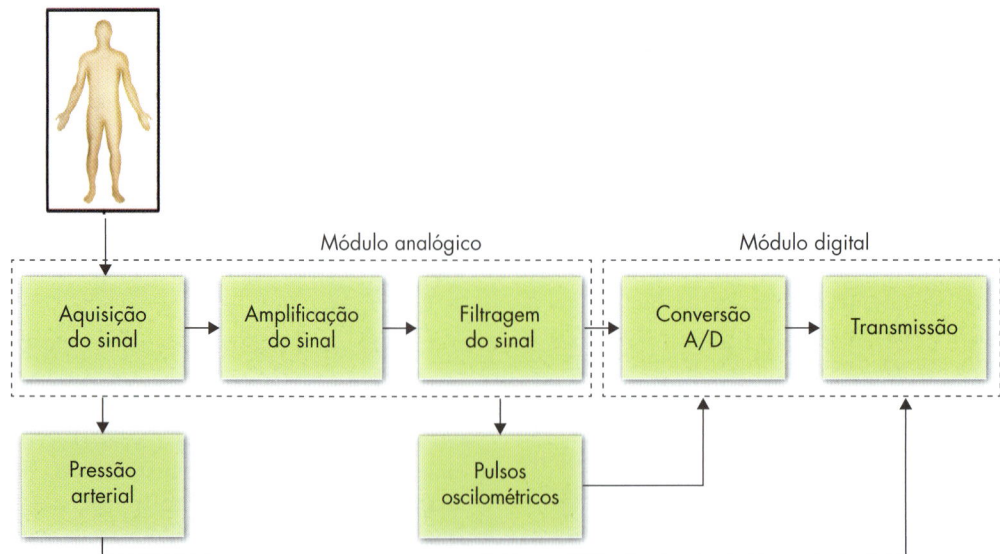

▲ **Figura 85.8** Diagrama em bloco de um ECG e um módulo de medida da pressão arterial por oscilometria, mostrando as várias fases que o sinal passa.

6. **Derivação:** escolha da derivação a ser monitorada. Verifique se o traçado corresponde à derivação. Verifique se os eletrodos estão na posição correta.

7. **Alarmes:** ajuste dos limites de alarmes para a frequência cardíaca e desvio do segmento ST. Na ausência de sinal ocorrerá o alarme de "assistolia".

8. **Observar/Verificar:** a qualidade do traçado e a sua compatibilidade com o caso. Em caso de interferências, verificar a conexão de outras fontes (por ex., eletrocautério, furadeiras e outros EM) conectadas.

As correntes elétricas se difundem em todas as direções do músculo cardíaco e geralmente são adotados três planos para a sua análise:

1. Plano frontal;
2. Plano horizontal ou transverso; e
3. Plano sagital.

É de fundamental importância a colocação dos eletrodos em posicionamento padrão para a comparação dos sinais obtidos durante a anestesia com os de um ECG obtido anteriormente, em consultório. Durante o ato anestésico cirúrgico, o campo operatório, o posicionamento do paciente e/ou a colocação dos campos cirúrgicos podem interferir com a localização padrão dos eletrodos e forçar o deslocamento destes. A alteração do posicionamento dos eletrodos deve ser considerada na análise e/ou comparação do ECG (**Figura 85.9**).

É frequente a colocação errônea dos terminais aos eletrodos mesmo que estes estejam posicionados adequadamente. Quando olhar para o traçado do ECG é importante verificar se este está compatível para o paciente e, em caso de dúvida, verifique todo o sistema.

O eletrocardioscópio produz o traçado do ECG captado a partir dos eletrodos, mostra a frequência cardíaca (verificando e calculando o intervalo entre as ondas "R"). Os modernos equipamentos permitem avaliar arritmias e detectar alterações de nivelamento de segmentos, importantes no diagnóstico de isquemias. A instalação dos eletrodos em posicionamentos errôneos ou com cabos dos eletrodos trocados dificulta e interfere nesta análise, impedindo que resultados importantes sejam mostrados.

O mais comum no ambiente anestésico-cirúrgico é a utilização de cabos de ECG com três ou cinco eletrodos, mas cabos com até 12 eletrodos podem ser utilizados para fins específicos.

O cabo de três eletrodos é constituído de um cabo bipolar, entre dois eletrodos, e o terceiro eletrodo é o aterramento. É o sistema mais simples, mais fácil de ser usado, mas é limitado na detecção da isquemia miocárdica.

Existem outros posicionamentos dos três eletrodos, diferentes do posicionamento convencional, para maximizar a amplitude da onda "p", para diagnosticar arritmias atriais e detectar a isquemia miocárdica. A posição subclavicular central (CS5) é mais indicada para a detecção de isquemia

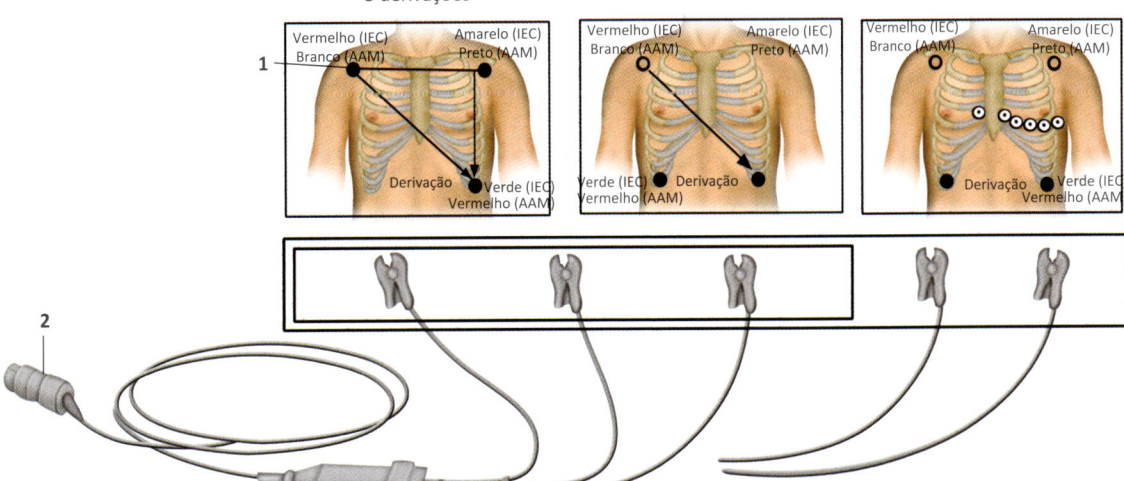

**ECG**
**É necessário:**
(1) Elétrodos de ECG (recomenda-se elétrodos com gel)
(2) Cabo principal
(3) Conjunto de 3 ou 5 derivações

Posicionamento padrão dos eléctrodos com um conjunto de 3 derivações

Posicionamento modificado com um conjunto de 3 derivações (quando se pretende uma derivação CB₅ com um conjunto de 3 derivações)

Posicionamento padrão dos eléctrodos com um conjunto de 5 derivações. Coloque o quinto eléctrodo num dos seis locais indicados

**Aviso:** certifique-se de que os elétrodos de pinça ou mola não estão em contato com qualquer material condutor, incluindo o terra

▲**Figura 85.9** É importante a colocação correta dos cabos dos eletrodos. Após escolhido o cabo de 3 ou de 5 eletrodos, estes devem ser ligados conforme o código de cores usado pelo fabricante.

EIC: espaço intercostal.
**Fonte:** Obra dos autores.

da parede miocárdica anterior, onde o eletrodo do braço direito é colocado abaixo da clavícula direita, o eletrodo do braço esquerdo é colocado na posição precordial V5 e o eletrodo da perna esquerda na posição usual – funciona como aterramento (Figura 85.10).[9] Para os pacientes que possuem doença cardíaca isquêmica, que são mais susceptíveis a desenvolverem arritmias no perioperatório, o posicionamento "central dorsal" (CB5) é mais indicado para as avaliações das arritmias supraventriculares, nas quais o eletrodo do braço direito é colocado sobre o centro da escápula direita e o eletrodo do braço esquerdo na posição de V5 (Figura 85.11).[9]

A monitoração com um cabo de cinco eletrodos permite a visualização de seis padrões (DI, DII, DIII, aVR, aVL, aVF) e ainda uma visão precordial (V) unipolar, geralmente colo-

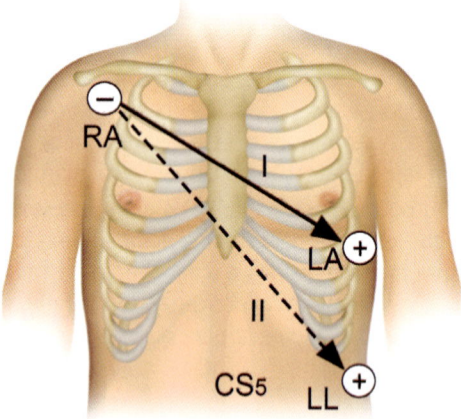

▲**Figura 85.10** Configuração da posição subclavicular central (CS5) é indicada para a detecção de isquemia da parede miocárdica anterior. O eletrodo do braço direito é colocado abaixo da clavícula direita, o eletrodo do braço esquerdo é colocado na posição precordial $V_5$ e o eletrodo da perna esquerda, na posição usual, funcionando como aterramento.

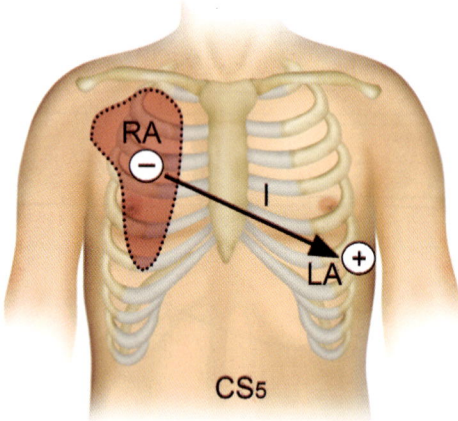

▲**Figura 85.11** Configuração para a posição central dorsal (CB5) indicada para a detecção das arritmias supraventriculares, em que o eletrodo do braço direito é colocado sobre o centro da escápula direita e o eletrodo do braço esquerdo, na posição de $V_5$.

cada em V5. Essa configuração permite avaliar várias áreas isquêmicas do miocárdio e diferenciar as arritmias entre atriais e ventriculares.

Com o crescente número de pacientes em uso de marca-passo e desfibriladores implantados, o ECG torna-se de fundamental importância para acompanhar o funcionamento desses dispositivos no perioperatório. Deve-se consultar o manual do ECG para fazer melhor uso dessa função quando o marca-passo/desfibrilador estiver funcionando.

Nos monitores de multiparâmetros, a frequência cardíaca, mostrada no *display*, poderá ser obtida por meio dos diversos módulos (ECG, oxímetro de pulso, onda do pulso arterial da pressão invasiva). Em caso de interferência, como no uso do eletrocautério, a fonte de aquisição da frequência cardíaca (para o *display*) poderá ser alterada para outra que possua menor interferência (por ex., oximetria de pulso ou onda de pulso da pressão arterial invasiva). Alguns monitores permitem a visualização de mais de uma fonte de obtenção da frequência cardíaca, por exemplo: ECG e/ou oxímetro de pulso e/ou onda do pulso da pressão arterial invasiva, e os valores são mostrados nas mesmas cores que as curvas dos referidos parâmetros, por exemplo, se a curva da pressão arterial está ajustada para vermelho, o ECG para verde e o oxímetro de pulso para amarelo, os valores numéricos das respectivas frequências medidas terão as cores correspondentes às cores das curvas e poderão apresentar valores diferentes.

## ▪ MONITORES DA TEMPERATURA

Os termômetros são equipamentos destinados à medida da temperatura e a sua variação.

A Resolução CFM nº 2.174/2017, no art. 3º, determina a medição da temperatura e dos meios para assegurar a normotermia.[1]

Durante a anestesia, existem dois principais métodos de medida da temperatura com o uso de:

1. **Termistores:** são semicondutores (dispositivos de estado sólido) cuja resistência, à passagem da corrente elétrica, diminui de forma previsível com o aumento da temperatura e vice-versa. São fabricados em pequenos tamanhos (volumes) e apresentam uma resposta muito rápida à variação da temperatura. A maioria dos sensores dos termômetros eletrônicos usados na clínica e incorporados em sondas e cateteres utiliza termistores.

2. **Termoacoplamento:** são transdutores formados de dois metais unidos, com respostas térmicas diferentes, que geram uma diferença de potencial em resposta à variação da temperatura.

Os locais mais comuns para a instalação são: membrana timpânica, nasofaringe, esôfago, bexiga, reto e pele. Existem sensores específicos para as diferentes regiões e faixa etária (paciente pediátrico e adulto). Os sensores também podem ser instalados em sondas vesicais, estetoscópios esofágicos e cateteres intravasculares, que devem ser usados segundo as recomendações dos fabricantes.

Devemos ficar atentos para o correto posicionamento e contato do sensor com a região em que é instalado (por ex., a colocação de um sensor esofagiano na orofaringe). O deslocamento do sensor e a instalação incorreta levam a erros de avaliação. A quebra dos fios e danos ao sensor, como a perda do revestimento (isolamento), são fatores que levam ao não funcionamento e a valores errôneos, portanto devem ser substituídos.

Os termômetros com tecnologia infravermelha, geralmente usados para medir a temperatura timpânica em adultos ou crianças (em casa, no consultório ou serviços de emergências), embora apresentem boa precisão quando bem instalados, não são práticos para a medida contínua da temperatura durante a anestesia.

Os termômetros de mercúrio com encapsulamento em vidro não são práticos para a monitoração contínua durante a anestesia, além de causarem danos provocados pela toxicidade da substância em casos de quebra e acidentes.

A Resolução da Anvisa RDC Nº 145, de 21/03/2017, em seu art. 1º, determina: Ficam proibidos em todo o território nacional a fabricação, a importação e a comercialização, assim como o uso em serviços de saúde, dos termômetros e esfigmomanômetros com coluna de mercúrio.[10]

## ■ MONITOR DA SATURAÇÃO PERIFÉRICA DA HEMOGLOBINA PELO OXIGÊNIO

### Oximetria de Pulso

O oxímetro de pulso determina a saturação periférica da hemoglobina pelo oxigênio ($SpO_2$) em local que haja a presença de pulso detectável pelo sensor do equipamento. Para realizar essa mensuração são combinados os princípios de oximetria (medida do oxigênio) e pletismografia (construção de uma curva relativa à onda de pulso gerada pelo componente pulsátil).

Quando a luz passa através de um meio (transiluminação) ela é transmitida, absorvida ou refletida. A medida da absorção relativa ou da reflexão, em diferentes comprimentos de onda, é usada em diversos equipamentos de monitora-

ção, para estimar a concentração de substâncias dissolvidas como: $CO_2$, $N_2O$, agentes halogenados e hemoglobina.[9]

A luz vermelha e a infravermelha possuem, respectivamente, comprimentos de onda de 0,6 e 1 micra (= 1000 nanômetros) e são utilizadas para medir as concentrações de substâncias de interesse do anestesiologista como: $CO_2$, $N_2O$, agentes anestésicos halogenados e saturação da hemoglobina pelo oxigênio.[9]

Esses cálculos são regidos pela lei da absorção de Beer-Lambert que postula: "a concentração de uma substância dissolvida, em uma câmara, pode ser determinada conhecendo-se as intensidades de luz incidente e transmitida através do meio".

Nos adultos, são encontrados quatro tipos de hemoglobinas, sendo duas em maiores quantidades: 1) hemoglobina oxidada ($HbO_2$); 2) hemoglobina reduzida (RHb); e duas em menores quantidades, que são conhecidas como dis-hemoglobinas: 3) meta-hemoglobina (MetHb) e 4) carboxi-hemoglobina (COHb). Cada uma dessas hemoglobinas apresenta um padrão diferente de absorção luminosa que, se conhecido, permite a determinação da sua concentração (Figura 85.12).[9]

Para a medição das quantidades dos quatro tipos de hemoglobinas são necessários equipamentos com quatro comprimentos de onda distintos. Na prática, a maioria dos oxímetros de pulso existentes no mercado possui apenas a medida de dois comprimentos de onda (660 e 940 nm), para a medida da $HbO_2$ e da RHb. A oxi-hemoglobina absorve mais luz infravermelha (940 nm), enquanto a desoxi-hemoglobina absorve mais luz vermelha (660 nm).

A relação entre a absorção da luz vermelha e a infravermelha é analisada por um microprocessador, e a saturação de oxigênio do sangue arterial é calculada.

A absorção de luz, nesses comprimentos de onda, com intensidades diferentes pela $HbO_2$ e pela RHb, possibilita o cálculo da saturação da hemoglobina.

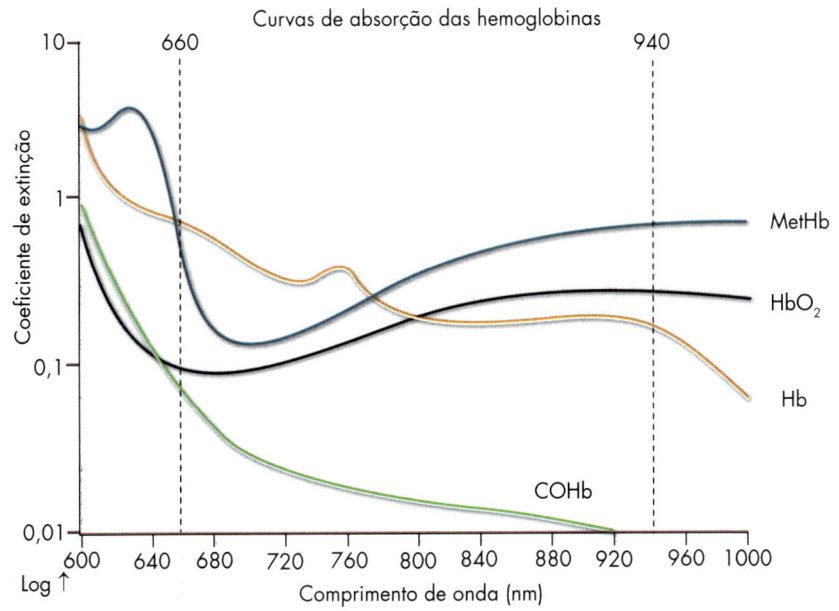

**◄Figura 85.12** Curvas de extinção dos diferentes tipos de hemoglobinas. O oxímetro de pulso usa os comprimentos de ondas de 660 nm e 940 nm por estarem esses comprimentos disponíveis em dispositivos de estado sólido. A carboxi-hemoglobina e a oxi-hemoglobina absorvem igualmente 660 nm. A carboxi-hemoglobina e a oxi-hemoglobina são lidas como saturação de oxigênio, em um oxímetro de pulso convencional. A meta-hemoglobina e a hemoglobina reduzida também absorvem igualmente à 660 nm e interferem com a medida da saturação arterial do oxigênio.

**Fonte:** adaptada de Szocik e col., 2009.[9]

A saturação fracional é definida como a relação entre a $HbO_2$ e a Hb total.

$$O_2Hb\% = [HbO_2/(HbO_2 + RHb + MetHb + COHb)] \times 100\%$$

Por razões de custo, entre outras, os oxímetros de pulso com apenas dois comprimentos de onda – que são os mais usados na prática clínica – medem a saturação funcional ($SaO_2$) já que a MetHb e a COHb não atuam no transporte de oxigênio. Assim sendo, a saturação funcional é calculada como:

$$\% \, SaO_2 \, funcional = [(HbO_2)/(HbO_2+RHb)] \times 100$$

Se o oxímetro de pulso possuir quatro ou mais comprimentos de onda capazes de medir as concentrações da MetHb e da COHb, a saturação fracional (a $HbO_2$ como fração da hemoglobina total – levando em consideração o não carregamento do $O_2$ pela MetHb e COHb) é calculada como:

$$\% \, SaO_2 \, fracional = [HbO_2/(HbO_2 + RHb + MetHb + COHb)] \times 100$$

A diferença entre funcional (que carrea $O_2$) e fracional (que abrange todos os tipos de hemoglobinas) deve ser considerada durante a leitura do resultado mostrado pelo oxímetro de pulso. Em caso de intoxicação pelo CO, como a COHb absorve luz à 660 nm, de modo idêntico a $HbO_2$, os oxímetros que possuem apenas dois comprimentos de onda mostram um falso valor que superestima a $SpO_2$ (a maior), da $SaO_2$, por computar o valor da COHb. A MetHb tem o mesmo coeficiente de absorção para a luz vermelha e a infravermelha. A MetHb causa uma leitura falsa, a menor, quando a saturação é maior que 85%, e a maior, quando a saturação é menor que 85%. A intoxicação pela MetHb tende a diminuir o valor da $SpO_2$ aproximadamente a um platô de 85%, pois a absorção da luz tem um mesmo coeficiente de absorção tanto da luz vermelha quanto da luz infravermelha; valores maiores que 30% da MetHb têm pouca diminuição da $SpO_2$.

O sensor do oxímetro de pulso possui, em um lado, uma fonte emissora de luz, com os comprimentos de onda adequa-dos, e no outro lado, um receptor dessa fonte. Quando um tecido vascularizado pulsátil, como o dedo ou lobo da orelha, é interposto entre o emissor e o receptor, a luz emitida atravessa todo o tecido (composto por diferentes meios, como pele, partes moles, sangue venoso e capilar) sendo, em parte, absorvida. É utilizado para o cálculo do valor da oximetria apenas a quantidade de luz que chega ao receptor (Figura 85.13).[11]

O cálculo da saturação é realizado por meio do processamento do sinal recebido analisando a variação do componente pulsátil, que é o de menor variação. O trajeto da luz e os meios que ela atravessa são mostrados na Figura 9.14.[12]

A variação do pulso permite a construção de uma onda de pulso (curva pletismográfica) que nos informa sobre a amplitude do pulso. A curva visualizada na tela é construída com os valores adquiridos da pulsação – onde um aumento ou uma diminuição da amplitude do pulso significa um aumento ou uma diminuição na curva observada – ou pode ser corrigida para manter um sinal visual constante (modo *Auto*) independente do aumento ou diminuição do pulso arterial.

O *software* considera apenas as pulsações arteriais, desconsiderando a absorção de luz pelos componentes não pulsáteis do sangue arterial, venoso e outros tecidos. A frequência cardíaca é determinada pela variação pletismográfica.

Um oxímetro de pulso básico fornece três importantes informações para o anestesiologista: saturação periférica da hemoglobina pelo oxigênio, onda de pulso e frequência cardíaca. Alguns dispositivos apresentam o índice de perfusão (PI), este reflete a amplitude da forma da onda e é calculado com o sinal infravermelho pulsátil (CA) e indexado contra o sinal infravermelho não pulsátil (CD), esse valor reflete o estado perfusional onde está locado o sensor. J. Lucero e col. definiram o valor do PI < 2 como o *"cutoff"*, quando a baixa perfusão foi associada ao aumento do viés absoluto médio e diminuição da precisão.[13] Outro opcional é a aferição da frequência respiratória a partir de curva pletismográfica (RRp).

A evolução da engenharia da pletismografia, da oximetria e da análise da onda de pulso caminha em direção ao desenvolvimento da monitoração de outros parâmetros.

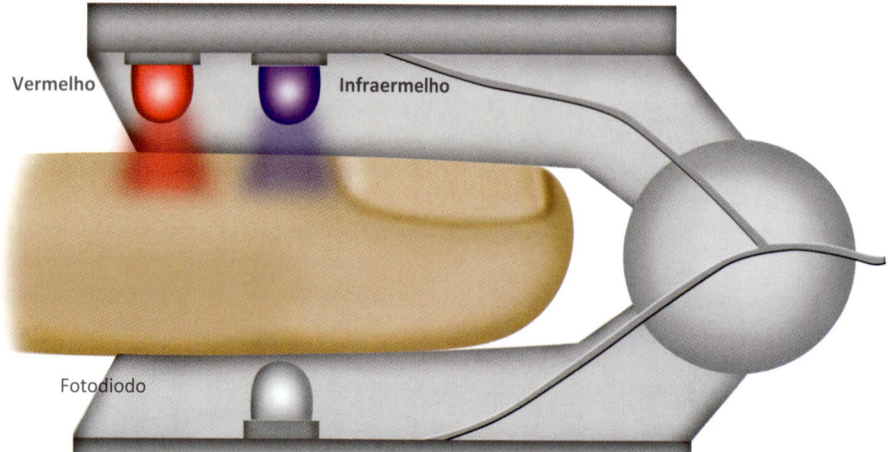

**Emissores vermelho e infravermelho**

Vermelho

Infraermelho

Fotodiodo

Receptor

◄ **Figura 85.13** As luzes vermelha e infravermelha emitidas atravessam o tecido e são medidas pelo fotodiodo em posição oposta.

**Fonte:** Adaptada de GE Healthcare; Datex-Ohmeda, 2007.[11]

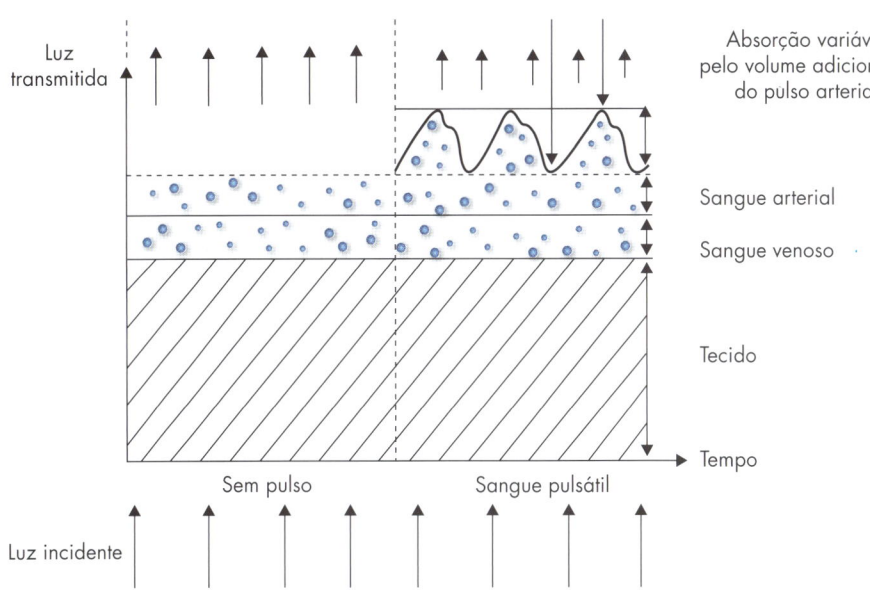

◀**Figura 85.14** Entre a luz incidente e a luz recebida pelo sensor existem componentes que absorvem luz (tecidos, ossos, sangue venoso e sangue arterial não pulsátil). O componente pulsátil, que é o sangue arterial adicionado pelo pulso que é medido (só a parte variável), é computado para o cálculo da saturação arterial.

**Fonte:** Adaptada de Tremper KK, Barker SJ; 1989.[12]

Um diferencial entre os oxímetros de pulso é um equipamento produzido pela Masimo® (Masimo Corporation, Irvine, Califórnia – EUA), capaz de medir: saturação do oxigênio (SpO$_2$), meta-hemoglobina (SpMet®) e carboxi-hemoglobina (SpCO®), hemoglobina total (SpHb®), conteúdo de oxigênio (SpOC$^{tm}$), índice de perfusão (Pi), índice de variação pletismográfica (PVi®), frequência cardíaca e frequência respiratória (método acústico – RRa® e pela onda de pulso – (RRp®), por meio do aperfeiçoamento do *software* do equipamento e dos sensores. O equipamento também mostra melhoria na captação dos sinais em situações de movimento do sensor e baixa perfusão tecidual, que são pontos críticos nos oxímetros convencionais.

O Radical 7® (Masimo Corporation®, Irvine, Califórnia – EUA) é um oxímetro fracional que usa um sensor que emite até 8 comprimentos de onda, capaz de medir a MetHb, COHb e as medidas convencionais, SpO$_2$, frequência cardíaca e respiratória. As versões atuais possuem duas limitações. Primeira: o uso de algoritmo convencional de dois comprimentos de onda para calcular o valor da SpO$_2$. Assim, quando os níveis de COHb ou MetHb são significativos e a SpO$_2$ exibida está sujeita aos mesmos erros descritos,[14,15] os valores de SpCO® e SpMet® exibidos alertariam o usuário sobre a probabilidade desse erro na SpO$_2$. A segunda limitação é a existência de *"crosstalk"* entre os canais de medição MetHb e COHb, ou seja, na presença de níveis significativos de MetHb o instrumento exibirá valor de SpCO® falsamente elevado enquanto exibe um valor correto de SpMet®, porém essa situação é detectada pelo monitor que vai indicar que o valor de SpCO® não é acurado.

## Oximetria Regional

A espectroscopia do infravermelho próximo (NIRS – *Near Infrared Spectroscopy*) tem sido principalmente usada na investigação da oxigenação tecidual de forma não invasiva e contínua. O princípio da espectroscopia consiste na aplicação da luz por meio de um sensor de comprimento de onda do infravermelho entre 700 e

1.100 nm.[16] Baseado nas relações das concentrações da deoxi-hemoglobina e da oxi-hemoglobina no tecido, a NIRS obtém informações para o cálculo da oxigenação e assim informa a saturação do oxigênio tecidual (rSO$_2$). O espectrofotômetro tecidual para a NIRS é constituído basicamente de um emissor e um receptor para a detecção da luz, um circuito com microprocessador, *software* de processamento e de uma tela para mostrar o resultado. O aparelho é conectado a um cabo de fibra ótica, cuja extremidade é composta por uma fonte de luz conectada a um sensor ótico, normalmente variando de 12 a 25 mm, que equivale à distância entre o emissor e o receptor da luz. Um conversor ótico é usado para exportar o sinal coletado para o monitor, que exibe os dados graficamente. A maioria dos aparelhos de NIRS fornece informações sobre as alterações das concentrações a partir de um valor basal em uma unidade arbitrária, sendo a saturação do oxigênio tecidual o parâmetro direto de maior importância clínica. Como não existe um padrão ouro para a oximetria cerebral, é difícil comparar a precisão dos dispositivos e cada um tem seu próprio conjunto de valores normais. Por esse motivo, recomenda-se a aquisição de valores basais para cada paciente no início do procedimento. O volume tecidual inclui artérias, capilares e veias, e tem um peso predominantemente venoso de 70%. A aplicação mais difundida da NIRS é na oximetria cerebral, com sensores colocados na testa para medir a oxigenação cortical frontal (rScO$_2$). Vários sistemas da NIRS estão comercialmente disponíveis e cada fabricante oferece tecnologias diferentes e específicas. Os valores típicos da rSO$_2$ variam de 55 a 80%, uma redução da rSO$_2$ de 20 a 25% da linha de base, ou inferior a um valor absoluto de 50%, é o limite recomendado para intervenção.[17] A utilidade da oximetria cerebral tem sido explorada em cirurgias cardiovasculares, abdominais, torácicas e ortopédicas. Nas cirurgias cardíacas, as reduções intraoperatórias da rScO$_2$ têm sido associadas à disfunção cognitiva pós-operatória precoce e à permanência prolongada na UTI e no hospital.[18]

## Leitura Contínua da Concentração da Hemoglobina (SpHB®)

Em março de 2008, a Masimo Corporation® anunciou o lançamento do sensor SpHb® que emite múltiplos comprimentos de onda e realiza leitura contínua da hemoglobina total.[19] Diversos estudos foram publicados no intuito de validar a SpHb, porém Rice e col.[19] concluíram que a acurácia do monitoramento da SpHb não é suficiente para guiar a realização de uma transfusão sanguínea. Por outro lado, não é premissa do fabricante substituir a hemoglobina laboratorial (Hb-lab) pela SpHb, e temos que considerar a variabilidade na medida da Hb-lab. Outro fator importante é a demora natural na realização da Hb-lab, especialmente em decisões feitas em tempo real. O monitoramento contínuo SpHb deve ser a tendência principal, sendo que a precisão é uma consideração importante, porém secundária em determinadas situações.[20]

Seguindo na mesma linha da evolução, a Masimo Corporation® (Irvine, Califórnia – EUA) tem em desenvolvimento, por meio dos múltiplos comprimentos de onda na oximetria de pulso, o índice de reserva de oxigênio (ORi®) que reflete, não invasivamente e em tempo real, o estado de oxigenação na faixa de hiperóxia moderada (PaO$_2$ entre 100 e 200 mmHg) em pacientes que recebem oxigênio suplementar. Combinando equações de Fick e oxigênio, as alterações resultantes na absorção da luz sobre a faixa da PaO$_2$ são as bases de cálculo do ORi®. O Ori® é um índice adimensional entre 0,0 e 1,0 e que será geralmente 0,0 quando a SpO$_2$ for 98% ou menor. Em um estudo prospectivo de validação, existe uma forte e positiva correlação entre a PaO$_2$ e o ORi® no intervalo da PO$_2$ entre 100 e 200 mmHg como monitoração para a oxigenação nos pacientes que recebem oxigênio suplementar.[21] Deve-se ressaltar que o ORi® não é equivalente à PO$_2$ e não substitui a gasometria arterial padrão.

## Índice de Variação Pletismográfica (PVi®)

Outro dado adquirido por meio da oximetria de pulso é o índice de variação pletismográfica (PVi®) (Masimo Corporation®, Irvine, Califórnia – EUA), que utiliza o mesmo princípio da variação da onda da pressão de pulso arterial (ΔPP). A PVi® utiliza a onda pletismográfica medindo as mudanças no índice de perfusão (PI) ao longo de um intervalo de tempo em que um ou mais ciclos respiratórios completos ocorreram. Essas mudanças refletem fatores fisiológicos, como tônus vascular, volume sanguíneo circulante e excursões de pressão intratorácica. Demonstrou-se que as variações respiratórias da amplitude da onda pletismográfica do oxímetro de pulso estão fortemente relacionadas com o ΔPP e são sensíveis a mudanças na pré-carga, sendo preditores precisos de responsividade aos fluidos, em pacientes sob ventilação mecânica. A principal vantagem desse índice é ser totalmente não invasivo.[22]

$$PVi = Pi_{max} - Pi_{min}/Pi_{max} \times 100$$

As mesmas condições mencionadas na Tabela 85.3, para a acurácia na identificação de fluidorresponsividade, devem estar presentes para a determinação do PVi®.[22]

A oximetria de pulso pode sofrer interferências que dificultam a medida, mostradas na Tabela 85.3.

**Tabela 85.3 Principais causas de artifícios na leitura da oximetria de pulso.**

- Luz ambiente excessiva;
- Movimentação excessiva do sensor;
- Deslocamento do sensor: mal colocado, vazamento de luz emissor-receptor;
- Baixa perfusão: hipotensão, vasoconstrição, frio, anemia;
- Uso de contrastes (azul de metileno);
- Uso de esmaltes de coloração intensa nas unhas, unhas artificiais.

Cada modelo de oxímetro de pulso, de cada fabricante, possui os sensores adequados para o seu funcionamento. Importante: as instruções do fabricante devem ser seguidas para evitar eventos adversos. Existem sensores de diversos tamanhos e propósitos para serem utilizados em diferentes regiões, para pacientes neonatais, pediátricos e adultos. Também existem sensores descartáveis e sensores que resistem a diversos usos. Na troca dos sensores entre diversos pacientes, devem ser adotadas as medidas de limpeza do sensor conforme recomendações do fabricante e orientações da Comissão de Controle de Infecção Hospitalar da instituição.

Uma das complicações mais frequentes do uso do oxímetro de pulso diz respeito à queimadura da pele, principalmente quando esta encontra-se fragilizada e/ou com baixa perfusão tecidual. Para evitar essa ocorrência, recomenda-se a escolha do local de melhor perfusão, a inspeção com frequência do local e a troca periódica do local de instalação do sensor.

Os oxímetros de pulso possuem alarmes, visuais e auditivos, dos níveis máximos e mínimos de saturação, que são acionados com muita frequência e provocam estresse no paciente e nos profissionais que o atendem. Normalmente a primeira atitude, para deixar o ambiente mais silencioso, é desligar os alarmes auditivos. Os alarmes não devem ser desligados e, sim, ajustados para a situação clínica do paciente. O desligamento do alarme impossibilita que o equipamento revele, por meio dos sinais sonoros, que o paciente se encontra em uma situação de dessaturação.

## ■ ANALISADORES DE GASES

O conhecimento das concentrações dos vários gases, utilizados na anestesia ou produzido pelo paciente, é importante para o controle da anestesia e para a homeostase. Os analisadores de gases medem a concentração dos gases inspirados e expirados durante a ventilação.

A resolução do CFM nº 2.174/2017, em seu art. 3º, parágrafo III, que trata sobre as Condições Mínimas de Segurança para a Prática da Anestesia, inclui o capnógrafo como equipamento necessário para a "monitoração contínua da ventilação".[1]

Os analisadores de gases podem analisar as concentrações do(s):

1. Dióxido de carbono (CO$_2$);

2. Oxigênio ($O_2$);
3. Óxido nitroso ($N_2O$);
4. Anestésicos halogenados (halotano, isoflurano, sevoflurano e desflurano).

Existem dois modos de avaliar a amostra dos gases respiratórios:

1. *Mainstream* é a técnica que usa um sensor de "estado sólido", instalado diretamente no dispositivo da via aérea ou no circuito do aparelho de anestesia. Os sensores *mainstream* só medem a concentração de um único gás – o $CO_2$. Em caso de uso do $N_2O$ com um sensor *mainstream* de um capnógrafo, o monitor deve ser ajustado informando a concentração do $N_2O$ para evitar erros de avaliação. A principal vantagem deste sistema é a resposta imediata da avaliação e a ausência de obstrução por umidade condensada. O uso destes sensores tem sido muito limitado pelas suas principais desvantagens que são: o peso do sensor, a avaliação de um único gás ($CO_2$), o alto custo de reposição do sensor em caso de quebra e a necessidade de monitoração de vários gases. Sensores de $O_2$ instalados no aparelho de anestesia podem ser classificados como *mainstream*, pois ficam no circuito do aparelho.

2. *Sidestream* é a técnica mais utilizada para a medida das concentrações dos gases. A aspiração da amostra gasosa é feita em um conector próximo ao dispositivo da via aérea (tubo traqueal, dispositivo supraglótico ou máscara facial), que é conduzido por um tubo fino (específico) para uma câmara de análise de gases, no interior do monitor. A principal vantagem desse sistema é a leveza deste conector, por vezes já incorporado ao "Y" do circuito sistema ventilatório. A principal desvantagem é a obstrução do fino tubo coletor da amostra por condensação de umidade e/ou secreções. Como a amostra

é analisada no interior do monitor, existe um pequeno retardo (*delay*) entre o atual ciclo ventilatório e o gráfico mostrado (Figura 85.15).

Com a evolução e diminuição de custo dos monitores, vem crescendo a utilização dos monitores *sidestream*, pois estes possibilitam a análise de diversos gases ($O_2$, $N_2O$, $CO_2$, agentes halogenados).

Os monitores ou os módulos de "análise de gases" possuem, em seu interior, uma bomba de aspiração, com um fluxo aspirativo que varia de 150 a 300 mL.$min^{-1}$, que continuamente coleta os gases (inspirados e expirados), próximo ao dispositivo da via aérea (conector "Y"), e por um tubo fino são conduzidos para uma câmara de análise. Na câmara, as concentrações são medidas e as informações enviadas ao *display* (tela do monitor), sob a forma de valores e/ou de curvas, representando a sua concentração (eixo Y) na linha do tempo (eixo X).

O comprimento do tubo de coleta, que conduz o gás do conector "Y" até o monitor, pode variar de 3 a 6 m e quanto maior ele for, maior será o retardo (*delay*) para a mostra do resultado, podendo variar de 3 a 4,5 s. Esse tubo é específico para o monitor e só deve ser substituído pelo recomendado pelo fabricante.

O gás aspirado pelo monitor, do sistema ventilatório do aparelho de anestesia/paciente, é descartado em um conector (geralmente na parte posterior do monitor) e pode ser retornado ao sistema ventilatório do aparelho de anestesia em local apropriado, geralmente na entrada do ramo expiratório do sistema absorvedor de $CO_2$ (ver o manual do equipamento) ou por meio de um sistema de exaustão de gases apropriado. O fluxo, como mencionado, pode variar de 150 a 300 mL.$min^{-1}$, contém importante quantidade de poluentes e até microrganismos e foi objeto de preocupação durante a pandemia de Covid-19. O uso de um filtro bacteriano/viral, junto ao dispositivo da via aérea do pa-

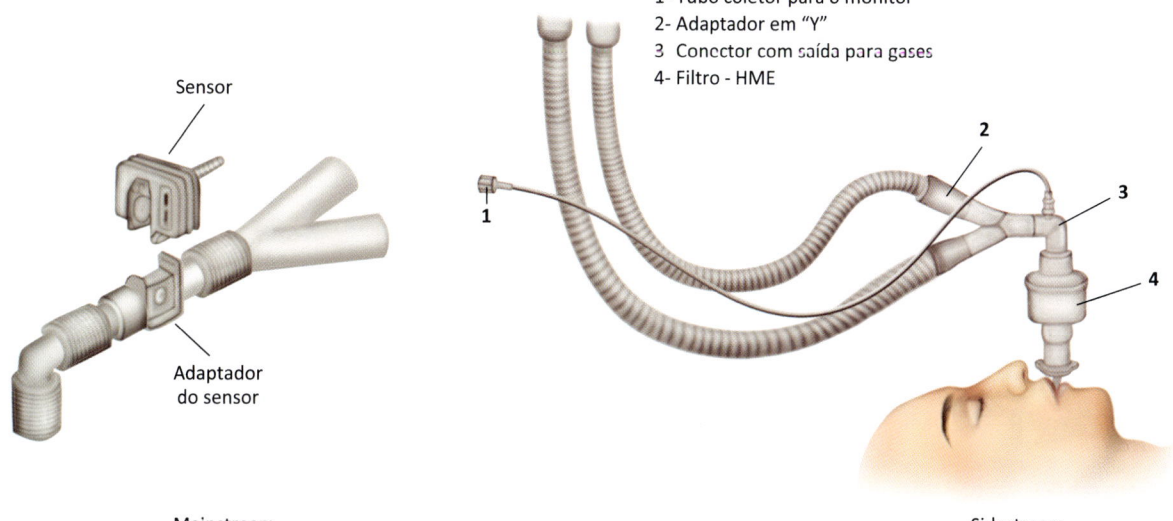

1- Tubo coletor para o monitor
2- Adaptador em "Y"
3  Conector com saída para gases
4- Filtro - HME

Sensor

Adaptador do sensor

Mainstream

Sidestream

▲ **Figura 85.15** Principais tipos de coleta de amostra de gases: *Mainstream* – sensor colocado diretamente sobre o adaptador da via aérea; *Sidestream* – conector colocado no adaptador da via aérea e um tubo que coleta a amostra para ser analisada no monitor.

**Fonte:** Adaptada de GE Healthcare; Datex-Ohmeda, 2007.[11]

ciente, pode ajudar a prevenir a contaminação (bactéria e vírus), mas não resolve a poluição ambiental do descarte dos gases anestésicos. O método mais eficiente é o retorno dos gases ao sistema ventilatório do aparelho de anestesia, no ramo expiratório, para reaproveitamento e diminuição da poluição ambiental.

O analisador de gases possui um filtro na entrada do monitor para filtrar impurezas e principalmente a umidade e condensados da amostra. É importante realizar a troca do filtro da entrada do monitor periodicamente. A limpeza do filtro com "jatos de ar/oxigênio" pode danificar o filtro e posteriormente o monitor. O uso de filtros bacterianos e trocadores de calor e umidade (HME = *Heat and Moisture Exchanger*), no circuito do paciente, ajuda a eliminar vapores condensados no circuito de aspiração do monitor e pode prolongar o seu uso.

Para a monitoração adequada das concentrações dos gases, é necessário o aquecimento prévio do monitor, para estabilização da temperatura na câmara de medição. Recomenda-se ligar o monitor pelo menos 5 minutos antes de sua utilização e não o desligar entre os casos subsequentes com pequeno intervalo de tempo. Durante o uso, o monitor fará, automaticamente, calibrações para manter o ajuste e a qualidade da monitoração.

## Medida da Concentração do Gás Carbônico

O capnógrafo é o equipamento que analisa, mede (capnômetro) e mostra uma curva relativa à concentração do dióxido de carbono ($CO_2$) nos gases inspirados e expirados. O principal valor de importância para o anestesiologista é o da concentração do $CO_2$ ao fim da expiração ($P_{ET} CO_2$ = *End Tidal* $CO_2$). Como o capnógrafo (grafia = curva) mostra uma curva da variação da concentração do $CO_2$ durante todo o ciclo ventilatório (inspiração e expiração), também é possível verificar qualquer alteração no fluxo do gás, que irá refletir no valor de sua concentração.

A absorção de luz em intensidades diferentes e em diferentes comprimentos de onda permite à espectrofotometria identificar e medir as concentrações dos gases respiratórios e anestésicos inalatórios. A Figura 85.16 mostra as diferentes curvas de absorvância do $CO_2$ e do $N_2O$ e a Figura 85.17, as diferentes curvas de absorvância dos agentes anestésicos inalatórios.[11]

A medida contínua da concentração de um gás, proveniente do metabolismo corporal, expelido pelo sistema respiratório por meio de um equipamento (aparelho de anestesia-ventilador), por um circuito de tubos, válvulas e um sistema absorvedor de $CO_2$ (cal sodada), permite a avaliação dos sistemas metabólico, cardiovascular, respiratório e dos equipamentos.

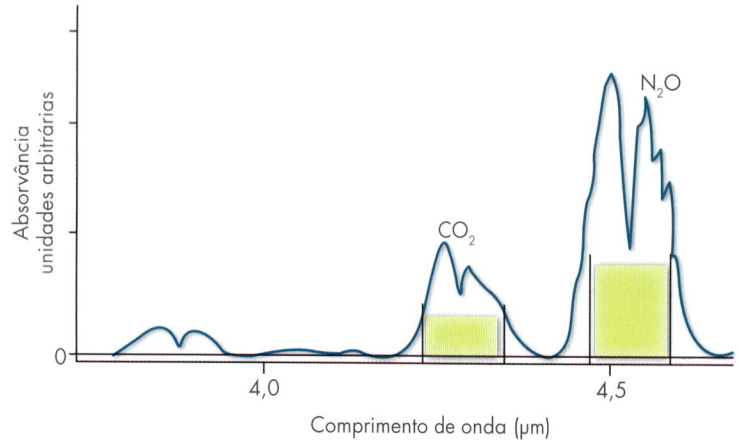

◀ **Figura 85.16** Curvas de absorvância do dióxido de carbono e do óxido nitroso em diferentes comprimentos de ondas.

**Fonte:** Adaptada de GE Healthcare; Datex-Ohmeda, 2007.[11]

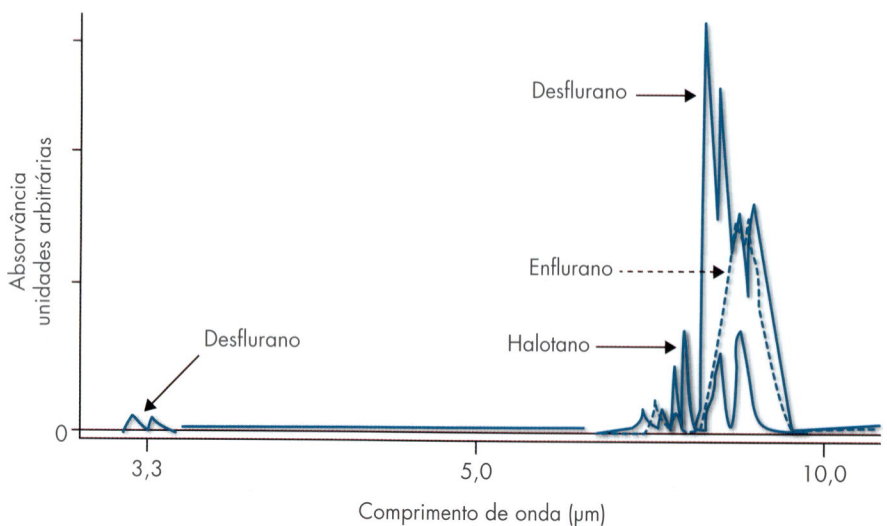

◀ **Figura 85.17** Curvas de absorvância dos diferentes agentes anestésicos inalatórios em diferentes comprimentos de onda.

**Fonte:** Adaptada de GE Healthcare; Datex-Ohmeda, 2007.[11]

Os eventos que podem ser monitorados pelo capnógrafo estão listados na Tabela 85.4.

**Tabela 85.4   Eventos monitorados pela capnografia.**

| Equipamentos | Intubação | Circulação e metabolismo |
|---|---|---|
| Fluxo de gases | Posição | Parada cardíaca |
| Desconexão de tubos | Seletividade | Débito cardíaco |
| Vazamentos | Desintubação | Embolia pulmonar |
| Obstrução de tubos | Vazamento | Hipotensão |
| Válvulas do sistema | | Hipertensão |
| Cal Sodada | Ventilação | Tireotoxicose |
| | Apneia | Hipertermia |
| | Hipo/ Hiperventilação | Hipotermia |
| | Reinalação | Injeção de $NaHCO_3$ |
| | Broncoespasmo | |
| | Obstrução das vias aéreas | |

## Medida da Concentração do Oxigênio

A concentração do oxigênio pode ser medida em dois locais, como descritos a seguir.

1. **Circuito do sistema ventilatório do aparelho de anestesia**

    Esta é uma monitoração do aparelho de anestesia/ventilador geralmente colocada no ramo inspiratório do circuito, para evitar a administração de mistura hipóxica, independente do uso de um monitor multiparâmetros. Geralmente nesse processo é utilizada uma célula galvânica que tem funcionamento similar a uma bateria, cuja voltagem é proporcional à concentração de oxigênio a que é exposta. O monitor realiza uma calibração em ar atmosférico (atribuindo uma concentração de 21% de $O_2$) e uma calibração em $O_2$ a 100%. Essa calibração pode ser automática ou necessitar do operador para realizá-la, segundo as instruções do fabricante. O operador pode, ou não, ser solicitado a retirar a célula galvânica de seu local e deixá-la exposta ao ar ambiente (21% – $O_2$). Esta, como toda bateria, tem uma vida útil e deve ser trocada quando necessário.

2. **Conector ("Y") próximo à via aérea**

    Os gases inspirados e expirados (entre eles o $O_2$) são coletados por um tubo para ser analisado em uma câmara, no interior do monitor.

    *Paramagnético* – Baseia-se no princípio físico em que o oxigênio é atraído por um campo magnético. No analisador, o oxigênio desloca um gás de referência e o grau de deslocamento está relacionado com a quantidade de oxigênio presente (concentração de $O_2$). Esse método apresenta a vantagem de ser preciso, possuir resposta rápida e não necessitar de trocar o elemento de medição, como, por exemplo, a célula galvânica.

A diferença de concentração de $O_2$ entre o gás inspirado e o expirado, em condições de estabilidade, reflete o consumo de $O_2$ pelo paciente. Se aplicarmos a diferença da concentração (%) no volume minuto, temos o consumo em mililitros por minuto ($mL.min^{-1}$).

Por exemplo:

> $O_2$ ins = 40%; $O_2$ exp = 35%; diferença = 5%.

Em 5.000 mL de volume minuto, 5% de oxigênio significa um consumo de 250 $mL.min^{-1}$ de $O_2$.

Existem outros métodos para a medida da concentração do $O_2$ que não são utilizados nos atuais monitores e aparelhos de anestesia.

## Medida da Concentração do $N_2O$ e Agentes Halogenados

O processo de coleta da amostra e encaminhamento para a câmara de análise do $CO_2$, $N_2O$ e halogenados é semelhante para todos os gases.

Os valores calculados da concentração alveolar mínima (CAM) são obtidos a partir da concentração (inspirada ou expirada) do agente anestésico utilizado e, se houver a presença de $N_2O$, sua concentração será adicionada ao cálculo. Caso haja mistura de agentes halogenados, os valores proporcionais de cada gás na mistura serão considerados. Quando não informado, os valores utilizados para o cálculo da CAM são baseados em um paciente de 40 anos, portanto, devem ser corrigidos para a idade atual do paciente. Em sistemas em que a idade do paciente é informada no início do caso é comum a utilização dessa informação para o cálculo da CAM, não sendo necessária essa correção. Uma consulta ao manual do usuário é necessária para a utilização correta dessa importante informação e considerações.

Os analisadores de gases possuem sistemas de alarmes ajustáveis para valores máximos e mínimos para cada parâmetro monitorado. O ajuste deve ser realizado para os limites de mistura hipóxica e hiperóxica, hipercarbia, hipocarbia e concentrações excessivas ou baixas dos agentes inalatórios. O ajuste do valor mínimo, da CAM, para se prevenir o despertar durante o ato anestésico, propõe um uso não muito comum, mas de grande valia para a segurança do paciente.

Os agentes inalatórios, $N_2O$ e $O_2$, têm suas concentrações expressas em percentual (%). O $CO_2$, por ter unidades diferentes como: mmHg, Vol% ou kPa, o ajuste para definir qual a unidade a ser utilizada é realizado em um "menu de ajustes" ou pelo técnico especializado. Na impossibilidade desse ajuste, devemos lembrar que o $P_{ET}CO_2$ padrão de 40 mmHg = 5,33 kPa = 5,2 atm (%), já que: 760 mmHg = 101,32 kPa = 1 atm.

A acurácia típica desses monitores é de ± 0,2 Vol% para os agentes inalatórios e o $CO_2$, de ± 1 Vol% de $O_2$ e de ± 2 Vol% para o $N_2O$, ou seja, são relativamente precisos para a prática clínica.

## ■ MONITORAÇÃO DA MECÂNICA VENTILATÓRIA

A monitoração da ventilação pode ser feita por métodos simples como a visualização da expansibilidade torácica, a percussão e a ausculta pelo estetoscópio (precordial ou esofagiano), detecção qualitativa do $CO_2$, alteração da impedância torácica. Esses métodos são qualitativos e podem apresentar uma subjetividade entre avaliadores.

A monitoração quantitativa da ventilação (espirometria) durante a anestesia pode ser realizada da seguinte maneira:

- Módulos já existentes nos monitores ou acopláveis a esses;
- Módulos existentes nos modernos ventiladores eletrônicos e nas estações de trabalho de anestesia (*workstations*) ou;
- A combinação entre os dois processos.

Os ventiladores eletrônicos das estações de trabalho de anestesia (*workstation*) geralmente são equipados com monitores da ventilação que fornecem os valores e até gráficos, dependendo do equipamento, apresentados na Tabela 85.5.

| Tabela 85.5  Valores, tipos de gráficos e valores calculados. | |
| --- | --- |
| **Valores** | **Unidades** |
| Frequência respiratória | ipm – incursões por minuto |
| Tempo inspiratório/expiratório | segundos |
| Relação inspiração/expiração | Relação |
| Volume corrente | mL |
| Volume inspirado/expirado | mL |
| Volume minuto | L |
| Pressão inspiratória – pico | $cmH_2O$ |
| Pressão inspiratória – platô | $cmH_2O$ |
| Pressão média vias aéreas | $cmH_2O$ |
| Pressão positiva ao fim da expiração  (PEEP) | $cmH_2O$ |
| **Gráficos (variável × tempo)** | |
| Pressão (pressão.tempo) | $cmH_2O$ |
| Volume (volume.tempo) | mL |
| Fluxo (fluxo.tempo) | $L.s^{-1}$ |
| **Gráficos (combinação de variáveis)** | |
| Volume × pressão | $mL.cmH_2O^{-1}$ |
| Volume × fluxo | $L.s^{-1}$ |
| **Valores calculados** | |
| Complacência | $mL.cmH_2O^{-1}$ |
| Resistência | $cmH_2O.L^{-1}.s^{-1}$ |

O processo de medição pode variar entre os diferentes equipamentos:

1. Um conector para ser instalado proximal ao paciente, conectado ao monitor por um par de tubos finos, que usa a técnica de diferencial de pressão. Os medidores de pressão (pressostatos) ficam localizados no interior do monitor e realizam as medições de pressão. A diferença de pressão entre os dois tubos é diretamente proporcional ao fluxo e à resistência. A resistência (fixa) é conhecida pelo fabricante e é usada para a calibração do conjunto conector-monitor. Os dois tubos se situam na linha do fluxo de gases (inspiratório e expiratório), com uma resistência conhecida. O conector é desenhado e o monitor calibrado para que, durante a passagem do fluxo (fluxo × tempo = volume), sejam calculados o volume e o fluxo, além da medida da pressão (Figura 85.18).

2. Sensores de pressão instalados nos ramos inspiratório e expiratório do circuito do paciente, do aparelho de anestesia/estação de trabalho de anestesia, que usa a técnica de diferencial de pressão e medidores de pressão (pressostatos) e realizam as medições de pressão, fluxo e volume. A técnica de medição é semelhante a anterior, diferindo no posicionamento do conector/sensor (proximal ao dispositivo de via aérea do paciente ou no circuito do aparelho de anestesia) (Figura 85.19).

3. Sensor de fio térmico, que responde a alterações de temperatura provocadas pelo fluxo de gás que passa por ele (para medir fluxo e volume), acoplado com sensor de pressão para a medida da pressão (Figura 85.20).

Os valores provenientes desses sensores, diferenças de pressões e temperatura, permitem as medidas da pressão, volume e fluxo de gases.

A "curva" é a representação gráfica da variável (eixo y) através do tempo (eixo x):

1) Pressão × tempo; 2) volume × tempo e 3) fluxo × tempo. Os *loops* ou "alças" representam a evolução simultânea de duas variáveis: 1) pressão × volume; 2) fluxo × volume.

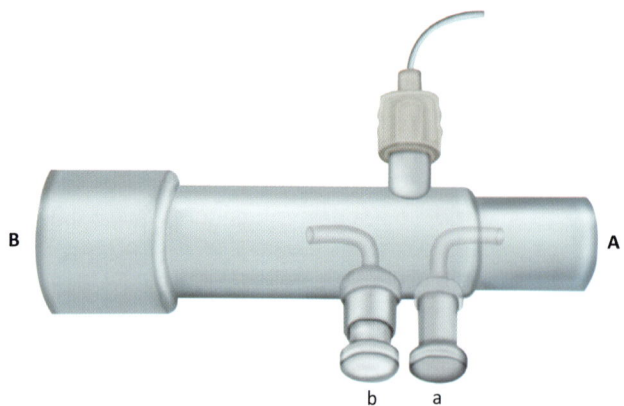
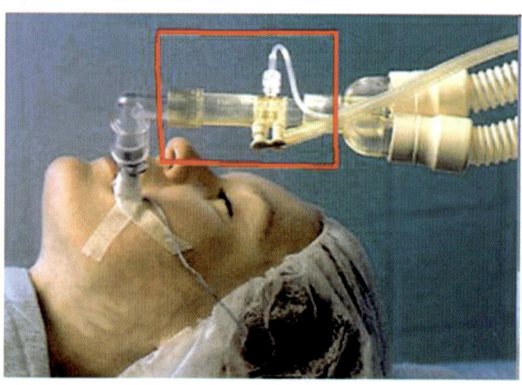

▲ **Figura 85.18**  Conector ligado por um tubo duplo ao sensor de diferencial de pressão, no interior do monitor, fornece os dados da espirometria na tela do monitor. Durante a inspiração, o fluxo passa no sentido de A para B e a pressão no ponto "a" é maior que a pressão no ponto "b" (diferencial de pressão). Durante a expiração, o fluxo passa no sentido de B para A e a pressão no ponto "b" é maior que a pressão no ponto "a". Esses diferenciais de pressão entre "a" e "b", e vice-versa, permitem o cálculo do volume e do fluxo de gases, pelo monitor, por meio do conector.

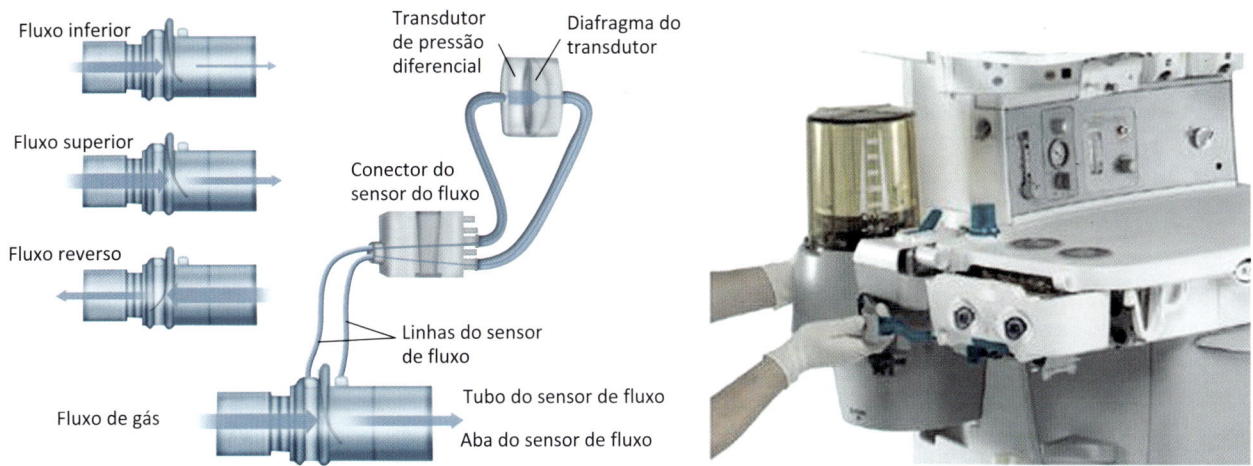

▲ **Figura 85.19** Sensores de diferencial de pressão instalados nos ramos inspiratório e expiratório, do sistema de absorção de $CO_2$ do aparelho de anestesia, enviam dados para o funcionamento do ventilador e informações para o monitor do painel do ventilador.

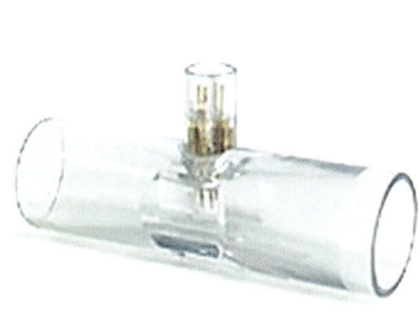

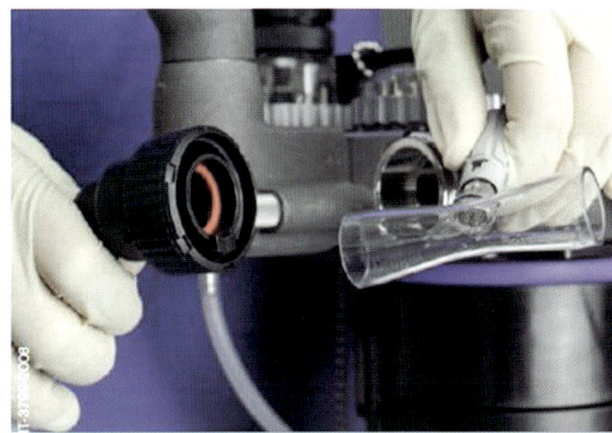

▲ **Figura 85.20** Sensor com fio térmico que sofre variação da temperatura durante a passagem do fluxo de gases e determina o fluxo e o volume dos gases inspirados e expirados.

O monitor realiza o cálculo das complacências (estática e dinâmica) e da resistência.

$$C_{dinâmica} = Volume/(Pressão_{pico} - PEEP) : mL.cmH_2O^{-1}$$
$$C_{estática} = Volume/(Pressão_{platô} - PEEP) : mL.cmH_2O^{-1}$$
$$Resistência = (Pressão_{pico} - Pressão_{platô})/Fluxo: cmH_2O^{-1}.L.s$$

Além de monitorar os valores e as alterações da mecânica ventilatória, é possível verificar vazamentos e o mau funcionamento do ventilador-sistema ventilatório do aparelho de anestesia. A possibilidade de gravar as curvas e os *loops*, durante a anestesia, permite a comparação entre mudanças na mecânica ventilatória em diversos tempos.

A condensação de vapores e secreções pode obstruir os finos tubos dos conectores e sensores de pressão, impedindo a medição ou levando a erros do sistema. A manutenção e calibração periódica, determinada pelo fabricante, deve ser obedecida para o correto funcionamento do monitor.

A monitoração dos valores e gráficos da mecânica ventilatória, durante a anestesia, é de grande importância para orientar sobre as alterações e melhorar o ajuste do ventilador, propiciando melhor ventilação, maior proteção pulmonar e diminuição das complicações pela ventilação mecânica.

A tomografia por impedância elétrica (TIE) é uma modalidade de monitoração da função pulmonar, ainda não muito utilizada na sala de cirurgia. É uma monitoração não invasiva, isenta de radiações, baseada na medida da impedância elétrica. A impedância elétrica é uma variável física que reflete a oposição à passagem da corrente elétrica quando uma diferença de potencial (voltagem) é aplicada através de um corpo (no caso: o tórax). As correntes elétricas são aplicadas na superfície do tórax, em um padrão rotatório, para gerar uma diferença de potencial na superfície, que pode ser transformado em uma imagem bidimensional da distribuição da impedância elétrica no tórax. A necessidade de colocação dos eletrodos sob o tórax é um fator limitante do seu uso em algumas cirurgias. Trata-se de um método promissor para a avaliação pulmonar na sala de cirurgia e UTI.[23]

O monitoramento da ventilação baseada em contato é um método acústico baseado na aferição do som ventilatório por meio de um microfone colocado perto da via aérea, na região cervical anterior (garganta) ou parede anterior da caixa torácica (em bebês), detectando a variação do som.[24]

O *rainbow Acoustic Monitoring®* (Masimo Corporation, Irvine, Califórnia, EUA) usa o sinal ventilatório que é separado e processado, gerando um sinal acústico que utiliza a tecnologia de extração de sinal da Masimo (SET®), exibindo no monitor a frequência respiratória contínua (RRa®) e uma onda de respiração acústica que são geradas pelas vibrações causadas pelo fluxo de ar do paciente. O sensor respiratório acústico (RAS) detecta sinais produzidos pelo fluxo de ar turbulento nas vias aéreas superiores que ocorre durante a inspiração e expiração do paciente, enquanto os algoritmos de processamento de sinais convertem os padrões acústicos em ciclos respiratórios para calcular a RRa®.[25]

Os monitores da ventilação mecânica possuem alarmes dos parâmetros monitorados, com ajustes dos valores mínimos e máximos, que devem ser ajustados e mantidos ligados, para maior segurança do paciente.

## MONITORAÇÃO DA FUNÇÃO NEUROMUSCULAR

Durante a anestesia, o uso de bloqueadores neuromusculares (BNM) produz intensidades variadas de bloqueio neuromuscular. O uso de um monitor capaz de determinar essa intensidade é de grande importância para a instalação, manutenção e recuperação do bloqueio.

O uso do monitor de BNM é subestimado em todo o mundo embora seja de fundamental importância para a monitoração do uso e da reversão da ação desses fármacos.

Tecnicamente, o monitor do BNM é constituído de duas partes: 1) um circuito estimulador de nervo periférico e 2) um circuito de monitoração da contração muscular provocada pelo estímulo. Trata-se de um estimulador-monitor denominado "monitor da função neuromuscular".

O circuito do estimulador é constituído de um cabo com dois conectores na extremidade, que serão ligados aos eletrodos posicionados sobre a pele próximo à região do nervo que se deseja estimular. Os eletrodos possuem polaridade (positivo e negativo). O eletrodo negativo (cátodo – geralmente de cor preta), também denominado "eletrodo ativo", deve ser colocado sobre o nervo, e o eletrodo positivo (ânodo – geralmente de cor vermelha), denominado "indiferente", localizado a uma distância de 2,5 a 5 cm do cátodo.

O ideal é que o estimulador seja um gerador de corrente constante para manter a estimulação, mesmo com a variação da resistência da pele (> 5 kOhm).

Os principais locais de colocação dos eletrodos, os nervos estimulados e suas respostas, são mostrados na Tabela 85.6[26] e as Figuras 85.21 e 85.22 mostram os posicionamentos dos eletrodos.[27]

**Tabela 85.6 Posicionamento dos eletrodos, nervo estimulado e resposta muscular.**

| Local do eletrodo | Nervo estimulado | Resposta muscular |
|---|---|---|
| Punho | Ulnar | Adução do polegar |
| Próximo ao lóbulo auricular | Facial | Contração do M. orbicular |
| Posterior ao maléolo tibial | Tibial posterior | Flexão plantar do hálux |

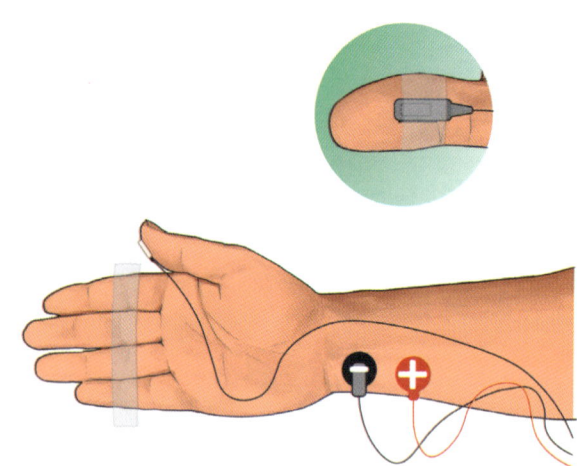

▲ **Figura 85.21** Posicionamento do transdutor e eletrodos para a monitoração do bloqueio neuromuscular. Observar o transdutor de acelerometria instalado no polegar e os eletrodos de estimulação sobre o nervo ulnar, com o eletrodo negativo (preto) em posição distal e o eletrodo positivo (vermelho) em posição proximal.

**Fonte:** Naguib; Brull; Johnson, 2023.[27]

Modalidades de estímulos liberados:

1. Estímulo isolado (simples) (0,1 e 1 Hz);
2. Sequência de quatro estímulos (*Train of Four* – TOF);
3. Estimulação tetânica;
4. Contagem pós-tetânica (50 e 100 Hz);
5. *Double-Burst* (3.3 e 3.2).

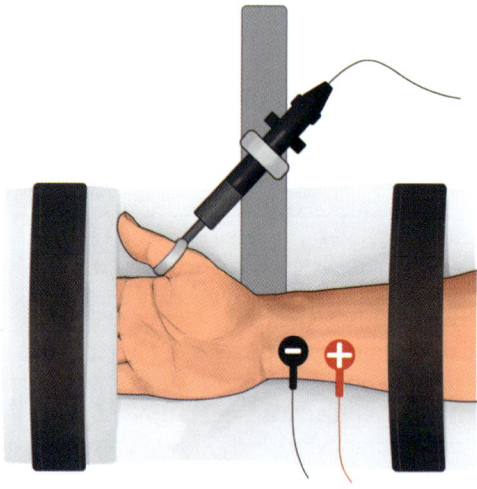

▲ **Figura 85.22** Mecanomiografia: técnica que mede a contração isométrica do músculo adutor do polegar. Um anel transdutor de força é conectado ao polegar, e os dedos são presos para evitar movimentos durante a estimulação nervosa. Estimulação do nervo ulnar (observe que o eletrodo negativo está distal ao eletrodo positivo) resultará na contração do músculo adutor do polegar e a força de contração é medida pelo transdutor de força. Os resultados são exibidos em uma tela com interface.

**Fonte:** Naguib; Brull; Johnson, 2023.[27]

A avaliação do estímulo pode ser:

1. **Subjetiva:** o avaliador, usando a visão, verifica a movimentação do segmento, ou usando o tato quantifica o movimento. Esses métodos de avaliação podem ser difíceis de serem determinados com resultados conflitantes entre avaliadores.

2. **Objetiva:** é aplicado um mecanismo de sensoriamento que mede a intensidade da contração, permitindo uma melhor avaliação. Os principais métodos de monitoração objetiva são:

    2.1. **Mecanomiografia (MMG):** mede a contração isométrica do músculo, geralmente o adutor do polegar, como resposta ao estímulo do nervo ulnar. Representa a medida da força muscular contrátil. Apesar de ser um método de grande acurácia, sua instalação e calibração não a tornam um processo de escolha para a monitoração do BNM durante a anestesia clínica (Figura 85.22).

    2.2. **Aceleromiografia (AMG):** mede a aceleração desenvolvida por um músculo em resposta ao estímulo da sua inervação (facial, ulnar ou flexor longo do hálux). Simples de instalar e usar é muito difundida em nossa prática clínica (Figura 85.23).

    2.2. **Eletromiografia (EMG):** mede a atividade elétrica gerada pelo potencial de ação das fibras musculares. Representa a medida da atividade elétrica do músculo. Não é muito utilizada na prática clínica (Figura 85.24).

    2.4. **Cinemiografia (KMG):** mede o grau de movimento do polegar por meio de um mecanossensor, sob a forma de uma tira, que contém um polímero piezoelétrico. A tira é colocada entre a base do polegar e a base do dedo indicador e, quando o polegar aduz em resposta à estimulação do nervo ulnar, a tira de polímero gera uma corrente elétrica que é proporcional ao seu grau de flexão. Simples de instalar e usar é muito difundida em nossa prática clínica (Figura 85.25).

    2.5. **Compressomiografia (CMG):** mede as alterações de pressão provenientes da contração muscular dentro do manguito após estimulação nervosa periférica da parte superior do braço. Não é muito utilizada em nossa prática clínica (Figura 85.26).

    2.6. **Fonomiografia (miografia acústica):** por meio de um microfone de baixa frequência, mede os sons

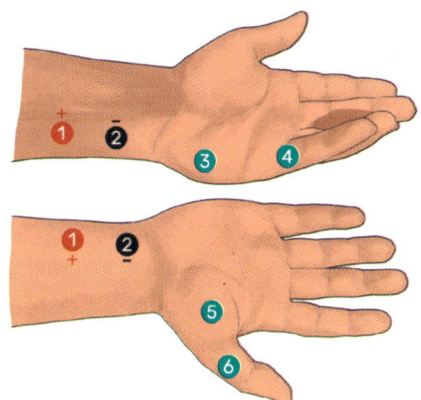

▲ **Figura 85.24** Eletromiografia: colocação dos eletrodos estimuladores (1 e 2) ao longo do nervo ulnar; e eletrodos de gravação para monitorar o abdutor do dedo mínimo (3 e 4) ou os músculos adutores do polegar (5 e 6) por eletromiografia.

**Fonte:** Naguib; Brull; Johnson, 2023.[27]

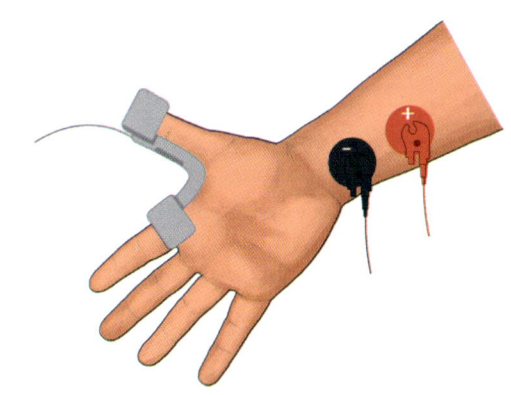

◀ **Figura 85.25** Cinemiografia: aparelho para monitoramento objetivo da contração do músculo adutor do polegar (polegar) usando a cinemiografia. Um mecanossensor (tira metálica) é colocado no espaço entre o polegar e o indicador; estimulação do nervo ulnar produz a contração muscular do adutor do polegar, que dobra o sensor gerando uma corrente, que é proporcional à força da contração do músculo. Os resultados são exibidos no monitor tela.

**Fonte:** Naguib; Brull; Johnson, 2023.[27]

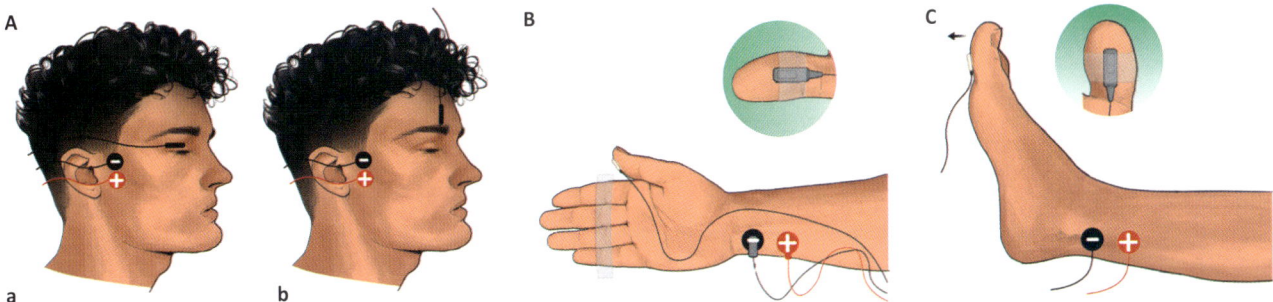

▲ **Figura 85.23** Aceleromiografia: um acelerômetro é fixado sobre a pele, no local onde ocorrerá a contração muscular relacionada ao nervo estimulado. **(A) a** – *orbicularis oculi*, – corrugador dos supercílios, relativos ao nervo facial; **(B)** polegar – nervo ulnar; e **(C)** face plantar do hálux – nervo tibial posterior.

**Fonte:** Naguib; Brull; Johnson, 2023.[27]

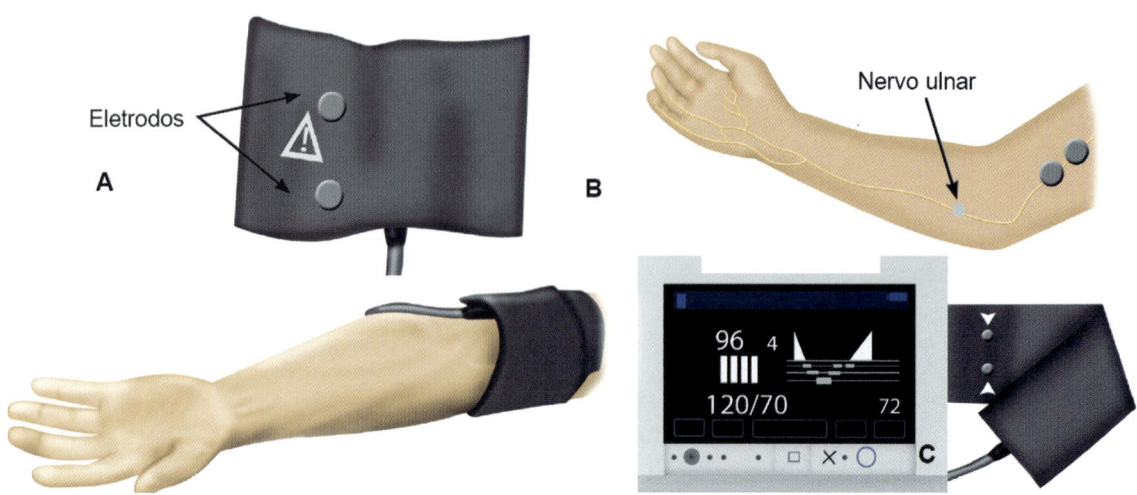

▲**Figura 85.26** Compressomiografia: **(A)** eletrodos de neuroestimulação do lado interno de um manguito de pressão; **(B)** local onde os eletrodos do manguito entraram em contato com a pele; **(C)** manguito de pressão arterial, com os eletrodos internos colocados no paciente e ligados ao monitor (tela exibindo a intensidade da contração, pressão arterial e frequência cardíaca).

de baixa frequência produzidos pela contração muscular. Embora a *performance* clínica seja comparável com a dos outros métodos descritos, não está disponível para o uso rotineiro.[36,37]

Um resumo das principais técnicas de monitoramento do BNM, seus princípios de funcionamento e observações do seu uso estão relacionados na Tabela 85.7.[28]

Alguns monitores do BNM podem ter registradores em papel e/ou gravação da monitoração em memória, para a posterior recuperação e uso. O monitor do BNM pode ser um equipamento em módulo único ou ser um módulo que pode ser acoplado a um monitor multiparâmetro.

A colocação correta dos eletrodos, a instalação do mecanismo sensor, a liberação física do segmento monitorado (sem limitação de movimento, por ex., lençóis,

campos cirúrgicos) e o controle da temperatura são importantes para resultados satisfatórios e confiáveis.

## ■ MONITORAÇÃO DA PROFUNDIDADE DA ANESTESIA

Um dos mais importantes ganhos na anestesia nos últimos tempos foi admitir que a anestesia superficial com despertar, consciência intraoperatória e memória são problemas reais, com consequências psicológicas deletérias para uma importante parcela dos pacientes.[29] Por outro lado, a anestesia profunda parece estar associada ao aumento da morbimortalidade.[30]

O eletroencefalograma (EEG) bruto apresenta bandas de frequências características, classificadas de acordo com faixas de oscilação em: Gamma, Beta, Alpha, Theta, Delta e Slow.[31] Quando avaliadas sem que haja um processamen-

| Tabela 85.7 Resumo dos diferentes tipos de monitoramento do bloqueio neuromuscular. | | |
|---|---|---|
| **Técnica de monitoramento** | **Princípios** | **Observações** |
| Aceleromiografia | Medição da aceleração, com sensor piezoelétrico | Técnica mais utilizada na prática rotineira, necessita de uma mão livre para calibração na maioria dos modelos. TOFR basal frequentemente > 1, às vezes necessitando da normalização de valores para recuperação. |
| Cinemiografia | Medição do sinal elétrico produzido após um movimento de uma sonda de sensor de plástico colocado entre o polegar e o indicador | Fácil de usar. Resultados e gravação menos confiáveis, altas porcentagens de falha na calibração automática. |
| Compressomiografia | Estimulação do plexo braquial, integrada em um dispositivo de manguito de pressão arterial não invasivo, medindo a resposta nos músculos do braço | Muito fácil de usar, sem necessidade de configuração especial. Os resultados são controversos e necessitam de mais estudos. |
| Eletromiografia | Utiliza a medida do transcutâneo potencial de ação muscular após estimulação nervosa. | Resultados justos, podem ter interferência com outros dispositivos. Não há necessidade de mão livre. |
| Fonomiografia | Mede o som de baixa frequência proveniente da contração muscular | Nenhum dispositivo comercial disponível. Pode ser usado em vários sítios. |
| Mecanomiografia | Mede a contração isométrica do músculo, geralmente o adutor do polegar, como resposta ao estímulo do nervo ulnar. Representa a medida da força muscular contrátil | Não disponível comercialmente para prática de rotina, padrão-ouro para pesquisa, complicado para instalar. Comercialmente não disponível. |

**Fonte:** Adaptada de Motamed, 2023.[28]

to, dificultam a análise intraoperatória dos parâmetros relacionados à profundidade da anestesia.[31]

Os monitores de profundidade da anestesia (MPA) ajudam a quantificar alguns aspectos dos efeitos da anestesia. Um dos aspectos de particular interesse é o componente hipnótico (consciência e formação de memória). Esses equipamentos têm sido desenvolvidos para usar os componentes do EEG que, em algumas circunstâncias, têm associação com algumas medidas da profundidade anestésica.[32]

Cada equipamento de avaliação da profundidade anestésica apresenta algoritmo próprio, com diversos indicadores e faixas de análises diferentes.[31] O desenho conceitual dos seus princípios são mostrados na Figura 85.27 e os principais monitores da profundidade da anestesia estão listados, em ordem alfabética, na Tabela 85.8.[33]

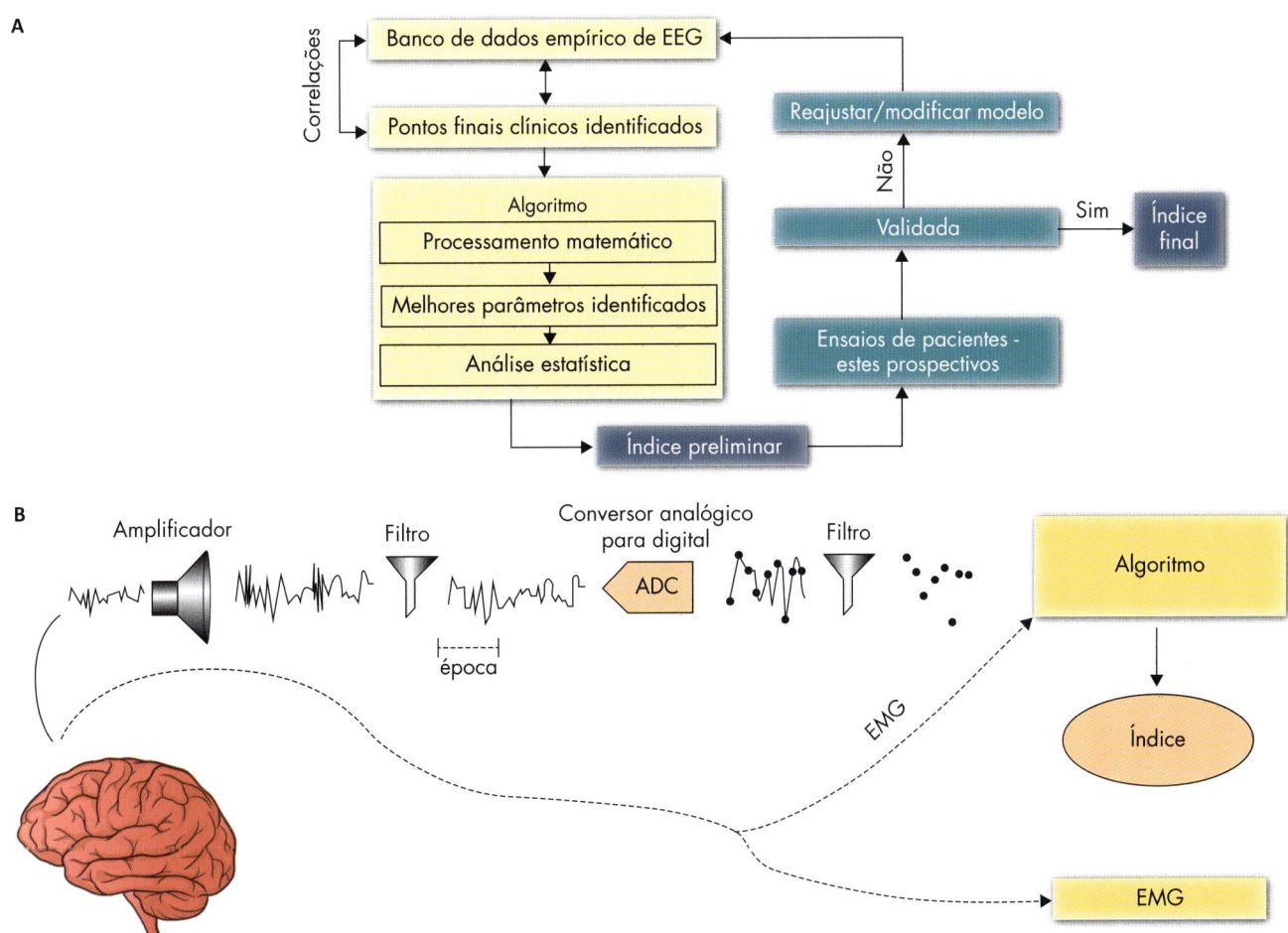

▲ **Figura 85.27  (A)** O desenho conceitual dos atuais monitores da profundidade da anestesia. A base da monitoração da "profundidade da anestesia baseada no eletroencefalograma (EEG)" é a correlação do comportamento e as alterações que ocorrem com o aumento da profundidade da anestesia. Os sinais do EEG e a resposta comportamental com o aumento dos níveis de anestesia são coletados de pacientes sadios para formar uma base de dados (database) de referência. São identificados momentos de relevância clínica (por ex., perda da consciência, perda da resposta aos níveis crescentes de estímulo, vigília etc.). Essa base de dados é analisada; os parâmetros promissores mais correlacionados são extraídos e categorizados por meio de métodos matemáticos de grande complexidade para criar um "índice preliminar de profundidade da anestesia". Esse algoritmo é então testado em ensaios clínicos em que o índice de *performance* é examinado. Se não satisfatório, são feitas as alterações necessárias e o processo é repetido até que o algoritmo seja considerado validado. Os algoritmos completos de muitos monitores são proprietários. **(B)** O sinal do EEG processado envolve a detecção e gravação de sinais EEG naturais e a amplificação e filtragem inicial de ruídos estranhos. Os sinais analógicos são então divididos em "*epochs*" (intervalos de tempo) e convertidos em dados digitais. Observe a perda da fidelidade após a conversão. Os dados são novamente filtrados para obtenção dos sinais desejados, antes da manipulação matemática complexa. O algoritmo em cada monitor da profundidade da anestesia extrairá as características relevantes ou parâmetros que determinará o índice final da profundidade da anestesia baseado na análise estatística e classificação desses parâmetros. Os dados da eletromiografia (EMG) frequentemente são incorporados nos algoritmos (a maioria dos algoritmos são proprietários). Além do mais, muitos monitores mostram os dados da EMG separados do índice de profundidade da anestesia.

**Fonte:** Adaptada de Fahy; Chau, 2018.[33]

| Tabela 85.8 Principais monitores de profundidade da anestesia. | |
|---|---|
| **Monitor** | **Fabricante** |
| AEP Monitor/2 | Danmeter A/S, Odense, Denmark |
| BIS Monitor | Medtronic, Minneapolis, MN, USA |
| Cerebral State Monitor | Danmeter A/S, Odense, Denmark |
| Entropy Module | GE Health care Technologies, Helsinki, Finland |
| Index of consciousness monitor | Morpheus Medical, Barcelona, Spain |
| Narcotrend Monitor | MonitorTechnik, Bad Bramstedt, Germany |
| NeuroSENSE Monitor | NeuroWave Systems Inc, Cleveland Heights, OH, USA |
| SEDLine | Masimo, Irvine, CA, USA |
| SNAPII Monitor | Stryker, Inc, Kalamazoo, MI, USA |
| qCON/Conox | Quantium Medical S.L.U., Mataró, Spain |

Esta lista não tem a intenção de incluir todos os monitores.

**Fonte:** adaptada de Fahy; Chau, 2018.[33]

## Índice Bispectral

O *Bispectral Index* (BIS™) é baseado em processamento complexo do EEG desenvolvido pela Aspect Medical Systems®. Inicialmente foram colhidos dados de aproximadamente 1.500 pacientes, durante 5.000 horas, de sinais de EEG, sob a ação de diversos tipos de fármacos usados em anestesia. O EEG foi processado removendo sinais de artefatos de alta e de baixa frequência, sinais de ECG, picos de marca-passo, piscar de olhos, oscilações em torno da linha de base e corrente alternada. Os sinais foram avaliados com três técnicas diferentes: 1) análise espectral de Fourier, 2) análise bispectral e 3) análise em domínio do temporal (*time domain*). A partir desse processo complexo de aquisição, filtragem e processamento de dados é fornecido um índice (0 a 100) **(Figura 85.28)**.

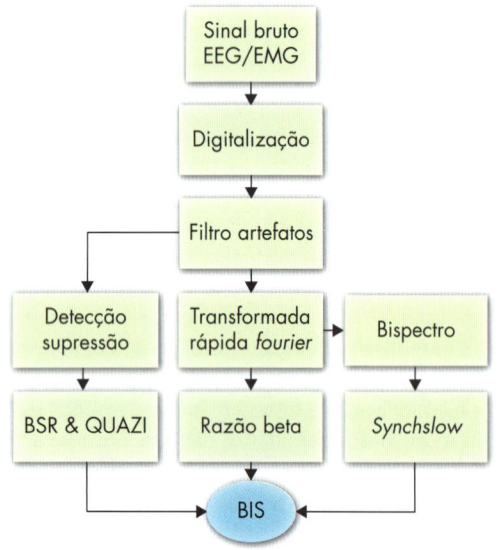

▲ **Figura 85.28** Subparâmetros do BIS™.

**Fonte:** Reproduzida de Nunes e col., 2015.[31]

Para o cálculo dos índices relacionados ao equipamento são usadas frequências de até 47 Hz (sistema nervoso e eletromiografia) e 70 a 110 Hz para eletromiografia (EMG), na qual o sinal é captado em janelas de dois segundos (*epochs*). Os índices são:

1. **Bispectral bilateral:** o número BIS™ é obtido da análise ponderada de quatro subparâmetros, taxa de supressão de surtos, supressão QUAZI, potência relativa beta e sincronização rápido/lenta (Figura 85.17), na qual se aplica um modelo estatístico multivariado com uma função não linear. O *delay time* é de 7,5 segundos e a taxa de atualização é de um segundo.[34]

2. **Taxa de supressão:** a supressão de surtos é definida como intervalos maiores de 0,5 segundo, nos quais a voltagem do EEG encontra-se abaixo de ± 5 microV nos últimos 60 segundos. Assim, o normal é uma taxa de supressão igual a zero.[34]

3. **Potência eletromiográfica:** essa variável é calculada como a soma de todas as raízes médias quadráticas (RMS), no intervalo de 70 a 110 Hz, normalizado para 0,01 microVRMS e expresso em decibel (dB). É um parâmetro importante, pois mensura a atividade elétrica no núcleo do nervo facial (região bulbopontina). Durante a anestesia geral, normalmente os valores situam-se abaixo de 30 dB; enquanto valores acima de 30 dB representam atividade elevada do núcleo do nervo facial.[34]

4. **Assimetria:** representa variações de potências entre os hemisférios cerebrais direito e esquerdo, sendo sinalizada com indicador branco para o lado de maior potência. Em adultos, considera-se como normais variações de até 20%.[34]

5. **SEF 95% com espectrograma:** o SEF 95% representa a frequência abaixo da qual se tem 95% de toda a potência na faixa de até 30 Hz. Entretanto, a análise espectral (espectrograma) tem se mostrado de grande importância pela possibilidade de evidenciar a hipersincronização alfa (talamocortical) e oscilação lenta (corticocortical), características da profundidade anestésica adequada em adultos.[35]

O sinal bruto da atividade elétrica é captado por eletrodos de superfície (não invasivos), adaptados de acordo com pontos definidos na neurologia pelo sistema 10/20, com montagens referenciais.[36]

Após a limpeza adequada da região frontal e temporal, os eletrodos captadores dos sinais elétricos são montados em uma fita adesiva para ser colada na região frontotemporal (direita ou esquerda) e conectado ao cabo, que interliga os eletrodos ao equipamento.

O monitor BIS™ pode ser um único equipamento (monitor) ou um módulo interno ou destacável de outro monitor multiparâmetro.

Após o acionamento do monitor (ligar,) ele executa um autoteste e avalia a conexão com o paciente, indicando quais eletrodos estão corretamente ligados (*Pass*) ou se algum tem problema de conexão. Se houver erro, este deve ser corrigido pressionando-se firmemente o eletrodo em questão, por alguns segundos, até que haja a indicação de funcionamento correto (*Pass*) em todos os eletrodos.

O Consenso Brasileiro sobre Monitoração da Profundidade Anestésica, publicado na Revista Brasileira de Anestesiologia,[31] em 2015, mostra os principais parâmetros fornecidos por cada equipamento (Tabela 85.9).[41]

O equipamento mostra diversos parâmetros que podem variar dependendo do modelo ou do módulo.

## Entropia

A entropia monitora e fornece a informação do estado do sistema nervoso central durante a anestesia geral.

A entropia é baseada na aquisição e no processamento dos sinais do *rawEEG* e eletromiografia frontal (*Frontalis Electromiography* – FEMG) por um algoritmo próprio (GE Healthcare®), pela medida da atividade elétrica cortical baseada no princípio de que o EEG se altera, de padrões irregulares para mais regulares, à medida que aumenta a profundidade anestésica. A FEMG também diminui à medida que o cérebro se torna saturado de anestésico.

A entropia mede a irregularidade dos sinais do EEG e dos músculos faciais (FEMG).

Existem dois tipos de entropia:

1. **Entropia de resposta (RE):** reação rápida, sensitiva à ativação dos músculos faciais (FEMG).
2. **Entropia de estado (SE):** estimativa do efeito hipnótico dos fármacos, no cérebro, durante a anestesia geral.

Antes do início de funcionamento do monitor, faz-se necessária a limpeza adequada da pele e a instalação correta do sensor, seguindo as recomendações do fabricante (Figura 85.29).

Após a conexão do sensor, o monitor realiza medições para verificar a integridade e o nível de impedância. O sensor é de uso único e sofre degradação após sua utilização.

Durante o estado de alerta e na indução existe uma diferença entre as duas entropias (RE e SE).

A escala de entropia e o seu significado, sugeridos pelo fabricante, está na Tabela 85.10.

### Tabela 85.10  Guia dos valores da entropia.

| | |
|---|---|
| 100 | Acordado e responsivo |
| 60 | Efeitos clínicos da anestesia |
| 40 | Baixa probabilidade de consciência |
| 0 | Supressão da atividade elétrica cortical |

### Tabela 85.9  Principais parâmetros fornecidos pelos equipamentos.

| Equipamento | Limites anestesia | TS/Limites | EMG/Limites | Assimetria | SEF 95% | Espectrograma | Delay time |
|---|---|---|---|---|---|---|---|
| BIS™ Vista bilateral | 40-60 | +/– 5 microV | 70-110 Hz | Sim | Sim | Sim | 7,5 s |
| SEDLine PSI Bilateral | 25-50 | ND | ND | Sim | Sim | Sim | 6,4 s |
| Entropia resposta | 40-60 | ND | ND | Não | Não | Não | Variável |
| qCON/Conox | 40-60 | +/– 3,5 microV | 30-42 Hz | Não | Não | Sim | 20 s |

ND = não disponível.

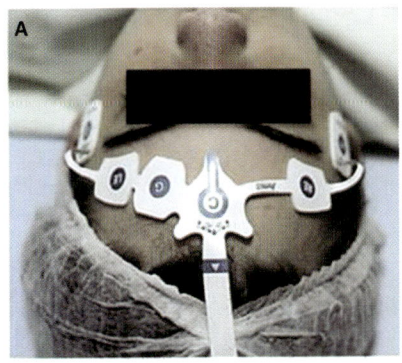
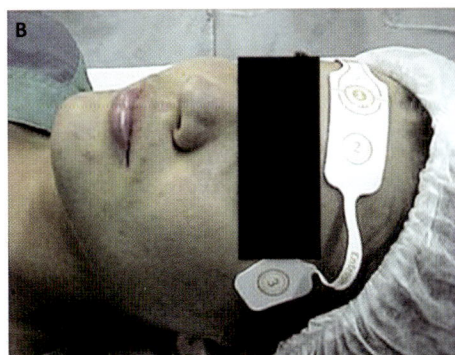
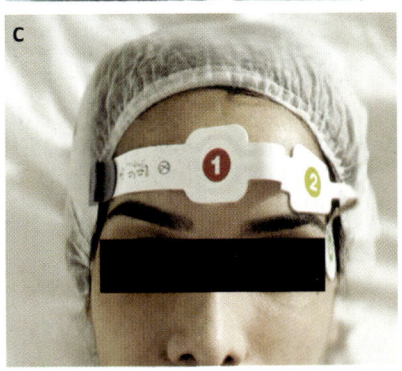
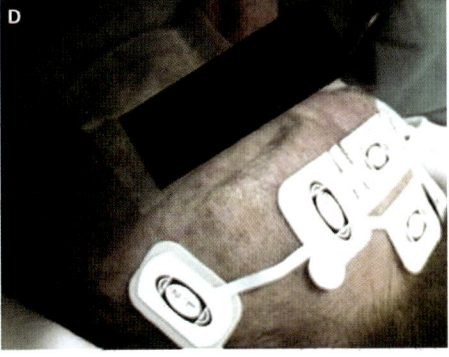

◀ **Figura 85.29** Posicionamento dos sensores de acordo com o fabricante: **(A)** BIS; **(B)** Entropia; **(C)** Conox; e **(D)** SEDLine.

**Fonte:** Adaptada de Nunes e col., 2015.[31]

## SEDLine®

O SEDLine® é baseado no algoritmo do índice de estado do paciente (PSI) e é utilizado na plataforma Root® (Masimo®, Irvine, Califórnia, EUA). Os passos básicos no cálculo do PSI são gravações do EEG coletadas de duas regiões anteriores (FPI e FPZ), uma linha central (Cz) e uma linha média posterior (Pz) do couro cabeludo. Utilizando circuitos otimizados para excluir a contaminação elétrica do meio ambiente, coletando 2.500 amostras por segundo por canal, os sinais passam por bandas de filtragem a 0,5-70 Hz e as amostras são minimizadas para 250 por segundo por canal, de acordo com o teorema de Nyquist. Os sinais do EEG são então processados por uma série de algoritmos de detecção de artefatos, permitindo a identificação dos "epochs" livres de artefatos dos dados do EEG. Um algoritmo adicional detecta a supressão desse exame, exclui esses dados do processamento e é usado para calcular uma taxa de supressão. Essa relação pode ser monitorada por meio da interface do usuário do equipamento e é levada em conta pelo algoritmo PSI.[37] A construção do PSI parte da análise das alterações da atividade elétrica cerebral observadas desde a perda ao retorno ao estado consciente de um paciente sob a administração de anestésicos,[37] tendo sido esse índice desenvolvido para monitorar a profundidade da hipnose em ambiente cirúrgico e na terapia intensiva.[34] Além do PSI, a plataforma possui quatro canais de eletroencefalografia processada, densidade espectral (DSA) bi-hemisférica, assimetria, valor da frequência da borda espectral (SEF) direita (R) e esquerda (L), potência eletromiográfica (EMG), artefato (ARTF) e taxa de supressão (SR).

A tela do monitor mostra 4 canais EEG captados sobre regiões frontais (FP1 e FP2) e sobre regiões temporais (F7 e F8), mostrando a atividade elétrica cortical frontal e pré-frontal do cérebro, dois do lado direito (R1 e R2) e dois do lado esquerdo (L1 e L2); o eixo vertical mostra a fonte do eletrodo e o eixo horizontal mostra o tempo. A amplitude padrão é de 5 µV.mm$^{-1}$ e velocidade 30 mm.s$^{-1}$, porém elas podem ser alteradas pelo usuário. A DSA é gerada pela interpretação dos 4 canais EEG captados, o eixo vertical mostra Hz (máximo 40 Hz) e o eixo horizonta,l o tempo decorrido.

Dados adicionais do espectro da plataforma Root®:

1. **Períodos de artefato (ARTF):** linhas verticais brancas.
2. **Períodos de supressão (SR):** linhas verticais pretas com um ponto azul na base do espectro.
3. **Períodos sem dados:** linha vertical preta.
4. **Frequência de borda espectral (SEF):** linha branca horizontal.

Os valores indicados pela monitorização do PSI variam de 0 a 100, correspondendo ao intervalo entre inatividade elétrica cerebral e estado de alerta, respectivamente. A gama de valores entre 25 e 50 está indicada para manutenção do ótimo estado hipnótico.

Atualizações de PSI (com base em mudanças abruptas no nível de sedação) são filtradas e minimizadas em uma janela deslizante, levando a uma atualização da tendência do PSI global a cada 1,2 segundo no SEDLine®.

Assimetria (ASYM) se apresenta no monitor entre os espectros e representa variações de potências entre os hemisférios cerebrais direito e esquerdo, sendo sinalizada com indicador branco para o lado de maior potência. Em adultos, considera-se como normais as variações de até 20%.[34]

Após a limpeza adequada das regiões frontal e temporal, os eletrodos captadores dos sinais elétricos são montados em uma fita adesiva que será colada na região frontotemporal (direita e esquerda) e conectada ao cabo, que interliga os eletrodos à plataforma na Porta MOC-9. O estado dos eletrodos pode ser visto na aba superior do monitor e todos os eletrodos devem estar verdes para assegurar a máxima qualidade.

O SEDLine® só está disponível em uma única plataforma chamada de Root®. O nome *root* é um termo técnico referente a operações feitas em sistemas baseados em Unix ou Linux. A plataforma Root® é um *framework*, ou seja, une códigos comuns entre vários projetos de *software*.

O Consenso Brasileiro sobre Monitoração da Profundidade Anestésica, publicado na Revista Brasileira de Anestesiologia, em 2015,[31] utilizando uma metodologia de Qualidade de Evidências (A, B, C e D) e Força de Recomendação (1- forte e 2- fraca), baseada em publicações científicas, sobre o uso dessa monitoração, postulou algumas situações clínicas e eventos:

1. **Consumo de anestésico – *Recomendação*:** o uso de equipamentos para monitoração da profundidade anestésica, tais como BIS™, entropia, PSA 4000 e CSM, está associado com redução do consumo de anestésicos, tanto inalatórios quanto venosos, assim como com a redução do tempo de recuperação anestésica, comparada com o método de monitoração por sinais e sintomas clínicos (1 A e 1 B).
2. **Despertar intraoperatório – *Recomendação*:** para prevenção do despertar intraoperatório, o uso de monitores da atividade elétrica cerebral é sugerido para pacientes de alto risco sob anestesia geral balanceada (2 B). Para pacientes sob anestesia venosa total, uma vez que constitui fator de risco para o despertar intraoperatório, o uso da monitoração da atividade elétrica cerebral é altamente recomendado (1 A).
3. **Morbimortalidade – *Recomendação*:** a atividade elétrica do sistema nervoso, avaliada predominantemente pelo índice BIS (sem considerar outros possíveis componentes, como taxa de supressão, espectrograma ou ambos), isoladamente ou em combinação com outras variáveis, como PAM e percentual da CAM, tem uma fraca associação com mortalidade (2 B).
4. ***Delirium* pós-operatório (DPO) e disfunção cognitiva pós-operatória (DCPO) – *Recomendação*:** a monitoração da profundidade anestésica com o monitor BIS facilita a titulação dos anestésicos e diminui a exposição do cérebro do idoso a doses elevadas dos agentes anestésicos e, assim, pode contribuir para redução de DPO (1 A) e DCPO (2 A e 2 B).

## qCON

Os algoritmos qCON e qNOX foram desenvolvidos por meio de um modelo matemático de ANFIS (Modelos Adaptativos de Inferência Neuro-Fuzzy). ANFIS é um híbrido de uma rede neural artificial e um sistema de lógica fuzzy, desenvolvido por Jang em 1993. Ele representa um sistema fuzzy do tipo Sugeno em uma arquitetura especial de rede "*feed-forward*" (avançar ou olhar para frente) de cinco camadas, onde as entradas não são contadas como uma camada. O modelo fuzzy de primeira ordem de Sugeno foi originalmente proposto por Takagi e Sugeno em 1985 e posteriormente elaborado por Sugeno e Kang em 1988, tendo como objetivo modelar o modo aproximado de raciocínio, permitindo o desenvolvimento de sistemas que imitam a habilidade humana em tomar decisões racionais em um ambiente de incerteza e imprecisão, capturando informações imprecisas da linguagem natural. O qCON usa quatro proporções espectrais do EEG e dos surtos de supressão. Essas proporções espectrais do EEG foram alimentadas em um ANFIS. Uma escala de referência foi desenvolvida com base na escala "*Observer Assessment of Alertness and Sedation*" (OAAS) e na escala de Ramsay. Assim, o modelo ANFIS foi treinado usando as razões espectrais como entrada, enquanto a escala clínica de referência como a saída.[38] A etapa final foi adicionar o surto de supressão como o principal parâmetro para indicar anestesia profunda. Os parâmetros individuais representam a razão logarítmica de energia entre as bandas clássicas teta, alfa, beta e gama do EEG e a energia total na faixa de frequência do sinal de 1 a 44 Hz. O qCON processa informações de EEG frontal e reflete o nível anestésico estimado como um número adimensional entre 99 (totalmente acordado) e 0 (isoelétrico). Índices qCON ≥ 80 correspondem ao estado de vigília ou sedação leve e a variação do índice de 60 a 40 corresponde ao nível anestésico adequado. Índices mais baixos estão associados a anestesia profunda e surto de supressão. Para detectar o surto de supressão, o qCON calcula uma taxa de ocorrência de supressão que é definida como a fração da atividade EEG suprimida maior que 1 s no intervalo de 30 s e varia entre 0 e 100%. Resumindo, o índice é baseado em quatro parâmetros espectrais que são calculados a partir da energia do sinal de diferentes bandas de frequência do EEG. As taxas de frequência são calculadas a cada segundo, portanto o qCON é atualizado a cada segundo. Uma média móvel exponencial foi aplicada para suavizar transições rápidas, portanto, o tempo de atualização de 50% do qCON é de 5 s, assumindo que não há artefatos no EEG.[38]

# ■ MONITORAÇÃO DA NOCICEPÇÃO E ANTINOCICEPÇÃO

A anestesiologia possui monitores eficientes para determinar o nível de consciência e o relaxamento muscular, porém a nocicepção e a antinocicepção (NAN) ainda são avaliadas por métodos subjetivos, como a resposta simpática ou parassimpática, pela variação da pressão arterial e/ou da frequência cardíaca, ou ainda, da sudorese e de movimentos. Existe um interesse crescente em monitorar o componente analgésico do ato anestésico para orientar na administração dos fármacos e conduzir o balanço entre a nocicepção e a NAN. A administração dos opioides, baseada nesses sinais convencionais, promove, com frequência, a prática de sub e sobredoses com os seus efeitos adversos.

Existem diversas técnicas de monitoração para determinar o balanço da NAN. As técnicas baseiam-se na análise de respostas corticais (eletroencefalográficas – EEG) ou subcorticais (balanço entre os sistemas simpático e parassimpático), durante o momento anestésico-cirúrgico, com a captação de sinais fisiológicos, submissão aos algoritmos de processamento e geração de um índice indicativo da NAN.[39,40]

Apesar de não existir, até o momento, nenhum "padrão-ouro", já existem disponíveis e em fase de validação diversos equipamentos. A seguir são descritos os princípios dessa monitorização.

As medidas são realizadas utilizando-se a frequência cardíaca, a variabilidade da frequência cardíaca, o tônus vascular ou a inibição do barorreflexo cardíaco.

### 1. *Analgesia Nociception Index* (ANI)

O ANI permite a medida direta da atividade do sistema nervoso autônomo (SNA), quantificando o tônus parassimpático pelas variações curtas e rápidas da frequência cardíaca (arritmia sinusal respiratória), induzidas pelo ciclo respiratório (espontâneo ou controlado) em uma série de intervalos R-R obtidos em um ECG contínuo, por meio de dois eletrodos colocados no tórax do paciente.[41]

Uma filtragem dos dados separa a banda de alta frequência (0,15-0,4 Hz) onde a arritmia sinusal respiratória (ASR) está presente. Essa arritmia faz parte de um arco reflexo que liga os receptores bronquiais de estiramento, o nodo vagal (no SNC) e o nodo sinusal no coração.

O índice varia de 0 a 100 em relação à atividade do parassimpático. Quanto maior a atividade do parassimpático, maior a ASR. Valores do ANI > 50 são considerados como um balanço adequado entre a NAN. Valores < 50 significam uma inibição do parassimpático antes de uma ativação simpática. Para um paciente inconsciente (sob anestesia geral), os valores alvo situam-se entre 50 e 70. Valores abaixo de 50 correspondem a uma baixa dose de opioides, enquanto valores acima de 70 podem significar uma sobredose de opioides.

Em pacientes conscientes, o ANI reflete a dor e o nível de estresse, e os valores entre 50 e 100 são esperados. Valores próximos de 100 indicam a otimização da analgesia e o conforto do paciente.[39,41]

As principais limitações do ANI são: arritmias graves, fibrilação atrial, marca-passo implantado, *bypass* cardiopulmonar e o uso de fármacos antimuscarínicos.[41]

### 2. CARDEAN

O *CARdiovascular DEpth of Analgesia*, CARDEAN® (Alpha-2 Ltd, Lyon, France) é baseado em uma pequena elevação da pressão arterial seguida por uma pequena taquicardia (reflexo somatossimpático), que significa a inibição do barorreflexo cardíaco, obtido pela medida contínua, batimento a batimento da pressão arterial, por um sensor não invasivo (Finapres Medical Systems®, Amsterdam, Netherlands) e sinais do ECG (frequência cardíaca – FC).

O *software* analisa um aumento da pressão arterial sistólica (PAS) de 2 a 5 mmHg e a variação R-R, e determina um índice relacionado com a atividade cardíaca barorreflexa. Em condições de equilíbrio entre a NAN e a PAS, uma elevação mínima da PAS é seguida por diminuição da FC (aumento do intervalo R-R), via reflexo mediado pelo barorreceptor. No entanto, quando uma pequena elevação da PAS é seguida por taquicardia (diminuição do intervalo R-R), o barorreflexo cardíaco encontra-se inibido, indicando desequilíbrio entre NAN e PAS.

O CARDEAN® está relacionado com a adequação do equilíbrio entre nocicepção/antinocicepção. O índice pode sofrer a influência de artefatos como vasoconstrição ou hipovolemia.

### 3. SPI

Surgical Pleth Index® (GEHealthcare®, Helsinski, Finland) – SPI é medido por meio de um sinal fotopletismográfico recebido de um sensor formado por um LED emissor de infravermelho e um fotodetector, colocado no dedo, que monitora o intervalo dos batimentos cardíacos (variação da frequência cardíaca) e a amplitude da onda de pulso.[52] Esse sensor é capaz de medir as alterações de volume do leito microvascular dos tecidos. Inicialmente, esse processo era denominado *Surgical Stress Index* (SSI®).[39]

Após normalizado o sinal, para considerar a variabilidade entre pacientes, os registros da amplitude da onda de pulso (fotopletismográfica) e o intervalo dos batimentos cardíacos farão parte do cálculo do SPI®.[42]

Para uso clínico, o SPI® varia de 0 a 100, sendo próximo a 100 o indicativo de um alto nível de estresse e próximo a 0 um baixo nível de estresse.[39]

Em uma revisão sistemática e metanálise, ficou demonstrada a diminuição do consumo de opioides e do tempo para a desintubação quando o uso do SPI® foi comparado com a analgesia convencional. Os autores sugerem que o uso do SPI® é melhor que o método convencional de titulação dos analgésicos, sob anestesia geral, em várias circunstâncias clínicas.[38]

Quando comparado com a prática clínica convencional, sem monitoração da nocicepção, o SPI® promove a diminuição das doses de opioides e hipnóticos, a recuperação mais rápida da anestesia e a diminuição dos efeitos indesejados. O SPI® pode ser afetado por artefatos como vasoconstrição, hipovolemia ou hipotermia.[39]

### 4. Condutância da pele

A condutância da pele é a variação da condução da corrente elétrica através da pele. É um método conhecido para estudar a atividade do sistema nervoso simpático por meio da colocação de três eletrodos na região palmar do paciente, que medem a modulação da condutância elétrica devido ao aparecimento/desaparecimento de sudorese, relacionada com a ativação/inibição do sistema nervoso simpático. Algoritmos próprios computam a flutuação (variação) e a amplitude das flutuações da condutância da pele (Med-Storm Innovation®, Oslo, Norway).[43]

O índice do *Skin Conductance Algesimeter* (Med-Storm Innovation®, Oslo, Norway) é baseado no número de disparos (*burst*, explosões) nos nervos simpáticos da pele, determinados pelos picos de condutância por segundo na presença de dor e estímulo nociceptivo, bem como em sintomas de abstinência.[43]

O *software* desse monitor pode ser instalado em outros monitores como: Philips® MX e Intellivue, Mindray®, Draeger® e Nihon Kohden®.

### 5. NoL®

Nociception Level Index® é a combinação não linear dos valores da frequência cardíaca, da variabilidade da frequência cardíaca, da amplitude da onda do fotopletismograma do dedo, do nível de condutância da pele, das flutuações do nível de condutância da pele e suas derivadas de tempo.

O NoL® obtém os sinais por meio de um sensor de dedo capaz de medir:

- Fotopletismograma;
- Resposta galvânica da pele (sudorese);
- Temperatura da pele; e
- Acelerômetro de 3 eixos (movimento).

Os sinais são colhidos a 50 Hz e processados por um *software* específico (Medasense Biometrics®).[44]

O resultado é derivado de um algoritmo de modelagem de árvore decisória (_andom forest regression) que permite a combinação de múltiplos parâmetros, de origens diferentes, determinando suas interações não lineares complexas.[44]

### 6. Pupilometria

Avalia a atividade simpática e mede a variação do diâmetro pupilar em resposta a diferentes estímulos nociceptivos. O sistema incorpora um gerador de estímulos elétricos tetânicos para geração de estresse por meio de eletrodos, para medir a resposta da dilatação pupilar reflexa (PRD).[39] Sua principal limitação está no acesso aos olhos e a medida não contínua do diâmetro pupilar e suas flutuações, já que não existe um sensor instalado definitivamente.[39,45]

Apesar das limitações existentes, até este momento, não existem dúvidas de que o desenvolvimento da monitoração do nível de consciência junto com a monitoração dos níveis de NAN ajudarão a melhor utilização do uso dos fármacos na condução da anestesia.[45]

### 7. qNOX

Tal como aconteceu com o qCON, o qNOX foi desenvolvido ajustando o EEG a uma escala de referência. A referência foi composta pelos níveis de Ramsay 5 e 6. Esses foram avaliados pela aplicação de pressão no leito ungueal e se o paciente retirasse a mão, isso era interpretado como uma resposta à estimulação nociva. Os níveis 1 e 0 da OAAS (*Observer Assessment of Alertness and Sedation*) também foram utilizados para gerar a escala de referência. A base do qNOX foram as quatro relações de frequência, variando de 1 a 44 Hz. O qNOX foi compensado com o qCON, se o qCON estiver abaixo de 25, presume-se que o paciente esteja sob anestesia muito profunda e que a resposta à estimulação nociva seja improvável. O qNOX usa uma equação como o qCON, o denominador é o mesmo Etot E (1-44 Hz), mas as quatro relações de frequência são diferentes; qCON usa: E1 =E(4-8 Hz), E2 =E(8-13 Hz), E3 =E(11-22 Hz) e E4 =E(33-44 Hz), já o qNOX usa: E5 =E(1-4 Hz), E6 =E(8-13 Hz), E7 =E(13-44 Hz) e E8 =E(30-44 Hz).

Não existe, até o momento, um *"gold standard"* para a avaliação do balanço da NAN.[38]

## ■ MONITORAÇÃO HEMODINÂMICA AVANÇADA

Mesmo com os grandes avanços nos últimos anos em ressuscitação e em cuidados intensivos, a disfunção orgânica ainda está presente em uma grande proporção dos pacientes com doenças graves e naqueles submetidos a cirurgias de grande porte. A ressuscitação precoce e agressiva de pacientes gravemente enfermos pode limitar e até reverter a hipóxia tecidual e, assim, limitar a falência orgânica e melhorar o desfecho desses pacientes.[62] A optimização do débito cardíaco (DC) por meio de soluções expansoras, em pacientes submetidos a cirurgias de grande porte, tem demonstrado uma redução das complicações pós-operatórias, bem como da estadia hospitalar.[46,47] Porém, o excesso de fluidos pode também exercer um papel maléfico, piorando o desfecho dos pacientes enfermos.[47] Assim, um criterioso processo de avaliação da hemodinâmica se faz necessário para o adequado controle do paciente crítico. Somente variáveis como pressão venosa central, saturação, pressão arterial, frequência cardíaca e oxigenação arterial pouco se alteram no início do choque e são insuficientes para guiar a terapêutica. A administração de fluidos ao paciente crítico se faz com o único objetivo de aumentar o volume sistólico, conhecido como responsividade a volume.[48] Se o paciente não é responsível a volume, ou seja, não ocorre aumento do volume sistólico com a administração de volume, a sobrecarga volêmica muito provavelmente causará prejuízo. Caso este paciente apresente baixo DC após uma expansão volêmica, o uso de inotrópicos pode ser necessário. Assim, as medidas de DC e de volume sistólico são de fundamental importância no adequado manejo do paciente crítico submetido à cirurgia de grande porte.

Nos últimos anos, grande avanço tem sido obtido com respeito à monitorização do DC, movendo-se do tradicional cateter de Swan-Ganz para monitores menos invasivos. Apesar de suas limitações, o cateter de Swan-Ganz ainda é considerado o padrão-ouro para comparação da acurácia dos monitores de DC minimamente invasivos. Ao se avaliar um monitor de DC minimamente invasivo, deve-se ter em mente dois pontos fundamentais: acurácia frente a medidas individuais e habilidade para acompanhar as mudanças reais no DC.[48] A porcentagem de erro, calculada a partir de 2 desvios padrões do viés de medida, é aceita quando esse limiar se mantém até o limite de 30%.[49]

O monitoramento do DC tornou-se um componente essencial da avaliação hemodinâmica de pacientes graves. Atualmente, o método mais utilizado é a análise do contorno da onda de pulso (ACOP).

Os monitores podem utilizar diferentes métodos:

- ■ Não invasivo;
- ■ Invasivo não calibrado externamente;
- ■ Invasivo calibrado externamente.

Esses métodos permitem calcular e estimar continuamente o volume sistólico (VS) e o DC, pela análise da forma da onda do pulso arterial. Todos os equipamentos têm algoritmos próprios e usam fórmulas hipoteticamente verdadeiras. Para entender como o VS é derivado da pressão sanguínea, devemos ter em mente os fatores fisiológicos que determinam a pressão arterial (PA), mesmo sabendo que o relacionamento entre ela e o VS é complexo e não facilmente previsível.[50]

Essa técnica permite a estimativa contínua do VS e do DC, analisando as características da forma de onda de pulso da pressão arterial, porém apresenta recursos e limitações comuns, dentre eles as caraterísticas biométricas da população onde os dados foram anexados e indexados no *software* dos equipamentos não calibrados externamente, da resistência, da complacência, da impedância característica e dos reflexos de ondas arteriais do paciente.[51]

Outras limitações estão relacionadas às rotinas que devem ser aplicadas ao sistema, durante aferição, como: a calibração – que envolve a zeragem dos valores, a lavagem, o nivelamento do transdutor e a verificação do coeficiente de atenuação do sistema tubular.[51]

No momento de decidir usar um monitor de ACOP, é essencial lembrar o objetivo primário do monitoramento e a situação clínica específica. Devemos ter como meta acompanhar as tendências e mudanças no DC e monitorar os índices dinâmicos como as variações da pressão de pulso (VVP) e as variações do volume sistólico (VVS). Para uma medição confiável do valor absoluto do DC, as condições hemodinâmicas no momento da calibração e utilização devem permanecer estáveis. Nos casos de alterações drásticas do sistema arterial (como na sepse e no uso de vasoativos), recomenda-se realizar uma nova calibração.[52]

## Monitor da Pressão Arterial com Análise de Onda de Pulso para a Predição da Resposta a Variação do Volume Intravascular

Novas tecnologias fornecem, em seu *software*, a análise da onda de pulso arterial, a variação da pressão sistólica (VPS), variação da pressão de pulso (VPP%) e variação da pressão sistólica manual (VPSman). O princípio do funcionamento utiliza a medida da pressão arterial sistólica (PAS) invasiva e os valores resultantes das alterações das pressões intratorácicas.

Durante o ciclo respiratório (inspiração e expiração), na ventilação mecânica, ocorre a variação do volume pulmonar que diminui a quantidade de sangue ejetado do ventrículo direito durante a inspiração, resultando na diminuição do sangue que atravessa o leito vascular pulmonar e entra no coração esquerdo, por consequência reduzindo o enchimento ventricular esquerdo, levando à redução do volume sistólico do ventrículo esquerdo e da pressão arterial. Essas variações cíclicas da PAS são conhecidas como VPS, usadas clinicamente na tentativa de diagnosticar pacientes hipovolêmicos desde que a resistência vascular sistêmica permaneça inalterada.[53,54] Em um paciente ventilado mecanicamente, a VPS normal é de 7 a 10 mmHg. No monitor, a VPSman pode ser observada como uma variação para baixo (D *Down* = 5 a

6 mmHg) e uma variação para cima (D *Up* = 2 a 4 mmHg).[54] Estudos têm demonstrado que a VPS D *Down* tem maior acurácia em identificar pacientes hipovolêmicos.[55]

O percentual da variação da pressão de pulso (VPP%) é um outro marcador dinâmico de reserva de pré-carga, que também é usado como preditor de resposta volêmica e é calculado automaticamente, em tempo real, pelo algoritmo do próprio fabricante do monitor.[56]

A Tabela 85.11 apresenta algumas condições que devem estar presentes para garantir a acurácia desse método, para identificar o paciente fluido responsivo.[57]

| Tabela 85.11 Condições para a acurácia da determinação da fluidorresponsividade. |
| --- |
| Paciente sedado e sem esforço respiratório |
| Volume corrente > 8 mL.kg$^{-1}$ |
| Ritmo cardíaco regular |
| Tórax fechado |
| Não possuir baixa complacência pulmonar |
| Relação frequência cardíaca/frequência respiratória < 3,6 |
| Não haver insuficiência de ventrículo direito |

Deve-se observar que a complacência arterial está diminuída nos idosos e em algumas doenças, e aumentada nas crianças, gerando um valor elevado da VPS nas baixas complacências e um valor reduzido nas altas.[58]

## Calibração do Sistema

Como cada dispositivo tem seu próprio algoritmo, eles dependem de dados como demografia do paciente, valores hematológicos e ecocardiografia. Durante o processo de instalação dos cateteres nos métodos invasivos, devemos usar técnicas assépticas e seguir os protocolos orientados pelos fabricantes para validação dos dados obtidos, além de observar as contraindicações descritas, que podem diminuir a acurácia. Na Tabela 85.12 foram incluídos os principais fabricantes e princípios usados na monitoração.[59]

Esses monitores baseiam-se em técnicas que analisam o formato da onda de pulso, fazendo uma relação entre pressão arterial, volume sistólico, complacência arterial e resistência vascular. Atualmente, podemos dividir esses dispositivos pela necessidade ou não de um indicador para a calibração. Alguns dispositivos, como o LiDCO® (LiDCO System, Cambridge, UK), usam o lítio como indicador para calibração inicial, enquanto o VolumeView® (Edwards Lifesciences, Irvine, CA) e o PiCCO™ (PiCCO System, Pulsion, Munich, Germany) necessitam de um indicador térmico, sendo utilizado soro fisiológico a 0°C. Eles analisam a área sob a curva da pressão, raiz quadrada do sinal da pressão arterial ou desvio-padrão de pontos sob a curva arterial para os cálculos posteriores do débito cardíaco. O sistema FloTrac® (Edwards Lifesciences, Irvine, CA) não utiliza calibração inicial, fazendo o cálculo inicial com base nos parâmetros antropométricos do paciente.

O sistema FloTrac® usa uma linha arterial, que pode ser radial, braquial, axilar ou femoral, sem necessidade de calibração externa. Este sistema calcula o débito cardíaco de maneira contínua, usando a análise do contorno da onda de pulso para o cálculo da resistência vascular sistêmica e da complacência, além de fornecer a variação do volume sistólico, que pode ajudar a guiar a infusão de fluidos no intraoperatório. É um sistema de fácil utilização, necessitando apenas de um acesso arterial periférico. Quanto à sua acurácia, esse sistema apresenta algumas limitações para o seu uso, que foram aprimoradas com o lançamento da quarta atualização do *software*, principalmente em pacientes vasoplégicos, em situações de refluxo aórtico, como na insuficiência aórtica, e em balões intra-aórticos.[60] Uma metanálise publicada recentemente, avaliando os estudos de validação do FloTrac®, concluiu que os resultados publicados não permitem uma conclusão sensata sobre a técnica do contorno da onda de pulso e o método da termodiluição.[61] Também ficou comprovado que, em cirurgias de troca valvar, transplante hepático, choque séptico e choque cardiocirculatório misto, o percentual de erro foi superior aos aceitáveis 30% de erro.[61] A acurácia desse sistema também se perde em artefatos na onda

| Tabela 85.12 Invasividade, técnica e fabricantes dos principais monitores de análise do contorno da onda de pulso (ACOP). | | |
| --- | --- | --- |
| **Invasivo – Não invasivo** | **Técnica** | **Fabricante** |
| Não invasivos | Calibração interna da ACOP | ClearSight™ cuff (Edwards Lifesciences)[1] |
| | | Acumen IQ cuff (Edwards Lifesciences) |
| | | LiDCO//CNAP™ Masimo (Masimo)[1-3] |
| | | CNAP® (cnsystem)[1,3] |
| | | NICCI (Getinge)[1] |
| | | esCCO (Nihon Koheden)[1,3] |
| Invasivos não calibrados | Calibração interna da ACOP | ProAQT™ (Getinge )[1,3] |
| | | Acumen™/FloTrac™ (Edwards Lifesciences)[1] |
| | | Masimo LiDCO™ (Masimo)[1-3] |
| | | MostCare$^{up}$ (Vygon)[1] |
| Invasivos calibrados | Calibração externa da ACOP (termodiluição transpulmonar) | PiCCO™ (Getinge)[4] |
| | | Volume View™ (Edwards Lifesciences) |
| Invasivo calibrado | Diluição de lítio transpulmonar | Masimo LiDCO™ (Masimo)[2,5] |

1 = possuem banco de dados armazenados; **2** = presente no Lidcounity; **3** = opção de calibração do débito cardíaco por dispositivo externo (doppler ultrassom); **4** = possui cateteres para uso pediátrico, acima de 2 kg de peso; **5** = não usa ACOP e sim a análise do poder da onda pulso.

**Fonte:** Adaptada de Vincent e col., 2015.[59]

arterial, com comprometimento do cateter arterial, vaso-constrição periférica intensa, pulsação irregular e disfunção cardíaca extrema.

O sistema PiCCO™ também utiliza o sistema de contorno da onda de pulso, baseado no algoritmo de Wesseling para o cálculo do DC. O sistema é calibrado periodicamente pelo método da termodiluição. Esse sistema é capaz de fornecer, além do DC contínuo, variáveis como resistência vascular sistêmica, variação do volume sistólico, variação da pressão de pulso, volume intratorácico de sangue, volume diastólico final global e a água extravascular. Para o funcionamento, o sistema PiCCO™ necessita de um cateter venoso central com um termistor na extremidade e uma via arterial central, como a femoral, a axilar ou braquial, não sendo recomendada sua utilização na artéria radial. Após a injeção de solução fisiológica a 0°C, o termistor é capaz de realizar a variação da temperatura e estimar o DC. As variações do DC são calculadas por análise do contorno da onda de pulso.[62] Quanto à acurácia, o PiCCO™, com recalibração frequente e inserção pela artéria femoral, apresentou boa acurácia e precisão. Em um total de 25 estudos que avaliaram a acurácia e precisão do sistema, 21 deles foram realizados em cirurgias cardíacas nas quais o sistema PiCCO™ apresentou boa precisão.[60] Em um estudo recente, os resultados do DC do sistema PiCCO™, quando comparados com o do cateter de Swan-Ganz, mostraram dados similares, sem diferenças estatísticas nos valores da resistência vascular sistêmica e DC, quando adequadamente calibrados e recalibrados. Sem recalibração, os resultados não foram comparáveis à termodiluição do cateter de Swan-Ganz.[63]

O VolumeView™ é um sistema que implementa um método de calibração baseado em infusão de soro fisiológico a 0°C, sendo também capaz de calcular o volume intratorácico de sangue, volume diastólico final global e água extravascular. Esse sistema também é dependente de um cateter venoso central e de um acesso arterial central (por ex., artéria femoral). Estudos recentes, realizados em uma população mista de uma UTI, mostraram boa correlação com as medidas do PiCCO™, incluindo o DC e as variáveis de água extrapulmonar e volume diastólico final global.[63]

Já o sistema LiDCO®, combina a análise de contorno da onda de pulso com a calibração baseada no íon do lítio como calibração inicial. O lítio pode ser injetado em uma veia periférica, dispensando o uso de cateter venoso central e o cálculo do DC pode ser feito em acesso arterial periférico. Entretanto, assim como o PiCCO™, o sistema precisa de recalibrações frequentes, principalmente após variações hemodinâmicas agudas ou após qualquer intervenção que altere a impedância vascular.[48] O LiDCO® apresentou boa correlação com a termodiluição mesmo no pós-operatório de cirurgias cardíacas e pós-eclâmpsia. Em transplante hepático, ainda apresenta resultados controversos. Esse sistema aparenta ser mais robusto em situações de instabilidade hemodinâmica, entretanto, se o paciente estiver utilizando lítio ou bloqueador neuromuscular, a calibração pode ser prejudicada.[60,62]

Os monitores de DC estão em constante aprimoramento, cada um com suas vantagens e desvantagens, as quais limitam ou indicam determinados tipos de monitores para cada tipo de paciente cirúrgico. Em breve, espera-se ter monitores não invasivos, precisos, com boa acurácia e confiáveis.

## Índice de Previsão de Hipotensão

O índice de previsão de hipotensão (HPI) é um método de monitoração hemodinâmica avançado minimamente invasivo da análise da forma da onda de uma artéria para prever a hipotensão intraoperatória minutos antes da ocorrência do episódio. Ele é exibido com um valor de 0 a 100, onde valores mais altos indicam maior probabilidade de um evento hipotensor.[64] O primeiro *software* conhecido é o *Acumen Hypotension Prediction Index* presente na plataforma HemoSphere (Figura 85.30), que além do HPI algoritmo, existe a opção de uma tela secundária que fornece informações valiosas sobre a possível causa do futuro evento hipotensivo.[64] Essas diversas variáveis hemodinâmicas em forma de árvore de decisão são divididas em três áreas que representam um tripé: 1) pré-carga, indicada pela variação do volume sistólico (VVS) e variação da pressão de pulso (VPP); 2) contratilidade do coração, especificada pelo dP/dtMAX derivado da análise da forma de onda arterial; e 3) pós-carga que é representada pela elastância arterial dinâmica (Ea$_{dyn}$), que é mensurada por meio da relação da VPP com VVS, estimando assim a elastância arterial$_{U,T}$. Parâmetros complementares também estão disponíveis como pressão arterial média (PAM), DC, resistência vascular sistêmica (RVS), índice cardíaco (IC) dentre outros.

## Contraindicações ou Desvio de Valores Reais

Os pacientes em uso de balão de contrapulsação intra-aórtico têm contraindicação absoluta para uso da ACOP. Os pacientes com fibrilação atrial podem apresentar medidas de DC incorreto, já os portadores de aneurismas aórticos podem originar a apresentação de um volume de sangue determinado por calibração externa incorretamente elevados.

Dentre outras doenças e/ou procedimentos cirúrgicos que levam a medidas incorretas, podemos citar: arritmias, estenose aórtica, insuficiência cardíaca, *shunts* intracardíacos, insuficiência mitral ou tricúspide, embolia pulmonar maciça, pneumectomias, cirurgias cardíacas na fase aberta e de circulação extracorpórea.

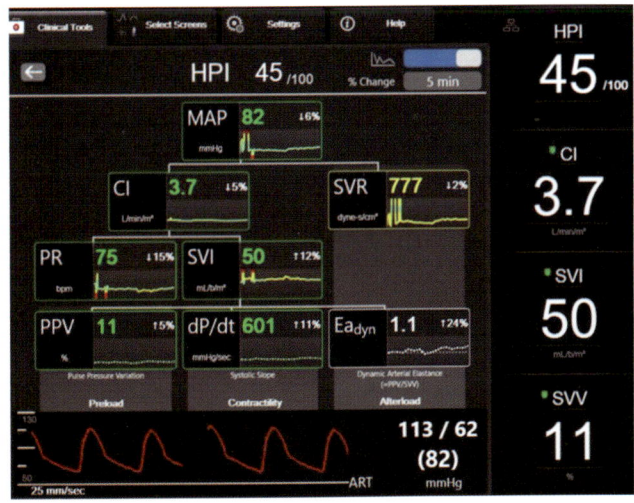

▲ **Figura 85.30** Tela secundária do algoritmo do *Hypotension Probability Indicator* (HPI) (Edwards Lifesciences, Irvine, CA, USA).

**Fonte:** Reproduzida de Sidiropoulou e col., 2022.[64]

## Análise de Impedância Transtorácica e Biorreatância

Outros dispositivos de monitorização minimamente invasiva e não invasiva estão avançando no mercado com resultados promissores como, por exemplo, a tecnologia de medida da impedância e biorreatância.

Nyboer, em 1950, descreveu para a época a extrapolação do volume sistólico (VS), utilizando variações na impedância elétrica transtorácica para uma corrente alternada que ocorre de forma síncrona com o ciclo cardíaco.[65] Posteriormente, Kubicek e col., em 1966 introduziram essa técnica na prática clínica para o cálculo de DC.[66] O DC é derivado continuamente de sinais elétricos recebidos por meio de eletrodos de pele (BIOZ, Cardiodynamics, San Diego, EUA - Nissha Medical Technologies Healthcare Solutions, Buffalo, NY, EUA). Ele é usado para determinar as variações intrabatimentos na voltagem transtorácica em resposta à corrente de alta frequência aplicada através do tórax. O volume de ejeção (SV) é calculado usando-se a fórmula: $SV = rho \times (L/Z0)2 \times (dZ/dtmax) \times VET$; em que $\rho$ = resistividade do sangue, L = distância média entre os eletrodos internos (comprimento torácico), VET = tempo de ejeção ventricular, (dZ/dt) max = valor máximo absoluto da primeira derivada durante a sístole, e Z0 = impedância torácica basal. O VET é obtido a partir da curva dZ/dt *versus* tempo. Várias fontes de erro incluem artefatos de movimento, interferências elétricas, presença de arritmias, desvios anatômicos, derrames pleurais e pericárdicos, corpos estranhos no tórax e edema pulmonar. Apesar de muitas modificações nos algoritmos matemáticos, a validação clínica não é robusta.[67] Uma metanálise calculou que a porcentagem média de erro era de 43% entre esse dispositivo de monitoramento e a técnica de termodiluição do cateter de artéria pulmonar (PAC). A utilidade desse monitor ainda precisa ser validada. A biorreatância, por outro lado, é uma modificação avançada da bioimpedância. Em vez de apenas medir a resistência elétrica, a biorreatância considera também as propriedades capacitivas e indutivas dos tecidos biológicos e do sangue. Isso significa que, além da resistência elétrica, a biorreatância mede como os campos elétricos se comportam em relação à frequência da corrente aplicada. As mudanças na fase do sinal elétrico à medida que ele passa pelo tórax são analisadas para fornecer uma estimativa mais precisa do débito cardíaco (sistema Starling™ SV, Baxter, Deerfield, Illinois, EUA). Mudanças de fase são induzidas entre uma corrente elétrica aplicada e o sinal de tensão resultante devido à biorreatância. Assim, na técnica de biorreatância, a corrente oscilante é distribuída através do tórax e as variações dos espectros de frequência em resposta ao fluxo sanguíneo cíclico para fora do coração são analisadas para calcular o SV em contraste com a bioimpedância, onde as alterações de amplitude de tensão transtorácica são extrapoladas para o mesmo. Foi encontrada uma relação quase linear entre as mudanças de fase medidas continuamente e o fluxo sanguíneo na aorta. Essa abordagem resulta em menos interferência do movimento do paciente, ruído elétrico, posicionamento do eletrodo, esforço respiratório e índice de massa corporal, devido a uma relação sinal-ruído mais alta. Além do DC, esse sistema também mede a frequência cardíaca, a pressão arterial sistólica, a pressão arterial diastólica, a pressão arterial média, a variação do volume sistólico,

o VET, a saturação de oxigênio da hemoglobina arterial e o conteúdo de líquido torácico (TFC). Além disso, o sistema calcula parâmetros clínicos, como índice cardíaco, índice VS, resistência periférica total (TPR), índice TPR (TPRI), potência cardíaca (PC), índice PC, índice DO2, delta TFC (TFCd) e TFCd de linha de base com base nos parâmetros medidos acima ou nos parâmetros inseridos manualmente, como: hemoglobina, oxigenação sanguínea e pressão arterial. No entanto, apesar da impressionante bateria de dados, essa tecnologia ainda tem limitações no que diz respeito à precisão do DC medido durante condições dinâmicas, o que leva a todos os outros parâmetros derivados como ruído de informação em ambientes clínicos práticos. Em pacientes submetidos à cirurgia cardíaca, a correlação dessa tecnologia não foi forte durante o período pós-operatório imediato quando comparada com a termodiluição do PAC (cateter de artéria pulmonar).

O sistema de biorreatância tem ganhado espaço, oferecendo como vantagens a total não invasão do paciente, com medida contínua do DC e a boa acurácia nos estudos preliminares; entretanto, ainda existem problemas com a estabilidade do sinal, principalmente após 24 horas de seu uso.[67]

## ▪ ALARMES

"A eterna vigilância é o preço da segurança" – a frase lema da American Society of Anesthesiologists (ASA) – define o anestesiologista como o médico mais próximo do paciente. Temos o dever de zelar por sua vida.

Os parâmetros monitorados e, por vezes, o próprio monitor, possuem alarmes que indicam a variação do parâmetro para fora da faixa ajustada ou a alteração do funcionamento. Esses alarmes auxiliam o anestesiologista, acrescentando uma vigilância eletrônica à sua principal atividade – a de monitorar.

Os principais tipos de alarmes – avisos para chamar a atenção de um desvio – são auditivos e/ou visuais. Por vezes, é possível desligar os alarmes auditivos para diminuir o estresse como, por exemplo, o alarme auditivo de apneia durante a circulação extracorpórea (CEC), que deverá ser religado após a saída da CEC e retorno da ventilação controlada. O desligamento dos alarmes auditivos, com a manutenção dos alarmes visuais, exige um foco de atenção nas telas dos monitores nem sempre exequível.

A Figura 85.31 mostra a trajetória típica de um evento que pode levar à lesão e que pode ser evitada pelo conhecimento do uso dos alarmes. O alarme: 1) identifica o início de uma reação adversa; 2) notifica o anestesiologista; 3) que, então, identifica o alarme gerado e 4) corrige o problema, desviando da rota de lesão e retornando ao estado de segurança. Se o evento prossegue, sem a identificação, a lesão e suas consequências podem ser concretizadas.

Os monitores possuem valores dos parâmetros de alarmes ajustados para faixas mais comuns, de fábrica. Essas faixas de alarmes podem ser ajustadas pelo anestesiologista. Recomenda-se que, antes do início do ato anestésico, os alarmes sejam ajustados com parâmetros adequados para o caso e para o paciente. Desligar os alarmes, para evitar o estresse que estes podem causar, significa abandonar a vigilância eletrônica proporcionada para a segurança do paciente.

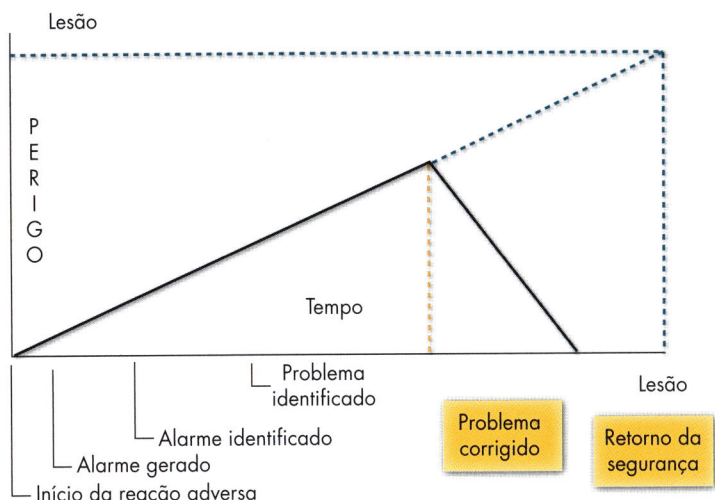

◀ **Figura 85.31** Potencial de lesão em relação ao tempo para a geração e a identificação do alarme, identificação e correção do problema e retorno à segurança ou evolução para a lesão.

**Fonte:** Adaptada de Schreiber; Schreiber, 1987.[68]

## PRINCÍPIOS DA ULTRASSONOGRAFIA

A ultrassonografia é um advento tecnológico que está cada vez mais presente no cenário anestésico. Atualmente, alguns especialistas já a consideram como o próximo estetoscópio, devido a sua grande utilidade na monitorização hemodinâmica (por ex., ecocardiografia), respiratória (por ex., ultrassonografia pulmonar, avaliação da via aérea), verificação do conteúdo gástrico, diagnóstico intraoperatório de situações críticas (por ex., pneumotórax) e na realização de procedimentos como passagem de cateteres venosos e arteriais e de bloqueios anestésicos.

A formação das imagens ultrassonográficas é dependente principalmente da emissão de feixes de ondas ultrassônicas e, posteriormente, do recebimento do eco dessas ondas. Ondas ultrassônicas são definidas como aquelas cuja frequência está acima de 20 kHz, ou seja, acima do limite superior da audição humana. A formação das ondas é realizada por meio de elementos piezelétricos. O efeito piezelétrico se refere à aplicação de um campo elétrico a um cristal, o qual causa o realinhamento de sua estrutura dipolar interna, causando sua diminuição ou alongamento. Esse processo converte a energia elétrica em energia cinética. O efeito piezelétrico ocorre em dois caminhos, e o caminho reverso ocorre quando a energia cinética, por deformação do cristal, é convertida em energia elétrica.[69]

Assim, uma pressão mecânica é gerada toda vez que uma voltagem é aplicada sobre os cristais e, em sentido reverso, esses elementos são capazes de gerar eletricidade quando uma onda de determinada frequência os atinge. Em resumo, a emissão das ondas ocorre de modo grosseiramente similar a um alto-falante e a recepção, similar a um microfone. Exemplos clássicos de elementos piezelétricos são os cristais de quartzo, que vibram em uma frequência predeterminada quando uma corrente elétrica é aplicada.

Os aparelhos de ultrassom contêm uma série de transmissores que simultaneamente são capazes de formar um feixe de ultrassom. As ondas sonoras, uma vez atingindo diferentes meios de propagação (ou interfaces teciduais), sofrem, assim como a luz, fenômenos de refração, reflexão e atenuação, além de absorção e dispersão. O eco é gerado na fronteira entre duas interfaces de meios de atenuação sonoras distintas. Quanto maior a diferença de atenuação sonora, mais intenso será o eco gerado (maior reflexão). Caso os meios apresentem a mesma atenuação, nenhum eco será gerado, o que tornará inviável a diferenciação entre as estruturas.

Para a formação da imagem, os cristais transmissores são silenciados e passam a atuar como receptores dos ecos gerados. Com isso, faz-se necessário que haja um período de emissão de ondas seguido por um período de silêncio. Isto será alternado com uma frequência preestabelecida. A imagem será interpretada pelo equipamento de ultrassom e utilizará dados da direção do eco, da intensidade dos ecos retornados e do tempo que este levou para ser recebido após a sua emissão. Essas informações permitirão o cálculo da profundidade e do brilho daquele pixel (unidade de imagem) no monitor.

Com isso, as ondas sonoras, para formar imagens, dependerão de:

- **Frequência da onda de ultrassom:** consiste no número de ciclos ou mudanças pressóricas que ocorrem em 1 segundo. As unidades são expressas em Hertz (Hz). A frequência é determinada exclusivamente pela fonte geradora do sinal, sem sofrer alteração conforme atravessa o meio. As frequências típicas utilizadas na prática clínica variam de 2 a 15 MHz.[70] Quanto maior a frequência, menor será a penetração no tecido e maior a resolução da imagem;
- **Velocidade de propagação:** velocidade de propagação de som no meio que está atravessando. É tipicamente considerada 1.540 m.s$^{-1}$ para tecidos moles. Considerando a velocidade nos tecidos como constante (1.540 m.s$^{-1}$), o tempo transcorrido entre a sua emissão e recepção permite determinar sua profundidade;
- **Amplitude:** é a variação pressórica dentro de uma onda de ultrassom. A amplitude está relacionada com a energia da onda, ou seja, o volume da onda. A amplitude é determinada pela intensidade da corrente elétrica aplicada aos cristais. Normalmente, é controlada pelo próprio equipa-

mento, mas a amplitude relativa é possível de ser determinada. Quando a amplitude é maior que 1, os valores em decibéis apresentam-se como positivos e, caso o valor seja menor que 1, valores negativos. Assim, se uma onda tiver a amplitude aumentada, ganhará decibéis. Isto será melhor detalhado a seguir :

- **Período de repetição de pulso:** tempo da alternância entre a emissão e a recepção de sinais. Quanto maior a repetição de pulso, maior o número de quadros que o equipamento mostrará.
- **Ângulo de incidência:** o ângulo de incidência da onda sonora sobre a interface determinará a angulação da onda de eco e a refração dela para outros tecidos. Caso a onda sonora incida a interface em 90 graus (ideal), a refração ocorrerá também a 90 graus e o eco retornará diretamente à fonte. Quando o ângulo de incidência não é perpendicular, a reflexão e a refração ocorrerão em ângulos diferentes e a onda sonora transmitida será desviada ou até extinguida, causando distorções nas imagens formadas. Como o equipamento assume que todo feixe de ultrassom viaja em uma linha reta, a refração interfere no processamento da imagem, podendo acarretar distorções nas imagens.[70]

Conforme o pulso de ultrassom se move, há perda constante de energia. Isto é referido geralmente como atenuação. A onda de ultrassom pode ser atenuada por diversos processos, como a própria reflexão, refração, dispersão e absorção. O principal mecanismo é a absorção, com consequente conversão da energia em calor. A atenuação é dependente da frequência do ultrassom e do meio pelo qual está passando. Uma alta frequência será mais atenuada que uma baixa. Isso significa que se o médico quiser visualizar uma imagem mais profunda, uma frequência menor será necessária. Entretanto, reflexão e refração, responsáveis pela formação da imagem, somente ocorrerão em interfaces que apresentem dimensões relativamente maiores que o comprimento da onda sonora. Para objetos pequenos, a energia das ondas sonoras sofrerá dispersão e acabará sendo absorvida pelos tecidos. Assim, somente objetos maiores tendem a aparecer com menores frequências, implicando uma perda de resolução da imagem.

A taxa pela qual o ultrassom é absorvido é dada em termos de coeficiente de atenuação em decibéis por centímetro. Como a atenuação é dependente da frequência, como visto anteriormente, é necessário especificar a frequência quando uma taxa de atenuação é dada:

$$\text{Atenuação (dB)} = a \times f \times x$$

em que **a** é coeficiente de atenuação (dB.cm$^{-1}$ em 1 MHz), **f** é a frequência em MHz e **x** é a espessura do material (Tabela 85.13).[71]

Assim, vê-se que a água atua como boa condutora das ondas sonoras, enquanto é extremamente difícil a visualização de um alvéolo normal. Em interfaces como o ar, no qual mais de 99,9% da onda é refletida, a quantidade de onda sonora que sofre refração é mínima, não permitindo a formação de novas imagens abaixo da região com ar, causando extinção do pulso de ultrassom. Com isso, deve-se ter em mente que

**Tabela 85.13 Coeficientes médios de atenuação dos tecidos.**

| Material | Coeficiente (dB/cm MHz) |
|---|---|
| Água | 0,002 |
| Gordura | 0,66 |
| Partes moles | 0,9 |
| Músculos | 2 |
| Ar | 12 |
| Ossos | 20 |
| Pulmão | 40 |

**Fonte:** Adaptada de Sprawls, 1995.[71]

qualquer bolha de ar entre o transdutor e a pele do paciente acarretará perda daquele segmento da imagem.

A reflexão também é capaz de causar atenuações, a depender do meio, porém é de extrema importância para a geração da imagem, como visto anteriormente. Normalmente, somente uma fração dos pulsos é refletida, mas esse processo, a depender da interface, causará atenuação da amplitude dos pulsos (Tabela 85.14).

**Tabela 85.14 Perda de amplitude causada por reflexão.**

| Interface | Perda de amplitude (dB) |
|---|---|
| Ideal | 0,0 |
| Tecido-ar | -0,01 |
| Osso-partes moles | -3,8 |
| Gordura-músculos | -20,0 |
| Tecido-água | -26,0 |
| Músculo-sangue | -30.0 |

**Fonte:** Adaptada de Sprawls, 1995.[71]

O foco para a direção das ondas ultrassônicas será dado pelo tipo de transdutor. Alguns tipos de transdutores estão disponíveis para uso clínico, os quais variam com a frequência e a disposição dos cristais (Figura 85.32):[69]

- **Lineares:** disposição paralela dos transmissores, produzindo uma imagem retangular. A largura e o número de linhas de escaneamento são as mesmas em todos os níveis teciduais. Permitem uma boa resolução próxima ao transdutor. Em geral, possuem frequências de 7 MHz. A desvantagem é o uso em superfícies curvas do corpo, que produzem bolsões de ar, gerando faixas de perda de imagem;
- **Setorial/Vetoriais:** produzem imagens em leque, sendo estreitas próximas à superfície, aumentando a largura com a penetração no tecido. São bons para janelas pequenas, como o espaço intercostal. Entretanto, apresentam baixa resolução próxima ao transdutor;
- **Curvos:** apresentam disposição curvilínea dos cristais, sendo um misto entre setoriais e lineares. Pela dispersão dos cristais, há uma diminuição da densidade das linhas conforme há o aumento da profundidade do transdutor, causando distorções em regiões mais profundas. Em geral, apresentam frequências de 2 a 5 MHz.

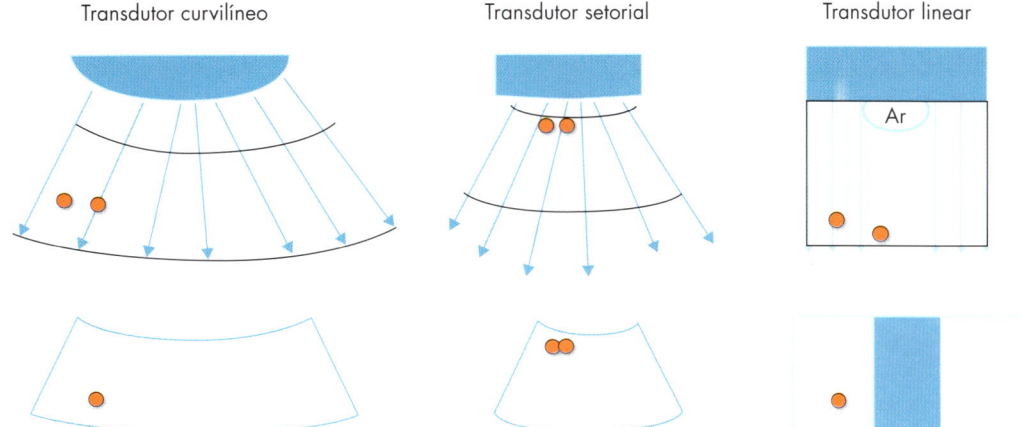

▲**Figura 85.32** Tipos de transdutores de ultrassom e suas principais limitações.

Pelo exposto, como forma de otimizar a imagem do ultrassom, o médico poderá lançar mão de ajustes para melhorar a qualidade da imagem obtida:[69]

- **Profundidade:** pela diminuição da profundidade, há uma menor quantidade de ecos a ser obtida pelo equipamento, permitindo o foco em uma determinada região. Com isso, o número de pixels por centímetro aumenta, o que determina um aumento potencial da resolução do sistema. Assim, deve-se manter uma janela de ultrassom no equipamento contemplando apenas a região de interesse. Caso haja interesse nos primeiros 3 cm de profundidade, não há necessidade de manter a profundidade ajustada para 15 cm, pois apenas resultará em perda de resolução superficial.
- **Ganho:** refere-se ao grau de amplificação dos sinais retornantes. Se muito baixo, pode-se ter perda de detalhamento; se muito alto, pode-se ter uma sobreposição de ecos, produzindo artefatos e perda na resolução pelo contraste.
- **Compensação de ganho por tempo (TGC):** o TGC compensa os efeitos da atenuação por progressivamente aumentar a amplificação localizada de sinais, de acordo com a profundidade (tempo). Com isso, forma-se uma imagem uniforme do topo ao final da imagem escaneada.
- **Controle de potência:** controle da voltagem aplicada aos cristais na emissão do pulso. O aumento da potência aumenta a intensidade do feixe, aumentando a quantidade de eco para o transdutor. Idealmente deve-se operar no máximo ganho e menor potência.
- **Faixa dinâmica:** refere-se à faixa que os ecos processados e exibidos pelo sistema serão apresentados, do mais fraco ao mais forte. Assim, se a faixa dinâmica for reduzida, os ecos mais fracos do espectro serão perdidos. Idealmente, a faixa dinâmica deve ser ajustada ao nível máximo para maximizar os contrastes. Entretanto, em situações que artefatos e ruídos degradam a qualidade da imagem, a faixa pode ser reduzida para diminuir estes.
- **Foco:** é importante estar atento para que o cursor do foco (em geral, um triângulo na lateral da região escaneada) esteja sempre na região de interesse. O equipamento tentará melhorar a resolução nessa região.

Apesar disso, não é de impressionar caso artefatos apareçam como imagens. Alguns dos principais tipos de artefatos são:[70]

- **Reverberação:** linhas espaçadas de modo simétrico a profundidades, causadas por reflexão do som entre a superfície do *probe* e um refletor próximo à superfície.
- **Rabo de cometa:** parecido com a reverberação, mas ocorre em uma estrutura pequena, lisa, com altas bordas refletivas, como em metais.
- **Imagens fantasmas:** é um exemplo de refração, na qual uma estrutura é apresentada lado a lado ou em duplicata.
- **Distorção de faixa:** como o ultrassom percorre os diferentes tecidos em velocidades ligeiramente diferentes (por ex., 1.460 m.s$^{-1}$ na gordura e 1.480 m.s$^{-1}$ na água), isso pode fazer com que estruturas profundas e com líquidos possam parecer estar um pouco mais profundas do que realmente estão.
- **Reforço acústico posterior:** após uma estrutura com baixa atenuação (por ex., líquidas) ou com maior velocidade de propagação do som em relação aos tecidos moles, pode ocorrer uma imagem hiperecogênica posterior à estrutura (por ex., abaixo de grandes vasos, bexiga etc.).
- **Sombra acústica posterior:** ocorre em tecidos com alta atenuação ou com alto índice de reflexão. Isso acarreta uma redução da taxa de refração e consequente extinção dos ecos em interfaces posteriores. Assim, há uma imagem escura (hipoecogênica) posterior à estrutura (por ex., em cálculos renais e vesiculares, ossos etc.)

Em conclusão, apesar da grande relevância do uso do ultrassom na anestesia, o conhecimento de seu funcionamento é de fundamental importância para a otimização das imagens, adequação do *probe* à necessidade, além de permitir uma melhora na resolução das imagens, facilitando a identificação das estruturas.

## ■ CONCLUSÃO

A monitoração dos parâmetros fisiológicos, regulamentados por legislação e preconizados por boas práticas das Sociedades de Anestesiologia, aumentam a segurança do ato anestésico. A utilização de monitores adicionais e a incorporação de novas tecnologias possibilitam um melhor controle do paciente anestesiado.

Os equipamentos médicos para a monitoração e instrumentação, no perioperatório, funcionam por meio de princípios mecânicos, elétricos e controle de *software*. O conhecimento desses princípios de funcionamento e operação, bem como a sua correta instalação, utilização e manutenção, são indispensáveis para a segurança do paciente e da equipe. Esse conhecimento ajuda o anestesiologista a determinar qual o equipamento apropriado para a obtenção dos dados e a condução da anestesia, bem como os riscos de seu uso. A interpretação dos valores fornecidos pela monitoração deve ser correlacionada com o quadro clínico do paciente.

Os alarmes indicam valores e situações fora do previsto, ajudam na tomada de decisão imediata para a correção do evento, portanto não devem ser desligados e, sim, ajustados para cada situação.

## REFERÊNCIAS

1. Conselho Federal de Medicina. Resolução CFM n° 2.174/2017. Dispõe sobre a prática do ato anestésico e revoga a Resolução CFM nº 1.802/2006. Diário Oficial da União. 2018 feb 27; 39 (Seção I):82.
2. Anvisa - Agência Nacional de Vigilância Sanitária. Resolução da Diretoria Colegiada. RDC N°16, de 28 de março de 2013. Disponível em: https://bvsms.saude.gov.br/bvs/saudelegis/anvisa/2013/rdc0016_28_03_2013.pdf
3. Gravenstein JS, Paulus DA. Arterial Pressure. In: Gravenstein JS, Paulus DA, editors. Clinical Monitoring Pactice. 2nd. ed. Philadelphia: J.B. Lippincott Company; 1982. p. 53-84.
4. Pickering TG, Hall JE, Appel LJ et al. Recommendations for blood pressure measurement in humans and experimental animals: part 1: blood pressure measurement in humans: a statement for professionals from the Subcommittee of Professional and Public Education of the American Heart Association Council on High Blood Pressure Research. Circulation. 2005;111(5):697-716.
5. Geddes L. Cardiovascular Devices and Their Applications. New York: John Wiley & Sons Inc.; 1984.
6. Belani K, Ozaki M, Hynson J et al. A New Noninvasive Method to Measure Blood Pressure Results of a Multicenter Trial. Anesthesiology [Internet]. 1999 [cited 2023 Sep 27];91:686-92. Available from: http://pubs.asahq.org/anesthesiology/article-pdf/91/3/686/398278/0000542-199909000-00021.pdf
7. Bos WJW, Van Goudoever J, Van Montfrans GA et al. Reconstruction of Brachial Artery Pressure From Noninvasive Finger Pressure Measurements. Circulation [Internet]. 1996 Oct 15 [cited 2023 Sep 27];94(8):1870-5. Available from: https://www.ahajournals.org/doi/abs/10.1161/01.CIR.94.8.1870
8. McGee W, Headley J, Frazier J. Quick Guide to Cardiopulmonary Care. Edwards Lifesciences. 2nd ed. 2014.
9. Szocik J, Barker SJ, Tremper KK. Fundamental Principles of Monitoring Instrumentation [Internet]. 8th Eed. Miller's Anesthesia. Elsevier Inc.; 2009. p. 1197-1227.
10. Anvisa - Agência Nacional de Vigilância Sanitária. Resolução da Diretoria Colegiada - RDC Nº 145, de 21 de março de 2017. Disponível em: https://cvs.saude.sp.gov.br/zip/res%20rdc%20145.17.pdf
11. GE Healthcare, Datex-Ohmeda. Cardiocap 5 Technical Reference Manual. Finland; 2007.
12. Tremper KK, Barker SJ. Pulse oximetry. Anesthesiology [Internet]. 1989;70(1):98-108.
13. Louie A, Feiner JR, Bickler PE et al. Four Types of Pulse Oximeters Accurately Detect Hypoxia during Low Perfusion and Motion. Anesthesiology [Internet]. 2018;128(3):520-30.
14. Barker SJ, Tremper KK, Hyatt J. Effects of methemoglobinemia on pulse oximetry and mixed venous oximetry. Anesthesiology [Internet]. 1989;70(1):112-7.
15. Barker SJ, Tremper KK. The effect of carbon monoxide inhalation on pulse oximetry and transcutaneous PO2. Anesthesiology [Internet]. 1987;66(5):677-9.
16. Jöbsis FF. Noninvasive, infrared monitoring of cerebral and myocardial oxygen sufficiency and circulatory parameters. Science. 1977;198(4323):1264-7.
17. Murkin JM, Adams SJ, Novick RJ et al. Monitoring brain oxygen saturation during coronary bypass surgery: a randomized, prospective study. Anesth Analg [Internet]. 2007;104(1):51-8.
18. de Tournay-Jetté E, Dupuis G, Bherer L et al. The relationship between cerebral oxygen saturation changes and postoperative cognitive dysfunction in elderly patients after coronary artery bypass graft surgery. J Cardiothorac Vasc Anesth. 2011;25(1):95-104.
19. Rice MJ, Gravenstein N, Morey TE. Noninvasive hemoglobin monitoring: how accurate is enough? Anesth Analg [Internet]. 2013;117(4):902-7.
20. Barker SJ, Shander A, Ramsay MA. Continuous Noninvasive Hemoglobin Monitoring. Anesth Analg [Internet]. 2016;122(2):565-72.
21. Vos JJ, Willems CH, van Amsterdam K et al. Oxygen Reserve Index: Validation of a New Variable. Anesth Analg. 2019;129(2):409-15.
22. Cannesson M, Delannoy B, Morand A et al. Does the Pleth variability index indicate the respiratory-induced variation in the plethysmogram and arterial pressure waveforms? Anesth Analg [Internet]. 2008;106(4):1189-94.
23. Costa EL V, Lima RG, Amato MBP. Electrical impedance tomography. Curr Opin Crit Care [Internet]. 2009;15(1):18-24.
24. AL-Khalidi FQ, Saatchi R, Burke D et al. Respiration rate monitoring methods: A review. Pediatr Pulmonol. 2011 Jun;46(6):523-9.
25. Mimoz O, Benard T, Gaucher A et al. Accuracy of respiratory rate monitoring using a non-invasive acoustic method after general anaesthesia. Br J Anaesth. 2012;108(5):872-5.
26. Tardelli M. Monitorização do bloqueio neuromuscular. In: Cavalcanti I, Diego L, editors. Bloqueadores Neuromusculares. Rio de Janeiro: EPM - Editora de Projetos Médicos; 2002.
27. Naguib M, Brull SJ, Johnson KB. Conceptual and technical insights into the basis of neuromuscular monitoring. Anaesthesia. 2017;72:16-37.
28. Motamed C. Intraoperative Monitoring of Neuromuscular Blockade. Life (Basel). 2023; 13(5):1184.
29. Aceto P, Perilli V, Lai C et al. Update on post-traumatic stress syndrome after anesthesia. Eur Rev Med Pharmacol Sci. 2013;17(13):1730-7.
30. Monk TG, Saini V, Weldon BC et al. Anesthetic Management and One-Year Mortality After Noncardiac Surgery. Anesth Analg. 2005;100(1):4-10.
31. Nunes RR, Fonseca NM, Simões CM et al. Brazilian consensus on anesthetic depth monitoring. Braz J Anesthesiol. 2015;65(6):427-36.
32. Davidson AJ, Huang GH, Rebmann CS et al. Performance of entropy and Bispectral Index as measures of anaesthesia effect in children of different ages. Br J Anaesth. 2005;95(5):674-9.
33. Fahy BG, Chau DF. The Technology of Processed Electroencephalogram Monitoring Devices for Assessment of Depth of Anesthesia. Anesth Analg [Internet]. 2018;126(1):111-7.
34. Nunes RR, Chaves IMM, de Alencar JCG et al. Bispectral index and other processed parameters of electroencephalogram: an update. Rev Bras Anestesiol. 2012;62(1):105-17.
35. Purdon PL, Pierce ET, Mukamel EA et al. Electroencephalogram signatures of loss and recovery of consciousness from propofol. Proc Natl Acad Sci U S A. 2013;110(12):E1142-51.
36. Rampil IJ. A primer for EEG signal processing in anesthesia. Anesthesiology. 1998; 89(4):980-1002.
37. Prichep LS, Gugino LD, John ER et al. The Patient State Index as an indicator of the level of hypnosis under general anaesthesia. Br J Anaesth. 2004;92(3):393-9.
38. Jensen EW, Valencia JF, López A et al. Monitoring hypnotic effect and nociception with two EEG-derived indices, qCON and qNOX, during general anaesthesia. Acta Anaesthesiol Scand. 2014;58(8):933-41.
39. De Jonckheere J, Bonhomme V, Jeanne M et al. Physiological Signal Processing for Individualized Anti-nociception Management During General Anesthesia: a Review. Yearb Med Inform. 2015;10(1):95-101.
40. Cowen R, Stasiowska MK, Laycock H et al. Assessing pain objectively: the use of physiological markers. Anaesthesia. 2015;70(7):828-47.
41. Mdoloris Medical Systems. ANI - Analgesia Nociception Index [Internet]. Brochure. 2019 [cited 2019 Aug 25]. Available from: https://www.mdoloris.com/en/technologies/ani-analgesia-nociception-index/
42. Huiku M, Kamppari L, Viertio-Oja H. Surgical Plethysmographic Index (SPI) in Anesthesia Practice. 2017.
43. Storm H, Myre K, Rostrup M et al. Skin conductance correlates with perioperative stress. Acta Anaesthesiol Scand [Internet]. 2002;46(7):887-95.
44. Martini CH, Boon M, Broens SJL et al. Ability of the Nociception Level, a Multiparameter Composite of Autonomic Signals, to Detect Noxious Stimuli during Propofol-Remifentanil Anesthesia. Anesthesiology. 2015;123(3):524-34.
45. Ledowski T. Objective monitoring of nociception: a review of current commercial solutions. Br J Anaesth [Internet]. 2019 Apr 30 [cited 2019 Jun 12]; Available from: https://linkinghub.elsevier.com/retrieve/pii/S0007091219302284
46. Lopes MR, Oliveira MA, Pereira VOS et al. Goal-directed fluid management based on pulse pressure variation monitoring during high-risk surgery: A pilot randomized controlled trial. Crit Care. 2007;11(5):R100.
47. Gan TJ, Soppitt A, Maroof M et al. Goal-directed intraoperative fluid administration reduces length of hospital stay after major surgery. Anesthesiology. 2002; 97(4):820-6.
48. Marik PE. Noninvasive cardiac output monitors: A state-of the-art review. J Cardiothorac Vasc Anesth. 2013;27(1):121-34.

49.  Critchley LAH, Critchley JAJH. A meta-analysis of studies using bias and precision statistics to compare cardiac output measurement techniques. J Clin Monit Comput. 1999; 15(2):85-91.
50.  Monnet X, Letierce A, Hamzaoui O et al. Arterial pressure allows monitoring the changes in cardiac output induced by volume expansion but not by norepinephrine. Crit Care Med. 2011;39(6):1394-9.
51.  Magder S. Invasive intravascular hemodynamic monitoring: technical issues. Crit Care Clin. 2007;23(3):401-14.
52.  Johansson A, Chew M. Reliability of Continuous Pulse Contour Cardiac Output Measurement during Hemodynamic Instability. J Clin Monit Comput. 2007;21(4):237-42.
53.  Michard F, Teboul J. Respiratory changes in arterial pressure in mechanically ventilated patients. In: Yearbook of Intensive Care and Emergency Medicine. 2000. p. 696-704.
54.  Perel A. Assessing fluid responsiveness by the systolic pressure variation in mechanically ventilated patients. Systolic pressure variation as a guide to fluid therapy in patients with sepsis-induced hypotension. Anesthesiology. 1998;89(6):1309-10.
55.  Carlos RV, Bittar CS, Lopes MR et al. Systolic pressure variation as diagnostic method for hypovolemia during anesthesia for cardiac surgery. Rev Bras Anestesiol. 2005;55(1):3-18.
56.  Gunn SR, Pinsky MR. Implications of arterial pressure variation in patients in the intensive care unit. Current Opinion in Critical Care Jun. 2001 p. 212-7.
57.  Michard F, Chemla D, Teboul J-L. Applicability of pulse pressure variation: how many shades of grey? Crit Care. 2015;19(1):144.
58.  Barodka VM, Joshi BL, Berkowitz DE et al. Review article: implications of vascular aging. Anesth Analg. 2011;112(5):1048-60.
59.  Vincent J-L, Pelosi P, Pearse R et al. Perioperative cardiovascular monitoring of high-risk patients: a consensus of 12. Crit Care. 2015;19(1):224.
60.  Schlöglhofer T, Gilly H, Schima H. Semi-invasive measurement of cardiac output based on pulse contour: A review and analysis. Can J Anaesth. 2014;61(5):452-79.
61.  Monnet X, Anguel N, Jozwiak M et al. Third-generation FloTrac/Vigileo does not reliably track changes in cardiac output induced by norepinephrine in critically ill patients. Br J Anaesth [Internet]. 2012;108(4):615-22.
62.  Porhomayon J, Zadeii G, Congello S et al. Applications of minimally invasive cardiac output monitors. Int J Emerg Med. 2012;5:18.
63.  Staier K, Wilhelm M, Wiesenack C et al. Pulmonary artery vs. transpulmonary thermodilution for the assessment of cardiac output in mitral regurgitation: A prospective observational study. Eur J Anaesthesiol. 2012; 29(9):431-7.
64.  Sidiropoulou T, Tsoumpa M, Griva P et al. Prediction and Prevention of Intraoperative Hypotension with the Hypotension Prediction Index: A Narrative Review. J Clin Med. 2022;11(19).
65.  Nyboer J. Plethysmography. Impedance. In: Glasser O, editor. Medical Physics. Chicago, IL: Year Book Publication; 1950. p. 736-43.
66.  Kubicek W, Karnegis J. Development and evaluation of an impedance cardiac output system - PubMed [Internet]. [cited 2023 Oct 3]. Available from: https://pubmed.ncbi.nlm.nih.gov/5339656/
67.  De Waal EEC, Konings MK, Kalkman CJ et al. Assessment of stroke volume index with three different bioimpedance algorithms: lack of agreement compared to thermodilution. Intensive Care Med. 2008;34(4):735-9.
68.  Schreiber P, Schreiber J. Anesthesia System Risk Analysis and Reduction. North American Drager, Boston - MA, pag. 29; 1987.
69.  Zhou Q, Lam KH, Zheng H et al.. Piezoelectric single crystal ultrasonic transducers for biomedical applications. Prog Mater Sci [Internet]. 2014;66:87-111.
70.  Aldrich JE. Basic physics of ultrasound imaging. Crit Care Med. 2007;35(5 Suppl):S131-7.
71.  Sprawls P. The Physical Principles of Medical Imaging. Second Ed. Medical Physics Publishing; 1995. 656 p.

# 86

# Monitorização do Sistema Nervoso

Felipe Souza Thyrso de Lara ▪ Celso Schmalfuss Nogueira ▪ Marcelo Vaz Perez

## INTRODUÇÃO

O sistema nervoso é um componente central na Anestesiologia, funcionando como o principal local de ação dos fármacos anestésicos. Nesse contexto, o Sistema Nervoso Central (SNC) é o verdadeiro "alvo" das intervenções anestésicas. A manutenção da homeostase e a avaliação dos desfechos a longo prazo, são essencias na medicina perioperatória, dado o papel fundamental do sistema nervoso no equilíbrio e a preservação da vida.

Durante o cuidado perioperatório, é essencial monitorar fatores como fluxo sanguíneo cerebral, atividade elétrica neuronal e os diversos efeitos dos medicamentos sobre a função cerebral. A relação entre variáveis como hipóxia e aumento da pressão intracraniana está diretamente ligada aos resultados neurológicos dos pacientes. Isso evidencia a necessidade de implementar técnicas de monitoramento do SNC, que incluem a mensuração do fluxo sanguíneo cerebral, da oxigenação cerebral e da função neuronal.

Mudanças no fluxo sanguíneo cerebral podem ser monitoradas continuamente, utilizando a ultrassonografia com Doppler transcraniano.

As medições da saturação de oxigênio venoso jugular e da oxigenação tecidual são indicadores importantes do equilíbrio entre a oferta e a demanda de oxigênio no cérebro. Adicionalmente, a espectroscopia no infravermelho próximo surge como uma tecnologia promissora para medições não invasivas da saturação de oxigenação cerebral e a disponibilidade mitocondrial de oxigênio. Contudo, a utilidade clínica dessa tecnologia ainda é limitada.

Técnicas de monitoramento elétrico cerebral, como o eletroencefalograma (EEG) e os potenciais evocados, são altamente sensíveis e específicas para detectar al-terações na função neuronal resultantes de isquemia cerebral. As medições de EEG e os potenciais evocados podem ser utilizados para avaliar a profundidade da anestesia e para quantificar a farmacodinâmica dos medicamentos, permitindo ajustes na dosagem dos anestésicos conforme necessário.

Embora o exame clínico seja considerado o padrão-ouro para o monitoramento da função do SNC, sua aplicação é frequentemente inviável durante procedimentos cirúrgicos e em situações críticas. Entre as técnicas úteis, destacam-se o monitoramento da pressão intracraniana, o ultrassom Doppler transcraniano, a oximetria do bulbo jugular e o monitoramento do EEG espontâneo e das respostas evocadas.

Técnicas emergentes, como a espectroscopia óptica no infravermelho próximo e a oximetria do tecido cerebral, estão sendo exploradas para avaliar o estado de oxigenação cerebral, assim como os índices processados do EEG para monitorar a atividade cerebral durante a anestesia. A implementação de um monitoramento multimodal pode oferecer validação cruzada e melhorar a rejeição de artefatos. No entanto, todas as técnicas de monitoramento à beira do leito atualmente disponíveis fornecem apenas medidas globais da fisiologia do SNC. Para uma avaliação mais precisa da fisiologia e do metabolismo regionais, é necessário o uso de técnicas modernas de imagem funcional, que estão começando a ser aplicadas na anestesia e nos cuidados críticos.[1-6]

## ▪ AVALIAÇÃO DO ESTADO DE CONSCIÊNCIA NA ANESTESIA

Em 1947, o anestesiologista Henry Beecher publicou um artigo na revista Science que destacou o potencial da anestesia como uma ferramenta para investigar os processos mentais.[7] No entanto, décadas se passaram até que essa ideia fosse plenamente explorada.

Definir e explicar a consciência continuam sendo desafios complexos, com diferentes abordagens sendo propostas, desde neurociência cognitiva até física quântica.

Para os anestesiologistas, a questão prática da consciência durante a anestesia geral — incluindo a consciência intraoperatória e a lembrança pós-operatória — é uma preocupação significativa, impactando tanto pacientes quanto profissionais da saúde. Isso demanda a implementação de métodos objetivos para a detecção desses estados de consciência.

Com o intuito de prevenir o despertar não intencional e os prejuízos da anestesia profunda, o avanço no campo da monitorização cerebral e a compreensão mais adequada dos processos neurobiológicos que envolvem consciência e memória foram necessários.

Para o adequado entendimento dessa abordagem, alguns conceitos são importantes:

- **Consciência:** termo de significado amplo. Para a neurociência, traduz a relação entre o indivíduo e o meio, suas respostas aos estímulos externos e sua autopercepção. Tem dois componentes:
  - Vigilância/Nível de consciência (*arousal/wakefulness*): refere-se a estar adormecido ou vígil. Existe uma integração entre determinados núcleos presentes no tronco cerebral, hipotálamo e núcleos da base, que irão estimular ou inibir o córtex e o tálamo, regulando o ciclo sono-vigília.
  - Conteúdo de consciência (*awareness*): refere-se ao conjunto de informações estabelecido em bases funcionais do sistema cortical e talamocortical. Enquanto as estruturas subcorticais interagem para manter o córtex acordado e estimulado, determinadas regiões do córtex têm o papel de processar o conteúdo de consciência. O nível de consciência pode não se relacionar ao conteúdo de consciência. Um paciente comatoso tem nível e conteúdo de consciência reduzidos. O paciente em estado vegetativo possui o ciclo sono-vigília intacto, mas o conteúdo de consciência comprometido, não sendo capaz de interagir voluntariamente, reconhecer pessoas ou processar informações.[8]
- **Memória:** é a aquisição, formação, conservação e evocação de informações. São classificadas quanto à duração, função e conteúdo.
  - Memória declarativa ou explícita: refere-se a informações resgatadas de forma voluntária ou espontaneamente.
  - Memória não declarativa ou implícita: refere-se a informações que não são resgatadas voluntária ou espontaneamente, capazes de gerar alterações comportamentais.
  - Amnésia: déficit na formação ou resgate de memórias. Os anestésicos podem afetar tanto a memória explícita como a implícita, mas a memória explícita parece ser mais suscetível à amnésia induzida pelos fármacos.[9]

O uso de bloqueadores neuromusculares está associado à ocorrência de consciência intraoperatória acidental (CIOA), rara quando esses fármacos não são utilizados.

Para preservar as respostas motoras de pacientes cirúrgicos e farmacologicamente paralisados, a utilização da técnica do antebraço isolado (TABI) é a alternativa padrão. Essa técnica envolve o isolamento de um dos antebraços com manguito pneumático, insuflado antes da injeção venosa do bloqueador neuromuscular, impedindo a ação do fármaco no membro temporariamente em isquemia. A ocorrência de resposta motora com a TABI é classificada em cinco níveis:

- **Nível 0:** ausência de resposta ou de movimento espontâneo;
- **Nível 1:** movimentos aleatórios, não associados a quaisquer estímulos;
- **Nível 2:** movimentos em resposta a estímulos táteis, incluindo os dolorosos (2a: movimento não localizado, 2b: movimento que localiza o estímulo);
- **Nível 3:** movimento em resposta direta ao comando verbal;
- **Nível 4:** movimento em resposta a perguntas ou opções de resposta;
- **Nível 5:** movimentos espontâneos e propositais, evidenciando a intenção do paciente em se comunicar.

Embora os níveis de resposta mais frequentemente observados sejam 0 e 3, é importante notar que, mesmo no nível 3, a consciência intraoperatória acidental (CIOA) não ocorre. Isso foi demonstrado no estudo realizado por Kerssens e cols., que revelou que os parâmetros hemodinâmicos não apresentaram correlação com a presença ou ausência de resposta. Em contrapartida, os parâmetros eletroencefalográficos, como o BIS e o SEF 95%, mostraram melhor integração entre seus valores e a observação clínica por meio da técnica do antebraço isolado (TABI).[10] A Figura 86.1 mostra os diferentes estados e condições com base na vigilância, conectividade e consciência interna.

## MONITORIZAÇÃO ELÉTRICA DA PROFUNDIDADE ANESTÉSICA

O eletroencefalograma (EEG) bruto exibe bandas de frequências características, classificadas em faixas de oscilação: Gamma, Beta, Alpha, Theta, Delta e Slow. (Figura 86.2) Quando analisadas sem processamento, essas bandas dificultam a avaliação intraoperatória dos parâmetros relacionados à profundidade anestésica. À medida que a profundidade anestésica aumenta, observa-se uma atividade elétrica de alta amplitude em frequências baixas, que pode apresentar padrões de surto-supressão ou até mesmo ausência de atividade (isoelétrico) com doses mais elevadas de anestésicos. Normalmente, o padrão de atividade elétrica abrange frequências de até 70 Hz e amplitudes de aproximadamente ±50 µV. Essa atividade elétrica se sobrepõe à eletromiografia, que possui amplitudes e frequências semelhantes, mas é mais representativa em valores superiores a 50 Hz. Contudo, os equipamentos desenvolvidos para avaliar a profundidade anestésica mostram, isoladamente, índices relacionados à eletromiografia, avaliados em faixas de frequências diferentes.[11]

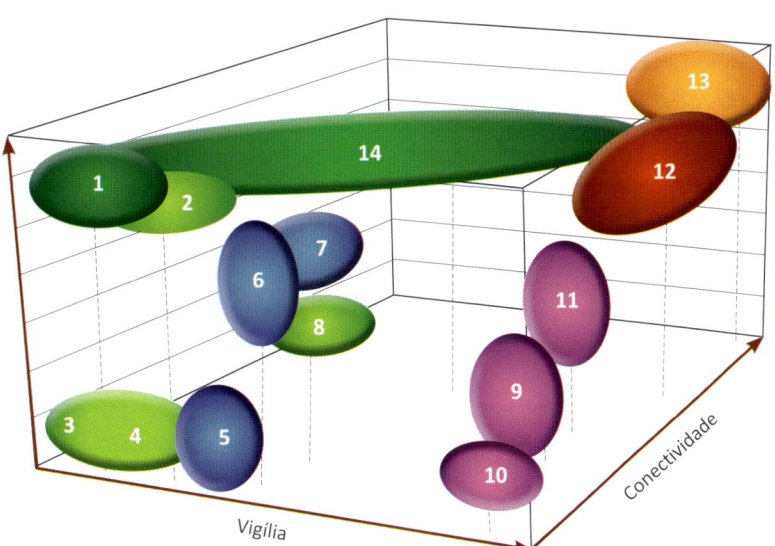

▲ **Figura 86.1** Ilustração de diferentes estados e condições com base na vigilância, conectividade e consciência interna.

**(1)** Experiência de quase-morte; **(2)** anestesia induzida por cetamina; **(3)** coma; **(4)** anestesia geral; **(5)** NREM sono sem sonhos; **(6)** REM sono com sonho; **(7)** REM sono com sonho vivido; **(8)** TAI – Teste do antebraço isolado na anestesia geral; **(9)** estado de consciência mínima; **(10)** síndrome de despertar não responsivo; **(11)** emergência do estado mínimo da consciência; **(12)** alucinação (induzida por medicamentos e psicose); **(13)** despertar consciente normal; **(14)** experiência semelhante à de quase-morte.

**Fonte:** Adaptado de *Near-Death Experience as a Probe to Explore (Disconnected) Consciousness*. Trends in Cognitive Sciences 24(3), 2020.

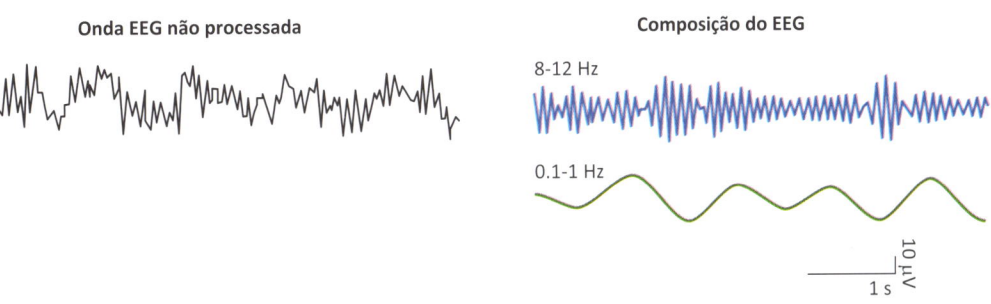

▲ **Figura 86.2** Ondas brutas do eletroencefalograma (ECG).

**Fonte:** Modificada de Brown *et al*. (From: Clinical Electroencephalography for Anesthesiologists Part I: Background and Basic Signatures Anesthesiology, 2015;123(4):937-60).

Mesmo hoje, a anestesia inclui riscos como a consciência intraoperatória se for "muito leve" e efeitos hemodinâmicos adversos se for "muito profunda".[11,12] Precipitantes perioperatórios, como a anestesia "muito profunda", com supressão do eletroencefalograma (EEG), têm sido associados a risco aumentado de distúrbios neurocognitivos pós-operatórios.[13,14] Diante disso, busca-se implementar estratégias para evitar esses desfechos adversos, o que pode ser alcançado por meio da otimização do monitoramento da anestesia baseado em EEG. **(Figura 86.3)** As diretrizes da Sociedade Europeia de Anestesiologia e Cuidados Intensivos (ESAIC) e de outros grupos recomendam o uso de um EEG processado para monitorar os pacientes durante o procedimento.[15,16]

A complexidade e a variabilidade da comunicação entre diferentes áreas cerebrais são indicativas do nível de consciência.[11] Durante a anestesia, a variada conectividade funcional que o cérebro possui quando está em estado de vigília é reduzida.[12] Isso se manifesta por aumentos na sincronização de fase ou deslocamentos entre sinais de EEG no

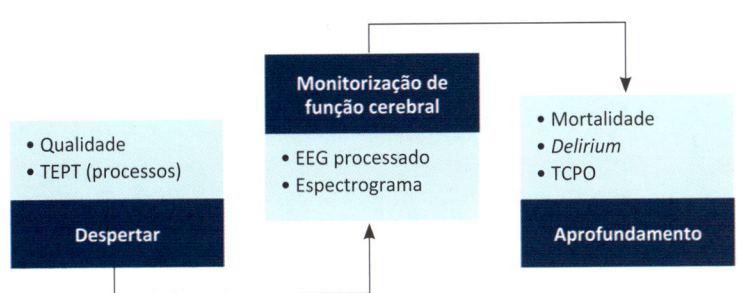

◀ **Figura 86.3** Monitorização da função cerebral.

TEPT: Transtorno do estresse pós-traumático; EEG: Eletroencefalograma; TCPO: Transtornos cognitivos pós-operatórios.

cérebro frontal, sugerindo redução na diversidade comunicacional.[13] A consciência está mais associada às dinâmicas temporais da configuração da rede funcional do que à força da conectividade estática.[14,15] Monitores de função cerebral, que utilizam sinais processados de EEG, são fundamentais para medir os estados cerebrais e consequente estado de consciência durante a anestesia[16] (Tabela 86.1).

A perda de consciência (LOC) é geralmente marcada por aumento na potência do EEG de baixa frequência (<1 Hz), por perda de oscilações alfa coerentes espacialmente na região occipital e pelo surgimento de oscilações alfa coerentes na região frontal;[17] essas mudanças são revertidas durante a recuperação da consciência (ROC).[18] Estudos relatam alterações na conectividade funcional e interrupções na comunicação do EEG frontal durante a anestesia com propofol,[14,18] sevoflurano[19] e cetamina.[20]

A anestesia geral (GA) é um estado reversível induzido por medicações, consistindo em inconsciência, relaxamento muscular, analgesia, amnésia, acinesia e controle do Sistema Nervoso Autônomo (SNA).[21] Os mecanismos moleculares pelos quais os anestésicos alteram a função cerebral têm sido bem caracterizados.[22,23] Análises detalhadas dos mecanismos de nível de circuito neural e sistemas do GA são mais recentes.[21,24,25] Para compreender plenamente como essas substâncias induzem estados alterados de excitação e inconsciência, é fundamental investigar os efeitos abrangentes que os anestésicos exercem sobre todo o sistema.

Um dos anestésicos mais utilizados é o 2,6-di-isopropilfenol (propofol), um agonista do receptor GABA-A.[26] Os registros de eletroencefalograma (EEG) em humanos durante a indução gradual de inconsciência com propofol mostram o aparecimento de oscilações β frontais (15–30 Hz) no início da sedação, seguidas pelo aparecimento de oscilações frontais coerentes α (8–12 Hz)[27-30] e oscilações lentas generalizadas (0,1–1 Hz) e δ (1–4 Hz)[27,31,32] quando os pacientes já não respondem aos estímulos sensoriais. Modelos biofísicos da dinâmica neuronal mostraram que, enquanto as oscilações α e β podem ser geradas pelas ações do propofol somente no córtex,[33] oscilações requerem a participação de ambos, tálamo e córtex.[34]

Estudos de imagem em humanos mostraram que doses de propofol interrompem as relações funcionais entre o córtex e o tálamo, provocando maior ruptura entre o córtex e

núcleos talâmicos de ordem superior, em comparação com núcleos de primeira ordem.[35] Esses achados sugerem que o propofol pode produzir estados de excitação e inconsciência alteradas, em parte, por interromper a atividade dentro do sistema talamocortical. Em particular, eles apoiam a hipótese de que a perda de consciência corresponderia ao desenvolvimento de oscilações α coerentes envolvendo o tálamo e o córtex, enquanto a recuperação da consciência estaria correlacionada com a dissipação dessas oscilações coerentes.

Na manutenção do estado cerebral de inconsciência, deve-se diferenciar os efeitos de redução de atividades relacionadas à inibição da conectividade caótica responsável pela concatenação de diferentes regiões do sistema nervoso central (SNC), que é necessária a uma resposta condizente ao estímulo/aferência que advêm do meio ou de partes diferentes do SNC a fim de manter a homeostase ou respostas racionais sociais. A homeostase é mantida por meio de vias reflexas e autonômicas consideradas respostas rudimentares e relacionadas essencialmente à manutenção da vida. Respostas sociais e comportamentais necessitam de interação de diferentes áreas e se relacionam ao estado de vigília e conteúdo de consciência.

Correlatos Neurais de Consciência (NCCs) são definidos como o conjunto mínimo de mecanismos neuronais suficientes para que qualquer aspecto fenomenológico da consciência emerja.[36] Teoricamente, os NCCs podem estar relacionados a um conteúdo mental específico (NCC específico de conteúdo) ou denotar os mecanismos neurais mínimos que são, juntos, necessários e suficientes para a presença de conteúdo mental (NCC completo).[25]

Consciência conectada não deve ser confundida com responsividade, a possibilidade de fornecer uma resposta comportamental. A responsividade volitiva, quando presente, é crucial para inferir a consciência conectada, no entanto, mesmo a ausência dela não equivale à ausência de consciência interna ou externa.[36-38] Além disso, não deve ser confundida com reflexos, respostas motoras automáticas, como a retirada do braço em resposta a uma estimulação nociva. Na verdade, a consciência conectada durante a anestesia não está necessariamente associada a movimentos ou responsividade.[36,39] O grau de vigília determina o nível de excitação cortical, onde a sinergia das funções corticais gera a consciência. A vigília é modulada pela interação entre os núcleos do tronco cerebral e as regiões corticais.

A eletroencefalografia (EEG) é a medição não invasiva dos campos elétricos do cérebro. Eletrodos colocados na superfície do crânio registram potenciais de voltagem resultantes do fluxo de corrente dentro e ao redor dos neurônios. O EEG tem quase um século: essa longa história proporcionou ao EEG um espectro rico e diversificado de aplicações. A versatilidade e a acessibilidade da técnica, em combinação com os avanços no processamento de sinais, permitem que esse 'cachorro velho' ainda forneça novos truques e inovações. A análise do EEG aplicada à anestesia pode ser decomposta em diferentes categorias, conforme a abordagem considerada. As primeiras descrições dos efeitos anestésicos no EEG foram sintáticas, ou semânticas, tratando da forma da onda, amplitude e frequência global. A definição

**Tabela 86.1 Profundidade anestésica e características do ECG.**

| Profundidade anestésica | Características do EEG |
| --- | --- |
| Acordado com movimento | Piscadas e artefato no EEG |
| Acordado e relaxado | Beta alta ( 20-30 Hz), menos artefato no EEG |
| AG leve | Mudança para Beta lento (12-20 Hz), Alfa sem ondas lentas de anestesia (*Slow*) |
| AG adequada | Beta/Alfa/Tetha baixas e Delta anestesia (*Slow*) |
| AG adequada | Delta *slow* dominante +/- Alfa e Theta |
| Anestesia em excesso | Surto-supressão |
| Anestesia em excesso | Supressão persistente |

progressiva dos parâmetros do domínio do tempo e da frequência levou a uma análise mais detalhada das alterações induzidas pela anestesia.

Ao aumentar, agentes anestésicos com propriedades hipnóticas modificam gradativamente o EEG, tanto no domínio do tempo quanto no domínio da frequência, e produzem formas de onda específicas.[36] A descrição da complexidade do EEG por meio de uma abordagem no domínio do tempo, com parâmetros como potência total ou frequência de cruzamento zero, é limitada. Portanto, buscou-se uma descrição mais precisa ao adotar uma abordagem no domínio da frequência.

Alterações induzidas no domínio da frequência são classicamente consideradas bifásicas, pelo menos para efeitos hipnóticos de agentes que supostamente atuam por meio da promoção de neurotransmissão inibitória GABAérgica.[40,41]

Em doses baixas, o EEG dessincroniza e acelera para frequências entre 13 e 30 Hz. Isso é conhecido como ativação β. Com o propofol, um agente hipnótico frequentemente usado, as ondas lentas observadas assemelham-se às ondas lentas do sono fisiológico, mas são espacialmente limitadas.[42,43] Em estágios mais profundos, ocorrem rajadas seguidas por períodos de sinal plano, um padrão de EEG conhecido como surto-supressão, que pode ser quantificado usando a taxa de supressão (proporção da duração de uma época de sinal em que a amplitude está abaixo de uma tensão especificada).

Os mecanismos de ação dos anestésicos gerais são complexos e ainda não completamente compreendidos,[36] embora um papel para a redução da atividade neuronal excitatória também possa ser importante. Em última análise, a anestesia resulta na diminuição da atividade cortical. Isso ocorre de duas maneiras: (i) por uma ação direta de drogas anestésicas gerais no córtex, e (ii) indiretamente pela inativação do tronco cerebral endógeno e dos sistemas de excitação hipotalâmica - que então causam um desligamento cortical secundário. O tálamo também muda drasticamente seu modo de atividade de um estado relativamente despolarizado – no qual a transmissão precisa da informação sensorial é mantida – para um modo hiperpolarizado, que facilita os padrões estereotipados de "surto-supressão" de atividade neuronal nas redes corticotalâmicas.

Essas ambiguidades no uso de índices baseados em eletroencefalograma para definir estados cerebrais sob anestesia geral e sedação surgem porque diferentes anestésicos agem em diferentes alvos moleculares e circuitos neurais para criar diferentes estados de excitação alterada.[37,21]

Para um determinado segmento de dados de eletroencefalograma, o espectro fornece uma decomposição do segmento em seus componentes de frequência geralmente calculados pelos métodos de Fourier.[46] A vantagem do espectro é que ele mostra a decomposição de frequência do segmento de eletroencefalograma para todas as frequências em uma determinada faixa, plotando a frequência no eixo x e a potência no eixo y. A potência é comumente representada em decibéis, definida como 10 vezes o log base 10 da amplitude ao quadrado de um determinado componente de frequência do eletroencefalograma. A potência do eletroencefalograma pode diferir em ordens de magnitude

entre as frequências. Tomar logaritmos facilita a visualização na mesma escala de frequências cujas potências diferem em ordens de magnitude. O espectro de um determinado segmento de dados é, portanto, um gráfico de potência (10 log10 (amplitude)2) por frequência.

As bandas de frequência no espectro são nomeadas seguindo uma convenção geralmente aceita. Mudanças na potência dessas bandas podem ser usadas para rastrear as mudanças nos estados anestésicos do cérebro. No sinal, a oscilação de baixa frequência tem um período de aproximadamente 1 ciclo por segundo ou 1 Hz, enquanto o período da oscilação mais rápida é de aproximadamente 10 Hz. O espectro também mostra que este sinal tem potência na faixa delta (1 a 4 Hz) e pouca ou nenhuma potência além de 12 Hz. Além dessas bandas de frequência convencionais, duas outras características espectrais são comumente relatadas nas análises de eletroencefalograma em Anestesiologia: a frequência mediana e a frequência espectral da borda. A frequência mediana é a frequência que divide a potência no espectro ao meio, enquanto a frequência de borda espectral é a frequência abaixo da qual 95% da potência espectral está localizada.

A análise das ondas do EEG no intraoperatório em seu estado não processado é de difícil interpretação e contém uma diversidade de variações e fatores de confusão muito complexos. Portanto, índices de estado de consciência que derivam de análises matemáticas da distribuição de ondas e suas relações com estados do EEG como supressão e distribuição de frequências são importantes ferramentas para o anestesiologista na sala de cirurgia. Esses índices são conhecidos como BIS (*Bispectral index* – Medtronic/Covidien) e PSI (*Patient State Index* – Masimo Corporation), sendo os mais utilizados no nosso cotidiano.

Os sinais de EEG e a resposta comportamental relacionada com níveis crescentes de anestesia em pacientes saudáveis são coletados para formar um banco de dados de referência. Pontos clínicos relevantes são identificados (por exemplo, perda de consciência, perda de resposta a níveis crescentes de estímulos, retorno à vigília e etc.). Este banco de dados é analisado; os parâmetros correlacionados mais promissores são extraídos e categorizados por métodos matemáticos altamente complexos para um índice preliminar de profundidade da anestesia. Este algoritmo é então testado em ensaios clínicos, nos quais o desempenho do índice é examinado. Se não for satisfatório, são feitas alterações onde necessárias, e o processo é repetido até que o algoritmo seja considerado validado.

Processamento do sinal de EEG envolve a detecção e gravação dos sinais brutos de EEG e a amplificação e filtragem inicial de ruídos extrínsecos. Os sinais analógicos são então divididos em épocas – *epochs* (intervalos de tempo) e convertidos em dados digitais. Os dados são ainda mais filtrados para os sinais desejados antes da manipulação matemática complexa. O algoritmo em cada monitor de estados cerebrais da anestesia extrairá os recursos ou parâmetros relevantes do EEG e determinará o índice final de profundidade da anestesia com base na análise estatística e classificação desses parâmetros. Dados de EMG são frequentemente incorporados aos algoritmos (a maioria dos algoritmos é proprietária). Além disso, muitos monitores exibem dados de EMG separadamente do índice de profundidade da anestesia (Figura 86.4).

O monitor de índice bispectral (BIS) foi o primeiro dispositivo de profundidade de anestesia a analisar a fase e a potência das bandas de frequência do EEG por meio de um algoritmo proprietário.[44,45] Em contraste, o monitor SedLine, introduzido mais recentemente, fornece um índice de estado do paciente (PSI) para quantificar a profundidade anestésica analisando os gradientes espaciais e temporais das bandas de frequência do EEG na dimensão anteroposterior.[46] A precisão e a utilidade clínica desses dois monitores dependem de vários fatores, incluindo EMG, eletrocautério, idade do paciente e distúrbios neurológicos preexistentes.[47,48] Portanto, apesar de seu apelo, os dados de EEG processados devem ser interpretados com cautela, sempre associados aos outros parâmetros mostrados pelos equipamentos e o conhecimento de cada parâmetro e suas limitações são essenciais para o benefício clínico aos pacientes (Figura 86.5).

O dispositivo SedLine usa um algoritmo multivariado sofisticado para avaliar os dados de EEG do paciente de todos os 4 canais e determinar o valor do Índice de Estado do Paciente (PSI) como uma medida do estado cerebral durante a anestesia. O algoritmo é baseado em extensos registros de EEG desenvolvidos pelo Laboratório de Pesquisa do Cérebro da Escola de Medicina da Universidade de Nova York. A tecnologia do sensor foi desenvolvida para melhorar a aquisição de sinais de EEG ao fornecer um algoritmo integrado baseado em 4 canais de dados de EEG. O PSI corresponde ao nível atual de sedação/anestesia do paciente em uma escala de 0 a 100, onde 100 representa estar totalmente acordado e índices entre 25-50 representando o estado de inconsciência do paciente.[49-53] Os dados de EEG em tempo real de 4 canais são apresentados como formas de onda e como uma matriz espectral de densidade (DSA) para permitir a confirmação rápida e fácil dos valores PSi (Figura 86.6).

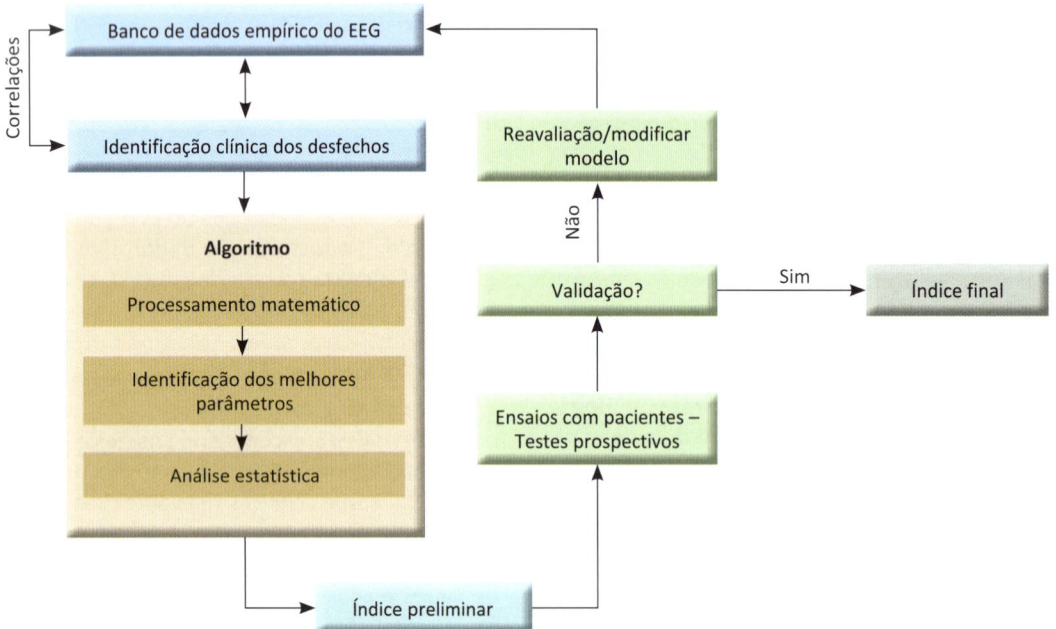

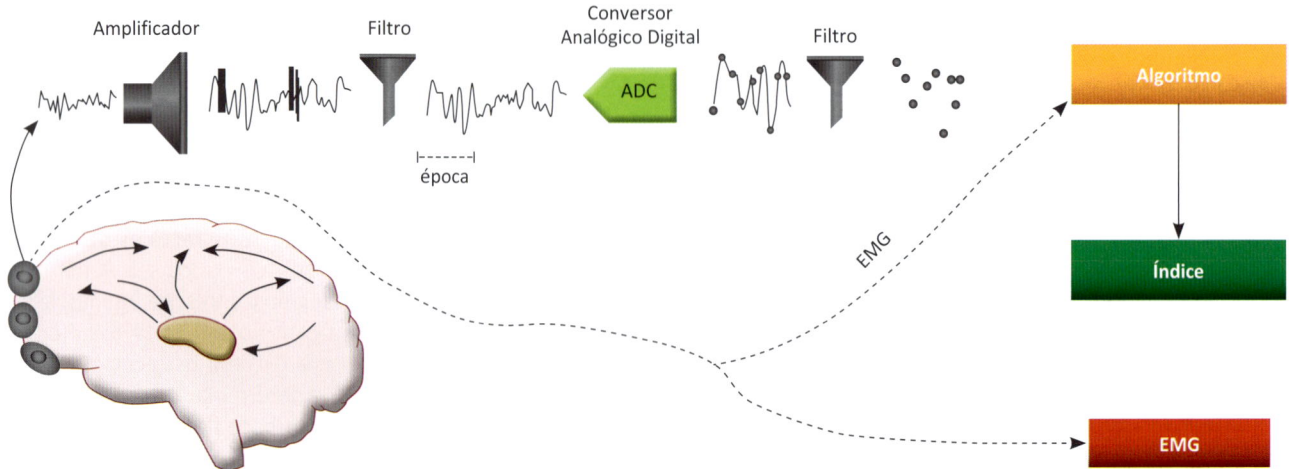

▲ **Figura 86.4** Fluxo de análise dos monitores de EEG processado.

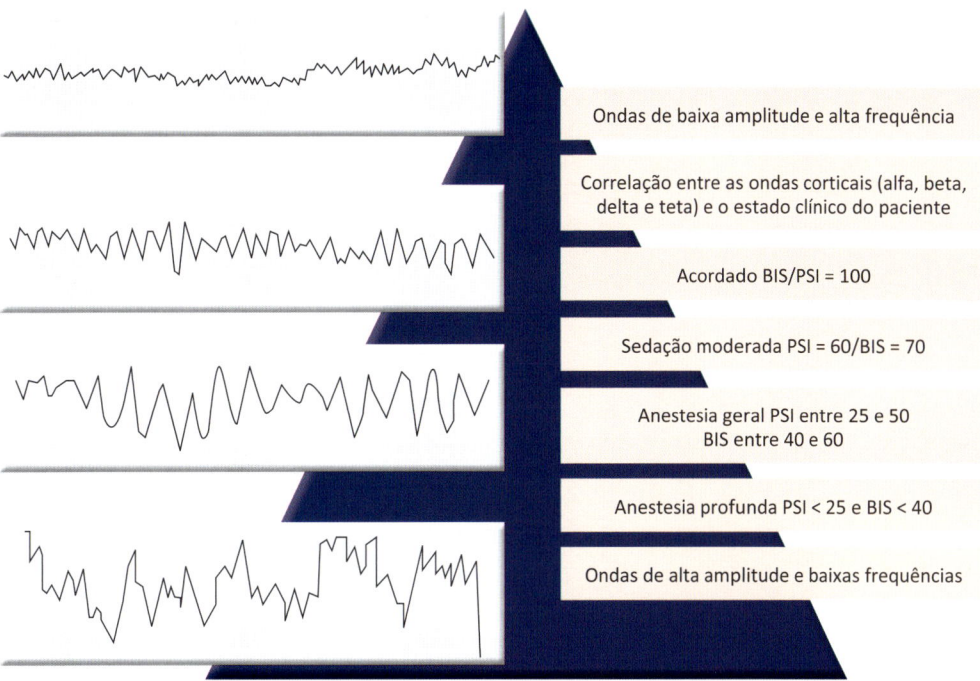

▲ **Figura 86.5** Correlação entre as ondas corticais (alfa, beta, delta e teta) e o estado clínico do paciente.

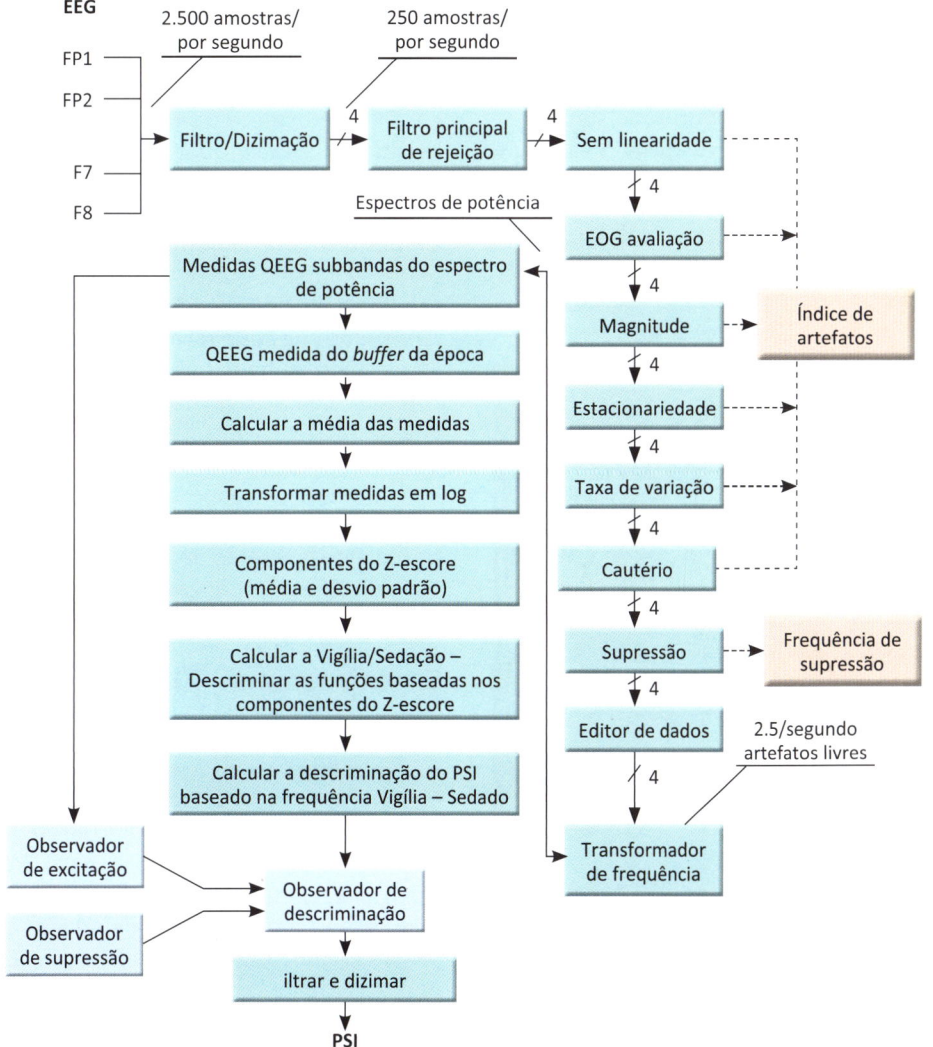

▲ **Figura 86.6** O PSI.

## Potência Eletromiográfica (EMG)

A variável EMG mede a atividade elétrica no núcleo do nervo facial. Primeiro, soma-se todas as medidas de uma faixa específica de frequências (70 a 110 Hz) e normaliza-se essa soma para uma referência de 0,01 microvolts RMS (µVRMS). Em seguida, convertendo esse valor para decibéis (dB), utiliza-se a fórmula:

$$20 * \log (\text{valor medido} / 0{,}01 \ \mu V)$$

Os valores de EMG são exibidos em um gráfico de barra entre 30 e 55 dB. Durante a anestesia geral, os valores normalmente ficam abaixo de 30 dB, e valores acima de 30 dB indicam alta atividade no núcleo do nervo facial, o que não é comum.[49]

## Assimetria

Representa variações de potências entre os lados direito e esquerdo. Em adultos, considera-se como normal variações de até 20%[49] (Figura 86.7).

## SEF 95%

O SEF 95% é uma análise quantitativa que representa a frequência abaixo da qual se tem 95% de toda potência na faixa de até 30 Hz. Entretanto, a análise espectral (espectrograma qualitativo) tem se mostrado de grande importância pela possibilidade de evidenciar a hipersincronização alfa (talamocortical) e a oscilação lenta (corticocortical), características da profundidade anestésica adequada em adultos.[27]

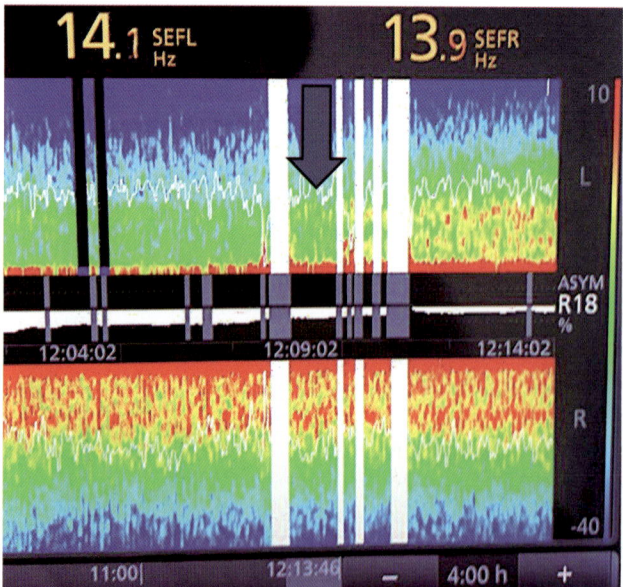

▲ **Figura 86.7** Figura demonstrando a assimetria provocada por uma compressão da artéria carótida esquerda pelo posicionamento cirúrgico lateralizado (seta demonstra o momento de retorno de atividade neuronal após descompressão).

## Taxa de Supressão

A supressão de surtos é definida como intervalos maiores que 0,5 segundo, nos quais a voltagem do EEG encontra-se abaixo de ±5 µV nos últimos 60 segundos. Assim, o normal é uma taxa de supressão igual a zero.[47,52] A surto-supressão consiste em episódios alternados de períodos isoeletroencefalográficos planos com surtos de ondas lentas, incluindo variações sistêmicas e quase periódicas onde períodos de alta voltagem e isoeletroencefalográficos apresentam variações entre e dentro dos surtos.[47,52] A surto-supressão foi identificada na hipotermia, coma, encefalopatia epiléptica infantil precoce e na anestesia geral. Há muitas controvérsias sobre a surto-supressão, incluindo sua relação com o *delirium* pós-operatório (DPO) – o início agudo pós-operatório de uma mudança aguda na atenção basal, consciência flutuante e distúrbios na cognição. A *American Geriatrics Society* reconhece o DPO como a complicação cirúrgica mais comum em idosos, ocorrendo em até 50% dos pacientes após a cirurgia. O DPO resulta em estadias hospitalares mais longas, aumento da necessidade de cuidados em longo prazo, perda de independência funcional, redução da cognição e morte. Além disso, o DPO resulta em aumento dos custos de saúde, portanto, sua prevenção foi declarada uma prioridade de saúde pública; em julho de 2010, o *National Institute for Health and Clinical Excellence* lançou uma diretriz abordando diagnóstico, prevenção e manejo do *delirium*.[50] No entanto, a ligação entre a surto-supressão e o DPO permanece controversa, e os estudos apresentam resultados contraditórios. As diferenças nos desfechos entre os estudos podem ser atribuídas às características dos pacientes e à dosagem de anestesia. Um estudo incluiu pacientes com alta comorbidade submetidos a cirurgias cardíacas, enquanto outros estudos incluíram pacientes mais saudáveis em cirurgias não cardíacas. Além disso, a redução da dose de anestesia foi menor em alguns estudos. Embora esse estudo tenha reduzido mais o tempo de supressão de EEG (BS), a eficácia dessa redução na prevenção do *delirium* pós-operatório é controversa. A supressão de surtos de EEG pode não ser o melhor indicador para a prevenção do *delirium*, e a dosagem adequada de anestesia com base no EEG parece ser mais eficaz. O papel causal da supressão de surtos na patogênese do *delirium* ainda é debatido, sugerindo que outros fatores podem ser mais determinantes para melhorar os desfechos neurológicos.

## Espectrograma – (DSA – *Density Spectral Array*) e a Anestesia

Em contraste com o monitoramento do estado cerebral baseado em índices derivados do eletroencefalograma, que pressupõe que o mesmo valor de índice define, para qualquer anestésico, o mesmo nível de inconsciência, o eletroencefalograma não processado e o espectrograma definem uma gama mais ampla de estados cerebrais. A seguir, serão discutidos os aspectos neurofarmacológicos relacionados à ação de anestésicos no SNC, a fim de compreender a formação dos dados apresentados pelos monitores e a importância da anestesia individualizada para cada paciente (Figuras 86.8 e 86.9).

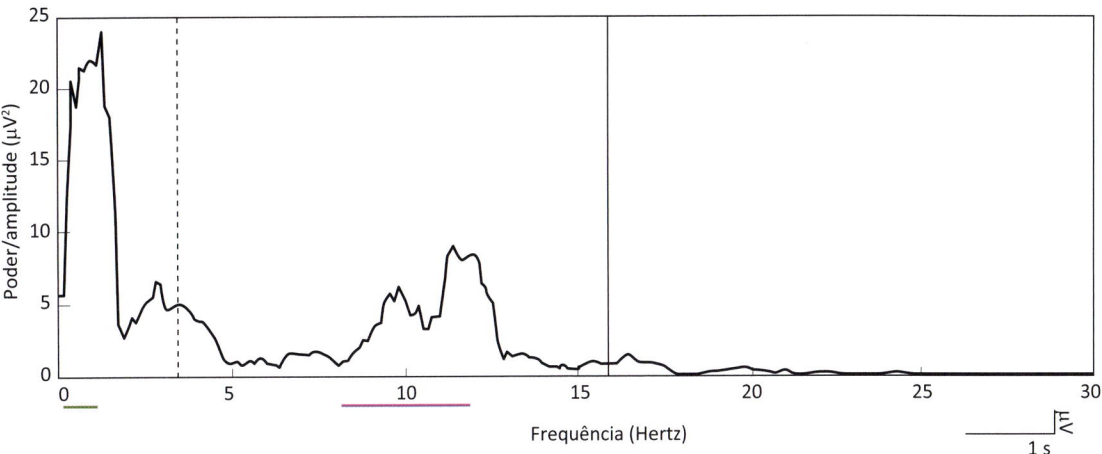

▲ **Figura 86.8**  Espectro do EEG.

**Fonte:** Modificada de Brown, *et al*. Background and Basic Signatures Anesthesiology. 2015;123(4):937-60.

**Espectrograma 3D (Distribuição espectral comprimida)**

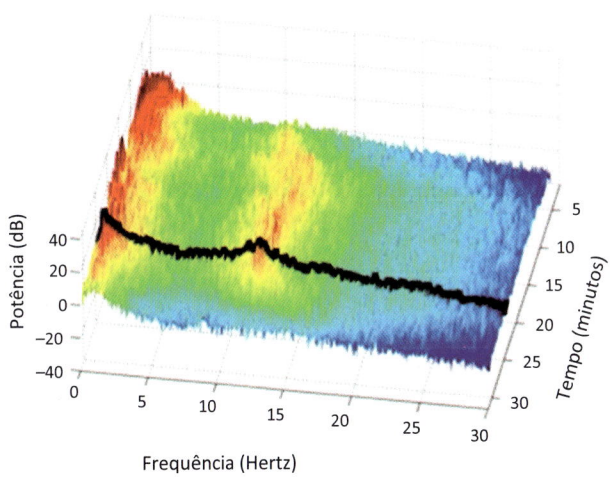

**Espectrograma (Distribuição espectral comprimida)**

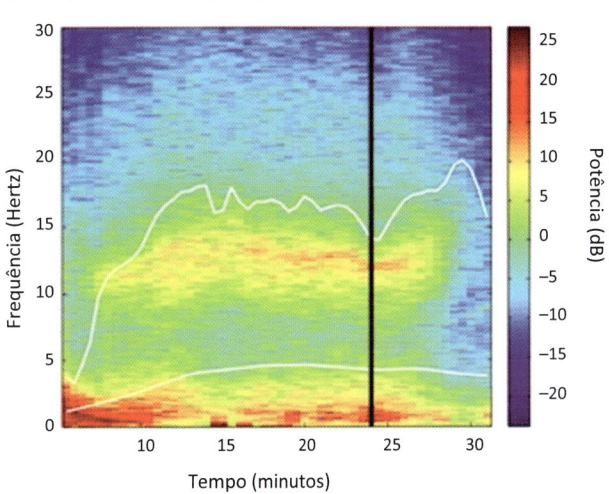

▲ **Figura 86.9**  Espectrograma.

**Fonte:** Modificada de Brown, *et al*. Background and Basic Signatures Anesthesiology. 2015;123(4):937-60.

## ■ FENOMENOLOGIA DA AÇÃO DO PROPOFOL NA INDUÇÃO DA INCONSCIÊNCIA

No córtex, o propofol induz a inibição ao aumentar a inibição mediada pelo GABA dos neurônios piramidais. Além disso, o propofol reduz as entradas excitatórias do tálamo para o córtex ao intensificar a inibição gabaérgica no núcleo reticular talâmico, uma rede que desempenha papel crucial no controle inibitório da saída talâmica para o córtex. Devido à alta interconexão entre o tálamo e o córtex, os efeitos inibitórios do propofol não resultam na inativação desses circuitos, mas sim em oscilações nas faixas beta e alfa. Adicionalmente o propofol aumenta a inibição no tronco encefálico nas projeções gabaérgicas da área pré-óptica do hipotálamo para os centros de excitação colinérgicos, monoaminérgicos e orexinérgicos. A redução das entradas excitatórias do tálamo e do tronco encefálico para o córtex promove a hiperpolarização dos neurônios piramidais corticais, um efeito que favorece o aparecimento de oscilações lentas e delta no eletroencefalograma[50-53] (Figura 86.10).

## Alpha Frontal

A administração de propofol para indução de anestesia geral resulta em oscilações lentas e delta no eletroencefalograma (EEG), com aumento de potência entre 0,1 e 5 Hz e oscilações de alta amplitude. (Figura 86.11) Essas mudanças no EEG são dramáticas, com amplitudes de oscilações lentas e Delta sendo de 5 a 20 vezes maiores que as oscilações Gama e Beta observadas em pacientes acordados. A aparição dessas oscilações dentro de segundos após a administração de propofol coincide com a perda de responsividade, reflexo oculocefálico, apneia e atonia.[21] Essas assinaturas no EEG e sinais clínicos indicam uma ação rápida do anestésico no tronco cerebral. Após a administração em bolus, o propofol atinge rapidamente as sinapses inibitórias GABAérgicas da área pré-óptica do hipotálamo, que se projetam para os principais centros de excitação no tronco cerebral e hipotálamo, inibindo os impulsos excitatórios e favorecendo a hiperpolarização do córtex, o que leva ao aparecimento de oscilações lentas e Delta no EEG e à perda de consciência (LOC). A perda do reflexo oculocefálico sugere ação do

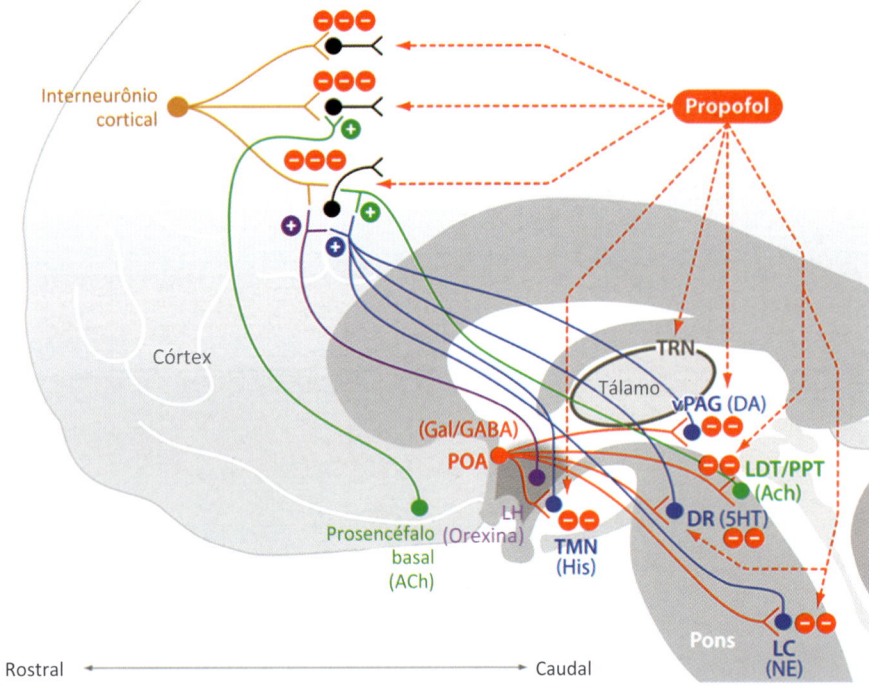

◀ **Figura 86.10** Ação do propofol na indução da inconsciência.

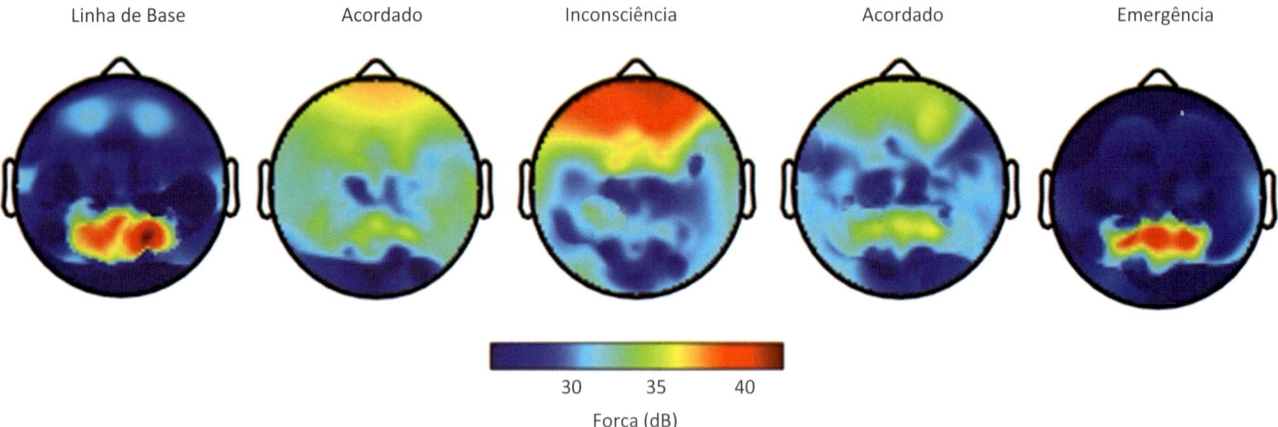

Força (dB)

▲ **Figura 86.11** Anteriorização das oscilações Alfa.

anestésico nos núcleos dos nervos cranianos III, IV e VI, no mesencéfalo e ponte. A apneia é provavelmente devido à inibição dos centros respiratórios ventral e dorsal na medula e ponte, enquanto a atonia é atribuída à inibição dos núcleos reticulares pontinos e medulares.[54]

### ■ CETAMINA

A cetamina é um anestésico dissociativo e analgésico que age principalmente bloqueando os receptores NMDA no cérebro e na medula espinhal. Em doses baixas a moderadas, a cetamina tem efeito maior nos interneurônios inibitórios, estes apresentam maior frequência de ativação em comparação aos neurônios glutamatérgicos gerais, permitindo que os neurônios excitatórios se tornem mais ativos. Isso leva ao aumento no metabolismo cerebral e pode causar alucinações, estados dissociativos, euforia e disforia, pois regiões cerebrais como o córtex, hipocampo e amígdala continuam

a se comunicar com menos modulação dos interneurônios inibitórios. Os efeitos alucinatórios são potencializados pela interrupção da neurotransmissão dopaminérgica no córtex pré-frontal devido ao aumento da atividade do glutamato em receptores de glutamato não NMDA. A analgesia ocorre em parte devido à ação da cetamina nos receptores NMDA do glutamato nos gânglios da raiz dorsal, a primeira sinapse do caminho da dor na medula espinhal. Em doses mais altas, a cetamina bloqueia também os receptores NMDA nos neurônios glutamatérgicos excitatórios, resultando na perda de consciência. A cetamina, ao se ligar preferencialmente aos receptores NMDA nos interneurônios inibitórios, resulta em aumento da taxa metabólica cerebral, fluxo sanguíneo cerebral e alucinações. Esse efeito é refletido em um padrão ativo no eletroencefalograma (EEG), exibindo oscilações rápidas na faixa de Beta alta e Gama baixa (25 a 32 Hz). Essas oscilações começam cerca de 2 minutos após a administração da cetamina[55,56] (Figura 86.12).

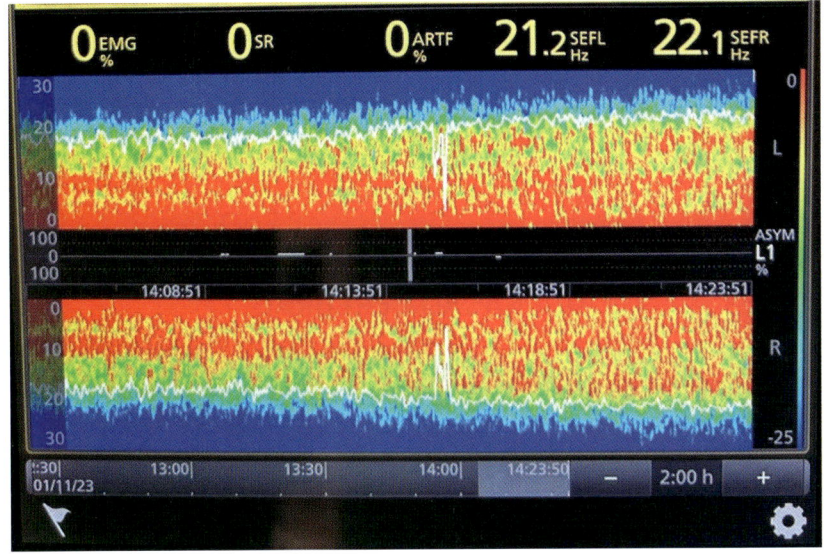

◀ **Figura 86.12** Cetamina e efeitos no DSA: oscilações rápidas na faixa de Beta alta e Gama baixa (25 a 32 Hz).

## ■ DEXMEDETOMIDINA

A dexmedetomidina induz sedação principalmente ao se ligar aos receptores adrenérgicos α2 nos neurônios do *locus ceruleus*, o que reduz a liberação de norepinefrina. Esta ação leva à hiperpolarização dos neurônios do *locus ceruleus*, resultando na perda de estímulos inibitórios para a área pré-óptica do hipotálamo. A área pré-óptica, por sua vez, envia sinais inibitórios para os principais centros de excitação no cérebro, promovendo a sedação. Além disso, a dexmedetomidina bloqueia a liberação de norepinefrina, reduzindo a excitação do prosencéfalo basal, tálamo e córtex, e diminuindo a conectividade talamocortical, o que contribui ainda mais para o estado sedativo.[49,56]

## ■ ANESTÉSICOS INALATÓRIOS *VERSUS* PROPOFOL NA EMERGÊNCIA DA ANESTESIA

Observa-se diferenças significativas entre os agentes voláteis e o propofol no espectro de potência do EEG du-

rante a emergência, conforme mostrado nos gráficos de densidade espectral (Figura 86.13). O sevoflurano e o isoflurano induziram forte atividade oscilatória nas bandas de frequência delta (0,5–2 Hz) a alfa (8–13 Hz) e, por volta de 30% da emergência, a potência se distribui uniformemente sobre todas as frequências. Em contraste com a emergência da anestesia intravenosa total (TIVA), essa abertura "em forma de zíper" ocorreu mais cedo e, adicionalmente, alta potência em frequências acima de 20 Hz persistiu durante toda a emergência.[57]

## ■ ENTROPIA

Trata-se de uma medida da dispersão dos dados. Dados com uma distribuição de probabilidade ampla e achatada apresentarão elevado valor de entropia. O estado do cérebro é monitorado por aquisição de dados de sinais eletroencefalográficos (EEG) e eletromiográficos frontais (FEMG). O EEG frontal tem uma ampla correlação com o estado de processamento cortical e, por essa razão, uma medida de dispersão realizada durante o estado de despertar se mos-

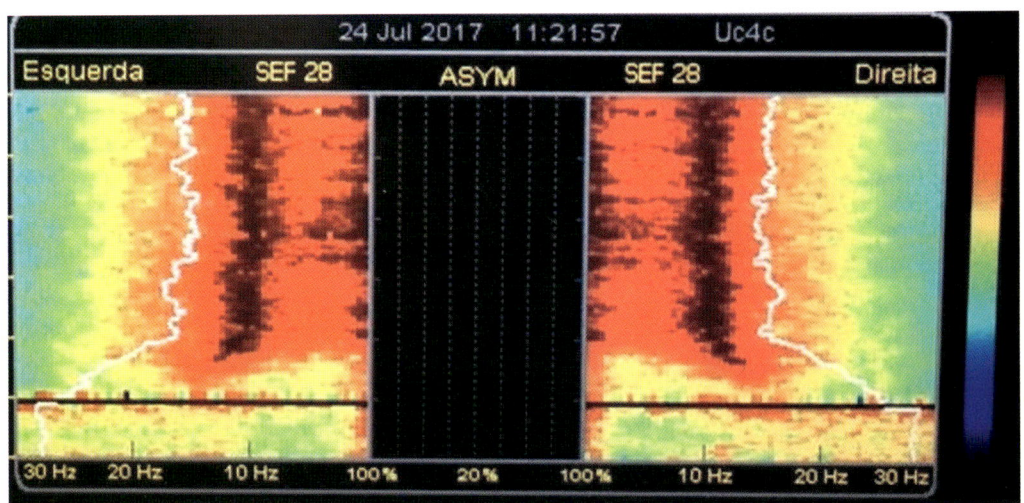

▲ **Figura 86.13** Emergência do propofol.

tra mais "caótica" e dispersa, representando as múltiplas comunicações corticais com intuito de promover uma resposta aos estímulos aferentes do estado de consciência. Os parâmetros mostrados são as entropias espectrais, Entropia de Resposta (RE) e Entropia de Estado (SE); são variáveis EEG e FEMG processadas. Entropia, portanto, é uma medida de irregularidade em qualquer sinal. Durante a anestesia geral, o EEG muda de padrões irregulares para padrões mais regulares quando a anestesia se aprofunda.[58] O Módulo de Entropia mede essas mudanças por quantificar a irregularidade dos sinais EEG e FEMG. Em adultos, a Diretriz de Faixa de Entropia reflete a associação geral entre o estado clínico do paciente e os valores de entropia.[59] A Figura 86.14 mostra o posicionamento dos eletrodos na entropia.

Existem dois parâmetros de entropia: a Entropia de Resposta (RE), de reação rápida, e a Entropia de Estado (SE), mais estável e robusta. Entropia de resposta inclui altas frequências adicionais de até 47 Hz. Consequentemente, os sinais EMG frontais rápidos (FEMG) permitem um tempo de resposta rápido para RE.

### Entropia de Resposta (Intervalo de Exibição 0-100)

A RE é sensível à ativação dos músculos faciais (ou seja, FEMG). Seu tempo de resposta é muito rápido; menos de 2 segundos. A FEMG é especialmente ativa durante o estado de vigília, mas também pode ser ativada durante a cirurgia. Os músculos faciais também podem dar uma indicação precoce de emergência, e isso pode ser visto como aumento rápido no RE.

### Entropia de Estado (Intervalo de Exibição 0-91)

O valor da SE é sempre menor ou igual à RE. Durante a anestesia geral, o efeito hipnótico de certas medicações anestésicas no cérebro pode ser estimado pelo valor de SE (em inglês, *State Entropy*), que consiste na entropia do sinal EEG calculada até 32 Hz. A SE é menos afetada por

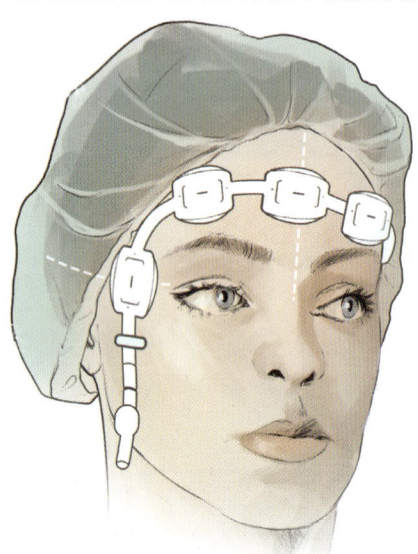

▲ **Figura 86.14** Posicionamento dos eletrodos da entropia.

reações repentinas aos músculos faciais porque se baseia principalmente no sinal EEG. Os bloqueadores neuromusculares (NMBA), administrados em doses cirurgicamente apropriadas, não são conhecidos por afetar o EEG, mas são conhecidos por terem efeito no EMG. Esta ativação pode ser observada como o *gap* entre a Entropia de Estado e a Entropia de Resposta.[59-62]

### ■ MONITORIZAÇÃO DO FLUXO SANGUÍNEO E OXIGENAÇÃO CEREBRAL

O fluxo sanguíneo cerebral (FSC) é mantido constante no cérebro normal ao longo de uma ampla gama de pressões sanguíneas sistêmicas por meio do processo de autorregulação. A pressão de perfusão cerebral (PPC) é crucial para determinar o fluxo disponível para o cérebro e está diretamente relacionada à pressão arterial média sistêmica (PAM) e à pressão intracraniana (PIC), seguindo a equação PPC = PAM − PIC. Dentro da faixa de PPC de aproximadamente 40 a 140 mmHg, o FSC é mantido constante (50–55 mL/100 g/min) por meio de alterações no diâmetro arteriolar. No entanto, se um PPC mínimo não pode ser mantido, por exemplo, devido à hipotensão sistêmica ou PIC severamente elevada, o FSC diminuirá, tornando-se insuficiente. Da mesma forma, na lesão cerebral ou com PPC gravemente elevado, a autorregulação pode falhar, resultando em uma relação linear entre PPC e FSC, o que pode levar a lesões por hiperperfusão.[63]

O Fluxo Sanguíneo Cerebral (CBF), ou perfusão, é uma medida da taxa de entrega de sangue arterial a um leito capilar em um tecido. A unidade padrão de medida para o fluxo sanguíneo cerebral é mililitros de sangue por 100 g de tecido por minuto, sendo o valor típico no cérebro humano de 55 mL/100 g/min. Assumindo uma densidade média de tecido cerebral de 1 g.mL$^{-1}$, o CBF médio também pode ser expresso como 55 mL/100 mL/min. Valores abaixo de 20 a 25 mL indicam risco significativo de comprometimento funcional e dano estrutural ao cérebro. Durante as intervenções cirúrgicas, a complexidade da monitorização destes parâmetros aumenta devido às alterações provocadas por fármacos anestésicos e manipulações operatórias.[6]

### Marcadores Intravasculares

O uso de isótopos radioativos, como o Xenônio-133 (133Xe), é uma técnica valiosa que permite aferir o fluxo sanguíneo cerebral medindo o *wash-out* radioativo. Embora restrita a alguns centros, essa abordagem oferece dados valiosos durante procedimentos como a endarterectomia carotídea. Suas limitações incluem a incapacidade de fornecer monitorização contínua e a necessidade de equipamentos especializados. No entanto, existem algumas a serem consideradas. A técnica não permite monitorização contínua do fluxo sanguíneo e requer equipamentos especializados, o que restringe seu uso a centros bem equipados. Além disso, o alto custo de produção do xenônio representa uma barreira significativa para sua adoção mais ampla. Pesquisas estão em andamento para desenvolver métodos de produção mais econômicos e superar estas limitações.[64]

## Ultrassom Transcraniano com Doppler

Esta técnica permite a monitorização em tempo real da velocidade de fluxo sanguíneo cerebral. Com o transdutor colocado sobre o osso temporal, é possível avaliar as artérias cerebrais mais significativas. A flexibilidade e a sensibilidade do método o tornam apropriado para uma ampla variedade de procedimentos cirúrgicos, apesar de algumas limitações de penetração óssea em determinados pacientes. O ultrassom cerebral é uma ferramenta emergente para os anestesiologistas, desempenhando papel crucial no diagnóstico de doenças intracranianas agudas como doenças cerebrovasculares e na realização de medições não invasivas de pressão intracraniana (PIC) tanto em ambientes clínicos agudos quanto em unidades de terapia intensiva (UTI).[65]

A aplicação tradicional do Doppler Transcraniano (DTC), para avaliar as velocidades do fluxo sanguíneo nas principais artérias cerebrais, permite o acompanhamento do vasoespasmo cerebral, pressão de perfusão cerebral, autorregulação cerebral e hipertensão intracraniana. A introdução do ultrassom modo B e Doppler colorido, conhecido como Ultrassonografia Duplex Transcraniana Codificada por Cores (TCCS), ampliou o uso do DTC para avaliação da anatomia cerebral em pacientes neurocríticos e em pacientes gerais na UTI e pronto-socorro. Desde os anos 1980 o DTC é utilizado para examinar a hemodinâmica cerebral e, desde então, sistemas ultrassônicos de alta resolução abriram novas perspectivas para o exame transcraniano em adultos.[65]

Nas últimas duas décadas, a TCCS encontrou um papel importante no diagnóstico de lesões intracranianas, na avaliação de pressão intracraniana, hemorragia intracraniana, hidrocefalia, desvio da linha média e doenças cerebrovasculares em ambientes clínicos agudos e crônicos, permitindo a visualização das estruturas parenquimatosas do cérebro e a identificação direta dos vasos utilizando o modo Doppler colorido. O ultrassom cerebral pode fornecer informações valiosas sobre a pressão intracraniana (PIC) e a pressão de perfusão cerebral (PPC), especialmente quando diferentes técnicas baseadas em ultrassom são integradas[65] (Figura 86.15).

Variantes na PIC afetam a velocidade do fluxo sanguíneo nos principais vasos cerebrais, com o DTC mostrando aumento no índice de pulsatilidade (IP) e redução nas velocidades diastólicas do fluxo sanguíneo quando a PIC aumenta. A confiabilidade do IP na avaliação da PIC foi testada por diversos autores, embora a precisão absoluta e a capacidade de discriminar cortes críticos ainda sejam debatidas.[65]

## Aplicações Clínicas da Ultrassonografia Cerebral na Cirurgia Cardíaca

Na cirurgia cardíaca, a ultrassonografia cerebral desempenha papel crucial na monitorização neurológica multimodal, especialmente para detectar lesões neurológicas periprocedurais causadas por microêmbolos cerebrais ou alterações na perfusão cerebral. Utilizando a tecnologia de DTC, é possível monitorar com precisão a perfusão cerebral durante procedimentos como parada cardíaca,[65] CBP de baixo fluxo,[66] e cirurgias de revascularização do miocárdio sem circulação extracorpórea.[67] O DTC é eficaz na identificação de êmbolos aéreos e sólidos, além de ajudar a confirmar a adequação da perfusão cerebral seletiva e permitir intervenções oportunas quando a perfusão está comprometida.

## Monitorização na Endarterectomia da Artéria Carótida

A endarterectomia da artéria carótida (CEA) frequentemente apresenta complicações neurológicas perioperatórias, principalmente devido à hipoperfusão cerebral ou embolização durante a cirurgia. A embolização é o principal fator predisponente para eventos isquêmicos intraoperatórios (80%), enquanto fatores hemodinâmicos comprometem a perfusão cerebral na minoria dos casos de CEA (20%).[68] A monitorização intraoperatória com TCD tem se mostrado eficaz na previsão de AVCs perioperatórios, detectando alterações na velocidade do fluxo sanguíneo cerebral e sinais microembólicos. Estudos demonstram que pacientes com mudanças significativas no fluxo sanguíneo cerebral ou presença de microêmbolos têm maior probabilidade de sofrer AVCs durante a cirurgia.[68]

Na revisão sistemática da Cochrane, os autores conferem a eficácia comparável da monitorização da hemodinâmica cerebral (por DTC e pressão de retorno do coto carotídeo), metabolismo de oxigênio cerebral (SjO$_2$ e NIRS), ou estado funcional cerebral (EEG e potenciais evocados somatossensoriais) na otimização dos desfechos neurológicos e no uso seletivo de *shunts* durante a CEA.[69]

## Cirurgia na Posição de Cadeira de Praia

A monitorização hemodinâmica cerebral durante cirurgias na posição de cadeira de praia é um campo com evidências limitadas, mas importantes. Estudos indicam que a posição de cadeira de praia pode reduzir a velocidade do fluxo sanguíneo cerebral na artéria cerebral média (ACM) e a pressão arte-

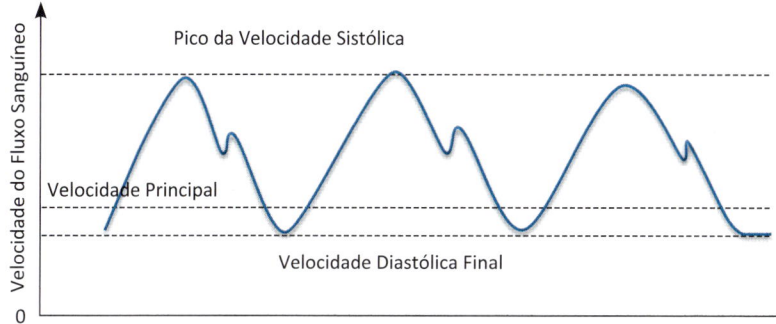

◀ **Figura 86.15** Curva do fluxo no Doppler transcraniano normal.

rial média. Alterações hemodinâmicas, como a diminuição da pressão de perfusão cerebral e aumento do índice de pulsatilidade, são observadas com o uso de DTC. Embora a redução na CBFV na ACM durante a posição de cadeira de praia seja consideravelmente menor em comparação com o limiar de isquemia cerebral (60%), essas mudanças podem ser críticas para pacientes com doenças cerebrovasculares.[70]

### Cirurgia não Cardíaca de Alto Risco

Procedimentos não cardíacos, especialmente aqueles que envolvem posições de cefalodeclive ou pneumoperitônio, podem causar hipertensão intracraniana e redução do retorno venoso. O uso intraoperatório do DTC permite a detecção de mudanças no fluxo sanguíneo cerebral e embólicos cerebrais, principalmente de origem gasosa, em cirurgias ortopédicas de grande porte.[71,72] Além disso, o DTC combinado com estudos de bolhas na ecocardiografia apresenta excelente sensibilidade e especificidade na quantificação da gravidade do *shunt* da direita para a esquerda (em comparação com a ecocardiografia transesofágica).[73] O DTC tem sido cada vez mais utilizado para avaliar mudanças na hemodinâmica cerebral e monitorar a função subsequente da derivação ventriculoperitoneal em pacientes com hidrocefalia, com o índice de pulsatilidade correlacionando-se bem com o tamanho ventricular e servindo como um indicador útil de pressão intracraniana elevada.[74]

### Saturação Venosa da Hemoglobina no Bulbo Jugular

A medição da extração de oxigênio cerebral utilizando a saturação venosa da hemoglobina no bulbo jugular (SjvO$_2$) reflete o equilíbrio entre oferta e demanda de oxigênio pelo cérebro, crucial para avaliar o estado metabólico cerebral. Para obter essas medidas, é necessário inserir um cateter venoso central, com fibra óptica, na veia jugular. Essa técnica pode ser utilizada de forma contínua ou intermitente, com valores normais de aproximadamente 65% e dessaturação ocorrendo abaixo de 55%. Há debates sobre a medição na veia jugular direita, esquerda ou bilateralmente, pois a técnica mede a dessaturação global, mas não regional, podendo haver contaminação extracraniana, como da veia facial. A SjvO$_2$ é a porcentagem de hemoglobina oxigenada e está relacionada ao suprimento e consumo de oxigênio de todo o cérebro. Em conjunto com outros parâmetros, pode oferecer uma avaliação indireta do metabolismo de oxigênio do tecido cerebral.[75] Quando o consumo cerebral de oxigênio é maior que a oferta, os tecidos cerebrais retiram mais oxigênio do sangue, resultando em diminuição do SjvO$_2$, podendo indicar metabolismo anaeróbico crescente. Por outro lado, quando o suprimento de oxigênio é maior que o consumo, o SjvO$_2$ aumenta. A faixa normal de SjvO$_2$ é de aproximadamente 55%-75%, influenciada por fatores como fluxo sanguíneo cerebral (CBF), taxa metabólica cerebral de oxigênio (CMRO$_2$), conteúdo de oxigênio arterial (CaO$_2$) e hemoglobina (Hb).[76]

### Oximetria Cerebral

A oximetria cerebral oferece uma forma não invasiva de avaliar a oxigenação da hemoglobina cerebral. Utilizando

luz infravermelha, esta técnica fornece leituras em tempo real que são essenciais para prevenir a hipóxia cerebral durante intervenções cirúrgicas. No entanto, a precisão pode ser afetada pela contaminação de sangue extracraniano e pela variabilidade anatômica entre pacientes. A luz infravermelha próxima, com comprimento de onda de 650–940 nm, é capaz de penetrar no crânio até o tecido cerebral subjacente. As moléculas primárias de absorção de luz dentro dos tecidos são cromóforos complexos metálicos: hemoglobina, bilirrubina e os citocromos. A hemoglobina existe tanto na forma oxigenada quanto na forma desoxigenada. Os espectros de absorção para cada estado da hemoglobina são diferentes. O espectro de absorção da hemoglobina desoxigenada é de 650–1000 nm e da hemoglobina oxigenada de 700–1150 nm. O ponto isosbéstico, onde os espectros de absorção da hemoglobina oxigenada e desoxigenada são os mesmos, pode ser usado para calcular a concentração total de hemoglobina tecidual.[77] O sangue extracraniano é fonte potencial de erro nas medidas de oximetria cerebral. Para limitar isso, os oxímetros cerebrais utilizam múltiplas sondas e um processo de resolução espacial. A resolução espacial é baseada no princípio de que a profundidade do tecido investigado é diretamente proporcional à distância entre o emissor de luz e o detector de luz.[78] Aumentar a distância entre o emissor e o detector aumentará a profundidade da amostra de tecido. Os oxímetros cerebrais usam algoritmos matemáticos envolvendo a subtração dos valores obtidos dos emissores próximos e distantes do fotodetector, para limitar a contaminação do sangue extracraniano e obter a leitura representativa dos valores de oxigenação cerebral[78] (Figura 86.16).

Os valores da oximetria cerebral são derivados principalmente do sangue venoso e, ao contrário dos oxímetros de pulso, são independentes do fluxo sanguíneo pulsátil. Os valores da oximetria cerebral refletem um equilíbrio entre o consumo de oxigênio e o fornecimento de oxigênio ao cérebro.

Interpretação clínica das medidas de oximetria cerebral:

- Os valores basais de oximetria cerebral devem ser obtidos antes da indução da anestesia.
- Os valores normais variam de 60% a 80%, entretanto, valores menores de 55%-60% não são considerados anormais em alguns pacientes cardíacos.

A oxigenação cerebral adequada depende do fluxo sanguíneo cerebral e do conteúdo de oxigênio adequados. Fatores que afetam qualquer um desses resultarão em redução na oxigenação cerebral e redução nos valores de oximetria cerebral. Variações anatômicas, por exemplo, no Círculo de

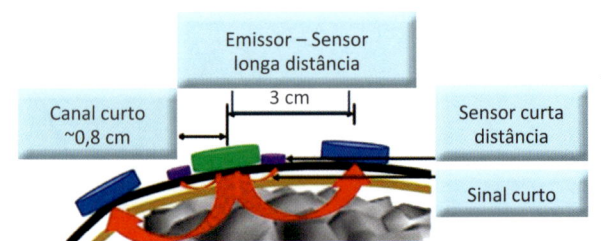

▲ **Figura 86.16** Distâncias emissor-sensor.

Willis incompleto ou estenose grave da artéria carótida, podem criar erros nos valores da oximetria cerebral; portanto, recomenda-se que a oximetria cerebral deve ser realizada bilateralmente.

- Os valores da oximetria cerebral não devem ser considerados de forma isolada, sendo necessário analisar o quadro clínico completo; alterações nas medidas de oximetria cerebral devem levar em consideração todas as informações clínicas disponíveis e o estado fisiológico do paciente.
- O monitoramento da oximetria cerebral deve ser acompanhada do desenvolvimento de um protocolo de intervenção para tratar a diminuição na oxigenação cerebral regional.[79]

## Limitações nas medidas de oximetria cerebral

Todos os dispositivos de monitoramento têm limitações. Nas limitações associadas à oximetria cerebral, o sangue de uma fonte extracraniana pode criar medições erroneamente baixas.[24] Os oxímetros cerebrais medem apenas a oxigenação cerebral regional. Grandes áreas do cérebro permanecem sem monitoramento.[25] Eles são incapazes de identificar uma causa para a dessaturação.[25]

Equipamentos eletrocirúrgicos podem gerar emissão eletromagnética, ou seja, diatermia, e assim afetar a precisão da medição.[25]

## ■ MONITORIZAÇÃO NÃO INVASIVA DA PRESSÃO INTRACRANIANA

A monitorização da variação do volume do crânio questionou a validade da doutrina de Monro-Kellie, que afirmava que o crânio é inexpansível.[80,81] Essa indagação levou à descoberta da correlação linear entre a microexpansão craniana e as mudanças na ICP (pressão intracraniana). P1, ou componente percussivo, representa a onda inicial da pulsação arterial transmitida ao líquido cerebroespinhal e reflete a pressão arterial sistólica, estando diretamente relacionado ao fluxo sanguíneo cerebral (**Figura 86.17**).

Clinicamente, um P1 dominante, e mais alto que o P2, indica uma complacência intracraniana normal, sugerin-

do que o cérebro ainda tem capacidade de acomodar aumentos de volume sem elevações significativas na pressão intracraniana (ICP). O componente P2, ou componente de rebordo, surge após o P1 e reflete a pressão no parênquima cerebral e nas estruturas de suporte intracranianas, estando relacionado à complacência intracraniana. Um P2 maior ou igual a P1 é indicativo de redução da complacência intracraniana, sugerindo que os mecanismos compensatórios do cérebro estão se esgotando e que a pressão intracraniana está se tornando criticamente alta, podendo levar à hipertensão intracraniana (IH). À medida que o volume intracraniano aumenta, a onda de pressão intracraniana (ICPW) (em inglês *IntraCranial Pressure Wave*) muda após a elevação da ICP, indicando o esgotamento progressivo dos mecanismos compensatórios, com o consequente aumento do componente P2 em relação ao P1 (descritos a seguir). Esses parâmetros, especificamente a relação alterada P2, foram reconhecidos como marcadores de comprometimento na ICC (complacência intracraniana) durante estudos envolvendo volume e pressão intracraniana, servindo como indicadores valiosos da descompensação ICP personalizada.[83] Sistemas não invasivos de aferição dessa expansão cíclica têm sido sugeridos como ferramenta complementar para monitoramento de pacientes juntamente com a medição de ICP. Ela demonstrou que os parâmetros da onda podem melhorar a capacidade de determinar um limiar individualizado para níveis prejudiciais de ICP.

Utilizando uma rede neural artificial, mapearam a morfologia do pulso da ICP de acordo com estados patológicos e observaram um aumento progressivo na amplitude de P2 em relação a P1 como indicativo de IH. Além disso, a gravidade da IH é maior se a amplitude de P3 também superar a amplitude de P1.[82]

## ■ CONSIDERAÇÕES FINAIS

Considerando a complexidade da função cerebral e da hemodinâmica, não é surpreendente que abordagens compostas para a monitorização intraoperatória, que integram medidas combinadas de perfusão cerebral, oxigenação e estado funcional-metabólico, tenham se tornado essenciais na avaliação de lesões neurológicas e na análise do estado de inconsciência perioperatórias. A combinação de diferentes modalidades de monitorização, que refletem diferentes aspectos do estado de perfusão cerebral, como a espectroscopia no infravermelho (NIRS), a saturação do bulbo jugular e a TCD, pode proporcionar uma visão ampliada para a prevenção, detecção precoce e intervenção imediata em lesões neuronais hipóxicas/isquêmicas em andamento e, assim, melhorar o desfecho neurológico. Essa abordagem multimodal minimizaria o impacto das limitações inerentes a cada modalidade de monitorização, pois os componentes individuais se complementam, aprimorando a precisão das informações obtidas. Contudo, a literatura atual ainda busca evidenciar o benefício clínico claro dessas modalidades de monitorização em relação ao prognóstico dos desfechos e à validação de protocolos de tratamento específicos. Avanços tecnológicos são esperados para impulsionar o desenvolvimento de estratégias integradas para a monitorização intraoperatória. Estudos futuros, que estabeleçam protocolos

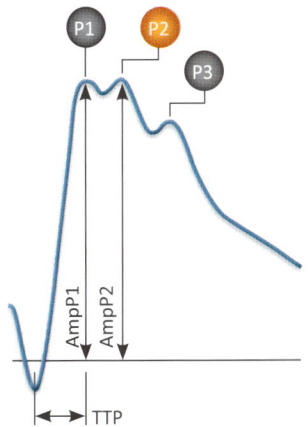

▲**Figura 86.17** Componentes da onda de pulso de pressão intracraniana (PIC), identificando as amplitudes de P1 (AmpP1), P2 (AmpP2) e P3, juntamente com o tempo para pico (TTP). Curva do fluxo no Doppler transcraniano normal.

direcionados a objetivos específicos, são fundamentais para avançar neste campo.

# ■ MONITORIZAÇÃO DO POTENCIAL EVOCADO DURANTE PROCEDIMENTOS CIRÚRGICOS

A monitorização do potencial evocado durante procedimentos cirúrgicos é extremamente valiosa, pois permite avaliar em tempo real a função das vias sensoriais e motoras em pacientes sob anestesia. Os potenciais evocados (PES) produzidos por estimulação sensorial, elétrica, magnética ou cognitiva, são essenciais em situações clínicas de risco significativo para o sistema nervoso. Evidências consideráveis demonstram a eficácia do monitoramento de potenciais evocados somatossensoriais (PESS) em operações na coluna ou medula espinhal, e no tratamento da dor crônica. Os potenciais evocados auditivos (PEBAs ou PEATs – quando mais restrito ao tronco encefálico) do tronco encefálico são utilizados em procedimentos na fossa craniana posterior, enquanto os potenciais evocados visuais (PEV) são registrados em cirurgias envolvendo o nervo óptico e a base do crânio. Os potenciais evocados motores (PEM) avaliam a função do córtex motor e dos tratos descendentes, sendo descritos em termos de latência pós-estimulação e amplitude de pico a pico, registráveis de forma não invasiva através de eletrodos fixados na pele ou no couro cabeludo, e em alguns casos dentro do campo cirúrgico, conforme o sistema internacional de colocação de eletrodos 10-20.[83,84]

# ■ POTENCIAIS EVOCADOS SOMATOSSENSORIAIS (PESS)

A técnica eletrofisiológica de maior aplicação clínica é o PESS, quando um estímulo de onda quadrada de 0,2 a 2 microssegundos de duração é entregue ao nervo periférico para produzir uma contração muscular mínima (o limiar motor). A taxa de estimulação varia de 2 a 3 Hz.

## Caminho

Os PESS consistem em potenciais evocados de curta e longa latência. Os PESS de curta latência são mais comumente estudados no intraoperatório porque são menos influenciados por fatores que podem variar durante o período perioperatório, como por exemplo, a profundidade anestésica. As vias envolvidas na geração de PESS de latência curta incluem nervos sensitivos de fibras grandes, com seus corpos celulares nos gânglios da raiz dorsal e processos centrais que viajam na coluna posterior ipsilateral da medula espinhal, fazendo sinapse nos gânglios dorsais, núcleos da coluna na junção cervicomedular (fibras de primeira ordem), fibras secundárias cruzando para o tálamo contralateral (núcleo ventroposterolateral do tálamo) via lemnisco medial e fibras de terceira ordem do tálamo para o córtex sensoriomotor frontoparietal.

As respostas evocadas corticais primárias resultam da primeira atividade elétrica gerada pelos neurônios corticais e os potenciais evocados corticais, além da resposta cortical primária.

## Monitoramento de Vias Sensoriais

Uma limitação do PESS é a sensibilidade das respostas corticais à anestesia. Essas técnicas foram desenvolvidas para estimulação ou registro da medula espinhal, que é menos suscetível aos efeitos anestésicos.

## Monitoramento do PESS Durante a Cirurgia da Coluna Vertebral

O monitoramento do PESS tem sido comumente usado durante a cirurgia corretiva de escoliose. Verificou-se que esse monitoramento do PESS se correlaciona com o resultado neurológico do paciente. Com monitoramento do PESS, há uma redução da paraplegia de 3,7% para 0 durante 100 procedimentos na coluna cervical e na escoliose.

## Monitoramento do PESS Durante Cirurgia de Tronco Cerebral e Cortical

O PESS pode ser menos útil do que o EEG para a detecção de isquemia cerebral, uma vez que o EEG pode avaliar um escopo muito maior do córtex. No entanto, em contraste com o EEG, o PESS pode detectar isquemia em regiões subcorticais. A confiabilidade do monitoramento do PESS para prever a função sensorial somática pós-operatória é excelente.

## Influência das Medicações Anestésicas nos PESS

Durante o período perioperatório, diversos medicamentos podem influenciar o monitoramento intraoperatório dos potenciais evocados somatossensitivos (PES). Cada grupo de fármacos apresenta efeitos distintos. De maneira geral, os potenciais evocados visuais (PEVs) são mais sensíveis às intervenções farmacológicas, enquanto os potenciais evocados auditivos de tronco encefálico (PEBAs) demonstram maior resistência. Além disso, as ondas iniciais, que se originam no tronco cerebral, são menos suscetíveis aos efeitos dos medicamentos em comparação com os potenciais tardios, gerados na região cortical. No caso dos agentes inalatórios, observa-se que as ondas espinhais e subcorticais são menos impactadas do que os potenciais corticais.

Em geral, os narcóticos causam aumentos dependentes da dose na latência e diminuições na amplitude dos PESSs. O fentanil causa aumentos dependentes da dose na latência de todas as ondas, com ondas corticais ou tardias mais afetadas do que ondas anteriores, e diminuição da amplitude. As mudanças na amplitude são mais variáveis do que os aumentos na latência. Mesmo com altas doses de fentanil (até 60 mg.kg⁻¹) PESSs reprodutíveis podem ser registrados. Observou-se que o fentanil (dose de indução e dose de manutenção 3 mg/kg) causa alteração modesta na amplitude e latência do PESS cortical. A morfina causa alterações dose-dependentes semelhantes em PESSs ao fentanil. A petidina causa aumentos na latência, mas também pode resultar em aumentos na amplitude dos PESSs. PEATEs são resistentes a doses de fentanil de até 50 mg.kg⁻¹, sem alterações observadas na Audiometria de

Potenciais Evocados de Latência Curta (APL), latência interpico ou amplitude. O remifentanil (dose em bolus de 1 mg.kg$^{-1}$ seguida de infusão) é administrado em combinação com propofol (6 mg.kg$^{-1}$ .h$^{-1}$).[85]

Os efeitos dos agentes voláteis atualmente usados nos PESSs são aumentos dependentes da dose na latência e nos tempos de condução e diminuições na amplitude[86] (Tabela 86.2).

**Tabela 86.2  Efeitos de fármacos sobre os potenciais evocados sensoriais e motores.**

|  | SSEPs | | BAEPs | | VEPs | | Transcranial MEPs | |
|---|---|---|---|---|---|---|---|---|
|  | Lat | Amp | Lat | Amp | Lat | Amp | Lat | Amp |
| Isoflurano | ↑ | ↓ | ↑ | 0 | ↑ | ↓ | ↑ | p |
| Enflurano | ↑ | ↓ | ↑ | 0 | ↑ | ↓ |  |  |
| Halotano | ↑ | ↓ | ↑ | 0 | ↑ | 0 | ↑ | ↓↓ |
| Óxido Nitroso | 0 | ↓ | 0 | 0 | ↑ | ↓ | ↑ | ↓↓ |
| Barbitúricos | ↑ | ↓ | ↑ | 0 | ↑ | ↓ | P | P |
| Etomidato | ↑ | ↑ | ↑ | ↓ |  |  | ↑ | 0 |
| Propofol | ↑ | ↓ | ↑ | ↓ |  |  | p | P |
| Droperidol | ↑ | ↓ |  |  |  |  |  | ↓↓ |
| Diazepam | ↑ | ↓ | 0 | 0 |  |  |  |  |
| Midazolam | 0 | ↓ |  |  |  |  | p | p |
| Cetamina | 0 | ↑ |  |  |  |  |  | 0 |
| Fentanil | ↑ | ↓ | 0 | 0 |  |  | 0 | 0 |
| Morfina | ↑ | ↓ |  |  |  |  |  |  |
| Meperidina | ↑ | ↑/↓ |  |  |  |  |  |  |

## REFERÊNCIAS

1. Seubert CN, Mahla ME. Neurologic monitoring. In: Miller RD. Miller's Anesthesia. 8.ed. Philadelphia: Elsevier Saunders, 2015. p.1487-523.
2. Zampella E, Morawetz RB, McDowell HA, et al. The importance of cerebral ischemia during carotid endarterectomy. Neurosurgery. 1991;29:727-31.
3. Andropoulos DB. Transcranial Doppler. In: Reich DL. Monitoring in anesthesia and perioperative care. New York: Cambridge University Press, 2011. p.226-36.
4. Ghazy T, Darwisch A, Schmidt T, et al. Transcranial doppler sonography for optimization of cerebral perfusion in aortic arch operation. Ann Thorac Surg. 2016;101.
5. Selnes OA, Gottesman RF, Grega MA, et al. Cognitive and neurologic outcomes after coronary-artery bypass surgery. N Engl J Med. 2012;366:250-7.
6. Gopinath SP, Valadka AB, Uzura M, et al. Comparison of jugular venous oxygen saturation and brain tissue PO2, as monitors of cerebral ischemia after head injury. Crit Care Med. 1999;27:2337-45.
7. Beecher HK. Anesthesia's second power: probing the mind. Science. 1947;105(2720):164-6.
8. Laureys S. The neural correlate of (un)awareness: lessons from the vegetative state. Trends Cogn Sci. 2005;9:556-9.
9. Izquierdo I. Memória. 2a. ed. São Paulo: Artmed, 2011.
10. Kerssens C, Alkire M. Memory formation during general anesthesia. In: Mashour GA. Consciousness, awareness, and anesthesia. New York: Cambridge University Press, 2010. p.47-73.
11. Gross J, et al. Gamma oscillations in human primary somatosensory cortex reflect pain perception. PLoS Biol. 2007;5
12. Hauck M, et al. Attention to painful stimulation enhances gamma-band activity and synchronization in human sensorimotor cortex. J Neurosci. 2007;27:9270-7.
13. Mouraux A, et al. Non-phase locked electroencephalogram (EEG) responses to CO2 laser skin stimulations may reflect central interactions between Aδ- and C-fibre afferent volleys. Clin Neurophysiol. 2003;114:710-22.
14. Ploner M, et al. Pain suppresses spontaneous brain rhythms. Cereb Cortex. 2006;16:537-40.
15. Zhang ZG, et al. Gamma-band oscillations in the primary somatosensory cortex – a direct and obligatory correlate of subjective pain intensity. J Neurosci. 2012;32:7429-38.
16. Hu L, et al. Functional features of nociceptive-induced suppression of alpha band electroencephalographic oscillations. J Pain. 2013;14:89-99.
17. May ES, et al. Pre- and post-stimulus alpha activity shows differential modulation with spatial attention during the processing of pain. Neuroimage. 2012;62:1965-74.
18. Tiemann L, et al. Differential neurophysiological correlates of bottom-up and top-down modulations of pain. Pain. 2015;156:289-96.
19. Hauck M, et al. Top-down and bottom-up modulation of pain-induced oscillations. Front Hum Neurosci. 2015;9:375.
20. Tiemann L, et al. Gamma oscillations as a neuronal correlate of the attentional effects of pain. Pain. 2010;150:302-8.
21. Brown EN, Lydic R, Schiff ND. General anesthesia, sleep, and coma. N Engl J Med. 2010;363:2638–50.
22. Rudolph U, Antkowiak B. Molecular and neuronal substrates for general anaesthetics. Nat Rev Neurosci. 2004;5:709–20.
23. Alkire MT, Hudetz AG, Tononi G. Consciousness and anesthesia. Science. 2008;322:876–80.
24. Franks NP. General anaesthesia: From molecular targets to neuronal pathways of sleep and arousal. Nat Rev Neurosci. 2008;9:370–36.
25. Brown EN, Purdon PL, Van Dort CJ. General anesthesia and altered states of arousal: A systems neuroscience analysis. Annu Rev Neurosci. 2011;34:601–28.
26. Concas A, et al. The general anesthetic propofol enhances the function of gamma-aminobutyric acid-coupled chloride channel in the rat cerebral cortex. J Neurochem. 1990;55:2135–8.
27. Purdon PL, et al. Electroencephalogram signatures of loss and recovery of consciousness from propofol. Proc Natl Acad Sci USA. 2013;110 –E1151.
28. Feshchenko VA, Veselis RA, Reinsel RA. Propofol-induced alpha rhythm. Neuropsychobiology. 2004;50:257–66.
29. Supp GG, Siegel M, Hipp JF, Engel AK. Cortical hypersynchrony predicts breakdown of sensory processing during loss of consciousness. Curr Biol. 2011;21:1988–93.
30. Cimenser A, et al. Tracking brain states under general anesthesia by using global coherence analysis. Proc Natl Acad Sci USA. 2011;108:8832–7.
31. Lewis LD, et al. Rapid fragmentation of neuronal networks at the onset of propofol-induced unconsciousness. Proc Natl Acad Sci USA. 2012;109 –E3386.
32. Ni Mhuircheartaigh R, Warnaby C, Rogers R, et al. Slow-wave activity saturation and thalamocortical isolation during propofol anesthesia in humans. Sci Transl Med. 2013;5:208ra148.
33. McCarthy MM, Brown EN, Kopell N. Potential network mechanisms mediating electroencephalographic beta rhythm changes during propofol-induced paradoxical excitation. J Neurosci. 2008;28:13488–1304.
34. Ching SN, Cimenser A, Purdon PL, et al. Thalamocortical model for a propofol-induced alpha-rhythm associated with loss of consciousness. Proc Natl Acad Sci USA. 2010;107:22665–70.

35. Liu X, Lauer KK, Ward BD, et al. Differential effects of deep sedation with propofol on the specific and nonspecific thalamocortical systems: A functional magnetic resonance imaging study. Anesthesiology. 2013;118:59–69.

36. Rudolph U, Antkowiak B. Molecular and neuronal substrates for general anaesthetics. Nature Reviews. Neuroscience. 2004;5:709-720.

37. Bonhomme V, Boveroux P, Vanhaudenhuyse A, et al. Linking sleep and general anesthesia mechanisms: this is no walkover. Acta Anaesthesiol Belg. 2011;62:161-71.

38. Ploner M, Gross J, Timmermann L, Pollok B, Schnitzler A. Pain suppresses spontaneous brain rhythms. Cereb Cortex. 2006;16:537-40.

39. Zeitzer JM, Duffy JF, Czeisler CA. The temporal relationship of sleep, cortisol and temperature during the wake maintenance zone in humans. J Physiol. 1999;513(Pt 3):895-903.

40. Murphy M, Bruno MA, Riedner BA, et al. Propofol anesthesia and sleep: a high-density EEG study. Sleep. 2011;34:283A-291A.

41. Leslie K, Sleigh J, Paech MJ, et al. Dreaming and electroencephalographic changes during anesthesia maintained with propofol or desflurane. Anesthesiology. 2009;111:547-55.

42. John ER, Prichep LS. The anesthetic cascade: a theory of how anesthesia suppresses consciousness. Anesthesiology. 2005;102:447-71.

43. Gugino LD, Chabot RJ, Prichep LS, et al. Quantitative EEG changes associated with loss and return of consciousness in healthy adult volunteers anaesthetized with propofol or sevoflurane. Br J Anaesth. 2001;87:421-8.

44. Rampil IJ. A primer for EEG signal processing in anesthesia. Anesthesiology. 1998;89(4):980-1002.

45. Sigl JC, Chamoun NG. An introduction to bispectral analysis for the electroencephalogram. J Clin Monit. 1994;10(6):392-404.

46. Drover D, Ortega HR. Patient state index. Best Pract Res Clin Anaesthesiol. 2006;20(1):121-8.

47. Bruhn J, Bouillon TW, Shafer SL. Electromyographic activity falsely elevates the bispectral index. Anesthesiology. 2000;92(5):1485-7.

48. Prichep LS, Gugino LD, John ER, et al. The Patient State Index as an indicator of the level of hypnosis under general anesthesia. Br J Anaesth. 2004;92:393-9.

49. Nunes RR, Chaves IMM, Alencar JCG, et al. Índice bispectral e outros parâmetros processados do eletroencefalograma: uma atualização. Rev Bras Anestesiol. 2012;62:111-7.

50. Moritz S, Kasprzak P, Arlt M, et al. Accuracy of cerebral monitoring in detecting cerebral ischemia during carotid endarterectomy: a comparison of transcranial Doppler sonography, near-infrared spectroscopy, stump pressure, and somatosensory evoked potentials. Anesthesiology. 2007;107:563–9.

51. Purdon PL, Pierce ET, Mukamel EA, et al. Electroencephalogram signatures of loss and recovery of consciousness from propofol. Proc Natl Acad Sci U S A. 2013;110–51.

52. Lewis LD, Weiner VS, Mukamel EA, et al. Rapid fragmentation of neuronal networks at the onset of propofol-induced unconsciousness. Proc Natl Acad Sci U S A. 2012;109–86.

53. Bai D, Pennefather PS, MacDonald JF, et al. The general anesthetic propofol slows deactivation and desensitization of GABA(A) receptors. J Neurosci. 1999;19:10635–46.

54. Devor M, Zalkind V. Reversible analgesia, atonia, and loss of consciousness on bilateral intracerebral microinjection of pentobarbital. Pain. 2001;94:101–12.

55. Brown EN, Solt K, Purdon PL, Akeju O. Monitoring brain states during general anesthesia and sedation. In: Miller RD, et al. editors. Miller's Anesthesia. 8th ed. Philadelphia: Elsevier; 2014. p. 1524-40.

56. Cavazzuti M, Porro CA, Biral GP, et al. Ketamine effects on local cerebral blood flow and metabolism in the rat. J Cereb Blood Flow Metab. 1987;7:806-11.

57. Strebel S, Kaufmann M, Maître L, et al. Effects of ketamine on cerebral blood flow velocity in humans. Influence of pretreatment with midazolam or esmolol. Anaesthesia. 1995;50:223-8.

58. Lipp M, Schneider G, Kreuzer M, et al. Substance-dependent EEG during recovery from anesthesia and optimization of monitoring. J Clin Monit Comput. 2024;38:603–12. doi:10.1007/s10877-023-01103-4.

59. Shannon CE. A mathematical theory of communication. Bell Syst Tech J. 1948;27:379-423, 623-56.

60. Aimé I, Verroust N, Junca A, et al. Does monitoring bispectral index or spectral entropy reduce sevoflurane use? Anesth Analg. 2006;103:1469-77.

61. Vakkuri A, Yli-Hankala A, Sandin R, et al. Spectral entropy monitoring is associated with reduced propofol use and faster emergence in propofol-nitrous oxide-alfentanil anesthesia. Anesthesiology. 2005;103:274-9.

62. El Hor T, Patenaude N, Guay J, et al.. Impact of entropy monitoring on volatile anesthetic uptake. Anesthesiology. 2013;118:868-73.

63. Viertiö-Oja H, Maja V, Särkelä M, et al. Description of the entropy algorithm as applied in the Datex-Ohmeda S/5 Entropy Module. Acta Anaesthesiol Scand. 2004;48:154-61.

64. Tameem A, Krovvidi HV. Cerebral physiology. Continuing Education in Anaesthesia, Critical Care & Pain. 2013;13:113-8. doi:10.1093/bjaceaccp/mkt001.

65. Fernandes Mendes F, Wortmann Gomes ME. Xenônio: farmacologia e uso clínico. Rev Bras Anestesiol. 2003;53(4).

66. Bertuetti R, Gritti P, Pelosi P, Robba C. How to use cerebral ultrasound in the ICU. Minerva Anestesiol. 2020;86:327-40. doi: 10.23736/S0375-9393.19.13852-7.

67. Ghazy T, Darwisch A, Schmidt T, et al. Transcranial Doppler sonography for optimization of cerebral perfusion in aortic arch operation. Ann Thorac Surg. 2016;101.

68. Joshi B, Brady K, Lee J, et al. Impaired autoregulation of cerebral blood flow during rewarming from hypothermic cardiopulmonary bypass. J Thorac Cardiovasc Surg. 2010;140:171-8.

69. Udesh R, Natarajan P, Thiagarajan K, et al. Transcranial Doppler monitoring in carotid endarterectomy: a systematic review and meta-analysis. J Ultrasound Med. 2017;36:621-30.

70. Chongruksut W, Vaniyapong T, Rerkasem K. Routine or selective carotid artery shunting for carotid endarterectomy (and different methods of monitoring in selective shunting). Cochrane Database Syst Rev. 2014;2014.

71. McCulloch TJ, Liyanagama K, Petchell J. Relative hypotension in the beach-chair position: effects on middle cerebral artery blood velocity. Anaesth Intensive Care. 2010;38:486-91.

72. Demirgan S, Özcan FG, Gemici EK, et al. Reverse Trendelenburg position applied prior to pneumoperitoneum prevents excessive increase in optic nerve sheath diameter in laparoscopic cholecystectomy: randomized controlled trial. J Clin Monit Comput. 2021;35:89-99.

73. Robba C, Bacigaluppi S, Cardim D, et al. Intraoperative non-invasive intracranial pressure monitoring during pneumoperitoneum: a case report and a review of the published cases and case report series. J Clin Monit Comput. 2016;30:527-38.

74. Lee CH, Jeon SH, Wang SJ, et al. Factors associated with temporal window failure in transcranial Doppler sonography. Neurol Sci. 2020;41:3293-9.

75. Thudium M, Heinze I, Ellerkmann RK, et al. Cerebral function and perfusion during cardiopulmonary bypass: a plea for a multimodal monitoring approach. Heart Surg Forum. 2018;21.

76. Burns A, Norwood B, Bosworth G, Hill L. The cerebral oximeter: what is the efficacy? AANA J. 2009;72:137-44.

77. Cormack F, Shipolini A, Awad WI, et al. A meta-analysis of cognitive outcome following coronary artery bypass graft surgery. Neurosci Biobehav Rev. 2012;36:2118-29.

78. Jobsis FF. Noninvasive, infrared monitoring of cerebral and myocardial oxygen sufficiency and circulatory parameters. Science. 1977;198:1264-7.

79. Davie S, Grocott H. Impact of extracranial contamination on regional cerebral oxygen saturation. A comparison of three cerebral oximetry technologies. Anesthesiology. 2012;116:834-40.

80. Brazy JE, Vander-Vliet FJ. Clinical application of near-infrared spectroscopy to neonatal intensive care. In: Kim Y, Spelman FA, eds. Images of the Twenty-First Century. Annual International Conference of the IEEE Engineering in Medicine and Biology Society, Seattle, WA, 9–12 November 1989, Vol. 11. New York: IEEE, 1989;337-8.

81. Wilson MH. Monro-Kellie 2.0: the dynamic vascular and venous pathophysiological components of intracranial pressure. J Cereb Blood Flow Metab. 2016;36(8):1338–50.

82. Rabelo NN, da Silva BJ, da Silva JS, et al. The historic evolution of intracranial pressure and cerebrospinal fluid pulse pressure concepts: two centuries of challenges. Surg Neurol Int. 2021;12:274.

83. Harary M, Dolmans RGF, Gormley WB. Monitoramento da pressão intracraniana - revisão e avenidas para desenvolvimento. Sensors (Basel). 2018;18(2):465.

84. Kasprowicz M, Lalou DA, Czosnyka M, et al. Pressão intracraniana, seus componentes e compensação pressão-volume do líquido cefalorraquidiano. Acta Neurol Scand. 2016;134(3):168–80.

85. Grundy BL, Jannetta PJ, Procopio PT, et al. Intraoperative monitoring of brainstem auditory evoked potentials. J Neurosurg. 1982;57:674–81.

# 87

# Monitorização do Sistema Respiratório

**Pedro Ivo Buainain** ▪ **Alexandre Slullitel**

## INTRODUÇÃO

A ventilação mecânica, um componente fundamental na prática anestésica, tem visto avanços tecnológicos consideráveis nos últimos anos. Tais permitem uma monitorização mais refinada e uma gestão otimizada das vias aéreas e dos pulmões durante procedimentos cirúrgicos. Em um cenário global onde milhões de cirurgias eletivas são realizadas anualmente, garantir a segurança respiratória do paciente é de suma importância.

De acordo com estimativas da Organização Mundial de Saúde, são realizadas mais de 230 milhões de cirurgias eletivas em todo o mundo a cada ano. Deste número, uma proporção significativa envolve a necessidade de anestesia geral, e consequentemente, ventilação mecânica. Em meio a este volume, as complicações respiratórias representam uma das maiores causas de morbidade e mortalidade pós-operatória. Estas complicações podem variar desde hipoxemia leve até eventos mais graves como barotrauma, atelectasias, pneumotórax, entre outros. Uma monitorização eficaz da ventilação mecânica, portanto, não é apenas uma necessidade, mas uma obrigação para os anestesiologistas, a fim de otimizar a oxigenação e ventilação do paciente, minimizando os riscos associados.

O objetivo deste capítulo é fornecer uma visão abrangente das melhores práticas, avanços tecnológicos e considerações clínicas na monitorização da ventilação mecânica em anestesia. Com uma compreensão sólida desses princípios, o profissional de saúde estará mais apto a garantir a segurança respiratória de seus pacientes, melhorando o desfecho clínico e reduzindo as complicações associadas.

## ▪ IDENTIFICAÇÃO DE DOENÇAS PULMONARES

É crucial realizar uma avaliação completa e sistemática em pacientes que apresentem qualquer forma de comprometimento respiratório. Esta avaliação clínica estabelece um marco de referência essencial para o diagnóstico e o planejamento terapêutico adequado.[1]

### Exame Clínico do Sistema Respiratório

O exame clínico detalhado do sistema respiratório envolve três etapas principais:

1. **Anamnese detalhada:** obtém-se uma história médica abrangente, identificando fatores de risco, medicações em uso e sintomas atuais. É importante reconhecer que condições não relacionadas diretamente aos pulmões podem influenciar a função respiratória, a oxigenação sanguínea e a eliminação do dióxido de carbono;

2. **Exame físico cuidadoso:** identifica-se sinais e sintomas chaves de disfunção respiratória, incluindo tosse, produção de secreções nas vias aéreas, hemoptise, dispneia, cianose e dor torácica. Além disso, outros sinais físicos a serem observados incluem alterações na morfologia dos dedos (hipocratismo digital), deformidades da coluna como cifoescoliose, variações na expansão torácica, retrações intercostais durante a inspiração, linfonodos palpáveis na região cervical e supraclavicular, aumento da caixa torácica, edema periférico, enfisema subcutâneo, alterações nos sons de percussão torácica e variações nos sons auscultatórios pulmonares;[2]

3. **Avaliação de dados laboratoriais e de imagem:** completa-se o exame clínico com análises laboratoriais pertinentes e exames de imagem, que oferecem informações adicionais cruciais para o diagnóstico e o manejo do paciente.

Este método abrangente permite uma avaliação minuciosa das condições respiratórias do paciente, essencial para o manejo eficaz durante a ventilação mecânica em procedimentos anestésicos.

## Oximetria de Pulso

A gasometria arterial é ainda considerada o padrão ouro para avaliação do nível de hipoxemia, no entanto o procedimento é realizado de forma intermitente e muitas vezes falha em detectar episódios hipóxicos transitórios.[3] Em contrapartida, a oximetria de pulso nos fornece aferições não invasivas e contínuas da saturação de oxigênio.[4]

De uma forma resumida, o dispositivo funciona utilizando um par de fontes de luz que emitem luzes de diferentes comprimentos de onda (uma vermelha e outra infravermelha) através de um pequeno pedaço da pele. Usando o dedo como exemplo, as luzes atravessam para o outro lado onde um sensor detecta a quantidade de luz que foi absorvida pelos tecidos e pelo sangue. Os sangues ricos e pobres em oxigênio absorvem a luz de forma diferente. O oxímetro usa essa diferença para calcular a porcentagem de oxigênio do sangue, e, além disso, também é capaz de medir a frequência cardíaca ao detectar as flutuações no volume sanguíneo nas artérias a cada batimento cardíaco. Essas flutuações causam pequenas mudanças na absorção de luz, que o sensor do oxímetro capta.[4] Os oxímetros geralmente são bastante precisos desde que a saturação de $O_2$ seja maior que 80%. Saturações mais baixas devem ser confirmadas com a gasometria arterial.[5]

Vários fatores fisiológicos e técnicos podem afetar a precisão das medições feitas por oxímetros de pulso, como estados de baixa perfusão sanguínea, a existência de hemoglobinas disfuncionais, corantes, diferenças na pigmentação da pele dos pacientes e interferência da luz ambiente.[5] Atenção também deve ser tomada em pacientes em uso de ECMO, doses elevadas de vasopressores e hipotermia.[6]

Durante o movimento do paciente, o sangue venoso pode interferir no sinal pulsátil e levar o oxímetro de pulso a subestimar a $SpO_2$, uma vez que o dispositivo não é capaz de diferenciar entre sangue arterial e venoso.[5] E as hemoglobinas anômalas, como a carboxihemoglobina (exposição a fumaça), podem resultar em uma leitura incorretamente elevada da $SpO_2$.[6] Se há suspeita de níveis anormais de hemoglobina, um CO-oxímetro deve ser utilizado para avaliar a saturação de oxigênio de forma adequada.[6]

Está bem documentado que corantes intravasculares podem impactar negativamente os valores de $SpO_2$ ao absorver uma parte da luz emitida pelos diodos do oxímetro de pulso. Normalmente os esmaltes causam pequenas quedas na saturação aferida de até 2%, mas podem ser maiores principalmente nos esmaltes pretos e azuis; basta colocar o equipamento lateralizada para aliviar o problema.

Em teoria, a pigmentação da pele não deveria influenciar as leituras do oxímetro de pulso. No entanto, na prática, é comum que as medições de $SpO_2$ sejam mais elevadas em pacientes com pele mais escura. Por exemplo, um valor de $SpO_2$ de 95% em um paciente afro-americano pode, na realidade, corresponder a uma $SpO_2$ de apenas 92%.[5]

## Aplicações Clínicas

A eficácia do oxímetro de pulso como um sistema de alerta precoce para identificar hipoxemia em pacientes com estados instáveis de oxigenação é amplamente reconhecida.[6] Devido a curva sigmoide da relação $PaO_2$/$SataO_2$ (Figura 87.1), os estados de hiperoxia são mal avaliados pelo oxímetro, uma vez que caem na parte achatada da curva.[7]

A forma sigmoide da curva de dissociação oxihemoglobina resulta das interações alostéricas dos monômeros de globina que compõem o tetrâmero da hemoglobina à medida que cada um se liga ao $O_2$.[7]

Seguindo as recomendações da Sociedade Americana de Cuidados Respiratórios (AARC), as indicações da oximetria de pulso são:

- Monitorizar a saturação arterial da hemoglobina;
- Quantificação da saturação arterial de hemoglobina em resposta a intervenções terapêuticas;
- Monitorização da saturação arterial de hemoglobina durante procedimentos.

### Contraindicações

- Todas as situações em que a avaliação de pH e $PaCO_2$ sejam necessárias;
- A presença de hemoglobinas anômalas é uma contraindicação relativa.

### Limitações

- Movimentação do paciente;
- Hemoglobinas anômalas;
- Corantes intravasculares como o azul de metileno;
- Estados de baixa perfusão;

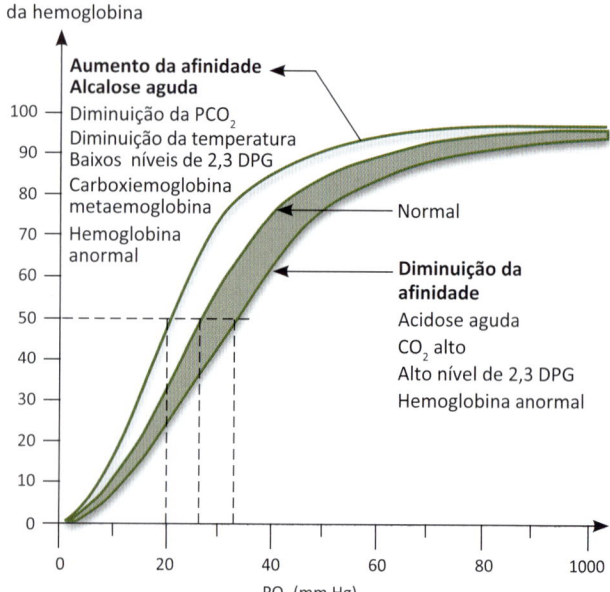

▲ **Figura 87.1** Curva de dissociação da oxihemoglobina do sangue arterial.
**Fonte:** Cairo JM, 2015.[34]

- Saturações menores que 80%;
- Esmaltes pretos e azuis principalmente.[5]

Deve-se sempre estar atento a aparência clínica do paciente como presença de cianose e temperatura cutânea. O tempo de atraso é menor para sondas colocadas no lóbulo da orelha. No dedo, o tempo de atraso é mais longo, podendo ultrapassar 12 segundos em relação ao lóbulo da orelha. As sondas posicionadas no dedo do pé apresentam o maior tempo de atraso.

## Análise da Oxigenação

A análise da oxigenação do sangue envolve a coleta de amostras sanguíneas para determinar o conteúdo de oxigênio e a estimativa do seu consumo, juntamente com a medição da oximetria de pulso.[8]

## Pressão parcial arterial de oxigênio

A Pressão Parcial de Oxigênio no sangue ($PaO_2$) é um indicador crucial da quantidade de oxigênio dissolvido. A $PaO_2$ é influenciada pela atividade cinética das moléculas de oxigênio na fase gasosa, sendo afetada pela ventilação alveolar e pela perfusão pulmonar. Trocas gasosas eficientes dependem da relação ventilação-perfusão adequada, e a $PaO_2$ pode ser reduzida em condições como *shunt* intrapulmonar, indicando hipoxemia.

## Impacto do *shunt* intrapulmonar na $PaO_2$

Em condições de *shunt* intrapulmonar, a relação ventilação-perfusão é alterada, podendo não responder proporcionalmente ao aumento da fração inspirada de oxigênio ($FiO_2$). Isso é observado quando há uma alteração mínima na $PaO_2$ mesmo com o aumento da $FiO_2$, indicando a presença de um *shunt* significativo.[9]

## Saturação periférica de oxigênio

As recomendações atuais sugerem manter a Saturação Periférica de Oxigênio ($SpO_2$) em valores inferiores a 97%. A monitorização da $SpO_2$, contudo, não é suficiente por si só, pois não detecta hiperóxia, uma condição em que a $PaO_2$ está elevada, mas a $SpO_2$ permanece inalterada acima de 97%.

## Índice de reserva de oxigênio

O Índice de Reserva de Oxigênio (ORI), medido por um co-oxímetro de pulso não invasivo, correlaciona-se com a $PaO_2$ e pode ajudar a reduzir o tempo de hiperóxia em pacientes graves. O ORI é sensível a variações da $PaO_2$ entre 100 e 200 mmHg, fornecendo uma medida mais precisa da oxigenação sanguínea em situações clínicas específicas.[10]

## Fração de *Shunt*

No pulmão, a relação Ventilação-Perfusão (VA/Q) varia desde o *shunt* até o espaço morto, incluindo regiões com ventilação e perfusão adequadamente alinhadas.[9] O espaço morto e a fração de *shunt* são quantificáveis.

## Origem da fração de *shunt*

A fração de *shunt*, normalmente cerca de 3% do débito cardíaco, resulta da mistura do sangue venoso não oxigenado decorrente da drenagem das veias brônquicas e tebesianas para o lado esquerdo do coração, também conhecido como *shunt* intracardíaco. Esse fenômeno contribui parcialmente para o gradiente Alvéolo-arterial de Oxigênio (A-a$O_2$), que normalmente varia de 5 a 10 mmHg em indivíduos respirando ar ambiente. A heterogeneidade da relação VA/Q também influencia o A-a$O_2$.[11]

## Cálculo da fração de *shunt*

A fração de shunt (QS/QT) é calculada pela fórmula: $QS/QT = (Cc'O_2 - CaO_2) / (CcO_2 - CVO_2)$, onde $Cc'O_2$, $CaO_2$ e $CVO_2$ representam os conteúdos de oxigênio capilar, arterial e venoso, respectivamente. Em condições normais, a saturação de oxigênio capilar é próxima a 100%, permitindo simplificar a equação para $QS/QT = (1 - SaO_2) / (1 - SvO_2)$, com $SaO_2$ e $SvO_2$, sendo as saturações arterial e venosa mista de oxigênio, obtidas pela gasometria.[12]

## Importância clínica

A fração de *shunt* calculada reflete o *shunt* total, incluindo o *shunt* intracardíaco. Para anestesiologistas, é vital diferenciar o *shunt* total do efeito-*shunt* intrapulmonar relacionado à redução da relação VA/Q, pois este último está associado ao risco de hipoxemia pós-operatória. A correlação entre $FiO_2$ e $PaO_2$, assim como a relação entre $PaO_2$ e a saturação de hemoglobina, ajuda a identificar reduções na relação VA/Q.

## Influência na curva de dissociação da hemoglobina

A redução da relação VA/Q desloca a curva de dissociação da hemoglobina para a direita, alterando a afinidade da hemoglobina pelo oxigênio.

## Conteúdo Arterial de Oxigênio

O Conteúdo Arterial de Oxigênio ($CaO_2$) é determinado principalmente pela Saturação de Oxigênio da Hemoglobina ($SaO_2$) e pela Concentração de Hemoglobina (Hb) no sangue. A maioria das moléculas de oxigênio é transportada pela hemoglobina, com apenas uma fração menor dissolvida no plasma.

## Cálculo do $CaO_2$

O $CaO_2$ é calculado pela fórmula $CaO_2 = (SaO_2 \times Hb \times 1,34) + (0,003 \times PaO_2 \text{ mmHg})$. Nesta fórmula, 1,34 é a quantidade de oxigênio (em mL) que cada grama de hemoglobina pode transportar, e 0,003 é o coeficiente de solubilidade do oxigênio no plasma, representando a quantidade de oxigênio (em mL) que se dissolve em 100 mL de plasma por cada mmHg de $PaO_2$. O conteúdo normal de oxigênio arterial varia de aproximadamente 16 a 20 mL de oxigênio por 100 mL de sangue.[13]

## Consumo de oxigênio

O $CaO_2$ por si só pode não ser suficiente para avaliar a adequação da oxigenação tecidual. Em situações de Débito Cardíaco (DC) reduzido, a Oferta de Oxigênio ($DO_2$) aos tecidos pode estar comprometida. A $DO_2$ é calculada pela fórmula: $DO_2 = DC \times CaO_2$. O DC também pode ser indexado como índice cardíaco, relativo à superfície corporal.[14]

## Exemplo de cálculo da $DO_2$

Considerando um indivíduo com índice cardíaco de 3 L/min/m², Hemoglobina (Hb) de 14 g/dL, $SaO_2$ de 98% e $PaO_2$ de 70 mmHg, o cálculo da $DO_2$ será: $DO_2 = 3 \times ((1,34 \times 14 \times 0,98) + (0,003 \times 70))$, resultando em um valor de 55,7 dL/min/m².

## Relação entre $DO_2$ e $VO_2$

A $DO_2$ representa o limite superior da quantidade de oxigênio disponível para as demandas metabólicas do corpo. Se o Consumo de Oxigênio ($VO_2$) exceder a oferta, ocorre um desvio para as vias metabólicas anaeróbicas, levando à acidose lática. O $VO_2$ pode ser indiretamente calculado pela equação de Fick: $VO_2 = DC \times (CaO_2 - CvO_2)$. A diferença entre $CaO_2$ e $CvO_2$ reflete a quantidade de oxigênio extraída pelos tecidos.

## Dependência de $VO_2$ em relação a $DO_2$

Quando a $DO_2$ diminui e a extração de oxigênio atinge seu valor máximo, o $VO_2$ se torna dependente da $DO_2$. No entanto, estudos mostraram que aumentar a $DO_2$ nem sempre aumenta o $VO_2$, e não necessariamente reduz a morbidade e a mortalidade dos pacientes. Assim, intervenções clínicas visando valores supranormais de $DO_2$ e $VO_2$ em pacientes críticos não são recomendadas.[14]

## Relação $PaO_2/FiO_2$

A relação $PaO_2/FiO_2$, também conhecida como índice de oxigenação, é uma métrica crucial na avaliação da função pulmonar e da eficácia da oxigenação sanguínea. Para avaliar adequadamente a $PaO_2$, deve-se considerar a $FiO_2$, que é a porcentagem de oxigênio no gás inspirado. Uma $PaO_2$ de 100 mmHg é considerada normal se a $FiO_2$ for de 21% (ar ambiente), mas pode indicar uma insuficiência respiratória grave se a $FiO_2$ for de 100% (oxigênio puro).

Este índice é particularmente útil na identificação e classificação da Síndrome da Angústia Respiratória Aguda (SARA), que é definida por critérios que incluem:

- **Leve:** $PaO_2/FiO_2$ > 200 a ≤300 mmHg com ventilação com pressão positiva no final da expiração (PEEP) ou CPAP ≥5 $cmH_2O$;
- **Moderada:** $PaO_2/FiO_2$ > 100 a ≤200 mmHg com PEEP ≥5 $cmH_2O$;
- **Grave:** $PaO_2/FiO_2$ ≤ 100 mmHg com PEEP ≥5 $cmH_2O$.

Além disso, a SARA é caracterizada por infiltração bilateral nos campos pulmonares que não é totalmente explicada por insuficiência cardíaca ou sobrecarga de fluidos, porém discorrer sobre a SARA não é objetivo deste capítulo.[15]

## Oximetria de Sangue Venoso Misto

A Oximetria Venosa Central ($ScvO_2$) é uma ferramenta valiosa no manejo de estados de hipoperfusão tecidual, como aqueles encontrados no choque. Enquanto a Oximetria de Sangue Venoso Misto ($SvO_2$) reflete a oxigenação de todo o corpo ao medir a saturação de oxigênio no retorno venoso misto ao coração, a $ScvO_2$ mede a saturação no sangue venoso central, que tende a refletir mais diretamente a oxigenação dos órgãos superiores. Apesar de sua acessibilidade e facilidade de monitoramento, a $ScvO_2$ pode não ser um substituto direto para a $SvO_2$, uma vez que não reflete necessariamente a oxigenação global ou o consumo de oxigênio em estados críticos de hipoperfusão. Portanto, ao interpretar a $ScvO_2$, deve-se levar em consideração o quadro clínico completo e outros indicadores de perfusão tecidual. A avaliação adequada da $ScvO_2$, juntamente com outros parâmetros clínicos e laboratoriais, pode ajudar a guiar intervenções terapêuticas para melhorar a oferta de oxigênio e otimizar a função cardiovascular.[16]

## Diferença Alvéolo-arterial de Oxigênio

A diferença alvéolo-arterial de oxigênio ($D(A-a)O_2$) é um índice importante para avaliar a eficiência da troca gasosa pulmonar e identificar a presença de hipoxemia. Ela é calculada pela equação do gás alveolar, que considera a $PAO_2$, a Pressão Atmosférica (Patm), a Pressão do Vapor de Água ($PH_2O$), e o Quociente Respiratório (QR). A equação é: $PAO_2 = (Patm - PH2O) \times FiO_2 - (PaCO_2/QR)$, onde QR é 0,8 em ar ambiente e 1,0 em ventilação mecânica. Fatores como grandes altitudes, que diminuem a Patm, hipotermia, que reduz a $PH_2O$, e alterações na $FiO_2$, $PaCO_2$ e QR podem influenciar a $D(A-a)O_2$.

Por exemplo, em condições normais ao nível do mar, um indivíduo saudável respirando ar ambiente com uma $PaO_2$ de 90 mmHg teria uma $PAO_2$ de aproximadamente 100 mmHg, resultando em uma $D(A-a)O_2$ de 10 mmHg. No entanto, um aumento da $FiO_2$ pode elevar significativamente a $D(A-a)O_2$, já que o excesso de oxigênio alveolar inibe a vasoconstrição pulmonar hipóxica, aumentando o fluxo sanguíneo em áreas pulmonares mal ventiladas, resultando em *shunt* intrapulmonar. Para cada acréscimo de 10% na $FiO_2$, a $D(A-a)O_2$ pode aumentar de 5 a 7 mmHg, podendo atingir 60 a 65 mmHg com uma $FiO_2$ de 100%.[17]

## Análise do Gás Carbônico

A análise do Gás Carbônico ($CO_2$) é fundamental no diagnóstico de distúrbios ventilatórios, que nem sempre são caracterizados apenas por hipoxemia. Em casos de hipoventilação, a administração de oxigênio pode melhorar a oxigenação sanguínea, mas também pode levar a um aumento nos níveis de $CO_2$ no sangue.[18]

## Espaço Morto

O espaço-morto refere-se ao volume inspirado que não participa das trocas gasosas nos alvéolos. Em um adulto saudável em repouso, aproximadamente 100 a 150 mL de gás por respiração não são utilizados para a troca gasosa, o que corresponde a cerca de 30% do volume-corrente (VD/VT = 0,3).[19]

O espaço-morto pode ser calculado pela equação de Bohr: VD/VT = (PaCO$_2$ − P$_{ET}$ CO$_2$/PaCO$_2$, onde P$_{ET}$ CO$_2$ é o valor do CO$_2$ expirado. Esta equação leva em consideração tanto o espaço-morto anatômico quanto o alveolar, além do circuito respiratório, que juntos formam o espaço-morto fisiológico. A equação de Bohr, no entanto, não considera a contribuição de alvéolos com relação V/Q aumentada.

O aumento do espaço-morto pode afetar negativamente a eliminação do CO$_2$. Situações clínicas que podem levar ao aumento do espaço-morto alveolar incluem embolia pulmonar maciça, hipotensão grave, choque e parada cardiorrespiratória. Já o espaço-morto anatômico aumenta com a distensão excessiva dos pulmões, enquanto o espaço morto instrumental é ampliado pela presença de tubo traqueal e outros dispositivos ventilatórios. Além disso, estudos indicam que o aumento do espaço-morto é um fator de risco para mortalidade em pacientes com Síndrome do Desconforto Respiratório Agudo (SDRA).[20]

## Capnografia

A capnografia é uma ferramenta de monitoramento que mede a concentração de CO$_2$ no ar exalado. Ela fornece uma avaliação contínua e não invasiva do estado ventilatório. É vital para avaliar a eficácia da ventilação, especificamente para garantir a remoção adequada de CO$_2$. Monitorando os níveis de CO$_2$ no final da expiração (P$_{ET}$ CO$_2$), o anestesista pode determinar se a ventilação do paciente é suficiente para manter os níveis normais de CO$_2$ no sangue.[21]

A Figura 87.2 mostra a curva da capnografia. Fase 1 é a inalação, onde a linha de base é geralmente zero, pois não há saída de CO$_2$ quando um paciente está inspirando. A Fase 2 marca o início da exalação. Durante essa fase, o CO$_2$ começa a viajar dos alvéolos através do espaço morto anatômico das vias aéreas, causando uma rápida subida no gráfico à medida que o CO$_2$ é exalado. A Fase 2 mede o CO$_2$ exalado dos alvéolos misturado com o gás que estava no espaço morto. Esta parte do gráfico sobe à medida que os gases de CO$_2$ mais concentrados, vindos das partes mais baixas dos pulmões, passam pelo sensor. Já a Fase 3 é quando o sensor está recebendo o gás rico em CO$_2$ que estava nos alvéolos. Como essa é uma quantidade relativamente estável, o gráfico se estabiliza em um platô. A medição no final da maré respiratória, a medição de pico no final da Fase 3, é a leitura do P$_{ET}$ CO$_2$. Após o fim da última fase, o paciente inspira novamente, trazendo ar limpo pelo sensor. Isso faz com que o gráfico caia de volta para zero, reiniciando a Fase 1.

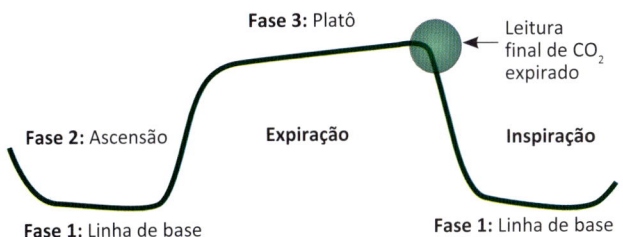

▲ **Figura 87.2** Curva do capnógrafo.
**Fonte:** Journal of Emergency Medical Services.[35]

A capnografia é sensível a mudanças no *status* respiratório e pode detectar precocemente a insuficiência respiratória. Isso é particularmente importante em pacientes ventilados mecanicamente, pois permite a intervenção oportuna antes que ocorram hipoxemia significativa ou outras complicações. A capnografia é agora reconhecida como um monitor de segurança do paciente indispensável, melhorando os resultados em salas de operação, unidades de terapia intensiva e departamentos de emergência, além de ser útil em sedação procedural, unidades de recuperação pós-anestesia e em enfermarias pós-cirúrgicas gerais.[22]

- Fornece uma leitura contínua da concentração de CO$_2$ no final da expiração (P$_{ET}$ CO$_2$). Alterações nesses valores podem indicar problemas na troca de gases pulmonares ou na função respiratória;
- Um aumento no P$_{ET}$ CO$_2$ pode ser um sinal de hipoventilação, onde a remoção de CO$_2$ é insuficiente devido a uma ventilação inadequada. Por outro lado, uma queda abrupta no EtCO$_2$ pode indicar hiperventilação, problemas como embolia pulmonar ou desconexão do ventilador;
- Permite avaliar a eficácia das intervenções terapêuticas. Por exemplo, em um paciente com insuficiência respiratória aguda, ajustes no suporte ventilatório podem ser monitorados por meio de mudanças no P$_{ET}$ CO$_2$;
- Embora a capnografia não substitua a gasometria arterial, ela pode fornecer indicações sobre a PaCO$_2$ e a função respiratória global. Discrepâncias significativas entre o P$_{ET}$ CO$_2$ e a PaCO$_2$ podem sinalizar problemas na ventilação alveolar;
- Certos padrões no gráfico de capnografia podem sinalizar problemas respiratórios. Por exemplo, um padrão de onda achatado pode indicar obstrução das vias aéreas ou aumento da resistência das vias aéreas, enquanto um padrão de onda abruptamente alterado pode indicar intubação seletiva ou deslocamento do tubo endotraqueal;
- A capnografia é útil não apenas em pacientes sob anestesia ou em terapia intensiva, mas também em ambientes de emergência e durante procedimentos que requerem sedação, onde a insuficiência respiratória pode ocorrer rapidamente e sem aviso;
- Ao detectar precocemente a insuficiência respiratória, a capnografia ajuda a prevenir complicações graves, como hipoxemia e hipercapnia, que podem levar a consequências como lesão cerebral ou cardíaca.

Pode ajudar na avaliação da incompatibilidade ventilação/perfusão, uma condição em que áreas do pulmão são ventiladas, mas não adequadamente perfundidas ou vice-versa. Isso é crucial em pacientes com várias patologias pulmonares ou aqueles em cirurgia, pois a incompatibilidade V/Q pode levar a uma troca gasosa ineficiente.

- A forma da curva de capnografia pode fornecer informações sobre a mecânica pulmonar e a troca gasosa. Por exemplo, um padrão de curva alterado pode sugerir incompatibilidade V/Q, indicando áreas dos pulmões que estão sendo ventiladas, mas não adequadamente perfundidas;
- Um aumento no P$_{ET}$CO$_2$ pode indicar uma redução na ventilação relativa à perfusão, como ocorre em casos de

obstrução das vias aéreas ou depressão respiratória. Por outro lado, uma redução no $EtCO_2$ pode indicar um aumento na ventilação relativa à perfusão, como em casos de embolia pulmonar ou hiperventilação;

- O capnógrafo, em conjunto com a oximetria de pulso, pode ajudar a avaliar a relação entre ventilação e oxigenação. Uma discrepância entre a oxigenação (medida pela SpO2) e a ventilação (indicada pelo $P_{ET}CO_2$) pode sugerir uma incompatibilidade V/Q;
- O capnógrafo pode ser usado para monitorar a resposta do paciente a intervenções clínicas destinadas a melhorar a incompatibilidade V/Q, como ajustes na ventilação mecânica, manobras de recrutamento alveolar ou mudanças na posição do paciente.

Os dados em tempo real fornecidos pela capnografia auxiliam na tomada de decisões clínicas, permitindo ajustes nas configurações de ventilação mecânica com base no estado respiratório atual do paciente. É uma ferramenta essencial para titulação do suporte ventilatório para garantir ventilação e oxigenação ótimas.

A capnografia também é destacada como uma ferramenta de monitoramento importante durante a sedação procedural. Ela fornece um alerta precoce de depressão respiratória, o que é crucial para a segurança do paciente, especialmente em ambientes fora da sala de operação onde o monitoramento respiratório pode ser menos intensivo.

Em resumo, a capnografia é um componente crítico do monitoramento respiratório em pacientes ventilados mecanicamente. Sua capacidade de fornecer medição em tempo real e não invasiva dos níveis de $CO_2$ a torna inestimável para avaliar a eficiência da ventilação, detectar insuficiência respiratória e auxiliar na tomada de decisões clínicas.

As Figuras 87.3, 87.4, 87.5 e 87.6 são alguns exemplos de curvas alteradas de capnografia.

## Alarmes do Ventilador Mecânico

Comumente subestimado por profissionais em Unidades de Terapia Intensiva (UTIs), salas de emergência e centros cirúrgicos, o sistema de alarme dos ventiladores mecânicos é um componente crucial para garantir uma ventilação mecânica eficaz e segura. Embora muitas vezes relegados a um segundo plano, os alarmes funcionam como uma espécie de "sentinela silenciosa," possibilitando a detecção precoce de desvios na estratégia ventilatória planejada. Quando não observados ou mal configurados, os alarmes podem ser ineficazes, dando margem a situações potencialmente perigosas.

As discrepâncias entre a ventilação programada e a realmente implementada podem surgir de várias fontes, desde alterações na condição do paciente até falhas técnicas no equipamento. Neste cenário, os alarmes atuam como um mecanismo de *feedback* imediato, alertando a equipe médica sobre a necessidade de revisão ou ajustes na estratégia ventilatória.

Ao longo deste capítulo, serão abordados a importância dos diferentes tipos de alarmes, como configurá-los corretamente e como interpretar suas indicações para otimizar a segurança e eficácia da ventilação mecânica.

A diretriz brasileira de ventilação mecânica da Associação de Medicina Intensiva Brasileira (AMIB) recomenda que os alarmes sejam regulados de forma individualizada, usando critérios de especificidade e sensibilidade adequados para quadro clínico do paciente. Deve-se regular o *back-up* de apneia e seus parâmetros específicos se disponíveis no equipamento.[23]

Aqui ficam sugestões de ajustes de alarmes de forma generalizada; lembrando que devem ser ajustados para as particularidades de cada paciente.

## Pressão inspiratória máxima entre 35 e 40 cmH₂O

Este alarme é configurado para alertar a equipe médica se a pressão inspiratória exceder um limite seguro. Pressões elevadas podem ser indicativas de várias condições, incluindo obstrução das vias aéreas, broncoespasmo ou compliance pulmonar reduzida.

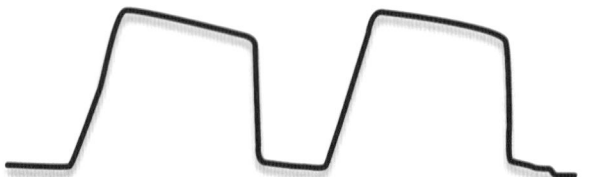

▲**Figura 87.3** Curva que sugere enfisema ou vazamento alveolar em um pneumotórax.

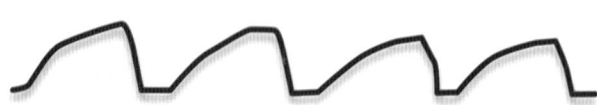

▲**Figura 87.4** Curva de hipoxemia por asma grave.

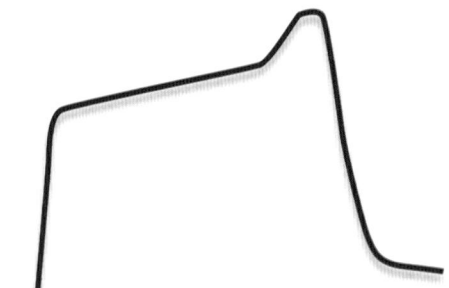

▲**Figura 87.5** Curva que sugere baixa complacência, como em um paciente obeso.

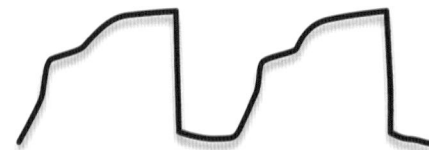

▲**Figura 9.6** Curva que sugere problemas na localização da via aérea.

## Pressão inspiratória mínima 2 cmH₂O acima da Pressão Positiva Expiratória Final (PEEP)

Este alarme serve para detectar pressões inspiratórias anormalmente baixas, o que pode indicar um desacoplamento entre o paciente e o ventilador ou uma fuga no sistema.

## Volume minuto máximo em 20% acima do volume minuto estabelecido

Este alarme alerta para uma mudança significativa no volume minuto (volume-corrente *versus* frequência respiratória), que pode indicar uma alteração na demanda metabólica do paciente ou um problema com o ventilador.

## Volume minuto no volume minuto desejado e programado para o paciente

Este é mais um parâmetro de referência que serve para garantir que o paciente está recebendo a ventilação previamente calculada para suas necessidades metabólicas e condição clínica.

## Tempo de apneia entre 15 e 20 segundos

Este alarme é configurado para detectar períodos de apneia ou ausência de respiração. Ocorrendo isso, o alarme alertará a equipe para a necessidade de intervenção imediata, que pode variar desde a reavaliação das configurações do ventilador até manobras para retomar a respiração espontânea do paciente.

## Mecânica Respiratória

A ventilação mecânica permite o cálculo de várias variáveis respiratórias, fundamentais para ajustar a estratégia de ventilação de acordo com as características pulmonares do paciente. Esse conhecimento ganhou destaque durante a pandemia de COVID-19, sendo crucial para a implementação de uma ventilação protetora em casos de SARA.

Aqui, serão focadas as medidas recomendadas pelas principais diretrizes internacionais, realizadas em pacientes sob ventilação a volume controlado. Geralmente, esses pacientes estão totalmente dependentes do ventilador mecânico, o que é comum em cenários como o centro cirúrgico. Por meio do ventilador mecânico, é possível calcular diversas variáveis do sistema respiratório do paciente, permitindo ter uma ideia das características deste sistema e ajustar estratégia de acordo.

## Peso ideal

O primeiro passo é calcular o peso ideal do paciente, que servirá de base para definir o volume-corrente inicial. As fórmulas são as seguintes: [24]

- **Masculino** – 50 + 0,91 x (altura – 152,4);
- **Feminino** – 45,5 + 0,91 x (altura – 152,4).

Por exemplo, um homem de 170 cm terá um peso ideal de 66 kg, e uma mulher de 62 kg. Com base nesses pesos, o volume-corrente inicial deve ser entre 6 a 8 mL/kg e ajustado conforme necessário.

## Pressão de distensão ou *driving pressure*

A pressão de distensão é vital na estratégia de ventilação protetora, especialmente em casos de SARA. É a pressão responsável pelo enchimento alveolar. Manter essa pressão abaixo de 15 cmH2O minimiza o risco de lesão pulmonar induzida pelo ventilador, mas é importante observar que esse é um valor alvo, e não um limite rígido.[25]

Quando o paciente está ventilando em modo volume controlado, realizamos uma pausa inspiratória entre 0,3 a 1 segundo. A pressão medida nesta pausa é conhecida como pressão de platô. Com esse dado, podemos calcular a pressão de distensão:

### Pressão de distensão = Pressão de platô – PEEP

Nos pacientes sem SARA não é fundamental a adoção de uma estratégia protetora.[26] No entanto, como é difícil prever quais pacientes terão uma evolução negativa e ao risco de atraso no reconhecimento desses pacientes, a sugestão é que se mantenha uma ventilação o mais próximo da protetora possível.

### Complacência estática

Este parâmetro nos oferece uma visão sobre a qualidade do tecido pulmonar. Valores extremos em qualquer direção sinalizam potenciais problemas que podem necessitar de intervenção, como o ajuste da PEEP em casos de baixa complacência.

Temos como exemplos de complacência baixa a SARA, e de complacência alta o enfisema pulmonar. Os valores ditos normais variam entre 50 a 80mL/cmH₂O.

- Complacência estática = volume-corrente / (Pressão de platô – PEEP)

### Resistência das vias aéreas

A resistência das vias aéreas dá uma perspectiva sobre o estado dos bronquíolos e pode indicar condições como o broncoespasmo. É um marcador dinâmico e pode variar significativamente em diferentes estados patológicos.

- Resistência das vias aéreas = (Pressão de pico – Pressão de pausa) / Fluxo (L/s)

Consideram-se normais resistências entre 4 a 10 cmH₂O/L.s

### Constante de tempo

A constante de tempo, apesar de muitas vezes negligenciada, é uma variável de suma importância, especialmente em doenças crônicas como a Doença Pulmonar Obstrutiva Crônica (DPOC). Ela ajuda a entender melhor o tempo necessário para uma ventilação eficaz e segura, evitando complicações como o auto-PEEP.

A constante de tempo se refere ao tempo necessário para a entrada e saída de ar. Tradicionalmente precisamos de cinco constantes de tempo para a saída de 99% do ar dos pulmões. Sendo assim, em um caso de DPOC grave, com auto-PEEP, a constante de tempo pode nos ajudar a definir de forma mais precisa o tempo expiratório.

- Constante de tempo = Resistência das vias aéreas x Complacência estática

## PEEP real

Para saber se está ocorrendo aprisionamento aéreo com a presença de auto-PEEP é necessário fazer uma pausa expiratória de 0,5 a 3 segundos. O objetivo é permitir que todo o ar residual saia dos pulmões e que o sistema respiratório alcance um equilíbrio. Sempre que possível, repetir a medida para ter um valor confiável de PEEP real.

## Análise de Curvas do Ventilador

As curvas de pressão *versus* tempo, volume *versus* tempo e fluxo *versus* tempo são componentes essenciais na monitorização da ventilação mecânica. Essas representações gráficas fornecem dados valiosos sobre a relação entre o ventilador e o paciente, facilitando a identificação de assincronias e outras possíveis complicações.

## Pressão *versus* tempo

A curva pressão *versus* tempo é especialmente útil para avaliar a complacência pulmonar e a resistência das vias aéreas. A forma da curva pode sugerir problemas, como a presença de auto-PEEP ou alterações na complacência pulmonar. A observação atenta desta curva é crucial para a otimização das pressões de ventilação e para a prevenção de lesões induzidas pelo ventilador (Figura 87.7).

Nesse gráfico, o eixo X representa o tempo, enquanto o eixo Y representa a pressão em centímetros de água ($cmH_2O$).

Interpretação dos pontos-chave e linhas:

- **Linha de Base/PEEP:** a linha de base desse gráfico deve estar alinhada com o valor definido para a PEEP. Esta é a pressão residual nos pulmões ao final de uma expiração completa, e serve como um ponto de referência para avaliar outras pressões durante o ciclo respiratório;
- **Variações abaixo da PEEP:** é possível observar pressões abaixo da linha de base, principalmente quando o paciente faz um esforço inspiratório ativo. Dependendo da intensidade deste esforço, a pressão pode até tornar-se negativa;
- **Seta para Cima/início da inspiração:** esta seta marca o início do ciclo inspiratório. Aqui, a pressão começa a aumentar à medida que o ar é fornecido aos pulmões;

- **Ponto C/pico de pressão inspiratória:** este é o ponto onde a pressão atinge seu pico durante a inspiração. Ele é um indicador importante da resistência das vias aéreas e da complacência pulmonar;
- **Início da expiração:** logo após o ponto C, inicia-se a fase expiratória. A pressão começa a diminuir, retornando em direção à linha de base;
- **Ponto D/pressão expiratória final:** este ponto marca o final da fase expiratória e deveria coincidir com a pressão da PEEP, indicando o começo de um novo ciclo respiratório.

## Volume *versus* tempo

A curva de volume versus tempo (Figura 87.8) dá uma imagem direta da quantidade de volume entregue ao paciente em um dado período. Ela é vital para monitorar e ajustar o volume-corrente, principalmente em cenários onde há risco de lesão pulmonar induzida por volume. Desvios desta curva podem indicar problemas, como fuga de ar ou alterações na demanda ventilatória do paciente.

Nesse gráfico, o eixo X representa o tempo, enquanto o eixo Y representa o volume em litros. É importante notar que essa curva deve ser sempre positiva, indicando que há um fluxo contínuo de volume de ar entrando e saindo dos pulmões.

Interpretando os pontos-chave na curva:

- **Setas para cima:** este ponto marca o início da inspiração e é indicativo do volume-corrente, ou seja, a quantidade de ar que entra nos pulmões durante cada ciclo inspiratório;
- **Setas para baixo:** esta seta indica o início da fase expiratória, onde o ar começa a ser liberado dos pulmões de volta para o ambiente;
- **Fim da expiração:** é crucial entender que a fase expiratória não termina necessariamente quando o volume volta a zero. Ela só é considerada completa ao início de uma nova fase inspiratória;
- **Princípio de equilíbrio:** o gráfico inicia em zero e retorna a zero, seguindo o princípio de que todo volume que entra deve sair, garantindo assim a homeostase respiratória.

Note que na Figura 87.9, o volume não retorna a zero antes do próximo ciclo, sugerindo, então, que existe um vazamento de ar em algum ponto do circuito.

## Fluxo versus tempo

A curva de fluxo *versus* tempo (Figura 87.10) é frequentemente usada para avaliar a eficácia das estratégias de ventilação e para detectar assincronias como "*stacking*" de respirações ou esforços ineficazes de respiração. Um padrão

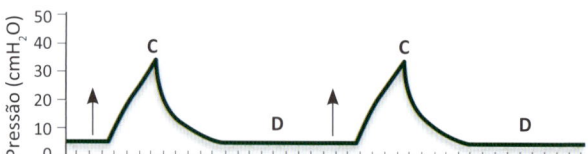

▲ **Figura 87.7** Curva pressão *versus* tempo.
**Fonte:** Pilbeam's Mechanical Ventilation 7th ed.

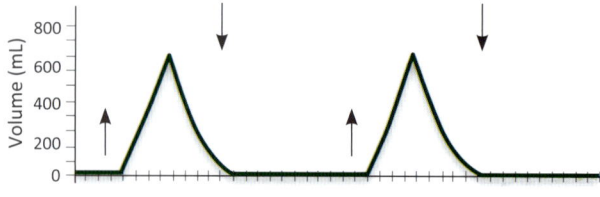

▲ **Figura 87.8** Curva volume *versus* tempo.
**Fonte:** Pilbeam's Mechanical Ventilation 7th ed.

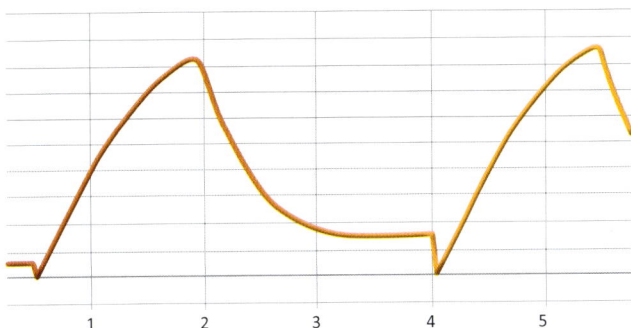

▲**Figura 87.9** Curva volume *versus* tempo, mostrando vazamento de ar.

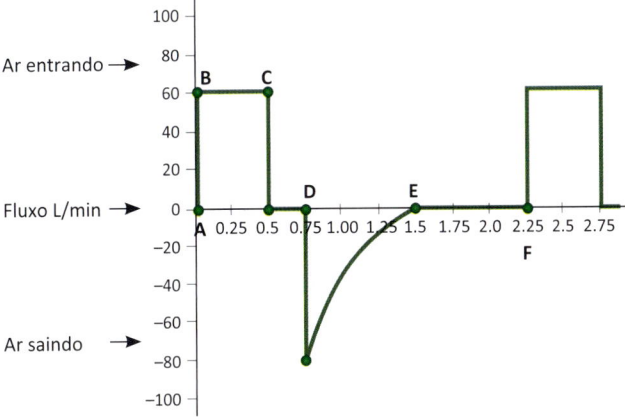

▲**Figura 87.10** Curva fluxo *versus* tempo.
**Fonte:** Pilbeam's Mechanical Ventilation 7th ed.

anormal na curva de fluxo *versus* tempo pode ser um dos primeiros indicadores de que o paciente não está sincronizando bem com o ventilador.

No gráfico de fluxo *versus* tempo, o eixo X representa o tempo, enquanto o eixo Y mostra o fluxo em litros por minuto (L.min$^{-1}$). Este gráfico pode ter diferentes formatos de curvas; neste caso específico, estamos analisando uma curva de fluxo quadrada.

Os pontos-chave na curva:

- **Ponto A:** este ponto indica a abertura da válvula inspiratória e o início da fase inspiratória;
- **Ponto B:** aqui, alcançamos o pico de fluxo inspiratório, o que significa que o ar está entrando nos pulmões na maior taxa durante esse ciclo de respiração;
- **Ponto C:** neste ponto, a válvula inspiratória fecha. Comumente, esperaríamos que a válvula expiratória se abrisse e a fase expiratória começasse. No entanto, neste exemplo específico, há uma pausa inspiratória, e o fluxo fica em zero;
- **Ponto D:** este é o fim da pausa inspiratória. A válvula expiratória abre, iniciando a fase expiratória;
- **Ponto mais baixo da curva:** embora não seja marcado, este é o pico do fluxo expiratório máximo, indicando o ponto em que o ar está saindo dos pulmões mais rapidamente;

- **Ponto E:** neste ponto, toda a exalação está completa, e o gráfico retorna ao zero, indicando que o fluxo de ar parou. No entanto, a válvula expiratória ainda permanece aberta;
- **Ponto F:** representa o início do próximo ciclo de inspiração.

Interpretando os tempos:

- **Tempo Inspiratório:** este é o período desde o ponto A até o ponto D;
- **Tempo Expiratório:** este é o período desde o ponto D até o ponto F.

Ao entender cada um desses pontos e tempos, torna-se mais fácil interpretar a curva de fluxo *versus* tempo e, por conseguinte, avaliar a eficácia da ventilação mecânica e identificar possíveis problemas.

Note na Figura 87.11 como o novo ciclo inspiratório começa antes da saída total de ar dos pulmões (setas azuis). Isso sugere aprisionamento de ar, ou auto-PEEP.

É vital não apenas entender cada uma dessas curvas isoladamente, mas também saber como interpretá-las em conjunto. A análise integrada pode revelar complexas interações entre o paciente e o ventilador que não são aparentes quando se observa apenas uma única métrica.

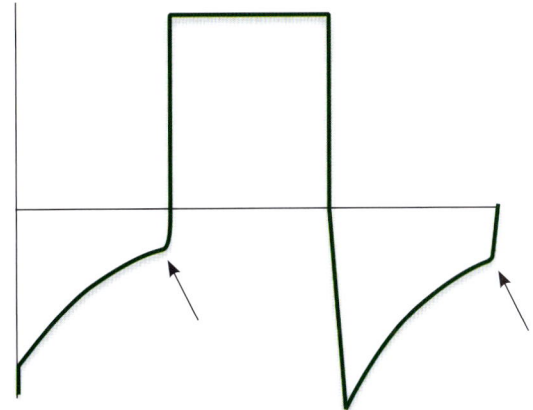

▲**Figura 87.11** Curva de fluxo que sugere aprisionamento de ar, ou auto-PEEP.

## Análise de *Loops*

Em vez de utilizar gráficos convencionais que representam uma variável em relação ao tempo, os *loops* gráficos oferecem uma maneira mais intuitiva de monitorar a ventilação mecânica. Esses *loops* apresentam uma variável em função de outra, o que simplifica a interpretação de vários parâmetros sem a necessidade de cálculos complexos.

### Pressão versus volume

A curva P-V descreve o comportamento mecânico do sistema respiratório (incluindo os pulmões e a parede torácica) durante a inflação e deflação (Figura 87.12). É usada para identificar a pressão abaixo da qual os alvéolos começam a colapsar, e a pressão e volume acima dos quais os alvéolos começam a se distender excessivamente. Esta curva é parti-

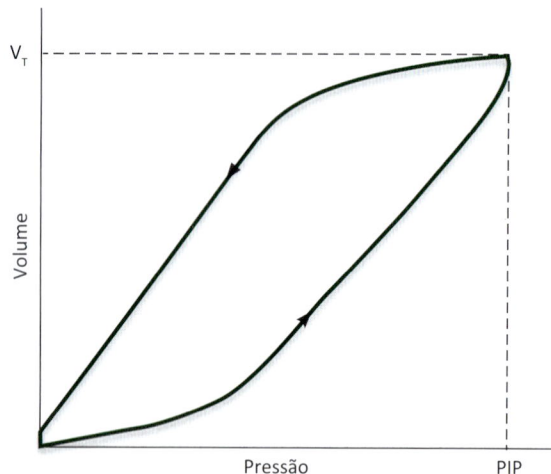

▲ **Figura 87.12** *Loop* volume *versus* pressão.
**Fonte:** Pilbeam's Mechanical Ventilation 7th ed.

cularmente útil para pacientes com SDRA, pois pode ajudar os clínicos a personalizarem as configurações do ventilador de acordo com a mecânica respiratória individual, e proteger contra lesões pulmonares induzidas pelo ventilador.[27]

Medir a curva P-V requer que o paciente esteja em um estado quase estático durante períodos curtos de apneia ou fluxo muito lento para permitir a equilibração de pressão e volume. Nenhum esforço espontâneo do paciente deve ocorrer durante essas medições. As três principais técnicas para aquisição de curvas P-V quase estáticas são o método da superseringa, o método de fluxo constante e o método de oclusão múltipla. Vários fatores, como consumo de oxigênio, temperatura e umidade, podem afetar as medições.[28]

O Ponto de Inflexão Inferior (PII) na curva P-V indica onde a complacência pulmonar começa a aumentar. Configurar a PEEP no PII ou logo acima dele pode prevenir o colapso e a reabertura alveolar cíclicos. O Ponto de Inflexão Superior (PIS) indica quando a complacência pulmonar começa a diminuir durante a inflação pulmonar. Identificar o PIS pode ajudar a determinar o volume pulmonar e a pressão correspondente nas vias aéreas que podem causar distensão excessiva.

Há uma variabilidade significativa na identificação do ponto de inflexão inferior, com grandes diferenças notadas até mesmo entre observadores experientes. Essa variabilidade pode ser devido à natureza não uniforme e não instantânea do recrutamento alveolar em doenças como SDRA. Nesses casos, o ponto de inflexão inferior pode não estar bem definido, levando a dificuldades na interpretação da curva P-V.

Embora a curva P-V quase estática forneça informações significativas sobre a mecânica dos pulmões e da parede torácica em diferentes pressões e volumes, sua utilidade clínica é limitada. Desafios incluem a falta de métodos padronizados de aquisição de curvas, dificuldades em medir o volume pulmonar absoluto, má concordância entre intérpretes e dados limitados que mostram benefícios em morbidade e mortalidade.

Em resumo, a curva P-V é uma ferramenta valiosa para entender a mecânica respiratória e otimizar as configurações do ventilador, especialmente em SDRA.[29] No entanto,

seu uso prático em ambientes clínicos é limitado por desafios técnicos e interpretativos.

A Figura 87.13 apresenta três *loops* sobrepostos, cada um representando diferentes condições pulmonares. O ângulo formado pela linha vermelha, que vai do ponto onde os pulmões estão vazios até o pico de insuflação, e o eixo X fornecem uma medida visual da complacência pulmonar. Por exemplo, o pulmão representado pelo *loop* azul tem maior complacência, enquanto o *loop* vermelho indica menor complacência. Isso facilita a rápida avaliação do impacto de intervenções, como o aumento de PEEP, na complacência pulmonar.

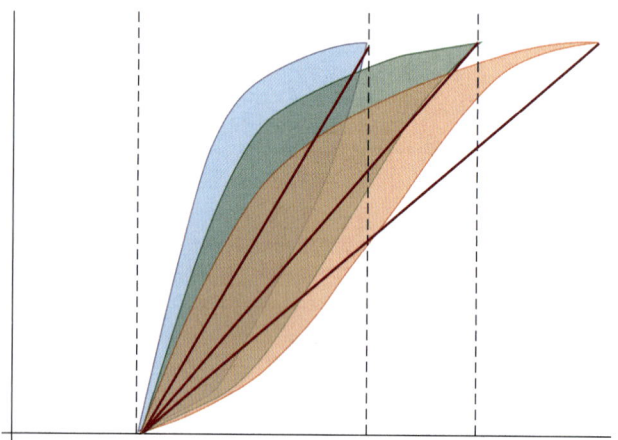

▲ **Figura 87.13** O ângulo entre o traço vermelho e o eixo X representa a complacência pulmonar.

## Tomografia por Bioimpedância

A tomografia por bioimpedância (Figura 87.14), também conhecida como tomografia por impedância elétrica torácica, tem se consolidado como uma ferramenta essencial na monitorização de pacientes sob ventilação mecânica.[30] Esta tecnologia se destaca pela sua alta sensibilidade e especificidade no diagnóstico de complicações ventilatórias, como pneumotórax, derrame pleural e Pneumonia Associada à Ventilação Mecânica (PAVM).[31] Estudos indicam que a sensibilidade da tomografia por bioimpedância para detectar alterações na distribuição da ventilação é superior a 90%, com uma especificidade também elevada, proporcionando diagnósticos precisos e confiáveis.[32]

Um aspecto crítico desta tecnologia é sua capacidade de intervenção precoce em tais complicações. A monitorização detalhada e em tempo real oferecida pela tomografia por bioimpedância permite identificar rapidamente mudanças na mecânica pulmonar, facilitando intervenções mais eficazes e reduzindo o risco de evolução para quadros mais graves.

Na gestão de pacientes com doenças pulmonares como a DPOC, a tomografia por bioimpedância oferece uma visão detalhada da ventilação pulmonar regional. Esta abordagem permite um manejo mais personalizado e adaptado às necessidades específicas de cada paciente, maximizando a eficácia do tratamento.

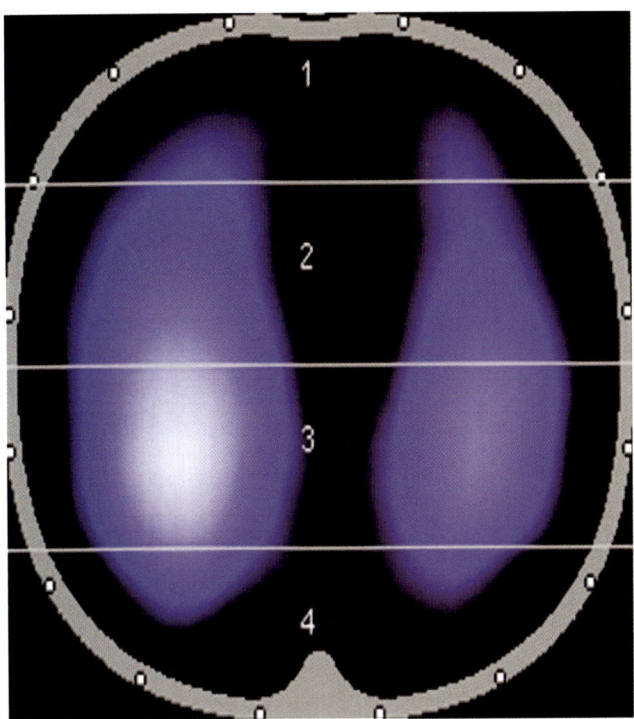

▲ **Figura 87.14** Tomografia por bioimpedância.

Avanços recentes na tomografia por bioimpedância incluem a capacidade de monitorar a ventilação alveolar e a perfusão pulmonar. Realizada à beira do leito e livre de radiação, essa abordagem representa um avanço significativo em termos de segurança e praticidade para o paciente.[31]

No contexto da SDRA, a tomografia por bioimpedância tem mostrado potencial para melhorar significativamente as estratégias de recrutamento alveolar. Estudos comparativos sugerem que as técnicas de recrutamento baseadas nesta tecnologia podem ser superiores aos métodos tradicionais, fornecendo uma distribuição mais homogênea da ventilação e reduzindo o risco de lesão pulmonar associada à ventilação. A tomografia por bioimpedância permite ajustes mais precisos nas manobras de recrutamento, o que pode resultar em melhorias na oxigenação e na mecânica pulmonar.[32]

Em suma, a tomografia por bioimpedância oferece um avanço notável na monitorização da ventilação mecânica. Sua alta sensibilidade e especificidade para diagnóstico, juntamente com sua eficácia superior em estratégias de recrutamento alveolar, a tornam uma ferramenta valiosa na prática anestésica moderna.

## ■ CONCLUSÃO

À medida que se avança na prática da anestesia, torna-se cada vez mais evidente a importância crítica da monitorização eficaz da ventilação mecânica. Este capítulo destacou os vários aspectos e técnicas envolvidos na monitorização, desde a compreensão dos parâmetros básicos até a implementação de tecnologias avançadas para garantir a segurança e a eficácia da ventilação mecânica.

A monitorização adequada não é apenas uma questão de equipamento e tecnologia, mas também de competência e vigilância do profissional de saúde. A habilidade de interpretar dados em tempo real e responder apropriadamente às mudanças na condição do paciente é fundamental para evitar complicações e otimizar os resultados.

Enquanto nos preparamos para os desafios futuros, é essencial que continuemos a investir em formação, pesquisa e desenvolvimento de novas tecnologias. A evolução contínua das práticas de monitorização da ventilação mecânica será um componente chave na melhoria dos cuidados ao paciente anestesiado, garantindo que os avanços na anestesiologia continuem a andar de mãos dadas com a segurança e o bem-estar do paciente.

Em resumo, a monitorização eficaz da ventilação mecânica em anestesia é uma pedra angular na prática clínica moderna, exigindo uma abordagem integrada que envolve conhecimento técnico, avaliação contínua e um compromisso inabalável com a excelência em cuidados ao paciente.

## REFERÊNCIAS

1. Polkey MI. Respiratory Muscle Assessment in Clinical Practice. Clin Chest Med. 2019;40(2):307-315. Disponível em: doi:10.1016/j.ccm.2019.02.015. Acesso em: janeiro e fevereiro de 2024.
2. Morgan S. Respiratory assessment: undertaking a physical examination of the chest in adults. Nurs Stand. 2022;37(3):75-82.
3. Abraham EA, Verma G, Arafat Y, Acharya S, Kumar S, Pantbalekundri N. Comparative Analysis of Oxygen Saturation by Pulse Oximetry and Arterial Blood Gas in Hypoxemic Patients in a Tertiary Care Hospital. Cureus. 2023;15(7):e42447. Disponível em: doi:10.7759/cureus.42447. Acesso em: janeiro e fevereiro de 2024.
4. Eecen CMW, Kooter AJJ. [Pulse oximetry: principles, limitations and practical applications]. Ned Tijdschr Geneeskd. 2021;165.
5. FDA. Pulse Oximeter Accuracy and Limitations: FDA Safety Communication. Accessed November 25, 2023. Disponível em: https://www.fda.gov/medical-devices/safety-communications/pulse-oximeter-accuracy-and-limitations-fda-safety-communication. Acesso em: janeiro e fevereiro de 2024.
6. Tekin K, Karadogan M, Gunaydin S, et al. Everything About Pulse Oximetry-Part 2: Clinical Applications, Portable/Wearable Pulse Oximeters, Remote Patient Monitoring, and Recent Advances. J Intensive Care Med. 2023;38(10):887-896. Disponível em: doi:10.1177/08850666231189175. Acesso em: janeiro e fevereiro de 2024.
7. Morgan TJ. The oxyhaemoglobin dissociation curve in critical illness. Crit Care Resusc. 1999;1(1):93-100. Disponível em: http://www.ncbi.nlm.nih.gov/pubmed/16599868. Acesso em: janeiro e fevereiro de 2024.
8. Castro D, Patil SM, Keenaghan M. Arterial Blood Gas. In: ; 2023.
9. Petersson J, Glenny RW. Gas exchange and ventilation-perfusion relationships in the lung. Eur Respir J. 2014;44(4):1023-1041.
10. Scheeren TWL, Belda FJ, Perel A. The oxygen reserve index (ORI): a new tool to monitor oxygen therapy. J Clin Monit Comput. 2018;32(3):379-389. Disponível em: doi:10.1007/s10877-017-0049-4. Acesso em: janeiro e fevereiro de 2024.
11. Hantzidiamantis PJ, Amaro E. Physiology, Alveolar to Arterial Oxygen Gradient; 2023.
12. Cruz JC, Metting PJ. Understanding the meaning of the shunt fraction calculation. J Clin Monit. 1987;3(2):124-134.
13. Warnke C, Bollmann T, Ittermann T, et al. [Reference values for arterial oxygen content]. Pneumologie. 2014;68(12):788-792. Disponível em: doi:10.1055/s-0034-1378089. Acesso em: janeiro e fevereiro de 2024.
14. Tánczos K, Molnár Z. The oxygen supply-demand balance: a monitoring challenge. Best Pract Res Clin Anaesthesiol. 2013;27(2):201-207. Disponível em: doi:10.1016/j.bpa.2013.06.001. Acesso em: janeiro e fevereiro de 2024.
15. Villar J, Pérez-Méndez L, Blanco J, et al. A universal definition of ARDS: the PaO2/FiO2 ratio under a standard ventilatory setting--a prospective, multicenter validation study. Intensive Care Med. 2013;39(4):583-592. Disponível: doi:10.1007/s00134-012-2803-x. Acesso em: janeiro e fevereiro de 2024.

16. Mahajan RK, Peter JV, John G, et al. Patterns of central venous oxygen saturation, lactate and veno-arterial CO2 difference in patients with septic shock. Indian J Crit Care Med. 2015;19(10):580-586. Disponível: doi:10.4103/0972-5229.167035. Acesso em: janeiro e fevereiro de 2024.

17. Vogiatzis I, Zakynthinos S, Boushel R, et al. The contribution of intrapulmonary shunts to the alveolar-to-arterial oxygen difference during exercise is very small. J Physiol. 2008;586(9):2381-2391. Disponível: doi:10.1113/jphysiol.2007.150128. Acesso em: janeiro e fevereiro de 2024.

18. Umeda A, Ishizaka M, Ikeda A, et al. Recent Insights into the Measurement of Carbon Dioxide Concentrations for Clinical Practice in Respiratory Medicine. Sensors (Basel). 2021;21(16). Disponível: doi:10.3390/s21165636. Acesso em: janeiro e fevereiro de 2024.

19. Robertson HT. Dead space: the physiology of wasted ventilation. Eur Respir J. 2015;45(6):1704-1716. Disponível: doi:10.1183/09031936.00137614. Acesso em: janeiro e fevereiro de 2024.

20. Jayasimhan D, Chieng J, Kolbe J, et al. Dead-Space Ventilation Indices and Mortality in Acute Respiratory Distress Syndrome: A Systematic Review and Meta-Analysis. Crit Care Med. 2023;51(10):1363-1372. Disponível em: doi:10.1097/CCM.0000000000005921. Acesso em: janeiro e fevereiro de 2024.

21. Casey G. Capnography: monitoring CO2. Nurs N Z. 2015;21(9):20-24.

22. Wollner EA, Nourian MM, Bertille KK, et al. Capnography-An Essential Monitor, Everywhere: A Narrative Review. Anesth Analg. 2023;137(5):934-942. Disponível em: doi:10.1213/ANE.0000000000006689. Acesso em: janeiro e fevereiro de 2024.

23. Barbas CSV, Isola AM, Farias AMC, et al. Diretrizes Brasileiras de Ventilação Mecânica, 2013. Diretriz Brasileira de Ventilação Mecânica. 2013;I:140.

24. ARDS Network. Ventilation With Lower Tidal Volumes As Compared With Traditional Tidal Volumes for ALI and the ARDS. N Engl J Med. 2000;342(18):1301-1308. Disponível em: doi:10.1056/NEJM200005043421801. Acesso em: janeiro e fevereiro de 2024.

25. Meier A, Sell RE, Malhotra A. Driving Pressure for Ventilation of Patients with Acute Respiratory Distress Syndrome. Anesthesiology. 2020;(6):1. Disponível em: doi:10.1097/aln.0000000000003195. Acesso em: janeiro e fevereiro de 2024.

26. Lanspa MJ, Peltan ID, Jacobs JR, et al. Driving pressure is not associated with mortality in mechanically ventilated patients without ARDS. Crit Care. 2019;23(1):424. Disponível em: doi:10.1186/s13054-019-2698-9. Acesso em: janeiro e fevereiro de 2024.

27. Rackley CR. Monitoring during mechanical ventilation. Respir Care. 2020;65(6):832-846. doi:10.4187/respcare.07812

28. Harris RS. Pressure volume curves. Respiratory Care • January 2005 Vol 50 No 1. 2005;50(1):78-99.

29. Lu Q, Rouby JJ. Measurement of pressure-volume curves in patients on mechanical ventilation: methods and significance. Crit Care. 2000;4(2):91. Disponível em: doi:10.1186/cc662. Acesso em: janeiro e fevereiro de 2024.

30. Maciejewski D, Putowski Z, Czok M, Krzych ŁJ. Electrical impedance tomography as a tool for monitoring mechanical ventilation. An introduction to the technique. Adv Med Sci. 2021;66(2):388-395. Disponível em: doi:10.1016/j.advms.2021.07.010. Acesso em: janeiro e fevereiro de 2024.

31. Putensen C, Hentze B, Muenster S, et al. Electrical Impedance Tomography for Cardio-Pulmonary Monitoring. J Clin Med. 2019;8(8).

32. Tomicic V, Cornejo R. Lung monitoring with electrical impedance tomography: technical considerations and clinical applications. J Thorac Dis. 2019;11(7):3122-3135.

33. He X, Jiang J, Liu Y, et al. Electrical Impedance Tomography-guided PEEP Titration in Patients Undergoing Laparoscopic Abdominal Surgery. Medicine. 2016;95(14):e3306. Disponível em: doi:10.1097/MD.0000000000003306. Acesso em: janeiro e fevereiro de 2024.

34. Cairo JM. Pilbeam's Mechanical Ventilation. 6. ed. Rio de Janeiro: Elsevier; 2015.

35. Journal of emercengy medical services (JEMS): EMS, Emergency Medical Services – Training, Paramedic, EMT News. Disponível em: https://www.jems.com/. Acesso em: 28 jun. 2024.

# 88

# Monitorização do Sistema Cardiovascular

Matheus Fachini Vane ■ Gabriela Tognini Saba ■ Maria José Carvalho Carmona

## INTRODUÇÃO

A monitorização do sistema cardiovascular é fundamental para prática da anestesia moderna, pois além dos anestésicos modificarem as funções cardiovasculares, a própria cirurgia pode produzir alterações na hemodinâmica em consequência da posição corporal, manipulação cirúrgica, perda sanguínea e/ou redistribuição de líquidos. A maioria dos acidentes relacionados à anestesia apresenta sinais preditores e as alterações cardiovasculares estão entre os indicadores mais importantes. Além disso, existe um predomínio de doenças cardiovasculares ou de doenças que indiretamente afetam a hemodinâmica entre os pacientes cirúrgicos, e as interações desses estados mórbidos com os anestésicos nem sempre é previsível.

Esse tipo de avaliação engloba muitas técnicas que diferem em seu grau de invasão, precisão, complexidade, segurança e custo. Raramente existe apenas um meio correto de se monitorizar determinado paciente, mas o objetivo é sempre o de proporcionar informações com precisão e rapidez capazes de possibilitar a tomada de decisão adequada ao caso. Interesse crescente vem sendo dado aos métodos não invasivos, pela sua vasta aplicabilidade e baixo risco de produzir efeitos colaterais ou complicações.

## ■ AVALIAÇÃO CLÍNICA

Sinais da alteração da perfusão podem ser percebidos clinicamente, porém manifestam-se mais tardiamente e são pouco úteis para terapia preventiva. São eles: redução na perfusão cutânea (pele fria, pegajosa, pálida, cianose ou descorada), redução do débito urinário (<0,5 mL.kg$^{-1}$h$^{-1}$), alteração do trato gastrintestinal (distensão de alça, diarreia, vômitos) e alteração do estado mental (obnubilação, desorientação e confusão).[1,2] A hipotensão arterial geralmente é um sinal tardio e não é pré-requisito para definição do estado de choque.

## ■ ELETROCARDIOGRAFIA CONTÍNUA

A monitorização da atividade elétrica cardíaca é rotina obrigatória na anestesiologia atual.[3] Baseia-se no conhecimento da eletrofisiologia cardíaca, utilizando-se eletrodos devidamente posicionados que permitem monitorização das derivações DI, DII, DIII, aVR, aVL, aVF e V. Em um ECG padrão, o papel tem uma velocidade de 25 mm/s, portanto, 1 mm horizontal equivale a 0,04s (40ms), e um quadrado grande equivale a 0,20s (200ms) e na vertical, o padrão de 1 mm equivale a 0,1 mV. Estes parâmetros devem ser configurados na tela do monitor durante o ato anestésico, a fim de aproximar o valor visto na tela ao eletrocardiograma, sendo ainda mais importante para a correta análise do segmento ST. No entanto, ressalta-se que os achados da eletrocardiografia contínua devam ser confirmados com um eletrocardiograma, salvo em situações nas quais o tempo é crucial, como por exemplo, na parada cardíaca e nas arritmias instáveis. O ECG possui ondas, segmentos e intervalos discriminados na Figura 88.1 e Tabela 88.1.

A eletrocardiografia contínua, por trabalhar com milivolts, é extremamente sugestiva a interferências externas; para isso, o monitor permite o ajuste de diferentes modos de filtros. No entanto, cada filtro retirará parte das informações que podem ser úteis. O modo diagnóstico tem um intervalo de passagem de banda de 0,05 a 150Hz, devendo ser selecionado para o modo mais preciso e sem distorções para a análise do segmento ST. O modo monitor possui banda de 0,5 a 40Hz, atenuando/reduzindo ruídos da eletricidade (60Hz), mas o segmento ST é frequentemente distorcido. O modo filtro possui banda de 0,5 a 20Hz, atenuando e eliminando a interferência elétrica, mas causando a maior distorção no segmento ST.

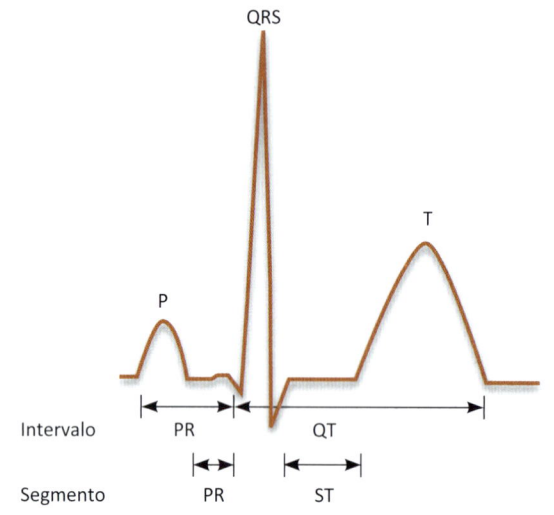

▲ **Figura 88.1** Ondas, intervalos e segmentos do ECG.

| Tabela 88.1 Valores normais dos parâmetros do ECG. | |
|---|---|
| **Parâmetro** | **Normalidade** |
| P | 0,07 – 0,12 s, até 2,5 mm de amplitude |
| QRS | < 0,12s |
| T | Morfologia arredondada e assimétrica, normalmente não medida a duração |
| Intervalo PR | 0,12 - 0,2s |
| Intervalo QT* | < 440 ms em homens e <460 ms em mulheres. |
| Segmento PR | Não deve apresentar desnivelamento superior a 0,5 mm |
| Segmento ST | Não deve apresentar desnivelamento superior a 1 mm nas derivações periféricas |

*intervalo QT deve ser corrigido pela frequência cardíaca, sendo a Fórmula de Bazett (QTc = QT / √RR) uma opção.[4]

Na eletrocardiografia contínua, sugere-se que a frequência ventricular e atrial, a presença de ondas P e sua relação com o QRS, a duração do intervalo PR e do QRS, a regularidade do QRS, a duração do intervalo QT e alterações do segmento ST sejam analisados durante todo o procedimento anestésico. A onda "P" é melhor observada em DII, aVF e V1, portanto, a derivação DII é a mais utilizada.

O ECG intraoperatório pode ser útil para a detecção de isquemias miocárdicas. A elevação do segmento ST, com ou sem ondas T hiperagudas, indica isquemia miocárdica transmural e é frequentemente o resultado de uma oclusão coronariana aguda, seja por trombo ou vasoespasmo. Depressão do segmento ST está relacionada à isquemia subendocárdica, sendo esta a mais frequentemente encontrada em pacientes anestesiados. O critério clássico para o diagnóstico de isquemia subendocárdica é a presença de infradesnivelamento pelo menos de 0,1 mV (1 mm), que ocorre até 80 ms após o ponto J. O supradesnivelamento do segmento ST traduz um processo isquêmico transmural, e no intraoperatório ocorre devido a espasmos coronarianos e com voltagens de 0,1 a 0,2 mV (1 a 2 mm). Os critérios de especificidade

de um infradesnivelamento variam conforme a característica de inclinação do segmento ST (horizontal, ascendente ou descendente). O diagnóstico de isquemia miocárdica pode ser feito quando tais alterações duram pelo menos 20 segundos.[5] Para a detecção de isquemia miocárdica, a derivação mais sensível e específica é a V5 para o ventrículo esquerdo e V4R para o ventrículo direito.[6] Se for possível a utilização de três derivações simultâneas (D2, V4 e V5), a sensibilidade do método pode ser de até 96%. É importante o conhecimento do eletrocardiograma pré-operatório e a avaliação da derivação eletrocardiográfica basal a ser monitorizada para avaliação de possíveis alterações de segmento ST ao longo da anestesia.

**Quanto às alterações eletrolíticas**, alterações dos níveis séricos de potássio e cálcio causam alterações eletrocardiográficas específicas que podem ser suspeitadas mesmo antes da dosagem laboratorial desses eletrólitos (Figura 88.2).

**Função de marca-passo artificial:** a espícula de atividade elétrica do marca-passo pode ser observada na maioria das derivações e deve-se observar se está havendo resposta cardíaca adequada ao estímulo e possíveis interferências no funcionamento do marca-passo como, por exemplo, no uso de bisturi elétrico (Figura 88.3).

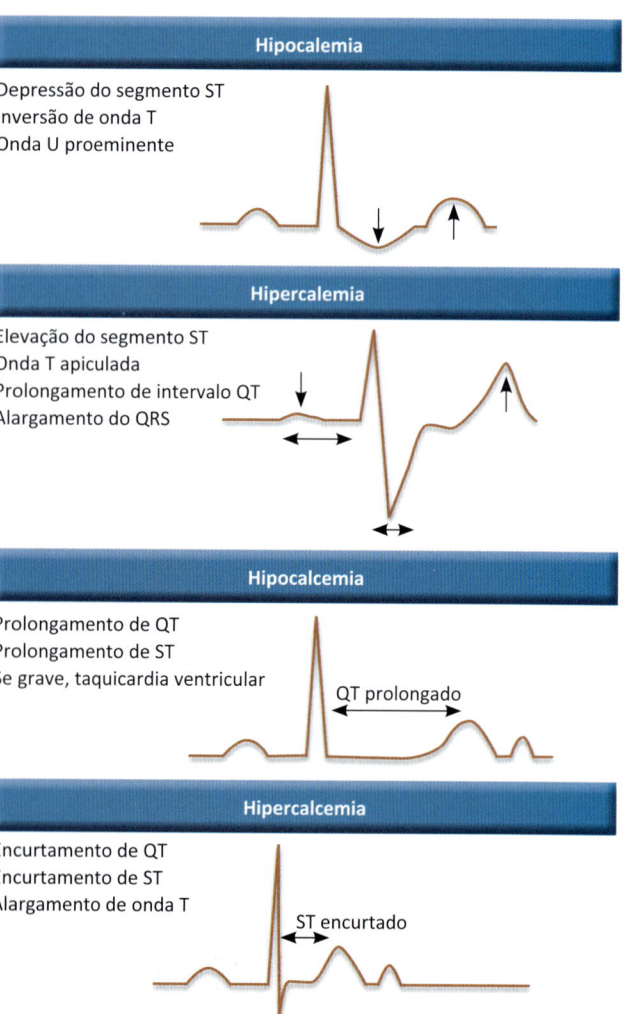

▲ **Figura 88.2** Alterações eletrocardiográficas frente às alterações eletrolíticas mais comuns no perioperatório.

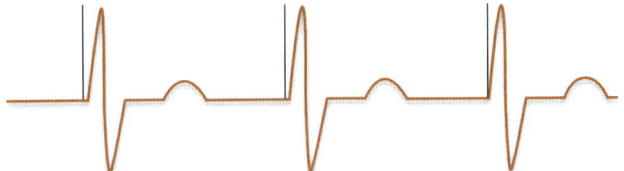

▲**Figura 88.3** Atividade de marca-passo artificial. Note a presença de espícula imediatamente antes da presença do QRS.

## ■ PRESSÃO ARTERIAL

A utilização desse tipo de monitorização é constante em qualquer tipo de anestesia por ser um dos sinais vitais que pode indicar precocemente alterações da função cardiovascular, além de ser importante variável para auxiliar respostas autonômicas durante a anestesia. É importante lembrar, entretanto, que pressão arterial não equivale a fluxo sanguíneo e que a pressão arterial pode ser normal quando a função cardiovascular está deprimida.

A pressão sistólica faz inferir a necessidade de oxigênio pelo miocárdio, pois uma alta pressão gerada requer um maior consumo de oxigênio. O produto pressão-frequência é obtido pela multiplicação da frequência cardíaca pela pressão arterial sistólica, e valores maiores que 12.000 são indesejáveis em pacientes coronariopatas.

A pressão arterial diastólica está intimamente relacionada à perfusão coronariana do ventrículo esquerdo, que se dá basicamente durante a diástole. Assim, grandes flutuações na pressão diastólica irão implicar em diminuição do fluxo coronariano e, principalmente em pacientes com antecedente de coronariopatia, poderão acarretar isquemia miocárdica.[7]

A pressão arterial média reflete a oferta sanguínea aos diferentes órgãos e é também utilizada no cálculo da resistência vascular sistêmica. Estudos mostraram que a hipotensão intraoperatória, demonstrada como uma redução de 50% na pressão arterial sistólica com duração >5 minutos, estava associada a danos a órgãos, incluindo lesão miocárdica e infarto do miocárdio.[8] Em pacientes submetidos a cirurgias vasculares, uma redução de 40% da pressão arterial média basal foi associada à lesão miocárdica.[9] Uma pressão arterial média absoluta inferior a 65 mmHg é frequentemente usada para definir hipotensão intraoperatória e é um limiar de intervenção comum na prática clínica, uma vez que - em base populacional - pressões arteriais médias intraoperatórias inferiores a 60 a 70 mmHg estão associadas à lesão miocárdica, lesão renal aguda e à morte em adultos submetidos à cirurgia não cardíaca.[10,11] Para indivíduos saudáveis, para a pressão arterial sistólica, a lesão começa a acumular-se abaixo de cerca de 90 mmHg, enquanto o limiar é de cerca de 65 mmHg para a pressão arterial média.[12] No entanto, certamente não existe um único limiar de pressão arterial que defina a hipotensão perioperatória em todos os pacientes, porque os valores basais da pressão arterial e os limites inferiores de autorregulação variam consideravelmente entre os indivíduos.[13]

A medida da pressão arterial pode ser feita de forma direta ou indireta.

■ **Medida Indireta:** feita com um esfigmomanômetro, que mede a pressão necessária para ocluir uma grande artéria em uma extremidade. Uma vesícula pneumática fechada em um manguito é posicionada sobre a artéria e inflada até uma pressão acima da pressão arterial sistólica. O ar na vesícula é lentamente liberado e utilizam-se quatro técnicas básicas para a detecção da pressão sistólica:

1. ausculta dos sons de Korotkoff;
2. oscilação da pressão do manguito;
3. detecção ultrassônica do movimento da parede arterial;
4. detecção do fluxo sanguíneo distal ao manguito do esfigmomanômetro pela palpação de um pulso, ultrassom com Doppler, pletismografia fotoelétrica ou outros meios.

A monitorização não invasiva da pressão arterial é a forma mais utilizada de medida da pressão arterial, porém diversos fatores podem alterar sua precisão, como a sensibilidade individual para auscultar os sons de Korotkoff ou para palpação do pulso e o posicionamento do estetoscópio. O manguito "ideal" deve ter um comprimento de bexiga insuflatória de 80% e uma largura de pelo menos 40% da circunferência do braço (uma proporção comprimento/largura de 2:1), pois manguitos estreitos dão valores falsamente elevados e manguitos largos dão valores menores que os reais.[14] A calibração dos manômetros, a velocidade do esvaziamento do *cuff*, além das divergências de medidas encontradas em situações de hipertensão, obesidade, hipotermia e choque, limitam muitas vezes a utilização do método.[15]

■ **Medida Direta:** indicada quando há necessidade de medida contínua da pressão arterial e/ou quando se necessita de amostras repetidas de sangue arterial para análise. Hipotermia e hipotensão deliberadas durante anestesia, cirurgias intracranianas, cirurgias cardiovasculares, cirurgias com perspectiva de grandes perdas sanguíneas, pacientes com doença cardiovascular ou hemodinamicamente instáveis e incapacidade de medida indireta da pressão arterial são indicações frequentes de monitorização direta da pressão arterial.[16]

A medida direta é feita através da cateterização arterial, sendo as artérias mais frequentemente utilizadas a radial, a femoral e a pediosa, respectivamente (Figura 88.4). Para a cateterização da artéria radial, sugere-se realizar, previamente à punção, o teste de Allen para avaliar a permeabilidade da patência do arco vascular palmar. Esta manobra não exime de complicações isquêmicas, uma vez que estas, em sua maioria, são decorrentes de embolização digital, podendo ocorrer mesmo na presença de um teste de Allen normal. No entanto, caso o teste de Allen seja positivo, sugere-se procurar um outro local para a punção.[17] Deve-se dar preferência à cateterização da artéria do lado não preferencial do paciente. Em pacientes com dissecção prévia de artéria braquial (p. ex.: cateterismo cardíaco), deve-se utilizar o lado contralateral.

As complicações mais frequentes da canulação arterial incluem dor local, isquemia distal, hematoma e infecção local. Tais complicações são raras quando se utiliza a técnica adequada.

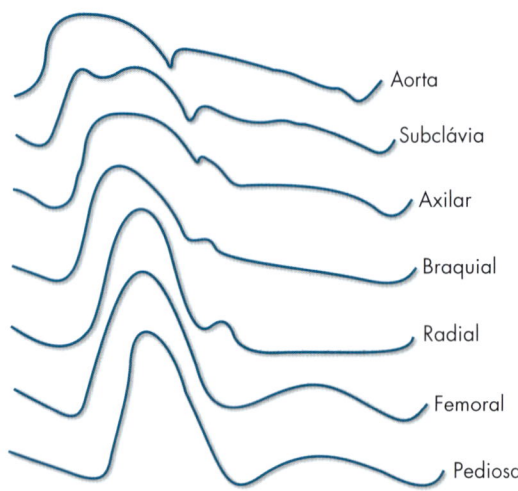

▲ **Figura 88.4** Registro de curvas de pressão arterial mostrando alteração da amplitude da onda de pulso. Na periferia, a pressão sistólica é maior, enquanto a pressão diastólica e a pressão média são menores e com maior amplitude da onda de pulso.

Os sistemas de medida pressórica consistem de um acoplamento líquido-mecânico, um transdutor de pressão devidamente calibrado, um amplificador e uma unidade de processamento do sinal, e um ou mais meios para apresentar os dados. O transdutor de pressão deve ser colocado em um nível adequado em relação à posição do paciente (linha axilar média no paciente em DDH e ao nível do coração no paciente em posição sentada, considerando, nesse caso, a defasagem entre pressão na raiz da aorta e pressão de perfusão cerebral). No entanto, quando se deseja avaliar a pressão de perfusão cerebral, sugere-se o posicionamento do transdutor de pressão nivelado com a altura do polígono de Wilis, que se aproxima ao tragus do paciente.[18]

Manômetros de mercúrio não são sistemas ideais de medida da pressão arterial por fornecerem apenas a pressão arterial média, não permitirem análise da curva de pressão e possibilitarem embolia de mercúrio. Além disso, trazem o risco de doenças profissionais em indivíduos que manipulam o equipamento, principalmente durante a esterilização do metal, estando por isso proscritos da utilização clínica diária.

### Variação da Pressão Arterial Sistólica Sob Ventilação Controlada

A variação da pressão arterial sistólica corresponde à diferença existente entre a pressão arterial sistólica máxima e a pressão arterial sistólica mínima registradas durante um ciclo respiratório sob ventilação controlada. Um breve período de 10 segundos de apneia durante a fase expiratória, sem desconexão do ventilador, permite anular a variação da pressão arterial sistólica e definir o nível de referência da pressão arterial. A partir desse nível, é possível individualizar um componente de variação negativa (D = *down*); variação expressa em mmHg que existe entre a PAS mínima e o nível de pressão arterial de referência obtido durante a apneia. Atualmente, nenhum sistema de monitorização permite o

cálculo automático da variação da pressão sistólica. Para se obter um valor das variações da pressão sistólica, é necessário configurar o monitor cardíaco para a exibição da curva de pressão a velocidades menores. O congelamento da imagem permite visualizar e quantificar a variação da pressão sistólica. A medida precisa da variação da pressão sistólica e sua componente negativa requer registro em papel da curva de pressão arterial sistólica. A variação da pressão arterial sistólica através de seu componente negativo constitui um método que se correlaciona com a magnitude da hipovolemia. Quando se retira um litro de sangue de pacientes, 80% deles mostram variação de pressão sistólica superior a 12 mmHg, um provável valor-limite para detecção de hipovolemia. A variação da pressão sistólica reflete a variação do volume de ejeção do ventrículo esquerdo determinado pela insuflação pulmonar. Portanto, esse método não se aplica a pacientes com diminuição da complacência pulmonar e com complacência torácica elevada (edema pulmonar e tórax aberto, respectivamente).

A análise da curva de pressão fornece, além das pressões sistólica, diastólica e média, informações sobre a contratilidade miocárdica, o volume de ejeção, a resistência vascular sistêmica, a frequência cardíaca, as arritmias e seu significado hemodinâmico, o volume sanguíneo circulante e as alterações hemodinâmicas provocadas pela ventilação espontânea ou artificial. Os valores são confiáveis quando medidos em pacientes: sedados, sob ventilação mecânica controlada, volume corrente de 8-10 mL.kg$^{-1}$, ritmo sinusal e sem hipertensão arterial significativa.

Há necessidade de individualizar as metas de ressuscitação durante o estado de choque, porém a meta de PAM acima de 65 mmHg tem sido recomendada para início de ressuscitação. Há também uma tolerância relativa em relação a níveis mais baixos de pressão arterial para pacientes com sangramento importante no intraoperatório (p. ex. pacientes vítimas de politrauma) sem que haja neurotrauma.

### ▪ PRESSÃO VENOSA CENTRAL

No indivíduo normal, a pressão venosa central reflete o equilíbrio entre o volume sanguíneo, a capacitância venosa e a função cardíaca direita, e indiretamente reflete a função ventricular esquerda. É um tipo de monitorização útil em intervenções cirúrgicas nas quais se espera grandes flutuações do volume sanguíneo, em pacientes hipovolêmicos ou potencialmente hipovolêmicos (p. ex. obstrução intestinal, pré-eclâmpsia), pacientes em choque, pacientes com disfunção de ventrículo direito e pacientes politraumatizados. Como relaciona o retorno venoso com a função ventricular, variações na complacência de um dos ventrículos ou na capacitância venosa podem provocar erros na correlação, como ocorre na disfunção diastólica, na ventilação mecânica e com uso de fármacos vasoativos.[19]

Além da monitorização da PVC, a canulação venosa central pode estar indicada em diversas outras circunstâncias, como a administração rápida de líquidos; a inserção de cateter de artéria pulmonar e de marca-passo transvenoso; a infusão de substâncias irritantes às veias periféricas, como a glicose hipertônica e o potássio; a hemodiálise temporária, quando não se consegue venóclise periférica; em cirurgias nas quais é possível a ocorrência de embolia aérea e quando se necessita de amostras de sangue venoso misto.

Numerosas vias e técnicas são descritas para canulação venosa central, considerando-se as características do paciente, a facilidade técnica e a habilidade e preferência do médico. As abordagens mais frequentes são as veias jugular interna (preferencialmente à direita), jugular externa, subclávia, basílica e femoral. A punção da veia jugular interna oferece vantagens como a possibilidade remota de ocorrência de pneumotórax e a punção simples e fácil, com baixo risco de punção arterial. Possíveis contraindicações ao acesso vascular central são: síndromes obstrutivas de veia cava superior, trombose venosa profunda de membros superiores, infecção ou queimadura do sítio de punção e limitações anatômicas. No nível da linha axilar média (que corresponde ao nível dos átrios), o valor normal da PVC situa-se entre 4 e 8 mmHg ou 6 e 10 cm de $H_2O$. Atualmente recomenda-se que todas as punções venosas centrais sejam guiadas com o uso de ultrassonografia, amplamente reconhecida como atenuadora das principais complicações.[20]

A curva da PVC normal consiste de três ondas ascendentes (a, c, v) e duas descendentes (x e y). A mais proeminente é a onda a, resultante da contração atrial seguindo-se à inscrição da onda P do ECG no final da diástole. A onda c resulta da contração isovolumétrica do ventrículo direito, marcando o início da sístole, que promove um fechamento da valva tricúspide e determina um abaulamento desta para dentro do átrio, seguido por discreto aumento da pressão atrial. O átrio se relaxa durante a sístole ventricular e produz a onda x, que representa o colapso sistólico da pressão atrial. A onda v é determinada pelo aumento do retorno venoso pelas cavas na fase telessistólica no momento em que a valva tricúspide encontra-se ainda fechada. A pressão atrial diminui com a abertura da valva tricúspide, e o sangue flui do átrio para o ventrículo, determinando a onda y resultante do colapso diastólico na pressão atrial (**Figura 88.5**).

Em pacientes com cardiopatia ou disfunção ventricular esquerda, a avaliação da pressão venosa central deixa de ser uma boa variável para avaliação da volemia[21] e da função ventricular, sendo nesses casos indicadas outras formas para monitorização, como o débito cardíaco minimamente invasivo, ecocardiografia, além das variáveis de dinâmica de avaliação de volemia como o delta PP. A monitorização da PVC é contraindicada quando há empecilho à

passagem do cateter, isto é, síndromes obstrutivas de veia cava superior, trombose venosa profunda de membros superiores, infecção ou queimadura nos locais de acesso ou limitações anatômicas.

A interpretação dos valores de PVC, assim como a POAP obtida através do CAP, deve ser feita em conjunto com outras variáveis.

## ■ MONITORIZAÇÃO ATRAVÉS DE CATETER EM ARTÉRIA PULMONAR (CATETER DE SWAN-GANZ)

Um dos maiores progressos na monitorização do sistema cardiovascular ocorreu com a utilização do cateter de artéria pulmonar (CAP) com extremidade em balão e introdução dirigida pelo fluxo, considerado por muitos como padrão ouro para monitorização hemodinâmica.[22] Os cateteres de Swan-Ganz são atualmente produzidos com características que permitem a medida da PVC, das pressões sistólica, diastólica e média da artéria pulmonar (PAP) e da pressão em cunha ou ocluída da artéria pulmonar (PoAP). A presença de um termossensor na extremidade do cateter permite a medida do débito cardíaco (DC) pela técnica da termodiluição e o cálculo das resistências vasculares pulmonar (RVP) e sistêmica (RVS). A incorporação de fios de derivação elétrica permite monitorizar ECG atrial ou ventricular ou estimular o coração através de um gerador externo de marca-passo. Alguns modelos de cateter dispõem de via paralela para medida contínua da saturação venosa de oxigênio, que é indicador indireto da função ventricular.

No entanto, as indicações para cateterização da artéria pulmonar estão cada vez mais restritas e seu uso vem sendo diminuído. O conjunto de recomendações de Ceconni e col. (2014) inclui: uso em pacientes com choque refratário, casos com disfunção de ventrículo direito e pacientes complexos de difícil manejo para determinação da modalidade de choque. Estudos têm demonstrado resultados conflitantes sobre o impacto do uso de CAP na mortalidade de pacientes em ambiente de UTI, de forma que Ceconni e col. (2014)[23] não recomendam o uso rotineiro de CAP em pacientes em choque.

O cateter é introduzido por punção venosa (mais frequentemente na jugular interna direita), acompanhando-se as curvas de pressão através de um monitor de vídeo e direcionando-se o cateter até o tronco da artéria pulmonar. Ao se alcançar o átrio direito, obtém-se a curva típica de pressão atrial. Nesse momento, deve-se insuflar o balonete presente na ponta do cateter, o qual facilitará o direcionamento do cateter pelo fluxo sanguíneo e ajudará na prevenção de arritmias causadas pela estimulação da parede ventricular pela ponta do cateter. Ao se atingir o ventrículo direito, observa-se curva ampla e típica das pressões de ventrículo direito. Prosseguindo-se na introdução do cateter, ao se atingir a artéria pulmonar, observa-se curva típica, com pressão diastólica superior à do ventrículo direito. Quando o cateter com o balonete insuflado obstrui o fluxo sanguíneo de um ramo da artéria pulmonar, obtém-se a pressão de oclusão da artéria pulmonar (**Figura 88.6**). A insuflação do balonete deve ser realizada apenas intermitentemente, quando se deseja a avaliação da pressão de oclusão da artéria pulmonar. A pressão de oclusão

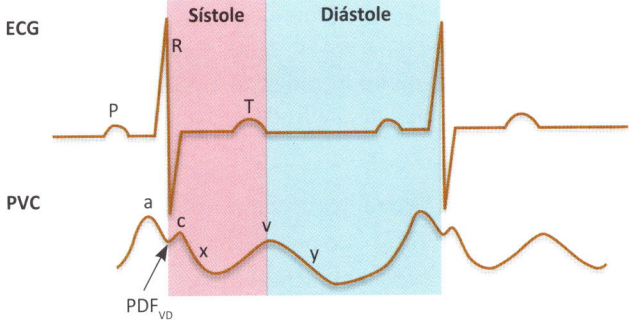

▲ **Figura 88.5** Curvas da pressão venosa central.
PDFvd: Pressão diastólica do ventrículo direito.

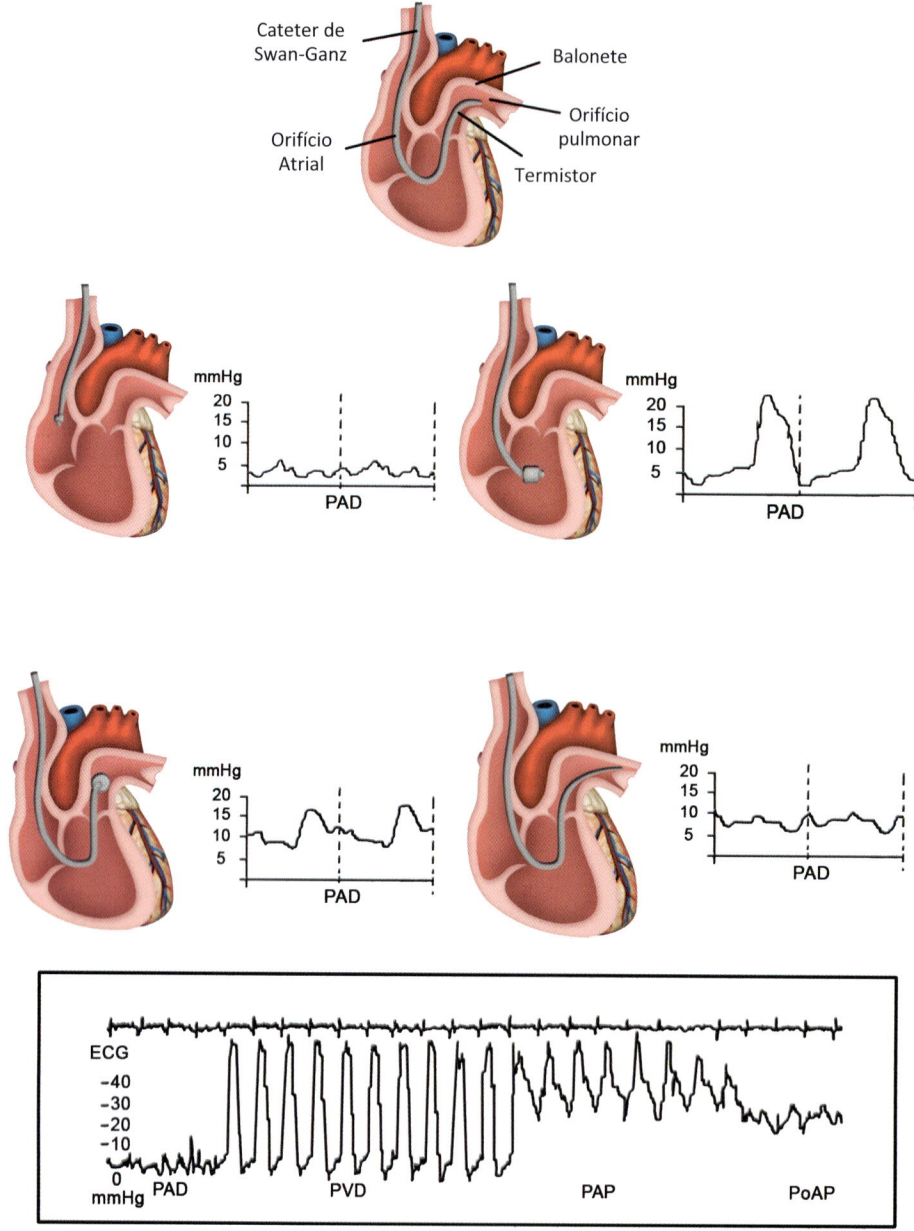

▲ **Figura 88.6** Curvas obtidas à passagem do cateter de artéria pulmonar.

da artéria pulmonar (PoAP) mostra estreita correlação com a pressão atrial esquerda (PAE). Entretanto, quando a pressão atrial esquerda ultrapassa 15 mmHg, essa correlação se distancia. Do mesmo modo, a presença de PEEP acima de 10 cm/$H_2O$ pode interferir na medida da PoAP.

As complicações relacionadas à monitorização com utilização de cateter de Swan-Ganz incluem pneumotórax, arritmias, infarto pulmonar, ruptura do balão e infecções, entre outras, que geralmente podem ser evitadas com a utilização de técnica adequada.[24]

### ■ DÉBITO CARDÍACO

A mensuração do débito cardíaco (DC) permite a análise da função ventricular e, quando acompanhada de medidas pressóricas (PVC, PAP, PAoP), permite avaliação indireta da contratilidade ventricular.[25]

Existem vários métodos para a medida do débito cardíaco, a maior parte baseada no princípio de Fick, que utiliza o consumo de oxigênio. Nos métodos de uso mais frequente, o oxigênio é substituído por outros indicadores como corantes não absorvíveis (*cardiogreen*) ou pela diferença de temperatura (termodiluição). O indicador pode ser continuamente adicionado ou introduzido em *bolus* na circulação. Os requisitos para um indicador ideal são:

a) ser atóxico;

b) misturar-se rapidamente com o sangue;

c) ser pouco difusível no pulmão ou parede dos vasos;

d) ser rapidamente metabolizado, mas conservado durante a medida;

e) fácil de ser preparado para a injeção;

f) ter recirculação insignificante.

O método que utiliza corante baseia-se na diferença de concentração desse corante (*cardiogreen*) entre dois pontos da circulação. Uma concentração conhecida do corante é injetada na veia cava superior, átrio direito ou artéria pulmonar, aspirando-se concomitantemente sangue de outro ponto da circulação (artéria radial ou femoral), a uma velocidade padronizada. O sangue passará a seguir por um densitômetro que determinará a concentração do contraste à medida que é ejetado pelo ventrículo esquerdo na circulação sistêmica. A curva de concentração é registrada em relação ao tempo, e através de planimetria calcula-se o DC. O débito cardíaco deve ser constante durante o procedimento de medida, e qualquer arritmia que ocorra durante a determinação poderá causar erros. Igualmente, o ciclo respiratório pode causar variações de até 20% no valor mensurado. Determinações repetidas (três vezes consecutivas) fazem parte da técnica e minimizam erros. Embora seja método extremamente sensível, reprodutível e fidedigno, é pouco prático para ser utilizado no centro cirúrgico ou em UTI. A pouca praticidade do método foi fator decisivo para sua substituição pela termodiluição, de mais simples execução e acurácia semelhante.

Na medida do DC pelo método da termodiluição, a temperatura é utilizada como indicador. Um volume conhecido de soro glicosado a 5% a temperatura menor que a sanguínea (preferencialmente a 0°C) é usado como indicador e injetado no átrio direito, registrando-se a variação de temperatura do sangue que passa por um sensor térmico localizado na extremidade do cateter de Swan-Ganz, no tronco da artéria pulmonar. Na prática, alguma parte do volume injetado é perdida na luz do cateter e a temperatura do líquido injetado pode se alterar pelo contato com a mão durante a injeção; um fator de correção é inserido no instrumento de medida do débito cardíaco para compensar essas alterações. A fórmula matemática da termodiluição é uma integral da variação da temperatura em relação ao tempo de um minuto. As vantagens do método da termodiluição sobre o *cardiogreen* são o preço, menor recirculação do indicador térmico, nenhum acúmulo do indicador, possibilidade de medidas repetidas, disponibilidade imediata e menor possibilidade de erros. As causas de erro mais comuns na termodiluição são a perda de líquido durante a injeção, a excessiva demora na injeção do líquido, a digitação errada das constantes de temperatura, hipotermia, respiração controlada e taquipneia. O valor normal do DC é ao redor de 4 a 6 L.min$^{-1}$. Sendo muito grande a variação ponderal, a normatização entre os indivíduos é feita dividindo-se o débito cardíaco pela superfície corpórea, obtendo-se o índice cardíaco (IC), cujo valor normal é de 3,0 a 4,5 L/min/m².

A partir das medidas pressóricas e do débito cardíaco, vários cálculos hemodinâmicos podem ser obtidos. O cálculo das resistências vasculares refere-se à relação entre pressão e débito cardíaco.

O índice da resistência vascular sistêmica – IRVS – é calculado através da equação:

$$IRVS = \frac{PASm - PAD}{IC} \times 80$$

$$IRVS = \frac{PASm - PoAP}{IC} \times 80$$

Os valores normais dos principais atributos hemodinâmicos encontram-se na Tabela 88.2.

Quando se dispõe de cateter de artéria pulmonar, pode-se avaliar a variação de débito cardíaco secundário à alteração da ventilação, assim como as alterações da pressão da artéria pulmonar que ocorrem na evolução de patologias como a síndrome de desconforto respiratório (SDR) do adulto. A avaliação da pressão atrial esquerda permite diferenciação entre edema pulmonar de causa intrínseca ou cardiogênica. Além disso, com a oclusão do balão distal do cateter de artéria pulmonar e injeção de contraste, é possível a avaliação de um segmento da circulação pulmonar através de estudo radiológico.

**Tabela 88.2  Valores normais dos principais atributos hemodinâmicos.**

| | Valor normal | Unidade |
|---|---|---|
| **Frequência cardíaca – FC** | **60-90** | **Bat/min** |
| Pressão arterial sistêmica | | mmHg |
| Sistólica – PASS | 110-113 | |
| Diastólica – PASD | 60-80 | |
| Média – PASM | 70-100 | |
| Pressão arterial pulmonar | | mmHg |
| Sistólica – PAPS | 15-30 | |
| Diastólica – PAPD | 8-12 | |
| Média – PAPM | 9-16 | |
| Pressão de átrio direito – PAD ou PVC | 4-8 | mmHg |
| Pressão de oclusão da artéria pulmonar – PoAP | 6-10 | mmHg |
| Índice cardíaco – IC | 3,0 a 4,5 | mmHg |
| Índice de resistência vascular sistêmica – IRVS | 1.970-2.300 | Dyn/s/cm⁵/m² |

## ECOCARDIOGRAFIA TRANSESOFÁGICA

Fornece informações precisas sobre a anatomia e fisiologia cardiovascular, com a vantagem de ser um método pouco invasivo. O princípio básico da ecocardiografia baseia-se na utilização de cristais de quartzo que vibram quando eletricamente estimulados, produzindo sons de alta frequência; essas ondas, ao interagirem com tecidos de diferentes densidades, geram imagens. Através da ecocardiografia bidimensional é possível estimar o enchimento ventricular e sua ejeção, assim como a espessura da parede e a massa ventricular, podendo-se então calcular o volume diastólico final, a fração de ejeção, o estresse sistólico e os índices de contratilidade, como a velocidade de encurtamento circunferencial das fibras.[26]

A ecocardiografia foi introduzida na sala de operações na década de 1970, inicialmente utilizando transdutores epicárdicos. A utilização de ecocardiografia transesofágica foi inicialmente descrita em 1980, sendo pouco utilizada até que transdutores de alta frequência e imagens color-Doppler se tornassem disponíveis em meados da década de 1980. A melhora da imagem acústica permitiu a anestesiologistas e cirurgiões utilizarem a ecocardiografia transesofágica intraoperatória para diagnosticar isquemia miocárdica, confirmar a adequação da cirurgia de reconstrução valvar e outras reparações cirúrgicas, determinar a etiologia de desordens hemodinâmicas e outras complicações intraoperatórias e permitir informações diagnósticas que não foram possíveis no período pré-operatório. A avaliação em tempo real permite que o cirurgião corrija reparações inadequadas antes que o paciente saia da sala de operações, reduzindo a necessidade de reoperação e facilitando a prevenção e tratamento precoce de complicações intraoperatórias.

Entretanto, há importantes limitações à ecocardiografia transesofágica. Algumas regiões do coração e grandes vasos não podem ser bem visualizadas, embora o avanço tecnológico tenha suplantado algumas dessas limitações. A ecocardiografia não constitui método ideal da avaliação da função ventricular por depender de variáveis como frequência cardíaca, condições de volemia e função valvar. O procedimento é geralmente seguro, mas a inserção e manipulação do probe do aparelho pode produzir irritação faríngea, lesão dentária, trauma ou sangramento esofágico, arritmias, desconforto respiratório e alterações hemodinâmicas. A interpretação incorreta de imagens ecocardiográficas por pessoas inexperientes pode resultar em decisões inapropriadas tomadas pelos anestesiologistas. Além disso, a realização do ecocardiograma pelo próprio anestesiologista pode consumir tempo e atenção que deveriam ser dispensadas a outras responsabilidades intraoperatórias. Em nosso meio, a grande limitação ao método é o preço do equipamento e a disponibilidade de especialistas para a realização do exame durante o período intraoperatório.

A *American Society of Anesthesiologists* e a *Society of Cardiovascular Anesthesiologists* estabeleceram as indicações para realização de ecocardiografia transesofágica durante o período intraoperatório:

- **Avaliação de isquemia miocárdica:**[11] as alterações hemodinâmicas durante o período intraoperatório aumentam o risco de isquemia miocárdica, especialmente entre pacientes com insuficiência coronária, múltiplos fatores de risco para doença coronária ou doença vascular periférica. Métodos tradicionais para monitorização da isquemia coronariana durante cirurgia com o ECG contínuo têm sensibilidade limitada na detecção precoce de lesão tecidual. Há evidências de que o desenvolvimento de disfunção ventricular regional durante a cirurgia aumenta o risco de o paciente desenvolver isquemia miocárdica intraoperatória e apresentar morte súbita. Tais alterações da movimentação da parede ocorrem antes das alterações eletrocardiográficas; entretanto, vistas no ecocardiograma, tais alterações são mais sujeitas à análise subjetiva que a alteração quantitativa de alteração do segmento ST no ECG.
- **Avaliação hemodinâmica:** a ecocardiografia transesofágica tem sido utilizada intensamente para avaliação hemodinâmica e da função ventricular global. É exame principalmente qualitativo. Entretanto, a análise quantitativa da ecocardiografia transesofágica pode aumentar sua sensibilidade em detectar pequenas alterações nas dimensões ou ejeção ventricular, melhorando as informações prestadas por outros métodos de monitorização.
- **Cirurgia valvar:** principalmente para avaliação da adequação de plásticas valvares.
- **Embolia aérea:** a ecocardiografia transesofágica é extremamente sensível para detectar bolhas tão pequenas quanto 2 micras. Entretanto, o significado clínico dessas bolhas ainda não é claro. Estudos em animais sugerem que a entrada de ar superior a 1 mL.kg$^{-1}$ aumenta o risco de complicações neurológicas, mas o limiar de segurança não é claro. A ecocardiografia transesofágica poderia ser útil em pacientes que necessitam de craniotomia e procedimentos diversos na posição sentada. O método pode detectar embolia aérea em 8% a 60% dos pacientes submetidos à neurocirurgia e em 11% a 79% dos pacientes submetidos à cirurgia cardíaca. Essa evidência é inadequada, entretanto, para determinar se essa embolia aérea aumenta o risco de complicações neurológicas ou se a monitorização com ecocardiografia melhora o prognóstico dos pacientes.
- **Outras indicações:** avaliação de cirurgias para correção de cardiopatias congênitas, miocardiopatias (cardiopatia hipertrófica, cardiopatia restritiva), aneurisma de ventrículo, endocardites, tumores cardíacos, trombos intracavitários, embolia pulmonar, embolia durante procedimentos ortopédicos, traumatismo cardíaco, aneurisma e dissecção de aorta torácica, pericardite, tamponamento cardíaco, corpo estranho intracavitário.

## ■ BIOIMPEDÂNCIA TORÁCICA

Quando uma corrente elétrica alternada de alta frequência e baixa voltagem é aplicada ao tórax por um sistema tetrapolar de eletrodos, cria-se um campo eletromagnético cujo inverso da condutividade expressa a impedância. Ocorrem variações da impedância quando há distensão cíclica da aorta torácica relacionada ao volume sistólico. A bioimpedância torácica é um método não invasivo de avaliação hemodinâmica, medindo indiretamente o volume sistólico e outras variáveis como fração de ejeção, volume diastólico final, período de pré-ejeção, índice cardíaco, índice sistólico, resistência vascular periférica e frequência cardíaca.

Os dados de bioimpedância são obtidos através do posicionamento de oito eletrodos de prata descartáveis na região cervical e torácica, conectados ao aparelho que emite corrente alternada, delimitando o campo eletromagnético onde são processadas as variações da impedância, que é captada e varia toda vez que ocorre fluxo pulsátil intermitente na aorta torácica, diretamente relacionado ao volume sistólico. O processamento eletrônico da variação de impedância permite calcular o volume sistólico em mililitros que, multiplicado pela frequência cardíaca, fornece o débito cardíaco. Para se obter a duração do ciclo cardíaco, os intervalos sistólicos e diastólicos, o período de contração ventricular isométrica, a fração de ejeção ventricular esquerda e o volume diastólico final, basta acoplar o aparelho de bioimpedância torácica a um aparelho de ECG.

Existem várias situações clínicas nas quais os resultados obtidos através da bioimpedância podem não corresponder exatamente aos valores obtidos por métodos como a termodiluição e a ecocardiografia, sendo as mais comuns as arritmias cardíacas, incluindo a taquicardia, a valvopatia aórtica, a sepse, o uso concomitante de eletrocautério e a presença de abalos musculares. Além disso, a necessidade de disposição de eletrodos no tórax e a utilização concomitante de bisturi elétrico limitam seu uso rotineiro em anestesia.[27-29]

## ◾ AVALIAÇÃO DA ADEQUAÇÃO DA PRÉ-CARGA

O princípio de Frank-Starling descreve que, quanto maior for o estiramento da fibra miocárdica antes do início da sístole, dentro dos limites fisiológicos, maior será a contratilidade e, por conseguinte, o débito cardíaco. Essa propriedade contrátil da fibra miocárdica é dependente do volume de sangue dentro dos ventrículos no final da diástole, também definido como pré-carga ventricular, e está diretamente relacionado à capacidade do sistema cardiovascular em manter adequada perfusão tecidual e transporte de oxigênio. A manutenção de volemia adequada é essencial para prevenção de déficits de oxigênio tecidual e desenvolvimento de insuficiências orgânicas em pacientes submetidos a cirurgias de grande porte nos quais ocorrem grandes perdas volêmicas súbitas e transferência de fluidos entre os compartimentos intra e extravascular. Diversos métodos com o intuito de avaliar a pré-carga, como mensuração da PCV, POAP, volume diastólico final de VD e VE, entre outros, têm sido propostos em pacientes submetidos à anestesia e procedimentos cirúrgicos de grande porte. Contudo, a acurácia desses métodos é influenciada por uma série de situações como ventilação mecânica com pressão positiva e PEEP, cirurgias torácicas ou em abdome superior (Figura 88.7).

Embora frequentemente utilizada na prática clínica, a PVC e a POAP nem sempre refletem acuradamente as pressões transmurais em pacientes com ventilação mecânica

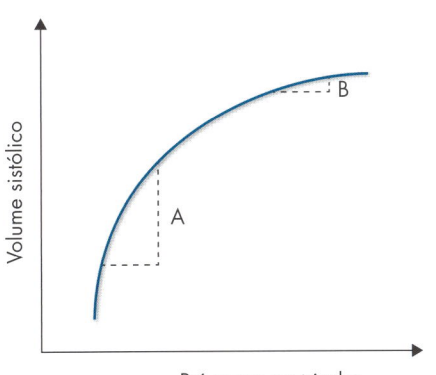

▲ **Figura 88.7** Relação entre a pré-carga e o volume sistólico: em condição de hipovolemia, a infusão de volume com pequenos aumentos na pressão de enchimento promove aumento no volume ejetado **(A)**; em condições de adequação volêmica, não haverá aumento do volume sistólico com aumento da pré-carga **(B)**.

e PEEP. Em pacientes com alteração da complacência ventricular, como naqueles com isquemia coronariana ou cardiomiopatias hipertróficas e restritivas, em que pode haver disfunção diastólica, as leituras de pressão intravascular não serão acuradas. Uma vez que as pressões nas vias aéreas ou a redução da complacência das câmaras cardíacas irão promover aumentos das pressões intravasculares, a leitura de PVC ou POAP elevadas não irá mensurar adequadamente as pressões de enchimento.[30]

A utilização de provas de infusão de alíquotas de volume, uma vez que as pressões de enchimento PVC e POAP tenham atingido valores de 12 a 15 mmHg, pode evidenciar quadros de hipovolemia quando a elevação dessas pressões for menor que 2 a 5 mmHg após a infusão de uma determinada alíquota de volume.[31]

É importante ressaltar que nenhuma medida de pré-carga vista pontualmente pode ser interpretada sem o contexto clínico no que diz respeito ao quadro clínico e outras variáveis hemodinâmicas. Por exemplo, um indivíduo normal com o volume vascular adequado e com uma PVC baixa não requer volume adicional; em contrapartida, indivíduos com uma PVC alta podem se beneficiar de fluidos adicionais. Deve-se considerar as mudanças que ocorrem nesses parâmetros após as intervenções, que podem ser mais úteis do que tão somente a medida pontual.

Há evidências que apontam uma fraca correlação entre PVC e POAP e a responsividade a fluidos. Dessa forma, Ceconni e col. (2014) apresentam a recomendação de que medidas de pré-carga (como PVC e POAP) não devem ser usadas sozinhas para guiar a ressuscitação volêmica.

Outro método utilizado para avaliar a presença de hipovolemia é a mensuração das variações de volumes intracavitários através da mensuração dos volumes diastólicos finais por cateter de artéria pulmonar, dotado de capacidade de mensuração do volume diastólico do VD ou por ecocardiografia. Esses últimos métodos permitem avaliar a interação entre as alterações pressóricas e volumétricas possibilitando a avaliação da complacência das câmaras. Com o cateter de artéria pulmonar volumétrico, espera-se que um paciente considerado normovolêmico tenha um volume diastólico final do VD entre 120 e 160 L/m². Uma das limitações previsíveis nesse método é a presença de hipertensão pulmonar ou a necessidade de PEEP elevadas, que poderão determinar o aparecimento de insuficiência tricúspide, invalidando as medidas. Através da ecocardiografia transesofágica, é possível avaliar os volumes e diâmetros de VD e VE, possibilitando a detecção de hipovolemia mesmo em pacientes que tenham disfunção de VD, hipertensão pulmonar ou estejam necessitando de PEEP elevada. Contudo, apesar de ser capaz de detectar hipovolemia importante em situações de alteração da complacência ventricular ou pacientes com importantes alterações das pressões intratorácicas, a ecocardiografia foi incapaz de detectar pacientes que iriam responder ao volume, conforme dados publicados por Reuse e col.,[32] Squara e col.,[33] Tavernier e col.,[34] Diebel e col.[35] e Wagner e col.[30]

Considerando que as medidas de pressão e volume têm suas próprias limitações, parâmetros dinâmicos adicionais têm sido aplicados para avaliar a responsividade a fluidos com conseguinte otimização do volume sistólico. São parâmetros dinâmicos, tais como variação da pressão de pulso e variação de volume sistólico (via pressão arterial invasiva ou via pletismografia), e outros índices derivados da ecocardiografia.

Uma análise das variações na pressão de pulso induzidas pela respiração mecânica tem sido proposta como método acurado para avaliar hipovolemia em pacientes submetidos à ventilação mecânica e pode representar uma análise interessante para avaliar a adequação volêmica em pacientes submetidos a cirurgias de grande porte. A pressão de pulso definida como a diferença entre a pressão sistólica e a pressão diastólica é proporcional ao volume sistólico e inversamente proporcional à complacência vascular. A pressão de pulso não é influenciada pelas pressões intratorácicas, pois o aumento na pressão pleural induzido pela insuflação da ventilação mecânica irá afetar ambas as pressões – sistólica e diastólica. Nesse sentido, as mudanças induzidas pela ventilação mecânica no volume sistólico do VE são refletidas na pressão de pulso periférica ao longo do ciclo respiratório. Com base nessas premissas, tem sido proposto que a resposta à infusão de volume pode ser avaliada pelas alterações da pressão de pulso ao longo do ciclo respiratório mecânico (ΔPP), computadas através da fórmula:

$$\Delta PP\ (\%) = 100 \times (PPmax - PPmin)/(PPmax + PPmin)/2$$

Na fórmula, PPmax e PPmin são a maior e menor pressão de pulso observadas ao longo do ciclo respiratório, como pode ser observado na Figura 88.8.

O cálculo da DPP pode ser de grande auxílio no processo de avaliação da hipovolemia em pacientes nos quais os parâmetros convencionais estão otimizados ou são inadequados para avaliar a volemia. Se a DPP estiver menor que 13%, então é improvável que a infusão de volume adicional seja necessária; se houver ainda marcadores de hipóxia tecidual, o tratamento deverá ser baseado na utilização de inotrópicos e fármacos vasoativos para otimização do transporte de oxigênio. Por outro lado, valores de DPP maiores que 13% indicam a presença de hipovolemia e sinalizam aumento no débito cardíaco após infusão de volume. Contudo, a decisão a respeito da reposição volêmica deve respeitar também a eficiência das trocas gasosas, visto que pacientes hipovolêmicos podem apresentar permeabilidade pulmonar e piora da oxigenação com infusão de grandes quantidades de fluidos. Ressalta-se a importância de que o paciente seja ventilado na modalidade volume-controlado a 8 mL.kg$^{-1}$, esteja em ritmo sinusal e que não haja alterações significantes de complacência da parede torácica (ex. tórax aberto), para que o valor de DPP seja fidedigno. Um número importante de estudos tem mostrado que medidas dinâmicas de responsividade a fluidos como DPP e Variação de Volume Sistólico (VVS) são melhores preditores de responsividade a fluido do que medidas estáticas.

# AVALIAÇÃO DA ADEQUAÇÃO DO TRANSPORTE DE OXIGÊNIO

Déficit de oxigenação celular, ou disóxia, é a condição na qual os níveis teciduais de oxigênio estão abaixo do necessário para manutenção da respiração mitocondrial e síntese de fosfatos ricos em energia para manutenção do metabolismo celular. Uma vez estabelecida a disóxia celular, os mecanismos de manutenção da integridade celular dependentes de energia, assim como as suas organelas, entram em falência, evoluindo com morte celular, morte do tecido e falência orgânica.

Em condições de adequada perfusão tecidual, glicose e principalmente oxigênio estão disponíveis para as células em quantidades suficientes para a manutenção do metabolismo oxidativo. Após a entrada da glicose na célula, ocorre glicólise anaeróbica, na qual a glicose é metabolizada em piruvato, produzindo 2 mol de ATP como balanço energético. Na presença de oxigênio, o piruvato entra para o ciclo da fosforilação oxidativa, quando serão produzidos 38 mol de ATP. O oxigênio molecular é introduzido no ciclo da fos-

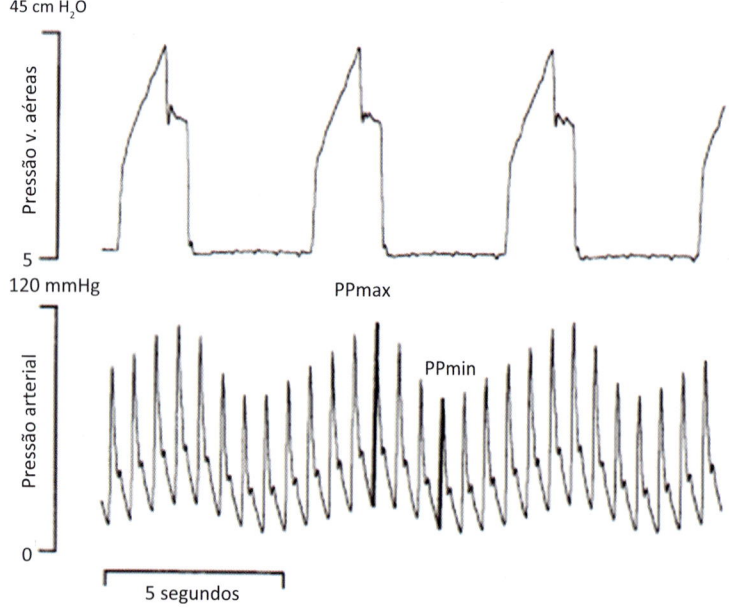

◀ **Figura 88.8** Variação da pressão de pulso ao longo do ciclo respiratório.

forilação oxidativa mitocondrial na cadeia de transporte de elétrons via citocromo aa3, quando serve como um aceptor do íon hidrogênio essencial para a produção de energia. A cadeia mitocondrial de transporte de elétrons é responsável por cerca de 90% da utilização total de oxigênio corporal, e outras oxigenases são responsáveis pelos outros 10%. O ATP gerado no processo de fosforilação oxidativa irá prover a energia necessária para manutenção do metabolismo celular normal. Como resultado da quebra do ATP, além da liberação de energia, irão se acumular íons hidrogênio e ADP no citoplasma, que serão reconvertidos em ATP através da fosforilação oxidativa. Se a cadeia de transporte de elétrons está limitada pela disponibilidade de oxigênio, a produção de ATP será diminuída e o efeito inibitório sobre a fosfofrutocinase será removido, havendo estímulo para a glicólise anaeróbica. Na situação de redução da disponibilidade de oxigênio, irá ocorrer um aumento dos níveis celulares de lactato, uma vez que o piruvato irá funcionar como aceptor de íons hidrogênio. Essa conversão é catalisada pela enzima lactato desidrogenase. A glicólise anaeróbica é muito menos efetiva na geração de energia, gerando um déficit energético intracelular: à medida que cai o consumo celular de oxigênio, aumenta o lactato intracelular e a taxa lactato/piruvato. Os íons hidrogênio acumulados no citoplasma irão reagir com o bicarbonato intracelular produzindo $CO_2$ e água, mantendo a acidose intracelular e contribuindo para a falência da homeostase celular. O resultado invariável da hipoperfusão celular não diagnosticada e nem tratada adequadamente é a falência orgânica.

Em cirurgias de grande porte, como cirurgias cardiovasculares ou abdominais, a condição de déficit de oxigênio tecidual está associada ao desenvolvimento de insuficiência renal perioperatória, isquemia intestinal ou mesentérica com translocação bacteriana em condições mais graves com isquemia miocárdica e desenvolvimento de lesão pulmonar aguda. Essa condição de deficiência de oxigênio no nível tecidual pode ser secundária a diversos mecanismos, como hipovolemia, disfunção miocárdica, vasoplegia secundária à resposta inflamatória sistêmica ou sepse, anemia grave ou insuficiência respiratória hipoxêmica grave. Alguns marcadores podem sugerir a presença de disóxia tecidual, e o seu tratamento precoce deve ser feito durante o ato cirúrgico e no período pós-operatório. Quanto menor e menos duradouro o déficit de oxigenação tecidual desenvolvido pelo paciente, menor a chance de desenvolvimento de insuficiências orgânicas.

Os marcadores clássicos de hipoperfusão tecidual, como pele moteada, cianose, oligúria, alterações do estado mental e aparecimento de gradientes de temperatura central – periférica, só irão estar presentes em estágios avançados de hipoperfusão tecidual, podendo já existir lesão orgânica associada. Marcadores do metabolismo celular e da extração tecidual de oxigênio proveem índices de oxigenação mais precoces do déficit de oxigênio tecidual que os marcadores clínicos de hipoperfusão tecidual.[36]

## LACTATO

O lactato é o marcador mais comumente utilizado para detecção de déficit de oxigênio tecidual. É um marcador sistêmico e, por isso, tardio de hipóxia tecidual. A relação entre as concentrações séricas de piruvato e lactato representa melhor a oxigenação tecidual do que o valor individual do lactato. A dosagem do piruvato é difícil de ser executada, porém já existem aparelhos para a dosagem do lactato sanguíneo. Hipóxia tissular importante pode ser demonstrada pela elevação do lactato sanguíneo, embora valores normais não afastem a possibilidade de hipóxia.[37] Altas concentrações podem ocorrer apenas tardiamente em situações de hipóxia ou isquemia, ou podem surgir fora de tais circunstâncias, tais como o aumento do piruvato como substrato metabólico. Níveis sanguíneos superiores a 1,5 a 2,0 $mEq.L^{-1}$ devem alertar para a possibilidade de diminuição da oferta de oxigênio aos tecidos. Níveis acima de 1,5 $mMol.L^{-1}$ em pacientes com choque séptico estão associados com maior mortalidade. O valor prognóstico do lactato tem sido demonstrado para diferentes modalidades de choque. O *clearance* dos valores de lactato pode indicar a progressiva resolução da hipóxia tissular global e tem sido associado com diminuição de mortalidade. Ceconni e col. (2014) sugerem na prática clínica medidas seriadas de lactato/BE não apenas para avaliar prognóstico e desfecho, mas também para guiar a terapia; as medidas de lactato podem ser realizadas a cada 2 horas nas primeiras 8 horas e depois a cada 8 a 12 horas.

## DIFERENÇA VENOARTERIAL DE $CO_2$ ($\Delta CO_2$)

Durante estados de isquemia (diminuição de perfusão) ou hipóxia tecidual (diminuição da $PaO_2$), as moléculas de hidrogênio iônico provenientes da quebra do ATP em compostos fosfatados de baixa energia irão reagir com o bicarbonato intracelular resultando em água e $CO_2$. O dióxido de carbono é altamente difusível pelas membranas celulares, equilibrando-se rapidamente com o fluxo sanguíneo capilar. Aumentos na diferença venosa central-arterial de $CO_2$ maiores que 6 a 8 mmHg sinalizam presença de hipóxia tecidual e metabolismo anaeróbico.[38]

Conforme Ceconni e col. (2014),[23] mesmo a $SvcO_2$ maior que 70% quando a $\Delta CO_2$ é menor que 6 mmHg sugere hipoperfusão tissular. Dessa forma, recomenda-se que em pacientes com CVC sejam feitas as medidas de $Svc O_2$ e $\Delta CO_2$ a fim de contribuir para avaliação dos fatores desencadeantes do choque e do débito cardíaco e, por fim, ajudar a guiar a terapêutica.

## TONOMETRIA GÁSTRICA

Constitui-se em método de avaliação indireta do pH da mucosa gástrica (pHi) como parâmetro da avaliação da perfusão tecidual, pressupondo-se que ocorram reduções concomitantes dos fluxos sanguíneos celíaco, hepático e mesentérico em situações de redução global do débito cardíaco. Baseado no mesmo princípio da diferença venoarterial de $CO_2$, a tonometria gástrica irá refletir o acúmulo intracelular de ácidos. É uma técnica minimamente invasiva que envolve a passagem de uma sonda nasogástrica cuja extremidade distal contém um balão permeável ao $CO_2$. O balão é preenchido com uma solução salina, e o $CO_2$ produzido pela mucosa gástrica difunde-se para o interior do balão até uma situação de equilíbrio. A solução salina é então aspirada, e seu conteúdo de $CO_2$ é medido. O pHi é calculado utilizando-se a equação de Henderson-Hasselbalch:

$$pHi = C \times (HCO_3^-/Pi\,CO_2)$$

Na fórmula, C = constante, $HCO_3^-$ = valor do bicarbonato arterial, $Pi\,CO_2$ = pressão do $CO_2$ no balão.

Contudo, a tonometria irá sinalizar hipoperfusão tecidual em territórios mais precocemente hipoperfundidos em condições de choque, sendo teoricamente um método mais sensível para detecção de déficit de oxigenação tecidual.[39]

## Saturação Venosa Central e Mista

A saturação venosa colhida de cateter venoso localizado na cava superior, átrio direito ou artéria pulmonar é um marcador sistêmico da extração tecidual de oxigênio, sendo utilizadas diversas condições clínicas para avaliar a adequação do transporte de oxigênio e do débito cardíaco em pacientes graves e cirurgias de grande porte. Fisiologicamente, quando o corpo está em repouso, apenas 25% de todo o oxigênio transportado é utilizado pelas células. Espera-se que a saturação venosa nessa situação esteja em torno de 75%, sendo toleráveis valores até 70%. Os pacientes submetidos à cirurgia de grande porte têm intensa redução do consumo de oxigênio devido à anestesia e curarização, que promovem intensa redução da atividade da musculatura. Nesses pacientes, quedas da saturação venosa abaixo de 70% sinalizam aumento da extração periférica de oxigênio e, por consequência, inadequação da oferta em relação à demanda momentânea de oxigênio. Diversos fatores podem contribuir para queda da saturação venosa, como anemia, hipoxemia, hipertermia ou redução do débito cardíaco por qualquer causa. Uma vez detectada a queda da saturação venosa, deve-se investigar qual o mecanismo que induziu essa alteração, seja anemia, hipovolemia, disfunção miocárdica ou outros, através das outras técnicas de monitorização cardiovascular, com intuito de iniciar o tratamento o mais precocemente possível. Os estudos multicêntricos ProCESS e ARISE demonstraram menor mortalidade para grupos com valores médios de $SvcO_2$ (71% no ProCESS e 73% no ARISE). Na prática clínica, valores altos de $SvcO_2$ associados à hiperlactatemia têm valor limitado para identificar se o transporte de oxigênio está adequado. Conforme citado anteriormente, a interpretação conjunta do $SvcO_2$ com o $\Delta\,CO_2$ pode contribuir para o melhor entendimento da perfusão tissular. A combinação entre a $SvcO_2$ maior ou igual a 70% e a $\Delta CO_2$ menor que 6 mmHg sugere hipoperfusão tissular. Dessa forma, segundo Cecconi e col., recomenda-se que em pacientes com CVC sejam feitas as medidas de $SvcO_2$ e $\Delta CO_2$ a fim de que estas contribuam para a avaliação dos fatores desencadeantes do choque e do débito cardíaco e, por fim, ajudem a guiar a terapêutica.[23]

## ■ MONITORIZAÇÃO MINIMAMENTE INVASIVA DO DÉBITO CARDÍACO

A monitorização hemodinâmica se desenvolveu consideravelmente na última década. As tecnologias evoluíram a partir do invasivo para o minimamente invasivo. O período periope-ratório é caracterizado por uma grande variação do consumo total de oxigênio ($VO_2$). O principal objetivo nesse período é manter uma oferta tecidual de oxigênio ($DO_2$) adequada para atender a demanda tecidual flutuante de oxigênio.

A $DO_2$ global é determinada pelo débito cardíaco e o conteúdo arterial de oxigênio. Após corrigir a hipoxemia e a anemia, a manutenção do DC adequado é o próximo passo lógico para aumentar a $DO_2$. Existem inúmeras técnicas para monitorar o débito cardíaco, algumas já discutidas anteriormente (ecocardiografia transesofágica, termodiluição transpulmonar através do cateter de artéria pulmonar, bioimpedância). Também é possível avaliar o débito cardíaco através da análise do contorno no pulso (sistemas calibrados e não calibrados) ou por mecanismos mistos (termodiluição transpulmonar e análise do contorno do pulso).

## Análise do Contorno do Pulso

A análise da pressão de pulso usa a forma da onda de pressão arterial obtida através da cateterização arterial com a finalidade de calcular o volume sistólico e a resistência vascular periférica. Embora os sistemas comercialmente disponíveis que utilizam o sistema da análise do contorno do pulso façam uso de diferentes algoritmos de conversão pressão-volume, todos se baseiam nesse mesmo princípio.[16]

O local de mensuração da pressão arterial, quando interpretamos o DC medido através da análise do contorno do pulso, é um fator relevante. Discrepâncias entre as pressões sanguíneas periférica e central têm sido descritas em inúmeras circunstâncias clínicas: circulação extracorpórea, em pacientes em choque séptico tratados com alta dose de vasoconstritores e pacientes sob reperfusão após transplante de fígado.

As diferenças entre a pressão arterial em diferentes locais podem ser grandes e, em condições de intensa vasoconstrição, a pressão arterial medida na artéria radial pode subestimar a real pressão arterial aórtica, resultando em um falso baixo valor de DC. Ademais, tem sido demonstrado que em pacientes responsivos ao volume há uma redistribuição do fluxo sanguíneo para a circulação cerebral, com um percentual de aumento significativamente menor no fluxo sanguíneo da artéria braquial. Isso pode levar a erros significativos quando o pulso radial é utilizado na análise do contorno de pulso para estimativa do DC.

Os sistemas podem ser divididos em três categorias:

1. Sistemas de análise do contorno do pulso que requerem medidas dos indicadores de diluição do DC para calibrar o contorno do pulso (PiCCO™, VolumeView®).
2. Análise do contorno de pulso requerendo características físicas e demográficas dos pacientes para estimação de impedância arterial (FloTrac System™, Edward Lifesciences).
3. Análise do contorno de pulso sem necessidade de calibração ou dados preestabelecidos (MostCare system™).

### Sistemas calibrados

O sistema PiCCO plus™/PiCCO 2™ (Pulsion Medical Sistemas, Munique, Alemanha) consiste de um cateter com ponta de termistor que normalmente é colocado na artéria femoral, embora cateteres para artérias radial, axilar ou braquial também estejam disponíveis. O dispositivo PiCCO™ mede o DC por termodiluição transpulmonar, que fornece adicionalmente o cálculo de parâmetros volumétricos como pré-carga global, volume diastólico final (VDF), volume de sangue intratorácico e água pulmonar extravascular. O DC medido pelo princípio Stewart-Hamilton, através da curva de termodiluição, é usado para calibrar um algoritmo de contorno de pulso, que mede a área sob a curva de pressão de pulso, e por conseguinte calcula o VS a fim de proporcionar a cada batimento a medida de DC. O sistema deve ser recalibrado frequentemente, pelo menos a cada 8 horas em doentes hemodinamicamente estáveis e mais frequentemente se ocorrerem alterações no suporte vasoativo. O sistema foi validado em uma variedade de cenários clínicos.

O sistema Volume View™ (Edwards Lifesciences, Irvine, CA, Estados Unidos), análogo ao monitor PiCCO™, utiliza a análise da onda de pulso para calcular o DC. Um cateter de artéria femoral com ponta de termistor e um sensor separado são os principais componentes do sistema. Esse sistema exige calibração por termodiluição transpulmonar. Foi validado em relação ao monitor PiCCO™ e também à termodiluição transpulmonar em pacientes criticamente doentes.

### Sistemas não calibrados (sem calibração externa) que utilizam base de dados preestabelecidos

O sistema PulsioFlex mostra tendências do DC estimado utilizando características antropométricas e demográficas do paciente – necessárias para a calibração interna –, análise do traçado da pressão arterial e o algoritmo próprio para a análise de dados.

O sistema FloTrac™ (Edwards Lifesciences) consiste de um transdutor ligado a um padrão (cateter arterial femoral ou radial). Variáveis individuais (idade, sexo, altura e peso) e demográficas associadas a um banco de dados contendo DC variáveis, derivados através da utilização do cateter de artéria pulmonar (CAP), são utilizados para calcular uma impedância VS "normal". Correlaciona-se o desvio-padrão da pressão de pulso calculado durante um intervalo de 20 segundos com a impedância VS "normal" a fim de estimar o DC. A análise da forma de onda arterial é usada para calcular a resistência e a complacência vascular. O sistema FloTrac™ demonstrou ser adequado para a integração de protocolos de otimização perioperatórios.

No entanto, o grau de precisão do FloTrac™ de quarta geração em pacientes com baixo índice cardíaco não foi aceitável, sendo que a alta resistência vascular sistêmica em pacientes com baixo índice cardíaco pode ter contribuído para essa imprecisão.[40] Além disto, o sistema FloTrac® também não apresentou grande acurácia em cirurgias cardíacas e em transplantes hepáticos.[41,42]

### Dispositivos não calibrados (sem calibração externa) e que não utilizam base de dados preestabelecidos

O sistema MostCare™ (Vytech, Pádua, Itália), é alimentado pela gravação do método analítico da pressão, executando uma estimativa batimento a batimento do VS e DC,

e analisando a forma de onda de pressão, exposta em alta resolução (1.000 pontos por segundo = 1 kHz). A área sob a onda de pressão é determinada durante todo o ciclo cardíaco. Em cada fase, o método identifica pontos específicos ("pontos de instabilidade") caracterizados por modificações na velocidade e aceleração em relação ao ponto anterior e subsequente. Todos esses "pontos de instabilidade", causados principalmente por ondas refletidas a partir da periferia (ondas viajando para trás), resultam em um perfil específico do pulso arterial, analisado pelo sistema MostCare™ para a estimativa da impedância vascular (Zt).

A capacidade de atualizar o Zt durante cada batimento cardíaco torna o sistema extremamente reativo quando alterações abruptas ocorrem na impedância (por exemplo, mudanças no tônus vascular). Embora alguns dados clínicos promissores estejam disponíveis, são necessários estudos de validação maiores para confirmar essas observações.

### Índice preditor da hipotensão arterial

O sensor Acumen IQ, da Edwards LifeSciences, é um sensor que se conecta a qualquer linha arterial radial existente e habilita a função preditiva de episódios hipotensores através do software *Hypotensiont Prediction Index* conectado ao monitor HemoSphere. Foi desenvolvido a partir do algoritmo já existente da Edwards de débito cardíaco, baseado na pressão arterial (APCO). Calcula os parâmetros a cada 20 segundos, permitindo rápida detecção de alterações fisiológicas. Seu valor varia de 0 a 100, sendo valores mais altos indicativos de maior probabilidade do paciente que evolui para um evento hipotensor.

### Armadilhas na Interpretação do Valor de Débito Cardíaco

Embora o débito cardíaco possa ser medido com uma precisão razoável em alguns desses sistemas, é difícil avaliar o DC ótimo para cada doente individualmente. Um DC "normal", ou até mesmo alto, não exclui a presença de fluxos regionais ou de microcirculação inadequados, assim como um baixo DC pode ser adequado em um contexto de baixa demanda metabólica, especialmente durante cirurgias sob anestesia geral.

Além disso, a simples identificação de um baixo débito cardíaco não diz o que fazer com essa informação. Para interpretar corretamente os dados obtidos por qualquer um dos dispositivos descritos, é necessário combinar diversas variáveis para ajudar a decidir se o DC/VS é adequado e como ele pode ser otimizado da forma mais eficaz.

### Como Selecionar o Melhor Sistema?[43]

Todos os sistemas de monitorização têm características únicas em termos de exatidão, precisão, validade, estabilidade e confiabilidade. Nem todos os dispositivos de controle foram avaliados com o mesmo conjunto de critérios. A incerteza permanece sobre os limites de aceitação para o desempenho de monitores de DC e as técnicas de referência utilizadas. Na assistência clínica, deve-se considerar: técnica, limitações de cada sistema de monitorização, vantagens e desvantagens de métodos mais precisos – porém, mais invasivos em comparação com métodos menos invasivos e menos precisos. Diversas questões podem ser levantadas quando se considera a escolha da monitorização do DC no período perioperatório:

1. Estamos prontos para aceitar uma medição menos precisa e utilizarmos um sistema menos invasivo?

Ao menos a medição precisa ser aceitável, e a análise de tendências, confiável. A análise de custo também deve ser considerada.

2. **Qual a periodicidade de medidas: contínua, semicontínua ou intermitente?**

A maioria das complicações pós-operatórias não tem um início súbito (exceto infarto do miocárdio, embolia pulmonar, dentre outras) ou uma causa evidente (por exemplo, hemorragia maciça durante a cirurgia); não obstante, desenvolvem-se lentamente. Portanto, medições semicontínuas ou intermitentes podem ser aceitáveis. No entanto, deve-se notar que somente a mensuração do VS a cada batimento permite a avaliação da resposta a intervenções na pré-carga, como o teste de elevação passiva das pernas e a prova volêmica.

3. **Qual sistema é preferível: calibrado ou não calibrado?**

Sistemas não calibrados são aceitáveis para a sala de cirurgia ou para a recuperação pós-anestésica (RPA), mas podem não ser adequados para casos mais complexos, especialmente na UTI. Em pacientes instáveis, há necessidade de "recalibrar" muitas vezes por causa de mudanças frequentes no tônus vascular e também porque as variáveis derivadas (por exemplo, água pulmonar extravascular e volume diastólico final global) precisam ser recalculadas. Uma opção prática pode ser a utilização de um sistema não calibrado na sala de cirurgia/RPA e sua substituição por um sistema calibrado na UTI.

4. **Quais alarmes são necessários e como interpretá-los?**

Um grande problema para vigilância por monitoramento telemétrico do paciente é a alta frequência de artefatos. Qualquer sistema com muitos alarmes falsos é propenso a falhas; pode, por exemplo, tornar os profissionais insensíveis aos alertas.

5. **Qual o tipo de monitorização para cada paciente?**

Não é possível escolher uma técnica de monitorização que seja válida para todos os pacientes. Em vez disso, a técnica de monitorização ideal para cada paciente varia dependendo do grau de risco e a extensão do procedimento cirúrgico.

6. **Quais as características do sistema de monitorização ideal?**

As propriedades fundamentais de um sistema de monitorização ideal incluem: mensurar variáveis relevantes; proporcionar medidas acuradas e reprodutíveis; gerar dados interpretáveis; ser de uso fácil; estar facilmente disponível; contar com operador independente; demonstrar rápido tempo-resposta; apresentar mínimas complicações advindas do uso; ser custo-efetivo e gerar metas úteis para guiar terapias.

Por conseguinte, a adequada monitorização do comportamento hemodinâmico de pacientes submetidos a cirurgias ou necessitando de cuidados intensivos, permitindo que sejam detectadas precocemente reduções na oferta tecidual de oxigênio, seja por arritmias, hipovolemia ou qualquer outro mecanismo, pode contribuir para a redução da morbidade e mortalidade dos pacientes cirúrgicos.

## REFERÊNCIAS

1. Blitt CD. Monitoring in Anesthesia and Critical Care Medicine. London: Churchill Livingstone, 1985.
2. Cruz DN, Ronco C . Clinical review. RIFLE and AKIN time for reappraisal. Crit Care. 2009;13:13:211.
3. CONSELHO FEDERAL DE MEDICINA. Resolução CFM nº 2174/2017. Disponível em: https://saes.org.br/images/meta/1c5c1315-ce4b-4d57-b61c-1becc30acc3b/118/resoluc-a-o-cfm-n-2174-2017-de-14-de-dezembro-de-2017-dispo-e-sobre-a-pra-tica-do-ato-aneste-sico-e-revoga-a-resoluc-a-o-cfm-n-1802-2006-.pdf
4. Bazett, H.C. (1997) An Analysis of the Time-Relations of Electrocardiograms. Annals of Noninvasive Electrocardiology, 2, 177-194.
5. Mansur PHG et al. Análise de registros eletrocardiográficos associados ao infarto agudo do miocárdio. Arq Bras Cardiol (on line). 2006;87:2. Acessado em 04/01/2021.
6. Landesberg G, Mosseri M, Wolf Y, Vesselov Y, Weissman C. Perioperative myocardial ischemia and infarction: identification by continuous 12-lead electrocardiogram with online ST-segment monitoring. Anesthesiology. 2002;96(2):264-70.
7. Warltier DC, Pagel PS, Kersten JR. Approaches to the prevention of perioperative myocardial ischemia. Anesthesiology. 2000 Jan;92(1):253-9. doi: 10.1097/00000542-200001000-00038. PMID: 10638923.)
8. Hallqvist L, Granath F, Fored M, et al. Intraoperative hypotension and myocardial infarction development among high-risk patients undergoing noncardiac surgery: a nested case-control study. Anesth Analg. 2021;133:6–15.
9. van Waes JA, van Klei WA, Wijeysundera DN, van Wolfswinkel L, Lindsay TF, Beattie WS. Association between intraoperative hypotension and myocardial injury after vascular surgery. Anesthesiology. 2016;124:35–44.
10. Walsh M, Devereaux PJ, Garg AX, et al. Relationship between intraoperative mean arterial pressure and clinical outcomes after noncardiac surgery: Toward an empirical definition of hypotension. Anesthesiology. 2013;119:507–15.
11. Stapelfeldt WH, Yuan H, Dryden JK, et al. The SLUScore: A novel method for detecting hazardous hypotension in adult patients undergoing noncardiac surgical procedures. Anesth Analg. 2017;124:1135–52.
12. Ahuja S, Mascha EJ, Yang D, et al. Associations of intraoperative radial arterial systolic, diastolic, mean, and pulse pressures with myocardial and acute kidney injury after noncardiac surgery: A retrospective cohort analysis. Anesthesiology. 2020;132:291–306.
13. Saugel B, Sessler DI. Perioperative Blood Pressure Management. Anesthesiology. 2021;134:250.
14. Pickering, et al. Recommendations for Blood Pressure Measurement in Humans and Experimental Animals. Part 1: Blood Pressure Measurement in Humans: A Statement for Professionals From the Subcommittee of Professional and Public Education of the American Heart Association Council on High Blood Pressure Research Hypertension. 2005;45:142–161.
15. Gravenstein JS, Paulus DA. Clinical Monitoring Practice. Philadelphia: JB Lippincott Company, 1987.
16. Marik PE, Cavallazzi R, Vasu T, et al. Dynamic changes in arterial waveform derived variables and fluid responsiveness in mechanically ventilated patients: a systematic review of the literature. Crit Care Med. 2009;37(9):2642-7.
17. Barzezinski M, Luisetti T, London MI. Radial artery cannulation. A comprehensive review of recent anatomic and physiologic investigations. Anesth Analg. 2009;109:1763-81.
18. Czosnyka MM, Hultchinson P. Br J Anaest. 2015;115:487-8.
19. Shoemaker WC, Ayres S, Grenvik A, et al. Textbook of Critical Care. 2a ed. Philadelphia: W.B. Saunders Company, 1989.
20. Souza TH, Brandão MB, Hersan JA, et al. Ultrasound guidance for pediatric. Central venous catheterization: a meta analisys . Pediatrics. 2018;142:5;1719.
21. Coriat P. Complications cardiaques per et postopératoires: l'ischémie myocardique. In: Les contraintes circulatoires et le risque cardiaque de l'anesthésie. Paris: Ed. Arnette, 1997.

22. Wiedemann HP, Matthay MA, Matthay RA. Cardiovascular-pulmonary monitoring in the intensive care unit (part 1). Chest. 1984;85(4):537-48.
23. Cecconi M, De Backer D, Antonelli M, et al. Consensus on circulatory shock and hemodynamic monitoring. Task force of the European Society of Intensive Care Medicine. Intensive Care Med. 2014;40(12):1795-815.
24. Vincent JL, Pelosi P, Pearse R, et al. Perioperative cardiovascular monitoring of high-risk patients: a consensus of 12. Crit Care. 2015;19:224.
25. Vincent JL, Rhodes A, Perel A, et al. Clinical review: Update on hemodynamic monitoring-a consensus of 16. Crit Care. 2011;15(4):229.
26. Hanawell LH, Anderson JT, Kraut EJ, et al. Transesophageal ecocardiography in the perioperative assessment of intravascular volume. Semin Anesth Perioper Med Pain. 1998;17:252-66.
27. Jordan HS, Joannidis JPA, Goudas IC, et al. Thoracic eletrical bioimpedance (internet) Rockville MD: Agency for healthcare research and quality. 2002;27.
28. Zin WA. Métodos e técnicas para a monitorização das propriedades elásticas e resistivas dos pulmões e da parede torácica na insuficiência respiratória aguda. J Pneumol. 1990;16:91-6.
29. Marini JJ, Rodriguez M, Lamb V. Bedside estimation of the inspiratory work of breathing during mechanical ventilation. Chest. 1986;89:56-63.
30. Wagner JG, Leatherman JW. Right ventricular end-diastolic volume as a predictor of the hemodynamic response to a fluid challenge. Chest. 1998;113:1048-54.
31. Boldt J, Lenz M, Kumle B, et al. Volume replacement strategies on intensive care units: results from a postal survey. Intensive Care Med. 1998;24:147-51.
32. Reuse C, Vincent JL, Pinsky MR. Measurements of right ventricular volumes during fluid challenge. Chest. 1990;98:1450-4.
33. Squara P, Journois D, Estagnasié P, et al. Elastic energy as an index of right ventricular filling. Chest. 1997;111:351-8.
34. Tavernier B, Makhotine O, Lebuffe G, et al. Systolic pressure variation as a guide to fluid therapy in patients with sepsis-induced hypotension. Anesthesiology. 1998;89:1313-21.
35. Diebel L, Wilson RF, Heins J, et al. End-diastolic volume versus pulmonary artery wedge pressure in evaluating cardiac preload in trauma patients. J Trauma. 1994;37:950-5.
36. Shapiro BA. Arterial Blood gas monitoring. Crit Care Clin. 1998;4:479-92.
37. Vincent JL. Monitoring tissue perfusion. Can J Anaesth. 1996;43:R55-57.
38. Breen PH. Carbon dioxide kinetics during anesthesia: Pathophysiology and monitoring. Anesth Clin North Am. 1998;16:259-93.
39. Knichwitz G, Aken HV, Brussel T. Gastrointestinal monitoring using measurement of intramucosal PCO2. Anesth Analg. 1998;87:134-42.
40. Hattori K, Maeda T, Masubuchi T, et al. Accuracy and Trending Ability of the Fourth-Generation FloTrac/Vigileo System in Patients With Low Cardiac Index. J Cardiothorac Vasc Anesth. 2017 Feb;31(1):99-104. doi: 10.1053/j.jvca.2016.06.016. Epub 2016 Jun 21. PMID: 27612931.).
41. Takei Y, Kumagai M, Suzuki M, Mori S, et al. Accuracy of Cardiac Output Measured by Fourth-Generation FloTrac and LiDCOrapid, and Their Characteristics Regarding Systemic Vascular Resistance in Patients Undergoing Cardiac Surgery. Journal of Cardiothoracic and Vascular Anesthesia. 2023 Jul;37(7):1143-51.
42. Murata Y, Imai T, Takeda C, et al. Agreement between continuous cardiac output measured by the fourth-generation FloTrac/Vigileo system and a pulmonary artery catheter in adult liver transplantation. Sci Rep. 2022;12:11198. Disponível em https://doi.org/10.1038/s41598-022-14988-z)
43. Ramsingh D, Alexander B, Cannesson M. Clinical review: Does it matter which hemodynamic monitoring system is used?. Crit Care. 2013;17(2):208.

# 89

# Ecocardiografia Intraoperatória

Carolina Baeta Neves Duarte Ferreira ■ Marcello Fonseca Salgado Filho

## INTRODUÇÃO

Na década de 80, a ecocardiografia surgiu nos Estados Unidos como ferramenta de monitorização da função ventricular esquerda durante anestesia para cirurgia cardíaca. Atualmente, a ecocardiografia é considerada nível de evidência um nas cirurgias valvares, nas cirurgias da aorta ascendente, nas cirurgias de cardiopatia congênitas e nos procedimentos valvares transcateteres.[1] Nas cirurgias não-cardíacas, a ecocardiografia deve ser utilizada em procedimentos de pacientes cardiopatas, nas cirurgias de grande porte em que se prevê períodos de instabilidade hemodinâmica, como nas cirurgias vasculares, nos transplantes hepáticos e nas cirurgias de alto risco de eventos tromboembólicos, como as ortopédicas e as neurológicas[1] (Tabela 89.1). Além do centro cirúrgico, a ecocardiografia vem sendo utilizada como monitorização hemodinâmica nas unidades de terapia intensiva e nas salas de emergência, inclusive durante os cenários de parada cardiorrespiratória.[2-6]

O uso da ecocardiografia é um excelente método para guiar a reposição volêmica, para avaliar os pacientes hemodinamicamente instáveis, além de ser útil no diagnóstico das causas e manuseio da parada cardíaca. Por estes motivos, tem sido incorporado nos algoritmos de suporte avançado de vida em cardiologia.[7] Além disso, com o aumento da expectativa de vida, os pacientes com idade mais avançada são submetidos a cirurgias não cardíacas de grande porte com maior risco de eventos cardíacos adversos, em que a ecocardiografia intraoperatória passou a ser utilizada com mais frequência para monitorização hemodinâmica.[2,6,8,13]

A demanda de treinamento para anestesiologistas e intensivistas tem aumentado progressivamente e baseia-se em trabalhos que mostraram redução da mortalidade em cirurgias não cardíacas, mudança de condutas tanto anestésicas quanto cirúrgicas em cirur-

gias cardíacas, além do acesso rápido e em tempo real ao *status* hemodinâmico e cardiovascular no período intraoperatório e na terapia intensiva.[6,8-14]

| Tabela 89.1  Níveis de evidência da ecocardiografia transesofágica intraoperatória.[1] | |
|---|---|
| **Recomendações** | **Classe** |
| Distúrbios hemodinâmicos graves, agudos e persistentes, com função ventricular duvidosa, que não respondem a tratamento | I |
| Reparo ou troca cirúrgica de lesões valvares, doenças da aorta e miocardiopatia hipertrófica | I |
| Aneurisma ventricular, remoção de tumores cardíacos, trombectomia intracardíaca e embolectomia pulmonar | I |
| Cirurgia de cardiopatia congênita com circulação extracorpórea | I |
| Colocação de dispositivos intracardíacos | I |
| Avaliação de derrame percárdio loculado ou posterior | I |
| Avaliação de procedimentos transcateter (fechamento de comunicação interatrial, oclusão de apêndice atrial, procedimentos valvares transcateteres) | I |
| Avaliação da função miocárdica após revascularização do miocárdio com ou sem circulação extracorpórea | IIa |
| Cirurgias não cardíacas de grande porte em pacientes de alto risco | IIa |

**Fonte:** Salgado-Filho MF, e col., 2018.[1]

O Ecocardiograma Transesofágico (ETE) é mais utilizado do que o Ecocardiograma Transtorácico (ETT) no período intraoperatório, uma vez que ele não requer que o anestesiologista fique todo o tempo segurando um transdutor, e, muitas vezes, o sítio cirúrgico dificulta a utilização do ETT. A sonda transesofágica pode ser introduzida no paciente logo após a indução anestésica e intubação orotraqueal e permanecer durante todo o procedimento cirúrgico, sem risco de lesões. Deve-se atentar apenas para manter o aparelho em modo de espera. Desta forma, não ocorrerá aquecimento da sonda, que pode provocar queimadura da mucosa esofágica se a temperatura ultrapassar 40°C. Além disso, o uso de um aparelho transesofágico não interfere com o campo cirúrgico.[2]

No período intraoperatório, a ecocardiografia tem a vantagem de oferecer informações em tempo real e ser um procedimento pouco invasivo e de baixo custo. A ecocardiografia intraoperatória fornece informações quanto às funções sistólica e diastólica de ambos os ventrículos, do volume das cavidades cardíacas, da função das valvas cardíacas, análise da pré-carga e das pressões de enchimento ventriculares, do estado volêmico, das cavidades pericárdica e pleural, dos grandes vasos, além de auxiliar o posicionamento de dispositivos intracavitários.[1] No entanto, o custo inicial para aquisição do aparelho e dos transdutores, a formação necessária para a manipulação do aparelho, interpretação e análise adequadas das imagens e o fato de ser um exame operador-dependente são algumas das desvantagens dessa técnica.

Embora seus benefícios sejam bem conhecidos, a utilização da ETE deve ser feita por anestesiologistas treinados. O anestesiologista deve ter condições de reconhecer anormalidades na função e no enchimento ventricular, isquemia ou infarto do miocárdio, embolia aérea com repercussão hemodinâmica, disfunção valvar grave, trombos ou massas intracavitárias, derrame pericárdico e lesões nos grandes vasos.[1]

A Sociedade Brasileira de Anestesiologia (SBA) e algumas instituições internacionais têm estabelecido programas de treinamento e certificação para a práti-

**Tabela 89.2** Número de exames necessários para o processo de acreditação e re-acreditação em diferentes organizações.[16]

| Instituição | Número de exames | Prova | Re-certificação (exames/EMC) |
|---|---|---|---|
| ASE/SCA | 150 exames para certificação básica e 300 para avançada | Sim | 15 h em 3 anos de EMC; 50 exames interpretados e 25 exames realizados/ano |
| ESE/EACTA | 250 exames sob supervisão | Sim | 50 exames/ano e 30 h de EMC durante 5 anos |
| CAS/CSE | 150 para certificação básica e 300 para avançada | Sim | 50 h de EMC em 2 anos seguidos de 50 h em 4 anos; 50 exames/ano |

AS: American Society of Echocardiography; CAS: Canadian Anesthesiologists' Society; CSE: Canadian Society of Echocardiography; EMC: Educação Médica Continuada; EACTA: European Society of Cardiothoracic Anesthesiologists, ESSE: European Society of Echocardiography; NA: não se aplica; SCA: Society of Cardiovascular Anesthesiologists.

ca da ETE (Tabela 89.2).[2,15,16] Além disso, essas Instituições fazem exigências para a renovação da certificação, visando à manutenção da qualidade dos profissionais certificados.

Em 1996, a Sociedade Americana de Anestesiologia Cardiovascular (SCA) e a Sociedade Americana de Ecocardiografia (ASE) se uniram, pela primeira vez, para definirem as diretrizes do exame básico e do exame avançado, que foi atualizado em 2010. Em 1998, foi criado o National Board of Echocardiography (NBE), um esforço conjunto entre a SCA/ASE, com o objetivo de certificar e promover uma educação e treinamento contínuos aos seus associados. Em 1999, foi elaborado a primeira diretriz que incluiu um número específico de exames supervisionados para obtenção do certificado em ecocardiografia básica ou avançada. Esse trabalho foi complementado em 2006, com as diretrizes para a melhoria contínua dos programas de treinamento em ecocardiografia. O que difere fundamentalmente a prática básica da avançada, é que o exame básico está voltado para a monitorização intraoperatória, enquanto o avançado visa à realização de diagnósticos específicos e tomada de condutas, principalmente durante cirurgias cardíacas.[17]

No Brasil, existe o grupo de Ecocardiografia Intraoperatória da Sociedade Brasileira de Anestesiologia (ETTI/SBA), que está ligado ao **Núcleo Vida** da SBA. Este grupo, realizou o primeiro curso em 2011. Hoje, são realizados cinco cursos anuais, sendo três Módulos I e dois Módulos II. O curso está estruturado com aulas teóricas, laboratório com modelo de coração porcino (wetlab), manequim de simulação realística de ecocardiografia transesofágica com mais de 100 patologias e um workshop de monitorização hemodinâmica com a ecocardiografia transtorácica. Ao longo desses anos, já foram realizados 38 Cursos ETTI (25 Modulo I e 13 Módulo II). Os objetivos do grupo ETTI/SBA é incentivar os CETs a se equiparem com essa monitorização, para preparar os médicos em especialização no uso dessa ferramenta. Em 2016 foi realizada uma força-tarefa com o Departamento de Imagem Cardiovascular da Sociedade Brasileira de Cardiologia (DIC/SBC), resultando na publicação do Consenso Brasileiro de Ecocardiografia Transesofágica Intraoperatória,[1] entre a SBA e o DIC/SBC. Além disso, está sendo formada uma **Comissão Tripartite (AMB/SBC/SBA)** para a criação da **Área de Habilitação em Ecocardiografia Transesofágica Intraoperatória**.

A última diretriz da SCA/ASE, publicada em 2014, relaciona uma série de competências, habilidades técnicas e cognitivas necessárias para a prática da ecocardiografia intraoperatória, tanto num nível básico, quanto avançado.[16] Entre as competências cognitivas, são citados desde o conhecimento sobre a manipulação do aparelho, indicações, contraindicações e complicações, até a anatomia, as alterações ecocardiográficas, e o conhecimento de outros métodos de diagnóstico cardiovascular e suas correlações com a ecocardiografia. Entre as competências técnicas, são citados os cuidados com a inserção da sonda, reconhecimento de alterações básicas da função ventricular, avaliação de intervenções cirúrgicas em cardiopatias congênitas e inserção de dispositivos de assistência ventricular.

Em 2013, a ASE e SCA publicaram as diretrizes para realização perioperatória de um exame ecocardiográfico básico.[17] O intuito da realização de um exame focado, é principalmente a monitorização voltada para causas cardíacas de instabilidades hemodinâmicas e ventilatórias, em especial nos casos de choque não-responsivos às terapêuticas instituídas. A abordagem deve incluir a avaliação do tamanho e função biventricular e valvar, estado volêmico, anormalidades pericárdicas, tromboembolismo pulmonar, trauma torácico, doenças congênitas simples em adultos e complicações de procedimentos invasivos.

Nas cirurgias não cardíacas, a ETE deve ser utilizada de acordo com a cirurgia ou com as comorbidades do paciente ou sempre que se suspeitar de alguma doença cardiovascular que possa resultar em comprometimento hemodinâmico, pulmonar ou neurológico grave. Nos casos de instabilidade hemodinâmica grave e persistente, a despeito da instituição da terapia adequada, a ETE deve ser realizada se estiverem disponíveis equipamento e pessoal treinado. Em artigo publicado na revista *Critical Care*, Vincent e col. revisaram diferentes métodos de monitorização hemodinâmica em pacientes de alto risco.[2] Analisaram criticamente a combinação entre acurácia e grau de invasão de cada método, além da possibilidade de escolha de cada um deles de acordo com o risco perioperatório do paciente. Concluíram que o uso de dispositivos para monitorização hemodinâmica por si só não reduz morbimortalidade, embora a interpretação adequada de variáveis cardiovasculares possa guiar condutas e melhorar os desfechos clínicos. Nesse contexto, os autores mencionam o uso crescente ecocardiografia como uma ferramenta de primeira opção na identificação de problemas e escolha do tratamento inicial.

Finalmente, durante os cuidados pós-operatórios iniciais, a ETE deve ser usada quando se espera uma informação diagnóstica que possa alterar a conduta terapêutica e não possa ser utilizada a ecocardiografia transtorácica ou outra modalidade de monitorização/diagnóstico em tempo hábil.

# ■ INDICAÇÕES, CONTRAINDICAÇÕES E COMPLICAÇÕES

O Consenso Brasileiro de ETE Intraoperatório SBA/DIC[1] em consonância com as diretrizes da SCA/ASE, define as indicações para a utilização da ETE intraoperatória:[16]

1. Exame intraoperatório: todas as cirurgias com coração aberto (p. ex.: valvares) e da aorta torácica; em casos selecionados de revascularização miocárdica; nas cirurgias não-cardíacas em que o paciente tenha doença cardio-

vascular suspeita ou diagnosticada que pode impactar no desfecho;

2. Avaliação de estruturas cardíacas e da aorta nos casos em que os achados podem alterar a conduta clínica, e quando o exame transtorácico não for capaz de esclarecer o diagnóstico: avaliação de abscessos perivalvares, de próteses valvares, de aorta torácica, da auriculeta esquerda, de pacientes em ventilação mecânica, vítimas de trauma torácico e de fontes cardíacas de êmbolos;

3. Guia para procedimentos transcateter: fechamento de comunicações septais, oclusão de auriculeta, implantes valvares transcateter e ablação por radiofrequência;

4. Pacientes críticos em que as informações possíveis de serem obtidas com o exame transesofágico possam alterar a conduta.

As contraindicações à realização da ETE podem ser divididas em absolutas e relativas.[1] As absolutas são: perfuração de vísceras, estenose esofágica, sangramento ativo do trato gastrintestinal, tumor esofágico, divertículo esofágico, esclerodermia esofágica, cirurgia gástrica ou esofágica recente e laceração ou perfuração do esôfago. As contraindicações relativas são: doença atlantoaxial, artrite cervical grave, varizes de esôfago, história de cirurgia do trato gastrintestinal, sangramento gastrintestinal recente, esôfago de Barrett, história de disfagia, radioterapia torácica ou cervical prévias, coagulopatia ou trombocitopenia, esofagite ativa, doença péptica ativa e hérnia de hiato sintomática.[1,2,15,16]

As complicações relacionadas à realização do exame e à presença da sonda no esôfago são muito raras: odinofagia, hemorragia digestiva alta, dano odontológico, perfuração esofágica, laringoespasmo, broncoespasmo, disfagia, algum sangramento faríngeo menor, arritmia e deslocamento do tubo orotraqueal.[12,15,16] Durante o período intraoperatório, o transdutor pode permanecer por longo período no esôfago, desde que fique em modo de espera quando não for utilizado e que retorne ao modo de espera caso a temperatura do transdutor ultrapasse 40°C. Essas medidas evitam queimadura da mucosa esofágica. **É importante salientar que**, quando a ETE é utilizada em cirurgia cardíaca, deve-se ter o cuidado de **não inserir o transdutor após a heparinização e só** retirá-lo após reversão da heparina pela protamina, além de aguardar o tempo de coagulação ativado seja inferior a 120 segundos ou ao valor basal do paciente.

# ■ PRINCÍPIOS FÍSICOS BÁSICOS

Para aperfeiçoar a realização do exame e reconhecer os limites da técnica, é necessário um conhecimento básico sobre os princípios físicos que regem o exame ecocardiográfico.[19-22]

A ecocardiografia bidimensional gera imagens dinâmicas a partir de reflexões de ondas ultrassônicas transmitidas. A reflexão do som pela estrutura anatômica retorna ao transdutor, que registra o intervalo de tempo de cada reflexão devolvida. Como a velocidade do som no tecido é constante, o intervalo de tempo permite o cálculo das distâncias.

O ultrassom é o som com frequências maiores do que as audíveis pelo ouvido humano (maior que 20.000 Hz). Em ecocardiografia são usadas frequências de 2 a 10 MHz. As ondas sonoras são caracterizadas pela frequência (expressa em ciclos por segundo ou Hertz) e pelo comprimento da onda. Esses fatores têm grande importância na escolha dos transdutores e nos ajustes do aparelho, uma vez que quanto maior a frequência do transdutor, menor o comprimento de onda e maior a resolução da imagem, mas às custas de uma menor penetração das ondas nos tecidos, ou seja, menor é a profundidade que pode ser estudada. Existem três tipos de resolução que são avaliados em um sistema ultrassônico: a resolução dos objetos localizados ao longo do eixo do feixe de ondas do ultrassom (resolução axial), a resolução dos objetos localizados horizontalmente ao feixe de ondas (resolução lateral) e a resolução dos objetos localizados verticalmente ao feixe (resolução elevacional).

A propagação de uma onda de som pelos tecidos é influenciada pelas interações com as diferentes densidades de tecidos encontradas. Essas interações resultam nos fenômenos de reflexão, refração, difusão e atenuação do sinal do ultrassom. É a forma como o som é afetado que determina a aparência resultante da imagem.

O transdutor é composto de cristais piezoelétricos que podem funcionar tanto como um transmissor quanto como um receptor ultrassônico, ou seja, quando as partículas do cristal são estimuladas por corrente elétrica alternada, elas vibram, gerando ultrassom (efeito antipiezoelétrico). Inversamente, quando uma onda ultrassônica atinge o cristal, as vibrações resultantes das partículas polarizadas geram uma corrente elétrica alternada (efeito piezoelétrico).

Uma grande porção de energia sonora é perdida conforme a onda ultrassônica viaja, e o sinal elétrico deve ser amplificado para que possa ser mais bem processado. Essa amplificação é manipulada pelo controle de ganho do sistema. Além disso, a compensação de ganho de tempo permite amplificar seletivamente sinais de profundidades variadas. Desse modo, os sinais de alvos distantes e refletores mais fracos são aumentados de forma que suas amplitudes são mais precisamente compatíveis com aquelas de estruturas próximas.

## ■ O EXAME ETE BIDIMENSIONAL

No período intraoperatório, o transdutor devidamente lubrificado pode ser inserido no esôfago logo após a indução anestésica e intubação orotraqueal, da mesma forma que uma sonda orogástrica. A introdução da sonda pode ser guiada pela laringoscopia direta.

Imaginando o paciente em posição supina, há quatro movimentos possíveis (introdução da sonda, retirada e virar para a direita e para a esquerda) que podem ser realizados pela sonda do ETE. **Movimento de retirada**, quando são citadas estruturas superiores, quer dizer em direção à cabeça do paciente; **movimento de introdução** para avaliar estruturas inferiores, em direção aos pés. A sonda transesofágica possui duas manetes sobrepostas na empunhadura: a maior delas faz movimentos de ante e retroflexão (na direção do esterno ou da coluna do paciente), enquanto a menor faz movimentos de lateralização para a direita e para a esquerda. Quando a sonda é girada como um todo para a

direita e para a esquerda, os movimentos são conceituados em sentido horário e anti-horário, respectivamente. O plano da imagem pode ser obtido pela rotação axial do feixe de ondas de ultrassom do transdutor, que vai de 0° a 180° e adquire diferentes cortes anatômicos sem mudar a posição do transdutor. Os botões para a mudança desse ângulo ficam localizados na parte lateral da empunhadura.[23]

Existem duas maneiras de iniciar o exame. A primeira consiste em iniciar a aquisição de imagens na posição transgástrica, normalmente obtida quando o transdutor está a 40 a 45 cm dos dentes incisivos do paciente, e então puxá-lo de modo a examinar o coração do ápice para a base. A segunda abordagem consiste em iniciar pela base do coração a cerca de 25 a 30 cm dos dentes incisivos e progredir até a visão transgástrica. Para a realização da ETE, a posição da sonda varia do esôfago superior ao estômago. No primeiro, as estruturas mais próximas ao transdutor são os grandes vasos (aorta e artéria pulmonar); mais abaixo, no plano do esôfago médio, são visualizadas as câmaras e as válvulas cardíacas e, na posição transgástrica, é visto principalmente o ventrículo esquerdo. Para a visualização da aorta, é necessária uma rotação posterior do transdutor de 180 graus (Figura 89.1 e 89.2).[24] Com isto em mente, não é necessário preocupar-se com a distância ou profundidade de inserção do transdutor, porque a análise das estruturas visualizadas é mais importante e suficiente.

Para determinar a orientação da imagem no monitor, é importante ter em mente que o feixe de ondas do ultrassom sempre se origina do esôfago ou do estômago e se projeta perpendicularmente à sonda. Assim, no monitor, o ápice do setor exibe as estruturas que estão mais próximas à sonda, ou seja, as estruturas mais posteriores e aquelas mais próximas do arco do setor serão as anteriores. A varredura da imagem de 0° para 180° ocorre em sentido horário, e as estruturas que aparecem à esquerda do monitor correspondem àquelas do lado direito do paciente e vice-versa, quando são realizados cortes transversais. Quando o ângulo é alterado para 90°, em um corte longitudinal, as estruturas que aparecem à direita do monitor são as mais cefálicas e à esquerda são as mais caudais (Figura 89.3).

Os transdutores mais modernos, permitem a visualização simultânea, em tempo real de imagens bidimensionais em planos ortogonais diferentes. A primeira imagem, que aparece à esquerda da tela é a escolhida pelo examinador, e à direita está a imagem ortogonal. Ambas são mostradas em tempo real. A Figura 89.4 mostra como podem ser vistas as diferentes paredes do ventrículo esquerdo e as estruturas da valva mitral em planos ortogonais. Nota-se que apenas mudando o ângulo do feixe de ultrassom, é possível visualizar todas as paredes ventriculares e inspecionar as cúspides anterior e posterior da valva mitral em toda sua extensão, o que é fundamental nas cirurgias de plastia mitral.

No conjunto de diretrizes publicado em 1999 pelas Sociedades Americanas de Ecocardiografia e de Anestesiologia Cardiovascular,[24] há um roteiro sobre como executar um exame de ETE intraoperatório abrangente (Figura 89.5). Embora os autores quisessem fornecer um guia que pudesse abranger um número satisfatório de janelas ecocardiográficas e facilitasse a visão de diferentes planos, frequentemente são necessárias manobras adicionais para avaliar uma anormalidade em particular ou, o exame pode ficar abreviado em determinados planos pela rapidez necessária em se obter um diagnóstico intraoperatório. Desse modo, não se chegou a um consenso se todas as 20 janelas descritas nas diretrizes devem ser obtidas para cada paciente cirúrgico. Esse trabalho foi um clássico muito citado em outros artigos e em cursos de ecocardiografia intraoperatória. Mas,

buscando melhorar a qualidade do exame e a segurança do paciente, em 2013 essas duas sociedades publicaram duas diretrizes distintas. Uma delas refere-se ao exame básico e recomenda a aquisição de apenas 11 janelas (Figura 89.6).[17] O outro, objetiva um exame detalhado e recomenda 28 janelas e, ainda assim, menciona que elas podem ser insuficientes. Nesta última, a diretriz ainda abordada o uso da

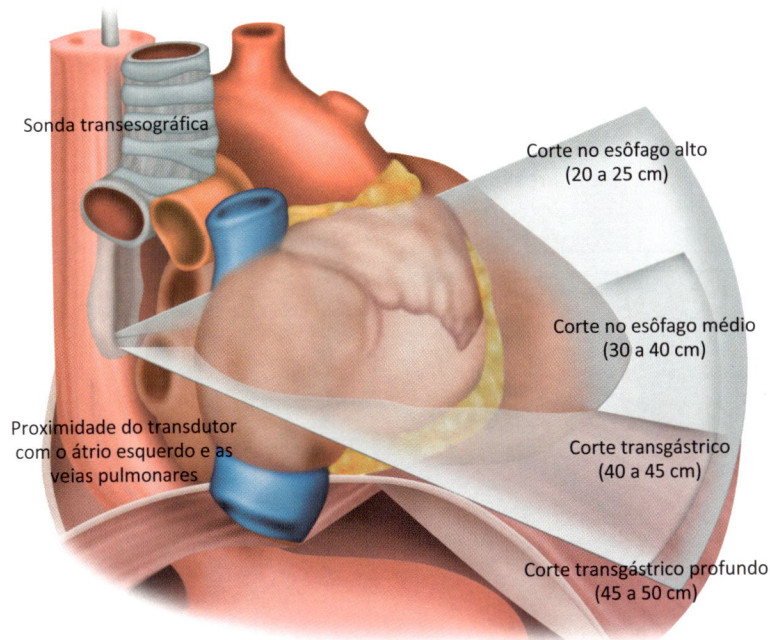

◄ **Figura 89.1** Nomenclatura e posicionamento da sonda transesofágica.[1]

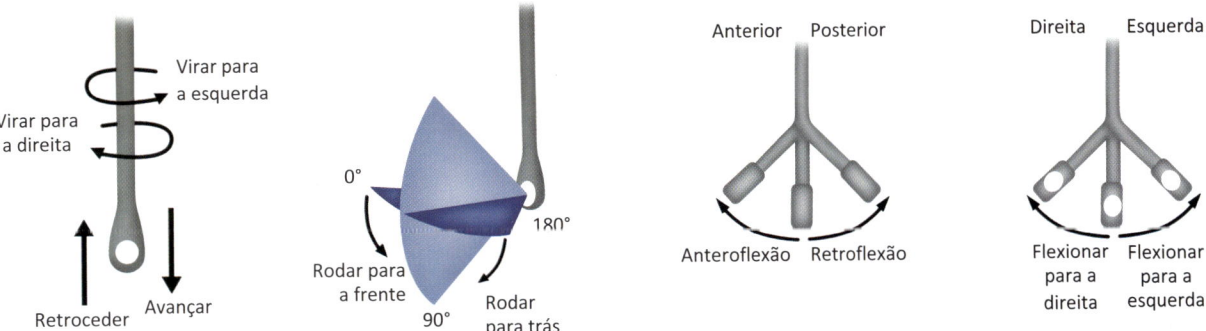

▲ **Figura 89.2** Modos de manipulação da sonda durante a aquisição de imagem.[1]

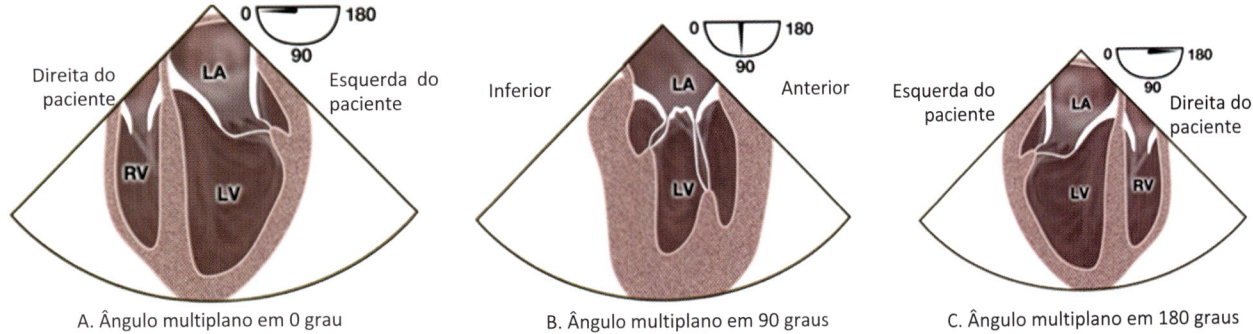

A. Ângulo multiplano em 0 grau

B. Ângulo multiplano em 90 graus

C. Ângulo multiplano em 180 graus

▲ **Figura 89.3** Convenção da apresentação das imagens.
**Fonte:** Hahn RT, e col., 2013.[24]

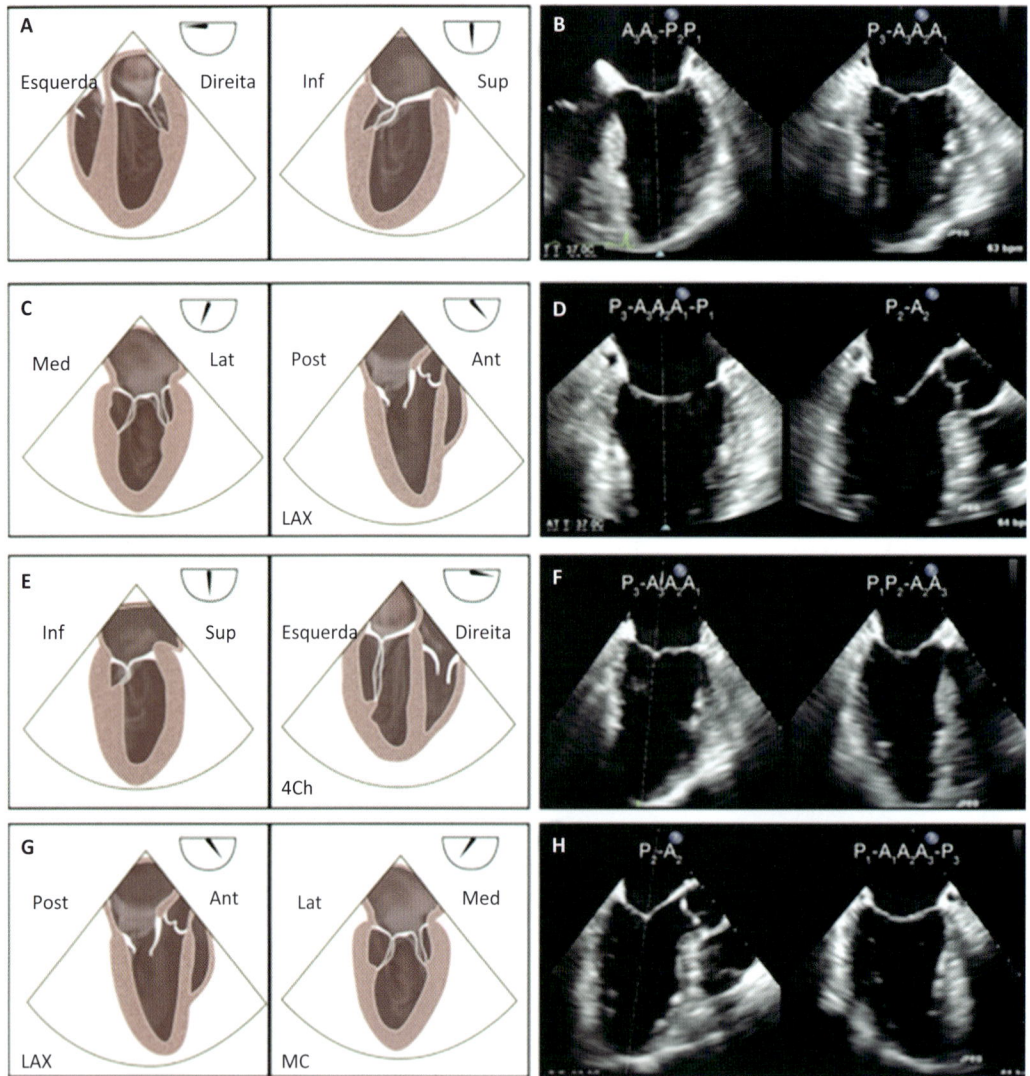

▲**Figura 89.4** Exibição das imagens multiplanas simultâneas.
**Fonte:** Hahn RT, e col., 2013.[24]

ecocardiografia tridimensional (Figura 89.7).[23]As oito janelas adicionais são cortes em eixo longo e eixo curto das quatro valvas, quatro câmaras e dos grandes vasos. De qualquer forma, é importante que se tente avaliar cada estrutura em diferentes janelas ou cortes. Por exemplo, é fundamental que sejam vistas diferentes janelas para avaliar a contratilidade ventricular, uma vez que cada uma delas mostra paredes diferentes. Para avaliação valvar, o mesmo raciocínio deve ser levado em conta, uma vez que o prolapso de uma cúspide, por exemplo, pode ser visualizado em uma dada janela e em outra não.

As Figuras 89.5, 89.6 e 89.7 mostram uma sequência de cortes que pode ser realizada pelo anestesiologista assim que a sonda é inserida no paciente. Estão representadas em sequência as 20 janelas do trabalho clássico de 1999, as 11 e 28 janelas dos consensos mais recentes. Mas se trata apenas de uma sugestão, para que nenhuma estrutura deixe de ser visualizada. É importante que se tente avaliar o máximo possível de janelas, principalmente em anestesia para cirurgia cardíaca, uma vez que, em cerca de 20% dos casos, novos diagnósticos são encontrados.

## ■ AVALIAÇÃO HEMODINÂMICA

A avaliação hemodinâmica é um dos objetivos principais da ecocardiografia tanto no centro cirúrgico, quanto na terapia intensiva. Medidas como o volume sistólico, o débito cardíaco, as pressões intracardíacas, os gradientes de pressão e a resistência vascular podem ser determinados pela combinação da ecocardiografia bidimensional e o modo Doppler.

Diversos trabalhos mostraram que a avaliação hemodinâmica por meio da ecocardiografia é seguro e apresenta alta sensibilidade quando realizado por anestesiologistas e intensivistas treinados.[3-5,8,10-12] Além disso, existem trabalhos que comparam o uso do Cateter de Artéria Pulmonar (CAP) com a ecocardiografia – tanto transtorácica quanto transesofágica – em relação à análise hemodinâmica e decisão terapêutica. Esses estudos revelam que a ecocardiografia pode trazer mais benefícios do que o CAP, com uma incidência bem menor de eventos adversos relacionados ao procedimento.[25-27]

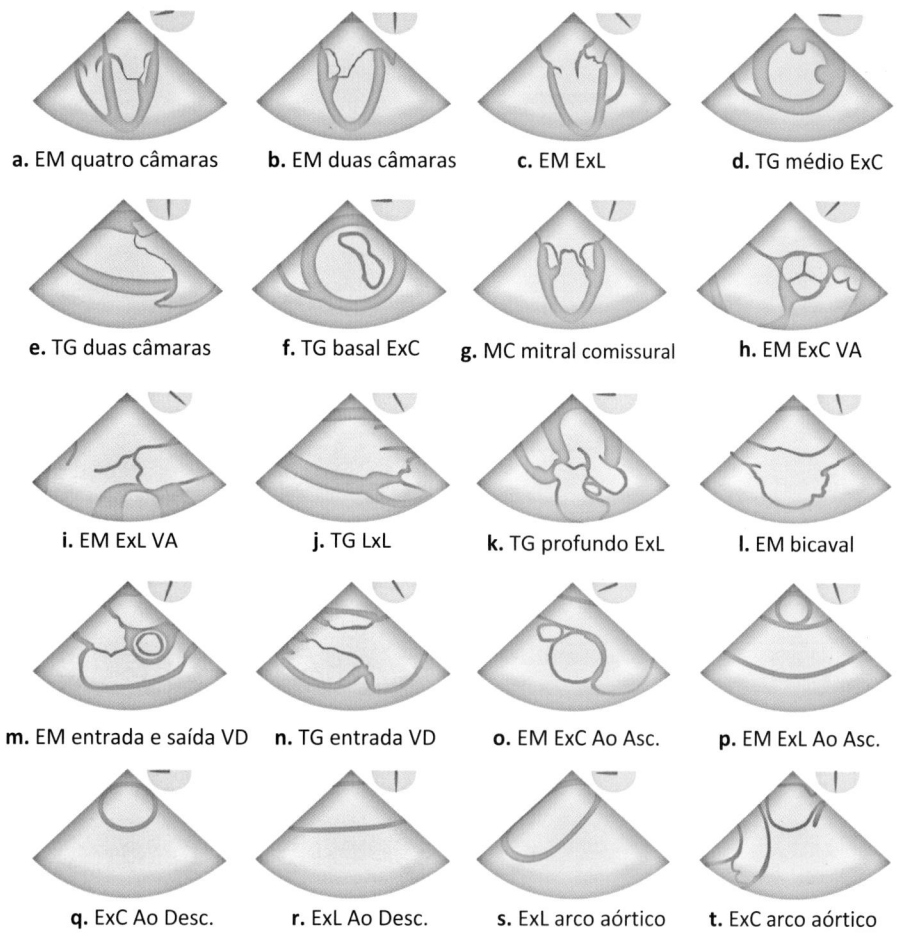

**a.** EM quatro câmaras    **b.** EM duas câmaras    **c.** EM ExL    **d.** TG médio ExC

**e.** TG duas câmaras    **f.** TG basal ExC    **g.** MC mitral comissural    **h.** EM ExC VA

**i.** EM ExL VA    **j.** TG LxL    **k.** TG profundo ExL    **l.** EM bicaval

**m.** EM entrada e saída VD    **n.** TG entrada VD    **o.** EM ExC Ao Asc.    **p.** EM ExL Ao Asc.

**q.** ExC Ao Desc.    **r.** ExL Ao Desc.    **s.** ExL arco aórtico    **t.** ExC arco aórtico

▲ **Figura 89.5** As 20 janelas ecocardiográficas.
**Fonte:** Shanewise JS, e col., 1999.[25]

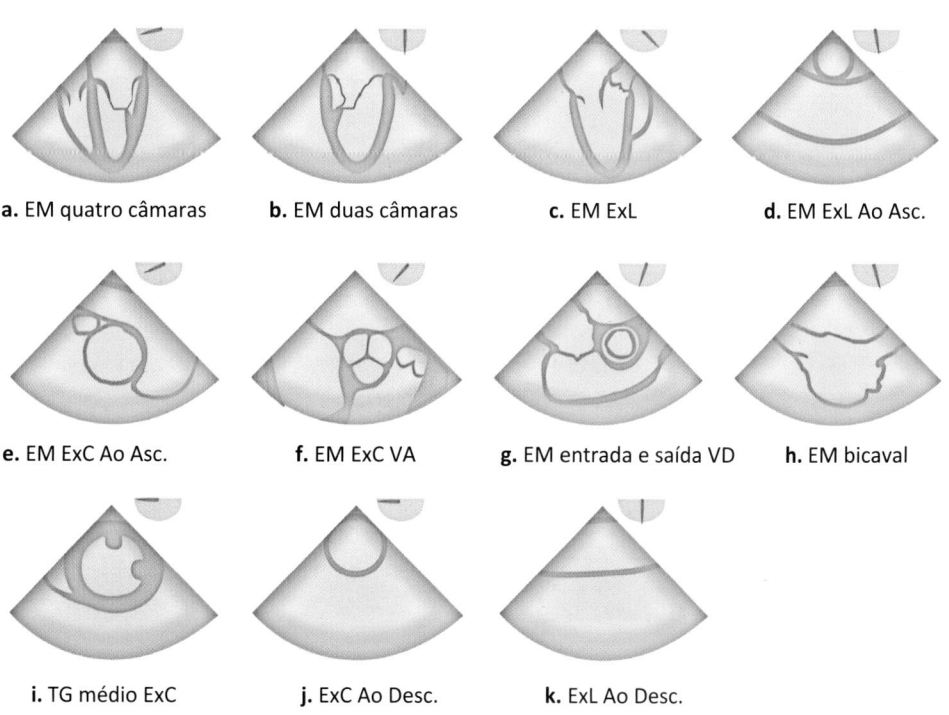

**a.** EM quatro câmaras    **b.** EM duas câmaras    **c.** EM ExL    **d.** EM ExL Ao Asc.

**e.** EM ExC Ao Asc.    **f.** EM ExC VA    **g.** EM entrada e saída VD    **h.** EM bicaval

**i.** TG médio ExC    **j.** ExC Ao Desc.    **k.** ExL Ao Desc.

▲ **Figura 89.6** As 11 janelas ecocardiográficas do exame básico.
**Fonte:** Reeves ST, e col., 2013.[18]

| Plano de imagem | Modelo 3D | Imagem de ETE 2D | Protocolo de Aquisição | Estruturas visualizadas na imagem |
|---|---|---|---|---|
| **Vista médio esofágica** | | | | |
| 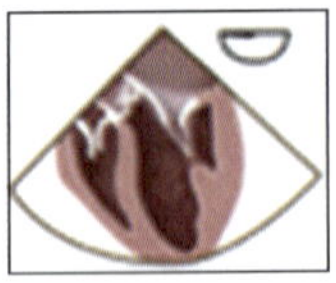 1. incidência EM 5 câmeras | 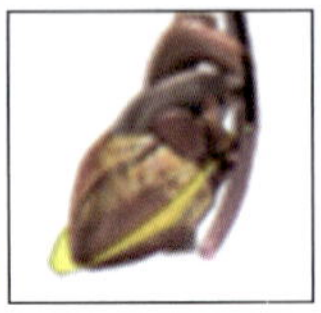 | 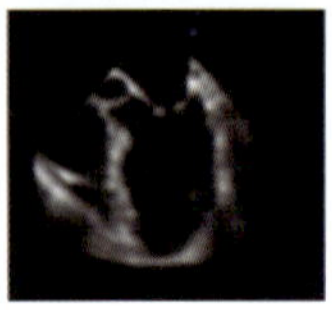 | **Ângulo do transdutor:** ~0-10° <br> **Nível:** esofágico médio <br> **Manobra** (a partir da imagem anterior): NA | Válvula aórtica <br> VSVE <br> Átrio esquerdo/átrio direito <br> Ventrículo esquerdo/ventrículo direito/SVI <br> Válvula mitral (A2A1-P1) <br> Válvula tricúspide |
| 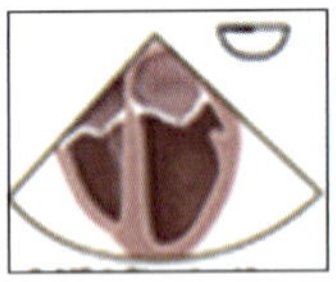 2. incidência EM 4 câmeras | | 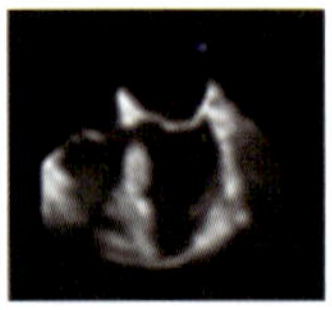 | **Ângulo do transdutor:** ~0-10° <br> **Nível:** esofágico médio <br> **Manobra** (a partir da imagem anterior): Avançar ± Retroflexão | Átrio esquerdo/átrio direito <br> SIA <br> Ventrículo esquerdo/ventrículo direito/SVI <br> Válvula mitral (A2A1-P2P1) <br> Válvula tricúspide |
| 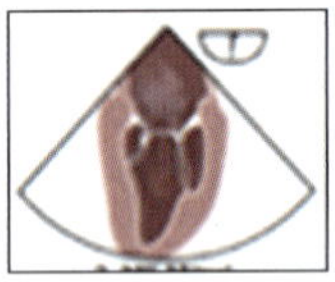 3. incidência EM comissural mitral | 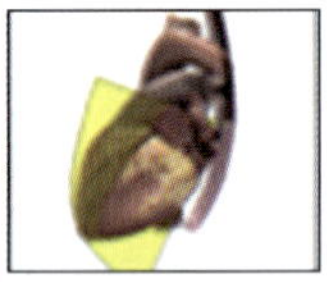 | 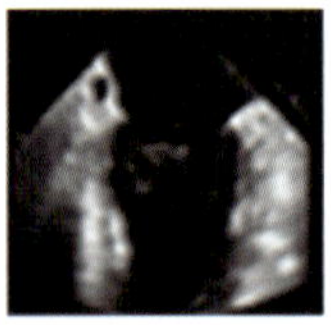 | **Ângulo do transdutor:** ~50-70° <br> **Nível:** esofágico médio <br> **Manobra** (a partir da imagem anterior): NA | Átrio esquerdo <br> Seio coronário <br> Ventrículo esquerdo <br> Válvula mitral (P3-A3-A2A1-P1) <br> Músculos papilares <br> Cordão tendíneo |
| 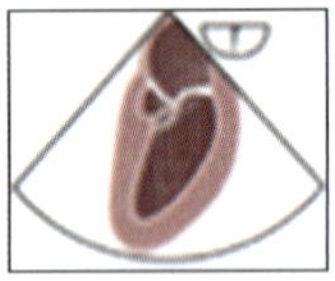 4. Incidência EM 2 câmeras | 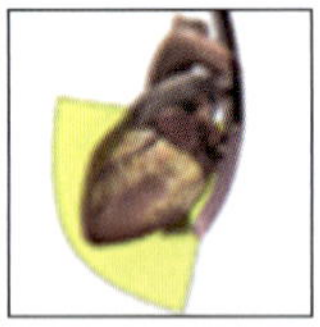 | 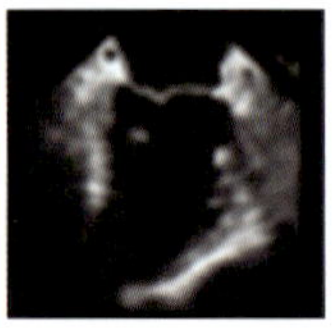 | **Ângulo do transdutor:** ~80-100° <br> **Nível:** esofágico médio <br> **Manobra** (a partir da imagem anterior): NA | Átrio esquerdo <br> Seio coronário <br> Apêndice atrial esquerdo <br> Ventrículo esquerdo <br> Válvula mitral (P3-A3A2A1) |
| 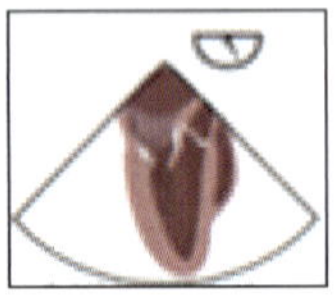 5. Incidência EM eixo longo | 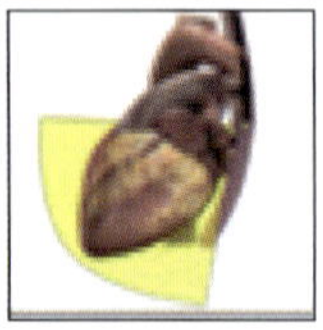 | 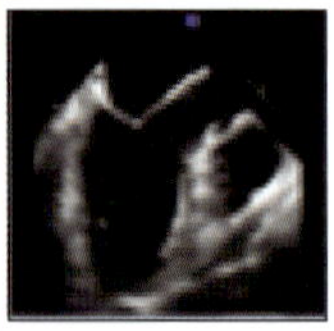 | **Ângulo do transdutor:** ~120-140° <br> **Nível:** esofágico médio <br> **Manobra** (a partir da imagem anterior): NA | Átrio esquerdo <br> Ventrículo esquerdo <br> VSVE <br> VSVD <br> Válvula mitral (P2-A2) <br> Válvula aórtica <br> Aorta ascendente proximal |
| 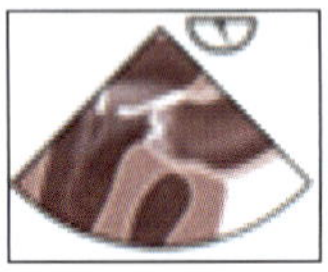 6. Incidência EM Eixo longo AV | 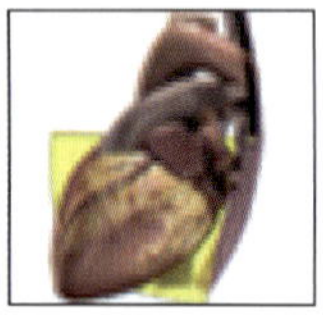 | 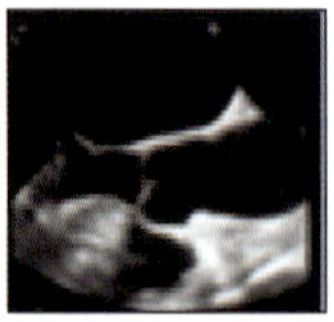 | **Ângulo do transdutor:** ~120-140° <br> **Nível:** esofágico médio <br> **Manobra** (a partir da imagem anterior): retroceder±anteflexão | Átrio esquerdo <br> VSVE <br> VSVD <br> Válvula mitral (A2-P2) <br> Válvula aórtica <br> Aorta ascendente proximal |
| 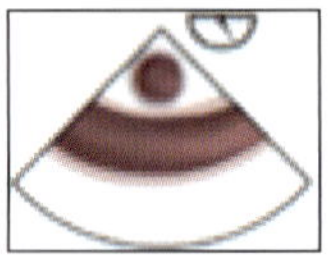 7. Incidência EM 2 câmeras | 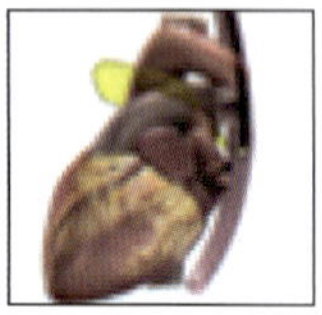 | 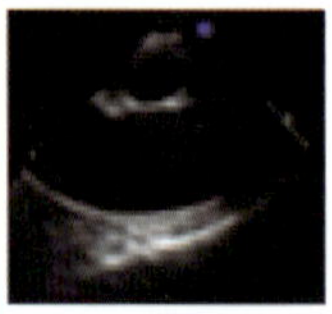 | **Ângulo do transdutor:** ~90-110° <br> **Nível:** esofágico superior <br> **Manobra** (a partir da imagem anterior): retroceder | Aorta ascendente média <br> Artéria pulmonar direita |
| 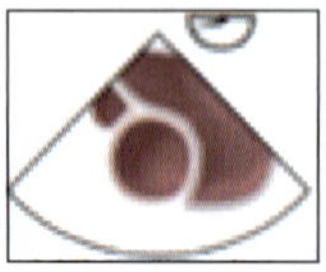 8. Incidência EM | 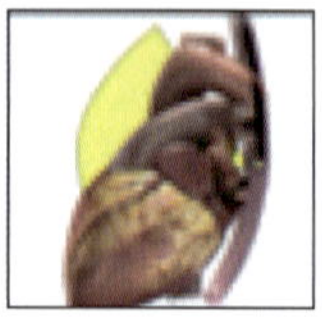 | 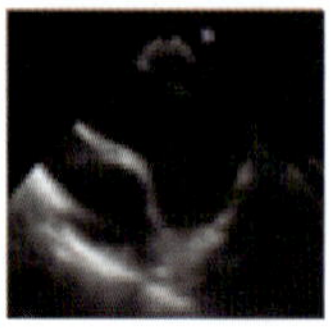 | **Ângulo do transdutor:** ~0-30° <br> **Nível:** esofágico superior <br> **Manobra** (a partir da imagem anterior): CW | Aorta ascendente média (SAX) <br> Artéria pulmonar principal/bifurcação <br> Veia cava superior |

▲ **Figura 89.7** As 28 janelas de um exame compreensível.
**Fonte:** Reeves ST, e col., 2013.[18]

(Continua)

| Plano de imagem | Imagem de ETE 2D | Protocolo de Aquisição | Estruturas visualizadas na imagem |
|---|---|---|---|
| **Vista médio esofágica** | | | |
| 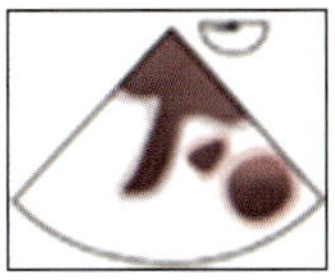 9. Incidência EM Veias pulmonares Direitas | | 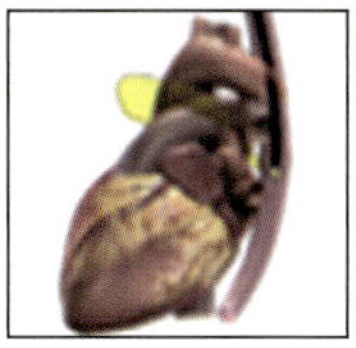 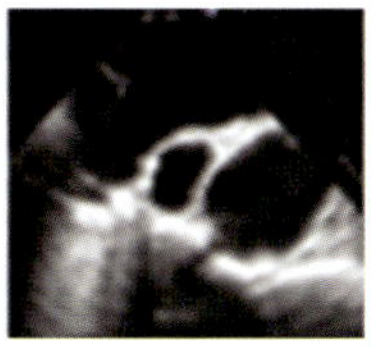 **Ângulo do transdutor:** ~0-30° **Nível:** esofágico superior **Manobra** (a partir da imagem anterior): CW, Avançar | Aorta ascendente média Veia cava superior, Veias pulmonares direitas |
| 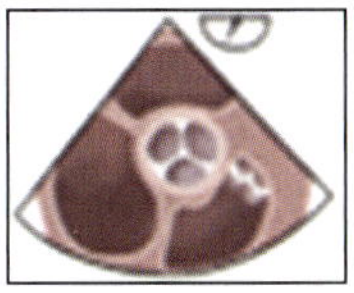 10. Incidência EM AV eixo curto (SAX) | | 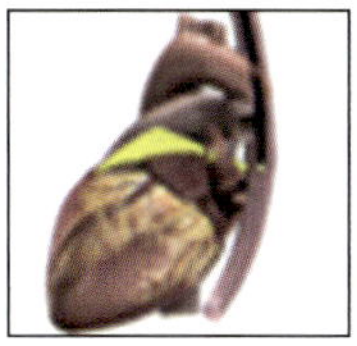 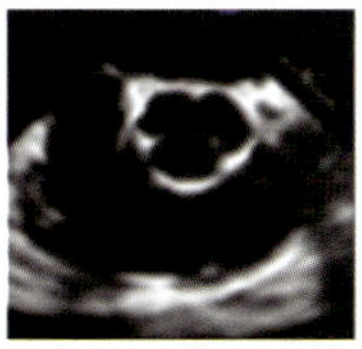 **Ângulo do transdutor:** ~25-45° **Nível:** esofágico superior **Manobra** (a partir da imagem anterior): CVW, Avançar, Anteflexão | Válvula aórtica Átrio direito Átrio esquerdo SAI superior VSVD Válvula pulmonar |
| 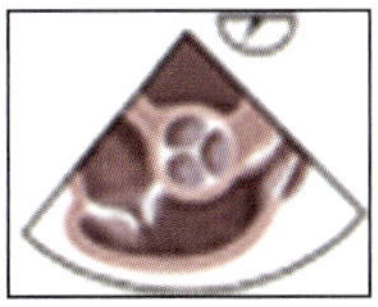 11. Incidência EM Via de entrada e de saída VD | | 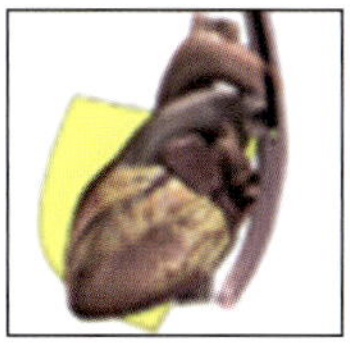 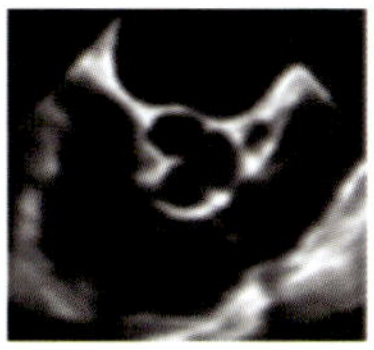 **Ângulo do transdutor:** ~50-70° **Nível:** esofágico médio Manobra (a partir da imagem anterior): CW, Avançar | Válvula aórtica Átrio direito Átrio esquerdo SAI superior Válvula tricúspide VSVD Válvula pulmonar |
| 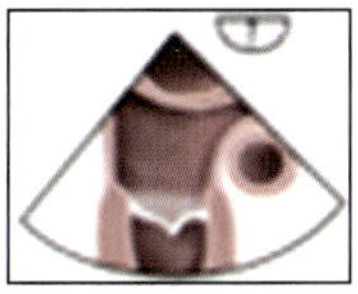 12. Incidência EM Via de entrada e de saída VD | | 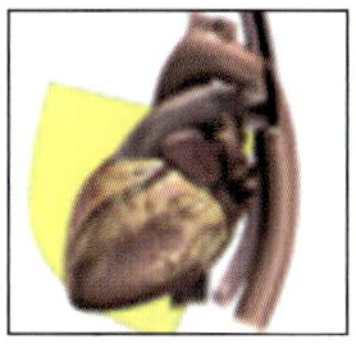 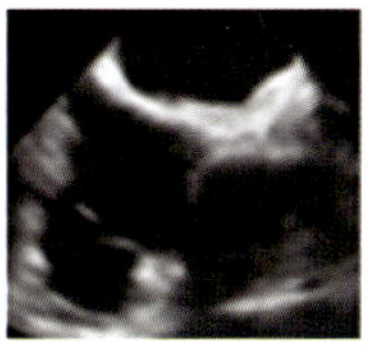 **Ângulo do transdutor:** ~50-70° **Nível:** esofágico médio **Manobra** (a partir da imagem anterior): CW | Átrio direito Átrio esquerdo SAI médio Válvula tricúspide Veia cava superior, Veia cava inferior/ seio coronário |
| 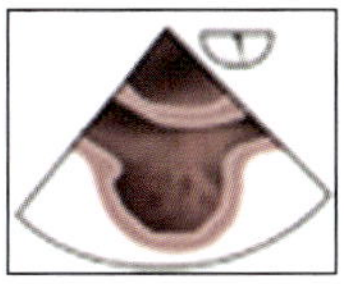 13. Incidência EM bicaval | | 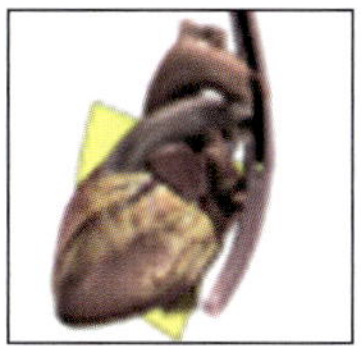 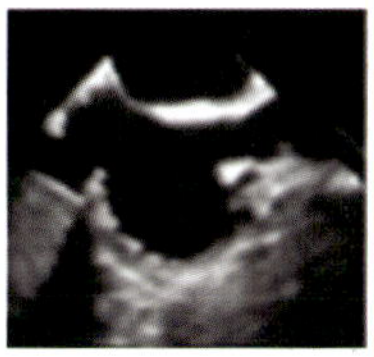 **Ângulo do transdutor:** ~90-110° **Nível:** esofágico médio **Manobra** (a partir da imagem anterior): CW | Átrio esquerdo Átrio direito/apêndice SAI Veia cava superior Veia cava inferior |
| 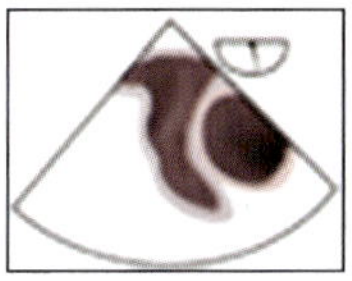 14. Incidência EM Veia pulmonar direita e esquerda | | 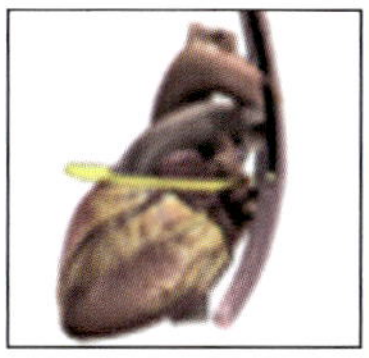 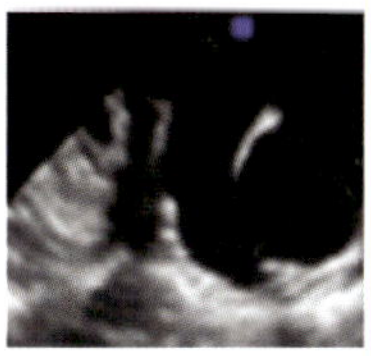 **Ângulo do transdutor:** ~90-110° **Nível:** esofágico superior **Manobra (a partir da imagem anterior):** Retroceder, CW para veias direitas, CCW para veias esquerdas | Veia pulmonar (superior e inferior) Artéria pulmonar |
| 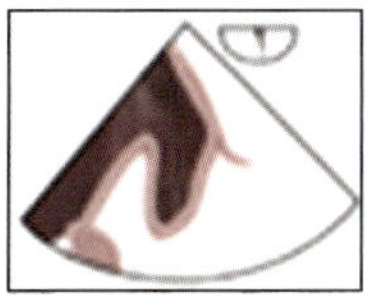 15. Incidência EM de Apêndice Atrial Esquerdo | | 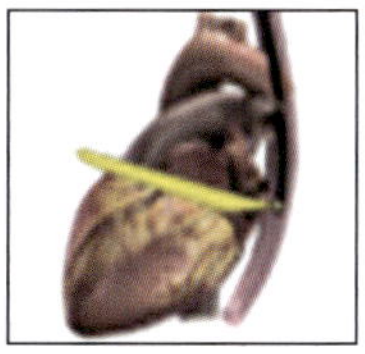 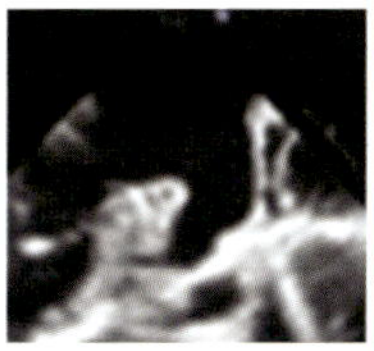 **Ângulo do transdutor:** ~90-110° **Nível:** esofágico médio **Manobra** (a partir da imagem anterior): Avançar | Apêndice atrial esquerdo Veia pulmonar superior esquerda |

▲ **Figura 89.7** As 28 janelas de um exame compreensível.
**Fonte:** Reeves ST, e col., 2013.[18]

(Continua)

| Plano de imagem | Modelo 3D | Imagem de ETE 2D | Protocolo de Aquisição | Estruturas visualizadas na imagem |
|---|---|---|---|---|
| **Vista transgástrica** | | | | |
| 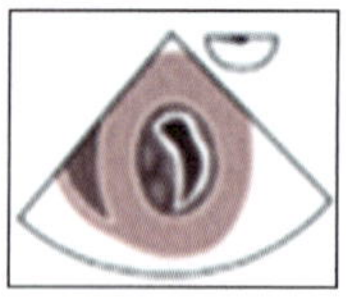 16. Incidência TG SAX Basal | 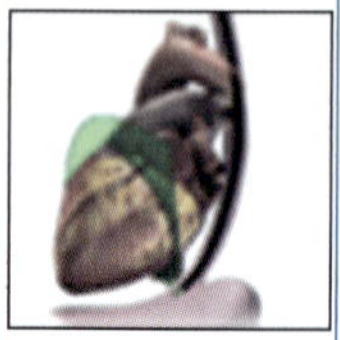 | 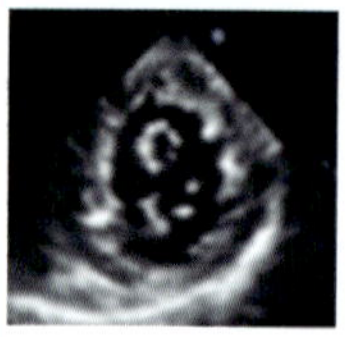 | **Ângulo do transdutor:** ~0-20° **Nível:** transgástrico **Manobra (a partir da imagem anterior):** Avançar ± Anteflexão | Ventrículo esquerdo (base) Ventrículo direito (base) Válvula mitral (SAX) Válvula tricúspide (eixo curto) |
| 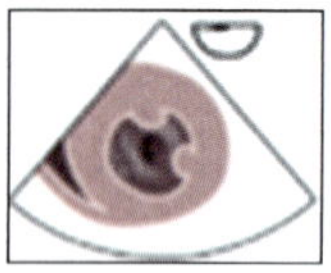 17. Incidência TG SAX Papilar média | 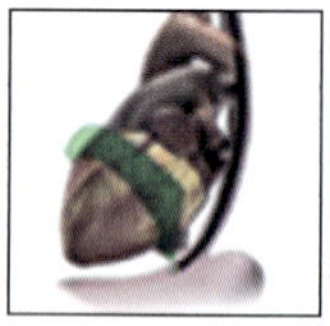 | 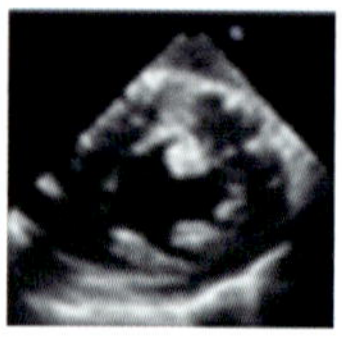 | **Ângulo do transdutor:** ~0-20° **Nível:** transgátrico **Manobra** (a partir da imagem anterior): Avançar ± Anteflexão | Ventrículo esquerdo (médio) Músculos papilares Ventrículo direito (médio) |
| 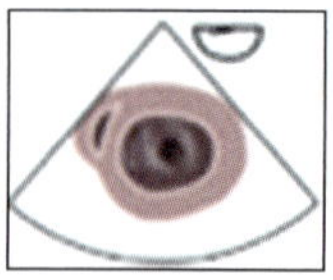 18. Incidência TG Via de entrada e de saída VD | 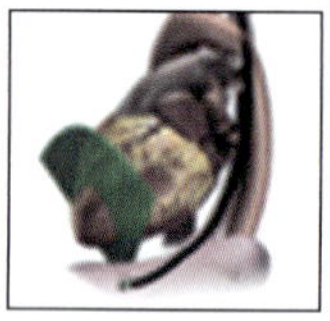 | 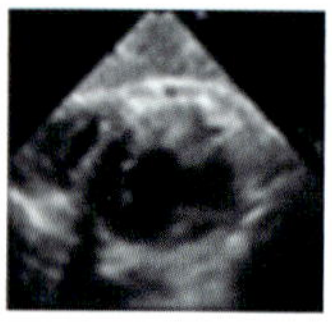 | **Ângulo do transdutor:** ~0-20° **Nível:** transgástrico **Manobra** (a partir da imagem anterior): Avançar± Anteflexão | Ventrículo esquerdo (ápice) Ventrículo direito (ápice) |
| 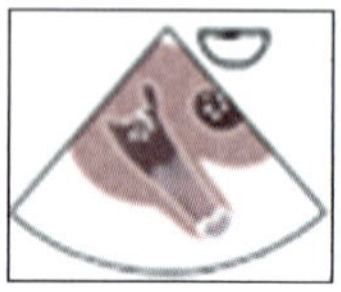 19. Incidência TG Basal VD | 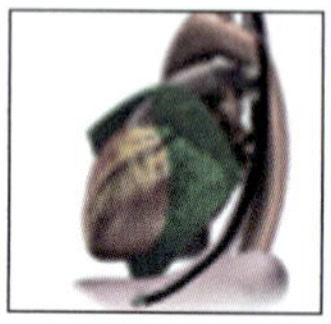 | 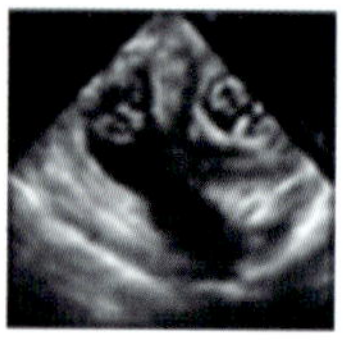 | **Ângulo do transdutor:** ~0-20° **Nível:** transgástrico **Manobra** (a partir da imagem anterior): Anteflexão | Ventrículo esquerdo (médio) Ventrículo direito (médio) Via de saída ventricular direita Válvula tricúspide (SAX) Válvula pulmonar |
| 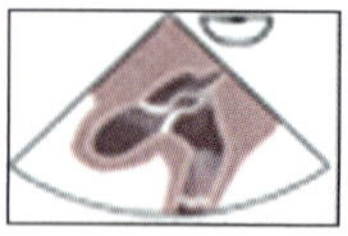 20. Incidência TG de Via de entrada e de saída VD | 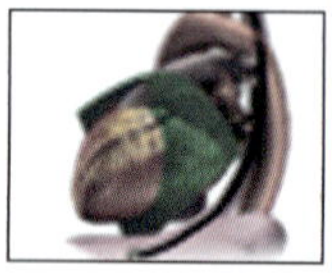 | 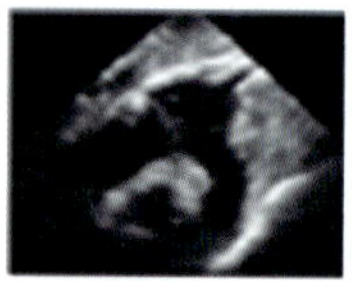 | **Ângulo do transdutor:** ~0-20° **Nível:** transgástrico **Manobra** (a partir da imagem anterior): Avançar± Anteflexão | Átrio direito Ventrículo direito Via de saída ventricular direita Válvula pulmonar Válvula tricúspide |
| 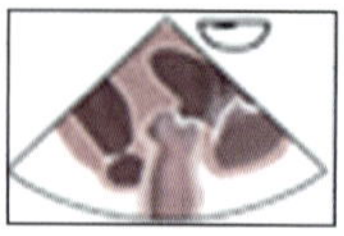 21. Incidência TG profunda 5 câmeras | 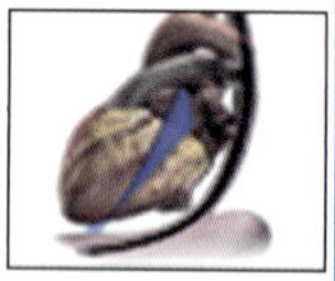 | 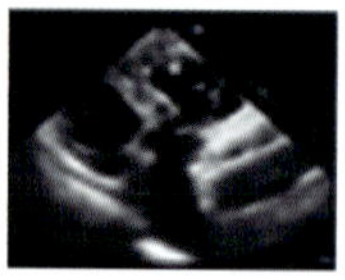 | **Ângulo do transdutor:** ~0-20° **Nível:** transgástrico **Manobra** (a partir da imagem anterior): Esquerdo-flexão, Avançar, Anteflexão | Ventrículo esquerdo Via de saída ventricular esquerda Ventrículo direito Válvula aórtica Raiz aórtica Válvula mitral |
| 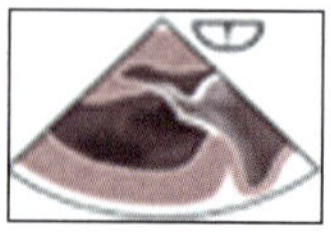 22. Incidência TG 2 câmeras | 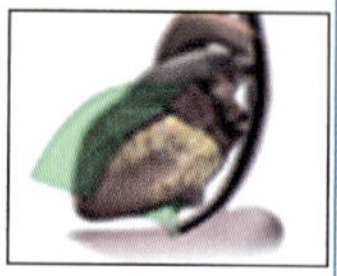 | 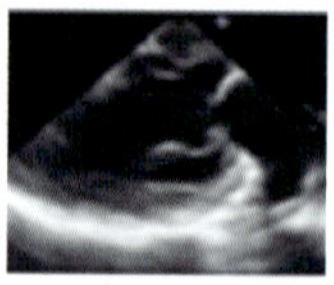 | **Ângulo do transdutor:** ~90-110° **Nível:** transgástrico **Manobra** (a partir da imagem anterior): flexão neutra, retroceder | Ventrículo esquerdo Átrio esquerdo/apêndice Válvula mitral |
| 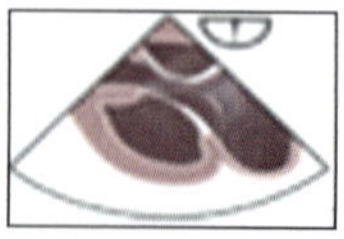 23. Incidência TG de Via de entrada VD | 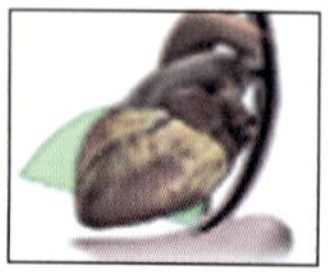 | 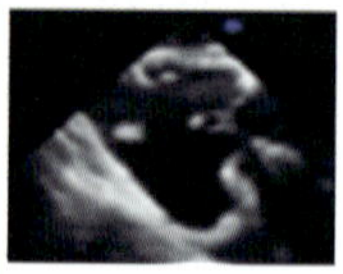 | **Ângulo do transdutor:** ~90-110° **Nível:** transgástrico **Manobra** (a partir da imagem anterior): CW | Ventrículo direito Átrio direito Válvula tricúspide |
| 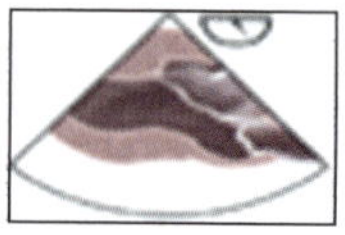 24. Incidência TG LAX | 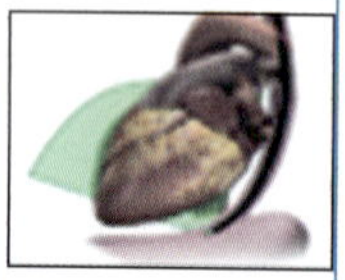 | 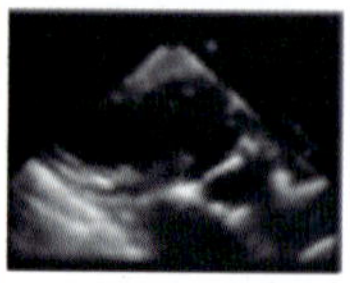 | **Ângulo do transdutor:** ~120-140° **Nível:** transgástrico **Manobra** (a partir da imagem anterior): CCW | Ventrículo esquerdo Via de saída ventricular esquerda Ventrículo direito Válvula aórtica Raiz aórtica Válvula mitral |

▲**Figura 89.7** As 28 janelas de um exame compreensível.
**Fonte:** Reeves ST, e col., 2013.[18]

*(Continua)*

| Plano de imagem | Modelo 3D | Imagem de ETE 2D | Protocolo de Aquisição | Estruturas visualizadas na imagem |
|---|---|---|---|---|
| **Vista aórtica** | | | | |
| 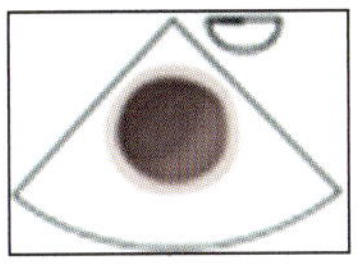 25. Incidência SAX aorta descendente | 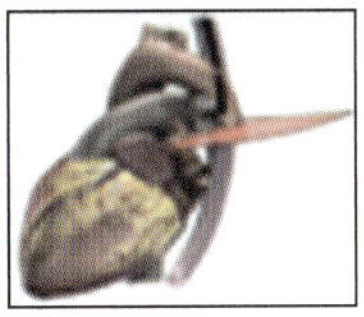 | 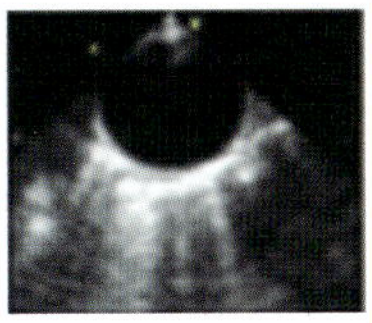 | **Ângulo do transdutor:** ~0-10° **Nível:** transgástrico a esofágico médio **Manobra** (a partir da imagem anterior): flexão neutra | Aorta descendente Tórax esquerdo Veias hemiázigo e ázigo Artérias intercostais |
| 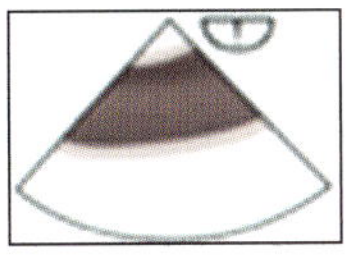 26. Incidência LAX Aorta descendente | 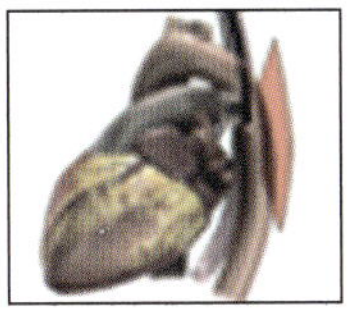 | 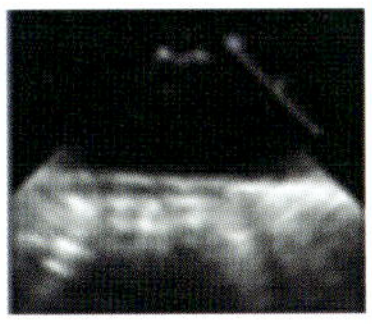 | **Ângulo do transdutor:** ~90-100° **Nível:** transgástrico a esofágico médio **Manobra** (a partir da imagem anterior): flexão neutra | Aorta descendente Tórax esquerdo |
| 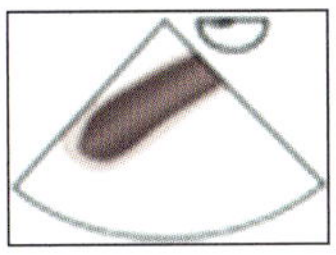 27. Incidência LAX Arco Aórtico ES | 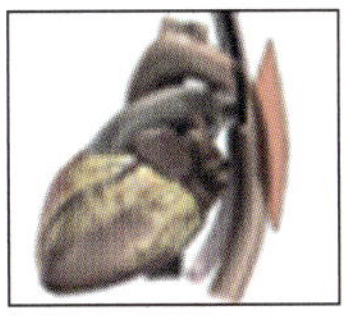 | 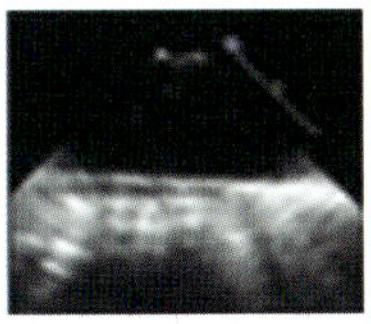 | **Ângulo do transdutor:** ~0-10° **Nível:** esofágico superior **Manobra** (a partir da imagem anterior): retroceder | Arco aórtico Veia inominada Tecido mediastinal |
| 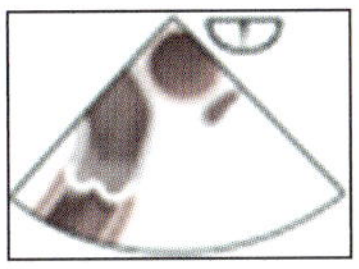 28. Incidência SAX Arco Aórtico ES | 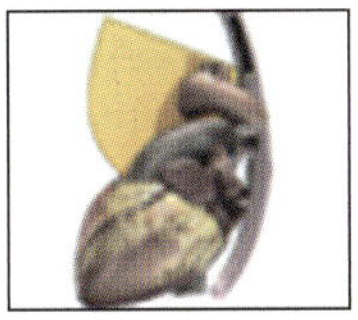 | 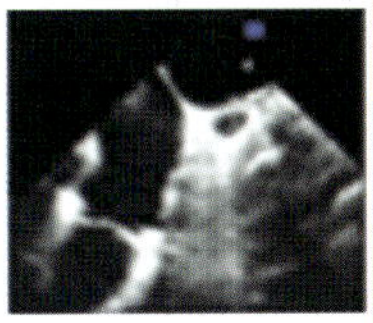 | **Ângulo do transdutor:** ~70-90° **Nível:** transgástrico a esofágico médio **Manobra** (a partir da imagem anterior): NA | Arco aórtico Veia inominada Artéria pulmonar Válvula pulmonar Tecido mediastinal |

▲ **Figura 89.7** As 28 janelas de um exame compreensível.
**Fonte:** Reeves ST, e col., 2013.[18]

No início da ecocardiografia, a avaliação hemodinâmica era feita predominantemente em modo M (modo de movimento – apesar de mostrar uma imagem unidimensional, fornece uma taxa de quadros muito alta, permitindo uma exibição superior do movimento dinâmico). Atualmente, o método de escolha é a combinação das imagens em modo bidimensional (2D) e/ou tridimensional (3D) junto ao estudo Doppler.

O efeito Doppler foi descrito pelo físico austríaco Christian Doppler em 1842.[28-30] Ele estudou o fenômeno de que o timbre do som é afetado pela sua movimentação em relação a um observador. De modo simplificado, ele nos diz que a frequência sonora aumenta à medida que a fonte de som se aproxima de um dado observador e, de modo inverso, diminui à medida que a fonte de som se afasta do observador. No caso da ecocardiografia e do sistema cardiovascular, a fonte sonora são as hemácias e o observador é o transdutor. Desse modo, pela velocidade das hemácias em relação ao transdutor, pode-se quantificar o fluxo sanguíneo a partir da seguinte equação:

$$\Delta f = 2\, fo\, \frac{v \times \cos \theta}{c}$$

Onde $\Delta f$ é a variação entre a frequência transmitida e a recebida pelo transdutor, $fo$ é a frequência transmitida, $v$ é a velocidade das hemácias, $c$ é a velocidade do som no sangue (conhecida como 1540 m/s) e $\theta$ é o ângulo formado pelo feixe de ultrassom e o fluxo sanguíneo. Vale ressaltar que o ângulo $\theta$ indica o alinhamento entre o feixe de ultrassom e o fluxo sanguíneo, o que é de fundamental importância na análise correta das velocidades, ou seja, como a equação do efeito Doppler depende do cosseno de $\theta$, se o alinhamento não for feito da maneira mais paralela possível pelo examinador, a velocidade do sangue estará subestimada.

Há cinco tipos básicos de técnicas com Doppler: onda contínua, onda pulsada, imagem de fluxo colorido, Doppler tissular e varredura dúplex. Veremos a seguir as técnicas de Doppler contínuo e pulsado. O Doppler colorido e a varredura dúplex são técnicas derivadas do Doppler pulsado. Já o Doppler tecidual é a técnica cujo alvo passa a ser a movimentação do tecido, e não mais o fluxo sanguíneo, e será apresentado posteriormente neste capítulo. No **Doppler pulsado**, um único cristal de ultrassom envia e recebe os feixes sonoros. O cristal do transdutor emite um disparo de ultrassons com uma frequência conhecida, que é refletido por um objeto em movimento. Esse mesmo cristal recebe a frequência refletida, e o número de pulsos transmitidos por um transdutor Doppler a cada segundo é chamado de Frequência de Repetição de Pulsos (FRP). Desse modo, existe uma frequência máxima de emissão, que é igual à metade da FRP, e a isso se dá o nome de limite de Nyquist. Se a frequência emitida for maior que o limite Nyquist, ocorrerá o fenômeno de ambiguidade (*aliasing*), ou seja, o espectro do Doppler é cortado acima do limite Nyquist e as medidas não podem ser realizadas. Outra característica do Doppler pulsado, é que como existe um intervalo entre a transmissão e a recepção dos pulsos, profundidades diferentes podem ser avaliadas, o que cria um "volume de amostra" num ponto específico ao longo do feixe. Pode-se concluir então que o Doppler pulsado mede fluxos laminares, de baixas velocidades (< 1.5 m.s⁻¹) e em uma localização intracardíaca específica.

Já no **Doppler contínuo**, dois cristais estão envolvidos: um que emite e outro que recebe a frequência dos objetos móveis. Assim, há um movimento contínuo de transmissão e recepção que permite uma frequência ilimitada de repetição de pulsos e análise de vários pontos ao longo do feixe. Logo, o Doppler contínuo permite a análise de fluxos turbilhonares, com velocidades maiores por meio de orifícios intracardíacos (> 1.5 m.s⁻¹).

A Figura 89.8 mostra o aspecto da aplicação do Doppler contínuo para medir a velocidade do fluxo sanguíneo na valva aórtica. Observa-se que a velocidade é expressa no eixo das *abscissas* e o tempo no eixo das ordenadas.

A aplicação da equação do fenômeno Doppler permite determinar a velocidade das hemácias, ou seja, do fluxo sanguíneo, que pode ser convertida em gradiente de pressão pela equação simplificada de Bernoulli:

$$\Delta P = 4v^2$$

No canto superior direito da Figura 89.8, é apresentada a aplicação desta equação. Observa-se uma velocidade máxima de 486 cm.s⁻¹. Se essa velocidade for elevada ao quadrado e o resultado multiplicado por quatro, obtém-se um gradiente máximo de pressão de 94,3 mmHg, como mostra a figura.

Existe um conceito ecocardiográfico denominado Lei de Preservação das Massas. Este conceito define que o uso do efeito Doppler e da equação de Bernoulli pode ser aplicado a qualquer lugar por onde o sangue passa. Logo, é possível medir o fluxo sanguíneo em cada uma das quatro valvas cardíacas e nos grandes vasos.

Com o conhecimento desses conceitos, é possível compreender as ferramentas utilizadas para o cálculo dos parâmetros hemodinâmicos. A seguir serão abordados os principais métodos de análise hemodinâmica a partir da ecocardiografia bidimensional e do efeito Doppler.

## Gradientes Transvalvares[28-33]

Uma das aplicações mais importantes do método Doppler contínuo é avaliar os gradientes de pressão transvalvares. A equação de Bernoulli é válida em muitas situações

clínicas e se correlaciona bem com as medidas invasivas de pressão. A maior aplicação dessa técnica é a classificação da gravidade de estenose valvar (Figura 89.8).

Para que a medida do gradiente de pressão tenha a maior acurácia possível, é necessário o ajuste adequado do ganho, a procura cuidadosa e meticulosa da melhor imagem e o alinhamento ideal do feixe do Doppler com o fluxo sanguíneo.

## Pressões Intracardíacas[28-33]

A análise dos fluxos transvalvares pode ser usada para estimar as pressões intracardíacas, como:

1. **Medida da pressão sistólica do Ventrículo Direito (VD) e da Artéria Pulmonar (AP):** a velocidade de uma regurgitação pela valva tricúspide reflete a diferença entre as pressões sistólicas no VD e no Átrio Direito (AD). Logo, utilizando a curva de velocidade *versus* tempo do fluxo de regurgitação tricúspide, pode-se usar a equação de Bernoulli simplificada e calcular o gradiente de pressão máximo desse fluxo. Soma-se à esta medida a pressão no AD e obtém-se a Pressão Sistólica do VD (PSVD). Se não houver nenhuma alteração na via de saída do VD, pode-se dizer que a PSVD é igual à pressão sistólica da artéria pulmonar. A medida da pressão do AD pode ser feita por meio de um cateter venoso central para medir a a Pressão Venosa Central (PVC) ou estimada pela análise da veia cava inferior (VCI). Se a VCI apresentar diâmetro menor que 1,5 cm, a PVC será estimada entre 0 a 5 mmHg. Quando a VCI apresentar diâmetro > 1,5 cm e o índice de colapsidade for maior > 50% durante a inspiração forçada, a PVC é estimada em 5 a 10 mmHg. Quando a VCI apresentar diâmetro > 1,5 cm e o índice de colapsidade for < 50% durante a inspiração forçada, a PVC é estimada em 10 a 15 mmHg. Se dilatada (> 2,5 cm), sem resposta à inspiração, a pressão é maior que 15 mmHg. (Tabela 89.3);

**Tabela 89.3** Variação do diâmetro da VCI e a relação com PVC.

| Diâmetro da VCI | Índice de colapsidade | Pressão venosa central |
|---|---|---|
| < 1,5 cm | NA | 0-5mmHg |
| 1,5 a 2,5 cm | > 50% | 5-10 mmHg |
| 1,5 a 2,5 cm | < 50% | 10-15 mmHg |
| > 2,5 cm | Fixo | > 15 mmHg |

2. **Pressão média na artéria pulmonar e pressão diastólica final na artéria pulmonar:** seguindo a mesma linha de raciocínio, com o valor da velocidade de pico de um jato de regurgitação na valva pulmonar e da velocidade de regurgitação pulmonar no final da diástole, pode-se estimar a pressão média na artéria pulmonar e a pressão diastólica final na artéria pulmonar, respectivamente;

3. **Pressão no átrio esquerdo e pressão diastólica final no ventrículo esquerdo:** de modo análogo ao lado direito, a velocidade de um jato de regurgitação mitral reflete a diferença de pressão sistólica entre o Ventrículo Esquerdo (VE) e o Átrio Esquerdo (AE). Em pacientes sem

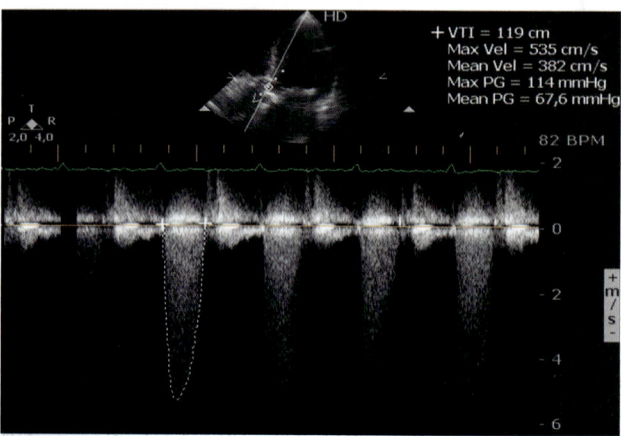

**▲ Figura 89.8** Aspecto da aplicação do Doppler.

obstrução à via de saída do VE, pode-se afirmar que a Pressão Arterial Sistólica (PAS) é igual à pressão sistólica final no VE. Logo, a pressão no AE é igual à diferença entre a PAS e o gradiente de pressão máximo dado pelo jato de regurgitação mitral. Já um jato de insuficiência aórtica, reflete a diferença entre a Pressão Arterial Diastólica (PAD) e a Pressão Diastólica Final do VE (PDFVE). Assim sendo, a PDFVE é igual a diferença entre a PAD e o gradiente de pressão máximo do jato de regurgitação aórtico. A Tabela 89.4 mostra o resumo dos cálculos das pressões intracardíacas.

**Tabela 89.4   Cálculo das pressões intracardíacas.**

| Pressão | Equação |
|---|---|
| PSVD ou PSAP | $4(v_{RT})^2 + PAD$ |
| PMAP | $4(v_{inicial}IP)^2 + PAD$ |
| PDAP | $4(v_{final}IP)^2 + PAD$ |
| PAE | $PSS - 4(v_{RM})^2$ |
| PDFVE | $PAD - 4(v_{IA\ final})^2$ |

PSVD = pressão sistólica do ventrículo direito; PSAP = pressão sistólica da artéria pulmonar; V = velocidade de pico; RT = regurgitação tricúspide; PAD = pressão no átrio direito; PMAP = pressão média da artéria pulmonar; IP = insuficiência pulmonar; PDAP = pressão diastólica da artéria pulmonar; PAE = pressão no átrio esquerdo; PSS = pressão sanguínea sistólica; RM = regurgitação mitral; PDFVE = pressão diastólica final do ventrículo esquerdo; PSD = pressão sanguínea diastólica; IA = insuficiência aórtica.

## ■ VOLUME SISTÓLICO E DÉBITO CARDÍACO[28-33]

A taxa de fluxo calculada por meio da hidrodinâmica, pode ser obtida a partir do produto entre a área seccional de um orifício e a velocidade do fluxo sanguíneo que passa por esta área. No caso do volume sistólico, pode-se medir a área da via de saída do VE e multiplicar pela integral da Velocidade-Tempo (IVT) do fluxo que passa por ela (Figura 89.9).

Mede-se o diâmetro da Via de Saída do VE (VSVE) no plano do esôfago médio em eixo longo a 120°. Após, no plano transgástrico em eixo longo a 135° ou no transgástrico profundo a 0°, mede-se o fluxo pelo Doppler pulsado, também na VSVE, e calcula-se a IVT. Multiplicando-se a área da VSVE pela IVT, obtém-se o volume sistólico, que quando multiplicado pela frequência cardíaca, será igual ao débito cardíaco.

Na prática, apenas a medida do IVT pode ser suficiente. Em primeiro lugar, porque a área da VSVE não mudará. E depois, porque com o advento da ecocardiografia tridimensional e a análise de outros exames de imagem como a tomografia computadorizada e a ressonância nuclear magnética, observou-se que a VSVE não é um círculo perfeito, ela tem um formato de uma elipse. Logo, pela ecocardiografia bidimensional, não é possível saber se está medindo a VSVE no seu maior ou o menor eixo. Levando-se em consideração que a fórmula para cálculo da área da VSVE eleva o raio ao quadrado, um erro de medida pode tornar o cálculo do débito cardíaco por esse método bastante equivocado. Por esse motivo, a análise isolada do IVT pode, além de ser mais rápida, ser mais fidedigna. Valores maiores que 18 cm da IVT da VSVE são aceitos como um valor de referência de normalidade. Interpreta-se uma redução do IVT como uma redução do DC e vice-versa.

Esta medida também pode ser realizada na válvula aórtica e no ventrículo direito, mas pela facilidade de aquisição de imagens e alinhamento entre o fluxo sanguíneo e o feixe de ultrassom, a VSVE é a mais comumente utilizada.

## Relação Entre os Fluxos Pulmonar e Sistêmico[28,29]

A técnica utilizada para calcular o Volume Sistólico (VS) do lado esquerdo do coração também pode ser usada para calcular o VS do lado direito. Mede-se o diâmetro da via de saída do VD (VSVD) no plano do esôfago médio via de entrada e via de saída do VD (50° a 70°). Na janela obtida, à direita da valva aórtica, pode-se visualizar a VSVD e, se for possível um correto alinhamento, calcular a IVT por meio da

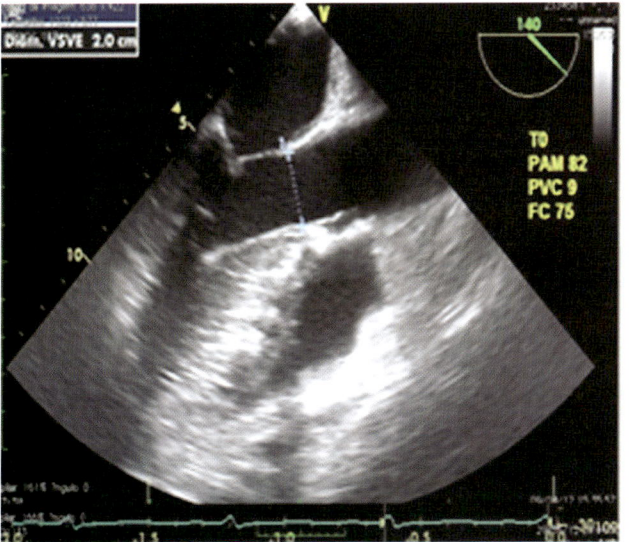
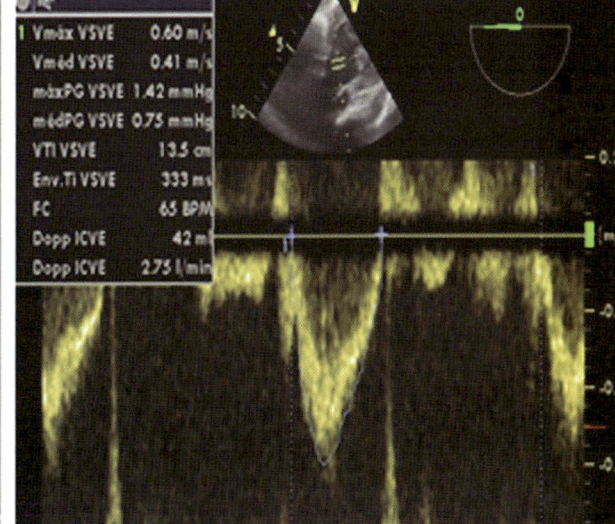

▲ **Figura 89.9** Determinação do cálculo do volume sistólico.

valva pulmonar, utilizando o Doppler pulsado. Com os volumes sistólicos esquerdo e direito calculados, têm-se a razão entre eles, ou seja, o Qp/Qs. Esse cálculo é importante para avaliar a gravidade dos *shunts* intracardíacos, como defeito do septo atrial e/ou ventricular e orientar o seu tratamento.

## Equação da Continuidade[28,29]

A equação da continuidade é usada principalmente para o cálculo da área valvar e baseia-se no princípio de conservação das massas. Isto é, o fluxo volumétrico por meio do coração é constante (Figura 89.10).

Utilizando a equação dos fluxos (área x IVT) e o princípio de preservação das massas (Fluxo 1 = Fluxo 2), pode-se calcular uma área valvar estenótica, que na Figura 89.10 está representada como área 2:

Fluxo 1 (A1 x IVT 1) = Fluxo 2 (A2 x IVT2)

$$A2 = \frac{A1 \times IVT\ 1}{IVT}$$

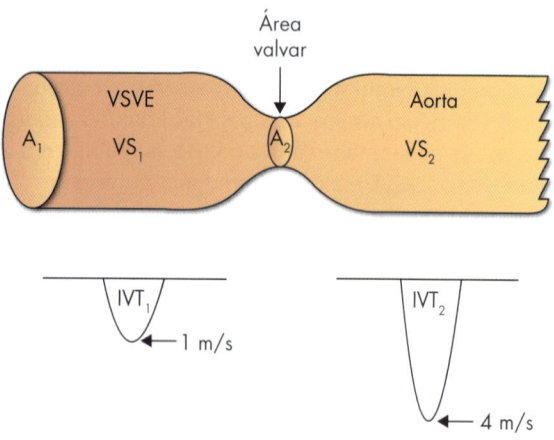

▲**Figura 89.10** Princípio da equação da continuidade. O mesmo fluxo que passa por A1 também passará por A2.

## Tempo de Meia-pressão[28,29]

O tempo de meia-pressão é o tempo necessário para que o gradiente máximo de pressão transvalvar diminua à metade. Em geral, quanto maior o orifício, menor é o tempo de meia-pressão, porque a pressão tende a se equalizar mais rapidamente. A avaliação da gravidade da estenose mitral e da insuficiência aórtica pode ser calculada pelo tempo de meia-pressão (Figura 89.11 e Figura 89.12).

## dP/dT[28,29]

Este é um índice de contratilidade do ventrículo esquerdo. Ele correlaciona a variação de pressão exercida pelo VE, num dado intervalo de tempo. Para a medida do dP/dT, é usado o jato de regurgitação mitral. A partir da aplicação do modo Doppler contínuo, observa-se o tempo para a velocidade do refluxo mitral variar de 1 m.s⁻¹ para 3 m.s⁻¹, ou seja, variar de um gradiente de 4 mmHg para 36 mmHg, ou ainda o que proporciona uma diferença de 32 mmHg. Quanto maior o tempo que o VE demora atingir essa variação de gradiente pressórico, pior é a contratilidade. Logo, quanto maior a relação dP/dT, melhor a contratilidade, sendo que o valor ideal atualmente utilizado é > 1200 mmHg.s⁻¹ (Figura 89.13).

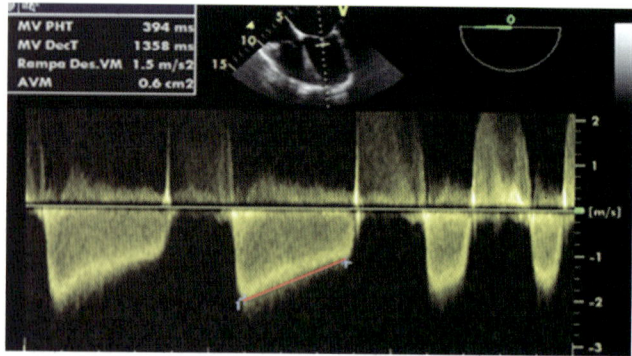

▲**Figura 89.11** Determinação da área da estenose mitral por meio do tempo de meia-pressão.

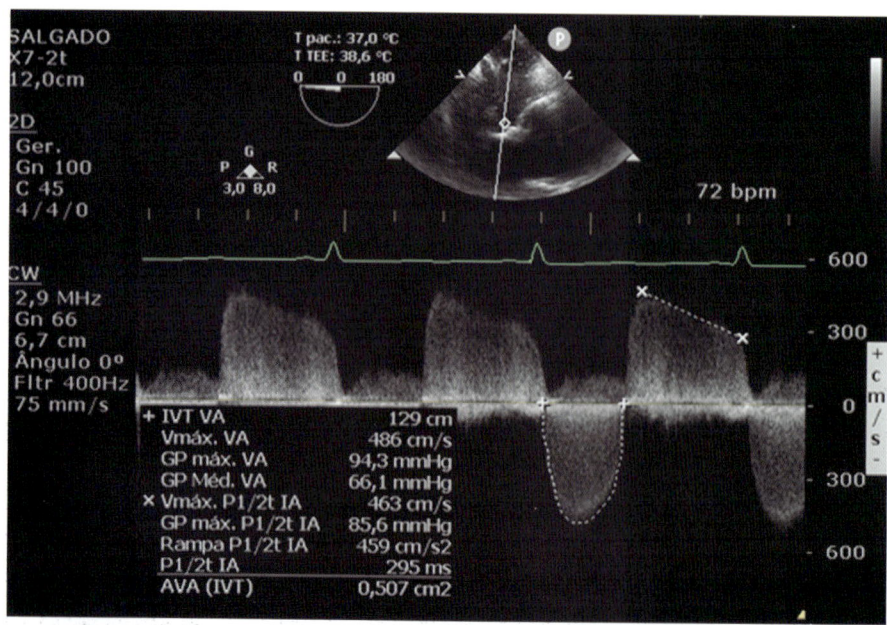

◀**Figura 89.12** Determinação da gravidade da insuficiência aórtica por meio do tempo de meia-pressão.

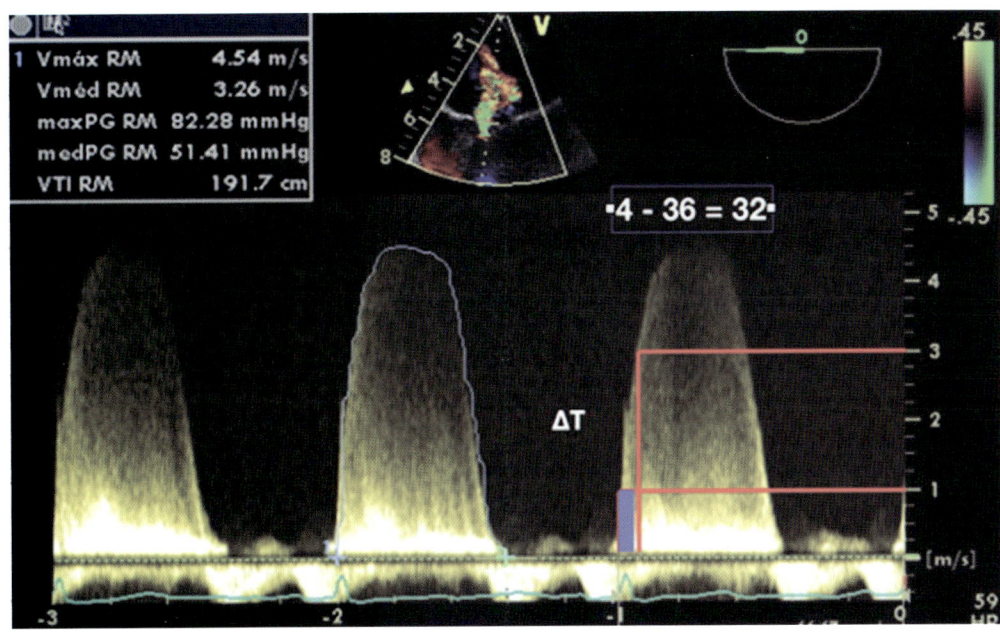

| 1 Vmáx RM | 4.54 m/s |
| Vméd RM | 3.26 m/s |
| maxPG RM | 82.28 mmHg |
| medPG RM | 51.41 mmHg |
| VTI RM | 191.7 cm |

◄**Figura 89.13** Cálculo de dP/dT.

## Resistências Vasculares[28,29]

De acordo com a lei de Ohm, a diferença de potencial entre dois pontos é proporcional à corrente:

U = R x i, onde "U" é a diferença de potencial, "R" é a resistência e "i" é a intensidade da corrente.

Aplicando esse conceito ao sistema cardiovascular, percebe-se que a diferença de pressão entre dois pontos é proporcional ao fluxo sanguíneo:

$$R = \frac{\text{diferença de pressão}}{\text{débito cardíaco}}$$

Para calcular a resistência vascular sistêmica, utiliza-se a diferença entre a pressão arterial média e a pressão venosa central dividida pelo débito cardíaco:

$$(PAM - PVC) \times 80/DC$$

A Resistência Vascular Pulmonar (RVP) pode ser estimada dividindo-se a velocidade máxima do jato de Regurgitação Tricúspide (VRT) pela IVT da via de saída do VD, uma vez que a RVP tem relação direta com a alteração na pressão e relação indireta com o fluxo pulmonar. A equação utilizada é:

$$RVP = VRT/IVT_{VSVD} \times 10 + 0,16$$

A aplicação desta equação pode ser útil em diferenciar pressão arterial pulmonar alta decorrente de aumento do fluxo pulmonar e hipertensão pulmonar decorrente de resistência vascular pulmonar aumentada. Se a pressão da artéria pulmonar estiver alta, mas a relação VRT/IVT $_{VSVD}$ estiver baixa (< 0,2), há maior probabilidade de resistência vascular pulmonar baixa, com pressão elevada secundária a fluxo aumentado.

## Variação da Pressão de Pulso[28,29,34]

Com o transdutor no plano transgástrico em eixo longo ou no profundo, obtém-se as medidas para o cálculo do volume sistólico. Além disso, é possível correlacionar a variação do fluxo pela VSVE com o ciclo respiratório, a fim de avaliar a responsividade à infusão de líquidos. Isso é possível, uma vez que o fluxo sanguíneo na VSVE é diretamente proporcional ao volume ejetado pelo VE, e a variação respiratória neste fluxo revela a interdependência ventricular, ou seja, a responsividade volêmica.

Em trabalho publicado em 2001, Feissel e col. demonstraram que a variação na velocidade de pico do fluxo sanguíneo aórtico > 12% ($\Delta V_{pico} = (V_{pico\ máx} - V_{pico\ min})/ (V_{pico\ máx} + V_{pico\ min})^2$) em pacientes com diagnóstico de choque séptico, mas com função ventricular prévia normal, é um método eficiente de avaliar a responsividade volêmica.[35] Vale ressaltar que a $V_{pico\ máx}$ é aferida durante a inspiração, e a $V_{pico\ min}$ é aferida durante a expiração. Para que se obtenham as medidas mais precisas, é necessário acoplar um capnógrafo ao aparelho de ecocardiografia.

## Análise da Veia Cava[34,36-40]

Como as variações nas pressões intratorácicas durante o ciclo respiratório no paciente em ventilação mecânica são transmitidas para as estruturas vasculares, pode-se analisar as variações do diâmetro das veias cavas com a respiração. Tal conceito é baseado na seguinte premissa: as mudanças induzidas no retorno venoso pela insuflação mecânica são mais acentuadas nos pacientes hipovolêmicos do que nos normovolêmicos.

A VCI pode ser visualizada no plano bicaval do esôfago médio ou no plano transgástrico profundo com rotação da sonda para a direita. A veia cava superior é visualizada apenas no plano bicaval (Figura 89.14).

A variação dos diâmetros máximo e mínimo da veia cava superior durante a expiração e inspiração, respectivamente, é calculada por meio da fórmula: Índice de colapsabilidade da veia cava superior = Diâmetro$_{máx\ expiratório}$ − Diâmetro$_{min}$ $_{inspiratório}$/Diâmetro$_{máx\ expiratório}$. Segundo Vieillard-Baron e col., valores até 36% permitem separar pacientes sépticos res-

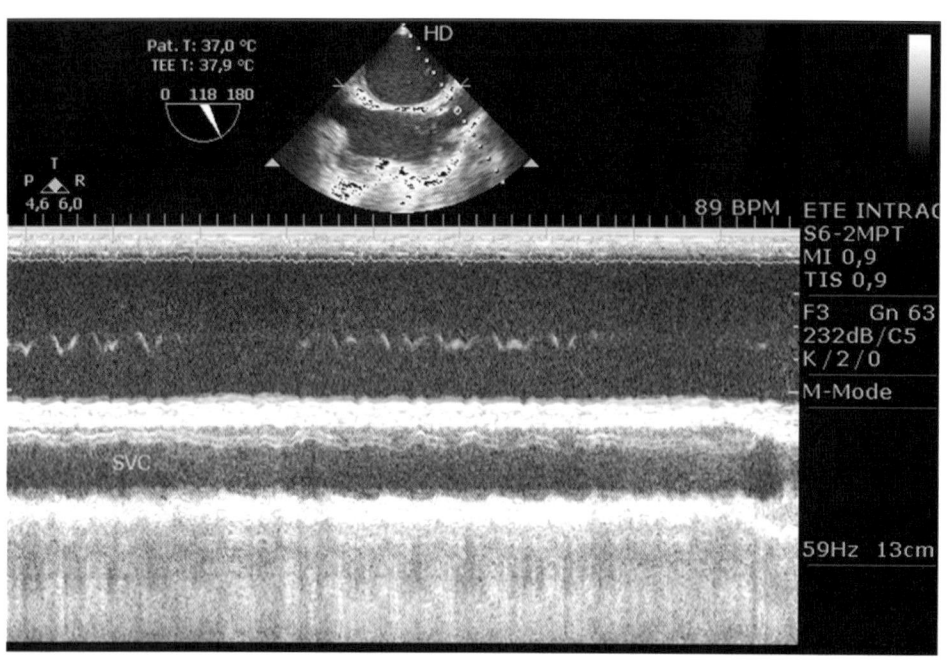

◄ **Figura 89.14** Visualização da veia cava superior em modo M no plano bicaval no esôfago médio.

pondedores dos não respondedores, com sensibilidade de 90% e especificidade de 100%.[37]

No mesmo ano, o mesmo grupo de autores, estudaram as variações na veia cava inferior também em pacientes sépticos.[38] Após expansão com 7 mL.kg[-1] de volume, os pacientes que tiveram aumento do índice cardíaco maior que 15% foram classificados como respondedores e aqueles com aumento menor do que essa porcentagem foram classificados como não-respondedores. Nesse caso, a fórmula é: Índice de colapsabilidade da veia cava inferior = $Diâmetro_{máx\ inspiratório}$ – $Diâmetro_{min\ expiratório}$/$Diâmetro_{min\ expiratório}$. Com um valor de corte de 18% foi possível classificar respondedores de não-respondedores com sensibilidade e especificidade de 90% (Figura 89.15).

Pacientes com uso de fármacos vasoativos em altas doses, com hipertensão pulmonar grave ou com aumento importante da pressão intra-abdominal devem ter este parâmetro analisado com ressalvas.

## Estimativa da Pressão de Enchimento do Ventrículo Esquerdo[29,30]

A pressão de enchimento ventricular esquerda é um parâmetro importante da Função Diastólica (FD). Além de ser usada para avaliar a volemia, a FD pode ser avaliada em diferentes pontos do coração esquerdo, desde que não existam alterações anatômicas ou funcionais preexistentes das estruturas envolvidas neste trajeto. Assim, a expressão da pressão de enchimento do VE pode ser dada por: pressão diastólica ventricular esquerda, pressão média atrial esquerda ou pressão de capilar pulmonar.

O enchimento do VE ocorre durante a diástole, quando a valva mitral se abre em consequência do aumento da pressão do AE (Figura 89.16).

Existem duas ondas mostradas pelo modo Doppler durante a diástole. A primeira é chamada de onda E e representa o enchimento rápido ventricular. A segunda é a onda

A, que revela a fase de enchimento dependente da contração atrial. A velocidade da onda E se correlaciona com a diferença de pressão entre o AE e o VE durante a abertura da valva mitral. Logo, quanto maior for a pressão do AE no momento da abertura da mitral, maior será a velocidade da onda E. Além disso, o tempo de desaceleração da onda E também está relacionado à pressão atrial esquerda: se a pressão no AE aumentar, ocorrerá um aumento na diferença de pressão entre o AE e o VE, o que irá caracterizar uma onda E com velocidade maior e com tempo de desaceleração menor. No entanto, esta análise sofre múltiplas interferências e pode variar com o grau de complacência ventricular esquerda, com a idade e com a função atrial esquerda.

O estudo do anel mitral com Doppler tecidual também revela um padrão de ondas semelhante ao estudo Doppler pulsado na valva mitral. A colocação do volume de amostra do Doppler tecidual na junção do anel mitral com o ventrículo esquerdo, tanto do lado septal quanto do lado lateral, registrará três ondas: uma sistólica (S'), uma diastólica rápida (E') e uma diastólica tardia (A'), como mostra a Figura 89.17:

A relação entre a onda E mitral (E) e a onda E tecidual (E') tem mostrado boa correlação com a pressão atrial esquerda e pressão de enchimento ventricular esquerda. Quando ocorre um aumento da pressão no AE, a onda E irá aumentar, como mencionado anteriormente. Tal fato decorre do aumento do gradiente de pressão entre AE e VE. Por outro lado, a onda E' tende a diminuir devido a um aumento compensatório na pressão atrial esquerda que acompanha o relaxamento comprometido. Assim, a relação irá aumentar significativamente. Uma relação normal é menor do que oito. Se estiver maior que 13, correlaciona-se com uma pressão de enchimento do VE (ou pressão de oclusão de capilar pulmonar) acima de 15 mmHg. Se a relação E/E' estiver menor que oito, correlaciona-se com uma pressão de enchimento menor do que 10 mmHg.

**Linha de base**                    **Após expansão do volume sanguíneo**

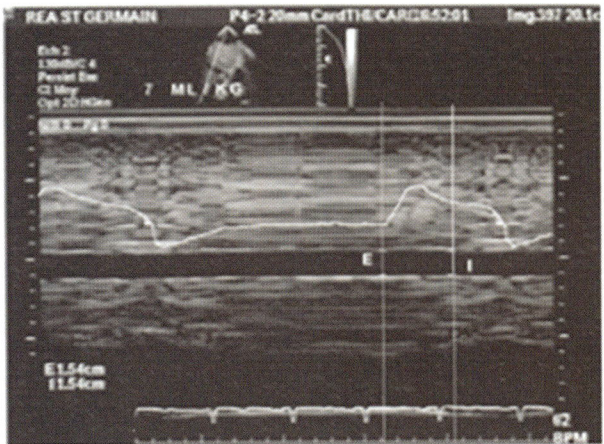

A

dIVC = 0%
CI = 2,3 L/min/m²

dIVC = 0%
CI = 2,3 L/min/m²

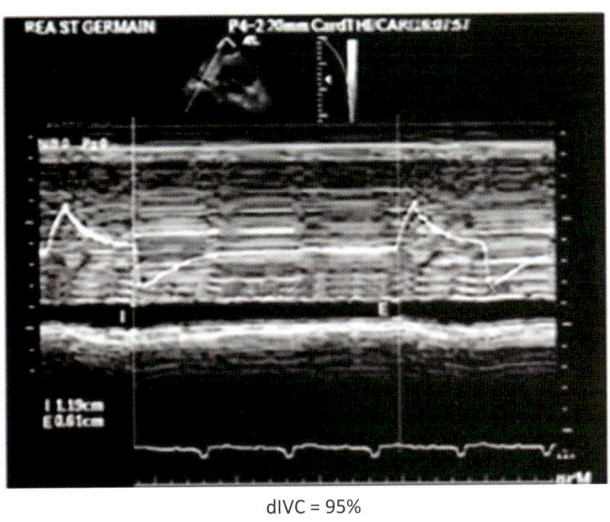

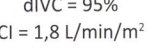

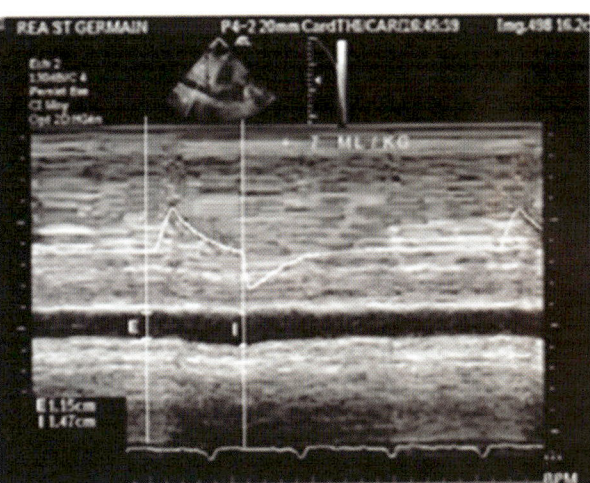

B

dIVC = 95%
CI = 1,8 L/min/m²

dIVC = 28%
CI = 2,6 L/min/m²

▲ **Figura 89.15** Medida da distensibilidade da VCI em pacientes não-respondedores (A) e respondedores (B).
Fonte: Vieillard-Baron A, e col., 2004.[38]

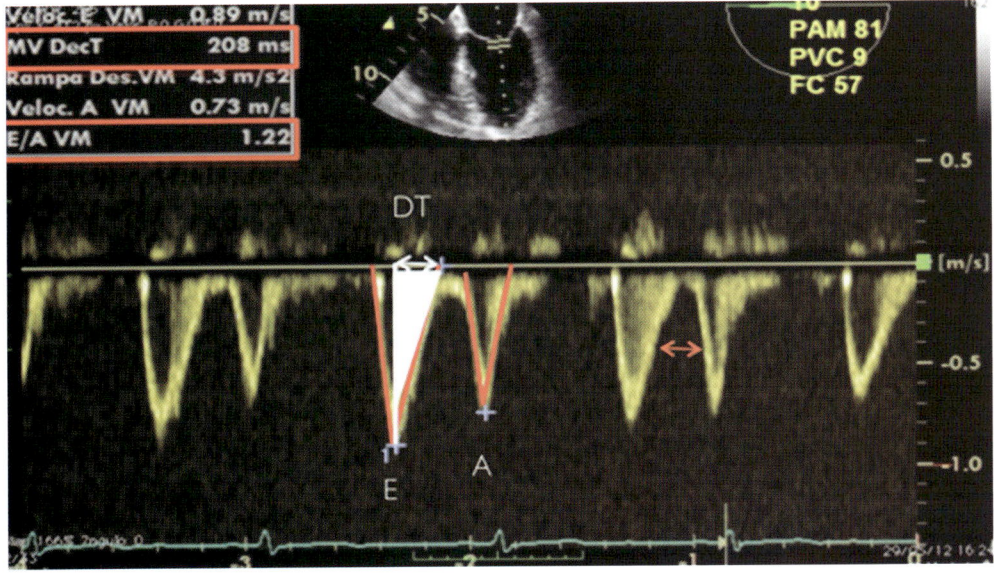

◄ **Figura 89.16** Padrão de fluxo diastólico por meio da valva mitral.

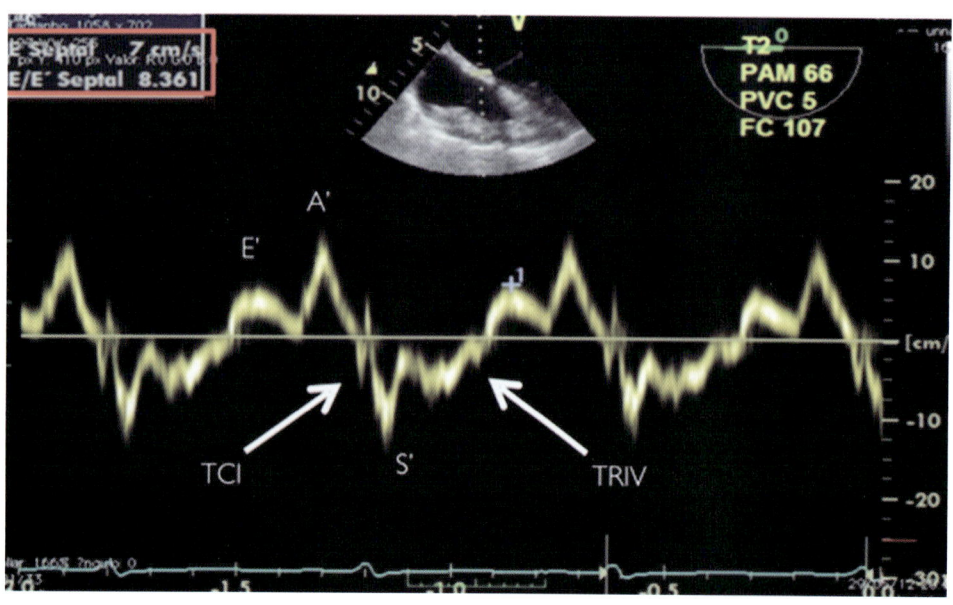

◀ **Figura 89.17** Localização do volume de amostra do Doppler tecidual no anel mitral e seu padrão de movimentação trifásico.

## DESEMPENHO SISTÓLICO DO VENTRÍCULO ESQUERDO. AVALIAÇÃO DE ISQUEMIA E DE HIPOTENSÃO ARTERIAL[12,41-47]

Um dos objetivos mais frequentes do uso da ecocardiografia é a avaliação da função sistólica. Mesmo se não for o foco principal do exame, o desempenho ventricular sistólico deve ser avaliado. No período intraoperatório, a avaliação da função sistólica logo no início do procedimento cirúrgico pode ajudar o anestesiologista na decisão de condutas como uso de fármacos vasoativos e inotrópicos, além do planejamento da infusão de líquidos. De mais a mais, conhecer a função sistólica do paciente antes do trauma cirúrgico e das perdas volêmicas é fundamental nos casos de instabilidade hemodinâmica que porventura possam ocorrer, uma vez que torna possível o diagnóstico de novas alterações, como é o caso de mudanças da contratilidade miocárdica que podem sugerir infarto intraoperatório, por exemplo. A análise qualitativa é extensamente usada e validada como método para análise da função ventricular. Muitas vezes a simples pergunta: "o ventrículo esquerdo bate bem ou mal?" pode auxiliar no ajuste hemodinâmico.

Existem diversas ferramentas para avaliar a função sistólica. Podem ser utilizadas medidas lineares, medidas bidimensionais, marcadores indiretos em modo M, avaliação com Doppler contínuo e pulsado, avaliação com Doppler tecidual, com Doppler tecidual colorido, rastreamento de textura, avaliação da sincronia do VE, avaliação da deformação tecidual (*strain*) e uso da técnica de *speckle-tracking* e ecocardiografia tridimensional.

Alguns exemplos de avaliação com Doppler foram citados anteriormente como o cálculo do volume sistólico, do débito cardíaco e a análise do dP/dT. Agora, a seguir, será abordado o uso das medidas bidimensionais como encurtamento endocárdico fracionário, mudança na área fracionária e método de discos (ou regra de Simpson modificada).

## Encurtamento Endocárdico Fracionário

Para cálculo do encurtamento endocárdico fracionário, são necessárias as medidas do Diâmetro Interno do VE na diástole (DIVEd) e do Diâmetro Interno do VE na sístole (DIVEs). As medidas são obtidas no plano transgástrico em eixo curto na altura dos músculos papilares da valva mitral e analisadas em modo M (Figura 89.18).

- **Encurtamento endocárdico fracionário (%):** [(DIVEd – DIVEs)/DIVEd] x 100;
- **Valores normais:** homens 25% a 43% e mulheres 27% a 45%;
- **No exemplo acima pode-se calcular:** [(6,08 – 4,74) / 6,08] x 100 = 22,03%.

Medidas lineares como esta têm algumas desvantagens, pois quando são realizadas em pacientes com alteração regional de contratilidade, como aqueles portadores de doença arterial coronária, elas perdem acurácia. A avaliação em modo M fornece informações relacionadas ao tamanho e contratilidade ao longo de uma única linha. Desse modo, se uma porção normal do coração for avaliada, o encurta-

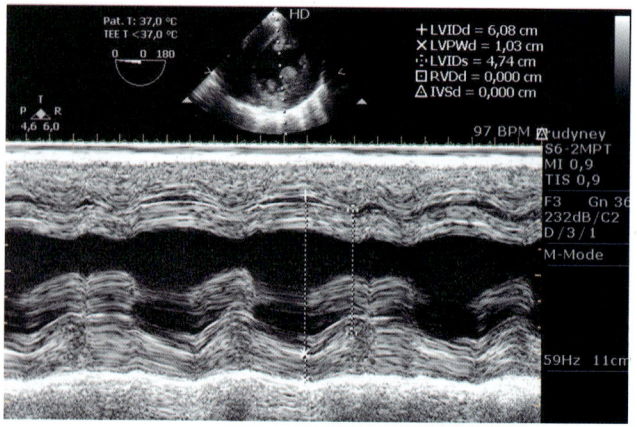

▲ **Figura 89.18** Visualização do eixo curto transgástrico demonstrando mensurações de modo M.

mento endocárdico fracionário estará superestimado e, ao contrário, se avaliar uma porção comprometida, ele estará subestimado. Outra limitação do modo M é que nem sempre é aferida a porção verdadeira em eixo curto, o que geralmente leva a medidas superestimadas.

No entanto, esta é uma medida rápida e simples da função sistólica e que pode ser realizada no começo do exame para fins de comparação. Vale ressaltar que este mesmo princípio é aplicado para o cálculo da fração de ejeção pelo método de Teicholz no ecocardiograma transtorácico.

O método de Teicholz consiste em fazer o corte paraesternal longitudinal no modo M. Do mesmo modo, este método avalia a contratilidade miocárdica ao longo de uma só linha, o que pode fornecer uma interpretação errônea em casos de pacientes com alterações segmentares da contratilidade. A Sociedade Americana de Ecocardiografia (ASE) tem desencorajado a utilização desta técnica devidos as suas limitações.

## Mudança na Área Fracionária

Assim como o encurtamento endocárdico fracionário, a mudança na área fracionária utiliza medidas obtidas no plano transgástrico em eixo curto. Nesse caso, a área da cavidade do VE é medida ao final da sístole (AVEs) e ao final da diástole (AVEd). O endocárdio é manualmente investigado ao redor da cavidade ventricular, e os músculos papilares não são incluídos nas medidas (Figuras 89.19, 89.20, 89.21 e 89.22).

- **Mudança na área fracionária (%):** [(AVEd − AVEs/AVEd] x 100;
- **Valores normais:** homens 56 a 62% e mulheres 59 a 65%;
- **No exemplo acima pode-se calcular:** [(19,7 − 7,15) / 19,7] x 100 = 63,7%.

Embora esse método possa ter uma interpretação mais ampla em relação ao anterior, ou seja, avaliação da área em vez de diâmetro, ele ainda avalia a área apenas no nível que está sendo interrogado (no nível dos músculos papilares). Logo, se houver uma disfunção regional fora deste plano, ela não será considerada. Ainda assim, é mais uma medida rápida e simples que pode ser utilizada para fins de comparação.

Outra aplicação dessa modalidade é a medida da área diastólica final como parâmetro de responsividade volêmica e de hipovolemia aguda por perda sanguínea.[34]

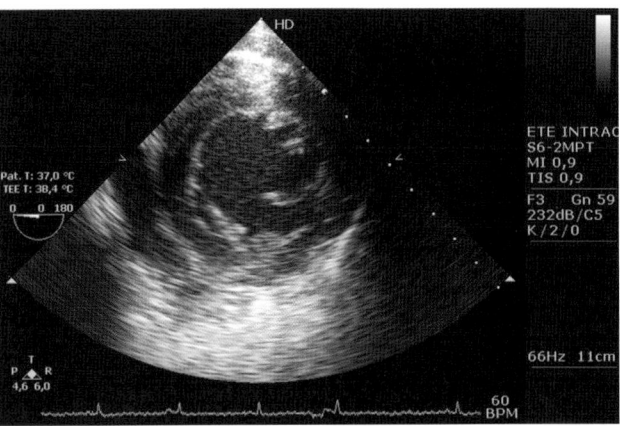

▲ **Figura 89.20** Visualização do eixo curto transgástrico demonstrando o VE no final da diástole.

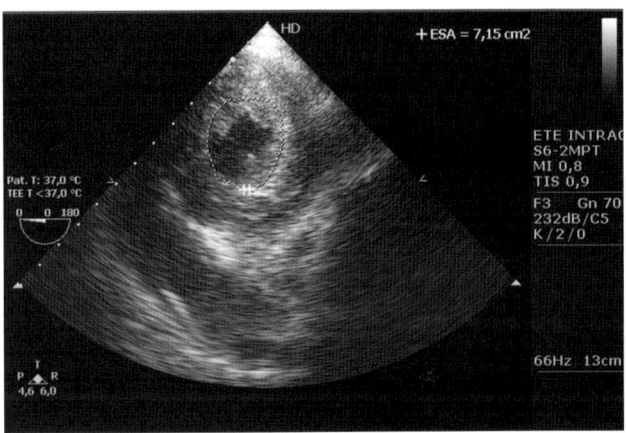

▲ **Figura 89.21** Visualização do eixo curto transgástrico demonstrando o traçado VE no final da sístole, sem incluir os músculos papilares.

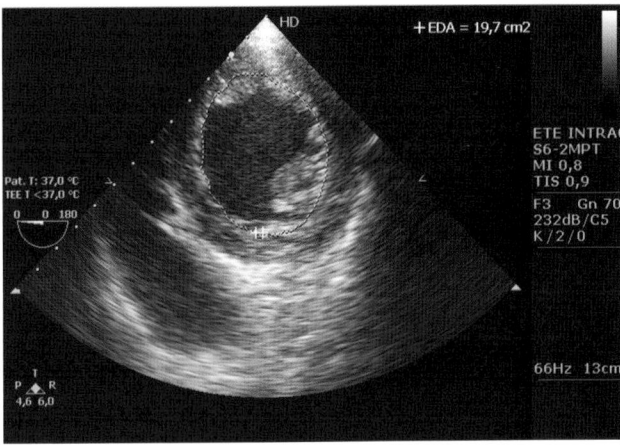

▲ **Figura 89.22** Visualização do eixo curto transgástrico demonstrando o traçado VE no final da diástole sem incluir os músculos papilares.

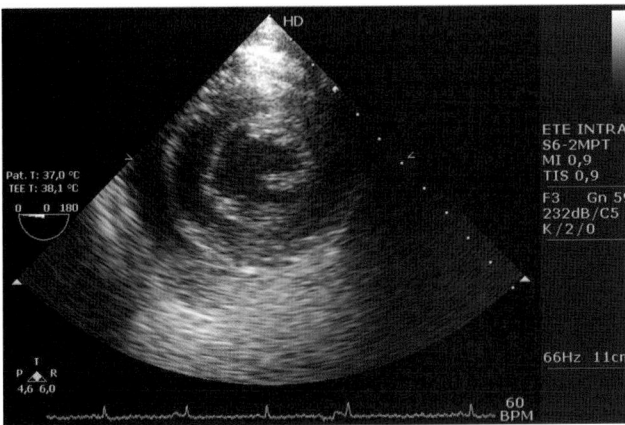

▲ **Figura 89.19** Visualização do eixo curto transgástrico demonstrando o VE no final da sístole.

## Método de Discos
## (ou Regra de Simpson Modificada)

É método mais comum para determinar volumes ventriculares. Essa técnica requer as visualizações das janelas no esôfago médio das quatro e das duas câmaras, nas quais a borda endocárdica é delineada ao final da sístole e da diástole. O ventrículo é dividido em uma série de 20 discos da base para o ápice. O *software* do aparelho calcula o volu-

me de cada um dos discos e estes são somados para dar o volume final do VE (Figuras 89.23 e 89.24).

- **Fração de ejeção (%):** [(VVEd – VVEs/VVEd] x 100;
- **No exemplo acima pode-se calcular:** [(83,9 – 34,8) / 83,9] x 100 = 60%.

A avaliação em quatro e duas câmaras aumenta a acurácia do método, que é o mais recomendado para as mensurações

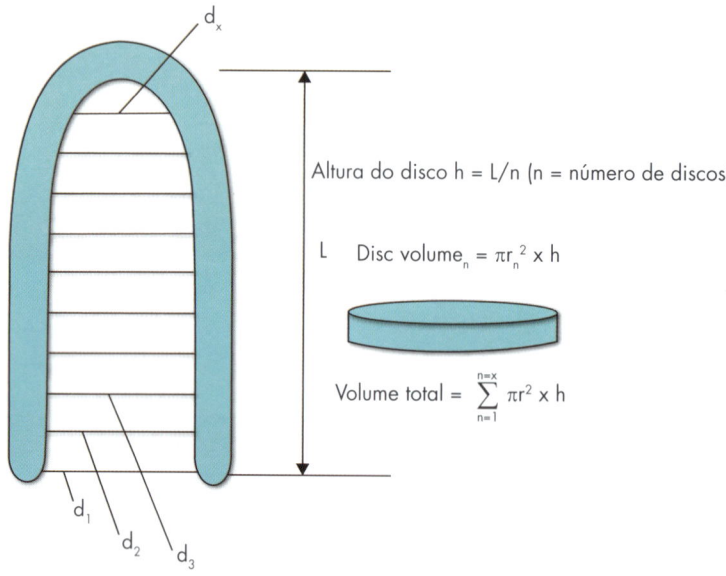

Altura do disco h = L/n (n = número de discos)

$\text{Disc volume}_n = \pi r_n^2 \times h$

$\text{Volume total} = \sum_{n=1}^{n=x} \pi r^2 \times h$

◀ **Figuras 89.23** Representação esquemática do método para determinar o volume do VE a partir da regra dos discos.

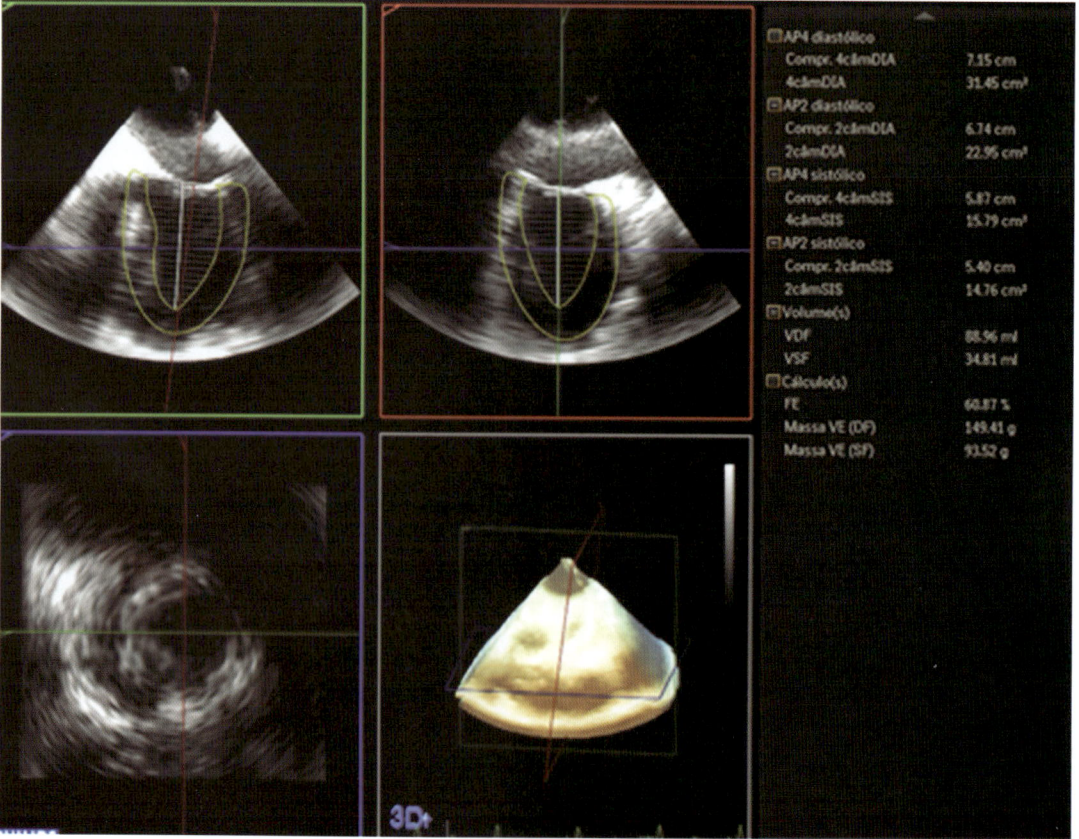

▲ **Figura 89.24** Cálculo para determinar o volume do VE a partir da regra dos discos.

volumétricas do VE, particularmente em pacientes com alterações de contratilidade segmentares ou aneurismas de VE.

## Avaliação de Isquemia

A ETE é uma ferramenta valiosa para a detecção de isquemia perioperatória, capaz de fornecer diagnóstico precoce e auxiliar na conduta terapêutica. O reconhecimento qualitativo das alterações segmentares da parede ventricular é a base para a detecção de isquemia.

Sabe-se que a ETE pode melhorar o resultado perioperatório em subgrupos de paciente de alto risco. Há alguns anos, houve grande euforia como o uso da ETE em cirurgias não cardíacas com o intuito de diagnosticar isquemia perioperatória. No entanto, esta é uma técnica que exige um custo inicial alto para a aquisição do equipamento, além de treinamento específico da equipe, o que demandou a realização de estudos que revelaram um valor preditivo baixo da ETE quando seu único objetivo é a avaliação de isquemia. Atualmente, a ETE não tem sido recomendada com a finalidade única de monitorizar isquemia perioperatória em cirurgias não cardíacas. Como mencionado no início deste capítulo, ETE deve ser utilizada de acordo com o porte cirúrgico ou com as comorbidades do paciente ou ainda nos casos de instabilidade hemodinâmica grave e persistente, apesar de instituição de terapia adequada.[1]

Por outro lado, há um aumento do uso da ETE para monitorização de isquemia em cirurgia de revascularização miocárdica, em especial nas cirurgias sem circulação extracorpórea. Nesse caso, é uma ferramenta valiosa para avaliar os resultados cirúrgicos e possíveis complicações, como a incapacidade do paciente em tolerar a oclusão temporária de uma artéria coronária e as consequências hemodinâmicas do deslocamento cardíaco para a realização das anastomoses.

A redução ou desaparecimento do espessamento sistólico da parede ventricular é a mudança mais sensível quando ocorre isquemia. Em geral, esta é uma avaliação visual em que se compara o espessamento de diferentes paredes em um mesmo corte. Deve-se ter em mente dois principais diagnósticos diferenciais, que são miocárdio atordoado e miocárdio hibernante.

Para diferenciar um miocárdio isquêmico de um atordoado e de um hibernante, pode-se iniciar infusão de dobutamina. No primeiro caso, não há resposta do segmento comprometido e a isquemia se torna mais evidente porque os outros segmentos normais ficam mais hipercinéticos. Quando se trata de miocárdio atordoado, há melhora da função segmentar com baixas doses de dobutamina, o que indica a presença de um miocárdio viável, com reserva contrátil (isso é comum de acontecer em pacientes com estenose aórtica que já têm comprometimento da função sistólica, mas que ainda tem reserva miocárdica). Por fim, o miocárdio hibernante mostra uma resposta bifásica da contratilidade, com melhora da função com doses baixas de inotrópico e deterioração em doses mais altas.

Além disso, alterações segmentares ocorrem com frequência em casos de hipotensão grave, taquicardia, aumento acentuado da pós-carga. Nessas situações, como a causa da alteração não é trombose coronária, há melhor resposta ao tratamento clínico imediato.

Os planos da ETE mostram diferentes paredes ventriculares em diferentes cortes, sejam eles longitudinais ou transversais. Em cada um destes cortes é possível identificar as porções basais, médias e apicais e correlacionar com a artéria coronária responsável pelo suprimento sanguíneo. A avaliação da mobilidade das paredes do endocárdio geralmente é subjetiva e descrita em termos de espessamento, mudança de raio e direção da mudança em relação à cavidade ventricular esquerda durante a sístole. Divide-se em normal, hipocinesia, hipocinesia grave, acinesia e discinesia (Tabela 89.5).

**Tabela 89.5  Avaliação da mobilidade segmentar de acordo com o espessamento e a mudança de raio do endocárdio.**

| Classificação | Espessamento da parede | Mudança no raio |
|---|---|---|
| Normal | Bem-marcado | 30% para dentro da cavidade ventricular |
| Hipocinesia | Moderado | 10% a 30% para dentro da cavidade ventricular |
| Hipocinesia grave | Mínimo | < 10%, mas > O para dentro da cavidade ventricular |
| Acinesia | Nenhum | Nenhum |
| Discinesia | Adelgaçado | Movimentação para fora da cavidade ventricular durante a sístole |

É importante saber reconhecer o território de irrigação das principais artérias coronárias e avaliá-las em cada uma das paredes e segmentos ventriculares. Isso torna possível o diagnóstico precoce de alterações isquêmicas (Figura 89.25).

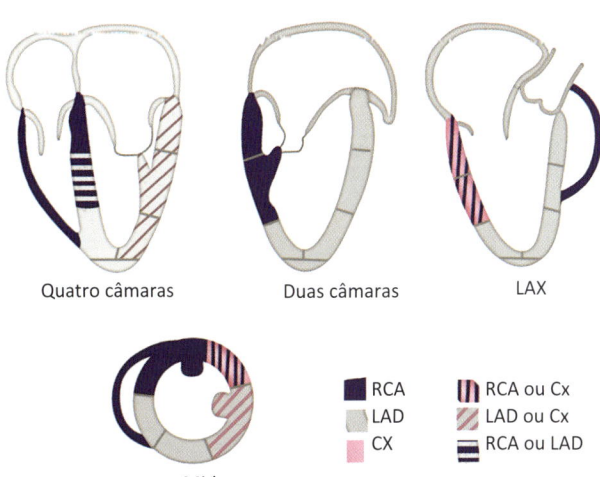

Quatro câmaras          Duas câmaras          LAX

Mid

- ■ RCA
- □ LAD
- ■ CX
- ▥ RCA ou Cx
- ▨ LAD ou Cx
- ▤ RCA ou LAD

▲ **Figura 89.25** Distribuição dos territórios de irrigação das Artérias Coronárias Direita (RCA), Esquerda (LCA) e Circunflexa (Cx) nos planos esofágicos em quatro câmaras, duas câmaras e eixo longo e no plano transgástrico.
**Fonte:** Reeves ST, e col., 2013.[18]

A ecocardiografia transesofágica tem limitações relevantes quanto à análise da função ventricular. Em primeiro lugar, o ápice ventricular esquerdo está longe do transdutor e pode ser visualizado de forma inadequada, comprometendo todos os métodos de avaliação que incluam a geometria do ventrículo. Além disso, o alinhamento para os cálculos com Doppler pode ser um desafio, em especial os que necessitam da VSVE e da valva aórtica, o que torna os índices de função baseados nesse princípio não precisos.[16]

A ecocardiografia tridimensional com aquisição de imagens em tempo real permite avaliar a função ventricular esquerda de forma mais fidedigna.[16] Atualmente é possível obter dados dos volumes ventriculares totais e, após análise *off-line*, delimitar as bordas endocárdicas sem suposições geométricas. Desse modo, medidas precisas dos volumes diastólicos e sistólicos finais podem ser feitas, prestando-se ao cálculo dos índices de função com base em volume, tais como volume sistólico e fração de ejeção (Figuras 89.26 e 89.27). Pode-se calcular também a massa do VE tanto na sístole quanto na diástole.

## Avaliação de Hipotensão Arterial

Além da observação de alterações estruturais e anatômicas das estruturas cardíacas e dos grandes vasos, o diagnóstico diferencial de hipotensão arterial baseia-se fundamentalmente num tripé em que os pilares são: alterações da pré-carga, diminuição da contratilidade e alterações da pós-carga.

Com as metodologias descritas até agora, é possível montar uma tabela simplificada (Tabela 89.6), que auxilia na identificação rápida da alteração de um ou mais desses pilares.

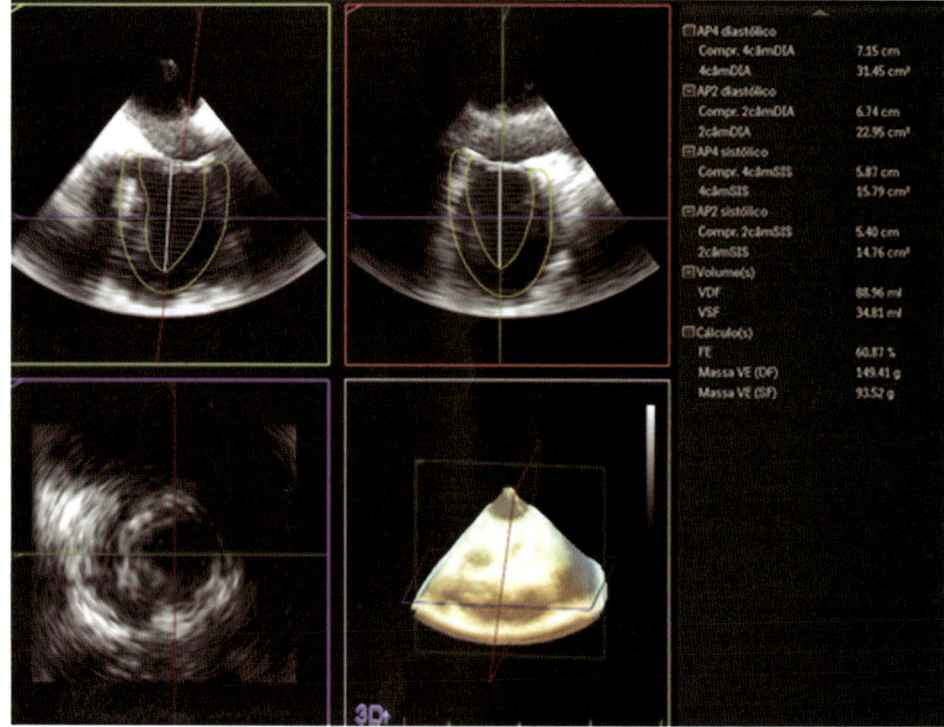

◄ **Figura 89.26** Recomendações para a medição da espessura da parede do VE e dimensão interna. Imagens multiplano ortogonais simultâneas do ventrículo esquerdo no esôfago médio em quatro e duas câmaras.

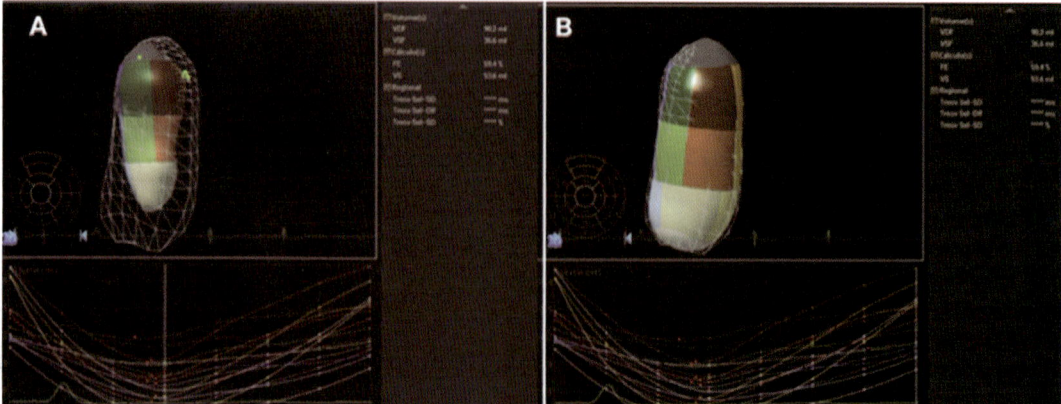

▲ **Figura 89.27** Imagem 3D do volume ventricular esquerdo e quantificação semiautomática dos 17 segmentos do VE realizadas pela criação de volumes fechados pela cápsula 3D do endocárdio do VE derivado de traçados das bordas (manuais ou automáticas). **(A)** durante a sístole; **(B)** durante a diástole.

| Tabela 89.6　Avaliação da hipotensão arterial guiada pela ETE. | | |
|---|---|---|
| | Área diastólica final | Fração de ejeção |
| Hipovolemia | ↓↓↓ | ↑↑↑ |
| ↓Contratilidade | ↑↑↑ | ↓↓↓ |
| ↓ RVS | Normal ou ↓ | ↑↑↑ |

↓ Diminuição; ↑ Aumento; RVS, resistência vascular sistêmica.

## Avaliação do Ventrículo Direito[48,49]

O ventrículo direito é dotado de geometria complexa e assimétrica e em forma de crescente. Por este motivo, a avaliação quantitativa de padrões de fluxo, de mensurações volumétricas e análises segmentares é extremamente difícil. As medidas realizadas para análise da função do VD, sejam medidas geométricas bidimensionais ou pelo modo Doppler, são um desafio pela análise da ETE.

As principais incidências para visibilizar o VD com o uso do ETE são:

a) Quatro câmaras esôfago médio: para visibilizar a parede livre, SIV, SIA e VT (cúspides anterior e septal);

b) Entrada e saída do ventrículo direito esôfago médio : VT, VSVD e VP;

c) Bicaval esôfago médio: AD, apêndice atrial direito, SIA, veias cavas e VT;

d) Transgástrico eixo curto: vista frontal (*en face view*) da VT, SIV e parede livre;

e) Transgástrico via de entrada do ventrículo direito: parede livre, VT e aparato subvalvar;

f) Transgástrico profundo: VT, VSVD e VP.

Para o anestesiologista, uma análise qualitativa, procurando observar a forma do VD, sua relação com o VE, a comparação entre o tamanho do VD em relação ao VE, o comportamento do septo interventricular e avaliação da tricúspide, é suficiente durante o período perioperatório.

Sinais de disfunção do VD incluem:

a) Espessura da parede maior que 5 mm no final da diástole: o que pode ocorrer em pacientes com pressão da artéria pulmonar aumentada ou estenose da valva pulmonar;

b) Mudança da forma do VD de triangular para redonda: com área transversal maior que 60% da área transversal do VE, normalmente presente nos casos de sobrecarga de volume para o ventrículo direito;

c) Diminuição da mobilidade da parede livre do VD;

d) Achatamento ou abaulamento do septo interventricular: o septo tem um comportamento diferente quando a sobrecarga do VD é de volume ou de pressão. No primeiro caso, a distorção do septo é máxima ao final da diástole, o que corresponde ao tempo de enchimento de pico diastólico do VD. Durante a sístole, esse achatamento se reverte com o movimento septal paradoxal em direção à cavidade do VD. Quando a sobrecarga é pressórica, a distorção septal máxima é produzida no final da sístole e começo da diástole, o que corresponde ao tempo de pico sistólico de pós-carga do VD (Figura 89.28);

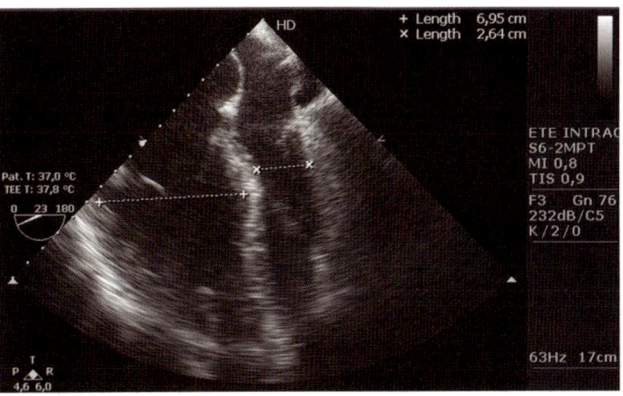

▲ **Figura 89.28**　Plano esofágico em quatro câmeras mostrando dilatação ventricular direita importante, com abaulamento dos septos interatrial e interventricular para a esquerda.

e) A avaliação com Doppler contínuo do refluxo tricúspide: a RVT também fornece informações importantes sobre o lado direito do coração, conforme foi discutido no item sobre avaliação hemodinâmica (Figura 89.29). Foi demonstrado que a velocidade de uma regurgitação pela valva tricúspide reflete a diferença entre as pressões sistólicas no VD e no AD. Medindo o gradiente de pressão máximo desse refluxo e a ele somando a pressão do átrio direito, obtém-se a pressão sistólica da artéria pulmonar. Algumas ressalvas são importantes: a primeira delas é que dificilmente um quadro de hipertensão pulmonar ou disfunção do VD graves não levam à regurgitação tricúspide. Logo, sua ausência, torna pouco provável estes diagnósticos. No entanto, pode haver disfunção primária da valva sem alteração da função do VD ou da pressão arterial pulmonar. Assim, um refluxo tricúspide deve ser avaliado dentro do contexto clínico do paciente;

f) Outro método que avalia a função do VD é o *TAPSE* (*tricuspid annular plane systolic excursion*) (Figura 89.30): ele analisa a movimentação da valva tricúspide pelo modo M ou pelo Doppler tecidual do anel tricúspide, além de medir a distância percorrida pelo anel entre a sístole e a diástole. Se esse valor for menor que 2 cm, pode-se inferir que há disfunção ventricular direita.

## Avaliação do Átrio Direito e Conexões Venosas[16]

A avaliação do AD e suas conexões venosas tornou-se de suma importância com o crescimento das intervenções transcateteres que requerem ETE como as punções transeptais e ablações de arritmias. A identificação do seio coronário também é fundamental quando for realizada punção para realização de retroplegia.

O AD recebe sangue pelas veias cavas superior e inferior e pelo seio coronário. Além dessas três estruturas, é possível identificar remanescentes embrionários como a válvula de Eustáquio, rede de Chiari e *crista terminalis.* O conhecimento dessas estruturas evita confusão com diagnósticos equivocados como a presença de trombos.

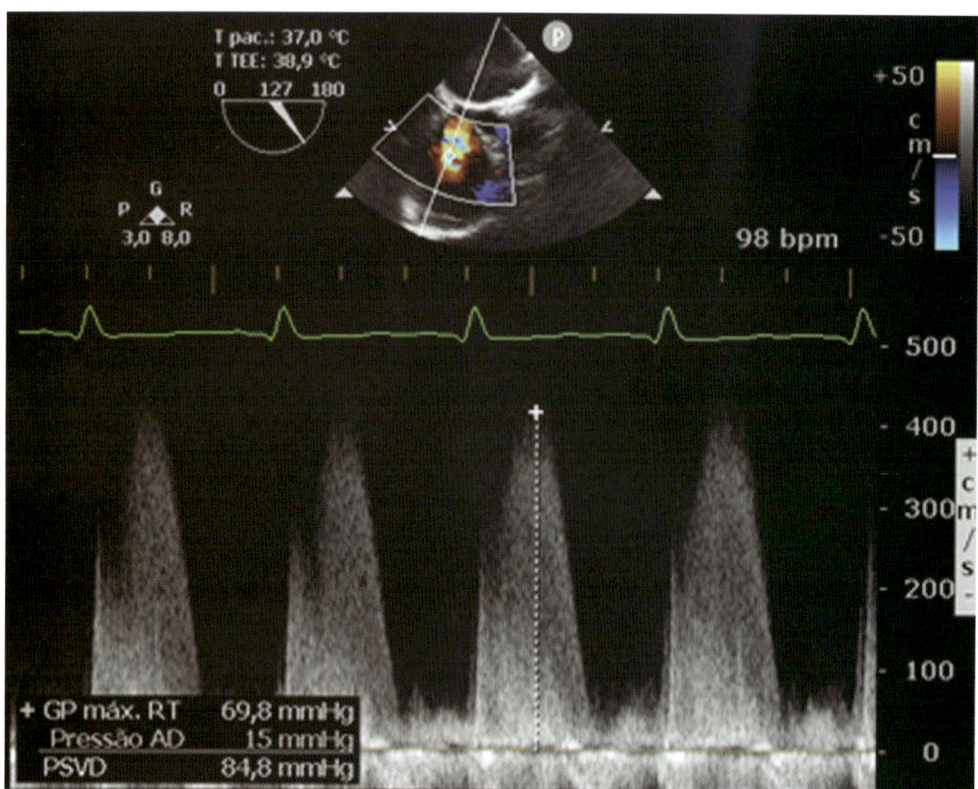

◀ **Figura 89.29** Análise do refluxo da tricúspide e cálculo da pressão sistólica da artéria pulmonar.

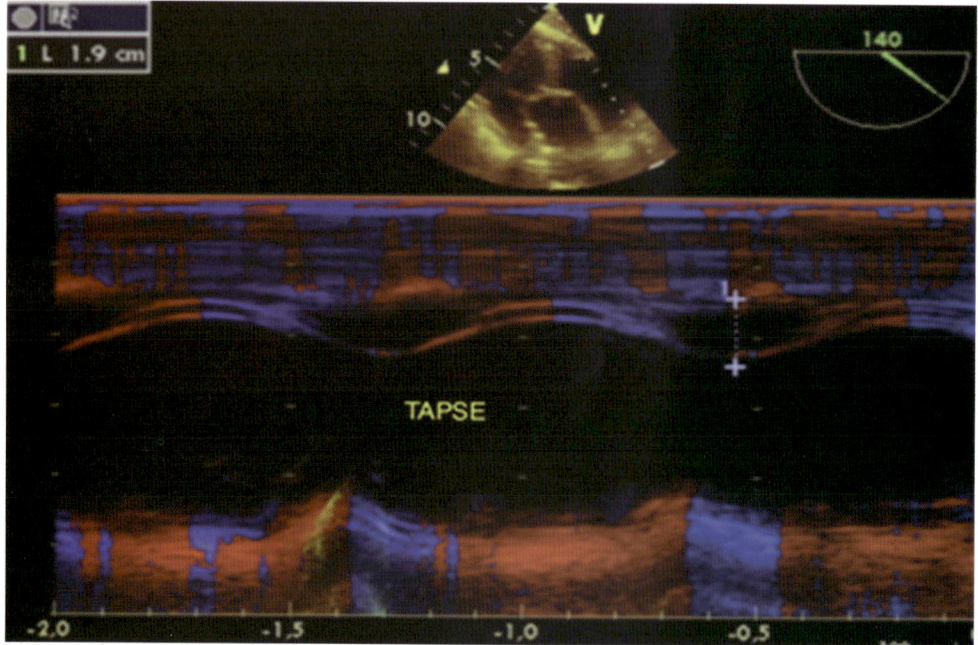

◀ **Figura 89.30** *TAPSE (tricuspid annular plane systolic excursion).*

A janela bicaval é uma das mais adequadas para identificação do AD e suas conexões. Além disso, é possível visualizar o septo interatrial e avaliar a presença de comunicação interatrial ou Forâmen Oval Patente (FOP) (Figura 89.31). A presença de FOP nem sempre é fácil de identificar. Se existir dúvida, pode ser feito o teste das microbolhas, em que pequena quantidade de soro, agitado com mínima quantidade de ar, é injetado por via venosa. Se houver visualização de bolhas no átrio esquerdo, está confirmada a existência de FOP (Figura 89.32).

## Desempenho Diastólico do Ventrículo Esquerdo[12,50]

A diástole deixou de ser vista como um período passivo de enchimento do VE para ganhar importância como um período complexo, que depende de adequado relaxamento ventricular, complacência e função sistólica, pressão intratorácica, interação ventricular, ritmo cardíaco e função atrial.

O estudo da função diastólica é importante por uma série de motivos: 1) a função diastólica é uma alteração fi-

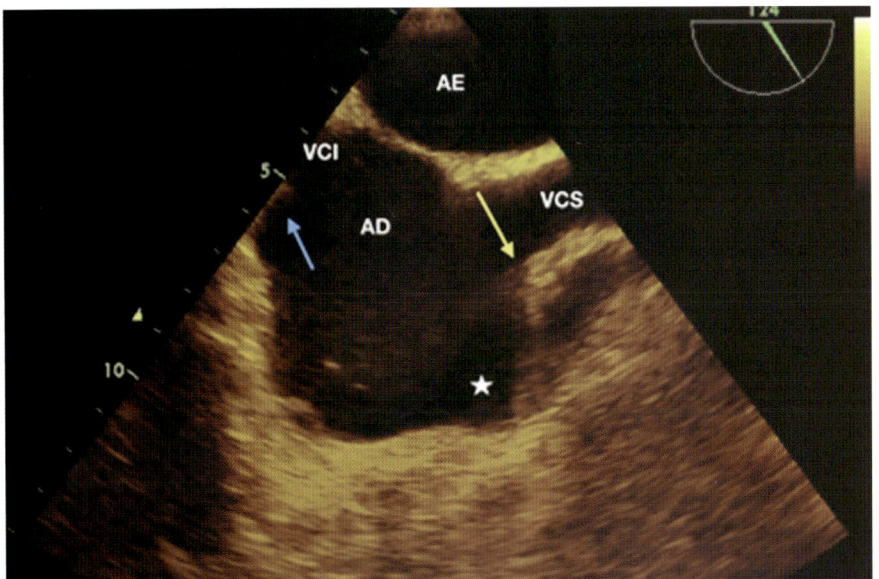

◄ **Figura 89.31** Janela bicaval com o AE e o AD. A esquerda observa-se a VCI e a seta azul indica a válvula de Eustáquio. A direita observa-se a VCS, seta amarela indica a crista terminalis, o asterisco e o apêndice atrial direito. Nesse plano também é possível visualizar adequadamente o septo interatrial.

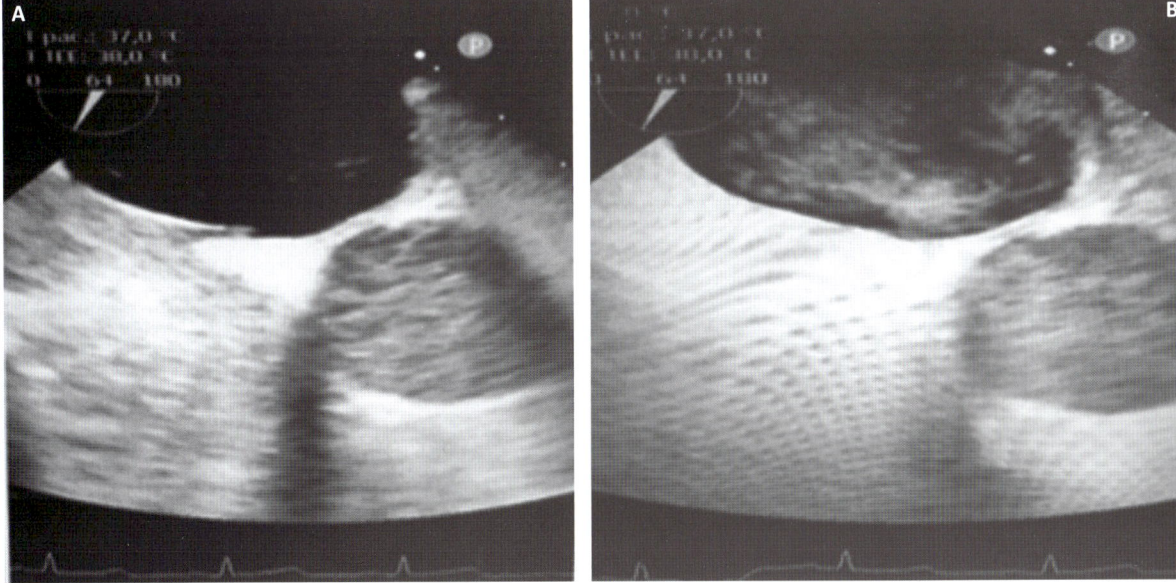

▲ **Figura 89.32** Teste de microbolhas. Após a opacificação do lado direito (A), observa-se a presença de bolhas no átrio esquerdo (B).

siopatológica cardíaca que aparece em conjunto com uma série de doenças cardiovasculares que vão desde a hipertensão arterial até doenças infiltrativas como a amiloidose; 2) casos de insuficiência cardíaca por disfunção diastólica com fração de ejeção normal são diagnosticados cada vez mais frequentemente (cerca de 50% dos pacientes com insuficiência cardíaca congestiva (ICC) tem disfunção diastólica e fração de ejeção normal); 3) a análise da função diastólica permite ao anestesiologista detectar aumentos na pressão diastólica final do coração esquerdo na ausência de um cateter de artéria pulmonar; 4) a disfunção diastólica precede a disfunção sistólica nos casos de isquemia aguda; 5) no período perioperatório, a análise da função diastólica pode ajudar a guiar a terapêutica, como a instituição de vasodilatadores no lugar de inotrópicos.[51,52]

A diástole é dividida em quatro fases (Figura 89.16). A primeira fase começa com o fechamento da valva aórtica e termina com a abertura da valva mitral. No começo do período de relaxamento ventricular há gasto de energia, e a valva aórtica e a valva mitral estão fechadas. Esse período é denominado de Tempo de Relaxamento Isovolumétrico (TRIV). Quando a pressão ventricular esquerda cai abaixo da pressão atrial esquerda, a valva mitral se abre, inciando a segunda fase da diástole, ou seja, o enchimento ventricular rápido. Esta fase é representada pela onda E na análise pelo Doppler pulsado durante o fluxo diastólico pela valva mitral (visto no tópico de avaliação do enchimento ventricular esquerdo). O Tempo de Desaceleração (TD) representa o tempo necessário para a pressão cair do pico da onda E para a linha de base. A pressão no VE aumenta durante o enchimento rápido e o gradiente de pressão entre o VE e o AE cai. Essa redução do gradiente de pressão retarda o enchimento ventricular, nessa terceira fase da diástole conhecida como diástase. Esse período é seguido pela contração atrial, responsável pela quarta fase da diástole. Essa fase também é chamada de **enchimento ventricular tardio** e é representada pela onda A no Doppler pulsado durante o fluxo diastólico pela valva mitral.

A relação entre as velocidades das ondas E e A deve ser maior que um (Figura 89.33). Normalmente, esta relação é expressa como E/A >1. Quando E < A, pode-se dizer que existe um comprometimento do relaxamento ventricular esquerdo (Figura 89.34). Por outro lado, E >> A representa um padrão restritivo, ou seja, a complacência do VE está comprometida. Pode existir, no entanto, um momento em que o VE tem uma disfunção diastólica em transição, com o padrão de fluxo mitral passando de alteração do relaxamento para alteração da complacência. Nesse caso, E > A, mas caracteriza-se um padrão denominado pseudonormal.

No exemplo da Figura 89.33, E/A = 65,9/61,5 = 1,07, uma relação normal.

No exemplo da Figura 89.34, E/A = 57,9/95,4 = 0,6, há alteração do relaxamento.

Para diferenciar um padrão diastólico normal de um pseudonormal, pode-se utilizar a análise do Doppler tecidual do anel mitral e do Doppler pulsado do fluxo pelas veias pulmonares.

No item "estimativa da pressão de enchimento do ventrículo esquerdo", também foi demonstrado o modo para realização do Doppler tecidual do anel mitral (Figura 89.17). Esta análise pode ajudar a diferenciar um padrão normal, de um pseudonormal, porque o Doppler tecidual do anel mitral (TDI mitral) permanece reduzido com a pseudonormalização, inclusive nos casos de alteração da complacência. Desse modo, a análise de E' ou Eª (onda E do Doppler tecidual do anel mitral) é uma medida relativamente insensível à pré-carga, que pode ser útil no intraoperatório, quando as condições do enchimento ventricular podem variar consideravelmente.

Já o padrão de fluxo pelas Veias Pulmonares (PVV) também possui um componente sistólico e um diastólico. O componente sistólico pode ser dividido em dois: um primeiro momento em que o fluxo acompanha o relaxamento atrial, e um segundo que acompanha o deslocamento do anel mitral em direção ao ápice ventricular esquerdo. O componente diastólico ocorre quando a valva mitral se abre. No final da diástole, coincidente com a contração atrial, pode-se visualizar um fluxo reverso que representa sangue partindo do átrio em direção às veias pulmonares.

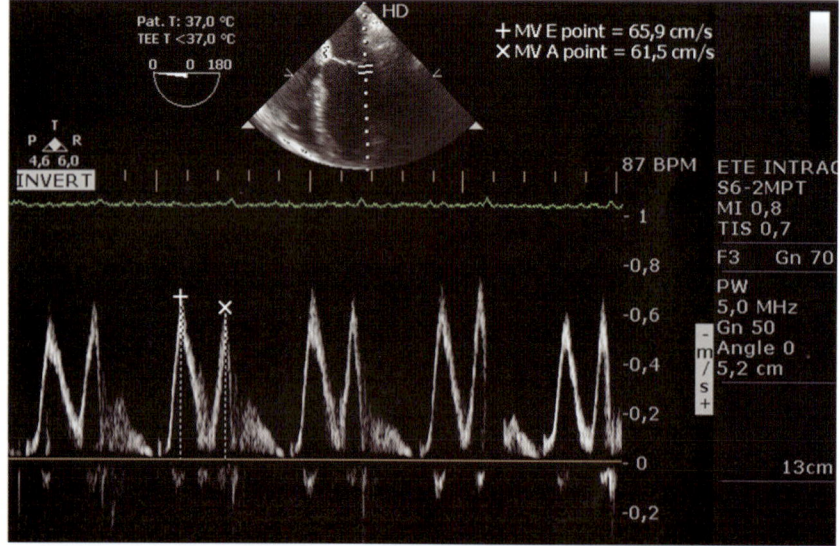

◄ **Figura 89.33** Perfil de velocidade do Doppler pulsado do fluxo transmitral.

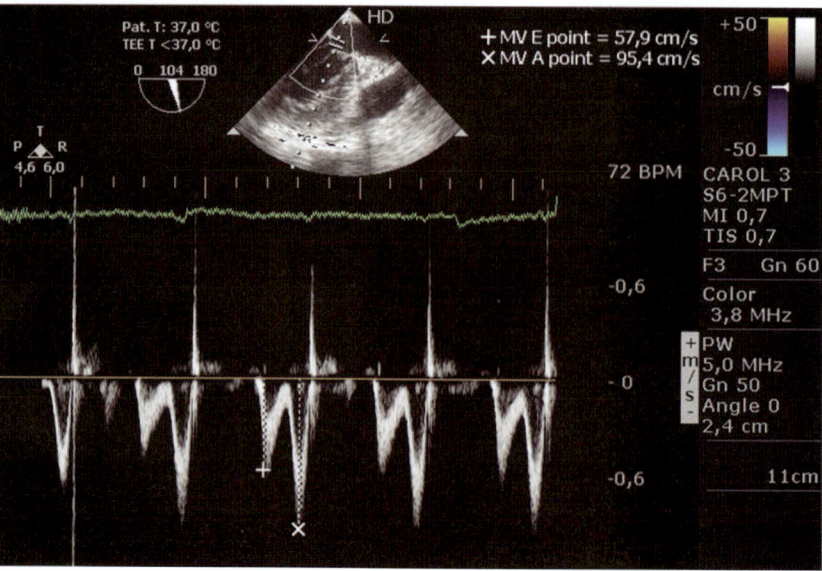

◄ **Figura 89.34** Perfil de velocidade do Doppler pulsado do fluxo transmitral.

A análise desse fluxo reverso também é importante para a avaliação da função diastólica.

Por fim, o tempo de desaceleração, que reflete a complacência média entre o átrio esquerdo e o VE, está diminuído em pacientes com alteração da complacência e aumentado em pacientes com alteração do relaxamento ventricular.

A Figura 89.35 representa a análise combinada do fluxo diastólico mitral, do Doppler tecidual do anel mitral e do fluxo pelas veias pulmonares para a determinação do grau de disfunção diastólica. As Figuras 89.36 e 89.37 apresentam o fluxograma para classificação da disfunção diastólica.

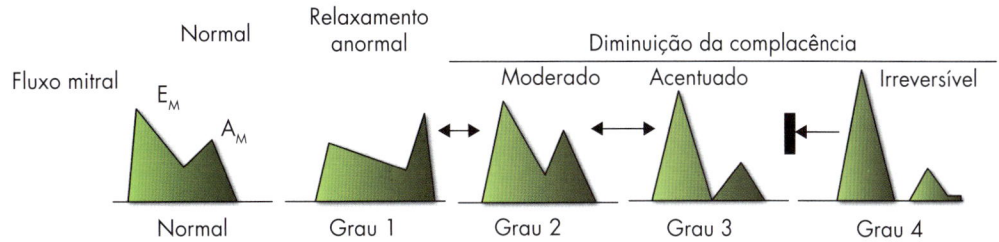

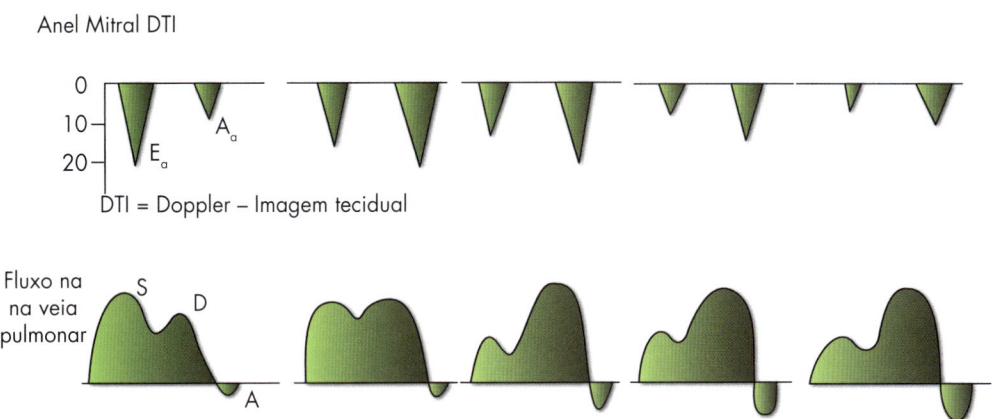

▲ **Figura 89.35**  Análise de função diastólica.

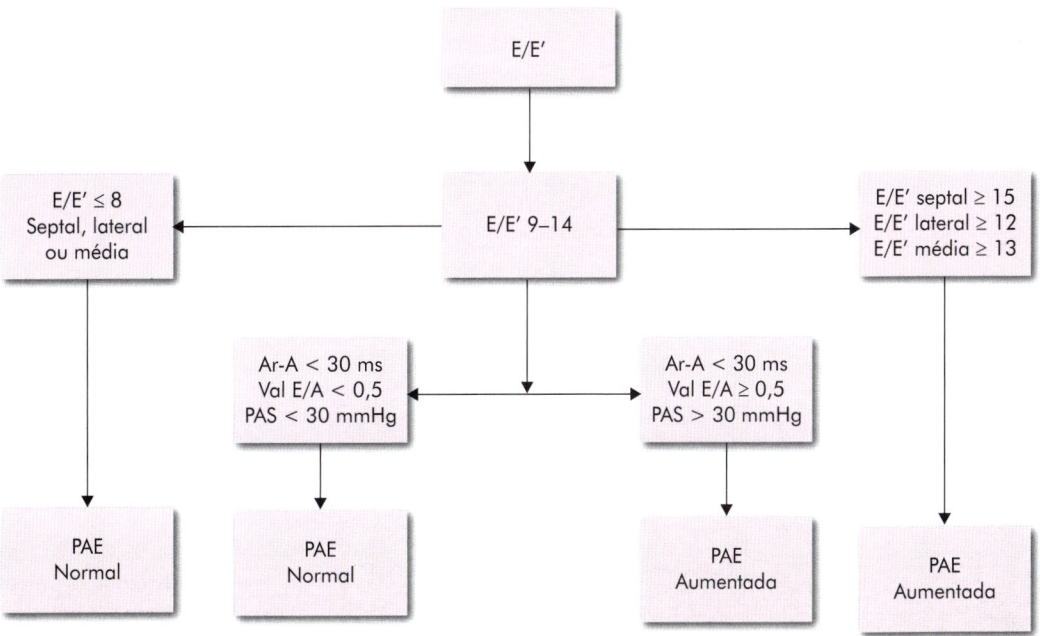

▲ **Figura 89.36**  Classificação da disfunção diastólica com função ventricular normal.

Fluxograma da avaliação da disfunção diastólica com função sistólica do VE normal. E/E', relação velocidade da onda E mitral com a onda E' tecidual; Ar, onda A reversa pulmonar; PAE, pressão de átrio esquerdo

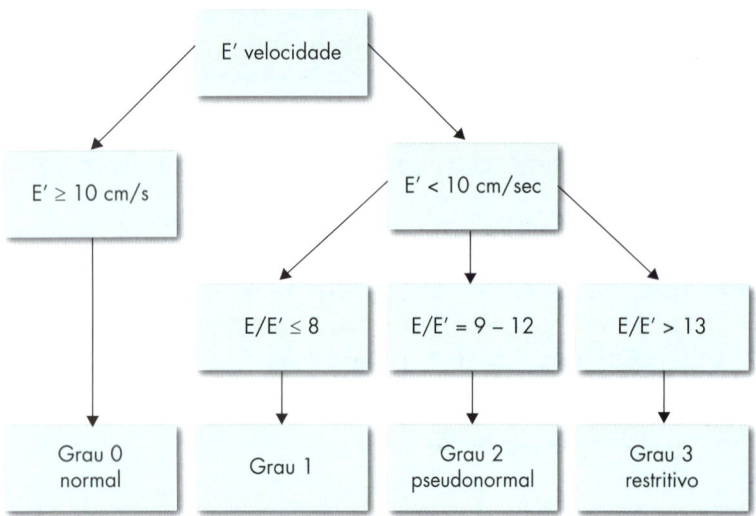

◀ **Figura 89.37** Classificação da disfunção diastólica simplificada.

## ■ ECOCARDIOGRAFIA TRANSESOFÁGICA TRIDIMENSIONAL – 3D[54,55]

Os avanços tecnológicos permitem atualmente a realização de exame ecocardiográfico tridimensional em tempo real. O *software* analítico permite a rápida reconstrução *off-line* de conjuntos de dados 3D, proporcionando melhor avaliação de estruturas, como a valva mitral e quantificação da função ventricular esquerda. A tecnologia 3D envolve a aquisição, o armazenamento, o processamento dos dados e a apresentação das imagens. A Figura 89.38 mostra a diferença entre os transdutores 2D e 3D.

A aquisição das imagens 3D precisa de um detalhamento e otimização das imagens 2D. Imagens 2D mal adquiridas resultam em imagens 3D ruins. Existem várias modalidades de aquisição:[55]

1. Imagens 2D multiplano simultâneas;
2. *Real-time* 3D (também chamada de *narrow/live* 3D *single beat*);
3. 3D Zoom (*single beat ou multibeat*);
4. 3D Doppler colorido.

As imagens 2D multiplanos são aquisições bidimensionais em janelas ortogonais no mesmo ciclo cardíaco, e só podem ser adquiridas por meio da sonda *matrix*. A janela da esquerda consiste na imagem adquirida, enquanto a imagem da direita, é a imagem 90° (ortogonal) produzida pelo *software*. Pode-se fazer também imagens com o Doppler colorido.

A *real-time* 3D *single beat*, também denominada "live--3D", produz uma pirâmide de 30° *versus* 60°. Assim como em qualquer forma de ultrassom, o *live-3D* é limitado pela interdependência entre a taxa de quadros, o tamanho do setor e a resolução das imagens. Qualquer tentativa de melhorar um desses três parâmetros resultará na perda dos outros dois. Esse tipo de aquisição de imagens é extremamente útil para guiar procedimentos intervencionistas intracardíacos, como o fechamento de CIA por dispositivos percutâneos, tratamento percutâneo de vazamentos periprotéticos valvares (especialmente mitrais) etc.

A modalidade "3D-Zoom" magnifica o bloco piramidal da região de interesse (*regional of interesting – ROI*). A partir de uma imagem biplanar (dois planos ortogonais), um terceiro plano é criado e o aparelho reconstrói a imagem tridimensional de acordo com o *ROI* selecionado (Figura 89.39). Nesse modo, há perda da resolução temporal e da taxa de quadros, mas ganha-se em resolução espacial. Dessa forma, esta aquisição de imagem apresenta um exame anatômico detalhado das estruturas de interesse, como valvas cardía-

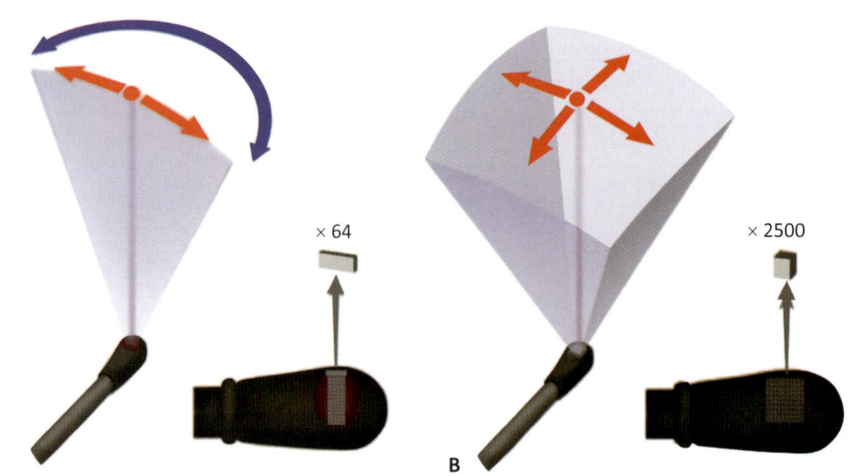

◀ **Figura 89.38 (A)** Transdutor multiplano padrão de matriz linear com 64 cristais piezoelétricos; **(B)** Transdutor tridimensional *matrix* com 2500 cristais piezoelétricos com escaneamento piramidal.
**Fonte:** Vegas A, e col., 2010.[56]

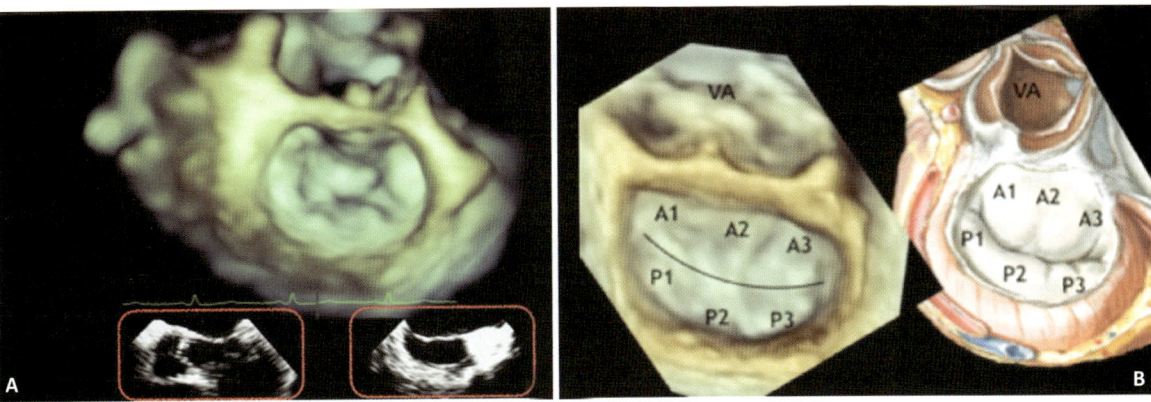

▲ **Figura 89.39** **(A)** Cortes ortogonais bidimensionais e a reconstrução da válvula mitral em "3D-Zoom"; **(B)** Relação anatômica da válvula mitral no 3D-Zoom.

cas, septo interatrial e apêndice atrial esquerdo. Pode-se ativar o modo ECG-*gated* (*muti-beat*), que, desta forma, vai montando a imagem selecionada à cada ciclo cardíaco. Para a adequada aquisição da imagem, o ritmo tem que ser regular e o paciente deve estar em apneia. Esta modalidade, proporciona uma melhor resolução espacial e temporal. No entanto, durante a aquisição e formação da imagem, podem ocorrer interferências conhecidas como *stitching*, que são artefatos sobrepostos durante a formação da imagem.[54-56]

A Figura 89.40 ilustra como o 3D-Zoom pode mostrar com detalhes a valva mitral e suas alterações. Na Figura 89.39B, há uma valva mitral normal. Na Figura 89.40A, é evidente o diagnóstico de um prolapso de P2 (parte central do folheto posterior da mitral). Na Figura 89.40B a reconstrução pelo *Mitral Valve Quantification* (VMQ) e a Figura 89.40C a visão do cirurgião do prolapso mitral.

Por último, o modo "*Full-Volume*" exige que o paciente seja monitorizado com eletrocardiograma e adquire as imagens a partir da captura de quatro a sete batimentos. Nesse modo, perde-se em resolução espacial, enquanto a taxa de quadros e a resolução temporal são otimizadas. Essas características fazem com que o "*full-volume*" se adeque à análise da função ventricular. A Figura 89.41 mostra como esse modo pode fazer uma análise quantitativa detalhada da função ventricular esquerda. Um *software* chamado QLAB usa o conjunto de dados volumétricos a partir de dois planos e consegue desenhar a cavidade ventricular, além de analisar separadamente cada um dos 17 segmentos ventriculares. O gráfico gerado permite avaliar a mobilidade global, regional e os movimentos dessincronizados (Figura 89.27).

A análise Doppler colorido 3D na modalidade *ECG-gated multi-beat* permite uma melhor resolução temporal, com um

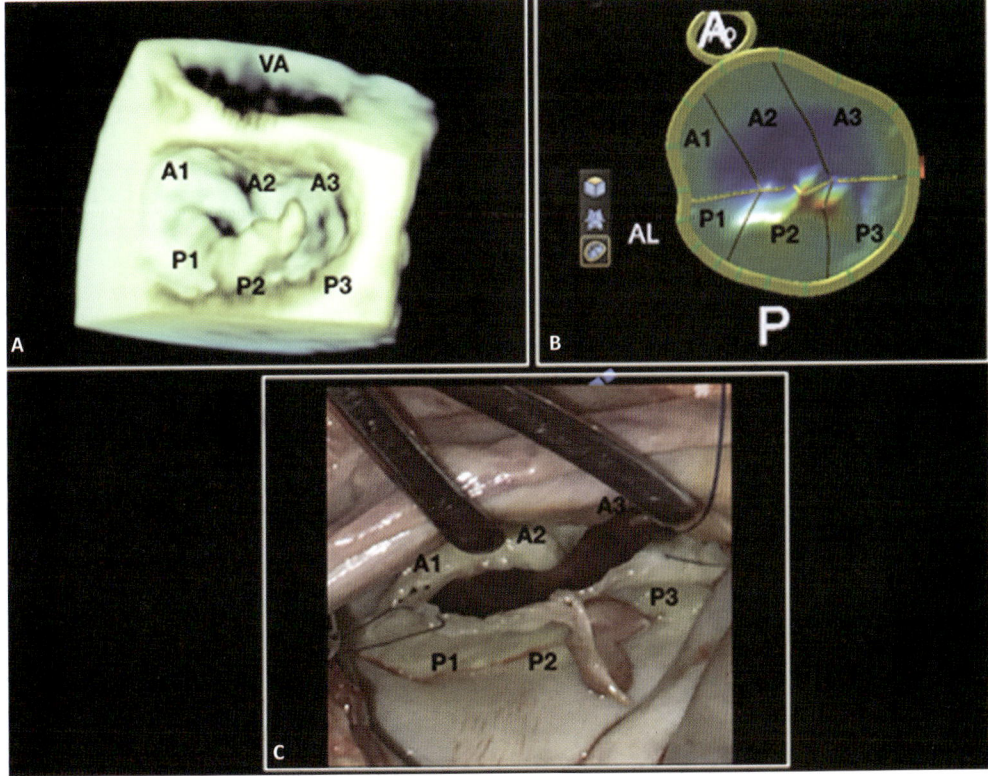

▲ **Figura 89.40** **(A)** Visualização da valva mitral em 3D-Zoom; **(B)** Reconstrução da válvula mitral pelo *'Mitral Valve Quantification (MVQ)'*; **(C)** Visualização da válvula mitral pelo cirurgião durante a plastia mitral.

*frame hate* próximo de 30 Hz. Com os softwares 3D atuais, pode-se ter algumas modalidades de imagens no período intraoperatório, o que ajuda nas tomadas de decisão nos procedimentos de plastia valvar, TAVI, Mitra Clip, fechamento de FOP, de CIA, de auriculeta esquerda e de vazamento paraprotético.[56]

Essas modalidades de imagens são: remodelamento volumétrico, remodelamento de superfície, visão fotorrealística (*true-view*), transparência (*glass view*), reconstrução multiplanar e 2D *slices* tomográficos.[56]

O remodelamento volumétrico utiliza vários tons de azul/bronze para promover a combinação de profundidade. O remodelamento de superfície pode ser adquirido de forma semiautomática ou tracejado manual. Por meio da inteligência artificial, é possível utilizar modelos de superfície para realizar medidas de ângulos, tamanho dos folhetos valvares e das áreas valvares.

A imagem *true-view* promove uma visão por variações de luz e sombras, o que permite uma correta avaliação de profundidade e de melhor delineamento das bordas e orifícios. Já a *glass-view* permite uma adequação da luz e transparência da estrutura cardíaca e extracardíaca.

A reconstrução multiplanar permite por meio de uma captura de um bloco 3D, realizar análises rotacionais per-pendiculares 2D, o que permite uma medida mais acurada, evitando parallax. Os *slices* tomográficos 2D fazem cortes do VE em vários níveis, o que permite uma análise segmentar e global acurada do VE.

Segundo Vegas e col., o exame tridimensional levou a ETE para uma dimensão fascinante e desafiadora. A riqueza de imagens, a possibilidade de precisão diagnóstica, de guia em procedimentos intervencionistas, de análise quantitativa objetivamente mensurável da função e volumes ventriculares fazem desta modalidade uma ferramenta promissora para os anesthesiologistas cardiovasculares.

### ◼ ALGUNS EXEMPLOS

A seguir estão ilustrados alguns exemplos de casos em que o uso da ETE no intraoperatório foi importante para o diagnóstico de outros achados diferentes do motivo principal da realização do exame.

No primeiro caso (Figuras 89.42, 89.43, 89.44), estão algumas imagens de placas ateromatosas na aorta que podem levar à mudança de conduta na cirurgia cardíaca, quanto ao local de canulação para entrada em Circulação Extracorpórea (CEC). Ademais, essas imagens podem impactar a decisão de

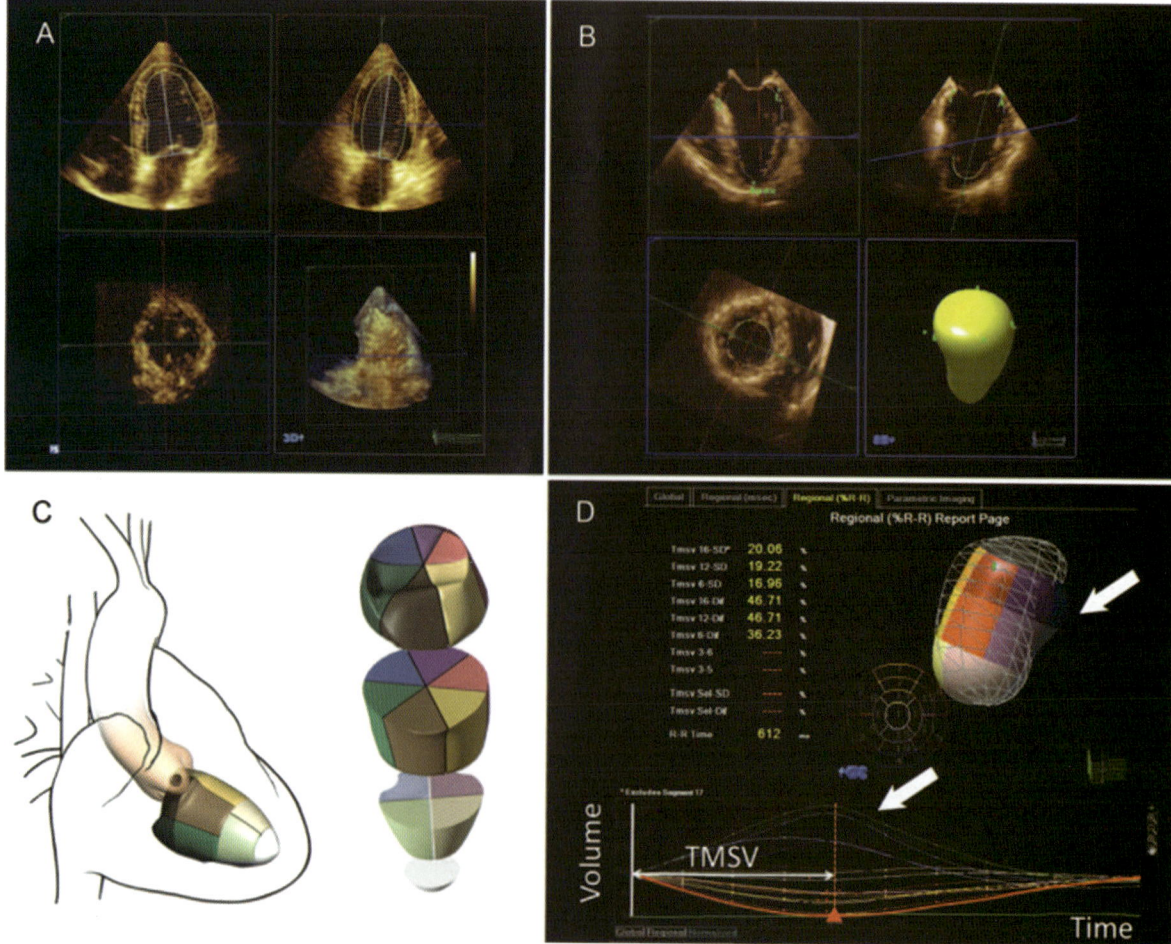

◀ **Figura 89.41** Avaliação da função ventricular esquerda: **(A)** a partir de um conjunto de dados de volume total tridimensional com técnica biplanar; **(B)** Uso de software analítico (QLAB) que mostra a superfície de um molde 3D da cavidade ventricular esquerda, dividindo-a nos 17 segmentos; **(C)** Modelo de 17 segmentos da Anerican Society of Echocardiography; **(D)** Exibição da movimentação dos segmentos ao longo do tempo.
**Fonte:** Vegas A, e col., 2010.[56]

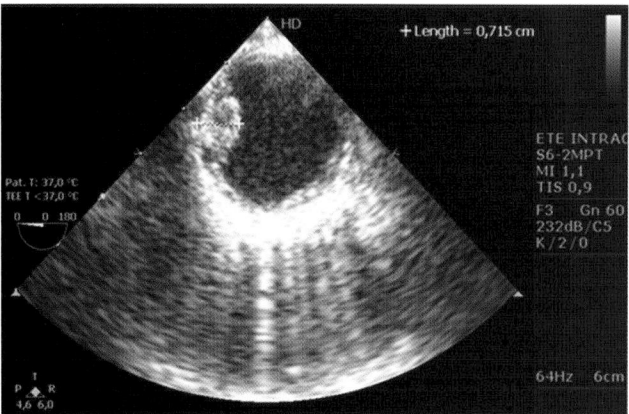

▲ **Figura 89.42** Placa ateromatosa na aorta descendente.

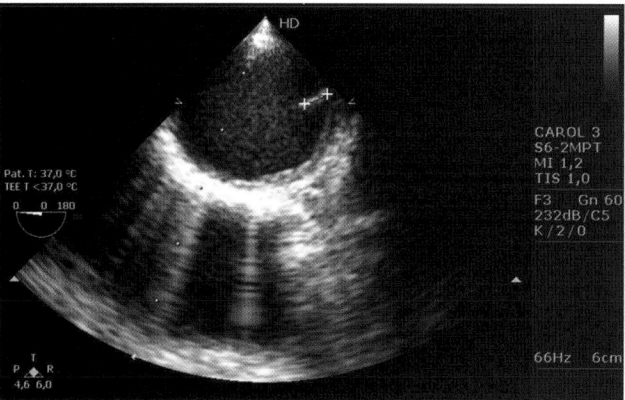

▲ **Figura 89.43** Placa ateromatosa (móvel) na aorta descendente.

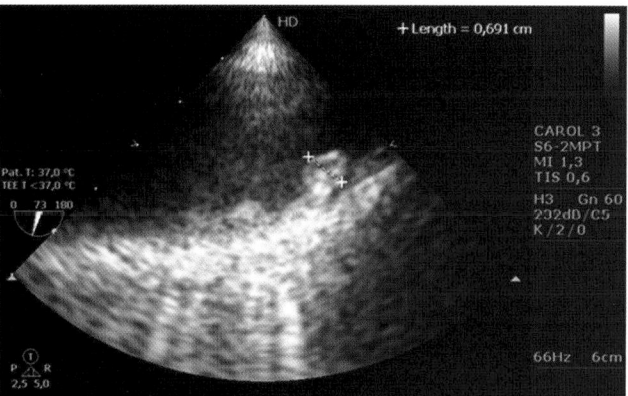

▲ **Figura 89.44** Placa ateromatosa no aórtico arco.

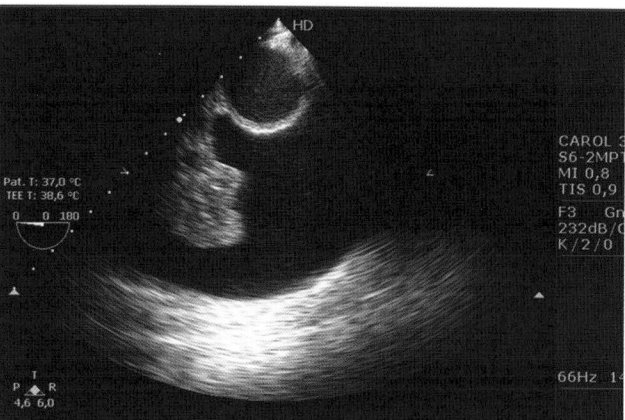

▲ **Figura 89.45** Imagem de derrame pleural.

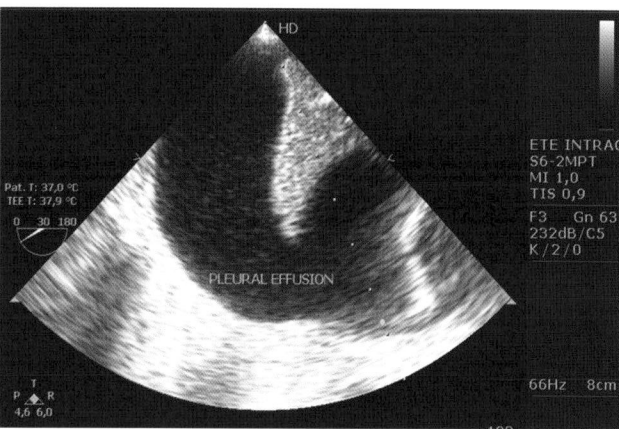

▲ **Figura 89.46** Imagem de derrame pleural. Em branco à direita está o pulmão e o líquido aparece em preto.

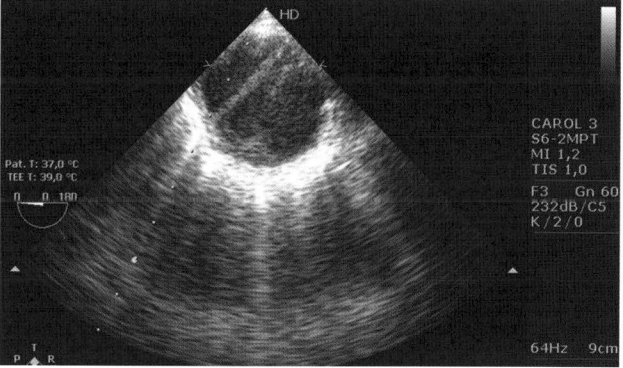

▲ **Figura 89.47** Imagem de um corte transversal da aorta torácica descendente dissecada, e evidência de uma luz verdadeira (menor) e de uma falsa luz.

se tentar realizar a revascularização miocárdica sem CEC devido ao risco de embolização e dano neurológico.

As imagens (Figuras 89.45 e 89.46) mostram extensos derrames pleurais. Na Figura 89.38, observa-se a aorta como uma imagem circular no ápice do setor, rodeada em baixo por derrame pleural em preto, e a imagem do pulmão em branco à esquerda. Nesses casos, a drenagem do derrame melhorou sensivelmente a ventilação mecânica.

As dissecções de aorta são muitas vezes causa de instabilidade hemodinâmica refratária. A ETE é capaz de avaliar a aorta torácica descendente, e a aorta ascendente até a

porção proximal do arco (Figuras 89.47, 89.48 e 89.49). A partir desse ponto, a visualização fica prejudicada devido à justaposição da traqueia e do brônquio fonte esquerdo, o que pode levar a resultados falsos-negativos. Além disso, é possível avaliar complicações associadas, como insuficiência aórtica, derrame pericárdico e envolvimento coronariano.

Nos casos de endocardite, é possível não apenas fazer o diagnóstico, como avaliar com a ETE a extensão do comprometimento valvar e o resultado após a troca da valva (Figura 89.50).

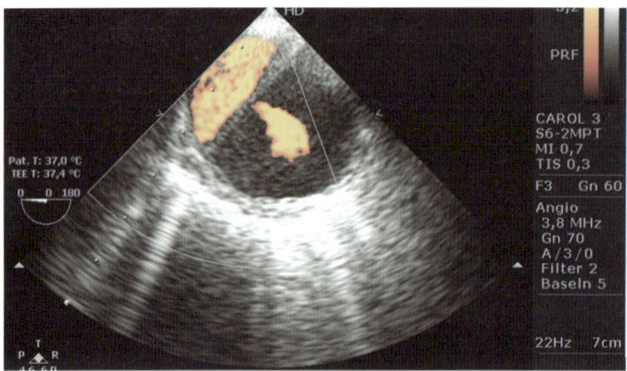

▲ **Figura 89.48** Imagem de um corte transversal da aorta torácica descendente dissecada, e evidência de uma comunicação entre os dois lúmens com fluxo da luz verdadeira para a falsa.

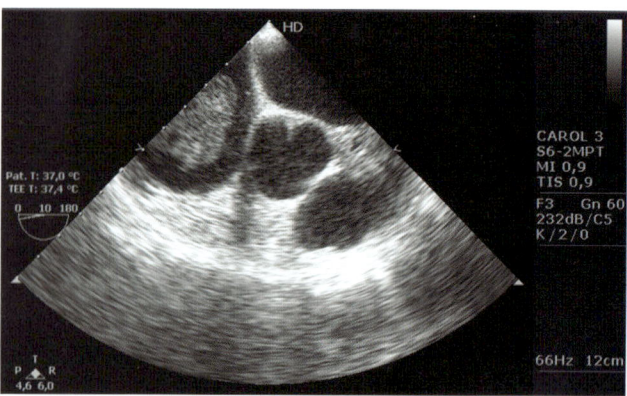

▲ **Figura 89.51** Imagem no plano do esôfago médio em eixo curto da valva aórtica (no centro) e presença do trombo (imagem ecodensa à esquerda) no átrio direito.

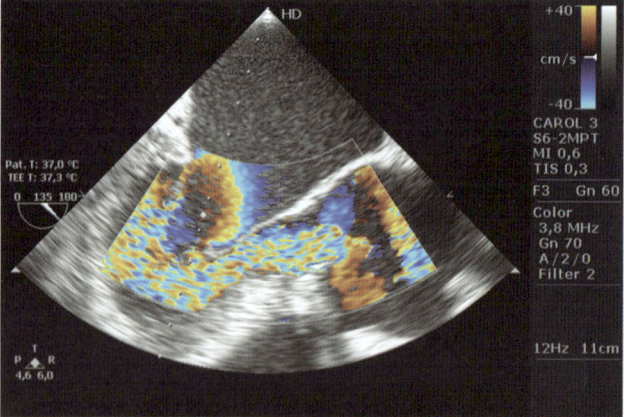

▲ **Figura 89.49** Imagem no plano do esôfago médio em eixo longo da valva aórtica com insuficiência. Pode-se observar também a dilatação da aorta ascendente à direita.

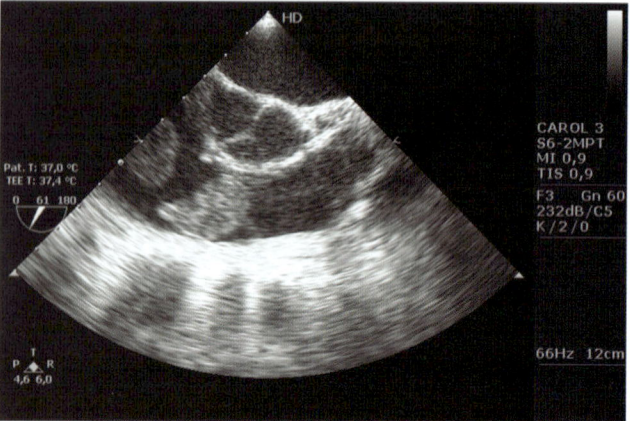

▲ **Figura 89.52** Imagem no plano do esôfago médio em eixo curto da valva aórtica (no centro) e presença do trombo no átrio direito em contato com a tricúspide.

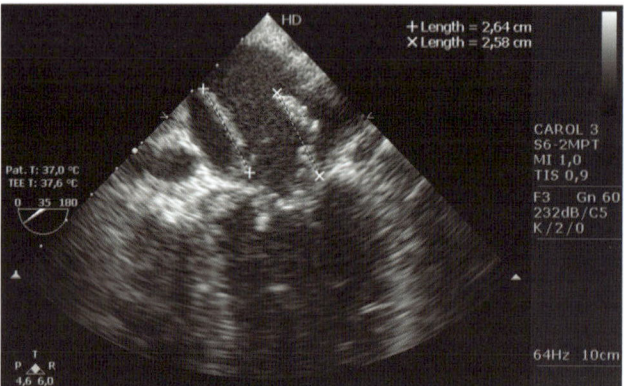

▲ **Figura 89.50** Imagem no plano do esôfago médio em duas câmaras que mostra endocardite extensa na valva mitral.

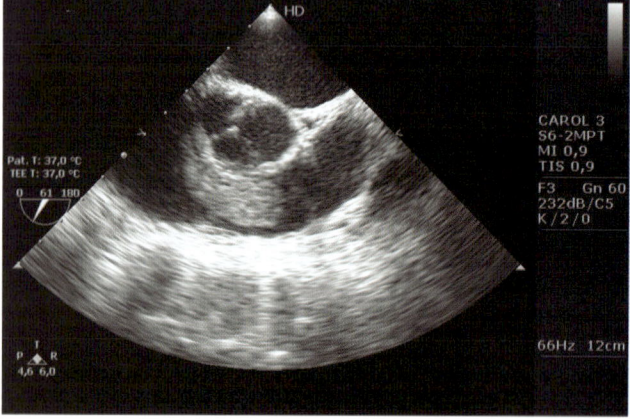

▲ **Figura 89.53** Imagem no plano do esôfago médio em eixo curto da valva aórtica (no centro) e presença do trombo invadindo o VD durante a diástole.

Nas cirurgias de nefrectomia com trombectomia de veia cava inferior, o uso da ETE permite observar não apenas a extensão do tumor, mas também complicações que podem ser fatais, como embolia tumoral, embola aérea e tromboembolismo pulmonar, em que a instituição imediata do tratamento altera o prognóstico. Além disso, serve para monitorização hemodinâmica, particularmente durante o pinçamento da veia cava inferior. As Figuras 89.51, 89.52 e 89.53 mostram uma sequência do ciclo cardíaco em que se visualiza o trombo no átrio direito, depois em contato com a valva tricúspide e, no momento da diástole, o trombo invadindo o VD e se aproximando da valva pulmonar.

# ■ CONCLUSÃO

A ETE é um método valioso de monitorização perioperatória que permite otimizar os cuidados ao paciente cirúrgico, proporcionando melhores desfechos clínicos e menor mortalidade.[53] O anestesiologista está preparado para oferecer a melhor interpretação dos dados ecocardiográficos intraoperatório, uma vez que ele é o profissional que naturalmente integra os dados clínicos e cirúrgicos às técnicas anestésicas, alterações de pré e pós-carga e da

função cardíaca durante o procedimento cirúrgico. Ou seja, ele está habituado a analisar e correlacionar: a) os efeitos cardiovasculares das medicações anestésicas, dos fármacos vasoativos e das medicações prévias em uso pelo paciente; b) o estado hemodinâmico e ventilatório atual; c) as perdas e a reposição volêmicas; d) as demandas e características hemodinâmicas dos diferentes tempos cirúrgicos.

## REFERÊNCIAS

1. Salgado-Filho MF, Morhy SS, Vasconcelos HD, Lineburger EB, Papa FV, Botelho ESL, et al. [Consensus on Perioperative Transesophageal Echocardiography of the Brazilian Society of Anesthesiology and the Department of Cardiovascular Image of the Brazilian Society of Cardiology]. Rev Bras Anestesiol. 2018;68(1):1-32.
2. Vincent JL, Pelosi P, Pearse R, et al. Perioperative cardiovascular monitoring of high-risk patients: a consensus of 12. Critical Care 2015; 19: 224-236.
3. Kneeshaw JD. Transoesophageal echocardiography (TOE) in the operating room. Br J Anaesth 2006; 97: 77–84.
4. Beaulieu Y. Bedside echocardiography in the assessment of the critically ill. Crit Care Med 2007;35(5).
5. Beaulieu Y, Marik PE. Bedside Ultrasonography in the ICU Part 1. CHEST 2005; 128:881–895.
6. Beaulieu Y, Marik PE. Bedside Ultrasonography in the ICU Part 2. CHEST 2005; 128:1766–1781.
7. Schmidlin D, Bettex D, Bernard E, et al. Transoesophageal echocardiography in cardiac and vascular surgery: implications and observer variability. Br J Anaesth 2001; 86 (4): 497-505.
8. Labovitz AJ, Noble VE, Bierig M, et al. Focused Cardiac Ultrasound in the Emergent Setting: A Consensus Statement of the American Society of Echocardiography and American College of Emergency Physicians. J Am Soc Echocardiogr 2010; 23: 1225-30.
9. Canty DJ, Royse CF. Audit of anaesthetist-performed echocardiography on perioperative management decisions for non-cardiac surgery. Br J Anaesth 2009; 103:352–8.
10. Kapoor PM, Chowdhury U, Mandal B, et al. Trans-esophageal echocardiography in off-pump coronary artery bypass grafting. Ann Card Anaesth 2009;12:174-183.
11. Manasia AR, Nagaraj HM, Kodali RB, et al. Feasibility and Potential Clinical Utility of Goal-Directed Transthoracic Echocardiography Performed by Noncardiologist Intensivists Using a Small Hand-Carried Device (SonoHeart) in Critically Ill Patients. Journal of Cardiothoracic and Vascular Anesthesia 2005;19(2): 155-159.
12. Micka PV, Frank MBJ, Lesage J, et al. Hand-held echocardiography with Doppler capability for the assessment of critically-ill patients: is it reliable? Intensive Care Med 2004;30:718–723.
13. Melamed R, Sprenkle MD, Ulstad VK, Herzog CA, Leatherman JW. Assessment of Left Ventricular Function by Intensivists Using Hand-Held Echocardiography. CHEST 2009;135:1416–1420.
14. F. Guarracino, Baldassarri R. Transesophageal echocardiography in the OR and ICU. Minerva Anestesiol 2009;75: 518-29.
15. Kolev N, Brase, R, Swanevelder J, Oppizzi M, Riesgo MJ, Van Der Maaten JMAA, Abiad MG, Guarracino F, Zimpfer M and the European Perioperative TOE Research Group. The influence of transoesophageal echocardiography on intra-operative decision making. A European multicenter study. Anaesthesia 1998; 53: 767-773.
16. Flachskampf FA, Badano L, Daniel WG, et al. Recommendations for transoesophageal echocardiography: update 2010. European Journal of Echocardiography 2010;11: 557–576.
17. Hahn RT, Abraham T, Adams MS, et al. Guidelines for Performing a Comprehensive Transesophageal Echocardiographic Examination: Recommendations from the American Society of Echocardiography and the Society of Cardiovascular Anesthesiologists. Anesthesia Analgesia 2014; 118 (1): 21-68.
18. Reeves ST, Finley AC, MD, Skubas NJ, et al. Basic Perioperative Transesophageal Echocardiography Examination: A Consensus Statement of the American Society of Echocardiography and the Society of Cardiovascular Anesthesiologists. Anesthesia Analgesia 2013;117(3):543 – 558.
19. An Updated Report by the American Society of Anesthesiologists and the Society of Cardiovascular Anesthesiologists Task Force on Transesophageal Echocardiography. Practice Guidelines for Perioperative Transesophageal Echocardiography. Anesthesiology 2010;112:1084 –96.
20. Rengasamy S, Subramaniam B. Basic Physics of Transesophageal Echocardiography. International Anesthesiology Clinics 2008; 46: 11-29.
21. Feigenbaum H, Armstrong W, Ryan T. Physics and Instrumentation. In: Feigenbaum's Echocardiography 6th ed.: Williams & Wilkins, 2005; 12-45.
22. Maslow A, Perrino AC. Princípios e Tecnologia de Ecocardiografia Bidimensional. In: Ecocardiografia Transesofágica. Uma abordagem prática. Segunda edição. Williams & Wilkins, 2010;3-23.
23. Perrino Jr AC. Tecnologia e Técnica Doppler. In: Ecocardiografia Transesofágica. Uma abordagem prática. Segunda edição. Williams & Wilkins, 2010; 109-126.
24. Hahn RT, Abraham T, Adams MS, et al. Guidelines for Performing a Comprehensive Transesophageal Echocardiographic Examination: Recommendations from the American Society of Echocardiography and the Society of Cardiovascular Anesthesiologists. J Am Soc Echocardiogr 2013; 26:921-64.
25. Shanewise JS, Cheung AT, Aronson S, et al. ASE/SCA Guidelines for Performing a Comprehensive Intraoperative Multiplane Transesophageal Echocardiography Examination: Recommendations of the American Society of Echocardiography Council for Intraoperative Echocardiography and the Society of Cardiovascular Anesthesiologists Task Force for Certification in Perioperative Transesophageal Echocardiography. Anesth Analg 1999; 89:870–84.
26. Benjamin E, Griffin K, Leibowitz AB, et al. Goal-Directed Transesophageal Echocardiography Performed by Intensivists to Assess Left Ventricular Function: Comparison With Pulmonary Artery Catheterization. Journal of Cardiothoracic and Vascular Anesthesia 1998; 112(1):10-15.
27. Marik PE. Pulmonary Artery Catheterization and Esophageal Doppler Monitoring in the ICU. CHEST 1999;116:1085–1091.
28. Dabaghi SF, Rokey R, Rivera JM, et al. Comparison of Echocardiographic Assessment of Cardiac Hemodynamics in the Intensive Care Unit With Right-Sided Cardiac Catheterization. Am J Cardiol 1995;76:392-395.
29. Maslow A, Perrino Jr AC. Doppler Quantitativo e Hemodinâmica. In: Ecocardiografia Transesofágica. Uma abordagem prática. Segunda edição. Williams & Wilkins, 2010; 127-145.
30. Feigenbaum H, Armstrong W, Ryan T. Hemodynamics. In: Feigenbaum's Echocardiography 6th Edition: Williams & Wilkins, 2005;215-246.
31. Schober P, Loer SA, Schwarte L. Perioperative Hemodynamic Monitoring with Transesophageal Doppler Technology. Anesth Analg 2009;109:340–53.
32. Brown JM. Use of echocardiography for hemodynamic monitoring. Crit Care Med 2002; 30: 1361–1364.
33. Poelaert JI, Schüpfer G. Hemodynamic Monitoring Utilizing Transesophageal Echocardiography. The Relationships Among Pressure, Flow, and Function. CHEST 2005;127: 379 –390.
34. Ahmed SN, Syed FM, Porembka DT. Echocardiographic evaluation of hemodynamic parameters. Crit Care Med 2007;35 (8) (Suppl.).
35. Silva AA. Monitorização intraoperatória com a ecocardiografia transesofágica. In: Potério GMB, Pires OC, Callegari DC, Slullitel A. Monitorização em Anestesia. Coleção Atualização em Anestesiologia, 2011;14:110-129.
36. Feissel M, Michard F, Mangin I, et al. Respiratory Changes in Aortic Blood Velocity as an Indicator of Fluid Responsiveness in Ventilated Patients With Septic Shock. CHEST 2001; 119:867–873.
37. Cavallaro F, Sandroni C, Antonelli M. Functional hemodynamic monitoring and dynamic indices of fluid responsiveness. Minerva Anestesiol. 2008;4:23-35.
38. Vieillard-Baron A, Chergui K, Rabiller A, et al. Superior vena caval collapsibility as a gauge of volume status in ventilated septic patients. Intensive Care Med. 2004; 30(9):1734-9.
39. Barbier C, Loubières Y, Schmit C, et al. Respiratory changes in inferior vena cava diameter are helpful in predicting fluid responsiveness in ventilated septic patients. Intensive Care Med. 2004; 30(9): 1740-6.
40. Boyd JH, Walley KR. The role of echocardiography in hemodynamic monitoring. Curr Opin Crit Care 2009;15:239– 243.
41. Gerstle J, Shahul S, Mahmood F. Echocardiographically Derived Parameters of Fluid Responsiveness. International Anesthesiology Clinics 2010;48: 37-44.
42. Garwood S. Desempenho Sistólico do Ventrículo Esquerdo e Patologia. In: Ecocardiografia Transesofágica. Uma abordagem prática. Segunda edição. Williams & Wilkins, 2010;53-86.

43. London MJ. Diagnóstico de Isquemia Miocárdica. In: Ecocardiografia Transesofágica. Uma abordagem prática. Segunda edição. Williams & Wilkins, 2010; 87-106.

44. Feigenbaum H, Armstrong W, Ryan T. Evaluation of Systolic and Diastolic Function of the Left Ventricle. In: Feigenbaum's Echocardiography 6th Edition: Williams & Wilkins, 2005; 139-180.

45. Feigenbaum H, Armstrong W, Ryan T. Coronary Artery Disease. In: Feigenbaum's Echocardiography 6th ed: Williams & Wilkins, 2005; 438-487.

46. Shanewise JS. How to Reliably Detect Ischemia in the Intensive Care Unit and Operating Room. Seminars in Cardiothoracic and Vascular Anesthesia 2006; 10 (1): 101–109.

47. Galal W, Hoeks SE, Flu WJ, et al. Relation between Preoperative and Intraoperative New Wall Motion Abnormalities in Vascular Surgery Patients. Anesthesiology 2010; 112: 557– 66.

48. Subramaniam B, Talmor D. Echocardiography for management of hypotension in the intensive care unit. Crit Care Med 2007;35(8).

49. Schroeder RA, Sreeram GM, Mark SJ. Ventrículo Direito, Átrio Direito, Válvula Tricúspide e Válvula Pulmonar. In: Ecocardiografia Transesofágica. Uma abordagem prática. Segunda edição. Williams & Wilkins, 2010; 281-295.

50. Feigenbaum H, Armstrong W, Ryan T. Left Atrium, Right Atrium, and Right Ventricle. In: Feigenbaum's Echocardiography 6th ed: Williams & Wilkins, 2005; 182-213.

51. Shernan SK. Uma abordagem prática à Avaliação Ecocardiográfica da Função Diastólica Ventricular. In: Ecocardiografia Transesofágica. Uma abordagem prática. Segunda edição. Williams & Wilkins, 2010; 146-168.

52. Matyal R, Skubas NJ, Shernan SK, Mahmood F. Perioperative Assessment of Diastolic Dysfunction. Anesth Analg 2011; 113: 449–72.

53. Nicoara A, Whitener G, Swaminathan M. Perioperative Diastolic Dysfunction: A Comprehensive Approach to Assessment by Transesophageal Echocardiography. Seminars in Cardiothoracic and Vascular Anesthesia 2014;18(2): 218–236.

54. Cahalan MK. Transesophageal echocardiography for the occasional cardiac anesthesiologist. In: The ASA Refresher Courses in Anesthesiology CME Program, volume 35. Williams & Wilkins, 2007;31-40.

55. FF, Agricola E, Flachskampf FA, et al. Three-dimensional transoesophageal echocardiography: how to use and when to use—a clinical consensus statement from the European Association of Cardiovascular Imaging of the European Society of Cardiology. European Heart Journal - Cardiovascular Imaging (2023):1–79

56. Vegas A, Meineri M. Three-Dimensional Transesophageal Echocardiography Is a Major Advance for Intraoperative Clinical Management of Patients Undergoing Cardiac Surgery: A Core Review. Anesth Analg 2010;110: 1548–73.

# 90

# Monitorização do Sistema Renal

Norma Sueli Pinheiro Módolo ▪ André Roberto Bussmann ▪ Renata Pinheiro Módolo

## INTRODUÇÃO

Os rins são responsáveis pela manutenção do volume extracelular, pelo equilíbrio ácido-base, pela concentração extracelular de potássio e pela pressão osmótica, além de eliminar produtos indesejáveis do metabolismo. Exerce funções endócrinas, como a produção de eritropoetina e a forma ativa da vitamina D, e participa da regulação da pressão arterial. A manutenção da normalidade de sua função é essencial para a sobrevivência do organismo.[1-3]

Antes do século XVIII, existiam poucas referências à doença renal aguda. Nos tempos antigos, Galen definiu o diagnóstico de débito urinário. Em 1796, Batista Morgagni foi o primeiro a introduzir a terminologia "ischuria", que era baseada na doença deste órgão. No começo do século XX, após extensa avaliação da anatomia patológica envolvendo a micro e a macroscopia, a doença renal aguda ficou conhecida como *Bright's disease*.[4]

Em 1941, durante a Segunda Guerra Mundial, Bywaters e Beal publicaram um artigo que se tornou referência para estudos sobre doença renal aguda. Além da descrição da história natural da doença, eles demonstraram a lesão tubular e as castas existentes dentro do lúmen do túbulo.[4]

Em 1951, Homer W. Smith introduziu o termo "falência renal aguda" (FRA). Durante os anos 1950, o conhecimento a respeito dessa doença aumentou muito, com a grande contribuição de três médicos: William J. Kolff, que inventou os rins artificiais; John P. Merril, que ilustrou o curso clínico e o tratamento da FRA; e George E. Schreiner, que descreveu e encorajou o tratamento dessa complexa doença.[4]

## ▪ LESÃO RENAL AGUDA

Durante muitos anos, uma diminuição aguda e potencialmente reversível no ritmo de filtração glomerular (RFG) foi chamada de insuficiência renal aguda (IRA). esse termo foi usado inicialmente em 1951, por Homer W. Smith, para referir-se à IRA relacionada com lesão traumática.

A IRA é uma síndrome que se caracteriza por rápida diminuição do RFG[5] associada a acúmulo de resíduos como ureia e creatinina.[6] As mudanças na função renal são manifestações comuns em doenças graves e sua importância é refletida nos cuidados com a monitorização fisiológica e bioquímica.

A incidência de lesão renal aguda alcançou proporções epidêmicas, afetando entre 5% e 6% dos pacientes internados em unidades de terapia intensiva, tornando-se um preditor independente de morbidade e mortalidade. Apesar dos avanços alcançados nos últimos anos, as taxas de morbidade e mortalidade da lesão renal permanecem altas, podendo chegar a mais de 60%.[7]

Infelizmente, durante muito tempo, o progresso nessa área foi prejudicado pelas definições imprecisas de disfunção renal, cujas classificação e definição não eram universalmente aceitas, existindo mais de 35 definições diferentes na literatura.[8] O grupo de estudos Acute Dialysis Quality Initiative (ADQI) propôs, em 2004, algumas mudanças na descrição e na terminologia de IRA.

A primeira modificação sugerida foi o uso do termo lesão renal aguda (LRA), que inclui o espectro inteiro da doença, englobando lesão renal direta, pequena diminuição aguda e potencialmente reversível na taxa de filtração glomerular até a necessidade de terapia de reposição renal. A troca do termo utilizado foi baseada em dados que sugerem fortemente que apenas alterações discretas na creatinina sérica estão relacionadas com morbidade e mortalidade clinicamente significativas.

A segunda alteração foi na definição de IRA. Com o intuito de desenvolver uma diretriz para o manejo de LRA, o mesmo grupo (ADQI) sugeriu, em 2002, a classificação de RIFLE (do inglês *risk/injury/failure/loss/end-stage kidney disease*).[9,10] Nessa nova proposta, os três primeiros estágios representam o grau de gravidade da lesão, e os últimos dois representam os critérios de prognóstico. O uso desses critérios para diagnóstico de LRA também tem demonstrado ser um bom preditor do prognóstico, uma vez que a mortalidade aumenta com a piora da classe RIFLE.[11,12]

Após a publicação da classificação de RIFLE, muitos grupos vêm estudando e validando seus critérios; contudo, de acordo com dados mais atuais, notou-se que mudanças nos níveis séricos de creatinina menores que os descritos no sistema RIFLE podem estar associadas com desfechos adversos. Com base nesses estudos, o grupo Acute Kidney Injury Network (AKIN) propôs algumas modificações na classificação de RIFLE.[13] As alterações compreendem:

- Os critérios de prognóstico foram removidos e os critérios de gravidade são designados como estágio 1, 2 e 3;
- A categoria *risk* do RIFLE foi ampliada para incluir um aumento na creatinina sérica de, no mínimo, 0,3 mg/dL⁻¹;
- Uma janela de 48 horas foi determinada para a documentação de qualquer estágio.

As duas classificações estão descritas na Figura 90.1.

Posteriormente, o grupo Kidney Disease: Improving Global Outcomes (KDIGO) sugeriu a unificação da definição de LRA, uma vez que as duas definições são baseadas na creatinina sérica e no débito urinário e que ambas foram validadas em estudos posteriores. Além disso, existe a necessidade do uso de uma única definição nas pesquisas e prática clínica.[14]

Os critérios usados pelo grupo KDIGO são:

- LRA é definida como qualquer dos critérios:
  - Aumento na creatinina sérica em 0,3 mg/dL⁻¹ em 48 horas;
  - Aumento na creatinina sérica para 1,5 vezes a basal conhecida ou presumida, ocorrida nos 7 dias prévios;
  - Débito urinário inferior a 0,5 mL/kg⁻¹/h⁻¹ durante 6 horas.
- LRA é estadiada para gravidade conforme os critérios apresentados na Tabela 90.1. Para atingir o estágio 3 (creatinina acima de 4 mg/dL⁻¹), em vez de se considerar um aumento na creatinina superior ou igual a 0,5 mg/dL⁻¹ em um período não especificado, é necessário que o paciente primeiro atinja os critérios para o estágio 1.

**Tabela 90.1  Estadiamento da LRA.**

| Estágio | Creatinina sérica | Débito urinário |
|---|---|---|
| 1 | 1,5 a 1,9 vezes basal ou ≥ 0,3 mg/dL⁻¹ | < 0,5 mL/kg⁻¹/h⁻¹ por 6 a 12 h |
| 2 | 2,0 a 2,9 vezes basal | < 0,5 mL/kg⁻¹/h⁻¹ por ≥ 12 h |
| 3 | 3 vezes basal ou ≥ 4,0 mg/d⁻¹ ou Início de TRR ou (em menores de 18 anos) diminuição no RFG para < 35 mL/min/1,73m² | < 0,3 mL/kg⁻¹/h⁻¹ por ≥ 24 h ou Anúria por ≥ 12hs |

TRR: terapia de substituição renal.
**Fonte:** Adaptada de KDIGO, 2012.[14]

## Lesão de Isquemia/reperfusão

As causas de LRA são tradicionalmente divididas em três categorias: pré-renal, renal intrínseca e pós-renal.

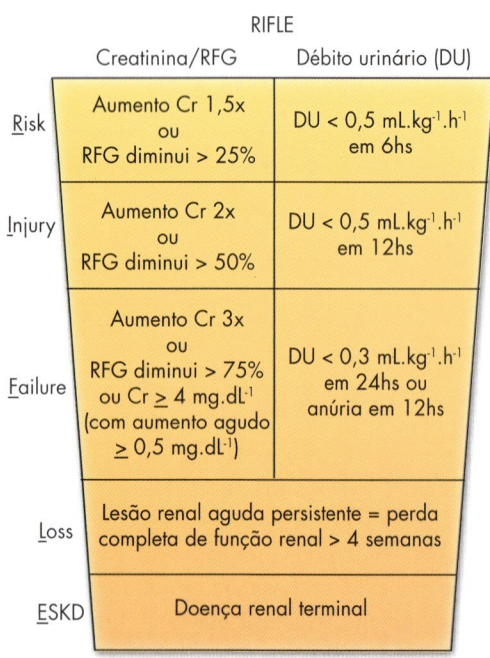

▲**Figura 90.1** Comparação entre os critérios de RIFLE e AKIN.
Fonte: Adaptada de Bellomo, 2004;[10] e Mehta, 2007.[13]

ESKD: doença renal terminal (do inglês *end stage kidney disease*); Cr: creatinina.

## Lesão renal aguda pré-renal

Na lesão pré-renal ocorre elevação de ureia e creatinina séricas como uma resposta fisiológica à hipoperfusão renal. Nessa forma a integridade do tecido renal está preservada.[15]

É a apresentação mais comum e deve-se à resposta fisiológica da hipoperfusão renal. A integridade do parênquima renal está mantida e o RFG é corrigido rapidamente com a restauração da perfusão renal e da pressão de ultrafiltração glomerular. Se isso não acontecer e houver grave hipoperfusão, pode evoluir para necrose tubular aguda (NTA).

Pode acontecer devido a perdas gastrintestinais, queimaduras, hemorragias, uso de diuréticos, diurese osmótica, insuficiência cardíaca congestiva, doença hepática avançada, peritonites, hipotensão arterial, choque, sepse de qualquer etiologia, trauma, tamponamento cardíaco etc.[16-18]

## Lesão renal aguda renal

Na forma renal, a NTA é a responsável por 75% das causas de LRA. Em pacientes graves, o choque séptico (47,5%) é a principal etiologia, seguido por LRA pós-cirúrgica (34%), choque cardiogênico (27%), hipovolemia (26%) e drogas nefrotóxicas (19%), com mais de um fator envolvido em muitos casos.[7] No período perioperatório, lesão por isquemia e reperfusão (I/R) permanece como a primeira causa de LRA.[19]

A LRA pré-renal e a NTA fazem parte de um espectro de manifestações de hipoperfusão renal. Podem ser desencadeadas por isquemia, toxinas (antifúngicos, imunossupressores, antivirais, anti-inflamatórios, contrastes radiológicos e pigmentos, como hemoglobina, mioglobinas e bilirrubinas), peçonhas animais, metais pesados etc.

A nefrite intersticial aguda é outra forma de LRA renal e suas causas mais prevalentes são: alergia a medicamentos e uso de anti-inflamatórios não hormonais, além de infecções e doenças infiltrativas, como linfomas, leucemia, sarcoidoses etc.[16-18]

As doenças vasculares, como as inflamatórias (vasculites) e as microangiopáticas, as glomerolopatias (pós-infecciosas) ou mesmo a sepse, por desencadearem a síndrome da resposta inflamatória sistêmica, também desencadeiam LRA de causa renal.[16-18]

## Lesão renal aguda pós-renal

A forma pós-renal ocorre por obstrução intrínseca ou extrínseca das vias urinárias. Assim, coágulos, tumores, fibroses ou mesmo ligadura inadvertida dos ureteres são os desencadeantes desse tipo de LRA. São situações facilmente encontradas no intraoperatório; portanto, fazer o diagnóstico e quantificar o grau de lesão renal para poder intervir precocemente faz parte da uma boa prática do médico anestesiologista.[16-18]

A Tabela 90.2 mostra o diagnóstico diferencial das síndromes renais.

## ■ ANÁLISE DA URINA

O débito urinário é de grande auxílio para avaliar o estado de hidratação do paciente. Diurese menor do que 0,5 mL/kg$^{-1}$ é caracterizada como oligúria. A cor da urina normalmente apresenta-se amarela, pela presença do pigmento urocromo e também ds urobilina e da urocritina. As alterações na coloração poderão ser determinadas pela presença de hemácias, mioglobulina, urobionogênio etc. Pode haver alteração na sua transparência devido à presença de cristais, muco, leucócitos, fungos, linfa, sêmen, cremes vaginais, talco, material fecal etc. Densidade urinária alterada (acima de 1.015) pode fornecer indícios de compostos como glicose, hemácias, proteínas etc.

O pH urinário varia de 4,5 a 8,0 e pode estar associado a alterações do equilíbrio ácido-base, infecções etc.

A presença de cilindros hialinos e traços de proteínas no sedimento urinário ocorre com mais frequência na LRA pré-

| Tabela 90.2 Diagnóstico diferencial das síndromes renais.[20] | | | | | |
|---|---|---|---|---|---|
| **Síndrome** | **Volume urinário** | **Concentração urinária** | **EFNa ou IIR** | **RFG** | **Reversibilidade** |
| LRA pré-renal | - | > 500 mOsm | < 1% | 100 a 40 | Imediata |
| S. intermediária | - | | < 1% | 60 a 20 | 1 a 3 dias |
| Necrose tubular aguda a) não oligúrica | > 400 mL/24 h | Isostenúria | Variável | 25 a 2 | 1 a 3 semanas |
| b) oligúrica | < 400 mL/24 h | Isostenúria | >1% | 20 a 0 | 2 a 3 semanas |
| Anúria | < 100 mL/24 h | | | | Remota |

RFG: ritmo de filtração glomerular; EFNa: excreção fracionária de sódio; IIR: índice de insuficiência renal; S.: síndrome intermediária.

$$EFNa = \frac{UNa \times PCR \times 100}{PNa \times UCr} \qquad IIR = \frac{UNa \times UCr}{PCr}$$

Em que:

■ EFNa: excreção fracionária de sódio;
■ IIR: índice de insuficiência renal;
■ UNa: sódio urinário;
■ PCr: creatinina plasmática;
■ UCr: creatinina urinária;
■ RFG: ritmo de filtração glomerular (mL/min).

-renal. Na LRA renal, cilindros granulosos e células tubulares aparecem com frequência.

O diagnóstico de rabdomiólise com mioglobinúria pode ser feito por fitas reagentes urinárias positivas para sangue, sem a presença de hematúria.[21]

## ■ MEDIDA DO RITMO DE FILTRAÇÃO GLOMERULAR

O RFG é definido como a capacidade renal de depurar uma substância a partir do sangue e é expresso como o volume de plasma que pode ser depurado na unidade de tempo.[1-3]

Em um adulto normal, a taxa de filtração glomerular aproxima-se de 120 mL/min[-1], que corresponde a mais de 170 litros/dia. O volume plasmático corresponde a 3 litros, aproximadamente, portanto o plasma é filtrado mais de 50 vezes no decorrer de um único dia.

Como o volume urinário situa-se em torno de 1,5 litros/dia os rins absorvem mais de 99% do volume filtrado.[3]

O RFG pode diminuir em até 50% antes de os níveis séricos de creatinina aumentarem. Isso se deve ao fato de que, inicialmente, a diminuição da filtração de creatinina pelo glomérulo aumenta a secreção dessa substância nas células tubulares. Existe uma associação inversa entre a idade e o RFG.[20]

O padrão-ouro para a determinação do RFG é a medida da depuração da substância que seria livremente filtrada no glomérulo, atóxica e que não seja secretada nem reabsorvida nos túbulos renais, nem sofra mudança durante sua excreção renal. A substância ideal é a inulina, mas esta deve ser infundida continuamente, além de serem necessárias cateterização vesical e coletas venosas para a determinação do RFG.[1-3]

Outras substâncias, como o iotalamato iohexol ou o radiofármaco ácido dietileno-triamino-pentacético (DTPA), também podem ser utilizadas, mas com as mesmas restrições da inulina.

Na prática clínica, a avaliação da taxa de filtração glomerular é realizada utilizando substâncias de produção endógena e que são eliminadas pelo rim.[1-3]

A fórmula utilizada para calcular o *clearence* de uma substância é:

$$C = \frac{U \times V}{P}$$

Em que:

- C: *clearance* da substância (mL/min[-1]);
- U: concentração urinária da substância (mg/100 mL);
- V: volume urinário da substância (mL/min[-1]);
- P: concentração plasmática da substância (mg/100 mL).

A creatinina é a substância mais utilizada para a medida do RFG. É produzida pelo metabolismo da creatinina no músculo esquelético e pela ingestão de carne. É liberada na circulação em taxa relativamente constante. Entretanto, a creatinina, além de filtrada, é também secretada pelo túbulo contornado proximal, levando a uma superestimativa do RFG.[1-3]

Quando a secreção de creatinina pelos túbulos renais, a ingestão de creatinina e a massa muscular forem constantes, a redução do RFG levará à retenção de creatinina e ao aumento da concentração plasmática. No entanto, essa relação não é linear. A faixa de normalidade para a creatinina sérica varia de 0,6 a 1,3 mL/dL[-1].[1-3]

As limitações do uso da creatinina sanguínea e sua depuração na avaliação clínica levaram ao aparecimento de fórmulas que estimam o RFG. A mais utilizada é a de Crockcroft e Gault,[22] cujo coeficiente de correlação entre a fórmula e o *clearance* real da creatinina é de 0,83, considerada satisfatória.[1-3,20]

$$\text{RFG estimado de creatinina}^{22} = \frac{140 - \text{idade} \times \text{peso (kg)}}{72^* \times \text{Crp (mg/dL}^{-1})}$$

\* Em mulheres, substituir por 85.
Crp: creatinina plasmática.

## Medida do Ritmo de Filtração Glomerular pela Cistatina C

A cistatina C é uma proteína de baixo peso molecular pertencente à superfamília das cistatinas, que inibem as proteases.[1-3] É produzida por todas as células nucleadas e seu ritmo de produção é constante, sendo livremente filtrada pelo glomérulo e totalmente metabolizada pelos túbulos renais. Quando existe diminuição do RFG (em torno de 88 mL/min[-1] ou 70 a 90 mL/min[-1]), os níveis plasmáticos de cistatina C começam a aumentar, o que não acontece com a creatinina. Parece não sofrer interferência de dieta, estado nutricional, inflamação ou doença maligna, o que a torna atrativa.[23]

A fórmula para o cálculo do RFG pela cistatina C é:

$$\text{RFG} = 77,24 \times \text{Cistatina C plasmática (mg.L}^{-1})$$

## Biomarcadores

A creatinina sérica e o débito urinário são comumente usados para avaliação da função renal, apesar das limitações conhecidas. A creatinina é uma substância endógena e a dosagem da sua concentração plasmática é utilizada como uma forma indireta de aferir a adequação da filtração glomerular. Trata-se de um produto do metabolismo da creatinina e da fosfocreatina no músculo esquelético, porém seus níveis são influenciados por uma série de fatores não relacionados ao rim, como idade, sexo, massa muscular, metabolismo muscular, medicações em uso, estado de hidratação e qualidade de ingesta alimentar, apresentando produção e liberação no sangue variáveis.[24] Em pacientes com função renal estável, os níveis plasmáticos da creatinina são quase constantes, com variação de cerca de 8%.[25]

O aumento dos níveis séricos de creatinina é observado quando ocorre lesão dos néfrons funcionantes; para tanto, o tempo necessário pode variar entre 24 e 72 horas. Em situações nas quais o diagnóstico e o tratamento precoces de isquemia renal são determinantes de morbimortalidade e prognóstico, esse período é muito longo e a creatinina sérica tem sido sistematicamente questionada como marcador ideal da função renal.

A creatinina e o débito urinário têm sensibilidade e especificidade limitadas, e o nível de creatinina tem uma velocidade de alteração muito baixa, restringindo o seu uso no diagnóstico de LRA.[1-3,25] A creatinina é útil nos casos em que o organismo alcançou estado de equilíbrio, o que pode levar dias para acontecer.[26] Além disso, a alteração na creatinina sérica não consegue discriminar entre modificações na função renal devido a depleção de volume, mudanças hemodinâmicas na perfusão renal, obstrução urinária ou lesão renal intrínseca.[27]

As modificações moleculares induzidas pela lesão ocorrem antes do dano celular e do desenvolvimento da síndrome clínica, por isso a detecção de biomarcadores pode fornecer um diagnóstico precoce e preciso de LRA.[28]

O biomarcador ideal deveria:[29]

- Diagnosticar disfunção renal rapidamente;
- Distinguir LRA pré-renal de dano apoptótico e necrótico;
- Ter capacidade de localizar o dano;
- Ser específico para lesão renal na presença de lesão concomitante de outros órgãos;
- Ter capacidade de distinguir LRA de doença renal crônica;
- Classificar de acordo com o grau de gravidade;
- Predizer o prognóstico
- Permitir a modificação da doença;
- Ser de baixo custo e fácil execução;
- Ser capaz de medir o desfecho.

Entre os biomarcadores em fase de estudos, citam-se a lipocalina associada à gelatinase do neutrófilo (NGAL, do inglês *neutrophil gelatinase-associated lipocalin*) urinária (NGALu) e plasmática (NGALp), a molécula de lesão renal-1 (KIM-1, do inglês *kidney injury molecule-1*) urinária, cistatina C urinária e plasmática, interleucina-18 urinária (IL-18). Esses marcadores têm contribuído para diagnóstico precoce da LRA.[28]

## Lipocalina associada à gelatinase dos neutrófilos

As lipocalinas constituem uma família de mais de 20 pequenas proteínas que são definidas considerando-se suas estruturas tridimensionais, caracterizadas por oito cadeias beta que formam um barril beta com um cálice anexado. A NGAL, uma dessas proteínas pertencentes à família das lipocalinas, é constituída por uma cadeia única de polipeptídeos com 178 aminoácidos e tem massa molecular de 25 kDa.[29,30] Ocorre nas formas monomérica (25 kDa), de dímeros ligados por pontes dissulfitos (45 kDa) e de heterodímeros (135 kDa) covalentemente ligados à gelatinase (matrix metalloproteinase-9).[31]

Resultados de experimentos *in vitro* indicam que neutrófilos ativados liberam a forma dimérica de NGAL e, em grau inferior, a forma monomérica. Em contraste, células epiteliais renais lesadas liberam a forma monomérica e, aparentemente, são incapazes de formar dímeros. Essas conclusões são sustentadas pela observação do aumento dos níveis urinários da forma homodimérica em pacientes com infecção do trato urinário e uma abundância relativa da forma monomérica de NGAL em pacientes com LRA.[30,31]

Em condições fisiológicas, o mRNA da NGAL é expresso em vários tecidos humanos incluindo rim, medula óssea, próstata, útero, glândula salivar, estômago, cólon, pulmões e fígado.[26,28] Ela é hiperproduzida por esses tecidos em resposta a diversas condições inflamatórias, com aumento significativo nos níveis de expressão local e sistêmico. É secretada em baixas concentrações pela alça ascendente do túbulo renal e, devido ao seu baixo peso molecular, a NGAL circulante é filtrada pelo glomérulo e quase totalmente reabsorvida nos túbulos proximais, tendo como consequência níveis urinários normais muito baixos.[32]

Acredita-se que a NGAL seja bacteriostática em estados patológicos por formar complexos com sideróforos ligantes do ferro. A função fisiológica da NGAL na isquemia renal parece ser diminuir a lesão por reduzir a apoptose e aumentar a proliferação de células tubulares renais normais.[32]

Uma diminuição no RFG induz ao aumento nos níveis de NGALp. A NGALu aumenta devido à reabsorção inadequada nos túbulos proximais, ao aumento na síntese de células tubulares estressadas e à liberação por neutrófilos infiltrados.[32] Os níveis de NGALp e NGALu podem ser de grande importância diagnóstica, uma vez que essa proteína representa um biomarcador precoce de lesão renal,[30] porém deve-se lembrar que os níveis de NGALp são menos específicos para doença renal, pois níveis altos também são encontrados em casos de inflamação, sepse ou câncer. Os níveis urinários são muito menos afetados por essas situações, já que a NGAL que aparece na urina é secretada pelos túbulos.[32]

A NGALu tem sido demonstrada como um novo biomarcador de lesão isquêmica renal, apresentando um aumento de aproximadamente quatro vezes em apenas três horas após o início da reperfusão, com ocorrência de pico em 24 horas e declínio a valores normais após 72 horas.[33] As pesquisas têm indicado que valores de corte entre 100 e 270 ng/mL$^{-1}$ são os níveis que têm apresentado maiores sensibilidade e especificidade para predizer LRA, com maiores valores aceitos em adultos (170 ngmL$^{-1}$), comparados com crianças (100 a 135 ng/mL$^{-1}$), e são de maior aceitação valores acima de 150 ng/mL$^{-1}$ para ambas as populações.[34]

Estudos apontam a NGAL como uma poderosa ferramenta que se mostrou ser preditor independente de LRA, com uma surpreendente AURoC (*area under receiver operating characteristic curve*) de 0,998 para a NGALu e de 0,91 para a NGALp em medidas realizadas duas horas após *bypass* cardiopulmonar em crianças,[35] e, mais recentemente, apresentou valores de 0,95.[36] Já em adultos que se submeteram a cirurgia cardíaca, a AUROC constatada é de 0,74 para NGALu coletada três horas após e 0,8 para NGALu coletada 18 horas o término da cirurgia.[37] Outro trabalho encontrou resultados mais promissores, com valores da AUROC de 0,87.[38]

Estudos recentes têm tentado estabelecer o intervalo aceito como valores de referência levando em consideração idade, sexo, etnia e horário do dia. Bennett e col.[39] estabeleceram valores de referência em população pediátrica saudável para NGALu, KIM-1, IL-18 e proteína de ligação de ácidos graxos sintetizada pelo fígado (LFABP) levando em consideração o sexo e a idade. Foi descrito que existe uma variabilidade nas concentrações influenciada pela idade, sendo encontrados maiores valores com o aumento desta. Níveis significativamente diferentes também foram influenciados pelo sexo, mesmo após ajuste pela idade, sendo encontrados níveis maiores nos indivíduos do sexo feminino.[39] Outros autores chegaram a uma conclusão semelhante usando valores normalizados para creatinina urinária.[40] As razões biológicas para os níveis maiores de biomarcadores no sexo feminino são desconhecidas, mas representam um assunto interessante para estudos posteriores.

Em uma revisão sistemática, os autores concluíram que a NGAL parece ser uma ferramenta prognóstica útil em relação ao início da terapia de reposição renal, porém com algumas limitações em relação à morte intra-hospitalar.[34]

Deve-se ter conhecimento das limitações do uso do NGAL:[24]

- Valores de NGALu podem ser confundidos pelo grau de hidratação e débito urinário;
- Valores de NGALp podem ser confundidos por infecções sistêmicas;
- O tipo de ensaio influencia porque a forma monomérica de NGAL é a secretada por rins agudamente lesados, enquanto os dímeros são predominantemente secretados pelos neutrófilos.

## Molécula de lesão renal-1

A KIM-1 é uma glicoproteína de membrana que contém, na sua porção extracelular, um domínio *Ig-like* e um domínio de proteína *mucin-like*. Inicialmente, pensou-se que a KIM-1 apresentava propriedades de moléculas de adesão devido à sua estrutura semelhante à de outra molécula de adesão celular, a *mucosal* adressin.[41] O gene KIM-1, ou a expressão da proteína, é indetectável em rins normais ou na urina, e, após sofrer dano isquêmico ou tóxico, o mRNA de KIM-1 é rapidamente sintetizado e a proteína gerada é localizada em níveis altos na membrana apical das células desdiferenciadas do túbulo proximal.[42]

Muitas transmembranas sofrem clivagem proteolítica, liberando seu domínio extracelular e podendo apresentar uma função de sinalização autócrina ou parácrina, sendo o ectodomínio da KIM-1 uma delas. Ela é clivada de modo dependente de metaloproteinases e seu domínínio solúvel é liberado na urina. A clivagem da molécula transmembrana KIM-1 é regulada pela região justamembrana e por proteína cinase ativada por mitógeno.[43]

A KIM-1 proporciona às células epiteliais a habilidade de reconhecer e fagocitar células mortas presentes no rim pós-isquêmico que contribuem para a obstrução do lúmen do túbulo. Além de facilitar o *clearance* de debris apoptóticos do lúmen tubular, a KIM-1 também ajuda a limitar a resposta autoimune à lesão, uma vez que a fagocitose de corpos apoptóticos é um mecanismo que limita a resposta pró-inflamatória.[44]

A forma solúvel de KIM-1, que é a porção externa da proteína, é encontrada na urina de pacientes com necrose tubular aguda e pode servir como um biomarcador útil. De fato, níveis urinários altos de KIM-1 estão associados a desfecho clínico adverso (morte e necessidade de diálise) em pacientes com LRA.[42] Além disso, a extensão do dano túbulo-glomerular e a fibrose também têm sido associadas às concentrações urinárias altas de KIM-1.[45] Os níveis ótimos que devem ser usados como ponto de corte para o diagnóstico de LRA ainda precisam ser estabelecidos.

## Interleucina-18 urinária

A IL-18 é uma citocina pró-inflamatória de 18kDa que é produzida no túbulo proximal, é detectada na urina após vários processos patológicos renais, incluíndo I/R, rejeição de transplante, infecção, malignidade e condições autoimunes.[28] Ela é sintetizada como um precursor biologicamente inativo (pró-IL-18) que sofre clivagem e é convertida na forma ativa pela enzima intracelular caspase-1.[46,47] Após ser clivada no túbulo proximal, a forma ativa de IL-18 é secretada pela célula e vai para a urina.[47]

Os valores urinários de IL-18 (pg.mL[-1]) mostraram-se significativamente maiores em paciente com LRA 24 e 48 horas antes do evento diagnosticado por creatinina sérica. O nível urinário de IL-18 apresenta pico 6 horas após o dano isquêmico e a AURoC do teste, em pacientes com síndrome do desconforto respiratório do adulto, encontrado foi de 0,73, demonstrando uma boa eficácia para o diagnóstico de LRA dentro das próximas 24 horas. A performance para diagnóstico precoce, antes de 48 horas foi de 65% e também tem se mostrado útil como preditor independente de mortalidade.[48] Recentemente foi demonstrado que a IL-18 parece ser um bom biomarcador urinário no pós-operatório imediato, fornecendo informação prognóstica adicional sobre o risco de morte em 3 anos em pacientes com e sem LRA clínica.[49] Os níveis ótimos que devem ser usados como ponto de corte para o diagnóstico de LRA também ainda não foram definidos.

## Fator de crescimento semelhante à insulina ligado à proteína 7 e inibidor tissular da metaloproteinase-2

O fator de crescimento semelhante à insulina ligado à proteína 7 (IGFBP7) e o inibidor tissular da metaloproteinase-2 (TIMP2) são biomarcadores urinários que estão envolvidos no mecanismo da fase inicial da lesão renal, especificamente no fenômeno G1 de parada do ciclo celular.

Durante a agressão para o rim, como a sepse e a isquemia, acontece uma série de eventos que incluem alteração do ciclo celular, imunidade, inflamação e apoptose.

A celula tubular renal entra em curto período de parada do ciclo celular (fenômeno G1), o que se acredita ocorra para evitar a divisão das células quando o DNA pode estar com dano. O processo é interrompido até que haja reparo do DNA, resultando em menor mortalidade ou envelhecimento da célula.[51,52]

Os biomarcadores IGFBP7 e o TIMP2 são expressos nas células epiteliais e agem de maneira autocrina e parácrina para interromper o ciclo celular.

O estudo Sapphire de validade desses biomarcadores demonstrou superioridade dos marcadores existentes e melhora da estratificação de risco e proporcionou identificação de incidência de morte ou necessidade de diálise em até nove meses após o início do estudo.[51,52]

## Teste de Estresse com Furosemida

A prevenção, a estratificação e a identificação de pacientes com alto risco para o desenvolvimento de LRA têm sido destaque na literatura. Escores de risco, biomarcadores funcionais ou de danos têm sido desenvolvidos e validados na literatura para auxiliar no processo de decisão no manejo desses pacientes.

A furosemida é um diurético de alça que pode predizer a integridade do túbulo renal, pois, como não é filtrada, sua função é completamente dependente da função tubular, podendo ser utilizada como marcador de gravidade de lesão renal.[53]

A furosemida não é filtrada pelo glomérulo e entra no lúmen tubular por secreção ativa pelo sistema de transportes de ânion orgânico localizado no túbulo contorcido proximal. No túbulo, a furosemida inibe o transporte ativo do cloro na porção delgada da alça de Henle, impedindo a absorção de sódio e resultando em diurese e natiurese.

O teste do estresse da furosemida consiste na administração de 1,0 mg/kg de furosemida para os pacientes que nunca receberam o diurético e de 1,5 mg/kg para aqueles que já receberam. O valor de corte para as próximas duas horas após a administração do diurético para determinar os pacientes responsivos e não responsivos ao teste é de 200 mL de diurese, e, para não acontecer hipovolemia, cada mililitro de débito urinário é resposto com solução salina.

Esse teste é um método simples para detectar a gravidade e a progressão da LRA e, ao ser comparado com outros, vem demonstrando superioridade nos pacientes que apresentam nível elevado desses biomarcadores.[54,55]

Chen e col.[56] demonstraram, em uma revisão sistemática com metanálise, que o teste de estresse com furosemida em pacientes não responsivos ao teste tem melhor valor preditivo para demonstrar a progressão da AKI.[56]

### ■ CONSIDERAÇÕES FINAIS

A LRA é frequente e aumenta a morbidade, a mortalidade e os custos hospitalares. Sua detecção precoce, principalmente quando o dano é reversível, deve ser a meta de todos.

O início da avaliação deverá ser sempre com a história clínica, pesquisando doenças concomitantes, utilização de fármacos/substâncias sabidamente lesivas ao rim (contrastes, anti-inflamatórios, antibióticos, imunossupressores etc.), cirurgias com circulação extracorpórea, cirurgias vasculares com pinçamento, pacientes sépticos, hipovolêmicos e politraumatizados, choque circulatório de qualquer natureza, doenças obstrutivas do trato renal adquiridas ou congênitas, diabetes, insuficiência cardíaca congestiva etc.

Em relação aos biomarcadores, a procura pela "troponina" do rim continua intensa. Alge e Arthur,[50] em 2015, publicaram artigo de revisão com uma interessante discussão sobre o assunto. Os autores discutiram sobre a diferença entre o infarto agudo do miocárdio (IAM), que tem mecanismo muito bem estabelecido, e a LRA, que é uma síndrome clínica com uma miríade de insultos renais e, frequentemente, multifatorial. Portanto, é pouco provável que um único biomarcador possa ser considerado com acurácia semelhante à da troponina para o IAM. Entretanto, os novos biomarcadores contribuem para o melhor conhecimento da complexidade e da heterogeneidade da LRA.

A creatinina, apesar da sua descrita limitação, ainda é o biomarcador mais utilizado na prática clínica diária. As dosagens são baratas, os laboratórios têm o método de dosagem validado e os valores de referência estão muito bem estabelecidos.

A utilização dos critérios de RIFLE e AKIN permite maior sensibilidade e detecção mais precoce do grau de lesão à qual o rim está sendo submetido, bem como seu acompanhamento.

Espera-se, porém, que novos biomarcadores possam, em algum momento, preencher as lacunas que os atuais não conseguem detectar.

## REFERÊNCIAS

1. David-Neto E, Medeiros FSR. Marcadores da taxa de filtração glomerular e proteinúria. In: Riella MC. Princípios de nefrologia e distúrbios hidroeletrolíticos. 5. ed. Rio de Janeiro: Guanabara Koogan; 2010.
2. Bastos MG. Biomarcadores de função renal na DRC. In: Abensur H. Biomarcadores na nefrologia. 2011. Disponível em: https://www.periciamedicadf.com.br/manuais/biomarcadores_na_nefrologia.pdf. Acesso em 20 set 2023.
3. Zatz R. Filtração glomerular. In: Zatz R, Seguro AC, Malnic G. Bases fisiológicas da nefrologia. São Paulo: Atheneu; 2011.
4. Srisawat N, Hoste EE, Kellum JA. Modern classification of acute kidney injury. Blood Purif. 2010;29(3):300-7.
5. Venkataraman R. Can we prevent acute kidney injury? Crit Care Med. 2008;36(4Suppl):S166-71.
6. Lameire NH, Vanholder R. Pathophysiology of ischaemic acute renal failure. Best Pract Res Clin Anaesthesiol. 2004;18(1):21-36.
7. Uchino S, Kellum JA, Bellomo R, Doig GS, Morimatsu H, Morgera S, et al. Acute renal failure in critically ill patients: a multinational, multicenter study. JAMA: the journal of the American Medical Association. 2005;294(7):813-8.
8. Kellum JA, Mehta RL, Angus DC, Palevsky P, Ronco C. The first international consensus conference on continuous renal replacement therapy. Kidney Int. 2002;62(5):1855-63.
9. Bellomo R, Kellum JA, Mehta R, Palevsky PM, Ronco C. Acute Dialysis Quality Initiative II: the Vicenza conference. Curr Opin Crit Care. 2002;8(6):505-8.
10. Bellomo R, Ronco C, Kellum JA, Mehta RL, Palevsky P. Acute renal failure – definition, outcome measures, animal models, fluid therapy and information technology needs: the Second International Consensus Conference of the Acute Dialysis Quality Initiative (ADQI) Group. Critical Care. 2004;8(4):R204-12.
11. Mosier MJ, Pham TN, Klein MB, Gibran NS, Arnoldo BD, Gamelli RL, et al. Early acute kidney injury predicts progressive renal dysfunction and higher mortality in severely burned adults. J Burn Care Res. 2010;31(1):83-92.
12. Hoste EA, Clermont G, Kersten A, Venkataraman R, Angus DC, De Bacquer D, et al. RIFLE criteria for acute kidney injury are associated with hospital mortality in critically ill patients: a cohort analysis. Crit Care. 2006;10(3):R73.
13. Mehta RL, Kellum JA, Shah SV, Molitoris BA, Ronco C, Warnock DG, et al. Acute Kidney Injury Network: report of an initiative to improve outcomes in acute kidney injury. Crit Care. 2007;11(2):R31.
14. Section 2: AKI Definition. Kidney Int Suppl. 2012;2(1):19-36.
15. Blantz RC. Pathophysiology of pre-renal azotemia. Kidney Int. 1998;53(2):512-23.
16. Yu L, Burdmann EA, Seguro AC, Helon CMB, Zatz R. Insuficiência (injúria) renal aguda. In: Zatz R, Seguro AC, Malnic G. Bases fisiológicas da nefrologia. São Paulo: Atheneu; 2011
17. Brady HR, Brenner BM, Clarkson MR, Hieberthal W. Acute renal failure. In: Brenner BM. The kidney. 7. ed. Philadelphia: WB Saunder Company; 2003.
18. Santos OFP, Durão Jr M, Neto MC, Draibe AS, Boin MA, Schor N. Insuficiência renal aguda (lesão renal aguda). In: Riela MC. Princípios de Nefrologia e distúrbios hidroeletrolíticos. 5. ed. Rio de Janeiro: Guanabara Koogan; 2010.

19. Mahon P, Shorten G. Perioperative acute renal failure. Current Op Anaesthesiol. 2006;19(3):332-8.
20. Vianna PTG, Castiglia YMM. Monitorização da função renal. Rev Bras Anest 1992;42(1):85-9.
21. DellVale AM. Sumário de urina. In: Abensur H. Biomarcadores na nefrologia. São Paulo: Sociedade Brasileira de Nefrologia; 2011.
22. Cockcroft DW, Gault MH. Prediction of creatinine clearance from serum creatinine. Nephron. 1976;16(1):31-41.
23. Herget-Rosenthal S, Marggraf G, Husing J, Goring F, Pietruck F, Janssen O, et al. Early detection of acute renal failure by serum cystatin C. Kidney Int. 2004;66(3):1115-22.
24. Devarajan P. NGAL for the detection of acute kidney injury in the emergency room. Biomarkers in medicine. 2014;8(2):217-9.
25. Traynor J, Mactier R, Geddes CC, Fox JG. How to measure renal function in clinical practice. BMJ. 2006;333(7571):733-7.
26. Nguyen MT, Devarajan P. Biomarkers for the early detection of acute kidney injury. Pediatric Nephrology. 2008;23(12):2151-7.
27. Schrier RW. Need to intervene in established acute renal failure. J Am Soc Nephrology. 2004;15(10):2756-8.
28. Soni SS, Ronco C, Katz N, Cruz DN. Early diagnosis of acute kidney injury: the promise of novel biomarkers. Blood Purification. 2009;28(3):165-74.
29. Tsigou E, Psallida V, Demponeras C, Boutzouka E, Baltopoulos G. Role of new biomarkers: functional and structural damage. Crit Care Res Pract. 2013;2013:361078.
30. Makris K, Kafkas N. Neutrophil gelatinase-associated lipocalin in acute kidney injury. Adv Clin Chem. 2012;58:141-91.
31. Martensson J, Bellomo R. The rise and fall of NGAL in acute kidney injury. Blood purification. 2014;37(4):304-10.
32. Bouquegneau A, Krzesinski JM, Delanaye P, Cavalier E. Biomarkers and physiopathology in the cardiorenal syndrome. Clin Chim Acta. 2015;30:443:100-7.
33. Mishra J, Ma Q, Prada A, Mitsnefes M, Zahedi K, Yang J, et al. Identification of neutrophil gelatinase-associated lipocalin as a novel early urinary biomarker for ischemic renal injury. J Am Soc Nephrology. 2003;14(10):2534-43.
34. Haase M, Bellomo R, Devarajan P, Schlattmann P, Haase-Fielitz A. Accuracy of neutrophil gelatinase-associated lipocalin (NGAL) in diagnosis and prognosis in acute kidney injury: a systematic review and meta-analysis. American J Kidney. 2009;54(6):1012-24.
35. Mishra J, Dent C, Tarabishi R, Mitsnefes MM, Ma Q, Kelly C, et al. Neutrophil gelatinase-associated lipocalin (NGAL) as a biomarker for acute renal injury after cardiac surgery. Lancet. 2005;365(9466):1231-8.
36. Fadel FI, Abdel Rahman AM, Mohamed MF, Habib SA, Ibrahim MH, Sleem ZS, et al. Plasma neutrophil gelatinase-associated lipocalin as an early biomarker for prediction of acute kidney injury after cardio-pulmonary bypass in pediatric cardiac surgery. Arch Med Sci. 2012(2):250-5.
37. Wagener G, Jan M, Kim M, Mori K, Barasch JM, Sladen RN, et al. Association between increases in urinary neutrophil gelatinase-associated lipocalin and acute renal dysfunction after adult cardiac surgery. Anesthesiology. 2006;105(3):485-91.
38. Liu S, Che M, Xue S, Xie B, Zhu M, Lu R, et al. Urinary L-FABP and its combination with urinary NGAL in early diagnosis of acute kidney injury after cardiac surgery in adult patients. Biomarkers. 2013;18(1):95-101.
39. Bennett MR, Nehus E, Haffner C, Ma Q, Devarajan P. Pediatric reference ranges for acute kidney injury biomarkers. Ped Nephrology. 2015;30(4):677-85.
40. McWilliam SJ, Antoine DJ, Sabbisetti V, Pearce RE, Jorgensen AL, Lin Y, et al. Reference intervals for urinary renal injury biomarkers KIM-1 and NGAL in healthy children. Biomarkers Med. 2014;8(10):1189-97.
41. Ichimura T, Bonventre JV, Bailly V, Wei H, Hession CA, Cate RL, et al. Kidney injury molecule-1 (KIM-1), a putative epithelial cell adhesion molecule containing a novel immunoglobulin domain, is up-regulated in renal cells after injury. J Biol Chemistry. 1998;273(7):4135-42.
42. Obermuller N, Geiger H, Weipert C, Urbschat A. Current developments in early diagnosis of acute kidney injury. Int Urol Nephrol. 2014;46(1):1-7.
43. Zhang Z, Humphreys BD, Bonventre JV. Shedding of the urinary biomarker kidney injury molecule-1 (KIM-1) is regulated by MAP kinases and juxtamembrane region. J Am Soc Nephrol. 2007;18(10):2704-14.
44. Bonventre JV. Kidney injury molecule-1 (KIM-1): a urinary biomarker and much more. Nephrol Dial Transplant. 2009;24(11):3265-8.
45. Maisel AS, Katz N, Hillege HL, Shaw A, Zanco P, Bellomo R, et al. Biomarkers in kidney and heart disease. Nephrol Dial Transplant. 2011;26(1):62-74.
46. Parikh CR, Jani A, Melnikov VY, Faubel S, Edelstein CL. Urinary interleukin-18 is a marker of human acute tubular necrosis. Am J Kidney Dis. 200;43(3):405-14.
47. Leslie JA, Meldrum KK. The role of interleukin-18 in renal injury. J Surg Res. 2008;145(1):170-5.
48. Parikh CR, Abraham E, Ancukiewicz M, Edelstein CL. Urine IL-18 is an early diagnostic marker for acute kidney injury and predicts mortality in the intensive care unit. J Am Soc Nephrol. 2005;16(10):3046-52.
49. Coca SG, Garg AX, Thiessen-Philbrook H, Koyner JL, Patel UD, Krumholz HM, et al. Urinary biomarkers of AKI and mortality 3 years after cardiac surgery. J Am Soc Nephrol. 2014;25(5):1063-71.
50. Alge JL, Arthur JM. Biomarkers of AKI: a review of mechanistic relevance and potential therapeutic implications. Clin J Am Soc Nephrol. 2015;10(1):147-55.
51. Kashani K, Al-Khafaji A, Ardiles T, Artigas A, Bagshaw SM, Bell M, et al. Discovery and validation of cell cycle arrest biomarkers in human acute kidney injury. Crit Care. 2013;17(1):R25.
52. Erdbruegger U, Okusa MD. Investigational biomarkers and the evaluation of acute kidney injury. Disponível em: https://www.uptodate.com/contents/investigational-biomarkers-and-the-evaluation-of-acute-kidney-injury?search=Investigational%20biomarkers%20and%20the%20evaluation%20of%20acute%20kidney%20injury&source=search_result&selectedTitle=1~150&usage_type=default&display_rank=1. Acesso em: 29 jan 2024.
53. McMahon BA, Chawla LS The furosemide stress test: current use and future potential. Ren Fail. 2021;43(1):830-9.
54. Koyner JL, Davison DL, Brasha-Mitchell E, Chalikonda DM, Arthur JM, Shaw AD, et al. Furosemide stress test and biomarkers for the prediction of AKI severity. J Am Soc Nephrol. 2015;26(8):2023-31.
55. Bolgiaghi L, Umbrello M, Formenti P, Coppola S, Sabbatini G, Massaro C, et al. The furosemide stress test, electrolyte response and Renal Index in critically ill patients. Minerva Anestesiol. 2021;87(4):448-57.
56. Chen JJ, Chang CH, Huang YT, Kuo G. Furosemide stress test as a predictive marker of acute kidney injury progression or renal replacement therapy: a systemic review and meta-analysis. Crit Care. 2020;24(1):202-12.

# 91

# Monitorização do Sistema Endócrino

Raquel Pei Chen Chan

## INTRODUÇÃO

O período perioperatório impõe desafios dos mais variados ao anestesiologista que recebe pacientes com diversos tipos de endocrinopatias. O impacto da cirurgia sobre as funções endócrinas, somado ao aumento crescente de pacientes com doenças endócrinas que se apresentam para cirurgias, fazem com que os desafios pré, intra e pós-operatórios cresçam exponencialmente. Sendo assim, é fundamental o conhecimento aprofundado das diferentes drogas anestésicas e não-anestésicas que afetam os neurotransmissores e a secreção hormonal, de maneira a reduzir a morbimortalidade perioperatória.[1-4]

A secreção perioperatória de neurotransmissores e hormônios, em um meio endócrino desordenado, pode ser muito inconstante e imprevisível, com impacto na morbimortalidade do paciente. Órgãos e tecidos que liberam hormônios, como, por exemplo, os pituitários, tireoidianos, paratiroidianos e pacreáticos têm impacto direto no prognóstico de cirurgias endócrinas e não-endocrinas, necessitando do anestesiologista um cuidado especial frente aos pacientes endocrinopatas.[1,2,4]

Existem endocrinopatias que não levam à doença crônica, como, por exemplo, o feocromocitoma, nas quais o tratamento clínico ou cirúrgico para controle ou erradicação da doença já é suficiente na resolução da afecção. Outras endocrinopatias, no entanto, devido às comorbidades associadas, podem resultar em doenças crônicas, mesmo com o tratamento, como no caso do diabetes melito, acromegalia e doença carcinogênica recorrente.[5]

Ressalta-se a importância da integração das informações pertinentes, para que se possa acessar corretamente a gravidade das morbidades do paciente antes do procedimento cirúrgico. O completo cuidado dos pacientes endocrinopatas, em conjunto com o manejo perioperatório, deve incluir informações relacionadas à estratificação de risco, grau de controle da doença, estado atual do balanço metabólico hormonal e orientações farmacológicas e médicas.[2,5]

Nesse sentido, a interação fármaco-terapêutica dos medicamentos utilizados pelo paciente no período pré-operatório com as drogas anestésicas deve ser levada em conta durante o ato anestésico. Medicamentos como a dopamina, TSH, T4 e glicocorticoides levam à hiperglicemia durante a cirurgia, além de serem o melhor exemplo dessa interação. Ao mesmo tempo, muitas substâncias endocrinológicas passaram a ser utilizadas durante a cirurgia, como a vasopressina, insulina, telelepressina, glicocorticoides entre outras.[1,2,6]

Sabe-se que as complicações endócrinas são mais comuns em pacientes com endocrinopatias, porém podem ocorrer em qualquer tipo de paciente. Desse modo, o anestesiologista deve conhecer a fundo as doenças e complicações endócrinas que porventura surjam durante o ato anestésico, de modo a suspeitar, prevenir, diagnosticar e manejar apropriadamente o paciente. Hipoglicemia e hiperglicemia, hipopotassemia e hiperpotassemia, hipocalcemia e hipercalcemia e outras alterações eletrolíticas e metabólicas ocorrem frequentemente durante a cirurgia e seu correto manejo permite um melhor prognóstico cirúrgico.[1,2]

Entretanto, pode ser custoso e inútil a execução sucessiva de exames laboratoriais no período perioperatório com o único intuito de documentação. A repetição de testes específicos devem ser efetuados caso ajudem na optimização do cuidado ou alterarem a conduta perioperatória.[5]

Felizmente, os avanços no manejo perioperatório em pacientes endocrinopatas e em cirurgias endócrinas permitiram uma melhora no prognóstico cirúrgico, facilitado por um melhor entendimento das sequelas perioperatórias das doenças endócrinas, assim como das técnicas cirúrgicas.[7]

# DIABETES MELITO

Cirurgia e anestesia geral causam uma resposta neuroendócrina de estresse com liberação de hormônios contrainsulino reguladores como a adrenalina, glucagon, cortisol, hormônio do crescimento e citoquinas inflamatórias como a IL6 e TNFalfa. Essas alterações neurohumorais resultam em anormalidades metabólicas, incluindo resistência à insulina, diminuição da utilização periférica da glicose e secreção alterada da insulina.[8-12]

Além disso, esses hormônios induzem a processos que resultam em glicogenólise, neoglicogênese, lipólise e proteólise no período perioperatório, ocorrendo de forma semelhante em cirurgias, trauma, queimaduras, infecções graves e exercícios extenuantes.[8-12]

A hiperglicemia por estresse no período perioperatório, independentemente da presença do diabetes, pode causar desidratação, deslocamento de fluidos, alterações eletrolíticas, predisposição à infecção, dificuldade na cicatrização de feridas, cetoacidose e coma hiperosmolar. Sugere-se que essa hiperglicemia possa ser um marcador de gravidade de doenças e do grau de resposta dos hormônios contrainsulino reguladores do paciente.[8,9,11-13]

Diabetes melito é uma das doenças crônicas mais comuns na atualidade e sua prevalência tem aumentado continuamente, contabilizando 15% de todos os procedimentos cirúrgicos. Ademais, até 50% dos pacientes diabéticos farão algum tipo de cirurgia durante a vida. Além do estresse cirúrgico, sabe-se que o diabetes mal controlado é fator de risco independente de eventos adversos graves (eventos cardíacos, pulmonares, renais, neurológicos, infecciosos e cirúrgicos) e de mortalidade hospitalar.[12,14,15]

É bem estabelecido que pacientes diabéticos submetidos a cirurgias de grande porte, cardíacos e não cardíacos (ortopédicos, vasculares, gastrointestinais, trauma entre outros) têm aumento da morbimortalidade. A mortalidade perioperatória de pacientes diabéticos pode chegar a até 50% acima dos não-diabéticos e sugere-se que o diabetes não diagnosticado tem risco maior que o diagnosticado.[12,15-18]

Essas diferenças são multifatoriais e incluem: hipoglicemia e hiperglicemia, complicações micro e macrovasculares (neuropatia, retinopatia, nefropatia e vasculopatia), mal uso da insulina, infecção, falta de cuidado apropriado pelos profissionais de saúde e erros no manejo dos diferentes tipos de insulina. É muito comum erros na prescrição da insulina.

A insulina é uma das cinco medicações consideradas de alto risco nos hospitais.[15-18]

O diagnóstico de diabetes é dado por quatro índices: (1) glicemia em jejum ≥126 mg/dL (7.0 mmol/L); (2) glicemia a qualquer tempo (casual) ≥ 200 mg/dL em pacientes com sintomas clássicos de hiperglicemia ou crise hiperglicemica; (3) hemoglobina glicada (HbA1c) ≥ 6,5% (48 mmol/mol); e (4) glicemia 2 horas após carga de 75 g de glicose ≥200mg/dL (11.1 mmol/L), Tabela 91.1.[18,19]

O diabetes pode ser classificado nas seguintes categorias:[9,18,19]

1. Diabetes tipo I (destruição autoimune das células beta pancreáticas, geralmente levando à deficiência absoluta de insulina);
2. Diabetes tipo II (perda progressiva da secreção de insulina pelas células beta, geralmente em um ambiente de resistência à insulina);
3. Diabetes gestacional (diabetes no segundo ou terceiro trimestre de gestação que não seja evidentemente diabetes prévio à gestação);
4. Tipos específicos de diabetes devido a outras causas (síndromes diabéticas monogênicas, doenças exócrinas do pâncreas, diabetes induzido por medicamentos entre outras).

## Nível Ideal de Glicemia

O nível de glicemia considerado ideal tem variado através do tempo, acompanhando o surgimento de inúmeros novos estudos sobre esse tema de vital importância. Em 2001, o estudo de Van den Bergh e col. causou grande impacto na comunidade científica ao advogar o controle intensivo da glicemia, ou seja, a manutenção da glicemia entre 80 a 110 mg/dL ao invés de ≤180 mg/dL, considerado este último como tratamento convencional.[19,20]

Esse estudo mostrou que houve benefícios no controle intensivo da glicemia *versus* convencional em paciente diabéticos e não-diabéticos, no período pós-operatório de diferentes tipos de cirurgias, incluindo as cirurgias cardíacas. Constatou-se que houve diminuição de uma variedade de morbidades, entre elas infecção e necessidade de transfusão sanguínea e principalmente diminuição da mortalidade.[19,20]

Contudo, essa mesma equipe em 2006, em um estudo em pacientes clínicos, não conseguiu demonstrar os benefícios anteriormente obtidos. Observou-se nesse novo estudo que

| Tabela 91.1 Critérios de diagnóstico de diabetes melito. | |
| --- | --- |
| **Critério** | **Observações** |
| HbA1c ≥ 6,5% (48 mmol/mol) | Teste feito em laboratório usando método certificado pelo NGSP e padronizado pelo DCCT (*Diabetes Control and Complications Trial*) |
| Glicemia de jejum ≥ 126 mg/dL (7.0 mmol/L) | Jejum (sem ingestão calórica) > 8h |
| Glicemia 2 h após carga de glicose ≥200 mg/dL (11.1 mmol/L) | Teste de carga de 75 g de glicose anidro dissolvido em água, feito de acordo com a recomendação da organização mundial de saúde |
| Glicemia casual ≥ 200 mg/dL | Deve estar acompanhado de sintomas clássicos de hiperglicemia ou crise hiperglicemica |

houve melhora em algumas morbidades, entre elas tempo de estadia em UTI e alta hospitalar, porém, somente após três dias consecutivos de controle intensivo da glicemia.[21]

Ademais, mostrou que eram preciso cinco ou mais dias de controle intensivo da glicemia para que haja benefícios em relação às outras morbidades e principalmente para a diminuição da mortalidade.[21]

A hipoglicemia não detectada derrubou o controle intensivo da glicemia. O grupo *The Nice Sugar Study Investigadors* mostrou em seu estudo de 2009, em um universo de mais de 6 mil pacientes em estado crítico (37% em período pós-operatório e 20% destes diabéticos), que o controle intensivo da glicemia aumentava a mortalidade e que a causa desse aumento era a hipoglicemia grave não detectada a tempo.[18,19,22]

Desse modo, atualmente a glicemia considerada ideal pela Associação Americana de Diabetes (ADA) é: HbA1c < 7%, glicemia de jejum entre 80 a 130 mg/dL e glicemia a qualquer tempo <180 mg/dL. A Tabela 91.2 mostra a correlação entre o nível de HbA1c e a glicemia correspondente.[18]

Diferentes instituições recomendam controles glicêmicos em pacientes criticamente graves da seguinte forma:[17,18,19]

1. **Sociedade dos Cirurgiões Torácicos:** iniciar controle com glicemia > 150 mg/dL e manter glicemia alvo entre 150 a 180 mg/dL;
2. **Faculdade dos Médicos Americanos:** iniciar controle com glicemia > 180 mg/dL e manter glicemia entre 140 a 180mg/dL;
3. **Campanha de Sobrevida à Sepsis:** iniciar controle com glicemia > 180 mg/dL e manter glicemia < 180 mg/dL;
4. **Sociedade Europeia de Cardiologia:** iniciar controle com glicemia > 180 mg/dL e manter glicemia entre 140 a 180 mg/dL;
5. **Sociedade Americana de Diabetes:** iniciar controle com glicemia > 180 mg/dL e manter glycemia entre 140 a 18 mg/dL;
6. **Sociedade Britânica de Diabetes:** manter glicemia entre 126 a 240 mg/dL;

## Cuidados Pré-operatórios

A Sociedade para a Anestesia Ambulatorial (SAMBA) desenvolveu em 2010 um consenso sobre o manejo perioperatório da glicemia em pacientes submetidos à cirurgia ambulatorial, que se mantem até o momento atual. A recomendação primária é a de evitar a hipoglicemia e manter controle adequado da glicemia. Esse objetivo é alcançado com a mínima alteração do tratamento antidiabético, monitorização frequente da glicemia (mínimo a cada 2 horas) e alimentação por via oral o mais rápido possível.[16,23,24]

A identificação pré-operatória de pacientes diabéticos ou com risco para disglicemia (hiperglicemia, hipoglicemia, hiperglicemia induzida por estresse e glicemia variável) abre uma oportunidade para diminuir a morbimortalidade nesse cenário.[14,15,17,19,23,24]

Deve-se conhecer, portanto, detalhadamente a história da doença:[14,15,19,23,24]

1. Tipo de diabetes: pacientes com diabetes tipo 1 tem alto risco de cetoacidose e devem ter sua insulina basal sempre disponível;
2. Duração da doença e presença de comorbidades: a doença coronariana é muito mais comum nesse grupo de pacientes, com risco aumentado para isquemia silenciosa. Outras complicações crônicas do diabetes devem ser avaliadas: retinopatia, nefropatia, neuropatia, neuropatia autonômica, doença vascular periférica e hipertensão arterial;
3. Grau de controle da glicemia por meio da HbA1c (cujo valor reflete o controle crônico da glicemia, dos 3 a 4 meses prévios), do tipo e dose das medicações antidiabéticas, da frequência e hospitalizações por causa da hipoglicemia e o entendimento e manejo pelo paciente da sua doença;
4. Características da cirurgia, incluindo o horário de jejum, porte da cirurgia, horário marcado para a cirurgia e duração do procedimento;
5. Tipo de anestesia, já que anestesias regionais tem efeito minimo no metabolismo da glicose e na resistência à insulina.

## Avaliação Laboratorial

A avaliação laboratorial depende das sequelas causadas pelo diabetes e tem ênfase nas complicações mais comuns, como doença coronariana, vascular periférica, cerebrovascular e renovascular. São mandatórios eletrocardiograma, glicemia de jejum, hemoglobina glicada (se não tiver sido efetuado nas últimas qutro a seis semanas anteriores), potássio, ureia e creatinina séricas e análise da urina.[11,19]

Diabetes é a principal causa de insuficiência renal, portanto, a monitorização da função renal permite a visualização da gravidade da doença e, além disso, nefropatas são mais propensos à hipoglicemia, pelo efeito prolongado da insulina e das sulfonilureias. Microalbuminúria (30 a 299 mg em 24 horas) é o marcador mais precoce do desenvolvimento da nefropatia. A creatinina sérica, por seu lado, permite uma boa estimativa estática da função renal, por meio da equação de Cockcroft-Gault:[11,19]

| Tabela 91.2 Correlação entre HbA1c e glicemia. | | |
|---|---|---|
| **HbA1c (%)** | **Glicemia em mg/dL** | **Glicemia em mmol/L** |
| 5 | 97 | 5,4 |
| 6 | 126 | 7 |
| 7 | 154 | 8,6 |
| 8 | 183 | 10,2 |
| 9 | 212 | 11,8 |
| 10 | 240 | 13,4 |
| 11 | 269 | 14,9 |
| 12 | 298 | 16,5 |

$$\text{Taxa de filtração glomerular} = \frac{(140\text{-idade}) \times \text{peso (kg)} \times (\,0{,}85 \text{ se mulher})}{72 \times \text{creatinina sérica}}$$

A HbA1c pré-operatória elevada é variável independente de mal prognóstico em diferentes tipos de cirurgias, com aumento dos eventos adversos como infecções, infarto do miocárdio e mortalidade. Apesar de evidências insuficentes de qual deve ser o nível máximo de HbA1c que se deva suspender ou postergar cirurgias, HbA1c >8% tem sido o nível recomendado.[8,11,14,16-18,24]

## Medicações Antidiabéticas

É incomum a hipoglicemia causada pelos antidiabéticos orais e injetáveis não-insulinicos, com exceções ocasionais das sulfoniluréias, meglitinides e injetáveis não-insulinicos. Em geral, não é necessário suspender o uso dos antidiabéticos orais antes da cirurgia, porém estes e os injetáveis não-insulinicos não devem ser usados no dia da cirurgia até o retorno da alimentação efetiva.[11,14,17,23]

Tiazolidinediones podem piorar a retenção urinária e o edema periférico, e podem precipitar insuficiência cardíaca. Os inibidores de SGLT2 aumentam o risco de hipovolemia e há relatos de lesão renal aguda e cetoacidose euglicemica. Inibidores de DPP-4 e análogos do GLP-1 podem alterar a motilidade gastrintestinal e piorar o estado pós-operatório.[11,14]

Não há evidências de que a metformina cause aumento da acidose lática. Entretanto, recomenda-se a suspensão do seu uso em condições onde há aumento do risco de hipoperfusão renal, acúmulo de lactatos e hipóxia tecidual. A sua suspensão em casos de uso de contrastes durante a cirurgia é controversa. A sociedade real britânica de radiologistas considera a suspensão desnecessária, exceto em pacientes com insuficiência renal (taxa de filtração glomerular < 60 mL/minuto) onde se recomenda a retirada de seu uso nas primeiras 24 a 48 horas antes da cirurgia.[11,14,15,17,23-25]

Pacientes em uso de insulina, por sua vez, tem como objetivo, no período pré-operatório, o bom controle da glicemia e o mais importante, evitar-se a hipoglicemia. Insulina basal não deve ser retirada no dia anterior à cirurgia, a não ser que haja episódios de hipoglicemia noturno, diurno, perda de refeição ou sob dieta restritiva. Nesses casos, pode-se preventivamente diminuir em 10% a 25% a dose basal noturna pré-cirurgia de insulina.[11,14,23-25]

Por outro lado, pacientes que utilizam insulina combinada com antidiabéticos orais ou insulina de ação intermediária com efeito pico podem ter hipoglicemia se perderem alguma refeição. Recomenda-se alteração moderada em insulinas de longa duração (diminuir 20% da dose se dado na noite anterior à cirurgia, e 50% a dose no dia da cirurgia (Tabela 91.3).[11,14,15,17,23,25]

## Hiperglicemia Aguda

As cirurgias eletivas devem ser adiadas nos casos de graves complicações da hiperglicemia, como a Cetoacidose Diabética (CAD) e a Coma Hiperosmolar (CHO). Recomenda-se postergar cirurgias não urgentes se houver subida aguda da glicemia > 400 mg/dL.[15,19]

A monitorização intraoperatória dos pacientes que chegam para cirurgias com CAD ou CHO é semelhante à de pacientes de UTI, incluindo glicemia de hora em hora, gasometria arterial, eletrólitos e balanço hídrico.[7,19]

Nos pacientes diabéticos, as CAD e CHO são as emergências hiperglicêmicas mais graves e ameaçadoras da vida. Apesar de discutidos separadamente, ambas as condições representam pontos ao longo de um espectro de emergências hiperglicêmicas causadas pelo diabetes mal controlado. Apesar de ambas as afecções ocorrerem no diabetes tipo I

**Tabela 91.3 Manejo das medicações antidiabéticas para cirurgia.**

| | Dia antes da cirurgia | Dia da cirurgia |
|---|---|---|
| Antidiabéticos orais (metformin/sulfoniluréias) | Tomar dose habitual | Suspender medicação |
| Inibidor de SGLT2 (canaglifozin/dapaglifozin/empaglifozin) | Suspender 3 dias antes da cirurgia | Suspender medicação |
| Inibidor de SGLT2 (ertuglozin) | Suspender 4 dias antes da cirurgia | Suspender medicação |
| Não-insulinícos injetáveis | Dose habitual na noite prévia à cirurgia | Suspender medicação |
| Bombas de insulina subcutânea | Depende do protocolo da bomba de infusão (recomenda-se consulta ao endocrinologista) | Depende do protocolo da bomba de infusão (basal até a cirurgia, trocar por insulina EV durante a cirurgia) |
| Insulinas de ação curta e rápida (regular, lispro, aspart, glulisine) | Tomar dose habitual | Suspender medicação |
| Insulinas de ação intermediária (NPH, insulina zinco, insulina zinco extendida) | Tomar dose habitual, se dose diurna Tomar 75% da dose, se dose noturna | Tomar 50% a 75% da dose habitual na manhã da cirurgia |
| Insulinas de ação longa (glargina/determir/degludeca) | Tomar dose habitual na noite prévia à cirurgia | Tomar 50% da dose habitual na manhã da cirurgia |
| Insulina mista (ação curta+longa) (insulina aspartato+protamina, insulina aspartat, insulina lispro+protamina, insulina lispro, insulina NPH+regular) | Tomar dose habitual na noite prévia à cirurgia | Depende da glicemia de jejum: se > 200mg/dL – 50% da dose na manhã da cirurgia se <200mg/dL – suspender medicação |

e II, CAD é mais comum em crianças e jovens com diabetes tipo I, e CHO é mais comum em adultos e idosos com diabetes tipo II.[7,19,24,26-29]

Pacientes com CAD desenvolvem em horas a dias poliúria, polidipsia e perda de peso, acompanhado muitas vezes de náusea, vômito, dor abdominal, fraqueza e alteração mental. Apresentam-se com a tríade hiperglicemia, hipercetonemia e acidose metabólica. O diagnóstico de CAD é feito por meio de certos critérios: glicemia >250 mg/dL, pH arterial < 7,30, Bicarbonato Sérico (BIC) <18mEq/L, presença de cetonas sérias e urinárias, anion gap >10 e estado mental entre alerta à coma,[7,15,19,26,28] Tabela 91.4.

CHO, por ter nível suficente de insulina, não apresenta cetogênese, tem níveis glicêmicos mais altos comparado com CAD, maior depleção volêmica e hiponatremia. É diagnosticado por meio da glicemia >600 mg/dL, pH >7,30, bic >18 mEq/L, pouca cetona séria e urinária, osmolalidade >320 mOsm/kg, *anion gap* variável e estupor ou coma.[7,15,19,26,28]

O fator precipitante mais comum tanto da CAD quanto do CHO é a infecção. Outros fatores são falta de insulina, pancreatite, trauma, infarto do miocárdio, acidente vascular cerebral e medicamentos. A decisão de operar pacientes diabéticos mal controlados deve ser feita em conjunto com o cirurgião, levando-se em conta as comorbidades, a urgência da cirurgia e o risco potencial de complicações cirúrgicas, como deiscência e infeção de feridas. No período pós-operatório, o acordar após a anestesia pode ser demorado e o paciente deve ser cuidado em terapia intensiva.[7,15,17,19,23,25,26]

O tratamento de ambas as complicações se baseia na correção da desidratação, hiperglicemia e desbalanço eletrolítico. O CHO responde bem a pequenas doses de insulina regular (0,1/kg EV) e reidratação com 1 a 2 L de Soro Fisiológico (SF) em 1 a 2 horas (se a função cardiovascular permitir) até glicemia < 300 mg/dL. Abaixo desse nível glicêmico, passa-se a infundir SF acrescido de glicose a 5%, em proporções iguais, na velocidade de 150 a 250 mL/horas. Corrige-se o bicarbonato sérico quando este for ≤ 6,9 e potássio se < 3,3 mEq.L.[7,19,25,26-28]

A CAD, por sua vez, se leve ou moderada, pode ser tratada com insulina subcutânea ou EV em *bolus*. Porém, se for grave, trata-se com insulina EV contínua, reposição volêmica e eletrolítica, (Figura 91.1).[7,19,26-28]

## Cuidados Intraoperatórios

Os objetivos gerais do manejo perioperatório de pacientes diabéticos incluem:[8,11,14,19]

1. Evitar hipoglicemia;
2. Prevenir cetoacidose ou coma hiperosmolar;
3. Manter o balanço de fluidos e eletrólitos;
4. Evitar hiperglicemia grave;
5. Posicionamento na mesa cirúrgica. Lesões em membros e nervos são mais frequentes em pacientes já com doença vascular periférica diabética ou neuropatia.

O tipo de monitorização dependerá das complicações nos orgãos alvo. Pacientes cardiopatas, por exemplo, podem necessitar de monitorização invasiva. Aqueles com hiperglicemia aguda grave são manejados como em UTI, com glicemia de hora em hora ou até de 30 em 30 minutos, pH arterial, eletrólitos e balanço hídrico.[8,11,14,19]

## Cirurgia Ambulatorial

Pacientes diabéticos não devem ser internados, desnecessariamente, no dia anterior à cirurgia. Devem ser priorizados e escalados para a primeira cirurgia do dia, a fim de evitar alterações da sua rotina e jejum prolongado, além de permitir o rápido retorno ao seu regime medicamentoso e alimentar.[11,15,17,23,24]

Esses devem trazer toda sua insulina habitual e também ter em mãos sucos claros, para evitar hipoglicemia durante o trajeto para o hospital. Deve-se evitar barra ou gel de glicose por serem particulados. Estimula-se a hidratação adequada com água até 2 horas antes da cirurgia.[11,15,17,23,24]

Se houver programação de jejum prolongado (cirurgias da manhã em que se perderão o café da manhã e almoço ou cirurgias programadas para final da tarde) deve-se iniciar uma solução EV contendo glicose (G5%+SF) 75 a 125 mL/h para impedir alterações metabólicas por jejum.[11]

Não existem estudos quanto ao nível de glicemia que se deve manter durante o período intraoperatório de cirurgias ambulatoriais. Sugere-se manter glicemia < 180 mg/dL, em geral, e ter como alvo glicêmico entre 100 a 180 mg/dL.[11,14,17,18,23]

A via considerada segura no ambiente ambulatorial é a insulina subcutânea de ação curta, não se recomendando insulina regular intravenosa em *bolus* ou contínua. Não há

**Tabela 91.4  Critérios diagnósticos da cetoacidose e hiperglicemia hiperosmolar.**

| Parâmetro | CAD | | | CHO |
|---|---|---|---|---|
| | Leve | Moderado | Grave | |
| Glicemia mg/dL | 250 | 250 | 250 | 600 |
| pH arterial | 7.25 – 7.30 | 7.0 – 7.24 | < 7.00 | > 7.30 |
| Bicarbonato sérico (mmol/L) | 15 – 18 | 10 – 14 | < 10 | > 15 |
| Presença de cetonas séricas/urinários | Positivo | Positivo | Positivo | Negativo ou positivo baixo |
| Osmolalidade sérica efetiva mmol/kg | Variável | Variável | Variável | > 320 |
| Beta hidroxibutirato sérico ou urinário (mmol/L) | > 3 | > 3 | > 3 | < 3 |
| Anion gap sérico (mmol/L) | > 10 | > 12 | > 12 | Variável |
| Alteração sensorial | Alerta | Alerta ou obnubilado | Estupor ou coma | Estupor ou coma |

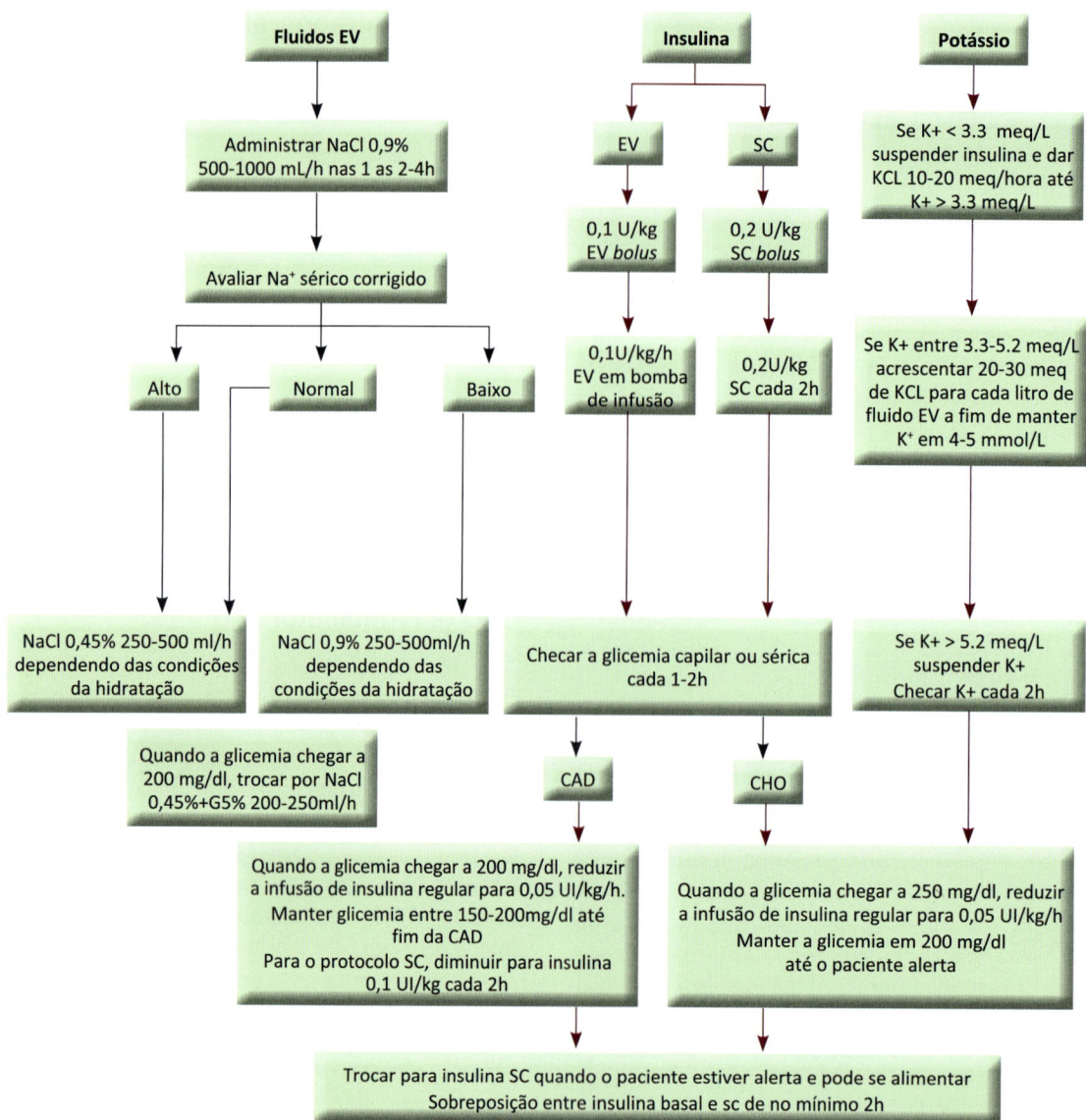

▲ **Figura 91.1** Protocolo de manejo de pacientes adultos com cetoacidose diabética e hiperglicemia hiperosmolar.

protocolo considerado seguro e efetivo nesses casos. Pode-se utilizar a escala móvel ou a regra do 1800 (ou 1500): 1800/ dose diária total de insulina = quanto 1 U de insulina vai diminuir a glicemia.[11,14,17,23]

Exemplificando: paciente utiliza por dia 60 U de insulina, então 1800/60 = 30. Conclui-se dessa equação que, nesse paciente específico, 1 U de insulina diminuirá a sua glicemia em 30 mg/dL. Se a glicemia do paciente estiver em 250 mg/dL, deve-se dar 2 U de insulina regular subcutânea (250 – 180/30 = 2,3).[11,14,17,23]

## Cirurgia de Médio e Grande Porte

A ADA sugere que pacientes críticos hospitalizados em UTI devem iniciar o controle da hiperglicemia quando esta estiver >180 mg/dL, e que a glicemia deve ser mantida entre 140 a 180 mg/dL. Glicemias alvo <110 mg/dL não são mais recomendadas. Essa recomendação pode se transportada para cirurgias de médio e grande porte.[11,14,15,17,18,24]

Ressalta-se que pacientes mal controlados devem manter glicemias semelhantes ao pré-operatório e não se deve reduzir a glicemia agudamente, já que sintomas de hipoglicemia e lesão orgânica são variáveis e mais deletérios que a hiperglicemia. Recomenda-se glicemia entre 150 a 200 mg/dL em CAD e 200 mg/dL em CHO, até que se resolva a complicação que originou a hiperglicemia aguda.[7,15,22]

Na maioria dos pacientes hospitalizados, o método preferencial de controle da glicemia é pela insulina. Em cirurgias de grande porte e na terapia intensiva, a via escolhida é a infusão endovenosa da insulina regular, por meio de protocolos que evitem hipoglicemia. Recomenda-se que em cirurgias que necessitem de jejum prolongado, pacientes com complicações graves da hiperglicemia e pacientes críticos utilizem protocolos de insulina endovenosa, pois em situações de vasoconstrição, hipoperfusão e hipotermia a absorção da insulina subcutânea é muito variável.[11,14-16]

A Tabela 91.5 dá exemplo de um protocolo de glicemia. Há inúmeros protocolos de controle da glicemia publicados

| Tabela 91.5  Protocolo exemplificativo de controle endovenoso da glicemia no período intraoperatório. | | |
|---|---|---|
| **Iniciar protocolo quando glicemia> 180 mg/dL** | **mg/dL** | **Unidade/hora de insulina (U/h)** |
| Glicemia | ≤ 180 | Zero |
| | 181-220 | 1 |
| | 221-259 | 2 |
| | 260-299 | 3 |
| | 300-349 | 4 |
| | ≥ 350 | 5 |

| **Resultado da glicemia** | **Conduta** |
|---|---|
| Se glicemia < 80 mg/dL | ▪ Suspender insulina e dar glicose 50% 20 mL<br>▪ Fazer dextro em 30 min<br>▪ Se glicemia > 140 mg/dL reiniciar a infusão em 50% da dose |
| Se glicemia entre 80-140 mg/dL | ▪ Suspender insulina<br>▪ Fazer dextro em 30 min<br>▪ Se glicemia > 140 mg/dL reiniciar a infusão em 50% da dose |
| Se glicemia entre 141-199 mg/dL | ▪ Se glicemia menor que medida anterior, manter a dose de infusão<br>▪ Se glicemia maior que medida anterior, aumentar infusão em 0,5 UI/h |
| Se glicemia entre 200-250 mg/dL | ▪ Se glicemia menor que medida anterior, manter a dose de infusão<br>▪ Se glicemia maior que medida anterior. aumentar a infusão em 1 UI/h |
| Se glicemia > 250 mg/dL | ▪ Dobrar a dose de infusão se não houver diminuição da glicemia após 3 h seguidas de aumento progressivo da infusão |

Solução de infusão: diluir 100 unidades de insulina em 99 mL de soro fisiológico

- 1mL da solução tem 1 unidade de insulina
- Glicemia alvo = 140 mg/dL
- Medidas de fita de glicemia (dextro) de 1 em 1 hora
- 1 unidade insulina diminui 36 a 50 mg/dL da glicemia
- 10 g de glicose aumenta 36 a 50 mg/dL da glicemia
- 1 mmol/L de glicemia = 18 mg/dL

na literatura, com soluções de insulina infundidos separadamente ou combinados com potássio (GIK). Há um estudo que recomenda iniciar-se a solução logo na manhã da cirurgia para permitir que o paciente atinja a glicemia desejada durante a cirurgia.[11,14]

## Monitorização da Glicemia

A monitorização da glicemia em pacientes diabéticos bem controlados, escalados para cirurgias de pequeno porte pode ser feita na admissão, entrada em cirurgia e saída do paciente do hospital. Cirurgias de < 2 horas de duração não necessitam de controle intraoperatório. Em outros casos monitora-se a cada 1 a 2 horas. Cirurgias extensas, pacientes com complicações da hiperglicemia e pacientes em uso de insulina contínua recomenda-se controle a cada 1 hora e de até 30 em 30 minutos se glicemia < 100 mg/dL ou se a queda da glicemia for rápida, sugerindo possibilidade de hipoglicemia. Deve-se monitorar o nível sérico de potássio e bicarbonato pelo efeito colateral do uso da insulina.[11,18,19,23]

Glicemias séricas feitas em laboratório são mais fidedignas, entretanto fitas de glicemia podem ser utilizadas, com exceção dos pacientes hemodinâmica ou metabolicamente instáveis. Fitas de glicemia superestimam a glicemia, portanto considera-se hipoglicemia níveis < 70mg/dL nesses casos.[6,11,18,23,30]

O uso de aparelhos de medição contínua da glicemia subcutânea ou intravenoso, durante o período perioperatório, é ainda controverso, há estudos promissores quanto à sua utilidade nesse universo, porém, o maior problema desses aparelhos continua sendo sua acurácia. Esses aparelhos não necessitam ser retirados se não atrapalharem a cirurgia, mas seus resultados não são confiáveis.[6,18,23,30]

## Hipoglicemia

Pacientes com alto risco de hipoglicemia intraoperatória são diabetes tipo I, casos frequentes ou severas de hipoglicemia, má nutrição, baixo indice de massa corpórea e hipoglicemia não clinicamente detectável. A hipoglicemia é menos comum no diabetes tipo II, mas pode ocorrer em pacientes que tomam sulfoniureia, meglitinide ou insulina.[11,18]

A hipoglicemia nível um é definida como glicemia < 70mg/dL mas ≥ 54mg/dL; nível dois como glicemia <54 mg/dL e nível três como evento grave, caracterizado por alteração mental e/ou física, necessitando de assistência para tratamento da hipoglicemia. Hipoglicemia em pacientes anestesiados pode ser de difícil diagnóstico, já que não há sintomas de neuroglicopenia, como sonolência e dificuldade na fala, nem sinais de ativação do sistema simpático, como palpitações, tremores e fome.[8,11,18,19]

Sendo assim, somente o controle frequente da glicemia e o alto grau de suspeição podem prevenir essa complicação. O tratamento se faz com infusão de glicose 15 a 20 g Endovenoso (EV), com a possibilidade de repetir-se a dose em 15 minutos e, se necessário, a infusão de glucagon 20 mcg/kg endovenoso, com dose máxima de 0,5 a 1 mg. A glicemia alvo é >100 mg/dL.[8,11,18,19]

## Cuidados Pós-operatórios

No período pós-operatório de cirurgias ambulatoriais, o tratamento antidiabético só deve ser retomado após a ingestão alimentar regular, com atenção especial para evitar a hipoglicemia. Nesse cenário, é possível corrigir a hipoglicemia com ingesta de 10 a 25 g de glicose na forma de sucos, refrigerantes e soluções eletrolíticas ou, se não tiver acesso EV, fazer glucagon 1 mg subcutâneo.[11,23]

Pacientes internados, não críticos, podem receber insulina subcutânea programada no pós-operatório em dose basal, nutricional e de correção, aliado à boa ingesta de carboidratos. A administração de hipoglicemiantes orais depende da ingestão calórica, da presença de íleo e da dificuldade para se titular as medicações.[11,18]

Metformina só deve ser administrada 48 horas após a cirurgia quando não houver insuficiência renal ou náuseas e vômitos. Não deve ser reintroduzido se paciente com insuficiência cardíaca ou hepática grave. Tiazolidinedionas não devem ser usados se paciente desenvolver insuficiência cardíaca, retenção de volumes importante e qualquer anormalidade hepática.[11,18]

Pacientes bem controlados podem voltar a usar antidiabéticos orais um a dois dias antes da alta hospitalar, e aqueles em uso de insulina podem retornar ao seu esquema prévio pelo menos um dia antes da alta.[11,14,18]

A transição de pacientes em uso de protocolo de insulina endovenoso, no pós-operatório também baseia-se em insulina subcutânea basal, nutricional e correção programada. Não é recomendada o uso de escala móvel como tratamento único da glicemia. A transição, entretanto, só deve ser implementada quando os pacientes receberem alimentação regular, não tiverem mais edema periférico e forem retirados os vasopressores.[11,14,18]

## Diabetes na Infância

A ADA recomenda HbA1c < 7% para crianças e adolescentes e, em casos específicos, < 7,5 a 8%, se tiver episódios de hipoglicemia. A Sociedade Internacional para o Diabetes Pediátrico e do Adolescente (ISPAD) tem como objetivo durante a cirurgia: (1) manter glicemia entre 90 a 180 mg/dL; (2) prevenir hipoglicemia; (3) evitar CAD.[18,31]

Antes da cirurgia ou anestesia de qualquer tipo, todos os pacientes pediátricos com diabetes devem ter avaliação clínica da sua doença, especificamente sobre o controle glicêmico, eletrólitos, cetonas urinárias e sanguíneas. Além disso, devem ter um plano formal do manejo diabético durante a cirurgia e/ou anestesia. Se a glicemia é sabidamente mal controlada e a cirurgia não pode ser adiada, considerar hospitalização prévia à cirurgia para estabilização aguda da glicemia.[31]

Em casos de anestesia geral, considerar admissão hospitalar ou ambulatorial com anestesiologista que tenha conhecimento do protocolo de manejo do diabetes. Suspender metformina, sulfonilureias, tiazolidinrodines, inibidores da DPP-4 e análogos da GLP1 no dia da cirurgia.[31]

As cirurgias devem ser escaladas para serem as primeiras do dia ou as primeiras da lista cirúrgica, principalmente se forem ambulatoriais. É necessária uma via endovenosa para tratamento da hipoglicemia no período pré ou intraoperatório, caso ocorra. Necessitam de ajuste específico no período pré-operatório do seu regime de insulina, de acordo com o grau de controle glicêmico e porte cirúrgico. Mesmo em jejum precisarão de insulina para evitar a cetoacidose.[31]

Em cirurgias de grande porte, dar a dose noturna habitual de insulina (ou 20% a 30% a menos). Na manhã da cirurgia, suspender a insulina habitual e instalar insulina endovenosa, conforme Tabela 91.6, acrescido do fluido de manutenção com ½ SF + 1/ 2SG 5%, na dose de 100 mL/kg/24 horas em crianças de 3 a 9 kg, 150 mL/kg/24 horas para crianças entre 10 a 20kg, e 170 ml/kg/24 horas com mais de 20kg. Se glicemia inicial >250mg/dL iniciar SF sem glicose até glicemia < 250mg/dL. O controle glicêmico deve ser de 1 em 1 hora, e o alvo glicêmico de 90 a 180mg/dL.[31]

Em cirurgias de pequeno porte, se glicemia <70 mg/dL, administrar glicose a 10% 2 mL/kg endovenoso e rechecar a glicemia em 15 minutos. Se glicemia > 250mg/dL após 1 hora de cirurgia, dar insulina regular subcutâneo, utilizando o fator de correção da criança ou 5% a 10% da dose total habitual de insulina.[31]

Considerar utilizar soluções EV sem glicose durante cirurgias de pequeno porte < 2 horas se paciente em uso de injeções diárias múltiplas ou infusão contínua subcutânea de insulina. Utilizar SF para tratar hipotensão aguda, mas evitar soluções contendo potássio.[31]

| Tabela 91.6 Infusão de insulina durante cirurgias sugerida pela ISPAD para crianças diabéticas. | |
|---|---|
| **Iniciar infusão quando glicemia > 70 mg/dL** | **Solução de insulina regular 50 UI em 50 mL SF ( 1 UI/mL)** |
| Se glicemia < 110-143 mg/dL | 0,025 mL/kg/h |
| Se glicemia entre 144-215 mg/dL | 0,05 mL/kg/h |
| Se glicemia entre 216-269 mg/dL | 0,075 mL/kg/h |
| Se glicemia ≥ 270 mg/dL | 0,1 mL/kg/h |
| Glicemia alvo 90-180mg/dL; ajustar de hora em hora; controlar glicemia de hora em hora se insulina EV; aumentar controle par 30-30minutos se mudança de infusão ou glicemia <80mg/dL | Não suspender infusão de insulina se glicemia de 90 mg/Dl, pois pode levar à hiperglicemia rebote; diminuir a velocidade de infusão em 50%; se glicemia < 70mg/dL suspender infusão por 15 minutos |

No período pós-operatório, assim que a criança voltar a se alimentar pela boca, volta-se ao regime diabético de base, com exceção do metformin que deve esperar 24 horas até normalização da função renal em cirurgias de grande porte. Em cirurgias de pequeno porte, a metformina pode recomeçar seu uso assim que iniciar a alimentação oral. Controlar mais frequentemente a glicemia nas primeiras 24 a 48 horas pós-operatório, pois pode ter aumento da necessidade de insulina causado pelo estresse, dor, náusea e inatividade.[31]

## Diabetes Gestacional (DG)

A prevalência de diabetes na gravidez tem aumentado em paralelo à epidemia mundial de obesidade. Diabetes confere um risco altíssimo à mãe e ao feto, dependente não só do grau de hiperglicemia, mas também das complicações crônicas e comorbidades do diabetes. Riscos específicos do diabetes na gestação incluem aborto espontâneo, anormalidades fetais, pré-eclampsia, óbito fetal entre outos. Além disso, afeta o feto ao longo da vida adulta com risco à obesidade, hipertensão arterial e diabetes tipo II.[18]

A maior parte dos casos de pacientes grávidas com diabetes é causado pelo DG. Diabetes tipo I e II, pré-gestacionais, conferem riscos muito maiores que o próprio DG. No entanto, o DG mesmo leve e bem controlado pode afetar a placenta. A hiperglicemia materna é notada instantaneamente pelo feto, já que a glicose passa rapidamente pela placenta e a glicemia fetal se iguala à materna. A hiperglicemia fetal, por sua vez, leva à hiperinsulinismo com aumento do consumo de oxigênio que não é suprido a contento, resultando em hipoxia e acidose fetal.[18,19,32]

DG gera riscos à mãe e ao bebê. A adaptação cardíaca de pacientes diabéticas à gravidez está comprometida. O aumento fisiológico induzido pela gravidez do ventrículo esquerdo, do volume sistólico e da frequência cardíaca estão diminuídos. Esse quadro pode ser causado por uma cardiomiopatia diabética e neuropatia autonomica pré-existentes. Hipertensão arterial e pré-eclâmpsia são comuns no DG. A pré-eclâmpsia grave em pacientes nefropatas pode levar à edema pulmonar.[18,32-34]

Sabe-se dos riscos ao feto causado pelo diabetes materno (Tabela 91.7). Riscos estes diretamente relacionados ao nível de HbA1c. Recomenda-se HbA1c < 6% durante a gravidez se não tiver hipoglicemia grave, mas o alvo pode ser relaxado para HbA1c < 7% se necessário.[18,34,35]

**Tabela 91.7  Riscos do diabetes gestacional para o feto.**

| Durante a gravidez e puerpério | Alterações | Orgãos | Complicações clínicas |
|---|---|---|---|
| | Macrossomia (grande) para a idade gestacional | | Distocia do ombro<br>Trauma ou lesão ao nascer |
| | Má formação estrutural | SNC | Anencefalia<br>Encefalocele<br>Meningomielocele<br>Espinha bifida<br>Holoprosencefalia |
| Crônico | | Cardíaco | Transposição dos grandes vasos<br>Defeito do septo ventricular<br>Situs inversus<br>Ventrículo único<br>Hipoplasia do ventrículo esquerdo |
| | | Esquelético | Regressão caudal |
| | | Renal | Agenesia<br>Displasia multicística |
| | | Gastrintestinal | Atresia anal ou retal<br>Cólon esquerdo pequeno |
| | | Pulmonar | Hipoplasia |
| | Morte intrauterina ou neonatal | | |
| Agudo | Síndrome da angústia respiratória do neonato | | |
| | Hipoglicemia neonatal | | |
| | Hiperbilirrubinemia neonatal | | |
| **Após a gravidez** | | | |
| Intolerância à glicose | | | |
| Possível retardo do desenvolvimento cognitivo | | | |

## Classificação do DG

Classicamente, define-se DG quando este é diagnosticado durante a gravidez. No entanto, a ADA define atualmente como diabetes gestacional somente quando a grávida tiver *screening* negativo inicialmente e positivar > 24 a 28 semanas de gestação. No primeiro trimestre de gravidez, mulheres que tem diabetes são classificadas como com diabetes tipo II, dado a epidemia de obesidade em mulheres em idade reprodutiva.[18,34]

O diagnóstico de DG pode ser feito com duas estratégias: a de passo único e de dois passos (Tabelas 91.8 e 91.9).[18,34]

| **Tabela 91.8 Estratégia de passo único no diagnóstico do diabetes gestacional.** |
|---|
| **Estratégia de passo único** |
| Gestante na 24 a 28 semanas de gestação, sem diagnóstico prévio de diabetes. Após jejum noturno de 8 horas, dar 75 g de glicose via oral de manhã. Colher glicemia antes da dose de glicose, e 1 e 2 horas após dose de glicose.<br>DG está caracterizada quando a glicemia estiver: |
| ▪ jejum ≥ 92 mg/dL |
| ▪ 1 h ≥ 180 mg/dL |
| ▪ 2 h ≥ 153 mg/dL |

| **Tabela 91.9 Estratégia de dois passos no diagnóstico do diabetes gestacional.** |
|---|
| **Estratégia de dois passos** |
| **Passo um** |
| Gestante na 24 a 28 semanas de gestação, sem diagnóstico prévio de overt diabetes |
| ▪ Dar 50 g de glicose via oral, sem jejum;<br>▪ Medir glicemia 1 hora após;<br>▪ Se glicemia for ≥ 130, 135 ou 140 mg/dL, seguir para passo dois. |
| **Passo dois** |
| ▪ Dar 100 g de glicose via oral, com paciente em jejum.<br>▪ Medir glicemia com paciente em jejum, 1, 2, 3 horas após a dose de glicose;<br>▪ DG está caracterizada quando pelo menos duas das seguintes glicemias (critério de Carpenter-Coustan):<br>  ▪ Jejum ≥ 95mg/dL<br>  ▪ 1h ≥ 180mg/dL<br>  ▪ 2h ≥ 155mg/dL<br>  ▪ 3h ≥ 140mg/dL |

## Cetoacidose Diabética

A Cetoacidose Diabética (CAD) ocorre mais frequentemente no segundo e terceiro semestre de gravidez. É uma das principais causas de mortalidade fetal e de morbidade materna. A perda fetal chega à 50% dos casos. Os fatores precipitantes são: infecção bacteriana, má nutrição, uso de tocolíticos com beta miméticos, difícil manejo dos medicamentos, entre outros.[19,32]

A doença se apresenta com anorexia, náuseas, poliúria, polidipsia, taquicardia, dor abdominal e cãimbra. Casos graves podem cursar com hiperventilação de Kussmaul, hipovolemia, letargia e coma. A CAD pode ocorrer mesmo com glicemias baixas (200 mg/dL).[19,32]

O diagnóstico da CAD é confirmado com a presença de cetonas, pH materno < 7,30, diminuição do bicarbonato sérico e aumento do ânion gap. O tratamento se faz com:[32]

1. Hidratação EV com SF 15 a 20 mL/kg/hora por 2 horas e depois 7,5 mL/kg/hora de acordo com a clínica e a diurese. Acrescenta-se G5% quando a glicemia chegar a 250 a 300 mg/dL insulina EV;[2]
2. Tratar a causa de base;
3. Monitorização cuidadosa da glicemia e eletrólitos;
4. Administrar bicarbonato quando pH < 7,10;
5. Manter deslocamento esquerdo do útero;
6. Oxigênio suplementar.

## Hipoglicemia

Hipoglicemia é uma ameaça constante nas grávidas diabéticas, principalmente naquelas que utilizam insulina. Pacientes com neuropatia autonômica podem ter resposta diminuida à hipoglicemia. Deve-se evitar o uso de bloqueadores beta adrenérgicos.[32]

Episódios de hipoglicemia são mais frequentes em pacientes com insuficiencia renal e aquelas em jejum para cirurgias. O controle pós prandial da glicemia pode ser difícil pelo esvaziamento gástrico imprevisível e retardado, fruto dos níveis aumentados de progesterona. Hipoglicemia grave no final da gravidez pode estar associado à bradicardia fetal moderada (< 100 batimentos/minuto).[32]

## Nível de Glicemia Ideal

O nível glicêmico para pacientes diabéticas tipo I e II e DG são: jejum 70 a 95 mg/dL, 1 hora pós-prandial; 110 a 140 mg/dL, 2 horas pós-prandial; 100 a 120 mg/dL, HbA1c < 6% se não tiver hipoglicemia importante, e < 7% se houver. Esses níveis são os mesmos recomendados pela Faculdade Americana de Obstetras e Ginecologistas.[18,34]

A HbA1c costuma cair na gravidez, dado o alto *turnover* das hemoglobinas, e, por ser uma média, pode não representar um parâmetro confiável. HbA1c é um parâmetro secundário nesse cenário, semelhante à glicemia automonitorada. Recomenda-se HbA1c < 6%, se não houver hipoglicemia importante e caso haja HbA1c < 7%. A monitorização deste parâmetro deve ser mais frequente, pois há alto *turnover* das hemoglobinas na gravidez.[18,34]

## Cuidados Perioperatórios

DG é preferencialmente tratado com insulina, pois não atravessa a placenta em quantidade mensurável. Gliburide e metformina não devem ser usados como agentes de primeira linha, pois cruzam a placenta. Nenhum agente oral ou injetável não-insulínico tem dados de segurança a longo prazo.[18,34]

O cuidado pré-operatório deve focar-se nas áreas de maior risco, como hipertensão arterial, pré-eclampsia, septicemia e disfunção renal. A avaliação laboratorial depende das lesões nos orgãos alvo. Na manhã da cirurgia dá-se um terço da dose habitual de NPH.[19,32]

No período intraoperatório, há maior risco de neuropatia autonômica com hipotensão ortostática, gastroparesia e diminuição da resposta aos medicamentos. Intubação difícil, aspiração e hipoglicemia devem ser prevenidos. Há também maior instabilidade hemodinâmica e risco de edema pulmonar. A optimização glicemica é de vital importância e faz-se com insulina de ação curta EV, com controle glicêmico de 1 em 1 hora. A glicemia ideal é < 120 mg/dL.[19,32,36]

Pacientes com pré-eclâmpsia grave e aquelas com nefropatia diabética associado à hipertensão arterial necessitam de monitorização invasiva, para acessar a função cardiovascular e a volemia. Oximetria, diurese, coagulação e avaliação das vias aéreas também são fundamentais.[32]

Após o parto, pacientes com risco de edema o fazem nessa fase, sendo interessante a continuação da monitorização no período pós-parto imediato. Cuida-se também de infecção nessa fase. Pacientes com DG tem maior chance de novo DG numa próxima gravidez e de desenvolver diabetes. O nível glicêmico ideal no período pós-parto é menos restrito, entre 126 a 200 mg/dL.[32,36]

## ■ CÓRTEX ADRENAL

O córtex adrenal secreta três classes de hormônios: andrógenos, glicocorticoides (cortisol) e mineralcorticoides (aldosterona e 11-deoxicorticosterona). Nos adultos, cortisol e aldosterona são hormônios essenciais, não sendo esse o caso dos andrógenos. A disfunção do córtex adrenal pode impedir a resposta adequada ao estresse cirúrgico ou às doenças graves.[19,25]

Pacientes com secreção excessiva de andrógenos (androstenediona e dehidroepiandrosterona) não necessitam de monitorização perioperatória específica, a não ser que haja associação com alterações dos glicocorticoides e mineralcorticoides.[19,25]

### Mineralcorticoides

A aldosterona é o principal e mais potente mineralcorticoide produzido pelo ser humano. Esse hormônio liga-se aos receptores do trato alimentar, glândulas sudoríparas e túbulo contornado distal do rim. É o maior regulador do volume extracelular e da homeostase do potássio por meio da reabsorção do sódio e secreção de potássio por esses tecidos.[19,25,37]

A função da aldosterona é regulada pelo sistema renina angiotensina e pelo nível de potássio sérico. Ela tem um papel importante no controle da pressão arterial e da volemia. Além disso, age na fisiopatologia da doença cardiovascular e renal e na reabsorção de sódio e secreção de potássio e hidrogênio. A secreção endógena de aldosterona é de 0,1 mg/dia.[19,25,37]

A renina, por sua vez, é produzida pelo aparato justamedular que circunda as arteríolas aferentes do rim, em resposta à diminuição da pressão de perfusão e estímulo simpático. A renina converte o angiotensinogênio hepático em angiotensina I, que, por sua vez, converte-se em angio-

tensina II no pulmão. Angiotensina II é o mais potente vasopressor produzido pelo corpo e estimula diretamente o córtex adrenal a produzir renina.[19,25,37]

## Hiperaldosteronismo

O hiperaldosteronismo aumenta a troca renal do sódio pelo potássio e hidrogênio, levando à hipertensão, alcalose hipocalêmica, fraqueza muscular e fadiga. Essa alteração pode ser primária, chamada de síndrome de Conn, ou secundária ao aumento de glicocorticóides, com aumento da renina. Considera-se doses suprafisiológicas de cortisol e cortisona quando = > 30mg/dia. As causas mais comuns de hiperaldosteronismo primário são adenoma da adrenal e hiperplasia adrenal bilateral.[19,25,38,39]

A principal causa de hipertensão secundária é devido à síndrome de Conn, responsável por até 28% das hipertensões resistentes à tratamento convencional. Pacientes nessa condição caracteristicamente não tem edema e tem alta incidência de isquemia miocárdica, hipertrofia miocárdica, acidente vascular cerebral e insuficiência renal.[19,25,38,39]

Hiperaldosteronismo primário deve ser suspeitado quando há hipossecreção da renina que não aumenta apropriadamente com a depleção volêmica ou restrição ao sódio. A medida dos níveis de renina é útil na diferenciação da doença primária da secundária. Entretanto, todos os pacientes hipertensos devem realizar teste para hiperaldosteronismo ao menos uma vez na vida.[19,25,38,39]

O diagnóstico laboratorial inicial se faz pelo nível sanguíneo matutino da Concentração da Aldosterona Plasmática (PAC) ≥ 277 pmol/L e Atividade Plasmática da Renina (PRA) < 1.0 ng/mL/hora ou Concentração Plasmática da Renina (PRC) menor que limite de referência. Confirmada essa alteração, que não é definitiva para o diagnóstico, passa-se aos testes específicos: teste da carga de sódio, teste da supressão da fludrocortisona, tomografia computadorizada, entre outros.[19,25,38,39]

O preparo pré-operatório dos pacientes com hiperaldosteronismo primário tem por objetivo a normalização da volemia intravascular e dos eletrólitos por meio da restrição de ingesta de sódio e com espironolactona, um antimineralcorticoide cujo efeito leva até duas semanas para ocorrer, na dose inicial de 12.5 a 25 mg, com máximo 100 mg/dia, por quatro a seis semanas e pressão arterial < 140 x 90 mmHg. Outra medicação que pode ser utilizada é a eplerenone, que tem menos efeito colateral que a espironolactona. Geralmente associa-se tiazidicos ou diuréticos sulfonamidas para controlar a hipervolemia. A reposição de potássio pode levar até 24 horas para ser efetuada. A dieta deve ser pobre em sódio (<100 mEq/dia). Sugere-se suspender espironolactona uma semana antes da cirurgia.[19,25,38,39]

A monitorização hemodinâmica no período perioperatório se faz guiada pelo grau de lesão cardiovascular e renal. Adrenalectomia laparoscópica total é o tratamento padrão para a doença unilateral, pois leva menor tempo de hospitalização, menos complicações e menor necessidade de analgésicos.[19,25,38,39]

No período pós-operatório, há aumento leve da creatinina nas adrenalectomias unilaterais, pela diminuição da taxa de filtração glomerular, que se estabiliza a longo prazo. Pressão arterial e potássio sérico devem ser aferidos nos próximos três meses para ajustes medicamentosos, e em 6 a 12 meses pressão arterial, potássio sérico, aldosterona e renina devem ser medidos para verificar o sucesso da cirurgia.[39]

## Hipoaldosteronismo

O hipoaldosteronismo pode ser causado por defeito congênito da síntese ou após adrenalectomia unilateal, uso crônico de heparina, deficiência na produção da renina, insuficiência renal leve e diabetes de longa data. A característica comum em todos os casos de hipoaldosteronismo é a falha no aumento da produção de aldosterona em resposta à restrição de sódio e hipovolemia.[19,25]

A maioria dos pacientes cursa com hipercalemia e hipotensão graves e acidose metabólica que não é compatível com a insuficiência renal. Anti-inflamatórios não esteroidais podem piorar a doença, pois a inibição das prostaglandinas suprime ainda mais a liberação de renina. Pacientes com baixa secreção de renina, hipoaldosteronismo e disfunção renal respondem ao estímulo com o Hormônio Adrenocorticotrófico ou Corticotropina (ACTH).[19,25]

O tratamento da doença isolada é com o uso de fludrocortisona oral 0,05 a 0,1 mg/dia. Pacientes com baixa secreção de renina precisam de doses maiores para corrigir as alterações eletrolíticas. A reposição deve ser feita com cuidado em pacientes com hipertensão arterial ou insuficiência cardíaca congestiva. Um tratamento alternativo é o uso de furosemida com ou sem acréscimo de mineralcorticoides.[19,25]

## Glicocorticoides

Cortisol (hidrocortisona) é o glicocorticoide endógeno mais potente produzido pelo córtex adrenal, sob controle da ACTH (corticotropina) liberada pela pituitária anterior. A ACTH por sua vez é regulada pelo Fator Liberador da Corticotropina (CRH). A secreção dos ACTH e CRH é governada pelos glicocorticoides, ciclo do sono e estresse. A ACTH tem padrão diurno, com secreção máxima logo após o acordar.[19,25,40]

O cortisol tem múltiplos efeitos na intermediação do metabolismo dos carboidratos, proteínas e ácidos graxos, assim como na regulação e manutenção da função circulatória e imune. Os glicocorticoides estimulam a neoglicogênese, levam à hiperglicemia e promovem a síntese hepática de glicogênio, além do catabolismo muscular e balanço nitrogenado negativo. As ações anti-inflamatórias se devem à estabilização de lisossomos, antagonismo do fator de inibição da migração leucocitária e promoção da integridade capilar.[19,25,40]

Ademais, os glicocorticoides exercem seus efeitos biológicos por meio da difusão no citoplasma das células alvo e ligando-se a receptores proteicos altamente específicos. A maioria do hormônio circulante está ligada à alfa-globulina e somente uma pequena fração livre exerce os efeitos biológicos. O hormônio é inativado pelo fígado e excretado como 17-hidroxicorticosteroide, mas pode ser filtrado pelo rim e excretado sem metabolização.[19]

A medida mais precisa da atividade do cortisol é pelo nível de cortisol urinário, ou seja, a quantidade de cortisol não ligado à transcortina filtrado pelo rim. A produção diária do cortisol é de 20 mg em média, podendo chegar à 150 a 300 mg/dia. Seu nível sérico normal varia entre 28 a 120 ng/mL, com meia vida sérica de 80 a 110 minutos. Entretanto, o nível sérico não reflete a atividade do cortisol, de maneira que o tratamento com glicocorticoide é baseado em seu efeito no orgão-alvo, não no nível sérico. A potência relativa dos glicocorticoides está relacionada na Tabela 91.10.[11,19,25,40]

## Excesso de glicocorticoides

A síndrome de Cushing, ou excesso de glicocorticoides, resulta da hipersecreção endógena causada por tumores ou mais comumente pelo uso de corticoide exógeno e atrofia adrenal secundária, com inabilidade para responder a situações de estresse.[19,25,39,41]

| Tabela 91.10  Potência e doses equivalentes dos glicocorticoides. | | | |
|---|---|---|---|
| **Esteroides** | **Potência relativa (vezes)**<br>**Anti-inflamatória** | **Potência relativa (vezes)**<br>**Mineralcorticoide** | **Dose equivalente (mg)** |
| **Ação curta** | | | |
| Cortisona | 0,8 | 0,8 | 20 |
| Cortisol (hidrocortisona) | 1 | 1 | 25 |
| Predinisona | 4 | 0,25 | 5 |
| Predinisolona | 4 | 0,25 | 5 |
| Metilpredinisolona | 5 | —— | 4 |
| **Ação intermediária** | | | |
| Triamcinolona | 5 | —— | 4 |
| **Ação longa** | | | |
| Betametasona | 25 | —— | 0,6 |
| Dexametasona | 30 | —— | 0,75 |
| Parametasona | 10 | —— | 2 |

A doença de Cushing por seu lado, é o excesso de glicocorticoides causada pelos tumores, sendo que de 65% a 75% são causados pela produção de ACTH pela pituitária anterior. Esses tumores geralmente são unilaterais e metade é maligno.[19,25,39,41]

O paciente com essa síndrome tem face pletórica em forma de lua, hirsutismo, estrias abdominais, distribuição centrípeta da gordura (obesidade truncal), fraqueza muscular, osteoporose, hipertensão arterial e hiperglicemia. Alterações emocionais profundas, maior susceptibilidade a infecções e alcalose hipocalêmica podem estar presentes também.[19,25,39,41]

O diagnóstico é confirmado pelo nível sérico e urinário de cortisol, nível do 17-hidroxicorticoide urinário, nível sérico de ACTH (nível normal varia entre 20 a 113 pg/mL), teste de supressão da dexametasona (para diferenciar adenoma pituitário de tumor adrenal), angiotomografia, ultrassom e ressonância magnetica.[19,41]

Em casos de tumor da adrenal, o nível de ACTH está baixo e não há resposta ao teste do CRH, nem ao teste de supressão com dexametasona de 8 mg. A doença de Cushing cursa com ACTH normal ou aumentado, teste de CRH positivo, assim como o teste de supressão com dexametasona.[19,41]

Todas as medicações do paciente devem ser mantidas até a manhã da cirurgia, incluindo os inibidores enzimáticos da adrenal como ketoconazol, metirapone, mitotane e aminoglutetimide. No entanto, os inibidores da conversão da angiotensina e bloqueadores do receptor da angiotensina II devem ser suspensos, pois causam hipotensão grave associado à anestesia. Clopidrogel deve ser suspenso de cinco a sete dias antes da cirurgia. Os antidiabéticos seguem a recomendação dos pacientes diabéticos.[41,42]

Se for planejado adrenalectomia uni ou bilateral, a reposição de glicocorticoides é feita em dose semelhante à de reposição plena durante períodos de estresse extremo. Reduz-se a dose total em 50% por dia até uma dose de manutenção de 20 a 30mg/dia. Não há necessidade de reposição de mineralcorticoides no período perioperatório.[19,25,39]

A monitorização perioperatória baseia-se no cuidado do diabetes, obesidade, hipertensão arterial e do equilíbrio hidroeletrolítico, pois há retenção de sódio e alcalose hipocalêmica. Deve-se ter atentar ao posicionamento do paciente pela osteopenia e prevenir infecção. Esses pacientes são mais propensos à hipercoagulabilidade, com aumento do risco de trombose venosa profunda e embolia pulmonar, dificuldade para intubação, complicações cardiorespiratórias, fraturas, lesão de pele e aspiração gástrica.[19,25,39-41]

No período intraoperatório, a monitorização padrão é mandatória: pressão não invasiva, temperatura, $CO_2$ expiratória, oximetria de pulso e eletrocardiograma. Pressão arterial invasiva, cateter de Swan Ganz e ecocardiograma transesofágico devem ser considerados, dependendo da reserva cardíaca, local e extensão da cirurgia. Se submetidos à cirurgia de adrenalectomia, a reposição de corticoide segue recomendação para pacientes sob estresse cirúrgico máximo.[19,25,40,41]

No cuidado pós-operatório, continua-se a monitorar o cortisol, a glicemia e os eletrólitos e previne-se as complicações respiratórias como atelectasias e hipoxemia por meio da analgesia, mobilização precoce e exercícios respiratórios.[32,40,41]

## Insuficiência Adrenal

Existem três tipos de Insuficiência Adrenal (IA), baseados no local de disfunção no eixo hipotalâmico-pituitário-adrenal. IA primária ou doença de Addison só se torna aparente quando mais de 90% da glândula adrenal for destruída, e as causas mais comuns são: adrenalite autoimune, infecção (tuberculose, HIV, fungo etc), septicemia e após retirada cirúrgica da glândula. IA secundária resulta da falta de liberação da ACTH pela pituitária e tem como causas a lesão/cirurgia da pituitária ou supressão da adrenal pelo uso de glicocorticoide exógeno (asma, transplantes, doença inflamatória, doença autoimune etc.). IA terciária é causada pela falta de CRH e, em ambiente cirúrgico, geralmente é devido à supressão do eixo hipotálamo-pituitária-adrenal pela súbita retirada das altas doses corticoides em uso habitual.[4,19,25,37]

A insuficiência adrenal primária ou doença de Addison tinha como principal causa a tuberculose, mas atualmente é pela destruição autoimune da glândula. Uma variedade de condições de fundo autoimune também pode cursar com a doença. A associação com a tireoidite de Hashimoto leva à denominação de síndrome de Schmidt.[4,19,25,37]

Os sintomas são insidiosos e inespecíficos, causados pela acidose hipercalêmica e hipotensão arterial: fadiga crônica, fraqueza muscular, anorexia, perda de peso, náuseas, vômitos e diarreia. A crise aguda apresenta-se com dor abdominal, vômito e diarreia grave, hipotensão, coma e choque. A hipercalemia pode ser causa de arritmias severas.[4,19,25]

O tratamento da crise aguda deve ser imediata e independe da causa, com reposição volêmica com salina isotônica EV e hidrocortisona 100 mg EV. Se após a reposição volêmica adequada, o paciente continuar instável pode ser necessária a administração de drogas inotrópicas. A monitorização invasiva é importante como guia para o diagnóstico e tratamento. A reposição de esteroides continua com hidrocortisona 100 mg a 300 mg/dia EV por 24 horas e pode ser diminuído gradualmente no segundo dia. se o paciente estabilizar hemodinamicamente. Não há necessidade de reposição de mineralcorticoides se dose de hidrocortisona exceder 50 mg/dia.[4,19,43]

O diagnóstico laboratorial de pacientes estáveis deve ser feito antes do tratamento. Aqueles com suspeita de insuficiência adrenal aguda devem receber tratamento imediato. O cortisol plasmático é medido 30 e 60 minutos após uma carga EV de 250 ug de ACTH sintética. A resposta é considerada alterada, se o aumento do cortisol for <500 nmol/L após 60 minutos.[4,19]

A monitorização pré-operatória de pacientes com IA inclui histórico médico da doença (etiologia da IA, causas de agudização e medicações), eletrólitos, ureia, creatinina e glicemia. Não há necessidade de repetir os testes de função adrenal para se efetuar cirurgias. Esses pacientes, em geral, não apresentam problemas perioperatórios a não ser sob estresse, denominada crise addisoniana, com hiponatremia, hipovolemia, hipercalemia, fraqueza, fatiga, hipotensão, náuseas, vômitos e diarreia.[6,25]

Um adulto normal secreta em média 20 mg de cortisol e 0,1 mg de aldosterona por dia. Um tratamento típico de IA consiste em prednisona 5 mg de manhã (ou hidrocortisona 10 mg) e 2,5 mg à noite (ou hidrocortisona 10 mg) acrescido de fludrocortisna 0,05 a 0,1 mg/dia. A reposição deve se feita com cuidado em pacientes hipertensos e com insuficiência cardíaca congestiva. Anti-inflamatórios não esteroidais, por inibir a síntese de prostaglandina, pioram o hipoaldosteronismo. Hipoaldosteronismo secundário tem tratamento semelhante, com liberação de sódio na dieta.[19]

A reposição extra de corticoides durante cirurgias de pacientes com IA, que já recebem doses fisiológicas destes, é controversa: varia entre a desnecessidade até 100 mg de hidrocortisona EV na indução anestésica seguida de 200 mg/dia EV contínuo até que o paciente possa tomar o dobro da sua dose habitual pela boca. Sabe-se que a glândula adrenal secreta no período perioperatório entre 116 a 185mg de cortisol/dia e sob estresse máximo até 200 a 500 mg/dia.[25,42,43]

Uma das recomendações é a de dar 50 mg de hidrocortisona EV, dose única, em cirurgias de pequeno porte, e 50 mg de hidrocortisona EV de 8 em 8 horas por 48 a 72 horas, em cirurgias de grande porte. Não se pode esquecer, porém, que a reposição de corticoides pode levar à piora da hipertensão arterial, retenção de volume, úlceras de estresse, distúrbios psiquiátricos, dificuldade de cicatrização e aumento da taxa de infecção.[4,25,42,43]

## Estresse Cirúrgico

A administração ou não de dose suplementar de corticoides no estresse cirúrgico segue discussão movida pelo amplo uso destes nas mais variadas doenças, entre elas as doenças autoimunes, inflamatórias, pulmonares, transplantes e choque séptico. É difundida a crença de que no uso crônico terapêutico, ou seja, predinisona ≥ 20 mg/dia por mais de cinco dias, necessita da administração de dose extra de corticoides no período perioperatório.[6,19,25,37,42-46]

Presume-se que há supressão do eixo hipotalamico-pituitário-adrenal e que a não suplementação pode levar à crise addisoniana. Acredita-se que o uso de corticoide por um mês pode levar à supressão do eixo por até 6 a 12 meses após o término do tratamento, e que qualquer via de administração (tópico, inalatório, regional ou EV) pode suprimir o eixo.[6,19,25,37,42-44,46]

Não existe regime de reposição considerado ideal nesse cenário. Estudo de revisão sistemática de 2008, reforçado por estudos posteriores, não recomenda o uso rotineiro de dose de estresse para pacientes em uso de corticoides em dose terapêutica, e nem a colheita do nível de cortisol sérico, já que o teste é muito sensível e pouco eficaz para prever casos de crise adrenal. Por outro lado, há recomendação de outro artigo de sempre repor corticoides por questão de segurança.[4,6,19,43-46]

Pacientes que não farão a reposição de corticoides necessitam de monitorização adequada durante todo o período perioperatório. Se o paciente apresentar hipovolemia refratária à volume, colhe-se o cortisol sérico e então administra-se hidrocortisona 100 mg EV, e, em seguida, 50 mg a cada 6 horas até que o estresse se resolva (geralmente 48 horas).[4,6,19,43,44,46]

Um protocolo de reposição de corticoides no período perioperatório divide os pacientes em quatro grupos:[46]

1. Pacientes com insuficiência adrenal secundária diagnosticada pelo teste curto de ACTH necessitam de dose de estresse perioperatório de corticoide;
2. Pacientes com alto risco de supressão do eixo adrenal-pituitário-hipotalamico, incluindo aqueles que foram tratados com glicocorticoides em doses equivalentes a mais de 20 mg/dia de predinisona por mais de três semanas ou com clínica de síndrome de Cushing, devem receber dose de estresse de corticoide, a não ser que haja dados de integridade do eixo;
3. Pacientes com baixo risco de supressão do eixo, incluindo aqueles que receberam qualquer dose de corticoide por menos três semanas, doses ≤ 5 mg/dia de prednisona ou 10 mg dia sim/dia não, não necessitam de dose de estresse de corticoide;
4. Pacientes sob risco intermediário (aqueles que não se encaixam nas categorias anteriores). Se houver tempo considerar teste de integridade do eixo, se não o anestesiologista deve exercer seu julgamento de dar ou não a dose de estresse baseado na clínica do paciente e risco cirúrgico.

A Tabela 91.11 mostra um esquema de reposição de corticoides baseado no tipo de procedimento a ser realizado.[4]

## ▪ MEDULA ADRENAL

A medula adrenal é uma parte especializada do Sistema Nervoso Simpático (SNS) e sintetiza e secreta adrenalina

| Tabela 91.11 Estresse cirúrgico pelo procedimento e dose recomendada de corticoides. | | |
|---|---|---|
| **Tipo de cirurgia** | **Exemplos** | **Dose recomendada** |
| Superficial | Cirurgia dentária, biópsia | Dose diária habitual |
| Menor | Herniorrafia inguinal, colonoscopia, curetagem uterina, cirurgia de mão | Dose diária habitual + hidrocortisona 50 mg EV pré-incisão + hidrocortisona 25 mg EV a cada 8 h por 24 h |
| Moderada | Revascularização de membros inferiores, colecistectomia, ressecção de colo | Dose diária habitual + hidrocortisona 50 mg EV pré-incisão hidrocortisona 25 mg EV a cada 8 h por 24 h |
| Maior | Cirurgia torácica, cirurgia cardíaca, trauma, cesariana | Dose diária habitual + hidrocortisona 100 mg EV pré-incisão + hidrocortisona 200 mg/d EV por mais de 24 h |

(80%) e noradrenalina (20%) na forma de hormônios, com meia vida circulante de 10 a 30 segundos. A medula adrenal é semelhante a um neurônio pós-ganglionar e se liga diretamente às fibras pré-ganglionares do SNS da medula espinhal.[19,47]

A síntese da noradrenalina começa na hidroxilação da tirosina em dopa e dessa para dopamina, que se transforma então em noradrenalina. Esta última se transforma em adrenalina pela enzima feniletanolamina-N-metiltransferase. As catecolaminas são armazenadas nos grânulos cromafins e são liberadas em resposta ao estímulo dos neurônios pré-ganglionares. Os maiores produtos da biotransformação dessas catecolaminas são a metanefrina e o ácido vanilmandélico, via enzima catecol-O-metiltransferase e excretados na urina.[19,47]

Feocromocitoma e paragangliomas são tumores neuroendocrinos secretores de catecolaminas, advindo da medula adrenal e tecido cromafin extra-adrenal respectivamente. A maioria desse tumores é por feocromocitoma (80% a 85%), sendo 10% doença, 10% bilateral e 10% maligno.[4,7,19,25,39,47-51]

Essa doença pode ocorrer em qualquer idade, mas é mais comum da juventude até a meia idade. Geralmente, encontra-se na medula adrenal como tumor solitário benigno à direita, mas pode ocorrer em qualquer local. No diagnóstico deve-se considerar outras síndromes hereditárias como a Neoplasia Endócrina múltipla (MEN-2), paraganglioma familiar, neurofibromatose tipo I, entre outros.[4,7,19,25,39,47-49]

## Cuidados Pré-operatórios

Os sintomas clássicos da tríade são palpitações, cefaleia episódicas e diaforese profusa. Além disso, os pacientes apresentam hipertensão arterial sustentada ou paroxística, taquicardia, fadiga, palidez, hipotensão ortostática, náusea e ansiedade. Por serem sintomas inespecíficos, o diagnóstico bioquimico confirma a suspeita da doença.[4,7,19,25,39,47-49]

Para localizar o tumor, inicialmente são verificados os níveis séricos de catecolaminas e metanefrinas fracionadas, além da excreção urinária de 24 horas de catecolaminas, metanefrinas e ácido vanilmandélico. A localização do tumor se faz, a princípio, por tomografia computadorizada, ressonância magnética e ultrassom. Cintilografia com I-metaiodobenzilguanidina é também efetivo na localização de tumor recorrente ou extra-adrenal.[4,7,19,25,39,47,48,49]

Apesar de ser causa de menos de 1% das hipertensões arteriais, essa doença levava a até 50% de mortalidade durante a indução anestésica ou no período intraoperatório, mas que caiu para 0% a 3% após o tratamento alfa-antagonista no período pré-operatório. Crises hipertensivas podem acarretar acidente vascular cerebral, arritmias e infarto do miocárdio. O órgão alvo mais afetado é o sistema cardiovascular, e a condição mais comum é a cardiomiopatia hipertrofica.[4,7,19,25,39,47-52]

A extirpação do tumor é curativa em mais de 90% dos casos. A avaliação pré-operatória inclui sinais e sintomas da doença, tratamento médico atual, dose e frequência das medicações, rastreamento e manejo das disfunções orgânicas subjacentes à doença, como a cardiovascular, a neurológica, a renal e a endócrina.[4,7,19,25,39,47-52]

O controle da doença é baseado no controle da pressão arterial e de outros sintomas com alfa-bloqueio, no mínimo 10 a 14 dias antes da cirurgia, e, se necessário, beta-bloqueio de três a quatro dias antes da cirurgia, após alfa-bloqueio adequado. O alfa-bloqueio é considerado adequado (critério de Roizen) quando: (1) a pressão arterial for <169 x 90 mmHg, 24 horas antes da cirurgia; (2) não houver presença de hipotensão ortostática com pressão < 80 x 45 mmHg; (3) não houver alteração da onda ST-T no ECG, uma semana antes da cirurgia; e (4) não tiver mais que uma contração prematura em 5 minutos.[4,7,19,25,39,47-49,51,52]

A inadequação do alfa-bloqueio pode levar à crise hipertensiva rebote por vasoconstrição não inibida. O alfa-bloqueio é feito geralmente com fenoxibenzamina ou prazosin/doxazin/terazosin e o beta-bloqueio com propanolol/ateno-

**Tabela 91.12** Medicamentos utilizados para controle da hipertensão do feocromocitoma.

| Medicamento | Mecanismo de ação | Dose pré-operatória | Dose na crise |
|---|---|---|---|
| alfa-metiltirosina | Inibidor da síntese das catecolaminas | 1-4 g/dia VO | ----- |
| Atenolol | Beta1-antagonista seletivo | 50-100 mg/dia VO | ----- |
| Doxazin | Alfa-antagonista seletivo | 1 a 8 mg/dia VO | ----- |
| Esmolol | Beta1-antagonista seletivo | ------ | 250-500 ucg/kg/min EV ataque e 25-250 ucg/kg/min dose de manutenção |
| Fenoxibenzamina | Alfa antagonista não seletivo | 20-160 mg/dia VO | ----- |
| Fentolamina | Alfa antagonista não seletivo | ---- | 1-5 mg ou 0,5-1 mg/min EV |
| Labetalol | Alfa e Beta antagonista | 200-800 mg/dia VO | 10 mg EV *bolus* |
| Nicardipina | Antagonista do canal de cálcio | ----- | 1-2 ucg/kg/min até 7,5 ucg/kg/min |
| Nitroprussiato | Vasodilatador direto | ---- | 0,5-1,5 ucg/kg/min até máx 8 ucg/kg/min |
| Propranolol | Beta antagonista não seletivo | 40-480 mg/dia VO | 1-2mg EV *bolus* |
| Sulfato de magnésio | Vasodilatador direto e estabilizador de membrana | ---- | 2-4g *bolus* seguido de 1-2 g/h e 1-2 g *bolus* extra, se necessário |

lol. É importante saber qual a indicação do beta bloqueio: angina, arritmia ou doença coronariana. Todas as medicações devem ser mantidas no pré, intra e pós-operatório imediato.[4,7,19,25,39,47-49,51,51] Ver Tabela 91.12.

A avaliação de doença cardíaca relacionada é essencial, já que o excesso de catecolaminas pode levar à cardiomiopatia, arritmias, acidente vascular cerebral, infarto do miocárdio e doença coronariana. Eletrocardiograma de repouso e ecocardiograma são armas no manejo perioperatório desses pacientes. Outros exames cardiológicos devem ser individualizados, baseado na clínica do paciente. Repõe-se a depleção volumétrica até sete dias antes da cirurgia. Hiperglicemia pode se desenvolver no decurso do excesso de catecolaminas e deve ser controlada.[4,7,19,47-,49]

## Cuidados Intraoperatórios

Apesar do preparo medicamentoso pré-operatório e da expansão volêmica, a instabilidade hemodinâmica continua sendo um dos maiores desafios intraoperatórios da resseção do feocromocitoma. Episódios hipertensivos são mais frequentes durante a intubação, início do pneumoperitônio e manipulação do tumor e devem ser tratados com nitroprussiato, fentolamina ou nicardipina,[4,7,19,39,47,48,50,51] ver Tabela 91.13.

Taquiarritmias são tratadas com propanolol ou esmolol. Monitorização hemodinâmica e cardiovascular devem ocorrer durante todo o período perioperatório com monitorização padrão e pressão arterial invasiva, cateter venoso central e, se necessário, cateter de artéria pulmonar, em casos de doença cardiovascular instalada. Monitorização da profundidade da anestesia com BIS (Bispectral index) permite a racionalização do cuidado hemodinâmico.[4,7,19,39,47,48]

Furta-se ao uso de qualquer medicação que provoque a liberação ou iniba a recaptura das catecolaminas (desflurano, ketamina, morfina, pancurônio, efedrina, metoclopramida). Benzodiazepinicos no período pré-operatório diminui a ansiedade e, portanto, a liberação de catecolaminas. A indução anestésica pode ser feita com propofol, opioides de curta duração e midazolan. Deve-se intubar paciente somente sob anestesia profunda. A manutenção anestésica pode ser feita com sevoflurano ou isoflurano. Sulfato de magnésio, remifentanil e dexmetedomedina em infusão contínua ajudam a suprimir picos simpáticos.[4,7,19,39]

A hiperglicemia intraoperatória deve ser tratada com infusão de insulina. Após a ressecção do tumor pode haver hipotensão que deve ser corrigida com volume e doses intermitentes de vasopressor (fenilefrina/noradrenalina/vasopressina). Insuficiência adrenal deve ser considerada causa de hipotensão se adrenalectomia bilateral.[4,7,19,39,47,48,50]

## Cuidados Pós-operatórios

No período pós-operatório imediato deve-se efetuar a monitorização hemodinâmica, eletrolítica e da glicemia, já que pode haver hipoglicemia rebote pela perda da supressão das células beta induzida pelas catecolaminas. Se paciente obnubilado ou não-responsivo, deve-se pensar em hipoglicemia e hyponatremia.[4,19,25,37,47,48]

A pressão arterial geralmente retorna ao normal após vários dias, 75% após 10 dias. Hipertensão pós-operatória pode ser resultado de analgesia inadequada, excesso de volume, retenção urinária, ligadura da artéria renal, hipertensão primária ou ressecção incompleta do tumor/doença metastática não-diagnosticada. Hipotensão persistente

| Tabela 91.13  Agentes vasoativos utilizados durante a ressecção do feocromocitoma. | | |
|---|---|---|
| **Vasopressores** | **Mecanismo de ação** | **Dose** |
| dopamina | Alfa/beta/dopa-agonista | 2-10 ucg/kg/min |
| Dobutamina | Alfa<beta-agonista | 2-20 ucg/kg/min |
| Efedrina | Alfa1/beta-agonista | 5-10 mg |
| Adrenalina | Alfa/beta-agonista | 0,01-2 ucg/kg/min |
| Fenilefrina | Alfa-1-agonista | 0,25-6 ucg/kg/min |
| Noradrenalina | Alfa/beta1-agonista | 0,01-3 ucg/kg/min |
| Vasopressina | V1,V2,V3 agonista | 0,03-0,1 UI/min |
| **Antihipertensivos** | | |
| Esmolol | Beta-bloqueador | 50-300 ucg/kg/min |
| Metoprolol | Beta-bloqueador | 2,5-5 mg |
| Labetalol | Alfa/beta-bloqueador | 5-10 mg |
| Nicardipina | Bloqueador de canal de cálcio | 5-15 mg/h |
| Clevedipina | Bloqueador de canal e cálcio | 1-32 mg/h |
| Nitroglicerina | Liberação de óxido nítrico | 1-3 ucg/kg/min |
| Nitroprussiato | Liberação de óxido nítrico | 0,5-2 ucg/kg/min |
| Hidralazina | Desconhecido | 2,5-20 mg |
| Fenoldopam | Dopa agonista | 0,2 mg/kg/min |
| Fentolamina | Alfa bloqueador | 1-5 mg |

pode ser por vasodilatação residual dos anestésicos, hipovolemia ou fenoxibenzamina residual.[4,19,25,37,47,48]

## Tireoide

A glândula tireoidiana secreta T3 e T4 que são os maiores reguladores da atividade metabólica celular, exercendo atividade regulatória na síntese e atividade de várias proteínas. Esses hormônios são necessários para a boa função dos sistemas neurológicos, pulmonares e cardíaco.[19,25]

A Tiroxina (T4) é um pró-hormônio produzido pela tireoide e a 3,5,3-Triiodotironina (T3) é produto da deodinação do T4, sendo 80% produzido fora da tireoide. Essa glândula também secreta 80 a 100 ug/dia de T4, que tem meia-vida de seis a sete dias, e nível plasmático de 5 a 12 ug/dL. A T3 tem, por sua vez, meia-vida de 24 a 30 horas, e nível plasmático de 60 a 180 ng/dL.[19,25]

A T3 é mais potente e menos ligado à proteínas (principalmente com a globulina ligador de tiroxina) e é o hormônio que faz a mediação dos efeitos tiroidianos. O hipotálamo produz o Hormônio Liberador de Tirotropina (TRH), que estimula a pituitária a produzir o Hormônio Estimulante da Tireoide (TSH), que, por sua vez, estimula a produção de T3 e T4. Os hormônios tiroidianos, em contra partida, estimulam negativamente a produção de TRH e TSH.[19,25]

O diagnóstico da doença é confirmado pelos seguintes exames bioquímicos: nível de T4 livre, T4 total, T3 e T4 livre estimado, porcentagem de ligação do T3 e nível de TSH. A captação de iodo radioativo indica a atividade glandular e está sob controle do TSH. A arquitetura tireoidiana e a presença de nódulos são avaliadas pelo ultrassom e, se necessário, tomografia computadorizada,[19,25,53] ver Tabela 91.14.

O propósito principal no manejo da disfunção tireoidiana crônica no período pré-operatório é o de estabelecer e manter o estado eutiroideo. Esse propósito é atingido pelo acesso aos sintomas, documentação das medicações em uso, verificação detalhada dos sintomas cardiovasculares à procura de arritmias, falência cardíaca ou isquemia cardíaca e colheitas das comorbidades.[6,19,54]

## Hipertiroidismo

O hipertiroidismo é causado pelo aumento da síntese e secreção do hormônio tiroidiano, que leva ao aumento do metabolismo basal e termogênese, hipertensão arterial, aumento da contratilidade do ventrículo esquerdo e da fração de ejeção, perda de peso, taquicardia, insuficiência cardíaca, labilidade emocional, tremores, irritabilidade, diarreia, fraqueza muscular, hipercalcemia e trombocitopenia. Idosos podem evoluir com fibrilação atrial, insuficiência cardíaca e hipertiroidismo apático, com depressão e apatia.[4,7,19,25,55]

A causa mais comum de hipertiroidismo é a doença de Graves, ou bócio multinodular difuso, causada por anticorpo anti-receptor do TSH, ocorrendo tipicamente em mulher entre os 20 a 40 anos. Outras causas são: gravidez, tiroidite, adenoma, administração exógena de amiodarona, propanolol ou anfetamina. O diagnóstico bioquímico básico se faz com o aumento do T4 livre, T3 total e diminuição do TSH,[4,7,19,25,55] ver Tabela 91.15.

O diagnóstico clínico da doença de Graves poe ser feito através da presença de glandula tireoide aumentado, oftalmopatia e hipertiroidismo moderado a grave. O tratamento do hipertiroidismo depende da etiologia, incluindo iodina radiotiva, drogas antitireoidianas e cirurgia.[4,7]

| **Tabela 91.14  Testes de função tireoidiana em diferentes situações.** | | | | |
|---|---|---|---|---|
| **Doença** | **T4** | **T3** | **% de ligação do hormônio** | **TSH** |
| Hipertiroidismo | Aumentado | Aumentado | Aumentado | Normal ou diminuído |
| Hipotiroidismo primário | Diminuído | Diminuído ou normal | Diminuído | Aumentado |
| Hipotiroidismo secundário | Diminuído | Diminuído | Diminuído | Diminuído |
| Eutiroidismo doente | Normal | Diminuído | Normal | Normal |
| Gravidez | Aumentado | Normal | Diminuído | Normal |

| **Tabela 91.15  Causas de hipertiroidismo.** | |
|---|---|
| **Causas** | **Doenças** |
| Doença tireoidiana intrinseca | Adenoma tiroidiano hiperfuncionante<br>Bócio multinodular atóxico |
| Estimulação anormal do TSH | Doença de Graves<br>Tumor trofoblástico |
| Alterações do armazenamento ou liberação do hormônio | Tiroidite |
| Excesso de produção do hormonio estimulante da tireoide | Tirotropina pituitária |
| Fonte de hormônio extratireoidiana | Struma ovarii<br>Carcinoma folicular funcionante |
| Tiroide exógeno | Iatrogênico<br>Induzido por iodo |

## Cuidados Pré-operatórios

Tiroidectomia é o tratamento definitivo para o hipertiroidismo em pacientes selecionados. Em geral, os candidatos à cirurgia são aqueles com bócio volumoso, efeitos da hipertensão arterial, suspeita de malignidade, orbitopatia avançada ou recorrência após o tratamento com iodo 131.[4,54-56]

Deve-se alcançar o estado eutiroideo para que se faça a cirurgia. Leva-se de seis a oito semanas para alcançar o estado eutiroideo com o uso dos medicamentos anti-tiroidianos propiltiuracil, metimazole e iodeto de potássio (solução de Lugol. O iodeto inorgânico inibe a organificação do iodeto e liberação do hormônio tiroidiano, o chamado efeito Wolf-Chaikoff. O tratamento com iodo radioativo é efetivo em alguns casos de tireotoxicose, mas não pode ser dado para grávidas e tem como efeito colateral o hipotiroidismo.[4,7,19,25,54-56]

Os bloqueadores beta-adrenérgicos são efetivos na atenuação dos sintomas de atividade simpática, sendo que o propranolol tem ainda efeito de inibir a conversão periférica do T4 em T3 após um período de uma a duas semanas. Propranolol dado em 12 a 24 horas diminui os sintomas de tremor, ansiedade, taquicardia e intolerância ao calor. A combinação de propanolol com iodeto de potássio por 7 a 14 dias melhora os sintomas cardiovasculares e diminui T3 e T4 circulante, possibilitando a cirurgia.[4,7,19,25,54-56]

As funções cardiopulmonar, renal, tireoidiana e hepáticas devem ser avaliadas. O hipertiroidismo cursa com anemia leve, trombocitopenia e hipercalcemia. Na triagem laboratorial pré-operatória inclui-se o hemograma completo, plaquetas e eletrólitos incluindo o cálcio.[4,7,19,25,54-56]

Se o paciente hipertireoideo estiver sintomático e necessitar de cirurgia de emergência, deve-se utilizar beta-bloqueadores para que se chegue à frequência cardíaca menor que 90 batimentos/minuto. No período perioperatório, deve-se continuar o beta-bloqueador e as outras medicações antitireoidianas, inclusive no dia da cirurgia. A incidência de intubação difícil em cirurgias de tireoide varia entre 5,3 a 24,6%, necessitando de avaliação pré-operatória cuidadosa das vias aéreas superiores.[4,7,19,25,54-59]

## Cuidados Intraoperatórios

Paciente com bócio de grande proporção pode levar ao comprometimento das vias aéreas, com traqueomalácia, dificuldade na intubação e na ventilação. O manejo intraoperatório deste segue o algoritmo das vias aéreas difíceis, onde os equipamentos para uma intubação segura incluem broncoscopia rígida, fibroscopia, videolaringoscopia e a máscara laríngea.[4,7,19,25,53-55,57,58]

O exame físico inclui movimentação do pescoço em todos os planos, posição da traqueia, presença de disfagia, estridor e dispneia posicional. O raio X, tomografia computadorizada, ressonância magnética e fibroscopia flexível ajudam na avaliação do grau de compressão e deslocamento da traqueia, posição da laringe, glote e cordas vocais.[4,7,19,25,53-55,58]

O cuidado intraoperatório não cursa com dificuldades já que o paciente é operado sob estado eutiroideo. Entretanto, deve-se evitar a estimulação do sistema nervoso simpático por meio da anestesia profunda, e furta-se ao uso de medicamentos como pancurônio, ketamina, atropina e vasopressores de ação indireta.[4,7,19,25,54,55,60]

A monitorização hemodinâmica e respiratória são mandatórias, assim como a monitorização do relaxamento muscular e da temperatura. Pacientes hipertireoideos tem incidência maior de miastenias gravis, de até 17,5%, por coestimulação entre anticorpos contra TSH e acetilcolina, e superposição de sinais e sintomas, portanto, a dose inicial de relaxantes musculares deve ser diminuída, e as doses de manutenção devem ser tituladas por monitorização com TOF (*Train-Of-Four*).[19,25,54,55,57,60]

A Neuromonitorização (IONM) é um adjunto na identificação dos nervos alvos, para detectar variação, para elucidar mecanismo de lesão nervosa e para acessar a função nervosa em tempo-real durante cirurgias de tireoide. Alternativamente, pode-se usar um tubo endotraqueal NIM (*Nerve Integrity Monitor*).[19,25,54,55,57,60]

## Cuidados Pós-operatórios

No cuidado pós-operatório, a extubação após a tireoidectomia só deve ser feita sob condições ideias, pois pode haver colapso das traqueias por fraqueza dos anéis traqueais (traqueomalácia). A analgesia multimodal para dor é mandatória.[19,25,53-55,57,61,62]

Na monitorização das complicações nessa fase inclui-se a tempestade tireoidiana, trauma bilateral do nervo recorrente, com estridor e obstrução laríngea, necessitando-se de intubação de emergência, tetânia hipocalcemica por lesão inadvertida das paratiroides, hemorragia, que pode requerer cirurgia de emergência para descompressão do hematoma e náuseas e vômitos.[4,7,19,25,53-55,61,62]

A ressecção de bócios subesternais pode levar à pneumotórax. Hipoparatiroidismo secundário à ressecção cirúrgica das paratireoides é mais frequente nas tireoidectomias totais e os sintomas de hipocalcemia desenvolvem em 24 a 96 horas após a cirurgia. A tetania hipocalcêmica pode ser diagnosticada quando paciente desenvolve estridor laríngeo que progride para laringoespasmo.[19,25,53-55,61,62]

## ■ TEMPESTADE TIREOIDIANA

A Tempestade Tireoidiana (TS) é uma emergência endócrina caracterizada por rápida deterioração sistêmica, possivelmente fatal, com alta mortalidade (10% a 20%). É mais comum em mulheres, sendo a gravidez e período pós-parto fatores precipitantes. No período pré-operatório relaciona-se à suspensão abrupta das drogas antitireoidianas, tirotoxicose maltratada ou não reconhecida e ingestão de iodo. No período perioperatório relaciona-se com cirurgia, trauma e infecção.[4,7,19,25,55,58,61]

A TS cursa com sintomas similares à feocromocitoma, hipertermia maligna e síndrome neuroléptica, com hipertermia, taquicardia, arritmias, isquemia miocárdica, insuficiência cardíaca congestiva, agitação, confusão, dor abdominal, diarreia e alterações eletrolíticas.[4,7,19,25,55,58,61]

O diagnóstico necessita de alto grau de suspeição, já que não há diagnóstico laboratorial específico, apesar do alto

**Tabela 91.16  Manejo da Tempestade Tireoidiana: Via Oral (VO); Endovenoso (EV).**

| | Tratamentos |
|---|---|
| 1 | Administrar fluidos |
| 2 | Iodeto de sódio 250 mg de 6/6 h VO |
| 3 | Propiltiuracil 200-400 mg de 6/6 h vo ou metimazole 60-80 mg vo/dia ou 30 mg/dia EV |
| 4 | Hidrocortisona 300 mg EV ataque e depois 100 mg de 8/8 h ou dexametasona 8 mg/dia EV |
| 5 | Propranolol 60-80 mg de 4/4 h VO ou esmolol EV contínuo |
| 6 | Colchão frio/ acetoaminofem 500 mg VO 8/8 h |

nível de T4 livre. Existem dois sistemas de escala de gravidade da doença: (1) *The Japan Thyroid Association Diagnostic Criteria* (JTA) (2) *The Burch-Wartoffsky Point Scale* (BWPS). BWPS ≥ 45 ou JTA 1 ou 2 com clínica evidente, deve-se tratar a doença agressivamente.[4,7,19,25,55,58,61]

O tratamento objetiva cada passo da síntese, liberação e local de ação do hormônio tiroidiano. Propiutioracil, metimazole, carbimazole, iodeto de potássio, lítio, perclorato de potássio, glicocorticoide, colestiramina, beta-bloqueadores e plasmaferese,[4,7,19,25,55,61] ver Tabela 91.16.

O tratamento sintomático inclui acetoaminofem, esfriamento, reposição volumétrica e eletrolítica. A monitorização hemodinâmica invasiva é especialmente útil para guiar o tratamento de pacientes com disfunção importante do ventrículo esquerdo. É essencial tratar ou retirar o evento precipitante. A admissão em UTI é recomendada para todos os pacientes. Cirurgias eletivas devem ser postergadas até que o paciente se torne eutiroideo. A monitorização baseia-se na alteração cardiovascular com pressão arterial invasiva e cateter de artéria pulmonar.[4,7,19,25,55,61]

### ■ HIPOTIROIDISMO

Hipotiroidismo é uma doença relativamente comum (0,3% a 5%), principalmente em mulheres cujos sintomas podem ser subclínicos ou evidentes, sendo os mais comuns a pele seca, sensibilidade ao frio, fatiga, constipação, alterações na voz, cãibra e letargia. Pode estar associado à síndrome do túnel do carpo, bradicardia, apneia do sono e depressão. Casos extremos cursam com cardiomegalia, insuficiência cardíaca, edema pleural e pericárdica, diminuição da volemia, anemia e hipoglicemia.[4,7,19,25,55]

Há inúmeras causas de hipotireoidismo, sendo a mais comum a falência primária da glândula com TSH normal ou aumentada e diminuição dos hormônios tiroidianos (95% dos casos). Outras causas incluem doença autoimune, retirada cirúrgica, tireoidite de Hashimoto e a anestesia geral que pode levar à diminuição do T3 total por até 24 horas, a chamada síndrome do eutiroideo doente.[4,7,19]

### Cuidados Pré-operatórios

O aumento do TSH é o marcador primário da doença, com níveis entre 5 a 15 mUI/L (normal entre 0,3 a 4,5) indi-

cando falência da função tireoidiana. O tratamento baseia-se na reposição com L-tiroxina e tem como alvo o fim dos sintomas, com normalização da frequência cardíaca, colesterol, ansiedade, ciclo menstrual, transaminases hepáticas e nível do TSH.[4,7,19,25,55]

Há controvérsias sobre a necessidade de se adiar cirurgias até que pacientes hipotiroideos se tornem eutireoideos, com pouca evidência da hipersensibilidade dos pacientes hipotiroideos à anestesia ou maior incidência de instabilidade cardiovascular. Não há razão em se postergar cirurgias em pacientes com hipotiroidismo leve ou moderado. Pacientes com hipotiroidismo grave ou grávidas devem receber reposição. Grávidas hipotireoideas tem maior chance de aborto e de ter fetos com alterações mentais e físicas.[4,7,19,25,55]

O manejo de hipotireoideos com doença coronariana também é controverso. A reposição do hormônio deve ser pesada contra o risco de isquemia miocárdica. A reposição rápida do medicamento pode levar à isquemia cardíaca, de modo que o consenso é de postergar a reposição para depois da revascularização do miocárdio em pacientes sintomáticos ou instáveis.[4,7,19,25,55]

### Cuidados Intraoperatórios

A reposição hormonal deve continuar no dia da cirurgia e depois também. O cuidado intraoperatório cursa com a dificuldade de intubação pelo aumento da língua, por associação frequente com amiloidose, e ocasionalmente por bócios de grande proporção, cujo manejo se assemelha ao hipertiroidismo acima descrito.[4,7,19,25,54,55,60]

Se o paciente não estiver em estado eutireoideo, este pode cursar com depressão do drive respiratório, levando à hipoxia e hipercapnia, depressão da função miocárdica, comprometimento do reflexo barorreceptor, hipoglicemia e alteração da função hepática. A monitorização direciona-se no pronto reconhecimento de hipotensão, insuficiência cardíaca congestiva ou hipotermia. É importante a manutenção da normotermia.[4,7,19,25,54,55,60]

A frequente associação com a doença de Addison pode requerer reposição de corticoides, especialmente se o paciente cursar com hipotensão no período perioperatório. Por outro lado, a associação com as miastenias gravis sugere a monitorização com estimuladores periféricos para guiar o uso de relaxantes musculares.[4,7,19,25,54,55,60]

### Cuidados Pós-operatórios

No cuidado pós-operatório monitoriza-se a função respiratória, principalmente em pacientes com comorbidades como doença pulmonar e obesidade. Íleo pode ocorrer por diminuição da mobilidade gastrintestinal.[19]

### Coma Mixematosa

Coma mixematosa é uma forma grave de hipotiroidismo caracterizado por estupor ou coma, edema generalizado, bradicardia, hipoventilação, hipotermia, hipotensão e hiponatremia. Se não tratado pode levar à choque cardiovascular e óbito. É uma emergência médica com mortalidade de 25% a

50%. Somente cirurgias de emergência devem ser efetuadas. Nesses casos devem receber terapia suporte, procurando restaurar o volume intravascular, a temperatura corporal, a função cardíaca e respiratória e o balanço eletrolítico.[4,7,19,25,54,55]

As causas precipitantes do coma incluem infecção, exposição ao frio, trauma, cirurgia, utilização errática do hormonio, uso de amiodarona ou lítio, sedação e uso de analgésicos.[4,7,19,25,54,55]

O tratamento da doença é feito com levotiroxina 200 a 500 ug EV em 30 minutos, seguido de 50 a 100 ug/dia, porém tomando cuidado com isquemia miocárdica e insuficiência cardíaca congestiva. Há aumento da chance de insuficiência adrenal, necessitando de hidrocortisona 100 mg EV e depois 25 mg 6 em 6 horas. [4,7,19,25,54,55]

## ■ PARATIREOIDE

O cálcio é o principal mineral do corpo, forma a estrutura do esqueleto e participa da transmissão neuronal, sinalização intracelular, coagulação sanguínea e funcionamento neuromuscular.[19,25]

O adulto normal tem entre 1 a 2 kg de cálcio no seu corpo, sendo 99% armazenado no esqueleto. O cálcio plasmático está presente em três formas: (1) fração ligada à proteína (50%); (2) fração ionizada (45%); e (3) fração não-ionizada (5%). É a fração ionizada que é fisiologicamente ativa e regulada. O cálcio total depende da albumina, pois se liga à fração ligada à proteína em quase sua totalidade (90%).[19,25]

O Hormônio Paratireoide (PTH), a calcitonina (antagonista do PTH) e a vitamina D regulam as concentrações séricas do cálcio, fosfato e magnésio. A secreção do PTH é regulada principalmente pela concentração sérica do cálcio ionizado, cujo valor normal varia entre 8,8 a 10,4 mg/dL. Esse mecanismo de *feedback* negativo mantém o cálcio em seus limites normais.[19,25]

O PTH, por outro lado, aumenta a concentração do cálcio extracelular por efeitos diretos de reabsorção óssea e inibição da excreção renal do cálcio e efeitos indiretos sobre a síntese da vitamina D ao aumentar sua conversão em hormônio ativo.[19,25]

A secreção do PTH também é regulada pelo nível de fosfato, magnésio e catecolaminas. Hipomagnesemia aguda leva à liberação do PTH e a depleção crônica do magnesio inibe o funcionamento da paratireoide. A vitamina D é absorvida do trato gastrintestinal e produzida sob irradiação ultravioleta na pele. Esse hormônio estimula a absorção óssea, renal e intestinal de cálcio e fosfato. A deficiência da vitamina D pode levar à hiperparatiroidismo secundário por diminuição da absorção intestinal de cálcio.[19]

## Hiperparatireoidismo

Hiperparatireoidismo primário ocorre em 0,1% da população, geralmente em mulheres entre 30 a 50 anos, e é causado principalmente por adenoma benigno único em 90% dos casos. A maioria dos pacientes é hipercalcêmicos, porém assintomáticos. Pode fazer parte da síndrome MEN e outras síndromes genéticas. Quando ocorre na gravidez tem alta morbidade materna e fetal (50%).[19,25,62,63]

A hipercalcemia pode também ser resultante da produção ectópica de PTH ou de substâncias semelhante à PTH proveniente de tumores pulmonares, linfoproliferativas, gastrintestinais e da mama. Hiperparatiroidismo secundário resulta de condições que levam à hipocalcemia ou hiperfosfatemia, como na doença renal crônica e na doença gastrintestinal com má absorção. Hiperparatireoidismo terciário ocorre em pacientes com desregulação do PTH por alteração adenomatosa da glândula causada pelo hiperparatireoidismo secundário crônico.[19,25]

### Sinais e Sintomas

Os sintomas são causados pela hipercalcemia que acompanha a doença. A nefrolitíase é a manifestação mais comum (60% a 70%) assim como a poliúria e polidipsia. Há desmineralização generalizada e reabsorção óssea subperiosteal, fraqueza muscular, anorexia, vômitos, constipação, fatiga, depressão, confusão, psicose e hipertensão arterial.[19,25,62]

O *turnover* ósseo é cinco vezes maior que o normal. O eletrocardiograma mostra intervalo QT curto, prolongamento do complexo QRS e segmento PR que podem levar ao bloqueio cardíaco ou de ramo e bradicardia. Além disso, a hipercalcemia leva à calcificação do miocárdio, vasos sanguíneos, cérebro e rins.[19,25,62]

### Diagnóstico

A hipercalcemia é indicadora da doença primária, sendo o nível sérico de fosfato inespecífico (geralmente baixo) e a acidose hiperclorêmica muito variáveis, com cloro >102 mEq/L. O diagnóstico definitivo do hiperparatireoidismo primário é feito pela demonstração do aumento do nível de PTH via radioimunoensaio, em presença de hipercalcemia e função renal normal.[19,25,62]

Há aumento do monofosfato adenosina cíclico nefrogênico em maior que 90% dos pacientes. Localiza-se o tumor por meio de ultra-som cervical, cintilografia nuclear e tomografia computadorizada.[19,25,62]

### Cuidados Pré-operatórios

O tratamento definitivo e curativo da doença é a cirurgia de retirada do tumor. No preparo pré-operatório, cuida-se da correção das alterações eletrolíticas e da volemia. Monitora-se nessa fase os efeitos da hipercalcemia crônica sobre os sistemas nervoso central, cardíaco e renal. A avaliação física do pescoço, mediastino e cordas vocais à procura de radiação, cirurgia ou presença de bócio é crítica para o planejamento da anestesia e da cirurgia.[19,25,62,63]

### Cuidados Intraoperatórios

A monitorização intraoperatória geralmente segue o padrão das anestesias gerais, não necessitando de equipamentos especiais. A monitorização com estimuladores periféricos é mandatória, pois a hipercalcemia leva à resposta imprevisível dos relaxantes musculares. Pacientes osteopênicos demandam posicionamento cuidadoso.[19,25,62,63]

A monitorização da retirada adequada da glândula funcionante no período intraoperatório pode ser feita por ensaio rápido de PTH, pois este tem meia-vida de 3,4 a 4 minutos. A confirmação da cura operatória se faz pelo critério de Miami que requer 50% de queda do nível de PTH, comparado ao nível máximo prévio à manipulação e à excisão.[19,25,62]

## Cuidados Pós-operatórios

No período pós-operatório pode haver sangramento, hipoparatireoidismo transitório ou permanente e lesão do nervo laríngeo recorrente unilateral, com rouquidão ou bilateral com afonia e necessidade de intubação de emergência.[19,62]

A cirurgia da glândula considerada bem-sucedida leva à diminuição do cálcio sérico em 24 horas com nadir entre três a sete dias. Sendo assim, o nível de cálcio, magnésio e fosfato séricos devem ser monitorados até que ocorra a estabilidade.[19,62]

A síndrome do osso esfomeado pode ocorrer após a retirada da glândula. Pacientes com doença óssea grave causada pelo hiperparatireoidismo podem cursar com uma rápida remineralização óssea e hipocalcemia rebote.[19,62]

## Hipercalcemia Grave

O tratamento emergencial da hipercalcemia deve ser feita quando o cálcio sérico superar 15 mg/dL, por meio da expansão volêmica com soro fisiológico, em ritmo de 200 a 400 mL/hora e furosemida. A monitorização da função cardíaca é fundamental, já que os pacientes podem ter comprometido cardíaco prévio. Esse tratamento pode levar à hipocalemia e hipomagnesemia.[19,25]

Corrige-se também a hipofosfatemia, pois essa condição leva à hipercalcemia, piora da contratilidade cardíaca, fraqueza muscular, hemólise e disfunção plaquetária. Medicações que diminuem o cálcio sérico incluem os bifosfonatos, mitramicina, calcitonina e glicocorticoides. Outras formas para diminuir o cálcio são a hemodiálise e a diálise peritoneal.[19,25,50]

## Hipoparatireoidismo

Normalmente, a diminuição da produção de PTH ou a resistência dos órgãos alvo a este hormônio leva à hipocalcemia (<8 mg/dL) que, por sua vez, aumenta a secreção de PTH e a síntese de vitamina D.[19,25]

A causa mais comum de hipoparatireoidismo adquirido é a retirada inadvertida da glândula durante a cirurgia de tireoide ou de paratireoide. Outras causas são o tratamento com iodo radioativo para doença tireoidiana, trauma no pescoço, doença granulomatosa ou processo infiltrativo (maligno ou por amiloidose).[19,25]

Hipoparatireoidismo de origem idiopática divide-se em três categorias: forma neonatal persistente isolada, diembriogênese branquial e candidíase autoimune relacionada à MEN. Hipomagnesemia grave (<0,8 mEq/mL), insuficiência renal, pancreatite e queimadura também levam à hipocalcemia por diferentes vias.[19,25]

## Sinais e Sintomas

A clínica do hipoparatireoidismo se deve à manifestação da hipocalcemia com irritabilidade neuronal, espasmos musculares, tetania e convulsão. Tetania pode ser elicitada por meio dos sinais de Chvostek e Trosseau. O sinal de Chvostek é a contração da musculatura facial quando se bate no nervo facial na altura da glândula paratireoide. O sinal de Trousseau é a contração da mão e punho após a aplicação do manguito de pressão insuflado acima da pressão sistólica por 3 minutos.[19,25]

Outros sinais e sintomas da doença são a fatiga, depressão, parestesia e cãibras. Hipocalcemia após cirurgia de tireoide ou paratireoide pode se manifestar sob forma de estridor ou apneia.[19,25]

As manifestações cardíacas incluem insuficiência cardiaca congestiva, hipotensão e insensibilidade relativa a agonistas beta adrenérgicos. A monitorização do Eletrocardiograma (ECG) mostra prolongamento do QT por repolarização ventricular retardada, podendo chegar à bloqueio cardíaco de segundo grau.[19,25]

## Cuidados Perioperatórios

O tratamento da doença não é via cirúrgica, portanto, pacientes que chegam para cirurgia são por comorbidades. Sendo assim, os níveis de cálcio, fosfato e magnésio devem ser monitorizados no período perioperatório, e oss sinais de Chvostek e Trousseau são úteis para isso.[19,25]

## Tratamento

O tratamento do hipoparatireoidismo consiste na reposição do cálcio via suplemento de cálcio ou análogos da vitamina D e, em casos de hipocalcemia grave sintomática, com gluconato de cálcio EV. Administra-se o gluconato na dose de 10 a 20 mL da solução a 10%, na velocidade de 5 mL/min, seguida de 1 a 2 mg/kg/hora de cálcio em 6 horas.[19,25]

O objetivo do tratamento é manter o controle dos sintomas antes das cirurgias, mantendo o nível de cálcio na faixa inferior da normalidade. Alterações do eletrocardiograma são uma boa forma de monitorização do tratamento, assim como o relaxamento muscular, que pode ser feito por monitor de estimulação periférica.[19,25]

Em casos de hipocalcemia por hipomagnesemia repõe-se magnésio. Hiperfosfatemia é corrigida com restrição dietética, hidróxido de alumínio e infusão de solução salina.[19,25]

## ■ GLÂNDULA PITUITÁRIA

A glândula pituitária localiza-se na sela túrcica da base do crânio. Em conjunto com o hipotálamo, forma uma unidade que regula a liberação de vários hormônios. A pituitária tem dois componentes. A anterior ou adenohipófise que secreta prolactina, Hormônio do Crescimento (GH), gonadotropinas, ACTH e TSH. O posterior ou neurohipófise que secreta vasopressina Hormônio Antidiurético (ADH) e ocitocina. A liberação hormonal da pituitária é regulada pelo hipotálamo, com hormônios pré-formados ou peptídeos reguladores.[19,25]

## Pituitária Anterior

### Hiposecreção

A hiposecreção dos hormônios pituitários anteriores geralmente é causada pela compressão da glândula pelo tumor, com disfunção multiglandular. O pan-hipopituitarismo tem manifestação precoce no homem, como, por exemplo, impotência, e amenorria na mulher.[19]

A síndrome de Sheehan é o pan-hipopituitarismo que ocorre após choque hemorrágico pós-parto e é causado pela necrose da pituitária anterior. Radioterapia na sela túrcica e arredores e hipofisectomia são outras causas de pan-hipopituitarismo. Essa doença é tratada com reposição hormonal específica e seu uso deve ser continuado no período perioperatório.[19]

## Hipersecreção

A hipersecreção de hormônios da pituitária anterior é causada, em geral, por um adenoma. É comum a galactorreia por secreção excessiva de prolactina associada à adenoma pituitária. É possível a doença de Cushing secundária ao excesso de produção do ACTH e gigantismo na criança, e acromegalia no adulto em consequência do excesso de GH. É raro a secreção excessiva de TSH.[19]

## Acromegalia

A acromegalia resulta da hipersecreção do GH. O excesso de GH pode ser induzido pela hipersecreção do hormônio liberador do GH no hipotálamo ou pelo excesso de GH produzido por um tumor pituitário. Em 99% dos casos, a doença é causada por um tumor de origem pituitária.[25,64]

O excesso de GH está associado a comorbidades multissistêmicas. Entre elas estão alargamento somático, ostroartropatias, hipertensão arterial, cardiomiopatia hipertrófica, cardiomegalia, arritmias, apneia do sono, diabetes melito, hiperparatireoidismo primário associado à MEN1, cefaleia, fatiga e diaforese.[6,19,64,65]

A apresentação clínica depende de quando a hipersecreção de GH começou, independente da origem. Se o excesso de GH ocorre antes do fechamento das placas epifisárias ocorre crescimento vertical acelerado e às vezes gigantismo, e, se for após o fechamento das placas, a acromegalia.[6,19,64]

A acromegalia caracteriza-se por crânio, mãos e face alargados, língua e epiglote grandes, protusão da sobrancelha e mandíbula, edema das cordas vocais, voz cavernosa e rouquidão e dispneia e estridor (Figura 91.2).[6,19,64]

## Tratamento

Três são as opções terapêuticas da acromegalia: medicamentos, radiação e cirurgia de ablação do tumor, sendo esta última o mais eficiente. Existem três tipos de medicamentos: antagonistas da dopamina (cabergoline e bromocriptine), análogos da somatostatina (octreotide e lanreotide) e antagonistas do receptor do GH (pegvisomant).[6,25,64,65]

## Cuidados pré-operatórios

O preparo dos pacientes com excesso de GH, para cirurgias não-pituitárias, inclue: história clínica completa, exame físico, medicações em uso e efeitos colaterais destes. Se indicado, eletrólitos, glicemia, ureia e creatinina e função hepática. Se o diagnóstico da doença estiver bem estabelecido não é necessário repetir o nível de GH, fator de crescimento insulina-*like* I, teste de tolerância oral à glicose e prolactina.[6,65]

A avaliação cardiológica depende dos sinais e sintomas já instalados, que não regridem mesmo após a cirurgia de pituitária. A cardiomiopatia acromegálica tem alta mortalidade, de até 60%. Intubação traqueal difícil é marca da doença por distorção da anatomia facial e das vias aéreas e, portanto, deve ser antecipada com avaliação direta e indireta das vias aéreas, raio X e tomografia computadorizada da lateral do pescoço.[6,19,25,64,66]

Pacientes com apneia do sono merecem monitorização pré-operatória mais cuidadosa e, se preciso, uso de pressão aérea positiva contínua. Avaliações extras devem ser consideradas, se cirurgia de pituitária prévia, com o objetivo de

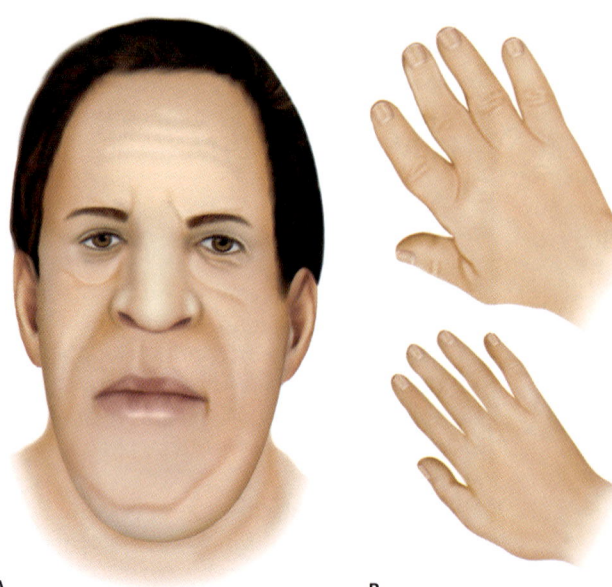

A – Crânio e face alargados
Língua grande
Protusão da sobrancelha e mandíbula

B – Mãos alargadas

A                    B

▲ **Figura 91.2** Acromegalia.

verificar a presença de falência da pituitária, hipotireoidismo, disfunção adrenal, síndrome da secreção inapropriada do ADH e diabetes insípidus.[6]

## Cuidados intraoperatórios

O manejo perioperatório é desafiador, já que a associação com várias comorbidades pode prejudicar a decisão do anestesista ou confundi-lo. A osteoartropatia pode afetar o acesso ao sítio cirúrgico e a monitorização anestésica, assim como o posicionamento durante cirurgias.[6,19,25,64,65,66]

O crescimento excessivo da mandíbula pode atrapalhar o posicionamento adequado da máscara facial, levar à obstrução das vias aéreas e dificultar a ventilação sob ambu-máscara. Esses pacientes podem ter aumento da morbidade durante a anestesia por causa das alterações hemodinamicas e da hiperglicemia.[6,19,25,64-66]

## Cuidados pós-operatórios

A associação com apneia do sono requer monitorização pós-operatória mais cuidadosa, pois esses pacientes têm maior sensibilidade à narcóticos e sedativos, tem maior risco de obstrução das vias aéreas por macroglossia e hipertrofia da epiglote, além de terem o drive respiratório hipóxico diminuido.[6,64]

## Pituitária Posterior

A pituitária posterior é composta por nervos terminais vindos do hipotálamo ventral. A Vasopressina (ADH) e a ocitocina são os principais hormônios e ambas são produzidas no núcleo supraóptico e paraventricular do hipotálamo. As principais funções são a manutenção do volume extracelular e regulação da osmolalidade plasmática. A ocitocina leva à contração do útero e promove a secreção e ejeção de leite das mamas.[19]

## Vasopressina (ADH)

A ADH promove a reabsorção de água livre por meio do aumento da membrana celular dos túbulos coletores renais à água. O nível normal da osmolalidade sérica é de 285 mOm/L. A liberação de ADH é estimulada pelo aumento dessa osmolalidade e pela diminuição moderada da volemia.[19]

Ventilação pulmonar sob pressão positiva, estresse, ansiedade, hipertermia, estímulo beta-adrenérgico e estímulo liberador de histamina também levam à liberação de ADH. Outras ações da ADH incluem o aumento da pressão arterial e a promoção da hemostasia.[19]

O aumento da pressão arterial se deve à constrição da musculatura vascular esplâncnica, renal e coronariana e por isso pode levar à isquemia miocárdica. A hemostasia, por outro lado, se deve ao aumento do fator de von Willebrand e do fator VIII. A Desmopressina (DDAVP), um análogo do ADH, é geralmente usado para esse fim. DDAVP é também usada frequentemente para reverter a coagulopatia da insuficiência renal.[19]

## Diabetes Insípidus (DI)

Essa doença resulta da secreção diminuida de ADH ou da resistência dos túbulos renais à ADH, no diabetes insípidus

nefrogênico. Os sinais e sintomas são: polidipsia, diurese volumosa diluida, com gravidade específica <1005 e 4 a 18 L/dia, hipovolemia e hipernatremia que podem ser tão graves que podem representar risco de vida.[19,25,47,67]

O DI geralmente ocorre por destruição da pituitária, causada por trauma intracraniana, lesões infiltrativas e retirada cirúrgica (> 80%). O DI nefrogênico resulta de diversas causas, incluindo hipocalemia, anemia falciforme, uropatia obstrutiva e insuficiência renal. Pacientes com DI secundário à trauma cefálico grave ou hemorragia subaracnoidea frequentemente tem morte cerebral ou são doadores de orgão.[19,25,47,67]

O tratamento do DI depende da gravidade da doença. Geralmente o estresse da cirurgia é suficiente para aumentar o nível de ADH. Inicia-se a reposição quando a osmolalidade subir acima de 290 mOsm/L.[19,25,67]

## Cuidados pré-operatórios

No período pré-operatório, o tratamento do DI consiste na restauração da volemia, com fluídos e DDAVP intranasal, oral ou subcutâneo, que tem atividade antidiurética prolongada de 12 a 24 horas e tem pouco efeito pressórico. Pode-se usar a vasopressina como alternativa. O sódio sérico e a osmolalidade sérica são medidas regularmente e as alterações terapêuticas são feitas de acordo com os resultados.[19,25,67]

Agentes não-hormonais podem-se usadas como a clorpropramida 200 a 500 mg/dia, carbamazepina e clofibrato. Nenhuma dessas medicações, incluindo a ADH, são eficazes no DI nefrogênico. Nessa condição, utilizam-se diuréticos tiazídicos.[19,25,67]

## Cuidados intraoperatórios

No período intraoperatório, pacientes com DI completo devem receber na indução anestésica dose de DDAVP nasal de hábito. Outro esquema é o de dar 100 mUI de ADH em *bolus* EV e depois 100 a 200 mUI/hora EV juntamente com cristaloides isotônicos. A ADH pode também ser feito via intramuscular.[19,25,67]

A monitorização da osmolalidade plasmática (menor ou maior que 290 mOsm/L) e do sódio (Na menor ou maior 145 mEq/L) são feitas regularmente a cada 1 hora A dosagem da ADH é ajustada conforme os resultados. A monitorização deve continuar no pós-operatório imediato.[19,25,67]

## Secreção Inapropriada do ADH (SIADH)

A secreção excessiva e inapropriada do ADH está associada a inúmeras doenças, entre elas: lesão cerebral, tumor intracraniano, infecção pulmonar, carcinoma pulmonar de pequenas células, hipotireoidismo, insuficiência adrenal e medicamentos como nicotina, narcóticos, clorpropramida e vincristina. Cirurgia e trauma podem causar aumento transitório dos níveis de ADH.[19,25,67]

A clínica da afecção é resultado da hiponatremia diluicional por excreção excessiva de sódio (Na+), diminuição da osmolalidade sérica, diminuição da diurese com urina hipertônica, retenção de fluidos e edema cerebral. Os sintomas da enfermidade são: ganho de peso, fraqueza muscular, letargia, confusão mental, convulsões e coma. Raramente há edema periférico e hipertensão arterial.[19,25,67]

## Diagnóstico

O diagnóstico é de exclusão em relação a outras doenças, com exames laboratoriais com sódio (Na) urinário > 20 mEq/L, níveis séricos diminuídos de ureia, creatinina, ácido úrico e albumina, Na sérico < 130 mEq/L, osmolalidade sérica < 270 mOsm/L e urina hipertônica relativa ao plasma.[19,25,67]

Os pacientes com SIADH são incapazes de excretar urina diluídas mesmo com ingesta de água livre. A confirmação do diagnóstico se faz com o nível de ADH sérico. O prognóstico depende da doença de base que levou à SIADH.[19,25,67]

## Tratamento clínico

O tratamento é da doença de base e em pacientes com clínica leve ou moderada, a restrição hídrica de 800 ml/dia. É necessário a administração de soluções salinas hipertônicas (NaCl 5% 200 a 300 mL) e furosemida em pacientes com intoxicação hídrica grave (Na <120mEq/L, cefaleia, náuseas e vômitos, alterações mentais e convulsões.[19,25,67]

A solução hipertônica deve ser dada com cuidado em pacientes com má função ventricular. A solução hipertônica deve ser trocada por isotônica quando o sódio sérico chegar a um nível seguro e depois faz-se a restrição hídrica.[19,25,67]

O tratamento rápido da hiponatremia pode levar à mielinólise pontina central e lesão cerebral permanente. Portanto, o aumento máximo do sódio sérico é de 9 mEq/L em 24 horas (< 1 mEq/L/hora). Outros medicamentos para a afecção são o demeclociclina e o lítio. Os antagonistas do receptor vasopressina-2, conivaptam, pode ser útil em situações específicas.[19,25,67]

## Cuidados perioperatórios

A monitorização de fluídos para pacientes com SIADH submetido à cirurgia se faz por cateter venoso central, cateter de artéria pulmonar e ecocardiograma transesofágico. O sódio sérico e osmolalidade urinária e sérica devem ser monitoradas com frequência, inclusive no período pós-operatório imediato.[25]

## Insulinoma

Tumores neuroendócrinos do pâncreas são um grupo raro de doença, sendo o insulinoma o mais comum deles, com incidência de um a quatro casos/milhão de pessoas. O insulinoma é um tumor das células beta pancreáticas produtoras de insulina, podendo levar à hipoglicemia grave, associado ao aumento do peptídeo C, um subproduto da secreção endógena da insulina.[4,68-71]

Geralmente é um tumor pequeno, único, benigno e curável cirurgicamente (>90%) ocorrendo entre a quarta ou quinta década da vida. Pode se associar à MEN1 e, nesse caso, a doença desenvolve-se mais precocemente, é multifocal e com maior chance de malignidade.[4,68-71]

## Sinais e sintomas

A tríade característica descrito por Whipple consiste em glicemia <50 mg/dL, sintomas de neuroglicopênia e rever-

são dos sintomas após administração de glicose. Os episódios de hipoglicemia podem ser inespecíficos e a doença permanecer não-diagnosticada. A localização é difícil por seu tamanho diminuto.[55-58]

Os sintomas da hipoglicemia são de dois grupos: excesso adrenérgico ou neuroglicopênico. O excesso adrenérgico cursa com taquicardia, palpitações, tremores e diaforese. A neuroglicopênia, por sua vez, cursa com cefaleia, confusão, lentidão mental, convulsões e coma.[25,68,69,71]

## Diagnóstico

O diagnóstico considerado padrão ouro se faz com o teste de jejum de 72 horas. É considerado teste positivo quando a glicemia for < 55mg/dL, com sintomas de hipoglicemia e melhora após ingesta de glicose, insulinemia > 3 uU/mL (18 pmol/L); peptídeos C > 0,2 nmol/L (0,6 mg/mL); pró-insulina > 5 pmol/L e ausência de sulfonilureia plasmática.[4,47,68,70,71]

A localização do tumor pode ser feito com ultrassom transabdominal ou endoscópica, tomografia computadorizada, ressonância magnética, estímulo intra-arterial com cálcio e PET/TC ou PET/RM escaneamento.[47,68,70,71]

## Tratamento

O tratamento definitivo da doença é a enucleação do adenoma. Os tumores malignos necessitam de tratamento cirúrgico e medicamentoso. O tratamento medicamentoso incluem mudança dietética, por meio de alimentações em pequena porção e frequentes, diazóxido, octreotide e lanreotide (análogos da somatostatina), bloqueadores do canal de cálcio (verapamil), fenitoina, everolimus, glicocorticoides e glucagon.[68,71]

## Cuidados pré-operatórios

O jejum aumenta o risco de hipoglicemia. Recomenda-se no período pré-operatório a infusão EV de glicose a 5% ou 10% (G5 ou 10%) contínua, com monitorização frequente da glicemia, objetivando manter a glicemia >40 a 50 mg/dL. A infusão pode continuar durante a cirurgia ou ser interrompida 2 a 3 horas antes da incisão cirúrgica. Mantém-se o diazóxido e os análogos da somatostatina na manhã da cirurgia.[4,68,69]

## Cuidados intraoperatórios

A manipulação do insulinoma pode levar à liberação maciça de insulina e hipoglicemia. O estresse cirúrgico, por outro lado, pode levar à hiperglicemia. A tendência antes da retirada do tumor é de hipoglicemia e após a retirada, de hiperglicemia (hiperglicemia rebote).[4,25,47,68-70]

Todos os sintomas da variação glicêmica são mascarados pela anestesia, pois sinais de hipoglicemia podem ser confundidos com plano anestésico leve e hipovolemia, sendo, portanto, mandatórias as monitorizações frequentes da glicemia.[25,47,68-70]

A cirurgia para retirada do tumor realiza-se com maior segurança em ambiente que disponha de pâncreas artificial. Esse pâncreas infunde glicose ou insulina conforme a glicemia desejada, que é monitorada continuamente por um aparelho acoplado a um programa de computação. Infelizmente, esse aparelho é de custo elevado, limitando seu uso.[25,47,68-70]

Existem outros métodos de controle da glicemia no período intraoperatório. Um deles defende o uso de G10% em infusão contínua e monitorização da glicemia a cada 15 minutos, objetivando glicemias entre 100 a 150 mg/dL. Outros métodos defendem a glicemia a cada 30 minutos ou de hora em hora.[47,68,69]

A enucleação laparoscópica é o tratamento de escolha atual, sendo assim, a monitorização intraoperatória também se foca nas alterações causadas pelo pneumoperitôneo, que incluem: diminuição do débito cardíaco, aumento da pressão arterial, aumento da resistência vascular sistêmica com liberação de catecolaminas, vasopressina e cortisol e alterações da complacência e resistência pulmonar.[47,68,69]

Geralmente, após a excisão do tumor, a glicemia volta ao normal rapidamente, geralmente em 30 a 90 minutos, método utilizado por alguns cirurgiões como parâmetro de ressecção completa. O ultrassom intraoperatório ajuda na localização de tumor de pequeno tamanho. Até 12% dos pacientes podem precisar ser reoperados por essa razão.[4,68-71]

## Cuidados pós-operatórios

No período pós-operatório continua-se a monitorização estreita da glicemia e uso de glicose EV contínua ou insulina, conforme necessidade até a alta hospitalar. A variação glicêmica ainda é muito intensa nesse período.[4,68,69,70]

## ▪ TUMOR CARCINOIDE

Tumores carcinoides são tumores raros de crescimento lento, originários nas células do sistema neuroendócrino, enterocromafim ou Kulchitsky do trato gastrintestinal. Existem três áreas de origem dos tumores carcinides: o *foregut* (pulmão, brônquio e estômago), *midgut* (intestino delgado, apêndice, intestino grosso proximal) e *hindgut* (colo distal e reto). As áreas mais comuns de acometimento desse tumores são o apêndice e o intestino delgado.[4,7,47,72,73]

A exposição prolongada aos peptídeos vasogêncios leva à doença cardiaca carcinoide. Essa patologia associa-se com doença valvar cardíaca direita em até 50% dos casos (regurgitação tricúspide e estenose pulmonar), podendo levar à insuficiência cardíaca direita. A lesão cardíaca é causada pelos efeitos paraneoplásicos da serotonina e outras aminas biogênicas e não pela metástase tumoral, com lesões estruturais e alterações hemodinâmicas. O exame laboratorial mostra aumento do ácido 5-hidroxi-indoleacético urinário.[4,7,47,72]

## Síndrome Carcinoide

Eles são descobertos ocasionalmente na forma de síndromes intestinais oclusivas ou mais frequentemente na forma de síndrome carcinoide e sua exacerbação, a crise carcinoide. Tal caracteriza-se por episódios de *flush*, diarreia, broncoespasmo, dor abdominal, hipotensão grave, edema, arritmias cardíacas, acidose metabólica e alteração da consciência.[4,7,47,72,73]

A síndrome carcinoide só ocorre quando houver metástase hepática ou quando a drenagem venosa do tumor sai do sistema porta. Caso contrário, diagnostica-se somente quando houver associação ao tumor digestivo ou quando se manipula o tumor carcinoide.[4,7,47,72,73]

## Tratamento

O tratamento clínico se faz com os análogos da somatostatina, que diminuem a secreção da serotonina e seu nível periférico. Octreotide (150 a 250 ucg de ação curta, subcutâneo, três vezes ao dia ou 20 a 30 mg de ação longa, intramuscular, uma vez ao mês) ou lanreotide são utilizados. Entretanto, a exérese cirúrgica é o tratamento de referência.[4,7,47,72,73]

O tratamento da doença cardíaca se faz com o análogo da somatastina, digoxina e diuréticos. Em casos resistentes ao tratamento clínico, considera-se a troca da valva acometida. Esse procedimento tem alta morbimortalidade.[4,7,47,72]

## Cuidados pré-operatórios

O objetivo anestésico nessa doença é a prevenção da crise carcinoide, evitando-se os fatores precipitantes e a liberação dos mediadores. Esses tumores liberam uma variedade de substâncias, entre elas a serotonina e outras substâncias vasoativas como as taquicininas, bradicininas, prostaglandinas, dopamina e substância P.[4,7,73]

O preparo pré-operatório consiste na diminuição da ansiedade com ansiolíticos (benzodiazepínicos) para evitar a crise carcinoide e injeção de octreotide de duas semanas a 24 horas antes da cirurgia. Um protocolo recomenda um *bolus* endovenoso pré-operatório de 500 ucg de octreotide, seguida de infusão de intraoperatória contínua de 500 ucg/hora.[4,7,47,72,73]

## Cuidados intraoperatórios

A crise carcinoide pode ser provocado pela intubação, manipulação tumoral, dor e, às vezes, sem causa evidente. Sendo assim, no período intraoperatório, deve-se evitar medicamentos que liberem histamina (tiopental, morfina, meperidina), pois eles também ativam a crise carcinoide. Todo estímulo doloroso deve ser inibido, pela mesma razão.[4,7,47,72,73]

Além da monitorização padrão, acrescenta-se a pressão arterial invasiva, pela possível instabilidade hemodinâmica e BIS para diferenciar o estímulo doloroso da crise carcinoide. O monitoramento com ecocardiograma transesofagico é necessário em casos de acometimento das valvas cardíacas.[4,7,47]

A presença de metástase hepática aumenta o risco de instabilidade hemodinâmica e sangramento com necessidade de transfusão sanguínea em até 50% dos casos. Dependendo das substâncias liberadas, pode ocorrer hipertensão ou hipotensão, chegando à parada circulatória ou broncoespasmo.[4,7,47]

A crise carcinoide é tratada com octreotide de ação curta 50 a 200 ucg em *bolus* EV lento (para evitar bradicardia e arritmia) e, se necessário, infusão contínua de 100 a 300 ug/h. Apesar de poder levar à liberação de peptídeos vasoativos, os beta-agonistas podem ser usados nos casos de hipotensão por disfunção cardíaca (efedrina, adrenalina, noradrenalina, dopamina e isoproterenol). Hiperglicemia causada pelo uso de octreotide deve ser tratada com insulina.[4,7,47,72]

## Cuidados pós-operatórios

Os pacientes devem ser cuidados em Unidade de Terapia Intensiva (UTI) com monitorização de crises carcinoides. É possível a liberação de mediadores quando não houver exérese completa do tumor, levando à episódios de hipotensão ou broncoespasmo, necessitando de monitorização cuidadosa e uso de octreotide EV contínua, até o término dos sintomas clínicos.[4,7,47]

## REFERÊNCIAS

1. Bajwa S J, Kalra S. Endocrine anesthesia: a rapidly evolving anesthesia specialty. Saudi J Anaesth. 2014;8(1):1-3.
2. Bajwa SJ, Kaur G. Endocrinopathies: The current and changing perspectives in anesthesia practice. Ind J End Metab. 2015;19(4):462-69
3. Niezgoda J, Morgan PG. Anesthetic considerations in patients with mitocondrial defects. Pediatric Anaesth. 2013;17:228-34.
4. Peramunage D, Nikravan S. Anesthesia for endocrine emergencies. Anesth Clin. 2020;38:149-163.
5. Njoku MJ. Patients with chronic endocrine disease. Med Clin N Am. 2013:1123-37.
6. Vuong C, Van Uum SHM, O'Dell LE et al. The Effects of opioids and opioid analogs on animal and human endocrine systems. Endocr Rev. 2010;31: 98-132.
7. Robles C F, Carr ZJ et al. Endocrine emergencies in anesthesia. Www.co-anesthesiology.com 2021;34(3):326-334.
8. Palermo NE, Garg R. Perioperative management of diabetes melito: novel approaches. Curr Diab Rep. 2019; 19(14):1-7.
9. Cheisson G, Jacqueminet S, et al. Perioperative management of adult diabetic patient. Review of hyperglycaemia: definitions and pathophysiology. Anesth Crit Care Pain Med 2018;37:S5-8.
10. Thorell A, Nygren J, Ljungqvist O. Insulin resistance: a marker of surgical stress. Cur Op Clin Nutri Metab Care. 1999;2(1): 69-78.
11. Khan NA, Ghali WA, et al. Perioperative management of blood glucose in adults with diabetes melito. Literature review current through May [internet]. 2023. Disponível em: https://www.uptodate.com. Acesso em: 18 de setembro 2023.
12. Drayton DJ, Birch RJ et al. Diabetes melito and prioperative outcomes: a scoping review of the literature. Brit J Anesth. 2022;128(5): 817-828.
13. Aktar S, Barash PG, Inzucchi SE. Scientific principles and clinical implications of perioperative glucose regulation and control. Anesth Analg. 2010; 110: 478-971.
14. Chahar UG, Schnidt MT, et als. Perioperative challenges in management of diabetic patients undergoing non-cardiac surgery. World J of diabetes. 2021;12 (8): 1255-1266.
15. Bodnar RM, Gianchandani R. Preprocedure and preoperative management of diabetes melito. Postgrad Med. 2014; 126(6):73-80.
16. Cornelius BW. Patients with type 2 diabetes: anesthetic management in the ambulatory setting. Part 1: pathophysiology and associated disease states. Anesth Prog 2016; 63(208): 208-2015.
17. Centre for perioperative care. Guideline for perioperative care for people with diabetes melito undergoing elective and emergency surgery. 1. ed. 2021.
18. Standards of medical care in diabetes 2023. Diabetes Care, 2023; 42 Supplement 1, January 2023
19. Barash PG, Cullen BF, Stoelting RK et al. Clinical anesthesia. 8. ed. Holanda: Wolters Luwers; 2017.
20. Van den Berghe G et al. Intensive insulin therapy in critically ill patients. NEJM. 2001; 345(19): 1359-1367.
21. Van den Berghe, G et al. Intensive insulin therapy in the medical ICU. NEJM 2006; 354(5): 449-461.
22. The NICE SUGAR study investigators. Intensive versus conventional glucose control in critically ill patients. NEJM. 2009; 360(13):1283-97.
23. Girish PJ, Chung F, Vann MA et al. Society for ambulatory anesthesia consensus statement on perioperative blood glucose management in diabetic patients undergoing ambulatory surgery. Anesth Analg. 2010;111(6): 1378-87.
24. Vogt AP, Bally L. Perioperative glucose management: current status and future directions. Best Pract Research Clin Anaesth. 2020; 34:213-224.
25. Miller RD, Cohen NH et al. Miller's anesthesia. Eight edition, 2015, chapter 38-39
26. Umpierrez G, Korytkowiski M. Diabetic emergencies-ketoacidosis, hyperglycaemic hyperosmolar state and hypoglycaemia. Nature Reviews/ Endocrinology. 2016; 12: 223-32.
27. Fayfman M, Pasquel FJ, et al. Management of hyperglycemic crises. Med Clin N Am 2017;101:587-606.
28. Cardoso L, Vicente N et al. Controversies in the management of hyperglycaemic emergencies in adults with diabetes. Metab Clin and Exp. 2017; 68: 43-54.
29. Tcheugui JB, Garg R. Management of hyperglycemia and diabetes in the emergency department. Curr Diab Rep. 2017; 17(56): 1-8.
30. Rice MJ, Coursin DB. Continuous measurement of glucose. Anesthesiol. 2012; 116(1):199-204.
31. Kapellen T, Agwu JC et al. ISPAD clinical practice consensus guidelines 2022: management of children and adolescents with diabetes requiring surgery. Ped Diabetes. 2022;23(8):1468-1477.
32. Pani N, Mishra SB, Rath SK. Diabetic parturient-Anaesthetic implications. Ind J Anaesth. 2010; 54(5): 387-393.
33. Davidson AJ. Risk of severe maternal morbidity or death in relation to elevated hemoglobin A1c preconception, and in early pregnancy: A population-based cohort study. PLoS Med 2020;17(5):e1003104.
34. Moon JH, Jang HC. Gestational Diabetes Melito: Diagnostic Approaches and Maternal-Offspring Complications. Diabetes & Metabolism Journal. 2022;46(1):3-14.
35. Toledo P. What's new in obstetric anesthesia: the 2011 Gerard W. Ostheimer lecture. Int J Obst Anesth. 2012; 21: 68-74.
36. Cheisson G, Jacqueminet et al. Perioperative management of adult diabetic patients. Specific situations.Anesth Crit Care Pain Med. 2018; 37(1):S31-35.
37. Pignatti E, Fluck CE. Adrenal cortex development and related disorders leading to adrenal insufficiency. Mol and Cel Endoc. 2021; 527:111206.
38. Young Jr WF. Diagnosis and treatment of primary aldosteronism: practical clinical perspectives. J Inter Med. 2019; 285(2):126-148.
39. Schreiner F, Anand G et al. Perioperative management of endocrine active adrenal tumors. Exp Clin Endocrinol Diabetes. 2019; 127:137–146.
40. Domi R, Sula H. Cushing syndrome and the anesthesiologist, two case reports. Ind J End Metabol. 2011; 15(3): 209-13.
41. Domi R. Cushing's surgery: role of the anesthesiologist. Ind J End Metabol. 2011; 15(4): S322-28.
42. Yong SL, Coulthard P, Wrzosek A. Supplemental perioperative steroids for surgical patients wtih adrenal insufficiency (review). Cochr Database Syst Rev. 2012; 12, CD005367.
43. Woodcock T, Barker P, et al. Guidelines for the management of glucocorticoids during the peri-operative period for patients with adrenal insufficiency. Guidelines from the association of anaesthetists, the Royal College of Physicians and the Society for Endocrinology UK. Anaesthesia. 2020; 75(5):654-663.
44. Kelly KN, Domajnko B. Perioperative stress-dose steroids. Clin Colon Rect Surg. 2013; 26:163-7.
45. Gibbison B, López JAL et al. Corticosteroids in septic shock: a systematic review and network meta-analysis. Crit Care. 2017; 21(78): 1-8.
46. Liu MM, Reidy AB et al. Perioperative steroid management. Anesthesiology. 2017; 127:166-172.
47. Billard V, Cheikh M, Delaporte-Cerceau S et al. Anesthésie pour traitement dês tumeurs endocrines. Ann Fr Anesth Réan. 2009; 28:549-63.
48. Lentschener C, Gaujoux S, Tesniere A, et al. Point of controversy: perioperative care of patients undergoing pheochromocytoma removal-time for a reappraisal? Euro J Endo. 2011;165: 365-73.
49. Manvikar LP, Adhye BA. Monitored anesthesia care in a case of pheochromocitoma and atrila myxoma. Anest Essays and Res. 2012; 6(2): 247-50.
50. Vorselaars WMCM, Postma EL et al. Hemodynamic instability during surgery for pheochromocytoma: comaring the transperitoneal and retropritonea, approach in a multicenter analysis of 341 patients. Surgery. 2018;163:176-182.
51. Challis BG, Casey RT et al. Is there an optimal preoperative management strategy for phaeochromocytoma/paraganglioma? Clin End. 2017;86:163-167.
52. Lafont M, Fagour C, Haissaguerre M et al. Peri-operative hemodynamic instability in normotensive patients with incidentally discovered pheochromocitomas. J Clin End Metabol 2015;100(2): 417-21.
53. Chen AY, Bernet VJ, Carty SE et al. American thyroid association statement no optimal surgical management of goiter. Thyroid 2014; 24(2): 181-9.
54. Bajwa SJS, Sehgal V. Anesthesia and thyroid surgery: the never ending challenges. Ind J End Met. 2013; 17(2): 228-34.
55. Bacuzzi A, Dionigi G, Bosco AD et al. Anaesthesia for thyroid surgery: perioperative management. Int J Surg. 2008(6): S82-5.
56. Nair GC, Babu MJC et al. Preoperative preparation of hyperthyroidism for thyroidectomy-role of supersaturated iodine and lithium carbonate. Ind J End Met 2018; 22(3): 392-396.
57. Lu IC, Lin IH et al. Preoperative, intraoperative and postoperative anesthetic prospective for thyroid surgery: what's new. Gland Surg; 2017;6(5):469-475.
58. Grycz E, Siemiatkowski A. Stress hormone response to various anaesthetic techniques during thyroidectomy. Anesth Int Ther. 2012; 44: 4-7.
59. Datt VD, Tempe DK, Singh B et al. Anesthetic management of patient with myasthenia gravis and uncontrolled hyperthyroidism for thymectomy. Ann Card Anaesth. 2010; 13(1): 49-52.
60. Dempsey GA, Snell JA, Coathup R et al. Anaesthesia for massive retrosternal thyroidectomy in a tertiary referral centre. Br J Anaest. 2013; 111(4): 594-9.
61. Almeida R, Mccalmon S et al. Clinical review and update on the management of thyroid storm. Mo Med. 2022;119(4): 366-371.
62. Uldesman R, Akerstrom G, Biagini C, et al. The surgical management of asymptomatic primary hyperparathyroidism: proceedings of the fourth internacional workshop. J Clin End Met. 2014; 99(10): 2595-606.
63. Bandeira F, Nóbrega JM et al. Medical management of primary hyperparathyroidism. Arch Endocrinol Metab. 2022;66(5): 689-693.

64. Albarel F, Cuny T et al. Preoperative Medical Treatment for Patients With Acromegaly: Yes or No? J Endocr Soc. 2022;6(9):bvac114.
65. Laws ER. Surgery for acromegaly: evolution of the techniques and outcomes. Rev End Metab Disord 2008; 9: 67-70.
66. Nair AS, Nirale AM, Sriprakash, Gopal TVS. Dilated cardiomiopathy in acromegaly: case report and anesthesia management. Anesth E Res. 2013; 7(3):411-4.
67. Wong CE, Wang WH et al. Predicting the Need for Desmopressin Treatment During Inpatient and After Discharge Following Endoscopic Sellar Surgery. Front Neur. 2022; 17(13): 843646.
68. Goswami J, Somkuwar P, Nalk Y. Insulinoma and anaesthetic implications. Ind J Anaesth 2012; 56(2): 117-22
69. Maciel RT, Fernandes FC, Pereira LS. Anestesia para paciente portadora de múltiplas afecções endócrinas. Relato de caso. Rev Bras Anest 2008; 58(2): 172-8
70. Hirose K, Kawahito S, Mita N et al. Usefulness of artificial endocrine pancreas during resection of insulinoma. J Med Invest. 2014; 61: 421-5.
71. Herder WW, Hofland J. Insulinoma. [internet] 2023. Disponível: www.endotext.org. Acesso em: 4 abr. 2023.
72. Herrera MS, Estrepo JA, Diaz JH et al. Reversible right-sided heart failure secondary to carcionoid crisis. Case Rep in Crit Care. 2013;487801:1-3.
73. Guo LJ, Tang CW. Somatostatin analogues do not prevent carcinoid crisis. A P J of Can Prev. 2014;15: 6679-83.

# 92

# Monitorização do Sistema Hematológico

Joel Avancini Rocha Filho ▪ Rafael Ribeiro Alves ▪ Estela Regina Ramos Figueira

## INTRODUÇÃO

A monitorização da hemostasia perioperatória tem como finalidade a avaliação precoce do equilíbrio entre fatores responsáveis pelos estados de hemorragia ou trombose. Desse modo, podem ser implementadas estratégias preventivas ou terapêuticas de acordo com os protocolos vigentes. Os distúrbios da hemostasia são comuns no perioperatório de cirurgias de grande porte, como cardíaca, vascular e transplantes, bem como em pacientes politraumatizados e críticos com instabilidade hemodinâmica e disfunções orgânicas. As alterações da coagulação nesses pacientes podem incluir desde distúrbios que acentuam o risco de sangramento até condições associadas a coagulopatias complexas, com desenvolvimento de hemorragia maciça ou de estado pró-trombótico.[1-3]

Nos pacientes com alto risco para sangramento, o manejo fundamentado da hemostasia, evitando situações de perda sanguínea exacerbada ou de estímulo para estados pró-trombóticos, é essencial para a conservação sanguínea perioperatória, com diminuição da transfusão homóloga e da morbimortalidade perioperatória, melhorando o desfecho do paciente. A monitorização perioperatória da coagulação por testes viscoelásticos *point-of-care* (POC) tem sido uma ferramenta fundamental no diagnóstico do distúrbio hemostático e vem sendo incorporada aos algoritmos de tratamento do paciente com coagulopatia.[4-6] A utilização de algoritmos transfusionais orientados por testes viscoelásticos é um dos principais processos na conservação sanguínea perioperatória, possibilitando a melhoria dos cuidados ao paciente cirúrgico com diminuição do risco de complicações.

De acordo com as evidências atuais, pacientes com história clínica e exame físico negativos para risco de sangramento ou trombose não necessitam de avaliação pré-operatória laboratorial da coagulação para procedimentos cirúrgicos rotineiros. Por outro lado, a avaliação da coagulação deve ser realizada nos pacientes com história clínica ou exame físico que sugerem risco aumentado de sangramento ou trombose, naqueles em uso de medicações anticoagulantes, nos portadores de doença hepática, renal e mieloproliferativa, nos pacientes submetidos a anticoagulação perioperatória e em casos de cirurgias de grande porte, especialmente quando associadas a risco de instabilidade hemodinâmica.[7-10]

## ▪ AVALIAÇÃO PRÉ-OPERATÓRIA DA HEMOSTASIA

A história clínica e o exame físico dirigidos são os principais métodos para identificar, ainda no pré-operatório, os pacientes com distúrbios de coagulação que possam prejudicar a manutenção da hemostasia cirúrgica adequada. O comprometimento da hemostasia primária é responsável pela maior parte dos distúrbios preexistentes que levam a sangramento perioperatório anormal. Deve-se salientar que esses distúrbios não são detectados pelas análises com testes convencionais da coagulação (TCC). A realização de perguntas dirigidas (Tabela 92.1) auxilia no diagnóstico de deficiências hereditárias ou adquiridas do sistema de coagulação. Elas fazem parte do planejamento pré-operatório e devem ser feitas para todos os pacientes cirúrgicos.[11,12]

O exame físico direcionado visa identificar pacientes em risco de sangramento ou eventos trombóticos. Ao investigar o risco de sangramento anormal é importante avaliar a presença de petéquias, equimoses e hematomas em pele e mucosas, os quais, principalmente quando não relacionados a trauma, podem sugerir alteração plaquetária, como na púrpura trombocitopênica. A presença de deformidades articulares pode sugerir artropatia hemofílica, e durante a

| **Tabela 92.1 Investigação dirigida para avalição pré-operatória da hemostasia*.** |
|---|
| 1. Você ou algum parente seu tem histórico de sangramento anormal ou diagnóstico de alguma doença da coagulação como doença de Von Willlebrand ou hemofilia? |
| 2. Você já foi operado alguma vez e apresentou sangramento anormal? |
| 3. Você já apresentou sangramento anormal, gengival, epistaxe, hematúria, nas fezes ou vaginal? |
| 4. Você já apresentou sangramento excessivo causado por um pequeno trauma, como um corte na mão, mordida da língua ou extração dentária? |
| 5. Você apresenta com frequência hematomas sem relacionar com um trauma específico? |
| 6. Você apresenta alguma doença hepática, renal, síndrome mieloproliferativa ou câncer? |
| 7. Você toma alguma medicação para diminuir a coagulação do sangue (como aspirina ou compostos com aspirina, anti-inflamatórios não hormonais, heparinas, inibidores da vitamina K, inibidores plaquetários, inibidores da trombina e inibidores do fator Xa)? |
| 8. Você toma anticoncepcional oral ou faz terapia de reposição hormonal? |
| 9. Você ou algum parente já apresentou trombose venosa, embolia pulmonar, infarto do miocárdio ou acidente vascular cerebral? |
| 10. Você está grávida, ou teve filho a menos de um **mês, ou teve algum aborto**, ou outros problemas na gravidez? |
| 11. Você recebeu alguma transfusão de sangue recentemente? |

* Deve ser realizada com todos os pacientes em preparo para procedimento cirúrgico.

palpação abdominal, a presença de esplenomegalia ou hepatomegalia sugere doença hepática.[13]

No contexto do risco de desenvolvimento de tromboembolismo venoso (TEV) durante o período perioperatório, é essencial considerar tanto o tipo de procedimento cirúrgico quanto os fatores relacionados ao paciente. Os escores mais comuns para avaliar o risco de TEV nesse contexto são o de Caprini[14] e o de Rogers.[15] Em geral, cirurgias de pequeno porte, como endoscopias, laparoscopias e procedimentos cirúrgicos superficiais, que não limitam a mobilidade do paciente e não apresentam fatores de risco adicionais, são classificadas como de baixo risco para TEV. Nesses casos, a recomendação é incentivar a mobilização precoce do paciente.[16]

Por outro lado, pacientes que apresentam fatores de risco para TEV (conforme listado na Tabela 92.2) ou que serão submetidos a procedimentos considerados de alto risco, como cirurgias ortopédicas mais complexas (p. ex., fratura de quadril, artroplastia total de quadril e joelho), cirurgia oncológica ou cirurgias em pacientes politraumatizados, devem receber profilaxia para TEV. Essa profilaxia pode incluir o uso de métodos de compressão nos membros inferiores, como meias elásticas e compressão pneumática intermitente, além da anticoagulação profilática com heparina não fracionada ou de baixo peso molecular, desde que não haja contraindicação para profilaxia farmacológica e a hemostasia cirúrgica esteja devidamente assegurada.[16]

| **Tabela 92.2 Fatores de risco para evento tromboembólico perioperatório** |
|---|
| **Cirurgias de alto risco** |
| Artroplastia de quadril e joelho |
| Fratura de quadril, pelve ou membro inferior |
| Cirurgia oncológica curativa |
| Politrauma |
| Cirurgia de grande porte com duração > 3 h |
| **Fatores relacionados ao paciente** |
| Idade maior do que 40 anos |
| Obesidade (IMC > 30 kg/m$^2$) |
| Tabagismo |
| Neoplasia maligna ativa ou quimioterapia |
| Paresia ou paralisia de membros inferiores |
| Imobilidade prolongada (> 3 dias) |
| Insuficiência cardíaca congestiva classe funcional III ou IV |
| Infarto do miocárdio recente |
| Fibrilação atrial |
| Prótese valvar cardíaca |
| Antecedente de acidente vascular cerebral ou ataque isquêmico transitório |
| Trombose venosa profunda recente ou embolia pulmonar |
| Doença varicosa |
| Cateter venoso central ou marcapasso cardíaco transvenoso |
| Gestação ou puerpério até 4 semanas |
| Abortamento recorrente |
| Uso de anticoncepcional hormonal ou reposição hormonal |
| Doença vascular oclusiva |
| Doença intestinal inflamatória |
| Síndrome nefrótica |
| Doença pulmonar obstrutiva crônica |
| Doença reumatológica ativa |
| **Estados de hipercoagulabilidade** |
| Fator V de Leiden |
| Mutação do gene da protrombina |
| Deficiências da proteína C e da proteína S |
| Deficiência de antitrombina III |
| Síndrome do anticorpo antifosfolípide |
| Hiper-homocisteinemia |
| Doenças mieloproliferativas |
| Trombocitopenia induzida pela heparina |

IMC: índice de massa corporal.

# ■ EXAMES LABORATORIAIS DA COAGULAÇÃO

## Testes Convencionais da Coagulação

A monitorização com TCC ainda é o tipo de análise mais frequentemente utilizado, ainda que esses testes não tenham sido desenhados para essa função. Os TCC – tempo de protrombina (TP), razão normatizada internacional (RNI) do TP, tempo de tromboplastina parcial ativada (TTPa), tempo de trombina (TT), contagem plaquetária e, eventualmente, dosagem de fibrinogênio – avaliam pontos específicos da cascata de coagulação, que inclui as vias extrínseca (TP, RNI) e intrínseca (TTPa) e a via comum (TT).[17] Esses testes têm demonstrado aplicabilidade limitada no diagnóstico, na monitorização e no tratamento dos distúrbios da hemostasia no perioperatório.[18-20]

Os TCC não detectam apropriadamente a maioria das coagulopatias perioperatórias e apresentam baixo poder para predizer tanto o sangramento operatório quanto a necessidade transfusional. A análise laboratorial dos TCC é realizada em plasma, desconsiderando o papel dos demais componentes sanguíneos na fisiologia da hemostasia. Esses exames também não avaliam a estabilidade do coágulo, a hiperfibrinólise ou a hipercoagulação, que são condições frequentemente presentes nos distúrbios perioperatórios da hemostasia. Com relação à disponibilização dos resultados, os TCC apresentam tempo de latência para decisão terapêutica elevado, o que prejudica uma avaliação rápida do paciente com sangramento ativo.

Estudo realizado com TCC em cirurgias de grande porte encontrou um tempo médio de 88 minutos até o recebimento dos resultados para tomada de decisão terapêutica, tempo que pode ser aumentado a depender da dinâmica de cada serviço.[18,21]

A interpretação dos exames deve ser feita no contexto do estado clínico do paciente, incluindo história de sangramento anterior e história familiar. Em geral, os exames pré-operatórios são de alto custo e devem ser reservados para pacientes em uso de anticoagulantes e/ou com histórico de sangramento anormal ou condição médica que predispõe à coagulopatia. Os testes também devem ser indicados em procedimentos nos quais a ocorrência de sangramento seria devastadora ao paciente, como nos casos de craniotomias.[13]

### Tempo de protrombina e razão normatizada internacional

O TP, ou RNI, é um teste que mede o tempo necessário para a formação de um coágulo de fibrina quando o plasma, tratado com citrato, é submetido à recalcificação e exposto ao fator tecidual (tromboplastina). Isso permite avaliar a via extrínseca do sistema de coagulação, que envolve o fator VII, bem como a via comum que abrange os fatores I (fibrinogênio), II (protrombina), V e X. A faixa de valores normais para o TP pode variar de acordo com o equipamento e os reagentes utilizados para o teste. O RNI é calculado como a razão entre o TP do paciente e o TP do controle, sendo padronizado pelo uso de uma tromboplastina de referência mundial da Organização Mundial de Saúde (OMS).

O valor da RNI não depende do laboratório onde o teste foi realizado. Essa medida foi desenvolvida para monitorizar a anticoagulação em pacientes que recebem antagonistas da vitamina K, como varfarina, femprocumona e acenocumarol. Embora também seja usada para avaliar a gravidade de doenças hepáticas, refletindo a capacidade do fígado de sintetizar proteínas, a RNI elevada ou o prolongamento do TP não necessariamente indicam aumento no risco de sangramento.[22]

### Tempo de tromboplastina parcial ativada

O TTPa mensura o período necessário para a formação de um coágulo de fibrina quando o plasma citratado é recalcificado e exposto a fosfolipídios. Isso permite avaliar tanto a via intrínseca (envolvendo pré-calicreína, fator VIII; hemofilia A, fator IX; hemofilia B, fator XI; hemofilia C, fator XII) quanto a via comum do sistema de coagulação (incluindo fator I, fibrinogênio; fator II, protrombina; fator V ;e fator X).[23]

A faixa de valores normais para o TTPa pode variar dependendo do tipo de aparelho e dos reagentes utilizados no teste. Esse teste é sensível à presença de heparina não fracionada, inibidores diretos da trombina e anticorpos antifosfolipídios encontrados em algumas doenças autoimunes. Em casos de síndrome do anticorpo antifosfolípide, o prolongamento do TTPa está paradoxalmente associado ao aumento do risco de eventos trombóticos, devido à ativação simultânea das plaquetas pelos anticorpos antifosfolipídios.[24]

O TTPa tem baixo valor preditivo negativo ou positivo para sangramento e a correção do TTPa anormal no cenário cirúrgico geralmente é indicada apenas na vigência de sangramento.

### Tempo de trombina

O TT mede o tempo de formação do coágulo de fibrina quando o plasma citratado é exposto à trombina. O teste reflete a ação da trombina na formação de fibrina pelo fibrinogênio. Assim, a formação do coágulo depende da presença de fibrinogênio longe da influência de inibidores da trombina.

O prolongamento do TT é causado por hipofibrinogenemia, disfibrinogenemia (anormalidade estrutural), fibrinólise, heparina não fracionada e pelos inibidores diretos da trombina. O TT também é utilizado para detectar resistência à heparina e monitorizar a terapia fibrinolítica.[25]

O teste TT modificado ou diluído (TTd) pode ser utilizado para detectar e monitorizar as drogas inibidoras diretas da trombina: irudina, bivalirudina, lepirudina, dabigatran e argatroban.[26]

### Contagem plaquetária

As plaquetas têm importância vital na hemostasia. A faixa da normalidade é de 150.000 plaquetas/mm$^3$ a 450.000 plaquetas/mm$^3$. A menor concentração segura de plaquetas suficiente para manutenção da hemostasia depende de vários fatores, como doença de base, concomitância de outros defeitos da hemostasia, uso de medicações anticoagulantes ou que afetam a função plaquetária e uremia. Os pacientes toleram número de plaquetas tão baixos como 10.000/mm$^3$ sem necessidade transfusão plaquetária e sem aumento substancial no risco de sangramento espontâneo.[27] Por outro lado, a transfusão plaquetária pode estar indicada em casos de sangramento com disfunção plaquetária por drogas, independentemente dos níveis da contagem de plaquetas.

No caso de punção venosa central, recomenda-se transfusão de plaquetas em pacientes com níveis abaixo de 20.000/mm$^3$, e nas punções lombares, recomenda-se transfusão em níveis abaixo de 40.000/mm³ para punção raquidiana e abaixo de 80.000/mm³ para punção epidural.[28-30] Para pacientes submetidos a procedimentos cirúrgicos maiores, o gatilho transfusional recomendado é de 50.000/mm³; em neurocirurgias e cirurgias oftalmológicas, esse gatilho altera-se para 100.000/mm³.[30] De acordo com as diretrizes europeias para manejo da coagulopatia do trauma grave, recomenda-se manutenção geral do número de plaquetas acima de 50.000/mm³, sendo que, no sangramento difuso e/ou no trauma encefálico, o gatilho transfusional também deve ser elevado para 100.000/mm³.[4,31]

## Fibrinogênio

O fibrinogênio (fator I) é analisado por testes qualitativos e quantitativos. A faixa da normalidade do fibrinogênio é de 150 mg/dL a 400 mg/dL, podendo atingir níveis de 450 mg/dL a 600 mg/dL no terceiro trimestre da gestação.[32] Em situações de sangramento maciço, o fibrinogênio cai rapidamente, sendo o primeiro fator da coagulação a atingir níveis críticos, pois, no processo de coagulação, é convertido em fibrina, além de ser utilizado também como ligante interplaquetário durante o processo de agregação plaquetária.[33]

A manutenção de níveis plasmáticos de fibrinogênio acima de 150 mg/dL a 200 mg/dL é um ponto importante nos algoritmos atuais do tratamento da hemorragia maciça.[4,6,34] Níveis baixos de fibrinogênio também são encontrados na doença hepática, na coagulação intravascular disseminada e na terapia trombolítica. A disfibrinogenemia pode ser diagnosticada quando o fibrinogênio coagulável (análise qualitativa, método de Clauss) está diminuindo abaixo de 70% do nível detectado pelos métodos imunológicos (análise quantitativa).[35]

## Testes Específicos da Coagulação

### Análise do dímero-D e dos produtos da degradação da fibrina

Os testes da dosagem do dímero-D e dosagem dos produtos da degradação da fibrina (PDF) são utilizados para detectar aumento da atividade fibrinolítica, ou seja, da hiperfibrinólise. A fibrinólise é o processo de proteólise dos polímeros de fibrina mediado pela plasmina, que resulta na produção fragmentos peptídicos denominados PDF. A dosagem dos PDF detecta principalmente os produtos de degradação da fibrina, mas reage também com produtos da degradação do fibrinogênio e com o próprio fibrinogênio. Em contrapartida, a análise do dímero-D avalia um fragmento específico da fibrina degradada pela plasmina após sua polimerização, sendo um exame mais específico para avaliação da fibrinólise. Os níveis normais de dímero-D analisados por ensaio de imunoabsorção enzimática (ELISA) são menores que 500 ng/mL.

Os PDF estão geralmente aumentados na doença hepática avançada por comprometimento da sua depuração pelo fígado, na coagulação intravascular disseminada (CIVD) e nas coagulopatias de consumo. O dímero-D encontra-se elevado em quase todos os pacientes com TEV agudo, e o teste normal é altamente sensível para exclusão dos diagnósticos de TEV e tromboembolismo pulmonar. O dímero-D também pode estar elevado na CIVD, no pós-operatório de grandes cirurgias, no politrauma, na gestação, no câncer e em casos de inflamação e necrose.[36,37]

## Tempo de reptilase

O tempo de reptilase (TR) é mais frequentemente realizado junto com o TT para identificar a presença de heparina ou diagnosticar disfibrinogenemia. A batroxobina, antes chamada reptilase, é uma enzima proteolítica derivada do veneno da serpente jararaca-do-norte (*Bothrops atrox*), que induz à formação do coágulo de fibrina por ação direta no fibrinogênio. A batroxobina tem especificidade para o fibrinogênio diferente da trombina, o que faz com que o TR não seja afetado pela presença de heparina, diferentemente do que ocorre com o TT. O TR é mais sensível que o TT para o diagnóstico de disfibrinogenemia.[38]

## Tempo de coagulação com ecarina

A ecarina é uma metaloprotease derivada do veneno da serpente *Echis carinatus*, que converte a protrombina em meizotrombina, um produto intermediário da trombina. A meizotrombina apresenta menor atividade enzimática que a trombina, mas é facilmente inativada pelos inibidores diretos da trombina (IDT). Na presença dos IDT (irudina, bivalirudina, lepirudina, dabigatran e argatroban), não ocorre conversão do fibrinogênio em fibrina, prolongando o tempo de coagulação com ecarina (TCE).

O TCE não é alterado pela presença de heparina, porém correlaciona-se linearmente com as concentrações dos IDT, podendo ser utilizado para detectar e monitorizar todos eles.[39,40]

## Análises individuais de fatores da coagulação

A análise individual de fatores específicos da coagulação é normalmente utilizada para avaliar a causa do prolongamento dos TCC ou monitorizar pacientes com defeitos de coagulação conhecidos, como no caso dos pacientes hemofílicos (deficiência de fator VIII na hemofilia A, de fator IX na hemofilia B e de fator XI na hemofilia C). A quantificação dos níveis de determinado fator da coagulação permite a realização de tratamento orientado e, assim, um controle mais rápido do sangramento sem aumento do risco de trombose.[41]

Salienta-se que a deficiência de fator XIII não altera os TCC, mas pode produzir sangramento perioperatório.[42]

## Testes antifator Xa

O teste antifator Xa avalia os níveis de anticoagulação de pacientes recebendo determinados anticoagulantes. A atividade da heparina pode ser diretamente avaliada pelo teste, que é utilizado tanto para heparina não fracionada quanto para heparinas de baixo peso molecular (HBPM). O teste avalia também a anticoagulação pelo inibidor indireto do fator Xa (fondaparinux) e pelos inibidores diretos do fator Xa (rivaroxaban, apixaban e edoxaban). Com exceção da heparina não fracionada, as HBPM e os inibidores do fator Xa não alteram o TTPa.

Deve-se salientar que a monitorização rotineira da coagulação geralmente não é necessária para HBPM e inibidores do fator Xa, mas é necessário monitorizar os pacientes com sangramento agudo, insuficiência renal, extremos de idades e aqueles submetidos a procedimento cirúrgico de emergência.[43-46]

## Tempo de coagulação ativada

O TCA mede o tempo que o sangue total leva para coagular na presença de caulim, celite ou partículas de vidro. O TCA, assim como o TTPa, avalia as vias intrínseca e comum da coagulação. É utilizado como um exame POC para monitorizar altas concentrações da heparina não fracionada, nos casos em que o TTPa não pode ser mensurado por atingir níveis superiores à sua faixa de monitorização.

O TCA tem efeito linear dose-resposta à heparina na faixa de 1 unidade/mL a 5 unidades/mL, sendo utilizado na monitorização da anticoagulação sistêmica com heparina e em sua reversão na circulação extracorpórea cardiopulmonar e na hemodiálise.[47, 48]

## Testes *Point-of-care* da Coagulação

Os testes POC da coagulação são aqueles realizados junto ao paciente, tendo como grande vantagem sobre os métodos convencionais a possibilidade de tomada de decisão em curto espaço de tempo, trazendo benefício para o tratamento das coagulopatias perioperatórias. Vários testes da coagulação podem ser realizados com a tecnologia POC, destacando-se TCA, TP, RNI, TTPa, TT, fibrinogênio, contagem, agregação e função plaquetárias, dímero-D e testes viscoelásticos. Esses testes podem ser realizados utilizando os seguintes equipamentos POC:

- Hemochron Response®: TCA, TP, TTPa, TT, fibrinogênio;
- iSTAT®: TCA, TP, RNI;
- CoaguCheck®: TP, RNI;
- PFA-100®, Plateletworks® e VerifyNow®: contagem, agregação e função plaquetária;
- Triage®, Simplify®, Cardiac® e NIcocard®: dímero-D;
- TEG®, ROTEM® e Sonoclot®: testes viscoelásticos que avaliam globalmente a hemostasia.

## Testes Viscoelásticos da Coagulação

A monitorização da coagulação com testes POC, que avaliam as propriedades viscoelásticas do sangue total, têm recebido atenção especial por propiciar rapidamente uma avaliação completa e precisa de todo o sistema hemostático. Os testes mais utilizados são a tromboelastografia (TEG®), a tromboelastometria (ROTEM®) e a sonorreometria (Sonoclot®), que avaliam as propriedades trombodinâmicas do sangue durante o processo de formação do coágulo. A avaliação da coagulação perioperatória pelos testes viscoelásticos POC tem como objetivos predizer o risco de sangramento operatório e orientar o tratamento imediato dos distúrbios da hemostasia, diminuindo a morbimortalidade perioperatória associada ao sangramento.

A utilização de protocolos transfusionais guiados pelos testes ROTEM® ou TEG® no paciente com sangramento reduz a necessidade transfusional de hemocomponentes e diminui a morbidade e mortalidade geral.[49,50] Esses testes têm sido incorporados aos algoritmos atuais de abordagem ao paciente com sangramento[5,51,52] em diversos contextos, como trauma, transplante de fígado e cirurgias cardíaca e obstétrica.[53, 54]

O aumento da viscosidade do sangue durante o processo de coagulação apresenta um padrão que permite avaliar por essa metodologia a cinética de formação do coágulo, sua resistência e estabilidade. Esses sistemas, utilizando pequena amostra de sangue total, possibilitam registro contínuo e quantitativo da dinâmica da formação do coágulo, desde a formação inicial da fibrina, a taxa de endurecimento do coágulo e a ligação fibrina-plaqueta até a lise do coágulo.

Um dos principais diferenciais dos métodos viscoelásticos em relação aos TCC é a avaliação global da coagulação do sangue total, isto é, avaliação da cinética da construção do coágulo, com todos os componentes sanguíneos que participam da hemostasia (fatores plasmáticos da coagulação, plaquetas, fibrinogênio, hemácias e leucócitos), o que permite uma análise mais próxima da condição clínica do paciente. Enquanto os TCC são realizados a 37 °C, os testes viscoelásticos possibilitam avaliação da coagulação na temperatura em que se encontra o paciente, dentro da faixa entre 22 °C e 42 °C no caso de ROTEM® e TEG®, permitindo a análise do efeito da temperatura sobre a hemostasia.

A Tabela 92.3 apresenta as principais características dos TCC em relação aos testes viscoelásticos.[55-57]

**Tabela 92.3 Características dos testes viscoelásticos POC e dos testes convencionais na monitorização perioperatória da coagulação.**

|  | ROTEM®/TEG® | Testes convencionais |
|---|---|---|
| Análise da hemostasia | Dinâmica em tempo real | Estática |
| Base conceitual | Superfície celular[55] | Cascata de coagulação[56,57] |
| Amostra de sangue | Sangue total | Plasma |
| Características do diagnóstico |  |  |
| Hipercoagulação | Sim | Não |
| Hiperfibrinólise | Alto | Baixo |
| Diagnóstico diferencial | Fácil | Complexo |
| Teste do terapêutico *in vitro* | Sim | Não |
| Temperatura do teste | Variável | 37 °C |
| Valor preditivo negativo | Alto | Baixo |
| Tempo de latência terapêutica | Baixo | Alto |

Testes convencionais: TP, RNI, TTPa e TT.

## Tromboelastografia – TEG®

A tromboelastografia foi inicialmente apresentada como método para avaliação global da hemostasia por Hellmut Hartert, em 1948.[58] O sistema da TEG® (Haemoscope Inc., EUA) utiliza 360 µL de sangue total que, depositado em uma pequena cuba cilíndrica, é submetido a um movimento rotacional com curso de 4°45' min. Durante a formação do coágulo, o torque gerado pela rotação da cuba é transmitido a um pino imerso no sangue da cuba, cujo movimento de rotação é convertido em sinal elétrico monitorizado por um computador. A magnitude do movimento do pino é afetada diretamente pelo grau de firmeza do coágulo que está sendo formado. Dessa forma, o perfil de hemostasia é monitorizado desde o início da formação das pontes de fibrina, passando pelo aumento da firmeza do coágulo, que decorre da agregação plaquetária (relação plaqueta/fibrinogênio), até a dissolução do coágulo, nos casos de hiperfibrinólise. A hemostasia pode ser interpretada de forma qualitativa e quantitativa, avaliando estados de hipocoagulação, hipercoagulação e hiperfibrinólise (Figura 92.1).

Na Figura 92.2 estão representados os cinco principais parâmetros da TEG® (R, K, α, AM e LC), que avaliam a cinética da formação, firmeza e estabilidade do coágulo. O tempo de reação (R) corresponde ao tempo de latência até a formação inicial de fibrina; quando prolongado (Figura 92.1 C), geralmente indica deficiência de fatores da coagulação, que pode ser corrigida pela administração de plasma fresco congelado ou de concentrado de fatores. O tempo K corresponde à velocidade com que se atinge 20 mm de amplitude da firmeza do coágulo. O ângulo α representa a rapidez para formação da fibrina e das ligações entre pontes (cross-link). O prolongamento do tempo K e a diminuição do ângulo α geralmente representam deficiência de fibrinogênio, que pode ser corrigida pela administração de concentrado de fibrinogênio ou de crioprecipitado. AM representa a amplitude máxima da firmeza do coágulo. A diminuição do AM (Figura 92.1 B) indica diminuição da firmeza do coágulo, que é afetada principalmente pela diminuição do número de plaquetas ou da função plaquetária e, em menor extensão, pela diminuição do fibrinogênio. LC representa a taxa de lise do coágulo, sendo que o LC30 avalia o percentual da redução da firmeza do coágulo aos 30 minutos após atingir AM, e o LC60, após 60 minutos. LC30 ou LC60 maiores que 7,5% (Figura 92.1 D) representam hiperfibrinólise, que pode ser corrigida com a administração de antifibrinolíticos como ácido tranexâmico ou ácido aminocaproico.

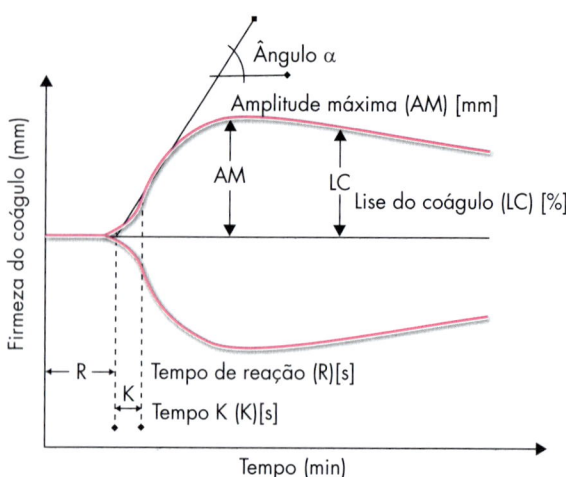

▲ **Figura 92.2** Gráfico do TEG® representativo dos principais aspectos da cinética da formação do coágulo.

R: tempo de reação (corresponde ao tempo de latência até a formação inicial de fibrina); K: velocidade com que se atinge 20 mm de amplitude da firmeza do coágulo; ângulo α: a rapidez da formação de fibrina e das ligações entre pontes (cross-link); AM: amplitude máxima da firmeza do coágulo; LC30 e LC60: lise do coágulo (avaliam o percentual da redução da firmeza do coágulo aos 30 minutos e 60 minutos após a AM).

O TEG® usa o caulim como seu ativador de contato para a realização do teste padrão. Recentemente foi introduzido o teste hepTEG, que utiliza heparinase para detecção da presença de heparina na amostra. O rapidTEG, outro novo teste, é realizado pela adição de fator tecidual ao caulim com o intuito aumentar a velocidade da reação, diminuindo o tempo para a obtenção do resultado. Também foram desenvolvidos testes específicos para avaliação plaquetária. O Platelet Mapping™ (TEG-PM) analisa a extensão da inibição plaquetária pela aspirina e pelo clopidogrel, utilizando, respectivamente, ácido araquidônico e difosfato de adenosina para ativação das plaquetas. A diminuição da AM em relação ao exame padrão do TEG é utilizada para calcular o grau de inibição plaquetária.

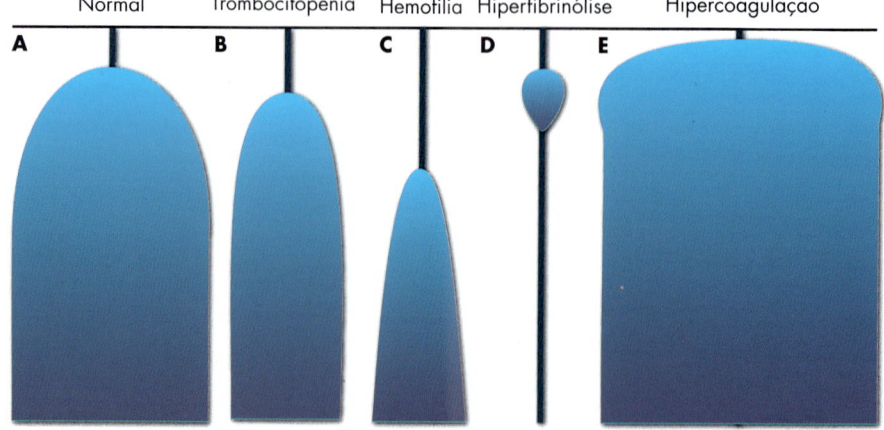

▲ **Figura 92.1** Exemplos de estados anormais avaliados pelos testes viscoelásticos (TEG®, ROTEM®). **(A)** Curva normal. **(B)** Trombocitopenia. **(C)** Hemofilia. **(D)** Hiperfibrinólise. **(E)** Hipercoagulação.

## Tromboelastometria – ROTEM®

A tromboelastometria rotacional ROTEM® (Tem International GmbH, Alemanha) é um método de avaliação viscoelástica do sangue total desenvolvido por Andreas Calazis a partir da tromboelastografia.[59] O sistema ROTEM®, quando comparado ao TEG®, apresenta redução na interferência vibratória, além de diferenças no que diz respeito à técnica de medida da formação do coágulo, aos testes realizados e às variáveis analisadas, não permitindo o intercâmbio completo dos resultados entre os métodos.

O ROTEM® utiliza 300 μL de sangue total depositado em uma pequena cuba cilíndrica. Um pino plástico é mergulhado na cuba e submetido a um movimento rotacional com curso de 4°45' minutos. Quando a coagulação inicia, pontes de fibrina aumentam progressivamente a resistência para rotação do pino. Alterações na resistência a rotação do pino são detectadas por sinal ótico, que é processado em traçado gráfico (Figura 92.3).[60]

O ROTEM® apresenta dois testes principais (o INTEM, que avalia a via intrínseca da coagulação ativada pelo ácido elágico, e o EXTEM, que avalia a via extrínseca ativada pelo fator tecidual) e três testes suplementares (o HEPTEM, realizado com heparinase, que visa a detectar a presença de heparina; o APTEM, realizado com aprotinina, para identificar hiperfibrinólise; e o FIBTEM, realizado com citocalasina, que avalia o fibrinogênio).

Na Figura 92.3 estão representados os cinco principais parâmetros do ROTEM® (TC, TFC, α, MFC, LM e ILC30 e ILC60) que representam a cinética da formação, firmeza e estabilidade do coágulo. Na Tabela 92.4 são apresentados os comparativos dos valores de referência da tromboelastografia (TEG®) e da tromboelastometria (ROTEM®). O TC corresponde ao tempo do início do teste até a formação de fibrina de 2 mm de amplitude da firmeza do coágulo, refletindo a velocidade da geração de trombina e a atividade dos fatores da coagulação. O prolongamento do TC no INTEM pode indicar deficiência de fatores da via intrínseca da coagulação (VIII, IX, XI, XII), se o TC no HEPTEM também estiver prolongado, ou efeito secundário à heparina, se TC no HEPTEM estiver normal. O prolongamento do TC no EXTEM pode indicar deficiência dos fatores da via extrínseca vitamina K-dependentes (II, VII, IX, X) e pode ser corrigido com a administração de complexo protrombínico ou plasma fresco congelado. O prolongamento concomitante do TC no INTEM e no EXTEM sugere deficiência global de fatores da coagulação, que pode ser corrigida com plasma fresco congelado.

**Tabela 92.4  Valores de referência do ROTEM® e da TEG®.**

|  | TEG® | ROTEM® |
|---|---|---|
| Tempo coagulação (R, TC) | R 4 min a 8 min | TC (INTEM) 137 s a 246 s |
|  |  | TC (EXTEM) 42 s a 4 s |
| Velocidade e rapidez polimerização da fibrina | K 1 min a 4 min | TFC (INTEM) 40 s a 100 s |
|  |  | TFC (EXTEM) 46 s a 148 s |
|  | α 47 º a 74º | α (INTEM) 71° a 82° |
|  |  | α (EXTEM) 63° a 81° |
| Firmeza do coágulo (AM, MFC) | AM 55 mm a 73 mm | MFC (INTEM) 52 mm a 72 mm |
|  |  | MFC (EXTEM) 49 mm a 71 mm |
|  |  | MFC (FIBTEM) 9 mm a 25 mm |
| Lise do coágulo (LC, LM, ILC) | LC30, LC60 | LM, ILC30, ILC 60 |

TEG®: valores normais de sangue total nativo ou citratado recalcificado; R: tempo de reação; K: tempo K; AM: amplitude máxima; LC30 e LC60: lise do coágulo 30 minutos e 60 minutos após AM; ROTEM®: valores normais; INTEM: ácido elágico; EXTEM: fator tecidual; FIBTEM: fator tecidual e citocalasina; TC: tempo de coagulação; TFC: tempo de formação do coágulo; MFC: máxima firmeza do coágulo; LM: lise máxima do coágulo em relação ao MFC; ILC30 e ILC60: índice de lise do coágulo aos 30 minutos e 60 minutos após TC.

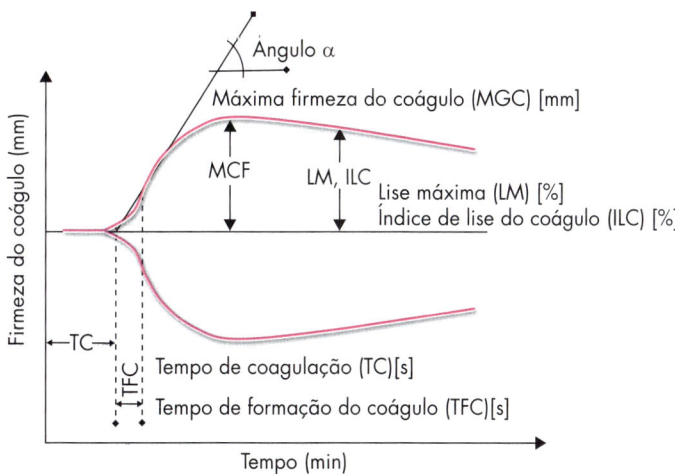

▲ **Figura 92.3** Gráfico do ROTEM® representativo dos principais aspectos da cinética da formação do coágulo.

TC: tempo de coagulação (corresponde ao tempo do início do teste até a formação de 2 mm de amplitude da firmeza do coágulo); TFC: tempo de formação do coágulo (corresponde ao período que a amplitude da firmeza do coágulo aumenta de 2 mm para 20 mm); ângulo α: é o ângulo tangente aos 2 mm de amplitude que corresponde à rapidez da polimerização da fibrina e da ligação entre pontes (cross-link); MFC: máxima firmeza do coágulo; A5, 10, 15, 20, 30: analisa amplitude da firmeza do coágulo nos tempos 5, 10, 15, 20 e 30 minutos após TC; LM: lise máxima do coágulo em relação ao MFC (LM superior a 15% em um hora indica hiperfibrinólise), ILC 30 e ILC 60, índice de lise do coágulo aos 30 minutos e 60 minutos após TC.

O TFC corresponde ao período que a amplitude da firmeza do coágulo aumenta de 2 mm para 20 mm e depende da taxa de geração de trombina, da concentração de fibrinogênio, da função plaquetária e da polimerização da fibrina. Quando o TFC está prolongado e/ou a máxima firmeza do coágulo (MFC) está reduzida, realiza-se o FIBTEM, que indica deficiência de fibrinogênio se a MFC estiver diminuída ou se houver diminuição da função ou do número das plaquetas com MFC normal.

O ângulo α é o ângulo tangente aos 2 mm de amplitude que corresponde à rapidez da formação de fibrina e da ligação entre pontes (*cross-link*). Esse ângulo, assim como o TFC, reflete a cinética da formação do coágulo, dependendo da atividade do fibrinogênio e das plaquetas. Em caso de diminuição do ângulo α também se realiza o FIBTEM para diferenciar deficiência plaquetária ou de fibrinogênio.

A MFC é um dos parâmetros mais importantes do RO-TEM® e corresponde à amplitude máxima da firmeza do coágulo. A MFC é afetada principalmente pelo número de plaquetas ou função plaquetária, pela concentração e função do fibrinogênio, pela polimerização da fibrina e pela atividade do fator XIII. A amplitude da MFC aos 5 minutos (A5) ou 10 minutos (A10) correlaciona-se com a contagem plaquetária e a concentração de fibrinogênio.[60-62]

A LM representa a lise máxima do coágulo em relação à MFC, que, quando maior que 15% em uma hora, indica hiperfibrinólise. O ILC 30 e 60 representa o índice de lise do coágulo aos 30 minutos e 60 minutos após TC.[63]

O ROTEM® ainda conta com um módulo exclusivo que possibilita a avaliação da agregação plaquetária por impedância, o ROTEM® platelet. Este módulo foi desenhado para resolver uma das principais limitações do ROTEM® convencional: a incapacidade de avaliar adequadamente os efeitos das drogas antiplaquetárias (inibidores da ciclooxigenase-1 e inibidores do receptor da adenosina difosfato P2Y12). O ROTEM® platelet com dois canais pode ser combinado com os quatro canais do ROTEM® convencional. Existem três reagentes usados como ativadores para os testes do ROTEM® platelet: ARATEM, que utiliza o ácido aracdônico; ADPTEM, que utiliza o difosfato de adenosina; e TRAPTEM, que utiliza o peptídeo-6 ativador do receptor da trombina.[64,65]

O valor preditivo positivo da tromboelastometria e da agregometria por impedância para predizer sangramento durante as cirurgias eletivas é baixo, porém o valor preditivo negativo é muito alto, próximo a 100%; ou seja, em pacientes com sangramento intraoperatório, valores normais da tromboelastometria praticamente excluem a coagulopatia como causa do sangramento.[66,67] Nesses casos, deve-se pesquisar causa cirúrgica do sangramento. Assim, alterações na tromboelastometria somente devem ser corrigidas na presença de sangramento significativo que requeira intervenção hemostática.

A principal vantagem do teste é identificar ou excluir uma anormalidade específica da coagulação responsável pelo sangramento. Diversos algoritmos podem ser utilizados no manejo do sangramento, a depender do procedimento cirúrgico em curso.[53,68]

## Sonoclot®

O analisador Sonoclot® (Sonoclot Coagulation & Platelet Function Analyser, Sienco Inc., Estados Unidos) é um método que avalia as propriedades viscoelásticas do sangue total durante o processo de coagulação, sendo menos utilizado no Brasil. Ele analisa hipocoagulação, função plaquetária, hiperfibrinólise e estado de hipercoagulação.

O Sonoclot® utiliza 360 µL de sangue total depositado em uma pequena cuba cilíndrica, onde um probe é mergulhado e submetido a um movimento vertical para cima e para baixo. As alterações na resistência ao movimento oscilatório ultrassônico do probe, que ocorre durante os vários estágios de coagulação, são convertidas em sinal eletrônico e processadas graficamente.[69] A informação gráfica é denominada Sonoclot Signature e representa a dinâmica qualitativa da formação do coágulo sobre o tempo. Os resultados quantitativos, por sua vez, são apresentados como: TCA, que reflete a formação inicial de fibrina; taxa de coagulação (TC), que avalia a cinética da polimerização inicial da fibrina e o desenvolvimento do coágulo; e função plaquetária (FP). Embora o Sonoclot tenha apresentado bons resultados na avaliação da coagulação, estes podem ter sido influenciados por idade, sexo e contagem palquetária.[70]

## REFERÊNCIAS

1. Blaine KP, Steurer MP. Viscoelastic monitoring to guide the correction of perioperative coagulopathy and massive transfusion in patients with life-threatening hemorrhage. Anesthesiol Clin. 2019;37(1):51-66.
2. Stein P, Kaserer A, Spahn GH, Spahn DR. Point-of-care coagulation monitoring in trauma patients. Semin Thromb Hemost. 2017;43(4):367-74.
3. Stein AL, Rossler J, Braun J, Sprengel K, Beeler PE, Spahn DR, et al. Impact of a goal-directed factor-based coagulation management on thromboembolic events following major trauma. Scand J Trauma Resusc Emerg Med. 2019;27(1):117.
4. Spahn DR, Bouillon B, Cerny V, Coats TJ, Duranteau J, Fernández-Mondéjar E, et al. Management of bleeding and coagulopathy following major trauma: an updated European guideline. Crit Care. 2013;17(2):R76.
5. American Society of Anesthesiologists Task Force on Perioperative Blood M. Practice guidelines for perioperative blood management: an updated report by the American Society of Anesthesiologists Task Force on Perioperative Blood Management*. Anesthesiology. 2015;122(2):241-75.
6. Kozek-Langenecker SA, Afshari A, Albaladejo P, Santullano CA, De Robertis E, Filipescu DC, et al. Management of severe perioperative bleeding: guidelines from the European Society of Anaesthesiology. Eur J Anaesthesiol. 2013;30(6):270-382.
7. O'Neill F, Carter E, Pink N, Smith I. Routine preoperative tests for elective surgery: summary of updated NICE guidance. BMJ. 2016;354:i3292.
8. Thiruvenkatarajan V, Pruett A, Adhikary SD. Coagulation testing in the perioperative period. Indian J Anaesth. 2014;58(5):565-72.
9. Chee YL, Crawford JC, Watson HG, Greaves M. Guidelines on the assessment of bleeding risk prior to surgery or invasive procedures. British Committee for Standards in Haematology. Br J Haematol. 2008;140(5):496-504.
10. Card R, Sawyer M, Degnan B, et al. Perioperative protocol. Disponível em: https://www.icsi.org/wp-content/uploads/2019/01/Periop.pdf. Acesso em: 05 abril 2024.
11. Halvorsen S, Mehilli J, Cassese S, Hall TS, Abdelhamid M, Barbato E, et al. 2022 ESC Guidelines on cardiovascular assessment and management of patients undergoing non-cardiac surgery. Eur Heart J. 2022;43(39):3826-924.
12. Dobson GR. Special announcement - guidelines to the practice of anesthesia - revised edition 2022. Can J Anaesth. 2022;69(1):1-12.
13. Edwards AF, Forest DJ. Preoperative laboratory testing. Anesthesiol Clin. 2018;36(4):493-507.
14. Caprini JA. Risk assessment as a guide to thrombosis prophylaxis. Curr Opin Pulm Med. 2010;16(5):448-52.

15. Rogers Jr SO, Kilaru RK, Hosokawa P, Henderson WG, Zinner MJ, Khuri SF. Multivariable predictors of postoperative venous thromboembolic events after general and vascular surgery: results from the patient safety in surgery study. J Am Coll Surg. 2007;204(6):1211-21.

16. Guyatt GH, Akl EA, Crowther M, Gutterman DD, Schuünemann HJ. Executive summary: antithrombotic therapy and prevention of thrombosis, 9th ed: American College of Chest Physicians Evidence-Based Clinical Practice Guidelines. Chest. 2012;141(2 Suppl):7S-47S.

17. Jakoi A, Kumar N, Vaccaro A, Radcliff K. Perioperative coagulopathy monitoring. Musculoskelet Surg. 2014;98(1):1-8.

18. Toulon P, Ozier Y, Ankri A, Fléron MH, Leroux G, Samama CM. Point-of-care versus central laboratory coagulation testing during haemorrhagic surgery. A multicenter study. Thromb Haemost. 2009;101(2):394-401.

19. Theusinger OM, Madjdpour C, Spahn DR. Resuscitation and transfusion management in trauma patients: emerging concepts. Curr Opin Crit Care. 2012;18(6):661-70.

20. Sorensen B, Fries D. Emerging treatment strategies for trauma-induced coagulopathy. Br J Surg. 2012;99(Suppl 1):40-50.

21. Fenger-Eriksen C. Perioperative coagulation monitoring. Anesthesiol Clin. 2021;39(3):525-35.

22. Tripodi A, Caldwell SH, Hoffman M, Trotter JF, Sanyal AJ. Review article: the prothrombin time test as a measure of bleeding risk and prognosis in liver disease. Aliment Pharmacol Ther. 2007;26(2):141-8.

23. McCraw A, Hillarp A, Echenagucia M. Considerations in the laboratory assessment of haemostasis. Haemophilia. 2010;16(Suppl 5):74-8.

24. Reverter JC, Tassies D, Font J, Monteagudo J, Escolar G, Ingelmo M, et al. Hypercoagulable state in patients with antiphospholipid syndrome is related to high induced tissue factor expression on monocytes and to low free protein s. Arterioscler Thromb Vasc Biol. 1996;16(11):1319-26.

25. Curry ANG, Pierce JMT. Conventional and near-patient tests of coagulation. Continuing Education in Anaesthesia. Crit Care Pain. 2007;7(2):45-50.

26. Love JE, Ferrell C, Chandler WL. Monitoring direct thrombin inhibitors with a plasma diluted thrombin time. Thromb Haemost. 2007;98(1):234-42.

27. Slichter SJ. Relationship between platelet count and bleeding risk in thrombocytopenic patients. Transfus Med Rev. 2004;18(3):153-67.

28. van Veen JJ, Nokes TJ, Makris M. The risk of spinal haematoma following neuraxial anaesthesia or lumbar puncture in thrombocytopenic individuals. Br J Haematol. 2010;148(1):15-25.

29. Zeidler K, Arn K, Senn O, Schanz U, Stussi G. Optimal preprocedural platelet transfusion threshold for central venous catheter insertions in patients with thrombocytopenia. Transfusion. 2011;51(11):2269-76.

30. Kaufman RM, Djulbegovic B, Gernsheimer T, Kleinman S, Tinmouth AT, Capocelli KE, et al. Platelet transfusion: a clinical practice guideline from the AABB. Ann Intern Med. 2015;162(3):205-13.

31. Yuan S. Platelet transfusion: indication, ordering and associated risks. Disponível em: https://www.uptodate.com/contents/platelet-transfusion-indications-ordering-and--associated-risks. Acesso em: 5 abril 2024.

32. Huissoud C, Carrabin N, Benchaib M, Fontaine O, Levrat A, Massignon D, et al. Coagulation assessment by rotation thrombelastometry in normal pregnancy. Thromb Haemost. 2009;101(4):755-61.

33. Furie B, Furie BC. Mechanisms of thrombus formation. N Engl J Med. 2008;359(9):938-49.

34. Hagemo JS, Stanworth S, Juffermans NP, Brohi K, Cohen M, Johansson PI, et al. Prevalence, predictors and outcome of hypofibrinogenaemia in trauma: a multicentre observational study. Crit Care. 2014;18(2):R52.

35. Krammer B, Anders O, Nagel HR, Burstein C, Steiner M. Screening of dysfibrinogenaemia using the fibrinogen function versus antigen concentration ratio. Thromb Res. 1994;76(6):577-9.

36. Konstantinides SV, Torbicki A, Agnelli G, Danchin N, Fitzmaurice D, Galiè N, et al. 2014 ESC guidelines on the diagnosis and management of acute pulmonary embolism. Eur Heart J. 2014;35(43):3033-69, 3069a-3069k.

37. Pulivarthi S, Gurram MK. Effectiveness of d-dimer as a screening test for venous thromboembolism: an update. N Am J Med Sci. 2014;6(10):491-9.

38. Karapetian H. Reptilase time (RT). Methods Mol Biol. 2013;992:273-7.

39. Nowak G. The ecarin clotting time, a universal method to quantify direct thrombin inhibitors. Pathophysiol Haemost Thromb. 2003;33(4):173-83.

40. Johnsen JM, Konkle BA. Differential diagnosis of the bleeding patient. In: Marder VJ, Aird WC, Bennett JS. Hemostasis and thrombosis. Basic principles and clinical practice. Philadelphia: Lippincotti Williams & Wilkins; 2013.

41. Gorlinger K, Bergmann L, Dirkmann D. Coagulation management in patients undergoing mechanical circulatory support. Best Pract Res Clin Anaesthesiol. 2012;26(2):179-98.

42. Ahn Y, Gorlinger K. Coagulopathy and hypercoagulability. In: Wiener-Krosnish JP, Bagchi A, Charnin JE. Critical care handbook of the Massachusetts General Hospital. Philadelphia: Lippincott Williams & Wilkins; 2016.

43. Levy JH, Faraoni D, Spring JL, Douketis JD, Samama CM. Managing new oral anticoagulants in the perioperative and intensive care unit setting. Anesthesiology. 2013;118(6):1466-74.

44. Thomas O, Lybeck E, Strandberg K, Tynngård N, Schött U. Monitoring low molecular weight heparins at therapeutic levels: dose-responses of, and correlations and differences between aPTT, anti-factor Xa and thrombin generation assays. PLoS One. 2015;10(1):e0116835.

45. Koscielny J, Rutkauskaite E. Rivaroxaban and hemostasis in emergency care. Emerg Med Int. 2014;2014:935474.

46. Iapichino GE, Bianchi P, Ranucci M, Baryshnikova E. Point-of-Care coagulation tests monitoring of direct oral anticoagulants and their reversal therapy: state of the art. Semin Thromb Hemost. 2017;43(4):423-432.

47. Welsby IJ, McDonnell E, El-Moalem H, Stafford-Smith M, Toffaletti JG. Activated clotting time systems vary in precision and bias and are not interchangeable when following heparin management protocols during cardiopulmonary bypass. J Clin Monit Comput. 2002;17(5):287-92.

48. Horton S, Augustin S. Activated clotting time (ACT). Methods Mol Biol. 2013;992:155-67.

49. Wikkelso A, Wetterslev J, Moller AM, Afshari A. Thromboelastography (TEG) or thromboelastometry (ROTEM) to monitor haemostatic treatment versus usual care in adults or children with bleeding. Cochrane Database Syst Rev. 2016;8:CD007871.

50. Franchini M, Marano G, Veropalumbo E, Masiello F, Pati I, Candura F, et al. Patient blood management: a revolutionary approach to transfusion medicine. Blood Transfus. 2019;17(3):191-195.

51. Collins P, Abdul-Kadir R, Thachil J. Management of coagulopathy associated with postpartum hemorrhage: guidance from the SSC of the ISTH. J Thromb Haemost. 2016;14(1):205-10.

52. Rossaint R, Bouillon B, Cerny V, Coats TJ, Duranteau J, Fernández-Mondéjar E, et al. The European guideline on management of major bleeding and coagulopathy following trauma: fourth edition. Crit Care. 2016;20:100.

53. Gorlinger K, Perez-Ferrer A, Dirkmann D, Saner F, Maegele M, Calatayud ÁAP, et al. The role of evidence-based algorithms for rotational thromboelastometry-guided bleeding management. Korean J Anesthesiol. 2019;72(4):297-322.

54. Rossaint R, Afshari A, Bouillon B, Cerny V, Cimpoesu D, Curry N, et al. The European guideline on management of major bleeding and coagulopathy following trauma: sixth edition. Crit Care. 2023;27(1):80.

55. Hoffman M, Monroe III DM. A cell-based model of hemostasis. Thromb Haemost. 2001;85(6):958-65.

56. Davie EW, Ratnoff OD. Waterfall sequence for intrinsic blood clotting. Science. 1964;145(3638):1310-2.

57. Macfarlane RG. An Enzyme cascade in the blood clotting mechanism, and its function as a biochemical amplifier. Nature. 1964;202:498-9.

58. Hartert H. Blutgerinnungsstudien mit der thrombelastographie, einem neuen untersuchungsverfahren. Klin Wochenschr. 1948;26(37-38):577-83.

59. Calatzis A, Fritzsche P, Calatzis A, Kling M, Hipp R, Sternberger A. A comparison of the technical principle of the ROTEG coagulation analyser and conventional thrombelastographic systems. Ann Hematol. 1996;76(1;Suppl):P90.

60. Gorlinger K, Dirkmann D, Solomon C, Hanke AA. Fast interpretation of thromboelastometry in non-cardiac surgery: reliability in patients with hypo-, normo-, and hypercoagulability. Br J Anaesth. 2013;110(2):222-30.

61. Woolley T, Midwinter M, Spencer P, Watts S, Doran C, Kirkman E. Utility of interim ROTEM® values of clot strength, A5 and A10, in predicting final assessment of coagulation status in severely injured battle patients. Injury. 2013;44(5):593-9.

62. Olde Engberink RH, Kuiper GJ, Wetzels RJ, Nelemans PJ, Lance MD, Beckers EA, et al. Rapid and correct prediction of thrombocytopenia and hypofibrinogenemia with rotational thromboelastometry in cardiac surgery. J Cardiothorac Vasc Anesth. 2014;28(2):210-6.

63. Dekker SE, Viersen VA, Duvekot A, de Jong M, van den Brom CE, van de Ven PM, et al. Lysis onset time as diagnostic rotational thromboelastometry parameter for fast detection of hyperfibrinolysis. Anesthesiology. 2014;121(1):89-97.

64. Corredor C, Wasowicz M, Karkouti K, Sharma V. The role of point-of-care platelet function testing in predicting postoperative bleeding following cardiac surgery: a systematic review and meta-analysis. Anaesthesia. 2015;70(6):715-31.

65. Petricevic M, Biocina B, Milicic D, Rotim C, Boban M. Platelet function testing and prediction of bleeding in patients exposed to clopidogrel undergoing coronary artery surgery. Clin Cardiol. 2015;38(7):443-4.

66. Cammerer U, Dietrich W, Rampf T, Braun SL, Richter JA. The predictive value of modified computerized thromboelastography and platelet function analysis for postoperative blood loss in routine cardiac surgery. Anesth Analg. 2003;96(1):51-7.

67. Davidson SJ, McGrowder D, Roughton M, Kelleher AA. Can ROTEM thromboelastometry predict postoperative bleeding after cardiac surgery? J Cardiothorac Vasc Anesth. 2008;22(5):655-61.

68. Raphael J, Mazer CD, Subramani S, Schroeder A, Abdalla M, Ferreira R, et al. Society of Cardiovascular Anesthesiologists Clinical Practice Improvement Advisory for Management of Perioperative Bleeding and Hemostasis in Cardiac Surgery Patients. Anesth Analg. 2019;129(5):1209-21.

69. von Kaulla KN, Ostendorf P, von Kaulla E. The impedance machine: a new bedside coagulation recording device. J Med. 1975;6(1):73-88.

70. Ganter MT, Hofer CK. Coagulation monitoring: current techniques and clinical use of viscoelastic point-of-care coagulation devices. Anesth Analg. 2008;106(5):1366-75.

# 93

# Monitorização Neuromuscular

Rita de Cássia Rodrigues ■ Maria Angela Tardelli

## INTRODUÇÃO

Administrar um bloqueador neuromuscular (BNM) durante uma anestesia geral, feito de Griffith e Johnson em 1942, foi uma das práticas mais revolucionárias e significativas da anestesiologia, amplamente disseminada após a publicação de Gray e Halton, em 1946, utilizando doses maiores de d-tubocurarina em 1.000 pacientes.[1] Não tardou para que a estimulação direta de nervo motor periférico e o registro da contração muscular fossem descritos e recomendados para avaliação do bloqueio. Contudo, o conhecimento e a disponibilidade destas práticas, que permitia um relaxamento maior sem a necessidade de aprofundar a anestesia a níveis arriscados, não foram suficientes para tornar a anestesia geral com o uso de BNMs mais segura. Ao contrário, o estudo de Beecher e Todd[2], de 1954, demonstrou aumento na mortalidade de quase seis vezes nos pacientes que receberam BNM, e 63% destas por falência respiratória. Nas décadas que se seguiram, muito se avançou com o surgimento de novos BNMs, com menos efeitos adversos e características farmacodinâmicas mais oportunas, concomitante ao desenvolvimento de padrões e técnicas de monitorização da transmissão neuromuscular (MTNM). Contudo, a despeito de todo este progresso, a literatura mantém-se repleta de estudos documentando complicações pós-operatórias relacionadas ao uso destes fármacos, consequência da presença de certo grau de bloqueio neuromuscular despercebido no período de recuperação da anestesia e extubação do paciente, e a pouca, quando não inadequada, utilização da MTNM, essencial para evitá-las.[3-7] O uso adequado e seguro dos BNMs e seus agentes reversores envolve a avaliação da profundidade do bloqueio em todos os diferentes momentos da anestesia, da indução à recuperação. A importância da MTNM reside em assegurar: (1) intensidade de bloqueio NM suficiente para permitir condições ótimas para a intubação traqueal e a cirurgia proposta, e (2) completa eliminação dos efeitos do BNM ao final da anestesia.

Classicamente, a MTNM é dividida em: (1) **monitorização clínica,** realizada através de testes e sinais clínicos à beira-leito; (2) **qualitativa ou subjetiva,** realizada através da avaliação visual ou tátil da resposta muscular a um estímulo elétrico em um nervo motor periférico, ou seja, resposta evocada, deliberado por um estimulador de nervo periférico (ENP), e (3) **quantitativa ou objetiva**, através da medida da resposta muscular evocada feita por um equipamento que emite estímulos elétricos padronizados e dispõe em tela em tempo real o valor da resposta obtido com estes estímulos. Desses três tipos de monitorização, a literatura atual é unânime em referir que a monitorização quantitativa é a única capaz de assegurar a adequada recuperação da TNM, e **deve** ser utilizada toda vez que se administra um BNM, independentemente se a recuperação for espontânea ou farmacológica.[8,9]

## ■ MONITORIZAÇÃO CLÍNICA

Alguns sinais clínicos estimam a qualidade do bloqueio NM, como na indução da anestesia, em que a facilidade de ventilação com a máscara facial e condições de intubação traqueal demonstram se o bloqueio está adequado ou não; ou, durante a cirurgia, quando o cirurgião refere se o campo operatório está satisfatório, ou não. Porém, os clássicos testes de avaliação da transmissão neuromuscular, conhecidos como testes "à beira do leito" realizados ao término da anestesia geral com uso de BNM perderam totalmente a credibilidade. Avaliar a capacidade do paciente em manter a cabeça erguida e/ou um membro inferior elevado por 5 segundos, reter um objeto entre os dentes (teste depressor da língua), deglutir, sorrir, falar, entre outros, faziam parte da monitorização clínica do bloqueio NM, e hoje em dia **não** fazem mais. Além de dependerem da colaboração do paciente, os resultados podem ser alterados muito mais pela ação central dos anestésicos do que pela ação do BNM. Outrossim, tem sido comprovada a pouca sensibilidade para avaliar a intensidade do bloqueio.[8-10] O consenso publicado por Naguib e col.[8] (2018), ressalta a inadequacidade desta monitorização e advoga que a mesma deve ser abandonada, como de fato diversas publicações têm recomendado.[9-13]

## MONITORIZAÇÃO QUALITATIVA E QUANTITATIVA

Ambas têm em comum a avaliação da resposta de um músculo a um estímulo elétrico padronizado no nervo motor periférico superficial que o supre. A diferença está no equipamento utilizado e na forma de avaliar a resposta muscular evocada. Enquanto a primeira utiliza apenas um ENP, cabendo ao anestesiologista subjetivamente avaliar a resposta, a segunda utiliza um aparelho, dito monitor da transmissão NM, que tem embutido um ENP e aparatos para medir e registar a resposta. Ambas não necessitam da cooperação do paciente, podem ser realizadas desde antes da indução até o pós-operatório imediato e excluem a influência da ação de anestésicos gerais ou hipnóticos.

Pelo fato de a resposta muscular evocada depender de vários fatores, tais como o local da estimulação, as características do estímulo elétrico (duração, intensidade e forma da onda) e o padrão de estimulação, além do estado contrátil do músculo e do estado funcional da junção neuromuscular, faz-se necessário conhecer os princípios da neuroestimulação, os padrões de estimulação e os tipos de avaliação e registro das respostas musculares.

### Princípios da Estimulação Elétrica

O estímulo elétrico é gerado e emitido por ENP, de corrente constante e especificações determinadas, o qual atingirá o nervo motor por meio de dois eletrodos dispostos em seu trajeto anatômico.

A intensidade do estímulo elétrico depende da duração do pulso (em milissegundos – ms) e da intensidade da corrente (em miliamperes – mA) que alcança a fibra nervosa. A *intensidade* (I) da corrente capaz de estimular todas as fibras do nervo estimulado e consequentemente todas as fibras musculares inervadas por ele é dita estímulo máximo (em mA). É variável de paciente para paciente, depende do tipo e posição do eletrodo, da resistência e impedância da pele e dos tecidos ao redor do nervo.[14] A *resistência* é a força que se opõe ao fluxo de energia entre o eletrodo e o nervo periférico, devendo sempre ser reduzida ao máximo antes de se iniciar a monitorização, através da limpeza e fricção do local com gaze e álcool e utilização de quantidade adequada de gel condutor.[15] A remoção de pelos também é importante, pois sua presença pode propiciar deslize dos eletrodos durante a monitorização o que resulta em mudança do local inicial de estimulação do nervo. Alterações da resistência durante a monitorização do bloqueio são esperadas

(o gel pode secar e perder sua condutibilidade, os pontos metálicos dos eletrodos podem se deslocar, pode haver diminuição de temperatura da pele). Enquanto a resistência eletrodo-pele oscilar dentro de certos limites, o ENP continuará emitindo a corrente especificada, pois a voltagem (V) mudará de acordo com a impedância (resistência) para manter a mesma intensidade de corrente, conforme a lei de Ohm I = V/R. Contudo, quando o aumento da resistência for maior que o limite superior, a corrente emitida diminuirá, o que pode resultar em diminuição do número de fibras musculares que atingirão o limiar, provocando diminuição da resposta evocada e, consequentemente, interpretação errônea de que o bloqueio está mais profundo. Para evitar que isso aconteça, a intensidade da corrente aplicada deverá ser 15% a 20% maior que o estímulo máximo,[14] a fim de que seja assegurado que todas as fibras musculares continuem a receber o estímulo máximo, independentemente das variações de resistência da pele que eventualmente ocorram. Os monitores atuais utilizados na prática clínica estabelecem a corrente supramáxima automaticamente ao ser acionado o botão de calibração. Em 75% dos pacientes a corrente supramáxima não ultrapassa 50 mA quando se estimula o nervo ulnar na altura do punho, razão dos monitores autocalibráveis já selecionarem automaticamente esta intensidade de corrente. A estimulação com correntes submáximas oferece resultados satisfatórios para avaliação de bloqueio NM nos pacientes já despertos da anestesia por gerar pouco desconforto, contudo, é possível que o grau de recuperação do bloqueio seja subestimado.[15-18]

A *frequência de estimulação* é outra importante variável que induz alterações na resposta evocada. É a velocidade (pulsos por segundo, dada em Hertz – Hz), em que os pulsos são liberados pelo ENP. Uma frequência de 0,1 Hz significa um pulso liberado a cada 10 segundos, uma frequência de 1 Hz, um pulso por segundo, e assim sucessivamente.

É de fundamental importância discriminar a frequência do estímulo, uma vez que o grau de bloqueio, o início, e a duração de ação obtidos com uma determinada dose de um BNM podem resultar diferentes, dependendo da frequência de estimulação aplicada. Frequências de estimulação ditas fisiológicas, entre 30 e 70 Hz induzem a mobilização de acetilcolina, que na ausência de BNM será suficiente para manter o músculo solicitado contraído. Acima de 70 Hz, a junção neuromuscular não é mais capaz de sustentar a contração muscular, ocorrendo a fadiga mesmo sem a presença do BNM.[15,18] A fadiga observada após estimulação rápida, em pacientes com bloqueio NM adespolarizante incompleto (< 100%), indica que os receptores nicotínicos pré-sinápticos, que modulam a mobilização de acetilcolina, estão ocupados pelo bloqueador, impedindo que mais acetilcolina seja liberada na fenda sináptica. Outro efeito importante da estimulação de alta frequência é aumentar o fluxo sanguíneo muscular local, entre cinco e seis vezes, o que aumenta a quantidade de BNM que chega à junção neuromuscular. Portanto, os efeitos da estimulação de alta frequência podem determinar avaliações errôneas do grau de bloqueio.

Outro fator importante na monitorização da TNM é a *temperatura da pele* sobre ou próxima ao músculo avaliado. A diminuição da temperatura corporal, que pode ocorrer durante a cirurgia, diminui a amplitude da resposta evocada, enquanto o aquecimento diminui as impedâncias do eletrodo, do binômio eletrodo-pele e do tecido.[19] A temperatura corporal deve ser mantida acima de 35°C, e a da pele, próxima ao músculo monitorado, deve ser mantida acima de 32°C.[14,19]

## ESTIMULADOR DE NERVO PERIFÉRICO

Considerando os princípios de neuroestimulação apresentados, e para uma monitorização da TNM confiável em diversos momentos, o **estimulador de nervo** deve apresentar as seguintes características: (1) ser de fácil portabilidade, leve e operado por baterias; (2) emitir corrente constante máxima entre 60 e 80 mA, de duração do estímulo entre 0,1 e 0,3 ms; (3) dispor de visor de leitura da intensidade da corrente; (4) termômetro integrado que continuamente meça a temperatura da pele/músculo monitorado; (5) dispor de vários padrões de estimulação, sendo essencial conter o padrão Sequência de Quatro Estímulos (SQE ou TOF – *Train of Four*); (6) visor mostrando graficamente as respostas aos estímulos deliberados, as quatro contrações da SQE quando presentes, e a relação $T_4/T_1$; (7) idealmente: alarme que dispare quando a corrente emitida for menor que o valor preestabelecido, e que seja integrado com o monitor multiparamétrico e a ficha eletrônica de anestesia (PEP).[12]

## POSICIONAMENTO DOS ELETRODOS

Os eletrodos estabelecem conexão entre o ENP, ou o monitor de TNM, e o paciente. A preparação da pele, o posicionamento, a distância entre eles e o tipo do eletrodo influenciam a resposta muscular evocada obtida e, portanto, a monitorização.[14,19,20] Com eletrodos de superfície, os mesmos utilizados em monitorização eletrocardiográfica, obtém-se máxima estimulação do nervo com correntes variando de 20 a 70 mA, enquanto com os eletrodos subcutâneos (semelhantes a agulhas de insulina), estes valores devem ser reduzidos para 10 mA. Estes últimos são mais utilizados em pacientes obesos, edemaciados, de pele espessa ou com extremidades muito frias. Os eletrodos pediátricos utilizados em eletrocardiografia são bem indicados por permitirem adaptação mais anatômica e contribuírem, dada a menor superfície de contato, para intensificar a densidade da corrente na área subjacente.[14] A área de contato destes eletrodos com a pele deve ser de 7 a 11 mm de diâmetro, e a distância entre eles, entre 3 e 6 cm.[14]

O eletrodo negativo, por convenção de cor preta, pode ser colocado bem próximo ao nervo que se deseja estimular, e é denominado eletrodo ativo; o eletrodo positivo, de cor vermelha ou branca, é o eletrodo indiferente ou inativo e deve ser colocado em posição proximal ao negativo. A colocação incorreta dos eletrodos pode resultar na estimulação direta do músculo.[14]

## LOCAL DE ESTIMULAÇÃO

A unidade nervo-músculo escolhida e o local de estimulação do nervo e do sensor de registro da contração muscular (quando a monitorização é quantitativa) são outras variáveis que influenciam a magnitude da resposta evocada.[15,20] Embora qualquer nervo motor possa ser estimulado, dá-se preferência aos nervos cuja disposição anatômica seja superficial à pele, cujo músculo correspondente só tenha inervação provida pelo mesmo, seja de fácil acesso para colocação dos eletrodos e cuja resposta seja facilmente vista e mensurável. O local de estimulação mais utilizado é o nervo ulnar na altura do punho (Figura 93.1), que causará o movimento de adução do polegar por contração do referido músculo. Deve-se sempre ter em mente que, não raro, eventual flexão da porção medial da mão, causada inadvertidamente pela estimulação direta do flexor profundo dos dedos pode ocorrer, o que superestimará a resposta, razão pela qual os dedos devem estar devidamente afixados. Caso persista a observação da estimulação direta de outros músculos, os eletrodos devem ser movidos paulatinamente até se observar a melhor resposta.

Para a estimulação do nervo ulnar um eletrodo é colocado ao lado do tendão flexor ulnar do carpo, aproximadamente 1 cm próximo à dobra do punho, e o outro 2 a 3 cm para cima, de modo a ficar uma distância de 3 a 6 cm entre os pontos centrais das porções metálicas.[14] A polaridade dos eletrodos neste caso pode não ser considerada, pois ambos estão próximos do punho, onde o nervo é bastante super-

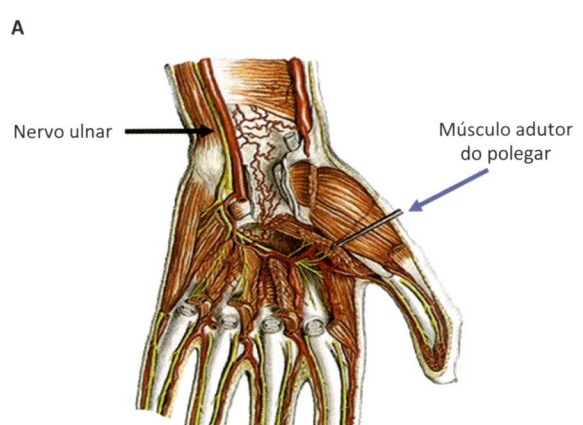

**A**

Nervo ulnar

Músculo adutor do polegar

**B**

3 – 6 cm

Nervo Ulnar

▲ **Figura 93.1** **(A)** Figura ilustrativa da unidade nervo ulnar-músculo AP. **(B)** Colocação dos eletrodos sobre o nervo ulnar.

ficial, caso contrário o eletrodo negativo, que é ativo (despolarizante, de cor preta), deverá ser colocado distalmente para se ter certeza da máxima despolarização do nervo.[14]

O nervo tibial posterior, o nervo poplíteo lateral ou nervo fibular comum podem ser opções na eventualidade dos membros superiores estarem inacessíveis[21] (Figura 93.2). Para a estimulação do nervo tibial posterior, os eletrodos são colocados atrás do maléolo medial da tíbia, e a resposta evocada será a flexão plantar do grande artelho.

Outro local comum de estimulação é o ramo temporal do nervo facial, que possibilita avaliar a resposta do músculo orbicular do olho (OO) ou do corrugador do supercílio (CS).[21] Os eletrodos de superfície podem ser colocados próximos ao lóbulo da orelha, onde o nervo emerge do forâmen estilomastóideo, ou 2 a 3 cm posteriores à borda lateral da órbita, localização mais recomendável (Figura 93.3). Para avaliação da resposta do músculo OO, o sensor deve ser colocado na metade externa da pálpebra superior, e para avaliação do CS, na metade interna do arco, imediatamente acima da sobrancelha (Figura 93.4).

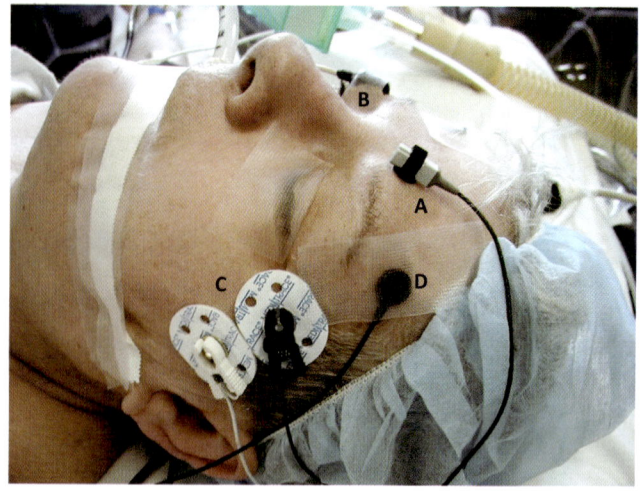

▲ **Figura 93.4** Monitorização por aceleromiografia do nervo facial exemplificando dois locais de colocação dos sensores: **(A)** no músculo corrugador do supercílio e **(B)** no músculo orbicular do olho. **(C)** Eletrodos e **(D)** sensor de temperatura.

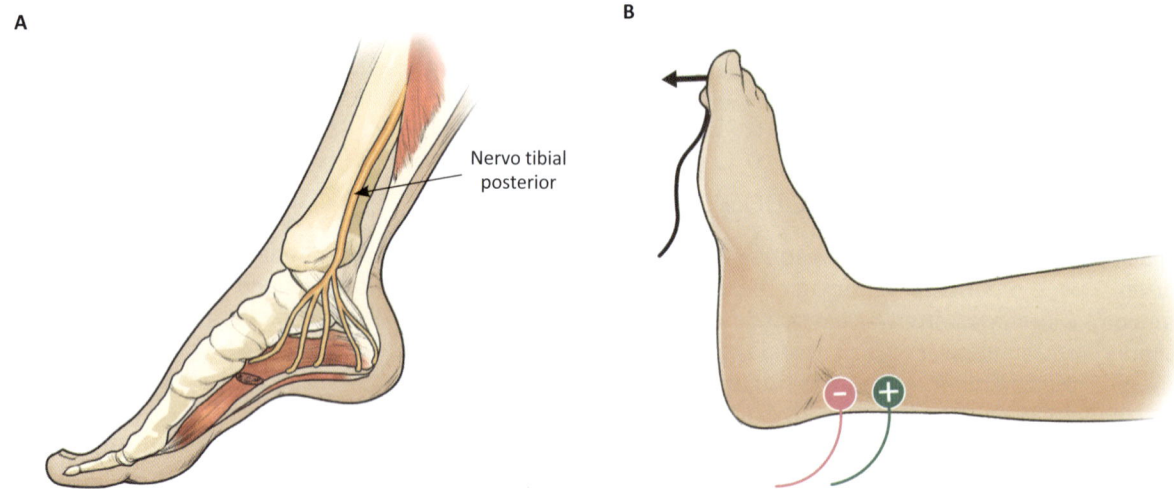

Nervo tibial posterior

▲ **Figura 93.2** **(A)** Nervo tibial posterior. **(B)** Local de estimulação do nervo tibial posterior e a flexão plantar do hálux à estimulação, indicada pela seta.

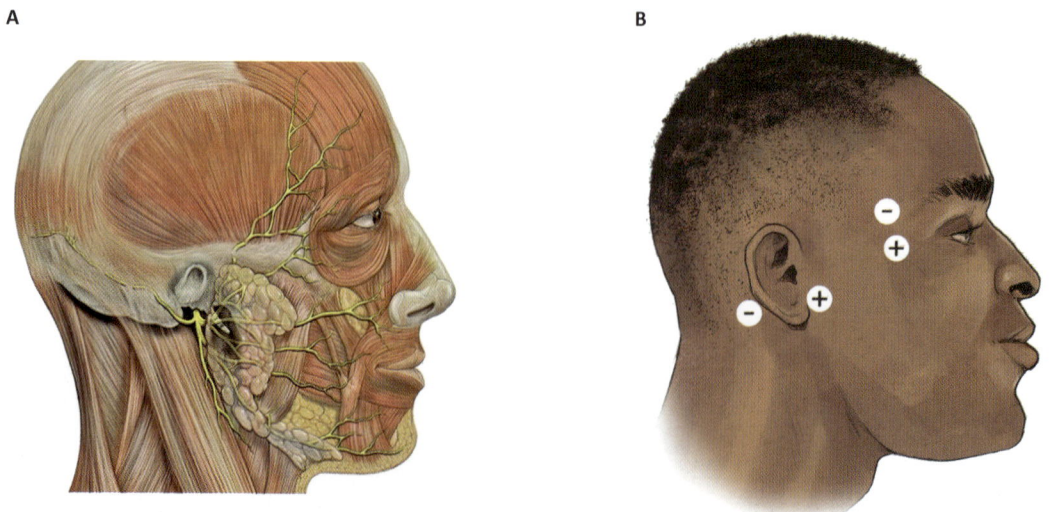

▲ **Figura 93.3** **(A)** Nervo facial. **(B)** Locais de estimulação do nervo facial.

Como ocorre com a unidade nervo ulnar-músculo AP, contrações dos músculos circunvizinhos podem ocorrer por estimulação direta de fibras musculares próximas. Nessa eventualidade, mesmo na presença de bloqueio NM observa-se que as respostas aos padrões de estimulação não desapareçam, e/ou que as respostas evocadas são todas de igual amplitude (não há fadiga ao estímulo SQE que será visto adiante). Essa situação, embora pouco provável de acontecer com correntes inferiores a 40 mA – corrente supramáxima geralmente deliberada nestes músculos faciais –, pode conduzir o anestesiologista a subestimar o bloqueio e/ou questionar a confiabilidade do monitor. Nessas situações é importante reavaliar a correta localização dos eletrodos e a intensidade da corrente de estimulação.

## SENSIBILIDADE DOS GRUPOS MUSCULARES AOS BNM

Outro ponto fundamental a ser considerado na monitorização da TNM é qual a unidade nervo-músculo a ser escolhida, tendo em mente que a sensibilidade dos diversos grupos musculares aos BNMs não é uniforme. As causas dessa sensibilidade heterogênea podem ser atribuídas às diferenças encontradas entre eles no fluxo sanguíneo, temperatura, densidade de receptores colinérgicos na placa mioneural, proporção de junções neuromusculares e composição das fibras musculares.[22]

O diafragma é o músculo mais resistente aos BNM, seguindo o CS, os músculos adutores da laringe (cordas vocais), OO, músculos abdominais, AP, flexor do hálux, genioglosso, masseter, e os da faringe (suprahióideos)[23] (Figura 93.5) que desempenham o papel de protetores das vias aéreas (deglutição).[22-25] Importante ressaltar que o diafragma e os músculos adutores da laringe, similares quanto à resposta aos BNM adespolarizantes, são cerca de 1,5 a 2 vezes mais resistentes que o músculo AP, e que, tanto o início como o término de ação dos BNMs são mais rápidos nestes primeiros do que neste último, mas, por outro lado, o bloqueio é menos intenso.[22,24] O início mais rápido pode ser explicado pelo maior fluxo sanguíneo nesses músculos

e, portanto, chegada mais rápida do relaxante na placa motora. O menor grau de bloqueio e a recuperação mais rápida dos músculos da laringe (resistência relativa aos BNMAs) em relação ao AP podem ser justificados por diferenças morfológicas entre eles, quer pela maior densidade de receptores colinérgicos nas fibras de contração rápida, quer pelo maior número de receptores relativos ao tamanho da fibra dos primeiros. Em resumo: no diafragma e laringe, o início de ação dos BNMAs é mais rápido, o pico de efeito é menor e a recuperação é mais precoce do que no músculo AP, sendo necessárias doses 1,5 a 2 vezes maiores para total relaxamento dos primeiros em relação ao AP. O músculo CS, por refletir melhor o relaxamento que ocorre na laringe comparativamente ao AP, é boa opção de monitorização para determinar o momento mais precoce para a intubação traqueal, útil na situação de intubação em sequência rápida. Os músculos da faringe, assim como os da língua, em particular o genioglosso, envolvidos na deglutição, são pouco mais sensíveis aos BNM adespolarizantes que o AP, ou seja, a recuperação total da TNM neste grupo muscular ocorre pouco após a do AP. Portanto, é crucial certificar-se da total recuperação do músculo AP para considerar a extubação segura. De todos os grupos musculares passíveis de serem monitorados, o músculo AP, por ser um dos últimos músculos em que a transmissão é restaurada, é uma excelente opção para avaliar a recuperação da TNM ao final da anestesia, para se proceder à retirada do tubo traqueal assegurando-se que não há bloqueio residual e risco potencial de complicações.[13,14,21] Quando altas doses de BNMs são utilizadas, o mais rápido início de ação no diafragma predomina e o bloqueio desse músculo é evidenciado antes do bloqueio do músculo AP. Contudo, se doses menores de BNM são administradas, a menor sensibilidade do diafragma pode predominar, e a resposta evocada do músculo AP ser abolida 30 a 60 segundos antes de relaxamento máximo do diafragma e dos músculos da laringe, e o paciente manifestar "*bucking*" ou esforço diafragmático à passagem do tubo endotraqueal.

Em termos práticos: ao se monitorizar o bloqueio NM utilizando-se o nervo ulnar – músculo AP, é importante lembrar que tanto o início de ação quanto a recuperação do bloqueio ocorrem mais rapidamente no diafragma.

## PADRÕES DE ESTIMULAÇÃO

O padrão de estimulação é definido pela frequência de estimulação, que pode ser única ou combinada. Em qualquer padrão de estimulação os estímulos são deliberados com corrente de intensidade supramáxima, com pulsos de ondas quadradas de duração até 0,3 ms; o que varia é apenas a frequência do estímulo. Existem cinco padrões de estimulação na prática clínica da MTNM.

### Estímulo Simples (ES)

Trata-se de estímulos supramáximos emitidos à frequência de 0,1 (1 estímulo a cada 10 segundos) até 1 Hz (1 estímulo por segundo). A resposta obtida ao ES será uma contração muscular única (T = *twitch*), cuja magnitude dependerá da frequência utilizada. Frequências maiores que 0,15 Hz ocasionam diminuição progressiva da contração

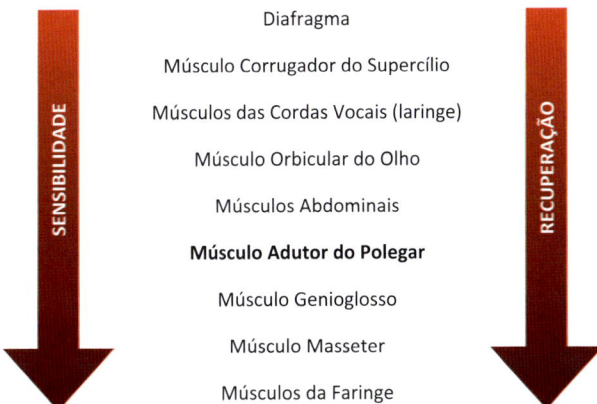

SENSIBILIDADE →

Diafragma

Músculo Corrugador do Supercílio

Músculos das Cordas Vocais (laringe)

Músculo Orbicular do Olho

Músculos Abdominais

**Músculo Adutor do Polegar**

Músculo Genioglosso

Músculo Masseter

Músculos da Faringe

→ RECUPERAÇÃO

▲ **Figura 93.5** Sensibilidade e recuperação dos diferentes músculos e grupos musculares aos bloqueadores neuromusculares. Observar que os músculos da faringe, responsáveis pela deglutição, são os últimos a se recuperarem do bloqueio neuromuscular.

muscular pela incapacidade de a mobilização de acetilcolina atender à demanda da estimulação, superestimando o grau de bloqueio. Essa diminuição progressiva cessa e a resposta se estabiliza ao ser atingido um equilíbrio entre liberação e síntese de acetilcolina. Portanto, a resposta obtida com 1 Hz é menor que a resposta obtida com 0,1 Hz, e os resultados obtidos com uma dada frequência devem ser comparados somente com outros de mesma frequência de estimulação.[8] A frequência de 1 Hz geralmente é utilizada apenas no início da monitorização para obtenção do estímulo supramáximo, ao se calibrar o monitor, dado o menor tempo despendido para tal (Figura 93.6), contudo, nos estudos em que se avalia o início de ação de um BNM, utiliza-se a frequência de 0,1 Hz ou a primeira resposta da SQE.[14]

A resposta ao ES só começa a diminuir quando 75% a 80% dos receptores nicotínicos pós-sinápticos estiverem ocupados pelo BNM, e desaparece completamente quando

há ocupação de 90% a 95%.[15] A estreita faixa de detecção de receptores bloqueados conferida pelo ES limita sua utilização na prática clínica, pois o retorno ao nível de resposta controle inicial pode ocorrer sem que haja significativo número de receptores livres. Além disso, a incapacidade de distinguir o tipo de bloqueio, se despolarizante ou adespolarizante,[21] necessitar de medidas iniciais de controle e ser insensível na detecção do bloqueio residual o tornam pouco úteis na prática clínica. Este padrão de estimulação é útil para determinação de: corrente supramáxima, $DE_{95}$ do BNM (dose efetiva para 95% de bloqueio, ou seja, diminuição de 95% da amplitude ou altura da contração), início de ação, duração clínica de ação, duração farmacológica ou total, índice de recuperação 25% a 75% (Figura 93.7). Esses tempos são sempre considerados a partir do início da injeção do BNM.

## Sequência de Quatro Estímulos (SQE), ou *Train-of-Four* (TOF)

Este é o padrão de MTNM estimulação de maior utilidade na prática clínica, essencial para orientação do momento seguro e adequado para a extubação traqueal, introduzido por Ali e col.[26] em 1971. Consiste na emissão de quatro estímulos supramáximos de 0,1 a 0,2 ms cada um, a intervalos de 0,5 segundo, à frequência de 2 Hz (4 estímulos em 2 segundos), deliberados pelo ENP a cada 10 a 15 segundos. Na presença de bloqueio adespolarizante parcial ou incompleto (menor que 100%), essa frequência resulta em contrações musculares distintamente separadas, que exibem uma progressiva diminuição em sua amplitude ($T_1 > T_2 > T_3 > T_4$), fenômeno denominado fadiga (Figura 93.8). Essa resposta "decrescente" significa que a frequência de 2 Hz é rápida o suficiente para produzir depleção dos estoques de acetilcolina disponíveis, e lenta o suficiente para não levar à mobilização.

O grau de fadiga é diretamente proporcional ao grau do bloqueio neuromuscular, o qual pode ser avaliado pelo número de respostas que aparecem à estimulação SQE e através da relação entre a amplitude da quarta e da primeira resposta da sequência, que é conhecida como razão do TOF ou da SQE, que é o valor de $T_4/T_1$. Diferentemente do padrão

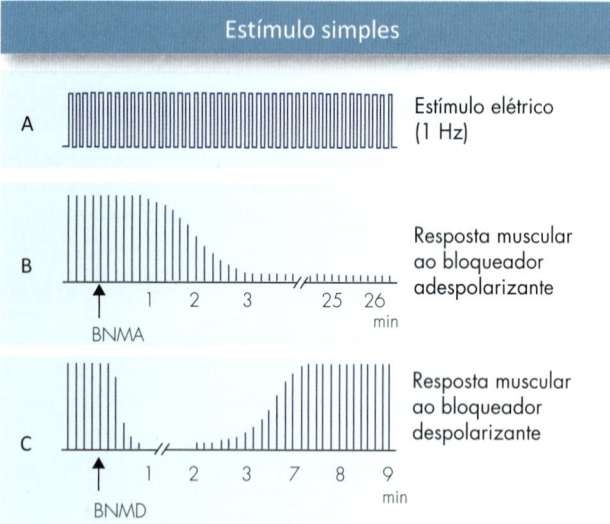

▲ **Figura 93.6 (A)** Estímulo elétrico com ondas quadradas de 0,2 ms e frequência de 1 HZ. **(B)** e **(C)** amplitude das respostas evocadas antes e após a administração dos dois tipos de bloqueadores neuromusculares. Com o BNMA **(B)**, observa-se a maior duração do bloqueio neuromuscular.

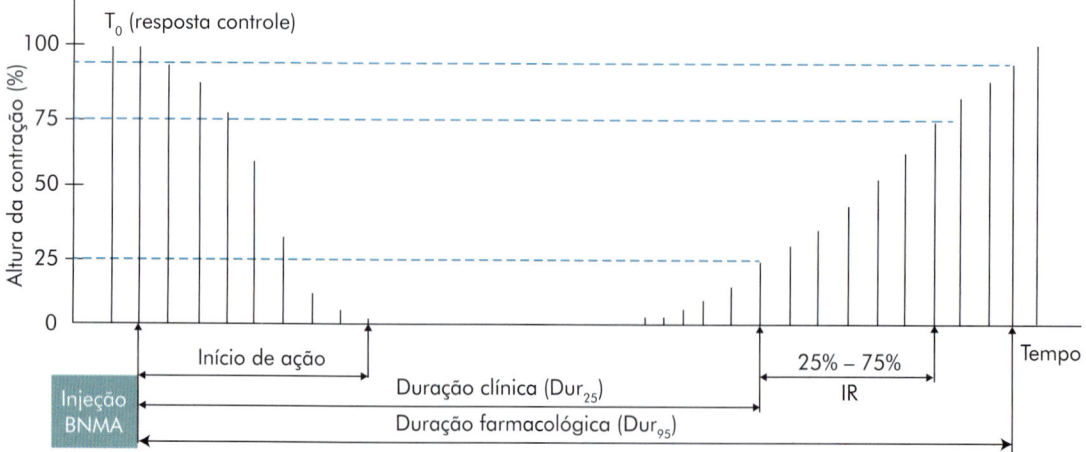

▲ **Figura 93.7** Variáveis farmacodinâmicas obtidas com a monitorização quantitativa realizada com o estímulo simples. IR = índice de recuperação.

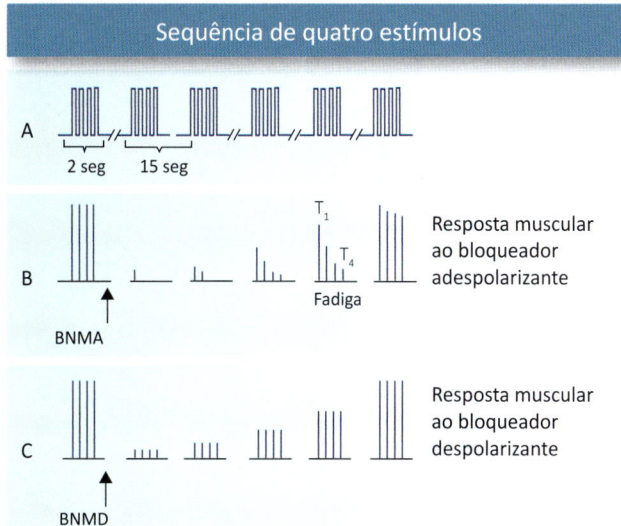

A

2 seg    15 seg

B

$T_1$

$T_4$

Fadiga

BNMA

Resposta muscular
ao bloqueador
adespolarizante

C

BNMD

Resposta muscular
ao bloqueador
despolarizante

▲ **Figura 93.8 (A)** Estímulo elétrico de frequência de 2 Hz.
**(B)** Respostas musculares obtidas com o BNMA, denotando
a fadiga na recuperação da TNM. **(C)** Respostas musculares
obtidas com o BNMD observando que as quatro respostas ao
estímulo são de mesma amplitude, sem haver fadiga.

ES, a SQE não requer uma resposta controle ou basal para
determinar o grau de bloqueio, pois o mesmo é inversamente proporcional à relação $T_4/T_1$. Após a administração de um
BNM adespolarizanate, a razão do TOF ($T_4/T_1$) só começa a
decrescer quando mais do que 70% a 75% dos receptores
colinérgicos da placa mioneural estão ocupados e $T_1$ pode
não se alterar até a relação $T_4/T_1$ ficar menor que 0,7.[15]
Quando a quarta resposta ($T_4$) da SQE desaparece por completo, a primeira contração ($T_1$) é aproximadamente 25%
da contração controle, inicial, antes da administração do
BNM adespolarizante e cerca de 80% dos receptores estão
ocupados. Desaparecimento da terceira ($T_3$) e segunda ($T_2$)
respostas corresponde a 85% e 85% a 90% de receptores
bloqueados, respectivamente.[27] Quando 90% ou mais dos
receptores estão ocupados pelo BNMA, todas as respostas
à SQE desaparecem e o bloqueio é de 100%.[27] A recuperação subsequente de $T_4$ tende a ser grosseiramente paralela
à de T1, tanto que, quando T1 alcança 95% a 100% do valor
inicial, $T_4$ é 70% do valor inicial, portanto, $T_4/T_1$ será aproximadamente 0,7, ou seja 70%, o que corresponde a um grau
de bloqueio NM de 30% (inversamente proporcional).

Para assegurar o retorno da função dos músculos protetores das vias aéreas superiores e evitar o bloqueio neuromuscular residual, há necessidade de $T_4/T_1 \geq 0,9$.[13,14,28] Outra
grande vantagem da SQE é ser consideravelmente pouco
dolorosa, podendo ser utilizada na sala de recuperação
anestésica e em terapia intensiva em pacientes acordados.
Estudos demonstram que pode ser realizada com correntes
de estimulação submáxima, em torno de 20 mA, que torna o estímulo menos doloroso, sem perder a efetividade da
resposta significativamente.[14,17]

No bloqueio despolarizante, por não ocorrer fadiga, na
SQE as quatro respostas são praticamente idênticas, quer
seja na indução do bloqueio, quer seja na recuperação, o que
mantém a relação $T_4/T_1$ entre 0,9 e 1,0 ($T_4 = T_1$) (Figura 93.8).

Na eventualidade desse bloqueio tornar-se fase II, surgirá a
fadiga, facilmente evidenciada pela diminuição progressiva
das quatro respostas e da relação $T_4/T_1 < 0,9$-1,0.

A imensa contribuição deste padrão de estimulação é sua
correlação incontestável com o bloqueio NM residual. Na recuperação do bloqueio NM adespolarizante, ao se evidenciar,
através da monitorização quantitativa como será visto adiante, que T4 é menor que T1, e a relação $T_4/T_1$ mensurada for
menor que 0,9 (90%), a extubação está contraindicada, pois
há risco de aspiração e complicações pulmonares.

O valor da primeira resposta da SQE, $T_1$ tem sido considerado igual ao da resposta ao ES. Isto é válido, e tem sido
utilizado como referência nos estudos em que se utiliza este
padrão de estimulação, mas desde que o intervalo entre
cada SQE seja superior a 12 segundos.[14]

## Estimulação Tetânica (ET)

É a emissão de estímulo supramáximo de duração extremamente rápida, ou seja, à frequência entre 30 e 200
Hz. Todo estímulo com frequência igual ou superior a 30
Hz resulta em contração mantida do músculo e é descrito
como estímulo tetânico. Em condições normais, a quantidade de acetilcolina liberada na fenda sináptica, em resposta a
uma ampla variação de frequências de estimulação, é muito
maior do que a necessária para gerar um potencial de placa,
resultado da ampla margem de segurança da junção neuromuscular. Entretanto, dependendo da frequência e do tempo da ET, a quantidade liberada diminui progressivamente
até alcançar um valor correspondente ao equilíbrio entre
síntese e liberação de acetilcolina que, embora exacerba-
das, podem resultar insuficientes para manter a contração
muscular, resultando em fadiga.

Frequência de 50 Hz por mais de 5 segundos (Figura
93.9), de 100 Hz por mais de 3 segundos ou de 200 Hz por
mais de 2 segundos causam o aparecimento de fadiga.[15,21]

Quando a margem de segurança da junção neuromuscular é diminuída por doença ou na presença de bloqueio NM
adespolarizante incompleto, a quantidade de acetilcolina liberada na sinapse diante da alta frequência de estimulação
alcançará, em um dado momento, um nível insuficiente para
gerar um potencial de placa e a contração muscular, ocorrendo a fadiga, ou seja, há a resposta contrátil, mas a mesma
não é mantida. Enquanto a fadiga após a ET ou à SQE é um
fenômeno pré-juncional, a supressão da contração muscular
ao ES é primariamente um efeito pós-juncional.

O grau de fadiga dependerá de: frequência e duração da
estimulação, intervalo de repetição em que é aplicado, e primordialmente do grau de bloqueio. Quanto maiores a frequência e duração do estímulo, mais intensa e notável será
a fadiga, por outro lado, quanto mais profundo o bloqueio
(excessiva quantidade de BNMA), maior a probabilidade de
não ocorrer a contração muscular, ou seja, nada acontecer,
pois a fadiga só surge quando o bloqueio estiver menos profundo. Embora a estimulação tetânica evidencie a presença
de bloqueio NM adespolarizante pelo surgimento da fadiga,
não é possível medi-la, ou seja, esse padrão não quantifica a
profundidade do grau de bloqueio ao contrário da SQE, que
o faz através da relação $T_4/T_1$.

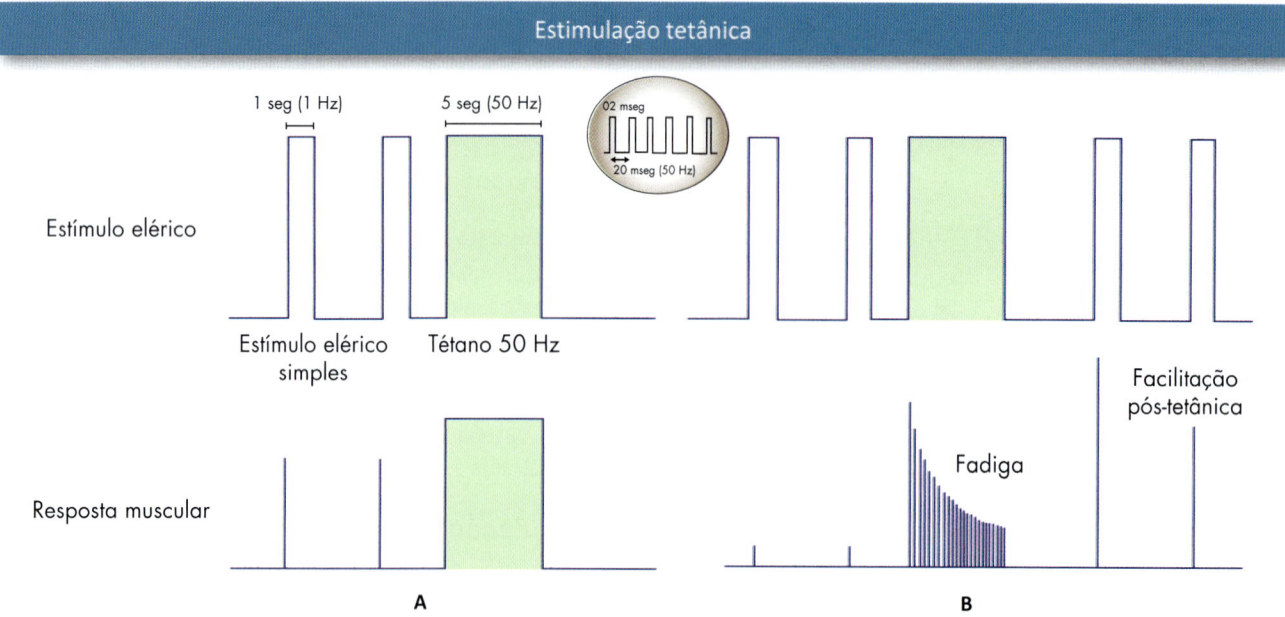

▲ **Figura 93.9 (A)** Resposta muscular ao estímulo simples e ao tétano antes da administração de BNMA. **(B)** Resposta muscular, na presença de bloqueio neuromuscular adespolarizante parcial, < 100%, com destaque para o surgimento de fadiga e do fenômeno da facilitação pós-tetânica após o tétano.

Se um estímulo simples for aplicado após uma ET, observa-se aumento da resposta contrátil, o que é chamado de potencialização pós-tetânica, justificada tanto por um aumento intrínseco da contração muscular como pela facilitação da TNM. O aumento da contração muscular é explicado pelo aumento da liberação de cálcio dentro da fibra muscular induzido pela ET, dependendo diretamente da frequência e duração do estímulo.[21] A facilitação da TNM, por sua vez, é resultado do aumento da mobilização e liberação de acetilcolina induzidos pelo ET, perdura em torno de 60 segundos após cessado o estímulo, e também depende da intensidade do bloqueio adespolarizante: quanto mais profundo, menor a facilitação.[21] O bloqueio despolarizante, como não induz à fadiga, da mesma forma não induz à potencialização pós-tetânica ou à facilitação da TNM.

O padrão de estimulação tetânica isoladamente tem pouco uso na prática clínica, exceto no contexto de contagem pós-tetânica (Figura 93.10).

## Contagem Pós-tetânica (CPT)

Fundamenta-se na facilitação pós-tetânica. Consta de um estímulo tetânico padronizado, seguido, após alguns segundos, de ES deliberados continuamente pelo ENP ou monitor da TNM à frequência de 1 Hz. Só é passível de ser observada durante o BNM adespolarizante completo ou profundo, portanto, quando não há resposta ao ES e à SQE.[8,9] Viby-Mogensen e col.[29] preconizaram o padrão de CPT como um ET de 50 Hz por 5 segundos, seguido 3 segundos depois por ES de 1 Hz (Figura 93.10). Somente avalia quão profundo está um bloqueio maior que 100%, ou seja, com mais de 95% de receptores ocupados. Nesta situação, ao se deflagrar a CPT, não há resposta ao tétano, mas pode haver ao ES que se segue automaticamente. Quanto menor o número de contrações musculares evocadas que surgem pelo ES, mais profundo é

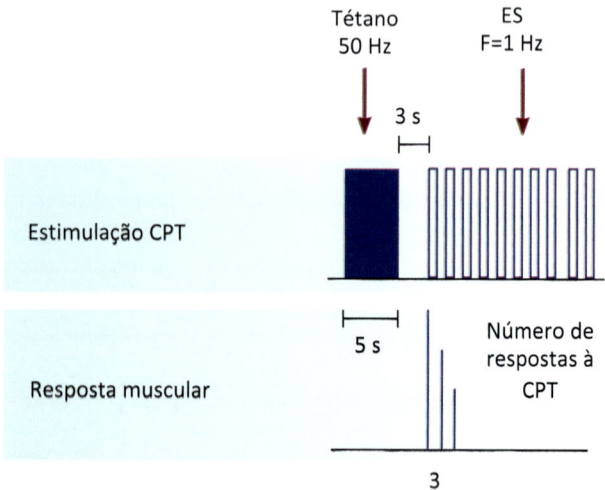

▲ **Figura 93.10** Padrão de estimulação contagem pós-tetânica (CPT).

o bloqueio, sendo o inverso verdadeiro. Contar as repostas ao ES possibilita saber se o bloqueio está prestes a se tornar menor que 100%, ou seja, moderado[9,15] (Tabela 93.1).

Como visto anteriormente, após a ET, há aumento na quantidade de acetilcolina liberada, portanto, a deliberação de um ES segundos após poderá resultar no surgimento de resposta contrátil de amplitude (altura) maior que a controle (facilitação pós-tetânica). A CPT não mede o grau de bloqueio, apenas estima o tempo para que esse bloqueio maior que 100% torne-se mensurável (< 100%). É descrita uma boa correlação entre o aparecimento da resposta ao ES da CPT e a primeira resposta à SQE para um dado agente adespolarizante. Durante bloqueio profundo induzido com 0,1 mg.kg⁻¹ de pancurônio, a primeira resposta à CPT aparece aproxi-

| Tabela 93.1  Níveis ou intensidade de bloqueio neuromuscular. | | |
| --- | --- | --- |
| Intensidade do bloqueio NM | Monitorização quantitativa | Monitorização qualitativa |
| Completo | Não há resposta à SQE e CPT | Não há resposta à SQE e CPT |
| Profundo | Não há resposta à SQE; CPT ≥ 1 | Não há resposta à SQE; CPT ≥ 1 |
| Moderado | 1 a 3 contrações à SQE | 1 a 3 contrações à SQE |
| Leve | SQE = T4/T1 < 0,40 | 4 contrações à SQE |
| Mínimo | SQE = T4/T1= 0,40 – 0,90 | 4 contrações à SQE. Não se percebe a FADIGA |
| Recuperação aceitável (função normal) | SQE = T4/T1 ≥ 0,90 | 4 contrações à SQE. Não pode ser determinado |

Fonte: Adaptada de Murphy GS, e col., 2002.[9]

madamente 37 minutos antes de qualquer resposta à SQE. Com os BNMA de ação intermediária como vecurônio (0,1 mg.kg⁻¹) ou atracúrio (0,5 mg.kg⁻¹), esse intervalo diminui para 7 a 9 minutos.[29-31] A resposta à CPT depende da profundidade do bloqueio NM, da frequência e duração do ET, do intervalo de tempo entre o final deste e o ES, da frequência do ES e do BNMA administrado.[30,31] A CPT não deve ser repetida antes de 3 minutos para que não ocorra recuperação do bloqueio na unidade motora avaliada. Na situação em que os padrões ES, SQE e ET não geram nenhuma resposta, mas à CPT ocorre o aparecimento de contração muscular, significa que o bloqueio, embora total (100%), pode estar próximo de ser detectável (< 100%) (Figura 93.11). Esse padrão de estimulação adquire importância nas situações em que é primordial um bloqueio NM profundo que impossibilite qualquer movimento, como em cirurgias oftalmológicas, robóticas, microcirurgias, entre outras.

## Estimulação *Double-Burst* (DBS) ou Dupla Salva de Tétano

Consiste em duas curtas estimulações tetânicas (*burst*, pode ser traduzido por rajadas), cada uma com onda quadrada de 0,2 ms de duração, separadas por um curto intervalo.[32] Vários padrões de DBS foram avaliados, mas o de maior interesse clínico é o $DB_{3,3}$, que consiste em duas descargas tetânicas de 50 Hz, com 3 impulsos em cada uma, separadas por 750 milissegundos[33] (Figura 93.12). Na ausência de bloqueio NM, a resposta ao $DB_{3,3}$ são duas contrações mus-

culares de mesma amplitude ou intensidade. Na vigência de um bloqueio parcial adespolarizante, a segunda contração é mais fraca que a primeira, denotando a fadiga.

Este padrão foi desenvolvido com a finalidade específica de sentir ou visualizar a fadiga mais facilmente do que com a SQE, pois, por tratar-se de "tétano", a resposta evocada é mais forte do que os quatro estímulos simples da SQE e, consequentemente, mais facilmente visível ou sentido pela mão do anestesiologista.[32,34] Esta maior percepção é limitada, visto não ser em absoluto confiável para excluir o blo-

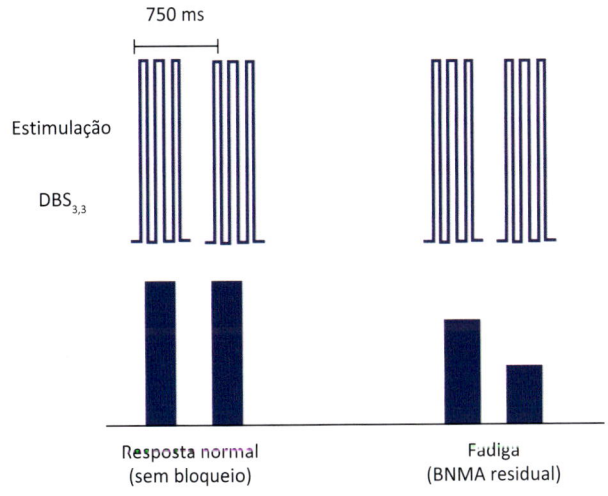

▲ **Figura 93.12**  Padrão de estimulação: *double burst* (DBS).

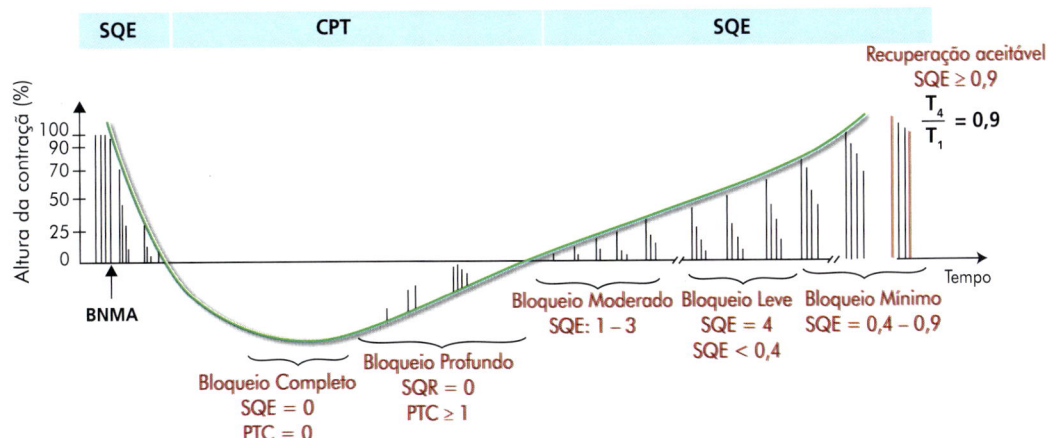

▲ **Figura 93.11**  Respostas a SQE e CPT obtidos na monitorização quantitativa durante a evolução de um bloqueio neuromuscular adespolarizante.

queio residual porque não é possível detectar fadiga com o DBS quando a medida da relação $T_4/T_1$ é ≥ 0,6.[28,35]

## ■ MONITORIZAÇÃO QUALITATIVA OU SUBJETIVA

Consiste na avaliação tátil ou visual, pelo anestesiologista, da resposta muscular evocada aos estímulos elétricos padronizados, essencialmente a SQE e DBS (Figura 93.13) deliberados pelo ENP. A unidade nervo-músculo padrão para esta monitorização é nervo ulnar – músculo AP. É absolutamente desprovida de valor para excluir bloqueio NM residual, em razão da impossibilidade de se quantificar a relação do TOF ($T_4/T_1$). Mesmo observadores experientes só conseguem sentir a fadiga (resposta de $T_1 > T_2 > T_3 > T_4$) quando $T_4/T_1$ está abaixo de 0,40 a 0,60.[8,21,28] Para proceder à avaliação visual, o observador deve ficar em um ângulo de 90° do movimento do polegar e observar a resposta contrátil. Na avaliação tátil, o polegar do paciente deverá ser mantido em abdução e a ponta dos dedos do observador colocada delicadamente na falange distal, na direção do movimento do polegar, com o objetivo de sentir a intensidade das contrações musculares evocadas. A Figura 93.13 ilustra a correta posição da mão do avaliador, entretanto, observa-se que a mão do paciente está livre, o que dificulta ainda mais a avaliação, quer visual ou tátil da força muscular evocada, devendo ser afixada para que os demais músculos não interfiram na mensuração.

A única aplicação prática da monitorização qualitativa é a possibilidade de estimar se o bloqueio é completo, profundo, moderado ou leve ao contar o número de respostas à SQE e à CPT, quer seja através da observação visual ou tátil, durante um bloqueio NM adespolarizante. Quando as quatro contrações à SQE não são mais vistas ou sentidas, o bloqueio estimado é de 100%, e considerado completo ou profundo. Se entre 1 e 3 respostas são sentidas ou vistas pelo anestesiologista, o bloqueio é moderado e estima-se grau de bloqueio entre 90 e 75%.[36] Em todas estas situações a relação $T_4/T_1$ é zero, pois não sendo vista ou sentida a quarta contração $T_4$, o denominador zero resulta em re-

lação igual a zero. Quando as quatro contrações são vistas ou sentidas, o bloqueio é leve ou mínimo, e considerado o momento para a administração da neostigmina.

A utilidade da monitorização qualitativa, na eventualidade de não existir disponível um monitor, apenas o ENP, se dá em três circunstâncias: (1) para manutenção de um bloqueio NM profundo ou completo, pois a ausência de resposta à SQE e o surgimento de respostas ao ES da CPT demonstram que o bloqueio está superficializando; (2) para manter condições satisfatórias cirúrgicas no caso do surgimento de 1 a 3 respostas à SQE, indicando a necessidade de repetir o BNM, e (3) para assegurar o momento da reversão farmacológica do bloqueio NM pela neostigmina, devido ao surgimento das quatro respostas à SQE.

## ■ MONITORIZAÇÃO QUANTITATIVA

É realizada por um monitor que emite um estímulo elétrico padronizado, mensura, registra e disponibiliza de imediato a resposta muscular evocada. Idealmente, o monitor da TNM deve dispor de pelo menos os padrões de estimulação SQE e CPT, ter baixo custo, ser seguro, não invasivo, portátil, de fácil utilização ou praticidade, e prover dados precisos e acurados. Considerando os diferentes fenômenos envolvidos na contração muscular, foi possível o surgimento de várias metodologias capazes de medir a resposta evocada, ou seja, direta ou indiretamente a força de contração muscular. Atualmente a literatura descreve seis métodos: (1) Mecanomiografia (MMG) – medida da força muscular contrátil; (2) Eletromiografia (EMG) – medida da atividade elétrica do músculo; (3) Aceleromiografia (AMG) – medida da aceleração desenvolvida em um músculo; (4) Cinemiografia (KMG) – medida do grau de movimento do polegar; (5) Fonomiografia (PMG) e (6) Compressomiografia. Os dois últimos ainda em implementação e não disponíveis no Brasil.

### Mecanomiografia

Esta técnica mede e registra diretamente a força de contração isométrica do músculo AP em resposta à estimulação elétrica do nervo ulnar na altura do punho. Através de um transdutor de força, a contração muscular evocada é convertida em um sinal elétrico, diretamente proporcional à amplitude da força muscular, que é quantificado e registrado em um monitor. Se o padrão de estimulação utilizado for a SQE, torna-se possível medir a relação da SQE ($T_4/T_1$) e, por meio do valor do $T_1$, o grau de bloqueio NM.

O transdutor de força deve ter capacidade de 8 a 10 kg, ser posicionado em paralelo ao polegar em abdução completa e sob uma pré-carga constante e conhecida de 200 a 300 g, estando o restante da mão e antebraço firmemente imobilizados[15] (Figura 93.14). A mecanomiografia é técnica trabalhosa, de alta confiabilidade e considerada o padrão-ouro da monitorização da TNM, muito valiosa em estudos clínicos e experimentais, sendo na atualidade substituída pela AMG ou EMG devido à descontinuidade da produção deste equipamento.

### Eletromiografia

É o método mais antigo de monitorização da TNM, que está ressurgindo por apresentar algumas vantagens

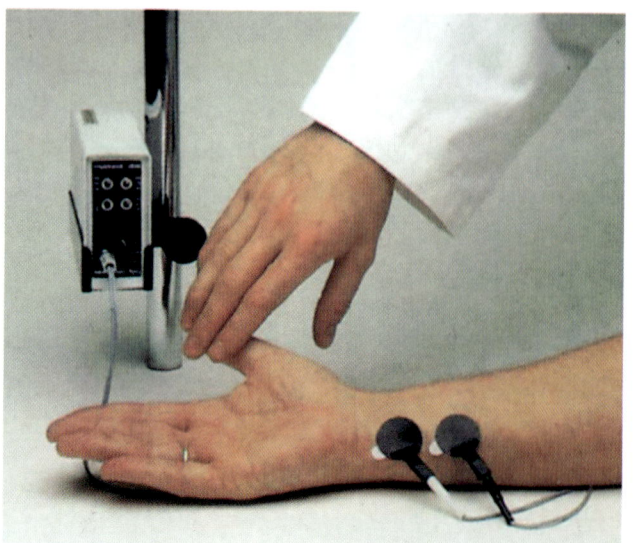
▲ **Figura 93.13** Avaliação tátil da resposta muscular evocada.

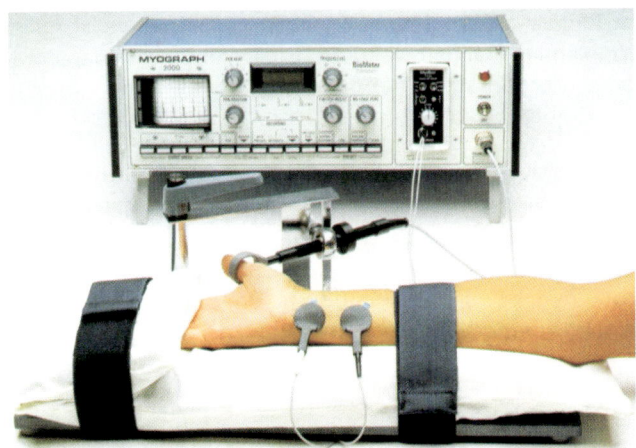

▲ **Figura 93.14** Figura ilustrativa da mecanomiografia com a monitorização da unidade nervo ulnar-músculo AP.

sob os demais métodos. Fundamenta-se no fato de que a atividade elétrica do músculo é proporcional à força por ele desenvolvida. O eletromiógrafo mensura e registra a atividade elétrica gerada pelo potencial de ação das fibras musculares estimuladas por um padrão de estimulação deliberado, e disponibiliza a resposta no visor, como os demais. O potencial de ação muscular obtido é inversamente proporcional ao grau de bloqueio na junção neuromuscular.

A EMG possibilita a avaliação da TNM de diferentes músculos periféricos, sendo a unidade nervo ulnar na altura do punho-musculo AP ou músculo adutor do dedo mínimo os mais utilizados. Os eletrodos de registro, ou seja, os que "captam" os sinais elétricos do músculo, devem ser colocados em locais específicos. Os locais mais comuns são a eminência tenar ou a eminência hipotenar, que corresponde a avaliar o músculo AP. O eletrodo negativo (ativo) é colocado na porção média do músculo onde há o maior número de junções NM, o positivo sobre a inserção do tendão, e o neutro pode ficar entre os dois primeiros ou no local onde se obtenham sinais EMG consistentes (Figura 93.15).

É método vantajoso em relação à MMG por ser de maior praticidade/facilidade de utilização, medir a transmissão NM de forma direta, pois mensura o potencial de ação desenvolvido na placa mioneural, não ser suscetível a mudanças na contratilidade tais como o "efeito escada" da contração muscular, e não há necessidade de o local escolhido para motorização manter-se rigorosamente imóvel. Em relação à aceleromiografia, tem a vantagem de ser menos afetado pela posição dos braços, e principalmente, não superestimar as respostas, não necessitando de "normalização (será visto adiante). Contudo, traz consigo algumas desvantagens: (1) necessidade da colocação precisa e correta dos eletrodos sob o músculo para captar adequadamente o sinal elétrico das fibras musculares; (2) possibilidade de ocorrer estimulação muscular direta se o músculo monitorado estiver muito próximo dos eletrodos da neuroestimulação, o que resultaria em um registro de TNM normal, mesmo na presença de bloqueio NM, (3) a resposta evocada do EMG ser muito sensível às interferências elétricas, tais como as causadas pelo eletrocautério, e (4) a diminuição de temperatura do músculo monitorado aumentar a resposta muscular.

Esta metodologia, raramente utilizada no passado pelo alto custo e por não ser portátil, tem ganhado popularidade e credibilidade não só pelas vantagens citadas como pela praticidade da colocação dos eletrodos integrados de captação que as empresas disponibilizam com os seus monitores. Atualmente os monitores com esta tecnologia são: StimpodNMS450X® (Xavant, África do Sul), TetraGraph® (Senzime, Suíça); TwitchView® (Blink Device Company, EUA); Smart Cable™ NMT Pod (Nihon Kohden, Japão); E-NMT® module (GE Healthcare, EUA), os três últimos já comercializados no Brasil, os quais vêm acompanhados de eletrodos de captação de resposta, descartáveis, integrados, de muito fácil colocação, sendo que o TwitchView® disponibiliza eletrodos adulto e pediátrico.

## Aceleromiografia

É o método de MTNM quantitativo mais utilizado na prática clínica. Trata-se de medir a aceleração de um músculo

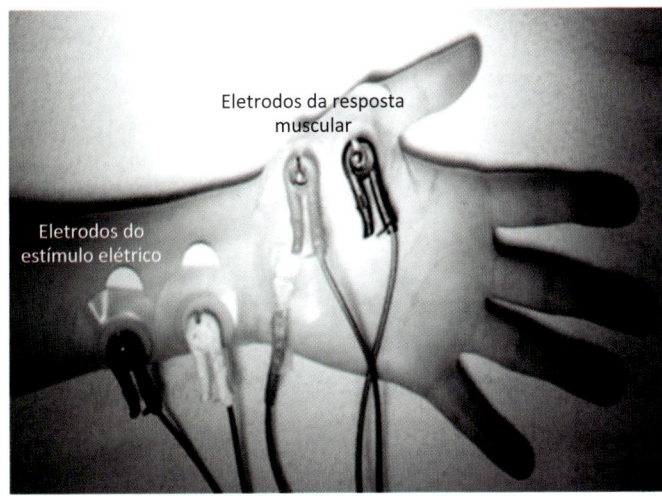

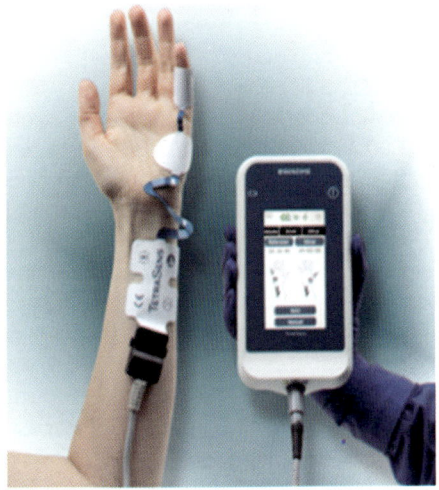

▲ **Figura 93.15** Figura ilustrativa da monitorização com a eletromiografia. À esquerda, monitorização do músculo AP, e à direita, do abdutor do dedo mínimo da mão, ambas com a estimulação elétrica do nervo ulnar.

periférico em resposta a um estímulo padrão. O movimento do músculo gera uma voltagem no transdutor piezoelétrico, proporcional à força de contração, que é analisada e disponibilizada na tela do monitor. Essa técnica foi desenvolvida baseando-se no fato de que, se a massa é constante, a aceleração do músculo em resposta ao estímulo elétrico será proporcional à sua força de contração, que é o princípio da segunda lei de Newton (Força = Massa x Aceleração). Os monitores antigos de AMG da linha TOF-Watch®, ainda em uso, embora não mais fabricados, são capazes de deliberar todos os padrões de estimulação. Existem dois diferentes programas de calibração nesta linha de monitores. O TOF--Watch® delibera ES, com corrente de 50 mA, e em 10 segundos apresenta no display o $T_1$ controle, que corresponde a amplitude ou altura considerada 100%. Os TOF-Watch S® e TOF-Watch SX®, além de automaticamente realizarem a autocalibração para obter $T_1$ controle de 100%, determinam a corrente supramáxima, o que leva em torno de 30 segundos,[27] contudo, para pesquisas somente o TOF-Watch SX® é recomendável buscando-se a corrente supramáxima manualmente.

Na AMG o transdutor piezoelétrico é fixado na falange distal do polegar, quando se utiliza a unidade nervo ulnar--músculo AP, entretanto, é possível medir a aceleração dos músculos flexor curto dos dedos do pé, OO, e CS, depois de estimular, respectivamente, o nervo posterior tibial e o nervo facial. A movimentação gera no transdutor uma voltagem cuja amplitude é proporcional à aceleração e inversa ao relaxamento do músculo. A grande vantagem desse tipo de monitor é ser pequeno, portátil e de bem mais fácil utilização em relação à MMG. Acrescenta-se que, por basear-se na força de contração isotônica, não é necessário manter uma precisa e determinada pré-carga no músculo, embora recomendável.[27] Se utilizada no AP, deve ser de 75 a 150 mg, o que, além de aumentar a precisão do método, torna-o comparável à MMG.[27,33] Com a AMG, dependendo do aparelho, o valor basal do TOF geralmente ultrapassa 1, variando de 1,05 até 1,20 (105% a 120%) ou mais.[27] Isto tem extrema importância no período de recuperação do bloqueio, pois se o valor controle do TOF inicial for maior que 1,00 (100%), ao final da recuperação também deverá ser maior ou igual a 1,00, caso contrário, embora o visor mostre um TOF seguro para a extubação (> 0,9), na realidade ainda pode haver bloqueio NM residual. Portanto, antes de se administrar o BNMA, ao se observar à AMG a quarta resposta maior que a primeira – valor controle de $T_4/T_1$ maior que 1,00 (> 100%) – o anestesiologista deve fazer a correção matemática, dita "normalização", antes de extubar o paciente.[15,53] Por exemplo, se o valor controle da relação $T_4/T_1$ (antes da administração do BNMA) é 1,30 (130%), e ao final da fase de recuperação do bloqueio NM aparecer na tela do monitor o valor 0,90 (90%), isto significa que o valor real da relação $T_4/T_1$ é 0,69 (0,9/1,30 = 0,69 = 69%). Portanto, apesar de o aparelho mostrar $T_4/T_1$= 0,9, há bloqueio NM residual. Assim, quando isto acontecer, ou seja, o valor inicial do TOF ($T_4/T_1$) for maior que 1,00, é necessário fazer a **normalização** ao final da anestesia.[13,14,27,33,37] Os monitores da linha TOF-Watch® apresentam este viés. O TOF Watch® e o TOF Watch S® alteram automaticamente a forma de calcular a relação $T_4/T_1$ para que o resultado no visor nunca seja

maior que 100%. Há embutido um algoritmo especial de tal forma que, quando o valor de $T_2$ for maior que de $T_1$, o que pode ocorrer na fase final da recuperação da TNM (momento mais importante do diagnóstico de bloqueio residual) o valor calculado pelo monitor será de $T_4/T_2$, impedindo que a relação aferida seja maior do que 1 e, portanto, o visor, nesta situação, mostrará 100%.[27,33,37] Na eventualidade de utilizar-se o monitor da linha TOF Watch® somente ao final da anestesia, no momento da extubação, o que é prática comum dividir seu uso com outras salas concomitantes de cirurgia, perde-se o parâmetro inicial de $T_0$, controle, sendo recomendável aguardar razão do TOF ($T_4/T_1$) = 1,0, visto não ser possível fazer a normalização.

A grande vantagem dos monitores AMG é permitir que diferentes unidades nervo-músculo possam ser avaliadas: nervo ulnar-AP (Figura 93.16), nervo facial-músculo CS e OO (Figura 93.4), e o nervo tibial posterior-músculo flexor longo do hálux. Contudo, por necessitarem que o músculo avaliado se movimente livremente, tem suas limitações em cirurgias onde os membros não são vistos, como naquelas em que os braços ficam ao longo do corpo.

Uma desvantagem importante desta primeira geração de monitores de AMG, dita uniaxial, é que a aceleração do músculo é medida sempre em uma direção, perpendicular ao transdutor, quando a contração isotônica do músculo AP ocorre em três dimensões, envolvendo articulação, forças friccionais e a deformação de tecidos. Esta "complexa" movimentação do polegar à neuroestimulação deve ter contribuído para a falta de precisão e acurácia e muito deve ter contribuído para o descrédito da monitorização quantitativa.

Frente à descontinuidade da série TOF-Watch® e a expressa necessidade de monitores de fácil utilização, autocalibráveis, confiáveis e de rápida praticidade, foram introduzidos monitores AMG utilizáveis somente no polegar, que empregam tecnologia triaxial ou tridimensional, a qual torna o transdutor de aceleração menos dependente do correto alinhamento do sensor piezoelétrico com o movimento do polegar. Estes incluem o Stimpod NMS450® (Xavant, África do Sul), ToFscan® (Idmed, França), ToFscan® (Dräger, Alemanha), o modular BeneVisionN-NMT® (Mindray, China), os

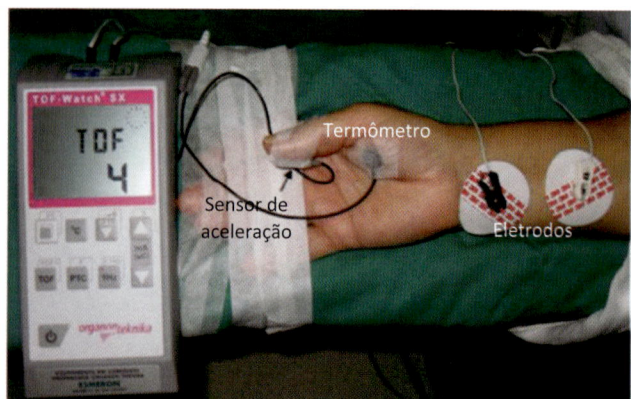

▲**Figura 93.16** Monitorização do nervo ulnar-músculo AP com a aceleromiografia, através do monitor TOF Watch SX®, utilizando o padrão SQE. Destaque para o correto posicionamento da mão e fixação dos dedos.

três últimos comercializados no Brasil. O sensor tridimensional é colocado na falange distal do polegar, embutido dentro de uma "tala" que deve ser encaixada no indicador exercendo um efeito de pré-carga e auxiliando a manter o dedo na mesma posição durante todo procedimento (Figura 93.17). O sensor é capaz de medir a aceleração em múltiplos planos, o que faz o transdutor ser menos dependente do correto alinhamento entre o sensor piezoelétrico e a direção do movimento do polegar. Todos são providos do padrão SQE, com alguns disponibilizando outros padrões.[38,39]

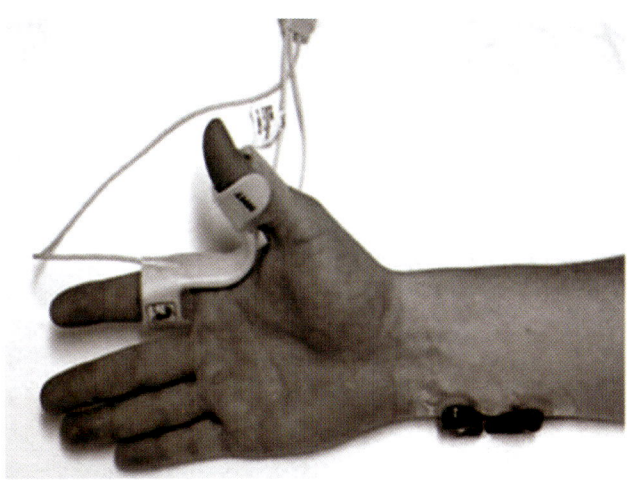

▲ **Figura 93.18** Figura ilustrativa da monitorização com a cinemiografia (KMG).

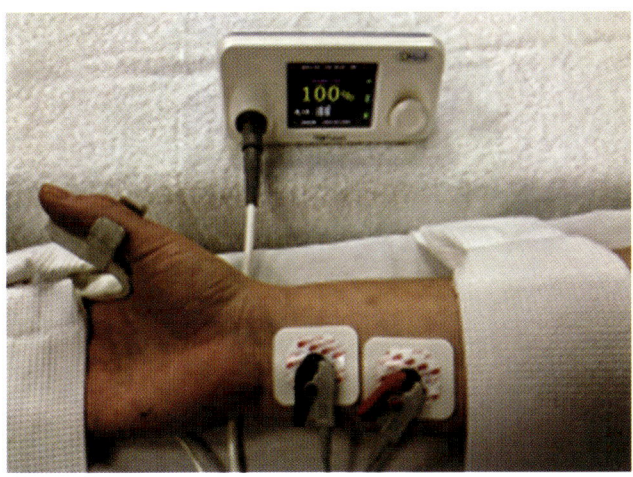

▲ **Figura 93.17** Figura ilustrativa da aceleromiografia tridimensional. Monitorização do nervo ulnar-músculo AP com o padrão TOF.

## Cinemiografia

Método fundamentado na análise da deformação, ou estiramento, de uma "faixa ou banda" de polímero flexível, de formato anatômico moldável entre o polegar e o indicador, que contém internamente integrado um sensor de movimento piezoelétrico. O movimento de flexão do polegar em resposta ao estímulo supramáximo do nervo ulnar causa uma deformação desta faixa que, captada pelo sensor, gera um sinal elétrico diretamente proporcional à força de contração. Pela própria descrição, nota-se que é método de utilização exclusiva na unidade nervo ulnar-músculo AP. Sua introdução teve o objetivo de atender à necessidade de simplificar a monitorização da TNM e estimular seu uso rotineiro. Disponível no mercado, o monitor modular é integrado ao aparelho de anestesia GE Healthcare® (mecanossensor – módulo TNM) (Figura 93.18). O sensor quantifica o grau de "movimento curvo" ou de flexão do polegar, na medida em que este se aproxima do indicador, em resposta à estimulação SQE do nervo ulnar.

Embora muito prático para uso clínico e ser baseado no mesmo fenômeno, não tem acurácia superior à AMG, não é válido para pesquisa devido a suas várias limitações, e estudos de validação clínica com este tipo de monitorização não conseguiram evidenciar sua superioridade em relação a outros métodos, por exemplo, a razão do TOF de 0,90 obtida

com a KMG equivale a um TOF de 0,80 obtido com a EMG.[21] Cuidados devem ser observados, como o causado pelo uso repetido que pode lacear a "faixa ou banda do mecanossensor" causando seu deslizamento e a criteriosa posição da mão para evitar artefatos. Contudo, embora com estas limitações, sem dúvida é altamente recomendável por proporcionar uma medida objetiva da TNM.[21]

A Tabela 93.2 apresenta os monitores com as respectivas tecnologias e características disponíveis no Brasil na atualidade.

## Calibração do Monitor e Estabilização da Resposta Evocada

A calibração do monitor deve ser realizada antes da administração do BNM e é pré-requisito para se obter resultados confiáveis e reprodutíveis, quando se utiliza a mecanomiografia e a aceleromiografia uniaxial. Trata-se de encontrar a corrente supramáxima que garanta a contração de todas as fibras musculares supridas pelo nervo estimulado, utilizando-se o padrão de estimulação ES ou SQE. Considerando que a calibração é desagradável para o paciente, sempre deve ser realizada após a administração de sedativos, hipnóticos ou na fase de indução. Os respectivos manuais facilmente orientam como proceder.

Após a calibração, a resposta muscular evocada (contração muscular) a qualquer padrão de estimulação do nervo aumenta gradativamente até atingir um platô, quando então as respostas têm entre si menos que 5% de variação, o que corresponderá à resposta controle ($T_0$). Portanto, deve-se aguardar que as sucessivas respostas se estabilizem, para ter a referência do $T_0$, o que requer cerca de 5 a 20 minutos, tempo que pode ser encurtado para 2 a 5 minutos se for optado pelo tétano de 50 Hz por 5 segundos. Isto é de extrema importância para os estudos clínicos, pois obtém-se assim a amplitude (altura) controle ($T_0$) que corresponde a 100% da função/contração muscular. No caso de SQE, o monitor utiliza o $T_1$, como o valor controle, visto as quatro contrações serem de mesma amplitude.

**Tabela 93.2 Monitores neuromusculares disponíveis no mercado brasileiro.**

| Tecnologia | Discriminação | Monitor |
|---|---|---|
| AMG | Monitor padrão da aceleromiografia. Exibe na tela a razão do TOF ($T_4/T_1$) e disponibiliza todos os padrões de estimulação. Tendem a superestimar as respostas, sendo necessário realizar a "normalização" da razão $T_4/T_1$ para assegurar a ausência de bloqueio residual. O TOF – Watch SX® é o mais confiável, requer cablibração manual. | TOF – Watch ® <br> TOF – Watch S® <br> TOF – Watch SX® |
| AMG | Exibe na tela a razão do TOF ($T_4/T_1$) e disponibiliza todos os padrões de estimulação. Pode ser utilizado nos músculos AP, flexor breve halux, CS. | TOF AF-101P ® (nihon kohden) |
| AMG – 3D | Monitor modular de acelerometria tridimensional. Disponível os modelos integrados ao monitor da Dräger ou da Mindray, ou de uso independente. Incluem todos os padrões de estimulação. | ToFscan® (Drager) <br> Tofscan® (idmed) <br> BeneVisionN-NM® (Mindray) |
| EMG e KMG | Monitor que possibilita o uso das duas tecnologias. O KMG só utilizável na mão, e o EMG também no pé. Conta com os padrões TOF e CPT. Tem o módulo integrado ao monitor GE, e monitor Datex-Ohmeda NMT. | E - TNM® (GE Heatlcare) |
| EMG | Mensura a razão do TOF ($T_4/T_1$) do abdutor do dedo mínimo e disponibiliza eletrodos de captação próprios. Inclue todos os padrões de estimulação. | Smart Cable™ NMT Pod® (nihon kohden) |
| EMG | Avalia os músculos AP e o flexor curto do hálux. Utiliza eletrodos de captação próprios. | Twitch View |

## ■ UTILIZAÇÃO DA MONITORIZAÇÃO DA TNM

Embora pesquisas em diversos países demonstrem a baixa adesão à prática da monitorização quantitativa da TNM, é incontestável a sua necessidade, tendo em vista inúmeros fatores. Um deles, observável no intraoperatório, é a grande variação individual da farmacodinâmica dos BNMs e as diversas situações, envolvendo direta ou indiretamente a junção NM, que alteram o efeito destas drogas, como a hipotermia, alterações eletrolíticas, anormalidades enzimáticas como a presença da pseudocolinesterase atípica, desvios metabólicos e ácido-base, insuficiência renal e hepática, doenças neuromusculares, uso de antibióticos e outros medicamentos. A prática de monitorizar quantitativamente o bloqueio NM auxilia o anestesiologista não somente a administrar e repetir a dose adequada de BNM, mas assegurar uma efetiva reversão farmacológica do bloqueio NM adespolarizante e prevenir a paralisia neuromuscular residual despercebida, e suas complicações.

A monitorização quantitativa da TNM, além de fazer o diagnóstico de bloqueio NM residual, é utilizada para determinar as variáveis farmacodinâmicas: início de ação, duração clínica, índice de recuperação e duração farmacológica dos BNMs; tempos sempre cronometrados a partir do início da injeção do BNM a qual deve ser realizada em 5 segundos[14] (Figura 93.7).

- **Início de ação:** corresponde ao tempo decorrido entre o início da administração do BNM até que a contração muscular ao ES ou à primeira resposta da SQE (T1) seja menor que 95% do controle;[14]
- **Duração clínica de ação:** é o tempo desde o início da administração do BNM até que a resposta ao ES ou o $T_1$ da SQE tenha retornado a 25% do valor controle;
- **Índice de recuperação:** ($IR_{25-75}$) é o tempo decorrido entre a recuperação de 25% para 75% do valor controle.[1] Com os BNMs, em que a redistribuirão desempenha papel fundamental para a recuperação da função NM, este índice pode estar aumentado depois de altas doses, doses repetidas ou administração contínua, pois guarda a relação

linear entre o logaritmo da concentração plasmática e o efeito, daí seu valor em estudos farmacodinâmicos;

- **Duração total ou farmacológica:** é o tempo desde a administração do BNM até a recuperação de 95% do valor inicial controle. Este tempo costuma ser aproximadamente duas vezes o da duração clínica.
- **Duração TOF 0,9** ($T_4/T_1$) é o tempo entre o início da injeção do BNMA até a recuperação de $T_4/T_1$ ser igual a 0,9,[14] conceito que surgiu após os diversos estudos mostrarem que somente acima deste valor o paciente está seguro, livre do bloqueio NM residual e seus potenciais riscos; e
- **Intensidade do bloqueio:** na atualidade, são considerados seis níveis de bloqueio NM,[9] descritos na Tabela 93.1. Na prática clínica o interesse está na resposta evocada que se obtém à monitorização quantitativa, pois é esta que irá nortear o anestesiologista a repetir a dose do BNM, se e quando necessário, ou proceder à administração do agente reversor ou/e à extubação com segurança.

## ■ MONITORIZAÇÃO PERIOPERATÓRIA

Com base nas evidências existentes na literatura, a monitorização perioperatória da resposta muscular evocada deve guiar a administração dos BNMs assim como dos agentes reversores, para garantir a segurança de adequado bloqueio NM às diferentes necessidades durante a anestesia e o retorno completo da TNM ao seu término.

A monitorização do músculo AP, o músculo mais recomendável e frequentemente utilizado para avaliação do bloqueio NM, embora confira segurança por evitar o bloqueio residual, pois sua sensibilidade é maior que a dos músculos protetores das vias aéreas, não reflete o grau de bloqueio de outros grupos musculares. Portanto, algumas vezes pode ser útil estabelecer qual músculo monitorizar para o propósito desejado.

### Intubação Traqueal

Os músculos ao redor do olho, como o OO e o CS, são boas opções para monitorização NM quando não é possível o acesso intraoperatório ao músculo AP, contudo, são mais resistentes aos BNMAs do que este último.[23] Vários estudos demonstram que a monitorização do CS é a melhor para prever 100% de condições boas ou excelentes de intubação traqueal, portanto, muito útil na intubação em sequência rápida do estômago cheio.[40,41]

Nas situações em que é proibitiva qualquer reação do paciente à intubação traqueal, é indicada a monitorização do músculo AP com o padrão CPT, e só proceder à intubação quando a resposta a este estímulo for menor que quatro contrações ao ES, desta forma assegura-se que não haverá respostas do diafragma na eventualidade de toque na carina.[42]

## Manutenção da Anestesia

A contribuição do anestesiologista para ótimas condições cirúrgicas relaciona-se com vários fatores, incluindo profundidade satisfatória da anestesia, analgesia suficiente, e bloqueio NM adequado, o que não significa necessariamente obter bloqueio NM completo.

O perfil de bloqueio NM dos músculos ao redor dos olhos é próximo ao dos músculos da parede abdominal e do diafragma. Assim, monitorizar o músculo CS é preferível ao AP para se obter um grau de relaxamento da parede abdominal mais fidedigno, próximo ao desejado. Durante os procedimentos onde há necessidade de bloqueio NM profundo dos músculos da parede abdominal, o objetivo deve ser manter uma resposta à SQE no CS.[43]

Os procedimentos abdominais e torácicos sofrem interferência da atividade do diafragma. Esse músculo é o mais resistente aos efeitos dos BNMA, o que significa recuperação mais precoce do bloqueio NM quando comparado aos outros músculos e a necessidade de maiores doses. Quando o músculo AP está sendo monitorado, para manter bloqueio profundo do diafragma, recomenda-se um número máximo de cinco respostas à CPT, valor esse que corresponde a 21% de atividade do diafragma.[44]

Sempre que possível, em qualquer procedimento onde não há necessidade de um bloqueio NM completo ou profundo, recomenda-se manter 1 a 3 respostas à SQE no músculo AP, ou TOF ($T_4/T_1$) próximo a 0,25 (25%). Nesta intensidade de bloqueio, o paciente é capaz de mover-se caso haja conscientização intraoperatória, portanto, um fator a mais para proteção do paciente.

## Recuperação do Bloqueio Neuromuscular

A recuperação da função NM mais lenta no músculo AP do que nos outros músculos que se prestam à monitorização NM, como o OO e CS, torna este músculo o mais indicado para avaliar a recuperação da TNM e excluir o bloqueio neuromuscular por ter perfil semelhante aos envolvidos na deglutição/protetores das vias aéreas.[7,13,28]

## Reversão Farmacológica do Bloqueio Neuromuscular Adespolarizante

A monitorização quantitativa da TNM é de primordial valor para orientar a reversão farmacológica segura e adequada do bloqueio NM. Após a introdução do sugamadex na prática clínica, inúmeros estudos surgiram relatando os efei-

tos indesejados da neostigmina, incluindo o risco de causar fraqueza muscular, e enfatizou-se recomendações do melhor momento e melhor dose de administração. Deve-se sempre aguardar a recuperação espontânea e administrar a neostigmina somente quando surgirem as quatro contrações à SQE no músculo AP, ou a razão TOF ($T_4/T_1$) > 0,2.[12,13,27,45] O sugamadex pode ser administrado em qualquer momento do bloqueio NM, e a monitorização quantitativa deve ser utilizada para orientar a dose a ser utilizada.[7,13,28]

A retirada da cânula traqueal ao final da anestesia só deve ser realizada utilizando-se o padrão de estimulação SQE e o valor de $T_4/T_1$ for no mínimo 0,9, atentando-se à necessidade de fazer a "normalização", a depender do monitor AMG. Os valores menores que 0,9 indicam a presença de bloqueio residual que se associa ao risco de complicações como disfunção dos músculos da faringe e protetores das vias aéreas com predisposição a regurgitação e aspiração do conteúdo gástrico, obstrução das vias aéreas superiores, diminuição da resposta ventilatória à hipóxia, persistente atelectasia, pneumonia aspirativa, aumento do tempo de internação hospitalar, além dos sintomas desagradáveis de fraqueza muscular.[3-8]

## ■ CONSIDERAÇÕES FINAIS

Até o presente, uma das principais barreiras para a prática rotineira da monitorização NM quantitativa é a falta de um monitor de uso fácil, rápido, prático, preciso e confiável, além da falta de crédito por grande parte dos anestesiologistas da ocorrência de complicações pós-operatórias decorrentes do bloqueio NM residual.

O bloqueio NM deve ser monitorado quantitativamente em todos os pacientes que receberem BNM durante uma anestesia.[13,28] Não somente para orientar adequadamente as doses do bloqueador e do agente reversor a serem administrados, como também o momento adequado desta administração e, tão ou mais importante quanto, assegurar-se do momento mais seguro para proceder à extubação traqueal. A monitorização quantitativa é a expressamente recomendada pela literatura, contudo, caso não haja disponibilidade do monitor de TNM, a avaliação visual ou tátil da resposta evocada pelo ENP convencional possibilita acompanhar a profundidade do bloqueio NM no intraoperatório e administrar menores doses de BNMA, adequadas ao procedimento, diminuindo o risco de bloqueio residual.

A MTNM perioperatória apresenta múltiplos benefícios. Na indução da anestesia, a ausência de resposta à SQE sinaliza que é o melhor momento para laringoscopia e a intubação traqueal assegurando condições ótimas evitando danos às pregas vocais. No intraoperatório, possibilita prover condições operatórias satisfatórias, administrando doses adequadas de BNM através do acompanhamento do grau de bloqueio NM mensurado, assim como os momentos adequados e seguros para administrar o agente reversor e retirar a cânula traqueal.

Com o intuito de aumentar a qualidade e segurança da anestesia, a resolução do CFM n° 2.174/2017, publicada em 27 de fevereiro de 2018, traz a recomendação explícita da utilização de equipamentos que permitam a monitorização da função neuromuscular nas anestesias em que são administrados BNMs.

# ■ CONCLUSÃO

Vários fatores substanciam a necessidade da monitorização do bloqueio NM, dentre eles destacam-se: a grande variação individual da resposta aos BNM adespolarizantes, as diversas interações medicamentosas e fisiológicas possíveis, que podem antagonizar ou aprofundar o bloqueio, e a estreita janela terapêutica de alguns fármacos. A monitorização quantitativa torna-se essencial e é a única capaz de excluir a fraqueza muscular (TOF < 0,9 a 1,0) no momento da extubação[13,28] assegurando que a TNM foi restaurada adequadamente, independentemente se a recuperação da função NM foi espontânea ou farmacológica, e eliminando o risco de complicações pulmonares pós-operatórias.

## REFERÊNCIAS

1. Gray TC, Halton J. A milestone in anaesthesia? (d- Tubocurarine Chloride). Proc R Soc Med. 1946;39(7):400–10.
2. Beecher HK, Todd DP. A study of the deaths associated with anesthesia and surgery: Based on a study of 599,548 anesthesias in ten institutions 1948-1952, inclusive. Ann Surg. 1954;140(1):2–33.
3. Murphy GS, Szokol JW, Marymont JH, Greenberg SB, Avram MJ, Vender JS. Residual neuromuscular blockade and critical respiratory events in the postanesthesia care unit. Anesth Analg. 2008;107:130–7.
4. Sauer M, Stahn A, Solté sz S, et al. The influence of residual neuromuscular block on the incidence of critical respiratory events. A randomised, prospective, placebo-controlled trial. Eur J Anaesthesiol. 2011;28:842–848.
5. McLean DJ, Diaz-Gil D, Farhan HN, Ladha KS, Kurth T, Eikermann M. Dose-dependent association between intermediate-acting neuromuscular-blocking agents and postoperative respiratory complications. Anesthesiology. 2015;122:1201–13.
6. Cammu G. Residual Neuromuscular Blockade and Postoperative Pulmonary Complications: What Does the Recent Evidence Demonstrate? Curr Anesthesiol Rep. 2020;10(2):131-136.
7. Blum FE, Locke AR, Nathan N, Katz J, Bissing D, Minhaj M, et al. Residual Neuromuscular Block Remains a Safety Concern for Perioperative Healthcare Professionals: A Comprehensive Review. J Clin Med. 2024;13(3):861-74.
8. Naguib M, Brull SJ, Kopman AF, Hunter JM, Fülesdi B, Arkes HR, et al. Consensus Statement on Perioperative Use of Neuromuscular Monitoring. Anesth Analg. 2018;127:71-80.
9. Murphy GS, Brull SJ. Quantitative Neuromuscular Monitoring and Postoperative Outcomes: A narrative Review. Anesthesiology. 2022;136:345-61.
10. Cammu G, De Witte J, De Veylder J, et al. Postoperative residual paralysis in outpatients versus inpatients. Anesth Analg. 2006;102:426-9.
11. Hunter JM. Reversal of neuromuscular block. Br J Anaesth. 2020;20(8):259-265.
12. Brull SJ, Kopman AF. Current Status of Neuromuscular Reversal and Monitoring. Challenges and Opportunities. Anesthesiology. 2017;126:173-90.
13. Thilen SR, Weigel WA, Todd MM, Dutton RP, Lien CA, Grant SA, et al. 2023 American Society of Anesthesiologists Practice Guidelines for Monitoring and Antagonism of Neuromuscular Blockade: A Report by the American Society of Anesthesiologists Task Force on Neuromuscular Blockade. Anesthesiology. 2023;138:13-41.
14. Fuchs-Buder T, Brull SJ, Fagerlund MJ, Renew JR, Cammu G, Murphy G, et al. Good clinical research practice (GCRP) in pharmacodynamic studies of neuromuscular blocking agents III: The 2023 Geneva revision. Acta Anaesthesiol Scand. 2023;67:994-1017.
15. Kelly D, Brull SJ. Monitoring of neuromuscular function in the clinical setting. Yale J Biol Med. 1993 Sep-Oct;66(5):473-89.
16. Brull SJ, Ehrenwerth J, Connelly NR, et al. Assessment of residual curarization using low-current stimulation. Can J Anaesth. 1991;38:164-8.
17. Silverman DG, Brull SJ. Assessment of double-burst monitoring at 10 mA above threshold current. Can J Anaesth. 1993;40(6):502-6.
18. Ali HH, Savarese JJ, Lebowitz PW, Ramsey FM. Twitch, Tetanus and Train-of-Four as Indices of Recovery form Nondepolarizing Neuromuscular Blockade. Anesthesiology. 1981;54:294-297.
19. Zipp P. Temperature dependent alterations of the surface-EMG and ECG: an investigation of the electrical transfer characteristics of the human skin. Eur J Appl Physiol. 1977;37:275-88.
20. Brull SJ, Silverman DG. Pulse width, stimulus intensity, electrode placement, and polarity during assessment of neuromuscular block. Anesthesiology. 1995;83:701–9.
21. Naguib M, Brull SJ, Johnson KB. Conceptual and technical insights into the basis of neuromuscular monitoring. Anaesthesia. 2017;72(suppl 1):16–37.
22. Hemmerling TM, Donati F. Neuromuscular blockade at the larynx, the diaphragm and the corrugator supercilii muscle: a review. Can J Anaesth. 2003;50(8):779–94.
23. Radkowski P, Barańska A, Mieszkowski M, Dawidowska-Fidrych J, Podhorodecka K. Methods for Clinical Monitoring of Neuromuscular Transmission in anesthesiology – a Review. Int J Gen Med. 2024;3(17):9–.
24. Donati F, Antzaka C, Bevan DR. Potency of pancuronium at the diaphragm and the adductor pollicis muscle in humans. Anesthesiology. 1986;65:1–5.
25. Caffrey RR, Warren ML, Becker KE Jr. Neuromuscular blockade monitoring comparing the orbicularis oculi and adductor pollicis muscles. Anesthesiology. 1997;65:95–7.
26. Ali HH, Utting JE, Gray C. Stimulus frequency in the detection of neuromuscular block in humans. Br J Anaesth. 1970 Nov;42(11):967–78.
27. Fuchs-Buder T, Schreiber JU, Meistelman C. Monitoring neuromuscular block: an update. Anaesthesia. 2009;64(Suppl. 1):82-9.
28. Fuchs-Buder T, Romero SC, Lewald H, Lamperti M, Afshari A, Hristovska AM, et al. Peri-operative management of neuromuscular blockade: A guideline from the European Society of Anaesthesiology and Intensive Care. Eur J Anaesthesiol. 2023;40(2):82–94.
29. Viby-Mogensen J, Howardy-Hansen P, Chraemmer-Jorgensen B, et al. Posttetanic count (PTC): a new method of evaluating an intense nondepolarizing block. Anesthesiology. 1981;55:458–61.
30. Bonsu AK, Viby-Mogensen J, Fernando PUE, et al. Relationship of posttetanic count and train-of-four response during intense neuromuscular blockade caused by atracurium. Br J Anaesth. 1987;59:89-92.
31. Muchhal KK, Viby-Mogensen J, Fernando PUE, et al. Evaluation of intense neuromuscular blockade caused by vecuronium using the posttetanic count (PTC). Anesthesiology. 1987;846-9.
32. Engbaek J, Ostergaar D, Viby-Mogensen J. Double burst stimulation (DBS): a new pattern of nerve stimulation to identify residual neuromuscular block. Br J Anaesth. 1989;62:274-8.
33. Claudius C, Skovgaard LT, Viby-Mogensen J. Is the performance of acceleromyography improved with preload and normalization? A comparison with mechanomyography. Anesthesiology. 2009;110:1261-70.
34. Ueda N, Viby-Mogensen J, Olsen NV, et al. The best choice of double burst stimulation pattern for manual evaluation of neuromuscular transmission. J Anaesth. 1989;3:94-9.
35. Brull SJ, Murphy GS. Residual Neuromuscular Block: Lessons Unlearned. Part II: Methods to Reduce the Risk of Residual Weakness. Anesth Analg. 2010;111:129-40.
36. Bhananker SM, Treggiari MM, Sellers BA, et al. Comparison of train-of-four count by anesthesia providers versus TOF-Watch® SX: a prospective cohort study. Can J Anaesth. 2015;62:1089–1096.
37. Claudius C, Viby-Mogensen J. Acceleromyography for Use in Scientific and Clinical Practice. A systematic review of the evidence. Anesthesiology. 2008;108:1117-40.
38. Murphy GS, Szokol, JW, Avram, Greenberg, SB, Shear TD, Deshur M, Benson J, Newmark, RL, Maher CE. Comparison of the TOF Scan and the TOF-Watch SX during Recovery of Neuromuscular Function. Anesthesiology. 2018;129:880-88.
39. Ashraf A. Dahaba AA, Suljevic I, Xiao ZY, Wang K. Mindray 3-directional NMT Module (a new generation "Tri-axial" neuromuscular monitor) versus the Relaxometer mechanomyograph and versus the TOF-Watch SX acceleromyograph. J Clin Monit Comput. 2019;33:853–862.
40. Plaud B, Debaene B, Donati F. The corrugator Supercilii, Not the Orbicularis Oculi, Reflects Rocuronium Neuromuscular Blockade at the Laryngeal Adductor Muscles. Anesthesiology. 2001;95:96-101.
41. Lee HJ, Kim SK, Jeong JS, et al. Comparison of the adductor pollicis, orbicularis oculi, and corrugator supercilii as indicators of adequacy of muscle relaxation for tracheal intubation. Br J Anaesth. 2009;102(6):869-74.
42. Fernando PU, Viby-Mogensen J, Bonsu AK, et al. Relationship between posttetanic count and response to carinal stimulation during vecuronium-induced neuromuscular blockade. Acta Anaesthesiol Scand. 1987;31:593-6.
43. Kirov K, Motamed C, Ndoko SK, et al. TOF count at corrugator supercilii reflects abdominal muscles relaxation better than at adductor pollicis. Br J Anaesth. 2007;98:611-4.
44. Dhonneur G, Kirov K, Motamed C, et al. Post-tetanic count at adductor pollicis is a better indicator of early diaphragmatic recovery than train-of-four count at corrugator supercilii. Br J Anaesth. 2007;99:376-9.
45. Luo J, Chen S, Min S, Peng L. Reevaluation and update on efficacy and safety of neostigmine for reversal of neuromuscular blockade. Ther Clin Risk Manag. 2018;14:2397-2406.
46. Stewart PA, Freelander N, Liang S, Heller G, Phillips S. Comparison of electromyography and kinemyography during recovery from non-depolarising neuromuscular blockade. Anaesth Intensive Care. 2014;42:378–84.

# 94

# Regulação e Monitorização da Temperatura

Simone Maria D'Angelo Vanni ▪ José Reinaldo Cerqueira Braz ▪ Leandro Gobbo Braz

## INTRODUÇÃO

O homem necessita que sua temperatura interna seja constante e que seu sistema termorregulador mantenha a temperatura central próxima de 37°C, para conservação das funções metabólicas. A temperatura central corporal normalmente varia 1°C devido ao nosso ritmo circadiano e nos ciclos menstruais.[1,2] Entretanto, durante o ato anestésico-cirúrgico, é comum a ocorrência de hipotermia não intencional moderada, com diminuição de 1°C a 2°C na temperatura central, em consequência da inibição central da termorregulação e diminuição do metabolismo, induzidas tanto pela anestesia geral quanto neuraxial (subaracnóidea e peridural), e a exposição do paciente ao ambiente frio das salas de operação.[1-4]

A hipotermia não intencional resulta inicialmente de redistribuição interna de calor do centro para áreas periféricas, seguida de perda de calor excedendo a produção metabólica de calor. A termorregulação central e as respostas comportamentais ao frio estão prejudicadas.[1,3] A monitorização da temperatura central durante a anestesia geral ou neuraxial é fundamental para manutenção da normotermia, evitando complicações relacionadas à hipotermia.

## ▪ FISIOLOGIA DA TERMORREGULAÇÃO NORMAL

A manutenção de normotermia nos animais homeotermos, como o homem, é função importante do Sistema Nervoso Autônomo. Mesmo com pequenas alterações da temperatura central, podem ocorrer alterações metabólicas e enzimáticas.[2,4]

A termorregulação é realizada por um sistema de controle fisiológico, que consiste em termorreceptores centrais e periféricos, um sistema de condução aferente, o controle central de integração dos impulsos térmicos e um sistema de respostas eferentes, levando a respostas compensatórias (Figura 94.1).[4,5]

No hipotálamo situa-se o sistema de controle central, que regula a temperatura do corpo ao integrar os impulsos térmicos provenientes de quase todos os tecidos do organismo, e não apenas em relação à temperatura central do organismo, o que tem sido considerado como temperatura corporal média. Quando o impulso integrado excede ou fica abaixo da faixa limiar de temperatura, ocorrem respostas termorreguladoras autonômicas, que mantêm a temperatura corporal em valor adequado.[2]

Os impulsos termorregulatórios são transmitidos primariamente via tratos centrais do corno anterior da medula espinal, mas há considerável redundância e aparentemente múltiplas vias independentes que contribuem para o controle termorregulatório como um todo. Os impulsos termais aferentes provêm de receptores anatomicamente distintos ao frio e ao calor, os quais podem ser periféricos ou centrais. Também existem receptores termossensíveis localizados na pele e nas membranas mucosas, que medeiam a sensação térmica e contribuem para a ocorrência dos reflexos termorregulatórios. Esses receptores também respondem à sensação mecânica. Os receptores para frio têm descargas de impulsos a temperaturas de 25°C e 30°C e são inervados por fibras Aδ. Os receptores para calor têm descargas de impulsos a temperaturas de 45°C a 50°C e são inervados por fibras desmielinizadas C.[4,5]

No rato consciente, mas ainda sem comprovação em humanos, os receptores térmicos de proteína com potencial transitório são os mais importantes. Entre eles, os receptores TRPV 1-4 são ativados por calor, ao passo que os receptores TRPM8 e TRPA1 são ativados pelo frio. Muitos desses receptores são também ativados por estímulos nóxicos.[6]

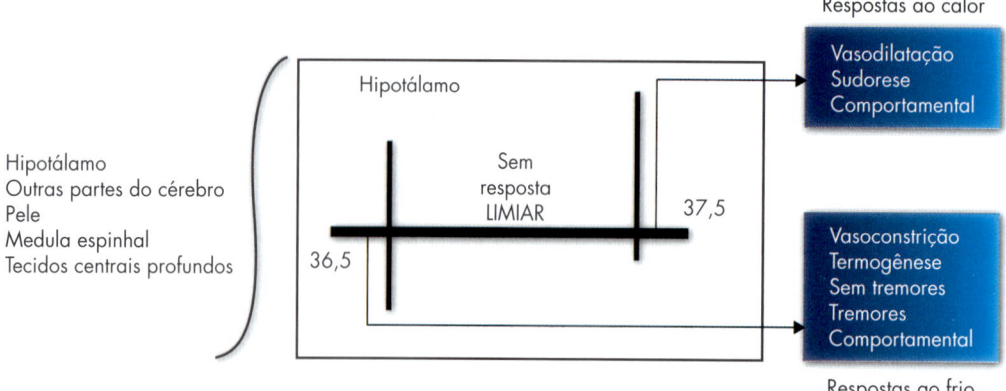

▲**Figura 94.1** Modelo de termorregulação central. Os impulsos térmicos recebidos dos tecidos periféricos são integrados no hipotálamo, o qual determina a temperatura corporal média. A faixa interlimiar (36,7ºC a 37,1ºC) é a temperatura corporal média durante a qual não são deflagradas respostas efetoras.
**Fonte:** Adaptada de Sessler (1994)[4] e Sessler (2016).[2]

No hipotálamo anterior é feita a integração das informações aferentes térmicas, enquanto no hipotálamo posterior iniciam-se as respostas efetoras. Na área pré-óptica do hipotálamo existem neurônios sensíveis e não sensíveis à temperatura, sendo que os primeiros podem ser classificados em neurônios sensíveis ao calor e neurônios sensíveis ao frio, estes últimos predominantes. Ressalte-se, ainda, a presença de neurônios sensíveis à estimulação térmica local no hipotálamo posterior, na formação reticular e na região medular (**Figura 94.1**).[2,4]

Existe uma faixa interlimiar de temperatura, definida geralmente de 36,7°C a 37,1°C, na qual não há resposta efetora. Temperaturas abaixo ou acima desses limiares desencadeiam respostas efetoras (**Figura 94.2**). Em pacientes anestesiados, a faixa interlimiar pode chegar a 3°C–4°C de diferença, quando o normal é de 0,4°C de diferença. Essa faixa é mais ampla no estado hipotérmico do que no hipertérmico, no paciente sob anestesia (**Figura 94.3**).[7]

O limiar da vasoconstrição e de sudorese é de 0,3°C a 0,5°C mais elevado na mulher do que no homem,[8] e diminui no idoso[9] e em pacientes gravemente enfermos.

A ocorrência de hipotermia excessiva no idoso se deve à inadequação da ativação da resposta das defesas termorregulatórias. Várias respostas efetoras do controle termorregulatório no idoso estão diminuídas em relação ao jovem, como a vasoconstrição, que é a primeira e a mais importante resposta autonômica ao frio, e o limiar ao tremor.[1,9]

A resposta comportamental é a resposta termorregulatória quantitativamente mais eficaz, porém vários outros mecanismos, também eficazes, são importantes, como a resposta vasomotora, que se caracteriza pela vasodilatação em resposta ao calor e pela vasoconstrição e piloereção em resposta ao frio; o tremor, que aumenta o consumo de oxigênio e a taxa metabólica em resposta ao frio; e a sudorese em resposta ao calor (**Figuras 94.2** e **94.3**).[7]

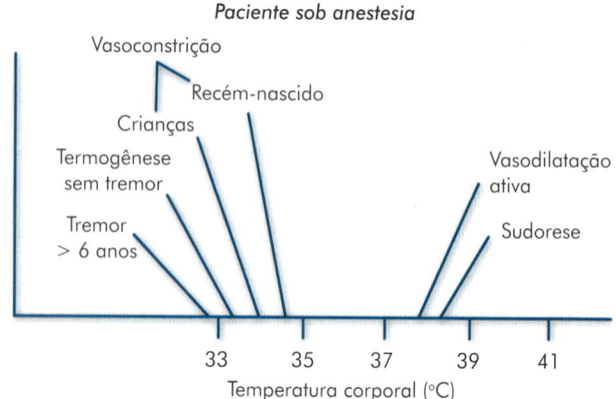

▲**Figura 94.3** Limiares termorreguladores em lactentes e crianças sob anestesia. O eixo das ordenadas representa a intensidade máxima das respostas efetoras.
**Fonte:** Adaptada de Bissonette (1993).[7]

*Paciente em vigília*

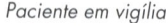
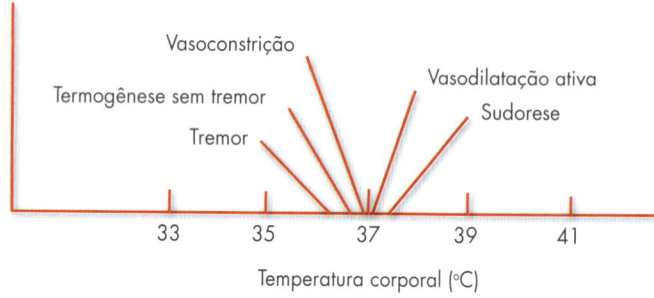

◀**Figura 94.2** Limiares termorreguladores em lactentes e crianças em estado de vigília. O eixo das ordenadas representa a intensidade máxima das respostas efetoras.
**Fonte:** Adaptada de Bissonette (1993).[7]

Quando no "termostato" hipotalâmico há indicação de temperatura corporal fria, impulsos do hipotálamo se dirigem para o córtex cerebral, dando ao indivíduo a sensação de frio. O resultado é uma modificação comportamental, com aumento da atividade motora, colocação de agasalhos e movimentação para aumento do aquecimento. O controle das respostas comportamentais depende fundamentalmente da temperatura da pele.[4]

Em relação ao calor, a primeira defesa autonômica é a vasodilatação cutânea (Figura 94.3).[2,7] Já a sudorese, mediada por inervação colinérgica pós-ganglionar nas terminações glandulares, é considerada a mais importante. O suor é um ultrafiltrado do plasma e sua composição depende da intensidade da sudorese, do estado de hidratação e de outros fatores. Em situação máxima, o adulto produz mais de 0,5 L.h$^{-1}$ de suor, principalmente o atleta bem treinado. A sudorese é processo muito efetivo de perda de calor por causa do elevado calor latente de evaporação da água. Cada grama de suor que se evapora absorve 584 calorias. Consequentemente, a sudorese pode dissipar facilmente o calor, especialmente se o ambiente estiver seco. A eficiência da sudorese é aumentada pela vasodilatação pré-capilar termorreguladora, resposta característica do ser humano, que é regulada por fatores como a bradicinina e o óxido nítrico. Ela aumenta, em muito, o fluxo sanguíneo cutâneo para facilitar a transferência do calor central para a pele.

Na hipotermia, a resposta vasoconstritora é a primeira a ser deflagrada e é considerada a mais importante. O fluxo sanguíneo da pele das extremidades pode ser dividido em dois compartimentos: o nutricional, representado pelos capilares, e o termorregulador, pelos curtos-circuitos arteriovenosos situados principalmente nos dedos das mãos e dos pés, nas orelhas e no nariz.[10] Assim, na hipotermia, o fluxo sanguíneo pode ser diminuído em até 100 vezes por meio desses curtos-circuitos. O fluxo dos curtos-circuitos é mediado primariamente pela noradrenalina liberada nas terminações adrenérgicas pré-sinápticas que, ao ligar-se aos receptores $\alpha_1$-adrenérgicos, determina a vasoconstrição.[11] Embora ocorra diminuição da perfusão cutânea pela vasoconstrição termorreguladora, a redução da perda de calor pelo organismo é pequena, em torno de 25%. As perdas pelas mãos e pelos pés diminuem cerca de 50%, mas somente 17% pelo tronco.

O centro motor do tremor existente no hipotálamo posterior ativa-se ao receber os impulsos provenientes dos receptores de frio. O tremor é atividade involuntária que pode aumentar rapidamente, em até cinco vezes, a taxa de metabolismo basal e sustentar esse aumento por 3 a 4 horas até os músculos fadigarem. O consumo de oxigênio aumenta em 200% a 600%, provocando uma descarga simpatoadrenal, sendo fator de risco de isquemia miocárdica em pacientes coronariopatas.[11] O tremor somente ocorre após o desencadeamento de vasoconstrição máxima, de termogênese sem tremor e de alterações comportamentais, quando elas forem insuficientes para manter adequada a temperatura central.[1] Entretanto, o tremor pode não ser tão efetivo quanto se esperaria porque muita da atividade muscular ocorre nas extremidades. Por isso, ocorre vasodilatação

necessária para aumentar a oxigenação dos músculos periféricos, que se opõe à vasoconstrição termorregulatória e, como consequência, o calor metabólico do compartimento central se move para os tecidos periféricos e deles para o ambiente.[2]

A termogênese sem tremor ocorre por elevação da produção metabólica de calor sem que ocorra aumento do trabalho muscular, sendo mecanismo efetor importante no aumento da produção de calor, particularmente nos neonatos e nos primeiros meses da criança, mas contribuindo muito pouco na termorregulação em adultos.[12] É mediada por receptores $\beta_3$ adrenérgicos nos nervos, principalmente no tecido adiposo marrom situado na região interescapular, que contém grande número de mitocôndrias e importante inervação simpática. A coloração marrom macroscópica do tecido adiposo é resultante da enorme densidade de mitocôndrias. No homem adulto, a quantidade de gordura marrom é pequena e a termogênese sem tremor aumenta pouco a taxa de produção de calor, contrastando com as crianças, nas quais pode dobrar a taxa metabólica.[12]

Os recém-nascidos, especialmente os prematuros, apresentam grande superfície corporal em comparação com a massa corporal. Por isso, a perda de calor pela pele é proporcionalmente maior que a do adulto.[13] A combinação de aumento da perda de calor com menor resposta termorreguladora de vasoconstrição e de tremor faz com que os recém-nascidos apresentem grande tendência à hipotermia. Somente a termogênese sem tremor é que ocorre nessa faixa etária, sendo, assim, a principal resposta à hipotermia.[12,13]

## ■ HIPERTERMIA E FEBRE

Pode-se definir hipertermia como qualquer elevação da temperatura central, resultante de calor excessivo, grande produção de calor, ou elevação do limiar de temperatura.

A própria rotina de utilização dos modernos sistemas de aquecimento pode produzir hipertermia, especialmente em cirurgias longas, sendo raro em adultos, mas acontecendo ocasionalmente em recém-nascidos e crianças.[2]

Excesso de produção de calor acontece em exercícios vigorosos e hipertermia maligna. A hipertermia intraoperatória nem sempre resulta da hipertermia maligna. Outras condições etiológicas incluem ambientes quentes e úmidos ou uso de roupas impermeáveis à umidade, que impedem a sudorese, levando à perda inadequada de calor, febre infecciosa, presença de sangue no 4º ventrículo cerebral e reações transfusionais.[14]

Já a febre, é um tipo de hipertermia que difere das outras elevações da temperatura central por ser um aumento regulado mediado por citocinas pirogênicas circulantes, como as interleucinas e interferon, que ao ativarem o nervo vago, desencadeiam a liberação de prostaglandinas E$_2$ à área pré-óptica do hipotálamo, com aumento do limiar de temperatura.[15]

A ocorrência de febre é rara durante a anestesia porque os anestésicos inalatórios e opioides praticamente bloqueiam a resposta febril. Na ocorrência de febre, a melhor alternativa é tratar a causa de base.

## ■ EQUILÍBRIO DO CALOR NO PERIOPERATÓRIO

Fatores físicos e fisiológicos contribuem para a ocorrência de hipotermia no intraoperatório. Dentro da faixa interlimiar termorregulatória, as mudanças na temperatura corporal são determinadas por interações físicas entre o paciente e o meio ambiente. Grandes cirurgias e salas de operação frias estão associadas às maiores hipotermias.[1,2]

Apesar das muitas possibilidades de perda de calor, a perda cutânea de calor pelos pacientes é geralmente função linear da diferença entre a temperatura da pele do paciente e a do ambiente.[1]

Durante a anestesia e cirurgia, vários fatores se combinam para interferir com a termorregulação normal: abolição das respostas comportamentais, aumento da exposição do paciente ao meio ambiente, diminuição em 30% da produção de calor pela redução do metabolismo, inibição da termorregulação central induzida pelos anestésicos e redistribuição interna de calor no organismo.[2,5]

A condução, a evaporação, a convecção e a irradiação, que são mecanismos de transferência e perda de calor, contribuem para a ocorrência de hipotermia durante a anestesia e cirurgia (Figura 94.4). A irradiação e a convecção são as mais importantes, somando juntas aproximadamente 85% da perda total de calor pelo organismo.[13] Perdas por irradiação são mediadas por energia radiante por meio de fótons. As perdas por esse mecanismo são descritas por propriedades de superfície (emissividade) e pela quarta potência da diferença entre a temperatura da pele e a da sala de operação. A irradiação contribui com 60% do total da perda de calor.

A transferência de calor por condução é definida pela transferência direta de energia calórica entre duas superfícies e depende da diferença de temperatura entre as superfícies e da condutância entre elas. É incomum que a condução contribua com mais do que 5% na perda de calor

no intraoperatório. O calor corporal exigido para aquecer soluções intravenosas frias é considerado perda condutiva. A convecção, considerada uma condução facilitada, contribui com até 25% da perda total de calor. Ocorre quando o ar aquecido próximo do paciente é trocado pelo ar frio proveniente do condicionador de ar da sala de operação.

O calor de vaporização da água, de 0,58 kcal.g$^{-1}$, é maior do que o de qualquer substância. Assim, a evaporação de grandes quantidades de água consome enorme quantidade de energia. Compõem a evaporação as perdas por sudorese, a perda insensível de água pela pele, vias respiratórias e feridas cirúrgicas e a evaporação de líquidos aplicados à pele, como as soluções antibacterianas. No adulto, as perdas respiratórias respondem por apenas 5% a 10% da perda total de calor durante a anestesia.[16,17] Já nas crianças a perda de calor por evaporação pode ser importante.[12]

Em relação ao conteúdo de calor, nosso organismo pode ser dividido em três compartimentos: o central, relacionado às principais vísceras do organismo e ao Sistema Nervoso Central, e que constitui cerca de metade da massa corporal; o periférico, que é o maior de todos, constituído pela musculatura dos membros inferiores e superiores; e a pele, que pode ser chamada de compartimento cutâneo e que representa a barreira entre os dois compartimentos e o meio ambiente. Embora tanto o compartimento central quanto o periférico influenciem as respostas termorregulatórias, o central domina. O tecido periférico deve ser mais frio que o central porque a segunda lei da termodinâmica indica que o calor pode somente fluir para um gradiente mais baixo de temperatura. Sem esse gradiente, o calor metabólico seria incapaz de fluir perifericamente e daí para o ambiente. Entre o compartimento central e o periférico existe um gradiente de temperatura de 3°C a 4°C, tendo o compartimento central a temperatura mais alta. Esse gradiente é mantido por meio da termorregulação vasoconstritora, que cria uma barreira térmica entre os tecidos centrais e os periféricos (Figura 94.5).[2,5]

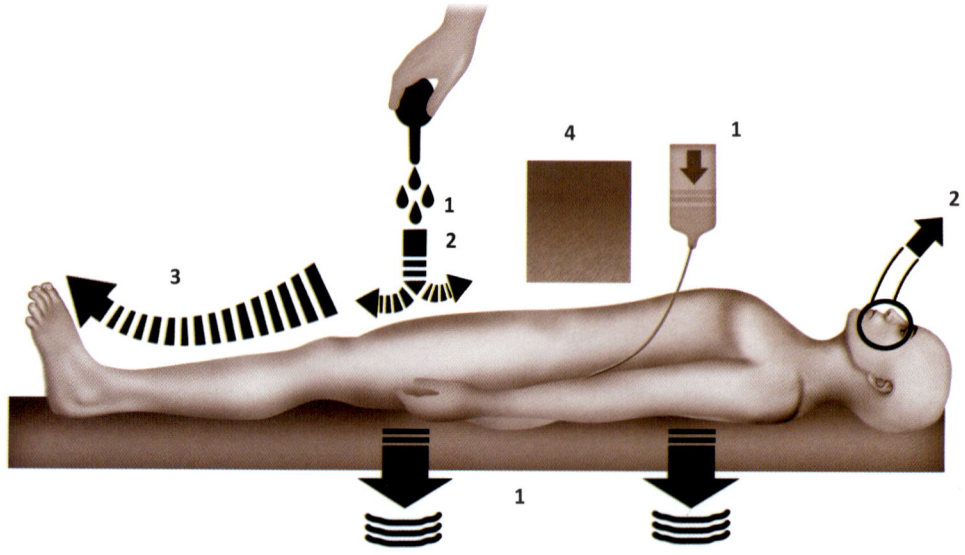

▲ **Figura 94.4** Principais mecanismos físicos implicados na dispersão térmica do paciente na sala de operação. **(1)** condução, **(2)** evaporação, **(3)** convecção, **(4)** irradiação.
**Fonte:** Adaptada de Bissonette (1998).[13]

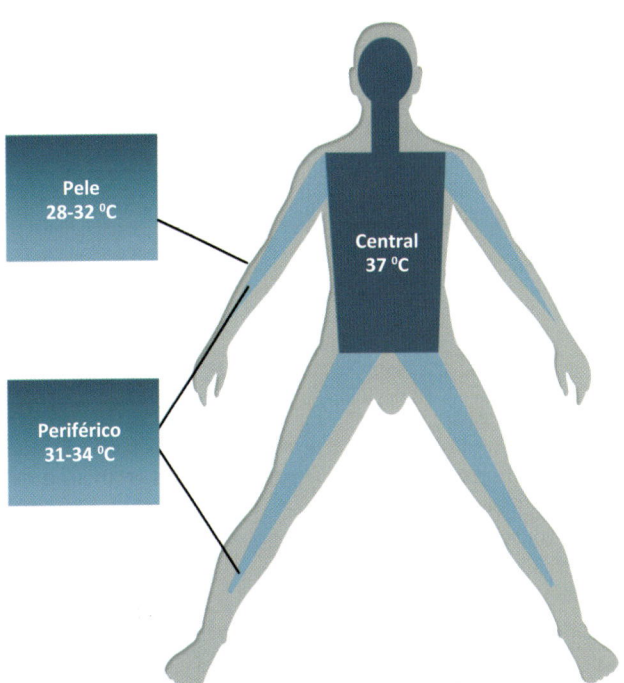

▲ **Figura 94.5** Ilustração mostrando a temperatura em cada um dos compartimentos do corpo antes da indução da anestesia.
**Fonte:** Adaptada de Sessler (1994).[4]

## ■ EFEITOS DA ANESTESIA GERAL NA TERMORREGULAÇÃO

O aparente paradoxo da diminuição da temperatura central de 0,5°C a 1,5°C durante a anestesia não ser decorrente apenas do aumento da perda de calor para o ambiente ou da diminuição da produção de calor pelo metabolismo, pode ser explicado pela redistribuição interna de calor no organismo que segue a indução anestésica.[5]

A grande maioria dos anestésicos é vasodilatadora, com exceção da cetamina, e, por isso, altera o controle central da temperatura por meio do hipotálamo, inibindo a vaso-constrição termorreguladora tônica normal do organismo e os tremores.[18,19] Os opioides,[20] os alfa$_2$-agonistas, como a dexmedetomidina e a clonidina, e o anestésico venoso propofol[21] diminuem, de maneira linear, o limiar de vaso-constrição e dos tremores. Já os anestésicos halogenados, como o isoflurano e o desflurano,[22] diminuem o limiar de resposta ao frio de maneira não linear. Assim, os anestésicos voláteis em baixas concentrações inibem os limiares de va-soconstrição e de tremor em menor proporção em relação ao propofol; porém, em maiores concentrações, os voláteis inibem os limiares ao frio em maior proporção comparado ao propofol utilizado em doses anestésicas habituais.

Entretanto, a vasodilatação induzida pelos anestésicos aumenta muito pouco a perda cutânea de calor,[1] sugerindo que o aumento de perda de calor não é a maior causa de hipotermia que se segue à indução da anestesia. Por outro lado, a indução anestésica é responsável pela diminuição em 20% da produção metabólica de calor, redução também insuficiente para explicar a hipotermia central.

Normalmente ocorre troca de calor entre os compartimentos central e periférico por condução ou convecção circulatória, sendo esta última considerada mais importante do que a primeira, especialmente quando o paciente é colocado nas modernas e frias salas de operação, quando a maioria tem hipotermia, caso não sejam realizadas medidas preventivas. Consequentemente, o *status* vasomotor é fator potencialmente importante na transferência de calor.

Assim, os anestésicos, ao provocarem vasodilatação, re-distribuem o calor do compartimento central para os tecidos periféricos.[4,5] Em consequência, diminuem a temperatura do compartimento central, mas aumentam a temperatura do compartimento periférico e da pele (Figura 94.6), man-tendo inalterados a temperatura corporal média e o conteú-do de calor do organismo. O mesmo efeito foi demonstrado em voluntários durante anestesia peridural.[23]

Após a primeira hora de anestesia, pode ocorrer dese-quilíbrio térmico, resultante da diminuição da produção de calor e do aumento da perda de calor para o ambiente, por convecção, irradiação, evaporação ou condução. Nessa se-gunda fase, que dura de duas a quatro horas, a perda de calor para o ambiente leva à diminuição, quase linear, da temperatura central, de 0,5°C/h a 1°C/h. A anestesia tam-bém contribui para a redução da perda de calor, por limitar a atividade muscular e diminuir o metabolismo e o trabalho da respiração (Figura 94.6).[18]

Após a segunda fase, uma condição térmica estável é atingida, na qual a produção metabólica é igual à perda de calor pelo corpo. Esse estado de equilíbrio térmico sugere que as respostas termorreguladoras estão presentes, redu-zindo-se a perda, mas não a produção de calor. Nessa fase, a

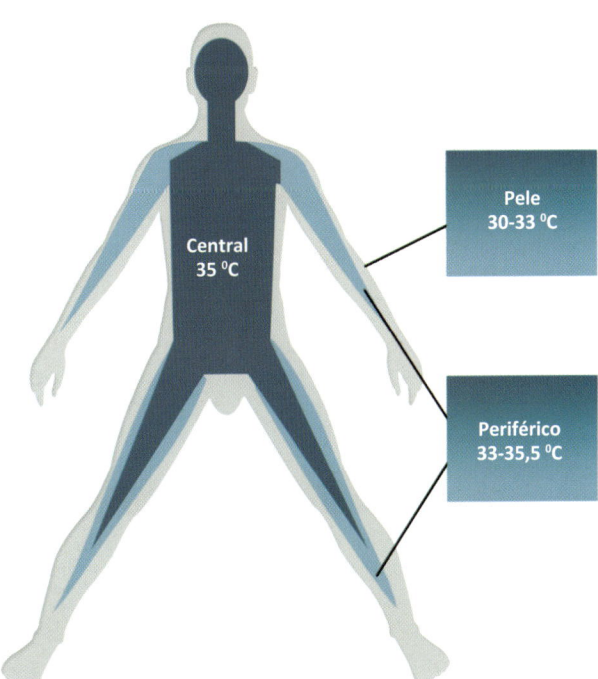

▲ **Figura 94.6** Ilustração mostrando a temperatura em cada um dos três compartimentos do corpo após a redistribuição térmica causada pela indução anestésica.
**Fonte:** Adaptada de Sessler (1994).[4]

vasoconstrição reduz o tamanho do compartimento central, ocasionando menor distribuição de calor, mantendo a temperatura central constante. Deve ser ressaltado que a perda de calor para o ambiente ocorre em função da diferença de temperatura existente entre a superfície do corpo e o meio ambiente. Assim, a perda de calor diminui à medida que os pacientes se tornam hipotérmicos.

Nos recém-nascidos e nas crianças, nessa terceira fase, pode ocorrer pequena elevação da temperatura central, por causa da produção aumentada de calor pela termogênese não dependente do tremor, associada à redução do compartimento central.

A hipotermia causada por redistribuição interna de calor no organismo na primeira hora da anestesia é inversamente proporcional à relação entre o peso e a superfície corporal do paciente (índice de massa corporal).[20] Assim, os pacientes obesos têm menor redistribuição de calor do que os pacientes com peso normal.[24] Por outro lado, pacientes muito magros têm maior redistribuição interna de calor durante a anestesia.[25] A menor incidência de hipotermia por redistribuição no obeso é devida à menor dissipação de calor metabólico, em consequência ao isolamento térmico causado pela presença de grande quantidade de tecido adiposo. Assim, esses pacientes já apresentam vasodilatação dos tecidos periféricos, com maior temperatura tecidual. Isto reduz o fluxo de calor central para os tecidos periféricos após a indução da anestesia.[24]

A colocação de torniquetes nos membros também diminui o fluxo de calor central para o membro garroteado, fazendo com que a temperatura central diminua menos durante a anestesia. Nas crianças, um garroteamento pode aumentar a temperatura central em até 1°C, enquanto dois torniquetes podem aumentar a temperatura central em até 1,7°C.[26] Por outro lado, a deflação do torniquete pode provocar diminuição da temperatura central associada à redução de calor do compartimento central.[26]

## ■ EFEITOS DA ANESTESIA DO NEUROEIXO NA TERMORREGULAÇÃO

A anestesia raquidiana pode determinar alterações da temperatura dos pacientes, com incidência de hipotermia semelhante à encontrada durante a anestesia geral.[2] A anestesia peridural e subaracnóidea diminuem o limiar de vasoconstrição e o limiar de tremor em graus comparáveis,[27] mas em proporção menor, aproximadamente 0,6°C, que a anestesia geral.[27-29]

Os três mecanismos mais importantes que contribuem para a hipotermia central durante a anestesia raquidiana são a redistribuição interna de calor corporal, a perda de calor para o ambiente por causa da vasodilatação e a inibição do controle termorregulatório central.[23,26-29]

Semelhante ao que ocorre na anestesia geral, a redistribuição de calor é a maior causa inicial de hipotermia em pacientes submetidos à anestesia raquidiana. Devido ao bloqueio simpático ocorre vasodilatação, com redistribuição de calor do compartimento central para o compartimento periférico. Esse efeito é máximo durante os primeiros 30 a 60 minutos, com redução de 1°C a 2°C na temperatura cen-

tral e é dependente da extensão do bloqueio sensorial e da idade do paciente.[3]

Após a primeira hora, o mecanismo que mais contribui para a hipotermia durante os bloqueios raquídeos é a perda da termorregulação caracterizada por redução do limiar de vasoconstrição e de tremor.[27-29] A causa desse distúrbio durante a anestesia raquidiana ainda não está bem determinada e não resulta simplesmente da circulação do anestésico local no cérebro, principalmente quando este é utilizado em maiores volumes, como ocorre na anestesia peridural, mas é consistente com o prejuízo termorregulatório causado pelos efeitos do bloqueio regional sobre a informação termal aferente.[30]

Essa tendência anormal à hipotermia ocorre devido à sensação de aquecimento na região atingida pelo bloqueio anestésico por causa da simpatectomia farmacológica instituída. A sensação de aquecimento é proporcional à extensão do bloqueio simpático e sensorial,[30] e ela decresce o limiar de vasoconstrição e de tremor. Assim, durante o bloqueio raquídeo subaracnóideo ou peridural, pode ocorrer hipotermia sem que haja percepção consciente de frio.[31]

Durante a anestesia regional, há dois fatores que podem acelerar a perda de calor e impedir a emergência de um platô na temperatura central após algumas horas de anestesia, como ocorre na anestesia geral. Primeiramente, há diminuição do limiar de vasoconstrição acima do nível do bloqueio simpático que se soma à perda de calor pela vasodilatação, devido ao bloqueio simpático dos membros inferiores. Por isso, a perda de calor persiste durante a anestesia raquidiana. Isto acontece especialmente quando a anestesia geral é associada à anestesia peridural.[32]

Pacientes têm mais risco de hipotermia intraoperatória quando são submetidos a anestesias combinadas, geral e do neuroeixo, porque a alteração do equilíbrio termorregulatório induzido por ambas é aditiva.[2,32]

Devido à temperatura central ser monitorizada mais raramente durante a anestesia do neuroeixo[3] e os pacientes geralmente não terem a sensação de frio, a hipotermia não intencional é de ocorrência comum durante a anestesia regional.

Em contraste com a anestesia do neuroeixo, bloqueios de nervos periféricos não têm efeitos termorreguladores importantes além de prevenir as respostas termorregulatórias locais, as quais são neuralmente mediadas.[14,16]

## ■ CONSEQUÊNCIAS DA HIPOTERMIA INTRAOPERATÓRIA

A ocorrência de hipotermia leve a moderada é frequente no perioperatório, especialmente em recém-nascidos, crianças, idosos e em pacientes com mau estado geral. A hipotermia tanto pode produzir alguns benefícios como importantes complicações.[14,33,34]

Hipotermia central de 34°C parece facilitar a recuperação e reduzir a mortalidade em pacientes com síndrome de angústia respiratória aguda.[34] A terapia hipotérmica melhora a evolução dos pacientes pós-parada cardíaca fora do âmbito hospitalar.[14]

Foram estudados possíveis benefícios da hipotermia em pacientes com lesão cerebral, para proteção de isquemia cerebral e melhor evolução, com manutenção de hipotermia em torno de 2°C a 3°C, mas estudos posteriores demonstraram que pacientes com lesão cerebral, como hemorragia intracerebral, hemorragia subaracnóidea e acidente vascular isquêmico agudo, devem ser mantidos em normotermia para evitar agravamento das lesões.[33]

Apesar dos benefícios da hipotermia ainda serem pontuais, e ser utilizada em casos específicos, suas complicações são importantes devido a sua ocorrência frequente em todo o período perioperatório, especialmente em recém-nascidos, crianças e idosos, provocando alterações fisiológicas significativas, que afetam quase todos os órgãos, aumentando a incidência de complicações e de mortalidade no pós-operatório.[35]

Devido à sensibilidade termal de enzimas, leve hipotermia determina o prolongamento de ação de vários fármacos.[14,36-38] Há diminuição do metabolismo e da concentração alveolar mínima (CAM) dos anestésicos halogenados de, aproximadamente, 8% para cada grau centígrado de diminuição da temperatura do organismo.[36] Os efeitos dos bloqueadores neuromusculares acentuam-se na hipotermia, como ocorre com o atracúrio[37] e o vecurônio.[38] Esse fato, juntamente com a redução na CAM dos halogenados, pode retardar, de maneira considerável, a recuperação e o despertar da anestesia geral.

A afinidade da hemoglobina pelo oxigênio aumenta durante a hipotermia, o que pode resultar em menor fornecimento de oxigênio aos tecidos periféricos. Ocorre aumento da diurese, como resultado da menor reabsorção tubular de sódio pelo rim. Em pacientes que se tornaram hipotérmicos durante a cirurgia de ressecção de cólon, existem evidências que sugerem haver deficiência do sistema imunológico, com aumento da incidência de infecções no período pós-operatório.[39] Em cirurgias eletivas de maior porte, as complicações pós-operatórias, entre as quais a sepse e a mortalidade, tiveram incidências maiores em pacientes que apresentaram hipotermia não intencional no intraoperatório em relação aos pacientes mantidos em normotermia.[35]

Hipotermia moderada também reduz a função plaquetária e diminui a ativação da cascata da coagulação.[40] Metanálise de pesquisas clínicas indicou maior perda e necessidade de transfusão sanguínea em pacientes com hipotermia durante a anestesia.[41] A hipotermia central de 1,5°C determina hipertensão arterial, taquicardia e isquemia miocárdica, e triplica a incidência de taquicardia ventricular e de outras disritmias cardíacas importantes.[11]

A vasoconstrição se mantém efetiva durante a anestesia. Consequentemente, a temperatura central raramente atinge a temperatura necessária para alcançar o limiar de tremor, lembrando que em muitos dos pacientes anestesiados são usados bloqueadores neuromusculares, tornando rara a ocorrência de tremores durante a cirurgia. Em contraste, tremores pós-operatórios são comuns em pacientes hipotérmicos. O conforto térmico no pós-operatório é acentuadamente prejudicado pela hipotermia. Os pacientes geralmente se lembram da sensação de frio e dos tremores no período pós-operatório imediato, relatando-os como de-

sagradáveis, e muitas vezes determinando sensações piores que as da dor cirúrgica. Pacientes com hipotermia importante no final da cirurgia levam até 2 horas para retornar à normotermia.

Estudos sugerem que vários fármacos são efetivos para o tratamento do tremor pós-operatório. Presume-se que o mecanismo de ação seria a redução do limiar de tremor e as mais comumente utilizadas, como a petidina, clonidina, dexmedetomidina e cetamina, diminuem a temperatura central que desencadeia tremores. É possível que pequenas reduções nos limiares de tremor sejam suficientes quando os pacientes estão levemente hipotérmicos.[2] Hoje, como a maioria dos pacientes é mantida em normotermia e os opioides são administrados mais frequentemente e em maiores doses do que no passado, a incidência de tremores no pós-operatório diminuiu muito.[5]

## ■ PREVENÇÃO E TRATAMENTO DA HIPOTERMIA

Método fácil e eficaz para diminuir a perda de calor consiste em aplicar isolamento passivo na superfície da pele. O recobrimento do corpo do paciente com mantas, lençóis, campos cirúrgicos, algodão ortopédico ou faixa de crepe, reduz a perda de calor em aproximadamente 30%. Parece não existir diferença clinicamente importante entre os vários tipos de isolamento térmico, sendo a extensão do recobrimento mais importante do que a escolha do tipo de isolamento. Entretanto, em pacientes submetidos a cirurgias de médio e grande porte, o isolamento passivo, isoladamente, é insuficiente para manter a normotermia.

A temperatura ambiente da sala de operação também é fator crítico na perda de calor por irradiação, convecção e evaporação pela pele e ferida cirúrgica. Como consequência, o aumento da temperatura ambiente geralmente é eficaz em minimizar a perda calórica. Entretanto, a temperatura ambiente em torno de 25°C, temperatura ideal para se evitar a perda de calor, em geral é desconfortável para os cirurgiões. As modernas salas de operação com fluxo de ar laminar é fator de risco de aumento de incidência de hipotermia em pacientes submetidos à anestesia geral.[42]

Apenas 10% da perda de calor ocorre pelo trato respiratório, como resultado do aquecimento e umidificação do ar inspirado, mesmo quando gás seco e frio é utilizado na ventilação do paciente. Em consequência, o aquecimento e a umidificação, passivos ou ativos, do gás inspirado influenciam muito pouco o balanço térmico,[17,43] sendo mais eficientes em recém-nascidos e crianças do que em adultos.[44]

A perda de calor por meio da respiração também depende do metabolismo, que geralmente diminui durante a anestesia. Como consequência, a fração de calor total perdida pelas vias respiratórias diminui drasticamente durante cirurgias de grande porte, embora haja perda considerável de calor por evaporação, por meio da incisão cirúrgica.

Por outro lado, o permutador de calor e umidade, embora não seja tão eficaz na prevenção de hipotermia perioperatória,[17] condiciona as vias aéreas com suficiente calor e umidade no adulto[45] e na criança,[46] que são importantes na manutenção da função mucociliar durante a anestesia.[43]

O aquecimento de líquidos utilizados na hidratação durante a cirurgia, isoladamente, pode não manter o paciente em normotermia,[4] mas ameniza a diminuição da temperatura central, quando empregado em associação com outros métodos preventivos.[10] Uma unidade de sangue infundida a 4°C, ou um litro de solução cristaloide infundido à temperatura ambiente, decresce a temperatura corporal média em 0,25°C. No paciente adulto, os líquidos a serem infundidos somente necessitam ser aquecidos em infusões acima de 2 L.h[1].[1] Nas hidratações menores, o benefício parece não exceder o custo, na maioria dos pacientes. Atualmente, há inúmeros tipos de aquecedores elétricos de líquidos em temperatura ao redor de 41°C, inclusive para infusões rápidas.

Como 90% do calor metabólico é perdido pela superfície da pele, somente o aquecimento cutâneo transferirá calor suficiente para impedir a hipotermia não intencional no intraoperatório. Os dois principais sistemas de aquecimento disponíveis para uso perioperatório são os de circulação de água aquecida e de ar forçado aquecido.

Os colchões de circulação de água aquecida são menos eficientes na prevenção de hipotermia,[47] especialmente em adultos, visto que pouca quantidade de calor pode ser transferida para uma área restrita, como o dorso do paciente, e existe sempre a possibilidade de ocorrerem queimaduras devido à combinação de calor com a diminuição da perfusão sanguínea local, em situação de hipovolemia, aumentando a propensão para o aparecimento de necrose (queimadura) associada à pressão e ao calor. Essas lesões são observadas mesmo quando a temperatura da água circulante não ultrapassa 40°C, quando a diferença entre as temperaturas da pele do paciente e do sistema for maior do que 10°C a 12°C.[1]

O sistema de aquecimento mais efetivo, durante a anestesia, é o sistema de circulação de ar forçado aquecido.[5] Os melhores sistemas transferem mais de 50W pela superfície da pele, aumentando rapidamente a temperatura corporal média.[2]

Após a indução anestésica, a hipotermia provocada pela redistribuição sanguínea pode ser de difícil tratamento, considerando-se que a distribuição interna de calor do compartimento central para o periférico é muito grande. Por isso, o calor aplicado na superfície corporal pode levar muito tempo para atingir o compartimento central, especialmente se o paciente apresentar vasoconstrição periférica. Embora seja difícil de ser tratada, é possível evitar a hipotermia de redistribuição.[48] Um dos melhores métodos para sua prevenção é o aquecimento por insuflação de ar aquecido diretamente na superfície do paciente, por meio de aparelhos especiais, já no período imediatamente anterior à indução anestésica.[48] O aquecimento da superfície cutânea antes da indução da anestesia não altera muito a temperatura central porque ela continua sob regulação pelo hipotálamo, visto que o paciente está acordado, mas eleva a quantidade de calor dos tecidos corporais. O aumento é maior nos membros inferiores, componentes, sob o aspecto termal, mais importantes do compartimento periférico. Quando os tecidos periféricos estão aquecidos, a subsequente inibição da vasoconstrição termorreguladora tônica normalmente determina pequena hipotermia de redistribuição, pois o calor só pode fluir ao longo de um gradiente de temperatura.[2]

Estudos clínicos nos quais se utilizaram insuflação de ar aquecido, demonstraram a eficiência do pré-aquecimento durante anestesia geral,[48] mas não durante anestesia subaracnoídea.[49] Para que haja a transferência de quantidades consideráveis de calor pela superfície da pele, há a necessidade de pelo menos 15 a 30 minutos de aquecimento prévio.[48]

Em resumo, além das medidas habituais na prevenção de hipotermia no perioperatório, como manutenção da temperatura ambiente acima de 24°C, cobertura isolante dos membros, aquecimento das soluções infundidas e uso de permutador de calor e umidade, é importante o fornecimento de calor ao organismo por meio da insuflação de ar aquecido em mantas e de cobertores aquecidos para a prevenção, e o tratamento da hipotermia de redistribuição imediatamente após a entrada do paciente na sala de operação.

# ■ MONITORIZAÇÃO DA TEMPERATURA CENTRAL

A temperatura corporal não é uniforme. O compartimento central, cabeça e tronco, são altamente perfundidos e a temperatura fica relativamente homogênea, ao contrário do compartimento periférico, braços e pernas, onde as temperaturas são mais baixas que a central e muito mais baixas ainda na pele. Deve-se considerar que há variação entre as regiões, dependendo do ambiente e da perfusão periférica. Dentre as medidas que podem ser feitas, a da temperatura central é a que caracteriza o *status* termal do paciente. O monitoramento da temperatura e o manejo termal dos pacientes submetidos à anestesia são responsabilidades do anestesiologista.[14]

A escolha do local para medição de temperatura corporal depende da sua finalidade, podendo estar relacionada à medição da temperatura de órgãos específicos ou da temperatura central. Assim, medições da temperatura na membrana timpânica ou nasofaringe estimam a temperatura cerebral. Já as temperaturas esofagiana e da artéria pulmonar aproximam-se da temperatura do miocárdio.

A temperatura central é muito próxima à do hipotálamo, região do cérebro na qual ocorre o controle central de impulsos termorreguladores provenientes de todo o organismo. O hipotálamo recebe irrigação sanguínea por meio da artéria cerebral anterior, que é ramo da artéria carótida interna, enquanto a membrana timpânica é irrigada pelo ramo da artéria carótida externa. Assim, a temperatura timpânica no homem estima, de forma fidedigna, a temperatura central.

Os locais de monitorização mais indicados da temperatura central durante o ato anestésico-cirúrgico são: artéria pulmonar, por procedimento invasivo, esôfago distal, nasofaringe e membrana timpânica.[14]

A temperatura da artéria pulmonar é possivelmente a melhor estimativa da temperatura central, mas raramente está disponível. O esôfago é o local de escolha de monitoramento da temperatura central durante a anestesia geral endotraqueal, com o probe do termostato da sonda devidamente posicionado no ponto de máxima audição do som dos batimentos cardíacos ou mais distalmente, para evitar o resfriamento por gases respiratórios.[14]

A nasofaringe, com o probe inserido 10-20 cm das narinas, é excelente alternativa quando o monitoramento esofágico estiver impedido por razões cirúrgicas ou por utilização de via aérea supraglótica, e em pacientes submetidos à anestesia raquidiana. As sondas timpânicas são mais difíceis de serem inseridas porque o canal auditivo tem vários centímetros de comprimento e não é retilíneo. O risco de perfuração da membrana do tímpano é pequeno, considerando que as sondas são maleáveis; o risco mais comum é de a sonda ser inserida longe da membrana do tímpano, resultando em estimativa imprecisa da temperatura central.

No pós-operatório, entre os melhores locais estão as medidas sublingual e axilar da temperatura, que têm boa estimativa da temperatura central.[14] Outros locais seriam o reto e a bexiga, com medições menos precisas da temperatura central por terem menor perfusão, sendo que a bexiga depende de fluxo urinário para estimação mais precisa da temperatura central.[14]

## ■ RECOMENDAÇÕES SOBRE A MONITORIZAÇÃO DA TEMPERATURA CENTRAL E CUIDADOS NO MANUSEIO TERMAL NO INTRAOPERATÓRIO

Numerosos estudos randomizados demonstram que a hipotermia causa sérias complicações e que, de fato, man-ter a normotermia do paciente no intraoperatório é fundamental. Várias abordagens são propostas para manutenção da temperatura perioperatória, sendo que cabe ao anestesiologista a escolha de estratégias que seguramente mantenham o paciente aquecido.

Algumas diretrizes baseadas nestes estudos são indicadas para a monitorização da temperatura e de cuidados no manuseio termal no intraoperatório: [14,50]

■ A temperatura central deve ser monitorada nos pacientes submetidos à anestesia geral nas cirurgias com duração superior a 30 minutos;

■ A temperatura central deve ser monitorada durante a anestesia raquidiana quando forem esperadas alterações da temperatura central, como nas cirurgias de médio e grande porte;

■ Método preventivo para impedir que ocorra hipotermia no intraoperatório deve ser sempre empregado, a menos que a sua ocorrência esteja indicada, como por exemplo, na proteção de isquemia tecidual em neurocirurgia, com temperatura central de 34°C. Atualmente, o aquecimento por ar forçado aquecido é o método que oferece a melhor combinação de eficiência, custo e segurança;

■ Pacientes com hipotermia devem permanecer na sala de recuperação pós-anestésica até que seja restaurada a normotermia.

## REFERÊNCIAS

1. Sessler DI, Sladen RN. Mild intraoperative hypothermia. N Engl J Med. 1997;336:1730-7.
2. Sessler DI. Perioperative thermoregulation and heat balance. Lancet. 2016;387:2655-64.
3. Frank SM, El-Rahmany HK, Cattaneo CG, et al. Predictors of hypothermia during spinal anesthesia. Anesthesiology. 2000;92:1330-4.
4. Sessler DI. Consequences and treatment of perioperative hypothermia. Anesthesiol Clin North Am. 1994;12:425-56.
5. Sessler DI. Temperature regulation and monitoring. In: Miller RD. Miller's anesthesia. 8 Ed. Philadelphia: Elsevier Saunders, 2015. p.1622-46.
6. Feketa VV, Zhang Y, Cao Z, et al. Transient receptor potential melastatin 8 channel inhibition potentiates the hypothermic response to transient receptor potential vanilloid 1 activation in the conscious mouse. Cri Care Med. 2014;42:e355-63.
7. Bissonette B. Thermoregulation and paediatric anaesthesia. Current Opinion in Anaesthesiology. 1993;69:537-42.
8. Wahington D, Sessler D, Moayeri A, et al. Thermoregulatory responses to hyperthermia during isoflurane anesthesia in humans. J Appl Physiol. 1993;74:82-7.
9. Khan F, Spence VA, Belch JJ. Cutaneous vascular responses and thermoregulation in relation to  age. Clin Sci. 1992;82:521-8.
10. Camus Y, Delva AE, Bossard M, et al. Prevention of hypothermia by cutaneous warming with new electric blankets during abdominal surgery. Br J Anaesth. 1997;79:796-7.
11. Frank SM, Fleisher LA, Breslow MJ, et al. Perioperative maintenance of normothermia reduces incidence of morbid cardiac events: a randomized clinical trial. J Am Med Assoc. 1997;277:1127-34.
12. Plattner O, Semsroth M, Sessler DI, et al. Lack of nonshivering thermogenesis in infants anesthetized with fentanyl and propofol. Anesthesiology. 1997;86:772-7.
13. Bissonette B. Aproche physiologique des mécanismes de thérmoregulation du nourrison et de l'enfant. Cah Anesthesiol. 1998;46:183-93.
14. Sessler DI. Perioperative Temperature Monitoring. Anesthesiology. 2021;134:111-8.
15. Blatteis CM, Sehic E, Li S. Pyrogen sensing and signaling:old views and new concepts. Clin Infect Dis. 2000;31(suppl 5):168-77.
16. Sessler DI. Temperature monitoring and perioperative termorregulation. Anesthesiology. 2008;109:318-38.
17. Johansson A, Lundberg D, Luttropp HH. The effect of heat and moisture exchanger on humidity and body temperature in a low-flow anaesthesia system. Acta Anaesthesiol Scand. 2003;47:564-8.
18. Stoen R, Sessler DI. The thermoregulatory threshold in inversely proportional to isoflurane concentration. Anesthesiology. 1990;72:882-7.
19. Hynson J, Sessler DI, Moayeri A, et al. Absence of non-shivering thermogenesis in anesthetized humans. Anesthesiology. 1993;79:695-700.
20. Kurz A, Go JC, Sessler DI, et al. Alfentanil slightly increases the sweating threshold and markedly reduces the vasoconstriction and shivering thresholds. Anesthesiology. 1995;83:293-9.
21. Matsukawa T, Kurz A, Sessler DI, et al. Propofol linearly reduces the vasoconstriction and shivering thresholds. Anesthesiology. 1995;82:1169-80.
22. Annadata RS, Sessler DI, Tayefeh F, et al. Desflurane slightly increases the sweating threshold, but produces marked, non-linear decreases in the vasoconstriction and shivering thresholds. Anesthesiology. 1995;83:1205-11.
23. Hynson J, Sessler DI, Glosten B, et al. Thermal balance and tremor patterns during epidural anesthesia. Anesthesiology. 1991;74:680-90.
24. Fernandes LA, Braz LG, Koga FA, et al. Comparison of peri-operative core temperature in obese and non-obese patients. Anaesthesia. 2012;67:1364-9.
25. Kurz A, Sessler DI, Narzt E, et al. Morphometic influences on intraoperative core temperature changes. Anesth Analg. 1995;80:562-7.
26. Sessler DI. Perioperative heat balance. Anesthesiology. 2000;92:578-96.
27. Ozaki M, Kurz A, Sessler DI, et al. Thermoregulatory thresholds during epidural and spinal anesthesia. Anesthesiology. 1994;81:282-8.
28. Kurz A, Sessler DI, Schroeder M, et al. Thermoregulatory response thresholds during spinal anesthesia. Anesth Analg. 1993;77:721-6.
29. Emerick TH, Ozaki M, Sessler DI, et al. Epidural anesthesia increases apparent leg temperature and decreases the shivering threshold. Anesthesiology. 1994;81:289-98.
30. Szmuk P, Ezri T, Sessler DI, et al. Spinal anesthesia only minimally increases the efficacy of postoperative forced-air rewarming. Anesthesiology. 1997;87:1050-4.
31. Ben-David B, Solomon E, Levin H. Spinal anesthesia, hypothermia, and sedation: A case of resedation with forced-air warming. Anesth Analg. 1997;85:1357-8.
32. Joris J, Ozaki M, Sessler DI, et al. Epidural anesthesia impairs both central and peripheral thermoregulatory control during general anesthesia. Anesthesiology. 1994;80:268-77.
33. Lavinio A, Andrzejowski J, Antonopoulou I, et al. Targeted temperature management in patients with intracerebral haemorrhage, subarachnoid haemorrhage, or acute ischaemic stroke: updated consensus guideline recommendations by the Neuroprotective Therapy Consensus Review (NTCR) group. Br J Anaesth. 2023;131:294-301.
34. Villar J, Slutsky AS. Effects of induced hypothermia in patients with septic adult respiratory distress syndrome. Resuscitation. 1993;26:183-92.
35. Billeter AT, Hohmann SF, Druen D, et al. Unintentional perioperative hypothermia is associated with severe complications and high mortality in elective operations. Surgery. 2014;156:1245-52.

36. Vitez TS, White PF, Eger EI 2nd. Effects of hypothermia on halothane MAC and isoflurane MAC in the rat. Anesthesiology. 1974;41:80-1.
37. Leslie K, Sessler DI, Bjorksten AR, Moayeri A. Mild hypothermia alters propofol pharmacokinetics and increases the duration of action of atracurium. Anesth Analg. 1995;80:1007-14.
38. Caldwell JE, Heier T, Wright PM, et al. Temperature-dependent pharmacokinetics and pharmacodynamics of vecuronium. Anesthesiology. 2000;92:84-93.
39. Mason SE, Kinross JM, Hendricks J, Arulampalam TH. Postoperative hypothermia and surgical site infection following peritoneal insufflation with warm, humidified carbon dioxide during laparoscopic colorectal surgery: a cohort study with cost-effectiveness analysis. Surg Endosc. 2017;31:1923-9.
40. Michelson AD, MacGregor H, Barnard MR, Kestin AS, Rohrer MJ, Valeri CR. Reversible inhibition of human platelet activation by hypothermia in vivo and in vitro. Thromb Haemost. 1994;71:633-40.
41. Rajagopalan S, Masha E, Na J, et al. The effects of mild perioperative hypothermia in blood loss and transfusion requirement: a meta-analysis. Anesthesiology. 2008;108:71-7.
42. Yang L, Huang CY, Zhou ZB, et al. Risk factors for hypothermia in patients under general anesthesia: Is there a drawback of laminar airflow operating rooms? A prospective cohort study. Int J Surg. 2015;21:14-7.
43. Bisinotto FMB, Braz JRC, Martins RHG, et al. Tracheobronchial consequences of the use of heat and moisture exchangers in dogs. Can J Anesth. 1999;46:897-903.
44. Bissonette B, Sessler DI, La Flamme P. Intraoperative temperature monitoring sites in infants and children and the effect of inspired gas warming on esophageal temperature. Anesth Analg. 1989;69:192-6.
45. Braz JRC, Braz MG, Hayashi Y, et al. Effects of different fresh gas flows with or without a heat and moisture exchanger on inhaled gas humidity in adults undergoing general anaesthesia: A systematic review and meta-analysis of randomised controlled trials. Eur J Anaesthesiol. 2017;34:515-25.
46. Bicalho GP, Braz LG, de Jesus LS, et al. The humidity in a Dräger Primus anesthesia workstation using low or high fresh gas flow and with or without a heat and moisture exchanger in pediatric patients. Anesth Analg. 2014;119:926-31.
47. Kurz A, Kurz M, Poeschl G, et al. Forced-air warming maintains intraoperative normothermia better than circulating water mattresses. Anesth Analg. 1993;77:470-4.
48. Vanni SMD, Braz JRC, Módolo NSP, et al. Perioperative combined with intraoperative skin-surface warming avoids hypothermia caused by general anesthesia and surgery. J Clin Anesth. 2003;15:119-25.
49. Vanni SMDA, Castiglia YM, Ganem EM, et al. Preoperative warming combined with intraoperative skin-surface warming does not avoid hypothermia caused by spinal anesthesia in patients with midazolam premedication. São Paulo Med J. 2007;125:144-9.
50. Silva ED, Mendes FF, Braz LG, et al. Brazilian guidelines on interventions for preventing and treating inadvertent perioperative hypothermia in adults – produced by the São Paulo State Society of Anesthesiology. J Infect Control. 2018;7:01-16.

# 95

# Equilíbrio Ácido-base e Hidroeletrolítico

Antonio Carlos Aguiar Brandão ▪ Thaína Alessandra Brandão ▪ Viviane França Martins

## INTRODUÇÃO

O organismo humano funciona através de reações químicas catalisadas por enzimas que, para exercerem sua função, dependem de um pH ótimo. Uma das propriedades mais importantes do sangue é manter o seu grau de acidez ou de alcalinidade. A concentração de $H^+$ normal no sangue arterial é muito pequena, da ordem de 40 $nmol.L^{-1}$ ($4.10^{-8}$ $mmol.L^{-1}$), porém pequenas variações na sua concentração podem comprometer todo esse equilíbrio enzimático, colocando as células em risco de morte e consequente disfunção orgânica.[1] O íon hidrogênio ($H^+$) é especialmente reativo; pode se ligar a proteínas com cargas negativas e, em altas concentrações, alterar sua carga total, configuração e função.

Para manter o [$H^+$] próximo de valores normais, o organismo lança mão de três mecanismos: sistema tampão (intracelular e extracelular), sistema respiratório e sistema renal.

A produção diária de $H^+$ no organismo é feita sob duas formas de ácidos: o ácido carbônico ($H_2CO_3$), volátil, que vem do metabolismo oxidativo de carboidratos e lipídios, resultando na produção de cerca de 15.000 a 20.000 mmol de $H^+$ na forma de $CO_2$, facilmente eliminado pelos pulmões; e de ácidos fixos (não voláteis), cuja produção de 50 a 100 mmol/dia tem as seguintes origens:

- Metabolismo incompleto de glicose e ácidos graxos em ácido lático e cetoácidos;
- Metabolismo de aminoácidos contendo enxofre (cisteína e metionina) em ácido sulfúrico;
- Metabolismo de aminoácidos catiônicos (arginina, lisina);
- Hidrólise dos fosfatos alimentares.

Esses ácidos não voláteis são tamponados no LIC/LEC ou excretados pelos rins, através da urina.[2,3] A maioria das bases provém do metabolismo de aminoácidos aniônicos (glutamato e aspartato) e da oxidação e do consumo de ânions orgânicos como lactato e citrato, que produzem $HCO_3$.

## ▪ CONCEITOS DE ÁCIDOS E BASES

Existem vários conceitos de ácidos e bases na Química (Arrhenius, Lewis e Bronsted-Lowry). A teoria mais utilizada para definir ácidos e bases em Bioquímica é a teoria de Bronsted e Lowry:[4]

- **Ácido**: toda substância química que pode doar ou transferir $H^+$ (próton).
- **Base**: toda substância química que pode receber $H^+$ (próton).

Abaixo, observe exemplos de ácidos e bases pelas teorias de Bronsted e Lowry:

| Ácido | Base |
|---|---|
| $H_2CO_3$ | $\Leftrightarrow$ $H^+ + HCO_3^-$ |
| $H_2PO_4^-$ | $\Leftrightarrow$ $H^+ + HPO_4^{-2}$ |

Devido ao fato de [$H^+$] ser um número muito pequeno e difícil de interpretar, o químico dinamarquês Soren Peter Lauritz Sorensen convencionou expressar o [$H^+$] pelo cologaritmo (logaritmo negativo) decimal e o denominou potencial hidrogeniônico (pH).[5]

$$pH = colog\,[H^+] = -log\,[H^+]$$

$$pH = colog\,[H^+] = -log\,[H^+] = 1/[H^+]$$

A equação anterior mostra que o [$H^+$] é inversamente proporcional ao pH; portanto, quanto maior o [$H^+$], menor o pH e vice-versa.

O [H⁺] do plasma no sangue arterial é de 40 nMol.L⁻¹; substituindo-o na equação, determina-se o valor do pH plasmático:

$$pH = -\log [4.10^{-8}] = 7,4$$

A todo momento o organismo trabalha para manter o [H⁺] no sangue arterial próximo de 40 nMol.L⁻¹ ou pH de 7,4 (7,35-7,45). Com base no valor do pH do sangue arterial, pode-se definir:

- **Alcalemia:** aumento do pH > 7,45
- **Acidemia:** diminuição do pH < 7,35
- **Alcalose:** distúrbio que leva à alcalemia
- **Acidose:** distúrbio que leva à acidemia

A faixa de pH compatível com a vida celular fica entre 6,8 e 7,8, equivalendo a uma variação de [H⁺] de 16 a 160 nMol/L.

## MECANISMOS DE CONTROLE DO pH

Diante de qualquer alteração que possa modificar o [H⁺] plasmático, o organismo mobiliza três mecanismos de defesa.[2,6] A Figura 95.1 mostra a ordem cronológica da atuação desses mecanismos no controle do equilíbrio ácido-base.

### Sistema Tampão

Os sistemas tampões são pares constituídos de ácidos fracos (ou bases fracas), e seus sais derivados, que impedem grandes variações no pH quando, nesse meio, é adicionado um ácido ou uma base forte. Embora existam várias soluções tampões no organismo, apenas algumas são importantes do ponto de vista fisiológico e bioquímico:

- Ácido fraco e o seu sal derivado. Ex. $H_2CO_3/NaHCO_3$
- Base fraca e o seu sal derivado. Ex. $NH_3/NH_4Cl$

Os tampões agem retirando ou adicionando H⁺ à solução. Possuem melhor ação quando atuam em valores próximos de sua constante de equilíbrio (pK), normalmente numa faixa de ± 1 unidade. O organismo possui sistemas tampões no LIC (líquido intracelular) e LEC (líquido extracelular).

- **LIC:** fosfato ($H_2PO_4^-/HPO_4^{-2}$) e as proteínas (principalmente a hemoglobina)
- **LEC:** bicarbonato ($H_2CO_3/HCO_3^-$)

Adição de H⁺ no plasma (LEC) será tamponada pelo $HCO_3^-$ produzindo $H_2CO_3$, que se dissocia em $CO_2$ e $H_2O$, reações catalisadas pela anidrase carbônica. O $CO_2$ produzido será exalado pelos pulmões através da ventilação alveolar. Portanto, o aumento no [H⁺] no plasma desloca-se para a esquerda, com formação de $CO_2$.

$$H^+ + HCO_3^- \Leftrightarrow H_2CO_3 \, CO_2 + \Leftrightarrow H_2O$$

Dentro da célula (LIC), o aumento da concentração de $CO_2$ produzido no metabolismo celular reage com a $H_2O$ e produz $H_2CO_3$, que se dissocia em H⁺ e $HCO_3^-$. O H⁺ será tamponado pelas proteínas, principalmente a hemoglobina (Hb). Esse tamponamento pela hemoglobina libera $O_2$ das hemoglobinas disponibilizando para os tecidos, fenômeno conhecido como efeito Bohr.

$$CO_2 + H_2O \Leftrightarrow H_2CO_3 \Leftrightarrow H^+ + HCO_3^-$$
$$H^+ + HbO_2 \Leftrightarrow HbH^+ + O_2$$

### Sistema Pulmonar

O controle da ventilação pulmonar é exercido pelo centro da respiração, localizado no bulbo, que controla a frequência respiratória e o volume corrente. Esse centro é estimulado por aferentes de quimiorreceptores periféricos e, diretamente, pelos quimiorreceptores centrais. Alterações de [H⁺], $PaCO_2$ e $PaO_2$ são detectadas pelos quimiorreceptores periféricos localizados no seio carotídeo e no arco aórtico que, através do nervo vago e glossofaríngeo, enviam estímulos para os centros bulbares da respiração. Os quimiorreceptores centrais se localizam no assoalho do quarto ventrículo, no bulbo, e são sensíveis às variações do pH liquórico. Em situações de aumento do $CO_2$ plasmático (hipercapnia), este atravessa a barreira hematoencefálica e acidifica o líquor. As alterações das concentrações de [H⁺], $PaCO_2$, $PaO_2$ e plasmáticas, detectadas pelos quimiorreceptores periféricos e pelos quimiorreceptores centrais, são responsáveis pelas alterações da ventilação pulmonar e controle do pH plasmático.

Os principais estímulos que promovem hiperventilação alveolar são a hipoxemia ($PaO_2$ < 60 mmHg), detectada pelos quimiorreceptores periféricos e diminuição do pH liquórico, induzido pela hipercapnia, que promove a entrada de $CO_2$ através da barreira hematoencefálica e acidificação do líquor, e posterior ativação diretamente dos quimiorreceptores centrais.

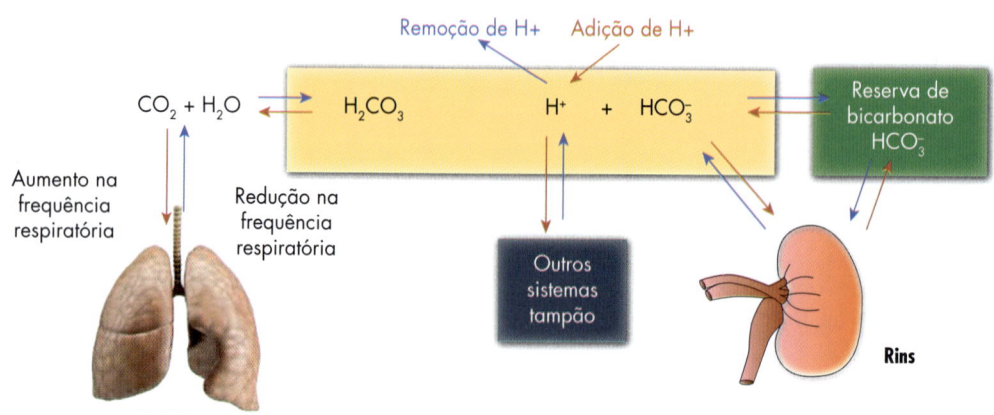

Remoção de H+    Adição de H+

$CO_2 + H_2O$    $H_2CO_3$    $H^+ + HCO_3^-$    Reserva de bicarbonato $HCO_3^-$

Aumento na frequência respiratória    Redução na frequência respiratória

Outros sistemas tampão

Rins

Pulmão

◀ **Figura 95.1** Mecanismos de controle do equilíbrio ácido-base.

## Sistema Renal

Os rins contribuem para o controle do equilíbrio ácido-básico através da excreção urinária de $H^+$ ou $HCO_3^-$ na urina. Normalmente, os rins não excretam $HCO_3^-$ na urina; todo $HCO_3^-$ filtrado é reabsorvido (Figura 95.2).

Diariamente, os rins excretam uma carga de 1 mmol.kg$^{-1}$ de $H^+$ (cerca de 50 a 100 mmol/dia). Para cada $H^+$ secretado, um $HCO_3^-$ é reabsorvido. A acidificação da urina ocorre em dois segmentos do néfron: porção proximal (túbulo proximal e alça espessa ascendente de Henle) e porção final do néfron (túbulos distais e coletores).

Na porção proximal, a reabsorção de $HCO_3^-$ é dependente de um transporte ativo secundário denominado antiporte $Na^+$-$H^+$. Esse transporte está acoplado à atividade da anidrase carbônica e pode ser inibido pelo diurético denominado acetazolamida.

Na porção final do néfron, a secreção de $H^+$ é realizada por dois tipos diferentes de células: as **principais**, responsáveis pelo transporte de $Na^+$ e $K^+$, e as células **intercaladas**, especializadas no transporte de $HCO_3^-$ e $H^+$. Aqui, diferente da porção proximal, o transporte envolvido é realizado por transporte ativo primário: a bomba $H^+$ATPase e $K^+$-$H^+$ATPase. Essas bombas podem gerar gradientes de $H^+$ 400 vezes maior em relação ao interstício. Cerca de 40% do $H^+$ secretado (10 a 40 mmol) liga-se ao tampão urinário, representado principalmente pelo $HPO_4^-$. A outra parte (60%) vai reagir com $NH_3$, produzindo o cátion $NH_4^+$.

A secreção urinária de $H^+$ (EUH$^+$) urinária depende de três processos:

$$EUH^+ = E_{\text{ácido titulável}} + E_{NH4+} - R_{HCO_3^-}$$

- $E_{\text{ácido titulável}}$ = produção e excreção de ácido titulável ($HPO_4^{-2}$)
- $E_{NH4+}$ = produção e excreção de íons amônio
- $R_{HCO_3^-}$ = reabsorção de bicarbonato ($HCO_3^-$)

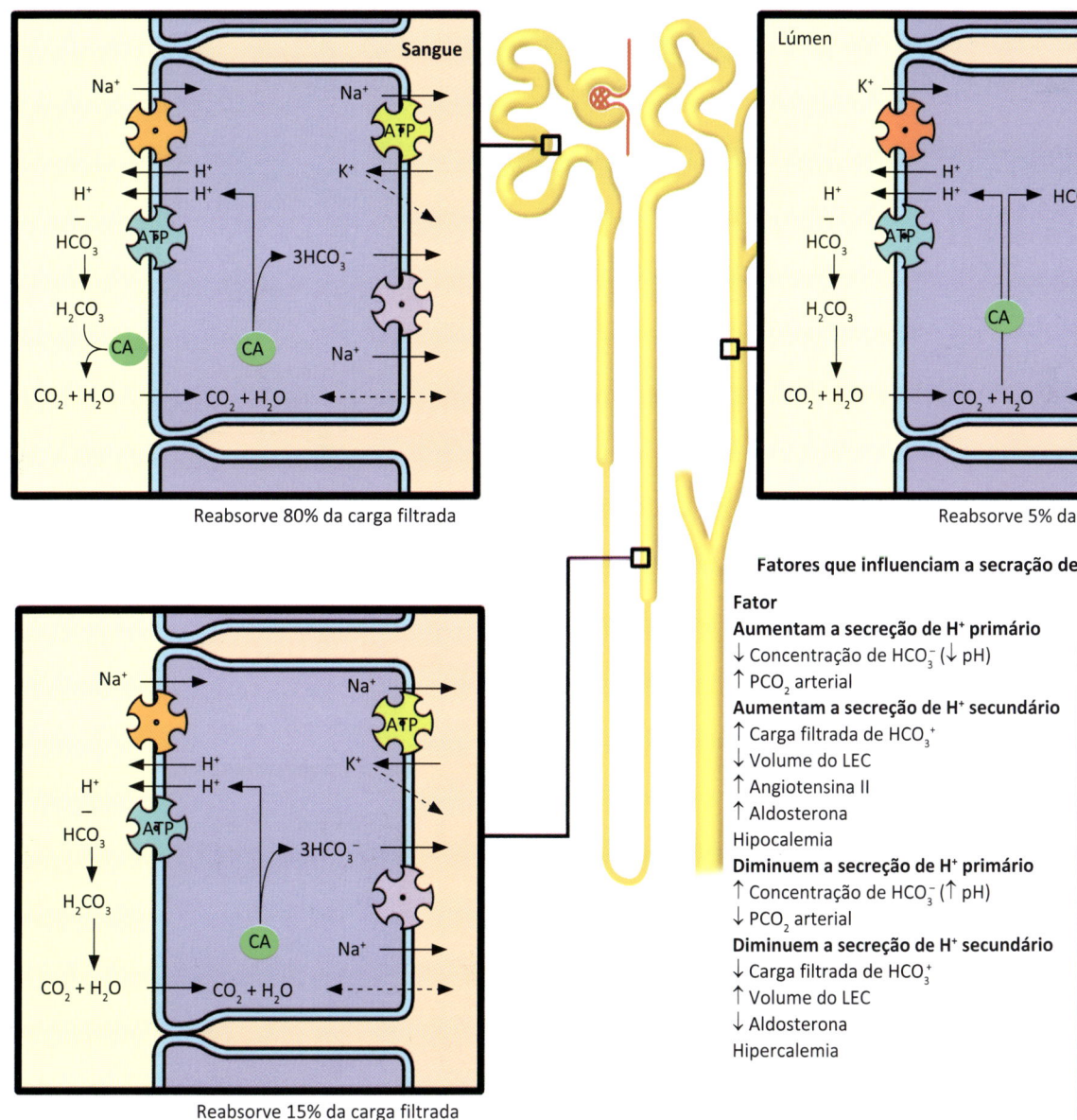

Reabsorve 80% da carga filtrada

Reabsorve 5% da carga filtrada

Reabsorve 15% da carga filtrada

**Fatores que influenciam a secreção de H$^+$ pelo néfron**

| Fator | Principal local de ação |
|---|---|
| **Aumentam a secreção de H$^+$ primário** | |
| ↓ Concentração de $HCO_3^-$ (↓ pH) | Todo o néfron |
| ↑ $PCO_2$ arterial | Todo o néfron |
| **Aumentam a secreção de H$^+$ secundário** | |
| ↑ Carga filtrada de $HCO_3^+$ | Túbulo proximal |
| ↓ Volume do LEC | Túbulo proximal |
| ↑ Angiotensina II | Túbulo proximal |
| ↑ Aldosterona | Ducto coletor |
| Hipocalemia | Túbulo proximal |
| **Diminuem a secreção de H$^+$ primário** | |
| ↑ Concentração de $HCO_3^-$ (↑ pH) | Todo o néfron |
| ↓ $PCO_2$ arterial | Todo o néfron |
| **Diminuem a secreção de H$^+$ secundário** | |
| ↓ Carga filtrada de $HCO_3^+$ | Túbulo proximal |
| ↑ Volume do LEC | Túbulo proximal |
| ↓ Aldosterona | Ducto coletor |
| Hipercalemia | Túbulo proximal |

▲**Figura 95.2** Reabsorção renal de bicarbonato.

**Excreção urinária de ácidos = Excreção de ácido titulável + Excreção de amônio – Excreção de bicarbonato.**

As Figuras 95.3, 95.4 e 95.5 mostram a secreção renal de $H^+$, a excreção de íons amônio e a excreção de ácido titulável.

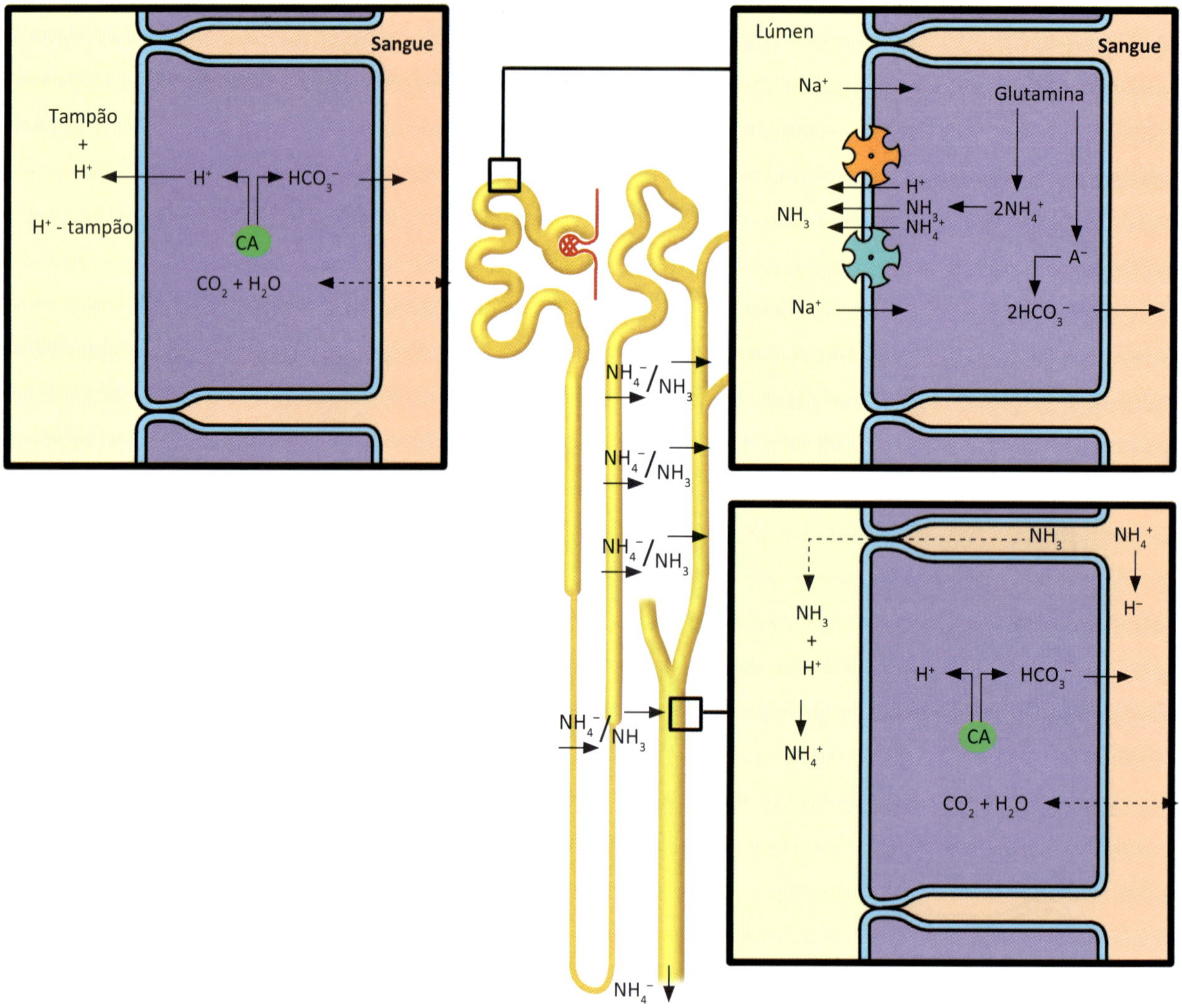

▲ **Figura 95.3** Secreção renal de $H^+$.

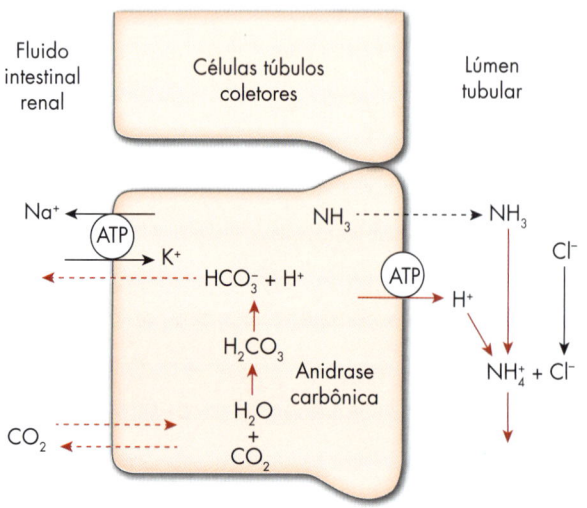

▲ **Figura 95.4** Excreção de íons amônio.

## ■ VALORES NORMAIS DA GASOMETRIA

A Tabela 95.1 abaixo mostra os valores considerados normais para a determinação do equilíbrio ácido-base.

| Tabela 95.1  Valores normais do equilíbrio ácido-base. | |
|---|---|
| **Valores normais** | |
| pH | $7,40 \pm 0,05$ |
| $PaO_2$ | $96 - 0,4 . \text{idade (mmHg)}$ |
| $PaCO_2$ | $40 \pm 5$ (mmHg) |
| $[HCO_3^-]$ | $24 \pm 2$ (mmol.L$^{-1}$) |
| BE (Excesso de base) | $0 \pm 2,5$ |
| $[Cl^-]$ | $95 - 105$ (mmol.L$^{-1}$) |
| Ânion *Gap* AG | $10 \pm 2$ (mmol.L$^{-1}$) |
| Osmolaridade | $290 \pm 5$ (mOsmol.L$^{-1}$) |
| *Gap* Osmolar (GO*) | até 10 (mOsmol.L$^{-1}$) |
| $\Delta AG / \Delta HCO_3^-$ | 1 a 1,6 |

* *Gap* Osmolar = osmolaridade plasmática (medida – calculada).

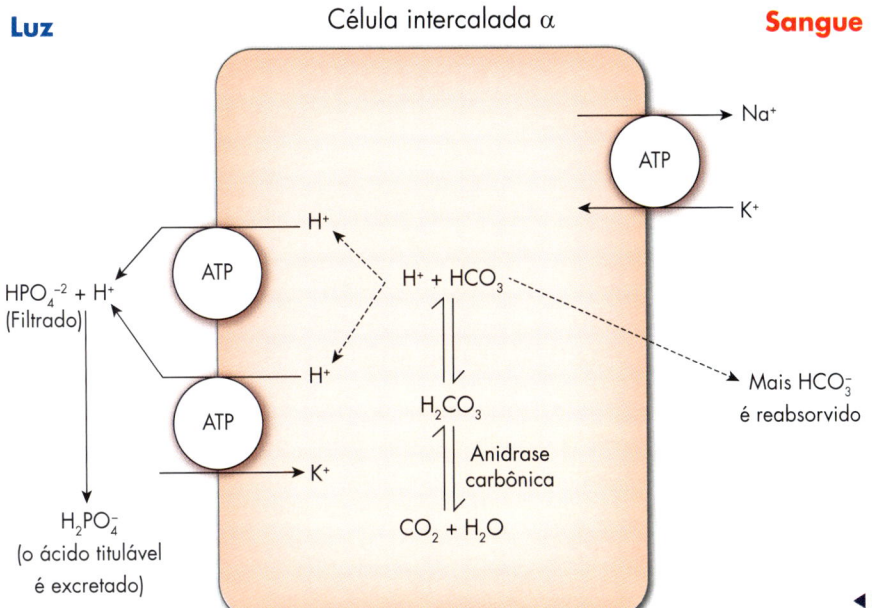

◀ **Figura 95.5** Excreção de ácido titulável.

# ■ EQUAÇÃO DE HENDERSON-HASSELBALCH

A equação de Henderson-Hasselbalch[7] (Equação 4) permite calcular o pH de qualquer solução tampão se aplicar essa equação principal tampão do plasma ($H_2CO_3$/$HCO_3^-$) e considerando que no sangue arterial o pK desse tampão, na temperatura corporal normal, é 6,1 e que a $PaCO_2$ = 40 mmHg, a constante de dissolução do $CO_2$ no plasma de 0,03 e a [$HCO_3^-$] de 24 mmol.$L^{-1}$, obtém-se:

$$pH = pK + log\ [base]/[ácido]$$
$$pH = 6,1 + log\ 24/0,03.40$$
$$pH = 6,1 + log\ 20$$
$$pH = 6,1 + 1,3$$
$$pH = 7,4$$

Com base na equação anterior, pode-se afirmar que o organismo procura manter a relação:

$$\frac{HCO_3^-}{0,03.PaCO_2} = 20$$

As alterações na [$HCO_3^-$] correspondem a distúrbios metabólicos e as alterações na $PaCO_2$ correspondem a distúrbios respiratórios,[2,6] portanto:

| $\frac{HCO_3^-}{0,03.PaCO_2}$ = < 20: <br><br> (pH < 7,4): alcidemia | ⇓ $HCO_3^-$: acidose metabólica <br> ⇑ $PaCO_2$: acidose respiratória |
|---|---|
| $\frac{HCO_3^-}{0,03.PaCO_2}$ > 20 <br><br> (pH > 7,4): alcalemia | ⇑ $HCO_3^-$: alcalose metabólica <br> ⇓ $PaCO_2$: alcalose respiratória |

## Conceito de Excesso de Base[8,9]

O excesso de base (BE) determina o componente não respiratório de um distúrbio ácido-base. É determinado para quantificar e identificar a acidose metabólica. Corresponde à quantidade de ácido ou base forte necessária para titular o sangue para o pH de 7,40 com $PaCO_2$ de 40 mmHg, à temperatura de 37°C. Seu valor normal varia de −2,5 a +2,5 mmol.$L^{-1}$. Valores abaixo de −5 são sugestivos de acidose metabólica.

## Conceito de Ânion GAP[7,10,11]

A análise dos distúrbios ácido-base deve envolver o cálculo do Ânion *Gap* (AG), que permite diferenciar as causas de acidose metabólica. Seu cálculo é determinado pela diferença entre os cátions e ânions medidos no plasma. Seu valor normal situa-se entre 8 e 12 mmol.$L^{-1}$.

$$AG = [Na^+] - ([HCO_3^-] + [Cl^-])$$

O AG representa as concentrações de ânions não mensuráveis no plasma, determinados pelas proteínas plasmáticas de carga negativa, principalmente a albumina. Outros ânions não mensuráveis incluem fosfato, sulfato, lactato e os cetoânions (acetoacetato e hidroxibutirato).

Seu valor deve ser corrigido sempre que houver hipoalbuminemia. Para cada redução de 1g.$L^{-1}$ na albumina plasmática, o AG apresenta uma redução de 2,5 mmol.$L^{-1}$.[12]

$$AG_{corrigido} = AG + 2,5.(4 - albumina)$$

# ■ DISTÚRBIOS ÁCIDO-BASE PRIMÁRIOS[6]

Os distúrbios ácido-base primários são diagnosticados através de uma gasometria arterial, seguindo o fluxograma da Figura 95.6.

## Respostas Compensatórias Esperadas

Os distúrbios primários são acompanhados por alterações compensatórias com intenção de atenuar as variações do pH. O distúrbio metabólico ([$HCO_3^-$] será compensado por alteração respiratória ($PaCO_2$) e vice-versa. Em outras

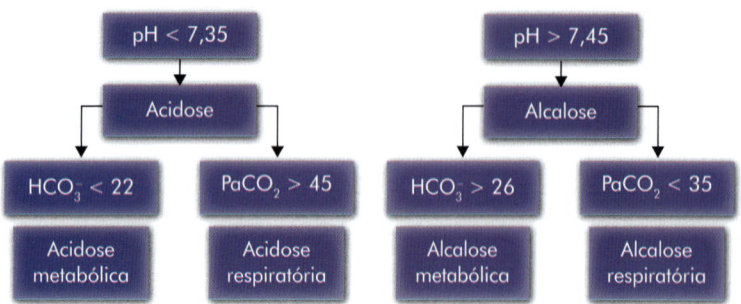

◀ **Figura 95.6** Fluxograma para o diagnóstico dos distúrbios ácido-base.

palavras, os distúrbios metabólicos produzem compensações respiratórias, e os distúrbios respiratórios produzem compensações metabólicas. É possível determinar a resposta compensatória esperada nos desequilíbrios ácido-base, conforme as Tabelas 95.2 e 95.3.

Existem outras fórmulas que também podem ser empregadas:

### Tabela 95.2 Distúrbio ácido-base e sua compensação.

| Distúrbio ácido-base | Compensação |
|---|---|
| Acidose metabólica | $PaCO_{2\ esperada} = 1,5.[HCO_3^-]+ 8 \pm 2$ (fórmula de Winter) |
| Alcalose metabólica | $PaCO_{2\ esperada} = 0,7.[HCO_3^-]+ 21 \pm 2$ |
| Acidose respiratória | Aguda: $\Delta[HCO_3^-] = 0,1\ \Delta PaCO_2$ Crônica: $\Delta[HCO_3^-] = 0,4\ \Delta PaCO_2$ |
| Alcalose respiratória | Aguda: $\Delta[HCO_3^-] = 0,2\ \Delta PaCO_2$ Crônica: $\Delta[HCO_3^-] = 0,4\text{-}0,5\ \Delta PaCO_2$ |

## ▪ DISTÚRBIOS MISTOS

Distúrbios mistos ocorrem quando encontramos a presença de dois ou mais distúrbios primários. Podem existir distúrbios duplos ou triplos. Para diferenciar distúrbios mistos dos distúrbios compensatórios, basta calcular a resposta esperada ou prevista. Se a resposta estiver dentro do valor esperado, existe apenas resposta compensatória. Caso contrário, se maior ou menor, existem distúrbios mistos.

As Figuras 95.7 e 95.8 mostram os algoritmos para avaliação dos distúrbios metabólicos e respiratórios.

Outra maneira de determinar os distúrbios mistos é calcular o DAG/DBic (delta/delta), através do quociente entre a variação do AG ($DAG = AG_{encontrado} - 10$) e a variação do $HCO_3^-$ ($DBic = 24 - HCO_{3\ encontrado}^-$). O DAG/DBic somente é calculado quando existe acidose metabólica com AG aumentado. O valor normal dessa relação situa-se entre 1 e 1,6:

### Tabela 95.3 Distúrbios e respostas esperadas.

| Distúrbio 1ª | Distúrbio 2ª | Resposta esperada |
|---|---|---|
| Acidose metabólica | Alcalose respiratória | $\Downarrow$ 1 mmol/L $HCO_3^-$ = $\Downarrow$ 1 a 1,4 (média de 1,2) mmHg $PaCO_2$ |
| Alcalose metabólica | Acidose respiratória | $\Uparrow$ 1 mmol/L $HCO_3^-$ = $\Uparrow$ 0,4 a 0,9 (media de 0,6) mmHg $PaCO_2$ |
| Acidose respiratória aguda | Alcalose metabólica | $\Uparrow$ 10 mmHg $PaCO_2$ = $\Uparrow$ 1 a 2 mmol.$L^{-1}$ $HCO_3^-$ |
| Acidose respiratória crônica | Alcalose metabólica | $\Uparrow$ 10 mmHg $PaCO_2$ = $\Uparrow$ 3 a 4 mmol.$L^{-1}$ $HCO_3^-$ |
| Alcalose respiratória aguda | Acidose metabólica | $\Downarrow$ 10 mmHg $PaCO_2$ = $\Downarrow$ 1 a 2 mmol.$L^{-1}$ $HCO_3^-$ |
| Alcalose respiratória crônica | Acidose respiratória | $\Downarrow$ 10 mmHg $PaCO_2$ = $\Downarrow$ 4 a 5 mmol.$L^{-1}$ $HCO_3^-$ |

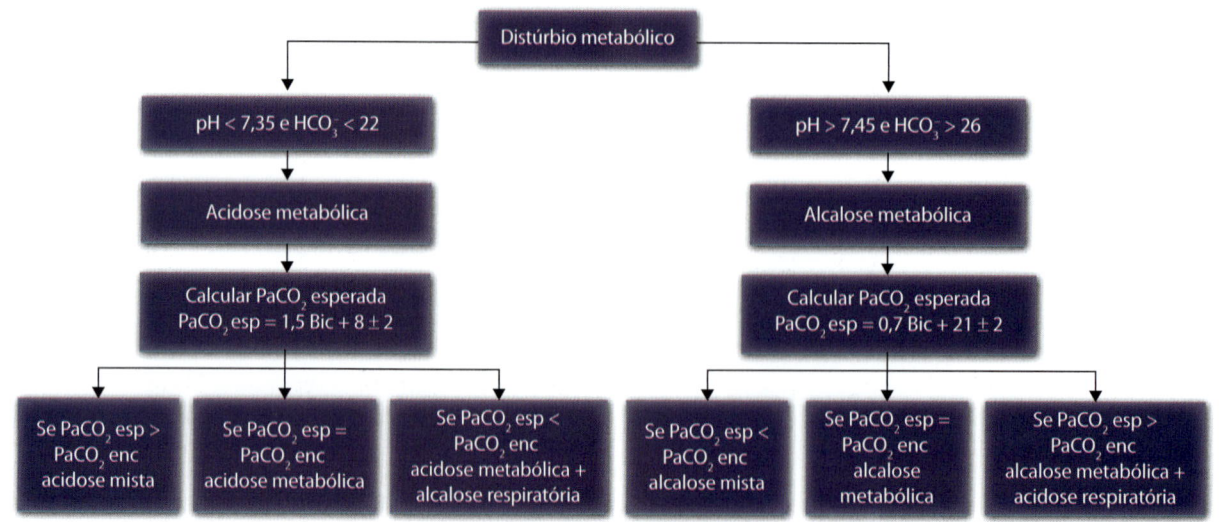

▲ **Figura 95.7** Algoritmo para avaliação de distúrbios metabólicos.

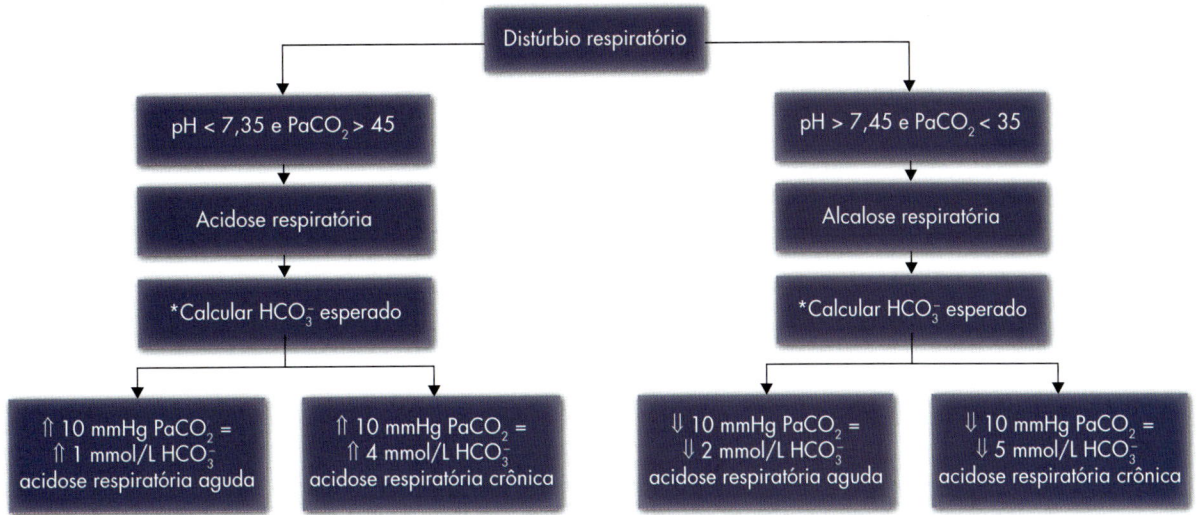

▲ **Figura 95.8** Algoritmo para avaliação de distúrbios respiratórios.

- DAG/DBic < 1 – acidose metabólica hiperclorêmica
- DAG/DBic > 1,6 – alcalose metabólica

Abordagem diante de uma acidose metabólica:

1. Confirmar acidose metabólica: pH < 7,35 e $HCO_3^-$ < 22 $mEq.L^{-1}$;
2. Calcular AG = (Na+) − ($HCO_3^-$ + Cl⁻), para determinar a causa do distúrbio;
3. Determinar se existe compensação ou distúrbio misto pelo cálculo da $PaCO_{2\,esp}$=1,5.Bic+8±2. Se a resposta é esperada, o distúrbio é simples. Caso contrário, será misto:
   - se $PaCO_2$ calculada < esperada: acidose metabólica + alcalose respiratória;
   - se $PaCO_2$ calculada > esperada: acidose metabólica e respiratória (mista).
4. Se AG aumentado, calcular DAG/DBic para determinar se existe outro distúrbio associado. Se o valor for entre 1 e 1,6, não existe outro distúrbio, caso contrário existe outro distúrbio presente:
   - se DAG/DBic < 1: acidose com AG aumentado + acidose metabólica com AG normal (hiperclorêmica);
   - se DAG/DBic > 1,6: acidose com AG aumentado + alcalose metabólica.

## ■ DESORDENS ÁCIDO-BASE ESPECÍFICAS
### Acidose Metabólica[13,14]

É um dos distúrbios mais comuns no paciente grave, identificável na gasometria pela diminuição dos níveis plasmáticos de $HCO_3^-$(< 22 $mmol.L^{-1}$), independentemente do pH. Caracteriza-se por:

- Aumento da produção de ácido;
- Ingestão de ácidos;
- Diminuição da excreção renal de ácidos;
- Perdas GI ou renais de $HCO_3^-$.

Para determinar as causas de acidose metabólica é necessário calcular o AG, conforme a Tabela 95.4.

**Tabela 95.4  Causas de acidose metabólica.**

| AG aumentado | AG normal (hiperclorêmica) |
|---|---|
| Redução da excreção de H⁺ Insuficiência renal aguda (IRA) e crônica (IRC) | Perda de $HCO_3$ digestivo Diarreia Fístula entérica, biliar e pancreática Ureterosigmoidostomia |
| Produção aumentada de H⁺ Cetoacidose diabética, jejum e alcoólica Acidose láctica Intoxicações: metanol e salicilatos Rabdomiólise | Perda de $HCO_3$ renal Acidose tubular renal Inibidores da anidrase carbônica Hiperaldosteronismo primário Diuréticos poupadores de K⁺ |
| | Retenção primária de H⁺ Nutrição parenteral total Fase inicial da IRC |

\* Se a resposta não for a esperada, é sinal de que existe distúrbio misto.

## Acidose com AG Aumentado[6,13,14]

É um distúrbio muito comum, cuja principal causa é a acidose láctica, decorrente de estados de hipoperfusão tecidual, frequente em pacientes na UTI com diagnóstico de choque. O lactato é um subproduto normal do metabolismo da glicose e de aminoácidos. Existem dois tipos principais de acidose láctica:

### Acidose láctica tipo A

A forma mais grave da acidose láctica, a do tipo A, ocorre quando há produção excessiva de ácido láctico no tecido isquêmico — como subproduto da geração de ATP durante déficit de oxigênio. A produção excessiva ocorre tipicamente durante a hipoperfusão tecidual global no choque hipovolêmico, cardíaco ou séptico, sendo agravada pela diminuição do metabolismo do lactato no tecido hepático mal perfundido. Também pode ocorrer na hipóxia primária por doença pulmonar e em várias hemoglobinopatias.

## Acidose láctica tipo B

A acidose láctica tipo B ocorre em estados de perfusão tecidual normal (e, portanto, de produção de ATP) e é menos nefasta. As causas englobam a hipóxia tecidual, como por exemplo, no uso vigoroso dos músculos durante esforço, convulsões, tremores por hipotermia, algumas doenças sistêmicas e congênitas, câncer e ingestão de alguns fármacos ou toxinas (Veja mais em: Causas da acidose metabólica). Os fármacos incluem nucleosídeos inibidores da transcriptase reversa e as biguanidas fenformina e, em menor grau, metformina. Embora a fenformina tenha sido retirada do mercado na maior parte do mundo, ainda está disponível na China. O metabolismo pode ser reduzido por insuficiência hepática ou deficiência de tiamina.

Outra causa é a IR, caracterizada pela redução de excreção renal de H+ e ânions, como sulfato e fosfato. Pacientes com IR normalmente apresentam hiperpotassemia associada, portanto, beneficiam a administração de bicarbonato.

A cetoacidose é um distúrbio comum em pacientes com diabetes *mellitus* descompensado, decorrente da deficiência de insulina e produção de ácido acetoacético e beta-hidroxibutírico.

A rabdomiólise é uma causa relativamente comum em UTI, que se associa com álcool, isquemia de membros, síndromes compartimentais, convulsões, infecções e uso de estatinas, podendo levar ao acúmulo de ácidos liberados das células musculares lesadas.

A intoxicação por metanol leva à produção de ácido fórmico e acidose metabólica com AG aumentado, além de sintomas como perda da visão. Nessa situação, recomenda-se a determinação do Gap-osmolar (Osmolaridade medida – Osmolaridade calculada). Se maior que dez, sugere intoxicação por metanol. Salicilatos também podem levar a quadros de AG aumentado, pelo acúmulo do ácido acetilsalicílico.

O algoritmo das causas de acidose metabólica com aumento do AG é mostrado na Figura 95.9.

## Acidose Metabólica com AG Normal[6,13,14]

São denominadas acidoses hiperclorêmicas decorrentes da perda digestiva ou renal de bicarbonato, *déficit* de excreção renal de H+ ou administração de ácidos.

Perdas digestivas de bicarbonato ocorrem em diarreias, fístula pancreática e biliar. Na tentativa de preservar a volemia, o organismo estimula a reabsorção renal de NaCl, produzindo acidose hiperclorêmica.

A perda renal associa-se à acidose tubular renal (ATR). Na ATR tipo II, existe uma dificuldade de excreção de H+ na porção proximal dos néfrons. Normalmente, esse tipo ATR associa-se com fosfatúria, glicosúria e aminoacidúria e, nesse caso, é denominado síndrome de Fanconi. Na ATR tipo I, existe um comprometimento de excreção de H+ na porção final dos néfrons, local responsável pela acidificação da urina. Nessa região ocorre também a excreção de K+, que não fica comprometida e leva à hipopotassemia. Na ATR tipo IV, existe hipoaldosteronismo, que compromete a excreção de K+ na porção distal dos néfrons e cursa com hiperpotassemia, fazendo diagnóstico diferencial da ATR tipo I.

## Manifestações clínicas[6]

Valores de $HCO_3^-$ inferiores a 7,10 associam-se com condições que podem ameaçar a vida do paciente. Os sistemas respiratório, cardiovascular e nervoso são os mais acometidos durante uma acidose metabólica. Principais indicativos deste quadro:

- Aumento da ventilação (respiração de Kussmaul);
- Diminuição da contratilidade do diafragma: fadiga e dispneia;
- Deslocamento da curva de dissociação da Hb para a direita;
- Inicialmente observa-se uma estimulação simpática, com aumento da taquicardia e aumento do débito com a diminuição dos níveis do pH < 7,10. Observa-se depressão da contratilidade miocárdica com vasodilatação arterial periférica, diminuição do débito cardíaco e hipoperfusão tecidual;
- Venoconstrição e aumento da resistência vascular pulmonar, podendo favorecer edema pulmonar;
- Ocorre diminuição do limiar para fibrilação ventricular e predisposição a arritmias cardíacas;
- Atenua as respostas cardiovasculares, as catecolaminas e torna-se refratária aos fármacos vasoativos;
- Pode ocorrer letargia, estupor e até coma;

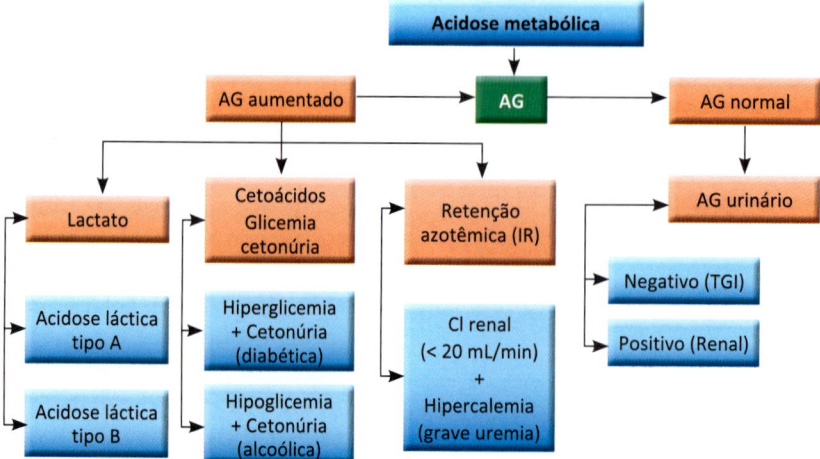

▲ **Figura 95.9** Algoritmo das causas de acidoses metabólicas.

- A acidose também predispõe a alterações metabólicas: resistência à insulina, redução da síntese de ATP e hiperpotassemia.

## Tratamento[6]

Inicialmente deve-se diferenciar entre acidose metabólica com AG normal ou aumentado. Nas acidoses com AG aumentado, devido à cetoacidose diabética e à acidose láctica, evita-se o emprego do bicarbonato, procurando corrigir a causa básica: hidratação, uso de insulina e melhora da perfusão tecidual. O uso do bicarbonato de sódio é recomendado se houver acidemia e/ou hiperpotassemia severa. De maneira geral, se pH < 7,10 ou Bic < 8 mEq/L, indica-se reposição de $NaHCO_3$. Porém, recomenda-se reposição lenta e sempre acompanhado com gasometria, procurando elevar o pH acima de 7,10 e Bic acima de 8 $mmol.L^{-1}$. A utilização de $NaHCO_3$, nessa situação, baseia-se no fato de que a acidose extrema pode levar à depressão miocárdica, vasodilatação, refratariedade e fármacos vasoativos, porém não há níveis de evidência de seu uso.

Nas outras etiologias, como intoxicação por salicilatos, metanol e na IR, o uso de bicarbonato normalmente é utilizado. Na IRA deve-se repor $NaHCO_3$ se Bic < 15 $mmol.L^{-1}$. Já na IRC, deve-se procurar manter Bic próximo de 20-24 $mmol.L^{-1}$.

Por outro lado, nas acidoses com AG normal (hiperclorêmica), está bem estabelecido o uso de bicarbonato de sódio, exceto na acidose tubular tipo IV e no hipoaldosteronismo, onde se deve corrigir a hiperpotassemia, e o uso de diuréticos deve ser suspenso.

Antigamente utilizava-se a seguinte fórmula para repor $NaHCO_3$:

> *Déficit* de Bic em mEq/L = 0,3.peso.BE/3

Atualmente utiliza-se outra fórmula, que considera o valor do Bic desejável.

> *Déficit* de Bic em mEq/L = (Bic desejado – Bic atual).peso 0,6

Uma regra prática é repor 1 $mmol.kg^{-1}$, que corresponde a 1 $mLkg^{-1}$ de bicarbonato a 8,4%, e avaliar periodicamente a gasometria do paciente. O uso de bicarbonato como mencionado deve ser muito criterioso, pois associa-se a vários efeitos colaterais importantes e sua utilização não tem sido associada com melhora da sobrevida.

### Efeitos adversos do uso de bicarbonato de sódio

- Deslocamento da curva de dissociação da Hb para a esquerda
- Hipervolemia e hipernatremia
- Acidose liquórica paradoxal
- Hipocalcemia e hipopotassemia
- Alcalose rebote

A administração de bicarbonato de sódio associa-se com aumento do pH (alcalose), produzindo desvio da curva de dissociação da Hb para a esquerda, dificultando a liberação de $O_2$ tecidual e favorecendo hipóxia tecidual, o que é deletério, principalmente em pacientes com choque, acidose láctica e cetoacidose diabética.

A solução de bicarbonato de sódio é extremamente hiperosmótica e hipernatrêmica, e, portanto, pode produzir hiperosmolaridade e hipernatremia plasmática, com risco de edema pulmonar, principalmente em pacientes com insuficiência cardíaca ou IR oligúrica.

Adição de bicarbonato de sódio resulta na formação de $CO_2$, que tende a penetrar no SNC através da barreira hematoencefálica, produzindo acidificação do líquor e diminuição do nível de consciência.

Alcalinização do plasma aumenta a ligação da albumina com o $Ca^{++}$ ionizado, o que produz hipocalcemia, com risco de tetania, espasmos musculares, arritmias e diminuição da contratilidade cardíaca. A alcalose também desloca o $K^+$ para o LIC e troca com $H^+$, resultando em hipopotassemia.

## Alcalose Metabólica[6,15]

Alcalose é um distúrbio relativamente comum em pacientes graves, sendo diagnosticada através de gasometria, onde observa-se de Bic > 26 $mmol.L^{-1}$, independentemente do pH. Normalmente decorre da perda renal/digestiva de $H^+$ ou retenção de $NaHCO_3$. Os principais estímulos para retenção de $NaHCO_3$ são hipovolemia com hipocloremia, hipopotassemia e aumento da atividade mineralocorticoide (Tabela 95.5).

**Tabela 95.5 Causas de alcalose metabólica.**

- Contração de volume: vômitos, diuréticos tiazídicos e de alça
- Perdas renais de $H^+$: hiperaldosteronismo, diuréticos e corticosteroides
- Perdas digestivas de $H^+$: vômitos, drenagem gástrica e adenoma viloso
- Alcalose pós-hipercapnia crônica
- Administração excessiva de Bic: citrato na reanimação cardiopulmonar
- Hipopotassemia e hipomagnesemia

Na alcalose de contração ocorre perda de líquido extracelular pobre em Bic, como ocorre com o uso de diuréticos tipo tiazídicos e de alça, e também em estados edematosos. Assim, ocorre aumento na concentração de Bic no LEC pela contração de volume.

Diuréticos de alça e tiazídicos levam maior troca nos túbulos coletores de $Na^+$ por $H^+$ e $K^+$, favorecendo perda de $H^+$ urinário. Hiperaldosteronismo também estimula maior reabsorção de $Na^+$ e secreção de $K^+$ e $H^+$ nos túbulos coletores.

O suco gástrico é rico em $H^+$ e $K^+$. Assim, vômitos, estenose hipertrófica do piloro e aspiração gástrica por SNG (sonda nasogástrica) associam-se a perdas de $H^+$ e alcalose metabólica. O adenoma viloso do cólon secreta um líquido pobre em Bic e rico em potássio, podendo cursar com alcalose pela troca de $K^+$ e $H^+$.

Nos pacientes portadores de doença pulmonar obstrutiva crônica (DPOC), normalmente encontramos uma $PaCO_2$ aumentada e compensada pelo aumento do Bic. Quando submetidos à ventilação mecânica, a correção rápida da $PaCO_2$ pode produzir uma alcalose em decorrência do Bic plasmático que se encontra aumentado e a compensação renal demorada.

A hipopotassemia promove troca do $K^+$ e $H^+$ entre o LEC e LIC, ocorrendo saída de $K^+$ da célula e entrada de $H^+$, favorecendo a alcalose metabólica. A hipopotassemia também aumenta a secreção de $K^+$ nos túbulos distais do néfron. A hipomagnessemia tem uma ação, via renina, de aumentar a liberação de aldosterona e, portanto, maior excreção de $H^+$ e $K^+$.

## Manifestações clínicas

A alcalose metabólica pode ser assintomática. Os sintomas ou sinais não são característicos e normalmente são decorrentes da hipovolemia ou de distúrbios hidroeletrolíticos associados. As manifestações mais comuns são relativas ao Sistema Nervoso Central, como letargia, confusão mental e sonolência. Podem ocorrer parestesias, câimbras, arritmias cardíacas, geralmente resistentes ao tratamento.

## Classificação das causas de alcalose metabólica

As causas de acidose metabólica (Tabela 95.6) podem ser classificadas em cloreto-responsivas e cloreto-resistentes, através da dosagem do cloreto urinário, o que facilita a conduta terapêutica.

**Tabela 95.6 Classificação da alcalose metabólica.**

| Cloreto-responsiva | Cloreto-resistente |
| --- | --- |
| Cloreto urinário < 25 mmol.L$^{-1}$ | Cloreto urinário > 40 mmol.L$^{-1}$ |
| Perda de suco gástrico | Excesso de mineralocorticoides |
| Diuréticos | Depleção de potássio |
| Depleção de volume | |
| Pós-hipercapnia | |

## Tratamento

Sempre procurar fazer o diagnóstico do fator causal da alcalose metabólica para que se possa realizar um tratamento mais direcionado: se pH > 7,6 ou sintomática, os pacientes necessitam de tratamento com urgência. Normalmente, a medida inicial consiste em reposição de cloreto, suspensão de diuréticos, uso de antieméticos, bloqueadores doe receptores $H_2$ ou inibidores da bomba protônica. Nas alcaloses cloreto-sensíveis, devem ser corrigidas a volemia, a hipocloremia, geralmente com solução salina a 0,9%, através das fórmulas:

*Déficit* de cloreto (mmol) = 0,3.peso.(100 – $Cl^-_{plasmático}$)
Volume de NaCl 0,9% (L) = *déficit* de cloreto/154

Pode-se também tentar acidificar o meio com acetazolamida. Em situações emergenciais (arritmias cardíacas refratárias), utilizar HCl 0,1N, infundido em veia central na taxa de 20-50 mmol.h$^{-1}$.

Nas alcaloses cloreto-resistentes pode-se utilizar, dependendo da causa: correção da [$K^+$] plasmática através da administração intravenosa de cloreto de potássio (KCl) em pacientes com hipopotassemia, uso de inibidores da enzima conversora de angiotensina (IECA) ou antagonista da aldosterona (espironolactona).

## Acidose Respiratória[6,15]

É um distúrbio ácido-base quando se encontra na gasometria uma $PaCO_2$ maior que 45 mmHg, decorrente de hipoventilação pulmonar. O acúmulo de $CO_2$ reage com a $H_2O$ resultando na formação de $H^+$. A acidose respiratória pode ser classificada em aguda e crônica. Nos casos agudos observa-se aumento de 1 mmol.L$^{-1}$ de Bic para cada aumento de 10 mmHg na $PaCO_2$, enquanto nos casos crônicos esse aumento é 4 mmol.L$^{-1}$.

A Tabela 95.7 mostra as causas de acidose respiratória.

## Manifestações clínicas

As manifestações clínicas variam com a etiologia do distúrbio, com a gravidade e a duração da acidose e com o grau de hipoxemia presente. Normalmente, o aumento da $PaCO_2$ produz alterações do SNC: ansiedade, confusão, dispneia, psicose e alucinações. Deve ser lembrado que o aumento da $PaCO_2$ é um fator importante de aumento da hipertensão intracraniana (HIC), devendo ser evitada em pacientes com trauma cranioencefálico (TCE) ou situações de HIC. Associados, encontram-se os outros sinais e sintomas da acidose presente.

**Tabela 95.7 Causas de acidose respiratória.**

| |
| --- |
| Depressão do centro respiratório |
| Fármacos: anestésicos, opioides e sedativos, álcool |
| AVC e TCE |
| Apneia do sono |
| Obstrução de vias aéreas |
| Broncoespasmo |
| Corpo estranho |
| Doenças do parênquima pulmonar |
| Enfisema (DPOC) |
| Pneumonia |
| Síndrome do desconforto respiratório agudo (SDRA) |
| Acometimento neuromuscular |
| Bloqueador neuromuscular residual |
| Cifoescoliose |
| *Miastemia gravis* |
| Guillain-Barré |
| Outras |
| Acometimento pleural: pneumotórax e hemotórax |
| Obesidade (hipoventilação) |

## Tratamento

O tratamento consiste na reversão das causas que levaram à hipoventilação, além de manobras que permitam restaurar a ventilação alveolar e a oxigenação do paciente. Muitas vezes é necessário o uso de intubação traqueal (IT) e ventilação mecânica (VM). Situações em que ocorrem sinais de descompensação como alteração do nível de consciência, fadiga ventilatória e acidose grave (pH < 7,25) pode ser necessária a ventilação mecânica invasiva ou não invasiva.

## Alcalose Respiratória[6,15]

Caracteriza-se por uma situação em que existe aumento da ventilação (hiperventilação) e resultante diminuição na gasometria da $PaCO_2$ para valores inferiores a 35 mmHg. A alcalose respiratória também pode ser classificada em aguda e crônica. Nos quadros agudos observa-se uma queda do Bic plasmático de 2 mmol.L$^{-1}$ para uma diminuição de 10 mmHg na PaCO$_2$ e nos quadros crônicos uma queda de 5 mmol.L$^{-1}$.

A Tabela 95.8 mostra as causas da alcalose respiratória.

### Tabela 95.8  Causas da alcalose respiratória.

SNC: dor, ansiedade, histeria, febre, infecção, trauma e tumores

Hipóxia: altas altitudes, anemia grave e EAP.

Estímulo de receptores torácicos: hemotórax, derrame pleural, TEP e insuficiência cardíaca.

Fármacos (salicilatos e progesterona), gravidez e insuficiência hepática.

## Manifestações clínicas

A queda da PaCO$_2$ associa-se com diminuição do fluxo sanguíneo cerebral, tonturas, confusão mental e convulsões, podendo promover diminuição do cálcio ionizado e do potássio plasmático. A diminuição do Ca$^{++}$ ionizado pode se associar a sinais como parestesia e tetania.

## Tratamento

Consiste basicamente em tratar a causa do distúrbio. Pacientes ansiosos se beneficiam de sedativos, por exemplo.

## ■ TEORIA ÁCIDO-BASE DE STEWART. UM NOVO MODELO

Distúrbios ácido-base são comuns em pacientes críticos, associados a maior morbimortalidade. A avaliação tradicional da teoria de Henderson-Hasselbalch tem se mostrado incapaz de explicar totalmente os mecanismos desses distúrbios e de orientar uma terapêutica efetiva. Existe uma necessidade de aplicar métodos que tentam explicar a natureza desses distúrbios e, consequentemente, podem atuar na prevenção ou na terapêutica desses distúrbios.[1,15]

Em 1981, o fisiologista canadense Peter Stewart propôs um novo modelo na abordagem dos distúrbios ácido-base.[16,17] Embora ainda não amplamente aceito, esse modelo tem se mostrado mais efetivo que o modelo tradicional em pacientes de UTI, anestesiologia e emergência.

## Abordagem Físico-química do Modelo de Stewart

Basicamente, esse modelo de Stewart utiliza as leis de conservação das massas e das cargas (eletroneutralidade) para criar um complexo modelo matemático de fórmulas que descreve o equilíbrio ácido-base. Esse modelo utiliza três variáveis denominadas independentes que determinam a [H$^+$] e o valor do pH:[18-20]

1. Diferença de íons fortes (SID – *Strong Ion Difference*);
2. Concentração total de ácidos fracos não voláteis (Atot), que inclui principalmente albumina e fosfato;
3. PaCO$_2$.

Segundo esse modelo, as variações das [H$^+$] e [HCO$_3^-$] ficam atreladas às variáveis independentes. A PaCO$_2$ repre-

senta o componente respiratório, enquanto o SID e Atot representam os componentes metabólicos.

Assim, o pH depende dessas três variáveis na seguinte proporção:

$$pH \sim \frac{SID}{PaCO_2.A_{TOT}}$$

## Diferença de íons fortes

- Diferença de íons fortes aparente (SIDa): representada pela diferença entre os cátions fortes (Na$^+$ + K$^+$ + Ca$^{++}$ + Mg$^{++}$) e os ânions fortes (Cl$^-$, lactato). SID$_a$ = (Na$^+$ + K$^+$ + Ca$^{++}$ + Mg$^{++}$) – (Cl$^-$ + lactato). Este conceito não considera outros ácidos não medidos (ANM) como cetoácidos, acetatos, sulfatos. Seu valor normal é de 40-42 mEq.L$^{-1}$.[21]

$$SID_a = (Na^+ + K^+ + Ca^{++} + Mg^{++}) - (Cl^- + lactato)$$

- Aumento do SID (cátions > ânions) associa-se com alcalose metabólica.
- Diminuição do SID (ânions > cátions) associa-se com acidose metabólica, que pode ser encontrada em situações acompanhadas de aumento da concentração plasmática de cloreto após a infusão de grandes volumes de salina 0,9% ou pelo aumento do lactato com a sepse.
- O principal elemento da SID plasmática é a diferença entre sódio e o cloreto (Na-Cl). Usando valores de referência, a diferença normal de Na-Cl é 140 – 105 = 35 mmol/L (equação 1). Assim pode-se prever que a diferença Na-Cl – 35 em pacientes sem alterações será 0 (zero). Para cada alteração de 1 mEq/L na diferença de Na-Cl, o excesso de base mudará em 1 mEq/L:
  - Se na direção negativa para uma diminuição da SID;
  - Se na direção positiva para um aumento no SID.
- Em pacientes hiponatrêmicos, uma concentração normal de cloreto (hipercloremia relativa) resultará em uma diminuição da SID e acidose metabólica. Por outro lado, pacientes hipernatrêmicos terão uma SID aumentada e uma alcalose metabólica com concentração de cloreto no intervalo de referência.[22]
- Além do cloreto, o lactato é o outro ânion forte importante nas alterações clínicas ácido-base. O efeito de lactato com excesso de base pode ser estimado da seguinte forma: a diferença 1(um) – lactato deve ser 0 (equação 2). Pode-se observar que, à medida que a concentração plasmática de lactato aumenta, a equação produz um excesso de base mais negativo e, portanto, acidose.
- **Diferença de íons fortes efetivos (SID$_e$):** consiste na equação anterior acrescida dos ácidos fracos, albumina e fosfato. Seu valor normal é de 40 mEq.L$^{-1}$. O SID$_e$ pode ser determinado pela equação:

$$SID_e = [2,46.10-8.PaCO_2/10-pH] + [alb.(0,123.pH-0,631)] + \{fosf.0,39.pH- 0,469)\}$$

- **(SIG – *Strong ion gap*):** *Gap* ou diferença de íons fortes – é a diferença entre SID$_a$ e SID$_e$. O conceito do SIG é semelhante ao conceito do AG, porém com a vantagem de quantificar a importância dos ácidos fracos no pH. Seu valor normal é de 0 a 2 mmol.L$^{-1}$, SIG > 2, indicando a presença de ânions não mensurados que excedem os cátions fortes e, se SIG < 0, indica que os cátions não mensuráveis excedem os ânions. Alguns estudos têm mostrado que SIG > 2 associa-se com maior mortalidade em pacientes críticos com acidose metabólica. Quando o SIG = 0, o pH do plasma é exatamente de 7,4 a uma PaCO$_2$ de 40 mmHg. Aqui, observa-se a similaridade do SID com o BE (excesso de base).[21]

$$SIG = SID_a - SID_e$$

O SIG corrige o AG para influência dos ácidos fracos e deve ser empregado naquelas situações em que o fosfato e a albumina exercem influência no equilíbrio ácido-base como em queimados, no politrauma, sepse, cirrose hepática, IC ou choque. O quadro abaixo mostra que SIG representa a concentração dos ANM. O aumento do SIG associa-se com acidose metabólica (presença de ânions não medidos).

| Na | HCO$_3$ |
| | Albumina |
| | PO$_4$ |
| | SIG |
| | Lactato |
| K | |
| Ca | Cl |
| Mg | |

## Concentração total de ácidos fracos não voláteis (A$_{tot}$)

Refere-se às proteínas (principalmente a albumina) e aos fosfatos inorgânicos que têm efeito acidificante sobre a solução. O fígado regula a albumina, enquanto o fosfato depende da regulação renal e intestinal. O valor normal da A$_{tot}$ é de 12 a 14 mmol.L$^{-1}$. A diminuição de A$_{tot}$ associa-se à alcalose metabólica, que pode ser pela diminuição da albumina ou fosfato. O aumento de A$_{tot}$ associa-se à acidose metabólica, principalmente pelo aumento do fosfato, como ocorre em pacientes com rabdomiólise e IR.

O cáculo do A$_{tot}$ pode ser feito pelas equações abaixo:

- A$_{tot}$ = K.proteínas totais (K = 2,43) ou
- A$_{tot}$ = Kt.albumina (Kt = 4,76 a 6,47).

O principal ácido fraco no plasma é a albumina. O trabalho Figge[23] tem sido fundamental para entender a eficácia da carga de albumina no plasma. Como observado anteriormente, uma simples maneira de calcular a concentração iônica efetiva de albumina é (mEq.L$^{-1}$) = 0,25 × concentração de albumina em gramas por litro.

A fórmula seguinte prevê calcular qual o *déficit* de base a partir da concentração plasmática da albumina normal (42g.L$^{-1}$) e o valor encontrado no paciente: Excesso de. Base = 0,25 × 42(g.L$^{-1}$) – albumina (mmol/L) (equação 3).

Portanto, para cada diminuição de 10 g.L$^{-1}$ na albumina plasmática, o excesso de base aumentará 2,5 mEq.L$^{-1}$, fazendo com que o paciente apresente uma alcalose mais acentuada.

Alterações no excesso de base estão associadas a alterações de Na, Cl, albumina, lactato e outros íons (OI) fortes e ácidos fracos. Outros constituintes do plasma, medidos e não medidos – íons fortes e ácidos fracos – afetarão as alterações metabólicas ácido-base e, portanto, alterações com excesso de base, e são incomuns em pessoas saudáveis, mas comuns naqueles pacientes com disfunção orgânica, como rim ou fígado. Outros íons incluem cátions e ânions medidos e não medidos. Os cátions medidos incluem potássio, cálcio e magnésio, bem como não medidos cátions de proteínas, lítio ou alumínio. Outros ânions frequentemente mais importantes do que os cátions incluem fosfato, frequentemente medido na prática clínica, e ânions que provavelmente estão presentes, mas que não são rotineiramente incomensuráveis na química clínica, como sulfato e acetato, e possuem uma infinidade de íons atualmente desconhecidos.

Para estimar o efeito geral sobre excesso de base pode-se determinar a combinação das equações 1, 2 e 3:

- Excesso de base = (Na- Cl -35) + (1 – lactato) + 0,25(42 – albumina) + OI, o valor normal dos Oi é < 2 mmol.L$^{-1}$.

## PaCO$_2$

Responsável pelo componente respiratório. Igualmente no modelo tradicional, seu aumento representa acidose respiratória; sua diminuição, alcalose respiratória.

- Aumento da PaCO$_2$ – acidose respiratória.
- Diminuição da PaCO$_2$ – alcalose respiratória.

## Aplicações Clínicas da Teoria de Stewart

Este modelo permite reconhecer os benefícios e malefícios dos diversos fluidos utilizados para reposição volêmica. Sabe-se que a administração de grandes volumes de solução salina associa-se com acidose metabólica. Segundo Stewart, isso se deve ao fato de a salina a 0,9% ser uma solução com SID = 0. A administração de salina 0,9% produz um aumento no cloreto proporcionalmente maior que o sódio, e assim diminui o SID, e produz acidose metabólica. Para contrabalançar esse efeito, a solução administrada deveria ter um próximo de SID = 24 mEq.L$^{-1}$. A solução de Ringer Lactato apresenta valor bem próximo (SID = 27 mmol.L$^{-1}$), assim como a solução de Plasma Lyte®.

Outro dado importante é que alguns estudos têm demonstrado que o SID pode ser utilizado como preditor de morbimortalidade, sendo melhor que os índices convencionais (BE, lactato e AG).[24,26]

## Avaliação do Componente Metabólico pela Teoria de Stewart

### Alcalose metabólica e hipofosfatemia

- **Diminuição de A$_{tot}$:** hipoalbuminemia (cirrose hepática e síndrome nefrótica) e hipofosfatemia.
- **Aumento do SID:** (cátions > ânions): hiponatremia (vômitos, aspiração gástrica, diuréticos, diarreia e *cushing*).

### Acidose metabólica

- **Aumento do A$_{tot}$:** hiperfosfatemia (rabdomiólise e lise tumoral [linfoma]).

- Diminuição do SID (ânions > cátions).
  - **SIG elevado:** aumento de ânions não medidos (cetacidose, acidose láctica, salicilatos).
  - **SIG diminuído:** retenção de $Cl^-$ (acidose tubular renal, solução salina, diarreia, nutrição parenteral).

## ■ EQUILÍBRIO HIDROELETROLÍTICO

O balanço da água e eletrólitos é crucial para o controle da homeostase corporal e é um dos mecanismos fisiológicos mais protegidos no corpo humano. Podemos sobreviver durante meses sem alimentos, mas sem ingestão de água morreremos rapidamente. Por isso há fortes mecanismos de controle do equilíbrio de sal e água, e o conhecimento deles é fundamental para uma boa prática médica, especialmente em pacientes críticos atendidos em UTI, em emergências e durante anestesia. O estudo da fisiologia e da fisiopatologia do equilíbrio hidroeletrolítico é necessário para o adequado manejo da hidratação dos pacientes cirúrgicos e correção dos distúrbios da água e eletrólitos corporais.[25]

Os balanços hidroeletrolítico e ácido-base estão bastante intrincados e usualmente são estudados separadamente por questões didáticas. Na verdade, os íons H+ e $HCO_3^-$ são distribuídos nos compartimentos hídricos corporais. Em solução aquosa, há uma inesgotável fonte de $H^+$, através da dissociação da água. Uma abordagem menos conhecida, mas cada vez mais empregada na fisiologia e correção dos distúrbios ácido-base, é a abordagem físico-química desenvolvida por Stewart em 1981. Essa abordagem considera que as alterações do pH não são resultado da geração e/ou remoção de $H^+$ *per se*, mas por alterações em outras variáveis independentes. Stewart propôs três variáveis independentes que determinam a concentração do $H^+$: $pCO_2$, SID (diferença de íons fortes) e $A_{tot}$ (concentração dos ácidos fracos). Assim, essa abordagem evidencia claramente como as alterações hidroeletrolíticas influenciam as ácido-base e vice-versa.[28,29]

### Fisiologia da Água e Eletrólitos

Quando os organismos unicelulares marinhos primitivos evoluíram para organismos multicelulares e seu ambiente natural mudou do mar para a terra, eles foram submetidos a grandes desafios fisiológicos, incluindo a manutenção do balanço de água e sal em um ambiente pobre em ambos os itens. Em vez de serem envolvidos em um mar externo, passaram a ter seu próprio mar interno, o fluido extracelular.[29]

A água compreende 60% do peso corporal em um adulto médio, sendo essa porcentagem menor em indivíduos obesos, já que o tecido adiposo possui menos água que o tecido magro. A água corporal total é dividida funcionalmente em extracelular (FEC = 20% do peso corporal) e intracelular (FIC = 40% do peso corporal). Esses espaços são separados pela membrana celular, que possui uma bomba de sódio ativa, garantindo que o sódio permaneça amplamente distribuído no FEC. A célula, no entanto, contém grande quantidade de ânions grandes, como proteínas e glicogênio, que não podem sair. Assim, esses ânions atraem íons potássio para manter a neutralidade elétrica (equilíbrio de Gibbs-Donnan). Esses mecanismos asseguram que o sódio ($Na^+$) e seus ânions relacio-

nados – o cloreto ($Cl^-$) e o bicarbonato ($HCO_3^-$) – mantenham a osmolaridade do FEC e que o potássio ($K^+$), o magnésio ($Mg^{2+}$) e o fosfato ($HPO4^{-2}$) tenham uma função semelhante no FIC. O FEC ainda se divide em intravascular (6% do peso corporal), intersticial (14% do peso corporal) e fluido transcelular (líquor, suco gastrintestinal, líquido sinovial). Esse fluido transcelular é também chamado de compartimento extracelular não funcional. O espaço intravascular (EIV) tem seu próprio componente celular, na forma de células vermelhas e brancas (40% a 45%), e extracelular, na forma de plasma (entre 55% e 60% do volume intravascular). Os componentes intravascular e extravascular do FEC são separados pela membrana capilar com seus microporos, que permitem somente baixa passagem de proteínas plasmáticas (albumina ~ 5%/h), que retornam à circulação por via linfática na mesma proporção, mantendo um estado de equilíbrio.[27,30,31]

O movimento dos fluidos entre os compartimentos intra e extracelular é controlado primeiramente pela osmolaridade do fluido extracelular, que pode ser influenciada pelo volume dos líquidos. O valor normal da osmolaridade plasmática é de aproximadamente 280 a 310 $mOsm.L^{-1}$. Os principais responsáveis pela osmolaridade plasmática são o sódio e os ânions que o acompanham, principalmente cloro e bicarbonato. Outros cátions e ânions também contribuem para a osmolaridade plasmática em menor proporção. A ureia contribui com cerca de 6 $mOsm.L^{-1}$ e a glicose, com 5-10 $mOsm.L^{-1}$. A osmolaridade pode ser estimada pelas seguintes fórmulas:

$$\text{Osmolaridade } (mOsm.L^{-1}) = 2.(Na)(mmol.L^{-1}) + (glicose/18)(mg.dL^{-1}) + (ureia/2,8)(mg.dL^{-1})$$
$$2.(Na)(mmol.L^{-1}) + 0,05 \, (glicose)(mg.dL^{-1}) + 0,33 \, (ureia)(mg.dL^{-1})$$

A **pressão osmótica** é determinada pelo número total de íons e moléculas contidos em uma solução. É medida em miliosmoles (mOsm) e representada pela letra P na equação de Starling. A **pressão oncótica** (pressão coloidosmótica) é a pressão osmótica gerada pelas proteínas plasmáticas, é medida por mmHg e representada pela letra grega *pi* na equação de Starling.[5,6] Enquanto a pressão hidrostática dentro da circulação tende a "expulsar" fluidos para fora dos vasos, a pressão oncótica das proteínas plasmáticas, especialmente da albumina, tende a mantê-los dentro dos vasos. Esse é um dos fatores que mantém o volume plasmático relativamente constante como proporção do FEC.

É importante lembrar-se do fluxo de fluidos e eletrólitos entre o FEC e o trato gastrintestinal envolvendo secreção e reabsorção ativas dos líquidos digestivos.

Nos indivíduos saudáveis há um fluxo contínuo entre os vários espaços hídricos e importantes mecanismos fisiológicos que asseguram a constante relação entre eles, o que é habitualmente chamado de balanço hídrico interno. O balanço hidroeletrolítico externo é definido pela relação entre a ingestão (captação) de líquidos e eletrólitos e a excreção destes pelos rins e pelo trato gastrintestinal, acrescidos das perdas insensíveis através da pele e dos pulmões.[25,29]

Em circunstâncias normais, a obtenção de água é através da ingestão oral. A ingestão de líquidos (e alimentos) é um processo consciente que varia segundo padrões sociais e culturais e é governada pela sensação de sede (e fome). A sede é desencadeada sempre que o balanço hídrico estiver negativo, seja por ingestão insuficiente ou por aumento das perdas. Esse comportamento também pode ser desencadeado por alta ingestão de sódio, que promoverá maior ingestão e retenção de água para manter a concentração de sódio e a osmolaridade do FEC (280-310 mOsm.L$^{-1}$l).

As perdas insensíveis, por evaporação de água através da pele e dos pulmões, variam com a temperatura ambiental e corporal. Em climas temperados, essas perdas chegam a 500 mL/dia, mas em climas muito quentes e durante estados febris, pode-se perder outros 500 mL/dia de suor contendo sódio (até 50 mmol.L$^{-1}$). As perdas gastrintestinais são menores, apesar da produção significativa de líquidos nesse trato, porque o intestino absorve eficientemente água e eletrólitos, de forma que apenas cerca de 100 a 150 mL/dia são eliminados em circunstâncias normais. Na presença de distúrbios e/ou doenças, essas perdas podem aumentar acentuadamente.[27,31]

## Mecanismos de Regulação do Balanço Hidroeletrolítico

O controle do balanço hidroeletrolítico é realizado por um sistema integrado complexo que inclui ação hormonal, especialmente dos hormônios antidiuréticos (HAD), renina-angiotensina-aldosterona e peptídeos natriuréticos atrial e cerebral (PNA, PNC). No entanto, outros hormônios, como a insulina, por exemplo, e outros mecanismos fisiológicos podem estar envolvidos secundariamente nessa ação.[27,31,32]

O HAD é produzido no hipotálamo e armazenado na hipófise posterior, de onde é liberado com a elevação da osmolaridade plasmática. Variações de apenas 2% da osmolaridade plasmática ativam os osmorreceptores (células nos núcleos supraótico e paraventriculares do hipotálamo). O HAD age em órgãos-alvo:

1. **Rim:** atua nos túbulos coletores, tornando suas membranas mais permeáveis à água, aumentando sua absorção;
2. **Glândulas sudoríparas:** diminui a produção de suor e, portanto, a perda de água;
3. **Arteríolas:** promove a constrição;
4. **Fígado:** produz gliconeogênese nos hepatócitos.

A regulação da liberação do HAD é um processo complexo que envolve estimulação osmótica e não osmótica. Os principais e mais potentes estímulos de liberação do HAD são o aumento da osmolaridade plasmática (regulação osmótica) e hipovolemia e hipotensão (regulação não osmótica). Além desses estímulos, dor, náusea, hipóxia, estímulo faringiano, acidose, hormônios e fármacos endógenos e exógenos também aumentam a liberação do HAD na circulação. Dentre as substâncias que estimulam a secreção do HAD estão: acetilcolina, morfina, epinefrina, histamina, prostaglandinas, vincristina e insulina. Alguns fármacos agem sobre a HAD inibindo sua secreção, como a norepinefrina, haloperidol, prometazina e glicocorticoides. Podem ainda estimular a secreção da HAD: estresse causado por fatores emocionais e exercício físico, hipoglicemia e o sistema renina-angiotensina. Embora sejam osmossensitivos, os núcleos hipotalâmicos podem integrar esse estímulo com sinais endócrinos gerados por hormônios circulantes como a angiotensina II, relaxina e peptídeo atrial natriurético (ANP). Enquanto a angiotensina II estimula a liberação do HAD, o ANP o inibe.[27,31,33,34]

A renina é uma enzima sintetizada pelas células justaglomerulares do córtex renal e sua liberação é controlada pela pressão sanguínea renal e concentração de sódio no fluido tubular percebida pela mácula densa. A renina age no substrato angiotensinogênio e produz angiotensina I (aI), que é rapidamente convertida em angiotensina II (aII) pela enzima conversora da angiotensina (ECA) ou em angiotensina III (aIII) pela ação da angiotensinase. A aII e a aIII estimulam a secreção de aldosterona e são potentes vasoconstritores.[27,31,34]

A aldosterona é produzida nas células do córtex adrenal (zona glomerulosa). Atua na manutenção dos níveis plasmáticos de Na$^+$ e K$^+$, promovendo a reabsorção de Na$^+$ e água da urina simultaneamente à excreção de K$^+$.[27,34]

Os peptídeos natriuréticos são produzidos nas células do átrio direito e ventrículos cerebrais e são liberados quando há estiramento do átrio direito e ventrículos, geralmente por aumento do volume sanguíneo e aumento do volume liquórico, respectivamente. A sua ação é a oposta à da angiotensina II. Ambos os peptídeos promovem a perda de sódio e de água pela urina e inibem a liberação de renina, aldosterona e HAD. Induzem dilatação de vasos sanguíneos que, associada à perda de água, reduz tanto o volume sanguíneo quanto a pressão arterial.[27,34]

## Distúrbios do Equilíbrio Hidroeletrolítico

### Distúrbios da água

Quando a perda de água ultrapassa o seu ganho, haverá um balanço hídrico negativo. As causas mais comuns de desidratação são: hemorragia, queimadura severa, vômitos e/ou diarreia prolongados, sudorese profusa. As principais manifestações clínicas incluem sede, boca seca, diminuição do turgor da pele, oligúria. Na desidratação, a capacidade renal de concentrar a urina pode aumentar até 100 vezes, de maneira que a amônia resultante do metabolismo corporal possa ser eliminada mesmo em pequena quantidade de urina.[27,31,33,35]

O excesso de água corporal é mais raro e pode ocorrer em algumas condições patológicas e iatrogênicas. Exemplo: falência renal, cirrose hepática e intoxicação hídrica.

### Distúrbios do sódio

É o íon predominante no FEC e fundamental para a conservação do volume e da osmolaridade desse compartimento hídrico. Há uma relação muito estreita entre a água corporal e o sódio, de maneira que o distúrbio de um deles não poderá ser avaliado adequadamente sem a avaliação do outro. O nível plasmático normal de sódio é de 135 a 145 mmol.L$^{-1}$.

## Hiponatremia

A hiponatremia é definida como a concentração plasmática de sódio menor que 135 mmol.L$^{-1}$. Pode ocorrer com tonicidade (osmolaridade efetiva) baixa, normal ou elevada, sendo a hiponatremia diluicional a ocorrência mais comum, por retenção hídrica. Na maioria das vezes é assintomática, e as manifestações clínicas só costumam ocorrer com concentração plasmática abaixo de 125 mmol.L$^{-1}$. Os sintomas são inespecíficos, primariamente neurológicos e relacionados com a rapidez da alteração da concentração plasmática do sódio. Na hiponatremia leve (Na+ ~ 125 mmol.L$^{-1}$), pode ocorrer anorexia, náuseas e mal-estar. Valores de sódio plasmático abaixo de 120 mmol.L$^{-1}$ cursam com obnubilação e cefaleia. As formas graves de hiponatremia (< 115 mmol.L$^{-1}$) costumam induzir convulsões e coma.

A hiponatemia pode ser classificada (Figura 95.10) baseada na osmolaridade e no VEC em:

- **Pseudo-hiponatremia:** a causa é a elevada concentração de grandes moléculas de lípides (triglicérides e colesterol) ou de paraproteinemias (mieloma múltiplo) que, ao deslocarem parte da água extracelular, reduzem significativamente a fração plasmática de sódio.
- **Hiponatremia hipertônica:** é devido à presença, no soro, de solutos osmoticamente ativos, como manitol e glicose. O tratamento dessa condição é o mesmo da causa básica.
- **Hiponatremia hipotônica:** é importante a avaliação do volume extracelular, pois estando aumentado, normal ou diminuído, pode-se ter hiponatremia com sódio corporal total alto, normal ou baixo, respectivamente.

A expansão do volume extracelular resulta da diminuição da excreção renal de água, com consequente expansão da água corporal total maior do que o sódio corporal total, e a diminuição do sódio sérico. Frequentemente esses pacientes são edematosos, o que ocorre nas seguintes situações clínicas: insuficiência cardíaca, cirrose hepática, síndrome nefrótica e insuficiência renal. O tratamento da hiponatremia consiste na correção do distúrbio subjacente e na restrição hídrica, comumente em associação com diuréticos.

A hiponatremia, associada à euvolemia, inclui as situações clínicas abaixo:

a) **Hipotireoidismo:** a ocorrência de hiponatremia em hipotireoidismo geralmente sugere doença grave, incluindo mixedematoso.

b) **Deficiência de corticosteroide:** as deficiências de glicocorticoide e/ou mineralocorticoide podem levar à hiponatremia devido às suas ações no metabolismo de sódio e da água.

c) **Estresse emocional, dor e fármacos:** dor aguda ou estresse emocional grave, psicose. Há fármacos que estimulam a liberação do HAD, provocando hiponatremia. Os fármacos que estimulam a liberação de hormônio antidiurético ou que aumentam sua ação incluem: inibidores das prostaglandinas, nicotina, clorpropamida, tolbutamida, clofibrato, ciclofosfamida, morfina, barbitúricos, vincristina, carbamazepina (tegretol), acetaminofeno, fluoxetina e sertralina.

d) **Síndrome da secreção inapropriada do HAD (SIHAD):** a hipouricemia (concentração plasmática de ácido úrico < 4 mg.dL$^{-1}$) é um achado frequente. As causas: carcinomas (pulmão, duodeno, pâncreas), alterações pulmonares, distúrbios do SNC (encefalite, meningite, psicose aguda, AVC, tumor, hematoma ou hemorragia subdural ou subaracnóidea, síndrome de Guillain-Barré, traumatismo) e outras causas, como pós-operatório, dor, náusea intensa e síndrome de imunodeficiência adquirida.

e) **Ingestão diminuída de solutos:** abuso de ingestão de cerveja ou de dietas com baixo teor de proteínas e excesso de ingestão de água, levando à diminuição do metabolismo proteico e baixa produção de ureia. A baixa excreção de solutos reduz a excreção máxima de água, embora a capacidade de diluição do rim possa estar preservada.

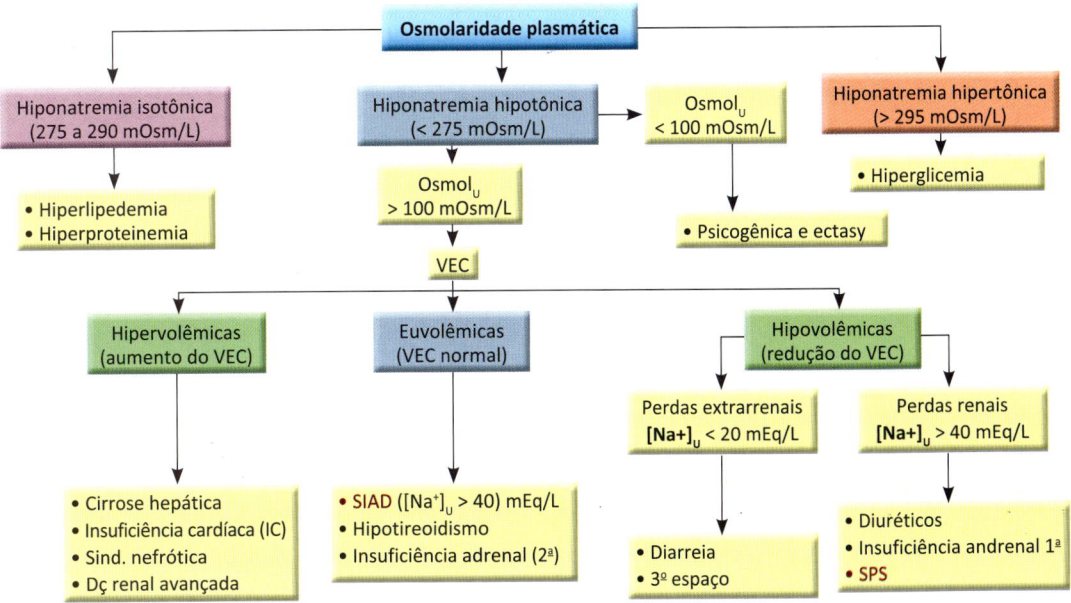

▲ **Figura 95.10** Abordagem diagnóstica da hiponatremia.

O tratamento da SIADH consiste na restrição hídrica e no uso eventual de diuréticos de alça, com reposição do sódio e do potássio perdidos na urina. Nos casos que não respondem à restrição hídrica, pode-se usar fármacos que induzam o diabetes insípido nefrogênico, como a demeclociclina (de 600 a 1.200 mg/dia) e carbonato de lítio. Recentemente, antagonistas de receptores do HAD (conivaptana), que promovem diurese seletiva sem afetar a excreção de sódio e potássio, podem ser utilizados.[34-36]

A contração do volume extracelular pode ocorrer em inúmeras condições clínicas de hiponatremia, podendo haver perda de sódio através da pele, trato gastrintestinal ou rim. A concentração de sódio urinário pode estar baixa (< 20 $mmol.L^{-1}$) devido à ávida reabsorção tubular de sódio pelo rim, nas perdas extrarrenais. Porém, quando a concentração urinária estiver mais alta (> 20 $mmol.L^{-1}$), deve-se considerar que o rim não está respondendo apropriadamente e/ou que essas perdas, provavelmente, são as causas da hiponatremia. As causas mais frequentes são as relatadas a seguir.

a) **Perdas gastrintestinais ou para outro espaço:** nos pacientes com hipovolemia, hiponatremia e sódio urinário menor que 10 $mmol.L^{-1}$. São mais facilmente diagnosticadas em pacientes com: cavidade abdominal, íleo ou colite pseudomembranosa, em que há perdas para a luz intestinal; queimaduras, em que há perdas pela pele, e traumatismos musculares, em que há perdas para o músculo. O uso abusivo de catárticos deve ser investigado, mesmo sem história de perdas gastrintestinais.

b) **Perdas renais:** sódio urinário maior que 20 $mmol.L^{-1}$.
   - **Uso de diuréticos:** a depleção de volume pode não ser evidente ao exame clínico, e um dado importante é que os pacientes hiponatrêmicos, em uso de diuréticos tiazídicos ou de alça, apresentam alcalose metabólica ou hipocalêmica, o que não ocorre quando são utilizados diuréticos poupadores de potássio.
   - **Nefrite perdedora de sal:** o tratamento consiste na hidratação com salina isotônica.
   - **Doença de Addison:** pacientes com tal patologia apresentam menores níveis de aldosterona e, consequentemente, reabsorvem menos sódio e excretam mais potássio pelos rins. As concentrações urinárias de sódio são maiores do que 20 $mmol.L^{-1}$, e as de potássio menores do que 20 $mmol.L^{-1}$. A terapêutica consiste na reposição hormonal e hidratação com salina isotônica.
   - **Diurese osmótica e excreção de amônia:** na presença de concentração de sódio urinário maior do que 20 $mmol.L^{-1}$, deve-se considerar também a diurese osmótica, levando à depleção de água e eletrólitos. Pode-se citar algumas situações em que isso ocorre:
     - Infusão crônica de manitol, sem reposição eletrolítica;
     - Desobstrução do trato urinário, com diurese osmótica pela ureia;

   - Diabetes não controlada, com glicosúria importante, causando diurese osmótica e consequente espoliação hidroeletrolítica;
   - Cetonúria, quando a excreção de cetoácidos pode levar à perda renal de água e eletrólitos, como na cetoacidose diabética e alcoólica ou na inanição;
   - Bicarbonatúria, quando a perda renal do bicarbonato leva à perda de água e cátions, para manter a eletroneutralidade. É mais comum na alcalose metabólica com bicarbonatúria, comum nos pós-operatórios com sucção nasogástrica ou vômitos. A acidose tubular renal proximal pode também levar à bicarbonatúria, com consequente hiponatremia.[34-36]

O excesso de água pode ocorrer em algumas situações em que existe hiponatremia com supressão da excreção de HAD: insuficiência renal avançada e polidipsia primária. No primeiro caso, o rim excreta água livre pela incapacidade do néfron em diluir a urina. A osmolaridade urinária pode se elevar para 200 a 250 $mOs.kg^{-1}$, pelo aumento da excreção de solutos. Pode ocorrer por lesões hipotalâmicas, como sarcoidose, ou em pacientes com distúrbios psiquiátricos, ingestão acidental de água, durante aula de natação, excesso de enemas ou soluções de irrigação, utilizadas em cirurgias de próstata transuretrais (RTU). O tratamento pode variar desde restrição hídrica até reposição de salina isotônica ou hipertônica. Porém, em casos de hiponatremia sintomática, o que geralmente pode ocorrer com sódio entre 120 $mmol.L^{-1}$ e 125 $mEq.L^{-1}$, deve-se fazer a reposição salina, independente da causa, especialmente se a hiponatremia ocorreu de maneira muito rápida. Embora rara, a desmielinização osmótica é séria e pode ocorrer de um a vários dias após o tratamento mais agressivo de hiponatremia por qualquer método, mesmo em resposta à restrição hídrica, como tratamento único. A contração das células cerebrais desencadeia a desmielinização dos neurônios da ponte e extrapontinos, e causa disfunção neurológica, incluindo quadriplegia, paralisia pseudobulbar, convulsões, coma e até óbito. Desnutrição, hepatopatias e *déficit* de potássio aumentam o risco dessa complicação.[22,31,34,35]

O aumento da concentração de sódio não deve exceder de 8 a 10 $mmol.L^{-1}$ nas primeiras 24 horas, até atingir os níveis entre 125 $mEq.L^{-1}$ a 130 $mEq.L^{-1}$. Se a concentração inicial estiver abaixo de 100 $mEq.L^{-1}$, por exemplo, a correção poderá aumentar sua velocidade para 1 a 2 $mEq.L^{-1}$ por hora até atingir níveis satisfatórios ou melhora da sintomatologia. A correção pode ser feita pela fórmula:

> Variação [Na] = ([Na] solução – [Na] sérico)/$H_2O$ corporal
> [Na] solução = concentração plasmática
> de sódio na solução
> [Na] sérico = dosagem plasmática do sódio do paciente
> $H_2O$ corporal = 0,6 × peso (adulto jovem)
> e 0,5 × peso (idoso)

As **Figuras 95.11** e **95.12** e as **Tabelas 95.9** e **95.10** mostram a abordagem e o tratamento da hiponatremia.

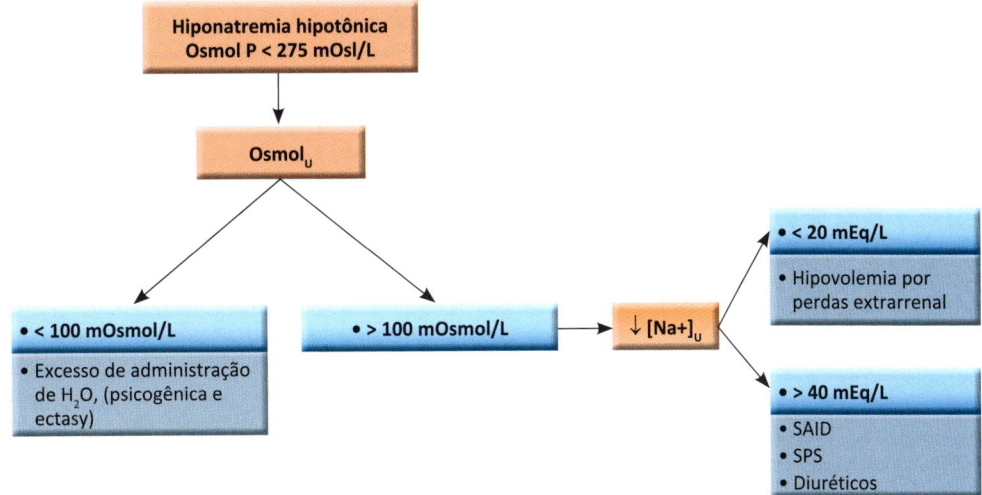

▲ **Figura 95.11**  Abordagem da hiponatremia hipotônica.

Osmol$_p$: osmolaridade plasmática, Osmol$_U$: osmolaridade urinária, [Na+]: sódio urinário.

| Variação do [Na] após 1 L de solução = $\dfrac{[Na]\ solução - [Na]\ sérico}{(ACT + 1)}$ | | | |
|---|---|---|---|
| **Solução** | **mM e 104 eol/L** | | **ACT (%)** |
| Salina 0,9% | 154 | Homem jovem | 60 |
| Salina 3% | 513 | Mulher jovem e homem idoso | 50 |
| RL | 130 | Mulher idosa | 45% |

ACT: Água corporal total, [Na] solução: concentração plasmática de sódio na solução, [Na] sérico: dosagem plasmática do sódio do paciente
ACT: 0,6 x peso (adulto jovem) e 0,5 x peso (idoso).

▲ **Figura 95.12**  Tratamento da hiponatremia hipotônica grave sintomática [Na+ < 120 mMol.L$^{-1}$].

**Tabela 95.9  Hiponatremia hipotônica normovolêmica.**

**Diferenças da SAID e da SPS na prática**

| SAID (Euvolemia) | SPS (hipovolemia) |
|---|---|
| PVC normal | PVC diminuída |
| BH aumentado | BH negativo |
| Ureia normal | Ureia aumentado |
| [Na$^+$] urinário aumentado (+) | [Na$^+$] aumentado (++) |

**Tabela 95.10  Tratamento da hiponatremia grave ou sintomática.**

**Evitar reposição rápida de sódio**

- Pode induzir a mielinólise osmótica
- Velocidade de reposição lenta de Na+
- Reposição de 0,5 mEq/L/h nas próximas 24 h e 48 h
- Nas 3 primeiras horas pode variar 1 mEq/L/h

## Hipernatremia

A hipernatremia é definida quando o sódio plasmático ultrapassa 145 mmol.L$^{-1}$. É menos frequente do que a hiponatremia e mais comum em pacientes muito jovens, muito velhos e doentes, que não têm condição de ingerir líquido em respos-ta à sede, devido à sua incapacidade física. Invariavelmente, a hipernatremia evolui com hiperosmolaridade hipertônica e sempre provoca desidratação celular. No quadro clínico predominam sinais e sintomas de disfunção do SNC, consequente à desidratação celular, com contração das células cerebrais, o que pode levar à laceração, hemorragia subaracnoídea e subcortical, e trombose dos seios venosos. As manifestações iniciais da hipernatremia são agitação, letargia e irritação. Esses sintomas podem ser seguidos de espasmos musculares, hiperreflexia, tremores, ataxia. A forma aguda é mais grave do que a crônica. A gravidade dos sintomas depende da idade, e é maior em pacientes muito jovens ou muito velhos. A hipernatremia é classificada de acordo com o VEC em:

**I. Perda de água**

1) Perdas insensíveis: pela pele e pela respiração;
2) Diabetes *insipidus*;
3) Diabetes *insipidus* nefrogênico.

**II. Perda de líquidos hipotônicos**

1) Causas renais: diuréticos de alça, diurese osmótica (glicose, ureia, manitol);
2) Causas gastrintestinais: vômitos, drenagem nasogástrica, fístulas enterocutâneas, diarreia, uso de agentes catárticos, como a lactulose;
3) Causas cutâneas: queimaduras, sudorese excessiva.

### III. Ganho de sódio hipertônico

Infusão de bicarbonato de sódio, ingestão de cloreto de sódio, ingestão da água do mar, enemas de salina hipertônica, infusão de soluções hipertônicas de sódio, hiperaldosteronismo primário e síndrome de Cushing (reabsorção intensa de sódio pelos túbulos), diálise hipertônica (Figuras 95.13, 95.14 e Tabela 95.12)

A Tabela 95.11 apresenta a classificação das hipernatremias e a Figura 95.13 mostra a abordagem diagnóstica do paciente com hipernatremia.

| Tabela 95.11 Classificação das hipernatremias – Avaliação do VEC. |
| --- |
| **Hiponatremia hipovolêmica (95%)** |
| ▪ Perda de $H_2O$ livre proporcionalmente maior que a de sódio |
| ▪ Perdas renais (diuréticos, diurese osmótica: DM) e extrarrenais (vômitos, diarreiais) |
| **Hiponatremia euvolêmica** |
| ▪ Perda de $H_2O$ livre |
| ▪ Diabetes *insipidus* neurogênica ou nefrogênica e perdas insensíveis (pele ou respiração) |
| **Hiponatremia hipervolêmica** |
| ▪ Sobrecarga de volume com cristaloides alta carga de sódio (iatrogenia) |
| ▪ Solução salina hipertônica (salina 3%, 5%, 7,5%, NaHCO3...) |
| ▪ Hiperaldosteronismo primário (Cushing) |

O tratamento se inicia com o diagnóstico da causa básica e a correção da hipertonicidade. O tratamento das causas inclui, por exemplo, o controle da perda de líquidos gastrintestinais, o controle do aumento de temperatura, da hiperglicemia etc. Nos pacientes com hipernatremia, que se desenvolve após algumas horas, a correção rápida melhora o prognóstico, sem risco de provocar edema cerebral. Nesses pacientes, a redução de 1 $mmol.L^{-1}.h^{-1}$ é adequada. Uma correção mais prudente torna-se necessária nos pacientes com hipernatremia de longa duração ou de duração desconhecida, devido ao fato de que a dissipação do acúmulo dos solutos cerebrais pode levar vários dias. Nesses casos, deve-se reduzir a velocidade com que se diminui o sódio sérico pela metade (0,5 $mmol.L^{-1}.h^{-1}$), o que evita o aparecimento de edema e convulsões. Recomenda-se que a queda do sódio plasmático não exceda 10 $mmol.L^{-1}$ nas primeiras 24 horas. O objetivo do tratamento é levar o nível do sódio sérico a 145 $mmol.L^{-1}$ e usa-se a mesma fórmula citada na correção da hiponatremia. A via preferencial para correção, quando possível, é a oral ou através de sondas nasogástricas ou enterais. Se não for possível, utiliza-se a via endovenosa para a administração de soluções hipotônicas, como glicose a 5%, salina a 0,2% (diluir o sódio em solução glicosada a 5%) e salina a 0,45%. Quanto mais hipotônico o líquido de infusão, mais lenta deve ser a sua administração.[27,34-36]

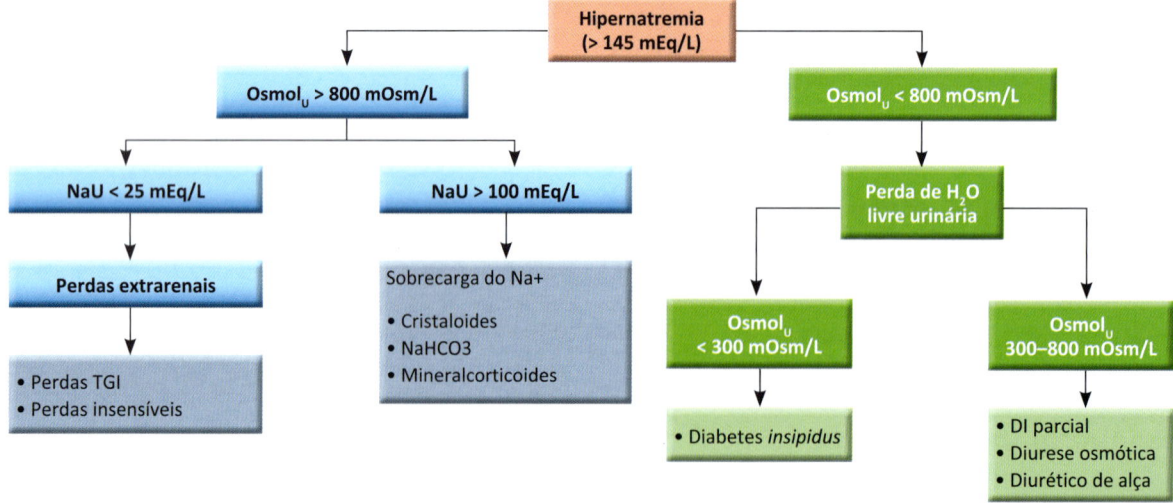

▲ **Figura 95.13** Abordagem diagnóstica do paciente com hipernatremia.

| Tabela 95.12 Tratamento da hipernatremia. |
| --- |
| **Sempre procurar e tratar a causa** |
| ▪ Diabetes *insipidus* central |
|   ▪ DDAVP (desmopressina): –5 a 20 µg× dia IN ou 1 a 4 µg/dia SC |
| ▪ Diabates insipidus nefrogênico |
|   ▪ Suspensão de drogas |
|   ▪ Tiazídicos e amilorida (se a causa for lítio) |
| ▪ Se hipernatremia hipervolêmica |
|   ▪ Suspender administração de sódio |
|   ▪ Repor $H_2O$ livre pelo cálculo da fórmula |
|   ▪ Administrar diuréticos (tiazídicos e furosemida) – tratar a sobrecarga volêmica |

| **Se instabilidade hemodinâmica: iniciar com salina sotônia:** | |
| --- | --- |
| ▪ Após estabilidade: calcular déficit de $H_2O$ livre<br><br>Déficit de $H_2O$ livre (L) = A9T x $\dfrac{(Na^+\ sérico)}{140} - 1$ | Salina 0,9% – 154 mEq/L<br>Salina 0,45% – 77 mEq/L<br>SG 5% – mEq/L |
| **Hipernatremia aguda e sintomática:** | |
| ▪ Determinar redução da natremia em meq/L em 24h | |
| ▪ Meta: diminuir natremia de 0,5 mEq/L/h nas primeiras 24 horas | |
| ▪ Se aguda pode reduzir de até 1 mEq/L da natremia em 6 a 8 h | |
| Variação do $Na^+$ por L = $\dfrac{(Na^+\ solução - Na^+\ da\ sérico)}{(ACT + 1)}$ | |

▲ **Figura 95.14** Tratamento da hipernatremia.

## Distúrbios do potássio

Dentre os distúrbios encontrados na prática clínica, os relacionados ao potássio são muito frequentes e, muitas vezes, constituem-se emergência clínica. O potássio é um íon predominantemente intracelular (Figura 95.15). Seu conteúdo corporal é de cerca de 50 mmol.kg$^{-1}$, ou seja, cerca de 3.500 mEq para um adulto de aproximadamente 70 kg. A concentração intracelular de potássio varia de 140 a 150 mmol.L$^{-1}$, sendo o tecido muscular o maior depósito de potássio. Apenas 2% do potássio corporal total encontra-se no espaço extracelular, variando sua concentração de 3,5 a 5,0 mmol.L$^{-1}$. Devido à grande diferença entre as concentrações intra e extracelular de potássio, os fatores que controlam sua distribuição transcelular são críticos para a manutenção de níveis séricos normais. Os principais fatores são:

A. **pH:** a acidose provoca a saída de potássio do intra para o extracelular, aumentando sua concentração sérica. O fenômeno oposto ocorre na alcalose. Alterações do bicarbonato sérico, mesmo sem alterações do pH, levam a alterações da distribuição transcelular. De forma prática, para cada 0,1 U de alteração do pH sanguíneo haverá uma alteração concomitante do potássio sérico de 0,6 mmol.L$^{-1}$.

B. **Insulina:** exerce um papel importante na manutenção da distribuição sérica normal do potássio. A insulina exerce seu efeito protetor na hiperpotassemia através do aumento da captação de potássio pelas células hepáticas e musculares. Seu efeito ocorre através da estimulação do trocador Na+-H+, com entrada de Na+ e saída de H+. Dessa maneira, ocorre um aumento da extrusão de Na intracelular através da bomba Na+-K+ ATPase, com consequente entrada de K+ nas células.

C. **Aldosterona:** o seu principal efeito é a modificação da excreção renal do potássio. Sua ação ocorre no ducto coletor, abrindo canais de Na+, o que aumenta a reabsorção desse cátion, com consequente secreção de K+. É provável que a aldosterona também atue promovendo a captação celular de potássio.

D. **Agentes β2-adrenérgicos:** atuam diretamente na bomba Na+-K+ATPase estimulando-a, com consequente entrada de K+ e saída de Na+. Esse efeito é mediado pelos receptores β2-adrenérgicos e é mais evidente com o uso de adrenalina.

As alterações da reserva corporal total do potássio, seja por depleção (aumento das perdas ou redução da ingesta) ou retenção de potássio (sobrecarga de potássio ou diminuição das perdas renais) têm papel relevante nos distúrbios desse íon.[35]

### Hipopotassemia (hipocalemia)

Quando a concentração do potássio no plasma é inferior a 3,5 mmol.L$^{-1}$, não se distingue o *déficit* total de potássio no organismo de suas alterações de distribuição. Contudo, a hipopotassemia avaliada em conjunto com dados clínicos e laboratoriais oferece orientação quanto à etiologia, o prognóstico e a terapêutica. Perdas de 200 a 400 mEq são necessárias para promover a queda do K+ sérico de 4,0 para 3,0 mmol.L$^{-1}$, e perdas subsequentes de 200 a 400 mEq são necessárias para levar a potassemia a níveis abaixo de 2,0 mmol.L$^{-1}$. Ocorre em consequência de fatores que influenciam a distribuição transcelular do potássio, depleção do potássio corporal total, ou uma combinação desses fenômenos. A causa mais comum da distribuição transcelular é a alcalose, seja ela respiratória ou meta-

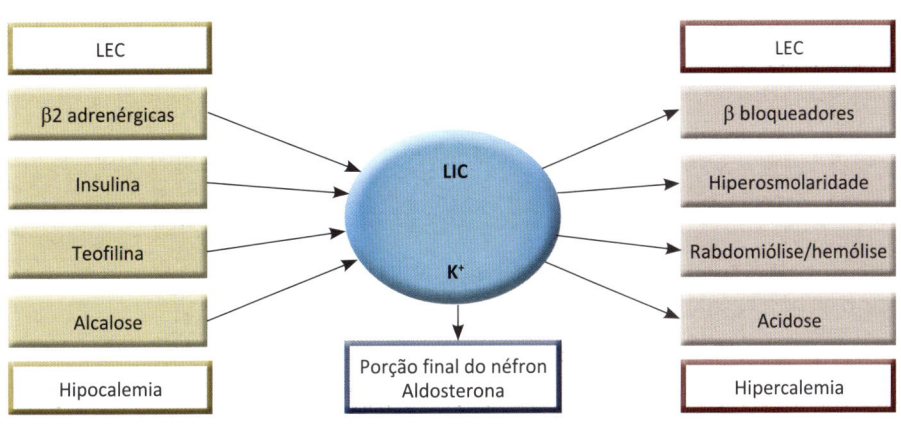

◀ **Figura 95.15** Equilíbrio interno potássio.

bólica, embora ocorra, também, com a administração exógena de glicose, insulina ou beta-agonistas.[34,35]

Os verdadeiros *déficits* de potássio resultam de perdas gastrintestinais ou renais, raramente de perdas pelo suor. As causas renais mais comuns incluem terapêutica com diuréticos ou estados de secreção excessiva de mineralocorticoide.

Pelo potássio ser o cátion mais abundante no intracelular, sua falta produz distúrbios em múltiplos órgãos e sistemas. Os principais sintomas decorrem de aberrações na polarização das membranas que afetam a função dos tecidos neural e muscular. Os sinais e sintomas não aparecem habitualmente, até que a deficiência seja significativa.

### Cardíacos

Alterações de condução cardíaca são as anormalidades mais importantes. Quando há função cardiovascular normal, os sintomas de depleção de potássio não costumam ser evidentes até que o *déficit* ultrapasse 5% das reservas corporais totais (200 mEq), com níveis séricos de potássio inferiores a 3,0 mmol.L[-1]. As alterações do ECG mais comuns são o achatamento das ondas "T" e o desenvolvimento de ondas "U" proeminentes, que podem dar a impressão de um intervalo QT prolongado (Figura 95.16). Predispõem a batimentos ectópicos atriais e ventriculares, e o aspecto mais crítico é o aumento da sensibilidade ao digital, levando a arritmias potencialmente fatais.

### Neuromusculares

As disfunções do trato gastrintestinal com hipopotassemia manifestam-se sob a forma de constipação ou íleo paralítico (músculo liso). Nos músculos estriados ocorre desde leve fraqueza até a paralisia franca, com paralisia respiratória, quando concentrações séricas de potássio são inferiores a 2,0 mmol.L[-1]. Ocorre também predisposição à rabdomiólise e à mioglobinúria, as quais podem levar à necrose tubular aguda.

### Renais

A hipopotassemia grave pode resultar em declínio funcional do fluxo sanguíneo renal e da taxa de filtração glomerular, que costuma ser reversível com a reposição do potássio. O defeito mais comum é a incapacidade de concentrar a urina, ocorrendo poliúria. Ocorre também uma produção aumentada de amônia endócrina.

Na hipopotassemia grave a liberação da insulina pelo pâncreas é inibida, o que provoca uma intolerância aos carboidratos nos pacientes hipopotassêmicos, o que complica o tratamento do paciente diabético e, em certas situações, estabelece-se um falso diagnóstico de diabetes *mellitus*.

O tratamento (Tabela 95.13) é voltado para a correção do *déficit* de potássio e da doença de base. Se a concentração sérica cair abaixo de 3,0 mmol.L[-1] ou se aparecerem os sintomas, a terapêutica é recomendada. Aos pacientes em uso de glicosídeos, cardíacos, ou pacientes idosos, sem cardiopatia manifesta, recomenda-se manter a normopotassemia. Em pacientes que fazem uso de diuréticos para tratamento de edema (ICC, síndrome nefrótica e hepatopatias), é aconselhável a suplementação oral ou o uso de diuréticos poupadores de potássio (espironolactona, amilorida ou triantereno). As preparações orais de cloreto de potássio podem causar irritação gástrica e os comprimidos entéricos podem produzir ulcerações no intestino delgado. A via de administração pode ser tanto oral quanto parenteral. Quando houver comprometimento da função gastrintestinal, nível sérico de K+ abaixo de 3,0 mmol.L[-1], ou sinais e sintomas, a terapia parenteral deve ser preferida. A preparação mais usada é KCl 19,1%, na qual cada mililitro possui 2,5 mEq. A administração endovenosa deve ser preparada em uma solução de soro fisiológico 0,9%, com concentração final de 40 a 60 mmol.L[-1] e infundida em 6 horas, se for usada veia periférica, pois concentrações maiores causam irritação e esclerose da veia. Soluções mais concentradas devem ser infundidas em veia central, e a velocidade de infusão não deve exceder 20 mEq/h, com dose diária máxima de 200 mEq. Em casos extremos, com hipopotassemia grave e risco iminente de parada cardíaca, podem ser infundidos até 100 mmol.h[-1], com monitorização eletrocardiográfica.[35]

---

**Tabela 95.13  Tratamento da hipocalemia.**

- **Tratamento:** determinação da causa, reposição de K+, baseado na gravidade da calemia [K]$_p$, da sintomatologia e nas alterações do ECG

- **Se [K+]$_p$ entre 3 a 3,5 mKq/L:** reposição KCl se possível VO

- **Se [K+]$_p$ < 3 mEq/L ou sintomática:** reposição IV (1 mL de KCl 19,1% = 2,5 mEq de K)

**Cuidados na reposição do potássio:**

- **Veia periférica (flebite):** [K+]$_p$ < 40 mEq/L e Vel. Reposição < 20 mEq/h (1 ampola/h)

- **Veia central:** [K+]$_p$ < 60 mEq/L e velocidade de reposição < 40 mEq/h (2 ampolas/h)

- Sempre através de bomba de infusão e com paciente monitorizado com ECG

- Diminuição de 0,3 mEq/L na [K+]$_p$ equivale a um déficit de K+ corporal de 100 mEq/L

- Não diluir em SG pois libera insulina e desvia K+ para o LIC

- Se tratamento refratário investigar hipomagnesemia

  - Reposição de Mg < 1,9 mg/dL

### Hiperpotassemia (hipercalemia)

Concentração plasmática do íon potássio acima de 5,0 mmol.L[-1]. Deve-se excluir a pseudo-hiperpotassemia, que ocorre nas seguintes situações: leucocitose (acima de 100.000/

| | | |
|---|---|---|
| 3,5 a 5,0 | Normal | 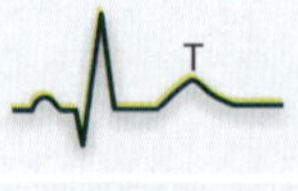 |
| 2,5 a 3,5 | Maior amplitude da onda U, depressão do segmento ST | 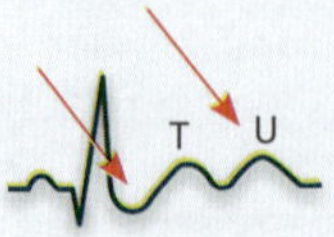 |
| 1,5 a 2,5 | Onda T achatada | 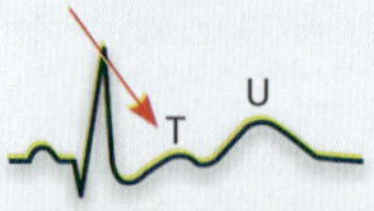 |
| < 1,5 | Prolongamento do complexo QRS; onda U superposta à onda T | 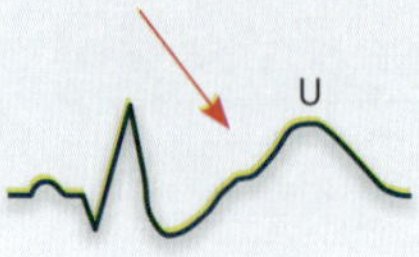 |

▲ **Figura 95.16** Hipocalemia e alterações no ECG.

mm³), plaquetose (acima de 1.000.000/mm³) e hemólise. Na Tabela 95.14 estão as causas possíveis de hiperpotassemia.

Do ponto de vista clínico, a hiperpotassemia pode manifestar-se desde a ausência de qualquer sintoma até parada cardíaca. As células excitáveis são as mais sensíveis aos altos valores de potássio, entre elas as células miocárdicas e as neuromusculares, o que se traduz em fraqueza, arreflexia, paralisia muscular (inclusive respiratória), parestesias e alterações cardíacas, conforme delineado na Figura 95.17. Do ponto de vista prático, cabe ainda ressaltar que a hiperpotassemia vista na insuficiência renal crônica é mais tolerada que a da insuficiência renal aguda, o que se deve à adaptação dos mecanismos de defesa extrarrenais.

**Tabela 95.14 Etiologias de hipercalemia.**

Pseudo-hipercalemia: garroteamento com hemólise e plaquetose

Deslocamento do LIC para o LEC: acidose, lise tumoral, rabdomiólise, hemólise maciça, deficiência de insulina (diabéticos), hiperosmolaridade (↑10 mOsm/L = ↑ 0,6 mEq/L)

Fármacos: IECA, BRA, AINH, heparina, espirolactona, amilorida, trimetropim, ciclosporina, digoxina, bloqueadores beta-adrenérgicos e succinilcolina

Suplementação de K+ (prejuízo da excreção renal) e infusão de grandes volumes de sangue estocado

Dimininuição de excreção renal:
- IRA/IRC avançada e ATR do tipo IV (aldosterona)
- Hipoaldosteronismo: doença de Addison

Há três maneiras de se abordar a hiperpotassemia quanto ao seu tratamento (Tabelas 95.15, 95.16 e 95.17):

1. **Antagonismo direto sobre os efeitos do potássio na membrana celular:** efeito observado durante a infusão endovenosa em *bolus* de gluconato de cálcio. Cloreto de cálcio também pode ser usado. O cálcio é o elemento de escolha, quando existem alterações eletrocardiográficas ou na parada cardíaca por hiperpotassemia. A dose utilizada é de 10 mL EV de gluconato de cálcio, 10% em infusão lenta em dois a três minutos, que pode ser repetida após cinco minutos se as alterações eletrocardiográficas persistirem. A ação é imediata (de um a três minutos), e a duração do efeito é de até uma hora. Nos pacientes digitalizados deve-se infundir o cálcio com extremo cuidado, e a dose deve ser diluída em 100 mL de SG 5% e infundida em 20 a 30 minutos, levando-se em conta que o cálcio pode induzir toxicidade digitálica. Deve-se ressaltar que o cálcio não diminui a concentração sérica de potássio, apenas antagoniza sua ação "tóxica" sobre o miocárdio.

2. **Redistribuição do potássio:** há três maneiras para se atingir tal objetivo: bicarbonato de sódio, solução polarizante (insulina + glicose) e agentes beta2-adrenérgicos.

   a) **Bicarbonato de sódio:** quando há acidose, deve-se calcular o *déficit* de bicarbonato através de seu volume de distribuição (Fórmula de Ash: Peso × BE × 0.3). É indicada a correção de metade do *déficit*, e a infusão deve ser feita via EV de 15 a 20 minutos. São contraindicações ao uso do bicarbonato: edema pulmonar, devido à expansão de volume, e hipocalcemia, devido ao aumento da ligação do cálcio à albumina, quando ocorre aumento de pH, o que pode precipitar convulsões e tetania. O início da ação ocorre entre cinco e dez minutos, e a duração do efeito é de aproximadamente duas horas.

   b) **Solução polarizante:** a infusão de insulina aumenta a captação do potássio pelas células musculares através de mecanismo descrito anteriormente. Para evitar hipoglicemia, deve-se usar 1 UI de insulina regular para 4 ou 5 g de glicose. Habitualmente, prepara-se solução com 100 mL de glicose 50% mais 10 UI de insulina regular, que deve ser administrada em infusão venosa em cinco a dez minutos. Diabéticos podem ser medicados apenas com insulina. O início da ação ocorre em 30 minutos, com o pico em 60 minutos e o efeito se prolonga por quatro a seis horas.

   c) **Agentes beta2-adrenérgicos:** seu uso aumenta a captação celular de K+ através de mecanismo descrito anteriormente. Podem ser usados por via inalatória (10 a 20 mg de albuterol diluídos em 5 mL de SF 0,9%) ou por infusão venosa (0,5 mg de albuterol diluído em 100 mL SG 5%). O pico de ação ocorre em 30 minutos, em infusão endovenosa, e em 90 minutos por via inalatória. Deve-se evitar o uso desses fármacos para o tratamento da hiperpotassemia devido a seu potencial arritmogênico.

3. **Eliminação do potássio:** há três maneiras para se atingir tal objetivo: resinas de troca iônica, diuréticos de alça e procedimentos dialíticos.

   a) **Resinas de troca iônica:** adsorvem K+ no tubo digestivo, trocando-o por Ca²⁺ ou Na+. Em nosso meio, a resina mais usada é o poliestirenossulfonato de cálcio (Sorcal®), que troca K+ por Ca++, sendo o primeiro eliminado nas fezes. Seu efeito se inicia após uma ou duas horas, com duração de até seis horas. Pacientes que não possam usar a medicação por via oral podem ser tratados por enema de retenção. O efeito colateral mais frequente é a constipação intestinal, que deve ser tratada com catárticos (manitol ou sorbitol).

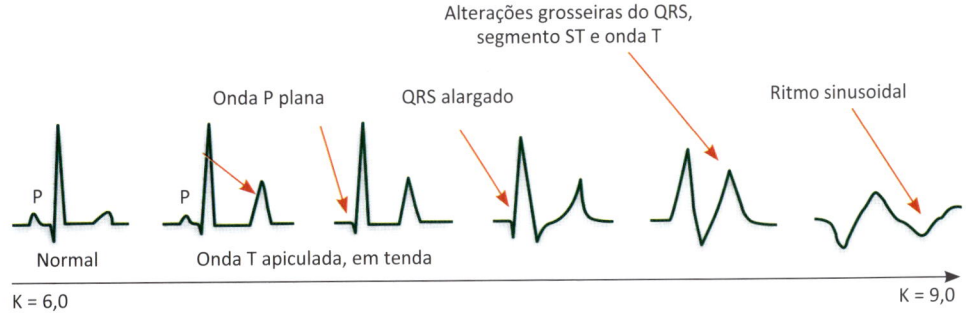

▲ **Figura 95.17** Hipercalemia e alterações no ECG.

b) **Diuréticos de alça:** o uso de diuréticos de alça (furosemida: 40 a 80 mg EV ou bumetanida: 1 a 2 mg EV) aumenta a excreção renal de potássio. Pacientes com insuficiência renal moderada a grave (*clearance* de creatinina entre 10 e 50 mL.min⁻¹) podem ser medicados com esses fármacos, entretanto a resposta não é tão boa quanto em pacientes com função renal normal. Pacientes com insuficiência renal terminal não apresentam resposta satisfatória.

c) **Mineralocorticoides:** provocam aumento da secreção tubular de $K^+$ e da reabsorção de $Na^+$, o que limita seu uso.

d) **Diálise:** é muito efetiva em retirar o potássio, principalmente a hemodiálise, e pode normalizar os níveis de $K^+$ em 15 a 30 minutos. Está indicada na insuficiência renal (aguda ou crônica). A principal desvantagem do tratamento dialítico é o tempo necessário para se preparar o material e para se conseguir o acesso. Antes de preparar a diálise deve-se utilizar as medidas terapêuticas apresentadas acima.[27,31,35]

| **Tabela 95.15 Tratamento da hipercalemia - 1.** |
| --- |
| **Se o ECG estiver alterado** |
| ▪ Estabilização da atividade elétrica do miocárdio |
| ▪ Gluconato de cálcio: 10% - 10 a 20 mL em 5 minutos |
| ▪ Repetir após 10 minutos |
| ▪ Duração do efeito – 60 min |

| **Tabela 95.16 Tratamento da hipercalemia - 2.** |
| --- |
| **Desviar o $K^+$ do LEC para o LIC** |
| ▪ **Administração IV Insulina regular/glicose (1U/5g)** |
|   ▪ 10 U + 100 mL GH a 50% (4/4h) |
|   ▪ Correr em 20 a 60 min |
|   ▪ Início de ação 15 a 30 min e duração de 4 a 6 h |
| ▪ **Inalação com agonista beta 2 adrenérgico (fenoterol ou salbutamol)** |
|   ▪ 10-20 gotas em 5 mL de SF (4/4 h) |
|   ▪ Início de ação 15 a 30 min e duração de 2 a 4 h |
| ▪ **Administração IV de Bicarbonato de sódio 8,4%** |
|   ▪ 1 mEq.kg⁻¹ (4/4 h) |
|   ▪ Início de ação 15 a 30 min e duração 1 a 2 h |

| **Tabela 95.17 Tratamento da hipercalemia – 3.** |
| --- |
| **Aumentar a excreção do $K^+$** |
| ▪ **Furosemida IV** |
|   ▪ 1 mg/kg de 4/4 h |
|   ▪ Início de 15 a 60 min |
| ▪ **Resina de troca de íons (sorcal)** |
|   ▪ 15 a 30 g + 100 mL manitol ou sorbitol VO 6/6h |
|   ▪ 30 a 60 g por clister colônico |
|   ▪ Início de 1 a 2 h com duração 4 a 6h |
|   ▪ Remove de 0,5 a 1 mEq/g |
| ▪ **Diálise: peritoneal ou hemodiálise** |

## Distúrbios do cloreto

É o principal ânion do FEC na concentração de 95 a 105 mmol.L⁻¹. A sua dosagem não é incluída na rotina laboratorial, como seria o ideal, e as suas anormalidades, como a hipercloremia, não são detectadas. Nesses casos, a acidose metabólica pelo excesso de cloro tem sido confundida com outras causas e é inapropriadamente tratada. Recomenda-se que o cloro plasmático seja sempre medido na presença de acidose metabólica ou quando grande volume de solução salina tenha sido administrado. É importante lembrar que, enquanto a concentração de Na+ na solução salina é 10% maior do que no plasma, a do Cl- é 50% maior. A solução salina tem um pH de 5,5.[28,30]

A principal causa de alcalose hipoclorêmica é a perda de suco gástrico, com sua elevada concentração de ácido clorídrico (HCl), por vômito ou drenagem gástrica. Essa **é a principal indicação de administração de solução salina**.

## Distúrbios do cálcio

No corpo humano há cerca de 1.300 g (33.000 mmol) de cálcio. Noventa e nove por cento do cálcio corporal está nos ossos, ficando somente 1% no meio extracelular. A sua concentração plasmática normal é de 2,2 a 2,5 mmol.L⁻¹, sendo que de 0,8 a 1,24 mmol.L⁻¹ está ligado às proteínas, especialmente à albumina. Se houver queda da albumina plasmática por doenças ou diluição, por fluidos endovenosos, a medida do cálcio deve ser corrigida acrescentando-se 0,2 mmol.L⁻¹ para cada 1 g.L⁻¹ de queda da albumina. O $Ca^{2+}$ tem um papel vital não só nos ossos, mas também na condução neuromuscular e em muitos outros processos metabólicos e fisiológicos. A sua absorção, excreção e concentração sérica são governadas pelo paratormônio, pela calcitonina e vitamina D.

As principais causas de hipercalcemia são hiperparatireoidismo, intoxicação por vitamina D, sarcoidose e neoplasias malignas. Em geral, somente a hipercalcemia mais grave (> 3 mmol.L⁻¹), acompanhada de sintomatologia (fraqueza, depressão, tontura, letargia, constipação, náusea, vômitos e anorexia), é tratada. O tratamento consiste na administração de salina, o que normalmente já é suficiente para reduzir o $Ca^{2+}$ sérico. Um diurético de alça pode ser acrescentado ao tratamento em casos muito graves.

A hipocalcemia pode ser devida à deficiência de vitamina D, hipoparatireoidismo, falência renal e pancreatite aguda. Mais raramente, pode ocorrer secundariamente à hipomagnesemia (inibe a paratireoide). Os sintomas mais frequentes são de irritabilidade neuromuscular (parestesia, tetania e convulsão). Pode haver alterações no ECG, como prolongamento do intervalo QT, fibrilação ventricular, bloqueios. O tratamento envolve a reposição de vitamina D e de suplemento de cálcio.[27,31]

## Distúrbios do magnésio

Está presente principalmente em ossos (500 a 600 mmol) e FIC (500 a 850 mmol.L⁻¹). Somente de 12 a 20 mmol estão no FEC, na concentração de 0,7 a 1,2 mmol.L⁻¹. É um componente importante de diversos sistemas enzimáticos e auxilia na manutenção da estabilidade da membrana celular. Assim como o cálcio, liga-se à albumina, e seu nível sérico deve ser sempre interpretado em relação à concentração dessa proteína.

O principal distúrbio desse íon em pacientes clínico-cirúrgicos é a hipomagnesemia, cuja causa mais frequente são as perdas gastrintestinais, por diarreia crônica ou fístulas. O baixo nível de $Mg^{2+}$ leva à diminuição do paratormônio (PTH), e sua correção restaura o nível sérico do hormônio. Os sintomas desse distúrbio são irritabilidade neuromuscular, arritmias cardíacas e alterações do SNC, com concentração abaixo de 0,4 $mmol.L^{-1}$. Estudos experimentais relataram a redução da taxa de filtração glomerular (RFG) e do fluxo sanguíneo renal (FSR) relacionados ao baixo nível do íon, que se normalizaram após a administração de magnésio. Recentemente, a hipomagnesemia tem sido associada a pior prognóstico após desenvolvimento de IRA, maior permanência em UTI e maior mortalidade. A correção do distúrbio pode ser feita por administração oral, cuja absorção é irregular, ou por via venosa.[27,31]

## ■ USO DE FLUIDOS NO PERIOPERATÓRIO

O emprego de líquidos por via venosa no período perioperatório tem o objetivo de repor perdas e corrigir possíveis distúrbios da homeostase hidroeletrolítica, bem como permitir uma via de acesso rápida ao uso de medicamentos. Esse assunto tem sido fonte de debate em relação ao do uso de cristaloide *versus* coloide, à procura de uma solução ideal (balanceada) e mais recentemente à quantidade da solução empregada.

Apesar de décadas de uso de uma quantidade de líquidos considerada hoje liberal, estudos na última década defendem o uso de uma estratégia mais restritiva. Há evidências clínicas de que a sobrecarga de líquidos no perioperatório causa acúmulo de fluido nos tecidos e alterações da membrana vascular, o que está relacionado a ganho de peso corporal, íleo prolongado, assistência ventilatória no pós-operatório, permanência hospitalar prolongada e maior mortalidade.[28,29,37]

O termo "solução balanceada" é usado para definir um fluido intravenoso que tenha a composição eletrolítica semelhante à do plasma. Mais recentemente esse conceito tem sido também empregado para indicar líquidos intravenosos com baixo conteúdo de cloro, já que na solução de cloreto de sódio 0,9% esse é o íon que está mais alterado em relação à sua concentração no plasma (130 ´ 110 $mEq.L^{-1}$). Apesar dos esforços, a solução balanceada ideal, com mínimos efeitos no balanço ácido-base, baixo conteúdo de cloro e adequada tonicidade, ainda não está disponível. A introdução na prática clínica de soluções cristaloides balanceadas e os achados coletados com o seu uso, em comparação com a tradicional administração de NaCl 0,9%, trouxeram uma nova perspectiva no campo da fluidoterapia. O tipo de fluido, seu volume, velocidade e a duração da sua administração são fatores que devem ser considerados e podem influenciar a evolução clínica do paciente. As soluções balanceadas parecem ter vantagens potencialmente relevantes que precisam ser confirmadas com estudos futuros.[28]

A otimização do manejo hidroeletrolítico perioperatório é um importante componente do ERAS (abreviatura em inglês do programa de melhora da recuperação após cirurgia). O objetivo pré-operatório é que o paciente chegue à sala cirúrgica hidratado e euvolêmico. Para que isso aconteça, o jejum prolongado deve ser evitado e o preparo intestinal rotineiro não é recomendado. No manejo intraoperatório, o objetivo é manter a volemia e evitar a sobrecarga de sal e água. O plano de hidratação e reposição deve ser individualizado, considerando-se fatores de risco cirúrgico e do paciente. No período pós-operatório, a administração de líquidos deve ser interrompida assim que a ingestão oral for restabelecida.[28,30,37]

É importante ressaltar que tanto a hipovolemia quanto a hipervolemia podem causar danos aos pacientes e estão associadas ao aumento de riscos.[28,37]

## REFERÊNCIAS

1. Sirker AA, Rhodes A, Grounds RM, et al. Acid-base physiology: the "traditional" and the "modern" approaches. Anaesthesia. 2002;57:348-56.
2. Stanton BA, Koeppen. Papel dos rins na regulação do equilíbrio ácido-básico. In: Berne RM, Levy MN. Fisiologia. 4ª ed. Rio de Janeiro: Guanabara Koogan, 2000;714-29.
3. Miller TA, Duke JH. Fluid and electrolyte management. In: Dudrick SJ. Manual of preoperative care. 3 ed. Philadelphia: WB Saunders.
4. Davenport: What happens in blood? In the ABCs of acide-base chemistry. 6 ed. Chicago: The University of Chicago Press.
5. Adelman RD, Solhaug MJ. Fisiopatologia dos Líquidos Corporais e Terapia de Hidratação. In: Behrman RE, Kliegman RM, Jenson HB. Medicina Intensiva em Pediatria. Rio de Janeiro: Guanabara Koogan, 2002;203-7.
6. Lasmar MF, Almeida CES, Lopes RD, et al. Introdução do equilíbrio ácido-base. In: Lopes RD. Equilíbrio Ácido Base e Hidroeletrolítico. 3ª ed. São Paulo: Atheneu, 2009;3-17.
7. Kitching AJ, Edge CJ. Acid-base balance: a review of normal physiology. BJA-CEPD Rev. 2002;2(1):3-6.
8. Corey HE. Stewart and beyond: new models of acid-base balance. Kidney Int. 2003;64:777-87.
9. Schlichitig R, Grogono AW, Severinghaus JW. Human PaCO2 and standard base excess compensation for acid-base imbalance. Crit Care Med. 1998;26:1173-9.
10. Cusack RJ, Rhodes A, Lochhead P, et al. The strong íon gap does not have prognostic value in critically ill patients in a mixed medical/surgical adult ICU. Intensive Care Med. 2002;28:864-9.
11. Balasubramanyan N, Havens P, Hoffman G. Unmeasured anions identified by the Fencl-Stewart method predict mortality better than base excess, anion gap, and lactate in patients in the pediatric intensive care unit. Crit Care Med. 1999;27:1577-81.
12. Figge J, Jabor A, Kazda A, et al. Anion gap and hypoalbuminemia. Crit Care Med. 1998;26:1807-10.
13. Levraut J, Grimaud D. Treatment of metabolic acidosis. Curr Opin Crit Care. 2003;9:260-5.
14. Nogueira PCK. Acidose Metabólica. In: Matsumoto T, Carvalho WB, Hirschheimer MR. Terapia Intensiva Pediátrica. São Paulo: Atheneu, 1997;578-82.
15. Gunnerson KJ, Kellum JA. Acid-base and electrolyte analysis in critically ill patients: are we ready forthe new millennium? Curr Opin Crit Care. 2003;9:468-73.
16. Stewart PA. How to understand acid base balance: a quantitative acid-base primer for biology and medicine. New York: Elsevier, 1981.
17. Stewart PA. Modern quantitative acid-base chemistry. Can J Physiol Pharmacol. 1983;61:1444-61.
18. Figge J, Rossing TH, Fencl V. The role of serum proteins in acid-base equilibria. J Lab Clin Med. 1991;117:453-67.
19. Figge J, Mydosh T, Fencl V. Serum proteins and acid-base equilibria: a follow-up. J Lab Clin Med. 1992;120:713-9.
20. Kaplan LJ, Frangos S. Clinical review: acid-base abnormalities in the intensive care unit – part II. Crit Care. 2005;9:198-203.
21. Kellum JA. Clinical review: reunification of acid-base physiology. Crit Care. 2005;9:500-7.
22. Stewart acid-Base: A Simplified Bedside Approach. Anesth Analg. 2016;123(2):511-5.
23. Figge JJ. Integration of acid-base and electrolyte disorders. N Engl J Med. 2015;372:90.
24. Constable PD. Clinical assessment of acid-base status. Strong ion difference theory. Vet Clin North Am Food Anim Pract. 1999;15:447-71.

25. Balasubramanyan N, Havens P, Hoffman G. Unmeasured anions identified by the Fencl-Stewart method predict mortality better than base excess, anion gap, and lactate in patients in the pediatric intensive care unit. Crit Care Med. 1999;27:1577-81.

26. Kaplan LJ, Kellum JA. Initial pH, base deficit, lactate, anion gap, strong ion difference, and strong ion gap predict outcome from major vascular injury. Crit Care Med. 2004;32:1120-4.

27. Lobo DN, Lewington AJP, Allison SP. Basic Concepts of Fluid and Eletrolyte Therapy. Bibliomed – Medizinische Verlagsgesellschaft mbH, Melsungen 2013.

28. Langer T, Santini A, Scotti E, et al. Intravenous balance solutions: from physiology to clinical evidence. Anesthesiology Intensive Ther. 2015; 47:s78-s88.

29. Kishen R, Honoré PM, Jacobs R, et al. Facing acid-base disorders in third millennium – the Stewart approach revisited. Internat J Nephrol Renovasc Dis. 2014;7(20):9-217.

30. Chappell D, Jacob Mattias, Hofmann-Kefer K, et al. A rational approach to perioperative fluid management. Anesthesiology. 2008;109(10):723-74.

31 Fluid and electrolyte balance. Associate Degree Nursing Physiology Review. Austin Communit College District. 2015 Starling Equation. [Internet] [Acesso em 16 apr 2016]. Disponível em: https://pt.wikipedia.org

32. BBraun Melsungen AG Fluid and eletrolyte balance. [Internet] [Acesso em 16 apr 2016]. Disponível em: www.bbraun.com/documents/knowledge/PRI_Inf_Educ_water_eletro_balance.pdf.2016

33. Gonzales FHD, Santos AP. Controle endócrino do equilíbrio hidroeletrolítico em Bioquímica do tecido animal no Programa de Pós-graduação em Ciências Veterinárias da UFRS, Seminário. 2004.

34. Neto OMV, Neto MM. Distúrbios do equilíbrio hidroeletrolítico. Medicina, Ribeirão Preto, Simpósio: Urgências e Emergências Nefrológicas. 2003;36:325-37.

35. Valler L. Síndrome da secreção inapropriada do HAD. [Internet] [Acesso em 16 apr 2016]. Disponível em: www.medicinanet.com.br

36. Gusmão F, Abdulkader. Hiponatremia. [Internet] [Acesso em 16 apr 2016]. Disponível em: www.medicinanet.com.br

37. Miller TE, Roche A, Mythen M. Fluid management and goal-directed therapy as an adjunt to enhanced recovery after surgery (ERAS). Can J Anesth. 2015;62:158-68.

# Parte 9

# Reposição Volêmica e Transfusão Sanguínea

# 96

# Princípios da Reposição Volêmica

Paulo do Nascimento Junior ▪ Luiz Antonio Vane ▪ Matheus Fachini Vane

## INTRODUÇÃO

Uma das práticas mais comuns durante o período perioperatório, independentemente do porte da cirurgia, é a administração de líquidos. Curiosamente, a terapia perioperatória com líquidos continua a ser um exercício de empiricismo, com questionamentos persistentes sobre sua eficácia e as possíveis complicações.

A prática de administração de líquidos no período perioperatório é empírica porque não se mensura diretamente o volume sanguíneo dos pacientes, não se determina exatamente se há deficiência e, quando essa existe, não se quantifica objetivamente tal deficiência ou, em outras palavras, qual é a contração do volume sanguíneo e dos líquidos corporais.

Normalmente, frente ao comportamento hemodinâmico dos pacientes, estima-se a necessidade de administração de fluidos e, do mesmo modo, também se estima se a quantidade administrada foi ou não eficiente para recompor as possíveis perdas observadas.

O uso de fluidos intravasculares precede a descoberta da Anestesiologia, com as primeiras tentativas no ano de 1832, em pacientes com cólera, sendo realizado por William O´Shaughnessy e Thomas Lattas. A solução inicial continha aproximadamente 58 mmol.L⁻¹ de sódio, 49 mmol.L⁻¹ de cloro e 9 mmol.L⁻¹ de bicarbonato.[1] Como 10 dos 15 primeiros pacientes a receberem a solução foram a óbito, a ideia foi, inicialmente, contestada. Somente 32 anos após, os estudos fisiológicos de Goltz[2] sugeriram que a morte por causa hemorrágica era mais resultante de perda de volume intravascular que de hemácias, trazendo novo enfoque para a fluidoterapia.[3] Apenas no final da década de 1880-1890 foi feita a observação que a reposição volêmica intravenosa poderia curar pacientes hipotensos por choque hemorrágico.[3] Assim, foi inicialmente questionado o quanto deveria ser feito de volume e qual o melhor fluido a ser utilizado, dando origem aos estudos da era moderna.

Como o conhecimento da fisiologia dos líquidos corporais e da dinâmica ou cinética dos líquidos administrados é fundamental para a prática da fluidoterapia perioperatória, inicialmente uma revisão desses conceitos será apresentada.

## ▪ FISIOLOGIA DOS LÍQUIDOS CORPORAIS

Para se entender a fisiologia das soluções intravasculares, é necessária uma compreensão adequada dos compartimentos corpóreos, das forças que movem estas soluções e das interfaces entre cada compartimento.

### Compartimentos Corpóreos

O volume total de líquidos corporais, conhecido por água corporal total, é de aproximadamente 60% do peso corporal. No entanto, grandes variações são observadas em função da idade, do sexo, da situação clínica do indivíduo e do grau de obesidade.[4,5]

No homem adulto, o valor médio da água corporal total é de 60% do peso corporal. Nas mulheres adultas, valores entre 55% e 60% são considerados. Entende-se que a quantidade de água no organismo é diretamente proporcional à massa muscular e inversamente proporcional à quantidade de gordura. Assim, proporcionalmente, há menos água no tecido gorduroso do que no muscular. Mulheres têm porcentagem maior de gordura corporal do que os homens e, portanto, proporcionalmente, volume menor de água corporal.

Nos idosos há perda de massa muscular e, como resultado, um volume menor de água corporal total. Por outro lado, os recém-nascidos têm maior volume de água corporal total, principalmente quando prematuros, nos quais valores de 80% ou mais podem ser esperados.

A água corporal total é dividida em compartimento intracelular e compartimento extracelular. Aproximadamente 66% da água corporal total se encontra no intracelular, correspondendo a aproximadamente 40% do peso corporal. O compartimento extracelular corresponde a 20% do peso corporal e é dividido em compartimento vascular e compartimento intersticial. O compartimento intersticial corresponde a aproximadamente 13% do peso corporal e o compartimento vascular, nominado na prática clínica de volume sanguíneo, equivale a aproximadamente 7% do peso corporal (Figura 96.1).

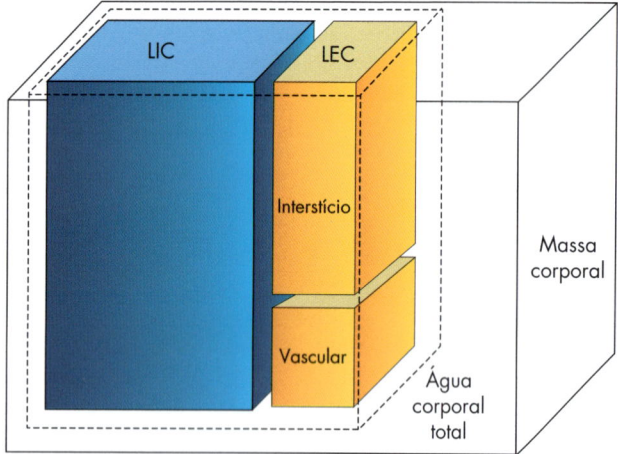

▲ **Figura 96.1** Representação dos compartimentos de líquidos corporais, de modo proporcional e de acordo com a massa corporal, em um adulto. A água corporal total é representada pela linha tracejada e equivale, em média, a 60% da massa ou peso corporal. O líquido intracelular (LIC) corresponde a, aproximadamente, 40% da massa corporal e o líquido extracelular (LEC) a 20% da massa corporal. O interstício equivale a 13% do peso corporal e o compartimento vascular ou volume sanguíneo a 7% do peso corporal.

O volume sanguíneo é composto pelo volume plasmático e pelas células sanguíneas (hemácias, células brancas e plaquetas). As células vermelhas são o principal componente celular do volume sanguíneo. Assim, o cálculo do volume plasmático será feito pela diferença entre o volume sanguíneo e o volume de hemácias, este último representado pelo hematócrito [(volume plasmático = volume sanguíneo X (1-hematócrito)].

A Tabela 96.1 exemplifica os valores dos líquidos corporais em um indivíduo adulto, do sexo masculino, de 70 kg.

Para entender melhor sobre o volume sanguíneo total, podemos dividi-lo em dois compartimentos: uma parte que representa o volume sanguíneo necessário para, simplesmente, preencher os vasos, sem que isso gere tensão na parede do vaso e, consequentemente, não gere pressão intravascular acima de 0 mmHg (volume não estressado) e uma parte na qual há geração de tensão na parede e, consequentemente, pressão sanguínea (volume estressado). Com

isso, entende-se este modelo de compartimento como um sistema elástico, na qual as estruturas não colapsam quando esvaziadas, como bolas de basquete ou futebol: há um volume de repouso quando esvaziado até a pressão de distensão igual a zero. No sistema circulatório, entende-se que os vasos são capazes de reter uma grande fração do volume sanguíneo total na pressão de distensão zero, ou seja, em uma pressão de enchimento circulatório médio (Pecm) igual a zero. Com base nisso podemos, então, melhor definir o volume "estressado" como o volume de repouso acima do qual há elevação da Pecm. Além disso, é possível concluir que caso a Pecm seja zero, não há como ocorrer fluxo; portanto, em um paciente vivo, a Pecm nunca será zero (Figura 96.2). De fato, o valor normal da Pecm varia conforme o autor, mas varia entre 7 a 10 mmHg, sendo recentemente mais atribuído a um valor próxima a 10 mmHg em humanos.[6,7]

**Tabela 96.1** Valores aproximados dos líquidos corporais, de acordo com os compartimentos de distribuição, em um homem adulto de 70 kg e hematócrito de 40%.

| Compartimentos | % do Peso Corporal | Volume (L) |
| --- | --- | --- |
| Todos (Água Corporal Total) | 60 | 42 |
| Intracelular | 40 | 28 |
| Extracelular | 20 | 14 |
| Interstício | 13 | 9 |
| Intravascular | 7 | 5 |
| Células | 3 | 2 |
| Plasma | 4 | 3 |

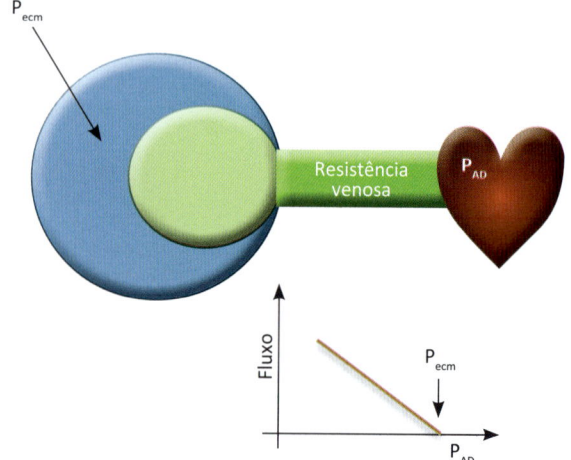

▲ **Figura 96.2** Retorno venoso pela resistência venosa de um recipiente elástico estressado pela pressão de enchimento circulatório médio (Pecm). O fluxo de saída é oposto pela pressão no átrio direito (PAD), seguindo a relação entre o fluxo pela vasculatura e PAD. O contorno interno verde simboliza o volume residual após o esvaziamento da estrutura elástica no ponto em que a tensão da parede cai para zero, resultando em pressão de distensão zero e nenhum fluxo adicional.

**Fonte:** Adaptada de Brengelmann.[7]

A Pecm é considerada um parâmetro hemodinâmico chave como a pressão geradora do retorno venoso sistêmico. Assim, o retorno venoso é: 1) um dos determinantes do débito cardíaco, uma vez que todo o sangue recebido deve ser bombeado; 2) é determinado pela Pecm; 3) a Pecm do paciente manifesta o volume "estressado" da vasculatura periférica, e 4) a pressão no átrio direito (PAD) atua como uma "contrapressão" no sentido de que se opõe à força motriz da Pecm. Assim, quantitativamente, temos que:[8,9]

$$RV = (Pecm - Pad)/Rven$$

onde:

RV = Retorno venoso;

Pad = Pressão no átrio direito;

Pecm = Pressão de enchimento circulatório médio, e

Rven = Resistência venosa

Para melhor elucidar, pense em isolar a vasculatura periférica ocluindo a entrada na raiz da aorta e a saída na entrada do átrio direito. Ele conteria um volume de sangue igual ao volume total de sangue menos o conteúdo do coração e da vasculatura pulmonar. Sem fluxo pela vasculatura, esse volume (Vt) é distribuído pelos segmentos vasculares de acordo com suas propriedades elásticas individuais, tudo na mesma pressão intramural. Esta é, em princípio, a pressão conhecida como Pecm. Forçar mais sangue aumentaria a pressão, com a razão entre os incrementos de volume e pressão refletindo a elasticidade geral da vasculatura periférica. Da mesma forma, a retirada forçada de volume deve reduzir a Pecm (Figura 96.3).[10]

A relação entre Pecm e volume sanguíneo total é não linear, de modo que uma quantidade significativa de volume intravascular é necessária antes que haja qualquer aumento significativo da Pecm. Conforme mostrado na Figura 96.3, a Pecm não aumenta até que o volume sanguíneo total seja > 2 L e não exceda 2,5 mmHg até que o volume sanguíneo total seja quase 4 L. Além disso, uma vez que o fluxo no sistema circulatório começa, para uma determinada Pecm, a pressão venosa central (PVC) diminui e a pressão arterial média aumenta.

No cenário de perda aguda de sangue, o Vn-est pode servir funcionalmente como um reservatório para autotransfusão no *pool* de Vest. Experimentos de hemorragia controlada em humanos mostram que em uma ampla faixa, cada mililitro de sangue removido do corpo é "substituído" por 0,5 mL de sangue por venoconstrição esplâncnica.[13] Além disso, até 10%-12% de perda de volume de sangue é tolerada sem alterações na pressão arterial, frequência cardíaca ou pressão venosa central. No entanto, a regulação do tônus venoso oferece um meio potente de modificar o Vest no cenário de volume sanguíneo total constante. Estudos experimentais demonstram que com ativação simpática e agentes farmacológicos vasoconstritores, a relação Pecm-Volume sanguíneo total se desloca para a esquerda em direção a volumes mais baixos, com a porção íngreme da curva se deslocando de maneira aproximadamente paralela (Figura 96.4).[10] Como as catecolaminas (endógenas ou exógenas) atuam como o principal mediador do tônus vascular esplâncnico,[11,12] principalmente por meio de receptores alfa-adrenérgicos, naturalmente aumentos fisiopatológicos na liberação de catecolaminas levarão à diminuição da capacitância vascular esplâncnica e aumentos no volume sanguíneo total estimado, como pode ocorrer com insuficiência cardíaca aguda descompensada, disfunção cardíaca (por exemplo, choque cardiogênico), hipóxia (apneia do sono), estresse físico (exercício), estresse anestésico cirúrgico ou emocional.

Como isso, a Pecm é influenciada basicamente pelo tônus venoso, o qual é capaz de regular a distribuição do volume sanguíneo entre os compartimentos estressado e não estressado. Dados de circulações modeladas sugerem que, em situações basais, a Pecm na circulação regional aproxima-se muito do que ocorre na circulação sistêmica global, uma vez que a circulação regional é uma fração da circulação sistêmica. Com isso, se um membro normal fosse submetido a pinçamento arterial e venoso, no equilíbrio, a pressão no membro se aproximaria muito da Pecm.[13] Assim, alguns autores sugerem a pletismografia de oclusão venosa para indexar o fluxo e o volume sanguíneo segmentar em braços e pernas, e avaliar os efeitos de fármacos vasoativos e volemia.[14]

## Separações Compartimentais

O compartimento vascular é separado do compartimento intersticial pela membrana capilar ou endotélio vascular. Já o compartimento intracelular é separado do intersticial pela membrana celular.

A água move-se entre os compartimentos através da membrana celular e do endotélio vascular. A membrana celular é seletiva e altamente permeável à água, mas não à maioria dos eletrólitos dissolvidos no compartimento intracelular e extracelular. Assim, considerando-se o sódio, o principal íon envolvido no cálculo da osmolaridade plasmática, sua concentração plasmática equivale a aproximada-

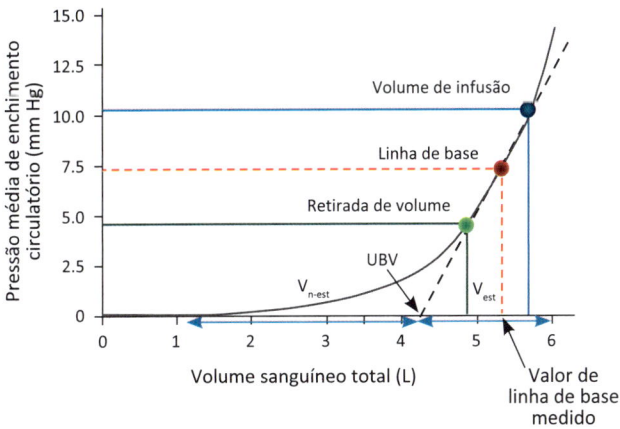

▲ **Figura 96.3** Inter-relação do volume sanguíneo estressado e não estressado. A soma de volume sanguíneo estressado ($V_{est}$) e não estressado ($V_{n-est}$) é o volume total de sangue. A relação entre o Pecm e o volume total de sangue não é linear. O volume não estressado é estimado a partir da interceptação do eixo de volume da relação Pecm-volume total de sangue extrapolada linearmente medida em uma faixa limitada de volumes (linha pontilhada vermelha).

UBV: volume sanguíneo não estressado

**Fonte:** Adaptada de Fudim e col.[10]

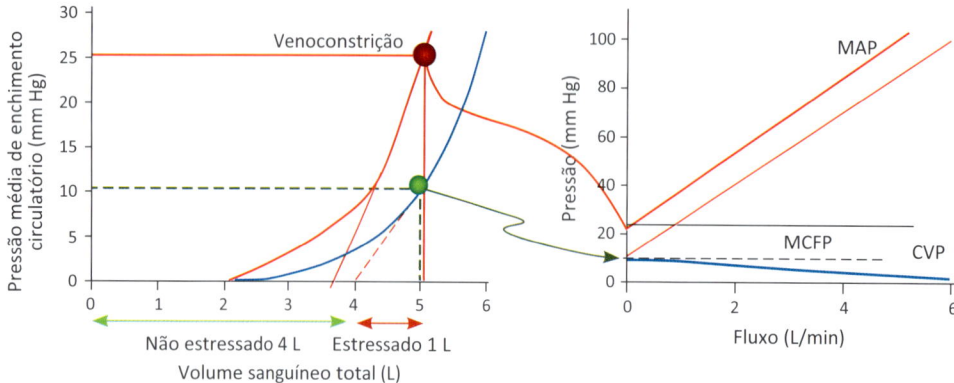

▲**Figura 96.4** Efeitos da venoconstrição nos volumes sanguíneos estressados e não estressados.

MCFP: média da pressão de enchimento circulatória.

**Fonte:** Adaptada de Fudim e col.[10]

mente 140 mOsm.L$^{-1}$ de água. Como o endotélio vascular é permeável ao sódio, em razão praticamente igual à da água, também no fluido intersticial a concentração do sódio se aproxima daquela observada no plasma. Devido à carga negativa das proteínas plasmáticas, essas ligam-se aos íons sódio e potássio de forma que quantidades extras desses cátions permanecem no plasma, justificando um valor no líquido intersticial em torno de 2% inferior ao observado no plasma para esses íons (Efeito Gibbs-Donnan).

Os valores intra (14 mOsm.L$^{-1}$ de água) e extracelular de sódio são mantidos constantes em condições fisiológicas, sendo seu transporte, através da membrana celular, ativo e ocorrendo pela bomba de sódio-potássio (Na$^+$/K$^+$) dependente de ATP.

Com os valores estáveis dos íons nos meios intra e extracelular, os valores da osmolaridade plasmática também se mantêm estáveis em valor pouco flexível, entre 280 e 285 mOsm.L$^{-1}$. A elevação da concentração de sódio no compartimento extracelular, como por exemplo, pela administração de solução contendo elevada carga de sódio, faz com que a água se movimente do compartimento intracelular para o extracelular. Esse fenômeno é conhecido por osmose, quando existe movimentação de água de uma região de baixa concentração de solutos para uma de alta concentração de solutos.

No endotélio vascular, a movimentação de água é menos dependente da concentração de sódio, uma vez que este se movimenta livremente para o interstício, não sofrendo ação de bombas iônicas reguladoras. A equação de Starling rege a movimentação de fluidos através da membrana capilar, de acordo com a equação:[15]

$$Jv = Kf \, [(Pc - Pi) - \sigma \, (\varpi c - \varpi i)]$$

Sendo:

Jv = fluxo transcapilar

Kf = coeficiente de filtração

Pc = pressão hidrostática capilar

Pi = pressão hidrostática do fluido intersticial

σ = coeficiente de reflexão capilar

ϖc = pressão coloidosmótica plasmática

ϖi = pressão coloidosmótica do fluido intersticial

As pressões são medidas em milímetros de mercúrio (mmHg) e o coeficiente de filtração em mililitros por minuto por milímetro de mercúrio (mL.min$^{-1}$.mmHg$^{-1}$).

Por convenção, o fluxo de líquido dos capilares para o interstício é definido como positivo e o fluxo no sentido dos capilares como negativo. Em geral, e considerando-se os valores médios das forças que regem a movimentação de líquidos nos capilares, há saída de líquido dos capilares, ou seja, filtração de líquido em direção ao interstício.

O líquido filtrado, ou o excesso de líquido no interstício, é removido pelos capilares linfáticos e retorna à circulação, ou compartimento intravascular, via ducto torácico.

Considerando-se os valores médios das forças envolvidas no equilíbrio de Starling (Jv), tem-se:

- **Kf:** coeficiente de filtração, que depende da condutividade hidráulica e da área de superfície do capilar, geralmente com valor igual a 1;
- **Pc:** pressão hidrostática capilar, com valor médio de 17,3 mmHg;
- **Pi:** pressão hidrostática intersticial, levemente negativa devido à constante sucção de líquidos pelos capilares linfáticos, com valor médio de -3 mmHg;
- **ϖc:** pressão coloidosmótica capilar exercida pelas proteínas plasmáticas, com valor médio nos capilares de 28 mmHg;
- **ϖi:** pressão coloidosmótica intersticial, com valor médio de 8 mmHg;
- **σ:** coeficiente de reflexão capilar, indicando a impermeabilidade dos capilares às proteínas plasmáticas, com valor equivalente a 1 quando a barreira capilar está intacta e eficiente.

No indivíduo sadio, a pressão hidrostática capilar é maior que a intersticial, resultando em um extravasamento de líquido do capilar para o interstício; já a pressão osmótica é maior no interior do capilar, tendendo a produzir movimento do líquido do interstício de volta ao capilar por osmose. Tem-se uma pressão capilar média de 17,3 mmHg, com uma pressão coloidosmótica do interstício de 8,0 mmHg e uma pressão intersticial abaixo da pressão atmosférica de 3 mmHg; somando a média das forças, tem-se uma força de 28,3 mmHg tendendo a mover o líquido para fora do capilar e uma pressão coloidosmótica média de aproximadamente 28 mmHg, resultando em uma força líquida de efluxo de 0,3 mmHg.[16] Assim, como resultado, há uma corrente de 0,3 mmHg de efluxo líquido ao interstício, o qual retorna à corrente sanguínea por meio dos linfáticos.[16] Como conclusão, verifica-se que o gradiente osmótico entre o capilar e o interstício é determinado principalmente pelas proteínas plasmáticas. Assim, a análise estática desses números resultaria em (Figura 96.5):

> Jv = Kf [(Pc – Pi) – σ (ϖc – ϖi)]
> Jv = 1 [(17,3 – (–3)] – 1 (28 – 8)]
> Jv = 20,3 – 20
> Jv = 0,3 mL.min$^{-1}$.mmHg$^{-1}$ (indicando filtração ou saída de líquido dos capilares)

A equação tem uma série de implicações fisiológicas, de grande importância quando a magnitude dos valores das forças do equilíbrio são alteradas por condições patológicas, ou mesmo motivadas pela administração de líquidos durante o período perioperatório.

Assim, a redução da pressão hidrostática capilar após hemorragia faz com que haja inversão do fluxo habitual de saída de líquidos dos capilares, resultando em reabsorção de líquidos pelos capilares, mecanismo de compensação fisiológica conhecido como reabsorção transcapilar.[17]

O inverso, como na sobrecarga volêmica, com elevação da pressão hidrostática capilar ou com a elevação da pressão venosa, por exemplo na trombose venosa, provocará saída de líquido dos capilares e, sempre que a quantidade de líquido no interstício sobrepujar a capacidade de remoção pelo sistema linfático, haverá acúmulo de líquido ou expansão do volume intersticial, traduzido por edema.

O plasma possui uma pressão coloidosmótica de aproximadamente 25-30 mmHg. A redução da pressão coloidosmótica capilar, como resultado de hipoproteinemia, ou eventualmente somada à hemodiluição, também resultará em saída de líquido nos capilares. Por outro lado, a administração de uma solução com elevada pressão coloidosmótica, elevando a pressão coloidosmótica nos capilares, fará com que ocorra movimentação de líquido do interstício para o capilar, ou seja, retração do volume do líquido intersticial e expansão do volume sanguíneo.

A perda da eficiência da barreira capilar, observada na fórmula pela redução dos valores do coeficiente de reflexão capilar, resulta em perda da capacidade das proteínas plasmáticas em gerar pressão oncótica e, juntamente com a saída de proteínas plasmáticas para o interstício, haverá movimentação de líquido do capilar para o interstício. Nessa situação, também haverá expansão do compartimento intersticial (edema). Esta situação pode ser exemplificada com pacientes vítimas de grandes queimaduras e na sepse.

Recentemente, o endotélio também tem sido considerado como um importante fator na movimentação de fluidos. O endotélio é uma barreira de uma única camada de células revestidas por uma camada com grande fragilidade, o glicocálice.[18] O glicocálice é composto por uma camada de proteoglicanas e glicoproteínas ancoradas nas células endoteliais, além de glicosaminoglicanas. Esta camada cria uma zona de exclusão para eritrócitos, gerando uma região de plasma não circulante rico em proteínas.[19] Esta região, em conjunto com o endotélio, forma uma região de 0,4 a 1,2 micrômetros que está em equilíbrio dinâmico com o plasma. Esta região, para exercer sua função adequadamente, necessita de níveis adequados de albumina.[20,21] Atualmente, acredita-se que esta região exerça um papel fundamental na manutenção da barreira vascular. A diferença da pressão transendotelial e a diferença da pressão oncótica intersticial subglicocálice exercem um papel central na filtração capilar dos fluidos, mantendo a pressão coloidosmótica intersticial próxima a zero.[19] Com isso, com pressões capilares subnormais, o fluxo transcapilar é próximo a zero e quando supranormal, o movimento de fluidos passa a ser dependente da diferença da pressão transendotelial.

Assim, quando uma solução coloidal é infundida, esta se distribui pelo plasma, mantendo a pressão coloidosmótica e aumentando a pressão capilar. Ocorre, então, um aumento da transfiltração. Após a infusão de cristaloides, há diminuição da pressão coloidosmótica e aumento da pressão capilar, aumentando ainda mais o fluxo transcapilar. Quando a pressão capilar está baixa, ambos os fluidos são retidos no intravascular, até que a pressão transendotelial aumente a ponto de restaurar o fluxo transcapilar. Este modelo fisiológico mostra o porquê do uso de cristaloides é incentivado em situações de hipovolemia. Ao contrário, durante hipervolemia ou euvolemia, o uso de coloides pode ser de melhor indicação.

A degradação do glicocálice pode ser deflagrada por inúmeros fatores, incluindo a lesão por isquemia-reperfusão, hipóxia, citocinas inflamatórias e até o peptídeo natriurético. A degradação do glicocálice leva à ativação da coagulação, fibrinólise, aumento da permeabilidade vascular e edema intersticial.[19]

## Osmolaridade e Movimentação de Líquidos entre Compartimentos

Quando uma solução é administrada no líquido extracelular, dependendo da sua concentração osmolar, haverá movimentação de líquidos entre os compartimentos (osmose), expandindo um compartimento e retraindo outro, até que se estabeleça o equilíbrio, entendido como equiparação da osmolaridade nos compartimentos e elimina-

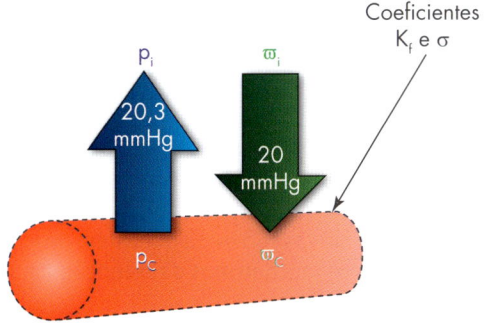

▲ **Figura 96.5** Forças envolvidas no equilíbrio de Starling.

K$_f$ = coeficiente de filtração, P$_c$ = pressão hidrostática capilar, P$_i$ = pressão hidrostática do fluido intersticial, σ = coeficiente de reflexão capilar, ϖ$_c$ = pressão coloidosmótica plasmática, ϖi = pressão coloidosmótica do fluido intersticial.

ção renal do excesso de líquido. A solução administrada no compartimento vascular faz com que, através da membrana capilar ou endotélio, o líquido se movimente rapidamente em direção ao meio de maior concentração de solutos (íons sódio, em geral). Também haverá movimentação de líquido entre o compartimento extracelular e o intracelular, através da membrana celular, em direção ao compartimento com maior osmolaridade.[22]

A Figura 96.6 ilustra as possibilidades de movimentação de líquidos entre os compartimentos, bem como a osmolaridade nos compartimentos, após a administração de soluções com diferentes osmolaridades e o estabelecimento do equilíbrio. Deixa-se claro que este é um modelo teórico e relativamente estático, pois não se consideram aqui outros fatores que influenciam o comportamento dos líquidos corporais, como condições clínicas diversas, integridade da barreira endotelial, emprego de fármacos que suprimem as respostas fisiológicas frente as modificações de volemia e

pressão e, entre outros, contração do volume extracelular, particularmente do volume sanguíneo, todos observados no período perioperatório. A quantidade de líquido administrada e as variações do volume e da osmolaridade dos compartimentos também são apenas ilustrativos.

A administração de solução isotônica (NaCl a 0,9%, 308 mOsm.L$^{-1}$) promove expansão do compartimento extracelular, sem que modificações na osmolaridade sejam observadas. Soluções hipertônicas (NaCl a 7,5%, 2.400 mOsm.L$^{-1}$) promovem expansão do compartimento extracelular, contração do compartimento intracelular e elevação da osmolaridade. Soluções hipotônicas (glicose a 5%, 252 mOsm.L$^{-1}$) promovem pouca expansão do compartimento extracelular, expansão do compartimento intracelular e diminuição da osmolaridade.[22]

## Controle da Osmolaridade Plasmática e da Volemia

A regulação da osmolaridade plasmática é feita por mecanismos integrados que envolvem o Sistema Nervoso Central, sistema cardiovascular, rins e adrenais. Considerando-se a produção de hormônios e substâncias moduladoras, o fígado e os pulmões também são considerados como parte do sistema de controle da volemia e osmolaridade plasmáticas. Apenas considerando-se as perdas diárias de sódio e líquidos, pela urina e pela sudorese, assim como a ingesta e absorção de água e eletrólitos, bem como a necessidade de manutenção do equilíbrio frente aos fatores de perda e absorção de água e eletrólitos, entende-se que existe dinamismo e integração dos sistemas de controle.[23]

De maneira mais didática, dividimos o sistema de regulação da osmolaridade e volemia em osmótico e não osmótico.

O controle osmótico basicamente envolve a liberação de vasopressina (hormônio antidiurético, ADH), um hormônio hipotalâmico com ação nas células renais, hepatócitos e células vasculares, produzindo retenção renal de água, além de ser um importante vasoconstritor. Os núcleos supraóptico e paraventricular hipotalâmicos funcionam como osmorreceptores e, com a elevação da osmolaridade plasmática, sintetizam e liberam a vasopressina na corrente circulatória. Pequenas elevações na osmolaridade plasmática, cerca de 1%, promovem secreção de vasopressina, com efeito final na retenção de água pelos rins, para normalizar seus valores. Além da secreção de vasopressina, a sensação da sede também é controlada pelos osmorreceptores e a ingesta de água resultará em expansão volêmica e normalização da osmolaridade plasmática.[23]

Independentemente da osmolaridade plasmática, a retração do volume plasmático em cifras superiores a 10%, por ação de barorreceptores aórticos e carotídeos, também resulta em secreção de vasopressina que, além da vasoconstrição, desencadeia os mecanismos de retenção de água.[24]

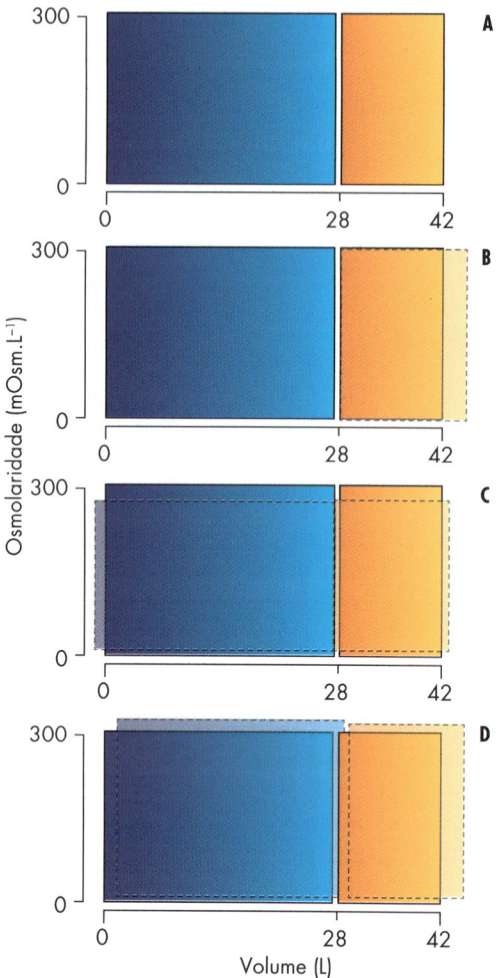

▲ **Figura 96.6** Efeitos da adição de soluções isotônicas **(B)**, hipotônicas **(C)** e hipertônicas **(D)** ao líquido extracelular após o estabelecimento do equilíbrio osmótico. Os valores do estado basal **(A)**, em homem adulto de 70 kg, estão representados pela linha contínua e os desvios em relação à normalidade por linhas pontilhadas. O líquido intracelular é representado pelo preenchimento escuro e o extracelular pelo claro.

## Sistema Renina-angiotensina-aldosterona

A renina é uma enzima sintetizada pelas células justaglomerulares da córtex renal, a partir de variações na pressão arterial e na concentração de sódio do fluido tubular, detectada pela mácula densa. A renina cliva seu substrato, o angiotensinogênio, sintetizado no fígado, para produzir a angiotensina I. A angiotensina I é rapidamente convertida em angiotensina II pela enzima conversora da angiotensina nos pulmões, endotélio vascular e outros tecidos. A angiotensina II estimula a secreção de aldosterona, além de ser um potente vasoconstritor. A renina age como a substância reguladora do sistema renina-angiotensina-aldosterona.

Fatores que reduzem o fluxo sanguíneo renal, como hemorragia e desidratação, aumentam os níveis de renina. Em contraste, a elevação da pressão arterial, além da hipernatremia/hiperosmolaridade, por provocar expansão do volume sanguíneo, diminui os níveis de renina circulante.[25]

A angiotensina II estimula a secreção da aldosterona no córtex adrenal. Verifica-se rápida mobilização de cálcio intracelular e um substancial influxo do cálcio para as células da zona glomerulosa. Assim, a aldosterona promove transporte ativo de sódio e excreção de potássio no túbulo contornado distal e, juntamente com a absorção de sódio, há reabsorção de água, expandindo o compartimento vascular.

## ▪ PRINCÍPIOS DA REPOSIÇÃO VOLÊMICA

A reposição volêmica tem como princípio fundamental a manutenção do adequado suprimento de oxigênio para as células. Situações que levam à perda volêmica, como por exemplo, sangramentos, acarretam uma diminuição da oferta tecidual de oxigênio. Esta diminuição é aceitável e compensável até um nível crítico, no qual há limitação da produção energética e a homeostase celular. A oferta de oxigênio total ($DO_2$ [mL $O_2$.min$^{-1}$]) é diretamente dependente do débito cardíaco (L.min$^{-1}$) e do conteúdo arterial de oxigênio ($CaO_2$ [mL $O_2$.L$^{-1}$ de sangue]), sendo calculado da seguinte forma:

$$CaO_2 = (1,34 \times [Hb] \times SaO_2) + (0,0031 \times PaO_2)$$

Onde [Hb] é a concentração sanguínea de hemoglobina, $SaO_2$ é a saturação arterial de oxigênio e $PaO_2$ é a pressão parcial de oxigênio arterial. Esta fórmula é composta por duas partes: o conteúdo do oxigênio carreado pela hemoglobina e o dissolvido no plasma. A constante 1,34 corresponde ao valor de capacidade máxima de carreamento de oxigênio de um g.dL$^{-1}$ de hemoglobina, caso esta esteja com saturação de 100%. Portanto, a nossa capacidade de carrear oxigênio ligado à hemoglobina vai depender da saturação arterial de oxigênio e dos níveis de hemoglobina. Já o oxigênio que é carreado dissolvido representa uma porção desprezível, sendo insuficiente para a manutenção da homeostase celular. Assim, ao se analisar a oferta de oxigênio para o tecido, depende-se, basicamente, da hemoglobina, da saturação arterial e do débito cardíaco.

No entanto, para ajustar a oferta à demanda de oxigênio, necessita-se saber o consumo de oxigênio. Tem-se que, em situações aeróbicas normais, o consumo sistêmico de oxigênio ($VO_2$) é proporcional à taxa metabólica basal e varia de acordo com a demanda energética, podendo ser estimada pelo Princípio de Fick, como a diferença entre o oxigênio que chega ao tecido e aquele que retorna dos tecidos:

$$VO_2 = DC \times (CaO_2 - CvmO_2)$$

Onde DC é o débito cardíaco, $CvmO_2$ é o conteúdo de oxigênio do sangue venoso misto.

Em situações de hipovolemia, há oferta deficiente do oxigênio e de nutrientes, com manutenção no uso de oxigênio pelos tecidos. Este estado é inicialmente compensado com uma maior extração de oxigênio da hemoglobina, com consequente menor saturação venosa de oxigênio.

Porém, a extração de oxigênio da hemoglobina pode passar a ser um fator limitante, de modo que a diminuição da $DO_2$ pode atingir um ponto que passa a se igualar a $VO_2$. Este ponto é conhecido como $DO_2$ crítico. Quando a oferta é menor que o $DO_2$ crítico, o metabolismo dos tecidos torna-se dependente do metabolismo anaeróbio para manter as fontes energéticas. Assim, a função celular será mantida enquanto houver ATP suficiente[26] e o paciente estará em um choque compensado. A partir do momento que houver lesão irreversível dos tecidos por privação de ATP, o choque estará descompensado. Nesta situação, ocorre uma diminuição generalizada das bombas iônicas, dentre estas, a bomba de sódio e potássio, a qual leva a uma despolarização da membrana celular, um influxo descontrolado de íons cálcio. Este aumento de íons cálcio no intracelular resulta na ativação de fosfolipases e proteases que desencadeiam uma maior despolarização da membrana celular, levando ao edema celular e, por último, à necrose celular.[27] Além disso, as células sofrem alterações enzimáticas específicas, disfunção mitocondrial, alterações no citoesqueleto e diminuição dos mecanismos antioxidantes em resposta à hipóxia.[28]

Com o edema celular desencadeado pela diminuição de ATP, principalmente no endotélio hepático e intestinal, ocorre o fenômeno conhecido como "*no-reflow*", onde tem-se a recuperação da macrohemodinâmica, porém sem igual resposta na microhemodinâmica. O edema endotelial acaba por impedir a passagem de hemácias, mesmo quando há uma boa macrohemodinâmica.[29]

### Efeitos da Sobrecarga Volêmica

Enquanto a hipovolemia pode causar hipoperfusão tecidual e disfunção orgânica, o excesso de fluidos no intravascular também é deletério para o paciente cirúrgico.

Os conceitos iniciais da reposição hídrica evoluíram a partir dos trabalhos de Moore, entre os anos 1950 e 1960. Este autor sugeria que a resposta endócrino-metabólica ao trauma anestésico-cirúrgico levava à retenção de água e de sódio e, portanto, à maior dificuldade na eliminação de líquidos, sendo necessários sua infusão durante o intraoperatório. No início da década de 1960, havia a ideia de que o trauma cirúrgico reduzia o espaço extracelular funcional por redistribuição interna e que cristaloides deveriam ser infundidos para compensar essa perda para o então chamado "terceiro espaço".[23] Assim, surgiu o conceito que as perdas para o terceiro espaço seriam calculadas em mililitros por quilo por hora, resultando em grandes volumes infundidos em pacientes submetidos a cirurgias eletivas, principalmente em cirurgias abdominais abertas e vasculares.[27,28] Diversas fórmulas foram apresentadas para o cálculo desta perda, mas muitas vezes hiperestimando a real necessidade de fluidos no paciente cirúrgico.

Entretanto, uma revisão sistemática recente tem questionado estes estudos e concluiu que as evidências para alterações no espaço extracelular funcional durante um trauma ou no intraoperatório eram de baixa qualidade e potencialmente sujeitas a erros de metodologia.[29] Assim, sugere-se que não ocorrem grandes alterações no espaço extracelular durante o intraoperatório e que basear a reposição volêmica em perdas para o terceiro espaço acarretará em excesso de fluidos.

O excesso de fluidos pode comprometer a função cardíaca, renal, pulmonar e intestinal, acarretando em menor oxigenação tecidual, levando à menor cicatrização, fistulas em anastomoses e maior morbimortalidade.[30,31-32]

Quanto ao sistema cardiovascular, até certo ponto, a administração de fluidos leva a um aumento do débito cardíaco por aumento no enchimento diastólico do ventrículo esquerdo. Após esse ponto, o aumento do volume diastólico final acarreta uma diminuição do débito cardíaco devido a uma depressão da função ventricular. A partir de então, o aumento do volume diastólico final leva à diminuição do débito cardíaco por depressão da função cardíaca.[27] Este ponto é de difícil localização, mesmo com o uso de cateter de artéria pulmonar.[27] Além disso, a resposta às variações de volemia para a otimização das pressões de enchimento ventricular não reflete as variações de outros indicadores de performance cardíaca, tais como a fração de ejeção e a pressão diastólica final.

Já no sistema ventilatório, acredita-se que o excesso de fluidos seja removido por transporte ativo de sódio e não somente por diferenças de pressão hidrostática. Os canais de sódio envolvidos neste transporte podem ter sua expressão aumentada por catecolaminas, glicocorticoides e citocinas pró-inflamatórias, presentes durante um estímulo cirúrgico, e são modificadas pela infusão de fluidos.[31] A infusão de fluidos está diretamente relacionada à formação de edema pulmonar. Um estudo realizado com voluntários sadios, nos quais foram administrados 22 mL.kg$^{-1}$ de solução salina, a capacidade residual funcional diminuiu em 10% e a capacidade de difusão em 6%, e não retornaram ao basal mesmo após 40 minutos.[33] Um outro estudo avaliou o efeito da infusão de 1 litro de solução salina em voluntários e percebeu uma diminuição de 0,25 L na capacidade pulmonar total e 0,1 L na capacidade vital forçada. Neste estudo, a função pulmonar só retornou ao basal após uma hora com infusão de furosemida.[34] Estes achados são de especial importância em cirurgias torácicas, nas quais a extensão da cirurgia e a disfunção da drenagem linfática colaboram para a formação de edema pulmonar.

Os rins são responsáveis pela excreção da maioria dos fluidos administrados. Em situações de sobrecarga volêmica, a demanda funcional renal aumenta. Apesar de inicialmente o ritmo de filtração glomerular aumentar com a infusão de fluidos por aumento do fluxo sanguíneo renal, uma sobrecarga de 22 mL.kg$^{-1}$ de solução salina pode levar até 2 dias para ser completamente eliminada pelos rins.[27] Entretanto, fluidos são geralmente administrados para manter um fluxo urinário adequado ou alto, com a falsa sensação de que, quando o paciente tem débito urinário, este não irá desenvolver insuficiência renal. No entanto, a presença de baixo débito urinário (sem a presença de hipovolemia) não é preditor de disfunção renal pós-operatória.[35] A presença de oligúria pode, inclusive, estar presente quando marcadores renais (como a ureia e a creatinina) estão normais.[36] Em contrapartida, o uso excessivo de fluidos está correlacionado a uma maior incidência de lesão renal, incluindo o uso de hemodiálise em pacientes gravemente enfermos ou após cirurgias de grande porte.[37,38]

A sobrecarga de fluidos também está correlacionada com a função gastrointestinal. Uma das mais graves complicações do uso excessivo de fluidos é a síndrome compartimental abdominal. Esta síndrome correlaciona-se com diversos aspectos negativos no pós-operatório, destacando-se a falência ventilatória e a insuficiência renal. Estima-se, baseado em modelos animais, que a infusão de volumes iguais ou superiores a 15%-20% do peso corpóreo total seja suficiente para se ter um aumento da pressão intra-abdominal, com diminuição da função ventilatória e renal.[39] Além disso, a sobrecarga hídrica pode produzir edema intestinal e aumentar o tempo de íleo intestinal, favorecendo a translocação de bactérias, aumentando a possibilidade de complicações pós-operatórias.[40]

O excesso de fluidos também é responsável por uma diminuição da cicatrização da ferida operatória. O acúmulo de fluidos no subcutâneo diminui a tensão de oxigênio tecidual e, consequentemente, a difusão tecidual de oxigênio para as células pelo aumento da distância endotelial. Esta disfunção da oxigenação tecidual pode levar até 3 dias para retornar ao valor basal.[27]

Os efeitos secundários à reposição fluídica maciça incluem a diluição eritrocitária, que pode levar a uma anemia dilucional e piora da coagulação, uma vez que os eritrócitos contribuem para a hemostasia por vários mecanismos: aumentando a ativação plaquetária, modulando a resposta bioquímica e funcional das plaquetas ativadas, aumentando a geração de trombina e por seu efeito reológico na marginalização plaquetária.[41] Hematócritos maiores aumentam a atividade plaquetária e induzem o deslocamento do fluxo plaquetário para a periferia do vaso sanguíneo, otimizando sua interação com o endotélio lesado. Estudos confirmam a relação inversa entre o tempo de sangramento e o hematócrito, demonstrando o favorecimento das propriedades pró-agregantes plaquetárias quando se aumenta o hematócrito.[41,42] Além disso, há uma relação direta entre a quantidade de fluidos administrados e a coagulopatia pós-operatória. Estudos mostram que um balanço hídrico positivo está diretamente relacionado ao prolongamento do TTPa pós-operatório e diminuição da contagem plaquetária.[34,43-44]

## Técnicas de Reposição Volêmica

Apesar de muita controvérsia, muitos médicos ainda se baseiam na medida de pressão arterial e na pressão venosa central, correlacionando com a presença de diurese para guiar a reposição volêmica.[45] Apesar da facilidade destas medidas, não é possível a diferenciação da causa e nem a avaliação adequada da hipovolemia. Como o sistema cardiovascular possui diversos mecanismos compensatórios para a hipovolemia, a hipotensão representa uma falência do organismo em compensar a perda volêmica. Entretanto, pode-se ter hipovolemia sem taquicardia ou hipotensão (perdas de até 20%), evidenciando que a normotensão não significa ausência de hipovolemia.[46,47] A pressão venosa central também mostrou-se ineficaz como preditora de hipovolemia e incapaz de detectar diminuição no débito cardíaco e débito tecidual de oxigênio, mostrando-se pouco efetiva para guiar a volemia.[48]

Tanto a hipovolemia causando disfunção de órgãos como a administração de líquidos em excesso, com formação de edema intersticial, representam risco de graves complicações no pós-operatório, repercutindo na permanência na UTI e retardando a alta hospitalar. No entanto, como ainda não estão estabelecidos o grau de hipovolemia e a correlação de suas repercussões na perfusão tissular, fica difícil a padronização de critérios para avaliar a evolução após reposição com técnicas e fármacos diversos.[49-52]

As técnicas de reposição continuam sendo catalogadas como liberal ou com grandes volumes, e restritiva ou com pequenos volumes, de acordo com o volume preconizado para a infusão. Em alguns relatos aparece o termo tradicional como equivalente à técnica liberal, o que pode representar um fator de erro nas análises comparativas. Em função dessas dificuldades, um autor pode considerar o regime de reposição que adota como padrão e compará-lo com outro que é restritivo para suas ideias. Consequentemente, um regime que é considerado restritivo em um estudo pode eventualmente ser catalogado como padrão ou tradicional em outro. Além disso, há relatos mostrando que o regime de reposição adotado em uma técnica restritiva pode diferir de outra dita liberal em apenas 10 mL.[51-53]

Outro aspecto a ser considerado é que, nesses estudos comparativos, os indicadores de boa evolução estão focados no impacto que a técnica causa na ocorrência de náuseas ou vômitos, na oxigenação tissular, nas alterações cardiocirculatórias, na necessidade de reoperação e na maior permanência no hospital, sem discriminar a relevância de cada um deles em relação ao tipo de cirurgia ou ao paciente e suas eventuais comorbidades. A ocorrência de náuseas e vômitos no pós-operatório imediato, por exemplo, deveria ter valorização diferenciada quando presente no pós-operatório imediato de artroscopia de joelho, em indivíduos sem comorbidades cardiovasculares, das que ocorrem nas primeiras horas de pós-operatório de grandes cirurgias abdominais.[49]

O grande interesse nas técnicas restritivas evoluiu a partir das evidências do efeito deletério da sobrecarga hídrica após reposição com cristaloides nas cirurgias de grande porte, especialmente nas cirurgias abdominais. No entanto, há relatos de condições especiais nas quais os pacientes se beneficiaram da reposição com grandes volumes.[51,54,55] Em uma população de pacientes ambulatoriais, estado físico I e II, durante colecistectomias laparoscópicas, a infusão de 40 mL.kg$^{-1}$ de Ringer lactato (em comparação com 15 mL.kg$^{-1}$) promoveu melhores resultados quanto à função pulmonar e a capacidade de realizar exercícios. Resultados semelhantes também foram obtidos com a infusão de 20 mL.kg$^{-1}$ durante procedimentos ambulatoriais de pequeno porte.[54,55] No entanto, o estudo RELIEF evidenciou que pacientes submetidos a uma terapia fluídica mais restritiva, objetivando o balanço próximo a zero, tiveram um risco significativamente maior de lesão renal do que quando uma abordagem liberal foi utilizada. Estes achados sugerem que alguns anestesistas podem ficar muito restritivos ao objetivar um balanço próximo a zero e sugere-se que um regime moderadamente liberal, objetivando um balanço positivo (+1-+2L) no final da cirurgia, pode ser recomendado em cirurgias abdominais de longa duração.[56]

Considerando que tanto a sobrecarga hídrica como a hipovolemia são indesejáveis, o ideal seria que a reposição volêmica fosse feita de acordo com as necessidades dos pacientes, individualizadas a partir da monitorização direta da volemia. O uso dessa técnica ainda não é factível na clínica, e as variações de alguns parâmetros como débito urinário, de pressão venosa central e de pressão de oclusão da artéria pulmonar, embora questionáveis, continuam sendo usados para indicar o status do volume intravascular.[13]

## Avaliação da Volemia

Atualmente, a volemia pode ser avaliada por parâmetros estáticos ou dinâmicos. Os parâmetros estáticos ainda são comumente utilizados na prática clínica, mas falham em estimar a real necessidade fluídicas em metade dos pacientes, levando aos malefícios da reposição volêmica excessiva.[48] Dentre as variáveis mais comumente utilizadas, cita-se a pressão venosa central (PVC) e a pressão de oclusão da artéria pulmonar (POAP). Estas variáveis são utilizadas como preditores dos volumes diastólicos finais dos ventrículos direitos e esquerdos, respectivamente. Entretanto, estudos têm demonstrado que variações na POAP e PVC não refletem diretamente variações no volume diastólico final.[57] Esta variação reflete provavelmente uma variação não linear da complacência diastólica dos ventrículos, além de um conhecimento incompleto sobre as pressões de enchimento transmurais. Assim, POAP e PVC não definem o grau de enchimento ventricular ou a resposta potencial de um estímulo hídrico. Sugere-se que estes parâmetros possam ser utilizados apenas em situações extremas de enchimento ventricular.[58] Outros parâmetros estáticos avaliados têm sido o volume diastólico final do ventrículo direito (VDFVD), medido pelo cateter de artéria pulmonar, e a área ventricular esquerda, medida pela ecocardiografia transesofágica. Sugere-se que o VDFVD indexado possa prever a fluidorresponsividade melhor que a POAP e a PVC, entretanto, de maneira pouco eficaz.[59,60] Já a área ventricular esquerda estimada pela ecocardiografia foi um bom parâmetro, sendo, inclusive, superior à POAP para a fluidorresponsividade. No entanto, este parâmetro é limitado pelas condições cardíacas que podem causar dilatações de câmaras ou baixa função ventricular esquerda. Assim, há uma sobreposição de valores para a área ventricular esquerda entre pacientes que respondem e não respondem a um bolo de fluido, não sendo um parâmetro de extrema confiança.[58]

Recentemente, parâmetros dinâmicos têm sido utilizados como preditores de resposta à volemia. Dentre os principais parâmetros utilizados para avaliação de fluidorresponsividade cita-se a variação da pressão sistólica, a variação da pressão de pulso e a variação do volume sistólico.

A variação da pressão sistólica é calculada a partir da diferença entre a pressão arterial máxima e a mínima durante um ciclo ventilatório. A variação da pressão sistólica é dividida em dois componentes: o delta *up* e o delta *down*. A variante delta *down* é a diferença entre a pressão sistólica de referência e a mínima dentre um ciclo ventilatório. Estima-se que seja decorrente da diminuição da pré-carga ventricular esquerda durante a expiração e da diminuição do volume sistólico do ventrículo direito pela inspiração.[58] O delta *up* é decorrente de um aumento na pré-carga esquerda secundária ao movimento sanguíneo dos capilares pulmonares para o lado esquerdo do coração (durante uma sobrecarga volêmica) ou por uma diminuição da pós-carga esquerda, melhorando a fração de ejeção durante a ventilação (presente em pacientes com disfunção cardíaca importante).[61] Já a variação da pressão de pulso é calculada, como sugerido pelo próprio nome, a partir da diferença entre a pressão de pulso máxima e mínima durante um ciclo ventilatório, dividido pela média aritmética entre as duas (Figura 96.7). A variação do volume sistólico é calculada de forma similar à variação da pressão de pulso, sendo a diferença entre o volume sistólico máximo e mínimo dividido pela média aritmética de ambos. Entretanto, por contemplar o volume sistólico, dispositivos que façam cálculo de débito cardíaco invasivos ou minimamente invasivos são necessários.

Para a correta avaliação de indicadores dinâmicos de fluidorresponsividade, o paciente necessita estar com o ritmo cardíaco regular e em ventilação mecânica com 8 a 10 mL.kg⁻¹. O valor destes preditores deve ser medido de maneira contínua antes e após uma intervenção na volemia.[62] Os preditores de fluidorresponsividade dinâmicos refletem, de maneira mais precisa, as variações do débito cardíaco frente a uma expansão volêmica que parâmetros estáticos, como a pressão venosa central ou a pressão arterial. Estes preditores já estão validados para cirurgias cardíacas, abdominais, vasculares, neurológicas, dentre outras.[62] Os valores de corte para a fluidorresponsividade estão presentes na Tabela 96.2. Quanto à variação do volume sistólico, quando superior a 10%, apresenta uma sensibilidade de 82% e especificidade de 86% para um aumento de 15% no débito cardíaco após uma prova volêmica.[63-65] Já uma metanálise avaliando a variação da pressão de pulso como preditora de

fluidorresponsividade evidenciou que para valores acima de 12% havia uma sensibilidade de 89%, com especificidade de 88% para fluidorresponsividade.[63] No entanto, outra metanálise apenas com estudos intraoperatórios questiona esses estudos e conclui que tanto a variação da pressão de pulso quando a variação do volume sistólico podem ter sensibilidade e especificidade baixos.[66]

Assim, ao se analisar qual o melhor parâmetro para a fluidorresponsividade, a metanálise conclui que há uma tendência da variação da pressão de pulso apresentar melhor sensibilidade-especificidade em relação à variação do volume sistólico e à variação da pressão sistólica.[63]

**Tabela 96.2 Critérios para a fluidorresponsividade.**

| Índices Dinâmicos | Critério para Fluidorresponsividade |
| --- | --- |
| Variação da Pressão de Pulso | > 12% |
| Variação do Volume Sistólico | > 10% |
| Variação da Pressão Sistólica | 10 mmHg |
| Variação da Área Sistólica-Diastólica | > 16% |
| VTI – Aorta | > 20% |
| Pico Velocidade – Aorta | > 12% |

Alguns parâmetros dinâmicos de fluidorresponsividade vistos pela ecocardiografia também têm demonstrado bons valores de sensibilidade e especificidade. Um destes é a variação da área sistólica-diastólica vistas pela janela transgástrica, eixo curto (Figura 96.8). Quando superior a 16%, há uma sensibilidade de 92% com uma especificidade de 83% como fluidorresponsividade, sendo equiparável aos outros parâmetros baseados em variação da pressão de pulso ou da pressão arterial, conforme explicitado anteriormente.[67] Pelo uso de algoritmos automáticos de detecção de borda endotelial, não é necessário grande experiência com o ecocardiograma para seu cálculo.

Outro parâmetro aceito para avaliação da fluidorresponsividade pela ecocardiografia é a variação da integral do tempo-velocidade da aorta avaliado pelo Doppler (VTI). Esta pode ser calculada tanto pelo ecocardiograma transesofágico quanto transtorácico, sendo estabelecido como corte va-

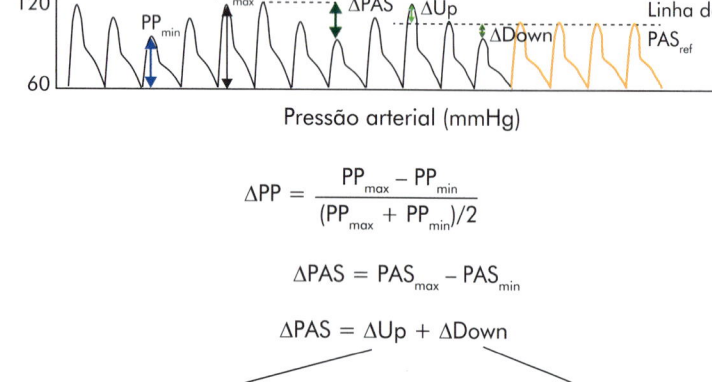

$$\Delta PP = \frac{PP_{max} - PP_{min}}{(PP_{max} + PP_{min})/2}$$

$$\Delta PAS = PAS_{max} - PAS_{min}$$

$$\Delta PAS = \Delta Up + \Delta Down$$

$$\Delta Up = PAS_{max} - PAS_{ref} \qquad \Delta Down = PAS_{ref} - PAS_{min}$$

◀ **Figura 96.7** Cálculo da Fluidorresponsividade.

$PAS_{max}$: Pressão Arterial Sistólica Máxima durante um Ciclo Ventilatório; $PAS_{min}$: Pressão Arterial Sistólica Mínima durante um Ciclo Ventilatório; $PAS_{ref}$: Pressão arterial de referência, obtida durante um período de apneia; $PP_{max}$: Pressão de Pulso Máximo; $PP_{min}$: Pressão de Pulso Mínimo; ΔDown: Variação entre a pressão arterial sistólica de referência e a Pressão Arterial Sistólica Mínima; ΔPAS: Variação da Pressão Arterial Sistólica; ΔPP: Variação da Pressão de Pulso; ΔUp: Variação entre a pressão arterial sistólica de referência e a Pressão Arterial Sistólica Máxima.

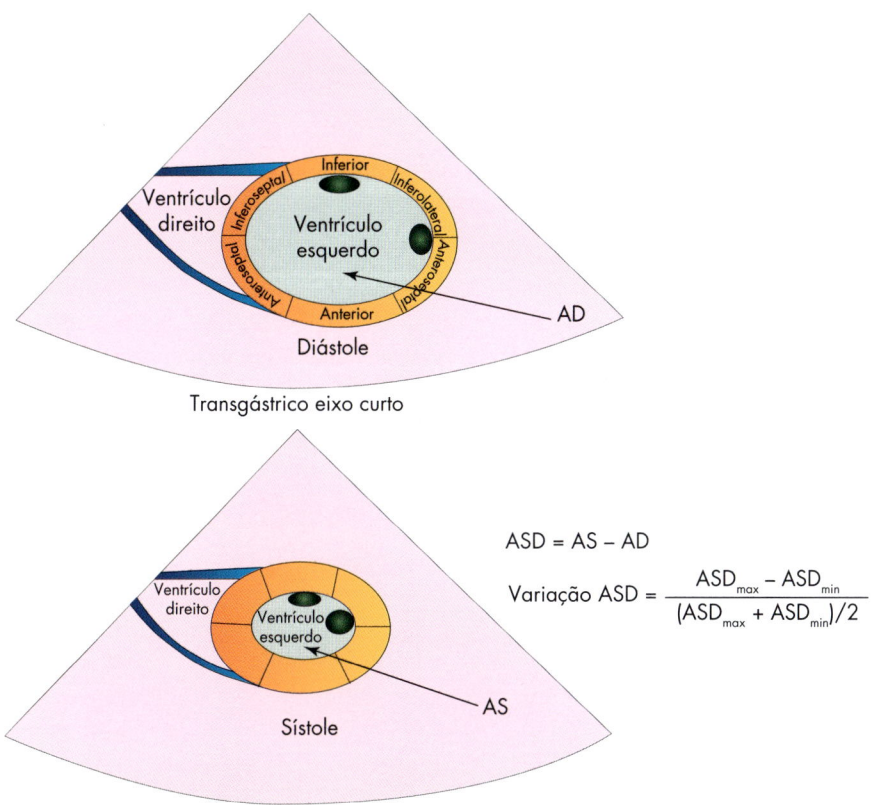

$$ASD = AS - AD$$

$$\text{Variação ASD} = \frac{ASD_{max} - ASD_{min}}{(ASD_{max} + ASD_{min})/2}$$

◄ **Figura 96.8** Avaliação da fluidorresponsividade pela ecocardiografia.

AS: Área Sistólica, AD: Área Diastólica, ASD:
Diferença entre a área sistólica e diastólica,
$ASD_{max}$: diferença entre área sistólica e diastólica máxima durante um ciclo ventilatório,
$ASD_{min}$: área sistólica e diastólica mínima durante um ciclo ventilatório.

riações de até 12% quando avaliado o pico da velocidade do fluxo sanguíneo pela aorta e de 20% quando avaliada a VTI na valva aórtica. Outros parâmetros ecocardiográficos que podem ser utilizados são a avaliação pelo Doppler pulsado da mitral (relação E/A e Relação E/Ea), diâmetro de veia cava, colapsabilidade da veia cava superior, além de outras.[68]

Vale ressaltar que fluidorresponsividade não é sinônimo de hipovolemia. O paciente pode ser fluidorresponsivo sem, no entanto, estar necessitando de fluidos. Como exemplo pode-se propor situações de vasodilatação como pós-indução anestésica, na qual o paciente será fluidorresponsivo, mas não necessariamente necessitará de fluidos, mas sim de vasopressores.

## ▪ TERAPIA GUIADA POR METAS

As propostas atuais de reposição resultam na substituição progressiva de protocolos, os quais levam em conta valores de reposição preestabelecidos por outros baseados em evidências clínicas, com objetivos definidos em função da otimização da volemia e da função cardiocirculatória.[69-73] Uma metanálise realizada por Giglio e cols.[72] demonstrou que o uso de protocolos com definição de objetivos para a manutenção de parâmetros hemodinâmicos (terapia guiada por metas), durante cirurgias de grande porte, diminuiu a ocorrência de eventos gastrointestinais adversos. A partir da análise de 16 estudos, incluindo cerca de 3,4 mil pacientes, eles concluíram que a manutenção de oxigenação sistêmica adequada durante cirurgias de grande porte, inclusive as cardíacas, garante a proteção de órgãos contra o risco de hipoperfusão e reduz a morbidade gastrointestinal.[72] Tam-

bém, a incorporação de protocolos dirigidos por metas é capaz de recuperar a função gastrointestinal mais precocemente, além de apresentar melhor custo-efetividade que as técnicas liberais.[74,75] Quanto ao custo-efetividade, a terapia guiada por metas apresentou melhor relação mesmo quando utilizados equipamentos de maior custo, como o Doppler esofágico e monitores de débito cardíaco com análise de contorno de pulso. A relação custo-efetividade manteve-se adequada, apesar do maior custo, pela redução dos gastos com complicações maiores.[75] Estes achados, no entanto, ainda devem ser interpretados com cautela, pois a heterogeneidade e a qualidade da evidência ainda são baixas.[76]

A reposição volêmica no intraoperatório deve levar em conta pelo menos três aspectos importantes: o primeiro relaciona-se com o tipo de líquido empregado para a reposição. Quando se empregam cristaloides, o volume de reposição é cerca de cinco a seis vezes maior do que o volume perdido, indicando um desvio de líquidos para o extravascular do tipo I (água e eletrólitos). O segundo diz respeito à monitorização da volemia. As medidas estáticas das pressões de enchimento cardíaco não são eficazes para detectar a responsividade individual às variações de volume, ao contrário do que ocorre com as medidas dinâmicas relacionadas ao enchimento do ventrículo esquerdo. O terceiro aspecto inclui a preocupação com aquelas condições em que a monitorização descarta o déficit de volume, sinalizando menor responsividade à oferta de volume. Nesse caso, estariam indicados os vasopressores.[49,69]

Para a criação de um protocolo de terapia guiada por metas, o nível pressórico deve estar sempre incluso, com alvo principal de pressão arterial média acima de 65 mmHg, quando o indivíduo é normotenso.[77] Este alvo é assim definido para evitar que a hipotensão leve à diminuição da perfusão cerebral e coronariana. A escolha do tratamento para a hipotensão deve se basear em parâmetros macrohemodinâmicos, como por exemplo, variação da pressão de pulso, do volume sistólico, além de índices de perfusão tecidual, como por exemplo, o lactato.

Como a pressão isoladamente não é um bom indicador de débito cardíaco, outras metas devem ser incorporadas no protocolo. A saturação venosa de oxigênio, que mede a saturação do sangue retornando ao ventrículo direito, está diretamente correlacionada com a extração tecidual de oxigênio e ao balanço entre oferta e demanda de oxigênio.[77] Assim, este índice pode dar indícios de eventual baixo débito cardíaco, anemia ou hipovolemia.

Como o lactato arterial está diretamente relacionado ao débito de oxigênio tecidual e é um marcador de má perfusão tecidual, muitos protocolos guiados por metas incorporam como meta principal a redução desta variável para pacientes com choque. Mudanças nos níveis de lactato podem dar uma avaliação precoce e objetiva da resposta do paciente a uma intervenção. Níveis alterados de lactato devem ser examinados com cautela, incluindo potenciais causas não hipóxicas de hiperlactatemia, como distúrbios renais e metabólicos.

Outro parâmetro que pode auxiliar no desenvolvimento de um protocolo guiado por metas é a diferença arteriovenosa de $CO_2$. Esta diferença tem sido implicada em um marcador geral do estado hemodinâmico do paciente. A diferença de $CO_2$ arteriovenosa está proporcionalmente relacionada à produção de $CO_2$ e inversamente proporcional ao débito cardíaco. Vallee e cols. mostraram que quando a diferença entre o $CO_2$ arteriovenoso era superior a 6 mmHg, há um pior prognóstico dos pacientes, apesar de uma saturação venosa central maior que 70%.[78] Um exemplo de protocolo guiado por metas é apresentado na Figura 96.9.[79]

No entanto, após a publicação dos resultados do estudo RELIEF, em cirurgias abdominais, tem se repensado sobre o uso de balanço próximo a zero, mesmo na vigência de terapia guiada por metas.[56]

## ■ CONCLUSÃO

Assim, conclui-se que os fluidos intraoperatórios devem ser racionalizados. Ao estar em frente a um paciente, sempre se pergunte: por que estou dando fluido para este paciente? Qual o objetivo? Questione sempre a necessidade de fluidos de manutenção. Quando possível, optar pela terapia guiada por metas; caso esta não seja factível pelo porte cirúrgico, optar pela fluidoterapia com um ligeiro balanço positivo (Figura 96.10).

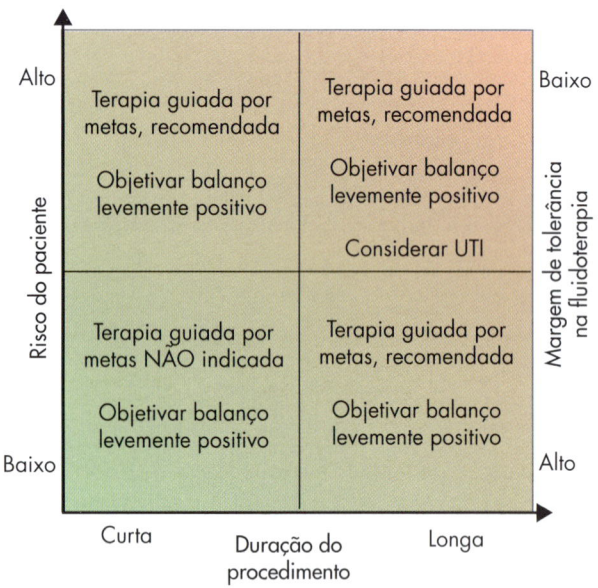

▲**Figura 96.10** Modelo de fluidoterapia baseado em porte cirúrgico e risco do paciente.
**Fonte:** Adaptada de Miller e cols., 2019.[80]

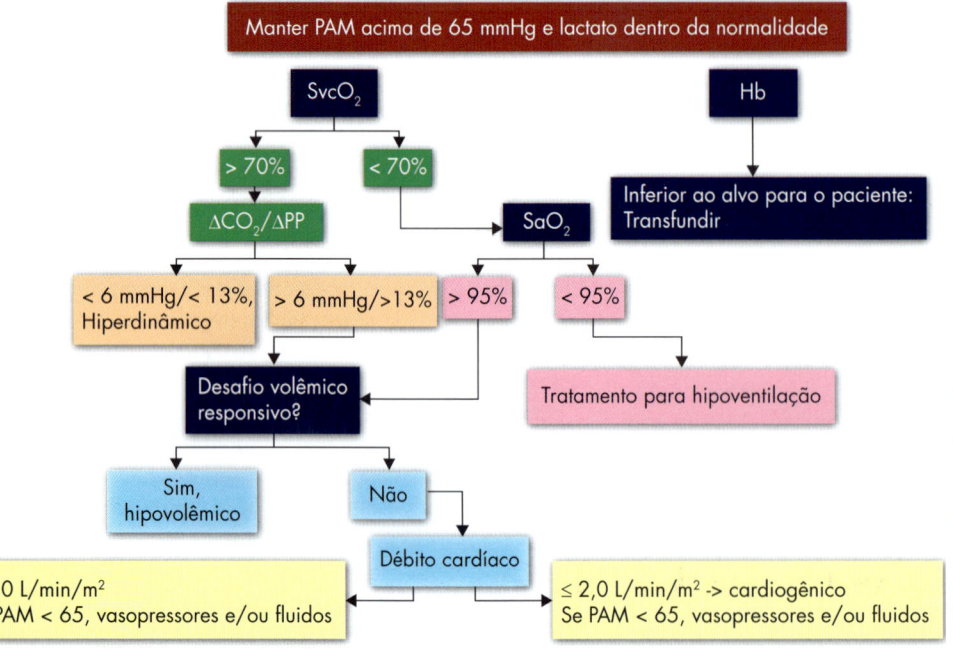

◄**Figura 96.9** Exemplo de um protocolo de terapia guiada por metas.

Hb: Concentração de Hemoglobina, PAM: Pressão Arterial Média, $SaO_2$: Saturação Arterial de Oxigênio, $SvcO_2$: Saturação Venosa de Oxigênio, $\Delta CO_2$: Diferença Arteriovenosa de Oxigênio, $\Delta PP$: Variação da Pressão de Pulso.

**Fonte:** Adaptada de Vallet B, e cols.[79]

# REFERÊNCIAS

1.  Cosnett JE. The origins of intravenous fluid therapy. Lancet. 1989;1(8641):768-71.
2.  Goltz FR. Ueber den Tonus der Gerfaesse und seine Bedeutung fuer die Blutbewegung. Arch F Path Anat U Physiol. 1864;29:394-417.
3.  Manji RA, Wood KE, Kumar A. The history and evolution of circulatory shock. Critical care clinics. 2009;25(1):1-29, vii.
4.  Grocott MP, Mythen MG, Gan TJ. Perioperative fluid management and clinical outcomes in adults. Anesthesia and analgesia. 2005;100(4):1093-106.
5.  Svensen CH, Rodhe PM, Prough DS. Pharmacokinetic aspects of fluid therapy. Best practice & research Clinical anaesthesiology. 2009;23(2):213-24.
6.  Repessé X, Charron C, Fink J, Beauchet A, Deleu F, Slama M, et al. Value and determinants of the mean systemic filling pressure in critically ill patients. Am J Physiol Heart Circ Physiol. 2015;309(5):H1003-07.
7.  Brengelmann GL. Venous return and the physical connection between distribution of segmental pressures and volumes. Am J Physiol - Heart Circ Physiol. 2019;317(5):H939–53.
8.  Sondergaard S, Parkin G, Aneman A. Central venous pressure: soon an outcome-associated matter. Curr Opin Anaesthesiol. 2016;29(2):179–85.
9.  Guyton AC, Lindsey AW, Kaufmann BN. Effect of mean circulatory filling pressure and other peripheral circulatory factors on cardiac output. Am J Physiol. 1955;180(3):463–8.
10. Fudim M, Kaye DM, Borlaug BA, Shah SJ, Rich S, Kapur NK, et al. Venous Tone and Stressed Blood Volume in Heart Failure: JACC Review Topic of the Week. J Am Coll Cardiol. 2022;79(18):1858–69.
11. Price HL, Deutsch S, Marshall BE, Stephen GW, Behar MG, Neufeld GR. Hemodynamic and Metabolic Effects of Hemorrhage in Man, with Particular Reference to the Splanchnic Circulation Circ Res. 1966;18(5):469–74.
12. Gelman S, Mushlin PS, Weiskopf RB. Catecholamine-induced Changes in the Splanchnic Circulation Affecting Systemic Hemodynamics. Anesthesiology. 2004;100(2):434–9.
13. Parkin WG. Volume state control - a new approach. Crit Care Resusc J Australia Acad Crit Care Med. 1999;1(3):311–21.
14. Wilkinson IB, Webb DJ. Venous occlusion plethysmography in cardiovascular research: methodology and clinical applications: Venous occlusion plethysmography. Br J Clin Pharmacol. 2001;52(6):631–46.
15. Woodcock TE, Woodcock TM. Revised Starling equation and the glycocalyx model of transvascular fluid exchange: an improved paradigm for prescribing intravenous fluid therapy. British Journal of Anaesthesia. 2012;108(3):384-94.
16. Guyton AC, Hall JE. Tratado de Fisiologia Médica. Guanabara Koogan. 2000 (Décima Edição).
17. Drobin D, Hahn RG. Volume kinetics of Ringer's solution in hypovolemic volunteers. Anesthesiology. 1999;90(1):81-91.
18. Ait-Oufella H, Maury E, Lehoux S, Guidet B, Offenstadt G. The endothelium: physiological functions and role in microcirculatory failure during severe sepsis. Intensive Care Medicine. 2010;36(8):1286-98.
19. Doherty M, Buggy DJ. Intraoperative fluids: how much is too much? British Journal of Anaesthesia. 2012;109(1):69-79.
20. Jacob M, Bruegger D, Rehm M, Stoeckelhuber M, Welsch U, Conzen P, et al. The endothelial glycocalyx affords compatibility of Starling's principle and high cardiac interstitial albumin levels. Cardiovascular Research. 2007;73(3):575-86.
21. Jacob M, Rehm M, Loetsch M, Paul JO, Bruegger D, Welsch U, et al. The endothelial glycocalyx prefers albumin for evoking shear stress-induced, nitric oxide-mediated coronary dilatation. Journal of Vascular Research. 2007;44(6):435-43.
22. Svensen C, Hahn RG. Volume kinetics of Ringer solution, dextran 70, and hypertonic saline in male volunteers. Anesthesiology. 1997;87(2):204-12.
23. Holmes CL, Landry DW, Granton JT. Science review: Vasopressin and the cardiovascular system part 1--receptor physiology. Critical Care. 2003;7(6):427-34.
24. Schrier RW, Berl T, Anderson RJ. Osmotic and nonosmotic control of vasopressin release. The American Journal of Physiology. 1979;236(4):F321-32.
25. Holmes CL, Landry DW, Granton JT. Science Review: Vasopressin and the cardiovascular system part 2 - clinical physiology. Critical Care. 2004;8(1):15-23.
26. Shires T, Williams J, Brown F. Acute change in extracellular fluids associated with major surgical procedures. Annals of Surgery. 1961;154:803-10.
27. Holte K, Sharrock NE, Kehlet H. Pathophysiology and clinical implications of perioperative fluid excess. British Journal of Anaesthesia. 2002;89(4):622-32.
28. Mythen M, Vercueil A. Fluid balance. Vox sanguinis. 2004;87 Suppl1:77-81.
29. Brandstrup B, Svensen C, Engquist A. Hemorrhage and operation cause a contraction of the extracellular space needing replacement--evidence and implications? A systematic review. Surgery. 2006;139(3):419-32.
30. Holte K, Kehlet H. Compensatory fluid administration for preoperative dehydration--does it improve outcome? Acta Anaesthesiologica Scandinavica. 2002;46(9):1089-93.
31. Lang K, Boldt J, Suttner S, Haisch G. Colloids versus crystalloids and tissue oxygen tension in patients undergoing major abdominal surgery. Anesthesia and Analgesia. 2001;93(2):405-9 , 3rd contents page.
32. Matthay MA, Fukuda N, Frank J, Kallet R, Daniel B, Sakuma T. Alveolar epithelial barrier. Role in lung fluid balance in clinical lung injury. Clinics in Chest Medicine. 2000;21(3):477-90.
33. Hillebrecht A, Schulz H, Meyer M, Baisch F, Beck L, Blomqvist CG. Pulmonary responses to lower body negative pressure and fluid loading during head-down tilt bedrest. Acta Physiologica Scandinavica Supplementum. 1992;604:35-42.
34. Collins JV, Cochrane GM, Davis J, Benatar SR, Clark TJ. Some aspects of pulmonary function after rapid saline infusion in healthy subjects. Clinical Science and Molecular Medicine. 1973;45(3):407-10.
35. Alpert RA, Roizen MF, Hamilton WK, Stoney RJ, Ehrenfeld WK, Poler SM, et al. Intraoperative urinary output does not predict postoperative renal function in patients undergoing abdominal aortic revascularization. Surgery. 1984;95(6):707-11.
36. Zaloga GP, Hughes SS. Oliguria in patients with normal renal function. Anesthesiology. 1990;72(4):598-602.
37. Yunos NM, Bellomo R, Hegarty C, Story D, Ho L, Bailey M. Association between a chloride-liberal vs chloride-restrictive intravenous fluid administration strategy and kidney injury in critically ill adults. JAMA. 2012;308(15):1566-72.
38. Corcoran T, Rhodes JE, Clarke S, Myles PS, Ho KM. Perioperative fluid management strategies in major surgery: a stratified meta-analysis. Anesthesia and Analgesia. 2012;114(3):640-51.
39. Mutoh I, Lamm WJ, Embree LJ, Hildebrandt J, Albert RK. Volume infusion produces abdominal distension, lung compression, and chest wall stiffening in pigs. Journal of Applied Physiology. 1992;72(2):575-82.
40. Wilmore DW, Smith RJ, O'Dwyer ST, Jacobs DO, Ziegler TR, Wang XD. The gut: a central organ after surgical stress. Surgery. 1988;104(5):917-23.
41. Lier H, Krep H, Schroeder S, Stuber F. Preconditions of hemostasis in trauma: a review. The influence of acidosis, hypocalcemia, anemia, and hypothermia on functional hemostasis in trauma. The Journal of Trauma. 2008;65(4):951-60.
42. Hardy JF, De Moerloose P, Samama M. Massive transfusion and coagulopathy: pathophysiology and implications for clinical management. Canadian Journal of Anaesthesia = Journal Canadien D'anesthesie. 2004;51(4):293-310.
43. Barak M, Jurim O, Tal R, Katz Y. Prolonged international normalized ratio correlates with a large intravascular fluid balance after major abdominal surgery. Anesthesia and Analgesia. 2006;103(2):448-52.
44. Bellomo R, Morimatsu H, Presneill J, French C, Cole L, Story D, et al. Effects of saline or albumin resuscitation on standard coagulation tests. Critical care and resuscitation : journal of the Australasian Academy of Critical Care Medicine. 2009;11(4):250-6.
45. Kastrup M, Markewitz A, Spies C, Carl M, Erb J, Grosse J, et al. Current practice of hemodynamic monitoring and vasopressor and inotropic therapy in post-operative cardiac surgery patients in Germany: results from a postal survey. Acta Anaesthesiologica Scandinavica. 2007;51(3):347-58.
46. Hamilton-Davies C, Mythen MG, Salmon JB, Jacobson D, Shukla A, Webb AR. Comparison of commonly used clinical indicators of hypovolaemia with gastrointestinal tonometry. Intensive Care Medicine. 1997;23(3):276-81.
47. Webb AR. Recognizing hypovolaemia. Minerva Anestesiologica. 2001;67(4):185-9.
48. Marik PE, Baram M, Vahid B. Does central venous pressure predict fluid responsiveness? A systematic review of the literature and the tale of seven mares. Chest. 2008;134(1):172-8.
49. Jacob M, Chappell D, Rehm M. The 'third space'--fact or fiction? Best practice & research Clinical Anaesthesiology. 2009;23(2):145-57.
50. Joshi GP. Intraoperative fluid restriction improves outcome after major elective gastrointestinal surgery. Anesthesia and Analgesia. 2005;101(2):601-5.
51. Nisanevich V, Felsenstein I, Almogy G, Weissman C, Einav S, Matot I. Effect of intraoperative fluid management on outcome after intraabdominal surgery. Anesthesiology. 2005;103(1):25-32.
52. Brandstrup B. Fluid therapy for the surgical patient. Best practice & research Clinical Anaesthesiology. 2006;20(2):265-83.
53. MacKay G, Fearon K, McConnachie A, Serpell MG, Molloy RG, O'Dwyer PJ. Randomized clinical trial of the effect of postoperative intravenous fluid restriction on recovery after elective colorectal surgery. The British Journal of Surgery. 2006;93(12):1469-74.
54. Yogendran S, Asokumar B, Cheng DC, Chung F. A prospective randomized double-blinded study of the effect of intravenous fluid therapy on adverse outcomes on outpatient surgery. Anesthesia and Analgesia. 1995;80(4):682-6.
55. Holte K, Klarskov B, Christensen DS, Lund C, Nielsen KG, Bie P, et al. Liberal versus restrictive fluid administration to improve recovery after laparoscopic cholecystectomy: a randomized, double-blind study. Annals of Surgery. 2004;240(5):892-9.
56. Myles PS, Bellomo R, Corcoran T, Forbes A, Peyton P, Story D, et al. Restrictive versus Liberal Fluid Therapy for Major Abdominal Surgery. N Engl J Med. 2018;378(24):2263-74.

57. Pinsky MR, Teboul JL. Assessment of indices of preload and volume responsiveness. Current Opinion in Critical Care. 2005;11(3):235-9.
58. Eyre L, Breen A. Optimal Volaemic Status and Predicting Fluid Responsiveness. Continuing Education in Anesthesia, Critical Care & Pain. 2010;10(2):69-2.
59. Wiesenack C, Fiegl C, Keyser A, Laule S, Prasser C, Keyl C. Continuously assessed right ventricular end-diastolic volume as a marker of cardiac preload and fluid responsiveness in mechanically ventilated cardiac surgical patients. Critical Care. 2005;9(3):R226-33.
60. Diebel LN, Wilson RF, Tagett MG, Kline RA. End-diastolic volume. A better indicator of preload in the critically ill. Archives of Surgery. 1992;127(7):817-21; discussion 21-2.
61. Biais M, Ouattara A, Janvier G, Sztark F. Case scenario: respiratory variations in arterial pressure for guiding fluid management in mechanically ventilated patients. Anesthesiology. 2012;116(6):1354-61.
62. Navarro LH, Bloomstone JA, Auler JO, Jr., Cannesson M, Rocca GD, Gan TJ, et al. Perioperative fluid therapy: a statement from the international Fluid Optimization Group. Perioperative Medicine. 2015;4:3.
63. Marik PE, Cavallazzi R, Vasu T, Hirani A. Dynamic changes in arterial waveform derived variables and fluid responsiveness in mechanically ventilated patients: a systematic review of the literature. Critical Care Medicine. 2009;37(9):2642-7.
64. Reuter DA, Kirchner A, Felbinger TW, Weis FC, Kilger E, Lamm P, et al. Usefulness of left ventricular stroke volume variation to assess fluid responsiveness in patients with reduced cardiac function. Critical Care Medicine. 2003;31(5):1399-404.
65. Berkenstadt H, Margalit N, Hadani M, Friedman Z, Segal E, Villa Y, et al. Stroke volume variation as a predictor of fluid responsiveness in patients undergoing brain surgery. Anesthesia and Analgesia. 2001;92(4):984-9.
66. Messina A, Pelaia C, Bruni A, Garofalo E, Bonicolini E, Longhini F, et al. Fluid Challenge During Anesthesia: A Systematic Review and Meta-analysis. Anesth Analg. 2018;127(6):1353-64.
67. Cannesson M, Slieker J, Desebbe O, Farhat F, Bastien O, Lehot JJ. Prediction of fluid responsiveness using respiratory variations in left ventricular stroke area by transoesophageal echocardiographic automated border detection in mechanically ventilated patients. Critical Care. 2006;10(6):R171.
68. Charron C, Caille V, Jardin F, Vieillard-Baron A. Echocardiographic measurement of fluid responsiveness. Current Opinion in Critical Care. 2006;12(3):249-54.
69. Jacob M, Chappell D, Hollmann MW. Current aspects of perioperative fluid handling in vascular surgery. Current Opinion in Anaesthesiology. 2009;22(1):100-8.
70. Yeager MP, Spence BC. Perioperative fluid management: current consensus and controversies. Seminars in Dialysis. 2006;19(6):472-9.
71. Futier E, Constantin JM, Petit A, Chanques G, Kwiatkowski F, Flamein R, et al. Conservative vs restrictive individualized goal-directed fluid replacement strategy in major abdominal surgery: A prospective randomized trial. Archives of Surgery. 2010;145(12):1193-200.
72. Giglio MT, Marucci M, Testini M, Brienza N. Goal-directed haemodynamic therapy and gastrointestinal complications in major surgery: a meta-analysis of randomized controlled trials. British Journal of Anaesthesia. 2009;103(5):637-46.
73. Kehlet H, Bundgaard-Nielsen M. Goal-directed perioperative fluid management: why, when, and how? Anesthesiology. 2009;110(3):453-5.
74. Gomez-Izquierdo JC, Feldman LS, Carli F, Baldini G. Meta-analysis of the effect of goal-directed therapy on bowel function after abdominal surgery. The British Journal of Surgery. 2015;102(6):577-89.
75. Legrand G, Ruscio L, Benhamou D, Pelletier-Fleury N. Goal-Directed Fluid Therapy Guided by Cardiac Monitoring During High-Risk Abdominal Surgery in Adult Patients: Cost-Effectiveness Analysis of Esophageal Doppler and Arterial Pulse Pressure Waveform Analysis. Value in Health : the Journal of the International Society for Pharmacoeconomics and Outcomes Research. 2015;18(5):605-13.
76. Chong MA, Wang Y, Berbenetz NM, McConachie I. Does goal-directed haemodynamic and fluid therapy improve peri-operative outcomes?: A systematic review and meta-analysis. Eur J Anaesthesiol. 2018;35(7):469-83.
77. Joosten A, Alexander B, Cannesson M. Defining goals of resuscitation in the critically ill patient. Critical Care Clinics. 2015;31(1):113-32.
78. Vallee F, Vallet B, Mathe O, Parraguette J, Mari A, Silva S, et al. Central venous-to-arterial carbon dioxide difference: an additional target for goal-directed therapy in septic shock? Intensive Care Medicine. 2008;34(12):2218-25.
79. Vallet B, Pinsky MR, Cecconi M. Resuscitation of patients with septic shock: please "mind the gap"! Intensive Care Medicine. 2013;39(9):1653-5.
80. Miller TE, Myles PS. Perioperative Fluid Therapy for Major Surgery. Anesthesiology. 2019;130(5):825-32.

# 97

# Sangue e Soluções Carreadoras de Oxigênio

Matheus Fachini Vane ▪ Leandro Gobbo Braz ▪ Luiz Antonio Vane ▪ Glória Maria Braga Potério

## HISTÓRIA

A transfusão de sangue teve início clínico com o advento das técnicas de sangria praticadas para tratamento de algumas condições de saúde desde a era de Hipócrates (430 a.C.). A compreensão da circulação do sangue, bem como o conhecimento da anatomia e da fisiologia da circulação, eram muito limitados, e isso foi um entrave no entendimento de que o sangue tinha um movimento circulatório e não de ir e vir pelas veias, como as marés. Dessa forma, acreditava-se que o débito cardíaco era de apenas alguns mililitros por minuto; o sangue passava pelos poros do septo interventricular para se misturar, em processo de borbulhamento, com o ar. Com o desvendamento dos conhecimentos sobre a fisiologia da circulação no século XVII – William Harvey foi o primeiro a demonstrar a circulação do sangue, em 1628 –, de imediato os valores do débito cardíaco se tornaram próximos do que se calcula hoje, elevando-se de alguns mililitros para vários litros por minuto.

Logo depois, Richard Lower demonstrou que o sangue ficava vermelho rubro após sua passagem pelos pulmões, em um experimento realizado em um cão. Nos anos seguintes, Lower passou a realizar experimentos em que o sangue foi transfundido a partir de um cão para uma pessoa que tinha sofrido hemorragia, com baixo índice de sucesso.

Jean Denis realizou transfusão em seres humanos utilizando sangue de bezerros e cordeiros. Curiosamente, a indicação dele não era a perda de sangue, mas motivada por sintomas de doença mental. Ele acreditava que a transfusão de sangue de um animal poderia exercer uma influência sobre a mente perturbada do paciente.[1] Logo em seguida, em 23 de novembro de 1667, Arthur Coga, um estudante da Universidade de Cambridge, realizou uma transfusão em um paciente utilizando sangue de uma ovelha. Surpreendentemen-

te, esse paciente sobreviveu a uma segunda transfusão em dezembro do mesmo ano. Muitos outros não tiveram a mesma sorte, e o processo de transfusão caiu em descrédito, ficando por longo período de tempo sendo considerado como uma técnica mortal.[1]

A retomada foi com James Blundell, obstetra do Hospital St. Thomas, em Londres. Frente a muitos casos de hemorragia pós-parto, ele se entusiasmou e tentou transfundir sangue de uma pessoa para outra, pois a transfusão de animal para o homem estava condenada, culminando sempre em morte para ambos.[2] Seus resultados foram apresentados para a Sociedade Médico-Cirúrgica de Londres em dezembro de 1818. Isso representou o início da era moderna da transfusão na Medicina. Entretanto, seu índice de sucesso não era tão entusiasmante, dado que até então se desconhecia os grupos sanguíneos.[3,4]

Coube a Karl Landsteiner detectar as diferenças entre o sangue de diferentes indivíduos. Seus trabalhos foram publicados em 1901, nos quais ele descreveu as reações entre as células vermelhas e o soro de alguns pacientes. Ele observou que a adição de soro ao sangue de pacientes diferentes poderia causar a aglutinação dos glóbulos vermelhos. Inicialmente, ele identificou apenas três grupos diferentes de sangue, que ele chamou de A, B e C. No ano seguinte, seus discípulos definiram os grupos sanguíneos hoje existentes.[3]

Ainda persistia o problema da coagulação rápida do sangue fresco. No ano de 1915, Braxton Hicks, obstetra inglês, experimentou, após várias tentativas para impedir a rápida coagulação do sangue, o uso de uma solução de fosfato de sódio, mas esta se mostrou como muitas outras, tóxica. Richard Lewinsohn, do Hospital Monte Sinai em Nova York, utilizou pela primeira vez uma solução de citrato de sódio como um anticoagulante.[5] Apesar de ter um bom desempenho na anticoagulação do sangue, essa solução também se mostrou tóxica, mas quando a sua concentração foi diminuída de 1% para 0,2% mostrou-se eficiente e não tóxica.[6]

No ano seguinte, o uso de solução de dextrose no sangue armazenado impediu a coagulação por um período de até duas semanas.[4] A junção de ácido, citrato e dextrose (ACD) foi adotada no ano de 1916 como anticoagulante.[6,7]

A descoberta das soluções anticoagulantes e conservantes, aliada ao desenvolvimento e aperfeiçoamento dos equipamentos de refrigeração, permitiu a organização dos centros de armazenamento de sangue.

O primeiro centro de armazenamento de sangue que se tem história foi fundado em Leningrado, em 1932. O primeiro banco de sangue surgiu em Barcelona, durante a Guerra Civil Espanhola, em 1936. Este foi expandido, principalmente durante a Segunda Guerra Mundial.

Em 1940, Edwin Cohn realizou com sucesso o fracionamento do sangue em diversas proteínas do plasma, como o fibrinogênio, as globulinas e a albumina.

Estava dada a partida para a formação dos hemocentros com alta tecnologia hoje existentes, responsáveis pelo salvamento de inúmeras vidas, permitindo que técnicas clínicas e cirúrgicas nem imaginadas há algumas décadas fossem desenvolvidas.

## INTRODUÇÃO

O sangue é um dos mais complexos e completos tecidos do organismo, respondendo por funções vitais como a oxigenação, a proteção imunológica, a hemostasia e o equilíbrio ácido-base. É um produto altamente renovável no organismo, com renovação completa a cada 90 dias.

Durante perda sanguínea aguda, como no trauma e em grandes cirurgias, sua função de oxigenação é a mais relevante, sendo o principal indicador do momento decisivo em que a reposição volêmica deve ser realizada com sangue ou seus hemocomponentes no lugar de soluções acelulares, usadas isoladamente. Nesse caso, na grande maioria das vezes, essa reposição sanguínea é feita com sangue homólogo, cujo doador é estranho ao receptor, e poucas vezes utiliza-se sangue autólogo (quando o doador e o receptor são a mesma pessoa).

A transfusão sanguínea homóloga nada mais é que um transplante de tecido líquido que contém células responsáveis pela rede imunológica. Assim, diferentemente do que se preconiza, infundimos, ou seja, transplantamos, durante a transfusão sanguínea, células de defesa, estranhas, enquanto durante a realização de qualquer transplante de tecido ou órgão, empenhamo-nos em deprimir essas células. Somando-se a possibilidade de serem transmitidas doenças ao receptor e os problemas envolvidos com a transfusão, esta se constitui em uma das mais críticas decisões durante o processo de sangramento, ou seja, é a decisão sobre qual o momento de ser indicada a transfusão sanguínea.

Estejamos certos de que o benefício ao paciente deve superar, em muito, os riscos envolvidos na transfusão sanguínea, já que estes são geralmente graves.

A reposição volêmica, além do adequado transporte de oxigênio aos tecidos, deve prover volume circulante suficiente para manutenção da hemodinâmica, das condições de hemostasia, da pressão oncótica e do equilíbrio ácido-base e hidroeletrolítico.

## COLETA E ARMAZENAGEM

O sistema tradicional de coleta é considerado um sistema simplificado, de baixo custo, e pode ser efetuado em unidades móveis, instaladas em locais de fácil acesso aos doadores. No entanto, torna-se obrigatório o intervalo de três a seis meses entre as doações para que o doador se recupere das perdas, especialmente as de ferro.

A aférese, coleta realizada com o auxílio de máquinas sofisticadas que removem quantidades adequadas do componente desejado (plaquetas, glóbulos brancos e plasma), devolvendo ao doador os demais componentes, permite doações mais frequentes. A principal vantagem dessa técnica é que se pode contar com doador previamente selecionado, que pode ser requisitado em curtos intervalos de tempo, proporcionando doações particularmente úteis nos casos de imunocompatibilidade.[8]

O sangue é coletado em bolsas plásticas, previamente seladas, duplas, triplas ou quádruplas, que contêm solução anticoagulante, garantindo-se assim a separação dos diferentes componentes, sem contato com o exterior, o que pode ser considerado seguro em relação a uma eventual contaminação bacteriana.[9]

Os anticoagulantes deverão ser empregados nas quantidades prescritas e recomendadas pelos fabricantes das bolsas, em função do volume de sangue a ser coletado. O volume habitual de anticoagulante em uma bolsa de coleta é de 60 a 65 mL. Para esse volume de anticoagulante, deve-se utilizar a seguinte estratégia: 1) coleta de 300 a 405 mL de sangue total – o concentrado de hemácias produzido pode ser usado para transfusão se for aplicado um rótulo assinalando "unidade de baixo volume de concentrado de hemácias"; 2) um volume de sangue total inferior a 300 mL somente pode ser usado com fins transfusionais se for obtido com quantidade de anticoagulante proporcional ao volume coletado.[10]

Essas informações devem ser levadas em conta quando da coleta de sangue autólogo, na sala cirúrgica, para a hemodiluição normovolêmica intencional, um procedimento efetuado por anestesiologistas.

O anticoagulante mais utilizado é o citrato de sódio, que atua quelando o cálcio. As formas empregadas ACD (ácido-citrato-dextrose) ou CPD (citrato-fosfato-dextrose) conferem ao sangue pH ligeiramente ácido, necessário para a manutenção dos níveis de nucleotídeos e, como consequência, para a viabilidade das hemácias. A adição de adenina à forma CPD permite maior tempo de estocagem (cinco a seis semanas) com 80% das hemácias viáveis, ou seja, hemácias que permanecem na circulação do receptor por tempo superior a 24 horas após a transfusão.

A concentração de citrato em ACD e CPD (20 mMol.L$^{-1}$) é maior do que a necessária para a anticoagulação, mas é útil, pois dispensa maior cuidado durante a coleta quanto à mistura do sangue com o anticoagulante.

Imediatamente depois da coleta, o sangue deverá ser armazenado a 4 ± 2°C, exceto se for utilizado como fonte de plaquetas. Nesse caso, deverá ser armazenado a 22 ± 2°C, até que as plaquetas sejam separadas, por período máximo de oito horas. Plaquetas e criopreservados, quando forem descongelados, deverão ser transfundidos dentro de quatro horas no máximo, se ficarem armazenados a 22 ± 2°C, ou dentro de 24 horas no máximo, se ficarem armazenados a 4 ± 2°C.

O sangue coletado para autotransfusão fica armazenado na sala de cirurgia, em temperatura ambiente, quando se supõe que sua utilização se dará entre quatro e seis horas após a coleta. Caso contrário, deve ser acondicionado em depósitos térmicos, tendo-se o cuidado de cobrir as bolsas de sangue com uma camada considerável de gelo.

Durante a estocagem, ocorrem alterações celulares que evoluem com o tempo e resultam em diminuição do pH do plasma, menores níveis de 2,3-difosfoglicerato (2,3-DPG) e de adenosina trifosfato eritrocitários. Ocorre ainda elevação dos níveis plasmáticos de potássio, amônia e citrato. Nas primeiras 24 horas de estocagem, as plaquetas e os granulócitos perdem sua viabilidade, enquanto os fatores V e VIII, após uma semana de estocagem, mantêm apenas 50% de suas atividades.

As consequências dessas alterações se fazem sentir especialmente durante as transfusões maciças, resultando em complicações químicas ou funcionais. Quando transfundidas, as células do sangue estocado que ainda não foram totalmente danificadas recuperam as suas funções, e as demais são eliminadas pelo sistema mononuclear-fagocitário. Na corrente circulatória, após transfusão, as hemácias recuperam até 50% dos seus níveis normais de 2,3-DPG no período de três a oito horas, e 100% após 24 horas, readquirindo sua condição normal de afinidade pelo oxigênio. Portanto, quando se necessita garantir a liberação do oxigênio aos tecidos, deve-se optar por hemácias estocadas em CPD até no máximo 14 dias ou em ACD até sete dias.[11,12]

## ■ HEMOTERAPIA

As alterações celulares e a perda de fatores de coagulação inerentes à estocagem remetem à discussão da necessidade de transfusão com sangue fresco, ou seja, sangue total, recentemente coletado (menos de seis horas) para tratamento de grandes perdas volêmicas. Considerando que esse é o elemento básico para a obtenção dos hemocomponentes, já que cada unidade doada irá beneficiar vários pacientes, reforçam-se os argumentos que favorecem a opção pela hemoterapia seletiva.

Toda transfusão de sangue ou componentes sanguíneos deverá ser prescrita por um médico e deve ser registrada no prontuário médico do paciente na instituição. No caso das transfusões durante anestesias, o registro deve ser feito nas Fichas de Anestesia.

A legislação em vigor[10] torna obrigatório que no prontuário médico (físico ou no sistema informatizado hospitalar) fiquem registrados os números e a origem dos hemocomponentes transfundidos, bem como a data em que a transfusão foi realizada. Prevê também que os primeiros dez minutos de transfusão devem ser acompanhados pelo médico ou profissional de saúde qualificado para tal, que permanecerá ao lado do paciente durante esse intervalo de tempo. A legislação ainda prevê que, durante o transcurso do ato transfusional, o paciente deve ser periodicamente observado para possibilitar a detecção precoce de eventuais reações adversas. A detecção e o diagnóstico dessas reações imediatas podem estar prejudicados durante as anestesias. A presença dos campos cirúrgicos dificulta a inspeção do paciente, e as alterações sistêmicas podem ser confundidas com intercorrências ligadas ao ato anestésico-cirúrgico.

## ■ HEMOTERAPIA SELETIVA

Normalmente, depois de coletado, o sangue sofre processo de separação de seus componentes para uso específico. Assim, são separadas as hemácias, no chamado concentrado de glóbulos, com validade de 42 dias, se o sangue for conservado em torno de 4°C e tiver como anticoagulante o citrato de sódio; se congelado a –65°C, pode ter validade por até dez anos. O plasma fresco e o crioprecipitado devem ser congelados a –18°C, o que lhes faculta validade de um ano; o concentrado de plaquetas tem validade de até cinco dias.

Alguns dos componentes do sangue são utilizados com maior ou menor frequência em transfusões realizadas na sala de cirurgia. Assim, será feita a revisão daqueles mais comumente empregados.

### Concentrado de Hemácias

São os eritrócitos que permanecem na bolsa, depois que esta é centrifugada e o plasma é extraído para uma bolsa-satélite. Os eritrócitos podem ser separados do plasma em qualquer momento antes da data de expiração do sangue.[13]

Os concentrados de hemácias devem ter hematócritos entre 65% e 75% nas bolsas cuja solução preservativa seja o CPDA-1. Nas bolsas com solução aditiva, o hematócrito pode variar de 50% a 70%.

Todos os tipos de componentes eritrocitários devem ser armazenados à temperatura de 4 ± 2°C, à exceção das hemácias congeladas.

A maior vantagem do concentrado de hemácias sobre o sangue total é que cada unidade apresenta o mesmo número de hemácias contidas numa unidade de sangue total carreadas em um menor volume, portanto com a mesma capacidade de transporte de oxigênio. Uma outra vantagem é que cada unidade contém menor quantidade de plasma, reduzindo-se assim os níveis de citrato, potássio, antígenos, anticorpos e escórias metabólicas.

Sua indicação é muito ampla. É o componente mais indicado para elevar os níveis de hemoglobina de pacientes anêmicos, corrigindo prontamente o hematócrito, sem risco de sobrecarga volêmica.[14,15]

Uma unidade de concentrado de hemácias (200 ou 300 mL) eleva o hematócrito, em média, em três pontos percentuais. Em crianças, considera-se a dose máxima de 20 mL.kg$^{-1}$.

## Concentrado de Hemácias Lavadas

São concentrados de hemácias que se obtêm depois de efetuar lavagens com solução isotônica de cloreto de sódio, com a finalidade de eliminar a maior quantidade possível de plasma. Em função do método utilizado, o produto pode conter quantidades variáveis dos leucócitos e plaquetas originalmente presentes na unidade.[10]

Cada unidade apresenta hematócrito de 90%. As principais indicações são hemoglobinúria paroxística noturna, pacientes portadores de anti-IgA, pacientes com sensibilidade às proteínas plasmáticas ou com anticorpos antileucoplaquetários.[16]

## Concentrado de Hemácias Pobres em Leucócitos

São concentrados de hemácias preparados por um método que assegure a remoção de pelo menos 85% dos leucócitos originalmente presentes na bolsa. Esses métodos podem ser a lavagem, a centrifugação invertida com retirada da camada leucoplaquetária do *buffy coat* ou a extração automática do *buffy coat* durante a preparação.

Quando estão destinados à prevenção de reações transfusionais febris não hemolíticas, esses concentrados deverão ser preparados por um método que reduza o número de leucócitos no componente final a menos de 5 x 10$^6$. Sua validade é de 24 horas, quando preparados em sistema aberto. Preparados em sistema fechado, mantêm a validade original do componente.[10]

Cada unidade do concentrado contém 250 mL e hematócrito de 90%, sendo capaz de elevar o hematócrito em três pontos percentuais.

As principais indicações são em pacientes politransfundidos ou candidatos a transplantes, portadores de leuco ou plaquetoaglutininas e, ainda, na profilaxia de reações febris devidas a anticorpos leucoplaquetários.[16]

## Hemácias Desleucocitadas

São hemácias das quais foram retirados mais de 99,9% dos leucócitos originalmente presentes nos componentes. Essa remoção é obtida por meio de filtros de leucócitos. Um concentrado de hemácias desleucocitado deve conter menos que 5 x 10$^6$ leucócitos por componente. Sua validade é de 24 horas, quando preparado em sistema aberto. Preparados em sistema fechado, mantêm a validade original do componente.[10]

## Concentrado de Hemácias Congeladas

São concentrados de hemácias conservadas em temperaturas iguais ou inferiores a –65°C, na presença de um agente crioprotetor (glicerol ou amido hidroxilado). Se o agente crioprotetor for o glicerol, ele deve ser removido por meio de lavagem, depois que as hemácias forem descongeladas.

A validade dos concentrados de hemácias congeladas é de dez anos, a contar da data da doação do sangue. O método de preparação deverá assegurar a remoção adequada do glicerol, um nível de hemoglobina livre na solução sobrenadante inferior a 0,2 g e a recuperação de pelo menos 80% dos glóbulos vermelhos originalmente presentes na unidade.

As hemácias poderão ser congeladas dentro de até 15 dias (recomendável até seis dias) depois da coleta do sangue, exceto quando forem rejuvenescidas.[10]

No momento de preparar o componente final destinado à transfusão, a tubuladura conectada à bolsa deverá ser preenchida com uma alíquota do componente, de maneira tal que haja hemácias disponíveis para subsequentes provas de compatibilidade.

Esses concentrados apresentam hematócrito de 70%. Devido ao alto custo do processamento, são principalmente indicados na preservação de sangues raros ou de pacientes com riscos imunológicos.[12,16]

## Hemácias Rejuvenescidas

São as hemácias tratadas por um método que restabeleça os níveis normais de 2,3-DPG e ATP. As hemácias podem ser rejuvenescidas até três dias após o seu vencimento, desde que tenham sido mantidas a 4 ± 2°C. Depois de rejuvenescidos, os glóbulos vermelhos podem ser lavados e transfundidos dentro de 24 horas. Os rótulos devem indicar o uso de soluções de rejuvenescimento.

## Concentrado de Plaquetas

O concentrado de plaquetas é uma suspensão de plaquetas em plasma, preparado mediante dupla centrifugação de uma unidade de sangue total, coletada em tempo não maior que 15 minutos. Pode também ser obtido por aférese.[13]

O concentrado obtido a partir do sangue total deverá conter no mínimo 5,5 x 10$^{10}$ plaquetas por bolsa em pelo menos 75% das unidades avaliadas no último dia de armazenamento.[10]

O concentrado obtido por aférese deverá conter, no mínimo, 3 x 10$^{11}$ plaquetas em pelo menos 75% das unidades avaliadas.

As plaquetas deverão estar suspensas em volume suficiente de plasma (50 a 70 mL), de tal maneira que o pH seja de, no mínimo, 6,5 no último dia de validade do produto.

As unidades com agregados plaquetários grosseiramente visíveis não deverão ser empregadas para transfusão.

Os concentrados de plaquetas devem ser conservados a 22 ± 2°C, sob agitação constante. Sua validade é de 3 a 5 dias, dependendo do plastificante da bolsa de conservação.[8,16,17]

O número de plaquetas presentes em cada unidade é em média 5,5 x 10$^{10}$, número capaz de elevar a contagem de plaquetas de 5 mil a 8 mil por mililitro em um adulto de 70 kg.

O concentrado de plaquetas está indicado em pacientes candidatos ou submetidos à cirurgia com contagem de plaquetas < 50 mil, além daqueles com plaquetopenia transfusional dilucional após transfusão maciça, alterações congênitas de plaquetas ou *déficit* de plaquetas por depressão medular transitória. A dose recomendada é de uma unidade de concentrado por 10 kg de peso.

## Plaquetas Desleucocitadas

São plaquetas das quais foram retirados, por filtração, mais de 99,9% dos leucócitos originalmente presentes nos componentes. Um concentrado de plaquetas de aférese desleucocitado deve conter menos de 5 x 10[6] leucócitos; um *pool* de concentrados de plaquetas desleucocitadas deve conter menos de 5 x 10[6] leucócitos.[10]

Sua validade é de quatro horas, quando o preparo for em sistema aberto. Se a preparação ocorrer em sistema fechado, a unidade conserva a validade original do concentrado de plaquetas.

## Plasma Fresco Congelado

É o plasma separado de uma unidade de sangue total por centrifugação e totalmente congelado até oito horas depois da coleta. Deve ser armazenado a uma temperatura de no mínimo –20°C, sendo, porém, recomendada a temperatura de –30°C.

Quando for utilizada a técnica de congelamento em banho de imersão em álcool, a bolsa plástica de plasma deve ser protegida de alteração química, derrames e contaminação.[13]

O plasma fresco congelado (PFC) tem a validade de 24 meses, se for mantido à temperatura inferior a –30°C. Caso a temperatura de conservação tenha ficado entre –20°C e –30°C, a validade do PFC é de 12 meses.[10]

As unidades separadas para uma transfusão devem ser descongeladas a 37°C, tomando-se o cuidado para não agitar fortemente, preservando-se assim os fatores lábeis da coagulação. Devem ser consumidas no máximo até seis horas depois de descongeladas.[18,19]

Cada unidade de plasma fresco congelado (250 a 300 mL) contém fibrinogênio, todos os fatores de coagulação e proteínas.

O consumo de plasma humano aumentou cerca de dez vezes nos últimos dez anos, gerando em algumas ocasiões desproporção entre as doações e o consumo. Assim, nos Estados Unidos e na Inglaterra, foram realizadas conferências de consenso para avaliar o uso abusivo do plasma, tendo sido estabelecidas as seguintes indicações: reposição de deficiência única de fatores de coagulação, reversão do efeito da varfarina, transfusões maciças (maiores do que uma volemia em algumas horas), deficiência de antitrombina III, tratamento de imunodeficiências e tratamento de púrpura trombocitopênica trombótica.[18,19]

## Plasma Comum (plasma normal, plasma simples ou plasma de banco)

É o plasma cujo congelamento ocorreu depois de mais de oito horas da coleta do sangue total que lhe deu origem. Pode resultar também da transformação de um plasma fresco congelado cujo período de validade expirou.

O plasma comum deve ser armazenado em temperatura igual ou inferior a –20°C e tem a validade de cinco anos, a não ser que tenha resultado de um plasma fresco congelado

cuja validade tenha expirado, quando passará a ter a validade máxima de quatro anos. O plasma comum não pode ser utilizado para transfusão.[10]

Cada unidade (250 a 300 mL) contém proteínas, mas não contém fatores de coagulação. O plasma comum está indicado como expansor plasmático e para a reposição de proteínas.

## Plasma isento do crioprecipitado

É o plasma do qual foi retirado, em sistema fechado, o crioprecipitado. Deve ser congelado à temperatura de –20°C ou menos e tem a validade de cinco anos.[10]

## Crioprecipitado de Fator VIII

É a fração de plasma insolúvel em frio, obtida a partir do plasma fresco congelado. Para a preparação do crioprecipitado, o plasma fresco congelado deverá ser descongelado a 4 ± 2°C.

Imediatamente depois de completado o descongelamento, o plasma deverá ser centrifugado à temperatura de 4 ± 2°C e separado do material insolúvel em frio (crioprecipitado), em circuito fechado. O crioprecipitado resultante deverá ser congelado novamente em até uma hora após a sua obtenção.

Sua conservação deve ser feita a –20°C, e sua validade é de um ano, contado a partir da data da doação, ou dois anos, se armazenado a –30°C.

O produto final (20 mL) deverá conter no mínimo 80 unidades internacionais de fator VIII (1 unidade = atividade de fator VIII presente em 1 mL de plasma), o que corresponde de 30% a 50% da atividade do fator VIII existente no volume inicial de plasma. Contém ainda 150 mg.dL[-1] de fibrinogênio em todas as unidades analisadas, por bolsa, em pelo menos 75% das unidades avaliadas.

Além desses, cada unidade de crioprecipitado contém fator de von Willebrand, fator XIII e fibrinogênio, e por isso o crioprecipitado está indicado no tratamento das deficiências desses fatores. Empiricamente, recomenda-se uma unidade para cada 5 kg de peso. Para o tratamento da hipofibrinogenemia, recomenda-se quatro unidades por 10 kg de peso, repetindo-se até que o nível plasmático de fibrinogênio alcance 100 g.dL[-1].[10]

## ■ REAÇÕES AO USO DE SANGUE E HEMOCOMPONENTES

O uso de sangue e hemocomponentes impõe o conhecimento de reações e complicações inerentes e, entre elas, as reações hemolíticas, as alérgicas, as imunoalérgicas e as chamadas hemolíticas não imunes. Ainda, deve-se conhecer e saber tratar as diversas complicações, como a intoxicação pelo anticoagulante e as alterações do equilíbrio ácido-base, em especial a hiperpotassemia, a hipotermia, a redução do 2,3-difosfoglicerato (DPG), a formação de microêmbolos e outras reações transfusionais, passíveis de serem encontradas durante a reposição de sangue e de seus hemocomponentes.

## Reações Hemolíticas

As reações hemolíticas dividem-se em duas classes: as reações intravasculares, devidas à incompatibilidade do grupo sanguíneo ABO e do fator Rh; e as extravasculares, devidas às reações entre o antígeno eritrocitário e o anticorpo IgG. Essas reações ocorrem principalmente devido a erro na tipagem sanguínea, na identificação da bolsa e/ou do paciente, ou por sensibilização anterior. A sensibilização anterior pode ocorrer por contaminação prévia do paciente por células brancas estranhas, durante transfusões anteriores (condição patológica) ou por contaminação durante o parto, com sangue do recém-nascido (condição fisiológica).

Em 80% dos casos a reação hemolítica ocorre em pacientes do grupo sanguíneo O. Nesse tipo de reação, ocorre a hemólise, com consequente liberação na circulação de potássio e de substâncias vasoativas, com mediação inflamatória, destruição tecidual e formação de massa eritroide, responsáveis pela queda da pressão arterial de oxigênio e da ativação do sistema de coagulação, o que consumirá fatores de coagulação, colaborando para o estado de hipocoagulabilidade. Ainda, pela destruição de hemácias, o quadro de anemia pode se agravar, e os pedaços de células vermelhas rotas na circulação irão comprometer a microcirculação, principalmente a glomerular renal. Como consequência, um quadro exuberante subsidia o diagnóstico, com febre, náusea, vômitos, diarreia, rigidez muscular, entre outros. Esses sinais, porém, não estão presentes na grande maioria de nossos pacientes que, submetidos à anestesia geral e ao uso de bloqueadores neuromusculares, não apresentam esses parâmetros de maneira pronunciada. Esse é um dos motivos pelos quais, sempre que possível, o uso de sangue deve ser protelado para quando o paciente estiver já em recuperação da anestesia, preferentemente acordado. Durante o procedimento anestésico-cirúrgico, outros sinais devem ser motivo de atenção durante a transfusão, como a piora da hemodinâmica, com o agravamento da hipotensão arterial, apesar da reposição de sangue; o aumento do sangramento no campo operatório, que indica consumo aumentado dos fatores de coagulação; e, principalmente, a oligúria, com urina escurecida, devido à presença de hemoglobina. A hipotensão decorre da liberação de produtos do complemento – polipeptídeos de alto peso molecular (20 kDa) que atuam na musculatura lisa dos vasos – e da liberação de substâncias vasoativas (bradicinina e serotonina), produtos da degradação dos mastócitos. Assim, poderá se instalar quadro de insuficiência renal, motivado pela obstrução mecânica dos túbulos e glomérulos pelos pedaços de hemácias destruídas durante o processo.

Pela anemia e pela dificuldade imposta à microcirculação, o paciente também pode apresentar insuficiência respiratória, com queda da saturação arterial de oxigênio. No hemograma, encontrar-se-ão hemácias fragmentadas (equistócitos), o que comprova o diagnóstico.

Algumas reações do tipo hemolítico podem ocorrer tardiamente. Resultam de resposta imune secundária em pacientes nos quais os níveis de anticorpos são baixos (não detectados nos testes pré-transfusionais), mas que se elevam após a transfusão de hemácias que contêm o antígeno.

Os sinais mais frequentes são: febre, diminuição dos níveis de hemoglobina, icterícia e hemoglobinemia, que aparecem entre o quinto e o décimo dia após a transfusão.[20]

Diagnosticado um quadro de reação hemolítica, o tratamento se impõe no mais curto espaço de tempo possível, com interrupção imediata da transfusão e retipagem sanguínea tanto da bolsa como do paciente. A pressão venosa central, bem como o débito urinário, o nível de potássio plasmático e o estado de coagulabilidade do paciente, devem ser cuidadosamente monitorados. Um estado de hiper-hidratação é desejável, na dependência das condições físicas do paciente, como também a administração de diuréticos, tanto manitol quanto furosemida, a fim de preservar o rim. O uso de plasma fresco e de cálcio deve ser considerado no intuito de expansão de volume e de reposição de fatores de coagulação, impedindo a instalação de insuficiência renal.

A pressão arterial, a oxigenação e a função renal devem ser motivo de atenção especial, e sua manutenção, obrigatória.

## Reações Alérgicas

Outro tipo de reação que pode ocorrer com mais frequência, mas que felizmente é menos grave, é a reação alérgica, durante a qual serão observadas pápulas pelo corpo do paciente, podendo, em alguns raros casos, chegar à situação mais grave, como o edema de glote. É provável que isso resulte da reação entre alguma proteína estranha contida no plasma do doador e o respectivo antígeno presente no plasma do receptor. Reações anafilactoides graves, caracterizadas por hipotensão arterial, dor retroesternal, dispneia e sintomas gastrintestinais resultam da presença de anticorpos específicos anti-IgA no plasma do receptor, que reagem com a IgA normal do doador. Normalmente, o uso de anti-histamínicos e a diminuição do fluxo de infusão do sangue já são suficientes para corrigir o problema. O uso de cortisona e de catecolaminas geralmente não está indicado, mas, se necessário, são suficientes a hidrocortisona endovenosa na dose de 1,5 mg.kg$^{-1}$ de peso corpóreo, de seis em seis horas, e eventualmente a epinefrina na dose de 0,3 a 0,5 mL por via subcutânea.

## Reações Imunoalérgicas

Os efeitos imunossupressores das transfusões foram avaliados em diversos estudos clínicos e experimentais, mas o mecanismo que fundamenta as diversas alterações ainda não foi totalmente elucidado. As alterações imunológicas relacionadas com as transfusões incluem: 1) aumento na produção de prostaglandina E2; 2) diminuição de liberação de interleucina-2; 3) diminuição da produção de TNF, IFN-gama, GM-CSF; 4) diminuição da relação T4/T8; 5) diminuição da atividade das células *natural killer*; 6) supressão da reação DTH; 7) presença de células supressoras inespecíficas; 8) anticorpos anti-idiotípicos; 9) presença de células T-supressoras.[10]

Como resposta, o paciente apresenta pruridos, broncoespasmo e aumento da permeabilidade capilar, o que leva à hipovolemia com hipotensão e insuficiência respiratória e cardíaca. O tratamento envolve hidratação, uso de diuréticos e ventilação mecânica, se necessário. O uso de catecolaminas e de corticosteroides pode ser necessário.

Não se sabe se essas alterações estão relacionadas com a transfusão em si, ou se podem ser atribuídas a outros fatores que levaram à indicação da transfusão, como o porte da cirurgia, o grau de sangramento e o grau de acometimento dos tecidos. Em relação à maior recorrência de câncer, as repercussões imunológicas das transfusões alogênicas tomam grande relevância clínica, uma vez que grande número de unidades é transfundido durante cirurgias oncológicas.

No final da década de 1980 e início da década de 1990, alguns estudos retrospectivos indicaram que havia forte associação entre exposição ao sangue alogênico e o risco de recidiva de alguns tipos de câncer, especialmente câncer de cólon e de reto.[21,22] Uma análise multivariada e duas metanálises de trabalhos publicados na época mostraram que a transfusão alogênica foi fator preditivo do prognóstico, em função da maior sobrevida sem recorrência do tumor no grupo que recebeu transfusão autóloga.[23-29]

Outros tipos de câncer também foram associados com recidiva precoce após transfusões autólogas, como o câncer de cabeça e pescoço. Moir e col.[30] estudaram retrospectivamente pacientes com câncer de cabeça e pescoço tratados cirurgicamente, com seguimento superior a dois anos, analisando as variáveis que também contribuíram para a recorrência de câncer – falha no tratamento inicial, presença de metástases nodais e positividade da doença nas margens da biópsia. Mesmo quando esses três fatores foram controlados, o aumento do risco relativo associado às transfusões alogênicas continuou estatisticamente significativo.

Vários estudos de observação também analisaram a associação entre transfusões alogênicas e a ocorrência de infecção no pós-operatório de cirurgias abdominais e cardíacas ou após o trauma. Uma análise multivariada desses estudos mostrou correlação forte e independente entre transfusão alogênica e infecção.[31] A análise das variáveis envolvidas no risco de infecção pós-operatória mostrou que nenhuma outra variável está tão fortemente associada com a ocorrência de infecção pós-operatória como o uso de transfusões alogênicas.[31]

Resumindo, não está bem claro se as transfusões alogênicas podem alterar o tempo de recorrência de tumores ou a ocorrência de infecção no pós-operatório. Admite-se, no entanto, que a imunossupressão causada pela transfusão alogênica perioperatória pode atuar sobre a doença residual, que ainda permanece após a ressecção do tumor. Esse efeito cria condições para que as células tumorais possam disseminar-se e gerar metástases a distância.[32]

### Lesão Pulmonar Aguda Relacionada à Transfusão

Durante o processo de transfusão – ou, mais apropriadamente, logo após o término da transfusão, em período não superior a seis horas de seu início –, outro tipo de reação pode ser experimentado pelos pacientes, a *Transfusion Related Acute Lung Injury* – TRALI. Esse tipo de reação ocorre por reações do tipo antígeno-anticorpo, com o envolvimento de anticorpos granulocíticos ou linfocitotóxicos e anti-

genos leucocitários, decorrentes de transferência passiva anterior, por transfusões ou parto.[33]

Essa reação ocorre no endotélio dos capilares pulmonares, provocando lesões com aumento da permeabilidade capilar e consequente edema pulmonar com falência respiratória aguda, hipóxia, hipertermia e hipotensão arterial, num quadro semelhante ao da Síndrome da Angústia Respiratória Aguda (SARA), dela diferindo por apresentar pressão venosa central normal ou baixa.

### Hemólise Não Imune

Finalmente, a hemólise não imune constitui outro tipo de problema durante a transfusão. Essa hemólise acontece quando há necessidade de transfusão maciça e em curto espaço de tempo, devido a grandes perdas sanguíneas e risco iminente de morte. Nessa situação, o uso de bombas de infusão com roletes – que causa tensão mecânica sobre o equipo, comprimindo-o – e o uso de bombas de circulação extracorpórea, fazem com que ocorra hemólise. Da mesma maneira, o uso concomitante e no mesmo ponto de infusão de soluções incompatíveis com o sangue (como soluções hipotônicas ou hipertônicas); as variações extremas de temperatura (congelamento-aquecimento), realizando processo de pasteurização do sangue; e, ainda, as compressões externas da bolsa podem levar a algum grau de hemólise. Essas situações devem ser evitadas na medida do possível. Porém, durante grandes sangramentos, quando a gravidade do caso impõe reposição rápida e maciça, o bom senso deve prevalecer, e a escolha entre a vida e um certo grau de hemólise, apesar de entendida sua inconveniência, deve pesar em favor da vida.

Portanto, a transfusão, uma vez realizada, é um evento irreversível que pode acarretar benefícios ao receptor, mas também riscos que podem ser graves. Dessa forma, os primeiros mililitros de sangue devem ser infundidos lentamente e sob estrita vigilância. As consequências desses riscos, em grande parte decorrentes das ocorrências, não constituem erro médico. O mais importante nesses casos é a prevenção para que seja instituído tratamento imediato.

Portanto, todos os profissionais envolvidos na prescrição e administração de hemocomponentes devem estar capacitados a prontamente identificar e utilizar estratégias adequadas para resolução e prevenção de novos episódios de reação transfusional.[10]

### ■ COMPLICAÇÕES COM O USO DE SANGUE

Além das reações, um rol de complicações deve ser considerado quando se administra sangue. Assim, são complicações possíveis a intoxicação pelos produtos do anticoagulante, a hipotermia, a hiperpotassemia, as alterações ácido-base, a formação de microêmbolos, a queda da quantidade da enzima 2,3-DPG e a possibilidade de transmissão de doenças.

### Intoxicação pelo Anticoagulante

O anticoagulante utilizado mais comumente é o citrato de sódio na forma citrato-fosfato-dextrose (CPD), que, por conter citrato, age impedindo as ações do cálcio no processo de coagulação. Com o uso de várias bolsas – e, como consequência, de grandes volumes de CPD, já que cada bolsa contém em média 65 mL do anticoagulante, o que corresponde a 3 g de citrato –, pode ocorrer queda importante do nível de cálcio circulante com o uso de sangue estocado. Normalmente, isso não acontece de modo crítico, levando à necessidade de reposição, devendo esta ser realizada somente se houver sinais de hipocalcemia. Isso porque o fígado normalmente metaboliza rapidamente o anticoagulante, e os depósitos de cálcio do organismo suprem suficientemente para não se necessitar de reposição rotineira. Porém, em grandes transfusões, quando uma grande quantidade de anticoagulante é administrada – e de maneira rápida – na circulação, e ao mesmo tempo o fígado experimenta queda de perfusão devido ao estado de choque ou de hipovolemia aguda, os níveis de cálcio podem diminuir e a reposição pode ser necessária.

O quadro de intoxicação pelo citrato é composto de hipotensão arterial, estreitamento da pressão de pulso, aumento das pressões venosa central e diastólica final intraventricular, achatamento da onda T, prolongamento do intervalo QT e alargamento do complexo QRS. Nesse caso, o tratamento com cálcio é necessário, e a quantidade a ser administrada deverá ser baseada na concentração de cálcio plasmático.

## Hipotermia

Instala-se em virtude da administração de grande volume de líquidos não aquecidos, pela perda de calor radiante e calor latente de evaporação de líquidos corpóreos de cavidades abertas e pela ventilação controlada com gases não aquecidos durante cirurgias de longa duração. É agravada pela baixa produção de calorias durante o período anestésico e baixa temperatura da sala cirúrgica.

As repercussões indesejáveis atribuídas à hipotermia resultam da redução das taxas de metabolização do citrato e do ácido láctico; da maior facilidade em desenvolver hipocalcemia e acidose metabólica; do aumento da afinidade da hemoglobina pelo oxigênio; da disfunção plaquetária e do sangramento, além da maior incidência de disritmias cardíacas.

Como medidas profiláticas, recomenda-se a utilização de mantas e colchões térmicos e o cuidadoso aquecimento dos líquidos e componentes do sangue a serem transfundidos.[34]

## Hiperpotassemia

O sangue estocado envelhece, e embora seja viável por 42 dias, se conservado à temperatura de 4°C e tiver como anticoagulante o CPD, suas condições vão se deteriorando à medida que o tempo passa. Um dos principais pontos a serem considerados em função do tempo é o nível de potássio (Tabela 97.1). A quantidade desse íon é dependente do tempo de estocagem, variando de 17 a 35 mEq.L[-1].

Após a transfusão, as hemácias readquirem sua capacidade de trocar íons em função da recuperação do funcionamento da bomba de sódio, e os íons potássio são levados para o espaço intracelular. Dessa maneira, a hiperpotassemia pós-transfusional é transitória e está na dependência direta da velocidade de transfusão.

**Tabela 97.1 Efeito da estocagem de sangue.**

| Parâmetros | Dias de estocagem | | |
|---|---|---|---|
| | 0 | 35 dias (sangue total) | 35 dias (concentrado) |
| pH | 7,55 | 6,73 | 6,71 |
| Potássio – plasma (mEq.L[-1]) | 4,2 | 17,2 | 76 |
| Sódio – plasma (mEq.L[-1]) | 169 | 153 | 122 |
| 2,3-DPG (uM.mL[-1]) | 13,2 | ≤ 1 | ≤ 1 |
| ATP (%) | 100 | 50 | 50 |

O diagnóstico de hiperpotassemia é feito laboratorialmente, por dosagens plasmáticas de potássio, e clinicamente, pelo traçado do eletrocardiograma (ECG), que apresentará ondas T altas, QRS alargado e intervalo PR aumentado. O tratamento é feito com diuréticos e solução polarizada com glicose e insulina.

## Alteração do Equilíbrio Ácido-base

Estocado, o sangue apresenta pH baixo, entre 6,9 e 7,1, devido ao uso do CPD (constituído pelo ácido cítrico) e também devido à respiração anaeróbica da hemácia, com produção de gás carbônico. Juntos, são os principais fatores da queda do pH. Assim, a infusão de sangue estocado pode levar à queda do pH plasmático, determinando estado de acidose metabólica, que durante a transfusão deve ser acompanhada pelas gasometrias arterial e venosa. Esse fato é altamente preocupante, pois a microcirculação, local onde a pressão parcial de oxigênio arterial já é normalmente bastante reduzida, pode sofrer ainda mais com o estado de hipovolemia e hipoperfusão que, somado à hipotermia, diminui a liberação de oxigênio às células, levando à hipóxia celular, com formação de ácido láctico. Tendo em vista que o sangue estocado tem a quantidade de 2,3-DPG diminuída, haverá desvio da curva de saturação da hemoglobina para a esquerda, com consequente dificuldade na liberação de oxigênio pela hemoglobina (queda do efeito Bohr).

Felizmente, essa situação, que parece ser uma grande tragédia, é minimizada, pois o citrato do ácido cítrico administrado como anticoagulante na circulação reage com o lactato formado, originando bicarbonato, que atenua a situação. Isso explica o motivo de não ser sempre necessário o uso de soluções tamponantes com a administração de sangue estocado.

## Microêmbolos

Ainda com relação ao sangue estocado, no interior da bolsa há certo grau de hemólise que, além de aumentar a concentração de potássio, produz microagregados, com acúmulo de plaquetas, fibrina e células brancas. Isso dá origem aos microêmbolos, os quais, se infundidos, provocarão obstrução da microcirculação, colaborando com a possibilidade de insuficiência renal e pulmonar.

Esse problema é minimizado com o uso de filtros de linha durante a infusão e diluentes com tonicidade compatível com a do plasma, mas sem cálcio com o intuito de não permitir que haja ativação da coagulação.

## Riscos da Transmissão de Doenças

Os riscos de transmissão de doenças ou de alterações imunológicas, embora baixos, ainda persistem. Previamente a qualquer transfusão, deve-se avaliar o risco/benefício – informando-o aos pacientes – e solicitar a assinatura do Termo de Consentimento Informado.[10]

O sangue total e/ou seus componentes não podem ser transfundidos antes da obtenção de resultados finais (não reagentes) nos testes de detecção para: hepatite B, hepatite C (HCV), vírus da imunodeficiência humana (HIV-1 e HIV-2), doença de Chagas, sífilis, HTLV-I e HTLV-II. É obrigatório que os exames laboratoriais, de alta sensibilidade, sejam feitos em amostra colhida da doação do dia e testados com conjuntos diagnósticos (*kits*) registrados na Agência Nacional de Vigilância Sanitária (ANVISA), em laboratórios específicos para tal fim. É vedada a realização de exames em *pool* de amostras de sangue.[10]

Nas regiões endêmicas, com transmissão ativa de malária (alto risco, pelo Índice Parasitológico Anual – IPA), deve ser realizado o exame parasitológico/hematoscópico. Em regiões endêmicas sem transmissão ativa, recomenda-se o exame sorológico. A sorologia para o citomegalovírus (CMV) deve ser efetuada em todas as unidades de sangue ou componentes destinadas aos pacientes: a) submetidos a transplantes de órgãos; b) recém-nascidos de mães CMV-negativas ou com resultado de sorologia inexistente ou desconhecido. No caso em que se transfunda sangue desleucocitado nesse grupo de pacientes, essa sorologia não precisa ser realizada.[10]

Até o início da década de 1980, o risco transfusional na transmissão de doenças era menos considerado. Com o aparecimento da AIDS, esse fato tornou-se importante e constitui, hoje, um dos principais pontos de decisão na indicação de transfusão sanguínea. Mesmo levando em consideração o avanço tecnológico nos testes empregados para a detecção de doenças no sangue doado, há ainda um risco inerente de transmissão de doenças segundo as estatísticas norte-americanas,[35,36] conforme a Tabela 97.2.

**Tabela 97.2 Risco transfusional na transmissão de doenças.**

| Doença | Risco médio | Teste positivo (dias) |
|---|---|---|
| Hepatite B | 1/330.000 | 59 |
| Hepatite C | 1/935.000 | 82 |
| HIV | 1/2.100.000 | 22 |
| HTLV | 1/641.000 | 51 |
| Citomegalovírus | Menos de 1% | Rapidamente |

O agente infeccioso mais frequentemente transmitido é o citomegalovírus, que não representa problema clínico significativo em pacientes imunologicamente sadios. A hepatite pós-transfusional não A e não B constitui-se na infecção clinicamente significativa mais frequente, podendo causar doença hepática grave e insuficiência hepática.

A incorporação de novas tecnologias para os testes de amplificação e de detecção de ácidos nucleicos (NAT) para o HIV e para o HCV, na triagem laboratorial dos doadores de sangue, diminui o período de janela imunológica para a identificação das contaminações por HIV e HCV, reduz o risco de transmissão desses vírus por transfusões e, como consequência, aumenta a segurança transfusional (Tabela 97.3).[10,34,36,37]

**Tabela 97.3 Transmissão de doenças antes e após a adoção de testes laboratoriais que diminuem o período de janela imunológica (NAT).**

| Risco de infecção após transfusão única | | |
|---|---|---|
| | Antes | Após |
| HIV | 1:676.000 | 1:930.000<br>1:3.300.925 |
| HVC | 1:103.000 | 1:260.000 |
| HBV | 1:63.000 | 1:138.000 |
| HTLV | 1:256.000 | 1:2.000.000 |

Apesar de os números encorajarem a indicação de transfusão de sangue, fato a considerar é que, somente nos Estados Unidos, mais de 18 milhões de bolsas são administradas por ano e cerca de 60% delas, por anestesiologistas.

Outros pontos, entretanto, merecem nossa atenção, como a possibilidade de transmissão de príons e de vírus do Nilo ocidental.

## Príons

Por meio da transfusão de sangue contaminado, entre outras formas possíveis, o homem pode adquirir a doença de Creutzfeld-Jakob, também conhecida como "mal da vaca louca", que tem como denominador comum a encefalite esponjosa, devido ao fato de que os danos às células cerebrais e consequente absorção formam pequenas cavidades no interior do cérebro, tornando-o parecido a uma esponja.

A encefalite esponjosa tem como agentes proteínas modificadas, denominadas príons, as quais são resistentes à maioria dos processos de esterilização existentes, inclusive radiações. Essas proteínas não são filtráveis, sendo transmitidas ao homem por meio de carne contaminada, instrumental cirúrgico esterilizado a menos de 120ºC, transplante de tecido contaminado ou transfusão de sangue. Os príons não apresentam imunogenicidade. Agem pela substituição gradativa das proteínas normais, modificando seus aminoácidos, fazendo com que elas fiquem idênticas às proteínas príons. Portanto, estes são uma pequena parte de molécula de proteína infecciosa, a qual resiste à inativação por procedimentos que modificam os ácidos nucleicos.[38]

A sintomatologia, que tem início com a morte neuronal, compreende declínio cognitivo, demência rapidamente progressiva, deterioração motora com ataxia e espasticidade, e movimentos involuntários do tipo mioclonia.

Felizmente a doença não existe no Brasil; entretanto, infelizmente, não há tratamento específico disponível. O tratamento existente é paliativo e consiste no uso de anfotericinas, interferon (alfa e beta), imunoglobulinas e aciclovir.

## Vírus do Nilo Ocidental

Existe uma doença infecciosa transmitida por um RNA vírus, da família *Flavoridae* do gênero *flavivirus*, que, apesar de ter sido descrita na África no ano de 1950, recentemente foi diagnosticada em vários outros países em nova conformação, muito mais virulenta. Assim, no final da década de 1990, vários casos ocorreram na Europa, e no início da década de 2000 apareceram casos nos Estados Unidos.

O paciente pode se apresentar febril, com alteração de consciência e fraqueza muscular intensa, caracterizando meningoencefalite. Entretanto, grande parte dos pacientes infectados permanece assintomática. O período de incubação é de 4 a 14 dias. Casos de transmissão pela transfusão de sangue ou de hemocomponentes foram documentados a partir de agosto de 2002, e dessa época até março de 2003, o Centro de Controle de Doenças nos Estados Unidos documentou 61 casos suspeitos, sendo confirmados 23, dos quais 12 apresentaram meningoencefalite cerca de 11 dias após a transfusão.

Em 2002, foram relatados quatro casos de contaminação por vírus do Nilo Ocidental (WNV) em pacientes que receberam órgãos do mesmo doador. Todos os receptores dos quatro órgãos estavam em tratamento com fármacos imunossupressores. Destes, três desenvolveram meningoencefalite, e um desenvolveu doença febril 7 a 10 dias após o transplante.

Devido à possibilidade de epidemias nos Estados Unidos e em outras regiões do mundo, os bancos de sangue americanos implantaram, a partir de junho de 2003, exames de amplificação de ácido nucleico como teste de triagem em todas as doações de sangue.

Nos hemoderivados, o uso de métodos de nanofiltração e de solvente-detergente, e tratamento pelo calor para eliminação de outros *flavivirus* parecem suficientes para evitar a contaminação pelo WNV, uma vez que este é um vírus envelopado e de tamanho relativamente grande (50 nm).[39]

Não existe até o momento tratamento específico para a encefalite por WNV. Alguns fármacos antivirais foram experimentados, mas sem eficácia comprovada.

### Zika e Chikungunya Vírus

Esses vírus foram inicialmente reportados na África e na Ásia e, mais recentemente, no Brasil.[40] É transmitido pelo mosquito *Aedes aegypti*, e sua transmissão é possível por transfusão sanguínea.

Na década passada foram encontrados nos Estados Unidos, em toda a América Central e, a partir de 2014, também no Brasil, principalmente nos estados do Amapá, Bahia, Sergipe, Paraíba, Rio Grande do Norte, Maranhão e Minas Gerais. Hoje, já são encontrados em todo o país.[41]

Além de terem sido isolados no sangue, foram encontrados também no sêmen e no líquido amniótico – neste caso, tendo responsabilidade sobre os casos de microencefalia, principalmente no nordeste brasileiro.

No Brasil, no ano de 2015, foi relatado um caso de transmissão por transfusão de sangue.[42]

### Sangue Autólogo

Devido a esses fatos, alguns serviços optam pelo uso de sangue autólogo. Este pode ser obtido por doações prévias, por hemodiluição normovolêmica aguda ou por reaproveitamento de sangue do campo operatório, também conhecido por *blood saved*.

O sangue autólogo não transmite doenças, podendo, porém, sofrer contaminação durante seu manuseio entre a coleta no hemocentro e sua administração no centro cirúr-gico. Não há ocorrência de reações hemolíticas (aloimunização), alérgicas, imunológicas (imunomodulação) e TRALI.

### Pré-doação

Quando obtido por meio de pré-doação, técnica que consiste na doação de sangue no período pré-operatório, durante 4 a 6 semanas, para uso próprio, existem as vantagens anteriormente mencionadas. Por outro lado, o paciente poderá apresentar-se anemiado para cirurgia, com maior risco de isquemia miocárdica, reação vasovagal com hipotensão arterial, sendo necessárias transfusões mais frequentes e precoces, com possibilidade de eventualmente ter que se lançar mão de sangue autólogo para completar a quantidade de sangue necessária àquele paciente.

Outros pontos a serem considerados são a possibilidade de troca de bolsa – o que, segundo estatísticas, ocorre em 1 a cada 60 a 100 mil transfusões – e o alto custo do descarte das bolsas não utilizadas.

Essa técnica, conhecida há mais de cem anos, teve maior aceitação a partir de 1980, com o advento da AIDS. Em 1992, foram obtidas 1,1 milhão de bolsas com essa técnica nos Estados Unidos. No ano de 2000, obteve-se dessa forma cerca de 5% do sangue coletado naquele país. O interesse e principalmente a aceitação à técnica têm diminuído, basicamente pelo fato de que o sangue fornecido pelos hemocentros é atualmente mais seguro e porque a possibilidade do uso de sangue do hemocentro (homólogo) é considerável.

A pré-doação de sangue tem sua indicação baseada principalmente na história clínica do paciente e no provável uso de sangue. A idade não é fator limitante, e a pré-doação pode ser realizada em qualquer idade acima dos 5 anos. O inconveniente é o trauma que a criança poderá sofrer pela retirada de sangue previamente à cirurgia. Os níveis de hemoglobina (Hb) e de hematócrito (Ht) definirão as quantidades e a frequência das retiradas.

Normalmente, as doações devem ser semanais, no máximo a cada três dias, devendo ser respeitado rigorosamente o prazo de 72 horas entre a última doação e a cirurgia. Para auxílio do paciente na rápida reposição do sangue doado, o emprego de fármacos contendo ferro, administrados antes, durante e após as doações, associado ao uso de eritropoetina, tem dado bons resultados.

Fato importante é que pacientes com teste positivo para HIV não devem ser incluídos nessa técnica, tendo em vista a grande possibilidade de reativação viral após reinfusão.

### Recuperação Intraoperatória de Sangue

O sangue perdido durante a cirurgia pode ser passível de processamento para que os glóbulos vermelhos possam ser recuperados e reinfundidos no paciente durante ou após a conclusão da cirurgia. Este é um processo automatizado ou semiautomático pelo qual o sangue é coletado por aspiração diretamente do local da cirurgia e depois filtrado (geralmente com um filtro de 150 mícrons), antes do processo de separação e lavagem.

Os glóbulos vermelhos são isolados de outros constituintes do sangue recuperado por centrifugação de alta velocidade (até 5.600 rpm), fazendo com que os constituintes se separem de acordo com a sua densidade e massa. Os eritrócitos separados são então lavados em solução salina e apresentados para reinfusão como uma suspensão de concentrado de hemácias com alto hematócrito (aproximadamente 60%) em solução salina. Os produtos residuais da centrifugação (contendo hemoglobina livre, anticoagulante, proteínas plasmáticas, fatores de coagulação, glóbulos brancos, plaquetas, escamas, fragmentos ósseos, bactérias e outros contaminantes) são, em sua maioria, descartados.

Soluções anticoagulantes também são adicionadas no momento da coleta de sangue, como a heparina (5.000 unidades.$L^{-1}$) ou uma preparação à base de citrato, por exemplo, solução anticoagulante de citrato dextrose-A.

O processo de salvamento altera o eritrócito, levando à redução da deformabilidade. No entanto, em comparação com os glóbulos vermelhos alogênicos armazenados, os glóbulos vermelhos recuperados retêm seus perfis elípticos e retêm melhor sua deformabilidade e têm concentrações aumentadas de 2,3-difosfoglicerato e ATP.[43] Como resultado, o fornecimento de oxigênio aos tecidos é superior ao fornecido pelo sangue estocado.

As principais indicações e contraindicações para seu uso estão listadas na tabela abaixo (Tabela 97.4).[44,45]

**Tabela 97.4 Indicações e contraindicações do uso de recuperadores intraoperatórios de células.**

| Indicações | Contraindicações |
|---|---|
| ▪ Perda sanguínea estimada superior a 500 ml ou 10% do volume sanguíneo do paciente<br>▪ Pacientes com hemoglobina baixa ou fatores de risco para sangramento<br>▪ Pacientes com múltiplos anticorpos ou grupos sanguíneos raros<br>▪ Pacientes que recusam produtos sanguíneos de doadores por motivos éticos ou religiosos ou por opção devem ser considerados quando submetidos à cirurgia onde a perda de sangue é prevista.<br>▪ Equipamento padrão para pacientes que estão em protocolos de transfusão maciça. | **Absolutas:**<br>▪ Falta de pessoal treinado para coletar ou processar o aspirado<br>▪ Recusa do paciente<br><br>**Relativas:**<br>▪ Malignidade<br>▪ Sepse<br>▪ Hemoglobinopatias (ex. anemia falciforme e talassemias) |

Uma complicação do uso é a hipotensão de reinfusão, a qual pode resultar em uma diminuição rápida e significativa da pressão arterial. Se ocorrer hipotensão por reinfusão, deve-se (i) interromper temporariamente a reinfusão; (ii) excluir outras causas de hipotensão (por exemplo, hipovolemia, reações medicamentosas, eventos embólicos); (iii) usar medidas de suporte padrão para corrigir a hipotensão (aumentar a pré-carga, usar drogas vasoativas); (iv) considerar reiniciar a reinfusão em ritmos mais lentos.

Atualmente seu uso é recomendado em pacientes obstétricos com anemia antes da cirurgia ou que declinaram a transfusão sanguínea; cirurgias ortopédicas, particularmente para pelve e coluna; cirurgias vasculares maiores, como nos aneurismas aórticos abertos, e naquelas cirurgias cujo sangramento é esperado que seja superior a 500 ml, e em pacientes com traumas maiores.

Em todas as técnicas de obtenção de sangue autólogo, o paciente ainda está sujeito a complicações, como a intoxicação pelo citrato do CPD, alteração do equilíbrio ácido-base, hiperpotassemia, hipotermia, diminuição na concentração de 2,3-DPG e formação de microêmbolos, todas já descritas.

O sangue autólogo é igual ao sangue do paciente? A resposta evidentemente é não. O sangue, uma vez fora do leito vascular, não retorna mais nas mesmas condições em que saiu no momento da doação. Isso porque as células sanguíneas, uma vez fora da circulação – e, portanto, paradas –, tendem a se aglomerar, mesmo na presença de anticoagulante, com formação de microêmbolos, além de apresentarem certo grau de hemólise. Com isso, haverá queda do valor do Ht e aumento da quantidade de Hb livre. As hemácias lesadas consumirão fatores de coagulação e haverá queda da concentração destes no plasma e aumento dos produtos de degradação da fibrina.

As técnicas utilizadas para uso de sangue autólogo não encontram hoje grande aceitação. Assim, na Itália, Alemanha e França, apenas 7,5% do sangue coletado é resultante de pré-doações. A média na Europa é de 4,4% das doações, ou seja, cerca de 670 mil unidades por ano. Outro fator importante é que apenas 70% do sangue autólogo é utilizado, contra 95% do sangue homólogo, o que torna o procedimento muito caro – um fator limitante na Suíça e na Inglaterra. A técnica não é recomendada na Dinamarca, e é utilizada apenas em casos excepcionais na Noruega, como na presença de anticorpos no receptor. Nos Estados Unidos, a técnica representa apenas 5% das doações, ou seja, cerca de um milhão de unidades por ano. Essa pouca popularidade da técnica está baseada nos seguintes pontos:

1. não elimina a possibilidade do uso de sangue homólogo;
2. há possibilidade de ser administrado sangue errado (homólogo ou autólogo de outro paciente);
3. há possibilidade de desenvolvimento de anemia e angina pré-operatórias;
4. as transfusões são mais frequentes;
5. há possibilidade de contaminação bacteriana;
6. os descartes de bolsas são mais frequentes;
7. o custo é elevado.

Contudo, a técnica apresenta algumas vantagens importantes, como:

1. baixa possibilidade de transmissão de doenças;
2. ocorrência rara de reações hemolíticas ou alérgicas;
3. possibilidade de estocagem por longo período (dez anos);
4. não sensibilização do paciente;
5. indicação especial para pacientes com anticorpos por transfusões anteriores.

## Indicação de Transfusão

A decisão em transfundir, pelo que foi visto até aqui, constitui-se em grande ponto de discussão. Para colaborar com essa decisão, existem alguns parâmetros clínicos, valores de Ht e de Hb, e condições de oxigenação tecidual. Importante neste momento é raciocinar em torno dos três parâmetros, tornando-se fundamental o cálculo do conteúdo arterial de oxigênio ($CaO_2$).

$$CaO_2 = (Hb \times 1{,}34 \times SaO_2) + (0{,}0034 \times PaO_2)$$

Na fórmula:

1,34 = volume de oxigênio (mL) carregado por 1 g de Hb totalmente saturada

$SaO_2$ = fração da Hb saturada (oximetria)

0,0034 = coeficiente da solubilidade do oxigênio no plasma

$PaO_2$ = pressão parcial de oxigênio arterial (gasometria)

Conhecendo o $CaO_2$, podemos calcular a oferta ($DO_2$) e o consumo ($VO_2$) de oxigênio:

$$DO_2 = DC \times CaO_2$$
$$VO_2 = DC \times (CaO_2 - CvO_2)$$

Na fórmula:

DC = débito cardíaco (estimado em 5 L/min em adulto normal)

$CvO_2$ = concentração de oxigênio no sangue venoso misto

Em condições normais, podemos calcular:

$$DO_2 = 5 \text{ L.min}^{-1} \times 20 \text{ vol\%} = 1.000 \text{ mL.min}^{-1}$$
$$VO_2 = 5 \text{ L.min}^{-1} \times (20 - 15)\text{vol\%} = 250 \text{ mL.min}^{-1}$$

Ora, se podemos calcular $DO_2$ e $VO_2$, então podemos ter total segurança para decidir sobre uma transfusão? A resposta é não. As fórmulas calculam a oferta e o consumo global de oxigênio, mas o fluxo sanguíneo difere nos diversos tecidos e de acordo com fatores como idade – principalmente em seus extremos – e estado físico dos pacientes, o que contribui decisivamente na indicação de transfusão. Ainda, devem ser levadas em consideração situações que modificam a $DO_2$ e a $VO_2$. Assim, alguns fatores reduzem a oferta de oxigênio, como a diminuição da contratilidade miocárdica por ação dos anestésicos, a diminuição do débito cardíaco pela hipovolemia e/ou sepse, o aumento da pós-carga na hipertensão arterial, a pré-eclâmpsia, o uso de pinçamento arterial aórtico e a queda da frequência cardíaca com o uso de betabloqueadores, além do comprometimento da função pulmonar. Por outro lado, existem fatores que aumentam o consumo de oxigênio, como a taquicardia, a sepse, a hipertermia, os estados de hipermetabolismo e a dor.

A decisão por transfundir deve estar apoiada, ainda, no estado cardiovascular do paciente, na idade, na perda sanguínea prévia, na oxigenação tanto arterial como do sangue venoso misto, no débito cardíaco, no volume sanguíneo e na probabilidade de sangramento.

Esses são pontos importantes a serem considerados, pois norteiam a decisão de transfundir. A perda sanguínea maior que 20% da volemia, ou volume sangrado maior que 1.000 mL, é um parâmetro adotado.[46]

Outros parâmetros se baseiam no valor da hemoglobina. As diretrizes sobre transfusão de glóbulos vermelhos da Associação Americana de Bancos de Sangue recomendam uma abordagem restritiva para pacientes estáveis com anemia não hemorrágica.[47] Embora possa haver variações,

a anemia é geralmente definida como um nível de hemoglobina inferior a 13 g.$dL^{-1}$ em homens e inferior a 12 g.$dL^{-1}$ em mulheres. Embora atualmente seja utilizado um limiar mais restritivo para determinar a indicação de transfusão, anteriormente era utilizada uma estratégia liberal, normalmente utilizando um ponto de corte de hemoglobina inferior a 10 g.$dL^{-1}$, independentemente dos sintomas.[48]

Atualmente, as diretrizes para a transfusão de glóbulos vermelhos geralmente seguem um limite restritivo. Embora haja alguma variação no número do limiar, 7 g.$dL^{-1}$ é um valor acordado para pacientes saudáveis assintomáticos. Vários estudos demonstraram que este é um limite aceitável em outras populações de pacientes, incluindo aqueles com sangramento gastrointestinal e pacientes gravemente enfermos. As diretrizes recomendam um valor de 8 g.$dL^{-1}$ como limite em pacientes com doença arterial coronariana ou submetidos a cirurgias ortopédicas. No entanto, isso pode ser secundário à falta de literatura sobre o uso do limite de 7 g.$dL^{-1}$ nos estudos de avaliação dessas populações de pacientes. As diretrizes e ensaios clínicos sobre necessidades de transfusão em cuidados intensivos também recomendam um valor de 7 g.$dL^{-1}$ como limite para pacientes gravemente enfermos.[49-51]

Ainda, fatores clínicos contribuem com a decisão por transfundir. O *American College of Surgeons* classificou a perda de sangue em quatro grupos com base na quantidade de perda de sangue e resposta fisiológica do paciente segundo os parâmetros: volume de perda de sangue em mL; perda de sangue como porcentagem do volume total de sangue; batimentos por minuto; pressão arterial em mmHg; pressão de pulso em mmHg; teste de enchimento capilar; movimentos respiratórios por minuto; volume de urina em mL por hora; e estado mental. A pressão de pulso será calculada como a pressão arterial sistólica menos a pressão arterial diastólica (Tabela 97.5).

Lembre-se, ainda, que a hemoglobina é muitas vezes utilizada para orientar a estimativa da perda de sangue, mas pode não estar disponível. Isso pode ser visualizado na Tabela 97.4.[52]

As soluções de reposição intravenosas preconizadas são os cristaloides balanceados para as categorias I e II; sangue tipo específico para as classes III e protocolo de transfusão maciça com sangue total para a classe IV. Algumas das respostas fisiológicas à hipovolemia podem ser afetadas por uma lesão, doença concomitante ou drogas.[52]

Para o *National Institutes of Health* (NIH),[53] uma adequada capacidade de transporte de oxigênio pode ser obtida com valores de Hb iguais a 7 g.$dL^{-1}$ ou menores, se o volume intravascular estiver adequado para uma boa perfusão.

Como síntese, concluímos que a transfusão deve ser indicada na presença de oxigenação tecidual inadequada.

Neste ponto, e considerando que o organismo possui grande reserva de oxigênio, com oferta de 1.000 mL.$min^{-1}$ e consumo de 250 mL.$min^{-1}$, é importante que seja feito outro questionamento: até que nível de Hb o transporte de oxigênio para os tecidos é seguro?

Vários estudos têm sido feitos nesse sentido. Em um trabalho experimental, foi estudado, frente a ofertas crescentes de oxigênio, seu consumo em condições basais. Foi verificado que o consumo de oxigênio aumentava até que a oferta

**Tabela 97.5  Classificação da hemorragia aguda, segundo O *American College of Surgeons*.**

| Fatores | I | II | III | IV |
|---|---|---|---|---|
| Perda de sangue (mL) | Até 750 | 750 a 1.500 | 1.500 a 2.000 | 2.000 ou + |
| Perda de sangue (% VS) | Até 15 | 15 a 30 | 30 a 40 | 40 ou + |
| Pulso (bpm) | Até 100 | 100 a 120 | 120 a 140 | 140 ou + |
| Pressão arterial | Normal | Normal | Diminuída | Diminuída |
| Pressão de pulso | Normal | Diminuída | Diminuída | Diminuída |
| Enchimento capilar | Normal | Positivo | Positivo | Positivo |
| Frequência respiratória resp. (rpm) | 14 a 20 | 20 a 30 | 30 a 40 | 40 ou + |
| Débito urinário (mL.h$^{-1}$) | 30 ou + | 20 a 30 | 5 a 10 | Ausente |
| Estado mental | Ansioso + | Ansioso ++ | Confuso | Letárgico |
| Reposição (3:1) | Cristaloide | Cristaloide | Sangue tipo específico | Sangue Total |

atingisse o valor de 188 mL/m$^2$/min. A partir desse ponto, o aumento da oferta não era mais acompanhado do aumento do consumo. Encontraram também que, para transportar esses 188 mL/m$^2$/min de oxigênio, eram necessárias 4 g.dL$^{-1}$ de Hb. Como conclusão, em condições basais, são necessárias 4 g.dL$^{-1}$ para satisfazer as necessidades do organismo.

Em alguns trabalhos realizados com pacientes Testemunhas de Jeová, o nível de Hb chegou a valores menores durante a cirurgia, sendo descritos casos de sobrevida com Hb em torno de 2 g.dL$^{-1}$.[54] Esses pacientes permaneceram em Unidade de Tratamento Intensivo por longo período sob ventilação mecânica e tratamento com líquidos acelulares, ferro e eritropoetina. Apesar disso, o índice de morte ainda é bastante elevado.

No entanto, em paciente cirúrgico, é desejável nível mínimo de Hb de 7 g.dL$^{-1}$, mas a reposição poderá ser feita com níveis de Hb maiores que esse, se houver fortes indícios de sangramento ou se as condições de oxigenação não estiverem boas.

A reposição volêmica tem a finalidade de proporcionar expansão de volume, adequada perfusão tecidual e transporte de oxigênio. Durante a cirurgia ou o trauma, ocorre sangramento, cuja reposição deve ser feita com soluções cristaloides e/ou coloides. Agindo assim, propiciaremos para nossos pacientes uma situação de hemodiluição. Para essa hemodiluição, se torna necessário definir as soluções a serem utilizadas e o volume, ou seja, qual o grau de hemodiluição que iremos permitir para então indicarmos reposição de sangue.

Dentre as soluções existentes, temos os cristaloides, os coloides, o sangue e os seus hemocomponentes e os substitutos do sangue.

## Hemodiluição

Durante o processo de hemodiluição, o paciente apresenta constante redução da concentração de hemoglobina, com consequente queda na capacidade de transporte de oxigênio. Portanto, o organismo lança mão de mecanismos compensatórios a fim de manter a oxigenação tecidual. Para que isso possa ocorrer, a normovolemia é condição essencial, evitando-se estados de taquicardia, que aumentam o consumo de oxigênio e a hipovolemia, além de levar

à excessiva queda nos níveis de Hb. Compensatoriamente há aumento do DC, ocasionado pelo aumento do volume de fechamento e do retorno venoso. Há redução da viscosidade (que proporciona melhor redistribuição desse débito), vasodilatação e recrutamento capilar (com aumento da área perfundida), além da facilitação da extração de oxigênio, tanto pela diminuição da afinidade da Hb pelo oxigênio quanto pela alteração do tempo de circulação capilar.

Entretanto, a hemodiluição não é tolerada por todos os pacientes de forma igual. Assim, toleram pouco a hemodiluição os pacientes com função ventricular esquerda deteriorada, com função respiratória comprometida, os portadores de doenças coronarianas e aqueles com idade avançada. Merecem atenção especial os pacientes com dificuldade em aumentar o DC – como na estenose valvular, nas cardiomiopatias e na reserva cardíaca limitada – e os pacientes com doença cardíaca isquêmica.

Em todos eles, porém, o principal parâmetro que define o nível suportável de hemodiluição é a saturação de oxigênio no sangue venoso misto, por esta ser, frente à hemodiluição, a primeira a ser alterada mesmo com pequenas quedas na concentração de Hb – quedas essas que não alteram nem mesmo a frequência cardíaca.

## Transfusões Maciças

A transfusão maciça de sangue pode ser definida como a administração aguda de volume superior a uma vez e meia a volemia do paciente ou, ainda, como a reposição com sangue estocado equivalente ao volume sanguíneo total de um paciente, em 24 horas.[55] Se o paciente tiver recebido uma quantidade de sangue aproximadamente igual à sua volemia nas últimas 24 horas, as provas pré-transfusionais poderão ser abreviadas, de acordo com as normas e os protocolos do Serviço. Os Serviços de Hemoterapia devem ter protocolos escritos que definam a sua conduta nas transfusões maciças. Como limites para ativação dos protocolos sugere-se sangramento superior a 20% da volemia estimada ou mais de 50% da volemia em 3 horas.

Hemorragias agudas graves que podem levar ao choque hipovolêmico requerem tratamento imediato em virtude da alta morbimortalidade relacionada à duração da hipovolemia e à intensidade da hipotensão. O tratamento adequado inclui: rápida restauração do volume sanguíneo circulante; correção e manutenção da hemostasia, da oferta tissular de oxigênio e da pressão coloidosmótica; e correção das alterações bioquímicas. Paralelamente, é importante diagnosticar e tratar a causa do sangramento.

O uso indiscriminado de componentes do sangue foi substituído pelo uso racional, em função da realização de testes laboratoriais para monitorizar a coagulação e definir precocemente um defeito que estaria levando a sangramento elevado. Os sinais clínicos mais comumente presentes são sangramento de mucosa e da ferida cirúrgica, aparecimento de petéquias e aumento das áreas de hematomas. Desde que os sinais clínicos de coagulopatia estejam presentes e os valores de tempo de protrombina (TP) e tempo de tromboplastina parcial ativada (TTPA) estejam elevados (1,5 vez acima do limite superior), há indicação para transfusão com plasma fresco congelado.[55,56] Recentemente, o plasma fresco congelado vem sendo substituído por complexo pró-trombínico. Metanálises recentes têm mostrado menor necessidade de transfusão sanguínea com o uso de complexo pró-trombínico.[57,58]

Na maioria dos casos, o sangramento é ocasionado por plaquetopenia que se instala após a reposição de volume equivalente a 1,5 ou 2 vezes a volemia do paciente. A trombocitopenia pode ser agravada pelo consumo de plaquetas; nesses casos, o uso prévio de agentes que alteram a função plaquetária, como a aspirina, representa fator de risco adicional. Contagem de plaquetas ≤ 50 mil representa indicação para transfusão com concentrado de plaquetas para traumas não cranianos e acima de 100.000 para casos de traumatismos cranianos (aproximadamente uma unidade por 10 kg de peso).[56] Ressalta-se que pacientes que fazem uso de drogas inibidoras de plaquetas ou com doença de von Willebrand, a desmopressina (0,3 ug/kg) pode ser tentada como forma de aumentar a adesividade plaquetária.[56]

Durante transfusões maciças, quando os testes laboratoriais indicam níveis elevados de produtos de degradação do fibrinogênio ou os resultados são exageradamente alterados, não compatíveis com coagulopatia dilucional (tempo de trombina superior ao dobro do seu valor normal), deve-se pensar em coagulação disseminada. Nessa condição, além da terapêutica com plasma fresco congelado e concentrado de plaquetas, indica-se crioprecipitado ou concentrado de fibrinogênio como fonte suplementar de fibrinogênio.[55]

Em situações de politransfusões, deve-se também transfundir crioprecipitado ou concentrado de fibrinogênio quando os níveis séricos forem abaixo de 150 mg.dL$^{-1}$ ou testes viscoelásticos evidenciando hipofibrinogenemia e sangramento microvascular.[55,56] Nestes casos, pode-se iniciar com 3-4 g de fibrinogênio sintético, o que equivale a 15-20U de crioprecipitado.[56]

Atualmente recomenda-se o uso igualitário da relação entre concentrados de hemácias, plaquetas e plasma fresco congelado (1:1:1). Alguns autores ainda recomendam a adição de crioprecipitado à equação, de modo igualitário ou 2 g de concentrado de fibrinogênio para reposição da hipofibrinogenemia.[55]

## ERITROPOETINA

A eritropoetina (EPO) é um hormônio glicoproteico que controla a eritropoese, ou seja, a produção de células sanguíneas vermelhas, promovendo sua diferenciação e desenvolvimento, dando início à produção de hemoglobina. A EPO humana tem peso molecular de 34.000 Dalton. Seu gene tem sido encontrado no cromossomo humano 7.

As dosagens de EPO no sangue (nível normal de 0 a 19 um/mL), bem como a definição de sua estrutura, têm sido úteis na diferenciação entre EPO produzida no organismo e sua forma sintética, artificialmente administrada.

Sua principal produção se dá pelas células endoteliais de capilares pré-tubulares renais e, em menor quantidade, pelo fígado.

A EPO tem outras funções conhecidas, como a de proteção ao cérebro na lesão neuronal, nos pacientes renais crônicos, na apoptose de células sanguíneas vermelhas, no processo de cicatrização e na ação anti-inflamatória.[59,60]

### História

A ideia de que a regulação da produção de células vermelhas se dava por via hormonal foi proposta em Paris, em 1906, pelo Professor Paul Carnot e pela Dra. DeFlandre, sua assistente, após experimentos em coelhos sob hemorragia. O hormônio foi chamado de substância hemopoética e, mais tarde, chamado de eritropoetina pela Dra. Eva Bonsdorff. Alguns anos mais tarde, Jelkmann e Ersley demonstraram a existência de uma substância circulante, capaz de estimular a produção de células vermelhas e aumentar o hematócrito.[61]

Em 1970, Goldwasser e Kung purificaram a EPO humana e, mais tarde, pesquisadores do centro de pesquisa da Universidade de Columbia, nos Estados Unidos, conseguiram sintetizá-la.[61,62]

Em 1980, Adamson e col. trabalharam na síntese da EPO produzindo a substância Epogen®.[63] Já em 1985, Lin e col. isolaram o gene da EPO humana e foram capazes de sintetizar e produzir a EPO sintética com sucesso.[64] Finalmente, em 1989, o FDA americano aprovou o hormônio chamado Epogen® para uso clínico.

Mais recentemente, uma nova proteína estimuladora da eritropoese foi produzida, a NESP (em inglês, Novel Erythropoiesis Stimulating Protein).[65] Essa glicoproteína demonstrou ação antianêmica. Apresenta meia-vida maior que a da EPO e, em pacientes renais crônicos, dose menor do hormônio é suficiente para manter níveis normais de hemoglobina.

### Produção e Síntese

A EPO é produzida pelos fibroblastos peritubulares do córtex renal, e uma pequena quantidade é produzida no fígado.[62] Sua produção é regulada por mecanismo de realimentação baseado na oxigenação sanguínea. Com a queda da saturação arterial de oxigênio, acredita-se que fatores induzidos pela hipóxia são produzidos, estimulando a produção de EPO. Com a normalização da oxigenação, esses fatores são inativados e a estimulação deixa de ocorrer; com isso, os níveis de EPO diminuem.[66,67]

Os fatores sintetizados ligam-se a receptores específicos da EPO e ativam a cascata JAK2, com produção de células vermelhas. Sob condições de hipóxia, os rins produzirão e secretarão EPO para aumentar a produção de células sanguíneas vermelhas.[66,67]

## Uso Clínico

A EPO é usada para tratamento de anemia – principalmente aquela resultante de doença renal crônica – e mielodisplasia consequente a tratamento com quimioterápicos. Outras indicações incluem anemia secundária à zidovudina em pacientes com HIV, pacientes anêmicos candidatos a cirurgias eletivas e recém-nascidos prematuros.[68]

## Efeitos Adversos

O uso de EPO pode estar associado a aumento do risco de complicações cardiovasculares, principalmente em pacientes com doença renal crônica, com nível de hemoglobina acima de 13,0 g.dL$^{-1}$.[69] Também pode desencadear retinopatia em crianças prematuras[69,70] e, ainda, aumentar o risco de trombose.[69,71]

A eritropoese pode estar limitada pela concentração de ferro, independentemente do aumento de EPO circulante. O aumento da eritropoese pela administração de EPO tem grande importância nas doações pré-operatórias.

A purificação e o sequenciamento de aminoácidos de eritropoetina urinária humana permitiram a produção de grandes quantidades de eritropoetina com tecnologia de DNA recombinante, a chamada Epoetin alfa. Já com a engenharia genética, foi possível a produção da Darbopoetin alfa.[72]

A Epoetin alfa tem indicação na anemia da doença renal crônica e do HIV, e na anemia motivada por infecção, câncer e grandes cirurgias. Já a Darbopoetin alfa é indicada na anemia induzida por quimioterapia em pacientes com câncer.[68]

A EPO tem sido usada de forma incorreta para melhorar o desempenho de atletas. Devido ao processo de desidratação a que eles são submetidos, ocorre aumento da viscosidade sanguínea, com aumento do risco de problemas cardíacos. O uso da EPO previamente a competições esportivas foi proibido pelos Comitês Olímpicos.

## ■ SOLUÇÕES CARREADORAS DE OXIGÊNIO

O termo substituto do sangue tem sido utilizado para descrever soluções que promovem expansão de volume e transportam oxigênio. Porém, o sangue, um dos mais complexos líquidos do organismo, tem muitas outras funções, além das duas funções destinadas aos chamados substitutos do sangue.

Dessa forma, os termos "substitutos do sangue" ou "sangue artificial" são incorretos; mais propriamente, deveríamos falar em solução expansora carreadora de oxigênio.

O interesse por essas soluções aumentou devido a dois problemas: a transmissão de doenças, particularmente a AIDS no início da década de 1980, e seu uso em emergências, como as que ocorrem fora do ambiente hospitalar, no atendimento ao politraumatizado e no atendimento a soldados em campo de batalha, já que essas substâncias

não necessitam de provas cruzadas, teste ABO e Rh, além de serem estéreis.

Basicamente, estes produtos são:[73]

1. **Hemoglobinas livres de estroma:** contêm algumas modificações na molécula da hemoglobina;
2. **Hemoglobinas geneticamente modificadas:** células vermelhas produzidas por microrganismos, como *E. coli;*
3. **Hemoglobinas lipossoma-encapsuladas:** contêm hemoglobina com membrana sintética;
4. **Perfluorocarbonos:** soluções orgânicas com alta solubilidade em oxigênio.

Para prevenir complicações, como dano renal, hipertensão pulmonar, formação de meta-hemoglobina, entre outras, as soluções de hemoglobina têm sido usadas como *cross-linked* (CL), polimerização e conjugação, e submetidas a procedimentos químicos ou de engenharia genética. O resultado desses esforços é no sentido de oferecer uma substância carreadora de oxigênio sem as complicações já citadas aqui ou apresentadas pelos cristaloides e coloides.[74]

Vane e col.[75] compararam os efeitos da reposição volêmica com *diasparin cross-linked hemoglobin* (DCLHb), glóbulos vermelhos (GV) e solução de ringer lactato (RL) para tratamento de anemia intraoperatória em ovelhas submetidas à grande cirurgia sob anestesia geral. Verificaram que o DC aumentou tanto com RL como com GV, mas não aumentou com DCLHb, sendo que com RL aconteceu o maior aumento. Com a DCLHb, a expansão de volume foi maior, assim como a porcentagem de meta-hemoglobina, fazendo com que o conteúdo arterial de oxigênio fosse mais baixo, quando comparado com o uso de GV ou RL. Ainda, a DCLHb causou hipertensão pulmonar e aumento da pressão venosa central (PVC). Outros autores[76-80] também estudaram soluções livres de hemoglobina em animais sob hemorragia e verificaram aumento da pressão arterial, restabelecimento da concentração de lactato plasmático e aumento da capacidade de carrear oxigênio.

Os concentrados de glóbulos têm hematócrito típico de 60% a 75%, com correspondente concentração de hemoglobina de 20 a 25 g.dL$^{-1}$, enquanto as soluções de hemoglobina livre têm concentração de hemoglobina de 10 a 15 g.dL$^{-1}$. Essas soluções, em coloides hiperoncóticos, apresentam grande capacidade de expansão, superior até ao volume infundido – em cerca de 30%.[79]

Sloan e col.[78] estudaram o índice de sobrevida de pacientes em choque hemorrágico grave, tratados com DCLHb ou RL. Verificaram que, após 28 dias, 46% dos pacientes que receberam DCLHb morreram, contra 17% dos que receberam RL. Concluíram que a mortalidade foi maior com o uso de DCLHb, mas ponderam que essa solução não é própria para o uso que teve no experimento, ou seja, como solução para ressuscitação.

Apesar dos intensos estudos, esse tipo de solução ainda não mostrou grande eficácia, devendo ser motivo de estudo para os próximos anos, considerando sua premente necessidade. Hoje, a quantidade de sangue necessária não é acompanhada pelo volume obtido com doações e, nas próximas décadas, isso tende a se acentuar.

## Soluções de Hemoglobina

A tentativa de se obter uma solução que, além de expandir o volume intravascular, pudesse também transportar oxigênio e liberá-lo para os tecidos, remonta à Primeira Guerra Mundial, quando ficou claro que a hipovolemia por hemorragia aguda e intensa levava o paciente ao chamado choque circulatório. Apesar disso, o marco inicial desse estudo é de Amberson e col.,[81] em 1930, com o uso de hemoglobina bovina e de hemoglobina humana em solução salina. Esse estudo teve por finalidade o tratamento do sangramento obstétrico com hemoglobina humana em solução salina, o que prontamente restaurava a pressão arterial, mas apresentava efeitos colaterais graves, como disfunção renal e hipertensão arterial.

Quando a hemoglobina é liberada da hemácia, sua estrutura tetramérica, constituída de duas cadeias alfa e duas beta, dissocia-se em dímeros, constituídos por uma cadeia alfa e uma beta ou, ainda, em monômeros de Hb, os quais apresentam menor peso molecular e, portanto, são filtrados pelos rins, reduzindo-se assim o tempo de retenção intravascular.[82]

Ainda, esses dímeros apresentam perda da enzima 2,3-DPG, e como resultado há maior dificuldade na liberação do oxigênio aos tecidos, o que modifica a curva de dissociação da hemoglobina com desvio para a esquerda, diminuindo a $PaO_2$ em 12 a 16 mmHg.[83]

Devido à filtragem desses dímeros pelos rins, quando em meio ácido, o que acontece na parte ascendente da alça de Henle, há precipitação, com dano renal. Além disso, na circulação há efeitos tóxicos devido à ativação da cascata de complemento.[84]

As soluções de hemoglobina livre de estroma podem se apresentar sob quatro formas, e todas elas contêm moléculas de hemoglobina modificadas:

1. Hemoglobina *cross-linked*;
2. Hemoglobina polimerizada;
3. Hemoglobina conjugada;
4. Hemoglobina em microbolhas.

Essas modificações e seus diversos tipos são tentativas para que haja menor filtração renal e, como consequência, menor dano para os rins e maior tempo de retenção intravascular.[73] Como resultado, as hemoglobinas *cross-linked*, polimerizadas ou conjugadas apresentam valores de P50 muito próximos do fisiológico. Com as do tipo *cross-linked*, há manutenção da estrutura tetramérica da hemoglobina pela junção das cadeias alfa e beta. Estudos visando à criação de pontes ou sítios de ligação entre as cadeias estão sendo realizados com o advento da engenharia genética, da química fina e também da síntese de hemoglobina a partir de microrganismos.[82]

As outras configurações nada mais são do que variações da hemoglobina *cross-linked,* visando à ligação entre as cadeias para aumento do tamanho da molécula.

Outro tipo de solução de hemoglobina são as microesferas, obtidas por alta intensidade de ultrassom para que haja formação de microbolhas, as quais sofrem processo de *cross-linked* pelo superóxido formado durante o processo de ultrassom. Como vantagem, apresentam alta capacidade de transporte e liberação de oxigênio aos tecidos e mínimas alterações no processo de estocagem por seis meses a 4°C. Ainda, a tecnologia de DNA recombinante tem sido utilizada para produzir hemoglobina humana modificada por microrganismos como *E. coli* ou *S. cerevisae*. Essa forma, infelizmente, parece não poder ser produzida em quantidades suficientes para escala comercial.[82]

As soluções de hemoglobina lipossoma-encapsulada foram primeiramente propostas por Chang,[85] em 1964, por meio de um processo de encapsulamento da hemoglobina com uma pseudomembrana lipídica ou lipossoma. A tentativa foi diminuir os efeitos colaterais, prolongando o tempo de retenção vascular e a capacidade de transportar e liberar oxigênio. A estrutura envolve uma forma de eritrócito sintético com lipossoma unilaminar, contendo solução de hemoglobina livre de estroma. Essa membrana é composta de uma dupla camada fosfolipídica, com moléculas de colesterol para aumentar a rigidez e a estabilidade mecânica da molécula. Ainda, adiciona-se 2,3-DPG ou inositol hexafosfatado para ajuste da curva de dissociação da hemoglobina para valores próximos ao normal.[73]

## Perfluorocarbonos

Perfluorocarbonos são compostos sintéticos que atuam como solventes para moléculas de oxigênio, demonstrados pela primeira vez em 1966, por Clark e Gollan.[86] Os fluorocarbonos podem dissolver até 40 a 50 volumes% de oxigênio em pressão parcial de oxigênio de 160 mmHg a 37°C. Sua capacidade de transportar oxigênio compara-se à do sangue total.

Duas gerações de perfluorocarbonos foram desenvolvidas: a primeira, constituída pelo Fluosol-DA 20%, utilizado para casos de isquemia tecidual. A segunda geração é o Perfubron, mais eficiente que a primeira no transporte de oxigênio, utilizado na preservação de órgãos.

O Fluosol-DA 20% apresenta pequeno tempo de retenção intravascular e baixa capacidade de transportar oxigênio, alterando o mecanismo normal de síntese do surfactante. Hoje é pouco empregado, limitando-se à perfusão coronariana pós-angioplastia.[87]

Embora a segunda geração de perfluorocarbono apresente maior capacidade de oxigenação, a quantidade de oxigênio dissolvido a uma atmosfera de pressão é ainda muito limitada, e os PFC têm ainda o inconveniente de apresentar baixa viscosidade.

Além disso, eles podem causar prejuízo no mecanismo de defesa imunológica e um tipo de reação anafilática por ativação do complemento. Hoje, seu uso está restrito à preservação de órgãos para transplante e em pacientes de alto risco submetidos à angioplastia.[88]

O desenvolvimento das pesquisas sobre hemoglobina sintética continua, porém, neste momento, elas estão focadas em determinados pontos que constituem grandes obstáculos à franca progressão do desenvolvimento do produto. Os principais pontos situam-se no controle da vasoconstrição pulmonar, que tem relação com a concentração de óxido nítrico, uma vez que já é conhecido o mecanismo pelo qual as hemoglobinas sintéticas inativam o óxido nítrico liberado, fazendo com que haja uma vasoconstrição de difícil controle.[89]

Outro ponto a considerar é o controle da formação de meta-hemoglobina em altas porcentagens após o uso da solução. Finalmente, o controle da hemoglobinúria e, consequentemente, da possível alteração da função renal, são os pontos atualmente mais debatidos e estudados entre os pesquisadores do assunto.[90]

## REFERÊNCIAS

1. Giangrande PLF. The history of blood transfusion. Br J Haematol. 2000;110: 758-67.
2. Decastello A, Sturli A. Uber die Iso-agglutine im Serum gesunder und kranker Menschen. Munchner Medizinische Wochenschrift. 1902;49:1090-5.
3. Blundell J. Observations on transfusion of blood by Dr. Blundell with a description of his gravitator. 1828, Lancet II, p.321-4. [Internet] [Acesso em 30 aug 2023]. Disponível em: https://www.woodlibrarymuseum.org/rarebooks/item/129/blundell-j.-observations-on-transfusion-of-blood,-with-a-description-of-his-gravitator,-1828-29.
4. Jones HW, Mackmul G. The influence of James Blundell on the development of blood transfusion. Ann Med Hist. 1928;10:242-8.
5. Rous P, Turner JR. Preservation of living red blood corpuscles in vitro. II. The transfusion of kept cells. J Exp Med. 1916;23(2):219-37.
6. Loutit JF, Mollison PL. Advantages of a disodium-Citrate-glucose mixture as a preservative. Br Med J. 1943;2(4327):744-5.
7. Lewinsohn R. Blood transfusion by the citrate method. Surg Gynecol Obstetr. 1915;21:37-47.
8. Hogman CF, Bagge L, Thoren L. The use of blood components in surgical transfusion therapy. World J Surg. 1987;11:2-13.
9. Faust RJ, Messick JM. Blood component therapy: present and future. In: Tarhan S. Cardiovascular Anesthesia and Postoperative Care ed. II. Chicago: Year Book Medical Publishers, 1989. p.553-63.
10. Guia para uso de hemocomponentes/Ministério da Saúde, Secretaria de Atenção à Saúde, Departamento de Atenção Especializada e Temática. 2a ed. 1. reimpr. Brasília: Ministério da Saúde, 2015. p.136.
11. Elison N. Use of blood and blood products during anesthesia and surgery. ASA Refresher Course Lect. 1994;161:1-6.
12. Goodnough LT, Brecher ME, Kanter MH. Medical progress: transfusion medicine. N England J Med. 1999;340-438.
13. Luten M, Roerdinkholder-Stoelwinder B, Schaap NP, et al. Survival of red blood cells after transfusion: a comparison between red cells concentrates of different storage periods. Transfusion. 2008;48(7):1478-85.
14. Hess JR, Sparrow RL, van der Meer PF, et al. Red blood cell hemolysis during blood bank storage: using national quality management data to answer basic scientific questions. Transfusion. 2009;49(12):2599-603.
15. Heaton WM. Red blood cell hemolysis: an old standard in changing times. Transfusion. 2009;49(12):2551-4.
16. Zubair AC. Clinical impact of blood storage lesions. Am J Hematol. 2010;85(2):117-22.
17. Hewitt PE, Machin SJ. Massive blood transfusion. BMJ. 1990;300:107-9.
18. Consensus Conference. Fresh-Frozen Plasma. Indications and Risks. JAMA. 1985;253(4):551-3.
19. Cohen H. Avoiding the misuse of fresh-frozen plasma. BMJ. 1993;307(6901):395-6.
20. Contreras M, Mollison PL. Immunological complications of transfusion. BMJ. 1990;300:173-6.
21. Foster Jr RS, Constanza MC, Foster JC, et al. Adverse relationship between blood transfusions and survival after colectomy for colon cancer. Cancer. 1985;55:1195-201.
22. Mc Clinton S, Moffat LE, Scott S, et al. Blood transfusion and survival following surgery for prostatic carcinoma. Br J Surg. 1990;77(2):140-2.
23. Heiss MM, Mempel W, van de Watering LMG, et al. Blood transfusion-modulated tumor recurrence: first results of a randomized study of autologous vs. allogenic blood transfusion in colorectal cancer surgery. J Clin Oncol. 1994;12:1859-367.
24. Chung M, Steinmetz OK, Gordon PH. Perioperative blood transfusion and outcome after resection for colorectal carcinoma. Br J Surg. 1993;80(4):427-32.
25. Vamvakas EC, Moore SP. Perioperative blood transfusion and colorectal cancer recurrence: a qualitative statistical overview and meta-analysis. Transfusion. 1993;33:754.
26. Busch ORC, Hop WCJ, Marquet RL, et al. Blood transfusion and prognosis in colorectal cancer. N Engl J Med. 1993;328:1372.
27. Heiss MM, Mempel W, Jauch KW, et al. Beneficial effect of autologous blood transfusion on infections complications after colorectal cancer surgery. Lancet. 1993;342(8883):1328-33.
28. Houbiers JGA, Brand A, van de Watering LMG, et al. Randomized controlled trial comparing transfusion of leukocyte-depleted or buffy-coat-depleted blood in surgery for colorectal cancer. Lancet. 1994;344(8922):573-7.
29. Jensen LS, Kissmeyer-Nielsen P, Wolff B, et al. Randomized comparison of leukocyte-depleted versus buffy-coat-poor blood transfusion and complications after colorectal cancer surgery. Lancet. 1996;348:841-5.
30. Moir MS, Samy RN, Hanasono M. Autologous and heterologous blood transfusion in head and neck cancer surgery. Arch Otolaringol Head Neck Surg. 1999;125(8):864-8.
31. Heiss MM. Risk of allogenic transfusions. Br J Anaesth. 1998;81(suppl 1):16-9.
32. Heiss MM, Allgayer H, Gruentzner KU. Prognostic influence of blood transfusion on minimal residual disease in resected gastric cancer patients. Anticancer Res. 1997;17:2657.
33. Toy P, Gajic O. Transfusion-related acute lung injury. Anesth Analg. 2004;99:1623-4.
34. Donald RY. Germs, gels and genomes: a personal recollection of 30 years in blood safety testing. In: Stramer SL. Blood safety in the millennium. Bethseda: American Blood Bank Association, 2001. p.97.
35. Gorgas DL. Transfusion Therapy: blood and blood products. In: Roberts JR, Hedges JR. Clinical procedures in emergency medicine. 4.ed. Philadelphia: Elsevier, 2004. p.513-30.
36. Zou S, Stramer S, Notari EP, et al. Current incidence and residual risk of hepatitis B infection among blood donors in the United States. Transfusion. 2009;49(8):1609-20.
37. Stramer SL. Reentry for donors deferred because of HIV or HVC-NAT or serological test results. Presented for BPAC, 2001.
38. Florell SR, Velasco SE, Fine PG. Perioperative recognition, management, and pathologic diagnosis of transfusion-related acute lung injury. Anesthesiology. 1994;81:508-10.
39. Virus do Nilo Ocidental - Nova ameaça à segurança transfusional? Rev Bras Hemoter. 2004;26(2):114-21.
40. Zanluca C, Melo VCA, Mosimann ALP, et al. First report of autochthonous transmission of Zika virus in Brazil. Mem Inst Oswaldo Cruz. 2015;110:569-72.
41. Figueiredo ML, Figueiredo LT. Emerging alphaviruses in the Americas: Chikungunya and Mayaro. Rev Soc Bras Med Trop. 2014;47:677-83.
42. Vasconcelos PFC. Doença pelo vírus Zika: um novo problema emergente nas Américas? Rev Panamaz Saúde. 2015;6:9-10.
43. Scott AV, Nagababu E, Johnson DJ, et al. 2,3-Diphosphoglycerate concentrations in autologous salvaged versus stored red blood cells and in surgical patients after transfusion. Anesth Analg. 2016;122:616–23.
44. Klein AA, Bailey CR, Charlton AJ, et al. Association of Anaesthetists guidelines: cell salvage for peri-operative blood conservation 2018. Anaesthesia. 2018;73:1141–50,
45. NICE guideline [NG24] NICE; 2015. Recommendations, Blood transfusion algorithm. Disponível em: https://www.nice.org.uk/guidance/ng24/chapter/Recommendations.
46. Habibi S, Coursin DB, McDermott JC. Trauma and massive hemorrhage. In: Muravchick S, Miller RD. Atlas of anesthesia subspecialty care. London: Churchill Livingstone, 2000. p.6.2-6.17.
47. Carson JL, Guyatt G, Heddle NM, et al. Clinical Practice Guidelines From the AABB: Red Blood Cell Transfusion Thresholds and Storage. JAMA. 2016;316(19):2025-35.
48. Goobie SM, Gallagher T, Gross I, et al. Society for the advancement of blood management administrative and clinical standards for patient blood management programs. 4th edition (pediatric version). Paediatr Anaesth. 2019;29(3):231-36.
49. Ring L, Landau R. Postpartum hemorrhage: Anesthesia management. Semin Perinatol. 2019;43(1):35-43.
50. Laurén E, Vikatmaa L, Kerkelä E, et al. Red blood cell transfusion in southern Finland from 2011 to 2016: a quality audit. Transfus Med. 2019;29(1):41-7.
51. Koo BN, Kwon MA, Kim SH, et al. Korean clinical practice guideline for perioperative red blood cell transfusion from Korean Society of Anesthesiologists. Korean J Anesthesiol. 2019;72(2):91-118.
52. Miller RD. Chapter 46: Transfusion Therapy. p.1613-44 (Table 46-1, p.1614). In: Miller RD. Anesthesia. 5.ed. London: Churchill-Livingstone, 2000.
53. NIH Consensus Development Conference Statement: Perioperative red cell transfusion. 1998;7(4):27-9.
54. Wittmann PH, Wittmann FW. Total hip replacement surgery without blood transfusion in Jehovah's Witnesses. Br J Anaesth. 1992;68:306-7.
55. Nuttall GA, Brost BD, Connis RT, et al. Practice Guidelines for Perioperative Blood Transfusion and Adjuvant Therapies: An Updated Report by the American Society of Anesthesiologists Task Force on Perioperative Blood Transfusion and Adjuvant Therapies. Anesthesiology. 2006;105:198–208.
56. Spahn DR, Bouillon B, Cerny V, et al. The European guideline on management of major bleeding and coagulopathy following trauma: fifth edition. Critical Care. 2019;23:98.
57. van den Brink DP, Wirtz MR, Neto AS, et al. Effectiveness of prothrombin complex concentrate for the treatment of bleeding: A systematic review and meta-analysis. J Thromb Haemost. 2020;18(10):2457-67.
58. Smith MM, Schroeder DR, Nelson JA, et al. Prothrombin Complex Concentrate vs Plasma for Post–Cardiopulmonary Bypass Coagulopathy and Bleeding: A Randomized Clinical Trial. JAMA Surg. 2022;157(9):757-64.
59. Siren AL, Fratelli M, Brines M, et al. Erythropoietin prevents neuronal apoptosis after cerebral ischemia and metabolic stress. Proc Natl Acad Sci. 2001;98(7):4044-9.

60. Haroon ZA, Amin K, Jiang X, et al. A novel role for erythropoietin during fibrin-induced wound-healing response" . Am J Pathol. 2003;163(3):993-1000.

61. Jelkmann W. Erythropoietin after a century of research: younger than ever. Eur J Haematol. 2007;78(3):183-205.

62. Goldwasser E, Kung CKH. Purification of Erythropoietin. Proc Nat Acad Sci. 1979;68(4):697-8.

63. Eschbach JW, Egrie JC, Downing MR, et al. Correction of the anemia of end-stage renal disease with recombinant human erythropoietin. Results of a combined phase I and II clinical trial. N Engl J Med. 1987;316(2):73-8.

64. Lin FK, Suggs S, Lin CH, et al. Cloning and expression of the human erythropoietin gene". Proc Natl Acad Sci. 1985;82(22):7580-4.

65. Macdougall IC. Novel erythropoiesis stimulating protein. Semin Nephrol. 2000;20(4):375-81.

66. Jacobson LO, Goldwasser E, Fried W, et al. Role of the kidney in erythropoiesis. Nature. 1957;179(4560):633-4.

67. Fisher JW, Koury S, Ducey T, et al. Erythropoietin production by interstitial cells of hypoxic monkey kidneys". Br J Haematol. 1996;95(1):27-32.

68. Noxon V, Knopf KB, Norris LB,  et al. Tale of Two Erythropoiesis-Stimulating Agents: Utilization, Dosing, Litigation, and Costs of Darbepoetin and Epoetin Among South Carolina Medicaid-Covered Patients With Cancer and Chemotherapy-Induced Anemia. J Oncol Pract. 2017 Jun;13(6):e562-e573.

69. Locatelli F, de Francisco A, Deray G, et al. Mortality and cardiovascular morbidity associated with haemoglobin levels: a pooled analysis of randomised controlled trials. Nephron Clin Pract. 2014;128(3-4):323-32.

71. Ohlsson A, Aher SM. Early erythropoietin for preventing red blood cell transfusion in preterm and/or low birth weight infants». Cochrane Database Syst Rev. 2006;3:CD004863.

70. Aher SM, Ohlsson A. Early versus late erythropoietin for preventing red blood cell transfusion in preterm and/or low birth weight infants. Cochrane Database Syst Rev. 2006;3:CD004865.

72. Kohler M, Ayotte C, Desharnais P, et al. Discrimination of recombinant and endogenous urinary erythropoietin by calculating relative mobility values from SDS gels. Int J Sports Med. 2008;29(1):1-6.

73. Miller RD. Update on Blood Transfusion. Anesth Analg Suppl, 2000.

74. Dietz NM, Jorner MJ, Warner MA. Blood substitutes: fluids, drugs or miracle solutions? Anesth Analg. 1996;82:390-405.

75. Vane LA, Funston JS, Kirschner R, et al. Comparison of transfusion with DCLHb or pRBC's for treatment of intraoperative anemia in sheep. J Appl Physiol. 2002;92:343-53.

76. Fischer SR, Burnet M, Traber DL, et al. Plasma volume expansion with solutions of hemoglobin, albumin and Ringer lactate en sheep. Am J Physiol. 1999;276:H2194-H2203.

77. Cohn SM, Farrel TJ. Diasparin cross-linked hemoglobin resuscitation of hemorrháge: comparison of a blood bubstitute with hypertonic saline and isotonic saline. J Trauma. 1995;39:210-6.

78. Schultz S, Hámilton I, Malcolm D. Use of base deficit to compare resuscitation with lactated Ringer's solution, haemaccel, whole blood and diasparin cross-linked hemoglobin following hemorrháge in rats. J Trauma. 1993;35:619-25.

79. Vane LA, Funston JS, Deyo D, et al. Comparison of transfusion using packed red blood cels (pRBC) and hemoglobin based oxygen carriers (HBOC). Anesth Analg. 2000;90:S146.

80. Sloan EP, Koenigsberg M, Gens D, et al. Diasparin cross-linked hemoglobin (DCLHb) in the treatment of severe traumatic hemorrhagic shock: a randomized controlled efficacy trial. JAMA. 1999;282(19):1857-64.

81. Amberson WR, Flexner J, Steggerda FR. On the use of Ringer-locke solutions containing hemoglobin as a substitute for normal blood in mammals. J Cell Comp Physiol. 1934;5:359-82.

82. Hoffman SJ, Looker DL, Roehrich JM. Expression of fully functional tetrameric human hemoglobin in Escherichia coli. Proc Natl Acad Sci USA. 1990;87:8521-5.

83. Bunn HF. Subunit Dissociation of certain abnormal human hemoglobin. J Clin Invest. 1969;48:126-38.

84. De Venuto F, Friedman HI, Neville JR, et al. Appraisal of hemoglobin solution as a blood substitute. Surg Gynecol Obstet. 1979;149:417-36.

85. Cháng TMS. Semi permeable microcapsules. Science. 1964;146:524-5.

86. Clark LC Jr, Gollan F. Survival of mammals breathing organic liquids equilibrated with oxygen at atmospheric pressure. Science. 1966;152(3730):1755-6.

87. Kerius DM. Role of Perfluorocarbon Fluosol-DA in coronary angioplasty. Am J Med Sci. 1994;307:218-21.

88. Zuck TF, Riess JG. Current status of injectable oxygen carriers. Crit Ver Clin Lab Sci. 1994;31:295.

89. Steven DER, Swenson MK, Alberts RG, et al. Red-blood-cell augmentation of hypoxic pulmonary vasoconstriction. Hematocrit dependence and the importance of nitric oxide. Am J Respir Crit Care Med. 1998;157:1181-6.

90. Kramer GC, Brauer KI, Funston S, et al. Oxygen-carryng plasma expanders: a new class of fluids. In: Perioperative Fluid Therapy. 1.ed. Boca Raton: Taylor & Francis Group, 2006. p.175-90.

# 98

# Terapia de Fluidos Perioperatória

David Ferez ■ João Soares de Almeida Junior

## INTRODUÇÃO

A terapia com fluidos é de muita importância no período perioperatório devido a sua relação com a manutenção de uma adequada pressão de perfusão dos órgãos e do débito cardíaco, o que impacta diretamente no transporte de oxigênio ($O_2$) aos tecidos.

A terapia com fluidos é crucial no atendimento de todos os tipos de pacientes, seja para a manutenção de sua estabilidade hemodinâmica, como durante uma anestesia, seja para a reanimação volêmica dos pacientes graves hipovolêmicos, como na sepse, trauma e queimados.

A introdução da terapêutica com fluidos venosos teve início com Thomas Latta, em 1831, quando descreveu o tratamento do estado hipovolêmico na cólera grave em cinco pacientes para o editor do periódico Lancet. Não havendo precedente para orientá-lo, agiu cautelosamente infundindo aproximadamente nove litros de salina durante um período de doze horas, obtendo uma melhora clínica importante.[1]

Na prática clínica, é importante compreender que tanto o tipo de fluido perdido pelo paciente, assim como o tipo de fluido escolhido para o seu tratamento, seja este cristaloide ou coloide, assim como os vários tipos de soluções disponíveis, têm impacto importante nos desfechos.

Desde seu início como terapêutica, o uso de fluidos de ressuscitação intravenosos em pacientes gravemente enfermos baseou-se nos princípios fisiológicos, e não em evidências de ensaios clínicos. Nenhum dos atuais fluidos de ressuscitação foi formalmente avaliado quanto à segurança e eficácia; de fato, outros medicamentos comumente usados na prática clínica, como os vasopressores, antiarrítmicos e antibióticos, foram formalmente avaliados quanto à eficácia e segurança, apesar de seus papéis já estabelecidos na prática clínica.

Mais recentemente os resultados de estudos randomizados e controlados mostraram que o tipo de fluido de ressuscitação usado em pacientes gravemente enfermos pode afetar adversamente os resultados centrados no paciente. Coloides, como a albumina, estão associados ao aumento da mortalidade entre pacientes com traumatismo cranioencefálico; os derivados do amido estão associados à lesão renal aguda, que exigiu terapia de substituição renal em alguns pacientes com sepse grave.

Consequentemente, em pacientes criticamente enfermos, os cristaloides, particularmente as soluções salinas balanceadas, têm sido preferidos.

## ■ COMPARTIMENTOS DE FLUIDOS E SUA COMPOSIÇÃO

Conhecer os locais onde os fluidos são encontrados no corpo humano é importante quando se pensa sobre o que os vários tipos de repositores têm para oferecer e como eles podem afetar o paciente.

A água corporal total é aproximadamente 60% da massa corporal no paciente adulto jovem em quilos (%/kg). Essa porcentagem de água flutua com a idade: nos pacientes mais jovens apresenta um maior volume, por exemplo nos recém-nascidos chega a 77% (70% a 85%); porém, nos pacientes mais idosos, acima dos setenta anos, é aproximadamente de apenas 55% (50% a 60%) da massa corporal. O sexo masculino apresenta um conteúdo maior de água, aproximadamente de 60% (50% a 70%), enquanto o feminino de apenas 54% (44% a 60%) (Figura 98.1).

O volume total de água pode ser dividido, didaticamente, em compartimentos menores. Estas divisões foram propagadas por Daniel C. Darrow e Herman Yannet na década de 1930.[2,3] Eles propuseram a divisão água corporal total

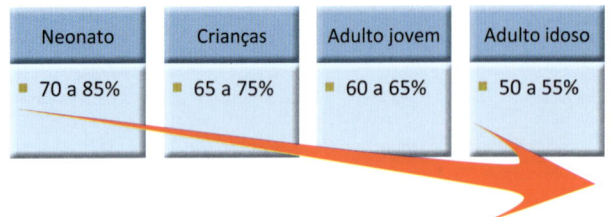

| Neonato | Crianças | Adulto jovem | Adulto idoso |
|---------|----------|--------------|--------------|
| ■ 70 a 85% | ■ 65 a 75% | ■ 60 a 65% | ■ 50 a 55% |

▲ **Figura 98.1** Distribuição da água corporal total e extracelular segundo a idade.

nos compartimentos menores: compartimento intracelular (LIC) e extracelular (LEC), com composição iônica e grandeza bem diversa entre ambos. Posteriormente, o LEC foi novamente dividido em intravascular, ou plasmático, e intersticial. Estes últimos de composição iônica similar, mas de volumes bem diferentes (Figura 98.2 e Tabela 98.1).

As concentrações iônicas entre o LIC e o LEC são muito diferentes, apesar das osmolaridades bastante próximas e perto 290 mOsm.L$^{-1}$. No LIC observa-se uma predominância dos íons potássio, magnésio e fosfato e no LEC (plasmático e intersticial) dos íons sódio e cloro (Tabela 98.2 e Figura 98.3).

Nos estados de choque e desidratação intensa, tipicamente o compartimento plasmático é logo diminuído, segue-se imediatamente o esvaziamento do compartimento intersticial e só mais tardiamente segue a contração do compartimento intracelular. Inicialmente o organismo lança mão se uma série de reflexos combatendo as perdas (renina-angiotensina-aldosterona, catecolaminas das adrenais etc.), cujo objetivo é a manutenção da volemia e a perfusão dos órgãos vitais. Estes reflexos irão compensar, em parte, a contração do volume plasmático até que a homeostasia

seja recuperada. Contudo, deve-se ressaltar que se a reanimação volêmica não for iniciada, esses reflexos têm seus limites e efeitos indesejados.

| Tabela 98.1 Distribuição da água corporal em humanos. | |
|---|---|
| **Localização** | **Média (% por quilo de peso)** |
| **Água corporal total** | |
| Adulto feminino | 54 (44 – 60) |
| Adulto masculino | 60 (50 – 70) |
| Recém-nascido | 77 (70 – 85) |
| **Água extracelular** | |
| Adulto feminino | 14 |
| Adulto masculino | 15 |
| Recém-nascido | 29 |
| **Água intersticial** | |
| Adulto feminino | 10 |
| Adulto masculino | 11 |
| Recém-nascido | 24 |
| **Água do plasma** | |
| Adulto feminino | 4,5 |
| Adulto masculino | 4 |
| Recém-nascido | 5,5 |
| **Água intracelular** | |
| Adulto feminino | 40 |
| Adulto masculino | 45 |
| Recém-nascido | 48 |

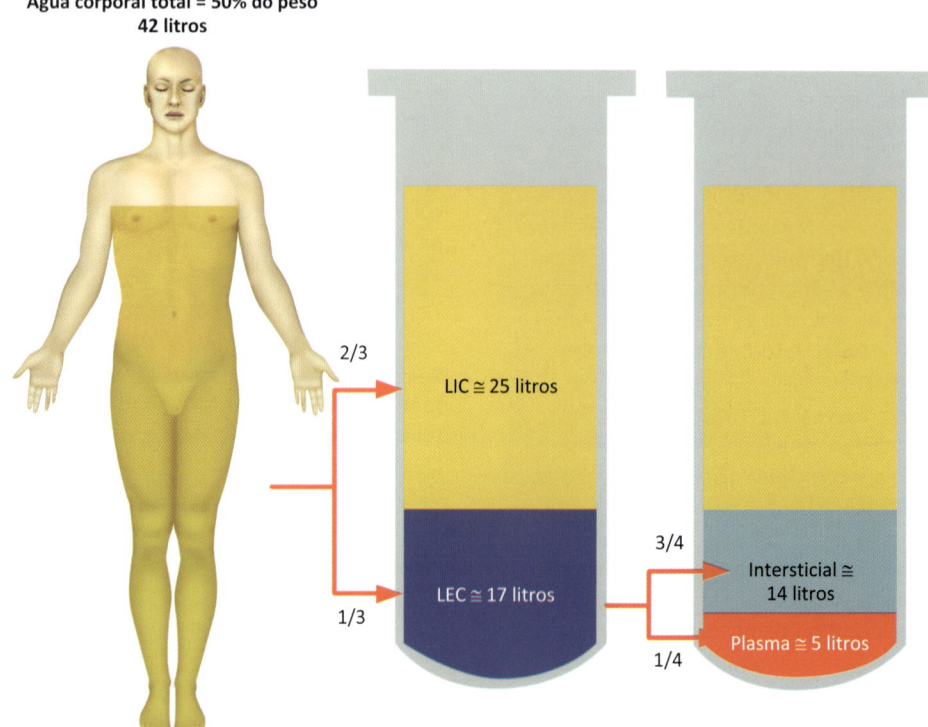

Água corporal total = 50% do peso
42 litros

2/3

LIC ≅ 25 litros

1/3

LEC ≅ 17 litros

3/4

Intersticial ≅ 14 litros

1/4

Plasma ≅ 5 litros

▲ **Figura 98.2** Compartimentos da água e sua distribuição no corpo humano.

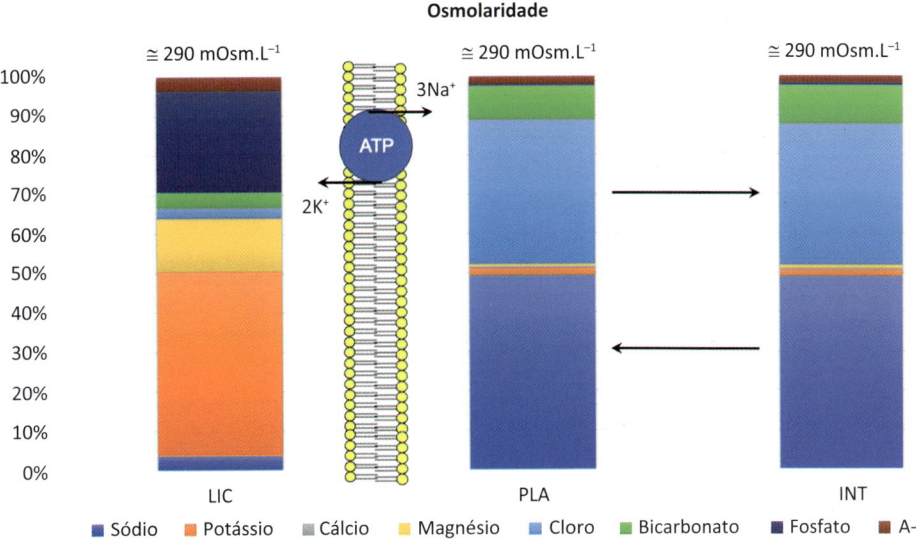

**Figura 98.3** Comparação dos componentes do LIC e LEC e suas osmolaridades.

| Componentes | LIC | LEC | |
|---|---|---|---|
| | | Plasmático | Intersticial |
| Sódio (mEq/L) | 10 | 145 | 142 |
| Potássio (mEq/L) | 140 | 4 | 4 |
| Cálcio (mEq/L) | < 1 | 3 | 3 |
| Magnésio (mEq/L) | 50 | 2 | 2 |
| Cloro (mEq/L) | 4 | 105 | 110 |
| Bicarbonato (mEq/L) | 10 | 24 | 28 |
| Fosfato (mEq/L) | 75 | 2 | 2 |
| Proteínas (g/dL) | 16 | 7 | 2 |

**Tabela 98.2 Concentração aproximada dos componentes dos compartimentos fluidos.**

Embora possa parecer que a água fique estacionária nesses diferentes espaços do corpo, na realidade ela se move pronta e constantemente entre os compartimentos. O maior determinante do movimento da água entre compartimentos é o número de partículas (osmolaridade do compartimento) encontradas em relação a outro (ou seja, o gradiente osmolar). Especificamente, o movimento do fluido de um compartimento para outro é dependente dos osmoles eficazes (partículas incapazes de permear a membrana), que criam gradientes de concentração entre os compartimentos.

No ser humano, os íons de sódio são os maiores determinantes dos osmoles efetivos e, portanto, o que determina a distribuição de água corporal na maioria das situações, levando assim ao ditado comum "onde vai o sódio, a água o segue".

Darrow e Yannet propuseram um diagrama para facilitar o entendimento desses conceitos, colocando na abscissa a grandeza do compartimento (volume) e nas ordenadas a osmolaridade do mesmo (Figura 98.4).[3]

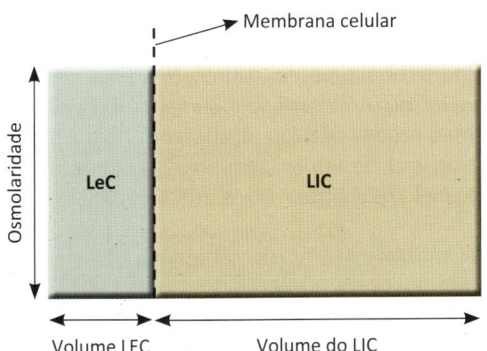

**Figura 98.4** Diagrama de Darrow e Yannet.

## Glicocálix

Danielli e Chambers,[4,5] ainda na década de 1940, descreveram o conceito do glicocálix como uma matriz fina extracelular, uma camada externa à membrana celular do endotélio dos mais variados vasos sanguíneos. Esta camada delgada (20 nm) foi demonstrada por Luft somente em 1966,[6] com a introdução da microscopia eletrônica.

O glicocálix, em uma barreira de múltiplas camadas, funciona reduzindo o acesso de células e macromoléculas do sangue para a superfície endotelial. Portanto, protege a célula contra agressões físicas e químicas, retém nutrientes e enzimas e participa do reconhecimento celular e reconhecimento intercelular, uma vez que diferentes células possuem diferentes glicocálix em sua composição.

A porosidade do endotélio vascular e a glicocálix regulam a permeabilidade vascular. Em uma grande variedade de tecidos e em circunstâncias normais, a passagem de moléculas maiores que 70 kDa do intravascular para o intersticial é dificultada, contrariamente à albumina humana, que apresenta tamanho molecular de 69 kDa e, teoricamente, deveria transpassar a glicocálix mas não o faz, devido a mesma carga negativa da estrutura repelir a albumina e outras moléculas, também com forte carga negativa. Observa-se a repulsa de vários tipos de células (glóbulos vermelhos, brancos e plaquetas) devido a estas cargas.

Esta multicamada é formada por glicolipídios, esfingolipídios, glicoproteínas e proteoglicanos os quais cada um apresenta diferentes funções.

O glicocálix é o principal determinante do coeficiente de reflexão da lei de Starling (Ernest Henry Starling), que quantifica a troca de líquidos entre o intravascular e interstício (Figura 98.5).

## Terapia de Fluidos e Transporte de Oxigênio aos Tecidos

O transporte de $O_2$ aos tecidos ($DO_2$) depende de duas variáveis a saber: o conteúdo arterial de $O_2$ ($CaO_2$) e o débito cardíaco (DC). Pode-se então representá-lo pela equação $DO_2 = CaO_2 \times DC$ e seria correto afirmar que a perda volêmica de sangue total compromete de forma mais intensa o $DO_2$ do que a perda de mesmo volume de plasma. Esse fato se deve por ser a hemoglobina o maior transportador de $O_2$ do que o plasma (Figura 98.6).

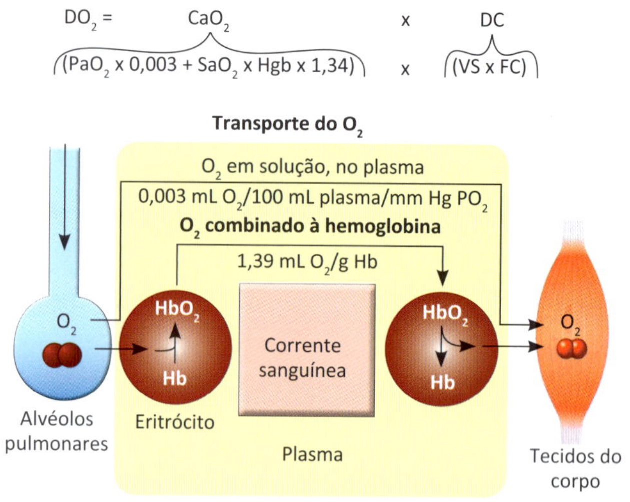

$$DO_2 = \underbrace{CaO_2}_{(PaO_2 \times 0,003 + SaO_2 \times Hgb \times 1,34)} \times \underbrace{DC}_{(VS \times FC)}$$

**Transporte do $O_2$**

O_2 em solução, no plasma
0,003 mL $O_2$/100 mL plasma/mm Hg $PO_2$
**$O_2$ combinado à hemoglobina**
1,39 mL $O_2$/g Hb

$O_2$ — $HbO_2$ / Hb — Corrente sanguínea — $HbO_2$ / Hb — $O_2$

Alvéolos pulmonares — Eritrócito — Plasma — Tecidos do corpo

▲ **Figura 98.6** O transporte de oxigênio aos tecidos depende do conteúdo arterial de $O_2$ ($CaO_2$) e do Débito Cardíaco (DC).

A perda de um certo volume de plasma compromete o $DO_2$ somente pela diminuição do volume sistólico e a sua reposição permite a normalização e evita a hipóxia celular.

## Conceitos de Cristaloides e Coloides

Os fluidos cristaloides podem ser conceituados como uma solução na qual o solvente é a água e o soluto uma substância de baixo peso molecular, como um sal inorgânico dissociável, por exemplo, o cloreto de sódio. Como são moléculas dissociáveis, de baixo peso molecular, apresentam pressão osmótica mensurável em Osm/L e dependem do número dessas partículas presentes no solvente que é a água. A solução salina a 0,9%, como exemplo (9 g de cloreto de sódio em um litro de água), é composta de 154 mMol/L (ou 154 mEq/L) de sódio e 154 mMol/L (ou 154 mEq/L) de cloro, o que representa uma osmolaridade calculada de 308 $mOsm.L^{-1}$.

**Equação de Starling (Ernest Henry Starling)**

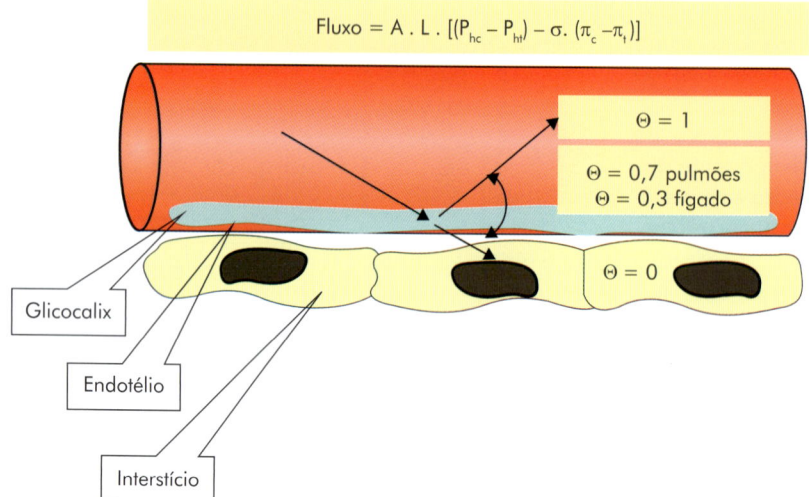

$$Fluxo = A . L . [(P_{hc} - P_{ht}) - \sigma . (\pi_c - \pi_t)]$$

$\Theta = 1$

$\Theta = 0,7$ pulmões
$\Theta = 0,3$ fígado

$\Theta = 0$

A = área, L = condutância hidráulica,
$P_{hc}$ = pressão hidrostática capilar,
$P_{ht}$ = pressão hidrostática tecidual,
$\sigma$ = coeficiente de reflexão proteica,
$\pi_c$ = pressão oncótica capilar,
$\pi_t$ = pressão oncótica tecidual

Glicocálix

Endotélio

Interstício

▲ **Figura 98.5** Lei de Starling – Determinantes da quantificação da troca vascular e interstício de líquido.

As soluções cristaloides podem ser classificadas conforme sua osmolaridade em: hipertônicos, isotônicos e hipotônicos, quando comparados à osmolaridade plasmática normal (290 mOsm.L$^{-1}$). Os cristaloides hipertônicos de uso clínico, portanto com osmolaridade acima de 290 mOsm.L$^{-1}$, são a salina hipertônica a 7,5% (2.563 mOsm.L$^{-1}$) e a 3,5% (1.025 mOsm.L$^{-1}$). Os cristaloides isotônicos, com osmolaridade próxima à do plasma, são a salina isotônica a 0,9% (308 mOsm.L$^{-1}$), Ringer simples (310 mOsm.L$^{-1}$) e com lactato (275 mOsm.L$^{-1}$). O cristaloide hipotônico é a salina a 0,45% (154 mOsm.L$^{-1}$) (Tabela 98.3).

A expansão do LEC varia conforme a carga de sódio do fluido que se utiliza (osmolaridade). Uma reposição com um fluido hipertônico, rico em sódio, como a salina a 7,5%, irá promover inicialmente uma elevação importante da osmolaridade do LEC em comparação ao LIC. Como o sódio é um íon que se apresenta em baixa concentração no LIC, devido à bomba de sódio-potássio-ATPase, haverá um desvio da água livre do LIC para o LEC. O resultado é uma diminuição do volume do LIC (desidratação celular) e aumento do LEC. Isto irá ocorrer até se obter o equilíbrio osmolar entre LIC e LEC (Figura 98.7).

Contrariamente, uma reposição com um fluido hipotônico, pobre em sódio, como a salina a 0,45%, irá promover inicialmente uma diminuição importante da osmolaridade do LEC em comparação ao LIC. Como o sódio é um íon que se apresenta em alta concentração no LEC, devido à bomba de sódio-potássio-ATPase, haverá um desvio da água livre íons do LEC para o LIC. O resultado é um aumento do volume do LIC (edema celular) e uma menor expansão do LEC. Isto irá ocorrer até se obter o equilíbrio osmolar entre LEC e o LIC (Figura 98.8).

Na reposição com um fluido isotônico, como a salina a 0,9%, não há mudanças na osmolaridade do LEC em comparação ao LIC. Como resultado haverá um aumento somente no volume do LEC sem interferências sobre o volume do LIC.

A expansão isotônica é a mais utilizada na clínica diária, pois promove o aumento importante do LEC devido ao seu alto conteúdo de sódio osmoticamente ativo presente nesse compartimento. Este incremento no LEC mantém a relação de uma parte para o compartimento plasmático para três a quatro partes para o compartimento intersticial. Esta relação pode ser alterada sobre circunstâncias nos variados tipos de enfermidades (Figura 98.9).

| **Tabela 98.3  Classificação dos cristaloides segundo a osmolaridade.** | | |
|---|---|---|
| **Classificação** | **Solução** | **Osmolaridade (mOsm.L$^{-1}$)** |
| Hipertônico | Salina a 7,5% | 2.563 |
| | Salina a 3,5% | 1.025 |
| Isotônico | Salina a 0,9% | 308 |
| | Ringer | 309 |
| | Ringer com lactato | 275 |
| | Plasma-Lyte® | 294 |
| Hipotônico | Salina a 0,45% | 154 |

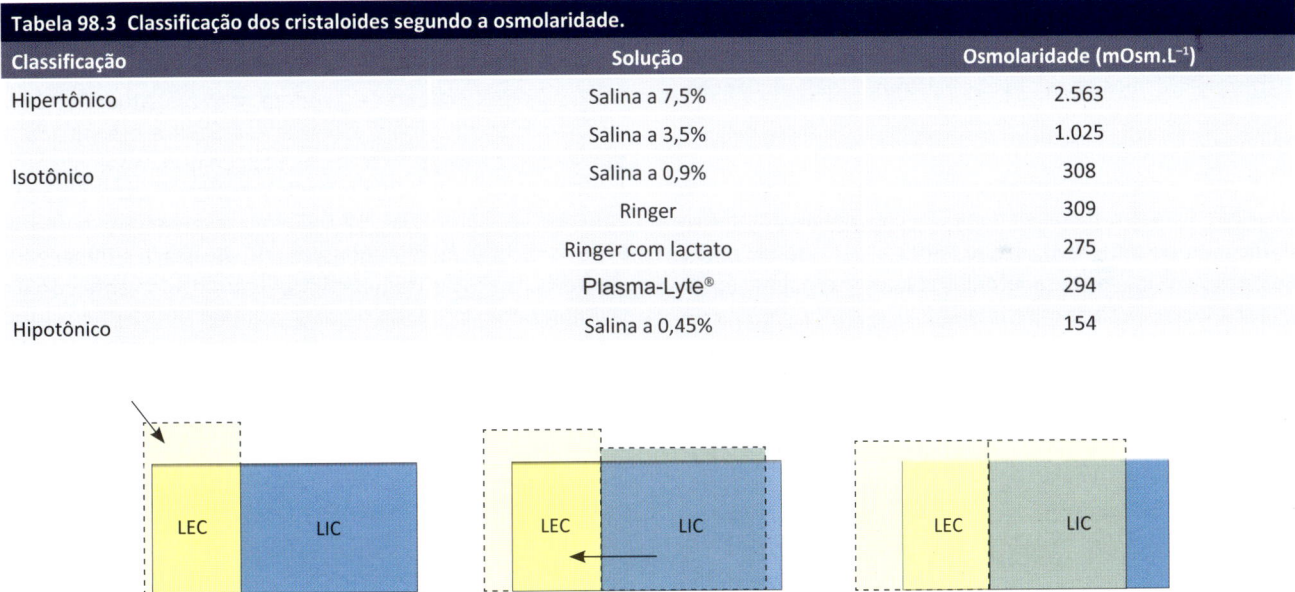

▲**Figura 98.7** A figura demonstra as mudanças na osmolaridade e volume durante uma expansão hipertônica (veja texto).

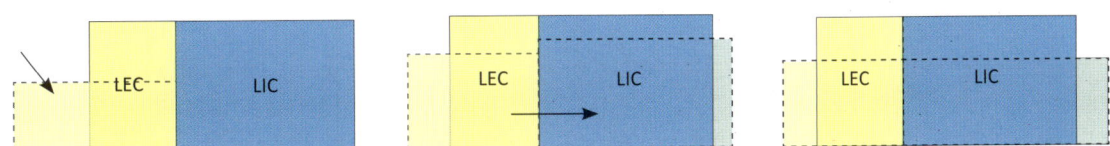

▲**Figura 98.8** A figura demonstra as mudanças na osmolaridade e volume durante uma expansão hipotônica (veja texto).

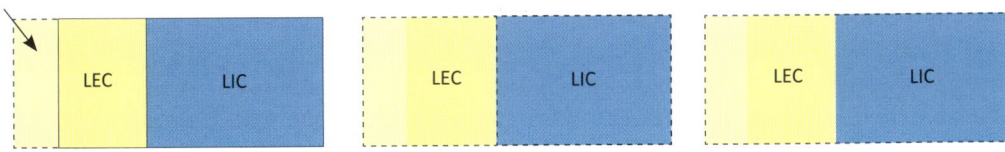

▲**Figura 98.9** A figura demonstra as mudanças na osmolaridade e no volume durante uma expansão isotônica (veja texto).

Os coloides são moléculas de alto peso molecular dispersos em solução e, portanto, não passam livremente através do endotélio capilar e do glicocálix.

A albumina humana é o mais importante dos coloides utilizados na prática clínica. Apresenta inúmeras funções fisiológicas, uma das mais importantes é manter a pressão oncótica dentro dos compartimentos vasculares, dificultando o vazamento de fluidos para o espaço extravascular. É responsável por cerca de 80% da pressão coloidal do plasma[7] que é usualmente entre 20 e 25 mmHg.[8]

As soluções sintéticas de macromoléculas (Dextran, Starch e gelatina) são misturas homogêneas também consideradas coloides, pois as dimensões das moléculas estão no intervalo do tamanho coloidal,[9] que são dispersas em uma solução cristaloide balanceada ou não.

Os coloides podem ser classificados quanto a sua natureza em: naturais (Albumina Humana, AH) e sintéticos, derivados da sacarose, do amido e do colágeno. Eles diferem em suas propriedades físico-químicas, farmacocinéticas, efeitos clínicos e de segurança.

Os coloides também podem ser classificados de acordo com a composição do solvente em: cristaloides não balanceados ou balanceados e, finalmente, quanto à sua pressão oncótica: hiponcóticos, isoncóticos, hiperoncóticos, tomando como referência a pressão oncótica média do plasma de 30 mmHg. Destaca-se então que existem coloides balanceados e não balanceados, ou seja, adaptados ao plasma e não adaptados ao plasma.[9]

A meia-vida plasmática dos coloides é determinada pelo seu PM e pela sua via de eliminação pelos órgãos colutórios (principalmente os rins), o que limita a duração do efeito dessa expansão. Assim, diferentes coloides têm duração diferente sobre o volume plasmático.

Os coloides isotônicos e isoncóticos têm um poder de restauração do volume plasmático menor, em contraste com os coloides hipertônicos e hiperoncóticos.

Para uma determinada pressão coloidal, um coloide isotônico é distribuído inicialmente apenas no espaço intravascular.[10] A eficiência desta solução para expandir o volume plasmático é de quase 100% do volume infundido. No entanto, em termos fisiológicos, isso não é significativo em longo prazo, uma vez que os coloides isoncóticos e isosmóticos saem rapidamente do leito vascular, por extravasamento ou pelo seu metabolismo, especialmente em determinadas condições, como inflamação sistêmica, sepse, síndrome do vazamento capilar e síndrome do terceiro espaço, permanecendo pouco tempo no intravascular.[11,12]

Em situações de normalidade, a meia-vida do Dextran 70 é aproximadamente de 175 (138 até 228) minutos; a do amido HES 130/0,4 a meia-vida é de 100 (103 até 166) minutos;[13] a gelatina a 4% possui uma meia-vida de apenas 20 (15 até 30) minutos[14] e a da albumina 5% (isoncóticos) uma meia-vida é de 110 (79 até 348) minutos.[13]

Quando se compara os efeitos adversos dos coloides frente aos cristaloides, observa-se que aqueles não têm grandes vantagens sobre estes. Por exemplo, o estudo SAFE, de 2004, evidenciou nenhuma diferença na mortalidade de 28 dias em pacientes críticos comparando salina 0,9% e albumina 4,5%,[15] e muitas vezes efeitos adversos maiores.

É conhecido o efeito deletério dos amidos (*starchs*) sobre a função renal e outros órgãos em pacientes sépticos, quando comparado aos mais diversos cristaloides.[16,17] De forma contrária, o estudo CRYSTMAS não encontrou diferenças na função renal de pacientes em sepse comparando a solução de hidroxi-etil-*starch* (HES) com salina a 0,9%,[18] porém o estudo 6S Trial, de 2012, mais robusto comparando HES com Ringer acetato indica uma maior mortalidade no grupo HES.[19]

Como conclusão, é de se esperar que, na atualidade, a maioria dos intensivistas, anestesiologistas e clínicos que trabalham em emergências etc. prefiram o emprego de soluções cristaloides para recompor o volume plasmático.

## Cristaloides Disponíveis

Existem, para uso clínico, quatro soluções isotônicas para induzir uma expansão da forma isotônica: a solução salina 0,9%, o Ringer simples, o Ringer com lactato e o Plasma-Lyte®. Cada uma delas apresentam pontos favoráveis e desfavoráveis, cabe ao prescritor a decisão da mais adequada a seu paciente.

### Salina 0,9% (isotônica)

Na literatura recente são muitas as evidências dos efeitos deletérios da salina a 0,9%, incluindo aumento na mortalidade.[20-24] Porém, destaca-se que esta solução ainda é, sem nenhuma sombra de dúvida, a mais empregada em todo o mundo. Hahn, em 2014, em editorial, coloca dúvida sobre o valor insalubre da salina 0,9%, especialmente quando lança um olhar sobre o volume utilizado em todo o planeta.

O maior limitador do emprego rotineiro da salina a 0,9% é a sua concentração elevada de íons cloretos (154 mMol/L). Quando se compara esta solução com o plasma humano (90 a 100 mMol/L), observa-se que possui mais de 50% de íons cloreto por litro que o plasma humano.

Wilcox, em 1983, demonstrou que a carga de íons cloreto afeta a função renal, diminuindo a filtração glomerular. O autor demonstrou que a infusão de soluções ricas em cloretos diminuía o ritmo de filtração glomerular de ratos em razão da diminuição do fluxo da arteríola aferente glomerular.[25]

A hipercloremia não afeta somente a filtração glomerular, é notório que após a infusão de um a dois litros de salina a 0,9% ocorre acidose associada à hipercloremia. Esta observação não é recente, pois desde os finais da década de 1990 já era de conhecimento médico.[26]

A origem deste tipo de acidose é de fácil entendimento, uma vez que um íon altamente reativo (forte), e de carga negativa, é introduzido no plasma; porém, é ainda duvidoso se este tipo de acidose tem realmente impacto na mortalidade dos pacientes, diferente da acidose lática, que sem nenhuma sombra de dúvidas, esta associada à hipóxia celular e mortalidade.[27]

Anteriormente foram apontadas as recentes evidências sobre a associação entre mortalidade perioperatória da acidose hiperclorêmica em vários cenários clínicos, como choque, sepses etc.[20-24] Contudo, deve-se ressaltar que estas evidências são estudos do tipo coorte e que a associação entre alguns achados não é necessariamente a sua causa. Validações mais robustas são necessárias nesse campo de evidências.

## Ringer simples

O Ringer simples apresenta as mesmas limitações da salina 0,9% no que se refere a alta disponibilidade de cloretos (156 mMol/L), apesar da introdução de íons potássio (4 mMol/L) e cálcio (2,7 mMol/L).

## Ringer com lactato

O Ringer com lactato, diferente do Ringer simples, apresenta baixa concentração de íons cloreto. A diminuição desse íon foi possível pela introdução do lactato de sódio, que devido a sua carga negativa, permite a redução dos cloretos, mantendo a eletroneutralidade da solução.

O Ringer com lactato não está isento dos efeitos adversos potenciais ao paciente. O mais evidente é tornar esta solução discretamente hipotônica (275 mOsm.L$^{-1}$) com relação ao plasma humano (290 mOsm.L$^{-1}$), porém, o impacto clínico dessa pequena diferença, aparentemente, não é importante.

Evidências experimentais, já de longa data, apontavam o efeito pró-inflamatório do lactato.[28,29] O lactato está relacionado a um aumento na expressão neutrofílica de selectinas P e L, moléculas de adesão intercelular 1 (icam-1) e moléculas de adesão de células vasculares 1 (vcam-1).[30]

Frente a estes achados, fez-se indispensável uma intensa pesquisa para elucidar a origem citotóxica da mistura racêmica que compunha a solução de Ringer com lactato. Nos experimentos realizados concluiu-se que a porção dextrógira da solução era responsável pela toxicidade. O isômero D aumenta o estresse oxidativo dos neutrófilos causado pela produção excessiva de espécies reativas oriundas do O$_2$ molecular (superóxido),[28] além de incrementar a síntese de proteínas que induzem a apoptose celular e interferem no fenômeno de migração celular,[32] aumentando a expressão gênica de mediadores inflamatórios.[32]

Opostamente, o isômero L do lactato confere proteção imune, atenuando a ativação neutrofílica, além de promover a diminuição da expressão gênica de mediadores inflamatórios e da síntese de proteínas pró-apoptóticas.[31,33]

Por muito tempo procurou-se uma solução que poderia substituir a forma racêmica do lactato, lembrando-se do Ringer com acetato,[34] o Ringer Etil-Piruvato com uma vasta investigação.[35-41] Estes repositores apresentam vantagens bem definidas sobre o Ringer com lactato.

## Plasma-Lyte 148® – Baxter

O Plasma-Lyte 148® é uma solução balanceada de eletrólitos mais próxima do plasma humano. Foi introduzido para uso clínico na década de 1990 nos USA, Reino Unido e Austrália. O Plasma-Lyte® é isento de cálcio. Para minimizar a carga do íon cloreto (98 mMol/L) é introduzido os radicais gluconato de sódio (23 mmol/L) e acetato de sódio (27 mMol/L), totalizando 140 mMol/L de sódio, 5 mMol/L de potássio e 1,5 mMol/L de magnésio. A sua osmolaridade calculada é de 294 mOsm.L$^{-1}$ em um pH de 7,4. Curiosamente, o valor 148 é devido à soma de todos os cátions dessa solução.[42]

Estudo experimental tem apontado que o Plasma-Lyte 148, assim como o Ringer com lactato, como sendo os mais efetivos em diminuir a mieloperoxidase em modelo experimental de ratos de injúria e reperfusão. Porém, o perfil ácido-base foi melhor no grupo que recebeu Plasma-Lyte 148®.[43]

Estudos clínicos têm apontado resultados melhores na reidratação de crianças quando o Plasma-Lyte 148® é utilizado para recompor o volume plasmático.[44] Ele apresenta melhor performance em manutenção do fluxo sanguíneo renal quando comparado com a salina a 0,9%.[45] O estudo Split Trial, iniciado em 2014, vem sendo conduzido para esclarecer melhor o uso dessa solução em comparação com a salina 0,9%.[46]

Ensaios clínicos recentes apontam não haver diferenças no desfecho de mortalidade quando se compara o Plasma-Lyte e solução salina 0,9% como observado nos estudos BASICS e PLUS.[47]

A evolução dos cristaloides pode ser vista na figura abaixo (Figura 98.10).

O resumo das diferenças eletrolíticas e ácido-base entre os cristaloides disponíveis pode ser encontrado no quadro abaixo (Tabela 98.4).

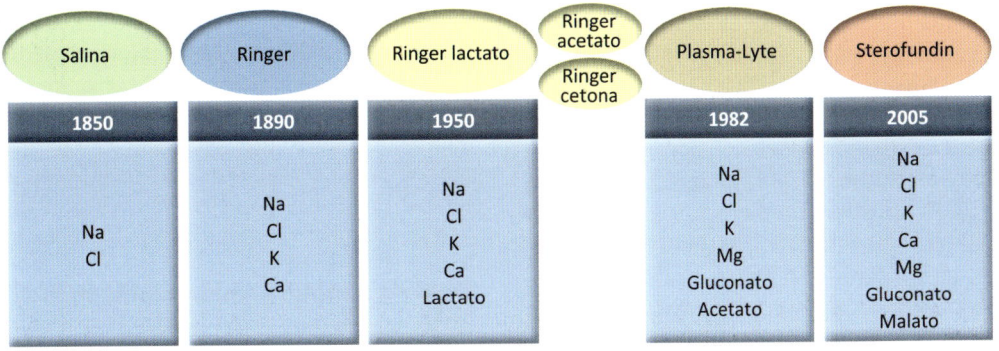

▲ **Figura 98.10** Evolução temporal dos cristaloides.

**Tabela 98.4 Diferenças eletrolíticas e ácido-base.**

| Componente | Plasma | SF 0,9% | Ringer simples | Ringer com lactato | Plasma-Lyte |
|---|---|---|---|---|---|
| Sódio (mmol/L) | 140 | 154 | 147 | 130 | 140 |
| Potássio (mmol/L) | 4 | 0 | 4 | 4 | 5 |
| Cloro (mmol/L) | 100 | 154 | 156 | 109 | 98 |
| Cálcio (mmolL) | 5 | 0 | 2,7 | 0 | 0 |
| Acetato (mmol/L) | 0 | 0 | 0 | 0 | 27 |
| Gluconato (mmol/L) | 0 | 0 | 0 | 0 | 23 |
| Lactato (mmol/L) | 0 | 0 | 0 | 28 | 0 |
| Magnésio (mmol/L) | 2 | 0 | 0 | 0 | 1,5 |
| Osmolaridade (mOsm.L$^{-1}$) | 289 | 308 | 309 | 275 | 294 |
| Pressão oncótica (mmHg) | 25 | 0 | 0 | 0 | 0 |
| pH | 7,4 | 5-6 | 6-6,5 | 6,0-7,5 | 6,5-8,0 |

## Coloides Disponíveis

### Coloide natural – albumina humana (AH)[48]

A AH é a proteína circulante mais abundante encontrada no plasma e representa metade do conteúdo total das proteínas (3,5 g/dL a 5 g/dL) no plasma em humanos saudáveis. É sintetizada pelos hepatócitos do fígado e rapidamente excretada na corrente sanguínea a uma taxa de cerca de 10 a 15 g por dia, ficando uma quantidade insignificante armazenada no fígado. Sua função é como um modulador significativo da pressão oncótica do plasma e um transportador de ligantes endógenos e exógenos. Assim, a AH isoncótica e isosmótica pode ser utilizada como um repositor da volemia coloide nos pacientes com necessidade de ressuscitação hídrica, especialmente em situações de trauma ou em situações de paracentese de grande volume.[49,50] A AH é constituída por 585 aminoácidos, com uma massa atômica de 69.000 Daltons, e é a principal proteína plasmática (50%-60%), responsável por 80% da pressão oncótica do plasma humano. Além disso, contribui para a formação de um gap aniônico normal e equilíbrio ácido-base, pois é uma proteína carregada com carga negativa e radicais histidina.

As soluções atuais da AH consistem em 96% de albumina, com os 4% restantes sendo globulinas. Diferentes concentrações da AH estão disponíveis comercialmente: 20% e 25% de AH, ou seja, em uma formulação hiper oncótica. A AH, na formulação de 20% ou 25%, quando diluída em um cristaloide em 5% é considerada isoncótica e isosmótica, ou seja, pressão oncótica próxima ao do plasma (25 a 30 mmHg). Diluições maiores são consideradas hiponcóticas.

Uma solução entre 4% e 5%, obtida pela diluição da forma comercializada hiper oncótica a 20% em solução salina balanceada, pode ser considerada razoável para reposição volêmica, pois gera a expansão do volume plasmático inicial em 80%, enquanto a solução a 25% promove, em média, a expansão entre 200% até 400% em 30 minutos. O efeito da expansão do volume pode durar até 16 a 24 horas.[48,49]

A diminuição da concentração plasmática da AH deve-se primeiramente à passagem do intravascular para o extravascular e, em segundo lugar, à taxa de degradação fracionária.[49,50]

Apesar das indicações para o emprego da AH a 20% ou 5% não sejam realmente bem definidas, o mais comum é o tratamento da hipovolemia aguda, principalmente após trauma, hemorragia cirúrgica e encefalopatia hepática.[51,52] Aplicações adicionais como manter e restaurar o equilíbrio de fluidos e outras condições clínicas, referem-se à drenagem de ascites volumosas,[53,54] síndrome nefrótica,[55] resposta à síndrome inflamatória sistêmica, sepse e síndromes de vazamento capilar, etc.

A lógica seria impedir o extravasamento de fluidos através do aumento da pressão coloidal intravascular (PCO), principalmente em pacientes com alto risco de hipoalbuminemia. No entanto, a AH não é exclusivamente retida no intravascular, em vez disso, 10% da dose administrada deixa esse espaço dentro de 2 h e é provável que ocorra uma perda para o espaço intersticial, o que potencialmente pode agravar o edema intersticial e a hipoalbuminemia.[56]

A AH sérica baixa (<2 g/dL) mostrou ser um marcador de desfecho ruim, com uma mortalidade de aproximadamente 100%. No entanto, a sua reposição não diminui o risco, sendo apenas um marcador.[57]

Um dos maiores fatores limitantes do uso clínico da AH como expansor plasmático são os resultados sobre a mortalidade,[57] controversos, e seu elevado custo, necessitando de protocolos institucionais.

O uso de algoritmos institucionais pode diminuir os custos sem comprometer a qualidade e segurança dos pacientes. Charles A e col., em 2008, encontram em um total de 1.361 pacientes uma redução significativa no uso de albumina (54%) ($p = 0,004$), e uma economia substancial de custos (redução de 56%) com emprego de diretrizes definidas no uso de albumina. Os autores observaram que o uso restritivo da albumina não teve impacto negativo na mortalidade e não houve diferença significativa no tempo médio de permanência hospitalar. Portanto, usando de uma abordagem educacional, observou-se economia significativa de custos e nenhum impacto negativo nos desfechos.[58]

### Coloide sintético – hidroxietilamido 130/0,4 (HES)

Entre os coloides sintéticos, as soluções de HES são de longe as mais estudadas e têm sido utilizadas em todo o mundo para terapia de reposição de volume. No entanto, o uso clínico das soluções de HES tem sido questionada desde os relatos de risco aumentado de lesão renal e morte em pacientes gravemente enfermos, especialmente em pacientes com sepse.[59,60] Portanto, em 2013, tanto a *European Medicines Agency* quanto a *U.S. Food and Drug Administration* recomendaram não empregar soluções de HES em pacientes críticos, principalmente aqueles com sepse. No entanto, isso pode não ser uma razão boa suficiente para banir o HES das salas de cirurgia, pois os pacientes cirúrgicos geralmente recebem quantidades limitadas de HES por períodos de algumas horas apenas. Embora os efeitos adversos das soluções HES tenham sido claramente verificados em pacientes de unidade de terapia intensiva, eles não foram estabelecidos claramente em pacientes cirúrgicos.

Várias revisões sistemáticas e metanálises indicaram evidências insuficientes para recomendar o uso de soluções HES em pacientes cirúrgicos.[61-64] No entanto, os estudos foram baseados em amostras pequenas e não restringiram a inclusão a um produto específico de HES. Até onde sabemos, as propriedades farmacocinéticas e farmacodinâmicas do HES variam dependendo da substituição molecular e do peso molecular, que podem estar associadas à função renal e hemostática.[65,66] Além disso, é importante mencionar que produtos HES modernos, de baixo peso molecular e baixa substituição molecular, incluindo HES 130/0,4, são comumente usados e potencialmente associados a menos efeitos adversos.[63] Além disso, grandes ensaios publicados recentemente compararam o HES 130/0,4 com outros fluidos em ambientes perioperatórios e forneceram resultados conflitantes.[67-69] Dada a ausência de evidência de benefício confirmado e a tendência potencial de aumento da lesão renal, não se pode recomendar o uso clínico rotineiro de HES 130/0,4 para terapia de reposição de volume em pacientes cirúrgicos do ponto de vista do perfil risco e benefícios.

## Gerenciamento de Fluido Direcionado por Metas (GFDM)

O manejo hemodinâmico refere-se a intervenções ou terapias que visam manter certos níveis de fluxo sanguíneo e pressão de perfusão tecidual. O resultado pretendido é adequar a perfusão e a oxigenação na presença do estresse cirúrgico. A hipovolemia grave leva à hipotensão arterial

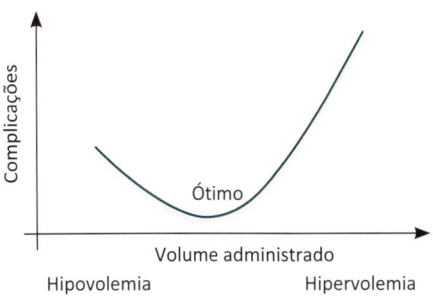

▲ **Figura 98.11** A curva em "J" demonstra a necessidade de manter uma terapia hídrica guiada por metas, evitando a sobrecarga hídrica e a desidratação.

que, por sua vez, promove a redução da perfusão e acaba aumentando as complicações. Por outro lado, a administração de volume excessivo para correção da hipotensão pode levar a desfechos igualmente ruins, e os efeitos da hipervolemia nas complicações pós-operatórias são bem conhecidos.[6,9] Assim, o objetivo do anestesista é encontrar o equilíbrio adequado entre hipovolemia e administração de volume excessivo de líquidos (Figura 98.11).

Gerenciamento de fluido direcionado por metas (GFDM) na sala de cirurgia têm sido estudada por mais de 30 anos. Este conceito foi inicialmente estudado por Shoemaker e cols., que em 1988 demonstraram que a busca por valores supranormais para índice cardíaco e oxigenação melhorou dramaticamente as taxas de mortalidade pós-operatória em pacientes de cirurgia de grande porte.[70] Nos anos seguintes, houve uma infinidade de ensaios clínicos que avaliaram diferentes formas de abordagens direcionadas a objetivos claros de reposição volêmica em várias populações de pacientes.[71-73] A TGMF pode ser definida como o uso do monitoramento do débito cardíaco (DC) para orientar a administração de fluidos. O conceito por trás da TGMF é a otimização do volume sistólico (VS) para garantir o "fluxo" ideal e a "perfusão" dos tecidos.[74] A perfusão otimizada garante a função adequada dos órgãos e ajuda na cicatrização de feridas nos pacientes no pós-operatório.[27,28] Normalmente, a TGMF envolve a administração de fluidos e a resposta do VS e, portanto, também do DC, e visa determinar a posição do paciente na curva de Frank-Starling (Figura 98.12).

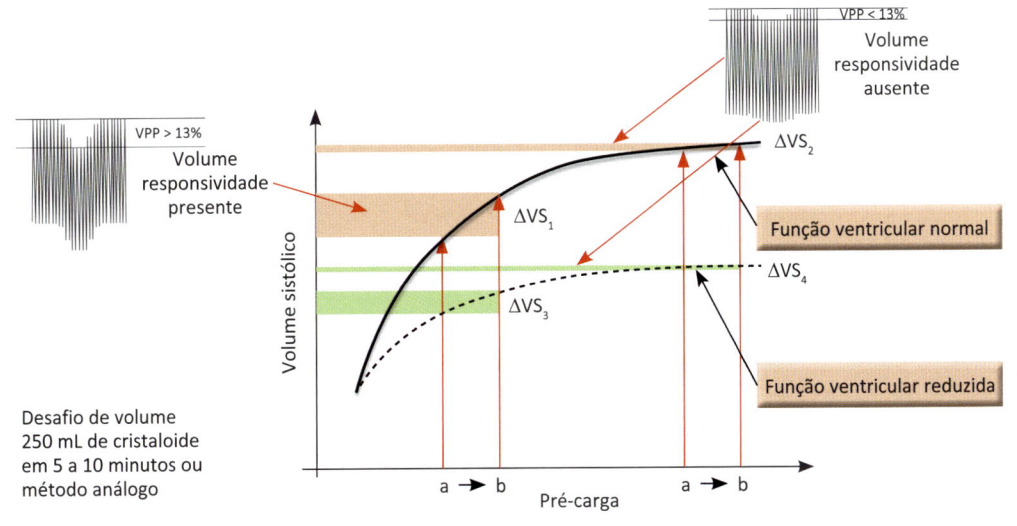

◄ **Figura 98.12** O gráfico ilustra a resposta do débito cardíaco ao desafio da infusão de alíquotas de volume em forma sequencial.

Após um desafio com fluidos, se o VS não aumentar em pelo menos 10%, o paciente é considerado não responsivo ao volume e fluidos adicionais que, neste caso, provavelmente não serão benéficos. Vários protocolos e procedimentos foram estudados, e nenhuma metodologia ou "protocolo" único para TGMF é recomendado. Alguns protocolos de estudo usaram fluido de manutenção, normalmente de 1 a 5 mL/kg/h, dependendo do tipo de cirurgia, enquanto alguns exigiram apenas *bolus* de fluidos administrados em resposta a uma queda no VS.[75-77]

O conceito-chave da TGMF é evitar a administração excessiva de fluidos acima da linha de base e administrar fluidos adicionais conforme ditado pelo monitoramento do DC ou VS. Vários dispositivos monitoram o DC ou VS, com vários graus de invasibilidade. Cada dispositivo tem suas vantagens e desvantagens, mas a escolha do dispositivo é deixada para a preferência e familiaridade do provedor.

Um segundo conceito-chave da TGMF é a manutenção da pressão arterial média (PAM) adequada. A hipotensão na sala de cirurgia está associada a resultados adversos, e a manutenção da PAM adequada é um componente crucial no cuidado perioperatório. Isso foi ilustrado em uma análise de coorte retrospectiva de dados de sinais vitais intraoperatórios por Salmasi e cols. em mais de 57.000 pacientes.[78]

Lesão miocárdica pós-operatória e insuficiência renal aguda (IRA) foram fortemente associadas a PAMs intraoperatórias abaixo do limiar absoluto de 65 mmHg. Este risco foi aumentado com pressões sanguíneas mais baixas e uma duração mais prolongada da hipotensão. Outros estudos também mostraram um aumento significativo na lesão miocárdica, IRA e mortalidade após hipotensão perioperatória.[79] Sun e cols. revisaram mais de 5.000 pacientes cirúrgicos não cardíacos e mostraram razões de chances de 2,34 e 3,53 para IRA, com exposições de 11 a 20 min e superiores a 20 min a uma PAM de menos de 55 mmHg, respectivamente.[80] Monk e cols. mostraram aumento do risco de mortalidade de 30 dias com padrão semelhante em relação à duração e profundidade da hipotensão intraoperatória.[81] Outros estudos mostraram as mesmas associações e apontam a importância crítica de manter a pressão arterial adequada durante a cirurgia.[82-84]

A incorporação do controle da PAM e TGMF é definida como terapia hemodinâmica alvo-dirigida (THAD). Embora às vezes usado de forma intercambiável com TGMF, a THGM incorpora a prevenção de hipotensão nesses protocolos. Dois estudos importantes FEDORA trial[77] e OPTIMISE trial em estudo post-roc[85] apontam resultados melhores nos desfechos quando a THGM foi utilizada.

## REFERÊNCIAS

1. Janakan G, Ellis H. Dr Thomas Aitchison Latta (c1796-1833): pioneer of intravenous fluid replacement in the treatment of cholera. J Med Biogr. 2013;21(2):70-4.
2. Darrow DC, Soule HC, Buckman TE. Blood Volume in Normal Infants and Children. J Clin Invest. 1928;5(2):243-58.
3. Darrow DC, Yannet H. The Changes in the Distribution of Body Water Accompanying Increase and Decrease in Extracellular Electrolyte. J Clin Invest. 1935;14(2):266-75.
4. Danielli JF. Capillary permeability and oedema in the perfused frog. J Physiol. 1940;98(1):109-29.
5. Chambers R, Zweifach BW. Intercellular cement and capillary permeability. Physiol Rev. 1947;27(3):436-63.
6. Luft JH. Fine structures of capillary and endocapillary layer as revealed by ruthenium red. Fed Proc. 1966;25(6):1773-83.
7. Gounden V, Vashisht R, Jialal I. Hypoalbuminemia. StatPearls. Treasure Island (FL)2023.
8. Figueras J, Weil MH. Increases in plasma oncotic pressure during acute cardiogenic pulmonary edema. Circulation. 1977;55(1):195-9.
9. Myburgh JA, Mythen MG. Resuscitation fluids. N Engl J Med. 2013;369(13):1243-51.
10. McIlroy DR, Kharasch ED. Acute intravascular volume expansion with rapidly administered crystalloid or colloid in the setting of moderate hypovolemia. Anesth Analg. 2003;96(6):1572-7.
11. Lange M, Ertmer C, Van Aken H, Westphal M. Intravascular volume therapy with colloids in cardiac surgery. J Cardiothorac Vasc Anesth. 2011;25(5):847-55.
12. Persson J, Grande PO. Plasma volume expansion and transcapillary fluid exchange in skeletal muscle of albumin, dextran, gelatin, hydroxyethyl starch, and saline after trauma in the cat. Crit Care Med. 2006;34(9):2456-62.
13. Hahn RG, Lyons G. The half-life of infusion fluids: An educational review. Eur J Anaesthesiol. 2016;33(7):475-82.
14. Thurmann PA, Lissner R, Struff WG, Harder S. Pharmacokinetics of oxypolygelatine in healthy volunteers. Eur J Clin Pharmacol. 1999;55(1):49-51.
15. Finfer SR, Boyce NW, Norton RN. The SAFE study: a landmark trial of the safety of albumin in intensive care. Med J Aust. 2004;181(5):237-8.
16. Wiedermann CJ. Renal failure in septic patients receiving hydroxyethyl starch. Minerva Anestesiol. 2007;73(7-8):441; author reply 2.
17. Patel A, Waheed U, Brett SJ. Randomised trials of 6% tetrastarch (hydroxyethyl starch 130/0.4 or 0.42) for severe sepsis reporting mortality: systematic review and meta-analysis. Intensive Care Med. 2013;39(5):811-22.
18. Guidet B, Martinet O, Boulain T, Philippart F, Poussel JF, Maizel J, et al. Assessment of hemodynamic efficacy and safety of 6% hydroxyethylstarch 130/0.4 vs. 0.9% NaCl fluid replacement in patients with severe sepsis: the CRYSTMAS study. Crit Care. 2012;16(3):R94.
19. Perner A, Haase N, Guttormsen AB, Tenhunen J, Klemenzson G, Aneman A, et al. Hydroxyethyl starch 130/0.42 versus Ringer's acetate in severe sepsis. N Engl J Med. 2012;367(2):124-34.
20. Patel N, Baker SM, Walters RW, Kaja A, Kandasamy V, Abuzaid A, et al. Serum hyperchloremia as a risk factor for acute kidney injury in patients with ST-segment elevation myocardial infarction undergoing percutaneous coronary intervention. Proc (Bayl Univ Med Cent). 2016;29(1):7-11.
21. Suetrong B, Pisitsak C, Boyd JH, Russell JA, Walley KR. Hyperchloremia and moderate increase in serum chloride are associated with acute kidney injury in severe sepsis and septic shock patients. Crit Care. 2016;20(1):315.
22. Lee JY, Hong TH, Lee KW, Jung MJ, Lee JG, Lee SH. Hyperchloremia is associated with 30-day mortality in major trauma patients: a retrospective observational study. Scand J Trauma Resusc Emerg Med. 2016;24(1):117.
23. Neyra JA, Canepa-Escaro F, Li X, Manllo J, Adams-Huet B, Yee J, et al. Association of Hyperchloremia With Hospital Mortality in Critically Ill Septic Patients. Crit Care Med. 2015;43(9):1938-44.
24. Yunos NM, Bellomo R, Glassford N, Sutcliffe H, Lam Q, Bailey M. Chloride-liberal vs. chloride-restrictive intravenous fluid administration and acute kidney injury: an extended analysis. Intensive Care Med. 2015;41(2):257-64.
25. Wilcox CS. Regulation of renal blood flow by plasma chloride. J Clin Invest. 1983;71(3):726-35.
26. Scheingraber S, Rehm M, Sehmisch C, Finsterer U. Rapid saline infusion produces hyperchloremic acidosis in patients undergoing gynecologic surgery. Anesthesiology. 1999;90(5):1265-70.
27. Hahn RG. Should anaesthetists stop infusing isotonic saline? Br J Anaesth. 2014;112(1):4-6.
28. Rhee P, Burris D, Kaufmann C, Pikoulis M, Austin B, Ling G, et al. Lactated Ringer's solution resuscitation causes neutrophil activation after hemorrhagic shock. J Trauma. 1998;44(2):313-9.
29. Alam HB, Stanton K, Koustova E, Burris D, Rich N, Rhee P. Effect of different resuscitation strategies on neutrophil activation in a swine model of hemorrhagic shock. Resuscitation. 2004;60(1):91-9.
30. Alam HB, Sun L, Ruff P, Austin B, Burris D, Rhee P. E- and P-selectin expression depends on the resuscitation fluid used in hemorrhaged rats. J Surg Res. 2000;94(2):145-52.

31. Koustova E, Stanton K, Gushchin V, Alam HB, Stegalkina S, Rhee PM. Effects of lactated Ringer's solutions on human leukocytes. J Trauma. 2002;52(5):872-8.
32. Alam HB, Stegalkina S, Rhee P, Koustova E. cDNA array analysis of gene expression following hemorrhagic shock and resuscitation in rats. Resuscitation. 2002;54(2):195-206.
33. Jaskille A, Alam HB, Rhee P, Hanes W, Kirkpatrick JR, Koustova E. D-lactate increases pulmonary apoptosis by restricting phosphorylation of bad and eNOS in a rat model of hemorrhagic shock. J Trauma. 2004;57(2):262-69; discussion 9-70.
34. Muller RB, Ostrowski SR, Haase N, Wetterslev J, Perner A, Johansson PI. Markers of endothelial damage and coagulation impairment in patients with severe sepsis resuscitated with hydroxyethyl starch 130/0.42 vs Ringer acetate. J Crit Care. 2016;32:16-20.
35. Andersson A, Fenhammar J, Frithiof R, Sollevi A, Hjelmqvist H. Haemodynamic and metabolic effects of resuscitation with Ringer's ethyl pyruvate in the acute phase of porcine endotoxaemic shock. Acta Anaesthesiol Scand. 2006;50(10):1198-206.
36. Fink MP. Reactive oxygen species as mediators of organ dysfunction caused by sepsis, acute respiratory distress syndrome, or hemorrhagic shock: potential benefits of resuscitation with Ringer's ethyl pyruvate solution. Curr Opin Clin Nutr Metab Care. 2002;5(2):167-74.
37. Fink MP. Ringer's ethyl pyruvate solution: a novel resuscitation fluid for the treatment of hemorrhagic shock and sepsis. J Trauma. 2003;54(5 Suppl):S141-3.
38. Mulier KE, Beilman GJ, Conroy MJ, Taylor JH, Skarda DE, Hammer BE. Ringer's ethyl pyruvate in hemorrhagic shock and resuscitation does not improve early hemodynamics or tissue energetics. Shock. 2005;23(3):248-52.
39. Sims CA, Wattanasirichaigoon S, Menconi MJ, Ajami AM, Fink MP. Ringer's ethyl pyruvate solution ameliorates ischemia/reperfusion-induced intestinal mucosal injury in rats. Crit Care Med. 2001;29(8):1513-8.
40. Tawadrous ZS, Delude RL, Fink MP. Resuscitation from hemorrhagic shock with Ringer's ethyl pyruvate solution improves survival and ameliorates intestinal mucosal hyperpermeability in rats. Shock. 2002;17(6):473-7.
41. Venkataraman R, Kellum JA, Song M, Fink MP. Resuscitation with Ringer's ethyl pyruvate solution prolongs survival and modulates plasma cytokine and nitrite/nitrate concentrations in a rat model of lipopolysaccharide-induced shock. Shock. 2002;18(6):507-12.
42. Weinberg L, Collins N, Van Mourik K, Tan C, Bellomo R. Plasma-Lyte 148: A clinical review. World J Crit Care Med. 2016;5(4):235-50.
43. Wang Y, Guo W, Gao D, You G, Wang B, Chen G, et al. Effects of Plasma-lyte A, lactated Ringer's, and normal saline on acid-base status and intestine injury in the initial treatment of hemorrhagic shock. Am J Emerg Med. 2016.
44. Allen CH, Goldman RD, Bhatt S, Simon HK, Gorelick MH, Spandorfer PR, et al. A randomized trial of Plasma-Lyte A and 0.9 % sodium chloride in acute pediatric gastroenteritis. BMC Pediatr. 2016;16:117.
45. Chowdhury AH, Cox EF, Francis ST, Lobo DN. A randomized, controlled, double-blind crossover study on the effects of 2-L infusions of 0.9% saline and plasma-lyte(R) 148 on renal blood flow velocity and renal cortical tissue perfusion in healthy volunteers. Ann Surg. 2012;256(1):18-24.
46. Reddy SK, Bailey MJ, Beasley RW, Bellomo R, Henderson SJ, Mackle DM, et al. A protocol for the 0.9% saline versus Plasma-Lyte 148 for intensive care fluid therapy (SPLIT) study. Crit Care Resusc. 2014;16(4):274-9.
47. JAMA 2021 Aug 10;326(9):1-12. e N Engl J Med. 2022 Mar 3;386(9):815-826.
48. Melia D, Post B. Human albumin solutions in intensive care: A review. J Intensive Care Soc. 2021;22(3):248-54.
49. Moman RN, Varacallo M. Physiology, Albumin. StatPearls. Treasure Island (FL)2019.
50. Zaccherini G, Bernardi M. The role and indications of albumin in advanced liver disease. Acta Gastroenterol Belg. 2019;82(2):301-8.
51. Chalidis B, Kanakaris N, Giannoudis PV. Safety and efficacy of albumin administration in trauma. Expert Opin Drug Saf. 2007;6(4):407-15.
52. Teh KB, Loo JH, Tam YC, Wong YJ. Efficacy and safety of albumin infusion for overt hepatic encephalopathy: A systematic review and meta-analysis. Dig Liver Dis. 2021;53(7):817-23.
53. Di Pascoli M, Fasolato S, Piano S, Bolognesi M, Angeli P. Long-term administration of human albumin improves survival in patients with cirrhosis and refractory ascites. Liver Int. 2019;39(1):98-105.
54. Anderson SS, McCreary JB, Alvarez KS, Brown LS, Agrawal D. Standardizing the Use of Albumin in Large Volume Paracentesis. J Pharm Pract. 2018:33(4). Disponível em: https://doi.org/10.1177/0897190018816
55. Ho JJ, Adnan AS, Kueh YC, Ambak NJ, Van Rostenberghe H, Jummaat F. Human albumin infusion for treating oedema in people with nephrotic syndrome. Cochrane Database Syst Rev. 2019;7:CD009692.
56. Hasselgren E, Zdolsek M, Zdolsek JH, Bjorne H, Krizhanovskii C, Ntika S, et al. Long Intravascular Persistence of 20% Albumin in Postoperative Patients. Anesth Analg. 2019;129(5):1232-9.
57. Patel A, Laffan MA, Waheed U, Brett SJ. Randomised trials of human albumin for adults with sepsis: systematic review and meta-analysis with trial sequential analysis of all-cause mortality. BMJ. 2014;349:g4561.
58. Charles A, Purtill M, Dickinson S, Kraft M, Pleva M, Meldrum C, et al. Albumin use guidelines and outcome in a surgical intensive care unit. Arch Surg. 2008;143(10):935-9.
59. Brunkhorst FM, Oppert M. Nephrotoxicity of hydroxyethyl starch solution. Br J Anaesth. 2008;100(6):856.
60. Haase N, Perner A, Hennings LI, Siegemund M, Lauridsen B, Wetterslev M, et al. Hydroxyethyl starch 130/0.38-0.45 versus crystalloid or albumin in patients with sepsis: systematic review with meta-analysis and trial sequential analysis. BMJ. 2013;346:f839.
61. Gillies MA, Habicher M, Jhanji S, Sander M, Mythen M, Hamilton M, et al. Incidence of postoperative death and acute kidney injury associated with i.v. 6% hydroxyethyl starch use: systematic review and meta-analysis. Br J Anaesth. 2014;112(1):25-34.
62. Martin C, Jacob M, Vicaut E, Guidet B, Van Aken H, Kurz A. Effect of waxy maize-derived hydroxyethyl starch 130/0.4 on renal function in surgical patients. Anesthesiology. 2013;118(2):387-94.
63. Raiman M, Mitchell CG, Biccard BM, Rodseth RN. Comparison of hydroxyethyl starch colloids with crystalloids for surgical patients: A systematic review and meta-analysis. Eur J Anaesthesiol. 2016;33(1):42-8.
64. Van der Linden PJ, De Hert SG, Deraedt D, Cromheecke S, De Decker K, Paep R, et al. Hydroxyethyl starch 130/0.4 versus modified fluid gelatin for volume expansion in cardiac surgery patients: the effects on perioperative bleeding and transfusion needs. Anesth Analg. 2005;101(3):629-34.
65. Van Der Linden P, James M, Mythen M, Weiskopf RB. Safety of modern starches used during surgery. Anesth Analg. 2013;116(1):35-48.
66. Takala J, Hartog C, Reinhart K. Safety of modern starches used during surgery: misleading conclusions. Anesth Analg. 2013;117(2):527-8.
67. Duncan AE, Jia Y, Soltesz E, Leung S, Yilmaz HO, Mao G, et al. Effect of 6% hydroxyethyl starch 130/0.4 on kidney and haemostatic function in cardiac surgical patients: a randomised controlled trial. Anaesthesia. 2020;75(9):1180-90.
68. Futier E, Garot M, Godet T, Biais M, Verzilli D, Ouattara A, et al. Effect of Hydroxyethyl Starch vs Saline for Volume Replacement Therapy on Death or Postoperative Complications Among High-Risk Patients Undergoing Major Abdominal Surgery: The FLASH Randomized Clinical Trial. JAMA. 2020;323(3):225-36.
69. Kabon B, Sessler DI, Kurz A, Crystalloid-Colloid Study T. Effect of Intraoperative Goal-directed Balanced Crystalloid versus Colloid Administration on Major Postoperative Morbidity: A Randomized Trial. Anesthesiology. 2019;130(5):728-44.
70. Shoemaker WC, Appel PL, Kram HB, Waxman K, Lee TS. Prospective trial of supranormal values of survivors as therapeutic goals in high-risk surgical patients. Chest. 1988;94(6):1176-86.
71. Chong MA, Wang Y, Berbenetz NM, McConachie I. Does goal-directed haemodynamic and fluid therapy improve peri-operative outcomes?: A systematic review and meta-analysis. Eur J Anaesthesiol. 2018;35(7):469-83.
72. Cecconi M, Corredor C, Arulkumaran N, Abuella G, Ball J, Grounds RM, et al. Clinical review: Goal-directed therapy-what is the evidence in surgical patients? The effect on different risk groups. Crit Care. 2013;17(2):209.
73. Osawa EA, Rhodes A, Landoni G, Galas FR, Fukushima JT, Park CH, et al. Effect of Perioperative Goal-Directed Hemodynamic Resuscitation Therapy on Outcomes Following Cardiac Surgery: A Randomized Clinical Trial and Systematic Review. Crit Care Med. 2016;44(4):724-33.
74. Meng L, Heerdt PM. Perioperative goal-directed haemodynamic therapy based on flow parameters: a concept in evolution. Br J Anaesth. 2016;117(suppl 3):iii3-iii17.
75. Miller TE, Roche AM, Mythen M. Fluid management and goal-directed therapy as an adjunct to Enhanced Recovery After Surgery (ERAS). Can J Anaesth. 2015;62(2):158-68.
76. Pearse RM, Harrison DA, MacDonald N, Gillies MA, Blunt M, Ackland G, et al. Effect of a perioperative, cardiac output-guided hemodynamic therapy algorithm on outcomes following major gastrointestinal surgery: a randomized clinical trial and systematic review. JAMA. 2014;311(21):2181-90.
77. Calvo-Vecino JM, Ripolles-Melchor J, Mythen MG, Casans-Frances R, Balik A, Artacho JP, et al. Effect of goal-directed haemodynamic therapy on postoperative complications in low-moderate risk surgical patients: a multicentre randomised controlled trial (FEDORA trial). Br J Anaesth. 2018;120(4):734-44.
78. Salmasi V, Maheshwari K, Yang D, Mascha EJ, Singh A, Sessler DI, et al. Relationship between Intraoperative Hypotension, Defined by Either Reduction from Baseline or Absolute Thresholds, and Acute Kidney and Myocardial Injury after Noncardiac Surgery: A Retrospective Cohort Analysis. Anesthesiology. 2017;126(1):47-65.

79. Onuigbo MA, Agbasi N. Association of intraoperative hypotension with acute kidney injury after elective non-cardiac surgery-prevention is better than cure. Ren Fail. 2016;38(1):168-9.

80. Sun LY, Wijeysundera DN, Tait GA, Beattie WS. Association of intraoperative hypotension with acute kidney injury after elective noncardiac surgery. Anesthesiology. 2015;123(3):515-23.

81. Monk TG, Bronsert MR, Henderson WG, Mangione MP, Sum-Ping ST, Bentt DR, et al. Association between Intraoperative Hypotension and Hypertension and 30-day Postoperative Mortality in Noncardiac Surgery. Anesthesiology. 2015;123(2):307-19.

82. Walsh M, Devereaux PJ, Garg AX, Kurz A, Turan A, Rodseth RN, et al. Relationship between intraoperative mean arterial pressure and clinical outcomes after noncardiac surgery: toward an empirical definition of hypotension. Anesthesiology. 2013;119(3):507-15.

83. van Waes JA, van Klei WA, Wijeysundera DN, van Wolfswinkel L, Lindsay TF, Beattie WS. Association between Intraoperative Hypotension and Myocardial Injury after Vascular Surgery. Anesthesiology. 2016;124(1):35-44.

84. Mascha EJ, Yang D, Weiss S, Sessler DI. Intraoperative Mean Arterial Pressure Variability and 30-day Mortality in Patients Having Noncardiac Surgery. Anesthesiology. 2015;123(1):79-91.

85. MacDonald N, Pearse RM, Murray PT, Inzitari R, Doran P, Prowle JR. The role of goal-directed therapy in the prevention of acute kidney injury after major gastrointestinal surgery: Substudy of the OPTIMISE trial. Eur J Anaesthesiol. 2019;36(12):924-32.

# 99

# Patient Blood Management e Terapia Transfusional

**Juliano Pinheiro de Almeida** ▪ **Filomena Regina Barbosa Gomes Galas** ▪ **Ludhmila Abrahão Hajjar**

## INTRODUÇÃO

A prática de transfusão de sangue com propósito terapêutico, é relativamente recente na medicina. As primeiras pesquisas em medicina transfusional datam do século XVII, quando William Harvey descreveu a circulação e as propriedades do sangue em 1628.[1] No entanto, as primeiras tentativas de transfusão realizadas não obtiveram sucesso. Somente em 1818 o obstetra britânico James Blundell realizou a primeira transfusão de sangue bem-sucedida em uma paciente com hemorragia pós-parto. Em 1901, quando Karl Landsteiner descreveu pela primeira vez o sistema ABO, a transfusão de sangue tornou-se uma prática mais segura.[1,2]

No século XX, o desenvolvimento da medicina transfusional ocorreu principalmente no período das grandes guerras mundiais, quando milhões de soldados tiveram suas vidas salvas através da transfusão de sangue. Desde esta época surgiu o conceito que a anemia é pouco tolerada e que a transfusão de sangue melhoraria o prognóstico do paciente com anemia.[3] A transfusão de hemácias é um dos procedimentos mais realizados na medicina, e se por um lado salva vidas, por outro pode levar a complicações que variam de leves até mesmo fatais. A cada dia, muitos pacientes recebem transfusões de sangue inapropriadas devido à heterogeneidade da prática transfusional nos diversos serviços de saúde.[4] Nos últimos anos, as evidências científicas têm auxiliado na tomada de decisão na prática transfusional.[5]

## ▪ EPIDEMIOLOGIA DA TRANSFUSÃO DE HEMÁCIAS

Cerca de 25 milhões de unidades de concentrado de hemácias são transfundidos anualmente na América Latina e aproximadamente 85 milhões em todo mundo.[6] A grande variação na indicação de transfusões sugere que existam muitas transfusões desnecessárias e abuso da utilização de hemocomponentes em muitos cenários, principalmente em pacientes cirúrgicos e críticos.[7,8]

Em 2002, Vincent e col.[9] realizaram um estudo observacional em diversas UTIs europeias envolvendo 1.136 pacientes e avaliaram a incidência de anemia e transfusão de hemácias em pacientes críticos. A taxa global de transfusão em 28 dias foi de 42%, e em pacientes que permaneceram por mais de uma semana na UTI, 73%. A média da concentração de hemoglobina antes da transfusão era de 8,4 g.dL$^{-1}$. Pacientes idosos e com tempo de permanência prolongado foram os pacientes mais submetidos a esta prática. Os pacientes transfundidos apresentaram disfunção orgânica mais grave e maior mortalidade quando comparado aos pacientes não transfundidos. Em 2004, o estudo CRIT avaliou prospectivamente 4.892 pacientes críticos em 284 UTIs nos Estados Unidos.[10] Após 48 horas de admissão na UTI, quase 70% dos pacientes apresentavam anemia. No geral, 44% dos pacientes receberam pelo menos uma unidade de concentrado de hemácias durante a permanência na UTI. O número de unidades de hemácias transfundidas foi independentemente associado com maior tempo de permanência na UTI e no hospital, assim como maior mortalidade.[10] Em 2008, novamente Vincent e col. publicaram uma subanálise do estudo *Sepsis Occurrence in Acutely Ill Patients* (SOAP) sobre transfusão de hemácias. Dos 3.147 pacientes estudados, 33% receberam hemácias. Os pacientes transfundidos tinham maior chance de serem idosos, portadores de câncer, cirrose ou sepse. Além disso, apresentaram maior tempo de permanência na UTI e maior mortalidade. Porém, ao ajustar a análise para fatores de confusão através da análise multivariada, a transfusão de hemácias não foi associada com maior taxa de mortalidade. Esses resultados diferem de estudos anteriores e podem ser atribuídos a melhor qualidade do sangue transfundido. Sangue leucodepletado foi utilizado em 76% dos participantes do estudo SOAP e em somente 46% dos pacientes do estudo ABC.

Em um estudo observacional de cirurgias para revascularização do miocárdio, 102.470 pacientes de 798 centros nos Estados Unidos foram acompanhados. A variação das taxas de transfusão destes centros foi de 0% a 97,5%.[7] Os principais fatores relacionados com essa variação foram a localização geográfica, o *status* acadêmico da instituição e o volume de atendimento do hospital. Fatores importantes como as características clínicas dos pacientes ou variáveis fisiológicas, não contribuíram para justificar a diferença entre as taxas de transfusão entre os centros.

Nesses estudos, a principal variável utilizada para indicar uma transfusão foi o nível de hemoglobina. Todavia, essa prática pode aumentar os riscos em detrimento dos benefícios. A indicação ótima de uma transfusão de sangue, ou a de não transfundir, é aquela que maximiza os resultados clínicos e evita transfusões desnecessárias, que aumentam os custos e expõem os pacientes a complicações relacionadas à transfusão.

## O Risco da Anemia

Anemia é definida pela Organização Mundial da Saúde (OMS) como um nível de hemoglobina menor que 13 $g.dL^{-1}$ em homens e menor que 12 $g.dL^{-1}$ em mulheres. Anemia é prevalente em várias populações e está associada com piores desfechos clínicos em vários subgrupos de pacientes como idosos, pacientes de alto risco cirúrgico, pacientes críticos e pacientes cardiopatas. Anemia é altamente prevalente em pacientes críticos. Cerca de 60% dos pacientes críticos admitidos na UTI são anêmicos, e após uma semana de permanência na UTI cerca de 80% dos pacientes apresentam uma concentração de hemoglobina inferior a 9 $g.dL^{-1}$.[11] Pacientes submetidos a cirurgias de alto risco, como cirurgia cardíaca, também apresentam um alto risco para desenvolver anemia.[7]

Existem basicamente dois mecanismos que levam esses pacientes a desenvolverem anemia: redução da vida média das hemácias e redução da eritropoiese. As principais causas da redução da vida média das hemácias são sangramento, hemólise e coagulopatias, enquanto a redução da eritropoiese é causada principalmente por carências nutricionais e inflamação. Embora em muitos pacientes o desenvolvimento de anemia seja decorrente da combinação de mecanismos, a inflamação e a deficiência de ferro são consideradas como principais fatores contribuintes para a anemia no paciente crítico.[12,13]

Existe evidência científica suficiente mostrando que a anemia é um fator de risco independente para mortalidade em pacientes críticos e em pacientes cirúrgicos. Alguns estudos mostram que a anemia foi associada com pior prognóstico, incluindo maior mortalidade, complicações cardiovasculares, respiratórias, neurológicas, renais e infecciosas, maior tempo de permanência hospitalar e maior custo.[14-23] O risco de anemia é consequência da menor oferta de oxigênio, levando à hipóxia tecidual, lesão orgânica e morte celular.

Felizmente, existem mecanismos fisiológicos de adaptação à anemia e possibilidades de otimização além da transfusão. A equação da oferta de oxigênio ($DO_2$) mostra que a concentração de hemoglobina não é a única variável importante, sendo que o débito cardíaco (DC) exerce um grande papel e pode ser adequado através da otimização da pré-carga, pós-carga, frequência cardíaca e da contratilidade:

$$DO_2 = CaO_2 \times DC,$$
$$\text{onde o } CaO_2 = Hb(g/dL) \times SaO_2 \times 1,34 + PaO_2 \times 0,0031$$

Na equação, $DO_2$ é a oferta de $O_2$ em $mL.min^{-1}$, Hb é a concentração de hemoglobina em $g.dL^{-1}$, $SaO_2$ é a saturação arterial de oxigênio em porcentagem, $CaO_2$ é o conteúdo arterial de oxigênio em $mL.dL^{-1}$, $PaO_2$ é a pressão parcial de $O_2$ arterial em mmHg e DC é o débito cardíaco em $L.min^{-1}$.

Na anemia aguda, mecanismos compensatórios, como a ativação do sistema nervoso autônomo simpático, levam ao aumento da frequência cardíaca, da pré-carga, da pós-carga e da contratilidade miocárdica, contrabalanceando a redução na $DO_2$. Outro mecanismo adaptativo na anemia é o desvio para direita da curva de dissociação da hemoglobina-oxigênio, levando à maior oferta de oxigênio para os tecidos. A anemia leva também a mecanismos de adaptação molecular. Estes incluem a ativação do fator induzido por hipóxia (HIF-alfa) e óxido nítrico sintase (NOS), que ativarão mecanismos celulares e regionais de adaptação que reduzirão o consumo celular de oxigênio, aumentando o fluxo sanguíneo, respectivamente.[26]

O racional para a individualização da indicação da transfusão, ao invés da utilização de gatilhos transfusionais como níveis de hemoglobina de 10 $g.dL^{-1}$, é baseado no fato de que a reserva fisiológica responsável pelos mecanismos de adaptação à anemia e capacidade de aumentar a $DO_2$ varia em cada circunstância clínica, como idade, presença de doenças crônicas e/ou disfunções orgânicas agudas instaladas. Isto significa que o organismo pode tolerar, dependendo da situação clínica, reduções significativas da $DO_2$, sem comprometer o consumo celular de oxigênio ($VO_2$). No entanto, se o $DO_2$ reduzir a níveis críticos ($DO_2$ crítico ou dependente), haverá redução no $VO_2$, levando à hipóxia tecidual, com aumento dos níveis séricos de lactato e redução da saturação dos valores de saturação venosa central ($ScVO_2$).

A transfusão de hemácias é comumente utilizada para o tratamento da anemia. O objetivo da transfusão de hemácias é o aumento da oferta de oxigênio para os tecidos, levando à melhora na perfusão e nos desfechos clínicos. Porém, dependendo da situação clínica, a transfusão de hemácias pode não reduzir o risco da anemia e não melhorar a perfusão tecidual, podendo inclusive aumentar o risco de complicações.[28] Uma avaliação criteriosa da relação risco-benefício da transfusão é essencial para alcançar os melhores resultados, assim como considerar as estratégias de gerenciamento de sangue. Os programas de gerenciamento de sangue do paciente (ou *patient blood management*) têm ganhado um enorme destaque por sua importância em diversos aspectos, incluindo a revisão das indicações de transfusão, possibilidades de otimização e tratamento da anemia, assim como maior tolerância dos níveis de anemia.[xx] Além disso, nos casos que a transfusão se faz de fato necessária, a ideia de que mais de uma unidade pode ser administrada sem reavaliação deve ser abandonada pelos riscos associados e à falta de evidências clínicas de benefícios.

# Riscos da Transfusão

A transfusão de hemácias tem sido indicada principalmente baseada na concentração de hemoglobina. A regra 10/30 (10 g.dL$^{-1}$ de hemoglobina ou 30% de hematócrito) foi proposta pelo anestesiologista John Lundy, durante a Segunda Guerra Mundial, como uma maneira segura de guiar a transfusão de hemácias.[1] Nos últimos anos, 1 em cada 10 pacientes internados para a realização de algum procedimento cirúrgico recebe transfusão de hemácias. Nos Estados Unidos, a Associação Médica Americana tem alertado a comunidade médica sobre o excesso de transfusão de hemácias e os riscos de se expor desnecessariamente a essa terapia.[29] Embora a transfusão de hemácias salve vidas em situações extremas como no choque hemorrágico,[30] em outras situações têm mostrado ausência de benefício ou até malefício.[31]

A transfusão de hemácias apresenta muitos efeitos adversos, devemos sempre considerar os riscos (Tabela 99.1) e benefícios dessa terapia quando for indicada.[32] Na década de 1980 foram descritos que alguns agentes infecciosos como o HIV, o vírus da hepatite B e C poderiam ser transmitidos pela transfusão de hemácias. Com o aperfeiçoamento dos testes sorológicos, houve uma redução no risco da transmissão desses agentes virais. No entanto, novos agentes têm sido descritos tais como *Babesia, Trypanosoma cruzi, Leishmania, Chikungunya, Zika*, nova variante da doença de *Creutzfeldt-Jakob*, entre outros. Existe também um risco considerável de contaminação dos hemocomponentes por bactérias, que podem resultar em choque séptico e morte.[33]

Existem outros riscos associados à transfusão de sangue, além dos riscos infecciosos, como reações transfusionais, injúria pulmonar aguda relacionada à transfusão (TRALI), sobrecarga circulatória relacionada à transfusão (TACO), imunomodulação, sobrecarga de ferro, lesão de estocagem, entre outros.[30] A TRALI é a principal causa de mortalidade relacionada à transfusão, seguida de reações transfusionais hemolíticas causadas por incompatibilidade ABO e não ABO.

A maior parte da evidência atual sobre transfusão de hemácias ainda vem de estudos observacionais ou de estudos intervencionistas que compararam uma estratégia liberal ou restritiva de transfusão de hemácias, utilizando diferentes concentrações de hemoglobina como gatilhos transfusionais. Muitos estudos mostram que existe uma associação entre transfusão e complicações, incluindo morte.[9,10] Os estudos ABC e CRIT mostraram que, em pacientes críticos, a transfusão de hemácias foi um fator de risco independente de mortalidade. Em pacientes com síndrome coronariana aguda, uma recente metanálise, que incluía cerca de 203.000 pacientes com infarto agudo do miocárdio, mostrou que a transfusão de hemácias foi associada com maior risco de mortalidade por todas as causas. Em outro estudo, desta vez com 125.177 pacientes submetidos à cirurgia não cardíaca, Bernard e col. demonstraram que, quanto maior o número de unidade de hemácias transfundidas nesses pacientes, maior era o risco destes desenvolverem choque séptico ou morrer no pós-operatório.[35]

Em cirurgia cardíaca, em uma análise retrospectiva com 10.289 pacientes submetidos à cirurgia de revascularização do miocárdio, Koche col.[36] demonstraram que, após 10 anos de seguimento, a sobrevida dos pacientes era inversamente proporcional ao número de hemácias recebidas. O estudo prospectivo TRACS (do Inglês *Transfusion Requirements After Cardiac Surgery*), realizado no Brasil, incluiu 502 pacientes submetidos à cirurgia cardíaca com circulação extracorpórea para uma estratégia de transfusão liberal ou restritiva. Entre outros achados, discutidos mais adiante neste capítulo, este estudo demonstrou também que a transfusão de hemácias está independentemente associada com complicações graves no pós-operatório e mortalidade em 30 dias.[37]

## ▪ ESTUDOS CLÍNICOS RANDOMIZADOS

Durante décadas, a maioria das transfusões de hemácias era indicada de uma maneira liberal, ou seja, as transfusões eram guiadas por uma concentração de hemoglobina não menores que 9-10 g/dL. O racional era baseado em observações de que pacientes anêmicos poderiam ter melhor prognóstico se recebessem transfusão para manter os níveis de hemoglobina maiores do que 10 g.dL$^{-1}$.[1,2]

Nos últimos 15 anos, a prática transfusional vem sendo questionada. Felizmente, alguns ensaios clínicos randomiza-

---

**Tabela 99.1  Riscos da transfusão.**

**Riscos Potenciais da Transfusão**

1. Agentes Infecciosos
   - Doenças transmitidas pela transfusão:
     - Vírus da hepatite B
     - HIV
     - Hepatite C
     - Vírus linfotrófico humano de células T (HTLV)
     - Vírus do Nilo Ocidental (*West Nile virus*)
     - Bactérias
     - *Trypanosoma Cruzi*
     - Citomegalovírus
     - Sífilis
     - Vírus da hepatite A
     - Parvovírus B19
     - Vírus da dengue
     - Vírus *Chikungunya*
     - *Babesia spp*
     - *Plasmodium spp*
     - *Leishmania spp*
     - *Brucella spp*
     - Nova variante da doença de Creutzfeldt-Jacob
     - Patógenos desconhecidos

2. Reações transfusionais

3. Aloimunização

4. Erros médicos

5. Injúria pulmonar aguda associada à transfusão (*transfusion-related acute lung injury*, TRALI)

6. Sobrecarga circulatória associada à transfusão (*transfusion-associated circulatory overload* – TACO)

7. Sobrecarga de ferro

8. Imunomodulação

9. Lesões de estocagem

**Fonte:** modificada de Goodnough LT; 2013.[34]

dos foram publicados, reforçando que se deve adotar uma prática mais restritiva de transfusão. Esta é a base para uma nova era da medicina transfusional – a era da individualização, do racional, de pesar os riscos e benefícios da transfusão, e da implementação de estratégias de conservação de sangue no intuito de evitar tanto a anemia como a transfusão.

O estudo TRICC (do inglês *The Transfusion Requirements in Critical Care*), realizado por Paul Hébert e col., foi um divisor de águas na prática transfusional. Esse estudo foi o primeiro ensaio clínico randomizado e controlado que comparou uma estratégia restritiva de transfusão (gatilho transfusional de 7 g.dL$^{-1}$ de hemoglobina) com uma estratégia liberal (gatilho transfusional de 10 g.dL$^{-1}$ de hemoglobina) em 838 pacientes críticos.[38] Os pacientes do grupo restritivo apresentaram taxa de mortalidade em 30 dias similar àqueles submetidos a uma estratégia liberal (e até mesmo menor taxa de mortalidade quando considerado apenas pacientes com menor gravidade, definido por um escore APACHE II<20, e pacientes com idade inferior a 55 anos). Porém, algumas limitações desse estudo devem ser consideradas. Foi um estudo conduzido há quase duas décadas, quando a leucorredução ainda não era uma prática recomendada para todos os pacientes. Além do mais, durante esse período houve um considerável avanço nas técnicas de conservação e na tecnologia empregada na manipulação dos hemoderivados nos bancos de sangue. Outro fator que levanta dúvida sobre a generalização dos resultados é que os investigadores incluíram somente 13% dos pacientes avaliados para entrar no estudo. Independente disso, esse estudo multicêntrico é a mais forte evidência disponível e até hoje norteia as políticas de transfusão em pacientes críticos adultos.

Os pacientes submetidos à cirurgia cardíaca representam os maiores consumidores de hemoderivados em todo o mundo. Considerando esse cenário, onde muitas vezes ocorre um excesso nas indicações das transfusões de hemácias, o Instituto do Coração (Incor) da Faculdade de Medicina da Universidade de São Paulo realizou em 2009 um ensaio clínico prospectivo, randomizado, controlado, de não inferioridade, denominado estudo TRACS (do inglês *The Transfusion Requirements After Cardiac Surgery*). Durante o período de um ano, 502 pacientes submetidos à cirurgia cardíaca foram randomizados para uma estratégia restritiva de transfusão (transfundir para manter um hematócrito ≥ 24%) ou para uma estratégia liberal (transfundir para manter um hematócrito ≥ 30%).[37] Nesse estudo, o desfecho primário de mortalidade em 30 dias e complicações graves foram semelhantes entre as estratégias. O grupo restritivo apresentou uma redução de 60% no número de unidades transfundidas. Além do mais, a transfusão de hemácias foi identificada como um fator de risco independente de mortalidade. Apesar de unicêntrico, o que compromete a generalização dos resultados, esse estudo foi o primeiro a demonstrar que uma estratégia restritiva de transfusão de hemácias seria segura também em pacientes submetidos à cirurgia cardíaca. No entanto, mais recentemente, um estudo multicêntrico (TITRe2 - *Transfusion Indication Threshold Reduction trial*), realizado por Murphy e col., confirmou esses resultados.[39]

Em cirurgia não cardíaca, o estudo FOCUS (do inglês *The Functional Outcomes in Cardiovascular Patients study*) foi realizado com o objetivo de também desafiar uma estratégia liberal de transfusão, desta vez em uma população de pacientes idosos (idade média acima de 80 anos) com história ou fatores de risco para doença cardiovascular e que se submeteriam a uma artroplastia total de quadril. A estratégia restritiva consistia em transfundir se hemoglobina < 8 g.dL$^{-1}$ ou sintomas de anemia, enquanto a estratégia liberal consistia em transfundir se hemoglobina < 10 g.dL$^{-1}$. Não houve diferença entre as estratégias com relação aos desfechos estudados de mortalidade, morbidade e capacidade funcional entre 30 e 60 dias após a cirurgia.[40]

Villanueva e col.[41] realizaram um ensaio clínico randomizado onde 921 pacientes com hemorragia digestiva alta foram divididos em dois grupos: um grupo onde os pacientes seriam transfundidos apenas se concentração de hemoglobina < 7 g.dL$^{-1}$, e no outro apenas se hemoglobina > 9 g.dL$^{-1}$. Quando comparados aos pacientes submetidos a uma estratégia liberal de transfusão de hemácias, o grupo restritivo apresentou menor taxa de mortalidade em 45 dias e redução na incidência de novos episódios de hemorragia digestiva alta.[41] Holst e col. realizaram um ensaio clínico randomizado em 998 pacientes com choque séptico utilizando também os gatilhos transfusionais de hemoglobina < 7 g.dL$^{-1}$ e 9 g.dL$^{-1}$ para os grupos restritivo e liberal, respectivamente. Não houve diferença entre os grupos com relação ao desfecho primário de mortalidade em 90 dias, assim como na incidência de eventos isquêmicos e necessidade de suporte avançado.[42]

O estudo REALITY avaliou pacientes com infarto do miocárdio e anemia, mostrando que uma estratégia restritiva não foi inferior a uma estratégia liberal em termos de eventos cardiovasculares, reforçando os achados anteriores. [XX]

Outros estudos randomizados menores, em grupos específicos de pacientes, ainda têm reportado resultados controversos. O estudo TRISOP (*Transfusion Requirements in Surgical Oncology Patients*) foi um estudo realizado no Instituto do Câncer do Estado de São Paulo (ICESP) e incluiu 198 pacientes para uma estratégia liberal ou restritiva de transfusão durante a permanência destes na UTI. Os pacientes submetidos a uma estratégia liberal (gatilho transfusional de hemoglobina < 9 g.dL$^{-1}$) apresentaram menor incidência de complicações, incluindo mortalidade em 30 dias, quando comparado com os pacientes com estratégia restritiva (gatilho transfusional de hemoglobina < 7 g.dL$^{-1}$).[43]

Um estudo piloto com 100 pacientes idosos internados em UTI sob ventilação mecânica invasiva mostrou uma tendência na redução de mortalidade em 180 dias naqueles que foram submetidos a uma estratégia restritiva (gatilho transfusional de hemoglobina < 7 g.dL$^{-1}$) quando comparado com os pacientes do grupo liberal (gatilho transfusional de hemoglobina < 10 g.dL$^{-1}$). Naidech e col.[44] demonstraram que manter uma concentração de hemoglobina de 11.5 g.dL$^{-1}$ em pacientes com hemorragia subaracnóidea foi tão seguro quanto uma hemoglobina de 10 g.dL$^{-1}$, e possivelmente pode reduzir a incidência de isquemia cerebral cortical.

O TRICOP (do inglês *Transfusion Requirements in Critically Ill Oncologic Patients*) foi um estudo randomizado em

300 pacientes com câncer e choque séptico. A estratégia restritiva de transfusão baseada em um gatilho transfusional de hemoglobina < 7 g.dL$^{-1}$ foi semelhante à estratégia liberal de 9 g.dL$^{-1}$ em relação ao desfecho primário de mortalidade de 30 dias. Um estudo piloto recentemente publicado com 110 pacientes com síndrome coronária aguda ou angina instável, submetidos a cateterismo cardíaco, mostrou que uma estratégia liberal foi associada com uma tendência para menos eventos cardíacos maiores e morte que uma estratégia restritiva.[xx]

Resultados de estudos multicêntricos randomizados, recentemente publicados, revelaram que, em pacientes com anemia falciforme, a transfusão pré-operatória de hemácias foi associada com a redução do risco de complicações graves ou clinicamente significantes, particularmente síndrome torácica aguda.[45]

Em uma metanálise conduzida por Carson e col.[46], 19 ensaios clínicos que randomizaram pacientes para duas estratégias de transfusão de hemácias foram selecionados. Os resultados mostraram que uma estratégia restritiva foi associada com uma redução estatisticamente significante da mortalidade hospitalar, mas não na mortalidade de 30 dias ou no tempo de permanência hospitalar. Além do mais, o estudo TRICC e o estudo FOCUS foram os dois ensaios que dominaram a análise, fornecendo 75% dos dados. Como esses estudos foram realizados em populações específicas, o resultado dessa metanálise pode não ser aplicado em outros grupos de pacientes.

Vincent e col.[47] recentemente analisaram o futuro da pesquisa em medicina transfusional e destacaram pontos importantes: as dificuldades de realizar ensaios clínicos randomizados com gatilhos definidos de concentração de hemoglobina; a heterogeneidade dos pacientes incluídos; a relutância de médicos para randomizar grupos específicos de pacientes para uma ou outra intervenção; e as altas taxas de desvio de protocolo. Isso leva a uma importante reflexão em medicina transfusional: a importância de estudos observacionais de boa qualidade para criar a evidência. Esses estudos refletem o mundo real, e com análise estatística apropriada para ajustar para as variáveis de confusão (escore de propensão e análise multivariada), podem fornecer resultados muito mais globalmente aplicáveis e relevantes.

## ■ ESTRATÉGIA DE CONSERVAÇÃO DE SANGUE – *PATIENT BLOOD MANAGEMENT*

A estratégia de conservação de sangue (também conhecida como PBM, do inglês *Patient Blood Management*) é definida como o manejo apropriado de hemocomponentes e hemoderivados com o objetivo de minimizar a sua utilização.[48] O PBM é uma abordagem baseada em evidências, que é multidisciplinar (especialistas em medicina transfusional, cirurgiões, anestesiologistas e intensivistas) e multiprofissional (médicos, enfermeiros, farmacêuticos e equipe multidisciplinar). Os objetivos do PBM é diagnosticar, avaliar e tratar a anemia; otimizar a hemostasia; e nortear decisões para a administração apropriada da terapia transfusional. O PBM tem sido reconhecido pela OMS como um meio de promover alternativas à transfusão. Para alcançar essas me-

tas, os serviços de saúde, as instituições acreditadoras e as agências regulatórias têm de focar na questão da utilização de hemoderivados para melhorar os desfechos e a segurança dos pacientes.[49]

O objetivo do programa da OMS sobre disponibilidade e segurança de hemoderivados é a redução de morbidade e mortalidade através de um melhor acesso a um sangue de boa qualidade e do uso seguro e racional da transfusão de sangue.[50] O plano estratégico da OMS envolve avanços em alguns campos da medicina transfusional:

1. Autossuficiência no estoque de hemoderivados através de 100% de doações de sangue voluntárias e não remuneradas;
2. Fortalecimento da qualidade da gestão;
3. Vigilância de saúde, hemovigilância, gestão de risco, monitorização e avaliação.

O PBM é uma estratégia promissora para o manejo da anemia e do sangramento, com a transfusão sendo apenas um aspecto dessa importante abordagem conforme podemos observar. Os três pilares fundamentais dos programas de PBM são pautados em otimização da massa eritrocitária, minimização da perda sanguínea e otimização da reserva fisiológica, evitando transfusões desnecessárias com aumento da tolerância à anemia sempre que possível.[xx]

Outras questões relacionadas à transfusão ainda permanecem controversas: os benefícios de sangue com tempo de estocagem curto *versus* longo, o papel exato da leucorredução e o momento mais apropriado para transfundir no período perioperatório (pré-operatório ou intraoperatório).[51-53]

## ■ CONCLUSÃO

A transfusão de hemácias é uma terapia antiga utilizada para adequar a oferta de oxigênio e evitar a hipóxia tecidual. Por muitos anos, mitos, crenças e experiências guiaram a terapia transfusional. No entanto, a habilidade do concentrado de hemácias em melhorar os desfechos clínicos não tem sido demonstrada. Além do mais, os efeitos adversos relacionados são significativos e devem ser considerados ao pesar riscos e benefícios de uma transfusão.

Recentemente, temos produzido dados suficientes para encorajar a reflexão e revisão da prática transfusional. Uma abordagem baseada em um gatilho transfusional cada vez mais se mostra não apropriada. Diferentes pacientes em circunstâncias específicas podem ou não se beneficiar de uma transfusão de hemácias. Como mensurar esses benefícios e pesar os riscos da anemia e os riscos da transfusão são ainda grandes desafios. À beira do leito, a recomendação é que o médico faça adequado uso da literatura disponível em associação com o julgamento clínico para decidir se indica uma transfusão ou não. Essa indicação deve levar em conta as características individuais do paciente, incluindo idade e doença cardiovascular, dados fisiológicos, tais como variáveis hemodinâmicas e marcadores de perfusão tecidual.[54] O processo de tomada de decisão deve combinar todos estes dados juntos para determinar o correto gatilho transfusional com foco na individualização do cuidado de cada paciente.

## REFERÊNCIAS

1. Sturgis CC. The history of blood transfusion. Bull Med Libr Assoc. 1942;30:105-12.
2. Ramsey G, Schmidt PJ. Transfusion medicine in Chicago, before and after the 'blood bank'. Transfus Med Rev. 2009;23:310-21.
3. Salpeter SR, Buckley JS, Chatterjee S. Impact of more restrictive blood transfusion strategies on clinical outcomes: a meta-analysis and systematic review. Am J Med. 2014;127:124-31.e3.
4. Shander A, Javidroozi M. Strategies to reduce the use of blood products: a US perspective. Curr Opin Anaesthesiol. 2012; 25:50-8. – substituir por esta ref mais atual: JAMA Netw Open. 2023 Dec 1;6(12):e2349559. doi: 10.1001/jamanetworkopen.2023.49559.
5. Vincent JL, Hajjar LA. What's new in transfusion policies? Intensive Care Med. 2013;39:1002-4.
6. Hogshire L, Carson JL. Red blood cell transfusion: what is the evidence when to transfuse? Curr Opin Hematol. 2013;20:546-51.
7. Bennett-Guerrero E, Zhao Y, O'Brien SM, et al. Variation in use of blood transfusion in coronary artery bypass graft surgery. J Am Med Assoc. 2010; 304:1568-75. – SUPRIMIR ESSA REF
8. Shander A, Puzio T, Javidroozi M. Variability in transfusion practice and effectiveness of strategies to improve it. J Cardiothorac Vasc Anesth. 2012;26:541-4.
9. Vincent JL, Baron JF, Reinhart K, et al. Anemia and blood transfusion in critically ill patients. J Am Med Assoc. 2002;288:1499-507.
10. Corwin HL, Gettinger A, Pearl RG, et al. The CRIT study: anemia and blood transfusion in the critically ill: current clinical practice in the United States. Crit Care Med. 2004;32:39-52.
11. Retter A, Wyncoll D, Pearse R, et al. Guidelines on the management of anaemia and red cell transfusion in adult critically ill patients. Br J Haematol. 2013;160:445-64.
12. Hayden SJ, Albert TJ, Watkins TR, et al. Anemia in critical illness: insights into etiology, consequences, and management. Am J Respir Crit Care Med. 2012;185:1049-57.
13. Singh S, Gudzenko V, Fink MP. Pathophysiology of perioperative anaemia. Best Pract Res Clin Anaesthesiol. 2012; 26:431-9.
14. van Straten AH, Hamad MA, van Zundert AJ, et al. Preoperative hemoglobin level as a predictor of survival after coronary artery bypass grafting: a comparison with the matched general population. Circulation. 2009;120:118-25.
15. Karkouti K, Wijeysundera DN, Beattie WS. Risk associated with preoperative anemia in cardiac surgery: a multicenter cohort study. Circulation. 2008;117:478-84.
16. Hung M, Besser M, Sharples LD, et al. The prevalence and association with transfusion, intensive care unit stay and mortality of preoperative anaemia in a cohort of cardiac surgery patients. Anaesthesia. 2011;66:812-8.
17. Kulier A, Levin J, Moser R, et al. Impact of preoperative anemia on outcome in patients undergoing coronary artery bypass graft surgery. Circulation. 2007;116:471-9.
18. Fang WC, Helm RE, Krieger KH, et al. Impact of minimum hematocrit during cardiopulmonary bypass on mortality in patients undergoing coronary artery surgery. Circulation. 1997;96:II-194-II-199.
19. DeFoe GR, Ross CS, Olmstead EM, et al. Lowest hematocrit on bypass and adverse outcomes associated with coronary artery bypass grafting. Northern New England Cardiovascular Disease Study Group. Ann Thorac Surg. 2001;71:769-76.
20. Loor G, Li L, Sabik JF 3rd, et al. Nadir hematocrit during cardiopulmonary bypass: end-organ dysfunction and mortality. J Thorac Cardiovasc Surg. 2012;144:654-62.e4.
21. Karkouti K, Djaiani G, Borger MA, et al. Low hematocrit during cardiopulmonary bypass is associated with increased risk of perioperative stroke in cardiac surgery. Ann Thorac Surg. 2005;80:1381-7.
22. Shander A, Javidroozi M, Naqvi S, et al. An update on mortality and morbidity in patients with very low postoperative hemoglobin levels who decline blood transfusion. Transfusion. 2014;54(10 Pt 2):2688-95.
23. Carson JL, Noveck H, Berlin JA, et al. Mortality and morbidity in patients with very low postoperative Hb levels who decline blood transfusion. Transfusion. 2002;42:812-8.
24. Kilic A, Whitman GJ. Blood transfusions in cardiac surgery: indications, risks, and conservation strategies. Ann Thorac Surg. 2014;97:726-34.
25. Morgan TJ. The oxyhaemoglobin dissociation curve in critical illness. Crit Care Resusc. 1999;1:93-100.
26. Semenza GL. Oxygen sensing, homeostasis, and disease. N Engl J Med. 2011;365:537-47.
27. Leach RM, Treacher DF. The pulmonary physician in critical care* 2: oxygen delivery and consumption in the critically ill. Thorax. 2002;57:170-7.
28. Shander A, Javidroozi M, Ozawa S, et al. What is really dangerous: anaemia or transfusion? Br J Anaesth. 2011;107(1):i41-i59.
29. The Joplin Globe. Decline in need for blood leads to staff cuts at center. [Internet] [Acesso em 26 dez 2016]. Disponível em: http://www.joplinglobe.com/news/local_news/decline-in-need-for-blood-leads-to-staff-cuts-at/article_407f0b5a-7b56-5c1a-8568-a1c94999d80b.html
30. Goodnough LT, Levy JH, Murphy MF. Concepts of blood transfusion in adults. Lancet. 2013;381:1845-54.
31. Zuck TF. Legal liability for transfusion injury in the acquired immunodeficiency syndrome era. Arch Pathol Lab Med. 1990;114:309-15.
32. Rana R, Fernandez-Perez ER, Khan SA, et al. Transfusion-related acute lung injury and pulmonary edema in critically ill patients: a retrospective study. Transfusion. 2006;46:1478-83.
33. Perkins HA, Busch MP. Transfusion-associated infections: 50 years of relentless challenges and remarkable progress. Transfusion. 2010;50:2080-99.
34. Goodnough LT. Blood management: transfusion medicine comes of age. Lancet. 2013;381:1791-2.
35. Chatterjee S, Wetterslev J, Sharma A, et al. Association of blood transfusion with increased mortality in myocardial infarction: a meta-analysis and diversity-adjusted study sequential analysis. J Am Med Assoc Intern Med. 2013;173:132-9.
36. Koch CG, Li L, Duncan AI, et al. Transfusion in coronary artery bypass grafting is associated with reduced long-term survival. Ann Thorac Surg. 2006;81:1650-7.
37. Hajjar LA, Vincent JL, Galas FR, et al. Transfusion requirements after cardiac surgery: the TRACS randomized controlled trial. J Am Med Assoc. 2010;304:1559-67.
38. Hebert PC, Wells G, Blajchman MA, et al. A multicenter, randomized, controlled clinical trial of transfusion requirements in critical care. Transfusion Requirements in Critical Care Investigators, Canadian Critical Care Trials Group. N Engl J Med. 1999;340:409-17.
39. Murphy GJ, Pike K, Rogers CA, et al. Liberal or restrictive transfusion after cardiac surgery. N Engl J Med. 2015 Mar 12;372(11):997-1008.
40. Carson JL, Terrin ML, Noveck H, et al. Liberal or restrictive transfusion in high-risk patients after hip surgery. N Engl J Med. 2011;365:2453-62.
41. Villanueva C, Colomo A, Bosch A, et al. Transfusion strategies for acute upper gastrointestinal bleeding. N Engl J Med. 2013;368:11-21.
42. Holst LB, Haase N, Wetterslev J, et al. Lower versus higher hemoglobin threshold for transfusion in septic shock. N Engl J Med. 2014 Oct 9;371(15):1381-91.
43. Almeida JP, Vincent JL, Galas FRBG, et al. Transfusion Requirements in Surgical Oncologic Patients - A prospective, random-ized clinical trial. Anesthesiology. 2015 Jan;122(1):29-38.
44. Naidech AM, Shaibani A, Garg RK, et al. Prospective, randomized trial of higher goal hemoglobin after subarachnoid hemorrhage. Neurocrit Care. 2010;13:313-20.
45. Howard J, Malfroy M, Llewelyn C, et al. The Transfusion Alternatives Preoperatively in Sickle Cell Disease (TAPS) study: a randomised, controlled, multicentre clinical trial. Lancet. 2013;381:930-8.
46. Carson JL, Carless PA, Hebert PC. Transfusion thresholds and other strategies for guiding allogeneic red blood cell transfusion. Cochrane Database Syst Rev. 2012;4:CD002042.
47. Vincent JL, Sakr Y, Lelubre C. The future of observational research and randomized controlled trials in red blood cell transfusion medicine. Shock. 2014;41(1):98-101.
48. Goodnough LT, Shander A. Blood management. Arch Pathol Lab Med. 2007;131:695-701.
49. Goodnough LT, Shander A. Patient blood management. Anesthesiology. 2012;116:1367-76.
50. World Health Organization. Universal access to safe blood transfusion. 2008. [Internet] [Acesso em 26 dez 2016]. Disponível em: http://www.who.int/bloodsafety/universal-bts/en/
51. Wang D, Sun J, Solomon SB, et al. Transfusion of older stored blood and risk of death: a meta-analysis. Transfusion. 2012;52:1184-95.
52. Refaai MA, Blumberg N. Transfusion immunomodulation from a clinical perspective: an update. Expert Rev Hematol. 2013;6:653-63.
53. Karkouti K. Transfusion and risk of acute kidney injury in cardiac surgery. Br J Anaesth. 2012;109(1):i29-i38.
54. Vincent JL. Transfusion triggers: getting it right!. Crit Care Med. 2012;40:3308-9.

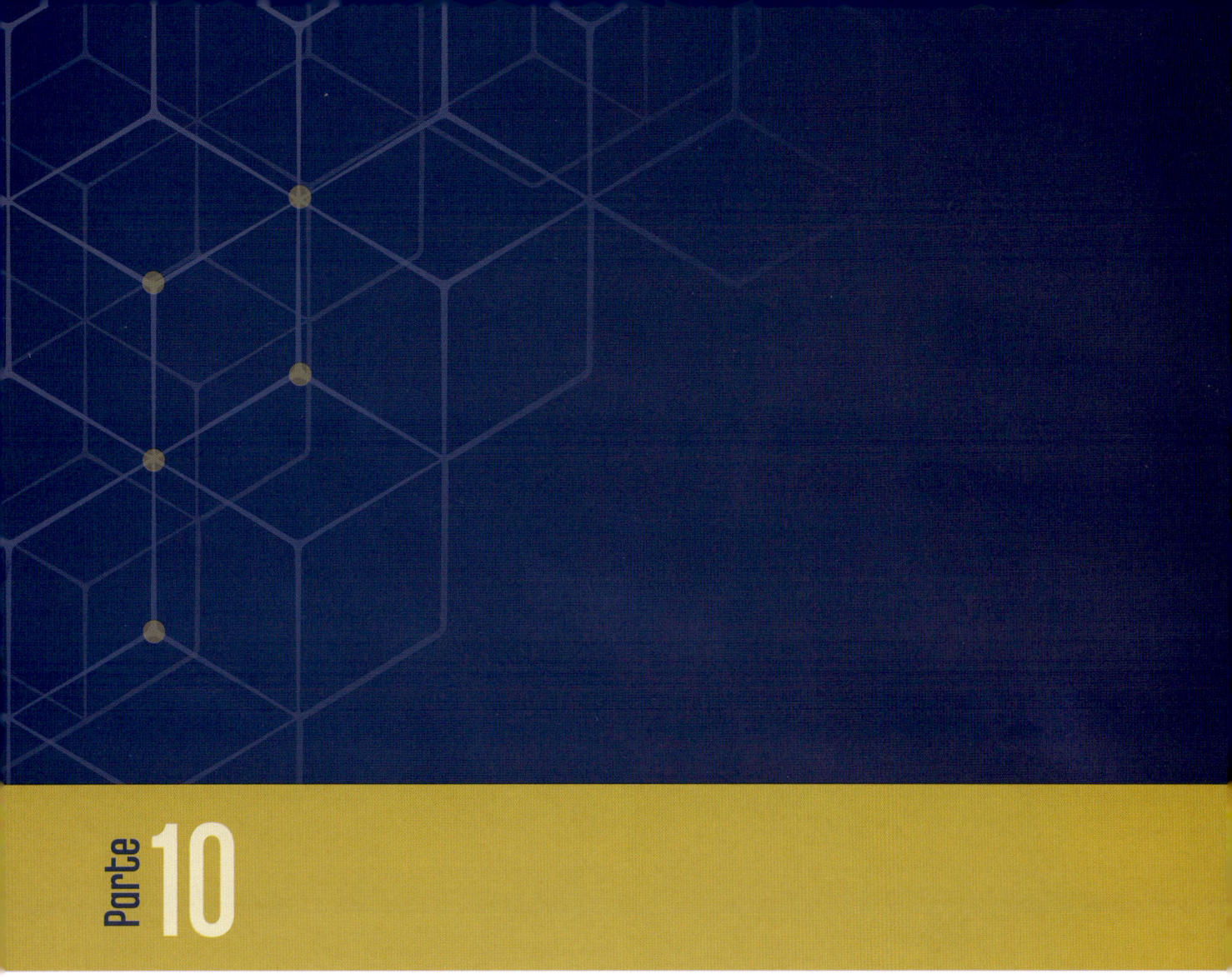

Parte **10**

# Técnicas de Anestesia Geral e Sedação

# 100

# Sedação

Gabriel José Redondano Oliveira ▪ Juliano Antonio Aragão Bozza ▪ Thiago Romanelli Ribeiro

## INTRODUÇÃO

Invariavelmente, quando se discute ou se indica a sedação de pacientes, tem-se a primeira impressão de "baixa complexidade" do procedimento. Executar essa técnica de modo seguro, mantendo os níveis hipnótico--analgésicos adequados durante os mais variados picos e vales dos estímulos junto com a estabilidade dos sistemas orgânicos, utilizando um fármaco, ou o sinergismo entre fármacos, pode ser, porém, uma das tarefas mais desafiadoras do nosso meio.

A associação a bloqueios locorregionais atenua os estímulos álgicos, facilitando o transcorrer do procedimento. A sedação deve preceder os bloqueios, pois a inserção de agulhas pode gerar grande incômodo aos pacientes.

Analgesia e hipnose são pilares da anestesiologia. Dor, ansiedade, agitação e desconforto são disfunções frequentemente apresentadas pelos pacientes cirúrgicos. Logo, viabilizar o conforto e bem-estar dos pacientes é um de nossos deveres. Assim, definem-se, como:

- **Dor:** experiência sensorial ou emocional desagradável associada a um dano real ou potencial a um tecido;[1]
- **Analgesia:** abolição da sensibilidade à dor sem supressão das outras propriedades sensitivas e sem perda de consciência;[2]
- **Sedação:** alívio da ansiedade, agitação e indução de um estado de calma e tranquilidade. Pode envolver hipnose. De acordo com a Resolução CFM nª 1.670/2003, anexo I, sob diferentes aspectos clínicos, a sedação pode ser classificada em leve, moderada e profunda, de acordo com estas definições
  - Sedação leve é um estado obtido com o uso de medicamentos em que o paciente responde ao comando verbal. A função cognitiva e a coordenação podem estar comprometidas. As funções cardiovascular e respiratória não apresentam comprometimento;[3]
  - Sedação moderada/analgesia ("sedação consciente") é um estado de depressão da consciência, obtido com o uso de medicamentos, no qual o paciente responde ao estímulo verbal isolado ou acompanhado de estímulo tátil. Não são necessárias intervenções para manter a via aérea permeável, a ventilação espontânea é suficiente e a função cardiovascular geralmente é mantida adequada;[3]
  - Sedação profunda/analgesia é uma depressão da consciência induzida por medicamentos, e nela o paciente dificilmente é despertado por comandos verbais, mas responde a estímulos dolorosos. A ventilação espontânea pode estar comprometida e ser insuficiente. Pode ocorrer a necessidade de assistência para a manutenção da via aérea permeável. A função cardiovascular geralmente é mantida. As respostas são individuais.[3]

Além disso, a Resolução CFM nº 1.670/2003 ressalta que sedação profunda somente pode ser realizada por médicos qualificados e em ambientes que ofereçam condições seguras para sua realização, ficando os cuidados do paciente a cargo do médico que não esteja realizando o procedimento que exige sedação[3] (Tabela 100.1). Por sua vez, a Resolução CFM nº 2.174/2017, em seu art. 5º, reforça a importância do médico anestesiologista durante os procedimentos com sedação.

Considerando a necessidade de implementação de medidas preventivas voltadas à redução de riscos e ao aumento da segurança sobre a prática do ato anestésico, recomenda-se que a sedação/analgesia seja realizada por médicos, preferencialmente anestesiologistas, ficando o acompanhamento do paciente a cargo do médico que não realize o procedimento que exige sedação/analgesia.

Michael A. E. Ramsay, nascido em Dublin, na Irlanda, e formado em medicina na University of London, desenvolveu uma escala para avaliação do grau de sedação em pacientes de terapia intensiva. Com frequência, a escala também é usada em ambiente cirúrgico. A Escala de Ramsay avalia o grau de sedação de pacientes em uso de fármacos sedativos e classifica a profundidade entre 1 e 6 (Tabela 100.2).

Independentemente do nível de sedação, as áreas onde for realizado o procedimento, devem respeitar condições mínimas de segurança para a realização do exame, incluindo, além dos monitores cardíacos, oxímetro de pulso e aparelho para aferição da pressão arterial, um aspirador de secreção, desfibrilador, equipamentos para manutenção da permeabilidade das vias aéreas, oxigênio, fármacos antagonistas, como a naloxona e flumazenil, além de fármacos para reanimação e ambiente para recuperação ao término da sedação. Além da monitorização obrigatória, a utilização da capnografia em forma de onda deve ser considerada em sedações de moderada a profunda, de longa duração, caracterizada pela não resposta verbal do paciente e pelo risco de hipoxemia,[4] que serve para confirmar a presença de respiração sem apneia, bradipneia ou obstrução das vias aéreas.[5] Seu uso é recomendado pela American Society of Anesthesiologists[6] e pela Association of Anesthetists of Great Britain and Ireland.[7]

## REGISTRO

O registro em prontuário é obrigatório e deverão constar nele as condições clínicas do paciente, sinais vitais antes, durante e após o procedimento, tempo de jejum, fármacos e dosagem utilizados, bem como eventuais intercorrências durante o procedimento. Ao fim, também é importante registrar as condições de alta do paciente.

### Avaliação Inicial Antes do Procedimento

Deve ser realizada uma anamnese completa com:

- Hábitos de vida;
- Doenças em atividade;
- Medicações em uso;
- Alergias;
- Tempo de jejum;
- Passado cirúrgico/anestésico e possíveis intercorrências;
- Exame físico completo contemplando principalmente a avaliação das vias aéreas;
- Assinatura do termo de consentimento informado específico para o procedimento e para a sedação (anestesia).

Para a manutenção dos níveis adequados de oxigenação durante os procedimentos, é possível utilizar uma variedade de sistemas que garantam melhor oferta de oxigênio. Esses podem ser categorizados em sistemas de baixo e de alto fluxo. Os sistemas de baixo fluxo fornecem $FiO_2$, que varia com o fluxo inspiratório do paciente e são classificados como sistemas de oferta de oxigênio de desempenho variável. Por sua vez, os sistemas de alto fluxo fornecem concentração de oxigênio inspirado específica, com fluxo que atenda ou exceda as necessidades de fluxo inspiratório do paciente e são classificados como sistemas de fornecimento de oxigênio

**Tabela 100.1** Classificação dos níveis de sedação.

| | Sedação mínima (ansiólise) | Sedação moderada/analgesia | Sedação profunda/analgesia | Anestesia geral |
|---|---|---|---|---|
| Responsividade | Normal, responde a estímulos verbais | Responde a estímulos verbais e táteis de forma espontânea | Responde a estímulos repetidos ou dolorosos, de forma espontânea | Irresponsiva mesmo a estímulos dolorosos |
| Via aérea | Não afetada | Não requer intervenção | Pode necessitar | Intervenção geralmente requerida |
| Ventilação espontânea | Não afetada | Adequada | Pode ser inadequada | Geralmente inadequada |
| Função cardiovascular | Não afetada | Normalmente mantida | Normalmente mantida | Pode ser comprometida |

**Tabela 100.2** Escala De Ramsay Papa avaliação dos níveis de sedação.

| Respostas | Escores |
|---|---|
| Dormindo, ausência de resposta | 6 |
| Dormindo, responde lentamente a estímulo auditivo alto ou a leve toque entre as sobrancelhas | 5 |
| Dormindo, responde rapidamente a estímulo auditivo alto ou a leve toque entre as sobrancelhas | 4 |
| Responde a comando verbal | 3 |
| Cooperativo, orientado e tranquilo | 2 |
| Ansioso, agitado, inquieto | 1 |

de desempenho fixo. A escolha do modo de suplementação de oxigênio dependerá das necessidades de cada paciente (Tabela 100.3).[4,5]

| Tabela 100.3  Dispositivos para suplementação de oxigênio. | | |
|---|---|---|
| Dispositivos* | FiO$_2$ | Fluxos de O$_2$ |
| Sistemas de baixo fluxo | | |
| Cânula nasal | 25-40% | 1-4 L/min |
| Máscara simples | 35-50% | 6-10 L/min |
| Máscara com reinalação parcial | 50-60% | 10-12 L/min |
| Máscara sem reinalação | até 95% | 10-15 L/min |
| Sistemas de alto fluxo | | |
| Máscara de Venturi | 25-60% | 12-15 L/min |
| Capacete de oxigênio (Hood) | 25-90% | 10-15 L/min |

A escolha de fármacos para a sedação dependerá do procedimento realizado, da habilidade e experiência do operador na utilização destes e, também, das expectativas e necessidades individuais do paciente em cada procedimento. Levando isso em consideração, poderá ser usado um fármaco único, ou associação entre dois ou mais fármacos anestésicos e, também, adjuvantes.

A quantidade de fármacos no mercado que apresentam características sedo-hipnóticas, analgésicas e diminuidoras da resposta autonômica é significativa. Entretanto, conhecê-los do ponto de vista farmacocinético e farmacodinâmico deixará o médico anestesiologista mais qualificado na hora de sua escolha.

## ▪ FÁRMACOS

### Midazolam

O midazolam é um benzodiazepínico de curta duração, com agonismo gabaérgico, sem efeito analgésico. Apresenta propriedades antinauseante, ansiolítica, hipnótica, amnésica, anticonvulsivante e relaxante muscular dose-dependente. Pode ser administrado como medicação pré-anestésica por via oral, sublingual, intramuscular e retal, sendo que seu efeito máximo é alcançado aproximadamente com 30 a 80 minutos.

Por ser altamente lipofílico, seu início de ação após injeção endovenosa ocorre entre 1 e 2 minutos, e sua meia-vida de eliminação (T ½ Beta) é de 2 a 4 horas.

Vale ressaltar que as doses são individuais, e a recomendação é que a sedação seja realizada de acordo com a dose-resposta de cada paciente em um *bolus* entre 0,05 e 0,1 mg/kg por via endovenosa, permitindo recuperação relativamente rápida após procedimentos breves; porém a recuperação é dependente da dose total administrada. Uma vantagem do midazolam é que, mesmo em níveis superficiais de sedação com paciente cooperativo, seu efeito ansiolítico e amnésico pode ser obtido, fazendo com que o

paciente não tenha lembrança e trauma do procedimento. Seu principal efeito colateral é depressão respiratória, potencializada principalmente pelo sinergismo entre benzodiazepínicos e opioides, e que pode ser revertida com flumazenil.[6-8]

| Tabela 100.4  Doses e admicistração dos benzodiazepínicos. | | | |
|---|---|---|---|
| Posologias do midazolam em diversas situações | | | |
| Paciente | Objetivo | Dose (mg.kg$^{-1}$) | Via administração |
| Adulto | Sedação | 0,07 – 0,1 | Oral, sublingual |
| | | 0,07 – 0,1 | Muscular |
| | | 0,03 – 0,1 | Venosa |
| | Sedação contínua | 0,03 – 0,1 (por hora) | Venosa |
| | Indução | 0,15 – 0,4 | Venosa |
| Geriátrica | Sedação | 0,5 – 0,75 | Oral |
| | | 0,2 | Sublingal, nasal |
| | | 0,08 – 0,2 | Muscular |
| | | 0,4 – 0,75 | Retal |
| | | 0,05 – 0,15 | Venosa |
| | Sedação contínua | 0,06 – 0,12 (por hora) | Venosa |

### Diazepam

O diazepam é um benzodiazepínico de longa duração, com agonismo gabaérgico sem efeito analgésico. A farmacocinética é afetada pela obesidade, disfunção hepática, e principalmente pela idade. Vale ressaltar que apresenta metabólito ativo após biotransformação hepática (N-dismetildiazepam), que apresenta características farmacodinâmicas semelhantes ao próprio diazepam, sendo que sua T ½ beta pode ser de 20 a 200 horas. Posteriormente, o N-dismetildiazepam é metabolizado para formar o oxazepam e temazepam, que também são farmacologicamente ativos. Por este motivo, não deve ser o benzodiazepínico de primeira escolha, dada a possibilidade de sedação prolongada principalmente em pacientes ambulatoriais idosos; é, porém, uma opção em casos específicos.[9,10]

### Remimazolam (CNS 7056)

Agonista gabaérgico de curta duração sem efeito analgésico, apresenta em sua molécula a incorporação de um grupo éster carboxílico no núcleo benzodiazepínico, deixando-o suscetível à metabolização por estearases teciduais. Estudos mostraram que o remimazolam não apresenta profundidade da sedação dose-dependente e meia-vida contexto-dependente favorável para infusão contínua. Não existe relação clara entre o peso corporal e seu *clearence* sistêmico. A duração da sedação é principalmente dependente da dose.[11]

### Propofol

O propofol é um agonista gabaérgico, do grupo dos alquifenóis altamente solúveis em lipídeos e insolúveis em água. Disponibilizado em emulsão lipídica a 1% e 2%, que contém óleo de soja, glicerol e lecitina do ovo. Não apresenta efeito analgésico, porém é antinauseante, ansiolítico, amnésico, hipnótico e relaxante muscular dose-dependente.

Apresenta ação e recuperação rápidas, fazendo com que seja um fármaco de eleição tanto para emprego em *bolus*, quanto para infusão contínua. Tem superioridade de recuperação se comparado à do midazolam em infusão contínua, em razão de sua meia-vida contexto-dependente ser mais favorável.

| Tabela 100.5 Farmacocinética do propofol. | | | |
|---|---|---|---|
| Meia vida de distribuição $T_{1/2}\delta$ | Meia vida de distribuição $T_{1/2}\delta$ | Volume de distribuição (L.kg⁻¹) | Depuração (mL.kg⁻¹.min⁻¹) |
| 2 – 4 min | 1 – 3 h | 3,5 – 4,5 min | 30 – 60 |

Vale ressaltar que as dose-respostas são individuais, e a possibilidade de haver apneia, antes mesmo da perda da consciência com doses sedativas, é um evento possível, resultando na transição não intencional de sedação leve para profunda. A recomendação é que a sedação seja realizada de acordo com dose-resposta de cada paciente em uma dose única entre 0,5 e 0,1 mg/kg (pico de ação após injeção de 90 a 100 segundos) ou infusão contínua de 25 a 75 µg/kg/min (meia-vida Keo de 2,5 minutos). Existem no mercado modelos farmacocinéticos (Marsh/Schnnider/Kataria, entre outros) que possibilitam o manejo do propofol de maneira mais adequada e previsível, que permite sedação alvo-controlada de acordo com desejo e necessidade do médico anestesiologista para cada procedimento, fazendo com que a possibilidade de transição entre os níveis de sedação descritos anteriormente seja reduzida.[12]

A associação sinérgica de propofol com opioides acarretará aumento da concentração plasmática de ambas os fármacos, em razão da diminuição do volume central de distribuição, do *clearence* de distribuição e da eliminação dos fármacos. A escolha por esse fármaco deve sempre ser ponderada, principalmente se houver necessidade de dose elevada por tempo prolongado, pela possiblidade de desencadear síndrome da infusão do propofol e hipertrigliceridemia associado ou não com pancreatite. Deve-se, então, considerar a menor dose de infusão possível para o efeito desejado.[13]

Por haver glicerol como agente ajustador de tonicidade em sua formulação, pode haver irritação venosa (flebite) e dor à injeção. Tal efeito pode ser minimizado com opioides e 1 mg/kg de lidocaína administrados por via endovenosa previamente à sua injeção. O propofol favorece e facilita o crescimento bacteriano, principalmente da *Eschericia coli* e *Pseudomonas aeruginosa*. Com isso, recomenda-se que seja utilizado em técnica asséptica.[14]

## Fospropofol (Lusedra R)

Em 2008, a agência Food and Drug Administration (FDA) dos EUA aprovou o fospropofol dissódico para anestesia em pacientes adultos submetidos a procedimentos diagnósti-

cos e terapêuticos. Fospropofol é um pró-fármaco do propofol, solúvel em água, metabolizado por fosfatases alcalinas no fígado para o metabólito ativo propofol e, também, fostato e formaldeído. Não apresenta dor à injeção nem efeito analgésico sistêmico, porém existem relatos de causar parestesias perineais leves a moderadas e prurido logo após a injeção de *bolus* relacionado com metabólito do fosfato.

Aproximadamente 1,86 mg de fospropofol equivale a 1 mg de propofol. Vale ressaltar que os estudos e dados sobre farmacocinética e farmacodinâmica do fármaco ainda são escassos e a maior parte dos dados disponíveis vem dos EUA.[15]

## Etomidato

O etomidato é um fármaco agonista gabaérgico, derivado do imidazol, com propriedade hipnótica e mantenedora da estabilidade hemodinâmica e respiratória. Para sua formulação ser significativamente lipofílica, sua comercialização se dá na concentração de 0,2% de etomidato e de 35% de propilenoglicol. O propilenoglicol pode causar dor à injeção e irritação vascular, que pode ser minimizada com injeção de lidocaína 1 mg/kg previamente. É indicado em pacientes com doenças cardiovasculares e hipertensão intracraniana.

Todavia, o emprego de etomidato deve ser limitado a períodos breves de sedação, em decorrência da inibição da síntese de corticosteroides via 11-beta-hidroxilase. Outra questão relevante é que o etomidato apresenta efeito nauseante e não deve ser utilizado de rotina, principalmente em pacientes ambulatoriais. A incidência de mioclonias e soluços é altamente variável (1% a 70%), mas pode ser reduzida com administração prévia de benzodiazepínicos.[16]

## Cetamina

A cetamina é um fármaco do grupo das fenciclidinas, antagonista não competitiva do receptor NMDA, porém também atua nos receptores opioideos e receptores monoaminérgicos. Apresentada como mistura racêmica dos isômeros R (−) e S (+), sua característica é causar anestesia dissociativa e amnésica, não deprimindo os centros respiratório e cardiovascular, dependendo da dose administrada. Por apresentar efeito broncodilatador, pode ser uma opção desejável em pacientes asmáticos e com doença pulmonar obstrutiva crônica.[17]

| Tabela 100.6 Farmacocinética da cetamina. | | | |
|---|---|---|---|
| $T_{1/2}\beta$ (h) | Volume de distribuição (L.kg⁻¹) | Depuração (mL.kg⁻¹.min⁻¹) | Metabolização hepática c/ metabólitos ativos |
| 2 – 3 | 2,5 – 3,5 | 16 – 18 | Norcetamina |

Apresenta efeitos colaterais psicomiméticos, que podem ser diminuídos com administração prévia de benzodiazepínicos, e sialorreia, que pode ser diminuída com antagonista muscarínico. Deve-se ressaltar que a cetamina aumenta o fluxo sanguíneo cerebral, a pressão intracraniana e a taxa de consumo cerebral de oxigênio, portanto está contraindicada em hipertensão intracraniana. Seu uso não é recomendado em cirurgias oftalmológicas, pois pode causar nistagmo, diplopia, blefaroespasmo e aumento da pressão intraocular.[18]

É utilizada como medicação pré-anestésica intranasal ou intramuscular, adjuvante analgésica ou sedoindutora dose-dependente. Hoje em dia, com o conceito de anestesia *opioid free*, *opioid less* e principalmente prevenção e tratamento de dor crônica, o médico anestesiologista vem empregando a cetamina em maior escala. Existem no mercado modelos farmacocinéticos para infusão contínua de cetamina, sendo que o mais adequado com relação a seu perfil farmacocinético e previsibilidade é o modelo de Clements.[19]

## Opioides

Os opioides são úteis para procedimentos em que a dor não possa ser parcial ou completamente bloqueada com anestesia local ou regional de modo isolado, ou que o posicionamento do paciente, após certo tempo, cause desconforto em demasia. Com isso, pode ser empregado principalmente de maneira sinérgica aos anestésicos hipnóticos, entretanto o médico anestesiologista deverá se atentar à possibilidade da ocorrência de efeitos colaterais mais facilmente.

### Fentanil

Opioide mais utilizado de forma sinérgica aos hipnóticos em sedação, facilmente titulável em *bolus*. Recomenda-se que a dose seja titulada pois a resposta aos opioides é bastante variável. A dose inicial de 0,5 – 1,5 µg.kg por via endovenosa associada aos benzodiacepínicos são o bastante para causar analgesia leve. O fentanil apresenta elevado volume de distribuição, podendo apresentar recirculação do fármaco após seu término de ação. Com isso, não é recomendada a infusão contínua em decorrência de sua meia-vida contexto-dependente desfavorável.[20]

### Alfentanil

De modo oposto ao fentanil, o alfentanil apresenta menor volume de distribuição e meia-vida de eliminação. Com isso, a recirculação é insignificante. Dose em *bolus* para sedação de 5 a 10 µg.kg por via endovenosa pode ser utilizada, entretanto a incidência de tórax rígido após *bolus* de alfentanil é maior que fentanil. Em situações de sedação em que o acesso à via aérea seja difícil, não deve ser o opioide de primeira escolha.[21]

### Remifentanil

Opioide com metabolização diferenciada com relação aos demais, apresenta metabolização por estearases plasmáticas com meia-vida contexto-dependente adequada para infusão contínua. Por se tratar de um fármaco com meia-vida ultracurta, é recomendada sua utilização apenas em infusão contínua. Não é recomendada a dose em *bolus*, dada a possibilidade de causar efeitos colaterais indesejados, tais como bradicardia acentuada, hipotensão e tórax rígido. A dose para analgesia em sedação com remifentanil varia de 0,03 a 0,1 µg.kg.min$^{-1}$ por via endovenosa, lembrando que o médico anestesiologista deve sempre se atentar para a possibilidade de insuficiência respiratória dose-dependente. Remifentanil pode ser uma opção de analgesia durante o trabalho de parto em pacientes que apresentam contraindicação absoluta para bloqueio em neuroeixo.[22]

Em comparação ao alfentanil, mulheres submetidas à biópsia de mama com remifentanil apresentaram escores mais baixos de dor durante a dissecção profunda, o que reduziu a necessidade de anestesia local suplementar. Sinergicamente, o remifentanil apresenta características farmacocinéticas adequadas para associá-lo a propofol.[23]

Remifentanil normalmente é administrado por infusão contínua, entretanto dose em *bolus* intermitente pode ser mais eficaz para alguns procedimentos. Cabe ressaltar que a possibilidade de efeitos colaterais e eventos adversos com essa prática maiores é maior se comparada à infusão contínua isolada.[22]

## Halogenados

### Sevoflurano

Sedação inalatória com baixa dose de sevoflurano é uma técnica alternativa a todas ditas anteriormente, e que fornece bom controle da sedação e rápida recuperação. Entretanto, pode ser acompanhada de frequente excitação no período perioperatório e/ou pós-operatório imediato, de aumento de incidência de náusea e vômitos, assim como de possibilidade de transição para anestesia geral e poluição ambiental. Com isso, deverá ser uma técnica de exclusão, levando em consideração que a maioria dos procedimentos que necessitam de sedação é em caráter ambulatorial.[24]

## ■ AGONISTAS DE RECEPTORES α-2 ADRENÉRGICOS

Os agonistas de receptores α-2 adrenérgicos foram introduzidos como adjuvantes anestésicos na prática clínica, tendo, como principal efeito, poupar anestésicos e analgésicos e, inclusive, reduzir a concentração alveolar mínima dos anestésicos inalatórios. Apresentam efeito simpaticolítico decorrente de sua ação no *feedback* negativo da liberação de catecolamina na membrana pré-sináptica neuronal, com diminuição da resposta endócrino, metabólica e imunológica ao trauma. O efeito hipnótico ocorre, principalmente, por sua ação no *locus coeruleus*, e o analgésico pelo seu efeito no *locus coeruleus* e via descendente inibitória da dor. Com isso, esperam-se redução da frequência cardíaca e da pressão arterial e resposta adrenérgica intraoperatória.[25]

A clonidina apresenta seletividade do receptor alfa-2: alfa-1 de 220 : 1 e dexmedetomedina de 1.600 : 1, conferindo, assim, seletividade pura ao alfa-2 quando dexmedetomedina é empregada. Clonidina pode ser utilizada na profilaxia de *shivering* pós-operatório, como medicação pré-anestésica (5 µg/kg) por via oral, de 30 a 50 minutos antes do procedimento, ou 0,5 a 1 µg/kg por via endovenosa para efeito adjuvante.[25]

A dexmedetomedina deve ser utilizada em *bolus* inicial de 1 µg/kg durante 10 minutos, seguido de infusão contínua de 0,2 a 0,7 µg/kg/h por via endovenosa. A posologia de *bolus* associada à infusão contínua se dá pelas características farmacocinéticas do fármaco. É possível observar efeito colateral principalmente durante a fase de *bolus*, como hipertensão e bradicardia acentuada. Esse efeito da hipertensão é explicado pela superdose do fármaco, ativando receptores alfa-2-agonistas (tipo B), localizados na parede vascular pós-sináptica. Quando isso ocorre, sugere-se que seja reduzida a dose e/ou a velocidade de infusão para restabelecimento hemodinâmico. Uma vantagem desse fármaco é que a depressão respiratória e a diminuição do tônus muscular de hipofaringe são pouco comuns. Com isso, é possível realizar sedação com analgesia satisfatória associada à sedação leve ou moderada e ausência de depressão respiratória decorrente da indução do sono natural.[26]

Tem sido discutida e realizada a associação de dexmedetomedina a cetamina titulada em *bolus* endovenoso, intramuscular ou intranasal na proporção de 1 µg de dexmedetomedina para 1 mg de cetamina, a fim de se obter sinergismo entre os fármacos e reduzir os efeitos colaterais de ambos. Na prática clínica, é observada a manutenção da perviabilidade da via aérea associada a respiração espontânea do paciente, a diminuição da bradicardia, hipotensão e efeitos psicomiméticos quando se utiliza até 1 µg/kg e 1 mg/kg de cada fármaco. Com isso, em casos selecionados, pode ser uma opção de sedação. Todavia, a escolha deverá sempre ser pautada no paciente e na habilidade do médico anestesiologista com os fármacos.[27]

## ▪ SEDAÇÃO E SITUAÇÕES ESPECIAIS

### Apneia do Sono, Via Aérea Difícil e Obesidade

Essas três situações, muitas vezes ocorrem em um mesmo paciente, tornando-se um grande desafio ao médico anestesiologista, ainda mais quando o acesso à via aérea é dificultado durante a sedação, por exemplo: craniotomia acordado, cirurgias na face (blefaroplastia, exérese de lesões etc.), laringoplastia.[28,29]

Além da escolha de fármacos de curta duração, especial atenção deve ser dada ao manuseio da via aérea, podendo ser utilizados os diferentes tipos de CPAP (sigla de *continuous positive airway pressure*), quando este não interferir com o campo cirúrgico.

Outra opção que se tem mostrado de grande valia, com mínima interferência com o campo cirúrgico é a oxigenioterapia nasal de alto fluxo (ONAF).[30]

Fisiologicamente, a ONAF melhora a $FiO_2$, "lava" e reduz o espaço morto, sendo capaz de gerar pressão positiva expiratória final (PEEP). Por fornecer até 100% de oxigênio com um fluxo máximo de 60 L/min, a ONAF minimiza a diluição pelo ar ambiente e, subsequentemente, aumenta a $FiO_2$. Um elevado fluxo de ar administrado diretamente à nasofaringe melhora a depuração de dióxido de carbono, por "lavar" o dióxido de carbono expirado das vias aéreas superiores.[31] Subsequentemente, diminui-se o espaço morto atribuível à lavagem do volume, melhorando a ventilação alveolar.[32] A redução do espaço morto contribui para a diminuição observada, tanto na frequência respiratória, quanto no trabalho respiratório.[33]

### Crianças

Sedação em pacientes pediátricos trata-se de grande desafio e envolve uma infinidade de técnicas e combinações de fármacos. O desenvolvimento de uma escala para avaliar os níveis de sedação, aumenta a segurança, conforto e melhor escolha dos fármacos.

A Pediatric Sedation State Scale (PSSS), na Tabela 100.7, mostra-se de grande valia, ao avaliar em seis níveis, de maneira simples e objetiva, vários fatores (p. ex., dor, movimentação, estresse e detectar depressão respiratória).[34-37]

**Tabela 100.7** *Pediatric Sedation State Scale* **(PSSS).**[38]

| Classificação | Comportamento |
|---|---|
| 5 | O paciente se move (propositalmente ou não) de maneira que impede o procedimento e exige a imobilização vigorosa. Isso inclui choro ou grito durante o procedimento, mas a vocalização não é necessária. A pontuação é baseada no movimento. |
| 4 | Move-se durante o procedimento (acordado ou sedado), de modo que requer imobilização suave para o posicionamento. Pode verbalizar algum desconforto ou estresse, mas não há choro ou gritos que expressem estresse. |
| 3 | Expressão de dor ou ansiedade no rosto (pode verbalizar desconforto), mas não se move ou impede a conclusão do procedimento. Pode requerer ajuda para posicionamento (como com uma punção lombar), mas não requer contenção para interromper o movimento durante o procedimento. |
| 2 | Quieto (adormecido ou acordado), não se move durante o procedimento e nenhuma expressão facial (ou sulco da testa) indica a dor ou a ansiedade. Não há verbalização de qualquer reclamação. |
| 1 | Profundamente adormecido com sinais vitais normais, mas exige a intervenção e/ou a assistência da via aérea. |
| 0 | Sedação associada a parâmetros fisiológicos anormais que necessitam de intervenção aguda (ou seja, saturação de oxigênio < 90%, pressão arterial é 30% menor que o basal; bradicardia recebe terapia). |

# REFERÊNCIAS

1. Associação Internacional para o Estudo da Dor (IASP – International Association for the Study of Pain).
2. Messeri A, Abeti MS, Guidi G, et al. Pain knowledge among doctors and nurses: a survey of 4912 healhcare in Tuscany. Minerva Anestesiol. 2008;74(4):113-8.
3. CONTINUUM OF DEPTH OF SEDATION: DEFINITION OF GENERAL ANESTHESIA AND LEVELS OF SEDATION/ANALGESIA – Committee of Origin: Quality Management and Departmental Administration. (Approved by the ASA House of Delegates on October 13, 1999, and last amended on October 15, 2014.)
4. van Schaik, Blankman P, Van Klei WA, et al. Can J Anesth/J Can Anesth. Hipoxemia During Procedural Sedation. Can J Anaesth. 2021 Sep;68(9):1349-57. doi: 10.1007/s12630-021-01992-6
5. Sneyd JR. Developments in Procedural Sedation for Adults. BJA Education. 2022;22(7):258-64.
6. Practice Guidelines for Moderate Procedural Sedation and Analgesia 2018: A Report by The American Society of Anesthesiologists Task Force on Moderate Procedural Sedation and Analgesia, The American Association of Oral and Maxillofacial Surgeons, American College of Radiology, American Dental Association, American Society of Dentist Anesthesiologists, and Society of Interventional Radiology. Anesthesiology. 2018;128:437-79.
7. Klein, AA, Meek E, Allcock T, et al. Guideline from the Association of Anesthesists of Great Britain and Ireland. Anaesthesia. 2021;76:1212-23.
8. Myers TR. AARC Clinical Practice Guideline: selection of an oxygen delivery device for neonatal and pediatric patients – 2002 revision & update. Respirat Care. 2002;47(6):707-16.
9. Luna Paredes MC, Asensio de la Cruz O, Cortell Aznar I, et al. Oxygen therapy in acute and chronic conditions: indications, oxygen systems, assessement and follow-up. An Pediatr (Barc). 2009 Aug;71(2):161-74
10. Allonen H, Ziegler G, Klotz U. Midazolam kinetics. Clin Pharmacol Ther. 1981;30:653-61.
11. Greenblatt DJ, Divoll M, Abernethy DR, et al. Pharmacokinetics of benzodiazepine hypnotics. Pharmacology. 1983;27(Suppl 2):70-75..
12. Greenblatt DJ, Abernethy DR, Locniskar A, et al. Effect of age, gender and obesity on midazolam kinetics, Anesthesiology. 1984;61:27-35.
13. Klotz U, Avant GR, Hoyumpa A, et al. The effect of age and liver disease on the disposition of diazepam in adult man. J Clin Invest. 1975;55:347.
14. Locniskar A, Greenblatt DJ. Oxidative versus conjugative bio-transformation of temazepam, Biopharm Drug Dispos. 1990;11:499-506.
15. Rogers WK, McDowell TS. Remimazolam, a short-acting GABA(A) receptor agonist for intravenous sedation and/or anesthesia in day- case surgical and non-surgical procedures. IDrugs. 2010;13:929-37.
16. Shafer A, Doze VA, Shafer SL, et al. Pharmacokinetics and pharmacodynamics of propofol infusions during general anesthesia. Anesthesiology. 1988;69:348-56.
17. Lichtenbelt BJ, Olofsen E, Dahan A, et al. Propofol reduces the distribution and clearance of midazolam. Anesth Analg. 2010;110:1597-606.
18. Bennett SN, McNeil MM, Bland LA, et al. Postoperative infections traced to contamination of an intravenous anesthetic, propofol. N Engl J Med. 1995;333:147-54.
19. Struys MM, Fechner J, Schuttler J, et al. Requested retraction of six studies on the PK/PD and tolerability of fospropofol. Eur J Anaesthesiol. 2010;27:395.
20. Wagner RL, White PF. Etomidate inhibits adrenocortical function in surgical patients. Anesthesiology. 1984;61:647-51.
21. White PF, Way WL, Trevor AJ. Ketamine: its pharmacology and therapeutic uses. Anesthesiology. 1982;56:119-36.
22. White M, de Graaff P, Renshof B, et al. Pharmacokinetics of S(+) ketamine derived from target controlled infusion. Br J Anaesth. 2006;96:330-34.
23. Clements JA, Nimmo WS, Grant IS. Bioavailability, Pharmacokinetics, and Analgesic Activity of Ketamine in Humans. Journal of Pharmaceutical Sciences. 1982;71(5):539-42.
24. Vankova ME, Weinger MB, Chen DY, et al. Role of central mu, delta-1, and kappa-1 opioid receptors in opioid-induced muscle rigidity in the rat. Anesthesiology. 1996;85:574-83.
25. Ahonen J, Olkkola KT, Verkkala K, et al. A comparison of remifentanil and alfentanil for use with propofol in patients undergoing minimally invasive coronary artery bypass surgery, Anesth Analg. 2000;90:1269-74.
26. Avramov MN, Smith I, White PF. Interactions between midazolam and remifentanil during monitored anesthesia care, Anesthesiology. 1996;85:1283-89.
27. Hong J, Kang Y, Kil H. Anaesthesia for day case excisional breast biopsy: Propofol–remifentanil compared with sevoflurane–nitrous oxide. European Journal of Anaesthesiology. 2008;25(6):460-7. doi:10.1017/S026502150800375X.
28. Klomp T, van Poppel M, Jones L, et al. Inhaled analgesia for pain management in labour. Cochrane Database Syst Rev. 2012;9:CD009351.
29. Paris A, Tonner PH. Dexmedetomidine in anaesthesia. Curr Opin Anaesthesiol. 2005;18:412-8.
30. Gerlach AT, Dasta JF. Dexmedetomidine: an updated review. Ann Pharmacother. 2007;41:245-52.
31. Hadi SM, Saleh AJ, Tang YZ, et al. The effect of KETODEX on the incidence and severity of emergence agitation in children undergoing adenotonsillectomy using sevoflurane based-anesthesia. International Journal of Pediatric Otorhinolaryngology. 2015;79(5).
32. Vourc'h M, Huard D, Feuillet F, et al. Preoxygenation in difficult airway management: high-flow oxygenation by nasal cannula versus face mask (the PREOPTIDAM study). Protocol for a single-centre randomised study. BMJ Open 2019;9:e025909. doi:10.1136/bmjopen-2018-025909.
33. Cook TM, Woodall N, Frerk C, et al. Major complications of airway management in the UK: results of the Fourth National Audit Project of the Royal College of Anaesthetists and the Difficult Airway Society. Part 1: anaesthesia. Br J Anaesth. 2011;106:617-31.
34. Patel A, Nouraei SA. Transnasal Humidified Rapid-Insufflation Ventilatory Exchange (THRIVE): a physiological method of increasing apnoea time in patients with difficult airways. Anaesthesia. 2015;70:323-9.
35. Dysart K, Miller TL, Wolfson MR, et al. Research in high flow therapy: mechanisms of action. Respir Med. 2009;103(10):1400-5.
36. Fraser JF, Spooner AJ, Dunster KR, et al. Nasal high flow oxygen therapy in patients with COPD reduces respiratory rate and tissue carbon dioxide while increasing tidal and end-expiratory lung volumes: a randomised crossover trial. Thorax. 2016;71(8):759-61.
37. Roca O, Riera J, Torres F, et al. High-flow oxygen therapy in acute respiratory failure. Respir Care. 2010;55(4):408-13.
38. Malviya S, Voepel-Lewis T, Tait AR, et al. Depth of sedation in children undergoing computed tomography: validity and reliability of the University of Michigan Sedation Scale (UMSS). Br J Anaesth. 2002;88(2):241-5.
39. Chernik DA, Gillings D, Laine H, et al. Validity and reliability of the observer's assessment of alertness/sedation scale: study with intravenous midazolam. J Clin Psychopharmacol. 1990;10(4):244-51.
40. Barker RA, Nisbet HI. The objective measurement of sedation in children: a modified scoring system. Can Anaesth Soc J. 1973;20(5):599-606.
41. Ambuel B, Hamlett KW, Marx CM, et al. Assessing distress in pediatric intensive care environments: the COMFORT scale. J Pediatr Psychol. 1992;17(1):95-109.
42. Cravero JP, Askins N, Sriswasdi P, et al. Validation of the Pediatric Sedation State Scale. Pediatrics. 2017;139(5):e20162897.

# 101

# Anestesia Venosa Total

Luiz Eduardo de Paula Gomes Miziara ▪ Ricardo Francisco Simoni ▪ José Eduardo Bagnara Orosz

## INTRODUÇÃO

A técnica de promover anestesia geral sem utilizar agentes inalatórios chama-se Anestesia Venosa Total (AVT). O aspecto mais importante dessa técnica foi o desenvolvimento de fármacos que tivessem curta duração e que mesmo após longo período de infusão, a recuperação fosse razoavelmente rápida. Com esse raciocínio, pode-se dizer que a era AVT foi definitivamente inaugurada após a introdução do propofol. Com um perfil farmacocinético/farmacodinâmico muito superior aos seus antecessores no que se refere ao seu efeito hipnótico/sedativo e efeitos adversos, o propofol ainda é o hipnótico de eleição da técnica AVT. Mais recentemente, o remifentanil mostrou o quão rápido, intenso e fugaz poderia ser um efeito analgésico. Esse opioide introduziu um novo conceito de meia-vida, a meia-vida contexto dependente. Ou seja, não importa quanto tempo durar a sua infusão, uma vez interrompida sua administração, sua concentração reduz pela metade após 4 a 6 minutos.

Em contrapartida, as duas principais causas de despertar intraoperatório com o uso de AVT são: falha no equipamento em entregar a dose desejada e falta de conhecimento de princípios farmacológicos subjacentes.[1]

Os objetivos desse capítulo são: expor alguns desfechos anestésicos com AVT, descrever os tipos de infusão (manualmente controlada e alvo- controlada) salientando os modelos farmacocinéticos/biofase e vários aspectos práticos, e finalizar com a interação do propofol com os diversos opioides.

## ▪ DESFECHOS ANESTÉSICOS E ANESTESIA VENOSA TOTAL

Teoricamente, o emprego da técnica de AVT possui inúmeras vantagens em relação aos agentes inalatórios para manutenção da anestesia geral. Fármacos utilizados em AVT diminuem o risco de efeitos indesejados da anestesia geral, como náusea e vômitos do pós-operatório (NVPO) e a poluição da sala cirúrgica com os agentes inalatórios.[2] Embora existam essas e outras potenciais vantagens, o emprego da AVT continua baixo. Alguns dos motivos para esse baixo uso são a possibilidade aumentada de despertar intraoperatório e a falta da mensuração direta da concentração dos anestésicos venosos.

### Anestesia Venosa Total e Câncer

A ressecção tumoral é a base terapêutica para muitos tipos de câncer. Paradoxalmente, o ato cirúrgico pode causar disseminação das células tumorais para a circulação periférica e resultar numa proliferação tumoral. Associado a isso, o estresse cirúrgico promove alterações metabólicas e neuroendócrinas que deprimem a imunidade. Essa combinação de possível propagação e uma resposta imune prejudicada, aumenta a suscetibilidade dos pacientes oncológicos submetidos à cirurgia ao desenvolvimento de metástases e está associado a piores desfechos em longo prazo. A possibilidade de agentes anestésicos afetarem esse processo tem atraído o interesse de vários pesquisadores.

Uma análise retrospectiva com 1.158 pacientes submetidos à cirurgia de câncer de cólon, concluiu que os pacientes anestesiados com propofol tiveram melhor sobrevida global em relação aos pacientes anestesiados com desflurano (86,6% e 56,5%, respectivamente), menor recidiva local (5,8% e 9,1%, respectivamente) e menos metástases no pós-operatório (16,7% e 42,5%, respectivamente).[3]

Outro estudo retrospectivo com 492 pacientes submetidos à hepatectomia por carcinoma hepatocelular, mostrou que os pacientes anestesiados com AVT tiveram menor mortalidade pelo câncer em relação aos pacientes submetidos à anestesia com desflurano (30% e 73%, respectivamente), menor recidiva local (37,8% e 70,1%, respectivamente) e menor metástase a distância (5,5% e 15,9%, respectivamente).[4]

Entretanto, estudo retrospectivo com 943 pacientes diagnosticados com câncer pulmonar de células não pequenas submetidos à ressecção curativa, não mostrou diferença significativa na recidiva e mortalidade entre pacientes submetidos a AVT ou anestesia com agentes inalatórios.[5]

De uma maneira geral, metanálise e revisão sistemática sobre o tema sugerem que o uso de propofol/AVT pode estar associado a uma sobrevida global maior e livre de recidiva em pacientes submetidos a cirurgias oncológicas, mais evidente nas cirurgias de grande porte. Entretanto, para fortalecer a evidência, estudos clínicos aleatórios, prospectivos, devem ser realizados para guiar a prática clínica.[6,7]

## Recuperação da Anestesia

A recuperação do procedimento anestésico cirúrgico é complexo e depende do paciente, da cirurgia e das características dos anestésicos utilizados.[8]

A farmacocinética e a farmacodinâmica da combinação propofol e opioides na AVT tem sido detalhada nos últimos 30 anos. Propofol tem um bom perfil para infusão contínua porque a sua meia-vida contexto dependente aumenta somente de 20 para 30 minutos com a duração de infusão passando de 2 para 8 horas.[9] Sua rápida depuração e redistribuição após longo tempo em infusão, permite um rápido retorno da consciência.

A adição de opioide na técnica de AVT diminui a quantidade utilizada de propofol em até 50%.[9] Isso possibilita um despertar mais precoce após o término da infusão de propofol-opioide. Esse tempo de recuperação depende principalmente da escolha do opioide e da duração da infusão.[10] O propofol, associado ao remifentanil, permite recuperação mais rápida da consciência do que o propofol combinado com fentanil, sufentanil ou alfentanil.[10,11]

Clinicamente, o emprego de AVT tem demonstrado melhora na recuperação em diferentes grupos de pacientes e configurações. Anestesia venosa total com propofol tem sido associada com um melhor perfil de recuperação e diminuição nos custos quando comparado com anestesia com sevoflurano.[12] Os pacientes que receberam AVT com propofol permaneceram menos tempo na sala de recuperação anestésica, tiveram alta hospitalar mais precoce e ficaram mais satisfeitos. Apesar da diferença ter sido pequena, o intervalo de tempo entre o final da anestesia e a alta hospitalar foi de 51 minutos no grupo do propofol e 62 minutos no grupo do sevoflurano.[12]

Um estudo comparou a recuperação da função cognitiva em pacientes submetidos à AVT com propofol-remifentanil e anestesia com desflurano ou sevoflurano.[13] O despertar foi mais precoce no grupo AVT em relação aos grupos sevoflurano e desflurano, sem diferença entre os agentes inalatórios. Após 60 minutos, o retorno da função cognitiva foi mais rápido no grupo AVT em relação ao grupo sevoflurano e desflurano. Não houve diferença entre os grupos após 90 minutos.

Em neurocirurgia, não houve diferença no tempo de extubação e recuperação entre os grupos de AVT propofol-remifentanil e sevoflurano-sufentanil quando ambos os grupos foram guiados com BIS.[14] Os autores argumentaram que o uso do BIS em ambos os braços do estudo pode ter disfarçado as vantagens farmacodinâmicas da AVT.

Outro estudo mostrou uma recuperação mais rápida em pacientes submetidos à cirurgia de coluna sob anestesia com sevoflurano quando os pacientes foram monitorizados com potenciais somatossensitivos.[15] Entretanto, tem sido demonstrado que a monitorização da profundidade anestésica foi capaz de acelerar a recuperação e diminuir a quantidade de propofol durante a AVT.[16,17] A utilização do BIS também diminuiu o risco de despertar intraoperatório em AVT.[18]

Recentemente, um grande estudo com 1.158 pacientes estudou as características da recuperação em pacientes submetidos à AVT, propofol na indução e isoflurano/$N_2O$ ou sevoflurano/$N_2O$ e sevoflurano na indução e manutenção da anestesia. Monitorização de profundidade anestésica não foi utilizada. A incidência de NVPO foi menor no grupo AVT, mas não houve diferença entre os grupos em relação aos tempos de despertar, recuperação, alta hospitalar e readmissão hospitalar.[19]

Em crianças submetidas a cirurgias otorrinolaringológicas, a agitação pós-operatória foi maior no grupo de pacientes que receberam desflurano em relação ao grupo que recebeu AVT, 80% e 44% respectivamente.[20]

Recentemente, um estudo realizado com crianças em regime ambulatorial mostrou níveis semelhantes na cognição pós-operatória com propofol ou isoflurano.[21] O tempo de reação e a coordenação psicomotora estavam diminuídos em ambos os grupos após 60 minutos de pós-operatório, mas estavam restabelecidos após 24 horas. Em ambos os grupos, a memória visual estava comprometida após 60 minutos e 24 horas.

## Náuseas e Vômitos no Pós-operatório

A presença de náuseas e vômitos no pós-operatório (NVPO) é uma das experiências mais desagradáveis do paciente submetido à anestesia geral. Embora existam significativos avanços sobre o conhecimento da NVPO e da introdução de novos agentes antieméticos, a incidência geral de NVPO é em torno de 30%.[22] Em pacientes de alto risco, essa incidência sobe para 80%.[22] A NVPO pode prolongar o tempo de recuperação, aumentar os cuidados da equipe de enfermagem, bem como aumentar a taxa de readmissão em cirurgias ambulatoriais.[23]

A anestesia venosa total com propofol está associada à menor incidência de NVPO quando comparada aos agentes inalatórios.[24] O uso de AVT reduz o risco de NVPO em aproximadamente 25%.[25] O efeito antiemético do propofol é mais evidente no período de recuperação imediata.[26] O propofol usado como parte da AVT é efetivo em todos os pacientes para redução de NVPO.[22]

A técnica de AVT livre de opioides, realizada com propofol, cetamina e dexmedetomidina, foi capaz de reduzir o risco absoluto de NVPO em 17% comparado com o grupo que recebeu anestesia inalatória com opioide.[27] O fato mais interessante nesse estudo foi que ambos os grupos receberam profilaxia tripla para NVPO (*patch* de escopolamina transdérmica, dexametasona e ondansetrona).

Doses sub-hipnóticas de propofol é mais eficaz que placebo no manejo de NVPO.[28] A concentração média de propofol, associada à redução da NVPO, é de 343 ng.ml⁻¹.[29] Isto pode ser atingido com uma dose *bolus* de 10 mg de propofol, seguida de uma infusão contínua de 10 μg.kg$^{-1}$.min$^{-1}$.[29] Uma alternativa para conseguir alta precoce na sala de recuperação pós- anestésica, é utilizar dose *bolus* de 20 mg de propofol via PCA venoso.[28]

Embora o exato mecanismo de ação do propofol na redução da NVPO não esteja todo esclarecido, muitos mecanismos foram propostos, incluindo o efeito depressor direto na zona quimiorreceptora do gatilho e no núcleo vagal.[30,31]

Uma revisão sistemática que incluiu 58 estudos mostrou que a AVT com propofol foi mais eficaz que a anestesia inalatória na redução da NVPO pós-alta hospitalar.[32] A NVPO pós-alta hospitalar é uma problema importante, com uma incidência de 37% nas primeiras 48 horas após alta de pacientes ambulatoriais.[33] Essa intercorrência é de difícil tratamento, uma vez que o paciente já está sem acesso venoso. A utilização da técnica e AVT é recomendada como parte de uma abordagem multimodal em todos os pacientes de alto risco para NVPO e NVPO pós-alta hospitalar.

## Cardioproteção

Agentes inalatórios possuem efeito cardioprotetor. Uma metanálise com 22 estudos mostrou uma redução significativa na taxa de infarto do miocárdio e morte em pacientes submetidos à cirurgia cardíaca com desflurano ou sevoflurano quando comparado à AVT.[34]

O efeito cardioprotetor do propofol é controverso. O propofol aumenta a capacidade antioxidante dos eritrócitos e tecidos promovendo proteção dose dependente durante isquemia e reperfusão.[35] Em modelos animais, o propofol tem sido capaz de promover um efeito cardioprotetor em até 48 horas.[36]

Um estudo retrospectivo com 10.535 pacientes submetidos à cirurgia cardíaca concluiu que o sevoflurano e o propofol possuem propriedades cardioprotetoras, embora de maneira diferente.[37] Esse estudo também demonstrou que estratificando os pacientes em grupos baseados no EUROSCORE, não houve diferença na mortalidade em até 30 dias em pacientes submetidos à AVT com propofol ou anestesia inalatória.

Os resultados de estudos clínicos controlados e aleatórios são contraditórios. Alguns estudos concluem que a AVT não oferece cardioproteção em pacientes submetidos à cirurgia cardíaca em comparação com os agentes inalatórios.[38-40] Entretanto, outros estudos mostram não haver diferença entre as técnicas utilizadas.[41-43] É importante citar que todos esses estudos utilizam o aumento da troponina pós-operatória como marcador de necrose do miocárdio. A relevância clínica desse aumento é incerta. De fato, é muito questionável extrapolar essa pequena diferença estatística, embora significativa, encontrada na diminuição dos marcadores bioquímicos de necrose do miocárdio observada com o uso dos agentes inalatórios, em demonstrar alguma melhora no desfecho anestésico cirúrgico.[2]

Mais recentemente, um grande estudo multicêntrico (36 centros em 13 países), controlado, com 5.400 pacientes submetidos à revascularização do miocárdio, sendo 2.709 com anestesia inalatória e 2.691 com anestesia venosa total, não observou diferença significativa na mortalidade

após 1 ano (2,8% e 3,0%, respectivamente). Também não observou diferença significativa em nenhuma variável secundária ou evento adverso entre os dois grupos, incluindo infarto agudo do miocárdio.[44]

## Dor Pós-operatória

Recente estudo sugere que 86% dos pacientes tiveram dor no pós-operatório. Destes, 75% experimentaram dor moderada ou intensa no pós- operatório imediato, e 74% ainda permaneceram com nível de dor importante após a alta hospitalar.[45] Há alguma evidência emergindo que o tipo de anestesia pode afetar o nível de dor no pós-operatório. Modelos animais têm demonstrado que os agentes inalatórios podem causar hiperalgesia na recuperação da anestesia, possivelmente por inibição dos receptores nicotínicos de acetilcolina no cérebro e na medula espinhal.[46,47] Em contrapartida, o propofol pode ter um efeito de antinocicepção periférica.[48]

Outro estudo comparou propofol e isoflurano em 80 mulheres submetidas à cirurgia uterina.[49] A variável primária foi dor reportada através de escala analógica visual. Eles observaram que AVT com propofol resultou em menor incidência de dor no pós-operatório e menor consumo de morfina nas primeiras 24 horas, ambos estatisticamente significativos.

Em contrapartida, alguns autores estudaram dor pós-operatória em cirurgia de ouvido médio e constataram que os pacientes que receberam AVT tiveram mais dor na sala de recuperação e consumiram mais morfina.[50]

Não menos interessante, um grande estudo clínico controlado e aleatório, com 366 pacientes, avaliou os efeitos da anestesia na síndrome de dor crônica pós-toracotomia (DCPT).[51] Os pacientes anestesiados com AVT propofol/remifentanil desenvolveram significativamente menos DCPT em relação aos pacientes que receberam anestesia inalatória. O grupo AVT teve menos alodínea e DCPT em 3 meses de acompanhamento em relação ao grupo inalatório (38% e 56%, respectivamente $p$ = 0,001) e em 6 meses (33% e 50%, respectivamente $p$ − 0,002). Esses autores teorizaram que a redução na DCPT deve-se ao efeito antioxidante do propofol na antinocicepção periférica, à sua neuroproteção na injúria dos nervos intercostais e na sua inibição dos receptores NMDA.[48,52-54]

Também foi demonstrado que AVT com propofol reduziu a hiperalgesia induzida pelo remifentanil.[36] Nesse estudo, os autores concluíram que os pacientes submetidos à cirurgia de câncer de mama sob propofol e alta doses de remifentanil tiveram melhor analgesia pós- operatória, com um menor consumo de morfina acumulativo nas primeiras 24h, em relação ao grupo do sevoflurano/remifentanil.

## Sinusectomia

Foi demonstrado, em alguns estudos, que os pacientes submetidos a cirurgias endoscópicas dos seios da face sob AVT tiveram perda de sangue inferior e campo operatório visual mais satisfatório ao cirurgião, como resultado da boa estabilidade cardiovascular.[50] Porém, recentemente uma metanálise com 42 estudos concluiu não haver diferença na perda sanguínea, frequência cardíaca ou pressão arterial entre a AVT e a anestesia inalatória.[55] Somente 7 estudos demonstraram um escore de campo operatório visual mais favorável a AVT (p < 0,001).

## Queimados

Anestesia venosa total baseada em cetamina é frequentemente utilizada em pacientes queimados críticos que requerem anestesia geral, principalmente aqueles com lesão concomitante da árvore brônquica. Um estudo demonstrou que o uso de cetamina, fentanil e propofol nesse grupo de pacientes foi seguro e resultou em maior estabilidade hemodinâmica que os pacientes submetidos à anestesia inalatória.[56]

## Broncoscopia

Um estudo comparou AVT e anestesia inalatória em crianças menores de 3 anos submetidas à broncoscopia rígida em respiração espontânea para remoção de corpo estranho traqueal/bronquial.[57] Os resultados foram mais favoráveis à anestesia inalatória com sevoflurano, uma vez que promoveu melhor estabilidade hemodinâmica e respiratória, bem como indução e recuperação mais rápida.

## Função Pulmonar

Os parâmetros de função pulmonar são afetados negativamente após qualquer tipo de anestesia administrada. Porém, um estudo com 60 pacientes submetidos à cirúrgica de hérnia discal lombar demonstrou que nos pacientes que receberam AVT houve redução na capacidade residual funcional em relação ao grupo que recebeu anestesia inalatória.[58]

## ■ INFUSÃO MANUALMENTE CONTROLADA – *MANUALLY CONTROLLED INFUSION* (MCI)

A forma mais tradicional de uso dos fármacos venosos, através de injeções ou *bolus* intermitentes, é ainda utilizada tanto na técnica de anestesia venosa total (AVT) como na anestesia balanceada. Uma dose inicial do fármaco é administrada na indução, seguida de propofol ou de agentes inalatórios para manutenção da hipnose e/ou do plano anestésico. A dose endovenosa inicial produz rápida elevação da concentração do fármaco no plasma e nos receptores, produzindo um pico plasmático. Além do agente halogenado, usualmente se utilizam novos bolus ou infusão contínua de propofol e outros agentes, como opioides, bloqueadores neuromusculares, adjuvantes como cetamina, lidocaína, sulfato de magnésio ou mesmo um alfa 2 agonista como clonidina ou dexmedetomidina. Logo após os *bolus*, ocorrem os picos de concentração plasmática, seguidos de decaimento rápido, que evoluem para os "vales".[59] Essa prática tão comum na clínica diária produz o que se convencionou chamar de efeito de "picos e vales" (Figura 101.1).

Durante os "picos", uma concentração plasmática superior à necessária pode determinar alterações hemodinâmicas indesejáveis, como hipotensão arterial e eventualmente déficit de perfusão tecidual, agravando o risco de acidentes isquêmicos perioperatórios.[60] Eleva também a incidência de efeitos adversos, como náuseas, vômitos e despertar prolongado, e a eventual demanda por assistência ventilatória pós-operatória. Náuseas e vômitos não raro exigem internação e cancelamento da alta hospitalar de um paciente inicialmente admitido em regime ambulatorial, o que compromete o conforto e reduz seu grau de satisfação com a anestesia.[61,62] Os picos de concentração podem também estar associados a um aprofundamento do plano anestésico por excesso de fármacos e, sobretudo quando acontece acompanhado de hipotensão arterial e hipoperfusão tecidual, pode estar associado ou mesmo ser a causa de distúrbios cognitivos pós-operatórios.[60]

Os "vales" se caracterizam por períodos em que a concentração plasmática frequentemente se apresenta abaixo da faixa terapêutica do fármaco. Nesses momentos podemos ter plano anestésico inadequado. Insuficiente hipnose pode permitir a ocorrência de memória intraoperatória, sabidamente nociva.[63,64] Analgesia aquém do necessário para o estímulo nociceptivo vigente pode propiciar a ocorrência de alterações neuroendócrinas por ativação do eixo hipotá-

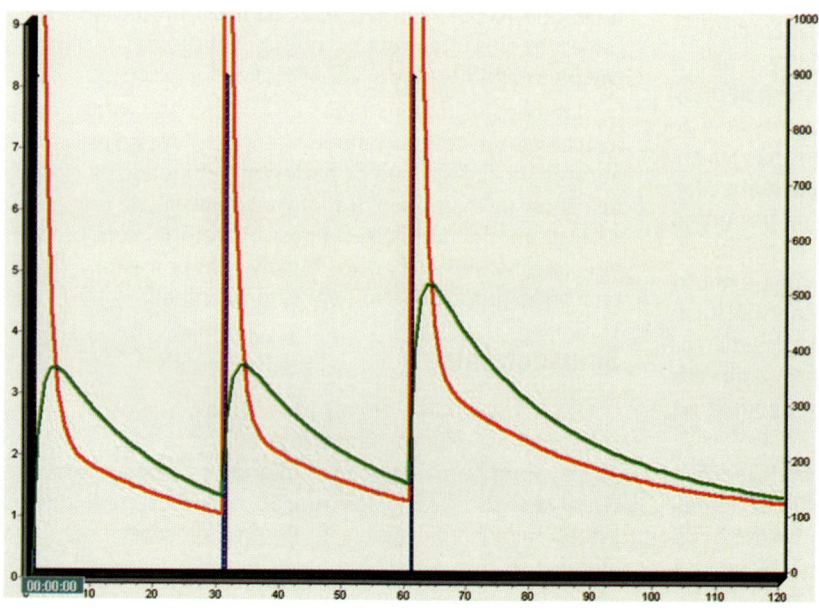

◀ **Figura 101.1** Efeito de "picos e vales" após *bolus* sucessivos. Em vermelho, a concentração plasmática e, em verde, a concentração do fármaco na biofase (receptores).

lamo-hipófise-adrenal, associadas à liberação de cortisol e catecolaminas endógenas, hiperglicemia, acidose metabólica, hipertensão arterial e taquicardia, e também conduzir à superficialização da consciência.

Os "vales" se caracterizam por períodos em que a concentração plasmática frequentemente se apresenta abaixo da faixa terapêutica do fármaco. Nesses momentos podemos ter plano anestésico inadequado. Insuficiente hipnose pode permitir a ocorrência de memória intraoperatória, sabidamente nociva.[63,64] Analgesia aquém do necessário para o estímulo nociceptivo vigente pode propiciar a ocorrência de alterações neuroendócrinas por ativação do eixo hipotálamo-hipófise-adrenal, associadas à liberação de cortisol e catecolaminas endógenas, hiperglicemia, acidose metabólica, hipertensão arterial e taquicardia, e também conduzir à superficialização da consciência.

Maior variação hemodinâmica eleva a demanda por drogas vasoativas, além de aumentar o risco de complicações relacionadas à perfusão coronariana e cerebral, como isquemias ou sangramentos perioperatórios.

Para evitar essa flutuação de concentração dos fármacos, a administração da anestesia venosa se faz nos dias atuais através de dispositivos eletroeletrônicos precisos e seguros, chamados bombas de infusão, que permitem injetar o fármaco de forma contínua. Apresentam inúmeras vantagens em relação à administração por *bolus* fracionados, pela possibilidade de manutenção de concentrações plasmáticas adequadas dos anestésicos, mantendo-as dentro da chamada "janela terapêutica" (Figura 101.2), quando se obtém os efeitos desejados com o mínimo de para-efeitos. O uso de dispositivos como buretas e equipos de microgotas não oferece controle da infusão com a precisão necessária, e apresenta-se como má prática, não devendo ser admitido nos dias atuais.[65]

Nosso organismo é descrito didaticamente como um modelo tricompartimental. Quando injetamos por via venosa qualquer fármaco, o fazemos no chamado compartimento central (V1), onde se encontram o sangue da circulação central e órgãos ricamente vascularizados, como cérebro (que abriga a biofase, ou seja, os receptores), coração, pulmões, fígado e rins, além de algumas glândulas endócrinas. É nesses locais onde o fármaco chega primeiro, conduzido pela circulação. A seguir é distribuído rapidamente ao segundo compartimento (V2), formado sobretudo pelo sangue da grande circulação e pelos músculos e órgãos de perfusão intermediária, levando a uma grande queda de sua concentração inicial. Neste compartimento intermediário as moléculas chegam após um breve intervalo, que varia de acordo com o débito cardíaco e o estado da perfusão dos diversos tecidos. Na sequência, à medida em que os tecidos do chamado terceiro compartimento (V3) recebem com atraso ainda maior uma fração do fármaco presente no plasma, trazida pela circulação, que é menor nesse reservatório mais periférico, há progressivo e lento declínio de sua concentração, tanto no sangue como nos receptores, com consequente redução de seus efeitos.[66]

A transferência aos compartimentos que descrevemos aqui de forma sequencial, apenas por motivos didáticos, ocorre na realidade de forma simultânea, e com velocidades distintas entre V1 e V2 e entre V1 e V3, pelas diferenças de perfusão existentes entre os tecidos dos diversos compartimentos, além das características de lipossolubilidade e grau de ligação às proteínas plasmáticas, sendo essas duas últimas características inerentes a cada fármaco. Assim, a somatória, ou resultante final, se altera com o tempo, variando de forma exponencial.

Diferentemente, a redução da concentração do fármaco no plasma pela eliminação, que é feita a partir do compartimento central, acontece de forma contínua e linear.[66]

O movimento das moléculas ocorre também no sentido inverso, quando se reduz o aporte do fármaco ao compartimento central, e, em consequência do processo de eliminação, acontece então a queda de sua concentração, abaixo da encontrada nos compartimentos periféricos, e passa a haver retorno ao sangue pela tendência de equilíbrio entre os compartimentos.[66]

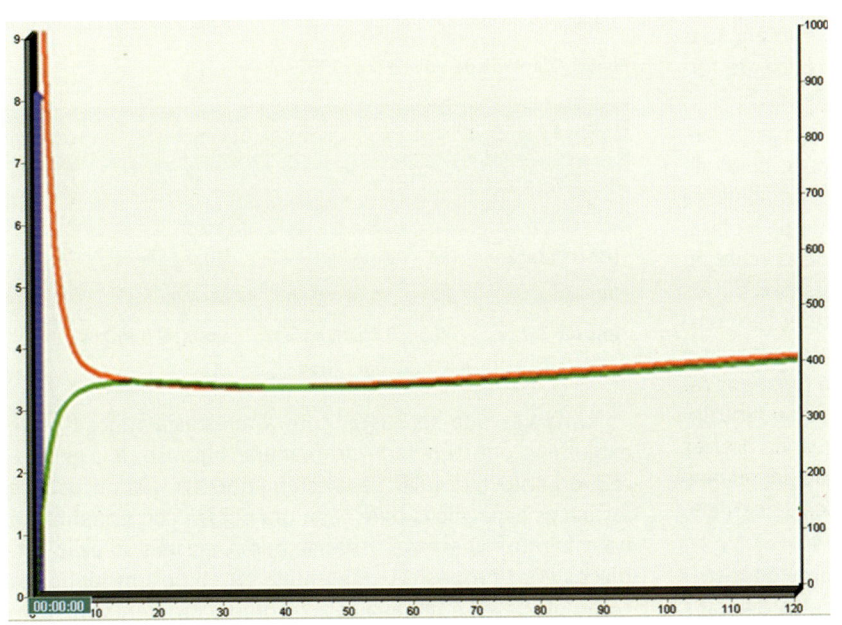

◄ **Figura 101.2** Infusão contínua mantendo concentração plasmática dentro da faixa terapêutica do fármaco. Em vermelho, a concentração plasmática e, em verde, a concentração do fármaco na biofase (receptores).

A infusão manualmente controlada usualmente começa com um *bolus* que oferece uma "dose de carregamento" do fármaco à circulação, fornecendo ao compartimento central determinada massa de moléculas que, distribuídas em seu volume, produzirão a chamada concentração plasmática. A infusão contínua provê administração do fármaco em velocidade constante, que pode ser reajustada pelo anestesiologista no momento em que julgar adequado. A intenção é produzir a concentração necessária para se obter os efeitos desejados, adequados às alterações que vão se impondo ao momento cirúrgico, sobretudo às variações da intensidade do estímulo nociceptivo.

Tanto o *bolus* inicial como a taxa (ou velocidade) de infusão devem ser calculados pelo profissional de acordo com a massa corporal, e ponderados também em função de idade, estado físico ou compleição corporal do paciente, de acordo com o fármaco empregado. Quando da utilização de drogas que demandem variação da infusão ao longo do procedimento, seja em função da redistribuição aos tecidos, seja pelas mudanças no contexto geral do paciente, tais ajustes também devem ser feitos pelo anestesiologista. É o caso, por exemplo, do propofol: o equilíbrio da concentração entre V1 e V2 acontece em minutos, mas entre V1 e V3 leva muitas horas nas condições clínicas habituais, não sendo atingido no tempo de uma anestesia. Durante essa infusão o fármaco é continuamente transferido ao compartimento 3 (V3), mas numa velocidade decrescente, pois a cada hora que passa o gradiente de concentração é um pouco menor entre V1 e V3, à medida em que esse último vai sendo "preenchido" com o fármaco. Em consequência, a velocidade com que o propofol é retirado do plasma pela distribuição também vai lentamente diminuindo, sendo necessário readequar a infusão ao longo das horas, para manter a concentração plasmática e no local de efeito estáveis.

A infusão contínua do fármaco visa manter estável sua concentração no plasma, e por consequência, nos receptores, repondo ao compartimento central a fração das moléculas que é distribuída aos demais compartimentos ou eliminada. E assim oferecer, pelo tempo necessário à realização do procedimento, as condições adequadas de inconsciência, analgesia e imobilidade, que devem ser alcançadas na indução e finalizadas na recuperação anestésica, de forma efetiva e rápida, com um mínimo de paraefeitos.[67]

Fármacos com pequeno volume de distribuição, cujo melhor exemplo é o remifentanil, difundem-se pouco pelos diversos compartimentos do organismo, ficando virtualmente restritos ao volume central, que é o mais próximo da biofase, ou seja, dos receptores. Assim, a massa adicionada à circulação tem pouca ou praticamente nenhuma "perda" para os outros compartimentos, e uma infusão contínua, que ofereça ao compartimento central a reposição das moléculas daí eliminadas é suficiente para manter estável sua concentração junto aos receptores no decorrer do tempo. Ajustes elevando ou reduzindo a taxa de infusão somente são necessários quando houver mudanças no contexto de estímulos vigente, para adequá-los às mudanças que acompanham as diversas fases da cirurgia, não havendo necessidade de infusão decrescente.

Por outro lado, fármacos com grande volume de distribuição como o propofol, difundem-se mais pelos diversos compartimentos do organismo, a ponto de seus efeitos declinarem, cessada ou reduzida a infusão, pela sua redistribuição a compartimentos periféricos, sobretudo a V3. Inclusive acontecendo de forma mais rápida que sua própria eliminação, sobretudo na fase inicial de equilíbrio rápido, quando há transferência do primeiro ao segundo compartimentos. No entanto, com o decorrer do tempo, tais compartimentos periféricos tendem a se equilibrar com o central, à semelhança de um sistema de vasos comunicantes. À medida em que esse equilíbrio vai se tornando mais próximo, diminui o gradiente de concentração do fármaco entre os compartimentos e, com isso, se reduz sua transferência aos mais periféricos. Ao mesmo tempo, declina a quantidade de moléculas que necessitam ser adicionadas ao volume central para manter estável a concentração da droga, e a infusão deve ser progressivamente reduzida.

Para viabilizar a adequação da infusão à demanda, foram idealizados regimes de infusão decrescentes de fármacos como propofol, alfentanil e sufentanil, a fim de auxiliar o anestesiologista a manter a concentração plasmática estável entre as concentrações efetivas EC 50 e EC 95 durante a anestesia,[68] o que é demonstrado nas Tabelas 101.1 a 101.3.

**Tabela 101.1 Infusão decrescente de propofol.**

| Propofol | Dose (EC 50 – EC 95) (alvo 3,2 – 4,4 µg.mL⁻¹) | Duração |
|---|---|---|
| *bolus* indução | 2 – 2,8 mg.kg⁻ | 30 segundos |
| Infusão 1 | 9 – 12 mg.kg⁻¹.h⁻¹ | 40 minutos |
| Infusão 2 | 7 – 10 mg.kg⁻¹.h⁻¹ | dos 40 aos 150 minutos |
| Infusão 3 | 6,5 – 8 mg.kg⁻¹.h⁻¹ | após 150 minutos |

**Fonte:** Adaptada de Vuyk e col., 1997.

**Tabela 101.2 Infusão decrescente de alfentanil associado ao propofol.**

| Alfentanil | Dose (EC 50 – EC 95) (alvo 90 – 130 ng.mL⁻¹) | Duração |
|---|---|---|
| *bolus* indução | 25 – 35 µg.kg⁻¹ | 30 segundos |
| Infusão 1 | 50 – 75 µg.kg⁻¹.h⁻¹ | 30 minutos |
| Infusão 2 | 30 – 40 µg.kg⁻¹.h⁻¹ | após 30 minutos |

**Fonte:** Adaptada de Vuyk e col., 1997.

**Tabela 101.3 Infusão decrescente de sufentanil associado ao propofol.**

| Sufentanil | Dose (EC 50 – EC 95) (alvo 0,2 – 0,3 ng.mL⁻¹) | Duração |
|---|---|---|
| *bolus* indução | 0,2 – 0,4 µg.kg⁻¹ | 30 segundos |
| Infusão 1 | 0,2 – 0,35 µg.kg⁻¹.h⁻¹ | 90 minutos |
| Infusão 2 | 0,15 – 0,25 µg.kg⁻¹.h⁻¹ | após 90 minutos |

**Fonte:** Adaptada de Vuyk e col., 1997.

Uma vez que se busca, com a anestesia venosa total, explorar a oportunidade de manejar hipnose, analgesia e relaxamento muscular separadamente, através do uso de fármacos específicos para cada um desses componentes, é no mínimo incoerente associar numa mesma solução fármacos com propósitos diferentes, tal como um hipnótico como propofol, e um analgésico como o remifentanil. Além disso, diluir remifentanil em propofol pode causar hidrólise do grupo éster do opioide.[69]

Do ponto de vista técnico, a depender das concentrações de cada uma das drogas na solução, há grande risco de ocorrer memória intraoperatória ou variações hemodinâmicas tão indesejadas quanto perigosas utilizando essa mistura de fármacos, motivos suficientes para que o seu uso seja também considerado má prática, devendo ser desaconselhado.

Idealmente deve-se ainda utilizar acesso venoso dedicado e exclusivo para infusão dos anestésicos, a fim de evitar acidentes com *bolus* inadvertido pela variação do fluxo do cristaloide utilizado. Quando isso não é possível, deve-se ao menos posicionar o divisor de fluxo ou a torneirinha o mais próximo possível do acesso venoso do paciente.

Quanto às soluções, é imprescindível que sejam preparadas sob condições assépticas, sobretudo quando se emprega o propofol, fármaco de características farmacocinéticas formidáveis, mas apresentado sob a forma de emulsão lipídica, em veículo rico meio de cultura. Deve-se restringir ao mínimo a manipulação do propofol, evitando diluí-lo pelo risco de contaminação. Isso reduz também a possibilidade de instabilização da emulsão, e eventual coalescência das microvesículas lipídicas presentes nas apresentações comercialmente disponíveis, diminuindo-se, assim, também o risco de dor à infusão e alterações de sua latência.[70]

## Propofol

O propofol (2,3-diisopropilfenol) é um alcalifenol com propriedades hipnóticas, curta latência e grande volume de distribuição, que é o responsável por seu rápido término de ação, em grande parte devido a sua alta lipossolubilidade. Seu mecanismo de ação parece estar na ativação de receptores do ácido gama aminobutírico (GABA) e modificação da transmissão glutaminérgica. O $t_{1/2}$ $K_{eo}$ do propofol é de 2,6 minutos, o que faz com que alcance equilíbrio entre o plasma e a biofase após cerca de 8 a 10 minutos do início da infusão. Apresenta elevada eliminação, o que sugere a existência de sítios de metabolismo e eliminação extra hepáticos.

Mas o fator determinante de seu sucesso na anestesia venosa total é a sua meia-vida contexto sensível, favorável à infusão contínua – Figura 101.3, sendo na atualidade o hipnótico de escolha para anestesia venosa total. Contribui para isso o fato de apresentar poucos paraefeitos, sendo os mais importantes as ações vasodilatadora e depressora da função miocárdica que, no entanto, são dose e concentração dependentes, e por isso facilmente contornáveis com ajustes do *bolus* ou da infusão, e raramente inviabilizam seu uso.[71]

Propofol propicia rápido despertar ao término da infusão, com estado mental claro, e grande satisfação dos pacientes. Não desencadeia náuseas e vômitos, apresentando aliás efeito antiemético em infusão contínua. E oferece sensação de bem-estar e de sono reparador quando usado como fármaco único para sedação.[72]

Em anestesia geral venosa total é administrado *bolus* de indução, em dose variando entre 2 e 2,5 mg.kg$^{-1}$, que deve ser reduzida em idosos para cerca de 1 mg.kg$^{-1}$, e elevada para 3 mg.kg$^{-1}$ em crianças. Nestas, o compartimento central chega a ser 50% maior que no adulto jovem, enquanto se reduz

no idoso em cerca de 20% a 30%, assim como a depuração plasmática. Segue-se à infusão de manutenção, que deve começar com 80 a 150 mcg.kg$^{-1}$.min$^{-1}$ e ser ajustada às necessidades e características de cada paciente e cada procedimento, e limitada por eventuais variações farmacodinâmicas, evidenciadas sobretudo por alterações hemodinâmicas.

No decorrer da infusão, para oferecer uma concentração plasmática estável, é necessário se proceder à progressiva redução da taxa de infusão ao longo do tempo, conforme descrito na Tabela 101.1. O objetivo é manter a concentração ao redor de 3 ng.mL$^{-1}$ na biofase, e evitar hipotensão arterial e alargamento do tempo de despertar, sobretudo ao final de procedimentos mais demorados.

Tanto o ajuste da infusão de manutenção quanto sua adequação ao tempo de infusão devem, no entanto, ser sempre ponderados e reavaliados considerando o contexto vigente, quanto às condições gerais e hemodinâmicas do paciente, e principalmente em relação à intensidade do estímulo nociceptivo, que pode variar muito em função do tempo cirúrgico.

Especificamente quanto a esse último fator, a adequação da infusão do propofol deve ser balizada considerando o fato de ser hipnótico quase desprovido de poder analgésico. Assim, é de suma importância que a analgesia seja efetivamente provida pelo emprego adequado de opioides, ficando a cargo do propofol apenas a manutenção da hipnose, sua melhor habilidade. Quando esse cuidado não é lembrado, corre-se o risco de estar explorando seu paraefeito cardiodepressor, para apenas mascarar os efeitos de uma analgesia insuficiente, sem, no entanto, oferecer proteção contra eventuais consequências da nocicepção, como a ativação simpática e a liberação de catecolaminas e cortisol, com risco de acidemia e hiperglicemia.[73]

A monitorização de efeito do propofol, pelo acompanhamento contínuo do grau de hipnose através de monitorização (com índice bispectral, por exemplo), torna possível fazer os ajustes de forma infinitamente mais segura e refinada.[74] Tal prática oferece ganhos relevantes em qualidade, pois a administração da anestesia pode ser feita de forma individualizada, adequada ao paciente assistido, o que é evidenciado por menores alterações hemodinâmicas, menor tempo de despertar, e redução da dose total empregada.[75,76] Mas ainda mais importante é o fato de poder oferecer um padrão de segurança muito superior quando se utiliza a monitorização cerebral, pois é comprovada a redução da incidência de consciência e memória intraoperatórias, eventos que podem ter graves consequências, pelo grande potencial de causar sequelas.[64,77] O emprego de monitorização de efeito deve portanto ser incentivado, sobretudo nos casos de maior risco, como em pacientes com baixa reserva cardiovascular, gestantes, pacientes em uso crônico de benzodiazepínicos, opioides e anticonvulsivantes, e naqueles submetidos a cirurgias com circulação extracorpórea.

Diferenças farmacocinéticas em relação ao adulto são decorrência do maior volume do compartimento central nas crianças (9.500 mL.kg$^{-1}$, contra 4.700 mL.kg$^{-1}$ no adulto), inversamente proporcional à idade, pela menor composição corporal de gordura. Também decorrem da maior depuração plasmática (50 vs. 28 mL.min$^{-1}$.kg$^{-1}$), pela maior atividade enzimática e maior fluxo sanguíneo hepático, exceto em prematuros. O mesmo acontece com a ligação dos fármacos a proteínas plasmáticas que é menor nas crianças com menos idade, o que permite maior fração de fármaco livre e maior intensidade de efeito.

Doses usadas em adultos podem também ser insuficientes para alcançar e garantir hipnose efetiva em crianças, devido ao maior volume de distribuição e à maior depuração hepática. Isso foi comprovado pela monitorização cerebral através de eletroencefalografia processada por monitor de Índice Bispectral (BIS), demonstrando que o valor da constante que descreve a saída do fármaco da biofase ($k_{e0}$) decresce com a idade, variando de 0,91 min$^{-1}$ aos 12 meses de idade, a 0,15 min$^{-1}$ aos 16 anos.

Dois regimes populares de infusão pediátrica manual foram desenvolvidos: regime de Steur,[78] como visto na Tabela 101.4, adaptado de observações clínicas em crianças submetidas à anestesia com idade inferior a 3 anos, e o regime de MacFarlan[79] para crianças entre 3 e 11 anos de idade.

## Remifentanil

O fármaco opioide de introdução mais recente na anestesiologia clínica apresenta características peculiares que o distingue dos demais agonistas de receptores μ. Exibe ligação éster em sua molécula, suscetível à quebra por enzimas esterases plasmáticas e tissulares, e responsável por seu rápido término de ação, prescindindo de metabolização hepática, regra nessa classe de substâncias.[80]

Em razão de sua alta lipossolubilidade, menor ligação a proteínas plasmáticas, e altíssima afinidade pelo receptor, apresenta rápido início de ação, com volume de distribuição extremamente pequeno, virtualmente restrito ao compartimento central, já que apenas 5% das moléculas infundidas chega ao terceiro compartimento.

Comportando-se dessa forma, difunde-se muito pouco pelo organismo, atinge concentração estável muito mais rapidamente após início de uma infusão contínua, e apresenta meia-vida contexto independente, diferentemente dos demais opioides em uso clínico. Independentemente da duração da infusão, após cerca de 4 minutos da sua interrupção já há redução de 50% da concentração que vinha sendo mantida no plasma e na biofase. Como exemplo, uma vez que tenha sido mantida concentração plasmática de 3 ng.mL$^1$ no perioperatório, após 3 a 5 minutos do término da infusão haverá retomada da ventilação espontânea, que reaparece habitualmente abaixo de 1,5 ng.mL$^1$.[81]

Tais características de curta latência, fácil titulação de efeito e grande previsibilidade tornam seu uso clínico muito simples e absolutamente adequado ao regime cirúrgico ambulatorial.[82]

Em procedimentos de maior porte e duração, em associação ou sucedendo a administração dos opioides de duração mais longa, oferece possibilidade de controle do plano anestésico de forma efetiva durante períodos transitórios de maior estimulação nociceptiva, graças a seu rápido início de ação, com pico em cerca de 1,5 minuto. É, por isso, o opioide de eleição para esse tipo de evento. Idealmente deve ser administrado continuamente durante o procedimento, com associação de pequenos bolus ou de elevação da taxa de infusão imediatamente antes de episódios de maior estimulação nociceptiva, como tração de vísceras ou peritônio.[83,84]

Como agente analgésico único, em anestesia geral para procedimentos que demandam despertar intraoperatório, permite grande controle do plano anestésico, sobretudo em associação com o propofol.[85]

Como não tem efeito residual, é destituído também de analgesia pós-operatória, que deve ser planejada e provida com a devida antecedência, sempre que for prevista dor.[86]

Apresenta alguns inconvenientes pela forma breve como alcança seus receptores, sendo os mais relevantes as alterações hemodinâmicas, sobretudo hipotensão arterial e bradicardia, e a eventual rigidez torácica, consequentes não só à dose administrada, mas principalmente ao emprego de *bolus* na indução. Esse tem ficado restrito às indicações de indução em sequência rápida, e aos pacientes jovens e hígidos.[28] Tem sido substituído por infusão iniciada com taxa de cerca de 0,5 mcg.kg$^{-1}$.min$^{-1}$, que em 3 minutos produz concentração efetiva ao redor de 6 ng.ml$^{-1}$, suficiente para

| Tempo (min) | 0-3 meses | 3-6 meses | 6-12 meses | 12-36 meses | 3-11 anos |
|---|---|---|---|---|---|
| **Tabela 101.4** Regime de Steur para crianças com idade inferior a 3 anos, e o regime de MacFarlan para crianças entre 3 e 11 anos de idade. ||||||
| Para concentração alvo plasmática 3 mcg.mL$^{-1}$ ||||||
| *Bolus* inicial de 2,5 mg.kg$^{-1}$ ||||||
| Taxa de infusão em mg.kg$^{-1}$.h$^{-1}$ ||||||
| Idade ||||||
| 0–10 | 25 | 20 | 15 | 12 | 15 |
| 10–15 | 20 | 115 | 10 | 9 | 15 |
| 15–20 | 20 | 15 | 10 | 9 | 13 |
| 20–30 | 15 | 10 | 10 | 9 | 13 |
| 30–40 | 10 | 10 | 10 | 9 | 11 |
| 40–50 | 5 | 5 | 5 | 9 | 11 |
| 50–60 | 5 | 5 | 5 | 9 | 11 |
| 60–120 | 5 | 5 | 5 | 9 | 10 |
| após 120 | 2,5 | 2,5 | 2,5 | 6 | 9 |

intubação traqueal. E então reduzida, de acordo com as características do paciente e do procedimento.[87]

Em associação com o propofol, detém a maior sinergia entre os opioides, podendo (e devendo) ter sua taxa de infusão reduzida em até 50%.[68]

Para manutenção da anestesia venosa total, o ajuste da dose pela idade é tão ou mais importante do que pelo peso, pois seu efeito, função da concentração na biofase, é alterado radicalmente por variações do volume de distribuição, ou seja, pelo tamanho do compartimento central, que é cerca de 20% menor no idoso e até 50% maior no recém-nascido, em relação ao adulto jovem. Também a depuração pode estar reduzida em 30% no idoso e elevada em 20% na criança, na mesma comparação.[88] Por tudo isso, a dose de manutenção no idoso pode ser um terço da usada no adulto jovem, e na criança até 2 anos, 100% maior.[89]

Pelo fato de induzir modificações nas vias nociceptivas, com risco de hiperalgesia pós-operatória, não se recomendam doses de manutenção acima de 0,5 mcg.kg$^{-1}$.min$^{-1}$, exceto por breves períodos.[90]

O remifentanil exibe pequeno volume de distribuição, que em muito se deve ao fato de ficar praticamente restrito ao compartimento central. Por isso teria sua farmacocinética pouco influenciada pelas modificações da compleição corporal, decorrentes da maturidade e da velhice. Mas, à medida em que também o compartimento central é maior em crianças, há necessidade de se elevar a infusão utilizada em até 100%, principalmente durante o primeiro ano de vida. Assim como no adulto, não há necessidade de se proceder a reduções da taxa de infusão de remifentanil com o decorrer do tempo, pois não há migração do fármaco para os compartimentos periféricos. Cuidado importante, rotina em anestesia pediátrica, deve ser tomado quanto à diluição do fármaco, pois apesar de os dispositivos de infusão terem atingido satisfatório nível de precisão, qualquer resíduo do fármaco, remanescente nas linhas de infusão ou em suas ramificações, pode provocar acidentes com graves consequências, ainda piores se for empregada solução em concentração superior a 25 mcg.mL$^{-1}$.[91]

## Alfentanil

Congênere dos opioides sintéticos utilizados na rotina diária da anestesiologia clínica, o alfentanil exibe *clearance* menor do que o do fentanil, mas por ser menos lipossolúvel que este, e que o sufentanil, apresenta menor volume de distribuição, ficando, à semelhança do remifentanil, mais restrito ao compartimento central, de onde é eliminado por metabolização hepática com relativa rapidez.[71]

Sua latência também é das mais curtas, pois em pH fisiológico tem 90% de suas moléculas na forma não ionizada, prontas para ligação aos receptores na biofase, o que proporciona pico de ação em cerca de 2 minutos, como pode ser visto na Tabela 101.5.

Dessa forma, combinando curta latência com rápida recuperação, presta-se à indução e manutenção de anestesia geral sob infusão contínua, oferecendo facilidade de titulação do plano anestésico e segurança no pós-operatório.[92]

Diferentemente do remifentanil, pode ser usado em *bolus* na indução com relativa segurança, desde que se ajuste a dose em função da idade e do estado geral do paciente. Sua sinergia com propofol é da ordem de 25%, e também deve ser considerada no cálculo da dose de indução.[68]

Adultos jovens requerem em torno de 50 mcg$^{-1}$.kg$^{-1}$ na indução anestésica, enquanto em idosos esta dose deve ser reduzida em 50%. Crianças, por apresentarem maior volume central, podem demandar até 70 mcg$^{-1}$.kg$^{-1}$. Para manutenção, a infusão deve ser titulada de acordo com a intensidade do estímulo nociceptivo e a eventual associação de fármacos adjuvantes, entre 0,3 e 2 mcg.kg$^{-1}$.min$^{-1}$.[66]

A interrupção da infusão deve ser feita antecedendo a conclusão do procedimento em cerca de 10 a 20 minutos, pois sua meia-vida contexto dependente é maior que a do remifentanil, e maior também que a do sufentanil, até cerca de 600 minutos de infusão.[67,93]

Apesar de viável e fácil na prática diária, a infusão contínua de alfentanil para manutenção da anestesia geral venosa não apresenta vantagens sobre a realizada com remifentanil, e é mais onerosa, devido ao custo por ampola, à potência relativa do fármaco e à apresentação disponível em nosso meio. Não oferece ganhos em analgesia residual pós-operatória, talvez o ponto fraco do remifentanil, apenas com a vantagem de determinar menor labilidade hemodinâmica na indução. O controle do plano anestésico, no entanto, é inferior ao que se obtém com o uso do remifentanil, que apresenta facilidade ímpar na titulação do efeito.[94]

Na concentração de 0,5 mg.mL$^{-1}$, a forma comercializada é adequada ao uso em *bolus* fracionados, para se corrigir eventuais alterações do plano anestésico ou, idealmente, evitar que aconteçam, quando o *bolus* antecede elevação transitória da estimulação nociceptiva. E doses de 0,5 a 1 mg são efetivas no controle imediato de eventual superficialização inesperada do plano anestésico.[91]

## Sufentanil

Sendo duas vezes mais lipossolúvel que o fentanil, era de se esperar que o sufentanil apresentasse volume de dis-

| Fármaco | Volume de distribuição (L.kg⁻¹) | Depuração (mL.kg⁻¹.min⁻¹) | Ligação a proteínas plasmáticas (%) | Dissociação em pH fisiológico (%) |
|---|---|---|---|---|
| Fentanil | 3 – 6 | 11 – 21 | 80 | 15 |
| Alfentanil | 0,5 – 1 | 5 – 7 | 90 | 90 |
| Remifentanil | 0,25 – 0,4 | | 70 | 70 |
| Sufentanil | 3 | 13 | 92 | 20 |

**Tabela 101.5** Comparação de atributos dos opioides em uso clínico atualmente.

tribuição maior, difundindo-se mais pelos compartimentos, depositando-se muito no tecido gorduroso, de onde, retornando por mais tempo, teria duração de ação maior.

Mas não é isso o que acontece, pois exibe também a maior taxa de ligação a proteínas plasmáticas dentre os opioides em uso clínico atualmente, o que limita seu volume de distribuição e sua deposição em gorduras. Além disso, tem depuração hepática superior ao do fentanil, o segundo opioide mais lipossolúvel em uso clínico (Tabela 101.5).

E são justamente essas duas características: menor volume de distribuição e maior *clearance*, que o tornam elegível para infusão contínua, diferentemente do fentanil, pois faz com que seu tempo de meia-vida contexto sensível se mantenha favorável, à medida em que o prolongamento de seus efeitos com a infusão contínua é relativamente pequeno, e não inviabiliza a administração por horas para manutenção da anestesia. Sua maior lipossolubilidade não atrapalha o uso em infusão prolongada, ou mesmo em *bolus* fracionados e repetidos ao longo do procedimento.[71]

Porém, a disponibilidade de suas moléculas na forma não ionizada em pH fisiológico – apenas 20%, contra 90% de alfentanil e 70% de remifentanil – faz com que sua latência seja maior até que a do fentanil, demandando cerca de 5 minutos para alcançar pico plasmático, após *bolus* de indução.

Para indução de anestesia geral utiliza-se doses de 0,5 a 1 mcg$^{-1}$.kg$^{-1}$, de acordo com as características do paciente, além de porte e duração do procedimento.[91]

Novas doses menores podem ser associadas no decorrer da cirurgia, a fim de manter sua concentração plasmática em níveis efetivos, à medida em que vai sendo metabolizado, sem tanto comprometimento do tempo de recuperação, como poderia acontecer com o fentanil.

Se a opção é por oferecer concentração plasmática estável, com maior controle do plano anestésico, doses de indução de 0,3 a 0,5 mcg$^{-1}$.kg$^{-1}$ devem ser seguidas de infusão de 0,3 a 0,6 mcg.kg$^{-1}$.h$^{-1}$, reajustadas sempre conforme as necessidades da anestesia.[66]

Para evitar alargamento do tempo de recuperação, pode-se proceder a reduções periódicas da taxa de infusão no decorrer do tempo (Tabela 101.3), sobretudo em procedimentos muito prolongados, interrompendo-as com antecedência de 20 a 40 minutos do término do procedimento.[67]

A maioria dos autores considera as apresentações disponíveis comercialmente muito concentradas para infusão contínua, e sugerem o uso de solução com 5 mcg.mL$^{-1}$.

## ■ INFUSÃO ALVO-CONTROLADA – *TARGET-CONTROLLED INFUSION* (TCI)

### Definição

A infusão alvo-controlada é um tipo de infusão na qual o usuário define a concentração do fármaco (dose-alvo) em um determinado compartimento corporal (plasma ou biofase) e o sistema de infusão, através de um modelo farmacocinético e constante $k_{e0}$ acoplado a uma bomba de infusão, varia a taxa de vazão para atingir rapidamente e manter constante a concentração do fármaco predefinida pelo usuário.

## Histórico

Em 1968, Kruger-Thiemer descreveu uma abordagem teórica para atingir e manter uma concentração plasmática estável baseada em modelo farmacocinético bicompartimental.[95] Ele mostrou que para atingir uma concentração plasmática estável era necessária primeiramente uma dose em *bolus* para "preencher" o volume de distribuição inicial, e uma infusão para compensar a eliminação do fármaco e sua distribuição aos compartimentos periféricos. Posteriormente, Vaughan e Tucker[96] desenvolveram a primeira aplicação clínica dessa teoria: o sistema CATIA (*Computer-Assisted Total Intravenous Anesthesia*).

O método desenvolvido por esses pioneiros, baseado em modelo bicompartimental, ficou conhecido como método BET (*Bolus, Elimination, Transfer*). Nesse método era administrada uma dose inicial em *bolus*, para preencher o compartimento central, seguido por duas infusões: uma para compensar a eliminação e outra para manter a redistribuição do fármaco. Uma proporção fixa da quantidade total do fármaco no compartimento central é eliminada por unidade de tempo, portanto, esse declínio da concentração do fármaco pode ser reposto por uma taxa de infusão constante. Em contrapartida, certa quantidade de fármaco é distribuída do compartimento central aos compartimentos periféricos, e esse declínio é exponencial. Então, para repor o declínio ocorrido pela distribuição, é necessária uma infusão com taxa de infusão exponencial. A somatória dessas duas infusões é naturalmente uma infusão com taxa decrescente.

Posteriormente, foi demonstrado que a maioria dos fármacos venosos se adéqua melhor ao modelo farmacocinético tricompartimental. Algoritmos apropriados ao modelo tricompartimental têm sido propostos por vários autores, tendo como alvo a concentração plasmática ou a concentração no local de ação.[97-100]

No início da década de 1990, vários programas para infusão alvo-controlada foram desenvolvidos em diversos centros (STANPUMP, STELPUMP, RUGLOOP, ANESTFUSOR) e estão disponíveis pela *internet*, assim como programas simuladores da farmacocinética, como o TIVA Trainer, IVA-SIM, dentre outros.

Somente em 1996, é que o primeiro sistema para infusão alvo-controlada (Diprifusor – Astra-Zeneca) foi validado comercialmente.[99] Hoje esse sistema existe em muitos países, exceto nos EUA. Esse sistema só funciona com uma seringa previamente preenchida com propofol a 1% ou 2%, comercializada pelo fabricante.

Até recentemente, o propofol comercializado por outros laboratórios não podia ser utilizado para realização de infusão alvo-controlada. Entretanto, com o desenvolvimento de segunda geração de sistemas com infusão alvo-controlada, os chamados de "*Open-TCI*" (Alaris Asena PK – Alaris Medical System, Base Primea – Fresenius-Kabi, Agilia – Fresenius-Kabi, Space – BBraun e ST7000 – Samtronic), propofol de qualquer marca e até mesmo opioides podem ser utilizados para realização de infusão alvo-controlada.

## Componentes

Os componentes básicos de qualquer sistema de infusão alvo-controlada são: uma *interface* com o usuário, um computador com um ou mais microprocessadores e uma bomba de infusão.

A *interface* permite ao usuário adicionar os dados do paciente (idade, sexo, peso e altura) e definir a dose-alvo desejada através de uma tela gráfica ou numérica. Também informa a taxa e o tempo de infusão, a concentração plasmática e o local de ação prevista.

O microprocessador controla a interface e a bomba de infusão, aceita e inclusão de dados e instruções dadas pelo usuário, realiza cálculos matemáticos do modelo farmacocinético e aciona alarmes, caso aconteça algum problema (desconexão da seringa, fim da solução, falta de energia, etc.).

A bomba de seringa incorporada ao sistema é capaz de alcançar taxas de infusão de até 1200 mL.h$^{-1}$ e com uma precisão de 0,1 mL.h$^{-1}$.

## ▪ INFUSÃO ALVO-CONTROLADA *VERSUS* INFUSÃO MANUALMENTE-CONTROLADA

Em linhas gerais, os sistemas de infusão alvo-controlada são programados com o modelo farmacocinético, o qual, matematicamente, descreve a distribuição e eliminação do fármaco.

Quando o anestesiologista aumenta a dose-alvo, o sistema administra uma rápida infusão (*bolus*) para rapidamente preencher o compartimento central, alcançando a concentração (dose-alvo) desejada. A quantidade de fármaco infundida é calculada de acordo com o volume sanguíneo estimado do compartimento central e pela diferença entre a concentração atual calculada e a concentração-alvo desejada.

Uma vez que a concentração calculada alcançou a dose-alvo desejada, o sistema interrompe a infusão rápida e inicia uma infusão com taxa mais lenta e gradualmente

decrescente, com o objetivo de repor o fármaco que será distribuído e eliminado.

Em contrapartida, quando o anestesiologista diminui a dose-alvo, o sistema de infusão interrompe a infusão e espera até a concentração calculada atingir a nova dose-alvo. A taxa pela qual a concentração calculada declina, depende da taxa de eliminação do fármaco e do gradiente entre a concentração no compartimento central e nos periféricos. Quando a concentração calculada pelo sistema alcança a nova dose-alvo, a infusão é religada numa taxa mais lenta e gradualmente decrescente.[101]

Como se pode observar (Figura 101.3), a concentração desejada do fármaco é alcançada o mais rápido possível, tanto para cima como para baixo. A anestesia é uma das poucas áreas dentro da Medicina onde é importante variar rapidamente a concentração no plasma e, consequentemente em seu local de ação, para se obter o mais precocemente possível o efeito farmacodinâmico desejado.

A infusão manualmente controlada é aquela onde a taxa de infusão é fixa (mL.h$^{-1}$, µg.kg$^{-1}$.min$^{-1}$, mg.kg$^{-1}$.h$^{-1}$) e o usuário manualmente altera essa taxa de infusão. Quando fármacos são administrados sob taxa de infusão fixa, a concentração plasmática aumenta lentamente e só atinge um platô ou estado de equilíbrio (*steady-state*) depois de um longo tempo. No caso do propofol, mesmo após 12 horas de infusão, a concentração plasmática continua a subir. Isso acontece porque é necessário até 24 horas para que o fármaco se equilibre em todos os tecidos corporais. Para a morfina, fentanil e midazolam esse tempo para o estado de equilíbrio é mais longo ainda. Então, mesmo grandes alterações na taxa de infusão desses fármacos, não se observam alterações da concentração plasmática de maneira rápida e significativa. Existe um longo interva-

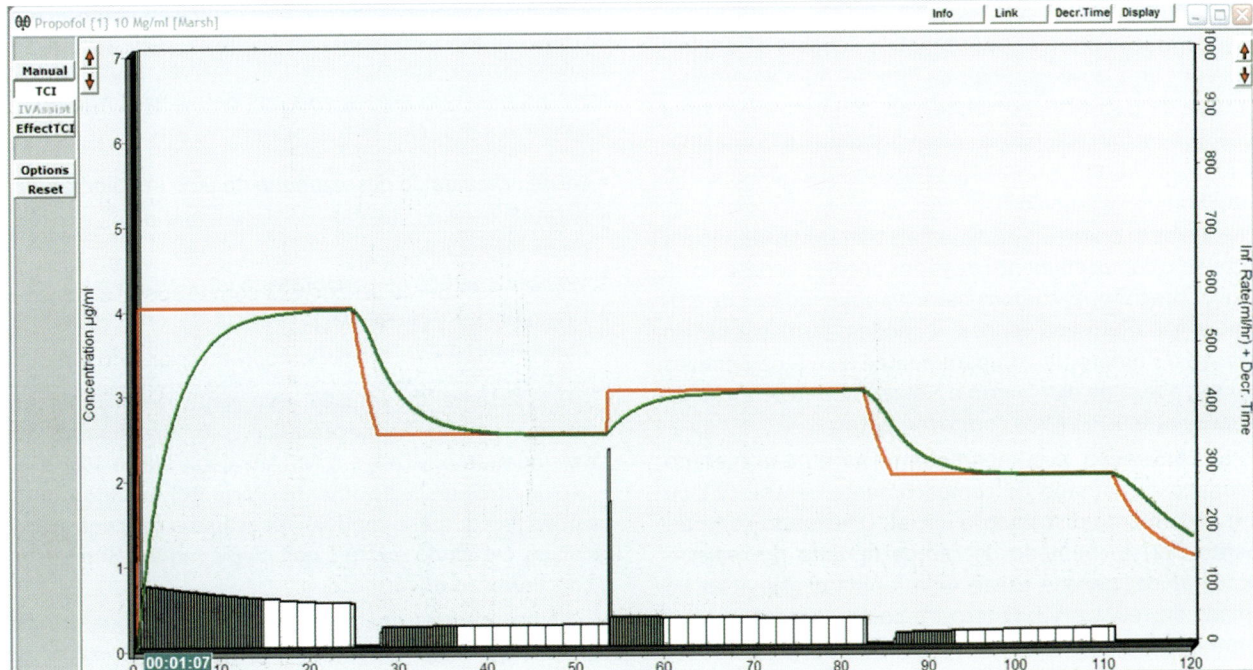

▲ **Figura 101.3** Infusão alvo-controlada com plasma de propofol (modelo de Marsh). Vermelho: concentração plasmática; verde: concentração no local de ação; barras brancas: velocidade de infusão.

lo de tempo entre alterar a taxa de infusão, aumentar a concentração plasmática e, consequentemente, alterar a concentração no seu local de ação e obter o efeito clínico desejado. Geralmente esse atraso não é aceitável.

Quando o anestesiologista deseja aumentar rapidamente a concentração plasmática de um fármaco dentro de uma infusão manualmente-controlada, ele pode administrar um *bolus*, porém, é difícil julgar o tamanho do *bolus* apropriado. Similarmente, se ele deseja diminuir a concentração plasmática de um fármaco rapidamente, ele pode desligar a infusão e religar. Mas quanto tempo deixar desligada? E se por algum motivo esquecermos de religar?

Por esses motivos é que a infusão alvo-controlada ficou tão popular entre os anestesiologistas. O seu fácil manuseio, alto grau de previsibilidade do efeito anestésico e menor número de ajustes, a tornou técnica *gold-standart* para realização de AVT.[102,103]

Recente diretriz da *Association of Anaesthesia* e da *Society for Intravenous Anaesthesia,* recomenda o uso de infusão alvo-controlada quando se utilizar propofol para manutenção de anestesia geral.[1]

Um estudo comparou o uso do remifentanil em MCI e TCI em pacientes submetidos à cirurgia cardíaca. Os pacientes que receberam remifentanil via TCI consumiram menos remifentanil em relação pacientes que receberam remifentanil via MCI (3,6 e 5,3 mg, respectivamente). Consequentemente, os pacientes do grupo TCI tiveram menos hiperalgesia no pós-operatório, apesar do consumo de morfina ser semelhante nas primeiras 44 horas.[104]

## Modelos Farmacocinéticos

Modelo farmacocinético é um modelo matemático usado para prever a concentração plasmática de um fármaco após uma dose em *bolus* ou durante uma infusão. Tipicamente, esses modelos são desenvolvidos pela mensuração da concentração plasmática (arterial ou venosa) de um fármaco após uma dose em *bolus* ou infusão, num determinado grupo de pacientes ou voluntários. Então, usando uma abordagem estatística padrão e um programa de computador (NONMEM, por exemplo), estimam-se os parâmetros do modelo nessa população.[101]

Modelos bi ou tricompartimentais têm sido usados para descrever o comportamento de vários agentes venosos com razoável precisão. É comum haver vários modelos descritos para cada fármaco venoso. O modelo farmacocinético descreve o número de compartimentos e seus respectivos volumes, a taxa de eliminação e a taxas de transferência do fármaco entre os diversos compartimentos.

Por convenção, o compartimento na qual é injetado o fármaco é chamado de compartimento central (V1 ou Vc) ou volume de distribuição inicial. O segundo compartimento (V2) é chamado de compartimento de redistribuição rápida, porque existe uma rápida distribuição do fármaco entre V1 e V2. O terceiro compartimento (V3) é chamado de compartimento de redistribuição lenta, porque existe uma distribuição lenta entre V1 e V3. A somatória de V1, V2 e V3 é o volume de distribuição no estado de equilíbrio (Vd$_{ss}$).

As taxas intercompartimentais são taxas constantes descritas por unidade de tempo (min$^{-1}$ ou h$^{-1}$). Por convenção usam-se os símbolos $k_{10}$ para descrever a taxa de eliminação, assim como os símbolos $k_{12}$, $k_{21}$, $k_{13}$ e $k_{31}$ são usados para descrever as constantes entre V1 e V2, V2 e V1, V1 e V3 e entre V3 e V1, respectivamente (Figura 101.4).

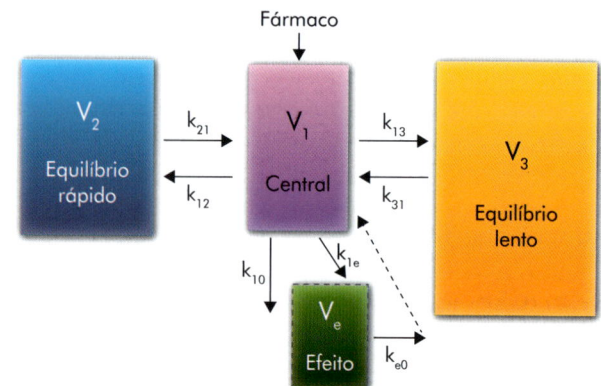

▲ **Figura 101.4** Modelo tricompartimental.

Obs.: V$_e$ (local de ação) é localizado dentro do V$_1$.

Por outro lado, a depuração descreve o volume (de um compartimento) o qual é extraído (eliminado) durante uma unidade de tempo. Geralmente sua unidade é mL.min$^{-1}$ ou mL.h$^{-1}$. Se o volume do compartimento e as constantes são conhecidos, então facilmente se calcula a depuração:

- *Depuração* de eliminação = V1 x $k_{10}$
- *Depuração* 2 = V2 x $k_{21}$
- *Depuração* 3 = V3 x $k_{31}$

É importante relembrar que a concentração plasmática do fármaco mostrada pela *interface* do sistema de infusão alvo-controlada é somente uma concentração prevista pelo modelo farmacocinético. Em 1992, Varvel, Donoho e Shafer[105] propuseram alguns critérios de avaliação da previsibilidade dos modelos farmacocinéticos. Estes critérios são:

- **MDPE**: medida do desempenho de erro (medida do viés);
- **MDAPE**: medida absoluta do desempenho de erro (medida da imprecisão);
- ***Wobble***: medida da variabilidade intraindividual;
- **Divergência**: medida da tendência de erro (tamanho e magnitude) durante o tempo.

Um sistema de infusão alvo-controlada, juntamente com seu modelo farmacocinético, são considerados aceitáveis quando o MDPE e o MDAPE estão entre 10% e 20% e 20% e 40%, respectivamente. Portanto, quando o erro é positivo indica que o modelo subestima a concentração do fármaco, e quando o erro é negativo o modelo superestima a concentração do fármaco.

Numa primeira análise, esses números podem indicar uma discrepância muito grande entre a concentração prevista e a concentração plasmática real do fármaco. Entretanto, mesmo com analisador de gases, estudos mostram que a diferença entre a concentração de isoflurano exalado e sua concentração arterial mensurada pode conter um erro de até 20%.[106,107]

## Propofol

### Adultos

Os dois modelos farmacocinéticos mais conhecidos são os modelos descritos por Marsh e col.,[108] Schnider e col.,[109] Cortinez e col. e, mais recentemente, o modelo desenvolvido por Eleveld e col.

O modelo farmacocinético mais conhecido entre os anestesiologistas é o modelo de Marsh. Este modelo é uma adaptação do artigo original publicado por Gepts e col.[110] Nele, o volume do compartimento central é uma função linear do peso do paciente e as constantes intercompartimentais são fixas.

Muitos estudos têm demonstrado que a idade, sexo, altura, modo de administração (bolus ou infusão) e local da retirada de amostras sanguíneas (veia ou artéria) podem influenciar nos parâmetros do modelo farmacocinético.

Schuttler e Ihmsen[111] analisaram dados de vários estudos de farmacocinéticos em adultos e crianças e desenvolveram um modelo incorporando todos os fatores aferidos, validando-o para pacientes de todas as idades.

Schnider e col.[109] desenvolveram um modelo farmacocinético no qual o V1 é fixo, a idade é uma covariável no cálculo de V2 e da depuração 2 e o peso, altura e massa magra são covariáveis para cálculo da depuração de eliminação.

A maioria dos estudos mostra que o modelo de Marsh tende a subestimar a concentração plasmática real (viés positivo). Nesses estudos, a MDPE e a MDAPE variaram entre −7% e 23% e entre 18 e 30%, respectivamente. A previsibilidade é maior quando se reduz a dose-alvo, ou seja, quando o propofol não está sendo infundido.[112-114]

Com objetivo de melhorar o desempenho do modelo de Marsh, White e cols. introduziram, além do peso, o sexo e a idade como variáveis para cálculo do V1 e da depuração.[115] Com isso, o MDPE e a MDAPE foram de 3,2% e 18,3%, respectivamente. No Brasil, o sistema ST7000 da Samtronic foi inovador em introduzir esse modelo de propofol no seu sistema.

Em pacientes obesos, a escolha do peso a ser informada ao modelo de Marsh altera o seu desempenho e isso ainda é assunto controverso. Na prática clínica, se o peso corporal total for informado ao sistema TCI, no modelo de Marsh os pacientes obesos mórbidos receberam na indução uma sobredose de propofol, podendo resultar em eventos hemodinâmicos adversos. Essa observação provavelmente resulta no fato de que o V1 não está significativamente aumentado nos pacientes obesos, então a dose-alvo de indução (bolus inicial fornecido pelo sistema TCI) deve ser relacionado com o massa corporal magra. Entretanto, durante a manutenção, quando a dose é calculada pela massa corporal magra, a dose-alvo deve ser aumentada significativamente durante a infusão, pois a dose-alvo de manutenção está melhor correlacionada com o peso corporal total.[116] Esse fato foi demonstrado num estudo no qual os pesquisadores utilizaram o peso corporal corrigido (fórmula de Servin) no modelo de Marsh. A previsão desse modelo foi boa durante os 20 minutos iniciais, entretanto, após 40 minutos a previsibilidade do modelo piorou consideravelmente.[117] Nesse mesmo estudo, quando se utiliza o peso real do paciente, a MDPE é de -6,21%, mas quando se utiliza o peso corporal corrigido, a medida do viés é -32,6%. Já os valores de MDAPE, wobble e divergência permanecem semelhantes.[117] Porém, estudo mais recente demonstrou que a utilização do peso corporal corrigido melhora o desempenho do modelo de Marsh, melhorando a previsão da concentração plasmática.[118] Modelos farmacocinéticos mais específicos e exclusivos para essa população foram desenvolvidos,[118-120] contudo, esses modelos não estão disponíveis para o uso em nenhum sistema de infusão alvo-controlada comercial no Brasil.

Em pacientes idosos (56 e 80 anos) a MDPE e a MDAPE do modelo de Marsh foram similares aos pacientes mais jovens; já nos pacientes mais idosos, a variação dentro do grupo foi maior, chegando a 84% em um paciente.[113] Talvez por usar a idade e a massa magra como covariáveis, o modelo de Schnider e col. seja mais apropriado para essa população. Nenhum estudo formal sobre o desempenho da previsibilidade do modelo de Schnider e col. foi realizado (Tabela 101.6).

**Tabela 101.6 Diferenças dos modelos farmacocinéticos de Marsh e Schnider.**

| | Marsh | | Schnider | |
|---|---|---|---|---|
| | Modelo geral | 70 kg | Modelo geral | 70 kg, 1,70 m masculino |
| V1 | 0,228 L.kg$^{-1}$ | 15,9 L | 4,27 L | 4,27 L |
| V2 | 0,463 L.kg$^{-1}$ | 32,4 L | $18,9 - 0,391 \times (idade - 53)$L | 24,0 L |
| V3 | 2,893 L.kg$^{-1}$ | 202,0 L | 238 L | 238 L |
| $k_{10}$ (min$^{-1}$) | 0,119 | 0,119 | $0,443 + 0,0107 \times (peso - 77) - 0,0159 \times (MCM^* - 59) + 0,0062 \times (altura - 177)$ | 0,384 |
| $k_{12}$ (min$^{-1}$) | 0,112 | 0,112 | $0,302 - 0,0056 \times (idade - 53)$ | 0,375 |
| $k_{13}$ (min$^{-1}$) | 0,042 | 0,042 | 0,196 | 0,196 |
| $k_{21}$ (min$^{-1}$) | 0,055 | 0,055 | $[1,29 - 0,024 \times (idade - 53)]/$ $[18,9 - 0,391 \times (idade - 53)]$ | 0,067 |
| $k_{31}$ (min$^{-1}$) | 0,003 | 0,003 | 0,0035 | 0,004 |
| $k_{e0}$ (min$^{-1}$) | 0,26/1,21/0,6 | 0,26 | 0,456 | 0,456 |
| TTPE (min) | 4,5/1,8/0,9 | 4,5 | 1,69 | 1,69 |

*MCM: massa corporal magra.

Mais recentemente, Eleveld e col.[121] desenvolveram um modelo farmacocinético e farmacodinâmico de propofol que pode ser utilizado em anestesia geral e sedação. Este modelo de segunda geração foi desenvolvido usando dados farmacocinéticos e farmacodinâmicos de diferentes estudos de uma população ampla e diversificada, incluindo neonatos, crianças, adultos idosos e obesos, pacientes com historia de alcoolismo, cirrose hepática e câncer, juntamente com abordagens variadas para administração concomitante de opioides. Em geral, uma maior diversidade nos dados utilizados para desenvolver um modelo aumenta a chance de correspondência entre o modelo e uma determinada situação clínica, reduzindo assim os riscos associados a concentrações inapropriadas de propofol.

De maneira geral, o desempenho farmacocinético na previsão da concentração plasmática do propofol foi superior em relação a outros modelos já existentes.[122-124]

## Crianças

No início dos anos 1990, a precisão do modelo de Marsh foi estudada em 20 crianças e demonstrou que a concentração predita era maior que a concentração plasmática real (MDPE -20%).[108] Outros autores encontraram resultados semelhantes, mostrando que a farmacocinética do propofol entre crianças e adultos é diferente.[125,126]

O modelo de Marsh foi revisado e estabelecido um modelo específico para crianças (o tamanho do compartimento central foi aumentado, permanecendo uma função linear em relação ao peso corporal). Com isso, a precisão do modelo melhorou e o viés diminuiu (MDAPE 21,5% e MDPE -0,1%). Desde então, modelos farmacocinéticos específicos para essa população foram desenvolvidos. Os dois modelos mais conhecidos são o modelo de Kataria e col.[127] e o modelo Paedfusor (Tabela 101.7).[128]

O modelo de Kataria e col. é baseado num modelo tricompartimental para crianças entre 3 e 11 anos. Neste modelo, as constantes são fixas e o volume dos compartimentos tem uma correlação linear com o peso. Não há nenhum estudo publicado em literatura *peer-reviewed* sobre o desempenho desse modelo.

O modelo Paedfusor é uma adaptação do modelo preliminar desenvolvido por Schuttler e col.,[111] incorporado a um sistema de infusão alvo-controlada desenvolvido e uti-lizado em Glasgow. Neste modelo, o volume do compartimento central e a depuração possuem uma correlação não linear com o peso; os valores de viés (MDPE) e precisão (MDAPE) foram de 4,1% e 9,7%, respectivamente.[128]

## Remifentanil

O modelo farmacocinético para o remifentanil é o modelo de Minto e cols.[129,130] Esse modelo foi desenvolvido através de estudos farmacocinéticos realizados numa população heterogênea, com uma grande variação de idade e peso. Além do peso, esse modelo utiliza em seu algoritmo outras variáveis, como: idade, altura, sexo e massa magra. Esse modelo caracteriza-se por apresentar pequenos compartimentos e constantes (eliminação e redistribuição) elevadas.

Muito se questiona sobre a real utilidade da infusão alvo-controlada de remifentanil. Por ter uma farmacocinética bastante linear e pela rápida constante de equilíbrio plasma-local de ação, a infusão alvo-controlada de remifentanil não seria tão vantajosa. Entretanto, principalmente nos extremos de idade e peso, a vantagem é nítida, uma vez que a infusão alvo-controlada de remifentanil incorpora em seu algoritmo a idade e a massa magra do paciente. Vale a pena lembrar que, para o remifentanil, a idade é fator até mais importante do que o peso para correção da dose a ser empregada.

Estudos realizados com o objetivo de avaliar o desempenho do modelo de Minto obtiveram um viés (MDPE) entre −15% e 1,59%, e uma precisão (MDAPE) entre 18,2% e 20%.[131]

## Sufentanil

Para o sufentanil, os modelos farmacocinéticos mais conhecidos são os modelos de Gepts e col.[132] e Bovill e col.[133] A característica principal desses dois modelos é apresentar grandes volumes compartimentais (particularmente V3) e alto *clearance* de eliminação. Pelo grande volume de V3, a meia-vida de eliminação do sufentanil é alta.

No modelo de Bovill, V1 é uma função linear em relação ao peso e as constantes são fixas, entretanto, no modelo descrito por Gepts tanto os volumes compartimentais quanto as constantes são fixas. A idade parece não influenciar na farmacocinética do sufentanil.

Estudos realizados para avaliar o desempenho do modelo farmacocinético de Gepts obtiveram MDPE entre -22,3% e -2,3%, e MDAPE entre 20,7% e 29%.[134] Em pacientes obe-

| Tabela 101.7 Modelos farmacocinéticos de Paedfusor e Kataria. | | | | | |
|---|---|---|---|---|---|
| | **Paedfusor** | | | **Kataria** | |
| | **Modelo** | **Paciente 20 kg** | | **Modelo** | **Paciente 20 kg** |
| V1 | 0,458 L.kg$^{-1}$ | 9,2 L | | 0,52 L.kg$^{-1}$ | 10,4 L |
| V2 | 1,34 L.kg$^{-1}$ | 26,8 L | | 1,0 L.kg$^{-1}$ | 20 L |
| V3 | 8,20 L.kg$^{-1}$ | 163,9 L | | 8,2 L.kg$^{-1}$ | 164 L |
| $k_{10}$ (min$^{-1}$) | 70 × peso$^{-0,3}$/458,4 | 0,062 | | 0,066 | 0,066 |
| $k_{12}$ (min$^{-1}$) | 0,12 | 0,12 | | 0,113 | 0,113 |
| $k_{13}$ (min$^{-1}$) | 0,034 | 0,034 | | 0,051 | 0,051 |
| $k_{21}$ (min$^{-1}$) | 0,041 | 0,041 | | 0,059 | 0,059 |
| $k_{31}$ (min$^{-1}$) | 0,0019 | 0,0019 | | 0,0032 | 0,0032 |

sos, a MDPE e a MDAPE foram de -12,8% e 19,8%, respectivamente.[135]

## Alfentanil

O modelo farmacocinético para o alfentanil mais conhecido é o modelo de Maitre e col.[136] Esse modelo foi desenvolvido utilizando dados de quatro estudos prévios de farmacocinética no programa NONMEM (modelo não linear efeito-misto).

Nesse modelo, as variáveis peso, idade e sexo são utilizadas para cálculo dos volumes compartimentais e das constantes de eliminação e distribuição. A principal característica desse modelo é apresentar volumes compartimentais reduzidos e uma constante de eliminação relativamente pequena.

O desempenho de previsibilidade no modelo de Maitre em adultos submetidos à cirurgia abdominal e cirurgias superficiais foi de MDPE −7,9% e MDAPE 22,3%.[137] Entretanto, em idosos a imprecisão (MDAPE) foi maior do que 40%, portanto, não aceitável clinicamente[138] (Tabela 101.8).

## ■ INFUSÃO ALVO-CONTROLADA NO LOCAL DE AÇÃO (TCI EFEITO)

A primeira geração dos sistemas de infusão alvo-controlada de propofol, embora mostrasse em sua tela a concentração prevista em seu local de ação, não permitia que a escolha da dose-alvo fosse feita diretamente em sua biofase.

O maior problema em escolher uma determinada dose-alvo no plasma é que existe certo atraso para haver o equilíbrio entre a concentração plasmática e a concentração no local de ação (Figura 101.3). Além disso, observou-se que a perda e a recuperação da consciência (efeito clínico) correlacionavam-se melhor com a concentração do fármaco em seu local de ação (Ce) do que com sua concentração no plasma (Cp), mostrando que o equilíbrio entre Ce e Cp não é instantâneo.[139,140]

Não tão somente a perda e a recuperação da consciência se correlacionam melhor com a Ce, mas todo o grau de sedação (farmacodinâmica) durante uma infusão também.[141]

Baseado nesses estudos, é muito mais racional conduzir uma infusão alvo-controlada com a dose-alvo baseada no local de ação (TCI Efeito), uma vez que a farmacodinâmica encontra-se no efeito e não no plasma, tornando o controle do efeito muito mais preciso.[116]

A constante de equilíbrio entre plasma e local de ação depende de vários fatores, dentre eles: débito cardíaco, fluxo sanguíneo cerebral, lipossolubilidade, grau de ionização etc. Esse tempo de equilíbrio pode ser descrito matematicamente pela constante conhecida como $k_{e0}$. Rigorosamente falando, a $k_{e0}$ deveria ser utilizada para descrever a taxa de remoção e eliminação do fármaco do local de ação, entretanto, o volume deste compartimento é virtual, não havendo, portanto, necessidade de separar constantes de entrada e saída do local de ação.

Obviamente, a concentração no local de ação (Ce) não pode ser diretamente mensurada, porém, o período de tempo referente às alterações da concentração no local de ação pode ser estimado por parâmetros clínicos (farmacodinâmica). Quando a concentração plasmática é conhecida, parâmetros farmacodinâmicos podem ser utilizados para estimar a constante $k_{e0}$, desenvolvendo-se um modelo farmacocinético-farmacodinâmico.

Quando não se conhece os dados farmacocinéticos e farmacodinâmicos do grupo em estudo, o tempo para o pico do efeito (*time to peak effect* – TTPE) é utilizado para estimar a $k_{e0}$ (Mertens e col.).[131] Após uma dose em *bolus*, a concentração máxima no local de ação ocorre quando as curvas de concentração plasmática (Cp) e concentração no local de ação (Ce) se cruzam. O intervalo de tempo entre a injeção da dose *bolus* e o cruzamento das curvas de Cp e Ce é o chamado tempo para o pico do efeito (TTPE). Geralmente utiliza-se uma ferramenta, como o índice bispectral, para reconhecer esse efeito máximo (Figura 101.5).

Com a infusão alvo-controlada no plasma (TCI plasma), o usuário define a dose-alvo no plasma e a concentração no local de ação acompanhada passivamente, sempre com certo atraso determinado pelo $k_{e0}$ do fármaco (Figura 101.3). Já na infusão alvo-controlada no efeito (TCI efeito), o usuário define sua dose-alvo no local de ação e o sistema manipu-

**Tabela 101.8 Modelos farmacocinéticos de remifentanil, sufentanil e alfentanil.**

|  | Remifentanil (Minto) | Sufentanil (Bovill) | Sufentanil (Gepts) | Alfentanil (Maitre) |
|---|---|---|---|---|
| V1 | $5,1 - 0,0201 \times (idade -40) + 0,072 \times (MCM-55)$ | 0,164 L.kg$^{-1}$ | 14,3 | Masculino: 0,111 L.kg$^{-1}$<br>Feminino: 1,15 x 0,111 L.kg$^{-1}$ |
| V2 | $9,82 - 0,0811 \times (idade -40) + 0,108 \times (MCM-55)$ | 0,359 L.kg$^{-1}$ | 63,4 | 12,0 |
| V3 | 5,42 | 1,263 L.kg$^{-1}$ | 251,9 | 10,5 |
| $k_{10}$ (min$^{-1}$) | $[(2,6 - 0,0162 \times (idade -40) + 0,0191 \times (MCM-55)]/V1$ | 0,089 | 0,0645 | Idade ≤ 40: 0,356/V1<br>Idade < 40: 0,356 − [0,00269 × (idade −40)]/V1 |
| $k_{12}$ (min$^{-1}$) | $[(2,05 - 0,0301 \times (idade -40)]/V1$ | 0,35 | 0,1086 | 0,104 |
| $k_{13}$ (min$^{-1}$) | $[0,076 - 0,00113 \times (idade -40)]/V1$ | 0,077 | 0,0245 | 0,017 |
| $k_{21}$ (min$^{-1}$) | K12 × V1/V2 | 0,16 | 0,067 | 0,067 |
| $k_{31}$ (min$^{-1}$) | K13 × V1/V3 | 0,01 | 0,0013 | Idade ≤ 40: 0,0126<br>Idade > 40: 0,0126 − 0,000113 × (idade −40) |
| $k_{e0}$ | $0,595 - 0,007 \times (idade -40)$ | 0,12 | 0,112 | 0,77 |

la a concentração plasmática com o objetivo de alcançar a dose-alvo no local de ação o mais rápido possível. Quando se aumenta a dose-alvo no local de ação, o sistema calcula uma concentração plasmática ótima, a qual causará um gradiente suficiente para subir rapidamente a concentração no local de ação sem ultrapassar a dose-alvo efeito selecionada. Após o cálculo, o sistema administra a dose que corres-

ponderá a essa concentração plasmática necessária. Então, o sistema para a infusão e aguarda que a dose-alvo no local de ação alcance o valor definido pelo usuário. O sistema religará a infusão para manter a concentração plasmática e o local de ação, constantes (Figura 101.6).[101]

Diferentemente do TCI plasma, onde a $k_{e0}$ não participa no cálculo do *bolus* e da taxa de infusão, na modalidade TCI

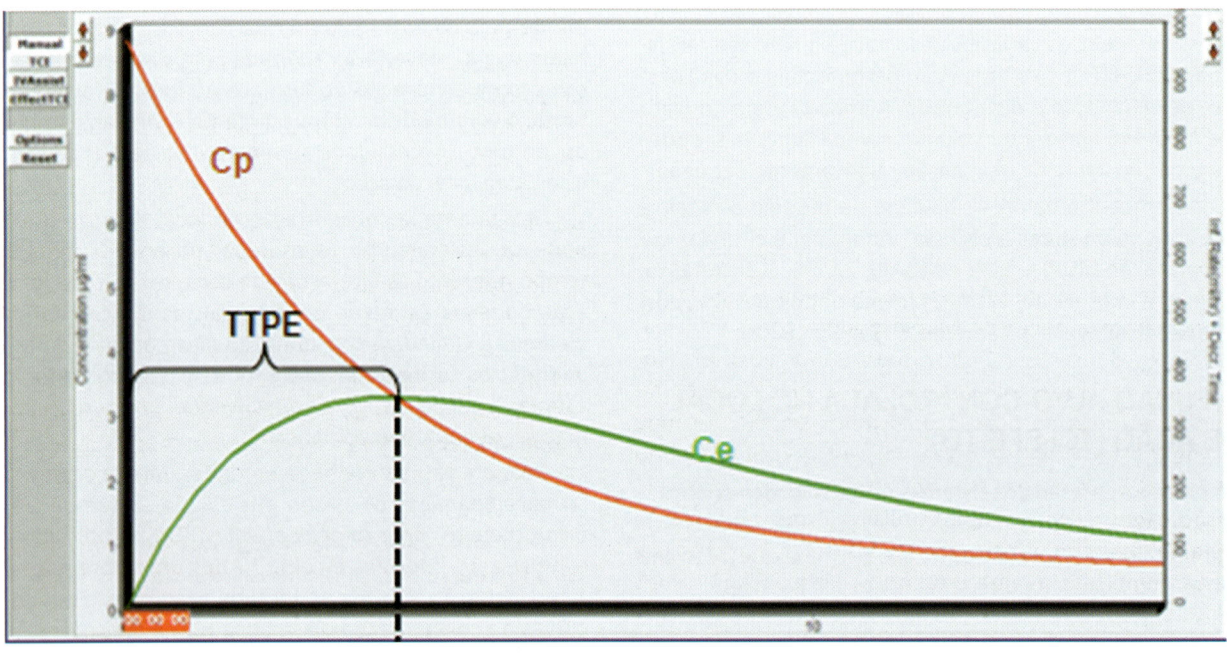

Efeito máximo

▲**Figura 101.5** Propofol *bolus* 2,0 mg.kg$^{-1}$.

Cp: concentração plasmática; Ce: concentração efeito (local de ação); TTPE: tempo para o pico do efeito.

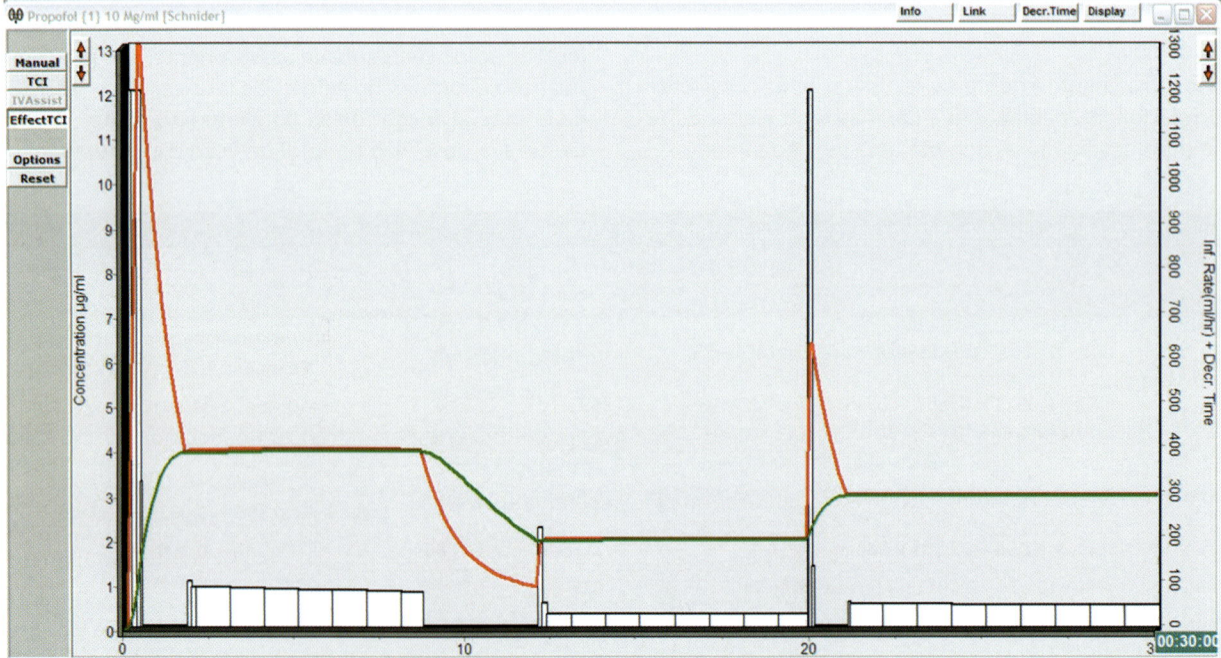

▲**Figura 101.6** Infusão alvo-controlada efeito de propofol (modelo Schnider).

Vermelho: concentração plasmática; verde: concentração no local de ação; barras brancas: velocidade de infusão.

Efeito, a $k_{e0}$ é de fundamental importância porque é ela que irá determinar o *overshoot* e o *undershoot* na concentração plasmática para que a dose-alvo no local de ação seja alcançada rapidamente.

Se dois diferentes sistemas de infusão utilizam o mesmo modelo farmacocinético, porém com valores de $k_{e0}$ diferentes, doses diferentes serão administradas atingindo picos e concentrações plasmáticas distintas.

Um $k_{e0}$ "lento" (constante baixa) causará um alto pico de concentração plasmática quando a dose-alvo no local de ação for aumentada e houver uma profunda queda na concentração plasmática quando a dose-alvo no local de ação for diminuída (Figura 101.7).

## TCI Efeito de Propofol

### Com o modelo de Marsh

Os sistemas de infusão alvo-controlada de propofol que utilizam o modelo de Marsh podem apresentar valores de $k_{e0}$ diferentes. Originalmente, o valor da $k_{e0}$ incorporado no Diprifusor para estimar a concentração de propofol no local de ação é 0,26 min⁻¹, equivale a uma $T_{½}k_{e0}$ de 2,6 minutos e um tempo para o efeito máximo (TTPE) de 4,57 minutos.[138] Entretanto, outros sistemas de infusão (*Agilia*, por exemplo) utilizam o mesmo modelo de Marsh, mas com uma $k_{e0}$ de 1,21 min⁻¹ ($T_{½}k_{e0}$ = 34 seg), baseado num tempo para o efeito máximo (TTPE) de 1,6 minuto (Figura 101.7).[142]

A diferença clínica é que com a $k_{e0}$ "rápida" (1,21 min⁻¹) a concentração plasmática de propofol, gerada para promover alto gradiente e atingir rapidamente a dose-alvo no local de ação, é bem inferior em relação à $k_{e0}$ "lenta" (0,26 min⁻¹).

Num paciente de 70 kg, com a $k_{e0}$ "lenta", a concentração plasmática de propofol atingida quando se deseja uma

dose-alvo no local de ação de 4,0 µg.mL⁻¹ é de quase 10 µg.mL⁻¹, enquanto com a $k_{e0}$ "rápida" a concentração plasmática não ultrapassa 6,0 µg.mL⁻¹ (Figura 101.7).

Por esse motivo, é que o primeiro modelo do Diprifusor não disponibiliza ao usuário a opção TCI efeito, uma vez que em pacientes com pouca reserva cardiovascular, dependendo da dose-alvo, poderia gerar concentração plasmática de propofol extremamente alta, e isso poderia ser prejudicial.

Recentemente, um novo valor de $k_{e0}$ (0,61 min⁻¹) foi incorporado ao modelo farmacocinético de Marsh para o propofol para uso em TCI Efeito.[143] Esse novo valor de $k_{e0}$ no modelo de Marsh foi comparado em TCI efeito (M0.6Ce) com outros modelos/$k_{e0s}$ amplamente utilizados: modelo de Marsh – TCI plasma $k_{e0}$ 0,26 min⁻¹(M0.26Cp), modelo de Marsh – TCI efeito $k_{e0}$ 1,21 min⁻¹ (M1.21Ce), modelo de Schnider – TCI efeito $k_{e0}$ 0,46 min⁻¹(S0.46Ce).[144] As variáveis estudadas nesse estudo foram tempo de indução, alterações hemodinâmicas e ventilatórias. Para um alvo inicial de 4,0 µg.ml⁻¹, o tempo de indução no M0.6Ce, M0.26Cp, M1.21Ce e S0.46Ce foram 81, 78, 132 e 298 segundos, respectivamente. Após 2 min, 89% dos pacientes que utilizaram M0.6Ce perderam a consciência. As alterações hemodinâmicas e ventilatórias não tiveram diferença significativa entre os grupos.

No Brasil, vale a pena atentar que o novo sistema TCI New Diprifusor incorpora o novo valor de $k_{e0}$ (0,61 min⁻¹) ao modelo farmacocinético de Marsh, porém o sistema não permite a modalidade TCI efeito, permanecendo ainda somente com a modalidade TCI plasma.

### Com o modelo de Schnider

Preferencialmente, o modelo de Schnider é utilizado para se realizar TCI efeito. Como descrito anteriormente, o

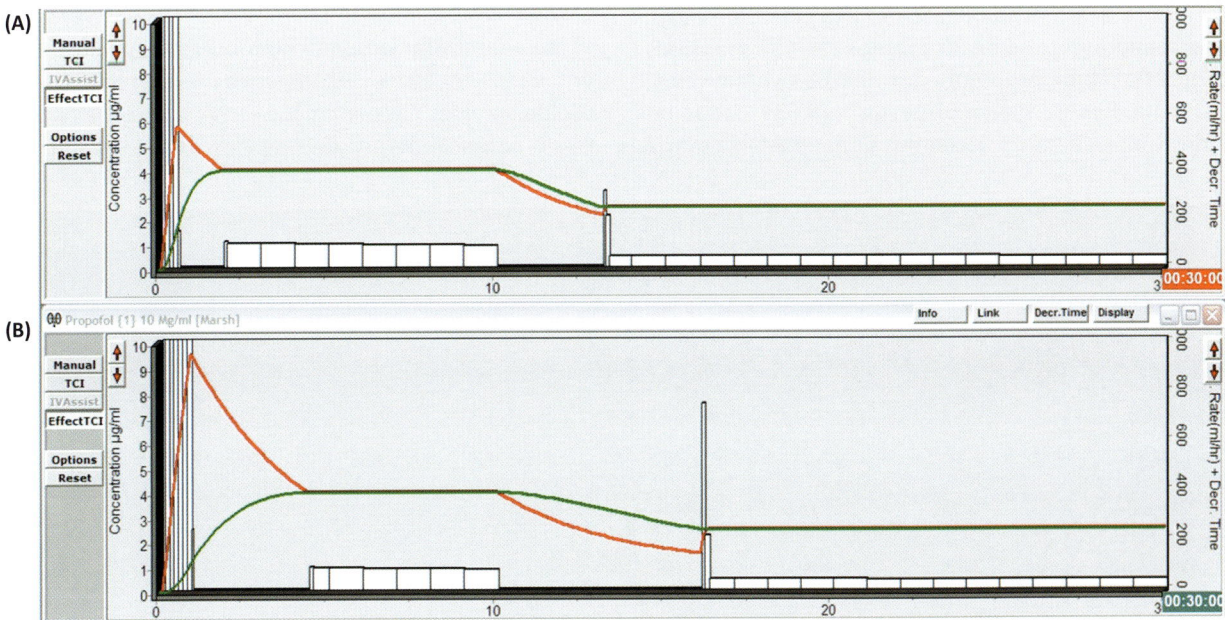

▲ **Figura 101.7** TCI efeito de propofol (modelo de Marsh com $k_{e0}$ 1,21 min⁻¹) – **(A)**; TCI efeito de propofol (modelo de Marsh com $k_{e0}$ 0,26 min⁻¹) – **(B)**.

modelo de Schnider é muito mais complexo que o modelo de Marsh, pois nele outras covariáveis (idade, sexo, altura e massa corporal magra) são utilizadas em seu algoritmo. Durante o estudo Schnider estabeleceu um $k_{e0}$ mais rápido resultando num TTPE de 1,6 minuto. Com isso, nessa modalidade o modelo de Schnider promove menor *overshoot* e *undershoot* da concentração plasmática. Por esta razão, e pelos parâmetros farmacocinéticos utilizados por Schnider, mesmo em TCI efeito resultam em doses menores de propofol quando comparado ao modelo de Marsh na modalidade plasma.

## Com o modelo de Cortinez

O modelo de Cortinez para o propofol foi desenvolvido para utilização em TCI Efeito exclusivamente para pacientes obesos (IMC > 35 kg.m$^{2-1}$), havendo risco de subdosagem se utilizado em pacientes não obesos. O peso corporal total foi o melhor parâmetro de escala para cálculo dos volumes compartimentais e *clearances*. Nenhum efeito da idade ou sexo foi observado. Semelhante ao modelo de Marsh, é um modelo proporcional ao peso, mas foi derivado exclusivamente de pacientes obesos. Os erros preditivos farmacocinéticos desse modelo estão dentro dos limites aceitáveis para uso clínico (MDPE 11,5% e MDAPE 26,8%). Já na parte farmacodinâmica os erros preditivos foram 0,4% e 11,9% para MDPE e MDAPE, respectivamente. [120]

## Com o modelo de Eleveld

Após uma primeira análise utilizando o banco de dados dos "modelos abertos" de TCI para propofol, Eleveld e col. publicaram, em 2014, um modelo farmacocinético preliminar. No entanto, a quantidade de dados disponíveis expandiu-se ainda mais ao longo do tempo, resultando numa segunda publicação de um modelo farmacocinético e farmacodinâmico de "uso geral" em 2018. Eleveld reuniu um total de 30 estudos (15.433 medições de concentração de propofol), dos quais 5 tiveram registros simultâneos de índice bispectral (28.639 dados do BIS), derivados de 1.033 pacientes. Com uma faixa etária entre 27 semanas de idade pós-menstrual (PMA) até 88 anos, e uma faixa de peso entre 680 g e 160 kg, espera-se com isso que o modelo Eleveld seja aplicável em uma ampla população de pacientes (Tabela 101.9). [122]

O modelo é tricompartimental e as variáveis demográficas clássicas, como idade, peso, altura e sexo são covariáveis para melhorar o desempenho de previsão do modelo (Tabela 101.8). A massa corporal magra (usada como descritor de tamanho no modelo Schnider para propofol e no modelo Minto para remifentanil) foi substituída pela massa livre de gordura (FFM), calculada usando-se a fórmula de Al-Sallami, aplicável tanto para adultos quanto para crianças a partir dos três anos de idade. Em comparação com a equação de James para LBM (massa corporal magra), a equação de Al-Sallami é menos propensa a desvios e resultados irreais no paciente com obesidade mórbida (Tabela 101.10).

Como uma inovação adicional, a escala alométrica descrita pela lei de Kleiber foi aplicada para dimensionar principalmente os volumes de distribuição do modelo. A lei de Kleiber identifica constantes matemáticas na biologia, como a relação observada entre o peso corporal total e a taxa metabólica. Com a inclusão dessas funções escalonadas alometricamente para definir covariáveis, espera-se evitar previsões irreais quando o modelo for usado em pacientes com características demográficas diferentes da população originalmente estudada, como obesos mórbidos, crianças e neonatos (Tabela 101.9). Para neonatos (prematuros), um fator de maturação foi identificado para o cálculo da depuração intercompartimental e de eliminação, que se baseia na idade pós-menstrual (PMA).

O uso concomitante de opioides também é utilizado como uma covariável para a definição dos parâmetros do modelo farmacocinético. Assim, ao utilizar o modelo de Eleveld numa bomba TCI, o anestesiologista deverá decidir se irá administrar propofol com ou sem opioides. Devido aos dados escassos, heterogêneos e imprecisos sobre o uso de opioides nas publicações originais, apenas a presença ou ausência de uso de opioides foi incorporada como

**Tabela 101.9** Variáveis demográficas das respectivas populações originais do estudo para desenvolvimento dos modelos farmacocinéticos-farmacodinâmicos.

| Modelos específicos da população | Faixa etária (anos) | Faixa de peso (kg) | Faixa de altura (cm) | Modelos de uso geral | Faixa etária (anos) | Faixa de peso (kg) | Faixa de altura (cm) |
|---|---|---|---|---|---|---|---|
| **Propofol** | | | | | | | |
| Marsh | 2-17 | 12-54 | NR | Eleveld | 0-88 | 0,68-160 | |
| Schunider | 26-81 | 44-123 | 155-196 | | | | |
| Paedfusor | 2-13 | NR | NR | | | | |
| Cortinez (Obesos) | 21-53 | 85-141 | 148-178 | | | | |
| Kataria | 3-11 | 15-61 | NR | | | | |

| Tabela 101.10  Diferentes equações para definir a massa corpórea dos pacientes. | Homens | Mulheres |
|---|---|---|
| Massa corporal magra (MCM) proposta por James (Descritor de tamanho no modelo de Schnider de propofol e no modelo de Minto para remifentanil) | $MCM = 1,1 \times p - 128 \times p^2/a^2$ | $MCM = 1.07 \times w - 148 \times w^t/h^2$ |
| Massa livre de gordura (MLG) proposta por Al Sallami *et al.* (Descritor de tamanho no modelo de Eleveld para propofol e remifentanil. Aplicável para adultos e crianças) | $MLG = \left[0,88 + \dfrac{1-0,88}{1+\left(\frac{IDADE}{13,4}\right)^{-12,7}}\right] \times \left[\dfrac{9270 \times \omega}{6680 + 216 \times IMC}\right]$ | $MLG = \left[1,11 + \dfrac{1-1,11}{1+\left(\frac{IDADE}{7,1}\right)^{-12,7}}\right] \times \left[\dfrac{9270 \times \omega}{8780 + 244 \times IMC}\right]$ |

p: peso corporal total em kg, a: altura em cm, IMC: índice de massa corporal, IDADE: em anos, Ffat: fator para massa gorda normal, estimado com NONMEM ou fixado em 0.

covariável, sem uma diferenciação entre doses altas ou baixas de opioides. [120-122]

O modelo farmacodinâmico de Eleveld utilizou o índice bispectral (BIS) como medida de efeito. O propofol pode ser titulado para um Ce50 previsto para o BIS, correspondendo à concentração no local de efeito que se correlaciona com um BIS de 47 (média na população), o que permite a comparação com a resposta individual do BIS. Isto resulta numa oportunidade de identificar o paciente sensível, normal ou resistente à administração de propofol, através da medição da diferença entre o BIS esperado e o medido. O modelo Eleveld pode, portanto, também se tornar uma opção atraente para sistemas de anestesia de circuito fechado, quando o BIS é usado como medida do efeito hipnótico.

Outra característica recentemente identificada do modelo farmacodinâmico é que a constante de equilíbrio na biofase ou $k_{e0}$, depende da idade. Para um paciente de 20 anos, o modelo Eleveld prevê Ce50 de 3,4 μg·mL−1, enquanto em um paciente de 80 anos, o Ce50 é de 2,3 μg·mL−1. A escala alométrica é também aplicada para determinar a $k_{e0}$. Isto foi feito para produzir estimativas mais realistas da farmacodinâmica em crianças.[122]

Recente estudo prospectivo realizado por Vellinga e col., observou um desempenho de predição adequado, tanto em crianças e idosos, quanto em obesos e adultos magros. Como conclusão, o modelo de Eleveld mostrou precisão preditiva <30% para concentrações plasmáticas arteriais de propofol e previsões do BIS com baixo viés populacional. Além disso, foi demonstrado em simulações que as doses e taxas de infusão de propofol administradas pelo modelo de Eleveld são compatíveis com as doses e taxas de infusão recomendadas para todas as faixas etárias.[120-122]

## TCI Efeito de Opioides

Em comparação com a infusão alvo-controlada no plasma, essa modalidade de infusão (TCI efeito) é mais vantajosa para opioides com tempo para o efeito máximo alargados.

Num TCI plasma de sufentanil ($k_{e0}$ 0,12 min$^{-1}$), o tempo de equilíbrio entre a concentração no local de ação e a concentração plasmática é de até 40 minutos. Entretanto, na modalidade TCI efeito esse equilíbrio se daria em 6 minutos.

Considerando um paciente do sexo masculino, 40 anos, 70 kg, 170 cm de altura, mesmo com o remifentanil e alfentanil que possuem alta $k_{e0}$ (0,58 e 0,77 min$^{-1}$, respectivamente), na modalidade TCI plasma, o equilíbrio entre a concentração no local de ação e a plasmática se daria em aproximadamente 10 minutos, enquanto que num TCI efeito esse equilíbrio se daria em 1,5 e 3,0 minutos, respectivamente.

É importante observar que com essa modalidade grandes concentrações plasmáticas podem ser atingidas: se a dose-alvo efeito desejada for elevada, consequentemente os efeitos adversos (bradicardia, hipotensão, rigidez torácica) serão frequentes, principalmente para o remifentanil. Para diminuir ou até mesmo evitar esses efeitos adversos, é recomendado selecionar uma dose-alvo efeito mais baixa e ir aumentando gradualmente até atingir a dose-alvo e o efeito farmacodinâmico desejados.

Para o remifentanil, vários modelos farmacocinéticos-farmacodinâmicos foram publicados, mas apenas o modelo desenvolvido por Minto e col., está comercialmente disponível. O modelo de Minto é baseado num conjunto de dados de 65 adultos não obesos, com idades entre 20 e 77 anos. A limitação matemática do cálculo da MCM é um problema para o modelo Minto. Eleveld e col. desenvolveram um novo modelo para o remifentanil, mesclando dados de vários estudos. Embora a base de dados coletada fosse menos rica em comparação com a base de dados do propofol, um modelo farmacocinético-farmacodinâmico de aplicação em uma população mais abrangente poderia ser desenvolvido, incluindo crianças e pacientes obesos (Tabela 101.9).

As covariáveis farmacocinéticas no modelo de Eleveld incluem o peso corporal total e massa livre de gordura, como métricas para o tamanho corporal. Escala alométrica também foi utilizada nesse modelo. Mesmo com um número limitado de obesos moderados com índice de massa corporal de até 35 kg·m-2, e nenhum paciente com obesidade mórbida incluído no estudo, as soluções propostas visam um modelo de desempenho aceitável para a população obesa também (Tabela 101.10).

O modelo de Eleveld identificou uma redução até então desconhecida da depuração do remifentanil em crianças mais novas, supostamente provocada pela imaturidade da atividade inespecífica da esterase tecidual. Apenas 50% da maturação parece ser alcançada com o peso médio do nascimento (3,6 kg), alcançando o desenvolvimento da maturidade total aos 14 anos. Este achado ainda requer confirmação prospectiva, preferencialmente pela identificação de um mecanismo bioquímico que explique a etiologia envolvida. Ainda não foi publicado um estudo prospectivo de validação em populações com diferentes características demográficas.[120,122]

O modelo farmacocinético-farmacodinâmico de Eleveld para o remifentanil deve ser utilizado na modalidade TCI efeito, com sua titulação sendo feita diretamente na biofase, porém ainda são necessários novos estudos para uma validação prospectiva de um desempenho clínico seguro, especialmente em crianças.[121]

## Modelo Hannivoort-Colin para Dexmedetomidina

A dexmedetomidina é um agonista dos receptores adrenérgicos alfa-2, com ação nos receptores pré-sinápticos e pós-sinápticos, o que diminui a transmissão simpática. Possui propriedades sedativas e analgésicas, induz bradicardia em doses crescentes e tem efeito bifásico complexo sobre a pressão arterial. Em concentrações abaixo de 2 ng/mL, a dexmedetomidina induz hipotensão pela ativação de receptores no Sistema Nervoso Central. Concentrações mais elevadas induzem uma hipertensão progressivamente intensificada através da ativação de receptores nos músculos lisos vasculares periféricos. No entanto, esta relação concentração e efeito bifásico só é válida quando o fármaco é administrado numa velocidade de infusão lenta. Taxas de administração mais elevadas podem perturbar esta relação, pois um início mais rápido do efeito vasoconstritor periférico pode causar hipertensão e bradicardia significativas, antes que um início mais lento do efeito hipotensor mediado centralmente possa contrapor a vasoconstrição.

A dexmedetomidina tornou-se um fármaco popular em terapia intensiva para sedação e como adjuvante para estratégias anestésicas poupadoras de opioides, além de adjuvante no controle da dor. O tempo de início de uma infusão contínua de dexmedetomidina é lento e, portanto, o anestesiologista pode ficar tentado a aumentar a velocidade de infusão acima de 6 mcg/kg/h ou administrar uma dose inicial em *bolus* para acelerar o início do efeito. A administração em TCI para dexmedetomidina pode, portanto, ser vantajosa para alcançar e manter um efeito terapêutico e hemodinâmico seguro quando comparado a um *bolus* proporcional ao peso, seguido de infusão contínua.

Os modelos farmacocinéticos e farmacodinâmicos originalmente publicados para dexmedetomidina, eram frequentemente derivados de pacientes de terapia intensiva com comorbidades ou em uso de uma grande quantidade de fármacos. Além disso, a validação prospectiva destes modelos mostra uma tendência a subestimar concentrações mais elevadas do fármaco. Em 2015, Hannivoort e col. publicaram um novo modelo farmacocinético baseado em um conjunto de dados derivado de 18 voluntários adultos saudáveis.

A população estudada foi estratificada por sexo e idade para garantir um número semelhante de dados numa ampla gama de idades. Ambos os sexos estavam distribuídos igualmente em três faixas etárias. A inclusão de voluntários saudáveis permitiu a avaliação da farmacocinética sem comorbidades graves ou em uso de fármacos potencialmente sinérgicos.

Hannivoort utilizou um modelo tricompartimental com escala alométrica de volumes e *clearances*, que resultaram em melhores resultados. Embora o modelo farmacocinético de dexmedetomidina de Hannivoort-Colin não possa ser considerado um modelo para a "população em geral", uma vez que incluiu apenas 18 voluntários adultos, o uso da escala alométrica para peso e a estratificação de idade na população selecionada levou a uma maior precisão de previsão.[122] Porém, novos estudos são necessários para para saber se o modelo também terá um desempenho adequado em crianças ou pacientes obesos.

## ■ ASPECTOS PRÁTICOS

### Propofol

#### Sedação

Para sedação em adultos, estudos mostram que a concentração plasmática de propofol deve permanecer entre 0,8 e 1,2 $\mu g.mL^{-1}$. Entretanto, a dose-alvo pode variar entre 0,4 e 3,0$\mu g.mL^{-1}$.[145]

### Indução e Manutenção em TCI Plasma Modelo de Marsh

A maioria dos pacientes sem medicação pré-anestésica perde a consciência após a concentração plasmática prevista atingir 5 a 6 $\mu g.mL^{-1}$.[146] Entretanto, naqueles pacientes que receberam medicação pré-anestésica ou algum opioide antes do propofol, a concentração plasmática média para perda da consciência é de 4 $\mu g.mL^{-1}$.[147]

Logo após a venopunção, utilizar uma dose-alvo plasmática de 1,0 a 1,5 $\mu g.mL^{-1}$ pode ser útil com ansiolítico para o período entre a venopunção e o preparo do paciente (monitorização, posicionamento, etc.), reduzindo a concentração plasmática necessária para a perda da consciência.

Quando se realiza uma indução em TCI plasma, deve-se escolher uma dose-alvo inicial superior à provável concentração no local de ação que ocorrerá a perda da consciência. Nesse caso, é o usuário fazendo o *overshoot*. Com isso, a concentração no local de ação subirá mais rapidamente e o paciente será induzido mais rápido.

Após a perda da consciência e intubação traqueal, deve-se baixar a dose-alvo plasmática para valores próximos ao valor da concentração no local de ação previsto na tela do sistema de infusão. Caso o paciente permaneça hemodinamicamente estável e sem sinais de superficialização após a intubação, essa concentração no local de ação servirá como base para dose-alvo plasmática de manutenção.

Outra forma de induzir com TCI plasma modelo de Marsh é aumentar gradativamente a dose-alvo plasmática de propofol, observar a concentração no local de ação na perda da consciência, completar a indução com opioide e bloqueador neuromuscular, realizar a intubação traqueal e reduzir a dose-alvo plasmática de propofol para valores próximos à concentração no local de ação na perda da consciência. Lembrando que essa dose-alvo necessita de ajustes para corrigir o erro inerente ao modelo farmacocinético (20% a 40%), caso o estímulo nociceptivo não esteja adequadamente bloqueado.[139]

Dessa maneira, cada paciente terá uma dose-alvo plasmática de propofol específica, tornando uma anestesia personalizada e diminuindo a probabilidade de despertar intraoperatório. Diferentemente, quando se pratica um ajuste baseado em médias populacionais ($C_{50}$ e $C_{95}$), existe a possibilidade real de encontrar algum paciente que se comporte tangencialmente a essas médias.

Lembrando que essa "personalização" da dose-alvo plasmática de manutenção, através da concentração de propofol no seu local de ação, é mais adequada com o modelo de Marsh, pois a concentração no local de ação (Ce), prevista por esse modelo na perda e recuperação da consciência, é semelhante.[139,140]

A concentração plasmática necessária para abolir a movimentação em resposta à incisão cirúrgica em 50% dos pacientes (Cp50) é em torno de 6,0 a 7,0 $\mu g.mL^{-1}$ e de 4,0 a 5,0 $\mu g.mL^{-1}$ em pacientes recebendo 67% de óxido nitroso.[148]

## Indução e Manutenção em TCI Efeito

Quando a indução é feita com TCI efeito, não há necessidade de extrapolar a dose-alvo, pois essa é aplicada diretamente no local de ação. O sistema de infusão calculará a concentração plasmática ótima para que a dose-alvo no local de ação desejada chegue o mais rápido possível.

Independente do modelo farmacológico, a melhor maneira de induzir e manter uma anestesia em TCI efeito é titular a dose-alvo no efeito (Ce) de acordo com a resposta farmacodinâmica (efeito) que deseja.

Concentração no local de ação (Ce) em torno de 0,5 $\mu g.mL^{-1}$ tem propriedades ansiolíticas e permite estimar a sensibilidade do paciente.[145]

É de extrema importância conhecer a diferença entre os modelos de Marsh, "*Fast*" Marsh (*Agilia – Fresenius-Kabi*) e Schnider antes de realizar um TCI efeito.

Nos sistemas que incorporaram o modelo de Marsh com a $k_{e0}$ de 0,26 $min^{-1}$, só existe a opção de realizar TCI plasma, uma vez que o volume central (paciente de 70 kg) é de 15,9 litros. Por essas características, caso fosse realizado nesse paciente um TCI efeito com uma dose-alvo no local de ação de apenas 2,0 $\mu g.mL^{-1}$, o valor da concentração plasmática atingida em poucos segundos seria de 5,0 $\mu g.mL^{-1}$ (8,6 mL de propofol infundido). Num paciente sadio isso não teria muito problema, entretanto, num paciente idoso poderia haver instabilidade hemodinâmica.

Para permitir o modalidade TCI efeito com o modelo de Marsh foi proposta uma nova $k_{e0}$ com valor de 1,21 $min^{-1}$, baseado no tempo para o pico do efeito (TTPE). Com isso criou-se o "*Fast*" Marsh, pois o equilíbrio entre a concentração no local de ação e a plasmática acontece mais rapidamente. Para uma dose-alvo no local de ação (Ce) de 2,0 $\mu g.mL^{-1}$, naquele paciente de 70 kg, a concentração plasmática atingida é de 2,8 $\mu g.mL$ com apenas 4,9 mL de propofol infundido.

Entretanto, vale a pena observar que com essa modificação no valor da $k_{e0}$, a concentração no local de ação (Ce) na perda e recuperação da consciência com o "*Fast*" Marsh é diferente.[140,149]

As principais diferenças do modelo de Schnider em relação ao modelo de Marsh estão no tamanho do compartimento central e no valor da $k_{e0}$. No modelo de Schnider, num paciente de 70 kg, os valores do volume central e a da $k_{e0}$ é de 4,27 litros e 0,45 $min^{-1}$, respectivamente. Com isso, com uma dose-alvo no local de ação (Ce) de 2,0 $\mu g.mL^{-1}$, a concentração plasmática prevista atingida pelo modelo de Schnider é de 7,2 $\mu g.mL^{-1}$, porém com somente 3,4 mL de propofol infundido.

Usando o modelo de Schnider, a $Ce_{50}$ para perda da consciência foi de 2,9 $\mu g.mL^{-1}$ quando somente propofol foi utilizado; 1,8 $\mu g.mL^{-1}$ quando associado a 2,0 $ng.mL^{-1}$ de remifentanil, e 1,7 $\mu g.mL^{-1}$ na presença de 4,0 $ng.mL^{-1}$ de remifentanil. Entretanto, a $Ce_{50}$ para abolir a resposta motora ao estímulo nociceptivo é de 4,1 $\mu g.mL^{-1}$ quando somente propofol é usado; 1,8 $\mu g.mL^{-1}$ na presença de 2,0 $ng.mL^{-1}$ de remifentanil, e 1,7 $\mu g.mL^{-1}$ quando administrado 4,0 $ng.mL^{-1}$ de remifentanil.[150]

Com dose-alvo plasmática (Cp) de Marsh e dose-alvo no local de ação (Ce) de Schnider de 4,0 $\mu g.mL^{-1}$, o total de propofol infundido após 1 e 30 minutos é de 7,7 e 6,8 mL, 46,9 e 40,8 mL, respectivamente. Isso mostra com TCI plasma Marsh e TCI efeito Schnider que a quantidade de propofol infundida é bastante semelhante. Consequentemente, caso o usuário deseje utilizar TCI plasma, deve optar pelo modelo de Marsh, e caso deseje utilizar Schnider, a modalidade TCI efeito é a mais indicada.[151]

## Formulações de Propofol e Infusão Alvo-controlada

Um estudo comparou o efeito farmacodinâmico (hipnose) e o modelo farmacocinético de Marsh com o fármaco referência de propofol (Diprivan® – AstraZeneca Ltda) e sua formulação genérica (Propovan® – Cristália Laboratórios) ambos amplamente utilizados no Brasil, e posteriormente analisou as propriedades físico-químicas das duas apresentações, como a concentração do princípio ativo e ao tamanho médio da gotícula da emulsão lipídica.[141] As duas formulações de propofol estudadas apresentaram efeito hipnótico semelhante, entretanto o tempo de recuperação foi mais prolongado com o fármaco referência (Figura 101.8). Também ficou evidenciada a forte correlação entre a concentração de propofol no local de ação prevista pelo modelo farmacocinético de Marsh e o índice bispectral com ambas formulações (Figura 101.9). A análise qualitativa demonstrou que as duas formulações apresentaram quantidade semelhante do princípio ativo propofol. As emulsões lipídicas das formulações estudadas se mostraram estáveis e com tamanho médio das gotículas semelhantes e dentro da faixa de segurança (Tabela 101.11 e Figuras 101.10).

**Tabela 101.11** Tamanho médio das gotículas da emulsão, potencial Zeta e pH da emulsão de propofol.

| | Diprivan® | Propovan® |
|---|---|---|
| Tamanho médio da gotícula (nm) | 180,5 (78,8 – 458,7) | 177,0 (68,06 – 615,1) |
| Potencial Zeta (mV) | −54,0 | −48,4 |
| pH | 7,35 | 6,92 |

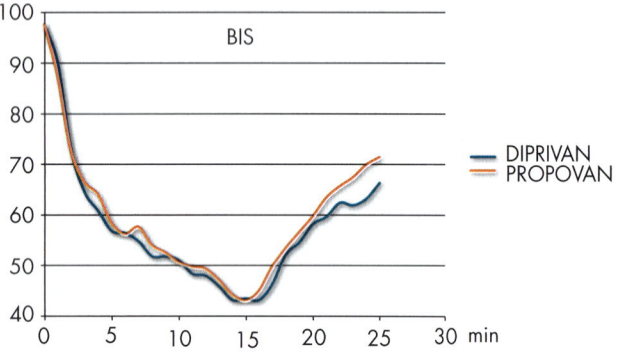

▲ **Figura 101.8** Valores médios do índice bispectral (BIS).

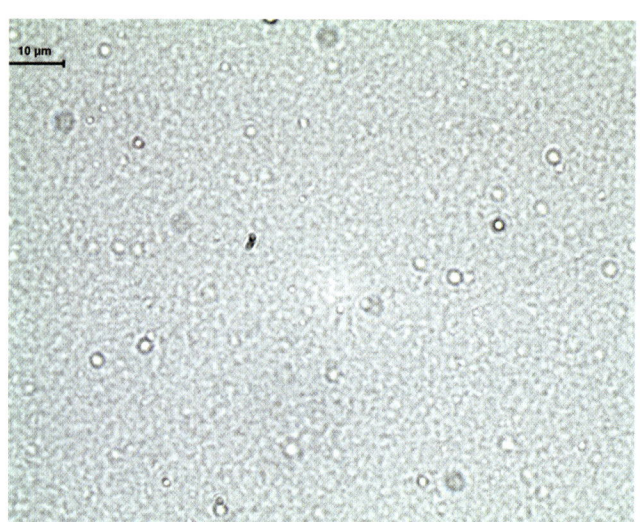

▲ **Figura 101.10** Fotomicrografia do Diprivan®: microscopia óptica com aumento de 1.000x.

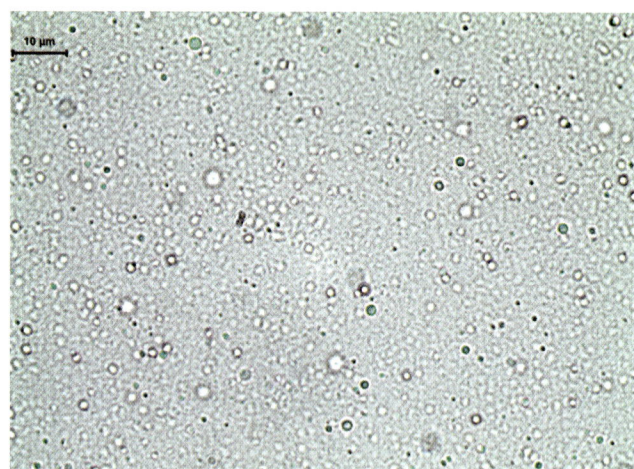

▲ **Figura 101.11** Fotomicrografia do Propovan®: microscopia óptica com aumento de 1.000x.

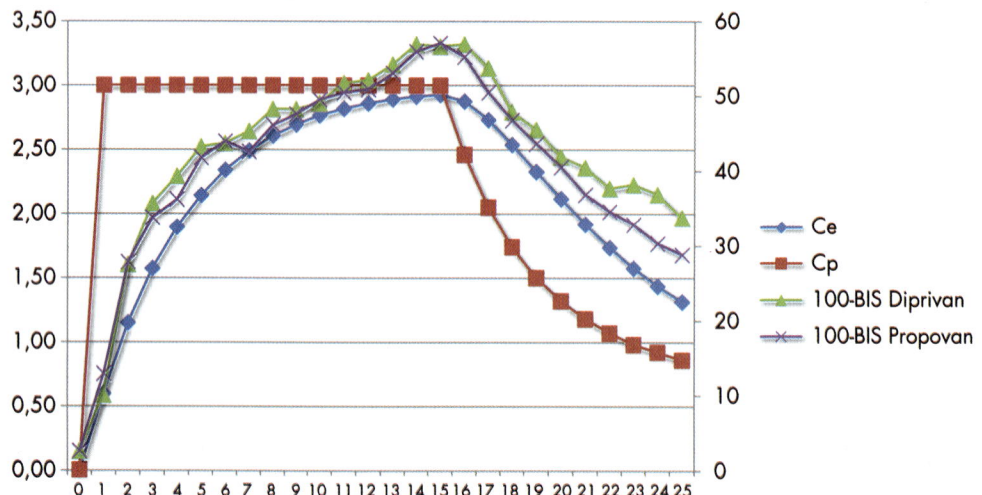

▲ **Figura 101.9** Relação entre Cp, Ce e valores do índice bispectral (BIS) com Diprivan® e Propovan®.

Cp = concentração plasmática de propofol prevista; Ce = concentração no local de ação de propofol prevista.

## Indução Rápida e Lenta de Propofol com TCI Plasma Modelo de Marsh (k$_{e0}$ 0,26 min$^{-1}$)

Recente estudo[152] comparou a indução com infusão alvo-controlada de propofol. No grupo indução lenta (L), os pacientes foram induzidos com propofol em infusão alvo-controlada (IAC) plasmática, modelo farmacocinético de Marsh (k$_{e0}$ 0,26 min$^{-1}$), com concentração alvo (Ca) em 2,0 µg.ml$^{-1}$. Quando a concentração de propofol prevista no local de ação (Ce) atingia metade do valor da Ca, aumentava-se a Ca para Ca anterior + 1,0 µg.ml$^{-1}$. Assim sucessivamente até o momento da perda da consciência do paciente (perda da resposta verbal e do reflexo palpebral). No grupo indução rápida (R), os pacientes foram induzidos com propofol em IAC plasmática com Ca em 6,0 µg.ml$^{-1}$ e aguardava-se a perda da consciência do paciente. Esse estudo concluiu que em casos de uma indução rápida com modelo de Marsh k$_{e0}$ 0,26 min$^{-1}$, a Ce na perda e recuperação da consciência são semelhantes (1,63 e 1,60 µg.mL$^{-1}$, respectivamente). Porém, a Ce durante o intraoperatório deve ser em torno de 50% maior. Já nos casos de indução lenta, a dose-alvo de manutenção (intraoperatório) pode ser a semelhante a Ce durante a perda da consciência (Figura 101.12).

### Remifentanil

Doses sedativas são alcançadas com concentração de até 2,0 hg.mL$^{-1}$, pois a maioria dos pacientes permanece em ventilação espontânea nessa dose-alvo.

Para adequada analgesia durante a laringoscopia e intubação traqueal, a dose-alvo de remifentanil no local de ação (TCI efeito) deve permanecer entre 4 a 6 hg.mL$^{-1}$. Caso a opção seja a inserção de máscara laríngea, uma dose-alvo entre 2,0 e 3,0 hg.mL$^{-1}$ é suficiente.

Para promover analgesia adequada em cirurgias de médio e grande porte, a concentração no local de ação (Ce) deve permanecer ao redor de 6 a 8 hg.mL$^{-1}$; porém, concentrações de até 15 hg.mL$^{-1}$ podem ser utilizadas com segurança.

### Sufentanil

Em se tratando de um fármaco com longo tempo para o seu efeito máximo (k$_{e0}$ lenta), o sufentanil na modalidade de TCI efeito é o mais recomendado, pois o equilíbrio entre plasma e o local de ação ocorre mais rápido, consequentemente o efeito farmacodinâmico é mais precoce.

Em concentrações abaixo de 0,4 ŋg.mL$^{-1}$ no local de ação, o paciente é capaz de respirar espontaneamente.

Para cirurgias de médio porte, concentrações entre 0,5 e 0,8 ŋg.mL$^{-1}$ no local de ação promovem analgesia adequada. Entretanto, dose-alvo de até 3,0 ŋg.mL$^{-1}$ pode ser necessária para procedimentos de grande porte.

### Alfentanil

Os valores de Cp$_{50}$ para o alfentanil em combinação com o propofol (3,0 µg.mL$^{-1}$) é de 92 ŋg.mL$^{-1}$ para intubação traqueal; 55 ŋg.mL$^{-1}$ para incisão na pele; 84 ŋg.mL$^{-1}$ para incisão peritoneal, e 66 ŋg.mL para o tempo intra-abdominal. Entretanto, em combinação com óxido nitroso (66%) esses valores são de 429, 101 e 206 ŋg.mL$^{-1}$, respectivamente.[153]

## ■ INTERAÇÃO PROPOFOL E OPIOIDES

Durante o desenvolvimento dos fármacos anestésicos, os parâmetros farmacocinéticos e farmacodinâmicos são caracterizados isoladamente. No entanto, na prática anestésica ocorre a interação de pelo menos dois fármacos, geralmente um opioide e um hipnótico (remifentanil e propofol, por exemplo), sendo muito importante compreender a farmacodinâmica da interação desses fármacos quando são utilizados clinicamente.

Shoushtarian e col.[154] realizaram comparações eletroencefalográficas de medidas de hipnose e antinocicepção, em resposta a estímulos padronizados durante anestesia alvo-controlada com propofol e diferentes doses de remifentanil. Os autores concluíram que o estado cortical composto-CCS e o índice bispectral-BIS mostraram fortes correlações com o sinergismo entre os fármacos, sugerindo que eles se comportam adequadamente como indicadores de hipnose. Isto pode ter implicações importantes para o desenvolvimento de abordagens precisas para otimizar uma anestesia equilibrada.

Um bom método para a visualização do comportamento da interação farmacodinâmica de fármacos é por meio de modelos de superfície de resposta.[155] Ao contrário dos tra-

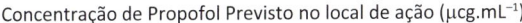

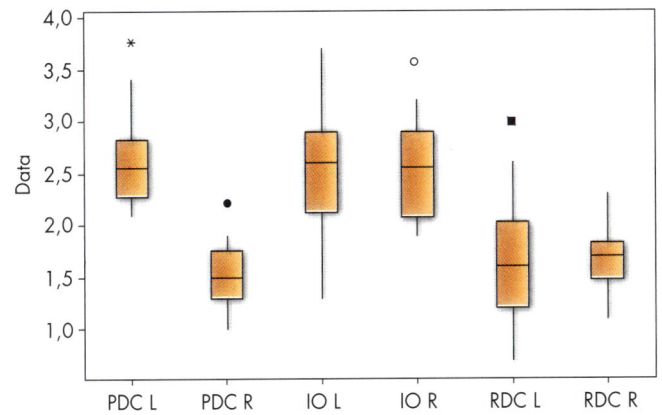

◀ **Figura 101.12** Concentração de propofol prevista no local de ação (mcg.mL$^{-1}$).

L = Grupo Indução Lenta; R = Grupo Indução Rápida; PDC = perda da consciência; IO = intraoperatório; RDC = recuperação da consciência.

*vs • $p$ = 0,004; * vs • $p$<0,001; • vs $p$ = 0,002.

dicionais isobalogramas que representam as concentrações dos dois agentes que se combinam para produzir um único grau de efeito do fármaco, como a concentração de 50% do efeito máximo do fármaco ou ED50, os modelos de superfície de resposta são capazes de caracterizar o espectro completo de interação entre dois ou mais agentes para todos os níveis possíveis de concentração e efeito (Figura 101.13).

Para essa análise da interação, Minto e col.[155] descreveram um modelo de superfície de resposta. Este modelo fornece uma análise quantitativa e representação gráfica da interação entre dois ou três fármacos, mais completa que a prevista por um isobalograma.

O modelo se baseia em dois conceitos fundamentais, em que:

1. a combinação das dois fármacos é considerada a atuar como um único fármaco e com uma determinada relação de concentração de efeito;
2. as propriedades desta interação são dependentes da razão das concentrações dos dois fármacos.[156]

As concentrações de cada fármaco são normalizados para o correspondente ED50, que é a concentração que produz 50% do efeito máximo e que está relacionada com a sua potência (Figura 101.14).

As três linhas radiais na superfície mostram a relação sigmoide entre a concentração e resposta para três razões de fármacos A e B. O efeito do fármaco por qualquer combinação de drogas A e B é descrito pela superfície de resposta.

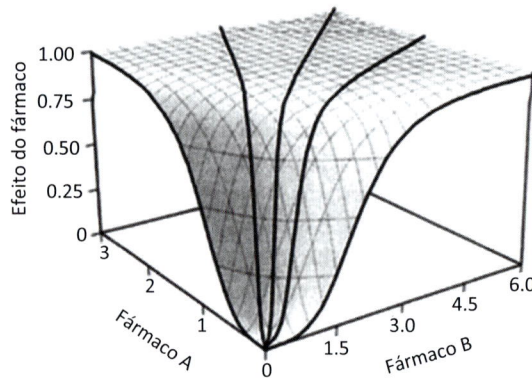

▲ **Figura 101.14** Modelo de superfície de resposta.

As características morfológicas da superfície podem também identificar se a interação é aditiva, sinérgica ou antagônica, sendo que o grau desta interação pode ser expresso quantitativamente. Além disso, a superfície de resposta também pode ser integrada com informações farmacocinéticas do fármaco, identificando parâmetros para otimização da concentração no local de ação dos dois fármacos para o resultado desejado (Figura 101.15).

Vuyk e col. combinaram conhecimento da superfície de resposta da interação entre o propofol e alfentanil com modelos farmacocinéticos. Identificaram concentrações de efeito ou na biofase das duas drogas que resultaram em anestesia adequada com o mais rápido despertar e grau de hipnose e analgesia adequados.[10]

Para identificar as concentrações de efeito que otimizariam algum desfecho de interesse, como o tempo de recuperação, custo dos fármacos utilizados e estado analgésico no final da anestesia, é fundamental que a superfície de resposta tenha sido definida previamente.

Bouillon e col.[157] publicaram um estudo sobre a interação farmacodinâmica entre o propofol e remifentanil. Eles demonstraram a superfície de resposta descrevendo o sinergismo entre propofol e remifentanil com a probabilidade de hipnose (Figura 101.16) e resposta à laringoscopia (Figura 101.17). As linhas grossas refletem as isoboles 50%.

No mesmo estudo, os autores demonstraram a correlação entre a interação dos fármacos e o índice bispectral, onde os pontos pretos representam os indivíduos acima da superfície de resposta e os pontos brancos, os indivíduos abaixo da superfície de resposta (Figura 101.18).

Kern e col.[158] também analisaram o sinergismo entre opioides/hipnóticos e os resultados deste estudo indicam que os fármacos, representados por propofol e remifentanil, exibem diferentes graus de sinergismo que podem ser quantificados. Além do mais, as superfícies produzidas pelas combinações, são muito úteis para diminuir a resposta aos estímulos propostos, como apresentado na Figura 101.19.

A partir destes conceitos, pesquisas estão sendo realizadas para desenvolver modelos farmacológicos de anestésicos que permitam a administração de fármacos com visualização em tempo real da sua farmacocinética e farmacodinâmica, mostrando as concentrações previstas na biofase e os efeitos previstos dos fármacos, incluindo seda-

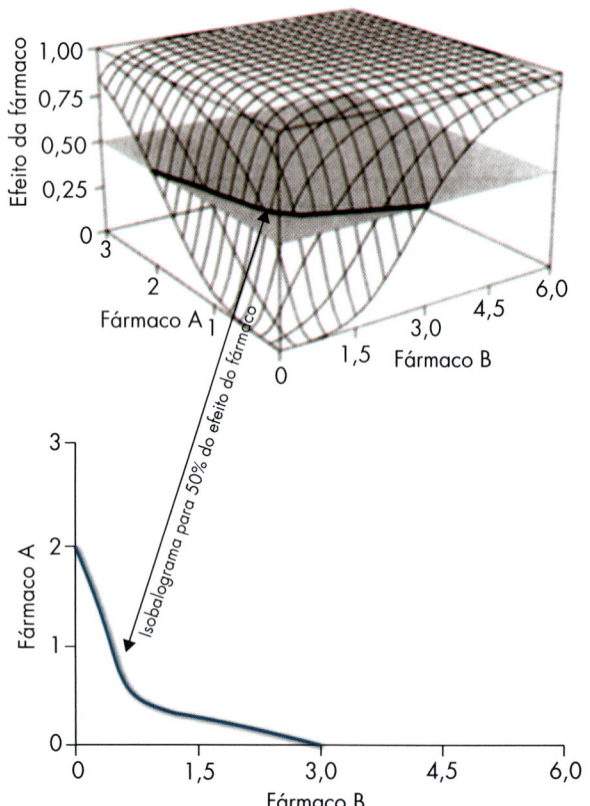

▲ **Figura 101.13** Modelo de superfície de resposta e isobalograma.

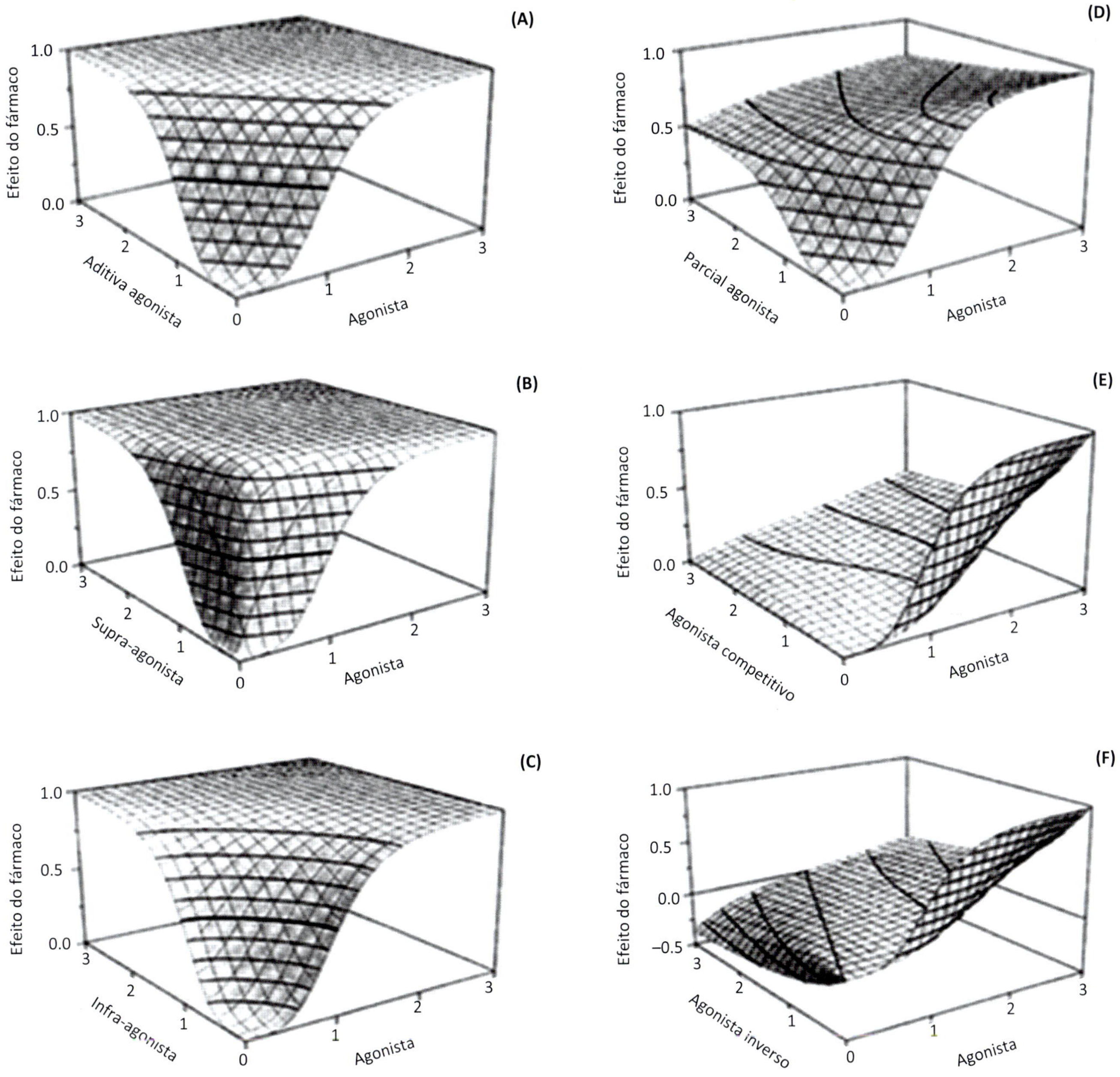

**(A)**

**(B)**

**(C)**

**(D)**

**(E)**

**(F)**

▲ **Figura 101.15** Superfície de resposta com interação entre um fármaco agonista e outro aditivo-agonista **(A)**, supra-agonista **(B)**, infra-agonista **(C)**, parcial agonista **(D)**, antagonista competitivo **(E)** e agonista inverso **(F)**. As isoboles de 10% e 90% são representadas nas figuras.

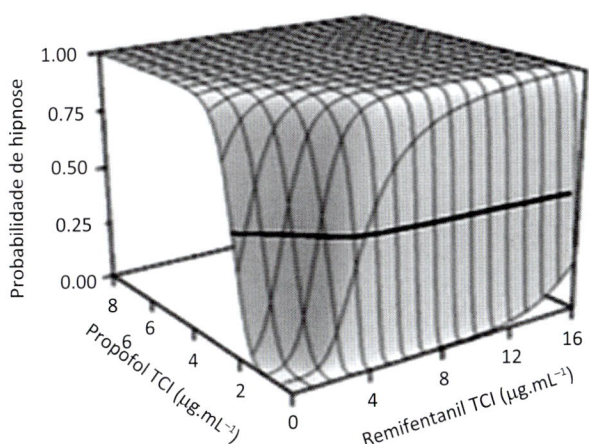

◄ **Figura 101.16** Sinergismo entre propofol e remifentanil, e probabilidade de hipnose.

ção, analgesia e bloqueio neuromuscular.[158,159] Estes sistemas interativos representam um avanço em comparação com sistemas de TCI passivos, ou seja, TCI em que incluem não apenas previsões farmacocinéticas sobre as concentrações dos fármacos, mas também previsões de farmacodinâmicas em relação à probabilidade de certos efeitos anestésicos.

Portanto, os modelos de superfícies de resposta constituem a base fundamental desses sistemas de visualização

com imagens bidimensionais, tridimensionais, ou topográficas, exibindo as informações num formato facilmente compreensível em tempo real, entendendo que os anestesiologistas não podem resolver equações poliexponenciais complexas para manutenção de um plano ideal.[160,161] Em vez de simplesmente pensar sobre hipnóticos e opioides isoladamente, a abordagem de superfície de resposta permite o entendimento do sinergismo resultante quando sedativos e opioides são administrados em conjunto.

Recentemente introduzido na prática clínica, Navigator® (GE Healthcare) e SmartPilot® Vista (Dräger Medical), mostram as concentrações e os efeitos previstos dos fármacos anestésicos combinados, facilitando e otimizando sua titulação.

Estudo publicado por Cirillo e col. concluiu que tanto Navigator® quanto SmartPilot® Vista podem ser de uso clínico para monitorizar e estabelecer parâmetros ideais de anestesia, com diminuição do consumo dos fármacos e otimização das três fases bem definidas do procedimento anestésico: indução, manutenção e despertar.[162] A Figura 101.20 mostra um exemplo de vista topográfica de uma superfície de resposta com interação farmacodinâmica de propofol e remifentanil. A Figura 101.21 simula graficamente uma superfície de resposta tridimensional (A) e uma vista topográfica bidimensional da superfície de resposta (B).

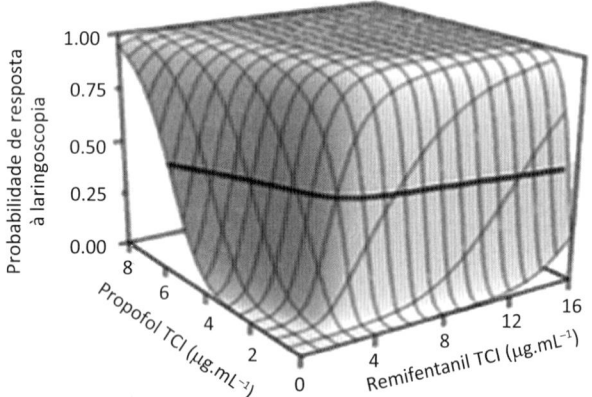

▲ **Figura 101.17** Sinergismo entre propofol e remifentanil, e probabilidade de resposta à laringoscopia.

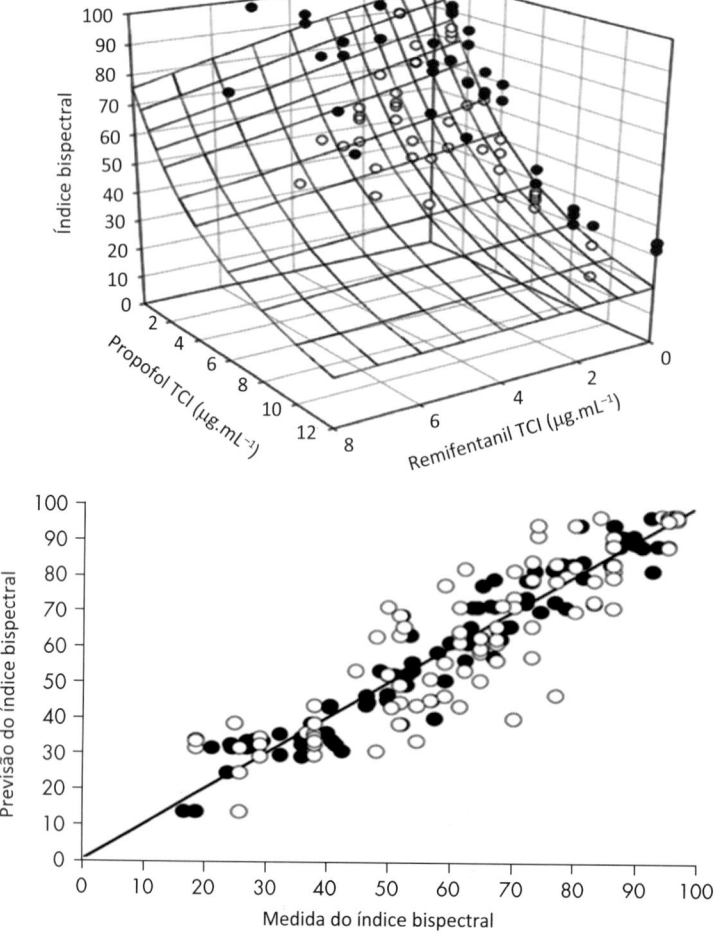

▲ **Figura 101.18** Sinergismo entre propofol e remifentanil, e probabilidade e relação com o BIS.

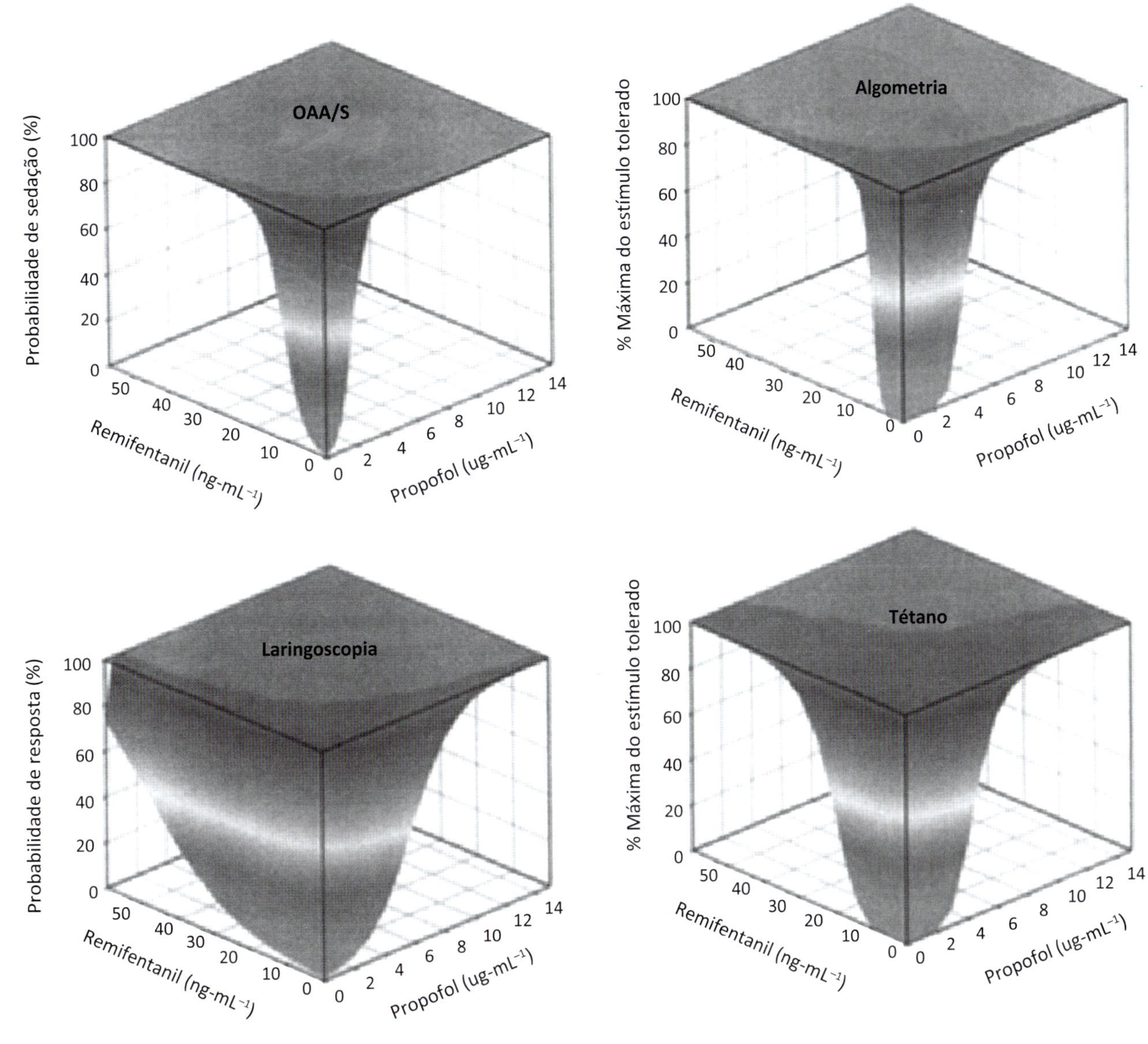

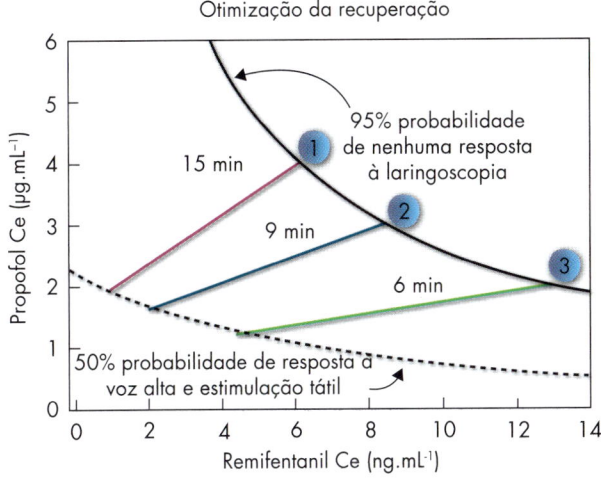

▲ **Figura 101.19** Sinergismo entre propofol e remifentanil relacionando vários desfechos.

◀ **Figura 101.20** Exemplo de vista topográfica de uma superfície de resposta com interação farmacodinâmica de propofol e remifentanil, com os tempos de recuperação associados com diferentes combinações de propofol e o remifentanil. As isoboles representam as combinações de dois fármacos que produzem uma probabilidade de 50% de ausência de resposta à laringoscopia (linha contínua), e uma probabilidade de 50% de resposta a falar ou movimentar (linha pontilhada). As linhas numeradas (1, 2 e 3) entre as isoboles mostram o tempo necessário para passar de anestesiado a acordado, após infusões de 10 horas.[109,129,163,164]

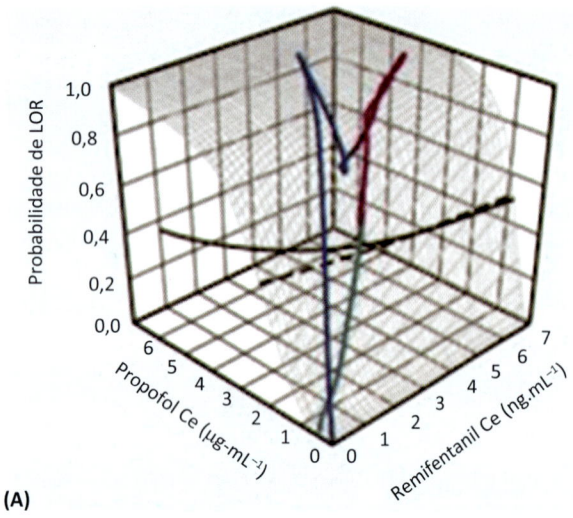

(A)

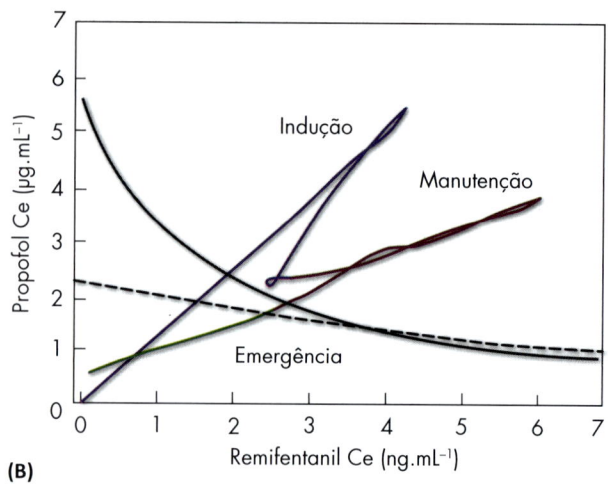

(B)

▲ **Figura 101.21** Esta simulação apresenta graficamente uma superfície de resposta tridimensional **(A)** e uma vista topográfica bidimensional da superfície de resposta **(B)**. As três fases do anestésico são mostradas como linhas coloridas. As isoboles representam as combinações de duas que produzem 50% de probabilidade de ausência de resposta à laringoscopia direta (linha contínua) e 50% de ausência de resposta de falar e movimentar (linha pontilhada).

LOR: perda da capacidade de resposta; Ce: concentração no sítio efetor.

## REFERÊNCIAS

1. Nimmo AF, Absalom AR, Bagshaw O, Biswas A, Cook TM, Costello A, et al. Guidelines for the safe pratice of total intravenous anaesthesia (TIVA). Anaesthesia. 2019;74:211-24.
2. Miller TE, Gan TJ. Total intravenous anesthesia and anesthetic outcomes. J Cardiothorac Vasc Anesth. 2015;29:11-5.
3. Wu Z, Lee M, Wong C, Lu C, Huang Y. Propofol-based total intravenous anesthesia is associated with better suvival than desflurane anesthesia in colon cancer surgery. Anesthesiol. 2018;129:932-41.
4. Lai H, Lee M, Lin C, Lin K, Huang Y, Wong C. Propofol-based total intravenous anaesthesia is associated with better survival than desflurane anaesthesia in hepatectomy for hepatocellular carcinoma: a retrospective cohort study. Br J Anaesth. 2019;123:151-60.
5. Oh TK, Kim K, Jheon S, Lee J, Do S. Long-term oncologic outcomes for patients undergoing volatile versus intravenous anesthesia for non-small cell lung cancer surgery: a retrospective propensity matching analysis. Cancer Control. 2018;25:1-7.
6. Soltanizadeh S, Degett TH, Gogenur I. Outcomes of cancer surgery after inhalation and intravenous anesthesia: a systematic review. J Clin Anesth. 2017; 42:19-25.
7. Yap A, Lopez-Olivo MA, Dubowitz J, Hiller J, Riedel B. Anesthetic technique and cancer outcomes: a meta-analysis of total intravenous versus volatile anesthesia. Can J Anaesth. 2019;66:546-61.
8. Stark PA, Myles PS, Burke JA. Development and psychometric evaluation of a postoperative quality of recovery score: The QoR-15. Anesthesiol. 2013;118:1332-40.
9. Lichtenbelt BJ, Mertens M, Vuyk J. Strategies to optimise propofol-opioid anaesthesia. Clin Pharmacokinet. 2004;43:577-93.
10. Vuyk J, Mertens MJ, Olofsen E. Propofol anesthesia and rational opioid selection: determination of optimal EC50-EC95 propofol-opioid concentrations that assure adequate and rapid return of consciousness. Anesthesiol. 1997;87:1549-62.
11. Coskun D, Celebi H, Karaca G. Remifentanil versus fentanyl compared in a target-controlled infusion of propofol anesthesia: Quality of anesthesia and recovery profile. J Anesth. 2010;24.
12. Tang J, Chen L, White PF. Recovery profile, costs, and patient satisfaction with propofol and sevoflurane for fast-track officebased anesthesia. Anesthesiol. 1999;91:253-61.
13. Larsen B, Seitz A, Larsen R. Recovery of cognitive function after remifentanil-propofol anesthesia: a comparison with desflurane and sevoflurane anesthesia. Anesth Analg. 2000;90:168-174.
14. Necib S, Tubach F, Peuch C. Recovery from anesthesia after craniotomy for supratentorial tumors:Comparison of propofol-remifentanil and sevoflurane-sufentanil (the PROMIFLUNIL trial). J Neurosurg Anesthesiol. 2014;26:37-44.
15. Ku AS, Hu Y, Irwin MG. Effect of sevoflurane/nitrous oxide versus propofol anaesthesia on somatosensory evoked potential monitoring of the spinal cord during surgery to correct scoliosis. Br J Anaesth. 2002; 88:502-7.
16. Gan TJ, Glass PS, Windsor A. Bispectral index monitoring allows faster emergence and improved recovery from propofol, alfentanil, and nitrous oxide anesthesia. BIS Utility Study Group. Anesthesiol. 1997;87:808-15.
17. Chen HP, Hsu YH, Hua KC. Comparison of sevoflurane versus propofol under auditory evoked potential monitoring in female patients undergoing breast surgery. Biomed J, 2013; 36:125-31.
18. Zhang C, Xu L, Ma YQ. Bispectral index monitoring prevent awareness during total intravenous anesthesia: A prospective, randomized, double-blinded, multi-center controlled trial. Chin Med J (Eng). 2011;124:3664-9.
19. Moore JK, Elliott RA, Payne K. The effect of anaesthetic agents on induction, recovery and patient preferences in adult day case surgery: A 7-day follow-up randomized controlled trial. Eur J Anaesthiol. 2008;25:876-83.
20. Grundmann U, Uth M, Eichner A. Total intravenous anaesthesia with propofol and remifentanil in paediatric patients: A comparison with a desflurane-nitrous oxide inhalation anaesthesia. Acta Anaesth Scand. 1998;42:845-50.
21. Millar K, Bowman AW, Burns D. Children's cognitive recovery after day-case general anesthesia: A randomized trial of propofol or isoflurane for dental procedures. Paediatr Anaesth. 2014;24:201-7.
22. Gan TJ, Diemunsch P, Habib AS. Consensus guidelines for the management of postoperative nausea and vomiting. Anesth Analg. 2014;118:85-113.
23. Fortier J, Chung F, Su J. Unanticipated admission after ambulatory surgery—a prospective study. Can J Anaesth. 1998;45:612-19.
24. Tramer M, Moore A, McQuay H. Propofol anaesthesia and postoperative nausea and vomiting: quantitative systematic review of randomized controlled studies. Br J Anaesth. 1997;78:247-55.
25. Apfel CC, Korttila K, Abdalla M. A factorial trial of six interventions for the prevention of postoperative nausea and vomiting. N Eng J Med. 2004;350:2441-51.
26. Visser K, Hassink EA, Bonsel GJ. Randomized controlled trial of total intravenous anesthesia with propofol versus inhalation anesthesia with isoflurane-nitrous oxide: Postoperative nausea with vomiting and economic analysis. Anesthesiol. 2001;95:616-26.
27. Ziemann-Gimmel P, Goldfarb AA, Koppman J. Opioid-free total intravenous anaesthesia reduces postoperative nausea and vomiting in bariatric surgery beyond triple prophylaxis. Br J Anaesth. 2014; 112:906-11.
28. Gan TJ, El-Molen H, Ray J. Patient-controlled antiemesis: A randomized, double-blind comparison of two doses of propofol versus placebo. Anesthesiol. 1999; 90:1564-70.
29. Gan TJ, Glass PS, Howell ST. Determination of plasma concentrations of propofol associated with 50% reduction in postoperative nausea. Anesthesiol. 1997;87:779-84.
30. Collins GG. Effects of the anaesthetic 2,6-diisopropylphenol on synaptic transmission in the rat olfactory cortex slice. Br J Pharmacol. 1988; 95:939-49.

31. Checetto DF, Diab T, Gibson CJ. The effects of propofol in the area postrema of rats. Anesth Analg. 2001;92:934-42.
32. Gupta A, Stierer T, Zuckermasn R. Comparison of recovery profile after ambulatory anesthesia with propofol, isoflurane, sevoflurane and desflurane: A systematic review. Anesth Analg. 2004;98:632-41.
33. Apfel CC, Philip BK, Cakmakkaya OS. Who is at risk for postdischarge nausea and vomiting after ambulatory surgery? Anesthesiol. 2012;117:475-86.
34. Landoni G, Biondi-Zoccai GG, Zangrillo A. Desflurane and sevoflurane in cardiac surgery: A meta-analysis of randomized clinical trials. J Cardiothorac Vasc Anesth. 2007;21:502-11.
35. Xia Z, Godin DV, Chang TK. Dose-dependent protection of cardiac function by propofol during ischemia and early reperfusion in rats: Effects on 15-F2t-isoprostane formation. Can J Physiol Pharmacol. 2003;81:14-21.
36. Shin IW, Jang IS, Lee SH. Propofol has delayed myocardial protective effects after a regional ischemia/reperfusion injury in an in vivo rat heart model. Korean J Anesthesiol. 2010;58:378-82.
37. Jakobsen CJ, Berg H, Hindsholm KB. The influence of propofol versus sevoflurane anesthesia on outcome in 10,535 cardiac surgical procedures. J Cardiothorac Vasc Anesth. 2007;21:664-71.
38. Conzen PF, Fisher S, Detter C. Sevoflurane provides greater protection of the myocardium than propofol in patients undergoing offpump coronary artery bypass surgery. Anesthesiol. 2003; 99.
39. Guarracino F, Landoni G, Tritapepe L. Myocardial damage prevented by volatile anesthetics: A multicenter randomized controlled study. J Cardiothorac Vasc Anesth. 2006;20:477-83.
40. DeHert SG, Tenbroecke PW, Mertens E. Sevoflurane but not propofol preserves myocardial function in coronary surgery patients. Anesthesiol. 2002;97:42-9.
41. Kendall JB, Russell GN, Scawn ND. A prospective, randomised, single-blind pilot study to determine the effect of anaesthetic technique on troponin T release after off-pump coronary artery surgery. Anaesthesia. 2004;59:545-9.
42. Law-Koune JD, Raynaud C, Liu N. Sevoflurane-remifentanil versus propofol-remifentanil anesthesia at a similar bispectral level for offpump coronary artery surgery: No evidence of reduced myocardial ischemia. J Cardiothorac Vasc Anesth. 2006;20:484-92.
43. Suryaprakash S, Chakravarthy M, Maniraju G. Myocardial protection during off pump coronary artery bypass surgery: A comparison of inhalational anesthesia with sevoflurane or desflurane and total intravenous anesthesia. Ann Card Anaesth. 2013;16:4-8.
44. Landoni G, Lomivorotov VV, Neto CN, Monaco F, Pasyuga VV, Bradic N, et al. Volatile anesthetics versus total intravenous anesthesia for cardiac surgery. N Engl J Med. 2019;380:1214-25.
45. Gan TJ, Habib AS, Miller TE. Incidence, patient satisfaction, and perceptions of post-surgical pain: Results from a US national survey. Curr Med Res Opin. 2014;30:149-60.
46. Zhang Y, Eger EII, Dutton RC. Inhaled anesthetics have hyperalgesic effects at 0.1 minimum alveolar anesthetic concentration. Anesth Analg. 2000;91:462-6.
47. Flood P, Sonner JM, Gong D. Isoflurane hyperalgesia is modulated by nicotinic inhibition. Anesthesiol. 2002;97:192-8.
48. Sun YY, Li KC, Chen J. Evidence for peripherally antinociceptive action of propofol in rats: Behavioral and spinal neuronal responses to subcutaneous bee venom. Brain Res. 2005;1043:231-5.
49. Cheng SS, Yeh J, Flood P. Anesthesia matters: Patients anesthetized with propofol have less postoperative pain than those anesthetized with isoflurane. Anesth Analg. 2008;106:264-9.
50. Mukherjee K, Seavell C, Rawlings E. A comparison of total intravenous with balanced anaesthesia for middle ear surgery: Effects on postoperative nausea and vomiting, pain, and conditions of surgery. Anaesthesia. 2003;58:176-80.
51. Song JG, Shin JW, Lee EH. Incidence of post-thoracotomy pain: A comparison between total intravenous anaesthesia and inhalation anaesthesia. Eur J Anaesthesiol. 2012;41:1078-82.
52. Hans P, Deby-Dupont G, Deby C. Increase in antioxidant capacity of plasma during propofol anesthesia. J Neurosurg Anesthesiol. 1997;9:234-6.
53. Ito H, Watanabe Y, Isshiki A. Neuroprotective properties of propofol and midazolam, but not pentobarbital, on neuronal damage induced by forebrain ischemia, based on the GABAA receptors. Acta Anaesth Scand. 1999;43:153-62.
54. Orser BA, Bertlik M, Wang LY. Inhibition by propofol (2,6 di-isopropylphenol) of the N-methyl-D aspartate subtype of glutamate receptor in cultured hippocampal neurones. Br J Pharmacol. 1995;116:1761-8.
55. DeConde AS, Thompson CF, Wu EC. Systematic review and meta-analysis of total intravenous anesthesia and endoscopic sinus surgery. Int Forum Allergy Rhinol. 2013;3:848-54.
56. Cancio LC, Cuenca PB, Walker SC. Total intravenous anesthesia for major burn surgery. Int J Burns Trauma. 2013;3:108-14.
57. Liao R, Li JY, Liu GY. Comparison of sevoflurane volatile induction/maintenance anaesthesia and propofol-remifentanil total intravenous anaesthesia for rigid bronchoscopy under spontaneous breathing for tracheal/bronchial foreign body removal in children. Eur J Anaesthesiol. 2010;27:930-4.
58. Tiefenthaler W, Pehboeck D, Hammerle E. Lung function after total intravenous anaesthesia or balanced anaesthesia with sevoflurane. Br J Anaesth. 2011;106:272-6.
59. Caetano AMM, Nora FS, Duval GF. Anestesia intravenosa - técnicas e indicações, em: Anestesiologia CdEàDe - Rio de Janeiro. CET-SBA, 2001;29-41.
60. Monk TG, Saini V, Weldon BC. Anesthetic management and one-year mortality after noncardiac surgery. Anesth Analg. 2005;100:4-10.
61. Pavlin DJ, Rapp SE, Polissar NL. Factors affecting discharge time adult outpatients. Anesth Analg. 1998;87:816-26.
62. Myles PS, Williams DL, Hendrata M. Patient satisfaction after anaesthesia and surgery: results of a prospective survey of 10,811 patients. Br J Anaesth. 2000; 84:6-10.
63. Domino KB, Posner KL, Caplan RA. Awareness during anesthesia: a closed claims analysis. Anesthesiol. 1999;90:1053-61.
64. Nogueira CS, Oliveira CRD. Consciência e seu monitoramento durante a anestesia. Anestesia de A a Z. 2007;2:15-20.
65. Fragen RJ, Fitzgerald PC. Is an infusion pump necessary to safety administer remifentanil? Anesth Analg.2000;90:713-16.
66. Duval GF. Anestesia venosa, em: Manica J - Anestesiologia. Porto Alegre. Artes Médicas, 2004;598-620.
67. Hughes MA, Glass PS, Jacobs JR. Context-sensitive half-time in multicompartment pharmacokinetics models for intravenous anesthetic drugs. Anesthesiol. 1992;76:334-41.
68. Vuyk J, Mertens MJ, Olofsen E, et al. Propofol anesthesia and rational opioid selection: determination of optimal EC50-EC95 propofol-opioid concentrations that assure adequate anesthesia and a rapid return of consciousness. Anesthesiology. 1997;87:1549-62.
69. Stewart JT, Warren FW, Maddox FC. The stability of remifentanil hydrochoride and propofol mixtures in polypropylene syringes and polyvinylchloride bags at 22 degrees-24 degrees C. Anesth Analg. 2000;90:1450-1.
70. Baker MT, Naguib M. Propofol: the challenges of formulation. Anesthesiol. 2005;103:860-76.
71. Duval GF. Anestésicos venosos, em: Manica J - Anestesiologia. Princípios e técnicas. Porto Alegre. Artes Médicas. 2004;560-97.
72. Borgeat A, Wilder-Smith OH, Saiah M. Subhypnotic doses of propofol possess direct antiemetic properties. Anesth Analg. 1992;74:539-41.
73. Shafer SL, Stansky DR. Defining depth od anesthesia. em: Handbook of experimental pharmacology. Heidelberg. Springer Berlin. 2008;409-23.
74. Schmidt GN, Muller L, Bischoff P. Measurement of the deth of anaesthesia. Anaesthesist. 2008;57:32-6.
75. Johansen JW, Sebel PS, Sigl JC . Clinical impact of hypnotic-titration guidelines based on EEG bispectral index (BIS) monitoring during routine anesthetic care. J Clin Anesth. 2000;12:433-43.
76. Liu SS. Effects of Bispectral Index monitoring on ambulatory anesthesia: a meta-analysis of randomized controlled trials and a cost analysis. Anesthesiol. 2004; 101:311-15.
77. Lennmarken C, Bildfors K, Enlund G - Victims of awareness. Acta Anaesth Scand, 2002; 46:229-31.
78. Steur RJ, Perez RS, De Lange JJ. Dosage scheme for propofol in children under 3 years of age. Paediatr Anaesth. 2004;14:462-7.
79. McFarlan CS, Anderson BJ, Short TG. The use of propofol infusions in paediatric anaesthesia: a practical guide. Paediatr Anaesth. 1999;9:209-.16.
80. Nora FS, Fortis EAF. Remifentanil: por que precisamos de outro opioide? Rev Bras Anestesiol. 2001;51:146-59.
81. Glass PS, Gan TJ, Howell S. A review of the pharmacokinetics and pharmacodynamics of remifentanil. Anesth Analg. 1999;89:S7-17.
82. Laersen B, Seitz A, Larsen R. Recovery of cognitive function after remifentanil-propofol anesthesia: a comparison with desflurane and sevoflurane anesthesia. Anesth Analg. 2000; 90:168-174.
83. Kovac AL, Azad SS, Steer P. Remifentanil versus alfentanil in balanced anesthetic technique for total abdominal hysterectomy. J Clin Anesth. 1997; 9:532-41.
84. Scott LJ, Perry CM. Remifentanil: a review of its use during the induction and maintenance of general anaesthesia. Drugs. 2005;65:1793-823.
85. Imani F, Jafarian A, Hassani V. Propofol-alfentanil vs propofol-remifentanil for posterior spinal fusion including wake-up test. Br J Anaesth. 2006;96:583-6.
86. Ozkose Z, Yalcin-Cok O, Tuncer B. Comparison of hemodynamics, recovery profile, and early postoperative pain control and costs of remifentanil versus alfentanil-based total intravenous anesthesia (TIVA). J Clin Anesth. 2002;14:161-8.
87. Wilhelm W, Dorscheid E, Schlaich N. The use of remifentanil in critically ill patients. Clinical findings and early experience. Anaesthesist. 1999;48:625-69.
88. Ross AK, Davis PJ, Dear GL. Phamacokinetics of remifentanil in anesthetized pediatric patients undergoing elective surgery or diagnostic procedures. Anesth Analg. 2001;93:1393-1401.
89. Lai A, Hung CT. Effect of age on recovery from remifentanil anaesthesia. Anaesth Intensive Care, 2001;29:506-9.

90. Angst MS, Clark JD. Opioid-induced hyperalgesia: a qualitative systematic review. Anesthesiol. 2006;104:570-87.
91. Fourel D, Almanza L, Aubouin JP. Remifentanil: postoperative respiratory depression after purging of the infusion line. Fr Anesth Reanim, 1999; 18:358-9.
92 Shafer SL, Varvel JR. Pharmacokinetics, and rational opioid selection. Anesthesiol. 1991;75:53-63.
93. Kapila A, Glass PS, Jacobs JR. Measured context-sensitive half-times of remifentanil and alfentanil. Anesthesiol. 1995;83:968-75.
94. Alper I, Erhan E, Ugur G. Remifentanil versus alfentanil in total intravenous anaesthesia for day case surgery. Eur J Anaesthesiol. 2003;20:61-4.
95 Kruger-Thiemer E. Continous intravenous infusion and multicompartment accumulation. Eur J Pharmacol. 1968;4:317-24.
96. Vaughan DP, Tucker GT. General theory for rapidly establishing steady state drug concentrations using two consecutive constant rate intravenous. Eur J Clin Pharmacol. 1975; 9:235-8.
97. Jacobs JR, Williams EA. Algorithm to control effect compartment drug concentrations in pharmacokinetic model-driven drug delivery. IEEE Trans Biomed Eng. 1993;40:993-9.
98. Shafer SL, Gregg KM. Algorithms to rapidly achieve and maintain stable drug concentrations at the site of drug effect with a computer-controlled infusion pump. J Pharmacokinet Biopharm. 1992;20:147-69.
99. Glen JB. The development of Diprifusor: a TCI system for propofol. Anaesthesia. 1998;53(1):13-21.
100. Jacobs JR. Algorithm for optimal linear model-based control with application to pharmacokinetics model-driven delivery. IEEE Trans Biomed Eng. 1990;37:107-9.
101. Absalom AR, Struys MMRF. TCI vs manual infusions, em: Absalom AR, Struys MMRF - Overview of target controlled infusions and total intravenous anaesthesia Gent. Academia Press. 2007;14-16.
102. Taylor I, White M, Kenny GN. Assessment of the value and pattern of use of a target controlled propofol infusion system. Int J Clin Monitoring and Computing. 1993; 10:175-80.
103. Russel D, Wilkes MP, Hunter SC, Glen JB, Hutton P, Kenny GN. Manual compared with target-controlled infusion of propofol. Br J Anaesth. 1995;75:562-6.
104. Richebe P, Pouquet O, Jelacic S, Metha S. Traget-controlled dosing of remifentanil during cardiac surgery reduces postoperative hyperalgesia. J Cardiothorac Vasc Anesth. 2011;25:917-25.
105. Varvel JR, Donoho DL, Shafer SL. Measuring the predictive performance of computer-controlled infusion pumps. J Pharmacokinet Biopharm, 1992; 20:63-94.
106. Frei FJ, Zbinden AM, Thomson DA, Rieder HU - Is the end-tidal partial pressure of isoflurane a good predictor of its arterial partial pressure? Br J Anaesth. 1991;66:331-9.
107. Dwyer RC, Fee JP, Howard PJ, Clarke RS. Arterial washin of halotane and isoflurane in young and elderly adult patients. Br J Anaesth. 1991;66:572-9.
108. Marsh B, White M, Morton N, Kenny GN.- Pharmacokinetic model driven infusion of propofol in children. Br J Anaesth. 1991;67:41-8.
109. Schnider TW, Minto CF, Gambus PL, Andresen C, Goodale DB, Shafer SL, et al. The influence of the method of administration and covariates on the phamacokinetics of propofol in adult volunteers. Anesthesiol. 1998;88:1170-82.
110. Gepts E, Camu F, Cockshott ID, Douglas EJ. Disposition of propofol administered as constant rate intravenous infusions in humans. Anesth Analg. 1987;66:1256-63.
111. Schuttler J, Ihmsen H. Population pharmacokinetics of propofol: a multicenter study. Anesthesiol. 2000;92:727-38.
112. Coetzee JF, Glen JB, Wium CA, Boshoff L. Pharmacokinetic model selection for target-controlled infusions of propofol. Anesthesiol. 1995;82:1328-45.
113. Swinhoe CF, Peacock JE, Glen JB, Reilly CS. Evaluation of the predictive performance of a Diprifusor TCI system. Anaesthesia. 1998; 53(1):61-7.
114. Barvais L, Rausin I, Glen JB, Hunter SC, D'Hulster D, Cantraine F, et al. Administration of propofol by target-controlled infusion in patients undergoing coronary artery surgery. J Cardiothorac Vasc Anesth. 1996;10:877-83.
115. White M, Kenny GNC, Schraag S. Use of target controlled infusion to derive age and gender covariates for propofol clearance. Clinical Pharmacokinetics. 2008;47:119-27.
116. Absalom AR, Mani V, DeSemet T, Struys MM. Pharmacokinetic models for propofol - defining and illuminating the devil in the detail. Br J Anaesth. 2009;103:26-37.
117. Albertini A, Poli D, Colla LL. Predictive performance of Servin's formula durinf BIS-guided propofol-remifentanil target-controlled infusion in morbidly obese patients. Br J Anaesth. 2006;1:1-10.
118. Cortinez LI, Fuente N, Eleveld DJ, Oliveiros A. Performance of propofol target-controlled infusion models in the obese: pharmacokinetic and pharmacodynamic analysis. Anesth Analg. 2014;119:302-10.
119. Cortínez LI, Anderson BJ, Penna A, Olivares L, Muñoz HR, Holford NH, et al. Influence of obesity on propofol pharmacokinetics: derivation of a pharmacokinetic model. Br J Anaesth. 2010;105:448-56.
120. Cortínez LI, Sepulveda P, Rolle A, Cottin P. Effect-site target-controlled infusion in the obese: model derivation and performance assessment. Anesth Analg. 2018;127:865-72.
121. Eleveld DJ, Colin P, Absalom AR, Struys MMRF. Pharmacokinetics-pharmacodynamic model for propofol for broad application in anaesthesia and sedation. Br J Anaesth. 2018;120:942-59.
122. Vandemoortele O, Hannivoort LN, Vanhoorebeeck F, Struys MMRF, Vereecke HEM. General Purpose Pharmacokinetic-Pharmacodynamic Models for Target-Controlled Infusion of Anaesthetic Drugs: A Narrative Review. J Clin Med. 2022;11:2487.
123. Vellinga R, Hannivoort LN, Introna M, Touw DJ, Absalom AR, Eleveld DJ, et al. Prospective clinical validation of the Eleveld propofol pharmacokinetic-pharmacodynamic model in general anaesthesia. Br J Anaesth. 2021 Feb;126:386-94.
124. Sahinovic MM, Struys MMRF, Absalom AR. Clinical Pharmacokinetics and Pharmacodynamics of Propofol. Clin Pharmacokinet. 2018;57:1539-58.
125. Saint-Maurice C, Cockshott ID, Douglas EJ, Richard MO, Harmey JL. Pharmacokinetics of propofol in young children after a single dose. Br J Anaesth. 1989;63:667-70.
126. Murat I, Billard V, Vernois J, Zaouter M, Marsol P, Souron R, et al. Pharmacokinetics of propofol after a single dose in children aged 1-3 years with minor burns. Anesthesiol. 1996;84:526-32.
127. Kataria BK, Ved SA, Nicodemus HF, Hoy GR, Lea D, Dubois MY, et al. The pharmacokinetics of propofol in children using three different data analysis approaches. Anesthesiol. 1994;80:104-22.
128. Absalom AR, Amutike D, Lal A, White M, Kenny GN. Accuracy of the Paedfusor in children undergoing cardiac surgery or catheterization. Br J Anaesth, 2003; 91:507-13.
129. Minto CF, Schnider TW, Egan TD, Youngs EJ, Lemmens HJ, Gambus PL, et al. Influence of age and gender on the phamacokinetics and pharmacodynamics of remifentanil. I. Model development. Anesthesiol. 1997;86:10-23.
130. Minto CF, Schnider TW, Shafer SL. Pharmacokinetics and pharmacodynamics of remifentanil. II. Model application. Anesthesiol. 1997;86:24-33.
131. Mertens MJ, Engbers FH, Burm AG, Vuyk J. Predictive performance of computer-controlled infusion of remifentanil during propofol/remifentanil anaesthesia. Br J Anaesth. 2003;90:132-41.
132. Gepts E, Shafer SL, Camu F, Stanski DR, Woestenborghs R, VanPeer A, et al. Linearity of pharmacokinetics and model estimation of sufentanil. Anesthesiol. 1995;83:1194-204.
133. Bovill JG, Sebel PS, Blackburn CL, Oei-Lim V, Heykants JJ. The pharmacokinetics of sufentanil in surgical patients. Anesthesiol. 1984;61:502-6.
134. Hudson RJ, Henderson BT, Thomson IR, Moon M, Peterson MD. Pharmacokinetics of sufentanil in patients undergoing coronary artery bypass graft surgery. J Cardiothorac Vasc Anesth. 2001;15:693-9.
135. Slepchenko G, Simon N, Goubaux B, Levron JC, LeMoing JP, Raucoules-Aime M. Performance of target-controlled sufentanil infusion in obese patients. Anesthesiol. 2003;98:65-73.
136. Maitre PO, Vozeh S, Heykants J, Thomson DA, Stanski DR. Population phamacokinetics of alfentanil: the average dose - plasma concentration relationship and interindividual variability in patients. Anesthesiol. 1987; 66:3-12.
137. Maitre PO, Ausems ME, Vozeh S, Stanski DR. Evaluating the accuracy of using population pharmacokinetic data to predict plasma concentrations of alfentanil. Anesthesiol.1988;68:59-67.
138. Billard V, Gambus PL, Chamoun N, Stanski DR, Shafer SL. A comparison of spectral edge, delta power, and bispectral index as EEG measures of alfentanil, propofol, and midazolam drug effect. Clin Pharm Ther. 1997;1997:45-58.
139. Iwakiri H, Nishihara N, Nagata O, Matsukawa T, Ozaki M, Sessler DI. Individual effect-site concentrations of propofol are similar at loss of consciousness and at awakening. Anesth Analg. 2005;100:101-110.
140. Simoni RF, Esteves LO, Miziara LE, Cangiani LM. Desempenho de duas ke0 no mesmo modelo farmacocinético de propofol: estudo da perda e recuperação da consciência. Rev Bras Anestesiol. 2009;61:397-408.
141. Simoni RF, Miziara LE, Esteves LO, D'Castro JG. Pharmacodynamics evaluation and physical/chemical analysis of two formulations of propofol used in target-controlled infusion. Rev Bras Anestesiol. 2013;63:59-65.
142. Struys MMRF, DeSemet T, Depoorter B, Versichelen LF, Mortier EP, Dumortier FJ, et al. Comparison of plasma compartment versus two methods for effect compartment - controlled target-controlled infusion for propofol. Anesthesiol. 2000;92:399-406.
143. Thomson AJ, Nimmo AF, Engebers FHM, Glen JB. A novel technique to determine an 'aparent ke0' value for use with Marsh phamacokinetic model for propofol. Anaesthesia. 2014;69:420-8.
144. Thompson CF, Morrison G, Thomson E, Beattie C, Nimmo AF, Glen JB. Induction of general anaesthesia by effect-site target-controlled infusion of propofol: influence of pharmacokinetics model and ke0 value. Anaesthesia. 2014;69:429-35.
145. Absalom AR, Struys MMRF. Pharmacodynamics, em: Absalom AR, Struys MMRF - Overview of target-controlled infusion and total intravenous anaesthesia. Gent Academia Press. 2007;43-58.

146. Struys MMRF, Versichelen L, Rolly G. Influence of pre-anaesthesic medication on target propofol concentration using a Diprifusor TCI system during ambulatory surgery. Anaesthesia. 1998;53(1):68-71.

147. Servin FS, Marchand-Maillet F, Desmonts JM. Influence of analgesic supplementation on the target propofol concentration for anaesthesia with Diprifusor TCI. Anaesthesia. 1998;53(1):72-6.

148. Davidson JA, Macleod AD, Howie JC, White M, Kenny GN. Effective concentration 50 for propofol with and without 67% nitrous oxide. Acta Anaesth Scand. 1993;37:458-64.

149. Sepulveda P, Nunez G, Recart A. Induction a sitio efector de propofol: evaluation clínica de dos diferentes ke0. Rev Argent Anestesiol. 2007;65:89-95.

150. Struys MMRF, Vereecke H, Moerman A, Jensen EW, Verhaeghen D, DeNeve N, et al. Ability of bispectral index, autoregressive modelling with exogenous input-derived auditory evoked potentials, and predicted propofol concentrations to measured patient responsiveness during anesthesia with propofol and remifentanil. Anesthesiol. 2003;99:802-12.

151. Absalom AR, Mani V, DeSmet T, Struys MMRF. Pharmacokinetics models for propofol - defining and illuminating the devil in the detail. Br J Anaesth. 2009; 103:26-37.

152. Simoni RF, Miziara LE, Esteves LO, Ribeiro CA. Comparative study between fast and slow induction of propofol given by target-controlled infusion: expected propofol concentration at the effect site. Randomized controlled trial. Rev Bras Anestesiol. 2015;65:99-103.

153. Vuyk J, Lim T, Engbers FH, Burm AG, Vletter AA, Bovill JG. Pharmacodynamics of alfentanil as a supplement to propofol or nitrous oxide for lower abdominal surgery in female patients. Anesthesiol. 1993;78:1036-45.

154. Shoushtarian M, Sahinovic MM, Absalom AR. Comparisons of electroencephalographically derived measures of hypnosis and antinociception in response to standardized stimuli during target-controlled propofol-remifentanil anesthesia. Anesth Analg. 2016;122(2):382-92. [EPUB ahead of print]

155. Minto CF, Schnider TW, Short TG, Gregg KM, Gentilini MS, Shafer SL. Response surface model for anesthetic drug interactions. Anesthesiol. 2000;92:1603-16.

156. Olosfen E, Dahan A. Population pharmacokinetics/pharmacodynamics of anesthetics. AAPS J. 2005;7:E383-9.

157. Bouillon TW, Bruhn J, Radulesco L. Pharmacodynamic interaction between propofol and remifentanil regarding hypnosis, tolerance of laryngoscopy, bispectral index, and electroencephalographic approximate entropy. Anesthesiol. 2004;100:1353-72.

158. Kern SE, Xie G, White JL, Egan TD. A response surface analysis of propofol-remifentanil pharmacodynamic interaction in volunteers. Anesthesiol. 2004;100:1373-81.

159. Syroid ND, Agutter J, Drews FA. Development and evaluation of a graphical anesthesia drug display. Anesthesiol. 2002;96:565-75.

160. Gin T. Clinical pharmacology on display. Anesth Analg. 2010;111:256-8.

161. Egan TD, Minto CF. Pharmacodynamic drug interactions, em: Evers AS, Maze M, Kharasch ED. Anesthetic Pharmacology: Basic Principles and Clinical Practice Cambridge. Cambridge University Press. 2011;147-65.

162. Cirillo V, Zito MG, DeRobertis E. Navigator® and SmartPilot® View are helpful in guiding anesthesia and reducing anesthetic drug dosing. Minerva Anestesiol. 2015;81(11):1163-9. [EPUB ahead of print]

163. Kern SE, Xie G, White JL. A response surface analysis of propofol-remifentanil pharmacodynamic interaction in volunteers. Anesthesiol. 2004;100:1373-81.

164. Johnson KB, Syroid ND, Gupta DK. A evaluation of remifentanil propofol response surfaces for loss of responsiveness, loss of response to surrogates of painful stimuli and laryngoscopy in patients undergoing elective surgery. Anesth Analg. 2008;106:471-9.

# 102

# Anestesia Inalatória

Gastão Fernandes Duval Neto (*In Memoriam*)

Débora de Oliveira Cumino ▪ Luciana Cavalcanti Lima ▪ Sérgio Bernardo Tenório

## HOMENAGEM

Recebemos a difícil e honrosa tarefa de atualizar este capítulo, originalmente escrito pelo Dr. Gastão, especialmente se considerarmos a relevância e a qualidade do seu trabalho. Gastão F. Duval Neto foi um grande anestesista de renome internacional, cuja contribuição para a Anestesiologia é amplamente reconhecida e respeitada no Brasil e no mundo. Sua integridade, aliada ao vasto conhecimento, inspirou muitos de nós no exercício da profissão. É admirável como seus trabalhos impactaram positivamente a vida de seus pacientes e a formação de novos profissionais na área. Ao revisar este capítulo, podemos testemunhar não apenas seu comprometimento com a excelência acadêmica, mas também a paixão e a dedicação por sua especialidade. É evidente que seu legado continuará a influenciar a Anestesiologia e a Medicina como um todo.

Agradecemos a oportunidade e o privilégio de homenagear um colega e amigo tão estimado.

## INTRODUÇÃO

Os anestésicos inalatórios permanecem sendo os agentes anestésicos mais utilizados na manutenção da anestesia geral, principalmente devido às seguintes características:[1]

1. Precisão no controle do nível de profundidade anestésica:
   a) possibilidade de utilização de monitores de fração inspirada/expirada;
   b) capacidade de alteração rápida da concentração na biofase, principalmente nos anestésicos de baixo coeficiente de solubilidade sangue/gás (desflurano e sevoflurano).
2. Possibilidade de utilização como agentes anestésicos únicos em determinadas situações clínicas (indução e manutenção).
3. Pequeno custo operacional quando utilizados com baixos fluxos de admissão (< 1L).
4. Rápida recuperação pós-anestésica, principalmente no caso dos anestésicos de baixa solubilidade S/G.
5. Possibilidade clínica de proteção miocárdica por indução de pré-condicionamento e pós-condicionamento cardíaco, com consequente interferência positiva na evolução natural da doença.

Atualmente, a maioria dos anestesiologistas define anestesia geral como estado reversível de inconsciência induzido por medicamentos, ao mesmo tempo em que propicia condições cirúrgicas adequadas (imobilidade), inibição das respostas autonômicas a estímulos nocivos, analgesia e amnésia.

Cada um desses componentes é mediado por diferentes circuitos neurais no Sistema Nervoso Central (SNC). Os anestésicos voláteis induzem imobilidade principalmente no nível da medula espinhal e a inconsciência por ação cortical e talâmica. O estado de inconsciência, por si só, impede não apenas a percepção da dor (que requer consciência), mas também a memória de dor. Desta forma, fica claro que a nocicepção da dor é a ativação de vias neuronais por meio do sistema sensorial, enquanto a dor é a experiência subjetiva consciente dessa "informação nociceptiva".

Esta reflexão deixa evidenteque a definição de anestesia geral precisa ser ajustada à medida que o progresso científico avança na compreensão da inconsciência. Com nossa compreensão atual, a anestesia pode ser definida como um estado reversível de inconsciência induzido por fármacos ou consciência alterada sem recordação explícita, ao mesmo tempo em que proporciona condições cirúrgicas apropriadas (imobilidade), com inibição de respostas autonômicas excessivas aos estímulos nocivos. Para resumir, o anestesiologista desempenha o papel de titular os medicamentos com o objetivo de atingir a inconsciência ou um estado alterado de consciência sem recordação explícita.

Portanto, a administração de agentes voláteis, em concentrações diferentes, é capaz de promover os três componentes do estado anestésico, ou seja, inconsciência, imobilidade e diminuição das respostas adrenérgicas.Sendo assim, estes fármacos são considerados anestésicos completos.[2]

# ASPECTOS CLÍNICOS DA ANESTESIA INALATÓRIA MODERNA

Na atualidade, a principal tendência que domina as técnicas da anestesia inalatória é a administração alvo-controlada de anestésicos inalatórios através da utilização de sistemas respiratórios de baixo fluxo.

Para o exercício clínico da moderna anestesia inalatória torna-se indispensável o conhecimento das características farmacológicas básicas dos anestésicos inalatórios e a estruturação dos sistemas respiratórios.

A proposta clínica para a administração dos anestésicos inalatórios, utilizando a técnica alvo-controlada, é a de obter e manter um efeito farmacodinâmico o mais rápido possível, com ausência de paraefeitos. Para atingir esse objetivo é necessário que o anestesiologista tenha a possibilidade de alterar rapidamente, e de maneira segura, a concentração do fármaco na biofase (sítio efetor – biofase) (Tabela 102.1).[1]

| Tabela 102.1 Principais objetivos da técnica de administraçãoalvo-controlada de anestésicos inalatórios. |
|---|
| 1. Propiciar uma rápida indução anestésica, principalmente no caso de indução inalatória pura; |
| 2. Reduzir os "vales e picos" na concentração anestésica durante a anestesia com indução venosa e manutenção inalatória; |
| 3. Bloquear a possibilidade de consciência por profundidade inadequada de anestesia; |
| 4. Promover recuperação rápida no final do procedimento anestésico. |

**Fonte:** adaptada de Struys M, 2001.[1]

Em suma, o objetivo principal da administração dos anestésicos inalatórios através de técnica alvo-controlada é o de obter um efeito clínico efetivo de anestesia o mais rápido possível. Para que esse objetivo seja atingido é preciso encurtar o espaço de tempo entre o início da administração do anestésico (regulação do vaporizador) com a geração de pressão parcial do agente anestésico e o início do seu efeito clínico, sem propiciar o aparecimento de paraefeitos secundários às concentrações (pressões parciais) elevadas dos mesmos na biofase ou sítio efetor. A manutenção da anestesia deve ser realizada evitando o acúmulo dos agentes e seus metabólitos no organismo, permitindo uma rápida recuperação da consciência, sem o aparecimento de toxicidade sistêmica.[3]

A curva dose/resposta dos anestésicos inalatórios pode ser dividida em três partes:

1. Relação entre a dose administrada (fracional de admissão – $F_{ad}$) e a concentração sérica dela (fracional arterial – $F_a$) – fase farmacocinética;
2. Relação entre a concentração no órgão efetor e a resposta clínica – fase farmacodinâmica;
3. Acoplamento entre a sfases farmacocinética e farmacodinâmica.[1]

Na fase inicial do procedimento anestésico, quando o agente inalatório começa a ser administrado no sistema de respiração, através da geração de uma pressão de vapor do agente regulada no vaporizador ($F_{ad}$), um gradiente entre a fracional alveolar e a fracional inspirada ($F_A/F_I$) é estabelecido, resultando em uma fracional arterial do mesmo ($F_a$) após a sua captação pulmonar. O espaço de tempo para o estabelecimento de equilíbrio entre a $F_{ad}$ e a $F_a$ depende dos seguintes fatores:

1. propriedades físico-químicas do agente inalatório;
2. características do sistema de respiração anestésico;
3. condições fisiológicas ou fisiopatológicas do paciente.

Em contraste com os anestésicos venosos, os quais não podem ser avaliados através da aferição contínua das suas concentrações séricas (on line), as concentrações de agentes inalatórios liberadas pelo vaporizador calibrado, as suas concentrações inspiradas e expiradas, podem ser monitoradas de maneira contínua durante a sua administração.

A concentração expirada final do anestésico ($F_E$) inalatório apresenta uma correlação linear com a sua concentração arterial ($F_a$). A pesquisa clínica tem evidenciado concentração mais elevada no final da expiração do anestésico ($F_E$), quando comparada com a sua concentração arterial ($F_a$), sendo que essa correlação tem se mostrado constante. Devido à captação do anestésico pelo organismo, um intervalo de tempo é observado até o estabelecimento de um estado de equilíbrio entre a $F_I$ e a FE (concentrações inspirada e expirada).[4-7]

Como já descrito, o principal objetivo da anestesia inalatória é a administração de determinado agente para a obtenção de um efeito clínico desejado, através da geração de uma concentração terapêutica no sítio efetor (biofase).

O sítio efetor dos anestésicos inalatórios não está localizado no compartimento vascular, portanto, existe um intervalo de tempo entre a obtenção de uma concentração sérica e o início do efeito clínico. Problemas relacionados com esse desequilíbrio temporal (hysteresis) podem ser suplantados por cálculos que utilizam modelos matemáticos farmacocinéticos compartimentais, nos quais as respostas clínicas estão relacionadas com a concentração do fármaco em um compartimento hipotético, ou seja, o sítio efetor ou biofase.

O retardo entre a concentração sérica e o sítio efetor pode ser quantificado por uma constante de tempo, idenificada como $t_{1/2}K_{e0}$. Alguns valores de $t_{1/2}K_{e0}$ já foram definidos para alguns anestésicos, como por exemplo:

Isoflurano e sevoflurano – $t_{1/2}K_{e0}$ = 2,4 min.
Desflurano – $t_{1/2}K_{e0}$ = 1,1 min.

A $t_{1/2}K_{e0}$ informa, teoricamente, sobre o tempo de acesso do agente inalatório ao sítio efetor.[8]

A partir do entendimento da curva concentração/efeito dos anestésicos inalatórios, é possível selecionar uma concentração-alvo em um determinado compartimento do modelo farmacocinético. Essa concentração-alvo pode ser definida como a concentração que, com base na monitoração atual (EEG – BIS – Potencial Evocado – Fracional Ins/Exp – índice de variabilidade hemodinâmico), exerce um efeito desejado.[9]

Como foi observado, a técnica anestésica com sistema de infusãoalvo-controlada é originária da anestesia venosa total e está baseada em um modelo farmacocinético com cálculos matemáticos complexos para o controle da velocidade de infusão da bomba. O primeiro esquema de infusão contínua, projetado para a anestesia venosa total, foi o denominado BET, sendo o mesmo baseado na concentração sérica do agente anestésico. Esse esquema tem como base as seguintes premissas:

- ■ **Bolus**: é a primeira dose administrada que, teoricamente, tem como objetivo preencher o volume de distribuição inicial ou central ($V_1$).
- ■ **Eliminação**: é a velocidade final de infusão que visa adequar a concentração sérica do fármaco em relação àsua perda pela sua depuração do organismo.
- ■ **Transferência:** é o fator de manutenção da concentração sérica que compensa de maneira exponencial a perda do fármaco do volume central ($V_1$) para os periféricos ($V_2$) e ($V_3$).

Esse princípio é aplicável tanto para anestesia venosa como para a inalatória. No caso da venosa, a circulação sanguínea está situada dentro do compartimento central ($V_1$), enquanto no caso da anestesia inalatória o alvéolo constitui o compartimento central ($V_1$).

Na infusão venosa alvo-controlada clássica, o peso e a idade do paciente são informados ao sistema junto com a concentração plasmática-alvo ou concentração no sítio efetor (biofase) desejada. O *software* constituinte do sistema de infusãoalvo-controlado calcula e libera uma infusão rápida (função *bolus*) projetada para obter a concentração-alvo o mais rápido possível, sem alcançar níveis sistêmicos de sobredosagem evitando, dessa forma, os paraefeitos do agente venoso. Esse procedimento é seguido por um regime de infusão controlada a partir deum programa de computador, o qual pode ser constantemente ajustado para manter a concentração-alvo desejada no sítio efetor. Uma nova concentração pode ser selecionada com o passar do tempo; se ela for mais elevada do que a anterior, o sistema libera rapidamente uma infusão adicional; no caso da escolha de concentrações-alvo menores, o *software* de controle diminui a velocidade de infusão, controlando dessa forma a estabilidade da concentração-alvo.[10,11]

A maior vantagem da administração-alvo controlada de anestésicos inalatórios, quando comparados aos venosos, é a possibilidade da monitoração contínua da concentração inspirada e no final da expiração (*on line*). Esse tipo de monitoração facilita a prática da administraçãoalvo-controlada de anestésicos inalatórios sem a necessidade de complexos cálculos matemáticos farmacocinéticos e farmacodinâmicos, como no caso dos venosos.[12]

A biofase dos anestésicos inalatórios, por estar situada fora do componente intravascular, resulta em lapso de tempo entre a dose (concentração plasmática) e a resposta farmacodinâmica – podendo ser evidenciada através da estruturação de curvas dose/efeito específicas para cada um dos anestésicos inalatórios.

Nesse tipo de técnica-alvo controlada, o anestesiologista deveria ter a possibilidade de alterar a concentração dos agentes inalatórios nos vários compartimentos, de maneira rápida e precisa e, consequentemente, obter os efeitos farmacodinâmicos desejados, sem causar paraefeitos indesejáveis da sobredosagem. Infelizmente, clinicamente o anestesiologista somente controla a fracional inspirada ($F_I$), dessa forma, restando ao mesmo elevar esta fracional para diminuir o lapso de tempo entre a dose e o efeito.

O retardo na indução e na recuperação anestésica pode ser avaliado através da profundidade anestésica, ou seja, intensidade da atividade hipnótica, utilizando variações do EEG, índice bispectral ou potenciais evocados, concentrações inspiratórias e expiradas dos anestésicos e índices de variabilidade de parâmetros hemodinâmicos.

Os fatores que influenciam o comportamento da curva dose/efeito dos anestésicos inalatórios estão relacionados com características do aparelho de anestesia e do paciente (Tabela 102.2).[3]

---

**Tabela 102.2  Fatores que influenciam a curva dose/resposta dos anestésicos inalatórios.**

1. Características do aparelho de anestesia
   - ■ Agente anestésico (características físico-químicas)
   - ■ Monitoração e funções de controle da concentração de anestésicos
   - ■ Sistema de respiração
   - ■ Ventilador mecânico
   - ■ Vaporizador
2. Características fisiológicas e fisiopatológicas do paciente
   - ■ Modo de ventilação do paciente (espontânea-mecânica controlada)
   - ■ Farmacocinética do agente anestésico
   - ■ Farmacodinâmica do agente anestésico

---

## ■ AGENTES ANESTÉSICOS INALATÓRIOS: PROPRIEDADES FÍSICO-QUÍMICAS

As características físico-químicas dos agentes inalatórios estão descritas na Tabela 102.3.[13]

As características farmacocinéticas dos anestésicos inalatórios dentro do circuito respiratório anestésico (circular), vaporizador (tipo e localização) e sistema respiratório do paciente (doenças) devem ser entendidos com profundidade, conforme mostra a Figura 102.1.

Na Figura 102.1 ficam definidas as fracionais de admissão, inspiratória e alveolar, como também a sua disposição dentro do circuito respiratório, além do absorvedor e do processo de eliminação de $CO_2$.

**Tabela 102.3** Características farmacocinéticas dos anestésicos inalatórios.

| | Halotano | Enflurano | Isoflurano | Desflurano | Sevoflurano |
|---|---|---|---|---|---|
| Introdução clínica | 1956 | 1971 | 1980 | 1993 | 1995 |
| Ponto de ebulição (°C) | 50,2 | 56,5 | 59,5 | 23,5 | 58,5 |
| Coeficiente de solubilidade S/G | 2,5 | 1,9 | 1,4 | 0,42 | 0,69 |
| Pressão de vapor 20° (mmHg) | 32,1 | 23,3 | 32,5 | 89,2 | 22,7 |
| CAM (%) | 0,75 | 1,7 | 1,15 | 6 | 2,05 |
| CAMacordado | 0,52 CAM | | 0,38 CAM | 0,33 CAM | 0,33 CAM |
| Metabolismo | 20 | 2 | 0,2 | 0,02 | 5 |

O conhecimento sobre os fatores que influenciam a captação da concentração dos agentes inalatórios pelos tecidos do organismo permite descrever a curva de velocidade de elevação da concentração alveolar dos agentes anestésicos inalatórios, ou seja, da $F_A$ (fracional alveolar do anestésico). A relação entre as fracionais alveolar ($F_A$) e inspirada ($F_I$) é definida como:

$$F_A/F_I = 1 - C_p/F_I \cdot V_A$$

$C_p$ = captação pulmonar

$V_A$ = ventilação alveolar

Sendo a $F_I$ mantida constante, quanto maior for a relação $C_p/V_A$ menor será a relação $F_A/F_I$; consequentemente, menor será a concentração alveolar do agente anestésico inalatório. Deve ser salientado que $C_p$ é uma função do coeficiente de solubilidade do agente inalatório, do débito cardíaco e da diferença de pressão arteriovenosa do anestésico; dessa forma, uma redução em qualquer um desses fatores resulta na elevação da concentração alveolar do mesmo ($F_A$). De forma semelhante, uma elevação na ventilação alveolar eleva a fracional alveolar do anestésico ($F_A$). É importante conscientizar que a $F_A$ (fracional alveolar) reflete diretamente a fracional de anestésico inalatório no SNC (profundidade anestésica).[3]

A velocidade de elevação da $F_A$ (fracional alveolar anestésica) em relação à $F_I$ (fracional anestésica inspirada), dos anestésicos inalatórios, mantém uma correlação inversa com coeficiente de solubilidade no sangue (S/G). Esse fato fica evidenciado na Figura 102.2.

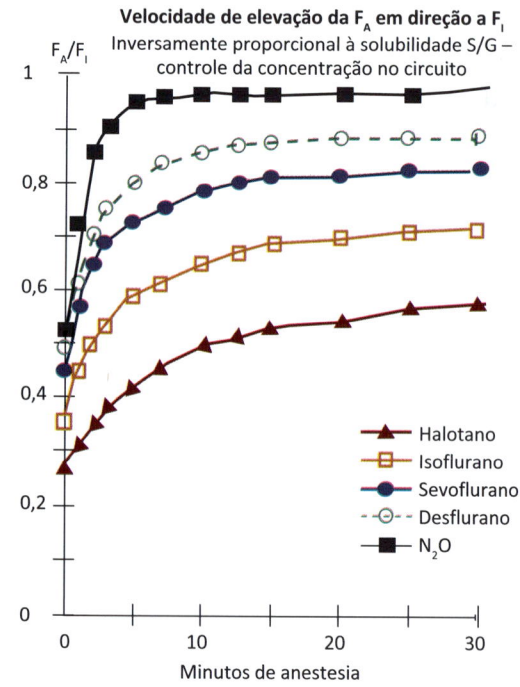

**Velocidade de elevação da $F_A$ em direção a $F_I$**
Inversamente proporcional à solubilidade S/G – controle da concentração no circuito

- Halotano
- Isoflurano
- Sevoflurano
- Desflurano
- $N_2O$

Minutos de anestesia

▲ **Figura 102.2** Correlação entre $F_A/F_I$ de diferentes agentes anestésicos inalatórios.

**Fonte:** adaptada de Eger E., 1994.[3]

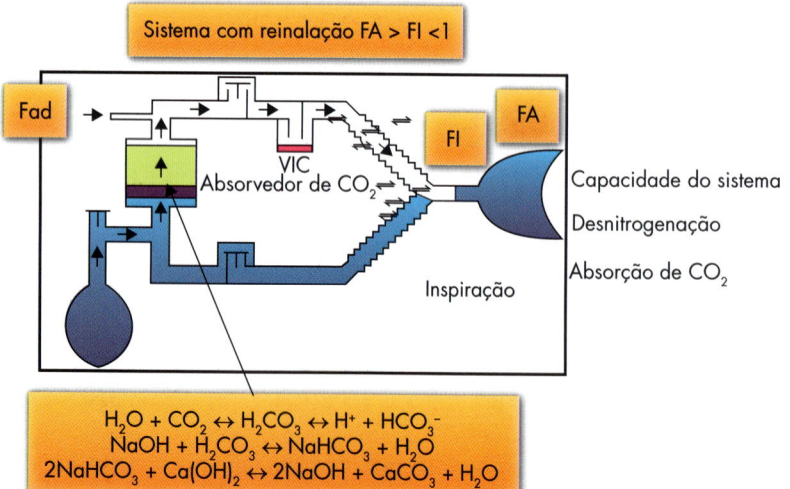

Anestésicos inalatórios — Sistemas de respiração

Sistema com reinalação FA > FI <1

Fad

FI

FA

VIC
Absorvedor de $CO_2$

Capacidade do sistema

Desnitrogenação

Absorção de $CO_2$

Inspiração

$H_2O + CO_2 \leftrightarrow H_2CO_3 \leftrightarrow H^+ + HCO_3^-$
$NaOH + H_2CO_3 \leftrightarrow NaHCO_3 + H_2O$
$2NaHCO_3 + Ca(OH)_2 \leftrightarrow 2NaOH + CaCO_3 + H_2O$

◄ **Figura 102.1** Sistema de respiração com reinalação.

Uma rápida elevação da relação $F_A/F_I$ (indução anestésica rápida) fica evidenciada nos agentes pouco solúveis como desflurano e sevoflurano, sendo ambos muito adaptados à prática da técnica anestésica alvo-controlada, como também, da técnica de indução inalatória pura. Entretanto, o forte, e por vezes desagradável, odor do desflurano, pode prejudicar a indução inalatória pura com a utilização de elevadas $F_{Idesf}$, podendo resultar em sialorreia intensa, apneia reflexa, tosse e laringoespamo.[14]

A literatura sugere que a relação entre $F_A/F_{ad}$ (Fad – fracional de admissão anestésica ao sistema de respiração) pode ser utilizada para monitorar o grau de profundidade anestésica durante a manutenção da anestesia inalatória. Dessa forma, quando essa relação se aproxima de 1 indica um adequado controle da profundidade anestésica. No caso dos anestésicos pouco solúveis no sangue, esse controle é mais facilmente atingido (sevoflurano e desflurano). Por exemplo, após 30 minutos de anestesia com um fluxo de gases de 2L.min⁻¹, a relação $F_{Asevo}/F_{adsevo} = 1,26$ e a relação $F_{Adesf}/F_{addesf} = 1$. No caso dos anestésicos de baixa solubilidade (sevo e desflurano) o aprofundamento do nível de anestesia é rapidamente obtido; de maneira diferente, os anestésicos com elevada solubilidade (halotano, enflurano e isoflurano) necessitam da administração de grandes pressões de admissão ao circuito respiratório ($F_{ad}$) (*over pressure*). Essa grande diferença entre a $F_{ad}$ e a $F_A$ pode resultar em uma concentração plasmática excessiva do fármaco anestésico, com possibilidade de exacerbar os paraefeitos sistêmicos.[3]

Os agentes com baixo coeficiente de solubilidade S/G, sevoflurano e desflurano, garantem uma rápida recuperação anestésica com rápido declínio na pressão arterial parcial ($F_a$) dos mesmos, quando comparados com os anestésicos inalatórios de elevados coeficientes de solubilidade.

O paciente anestesiado com desflurano recupera a consciência mais rápida e completamente (avaliação detalhada do nível de consciência) quando comparado com sevoflurano que, por conseguinte, recupera mais rápido do que quando é utilizado o isoflurano na técnica anestésica.[15]

Comparativamente, as crianças anestesiadas com sevoflurano despertam mais rapidamente do que as anestesiadas com halotano, embora o tempo para a alta hospitalar seja semelhante. Por outro lado, crianças anestesiadas com desflurano (após a indução inalatória pura com halotano ou sevoflurano) despertam mais cedo do que as anestesiadas com sevoflurano e recebem alta hospitalar mais precoce do que as anestesiadas com halotano.[16]

Pacientes adultos submetidos a vários tipos de procedimentos cirúrgicos videolaparoscópicos despertam mais precocemente quando anestesiados com sevoflurano em comparação aos anestesiados com isoflurano, mas sem diferença no tempo gasto para obter as condições ideais de alta hospitalar. Por outro lado, pacientes adultos anestesiados com desflurano despertam e são liberados do hospital mais cedo do que os anestesiados com isoflurano, sendo que essa diferença se intensifica quando existe um prolongamento do tempo anestésico-cirúrgico.[17]

Estudos clínicos comparativos entre os perfis de recuperação pós-anestesia inalatória com desflurano e sevoflurano ainda são limitados e com metodologia controversa. Observação realizada em pacientes submetidos à video-colecistectomia não evidenciou diferença na comparação entre a anestesia realizada com sevoflurano e desflurano no referente à alta da sala de recuperação pós-anestésica, entretanto, o tempo de recuperação foi bastante longo (80 a 90 minutos).[18]

Voluntários anestesiados com 1,25 CAM de desflurano comparado com sevoflurano apresentaram uma reversão anestésica (capacidade de resposta ao comando verbal) após 2, 4 e 8 horas de anestesia, em torno duas vezes mais rápido a regressão da anestesia com o primeiro anestésico em relação ao segundo.[19]

Durante a fase de recuperação, a eliminação do anestésico de baixa solubilidade S/G (sevoflurano e desflurano) acontece mais rapidamente quando comparado com os de elevado coeficiente, isto é, um rápido decréscimo na $F_A$ é obtido com os primeiros, com consequente mais rápida superficialização da anestesia é obtida com eles.[3]

Na prática clínica, é preciso conscientizar que os agentes com elevada solubilidade requerem maiores concentrações liberadas pelos vaporizadores ($F_{ad}$) quando comparados com os pouco solúveis, durante a fase inicial da anestesia, objetivando acelerar a elevação da relação FA e as Fad e FI e, na fase de manutenção, para manter uma FA estável. A diferença entre esses valores (FA, Fad e FI) pode atingir cinco vezes quando comparados o isoflurano com o desflurano e quatro vezes, comparando o isoflurano em relação ao sevoflurano (**Figura 102.3**).

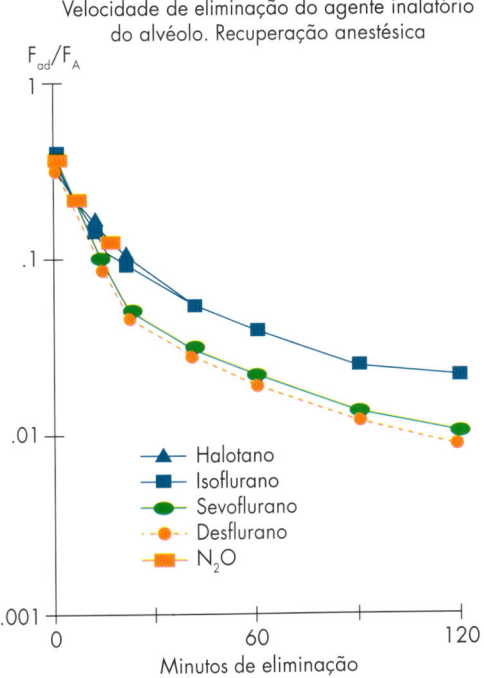

**▲ Figura 102.3** Correlação entre $Fa_d/F_A$ de diferentes agentes anestésicos inalatórios.

**Fonte:** adaptada de Eger E., 1994.[3]

# CARACTERÍSTICAS DO CIRCUITO DE RESPIRAÇÃO (FLUXOS DE ADMISSÃO EVAPORIZADORES)

O circuito respiratório mais utilizado no mundo em anestesia é o circular. A sua popularidade está ligada fundamentalmente a um desenho simples e a uma função extremamente segura. Os sistemas circulares podem ser classificados conforme o fluxo de admissão (Fad) em fechado, semifechado ou semiaberto. No caso do circuito fechado, a fracional de admissão precisa ser exatamente igual à fracional de oxigênio absorvida pelo paciente. Nesse tipo de situação a reinalação dos gases expirados é total; sendo assim, existe a necessidade de um absorvedor eficiente para eliminação do $CO_2$, mantendo a eficiência e segurança do sistema. Devido à grande responsabilidade sobre ventilação, o circuito semifechado com reinalação parcial é mais utilizado do que o fechado.[20]

O circuito circular tem sete componentes básicos (Figura 102.1):

1. fonte de gás fresco;
2. válvulas inspiratória e expiratória unidirecional;
3. tubulação inspiratória e expiratória;
4. conexão em Y;
5. válvula *pop-off*;
6. balão reservatório;
7. caníster com absorvedor de $CO_2$.

O mais eficiente desenho de circuito respiratório anestésico é aquele que permite a maior conservação do fluxo de admissão de gases frescos. Isso é possível quando as válvulas unidirecionais estão localizadas próximas ao paciente e a válvula *pop-off* localizada logo após a válvula expiratória. Essa disposição dos componentes do circuito respiratório permite uma preferencial eliminação do ar alveolar, diminuindo o espaço morto do sistema. Devido a essas propostas distribuições dos elementos não terem caráter muito prático, os sistemas respiratórios atuais são construídos de maneira mais convencional. A grande desvantagem do circuito circular reside no grande número de componentes (Figura 102.1). Nos mesmos observa-se em média 10 localizações onde existe a possibilidade de erro de conexões e desconexões, fatos que potencialmente podem lesar o paciente.[21]

Uma das mais importantes avaliações pré-operatórias em Anestesiologia é a avaliação do circuito respiratório, que deve ser realizada antes de cada procedimento anestésico. Em 1993, a *Food and Drugs Administration* (FDI), órgão regulatório americano, publicou as recomendações de um *checkout* para avaliar a segurança desse tipo de equipamento anestésico (ASA).[22]

As máquinas de anestesia modernas são equipadas com circuitos com reinalação que permitem consideráveis reduções no fluxo de gases frescos (FGF). O benefício das técnicas com reinalação torna-se evidente somente quando o FGF é reduzido para menos da metade do volume-minuto do paciente, o que usualmente é menos de 3 $L.min^{-1}$.[23]

A técnica anestésica com baixo fluxo afeta a cinética de gases no circuito circular, principalmente com FGF menores do que 1,0 $L.min^{-1}$. Nessa condição, a monitoração de gases inspirados e expirados torna-se obrigatória para facilitar a sua execução e para a segurança do procedimento anestésico.[23]

A anestesia inalatória com circuito fechado pode ser definida como a técnica em que o FGF está adaptado para suprir as necessidades vitais de oxigênio do paciente (metabolismo aeróbio = 200 $mL.min^{-1}$) e para carrear a pressão de vapor dos anestésicos inalatórios gerada na câmara de vaporização dos vaporizadores dos circuitos respiratórios. Em algumas situações, durante a anestesia clínica, pode ser necessário elevar os FGF para propiciar a eliminação de componentes gasosos indesejáveis, tal como nitrogênio e metano, para o sistema de eliminação de gases e vapores (*scavenging*).[24]

Para o funcionamento perfeito do circuito respiratório com baixo fluxo ou circuito fechado torna-se indispensável a presença de um absorvedor de $CO_2$ efetivo, que remova todo o $CO_2$ expirado no interior do circuito respiratório (Figura 102.1).

Baseada no FGF, os circuitos respiratórios podem ser classificados segundo a Tabela 102.4.[25]

| Tabela 102.4  Diferenças funcionais dos sistemas respiratórios. | | |
|---|---|---|
| **Características dos diferentes fluxos de admissão aos sistemas respiratórios ($F_{ad}$)** | | |
| **Definição** | **$F_{ad}$** | **Comportamento do circuito** |
| Alto fluxo | > 5 $L.min^{-1}$ | ▪ Permite rápidas alterações na concentração anestésica<br>▪ Pode dispensar o absorvedor de $CO_2$<br>▪ Baixa a temperatura e a umidade do fluxo inspirado de gases |
| Baixo fluxo | > 1 $L.min^{-1}$ | ▪ Diminui custo absorvedor de $CO_2$ essencial<br>▪ Relações, concentrações e fluxos semelhantes ao alto fluxo<br>▪ Mantém a temperatura e a umidade do fluxo inspirado de gases<br>▪ Permite pequenas perdas de gases para realização de análise (capnometria) |
| Mínimo fluxo | < 500 $mL.min^{-1}$ | ▪ Intensifica as atividades do baixo fluxo, permitindo mínima perda de gases |
| Fechado | Reposição | ▪ Não permite perda de gases (análise de gases)<br>▪ Mantém a temperatura e a umidade do fluxo inspirado de gases<br>▪ Permite o acúmulo de $N_2$ e $CH_4$ no circuito<br>▪ $F_{ad}$ igual à captação pelo organismo |

**Fonte:** adaptada de Struys M, 2001.[1]

A introdução dos novos anestésicos inalatórios com baixo coeficiente de solubilidade sangue/gás e baixa potência tem evidenciado a necessidade de reduzir, por motivos farmacoeconômicos, o consumo de anestésico através da baixa do FGF e/ou Fad. Essa prática clínica apresentou resultados positivos em custos operacionais e benefícios ecológicos, além de evidências positivas para a segurança dos pacientes.[24]

Acima de 80% dos gases anestésicos são eliminados para o meio ambiente quando se utiliza FGF de 5,0L.min[-1].

Estudos atuais têm provado que o uso de baixo ou de mínimo FGF pode diminuir de maneira significante o custo da anestesia inalatória. Por exemplo, a redução do FGF de 3,0 para 1,0L.min[-1] resulta em uma diminuição em 50% no consumo de todos os anestésicos inalatórios.[26-28]

Por outro lado, a anestesia inalatória com alto FGF resulta em poluição do meio ambiente, com resultados maléficos para todo o pessoal que trabalha em ambiente cirúrgico.[29]

Essas opções de FGF em circuitos anestésicos apresentam muita influência na qualidade dos cuidados dispensados com a saúde dos pacientes submetidos aos mesmos. A liberação de gases inalatórios durante a utilização de FGF elevados torna a mistura gasosa no interior do sistema seca e fria, e a diminuição desse fluxo permite a recirculação gasosa no circuito respiratório, mantendo os gases mais aquecidos e umidificados. Os baixos FGF recirculam pelo absorvedor de $CO_2$, dessa forma conservando calor e umidade produzida na reação de absorção desse gás (Figura 102.1). A manutenção do calor e umidade dos gases inalados durante a anestesia inalatória previne a hipotermia perioperatória e o tremor pós-operatório, além de diminuir a desidratação de secreções em tubos traqueais e vias aéreas, fatores etiológicos de complicações pulmonares que alteram a morbimortalidade perioperatória (atelectasias e infecções).[30]

Sumarizando, a utilização de técnicas anestésicas de baixo fluxo (FGF) resulta não somente em consideráveis vantagens econômicas e ecológicas, mas também em vantagens para a saúde dos pacientes submetidos à mesma.

Ajuste do FGF em diferentes fases da anestesia com técnica de baixo fluxo:[24]

1. **Fase inicial de alto fluxo:** no início do procedimento anestésico é necessário um FGF em torno de 5,0L.min[-1] para promover a desnitrogenação ($N_2$) do circuito e dos tecidos do paciente. O alto FGF facilita o enchimento do sistema de respiração com uma mistura gasosa de composição desejada, a qual influencia a captação e a distribuição dos agentes anestésicos inalatórios.

2. **Fase de baixo fluxo:** após 5 a 15 minutos de utilização de FGF elevado, o mesmo pode ser reduzido para o nível desejado (1,0L.min[-1]). Quanto menor o FGF maior será a diferença de concentração entre a registrada no vaporizador e a monitorada no circuito respiratório ($F_I/F_{ad}$). De maneira similar, em caso de baixo FGF, o tempo para atingir a fracional inspirada ($F_I$) desejada será mais prolongado. Devido a isso, a monitoração da concentração de oxigênio e do agente inalatório no circuito torna-se indispensável.

3. **Fase de recuperação:** no final da anestesia, um alto FGF (com 100% de $O_2$) é necessário para facilitar a eliminação do agente anestésico do paciente e do circuito.

Na prática da anestesia inalatória, com baixo fluxo de admissão de gases ($F_{ad}$) ao circuito respiratório, alguns fatores especiais devem ser observados:

- **Umidade e temperatura:** a utilização de baixo FGF eleva o grau de reinalação, consequentemente resulta em uma elevação nas taxas de $CO_2$ expirado que passa através do absorvedor, consumindo mais cal sodada ou baritada, mas aumentando a produção de calor e umidade no circuito pela reação de absorção desse gás (Figura 102.1).
- **Acúmulo de nitrogênio ($N_2$):** normalmente, um adulto de 70kg possui aproximadamente 2L de $N_2$ dissolvido no organismo. Esse gás é eliminado dos tecidos através da expiração, sendo que a pressão dele pode alterar a composição gasosa no circuito respiratório (possibilidade de diminuição na pressão parcial de oxigênio no circuito respiratório). Por este motivo, é importante a lavagem do circuito com alto fluxo de $O_2$ antes de reduzir o FGF total.

A desnitrogenação pulmonar com elevados FGF é completada em 5 a 10 minutos, mas durante o procedimento anestésico com esse tipo de técnica, pequenas quantidades de $N_2$ são eliminadas do organismo para o circuito respiratório, podendo acumular-se no mesmo. Dessa forma, esporadicamente, há necessidade de elevar o FGF para lavar esse acúmulo de $N_2$ no circuito e prevenir a administração de mistura gasosa hipóxica (Figura 102.4).[31]

Acúmulo de metano: metano é um gás, produto da fermentação microbiana de carboidratos no organismo, eliminado pelos pulmões. Durante técnicas com FGF mínimo ou circuito fechado o metano pode acumular-se no circuito respiratório.

A elevação da concentração de metano no circuito pode alterar a monitoração da concentração de gases presentes na mistura gasosa inspirada e expirada. Essa interferência pode acontecer quando o monitor dos gases for desenhado para detecção de agentes inalatórios através da absorção de raios infravermelhos com comprimento de onda de 3,3μm. Dessa forma, a alteração na captação do comprimento de onda pode ser notada com o enflurano e isoflurano, mas o maior efeito é evidente no caso do halotano. De maneira semelhante ao $N_2$, o acúmulo de metano pode ser evitado com elevação temporária do FGF.

Na atualidade, os monitores identificam as concentrações dos agentes inalatórios em comprimentos de onda de 9 a 12 μm, não sofrendo a interferência do metano.[31]

Coleta de amostra de gases por aspiração lateral de fluxo: a aspiração lateral constante de amostra de gases do circuito é usualmente de 100 a 200 mL.min[-1] (análise de gases anestésicos, nitrogênio e $CO_2$). No caso da utilização de alto ou de baixo FGF, essa aspiração não leva a problemas maiores, de maneira diferente de quando é utilizado o FGF mínimo ou circuito fechado. No segundo caso, o volume aspirado necessita ser devolvido ao circuito para impedir a possibilidade da geração de mistura hipóxica. Nessa opção de técnica inalatória, a monitoração da fracional inspirada

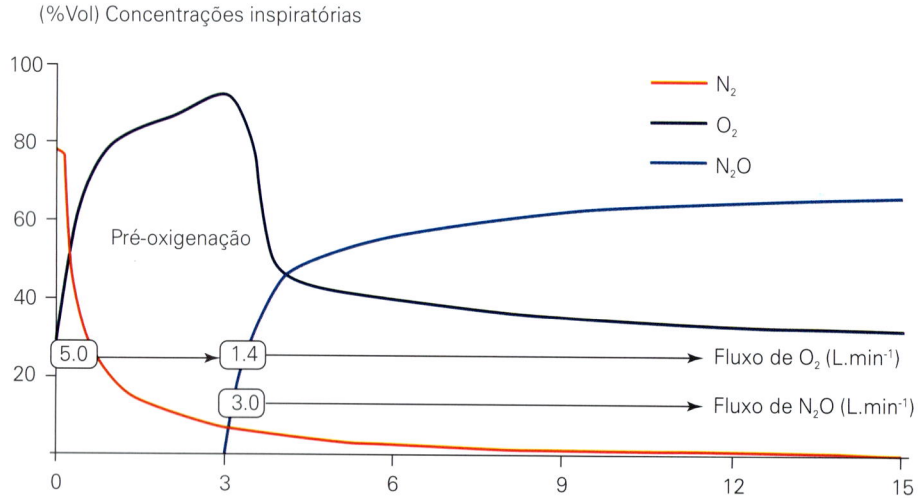

| Nitrogênio - | CRF pulmonar | 1.6 |
| | Pulmão total | 2.0 L (dissolvido) |

Inalação alto fluxo de $O_2$/ar ou $O_2$/$N_2O$ - 3-6 min eliminação do $N_2$ do circuito e da CRF
Troca de alto para baixo fluxo - o $N_2O$ dos tecidos contamina o circuito
pico máximo de 5% após 45 min de anestesia com baixo fluxo (1.5 L.min⁻¹)

▲**Figura 102.4** Processo de desnitrogenação do circuito anestésico e pulmão do paciente.
**Fonte:** adaptada de Lajunen M.[24]

de oxigênio é mandatória, sendo necessária, em intervalos regulares, a elevação do FGF, objetivando a eliminação do nitrogênio e metano, e consequente elevação da fracional inspirada de oxigênio ($F_IO_2$).

Necessidades técnicas mínimas em relação ao circuito respiratório com baixo fluxo:[20]

1. circuito respiratório circular com absorvedor de $CO_2$ eficiente;
2. fluxômetros sensíveis aos ajustes inferiores a 1 L.min⁻¹;
3. vaporizadores capazes de manter um débito estável de pressão de vapor com fluxos inferiores a 1 L.min⁻¹;
4. circuitos respiratórios sem nenhuma perda de volume – recomenda-se o teste da vedação do circuito com perda gasosa abaixo de 150 mL durante pressão de 30 cmH$_2$O⁻¹ (*low pressure alarm* ativo);
5. circuito respiratório com mínimo volume interno, número de componentes e de conexões;
6. monitoração contínua de gases inspirados e expirados durante todos os ciclos respiratórios – sendo essa medida da concentração de gases anestésicos realizada no ramo expiratório o mais próximo possível do Y do circuito.

Em adição às recomendações descritas, a monitoração da capnometria e capnografia deve ser incluída nas mesmas, conferindo informações sobre as condições da ventilação alveolar do paciente. A monitoração das pressões em vias aéreas, dos volumes pulmonares e das alças espirométricas étambém desejadano arsenal de monitoração.

Tempo de efetividade do absorvedor de $CO_2$: a capacidade de absorção de $CO_2$ é baseada na ventilação-minuto

do paciente (ajustada para a produção do $CO_2$), volume do caníster que contém o absorvedor e do FGF selecionado. O baixo FGF permite uma maior percentagem de recirculação de gás expirado para o interior do circuito respiratório circular e maior necessidade de remoção de $CO_2$. Sendo assim, os baixos FGF diminuem a vida útil do absorvedor.

A avaliação da efetividade do absorvedor pode ser monitorada pela elevação dos valores da fracional inspirada de $CO_2$, sem concomitante alteração dos parâmetros ventilatórios estabelecidos, tal como volume corrente, frequência respiratória e volume-minuto.

Normalmente existe um indicador colorido na fórmula do absorvedor, sendo que o mesmo altera a coloração com a acidificação do meio, indicando a exaustão do absorvedor. É importante salientar que esse marcador de pH pode entrar em fadiga, sendo necessária a observação do tempo de sua utilização.

Vaporizadores e vaporização: na atualidade, durante a anestesia clínica, diferentes tipos e opções de posicionamento dos vaporizadores no sistema de respiração são possíveis – dentro e fora do circuito respiratório anestésico.[21]

O controle da pressão de vapor liberada no circuito depende de fatores como débito do vaporizador, da temperatura e da pressão à que a solução do agente anestésico está submetida.[22]

O princípio da vaporização está baseado em dois fatores principais: pressurização (geração de uma pressão de vapor de líquidos voláteis anestésicos) e temperatura.[32,33]

Os vaporizadores convencionais (TEC-4, TEC-5, DRÄGER VAPOR 19 e 20) são classificados conforme *bypass* variável, compensados a temperatura e/ou fluxo, agente específico.

a) Vaporizadores fora do circuito respiratório: classicamente os vaporizadores estão colocados fora do circuito de respiração e são classificados funcionalmente como concentração de calibrados (temperatura e fluxo).

No caso do vaporizador com *bypass* variável de FGF, o fluxo total de admissão ($F_{ad}$) ao circuito respiratório passa através do vaporizador, sendo parcialmente direcionado para a câmara de vaporização. Esse fluxo toma contato com a superfície livre do agente anestésico, carreando uma preestabelecida pressão de vapor do mesmo, que é gerada nessa câmara (*over flow principle*). O fluxo direcionado para a câmara de vaporização fica totalmente saturado de pressão de vapor do agente anestésico. Finalmente essa mistura gasosa é adicionada ao fluxo que passou por fora da câmara de vaporização. A concentração final do agente anestésico ($F_{ad}$), que é oferecida ao circuito respiratório, depende da regulagem do percentual de pressão de vapor no dial do vaporizador, o qual comanda a variação da percentagem do fluxo através da câmara de vaporização. A elevação do percentual do FGF, que passa pela câmara, eleva a fracional de admissão ($F_{ad}$) ao circuito de respiração.[34,35]

Devido à grande variação das características físico-químicas entre os diferentes anestésicos inalatórios **(Tabela 102.3)** cada vaporizador é projetado com base nas propriedades específicas de cada agente anestésico. Dessa forma, a maioria dos vaporizadores é específica para determinados anestésicos. Além disso, equipamentos integrados aos vaporizadores auxiliam a compensação da temperatura na câmara, objetivando a estabilidade da pressão de vapor do agente inalatório (*output* do vaporizador).

A localização do vaporizador fora do circuito respiratório resulta em um fluxo adicional ($F_{ad}$) oriundo somente do fluxo total de gases que passa pelo vaporizador. O aumento da fracional inspirada ($F_I$) em uma determinada fracional adicional ($F_{ad}$) e o espaço de tempo entre a ($F_I$), obtida pós-variação da $F_{ad}$, dependem do fluxo adicional total de gases fresco (FGF) e do débito do vaporizador (*performance* do vaporizador). Para a utilização clínica da técnica-alvo controlada da anestesia inalatória, é de vital importância que o anestesiologista esteja familiarizado com esses conceitos.[33]

Outros tipos de vaporizadores, nonível experimental ou clínico, podem ser utilizados fora do circuito respiratório. Um exemplo é o vaporizador do tipo Engström, que vem acoplado ao circuito de respiração anestésico. Esse tipo de vaporizador foi idealizado com base nos princípios de pressurização e temperatura. A constante de pressão no interior do vaporizador (0,4 bar) força o fluxo do vapor gerado no interior da câmara no sentido do circuito respiratório. O processo de vaporização gera uma "contrapressão" que é controlada pela temperatura gerada por um elemento gerador de aquecimento. Abrindo uma válvula digital magnética, adiciona-se uma conhecida concentração de vapor ao FGF. Esse débito é controlado de acordo com a concentração desejada do anestésico, que pode ser até de 8 vol% no FGF.[33]

b) Vaporizadores no interior do circuito respiratório: existe a possibilidade de geração e manutenção da pressão de vapor dos agentes inalatórios no interior do sistema circular de respiração. Dois tipos de técnicas tornam esse método clinicamente possível:[36]

1. vaporizador localizado no interior do circuito respiratório;
2. injeção direta de líquido do agente anestésico inalatório no circuito respiratório.

A utilização do vaporizador no interior do circuito respiratório pode ser perigosa, principalmente quando for utilizado baixo fluxo (FGF) ou adicional ($F_{ad}$), devido a dois problemas:[36]

1. resistência ao fluxo no interior do circuito respiratório;
2. imprevisibilidade do débito do vaporizador.

A injeção direta de anestésico no circuito respiratório tem sido muito estudada ao longo dos anos. Devido a específicas características físico-químicas dos agentes inalatórios, o fármaco líquido pode ser volatilizado de maneira imediata, no interior do circuito respiratório. Como resultado direto disso, o retardo no equilíbrio da fracional de admissão (Fad) com a fracional inspirada ($F_I$) fica minimizado. Esse tipo de administração é utilizado em sistemas de respiração fechados. Para a utilização desse tipo de técnica o volume doagente inalatório injetado no circuito respiratório é de vital importância, devendo ser evitada a hipo ou hiperpressão de vapor do mesmo. A rapidez na elevação da fracional inspirada ($F_I$) é significativamente maior quando comparada com o uso dos vaporizadores clássicos. Dois métodos de controle para injeção de agentes inalatórios no circuito têm sido descritos: cálculo da velocidade fixa e controle adaptativo.

c) Controle da velocidade fixa: nesse tipo de controle, a quantidade de líquido volátil requerida por intervalo de tempo é calculada utilizando uma fórmula de captação. Um dos modelos empregados é o modelo da raiz quadrada do tempo. Nesse tipo de modelo é utilizada a injeção direta no circuito de uma dose de anestésico em um intervalo de tempo crescente, após uma dose *priming*. As doses são calculadas da seguinte forma:[37]

$$\text{Dose } \textit{priming} = CaQ' + (V_{vent} + f_{CAM})$$
$$\text{Doses subsequentes} = 2CaQ'$$
$$= 2 \times f_{CAM} \times \lambda_{s/g} \times Q'$$

Onde,

Ca = concentração arterial desejada (mL de vapor.m$^{3-1}$);

Q' = débito cardíaco (m$^3$.min$^{-1}$);

$V_{vent}$ = volume ventilatório do circuito = volume do circuito + capacidade residual do paciente;

$f_{CAM}$ = fração da CAM para uma Ca desejada, por ex.: 1,3 CAM para o agente inalatório único ou 0,7 CAM quando associado ao óxido nitroso a 70%;

$\lambda_{s/g}$ = coeficiente de partição sangue/gás.

Estudo utilizando essa técnica para administração de isoflurano em circuito respiratório fechado concluiu que é uma técnica anestésica segura, econômica e adaptada a variações de captação e às respostas fisiológicas dos pacientes submetidos à mesma. Por outro lado, esse modelo apresenta um problema:[38] exige circuitos completamente fechados para sua execução.

Outros trabalhos alegam que, devido à variabilidade nas estratégias do modelo de controle fixo de velocidade, preconiza-se outro modelo, o controle adaptativo. Essa técnica controla o sistema de administração através da monitoração da fracional inspirada de anestésico ($F_I$) e a fracional expirada do mesmo ($F_{et\ anest}$), titulando, dessa forma, as injeções no circuito respiratório para manter uma concentração-alvo desejada e estável. Existe apenas um sistema desse tipo comercializado no mundo (Physioflex, Dräger, Germany).[39,40]

# ■ ASPECTOS CLÍNICOS DA TÉCNICA ALVO-CONTROLADA DE ANESTESIA INALATÓRIA

O principal objetivo da técnica alvo-controlada de anestesia inalatória é a administração de um agente anestésico que gera um grau controlado de pressão de vapor na biofase ou sítio efetor, o qual resulta em um efeito farmacodinâmico (hipnose). Esse afeito pode ser mensurado através da avaliação da profundidade hipnótica. Esse tipo de medida pode ser realizado através de variações da eletroencefalografia convencional (EEG), ou seja, com o BIS – *Aspect Medical Systems* ou Potenciais Eletroencefalográficos Evocados Auditivos de Média Latência ('A-line' – Danmeter).

A técnica descrita tenta minimizar o retardo de tempo entre o início da administração do anestésico e o início do efeito clínico desejado, valorizando as curvas de dose/resposta específicas de cada agente inalatório. Além disso, essa abordagem tenta evitar o estabelecimento de hipo ou hiperdosagens na biofase, com as suas consequências clínicas, ou seja, geração de paraefeitos, como consciência transoperatória, instabilidade hemodinâmica, depressão respiratória, etc.

Utilizando o clássico circuito respiratório com vaporizador fora do sistema e com regime de baixo fluxo ou fluxo mínimo de gases frescos (FGF), um rápido aumento ou diminuição no efeito clínico é impossível de ser obtido com essa técnica, consequentemente torna-se impossível exercer um rápido controle sobre a concentração do agente na biofase e a sua resposta farmacodinâmica; apesar dos resultados farmacoeconômicos serem favoráveis à mesma, eles somente são obtidos após uma estabilização da concentração do agente no sítio efetor.

Através de simulações (Gasman® – *Med Man Simulations*, USA) é possível evidenciar teoricamente a concentração do agente inalatório na biofase, sendo que essa concentração apresenta uma relação linear com o efeito farmacodinâmico.

Uma solução para diminuir a retardo acima citado (entre a $F_{ad}$ x $F_I$ x $F_{et\ anest}$) é elevar o FGF ao circuito, simulando temporariamente uma situação de alto fluxo inspiratório (>5L). Além da elevação da FGF, é preciso que o vaporizador seja programado para uma elevada taxa de vaporização.

Atualmente existe a possibilidade de analisar gases na prática clínica: tanto a fracional inspirada como a expirada podem ser avaliadas de maneira *on line* e continuamente no circuito respiratório. Dessa forma, observando o perfil de comportamento da $F_I$ e da $F_{et\ anest}$ e podendo controlar a fracional de admissão do agente inalatório ($F_{ad}$), torna-se possível, de maneira clínica, evitar as variações excessivas da concentração do agente na biofase, durante as fases de indução, manutenção e na reversão da anestesia inalatória.

É importante salientar que a estreita faixa de segurança terapêutica da maioria dos anestésicos inalatórios obriga, por segurança, a monitoração contínua e rigorosa dos gases no circuito de anestesia.

A realização de simulação de uma anestesia inalatóriaalvo-controlada com sevoflurano pode ser descrita da seguinte forma (Gasman® – *Med Man Simulations*, USA):[1]

■ **Início da anestesia**: administração de uma $F_{ad}$ com o objetivo de atingir uma $F_I$ de 2 vol%: foi necessária uma $F_{ad}$ de 8 vol%, caracterizando uma hiperconcentração liberada no circuito anestésico – uma vez atingida concentração inspirada desejada ($F_I$ de 2 vol%), foi diminuída a $F_{ad}$ para manter a $F_I$ estável no monitor *on line*. O intervalo de tempo entre o início da administração do sevoflurano (Fad) e a elevação de fracional alveolar ($F_A$), ou fracional expirada desse agente inalatório ($F_{et\ sevo}$), foi de 10 min. A partir desse momento, a diminuição da $F_{ad}$ não implica oscilações importantes na $F_{et\ sevo}$.

A técnica descrita, com vaporizador fora do circuito, pode ser utilizada com segurança durante a atividade clínica atual. Por outro lado, esse tipo de abordagem é limitado pelo desempenho do vaporizador pois, em algumas situações, ele é incapaz de liberar a elevada pressão de vapor (concentração) do agente anestésico, necessária para a execução da mesma.

A técnica anestésica que utiliza os circuitos circulares, com a injeção direta do anestésico inalatório no mesmo, pode ser uma opção para diminuir o intervalo de tempo necessário para a elevação da fracional inspirada (FI), fracional alveolar ($F_A$) e fracional expirada do anestésico ($F_{et\ anest}$). Esse tipo de procedimento propicia a volatilização imediata do agente inalatório no interior do circuito respiratório, sem a necessidade do vaporizador. Essa injeção pode ser controlada por um sistema de *feedback control* computadorizado, impedindo a injeção exagerada do anestésico inalatório (Physioflex, Dräger, Germany).[1]

A utilização dessa técnica de anestesia inalatória precisa ser adaptada às condições clínicas do paciente e a uma constante e precisa monitoração hemodinâmica e respiratória.

# ■ RESUMO DA FARMACOLOGIA CLÍNICA DOS ANESTÉSICOS INALATÓRIOS

A análise das diferenças e similaridades farmacológicas entre os anestésicos inalatórios potentes mais comumente utilizados em clínica é um dos objetivos deste capítulo.

## Características Físico-químicas

A halogenização da fórmula estrutural dos anestésicos inalatórios, realizada somente com a inclusão de flúor, diferencia o sevoflurano [$CH_2$ F-O-CH$(CF_3)_2$] e o desflurano ($CHF_2$-O-CHFCF$_3$) do isoflurano ($CHF_2$-O-CHClCF$_3$), o qual possui em sua fórmula estrutural o cloro. Essa substituição resulta na elevação da pressão de vapor dos mesmos, em temperatura ambiente; sendo assim, a pressão de vapor exercida pelo isoflurano é de 240 mmHg, diferentemente da pressão de vapor do desflurano, que é de 670 mmHg. Além disso, essa diferença estrutural resulta em diminuição da potência anestésica (Tabela 102.1).[41]

## Potência Anestésica

A inclusão de cloro em substituição ao flúor na fórmula estrutural dos anestésicos inalatórios resulta em diminuição da potência anestésica.

A CAM (concentração alveolar mínima do anestésico para impedir, em 50% dos pacientes, a movimentação em resposta à incisão de pele) dos anestésicos inalatórios potentes permite a sua administração associada a elevadas concentrações de $O_2$ (sem necessidade da utilização de óxido nitroso associado).[42]

A CAM$_{acordada}$ (concentração alveolar do anestésico inalatório que permite respostas voluntárias a comando em 50% dos pacientes) é de 0,33 a 0,52 da CAM para os agentes de grande potência, mas de 0,67 da CAM para o óxido nitroso. Dessa forma, menos óxido nitroso necessitaria ser eliminado do organismo na fase de recuperação pós-anestesia inalatória para ser atingida a consciência, mas deve ser valorizado o pobre poder amnésico desse gás anestésico.[43]

## Efeito Cardiovascular

O desflurano, o sevoflurano e o isoflurano diminuem a pressão arterial sistêmica ao diminuir a resistência vascular sistêmica. Embora exerçam discreto efeito inotrópico negativo, na maioria das vezes, esses agentes preservam o débito cardíaco, mas a depressão cardíaca pode ser observada se combinada com outros agentes IV ou em pacientes com choque cardiogênico agudo. O óxido nitroso pode causar depressão miocárdica, mas esse efeito é compensado pelo aumento simpático, levando a alterações hemodinâmicas mínimas.[44]

Níveis de profundidade anestésica semelhantes afetam de maneira similar a frequência cardíaca e a pressão arterial. Entretanto, durante a administração inalatória rápida, os efeitos cardiovasculares podem diferir de maneira significante, por exemplo, o desflurano pode elevar transitoriamente (4 a 6min) a frequência cardíaca e a pressão arterial. Esse fato fica muito evidente quando a fracional inspirada ($F_I$) é rapidamente elevada para 6% ou mais. Essa resposta é atenuada pela associação com fentanil ou sufentanil, ou pela diminuição da $F_I$. O sevoflurano não exerce esse tipo de efeito.

Nenhum dos anestésicos citados sensibiliza o miocárdio às catecolaminas exógenas (não alteram o limiar arritmogênico daepinefrina exógena).[45,46]

Os anestésicos inalatórios (isoflurano/sevoflurano) possuem uma característica farmacodinâmica de proteção cardíaca através de um fenômeno descrito como pré-condicionamento miocárdico. Esse fenômeno descreve uma proteção miocárdica, resultado de breves períodos de exposição aos anestésicos inalatórios que protegem esse tecido de episódios isquêmicos e de reperfusão, atrasando as respostas de lesão tissular irreversíveis, reduzindo a área de infarto e melhorando de maneira significante a recuperação da função contrátil do miocárdio. Essa atividade dos anestésicos inalatórios pode ser explicada através da sua ação sobre os canais de potássio ATP sensitivos do sarcolema (sarcol K$_{ATP}$). Essa cardioproteção, gerada após um episódio isquêmico agudo na fase inicial e na presença de um agente inalatório, cria uma memória de proteção quefunciona mesmo na ausência do anestésico, durante os episódios isquêmicos posteriores. Evidências atuais indicam que o pré-condicionamento miocárdico com anestésicos inalatórios envolve quinases intracelulares, radicais reativos de oxigênio livre e canais de potássio ATP sensitivos, embora o exato mecanismo ainda seja desconhecido.[47,48]

## Efeito Respiratório

Agentes anestésicos inalatórios não são verdadeiros depressores respiratórios no sentido de que diminuem a frequência respiratória vista com outros agentes, observa-se diminuição dos volumes correntes, mas com o aumento da frequência respiratória. Isso não é igualmente correspondido; portanto, a ventilação minuto pode diminuir.[44]

Em consequência, essa diminuição da ventilação minuto eleva a PaCO$_2$ e altera a curva de resposta ventilatória ao CO$_2$. Todos eles diminuem o tônus da musculatura brônquica, podendo ser utilizados em pacientes com asma brônquica ou com hiperreatividade brônquica. Concentrações anestésicas de N$_2$O (óxido nitroso), halotano e sevoflurano não causam irritação dasvias aéreas, sendo os agentes preferenciais para administração durante a indução inalatória pura, tanto em crianças como em adultos. Em contrapartida, as concentrações anestésicas de isoflurano e desflurano podem causar irritação das vias aéreas, devendo, ambos, ser evitados na indução inalatória, mas sem restrições de uso durante a manutenção da anestesia em pacientes portadores desse tipo de doença.[44,49,50]

## Efeito sobre o Sistema Nervoso Central

O desflurano, o isoflurano e o sevoflurano deprimem a atividade eletroencefalográfica de maneira dose-dependente, enquanto o sevoflurano e o enflurano podem causar atividade convulsiva no EEG, principalmente durante a elevação rápida daconcentração central, sendo a mesma totalmente reversível com a diminuição da concentração inalada, não deixando sequelas centrais.

Todos esses agentes inalatórios diminuem a resistência vascular cerebral, fato que pode resultar em elevação da pressão intracraniana.[41]

## Efeito na Junção Neuromuscular

Todos os agentes inalatórios modernos potentes causam relaxamento muscular suficiente para a intubação traqueal ou para execução de procedimento intra-abdominal, potencializando de forma moderada a atividade dos fármacos bloqueadores neuromusculares.[51]

## Metabolismo e Toxicidade

Os anestésicos inalatórios modernos, particularmente o sevoflurano e o desflurano, apresentam um grau de toxicidade sistêmica muito pequena, resultante de uma mínima biodegradação, sendo que o desflurano apresenta, de maneira prática, ausência total de toxicidade. Essa característica do desflurano se deve à ausência de metabolismo e, em parte, pela ausência de halogenização com cloro na estrutura molecular de ambos, desflurano e sevoflurano.

Raramente a toxicidade resulta da degradação dos anestésicos inalatórios pelo absorvedor de $CO_2$ (temperatura e umidade). Raramente a desidratação da substância absorvedora de $CO_2$ leva à geração de monóxido de carbono no interior do circuito.

Tanto a substância absorvedora de $CO_2$ normal como a desidratada possuem a potencialidade de degradarem o sevoflurano até uma substância nefrotóxica, denominada composto A. O reconhecimento dessa possibilidade resultou em algumas recomendações clínicas, tais como:

- evitar FGF < 1L.min$^{-1}$ durante a anestesia com sevoflurano;
- evitar o uso por mais de 2 horas de concentrações de sevoflurano de 1 CAM em FGF de 1 L.min$^{-1}$.

O tópico sobre degradação de anestésicos inalatórios em substâncias clinicamente tóxicas, por ação de absorvedores de $CO_2$, torna-se completamente solucionado com opções que não reajam, nem de forma direta nem indireta, com desflurano e o sevoflurano, como no caso de absorvedores secos.

A degradação dos anestésicos inalatórios dentro das embalagens de veiculação industrial não acontece até dois anos ou mais, embora, sob condições ainda não bem determinadas, o sevoflurano possa degradar-se espontaneamente em compostos voláteis altamente ácidos, podendo lesar o parênquima pulmonar. O problema pode ser reconhecido, já que os recipientes contendo sevoflurano apresentam pressão aumentada e presença de cristal precipitado na tampa ou na borda do frasco. Porém, o sinal mais óbvio é o odor forte, amargo e irritante do vapor. Tais sinais devem alertar o anestesiologista sobre a possibilidade de contaminação ou degradação do sevoflurano.[52-54]

## ■ PRÉ E PÓS-CONDICIONAMENTO MIOCÁRDICO

Alguns fenômenos fisiológicos (reperfusão pós-isquêmica) e estratégias terapêuticas (pré e pós-condicionamento miocárdico), objetivando a proteção do miocárdio contra as alterações isquêmicas do mesmo, são bastante estudados na atualidade. O fenômeno de reperfusão pós-infarto do miocárdio pode ser definido como uma resposta fisiológica ou fisiopatológica pós-síndromes coronarianas agudas, especialmente no caso de infarto agudo do miocárdio; entretanto, a reperfusão possui o potencial de exacerbar o processo de necrose celular, sendo esse fato denominado de "isquemia de reperfusão". Essa situação pode resultar tanto no estabelecimento do infarto do miocárdio, como em arritmias cardíacas e disfunção contrátil da fibra miocárdica.

O "pré-condicionamento isquêmico do miocárdio" é uma resposta adaptativa bem descrita, na qual breves períodos de isquemia e reperfusão tissular miocárdica aplicados

previamente a subsequentes períodos longos de isquemia, elevam a resistência do miocárdio a esse tipo de agressão. Adicionalmente, a aplicação de breves e repetitivos episódios de isquemia/reperfusão miocárdica, imediatamente após o período de início da reperfusão, denominado de "pós-condicionamento isquêmico do miocárdio", reduz a extensão da lesão de reperfusão. Vários mecanismos são propostos para justificar esse tipo de resposta, principalmente a ativação da cascata de transdução celular, incluindo a ativação de proteínas de sobrevivência celular, quinase dependentes.

O objetivo deste tópico é a abordagem dos conceitos, básicos e clínicos, atuais sobre o fenômeno de pré-condicionamento (precoce ou tardio) cardíaco por via isquêmica e/ou farmacológica (anestésicos inalatórios).

Há mais de duas décadas é reconhecido o fato de que o pré-condicionamento cardíaco isquêmico decorre da exposição do miocárdio a períodos de breves e repetidos momentos de oclusão vascular (3-5min de isquemia), com o principal objetivo de tornar esse tecido resistente aos efeitos deletérios dos prolongados eventos isquêmicos e de reperfusão miocárdica.[47] Esse tipo de fenômeno representa um potente e consistentemente reproduzível tipo de proteção do tecido cardíaco aos eventos isquêmicos potencialmente irreversíveis.

O miocárdio possui uma considerável capacidade para a adaptação ao estresse por alteração no seu fenótipo, fenômeno que resulta em maior resistência às lesões, principalmente as de origem isquêmicas.

Em 1986 surgiu o primeiro trabalho experimental clínico descrevendo o fenômeno de pré-condicionamento isquêmico em miocárdios caninos.[48] Nesse momento foi descrito que corações submetidos a quatro períodos de isquemia (obstrução intermitente da artéria circunflexa), intercalados por períodos de 5 minutos de reperfusão, precedendo um período longo de 40 minutos de isquemia, reduziam a área de infarto miocárdico de 30% para somente 7%. Desde então, esse potente e endógeno mecanismo protetor miocárdico tem sido evidenciado e confirmado em praticamente todas as espécies, incluindo ratos, suínos, coelhos, cães e, finalmente, de maneira indireta, em humanos.[48]

Alguns anos mais tarde surgiu novo conceito, isto é, o do pré-condicionamento tardio, caracterizado pelo aparecimento de uma segunda janela de proteção tardia (12-72 h) após iniciado o processo de pré-condicionamento isquêmico.[55,56]

- **Pré-condicionamento precoce**: caracteriza-se como uma consequência imediata de múltiplos episódios de isquemia miocárdica subletal, gerando um estado de proteção (resistência) contra subsequentes processos isquêmicos longos. É importante salientar que esses breves períodos de isquemia podem ter efeitos aditivos e, ocorrendo de forma excessivamente frequente, podem resultar na abolição do efeito protetor.[57]

O pré-condicionamento isquêmico, por si só, não previne a morte celular do miócito, mas retarda de maneira significativa a sua ocorrência durante as 2-3 h após a incidência de isquemia sustentada (proteção temporal limitada, ou seja, o pré-condicionamento precoce).

O fato clínico mais importante do pré-condicionamento cardíaco precoce é a redução na área de infarto, embora, também, possa resultar em melhoria funcional do miocárdio isquêmico e diminuição do potencial arritmogênico pós-isquemia tisssular miocárdica (dados experimentais espécie-dependente).

■ **Pré-condicionamento tardio**: caracteriza-se como uma proteção adicional, embora menos pronunciada quando comparada com a proteção precoce, que ocorre 12-24 h após o insulto isquêmico, durando em torno de 72 h (segunda janela de proteção - pré-condicionamento tardio).[57,58] Algumas evidências mostram que esse tipo de proteção tardia é dependente de ativação da síntese de proteínas cardioprotetoras. Em contraste com os modelos experimentais clássicos de pré-condicionamento precoce, o pré-condicionamento tardio protege o miocárdio, predominantemente, da situação clínica denominada de *stunning* miocárdico.[58]

■ **Definição de *Stunning Myocardial***: é uma situação de prolongada, mas não permanente, disfunção ventricular sistólica/diastólica sem a presença de necrose miocárdica.

Deve ser salientado que, além do estímulo isquêmico, outros tipos de estimulação podem resultar em atividade protetora miocárdica (precoce e tardia). Entre eles podem ser citados os estímulos oxidativos (hiperóxico), mecânicos (distensão), elétricos (marca-passo com frequência rápida), térmicos e químicos, tais como hormonal, iônica $Ca^{++}$ e farmacológicos (anestésicos inalatórios e opioides).[59,60]

■ **Mecanismo de ação do estímulo pré-condicionante**: o pré-condicionamento isquêmico é mediado por diversos receptores existentes no sarcolema, sendo os mais ativos os seguintes: os relacionadas com as proteínas inibitórias Gi, denominadas de purinorreceptores adenosínicos (A-1e A-3), purinorreceptores (P2Y), endotelinas (ET1), acetilcolina (M2), receptores $\alpha_1$ e $\beta$-adrenérgico, angiotensina II (AT1), bradicinina (B2) e receptores opioides ($d_1$ e k). Esses receptores se acoplam com uma rede complexa de quinases.

O envolvimento de múltiplos receptores ou gatilhos na mediação do pré-condicionamento miocárdico reflete na atividade de um sinal de transdução biológico. É importante salientar que os receptores individualmente dependem, em grande parte, das espécies em que são estudados, como também do tipo de estímulo pré-condicionante. As principais vias de sinalização que participam do pré-condicionamento miocárdico precoce e tardio estão representadas na **Figura 102.5**.[61]

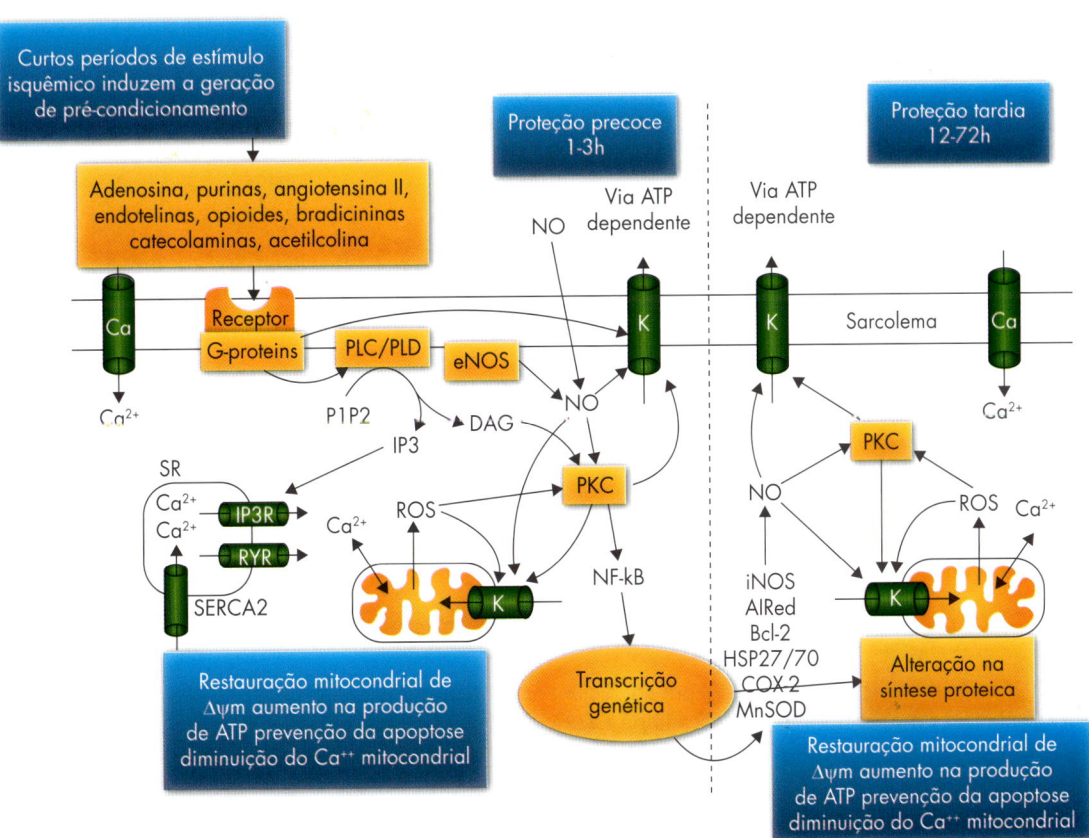

▲**Figura 102.5** Componentes sinalizadores do fenômeno de pré-condicionamento precoce e tardio isquêmico do miocárdio.

DΨ = potencial de membrana mitocondrial; AlRed = aldose redutase; Bcl-2 = proteínaantiapoptótica; $Ca^{++}$ = sarcolema voltagem-dependente do canal de $Ca^{2+}$; DAG = diacilglicerol; COX-2 = cicloxigenase tipo 2; Enos = endotelial NO sintetase; G-proteína=heterotrimérica G-proteínas; HSP27 e HSP70 = proteínas de choque quente; iNOS = NO sintetase induzíveis; IP3=inositol trifosfato; IP3R = inositol trifosfato receptor; K = sarcolema e mitocondrial canais $K_{ATP}$; MnSOD = magnésio superóxido dismutase; NF-kB = fator nuclear; NO = óxido nítrico; PIP2 = fosfatidilinositol bifosfato; PKC = proteína quinase C; PLC/PLD = fosfolipases C e D; ROS = oxigênio reativo; RYR = canais de liberação rianodine Ca2+; SERCA2 = bomba de Ca2+ retículo sarcoplasmático; SR = retículo sarcoplasmático.

# ■ PRÉ-CONDICIONAMENTO CARDÍACO E ANESTÉSICOS INALATÓRIOS

Recentes estudos identificam que os anestésicos inalatórios conferem pré-condicionamento miocárdico (efeito cardioprotetor precoce e tardio) e pós-condicionamento quando administrados antes ou após períodos de isquemia miocárdica prolongada. Tem sido demonstrada similar eficácia da proteção miocárdica pós-isquemia, dos anestésicos inalatórios (avaliada por medida da extensão do infarto), quando comparados à proteção isquêmica gerada pelo estímulo isquêmico pré-condicionante.[62-69]

Estudos identificam experimentalmente o efeito pré-condicionante miocárdico dos anestésicos inalatórios, entre os quais figuram o isoflurano, o enflurano e o halotano, sendo incluídos mais recentemente o sevoflurano e o desflurano (Figura 102.6).

O efeito favorável dos anestésicos inalatórios sobre a relação oferta/demanda de oxigênio em miocárdios isquêmicos, não utiliza o mesmo substrato de ação utilizado na geração do fenômeno de pré-condicionamento farmacoló-

gico, pois a proteção consequente ao pré-condicionamento por anestésicos inalatórios ocorre inclusive durante a parada cardíaca pós-infusão de solução cardioplégica (ocasião em que os anestésicos inalatórios são administrados através do fluxo adicional de gases para o circuito de circulação extracorpórea).[70] Esse mecanismo pré-condicionante farmacológico (anestésicos inalatórios) envolve ativação de receptores adenosina A1, canais PKC e $K_{ATP}$ dependentes. Um importante adendo aos dados anteriormente citados é o de que o pré-condicionamento isquêmico e o farmacológico (2 x 2min. com sevoflurano a 3,5vol/vol%, intercalado com 5min. de reperfusão) reduzem de maneira similar a concentração de Ca++, elevando a intensidade da resposta pós-isquêmica contrátil do miocárdio ao Ca++ (função ventricular) e diminuindo a área de infarto do miocárdio[71] (área peri-isquêmico-necrótica).

Os anestésicos inalatórios também conferem proteção miocárdica pré-condicionante tardia, talvez por mecanismos aditivos ao pré-condicionamento isquêmico.[72] O isoflurano e o sevoflurano induzem a uma espécie de "memória de fase aguda", mais evidente com o isoflurano (>30min) do

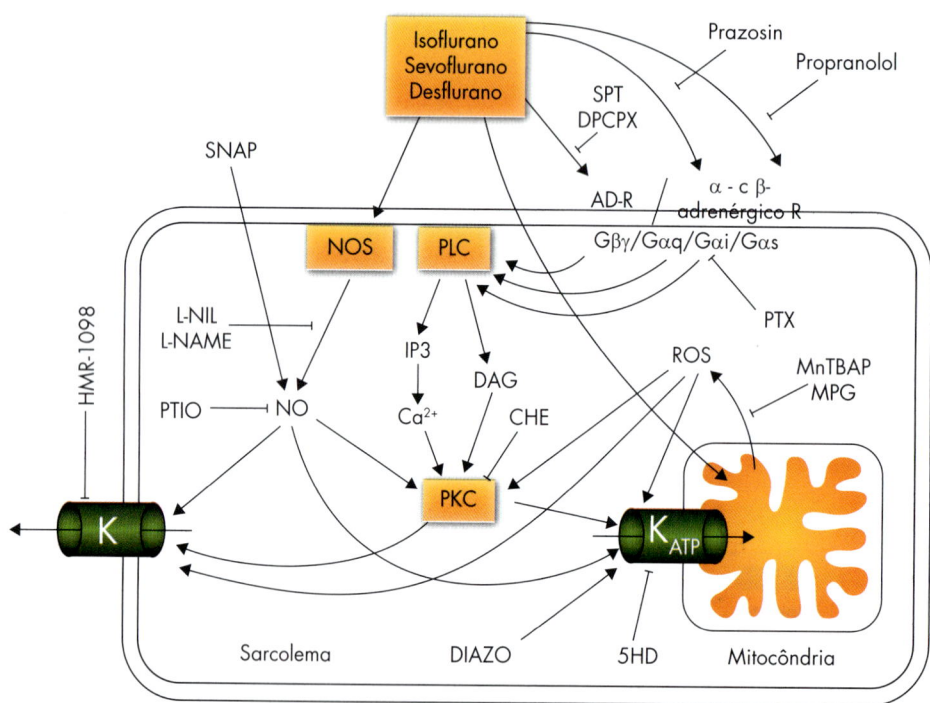

▲ **Figura 102.6** Vias de sinalização envolvendo o pré-condicionamento induzido por anestésicos inalatórios. A cascata de eventos sinalizadores (inibidores e ativadores) está indicada na Figura 102.5. Múltiplos elementos sinalizadores interferem na cascata sarcoplasmática e mitocondrial através de canais $K_{ATP}$ dependente, que permitem a rápida abertura durante o período inicial da isquemia.

As setas indicam a atividade positiva e as linhas com final cego (=) indicam inibição. Ad = adenosina; CHE = queleritrina (proteína inibidora da quinase C); DAG = diacilglicerol; DIAZO = diazóxido (estimulador da abertura dos canais mitocondriais $K_{ATPdependentes}$); DPCPX = 8-ciclopentil-1,3--dipropilxantina (bloqueador específico do receptor adenosina 1); Gs/Gi/Gq/Gß = diferentes espécies de proteína-G; 5 HD = 5-hidroxidecanoato (bloqueador seletivo de canais mitocondriais KATPdependentes); HMR-1098 = (bloqueador seletivo de canais do sarcolêmicos KATPdependentes) l; L-NIL=L-N6-(1-iminoetil)lisina; IP3=inositol trifosfato; L-NAME=NG-nitro-L-arginina metil éster (L-NIL e L-NAME são inibidores da óxido sintetase); MnTBAP=Mn(III)tetrakis(4-ácido benzoico) cloreto porferina; MPG=N-(2-mercaptopropionil) glicina (MnTBAP e MPG são eliminadores de radicais livres); NO = óxido nítrico; NOS = óxido nítrico sintetase; PKC= proteína quinase C; PLC = fosfolipase C; PTIO = 2-(4-carboxi)-4,4',5,5'-tetrametilimidazol-1-oxil-3-óxido (eliminador de óxido nítrico); PTX = toxina pertussis (inibidor de proteína Gi); R = receptor; ROS = espécies de oxigênio reativo; SNAP = S-nitroso-N-acetil-DL-penicilamina (doador de óxido nítrico); SPT = 8-sulfofenil teofilina (bloqueador não específico de receptores adenosina).

que com o sevoflurano (<30min). Ambos anestésicos evidenciam experimentalmente, *in vivo*, uma proteção celular dose-dependente, já demonstrada em modelo celular de miócitos ventriculares de ratos.[73] A proteção dose-dependente conferida pelo isoflurano também já foi descrita em modelo *in vivo* de isquemia regional coronariana em cães, nos quais a inalação de pequenas CAM de isoflurano, 0,25 (0,3 vol/vol%, que esta próximo de 1 CAM$_{acordado}$ em humanos) reduz, de maneira significante, a área de infarto miocárdico experimentalmente produzida.[74] Interessantemente, a proteção exercida por baixas CAM de isoflurano depende da circulação colateral coronariana, mas durante a inalação de elevados valores de CAM deste anestésico, o maior fator de proteção foi o não dependente dessa circulação colateral. A proteção pré-condicionante máxima do isoflurano sobre o miocárdio isquêmico foi evidenciada durante fracionais inspiradas de 1,5 a 2,0 vol/vol% desse anestésico.[71,72]

Um estudo avaliou o efeito do sevoflurano no pré e pós-condicionamento sobre o *"stunning* miocárdio" em corações isolados de ratos, encontrando os seguintes resultados:[75]

- Não houve diferença estatisticamente significante na incidência de arritmias pós-reperfusão dos miocárdios isquêmicos quando comparados o grupo controle com o grupo pré-condicionado com o anestésico inalatório (*p* = 0,195), enquanto a incidência e a duração das arritmias no grupo pós-condicionado com sevoflurano foramde duração menor e menos intensa quando comparado com o grupo controle e o grupo pré-condicionado (*p*<0,05). Em relação à comparação entre a função ventricular [(*dP/dt*)$_{max}$], o grupo pré-condicionado com sevoflurano pós-isquemia miocárdica foi significativamente mais elevada no grupo

pré-condicionado em comparação com o grupo controle, embora após 40min essa diferença tenha desaparecido. A extensão do infarto, estudada com a técnica de 2,3,5-*triphenyltetrazolium chloride staining*, não evidenciou nenhuma diferença entre os grupos estudados.

- O pós-condicionamento com sevoflurano reduz a incidência de arritmias após a reperfusão, sem afetar a severidade do miocárdio *"stunning"*. Por outro lado, o pré-condicionamento miocárdico com sevoflurano não apresenta nenhum efeito benéfico sobre a incidência de arritmias de reperfusão, mas evidencia discreta atividade benéfica sobre a função ventricular e sobre o miocárdio em situação *"stunning"*.
- O estudo concluiu que o pré e o pós-condicionamento miocárdico, obtidos pela inalação de sevoflurano, podem ser úteis em situações clínicas de miocárdio *"stunning"*.

Como foi visto anteriormente neste capítulo, foram atribuídos aos agentes anestésicos voláteis (inalatórios) efeitos cardioprotetores, pré-condicionantes, os quais podem melhorar os resultados clínicos em pacientes submetidos à cirurgia de revascularização do miocárdio com circulação extracorpórea (CRM).

Trabalho mais recente,[76] utilizando metodologia de excelência e elevado número de paciente observados, discorda totalmente na diferença de proteção miocárdica (desfechos dos casos cirúrgicos) quando comparada, em nível clínico, à utilização da técnica de anestesia venosa total em relação à técnica inalatória (sevoflurano), ou seja, a técnica inalatória não apresentou nenhuma vantagem na proteção miocárdica, em termos de *outcome*, em operação de revascularização do miocárdio com *by-pass* cardiopulmonar, como fica evidenciado na Figura 102.7.

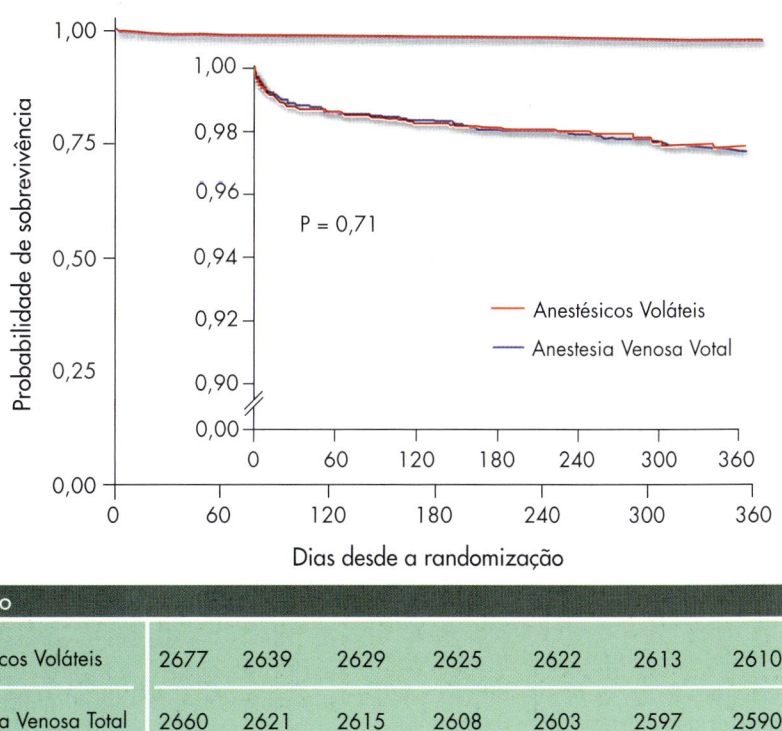

| Em Risco | | | | | | | |
|---|---|---|---|---|---|---|---|
| Anestésicos Voláteis | 2677 | 2639 | 2629 | 2625 | 2622 | 2613 | 2610 |
| Anestesia Venosa Total | 2660 | 2621 | 2615 | 2608 | 2603 | 2597 | 2590 |

▲ **Figura 102.7** Kaplan–Meier Estimativa de sobrevivência e de morte de qualquer causa.
**Fonte:** adaptada da referência 76.

O trabalho acima concluiu que, entre os pacientes submetidos à CRM eletiva isolada, um regime anestésico intraoperatório que incluía anestésicos voláteis não resultou em significativamente menor mortalidade aos 30 dias ou 1 ano do que um regime de anestesia venosa total.

## ANESTESIA INALATÓRIA E RECORRÊNCIA DE CÂNCER

Evidências experimentais indicam que os anestésicos venosos podem reduzir a recorrência do câncer, no entanto, as evidências clínicas são fracas. Em modelos experimentais, os anestésicos inalatorios prejudicam a função das células *natural killer* e promovem metástases. Em contraste, o propofol não altera ou até melhora a função das células *natural killer* e outras defesas contra o câncer. Além disso, anestésicos inalatórios podem promover o crescimento de células cancerígenas, enquanto o propofol prejudica o seu crescimento por meio do fator induzível por hipóxia, reduzindo o metabolismo das células cancerígenas. Dessa forma, as evidências laboratoriais atuais sugerem que a anestesia baseada em propofol pode reduzir o risco de recorrência do câncer. Nesse sentido, a técnica anestésica tem sido implicada na modulação de resultados emlongo prazo em pacientes com câncer cirúrgico. Estudos retrospectivos apontam para um aumento na sobrevida global com o uso de anestesia intravenosa total baseada em propofol quando comparada àanestesia inalatória em grandes cirurgias para tratamento de câncer. Mais recentemente, estudo randomizado multicêntrico realizado em 14 hospitais terciários na China acompanhou, emlongo prazo, 1.228 pacientes, entre 65 e 90 anos, programados para grande cirurgia de câncer. Os pacientes foram randomizados para a anestesia venosa com propofol ou anestesia inalatória com sevoflurano. Os desfechos estudados foram a sobrevida global após a cirurgia e a sobrevivência livre de recorrência e sem eventos. Ao final do acompanhamento, dentre os pacientes que receberam anestesia venosa, o percentual de óbitos foi de 31%, a sobrevida livre de recorrência foi de 37% e a sobrevida livre de eventos foi de 49%, enquanto nos que receberam anestesia inalatória as taxas corresponderam a 29%, 35% e 46%, respectivamente. Os autores concluíram que a sobrevivência emlongo prazo após grande cirurgia de câncer foi semelhante para a anestesia venosa e inalatória.[77]

Neste mesmo sentido, os efeitos da anestesia inalatória e da anestesia intravenosa à base de propofol nos resultados de curto e longo prazo, após a cirurgia de câncer de mama, não são claros. Metanálise recente de ensaios clínicos randomizados (ECR), incluindo 20 ECRs com um total de 2.201 pacientes submetidas àcirurgia para câncer de mama, mostrou que a anestesia intravenosa à base de propofol preservou a citotoxicidade das células *natural killer*, diminuiu o nível de IL-6 e a relação neutrófilos/linfócitos, e aumentou a taxa de sobrevida livre de recorrência em dois anos, mas não afetou a recorrência ou a taxa de sobrevida global. Os autores concluíram que o benefício do propofol sobre os anestésicos inalatórios na preservação da imunidade anticâncer é óbvio, mas é difícil concluir que o propofol possa exercer benefícios emlongo prazo devido ao pequeno tamanho da amostra.[78]

Em resumo, a literatura atual indica que ainda necessitamos de evidências clínicas prospectivas robustas para orientar uma mudança ou não na prática clínica, no que se refere àescolha da técnica anestésica e a recorrência de câncer.

## ANESTESIA INALATÓRIA E MORBIMORTALIDADE GERAL

O debate sobre como a anestesia inalatória, comparada à anestesia venosa, afeta o resultado pós-operatório dos pacientes continua em andamento. Mais recentemente, a relevância deste tópico aumentou pela crescente preocupação sobre a contribuição da anestesia para o impacto ambiental. Revisão sistemática e metanálise, comparando mortalidade e morbidade relacionadaa órgãos e morbidade anestésica e cirúrgica da anestesia intravenosa total usando propofol *versus* anestesia inalatória usando sevoflurano, desflurano ou isoflurano, incluiu 317 ensaios clínicos randomizados com 51.107 pacientes. Nessa grande análise não foram observadas diferenças entre as técnicas nos desfechos primários de mortalidade hospitalar, mortalidade em 30 dias e mortalidade em um ano. A morbidade relacionada a órgãos foi semelhante entre os grupos, exceto para o subgrupo de pacientes idosos, no qual a anestesia intravenosa total foi associada à menor incidência de disfunção cognitiva pós-operatória e àmelhor pontuação nos testes de disfunção cognitiva pós-operatória. Nos desfechos secundários, a anestesia intravenosa total resultou em menor incidência de náusea e vômito pós-operatórios, menos delírio ao despertar e maior pontuação de qualidade de recuperação. A interpretação dos resultados levou à conclusão, pelos autores, de que a mortalidade pós-operatória e a morbidade relacionada a órgãos foram semelhantes para anestesia intravenosa e inalatória. No entanto, a anestesia intravenosa total ofereceu algumas vantagens na recuperação pós-operatória.[79]

## IMPACTO AMBIENTAL

As alterações climáticas são uma realidade global, assim como uma questão política mundial importante. Segundo o relatório do Painel Intergovernamental sobre Mudanças Climáticas das Nações Unidas, publicado em 2021, o consenso científico é de que ainda há tempo para agir, porém é necessária uma ação imediata para redução significativa e sustentada do dióxido de carbono, assim como de outros gases de efeito estufa. Neste contexto, a Organização Mundial da Saúde (OMS) consideraa as mudanças climáticas como "a maior ameaça à saúde global no século XXI", deixando evidente que os profissionais de saúde têm um papel vital no enfrentamento desta crise ambiental, com objetivo de proteger a saúde das gerações presentes e futuras.[80,81]

O volume mundial de cirurgias estimado em 2015 foi de 266 milhões, sendo assim, a demanda por anestesia geral inalatória é considerável. No entanto, os agentes inalatórios amplamente utilizados na prática clínica, como $N_2O$ e os gases fluorados como sevoflurano, desflurano e isoflurano, são Gases de Efeito Estufa (GEE) e/ou agentes destruidores da camada de ozônio. Embora os gases anestésicos contribuam com uma parcela relativamente pequena dos GEE, um forte conjunto de evidências apoia a importância de minimizar a liberação de gases anestésicos residuais (GAR) no meio ambiente para limitar as contribuições para as mudanças climáticas e os riscos à saúde nonível global e individual.[82,83]

A emissão anual total de Gases de Efeito Estufa dos EUA em 2012 foi de 6,2 gigatoneladas de $CO_2$ equivalente ($CO_2$e), dos quais 6,8% eram compostos por $N_2O$ (4,3%) e gases fluorados (3%; hidrofluorcarbonos, perfluorcarbonos, hexafluoreto de enxofre e trifluoreto de nitrogênio). As contribuições dos anestésicos inalatórios ($N_2O$, desflurano, isoflurano e sevoflurano) para as emissões de GEE dos EUA de 2011 a 2013 foram estimadas em 5,6 milhões de toneladas de $CO_2$ equivalente (excluindo medicina odontológica, laboratorial e veterinária), compreendendo aproximadamente 1% das emissões de GEE do setor de saúde dos EUA e aproximadamente 0,1% do total de emissões de GEE dos EUA. [82,83]

Como esses agentes sofrem mínimo metabolismo e são eliminados quase que totalmente (≥ 95%) inalterados pela expiração, os gases anestésicos residuais (GAR) em salas de cirurgia e unidades de cuidados pós-anestésicos, representam um desafio para a eliminação segura no meio ambiente, assim como para a saúde ocupacional. As propriedades químicas e os impactos do aquecimento global desses gases variam, com vidas úteis atmosféricas de 1 a 5 anos para sevoflurano, 3 a 6 anos para isoflurano, 9 a 21 anos para desflurano e 114 anos para $N_2O$. Poucos efeitos adversos associados a GAR foram documentados. No entanto, quando os limites de exposição no local de trabalho são implementados, algumas medidas específicas podem ajudar a reduzir a exposição ocupacional e o impacto ambiental dos agentes inalatórios.[81,82]

Reconhecendo a importância de uma ação urgente, o Comitê de Sustentabilidade da Sociedade Europeia de Anestesiologia e Terapia Intensiva (ESAIC) publicou,em 2024,um consenso de sustentabilidade perioperatória. Reconhecendo dimensões mais amplas de sustentabilidade, além da ambiental, o documento reconhece os profissionais de saúde como pilares para o cuidado sustentável e apresenta recomendações em quatro áreas principais: emissões diretas, energia, cadeia de suprimentos e gerenciamento de resíduos e autocuidado dos profissionais de saúde.[84]

Os agentes anestésicos voláteis pertencem ao primeiro escopo (emissões diretas) e são responsáveis por aproximadamente 0,10% das emissões globais de GEE. Com base em amostragem atmosférica de anestésicos voláteis, seu acúmulo está aumentando, particularmente do desflurano, que foi identificado como o mais intenso em emissões de carbono. Embora seja uma contribuição aparentemente pequena para as emissões globais, os anestésicos inalatórios são responsáveis por 5% das emissões de $CO_2$ hospitalares e até 50% das emissões do departamento perioperatório em países de alta renda.[84]

O uso desses agentes anestésicos está diretamente sob o controle dos anestesiologistas, com alternativas frequentemente mais sustentáveis disponíveis.[84]

Dentre as recomendações deste consenso, no que diz respeito aos agentes inalatórios, vale ressaltar: necessidade de implementação de iniciativas para reduzir o consumo de anestésicos inalatórios; na vigência de anestesia inalatória, optar por agentes com menor potencial de aquecimento global disponível (sevoflurano < isoflurano < desflurano); usar medicamentos halogenados com o menor fluxo de gás fresco (FGF) possível durante as fases de indução e manutenção da anestesia; na manutenção, o FGF deve ser mínimo (< 0,5 L.min$^{-1}$) sempre que seguro e tecnicamente viável; adequar o plano anestésico de acordo com o monitoramento da profundidade da anestesia para evitar o consumo desnecessário de gás ou propofol; usar óxido nitroso somente quando outras alternativas não estiverem disponíveis, dentre outras recomendações.[84]

Várias outras considerações ambientais de sustentabilidade em anestesia ficaram fora do escopo deste tópico. Porém, isso não significa que são menos importantes, vale relembrar que o impacto ambiental também envolve outros aspectos da prática clínica nas diversas áreas da saúde. Como práticas de sustentabilidade perioperatórias, o consenso discute aspectos relevantes sobre o uso de materiais e equipamentos descartáveis, redução do consumo de energia elétrica e uso de energia limpa, consumo de água, manejo do lixo hospitalar e estratégias de redução, reutilização e reciclagem, cadeia de produção e descarte seguro de fármacos, além da saúde ocupacional dos profissionais.[84]

## ■ CONSIDERAÇÕES FINAIS

Os anestésicos inalatórios modernos (sevoflurano e desflurano) permanecem sendo os mais utilizados na manutenção da anestesia geral. Esse fato se deve a vantagens sobre outras técnicas oferecidas, entre elas, controle e administração relativamente fáceis e seguras, custos comparativamente menores em relação a outras opções e recuperação da consciência rápida e de maneira previsível.

A utilização da anestesia inalatória tem como objetivo atingir e manter um efeito clínico (farmacodinâmico) o mais rápido possível. Devido a uma captação do agente anestésico por setores do organismo (compartimentos), um lapso de tempo (hysteresis) é detectado entre a fracional inspirada ($F_I$) em relação à fracional expirada ($F_{et\ anest}$) do agente inalatório. Por outro lado, acontece um retardo entre a concentração plasmática do agente e o seu efeito farmacodinâmico, que é teoricamente regulado pela sua concentração no sítio efetor ou biofase.

A técnica inalatória ideal deverá oferecer, quando necessário, a possibilidade de variar rapidamente a concentração do agente no sítio efetor ou biofase, apesar da hysteresis entre a dose e a resposta clínica. Para exercer essa capacidade, uma técnica de overpressure (hiperdosagem) transitória deve ser utilizada durante um período, geralmente durante a fase de indução anestésica, e depende de uma elevação no fluxo de admissão de gases frescos (FGF) e de uma elevação da concentração de anestésico liberada pelo vaporizador ($F_{ad\ anest}$).

A técnica anestésica inalatória acurada é baseada na titulação do agente anestésico através da sua concentração expirada ($F_{et\ anest}$), ou seja, na concentração-alvo expirada, a qual é aferida por um analisador de gases introduzido no circuito respiratório.

Os principais componentes que devem ser considerados na anestesia inalatória clínica são o equipamento anestésico e as condições clínicas do paciente. Ambos os componentes possuem características próprias que influenciam a curva da concentração-alvo na unidade de tempo, o que resulta na sua influência sobre os efeitos farmacodinâmicos dos fármacos anestésicos.

Um ponto bastante controvertido surge com o seguinte questionamento em relação aos anestésicos inalatórios: – "Existe uma real proteção clínica aos miocárdios isquêmicos por parte dos anestésicos inalatórios derivados do éter, através do estabelecimento de pré e/ou pós-condicionamento miocárdico?" – muitos estudos experimentais suportam os conceitos de que os agentes inalatórios promovem uma in-

tensa proteção contra os efeitos deletérios da lesão isquemia/reperfusão miocárdica. Por outro lado, em situações clínicas, as grandes incidências de variáveis confusas tornam a proteção em pauta um fato ainda muito "volátil", isto é, de muito difícil comprovação através de evidências clínicas.

Os novos anestésicos inalatórios, sevoflurano e desflurano, possuem propriedades próprias que os recomendam para a sua utilização em anestesia clínica, embora seja importante salientar que não existe um anestésico específico que, sozinho, preencha todas as características do perfil farmacológico do anestésico ideal. Uma aproximação da anestesia considerada como a ideal é obtida com a associação de fármacos, explorando a atividade farmacológica mais interessante de cada um deles.

## REFERÊNCIAS

1. Struys M, Mortier E. Target-controlled administration of inhaled anesthetics. In: Dalens B, (editor). New trends in induction and maintenance of anesthesia. Clinical Anesthesia. London: Baillière Tindall; 2001. p. 34-50.
2. Hendrickx JFA, De Wolf AM. End-tidal Anesthetic Concentration: Monitoring, Interpretation, and Clinical Application. Anesthesiology. 2022 Jun 1;136(6):985-96. doi: 10.1097/ALN.0000000000004218. PMID: 35483048.
3. Eger E. New inhaled anesthetics. Anesthesiology. 1994;80:906-22.
4. Frei FJ, Zbinden AM, Thomson DA, et al. Is the end-tidal partial pressure of isoflurane a good predictor of its arterial partial pressure? Br J Anaesth. 1991;66(3):331-9.
5. Landon MJ, Matson AM, Royston BD, et al. Components of the inspiratory-arterial isoflurane partial pressure difference. Br J Anaesth. 1993;70(6):605-11.
6. Deriaz H. Inhalation anesthesia. What to learn from modelisation? Acta Anaesthesiol Belg. 1997;48(3):133-40.
7. Lin CY. Uptake of anaesthetic gases and vapours. Anaesth Intensive Care. 1994;22(4):363-73.
8. Rehberg B, Bouillon T, Zinserling J, et al. Comparative pharmacodynamic modeling of the eletroencephalography-slowing effect of isoflurane, sevoflurane and desflurane. Anesthesiology. 1999;91(2):397-405.
9. Schüttler J, Schwilden H, Stoekel H. Pharmacokinetics as applied to total intravenous anesthesia. Practical implications. Anaesthesia. 1983;38(Suppl):53-6.
10. Schwilden H, Schüttler J, Stoekel H. Pharmacokinetics as applied to total intravenous anesthesia. Theoretical considerations. Anaesthesia. 1983; 38(Suppl):51-2.
11. Coetzee JF. Low flow and intravenous anaesthesia: allies or combatants? Appl CardiopulmyPathophysiol. 2000;9:135-44.
12. Bouillon T, Shafer SL. Hot air or full steam ahead? An empirical pharmacokinetic model of potent inhalational agents. Br J Anaesth. 2000;84(4):429-31.
13. Yasuda N, Lockhart SH, Eger EI, et al. Kinetics of desflurane, isoflurane, and halothane in humans. AnesthAnalg. 1991;74(3):489-98.
14. Zwass MS, Fisher DM, Welborn LG, et al. Induction and maintenance characteristics of anesthesia with desflurane and nitrous oxide in infants and children. Anesthesiology. 1992;76(3):373-8.
15. Loan PB, Mirakhur RK, Paxton LD, et al. Comparison of desflurane and isoflurane in anesthesia for dental surgery. Br J Anaesth. 1995;75(3):289-92.
16. O'Brien K, Robinson DN, Morton NS. Induction and emergence in infants less than 60 weeks post conceptual age: comparison of thiopental, halothane, sevoflurane and desflurane. Br J Anaesth. 1998;80(4):456-9.
17. Philip BK, Kallar SK, Bogetz MS, et al. A multicenter comparison of maintenance and recovery with sevoflurane or isoflurane for adults ambulatory anesthesia. AnesthAnalg. 1996;83(2):314-9.
18. Ebert TJ, Robinson BJ, Uhrich TD, et al. Recovery from sevoflurane anesthesia: a comparison to isoflurane and propofol anesthesia. Anesthesiology. 1998;89(6):1524-31.
19. Beaussier M, Deriaz H, Aissa F, et al. Comparative effects of desflurane and isoflurane on recovery after long lasting anaesthesia. Can J Anaesth. 1998;45(5 Pt 1):429-34.
20. Eger E. Anesthetic systems: construction and function. In: Eger E. Anesthetics uptake and action. Baltimore: Williams and Wilkins; 1974. p. 206-20.
21. Moyers J. A nomenclature for methods of inhalation anesthesia. Anesthesiology. 1953;14(6):609-11.
22. Brockwell RC, Andrews JJ. Understanding Your Anesthesia Machine. ASA Refresher Courses in Anesthesiology. 2002;30(1):41-59.
23. Baum JA, Aitkenhead AR. Low-flow anaesthesia. Anaesthesia. 1995;(Suppl. 50):37-44.
24. Lajunen M. Low Flow Anesthesia. Disponível em: www.clinicalwindows.net
25. Miller RD (editor). Anesthesia. 5a ed. Londres: Churchill Livingstone; 1999. p 74-95.25.
26. Bengtson JP, Sonander H, Stenqvist O. Comparison of costs of different anaesthetic techniques. Acta Anaesthesiol Scand. 1988;32(1):33-5.
27. Cotter SM, Petros AJ, Dore CJ, et al. Low-flow anaesthesia. Practice, cost implications and acceptability. Anaesthesia. 1991;46(12):1009-12.
28. Feiss P, Demontoux MH, Colin D. Anesthetic gas and vapor saving with minimal flow anesthesia. Acta Anaesthesiol Belg. 1990;41(3):249-51.
29. Kole TE. Environmental and occupational hazards of the anesthesia workplace. AANA. J. 1990;58(5):327-31.
30. Bengtson JP, Bengtson A, Stenqvist O. The circle system as a humidifier. Br J Anaesth. 1989;63(4):453-7.
31. Bengtson JP. Low flow anesthesia. Acta Anaesthesiol Scand. 1988;32:516-20.
32. Andrew JJ, Johnston RV Jr. The new Tec 6 desflurane vaporizer. AnesthAnalg. 1993;76(6):1338-41.
33. Dorsch JA, Dorsch SE. Vaporizers. In: Dorsch JA, Dorsch SE, (editors). Understanding anesthesia machines. 4a ed. Baltimore: Williams and Wilkins; 1994. p. 121-32.
34. Tec 4 Continous Flow vaporizer: Operator's manula. Steeton, England, Ohmeda, The BOC Group, Inc, 1987.
35. Dräger Vapor 19. Anesthetic vaporizer: instruction use. 14a ed. Lubeck: Germany; 1990.
36. White DC. Symposium on anesthetic equipment. Vaporization and vaporizers. Br J Anaesth. 1985;57(7):658-71.
37. Lowe HJ, Ernest EA. The quantitative practice of anaesthesia: use of a closed circuit. Baltimore: Williams and Wilkins; 1981.
38. el Attar AM. Guide isoflurane injection in a totally closed circuit. Anaesthesia. 1991;46(12):1059-63.
39. Jee GI, Roy RJ. Adaptive control of multiplexed closed circuit anesthesia. IEEE Trans Biomed Eng. 1992;39(10):1071-80.
40. Vishnoi R, Roy RJ. Adaptive control of closed circuit anesthesia. IEEE Trans Biomed Eng. 1991;38(1):39-47.
41. Eger E. Desflurane (Suprane): A compendium and Reference. Healthpress Publishing Group. Rutefordd, NJ. 1993;1-119.
42. Rampill IJ, Lockhart SH, Zwass MS, et al. Clinical characteristics of desflurane in surgical patients: minimum alveolar concentration. Anesthesiology. 1991;74(3):429-33.
43. Gonsowski CT, Chortkoff BS, Eger EI, et al. Subanesthetic concentration of desflurane and isoflurane suppress explicit and implicit learning. AnesthAnalg. 1995;80(3):568-72.
44. Miller AL, Theodore D, Widrich J. Inhalational Anesthetic. [Updated 2023 May 1]. In: StatPearls [Internet]. Treasure Island (FL): StatPearls Publishing; 2024 Jan-. Disponível em: https://www.ncbi.nlm.nih.gov/books/NBK554540/
45. Ebert TJ, Muzi M. Sympathetic hyperactivity during desflurane anesthesia in health volunteers. Comparison with isoflurane. Anesthesiology. 1993;79(3):444-53.
46. Weiskopf RB, Eger EI, Noorami M, et al. Fentanyl, esmolol and clonidine blunt the transient cardiovascular stimulation induced by desflurane in humans. Anesthesiology. 1994;81(5):1350-5.
47. Murry CE, Jennings RB, Reimer KA. Preconditioning with ischemia: a delay of lethal cell injury in ischemic myocardium. Circulation. 1986;74(5):1124-36.
48. Przyklenk K, Kloner RA. Ischemic preconditioning: exploring the paradox. Prog Cardiovasc Dis. 1998;40(6):517-47.
49. Doi M, Ikeda K. Respiratory effects of sevoflurane. AnesthAnalg. 1987;66(3):241-4.
50. Lockhart SH, Rampill IJ, Yasuda N, et al. Depression of ventilation by desflurane in humans. Anesthesiology. 1991;74(3):484-8.
51. Wright PM, Hart P, Lau M, et al. The magnitude and time course of vecuronium potentiation by desflurane versus isoflurane. Anesthesiology. 1995;82(2):404-11.

52. Holaday DA, Smith FR. Clinical characteristic and biotransformation of sevoflurane in health human volunteers. Anesthesiology.1981;54(2):100-6.
53. Higuchi H, Sumita S, Wada H, et al. Effects of sevoflurane and isoflurane on renal function and on possible markers of nephrotoxicity. Anesthesiology. 1998;89(2):307-22.
54. Collins BC. CRNA details experience with analysis of contaminated sevoflurane. Anesthesia Patient Safety Foundation Newsletter. 1997;12:12-3.
55. Kuzuya T, Hoshida S, Yamashita N, et al. Delayed effects of sublethal ischemia on the acquisition of tolerance to ischemia. Circ Res. 1993;72(6):1293-9.
56. Marber MS, Latchman DS, Walker JM, et al. Cardiac stress protein elevation 24 hours after brief ischemia or heat stress is associated with resistance to myocardial infarction. Circulation. 1993;88(3);1264-72.
57. Bolli R. The late phase of preconditioning. Circ Res. 2000;87:972-83.
58. Sun JZ, Tang XL, Knowlton AA, et al. Late preconditioning against myocardial stunning. An endogenous protective mechanism that confers resistance to postischemic dysfunction 24 h after brief ischemia in conscious pigs. J Clin Invest. 1995;95(1):388-403.
59. Ovize M, Kloner RA, Przyklenk K. Stretch precondition canine myocardium. Am J Physiol. 1994;266(1 Pt 2):H137-46.
60. Miyawaki H, Zhou X, Ashraf M. Calcium preconditioning elicits strong protection against ischemic injury via protein kinase C signaling pathway. Circ Res. 1996;79(1):137-46.
61. Zaugg M, Lucchinetti E, Uecker M, et al. Anaesthetics and cardiac preconditioning. Part I. Signalling and cytoprotective mechanisms. Br J Anaesth. 2003;91(4):551-65.
62. Feng J, Zhu M, Schaub MC, et al. Phosphoproteome analysis of isoflurane-protected heart mitochondria: phosphorylation of adenine nucleotide translocator-1 on Tyr194 regulates mitochondrial function. Cardiovasc Res. 2008;80(1):20-9.
63. Weber NC, Schlack W. Handbook of Experimental Pharmacology. Modern Anesthetics. Vol. 182. Springer Berlin Heidelberg; Inhalational Anaesthetics and Cardioprotection. 2008. p. 187-207.
64. Tsutsumi YM, Yokoyama T, Horikawa Y, et al. Reactive oxygen species trigger ischemic and pharmacological postconditioning: in vivo and in vitro characterization. Life Sci. 2007.81(15):1223-7.
65. Cason BA, Gamperl AK, Slocum RE, et al. Anesthetic-induced preconditioning: previous administration of isoflurane decrease myocardial infarct size in rabbits. Anesthesiology 1997;87(5):1182-90.
66. Marinovic J, Bosnjak ZJ, Stadnicka A. Preconditioning by isoflurane induces lasting sensitization of the cardiac sarcolemmaladenosina triphosphate-sensitive potassium channel by a protein Kinase C-mediated mechanism. Anesthesiology. 2005;103(3):540-7.
67. Kersten JR, Schmeling TJ, Pagel PS, et al. Isoflurane mimics ischemic preconditioning via activation of K(ATP) channels: Reduction of myocardial infarct size with an acute memory phase. Anesthesiology. 1997;87(2):361-70.
68. Kuzuya T, Hoshida S, Yamashita N, et al. Delayed effects of sublethal ischemia on the acquisition of tolerance to ischemia. Circ Res. 1993;72(6):1293-9.
69. Sack S, Mohri M, Arras M, et al. Ischaemic preconditioning--time course of renewal in the pig. Cardiovasc Res. 1993;27(4):551-5.
70. De Hert SG, ten Broecke PW, Martens E, et al. Sevoflurane but not propofol preserves myocardial function in coronary surgery patients. Anesthesiology. 2002;97(1):42-9.
71. An J, Varadarajan SG, Novalija E, et al. Ischemic and anesthetic preconditioning reduces cytosolic [Ca2+] and improves Ca2+ responses in intact hearts. Am J Physiol Heart Circ Physiol. 2001;281(4):H1508-23.
72. Zaugg M, Lucchinetti E, Spahn DR, et al. Differential effects of anesthetics on mitochondrial KATP channel activity and cardiomyocyte protection. Anesthesiology. 2002;97(1):15-23.
73. Zaugg M, Lucchinetti E, Spahn DR, et al. Volatile anesthetics mimic cardiac preconditioning by priming the activation of mitochondrial K(ATP) channels via multiple signaling pathways. Anesthesiology. 2002;97(1):4-14.
74. Kehl F, Krolikowski JG, Mraovic B, et al. Is isoflurane-induced preconditioning dose related? Anesthesiology. 2002;96(3):675-80.
75. Dai AL, Fan LH, Zhang FJ, et al. Effects of sevoflurane preconditioning and postconditioning on rat myocardial stunning in ischemic reperfusion injury. J Zhejiang Univ Sci B. 2010;11(4):267-74.
76. Landoni G, et al. Volatile Anesthetics versus Total Intravenous Anesthesia for Cardiac Surgery. NEJM. 2019;19:1-12.
77. Cao SJ, Zhang Y, Zhang YX, Zhao W, Pan LH, Sun XD, et al. First Study of Perioperative Organ Protection (SPOP1) investigators. Long-term survival in older patients given propofol or sevoflurane anaesthesia for major cancer surgery: follow-up of a multicentre randomised trial. Br J Anaesth. 2023 Aug;131(2):266-75. doi: 10.1016/j.bja.2023.01.023. Epub 2023 Jun 4. PMID: 37474242.
78. Pang QY, Duan LP, Jiang Y, Liu HL. Comparison of Outcomes After Breast Cancer Surgery Between Inhalational and Propofol-Based Intravenous Anaesthesia: A Systematic Review and Meta-Analysis. J Pain Res. 2021 Jul 16;14:2165-77. doi: 10.2147/JPR.S315360. PMID: 34295185; PMCID: PMC8291825.
79. Kampman JM, Hermanides J, Hollmann MW, Gilhuis CN, Bloem WA, Schraag S, et al. Mortality and morbidity after total intravenous anaesthesia versus inhalational anaesthesia: a systematic review and meta-analysis. EClinicalMedicine. 2024 May 14;72:102636. doi: 10.1016/j.eclinm.2024.102636. PMID: 38774674; PMCID: PMC11106536.
80. Struys MMRF, Eckelman MJ. Environmental Footprint of Anesthesia: More than Inhaled Anesthetics! Anesthesiology. 2021 Dec 1;135(6):937-9. doi: 10.1097/ALN.0000000000004050. PMID: 34731239.
81. Sherman JD, Berkow L. Scaling Up Inhaled Anesthetic Practice Improvement: The Role of Environmental Sustainability Metrics. AnesthAnalg. 2019 Jun;128(6):1060-2. doi: 10.1213/ANE.0000000000004095. PMID: 31094766.
82. Varughese S, Ahmed R. Environmental and Occupational Considerations of Anesthesia: A Narrative Review and Update. AnesthAnalg. 2021 Oct 1;133(4):826-35. doi: 10.1213/ANE.0000000000005504. PMID: 33857027; PMCID: PMC8415729.)
83. Van der Griend BFH, MacGregor AL, Currant PN, Kennedy RR. An audit of inhalational anaesthetic agent usage in paediatric anaesthesia. Anaesthesia. 2022Oct;77(10):1170-1. doi: 10.1111/anae.15795. Epub 2022 Jun 24. PMID: 35751386.)
84. Gonzalez-Pizarro P, Brazzi L, Koch S, Trinks A, Muret J, Sperna Weiland N, et al. Sustainability National Representatives. European Society of Anaesthesiology and Intensive Care consensus document on sustainability: 4 scopes to achieve a more sustainable practice. Eur J Anaesthesiol. 2024 Apr 1;41(4):260-77. doi: 10.1097/EJA.0000000000001942. Epub 2024 Jan 18. PMID: 38235604.)

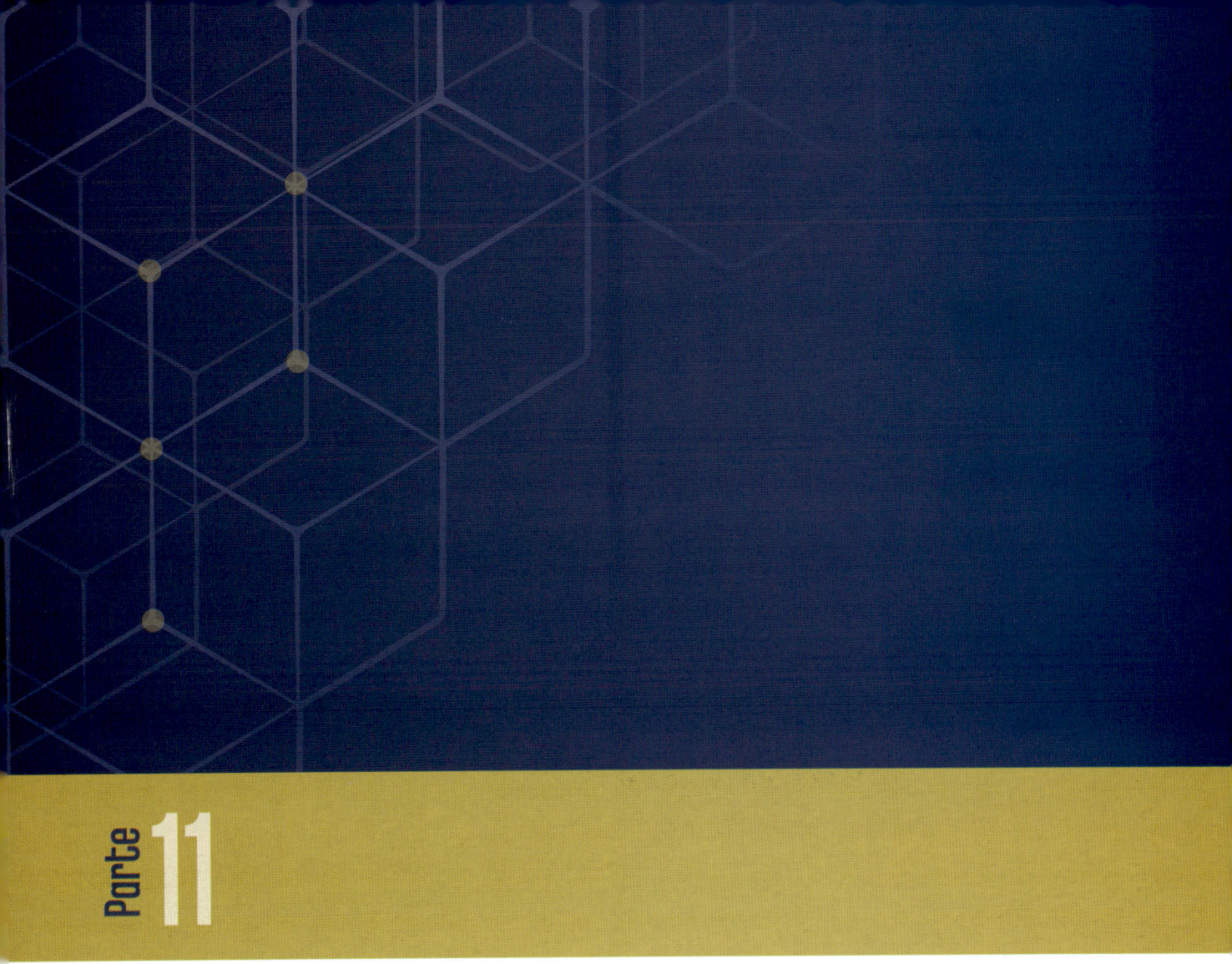

# Parte 11

# Anestesia Regional

# 103

# Elementos de Anatomia: Ressonância Nuclear Magnética e Tomografia Computadorizada

Luciano de Andrade Silva ▪ Carlos Eduardo Esqueapatti Sandrin ▪ Alexandre Peroni Borges

## INTRODUÇÃO

Os conhecimentos de anatomia são de fundamental importância para realização de bloqueios anestésicos. Atualmente, além dos desenhos em livros e atlas que mostram com detalhes aspectos anatômicos, existem também imagens de tomografia computadorizada e de ressonância nuclear magnética que mostram com clareza aspectos anatômicos em tempo real em indivíduos vivos. Elas, além de corroborarem nos conhecimentos anatômicos, são úteis na identificação de variações anatômicas, assim como no diagnóstico de lesões.

Hoje, com o grande desenvolvimento da ultrassonografia, que mostra imagens mais ampliadas dos nervos, a realização de bloqueios guiados se tornaram rotina para muitos tipos de procedimentos. Tudo isso só foi possível aliando conhecimentos da anatomia descritiva, topográfica e de imagens.

A ultrassonografia e os bloqueios anestésicos serão tratados em capítulos específicos. Aqui serão feitas algumas considerações anatômicas provenientes de imagens de tomografia computadorizada e da ressonância nuclear magnética, especialmente da coluna vertebral.

## ANATOMIA SISTEMÁTICA E TOPOGRÁFICA

As publicações que tratam da anatomia humana são apresentadas de forma sistemática ou regional. As descrições sistemáticas são baseadas nos sistemas gerais do corpo humano, como o sistema esquelético, muscular, nervoso, digestivo etc. As descrições regionais, muitas vezes chamadas de anatomia topográfica, são baseadas nas divisões e subdivisões naturais do corpo humano, como cabeça, tórax, abdome e membros, assim como também regiões específicas de cada uma delas.

Para a realização das técnicas de bloqueios regionais é de fundamental importância o conhecimento da anatomia descritiva dos trajetos dos nervos que se deseja bloquear, assim como a topografia da região em que o bloqueio anestésico será realizado. A descrição do trajeto do nervo indicará sua origem, suas ramificações, suas relações com outros elementos anatômicos e, principalmente, as estruturas por ele inervadas.

Conhecendo a trajetória do nervo e as estruturas por ele inervadas será possível escolher qual o melhor ponto para a realização do bloqueio anestésico para se obter melhor resultado. As ramificações do nervo mostrarão qual será a abrangência do bloqueio e como as relações do nervo, em seu trajeto, com outras estruturas, como músculos, ossos, tendões, ligamentos e vasos, poderão servir como pontos de referência para realização dos bloqueios.[1]

## TOMOGRAFIA COMPUTADORIZADA

A tomografia computadorizada (TC) e a ressonância nuclear magnética (RNM) representam grandes avanços na elucidação diagnóstica e na verificação de detalhes anatômicos no organismo vivo, hidratado, com circulação perfeita e muitas vezes em movimentação tridimensional. Assim sendo, aliando conhecimentos anatômicos estáticos, é possível, com os exames de imagens, colher informações mais precisas.

A TC apresenta vantagens na avaliação do esqueleto, pois permite a visualização de estruturas adjacentes dos tecidos moles e a medula óssea. Existem programas que são capazes de individualizar totalmente a estrutura óssea, permitindo visualizar claramente detalhes anatômicos úteis que servem, muitas vezes, como referências ósseas para a realização de bloqueios.[1]

## RESSONÂNCIA NUCLEAR MAGNÉTICA

Embora a RNM também seja muito útil para a avaliação do esqueleto, ela torna muito mais evidente o estudo das partes moles circundantes. Um exemplo típico é o estudo do sistema nervoso. Enquanto a tomografia computadorizada continua sendo o exame de escolha na emergência do trauma craniano, na detecção de fenômenos hemorrágicos, a RNM é melhor para a avaliação de lesão neurológica. Assim sendo, pequenas lesões nervosas decorrentes de lesão direta ou pós-estiramento são detectáveis.[1]

## ASPECTOS ANATÔMICOS E OS BLOQUEIOS NO NEUROEIXO

Anestesias subaracnoideas e peridurais são muito utilizadas para a realização de muitos tipos de cirurgias. Assim, é necessário o conhecimento da anatomia da coluna vertebral, objetivando dar respaldo técnico para os variados níveis de punção dos espaços peridural e subaracnoideo. Ao longo deste segmento, serão apresentadas figuras anatômicas clássicas e outras colhidas por meio de subtrações de tomografia computadoriza e ressonância nuclear magnética.

## COLUNA VERTEBRAL

A coluna vertebral é constituída por 33 vértebras superpostas, assim distribuídas: 7 cervicais, 12 torácicas, 5 lombares e 9 sacrococcígeas.

A disposição das vertebras superpostas levam a coluna vertebral apresentar as seguintes curvaturas: lordose cervical com concavidade posterior; cifose torácica com concavidade anterior; lordose lombar com concavidade posterior e cifose sacral com concavidade anterior.[2] As **Figuras 103.1** e **103.2** mostram as curvaturas da coluna vertebral e as inclinações das vértebras.

Embora existam diferenças anatômicas entre as vértebras, algumas características são comuns: anteriormente, situa-se o corpo vertebral, que se une posterolateralmente a um arco ósseo formado pelos pedículos e lâminas vertebrais. Essa disposição anatômica forma o forâmen vertebral. Nas laterais das lâminas vertebrais, situam-se as facetas articulares adjacentes superiores e inferiores (**Figura 103.3**).[3]

Entre as facetas articulares e o pedículo, existe uma proeminência óssea denominada de processo transverso. O processo espinhoso, que está situado na linha mediana, origina-se da fusão das duas lâminas vertebrais vizinhas.

Em cada segmento da coluna vertebral, as vértebras apresentam características individuais. A vértebra cervical (**Figura 103.4B**) se reconhece pela presença de um forâmen na base do processo transverso. A vértebra torácica, pelas facetas articulares dos corpos vertebrais para as articulações costo-vertebrais (**Figura 103.4A**), e a lombar é reconhecida pela ausência dos caracteres anteriores (**Figura 103.3**).[3]

Entre dois corpos vertebrais existe o disco intervertebral, que é um meio de união entre as vértebras. Ele é constituído por um núcleo pulposo cercado por um anel fibrocartilaginoso. O núcleo pulposo é uma substância gelatinosa semielástica que se expande ou se retrai de acordo com a força ao longo do eixo da coluna vertebral, atuando, assim, como um amortecedor hidráulico. Com o avanço da idade, ocorre diminuição progressiva do conteúdo aquoso do núcleo pulposo e dos seus envoltórios,[1] causando redução do espaço intervertebral e do espaço peridural. A espessura do disco intervertebral é variável, sendo em média 3 mm no

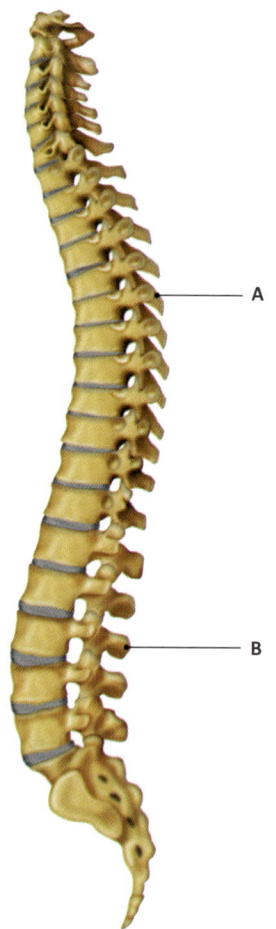

▲ **Figura 103.1** Curvaturas da coluna vertebral: **(A)** dorsal; **(B)** lombar. Inclinações das vertebras.

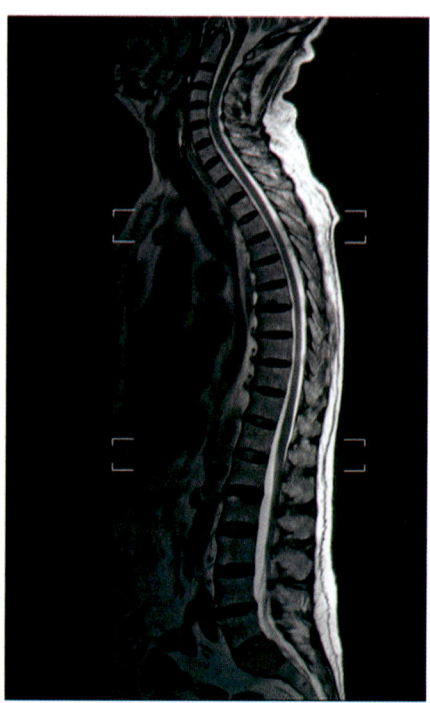

▲ **Figura 103.2** Imagem de ressonância nuclear magnética mostrando a inclinação das vértebras e as concavidades torácica e lombar. Decúbito dorsal.

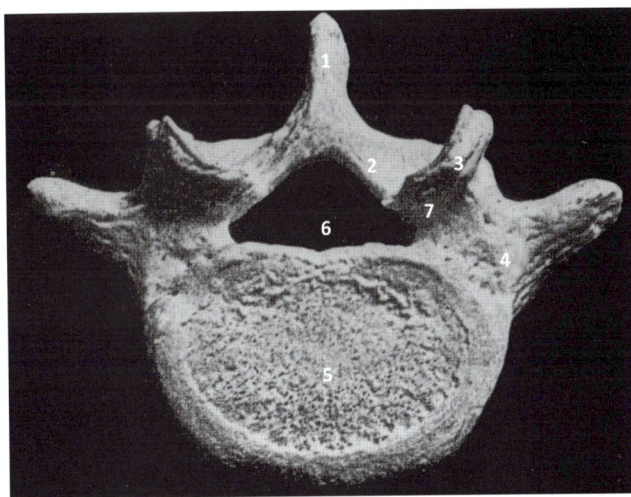

▲ **Figura 103.3** Visão cranial de uma vértebra lombar. **(1)** processo espinhoso; **(2)** lâmina; **(3)** processo articular superior; **(4)** processo transverso; **(5)** corpo vertebral; **(6)** forâmen; **(7)** pedículo.

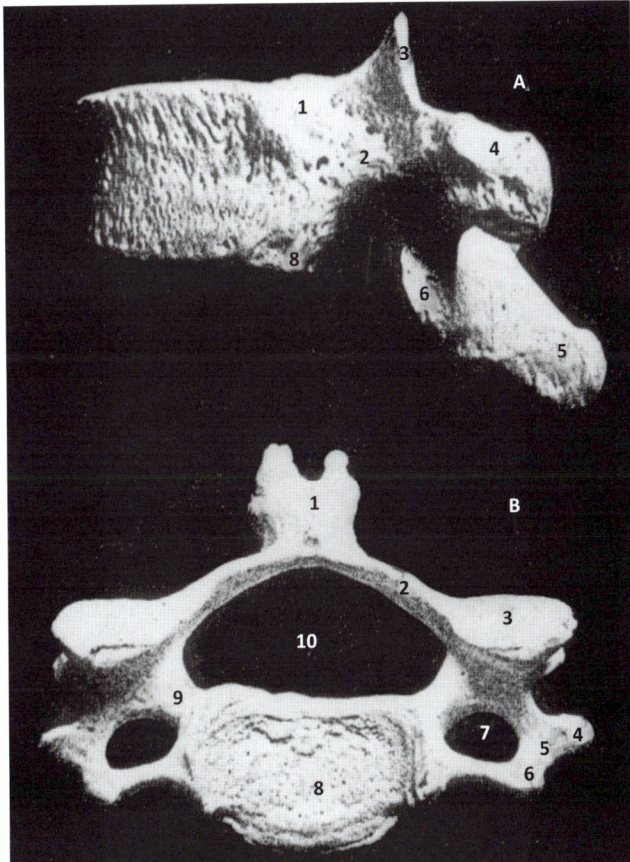

▲ **Figura 103.4 (A)** vértebra torácica; **1)** faceta costal; **2)** pedículo; **3)** processo articular superior; **4)** processo transverso; **5)** processo espinhoso; **6)** processo articular inferior; **7)** sulco inferior do pedículo; **8)** faceta costal inferior. **(B)** Vértebra cervical. **1)** processo espinhoso; **2)** lâmina; **3)** processo articular superior; **4)** tubérculo posterior; **5)** sulco do nervo espinhal; **6)** tubérculo anterior; **7)** forâmen transversal; **8)** corpo vertebral; **9)** pedículo; **10)** forâmen vertebral.

segmento cervical, 5 mm no segmento torácico e 9 mm no segmento lombar.

Os ligamentos longitudinais anterior e posterior unem os corpos e os discos intervertebrais. O ligamento longitudinal posterior apresenta-se fortemente aderido aos discos intervertebrais. E a superposição das vértebras forma o canal vertebral, os forâmens intervertebrais e os espaços interlaminares.

O forâmen intervertebral tem os pedículos como limites superiores e inferior e, posteriormente, as facetas articulares que são recobertas pelo ligamento amarelo. Os forâmens intervertebrais lombares podem atingir 1,5 cm de altura por 1 cm de largura,[2] facilitando assim a abordagem dos espaços peridural e subaracnoideo. As áreas dos forâmens intervertebrais dos segmentos lombar e cervical aumentam com a flexão e diminuem com a extensão da coluna vertebral (Figura 103.5).[3]

Na região torácica, a flexão praticamente não altera a área do forâmen, apenas ocorre projeção da coluna torácica para trás, facilitando a palpação dos processos espinhosos (Figura 103.5).

## Conteúdo do canal vertebral

O canal vertebral se estende desde o forâmen magno até o cóccix, com importantes elementos no seu interior. O saco dural se inicia no forâmen magno e o fundo de saco termina no nível de $S_2$. O espaço que fica entre a parede do canal vertebral e o saco dural é denominado espaço peridural. Este último não tem comunicação com as estruturas intracranianas devido à firme aderência do saco dural com o periósteo do forâmen magno.

A dura-máter é formada por duas membranas: membrana externa, que é a dura-máter propriamente dita, e a membrana interna denominada de aracnoide, existindo um espaço virtual entre elas. A medula espinhal situa-se no interior do saco dural, sendo a mesma e as raízes nervosas revestidas pela pia-máter. Com o nome de cone terminal, a medula geralmente termina em $L_1$-$L_2$ e se continua pelo *fi lum-terminale*, porção atrófica da medula que vai se fixar no cóccix. Portanto, entre a pia-máter e a aracnoide resta um amplo espaço, denominado espaço subaracnoideo, preenchido por raízes nervosas e pelo líquido cerebroespinhal.[3]

Assim sendo, as técnicas anestésicas realizadas no neuroeixo visam depositar a solução de anestésico no espaço peridural, ou no espaço subaracnoideo. As Figuras 103.6, 103.7 e 103.8 mostram desenhos anatômicos de imagem de ressonância nuclear magnética que evidencia as estruturas citadas.

## Segmento cervical da coluna vertebral

A coluna vertebral apresenta quatro segmentos: cervical; torácico; lombar e sacrococcigiano. Na região cervical, os processos espinhosos não apresentam inclinação comparável aos segmentos torácicos superiores, e o ligamento amarelo é mais fino.

Na realidade, as punções peridurais cervicais não são muito praticadas, porém as abordagens medianas, pelos espaços $C_6$-$C_7$ e $C_7$-$T_1$, são as melhores. A flexão do pescoço que propicia boa abertura do espaço intervertebral fa-

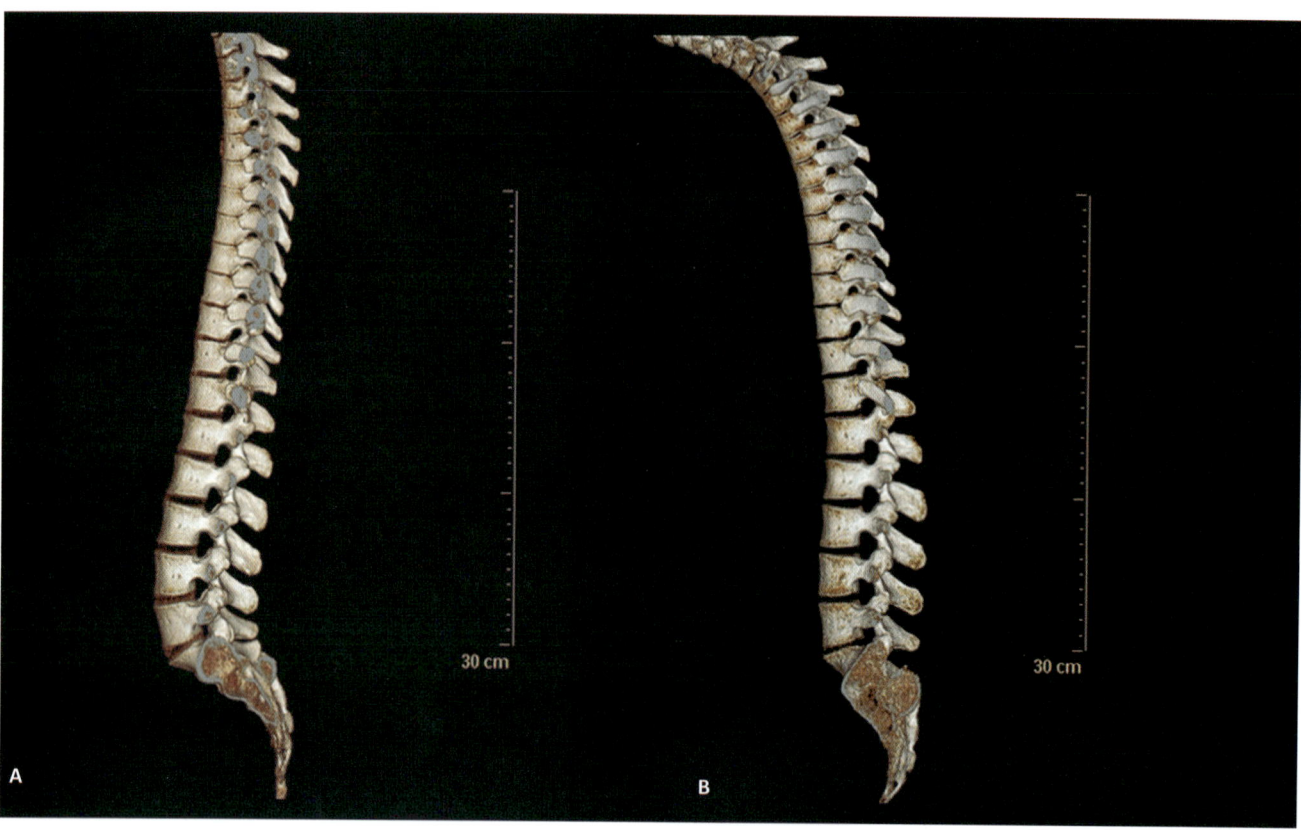

▲ **Figura 103.5 (A)** decúbito dorsal; **(B)** decúbito lateral esquerdo em flexão.

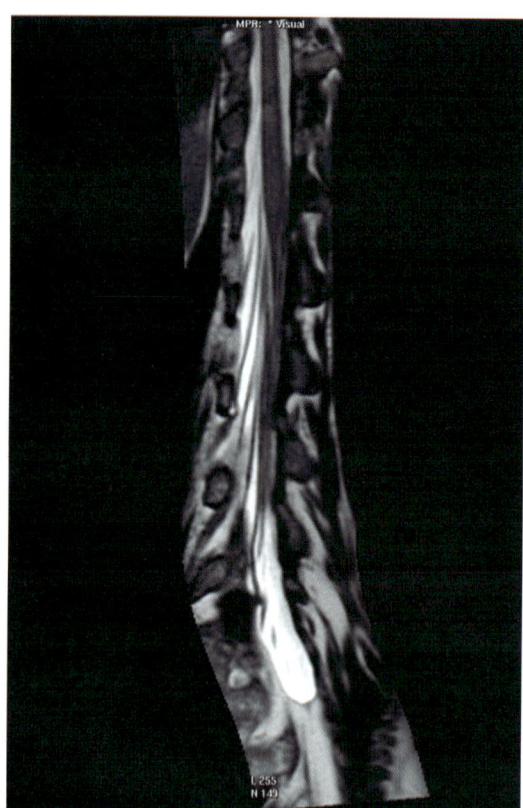

▲ **Figura 103.6** Imagem de ressonância evidenciando o cone medular, a cauda equina e o saco dural. Paciente em decúbito dorsal. A cauda equina nessa posição fica muito próxima da dura-máter.

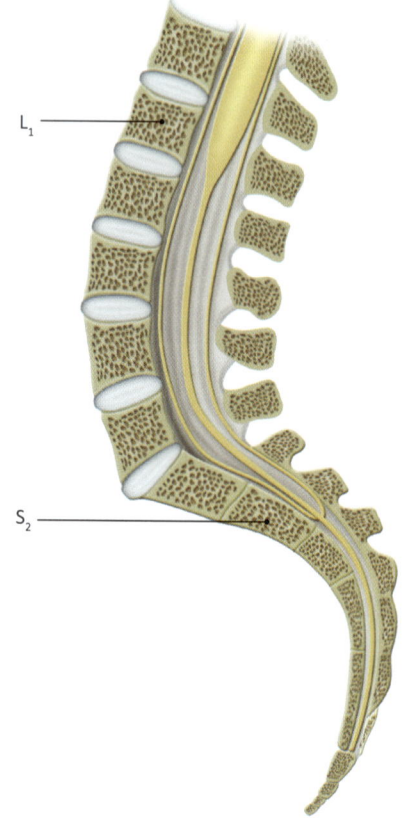

▲ **Figura 103.7** Final da medula, início da cauda equina (parte inferior do corpo $L_1$) e altura em que termina o saco dural (corpo de $S_2$).

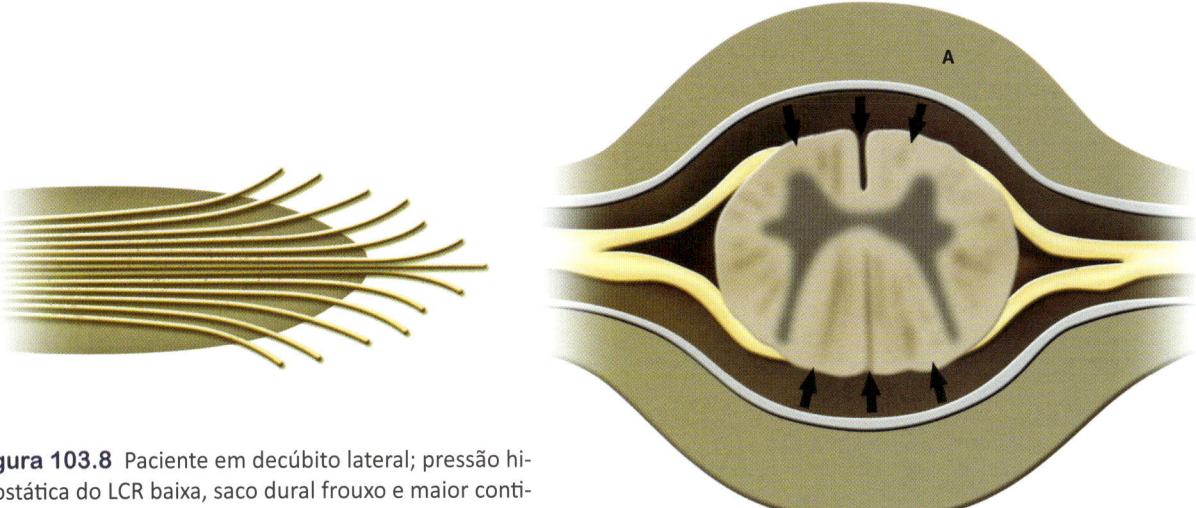

▶ **Figura 103.8** Paciente em decúbito lateral; pressão hidrostática do LCR baixa, saco dural frouxo e maior continente peridural. **(A)**

cilitando a punção (Figura 103.5), em nada interfere com a abertura dos espaços de outros segmentos da coluna vertebral. A Figura 103.5 mostra bem isso.

Na frente dos processos transversos das vértebras cervicais e atrás da artéria carótida, situa-se o tronco simpático cervical, continuação do simpático torácico. Ele é formado por três gânglios:

**a)** O maior deles é o cervical superior, situado na frente do processo transverso da primeira vértebra cervical;

**b)** O médio, situado na frente do processo transverso da sexta vértebra cervical;

**c)** O inferior, situado na frente do processo transverso da sétima vértebra cervical.

Em 80% dos casos, o gânglio cervical inferior se une ao primeiro gânglio torácico, formando o gânglio estrelado ou cérvico-torácico.[3]

## Segmento torácico da coluna vertebral

As vértebras torácicas apresentam diferentes inclinações dos processos espinhosos e características próprias dos processos transversos, dos corpos vertebrais e das facetas articulares para se articularem com as costelas. A articulação com as costelas limita a flexão da coluna torácica. Ao flexionar a coluna vertebral, as vértebras torácicas apenas se projetam para trás, facilitando a palpação, porém não ocorre abertura do espaço intervertebral. Os processos espinhosos da quinta até a oitava vértebra torácica têm inclinações que podem ultrapassar 60 graus em relação ao eixo articular (Figura 103.9), tornando quase impossível a abordagem dos espaços peridural e subaracnoideo pela via mediana.

O espaço peridural apresenta menor capacidade em relação aos compartimentos da região lombar. As distâncias entre o ligamento amarelo e a dura-máter são menores, e o ligamento amarelo é mais fino em relação ao espaço lombar.

Na região torácica, a medula espinhal ocupa grande parte do espaço subaracnoideo e apresenta duas intumescências: uma entre $C_3$-$T_2$ e a outra entre $T_9$-$T_{12}$, regiões de origem das raízes nervosas dos membros superiores e inferiores.

As raízes nervosas torácicas são mais finas do que as lombares e deixam a medula de um a três segmentos acima dos respectivos forâmens intervertebrais. Esses forâmens intervertebrais têm suas saídas livres para os espaços paravertebrais, facilitando a saída dos nervos torácicos para posterior divisão em um ramo anterior e outro posterior. O posterior inerva os músculos, a pele do dorso e as articula

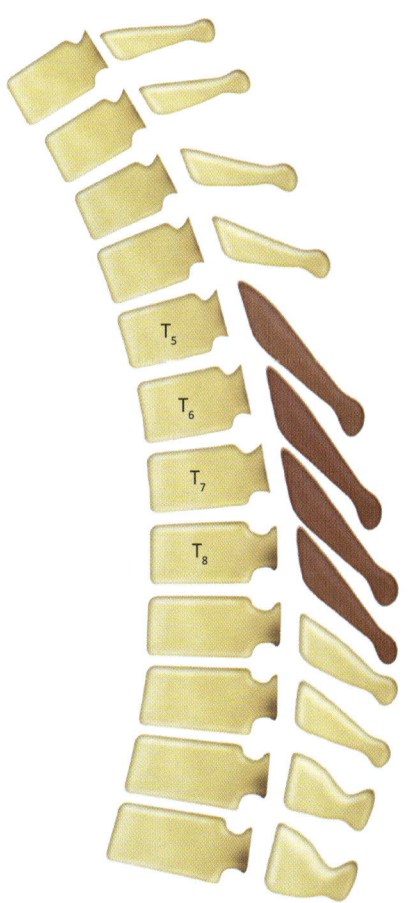

▲ **Figura 103.9** Vértebras torácicas mostrando a inclinação exagerada das apófises espinhosas ($T_5$ a $T_8$), que tomam quase impossível a punção mediana a estes níveis.

ções costovertebrais, ao passo que o ramo anterior passa entre os processos transversos, na direção do espaço intercostal (Figura 103.10). As articulações costovertebrais, os processos espinhosos inclinados e o disco intervertebral menos espesso reduzem a flexão da coluna e o afastamento das lâminas vertebrais. As vértebras torácicas se articulam com os arcos costais e formam as articulações costovertebrais. Essas articulações permitem a formação dos espaços paravertebrais torácicos.

## Segmento Lombar da coluna vertebral

A região lombar é preferencial para a realização dos bloqueios peridural e subaracnoideo. Anatomicamente é favorável e a flexão da coluna aumenta substancialmente a abertura dos espaços intervertebrais, conforme mostra a Figura 103.11. Imagens tomográficas e de ressonância nuclear magnética ao nível de $L_2$ e $L_3$ evidenciam a resolubilidade dos dois tipos de exame na região lombar (Figuras 103.12 e 103.13).

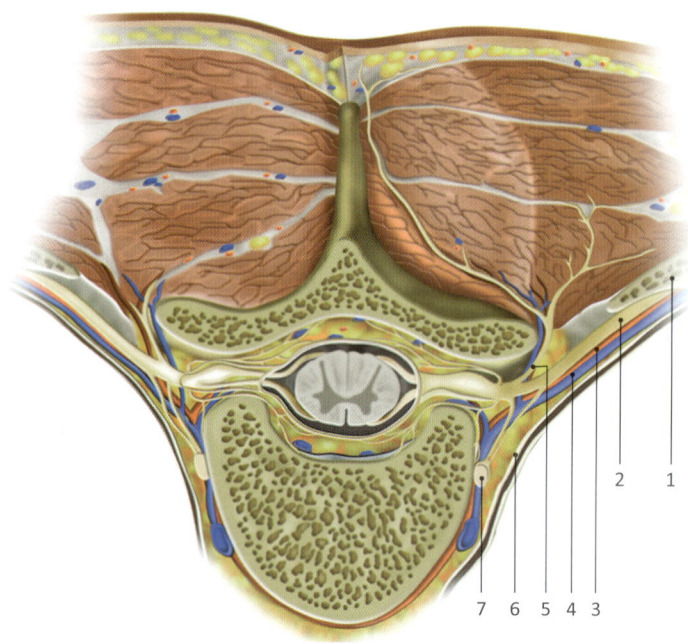

2  1

7  6  5  4  3

◀ **Figura 103.10** **(1)** costela; **(2)** nervo intercostal; **(3)** artéria intercostal; **(4)** veia intercostal; **(5)** nervo torácico; **(6)** pleura; **(7)** gânglio simpático.

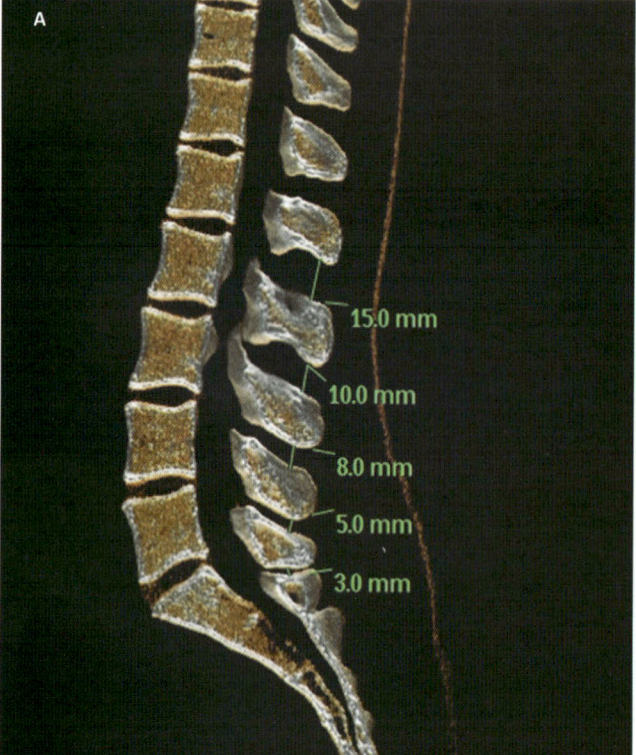

15.0 mm

10.0 mm

8.0 mm

5.0 mm

3.0 mm

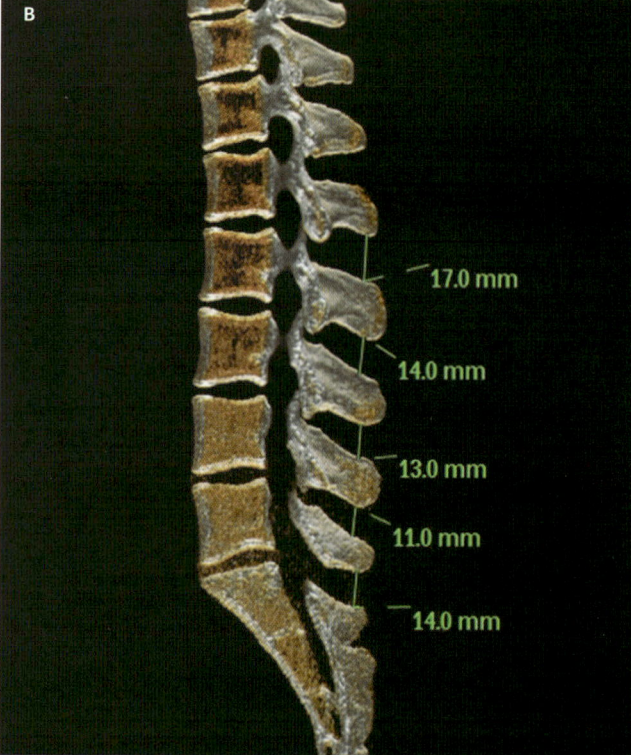

17.0 mm

14.0 mm

13.0 mm

11.0 mm

14.0 mm

▲ **Figura 103.11** Imagem tomográfica da coluna vertebral e as medidas dos espaços interespinhosos lombares. Nota-se que as medidas dos espaços são diferentes em **(A)** decúbito dorsal e **(B)** em decúbito lateral em flexão.

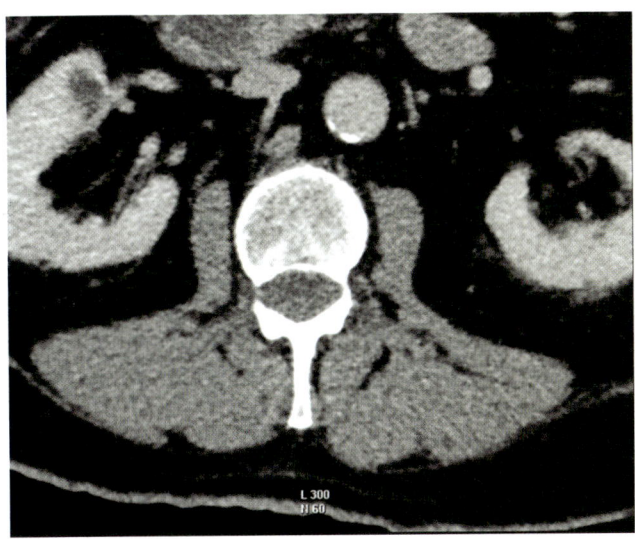

▲ **Figura 103.12** Imagem tomográfica evidenciando o corpo vertebral e o processo espinhoso, em nível de $L_2 - L_3$.

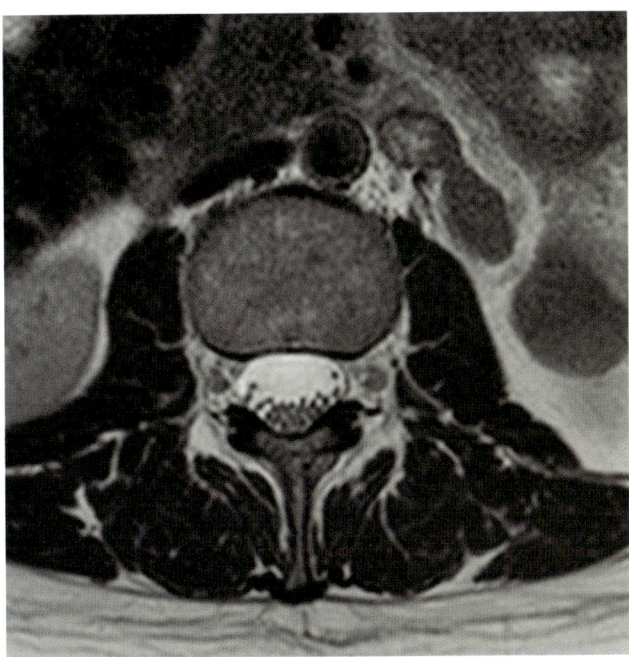

▲ **Figura 103.13** Imagem de ressonância evidenciando o corpo vertebral, processo espinhoso, raízes nervosas e músculos, em nível de $L_2 - L_3$.

## Segmento sacrococcigiano da coluna vertebral

O segmento sacrococcigiano é formado pelos ossos sacro e cóccix. O sacro é um osso triangular em forma de cunha. Sua base é oval e se articula com a quinta vértebra lombar, formando o promontório. A face lateral é triangular e se articula com o ilíaco, e o vértice se une ao cóccix.

A face ventral é côncava, tanto longitudinal como transversalmente, apresentando quatro sulcos transversais indicativos das soldaduras das vértebras sacrais (Figura 103.14). Nas extremidades dos sulcos estão os forâmens sacrais anteriores que dão passagem aos ramos anteriores dos nervos sacrais.

A face dorsal é áspera em toda a sua extensão (Figura 103.15). Ao longo da linha mediana, é visível a crista mediana que representa os processos espinhosos e, de cada lado dessa linha mediana, os cinco tubérculos formados pela fusão dos processos articulares. Lateralmente aos tubérculos se encontram os forâmens sacros posteriores e a crista sacral lateral, resultante da fusão dos processos transversos. No vértice situa-se o hiato sacral, que se forma devido à quinta vértebra sacral não possuir as suas lâminas, deixando proeminentes os processos articulares inferiores (cornos sacros), que servem como pontos de referência para a localização do hiato sacral. E por este, fechado pela membrana sacrococcigiana, pode-se atingir o canal vertebral quando se deseja um bloqueio sacral (Figura 103.15).

## ■ O LIGAMENTO AMARELO E O ESPAÇO PERIDURAL

O ligamento amarelo sempre foi considerado um importante ponto de referência para a localização do espaço peridural, por isso, é necessário conhecê-lo melhor. Ao nível de cada espaço interlaminar, há dois ligamentos amarelos, direito e esquerdo, que se unem pela linha mediana formando um ângulo, igual ou inferior a 90 graus e de abertura ventral. A cor amarela se deve às fibras elásticas amarelas na proporção de 60% a 80%. Esses ligamentos são retangulares, apresentando duas faces e quatro bordas,[5] sendo que as laterais integram os forâmens intervertebrais, reforçando a cápsula dos processos articulares.

A direção das fibras elásticas amarelas é essencialmente longitudinal na porção interlaminar, passando a ser ligeiramente oblíqua para baixo e para fora na porção capsular (Figura 103.16).

Um corte transversal de uma vértebra lombar, ao nível das bordas inferiores de dois ligamentos amarelos vizinhos (Figura 103.13), permite visualizar e medir a sua espessura que, em $L_2$-$L_3$, varia de 3 a 5 mm, e constatar que se unem pelas suas bordas mediais, formando um ângulo igual ou inferior a 90 graus,[5] aberto para o espaço peridural. A sua espessura diminui com a flexão e aumenta com a extensão da coluna vertebral. O seu vértice, na porção médio-sagital inferior, continua com o ligamento interespinhoso. A configuração triangular desse formato levou diversos anatomistas a concluir que o canal na região lombar da coluna vertebral é triangular.[6]

O espaço existente entre o saco dural e a parede do canal vertebral é o espaço peridural. Muitos investigadores consideram o espaço peridural como sendo virtual, mas ele só é virtual ao nível dos pedículos. A Figura 103.17 mostra o conteúdo do espaço peridural.[7]

O ligamento amarelo trata-se do principal ponto de referência para a localização do espaço peridural, por fazer parte da parede posterior do canal vertebral, constituindo-se no último obstáculo a ser ultrapassado.[3,5] Estando o bisel da agulha dentro dele, não se consegue injetar ar ou líquido pelo simples fato de que o comprimento do bisel da agulha é sempre menor do que a espessura do ligamento amarelo.

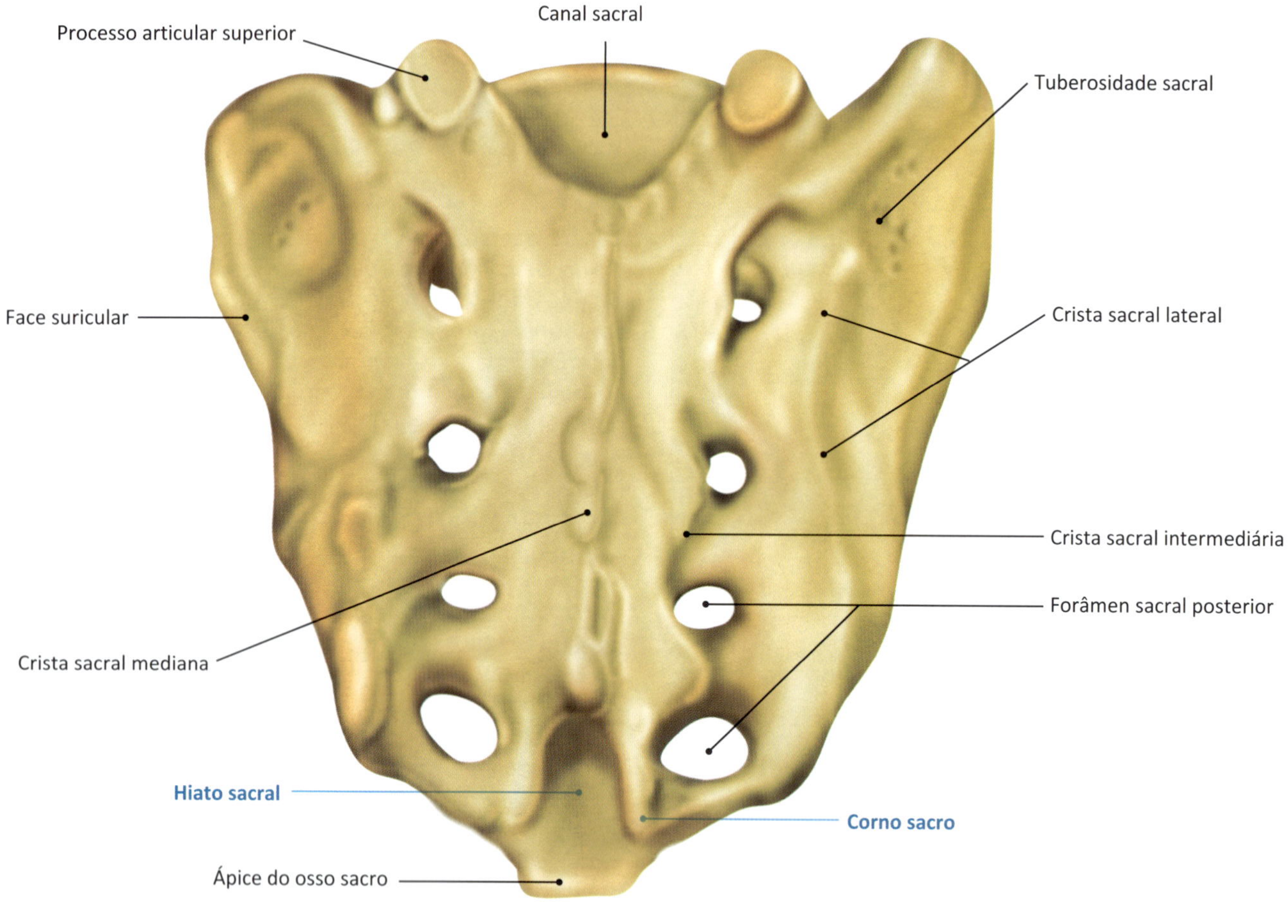

Processo articular superior

Canal sacral

Tuberosidade sacral

Face suricular

Crista sacral lateral

Crista sacral intermediária

Forâmen sacral posterior

Crista sacral mediana

Hiato sacral

Corno sacro

Ápice do osso sacro

▲ **Figura 103.14** O osso sacro.

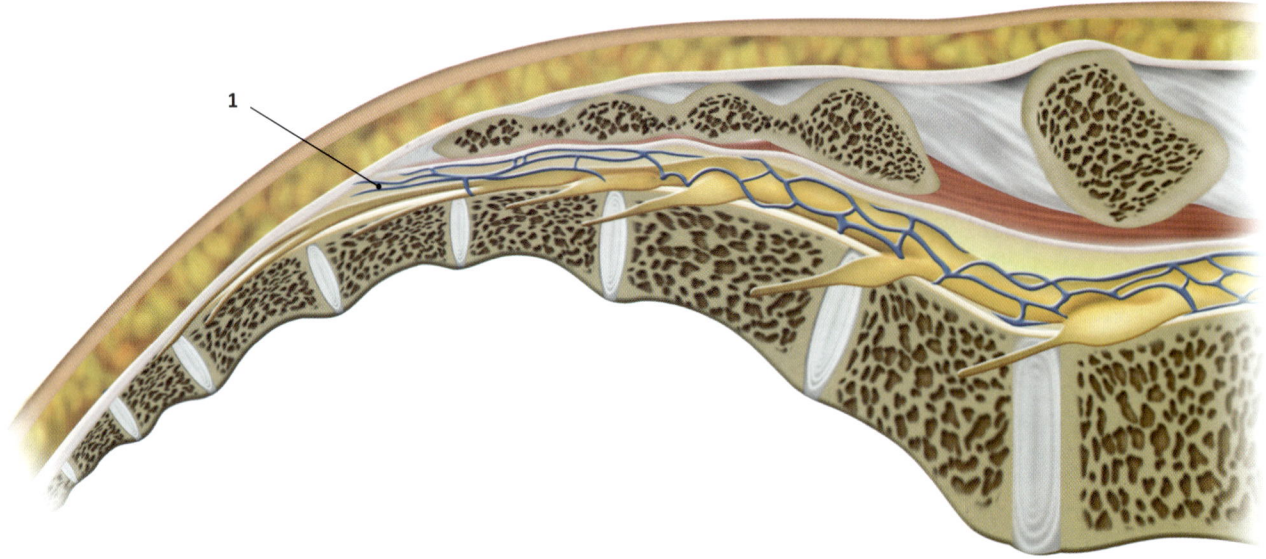

▲ **Figura 103.15** Corte longitudinal mostrando a membrana sacrococcígea, (1) por onde a agulha deve penetrar o espaço peridural sacral.

Trata-se de um ligamento interlaminar que contém mais fibras elásticas do que qualquer outro ligamento do corpo humano, permitindo que uma punção provoque nele um abaulamento localizado, que vai aumentar até o momento de sua perfuração, quando retorna rapidamente à sua posição inicial.[4,8] É possível medir a distância do ligamento amarelo até a dura-máter pela ressonância nuclear magnética (Figura 103.18).

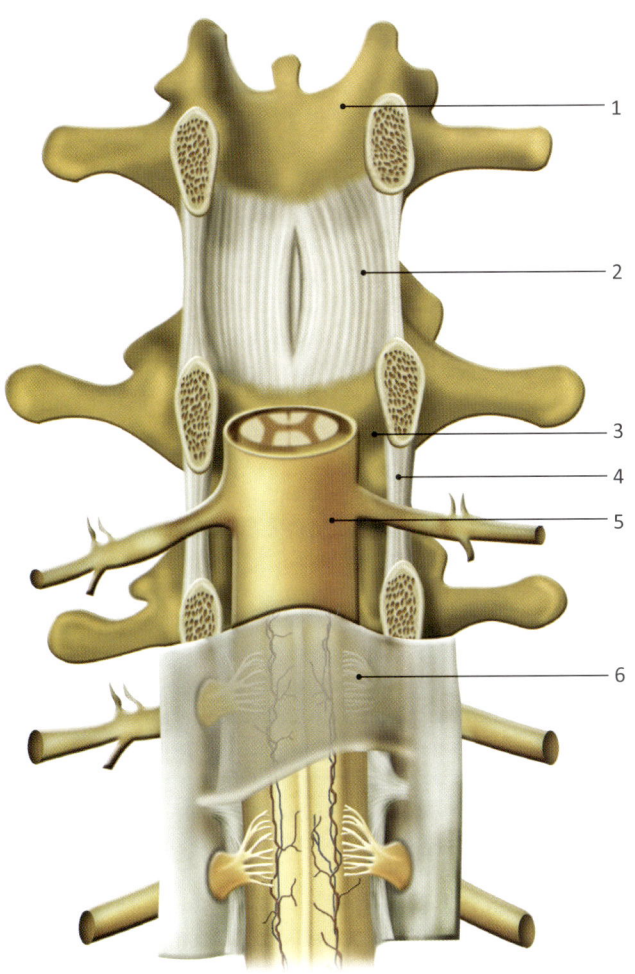

▲ **Figura 103.16** Os ligamentos amarelos das lâminas e sua fusão na linha média.  **(1)** lâmina vertebral; **(2)** ligamento amarelo; **(3)** espaço peridural; **(4)** outra visão do ligamento amarelo; **(5)** dura-máter; **(6)** aracnoide.

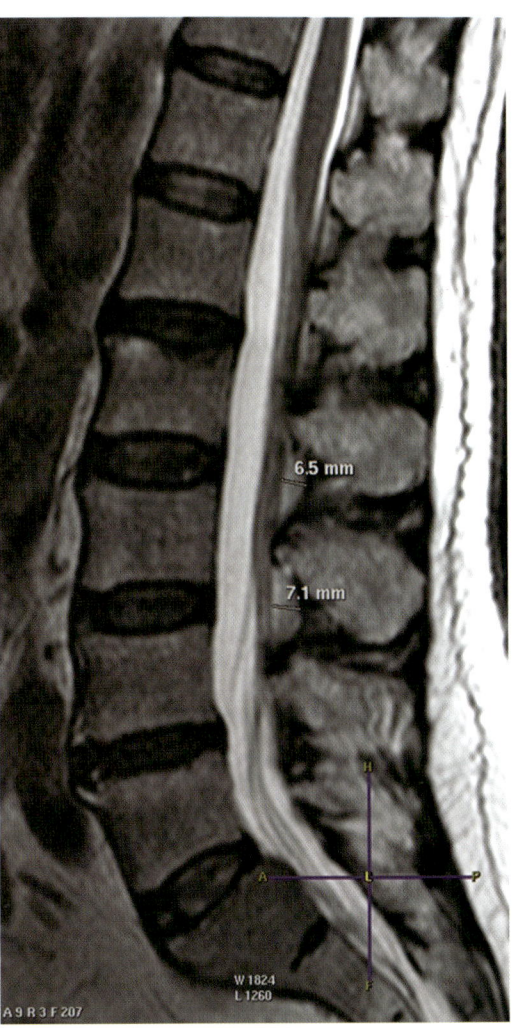

▲ **Figura 103.18** Imagem de ressonância nuclear magnética mostrando o *filum terminale* e as medidas do espaço peridural em dois níveis. O paciente está em decúbito dorsal. Nessa posição, a cauda equina fica muito próxima da dura-máter.

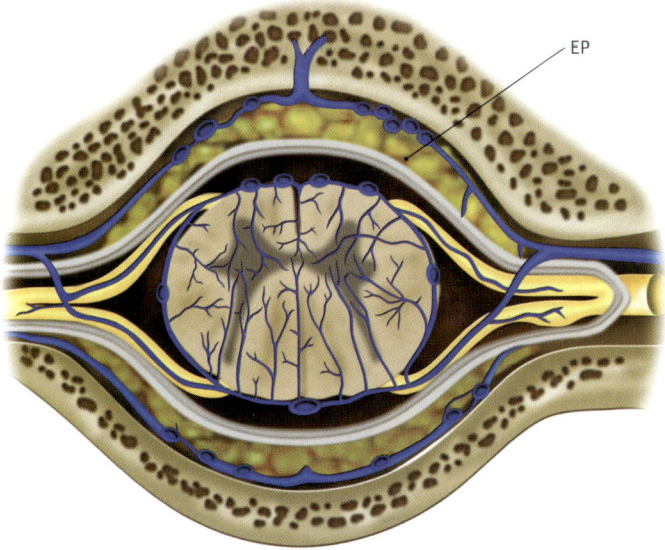

▲ **Figura 103.17** O espaço peridural (EP) com seu conteúdo gorduroso frouxo e as veias avalvulares. O plexo venoso é mais exuberante nas regiões posterolaterais. As veias se encontram com enchimento normal.

## ■ SUPRIMENTO SANGUÍNEO DA MEDULA

### Suprimento Arterial

A medula espinhal é irrigada pela artéria espinhal anterior, nos dois terços anteriores de cada segmento, e pelas duas artérias espinhais posteriores, no terço posterior de cada segmento. A cauda equina é irrigada somente pela artéria espinhal anterior.[9]

Essas artérias terminais recebem o seu suprimento sanguíneo proveniente de três vasos distintos originários da aorta (cervical, torácico e toracolombar) que possuem anastomoses entre a região lombar e a cervical.

A mais importante artéria segmentar é a artéria radicular magna (artéria de Adamkiewicz), que é responsável pelo suprimento sanguíneo de 25% a 50% da região anterior da medula. A origem e o trajeto percorrido pela artéria são variáveis e possui importância clínica. A artéria de Adamkiewicz origina-se à esquerda em 77% dos pacientes e penetra no forâmen intervertebral entre $T_8$ e $L_3$ (65%

entre $L_1$ e $L_3$). Assim sendo, existem dois sistemas: o longitudinal e o transversal. O sistema longitudinal consiste em duas artérias espinhais posteriores e uma artéria espinhal anterior, com o fluxo de sangue correndo no sentido craniocaudal. A artéria espinhal anterior tem fluxo sanguíneo pequeno, necessitando de uma suplementação de sangue que se faz por meio do sistema transversal (Figuras 103.19 e 103.20).[3]

## Suprimento Venoso

Na espécie humana, o plexo venoso interno se situa nos compartimentos anterolaterias do espaço peridural, convenientemente afastado da via normal de uma agulha que penetra no canal raquidiano pela linha mediana.[3] Esse plexo venoso peridural interno drena a medula, o corpo vertebral e contribui na remoção do excesso de produção de líquido cefalorraquidiano. Além disso, comunica-se com a veia cava inferior.

Também há drenagem pelas vênulas intercostais, lombares e sacrais, um plexo pampiniforme de veias cobrindo as bainhas das raízes nervosas em seus caminhos para os forâmens intervertebrais, para atingirem as veias intercostais, lombares e sacrais, que vão se esvaziar no sistema ázigo. A veia ázigo sobe pelo lado direito do tórax e termina na veia cava superior, formando, desta maneira, uma veia substitutiva por ocasião da obstrução da veia cava inferior.[3]

### ■ IMAGENS E BLOQUEIOS DE NERVOS PERIFÉRICOS

A maioria dos capítulos desta sessão do livro, que discorre sobre anestesia locorregional, descreverá técnicas de bloqueios guiadas por ultrassom, mostrando sua eficácia.

O uso da ultrassonografia proporcionou grande avanço na realização da maioria dos bloqueios de nervos periféricos com relação à localização, à punção e à qualidade do bloqueio, porém nem mesmo as técnicas guiadas por ultrassom estão isentas de complicações neurológicas, embora sejam raras.

A ressonância nuclear magnética contribui muito para o conhecimento em tempo real da anatomia sistemática e topográfica da região a ser bloqueada, assim como pode ser muito útil para detectar possíveis lesões, decorrente ou não, dos bloqueios. As Figuras 103.21, 103.22 e 103.23 são imagens de ressonância que mostram detalhes anatômicos, não observáveis em peças de dissecção e lesões nervosas.[1]

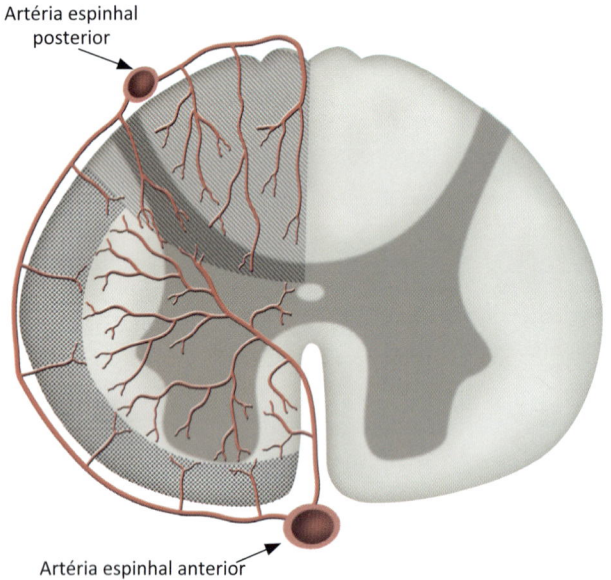

▲ **Figura 103.19** Territórios arteriais da medula espinhal ao corte transversal.

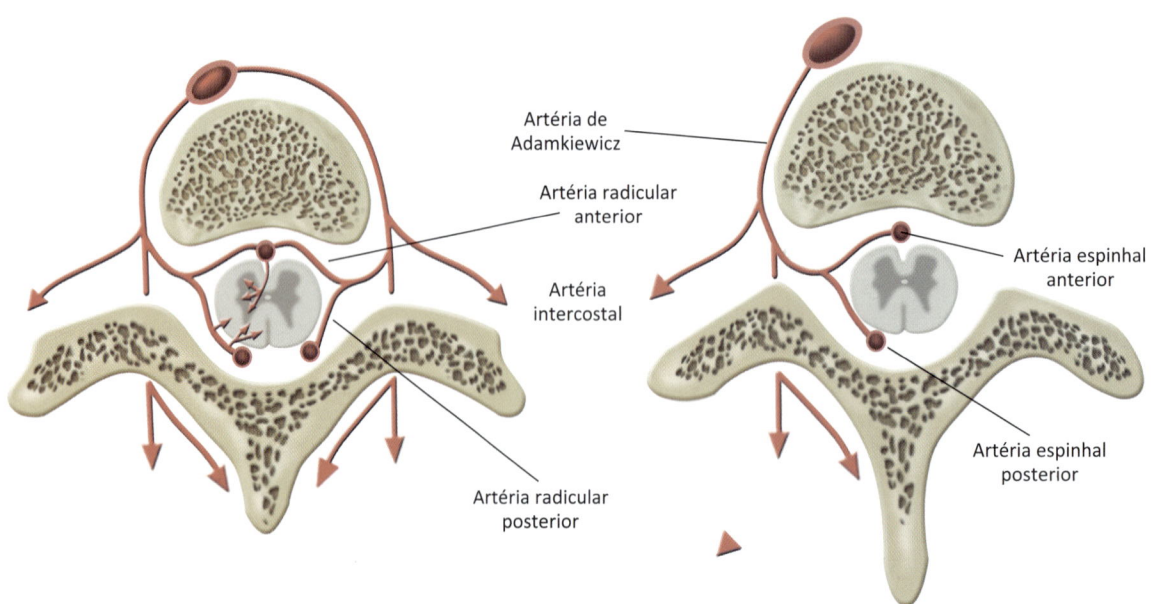

▲ **Figura 103.20** Diagrama do suprimento arterial para a medula espinhal. **(A)** distribuição segmentar geral com artérias radiculares anterior e posterior que nutri as artérias espinhais anterior e posterior. **(B)** nutrido não segmentar principal para a artéria espinhal anterior, isso é, artéria de Adamkiewicz em $T_9$.

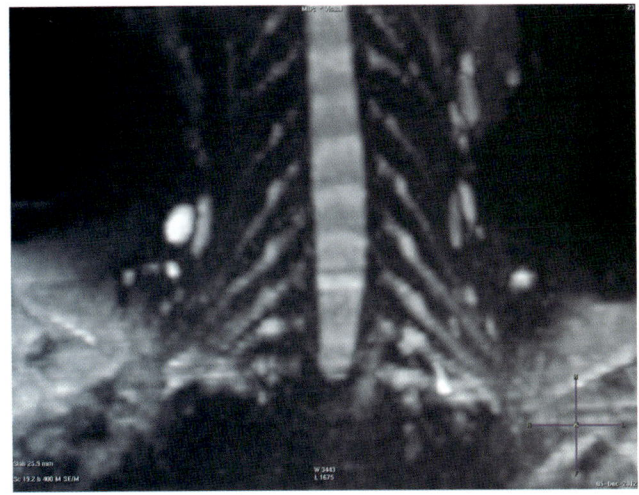

◀ **Figura 103.21** Imagem de ressonância que evidencia a origem do plexo braquial normal.

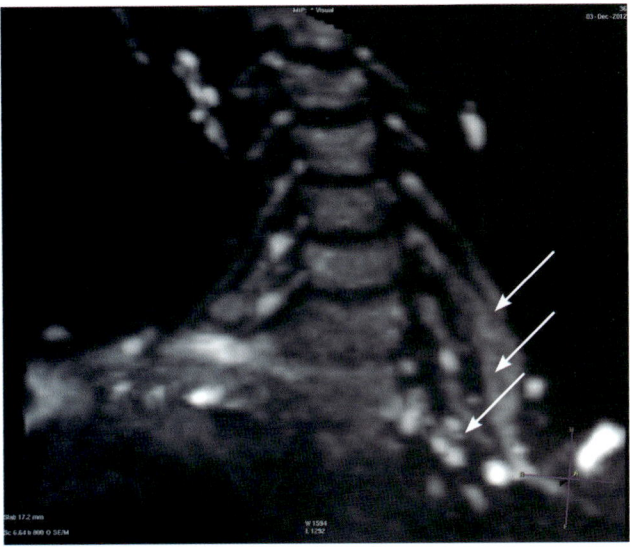

◀ **Figura 103.22** Imagem de ressonância que evidencia grande edema das raízes do plexo braquial esquerdo (C₅ a C₇) decorrente de estiramento.

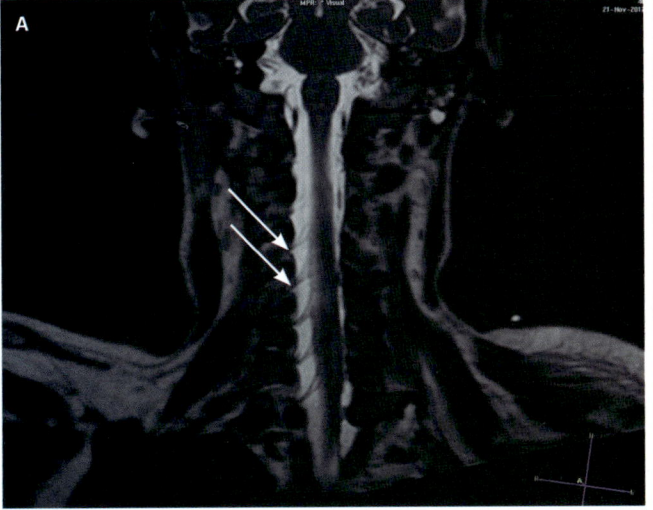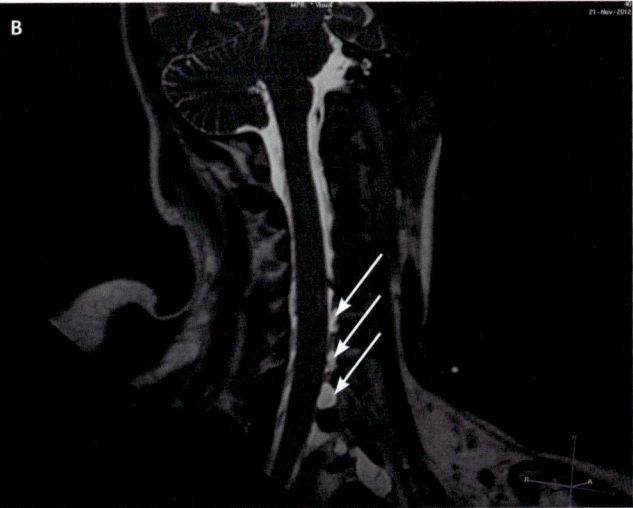

▲ **Figura 103.23** Imagem de ressonância evidenciando em: **(A)** as raízes do plexo braquial direito normais e **(B)** avulsão das fibras do plexo braquial esquerdo decorrente de trauma e presença de pseudomeningocele.

## ■ CONCLUSÃO

Os conhecimentos de anatomia descritiva e topográfica são necessários para a realização de bloqueios regionais.

Imagens tomográficas e/ou de ressonância nuclear magnética acrescentam detalhes *in vivo* do aspecto anatômico e ainda são exames importantes para detecção de lesões.

## REFERÊNCIAS

1. Gonçalves TAM, Borges APd. Elementos de Anatomia: Tomografia Computadorizada e Ressonância Nuclear Magnética, em Cangiani LM, Naksshima ER, Gonçalves TAM, Atlas de Técnicas de Bloqueios Regionais SBA, 1ª ed. Rio de Janeiro, Sociedade Brasileira de Anestesiologia, 2013:9-15.
2. Santos ETM, Nociti JRN. Bloquieo Peridural. Aspectos Gerais. Em Cangiani LM, Naksshima ER, Gonçalves TAM, Atlas de Técnicas de Bloqueios Regionais SBA, 1ª ed. Rio de Janeiro, Sociedade Brasileira de Anestesiologia, 2013:311-7.
3. Zarzur E. Coluna Vertebral – considerações Anatômicas, in: Cangiani LM, Slullitel A, Potério G. Tratado de Anestesiologia Saesp, 7ª ed. São Paulo, Atheneu, 2008:1465-78.
4. Zarzur E. Anatomic studies of the human lumbar ligamentum flavum. Anesth Analg. 1984;63:499-502.
5. Ramsay RH. The anatomy of the ligament flava. Clinic Orthop 1966;44:129-140.
6. Castro LFL, Côrtes CAF, Sanchez CA, Bloqueio Peridural Lombar, in: Cangiani LM, Naksshima ER, Gonçalves TAM, Atlas de Técnicas de Bloqueios Regionais SBA, 1ª ed. Rio de Janeiro, Sociedade Brasileira de Anestesiologia, 2013:327-33.
7. Zarzur E. Genesis of the "true" negative pressure in the lumbar epidural space. A new hypothesis. Anaesthesia. 1984;39:1101-1104.
8. Zarzur E. A espessura do espaço peridural. Rev Bras Anestesiol. 1979;29:330-334.
9. Bromage PR. Epidural Analgesia. Philadelphia: WB Saunders Company, 1978.

# 104

# Bloqueios Regionais Guiados Pela Ultrassonografia

Stefano Malaguti Ferreira ▪ Renato Mestriner Stocche

## INTRODUÇÃO

Apesar de a descoberta do efeito piezoelétrico de alguns cristais pela família Curie datar de 1880,[1] com estudos subsequentes por Langevin,[2,3] o primeiro uso da ultrassonografia em anestesia regional se deu apenas cerca de um século depois. La Grange, em 1978, fez o relato de uma série de casos em que um transdutor com Doppler foi utilizado para localização da artéria subclávia para orientar a realização de bloqueio do plexo braquial pela via supraclavicular, com sucesso reportado de 98%.[4] Em 1989, Ting e Sivagnanaratnam foram pioneiros em utilizar o modo B para demostrar a anatomia e dispersão de anestésico local em bloqueio do plexo braquial pela via axilar.[5]

Nas duas décadas seguintes, a anestesia regional evoluiu com o surgimento dos aparelhos portáteis e com o aprendizado e a difusão das técnicas de escaneamento e agulhamento. Neste período foram realizados inúmeros estudos prospectivos e randomizados que culminaram com a publicação de metanálises em diferentes cenários, favorecendo o uso da anestesia regional guiada por ultrassonografia.[6] A introdução do ultrassom na anestesia regional foi disruptiva. Dentre outros benefícios,[7] a técnica propicia:

- A diminuição na incidência de falhas;
- A menor conversão para anestesia geral;
- A diminuição do volume e dose de anestésico local;
- A menor incidência de injeções intravasculares;
- A menor latência dos bloqueios.

Muito além desses benefícios, os bloqueios compartimentais, como o bloqueio do plano transverso abdominal, que até então eram anedóticos, foram incorporados à prática clínica diária. Outros tantos bloqueios compartimentais foram desenvolvidos, como o bloqueio do plano eretor da espinha, que apresenta uma série de vantagens em relação às técnicas anteriores.[8-11]

Estudos visando analisar o impacto do uso do ultrassom na segurança das anestesias regionais apresentam resultados conflitantes. Apesar de aparentemente promover uma leve diminuição nas lesões e sequelas neurológicas, bem como na incidência de injeção intravascular, essas complicações continuam a ocorrer. Isto se deve a vários fatores, dentre eles: as limitações de resolução dos aparelhos, as limitações inerentes às técnicas utilizadas e, principalmente, a utilização inadequada das técnicas em razão da falta de conhecimento teórico e de habilidades práticas.[12] Sabemos que a curva de aprendizado para se realizar um escaneamento com visualização e reconhecimento da sonoanatomia não é longa. Contudo, o aprimoramento e a otimização das técnicas de escaneamento, bem como a realização do agulhamento, apresentam longa curva de aprendizado, próxima a 30 procedimentos.[13,14] É possível que, aparentemente, alguns indivíduos nunca atingirão a proficiência. Atualmente, considera-se que, no que se refere a diminuição de complicações neurológicas, o cenário ideal é composto por um tripé com a associação da ultrassonografia à eletroestimulação de nervos e a monitorização da pressão de injeção.[12,15]

No período perioperatório, o ultrassom apresenta inúmeras outras aplicações clínicas altamente relevantes. O ultrassom é altamente eficiente na obtenção de acessos venosos periféricos difíceis. Também auxilia nos acessos venosos profundos e nos acessos arteriais. Pode auxiliar na localização da membrana cricotireoidiana em casos extremos, como no hematoma cervical com compressão de vias aéreas superiores. Apresenta boa confiabilidade e reprodutibilidade na avaliação do conteúdo gástrico e do estado volêmico do paciente.

Facilmente pode avaliar a correta localização da sonda vesical e a presença de bexigoma. Sem contar ainda com a avaliação *point of care*, que pode auxiliar muito no caso de pacientes graves e politraumatizados, ou o uso da ecocardiografia transesofágica com seu papel crescente no cenário perioperatório.[16,17]

Na prática anestésica, para se obter o máximo que o ultrassom pode proporcionar, é fundamental ter noções básicas da física aplicada à ultrassonografia, de configurações do aparelho, além de um profundo conhecimento de técnicas de agulhamento.[18] Sem uma técnica adequada de otimização de imagem e agulhamento, que requer estudo e treinamento, a ultrassonografia pode se tornar um fator de confusão e dificultar a execução de anestesia regional com excelência, ou até mesmo aumentar a incidência de complicações.[12]

Este capítulo tratará dos princípios físicos que norteiam o uso da ultrassonografia, dos modos de imagem mais utilizados, das características de imagem e seus artefatos mais relevantes à prática clínica, e das principais medidas para otimização de imagem e realização de agulhamento preciso e seguro.[18-23]

## ■ FÍSICA APLICADA À ULTRASSONOGRAFIA

Ultrassom, conceitualmente, é uma onda de vibração mecânica com frequências superiores a 20 kHz. Essas frequências superam a faixa que pode ser captada pelo ouvido humano, que inclui vibrações entre 20 Hz e 20 kHz. Os transdutores de ultrassom que utilizamos na prática clínica perioperatória têm frequências entre 2 e 15 MHz.

O aparelho de ultrassom, para gerar ondas nestas frequências, utiliza cristais que apresentam efeito piezoelétrico. Quando submetidos a tensão elétrica, esses materiais vibram, gerando ondas mecânicas de ultrassom que penetram nos tecidos. O oposto também é verdadeiro, já que também ocorrem vibrações dos cristais quando as ondas mecânicas de ultrassom que ecoaram nos tecidos e suas interfaces retornam ao transdutor. As vibrações do eco são transformadas em energia elétrica e posteriormente processadas em imagens. Dessa maneira, o aparelho de ultrassom, através do transdutor, emite pulsos de ultrassom e posteriormente capta os diversos ecos, transformando-os em imagens.

As ondas produzidas apresentam determinada amplitude, medida em decibel (dB), e frequência conhecida, medida em hertz (Hz). A frequência é inversamente proporcional ao comprimento da onda.

### Velocidade de Propagação

A velocidade de propagação da onda ultrassônica depende unicamente de cada meio atravessado. Em média, a velocidade de propagação de uma onda ultrassônica nas partes moles, mais comumente avaliadas em ultrassonografia, é de 1.540 m.s$^{-1}$. O fato de a variação da velocidade de propagação ser pequena nos diversos tecidos apresenta

grande relevância na construção da imagem, pois o aparelho de ultrassom determina a profundidade de cada estrutura de acordo com o tempo entre a emissão do pulso sonoro e a captação dos diversos ecos. A velocidade de propagação das ondas ultrassônicas em diferentes meios é mostrada na Tabela 104.1.

**Tabela 104.1  Velocidade de propagação de ondas ultrassônicas em diferentes meios.**

| Meio | Velocidade de propagação (m/s) |
| --- | --- |
| Ar | 330 |
| Água | 1.500 |
| Gordura | 1.430 |
| Músculo | 1.620 |
| Partes moles, em média | 1.540 |
| Osso | 3.500 |

m/s: metros por segundo.

### Atenuação

Quando a onda ultrassônica interage com os tecidos e as interfaces entre diferentes meios, há reflexão, refração e atenuação da onda de ultrassom (Figura 104.1). Meios heterogêneos produzem o chamado *scattering*, que representa o redirecionamento do som em múltiplas direções, efeito este pouco relevante para anestesia regional.

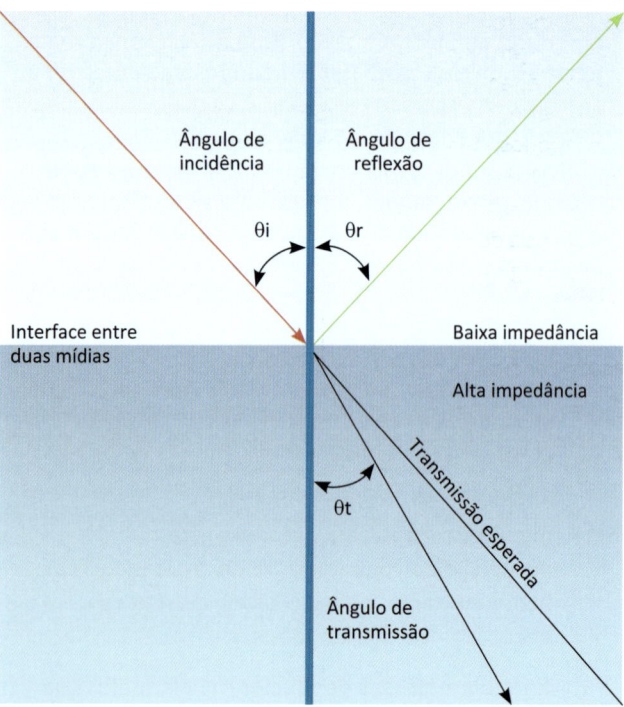

**▲Figura  104.1** Demonstração da passagem do ultrassom entre dois meios de diferentes impedâncias, com os efeitos de reflexão e refração. A cada mudança de meio, parte da energia é absorvida, havendo ainda atenuação do feixe de ondas.

**Fonte:** adaptada de https://www.nysora.com/topics/equipment/physics-of-ultrasound/#toc_REFERENCES

Parte de energia das ondas de ultrassom é absorvida e transformada em calor. De maneira geral, esse efeito é pouco relevante em ultrassonografia aplicada à anestesia regional, no entanto deve ser um ponto de atenção e monitorização em escaneamentos mais longos, como no uso da ecocardiografia transesofágica intraoperatória.

A atenuação representa a redução da amplitude da onda em determinado meio, que ocorre por dispersão das ondas em profundidades maiores e por absorção e conversão em energia térmica. O efeito atenuação pode ser minimizado com uso de menores frequências de onda e, por conseguinte, com comprimentos de onda maiores, que sofrem menor absorção. Em termos práticos, quanto maior a frequência, maior o coeficiente de atenuação, ou seja, quanto maior a frequência utilizada, menor a penetração obtida (Figura 104.2). Isso é determinante na escolha dos transdutores. Os transdutores lineares que trabalham com frequências acima de 6 MHz não são adequados para visualização de estruturas profundas, pois sofrem atenuação expressiva e não produzem eco de retorno profundos. Na prática diária, os transdutores de alta frequência são utilizados para profundidades menores que 8 cm.

## Resolução Axial

A resolução axial trata da capacidade de discernir pontos distintos no eixo que vai de superficial a profundo, o eixo vertical de tela que se observa. Essa resolução depende do comprimento de onda utilizado. O comprimento de onda pode ser encurtado usando frequências maiores, que permitem maior resolução axial, garantindo imagens de melhor qualidade, em detrimento de menor profundidade de escaneamento, por apresentarem maior coeficiente de atenuação. Os aparelhos modernos apresentam transdutores multifrequenciais. Além da escolha do transdutor de acordo com a profundidade das estruturas-alvos, também deve-se, portanto, escolher a maior frequência adequada para cada profundidade, otimizando a resolução axial. A Tabela 104.2 traz sugestões de escolha de transdutores e frequências a depender da profundidade da estrutura de interesse. Esta tabela sugere escolhas de transdutores e respectivas fre-

quências ou faixas de frequências para cada profundidade e deve ser utilizada somente como valores de referência. Esses valores são influenciados por vários outros fatores inerentes aos parâmetros técnicos de construção do aparelho e de outras regulagens.

| **Tabela 104.2 Sugestão de escolha de transdutor e frequência de escaneamento com base na profundidade da estrutura de interesse.** | | |
|---|---|---|
| **Profundidade** | **Transdutor** | **Frequência** |
| Até 3 cm | Linear | Mais alta: >10 MHz |
| 3 a 5 cm | Linear | Intermediária: 8 a 10 MHz |
| 5 a 8 cm | Linear ou Convexo | Baixa: 6 a 8 MHz |
| 8 a 15 cm | Convexo | Baixa: 3 a 5 MHz |
| < 15 cm | Convexo | Baixa: < 3 MHz |

## Resolução Lateral

A resolução lateral trata da capacidade do ultrassom em distinguir dois pontos próximos e distintos no sentido laterolateral. Existe uma correlação direta entre o número de cristais do transdutor e consequente número e distância lateral entre os feixes com a resolução lateral. Nos aparelhos mais avançados, a resolução lateral pode ser otimizada com uso e ajuste do foco dos feixes de ultrassom.

## Resolução Temporal

A resolução temporal é importante na aquisição de imagens em tempo real, sobretudo de estruturas em movimento. Para que a visualização de um vídeo pelo olho humano seja adequada e apresentada como um contínuo, o aparelho de ultrassonografia deve capaz de gerar e reproduzir imagens em velocidade maior que 25 quadros por segundo. Essa capacidade está relacionada com a frequência de pulsos disparados, bem como a capacidade de recepção dos ecos e processamento das informações.

## ■ TRANSDUTOR DE ULTRASSOM

O transdutor de ultrassom (também chamado de probe) é um dispositivo que provoca e capta vibrações mecânicas. Para isso, conta com um suporte plástico que confere proteção e isolamento mecânico e elétrico, dentro do qual estão os eletrodos e o material piezoelétrico, habitualmente organizado com multielementos (Figura 104.3). Cada situação clínica requer um tipo específico de transdutor. Em anestesia regional, os transdutores lineares são os mais utilizados, seguidos dos transdutores convexos, para estruturas mais profundas. Os transdutores setoriais têm lugar no cenário perioperatório quando se trata de ultrassonografia cardíaca e pulmonar *point of care.*

O transdutor escolhido gera uma imagem que representa um corte das estruturas analisadas pelo qual passa o plano de insonação, em uma imagem bidimensional (Figura 104.4).

Recentemente houve o surgimento de novas tecnologias com transdutores que não utilizam cristais piezoelétricos. Esses são substituídos por um *chip* contendo os chamados CMUTs (sigla de *capacitive micromachined ultrasound transducer*), conectados a semicondutores (*complementary*

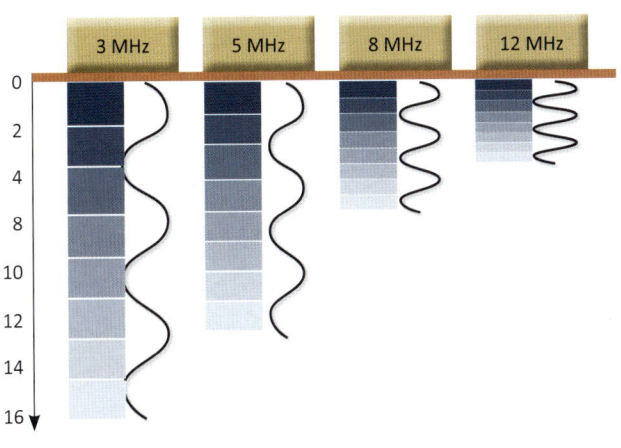

▲ **Figura 104.2** Representação esquemática do maior coeficiente de atenuação em frequências maiores, e com menor comprimento de onda.

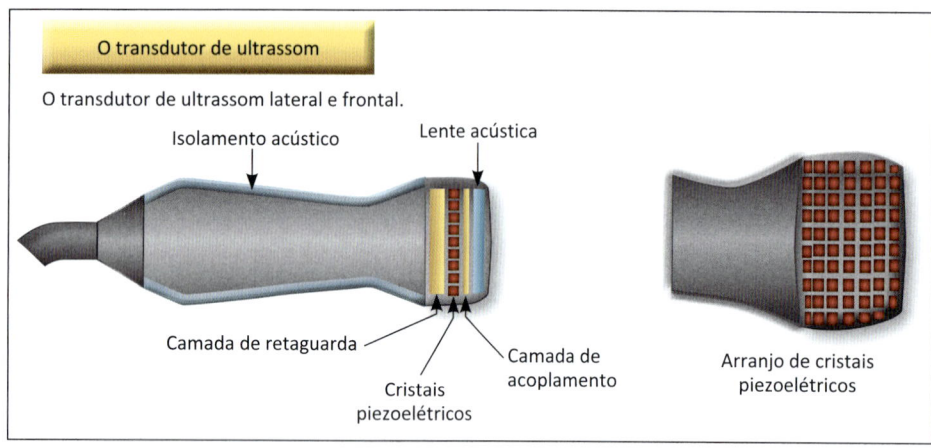

◀ **Figura 104.3** Composição de um transdutor multielementos, com seu revestimento acústico e eletrodos, cristais piezoelétricos e lente.

**Fonte:** adaptada de https://ecgwaves.com/topic/the-ultrasound-transmitter-probe/

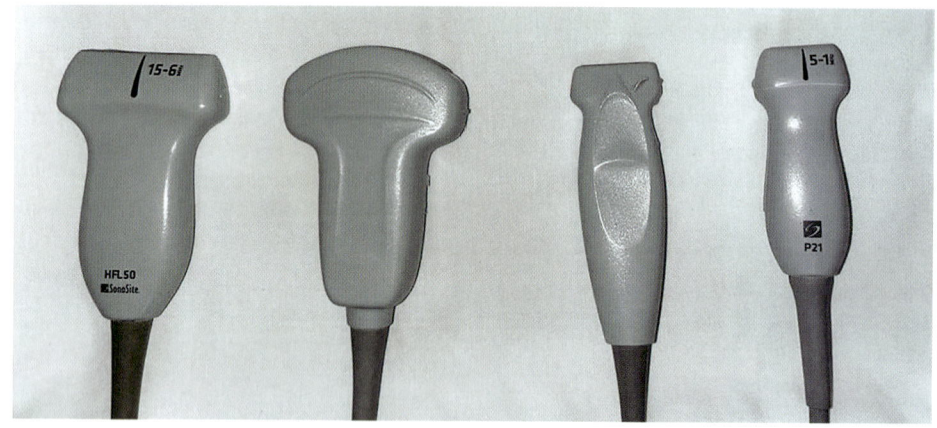

◀ **Figura 104.4** Diferentes tipos de transdutores de ultrassom. Da esquerda para a direita: transdutor linear (alta frequência), transdutor convexo (menor frequência), transdutor linear de menor diâmetro (mais alta frequência), transdutor setorial.

*metal-oxide-semiconductors* – CMOSs). Cada CMUT é composto de uma fina membrana condutora separada de um segundo substrato condutor por vácuo, formando um capacitor. Diferentemente dos cristais piezoelétricos, os CMUTs são capazes de gerar e captar um espectro maior de frequências e podem gerar ondas correspondentes a diferentes tipos de transdutores (linear, convexo ou setorial.[24]

## ■ MODOS DA ULTRASSONOGRAFIA

### Modo A

O modo A é o primeiro modo de ultrassonografia. O envio de um pulso único gera uma linha cujas espículas correspondentes à profundidade em que a onda ultrassônica encontra diferentes tecidos. O modo A não tem utilidade clínica em anestesia regional, acessos vasculares ou ultrassonografia *point of care*.

### Modo B

O modo B é o mais utilizado no cenário perioperatório. O transdutor munido de múltiplos elementos piezoelétricos é capaz de produzir uma imagem bidimensional em tempo real (Figura 104.5).

### Modo M

O modo M utiliza um ponto específico no eixo vertical da imagem para avaliar a movimentação das estruturas da-

quele corte ao longo do tempo (Figura 104.6). É usado para avaliação cardíaca, pulmonar e em ecocardiografia fetal. Em anestesia regional, não tem aplicação direta.

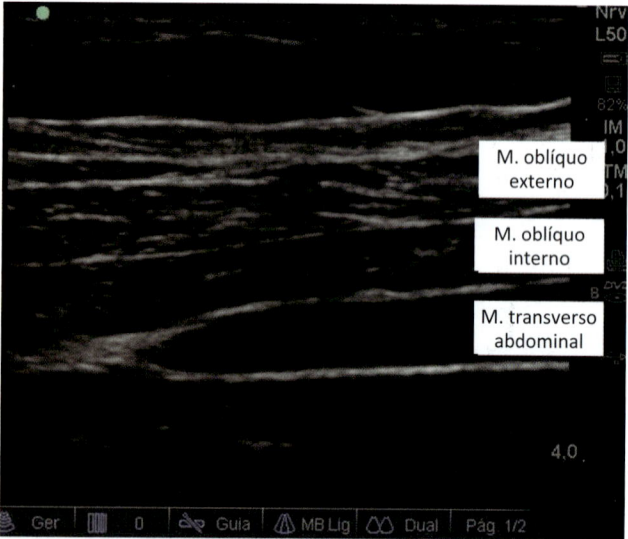

▲ **Figura 104.5** O Modo B usa escala de cinza para produzir uma imagem bidimensional, que permite distinguir estruturas anatômicas de interesse, individualizá-las e avaliá-las em tempo real, bem como acompanhar o agulhamento em anestesia regional. Na imagem, o aspecto lateral da parede abdominal, com seus músculos identificados.

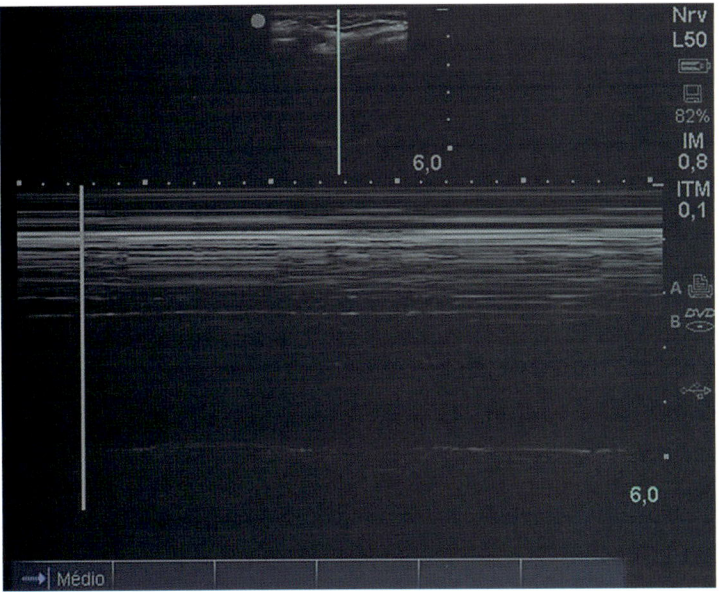

▲ **Figura 104.6** O modo M aplicado à avaliação de um pulmão normal, com a análise de movimento de uma linha específica do eixo axial, posicionada em um espaço intercostal.

## Doppler

O efeito Doppler denomina a mudança das frequências de ondas captada por um observador estático quando o emissor das ondas está se movendo, ou vice-versa. Quando emissor e receptor se aproximam, há aumento na frequência de onda captada, o chamado efeito Doppler positivo. Quando o emissor e o receptor se distanciam, percebe-se redução na frequência de onda, chamada de efeito Doppler negativo.

O Doppler colorido usa o modo B, e nele define uma área onde aplica um padrão de cores para mostrar movimento em direção ao transdutor, no espectro vermelho, e contrário ao transdutor, no espectro azul. Em anestesia regional pode auxiliar na identificação de estruturas vasculares (Figura 104.7). É importante lembrar que o padrão de cores, vermelho e azul, diz respeito exclusivamente à direção do movimento a favor ou contrário ao transdutor e pode ou não se relacionar à natureza de vasos arteriais ou venosos (Figura 104.8).

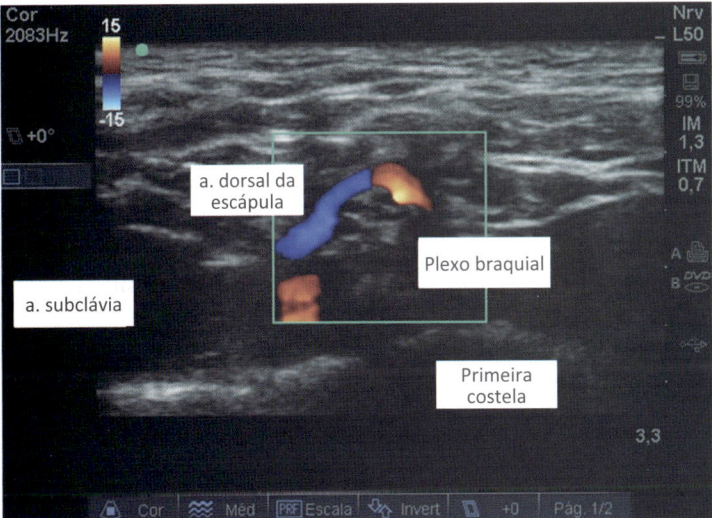

◄ **Figura 104.7** O Doppler colorido complementa a avaliação feita pelo modo B, com foco na identificação de estruturas vasculares. Na imagem, o Doppler colorido na região supraclavicular mostra a relação do plexo braquial com a artéria dorsal da escápula, que deve ser afastada do trajeto pretendido para entrada na agulha.

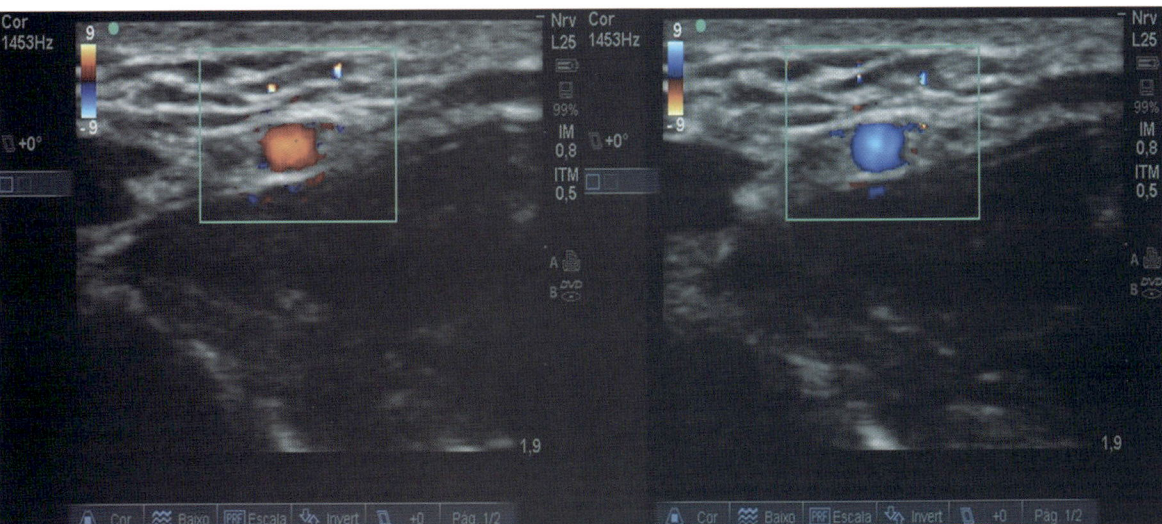

▲ **Figura 104.8** Demonstra-se que, na mesma região anatômica, a artéria radial pode ser mostrada em vermelho ou em azul, a depender do tilt do transdutor direcionando o fluxo do sangue a favor ou contra o transdutor e da configuração adotada no aparelho.

Vasos sanguíneos de pequeno calibre ou escaneados de modo ao fluxo estar paralelo à probe pode não gerar padrão habitual de cores. Esses vasos, no entanto, podem ser identificados com o uso do Power Doppler, mais sensível, porém incapaz de apontar velocidade ou direção do fluxo sanguíneo. Um modo prático de reconhecimento de vasos sanguíneos é a manobra de compressão e descompressão com o transdutor. Na compressão, veias em geral colapsam e artérias, que não apresentavam movimentação visual evidente, passam a apresentar pulso.

## ■ CARACTERÍSTICAS DA IMAGEM: ESCALA DE CINZAS E ARTEFATOS.

### Escala de Cinzas

Como descrito, o aparelho de ultrassom no modo B, mais utilizado na anestesia regional, produz imagens bidimensionais na forma de um corte de insonação (plano). As imagens são exibidas em escala de cinzas de acordo com a intensidade do eco produzido nos tecidos e interfaces. Quanto menor a intensidade do eco, mais próximo do preto será a representação na tela. Por sua vez, quanto maior a intensidade, a representação será mais próxima do branco. Dessa forma, classificam-se as representações em anecoicas, hipoecogênicas, ecogênicas e hiperecogênicas, como visto na Tabela 104.3.

**Tabela 104.3 Exemplos de estruturas anatômicas e suas designações quanto à ecogenicidade e à forma como são representadas à ultrassonografia.**

| Ecogenicidade | Estruturas | Representação |
|---|---|---|
| Anecoico | Vasos sanguíneos, bexiga, vesícula, cistos, saco dural | Preto/cinza-escuro |
| Hipoecoico | Gordura, músculos e raízes nervosas em jovens | Cinza-escuro |
| Ecogênicas | Musculatura e vísceras | Cinza-médio |
| Hiperecoico | Fáscias, periósteos, pele, nervos periféricos, calcificações | Cinza-claro/branco |

## Sombra Acústica Posterior

A resistência à propagação das ondas sonoras pelo tecido é denominada impedância acústica. A impedância acústica é proporcional à velocidade de propagação e à densidade desses tecidos; quanto maior esta impedância, maior será a dificuldade de penetração da onda ultrassônica. Estruturas densas como ossos, nódulos e cálculos calcificados apresentam impedância cinco vezes maior que tecidos moles. Consequentemente, o ultrassom não ultrapassa essas estruturas em profundidade, não produz eco profundo e é representado na imagem na cor preta na forma de uma sombra acústica.

## Reforço Acústico Posterior

Como descrito, conforme o som penetra nos tecidos, ocorre atenuação da amplitude da onda. Consequentemente, ecos mais profundos são menos intensos. O aparelho de ultrassom, na tentativa de apresentar uma imagem em escalas de cinza mais homogenia e representativa da característica tecidual, promove a amplificação do eco de acordo com a profundidade. Estruturas preenchidas por líquido, que não absorvem nem ecoam bem, não atenuam o som. Consequentemente, os ecos oriundos de estruturas abaixo são mais intensos, apesar de mais profundos. O aparelho de ultrassom inadvertidamente amplifica o eco que já era intenso produzindo o artefato (Figura 104.9). O reconhecimento do artefato ganha importância na anestesia regional guiada por ultrassom, pois em alguns tipos de bloqueios é esperado encontrar estruturas neurais perto de vasos sanguíneos. Os nervos periféricos tendem a serem hiperecoicos e podem ser confundidos com o reforço acústico posterior. Um meio prático de tentar diferenciar é promover a compressão com o transdutor. Nesse caso, o reforço acústico posterior tende a acompanhar o vaso, sendo minimizado ou abolido caso a estrutura vascular seja parcial ou totalmente colabada. Já a estrutura neural pode deslocar para o lado do vaso.

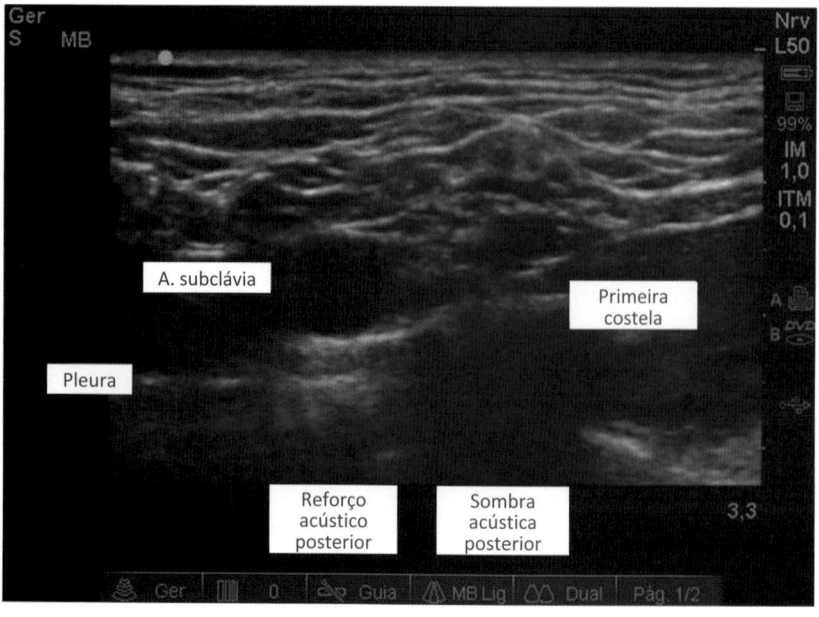

◄ **Figura 104.9** Na região supraclavicular, é claramente exibida a imagem da artéria subclávia criando reforço acústico nas estruturas profundas a ela e o primeiro arco costal produzindo sombra acústica posterior.

## Reverberação e Imagem em Espelho

Quando uma estrutura altamente refletora, como a pleura, bolhas de ar ou uma agulha metálica, está perpendicular à direção dos feixes acústicos, pode haver reverberação com reflexões múltiplas, formando imagens em espelho. No caso da agulha, esse artefato pode ser amenizado deixando a agulha menos perpendicular aos feixes de insonação (Figura 104.10). Na pleura, a reverberação da imagem gera uma imagem de menor intensidade e definição em múltiplos da profundidade, conhecidas como linhas A na ultrassonografia pulmonar. Além das linhas A, pode haver formação de imagem em espelho de estruturas localizadas próximas e superficialmente à pleura (Figura 104.11).

## Anisotropia

Anisotropia é a propriedade de algumas estruturas como tendões e nervos, que fazem com que reflitam as ondas de ultrassom apenas na mesma direção. Por isso, essas estruturas são visualizadas adequadamente apenas quando recebem a onda de ultrassom em direção perpendicular. Se o ângulo de escaneamento for alterado, as ondas de ultrassom não são refletidas de volta para o transdutor e a qualidade da imagem é perdida (Figura 104.12).

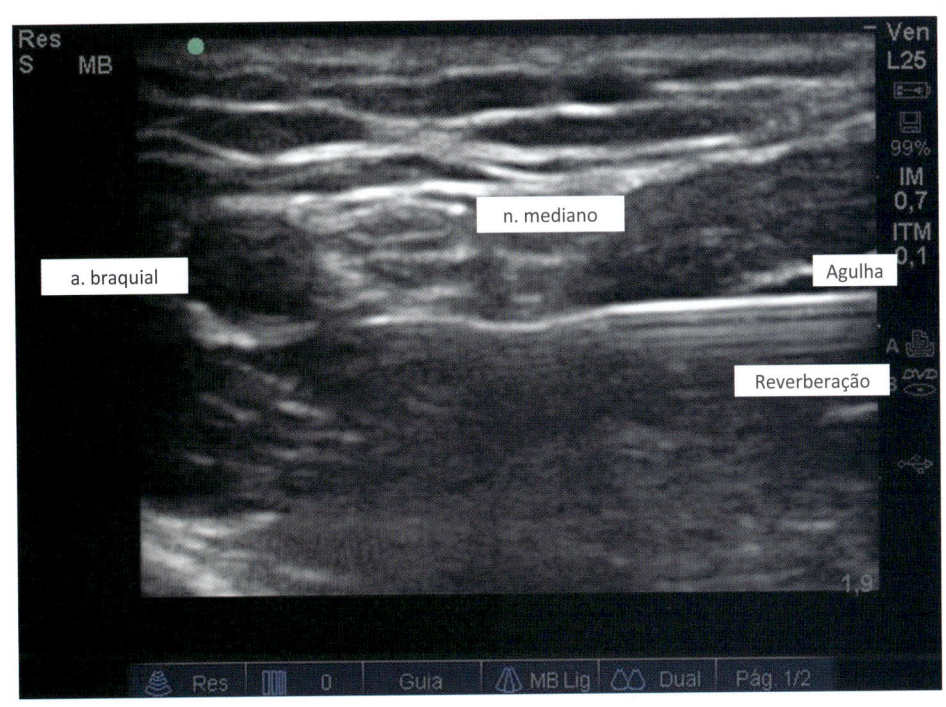

◄ **Figura 104.10** Artefato de reverberação profundamente à agulha que se aproxima do nervo mediano, em bloqueio superficial em que a agulha fica paralela ao transdutor e perpendicular a insonação.

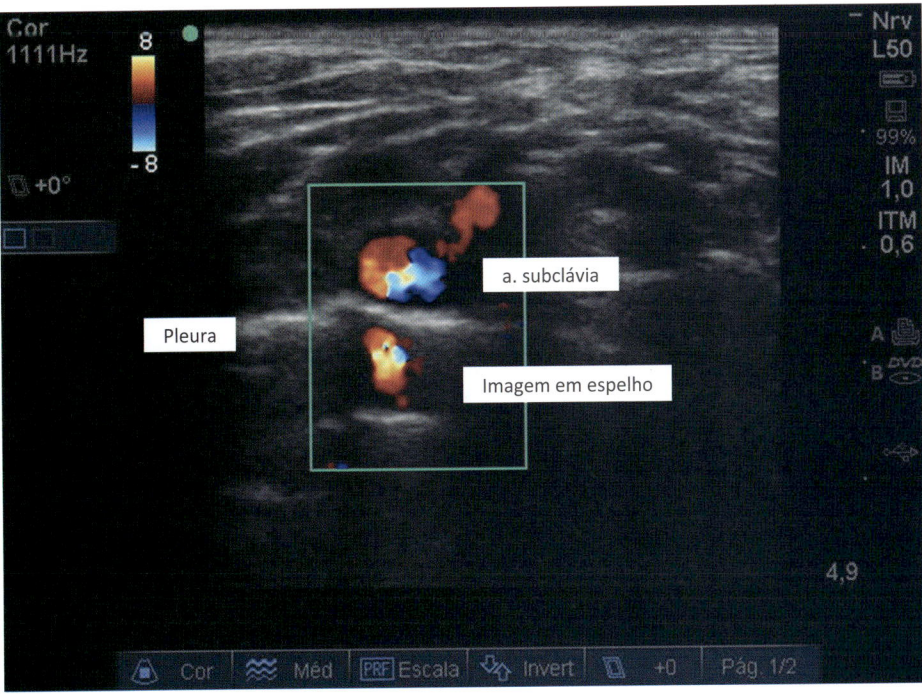

◄ **Figura 104.11** A pleura é uma estrutura que reflete muito bem o ultrassom. Nesta imagem, observa-se a produção de uma imagem em espelho da artéria subclávia, que se mostra como uma falsa estrutura vascular intrapleural, com intensidade menor que a estrutura verdadeira, mais superficial.

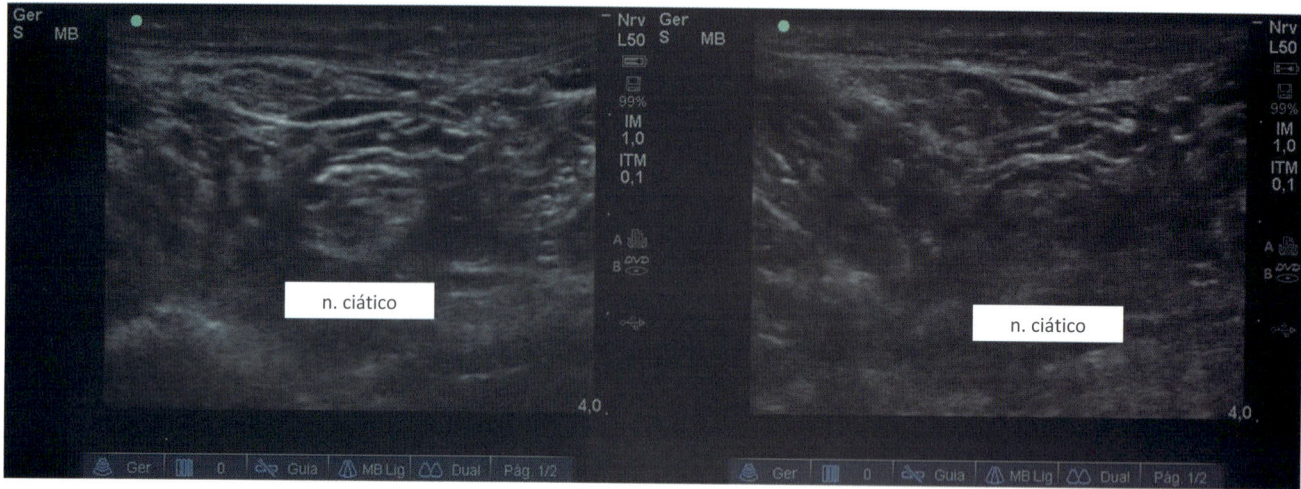

▲ **Figura 104.12** O nervo ciático na fossa poplítea é mais bem visto quando o transdutor é manipulado de modo a disparar seus feixes em direção perpendicular ao nervo, na imagem à esquerda. Na imagem à direita, o transdutor foi colocado exatamente na mesma posição, porém em orientação perpendicular à pele do paciente, e percebe-se a menor nitidez nas fibras nervosas.

## MEDIDAS PARA OTIMIZAÇÃO DA IMAGEM E DO AGULHAMENTO

### Medidas Gerais

### Posicionamento do ultrassom

Diferentemente de exames de ultrassonografia diagnóstica, em anestesia regional faz-se uma avaliação ultrassonográfica para guiar um agulhamento. Dessa forma, a disposição das pessoas e dos equipamentos na sala cirúrgica deve ser pensada para facilitar o procedimento. É altamente recomendável que haja um alinhamento do anestesiologista, do sítio de punção e da tela do aparelho de ultrassonografia (Figura 104.13). Essa disposição minimiza rotações do tronco e pescoço para alternar o olhar entre o local de trabalho/manipulação da agulha e a imagem na tela do ultrassom. Essa medida facilita a estabilização do transdutor, melhora o alinhamento da agulha com o plano de insonação, minimiza o risco de erros por movimentação inadvertida da agulha e previne as dificuldades causadas por má ergonomia.

### Exame e preparo da região de interesse

A avaliação da anatomia de superfície e o correto posicionamento do paciente são essenciais antes de iniciar-se um procedimento guiado por ultrassom, e não devem ser subestimados. O ultrassom deve ser entendido como uma ferramenta adicional quando se realiza uma anestesia regional, punção vascular ou a qualquer outra avaliação no cenário perioperatório.

### Escolha do transdutor

Como já discutido, a frequência das ondas de ultrassom está relaciona à resolução axial da imagem e à penetração do ultrassom nos tecidos. Para cada técnica de anestesia regional, deve escolher o transdutor ideal. Em anestesia regional, na maioria dos casos será utilizado um transdutor linear de alta frequência, capaz de gerar excelentes imagens em profundidades menores e garantir adequada visualização da agulha. Algumas técnicas em que as estruturas de interesse estão distantes umas das outras e/ou o alvo de agulhamento é mais profundo, como a ultrassonografia do neuroeixo, o bloqueio quadrado lombar do tipo III, a abordagem subglútea do nervo ciático, entre outras, podem requerer o uso de transdutores convexos e de menor frequência. Esses transdutores são capazes de gerar imagens de estruturas mais

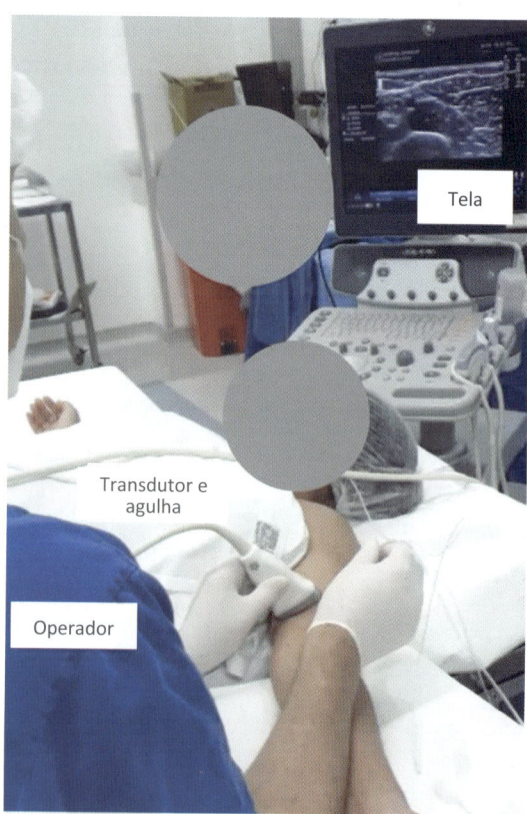

▲ **Figura 104.13** Alinhamento do operador, conjunto transdutor/agulha e tela do aparelho de ultrassonografia, de modo a evitar movimentos de rosto e tronco que prejudiquem o agulhamento.

profundas e anatomicamente mais distantes, ao passo que geram distorção da imagem e perda de resolução axial e lateral para o agulhamento.

## Ajuste de lateralidade

O primeiro ponto, antes de iniciar o escaneamento, deve ser checar a lateralidade do transdutor. A correlação de um lado da imagem da tela com o seu posicionamento facilita a interpretação das imagens bem com o escaneamento dinâmico. Dessa maneira, o que está à direita da tela corresponderá ao que está à sua direita, o mesmo ocorrendo para o lado esquerdo. Ao passo que alguns aparelhos dão a opção de inverter a imagem em tela, uma medida simples é girar o transdutor para ajustar a lateralidade. Para checar a lateralidade simplesmente toque um lado do transdutor na superfície a ser escaneada já com gel. Ao checar a lateralidade, é prudente evitar toques vigorosos para evitar danificar o transdutor.

## Escaneamento livre

O escaneamento livre parte da avaliação dos parâmetros anatômicos de superfície e visa identificar as principais estruturas de interesse, suas interrelações, suas profundidades e seus trajetos. Assim, pode-se definir o ponto-alvo do agulhamento e o trajeto da agulha até alcançá-lo. As estruturas podem ser avaliadas em diferentes modos de insonação, com o destaque para o modo B e o Doppler colorido ou Power Doppler no caso de proximidade com estruturas vasculares.

O escaneamento livre, portanto, avalia não apenas a topografia de interesse, mas também suas adjacências, visando definir a melhor posição para a prática da anestesia regional. Para a realização no escaneamento, deve-se dominar a movimentação do transdutor, trabalhando, além dos movimentos de deslizar pela superfície da pele, os ajustes de pressão de escaneamento, rotação e *tilt* do transdutor (Figura 104.14).

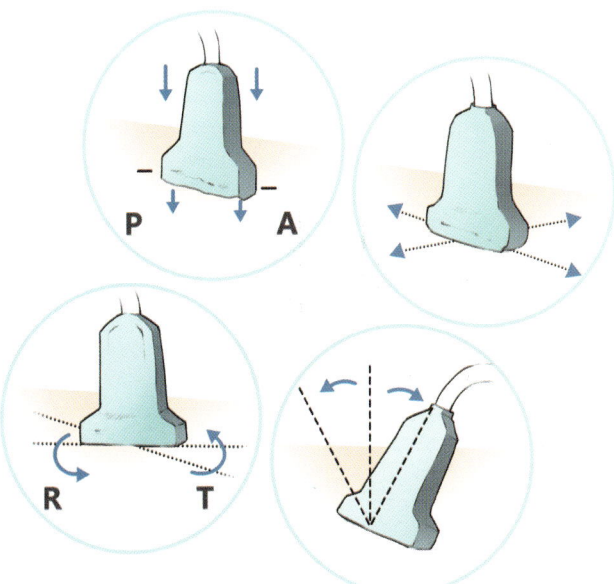

▲ **Figura 104.14** Representação esquemática dos diferentes tipos de movimentação do transdutor para realização de escaneamento em anestesia regional.

A seguir serão discutidos ajustes de parâmetros do aparelho de ultrassom, que são fundamentais para otimizar a imagem neste momento.

## Apoio de braço e ergonomia

Durante a realização do agulhamento, utilizam-se movimentos finos e precisos para manipular o transdutor que deve exercer leve pressão na pele do paciente. O controle destes movimentos é facilitado quando se tem o cotovelo e/ou antebraço apoiado. De maneira adicional, trabalhar em condições favoráveis de ergonomia, com ajuste da altura da maca ou da mesa cirúrgica do paciente, torna o procedimento mais fluido e pode dar agilidade e até mesmo segurança.

O emprego da ultrassonografia não dispensa quaisquer medidas de segurança, como aplicação de termo de consentimento, uso de *checklists* e ambiente montado e preparado para realização do procedimento, com adequado acesso a monitorização, sedativos, adjuvantes e material de suporte à vida, em disposição que garanta bom trânsito da equipe e acesso adequado ao paciente.

## Parâmetros a Serem Ajustados para se Obter a Melhor Imagem

### Frequência

Como discutido, a frequência utilizada é determinante para a otimização da imagem. Frequências mais altas melhoram a resolução axial e permitem melhor distinção entre estruturas. Ao mesmo tempo, quanto maior a frequência, menor a penetração obtida pelo ultrassom, de modo que estruturas mais profundas devem ser avaliadas a frequências menores (ver Tabela 104.2 e Figura 104.2).

### Ganho

O ganho, medido em dB, define o brilho da imagem. Pode-se ajustar o ganho total ou o ganho em apenas determinada profundidade da imagem. Na maioria dos aparelhos, esse ajuste é identificado como TGC (sigla de *time-gain compensation*).

Ao aumentar o ganho para minimizar os efeitos da atenuação da imagem, aumenta-se o sinal de todas as estruturas anatômicas, podendo diminuir o contraste entre os diferentes tecidos e dificultar a interpretação da sonoanatomia. Mais ainda, a elevação do ganho também aumenta os artefatos e ruídos. Desse modo, o ganho deve ser ajustado para buscar a melhor imagem, o melhor contraste entre estruturas e a melhor definição da agulha (Figura 104.15). Isso é feito de modo visual, olhando a imagem na tela do ultrassom e ajustando o ganho.

### Profundidade

A profundidade deve ser ajustada de modo a contemplar todas as estruturas de interesse na tela, com o objetivo de abranger a totalidade de sua anatomia e permitir o uso de maiores frequências. Profundidades insuficientes podem deixar fora do campo da imagem estruturas que devem ser protegidas ou acessadas, e profundidades muito grandes podem prejudicar a qualidade da imagem e a resolução das estruturas relevantes, além de depender de frequências maiores (Figura 104.16).

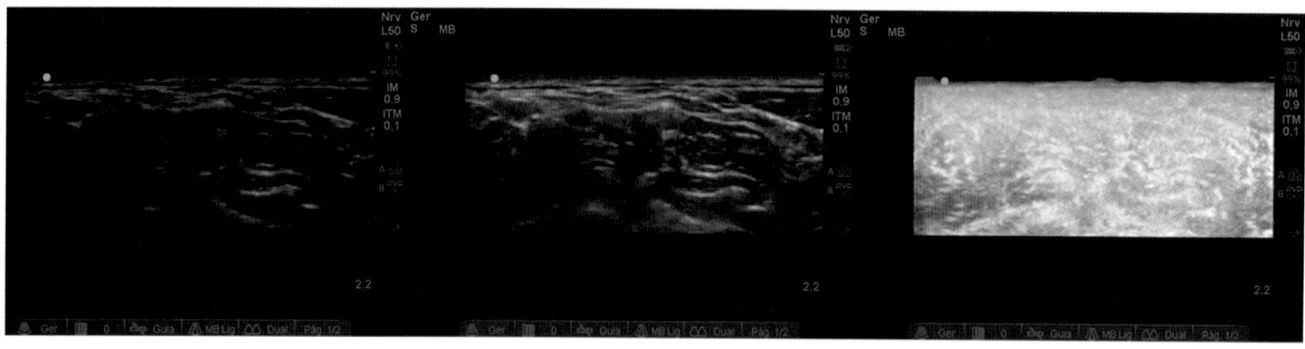

▲ **Figura 104.15** Escaneamento do plexo braquial na fenda interescalênica com diferentes configurações de ganho, que aumenta da esquerda para a direita.

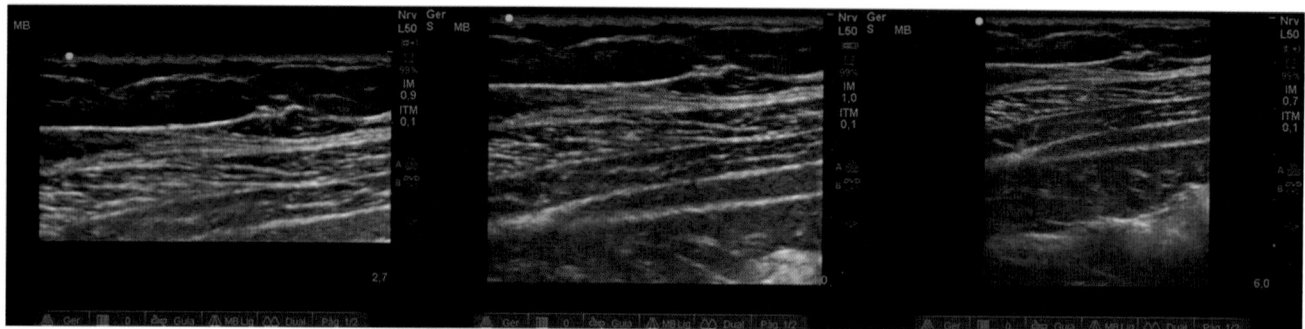

▲ **Figura 104.16.** Escaneamento da parede abdominal, com profundidades que aumentam da esquerda para a direita. É fundamental que todas as estruturas de interesse sejam mantidas na imagem, mas profundidades exageradas prejudicam o entendimento da sonoanatomia e o agulhamento em anestesia regional.

## Foco

O foco é definido como o nível de transição entre o campo próximo e o campo distante, em uma distância que é classicamente definida como metade do diâmetro do transdutor.

O ajuste de foco trabalha para reduzir o diâmetro das ondas emitidas em determinada profundidade, otimizando a imagem nesta região, sob o ônus de criar possíveis artefatos nas profundidades acima e abaixo do ponto de foco definido.

### *Presets*

Com nomes que podem diferir entre diferentes fabricantes, os *presets* consistem em configurações predefinidas de fábrica que visam obter configurações consideradas mais próximas do ideal para cada tipo de escaneamento. Representam apenas um ponto de partida para ajustes e individualização de parâmetros ao escanear cada paciente. Dessa maneira, o uso correto do *preset* pode diminuir a necessidade de ajustes de imagem. É comum encontrar *presets* para músculo esquelético, partes moles, nervos, abdome, exames vascular, cardíaco ou pulmonar, entre outros.

## ▪ TÉCNICAS DE AGULHAMENTO

O agulhamento pode ser realizado em plano ou fora de plano. Em ambas as técnicas, a visualização e o controle da ponta da agulha devem ser considerados prioritários durante todo o procedimento.[25]

## Agulhamento em Plano

No agulhamento em plano, trabalha-se com a agulha no mesmo plano de insonação, portanto, busca-se a imagem de todo o corpo e a ponta da agulha na tela, controlando sua inserção e aproximação das estruturas de interesse. É importante reforçar que a visualização e o controle de ponta da agulha devem ser priorizados em relação à visualização de seu corpo, e deve ser buscada a todo momento da execução do procedimento. Sempre que a visualização da ponta da agulha for perdida, ou estiver duvidosa, deve-se parar imediatamente qualquer movimento com a agulha e, olhando a tela do ultrassom, passa-se a trabalhar com movimentação delicada do transdutor até que a ponta da agulha (e idealmente seu corpo em um agulhamento em plano) seja novamente visualizada. Caso não tenha sucesso na localização da agulha, pare de olhar para a tela do ultrassom e, olhando para o local da punção, tenda a entender a falta de relação entre o plano de insonação e o posicionamento da agulha. Após colocar ao transdutor alinhado e com plano de insonação sobre a agulha, volte para a tela do ultrassom e confirme a imagem da agulha. Nessa situação, se, ao visualizar bem a agulha, ocorrer perda da imagem da estrutura-alvo, retire a agulha e reinicie o procedimento.

Quanto menor a inclinação da agulha e, por conseguinte, quanto mais paralela ao transdutor essa se mantiver, melhor sua visualização. A primeira estratégia para diminuir a angulação do agulhamento é colocar a estrutura-alvo do lado oposto ao ponto de introdução da agulha. A segunda estratégia, utilizada em alvos mais profundos, é introduzir a agulha distante do transdutor, percorrendo um trajeto antes de entrar no plano de insonação. Nesse caso, quando entrar no plano de insonação, a ponta da agulha já se encontra profunda. Esta técnica facilita a visualização da agulha, porém dificulta ver a relação entre o plano de insonação e a agulha, bem como percorre um trajeto sem visualizar a agulha, além de necessitar de agulha mais longa. (Figura 104.17).

O agulhamento em plano é usado pelos autores deste capítulo para a maior parte das técnicas de anestesia regional.

## Agulhamento Fora de Plano

O agulhamento fora de plano é feito de maneira que a progressão da agulha é em direção ao plano de insonação (Figura 104.18). Consequentemente, a agulha não é visualizada enquanto sua ponta não cruza o plano de insonação. É fundamental que se tenha consciência, durante todo o procedimento, de onde está a ponta da agulha e não se deve confundir a ponta com qualquer outra região da agulha em corte transeccional.

Inicia-se o procedimento com o escaneamento livre da região desejada e definição do alvo da punção. Posiciona-se a estrutura-alvo no centro da tela e faz-se a punção da pele alinhada ao ponto central do transdutor. Quando a ponta da agulha cruza o plano, uma imagem puntiforme aparece no meio da tela no sentido horizontal. Imediatamente interrompe-se a progressão da agulha e muda-se a posição do transdutor, deslocando o plano de insonação para longe da agulha, até que a imagem puntiforme da agulha desapareça da tela. Isso pode ser feito de duas maneiras diferentes. Para canulação de vasos, onde o ângulo de introdução da agulha é pequeno em relação à pele, desloca-se o transdutor distanciando-o da ponta da agulha. Já para as punções de estruturas profundas para injeção de anestésico local, onde o ângulo de introdução da agulha é maior que 60 graus, o deslocamento do plano de insonação pode ser feito com

leve *tilt* no transdutor, afastando o plano do insonação da ponta da agulha. Em seguida, continua-se a introdução da agulha que aparecerá como um ponto mais profundo que o anterior. Repete-se esta sequência até se alcançar a correta posição da ponta da agulha com relação ao alvo.

Uma técnica mista de distanciamento do transdutor associado a leve *tilt* para tirar a ponta da agulha do plano de insonação pode ser utilizada por anestesiologista com alto nível de domínio da técnica. Recomenda-se que os passos em dois tempos sejam sempre respeitados. O transdutor deve permanecer parado enquanto se progride a agulha. Quando a ponta da agulha atinge o plano, deve-se paralisar o movimento de introdução e inicia-se o deslocamento do transdutor. Excepcionalmente, anestesiologistas com extremo domínio da técnica são aptos a sincronizarem os movimentos de agulha e transdutor, transformado os dois

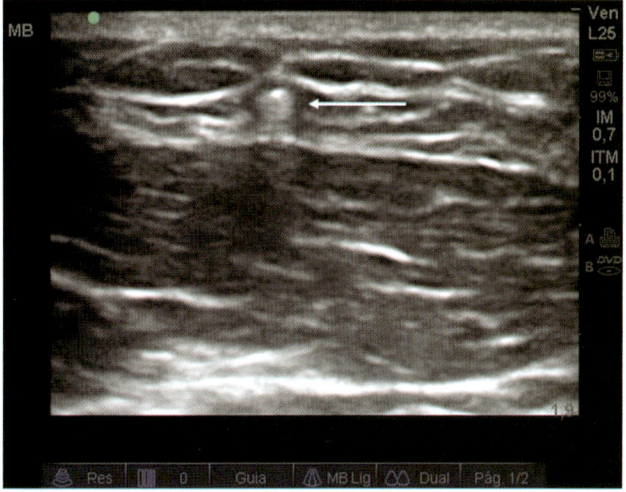

▲ **Figura 104.18** Agulhamento fora de plano de veia periférica de membro superior. A agulha é vista como um ponto hiperecogênico na tela (*seta*).

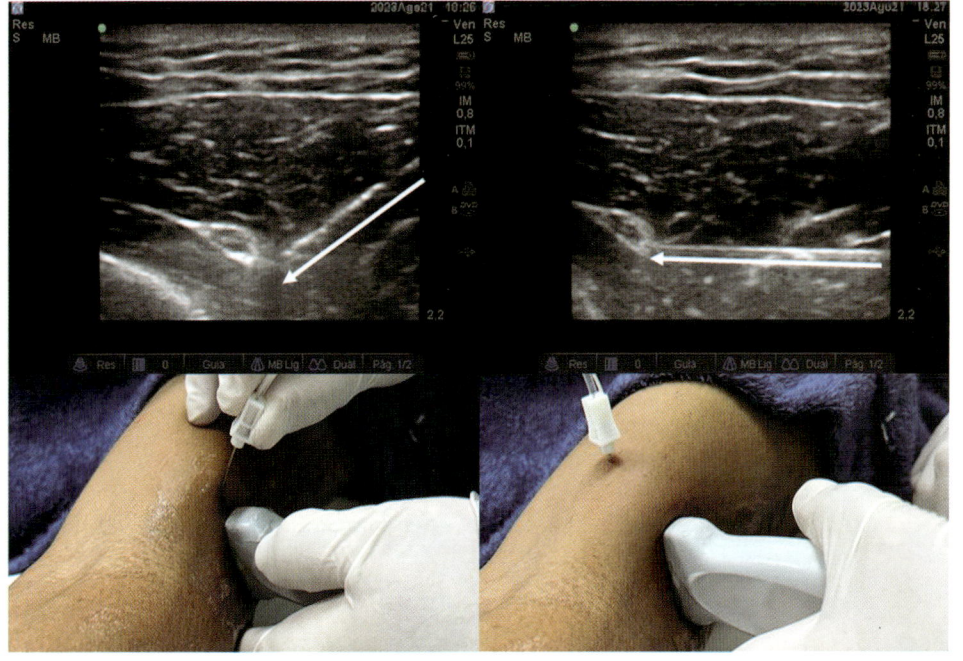

◄ **Figura 104.17** Agulhamento em plano para bloqueio do nervo radial no braço. *À esquerda* tem-se o agulhamento próximo ao transdutor com agulha mais inclinada. *À direita*, o mesmo agulhamento é realizado em ponto mais distante ao transdutor, com a agulha menos inclinada.

tempos em um movimento contínuo e garantindo o controle da ponta de agulha.

O agulhamento fora de plano é utilizado pelos autores deste capítulo para a maior parte das punções ou cateterizações vasculares guiadas por ultrassonografia e para anestesia regional em estruturas profundas.

## Posicionamento de Cateteres

O posicionamento de cateteres periféricos perineurais tem sido facilitado pelo desenvolvimento e pela disseminação de *kits* específicos, que contam com agulhas apropriadas para eletroestimulação, além de bisel curto e não cortante. Contam também com cateteres estimuláveis, mais finos e maleáveis. A estimulação neural com a ponta do cateter garante uma menor incidência de falha no bloqueio. Para que se faça uma eletroestimulação confiável, deve-se evitar a dilatação prévia do espaço com solução anestésica (falso-negativo) ou soluções hidroeletrolíticas (falso-positivo). Idealmente, deve-se injetar solução de glicose 5%. Contudo, para bloqueios contínuos compartimentais e interfasciais, na ausência de material específico, podem-se utilizar agulha e cateter peridural. Nesse caso, a dilatação prévia do espaço para a inserção do cateter pode ser feita com qualquer solução. Em ambos os casos, os agulhamentos podem ser realizados em plano ou fora de plano. Para a maior parte dos bloqueios, é suficiente que o cateter seja introduzido apenas 2 a 5 cm além da ponta da agulha. A visualização do cateter em si pode ser desafiadora. A administração de anestésico local ou solução salina pelo cateter pode tornar a região de seus orifícios identificável com Doppler colorido. Outro recurso para identificar o cateter e a região de dispersão de seus orifícios consiste em injetar mínima quantidade de ar pelo dispositivo (Figura 104.19). A injeção de ar, porém, criará artefato importante no local de injeção, o que pode prejudicar o reposicionamento da agulha e do cateter.

## Tecnologias de Auxílio à Visualização da Agulha

Muitos dos aparelhos de ultrassonografia modernos possuem sistemas capazes de facilitar o reconhecimento da agulha durante o procedimento, com benefícios mais expressivos em alvos profundos e situações mais desafiadoras (Figura 104.20). Há ainda agulhas com marcações centimetradas sonossensíveis, para facilitar o reconhecimento de cada porção durante o agulhamento. Ademais, existem dispositivos que, quando acoplados ao transdutor, podem servir de guia para a agulha, mantendo-a sempre no plano de insonação, simplificando a manipulação, ao preço de limitar a liberdade de movimentos durante o procedimento.

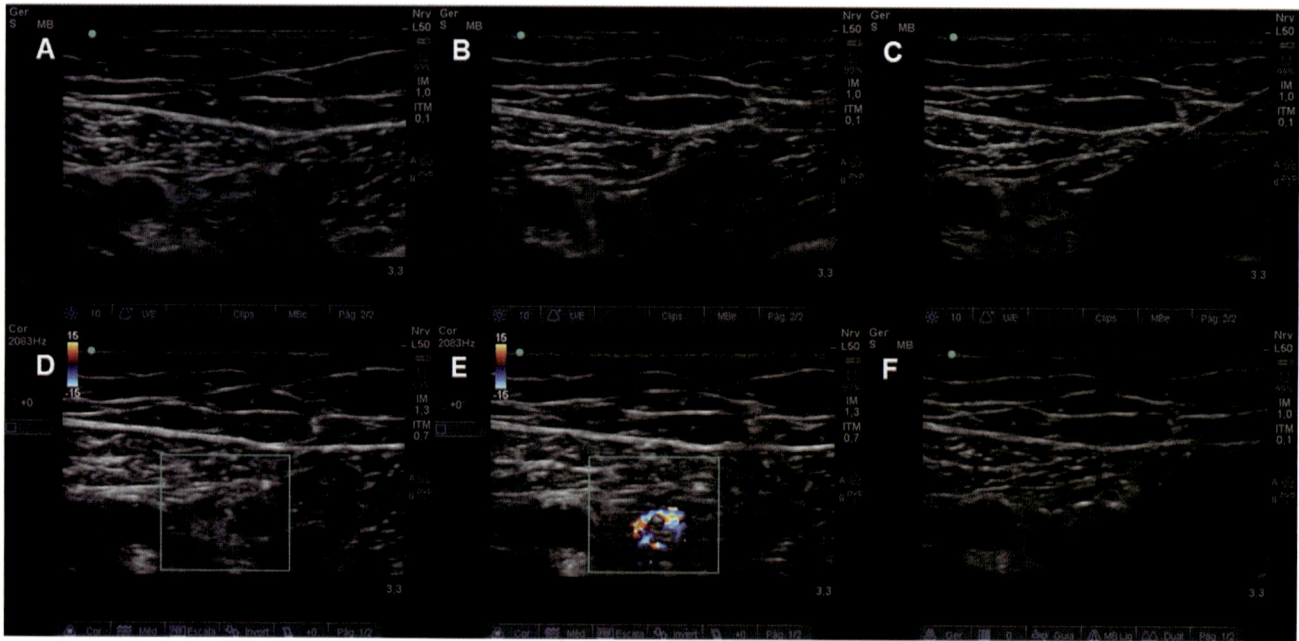

▲ **Figura 104.19** Ilustração de cada passo para instalação de um cateter periférico no nervo femoral/safeno, próximo à região do canal dos adutores. **(A)** Escaneamento livre e definição de sítio de punção. **(B)** Agulhamento em plano com agulha atraumática de Tuohy. **(C)** Injeção de solução para dilatação do compartimento perineural. **(D)** Posicionamento do cateter de nervo periférico. Nota-se que a visualização do cateter é difícil ao modo B e ao Doppler colorido. **(E)** Injeção realizada pelo cateter, o Doppler colorido possibilita a confirmação do fluxo na região desejada, em torno do nervo femoral/safeno. **(F)** Injeção de pequena quantidade de ar feita em caráter puramente ilustrativo, para documentar a visualização do cateter preenchido de ar, e o ar na região perineural. Percebe-se que a visualização das estruturas de interesse fica muito prejudicada pela presença do ar e seus artefatos de imagem.

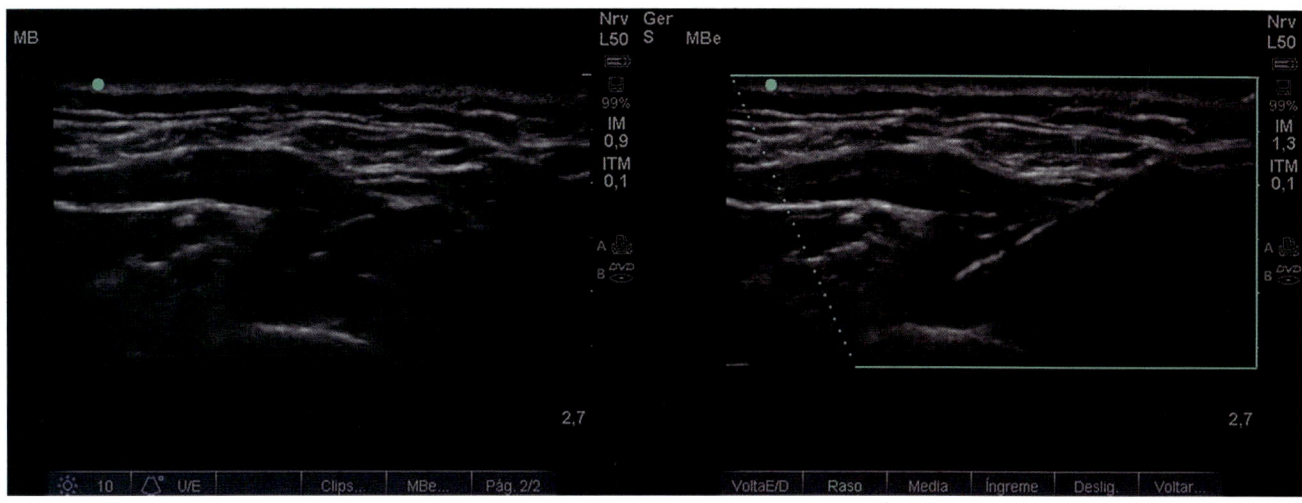

▲ **Figura 104.20**   Imagem de agulhamento para bloqueio de plexo braquial pela via supraclavicular em paciente obeso. *À esquerda,* a imagem em modo B. *À direita,* a mesma imagem com software de auxílio à detecção de agulha.

## REFERÊNCIAS

1.  Curie P, Curie J. Développement par compression de l'électricité polaire dans les cristaux hémièdres à faces inclinées. Bulletin de Minéralogie. 1880;90-3.
2.  Langevin P. French Patent No. 505,703. Filed September 17, 1917. Issued August 5, 1920. 1920.
3.  Langevin P. Lés ondes ultrasonores. Rev Gen Elect. 1928;23:626.
4.  la Grange P, Foster PA, Pretorius LK. Application of the doppler ultrasound bloodflow detector in supraclavicular brachial plexus block. Br J Anaesth. 1978 Sep;50(9):965-7.
5.  Ting PI, Sivagnanaratnam V. Ultrasonographic study of the spread of local anaesthetic during axillary brachial plexus block. Br J Anaesth. 1989 Sep;63(3):326-9.
6.  Gelfand HJ, Ouanes JPP, Lesley MR, et al. Analgesic efficacy of ultrasound-guided regional anesthesia: a meta-analysis. J Clin Anesth. 2011 Mar;23(2):90-6.
7.  Lim JA, Sung SY, Lee JH, et al. Comparison of ultrasound-guided and nerve stimulator-guided interscalene blocks as a sole anesthesia in shoulder arthroscopic rotator cuff repair. Medicine. 2020 Aug 28;99(35):e21684.
8.  Rafi AN. Abdominal field block: a new approach via the lumbar triangle. Anaesthesia. 2001 Oct;56(10):1024-6.
9.  Forero M, Adhikary SD, Lopez H, et al. The Erector Spinae Plane Block. Reg Anesth Pain Med. 2016;41(5):621-7.
10. Fujii S, Bairagi R, Roche M, et al. Transversus Thoracis Muscle Plane Block. Biomed Res Int. 2019 Jul 7;2019:1-6.
11. Dost B, De Cassai A, Balzani E, et al. Effects of ultrasound-guided regional anesthesia in cardiac surgery: a systematic review and network meta-analysis. BMC Anesthesiol. 2022 Dec 29;22(1):409.
12. Neal JM, Barrington MJ, Brull R, et al. The Second ASRA Practice Advisory on Neurologic Complications Associated With Regional Anesthesia and Pain Medicine. Reg Anesth Pain Med. 2015;40(5):401-30.
13. Sites B, Gallagher J, Cravero J, et al. The learning curve associated with a simulated ultrasound-guided interventional task by inexperienced anesthesia residents. Reg Anesth Pain Med. 2004 Dec;29(6):544-8.
14. Barrington MJ, Wong DM, Slater B et al. Ultrasound-Guided Regional Anesthesia. Reg Anesth Pain Med. 2012;37(3):334-9.
15. Gadsden JC, Choi JJ, Lin E, et al. Opening Injection Pressure Consistently Detects Needle–Nerve Contact during Ultrasound-guided Interscalene Brachial Plexus Block. Anesthesiology. 2014 May 1;120(5):1246-53.
16. Naji A, Chappidi M, Ahmed A, et al. Perioperative Point-of-Care Ultrasound Use by Anesthesiologists. Cureus. 2021 May 24;13(5):e15217.
17. Salgado-Filho MF, Morhy SS, Vasconcelos HD, et al. Consensus on Perioperative Transesophageal Echocardiography of the Brazilian Society of Anesthesiology and the Department of Cardiovascular Image of the Brazilian Society of Cardiology. Brazilian Journal of Anesthesiology (English Edition). 2018 Jan;68(1).1-32.
18. Xu D, Janssen L, Kransingh S. Optimizing Ultrasound Image. In: Hadzic A, Lopez AM, Balocco AL, et al, editors. Hadzic's Peripheral Nerve Blocks and Anatomy for Ultrasound-Guided Regional Anesthesia. 3rd ed. New York: McGraw Hill, 2022. p. 67-74.
19. Xu D. Physics of ultrasound [Internet]. [cited 2023 Oct 27]. Available from: https://www.nysora.com/topics/equipment/physics-of-ultrasound/#toc_REFERENCES.
20. Shanthanna H. Review of essential understanding of ultrasound physics and equipment operation. World Journal of Anesthesiology. 2014;3(1):12.
21. Sites B, Brull R, Chan V, et al. Artifacts and Pitfall Errors Associated With Ultrasound-Guided Regional Anesthesia. Part I: Understanding the Basic Principles of Ultrasound Physics and Machine Operations. Reg Anesth Pain Med. 2007 Sep;32(5):412-418.
22. Sites B, Brull R, Chan V, et al. Artifacts and Pitfall Errors Associated With Ultrasound-Guided Regional Anesthesia. Part II: A Pictorial Approach to Understanding and Avoidance. Reg Anesth Pain Med. 2007 Sep;32(5):419-33.
23. Maslow A, Perrino Jr AC. Principles and Technology of Two-dimensional Echocardiography. In: Perrino Jr AC, Reeves ST, editors. A Practical Approach to Transesophageal Echocardiography. 3rd ed. Philadelphia: Wolters Kluwer | Lippincott Williams & Wilkins, 2015. p.1-19.
24. Joyce YLB, Jiajun XM, Flemming FP, et al. CMUT/CMOS-based Butterfly iQ – A Portable Personal Sonoscope. Advanced Ultrasound In Diagnosis And Therapy. 2019;3(3):115.
25. Scholten HJ, Pourtaherian A, Mihajlovic N, et al. Improving needle tip identification during ultrasound-guided procedures in anaesthetic practice. Anaesthesia. 2017 Jul;72(7):889-904.

# 105

# Anestesia Subaracnóidea

Luiz Marciano Cangiani ■ Luis Henrique Cangiani ■ Marcelo Negrão Lutti ■ Luís Otávio Esteves

## INTRODUÇÃO

Alguns fatos marcaram o início da administração de anestésico local no espaço subaracnóideo. Em 16 de agosto de 1898, o cirurgião alemão August Karl Bier injetou 3 mL de cocaína a 0,5% no espaço subaracnóideo de um paciente de 34 anos, submetido à exérese de tumor de origem tuberculosa no joelho, na Clínica Cirúrgica Real de Kiel, na Alemanha.[1,2] Ele obteve tempo de analgesia de 45 minutos. Na época, utilizou uma agulha longa que havia sido idealizada por Quincke em 1891. Oito dias depois, Bier resolveu submeter-se à injeção subaracnóidea de cocaína feita pelo seu assistente, Hildebrandt. Houve grande perda de liquor, mas a anestesia foi efetiva. Os dois celebraram o fato com comida e vinho à vontade, e a cefaleia que se instalou e durou 9 dias foi atribuída inicialmente à ressaca e, posteriormente, a algum distúrbio circulatório, pois piorava em pé e desaparecia ao deitar-se. Em seguida, Hildebrandt também se submeteu ao mesmo procedimento, realizado por Bier, e teve 3 dias de cefaleia. A cocaína utilizada por Bier era diluída em água natural e a técnica não era asséptica.[1]

Bier já admitia que a ocorrência de cefaleia estava na dependência da perda do liquor e ressaltava a necessidade de utilizar agulha mais fina. A agulha de Quincke na época provavelmente era calibre 18 G.

É provável que, pela ousadia, a paternidade da anestesia subaracnóidea seja atribuída a Bier. No entanto, em 1885, o neurologista James Leonard Corning, imaginando que os vasos intervertebrais se comunicassem diretamente com os nervos espinais, injetou no espaço $T_{11}$ e $T_{12}$ uma solução de cocaína a 3% (90 mg). Ele obteve uma anestesia de curta duração em sua segunda tentativa, pois a primeira não apresentou resultados. A anestesia obtida por Corning provavelmente deveu-se à introdução do anestésico no espaço peridural, porque não houve gotejamento de liquor. Somente em 1894 Corning injetou cocaína deliberadamente no espaço subaracnóideo, 4 anos após o registro da primeira punção subaracnóidea feita por Quincke para drenagem do liquor.[3]

Na realidade, a sistematização e o grande avanço da técnica devem-se ao cirurgião francês Tuffier, que apresentou no V Congresso Europeu de Cirurgia, em 1900, 63 procedimentos cirúrgicos realizados sob anestesia subaracnóidea. Ele preconizou a utilização do bloqueio sob condições assépticas e estabeleceu que a linha imaginária traçada entre as duas cristas ilíacas permitia localizar o espaço $L_3$ e $L_4$. Preconizou, ainda, que a injeção só deveria ser feita após o gotejamento do liquor.[1]

A anestesia subaracnóidea foi o centro de investigação de Tuffier no período de 1899 a 1902, e o autor julgou-se ser o seu descobridor.[1]

Na realidade, a sistematização da técnica por Tuffier encontrou seguidores. A anestesia subaracnóidea começou a ser investigada por outros autores e até hoje se mantém como uma técnica muito explorada por sua simplicidade, eficácia, baixa toxicidade e baixo custo.

Em importante histórico publicado em 1998 por Vale[1] na *Revista Brasileira de Anestesiologia*, sob o título de "Centenário da Raquianestesia Cirúrgica", vários pontos são destacados, e o primeiro deles, sem dúvida, é o marco inicial da anestesia subaracnóidea para cirurgia (16 de agosto de 1898) a partir da anestesia feita por Bier.[1] Nesse artigo, Vale sintetiza o valor dos três pioneiros com uma frase referenciada: "Sucintamente, a raquianestesia foi consequência da boa sorte americana, ao encontrar algo não pesquisado (Corning), com incrementação alemã (Bier), e da metodização técnica francesa (Tuffier)".[1]

O termo raquianestesia é utilizado no nosso meio quando se quer referir sobre o bloqueio subaracnóideo, embora a raquianestesia englobe as anestesias feitas na raqui, ou neuroeixo (peridural e subaracnóidea). Mas é tão frequente o emprego do nome raquianestesia, que, onde se lê anestesia subaracnóidea, lê-se raquianestesia e vice-versa. O que não é aceitável é chamá-la de subdural, porque o espaço subdural fica entre a dura-máter e a aracnoide.

No Brasil, Augusto Paes Leme realizou a primeira raquianestesia cirúrgica, e MA Gouveia publicou o primeiro trabalho sobre raquianestesia em crianças.[1]

Hoje existem muitos trabalhos na literatura nacional que atestam a evolução da raquianestesia, e pode-se notar que, desde os primórdios até hoje, uma preocupação ainda existe: a cefaleia pós-raquianestesia. No princípio, agulhas de grosso calibre mostravam alta incidência de cefaleia, sendo adotadas como medidas profiláticas o repouso no leito por 24 horas sem travesseiro e a hidratação generosa por via venosa ou oral. Assim, o bloqueio subaracnóideo tinha suas limitações, especialmente em pacientes jovens e para os quais estava programado o regime de curta permanência hospitalar.

O surgimento de agulhas de fino calibre, 25G, 27G e 29G, e de vários tipos de pontas reacendeu o interesse pela anestesia subaracnóidea. A incidência e a gravidade da cefaleia diminuíram. As condutas profiláticas modificaram-se e, hoje, a técnica é muito aceita no mundo inteiro para pacientes jovens em regime ambulatorial.[2] Assim sendo, vários tabus e preconceitos foram sendo quebrados, fazendo com que não só a técnica resistisse por mais de 125 anos, como também ganhasse mais força, constituindo-se a primeira escolha para muitos casos.

## ▪ CONSIDERAÇÕES ANATÔMICAS

A anatomia da coluna vertebral já foi descrita no Capítulo 98. Neste capítulo serão feitas algumas considerações anatômicas de interesse técnico para a realização da punção subaracnóidea.

É importante conhecer as estruturas que a agulha atravessa até chegar no espaço subaracnóideo, a posição da medula e da cauda equina, para que se possa escolher o melhor espaço e a via de punção, evitando com isso a possibilidade de lesões neurológicas.

### Medula e Nervos Espinais

No primeiro trimestre de vida fetal, a medula espinal estende-se desde o forâmen magno até o final da coluna. Com o crescimento fetal, a coluna cresce e alonga-se mais do que a medula, que assim vai ficando mais curta do que a coluna, de modo que ao nascimento ela termine no nível da 3ª vértebra lombar ($L_3$).[3] No adulto, em 60% dos casos, ela termina no nível da 1ª vértebra lombar ($L_1$); em 30% dos indivíduos, ela pode terminar na altura da 12ª vértebra torácica ($T_{12}$), e em 10% dos casos, na 3ª vértebra lombar ($L_3$).[10]

Por esses aspectos anatômicos, a punção nos espaços $L_3$ e $L_4$ e $L_4$ e $L_5$ é mais segura, ficando como exceção a punção em $L_2$ e $L_3$. Existe um relato em que a medula terminava na região sacral.[4] Assim, é sempre recomendável que, ao se puncionar o espaço subaracnóideo, não se faça progressão demasiada da agulha. Após sentir a perfuração da dura-máter e da aracnoide, deve ser observado o gotejamento de liquor, cuja presença já é suficiente para se injetar a solução anestésica em local adequado. A Figura 105.1 mostra uma conformação típica com a medula terminando em $L_1$, sua ligação até o osso sacro através do *filum terminale* e a altura que termina o saco dural, no nível da 2ª vértebra sacral ($S_2$).

A Figura 105.2 mostra uma secção das vértebras lombares $L_3$ e $L_4$, na qual se pode identificar as estruturas que a agulha de punção deve atravessar até atingir o espaço subaracnóideo. Mostra também a disposição da cauda equina, outro motivo pelo qual não se deve aprofundar demasiadamente a agulha de punção.

A Figura 105.3 mostra um paciente em decúbito lateral com os pontos de referência marcados para o bloqueio, as duas cristas ilíacas e as apófises espinhosas de $L_2$, $L_3$ e $L_4$.[11] A linha imaginária que passa pela reborda das duas cristas ilíacas, proposta por Tuffier, geralmente passa pela 4ª vértebra lombar ($L_4$), tornando possível a identificação dos espaços $L_3$ e $L_4$, $L_4$ e $L_5$ e $L_2$ e $L_3$.

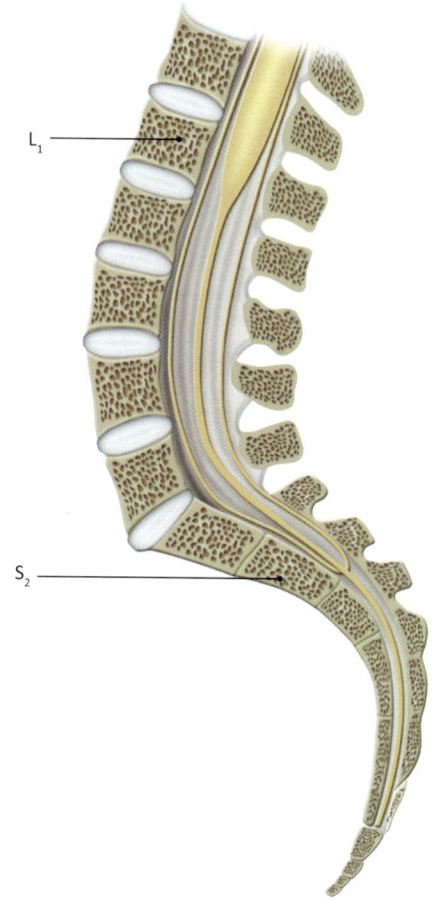

$L_1$

$S_2$

▲ **Figura 105.1** Final da medula, início da cauda equina (parte inferior do corpo de $L_1$) e altura em que termina o saco dural (corpo de $S_2$).

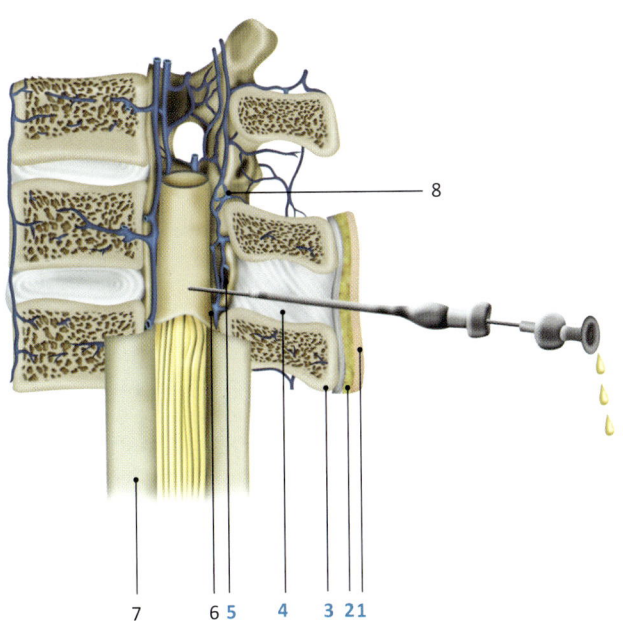

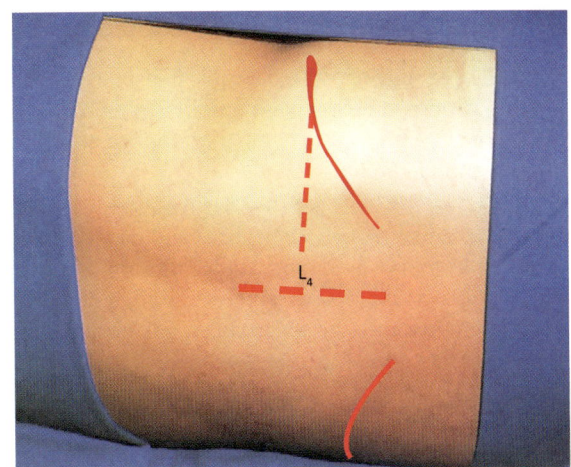

▲ **Figura 105.3** Identificação da 4ª vértebra lombar.

▲ **Figura 105.2** Secção das vértebras lombares, destacando-se: **(1)** Pele; **(2)** Tecido celular subcutâneo; **(3)** Ligamento supraespinhoso; **(4)** Ligamento interespinhoso; **(5)** Ligamento amarelo; **(6)** Espaço peridural; **(7)** Dura-máter e aracnoide; **(8)** Veias avalvulares do espaço peridural.

Ao longo de seu trajeto, a medula espinal emite os nervos espinais, que recebem a denominação de acordo com a porção caudal do forâmen pelo qual eles passam. O forâmen

é formado pela articulação de duas vértebras, por exemplo, o forâmen de $C_4$ é formado pela parte caudal de $C_4$ e cranial de $C_5$. Assim sendo, o nervo que passa por esse forâmen é denominado $C_4$. A Figura 105.4 mostra a distribuição metamérica dos nervos espinais. É importante, desde já, observar o nível de inervação dos nervos espinais que são pontos de referência para o estudo da dispersão das soluções anestésicas no espaço subaracnóideo ($T_4$, $T_6$, $T_8$, $T_{10}$ e $T_{12}$). O nível $T_4$ corresponde à linha intermamilar, $T_6$ ao apêndice xifoide, $T_8$ à linha que une as rebordas do gradil costal, $T_{10}$ ao umbigo e $T_{12}$ à linha que une as espinhas ilíacas anterossuperiores.

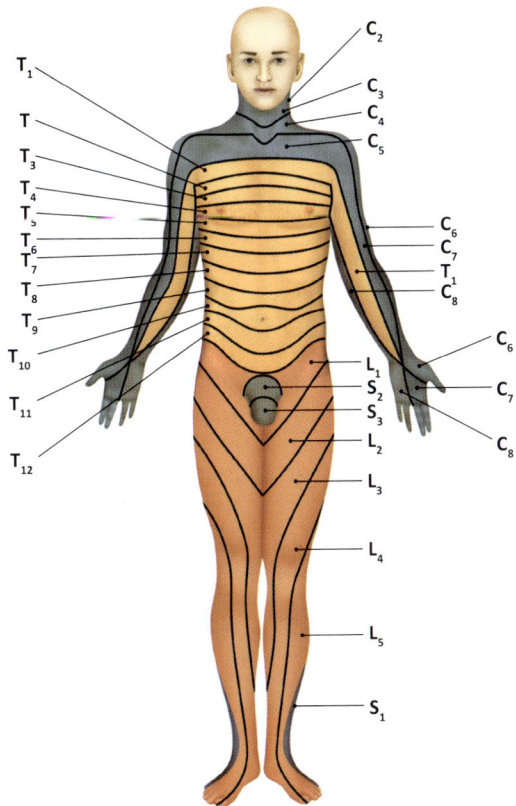

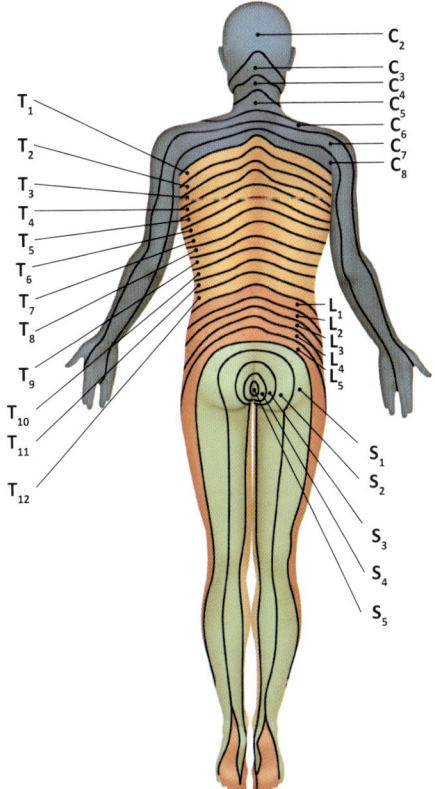

▲ **Figura 105.4** Distribuição metamérica dos nervos espinais.

## As Meninges e o Espaço Subaracnóideo

As meninges são constituídas por três membranas: a dura-máter, a aracnoide e a pia-máter. A Figura 105.5 mostra a dura-máter e a aracnoide. A pia-máter fica em contato direto com a medula.

A dura-máter é a mais espessa das três membranas. Ela começa no forâmen magno, onde está fundida ao periósteo do crânio, e termina em $S_2$, onde se funde com o *filum terminale*. No nível dos foramens intervertebrais, a dura-máter se estende lateralmente ao longo das raízes nervosas espinais, tornando-se contínua com o epineuro. A dura-máter é composta por fibras colágenas e elásticas dispostas aleatoriamente, não se observando paralelismo entre as fibras. É, portanto, uma estrutura praticamente acelular, sendo as células somente observadas no contato com a aracnoide.[5]

Existe um espaço entre a dura-máter e a aracnoide que é o espaço subdural, extremamente tênue e que não contém liquor. Assim sendo, a injeção de solução anestésica no espaço subdural é sempre descrita como acidental, sendo decorrente da tentativa de injeção no espaço subaracnóideo ou peridural.

A aracnoide é uma membrana vascularizada, composta por células achatadas, fibras de tecido conjuntivo e vasos. Ela apresenta granulação na região onde as raízes nervosas atravessam. Na realidade, nessa região a aracnoide protrai-se para o espaço peridural formando as granulações ou vilosidades, que facilitam a eliminação de elementos químicos do sistema nervoso central e a própria absorção do líquido cefalorraquidiano (LCR) para a corrente sanguínea.

Entre a membrana aracnóidea e a pia-máter encontra-se o espaço subaracnóideo (Figura 105.6). Por esse espaço é que o LCR circula livremente desde o saco dural até os ventrículos cerebrais.

A pia-máter é uma membrana aderente à medula. É formada por uma camada de tecido conjuntivo e colágeno, e se estende até a extremidade da medula onde irá formar o *filum terminale* que a sustenta até a região sacral. Em todo o trajeto da medula, a pia-máter dá origem aos ligamentos denteados que saem em posição lateral à medula e estendem-se ao encontro da aracnoide e da dura-máter, auxiliando na sustentação da medula. Esse contato perde-se ao fim da medula quando a pia-máter transforma-se em *filum terminale*. Assim sendo, a partir de $L_1$ ou $L_2$, tem-se o saco dural propriamente dito, e a punção subaracnóidea a partir do espaço $L_2$ e $L_3$ atingirá uma região repleta de LCR e com menor possibilidade de atingir a medula.

No entanto, tudo o que é injetado no liquor pode atingir a medula, pois a pia-máter, que é fenestrada, permite contato direto do liquor.

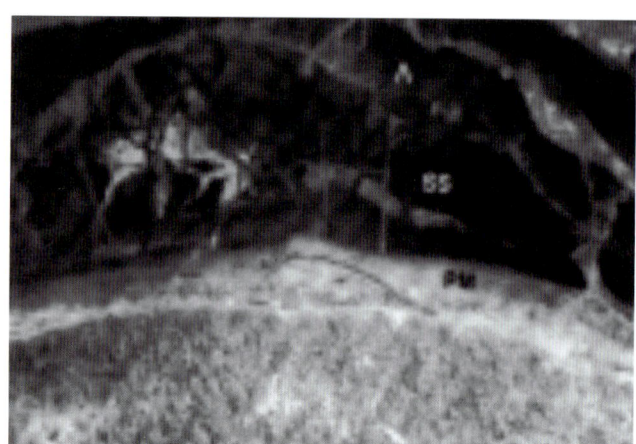

▲ **Figura 105.6** Espaço subaracnóideo.

## ▪ LÍQUIDO CEFALORRAQUIDIANO

O líquido cefalorraquidiano (LCR) é formado principalmente no plexo coroide dos ventrículos cerebrais, plexo este formado pela invaginação de veias do espaço intradural. Cerca de 500 mL de liquor podem ser secretados em 24 horas pelos ventrículos laterais. O LCR apresenta uma corrente circulatória. A partir dos ventrículos laterais passa através dos foramens interventriculares de Monroe e se une no diencéfalo com o líquido produzido no III ventrículo. A seguir, passa pelo aqueduto de Sylvius, no mesencéfalo, até o IV ventrículo. Posteriormente migra para o espaço subaracnóideo através dos foramens de Luscka e Magendie.

O LCR é absorvido nas vilosidades aracnóideas, pelos vasos linfáticos perineurais e veias do parênquima cerebroespinal. A absorção e a renovação são constantes, pois dos 500 mL formados em 24 horas somente de 150 a 200 mL ficam no espaço cerebroespinal. Assim, em condições normais, ad-

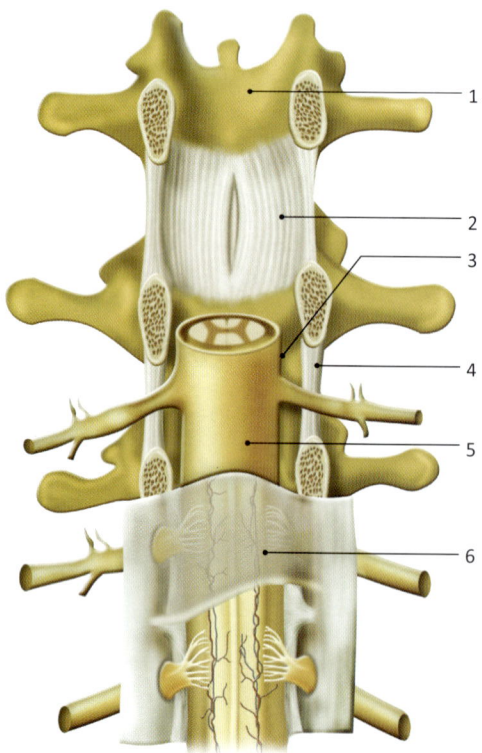

▲ **Figura 105.5** **(1)** Lâmina da vértebra; **(2)** Ligamento amarelo; **(3)** Espaço peridural; **(4)** Ligamento amarelo; **(5)** Dura-máter; **(6)** Aracnoide.

mite-se que a cada 12 horas todo o LCR seja renovado. Cerca de 25% do LCR ficam nos ventrículos; 20%, no espaço subaracnóideo intracranial; e 55%, no canal espinal.

A Tabela 105.1 mostra algumas características do LCR.

| **Tabela 105.1  Características do líquido cefalorraquidiano.** |
| --- |
| Cor = incolor, claro, cristalino, não se coagula |
| Pressão: sentado: 15 a 55 cmH$_2$O<br>Decúbito lateral: 7 a 15 cmH$_2$O |
| pH = 7,4 |
| PCO$_2$ = 50 mmHg |
| Bicarbonato de sódio = 22 mMol.L$^{-1}$ |
| Peso específico (37 °C) = 1,003 |
| Proteínas = 20 a 30 mg |
| Glicose: varia de 1,5 a 4 mMol.L$^{-1}$ (45 a 85 mg%) |
| Cloro = 720 a 750 mg% |
| Linfócitos < 5 por mL |
| Ausência de sistema tampão |

## ■ TIPOS DE AGULHAS PARA A REALIZAÇÃO DA PUNÇÃO SUBARACNÓIDEA

A ideia de que a perda de liquor pelo orifício, provocado pela punção da dura-máter e da aracnoide, fosse a causa da cefaleia fez com que o calibre da agulha fosse diminuído para 22G ou 23G. Durante muitos anos esses calibres de agulha foram utilizados. No entanto, recomendações de medidas profiláticas da cefaleia continuaram sendo preconizadas e, entre elas, o repouso no leito por 24 horas, sem travesseiro. Isso sempre implicou internação do paciente, pelo menos, por 1 dia. A deambulação precoce fatalmente aumentaria o risco de cefaleia.[6]

Com o advento das agulhas de fino calibre (25G, 27G e 29G), a incidência de cefaleia diminuiu drasticamente. Concomitantemente surgiram diferentes tipos de pontas de agulha, como as agulhas não cortantes de Greene, Sprotte e Whitacre.[6,7]

A Figura 105.7 mostra os tipos de pontas de agulhas utilizadas na anestesia subaracnóidea.

A ideia de se fabricar agulhas com ponta não cortante é a de que elas possam divulsionar as fibras da dura-máter, fazendo um orifício pequeno com pouca possibilidade de se alongar, diferentemente de quando as fibras são cortadas, ensejando, pela elasticidade da dura-máter, que o orifício possa se abrir, aumentando o seu diâmetro.

A Figura 105.7(A) mostra o desenho da agulha de Whitacre em ponta de lápis. Nesta agulha, o orifício situa-se lateralmente a 2,5 mm da ponta. Admite-se que a ponta de lápis provoque um pequeno orifício que pode se fechar rapidamente. O orifício lateral é muito pequeno, o que dificulta muitas vezes o escoamento do LCR, necessitando ser aspirado para verificar se a agulha está em lugar adequado. O orifício pequeno também oferece maior resistência à injeção da solução do anestésico local. A ponta não é cortante, mas é afiada, e mesmo assim oferece maior resistência à sua inserção, o que obriga muitas vezes o emprego de uma agulha guia, ou introdutor, especialmente quando o calibre for 27G. Como o orifício é lateral, proporciona injeção mais direcionada.

A Figura 105.7(B) mostra a **agulha de Sprotte**, também em ponta de lápis, só que o orifício lateral é maior, possibilitando maior fluxo de LCR e menor resistência à injeção da solução de anestésico local. No entanto, diminui a resistência da ponta quanto à deformação.

A Figura 105.7(C) mostra a **agulha de Greene**, precursora das agulhas de ponta de lápis. Esta agulha apresenta um mandril bem ajustado, que permite que funcione como ponta de lápis. A ponta é arredondada e não cortante. Esta agulha foi idealizada por Greene em 1930.

A Figura 105.7(D) mostra a **agulha de Quincke**, que apresenta bisel cortante. É muito utilizada, e estudos comparativos frequentemente incluem a agulha de Quincke nos mais variados calibres (25G, 27G e 29G).

A Figura 105.7(E) mostra a **agulha de Pithin**, que apresenta uma ponta parcialmente cortante apenas na parte apiculada do bisel, que teoricamente teria a função inicial de cortar, fazendo um pequeno orifício, posteriormente, de divulsionar as fibras da dura-máter.

A agulha de Atraucan aparece na Figura 105.7(F). Apresenta bisel cortante, mas a sua conformação, de acordo com o autor, permite que os tecidos sejam separados e não cor-

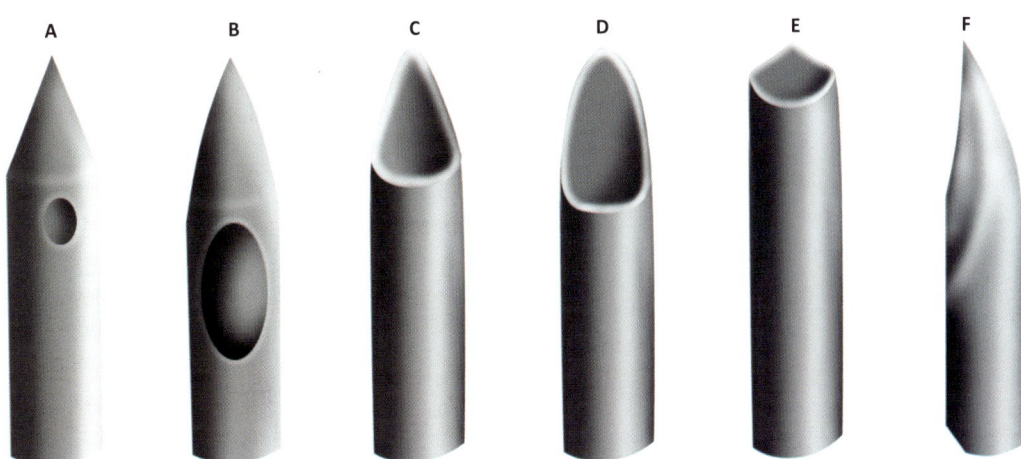

▲ **Figura 105.7** Tipos de pontas de agulhas utilizadas para punção subaracnóidea.

tados. Além disso, sem muita perda de liquor, fato que foi demonstrado *in vitro* com a agulha 27G com relação às agulhas de Sprotte e de Quincke. Esse tipo de agulha tem uma ponta cortante chamada de primeiro bisel, e o restante da estrutura seria não cortante, ou segundo bisel.

Há outras agulhas menos utilizadas. Dentre essas, está a **agulha de Eldor**, em ponta de lápis com duplo orifício, que tem como objetivo facilitar o escoamento de liquor. No entanto, o duplo orifício torna a ponta mais frágil, possibilitando sua deformação.[7]

Na realidade, todas essas apresentações visam à diminuição da incidência de cefaleia, com menor perda de líquido cefalorraquidiano após punção da dura-máter. As agulhas mais utilizadas são as de Whitacre e Quincke.

## ■ PUNÇÃO SUBARACNÓIDEA: CONDUTAS E TÉCNICAS

O espaço subaracnóideo pode ser abordado por duas vias: a **mediana** e a **paramediana**. Para a realização da punção, independentemente da via, o paciente pode ser posicionado em decúbito lateral ou sentado, cuja escolha depende da indicação e da conduta pessoal do anestesiologista (Figuras 105.8 e 105.9). É necessário estabelecer uma conduta, seguindo os passos de maneira metódica para

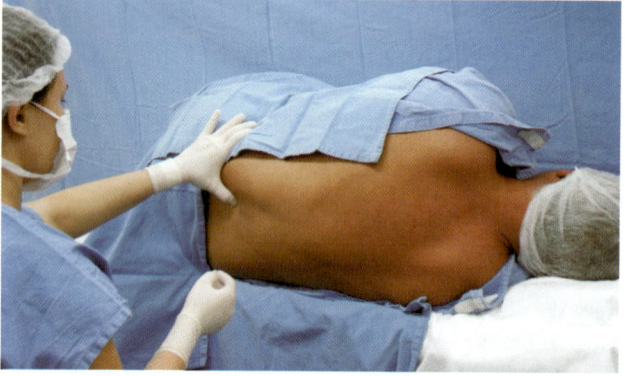

▲ **Figura 105.8** Paciente em decúbito lateral.

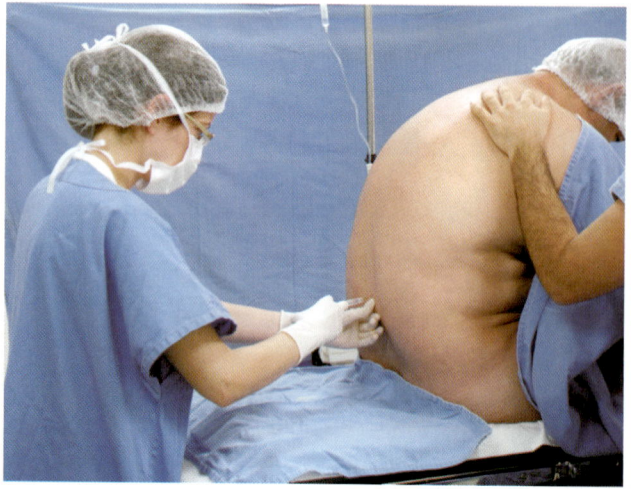

▲ **Figura 105.9** Paciente na posição sentada.

que se possa obter bons resultados e minimizar os riscos de eventos adversos. Assim sendo, devem constar da rotina para a realização do bloqueio o exame clínico geral, o exame específico da coluna, a monitorização, a venóclise, o posicionamento, a técnica de punção, a injeção do fármaco, o posicionamento logo após a injeção, a pesquisa do nível da anestesia, as condições clínicas após a instalação do bloqueio e o posicionamento definitivo para a cirurgia.

### Estado Físico do Paciente

As condições clínicas e físicas do paciente devem ser analisadas. É necessário lembrar que a extensão do bloqueio simpático que se instala leva a alterações hemodinâmicas que podem ser bem toleradas em pacientes com estado físico ASA I, mas que podem levar a complicações sérias em pacientes com estado físico ASA II e III. Outro aspecto quanto ao estado físico é que nem sempre é possível posicionar o paciente sentado ou em decúbito lateral com as pernas fletidas, como nos casos de fraturas dos membros inferiores, especialmente do fêmur.

### Exame da Coluna Lombar

A inspeção e a palpação da coluna lombar, local preferencial para a realização do bloqueio, pode antever dificuldades e auxiliar muito na escolha da via de punção, assim como no posicionamento do paciente. O anestesiologista pode se valer de radiografias da coluna lombar, realizadas especialmente em pacientes ortopédicos, urológicos e aqueles que irão submeter-se à cirurgia pélvica. É válida, em algumas situações, a solicitação de radiografias da coluna lombar naqueles pacientes com história de dificuldade de punção, onde inúmeras tentativas foram feitas, assim como naqueles com alterações anatômicas à palpação. O uso de ultrassonografia é uma ferramenta útil para localização do ligamento amarelo.[8] Em obesos, pode haver dificuldade na localização dos espaços, pois a distância da pele até os processos espinhosos pode ser muito longa.

### Monitorização

Na sala de cirurgia, a monitorização básica deve ser realizada, incluindo medidas da pressão arterial, da frequência cardíaca e da $SpO_2$, além da eletrocardiografia e verificação do estado ventilatório. Os dados devem ser colhidos antes da realização do bloqueio.

### Venóclise

Deve ser realizada a punção venosa antes da realização do bloqueio. O calibre do cateter de punção (de 22G a 14G) irá depender do tipo de cirurgia.

A punção deve ser feita em local adequado, proporcionando livre acesso de acordo com o posicionamento do paciente durante a cirurgia. Solução fisiológica ou de Ringer com lactato pode ser usada para manter o acesso venoso.

## ■ SEDAÇÃO

A escolha da sedação dependerá do estado físico e emocional do paciente. O desejável é que se faça sedação consciente, com o propósito de se obter um paciente calmo, cooperativo e sem depressão respiratória. Deve ser colocado cateter nasal para administração de oxigênio, com o propósito de manter a SpO$_2$ em níveis normais.

Com o paciente em decúbito lateral é possível posicionar adequadamente a cabeça, evitando obstrução respiratória. Com o paciente na posição sentada, a sedação deve ser mais leve, para evitar obstrução respiratória e alterações hemodinâmicas sérias. Fármacos como o midazolam, associado ou não ao fentanil, têm sido utilizados em doses suficientes para prover sedação consciente.

## Posicionamento do Paciente Antes da Punção

Grande parte do sucesso da punção subaracnóidea está ligado ao adequado posicionamento do paciente na mesa operatória. Quando a escolha for pela posição sentada, o paciente deve ser posicionado na mesa operatória de forma a permitir uma distância adequada para a realização da punção, proporcionando conforto não só ao paciente, como também ao anestesiologista (ver Figura 105.9). Na posição sentada com a flexão da coluna, os espaços lombares abrem, proporcionando bom acesso pela via mediana. Nessa posição a pressão do LCR na região lombar é maior do que em decúbito lateral, facilitando seu escoamento mesmo com agulhas de fino calibre.

Quando o decúbito lateral for escolhido, o paciente deve ser posicionado em decúbito esquerdo ou direito e a coluna lombar deve ser flexionada. Não é necessário nem desejável fletir o pescoço. A flexão da coluna cervical não adiciona vantagem em relação à curvatura torácica ou lombar, além do que pode causar obstrução respiratória. Os membros inferiores devem ser fletidos em direção ao abdome (ver Figura 105.8). Nesta posição, os espaços lombares também abrem muito bem. No entanto, nem sempre é possível fletir os membros inferiores, como nos casos de fraturas e membros imobilizados por gesso ou artrose coxofemoral. Nessas situações, se o decúbito lateral for desejável, a via de punção paramediana deve ser a escolhida.

Na realidade, nem sempre o espaço abre muito bem em qualquer posição (sentada ou em decúbito lateral) e, assim sendo, deve-se sempre pensar na possibilidade da punção pela via paramediana.

## Punção do Espaço Subaracnóideo

Conforme já referido, a punção do espaço subaracnóideo pode ser feita por duas vias: a mediana e a paramediana.

Pela via mediana, a agulha de punção deve atravessar as seguintes estruturas: pele, tecido subcutâneo, ligamento supraespinhoso, ligamento interespinhoso, ligamento amarelo, espaço peridural, dura-máter e membrana subaracnóidea (Figura 105.10). Quando se utiliza uma agulha guia ou introdutor, a pele, o tecido subcutâneo e o ligamento supraespinhoso são ultrapassados pela guia. Assim, a agulha de punção, que é introduzida através da guia, atinge o ligamento interespinhoso diretamente (Figura 105.11). A utilização ou não do introdutor é escolha pessoal. As agulhas 25G, cortantes ou não, geralmente não deformam, man-

tendo constante a direção. A agulha 27G e especialmente a 29G são as que mais proporcionam o emprego de agulha

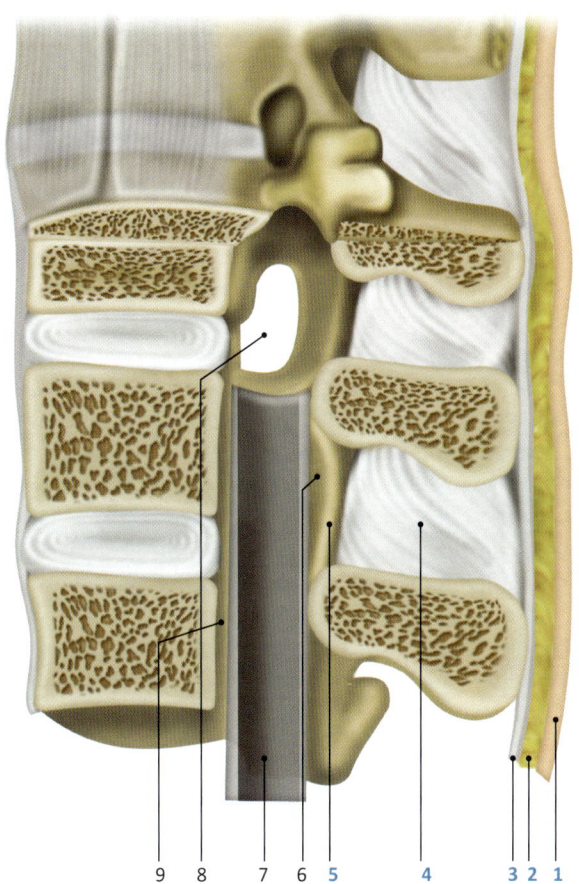

▲ **Figura 105.10** Estruturas (de 1 a 7) que a agulha deve atravessar quando a punção é feita pela via mediana. **(1)** Pele; **(2)** Tecido celular subcutâneo; **(3)** Ligamento supraespinhoso; **(4)** Ligamento interespinhoso; **(5)** Ligamento amarelo; **(6)** Espaço peridural; **(7)** Dura-máter; **(8)** Forâmen intervertebral; **(9)** Ligamento longitudinal posterior.

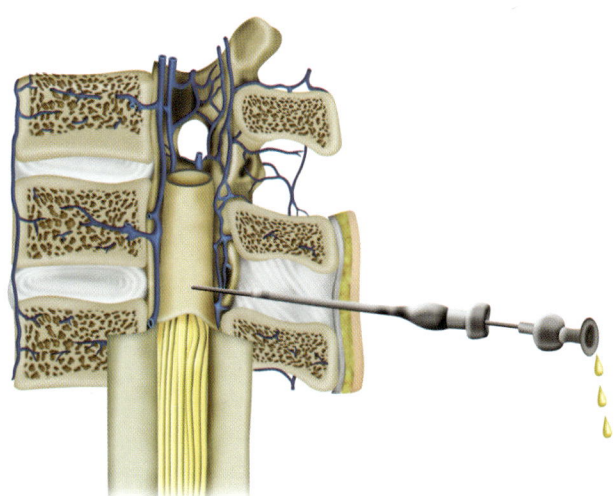

▲ **Figura 105.11** Punção subaracnóidea com auxílio do introdutor.

guia, principalmente as agulhas em ponta de lápis (Whitacre) que, além de dobrarem, apresentam resistência maior à passagem pela pele e ficam mais rombas, especialmente quando o número de tentativas é grande. As agulhas 22G não necessitam de introdutor. Elas são utilizadas excepcionalmente em pacientes com idade avançada, que apresentem calcificações dos ligamentos dificultando a progressão de agulhas de fino calibre.

A punção do espaço subaracnóideo deve seguir um ritual cuidadoso. Após o preparo da bandeja com as agulhas, seringas, fármacos e antisséptico, e com o paciente na posição desejada, deve ser feita a antissepsia da pele, tomando-se o cuidado de enxugar o excesso de antisséptico.

O manuseio do antisséptico deve ser cuidadoso, evitando que molhe as agulhas, as seringas e as luvas. O objetivo é impedir que inadvertidamente a solução de antisséptico contamine a solução anestésica e seja carreada para o espaço subaracnóideo, podendo resultar em lesão neurológica.

A seguir, coloca-se campo estéril de acordo com as possibilidades proporcionadas pelo posicionamento do paciente. Com o dedo indicador, palpa-se a crista ilíaca e, com o polegar, concomitantemente, palpa-se a apófise espinhosa na linha imaginária que une as duas cristas ilíacas (Figura 105.12). Esta linha geralmente passa pela apófise espinhosa de L$_4$ (ver Figura 105.3). No espaço desejado faz-se infiltração da pele, tecido subcutâneo e, se possível, do ligamento supraespinhoso, que é muito resistente. Para a infiltração, pode ser utilizada uma agulha 0,45×13mm, uma seringa de 3 a 5 mL e uma solução de anestésico local de uso frequente, como a lidocaína a 2%. A infiltração não deve ser exagerada para não dificultar a palpação do espaço. Em seguida, a agulha de punção deve ser introduzida. Quando a opção for por não utilizar a agulha guia, deve-se empunhar a agulha de modo a evitar que ela se dobre. Para isso, pega-se na metade da agulha diminuindo a distância da pele ao ponto gerador da força que empurra a agulha (Figura

105.13). Em seguida, após transpor o ligamento supraespinhoso, uma mão servirá de guia e a outra empurrará a agulha. A punção da pele inicialmente é perpendicular a ela. Posteriormente, uma inclinação de 5 a 10 graus poderá ser feita em sentido cefálico. Cada estrutura, até a dura-máter, apresenta consistência diferente e pode ser percebida pelo tato à medida que a agulha vai avançando. Com as agulhas de fino calibre essa diferença é sutil, mas com treinamento é possível e desejável atingir esse estágio de identificação tátil das estruturas, muito útil para realizar a punção na que é menos perceptível com as agulhas mais finas e com bisel cortante. Após a perfuração da dura-máter, o mandril deve ser retirado e deve-se esperar pelo gotejamento do LCR. Se não ocorrer o gotejamento ou se ele for muito lento, algumas manobras podem ser feitas, como: introduzir a agulha por mais 1 mm ou 2 mm, girar a agulha (180º) ou proceder à aspiração suave com uma seringa de 3 mL.

Detalhes importantes devem ser considerados quando da introdução da agulha. Se logo que a agulha ultrapassar o tecido subcutâneo houver resistência óssea, é porque a agulha não está na posição correta (toque na apófise espinhosa). Se o paciente referir dor próxima ao ligamento supraespinhoso, é provável que a agulha esteja fora da linha média e atravessando a musculatura paravertebral. Se houver resistência óssea próxima ao forâmen ou no trajeto do ligamento interespinhoso, é necessário repetir a punção retrocedendo a agulha até o tecido subcutâneo. O redirecionamento de uma agulha que já foi introduzida alguns centímetros pode não dar resultado e possibilitar ainda a sua quebra. Assim sendo, é necessário verificar quanto a agulha foi introduzida. Tentativas de redirecionamento sem o recuo da agulha podem flexionar a haste e não corrigir a sua direção.

A introdução da agulha de punção pode ser orientada com o auxílio de uma agulha guia ou introdutor (Figura 105.14). A agulha guia deve ser introduzida na direção desejada, com o máximo cuidado, para evitar múltiplas punções e redirecionamento, que fatalmente aumen-

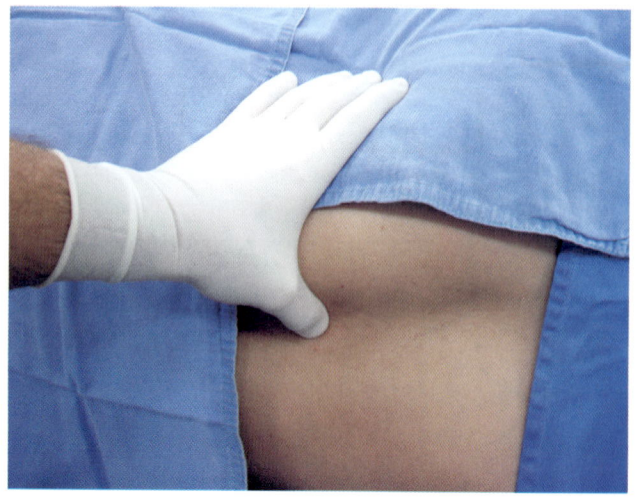

▲ **Figura 105.12** Palpação concomitante da crista ilíaca e da apófise espinhosa. Paciente em decúbito lateral direito.

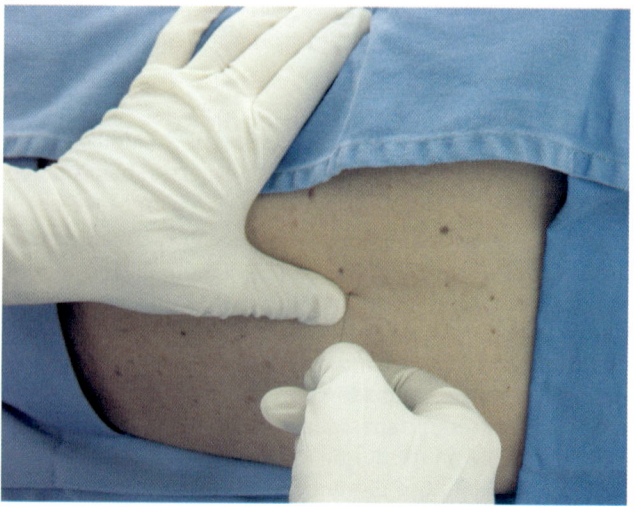

▲ **Figura 105.13** Introdução da agulha de punção.

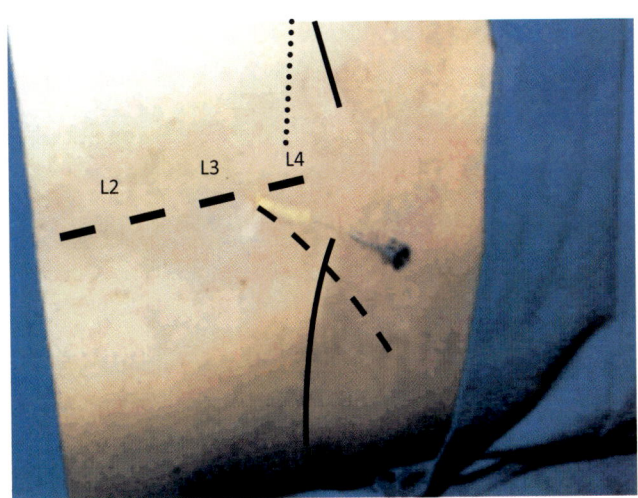

▲ **Figura 105.14** Punção subaracnóidea com auxílio do introdutor.

tarão a morbidade. Se o introdutor tocar em alguma
estrutura óssea, deve ser recuado até as proximidades
do ligamento supraespinhoso e redirecionado. O introdutor deve ultrapassar a pele, o tecido subcutâneo, o
ligamento supraespinhoso e ficar alojado no ligamento
interespinhoso. A agulha de punção subaracnóidea é introduzida através da agulha guia e a resistência à sua
passagem será sentida apenas no ligamento amarelo e
na dura-máter. Quando a agulha tocar em estrutura óssea, deve ser recuada para dentro do introdutor antes de
redirecioná-la. O ideal é que todo o conjunto seja recuado até o tecido subcutâneo, a agulha de punção seja retirada, o introdutor redirecionado, repetindo assim toda a
técnica. Redirecionar o introdutor quando ele está no ligamento supraespinhoso – quando se utiliza agulha guia
com borda cortante – pode seccionar suas fibras. Assim
sendo, é melhor recuá-lo antes de fazer a manobra. Em
pacientes obesos, o introdutor precisa ter comprimento
maior para que pelo menos atinja o ligamento supraespinhoso. A Figura 105.15 (A, B e C) mostra erros no direcionamento do introdutor.

Na punção pela via paramediana ou lateral, a agulha
atravessa a pele, o tecido subcutâneo, a musculatura paravertebral, o ligamento amarelo, a dura-máter e a membrana
subaracnóidea.

Os mesmos cuidados gerais devem ser tomados, a diferença é que a agulha é introduzida a 1,5 cm da linha média
(à direita ou à esquerda) em um ângulo de 25 graus (Figura
105.16). Se a agulha tocar uma estrutura óssea, ela deve
ser redirecionada no sentido cranial ou caudal até sentir
a resistência do ligamento amarelo. Se continuar tocando
em osso, é provável que necessite de mudança na angulação da agulha em relação à linha média. A Figura 105.17
mostra a direção da agulha para punção paramediana. A
punção paramediana geralmente é utilizada em pacientes
idosos, assim como naqueles que não conseguem encur-
var a coluna, ou que estão impossibilitados de fletir os
membros inferiores. No entanto, alguns anestesiologistas
utilizam essa via rotineiramente, independente da conformidade anatômica da coluna.

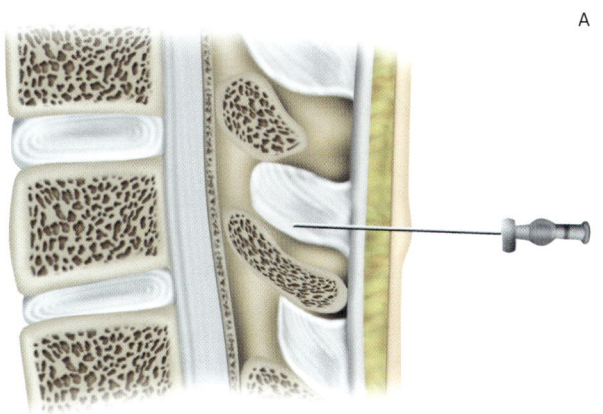

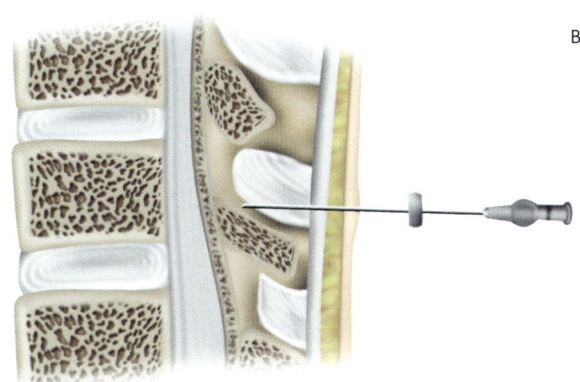

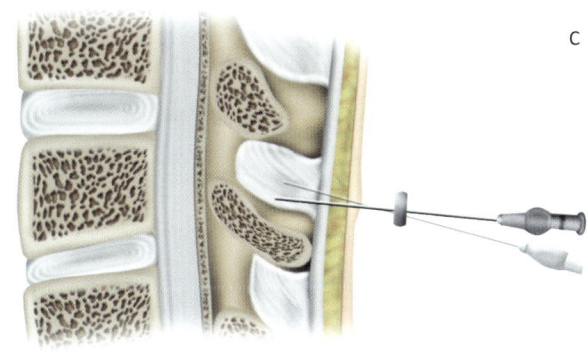

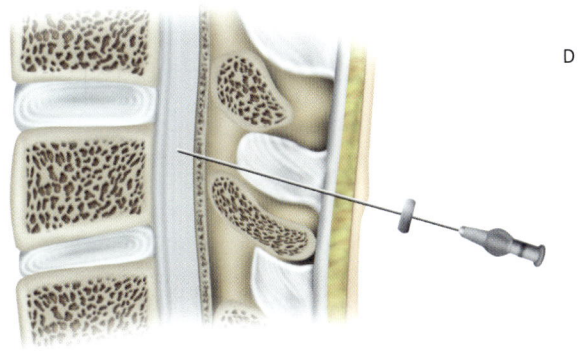

▲ **Figura 105.15** (A, B e C) mostram problemas com o direcionamento do introdutor e (D) mostra o conjunto agulha e
introdutor na direção correta.

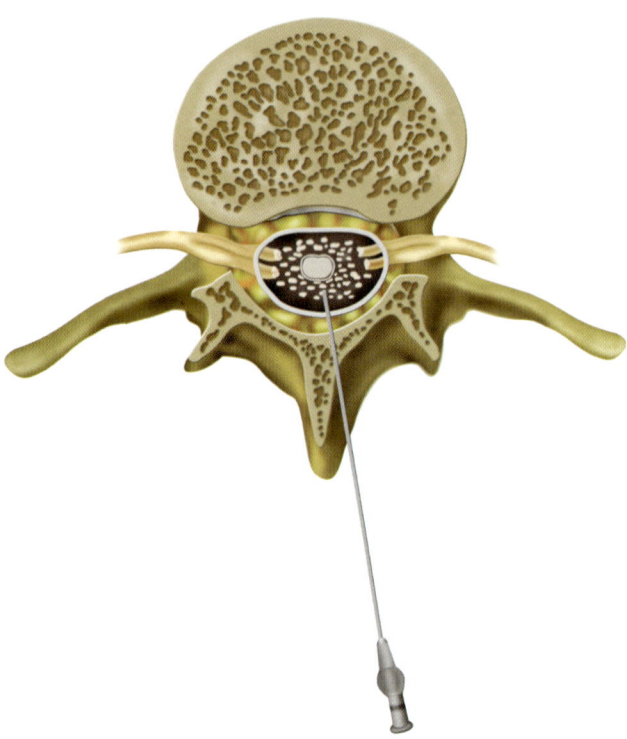

▲ **Figura 105.16** Punção subaracnóidea pela via paramediana.

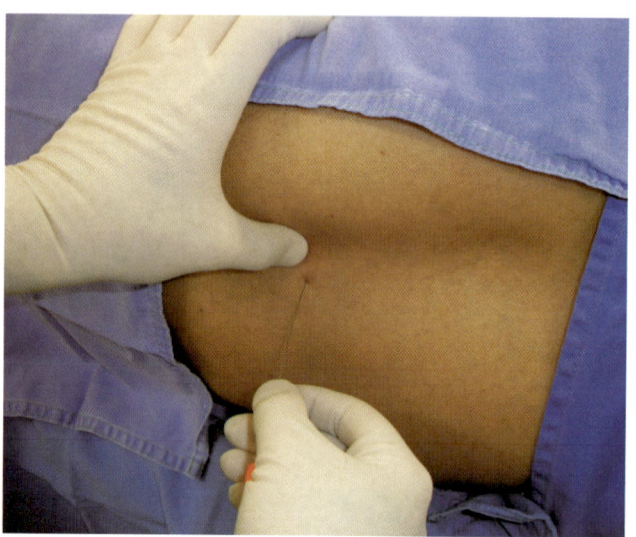

▲ **Figura 105.17** Punção paramediana – introdução da agulha.

## Injeção da Solução Anestésica

Antes da injeção da solução anestésica é necessário observar o gotejamento do liquor e verificar se não houve acidente de punção com sangramento. A membrana aracnoide é vascularizada, e não é rara a punção de vaso com gotejamento de liquor misturado com sangue. É necessário que se espere um tempo para que ocorra o clareamento do liquor antes da injeção da solução anestésica.

A seringa contendo a solução anestésica deve ser conectada à agulha, e aspiração suave deve ser realizada para verificar se o liquor está fluindo normalmente. Durante a

injeção, o canhão da agulha deve ser mantido fixo, segurando-o com uma das mãos, pois a injeção através de agulhas de fino calibre é resistente e a força aplicada para a injeção poderá deslocar a agulha, aprofundando-a demais, saindo da posição desejada .

## Posicionamento do Paciente Após a Injeção

Logo após a injeção da solução de anestésico local, o paciente deve ser posicionado de acordo com o que se deseja obter de nível de anestesia, na dependência do tipo de solução injetada (hiperbárica, isobárica ou hipobárica). Na realidade, o posicionamento logo após a punção nem sempre é aquele que o paciente ficará durante a cirurgia. Assim sendo, é necessário esperar a fixação da anestesia antes de se posicionar o paciente para a cirurgia. Em algumas situações, o posicionamento logo após a punção é o mesmo para a realização do ato cirúrgico. Mais adiante serão discutidas a dispersão das soluções de anestésicos locais no espaço subaracnóideo e a influência da postura.

## Pesquisa do Nível da Anestesia

O bloqueio subaracnóideo instala-se rapidamente, e o nível da anestesia deve ser pesquisado continuadamente, não somente para verificar se atingiu o segmento desejado como também para antever problemas hemodinâmicos decorrentes do nível alto de bloqueio.

A pesquisa do nível pode ser feita pela sensibilidade térmica, dolorosa ou tátil. Um algodão embebido em álcool (substância fria) pode auxiliar na pesquisa do nível pela sensibilidade térmica e tátil. A pesquisa da sensibilidade dolorosa pode ser feita com pinça ou com o mandril da agulha de punção. O mandril é flexível, deformando-se à pressão perpendicular à pele, possibilitando assim a manutenção de um estímulo de intensidade igual nas diferentes áreas. O problema da pesquisa da sensibilidade com pinça ou o mandril é a possível lesão da pele. Um método desprovido desse problema consiste na utilização dos filamentos de von Frey, que permitem inclusive testar a intensidade dolorosa.

Os detalhes técnicos apresentados podem sofrer variações na dependência do paciente, do procedimento, da rotina do serviço e da conduta pessoal do anestesiologista.

## ■ SOLUÇÕES ANESTÉSICAS HIPERBÁRICAS, ISOBÁRICAS E HIPOBÁRICAS

Um dos fatores que influenciam a dispersão das soluções anestésicas injetadas no espaço subaracnóideo é a **densidade da solução** em relação à **densidade do liquor** que define sua **baricidade.** Assim sendo, os conceitos e valores da densidade e da baricidade das soluções são muito importantes.

A **densidade** de uma solução é a relação da massa pelo volume expressa em gramas por mililitro ($g.mL^{-1}$). A densidade varia com a temperatura, porque o volume sofre alteração com a variação da temperatura. Assim, o valor da densidade deve ser referido sempre em relação à temperatura. Normalmente as soluções comercializadas têm a densidade referida a 23 °C. Na sala de cirurgia, onde a temperatura geralmente é de 20 °C, a densidade será diferente. Quando são injetadas no LCR, as soluções apresentam densidades com outros valo-res, porque o liquor, em condições normais, apresenta tem-peratura de 37 °C, e o volume da solução anestésica, sendo pequeno, equilibra-se rapidamente com ele. Assim sendo, do ponto de vista clínico, é preferível raciocinar com a densidade da solução a 37 °C. A Tabela 105.2 mostra a densidade das so-luções a 37 °C que são injetadas no espaço subaracnóideo.[9-11]

### Tabela 105.2 Densidade das soluções a 37 °C.

| Anestésicos locais | Densidade |
| --- | --- |
| Lidocaína 0,5% | 0,9985 |
| Lidocaína 2% | 0,9999 |
| Lidocaína 2% com adrenalina | 1,00047 |
| Lidocaína 5% + glicose 7,5% | 1,0249 |
| Lidocaína $CO_2$ | 1,0010 |
| Bupivacaína 0,25% | 0,9991 |
| Bupivacaína 0,5% | 0,9993 |
| Bupivacaína 0,75% | 0,9996 |
| Bupivacaína 0,5% + glicose 7,5% | 1,02407 |
| Tetracaína 1% | 0,9995 |
| Tetracaína 0,1% | 0,9936 |
| Tetracaína 2% | 0,99251 |
| Ropivacaína 0,5% | 0,9993 |
| **Opioides** | |
| Fentanil – 50 $\mu g.m^{-1}$ | 0,9932 |
| Sufentanil – 50 $\mu g.mL^{-1}$ | 0,9933 |
| Morfina – 1 $mg.mL^{-1}$ | 0,9998 |
| Meperidina – 100 $mg.mL^{-1}$ | 1,0083 |
| Meperidina – 50 $mg.mL^{-1}$ | 0,9990 |
| **Outros** | |
| Solução fisiológica | 0,9995 |
| Clonidina – 150 $\mu g.mL^{-1}$ | 0,9990 |
| Midazolam – 5 $mg.mL^{-1}$ | 0,9992 |
| Droperidol – 2,5 $mg.mL^{-1}$ | 0,9944 |
| Naloxona – 0,4 $mg.mL^{-1}$ | 0,9997 |
| Epinefrina – 1 $mg.mL^{-1}$(1:1000) | 1,0005 |
| Dextrose 10% – 100 $mg.mL^{-1}$ | 1,0268 |

A **baricidade** é definida como a relação da densidade da solução e a densidade do LCR. Assim, para se conhecer a baricidade, é necessário conhecer a densidade do liquor a 37 °C. Alguns autores mostraram que a densidade liquórica exibe variabilidade, sendo diferente para homens e mulhe-res, especialmente para estas, quando se compara o valor obtido na pré-menopausa, na pós-menopausa e nas grávi-das. A Tabela 105.3 mostra alguns valores obtidos para a densidade do liquor a 37 °C.[12,13]

Pelos valores apresentados nas Tabelas 105.2 e 105.3, observa-se que, mesmo utilizando-se para o cálculo o me-nor valor da densidade do liquor (1,00019), a maioria das soluções terá baricidade menor do que 1, sendo, portanto, hipobáricas, quando o valor muito próximo a 1 poderá ca-racterizar uma solução isobárica. No entanto, como a densi-dade liquórica média é maior do que 1,00019, a tendência é que mesmo as soluções rotuladas como isobáricas tenham comportamento clínico, quanto à dispersão, como hipobári-cas. Esse fato é observado para as soluções comercialmente rotuladas como isobáricas, mas que têm comportamento hipobárico. O exemplo típico é a bupivacaína a 0,5%, rotu-lada como isobárica, mas que, na realidade, é hipobárica.

### Tabela 105.3 Densidade do liquor a 37 °C.

| Grupo | N Limites (95%) | Idade | Densidade LCR | |
| --- | --- | --- | --- | --- |
| Total | 131 | 56,8 ± 19,3 | 1,00059 | 1,00019 – 1,00099 |
| Homens | 74 | 61,8 ± 16,1 | 1,00067 | 1,00031 – 1,00103 |
| Pós-menopausa | 29 | 70,8 ± 10,3 | 1,00060 | 1,00030 – 1,00090 |
| Pré-menopausa | 8 | 35,1 ± 7,2 | 1,00047 | 1,00031 – 1,00063 |
| Grávidas | 22 | 29,7 ± 6,1 | 1,00033 | 1,00013 – 1,00053 |

Quando se adiciona glicose a 7,5% à solução de bupiva-caína a 0,5%, a baricidade modifica, ficando a solução hiper-bárica em relação ao liquor.

As soluções de lidocaína a 0,5% ou 2% também apresen-tam comportamento hipobárico. Quando é adicionada epi-nefrina, a solução fica praticamente isobárica. No entanto, quando é adicionada glicose a 7,5%, a solução fica hiperbá-rica. Assim sendo, tanto para a bupivacaína quanto para a lidocaína, a adição de glicose a 7,5% é o fator determinante da hiperbaricidade.

A Tabela 105.2 mostra também que todas as soluções de opioides, comumente empregadas na raqui (fentanil, sufentanil e morfina), apresentam densidade menor do que a densidade do liquor, apresentando comportamento hipobárico. Esse fato é especialmente importante quanto à dispersão da solução, que ficará na dependência da posição do paciente logo após a injeção, podendo a solução atingir nível alto a ponto de deprimir a ventilação, especialmente quando os pacientes permanecem muito tempo na posição sentada.

Hoje é muito frequente a associação de opioides às soluções de anestésico local com o propósito de melhorar a quantidade do bloqueio com menor dose de anestési-co local, ou de prover analgesia mais prolongada no pós--operatório. Assim sendo, é importante, também, conhecer a densidade da mistura para saber sua baricidade e prever seu comportamento quanto à dispersão. Estudo interes-sante mostrou como calcular a densidade das misturas,[14] e outros estudos também mostraram que são semelhantes e significativos os cálculos matemáticos da densidade das misturas e suas medidas.[17-19]

É possível calcular a densidade de uma mistura conhe-cendo-se o valor das densidades das soluções e suas frações de volumes.[14]

Pela equação da reta em que Y = m (x) – b, pode-se che-gar à fórmula abaixo:

$$DM = (DA + DO) \, FVA - DO$$

Em que: DM = Densidade da mistura; DA = Densidade da solução de anestésico local; DO = Densidade da solução de opioide; FVA = Fração do volume da solução de anestésico local.

A relação é sempre linear, permitindo deduzir que a densidade final da mistura é a média ponderada de seus componentes. Assim sendo, para facilitar o cálculo pode-se aplicar a equação da diluição representada abaixo:

$$DM = \frac{(DA \times VA) + (DO \times VO)}{Vt}$$

Em que DM = Densidade da mistura; DA = Densidade da solução de anestésico local; DO= Densidade da solução de opioide; VO = Volume da solução de opioide; Vt = Volume total da mistura.

Esta fórmula permite não somente calcular a densidade de uma mistura de duas soluções como também a mistura de várias soluções, ficando assim expressa:

$$DM = \frac{(VA \times DA) + (VB \times DB) + (VN \times DN)}{Vt}$$

## ■ DISPERSÃO DAS SOLUÇÕES ANESTÉSICAS

A altura do bloqueio subaracnóideo depende fundamentalmente da dispersão da solução do anestésico local no espaço subaracnóideo. Alguns fatores podem afetar a dispersão e consequentemente o nível do bloqueio. A Tabela 105.4 mostra alguns fatores ligados à solução do anestésico local, ao paciente e à técnica de injeção.

**Tabela 105.4 Fatores que podem influenciar a dispersão da solução de anestésico local no espaço subaracnóideo.**

**Solução de anestésico local**
- Baricidade
- Dose
- Volume
- Concentração

**Paciente**
- Idade
- Sexo
- Altura
- Peso

**Posicionamento do Paciente**
- Decúbito supino
- Cefalodeclive
- Cefaloaclive
- Decúbito lateral

**Técnica**
- Local da Injeção
- Direção do bisel da agulha
- Velocidade de injeção
- Barbotagem
- Adição de vasoconstritores

Alguns fatores listados na Tabela 105.5 podem ter influência mínima sobre a dispersão, podendo, do ponto de vista clínico, ser considerados desprezíveis. Outro aspecto é que muitas vezes é impossível estudar uma variável isoladamente para poder tirar conclusão em relação à sua influência. Um exemplo disso é a relação dose-volume, mantida a concentração. Uma vez que se aumenta a dose, automaticamente aumentará o volume. No entanto, existe consenso que, dentre todas que podem influenciar a dispersão

do anestésico local no espaço subaracnóideo, as variáveis mais importantes são a baricidade da solução anestésica e a postura do paciente logo após a injeção da solução. Mais precisamente, a relação entre essas duas variáveis torna-se, do ponto de vista clínico, o fator mais importante na determinação do nível da anestesia.

**tabela 105.5 Duração do bloqueio subaracnóideo.**

| Fármaco | Dose (mg) | Regressão de dois dermátomos (min) | Regressão completa (min) |
|---|---|---|---|
| Lidocaína | 25 a 100 | 30 a 50 | 90 a 120 |
| Procaína | 50 a 200 | 40 a 100 | 140 a 240 |
| Bupivacaína | 5 a 20 | 90 a 140 | 240 a 380 |
| Tetracaína | 5 a 20 | 90 a 140 | 240 a 380 |

## Baricidade e Posicionamento do Paciente

Teoricamente, a solução anestésica para ser rotulada de isobárica deve ter baricidade igual a 1. Assim, espera-se, do ponto de vista prático, que as soluções com baricidade menor que 0,9990 tenham comportamento hipobárico. A Tabela 105.2 mostra a densidade das soluções utilizadas clinicamente, e pode-se antever que a maioria delas, na forma pura (diluída em água ou solução fisiológica), é hipobárica mesmo quando relacionadas com a menor densidade do LCR.

As soluções hiperbáricas utilizadas clinicamente são preparadas com adição de glicose de 5% a 8%. Assim, a baricidade dessas soluções varia de acordo com a concentração de glicose nelas; entretanto, serão sempre hiperbáricas. Admite-se que a baricidade igual ou maior que 1,00015 pode ser rotulada como hiperbárica. Basta verificar na Tabela 105.2 a densidade das soluções que contêm glicose e relacioná-las com a densidade liquórica (ver Tabela 105.3) para verificar que realmente a baricidade ultrapassa o valor proposto.

A partir do ponto de injeção, a solução anestésica se desloca no LCR, existindo algumas hipóteses para sua dispersão, como aquelas apontadas na Tabela 105.4. Após a injeção, a influência da postura é notória. Admite-se que a ação da gravidade influencia a dispersão das soluções hiperbáricas provocando sua deposição para baixo no liquor, enquanto as soluções hipobáricas sobem. Assim, a partir do ponto de injeção e na dependência da postura, pode-se obter níveis mais altos ou mais baixos do bloqueio. Por esse raciocínio, as soluções isobáricas propriamente ditas não sofreriam influência da gravidade. Na realidade, a gravidade influencia a dispersão das soluções hiperbáricas e hipobáricas apenas até o momento que em que elas ficam diluídas no liquor, equilibrando-se com ele. Existirá um momento em que o nível da anestesia tornar-se-á fixo e, a partir daí, pela absorção, inicia-se também a regressão da anestesia.

As Figuras 105.18 e 105.19 mostram a tendência da dispersão das soluções hiperbáricas e hipobáricas quando o paciente permanece em decúbito dorsal ou sentado, logo após a injeção da solução de anestésico local.

O bloqueio subaracnóideo pode ficar restrito aos dermátomos lombares baixos e sacral se o paciente ficar algum tempo na posição sentada após a injeção de solução hiperbárica, ou se ficar na posição de canivete após a injeção de

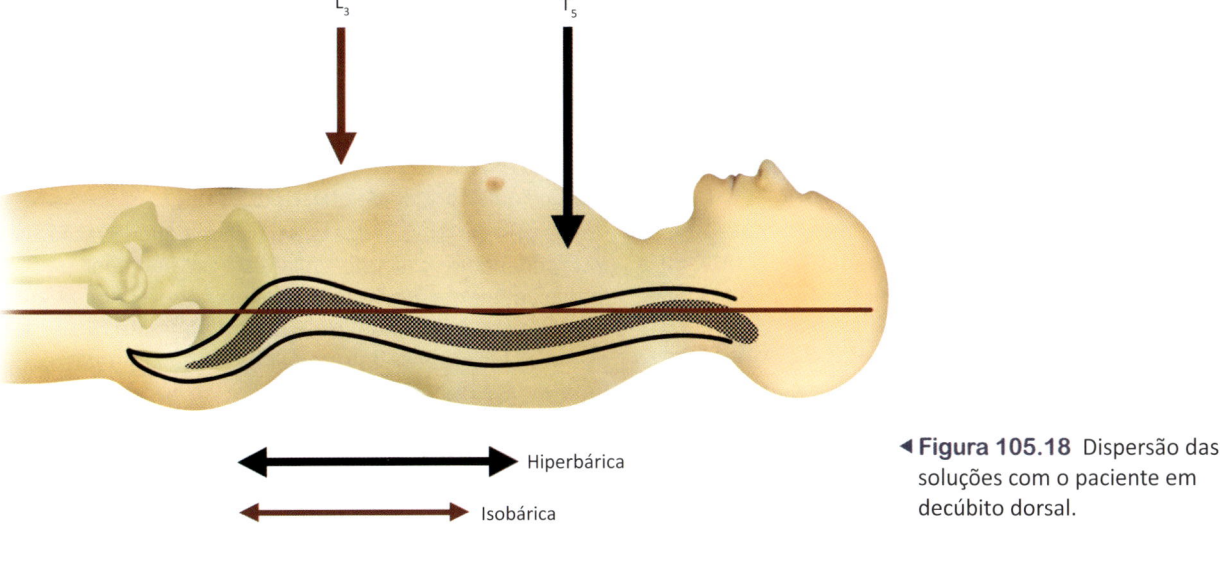

◄ **Figura 105.18** Dispersão das soluções com o paciente em decúbito dorsal.

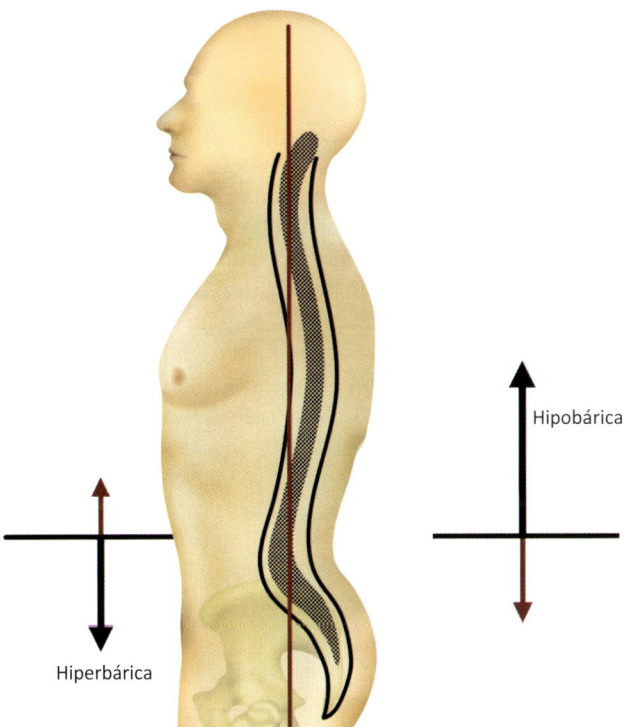

▲ **Figura 105.17** Dispersão das soluções com o paciente sentado.

solução hipobárica. O tempo de permanência na posição sentada também influencia muito o nível da anestesia quando se emprega solução hipobárica. Um estudo interessante mostrou claramente que, quando se injeta bupivacaína a 0,5% em $L_3$ a $L_4$ e o paciente permanece de 1 a 4 minutos na posição sentada, o nível de anestesia atinge $T_3$ no 4º minuto.[26] Isso mostra a influência do tempo, do tipo de solução e permite inferir sobre os cuidados que se deve ter quando da injeção de soluções que contêm opioide, que podem levar à depressão respiratória grave, na dependência da sua dispersão cefálica. Isso é especialmente importante quando se pratica a anestesia combinada raquiperidural na posição sentada. A punção e a passagem de cateter no espaço pe-

ridural demandam muito tempo, e, caso tenha sido feita a injeção subaracnóidea prévia com solução hipobárica, o tempo de permanência na posição sentada provocará níveis altos de bloqueio. Assim sendo, quando se opta por dupla punção, a abordagem do espaço peridural e a passagem do cateter devem ser feitas antes da punção subaracnóidea. Uma alternativa que pode economizar tempo é a punção através da agulha de punção peridural, após a identificação do espaço peridural. No entanto, é bom lembrar que a passagem do cateter peridural pode demandar tempo na vigência de incidentes ou acidentes decorrentes da inserção do cateter no espaço peridural.

Quando o paciente é colocado em decúbito supino logo após a injeção da solução anestésica, além da baricidade, a curvatura normal da coluna vertebral também influenciará sua dispersão. As soluções hiperbáricas injetadas na região lombar tendem a fluir para a região sacral, assim como também cefalicamente, acumulando-se no nível da cifose torácica. Essa distribuição bimodal explica as dispersões cefálicas, cujo nível ficará na dependência da fração da solução que fluir em direção à cifose torácica. Esse tipo de distribuição pode ser alterado fletindo-se o quadril com consequente retificação da coluna vertebral; entretanto, se por um lado poderá impedir a distribuição bimodal, por outro poderá não influenciar no nível do bloqueio. Posição de cefaloaclive e cefalodeclive proporcionam acúmulos da solução na região lombossacral ou mediotorácica, respectivamente.

Com as soluções isobáricas e hipobáricas, a dispersão é diferente a partir do ponto de injeção. Com o paciente em decúbito supino não ocorre o acúmulo na região médio-torácica, obtendo-se níveis mais baixos de anestesia. No entanto, modificando-se a inclinação da mesa operatória, a dispersão também se modifica. Assim, em cefaloaclive, a tendência é de o bloqueio subir e, em cefalodeclive, a tendência é o bloqueio ser mais intenso na região lombossacral com poucas repercussões hemodinâmicas. Deve ser salientado que a dispersão, mesmo nessas posições, não se processa com a mesma intensidade do que aquela com as soluções hiperbáricas, não sofrendo ação importante da gravidade; a tendência é que elas não se dispersem para muito longe do local da injeção. De qualquer forma existe influência do plano de inclinação da mesa operatória, e a variabilidade de resultados mostra que essas soluções têm comportamento hipobárico, explicando a produção de bloqueios na região torácica baixa, em cefaloaclive. Outro fato, já citado, que corrobora essa afirmação, é que a permanência do paciente na posição sentada faz com que o bloqueio possa atingir o nível de $T_3$.

Outro aspecto muito importante é a permanência do paciente em decúbito lateral após a injeção da solução de anestésico local no espaço subaracnóideo lombar. Quando o paciente é colocado na posição lateral, apesar de a gravidade exercer pequeno papel, observa-se que as soluções hiperbáricas produzem bloqueio mais intenso e de duração maior no membro inferior que ficou para baixo, e as soluções hipobáricas o fazem no membro que ficou para cima. Esses fatos podem ser utilizados com proveito quando se deseja prover anestesia unilateral. A permanência do paciente por, no mínimo, 6 minutos em decúbito lateral já é capaz de mostrar a unilateralidade da anestesia, pelo menos no que diz respeito à intensidade e à duração do bloqueio.[15,16]

Uma metanálise mostrou claramente que é possível reduzir consideravelmente a dose de bupivacína hiperbárica (4 a 5 mg) injetada no espaço subaracnóideo para obter anestesia unilateral para artroscopia de joelho, desde que o paciente seja mantido em decúbito lateral tempo suficiente para que a anestesia se instale. O objetivo é diminuir a dose e, consequentemente, o tempo de permanência hospitalar. No entanto, se ao empregar baixas doses o paciente for rapidamente colocado em decúbito dorsal, o número de falhas, ou de anestesia insuficiente, aumentará significativamente.[16]

## Técnicas de Injeção e Soluções Anestésicas

A partir do ponto de injeção se processa a dispersão do anestésico local e algumas variáveis devem ser consideradas, como a velocidade de injeção, a direção do bisel da agulha e a barbotagem.

O ponto de injeção parece não ter influência quanto à dispersão das soluções hiperbáricas, cuja dispersão sofre ação da gravidade e fica na dependência da posição do paciente logo após a injeção, fato demonstrado para a solução de bupivacaína a 0,5% hiperbárica. No entanto, estudos mostraram que existe influência do local da injeção ($L_2$-$L_3$, $L_3$-$L_4$, $L_4$-$L_5$) quando a solução empregada é de bupivacaína a 0,5% isobárica.[17] Para cada ponto de aplicação verificou-se que a diferença de altura de nível pode variar até dois dermátomos. Estudo interessante mostrou que num mesmo paciente, variando o local de $L_3$-$L_4$ para $L_4$-$L_5$, o nível variou de $T_6$ para $T_{10}$.[18]

Com o advento de agulhas de fino calibre e orifício pequeno, a velocidade de injeção ficou limitada pela própria resistência imposta pelo diâmetro interno da agulha e do orifício de saída. É possível, assim, diminuir a velocidade proporcionando maior deposição da solução de anestésico local nas proximidades do ponto de injeção. Esse fato tem importância nos bloqueios unilaterais, ou quando não se desejam altos níveis de bloqueio.

A barbotagem, fator importante na dispersão da solução quando se usa agulha de grosso calibre 23G ou 21G, passa a ser limitada também com as agulhas de fino calibre que limitam a velocidade de injeção.

As agulhas de fino calibre foram desenhadas com bisel curto ou em ponta de lápis, cuja direção pouco influencia na dispersão da solução de anestésico local.

As três variáveis – doses, volume e concentração – são interdependentes, sendo difícil estudar qualquer uma delas isoladamente, uma vez que, alterando-se uma, as outras também serão alteradas. No entanto, é possível extrair algumas conclusões para determinados fármacos, mantendo-se uma variável fixa.

Estudos mostram que o aumento da dose com consequente aumento do volume para a bupivacaína a 0,5% isobárica. A dose de 10 mg leva a bloqueios mais baixos do que quando se utilizam 15 ou 20 mg. No entanto, não existe diferença estatisticamente significativa entre as duas últimas doses (15 ou 20 mg).[19] Para a tetracaína isobárica, a faixa de variação de 7,5 a 10 mg não mostrou diferença quanto ao nível de anestesia alcançado, sendo a média anotada em $T_9$ e $T_{10}$.[20,21] Em decúbito dorsal, a tendência é que as soluções isobáricas, ou hipobáricas, apresentem níveis de bloqueio mais baixos quando comparados às soluções hiperbáricas, empregando-se as mesmas doses. No entanto, quando se comparam as soluções hiperbáricas entre si, só existem diferenças quando a dose é muito diminuída. Observou-se que, para a bupivacaína a 0,5% hiperbárica, as variações das doses de 10 a 20 mg não afetaram o nível do bloqueio quando o paciente é colocado imediatamente em decúbito dorsal, logo após a punção. Somente quando as doses foram abaixo de 10 mg observaram-se níveis mais baixos (2,5 dermátomos), comparados a doses maiores do que 10 mg.[17] Nota-se, também, diminuição considerável do volume com doses menores do que 10 mg. Ampla faixa de variação da dose (7,5 a 15 mg) também foi testada com a tetracaína hiperbárica sem influência significativa no nível do bloqueio.[22,23]

Na realidade, somando-se à dose, à concentração e ao volume, deve-se sempre considerar a baricidade da solução e o posicionamento do paciente após a injeção subaracnóidea, quando se deseja comparar a dispersão de diferentes agentes anestésicos.

Quanto às características dos pacientes, a idade, a altura e o peso podem ser fatores que influenciam a dispersão das soluções de anestésicos locais injetados no espaço subaracnóideo, porém muitos resultados são controversos.

A altura média em que se trabalha de forma habitual clinicamente não se apresenta como um forte fator de previsão para a altura do bloqueio. Admite-se, entretanto, que pacientes muito altos ou muitos baixos, dentro de uma mesma faixa etária, possam apresentar níveis diferentes de bloqueio.

O peso não é um fator de previsão da altura do bloqueio em indivíduos não obesos. No entanto, admite-se que a dispersão cranial é mais alta em pacientes obesos, especialmente quando se trata da bupivacaína isobárica.

Quanto à idade, apesar de alguns autores não terem obtido resultados altamente significativos quando compararam pacientes entre a 7ª e a 9ª décadas[22] quanto à altura do bloqueio, outros estudos mostraram que existem diferenças quanto à dispersão quando se compara com pacientes jovens.[23] Existe ainda diferente comportamento quando se trata de solução isobárica e hipobárica. Para a bupivacaína hiperbárica, é notória a tendência da dispersão cefálica em idosos em relação a jovens, podendo o nível da analgesia atingir três a quatro segmentos acima. Pode-se presumir, também, níveis de dois a quatro segmentos acima para o bloqueio simpático, com consequentes alterações hemodinâmicas mais intensas. Admite-se que as alterações degenerativas do sistema nervoso central, a quantidade e o aumento da densidade liquórica possam ser fatores determinantes da maior dispersão cefálica da bupivacaína hiperbárica em idosos.[24]

Quanto à bupivacaína isobárica, a tendência em idosos é que o comportamento dessa solução seja mais hipobárica ainda pelo aumento da densidade liquórica. Os estudos mostram grande variabilidade quanto aos resultados da dispersão em idosos quando comparados a pacientes jovens. No entanto, o aumento da dose e consequente aumento do volume levam a bloqueios mais altos. Apesar da variabilidade, é preservada a característica de níveis mais baixos com relação à bupivacaína hiperbárica quando o paciente é mantido em decúbito dorsal.[24]

Pelo exposto, nota-se que a dispersão das soluções anestésicas no espaço subaracnóideo é multifatorial; entretanto, a baricidade da solução e o posicionamento do paciente logo após a punção são fatores importantes, quando se comparam soluções com a mesma dose e na mesma faixa etária.

## ■ MANIFESTAÇÕES SUBARACNÓIDEA

As manifestações iniciais do bloqueio subaracnóideo são observadas em poucos minutos nos membros inferiores. Formigamento e/ou sensação de aquecimento são os sintomas mais frequentes. Posteriormente aparecem a analgesia e a perda da sensação tátil, e finalmente instala-se o bloqueio motor. A vasodilatação dos membros inferiores é decorrente do bloqueio das fibras simpáticas que são mais finas e, portanto, as primeiras a atingir a concentração anestésica mínima e o consequente bloqueio. Algumas vezes os sintomas iniciais são frustros ou não perceptíveis pelo paciente devido à sedação ou à alta velocidade de instalação. Nessas situações, a pesquisa da sensibilidade e da instalação do bloqueio motor são os sinais a serem observados.

Assim sendo, quando se pretende determinar a latência do bloqueio, deve-se ressaltar o parâmetro que se quer estudar, quais sejam: manifestações iniciais, sensibilidade, bloqueio motor ou nível máximo de anestesia. A latência é o tempo decorrido desde o final da injeção da solução de anestésico local até o parâmetro a ser verificado. Assim temos: a latência do bloqueio sensitivo, a latência do bloqueio motor e a latência do nível máximo da anestesia.

Embora as manifestações iniciais da insensibilidade e do bloqueio motor sejam rápidas, os níveis máximos do bloqueio são mais demorados, podendo ficar entre 10 e 15 minutos para a lidocaína e mais de 20 minutos para a bupivacaína. Esse fato é particularmente importante quando se deseja modificar a posição do paciente na mesa operatória após a instalação do bloqueio. Quanto maior o tempo para se atingir determinado nível de bloqueio, menor será o tempo de duração dele nesse nível, porque menor quantidade do fármaco atingiu o local de ação.

Quando se estuda a duração do bloqueio subaracnóideo, é necessário lembrar que ele não termina abruptamente em todos os segmentos. A tendência é a regressão gradual a partir dos segmentos cefálicos aos segmentos sacrais ou do local da punção (lombar). Assim sendo, na indicação do bloqueio subaracnóideo é necessário saber qual o nível que se deseja bloquear e qual o tempo estimado do procedimento cirúrgico. Como exemplo temos a operação cesariana, cuja incisão cirúrgica geralmente é em $T_{12}$; entretanto, o manuseio e a incisão peritoneal exigem nível em $T_6$. O tempo cirúrgico geralmente gira em torno de 60 minutos.

Três fatores são importantes no tempo de duração do bloqueio subaracnóideo: o tipo de anestésico local, a dose e o tipo da solução.

O tipo de anestésico local é o principal determinante na duração do bloqueio subaracnóideo. O anestésico local de duração mais rápida é a procaína. A lidocaína e a mepivacaína são de duração intermediária, e a bupivacaína, a tetracaína e a ropivacaína são de longa duração. A Tabela 105.5 mostra as doses e os extremos de duração do bloqueio causado pela lidocaína, procaína, tetracaína e bupivacaína.

A dose é outro fator extremamente importante na duração do bloqueio subaracnóideo. Um estudo mostrou aumento de 40% no tempo de duração quando foram utilizados 15 mg de bupivacaína comparado a 10 mg. Para a tetracaína, o acréscimo foi de 20% no tempo de duração do bloqueio com 15 mg, comparado a 10 mg.[25]

Com o crescente emprego da anestesia subaracnóidea em regime ambulatorial, vários estudos foram realizados com o intuito de abreviar o tempo de permanência do paciente na sala de recuperação anestésica, variando a dose.[7] A lidocaína a 2% foi testada com doses de 40, 60 e 80 mg, mostrando maior tempo na dependência do aumento da dose; entretanto, a qualidade do bloqueio foi melhor com as doses maiores (60 e 80 mg).[26]

A bupivacaína a 0,5% também foi testada nas doses de 3,75 mg, 7,5 mg e 11,5 mg; o tempo de recuperação mínimo foi de 110 minutos (3,75 mg), e o máximo, de 232 minutos (11,5 mg). Nota-se claramente que a dose é um fator importante no tempo de duração do bloqueio subaracnóideo.[16]

## ■ FÁRMACOS UTILIZADOS PARA O BLOQUEIO SUBARACNÓIDEO

### Anestésicos Locais

Procaína, lidocaína, bupivacaína e ropivacaína são fármacos utilizados em anestesia subaracnóidea.

A **procaína** já foi muito utilizada em anestesia subaracnóidea, porém, devido a sua baixa potência, prolongada latência e curto tempo de ação, deixou de ser utilizada no nosso meio.

Com os problemas dos sintomas neurológicos transitórios causados pela lidocaína, alguns autores têm proposto o seu uso novamente, especialmente em pacientes ambulatoriais, para procedimentos de curta duração.[27]

A **lidocaína** a 5% hiperbárica foi, sem dúvida, o fármaco mais utilizado em raquianestesia. O bloqueio conferido pela solução instala-se rapidamente e de modo profundo tanto para o lado sensitivo como motor.

Concomitantemente com o aparecimento de agulhas de fino calibre, que limitam a velocidade de injeção, surgiram relatos de sintomas neurológicos transitórios, cuja incidência é maior com a lidocaína em altas doses do que com a bupivacaína e a tetracaína.

Imaginando que ao diminuir a concentração e retirar a glicose da solução de lidocaína, alguns autores estudaram formulações a 1,5% e a 2%, mostrando a mesma eficácia que a concentração a 5% quanto à latência e à qualidade do bloqueio. No entanto, não aboliu a presença de sintomas neurológicos transitórios, cuja incidência mostrou-se superior àquelas encontradas para a bupivacaína e a tetracaína. Na realidade, a incidência maior da síndrome radicular transitória é apontada em revisão sistemática onde foram listados trabalhos em que a lidocaína foi utilizada em altas doses.[27] Estudo utilizando baixas doses não relatou a presença da síndrome.[28]

A lidocaína a 2%, sem glicose, apresenta densidade próxima à do LCR e, quando injetada, tem comportamento hipobárico. Estudo mostra que a solução bloqueia quatro segmentos acima quando é injetada com o paciente na posição sentada em relação ao decúbito lateral, quando fica mais restrita ao local da punção. O tempo de permanência na posição sentada é importante fator.

A lidocaína também já foi utilizada a 0,5% em procedimentos anais em regime ambulatorial. A dose utilizada foi de 40 mg, com o paciente em posição de canivete e cefalodeclive de 15°. Nessa situação, o bloqueio envolveu a região sacral, alcançando o nível máximo de $T_{11}$, mostrando o comportamento hipobárico da solução.[29]

A **bupivacaína** é hoje o fármaco mais utilizado em anestesia subaracnóidea. Concentrações a 0,5% e 0,75% foram amplamente testadas, não havendo vantagens da concentração a 0,75%. Assim sendo, a concentração a 0,5% é utilizada universalmente.

A solução de bupivacaína a 0,5% com glicose a 8% é hiperbárica. Quando a solução é pura, sem glicose, é chamada de isobárica por sua densidade ser próxima à do liquor. No entanto, quando é injetada no espaço subaracnóideo, apresenta comportamento hipobárico, comprovado por estudos que mostram sua dispersão cefálica quando o paciente permanece muito tempo na posição sentada após a injeção. Ela é chamada de isobárica na solução comercializada e a 23 °C. No liquor, onde a temperatura fica em torno de 37 °C, a densidade varia e consequentemente a baricidade diminui, tornando a solução hipobárica.

A **tetracaína** é apresentada em solução a 1%, ou na forma liofilizada (ampolas de 20 mg), quando então deve ser preparada antes do uso. O pó liofilizado deve ser diluído em 2 mL de solução fisiológica, ficando a solução a 1% isobárica. Para se obter soluções hiperbáricas, a diluição deve ser feita com solução glicosada. A partir de uma solução a 1%, obtém-se uma solução de tetracaína hiperbárica a 0,5%, diluindo-a em igual volume de solução glicosada a 10%.

A tetracaína é utilizada nas formas hiperbárica e isobárica nas concentrações a 0,5%, a 0,75% e a 1%. A dispersão segue o padrão de acordo com a baricidade e o posicionamento do paciente durante e logo após a punção. Alguns autores mostraram que o volume da solução é o fator mais importante na dispersão da analgesia, especialmente em se tratando de soluções isobáricas.

A **ropivacaína** já foi utilizada nas concentrações a 0,5% e a 0,75%, mostrando ser eficaz para cirurgias ortopédicas dos membros inferiores, com resultados comparáveis aos obtidos com a bupivacaína.[30]

Após a administração de um fármaco no espaço subaracnóideo, sua absorção é, em média, três vezes mais rápida do que no espaço peridural. Especificamente para a ropivacaína, a biodisponibilidade é equivalente a 11,1% da dose total administrada.[30]

A ropivacaína administrada no espaço subaracnóideo é preparada e diluída com solução fisiológica para que a concentração final da solução fique a 0,5%. Isso é feito para que as doses e os volumes injetados no espaço subaracnóideo fiquem comparáveis com a apresentação da bupivacaína a 0,5%, que hoje é a substância mais utilizada em anestesia subaracnóidea. Não existe no nosso meio preparado comercial de ropivacaína para uso específico em anestesia subaracnóidea. A ropivacaína foi comparada à bupivacaína e à levobupivacaína isolada em vários estudos, mas a maioria deles afirma que a ropivacaína produz bloqueio motor menos intenso do que os demais fármacos. Estudos mostram a $DE_{50}$ para o bloqueio motor de três fármacos. As doses são: 5,79 mg para ropivacaína, 4,83 mg para levobupivacaína e 3,44 mg para a bupivacaína racêmica. A partir dessas $DE_{50}$, pode-se afirmar que os fármacos derivados da pipelilxilidinas são capazes de produzir bloqueio motor, porém a cada uma delas pode-se atribuir o rótulo de bloqueio de intensidade fraca, intermediária e forte.[31] Quando são comparadas as $DE_{95}$ para os três fármacos, o resultado também é semelhante. Mostra que a bupivacaína tem maior potência do que as demais.[32]

É importante notar que o comportamento da ropivacaína quanto à dispersão, ao dermátomo atingido após a fixação do bloqueio, ao tempo de latência, ao tempo médio para atingir o nível máximo de bloqueio e à incidência de efeitos colaterais é semelhante ao dos demais fármacos utilizados. Esses dados são confirmados em alguns estudos.[53]

É sabido que as fibras nervosas têm coeficientes de efetividade mínima diferentes. Isso explica a instalação gradativa e diferencial do bloqueio autonômico, sensitivo e motor. Quando se compara a ropivacaína com a bupivacaína racêmica, em termos de bloqueio motor, nota-se que a duração deste, produzido pela ropivacaína, será menor que o da bupivacaína, utilizando doses equivalentes. A intensidade do bloqueio motor avaliado pela escala de Bromage não mostra diferença significativa.

Apesar de os trabalhos apontarem para que todos os fármacos disponíveis são opções para a realização do bloqueio subaracnóideo, a bupivacaína tem sido, no nosso meio, o anestésico de escolha para a anestesia subaracnóidea tanto para pacientes internados quanto para aqueles em regime ambulatorial. As variações dizem respeito ao volume, as doses e o tipo de solução, se hiperbárica ou hipobárica.

## Opioides

Os opioides são utilizados pela via subaracnóidea isoladamente ou em associação com anestésicos locais. Inicialmente os opioides foram empregados por essa via com o propósito de abolir a dor em pacientes com neoplasias.[33] A partir daí, vários trabalhos foram realizados mostrando a utilidade dos opioides, não só para potencializar os efeitos analgésicos no perioperatório como para prover analgesia pós-operatória. A morfina nas doses de 50 a 100 µg é muito utilizada por via subaracnóidea, tanto para prover potencialização dos anestésicos locais como para promover analgesia pós-operatória. Mesmo baixas doses de anestésicos locais muitas vezes são suficientes para prover analgesia quando associados a opioides.[34]

Os opioides ligam-se aos receptores opioides nas lâminas II e V do corno dorsal da medula e substância gelatinosa de Rolando, diminuindo a liberação de neurotransmissores excitatórios. Eles atuam principalmente sobre as fibras A delta e C, não havendo evidências de sua ação sobre as fibras simpáticas, motoras, táteis e proprioceptivas.[33]

O perfil farmacocinético dos opioides, decorrentes das propriedades físico-químicas, determina a latência, a potência, a duração e os efeitos colaterais. A Tabela 105.6 mostra o grau de solubilidade e as doses usuais dos opioides.

### Tabela 105.6  Solubilidade e as doses usuais dos opioides.

| Opioide | Solubilidade | Dose |
|---|---|---|
| Morfina | Hidrossolúvel | 50-100 µg |
| Fentanil | Lipossolúvel (alta) | até 25 µg |
| Sulfentanil | Lipossolúvel (alta) | até 10 µg |

Os fármacos mais lipossolúveis apresentam menor latência, maior potência, mas menor tempo de duração. Os fármacos hidrofílicos apresentam maior latência, menor potência, maior tempo de ação e maior incidência de efeitos colaterais tardios. Os fármacos hidrofílicos, como a morfina, apresentam maior difusão rostral, levando consequentemente à maior possibilidade de depressão respiratória.

O tempo de analgesia varia com o tipo de opioide e é dose-dependente. O fentanil apresenta tempo de duração de 4 a 6 horas, o sulfentanil, de 7 a 9 horas, e a morfina, de até 24 horas.

Os principais efeitos colaterais dos opioides injetados pela via subaracnóidea são: prurido, náusea, vômito, retenção urinária, depressão respiratória. Prurido, vômitos e depressão respiratória são efeitos que resultam da interação com receptores opioides no cérebro e são mais pronunciados com os opioides hidrofílicos, como a morfina.[32] Uma metanálise mostra claramente os riscos e os efeitos colaterais do uso da morfina por via subaracnóidea, comparando-as com placebo, ficando evidente o aumento da incidência de efeitos colaterais em relação ao placebo. Mostrou também

que a incidência e a intensidade de tais efeitos são dose-dependentes.[33] A depressão respiratória é maior quanto maior for a dose de morfina, porém baixas doses são seguras.

O fentanil, nas doses de 10 a 25 µg, tem sido utilizado como adjuvante nas anestesias subaracnóideas com bupivacaína em pacientes ambulatoriais. O objetivo dessa associação é diminuir a dose da bupivacaína, com consequente diminuição do tempo de permanência hospitalar. Na dose de 10 µg, a incidência de efeitos colaterais do fentanil é baixa. Nessa dose, o fentanil tem mínimo efeito no músculo detrusor da bexiga e no tônus do esfíncter, contribuindo para que não ocorra retenção urinária, efeito colateral que prolonga o tempo de alta.

O uso de sufentanil (2,5 a 3 µg) foi comparado ao uso de fentanil (25 µg) adicionado à bupivacaína a 0,5% (15 mg), mostrando que a estabilidade hemodinâmica foi semelhante, o tempo de analgesia foi prolongado, houve facilidade na dispersão e baixo índice de eventos adversos.

Um estudo utilizou nalbufina, por via subaracnóidea, nas doses de 200 µg e 400 µg, adicionadas à solução de bupivacaína hiperbárica a 0,5% (2,5 mL), mostrando que a dose de 400 µg prolongou a duração do bloqueio sensorial e a analgesia no pós-operatório.[34]

Na associação de opioides com anestésicos locais, é necessário sempre considerar o tipo de solução que se está agregando. As soluções de morfina, fentanil e sufentanil são hipobáricas (ver Tabela 105.2). Quando esses opioides são associados com solução hiperbárica de anestésico local, a mistura resulta em uma solução hiperbárica. Quando eles são associados à solução de anestésico local hipobárica, a mistura permanece hipobárica. Assim sendo, na dependência da dispersão da solução, os opioides podem ter a difusão rostral maior ou menor. Isso é importante quando se opta por solução hipobárica e quando a punção, seguida da injeção, for feita com o paciente sentado. O tempo prolongado do paciente na posição sentada determinará o nível mais alto da anestesia, com possibilidade de maior difusão rostral do opioide, com consequente maior incidência de depressão respiratória. Esse fato chama atenção para os casos em que são indicadas técnicas de anestesia combinada raquiperidural. Existem duas maneiras de se aplicar a anestesia combinada: (1) punção peridural e passagem de cateter num determinado espaço e a punção subaracnóidea no outro; e (2) punção do espaço peridural num determinado espaço e punção subaracnóidea no mesmo espaço (agulha de punção subaracnóidea através da agulha de peridural), com posterior passagem do cateter peridural. Na realização da anestesia peridural com passagem de cateter, o tempo pode ser muito prolongado. Desse modo, se a injeção subaracnóidea foi feita antes e o paciente estiver na posição sentada, a dispersão rostral de soluções hipobáricas contendo opioides poderá atingir níveis muito altos, causando depressão respiratória. Assim sendo, recomenda-se fazer a punção peridural e a passagem.

## Clonidina

A associação de clonidina aos anestésicos locais na anestesia subaracnóidea tem sido muito utilizada. O assunto ensejou uma revisão sistemática que, no final, reuniu 22 artigos, sendo que em 14 estudos foi testada uma única dose; os demais testaram duas ou mais doses.[35] As doses variaram de 15 a 150 µg, e os anestésicos locais utilizados foram os seguintes: bupivacaína hiper ou isobárica, tetracaína hiperbárica e prilocaína isobárica. Os estudos comparativos mostraram que houve aumento do tempo de recuperação da sensibilidade, dois segmentos abaixo do nível inicial. O tempo variou de 14 a 75 minutos, mostrando evidência da dose-resposta. Outro aspecto importante é a maior dispersão cefálica quando se usou clonidina, porém sem influência no tempo de instalação do bloqueio sensorial e nas alterações hemodinâmicas (hipotensão arterial e bradicardia) causadas pelo nível do bloqueio. O bloqueio motor se prolongou, mas não foi possível determinar a dose-resposta. Quanto à analgesia, ficou também evidente que houve o seu prolongamento com média de 100 minutos. Na realidade, não se pode afirmar ainda qual a dose ideal de clonidina para o seu emprego na anestesia subaracnóidea.[35]

Quanto ao emprego da clonidina associada a opioides, estudos mostram que ocorre substancial alívio da dor em pacientes com neoplasias.[36]

## ■ EFEITOS SISTÊMICOS PROVOCADOS PELO BLOQUEIO SUBARACNÓIDEO

O bloqueio subaracnóideo provocado pelos anestésicos locais suprime a atividade da medula espinal e das raízes nervosas de forma sequencial. As fibras nervosas autonômicas são as primeiras atingidas, seguindo-se as fibras sensitivas, as motoras e as proprioceptivas.

O resultado que se deseja, do ponto de vista clínico, é o bloqueio da condução da dor e o bloqueio motor, proporcionando condições satisfatórias para a realização de cirurgias em determinada região do organismo. No entanto, na dependência da extensão do bloqueio podem ocorrer alterações para o lado dos sistemas cardiocirculatório, respiratório, gastrintestinal, geniturinário e endócrino.

O bloqueio subaracnóideo é considerado alto quando o seu nível ultrapassa $T_4$. Nessa situação, o sistema nervoso simpático ficará totalmente bloqueado porque as fibras simpáticas pré-ganglionares são do tipo B, muito mais sensíveis aos anestésicos locais do que as fibras que conduzem à dor, que são do tipo C. Pequenas concentrações de anestésico local, diluído no liquor, alcançam nível de bloqueio simpático maior do que o bloqueio sensitivo. Admite-se que o bloqueio simpático atinja, pelo menos, dois metâmeros acima do bloqueio sensitivo; entretanto, outros autores demonstraram que o bloqueio simpático pode exceder até seis metâmeros acima. Assim sendo, um bloqueio que produziu analgesia até o nível $T_6$ pode ter provocado desnervação total do sistema nervoso simpático, levando a alterações cardiocirculatórias importantes.

O fino calibre das fibras nervosas simpáticas e a sua disposição anatômica mais periférica ao longo do espaço subaracnóideo têm sido relacionados ao fato de o bloqueio simpático ser o primeiro a se instalar e ser mais extenso do que o bloqueio sensitivo. Assim sendo, a primeira preocupação quando da instalação do bloqueio subaracnóideo é com a extensão do bloqueio simpático que antecede o bloqueio

sensitivo, com repercussões imediatas para o lado do sistema cardiocirculatório. Isso é especialmente importante em pacientes idosos, para os quais o tratamento com vasopressores deve ser imediatamente instituído.

## Efeitos Cardiovasculares

O mais constante e principal efeito cardiovascular do bloqueio subaracnóideo é a vasodilatação periférica, resultante do bloqueio simpático, com consequente alteração nas artérias, arteríolas, veias, vênulas e microcirculação.

Com a instalação do bloqueio simpático, as artérias e arteríolas se dilatam, reduzindo a resistência ao fluxo de sangue, e quanto maior for a extensão do bloqueio simpático, maior será a redução da resistência periférica. No entanto, essa vasodilatação não é máxima porque as fibras musculares lisas dos vasos apresentam tônus intrínseco, preservado, mesmo quando a desnervação é completa. Esse tônus responde por cerca de 60% da resistência periférica total, cujos valores finais não ficam na dependência somente da vasodilatação da região bloqueada, mas também da vasoconstrição compensatória dos vasos nas áreas não bloqueadas. A resistência vascular periférica não muda significativamente em bloqueios até $T_{10}$, diminuindo até em 18% quando o bloqueio atinge $T_4$.[36]

O bloqueio simpático causa também vasodilatação das **veias** e das **vênulas**, fazendo com que elas passem a conter maior volume de sangue. Como as veias e vênulas não apresentam tônus simpático intrínseco, a dilatação é máxima, aumentando o continente, e, embora o volume sanguíneo venoso seja maior, a pressão venosa diminui, com consequente diminuição do gradiente de pressão veia-átrio direito, que será tanto menor quanto maior for o cefaloaclive do paciente na mesa operatória.

O bloqueio simpático influencia na microcirculação, que inclui as arteríolas terminais, as metarteríolas e seus prolongamentos (canais preferenciais), capilares e vênulas. Fibras musculares lisas estão presentes nas arteríolas e metarteríolas, ausentes nos capilares e escassas nas vênulas coletoras. Nas extremidades proximais das metarteríolas, as fibras musculares formam os esfíncteres pré-capilares, que apresentam inervação simpática. A dilatação e a constrição dos esfíncteres pré-capilares dirigem o sangue para os canais preferenciais de modo rítmico. O bloqueio simpático abole a ritmicidade, diminuindo a resistência vascular da microcirculação, que fica na dependência do tônus residual, da pressão venosa e da viscosidade sanguínea. Com a diminuição da resistência vascular e consequente diminuição da pressão hidrostática, o sangue passa a fluir por todos os canais preferenciais, aumentando o volume sanguíneo na microcirculação.

Apesar da alteração significativa sobre a microcirculação, a vasodilatação não é máxima, haja vista que a histamina, a hipercapnia e a hiperemia reativa são capazes de aumentá-la.

O bloqueio simpático alto apresenta efeitos sobre o coração por alteração do equilíbrio entre as ações simpáticas e parassimpáticas sobre ele. O bloqueio das fibras simpáticas cardioaceleradoras ($T_2$ a $T_4$) libera a ação vagal sobre o coração causando bradicardia, cujo valor é variável entre os pacientes.

A bradicardia observada na anestesia subaracnóidea parece ter relação direta com a pressão arterial, independentemente do nível do bloqueio. Observou-se que, quando a pressão arterial diminui em 25%, a diminuição da frequência cardíaca é maior. Outro fato é que bradicardia grave somente é observada quando ocorre hipotensão arterial acentuada.

O retorno venoso tem grande influência no aparecimento de bradicardia. A sua diminuição determina diminuição da pressão do átrio direito, estimulando os receptores de estiramento localizados na porção de deságue das grandes veias, provocando bradicardia. Assim, a bradicardia é reflexa, mantendo relação direta com a pressão arterial, que, por sua vez, depende do débito cardíaco e da resistência periférica total, alterados pelo bloqueio subaracnóideo.

A redução do débito cardíaco causada pelo bloqueio é consequência da vasodilatação periférica, especialmente venosa. O sequestro de sangue circulante causado pela vasodilatação causa diminuição da volemia, diminuição do retorno venoso, da pré-carga e da pressão no átrio direito, com consequente redução do débito cardíaco, podendo atingir até 40% dos valores iniciais na anestesia subaracnóidea alta. Um fator de compensação é a redução da pós-carga, consequente à redução da resistência vascular periférica. Esse fato pode justificar casos de anestesia subaracnóidea alta com pequena diminuição do débito cardíaco.

De qualquer forma, o bloqueio subaracnóideo modifica a distribuição do débito cardíaco. As regiões nas quais existe vasodilatação recebem maior percentual do débito cardíaco, e nas regiões em que não existe influência do bloqueio simpático o débito cardíaco diminui. Em decúbito dorsal, um nível de anestesia em $T_{12}$ aumenta cerca de 77% do débito cardíaco para os membros inferiores. Estudo experimental em macacos mostra que o nível de bloqueio em $T_2$ diminui consideravelmente o débito cardíaco para os órgãos.[36] Isso é especialmente importante no que diz respeito ao cérebro, coração, rins e fígado. A queda máxima do débito cardíaco geralmente ocorre 20 minutos após a instalação do bloqueio. É extremamente importante considerar que outros fatores podem agravar a diminuição e a distribuição do débito cardíaco como mudança do posicionamento do paciente e na mesa operatória, perda de sangue e obstrução do retorno venoso. O emprego de ventilação controlada mecânica também contribui para a diminuição do débito cardíaco.

A influência da anestesia subaracnóidea na circulação para os diferentes órgãos depende do grau de vasodilatação, assim como da existência de mecanismos autônomos, que regulam o fluxo sanguíneo para eles.

O fluxo sanguíneo coronariano é regulado pela pressão aórtica e pela resistência coronariana. No entanto, a circulação coronariana apresenta controle autônomo que regula o fluxo sanguíneo de acordo com a demanda de oxigênio. O bloqueio subaracnóideo alto reduz a pressão aórtica, porém reduz também o trabalho cardíaco e a demanda de oxigênio. Assim, se por um lado o bloqueio alto pode reduzir a pressão aórtica em 50% e o fluxo coronariano em 46%, por outro, a demanda de oxigênio cai para 46%.[36] Assim, a queda do fluxo coronariano se iguala à queda da demanda; mantendo-se o suprimento de oxigênio com a diminuição do trabalho cardíaco, poderá haver benefício em se tratando de pacientes normotensos.

O fluxo sanguíneo cerebral é regulado pela pressão arterial média (PAM) e pela resistência vascular cerebral. A autorregulação da resistência vascular cerebral mantém o fluxo sanguíneo apesar de amplas variações na PAM, porém existem limites. Embora o bloqueio simpático alto não afete a resistência cerebrovascular, a hipotensão arterial pode ter bastante influência, e distúrbios da função cerebral podem ocorrer quando a pressão arterial cai a níveis críticos. Para preservar a função cerebral, deve-se considerar como limites de PAM 55 mmHg para pacientes normotensos e 90 mmHg para pacientes hipertensos.[36]

Com relação ao fluxo sanguíneo na artéria pulmonar, sabe-se que ele pode ser reduzido, porém o mecanismo é desconhecido. Desde que o débito cardíaco seja mantido, o fluxo sanguíneo também será mantido.

A queda da PAM durante o bloqueio subaracnóideo diminui o fluxo sanguíneo hepático. Essa redução é transitória e compensada por maior extração de oxigênio.

O fluxo sanguíneo renal acompanha as variações da PAM, mas se mantém inalterado quando a PAM é maior que 80 mmHg. A sua diminuição começa a ocorrer abaixo dessa cifra, podendo haver interrupção do fluxo sanguíneo quando a PAM cair para 15 ou 10 mmHg.[36]

## Efeitos Ventilatórios

Para se analisar os efeitos do bloqueio subaracnóideo sobre a ventilação pulmonar, é necessário levar em conta a extensão do bloqueio, o estado hemodinâmico, as doenças preexistentes, além de fatores coadjuvantes anestésicos e cirúrgicos.

A depressão respiratória é uma ocorrência rara em anestesia subaracnóidea pura, mesmo quando o bloqueio é alto. No entanto, a apneia pode ocorrer em decorrência de isquemia dos centros respiratórios bulbares, dada a hipotensão arterial causada pelo bloqueio simpático. Assim, o efeito sobre a ventilação é causado pela alteração hemodinâmica decorrente do bloqueio simpático e não devido a efeito direto do bloqueio.[37]

Os volumes e as capacidades pulmonares são praticamente inalterados nos bloqueios abaixo de $T_{10}$. Nos bloqueios sensitivos que atingem a região torácica, um estudo mostrou que o volume corrente e a frequência respiratória não se alteram de modo significativo, mas que a capacidade vital diminui em decorrência da diminuição do volume de reserva expiratório (VRE). Esse mesmo estudo revelou que a pressão inspiratória máxima pouco se alterou e que a pressão expiratória máxima diminuiu em torno de 52%. Outro estudo relacionando a ventilação com nível do bloqueio sensitivo à picada de agulha e bloqueio motor através da aceleromiografia mostrou que a capacidade inspiratória (CI) diminui cerca de 80% com o bloqueio alto (acima de $T_5$) e que o VRE diminui progressivamente com níveis altos de anestesia, sendo a queda significativa a partir de $T_8$, podendo chegar a zero no bloqueio torácico total.[37]

A explicação para esses fatos é que a CI é determinada pela mobilização diafragmática, cuja incursão é estabelecida pelo nervo frênico, normalmente não atingida pelo bloqueio. A apneia só poderá ocorrer se as raízes motoras do nervo frênico forem bloqueadas.[37]

O VRE da incursão diafragmática depende da capacidade da musculatura abdominal e torácica em promover aumentos nas pressões intra-abdominal e torácica. A capacidade de tossir também diminui com o bloqueio alto.

Os dados apresentados mostram que a interferência na inspiração é mínima, preservando o volume corrente e a frequência respiratória, mantendo a ventilação normal. No entanto, na dependência da extensão do bloqueio, os músculos expiratórios são afetados devido ao fato de terem inervação exclusivamente de raízes torácicas, diferentes dos músculos inspiratórios cuja inervação é suprida por nervos oriundos das raízes cervicais ($C_3$ a $C_5$). Um estudo mostrou que a capacidade inspiratória máxima pode cair até 20% no bloqueio torácico total, enquanto o volume de reserva expiratório pode chegar a zero.[37] Assim, embora a ventilação pulmonar se mantenha (VC e FR normais), a reserva respiratória, principalmente a expiratória, é baixa. Isso é particularmente importante nos pacientes com enfisema pulmonar, asma brônquica ou fatores mecânicos intra-abdominais (tumores, ascites, afastadores), nos quais a insuficiência respiratória pode ocorrer. Outro fato relevante é que, com a diminuição da reserva respiratória, os fármacos utilizados para a sedação podem interferir com a ventilação, provocando também insuficiência respiratória. Assim, é necessário muito cuidado na condução de um bloqueio que atingiu níveis altos, pois os fatores hemodinâmicos, a postura do paciente na mesa operatória (cefalodeclive), as doenças pulmonares preexistentes e a sedação podem ensejar o aparecimento de problemas respiratórios graves, embora raros. É provável que os fármacos utilizados para sedação tenham um impacto maior sobre a ventilação do que o bloqueio subaracnóideo, mesmo que alto.

Outro fato importante é a queixa de dispneia em pacientes com bloqueio alto, mesmo com a ventilação-minuto normal ou até elevada. Esse fato se deve provavelmente à incapacidade de o paciente sentir a parede torácica e os movimentos respiratórios. Se a fala estiver normal, o fenômeno explica-se pela angústia do paciente. No entanto, se a voz se tornar arquejante, deve-se suspeitar que o bloqueio possa ter atingido nível cervical e a apneia possa surgir.[37]

### Efeitos Gastrintestinais

Os efeitos gastrintestinais do bloqueio subaracnóideo são devidos principalmente ao bloqueio simpático, liberando a ação parassimpática com consequente aumento de secreções, relaxamentos esfincterianos e aumento do peristaltismo. Nas cirurgias abdominais ocorre hipotensão arterial, assim como quando se faz sedação principalmente com opioides.[37]

### Efeitos Geniturinários

Os rins recebem inervação simpática de $T_{10}$ a $L_1$, mas o bloqueio subaracnóideo em nível máximo não provoca alterações na filtração glomerular, desde que a PAM seja mantida acima de 80 mmHg.

O problema maior do bloqueio é a retenção urinária, que é frequente. Ela ocorre por bloqueio das fibras parassimpáticas, causando atonia da bexiga e aumento do tônus do esfíncter vesical. Em pacientes em regime ambulatorial preconiza-se o uso de baixas doses de anestésicos locais, assim como anestesias segmentárias, ou unilaterais, que abreviam consideravelmente o tempo de alta, assim como diminui a incidência de retenção urinária.

### Efeitos Neuroendócrinos

As respostas neuroendócrinas e metabólicas ao estresse cirúrgico estão descritas no Capítulo 41. Admite-se que a anestesia subaracnóidea diminui a resposta neuroendócrina, principalmente em cirurgias do abdome inferior e dos membros inferiores, tendo mínimo efeito nas cirurgias do abdome superior.

## ■ INDICAÇÕES E CONTRAINDICAÇÕES

### Indicações

A anestesia subaracnóidea tem uma grande quantidade de indicações em várias especialidades cirúrgicas e em procedimentos diagnósticos e terapêuticos, especialmente em membros inferiores e abdome inferior. Aspectos específicos da sua indicação serão abordados nesse tratado em capítulos específicos.

A anestesia subaracnóidea encontra indicação em todas as faixas etárias, desde prematuros até o extremo de idade. Inúmeras vezes a técnica indicada é a de punção única com injeção simples da solução de anestésico local associada ou não a opioides. No entanto, existem indicações para raquianestesia contínua ou de técnica combinada raquiperidural, assim como variantes da técnica, objetivando anestesia segmentar em sela ou unilateral, em que as repercussões hemodinâmicas são mínimas.

Vale aqui ressaltar a indicação da anestesia subaracnóidea nos extremos de idade. Admite-se que o bloqueio subaracnóideo seja a melhor indicação para recém-nascidos prematuros e ex-prematuros. Nessas crianças observam-se alta incidência de bradicardia e queda da $SpO_2$, além de períodos de apneia, principalmente no pós-operatório com técnicas de anestesia geral (ver Capítulo 136). Assim, o bloqueio subaracnóideo tem sido indicado como técnica única devido ao fato de se observar menor diminuição da $SpO_2$ e da incidência de apneia.[38]

Em idosos, a anestesia subaracnóidea apresenta-se com certas vantagens em relação à anestesia geral, como diminuição da resposta neuroendócrina ao estresse cirúrgico, boa analgesia, menor incidência de disfunção respiratória, menor incidência de trombose venosa profunda e de isquemia miocárdica, menor mortalidade, preservação da função cerebral e incidência de cefaleia praticamente desprezível. No entanto, é necessário ressaltar que bloqueios altos podem resultar em complicações sérias, especialmente para o sistema cardiovascular. Assim sendo, na dependência da extensão do bloqueio, do tipo do procedimento e das condições físicas do paciente, nem sempre o bloqueio subaracnóideo significa vantagem.

## Contraindicações

Sempre que o risco for maior que o benefício para execução do bloqueio subaracnóideo, a técnica não deve ser indicada. É necessário analisar detalhadamente as condições físicas do paciente, as condições técnicas para execução do bloqueio, além de relatos de problemas neurológicos preexistentes.

A recusa do paciente é uma contraindicação para a realização do bloqueio. Se mesmo depois da explicação detalhada sobre as vantagens e desvantagens do bloqueio para determinado procedimento o paciente ainda assim se recusar a submeter-se a ele, a técnica não deve ser realizada.

A hipovolemia é uma contraindicação absoluta para a realização do bloqueio subaracnóideo. Os pacientes hipovolêmicos mantêm a pressão arterial por mecanismo compensatório simpático, com vasoconstrição periférica e taquicardia. O bloqueio subaracnóideo abole a atividade simpática resultando em vasodilatação, estagnação de sangue na periferia, diminuição do retorno venoso com consequente diminuição do débito cardíaco e queda acentuada da pressão arterial. Assim sendo, o bloqueio só poderá ser realizado se houver tempo para reposição volêmica e se a causa da hipovolemia estiver controlada, condições muitas vezes difíceis de obter em emergências.

Infecção no local da punção constitui outra contraindicação para o bloqueio subaracnóideo, em razão da possibilidade de meningite e de infecção no trajeto da punção.

Nos pacientes com sepse existe também o risco de meningite. Além do mais, é necessário avaliar o estado hemodinâmico, pois o bloqueio simpático pode agravá-lo.

Na hipertensão intracraniana, a contraindicação é relativa. A descompressão súbita pela perda liquórica pode causar herniação cerebral com compressão bulbar.

Nas coagulopatias ou trombocitopenia existe risco de formação de hematoma peridural ou subdural.

Nos pacientes em uso de anticoagulantes, a indicação deve ser analisada com cautela e cada caso deve ser tratado individualmente.

É inegável o benefício dos bloqueios neuroaxiais na prevenção de fenômenos tromboembólicos no pós-operatório. Seguindo regras, que são até flexíveis, é possível unir os benefícios do bloqueio subaracnóideo àqueles proporcionados pela tromboprofilaxia (ver Capítulo 83).

Três situações devem ser destacadas: os pacientes com *stent* metálico, aqueles com *stent* farmacológico e aqueles com prótese valvar metálica. Os pacientes com *stent* metálico não devem suspender a terapêutica antiagregante por 60 dias, e aqueles com *stent* farmacológico, por 1 ano. Nos pacientes com prótese valvar metálica, a suspensão do anticoagulante, ou mesmo a terapêutica substitutiva por heparina de baixo peso molecular, pode acarretar a formação de trombos com graves consequências. Nas outras doenças, a suspensão – ou não – irá depender da gravidade do caso.

É necessário fazer distinção entre pacientes que recebem pequenas doses de heparina e que aqueles que recebem altas doses. Na sub-heparinização com exames normais, o bloqueio subaracnóideo é compatível desde que seja realizado 2 horas antes ou 4 horas após a administração da heparina.[39] Na heparinização com altas doses, é necessário que seja respeitado um intervalo de 60 a 120 minutos entre a punção e a administração de heparina. Na realidade, o bloqueio subaracnóideo é seguro em pacientes heparinizados desde que as indicações e os prazos para administração da heparina sejam respeitados.[40]

Nos pacientes em uso crônico de heparina, é necessário proceder à avaliação completa da anticoagulação.

Com relação à heparina de baixo peso molecular, o bloqueio deve ser feito no mínimo 12 horas após a última dose e, pelo menos, 2 horas antes da primeira dose ou da reintrodução da medicação. No Capítulo 57, estão listados todos os anticoagulantes e antiagregantes e os respectivos prazos para sua suspensão. Os pacientes que receberam *trombolíticos* nos últimos 10 dias têm alto risco de sangramento espinal, de modo que o bloqueio não deve ser realizado.[41] A consulta a protocolos atualizados ano a ano deve ser feita.

## ▪ EVENTOS ADVERSOS DO BLOQUEIO SUBARACNÓIDEO

A anestesia subaracnóidea é uma técnica simples com amplas indicações e com baixo índice de complicações. No entanto, como toda técnica anestésica, não está isenta de eventos adversos, quer pelas repercussões sistêmicas, quer pelo próprio local de ação dos fármacos. Os efeitos adversos serão abordados na seguinte ordem:

1. Cefaleia.
2. Falhas.
3. Hipotensão arterial.
4. Parada cardiorrespiratória.
5. Fístula liquórica.
6. Hematomas.
7. Lesões mecânicas.
8. Lesões químicas.
9. Sintomas neurológicos transitórios.
10. Síndrome da cauda equina.
11. Processos infecciosos e inflamatórios.
12. Síndrome da artéria espinal anterior da medula.

## Cefaleia

Embora tenha diminuído muito a cefaleia pós-punção da dura-máter é evento adverso mais frequente no pós-operatório da anestesia subaracnóidea.

Admite-se que a cefaleia seja resultante da perda liquórica para o espaço extradural que acarreta diminuição da sua pressão. A perda liquórica já foi comprovada através de mielografia com radioisótopos e por ressonância nuclear magnética, demonstrando o acúmulo de liquor no espaço extradural. O fator precipitante é a perda liquórica, mas admite-se que a hipotonia causada pelo extravasamento de liquor provoca deslocamento caudal do encéfalo e tração das meninges, dos seios venosos, dos nervos e dos vasos encefálicos e durais, assim como de toda a estrutura de sustentação do encéfalo quando o indivíduo fica na posição ereta.[41]

A tração dos vasos intracranianos e a diminuição da pressão liquórica provocam também vasodilatação cerebral reflexa. Todos esses fatores contribuem para sua ocorrência, que pode ser leve ou intensa, necessitando de tratamento mais agressivo para o seu alívio.

A cefaleia aparece nas regiões frontal, occipital e temporal, podendo irradiar-se para a região cervical, associando-se à rigidez da musculatura da nuca e dos ombros. Ela se agrava na posição sentada ou ereta, alivia em decúbito dorsal e exacerba com a tosse ou movimentos bruscos da cabeça. Outros sintomas podem estar presentes, como distúrbios visuais e auditivos, rigidez do pescoço, náuseas e vômitos.

Ao estiramento dos nervos trigêmeo, vago e glossofaríngeo, atribui-se a presença da dor. Os distúrbios visuais (diplopia, fotofobia, escotomas e visão borrada) são originados pela tração ou compressão dos nervos cranianos. Os distúrbios auditivos (perda da acuidade, *tinitus* e discinesia) são decorrentes da hipotonia liquórica.

Outra complicação que pode estar presente é estrabismo convergente, geralmente unilateral. Essa complicação é mais tardia, podendo surgir até o 7º dia e perdurar por meses.

Vários fatores estão relacionados com a incidência de cefaleia, como calibre da agulha de punção, idade, sexo, gestação, desidratação e história anterior de cefaleia.

O calibre e a ponta das agulhas são duas características importantes na determinação do aparecimento de cefaleia pós-raquianestesia.

A diminuição da incidência de cefaleia com a diminuição do calibre da agulha, fato já comprovado, ensejou o aparecimento, por exemplo, da agulha de Quincke nos calibres 25G e 27G, 29G. Concomitantemente, porém, às diminuições do calibre, surgiram outros problemas, como a dificuldade técnica, com consequente aumento do número de tentativas, fato que pode ser contornado com treinamento e um exame minucioso da coluna vertebral, especialmente do local da punção, além de outros fatores adjuvantes, como posicionamento e sedação do paciente.

Apesar de alguns estudos serem inconclusivos com relação ao número de tentativas e a incidência de cefaleia, o fato é que o número de tentativas mostra uma tendência ao surgimento de cefaleia. Um estudo realizado com 4.750 gestantes submetidas à cesariana mostrou que na padronização de uma técnica, com exame minucioso da coluna e utilizando agulha Whitracre 27G, a incidência de cefaleia foi de 0,4%.[42] A baixa incidência de cefaleia não permitiu concluir se o número de tentativas causou mais cefaleia, mas mostrou uma tendência para a inferência de que o número de tentativas pode provocar o quadro. No entanto, outro estudo em 7.869 pacientes mostra significância ao apurar que em 165 casos de cefaleia haviam sido feitas mais de duas tentativas de punção.[43]

É possível que, além do calibre e da ponta das agulhas, os detalhes técnicos, a casuística e, especialmente, os fatores biológicos sejam responsáveis pela grande variabilidade de incidência de cefaleia pós-raquianestesia.

A incidência de cefaleia é maior na faixa dos 18 aos 50 anos, diminuindo nos extremos de idade. Admite-se que, em idosos, a incidência seja desprezível, dada a menor perda liquórica, liquor já hipotônico, menor elasticidade da dura-máter e menor elasticidade dos vasos cerebrais e das meninges). Assim, as estruturas se mantêm mais fixas, não se deslocando com a perda de liquor. Quanto ao sexo, admite-se que as mulheres são mais propensas à cefaleia por influência hormonal, apesar de ser o assunto controverso. No entanto, a incidência de cefaleia em gestantes é maior, provavelmente devido a alterações hormonais, esforço durante o parto, aumento da pressão liquórica, redução de volume, perda líquida e diurese. Na desidratação, a ocorrência de cefaleia tende a ser mais grave devido à diminuição do volume liquórico.

História de cefaleia anterior ou enxaqueca é considerada fator de risco para o desenvolvimento de cefaleia pós-punção da dura-máter. Apesar de não constituir contraindicação, é preferível optar por técnicas alternativas.

A cefaleia pós-punção da dura-máter geralmente ocorre entre 24 e 48 horas após a punção, porém existe relato de seu surgimento após 6 horas. Cerca de 70% dos casos sofrem remissão em 7 dias sem tratamento. A maioria é de leve intensidade quando se utiliza agulha de fino calibre. Diagnóstico diferencial deve ser feito com as seguintes causas: irritação meníngea, infecção, desidratação, depressão, enxaqueca, cefaleia tensional, infarto cerebral, crise hipertensiva, hemorragia e tumores intracranianos, trombose venosa cerebral.

Como a incidência de cefaleia é baixa, fica difícil conseguir uma amostra grande para se comparar se o repouso no leito é medida profilática para diminuir a incidência de cefaleia. No entanto, cefaleia de leve intensidade muitas vezes melhora muito com o repouso e a hidratação.

As cefaleias de leve intensidade podem ser tratadas com repouso no leito, hidratação, analgésicos e cafeína. Outros fármacos, como o sumatripam e o hormônio adrenocorticotrófico, também já foram utilizados com bons resultados.

Cefaleias intensas e incapacitantes necessitam de tratamento invasivo, por via peridural, e as alternativas são: solução fisiológica, tampão sanguíneo, dextran e cola de fibrina.

A injeção de solução fisiológica no espaço peridural apresenta alto índice de sucesso no alívio imediato da dor, porém tem alto índice de recidiva nas primeiras 8 horas.

O tampão sanguíneo peridural é o tratamento mais eficaz da cefaleia pós-punção da dura-máter, com baixo índice de recidiva. O tampão oclui o orifício, expande o espaço peridural, comprime o saco dural, diminui o espaço subaracnóideo e aumenta a pressão liquórica. A injeção de sangue autólogo no espaço peridural deve ser feita com rigorosa assepsia. O volume a ser injetado é de 10 a 20 mL. Na literatura nacional, interessante trabalho realizado em 60 gestantes que apresentavam cefaleia pós-raquianestesia (agulha de 21G) mostrou que o volume de sangue não ultrapassou 10 mL em 59 casos. Em apenas um caso foi necessária nova injeção, e mesmo assim houve a suspeita de que a primeira injeção não apresentou resultados por não ter sido feita no espaço peridural.[44]

O tampão sanguíneo peridural está indicado nas cefaleias incapacitantes e quando as medidas conservadoras não apresentaram resultados. Está contraindicado na sepse e nas coagulopatias.

Alguns raros efeitos adversos foram observados com o emprego do tampão sanguíneo, como meningismo, elevação da temperatura corporal, lombalgias, dores na nuca, dor radicular transitória e infecção.

É sabido que pacientes Testemunhas de Jeová, por princípios de interpretação bíblica, não permitem nem a transfusão sanguínea autóloga, considerando que o sangue retirado do corpo não pode ser devolvido a ele devido à perda da continuidade. No entanto, algumas medidas têm sido aceitas como autotransfusão (*cell saver*) e hemodiluição normovolêmica aguda, desde que não haja desconexão do sangue retirado com acessos venosos do paciente. Com base nisso, existem relatos do emprego do tampão sanguíneo peridural em pacientes Testemunhas de Jeová, utilizando-se um sistema fechado que permite a colheita do sangue e a injeção no espaço peridural, sem perda da continuidade.

Na literatura nacional existe o relato de dois casos nos quais foi feito tampão sanguíneo peridural com um sistema fechado, sendo bem aceito pelos pacientes e pelo ministro da entidade religiosa.[45] O sistema foi preparado em condições estéreis, utilizando-se os seguintes materiais: dois equipos de soro cortados em segmentos de 60 cm, uma conexão de duas vias, uma torneira de três vias e uma seringa de 20 mL. O sistema foi montado de modo a permitir uma conexão com a agulha da venopunção (20G), uma conexão de três vias, sendo que as outras duas vias foram conectadas a uma seringa de 20 mL e o outro segmento do equipo de soro, que seria conectado à agulha de peridural. Com os pacientes posicionados em decúbito lateral esquerdo, foi feita a antissepsia da região lombar e do membro superior direito na região escolhida para a venopunção. Inicialmente foi feita punção peridural no espaço $L_2$ e $L_3$, com agulha 17G, que foi mantida fixa e conectada ao equipo de soro. A seguir foi feita venopunção com a agulha conectada à outra extremidade do equipo de soro, com direcionamento da torneira de três vias no sentido da veia para a seringa. Foram aspirados 15 mL de sangue. Com o redirecionamento da torneira no sentido da seringa para a agulha de peridural, foram injetados os 15 mL de sangue.

A injeção de dextran 40 no espaço peridural (20 a 30 mL) é uma alternativa ao tampão sanguíneo quando houver contraindicação do seu uso. Existe relato da injeção de peridural de dextran 40 mm em paciente portador do vírus HIV, evitando, assim, a injeção de sangue e possível disseminação para o sistema nervoso central. Vale ressaltar que a possibilidade de disseminação do vírus é ainda controversa.

A injeção de cola de fibrina foi utilizada com base no fato de ela ser empregada em neurocirurgia com sucesso. Ela forma um selo biológico transitório e não promove reações inflamatórias.

## Falhas

A incidência de falhas é outro problema que aparece também com as agulhas de fino calibre. No entanto, a frequência variável entre os autores mostra que o método ou os critérios de avaliação empregados são diferentes. Por exemplo: pode ser dito que o bloqueio falhou se o paciente referiu dor à tração peritoneal, mesmo tendo analgesia da parede abdominal e bloqueio motor completo dos membros inferiores? Na realidade, o nível da anestesia é que foi inadequado. Assim, se o autor estiver estudando a dispersão do anestésico e especificamente o parâmetro dor à tração peritoneal, pode-se dizer que o bloqueio falhou, ou seja, não atingiu o nível desejado. Assim sendo, é difícil chegar a um consenso, o que impede dizer qual é a real incidência de falhas. Deve-se lembrar que, além da agulha, também estão envolvidos fatores ligados ao paciente e à solução anestésica. Sendo assim, encontra-se na literatura incidência de falhas que varia de 0% até 35%. Entre esses conceitos, estão: falha total, conversão para anestesia geral, nível insuficiente antes da cirurgia, dor à cirurgia programada, necessidade de suplementação, tempo insuficiente e ausência de analgesia, e dor à tração visceral. Nota-se que, pelos conceitos adotados, nem sempre ocorreu falha total, sendo rotulado como falha o fato de o bloqueio não atingir o nível desejado, ou não ter duração suficiente para a realização da cirurgia.

Com relação ao calibre da agulha, alguns autores apontam para maior incidência de falhas com a agulha 29G, que varia de 6% a 8%.

Ao bisel da agulha também tem sido atribuída importância quanto ao índice de falhas. As agulhas de Sprotte e de Quincke têm bisel mais longo e orifícios maiores que facilitam o gotejamento do liquor, mas podem ensejar a injeção através da membrana puncionada levando à falha parcial ou total. Com as agulhas de orifícios menores, como as de Whitacre e de Greene, não se espera esse tipo de problema, porém ele também existe. As agulhas mais utilizadas atualmente são as de calibre 25G e 27G. A 27G é a preferida para os pacientes na faixa etária dos 20 aos 50 anos em regime ambulatorial, e a ponta de Whitacre é realmente a que se mostra com um índice menor de cefaleia, geralmente de menor intensidade, não necessitando, na maioria das vezes, o emprego de tampão sanguíneo peridural para o tratamento.

Admite-se que as falhas são mais afetas a fatores técnicos, quais sejam: avaliação adequada da anatomia da coluna vertebral, escolha da agulha, local da punção, adequação da dose e da baricidade, cuidados no armazenamento dos fármacos anestésicos, posicionamento do paciente durante e após a injeção no espaço subaracnóideo.

A escolha do local da punção envolve fatores anatômicos. A deposição do anestésico local deve ser feita no local apropriado, ou seja, no interior do espaço subaracnóideo, que fica contíguo ao cone medular, às raízes nervosas e à cauda equina, facilitando assim sua penetração e ação no nível da membrana neuronal.

Quanto ao local da deposição da solução de anestésico local, algumas hipóteses foram aventadas para tentar explicar a incidência de falhas mesmo quando ocorre gotejamento de liquor e falha no bloqueio. Assim, temos:

1. Presença de cistos no trajeto da agulha (sinoviais, dermoides ou ganglionares de Tarlov). A punção do cisto

promoverá gotejamento do seu conteúdo. A presença de cistos ocorre em cerca de 4,5% a 9,5% da população.

2. Excessiva infiltração de solução de anestésico local no trajeto da punção, podendo causar refluxo pela agulha de punção.

3. Mobilização da agulha por ocasião da conexão da seringa, ou durante a injeção.

4. O bisel da agulha poderá ficar parte dentro do espaço subaracnóideo e parte no espaço peridural, proporcionando a injeção insuficiente do volume da solução anestésica no local apropriado. Isso pode ocorrer especialmente com agulhas de bisel longo.

5. O fraco gotejar de liquor com as agulhas de fino calibre 27G e 29G, que apresentam maior número de falhas do que com as agulhas 25G.

6. Injeção subdural de anestésico local.

Quanto à incidência de falhas do agente anestésico, não existe consenso na literatura. Se por um lado alguns autores atribuem maior incidência de falhas com o emprego de bupivacaína em relação à lidocaína, outros não encontraram diferença significativa. No entanto, ainda que haja diferenças de incidência de falhas entre os autores devido à padronização de critérios diferentes, o agente anestésico, isoladamente, não influenciou os resultados obtidos.[46,47]

Aspectos importantes quanto à forma e ao tempo de armazenamento devem ser considerados quanto aos fármacos anestésicos locais. A estabilidade das soluções se perde com o tempo e o tipo de armazenamento. O tempo máximo de 2 anos deve ser observado para os aminoésteres (tetracaína, procaína e clorprocaína) e de 3 anos para os fármacos anestésicos locais tipo aminoamidas (bupivacaína, ropivacaína e lidocaína). Todos os fármacos anestésicos locais devem ser armazenados em lugar fresco, protegidos da luz e do calor. Na autoclavagem, a pressão não deve exceder 1,5 atm e a temperatura de 126 °C no tempo máximo de 30 minutos.

A dose escolhida deve ser adequada, observando-se a baricidade do anestésico local e o correto posicionamento do paciente antes e após a punção subaracnóidea. Numa metanálise, que mostra muito bem esses aspectos, os autores utilizam baixas doses de bubivacaína, com ótimos resultados (índice de falhas de 1,9%), onde foram observados todos os aspectos que proporcionam alto índice de acertos.[29]

## Hipotensão Arterial

A diminuição da pressão arterial é um efeito esperado da anestesia subaracnóidea. Assim, não se pode chamar de complicação toda queda da pressão arterial. Em condições normais, nível de anestesia até $T_{10}$ produz diminuição da pressão arterial sistólica de 5% a 6%; $T_8$, de 11% a 12%; $T_6$, de 15% a 16%; e em $T_3$, de 21% a 24%. Todas essas cifras são consideradas aceitáveis. A diminuição é decorrente de vasodilatação periférica (80%) e diminuição do débito cardíaco (20%) que normalmente mantém a perfusão periférica.

Os níveis pressóricos devem ser monitorados continuamente durante e após a instalação do bloqueio subaracnóideo. Recomenda-se que nos primeiros 10 minutos a PA seja verificada a cada 1 minuto; e nos dez minutos subsequentes, a cada 2 minutos. É necessário lembrar que os medidores automáticos não invasivos da pressão levam cerca de 40 segundos para medir a pressão arterial.

É difícil estabelecer um nível em que a diminuição da pressão arterial deve ser tratada. Quedas de até 30% em pacientes jovens e até 20% em idosos podem ser bem toleradas desde que a perfusão periférica esteja mantida e o paciente não mostre sinais e sintomas decorrentes delas. No entanto, diminuição de 10% a 15% da PA nos primeiros 2 minutos é sinal de alerta para a instituição de tratamento, especialmente em idosos e pacientes obstétricas.

Hipotensão arterial grave, acompanhada de bradicardia e sinais de isquemia bulbar, necessita de tratamento urgente com vasopressores e administração de oxigênio.

Fundamentalmente, para se tratar a hipotensão arterial deve-se rapidamente detectar a causa, quando fatores coadjuvantes podem estar contribuindo para que ela ocorra, como grande volume abdominal (obstetrícia), compressão abdominal (posição de canivete) ou hipovolemia (sangramento).

Quando fatores coadjuvantes inexistem, a hipotensão arterial é causada unicamente pelo bloqueio simpático.

Para o tratamento da hipotensão arterial, três medidas podem ser tomadas isoladamente ou em conjunto: modificação do posicionamento do paciente, infusão de líquidos por via venosa e uso de vasopressores.

O posicionamento do paciente em cefalodeclive de 20 graus melhora o retorno venoso, podendo acrescentar até 30% na PAM, mas influenciará no nível da anestesia, especialmente quando for utilizada solução hiperbárica e se não decorreram 20 minutos da injeção subaracnóidea. Assim, essa não é uma boa conduta para hipotensão arterial de início súbito. Para as soluções isobáricas ou hipobáricas, a influência no nível é menos significativa. A posição de litotomia pode ser utilizada de imediato se o paciente permanecer nessa posição durante o ato cirúrgico (exemplos: RTU da próstata, perineoplastia). Na realidade, modificações da postura ficam limitadas pela dispersão do anestésico local ou pelo tipo de procedimento a que o paciente irá se submeter.

A infusão venosa de cristaloide (1.000 a 1.500 mL) pode compensar o volume sequestrado pela vasodilatação e elevar a pressão arterial, mas a resposta não é imediata, em razão do tempo de infusão. Deve-se também lembrar que a infusão de volume excessivo de líquidos aumenta a diurese e a incidência de cateterismo vesical, assim como pode causar insuficiência cardíaca em idosos ou cardiopatas quando da reversão do bloqueio.

Os vasopressores mais utilizados são a efedrina e o metaraminol, com prevalência da primeira. A efedrina tem efeito sobre as artérias e veias (constrição) e sobre o coração (taquicardia). Deve-se diluir o fármaco, injetar, por via venosa, 5 mg e aguardar a resposta. Doses subsequentes podem ser injetadas na dependência da resposta de cada dose administrada. O metaraminol também deve ser administrado em doses fracionadas (5 mg). Nos casos refratários à efedrina, o metaraminol é a alternativa, especialmente em pacientes que fazem uso crônico de antidepressivos tricíclicos, como a amitriptilina.

Hipotensão arterial tem resposta mais rápida quando se utiliza vasopressor. A infusão de líquidos é mais demorada. É necessário avaliar rapidamente e estabelecer a conduta mais adequada para cada caso.

## Parada Cardiorrespiratória

A anestesia subaracnóidea é uma técnica anestésica segura, com elevado índice de sucesso e baixo índice de complicações. No entanto, podem ocorrer sérias complicações, como a parada cardiorrespiratória, definida como a ocorrência súbita de bradicardia ou assistolia na vigência de um bloqueio subaracnóideo, com necessidade de manobras de reanimação em pacientes que se encontravam anteriormente estáveis hemodinamicamente.[47]

Quanto à incidência de parada cardíaca após bloqueio subaracnóideo, a literatura mostra variações de 1,3 a 18 casos para cada 10 mil anestesias, ou percentagens de 0,01 a 0,03%. Mostra também que ela ocorre mais com anestesia geral, quando comparada à anestesia subaracnóidea. Um trabalho mostra incidência 12,7 vezes maior para anestesia geral quando comparada aos bloqueios. No entanto, os autores sugerem que tal ocorrência se deve ao fato de que as cirurgias mais complexas e de alto risco são mais frequentemente realizadas com anestesia geral.[48]

No passado, acreditava-se que a maioria dos casos de parada cardiorrespiratória (PCR) durante anestesia subaracnóidea decorria de depressão ventilatória, como consequência da sedação, ou níveis altos. Quanto ao nível, sabe-se que a instalação do bloqueio relaciona-se ao volume corrente, à frequência respiratória, ao volume-minuto e à pressão parcial de gases. Quanto à depressão respiratória devido à sedação, após a introdução da oximetria de pulso, observaram-se casos de parada cardiorrespiratória mesmo com a $SpO_2$ normal. Assim sendo, outros mecanismos passaram a ser propostos para as causas de parada cardiorrespiratória súbita, após instalação do bloqueio subaracnóideo.

O bloqueio sensitivo no nível de $T_4$ leva invariavelmente ao bloqueio simpático completo, atingindo todas as fibras cardioaceleradoras de $T_1$ a $T_4$, causando bradicardia. Concomitantemente ocorre diminuição da pressão arterial. O bloqueio simpático alto resulta em aumento do tônus vagal, que, sem a contraposição do sistema nervoso simpático, provoca efeitos inotrópicos, cronotrópicos e dromotrópicos negativos. A vasodilatação periférica provocada pelo bloqueio simpático leva à redistribuição de sangue para os membros inferiores e vasos esplâncnicos, diminuindo o retorno venoso com diminuição significativa da pré-carga. Os níveis elevados de bloqueio simpático podem acarretar redução de até 53% da pré-carga, bem maior do que com níveis abaixo de $T_4$, quando assim mesmo a redução pode chegar a 36%. Assim, ocorre hipotensão arterial e diminuição da pré-carga com bradicardia. Se considerarmos que a desnervação simpática isoladamente ocasionará diminuição de 10% na frequência cardíaca quando a pré-carga for normal, a sua diminuição torna-se fator importante no aparecimento de bradicardia acentuada.

A diminuição da pré-carga pode gerar três reflexos que podem resultar em bradicardia intensa e até assistolia. Um dos reflexos é o intracardíaco, que está relacionado com receptores presentes nas células tipo marca-passo. A diminuição do retorno venoso, com consequente diminuição do enchimento atrial e redução do estiramento das células do marca-passo, provoca bradicardia. Outro reflexo é desencadeado pela estimulação dos mecanorreceptores do átrio e do ventrículo direitos e dos barorreceptores situados no átrio direito e na veia cava. Um terceiro reflexo é o reflexo de Bezold-Jarish, determinado por mecanorreceptores localizados na parede inferoposterior do ventrículo esquerdo. Quando ocorre diminuição aguda do volume diastólico ventricular final, esses receptores são estimulados, levando ao aumento da atividade do sistema nervoso parassimpático e inibição do simpático, ocasionando bradicardia, vasodilatação sistêmica e hipotensão arterial. Na realidade, a convergência desses três reflexos leva à bradicardia. Embora o mecanismo pelo qual a anestesia subaracnóidea possa precipitar a bradicardia e até assistolia não esteja totalmente esclarecido, admite-se que a via final é o aumento ou a preponderância da atividade do sistema nervoso parassimpático.

Nos indivíduos vagotônicos ocorre desequilíbrio das funções simpáticas e parassimpáticas, fato observado em 7% da população. A predominância do parassimpático leva esses indivíduos a apresentarem náuseas, palidez, hipotensão arterial e síncope, muitas vezes precipitadas por estresse físico ou emocional. Assim, esses pacientes são propensos a apresentar bradicardia e assistolia, quando coexistem fatores adicionais de predomínio vagal, como na anestesia subaracnóidea com nível de bloqueio alto. Medo, ansiedade, dor, tração visceral e alterações posturais, como a posição sentada que diminui o retorno venoso, podem precipitar o aparecimento de efeitos vagais em pacientes sob anestesia subaracnóidea. Clinicamente podem surgir bradicardia, bloqueio atrioventricular (BAV) de primeiro e segundo graus e até BAV total. O BAV de primeiro grau pode evoluir para BAV de segundo grau e/ou total. A ocorrência de BAV de primeiro grau pode ser um sinal de alerta para o surgimento de BAV total e assistolia.

São mais propensos a desenvolver bradicardia pacientes com frequência cardíaca menor que 60 btm, indivíduos jovens vagotônicos, pacientes em uso de betabloqueadores, nível alto de anestesia e indivíduos abaixo de 50 anos com BAV prévio. Alguns autores admitem que, para a ocorrência de parada cardiorrespiratória durante anestesia subaracnóidea, pelo menos dois fatores devem estar envolvidos. Assim, quando dois ou mais fatores estão envolvidos, o paciente deve ser considerado como de alto risco para o desenvolvimento de bradicardia e parada cardiorrespiratória. Deve ser salientado que em idosos o bloqueio subaracnóideo alto é uma causa de parada cardíaca. Nesses pacientes, o nível alto de bloqueio sensitivo é atingido com doses menores quando comparados a pacientes jovens.

A cirurgia também pode ser um fator de risco para o surgimento de PCR em pacientes sob bloqueio subaracnóideo. Como exemplo, cita-se a artroplastia de quadril, que tem a maior incidência de PCR, com surgimento precoce, no início do procedimento, ou tardio decorrente de eventos adversos cirúrgicos como hemorragia, alterações da postura e colocação do cimento ósseo.[50]

Pelo exposto, é necessária muita atenção durante a instalação do bloqueio subaracnóideo, especialmente nos grupos de risco e em idosos. Além do momento da instalação, existem fatos que podem ocorrer antes e durante a cirurgia, como a modificação postural, a retirada de torniquetes, hemorragia, tração visceral e outros.

A manutenção da pré-carga é fundamental. Quando a diminuição da pré-carga é prevista, reposição de volume e posição de cefalodeclive podem ajudar. No entanto, nem sempre isso é suficiente.

A bradicardia pode ser a única manifestação clínica de aumento do tônus vagal. Assim, ela deve ser prontamente tratada. O uso de atropina de forma precoce reduz a morbidade nos casos de PCR durante a anestesia subaracnóidea.

A PCR decorrente de bloqueio alto, com grande redução da pré-carga, é de difícil reanimação em decorrência da vasodilatação periférica e importante redução dos fluxos sanguíneos coronariano e cerebral. De modo isolado, a atropina pode não ser suficiente para reverter a tempo a bradicardia em função da lentidão circulatória. Assim sendo, o uso de vasopressores é imperativo. É útil a administração de vasopressores de ação mista, $\alpha$ e $\beta$-adrenérgicos, que aumentam a resistência vascular periférica, a pressão arterial diastólica e, consequentemente, a perfusão coronariana e o fluxo sanguíneo cerebral, opondo-se também aos efeitos inotrópicos e cronotrópicos decorrentes do aumento do tônus vagal. No entanto, na presença de bradicardia intensa, recomenda-se o uso de adrenalina (0,01 a 0,1 mg.k$^{-1}$). Isso se deve ao fato de a efredrina apresentar menor ação $\alpha$-adrenérgica do que a adrenalina. Deve-se lembrar que a adrenalina não tem efeito vagolítico e, portanto, a atropina deve ser administrada. Alguns autores recomendam o seguinte esquema: atropina (0,4 a 0,6 mg), efedrina (25 a 50 mg) e adrenalina (0,2 a 0,3 mg).

A anestesia subaracnóidea é uma técnica muito segura, porém não está isenta de graves eventos adversos. Na presença de bradicardia acentuada, medidas profiláticas devem ser tomadas com urgência. Se ocorrer PCR, manobras de reanimação devem ser instituídas obedecendo ao algoritmo adequado (ver Parte 29). Assim procedendo, a reanimação poderá ser efetiva com recuperação completa do paciente, porém existem relatos nos quais a reanimação foi corretamente instituída e mesmo assim não se obteve sucesso.

## Fístula Liquórica

Fístula liquórica pode ocorrer após punção da dura-máter e passagem de cateter subaracnóideo. Podem surgir sintomas de cefaleia após a punção. O tratamento conservador inclui acetazolamida, restrição hídrica e passagem de ponto no local da fístula mantido por, pelo menos, 3 dias. Se não ocorrer fechamento da fístula, pode ser realizado o tampão sanguíneo peridural, antes de se indicar o tratamento cirúrgico.

## Hematomas

Existe a possibilidade de punção venosa em todo o trajeto da punção subaracnóidea, mas é mais frequente a punção de vasos peridurais mas essa incidência aumenta com o número de tentativas. Ela é maior em gestantes, podendo chegar a 18%.[49]

Apesar da frequência de punções sanguinolentas, o aparecimento de hematoma peridural ou subdural é raro. Em punções atraumáticas, estima-se que a incidência possa ser de 1:320.000 punções em pacientes que não estão em uso de anticoagulantes.

Os hematomas geralmente ocupam posição dorsal, podendo estender-se por vários segmentos, difundindo-se também para os foramens intervertebrais. Em idosos, os tecidos ao redor dos foramens ficam menos frouxos, deixando-os mais circunscritos ao espaço peridural, podendo mais precocemente causar compressão medular e/ou síndrome da cauda equina.

A presença de um hematoma com compressão determina o aparecimento de sintomas neurológicos com dor intensa do tipo radicular e paraparesia com incontinência esfincteriana. Os distúrbios neurológicos podem surgir 20 minutos após a formação do hematoma, mas podem ser tardios, levando até 10 dias desde os primeiros sintomas até o surgimento de bloqueio motor.

Laminectomia descompressiva é o tratamento de escolha para o esvaziamento do hematoma, sendo de 6 horas o tempo máximo entre o aparecimento dos sintomas e a descompressão. Acima de 6 horas o prognóstico é muito ruim. A investigação neurológica deve ser feita rapidamente após a primeira queixa do paciente, como lombalgia intensa, parestesia, fraqueza muscular, dormência ou dor nos membros inferiores.

## Lesões Mecânicas

Lesões medulares e radiculopatias foram descritas como decorrentes de traumatismos causados pela punção subaracnóidea, resultando em dor ou parestesia. Lesões medulares tendem a ser permanentes, as radiculopatias geralmente são transitórias, porém os sintomas podem durar dias ou meses.

## Lesões Químicas

Somada às características físico-químicas dos fármacos utilizados na anestesia subaracnóidea, a autoclavagem confere segurança sem perda da potência da solução anestésica.

No passado, alguns relatos de lesões químicas graves foram descritos, cuja etiologia foi atribuída a resíduos de detergentes ou soluções antissépticas nas agulhas e seringas. Outras foram atribuídas ao uso de fenol ou álcool utilizados na esterilização de ampolas de anestésico local. A imersão das ampolas nessas soluções possibilita a passagem do antisséptico através de possíveis microfraturas no vidro, contaminando a solução anestésica.

Aracnoidite adesiva grave foi descrita com o uso de agulhas e seringas submetidas à fervura em água que continha resíduo de ácido fosfórico.

Os anestésicos locais, nas concentrações atualmente empregadas, não têm efeitos tóxicos. Casos de aracnoidite foram descritos após raquianestesia total, nos quais grandes quantidades de anestésico local foram injetadas no espaço subaracnóideo após punção inadvertida da dura-máter, com agulha de peridural.

A aracnoidite adesiva é uma complicação grave que se caracteriza por uma reação inflamatória que evolui para obliteração do espaço subaracnóideo de forma ascendente, podendo atingir níveis altos. A obliteração deve-se à proliferação da pia-máter e da aracnoide. O início é insidioso, podendo levar semanas ou meses para seu surgimento. A progressão pode ser lenta, iniciando-se com perda gradual da sensibilidade e paresia dos membros inferiores, evoluindo para paresia e paralisia dos membros inferiores. A progressão da doença para níveis medulares altos pode causar hipertensão intracraniana, quadriplegia e óbito.

## Sintomas Neurológicos Transitórios

Sem dúvida, a lidocaína a 5% hiperbárica foi a solução mais empregada na anestesia subaracnóidea. A agulha utilizada com muita frequência era a 22G, que possibilitava maior diluição e consequente dispersão da solução no liquor. Com o advento das agulhas de fino calibre, com injeção mais lenta, passaram a ser observados sintomas neurológicos transitórios caracterizados por dor ou, ocasionalmente, diestesias nas nádegas e pernas, podendo persistir dor lombar baixa. Os sintomas geralmente não duram mais do que 7 dias.

Apesar de a incidência ser maior com a lidocaína a 5% hiperbárica,[45] os sintomas foram descritos também com a lidocaína a 2% ou 1,5%, assim como com a bupivacaína, mepivacaína e tetracaína, especialmente em cirurgias de joelho e quadris, cuja postura na mesa operatória pode também proporcionar o aparecimento dos sintomas. Essas afirmações são decorrentes de uma revisão sistemática publicada pela Cochrane, onde foi comparada a lidocaína com outros anestésicos locais, mostrando uma incidência maior dos sintomas quando se utilizou lidocaína em relação a bupivacaína. No entanto, em se tratando de uma revisão sistemática os métodos teriam que ser compatíveis e nos artigos selecionados sobre lidocaína os autores dos trabalhos selecionados utilizaram doses altas, ou plenas. Os artigos onde se utilizaram baixas doses foram descartados da comparação. Outro aspecto interessante é observar além do desfecho primário da revisão, alguns aspectos secundários ressaltados pelos autores, o que poderá permitir tomadas de decisões do ponto de vista técnico, clínico , ou ético. No caso da revisão sobre os sintomas neurológicos transitórios publicados pela Cochrane[50] os autores relatam que:

a) Os sintomas aparecem nas primeiras 24 horas.

b) A maioria é de leve intensidade.

c) Desaparecem em 5 a 7 dias.

d) Não existem relatos de lesão neurológica.

e) A síndrome radicular transitória não impede a realização da anestesia subaracnóidea, porém o paciente deverá ser informado da possibilidade da ocorrência da mesma.[50]

## Síndrome da Cauda Equina

A síndrome da cauda equina se caracteriza por sinais e sintomas decorrentes de lesão neurológica em ramos e raí-zes dorsais e ventrais abaixo de $L_2$. Ela aparece no pós-operatório imediato, mas o seu grau máximo pode ser lento, evoluindo em dias ou semanas, embora possa também evoluir com a remissão dos sintomas. Fazem parte do quadro clínico analgesia perineal, parestesia e dores nos membros inferiores associadas à paresia, paraparesia ou paraplegia e disfunção vesical e retal, que evolui para incontinência.[50]

Dentre as causas da síndrome da cauda equina estão a injeção intraneural, a punção traumática e o efeito neurotóxico por contaminantes ou excessiva massa de anestésico local na região lombossacral. Hipóteses para explicar a maior massa de anestésico local, especialmente lidocaína a 5%, estão baseadas na limitada velocidade de dispersão da solução, especialmente quando se utilizam agulhas de fino calibre e microcateteres. Outros fatores poderiam ser decorrentes da postura, como a posição sentada, ou proclive em tempo demasiado longo, com o propósito de se obter bloqueio em sela. Nos casos relatados para a lidocaína, as doses empregadas foram maiores do que as praticadas normalmente.

## Processos Infecciosos e Inflamatórios

Já foram relatadas meningites sépticas e assépticas após a realização do bloqueio subaracnóideo.

Nas meningites sépticas predominam as meningites por *Staphylococcus aureus* e a *Pseudomonas aeruginosa*, bactérias frequentemente encontradas em casos de infecção hospitalar. A sintomatologia inicia-se nas primeiras 24 e 48 horas após a punção e caracteriza-se por cefaleia intensa, aumento da pressão liquórica, febre, irritação meníngea, náusea, vômito, fotofobia e até convulsões. O liquor apresenta-se com leucócitos polimorfonucleares (exudato), diminuição de cloretos, ausência de glicose e aumento de proteínas. A complicação é grave e por isso recomenda-se, para a sua profilaxia, que sejam utilizadas agulhas e seringas descartáveis, e que as ampolas de anestésicos locais sejam esterilizadas adequadamente.

As meningites assépticas são causadas por irritação química (anestésico local ou sangue). A reação da pia-máter e da aracnoide é menos intensa. Ocorre pequeno aumento da pressão liquórica e do número de leucócitos polimorfonucleares. A bacterioscopia direta e a cultura do liquor são negativas.

Os sintomas geralmente aparecem 24 horas após o bloqueio. São eles: rigidez de nuca, febre, cefaleia e fotofobia. A recuperação é espontânea, podendo levar alguns dias, e muito raramente se prolonga por semanas.

## Síndrome da Artéria Espinal Anterior da Medula

A síndrome da artéria espinal anterior da medula foi descrita mais com o emprego da anestesia peridural do que com a subaracnóidea. No entanto, também já foi descrita em pacientes operados sob anestesia geral e que não foram submetidos a nenhum tipo de anestesia no neuroeixo.

A síndrome é grave e irreversível, caracterizando-se por paralisia dos membros inferiores com preservação da sensibilidade. Pode ser acompanhada de distúrbios da micção e evacuação. A síndrome ocorre com maior frequência em pacientes arterioescleróticos que apresentaram hipotensão arterial intensa e duradoura no perioperatório.

A causa já foi imputada aos bloqueios do neuroeixo, ao uso de adrenalina, à postura do paciente na mesa operatória e a complicações cirúrgicas com lesões das artérias que suprem a medula espinal, em intervenção torácica, abdominal e vascular junto à aorta. Na realidade, a interrupção cirúrgica dos vasos nutridores da medula espinal é uma causa já conhecida de paraplegia após operações próximas da aorta ou da coluna vertebral. No entanto, existem relatos da síndrome em outras situações nas quais não houve lesão cirúrgica.

A vascularização da medula é muito delicada e vulnerável, principalmente nas áreas divisórias entre o território da artéria radicular torácica e a radicular magna de Adamkiewcz. As artérias espinais apresentam pequeno tônus em repouso e respondem mal aos vasopressores. O fluxo sanguíneo é determinado pela pressão de entrada e pela resistência de drenagem. Assim, é possível ocorrer diminuição perigosa do fluxo capilar da medula quando a baixa pressão de entrada arterial está associada à estase venosa e à elevada pressão venosa de drenagem por obstrução. A estase pode ser causada pela postura do paciente na mesa operatória, especialmente na hiperlordose, provocada pela presença de coxins, que são colocados para facilitar o acesso ao abdome superior ou região suprapúbica. A hiperlordose diminui a drenagem venosa, assim como o fluxo arterial, pelo estiramento dos vasos.

Os problemas dos fluxos arterial e venoso, somados à presença de arteriosclerose e episódios de hipotensão arterial, podem levar à isquemia medular e à instalação da síndrome da artéria espinal anterior. Assim sendo, é difícil estabelecer a qualquer fator isolado o seu aparecimento. As posturas antifisiológicas podem dificultar o retorno venoso vertebral em grau acentuado, e, uma vez que a hipotensão arterial grave seja evitada e que as técnicas no neuroeixo sejam realizadas e conduzidas com cuidado, é quase provável que a causa da síndrome não esteja associada à técnica, ao anestésico ou à adição de adrenalina.

Os problemas neurológicos da anestesia subaracnóidea também são abordados no Capítulo 113.

## ■ CONSIDERAÇÕES FINAIS

O bloqueio subaracnóideo é uma técnica simples de se realizar e com baixo índice de complicações. Tem várias indicações, principalmente em cirurgias do abdome inferior e de membros inferiores. O conhecimento da anatomia da coluna vertebral e do seu conteúdo são fundamentais para a escolha do local da punção. A dispersão da solução do anestésico local no liquor é fundamental para a fixação do nível do bloqueio que se pretende atingir. Para tanto, é necessário ter conhecimento da baricidade das soluções anestésicas e do posicionamento adequado do paciente na mesa operatória antes e após a injeção subaracnóidea. Como a instalação do bloqueio geralmente é rápida, a pressão arterial deve ser aferida a cada minuto, nos primeiros 10 minutos.

O posicionamento adequado do paciente na mesa operatória e o cuidadoso seguimento dos efeitos sistêmicos do bloqueio devem ser realizados, evitando-se, assim, eventos adversos que possam ser imputados à técnica.

## REFERÊNCIAS

1. Vale NB. Centenário da raquianestesia cirúrgica. Rev Bras Anestesiol. 1998;48:5-7-520.
2. Cangiani LM. Anestesia Ambulatorial. Conceito e Aspectos Gerais. In: Cangiani LM. Anestesia Ambulatorial. São Paulo: Atheneu, 2001. p.3-28.
3. Bernards CM. Anestesia Peridural e Subdural. In: Barash PG, Cullen BF, Stoelting RK. Anestesia Clínica. 4ª ed. São Paulo: Manole, 2004. p.689-715.
4 . Riemann A, Anson B. Vertebral level of termination of the spinal cord with report of a case of sacral cord. Anat Rec. 1944;88:127.
5. Jink BR, Walter S. Orientation of fibers in human dorsal lumbar dura mater in relation to lumbar puncture. Anesth Analg. 1989;69:768.
6. Cavichio A, Imbelloni LE. Cefaléia Pós-Raquianestesia. In: Imbelloni LE. Tratado de Anestesia Raquidiana. Rio de Janeiro, 1991. p.178-91.
7. Imbelloni LE, Fortis EF. Agulhas, Cateteres, Técnicas e Drogas. In: Imbelloni LE. Tratado de Anestesia Raquidiana. Rio de Janeiro, 2001. p.57-66.
8. Kimachi PP, Segurado AVR, Menezes CC, et al. Ultrassom e Bloqueios anestésicos. In: Cangiani LM, Carmona MJC, Ferez D, et al. Tratado de Anestesiologia Saesp. 9ª ed., São Paulo: Editora dos Editores, 2021. p.1835-83.
9. Nicol ME, Holdcroft A. Density of intrathecal agents. Br J Anaesth. 1992;68:60-3.
10. Horlocker TT, Wedel DJ. Density specific gravity and baricity of spinal anesthetic solutions at body temperature. Anesth Analg. 1993;76:1015-8.
11. Richardson MG, Wissler RN. Densities of dextrose-free intrathecal local anesthetics, opioids and combinations measured at 37 °C. Anesth Analg. 1997;84:95-9.
12. Lui ACP, Polis TZ, Cicutti NJ. Densities of cerebrospinal fluid and spinal anaesthetic solutions in surgical patients at body temperature. Can J Anaesth. 1998;45:297-303.
13. Richardson MG, Wissler RN. Density of lumbar cerebrospinal fluid in pregnant and nonpregnant humans. Anesthesiology. 1996;95:326-30.
14. Hare GMT, Ngan JCS. Density determination of local anaesthetic opioid mixtures for spinal anaesthesia. Can J Anaesth. 1998;45:341-6.
15. Silva Neto JD, Vale NB, Magalhães E, et al. Anestesia subaracnóidea com bupivacaína 0,5% isobárica. Influência da postura imediata à punção na extensão e qualidade do bloqueio. Rev Bras Anestesiol. 1995;45:09-14.
16. Nair GS, Abrishami A, Lermitte J, et al. Systmatic review of spinal anaesthesia using bupivacaine for ambulatory knee arthroscopy. Br J Anaest. 2009;102(3):307-15.
17. Tuominen M, Kuulasmaa K, Taivainen T, et al. Individual predictability of repeated spinal anaesthesia with isobaric bupivacaine. Acta Anaesthesiol Scand. 1989;33:13.
18. Sundnes KO, Vaagenes P, Skretting P, et al. Spinal analgesia with hyprebaric bupivacaine: Effects of volume of solution. Br J Anaesth. 1982;54:69.
19. Chambers WA, Littlewood DG, Scott DB. Spinal analgesia with hyperbaric bupivacaine: Effects of added vasoconstrictors. Anesth Analg. 1982;61:49.
20. Brown DT, Wildsmith JA, Covino BG, et al. Effect of baricity on spinal anesthesia with amethocaine. Br J Anaesth. 1980;52:589.
21. Wildsmith J, McClure J, Brown D, et al. Effects of posture on the spread of isobaric and hyperbaric amethocaine. Br J Anaesth. 1981;53:273.
22. Cameron AE, Arnold RW, Ghorisa MW, et al. Spinal analgesia using bupivacaína 0,5% plain: Variation in the extent of the block with patient age. Anaesthesia. 1981;36:318.
23. Pargger H, Hampl KF, Aeschbach A, et al. Combined effect of patient variables on sensory level after spinal 0,5% plain bupivacaína. Acta Anaesthesiol Scand. 1998;42:430.
24. Liu S, Pollock JE, Mulroy MF, et al. Comparison of 5% with dextrose, 1.5% with dextrose, and 1.5% dextrose-free lidocaine solutions for spinal anesthesia in human volunteers. Anesth Analg. 1995;81:697-702.
25. Axelsson KH, Edström HH, Sundberg AE, et al. Spinal anaesthesia with hyperbaric 0,5% bupivacaine: Effects of volume. Acta Anaesthesiol Scand. 1982;26:439.
26. Bengtsson M, Edström HH, Löfström JB. Spinal analgesia with bupivacaine, mepivacaine tetracaine. Acta Anaesthesiol Scand. 1983;27:278.
27. Zaric D, Pace NL. Transient neurologic symptoms (TNS) following spinal anaesthesia with lidocaine versus other local anaesthetics. Cochane Database Syst Rev. 2009;15;2:CD003006.
28. Imbelloni LE, Gouveia MA, Cordeiro JA. Bupivacaína 0,15% hipobárica versus lidocaína 0,6% hipobárica para raquianestesia posterior em cirurgia anorretal ambulatorial. Rev Bras Anestesiol. 2010;60;2:113-20.
29. Gouveia MA, Labrunie GM. Raquianestesia hipobárica com bupivacaína 0,15%. Rev Bras Anestesiol. 1985;35:519-21.

30. Rose FX, Estebe JP, Ratajczac M, et al. Epidural, intrathecal pharmacokinetics, and intrathecal bioavailability of ropivacaine. Anesth Analg. 2007;105:859-67.
31. Camorcia M, Capogna G, Berrita C, et al. The relative potencies for motor block after intrathecal ropivacaine, levobupivacaine, and bupivacaine. Anesth Analg. 2007;104:904-7.
32. Velde MC, Dreelinck R, Dubois J, et al. Determination of the full dose-response relation of intrathecal bupivacaine, levobupivacaine, and ropivacaine, combined with sufentanil, for labor analgesia. Pain Reg Anesth. 2007;106:149-56.
33. Gehling M, Tryba M. Risks and side-effects of intrathecal mophine combined with spinal anaesthesia: a meta-analysis. J Ass Anaesth Gr Br Ire. 2009;64:643-51.
34. Tiwari AK, Tomar GS, Agrawal J. Intrathecal bupivacaine in comparison with a combination of nalbufine and bupivacaine for subarachnoid block: a randomized prospective doble-blind clinical study. Am J Therap. 2013;20:592-5.
35. Elia N, Culebras X, Mazza C, et al. Clonidine as na adjuvante to intrathecal local anesthetics for surgery: sistematic review of randomized trials. Reg Anest Pain Med. 2008;33:(2):159-67.
36. Zairo EGV. Efeitos Cardiocirculatórios da Raquianestesia. In: Imbelloni LE. Tratado de Anestesia Raquidiana. Rio de Janeiro, 2001. p.36-47.
37. Delfino J. Efeitos Respiratórios, Gastrintestinais, Genitourinários e Endócrinos da Raquianestesia. In: Imbelloni LE. Tratado de Anestesia Raquidiana. Rio de Janeiro, 2001. p.48-56.
38. Ginsgrich BK. Spinal Anesthesia for a former premature infant. Anesthesiology. 1993;79:189-90.
39. Liu SS, Mulroy MF. Neuraxial anesthesia and analgesia in the presence of standard heparin. Reg Anesth. 1998;23:157-63.
40. Enneking FK, Benzon H. Oral anticoagulants and regional anesthesia: a perspective. Reg Anesth. 1998;23:140-5.
41. Rosenquist RW, Brown DL. Neuraxial bleeding: fibrinolytics/thrombolytics. Reg Anesth. 1998;23:152-6.
42. Imbelloni LE, Carneiro ANG. Cefaléia pós-raquianestesia: Causas, prevenção e tratamento. Rev Bras Anestesiol. 1997;47:453-4.
43. Villar GCP, Rosa C, Cappelli EL, et al. Incidência de cefaléia pós-raquianestesia em pacientes obstétricas com o uso de agulha de Whitacre 27G. Experiência com 4570 casos. Rev Bras Anestesiol. 1999;49:110-2.
44. Pedrosa GC, Jardim JL, Palmeira MA. Tampão sanguíneo peridural e a alta hospitalar precoce: Análise de 60 pacientes portadores de cefaléia pós-raquianestesia. Rev Anestesiol. 1996;46:8-12.
45. Silva LA, Cangiani LM, Gonçalves Filho JBM, et al. Tampão sanguíneo peridural em pacientes testemunhas de Jeová. Relato de Dois Casos. Rev Bras Anestesiol. 2003;53:633-9.
46. Praxedas H, Oliva Filho AL. Failure of subsschhnoid blocks. Rev Bras Anestesiol. 2010;60:1:90-7.
47. Limongi JAG, Lins RSM. Cardiopulmonary arrest in spinal anesthesia. Rev Bras Anestesiol. 2011;61:1:110-20.
48. Braz JRC, Silva ACM, Carlos E, et al. Parada cardíaca durante anesthesia em hospital universitário de atendimento terciário (1988 a 1996). Ver Bras Anestesiol. 1999;49:257-62.
49. Fortuna A, Fortuna A. Complicação Neurológicas da Raquianestesia. In: Imbelloni LE. Tratado de Anestesia Raquidiana. 2001;164-77.
50. Ganem EM, Castiglia YMM, Vianna PTG. Complicações determinadas pela anestesia subaracnóidea. Rev Bras Anestesiol. 2002;52:471-80.

# 106

# Anestesia Peridural

**Bruno Erick Sinedino de Araújo**

## ASPECTOS HISTÓRICOS

Os relatos históricos acerca da evolução da técnica e dos princípios dos bloqueios de neuroeixo e anestesia peridural datam de 1885, quando James Leonard Corning injetou cocaína entre os processos espinhosos de cachorros e, após sucesso, realizou o procedimento em um humano saudável. Apesar da descrição do processo farmacológico de analgesia ser equivocada (acreditava-se que a cocaína seria absorvida pelo plexo venoso e somente após impregnaria na medula) e a descrição cirúrgica do local exato onde foi realização a instalação anestésica ser dúbia, tais relatos, acrescidos daqueles publicados por August Bier, embasaram o alicerce para o desenvolvimento desta vertente na Anestesiologia.[1]

Em 1901, em Paris, Sicard e Cathelin descreveram uma técnica caudal para o alcance do espaço peridural. Vinte anos mais tarde, em 1921, Fidel Páges publicou um estudo que propunha a abordagem lombar em vez da caudal, com sucesso técnico, fato que o consagrou como pai da anestesia peridural ou anestesia metamérica.[2]

Achille Mario Dogliotti era cirurgião, porém boa parte de sua carreira foi voltada à anestesiologia. Sua primeira anestesia peridural data de 1931 e, em seu renomado livro *Anesthesia Narcosis Local Regional Spinal*, descreveu a consagrada técnica de identificação do espaço peridural pela perda de resistência.[1]

Em 1932, Vincent Ruiz e Alberto Gutierrez (Buenos Aires, Argentina) iniciaram sua prática em anestesia peridural. Uma abordagem inovadora conhecida como gota pendente (*drop sign*), a qual foi publicada em 1939, com excelentes resultados anestésicos e uma casuística à época da publicação muito superior àquela levantada por Dogliotti estipulada em torno de 4 mil procedimentos.[1]

## ◾ O ESPAÇO PERIDURAL

O espaço peridural é delimitado entre o saco dural e a parede do canal vertebral, sendo limitado em sua porção inferior pela membrana sacrococcígea e, na parte superior, pelo forâmen magno, onde a dura-máter se funde com o periósteo cranial. Nesse ponto, há o impedimento do contato entre o conteúdo do espaço peridural com estruturas encefálicas.[3]

Em um adulto saudável, a distância linear entre o ligamento amarelo e a dura-máter representa o diâmetro do espaço peridural, e esta é variável. Na porção anterior, em função de um território mais compacto, graças à existência do ligamento longitudinal posterior, o espaço peridural mede em torno de 1 mm. O compartimento posterior, de maior interesse clínico, tem suas medidas diferentes ao longo da coluna vertebral: 1,5 a 2 mm na porção cervical, com rarefação a cada vértebra superior a C; 3 a 5 mm na região torácica; e 5 a 6 mm na região lombar.[4] O espaço efetivo também diminui quando se desloca cefalicamente, e isso deve incorrer no raciocínio clínico durante o ato anestésico, na previsibilidade de deslocamento da massa anestésica.

Em média, a distância pele-espaço peridural está entre 4,5 e 5,5 cm, no entanto, o perfil populacional e a alta prevalência atual de obesidade e síndrome metabólica colocam esta distância em discussão, com a possibilidade de futuramente em estimativas populacionais haver um aumento daquela.[3]

## Vascularização do Canal Espinhal

A vascularização do canal espinhal é fruto de duas arcadas arteriais e venosas oriundas de vasos espinhais que adentram a região por meio dos forâmens intervertebrais, sendo mais abundantes nas regiões com maior população neuronal (região cervical e lombossacral). Para fins didáticos, divide-se estava irrigação em dois sistemas: vertical e horizontal, sendo este último o mais importante. O sistema vertical, composto de ramificações da artéria vertebral, percorre a medula no sentido crâniocaudal. Os dois terços anteriores dela recebem o suprimento sanguíneo da artéria espinhal anterior, ao passo que o terço posterior, de duas artérias espinhais posteriores. O sistema horizontal, por sua vez, é composto pelas artérias radiculares (anteriores e posteriores, assim denominadas por seguirem isoladamente cada ramo da raiz nervosa no nível em questão), que derivam de importantes grandes artérias: cervical ascendente, aorta, intercostais, lombares. Dentre todos, o principal ramo é a artéria radicular magna ou artéria radicular de Adamkiewicz, responsável pela vascularização de dois terços inferiores da medula, emergindo habitualmente entre $T_9$-$T_{12}$. É válido ressaltar que há uma zona de transição anastomótica (*watershed region*) no limiar entre as colunas torácica e lombar, que está mais suscetível à isquemia na incorrência de insultos vasculares.[3]

A drenagem venosa é majoritariamente realizada por um sistema venoso avalvular denominado plexo venoso de Batson, o qual se encontra na maioria das vezes na porção anterior do espaço peridural. Isso é interessante do ponto de vista prático, pelo menor risco de lesão e punção inadvertida delas. É importante pontuar que há ainda uma rede venosa posterior, que varia em tamanho e nível lombar, não obstante aumenta sua densidade em níveis cérvico-torácicos. A drenagem sanguínea do sistema venoso deságua nos seios venosos craniais e nas veias toracolombares, através dos próprios forâmens intervertebrais, as quais, em última análise, serão tributárias dos sistemas ázigo/hemiázigo e ilíaco.[3] As Figuras 106.1, 106.2 e 106.3 mostram o espaço peridural e as vias do plexo venoso e o espaço peridural.

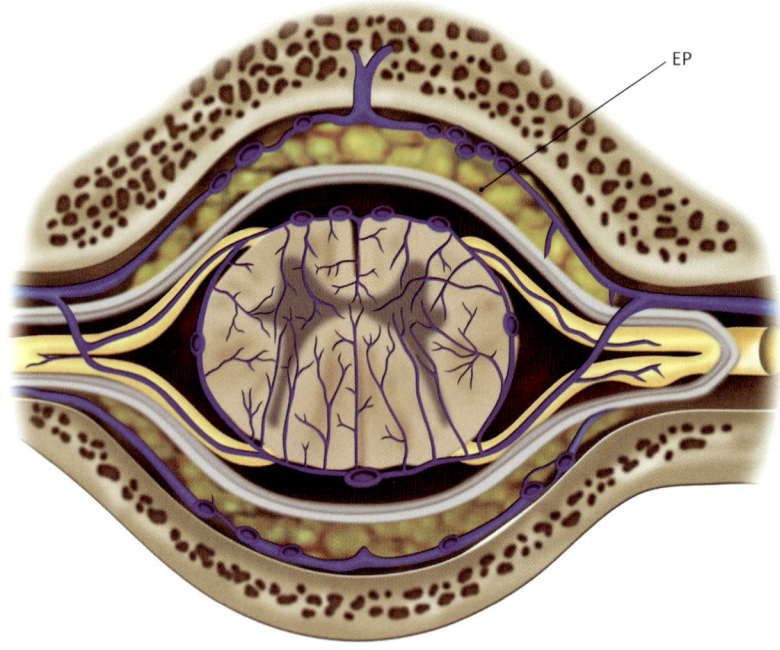

◄ **Figura 106.1** O espaço peridural (EP) com seu conteúdo gorduroso frouxo e as veias avalvulares. O plexo venoso é mais exuberante nas regiões posterolaterais. As veias se encontram com enchimento normal.

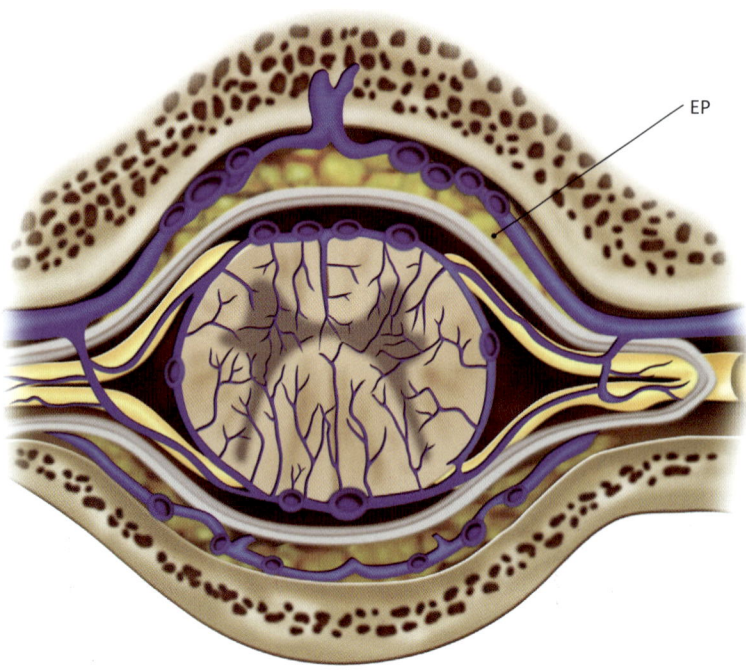

◄ **Figura 106.2** Espaço peridural (EP) diminuído porque as veias se encontram ingurgitadas.

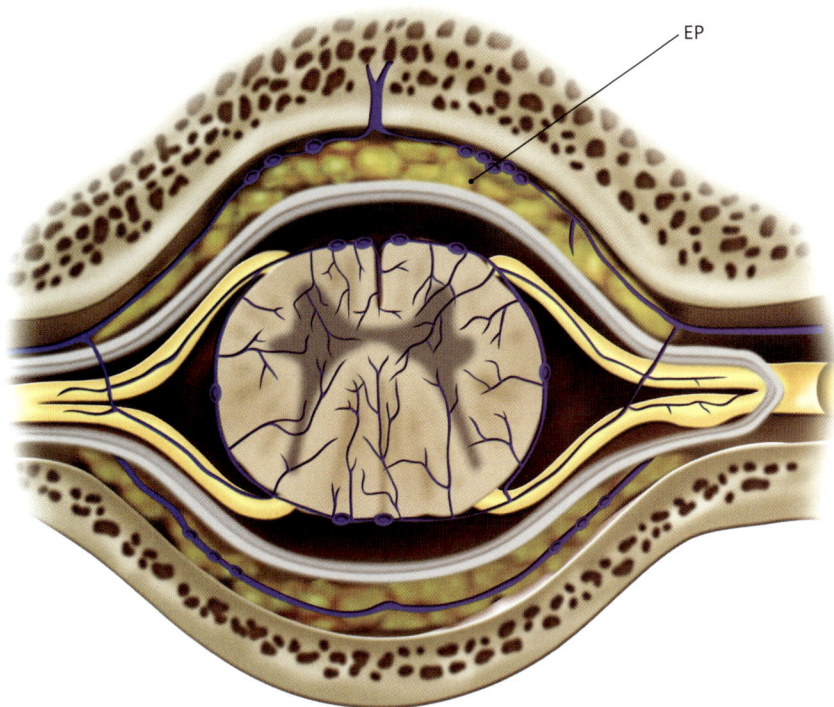

◀ **Figura 106.3** Espaço peridural (EP) aumentado porque as veias estão vazias, quase colabadas.

## ■ AGENTES ANESTÉSICOS UTILIZADOS NO BLOQUEIO PERIDURAL

Os primeiros estudos dos efeitos farmacológicos e sua fisiologia no espaço peridural datam de 1885 por intermédio de Leonard Corning, mediante a proposição de que medicações injetadas exerceriam seus efeitos clínicos sobre a medula espinhal após interação e absorção vascular local.[3] Em função de trabalhos publicados por Sicard & Cestan, em 1904, seguidos por Sicard & Forrester (1921) e Brierley & Field (1948), a observação da dispersão de diferentes corantes injetados no espaço peridural possibilitou a descoberta de que os anestésicos e demais líquidos comportam-se com uma distribuição local pelos forâmens intervertebrais, gânglios dorsais e ventrais, embebendo-os e dirigindo-se para zonas com menor resistência à distensão líquida.[5]

Com o advento da epiduroscopia, novos conceitos puderam ser adicionados. Além do já postulado, o conceito atual passou a abarcar o fato de que os efeitos clínicos característicos de uma ação em faixa anestésica são devidos às preparações anestésicas injetadas acompanharem majoritariamente os feixes nervosos e gânglios espinhais, acrescido da capacidade de dispersão pela própria dura-máter, em regiões em que há soluções de continuidade pela inserção de fibras da aracnoide, possibilitando a passagem de líquido para entrar em contato direto com a medula espinhal e seus ramos terminais filamentares.[5]

Além disso, em um estudo conduzido pela Universidade do Texas (2011), Azari e colaboradores[6] descreveram a existência de uma membrana peridural no interior do canal vertebral, irregular, de distribuição e formato variáveis, capaz de alterar também a dispersão anestésica durante a infusão. Essa estrutura, acrescida à *plica mediana dorsalis* (membrana conjuntiva que une ligamento amarelo à dura-máter em alguns pontos do canal vertebral), poderia ser a justificativa

para a ocorrência eventual de bloqueios unilaterais ou desproporcionais entre os hemicorpos direito e esquerdo.[5,6]

## Mecanismo de Ação

No bloqueio peridural, as soluções de anestésico local agem mediante um espectro de ação variado, interrompendo a condução nervosa após inativação reversível dos canais de sódio neuronais. Este espectro compõe-se de vários estigmas, cuja importância relativa ainda não é passível de mensuração: (1) difusão através da dura-máter; (2) dispersão longitudinal no espaço peridural; (3) dispersão circunferencial no mesmo espaço; (4) escape e difusão através dos forâmens intervertebrais; (5) impregnação do tecido gorduroso adjacente; (6) absorção vascular junto aos plexos venosos anteriores (Batson) e posteriores.

É notório que fibras nervosas dotadas de maior espessura, componente mielínico e comprimento são mais resistentes à instalação do efeito. Após estudo por radioscopia, foi observado que fibras nervosas das raízes posteriores em $L_5$ e $S_1$ são as maiores, portanto imputam maior dificuldade para concretização dos efeitos.[7] Partindo disso, é possível justificar a diferença entre os níveis de bloqueio autonômico, sensitivo e motor para as anestesias peridurais: as fibras sensitivas não mielínicas do tipo C, responsáveis pela condução de temperatura (calor) (0,3 a 1 μm), são mais facilmente anestesiadas do que as fibras mielinizadas A-delta (1 a 4 μm) que conduzem estímulos de dor aguda em pressão e temperatura (frio). Por sua vez, as fibras A-beta mielinizadas (5 a 12 μm) condutoras de tato protopático, vibração e dor aguda (*pinprick test*) são as últimas fibras sensitivas a serem bloqueadas.[7]

Essa diferença não se resume apenas ao tempo transcorrido para início de ação, mas também à dispersão e ao alcance rostral do nível anestésico, com maior intensidade para as fibras mais suscetíveis, com uma média de um a dois segmentos vertebrais distando entre si. As fibras A-alfa motoras são as mais espessas (12 a 20 μm) e, por isso, as mais resistentes.[7] E a regressão do bloqueio obedece a padrão inverso: retorno à função motora, tato protopático, dor aguda (fibras A-beta) e discriminação de temperatura.

# ALTERAÇÕES FISIOLÓGICAS DO BLOQUEIO PERIDURAL

As alterações fisiológicas oriundas do bloqueio peridural são secundárias à cessação parcial da inervação simpática e somática (motora e sensitiva) local. Apesar de extremamente similar às alterações vistas na anestesia espinhal (raquianestesia), a peridural carreia consigo uma velocidade de instalação mais lenta e, consequentemente, uma menor magnitude final dos efeitos mencionados quando comparada à outra técnica.

## Alterações Cardiovasculares

O bloqueio peridural imputa ao aparelho cardiocirculatório ações mais brandas do que a anestesia subaracnoidea (raquianestesia), se comparados níveis anestésicos semelhantes. Ainda assim, é capaz de produzir efeitos hipotensores e bradicardizantes secundários à lise da inervação simpática autonômica esplâncnica entre os níveis $T_1$ - $L_2$, que engloba a secreção medular adrenal e, especificamente, as fibras cardioaceleradoras $T_1$ - $T_4$, respectivamente.

A hipotensão se deve à simpatólise, conforme mencionado, com implicações diretas no volume sistólico e frequência cardíaca. Seguindo um raciocínio lógico dedutivo, quão maior o nível do bloqueio anestésico, maior a significância clínica destas manifestações. É interessante notar que, na anestesia subaracnoidea, habitualmente, este nível é determinado entre dois a seis dermátomos acima do nível sensitivo, porém, na anestesia peridural, há uma equivalência de ambos, sensitivo e autonômico.

O volume sistólico ejetado tem um comportamento bifásico: em um primeiro momento aumentando de forma absoluta, com a redução do tônus vascular e manutenção satisfatória do retorno venoso, mas efêmera. Esse aumento é seguido *a posteriori* por uma queda mais acentuada do retorno venoso e aumento contínuo da complacência vascular arterial e, principalmente, venosa, onde esta passa a abrigar em seu interior esplâncnico e de membros inferiores um volume próximo a 75% do sangue disponível no corpo.[7]

A frequência cardíaca pode sofrer influência cronotrópica negativa do bloqueio peridural de duas formas: a primeira, e mais facilmente dedutível, mediante interrupção da inervação simpática por parte das fibras cardioaceleradoras ($T_1$ - $T_4$), em caso de níveis anestésicos mais extensos. A outra seria resultante da redução gradativa do retorno venoso secundário ao bloqueio simpático periférico extenso ($T_5$ - $L_2$), que, ao promover menor estiramento de receptores cronotrópicos nas fibras atriais e grandes vasos, desencadearia queda na frequência cardíaca basal. Esse fenômeno pode trazer graves intercorrências, dentre elas a assistolia após bloqueios peridurais altos (acima de $T_4$) pela associação do apresentado ao

reflexo de Bezold-Jarisch. A fisiopatologia deste está relacionada com o menor estímulo ventricular, fruto da queda do volume diastólico final. Há, assim, uma sinalização via fibras C para aumentar tônus parassimpático e, com isso, uma bradicardia paroxística de grande relevância clínica.

O manejo clínico de tais manifestações gira em torno de reverter a causa base com medicações que promovam aumento de estímulo cronotrópico e inotrópico, como a efedrina (agonista indireto misto, com predominância beta-agonista, fármaco preferencial nestas situações), metaraminol, fenilefrina ou atropina, a depender da análise realizada diante da situação. O nível pressórico no qual se indica a correção farmacológica ainda é objeto de discussão, e não há um valor absoluto ou relativo preconizado. Se houver múltiplas comorbidades ou cirurgia de grande risco cardiovascular associados, recomenda-se a manutenção do nível pressórico do paciente em concordância com os valores pré-indução. Apesar de defendida e utilizada na prática por muito tempo, a hidratação antes da confecção do ato anestésico com 250 a 2.000 mL de solução cristaloide não é capaz de manter adequadamente a pré-carga ou o débito cardíaco, não sendo esta uma estratégia passível de ser protocolada como alternativa aos efeitos oriundos do bloqueio anestésico.

## Alterações Neurológicas

Durante a anestesia peridural, em função da depressão transitória do sistema cardiovascular, pode haver também redução na pressão de perfusão cerebral (dada pelo valor absoluto fruto da subtração entre a pressão arterial média e a pressão intracraniana), no entanto faltam estudos para determinar a duração desta alteração e se há repercussão clínica significativa.

Em 1958, Kleinerman e colaboradores publicaram um estudo que mostrava que pacientes normotensos submetidos à anestesia de neuroeixo mantinham fluxo sanguíneo cerebral normal, ao passo que pacientes previamente hipertensos acusavam redução de até 19% naquele. O estudo não foi capaz de associar nenhum tipo de manifestação clínica a esta atenuação. A conclusão obtida, no entanto, permite inferir que pacientes dependentes de tônus simpático mais exacerbado (hipovolêmicos, idosos, hipertensos etc.) sofrem maior repercussão na vasculatura cerebral do procedimento anestésico.

## Alterações Ventilatórias

Os efeitos gasométricos do bloqueio peridural ainda não são passíveis de análise criteriosa no impacto causado tanto na hematose como na dinâmica muscular da respiração, em função de poucos estudos voltados para este fim. Além disso, sendo o diafragma o principal músculo envolvido neste processo, responsável pelo trabalho motor de 70% da ação respiratória e por possuir uma inervação derivada das fibras cervicais $C_3$ a $C_5$, sua integridade está garantida dentro da prática clínica, haja vista a ausência de indicação anestésica para bloqueios tão extensos.[4]

Sabe-se que, a despeito da produção da paralisia de musculatura acessória, principalmente os músculos intercostais externos, os pacientes cujos *status* clínicos basais são estáveis não apresentam alterações grosseiras no que tange à homeostase ventilatória. É importante pontuar que as limitações mais marcantes oriundas do procedimento produzidas são a incapacidade de expectoração forçada e a tosse.[4]

É importante frisar que soluções capazes de fornecer analgesia voltadas ao controle da dor apenas, no pós-operatório de cirurgias ou patologias que envolvam regiões abdominal alta ou torácica, podem ser benéficas no auxílio do início precoce de fisioterapia respiratória e na recuperação plena do paciente.

## Alterações Endócrinas e Metabólicas

Outra grande aplicação para a anestesia peridural é na programação da contensão da magnitude da resposta inflamatória sistêmica oriunda do processo cirúrgico. Após o estímulo nociceptivo, subsequente a uma condução nervosa específica, há extensa sinalização hormonal e quimiotáxica via liberação de hormônios contrainsulínicos do estresse (GH, cortisol, glucagon, adrenalina, noradrenalina, renina e aldosterona) e mediadores inflamatórios, como as interleucinas, Fator de Necrose Tumoral (TNF) e prostaciclinas etc. Esta nova conformação produz no organismo um ambiente cujas vias metabólicas principais têm seu alicerce no aumento da lipólise – potencialização de síntese de glicerol e ácidos graxos para uso no metabolismo cardíaco e muscular – e neoglicogênese, a fim de fornecer substratos energéticos a demais tecidos nobres, como o encéfalo.

Postula-se que esse aumento importante da liberação de mediadores inflamatórios seja oriundo da condução do estímulo por fibras aferentes esplâncnicas, as quais têm suas terminações na região dos rins e adrenais (medula e córtex) e, a título de nota, são capazes, por exemplo, de elevar o cortisol em valores 10 vezes acima do basal durante cirurgias abdominais.[8]

Entendido o mecanismo de resposta após o insulto cirúrgico, é palatável o entendimento de como funciona a anestesia peridural neste ambiente. No momento em que produz o bloqueio da invervação toracoabdominal para as regiões supracitadas, há uma interrupção na cadeia de liberação hormonal, com diminuição importante nas concentrações séricas de cortisol, noradrenalina e adrenalina, redução na amplificação da resposta inflamatória, queda na taxa de lipólise (extensão por até 2 horas após o fim da infusão anestésica). Ainda secundário ao bloqueio das vias aferentes e quebra da alça de *feedback*, a peridural controla o pico de hormônios hipofisários e hipotalâmicos, como ADH, prolactina, ACTH e GH. Até hoje, não há indícios de que o bloqueio peridural interfira na síntese ou na liberação de hormônios tireoidianos, bem como do glucagon pancreático.[8]

## ■ TÉCNICA PARA REALIZAÇÃO DO BLOQUEIO PERIDURAL

Tal qual todo e qualquer procedimento a ser realizado, a anestesia peridural requer o cumprimento de três preceitos básicos: anamnese e exame físico adequados, com acesso a comorbidades prévias, medicações utilizadas, experiências anestésicas anteriores, avaliação dos diversos aparelhos, com destaque para o neurológico, cardiovascular e respiratório; além do consentimento declarado do paciente e monitorização básica com sinalização gráfica de atividade elétrica cardíaca (cardioscopia), pletismografia e aferição periódica de pressão arterial.

Embora básico, não é possível pular etapas, e a explanação do procedimento deve ser feita em detalhes, para garantir a tranquilidade e a cooperação do paciente. A fim de ajudar no controle de ansiedade, é possível a prescrição de medicações pré-anestésicas e/ou sedação leve. Dentre as classes farmacológicas mais utilizadas, podem-se citar os benzodiazepínicos (pela sua propriedade amnestésica anterógrada) e opioides (por sua propriedade analgésica), os quais garantem, segundo algumas casuísticas, mais de 80% de sucesso em conter lembranças do ato mencionado.

No que tange à técnica para a anestesia peridural, é factível a realização da punção em qualquer altura da coluna vertebral, no entanto, em função do risco de complicações oriundas, desde acidente de punção com lesão medular até comprometimento da musculatura diafragmática (punções cervicais), os locais mais utilizados para o procedimento são a coluna lombar, a coluna torácica baixa ($T_9$ - $T_{12}$) e a torácica média ($T_5$ - $T_9$).[9]

Desses, observa-se que a região lombar é aquela que carreia a menor parcela de risco de complicações, por possuir uma distância entre a pele e o espaço peridural maior, com ligamento amarelo mais espesso, apesar de a dura-máter nesta região ser mais fina. As punções na região torácica têm como característica uma menor distância entre a pele e o espaço peridural, as apófises espinhosas apresentam uma angulação maior entre si e o ligamento amarelo é mais fino, no entanto a dura-máter é mais espessa.[9] A particularidade desta região fica para a distância entre a medula e a dura-máter nos níveis mencionados. Após análise de imagens de diversos pacientes com utilização de ressonância nuclear magnética, observou-se que a região torácica média possui uma distância entre a medula e a membrana dural maior que a região torácica baixa, o que a torna de maneira generalista um local mais seguro para investir durante o procedimento.[9]

## Pontos de Referência Anatômica

Para facilitar a didática, serão detalhados a seguir três pontos que servirão para a contagem das vértebras e norteamento do melhor local para punção.[3]

Na ectoscopia simples, observa-se percorrendo a coluna vertebral na direção craniocaudal a primeira proeminência na região cervical, a qual designa $C_7$. Este é o melhor parâmetro para uso em pacientes obesos que serão submetidos à punção torácica. O segundo ponto a ser mencionado é delimitado por uma linha que une, com os membros superiores do paciente em posição neutra, os ângulos inferiores das escápulas, e que passará virtualmente sobre o processo espinhoso da sétima vértebra torácica ($T_7$).[3] Por fim, o último parâmetro anatômico de referência é o mais clássico, fruto da palpação das cristas ilíacas anterossuperiores. Unido-as, imagina-se uma linha que, por sua vez, irá passar sobre a apófise espinhosa de $L_4$. Esta linha foi descrita em 1902 por Theodore Tuffier, ganhando seu epônimo. A título de informação, há outras fontes bibliográficas que afirmam a linha sobrepor o espaço entre $L_4$ - $L_5$, não obstante a descrição mais presente é a citada anteriormente[3] (Figura 106.4).

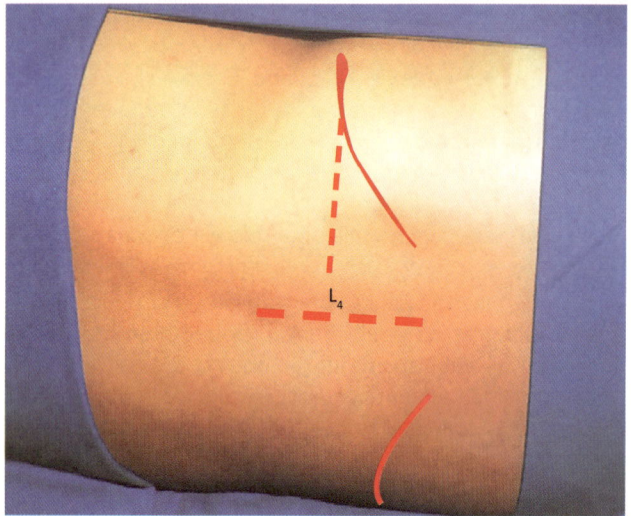

▲ **Figura 106.4** Identificação da 4ª vértebra lombar.

## Posicionamento do Paciente

O paciente pode assumir duas posições para a realização do bloqueio: sentado e em decúbito lateral. Classicamente, a posição mais difundida é a sentada. Nesta situação, solicita-se ao paciente que permaneça parado com suas pernas dobradas entre si, com uma postura que produza uma cifose toracolombar forçada, a fim de abrir os espaços intervertebrais. A otimização passa ainda pela garantia do relaxamento da musculatura paravertebral, marcada pela queda dos ombros, a qual pode ser facilitada com o fornecimento de um apoio para os membros superiores, como um travesseiro. É fundamental o acompanhamento do paciente durante todo o tempo por um auxiliar, o qual garantirá sua imobilidade e bem-estar.

O paciente em decúbito lateral deverá fornecer ao anestesiologista as mesmas condições de punção que foram providas com o paciente em posição sentada. Assim, durante a aquisição do decúbito, é solicitado ao paciente que sobreponha ao seu tórax seus membros inferiores, podendo até mesmo tomar a ação de abraçá-los, com a garantia de um apoio à cabeça e alinhamento vertebral adequado.

A flexão cervical não tem papel na aquisição da posição ideal, podendo, em casos como o decúbito lateral, prejudicar seu desempenho justamente por manter o paciente em flexões forçadas distribuídas em vários níveis da coluna vertebral. As Figuras 106.5 e 106.6 mostram a abertura dos espaços interespinhosos lombar e torácicos em situação normal e em flexão.

## Material para o Bloqueio Peridural

Para a realização do bloqueio, é necessária a presença de materiais estéreis compostos por uma bandeja cirúrgica para antissepsia local. Nesta, encontraremos: gazes, cuba redonda, pinça de Chevron, campo estéril para aposição no local a ser puncionado, seringas de 3, 5 e 20 mL para preparação de soluções anestésicas e outra específica de baixa resistência de utilidade na técnica de Dogliotti (descrita a

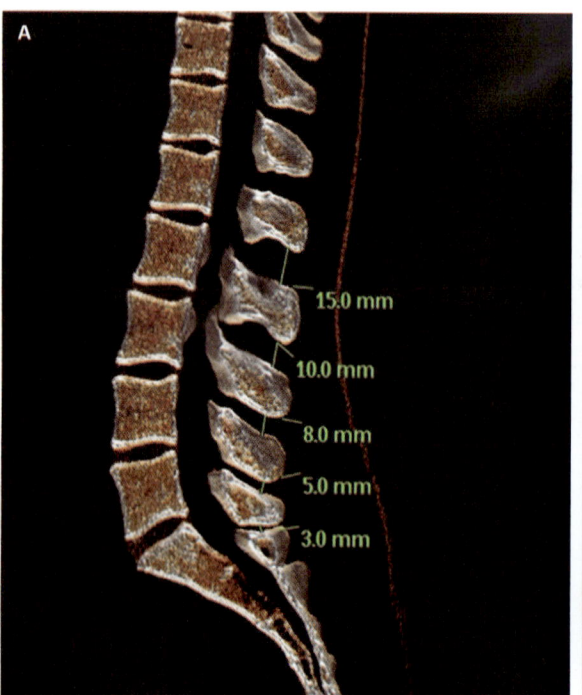
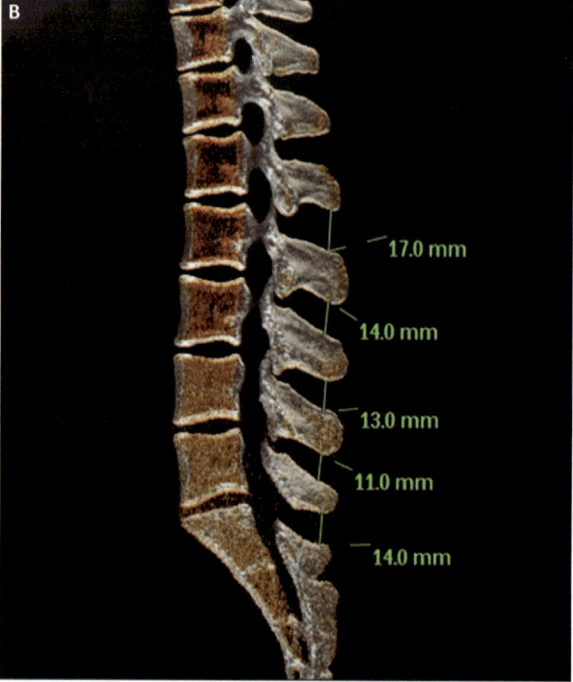

▲ **Figura 106.5** Indivíduo em decúbito dorsal **(A)** e em decúbito lateral em flexão **(B)**. Na posição B, os processos espinhosos lombares ficam mais horizontalizados e se afastam, proporcionando aumento do espaço interespinhoso o que facilita a punção do espaço peridural.

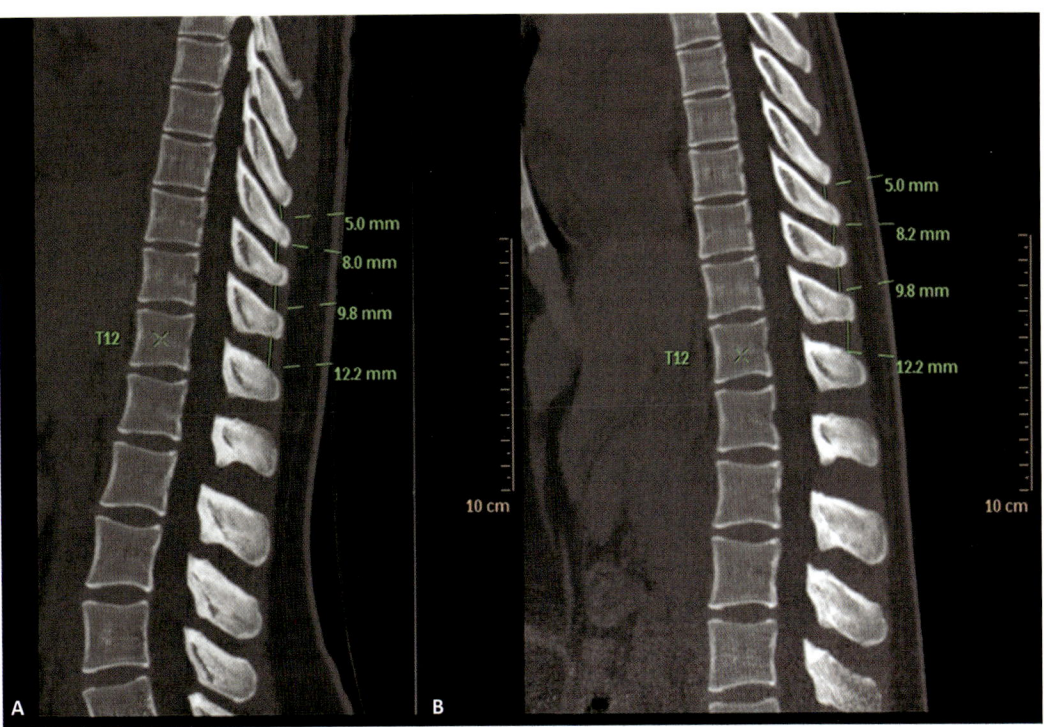

▲**Figura 106.6** Indivíduo em decúbito dorsal (A) e em decúbito lateral em flexão (B). Na posição B, os processos espinhosos torácicos ficam mais horizontalizados, porém, não ocorrem aumento dos espaços interespinhosos.

seguir), agulhas para aspiração, infiltração local, agulha de Tuohy-Huber-Weiss utilizada para a punção peridural e o cateter peridural que carreia consigo vantagens e usos a serem descritos posteriormente.

No contexto histórico de evolução das agulhas utilizadas em punção peridural, hoje encontramo-nos em um patamar de grande segurança técnica, com materiais cada vez menos danosos a tecidos, e infecciosa, face aos processos de elaboração e esterilização. A agulha do uso cotidiano é conhecida como Tuohy-Huber, no entanto, até chegar ao formato que conhecemos, houve uma grande gama de testes e modificações consagrada pelos seus criadores em 1945, o anestesiologista americano Edward Boyce Tuohy e o dentista Ralph L. Huber, que propuseram uma nova disposição aos tipos de agulhas vigentes (p. ex.: Barker e Kirschner), com a confecção do bisel mais arqueado, ainda mantendo característica cortante, porém dotado da possibilidade de direcionamento craniocaudal, tanto da solução anestésica como do cateter peridural.

É válido destacar que o padrão final visto nos dias atuais só foi conseguido após intervenção em 1961 de Jess Bernard Weiss, anestesiologista americano, adepto da técnica de Gutierrez ou gota-pendente, o qual incorporou à agulha de Tuohy-Huber aletas laterais para apoio, com considerável melhoria na sua empunhadura (Figura 106.7).

## Aspectos Técnicos do Preparo da Região Anatômica

Independentemente do local manipulado (coluna lombar, torácica, sacral), a anestesia peridural pressupõe que haja manipulação do neuroeixo. Assim, deve-se sempre acessá-la por técnica asséptica – escovação prévia e para-

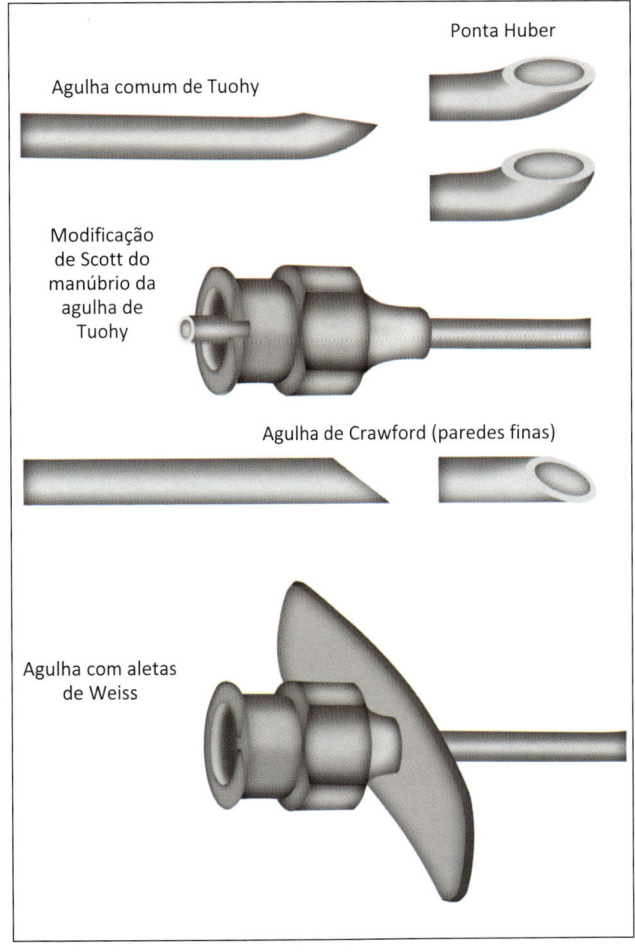

▲**Figura 106.7** Agulhas de anestesia peridural.

mentação adequada com gorro, máscara, luvas e avental cirúrgico. A antissepsia local pode ser feita com soluções contendo clorexidina (tópico ou alcoólico) a 2% ou polivinil-pirrolidona (tópica ou alcoólica) a 10% com 1% de iodo ativo, com posterior aposição de campo fenestrado cirúrgico.

## Técnicas de Punção Peridural

Conforme explicitado anteriormente, duas técnicas de punção peridural regem a prática anestésica. A primeira delas e a mais utilizada é conhecida pelo epônimo de técnica de Dogliotti, ou perda de resistência ao ar, ou solução salina. Classicamente descrito no livro *Anesthesia Narcosis Local Regional Spinal* publicado em 1933,[10] a técnica compunha-se de, após anestesia local da pele e tecido subcutâneo (sem necessidade de interposição de solução anestésica local na região ligamentar – desprovida de inervação), aplicação de pressão constante criada por uma seringa de baixa resistência (classicamente moldada em vidro polido e, mais recentemente, de material plástico descartável), passando pelos planos anatômicos ligamentares (supraespinhoso e interespinhoso) até o encontro do ligamento amarelo (liga-

mento flavo ou *flavum*). Sabendo-se que o espaço peridural detém uma pressão basal subatmosférica, ao encontrá-lo, a pressão inicial aplicada dissipava-se, com notória perda de resistência e identificação do espaço (Figuras 106.8 e 106.9).

A segunda técnica para realização do bloqueio peridural foi descrita pelos cirurgiões argentinos Vincent Ruiz e Alberto Gutierrez. Consagrada como técnica da gota pendente, ela é realizada por meio da anestesia local de pele e tecido subcutâneo, punção e progressão da agulha de Tuohy-Huber até haver fixação na transição ligamentar supraespinhoso e interespinhoso. Retira-se o mandril da agulha e, posteriormente, preenche-se seu interior com solução salina. Com apoio dado pelas aletas de Weiss, é realizada a progressão contínua, até atingir o ligamento amarelo, marcado por aumento transitório na resistência. Quando se atinge o espaço peridural, o princípio da pressão subatmosférica intracanal válido para a perda de resistência na técnica de Dogliotti reflete-se nesta, com a sucção do conteúdo líquido e concretização do procedimento[1] (Figuras 106.10 e 106.11).

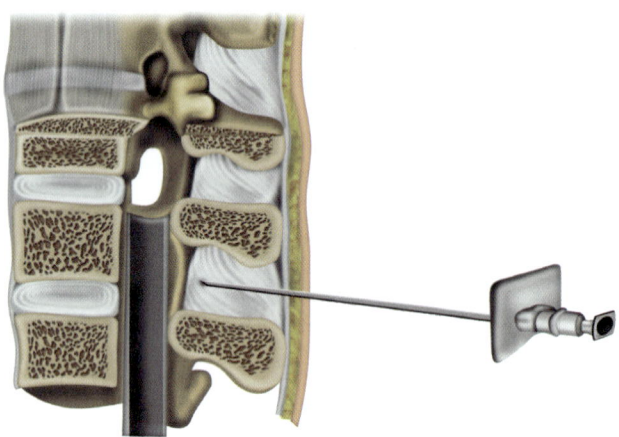

▲ **Figura 106.8** Desenho esquemático da agulha no ligamento interespinhoso. A sensação tátil é de resistência à passagem do bisel.

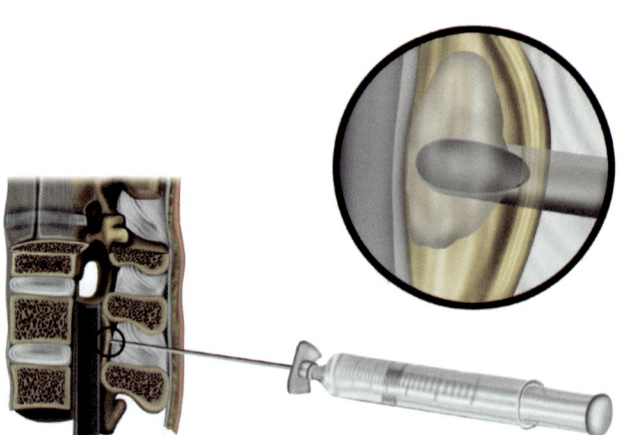

▲ **Figura 106.9** Injeção do líquido com uma bolha de ar. A bolha não se deforma quando o bisel se encontra corretamente posicionado.

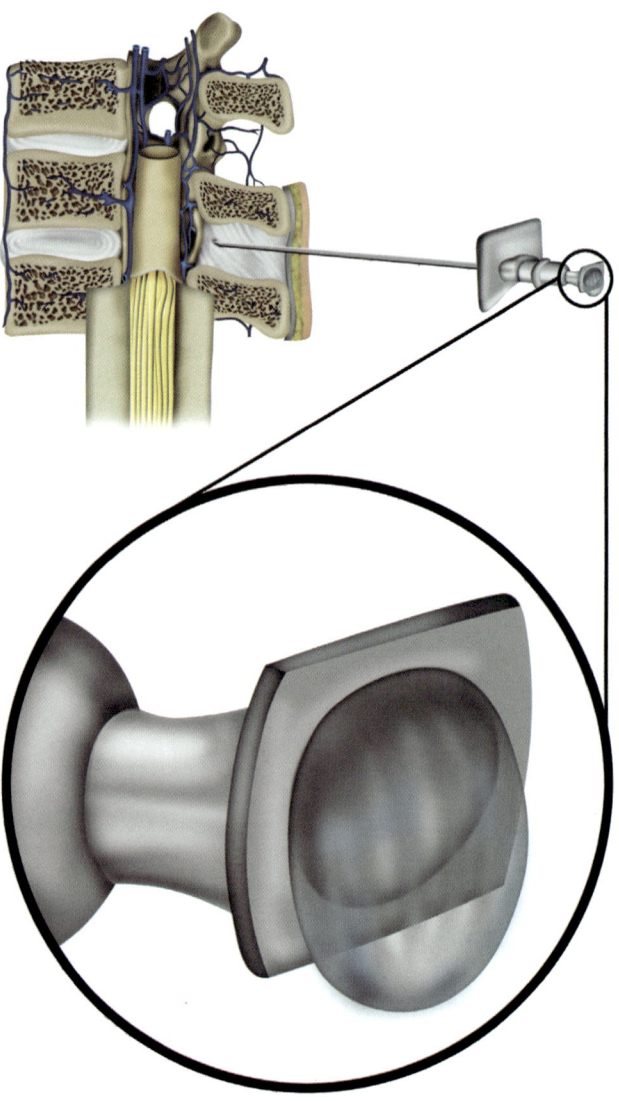

▲ **Figura 106.10** Agulha no ligamento interespinhoso, com uma gota de anestésico na extremidade distal (Gota pendente de Gutierrez).

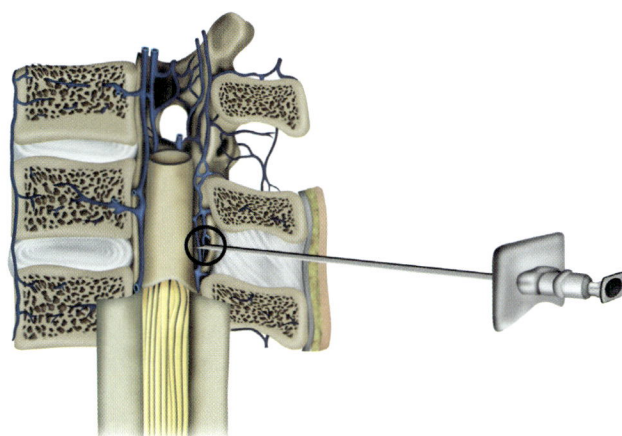

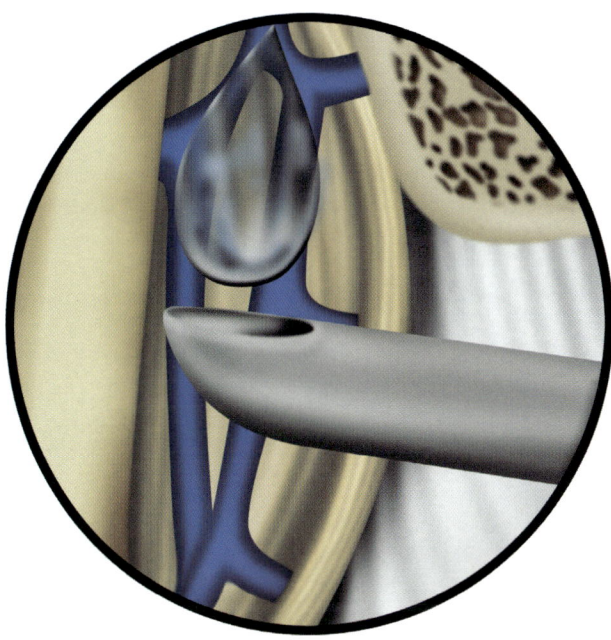

▲ **Figura 106.11** Bisel da agulha no interior do espaço peridural. A gota foi aspirada pela pressão subatmosférica do espaço peridural.

## Cateter Peridural

O cateter peridural é um utensílio concebido a fim de facilitar a manutenção do regime anestésico proposto. Por meio dele, é possível programar a instalação do bloqueio com titulação de fármacos, prolongar o efeito clínico da anestesia empregada e criar um sistema de tratamento para controle da dor (aguda ou crônica).[11]

Na história da evolução médica, o cateter peridural inicialmente era derivado de uma senda ureteral feita de seda e teve seus primeiros registros de utilização em 1942 pelos médicos americanos Robert A. Hingson e Waldo B. Edwards, que, por meio de punção sacral (bloqueio caudal), locavam o cateter com o objetivo de fornecer analgesia às suas parturientes. O aperfeiçoamento da técnica se deu dois anos mais tarde, em 1944, quando, em trabalho conjunto com o cirurgião James L. Southworth, Hingson propôs a cateterização do espaço peridural na coluna lombar.[11]

Nas décadas subsequentes, apesar de diversas propostas diferentes e até certo ponto inusitadas, como uso de agulhas maleáveis, locação do cateter por radioscopia, cateterização do espaço subdural (Tuohy e colaboradores, 1940), dupla punção e passagem de dois dispositivos para infusão de anestésicos (caudal e lombar), em 1946, o anestesiologista cubano Manuel Martinez Cubelo propôs uma modificação na técnica descrita por Tuohy: em vez de manter o cateter no espaço subdural, o qual fornecia grande número de relatos de complicações (parestesias, infecção local, meningite etc.), deixá-lo no espaço peridural com a infusão contínua de anestésicos, amplificando o número de indicações cirúrgicas para o uso da técnica, segundo o próprio: "do pescoço à extremidade inferior".[12]

Com isso, nascia o conceito da utilização do cateter peridural, que perdura até os dias atuais. A massificação do uso trouxe consigo o aumento no número de relatos e problemas técnicos relacionados ao cateter, principalmente canalização intravascular, parestesias em trajetos nervosos e quebra ou danificação precoce do cateter, fato este que estimulou a indústria farmacêutica a buscar melhorias materiais.

Como dito, os cateteres eram feitos de seda, porém com a Segunda Grande Guerra, este material tornou-se raro e de difícil obtenção. A saída encontrada foi a utilização de materiais sintéticos, como o nylon e, posteriormente, polietileno e polivinilcloreto (PVC), os quais mostravam-se mais resistentes aos processos de esterilização em autoclave, maior tenacidade, flexibilidade e resistência. Com a evolução da indústria de plástico, o teflon (politetrafluoroetileno) emergiu na década de 1970, ganhando espaço por sua inserção facilitada, já que possuía menor coeficiente de atrito.[13]

Atualmente, os cateteres ditos *wire-reinforced catheter* são feitos de misturas de nylon, poliuretano e, eventualmente, teflon, porém, em uma disposição diferente com reforço ao longo de toda sua extensão e algumas bobinas internas responsáveis pelo aumento de sua resistência, maleabilidade e duração. Há uma preocupação em manter a extremidade distal com uma concentração menor dessas bobinas, a fim de diminuir o risco de cateterização vascular ou subdural inadvertida (Tabela 106.1).

| **Tabela 106.1  Características do cateter peridural.** |
| --- |
| ▪ Fabricação de material inerte e biocompatível (poliuretano, nylon, PVC, teflon) |
| ▪ Flexível, baixo coeficiente de atrito e resistente à tração para reduzir riscos de acidentes durante a retirada (estima-se que a força necessária para retirar o cateter do espaço seja de 0,17-0,32N, ao passo que a força necessária para danificar os cateteres modernos é de 1,98-1,99N) |
| ▪ Parte distal não perfurada e com múltiplas aberturas. Esta característica minimiza a chance de cateterização inadvertida vascular ou subdural, facilita a dispersão anestésica e diminui as chances de obstrução |
| ▪ Comprimento em torno de 100 cm, centimetrado, radiopaco, para localização adequada em eventual quebra ou acidente |
| ▪ Calibre inferior ao da agulha de Tuohy-Huber-Weiss |
| ▪ Conector tipo "*lock*" e possibilidade de conexão a seringa ou filtro bacteriano |

PVC: polivinilcloreto.

## Detalhes sobre a inserção do cateter peridural

Após a identificação do espaço peridural, a inserção do cateter deve ser realizada de forma coordenada com as incursões respiratórias. Durante a inspiração, a transmissão da pressão negativa intratorácica gerada diminui o ingurgitamento venoso no plexo de Batson, caindo também a resistência à sua passagem.

A introdução deve ocorrer de forma parcimoniosa, sem que seja introduzida grande parcela dele no espaço, para evitar confecção de falso trajeto com passagem pelos forâmens intervertebrais ou até nó interno (a complicação do *knotting* é rara e ocorre em 0,0015% dos casos, com uma estimativa de um caso a cada 20 a 30 mil procedimentos). A agulha é centimetrada, e o recomendado é a passagem de 4 cm do cateter além do valor percorrido para agulha até o espaço peridural (Figura 106.12).

Não se deve, caso haja o encontro de resistência, tentar retirar o cateter por dentro da agulha, sob a pena de ele quebrar e permanecer como corpo estranho no paciente. O correto é retirar todo o conjunto. Não obstante, caso haja quebra e retenção de material, como este é inerte, só está indicada a manipulação cirúrgica caso haja sintomatologia vigente: lombalgia, parestesias, *deficit* neurológico documentado.[14]

## ■ FATORES RELACIONADOS COM A EFICÁCIA DO BLOQUEIO PERIDURAL

Tal qual o bloqueio subaracnoideo, qualidades essenciais da anestesia peridural, como extensão, duração, velocidade de instalação do bloqueio e repercussões clínicas dependem tanto de características farmacológicas dos fármacos utilizados como do paciente e suas comorbidades.

### Fatores Relacionados com o Anestésico Local

Neste tópico, vários conceitos abordados remeterão a definições básicas da farmacologia destes fármacos.

### Concentração e massa anestésica

É intuitivo perceber que quão maior a massa anestésica utilizada, maior será a extensão, duração e qualidade do bloqueio (fibras A, B e C), e menor a latência. Este fato nos

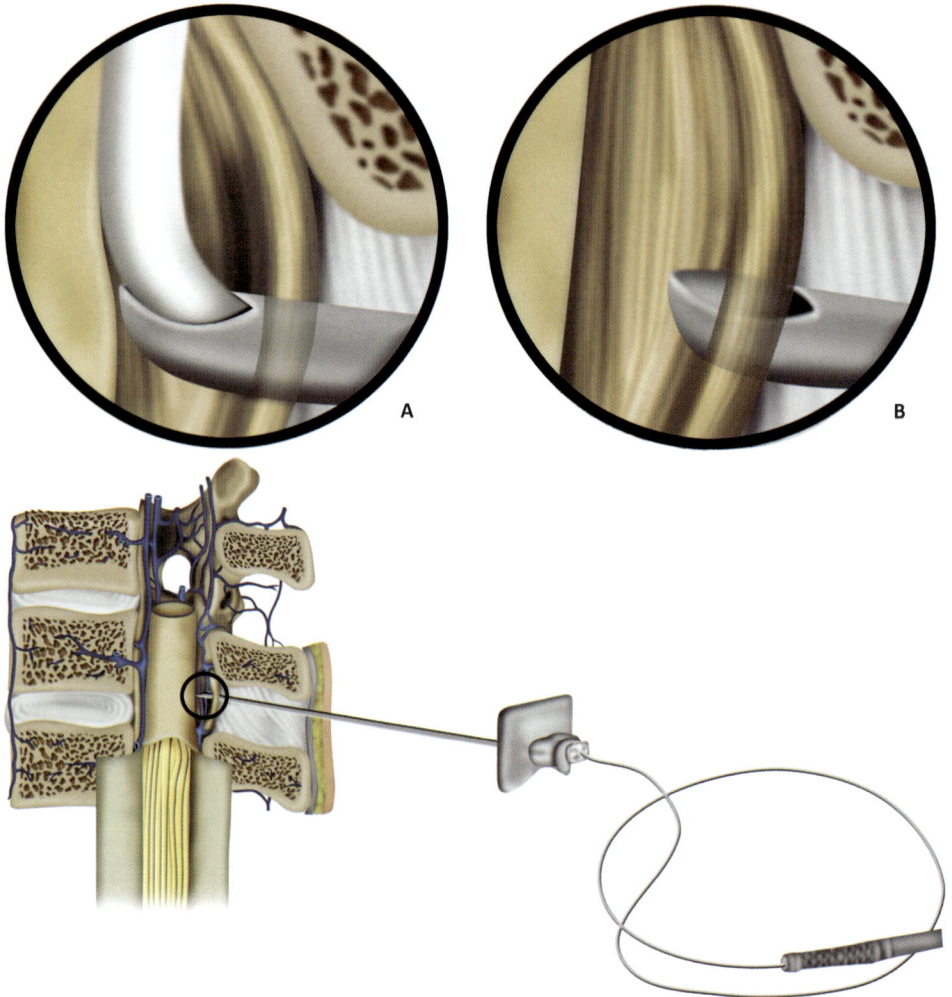

▲ **Figura 106.12** Passagem de cateter para o interior do espaço peridural. A figura **A** mostra a passagem fácil quando o bisel se encontra posicionado corretamente. A figura **B** mostra a impossibilidade de passagem do cateter quando o bisel se encontra parcialmente no interior do espaço.

permite inferir que as quanto maior concentração, maior capacidade de bloqueio de todas as fibras sensitivas e motoras. De mais a mais, quanto maior o volume utilizado, maior a capacidade de dispersão e abrangência do bloqueio.

## Lipossolubilidade

Da farmacologia, infere-se que quão maior a lipossolubilidade de um anestésico local, maior sua potência, uma vez que a lipofilidade está diretamente relacionada com a distribuição tecidual e penetração celular mais adequada.

## Ligação plasmática

Por definição, o alto grau de associação às proteínas plasmáticas guarda consigo relação com maior tempo de bloqueio. Assim, temos que dentre os anestésicos locais, a bupivacaína (97%) é aquela com maior duração clínica, seguida pela etidocaína (94%), ropivacaína (94%) e tetracaína (94%).

## Adição de vasoconstritor

Classicamente, o vasoconstritor utilizado nas soluções é a adrenalina, já que trabalhos comparativos utilizando noradrenalina e fenilefrina não apontaram vantagens clínicas. É utilizada em uma concentração de 1:200.000 ou 5 $\mu g.mL^{-1}$. Dentro do espectro clínico, a adrenalina produz um aumento na duração de ação anestésica por gerar vasoconstrição local no plexo venoso de Batson (derivado da rede de drenagem venosa vertebral), na dura-máter, aumentando, assim, o tempo de contato da solução com as raízes nervosas, e diminuindo o *clearance* local. Em função de ser conservada juntamente do bissulfito de sódio, a epinefrina deve preferencialmente ser adicionada à solução anestésica próximo ao seu uso, pois essa prática reduz o pH final gerado, dificultando a difusibilidade do composto pela parede lipofílica celular.[15]

## Substâncias adjuvantes

O acréscimo de fármacos pertencentes a outras classes farmacológicas vislumbra a possibilidade de melhorar a analgesia, aumentar o espectro de efeito clínico do bloqueio e racionalizar a massa total de anestésico para o bloqueio peridural.

Os opioides no espaço peridural agem mediante impregnação no corno posterior da medula (principal via) e em receptores opioides tipo MOR dispostos no sistema nervoso periférico, inibindo a proteína Gi, reduzindo AMP-c intracelular e, por fim, gerando modulação de transdução do sinal nociceptivo por meio de hiperpolarização celular e redução de liberação de neurotransmissores. A ação sistêmica desses opioides depende da sua absorção linfática e venosa, embora seja em menor proporção. Quão mais lipossolúvel for o opioide, menor sua dispersão rostral, tempo de latência e duração de efeito clínico. Dentre os mais utilizados, o sufentanil alcança seu pico plasmático em 6 minutos; o fentanil, em 20 minutos; e a morfina (hidrofílica), em 1 a 4 horas.

Os alfa-2-agonistas são representados pela clonidina e a dexmedetomidina. A clonidina é um agonista parcial central, e seu uso prolonga de forma considerável a duração do efeito anestésico obtido, sendo bem indicado para cirurgias de grande porte e duração, bem como na analgesia do trabalho de parto. A dose peridural preconizada está entre 75 e 150 $\mu g$ (1 $\mu g.kg^{-1}$ – peso real).[16] Nakamura e colaboradores demonstraram, em seu trabalho, não haver diferença estatística entre pacientes que mantinham sua analgesia com o uso de ropivacaína ou a combinação ropivacaína e clonidina. No entanto, os fetos oriundos do grupo ropivacaína e clonidina possuíam avaliação neurológica e escores adaptativos com resultados piores do que o grupo que recebeu apenas a ropivacaína.

A dexmedetomidina possui uma especificidade sete vezes maior que a clonidina. Sua utilidade dentro da anestesia peridural encontra identidade para ser indicada em procedimentos semelhantes aos que elencam a clonidina. A dexmedetomidina parece ser uma alternativa melhor que clonidina como adjuvante peridural, pois proporciona resultados comparáveis com hemodinâmica estável, início mais precoce de ação e estabelecimento de sensibilidade e anestesia motora, com analgesia pós-operatória prolongada e níveis superiores de sedação. Arunkumar, Shaikh, Sathyanarayana Soni e seus respectivos colaboradores demonstraram em seus ensaios clínicos não haver diferença entre a qualidade da analgesia conferida com a associação da dexmedetomidina ou clonidina para pacientes submetidos à cirurgia abdominal, vascular e ortopédica de membros inferiores, no entanto apontaram menor latência e uma maior duração do bloqueio sensitivo e motor adquirido. Sua dose peridural é de 1 $\mu g.kg^{-1}$ (peso real).[17]

## Fatores Relacionados com o Paciente

### Peso

O peso é um parâmetro utilizado para cálculo de dose tóxica e dose programada para um paciente. Conforme visto no capítulo específico, este valor deve ser ajustado considerando o peso ideal do paciente. Excetuando-se pacientes obesos ou gestantes, cuja concentração de distribuição adiposa, no caso dos primeiros, e presença fetal, no exemplo subsequente, geram aumento de pressão subaracnoidea e peridural, o peso não é uma variante relacionada diretamente com alteração da dispersão e extensão do bloqueio.[15]

### Altura e local da punção

Tal qual o peso, a altura do paciente é uma variável que não possui impacto estatístico quando se considera a extensão do bloqueio peridural, salvo em situações extremas, como, por exemplo, doenças hipofisárias relacionadas à secreção inadequada de GH (gigantismo e nanismo).

O local de injeção é um ponto fundamental na programação da anestesia peridural, uma vez que é, isoladamente, o ponto mais importante na previsibilidade da extensão do bloqueio. Há uma tendência natural à dispersão cranial do anestésico local, já que, na vigência de ciclos respiratórios regulares, o corpo apresenta pressão abdominal positiva e pressão intratorácica negativa. Este fato justifica o uso de menores massas para punções médio-torácicas, por exemplo.

Na região lombar, observa-se, durante a dispersão, que os períodos de latência entre os diversos dermátomos são diferentes entre si. Apesar de uma rápida impregnação nas raízes torácicas inferiores e lombares superiores, há uma lentificação do processo a partir de $L_3$, com pico entre $L_5$ - $S_1$. A justificativa encontra-se embasada no aumento do espaço intervertebral, maior quantidade e espessura de fibras nervosas, bem como dos seus revestimentos durais.[18] Além disso, a velocidade de injeção ou o posicionamento do paciente para a punção não estão associados à alteração na previsibilidade do bloqueio atingido.

### Idade

Park, Grundy, Veering e seus respectivos colaboradores possuem publicações com resultados concordantes em afirmar que o envelhecer do organismo contribui para uma maior dispersão rostral e aumento da extensão do bloqueio peridural, mantidas as massas e os volumes de anestésico aplicados. Apesar de haver achados contrários (Duggan e colaboradores), possivelmente pela menor complacência do espaço peridural e pelo menor escape anestésico por entre os forâmens intervertebrais, ocorre o exposto anteriormente.[19] Independentemente disto, a discrepância entre a extensão do bloqueio está habitualmente entre três a quatro dermátomos, e é mais bem documentada quando há diferença superior a três décadas entre os pacientes.

### Gravidez

Historicamente, como vimos anteriormente, a técnica peridural desenvolveu-se tendo em várias oportunidades estas pacientes como protagonistas. Apesar de alguns resultados conflitantes em ensaios clínicos, sabe-se que, devido ao aumento da pressão intra-abdominal (compressão extrínseca do plexo venoso vertebral interno, do qual deriva o plexo venoso de Batson), o espaço peridural torna-se menos complacente com menor possibilidade de extravasamento interforaminal e aumento do contato anestésico junto às raízes nervosas. Assim, há uma tendência a uma abrangência maior do número de dermátomos, fixada massa e volume anestésico em uma parturiente.[16]

Nas gestantes, em detrimento do pico plasmático progestínico sustentado e maior biodisponibilidade plasmática de proteínas ligadoras, há ainda uma maior sensibilidade aos anestésicos locais, fato que explica as menores doses necessárias para produção de bloqueios adequados desde o primeiro trimestre do processo gestacional.[16]

### Diabetes e aterosclerose

A presença isolada ou em combinação destas duas doenças degenerativas e inflamatórias é traduzida com um organismo que se comporta, via de regra, semelhante ao de um idoso, havendo uma hipótese de que o processo inflamatório e degradativo gerado seja responsável por uma diminuição na população neuronal.

Para mesmas massas de anestésico utilizadas, há uma maior extensão do bloqueio (menor população neuronal, conforme exposto anteriormente), ao passo que a velocidade de instalação do bloqueio está lentificada. O aumento na latência guarda relação com o processo inflamatório crônico celular vigente, impedindo a impregnação no tempo previsto do anestésico local.

## ■ CONTRAINDICAÇÕES

Como todo procedimento realizado no âmbito da medicina e, por conseguinte, na anestesiologia, a técnica peridural também possui contraindicações absolutas e relativas a sua realização.

### Contraindicações Absolutas

#### Recusa do paciente

Deve-se, por boa prática, explicar sempre ao nosso paciente as vantagens e as desvantagens do método a ser utilizado, contextualizando-o com o procedimento terapêutico ou diagnóstico proposto, com a obtenção da assinatura espontânea de Termo de Consentimento Livre e Esclarecido (TCLE).

Se, em detrimento do exposto, houver recusa para a execução, está previsto, no código de ética médica, que o médico não deve desrespeitar o direito do paciente ou de seu representante legal de decidir livremente sobre a execução de práticas diagnósticas ou terapêuticas, salvo em caso de iminente risco de morte, dentre as quais inclui-se a técnica peridural.

#### Choque

Pacientes que estiverem em vigência de choque hemodinâmico de qualquer etiologia (hipoperfusão tecidual aguda com aumento de marcadores de anaerobiose em microcirculação) serão prejudicados pela realização da anestesia peridural. A denervação transitória produzida pela técnica (simpatólise) produzirá aumento da capacitância vascular arteriovenosa no segmento bloqueado e, por conseguinte, aumentará o grau de hipotensão já vigente. E, caso haja benefício real da realização do procedimento, é fundamental a ressuscitação vascular prévia com uso de fármacos vasoativos em forma contínua, associada ou não à reposição de cristaloides, para, apenas após esta, programar a realização da anestesia peridural.

#### Infecção local

Na vigência de infecção local, como, por exemplo, a presença de pústulas, é orientado que não se realize bloqueio peridural. Isto tem em seus alicerces o risco de posterior desenvolvimento de meningite ou abscesso peridural. E, caso o paciente se encontra em choque séptico, há a contraindicação em detrimento da hipoperfusão generalizada. No entanto, uma vez controlado, é possível, mesmo em situação de infecção sistêmica, lançar mão da execução de anestesia peridural. Hang e colaboradores realizaram um trabalho comparando diferentes técnicas anestésicas em grupos de pacientes hígidos com HIV, e concluíram que não há risco para execução de anestesia peridural ou tampão sanguíneo com sangue autólogo.[20]

### Contraindicações Relativas[21,22]

#### Coagulopatia

Pacientes com distúrbios de coagulação possuem o risco de desenvolver hematoma peridural ou subaracnoideo, com repercussões que podem ser gravíssimas, como compressão medular aguda, cujo tratamento é a descompressão cirúrgica de emergência (laminectomia).

Com o aumento no arsenal de medicações utilizadas para tratamento e prevenção de eventos tromboembólicos, a *American Society of Regional Anesthesia* (ASRA) publica periodicamente diretrizes com as recomendações e orientações para indicação racional de bloqueios de neuroeixo e periférico na vigência do uso daquelas. Antes de começar a discorrer sobre os fármacos, é importante saber que a anestesia peridural com interposição de catéter é considerada procedimento de alto risco para sangramento em neuroeixo.

Assim, de acordo com o *Guidelines From the American Society of Regional Anesthesia (and Pain Medicine, the European Society of Regional Anaesthesia and Pain Therapy, the American Academy of Pain Medicine, the International Neuromodulation Society, the North American Neuromodulation Society, and the World Institute of Pain)*, recomenda-se:

a) **Aspirina e anti-inflamatórios (inibidores de ciclo-oxigenase 1 – COx-1 e ciclo-oxigenase 2 – COx-2):** não há contraindicação à realização de bloqueios de neuroeixo. Porém, na vigência de profilaxia primária com uso de aspirina, orienta-se a suspensão por, no mínimo, seis dias, a fim de maximizar a segurança do procedimento;

b) **Inibidores de 2YP12/tienopiridínicos:** os inibidores de ADP em procedimentos de alto risco devem ser suspensos previamente ao procedimento no espaço peridural. Clopidogrel retirado sete dias antes, com exceção dos pacientes sob alto risco de eventos tromboembólicos, cuja suspensão será de apenas cinco dias. Ticagrelor, suspensão cinco dias antes. Prasugrel suspensão englobando período de 7 a 10 dias. O retorno ao uso das medicações deverá ocorrer após 6 horas (se dose diária de clopidogrel) ou 24 horas, caso haja necessidade de dose de ataque do clopidogrel ou doses habituais de prasugrel e ticagrelor;

c) **Cumarínicos:** o warfarin, principal representante, deve ter seu controle terapêutico realizado periodicamente por meio da Razão Normalizada Internacional (RNI). Para a anestesia peridural, recomenda-se que o valor documentado da RNI esteja abaixo de 1,5 ou que tenha sido realizada terapia-ponte com a heparina por cinco dias;

d) **Heparina não fracionada:** habitualmente utilizada sob via subcutânea, a heparina não fracionada também é veiculada por via intravenosa em pacientes que encontram-se plenamente anticoagulados. Para doses até 15.000UI ao dia e valor de TTPa inferior a 1,5, recomenda-se a suspensão por 4 a 6 horas. A reintrodução poderá ser feita 1 hora após o bloqueio peridural. Para doses entre 15.000 e 20.000UI ao dia, recomenda-se a suspensão por 12 horas. Doses totais superiores a 20.000UI ao dia, deve-se aguardar 24h após a última aplicação para a realização do bloqueio peridural. É também de bom tom a monitorização da plaquetometria, a fim de identificar ocorrência pré-operatória de trombocitopenia induzida por heparina. Caso haja sangramento ou dificuldade de execução, a reintrodução fica postergada por 24 horas;

e) **Heparina de baixo peso molecular (HBPM):** o gerenciamento de doses e aplicações depende prioritariamente do intuito com o qual a HBPM está sendo utilizada. Se, visando a profilaxia, com doses inferiores a 40 a 60 mg/dia, recomenda-se a suspensão da medicação por 12 horas antes do procedimento. A reintrodução desta classe já é possível após 4 a 6 horas. Para pacientes em regime de anticoagulação terapêutica, com doses equivalentes a 1 mg.kg$^{-1}$ duas vezes ao dia ou 1,5 mg/kg/dia, devemos aguardar 24 horas de suspensão farmacológica. O retorno ao uso também deve aguardar entre 4 a 6 horas. Cenários onde houve punção traumática ou pós-operatório imediato com áreas cruentas e risco de sangramento aumentado, sugere-se aguardar 24 horas;

f) **Fibrinolíticos:** há, nesta classe medicamentosa, contraindicação documentada a procedimentos relacionados ao manuseio de neuroeixo, tendo por recomendação a busca ativa por outras alternativas ao manejo de dor. Se houver necessidade imperativa para a sua realização, devemos aguardar 48 horas desde a suspensão da medicação, estratificação individualizada do risco com medidas seriadas de fibrinogenemia e controle laboratorial estrito;

g) **Foundaparinux e inibidores diretos do fator Xa:** com o aumento do uso e a prescrição desta classe medicamentosa, observou-se, ao longo dos últimos 10 anos, um aumento considerável no número de intercorrências e sangramentos para aqueles que seguiam as normas anteriores de manejo. Para pacientes em uso de foundaparinux em dose profilática: 36 a 42 horas. Rivaroxaban em dose profilática: 18 horas, terapêutica: 24 horas, considerando que haja função renal normal. Apixaban: 24 a 48 horas e reintrodução autorizada após 6 horas do bloqueio;

h) **Inibidores da trombina (fator IIa):** de forma semelhante aos inibidores do fator Xa, os inibidores da trombina devem ter sua suspensão a um tempo equivalente a quatro a cinco meias-vida farmacológicas (dabigatran: dois a quatro dias dependendo da função renal do paciente), com realização de terapia-ponte com a HBPM. Como são medicações com 98% de eliminação renal, é imperativa a avaliação da função renal do paciente e, na vigência de lesão renal crônica em estágio avançado, a proposição de diálise e aumento para seis meias-vida no hiato de suspensão. A reintrodução da medicação deve ser feita após 6 horas do procedimento;

i) **Inibidores da glicoproteína IIb/IIIa:** não há estudos referentes ao uso concomitante destas medicações e bloqueios de neuroeixo;

j) **Fitoterápicos:** não há trabalhos bem desenhados que possuam avaliação criteriosa deste grupo medicamentoso. Apesar de alguns extratos fitoterápicos interferirem no funcionamento habitual plaquetário (extrato de alho, ginkgo biloba) e potencializarem a ação farmacológica de cumarínicos (*dong quai, danshen*), não há recomendações específicas sobre o manuseio terapêutico destes, com orientação generalizada à suspensão previamente ao procedimento, de acordo com o tempo esperado de ação clínica (extrato de alho: sete dias; *ginkgo biloba*: 36 horas; *dong quai* e *danshen*: controle por INR).

## Doença neurológica

Pacientes com diagnósticos prévios referentes a esclerose múltipla, neurofibromatose e mal de Parkinson continuam sendo escopo de trabalhos e boas publicações. Referente ao grupo de pacientes portadores de esclerose múltipla, a despeito de antigas recomendações, as quais apontavam um maior risco para neurotoxicidade, aumento de desmielinização e novos surtos da doença, Perlas e colaboradores conduziram uma série de casos em 2005, enquanto Martucci e seus colaboradores lideraram uma coorte italiana sobre anestesia neurorregional em pacientes com esclerose múltipla, atestando a segurança para o uso da anestesia peridural (utilizada majoritariamente em populações obstétricas), tal qual a realização de bloqueios de nervos periféricos. Em sua conclusão, reiteraram a necessidade de acompanhamento após o estresse cirúrgico, uma vez que, independentemente da estratégia anestésica utilizada, essa fase carreia consigo um aumento entre 20% a 30% para ocorrência de novos surtos-supressões.[23,24]

Para pacientes portadores de doença de Von Recklinghausen ou neurofibromatose do tipo um, há alguns relatos de caso tratando com sucesso o uso de anestesia peridural (Dounas e colaborador). No entanto, a indicação desse procedimento requer uma investigação neurológica abrangente, incluindo a exclusão da existência de neurofibromas ao redor da medula e das raízes nervosas periféricas, inviabilizando a massificação de indicações. Tratando-se de doenças neurológicas crônicas e não progressivas, o uso da anestesia peridural pode ser realizada sem quaisquer contraindicações, desde que exista o devido esclarecimento ao paciente com a reportagem de seus défices prévios em prontuário e assinatura do Termo de Consentimento anestésico (TCLE).

### Hipertensão pulmonar

A realização de anestesia peridural em pacientes com hipertensão pulmonar deve ser minuciosamente avaliada, uma vez que a redução da resistência vascular periférica induzida poderá contribuir para o aumento no *shunt* sanguíneo D-E e repercussão negativa, com agravamento de hipoxemia, dessaturação e instabilidade ventilatória.

### Falta de responsividade

Pela impossibilidade de o paciente queixar-se de parestesias, eventos álgicos (p. ex.: como dor à infusão do anestésico), dentre outros; um *status* neurológico prévio comprometido coloca-o em risco para eventos adversos relacionados ao procedimento.

### Falta de cooperação

O posicionamento adequado sob estrita imobilidade é fundamental para a confecção de um bloqueio peridural. O não preenchimento deste requisito coloca em cheque sua realização sem intercorrências.

### ■ EVENTOS ADVERSOS

### Lombalgia

A incidência pós-operatória de lombalgia, a despeito de estatísticas variadas, aparentemente não difere entre a anestesia geral e os bloqueios de neuroeixo (subaracnoideo e peridural). É caracterizada por um comportamento benigno, intensidade leve, habitualmente localizada em região lombar inferior, raramente associada à irradiação e sinais neurológicos objetivos, com duração de poucos dias.

Os principais fatores de risco para o desenvolvimento desta são a posição cirúrgica adotada (litotomia), o tempo cirúrgico superior a 2,5 horas, índice de massa corporal superior a 32 kg/m², múltiplas tentativas de punção e histórico de lombalgia. Apesar de não haver uma comprovação exata da fisiopatologia desta complicação, especula-se que ela seja fruto de uma sobrecarga óssea e ligamentar, pelo relaxamento da musculatura sacroilíaca, vício posicional cirúrgico com retificação da convexidade lombar e danificação mecânica do periósteo vertebral, associado ou não ao hematoma local.[25]

A fim de minimizar a ocorrência, sugere-se a realização compulsória de botão anestésico, com adição de agentes anti-inflamatórios (dexametasona, por exemplo, apesar do volume de publicações que avaliam o uso não ser extenso); posicionamento adequado com coxim lombar, preservando a convexidade natural; apoio adequado aos membros inferiores e uso pós-operatório de analgesia multimodal.

### Cefaleia Pós-punção Dural

Apesar de classicamente estar relacionada a anestesia espinhal, a Cefaleia Pós-Punção Dural (CPPD) tem particularidades quando analisada sob o âmbito da anestesia peridural. Turnbull & Shepperd, em sua análise retrospectiva, evidenciaram uma incidência próxima a 70% do evento, face ao maior calibre da agulha utilizada. Fisiopatologia, manifestações clínicas e terapêutica serão discutidos em capítulo específico.

### Injeção em Sítio Inadvertido

Em função do uso de massa anestésica muito superior ao necessário nas anestesias espinhais, erros no local de injeção podem ser extremamente deletérios ao paciente durante a realização de anestesias peridurais.

Quando ocorre uma perfuração dural não diagnosticada, o grande volume feito no espaço subaracnoideo gera uma situação clínica conhecida como raquianestesia total, com incidência estimada em um caso para 11 mil procedimentos. O quadro clínico secundário a esta contempla o bloqueio de toda a inervação oriunda da medula espinhal e tronco cerebral, gerando prioritariamente bradicardia, hipotensão grave (bloqueio simpático extendido), midríase (paralisia do terceiro par craniano) e apneia (por paralisia de musculatura respiratória ou disfunção aguda do tronco cerebral).

O tratamento baseia-se em suporte aos danos gerados com reposição racional de fluidos, uso de fármacos vasoativos, a fim de manter parâmetros hemodinâmicos normais, contendo a redução abrupta da pós-carga gerada e controle respiratório por ventilação mecânica até o término do espectro de ação dos anestésicos locais. Tratando-se de um envolvimento central, com comprometimento de pares cranianos, não há indicação para uso de outros anestésicos para a indução de amnésia. Se manejado adequadamente, com diagnósticos e condutas precoces, o paciente sai ileso ao evento.

No caso de injeção intravascular e toxicidade aguda por anestésicos locais, a problemática deriva de lesões acidentais durante a punção do plexo venoso de Batson e outras veias que permeiam o espaço peridural, as quais habitualmente não são suficientes para promover um grande refluxo sanguíneo capaz de gerar um diagnóstico clínico precoce e indubitável. Apesar de ocorrência rara, os pacientes podem apresentar sintomatologia neurológica (convulsão, disgeusia e parestesia) e cardiovascular (arritmias variadas, bloqueios atrioventriculares e parada cardíaca). O tratamento segue sendo de suporte, com manejo hemodinâmico e medidas para aumentar a velocidade da depuração dos sítios de ligação com as moléculas de anestésicos locais utilizados. A profilaxia, face às peculiaridades apresentadas, deve ser realizada no intuito de aumentar a margem de segurança e identificação precoce de injeção no território intravascular.[26]

a)  Monitorização do paciente durante todo o procedimento (cardioscopia, oximetria, pressão arterial não invasiva) e estratificação do nível neurológico;

b)  Aspiração após identificação do espaço peridural;

c)  Injeção de dose-teste (não obrigatória) contendo 15 mg de epinefrina associada ao anestésico local (lidocaína possui perfil farmacocinético com maior segurança);

d)  Fracionamento durante a injeção, com aspiração e observação dos parâmetros clínicos do paciente a cada 5 mL da solução.

## Complicações Neurológicas

Lesões neurológicas graves subsequentes à realização de anestesia peridural são raras. Kane e colaboradores em uma série de casos apontaram uma incidência de 0,03% a 0,1%, considerando todas as formas de bloqueio de neuroeixo, porém não conseguiram mostrar se a lesão sofrida foi causada diretamente pelo ato anestésico.

Dentre as manifestações apresentadas, parestesias e défices motores transitórios são as queixas mais comuns. Essas são seguidas por paraplegia e lesões a raízes da cauda equina por toxicidade anestésica (concentração), infecção/bacteremia ou trauma mecânico (compondo a síndrome da cauda equina).

Infecções locais sob a forma de abscessos peridurais ou meningite possuem baixa incidência. Temos como fatores de risco: diabetes, corticoterapia, uso de imunossupressores, infecção ativa por retrovírus, sepse, falha técnica no processo de antissepsia ou no uso medicamentoso. No ano de 2016, houve, no estado de São Paulo, problemas relacionados ao processamento do anestésico local bupivacaína hiperbárica (forma comercial veiculada à dextrose), gerando variados quadros neurológicos (parestesia, convulsões, meningite asséptica) que motivaram recolhimento do lote problemático e reavaliação dos meios de produção. Isso mostra que, embora seja um procedimento de execução manual controlada e de fácil aprendizado, as substâncias a serem utilizadas também precisam estar em acordo pleno com as vias de síntese e comercialização.

Isquemia medular associada à anestesia peridural ocorre em situações de exceção, já que a utilização de soluções de anestésicos locais, contendo epinefrina, não estão em pleno contato com a medula espinhal. Não obstante, como publicado por Hong e Yoshida e seus referidos colaboradores, o uso da anestesia peridural carreia consigo a possibilidade de induzir vasoespasmo local, ao que se justifica ser secundário à ocorrência de reação inflamatória local intensa pela presença do cateter peridural ou à ação local do vasoconstritor contido na solução anestésica. Poderia, assim, ocorrer a síndrome da artéria espinhal anterior da medula, porém isso é apenas hipótese que carece de confirmação. A síndrome da artéria espinhal anterior da medula está descrita nos Capítulos 105 e 113, que mostram causas multifatoriais para a sua ocorrência, não podendo ser imputada simplesmente ao bloqueio peridural. Ao tentar responder qual seria a causa da síndrome da artéria espinhal anterior em um determinado caso, devem ser lembradas as restrições hemodinâmicas básicas do fluxo tecidual dentro da medula e fazer três perguntas preliminares: (1) o suprimento arterial para a medula estava comprometido pela interrupção cirúrgica das artérias nutridoras (p. ex.: secção, ligadura ou cauterização dos vasos paravertebrais que nutrem a medula)?; (2) o fluxo estava prejudicado pela excessiva hipotensão vascular?; (3) o fluxo estava prejudicado pela congestão venosa e obstrução à drenagem como nos casos de hiperextensão, por exemplo?

Hematoma peridural tem uma incidência estimada em um caso para 150 mil procedimentos anestésicos. O quadro clínico é composto de fraqueza de extremidades inferiores progressiva precoce (primeiras 24 horas) associado à dor de intensidade variável. A detecção rápida e a laminectomia descompressiva cirúrgica emergencial são fundamentais, pois o tempo sob compressão medular tem implicação direta nos resultados pós-operatórios e nas sequelas desenvolvidas. A coagulopatia é o principal fator de risco para o desenvolvimento desta intercorrência (o manejo farmacológico das medicações utilizadas encontra-se disposto no tópico específico).[27]

## Síndrome da Medula Fixa (*Tethered Spinal Cord Syndrome*)

A síndrome da medula presa é uma doença congênita, do grupo dos disrafismos espinhais (doenças do tubo neural), que deriva do problema basal de espinha bífida. Caracteriza-se por um mecanismo de ancoramento e tensão da medula lombossacra ao ligamento sacro, em função do espessamento e encurtamento do *filum terminale* (tecido fibroso diferenciado durante o período embrionário na porção inferior do ventrículo terminal da medula espinhal). Essa fixação ligamentar impede a ascensão da medula dentro do canal medular (níveis habituais entre $L_1$-$L_2$) durante seu desenvolvimento, permanecendo, então, o cone medular em posição anormalmente baixa (casos descritos com fixação ao nível da segunda vértebra sacral).

A síndrome deve ser suspeitada diante de paciente com espinha bífida que apresente distúrbios neurológicos progressivos nos Membros Inferiores (MMII), lombociatalgia, alterações tróficas cutâneas (hipertricose, hematoma cutâneo, lipoma subcutâneo em linha média e apêndice lombossacral), ortopédicas (escoliose, pé *cavum*, dedos em garra, assimetria de membros inferiores/pés) ou alterações esfincterianas (incontinência urinária, bexiga neurogênica, infecções recorrentes de trato urinário).[28]

Apesar do baixo índice de diagnóstico, é crucial ter conhecimento sobre isso para avaliar adequadamente as indicações de anestesia peridural e minimizar o risco de lesão acidental medular durante programação anestésica.

## Hipertermia Induzida pela Peridural no Cenário Obstétrico

A hipertermia induzida pela peridural refere-se à situação em que a paciente, após a realização da peridural para analgesia do parto, desenvolve um aumento na temperatura corporal acima de 38°C.[29] O mecanismo subjacente à hipertermia peridural é incerto. Vários mecanismos têm sido propostos, incluindo calafrios, excesso de oferta de ocitócitos, mas duas teorias principais emergiram: bloqueio simpático e imunomodulação. Ambas são apoiadas por evidências preliminares, mas nenhum mecanismo está comprovado.[29]

A hipótese do bloqueio simpático é que a analgesia peridural limita a perda de calor cutâneo ao bloquear a vasodilatação cutânea ativa e do suor. A temperatura média do corpo depende da produção e perda de calor; assim, se a perda de calor diminuir e a produção de calor permanecer constante, a temperatura corporal aumentará. A perda de calor é regulada por dois mecanismos do sistema nervoso simpático: noradrenérgico e colinérgico.

O mecanismo noradrenérgico é responsável pela vasoconstrição cutânea ativa, e o colinérgico é responsável pela vasodilatação cutânea ativa e pela sudorese. Em condições termoneutras e durante estresse pelo frio, a perda de calor é regulada exclusivamente pelo mecanismo noradrenérgico. No entanto, durante o estresse térmico, a perda de calor é quase exclusivamente regulada pela via colinérgica. Consequentemente, o efeito do bloqueio neuraxial na temperatura corporal depende da temperatura corporal antes da realização do bloqueio.

Antes de uma cesariana eletiva ou cirurgia não obstétrica, os pacientes estão em um estado termoneutro, e o bloqueio neuraxial bloqueia a vasoconstrição ativa, resultando em aumento da perda de calor e redução da temperatura corporal. Em contraste, o bloqueio neural durante a hipertermia estabelecida bloqueia a vasodilatação ativa e a sudorese, resultando em diminuição da perda de calor. O trabalho de parto é um estresse térmico, e é plausível que o bloqueio simpático associado à analgesia peridural intraparto limite a perda de calor.[29]

A hipótese da imunomodulação é que a administração peridural de anestésico local, durante o trabalho de parto, provoca uma resposta febril estéril. A temperatura definida do corpo é regulada pelo hipotálamo por meio da cascata de citocinas pró e anti-inflamatórias, com destaque para IL-1, antagonista do receptor de interleucina-1 e IL-6, e é reconhecida como o cerne da relação. É compreendido que a hipertermia peridural ocorre em conjunto com um estado pró-inflamatório, mas não está claro se esse estado pró-inflamatório é induzido pela analgesia peridural ou se é um fator de confusão: o estado pró-inflamatório é pré-existente, antes da colocação da peridural, em parturientes que posteriormente se tornam hipertérmicas.[30]

Com relação ao manejo, como não é possível diferenciar clinicamente entre a hipertermia induzida pela peridural e a vigência um quadro infeccioso com acometimento materno e/ou fetal, é fundamental a investigação laboratorial da paciente acometida. A infecção intraparto tem potencialmente graves consequências maternas e neonatais, e, portanto, o manejo da hipertermia intraparto deve ser o mesmo, independentemente de a parturiente ter analgesia peridural. Atualmente, não há tratamento específico para esta condição, sendo recomendado o uso de medicações sintomáticas, além da vigilância infecciosa. Três tratamentos para hipertermia peridural foram investigados, mas até o momento nenhum deles se mostrou eficaz. Dois ensaios clínicos randomizados, duplo-cegos e controlados por placebo constataram que paracetamol e antibióticos profiláticos de amplo espectro (cefoxitina) são ineficazes, e um ensaio clínico randomizado, duplo-cego e controlado por placebo descobriu que altas doses de corticoides (metilprednisolona 100 mg a cada 4 horas) reduziram a incidência de hipertermia, mas aumentaram o risco de bacteremia neonatal.[30]

## REFERÊNCIAS

1. Dogliotti AM. Research and clinical observations on spinal anesthesia: with special reference to the peridural technique. Anesth Analg. 1933;12(2):59-65.
2. Hingson RA, Edwards WB. Continuous caudal analgesia in obstetrics. JAMA. 1943;121(4):225-9.
3. Gray's Anatomy: The Anatomical Basis of Clinical Practice, Expert Consult. 40a ed. Londo: Churchill Livingstone, 2008.
4. Fratacci MD, Kimball WR, Wain JC, et al. Diaphragmatic shortening after thoracic surgery in humans. Effects of mechanical ventilation and thoracic epidural anesthesia. Anesthesiology. 1993;79(4):654-65.
5. Bromage PR. Mechanism of action of extradural analgesia. Br J Anaesth. 1975;47:199-211.
6. Ansari S, Heavner JE, McConnell DJ, et al. The peridural membrane of the spinal canal: a critical review. Pain Pract. 2012 Apr;12(4):315-25.
7. Simon MJ, Veering BT, Stienstra R, et al. The effects of age on neural blockade and hemodynamic changes after epidural anesthesia with ropivacaine. Anesth Analg. 2002;94(5):1325-30.
8. Brandt M, Kehlet H, Binder C, et al. Effect of epidural analgesia on the glicoregulatory endocrine resound to surgery. Clin Endocrin. 1976;5(2):107-14.
9. Yoon SP, Kim HJ, Choi YS. Anatomic variations of cervical and high thoracic ligamentum flavum. Korean J Pain. 2014;27(4):321-5.
10. Dogliotti, Achille Mario. Anesthesia; Narcosis, Local, Regional, Spinal. Chicago: Debour, 1939. Print.
11. Kim SY, Kim YY, Kim AR. Incidence of intravascular insertion in thoracic epidural catheterization by using real time fluoroscopy. Korean J Anesthesiol. 2012;62(3):251-5.
12. Toledano RD, Tsen LC. Epidural catheter design: history, innovations, and clinical implications. Anesthesiology. 2014 Jul;121(1):9-17.
13. Toledano RD, Tsen LC. Epidural catheter design: history, innovations, and clinical implications. Anesthesiology. 2014 Jul;121(1):9-17.
14. McNeill MJ, Thorburn J. Cannulation of the epidural space. A comparison of 18- and 16-gauge needles. Anaesthesia. 2007;43(2):154-5.
15. Brown DL. Spinal, Epidural,and caudal anesthesia. In: Miller. RW Miller's Anesthesia. 7a ed. 2010;51:1611-38.
16. Fagraeus L, Urban BJ, Bromage PR. Spread of epidural analgesia in early pregnancy. Anesthesiology. 1983;58(1):184-7.
17. Arunkumar S, Hemanth Kumar VR, Krishnaveni N, et al. Comparison of dexmedetomidine and clonidine as an adjuvant to ropivacaine for epidural anesthesia in lower abdominal and lower limb surgeries. Saudi J Anaesth. 2015;9(4):404-8.

18. Kalore NJ, Guay J, Eastman JM, et al. Nerve blocks or no nerve blocks for pain control after elective hip replacement (arthroplasty) surgery in adults. Cochrane Database Syst Rev. 2015.

19. Park WY, Hagins FM, Rivat EL, et al. Age and epidural dose response in adult men. Anesthesiology. 1982 Apr;56(4):318-20.

20. Tom DJ, Gulevich SJ, Shapiro HM, et al. Epidural blood patch in the HIV-positive patient. Review of clinical experience. San Diego HIV Neurobehavioral Research Center. Anesthesiology. 1992;76(6):943-7.

21. Narouze S, Benzon HT, Provenzano DA, et al. Interventional spine and pain procedures in patients on antiplatelet and anticoagulant medications: guidelines from the American Society of Regional Anesthesia and Pain Medicine, the European Society of Regional Anaesthesia and Pain Therapy, the American Academy of Pain Medicine, the International Neuromodulation Society, the North American Neuromodulation Society, and the World Institute of Pain. Reg Anesth Pain Med. 2015;40(3):182-212.

22. Ashken T, West S. Regional anaesthesia in patients at risk of bleeding. BJA Educ. 2021 Mar;21(3):84-94. doi: 10.1016/j.bjae.2020.11.004. Epub 2021 Jan 26. Erratum in: BJA Educ. 2021 Jul;21(7):278.

23. Martucci G, Di Lorenzo A, Polito F, et al. A 12-month follow-up for neurological complication after subarachnoid anesthesia in a parturient affected by multiple sclerosis. Eur Rev Med Pharmacol Sci. 2011;15(4):458-6.

24. Perlas A, Chan VW. Neuraxial anesthesia and multiple sclerosis. Can J Anaesth. 2005;52:454-8.

25. Horlocker TT. Complications of spinal and epidural anesthesia. Anesthesiol Clin North Am. 2000;18(2):461-85.

26. Steffek M, Owczuk R, Szlyk-Augustyn M, et al. Total spinal anaesthesia as a complication of local anaesthetic test-dose administration through an epidural catheter. Acta Anaesthesiol Scand. 2004 Oct;48(9):1211-3.

27. Vandermeulen EP, Van Aken H, Vermylien J. Anticoagulants and spinal-epidural anesthesia. Anesth Analg. 2010;79(6):1165-77.

28. Yamada S, Iacono RP, Andrade T, et al. Pathophysiology of tethered cord syndrome. Neurosurg Clin North Am. 1995;6(2):311-23.

29. Mullington CJ, Malhotra S. Hyperthermia after epidural analgesia in obstetrics. BJA Educ. 2021 Jan;21(1):26-31. doi: 10.1016/j.bjae.2020.08.004. Epub 2020 Oct 21. PMID: 33456971; PMCID: PMC7807950.

30. Mullington CJ, Malhotra S. Hyperthermia after epidural analgesia in obstetrics. BJA Educ. 2021 Jan;21(1):26-31.

# 107

# Bloqueios Periféricos do Crânio e da Face

**Tulio Antonio Martarello Gonçalves**

## INTRODUÇÃO

Bloqueios dos nervos da face são usados para anestesia cirúrgica, analgesia pós-operatória e diagnóstico e tratamento de síndromes de dor aguda ou crônica. Devido à proximidade dos nervos cranianos e cervicais de muitas estruturas vitais em uma mesma área, diversas técnicas podem ser utilizadas. A eficácia e a segurança dos bloqueios cefálicos são baseadas no conhecimento preciso e detalhado das relações anatômicas do nervo selecionado, seus cursos profundos e superficiais e no seu território sensorial. O uso do ultrassom também inclui os bloqueios de nervos da face, melhorando a eficácia e diminuindo o risco de efeitos adversos.[1]

Vantagens e desvantagens de bloqueios periféricos devem ser consideradas ao se orientar os pacientes sobre as opções anestésicas. Bloqueios dos nervos periféricos podem melhorar o controle da dor, mesmo quando usados apenas como técnicas auxiliares. Os pacientes muitas vezes são mais receptivos a bloqueios periféricos quando estão convencidos de que a sedação suplementar pode ser administrada por via venosa para reduzir a consciência durante a cirurgia.

Durante a avaliação pré-operatória, a indicação dos bloqueios dos nervos periféricos deve ser considerada, e os locais potenciais para os bloqueios precisam ser examinados. A presença de infecção da pele na área a ser utilizada para a inserção da agulha deve ser reconhecida no pré-operatório. A avaliação da coagulação (uso de anticoagulantes, história de hemorragias ou hematomas e testes de coagulação específicos) é geralmente recomendada antes da realização dos bloqueios. A presença de neuropatia preexistente, especialmente na área que envolve a operação proposta, deve ser considerada antes da indicação de bloqueios dos nervos periféricos.

Pacientes com indicação de bloqueio dos nervos periféricos devem ser avaliados clinicamente, da mesma forma como aqueles agendados para anestesia geral ou bloqueios do neuroeixo. Medicação pré-anestésica é útil para diminuir a apreensão, assim como a sedação antes da realização dos bloqueios fornece analgesia durante a inserção de agulhas necessárias.

Toda inervação sensitiva da face está sob a dependência do nervo trigêmeo (V – quinto nervo craniano) associado às raízes nervosas cervicais $C_2$, $C_3$ e $C_4$, que constituem o plexo cervical superficial.[1]

## ■ BLOQUEIO DO NERVO TRIGÊMEO (V PAR CRANIANO)

### Anatomia

Maior de todos os nervos cranianos, o nervo trigêmeo é um misto (sensitivo e motor), sendo o principal nervo sensitivo geral da cabeça e, também, dos músculos que movimentam a mandíbula.[1] Ele emerge da superfície anterolateral da ponte, tendo o seu componente sensitivo consideravelmente maior, por uma grande raiz sensitiva e uma pequena raiz motora. Essas raízes seguem em direção anterior para fora da fossa craniana posterior e inserem-se na fossa craniana média, passando medialmente sobre a parte superior da porção petrosa do osso temporal.[2]

Na fossa craniana média, a raiz sensitiva forma o gânglio trigeminal (gânglio semilunar ou de Gasser), localizado na depressão trigeminal, na superfície anterior do ápice da parte petrosa do osso temporal, em uma expansão da dura-máter denominada cavidade trigeminal ou cavidade de Meckel.[3] Ele se situa dentro do crânio, a uma profundidade de 4,5 a 5 cm da superfície lateral da cabeça, na altura da extremidade posterior do arco zigomático (Figura 107.1).

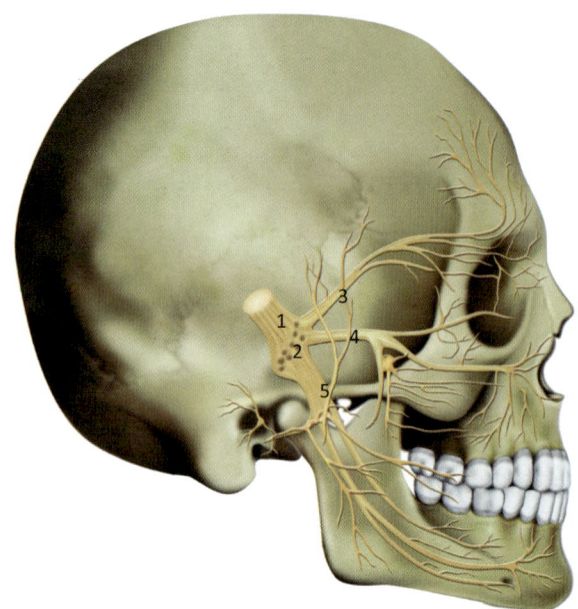

▲**Figura 107.1** Nervo trigêmeo e seus ramos: **(1)** nervo trigêmeo; **(2)** gânglio de Gasser; **(3)** nervo oftálmico; **(4)** nervo maxilar; **(5)** nervo mandibular.

O trigêmeo é o nervo sensitivo da face. Sua raiz sensitiva, após formar o gânglio trigeminal, divide-se em três ramos de fibras pós-ganglionares (daí o motivo do seu nome). Na margem anterior do gânglio trigeminal, emergem os três ramos principais: oftálmico ($V_1$), localizado dorsalmente; maxilar ($V_2$), intermediário; e mandibular ($V_3$), ventralmente (Figura 107.2).

- O **nervo oftálmico** ($V_1$), que é apenas sensitivo, emerge do crânio já dividido em seus três ramos principais (nervo frontal, nervo nasociliar e nervo lacrimal) pela fissura

orbitária superior, oferecendo inervação sensitiva para olhos, conjuntiva, conteúdo orbital, glândula lacrimal, parte anterior do couro cabeludo, sobrancelha, pálpebra superior, dorso do nariz, cavidade nasal, seio frontal, células etmoidais, foice do cérebro, dura-máter da fossa craniana anterior e da parte superior da tenda do cerebelo (Figura 107.2).

- O **nervo maxilar** ($V_2$), também apenas sensitivo, emerge da cavidade craniana pelo forâmen redondo, e insere-se lateralmente pela fossa pterigopalatina, alcança o assoalho da órbita pela fissura orbital inferior e se divide nos ramos infraorbitário, zigomático, meníngeo, alveolares superiores, nasopalatino e palatinos. Emite ramos sensitivos para a pele que cobre a asa do nariz, pálpebra inferior, bochechas, lábio superior, cavidade nasal, seio maxilar, parte nasal da faringe, palatos mole e duro, dentes superiores e dura-máter das fossas cranianas, anterior e média (Figura 107.2).

- O **nervo mandibular** ($V_3$), um nervo misto (sensitivo e motor), origina-se na margem inferior do gânglio trigeminal e emerge da cavidade craniana pelo forâmen oval. Contém os ramos sensitivos da pele da parte inferior da face, do lábio inferior, da parte anterior do pavilhão da orelha, de parte do meato acústico externo e da região temporal, dos dois terços anteriores da língua, dos dentes inferiores, da mucosa da bochecha, da mandíbula, das células mastóideas e da dura-máter da fossa craniana média.

A raiz motora do nervo trigêmeo provém do seu núcleo motor e está situada inferior e completamente separada da raiz sensitiva, sem penetrar no gânglio de Gasser. Logo que emerge do crânio pelo forâmen oval, une-se ao ramo sensitivo do nervo mandibular ($V_3$). Esse é o único ramo do trigêmeo que apresenta um componente motor, oferecendo inervação motora para todos os músculos da mastigação

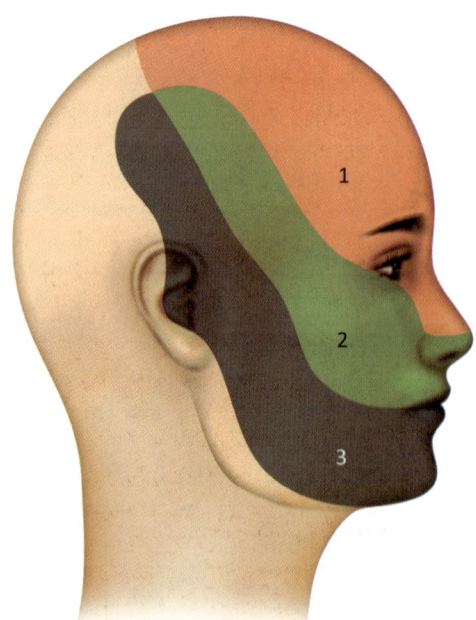

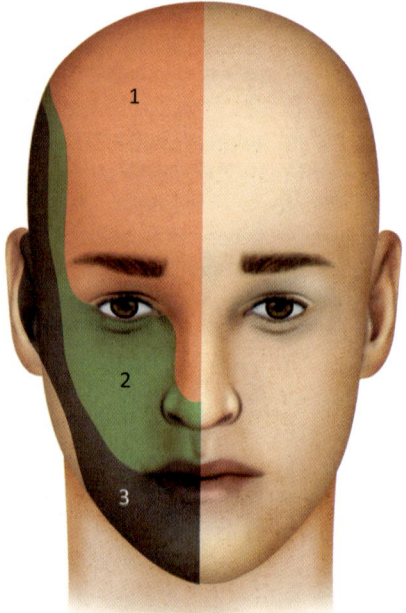

▲**Figura 107.2** Área de inervação dos ramos do nervo trigêmeo: **(1)** nervo oftálmico; **(2)** nervo maxilar; **(3)** nervo mandibular. Vistas de perfil e de frente.

(temporal, masseter e pterigóideos medial e lateral), assim como para os músculos tensor do tímpano, tensor do véu palatino, ventre anterior do digástrico e milo-hióideo.

## Técnica do Bloqueio do Nervo trigêmeo

O bloqueio anestésico do gânglio trigeminal foi descrito pela primeira vez por Härtel, em 1912.[4]

Por via percutânea, o gânglio de Gasser poderá ser bloqueado por intermédio do forâmen oval, via denominada acesso de Härtel. A punção do forâmen oval é realizada pela via clássica transoval anterolateral extrabucal ascendente,[5] técnica que utiliza três pontos de referência para o bloqueio do gânglio de Gasser: marcar um ponto a 3 cm lateralmente da comissura labial; marcar o segundo ponto de referência a 1 cm para frente do ponto médio do arco zigomático; e o terceiro ponto é no centro da pupila ipsilateral, com o paciente olhando para o horizonte. Ligando-se os três pontos, obtém-se um triângulo cujo vértice se encontra a 3 cm da comissura labial (primeiro ponto) (Figura 107.3 A). Após o botão anestésico nesse ponto, uma agulha 80 × 22 G é introduzida na bissetriz do triângulo e deverá ter a orientação de tocar na face inferior da asa maior do esfenoide, ao nível do conduto auditivo externo (Figura 107.4 A e B). A aproximadamente 5 cm de profundidade, a agulha tocará a grande asa do osso esfenoide, imediatamente anterior ao forâmen oval. Retira-se a agulha aproximadamente 2 cm para reintroduzi-la mais abaixo, seguindo a mesma orientação. Esse procedimento deve ser repetido até que a agulha alcance o forâmen oval (Figura 107.3 B). Nesse momento, se o paciente estiver acordado, sentirá parestesias na área do nervo mandibular, essas quais poderão ocorrer em qualquer um de seus ramos. Poderá também haver bradicardia reflexa, até mesmo sob anestesia geral. Quando a agulha tocar o nervo, deve-se injetar 0,5 mL

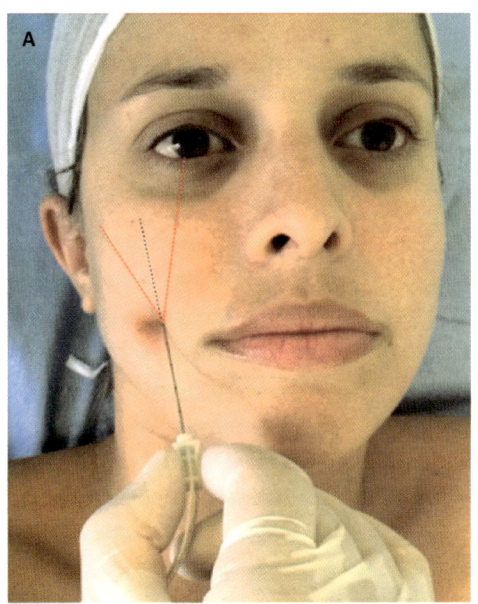
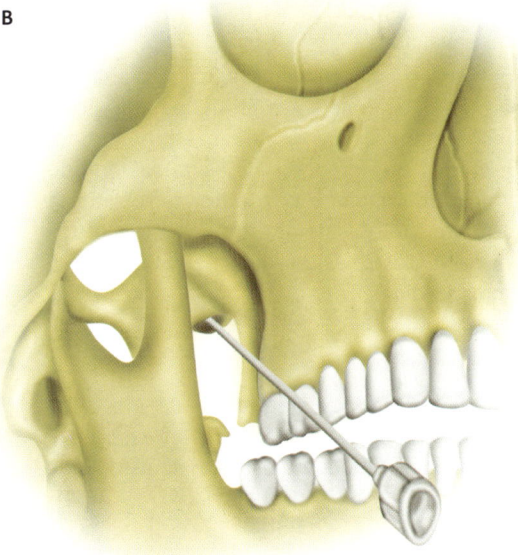

▲ **Figura 107.3** (A e B) Pontos de referência para o bloqueio do nervo trigêmeo, vista frontal.

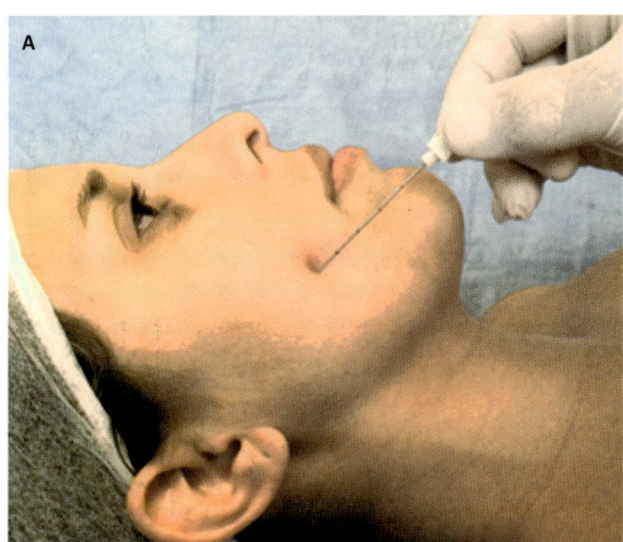
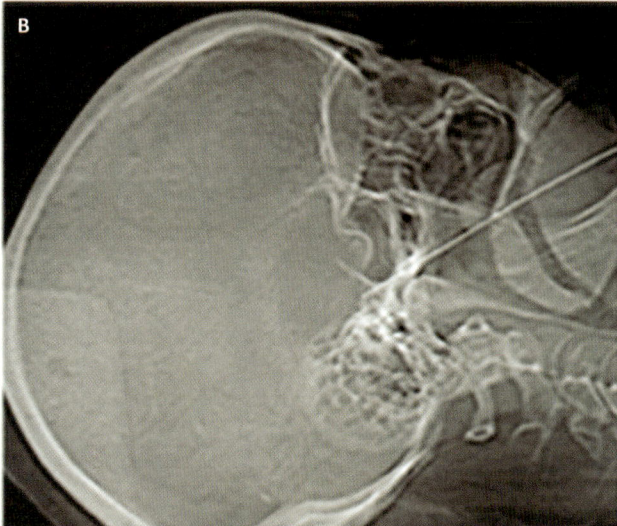

▲ **Figura 107.4** Bloqueio do gânglio de Gasser. (A) Vista lateral. (B) Imagem radiográfica.

da solução de anestésico local, introduzir a agulha no máximo 0,5 cm, aspirar nos quatro quadrantes e, em caso de punção negativa vascular ou mesmo de liquor, injetar 1 a 2 mL da solução anestésica. Com esse procedimento, observar-se-á meia face anestesiada, isto é, toda a área sensitiva e motora do trigêmeo do lado bloqueado (Figura 107.2).

A via de Härtel também é utilizada para a introdução da agulha para rizotomia percutânea trigeminal por radiofrequência, rizólise percutânea por glicerol ou microcompressão percutânea por balão para tratamento da neuralgia do trigêmeo.

Os bloqueios ganglionares percutâneos devem, preferencialmente, ser realizados utilizando-se orientação fluoroscópica ou orientação por tomografia computadorizada. O forâmen oval é, muitas vezes, difícil de se visualizar por fluoroscopia. Na prática evolutiva, com o uso de tomografia computadorizada para esses bloqueios, estão sendo feitas determinações mais adequadas para os ângulos de rotação do crânio, em que o forâmen oval é mais bem visualizado. Com isso, a relação entre o ponto de punção e as referências anatômicas e a distância entre o ponto de punção e o forâmen são mais bem avaliadas.[6]

Outra alternativa seria a técnica de punção guiada por ultrassonografia para injeção na fossa pterigopalatina, que é um procedimento simples, livre de radiação ou magnetização, seguro e efetivo que proporciona alívio sustentado da dor na neuralgia do trigêmeo ou da dor facial atípica mediante a injeção de soluções de anestésicos locais e corticosteroides em pacientes cujas intervenções médicas anteriores foram malsucedidas.[7]

### Indicações

Cirurgias combinadas de maxila e mandíbula, em cirurgia bucomaxilofacial. Nesses casos, após anestesia geral superficial, pode-se associar o bloqueio bilateral do gânglio de Gasser. O bloqueio anestésico do gânglio de Gasser poderá ainda ser utilizado para aliviar uma crise de neuralgia do trigêmeo, quando esta abrange amplamente os ramos desse nervo. Bloqueio seletivo do nervo mandibular na fossa pterigopalatina está associado a melhora da abertura bucal em pacientes com trismo ou fratura de mandíbula, podendo ser um auxílio na abordagem da via respiratória.

### Efeitos Adversos

Eventualmente, ocorre hematoma, marcando superficialmente as regiões geniana e palpebral, devido à lesão da artéria maxilar ou de alguns de seus ramos. Punção subaracnóidea pode ocorrer quando se introduz muito a agulha, com a presença de líquido cefalorraquidiano (LCR). Se a agulha for introduzida mais profundamente ainda, poderá penetrar na substância cerebral, mas nada acontecerá se nada for injetado. Nesses casos, retira-se a agulha até que não seja mais aspirado LCR nos quatro quadrantes e, só então, injeta-se o anestésico local. Durante todo o tempo, após a instalação do bloqueio sensitivo com anestésico local, em consequência da paralisia do ramo oftálmico, ocorre ausência de lágrima, devendo-se ter o cuidado de proteger o olho do lado bloqueado, mantendo-o fechado até que se extinga a ação do anestésico local.[1,5]

### ■ BLOQUEIO DOS RAMOS DO NERVO OFTÁLMICO (V₁)

O nervo oftálmico é o menor dos três ramos do trigêmeo e se divide, imediatamente antes de penetrar na órbita pela fissura orbitária superior, em três ramos: nervo frontal, nervo nasociliar e nervo lacrimal. O bloqueio do nervo oftálmico (V₁) não pode ser realizado, visto que, ao emergir do crânio, já se encontra dividido em seus três ramos, razão pela somente os seus ramos poderão ser bloqueados (Figura 107.5).

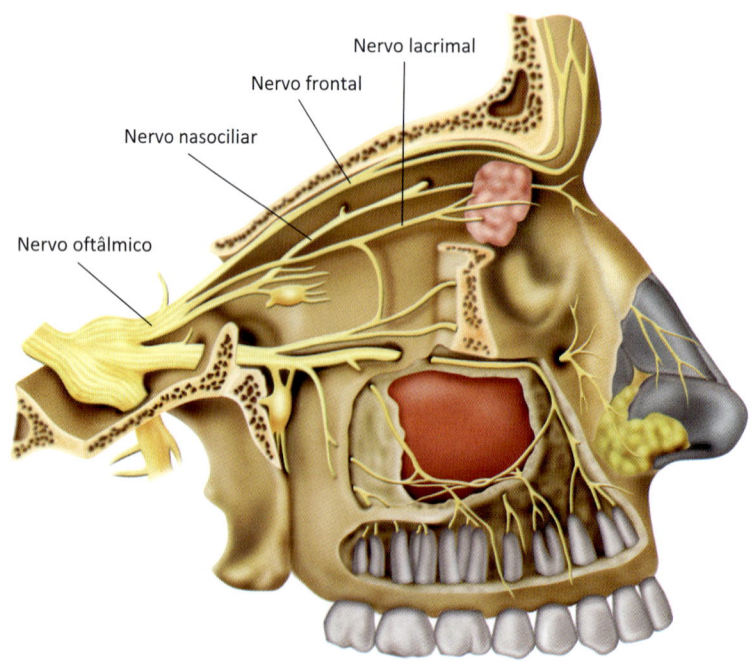

Nervo lacrimal
Nervo frontal
Nervo nasociliar
Nervo oftálmico

▲ **Figura 107.5** Nervo oftálmico e seus ramos: frontal, nasociliar e lacrimal.

## Bloqueio dos Nervos Nasociliar, Frontal e Lacrimal

Esses três nervos, ramos do nervo oftálmico, poderão ser bloqueados simultaneamente e de maneira mais efetiva e racional dentro da órbita. Assim, quando se realiza um bloqueio anestésico para cirurgia do olho, na dependência do volume de anestésico injetado na técnica retrobulbar ou peribulbar, há o bloqueio dos três ramos sensitivos do nervo oftálmico, do nervo óptico, dos nervos oculomotores (III, IV e VI pares cranianos) e de toda a parte autonômica (simpática e parassimpática) do olho.

O nervo nasociliar, no entanto, poderá ser bloqueado com volume menor dentro da cavidade orbitária, junto à parede nasal da mesma e, mais precisamente, entre os foramens etmoidais anterior e posterior, com uma única injeção. Com 2,5 mL de solução anestésica, bloqueia-se o nervo nasociliar e, com 5 mL de solução anestésica, os nervos nasociliar, frontal e lacrimal são bloqueados.

Sendo esse procedimento um bloqueio troncular que anestesia os nervos próximos em suas saídas pela fissura orbital superior, o volume de anestésico injetado é bem menor e o bloqueio é de melhor qualidade quando em comparação com o bloqueio em regiões fora da órbita.

## Nervo Nasociliar

### Anatomia

O nervo nasociliar, de tamanho intermediário entre o frontal e o lacrimal, após inserir-se na órbita pela fissura orbitária superior, cruza o nervo óptico em direção à parede medial da órbita e divide-se nos ramos: etmoidal posterior, etmoidal anterior, infratroclear, comunicante com o gânglio ciliar (ciliares curtos) e ciliares longos (Figura 107.6 A).[8]

O nervo etmoidal posterior segue pela parede interna da órbita, até penetrar no forâmen etmoidal posterior, e dirige-se para os seios etmoidal posterior e esfenoidal.

O nervo etmoidal anterior caminha pela parede interna, deixa a órbita pelo forâmen etmoidal anterior, entra na cavidade craniana para inervar a fossa craniana anterior e, depois de passar sobre a face superior da lâmina cribriforme do osso etmoide, desce para a cavidade nasal e pele da metade inferior do nariz.

O nervo infratroclear origina-se próximo ao forâmen etmoidal anterior e continua pela parede medial da órbita até próximo à tróclea, onde faz e anastomose com um filamento do nervo supratroclear, formando um arco anastomótico no nível da região superior e medial da órbita, emitindo ramos para a parte medial das pálpebras superior e inferior, o saco lacrimal e a pele da metade superior do nariz.

Dois ou três nervos ciliares longos se ramificam desde o nervo nasociliar quando este cruza o nervo óptico e acompanha os nervos ciliares curtos desde o gânglio ciliar, penetram na esclera e seguem adiante entre a esclera e a coroide. Também apresenta fibras simpáticas para o músculo dilatador da pupila e ramos para a pele e para o dorso cranial do nariz, emergindo do canto superior medial da órbita.

O nervo nasociliar inerva a cavidade nasal anterior, o septo nasal, na sua parte frontal, parte dos seios nasais, parte do olho e do dorso do nariz (Figura 107.7). O nervo etmoidal posterior inerva os seios esfeinodal e etmoidal posterior. O nervo etmoidal anterior inerva a pele da asa, o ápice e o vestíbulo do nariz. O nervo infratroclear inerva a parte medial da pálpebra superior, a porção lateral do nariz anteriormente à fissura palpebral medial, a conjuntiva, o saco e a carúncula lacrimal. Os nervos ciliares longos inervam o corpo ciliar, a íris e a córnea e emitem ramos sensitivos ao gânglio ciliar.

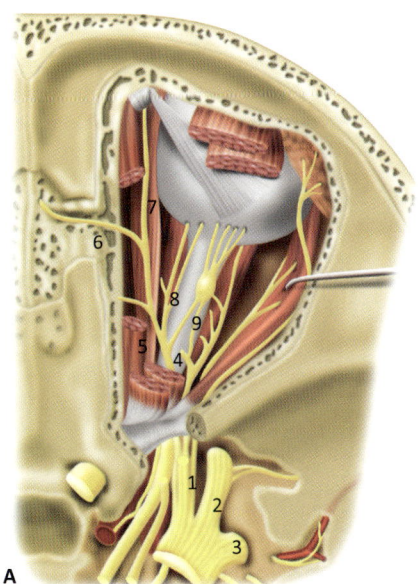
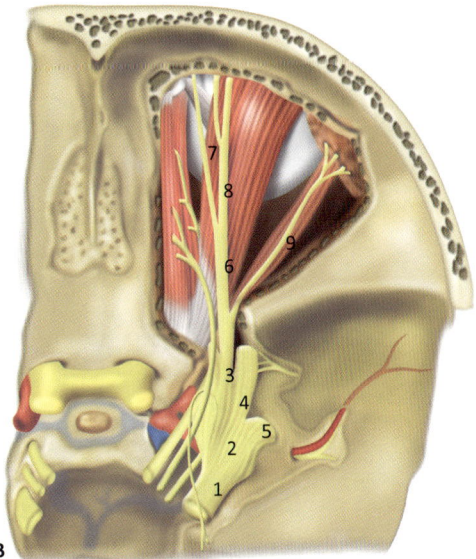

▲ **Figura 107.6** **(A)** (1) Nervo oftálmico (V$_1$), (2) nervo maxilar (V$_2$), (3) nervo mandibular (V$_3$), (4) nervo nasociliar, (5) nervo etmoidal posterior, (6) nervo etmoidal anterior, (7) nervo infratroclear, (8) nervos ciliares longos e (9) nervo comunicante com o gânglio ciliar. **(B)** (1) Nervo trigêmeo, gânglio de Gasser, nervo oftálmico (V$_1$), nervo maxilar (V2), nervo mandibular (V$_3$), nervo frontal, nervo supratroclear, nervo supraorbitário e nervo lacrimal.

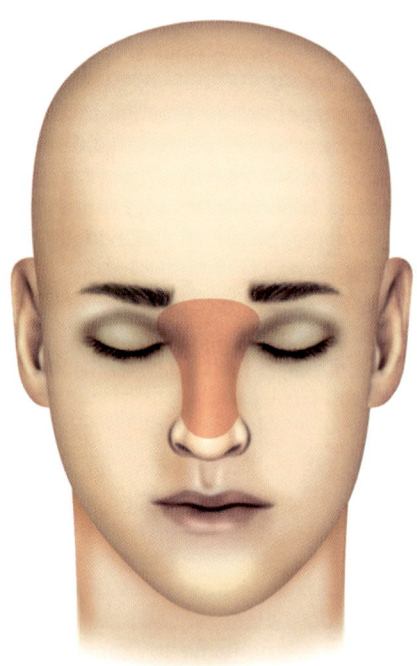

▲ **Figura 107.7** Área de analgesia do nervo nasociliar bilateral.

## Técnica do bloqueio do nervo nasociliar

Solicitar ao paciente que feche os olhos e, em um ponto aproximadamente 5 mm acima da fissura palpebral medial (lado nasal da carúncula), junto à parede nasal, abaixo do ângulo superior interno da órbita anterior, introduzir uma agulha de bisel curto 20 × 0,55 mm direcionada para a parede nasal até que ela toque essa parede óssea (lâmina orbital do etmoide); a seguir, introduzir toda a agulha paralelamente e rente à parede nasal (Figura 107.8 A e B). A ponta da agulha estará entre os foramens etmoidais anterior e posterior. Assim, com uma única punção, pode-se anestesiar

o nervo nasociliar com 2,5 mL de solução anestésica, além dos nervos frontal e lacrimal, usando-se 5 mL de solução anestésica.

Evita-se a punção no ângulo superior interno da órbita anterior, visto ser essa região a mais vascularizada da órbita anterior e também por aí passarem o tendão e o corpo do músculo oblíquo superior, além da presença da tróclea, todos passíveis de serem lesionados pela agulha do bloqueio.

### Indicações

As indicações do bloqueio tríplice de punção única (nervos nasociliar, frontal e lacrimal) são as cirurgias sobre a região frontal, pálpebra superior, dorso do nariz e parte anterior da cavidade nasal. Bloqueios de ramos do nervo oftálmico têm sido descritos para o controle de crises agudas de enxaqueca localizadas nas regiões ocular e retro-ocular e no tratamento da dor relacionada com herpes-zóster agudo.

O bloqueio do nervo nasociliar está indicado também para cirurgias do septo nasal e dorso do nariz como técnica única. Como a área de analgesia não contempla todo o nariz, pode haver a necessidade de associação a outros bloqueios (infraorbitário ou maxilar) em cirurgias da ponta ou asas do nariz. Nas dacriocistorrinostomias deve ser associado ao bloqueio dos nervos supraorbitário e supratroclear.[8]

### Contraindicações

São contraindicações absolutas ao bloqueio do nervo nasociliar: recusa do paciente, infecção no local de punção, tumores malignos da órbita, alergia aos anestésicos locais e pacientes não cooperativos.

São contraindicações relativas os distúrbios da coagulação, devendo-se avaliar a relação risco/benefício de se realizar o bloqueio; o alto grau de miopia, que aumenta o diâmetro equatorial do globo ocular, reduzindo o espaço para a introdução da agulha; e a presença de um adelgaçamento da esclera com a formação de estafilomas, o que aumenta a possibilidade de perfuração da esclera.

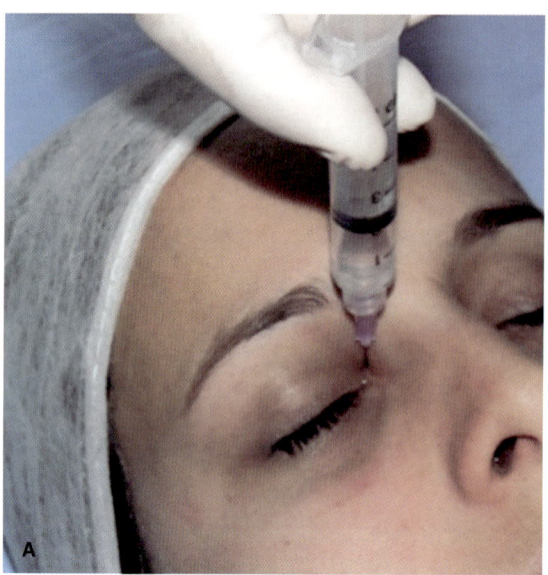
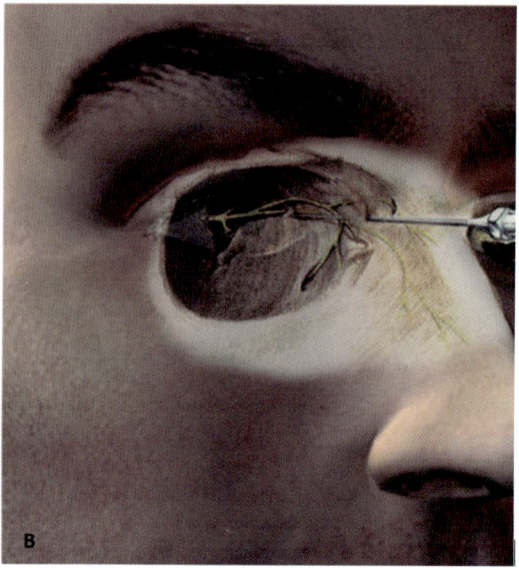

▲ **Figura 107.8** (A e B) Bloqueio do nervo nasociliar.

Maior cuidado deve-se ter com os pacientes submetidos previamente a cirurgia de descolamento de retina, com introflexão escleral por cinta de silicone, pois ocorre alteração na forma do olho, o que também eleva o risco de perfuração da esclera.

## Eventos adversos

Os eventos adversos são raros, porém é necessário muita cautela, pois o local da punção é próximo ao globo ocular e ricamente vascularizado, havendo a possibilidade de lesão ocular, hematoma ou equimose palpebral. A síndrome de Brown, ou síndrome da bainha do tendão do oblíquo superior, é uma forma de estrabismo vertical restritivo que pode ser resultante da lesão traumática da tróclea ou do tendão do músculo oblíquo superior.

## Nervo Frontal

### Anatomia

O nervo frontal, a maior divisão do nervo oftálmico, insere-se na órbita pela fissura orbitária superior e prossegue anteriormente pelo teto da órbita, entre o cone muscular e o periósteo, anteriormente ao elevador da pálpebra. Antes do ápice da cavidade orbitária, divide-se em dois ramos: o nervo supratroclear (ramo medial) e o nervo supraorbitário (ramo lateral) (Figura 107.6 B).

O nervo supratroclear corre para frente, emergindo da órbita no ângulo superointerno entre a tróclea do músculo oblíquo superior e o forâmen ou incisura supraorbitária. Dirige-se para cima, entre o músculo orbicular e o osso frontal, dividindo-se em ramos para as partes medial e inferior da fronte, e emite filamentos para pele e conjuntiva da pálpebra superior. Forma um arco anastomótico no nível das regiões superior e medial da órbita, com um ramo do nervo infratroclear.[9]

O nervo supraorbitário, o maior dos dois ramos terminais do nervo frontal, continua para a frente ao longo do músculo elevador da pálpebra superior até que ele deixa a órbita pela incisura ou forâmen supraorbitário. Antes de alcançar a margem orbitária, divide-se em dois ramos: medial e lateral. O ramo lateral é maior e emerge da cavidade orbitária pelo forâmen ou pela incisura supraorbitária. Emite ramos ascendentes para a pálpebra superior, juntamente com a artéria supraorbitária (Figura 107.9 A).

Existem variações anatômicas relativas à presença de foramens ou incisuras que podem estar igualmente presentes nos dois lados da face ou de formas diferentes, apresentando incisura de um lado da face e forâmen do outro, ou em apenas um lado ou, ainda, ausentes em ambos os lados.

O nervo supraorbitário inerva a região frontal e o couro cabeludo até a sutura lambdoide, além do plano coronário, mucosa do seio frontal e do pericrânio e região mediana da pálpebra superior.

O nervo supratroclear inerva as partes medial e inferior da fronte, a pálpebra e a conjuntiva próximas à margem interna da órbita (Figura 107.9 B).

## Bloqueio do nervo supraorbitário

Para o bloqueio do nervo supraorbitário, toma-se como referência anatômica o forâmen ou a incisura supraorbitária, que pode ser palpada na margem superior da órbita, aproximadamente a 2,5 cm da linha média em adultos (in-

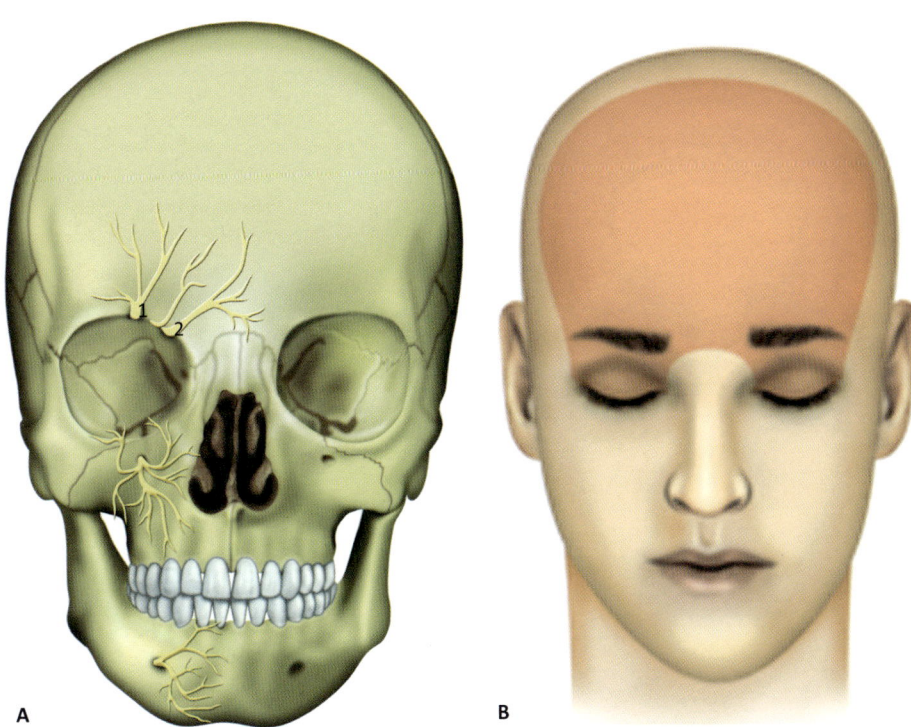

**A**                                                                    **B**

▲ **Figura 107.9 (A)** Ramos do nervo frontal: **(1)** nervo supraorbitário; **(2)** nervo supratroclear. **(B)** Áreas de analgesia dos nervos supraorbitário e supratroclear bilateral.

terseção do terço medial e dos dois terços laterais), sobre um plano vertical que passa pela pupila ipsilateral na maioria dos casos, estando o paciente olhando para frente, e a comissura labial.[9] O forâmen supraorbitário se encontra no mesmo plano sagital que os foramens infraorbitário e mentoniano (Figura 107.10).

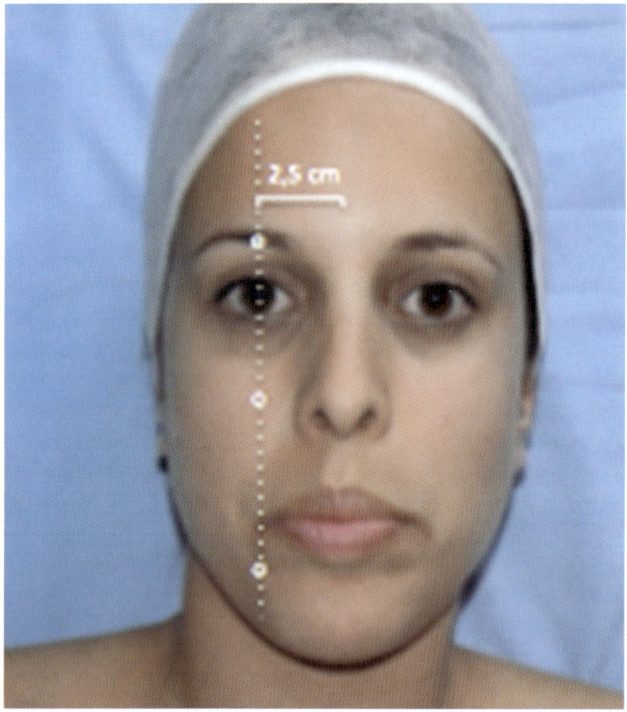

▲ **Figura 107.10** Plano vertical que passa pela pupila, pela comissura labial e pelos foramens supraorbitário, infraorbitário e mentoniano.

Após a palpação do forâmen, introduz-se 0,5 cm de uma agulha calibre 13 × 0,45 mm direcionada medialmente e cefálica, sem a necessidade de se obter parestesia. Deve-se evitar a introdução da agulha no forâmen, pois poderá haver lesão do nervo supraorbitário e da artéria supraorbitária. Injetam-se 1 a 2 mL de solução anestésica próximo ao forâmen supraorbitário (Figura 107.11 A e B). A compressão digital do local após a injeção facilita a dispersão do anestésico, possibilitando o bloqueio dos seus ramos com uma única punção.

### Bloqueio do nervo supraorbitário guiado por ultrassonografia

Após a palpação do forame, posiciona-se o transdutor linear transversalmente, observa-se falha na linearidade óssea (forâmen) e injeta-se o anestésico fora do forâmen. Muitas vezes observa-se a artéria supraorbitária como referência. Injetam-se 1 a 2 mL de solução anestésica próximo ao forâmen supraorbitário (Figura 107.11 C). A compressão digital do local após a injeção facilita a dispersão do anestésico, possibilitando o bloqueio dos seus ramos com uma única punção.

### Bloqueio do nervo supratroclear

A proximidade entre os nervos supratroclear e supraorbitário possibilita que, na mesma punção feita para o nervo supraorbitário, alcance-se o nervo supratroclear injetando-se mais 1 mL da solução anestésica e direcionando a agulha cerca de 1 cm em direção à linha média, ao longo da margem da órbita, com compressão digital após a injeção para melhor a dispersão do anestésico.

Para o bloqueio direto do nervo supratroclear, introduz-se a agulha na margem superior da órbita, no ângulo su-

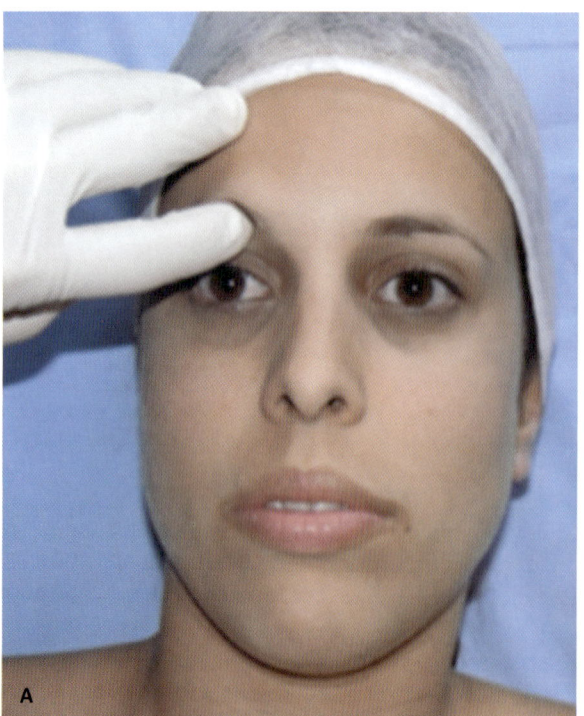

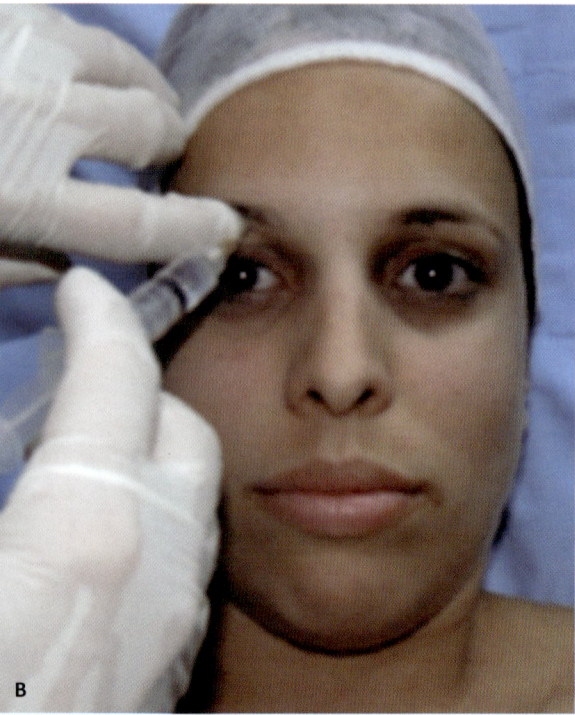

▲ **Figura 107.11** **(A)** Palpação do forâmen supraorbitário. **(B)** Bloqueio do nervo supraorbitário.

perointerno, até tocar no osso. Nesse ponto injeta-se 1 mL de solução anestésica e, em seguida, realiza-se compressão digital.

## Indicações

As indicações incluem procedimentos cirúrgicos na área de distribuição desses nervos, como sutura de ferimentos, retirada de tumores e outras lesões (Figura 107.9 B). As cirurgias realizadas na linha média ou próximas a ela requerem o bloqueio suplementar do lado contralateral em virtude da sobreposição de distribuição dos nervos nessa região.

O bloqueio troncular é vantajoso sobre a infiltração do ferimento ou lesão por ser menos doloroso, exigir menos quantidade de anestésico local e evitar o intumescimento dos tecidos a serem manipulados.

O bloqueio também pode ser utilizado no diagnóstico e na localização de zonas de disparo na área de distribuição do nervo trigêmeo, nos casos de neuralgia.[9]

## Eventos adversos

Eventos adversos como hematoma, neurite e parestesia podem ocorrer raramente.

## Contraindicações

Pela anatomia superficial desses nervos e pela pequena quantidade de anestésico local utilizada, as contraindicações são poucas, incluindo os casos de infecção, lesões no local de punção, alergia aos anestésicos locais e recusa do paciente.

## Nervo Lacrimal

### Anatomia

O nervo lacrimal, ramo mais delgado do nervo oftálmico, penetra na órbita pela fissura orbital superior, lateralmente ao nervo frontal. Dirige-se para frente ao longo da parede lateral da órbita, sobre a margem superior do músculo reto lateral, até alcançar a porção orbitária da glândula lacrimal (Figura 107.5). Emite ramos pela glândula lacrimal e pelo septo orbital, próximo à parede superior da órbita, para suprir a conjuntiva, o tecido celular subcutâneo e a pele que cobre a parte lateral da pálpebra superior (Figura 107.12). Na parede externa da órbita, recebe um filete anastomótico procedente do nervo zigomático temporal, que é ramo do nervo maxilar ($V_2$) que conduz fibras parassimpáticas pós-ganglionares do gânglio pterigopalatino para a glândula lacrimal.[10]

### Técnica do bloqueio do nervo lacrimal

Após a palpação do ângulo superior externo da órbita com uma agulha 13 × 0,45 mm, faz-se a punção em direção ao ângulo orbitário até tocar no osso. Recua-se a agulha 1 mm e injetam-se 1 a 2 mL de solução anestésica (Figura 107.13), procedendo-se à compressão digital no local da punção para facilitar a dispersão do anestésico local.

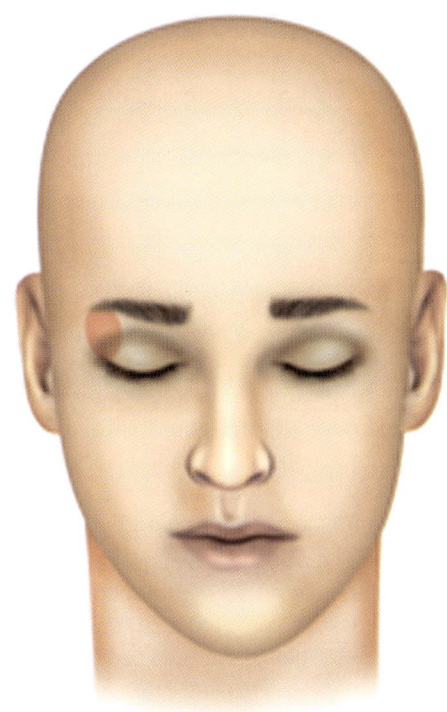

▲ **Figura 107.12** Área de analgesia do nervo lacrimal.

## Indicações

A principal indicação do nervo lacrimal são as intervenções cirúrgicas na parte externa da pálpebra superior (Figura 107.12). Na maioria das vezes, é utilizado em associação ao bloqueio dos nervos supraorbitário, supratroclear e zigomático para as cirurgias da pálpebra superior.[11]

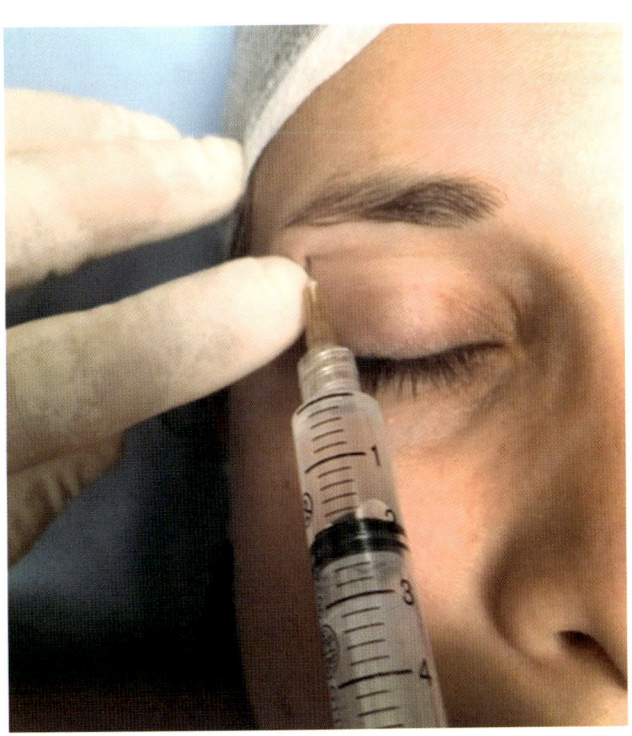

▲ **Figura 107.13** Bloqueio do nervo lacrimal.

# ■ BLOQUEIO DO NERVO MAXILAR (V₂)

## Anatomia

O nervo maxilar, que é o segundo ramo do nervo trigêmeo, emerge da fossa craniana média pelo forâmen redondo, onde emite seus primeiros ramos meníngeos para a dura-máter. Alcança a fossa pterigopalatina, onde se divide nos seus principais ramos que penetram na maxila: nervo infraorbitário, nasopalatino, palatino maior, palatino menor, alveolar superior anterior, alveolar superior médio, alveolar superior posterior e zigomático.[3]

A fossa pterigopalatina é limitada anteriormente pela tuberosidade da maxila e, posteriormente, pela asa maior do esfenoide e lâmina pterigoide lateral, abrigando algumas estruturas nobres: nervo maxilar, artéria maxilar interna, projeções da dura-máter, tecidos adiposo e conectivo.

O nervo maxilar é o responsável pela inervação sensitiva e secretora glandular do segmento médio da face e, por meio de suas conexões com ramos autonômicos na fossa pterigopalatina, determina o estímulo secretor para as glândulas lacrimais e mucosas em geral e de vasoconstrição para o sistema arterial.

Seu principal e maior ramo é o nervo infraorbitário, que se dirige para frente, por baixo do assoalho da órbita, entrando na mesma pela fissura orbital inferior, emergindo na parte anterior da face, pelo forâmen infraorbitário, e distribuindo seus ramos para pálpebra inferior, regiões malar, labial superior (pele, mucosa e gengiva vestibular), asa do nariz e dentes incisivos. O nervo nasopalatino segue para frente, entra na cavidade nasal junto ao septo nasal em sua parte inferior e penetra no conduto incisivo, desembocando

atrás e entre os dentes incisivos mediais para inervar a parte anterior do palato duro e da gengiva palatina. Os nervos palatinos correm em direção descendente no conduto pterigopalatino, nos canais palatinos, e se dividem em três ramos: palatino maior, o ramo mais grosso, que emerge pelo orifício palatino maior, na parte posterior do palato duro, e dirige-se para frente, inervando a face posterior do palato duro e a gengiva; ramo palatino médio, que emerge pelo forâmen palatino menor e inerva o palato mole e a região das amígdalas; nervo palatino menor, que também emerge do orifício palatino menor, dirige-se para trás e vai inervar a mucosa do palato mole.

O nervo zigomático se origina ainda no interior da fossa pterigopalatina, penetra na cavidade orbitária pela fissura orbital inferior, dirige-se para frente junto a parede lateral da órbita e se divide em dois ramos: nervo zigomático temporal e zigomático facial, os quais permanecem no interior da órbita por apenas uma curta distância antes de passarem para a face.

O ramo zigomático-temporal envia um delgado filete que se anastomosa com o nervo lacrimal, depois segue para frente na base da parede lateral da órbita, passa por um pequeno canal ósseo no osso zigomático e emerge na fossa temporal por um pequeno forâmen, na margem orbital lateral que inerva a pele da região temporal.

O ramo zigomátco-facial também segue para frente, na base da parede lateral da órbita, e emerge por um pequeno canal ósseo na margem orbital, que se abre em um forâmen na superfície anterolateral do osso zigomático, emitindo ramos para a pele adjacente da região malar anterior, reborda orbitária e margem da região inervada pelo nervo infraorbitário em sentido caudal (Figura 107.14 B).

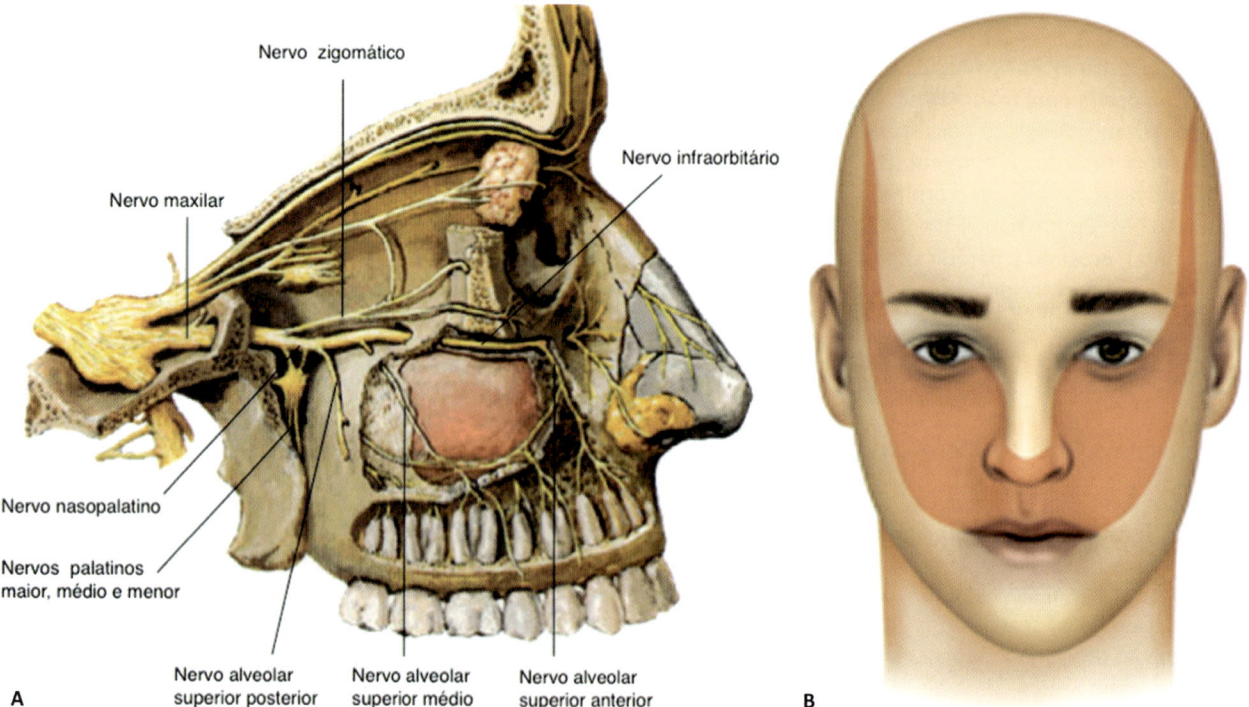

**▲ Figura 107.14 (A)** Nervo maxilar e seus ramos. **(B)** Área de analgesia do nervo maxilar.

## Técnicas do Bloqueio do Nervo Maxilar

O bloqueio do nervo maxilar na fossa pterigopalatina pode ser realizado por duas vias: suprazigomática e infrazigomática.[12] Existem, no entanto, três técnicas para bloquear o nervo maxilar após a sua saída do crânio pelo forâmen redondo: duas técnicas suprazigomáticas (via clássica e uma modificada) e uma por via infrazigomática. São bloqueios realizados em planos mais profundos que os demais bloqueios dos ramos do trigêmeo.

### Via suprazigomática clássica

Identifica-se o ângulo frontozigomático (ângulo formado pela margem anterolateral do processo frontal do osso zigomático e pela margem anterossuperior do processo temporal do osso zigomático) (Figura 107.15 A) com o dedo

indicador (Figura 107.15 B), e faz-se um botão anestésico com uma agulha fina (13 × 0,45 mm) na pele. Com uma agulha mais longa e de calibre maior (80 × 21G), introduz-se agulha com uma inclinação de aproximadamente 60° no plano sagital e 10° no plano horizontal, levemente descendente, atravessando a fossa infratemporal (Figura 107.16 A). Durante a introdução da agulha, se a ela tocar no osso esfenoide deve ser recuada e redirecionada no sentido caudal até uma profundidade de 5 cm aproximadamente, alcançando a fossa pterigopalatina (Figura 107.16 B).

A técnica suprazigomática clássica pode atingir diretamente o forâmen redondo e perfurar a dura-máter, o que pode envolver a emergência do tronco do nervo maxilar (V$_2$), resultando em injeção subaracnóidea e, dependendo do volume de anestésico injetado, apresentar sinais e sintomas de raquianestesia total.[12]

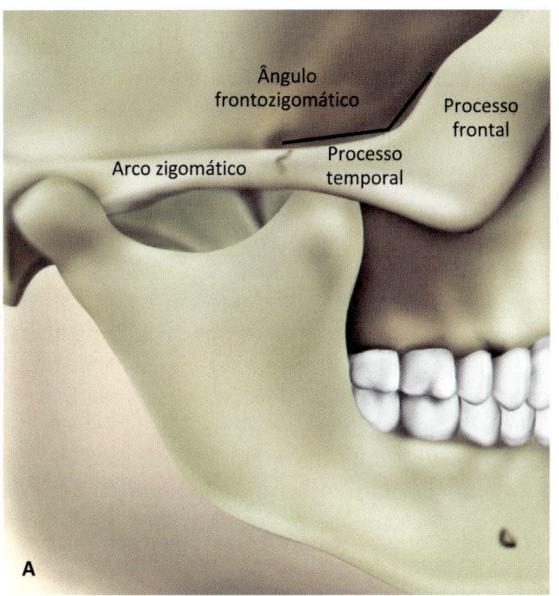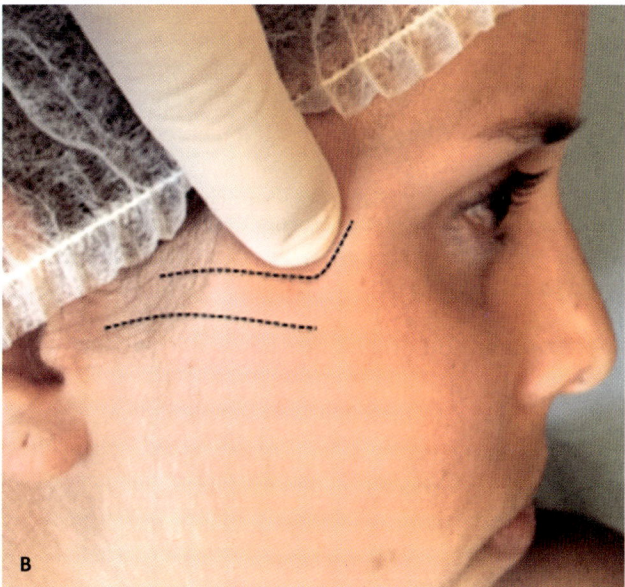

▲ **Figura 107.15** (**A**) Referências anatômicas do ângulo frontozigomático. (**B**) Palpação do ângulo frontozigomático.

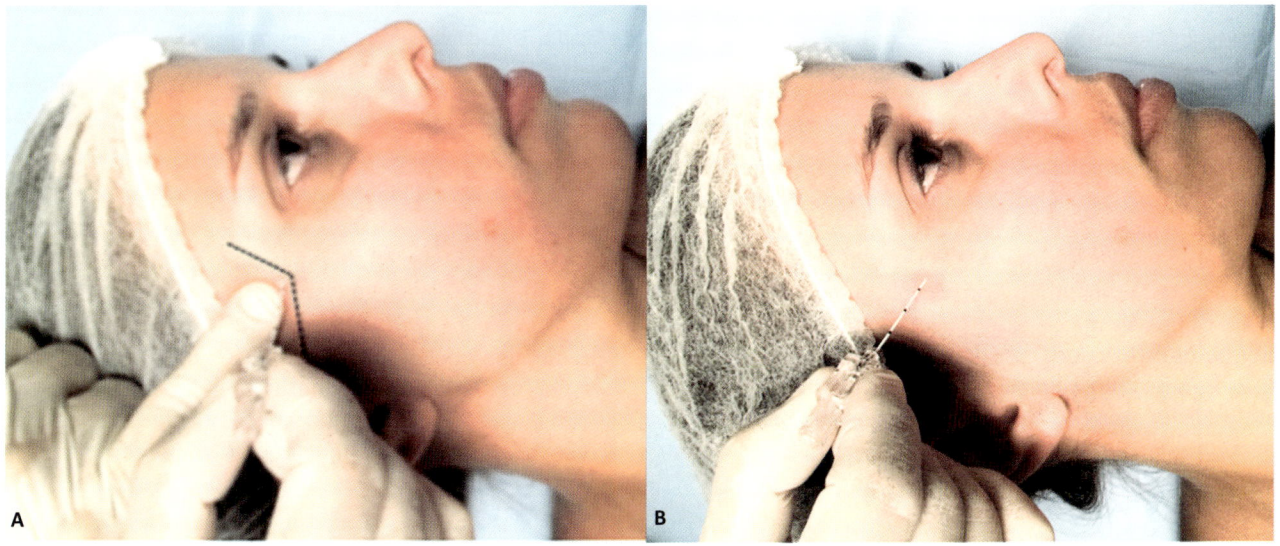

▲ **Figura 107.16** Bloqueio do nervo maxilar pela via suprazigomática clássica. (**A**) Introdução da agulha. (**B**) Redirecionamento caudal da agulha.

## Via suprazigomática modificada

A via suprazigomática foi modificada por Vieira e col. O local da introdução da agulha é um ponto localizado a 1 cm da bissetriz do ângulo frontozigomático.[12] Nesse ponto, faz-se um botão anestésico e introduz-se a agulha perpendicular a todos os planos até que ela toque a face temporal da grande asa do osso esfenoide, longe da fenda esfenomaxilar (Figura 107.17 A). Recua-se, então, a agulha 0,5 cm, redirecionando-a e introduzindo-a em direção à asa do nariz ipsilateral até que toque a parte posterior do osso maxilar. Em seguida, recua-se a agulha 2 mm, aspira-se nos quatro quadrantes para verificar se houve punção vascular e, em caso negativo, injetam-se 3 a 5 mL da solução anestésica (Figura 107.17 B). O anestésico injetado nesse ponto penetrará na fissura pterigomaxilar, onde irá ao encontro ao nervo maxilar. A parede óssea da maxila, nesse ponto, é muito porosa e, às vezes, facilmente atravessada pela agulha, que poderá cair no seio maxilar. Nesse caso, ao se aspirar com a agulha, a seringa se encherá de ar ou qualquer líquido que porventura esteja no seio maxilar. Por esse motivo, a introdução da agulha na parte posterior do osso maxilar deverá ser feita com cuidado.

Assim sendo, a técnica modificada para o bloqueio suprazigomático tem como finalidade evitar os acidentes de punção subaracnóidea inadvertida na técnica suprazigomática clássica e, também, das punções sobre a artéria maxilar e seus ramos que podem ocorrer nas técnicas infrazigomáticas.[13]

## Via suprazigomática guiada por ultrassonografia

A segurança e a qualidade da anestesia regional se beneficiaram muito com a utilização da ultrassonografia para a realização desses procedimentos. Entre as vantagens que a técnica de anestesia regional guiada por ultrassonografia apresenta, podem-se observar: melhor qualidade do bloqueio e visualização das estruturas anatômicas, da ponta da agulha e sua proximidade com o nervo, da deposição da solução anestésica e de alterações anatômicas, além de diminuição do risco de injeção intravascular, do índice de falhas e de eventos adversos da dose de anestésico local e melhor qualidade do bloqueio.

A punção da agulha é a mesma da via suprazigomática clássica. A imagem ultrassonográfica é obtida utilizando-se um aparelho de ultrassom com um transdutor linear de alta frequência posicionado na região infrazigomática, sobre a maxila, com uma inclinação de 45° aos planos frontal e horizontal.

Na sonoanatomia da fossa pterigopalatina, observam-se o arco zigomático, representado por uma linha hiperecoica anterior com sombra acústica abaixo, e a mandíbula, representada por uma linha hiperecoica intermediária com sombra acústica abaixo. Entre essas duas estruturas se localiza a fossa pterigopalatina, limitada posteriormente pela asa maior do esfenoide, representada por uma linha hiperecoica com sombra acústica abaixo, onde se encontram o nervo e artéria maxilares (Figura 107.18 B). A identificação do nervo maxilar pode ser difícil devido à sua pequena espessura e por sua localização profunda. A não localização do nervo maxilar não diminui o índice de sucesso e a qualidade do bloqueio.

O transdutor é posicionado abaixo do arco zigomático, com discreta inclinação cefálica até a identificação do arco zigomático, da mandíbula e da fossa pterigopalatina. A punção da agulha é feita fora de plano, quando a agulha é introduzida perpendicularmente em relação ao transdutor (Figura 107.18 A), portanto apenas o corte transversal da agulha pode ser visto na imagem do ultrassom. Dessa forma, a ponta da agulha deve ser observada por meio de movimentos lentos de introdução e recuo da agulha até seu posicionamento na cavidade pterigopalatina (Figura 107.18 B). A dispersão da solução anestésica dentro da cavidade pterigopalatina também pode ser observada durante a injeção, representada por uma imagem anecoica que se expande no local.

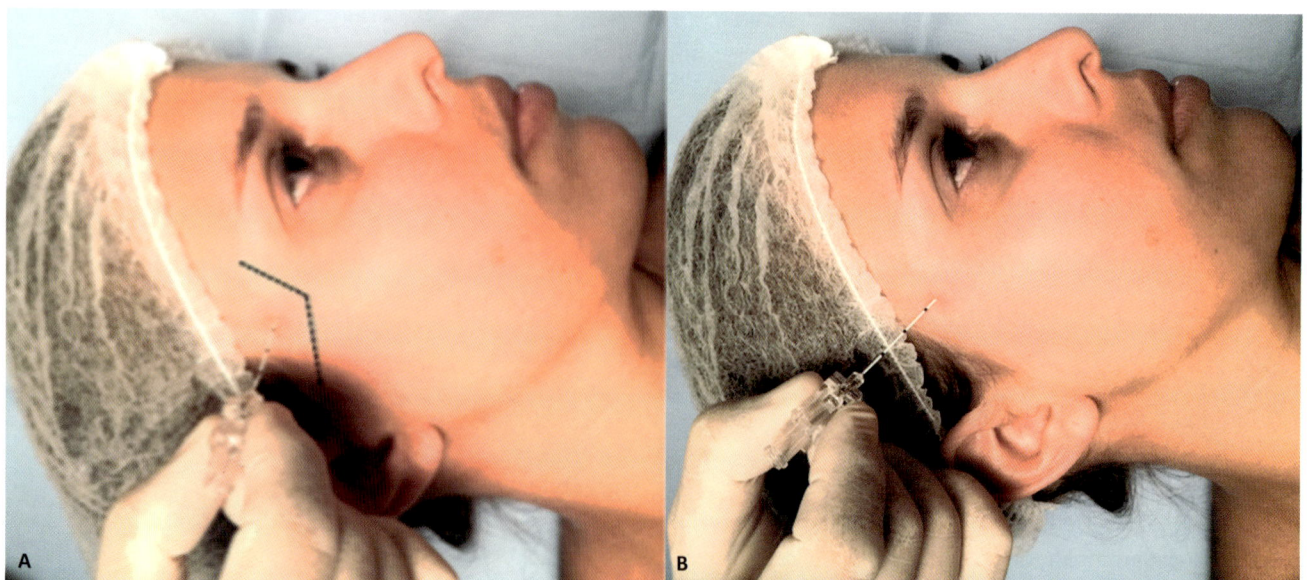

▲ **Figura 107.17** **(A** e **B)** Bloqueio do nervo maxilar pela via suprazigomática modificada. **(A)** Introdução da agulha 1 cm acima do ângulo frontozigomático. **(B)** Redirecionamento da agulha.

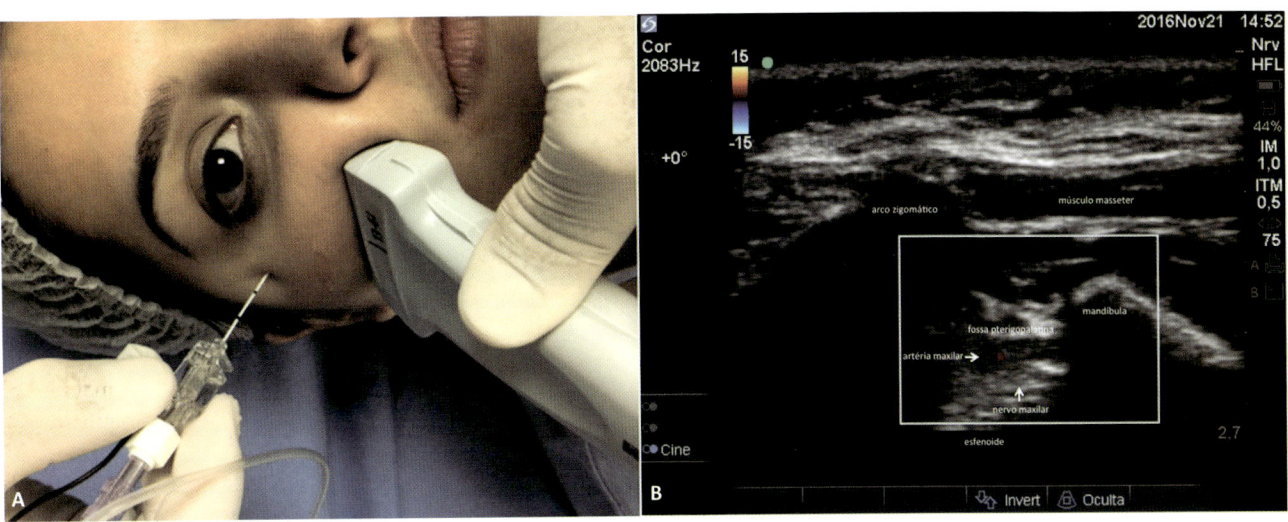

▲ **Figura 107.18** (A) Punção suprazigomática guiada por ultrassonografia. (B) Sonoanatomia de fossa pterigopalatina, nervo e artéria maxilar.

A artéria maxilar interna é visualizada como uma imagem anecoica circular pulsátil, que pode ser confirmada com o modo colorido do Doppler presente nos aparelhos de ultrassonografia[12] (Figura 107.18 B).

## Via infrazigomática

O local de introdução da agulha é a projeção da pele do ponto médio do arco zigomático, na sua margem inferior.[12] Colocando-se o dedo indicador na depressão da incisura mandibular, entre o côndilo e o processo coronoide, encontra-se, superiormente, o ponto médio do arco zigomático em sua margem inferior (Figura 107.19 A e B). Nesse ponto, faz-se um botão anestésico com agulha fina (13 × 0,45 mm) e introduz-se a agulha do bloqueio (80 × 21G) perpendicular ao eixo horizontal, com discreta anteriorização ao plano sagital por 4 a 4,5 cm, onde tocará a lâmina pterigoide lateral do osso esfenoide (Figura 107.20 A). A agulha deve ser recuada aproximadamente 0,5 mm e redirecionada cefálica e anteriormente (30º a 45°) e a uma distância da pele agora de 5 a 5,5 cm, onde poderá tocar a face posterior da maxila, quando a agulha deverá ser recuada 0,3 cm (Figura 107.20 B). Deve-se aspirar o êmbolo da seringa para verificar se não houve punção vascular ou liquórica, e, em caso negativo, podem-se injetar 3 a 5 mL (0,1 mL.kg⁻¹ para crianças) da solução anestésica, que penetrará na fossa pterigopalatina.

A parede óssea da maxila nessa área é delgada e porosa, podendo ser atravessada pela agulha, que alcança o seio maxilar, com saída de ar ou muco.

A fenda pterigopalatina apresenta rico plexo vascular derivado dos vasos maxilares internos, os quais são comumente transfixados pela agulha, causando hematoma.[12]

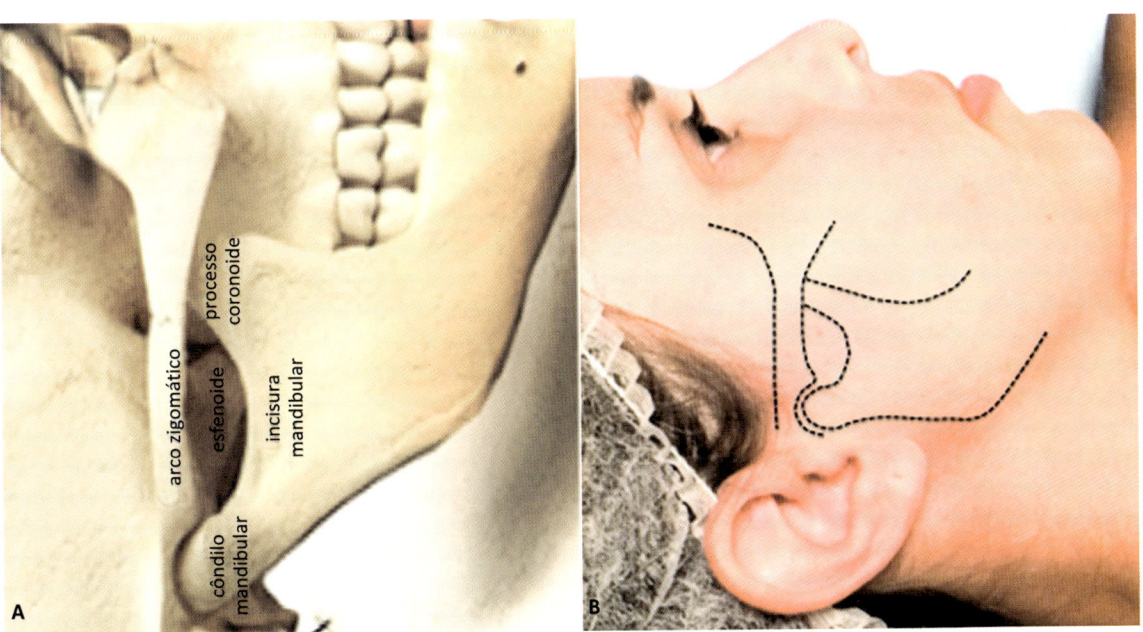

▲ **Figura 107.19** (A) e (B) Referências anatômicas para o bloqueio do nervo maxilar pela via infrazigomática.

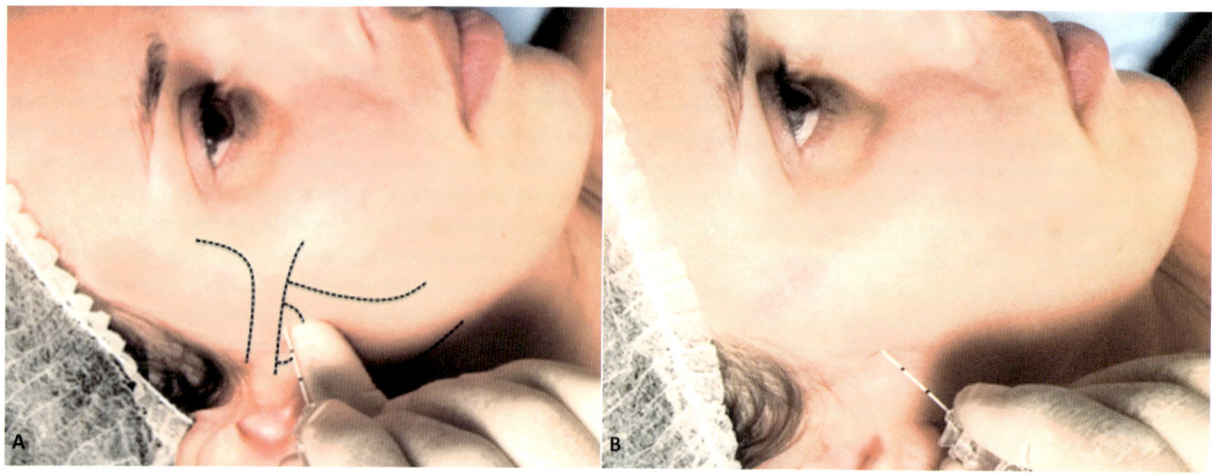

▲ **Figura 107.20** Bloqueio do nervo maxilar pela via infrazigomática. **(A)** Introdução da agulha perpendicularmente. **(B)** Redirecionamento cefálica e anteriormente.

## Via infrazigomática guiada por ultrassonografia

A sonoanatomia apresenta as mesmas referências da via suprazigomática. Com o posicionamento do transdutor na região infrazigomática, paralelo ao ramo da mandíbula, observa-se o arco zigomático, representado por uma linha hiperecoica anterior com sombra acústica abaixo. A mandíbula é representada por uma linha hiperecoica intermediária com sombra acústica inferior e a asa maior do esfenoide, por outra linha hiperecoica posterior com sombra acústica abaixo (Figura 107.21 A e B).

A punção da agulha é feita fora de plano, quando a agulha é introduzida perpendicularmente em relação ao transdutor (Figura 107. 21 A), portanto apenas o corte transversal da agulha pode ser visto na imagem do ultrassom. Durante a introdução da agulha lentamente, sua ponta deve ser observada mediante os movimentos de introdução e recuo da agulha até seu posicionamento na cavidade pterigopalatina. A dispersão da solução anestésica dentro da cavidade pterigopalatina também pode ser observada durante a injeção, representada por uma imagem anecoica que se expande no local.

## Indicações do bloqueio do nervo maxilar

O bloqueio anestésico do nervo maxilar está indicado para procedimentos cirúrgicos no terço médio da face (Figura 107.2). Em cirurgias otorrinolaringológicas, isoladamente ou associado à anestesia geral, pode-se realizar o bloqueio unilateral para procedimento unilateral ou bloqueio bilateral nos procedimentos bilaterais, como cirurgias microendonasais, sinusectomias e ligadura da artéria esfenopalatina quando ocorre epistaxe. Quando o procedimento se estender ao nariz (rinoplastias, septoplastias, reduções de fraturas nasais), deve-se associar o bloqueio bilateral do nervo nasociliar. Em cirurgias ortognáticas e odontológicas sobre a maxila: cistos odontogênicos, exodontias, grandes tratamentos dentários, lábio leporino, fenda palatina e plásticas faciais. Também pode ser indicado para diagnóstico e tratamento da neuralgia do trigêmeo.

Uma das grandes indicações do bloqueio do nervo maxilar é a epistaxe. O anestésico com epinefrina 1:200.000 exerce compressão e vasoconstrição sobre a artéria esfenopalatina, fazendo cessar a epistaxe.[13]

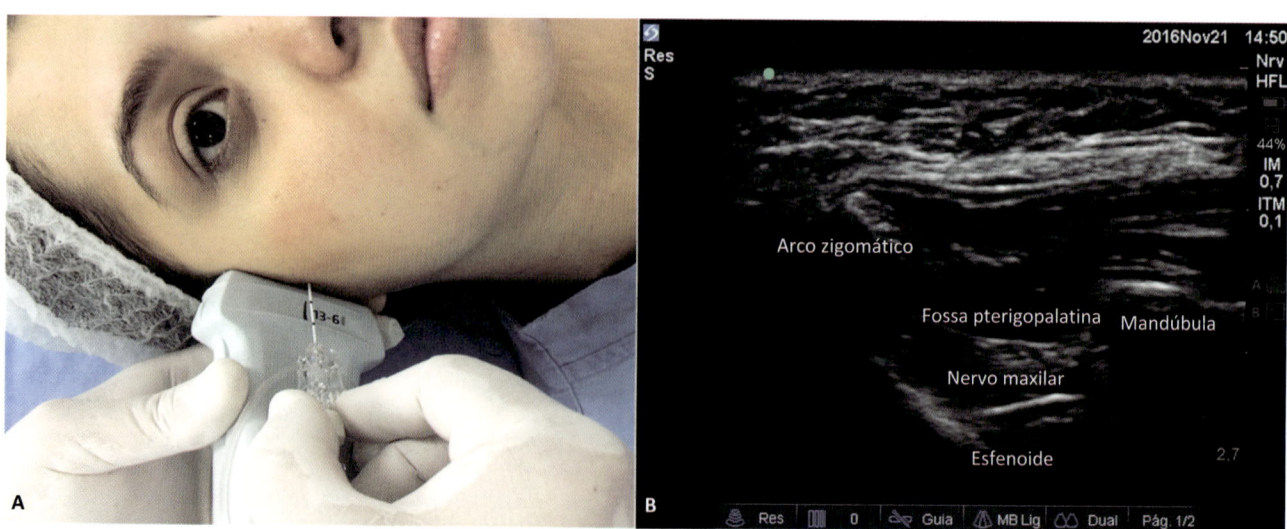

▲ **Figura 107.21** **(A)** Punção infrazigomática guiada por ultrassonografia. **(B)** Sonoanatomia da fossa pterigopalatina e do nervo maxilar.

## Contraindicações

São contraindicações para o bloqueio: infecção local, distúrbios da coagulação, alergia ao anestésico local, pacientes não cooperativos e recusa do paciente.

## Eventos adversos

A fossa pterigopalatina é muito vascularizada, o que aumenta a possibilidade de punção vascular inadvertida, com a formação de hematoma de difícil compressão. A via infrazigomática apresenta maior incidência de hematomas em comparação com a suprazigomática. A utilização da via suprazigomática guiada por ultrassonografia, em que os vasos podem ser vistos com o Doppler, e o correto posicionamento da agulha previnem esse tipo de complicação.

Na via suprazigomática clássica, existe a possibilidade de punção da dura-máter durante a introdução da agulha, que pode atingir diretamente o forâmen redondo e perfurar a dura-máter, que pode estar envolvendo a emergência do tronco do nervo maxilar, resultando em injeção subaracnóidea. Dependendo do volume injetado, sinais e sintomas de raquianestesia total podem ser observados. Uma forma de evitar essa complicação é sempre fazer o teste da aspiração do êmbolo da seringa antes da injeção e nunca introduzir a agulha além de 5,5 cm.[12]

Na via infrazigomática, a introdução da agulha nos sentidos cefálico e anterior pode culminar com a perfuração da parede posterior da órbita onde se encontra a fissura orbital inferior, causando lesão do nervo óptico e do globo ocular. Também deve-se evitar a introdução da agulha mais que 5,5 cm de profundidade.

## ■ BLOQUEIO DOS RAMOS DO NERVO MAXILAR (V₂)

### Bloqueio do Nervo Infraorbitário

O nervo infraorbitário, quanto à área sensitiva, é o principal ramo do nervo maxilar na superfície da face.

## Anatomia

O nervo infraorbitário é a continuação direta do nervo maxilar e recebe esse nome em função de sua passagem pela fissura orbitária inferior, quando penetra no assoalho da órbita e segue seu trajeto anteriormente pelo sulco infraorbital, aprofundando-se no canal infraorbital, de onde emite os ramos alveolar superior médio e alveolar superior anterior, que acabam por se unir ao plexo alveolar superior para suprir os dentes superiores.

O nervo alveolar superior médio supre os dois dentes pré-molares e o seio maxilar, e o nervo alveolar superior anterior supre os dentes incisivos e caninos, a porção mucosa da região anterior do meato inferior, o assoalho e as paredes da cavidade nasal.[14] Em seguida, emerge na face, pelo forâmen infraorbitário, cerca de 1 cm da borda inferior da órbita (Figura 107.22 B) e divide-se em:

- Ramo palpebral inferior, que segue para cima, profundamente ao músculo orbicular do olho, e supre a pele e conjuntiva da pálpebra inferior
- Ramo nasal externo, que supre a pele da asa do nariz, uma parte do septo nasal móvel e une-se aos ramos terminais do nervo nasociliar
- Ramo labial superior, que se distribui à pele da bochecha e do lábio superior, à mucosa oral e às glândulas labiais. No seu trajeto pelo forâmen, é acompanhado pela artéria e veia infraorbitais.

O forâmen infraorbitário nem sempre pode ser palpado, entretanto, quando é possível palpá-lo, encontra-se em uma pequena depressão 1 cm abaixo da margem inferior da órbita, na face anterior da maxila, na parte superior da fossa canina (Figura 107.22 B). O forâmen infraorbitário se encontra no mesmo plano sagital que os forâmens supraorbitário e mentoniano, aproximadamente a 2,5 cm da linha média (Figura 107.10).

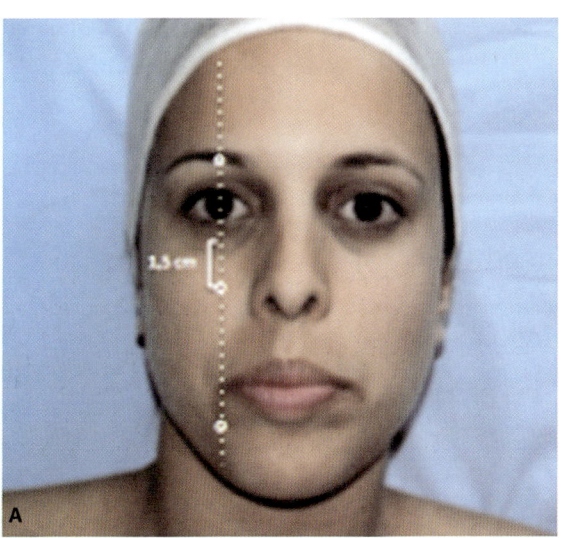 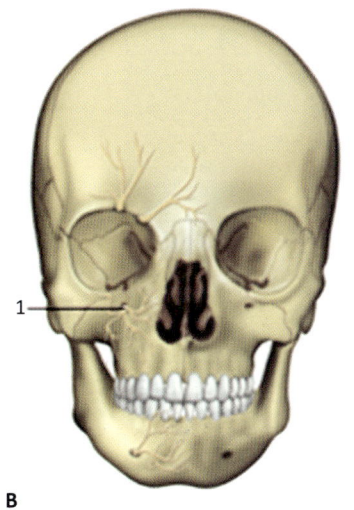 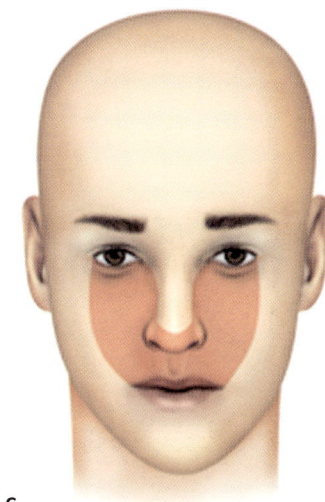

▲ **Figura 107.22** **(A)** Referências anatômicas do nervo infraorbitário. **(B)** 1 – Nervo infraorbitário. **(C)** Área de analgesia do nervo infraorbitário.

## Técnicas do bloqueio do nervo infraorbitário

### Vias extraorais

#### Via infraorbitária clássica

A identificação do forâmen infraorbitário é realizada mediante a palpação, com o dedo indicador, da face anterior da maxila, em uma pequena depressão de 1,5 cm inferiormente à margem inferior da órbita, em uma linha imaginária que passa pela pupila e pela comissura labial (Figura 107.22 A). O bloqueio deve ser realizado circundando o forâmen infraorbitário. A introdução da agulha no forâmen infraorbitário não é recomendada, visto que a pode causar lesão nervosa ou vascular. Injetam-se 2 mL de solução anestésica seguida de compressão digital para melhor dispersão do anestésico local (Figura 107.23). A introdução da agulha no forâmen só está indicada para neurólise, no tratamento da neuralgia do nervo infraorbitário.

#### Via intraorbitária

O nervo infraorbitário pode ser bloqueado na sua entrada no assoalho da órbita (sulco infraorbital). Após a palpação suave da reborda inferior da órbita, introduz-se uma agulha 13. Avalia-se a distância entre o globo ocular e a órbita, x 0,45 mm perpendicularmente, margeando o assoalho da órbita, onde 2 mL de solução anestésica com vasoconstritor são injetados (Figura 107.24).

#### Via infraorbitária por ultrassonografia

O nervo infraobrtirário pode ser bloqueado com o auxílio da ultrassonografia. A técnica consiste em adquirir a imagem com transdutor linear transversal à margem inferior da órbita e no nível longitudinal da pupila, conforme mostra a Figura 107.24 B. A infiltração de anestésico ocorre próximo ao forâmen, devendo-se evitar injeção intraforaminal.

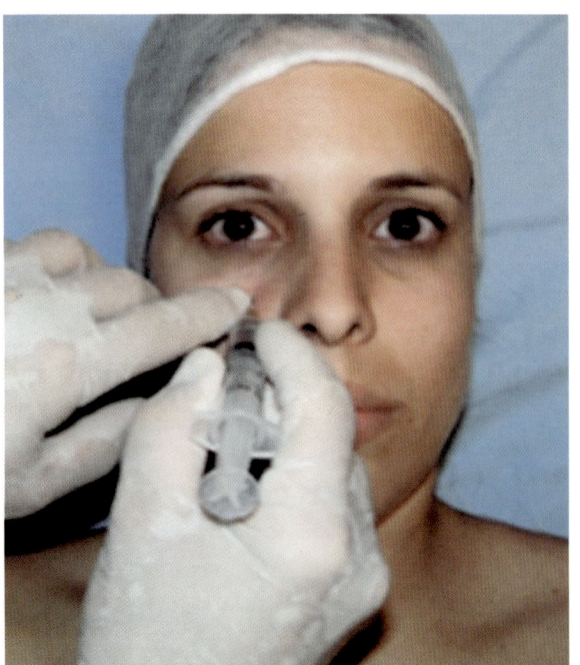

▲ **Figura 107.23** Bloqueio do nervo infraorbitário pela via infraorbitária clássica.

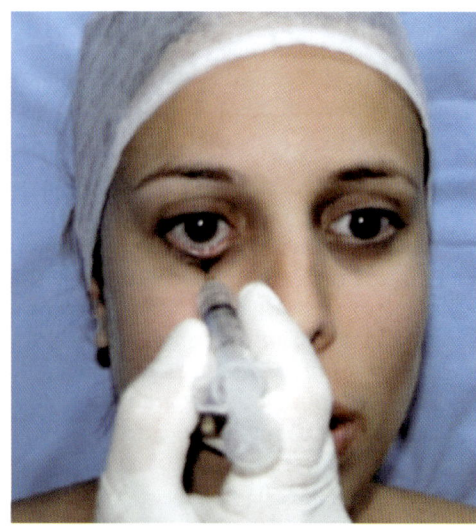

▲ **Figura 107.24** Bloqueio do nervo infraorbitário pela via intraorbitária.

### Via intraoral

Externamente, palpa-se com o dedo indicador o forâmen infraorbitário; com o polegar da mesma mão, levanta-se o lábio superior, expondo a mucosa oral e a gengiva, ao nível da raiz do primeiro pré-molar, onde uma agulha13 × 0,45 mm ou maior é introduzida em direção à ponta do dedo indicador mantido sobre o forâmen infraorbitário, servindo como limite da profundidade da agulha. Injetam-se 2 mL de solução anestésica no local e, em seguida, realiza-se compressão digital na região externa do forâmen infraorbitário para dispersar o anestésico e evitar hematoma (Figura 107.25 A e B). Em recém-nascidos e lactentes, cuidado é necessário ter cautela devido à proximidade da órbita.

### Indicações

Intervenções cirúrgicas nas áreas de inervação do nervo infraorbitário (Figura 107. 22 C), como lesões cutâneas, suturas, correção de lábio leporino, procedimentos odontológicos, procedimentos dermatológicos, como ultrassom microfocado, e diagnóstico diferencial nos casos de neuralgia do trigêmeo.

### Contraindicações

Infecção ou lesão no local de punção, alergia ao anestésico local e recusa do paciente.

### Eventos adversos

Os efeitos adversos são raros, porém podem ocorrer hematoma, neurite e parestesia.

## Bloqueio do Nervo Zigomático

### Anatomia

O nervo zigomático origina-se diretamente do nervo maxilar, na fossa pterigopalatina, da qual ele emerge para inserir-se na órbita pela fissura orbitária inferior. Segue anteriormente pela parede lateral da órbita e divide-se em

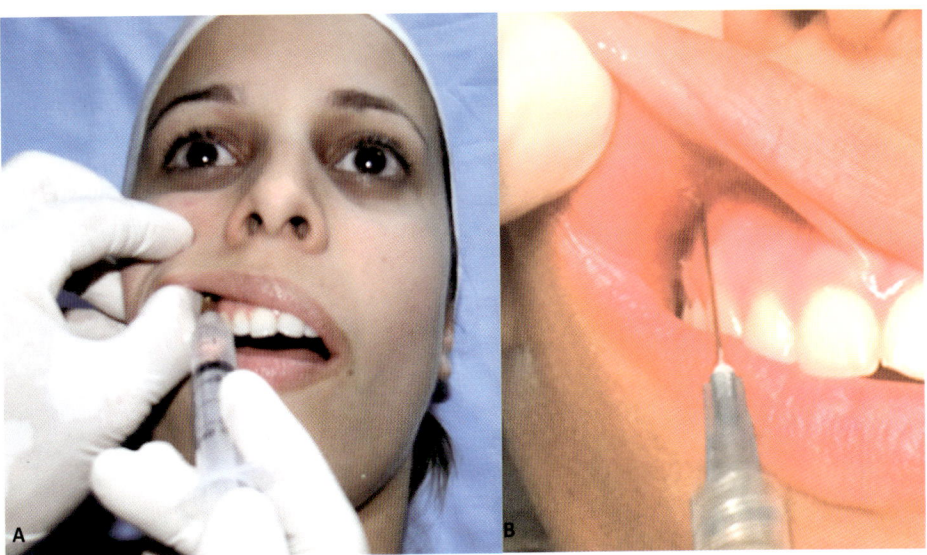

▲ **Figura 107.25**  Bloqueio do nervo infraorbitário pela via intraoral.

dois ramos: nervo zigomático-temporal nervo zigomático-facial, os quais seguem apenas uma pequena distância antes de passarem para a face pela parede da órbita.

O ramo zigomático-temporal emite um delgado filete para o nervo lacrimal antes de penetrar no osso malar por um pequeno canal ósseo no osso zigomático e emerge pelo forâmen zigomático-temporal, na fossa temporal da margem lateral da órbita, na superfície posterior do processo frontal do osso zigomático, e segue superficialmente, dividindo-se em dois ramos, um que inerva a pele da região

temporal e outro que segue pela margem superior do osso malar, e atravessa a aponeurose do músculo temporal.

O ramo zigomático-facial também apresenta direção anterior na base da parede lateral da órbita, emerge por um pequeno canal ósseo na margem orbital, penetra no osso malar e desemboca na face anterolateral do forâmen zigomático-facial, dirigindo-se para a pele na região malar anterior, rebordo orbitário, e para a região inervada pelo nervo infraorbitário caudalmente por meio de múltiplas anastomoses (Figura 107.26).

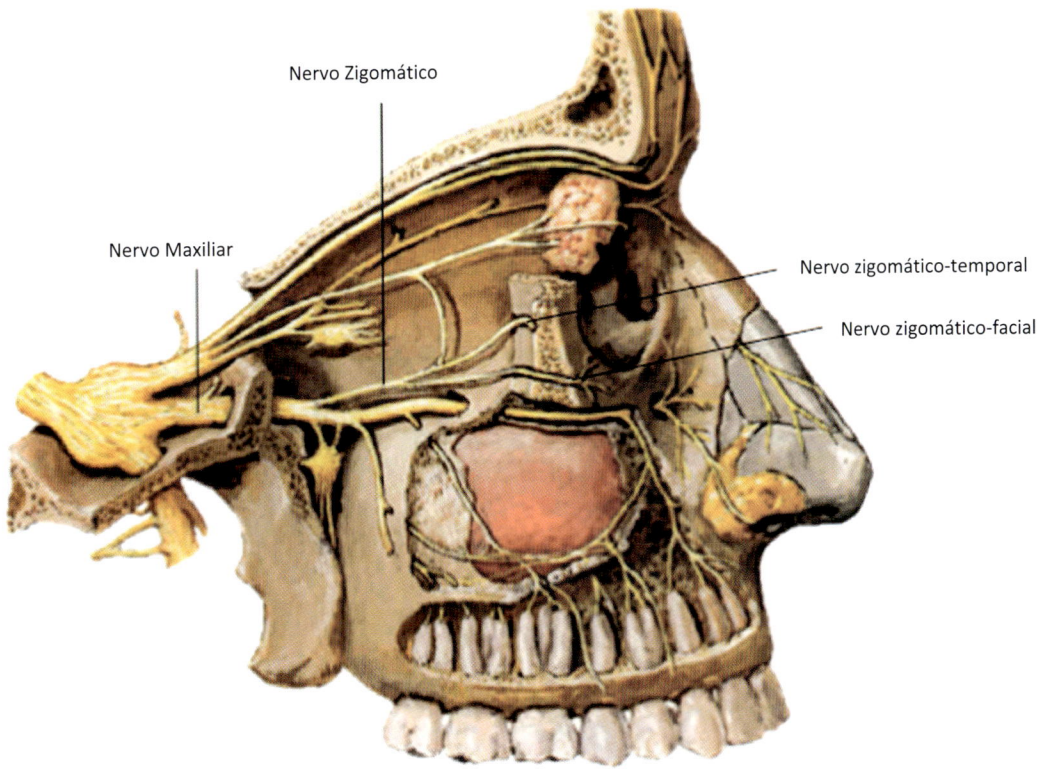

▲ **Figura 107.26**  Nervo zigomático e seus ramos.

O bloqueio do ramo zigomático-temporal proporciona analgesia, em sentido cranial, na pele do lado da fronte e parte anterior da região temporal, e o bloqueio do ramo zigomático-facial, na proeminência da bochecha (pele na região malar anterior, reborda orbitária e região inervada pelo nervo infraorbitário caudalmente) (Figura 107.27).

## Técnicas do bloqueio do nervo zigomático

A proximidade da emergência entre os dois ramos do nervo zigomático possibilita o bloqueio de apenas um ponto de referência para a realização do bloqueio de ambos os ramos.[15]

Palpa-se a reborda orbitária lateral, próximo à proeminência malar; introduz-se uma agulha 13 × 0,45 mm até tocar a reborda orbitária; recua-se a agulha, procede-se à aspiração negativa de sangue e injetam-se 2 mL da solução anestésica (Figura 107.28). Deve-se fazer a compressão digital sobre o local para melhor dispersão da solução anestésica.

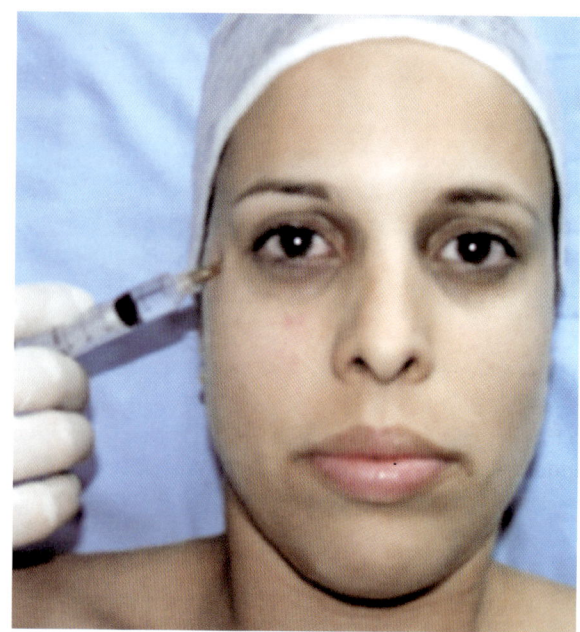

▲ **Figura 107.28** Bloqueio do nervo zigomático.

Outra possibilidade é fazer uma única punção na reborda lateral da órbita, direcionar a agulha no sentido cefálico anteriormente (ramo zigomático-temporal) e injetar 1 mL da solução anestésica. Sem retirar a agulha, recua-se a mesma, direcionando-a agora no sentido caudal anteriormente (ramo zigomático-facial), onde se injeta mais 1 mL da solução anestésica seguida de compressão digital (Figura 107.29 A e B). O direcionamento da agulha no sentido cefálico permite o bloqueio dos ramos do nervo lacrimal nessa região.

## Indicações

A principal indicação do bloqueio do nervo zigomático é a realização de cirurgias na região lateral das pálpebras superior e inferior.

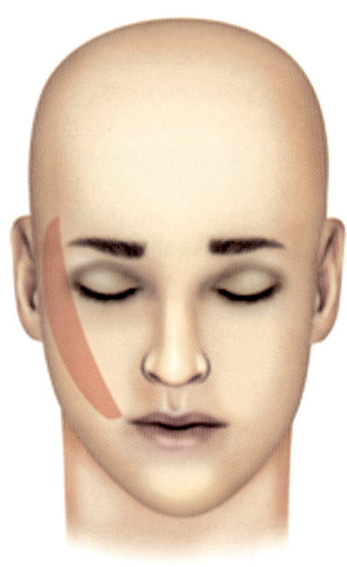

▲ **Figura 107.27** Área de analgesia do nervo zigomático.

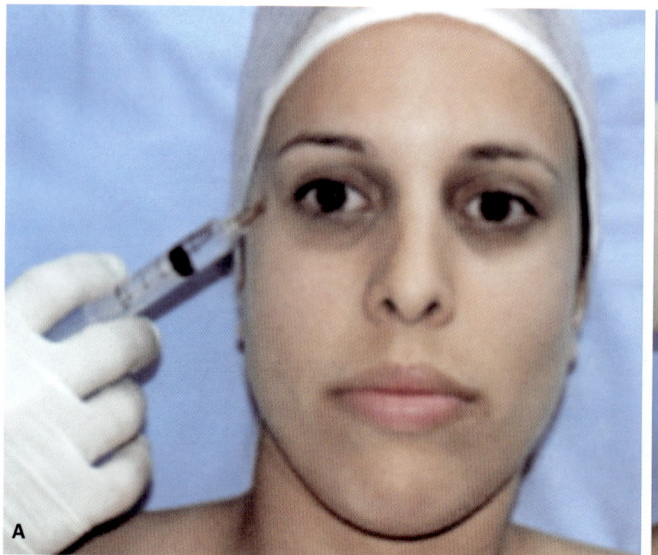

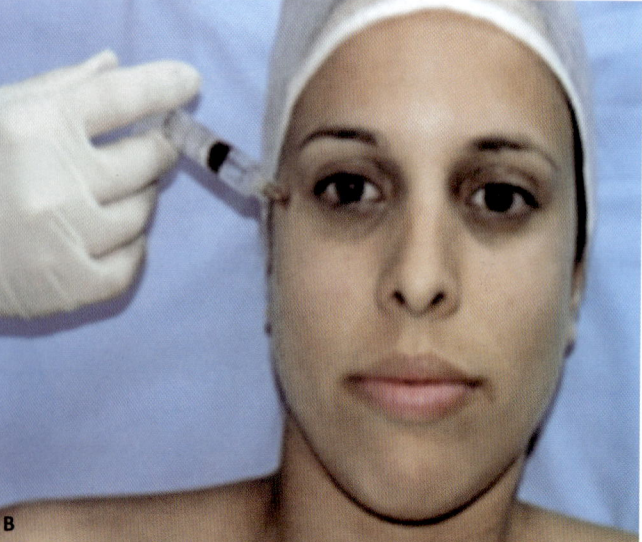

▲ **Figura 107.29** Bloqueio do nervo zigomático. **(A)** Direcionamento cefálico da agulha. **(B)** Direcionamento caudal.

## Contraindicações

Infecção ou lesão no local de punção, alergia ao anestésico local e recusa do paciente.

## Eventos adversos

Os efeitos adversos são raros, porém podem ocorrer hematoma, neurite e parestesia.

## Bloqueio do Nervo Nasopalatino

### Anatomia

O nervo nasopalatino emerge da fossa pterigopalatina pelo forâmen esfenopalatino e se insere na cavidade nasal, emitindo ramos para todo o septo nasal, e descende pelo forâmen incisivo, na região anterior do palato duro, junto à implantação do dente incisivo medial, para inserir-se no teto da cavidade oral (Figura 107.30). O nervo nasopalatino inerva a parte inferior do septo nasal, o terço anterior do palato duro e a gengiva palatina dos dentes incisivos, caninos e pré-molares.[13]

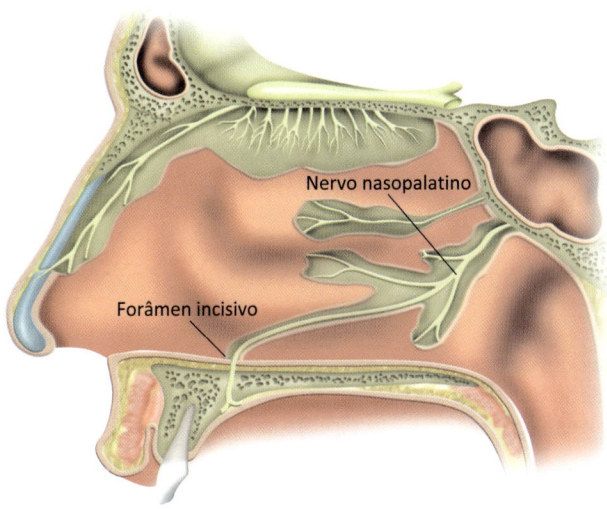

▲ **Figura 107.30** Anatomia do nervo nasopalatino

## Técnica do bloqueio do nervo nasopalatino

O bloqueio anestésico do nervo nasopalatino se faz na fossa incisiva. Após anestesia tópica prévia com lidocaína a 10%, introduz-se a agulha próximo à fossa incisiva e injeta-se lentamente 0,5 mL de anestésico local[13] (Figura 107.31 A e B).

### Indicações

A maioria das indicações do bloqueio dos nervos nasopalatinos na fossa incisiva se referem a Odontologia e cirurgias do palato anterior.

## Bloqueio dos Nervos Palatinos

### Anatomia

Os nervos palatinos derivam do nervo maxilar a partir do gânglio esfenopalatino, saindo em direção descendente ao conduto pterigopalatino e aos canais palatinos, dividindo-se em três ramos: nervo palatino maior, nervo palatino médio e nervo palatino menor[16] (Figura 107.32 A).

O nervo palatino maior emerge na superfície oral do palato duro pelo orifício palatino maior, localizado na projeção do terceiro molar, e segue anteriormente, dividindo-se em vários ramos, para toda a mucosa do palato.

O nervo palatino médio emerge do orifício palatino menor, no palato duro, aproximadamente 5 mm posterior e medialmente ao forâmen palatino maior, e dirige-se para a mucosa do palato mole, para os pilares e toda a região das amígdalas palatinas.

O nervo palatino menor também emerge pelo orifício palatino menor, dirigindo-se para a superfície oral do palato mole (Figura 107.32 A).

### Técnica do bloqueio dos nervos palatinos

Na altura do terceiro molar superior e no palato duro, após anestesia tópica com lidocaína a 10%, introduz-se uma agulha 25 × 0,60 mm, injetam-se lentamente 2 mL de solução anestésica e, em seguida, faz-se compressão digital para melhor dispersão do anestésico local. Devido à proximidade dos orifícios palatinos maior e menor, a dispersão da solu-

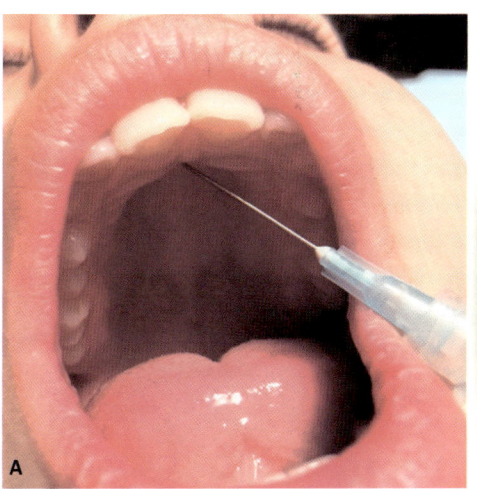

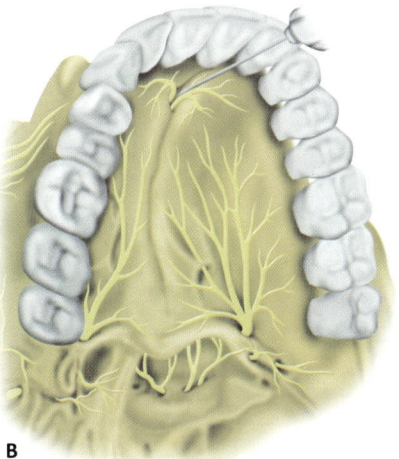

▲ **Figura 107.31** (A e B) Bloqueio do nervo nasopalatino.

ção anestésica local deve bloquear os três nervos[16] (palatinos maior, médio e menor) (Figura 107.32 A e B).

### Indicações

As principais indicações são as cirurgias odontológicas, amigdalectomias e uvulopalatoplastias.

### Contraindicações

Presença de abscessos amigdalianos, que poderão carrear bactérias para a proximidade da origem dos nervos.

### Eventos adversos

Como se trata de uma região ricamente vascularizada, podem ocorrer hematomas nos locais de punção. Um aspecto que deve ser levado em consideração é que a analgesia pós-operatória pode levar o paciente a abusar da alimentação, provocando trauma na região operada, com a possibilidade de sangramento grave. Esse aspecto é extremamente importante, especialmente nas crianças.[16]

## Bloqueio dos Nervos Alveolares Superiores

### Anatomia

Esses nervos originam-se na fossa esfenomaxilar e, ao se dividirem em três ramos principais (posterior, médio e anterior), penetram na parte posterior do osso maxilar e inervam os seios maxilares, os dentes molares e pré-molares superiores e a gengiva vestibular desses dentes[13] (Figura 107.33).

## Técnica do Bloqueio dos Nervos Alveolares Superiores: Posterior, Médio e Anterior

### Nervo alveolar superior posterior

Trata-se de uma técnica muito utilizada devido aos seus altos índices de sucesso, sendo eficaz para o segundo e terceiro

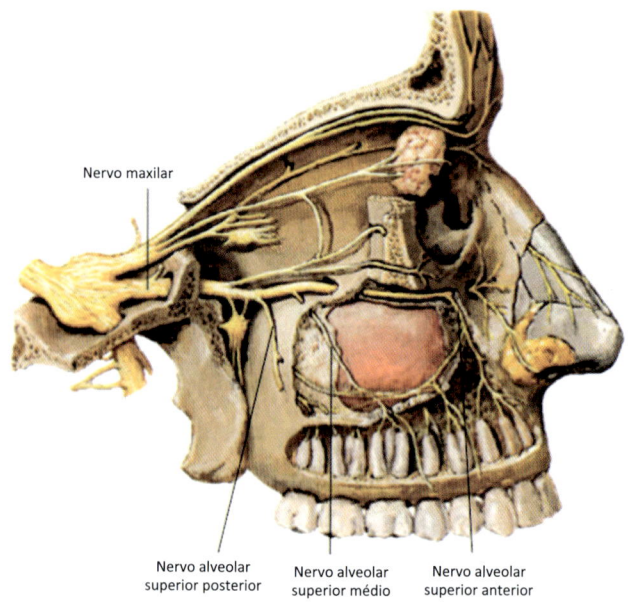

Nervo maxilar

Nervo alveolar superior posterior — Nervo alveolar superior médio — Nervo alveolar superior anterior

▲ **Figura 107.33** Anatomia dos nervos alveolares superiores.

molares. Como a raiz mesiovestibular do primeiro molar é inervada também pelo nervo alveolar superior médio, torna-se necessária uma segunda injeção no nervo alveolar superior médio para que o primeiro molar seja anestesiado efetivamente.

Áreas anestesiadas: molares superiores, com exceção da raiz mesiovestibular do primeiro molar, tecido periodontal, osso, periósteo, tecido conectivo e membrana mucosa vestibular adjacente à região.

### Técnica do bloqueio do nervo alveolar superior posterior

Com a boca do paciente aberta, afasta-se a bochecha com o dedo indicador ou polegar e posiciona-se o dedo no fundo do vestíbulo maxilar, em direção posterior aos pré-molares,

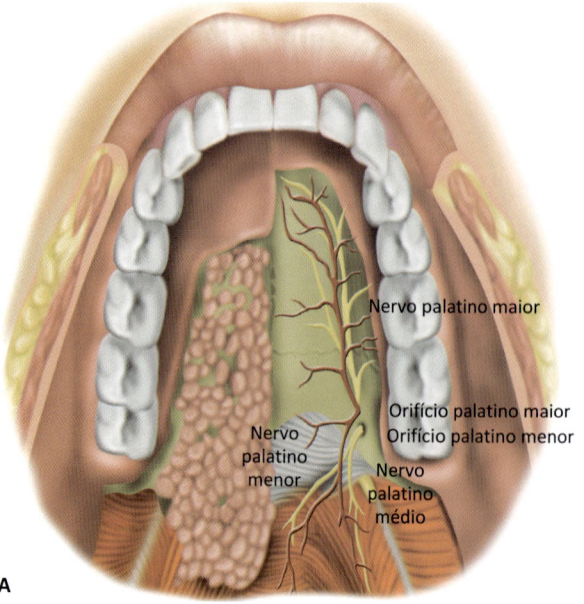

Nervo palatino maior

Orifício palatino maior
Orifício palatino menor

Nervo palatino menor

Nervo palatino médio

**A**

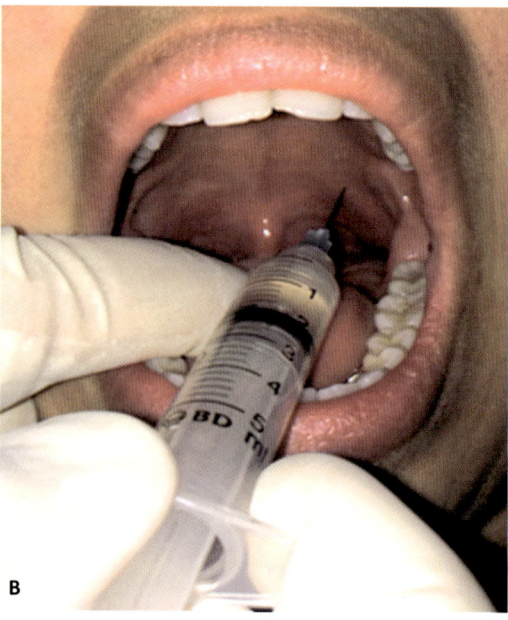

**B**

▲ **Figura 107.32** **(A)** Anatomia dos nervos palatinos. **(B)** Técnica do bloqueio dos nervos palatinos.

até atingir o processo zigomático maxilar como orientação para a penetração da agulha durante a técnica anestésica.

O plano oclusal da arcada superior deve estar em 45° com o solo. Após anestesia tópica na prega mucovestibular acima do segundo molar maxilar, introduz-se uma agulha 25 × 0,60 mm com o bisel voltado para a superfície óssea, lentamente para cima, para dentro e para trás. A profundidade da agulha é de aproximadamente 15 mm em um adulto. Injetar 1 a 1,5 mL da solução anestésica após aspiração negativa de sangue (Figura 107.34).

### Indicações

O bloqueio desses nervos é de grande interesse em Odontologia e Otorrinolaringologia, em exodontias, tratamentos dentários e outras cirurgias da região, quando associados ao bloqueio da região palatina correspondente.

### Eventos adversos

Na maioria das vezes, os eventos adversos são decorrentes de injeções intravasculares e efeitos da absorção do vasoconstritor contido no anestésico local.

A penetração da agulha muito distalmente poderá produzir a formação de hematoma local, devendo-se considerar sempre o tamanho do paciente para se analisar a profundidade da introdução da agulha nos tecidos moles.

### Nervo Alveolar Superior Médio

Nervo responsável pela analgesia de primeiro e segundo pré-molares, raiz mesiovestibular do primeiro molar superior, tecidos periodontais, osso, periósteo e mucosa vestibular adjacente à região anestesiada.

### Técnica do bloqueio do nervo alveolar superior médio

Após anestesia tópica na prega mucovestibular do segundo pré-molar superior, introduz-se a agulha até que ela

alcance o ápice do segundo pré-molar superior. Após aspiração negativa de sangue, injeta-se lentamente 1 a 1,5 mL de solução anestésica (Figura 107.35).

### Nervo Alveolar Superior Anterior

O nervo alveolar superior anterior é responsável pela analgesia de incisivo central, incisivos lateral e canino, maxilar, tecidos periodontais, osso, periósteo, mucosa vestibular adjacente à região anestesiada e lábio superior.

### Técnica do bloqueio do nervo alveolar superior anterior

Após anestesia tópica da prega mucovestibular, acima do canino superior, introduz-se a agulha voltada para a superfície óssea, até que se alcance uma posição acima do ápice do canino superior. Injeta-se 1 a 1,5 mL de solução anestésica após aspiração negativa de sangue (Figura 107.36).

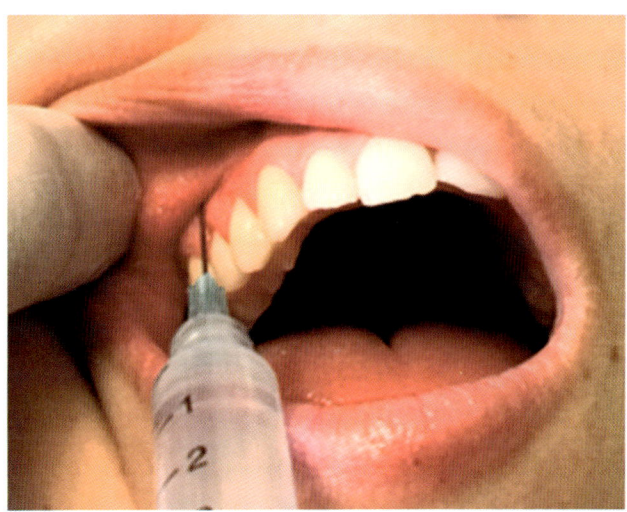

▲ **Figura 107.35** Bloqueio do nervo alveolar superior médio.

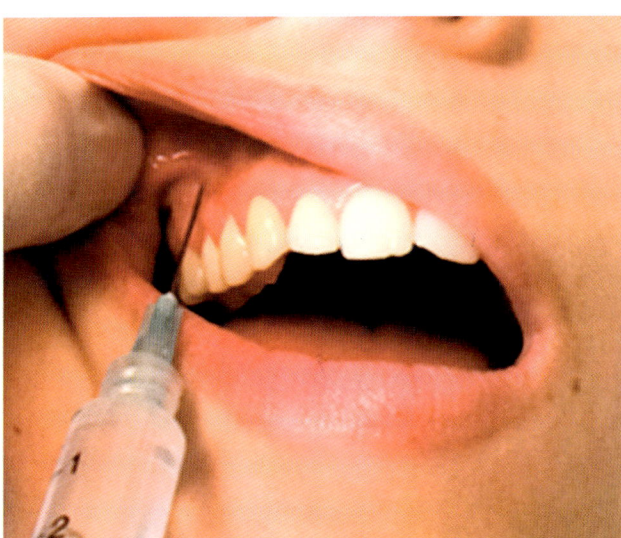

▲ **Figura 107.34** Bloqueio do nervo alveolar superior posterior.

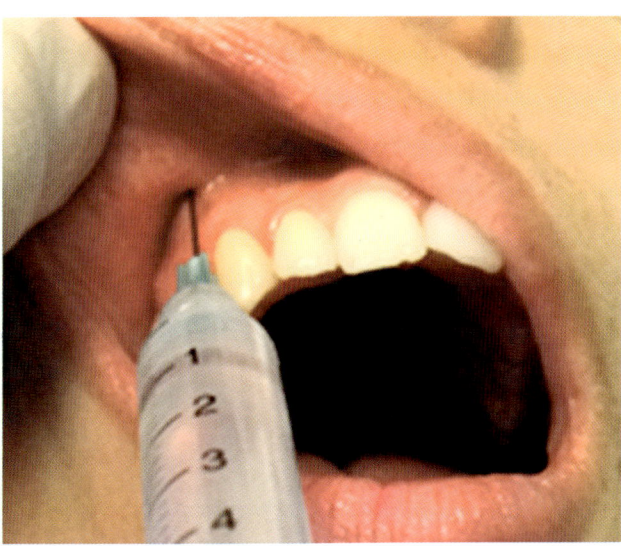

▲ **Figura 107.36** Bloqueio do nervo alveolar superior anterior.

# ■ BLOQUEIO DO NERVO MANDIBULAR (V₃)

## Anatomia

O nervo mandibular (V₃) é a maior das três divisões do nervo trigêmeo (V). Emerge da cavidade craniana pelo forâmen oval da asa maior do esfenoide. Diferentemente dos nervos oftálmico (V₁) e maxilar (V₂), que são puramente sensitivos, o nervo mandibular (V₃) é misto, visto conter uma raiz sensitiva e uma motora. A raiz motora do nervo trigêmeo também atravessa o forâmen oval e junta-se ao componente sensitivo do nervo mandibular (V₃), fora do esqueleto cefálico.[3]

O nervo mandibular, ao desembocar do forâmen oval, divide-se nos seguintes nervos principais: zigomático temporal, auriculotemporal, bucal, alveolar inferior, lingual e milo-hióideo (Figura 107.37). O nervo mandibular inerva a mandíbula, o assoalho da boca, os dois terços anteriores da língua, a parede anterior do conduto auditivo externo, grande parte anterior do pavilhão da orelha e a parte posterior das regiões temporal e lateral da face na frente do conduto auditivo externo. Pelo nervo alveolar inferior, inerva todos os dentes da arcada inferior, a parede vestibular anterior e o lábio inferior. Pelo nervo bucal, a parte da gengiva vestibular posterior e bochecha, e, pelo nervo lingual, o assoalho da boca e os dois terços anteriores da língua.

Também conduz inervação motora para a maioria dos músculos da mastigação (masseter, temporal, pterigóideos lateral e medial), para um músculo da orelha média (tensor do tímpano) e para um dos músculos do palato mole (tensor do véu palatino) (Figura 107.37).

## Técnica do bloqueio

Palpando-se a margem inferior do arco zigomático, no ponto médio entre o processo coronoide e o côndilo da mandíbula, estando a incisura da mandíbula inferiormente (Figura 107.19 A e B), faz-se um botão anestésico e, a seguir, introduz-se uma agulha calibre 80 × 21 G perpendicular à pele, em direção ao processo pterigoide do osso esfenoide (Figura 107.38 A e B). Introduz-se a agulha lentamente até que tenha contato com o osso, a cerca de 4 a 5 cm de profundidade (Figura 107.39 A). Atingida a resistência óssea, a profundidade da agulha é marcada, a agulha é recuada e reintroduzida com uma angulação posteroinferior, até atingir a mesma profundidade, até que ocorra parestesia na área de inervação do nervo mandibular. Aspira-se para verificar a ausência de punção vascular e, em caso negativo, injeta-se lentamente 0,1 mL.kg⁻¹, máximo de 5 mL da solução anestésica (Figura 107.39 B).

Pode-se usar neuroestimulação guiada pela contração em ascensão da mandíbula, com intensidade mínima de estimulação de 0,5 mA. O procedimento transcutâneo com neuroestimulação parece mais fácil, evitando-se a necessidade de parestesia, e demonstra alta taxa de sucesso.

Trata-se de técnica alternativa para a localização do ponto de punção, útil em pacientes obesos, nos quais há dificuldade de identificação do centro do arco zigomático. Utiliza-se a junção entre o meato acústico externo e o processo mastoide, bem como o ângulo orbital inferior (junção entre o processo frontal do zigomático e a margem orbitária inferior) para traçar uma linha de referência. No cruzamento entre essa linha e a face inferior do arco zigomático, deve ser feita a punção, evoluindo-se sagitalmente até a lâmina pterigoide do esfenoide. Essa distância deve ser marcada, a agulha recuada, inclinada em torno de 70 graus com o plano sagital e novamente avançada até 2 mm aquém da distância previamente registrada.[17]

## Indicações

Intervenções cirúrgicas sobre o território do nervo mandibular. Bloqueio diagnóstico ou terapêutico.

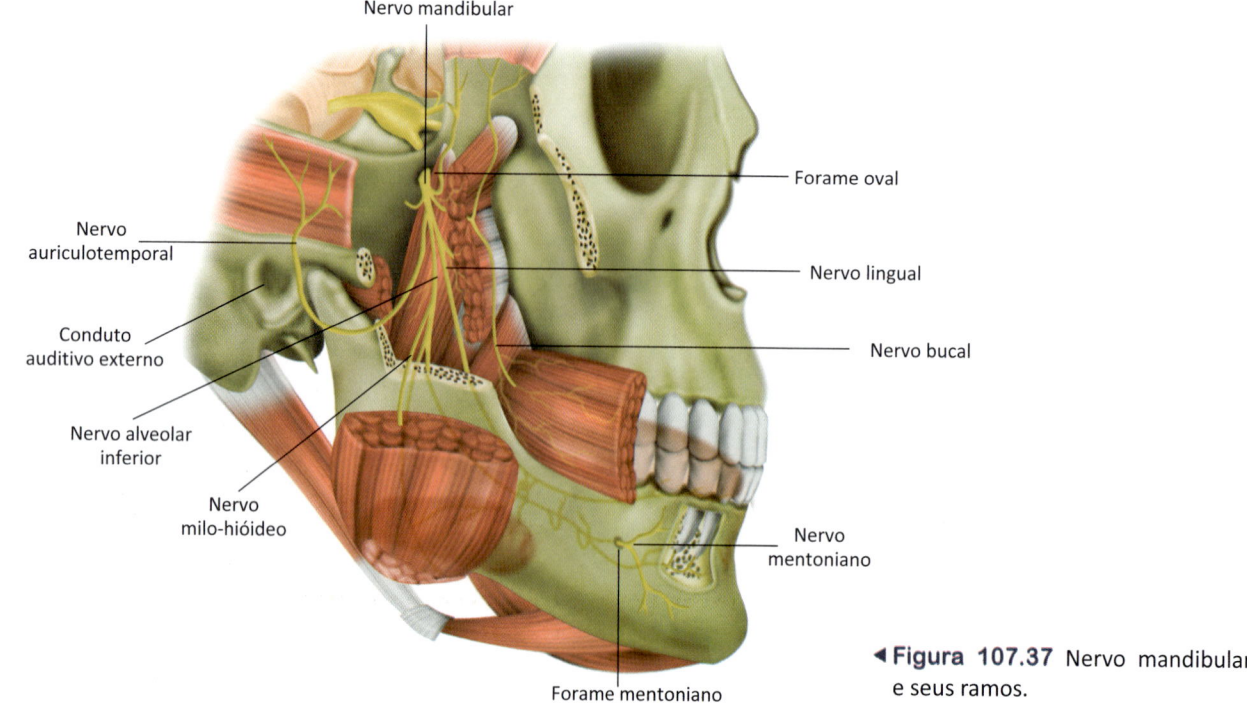

◄**Figura 107.37** Nervo mandibular e seus ramos.

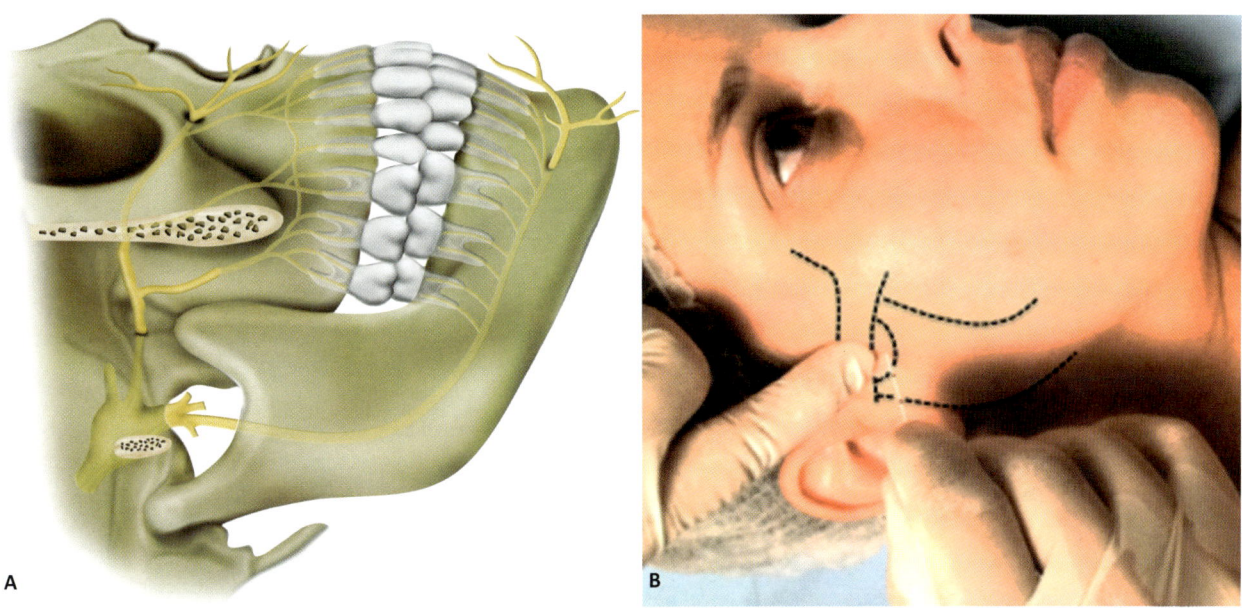

▲ **Figura 107.38** **(A)** Anatomia do nervo mandibular. **(B)** Palpação do arco zigomático.

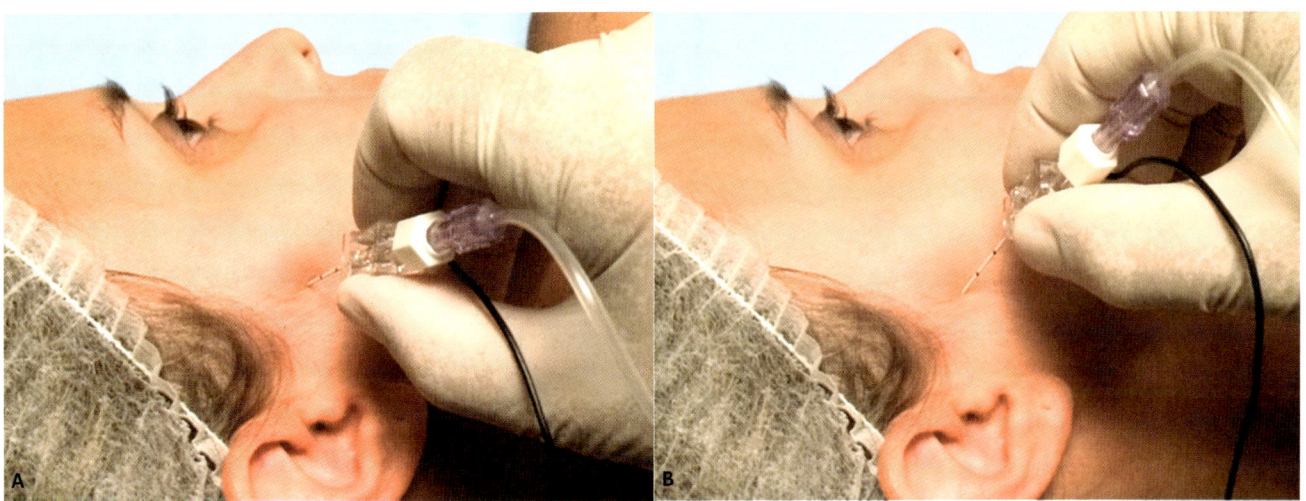

▲ **Figura 107.39** Técnica do bloqueio do nervo mandibular. **(A)** Introdução da agulha perpendicular à pele. **(B)** Reintrodução da agulha posterior e inferiormente.

## Contraindicações

Presença de infecção ou tumores no local de punção ou trajeto da agulha e alterações da coagulação. Pacientes com dismorfias faciais congênitas ou adquiridas devem ser avaliados criteriosamente quanto às alterações anatômicas. A presença de edema facial associado a fraturas da face pode prejudicar a identificação dos pontos de referências anatômicas. Na hipótese de fratura da base craniana, o bloqueio deve ser evitado.

## Eventos adversos

Poderá ocorrer hematoma devido à punção da artéria meníngea média, que é ramo da artéria maxilar. Embora seja muito raro, poderá ocorrer parestesia persistente se houver traumatismo do nervo mandibular no momento da introdução da agulha.

## ■ BLOQUEIO DOS RAMOS DO NERVO MANDIBULAR (V₃)

### Bloqueio do Nervo Auriculotemporal

#### Anatomia

O nervo auriculotemporal origina-se na margem posterior do nervo mandibular, logo após sua emergência pelo forâmen oval, segue seu trajeto posterolateral, contornando o colo mandibular, emitindo ramos para a cápsula da articulação temporomandibular (ATM), e se dirige para fora e para cima, atravessando parte da glândula parótida, e para a frente da cartilagem do conduto auditivo externo, situando-se, finalmente, na frente da artéria temporal superficial e superiormente ao arco zigomático.

Dirige-se, a seguir, para a pele da região temporal, envia ramos para o conduto auditivo externo, que penetram no conduto, na junção da cartilagem com a parte óssea, e vão inervar a parede anterior do conduto e a metade anterior do tímpano, ramos auriculares, que se dirigem à pele da parte anterior do pavilhão da orelha, ramos temporais superficiais, que se dirigem para a região temporal, fazem conexão com um ramo do nervo oftálmico e o nervo occipital maior e alternam, em sua distribuição, com o nervo zigomático temporal (Figuras 107.37 e 107.54 A).

### Técnica do bloqueio do nervo auriculotemporal

A bloqueio deve ser realizado estando o paciente com os dentes entreabertos. Na região posterior do colo mandibular e na frente do conduto auditivo externo, na região anterior à depressão entre o trago e o antitrago, palpa-se a artéria temporal superficial a fim de localizá-la e evitar a sua punção. Faz-se um botão anestésico e introduz-se uma agulha 25 × 0,60 mm em direção à margem óssea do conduto auditivo. O nervo, nessa altura, encontra-se entre a margem óssea do conduto auditivo externo e a artéria temporal superficial. Deve-se aspirar para verificar ausência de punção vascular e, em caso negativo, injetar 2 a 4 mL de solução anestésica (Figura 107.40).

Para facilitar a identificação dos pontos de referências anatômicas, deve-se solicitar ao paciente que realize movimentos de abertura da boca e lateralização mandibular, pois, em pacientes obesos, a palpação pode ser difícil ou pacientes com distúrbios da ATM podem apresentar variações anatômicas.

### Indicações

A anestesia deverá resultar em anestesia na ATM e na pele da região temporomandibular.

### Eventos adversos

Os efeitos adversos desse bloqueio são raros, devendo-se ter o cuidado de palpar a artéria temporal superficial para não a lesar. No mais, poderá ocorrer o bloqueio simultâneo do nervo facial, ocorrendo paralisia transitória do mesmo. Baixas doses anestésicas (3 mL) e infiltração acima do trago diminuem o risco bloqueio inadvertido do nervo facial.[18]

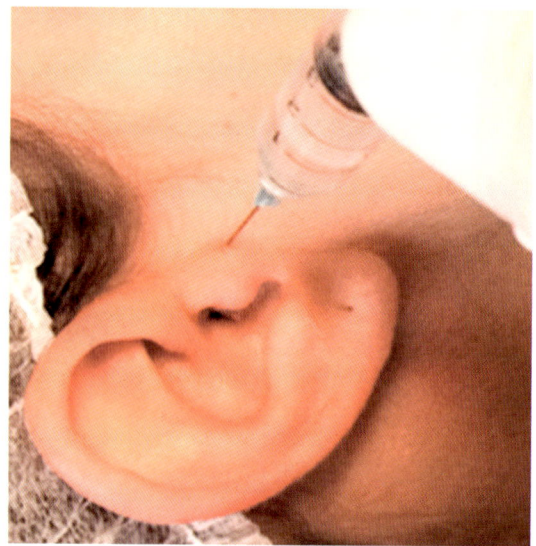

▲ **Figura 107.40** Bloqueio do nervo auriculotemporal.

## Bloqueio dos Nervos Alveolar Inferior e Lingual

### Anatomia

O nervo alveolar inferior, assim como o nervo lingual, é um grande ramo sensitivo do tronco posterior do nervo mandibular ($V_3$). Além de inervar todos os dentes inferiores e grande parte da gengiva associada, também inerva a mucosa, a pele do lábio inferior e a pele do mento. Conta com um ramo motor que inerva o músculo milo-hióideo e o ventre anterior do músculo digástrico.[3]

O nervo alveolar inferior, ao desemboca do forame oval, dirige-se para baixo, situando-se entre a artéria maxilar interna e o músculo pterigóideo interno. Desce na superfície lateral do músculo pterigóideo lateral, passa pelo ramo ascendente da mandíbula, dá origem ao nervo milo-hióideo e, depois, insere-se no canal da mandíbula pelo forâmen mandibular. Divide-se em dois ramos terminais: nervo incisivo, que continua no canal mandibular para inervar o primeiro pré-molar, o canino, os incisivos e a gengiva relacionada, e

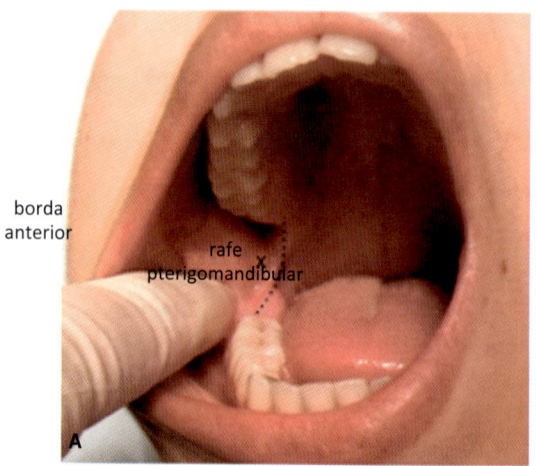
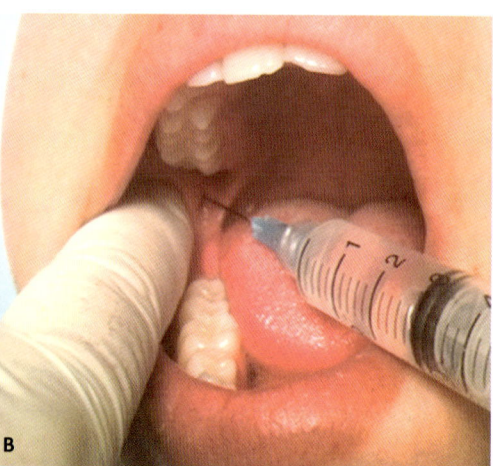

▲ **Figura 107.41** Bloqueio dos nervos alveolar inferior e lingual. **(A)** Referências anatômicas. **(B)** Técnica do bloqueio.

nervo mentoniano, que emerge do canal da mandíbula pelo forâmen mentoniano e inerva o lábio inferior e o mento.

O nervo lingual deixa o nervo alveolar inferior após este emergir pelo forâmen oval, dirige-se para frente e por dentro do nervo alveolar inferior, curvando-se para frente e inerva o assoalho da boca e os dois terços anteriores da língua (Figura 107.37).[2]

## Técnicas do bloqueio

Os nervos alveolar inferior e lingual podem ser bloqueados simultaneamente ao nível do forâmen alveolar inferior, já que ambos se encontram próximos nesse ponto. Estando o paciente com a boca bem aberta, palpa-se, com a polpa digital do dedo indicador, a incisura coronoide na margem anterior do ramo mandibular. Traça-se uma linha imaginária horizontal, paralela e 10 mm acima do plano oclusal dos molares inferiores, que vai da incisura coronoide até a parte mais profunda da rafe pterigomandibular (Figura 107.41 A).

O ponto de punção está localizado nessa linha imaginária, cerca de três quartos da distância da margem anterior do ramo mandibular até a rafe pterigomandibular. Após administrar anestesia tópica com lidocaína *spray* a 10%, uma seringa é posicionada sobre os pré-molares contralaterais, com a extremidade da agulha no ponto de punção, e introduz-se a agulha lentamente até se obter resistência óssea, o que deve ocorrer aproximadamente com 20 a 25 mm de profundidade. Recua-se a agulha 1 mm e aspira-se para verificar a ausência de punção vascular, e, em caso negativo, injetam-se 2 mL de solução anestésica (Figura 107.41 B).

Não é possível a identificação do forâmen mandibular nem é recomendada a introdução da agulha nele. Com esse procedimento, conseguem-se anestesiar ambos os nervos, o que corresponderá à anestesia de todos os dentes inferiores, gengiva, lábio inferior (pele e mucosa), assoalho da boca e dois terços anteriores da língua do lado bloqueado.

Para o bloqueio dos nervos alveolar inferior e lingual ainda existem técnicas alternativas, intraorais e extraorais.

## Técnica do bloqueio de Gow-Gates

Consiste em injetar o anestésico local adjacente à cabeça do côndilo mandibular. Essa técnica proporciona o bloqueio dos nervos alveolar inferior, lingual, milo-hióideo, auriculo-temporal e bucal, caracterizando, portanto, o bloqueio do nervo mandibular. Tem como vantagens maior taxa de sucesso e menor incidência de injeção intravascular quando comparada com a técnica tradicional.[19]

Com a boca do paciente bem aberta, traça-se uma linha imaginária ligando a comissura labial ao intertrago do lado a ser anestesiado, apoiando-se o corpo da seringa na comissura labial do lado oposto ao que será anestesiado, de forma que a seringa fique paralela a essa linha imaginária. Após apalpar a incisura coronoide, a agulha deve ser introduzida aproximadamente 25 a 30 mm no ponto de punção até encontrar resistência óssea no colo do côndilo mandibular. Em seguida, recua-se a agulha 1 mm, faz-se a aspiração e, se esta for negativa, injetam-se lentamente 2 mL de solução anestésica (Figura 107.42 A e B).

## Técnica de Vazirani-Akinosi

Uma vantagem desta técnica é a possibilidade de sua utilização mesmo quando o paciente não consegue abrir a boca o suficiente para a realização da técnica clássica de bloqueio do nervo alveolar inferior e lingual ou de Gow-Gates.[20] A técnica de Vazirani-Akinosi[21] foi desenvolvida em 1977 a fim de possibilitar o bloqueio do nervo alveolar inferior em pacientes que não conseguiam abrir totalmente a boca. Desde então, essa técnica se tornou uma alternativa bastante viável devido à sua facilidade, já que não necessita de pontos de referência extraorais, proporcionando menos sensação dolorosa relatada pelo paciente durante a punção, além de uma taxa reduzida de aspirações positivas, visto que há menor número de vasos sanguíneos localizados na área de punção.

Para essa técnica, utilizam-se como referências anatômicas o processo coronoide, o limite mucogengival da arcada

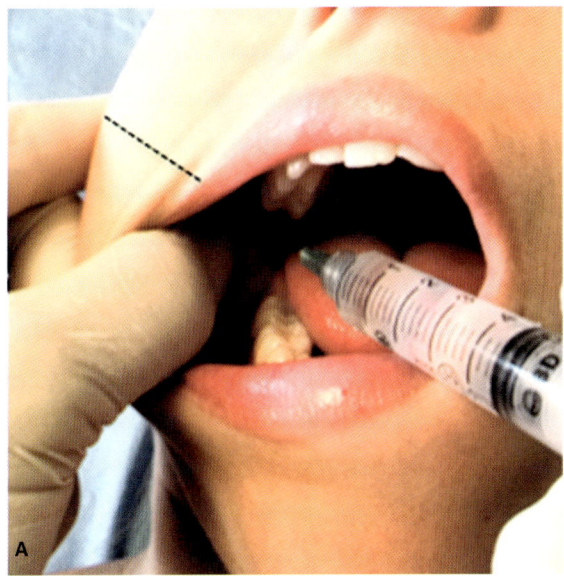
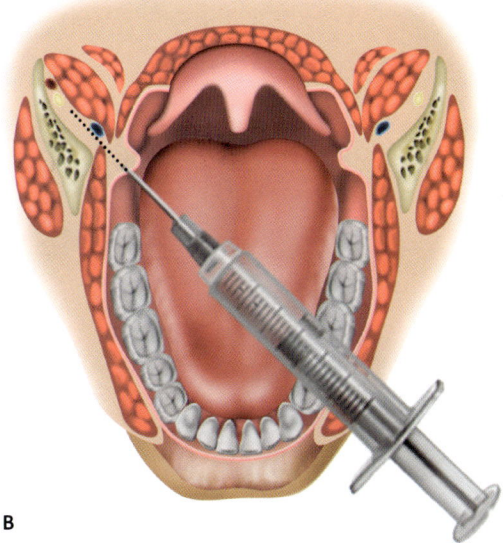

▲ **Figura 107.42 (A e B)** Técnica de Gow-Gates.

superior na direção do último molar da maxila, a tuberosidade da maxila e a face vestibular dos dentes superiores. O ponto de punção deve ser nos tecidos moles, junto à face medial do ramo da mandíbula, isto é, ao lado da tuberosidade da maxila, na altura do limite mucogengival da arcada superior e na direção do último molar da maxila.

Com o dedo indicador apoiado no processo coronoide, na cavidade oral, deve-se posicionar a seringa paralela à vestibular dos dentes superiores posteriores e introduzir a agulha nos tecidos moles, junto à face medial do ramo da mandíbula, isto é, ao lado da tuberosidade da maxila, na altura do limite mucogengival da arcada superior, na direção do último molar da maxila, paralelamente ao plano oclusal, a uma profundidade de aproximadamente 25 mm. Neste local, faz-se a aspiração e, se for negativa, injetam-se lentamente 2 mL da solução anestésica. Nessa técnica, devido à posição da agulha, não se deve encontrar resistência óssea (Figura 107.43 A e B).

A técnica convencional, se comparada com a de Vazirani-Akinosi, tem eficácia clínica semelhante, porém torna-se inviável quando o paciente apresenta dificuldade na abertura da boca.

## Técnicas extraorais

Bloqueios regionais extraorais dos ramos do nervo mandibular podem ser empregados em pacientes com dificuldade para abrir a boca, pacientes com trismo intenso que necessitem de intervenções na região, bem como para o tratamento de dor neuropática. A deposição do anestésico próximo ao forâmen mandibular, na face medial do ramo da mandíbula, levará ao bloqueio dos nervos alveolar inferior e lingual (Figura 107.44 B). As áreas de analgesia serão mandíbula, dentes mandibulares, pele e mucosa da região labial e terço anterior da língua ipsilateral. O assoalho bucal e a mucosa da região dos molares necessitam de complementação.[17]

Com a cabeça fletida para o lado oposto ao bloqueio, identificam-se o ângulo da mandíbula e a borda mais inferior do arco zigomático, junto ao processo coronoide da mandíbula. O ponto médio de uma linha entre esses dois pontos identificará o provável ponto de localização do forâmen mandibular, na face medial do ramo da mandíbula (Figura 107.44 A). A introdução da agulha pode ser feita na região inferior do ângulo da mandíbula ou posterior ao ramo da mandíbula (Figura 107.45 A e B). Após botão anestésico na pele da margem medial da mandíbula, introduz-se a agulha em direção ao ponto marcado no ramo mandibular. A agulha deve ser introduzida até o ponto de localização do forâmen mandibular, injetando-se 3 a 4 mL da solução anestésica próximo ao forâmen mandibular[21] (Figura 107.44 A e B).

O nervo milo-hióideo complementa a aferência no assoalho da boca. O bloqueio do nervo milo-hióideo é feito mediante a infiltração do assoalho bucal, junto à cortical mandibular medial, por meio da punção transmucosa na altura dos molares mandibulares[17] (Figura 107.46).

## Indicações

Esses bloqueios são muito utilizados em Odontologia, para tratamento de múltiplos dentes mandibulares, e em Otorrinolaringologia, em cirurgias da glândula sublingual e da língua.

## Contraindicações

Presença de infecção no local da punção e pacientes com risco de autoinjúria pela maior possibilidade de morder os lábios ou a língua.

## Eventos adversos

Podem ocorrer paralisia facial transitória, parestesia, trismo, hematoma e sintomas relacionados com a injeção intravascular de anestésico local.

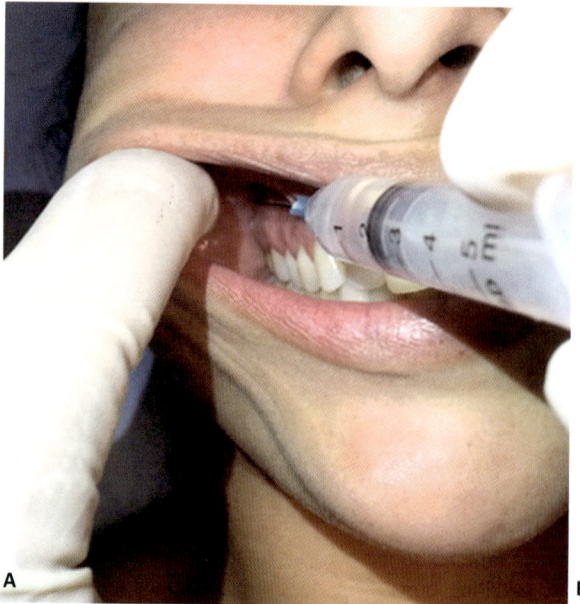

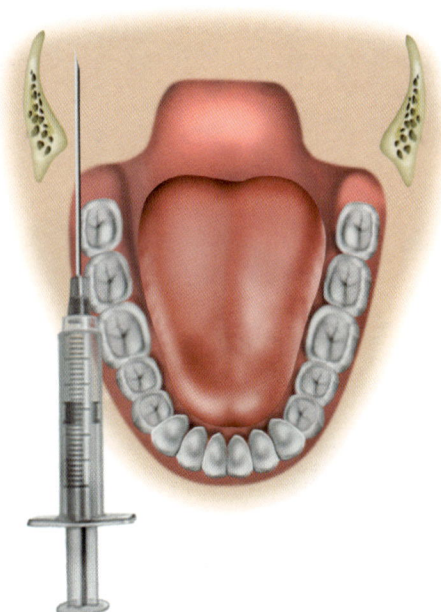

**A**

**B**

▲ **Figura 107.43** Técnica de Vazirani-Akinosi.

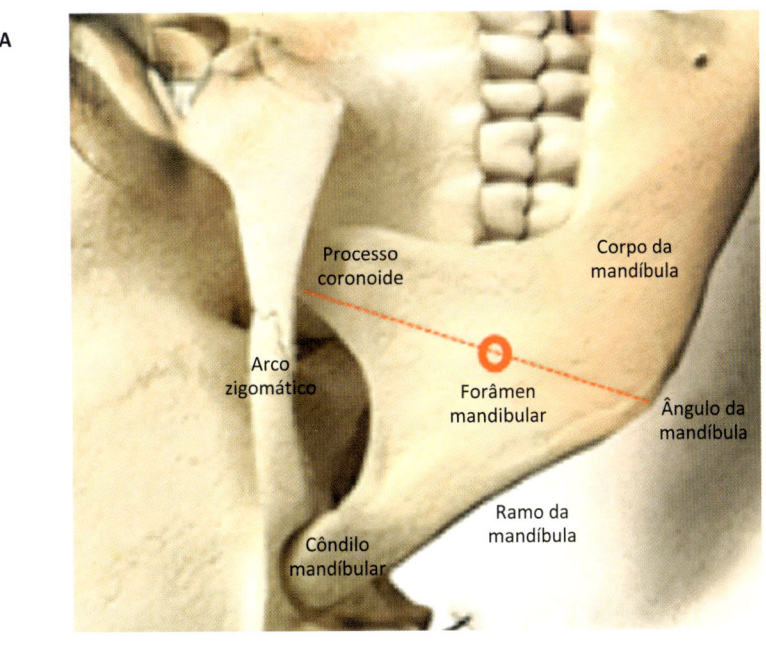

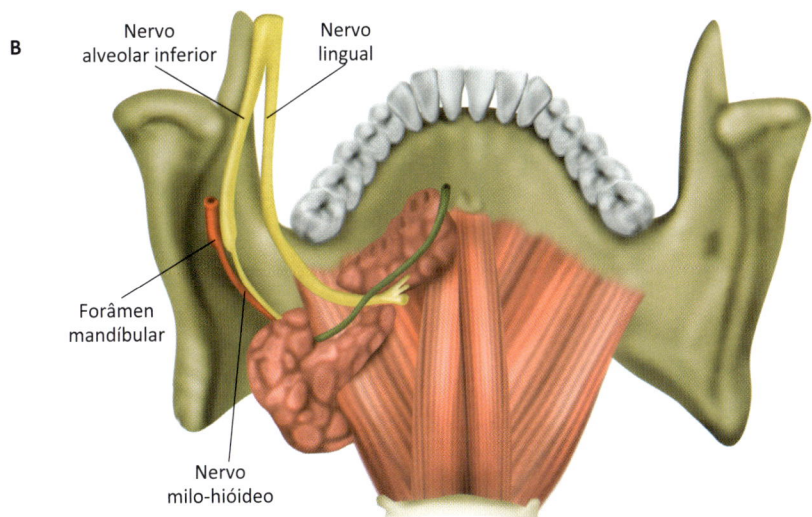

▲ **Figura 107.44 (A)** Referências anatômicas para o bloqueio do nervo alveolar inferior. **(B)** Forâmen mandibular, nervo alveolar inferior e nervo lingual na face medial do ramo mandibular.

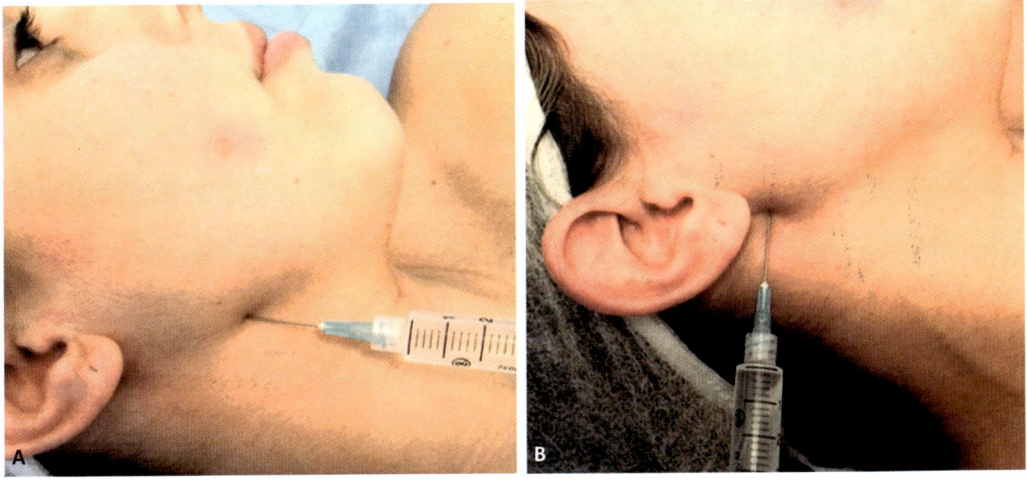

▲ **Figura 107.45 (A)** Punção inferior ao ângulo da mandíbula. **(B)** Punção posterior ao ramo da mandíbula.

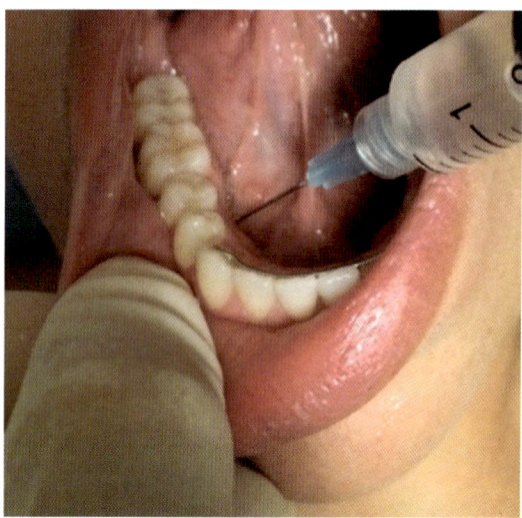

▲**Figura 107.46** Bloqueio complementar do nervo milo--hióideo.

## Bloqueio do Nervo Mentoniano

### Anatomia

O nervo alveolar inferior, após penetrar no forâmen e no conduto dentário inferior e inervar todos os dentes, dá origem ao nervo mentoniano, que emerge com a artéria mentoniana pelo forâmen mentoniano, localizado no ponto médio do ramo horizontal da mandíbula, entre as margens superior e inferior da mesma, em uma linha vertical que passa entre os dois dentes pré-molares inferiores.

Ao emergir do forâmen mentoniano, divide-se em ramos mentonianos, que se dirigem para os tecidos moles e a pele do mento, e em ramos labiais inferiores, que ascendem e desembocam na pele e mucosa do lábio inferior e na mucosa gengival do lado correspondente, respeitando a linha média da face (Figura 107.37).

Nos pacientes edêntulos, devido à grande absorção óssea, o forâmen mentoniano se desloca para a margem superior do ramo horizontal da mandíbula. Nas crianças, o forâmen se situa próximo à margem inferior.[23]

### Área de analgesia

O bloqueio do nervo mentoniano promoverá analgesia dos tecidos moles do mento, da pele e mucosa do lábio inferior e da mucosa e gengiva do lado correspondente, respeitando a linha média da face. Manipulações na região mediana do mento, lábio inferior ou mucosa gengival exigem bloqueio bilateral, pois alguns filamentos de um lado atravessam a linha média, invadindo o seu limite (Figura 107.47).[23]

### Técnicas do bloqueio

O bloqueio do nervo mentoniano pode ser realizado pelas vias intraoral e extraoral.

### Via intraoral

Com o paciente mantendo os dentes cerrados, expõe-se a parte vestibular da arcada dentária inferior, tracionando

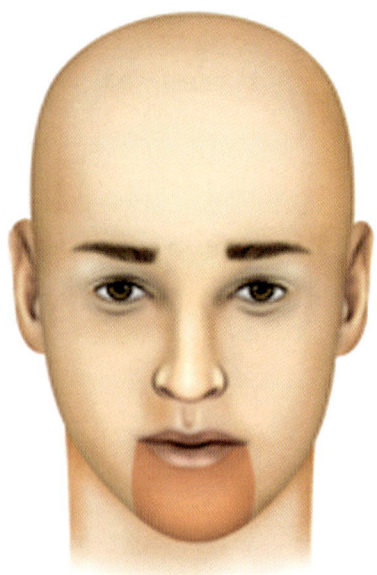

▲**Figura 107.47** Área de analgesia do nervo mentoniano bilateral.

para baixo a comissura labial, e palpa-se o forâmen mentoniano entre os ápices das raízes dos dentes pré-molares inferiores, no meio do ramo horizontal da mandíbula. Após anestesia tópica com lidocaína a 10%, introduz-se uma agulha calibre 13 × 0,45 mm, aspira-se e, em caso negativo de punção vascular, injetam-se 2 mL de anestésico local seguido de compressão digital do local para melhor dispersão do anestésico local. Deve-se evitar a introdução da agulha no forâmen em decorrência da possibilidade de lesões nervosa e arterial (Figura 107.48).

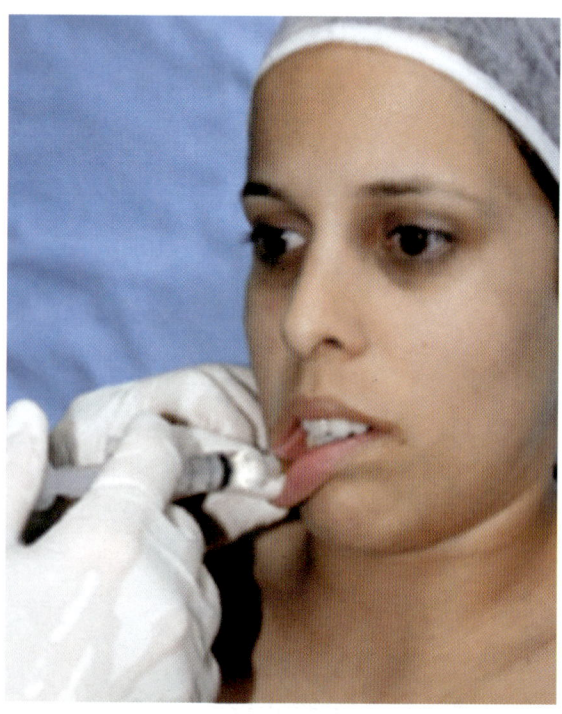

▲**Figura 107.48** Bloqueio do nervo mentoniano pela via intraoral.

## Via extraoral

Com a boca do paciente em repouso, traça-se uma linha imaginária, aproximadamente a 2,5 cm da linha média, sobre um plano vertical que passa pela pupila, estando o paciente olhando para frente, e pela comissura labial. O forâmen mentoniano se encontra no mesmo plano sagital que os foramens supraorbitário e infraorbitário (Figura 107.10). Quando essa linha cruzar o meio do ramo horizontal da mandíbula, nesse ponto faz-se um botão anestésico na pele e introduz-se uma agulha calibre 13 × 0,45 mm, aspira-se e, em caso negativo de punção vascular, injetam-se 2 mL de anestésico local (Figura 107.49). Tanto com a técnica intraoral como com a extraoral, a área de anestesia na face é a mesma para o bloqueio anestésico unilateral.

## Bloqueio do nervo mentoniano guiado por ultrassonografia

Uma linha longitudinal imaginária atravessa os foramens dos nervos supraorbital (mais superior), infraorbital (mediano) e mentoniano (inferior). Para a realização do bloqueio, o transdutor linear deve ser posicionado deve manter a boca em repouso . O forâmen mentoniano se encontra no mesmo plano sagital que os forâmens supraorbitário e infraorbitário (Figura 107.10). O transdutor é posicionado entre a linha sagital e o meio do ramo horizontal da mandíbula. Observa-se perda da linearidade óssea (forâmen). Injetam-se até 2 ml. A abordagem ultrassonográfica diminui sobremaneira punção vascular.

## Indicações

Intervenções cirúrgicas na região mentoniana e lábio inferior, incluindo suas mucosas vestibular e gengival.

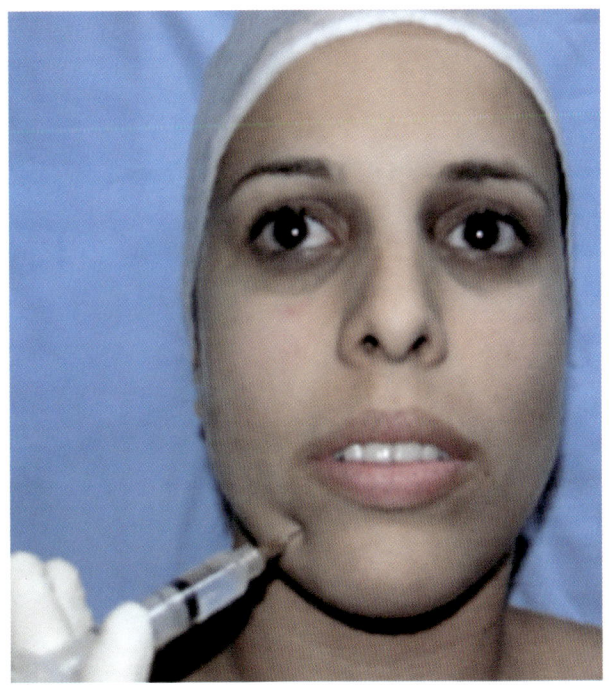

▲ **Figura 107.49** Bloqueio do nervo mentoniano pela via extraoral.

Em cirurgias realizadas na região mediana do mento, o bloqueio deve ser realizado bilateralmente, como, por exemplo, na colocação de próteses de silicone para salientar ou reduzir o mento.[13] Pode ser ainda utilizado em tratamentos odontológicos dos dentes caninos, incisivos e primeiros pré-molares.

## Contraindicações

Infecções e lesões de pele no local da punção, reação alérgica aos anestésicos locais, neurites preexistentes e recusa do paciente.

## Eventos adversos

Os eventos adversos são raros, mas podem ocorrer hematomas e neurites.

## Bloqueio do Nervo Bucal

### Anatomia

Logo após o nervo mandibular ultrapassar o forâmen oval, origina-se o nervo bucal, que segue lateralmente entre as cabeças superior e inferior do pterigóideo lateral e, depois, desce em torno da margem anterior da mandíbula. Dirige-se para a face, lateralmente ao músculo bucinador, atravessa esse músculo, enviando ramos sensitivos para pele adjacente, mucosa oral e gengiva vestibular dos molares inferiores. Como é um ramo da divisão anterior do nervo mandibular (V3), não é anestesiado pelo bloqueio do nervo alveolar inferior (Figura 107.37). É responsável pela analgesia dos tecidos moles e periósteo bucal dos molares inferiores.

### Técnica do bloqueio

O paciente mantém a boca aberta e, na altura do terceiro molar inferior, após anestesia tópica com lidocaína a 10% na prega mucovestibular, imediatamente acima do terceiro molar inferior, introduz-se uma agulha de bisel curto 25 × 0,60 mm na mucosa vestibular. Aspira-se e, em caso de punção vascular negativa, injetam-se 1 a 2 mL de anestésico local[13] (Figura 107.50).

### Indicações

O bloqueio desse nervo tem grande indicação em Odontologia para procedimentos realizados na parte vestibular posterior dos molares inferiores.

## ■ BLOQUEIO DO NERVO GLOSSOFARÍNGEO (IX PAR CRANIANO)

### Anatomia

O nervo glossofaríngeo, como o nome indica, distribui-se pela língua e pela faringe. É um nervo misto, que emerge do crânio pelo forâmen jugular, juntamente com os nervos vago e acessório, porém envolvido em sua própria bainha. Passa entre as carótidas (interna e externa) e a veia jugular,

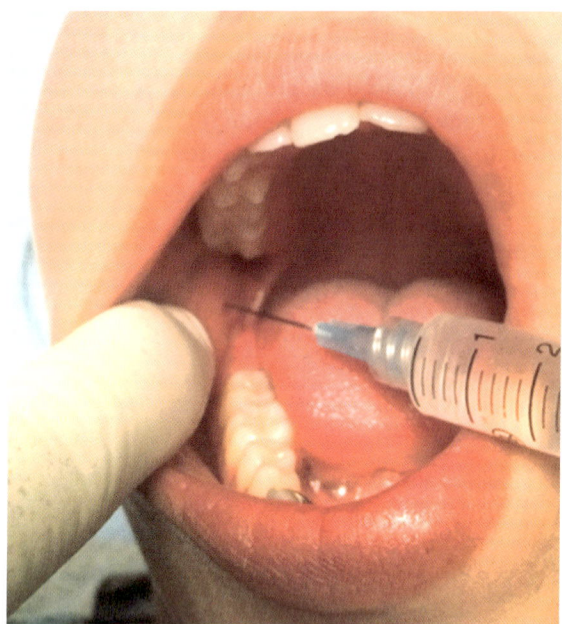

▲ **Figura 107.50** Bloqueio do nervo bucal.

lateralmente ao vago, seguindo anteriormente pela parede lateral da faringe (Figura 107.51 A e B). Sua inervação sensitiva segue para o terço médio posterior da língua, palato mole, úvula, valécula, parte posterior da epiglote, tonsila, faringe, tuba auditiva, orelha média, além do seio e corpos carotídeos.[3,13] Sua parte motora segue para os músculos estilofaríngeo, faríngeos superiores e glândula parótida.

## Técnica do bloqueio

A técnica utilizada para o bloqueio do nervo glossofaríngeo é a extraoral periestiloide. O paciente é colocado em decúbito dorsal com a cabeça virada para o lado oposto ao do bloqueio. Traça-se uma linha que vai da margem posterior do ângulo da mandíbula à margem anterior do ápice do processo da mastoide e marcar o ponto médio dessa linha (Figura 107.52 A).

Usando-se pressão profunda com o dedo indicador, o processo estiloide pode ser palpado nesse ponto médio entre o ângulo da mandíbula e a ponta da mastoide (Figura 107.52 B). O nervo se encontra a uma profundidade de 2 a 2,5 cm. O estimulador de nervos é de grande importância para evitar o uso de um volume de anestésico superior a 2 mL, impedindo-se, assim, que outros nervos próximos sejam bloqueados.[13]

Após botão anestésico nesse ponto, introduz-se a agulha com estimulador de nervos, perpendicular à pele, levemente inclinada para cima, até que a ponta toque o processo estiloide, a uma profundidade de 2 a 2,5 cm (Figura 107.53 A). A agulha é então recuada discretamente e direcionada posteriormente para fora do processo estiloide. Com o estimulador de nervos ligado, introduz-se lentamente a agulha a fim localizar-se o nervo glossofaríngeo. Após encontrá-lo, realiza-se aspiração negativa e injetam-se 1 a 2 mL da solução anestésica (Figura 107.53 B).

Trata-se de técnica alternativa que utiliza uma agulha guiada por ultrassonografia dirigida para o nervo glossofaríngeo. Destina-se a reduzir o risco de punção dos vasos devido à presença de estruturas nobres no local do bloqueio (como artérias carótidas, veia jugular interna e nervos vago, acessório, hipoglosso e simpático cervical). Nunca se deve fazer uso de neurolíticos no nervo glossofaríngeo.[13]

## Indicações

Para o diagnóstico e alívio temporário da neuralgia do glossofaríngeo. O bloqueio do nervo glossofaríngeo possibilita o diagnóstico diferencial da neuralgia deste com a do trigêmeo e com a do gânglio geniculado (parte sensitiva do VII par). Esse bloqueio pode também ser usado para aliviar a dor decorrente de tumores malignos de base da língua, epiglote e tonsilas.

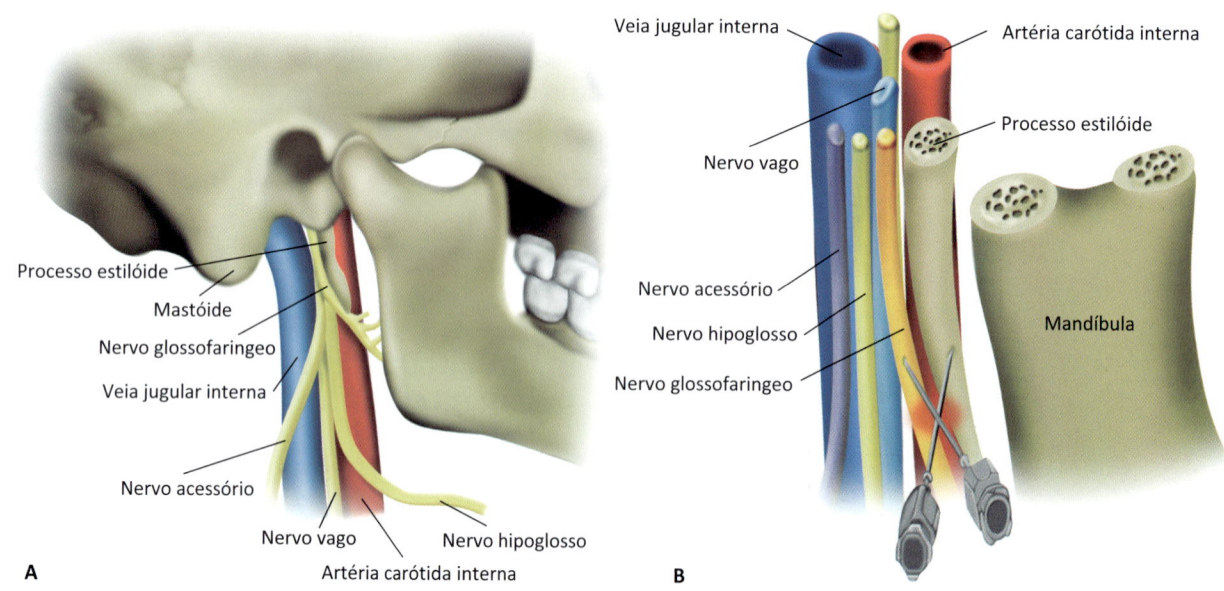

▲ **Figura 107.51** **(A)** Anatomia do nervo glossofaríngeo. **(B)** Localização da agulha do bloqueio.

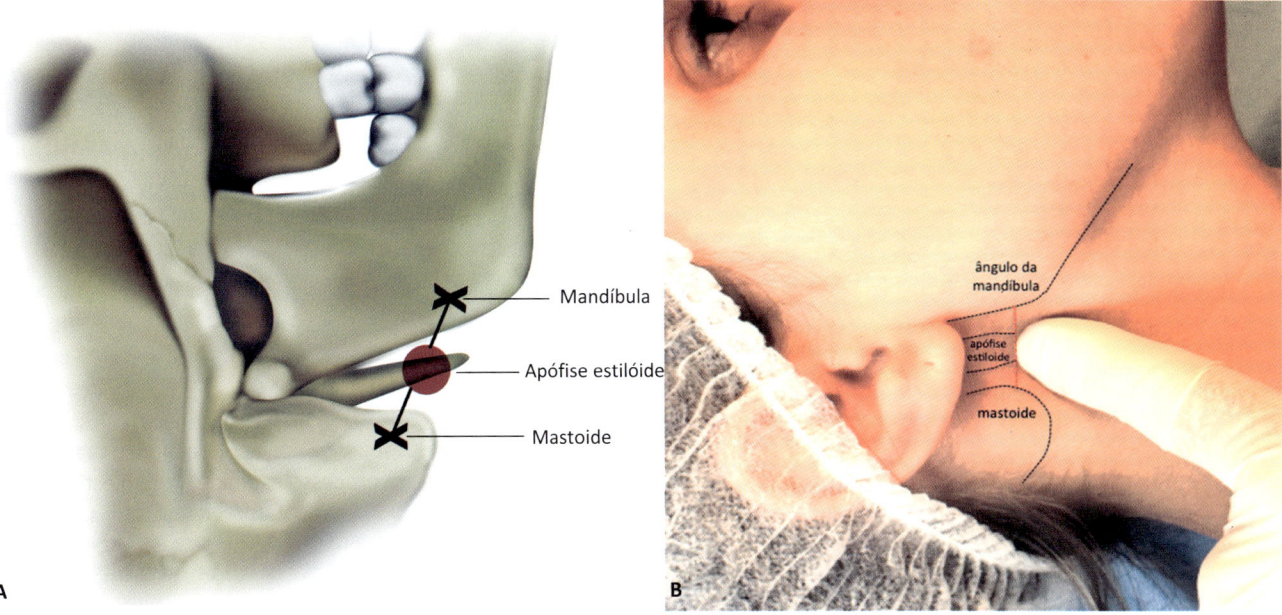

▲ **Figura 107.52  (A)** Referências anatômicas do bloqueio do nervo glossofaríngeo. **(B)** Palpação do processo estiloide.

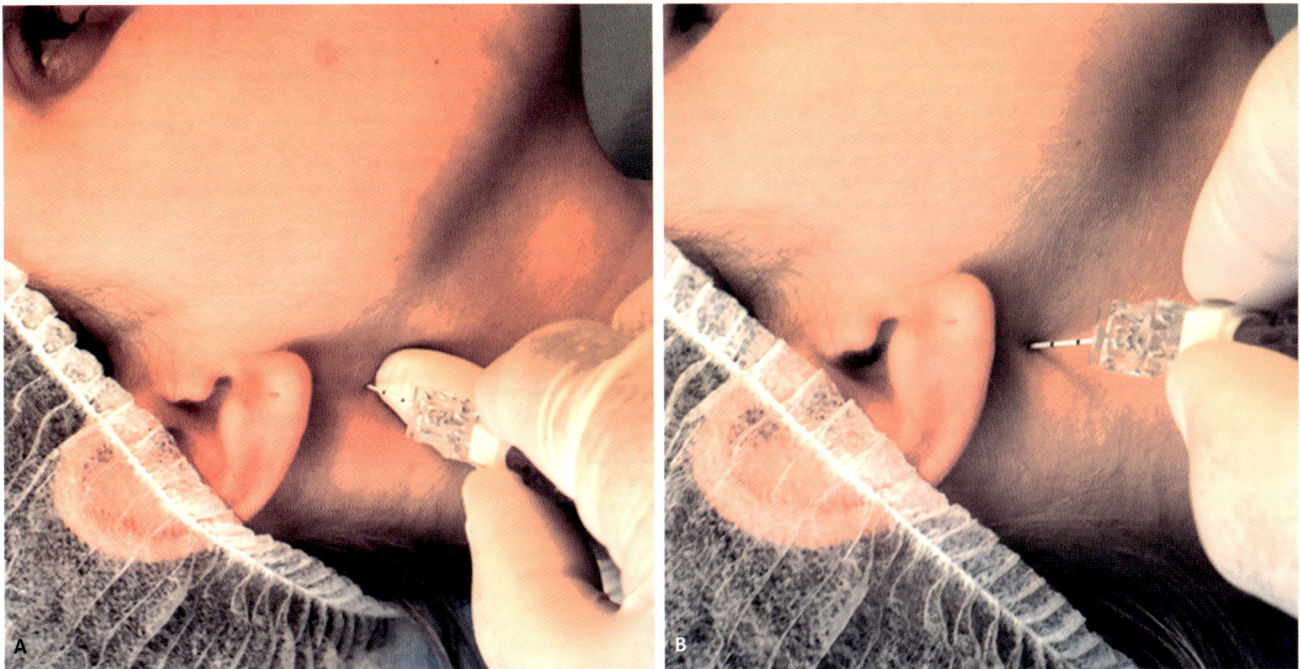

▲ **Figura 107.53**  Técnica do bloqueio do nervo glossofaríngeo. **(A)** A agulha toca no processo estiloide. **(B)** A agulha é redirecionada posteriormente. **(C)** Técnica com ultrassonografia.

## Complicações

Com a abordagem periestiloide, devido à presença de estruturas vasculares e nervosas importantes próximas ao nervo glossofaríngeo, existe um risco extremamente alto de injeção intravascular acidental ou disseminação de anestésico local para os nervos vago, hipoglosso e acessório. Disfagia, bloqueio do nervo vago resultando em paralisia da corda vocal e taquicardia. Os bloqueios dos nervos acessório e hipoglosso causam paralisia do mesmo lado do músculo trapézio e da língua. Deve-se sempre aspirar antes de injetar o anestésico para evitar injeção intravascular.

## ■ BLOQUEIO DAS ORELHAS EXTERNAS E MÉDIAS

### Anatomia

A inervação sensitiva da face anterior do pavilhão da orelha é realizada pelos nervos: auricular maior ($C_2$-$C_3$), auriculotemporal (ramo do nervo mandibular) e ramo auricular do nervo vago (Figura 107.54 A).

A inervação sensitiva da face posterior do pavilhão da orelha é realizada pelos nervos: auricular maior ($C_2$-$C_3$) e occipital menor (C₂), que são ramos do plexo cervical, e pelo ramo auricular do nervo vago (Figura 107.54 B).

O conduto auditivo externo se estende da concha até a membrana timpânica. A inervação sensitiva do conduto auditivo externo pode ser dividida em duas partes: paredes anterior e posterior. A inervação da parede anterior, incluindo a face externa e anterior do tímpano, é realizada pelo ramo timpânico do nervo auriculotemporal, ramo do nervo mandibular (V3) (Figura 107.54 A). A inervação da parede posterior é feita pelo ramo auricular do nervo vago (X). O ramo timpânico do nervo glossofaríngeo é responsável pelo suprimento da face interna do tímpano, mucosa que reveste a caixa timpânica, promontório, tuba auditiva e células da mastoide. Com exceção do ramo timpânico do glossofaríngeo, que penetra no conduto pelos canalículos timpânicos inferiores, todos esses filetes nervosos penetram no meato acústico externo no ponto de junção da porção óssea com a porção cartilaginosa do conduto.[13,24]

## Técnicas dos Bloqueios do Conduto Auditivo Externo e da Membrana Timpânica

### Técnica endaural

Traça-se uma linha imaginária horizontal no meio do conduto auditivo externo e, nos pontos em que a mesma tocar as paredes do conduto na junção óssea-cartilaginosa, injeta-se 0,5 mL de solução anestésica anterior (Figura 107.55 A) e posteriormente (Figura 107.55 B), utilizando-se seringa e agulha calibre 13 × 0,45 mm ou 25 × 0,60 mm.

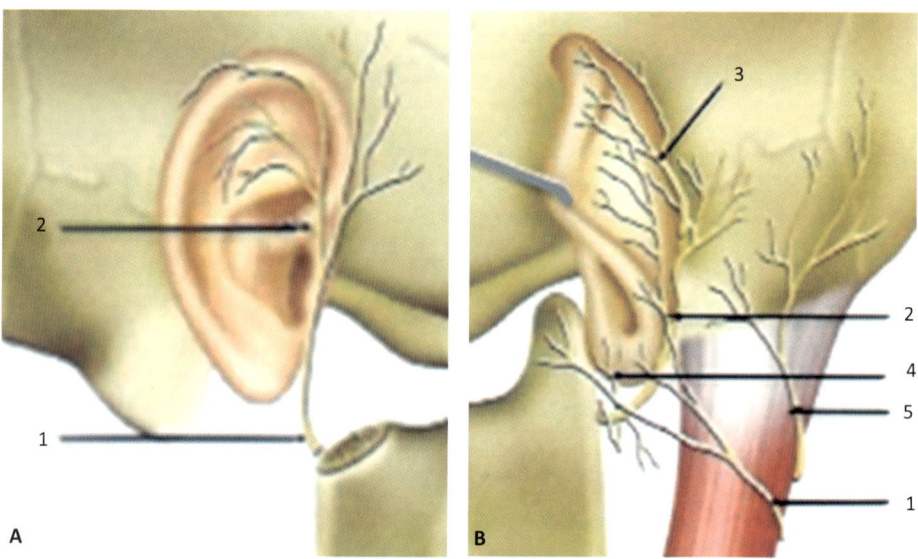

▲ **Figura 107.54** **(A)** Inervação sensitiva da face anterior do pavilhão da orelha e parte anterior do conduto auditivo externo e parte anterior da membrana timpânica. **(1)** Ramo do nervo mandibular; **(2)** ramo timpânico do nervo auriculotemporal. **(B)** Inervação sensitiva da face posterior do pavilhão da orelha e parte posterior do conduto auditivo externo e parte posterior da membrana timpânica. **(1)** Nervo auricular maior; **(2)** nervo auricular posterior; **(3)** ramo auricular do nervo vago; **(4)** nervo timpânico do glossofaríngeo; **(5)** nervo occipital menor.

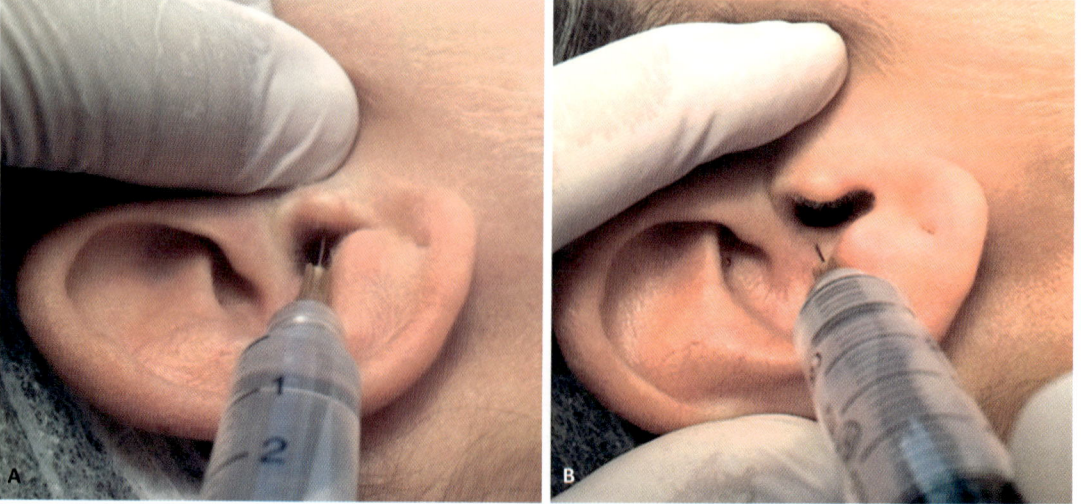

▲ **Figura 107.55** Bloqueio do conduto auditivo externo pela técnica endoaural. **(A)** Bloqueio da parede anterior do conduto auditivo externo e parte anterior do tímpano. Bloqueio do ramo timpânico do nervo auriculotemporal. **(B)** Bloqueio da parede posterior do conduto auditivo externo e parte posterior do tímpano.

## Indicações

Miringoplastias, timpanoplastias para tratamento de otites médias serosas com ou sem colocação de drenos e cirurgia da otoesclerose.

O bloqueio do conduto auditivo externo com sedação consciente é particularmente indicado para as estapedectomias em que há remoção do estribo e sua substituição por uma prótese adequada. Nesse caso, a ocorrência de tosse após a extubação traqueal pode deslocar a prótese e comprometer o resultado da cirurgia.[25]

## Técnica externa

É realizada utilizando-se uma agulha 25 × 0,60 mm. Introduz-se a agulha na parte anterior do conduto auditivo externo até fazer contato com a margem óssea do conduto. Injeta-se 1 mL da solução anestésica (Figura 107.56 A). A seguir, introduz-se a agulha na parte posterior do pavilhão auricular o máximo possível, entre o conduto auditi-

vo externo e a mastoide, evitando o contato com a parede óssea. Injeta-se 1 mL da solução anestésica e, ao retirar-se a agulha, injetam-se 2 mL no trajeto (Figura 107.56 B). Em seguida, faz-se a infiltração subcutânea na parte posterior do pavilhão da orelha[23] (Figuras 107.11 e 107.57 A, B e C).[13]

## Indicações

As indicações do bloqueio do conduto auditivo externo pela via externa são para cirurgias grandes do ouvido: timpanomastoidectomias, mastoidectomias radicais, descompressão do nervo facial, tumores glômicos do ouvido, labirintectomias, acesso ao conduto auditivo interno para cirurgias do neurinoma do acústico e implante coclear.[13]

## Contraindicações

São consideradas contraindicações para a realização dos bloqueios: infecção nos locais de punção, alergia aos anestésicos locais e recusa do paciente.

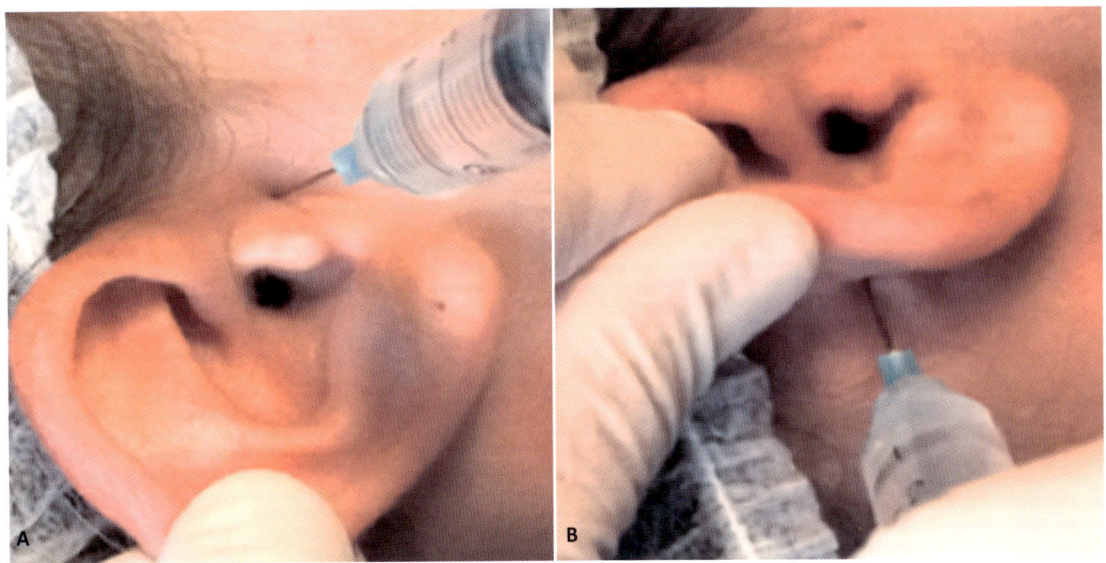

▲ **Figura 107.56** Bloqueio do conduto auditivo interno pela técnica externa. **(A)** Punção na parte anterior. **(B)** Punção na parte posterior.

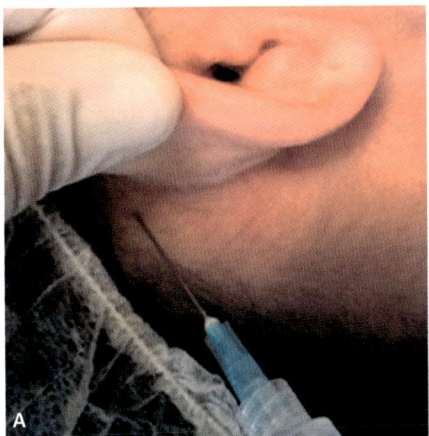 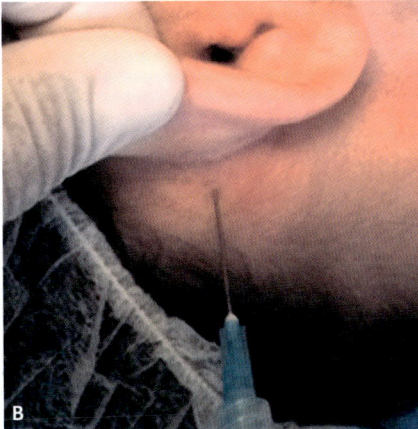 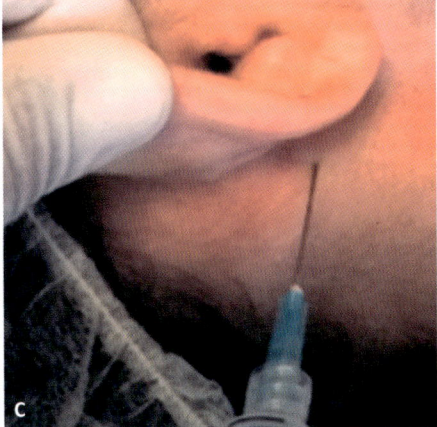

▲ **Figura 107.57** Infiltração subcutânea na região posterior do pavilhão auricular para bloqueio dos nervos da Figura 107.55 B. **(A)** Superior. **(B)** Média. **(C)** Inferior.

## Eventos adversos

As complicações resultantes desses bloqueios são: hematoma por lesão vascular sem maiores consequências e bloqueio do ramo do nervo facial ao nível anterior do conduto auditivo externo, nervo este que passa junto ao auriculotemporal, sendo necessário, nesses casos, proteger o olho do mesmo lado devido à acinesia da pálpebra.

## REFERÊNCIAS

1. Collins AB, Gray AT. Peripheral Nerve Blocks. In: Miller RD, Pardo M, Basics of Anesthesia. 6. Ed. Philadelphia: Elsevier Saunders; 2011. 284-99.
2. Murphy T. Somatic blockade of head and neck. In: Cousins P, Bridenbaugh P. Clinical Anesthesia and Management of Pain. Philadelphia: Lippencott-Raven, 2000:489-14.
3. Gray Drake RL, Vogl AW, Mitchell AWM. Gray's Anatomia Básica. 1. ed. Rio de Janeiro: Elsevier; 2013. 442-46.
4. Adriani J. Labat's Regional Anesthesia Techniques and Clinical Applications. 3. ed. Philadelphia: W.B. Saunders Co.; 1967.
5. Hartel F. Die Leitungsanasthesie und Injektionsbehandlung des ganglion Gasseri und der Trigeminusstamme. Arch Klin Chir. 1912;100:193-292.
6. Candido KD, Day M. Nerve Blocks of the Head and Neck. In: Benzon HT. Practical Manegement of Pain. 5. Ed. St. Louis: Mosby; 2014. 697-15.
7. Nader A, Kendall MC, De Oliveria GS, Chen JQ, Vanderby B, Rosenow JM, et al. Ultrasound-guided trigeminal nerve block via the pterygopalatine fossa: an effective treatment for trigeminal neuralgia and atypical facial pain. Pain Phisician. 2013 Sep-Oct;16(5):E537-45.
8. Ferreira MA. Bloqueio do Nervo Nasociliar. In: Cangiani LM, Nakashima ER, Gonçalves TAM. Atlas de Técnicas de Bloqueios Regionais SBA. 3. ed. Rio de Janeiro: Sociedade Brasileira de Anestesiologia; 2013. 65-67.
9. Pereira AMSA. Bloqueio dos Nervos Supraorbitário e Supratroclear. In: Cangiani LM, Nakashima ER, Gonçalves TAM. Atlas de Técnicas de Bloqueios Regionais SBA. 3. ed. Rio de Janeiro: Sociedade Brasileira de Anestesiologia; 2013. 57-60.
10. Cangiani LM. O Nervo Trigêmeo. In: Cangiani LM, Nakashima ER, Gonçalves TAM. Atlas de Técnicas de Bloqueios Regionais SBA. 3. ed. Rio de Janeiro: Sociedade Brasileira de Anestesiologia; 2013. 53-55.
11. Santos ETM. Bloqueio do Nervo Lacrimal. In: Cangiani LM, Nakashima ER, Gonçalves TAM. Atlas de Técnicas de Bloqueios Regionais SBA. 3. ed. Rio de Janeiro: Sociedade Brasileira de Anestesiologia; 2013. 69-70.
12. Costa PRRM. Bloqueio do Nervo Maxilar. In: Cangiani LM, Nakashima ER, Gonçalves TAM. Atlas de Técnicas de Bloqueios Regionais SBA. 3. ed. Rio de Janeiro: Sociedade Brasileira de Anestesiologia; 2013. 71-76.
13. Silva LA, Abreu MP. Bloqueios dos Nervos Periféricos da Cabeça e do Pescoço. In: Cangiani LM, Slullitel A, Potério GMB. Tratado de Anestesiologia SAESP. 7. ed. São Paulo: Atheneu; 2011. 1599-18.
14. Gonçalves TAM. Bloqueio do Nervo Infraorbitário. In: Cangiani LM, Nakashima ER, Gonçalves TAM. Atlas de Técnicas de Bloqueios Regionais SBA. 3. ed. Rio de Janeiro: Sociedade Brasileira de Anestesiologia; 2013. 61-64.
15. Lutti MN. Bloqueio do Nervo Zigomático. In: Cangiani LM, Nakashima ER, Gonçalves TAM. Atlas de Técnicas de Bloqueios Regionais SBA. 3. ed. Rio de Janeiro: Sociedade Brasileira de Anestesiologia; 2013. 77-78.
16. Cangiani LH. Bloqueio dos Nervos Palatinos. In: Cangiani LM, Nakashima ER, Gonçalves TAM. Atlas de Técnicas de Bloqueios Regionais SBA. 3. ed. Rio de Janeiro: Sociedade Brasileira de Anestesiologia; 2013. 131-133.
17. Grando TA, Baraldi CE. Bloqueios do Nervo Mandibular e Seus Ramos. In: Cangiani LM, Nakashima ER, Gonçalves TAM. Atlas de Técnicas de Bloqueios Regionais SBA. 3. ed. Rio de Janeiro: Sociedade Brasileira de Anestesiologia; 2013. 125-130.
18. Mcnicholas E, Bilotta F, Titi L, Chandler J, Rosa G, Koht A. Transient Facial Nerve Palsy after Auriculotemporal Nerve Block in Awake Craniotomy Patients. A A Case Rep. 2014;2:40-3.
19. Gow-Gates GAE. Mandibular conduction anaesthesia; a new technique using extraoral landmarks. Oral Surg Oral Med Oral Pathol. 1973;36:321-330.
20. Akinosi J. A New Approach to the mandibular nerve block. British Journal of Oral Surgery. 1977;15(1):83-87.
21. Borges DPR, Souza LMA, Souto MLS. Estudo comparativo entre dois protocolos anestésicos envolvendo bloqueio do nervo alveolar inferior convencional e de Vazirani-Akinosi para exodontia de terceiro molar inferior. Revista de Odontologia da UNESP. Jan/Fev 2014;43(1).
22. Topazian RG, Simon GT. Extraoral mandibular and maxillary block techniques. Oral Surgery, Oral Medicine, Oral Pathology. 1962;15(3):296-300.
23. Nakashima ER. Bloqueio do Nervo Mentoniano. In: Cangiani LM, Nakashima ER, Gonçalves TAM. Atlas de Técnicas de Bloqueios Regionais SBA. 3. ed. Rio de Janeiro: Sociedade Brasileira de Anestesiologia; 2013. 79-81.
24. Porto AM. Bloqueio das Orelhas Externas e Médias. In: Cangiani LM, Nakashima ER, Gonçalves TAM. Atlas de Técnicas de Bloqueios Regionais SBA. 3. ed. Rio de Janeiro: Sociedade Brasileira de Anestesiologia; 2013. 121-24.
25. Ferreira MA, Nakashima ER. Anestesia para Otorrinolaringologia. In: Cangiani LM, Slullitel A, Potério GMB. Tratado de Anestesiologia SAESP. 7. Ed. São Paulo: Atheneu; 2011. 1875-1890.
26. Nardi MN, Alvarado AC, Schaefer TJ. Infraorbital Nerve Block. [Internet]. StatPearls. Treasure Island, FL: StatPearls Publishing. (Accessed on May 30, 2024).
27. Yaghoubian JM, Aminpour H, Anilus V. Supertrochlear Nerve Block. [Internet]. StatPearls. Treasure Island, FL: StatPearls Publishing. (Accessed on May 30, 2024).

# 108

# Bloqueio do Plexo Cervical e dos Nervos Intercostais

Luiz Marciano Cangiani ■ Adriel Franco de Mattos

## INTRODUÇÃO

Neste capítulo, serão apresentados os bloqueios do plexo cervical e dos nervos intercostais, na seguinte ordem: bloqueio do plexo cervical, bloqueio intercostal por punções múltiplas na linha axilar média, bloqueio intercostal por punção única posterior, bloqueio interpleural, bloqueios dos nervos peitorais, bloqueio do plano eretor espinal, bloqueio do plano serrátio e bloqueios contínuos com inserção de cateter. Técnicas clássicas e aquelas guiadas por ultrassom serão descritas.

## ■ BLOQUEIO DO PLEXO CERVICAL

O plexo cervical é formado pelos ramos ventrais dos quatro primeiros nervos cervicais superiores. Os ramos do plexo cervical se distribuem para alguns músculos do pescoço, para o diafragma e para os tegumentos da parte posterior da cabeça, pescoço e parte superior do tórax (Figuras 108.1 e 108.2).[1]

O plexo cervical fica localizado junto aos processos transversais das primeiras quatro vértebras cervicais e entre as inserções superiores dos músculos escalenos médio (posteriormente) e anterior (anteriormente).

O primeiro nervo cervical ($C_1$) é predominantemente motor e é chamado "suboccipital". Ele emite, às vezes, um ramo cutâneo que acompanha a artéria occipital para o couro cabeludo. Os demais nervos cervicais ($C_2$, $C_3$ e $C_4$) emergem através dos forâmens intervertebrais e caminham lateralmente no sulco dos nervos espinais, entre os tubérculos posteriores e anteriores dos processos transversais, passando por trás da artéria e das veias vertebrais. Esses nervos, ao chegarem às extremidades laterais dos processos transversais, dividem-se em dois ramos: um dorsal e outro ventral (Figura 108.3).

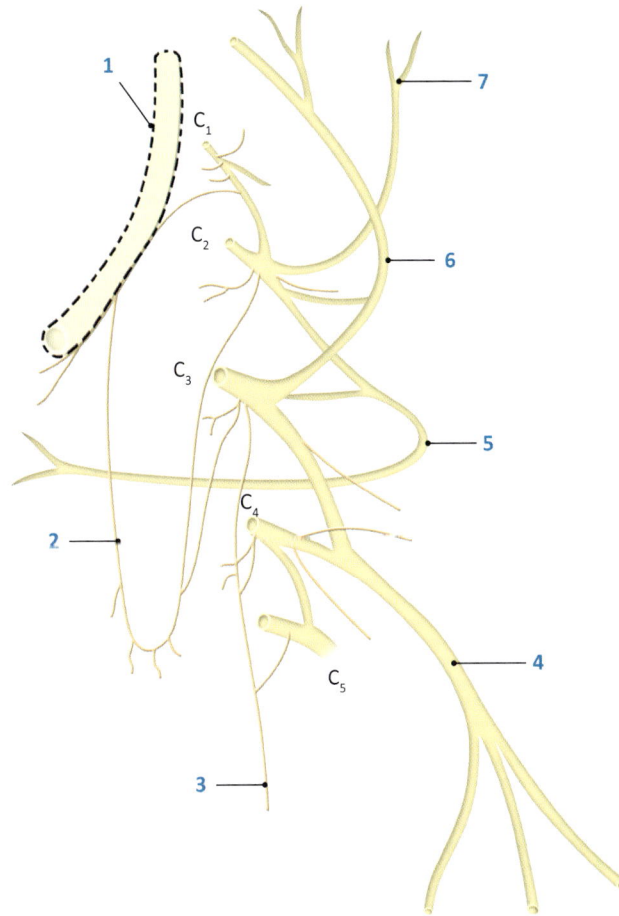

▲ **Figura 108.1** Desenho esquemático da origem e formação do plexo cervical ($C_2$, $C_3$, $C_4$, e ramo de $C_5$). **(1)** Nervo hipoglosso; **(2)** Alça cervical; **(3)** Nervo frênico; **(4)** Nervo supraclavicular; **(5)** Nervo transverso do pescoço; **(6)** Nervo auricular magno; **(7)** Nervo pequeno occipital.

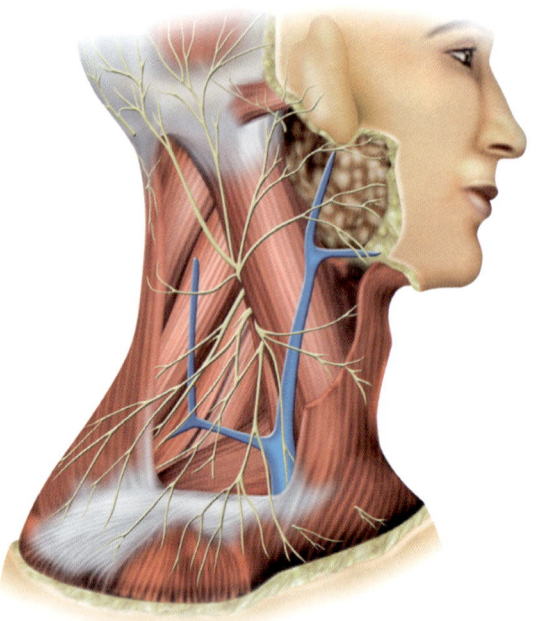

▲ **Figura 108.2** Plexo cervical e seus ramos.

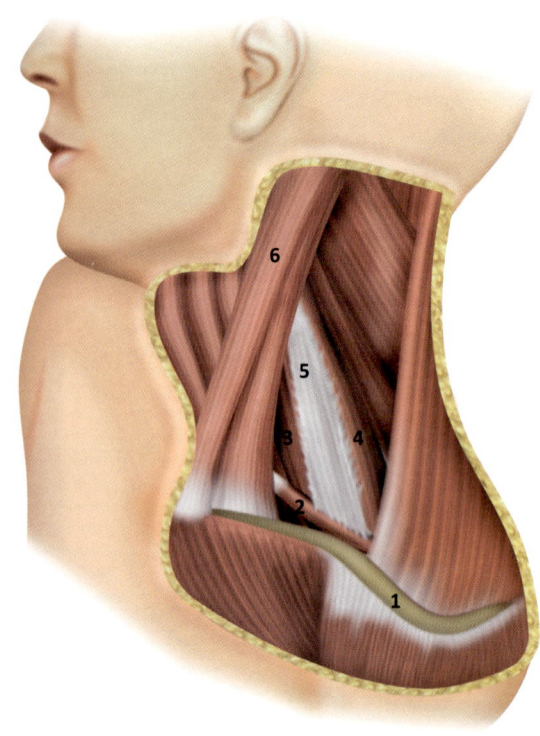

▲ **Figura 108.4** **(1)** Clavícula; **(2)** Músculo omo-hióideo; **(3)** Músculo escaleno anterior; **(4)** Músculo escaleno médio; **(5)** Aponeurose interescalênica (espaço interescalênico); **(6)** Músculo esternocleidomastoide.

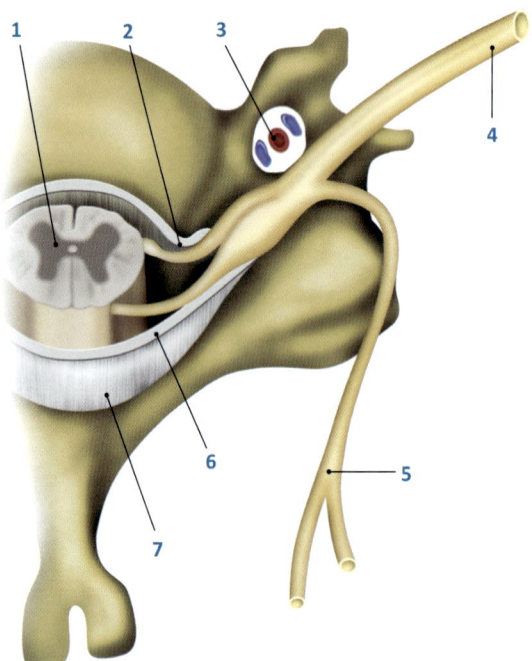

▲ **Figura 108.3** Divisão do nervo espinal: **(1)** Medula espinal; **(2)** Raiz nervosa ventral; **(3)** Artéria vertebral; **(4)** Ramo ventral do nervo espinal; **(5)** Ramo dorsal do nervo espinal; **(6)** Raiz nervosa dorsal; **(7)** Dura-máter.

Ao passarem pelos extremos dos processos transversais, os ramos ventrais dividem-se em ramos ascendentes e descendentes (ver Figura 108.1), que se interconectam por meio de alças localizadas junto aos processos transversais e que se encontram entre as folhas músculo-aponeuróticas dos músculos escalenos anterior e médio, estando recobertas pela metade superior do músculo esternocleidomastóideo (Figuras 108.4 e 108.5).

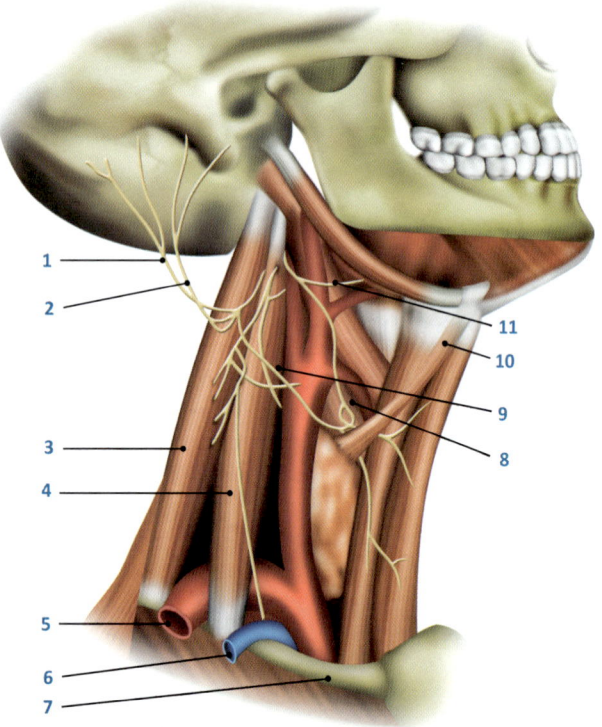

▲ **Figura 108.5** **(1)** Nervo pequeno occipital; **(2)** Nervo auricular magno; **(3)** Músculo escaleno médio; **(4)** Músculo escaleno anterior; Nervo frênico; **(5)** Artéria subclávia; **(6)** Veia subclávia; **(7)** Primeira costela; **(8)** Alça cervical; **(9)** Nervo transverso do pescoço; **(10)** Músculo omo-hióideo; **(11)** Nervo hipoglosso.

O músculo escaleno médio, por digitações musculares de sua parte superior, prende-se aos tubérculos posteriores dos processos transversais de $C_2$ a $C_7$. O músculo escaleno anterior se prende aos tubérculos anteriores dos processos transversais de $C_3$ a $C_6$. As extremidades inferiores dos músculos escalenos fixam-se na primeira costela.

A aponeurose posterior do escaleno anterior e a aponeurose anterior do escaleno médio juntam-se com a aponeurose, que une lateralmente esses músculos, formando, assim, um espaço virtual, cuja parede medial é constituída pelos processos transversais das vértebras cervicais. Esse espaço musculoaponeurótico se prolonga até o terço proximal do braço, abrigando em seu interior os plexos cervical e braquial.

De sua porção cranial, até cruzar a primeira costela, o espaço virtual pode ser chamado de "espaço interescalênico". A porção entre a primeira costela e a clavícula recebe o nome de "espaço subclávio", por onde entram a artéria e a veia subclávia. A porção abaixo da clavícula recebe o nome de "espaço axilar".

Por cima do espaço interescalênico, em sua parte superior, encontra-se o músculo esternocleidomastóideo, que tem sua extremidade superior inserida no processo petroso da mastoide, de onde dirige-se obliquamente para baixo e para a linha média, cruzando o lado do pescoço. Em sua extremidade inferior, apresenta-se com duas porções: medial ou externa, que se insere na superfície anterior do manúbrio externo, e a porção lateral ou clavicular, que se insere no terço interno da clavícula.

Cruzando o espaço interescalênico em sua porção inferior, encontra-se o músculo omo-hióideo que, vindo da escápula, dirige-se ao osso hioide, passando por baixo do músculo esternocleidomastóideo.

Outras estruturas ainda se encontram cobrindo o espaço interescalênico, como a meia jugular externa (importante ponto de referência), o músculo platisma do pescoço (imperceptível ao tato, quando relaxado), tecido subcutâneo e pele.

Desde sua origem, o plexo cervical emite ramos profundos e superficiais, admitindo-se, então, a formação dos plexos cervicais profundo e superficial. Os ramos superficiais (ver Figura 108.2) inervam a pele conforme mostra a Figura 108.6. A área de inervação mais cranial imbrica-se com nervos oriundos do nervo trigêmeo. Assim, para obter analgesia para cirurgias cujas incisões se prolonguem além da região cervical, como exemplo a região da mandíbula, há necessidade de complementação do bloqueio.

## Técnica do Bloqueio

Os pontos de referência para a realização do bloqueio do plexo cervical são: cartilagem tireoide, borda posterior do esternocleidomastóideo e extremidade lateral do processo transverso de $C_4$.

Para a realização do bloqueio, deve-se observar esta sequência:[1]

**a)** Paciente em decúbito dorsal com a cabeça elevada e virada para o lado oposto ao dos bloqueios, para tornar saliente a borda posterior do ramo clavicular do esternocleidomastóideo (Figura 108.7).

**b)** Enquanto este músculo permanecer saliente, deve-se palpá-lo posteriormente com o indicador, no nível da borda superior da cartilagem tireoide na altura de $C_4$.

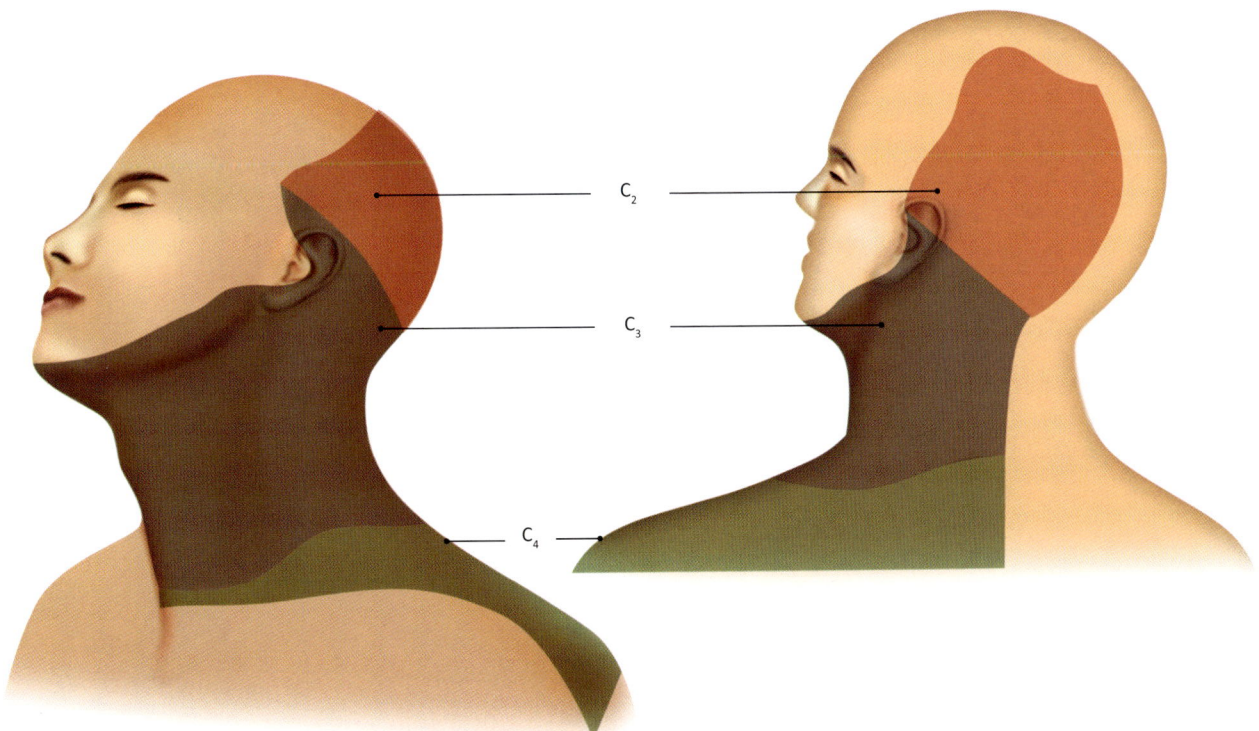

▲ **Figura 108.6** Área de inervação do plexo cervical.

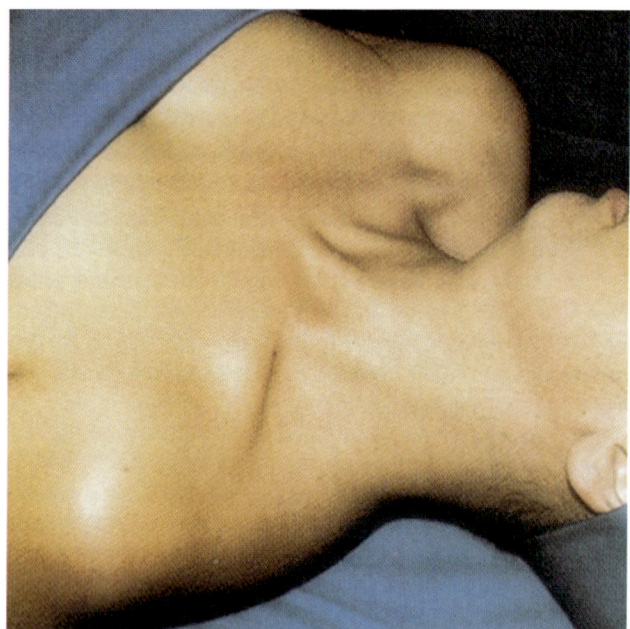

▲ **Figura 108.7** Posicionamento do paciente.

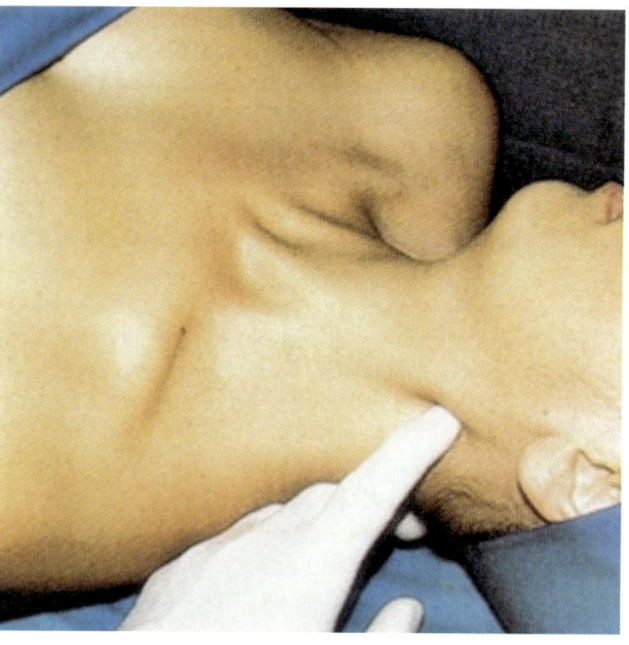

▲ **Figura 108.9** Palpação da extremidade lateral do processo transverso de C₄.

**c)** Deslizando os dedos lateralmente, tocam-se o músculo escaleno anterior, imediatamente abaixo do músculo esternocleidomastóideo e, em seguida, a fenda interescalênica. Deve-se procurar palpar a extremidade do processo transverso de $C_4$ (Figuras 108.8 e 108.9).

**d)** Neste nível, ou na altura de $C_3$, na pele, faz-se um botão anestésico e introduz-se uma agulha curta (0,7×25 mm) perpendicular à pele em todos os planos, até tocar o processo transverso de $C_4$. A agulha, ao tocar a extremidade do processo transverso de $C_4$, encontra o plano musculoaponeurótico, que envolve o plexo cervical.

**e)** Retrocede-se a agulha 2 mm, aspira-se para assegurar que não se encontra à luz de vaso e injetam-se 15 a 20 mL da solução de anestésico local. A extensão do bloqueio anestésico depende do volume da solução e do paciente. Após a injeção, ocorre intumescimento do espaço interescalênico no nível cervical, confirmando a correção da punção (Figura 108.10).

Para obter bloqueio efetivo e seletivo do plexo cervical, faz-se compressão digital logo abaixo da agulha durante a

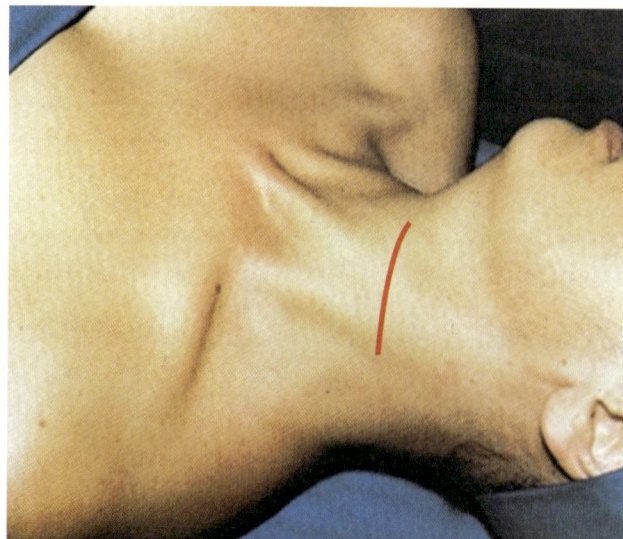

▲ **Figura 108.8** A linha vermelha corresponde à borda superior da cartilagem tireoide e indica a altura do processo transverso de C₄.

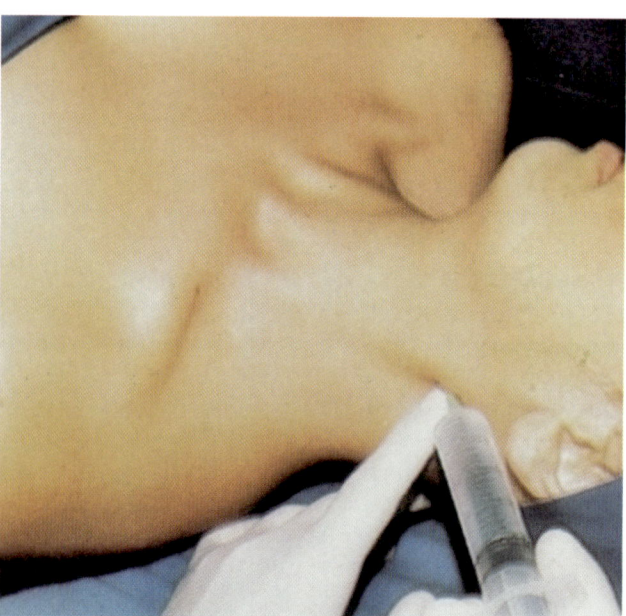

▲ **Figura 108.10** Palpa-se a extremidade lateral do processo transverso de C₄ e simultaneamente toca-se este processo com a agulha já adaptada à seringa com solução anestésica.

injeção e, a seguir, coloca-se o paciente em cefalodeclive, procedendo a uma leve ordenha em sentido cefálico.

Assim, a localização do processo transverso de C$_4$ ou C$_3$ é fundamental. A Figura 108.11 mostra imagem ultrassonográfica com localização do processo transverso de C$_4$. A localização ultrassonográfica deve ser feita a partir do rastreamento ultrassonográfico de toda a coluna cervical.

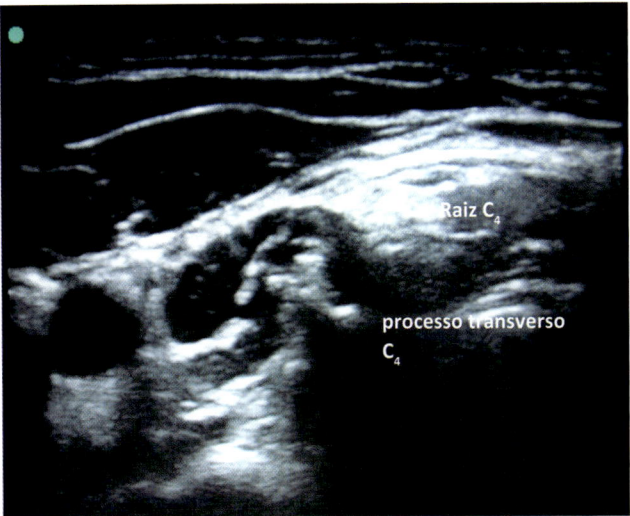

▲ **Figura 108.11** Imagem ultrassonográfica mostrando a raiz e o processo transverso de C$_4$.

## Indicações, Contraindicações e Eventos Adversos

O bloqueio do plexo cervical está indicado nas cirurgias do pescoço, especialmente nas de carótida e na parte posterior do couro cabeludo. Nas cirurgias da carótida, o bloqueio do plexo cervical com sedação leve é uma ótima indicação, pois, em princípio, é desejável que o paciente responda ao comando, principalmente no momento do pinçamento da carótida, assim como nos demais momentos da cirurgia, quando êmbolos podem se soltar e causar acidente vascular cerebral. No entanto, há necessidade da conversão para anestesia geral quando o paciente se mostrar muito inquieto e não colaborativo. Nesta situação, pode ocorrer também significativo aumento da pressão arterial, podendo também causar problemas circulatórios para o lado cerebral e cardíaco.

São contraindicações para a realização do bloqueio de plexo cervical: infecção no pescoço; obstrução traqueal; presença de tumoração no local da punção; e recusa ou falta de colaboração do paciente.

São eventos adversos do bloqueio do plexo cervical: punção de artéria vertebral; punção dos espaços peridural e/ou subaracnóideo; hematoma; bloqueio dos nervos simpáticos cervicais determinando a síndrome de Claude Bernard-Horner; e bloqueio do nervo frênico.

### ■ **BLOQUEIO DOS NERVOS INTERCOSTAIS**

A caixa torácica é inervada por nervos originados dos plexos cervical e braquial e dos nervos espinais. Os nervos

espinais dão origem aos nervos torácicos posterior e anterior, que são denominados intercostais quando acompanham o trajeto das costelas.[2]

As Figuras 108.12 e 108.13 mostram que a parte superior da caixa torácica recebe ramos supraclaviculares do plexo cervical. A Figura 108.13 mostra que o plexo braquial emite

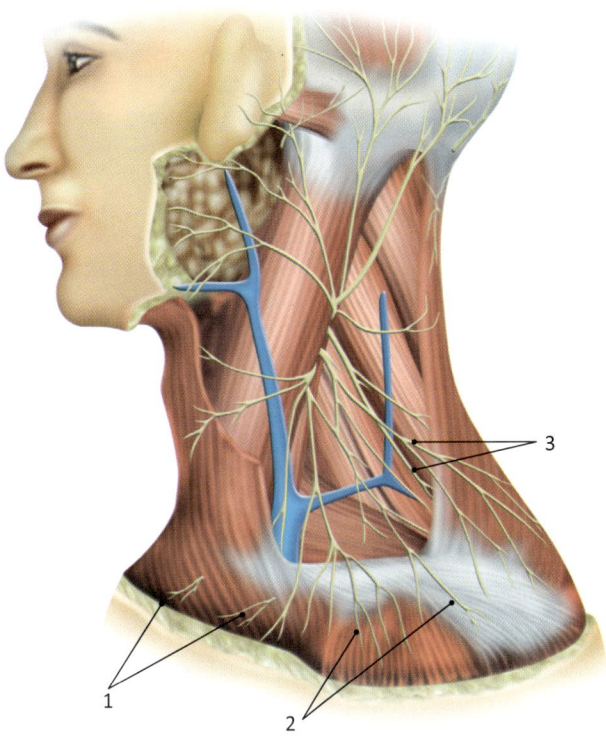

▲ **Figura 108.12** Ramos do plexo cervical para a parede torácica: **(1)** Nervos supraclaviculares anteriores; **(2)** Nervos supraclaviculares médios; **(3)** Nervos supraclaviculares posteriores.

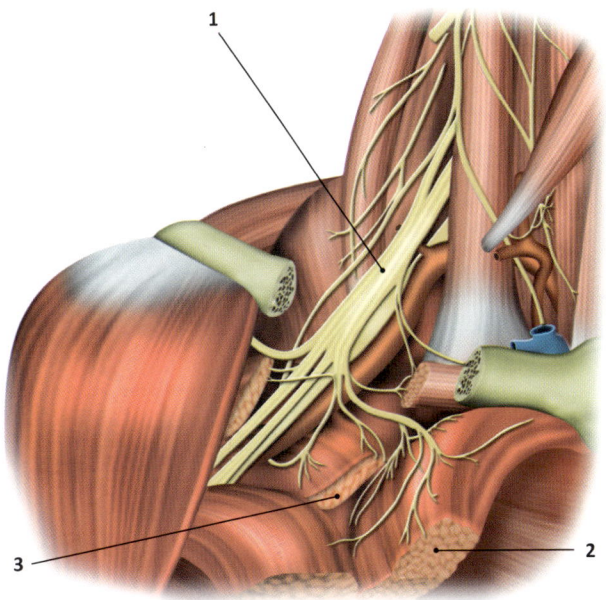

▲ **Figura 108.13** **(1)** Plexo braquial; **(2)** Músculo grande peitoral; **(3)** Músculo pequeno peitoral.

para a parte superior do tórax ramos que inervam parte dos músculos grande peitoral, pequeno peitoral e denteado. Assim, o bloqueio dos nervos intercostais não proporcionará analgesia nessas regiões.[2]

A Figura 108.14 é muito importante para que se entendam a inervação da caixa torácica e o que se pode obter de analgesia decorrente do bloqueio dos nervos intercostais pelas diferentes vias axilar média e posterior por punção única. Os nervos espinais se dividem em dois ramos: os torácicos posteriores e os torácicos anteriores. Os nervos torácicos posteriores inervam a região posterior do tórax e os torácicos anteriores. À medida que avançam para as costelas, recebem o nome de nervos intercostais. Assim, para que se possam bloquear os nervos torácicos posteriores, a injeção deve ser administrada próxima à coluna vertebral (paravertebral). A abordagem paravertebral é mais difícil, pois existe massa muscular nesta região, tornando quase impossível a palpação das costelas, que são pontos de referência para o bloqueio dos nervos intercostais individualmente. Além disso, a proximidade do canal raquidiano pode possibilitar a passagem do anestésico local para dentro dele,[3] porém a técnica paravertebral adequada contorna esse problema (ver Capítulo 109).

Os ramos torácicos anteriores recebem a denominação nervos intercostais à medida que ocupam os espaços intercostais. Assim, os nervos intercostais são constituídos pelos ramos anteriores dos 12 pares dorsais. Fibras advindas dos gânglios simpáticos levam à inervação simpática aos territórios inervados pelos nervos intercostais (Figura 108.15).[2]

Cada um dos nervos intercostais caminha inicialmente entre os músculos intercostais externos e a lâmina fibrosa, que se prolonga desde os corpos vertebrais até os músculos intercostais internos. Essa parte do trajeto dos nervos inter-

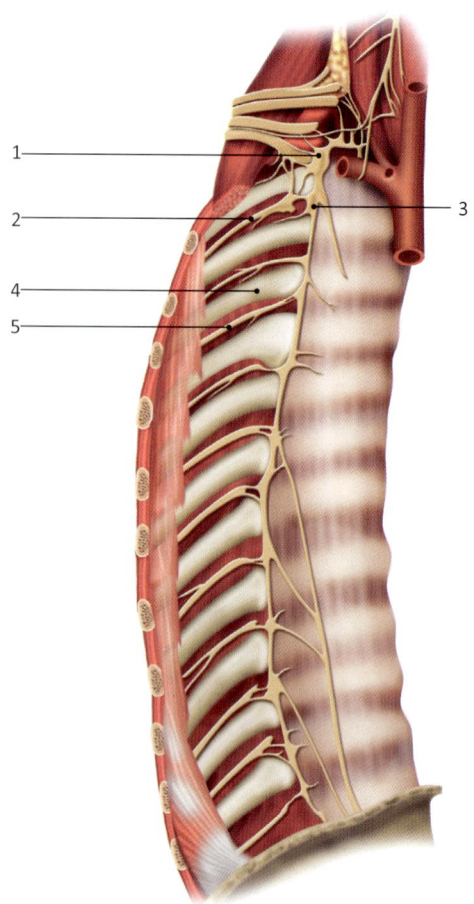

▲ **Figura 108.15** Cadeia simpática e nervos intercostais: **(1)** 1º Gânglio torácico; **(2)** 1º Nervo intercostal; **(3)** 2º Gânglio torácico; **(4)** 3ª Costela; **(5)** 3º Nervo intercostal.

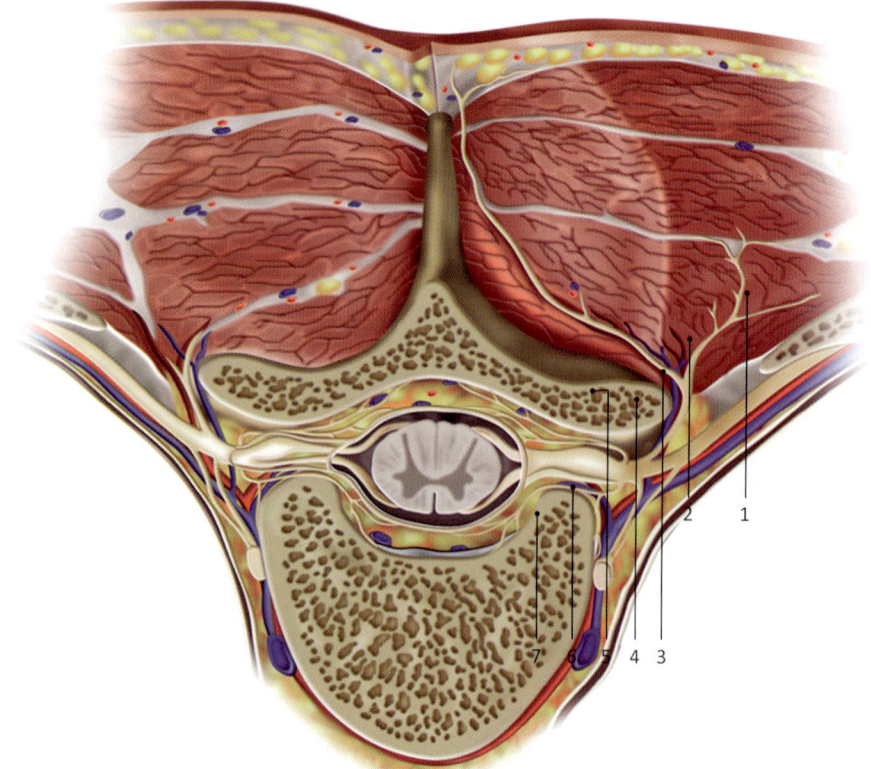

◀ **Figura 108.14** Origem dos nervos: **(1)** Costela; **(2)** Nervo intercostal; **(3)** Artéria intercostal; **(4)** Veia intercostal; **(5)** Nervo torácico; **(6)** Pleura; **(7)** Gânglio simpático.

costais está contíguo à pleura. Após ultrapassarem a linha costovertebral, os nervos se encaixam entre os músculos intercostais, distanciando-se da pleura.[2]

À medida que ganham os arcos costais, os nervos intercostais, juntamente das artérias e veias, ocupam um sulco existente nas costelas, os canais costais (Figura 108.16). Estes canais são evidentes da primeira à sétima costela e praticamente inexistem nas inferiores, onde se observam trajetos mais baixos dos nervos intercostais em relação à borda inferior das costelas. Esse fato é também observado à medida que os nervos vão alcançando a parte anterior do tórax (Figura 108.17).[2]

Ao longo de seu trajeto semicircular, os nervos intercostais dão numerosos ramos para os músculos intercostais, para as costelas, seus periósteos e para a loja parietal da pleura. Inicialmente, emitem ramos cutâneos, especialmente os laterais, localizados na linha axilar anterior, e os anteriores, entre as linhas mamilar a paraesternal (Figura 108.18).[2]

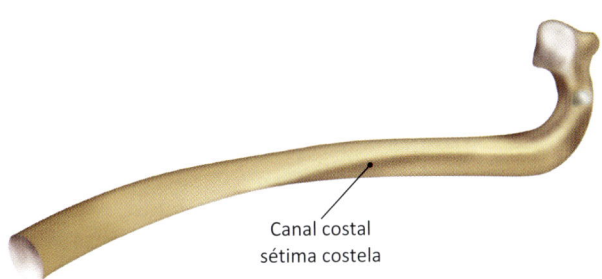

▲ **Figura 108.16** Canal costal.

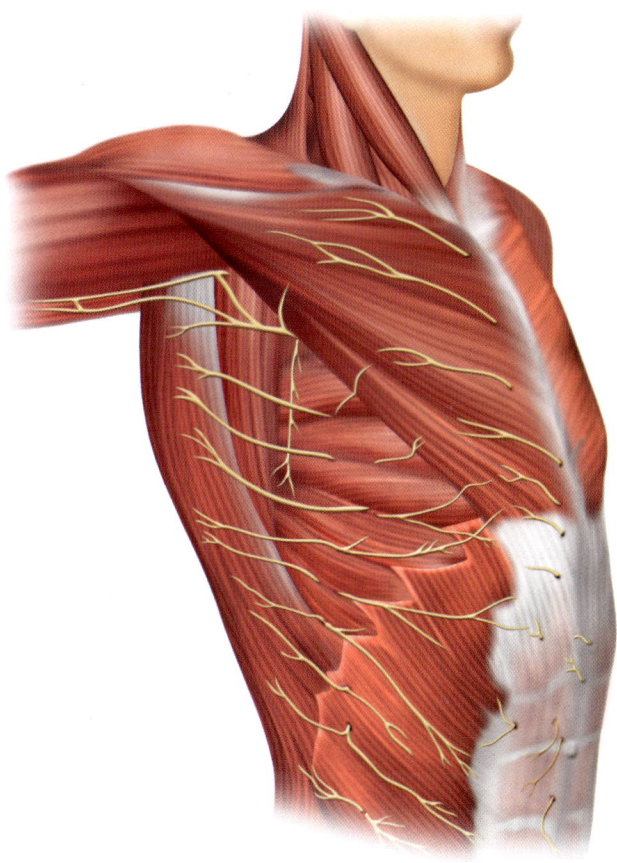

▲ **Figura 108.18** Perfurantes laterais e anteriores dos nervos intercostais.

Na parte média do nervo intercostal, sai a perfurante lateral, perfurando de dentro para fora os músculos intercostais externos, ramificando-se na pele da região costal: as perfurantes laterais do primeiro e segundo nervos intercostais passam pelo oco da axila para distribuírem-se na face interna do braço (Figura 108.19). Os ramos perfurantes anteriores emergem para o tegumento e parede anterior do tórax, pelo espaço perfurado anterior.[2]

A Figura 108.20 mostra, em corte transversal, o esquema das estruturas no nível da sexta e da sétima costelas.

A disposição das artérias, veias e nervos intercostais depende da região, mostrando variações de costela para costela, na mesma costela, e de região para região.[2]

O espaço intercostal pode ser atingido em qualquer nível. As melhores condições técnicas obtêm-se do ângulo das costelas para a frente.

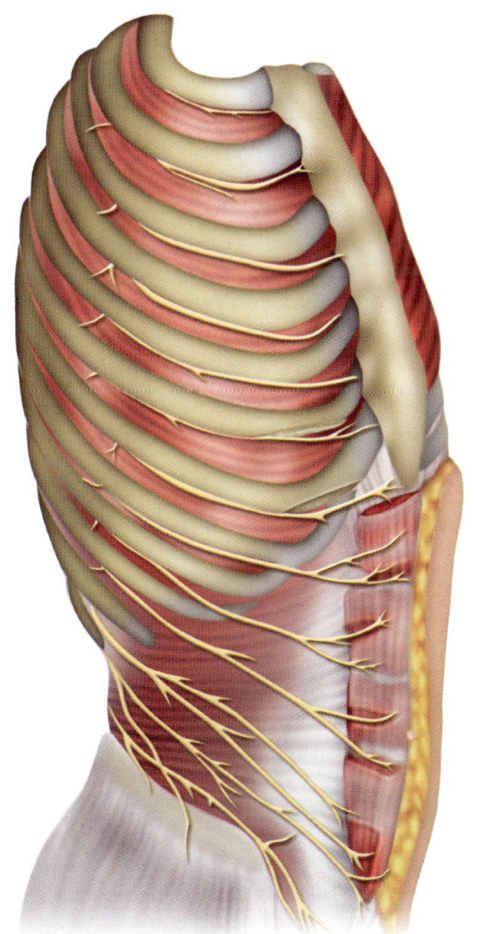

▲ **Figura 108.17** Os nervos intercostais na linha axilar média e na região anterior do tórax e suas relações com as costelas.

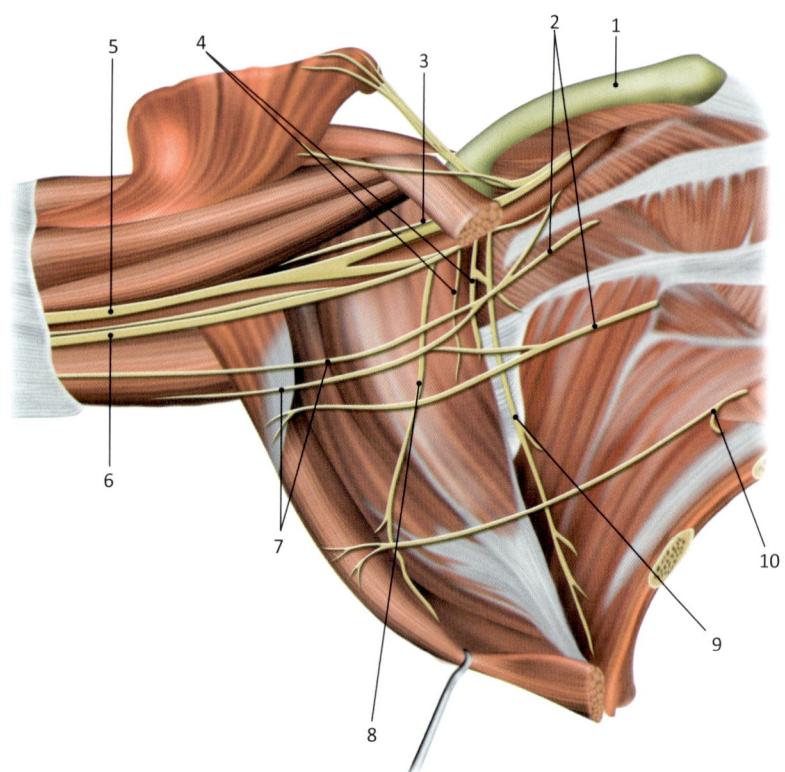

◀ **Figura 108.19** **(1)** Clavícula; **(2)** Nervos intercostobraquiais; **(3)** Nervo musculocutâneo; **(4)** Nervos subescapulares; **(5)** Nervo mediano; **(6)** Nervo ulnar; **(7)** Nervos acessórios braquial cutâneo interno; **(8)** Nervo do grande dorsal; **(9)** Nervo do serrato maior; **(10)** Ramo cutâneo externo do 4º nervo intercostal.

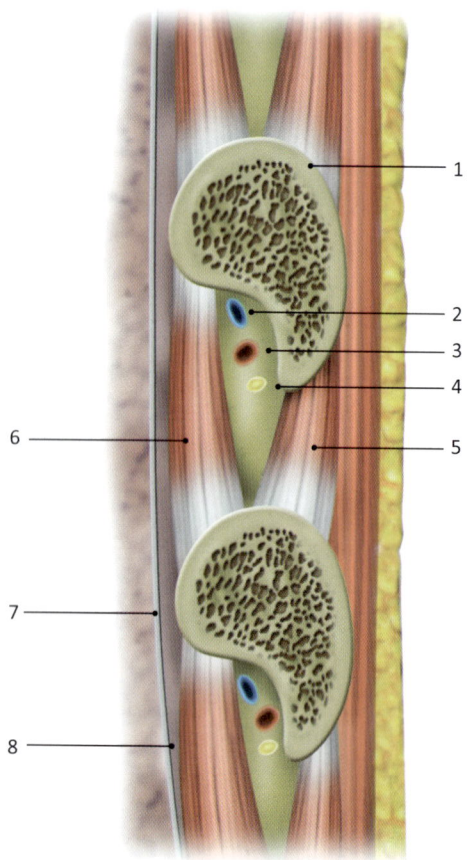

▲ **Figura 108.20** Corte transversal do espaço intercostal. **(1)** Sexta costela; **(2)** Veia intercostal; **(3)** Artéria intercostal; **(4)** Nervo intercostal; **(5)** Músculo intercostal externo; **(6)** Músculo intercostal interno; **(7)** Pleura; **(8)** Espaço subpleural.

## ■ BLOQUEIO INTERCOSTAL NA LINHA AXILAR MÉDIA

O bloqueio intercostal na linha axilar média (BILAM) é realizado com múltiplas punções. A linha axilar média é a escolhida porque reúne melhores condições anatômicas para realização dos bloqueios.

A linha axilar média fica atrás dos perfurantes laterais dos nervos intercostais, que emergem na linha axilar anterior. A espessura da musculatura é menor nesta região, quando comparada com as regiões posteriores.[3]

Da segunda à sétima costela, o canal costal é bem acentuado, e o espaço triangular intercostal é maior, ficando um pouco mais distante da pleura.

A abordagem do segundo ao décimo nervo intercostal fica mais fácil nesta região. A abordagem do primeiro nervo é quase impossível por esta via, e a dos 11° e 12° nervos, pode ser mais posterior.[3]

A sedação para a realização do bloqueio pode ser obtida com a associação de midazolam e fentanil ou alfentanil. Pequenas doses de propofol também podem ser utilizadas. Deve-se verificar a ventilação e administrar oxigênio por meio de cateter nasal ou máscara facial.

### Técnica do Bloqueio

O paciente deve ficar em decúbito dorsal fletindo o membro superior ipsilateral com a mão sob a cabeça (Figura 108.21). Em paciente do sexo feminino, a mama desce sobre a linha axilar média, dificultando a abordagem dos espaços intercostais. Por isso, coloca-se uma fita adesiva (Micropore®), que vai da região perimamilar até o ombro do lado oposto, tracionando a mama (Figura 108.22).

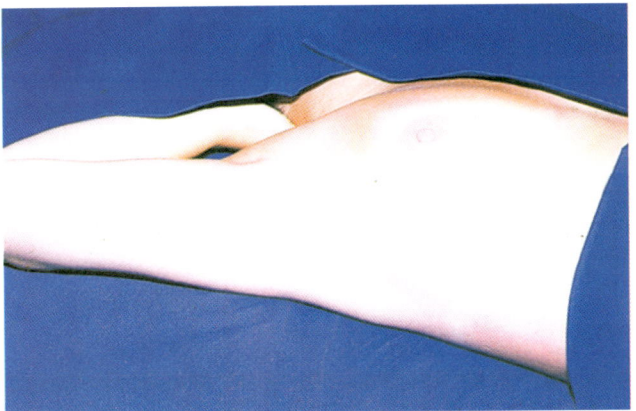

▲ **Figura 108.21** Posição para a realização do bloqueio.

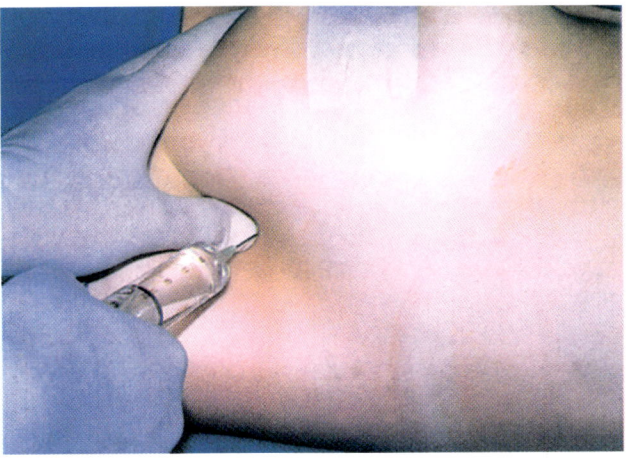

▲ **Figura 108.24** Punção do segundo espaço intercostal.

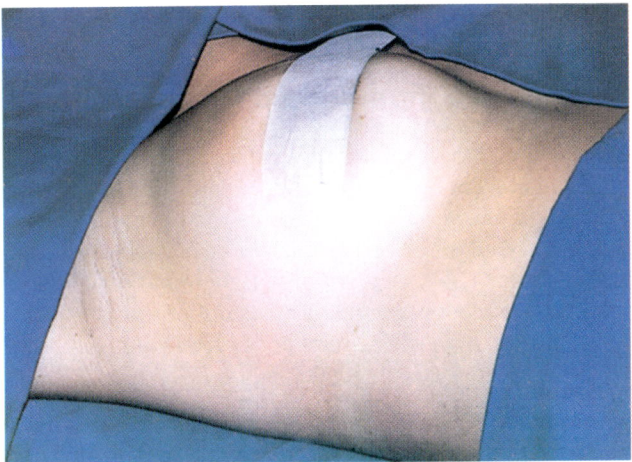

▲ **Figura 108.22** Fixação da mama.

Deve-se introduzir a agulha até tocar a costela. Em seguida, fazem-se movimentos com o polegar e a seringa, colocando-a na base inferior da costela. Localizada esta borda, introduz-se a agulha de modo a tangenciá-la. Muda-se o sentido da agulha, avançando-a no sentido cranial para dentro do canal costal (Figuras 108.25 e 108.26).[3] Deve-se tomar cuidado nesta manobra a fim de evitar a perfuração da pleura.

Após a localização do espaço, aspiram-se e injetam-se 3 mL da solução anestésica. Depois, retira-se a agulha, mantendo-se o polegar na posição. A manutenção do polegar no local da última punção serve para marcar o segmento bloqueado, evitando-se saltar uma costela. Em seguida, desliza-se o polegar até localizar a terceira costela (Figura 108.27). Repete-se o procedimento para a terceira costela e para todos os segmentos que deseja bloquear (Figura 108.28).[3]

Inicia-se a abordagem dos espaços intercostais pela segunda costela. Com o polegar, palpa-se a segunda costela e mantém-se a compressão (Figura 108.23). A seguir, perfura-se a pele com agulha 0,8×25 mm conectada a uma seringa de 20 mL, contendo solução anestésica (Figura 108.24).

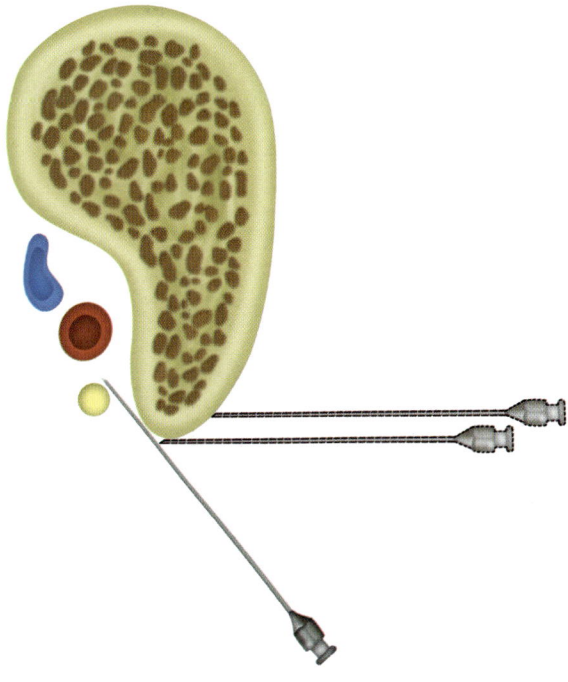

▲ **Figura 108.25** Bloqueio intercostal na linha axilar média (BILAM). Posição da agulha.

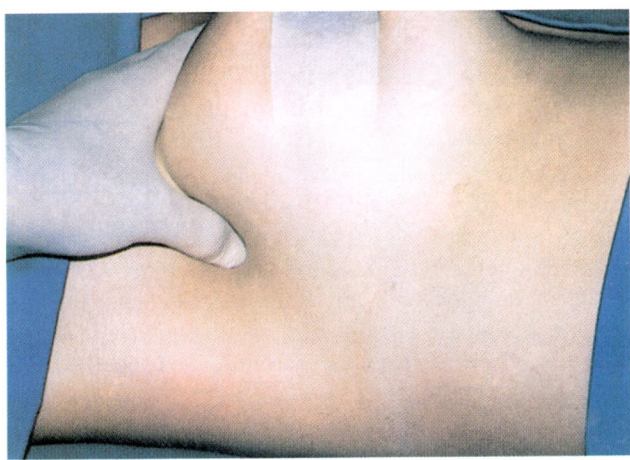

▲ **Figura 108.23** Palpação da segunda costela.

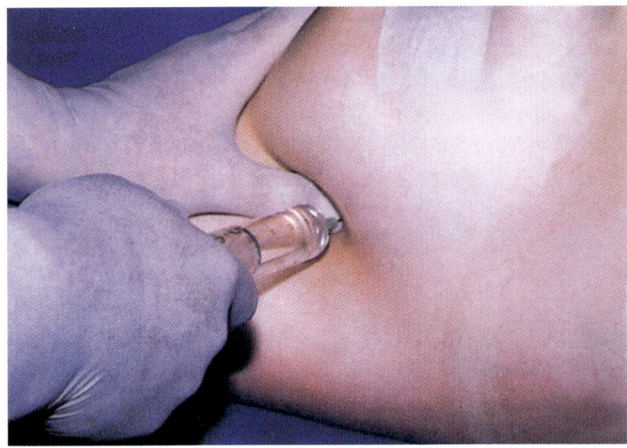

▲ **Figura 108.26** Posição da agulha.

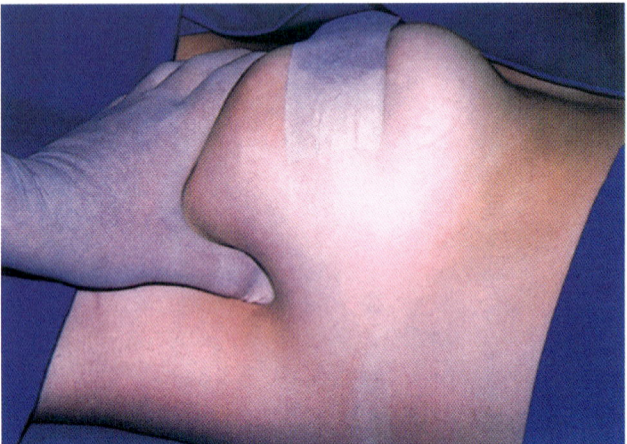

▲ **Figura 108.27** Localização da terceira costela.

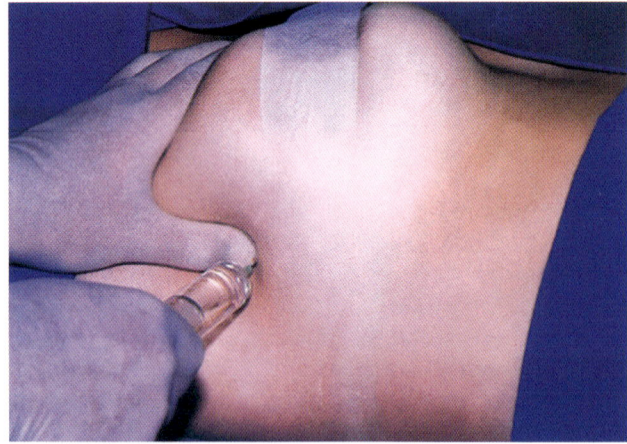

▲ **Figura 108.28** Punção do espaço intercostal.

A área de analgesia depende do número de segmentos bloqueados. Para se obter analgesia em um metâmero, é necessário o bloqueio de três segmentos.

O quadrante superior interno não apresenta analgesia uniforme porque recebe fibras do primeiro nervo intercos-

tal e do plexo braquial. Esta falha pode ser abolida com infiltração da região infraclavicular e paraesternal alta.

Devem-se evitar soluções anestésicas muito concentradas, porque o espaço intercostal apresenta a maior taxa de absorção entre os espaços utilizados para a realização de bloqueios anestésicos. Assim, o emprego de vasoconstritor é desejável por prolongar o efeito anestésico e apresentar menor taxa plasmática de anestésico local. A ropivacaína dispensa o emprego de vasoconstritor. A Tabela 108.1 mostra as soluções anestésicas que podem ser utilizadas. O volume por segmento é de 2 a 3 mL.

| **Tabela 108.1  Bloqueio intercostal na linha axilar média: soluções anestésicas.** |
|---|
| Lidocaína a 1,5% com adrenalina 1:200.000 |
| Bupivacaína a 0,5% com adrenalina 1:200.000 |
| Bupivacaína a 0,25% com adrenalina 1:200.000 |
| Ropivacaína a 0,5% |
| Ropivacaína a 0,2% |

## Indicações, Contraindicações e Eventos Adversos

O BILAM está indicado nas pequenas intervenções de mama, como exérese de nódulos de mama, drenagem de abscesso, quadrantectomias, inclusão de prótese de silicone e ginecomastias.[4] Pode constituir-se em ótimo coadjuvante associado à anestesia geral nas mastoplastias e mastectomias radicais. A anestesia geral pode ser mantida em plano superficial, sendo aprofundada apenas nos tempos cirúrgicos em áreas que sabidamente o bloqueio não abrange.

O bloqueio está contraindicado quando houver recusa do paciente, infecção no local da punção e adenopatia axilar exuberante. Nos obesos, pela dificuldade de palpação das costelas, a contraindicação é relativa.

O BILAM apresenta como vantagens a escolha do segmento que se deseja bloquear, a possibilidade de complementação do bloqueio, a possibilidade do bloqueio bilateral e a possibilidade de variação da concentração do anestésico.

A escolha dos segmentos depende da localização da cirurgia. Assim, pode-se variar o número de segmentos a ser bloqueado. Se houver falha de um segmento, é possível repetir o bloqueio somente daquele segmento, utilizando pequeno volume de anestésico. A abordagem bilateral é possível, entretanto, devem-se utilizar soluções mais diluídas (por exemplo: ropivacaína a 0,2% ou bupivacaína a 0,25%). É possível também variar a concentração do anestésico ou até mesmo utilizar outro anestésico nas suplementações do bloqueio.

O BILAM tem como desvantagens (1) as punções múltiplas, podendo ocasionar dor e necessitando, em alguns casos, de sedação moderada ou profunda; (2) a falha de um segmento, que compromete todo o resultado; e (3) a possibilidade de punção pleural. A complicação mais temida é o pneumotórax. No entanto, quando o bloqueio é realizado cuidadosamente, esta é uma ocorrência muito rara.

Outro problema é a dor pós-operatória nos locais das punções. Para diminuir esse problema é necessário que o toque com a agulha nas costelas seja feito de modo o mais delicado possível.

## ■ BLOQUEIO INTERCOSTAL POSTERIOR COM INJEÇÃO ÚNICA

O bloqueio intercostal posterior com injeção única (BIPU) tem o propósito de, com uma única punção, atingir o maior número de nervos possíveis. A técnica foi idealizada baseada no fato de que a membrana intercostal posterior e a costela são impermeáveis aos anestésicos, propiciando a dispersão para a região anterior e o afastamento da pleura, permitindo alcançar os espaços vizinhos, fato este já bem documentado.[5]

### Técnica do Bloqueio

O paciente deve ser colocado em decúbito lateral com o lado a ser anestesiado para cima. O braço deve ficar para a frente de modo a permitir que a escápula fique afastada do local da punção (Figura 108.29).

A Figura 108.30 mostra a projeção da escápula e a espinha da escápula. Traça-se uma linha perpendicular, que vai da espinha da escápula até a coluna vertebral ($T_4$). É possível, assim, palpar a quarta costela. Geralmente, o ponto de injeção encontra-se a 7 cm da coluna sobre esta linha. No entanto, a palpação da borda inferior da costela é o que determina o melhor ponto para a punção. Neste ponto faz-se um botão intradérmico com solução de anestésico local (1 mL) (Figura 108.31). Com o polegar, palpa-se a reborda inferior da costela e introduz-se uma agulha 80x15mm ou 80x12mm até tocá-la levemente (Figura 108.32). A seguir, conecta-se uma seringa de 10 mL contendo ar e avança-se o conjunto até que ocorra perda da resistência (Figura 108.33).[5] Após a aspiração, injetam-se 20 mL de solução anestésica (Figura 108.34), que é a mesma solução descrita na Tabela 108.1.

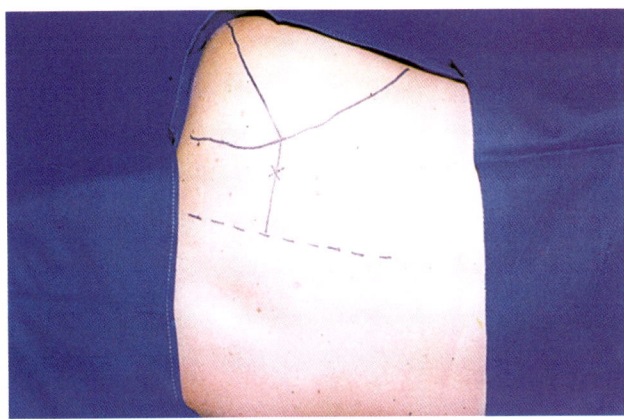

▲ **Figura 108.31** Infiltração da pele.

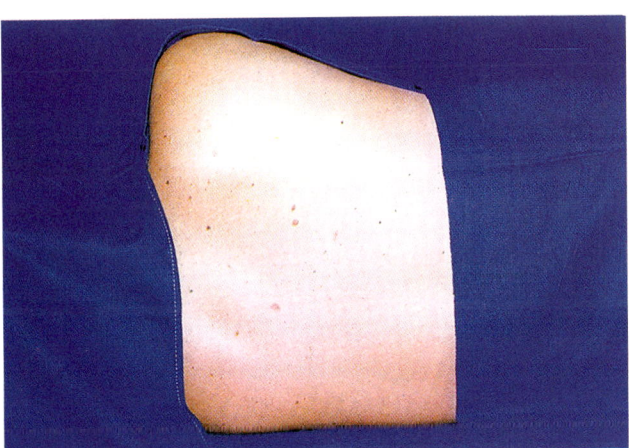

▲ **Figura 108.29** Posicionamento da paciente.

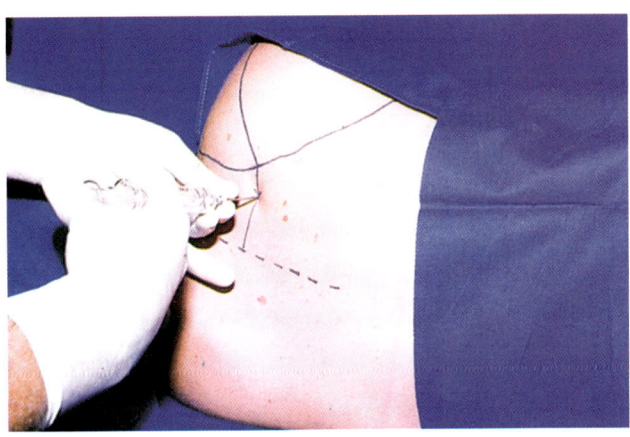

▲ **Figura 108.32** Punção do quarto espaço intercostal.

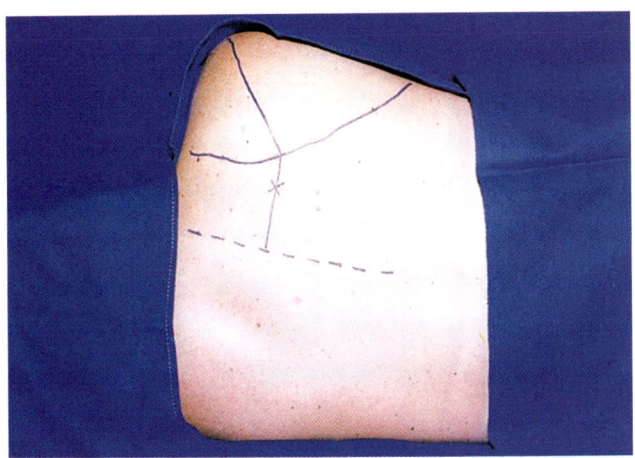

▲ **Figura 108.30** Pontos de referência para a realização do bloqueio.

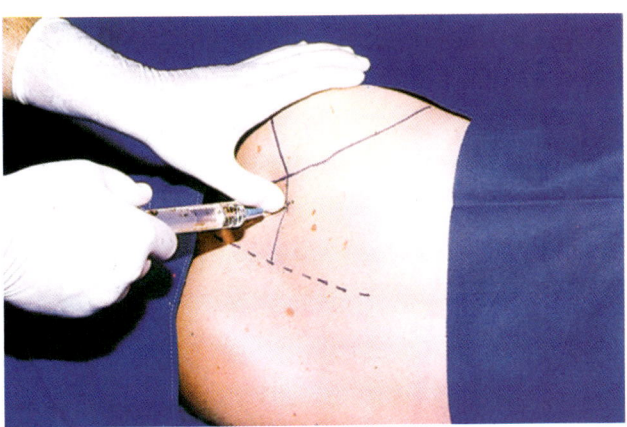

▲ **Figura 108.33** Localização do espaço intercostal pela técnica da perda da resistência.

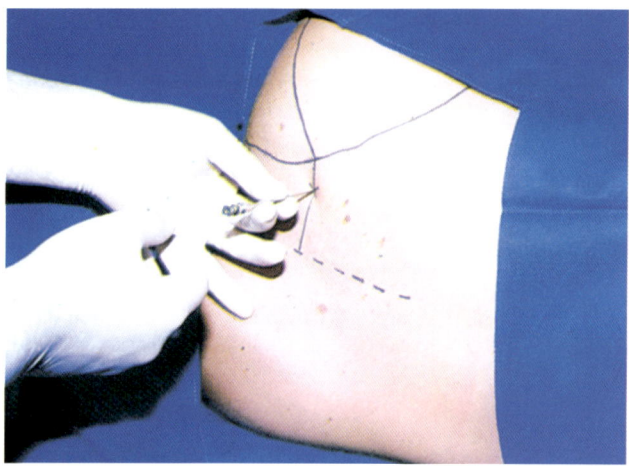

▲ **Figura 108.34** Injeção da solução anestésica.

O paciente deve ser posicionado em decúbito lateral com o lado do bloqueio para cima. O local da punção geralmente utilizado é o espaço intercostal entre a sétima e a oitava costelas, 6 a 8 cm da linha axilar média posterior. O ponto de referência é a reborda da oitava costela. Uma agulha de grosso calibre, tipo Crawford ou Tuohy, é introduzida neste ponto até notar-se a perda da resistência,[9] gerando um gradiente pressórico de fora para dentro, fato possível em razão da pressão negativa do espaço pleural. Para evitar a instalação de pneumotórax e segura identificação do espaço interpleural, Sydow e col. preconizaram o emprego de uma peça em "Y" com um balão acoplado a um de seus ramos[10] (Figuras 108.35 e 108.36).

Quando a agulha penetra no espaço pleural, o balão se colapsa. O outro ramo da peça em "Y" serve para a injeção da solução anestésica e passagem do cateter, quando se preten-

Após a injeção é necessário esperar um tempo (até 10 minutos) para que ocorra dispersão do anestésico local. Falhas, especialmente do quadrante superomedial, podem ocorrer, mas a infiltração infraclavicular e paraesternal pode contornar o problema.[6]

## Indicações, Contraindicações e Eventos Adversos

O BIPU apresenta como vantagem principal o fato de ser feito com punção única e geralmente com sedação leve. No entanto, a possibilidade de suplementação por essa via é menor. Outro problema é que a área anestesiada depende da dispersão cranial e caudal da solução de anestésico local.[6]

O BIPU tem as mesmas indicações do BILAM e está contraindicado quando há recusa do paciente e infecção no local da punção.[6]

O pneumotórax é a complicação mais temida. No entanto, também é raro quando a técnica é executada com cautela. Em se tratando de injeção única, com grande volume, outro problema é a injeção intravascular da solução de anestésico local.

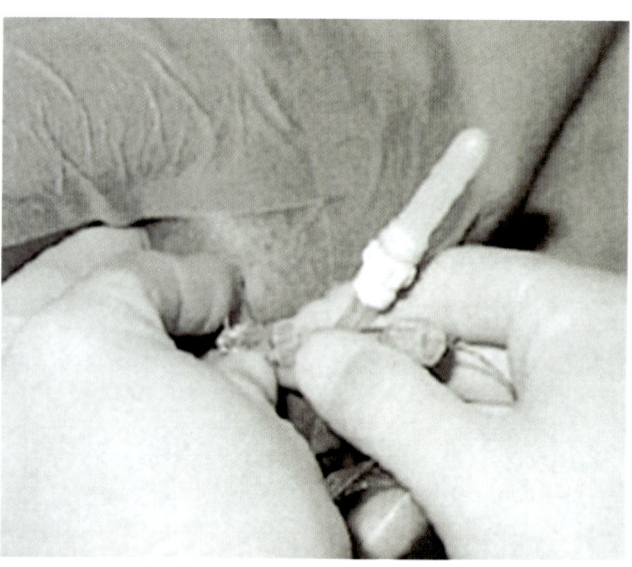

▲ **Figura 108.35** Peça em "Y" com balão conectada à agulha.[8]

## ▪ BLOQUEIO PLEURAL

No bloqueio pleural, a solução de anestésico local é depositada entre as pleuras parietal e visceral. A técnica foi descoberta por acaso, quando dois pesquisadores, ao realizarem um bloqueio intercostal em paciente obeso submetido à colecistectomia aberta (subcostal), notaram grande dispersão e área de analgesia diferente daquela obtida com o bloqueio de nervos intercostais habitualmente realizados.[7] Posteriormente constataram, utilizando solução de anestésico local e contraste radiológico por meio de um cateter, que o cateter encontrava-se entre as pleuras.

## Técnica do Bloqueio

Dois fatores são extremamente importantes para o sucesso do bloqueio pleural: a localização do espaço interpleural e o posicionamento do paciente durante e após a injeção da solução anestésica.[8]

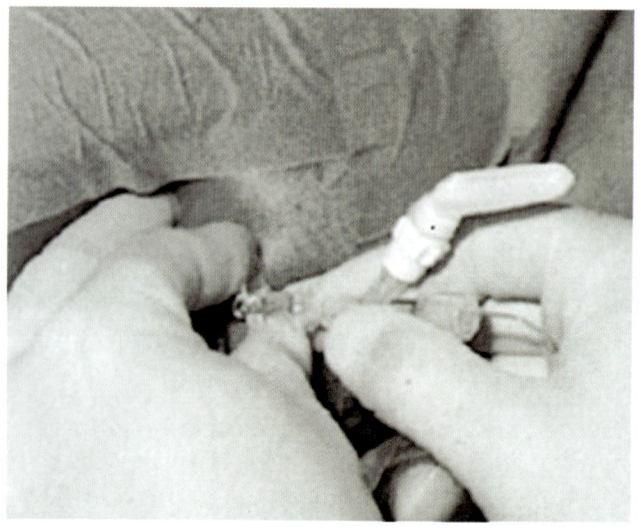

▲ **Figura 108.36** Colapso do balão após penetração no espaço pleural.

de fazer bloqueio interpleural contínuo para analgesia pós-operatória. A punção do espaço interpleural deve ser feita durante a inspiração, quando a pressão interpleural é mais negativa, ficando mais fácil a identificação do espaço.[11-13]

O posicionamento do paciente durante e após a injeção é importante na dependência dos segmentos que se deseja bloquear. Mantendo-se o decúbito lateral com cefalodeclive de 20º, obtém-se bloqueio da cadeia simpática cervical e torácica superior, podendo o bloqueio sensitivo atingir até T1.[8]

Para o bloqueio pleural contínuo, um cateter deve ser introduzido 5 a 10 cm dentro do espaço interpleural.

Normalmente, preconiza-se a injeção de 30 mL de solução anestésica na dependência da concentração utilizada. Assim, lidocaína e principalmente a bupivacaína podem ser utilizadas.[14] Com bupivacaína a 0,5% com epinefrina a 1:200.000, obtém-se analgesia de até 6 horas. Para analgesia pós-operatória, a infusão contínua de bupivacaína a 0,25% apresenta melhores resultados do que com doses em *bolus* de bupivacaína a 0,5% a cada 6 horas para colecistectomia aberta.[15]

## Indicações, Contraindicações e Eventos Adversos

O bloqueio interpleural está indicado em procedimentos cirúrgicos na parede torácica e do abdômen superior, no trauma de tórax, para prover analgesia pós-operatória.[16,17] Pode ser útil também na dor crônica, como pancreatite crônica, neurite pós-herpética, síndrome regional complexa de câncer abdominal alto.[7]

O bloqueio interpleural está contraindicado no paciente idoso enfisematoso; em pacientes com ventilação controlada com pressão positiva expiratória final (PEEP); em pacientes com taquipneia e/ou apneia expiratória forçada; infecção no local da punção; no derrame pleural, no hemotórax e em doenças pleurais.[8]

As complicações são raras, mas já foram registrados hemotórax;[10] pneumotórax hipertensivo;[19] toxicidade sistêmica;[19] reação alérgica, fístula broncopleural;[20] dor nos ombros; rompimento do cateter;[20] broncoespasmo;[20] bloqueio do nervo recorrente;[21] lesões pulmonares e vasculares da parede e infecção.

Nas técnicas combinadas (anestesia geral), o emprego do óxido nitroso está contraindicado, pela possibilidade de pneumotórax hipertensivo.

## ▪ BLOQUEIO DO PLANO ERETOR ESPINAL

O bloqueio do plano eretor espinal é um bloqueio interfascial, com objetivo de atingir os ramos ventrais e dorsais dos nervos intercostais espinais. Foi descrito por Forero e col. em 2016,[34] ao nível da vértebra de $T_5$, para o tratamento de dor neuropática crônica da parede torácica em dois pacientes e em cirurgia toracoscópica auxiliada por vídeo em outro dois. Desde então tem sido extensamente utilizado para analgesia em procedimentos da região torácica, e estendendo-se a outros níveis para analgesia das regiões abdominal, da coluna e dos membros inferiores.

Para melhor eficácia deste bloqueio a solução de anestésico local deve ser depositada no plano anterior do músculo eretor espinal e superior ao processo transverso da vértebra e do seu ligamento intertransverso. Deve ser o mais próximo possível da linha média neuro axial, de onde ambos os ramos, dorsal e ventral, dos nervos espinais torácicos são originários.

A dispersão do anestésico local após a injeção ocorre no sentido craniocaudal. A dispersão lateral tende a ser limitada a borda lateral da fáscia toracolombar, que recobre o músculo eretor espinal.

Com o conhecimento da sonoanatomia este é um bloqueio simples de realizar e seguro, fornecendo uma alternativa aos bloqueios paravertebrais, com menor risco de pneumotórax. Um cateter também pode ser inserido neste plano, proporcionando maior controle da dor pós-operatória

Seu mecanismo de ação tem sido alvo de extensa investigação como: analgesia mediada por concentrações plasmáticas elevadas de anestésicos locais devido a absorção sistêmica; efeitos imunomoduladores dos anestésicos locais; efeito mediado pelas propriedades mecanossensoriais da fáscia toracolombar e bloqueio neural; inibição central da propagação direta do anestésico local para o espaço paravertebral e peridural. Atualmente acredita-se que o mecanismo principal seja a difusão às estruturas neurais profundamente ao músculo eretor espinal e compartimentos de tecidos adjacentes.[35]

## Considerações Anatômicas

Os músculos eretores espinais surgem caudalmente através de tendões que se originam da parte posterior da crista ilíaca e do osso sacro, bem como dos processos espinhosos lombares. São músculos localizados na camada intermediária dos músculos intrínsecos das costas. (Figura 108.37). Eles ascendem em cada lado da coluna entre os processos espinhosos (medialmente) e os ângulos das costelas (lateralmente). (Figura 108.37 A, B ,C). Esta conformação e o relacionamento estrutural desses músculos permitem a dispersão do anestésico local no bloqueio interfacial do plano eretor I (Figura 108.38).

## Técnica do Bloqueio

Inicialmente o paciente deve ser posicionado em decúbito lateral, ou inclinado para frente na posição sentada. O nível da punção deve ser definido de acordo com a região que se deseja anestesiar. Recomenda-se que a punção esteja próxima ao ponto médio desta área, visando a dispersão crânio-caudal.

O transdutor linear de alta frequência é posicionado inicialmente sobre a linha média, buscando a visualização dos processos espinhosos. A seguir é deslocado lateralmente em busca da estrutura óssea principal, o processo transverso. (Figura 108.39). Pode-se diferenciá-lo da junção costotransversa e das costelas percorrendo lateralmente devido as diferenças em relação a forma e profundidade relativas. (Figura 108.40 A e B). O processo transverso é mais superficial, mais linear e mais largo, enquanto as costelas são mais profundas, arredondadas e mais finas.

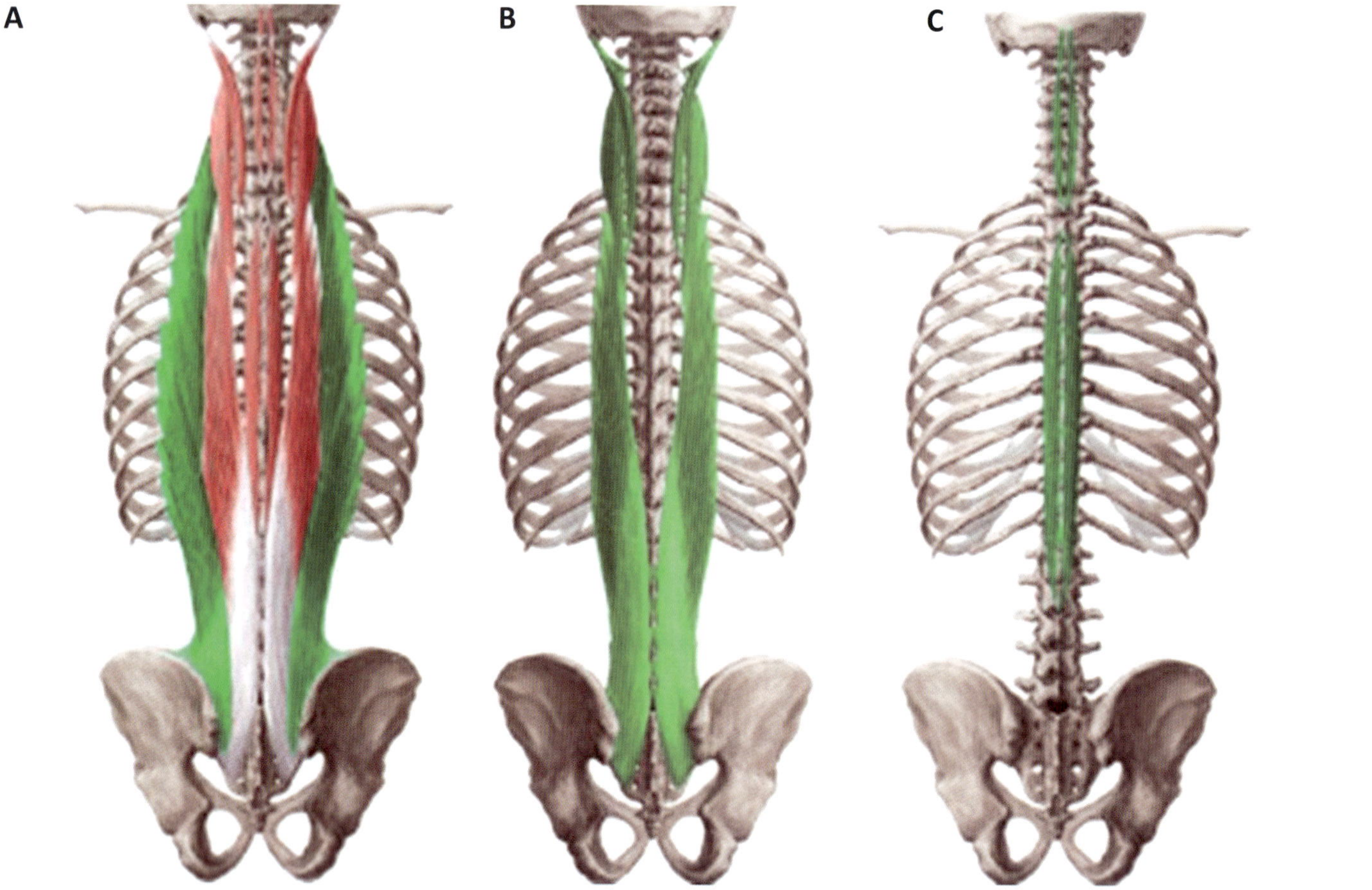

**A** **B** **C**

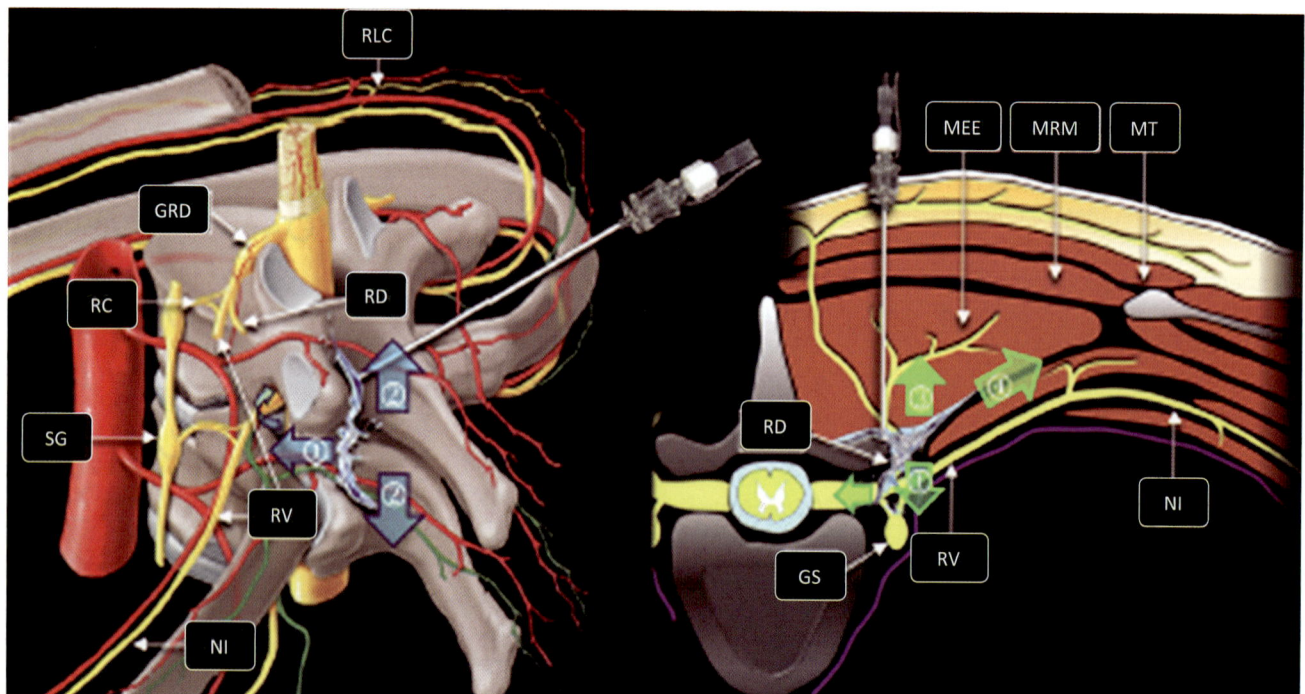

▲ **Figura 108.37** **(A)** Músculo ileocostal. **(B)** Músculo longuíssimo. **(C)** Músculo espinal.

▲ **Figura 108.38** Aspectos anatômicos e dispersão da solução de anestésico local no bloqueio do plano eretor espinal.
Ramo cutâneo anterior (RCA); ramo colateral (RC); ramo dorsal (RD); músculo eretro espinal (MEE). nervo intercostal (NI); ramo lateral cutâneo (RLC); ramo comunicante (RC); músculo romboide maior (MRM); gânglio simpático (GS);músculo trapézio (MT); ramo ventral (RV); gânglio da raíz dorsal (GRD).
**Fonte**: Adaptada de Can J Anesth. 2021;68:387-408.

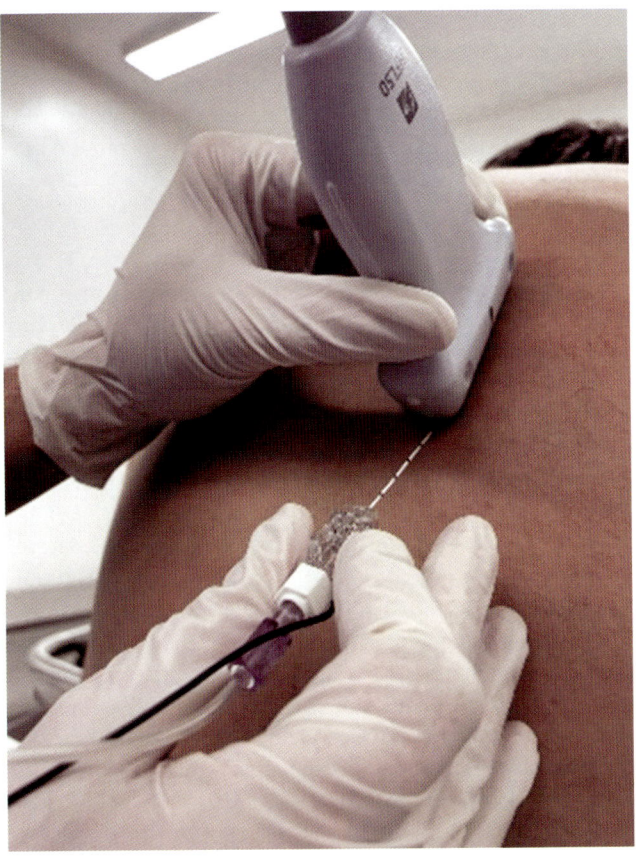

▲ **Figura 108.39** Técnica com paciente sentado e agulha posicionada caudalmente em direção ao probe.

A agulha pode ser colocada na posição caudal ou cefálica do transdutor, buscando posicionar sua ponta sobre o processo da vértebra. A agulha deve ser inserida em um ângulo de 30 a 45 graus em direção ao feixe de ultrassom. A solução de anestésico local deve ser depositada sobre o processo transverso, em estreita proximidade com o forâmen costotransverso, ou seja, o mais próximo possível da linha média neuro axial, de onde ambos os ramos, dorsal e ventral, dos nervos espinais torácicos são originários. A injeção intramuscular deve ser evitada, pois prejudica a penetração do anestésico local no espaço paravertebral. A imagem buscada caracteriza-se pela dispersão linar da solução através do plano entre o músculo eretor e o processo transverso. Utiliza-se também a técnica "fora de plano", mantendo-se a sonda na mesma posição.

A maioria das publicações sobre o assunto descreve a utilização de 20 a 30 mL de solução, ou 0,3 a 0,5 mL.kg$^{-1}$. Maiores volumes estão relacionados com áreas mais extensas de analgesia, como sugere estudos com tomografia computadorizada e em cadáveres,[36] que compararam a extensão da disseminassão paravertebral de 10 mL e 30 mL de solução com corantes.

O bloqueio pode ser realizado em diversas diluições. O volume da solução está relacionado a área de analgesia, mesmo em baixas concentrações. É importante o equilíbrio entre volume e a concentração, sempre respeitando a dose máxima recomendada de acordo com o paciente. A maioria dos trabalhos sugere a utlização de bupivacaína ou ropivacaína com concentrações ente 0,25% e 0,5%.

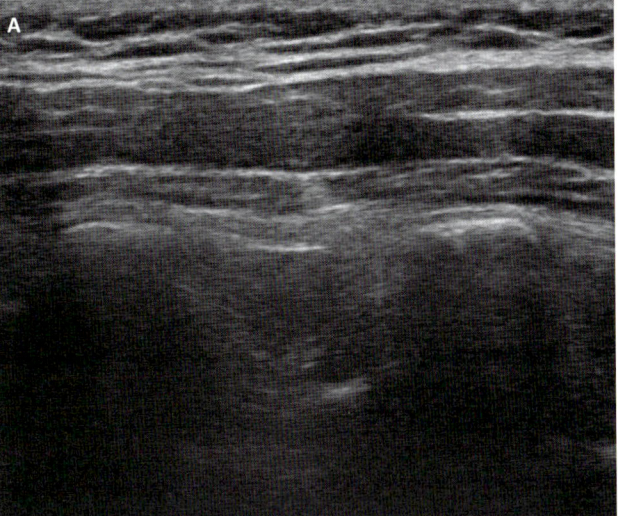

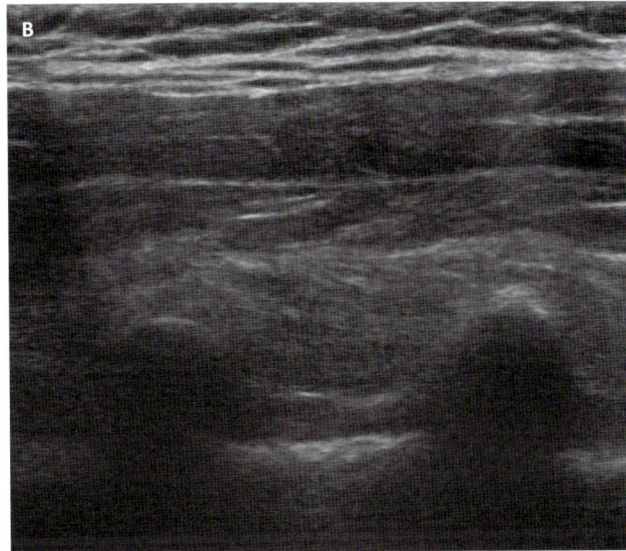

▲ **Figura 108.40** Sonoanatomia. **(A)** Processo transverso. **(B)** Costelas.

## Indicações

O bloqueio do plano eretor espinal possui ampla cobertura analgésica, e por isso pode ser aplicado em diversas condições, incluindo controle de dor aguda e crônica das paredes torácica, abdominal e até mesmo pelve. Uma vantagem essencial deste bloqueio em relação a outros interfasciais para procedimentos abdominais (*TAP block*, bainha do reto) é a dispersão anterior do anestésico local para o espaço paravertebral e peridural. Tal dispersão bloquearia os ramos comunicantes que transmitem fibras simpáticas, além dos nervos espinais, promovendo analgesia visceral.

São exemplos de indicações as cirurgias:

- **Cirurgias torácicas:** mastectomias, fratura de múltiplas costelas, cardíaca, cirurgias pulmonares, artrodese de coluna, toracotomia, toracoscopias, dor neuropática crônica da região torácica;
- **Cirurgias abdominais:** gastroduodenopancreatectomia, gastroplastia, nefrectomia, colectomia, transplante renal,

prostatectomia radical, herniorrafia, parto cesáreo, histerectomia, laparotomia;

- **Membros inferiores:** artroplastia de quadril, cirurgias do fêmur proximal.

## Vantagens e Limitações

Uma das principais vantagens deste bloqueio é sua simplicidade e segurança na execução. Por ser um bloqueio superficial e não possuir grandes estruturas vasculares ou nervosas adjacentes, pode inclusive ser realizado em pacientes que fazem uso de anticoagulantes.

A fácil identificação das estruturas ultrassonográficas e a referência óssea do processo transverso como ponto de injeção reduzem o risco de avanço da agulha para planos mais profundos.

A técnica permite a inserção de cateteres de demora, auxiliando situações que necessitam de cobertura analgésica prolongada. Sua ampla cobertura analgésica se aplica a diversas situações, em diferentes regiões, seja para o controle agudo ou crônico da dor.

Quando comparado a outros bloqueios da parede torácica, como intercostal, pleural, paravertebral ou peridural, a incidência de efeitos adversos são significativamente menores.

A familiaridade com a técnica, a visualização da ponta da agulha, a identificação das estruturas de acordo com a sonoanatomia é fundamental para o sucesso do bloqueio.

A variabilidade individual quanto a dispersão do anestésico pode resultar em áreas maiores ou menores de analgesia.

Embora não sejar um evento comum, a intoxicação por anestésico local deve ser considerada em todos os bloqueios, portanto, precauções em relação a dose máxima recomendada devem fazer parte da rotina do anestesiologista.

## ▪ BLOQUEIOS DO NERVO PEITORAL (PEC I E PEC II) E DO PLANO SERRÁTIL

O bloqueio do nervo peitoral (PEC) é uma técnica de anestesia regional do tórax guiada por ultrassonografia (USG). Foi descrito pela primeira vez por Blanco em 2011[37] com a injeção da solução de anestésico local entre os planos fasciais do músculo peitoral maior e músculo peitoral menor (PEC I), com o objetivo de anestesiar os nervos peitoral lateral e medial, para analgesia em cirurgias da mama.

Posteriormente o mesmo autor descreveu uma extensão a este bloqueio[38] adicionando uma injeção de AL entre o músculo peitoral menor e serrátil anterior (PEC II), com o objetivo de anestesiar os nervos intercostais superiores. O PEC II portando, caracteriza-se pela injeção entre os músculos peitorais e entre o peitoral menor e serrátil anterior.

Em 2013, Blanco descreveu o bloqueio do plano serrátil,[39] com a injeção de anestésico local mais lateral, entre os músculos serrátil anterior e grande dorsal, com a intenção de anestesiar os ramos cutâneos laterais intercostais ($T_3$ a $T_9$), nervos torácicos longo e toracodorsal.

Essas injeções interfaciais são descritas como alternativas aos bloqueios peridural, paravertebral, intercostal e interpleural torácico para analgesia de cirurgias mamárias e outros procedimentos envolvendo a caixa torácica anterior como: implante de portocath, reconstrução com enxerto do grande dorsal, biópsia de linfonodo sentinela, reconstrução de mama, cirurgia de expansão da mama, implante de marcapasso e toracoscopias.

## Considerações Anatômicas

A região peitoral recobre o músculo peitoral maior e é limitada pelas regiões axilar, mamária e inframamária. Existem três músculos localizados na região que são relevantes para os bloqueios PECs: músculos serrátil anterior, peitoral menor e peitoral maior. A região axilar pertence a parte superior do tórax, e encontra-se lateralmente à região peitoral. O ápice da axila é suprido pelo nervo intercostobraquial; este é ramo cutâneo do segundo nervo intercostal ($T_2$). É delimitada anteriormente pelos músculos peitorais, lateralmente pelo úmero e posteriormente pelos músculos redondo maior, grande dorsal e subescapular (Figura 108.41).

Os músculos peitorais maior e menor são inervados pelo nervo peitoral lateral ($C_5$ a $C_7$) e pelo nervo peitoral medial ($C_8$ a $T_1$). O músculo serrátil anterior é inervado pelo nervo torácico longo ($C_5$ a $C_7$). O músculo grande dorsal é inervado pelo nervo toracodorsal ($C_6$ a $C_8$), isso é relevante para procedimentos mais extensos (Tabela 108.2).

## Técnica do Bloqueio PECs

O paciente é posicionado em decúbito dorsal, com o membro superior junto ao tórax ou abduzido em 90 graus. O probe linear de alta frequência é posicionado inferior a clavícula, longitudinal, com o objetivo de identificar as estruturas musculares (peitoral maior e menor) e a artéria axilar. Posteriormente, orienta-se girar a parte distal do probe lateralmente em direção a axila, buscando localizar o ramo peitoral da artéria toracoacromial. Os nervos peitorais medial e lateral encontram-se adjacentes a esta estrutura vascular. Desta forma, a sonda também estará posicionada de forma adequada para a realização do PEC II. A agulha pode ser introduzida em plano com orientação medial a ínfero-lateral. Recomenda-se a hidrolocalização com solução salina ou de anestésico local para identificar e abrir o espaço entre os músculos do peitoral (PECI). O volume sugerido é de 10 mL ou 0,2 mL.kg$^{-1}$ de anestésico local de longa duração (ropivacaína ou bupivacaína de 0,125% a 0,25%) (Figuras 108.42 e 108.43).

Na realidade, o bloqueio PEC II é o PEC I modificado podendo ser realizado com o mesmo ponto de inserção da agulha. O anestésico é injetado entre os músculos peitorais maior e menor, e posteriormente entre o peitoral menor e músculo serrátil anterior. O volume sugerido é em torno de 20 mL ou 0,2 a 0,4 mL.kg$^{-1}$. Isto resulta em dispersão do anestésico local sob o ligamento de Gerdy, uma fáscia espessa que dá forma côncava a axila. No seu lado medial, ele se liga ao lado lateral do músculo peitoral. Esta segunda injeção tem como objetivo anestesiar os ramos anteriores dos nervos intercostais superiores, principalmente.

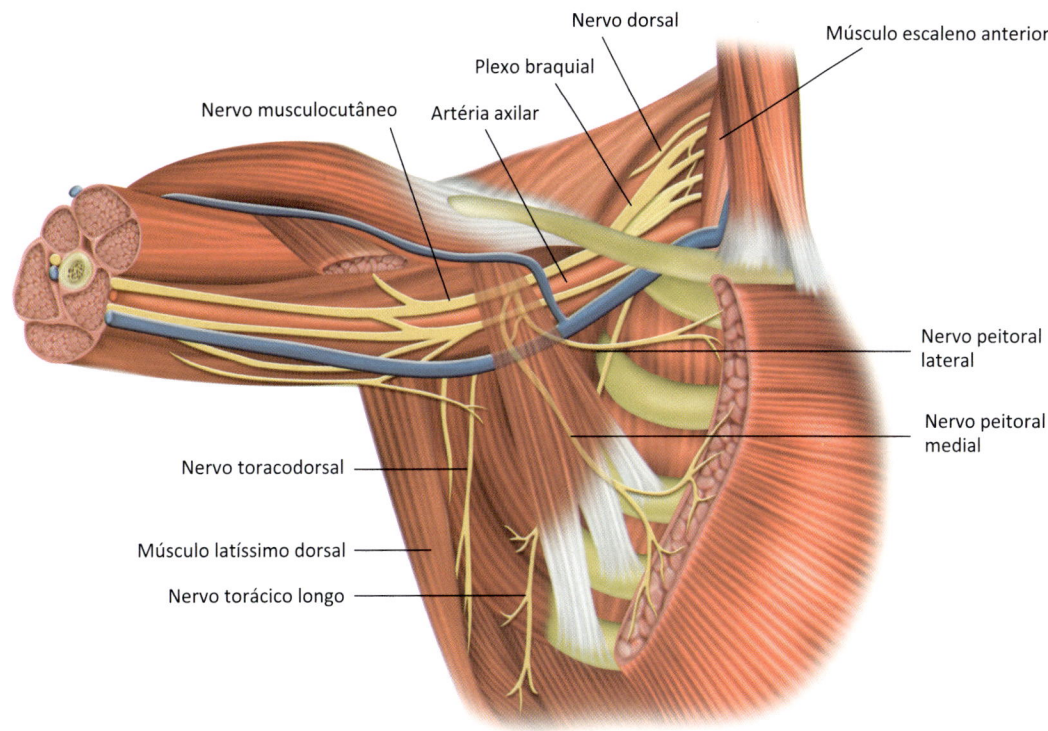

▲ **Figura 108.41** Inervação da parte alta da caixa torácica e região axilar.

| Tabela 108.2  Nervos envolvidos nos bloqueios PECs II plano serrátil. | | | |
|---|---|---|---|
| **Nervo** | **Origem** | **Inervação** | **Relevância** |
| Peitoral lateral | Fascículo lateral ($C_5$, $C_6$ e $C_7$) | Músculos peitoral maior e peitoral menor | Penetra na fáscia clavipeitoral para suprir o peitoral maior, e através de comunicação com o nervo peitoral medial, o peitoral menor. |
| Peitoral medial | Fascículo medial ($C_8$ e $T_1$) | Músculos peitoral maior e peitoral menor | Penetra na superfície profunda do músculo peitoral menor para inervá-lo antes de suprir o peitoral maior. |
| Intercostal | Ramos anteriores dos nervos espinhais torácicos | Inervação somática segmentar da pele | Os ramos cutâneos laterais de T2-T6 inervam a mama lateral. |
| Torácido longo | Raízes ($C_5$, $C_6$ e $C_7$) | Músculo serrátil anterior | Conhecido como nervo do serrátil anterior |
| Toracodorsal | Fascículo posterior ($C_6$, $C_7$ e $C_8$) | Músculo grande dorsal | Grande nervo do fascículo posterior, percorre a parede axilar posterior, cruza a borda inferior do redondo maior para entrar na superfície profunda do M. grande dorsal. É adjacente a artéria toracodorsal. |

## Técnica de Bloqueio do Plano Serrátil

O bloqueio do serrátil é realizado na região axilar, entre as linhas axilares anterior e posterior, segunda e sétima costela. O anestésico local pode ser injetado superficialmente entre os músculos grande dorsal e serrátil anterior, ou profundamente entre os músculos serrátil anterior, intercostal e costelas. Tem como alvo principal anestesiar os ramos cutâneos laterais dos nervos intercostais ($T_3$ a $T_9$). Os nervos torácicos longo e toracodorsal, que estão localizados em um compartimento entre o músculo serrátil anterior e grande dorsal, também podem deliberadamente serem anestesiados. Ainda não está claro se a injeção superficial ou profun-

da promove diferenças significativas em relação a duração e extensão do bloqueio.

Para realização do bloqueio, o transdutor é colocado através da axila, onde o músculo grande dorsal aparece mais superficial e proeminente. O músculo serrátil, que espesso e hipoecoico profundo ao grande dorsal, é visualizado sobre as costelas. (Figura 108.44) A injeção é realizada na altura entre a quarta e quinta costelas. O volume utilizado é de, pelo menos, 20 mL, ou 0,4mL.kg$^{-1}$. Caso o bloqueio seja realizado em combinação com o PECs II, o ajuste das concentrações sobre o volume torna-se imperativo para respeitar a dose máxima permitida de anestésico local.

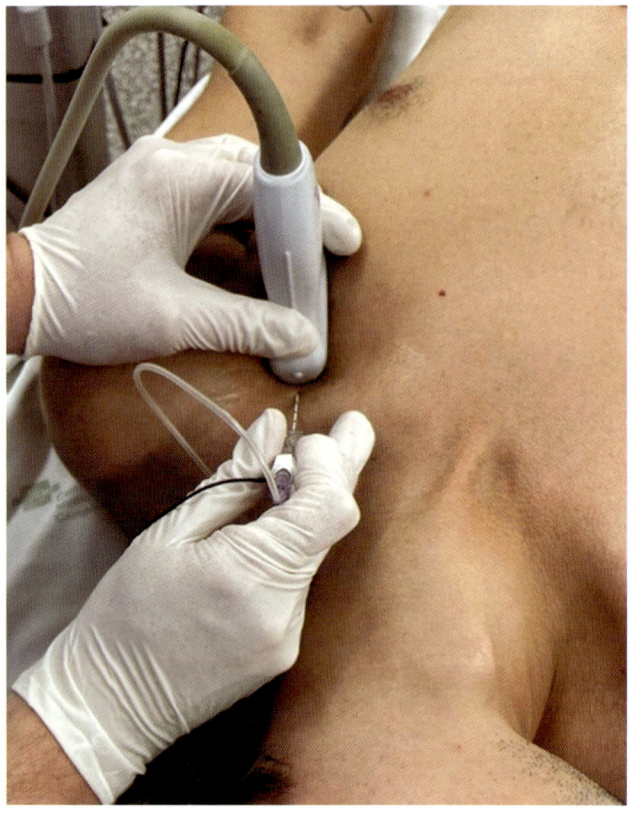

▲ **Figura 108.42** Posicionamento da agulha e da sonda para a realização do PECs.

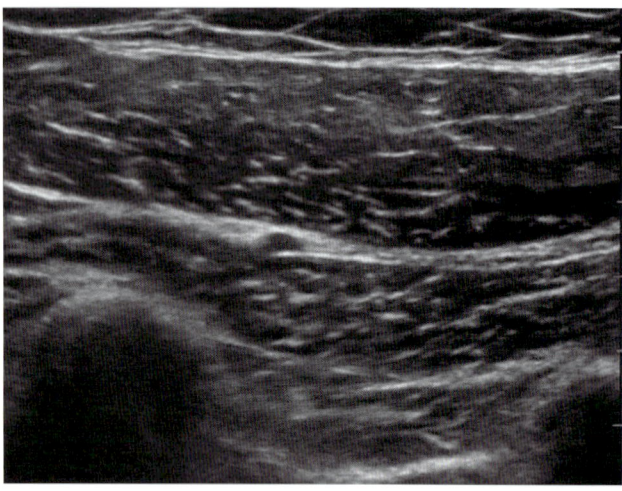

▲ **Figura 108.43** Imagem ultrassonográfica do músculo peitoral maior, músculo peitoral menor, o ramo peitoral da artéria toracoacromial no plano interpeitoral, os arcos costais e o músculo serrátil anterior.

## Indicações

Os bloqueios peitorais e do plano serrátil anterior são bloqueios interfasciais guiados por ultrassonografia indicados para analgesia após cirurgias da mama, das paredes torácicas anterior e lateral. Eles surgiram como alternativas atraentes à peridural torácica ou ao bloqueio paravertebral, dada a sua relativa simplicidade e segurança. São mais bem empregados como parte da analgesia multimo-

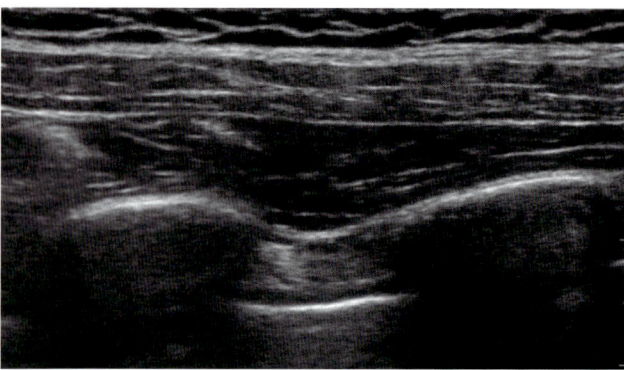

▲ **Figura 108.44** Imagem ultrassonográfica evidenciando os músculos grande dorsal e serrátil anterior, os arcos costais, o músculo intercostal e pleura.

dal com outros analgésicos sistêmicos e não como técnica anestésica única. Os cateteres podem ser instalados nos planos interfasciais e mostram-se benéficos nos casos em que se espera dor moderada a intensa por um período maior que 12 horas.

## Contraindicações

São contraindicações absolutas a recusa do paciente, infecção local e a alergia ao anestésico local. As relativas estão relacionadas a coagulopatia (deve-se avaliar individualmente o risco-benefício para a realização da técnica regional) e alteração da anatomia (secundária, por exemplo, à presença de enfisema cirúrgico ou de drenos que prejudicam a interpretação ultrassonográfica e perda dos planos teciduais).

## ■ BLOQUEIOS INTERCOSTAIS CONTÍNUOS

Os bloqueios intercostais contínuos foram descritos especialmente para o alívio da dor após toracotomias. Uma revisão sistemática,[22] que incluiu artigos sobre bloqueios intercostais pelas vias extrapleural, subpleural ou interpleural, destaca duas condutas dos bloqueios intercostais com infusão contínua de soluções de anestésicos locais: infusão extrapleural e infusão interpleural.

Os bloqueios extrapleurais contínuos foram descritos desde 1983 por Murphy para prover analgesia pós-operatória para colecistectomia por meio da incisão de Kocher.[23] Estudos utilizando tinta da Índia em cadáveres mostraram a dispersão do corante abrangendo vários nervos intercostais, permitindo inferir a dispersão do anestésico local, haja vista o resultado clínico obtido, quer seja pela injeção única,[24] quer seja pela colocação de cateter.[25]

A inserção do cateter, o mesmo utilizado na anestesia peridural contínua, inicialmente foi preconizada por meio de punção única, colocando-se o cateter no ponto da injeção da solução do anestésico local, sem o progredir (Figura 108.45).[26] Alguns autores preconizam a introdução do cateter com distância que varia de 4 a 20 cm.[27-33]

O bloqueio extrapleural contínuo pode utilizado para prover analgesia pós-operatória em toracotomia, e a inserção do cateter é feita no final da cirurgia, em espaço abaixo daquele em que foi feita a incisão cirúrgica. Geralmente, é o próprio cirurgião que faz o procedimento. Assim, o espaço é variável. As Figuras 108.46 a 108.48 mostram uma das técnicas em que o cateter foi inserido pela técnica preconizada por Sabanathan.[30] Nessa técnica, inicialmente é feita uma bolsa extrapleural dois a três espaços abaixo da incisão cirúrgica (Figura 108.46), uma agulha é inserida, e um cateter 20 G é introduzido por meio da agulha (Figura 108.47). Esse procedimento é feito sob visão direta. Posteriormente, o cateter é introduzido até 20 cm (Figura

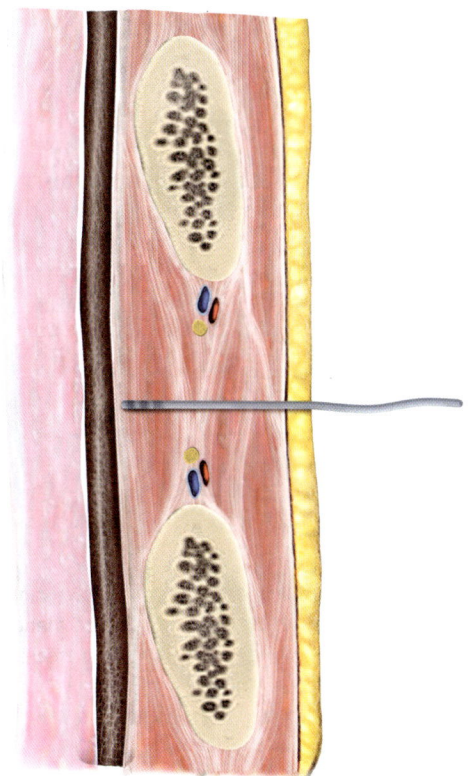

▲ **Figura 108.45**  Cateter inserido no espaço extrapleural sem progressão.

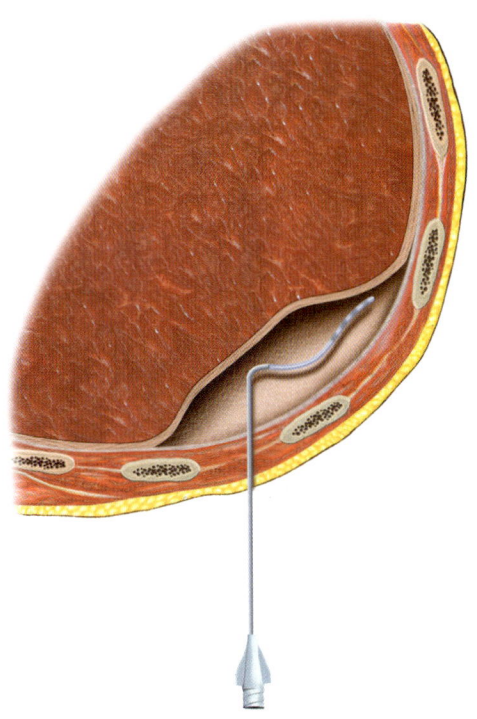

▲ **Figura 108.47**  Passagem do cateter no espaço extrapleural.

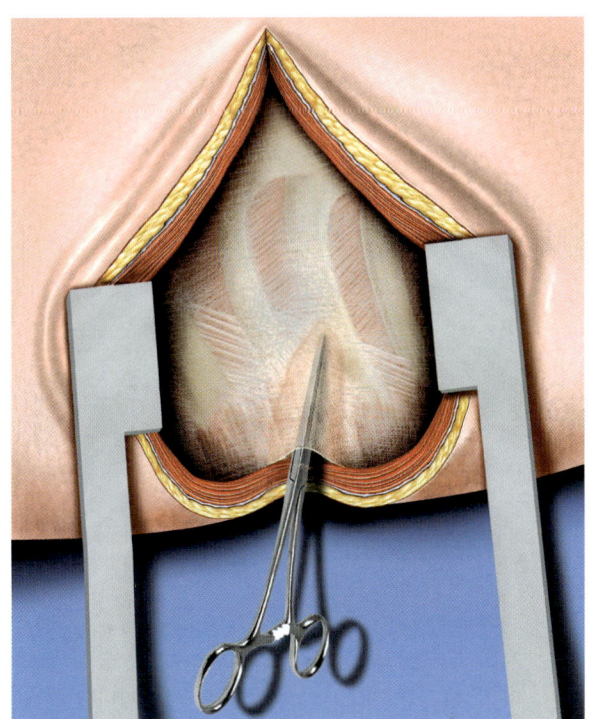

▲ **Figura 108.46**  Bolsa extrapleural.

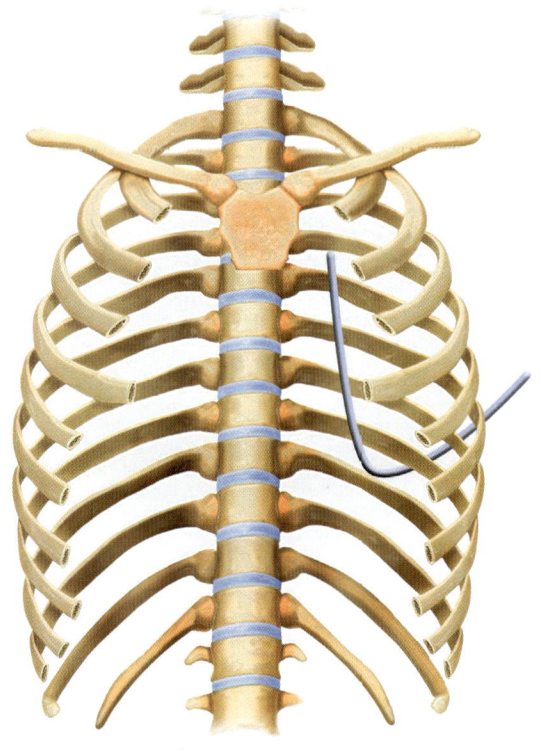

▲ **Figura 108.48**  Posição final do cateter.

108.48). Por intermédio do cateter, podem ser injetadas soluções anestésicas em *bolus* ou em infusão contínua. Estudos mostraram que a infusão contínua de anestésicos locais é eficaz no controle da dor pós-operatória em toracotomia.

Diferentes regimes de administração foram preconizados, e a Tabela 108.3 mostra alguns deles.

**Tabela 108.3 Regimes de infusão contínua de anestésicos locais no bloqueio extrapleural contínuo.**

| Anestésico local | Infusão | Dose de ataque |
|---|---|---|
| Lidocaína a 1,5%[26] | 1 mg.kg$^{-1}$.h$^{-1}$ | 3 mg.kg$^{-1}$ |
| Bupivacaína a 0,5%[27] | 0,5 mg.kg$^{-1}$.h$^{-1}$ | 100 mg |
| Lidocaína a 1%[28, 32] | 1 mg.kg$^{-1}$.h$^{-1}$ | |
| Bupivacaína a 0,5%[30,32] | 0,1 mg.kg$^{-1}$.h$^{-1}$ | 100 mg |

Estudo comparativo entre a analgesia promovida pela lidocaína em infusão contínua foi semelhante àquela observada pela bupivacaína.[32] Outros estudos comparativos mostraram que a infusão contínua de anestésico local pela via extrapleural mostra eficácia semelhante no controle da dor pós-operatória em toracotomia daquela promovida pela analgesia controlada pelo paciente por via peridural com morfina ou fentanil. Mostraram ainda, como vantagens, que a infusão contínua extrapleural com anestésico local não apresenta inconvenientes como prurido, depressão respiratória, náuseas, vômitos e retenção urinária.

A via interpleural, em menor proporção, também é utilizada para prover analgesia pós-operatória em toracotomias. Usualmente, por meio de um cateter, doses intermitentes de bupivacaína são administradas cada 4, 6 ou 8 horas.[21] A analgesia obtida diminui consideravelmente o uso de opioides.

Os bloqueios interfaciais também podem ser feitos de forma contínua com inserção de cateteres, pelos quais a injeção em bolo ou em forma contínua podem ser realizados.

## ■ CONSIDERAÇÕES FINAIS

É importante conhecer a anatomia dos espaços intercostais e a área inervada pelos nervos intercostais para escolher a técnica anestésica.

Os bloqueios dos nervos intercostais são úteis, como técnica única, para pequenas intervenções sobre as mamas e parede anterior do tórax. As intervenções na região epigástrica e cirurgias bilaterais exigem bloqueio bilateral com múltiplas punções bilaterais, com baixas concentrações de soluções de anestésicos locais.

O tempo de analgesia depende do tipo e da concentração de anestésico local que for utilizado. Injeções extrapleurais ou interpleurais intermitentes, ou em infusão contínua, são úteis para prover analgesia pós-operatória em toracotomias, com eficácia semelhante ao uso de analgesia peridural com anestésicos locais e opioides, sem os efeitos colaterais destes últimos.

Os bloqueios interfaciais guiados por ultrassom mostram eficácia não só para a anestesia cirúrgica como para analgesia pós-operatória. O bloqueio do plano eretor espinal tem como principal vantagem a abordagem dos nervos intercostais praticamente na sua saída em direção à caixa torácica, proporcionando analgesia para todo o território posterior, lateral e anterior da caixa torácica, sem a necessidade de múltiplas punções. Na realidade as técnicas interfaciais guiadas por ultrassom estão gradativamente substituindo as demais técnicas clássicas apresentadas neste capítulo.

## REFERÊNCIAS

1. Miziara LEPG. Bloqueio do plexo cervical. In: Cangiani LM, Nakashima ER, Gonçalves TAM, et al. Atlas de Técnicas de Bloqueios Regionais SBA. Sociedade Brasileira de Anestesiologia, 2013. p.149-56.
2. Cangiani LM. Inervação da caixa Torácica. In: Cangiani LM, Nakashima ER, Gonçalves TAM, et al. Atlas de Técnicas de Bloqueios Regionais SBA. Sociedade Brasileira de Anestesiologia, 2013. p. 221-6.
3. Cangiani LM. Bloqueio intercostal na linha axilar média. In: Cangiani LM, Nakashima ER, Gonçalves TAM, et al. Atlas de Técnicas de Bloqueios Regionais SBA. Sociedade Brasileira de Anestesiologia, 2013. p.227-33.
4. Cangiani LM, Katayama M. Bloqueio intercostal na linha axilar média para pequenas operações de mama. Rev Bras Anestesiol. 1986;36:221-6.
5. Abrão J. Bloqueio intercostal posterior com injeção única. In: Cangiani LM, Nakashima ER, Gonçalves TAM, et al. Atlas de Técnicas de Bloqueios Regionais SBA. Sociedade Brasileira de Anestesiologia, 2013. p. 233-41.
6. Abrão J. Bloqueio intercostal posterior com injeção única. Rev Bras Anestesiol. 1986:36:335-8.
7. Reiestad F, Kvalheim L. Continuous intercostal blocks for postoperative pain relief. Norwegian Med Ass J. 1984;104:485-7.
8. Geier KO. Bloqueio pleural. Rev Bras Anestesiol. 2001; 51:160-75.
9. Geier KO. Intrapleural blockade: no more pneumothorax in catheter placement after appropriate intrapleural space identification? Reg Anesth. 1993;18:1S:8.
10. Sidow FW. Intrapleurale analgesie. In: Astra chemicals gmgh. Regionale Anäesthesie. 3.ed. Stuttgart: Guystaf Fishcer Verlag, 1989. p.170-3.
11. West JV. Fisiologia respiratória moderna. In: Mecanismos de respiração. São Paulo: Editora Manole Ltda., 1977. p.83-107.
12. Ananthanaryan C, Kashtan H. Pneumothorax after interpleural block in a spontaneously breathing patient. Anaesthesia. 1990;45:342.
13. Lewis GW. Interpleural block. Can J Anaesth. 1989;36:103-5.
14. Abraham ZA. Interpleural analgesia. In: Sinatra RS, Hord AH, Ginsberg B, et al. Acute Pain. Mechanisms & Management. St Louis: Mosby-Year Book, Inc.; 1992. p.326-9.
15. Laurito CE, Kirz Li, VadeBoncouer TR, et al. Continuous infusion of interpleural bupivacaine maintains effective analgesia after cholecystectomy. Anesth Analg. 1991;72:516-21.
16. Symreng T, Gomez MN, Johnson B, et al. Intrapleural bupivacaine technical considerations and intraoperative use. J Cardiothorac Anesth. 1989;3:139-43.
17. Brismar B, Petterson N, Tokics L, et al. Postoperative analgesia with intrapleural administration of bupivacaine-adrenaline. Acta Anaesthesiol Scand. 1987;31:515-20.
18. Dangoisse M, Collins S, Glynn CJ. Haemothorax after attempted intercostals catheterization. Anaesthesia. 1994; 49:961-3.
19. Abraham ZA. Intrapleural analgesia. In: Sinatra RS, Hord AH, Ginsberg B, et al. Acute Pain. St Louis: Mosby-Year Book, 1992. p.326-39.
20. Shantha TR. Unilateral bronchospasm after interpleural analgesia. Anesth Analg. 1992;74:291-3.
21. Reiestad F. Interpleural analgesia: a new method for pain relief in various acute and chronic pain conditions. Department of Anesthesia. Ulleval University Hospital, Oslo, Norway, thesis summary, 1989, in Technical highlights, Reading, Arrow International, 1989.
22. Detterbeck FC. Efficacy of methods of intercostals nerve blockade for pain relief after thoracotomy. Ann Thorac Surg. 2005;80:1550-9.
23. Murphy DF. Continuous intercostals nerve blockade for pain relief after cholecystectomy. Br J Anaesth. 1983; 55:521.
24. Nunn JF, Sulivan G. Posterior intercostal nerve block for pain relief after cholecystectomy. Br J Anaesth. 1980;52:253.
25. Murphy DF. Continuous intercostal nerve blockade. Br J Anaesth. 1984;56:627-30.

26. Downs CS, Cooper D. Continuous extrapleural intercostal nerves block for post thoracotomy. Analgesia in children. Anaesth Intensive Care. 1997;25:390-7.
27. Safran D, Kuhlman G, Orhant EE, et al. Continuous intercostal blockade with lidocaine after thoracic surgery. Anesth Analg. 1990;70:345-9.
28. Richardson J, Anaes FC, Sabanathan S, et al. Continuous intercostal nerve block versus epidural morphine for postthoracotomy analgesia. Ann Thorac Surg. 1991;24:377-80.
29. Sullivan E, Grannis Jr FW, Ferrel B, et al. Continuous extrapleural intercostal nerve block with continuous infusion of lidocaine after thoracotomy. Chest. 1995;108:1718-23.
30. Sabanathan S, Mearns AJ, Bickford Smith PF, et al. Efficacy of continuous extrapleural intercostal nerve block of post-thoracotomy pain and pulmonary mechanics. Br J Surg. 1990;77:221-5.
31. Kaiser AM, Zollinger A, Lorenzi DD, et al. Prospective, randomized comparison of extrapleural versus epidural analgesia for postthoracotomy pain. Ann Thorac Surg. 1998;66:367-72.
32. Sabanathan S, Smith PJB, Pradan GN, et al. Continuous intercostals nerve block for pain relief after thoracotomy. Ann Thorac Surg. 1988;46:425-6.
33. Watson DS, Panian S, Kendall V, et al. Pain control after thoracotomy: bupivacaine versus lidocaine in continuous extrapleural intercostal nerve blockade. Ann Thorac Surg. 1999;67:825-9.
34. Forero M, Adhikary SD, Lopez H, et al. The erector spinae plane block: a novel analgesic technique in thoracic neuropathic pain. Reg Anesth Pain Med 2016;41: 621-7.
35. Ki Jinn Chin, Kariem El-Boghdadl, et al. Mechanisms of action of the erector spinae plane (ESP) block: a narrative review. Can Anesth, 2021; 68:387–40
36. You-Jin Choi, et al. Influence of injectate volume on paravertebral spread in erector spinae plane block: An endoscopic and anatomical evaluation. doi: 10.1371/journal.pone. 0224487.
37. Blanco R. The pecs block: a novel thecnique for providing afther brast surgery. Anestesia, 2011;66: 840–852
38. Blanco R, Fajardo M, Parras Maldonado T. Ultrasound description of Pecs II (modified Pecs I): a novel approach to breast surgery. Rev Esp Anestesiol Reanim 2012;59:470e5.
39. Blanco R, Parras T, McDonnell JG, et al. Serratus plane block: a novel ultrasound-guided thoracic wall nerve block. Anaesthesia, 2013;68:1107-13.

# 109

# Bloqueios Paravertebrais

Cinthia Passos Damasceno

## INTRODUÇÃO

O bloqueio paravertebral foi inicialmente descrito em 1905 por Hugo Sellheim na Alemanha, a fim de produzir analgesia da parede abdominal. Após a descrição inicial, seguiram-se revisões da técnica como em 1911, por Arthur Lawen, que o nomeou de "anestesia condutiva paravertebral", e em 1919, por Max Kappis, que desenvolveu o modo de realizar o bloqueio similar ao atual, conseguindo produzir anestesia para cirurgias abdominais.[1]

Apesar do entusiasmo pela comunidade científica acerca da nova técnica de anestesia regional, o bloqueio paravertebral caiu no ostracismo durante anos. Somente em meados da década de 1970 o bloqueio foi revisitado e novamente popularizado. Em 1974, Winnie descreveu a abordagem lombar, também conhecida como bloqueio do compartimento do músculo psoas, e Eason e Wyatt reavivaram a abordagem torácica descrevendo a passagem de cateter em 1979. Já em 2003, Boezaart demonstrou a possibilidade de passagem de cateter na abordagem paravertebral cervical.[1-4]

Desde sua publicação inicial, e a despeito dos refinamentos de técnica, o bloqueio paravertebral apresenta como característica comum a anestesia unilateral das raízes nervosas que emergem dos forames intervertebrais ao longo da coluna. Sendo assim, ocorre o bloqueio das fibras nervosas somatossensoriais, mas também das fibras autonômicas simpáticas. Por consequência, o bloqueio paravertebral difere do bloqueio epidural devido à sua localização paraespinal, por fora da dura-máter. No entanto, pela proximidade anatômica, pode-se considerar o espaço paravertebral como uma continuidade ao epidural, ocorrendo muitas vezes dispersão contralateral da solução anestésica. Esta situação caracteriza-se como um efeito colateral da técnica originalmente proposta, na qual espera-se so-

mente analgesia e/ou anestesia ipsilateral ao local de administração da droga.[1,5]

Ao longo dos anos, diversas técnicas de execução do bloqueio paravertebral foram estudadas, desde sua realização guiada por referências anatômicas e perda de resistência até pela utilização de recursos mais modernos, como a eletroneuroestimulação e a ultrassonografia. Vale ressaltar que a realização do bloqueio guiado por imagem em tempo real confere maior segurança e eficácia, pois torna-se possível realizar medidas ultrassonográficas, visualizar a pleura, assim como o trajeto da agulha e do cateter.[1,6]

Em suma, entende-se por bloqueios paravertebrais aqueles em que o alvo são os nervos espinais imediatamente após sua saída dos forames intervertebrais (Figura 109.1). Eles são divididos de acordo com sua topografia em cervical, torácico, lombar e sacral, e serão discutidos individualmente a seguir.

## ■ BLOQUEIO PARAVERTEBRAL CERVICAL

### Anatomia

O bloqueio paravertebral cervical foi inicialmente descrito por Kappis no início do século XX e revisado por Pippa em 1990. É também denominado de bloqueio do plexo braquial via posterior devido à proximidade anatômica das raízes cervicais na fenda interescalênica.[7,8] Dessa maneira, os pontos de referência para a execução do bloqueio baseiam-se nas vértebras cervicais e nos músculos da cintura escapuloumeral.

### Técnicas de Bloqueio

Na técnica descrita originalmente, deve-se identificar o processo espinhoso de C7 (região mais proeminente da coluna cervical) e, na sequência, de C6. Uma linha imaginária

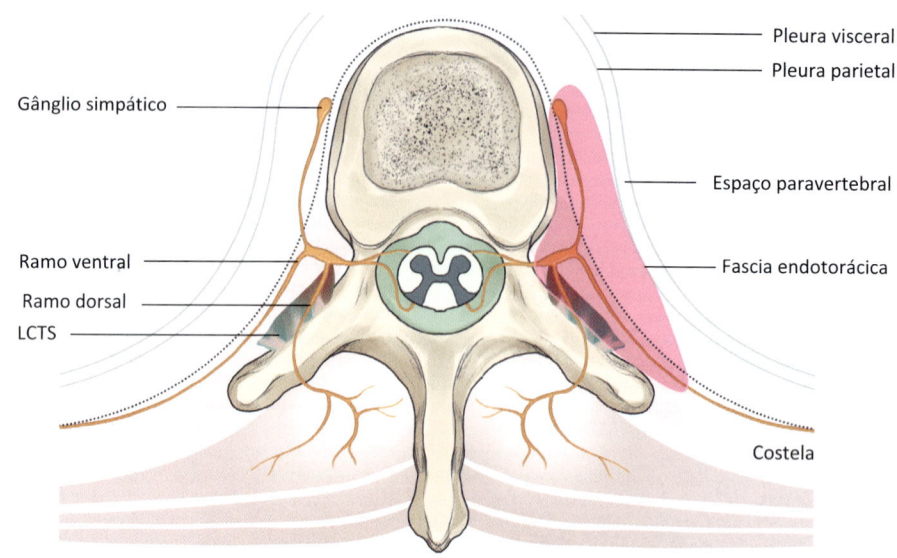

▲ **Figura 109.1** Anatomia do espaço paravertebral.

**Fonte:** Pawa, A., Wojcikiewicz, T., Barron, A. *et al.* Paravertebral Blocks: Anatomical, Practical, and Future Concepts. *Curr Anesthesiol Rep* 9, 263–270 (2019).

no sentido axial deve ser traçada com origem na cartilagem cricoide e com término aproximadamente 3 cm lateral às respectivas vértebras (Figura 109.2). Introduz-se a agulha Tuohy ou de neuroestimulação até que haja sinal de perda de resistência ou contato ósseo. Neste último caso, redireciona-se a agulha cranialmente até que ocorra a perda de resistência, evidenciando o correto posicionamento próximo à fenda interescalênica. Devido ao risco de inúmeros eventos adversos e complicações como anestesia raquidiana total, punção vascular inadvertida e até lesão medular, a técnica foi revista por Boezaart sugerindo um ponto mais lateral de inserção da agulha, entre os músculos trapézio e levantador da escápula.[9]

Com o advento da ultrassonografia, tornou-se muito mais seguro e acurado realizar o bloqueio paravertebral cervical guiado por imagem em tempo real (Figura 109.3). Como dito anteriormente, Boezaart descreveu esta técnica, inclusive para inserção de cateter plexular, a fim de fornecer analgesia contínua. Sabe-se que que na abordagem posterior do plexo braquial ocorre menos chance de perda acidental do cateter em detrimento à via interescalênica convencional.[10]

O paciente deve ser posicionado sentado ou em decúbito lateral, com o lado do bloqueio desejado para cima. As mesmas referências ósseas são demarcadas para iniciar o procedimento. Utiliza-se, então, o probe linear (alta frequência) na posição axial para identificação da junção muscular da borda anterior do trapézio com a borda posterior do levantador da escápula. A agulha sonovisível é introduzida de posterior para anterior, em plano, até atingir a fenda interescalênica ao nível de C5-C6. Deve-se aplicar uma corrente de 0,5 mA ao aparelho de neuroestimulação para evocar resposta motora dos músculos inervados por essas raízes (deltoide, bíceps e tríceps), garantindo a correta localização

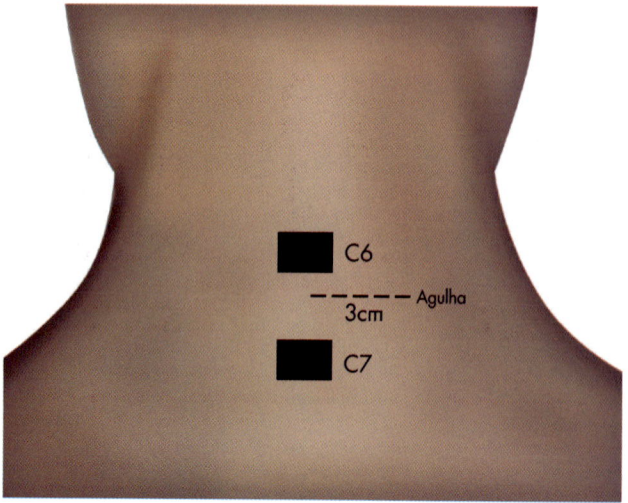

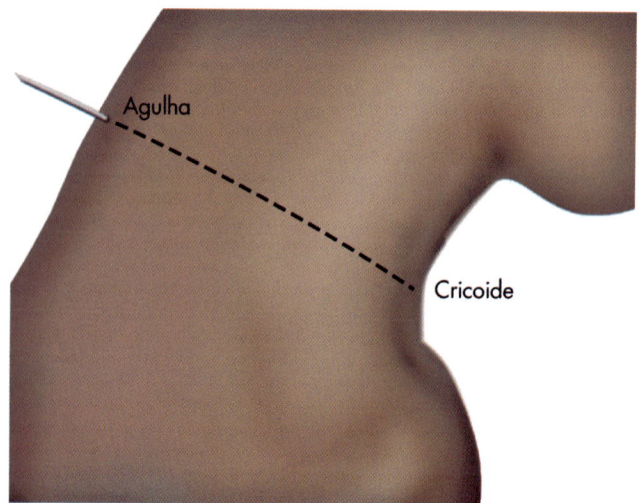

▲ **Figura 109.2** Bloqueio paravertebral cervical guiado por referências anatômicas.

da agulha. Com a técnica ecoguiada, pode-se inclusive alocar cateteres para analgesia contínua pós-operatória.[11] Em relação às soluções analgésicas utilizadas, há relato de bons resultados com a utilização de ropivacaína ou bupivacaína

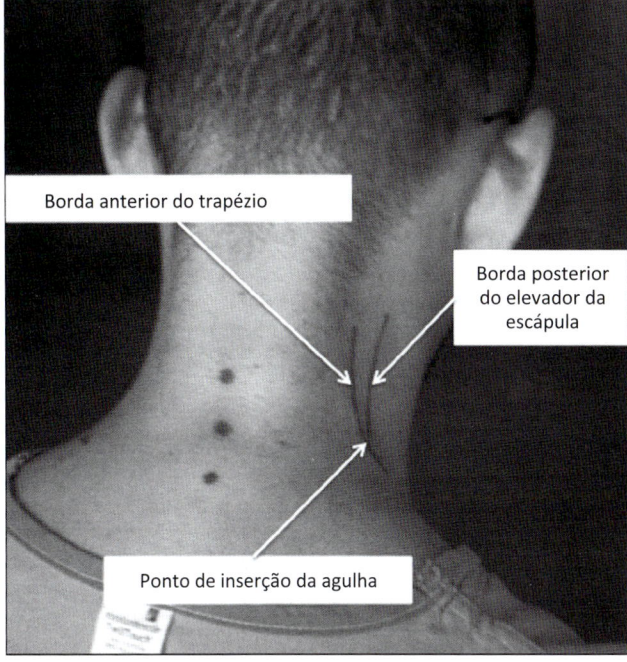

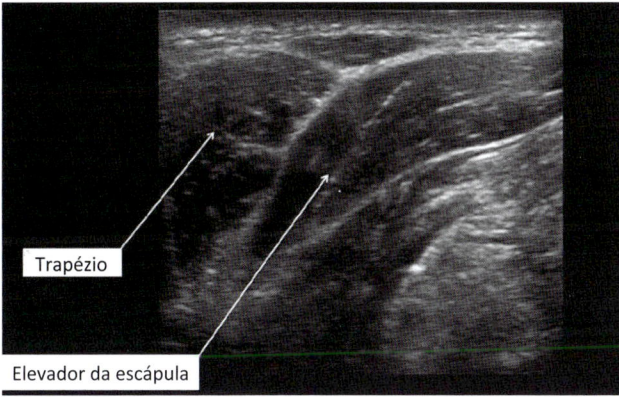

▲**Figura 109.3** Bloqueio paravertebral cervical guiado por ultrassom.

**Fonte:** McNaught, Andrew, McHardy, Paul, Awad, Imad T, Posterior Interscalene Block: An Ultrasound-Guided Case Series and Overview Of History, Anatomy and Techniques, *Pain Research and Management*, 15, 758174, 5 pages, 2010.

nas concentrações de 0,25-0,5% 20 mL em dose única, e de ropivacaína 0,1% ou bupivacaína 0,25% em infusão contínua pelo cateter, numa vazão de 5 mL.h$^{-1}$.[11,12]

## Indicações e Contraindicações

O bloqueio paravertebral cervical é indicado para anestesia e analgesia pós-operatória de cirurgias de grande porte na extremidade superior, incluindo cirurgias de ombro, cotovelo e punho. Também é indicado em pacientes nos quais é difícil alcançar os troncos do plexo braquial através da abordagem interescalênica clássica. Além disso, aplica-se para casos de dor crônica acometendo a região da cintura escapuloumeral como no tumor de Pancoast e na neuralgia pós-herpética.[10]

Em relação às contraindicações, podem ser divididas em relativas, absolutas e específicas, de acordo com a Tabela 109.1 a seguir.

## Complicações

Em relação às complicações gerais do bloqueio paravertebral cervical, podem ser listadas infecção no sítio de punção (principalmente se um cateter for alocado), hematoma, dor à injeção e reação adversa ou toxicidade ao anestésico local. Já em relação às complicações específicas, deve-se ter em mente que por este método (abordagem posterior), as principais estruturas da região cervical (artéria e veia vertebrais, nervo frênico, artéria carótida, veia jugular interna etc.) estão localizadas na parte anterior, o que minimiza o risco de lesão acidental. Este é, inclusive, o argumento original de Kappis,[7] que refere ser melhor abordar as raízes pela parte posterior, onde existem apenas músculos. Além disso, no nível onde esse bloqueio é realizado, as fibras nervosas estão dispostas em fibras sensoriais posteriores e fibras motoras anteriores. Isso provavelmente explica o bloqueio predominantemente sensorial em detrimento do bloqueio motor indesejado. No entanto, deve-se ter cautela com a dispersão do anestésico local para os espaços epidural e subaracnoideo.[1,9]

## ■ BLOQUEIO PARAVERTEBRAL TORÁCICO

### Anatomia

O bloqueio paravertebral torácico foi descrito inicialmente por Sellheim em 1905, com objetivo de analgesia em procedimentos cirúrgicos como toracoplastia e lobectomia

| Tabela 109.1 Contraindicações ao bloqueio paravertebral cervical. | | |
|---|---|---|
| **Relativas** | **Absolutas** | **Específicas** |
| Infecção sistêmica | Recusa do paciente | Trauma torácico |
| Lesões pré-existentes no plexo braquial ou em nervos distais | Alergia ao anestésico local | Pneumotórax |
| | Infecção no sítio de punção | Pneumectomia prévia |
| | Coagulopatias | Paralisia do nervo frênico ou do nervo laríngeo-recorrente |
| | Falta de equipamento de ressuscitação cardiopulmonar | DPOC grave |

para o tratamento de tuberculose, mas caiu em desuso nos anos seguintes. Somente em 1979 foi revisitado por Eason e Wyatt, o que popularizou novamente sua técnica.[1,4] Como dito anteriormente, esta abordagem produz bloqueio dos nervos somáticos e simpáticos ipsilaterais ao local de injeção, podendo ocorrer uma possível extensão do anestésico local para os espaços intercostal ou epidural. A distribuição metamérica após uma única injeção de grande volume pode ser variável e imprevisível, mas espera-se uma distribuição craniocaudal.[13,14]

O espaço paravertebral torácico é um espaço em forma de cunha situado bilateralmente à coluna vertebral (Figura 109.4). Seus limites anatômicos são identificados pela pleura parietal (limite anterolateral), face posterolateral do corpo vertebral (limite inferior), corpo, disco e forame intervertebrais (limite medial) e ligamento costotransverso superior (limite posterior). Seu conteúdo é formado por tecido adiposo, no qual encontram-se o nervo intercostal (espinal), o ramo dorsal, os vasos intercostais, os ramos comunicantes e, anteriormente, a cadeia simpática. Os nervos espinais, ao nível do espaço paravertebral torácico, são desprovidos de bainha fascial, o que os torna extremamente suscetíveis ao efeito do anestésico local. Entre a pleura parietal e o ligamento costotransverso superior está situada a fáscia endotorácica, uma estrutura fibroelástica com localização profunda no tórax com continuidade até o abdome, onde passa a ser denominada de fáscia transversalis. A fáscia endotorácica divide o espaço paravertebral em dois compartimentos fasciais potenciais: o compartimento paravertebral extrapleural anterior e o compartimento paravertebral subendotorácico posterior.[14,15]

## Técnicas de Bloqueio

A técnica originalmente descrita guia-se por referências anatômicas e perda de resistência com o paciente posicionado em decúbito ventral, lateral ou sentado. Nesta última posição, a identificação dos processos espinhosos torna-se mais fácil. Inicia-se com a demarcação dos processos espinhosos nos níveis desejados e, aproximadamente 2,5 a 3 cm lateralmente a eles, realiza-se uma nova marcação, o que corresponde aos processos transversos das respectivas vértebras. Nesta localização introduz-se uma agulha espinal 22G ou Tuohy, avançado-se perpendicularmente à pele até entrar em contato com o processo transverso numa profundidade variável de 2 a 4 cm. É mandatório que se localize o processo transverso antes de avançar mais profundamente a agulha, a fim de evitar punção inadvertida de estruturas nobres (vasos ou pleura). A agulha deve progredir acima do processo transverso com avanço gradual até que ocorra perda de resistência ao ar ou solução salina e sensação de clique após transfixar o ligamento costotransverso superior. Após aspiração sem refluxo de conteúdo, o anestésico local é injetado em pequenas alíquotas e um cateter é alocado, se desejável[13,14,16] (Figura 109.5). Em caso de dificuldade na passagem do cateter, deve-se injetar um bólus inicial de solução salina ou anestésico local, com o objetivo de expandir o espaço paravertebral. A fluoroscopia é frequentemente utilizada como método complementar para confirmar a posição correta da agulha, e espera-se a propagação longitudinal do contraste radiopaco na região paravertebral.[17] Em relação à escolha dos agentes anestésicos, deve-se priorizar

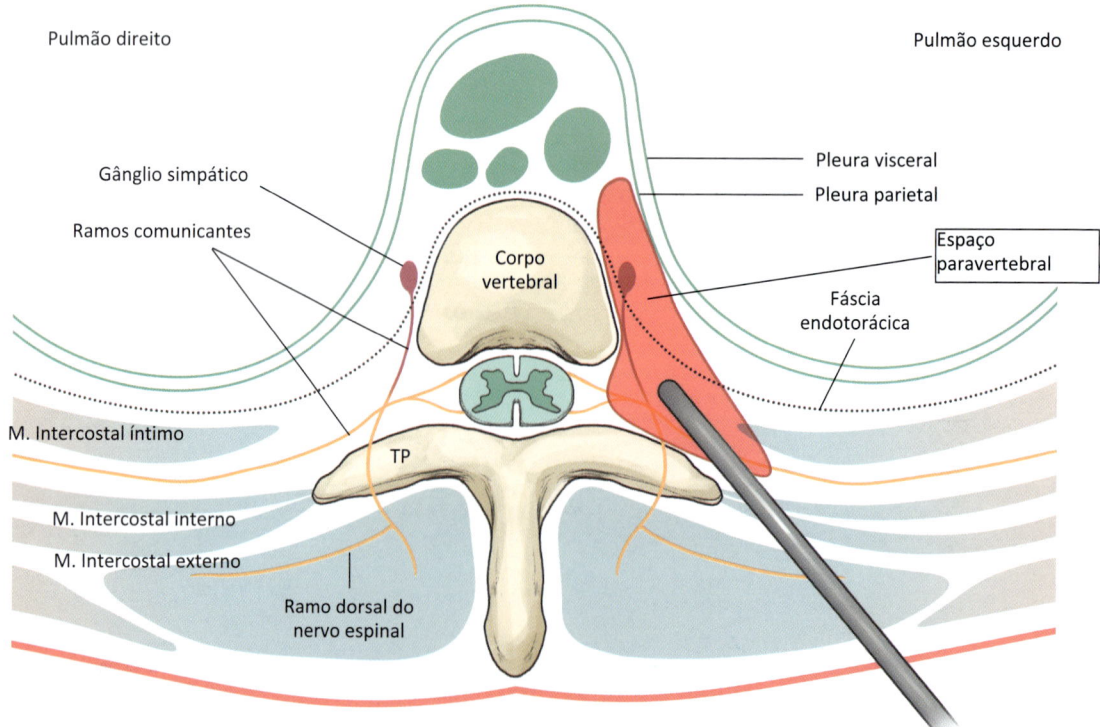

Pulmão direito

Pulmão esquerdo

Gânglio simpático

Ramos comunicantes

Pleura visceral

Pleura parietal

Espaço paravertebral

Corpo vertebral

Fáscia endotorácica

M. Intercostal íntimo

TP

M. Intercostal interno

M. Intercostal externo

Ramo dorsal do nervo espinal

▲**Figura 109.4** Anatomia do espaço paravertebral torácico.

**Fonte:** Ansari, A.A., Jeng, C.L. (2022). Trunk Block: Thoracic Paravertebral Nerve Block. In: Banik, R.K. (eds) Anesthesiology In-Training Exam Review. Springer, Cham.

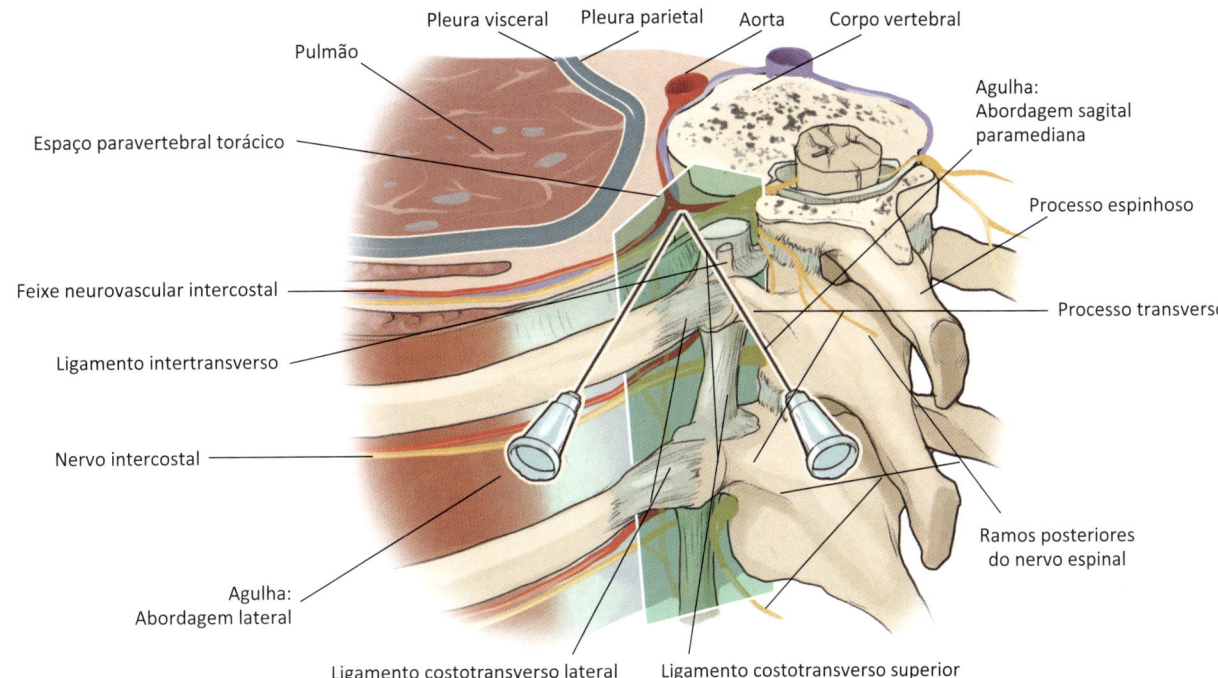

▲**Figura 109.5** Bloqueio paravertebral torácico guiado por referências anatômicas.

**Fonte:** Eisenberg, E., Gaertner, E., Clavert, P. (2023). Thoracic Paravertebral Block. In: Eisenberg, E., Gaertner, E. (eds) Ultrasound in Peripheral, Neuraxial and Perineuraxial Regional Anaesthesia. Springer, Cham.

aqueles de ação prolongada, como a bupivacaína 0,5%, ropivacaína 0,5% ou a levobupivacaína 0,5%. Durante uma injeção múltipla, administra-se de 4 a 5 mL de anestésico local em cada nível. A anestesia se desenvolve em cerca de 15 a 30 minutos e dura de 3 a 6 horas. A analgesia também é de longa duração (12-18 h) e geralmente maior do que a duração da anestesia.[13]

Há também descrita na literatura uma modificação na técnica clássica com abordagem medial, na qual a agulha é inserida apenas a 1 cm da linha média e avançada perpendicularmente até entrar em contato com a lâmina vertebral, em vez de o processo transverso. Na sequência, deve-se redirecioná-la lateralmente para deslizar da lâmina até o espaço paravertebral. Apesar da redução nos riscos de entrada acidental da agulha no forame vertebral com a técnica clássica, pode-se aumentar a chance de cefaleia pós-punção dural.[18,19]

Com o intuito de aumentar a segurança na realização do bloqueio paravertebral torácico, a utilização da neuroestimulação foi de suma importância quando a técnica ecoguiada ainda não estava difundida. De acordo com o nível do bloqueio realizado, espera-se um comportamento diferente à aplicação de corrente elétrica. Enquanto nas raízes torácicas altas (T2 a T7) procura-se pela contração da musculatura intercostal, nas raízes torácicas baixas (T8 a T12) procura-se a contração da musculatura intercostal e também da musculatura da parede abdominal ipsilateral. Inicia-se o procedimento com a punção no nível desejado a 90º em relação à pele, 2,5 a 3 cm lateral à borda superior do processo espinhoso. Aplica-se uma corrente elétrica de 5,0 mA, progredindo a agulha até aproximadamente 3 cm. No caso de contato com o processo transverso, redireciona-se a agulha

no eixo longitudinal até que o mesmo seja ultrapassado e a resposta sensitivo-motora encontrada. Ao penetrar o espaço paravertebral, espera-se pela resposta, mas também pelo relato do paciente no caso de sensação de contração ou parestesia toracoabdominal.[20]

Quando se utiliza a ultrassonografia como método de imagem para guiar o bloqueio paravertebral torácico, devem ser identificadas as estruturas básicas, independentemente da abordagem utilizada. São elas: a pleura, a membrana intercostal interna e o processo transverso. As abordagens ultrassonográficas mais utilizadas são descritas a seguir:[21]

- **técnica 1:** varredura transversal com inserção da agulha fora de plano;
- **técnica 2:** varredura oblíqua sagital paramediana com inserção da agulha em plano;
- **técnica 3:** varredura transversal com inserção da agulha em plano.

## Varredura Transversal com Inserção da Agulha Fora de Plano

Nesta técnica, aborda-se o espaço paravertebral torácico no nível desejado no plano transversal, introduzindo-se a agulha fora de plano. Inicialmente, determina-se a profundidade do processo transverso e da pleura. Após o contato da agulha com o processo transverso, ela deve ser ligeiramente recuada e novamente avançada por uma distância pré-estabelecida de 1,5 cm, com o objetivo de passar por baixo do processo transverso e, assim, atingir o espaço paravertebral. Procede-se com a aspiração, que deve ser negativa para sangue ou líquido cefalorraquidiano, e a injeção da solução anestésica. Ao utilizar esta técnica, é comum observar o alargamento do espaço paravertebral e o deslocamento anterior da pleura (Figura 109.6).

## Varredura Oblíqua Sagital Paramediana com Inserção de Agulha em Plano

Nesta abordagem, a agulha é inserida em plano até entrar em contato com a borda inferior do processo transverso e, posteriormente, avançada até uma distância predeterminada de aproximadamente 1 a 1,5 cm. Após aspiração nega-tiva, injeta-se uma alíquota de anestésico local (em torno de 3 a 5 mL), e em seguida observa-se a ocorrência de alterações da imagem ultrassonográfica que evidenciam o correto posicionamento da agulha no espaço paravertebral. Seriam elas o deslocamento anterior da pleura, o alargamento do espaço paravertebral e o aumento da ecogenicidade da pleura. Pode ocorrer também a propagação do anestésico local injetado para os espaços paravertebrais adjacentes, o que corrobora relatos anteriores de que os espaços paravertebrais torácicos contíguos se comunicam uns com os outros (Figura 109.7).

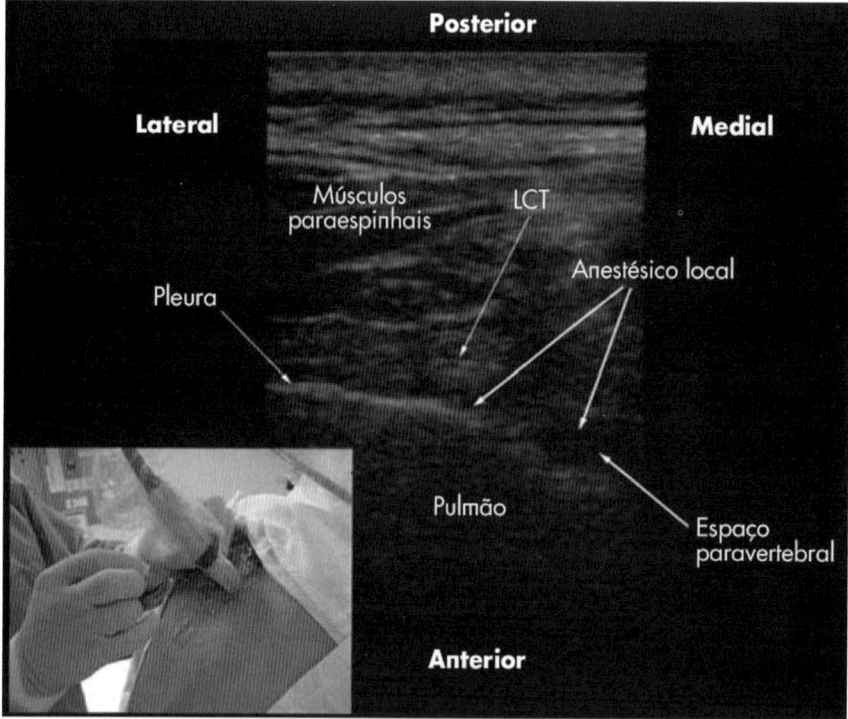

◄**Figura 109.6** Bloqueio paravertebral torácico guiado por ultrassom na varredura transversal com inserção da agulha fora de plano.

**Fonte:** Narouze SN. (2018) Atlas of Ultrasound--Guided Procedures in Interventional Pain Management. Springer, Cham.

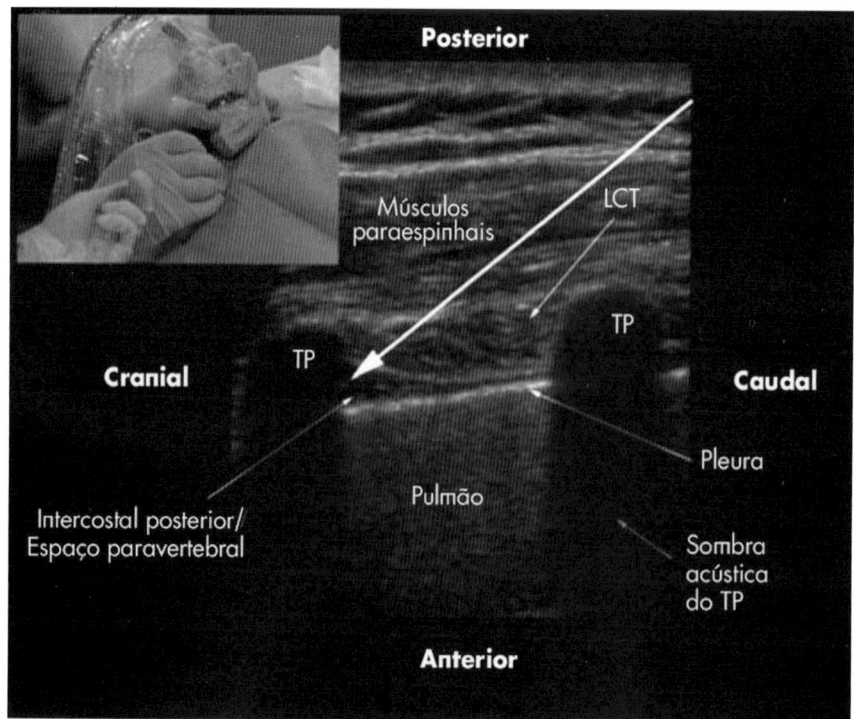

◄**Figura 109.7** Bloqueio paravertebral torácico guiado por ultrassom na varredura oblíqua sagital paramediana com inserção de agulha em plano.

**Fonte:** Narouze SN. (2018) Atlas of Ultrasound--Guided Procedures in Interventional Pain Management. Springer, Cham.

## Varredura Transversal com Inserção da Agulha em Plano

Na última técnica descrita, também denominada de abordagem intercostal, uma varredura transversal é realizada e a agulha de bloqueio é inserida em plano, numa direção de lateral para medial, até que a ponta da agulha seja identificada no espaço intercostal posterior ou no ápice do espaço paravertebral torácico. Igualmente, após aspiração negativa, procede-se com a injeção de pequenas alíquotas de anestésico local, observando imagens ultrassonográficas correspondentes com o alargamento do espaço paravertebral e deslocamento anterior da pleura parietal.

Em relação às outras técnicas descritas anteriormente, nesta abordagem a agulha é mais bem visualizada pelo ângulo de entrada em relação ao feixe do ultrassom. Porém, como a agulha é inserida na direção de lateral para medial, ou seja, em direção ao forame intervertebral, esta técnica pode predispor a uma maior incidência de dispersão epidural ou até injeção intratecal inadvertida. Por fim, esta abordagem também pode causar maior desconforto ao paciente, pois a agulha atravessa uma quantidade maior de tecidos moles até atingir seu alvo, resultando muitas vezes em necessidade de sedação mais profunda (Figura 109.8).

### Indicações e Contraindicações

O bloqueio paravertebral torácico contempla uma gama de indicações, tanto cirúrgicas quanto não cirúrgicas. Na primeira situação este tipo de bloqueio fornece anestesia ou analgesia de procedimentos unilaterais no tórax e abdome, como toracotomias, cirurgias de mama, herniorrafias, apendicetomias e colecistectomias. Já as indicações não cirúrgicas compreendem condições de dor aguda ou crônica, como angina pectoris refratária, neuralgia pós-herpética, síndrome de dor complexa regional e fratura de arcos costais.[1,13]

Em relação às contraindicações, pode-se dividi-las em relativas e absolutas, de acordo com a Tabela 109.2.[6,22]

**Tabela 109.2 Contraindicações ao bloqueio paravertebral torácico.**

| Relativas | Absolutas |
|---|---|
| Sepse | Recusa do paciente |
| Paresia diafragmática | Alergia ao anestésico local |
| Doença respiratória grave | Infecção no sítio de punção ou na cavidade torácica |
| Deformidade da anatomia torácica ou procedimentos cirúrgicos prévios | Coagulopatia |
| Neoplasia no espaço paravertebral | Uso de terapia anticoagulante |

## Complicações

Em relação às complicações gerais do bloqueio paravertebral torácico, pode-se listar infecção no sítio de punção (principalmente se um cateter for alocado), hematoma, dor à injeção e reação adversa ou toxicidade ao anestésico local. No tocante às complicações específicas à realização deste bloqueio, devem ser listadas a dispersão do anestésico para os espaços epidural ou subaracnoideo, mialgia paravertebral, pneumotórax, hipotensão e alocação equivocada de cateteres no espaço epidural ou até mesmo intrapleural.[23]

## ■ BLOQUEIO PARAVERTEBRAL LOMBAR

### Anatomia

O espaço paravertebral lombar interliga os espaços paravertebrais torácico e sacral e tem como limites anatômicos o músculo psoas maior (limite anterolateral), os corpos ver-

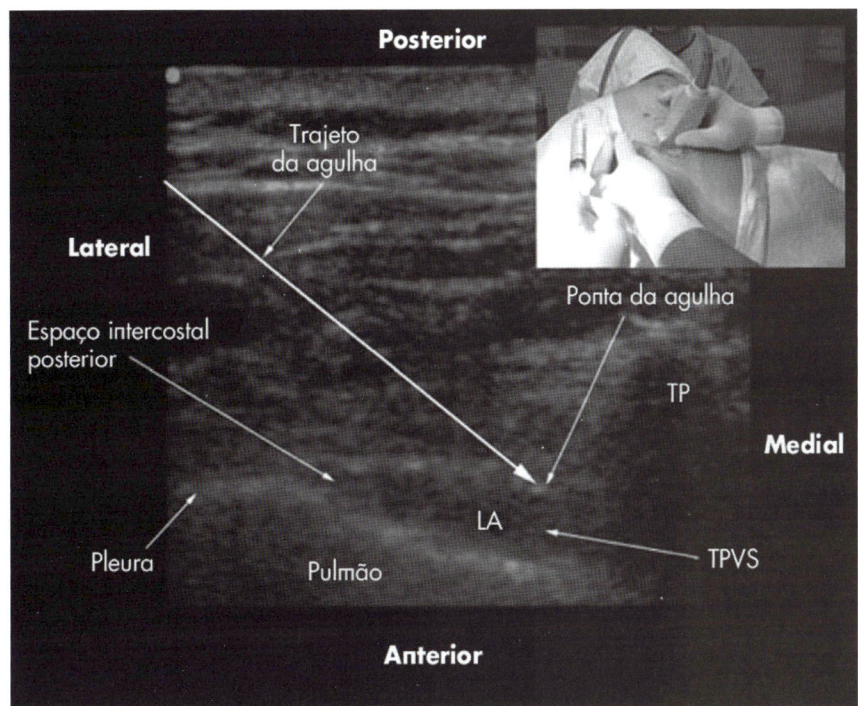

◀**Figura 109.8** Bloqueio paravertebral torácico guiado por ultrassom na varredura transversal com inserção de agulha em plano.

**Fonte:** Narouze SN. (2018) Atlas of Ultrasound-Guided Procedures in Interventional Pain Management. Springer, Cham.

tebrais, discos e forames intervertebrais, juntamente com seu conteúdo (limite medial) e os processos transversos e ligamentos interpostos (limite posterior). Em comparação ao espaço paravertebral torácico, onde há maior depósito de tecido adiposo, o espaço paravertebral lombar é ocupado majoritariamente pelo músculo psoas maior, sendo este uma importante referência para realização do bloqueio. O músculo psoas maior é constituído pela parte anterior, mais espessa, que constitui a maior parte do músculo e uma parte posterior acessória mais delgada. A porção anterior origina-se da face anterolateral dos corpos vertebrais, e a parte acessória origina-se da face anterior do processo transverso. Estas duas partes se unem para formar o músculo psoas maior propriamente dito, exceto próximo aos corpos vertebrais, onde essas duas partes são separadas por uma fina fáscia, dentro da qual se encontram as raízes nervosas espinais lombares e as veias lombares ascendentes. Os ramos ventrais das raízes nervosas espinais estendem-se lateralmente neste plano intramuscular, constituindo o plexo lombar (Figura 109.9). Assim como os bloqueios descritos anteriormente, vale ressaltar que o plexo lombar se comunica medialmente com o espaço epidural.[24]

O plexo lombar, como dito anteriormente, é constituído pelos ramos ventrais dos nervos espinais de L1 a L4, podendo ter contribuição de T12 (plexo lombar pré-fixado) e de L5 (plexo lombar pós-fixado). Os nervos ilioinguinal, ílio-hipogástrico e genitofemoral são ramos terminais da raiz de L1, com variações anatômicas frequentes e possível contribuição de T12 (nervo subcostal). As raízes de L2, L3 e L4 se separam em divisões anteriores formando o nervo obturatório, e em divisões posteriores formando os nervos femoral e cutâneo femoral lateral. A raiz de L5 recebe contribuição de L4 originando o tronco lombossacro, que se juntará às raízes sacrais na formação do nervo ciático.[25,26]

## Técnicas de Bloqueio

Nas técnicas de bloqueio inicialmente descritas (Figura 109.10), o espaço paravertebral lombar é acessado posteriormente através da introdução da agulha pela musculatura paravertebral, seguindo-se pelo contato ao processo transverso e posterior perfuração da fáscia ao redor do músculo quadrado lombar. Após penetrar a fáscia, deve-se ter a sensação de clique e perda de resistência ao ar, seguido por uma resposta motora específica, como a flexão do quadríceps neste caso.[1,24,25]

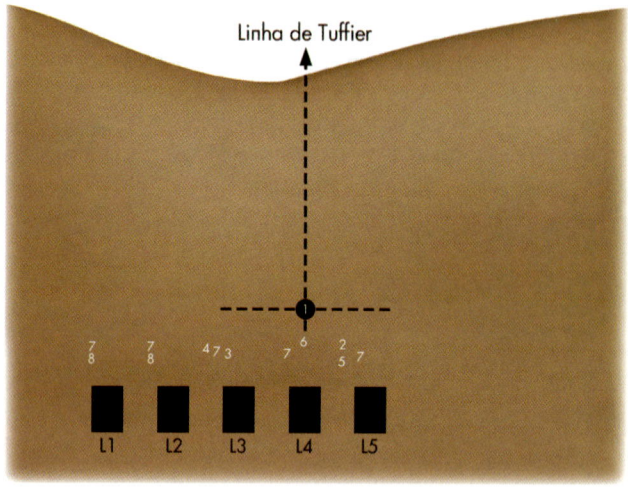

▲ **Figura 109.10** Diferentes técnicas de bloqueio paravertebral lombar guiado por referências anatômicas: **1**. Winnie/ **2**. Chayen/ **3**. Parkinson/ **4**. Hanna/ **5**. Pandin/ **6**. Capdevila/ **7**. Bogoch/ **8**. Lee.

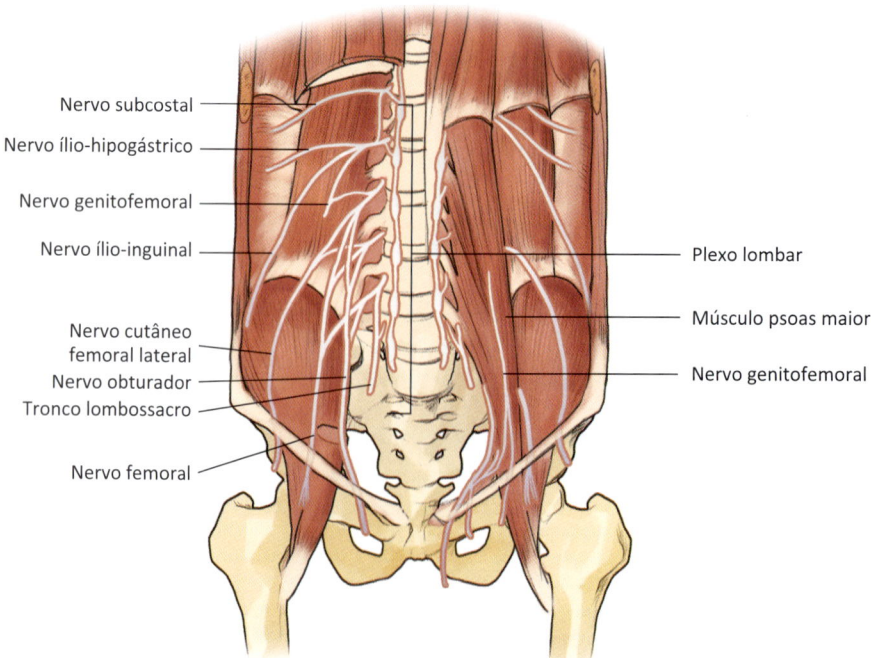

▲ **Figura 109.9** Anatomia do plexo lombar.

**Fonte:** Murinova, Natalia & Krashin, Daniel & Trescot, Andrea. (2016). Ilioinguinal Nerve Entrapment: Pelvic.

Em 1974, Winnie publicou a primeira técnica de bloqueio paravertebral lombar, denominando-a de de bloqueio do plexo lombar via posterior. Guiado por referências anatômicas, o autor orienta a identificação da linha de Tuffier (entre as cristas ilíacas) e, a seguir, outra linha perpendicular sobre a espinha ilíaca posterossuperior. O cruzamento dessas duas linhas serve como ponto de entrada para a agulha, utilizando uma inclinação medial em torno de 15º até a perda de resistência ou contração muscular do quadríceps à eletroneuroestimulação. No caso de contato ósseo, a agulha deve ser levemente reposicionada caudalmente até a busca dos sinais anteriores.[27,28]

Após dois anos da publicação de Winnie, Chayen sugeriu uma abordagem mais caudal, adicionando o bloqueio do nervo ciático para uma adequada analgesia do membro inferior. Denominou esta técnica de bloqueio do compartimento do psoas. Desta maneira, inicia-se com a demarcação da linha de Tuffier para a identificação do processo espinhoso de L4, e em seguida procede-se com a entrada da agulha 3 cm caudal e 5 cm lateral a esta referência, num ângulo de 90º. Após o contato ósseo com o processo transverso de L5, desvia-se cranialmente a agulha por aproximadamente 1-2 cm, até que haja perda de resistência ou reposta à neuroestimulação.[29]

Em 1989, Parkinson propôs a abordagem do plexo lombar a partir da vértebra L3, identificando-se seu processo espinhoso, e introduzindo-se a agulha de 3-4 cm lateral a ele, também num ângulo de 90º. Após o contato ósseo com o respectivo processo transverso, desvia-se a agulha caudalmente com avanço aproximado de 1,5 cm até a perda de resistência ou resposta à neuroestimulação.[30]

Já na década de 1990, Hanna também propôs uma abordagem a partir da vértebra L3, porém com acesso mais cranial. O ponto de entrada da agulha, num ângulo de 90º, fica 3-5 cm lateral ao ponto mais superior do processo espinhoso neste nível. Após o contato ósseo com o processo transverso de L3, a agulha é redirecionada cranialmente por aproximadamente 2 cm até que atinja o plexo lombar no nível da vértebra L2.[31]

Pandin, em 2002, novamente utiliza o de L4 como ponto anatômico inicial identificado a partir da linha de Tuffier. Orienta-se a introdução da agulha a 90º numa distância 3 cm caudal e 5 cm lateral ao processo transverso até que haja o contato ósseo com a vértebra L5 ou sinal de perda de resistência. Na primeira opção, deve-se inclinar cranialmente a agulha e inseri-la por aproximadamente 1 a 2 cm até a perda de resistência ou resposta à neuroestimulação.[32]

No mesmo ano, Capdevila sugeriu uma técnica que consiste na intersecção da linha de Tuffier com a linha perpendicular traçada a partir da espinha ilíaca posterossuperior. Divide-se, então, o plano de intersecção dessas linhas em três partes, sendo o ponto de entrada da agulha, num ângulo de 90º, no terço lateral. Quando ocorre o contato com o processo transverso de L4, a agulha seria desviada caudalmente até a perda de resistência ou resposta à neuroestimulação.[33]

Ainda em 2002, Bogoch sugere uma abordagem multinível ao plexo lombar. Identificam-e os processos espinhosos de L1 a L5, com entrada da agulha em um ângulo de 90º, de 3-5 cm lateral à porção mais superior de seus respectivos processos transversos. Dessa maneira, divide-se o volume total de anestésico local igualmente para cada nível puncionado.[34]

Lee descreveu em 2008 uma técnica mais cefálica, com a introdução da agulha, em um ângulo de 90º, 2,5 cm lateral ao ponto mais superior dos processos transversos de L1 e L2. Após o contato ósseo, deve-se inclinar caudalmente a agulha e progredir com o avanço suave de aproximadamente 1 cm, procurando as respostas citadas anteriormente.[35]

O advento da ultrassonografia também se mostrou interessante na realização do bloqueio paravertebral lombar para estabelecer melhor acurácia e maior segurança, haja vista ser um bloqueio profundo e de habilidade técnica avançada. Deve-se identificar a sonoanatomia de estruturas paravertebrais relevantes como o músculo psoas, o músculo quadrado lombar e os eretores da espinha, através de janelas acústicas correspondentes às abordagens longitudinal e transversal. Não se pode afirmar a superioridade de uma técnica em detrimento da outra, mas deve-se levar em consideração o grau de habilidade individual. Além disso, como nem sempre é possível identificar com precisão os nervos do plexo lombar dentro do músculo psoas, recomenda-se utilizar a estimulação nervosa periférica em conjunto com a imagem ultrassonográfica para a localização correta do plexo.[36,37]

Em comparação com os métodos tradicionais de bloqueio do plexo lombar, a orientação ultrassonográfica oferece muitas vantagens. A anatomia é nitidamente evidenciada ao ultrassom, o avanço da agulha de bloqueio até a parte posterior do músculo psoas, onde está localizado o plexo lombar, bem como a distribuição do anestésico local durante a injeção podem ser observados em tempo real. Essas caracerísticas resultam em maiores taxas de sucesso e menor número de complicações relacionadas ao bloqueio.[38]

As abordagens ultrassonográficas mais utilizadas são descritas a seguir:[36,38]

- **técnica 1:** varredura sagital paramediana (método do tridente);
- **técnica 2:** varredura transversal paramediana;
- **técnica 3:** varredura transversal paramediana (método do trevo).

## Varredura Sagital Paramediana (Método do Tridente)

Nesta abordagem, deve-se posicionar o paciente em decúbito lateral, com o lado a ser bloqueado para cima (Figura 109.11). Uma vez obtida a visão ideal denominada "tridente lombar", composto pelos processos transversos, insere-se a agulha de bloqueio numa abordagem em plano, na direção de caudal para cefálico. Desta maneira, visualiza-se o músculo psoas maior e parte do plexo lombar, como uma imagem hiperecoica, entre os processos transversos das vértebras L3 e L4.

O objetivo é navegar a agulha pela janela acústica do tridente lombar, entre os processos transversos de L3 e L4 na face posterior do músculo psoas maior, até que haja contato da agulha com o plexo ou contração do músculo quadríceps ipsilateral à neuroestimulação. Após aspiração negativa, injeta-se aproximadamente 20 a 25 mL de anestésico local, por exemplo ropivacaína ou levobupivacaina na concentração de 0,2 a 0,5%.[38,39]

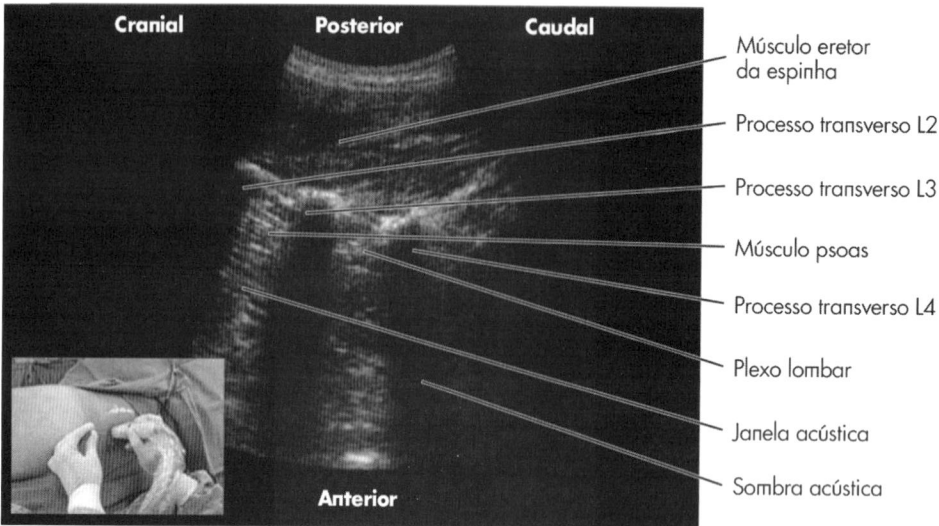

▲ **Figura 109.11** Bloqueio paravertebral lombar guiado por ultrassom na varredura sagital paramediana.

**Fonte:** Narouze SN. (2018) Atlas of Ultrasound-Guided Procedures in Interventional Pain Management. Springer, Cham.

## Varredura Transversal Paramediana

Nesta técnica, também com o paciente posicionado em decúbito lateral, realiza-se a varredura transversal da região paravertebral lombar identificando-se nesta janela acústica o músculo psoas maior, nos níveis L3-L4 ou L4-L5 (Figura 109.12). Deve-se ter em mente que ao nível L4-L5 pode-se enfrentar algum grau de dificuldade na visualização do músculo psoas devido à sobreposição da crista ilíaca. Após obtenção da imagem adequada, prossegue-se com a inserção da agulha medialmente ao transdutor e em plano (nível da vértebra L4). A agulha de bloqueio é navegada até a face posterior do músculo psoas, procurando-se pelo contato com o plexo lombar ou pela contração do músculo quadríceps ipsilateral, através de neuroestimulação. Há técnicas descritas na literatura com a agulha de bloqueio sendo inserida a partir da borda lateral do transdutor, com avanço no plano anteromedial em direção ao músculo psoas, de lateral para medial. Após a injeção da solução anestésica, pode-se visualizar melhor as estruturas anatômicas, pois o anestésico local apresenta característica hipoecoica, circundando os nervos do plexo lombar, que são hiperecoicos ao ultrassom. Após aspiração negativa, injeta-se aproximadamente 20 a 25 mL de anestésico local, por exemplo ropivacaína ou levo-bupivacaina, na concentração de 0,2 a 0,5%.[39,40]

## Varredura Transversal Paramediana (Método do Trevo)

A mais recente técnica ultrassonográfica para abordagem do plexo lombar foi publicada em 2013. Com o paciente em decúbito lateral e o transdutor na posição transversal ao nível de L4, identifica-se a imagem do trevo de três folhas, correspondendo aos músculos eretor da espinha, quadrado lombar e psoas. Uma linha é traçada desde o centro da extremidade medial do transdutor até a linha média (coluna vertebral). O ponto de entrada da agulha localiza-se a 4 cm da linha média ao longo desta linha, em plano ao feixe do ultrassom. Navega-se a agulha até que sua ponta esteja próxima à raiz do nervo L3, na face posterior do músculo psoas. Por fim, prossegue-se com a estimulação nervosa até a resposta motora do músculo quadríceps ipsilateral. Após

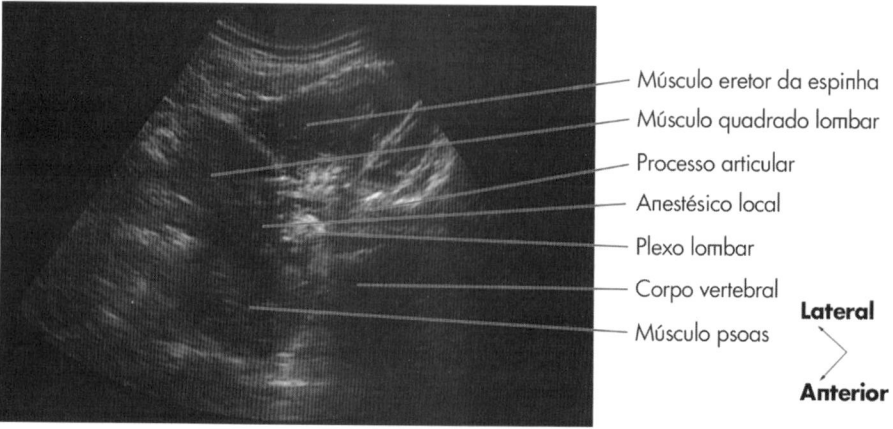

▲ **Figura 109.12** Bloqueio paravertebral lombar guiado por ultrassom na varredura transversal paramediana.

**Fonte:** Narouze SN. (2018) Atlas of Ultrasound-Guided Procedures in Interventional Pain Management. Springer, Cham.

aspiração negativa, finaliza-se o bloqueio com a administração de 20 a 30 mL de ropivacaína ou levobupivacaína na concentração de 0,2 a 0,5%, visualizando-se a disseminação perineural da droga na face posterior do músculo psoas.[40,41]

Há também relatos na literatura acerca de analgesia contínua do plexo lombar através da passagem de cateteres específicos. Capdevila e col.[42] descreveram o uso de ropivacaína a 0,2% numa dose inicial de 0,4 mL.kg$^{-1}$ seguida de infusão contínua da mesma solução numa taxa de 0,15 mL.kg.h$^{-1}$ por 48 horas (Figura 109.13).

## Indicações e Contraindicações

As principais indicações do bloqueio paravertebral lombar são de fornecer analgesia em cirurgias de quadril, fêmur proximal e parte anterior da coxa, podendo ser combinado com o bloqueio do nervo ciático para obtenção de analgesia completa do membro inferior selecionado. Este bloqueio não é comumente utilizado como técnica anestésica única, e uma das razões seria a falha do nervo obturador em aproximadamente 10% dos casos. Em comparação com o bloqueio epidural, esta abordagem ofereceria vantagens, como as descritas a seguir: bloqueio simpático unilateral, prevenindo instabilidade hemodinâmica; funções motora e sensitiva preservadas no membro contralateral; maior duração de analgesia; mobilização pós-operatória mais precoce e ausência de retenção urinária.[43]

Em relação às contraindicações, pode-se dividi-las em relativas e absolutas, de acordo com a Tabela 109.3 a seguir.[43]

**Tabela 109.3 Contraindicações ao bloqueio paravertebral lombar.**

| Relativas | Absolutas |
|---|---|
| Sepse | Recusa do paciente |
| Deformidades na coluna lombar | Alergia ao anestésico local |
| Lesões pré-existentes no plexo lombar ou nervos terminais | Suspeita ou confirmação de infecção no trajeto da agulha |
| Processos expansivos retroperitoneais | Anticoagulação ou coagulopatia |

## Complicações

Com o surgimento da ultrassonografia nos últimos anos, aprimorando a execução da técnica de bloqueio paravertebral lombar, a segurança e a eficácia desta abordagem aumentaram em comparação às técnicas guiadas por referência anatômica e/ou neuroestimulação. No entanto, há de se considerar possíveis complicações como punção vascular inadvertida (aorta e veia cava inferior), hematoma retroperitoneal, punção renal, anestesia epidural ou raquidiana, injeção intraperitoneal e hipotensão, causadas pela simpatectomia química.[44,45]

## ■ BLOQUEIO PARAVERTEBRAL SACRAL

### Anatomia

O plexo sacral é constituído pelo tronco lombossacro e pelos ramos ventrais do 1º, 2º, 3º e 4º nervos sacrais (Figura 109.14). Estes nervos convergem em direção à incisura isquiática maior, unindo-se para formar uma trama localizada anteriormente ao músculo piriforme e posteriormente à sua fáscia, na parede posterior da cavidade pélvica. Estruturas nobres como os vasos hipogástricos, ureter e cólon sigmoide estão localizados na frente do plexo sacral. A fáscia do músculo piriforme fixa-se anteriormente aos forames sacrais, onde emergem os nervos correspondentes. Lateralmente, o plexo sacral fica próximo ao forame isquiático maior, pressionado pelo músculo obturador interno. Como dito anteriormente, os vasos hipogástricos estão adjacentes ao plexo, destacando-se a artéria glútea superior que passa entre o tronco lombossacro e o 1º nervo sacral. Já os vasos glúteos inferiores correm entre o 2º e o 3º nervos sacrais. Outros vasos igualmente importantes são as artérias sacrais inferiores, as artérias isquiáticas e a artéria pudenda.[46]

A seguir são listados os principais ramos colaterais e terminais do plexo sacral:[47]

■ **ramos colaterais ventrais do plexo sacral:** nervos para o músculo obturador interno, nervo pudendo e nervos para

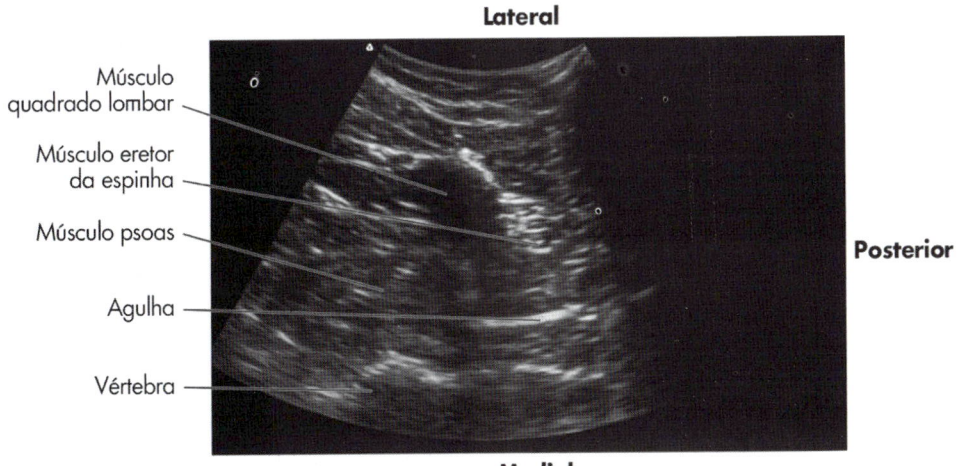

▲**Figura 109.13** Bloqueio paravertebral lombar guiado por ultrassom na varredura transversal paramediana (Método do Trevo).

**Fonte:** Narouze SN. (2018) Atlas of Ultrasound-Guided Procedures in Interventional Pain Management. Springer, Cham.

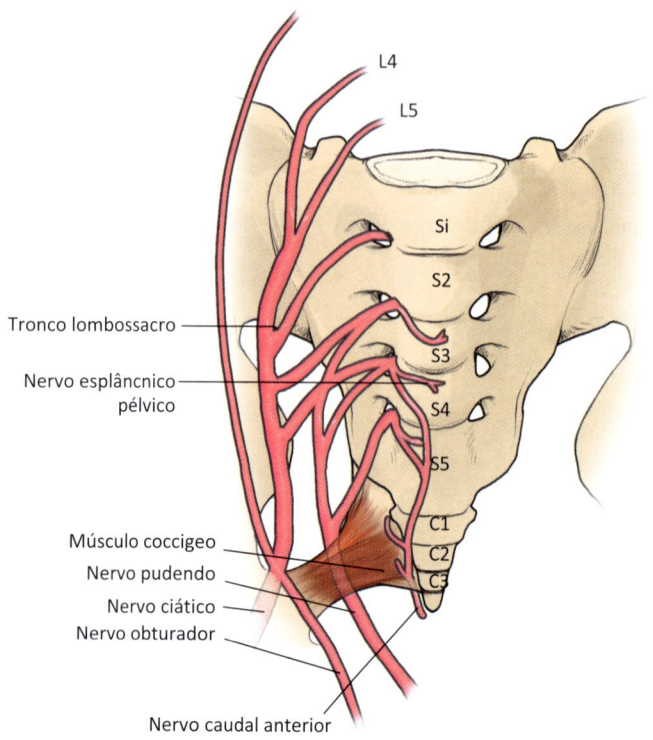

▲ **Figura 109.14** Anatomia do plexo sacral.

**Fonte:** Isaacs RE, Fessler RG: Lumbar and sacral spine, in Spine Surgery (3rd ed), Benzel et al. (eds), p 363. Copyright 2012 by Saunders, an imprint of Elsevier Inc.

as diversas estruturas pélvicas. Esses nervos suprem a região pélvica e os órgãos perineais;

- **ramos colaterais dorsais:** nervos glúteos superiores e inferiores e nervos para os músculos piriforme, quadrado femoral e gêmeos superior e inferior;
- um único ramal terminal.

O plexo sacral inerva a pele da parte medial da região glútea e a parte posterior da coxa. Também contribui para a inervação da articulação do quadril e a região proximal dos músculos da coxa. Mais caudalmente, o plexo se estende como o nervo ciático.[46,47]

## Técnicas de Bloqueio

Tal qual descrito anteriormente, a primeira técnica de bloqueio paravertebral sacral relatada na literatura guiava-se por referências anatômicas. Ela foi idealizada por Mansour em 1997, na mesma abordagem do nervo isquiático, e o autor orientava o posicionamento do paciente em decúbito lateral para iniciar o procedimento. Desenha-se uma linha entre a espinha ilíaca posterossuperior (EIPS) até o ponto mais baixo da tuberosidade isquiática (TI). Introduz-se a agulha aproximadamente 6 cm abaixo da EIPS nesta mesma linha (Figura 109.15). A agulha é, então, direcionada perpendicularmente à pele, tomando-se o cuidado de não desviá-la medialmente. Com a técnica de bloqueio contínuo, o local da punção é o mesmo, no entanto, a agulha é direcionada 10° mais caudalmente para facilitar a inserção do cateter. Procura-se pela reposta à neuroestimulação, com flexão plantar ou dos pododáctilos (nervo tibial) e eversão

do pé (nervo fibular). Após aspiração negativa prossegue-se com a injeção de um volume de 15 a 20 mL de anestésico local. A técnica de neuroestimulação múltipla não é necessária com esta abordagem porque os três ramos do nervo isquiático (tibial, fibular comum e cutâneo posterior da coxa) emergem juntos acima do músculo piriforme. Na técnica contínua o cateter é inserido cerca de 2 cm além da ponta da agulha. Pode-se utilizar 20 mL de ropivacaína na concentração de 0,75% em dose única, e o mesmo anestésico na concentração de 0,2% numa vazão de 5 mL.kg.h$^{-1}$, com bólus de 5 mL e bloqueio de 45 minutos entre as doses.[46]

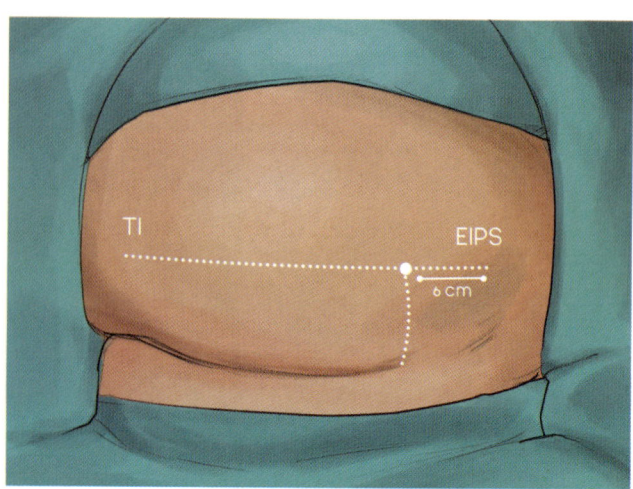

▲ **Figura 109.15** Bloqueio paravertebral sacral guiado por referências anatômicas.

Recentemente, três métodos de bloqueio do plexo sacral guiado por ultrassom foram relatados, destacando-se que nestas abordagens o paciente deve permanecer em decúbito lateral ou em prona:[48-50]

- eixo curto;
- eixo longo;
- abordagem paralela suprassacral.

## Eixo Curto

Para localizar o plexo sacral, inicia-se pela visualização da espinha ilíaca posteroinferior, com um probe curvo de baixa frequência na posição transversal (Figura 109.16). Caudalmente, identifica-se o ísquio e a borda lateral do sacro, que definem o forame isquiático maior. Devem ser localizados as artérias glúteas e o músculo piriforme. O plexo sacral aparece como um feixe hiperecoico arredondado. Em seguida, introduz-se a agulha em plano, de medial para lateral, avançando em direção ao plexo sacral. Após confirmação do posicionamento adequado da agulha e após aspiração negativa injeta-se o anestésico local, observando-se a distensão dos tecidos que o circundam.[48]

## Eixo Longo

O transdutor é colocado entre a espinha ilíaca posterossuperior (EIPS) e o ponto médio da linha que conecta a EIPS ao trocanter maior, identificando-se o osso ilíaco. Move-se o transdutor inferomedialmente até que atinja a incisura isquiática, quando a linha óssea do ilíaco é interrompida (Figura 109.17). É neste ponto que o plexo sacral deixa a pelve.

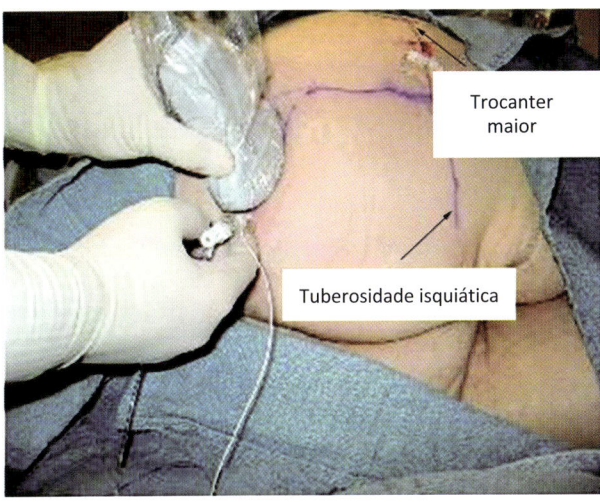
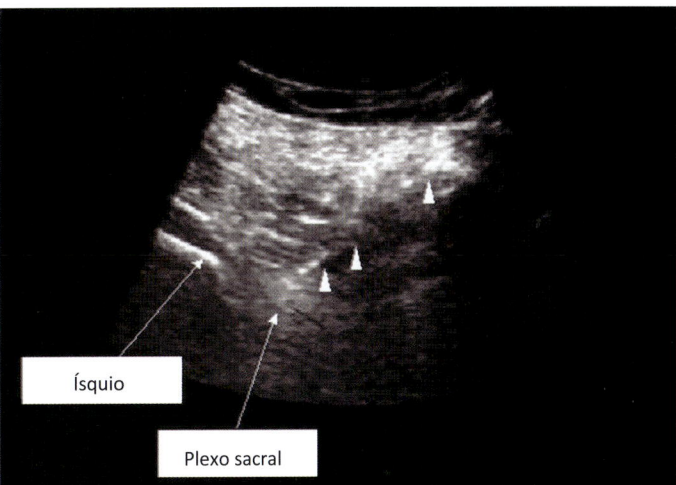

▲ **Figura 109.16** Bloqueio paravertebral sacral guiado por ultrassom no eixo curto.
**Fonte:** Ben-Ari AY, Joshi R, Uskova A, Chelly JE. Ultrasound localization of the sacral plexus using a parasacral approach. Anesthesia and Analgesia 2009; 108: 1977–80.

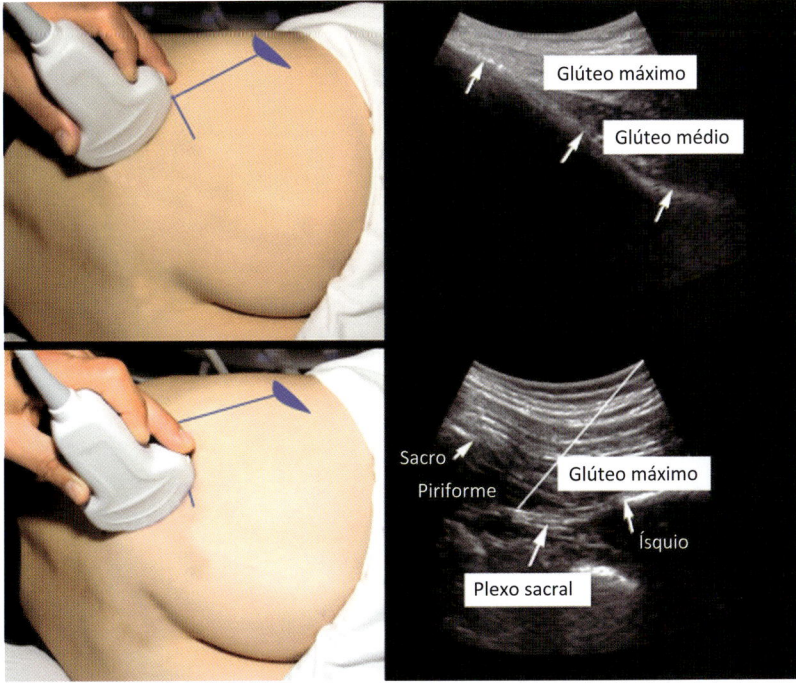

◄ **Figura 109.17** Bloqueio paravertebral sacral guiado por ultrassom na eixo longo.

**Fonte:** Bendtsen TF, Lonnqvist PA, Jepsen KV, Petersen M, Knudesn L, Borglum J. Preliminary results of a new ultrasound guided approach to block the sacral plexus: the parasacral parallel shift. British Journal of Anaesthesia 2011; 107: 278–80.

O transdutor é inclinado ligeiramente caudal e o plexo sacral é visualizado como uma imagem hiperecoica entre o sacro e o osso isquiático, abaixo do músculo piriforme. A agulha é introduzida em plano, de lateral para medial, até que a ponta da agulha toque o plexo sacral. A identificação do plexo sacral é confirmada pela estimulação nervosa com uma resposta motora ciática na faixa de 0,3-0,5 mA. Em seguida, injeta-se o anestésico local, observando a dispersão perieural da solução.[49]

## Abordagem Paralela Suprassacral

Com o paciente em decúbito lateral, um transdutor curvo é colocado sobre a crista ilíaca do lado a ser anestesiado. Então, move-se o transdutor medialmente até o surgimento do sacro. Gira-se o transdutor no plano parassagital até a identificação do processo transverso de L5. Nesta posição, é possível visualizar os ligamentos lombossacro e intertransverso (Figura 109.18). A agulha de bloqueio é inserida com uma abordagem fora de plano, penetrando no músculo eretor da espinha, no ligamento intertransverso e no túnel osteofibrótico formado por essas estruturas. Após perda de resistência e visão direta da ponta da agulha penetrando o ligamento lombossacro, prossegue-se com a injeção de anestésico local.[50]

## Indicações e Contraindicações

São indicações clássicas do bloqueio paravertebral sacral o tratamento da dor pós-operatória em cirurgias de joelho, perna e pé, ou complemento ao bloqueio do nervo femoral. Exemplos de cirurgias do membro inferior incluem amputação de coxa ou perna, retirada de cistos ou tumores na fossa poplítea e artroplastia total do joelho. Outras indicações são cirurgias com uso de garrote prolongado (trauma grave ou microcirurgia). Nesses casos, a técnica contínua com o uso do cateter não só é benéfica para a dor, mas também para o prolongamento do bloqueio simpático.[51]

Já em relação às contraindicações ao bloqueio paravertebral sacral, notam-se semelhanças aos bloqueios anteriores, com algumas particularidades demonstradas a seguir[46] (Tabela 109.4).

**Tabela 109.4 Contraindicações ao bloqueio paravertebral sacral.**

| Relativas | Absolutas |
|---|---|
| Sepse | Recusa do paciente |
| Lesões pré-existentes no plexo sacral ou nervos terminais | Alergia ao anestésico local |
| Decúbito sacral na cirurgia | Suspeita ou confirmação de infecção no trajeto da agulha |
| Impossibilidade de assumir decúbito lateral | Anticoagulação ou coagulopatia |

## Complicações

Em relação às complicações, podem ser citadas as gerais, como lesão nervosa, hematoma e infecção no local do cateter, até as específicas. Pode ocorrer disperão indesejada do anestésico local, especialmente para o nervo pudendo, em até 80% dos pacientes. Teoricamente também haveria uma desvantagem deste bloqueio que seria a possibilidade de retenção urinária devido à proximidade com os nervos esplâncnicos (plexo hipogástrico inferior).[1,50]

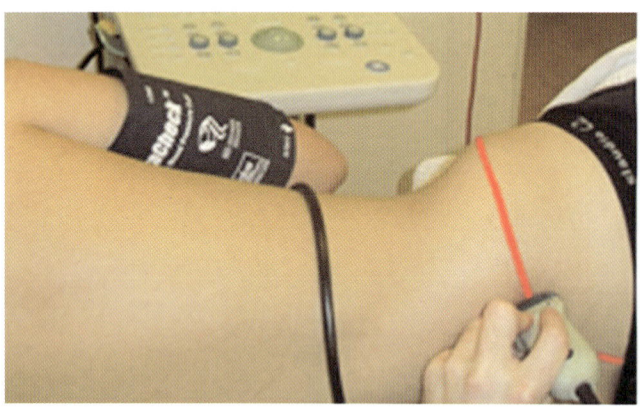 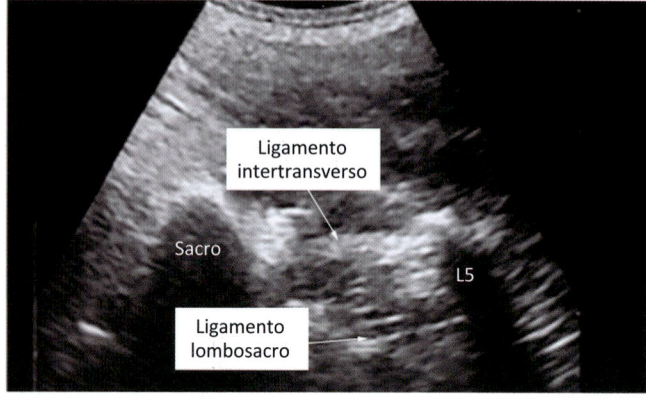

▲ **Figura 109.18** Bloqueio paravertebral sacral guiado por ultrassom na abordagem paralela suprassacral.
**Fonte:** T. F. Bendtsen, E. M. Pedersen, S. Haroutounian et al., "The suprasacral parallel shift vs lumbar plexus blockade with ultrasound guidance in healthy volunteers - a randomised con-trolled trial," Anaesthesia, vol. 69, no. 11, pp. 1227–1240, 2014.

## REFERÊNCIAS

1.  Boezaart AP. Paravertebral block: cervical, thoracic, lumbar, and sacral. Curr Opin Anaesthesiol. 2009 Oct; 22(5):637-43.
2.  Kappis M. Other experiences with sympathectomy. Klin Wochenschr 1923; 2:1441.
3.  Winnie AP, Ramamurthy S, Durrani Z. Plexus Blocks for Lower Extremity Surgery. Anesthesiology Review 1974;1,11-16.
4.  Eason MJ, Wyatt R. Paravertebral thoracic block-a reappraisal. Anaesthesia 1979; 34:638-42.
5.  Gadsden JC, Lindenmuth DM, Hadzic A. et al. Lumbar block using high pressure injection leads to contralateral and epidural spread. Anesthesiology 2008; 109:683–688.
6.  Pace MM, Sharma B, Anderson-Dam J, Fleischmann K, Warren L, Stefanovich P. Ultrasound-guided thoracic paravertebral blockade: a retrospective study of the incidence of complications. Anesth Analg. 2016;122(4):1186-1191.

7.   Kappis M. Weitere Erfahrungen mit der Sympathektomie. Klin Wchnschr. 1923;2:1441.
8.   Pippa P. Brachial plexus block using the posterior approach. Eur J Anaesth. 1990; 7:411-20.
9.   Boezaart AP, Koorn R, Rosenquist RW. Paravertebral approach to the brachial plexus: an anatomic improvement in technique. Reg Anaesth Pain Med. 2003; 28:241–4.
10.  Boezaart AP, Koorn R, Borene S, Edwards JN. Continuous brachial plexus block using the posterior approach. Reg Anesth Pain Med. 2003; 28:70-1.
11.  McNaught A. Posterior interscalene block: An ultrasound-guided case series and overview of history, anatomy and techniques. Pain Res Manag. 2010 Jul-Aug; 15(4):219-23.
12.  Cruvinel, MGC et al. Estudo comparativo da eficácia analgésica pós-operatória de 20mL de Ropivacaína a 0,5, 0,75 ou 1% no bloqueio de plexo braquial pela via posterior. Revista Brasileira de Anestesiologia 2008; 58:431-439.
13.  Karmakar MK. Bloqueio paravertebral torácico. Anesthesiology 2001;95:771–780.
14.  Richardson J, Lonnqvist PA. Bloqueio paravertebral torácico. Br J Anaesth 1998;81:230–238.
15.  Karmakar MK. Variability of a thoracic paravertebral block. Are we ignoring the endothoracic fascia? Reg Anesth Pain Med. 2000 May-Jun; 25(3):325-7.
16.  Karmakar MK, Kwok WH, Kew J. Bloqueio paravertebral torácico: evidência radiológica de propagação contralateral anterior aos corpos vertebrais. Br J Anaesth 2000;84:263–265.
17.  Purcell-Jones G, Pither CE, Justins DM. Paravertebral somatic nerve block: A clinical, radiographic, and computed tomographic study in chronic pain patients. Anesth Analg 1989; 68:32-9.
18.  Shaw WM, Hollis NY. Medial approach for paravertebral somatic nerve block. JAMA 1952; 148:742–4.
19.  Sharrock NE. Postural headache following thoracic somatic paravertebral nerve block. Anesthesiology 1980; 52:360–2.
20.  Lang SA. Thoracic paravertebral nerve block, nerve stimulator guidance and the endothoracic fascia. Anaesthesia. 2005 Sep; 60(9):930-1.
21.  Karmakar MK. Ultrasound-guided thoracic paravertebral block. Techniques in Regional Anesthesia and Pain Management. 2009; 13:142-9.
22.  Gilbert J, Hultman J. Bloqueio paravertebral torácico: um método de controle da dor. Acta Anesthesiol Scand 1989;33:142–145.
23.  Lonnqvist PA, MacKenzie J, Soni AK. et al. Paravertebral blockade. Failure rate and complications. Anaesthesia 1995; 50:813-815.
24.  Farny J, Drolet P, Girard M. Anatomia da abordagem posterior ao bloqueio do plexo lombar. Can J Anaesth 1994; 41:480–485.
25.  Hanna MH. Lumbar plexus block: an anatomical study. Anaesthesia 1993; Aug;48(8):675-8.
26.  Chayen D. The psoas compartment block. Anesthesiology. 1976; 45:95-9.
27.  Winnie AP. Plexus blocks for lower extremity surgery. Anesthesiol Rev. 1974;I:II- 6.
28.  Awad IT. Posterior lumbar plexus block: Anatomy, approaches, and techniques. Reg Anesth Pain Med. 2005 Mar-Apr; 30(2):143-9.
29.  Chayen D. The psoas compartment block. Anesthesiology 1976; 45:95-9.
30.  Parkinson SK. Extent of blockade with various approaches to the lumbar plexus. Anesth Analg. 1989; 68:243-8.
31.  Hanna MH. Lumbar plexus block: an anatomical study. Anaesthesia. 1993 Aug; 48(8):675-8.
32.  Pandin PC. Lumbar plexus posterior approach: a catheter placement description using electrical nerve stimulation. Anesth Analg.2002 Nov; 95(5):1428-31.
33.  Capdevila X. Continuous psoas compartment block for postoperative analgesia after total hip arthroplasty: New landmarks, technical guidelines, and clinical evaluation. Anesth Analg. 2002; 94:1606–13.
34.  Bogoch ER. Lumbar paravertebral nerve block in the management of pain after total hip and knee arthroplasty: a randomized controlled clinical trial. J Arthroplasty. 2002 Jun; 17(4):398-401.
35.  Lee EM, Murphy KP, Ben-David B. Postoperative analgesia for hip arthroscopy: combined L1 and L2 paravertebral blocks. J Clin Anesth. 2008; 462–5.
36.  Kirchmair L, Entner T, Wissel J. et al. A study of the paravertebral anatomy for ultrasound guided posterior lumbar plexus blockades. Anesth Analg 2001; 93:477–81.
37.  Burns PN, Waldroup L, Pinkney MN. Limitations of ultrasound imaging measurements. In: Goldberg BB, Kurtz AB, eds. Atlas of ultrasound measurements. Chicago: Year-Book Medical Publishers, 1990. p. 4-18.
38.  Karmakar MK, Li JW, Kwok WH, Hadzic A. Bloqueio do plexo lombar guiado por ultrassom usando uma varredura transversal através do espaço intertransverso lombar: uma série de casos prospectiva. Reg Anesth Pain Med. 2015; 40:75–81.
39.  Karmakar MK, Ho AM, Li X, Kwok WH, Tsang K, Kee WD. Bloqueio do plexo lombar guiado por ultrassom através da janela acústica do tridente de ultrassom lombar. Br J Anaesth. 2008; 100:533–537.
40.  Sauter AR, Ullensvang K, Bendtsen TF, Boerglum J. The "Shamrock Method" – uma técnica nova e promissora para bloqueios do plexo lombar guiados por ultrassom [carta]. Br J Anaesth. 2013.
41.  Strid JMC, Sauter AR, Ullensvang K, Andersen MN, Daugaard M, Bendtsen MAF, Søballe K, Pedersen EM, Børglum J, Bendtsen TF. Ultrasound-guided lumbar plexus block in volunteers; a randomized controlled trial, British Journal of Anaesthesia 2017; 118(3):430-438.
42.  Capdevila X, Macaire P, Dadure C, Choquet O, Biboulet P, Ryckwaert Y, D'Athis F. Continuous psoas compartment block for postoperative analgesia after total hip arthroplasty: new landmarks, technical guidelines, and clinical evaluation. Anesth Analg. 2002 Jun;94(6):1606-13.
43.  Touray ST, Leeuw MA, Zuurmond WWA. et al. Psoas compartment block for lower extremity surgery: a meta-analysis. Br J Anaesth. 2008; 101(6):750-760.
44.  Aveline C, Bonnet F. Delayed retroperitoneal haematoma after failed lumbar plexus block. Br J Anaesth. 2004; 93:589-591.
45.  Aida S, Takahashi H, Shimoji K. Renal subcapsular hematoma after lumbar plexus block. Anesthesiology 1996; 84:452-455.
46.  Morris GF, Lang SC, Dust WN, Van der Wal M. The parasacral sciatic nerve block. Reg Anesth, 1997;22:223-8.
47.  Mansour NY. Reevaluating the sciatic nerve block: Another landmark for consideration. Reg Anesth. 1993; 18:322-3.
48.  Ben-Ari AY, Joshi R, Uskova A, Chelly JE. Ultrasound localization of the sacral plexus using a parasacral approach. Anesthesia and Analgesia 2009; 108:1977–80.
49.  Bendtsen TF, Lonnqvist PA, Jepsen KV, Petersen M, Knudesn L, Borglum J. Preliminary results of a new ultrasound guided approach to block the sacral plexus: the parasacral parallel shift. British Journal of Anaesthesia 2011; 107: 278–80.
50.  Bendtsen TF, Pedersen EM, Haroutounian S. et al. "The suprasacral parallel shift vs lumbar plexus blockade with ultrasound guidance in healthy volunteers - a randomised con-trolled trial," Anaesthesia 2014; 69(11): 1227–1240.
51.  Morris GF, Scott AL. Continuous parasacral sciatic nerve block: two case reports. Reg Anesth. 1997;22:469-72.

# 110

# Bloqueios Periféricos do Abdômen e da Genitália

Olympio de Hollanda Chacon Neto ▪ Jackson Davy da Costa Lemos ▪ Cecília Daniele de Azevedo Nobre

## BLOQUEIO DO PLANO QUADRADO LOMBAR

O Bloqueio Quadrado Lombar (BQL) foi descrito por Blanco em 2007.[1] É utilizado no período perioperatório para o controle da dor em cirurgias abdominais, em pacientes adultos, pediátricos e em gestantes. O uso do ultrassom em anestesia regional permitiu grande aumento do número de bloqueios interfasciais em locais antes inacessíveis.

O BQL apresenta vantagens em relação ao Bloqueio do Músculo Transverso do Abdômen, pois a dispersão mais ampla das soluções de anestésico local permite que maior extensão (níveis de T6 a L1) da analgesia seja atingida. A solução de anestésico local se difunde para o plano dos músculos oblíquo interno e transverso do abdômen, assim como para o espaço paravertebral.[2,3,4] Essa difusão da solução de anestésico local proporciona maior área de analgesia do que aquela conferida pelo bloqueio do músculo transverso do abdômen (TAP Block).[2,3] A Figura 110.1 mostra a área de analgesia do bloqueio do plano do quadrado lombar.

## ▪ ASPECTOS ANATÔMICOS

O conhecimento da anatomia é fundamental para a realização dos bloqueios nas suas variadas abordagens, além de facilitar o entendimento da sua abrangência. O músculo quadrado lombar apresenta três pontos importantes quanto a sua inserção: superiormente, na borda inferior da 12ª costela; medialmente, nas apófises transversas das vértebras de L1 a L4 através de quatro tendões; inferiormente na crista ilíaca e no ligamento iliolombar (Figura 110.2).[2] Compondo a parede abdominal posterior, situa-se dorsolateralmente ao músculo psoas, sendo circundado por uma camada fibrosa composta de tecido aponeurótico e fascial denominado fáscia toracolombar.

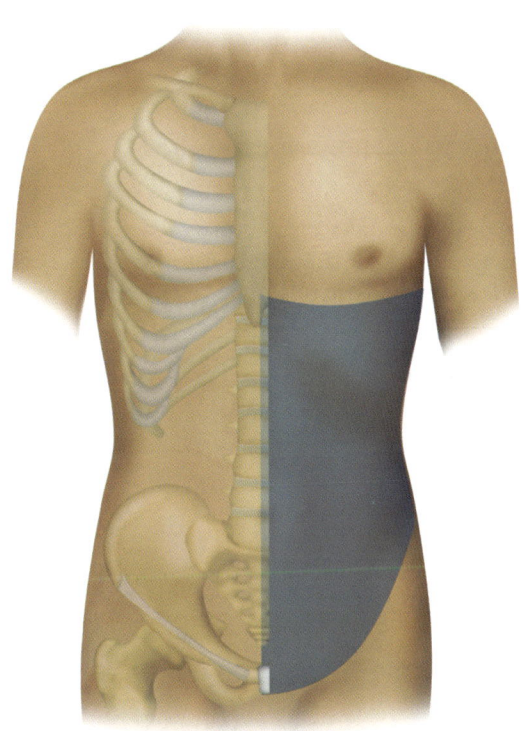

▲ **Figura 110.1** Área de analgesia do Bloqueio do Quadrado Lombar (BQL).

Essa estrutura envolve a parte inferior do tronco, sendo importante para postura, transferência de carga e estabilização da coluna lombar. A fáscia toracolombar é composta por camadas: a posterior envolve o músculo eretor da espinha; a camada média situa-se entre o músculo eretor da espinha e o quadrado lombar, enquanto a camada anterior (fáscia transversal) situa-se anteriormente ao músculo quadrado lombar e psoas (Figura 110.3).[5]

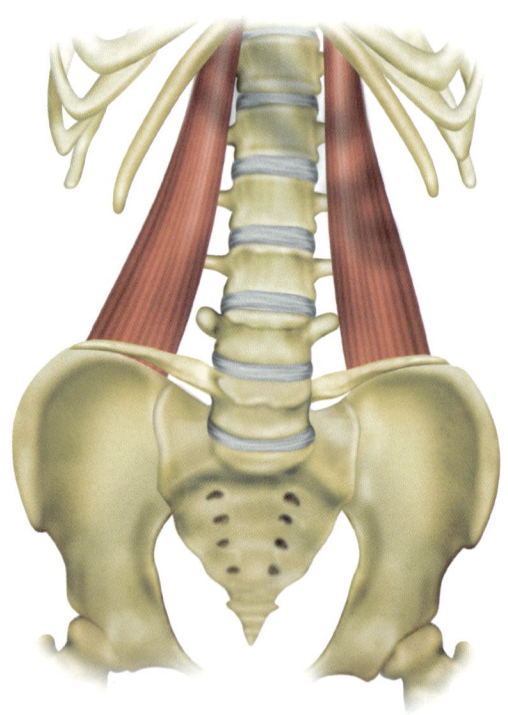

▲ **Figura 110.2** Músculo quadrado lombar.

Em uma topografia mais cranial, a fáscia toracolombar anterior se divide em duas outras camadas, uma é contínua com a fáscia endotorácica e a outra funde-se ao diafragma através do ligamento arqueado. Já nas porções mais inferiores, essa fáscia torna-se contínua com a fáscia ilíaca. Isso fornece uma via de dispersão de soluções injetadas, como anestésicos locais, desde a cavidade abdominal até a cavidade torácica e espaço paravertebral.[5]

## Classificação – Nomenclatura e Sonoanatomia

A nomenclatura das abordagens recebe denominações baseadas na localização anatômica da ponta da agulha em relação ao músculo quadrado lombar, visto que o tipo de abordagem influencia o padrão de dispersão da solução anestésica e, consequentemente, seu efeito. Portanto, classifica-se em: lateral (bloqueio do quadrado lombar tipo 1 – QL1), posterior (bloqueio do quadrado lombar tipo 2 – QL2) e anterior (bloqueio do quadrado lombar tipo 3 – QL3) ao músculo quadrado lombar (Figura 110.4).[5,6]

O paciente pode ser posicionado em supino com inclinação lateral, decúbito lateral, sentado ou em prona, dependendo em grande parte da preferência do médico executor, da mobilidade do paciente e da trajetória planejada da agulha (Figura 110.5).[5]

O transdutor deve ser posicionado entre as linhas axilar média e posterior, na altura da cicatriz umbilical. Após a identificação das estruturas ele é deslocado para a região posterior para a visualização do músculo quadrado lombar.[3]

### Quadrado lombar lateral (QL1)

É a abordagem descrita por Blanco em 2001. Esse é um bloqueio muito semelhante ao bloqueio do músculo transverso do abdome. A solução anestésica é injetada na borda lateral do músculo quadrado lombar, após a ponta da agulha penetrar a aponeurose do músculo transverso do abdome. Pode ser realizada com a técnica em plano, com entrada da agulha em uma situação lateral ao transdutor e realizando uma trajetória anteroposterior. Essa abordagem mostrou-se efetiva para analgesia pós-operatória de cesárea, com diminuição de consumo de opioide quando comparada ao placebo (Figura 110.6).[5]

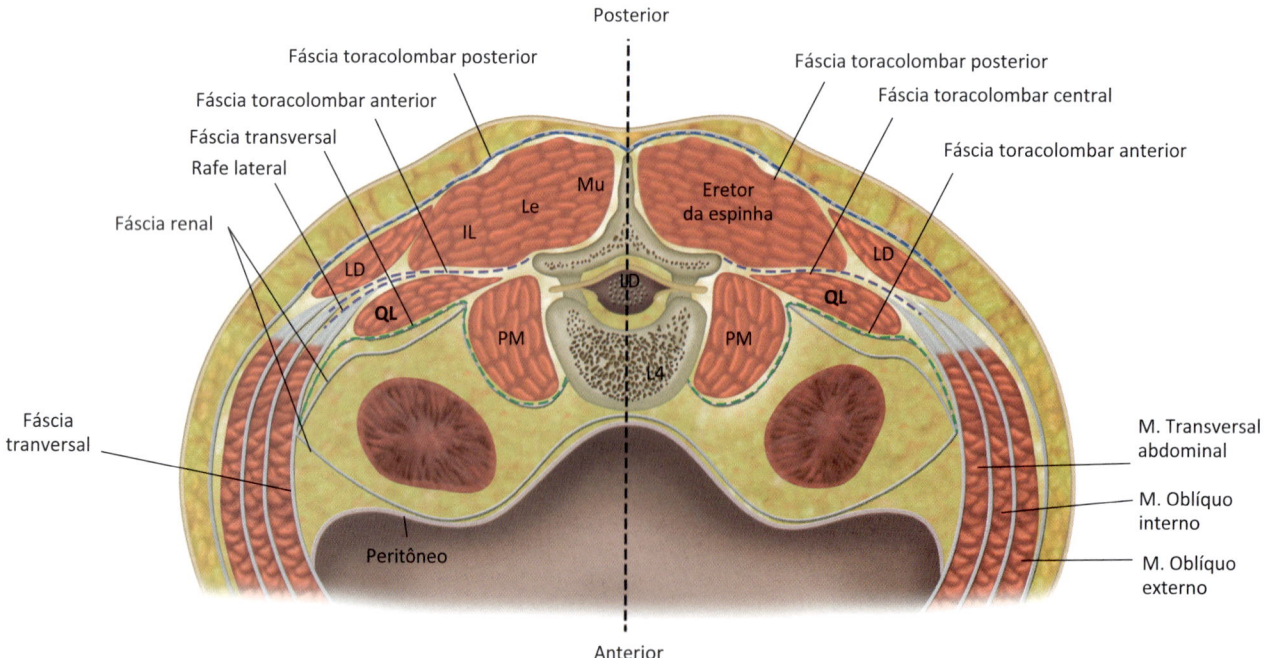

▲ **Figura 110.3** Fáscias anterior, média e posterior, e o músculo quadrado lombar (QL).

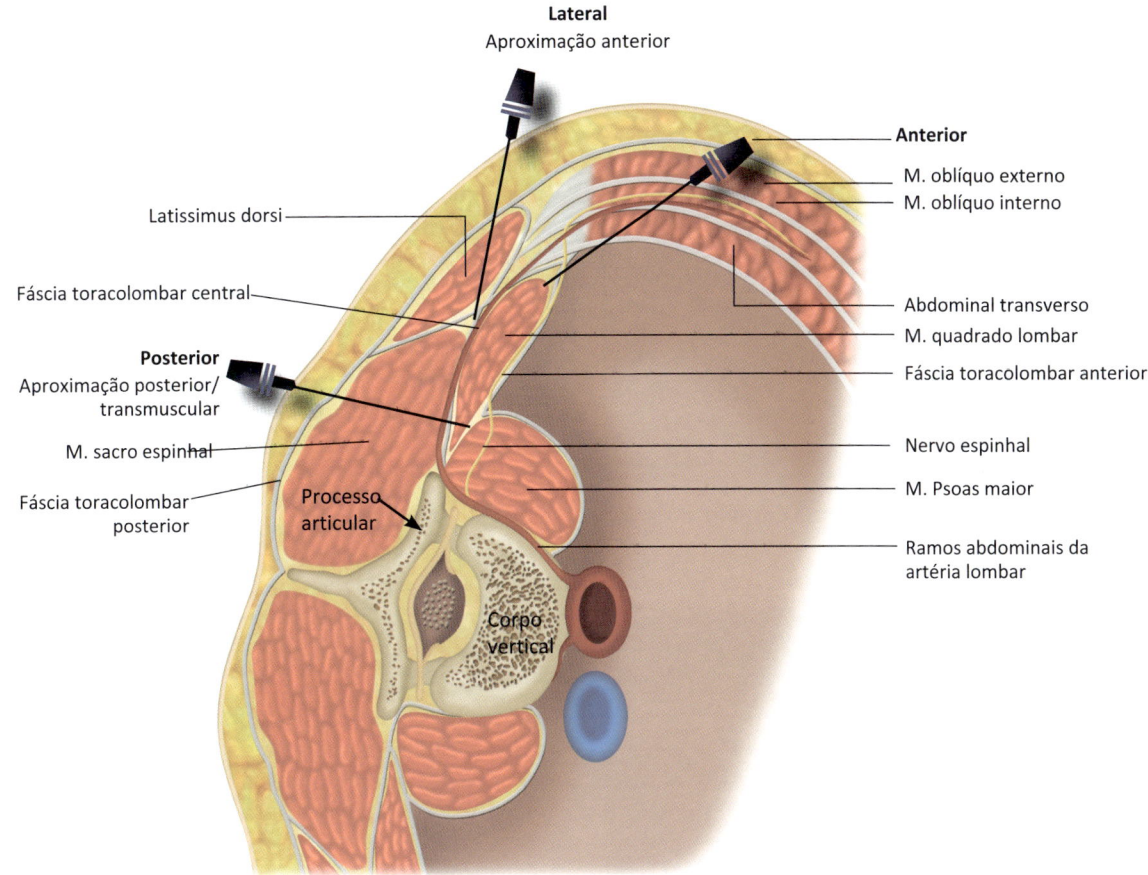

**Lateral**
Aproximação anterior

Latissimus dorsi

Fáscia toracolombar central

**Posterior**
Aproximação posterior/
transmuscular

M. sacro espinhal

Fáscia toracolombar
posterior

Processo
articular

Corpo
vertical

**Anterior**

M. oblíquo externo
M. oblíquo interno

Abdominal transverso
M. quadrado lombar
Fáscia toracolombar anterior

Nervo espinhal
M. Psoas maior

Ramos abdominais da
artéria lombar

▲ **Figura 110.4** Abordagens para realização do bloqueio do quadrado lombar.

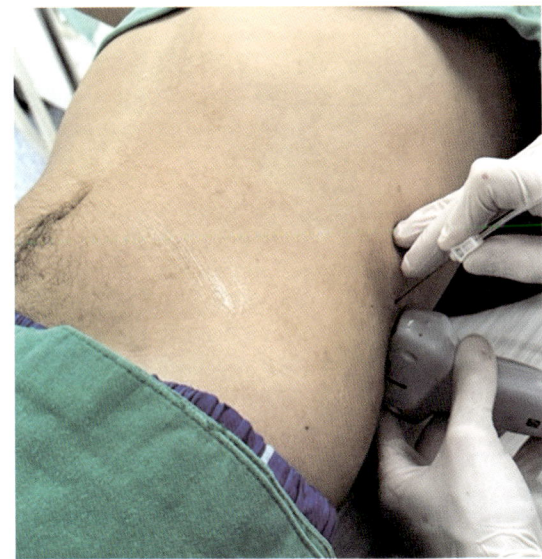

▲ **Figura 110.5** Posicionamento do paciente e orientação do transdutor.

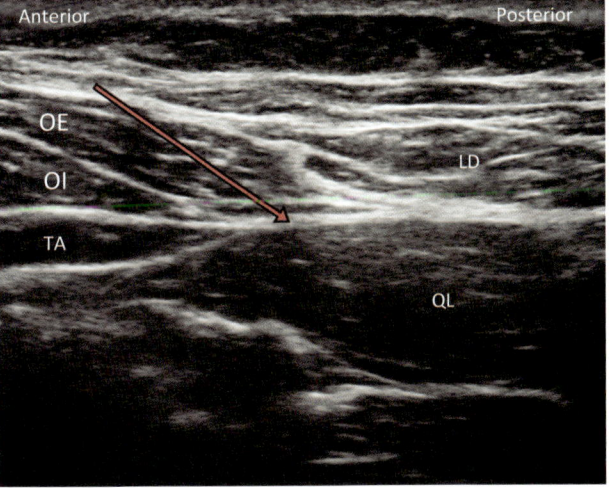

▲ **Figura 110.6** Local da injeção na região da aponeurose do músculo transverso em contato com o músculo quadrado lombar.

## Quadrado lombar posterior (QL2)

O anestésico local é injetado na região interfascial compreendida entre o músculo quadrado lombar e o músculo eretor da espinha, podendo ser realizada a técnica em plano (Figura 110.7 e 122.8).[5]

## Quadrado lombar anterior (QL3 ou transmuscular)

Sob técnica em plano, essa abordagem é realizada através da transfixação do músculo eretor da espinha ou latíssimo do dorso e seguido do músculo quadrado lombar, com intuito de alcançar o plano fascial entre o quadrado lombar e o músculo psoas (Figura 110.9).[6]

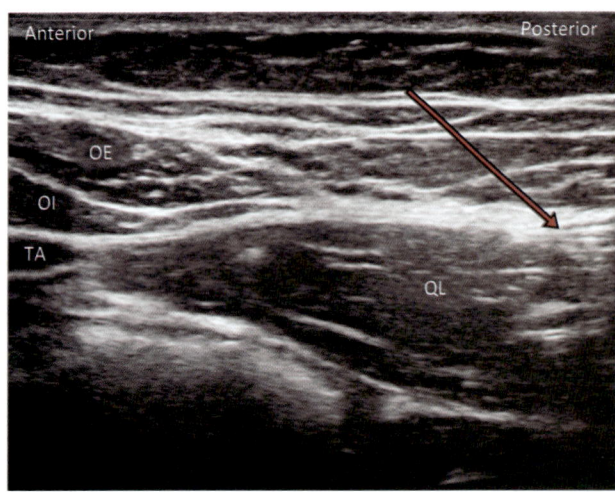

▲ **Figura 110.7** Ponta da agulha na fáscia posterior do músculo quadrado lombar.

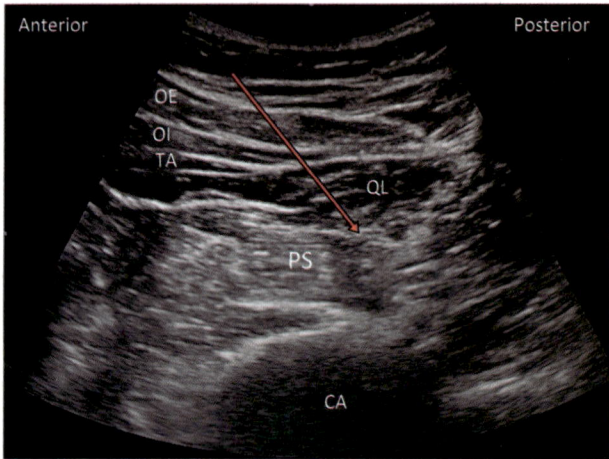

▲ **Figura 110.8** Posição da agulha para realização do bloqueio em QL3.

O reconhecimento da imagem sonográfica do músculo quadrado lombar e dos seguintes marcadores anatômicos relacionados é importante para que o bloqueio seja adequadamente executado: aponeurose dos músculos da parede abdominal (oblíquo externo, oblíquo interno e transverso do abdome) que estão localizados posterolateralmente ao quadrado lombar; o músculo psoas situado em uma posição anteromedial, sendo o quadrado lombar uma estrutura hipoecoica em relação aos psoas;  e o processo transverso da vértebra lombar com sua aparência curvilínea hiperecoica.[5]

## Mecanismo de Ação e as Soluções de Anestésico Local

Anatomicamente é plausível que soluções anestésicas injetadas anteriormente ao quadrado lombar, e posteriormente à fáscia transversal, dispersem para o espaço paravertebral e, cranialmente, para a região posterior dos ligamentos arqueados do diafragma e ao longo da fáscia endotorácica, bloqueando os nervos somáticos e a cadeia simpática torácica. O nível de injeção irá determinar a extensão da dispersão cefálica. As diferentes abordagens do bloqueio do quadrado lombar têm mecanismo de ação e dispersão particulares. A abordagem anterior pode dispersar para os ramos dos nervos lombares, além de dispersão para o espaço paravertebral. A abordagem posterior parecer ter seus efeitos clínicos baseados na dispersão da área intertransversa da fáscia toracolombar média. Já na abordagem lateral, a solução anestésica dispersa para a região do plano transverso do abdome e tecido subcutâneo.[5]

Na camada superficial da fáscia toracolombar, existe uma rede simpática de receptores de alto e baixo limiares que desempenham papeis de captação de estímulos dolorosos agudos e crônicos. O bloqueio desses receptores também pode explicar o mecanismo da analgesia.[3]

O volume recomendado das soluções de anestésicos locais varia de 0,2 a 0,4 ml/Kg de ropivacaína 0,2% a 0,5% ou bupivacaína 0,1% a 0,25% por cada lado. O anestesiologista deve ajustar a dosagem para garantir que a dose tóxica não seja alcançada. Não há dados suficientes que comprovem a eficácia do uso de adjuvantes nos bloqueios do quadrado lombar, porém o uso de soluções com epinefrina pode ser útil, visto que diminuem a taxa de absorção do anestésico local, além de ajudar a detectar a injeção intravascular inadvertida.[5]

### Indicações

Diversas indicações foram relatadas em estudos de casos e incluem: retossigmoidectomia, cirurgias de quadril, amputações acima do joelho, reparo de hérnia abdominal, reconstruções de mama, fechamento de colostomia, nefrectomia radical, cirurgias vasculares de extremidades inferiores, artroplastia total de quadril, laparotomia e colectomia, apendicectomias, cirurgias escrotais, cesárea, prostatectomia aberta, histerectomia abdominal e dor pélvica crônica. É importante lembrar que para cirurgias abdominais de linha média o bloqueio deve ser bilateral.[2,5,6]

### Eventos adversos

Eventos adversos são raros e algumas complicações relatadas podem ser:

- relacionadas ao anestésico local: bloqueio motor prolongado secundário ao envolvimento de fibras do plexo lombar, atrasando a mobilização do paciente e postergando a alta hospitalar. Hipotensão devido à dispersão para o espaço paravertebral.  Risco potencial de toxicidade devido à dose utilizada e à vascularização da região, embora o pico de concentração sérica seja menor quando comparado ao bloqueio do plano do transverso do abdome;
- relacionadas aos acidentes de punção:  a proximidade do QL com a pleura e rim na abordagem subcostal apresenta um risco potencial. As abordagens posterior e lateral apresentam planos fasciais onde passam os ramos abdominais das artérias lombares, aumentando o risco de punção vascular.  Já a abordagem anterior por ser mais profunda e ter proximidade com o plexo lombar e o peritônio, apresenta risco de hematoma dentro da cavidade peritoneal.[3,5]

### Bloqueio do Plano Transverso do Abdome (*TAP block*)

Desde sua descrição em 2001, o bloqueio do plano transverso do abdome (*TAP block*) tem se tornado um dos bloqueios de tronco mais realizados. Pode ser usado para proporcionar analgesia pós-operatória em cirurgias abdominais abertas e laparoscópicas, inclusive em procedimentos ambulatoriais.

A parede abdominal anterolateral é composta por quatros músculos pareados: reto abdominal, oblíquo externo, oblíquo interno e transverso do abdome (TA). O plano transverso do abdome é um compartimento anatômico entre os músculos TA transverso do abdome e oblíquo interno, que contém os ramos anteriores dos nervos toracolombares (T6-L1).

Imediatamente após sair por seus respectivos forames intervertebrais, os nervos espinhais se dividem em ramo anterior e posterior. Por sua vez o ramo anterior origina dois outros ramos: o nervo cutâneo lateral e o nervo cutâneo anterior.

O nervo cutâneo anterior (T6-T11) origina os nervos intercostais, que inervam a pele e os músculos da parede abdominal anterior. Os nervos intercostais de T6-T8 possuem trajeto entre a musculatura intercostal antes de entrar no plano do transverso do abdome no nível da margem costal. Já os ramos de T9-T12 penetram nesse plano em uma topografia posterior à linha axilar média. Os ramos do nervo cutâneo lateral (T6-L1) originam-se dos seus respectivos ramos anteriores no nível do ângulo das costelas, próximo à linha axilar média. Portanto, os ramos cutâneos laterais originam-se antes dos nervos principais penetrarem no plano transverso do abdome. Eles inervam a pele da parede abdominal lateral entre o rebordo costal e a crista ilíaca. O nervo espinhal de L1 dá origem ao nervo ilioinguinal e ao nervo ílio-hipogástrico. Ambos inervam o abdome anterior no nível da região inguinal e média da coxa.[7]

Para realizar o TAP *block*, é prioritária a identificação do músculo transverso do abdome TA. As seguintes etapas podem facilitar o escaneamento:

1. colocar o transdutor em uma situação transversal logo abaixo do apêndice xifoide e identificar os dois músculos retos abdominais separados pela linha alba;
2. mover o transdutor lateralmente paralelo ao rebordo costal. Neste nível, o TAP localiza-se entre o reto abdominal e o transverso do abdome;
3. continuar movendo o transdutor ao longo do rebordo costal e identificar a linha semilunar (ao final do reto abdominal) e as três camadas musculares: transverso do abdome, oblíquo interno e oblíquo externo (da camada mais interna para mais externa);
4. prosseguir com o deslocamento lateral do transdutor em direção à linha axilar média no espaço compreendido entre o rebordo costal e a crista ilíaca (identificando as três camadas musculares);
5. se o transdutor for posicionado mais posteriormente pode-se identificar os músculos transverso do abdome e o oblíquo interno fundindo-se em uma aponeurose comum, a fáscia toracolombar, que se conecta com a borda lateral do músculo quadrado lombar (Figura 110.9).[8]

## Bloqueio do plano do transverso do abdome (TAP) subcostal

Como descrito na etapa 1 e 2, nessa abordagem o músculo transverso do abdome é identificado como uma estrutura mais hipoecoica abaixo do músculo reto abdominal. A injeção do anestésico é feita entre o reto abdominal e o transverso do abdome, medial a linha semilunar. Se o transverso do abdome termina na lateral do reto abdominal, a injeção do anestésico pode ser feita entre o transverso do abdome e o oblíquo interno, lateral à linha semilunar. Esse tipo de abordagem é indicado para analgesia de abdome superior (Figura 110.10).

## Bloqueio do plano do transverso do abdome (TAP) lateral

Como descrito na etapa 4, identificamos as três camadas musculares entre o rebordo costal e a crista ilíaca. A agulha é direcionada para o compartimento do plano transverso do abdome (entre oblíquo interno e transverso do abdome). Durante a injeção do anestésico ocorre hidrodissecção com separação da fáscia. Caso surja uma opacidade irregular dentro do músculo oblíquo interno, é indicativo de injeção intramuscular e a agulha deve ser reposicionada (Figura 110.11).

## Bloqueio do plano transverso do abdome (TAP) posterior

Essa abordagem é semelhante à anterior, com transdutor posicionado em situação mais posterior, na localização onde termina o músculo transverso do abdome, como descrito na etapa 5. Na imagem, a borda do transverso do abdome segue em continuidade com a aponeurose. O músculo quadrado lombar também é visualizado nessa imagem, estado posteromedial à aponeurose (Figura 110.12).

## Bloqueio do plano transverso do abdome (TAP) "*dual*"

Consiste na combinação da abordagem subcostal e posterior/lateral com intuito de promover analgesia para abdome superior e inferior (supra e infraumbilical).[8]

### Indicações, contraindicações e efeitos adversos

TAP *block* é utilizado para diversos tipos de intervenções cirúrgicas, como cesariana, colecistectomia videolaparoscópica, cirurgias colorretais, histerectomia, apendicectomia, reparo de hérnia inguinal, prostatectomia e cirurgia bariátrica.

O volume total de solução anestésica pode variar de 15-30 mL (ou 0,1-1 ml/Kg em crianças) ou 15 ml por cada lado (bupivacaína ou ropivacaína 0,2%-0,25%) para garantir uma adequada dispersão pelo compartimento. Atentar para a necessidade de bloqueio bilateral e possibilidade de ultrapassar a dose tóxica de anestésico local. A adição de adjuvantes como dexametasona, dexmedetomidina e magnésio ainda permanece controversa. O uso de soluções contendo adrenalina pode minimizar a absorção de anestésico e consequente toxicidade sistêmica.

Complicações podem ser relacionadas à punção, como hematoma de parede abdominal ou lesão visceral, portanto, a visualização da agulha durante todo procedimento diminui esses riscos. Devido ao fato do TAP *block* necessitar geralmente de grandes volumes ou punções bilaterais, o pa-

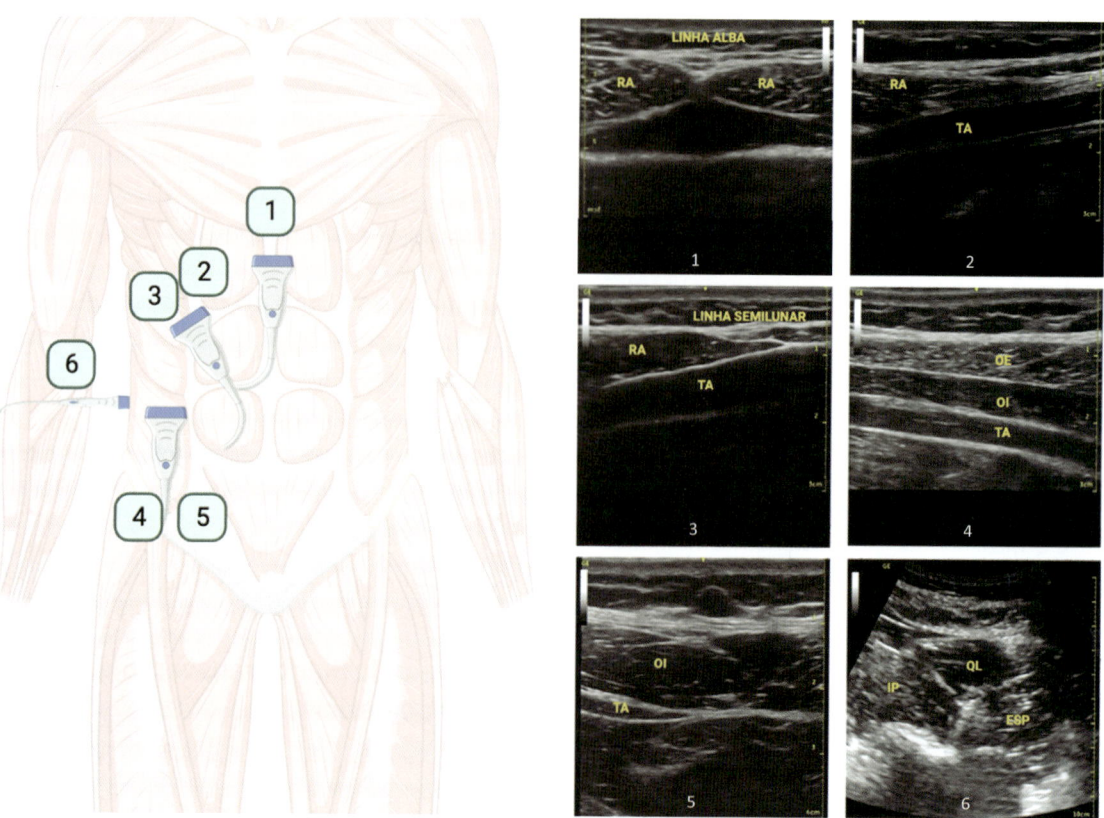

▲ **Figura 110.9** Identificação ultrassonográfica do plano do transverso do abdome.
RA: reto abdominal; TA: transverso do abdome; OI: oblíquo interno; OE: oblíquo externo; QL: quadrado lombar; ESP: eretores da espinha; IP: iliopsoas.

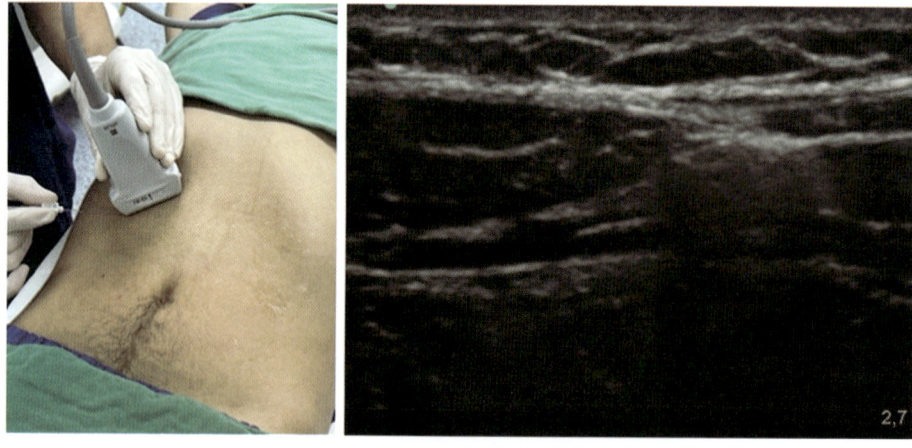

◀ **Figura 110.10** Posicionamento do transdutor, agulhamento e imagem ultrassonográfica da abordagem do bloqueio TAP subcostal.
Asterisco: ponto de injeção; RA: reto abdominal; TA: transverso do abdome.

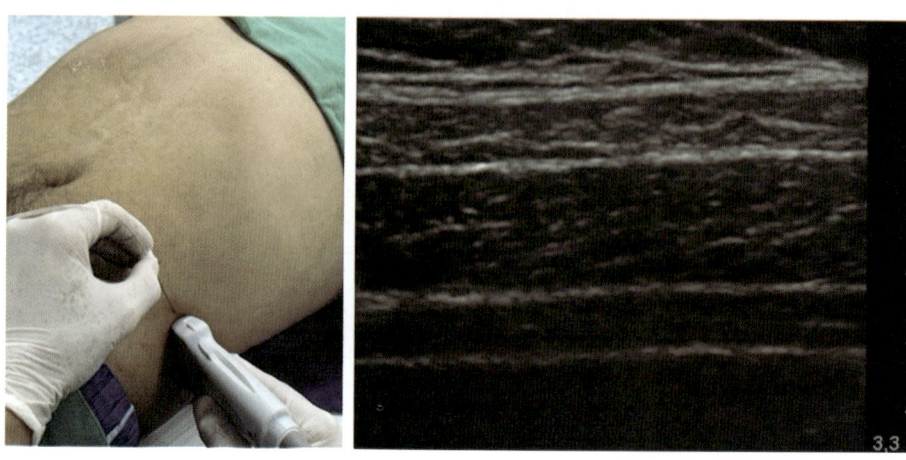

◀ **Figura 110.11** Posicionamento do transdutor, agulhamento e imagem ultrassonográfica da abordagem do bloqueio TAP lateral.
Asterisco: ponto de injeção; OE: oblíquo externo; TA: transverso do abdome.

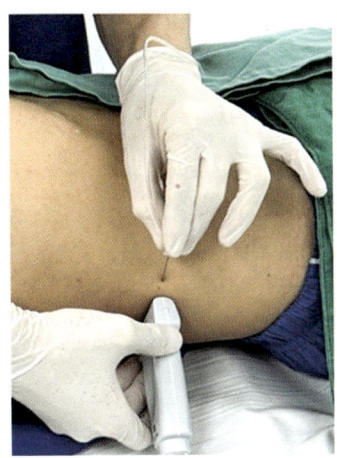 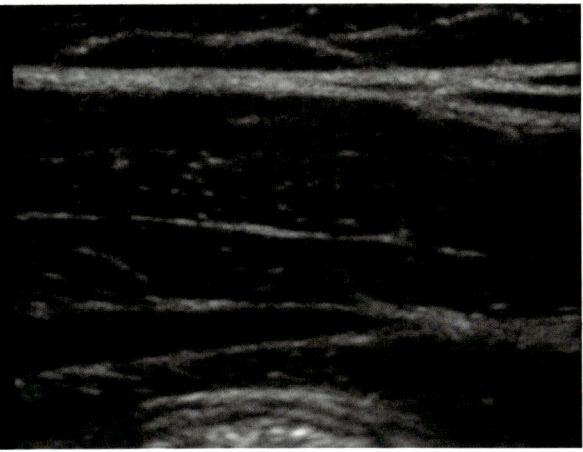

▲ **Figura 110.12** Posicionamento do transdutor, agulhamento e imagem ultrassonográfica da abordagem do bloqueio TAP posterior. Asterisco: ponto de injeção; OE: oblíquo externo; TA: transverso do abdome.

ciente torna-se mais propenso à intoxicação por anestésico local, principalmente em idosos ou pacientes com diminuição da massa muscular.[7]

## Bloqueio da Bainha dos Músculos Retos Abdominais

O bloqueio da bainha do reto abdominal, descrito pela primeira vez em 1899, foi inicialmente utilizado com a finalidade de relaxamento muscular da parede abdominal durante laparotomia antes da introdução de uso clínico do bloqueador neuromuscular. Atualmente é utilizado para analgesia pós-operatória de cirurgias de hérnia incisional ou umbilical, além de incisões em linha média. O objetivo é bloquear os ramos terminais dos nervos intercostais de T9-T11 que passam entre o músculo oblíquo interno e transverso do abdome e que penetram na parede posterior do músculo reto do abdome, terminando em um ramo cutâneo terminal que inerva a pele da região umbilical.[9]

### Indicações

Classicamente, o bloqueio da bainha do músculo reto abdominal (MRA) é indicado para analgesia pós-operatória de cirurgia umbilical (hérnia umbilical, portal de acesso umbilical em cirurgia laparoscópica). Entretanto, a analgesia somática pós-operatória pode ser eficaz, também, em cirurgias realizadas na linha média, acima da cicatriz umbilical, como por exemplo, em correções de hérnias incisionais na região epigástrica.[10]

### Anatomia

As aponeuroses dos músculos oblíquo externo, oblíquo interno e transverso do abdômen juntam-se na linha semilunar e logo em seguida separam-se em duas aponeuroses superficial e profunda, recobrindo os músculos retos abdominais, juntando-se novamente na linha média do abdômen, formando a linha alba (Figura 110.13). Entretanto, no quarto inferior desses músculos, a aponeurose profunda é ausente e a fáscia posterior do músculo reto, sozinha, é sua parede posterior.[8] Os nervos responsáveis pela sensibilidade da parede abdominal caminham através do espaço interfascial entre os músculos oblíquo interno e transverso abdominal; em especial, no caso desse bloqueio, as terminações do 9º, 10º e 11º nervos torácicos estão localizadas entre o músculo reto abdominal e sua bainha.[11]

### Técnica

Com o paciente em decúbito dorsal, o transdutor linear é posicionado em uma orientação transversa, aproximadamente 3 cm acima da cicatriz umbilical para identificar a linha alba e os músculos retos abdominais pareados facilmente identificados por sua aparência fusiforme e envolto por sua bainha. Após visualizar a porção lateral do músculo reto abdominal (MRA) e sua bainha posterior, introduzir uma agulha 20-22G no espaço compreendido entre o músculo reto abdominal e a bainha posterior do músculo (estrutura hiperecoica). Uma correta injeção da solução pode ser identificada através da formação de um bolsão de líquido separando o músculo reto abdominal de sua bainha posterior. O volume ideal pode variar de 0,1-0,2 ml/kg (15-20 ml em adultos) para cada lado injetado. As concentrações de anestésico local devem ser ajustadas de acordo com o peso do paciente, para evitar exceder a dose tóxica recomendada.[10,12] Um cateter de nervo periférico também pode ser implantado para infusão contínua (Figura 110.14).[9]

### Complicações

Infecção do sítio de punção e perfuração peritoneal são complicações relatadas na execução desse bloqueio.[12]

## Bloqueios dos Nervos Ilioinguinal Ílio-Hipogástrico

Os nervos ilioinguinal e ílio-hipogástrico são usualmente descritos como parte do plexo lombar, tendo sua origem em L1 (Figura 110.15). Desde a sua origem, o nervo ílio-hipogástrico encontra-se em posição superior ao ilioinguinal. O nervo genitofemoral, de especial interesse para cirurgias urológicas, tem sua origem em L1 e L2. O primeiro nervo lombar, similarmente aos nervos intercostais, divide-se em ramos ventrais e dorsais. O ramo ventral de L1 origina os nervos ilioinguinal e ílio-hipogástrico, o qual pode

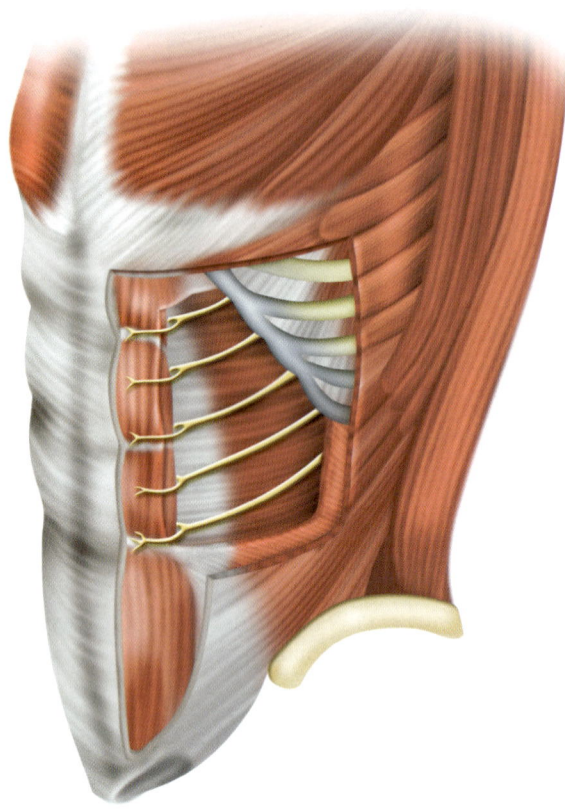

▲ **Figura 110.13** Distribuição da inervação na parede abdominal, acima da cicatriz umbilical.

ter contribuição de T12. Eles caminham muito próximos e perfuram a fáscia entre os músculos transverso e oblíquo interno medialmente à espinha ilíaca anterossuperior (Figura 110.16), que serve como ponto de referência para o bloqueio.[13]

A partir desse ponto, os nervos dividem-se e inervam áreas distintas: o ílio-hipogástrico inerva a região hipogástrica e a pele acima da pube, enquanto o ilioinguinal acompanha o canal inguinal e origina os ramos escrotal ou labiais anteriores.[14] Segundo Golfeld e cols., apenas 41,8% dos pacientes apresentam nervos que seguem a clássica descrição dos textos anatômicos.[13]

## Indicações

Os bloqueios do nervo ilioinguinal e ílio-hipogástrico são comumente realizados em cirurgias pediátricas. Algumas indicações incluem cirurgias de hidrocele, apendicectomia aberta, reparo de hérnia inguinal, cirurgias com incisões suprapúbicas. Também podem ser realizados em cirurgias obstétricas e ginecológicas.[9,12]

## Técnica

Com paciente em decúbito dorsal, um transdutor linear de alta frequência, em uma orientação oblíqua, é posicionado ao longo de uma linha traçada entre a espinha ilíaca superior e a cicatriz umbilical. Na imagem de ultrassonografia é possível identificar a espinha ilíaca superior (superfície óssea com sombra acústica posterior) lateralmente e os músculos medialmente (oblíquo externo – OE, oblíquo interno – OI e transverso do abdome – TA). Uma agulha de 20-22G é introduzida em plano, numa abordagem medial para lateral, com intuito de alcançar o plano entre o músculo TA e OI. Um volume de 10-15 mL de anestésico local (ropivacaína 0,25%-0,5%, bupivacaína 0,25%-0,5%, levobupivacaína 0,25%-0,5%) pode ser injetado por cada lado, após aspiração negativa. O adequado posicionamento da agulha pode ser confirmado pela visualização da dispersão de líquido hipoecoico entre os músculos OI e TA (Figura 110.17).[12]

## Complicações

Algumas das complicações relatadas são acidente de punção intraperitoneal e bloqueio do nervo femoral.[9]

## Bloqueio do Nervo Pudendo

O Nervo Pudendo (NP) é o principal nervo do períneo e dos músculos do assoalho pélvico. É um nervo misto sensiti-

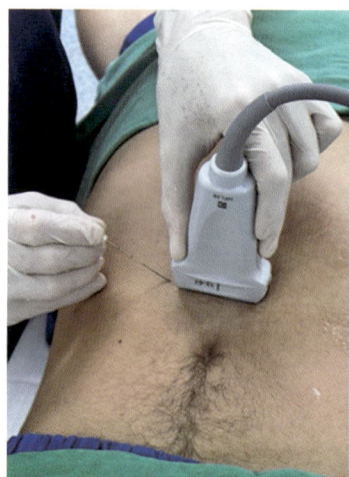
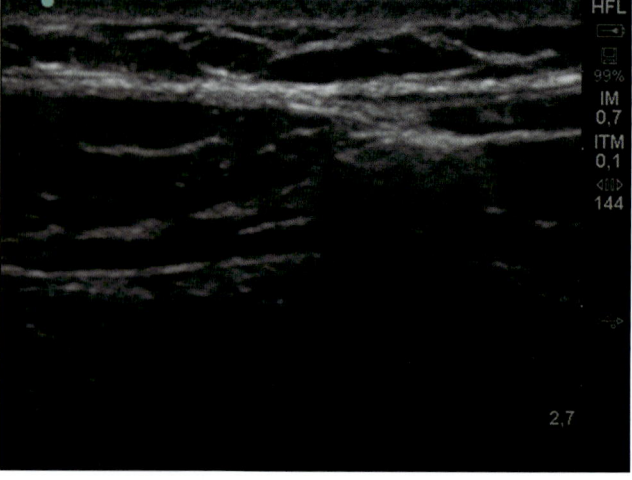

▲ **Figura 110.14** Posicionamento do transdutor, agulhamento e imagem ultrassonográfica da abordagem do bloqueio da bainha do reto abdominal.

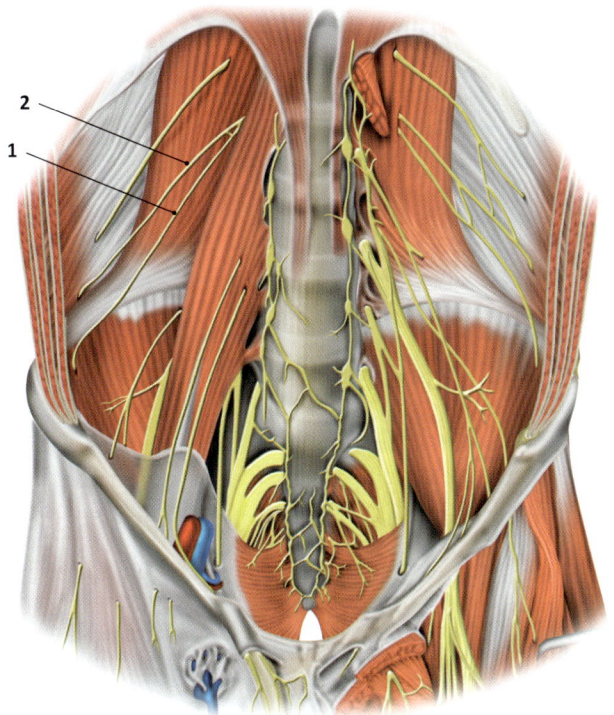

▲ **Figura 110.15** Plexo lombar – Origem dos nervos.
**(1)** Ilioinguinal e **(2)** Ílio-hipogástrico.

vo (50%), motor (20%) e autonômico (30%), proveniente do plexo sacral, com sua origem nos ramos ventrais das raízes S2, S3 e S4. Confere inervação sensitiva cutânea do períneo, genitália externa e da mucosa do canal anal, controle motor do esfíncter anal externo, do esfíncter uretral e da musculatura perineal. O nervo dorsal do pênis ou clitóris é o ramo final do nervo pudendo, suprindo tecidos eréteis do corpo cavernoso e a cruz (crus) do pênis e do clitóris, além da inervação sensitiva cutânea dorsal e lateral do pênis e do clitóris.[15] (Figuras 110.18, 110.19)

## Indicações

O bloqueio do nervo pudendo tem variadas aplicações na anestesia regional, que promovem anestesia e analgesia em cirurgias como hemorroidectomias, cirurgias anorretais, vaginais e perineais, trabalho de parto, episiotomias, biópsia prostática, braquiterapia prostática, cistite intersticial e cirurgias penianas. Além da aplicação desta intervenção em síndromes dolorosas crônicas, como na neuropatia do nervo pudendo, por aprisionamento – *entrapment* – sendo a intervenção diagnóstica e terapêutica.[16]

## Técnica

Abordaremos neste capítulo a técnica padrão ouro: procedimento guiado por ultrassom, quando ocorre pre-

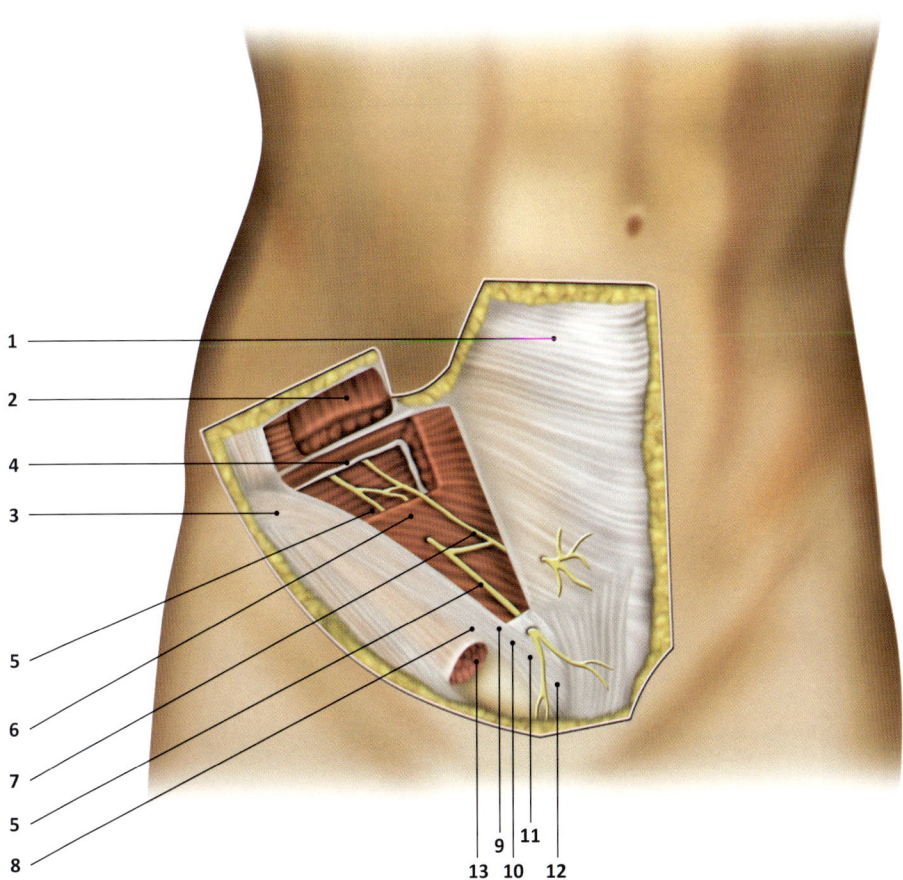

▲ **Figura 110.16** **(1)** Aponeurose externa; **(2)** Músculo oblíquo externo; **(3)** Espinha ilíaca anterossuperior; **(4)** Músculo transverso; **(5)** Nervo ilioinguinal; **(6)** Músculo oblíquo interno; **(7)** Nervo ílio-hipogástrico; **(8)** Ligamento inguinal; **(9)** Cordão espermático; **(10)** Tubérculo púbico; **(11)** Anel inguinal; **(12)** Funículo espermático; **(13)** Canal femoral.

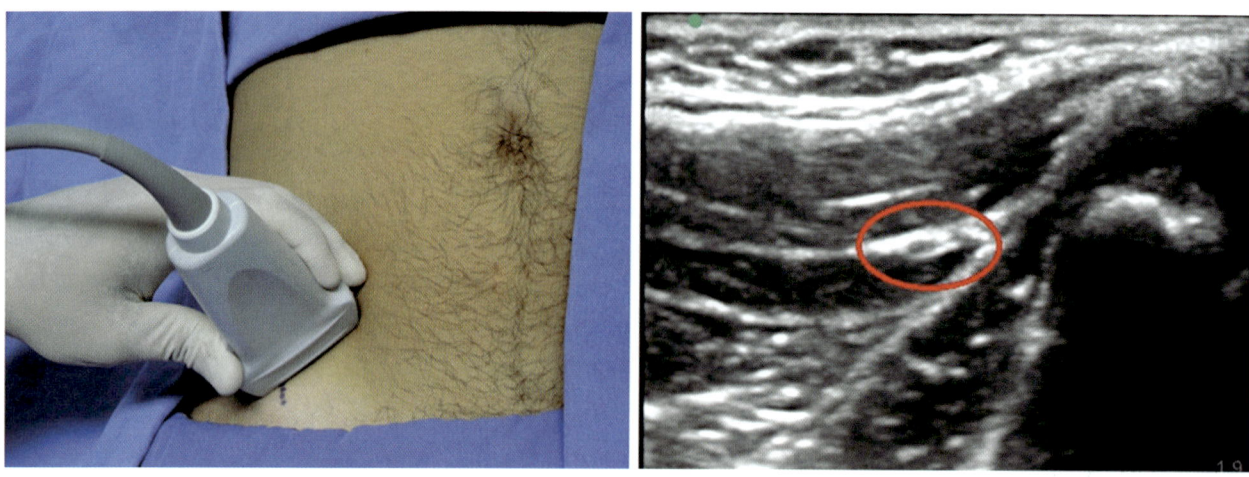

▲ **Figura 110.17** Posicionamento do transdutor, agulhamento e imagem ultrassonográfica da abordagem do bloqueio do nervo ilioinguinal e ílio-hipogástrico. Colocar as identificações.

cisão e acurácia na visualização dos tecidos, da progressão da agulha e do volume injetado em torno das estruturas desejadas. O alvo no nível da espinha isquiática é o plano interligamentar, definido como ponto de referência por partes moles e não ósseas. Caso necessário, é possível seguir o trajeto do nervo e realizar infiltração em outros pontos de compressão.

O paciente é posicionado em decúbito ventral, sendo utilizado o probe de baixa frequência (2-5 MHz). O trans-

dutor é colocado sobre o ílio, no nível da espinha ilíaca posterossuperior. O ílio aparece como uma linha hiperecoica, descendo lateralmente; visualiza-se os músculos glúteos máximo, médio e mínimo lateralmente. Ao realizar escaneamento em direção caudal, no nível da incisura isquiática maior, a linha do ílio começa a regredir do aspecto medial da tela, e o aspecto lateral da linha se torna uma linha hiperecoica curva (ísquio), revelando o aspecto posterior do acetábulo. Neste ponto, duas camadas musculares são identificadas: glúteo máximo e músculo piriforme. Mantendo o probe no eixo do piriforme e movendo-o em direção caudal, com uma pressão sobre o eixo longo do probe em direção medial "*heel-toe movement*", a espinha isquiática revela um ísquio mais reto,

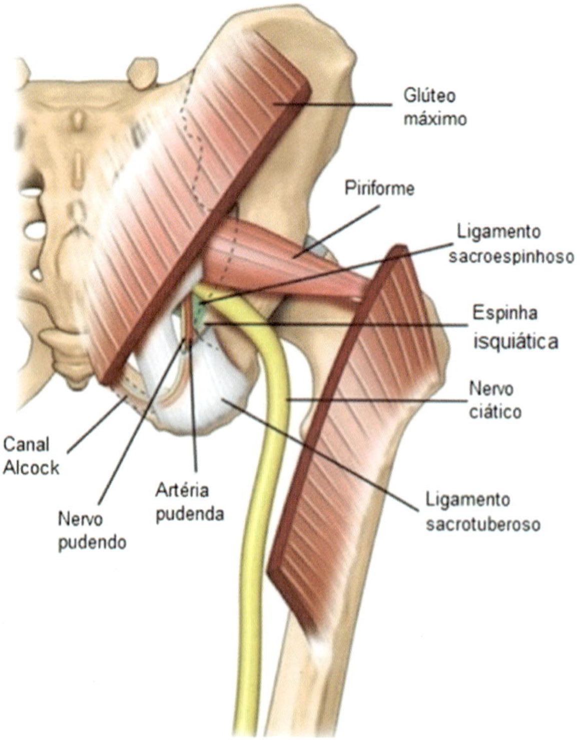

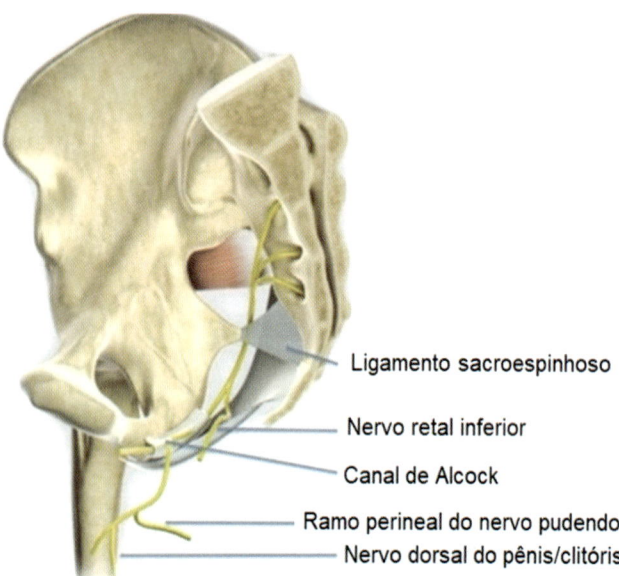

▲ **Figura 110.18** O nervo pudendo é visto originando-se de S2-S4 e saindo da pelve para entrar na região glútea através do forame isquiático maior. O nervo dá origem ao nervo retal inferior, nervo perineal e nervo dorsal do pênis ou clitóris.

▲ **Figura 110.19** Vista posterior da pelve, mostrando o músculo piriforme e o feixe neurovascular profundamente a ele. O nervo e a artéria pudenda correm entre os ligamentos sacroespinhoso e sacrotuberoso.

longo e estreito, o piriforme desaparece e, medialmente ao ísquio, surge uma estrutura hiperecoica, o ligamento sacroespinhoso, identificando-se a artéria pudenda, o nervo pudendo e o nervo isquiático (este usualmente lateral à artéria pudenda, sendo acompanhando superiormente pela artéria glútea inferior). O alinhamento perfeito entre probe e agulha no nível da espinha isquiática, e o uso de Doppler colorido para confirmação das artérias são fundamentais para o sucesso do bloqueio, conforme orientações (Figuras 110.20 a 110.23).

## Complicações

A taxa de complicações é baixa. Entre as possíveis, lesão nervosa do nervo pudendo, lesão vascular, injeção intravascular inadvertida, fraqueza muscular no território do nervo ciático, dor muscular, incontinência urinária e fecal, e parestesia em território do nervo pudendo.

## Bloqueio do Nervo Peniano

Comumente utilizado na população pediátrica para cirurgias de postectomias e hipospadia,[17] é realizado após indução anestésica nessa população. O nervo peniano é um ramo terminal do nervo pudendo, como citado no tópico anterior, sendo passível realizar apenas seu bloqueio, sem demais efeitos não procurados dos demais territórios do nervo pudendo.

Os nervos acompanham os vasos penianos profundos próximos ao ligamento suspensor do pênis, inervando a superfície dorsal e a glande. Inicialmente, esse feixe vasculonervoso está contido dentro da fáscia de Scarpa, sendo posteriormente envolto pela fáscia de Buck (Figuras 110.24 e 110.25).

Parte da pele na face ventral do pênis, a uretra e a base da glande são inervadas pelo nervo perineal, também ramo do nervo pudendo. A pele da raiz do pênis é inervada pelo nervo ilioinguinal e por um ramo do genitofemoral. Assim sendo, o bloqueio do nervo peniano isoladamente não será suficiente para cirurgias penianas mais complexas. Nas postectomias, é aconselhável infiltrar o freio prepucial, e nas hipospádias, a base do pênis.[18]

## Técnicas de bloqueio

Existem duas técnicas descritas para o bloqueio do nervo peniano: a mediana e a paramediana (Figura 110.26).[19] Na técnica mediana, palpa-se o espaço entre a sínfise púbica e o corpo cavernoso, localizando o espaço que dá acesso à fáscia de Scarpa. Nesse ponto, a agulha é inserida até ultrapassar a fáscia (Figura 110.27).

Após aspiração negativa, injeta-se 3 a 5 mL de solução anestésica para crianças e 10 mL para adultos. Podem ser

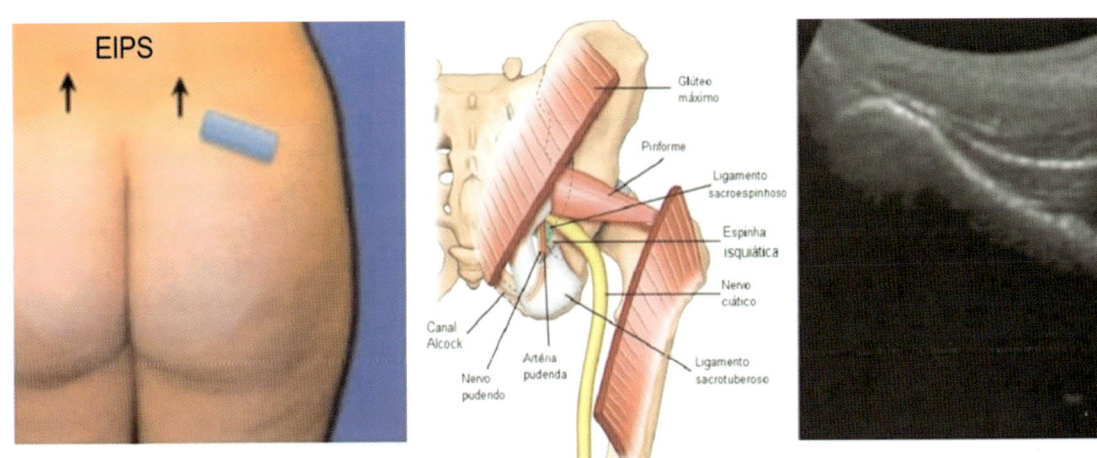

▲ **Figura 110.20**  Posição do probe de ultrassom sobre a crista ilíaca posterossuperior.
**EIPS:** espinha ilíaca posterossuperior; **G.MA:** glúteo máximo; **G.MD:** glúteo médio; **G.MN:** glúteo mínimo.

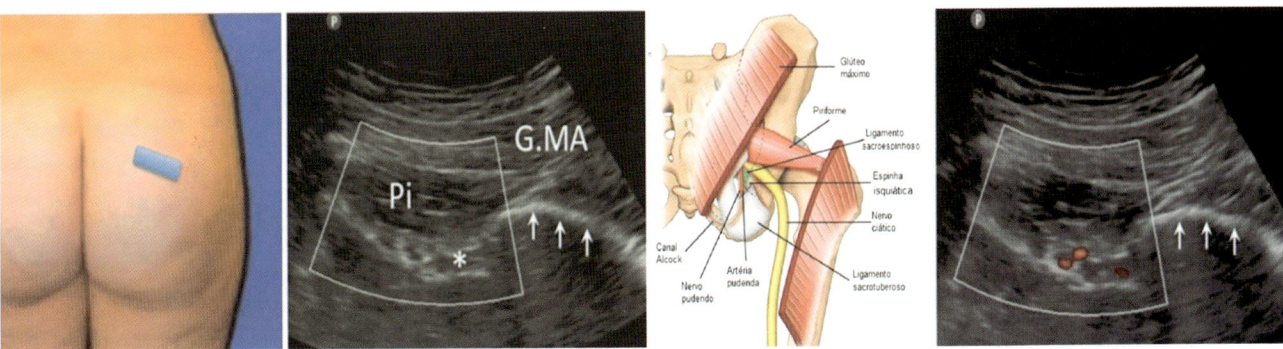

▲ **Figura 110.21**  Posição do probe de ultrassom sobre a incisura isquiática maior.
**G.MA:** glúteo máximo; **Pi:** piriforme; nervo ciático, ramo da artéria glútea inferior, ísquio é indicado pelas setas.

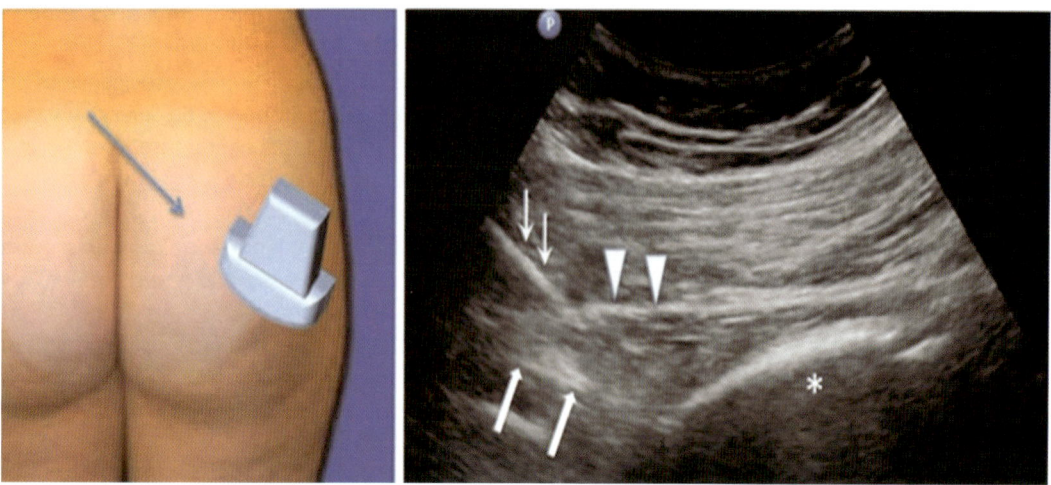

▲ **Figura 110.22** Inserção da agulha no plano intraligamentar.
Seta de linha, agulha; Seta em negrito, ligamento sacroespinhoso; Ponta de seta, ligamento sacrotuberoso; *, isquio.

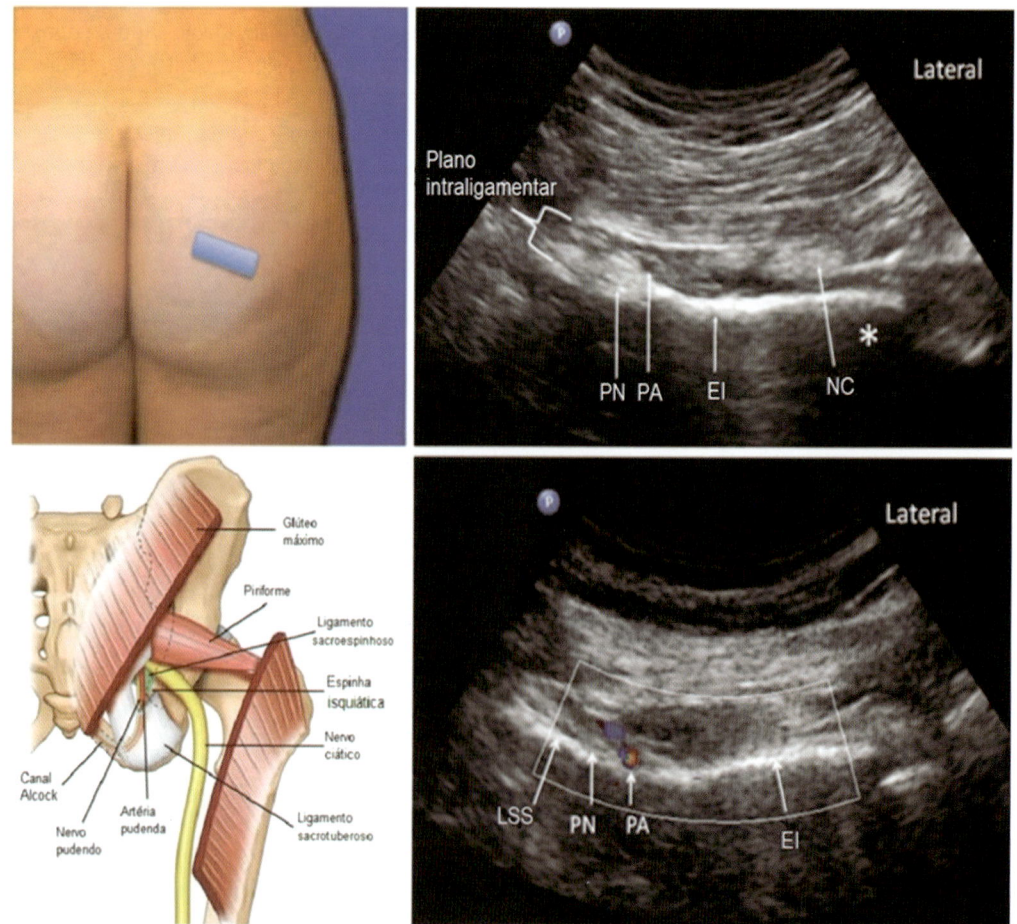

◄ **Figura 110.23** Posição do probe de ultrassom na espinha isquiática (EI).
NC, nervo ciático; PA e PN, artéria pudenda e nervo pudendo; LSS, ligamento sacroespinhoso; * sobra anecoica projetada pelo ísquio.

utilizadas, respeitando-se as doses tóxicas, lidocaína (1% a 2%) ou bupivacaína (0,25% a 0,75%) sem vasoconstritor. A técnica mediana está associada à maior incidência de falhas, ocorrência de hematomas e compressão vascular por perfu-

ração da veia dorsal do pênis. Áreas de isquemia e injeção intravascular de anestésico local também podem ocorrer.[18]

Na técnica paramediana, após a palpação do corpo cavernoso na base do pênis, realiza-se duas punções 0,5 a 1,0

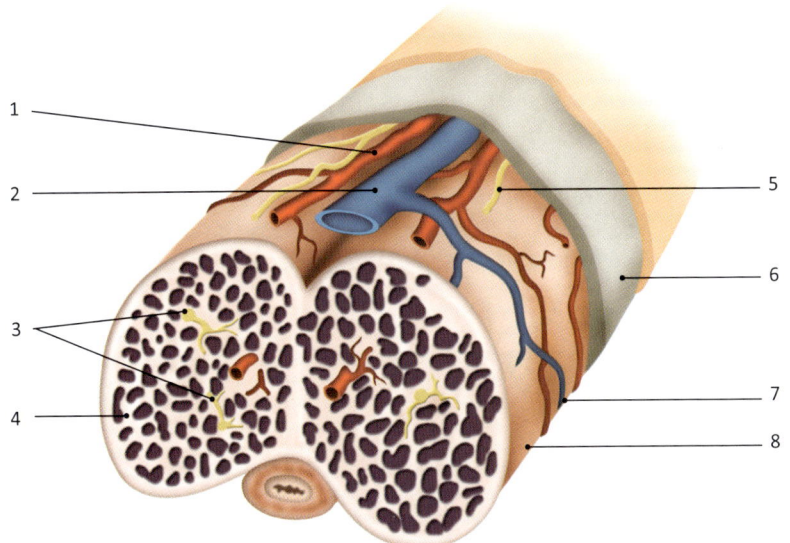

◀ **Figura 110.24** Os nervos penianos e a Fáscia de Buck. **(1)** Artéria dorsal do pênis; **(2)** Veia dorsal do pênis; **(3)** Nervos cavernosos; **(4)** Corpo cavernoso; **(5)** Nervos dorsais do pênis; **(6)** Fáscia de Buck; **(7)** Veia circunflexa; **(8)** Túnica albuginea.

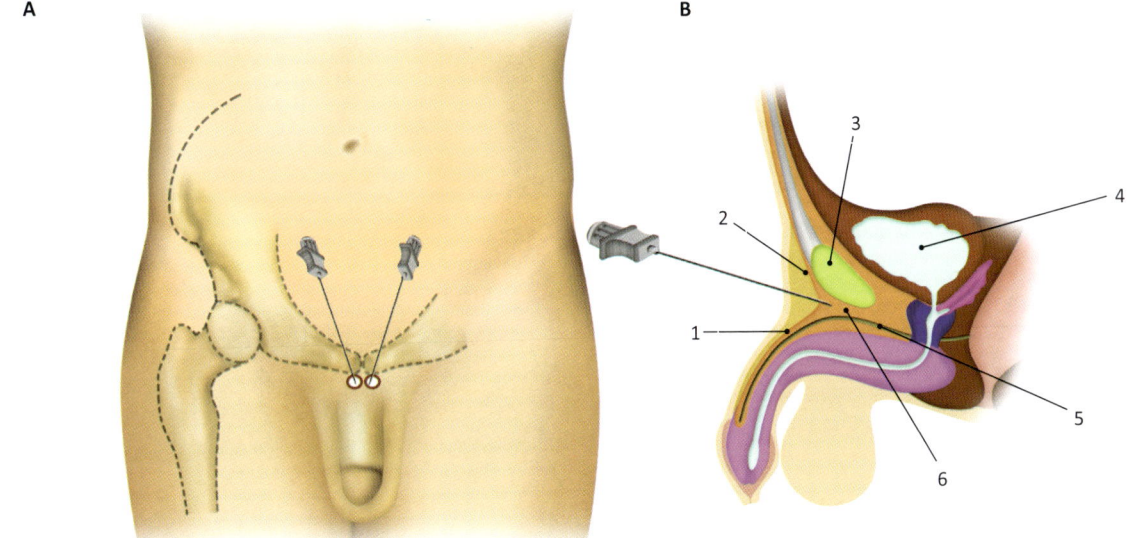

▲ **Figura 110.25** Técnicas do bloqueio do nervo peniano. **(A)** Paramediana e **(B)** Mediana. **(1)** Fáscia de Buck; **(2)** Fáscia de Scarpa; **(3)** Sínfese púbica; **(4)** Bexiga; **(5)** Nervo dorsal do pênis; **(6)** Espaço subpúbico.

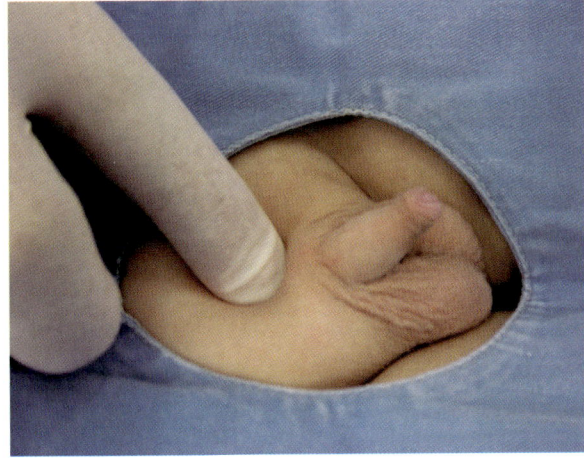

▲ **Figura 110.26** Palpação abaixo da sínfise púbica e acima do corpo cavernoso, para realização da técnica mediana.

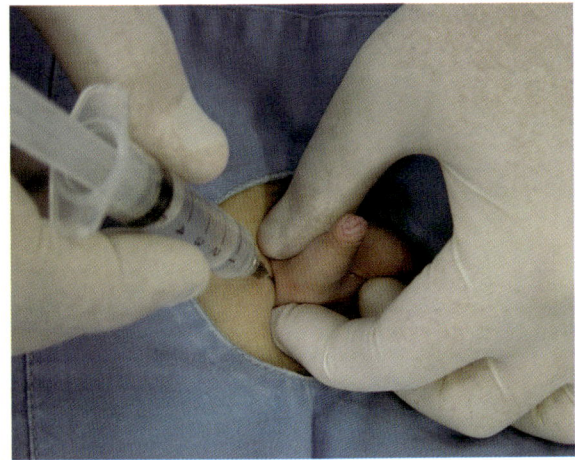

▲ **Figura 110.27** Punção única, via mediana, ocorrendo maiores chances de lesões vasculares e falhas de bloqueio.

cm laterais à linha média, desviando-se da veia dorsal do pênis.[13] Após ultrapassar a fáscia de Buck, e aspiração negativa, injeta-se 1 a 2 mL da solução anestésica para crianças, e 3 a 5 mL para adultos, em cada ponto de punção. Nesse momento, observa-se a formação de um anel em volta da base do pênis, resultante da dispersão anestésica pela fáscia de Buck.

A simples infiltração subcutânea ao redor do pênis já produz bons resultados, porém a analgesia pós-operatória é mais eficaz quando o bloqueio adequado do nervo peniano é realizado (Figura 110.28).

É possível realizar o bloqueio também guiado por ultrassonografia (Figuras 110.29 e 110.30), conferindo analgesia e reduzindo chances de punção vascular inadvertida. A técnica se baseia na utilização do ultrassom para identificação de vasos e folhetos fasciais, a fim de garantir a passagem segura da agulha. A técnica visa a distribuição da solução anestésica no folheto profundo da fáscia peniana.[20]

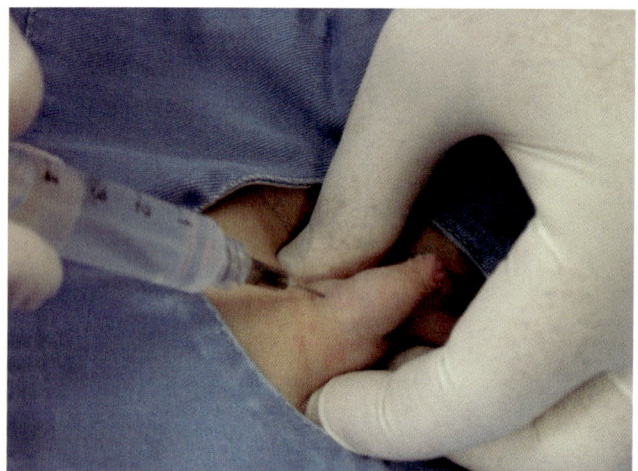 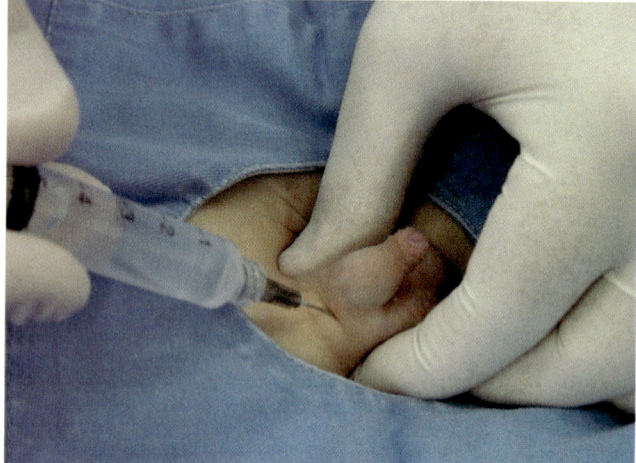

▲ **Figura 110.28** Técnica paramediana, com punções à esquerda e à direita.

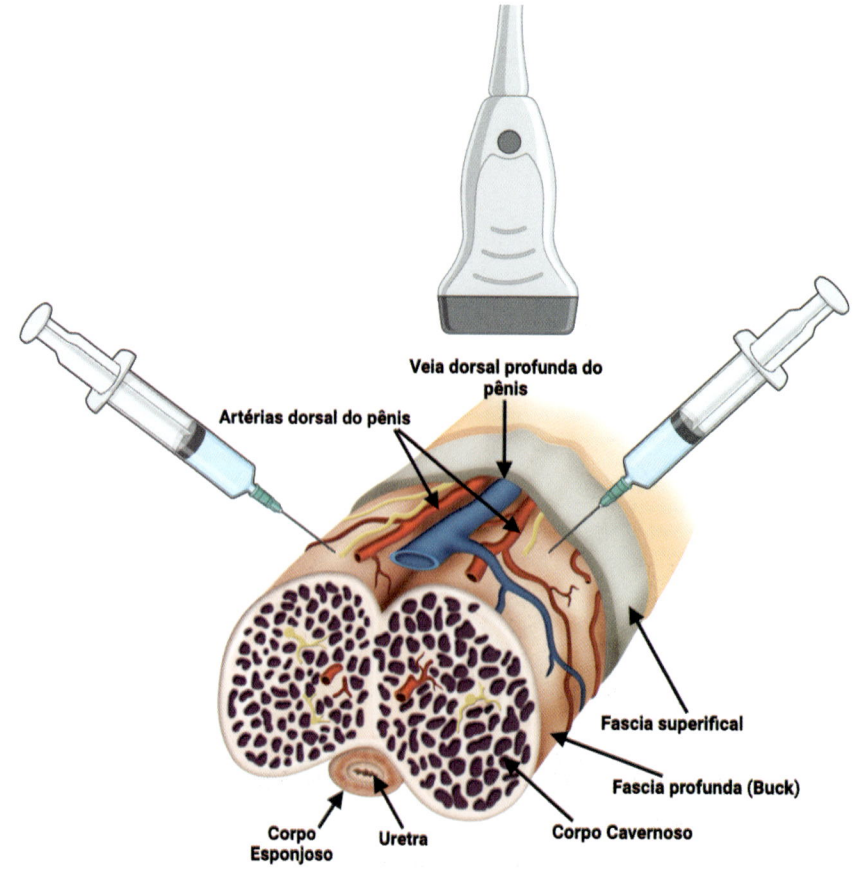

◄ **Figura 110.29** Demonstração esquemática da técnica de bloqueio do nervo peniano guiado por ultrassonografia.

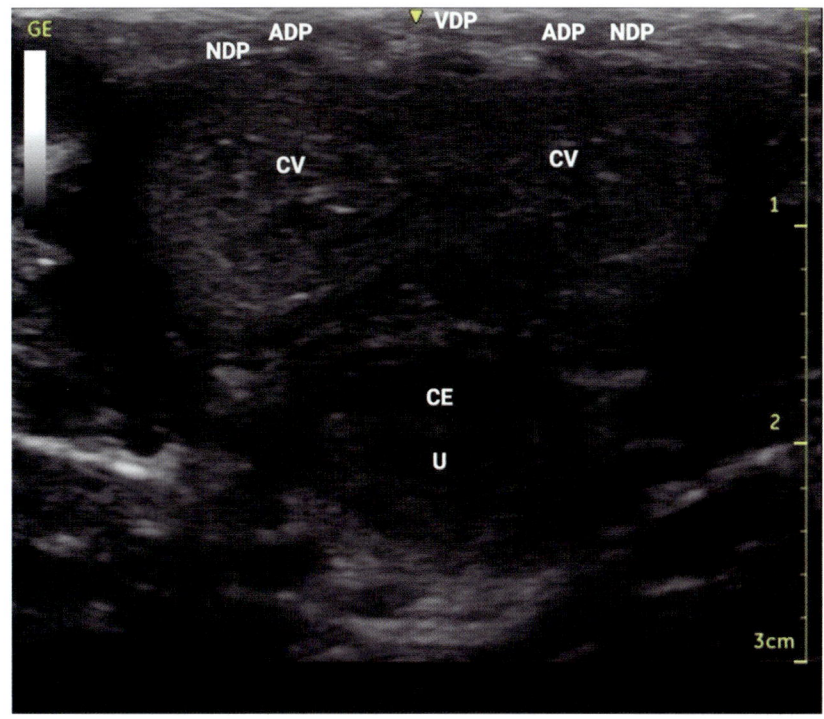

◄ **Figura 110.30**  Alvos ultrassonográficos do bloqueio de nervo dorsal do pênis guiado por USG.
VDP: veia dorsal do pênis; ADP: artéria dorsal do pênis; NDP: nervo dorsal do pênis; CV: corpo cavernoso; CE: corpo esponjoso; U: uretra.

## REFERÊNCIAS

1. Blanco R. Tap Block under ultrasound guindance: the description of a "no pops" technique. Reg Anesthe Pain. 2007. 132.
2. Ceccon CD. Bloqueio do Plano Quadrado Lombar. Publicação Oficial da Sociedade Brasileira de Anestesiologia, Rio de Janeiro, 2018;131-7.
3. Ueshima OHL. Ultrasound-guided quadratus lumborum block: na updated review of anatomy and techniques. BioMed Res In. 2017;1-7.
4. Kadam VR. Ultrasound-guided quadratus lumborum block as a postoperative analgesic techniques for laparotomy. J Anaesth Clin Pharmacol. 2013;550-52.
5. Elsharkawy H, El-Boghdadly K, Barrington M.. Quadratus Lumborum Block: Anatomical Concepts, Mechanisms, and Techniques. Anesthesiology. 2019 Feb;130(2):322-35.
6. Dhanjal S, Tonder S.. Quadratus Lumborum Block. Adv Anesth. 2017;145-57.
7. Tran De Q, Bravo D, Leurcharusmee P, Neal JM. Transversus Abdominis Plane Block: A Narrative Review. Anesthesiology. 2019;1166-90.
8. Tsai HC, Yoshida T, Chuang TY, et al. Transversus Abdominis Plane Block: An Updated Review of Anatomy and Techniques. Biomed Res Int.. 2017:2017:8284363.
9. Chakraborty A et al. Ultrasound-guided truncal blocks: A new frontier in regional anaesthesia. Indian J Anaesth. 2016. 703-11.
10. Chin KJ, et al. Essentials of Our Current Understanding: Abdominal Wall Blocks. Reg Anesth Pain Med. 2017;133-83.
11. Dolan J, et al. The rectus sheath block – accuracy of local anesthetic placement by trainee anesthesiologists using loss of resistance or ultrasound guidance. Reg Anesth Pain Med. 2009;247-50.
12. Fernandes HDS, et al. Ultrasound-guided peripheral abdominal wall blocks. Clinics. J 2021;76:e2170.
13. Kelly MC, Beers HT, Huss BK, Gilliland HM. Bilateral ilioinguinal nerve blocks for analgesia after total abdominal hysterectomy.. Anaesthesia. 1996;406.
14. Simoni R. Cirurgia pediátrica. In: Cangiani L. Anestesia Ambulatorial. São Paulo: Atheneu, 2002. p.547-65.
15. Bellingham G, et al. Pudendal Nerve Blockade. In: DANILO JANKOVIC, P. P. Regional Nerve Blocks in Anesthesia and Pain Therapy. [S.l.]: Springer, 2022. p. 519-29.
16. Rojas-Gómez MF et al.. Regional anesthesia guided by ultrasound in the pudendal nerve territory. Colombian Journal of Anesthesiology. Jul 2017;200 9.
17. Randhawa K, et al. Sonographic assessment of the conventional 'blind' ilioinguinal block. Can J Anaesth. Jan 2010;94-5.
18. Sethna N, et al. Pediatric regional anesthesia. In: G., G. Pediatric anesthesia. Philadelphia: Churchill Livingstone: 4a ed, 2002. p. 301.
19. Trotter C, et al. A. A comparison between ilioinguinal-iliohypogastric nerve block performed by anaesthetist or surgeon for postoperative analgesia following groin surgery in children. Paediatr Anaesth. 1995;363-7.
20. Suleman M. Ultrasound-Guided Penile Nerve Block for Circumcision: A New, Modified Technique. Anesthesiology News. May 2015.

# 111

# Bloqueios Periféricos dos Membros Superiores

Diogo Bruggemann da Conceição ▪ Glênio Bitencourt Mizubuti

## INTRODUÇÃO

A anestesia regional sobre o plexo braquial faz parte das técnicas anestésicas desde 1884, quando Hall descreveu o uso da cocaína para anestesiar nervos do membro superior. Em 1911, Hirschel descreveu o primeiro bloqueio de plexo braquial realizado pela via axilar percutânea e, no mesmo ano, Kulenkampff descreveu a via supraclavicular. O bloqueio do plexo braquial permite uma anestesia de todo o membro superior além de analgesia pós-operatória. Seu uso está ligado a avanços nos procedimentos cirúrgicos ortopédicos e ambulatoriais.

A aplicação clínica do conceito anatômico de que existe um espaço contínuo e fechado envolvendo o plexo braquial levou Alon P. Winnie a desenvolver técnicas perivasculares de bloqueio pelas vias interescalênica, perivascular subclávia e axilar. Este conceito é ainda atual. Exames de imagem e dissecções de cadáveres mostram que vasos e nervos estão envoltos nestes componentes fasciais como forma de proteção, e este espaço delimitado permite a injeção de anestésico local. Além de vasos e nervos, também existem gordura e tecido conjuntivo desorganizado nestes espaços que, muitas vezes, limitam a dispersão do anestésico local. Portanto, é necessário depositar a solução de anestésico local o mais próximo possível dos nervos de forma segura, gerando as técnicas de localização nervosa, como a neuroestimulação e a ultrassonografia.

O interesse pelas técnicas de imagem para auxiliar a identificação dos nervos do plexo braquial cresceu nos últimos anos. Com o emprego da ressonância magnética e da tomografia computadorizada, é possível obter excelentes imagens anatômicas do plexo braquial; porém, o alto custo dos equipamentos e a dificuldade de utilização à beira do leito cirúrgico desestimulam seu uso em anestesia regional. A fluoroscopia é outro método de imagem que pode ser usado, sendo sua utilidade limitada à visualização de referências ósseas e à dispersão de contraste por compartimentos fasciais. Entre todos os métodos e técnicas, a ultrassonografia permite uma visualização anatômica adequada, pode ser utilizada na beira do leito, não emite radiação e tem custo baixo quando comparada aos outros métodos de imagem.

Para indicar adequadamente uma determinada técnica de anestesia plexular do membro superior, deve-se conhecer a anatomia do plexo braquial, a inervação da região a ser operada e as diversas técnicas de bloqueio do plexo braquial.

## ▪ ANATOMIA

O plexo braquial é uma rede nervosa que começa com nervos espinhais e continua até seus ramos nervosos terminais, que inervam todo o membro superior (Figura 111.1). Ele é formado pelos ramos anteriores dos quatro nervos espinhais cervicais inferiores ($C_5$, $C_6$, $C_7$ e $C_8$) e do primeiro nervo torácico ($T_1$). Contribuições variáveis podem acontecer também do quarto nervo cervical ($C_4$) e do segundo nervo torácico ($T_2$). Estes ramos ventrais são chamados raízes do plexo braquial. A dura-máter e o tecido conectivo peridural do canal vertebral acompanham as raízes do plexo para formar seu epineuro e perineuro.

Os ramos ventrais de $C_5$ e $C_6$ tipicamente se unem na borda medial do músculo escaleno médio para formar o tronco superior do plexo braquial; o ramo de $C_7$ se torna o tronco médio, e os ramos de $C_8$ e $T_1$ se unem para formar o tronco inferior. As raízes e troncos passam entre os músculos escaleno anterior e escaleno médio. O espaço interescalênico, uma fenda natural entre estes músculos, é palpável e uma importante referência anatômica para o bloqueio do plexo braquial na via interescalênica.

Antes da formação dos troncos do plexo braquial, as raízes cervicais contribuem para a formação dos seguintes nervos: $C_5$ dá ramo para o nervo frênico, que se encontra anterior ao músculo escaleno anterior; $C_5$, $C_6$ e $C_7$ para o nervo torácico longo; e $C_5$, $C_6$, $C_7$ e $C_8$ para os músculos longo do pescoço e escalenos. Os ramos do plexo braquial são divididos em supraclaviculares e infraclaviculares. O nervo supraescapular é um ramo que tem sua origem no tronco superior ($C_5$ e $C_6$) e é o único ramo supraclavicular do plexo braquial que tem inervação sensitiva, enviando fibras nervosas para a articulação do ombro, além de inervar os músculos supraespinhoso e infraespinhoso, envolvidos na abdução e rotação externa do ombro. Desse modo, a anestesia do nervo supraescapular é de fundamental importância quando se objetiva produzir analgesia e/ou anestesia cirúrgica do ombro. Finalmente, o nervo para o músculo subclávio também tem sua origem supraclavicular de $C_5$ e $C_6$.

Os ramos infraclaviculares provêm dos fascículos, e seus ramos terminais mais importantes são os nervos musculocutâneo, mediano, ulnar e radial.

O nervo intercostobraquial é ramo da raiz ventral de $T_2$ e não faz parte do plexo braquial. Este nervo provê inervação sensitiva para a axila e aspecto medial superior do braço, sendo importante anestesiá-lo em procedimentos em que a incisão cirúrgica aborde essa região. No braço, ele tem trajeto subcutâneo e pode ser anestesiado neste local.

Os três troncos se separam em divisões anteriores (flexoras) e posteriores (extensoras) na borda lateral da primeira costela. Estas divisões se reorganizam para formar os fascículos, definidos de acordo com sua relação espacial com a segunda porção da artéria axilar. As divisões anterio-res dos troncos superior e médio formam o fascículo lateral ($C_5 + C_6 + C_7$); a divisão anterior do tronco inferior forma o fascículo medial ($C_8 + T_1$); e as divisões posteriores dos três troncos formam o fascículo posterior ($C_5 + C_6 + C_7 + C_8 + T_1$). Dos fascículos, originam-se os seguintes nervos: peitoral lateral e medial do fascículo lateral, cutâneo medial do braço e antebraço do fascículo medial, nervo subescapular e toracodorsal do fascículo posterior.

Na borda lateral do músculo peitoral menor, os fascículos se dividem nos ramos terminais do plexo braquial. Cada fascículo possui dois ramos terminais principais do plexo braquial e ramos intermediários menores. O fascículo lateral contribui com o nervo musculocutâneo ou cutâneo lateral do antebraço e o componente lateral do nervo mediano. O fascículo posterior cobre o aspecto dorsal do membro superior por meio dos nervos radial e axilar. O fascículo medial contribui com o nervo ulnar e o componente medial do nervo mediano.

Esta descrição anatômica do plexo braquial, apesar de clássica, pode sofrer muitas variações. Sete configurações diferentes do plexo braquial já foram descritas, e nenhuma teve mais de 57% de prevalência. A assimetria direita/esquerda do plexo braquial atinge 61% dos indivíduos.

## Componentes Vasculares

Algumas estruturas vasculares têm grande importância clínica no bloqueio do plexo braquial, funcionando como referência para as técnicas de bloqueio e cuidados com respeito a complicações. Quando as raízes do plexo braquial deixam os forâmens intervertebrais, elas estão imediata-

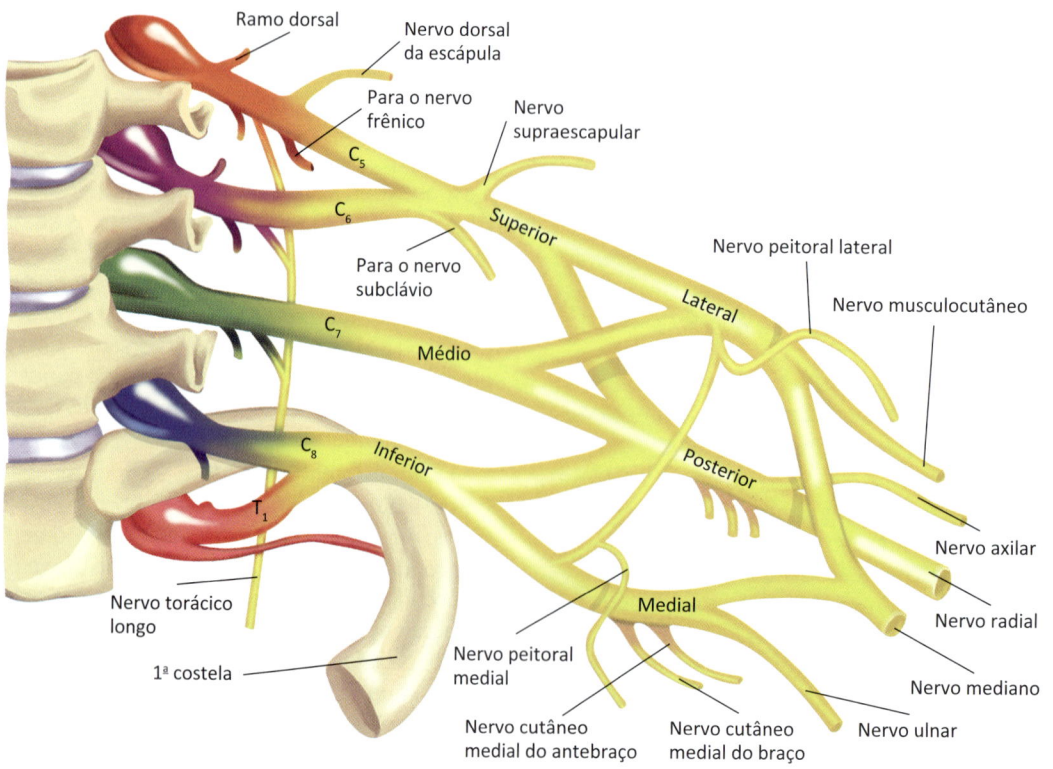

▲ **Figura 111.1** Organização do plexo braquial.

mente posteriores à artéria vertebral, oferecendo risco para injeção intravascular na técnica clássica de bloqueio do plexo braquial pela via interescalênica. A artéria subclávia se encontra em uma posição medial e posterior ao plexo braquial, em cima da primeira costela, e é ponto de referência importante na via supraclavicular para as técnicas que usam como auxílio a neuroestimulação e o ultrassom. Os fascículos são definidos por sua posição lateral, medial ou posterior à segunda porção da artéria axilar. Na axila, a artéria axilar, importante ponto de referência para o bloqueio do plexo braquial, encontra-se anterior ao nervo radial, posteromedial ao nervo mediano e posterolateral ao nervo ulnar, embora ocorra grande variação anatômica nesta região. O nervo musculocutâneo, na axila, encontra-se entre os músculos bíceps braquial e coracobraquial. Desta forma, ele está afastado da artéria axilar e precisa ser anestesiado separadamente, se necessário.

## Inervação Motora e Sensitiva do Plexo Braquial

A inervação motora e sensitiva do membro superior é clinicamente importante. Ela determina qual distribuição cutânea requer o bloqueio anestésico para determinado ato cirúrgico, qual nervo requer suplementação anestésica, se necessário, e permite, ainda, uma avaliação neurológica pré e pós-operatória. A distribuição cutânea e óssea dos nervos do plexo braquial é mostrada nas Figuras 111.2 e 111.3.

A inervação motora é importante para as técnicas de bloqueio do plexo braquial guiadas por neuroestimulação e para a avaliação da eficácia do bloqueio. Por exemplo, a estimulação do tronco superior resulta em uma estimulação do músculo deltoide, que é inervado pelo nervo axilar cujas fibras se originam dos ramos de $C_5$ e $C_6$. A estimulação do nervo musculocutâneo causa flexão do antebraço sobre o braço no cotovelo. A estimulação do nervo mediano causa pronação do antebraço, flexão do punho e flexão dos quatro primeiros dedos. A estimulação do nervo ulnar gera desvio ulnar do punho, flexão do quinto dedo e adução do primeiro dedo. A extensão de punho e dedos é característica da estimulação do nervo radial (Tabela 111.1).

## ■ TÉCNICAS DE BLOQUEIO DO PLEXO BRAQUIAL

Muitas são as formas para acesso ao plexo braquial. Basicamente, divide-se em quatro os pontos anatômicos onde o plexo pode ser abordado para o bloqueio: interescalênico, supraclavicular, infraclavicular e axilar.

## Escolha Correta da Abordagem

### Cirurgias sobre ombro, clavícula e úmero proximal

O terço lateral da clavícula e a parte posterior do úmero proximal são inervados pelos nervos subclávio e supraescapular. A parte anterior do úmero é inervada pelo nervo axilar ($C_5$ + $C_6$). Ambos são ramos ou continuação do tronco superior do plexo braquial. Portanto, uma abordagem interescalênica do plexo é a mais indicada para cirurgias nesta região.

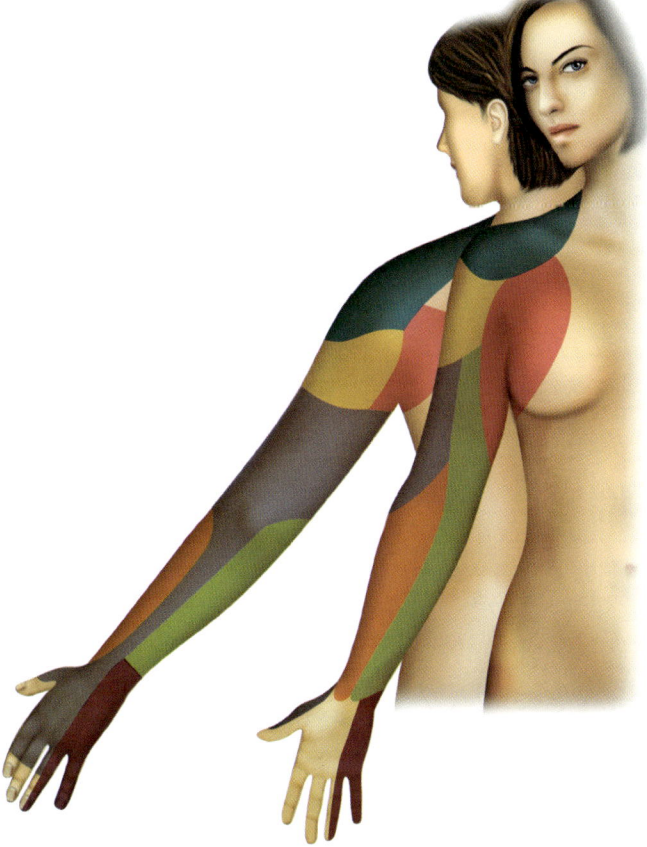

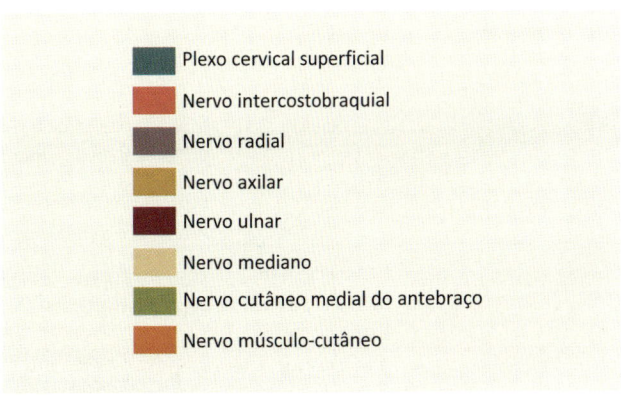

| | |
|---|---|
| ■ | Plexo cervical superficial |
| ■ | Nervo intercostobraquial |
| ■ | Nervo radial |
| ■ | Nervo axilar |
| ■ | Nervo ulnar |
| ■ | Nervo mediano |
| ■ | Nervo cutâneo medial do antebraço |
| ■ | Nervo músculo-cutâneo |

◀ **Figura 111.2** Distribuição cutânea do plexo braquial.
**Fonte:** Adaptada de: Neal JM, e col.

Anterior

Posterior

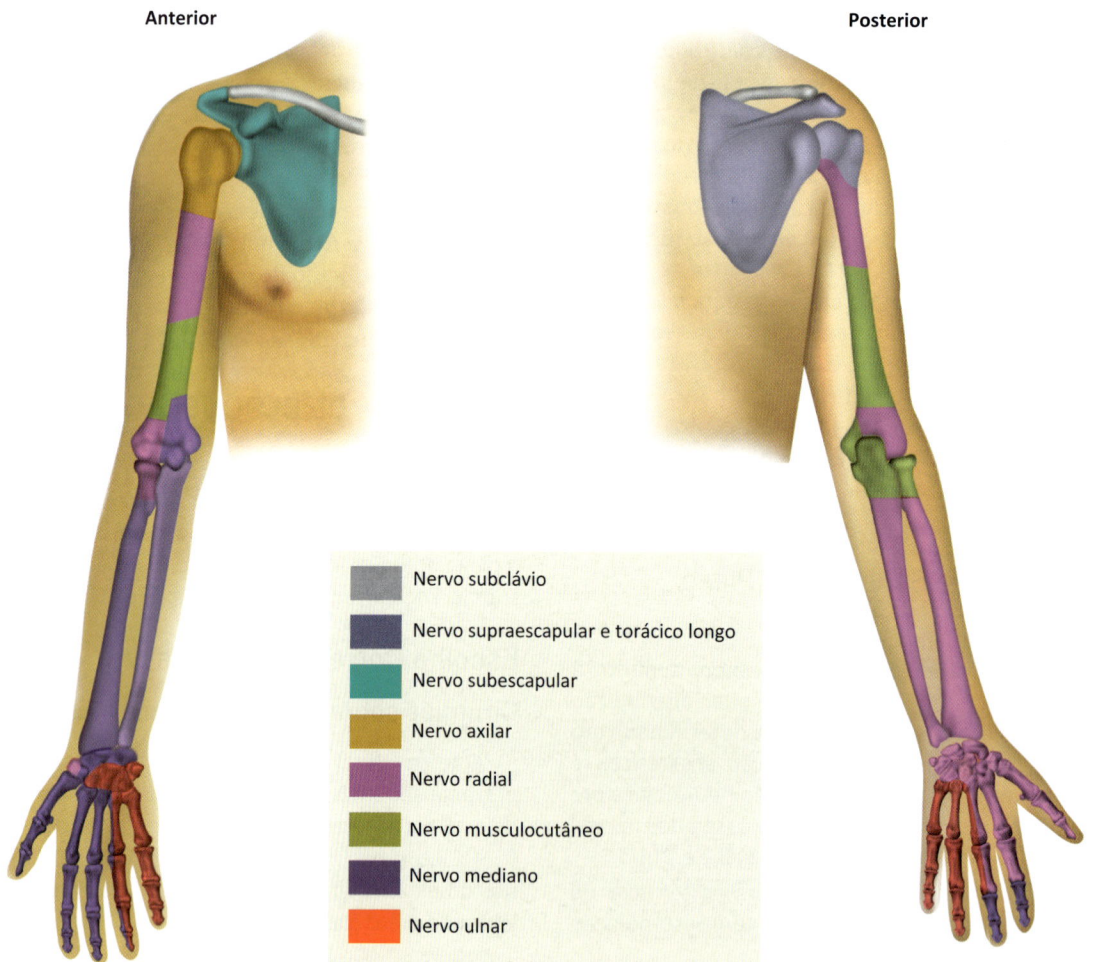

- Nervo subclávio
- Nervo supraescapular e torácico longo
- Nervo subescapular
- Nervo axilar
- Nervo radial
- Nervo musculocutâneo
- Nervo mediano
- Nervo ulnar

▲ **Figura 111.3** Osteótomos do membro superior.

| Tabela 111.1 Organização e distribuição do plexo braquial. | | |
|---|---|---|
| **Nervos** | **Segmentos espinhais** | **Distribuição** |
| Nervo subclávio | $C_4$-$C_6$ | Músculo subclávio |
| Nervo escapular dorsal | $C_5$ | Músculos romboide e levantador da escápula |
| Nervo torácico longo | $C_5$-$C_7$ | Músculo serrátil anterior |
| Nervo supraescapular | $C_5$, $C_6$ | Músculos supra e infraespinhal |
| Nervo peitoral | $C_5$-$T_1$ | Músculos peitorais |
| Nervos subescapulares | $C_5$, $C_6$ | Músculos subescapular e redondo maior |
| Nervo axillar | $C_5$, $C_6$ | Músculos deltoide e redondo menor<br>Parte da pele do ombro |
| Nervo radial | $C_5$-$T_1$ | Músculos extensores do braço e antebraço, extensores digitais e músculo abdutor do polegar<br>Pele sobre a superfície posterolateral do braço e mão, e posterior do antebraço |
| Nervo musculocutâneo | $C_5$-$C_7$ | Músculos flexores do braço; pele sobre a superfície<br>Lateral do antebraço |
| Nervo mediano | $C_6$-$T_1$ | Músculos flexores do antebraço; músculo pronador quadrado e pronador redondo; flexores dos dedos, pele da superfície anterolateral da mão |
| Nervo ulnar | $C_8$, $T_1$ | Músculo flexor ulnar do carpo, músculo adutor do polegar, músculos pequenos dos dedos; pele sobre a superfície medial da mão |

Uma abordagem ao plexo braquial no nível de $C_7$, que pode ser identificada através da ultrassonografia pela ausência de tubérculo anterior, na via interescalênica guiada por ultrassonografia diminui a incidência de bloqueio do nervo frênico.

Alguns trabalhos também mostram a via supraclavicular como opção de analgesia para esta região.

### Cirurgias sobre úmero distal, antebraço e mão

As abordagens supraclavicular, infraclavicular e axilar podem ser usadas para procedimentos cirúrgicos envolvendo o úmero distal, antebraço e mão.

Devido à vasta inervação do cotovelo, no qual existe a participação de quase todos os nervos do plexo braquial, as abordagens mais proximais, como supraclavicular e infraclavicular, têm um índice de sucesso maior para cirurgias sobre esta região.

## Via Interescalênica

A técnica atual de bloqueio do plexo braquial pela via interescalênica foi descrita por Winnie, em 1970, e anestesia o plexo braquial no nível de suas raízes e troncos. A principal indicação deste bloqueio são cirurgias sobre o ombro.

O anestésico local injetado na via interescalênica frequentemente não anestesia de forma satisfatória o tronco inferior, raízes de $C_8$ e $T_1$, mais especificamente o nervo ulnar, devido à sua posição anatômica mais caudal. Por isso, o bloqueio do plexo braquial neste nível não é apropriado para cirurgias sobre cotovelo, antebraço e mão. A via interescalênica tipicamente anestesia as regiões supridas pelo nervo axilar, supraescapular, radial, mediano e musculocutâneo.

Diferentes autores propuseram modificações na técnica de Winnie. A técnica descrita neste capítulo é a técnica lateral de Winnie modificada.

A identificação do plexo pode ser feita por neuroestimulação, por ultrassonografia ou pela combinação de ambas.

### Neuroestimulação

Paciente em posição supina com a cabeça virada para o lado contralateral ao lado a ser operado. No nível da car-

tilagem cricoide, posterior à porção clavicular do músculo esternocleidomastóideo, deve-se palpar o pescoço, a fim de localizar o espaço entre os músculos escaleno anterior e médio (Figura 111.4).

A agulha de bloqueio conectada a um neuroestimulador (1 mA, 0,1 ms, 2 Hz) é introduzida nesta região em uma direção levemente caudal e posterior, para se evitar o forâmen intervertebral. Os estímulos motores de deltoide, bíceps e tríceps são frequentemente vistos quando a ponta da agulha atinge o plexo. Estímulos motores de mão e antebraço também são aceitos.

Se ocorrer a contração diafragmática, a agulha está próxima ao nervo frênico (localizado em uma posição anterior ao plexo braquial) e deve, portanto, ser redirecionada posteriormente. Se a agulha, ao contrário, estiver em uma posição muito posterior, o estímulo do nervo dorsal da escápula provoca a elevação do ombro e deve ser redirecionada anteriormente.

Após localizar o estímulo motor adequado e presente com uma corrente de estimulação entre 0,2 e 0,5 mA, deve ser injetado um volume entre 20 e 30 mL da solução de anestésico local.

### Ultrassonografia

O paciente é posicionado em decúbito dorsal, com a cabeça rodada para o lado contralateral. Para a realização deste bloqueio, é necessário um transdutor linear de alta frequência (acima de 10 Mhz).

Após preparar a pele com solução antisséptica e cobrir o transdutor com adesivo plástico estéril, inicia-se o exame ultrassonográfico. Para isso, coloca-se o transdutor no nível da cartilagem cricoide em um plano sagital oblíquo (Figura 111.5) para obter a melhor imagem transversal possível do plexo braquial (feixe do ultrassom em um ângulo de 90° com o plexo).

Neste corte transversal, os troncos nervosos ou as raízes do plexo aparecem entre os músculos escalenos anterior e médio, como estruturas redondas ou ovais hipoecoicas (Figura 111.6). Após infiltrar a pele com uma solução de anes-

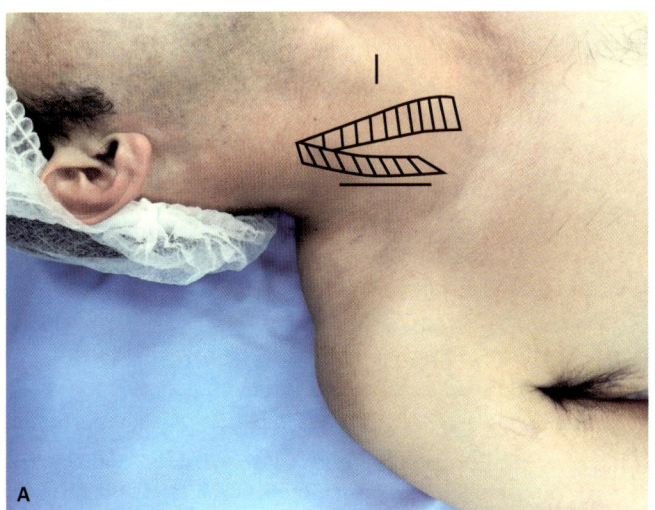
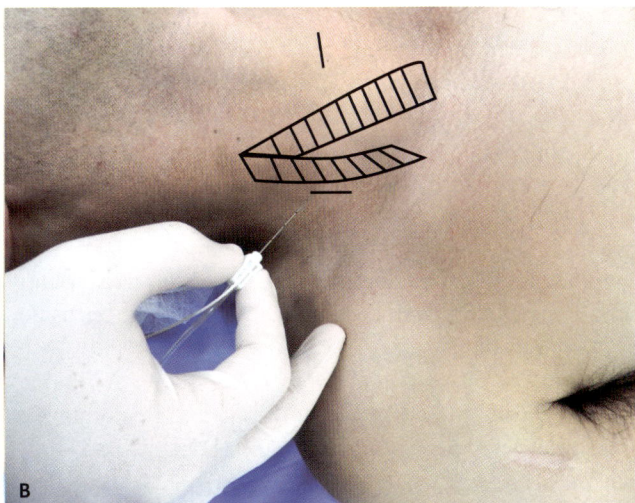

▲ **Figura 111.4** **(A)** Referências e **(B)** posição da agulha para realização de bloqueio interescalênico.

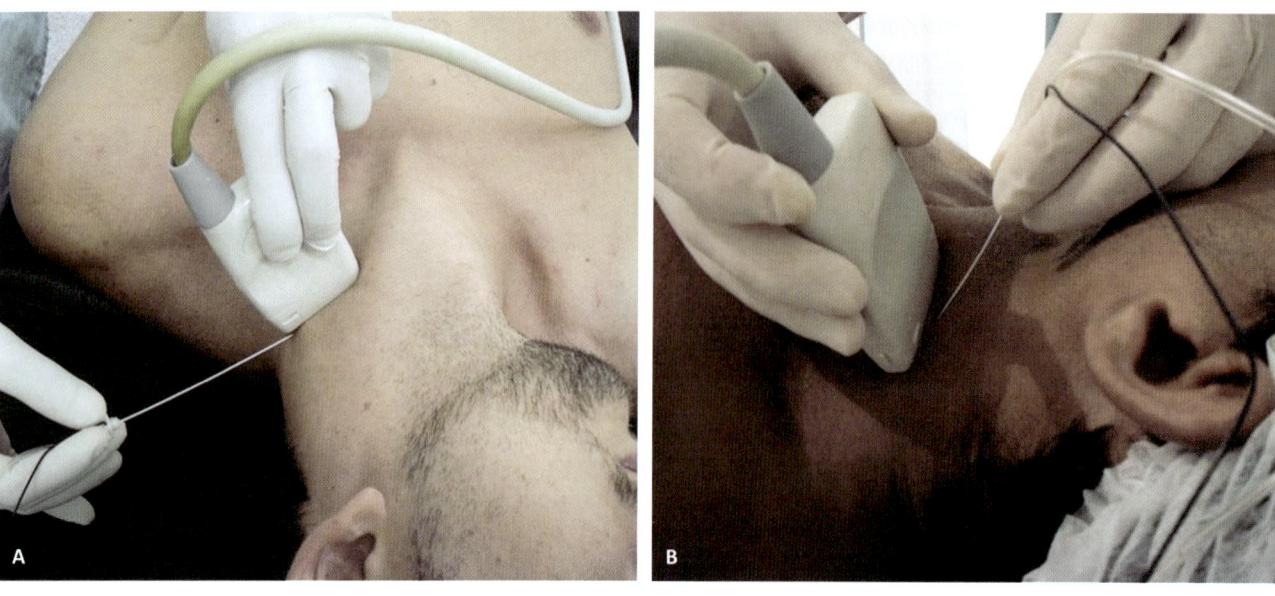

▲ **Figura 111.5** (A e B) Posição do transdutor de ultrassom e agulha para o bloqueio interescalênico.

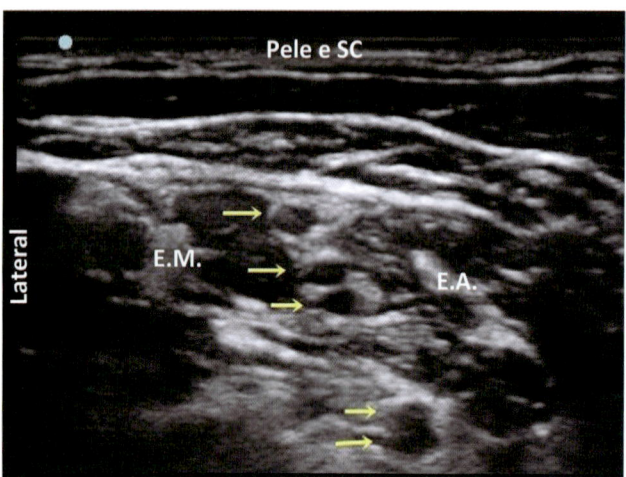

▲ **Figura 111.6** Imagem ultrassonográfica da região interescalênica.

EM: músculo escaleno médio; EA: músculo escaleno anterior. Setas: raízes do plexo braquial.

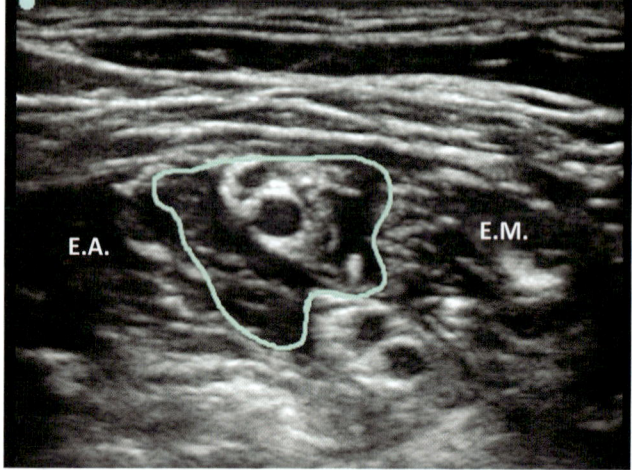

▲ **Figura 111.7** Dispersão de anestésico local ao redor do plexo braquial na via interescalênica.

EA: músculo escaleno anterior; EM: músculo escaleno médio.

tésico local, introduz-se uma agulha de 5 cm com ponta não cortante longitudinalmente ou transversalmente ao feixe de ultrassom, observando seu trajeto até os nervos.

Quando a ponta da agulha atingir uma posição adequada próxima ao plexo, injeta-se a solução de anestésico local. A imagem ultrassonográfica mostrará a dispersão da solução ao redor dos troncos nervosos (Figura 111.7). Pode-se reposicionar a agulha durante a injeção, a fim de se obter uma dispersão do anestésico local ao redor dos troncos do plexo braquial. São necessários 10 a 15 mL de anestésico local nesta técnica.

Para uma anestesia ou analgesia adequada do ombro, é necessária a injeção de anestésico local somente nas raízes de $C_5$ a $C_7$ ou nos troncos superior e médio.

O uso da neuroestimulação associado à ultrassonografia é útil em duas situações no bloqueio pela via interesca-

lênica: para se confirmar a imagem que se identifica como raízes ou troncos quando há dúvida. Para isso, a ponta da agulha é colocada próxima ao tronco ou raiz, e o neuroestimulador é ligado (1 mA, 0,1 ms, 2 Hz). Se houver movimento muscular correspondente, é confirmada a imagem.

Pode-se usar também como um fator de segurança adicional para evitar lesão nervosa visto que uma posição intraneural e intrafascicular da ponta da agulha gera respostas motoras com corrente de estimulação abaixo de 0,2 mA. Portanto, durante a realização do bloqueio guiado por ultrassonografia, pode-se deixar o neuroestimulador ligado com uma corrente de 0,2 mA, 0,1 ms, 2 Hz. Desta forma, se existir a certeza de que a imagem é das raízes ou troncos do plexo braquial, e não forem elicitadas respostas motoras com esta corrente, a possibilidade de uma injeção intraneural é remota.

Outro importante benefício do advento do ultrassom em bloqueios regionais é que ele permitiu o refinamento de técnicas anestésicas visando melhor perfil de segurança e conforto para o paciente. Um exemplo é o bloqueio do tronco superior descrito por Chin et al., em 2014. Nessa técnica, as raízes de C5 e C6 são bloqueadas em posição mais distal (isto é, após se unirem para formar o tronco superior) do que na tradicional via interescalênica, resultando em anestesia do ombro e membro superior com distribuição bastante semelhante ao bloqueio interescalênico, mas com menor incidência de comprometimento do nervo frênico. De fato, estudos comparativos demonstram que a incidência de paralisia diafragmática completa é de ~5% em pacientes submetidos ao bloqueio do tronco superior, *versus* >70% em pacientes submetidos ao bloqueio pela via interescalênica tradicional com volume similar (15 mL) de anestésico local em ambas as técnicas. Dois aspectos técnicos merecem destaque visando garantir analgesia/anestesia satisfatória: o tronco superior deve ser identificado e o bloqueio realizado em posição proximal à saída/ramificação do nervo supraescapular (facilmente identificável ao ultrassom como o primeiro e mais superficial fascículo hipoecoico a se ramificar lateralmente a partir do tronco superior); e o bloqueio do nervo supraclavicular é recomendável e facilmente obtido com a infiltração de 5 mL de anestésico local em posição superficial ao músculo escaleno médio durante a retirada da agulha de bloqueio, visando-se a anestesia da porção superior do ombro inervada pelo plexo cervical. As indicações do bloqueio do tronco superior são as mesmas do bloqueio interescalênico (cirurgias do ombro e úmero proximal).

### Eventos adversos

Rouquidão e síndrome de Horner podem ocorrer devido à proximidade da cadeia simpática cervical e do nervo laríngeo recorrente. A paralisia do nervo frênico com consequente paralisia do diafragma ipsilateral ocorre em 100% dos casos com volumes acima de 20 mL de anestésico local.

Após a introdução da ultrassonografia na prática clínica e a consequente redução dos volumes de anestésico local injetados, conseguiu-se reduzir a incidência dessa complicação, porém a paralisia diafragmática ainda ocorre em uma porcentagem variável de pacientes, impedindo o uso da via interescalênica para pacientes com doença pulmonar obstrutiva crônica limitante, obesos com função pulmonar diminuída e bloqueios bilaterais.

Existe a possibilidade de anestesiar separadamente os nervos supraescapular e axilar do plexo braquial, evitando assim o bloqueio do nervo frênico. Entretanto, a qualidade da anestesia ou analgesia é inferior ao bloqueio do plexo braquial por via interescalênica, devendo ser reservado para contraindicações absolutas à via interescalênica e fazendo parte de uma estratégia de analgesia multimodal ao paciente.

Outros riscos incluem a punção dural e peridural, punção da artéria vertebral ou carótida e pneumotórax.

O maior risco de punção dural ocorre com a técnica clássica de Winnie, quando a agulha é introduzida perpendicular à coluna cervical. Sua punção e posterior injeção da solução de anestésico local resultam em raquianestesia total, uma complicação grave que deve ser diagnosticada e tratada prontamente.

Outra complicação rara, porém importante, é a lesão nervosa. A região interescalênica é o ponto do plexo braquial onde existem mais casos de lesão nervosa publicados na literatura. Nesta região, o plexo braquial possui pouco ou nenhum tecido conjuntivo perineural. As raízes e troncos são formados basicamente por epineuro, que é a continuação direta das meninges e do tecido nervoso de condução. Nos nervos mais periféricos, o tecido nervoso (fascículos nervosos) é protegido por um perineuro abundante, além do epineuro, e a ocorrência de lesões nervosas é ainda mais rara.

Toxicidade sistêmica pelo anestésico local também pode acontecer, e devem ser tomadas as precauções de segurança comuns às técnicas de anestesia regional.

## Via Supraclavicular

O bloqueio via supraclavicular do plexo braquial está associado a uma curta latência e a um completo bloqueio sensitivo e motor. Ele resulta em anestesia dos dermátonos $C_5$ a $T_1$. Desta forma, suas indicações são cirurgias sobre a mão, antebraço, cotovelo e terço distal do úmero. Este bloqueio é realizado na região dos troncos distais, na qual o plexo está se dividindo entre suas porções flexoras e extensoras antes da formação dos fascículos. Esta região é o local onde o plexo braquial está mais exposto à penetração do anestésico local e, devido a esse fato, seu bloqueio anestesia todo o membro superior de forma completa, sendo chamado por muitos de "raquianestesia do membro superior". Ele pode ser realizado com o auxílio da neuroestimulação ou ultrassonografia.

Em 1961, De Jong descreveu seu estudo de volume ideal para anestesiar todo plexo braquial via axilar (42 mL) com uma única injeção. A partir daí, houve um declínio no uso do bloqueio supraclavicular, devido ao risco de pneumotórax. Com o surgimento da ultrassonografia para guiar técnicas de anestesia regional, o interesse pela técnica supraclavicular ressurgiu e, atualmente, é novamente uma das técnicas mais usadas para se bloquear o plexo braquial. Neste capítulo será descrita a técnica ultrassonográfica de bloqueio via supraclavicular.

## Ultrassonografia

O paciente é posicionado em decúbito dorsal, com o braço ao longo do corpo e a cabeça rodada a 45° para o lado contralateral. Utiliza-se um transdutor linear de alta frequência para sua realização.

Após a preparação da pele e do transdutor, inicia-se o exame ultrassonográfico. Coloca-se o transdutor na fossa supraclavicular, movendo-o de lateral para medial, e de ventral para dorsal, a fim de se obter a melhor imagem do corte transversal do plexo braquial e da artéria subclávia (Figura 111.8).

A imagem ultrassonográfica mostra as divisões do plexo braquial como um conjunto de nódulos hipoecoicos ("cacho de uva") entremeados em um tecido hiperecoico (tecido conjuntivo), lateral e superior à imagem esférica e pulsátil da artéria subclávia, acima da hiperecoica da primeira cos-

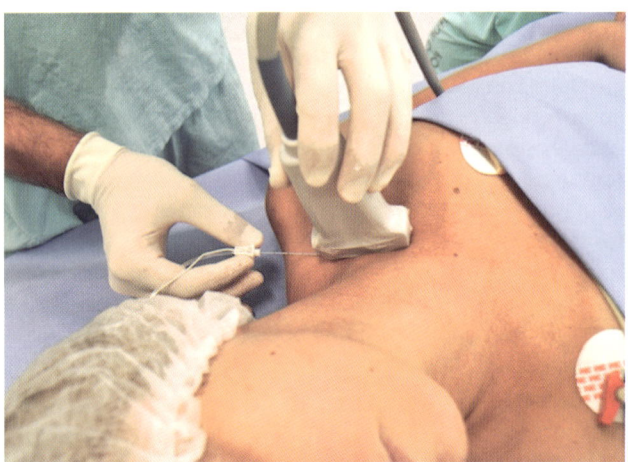

▲ **Figura 111.8** Posição do transdutor de ultrassom e agulha para o bloqueio supraclavicular.

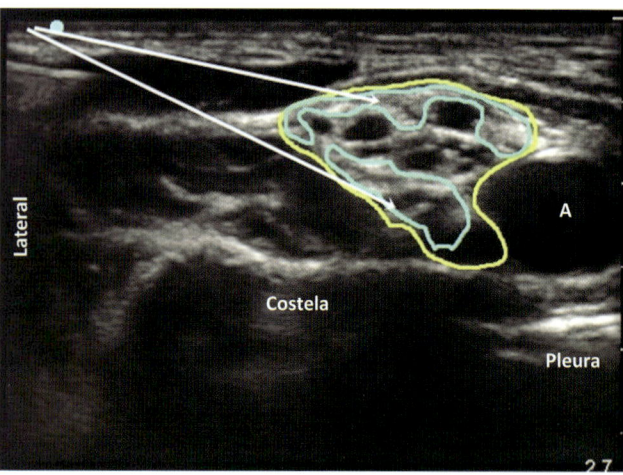

▲ **Figura 111.10** Posição da agulha (setas brancas) e dispersão da solução de anestésico local (área azul).

tela (Figura 111.9). Abaixo da primeira costela, está a linha pleural, que se movimenta com a respiração.

Após localizar as estruturas, introduz-se uma agulha de 5 cm com ponta não cortante, lateralmente ao transdutor, e avança-se longitudinalmente (paralela ao feixe de ultrassom), de lateral para medial, até a ponta da agulha se localizar próxima às divisões do plexo braquial. A visualização da ponta da agulha durante a realização do bloqueio é essencial para sua segurança. Injetam-se 20 a 30 mL de anestésico local com o objetivo de envolver o todo o plexo braquial com o líquido (Figura 111.10).

## Eventos adversos

Punção vascular, paralisia do nervo laríngeo recorrente e síndrome de Horner podem ocorrer com o bloqueio via supraclavicular.

O risco de punção pleural, com consequente pneumotórax, pode ser de até 6% se técnicas guiadas por parestesia ou neuroestimulação forem usadas. O uso da ultrassonografia diminuiu a incidência de pneumotórax no bloqueio

do plexo braquial via supraclavicular. Entretanto, já foram publicados alguns relatos desta complicação, mesmo com o uso do auxílio da ultrassonografia.

O bloqueio do nervo frênico pode acontecer com a técnica supraclavicular de bloqueio do plexo braquial. Em recente estudo, foi publicada uma taxa de bloqueio do nervo frênico para a técnica supraclavicular de bloqueio do plexo braquial guiado por ultrassonografia em torno de 5% a 10%.

Este bloqueio não deve ser realizado bilateralmente, devido ao risco de ocorrência de paralisia do nervo frênico e de pneumotórax.

Toxicidade sistêmica pelo anestésico local e lesão nervosa também podem ocorrer, e devem ser tomadas as precauções de segurança comuns às técnicas de anestesia regional.

## Via Infraclavicular

O bloqueio por via infraclavicular é realizado abaixo da clavícula, local em que os vasos axilares e os fascículos (medial, lateral e posterior) do plexo braquial se encontram abaixo dos músculos peitorais. O plexo braquial, nesta região, também está localizado exatamente inferior e justamedial ao processo coracoide, sendo este importante referência óssea para a técnica guiada por neuroestimulação. Os nervos axilar e musculocutâneo deixam a bainha de tecido comum na região infraclavicular antes do processo coracoide em cerca de 50% dos pacientes. Portanto, em técnicas guiadas por neuroestimulação, as contrações do deltoide e bíceps não devem ser aceitas como sinais confiáveis de identificação do plexo braquial.

A técnica foi descrita pela primeira vez por Raj, em 1973, com o objetivo de realizar uma anestesia completa do plexo braquial com um menor risco de pneumotórax. Várias técnicas diferentes foram descritas posteriormente. Está indicada para atos cirúrgicos sobre antebraço, mão e cotovelo. Bloqueios contínuos do plexo encontram nesta via um ótimo local para fixação do cateter, pois ele fica inserido através dos músculos peitoral maior e menor, o que estabiliza o cateter, além de ser uma região de pouca mobilidade, dificultando o seu deslocamento.

Pode ser realizado com o auxílio da neuroestimulação ou ultrassonografia.

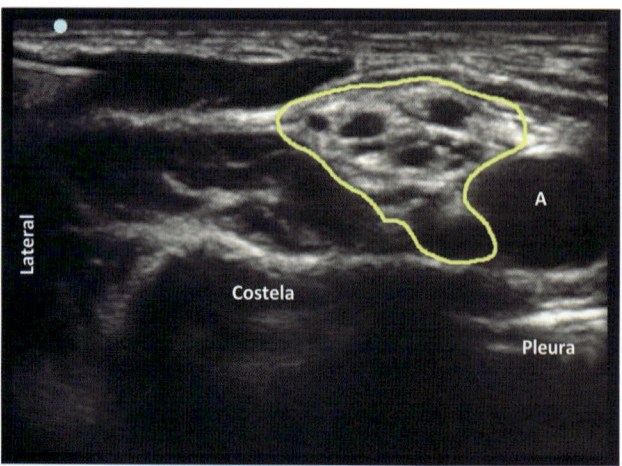

▲ **Figura 111.9** Imagem ultrassonográfica do plexo braquial na via supraclavicular. A área demarcada é o plexo braquial.

**(A)** Artéria.

## Neuroestimulação

### Técnica infraclavicular vertical

A técnica infraclavicular vertical foi descrita por Kilka, em 1995. São vantagens desta abordagem uma abrangência do bloqueio semelhante à da abordagem supraclavicular com menor risco de pneumotórax (aproximadamente 1%) e uma baixa incidência de bloqueio do nervo frênico. Para realização do bloqueio, o paciente é posicionado na posição supina, com a cabeça voltada para o lado oposto ao lado a ser bloqueado, braço ao longo do corpo e o antebraço sobre o abdômen. Uma linha é traçada entre o ramo ventral do acrômio e a fossa jugular. No ponto médio desta linha, é realizada a punção (Figura 111.11). A agulha de bloqueio de 5 cm, conectada a um neuroestimulador (1 mA, 0,1 ms, 2 Hz), é introduzida neste ponto perpendicular à pele. Para o sucesso do bloqueio, devemos procurar estimular os nervos mediano ou radial, especialmente a flexão ou extensão dos dedos da mão com um estímulo entre 0,2 e 0,5 mA. Após encontrar este estímulo, 25 a 35 mL da solução de anestésico local são injetados.

Para maior segurança, recomenda-se não introduzir a agulha de bloqueio mais do que 5 cm de profundidade e/ou direcioná-la medialmente, o que aumentaria o risco de pneumotórax.

### Técnica infraclavicular pericoracoide

Paciente posicionado na posição supina, o braço ao longo do corpo e o antebraço sobre o abdômen. Um ponto 2 cm medial e 2 cm caudal ao processo coracoide é marcado (Figura 111.12). A agulha de bloqueio de 5 cm ou 10 cm, conectada a um neuroestimulador (1 mA, 0,1 ms, 2 Hz), é introduzida neste ponto perpendicular à pele. Para realizar este bloqueio com estímulo único, devemos procurar a resposta motora do nervo radial (extensão da mão ou dedos). Se encontrarmos a resposta motora dos nervos mediano, ulnar ou musculocutâneo, devemos realizar o bloqueio com dois estímulos, para aumentar a taxa de sucesso e depositar metade do volume de anestésico local em cada um dos pontos. Deve-se injetar um volume de 30 a 40 mL de anestésico local.

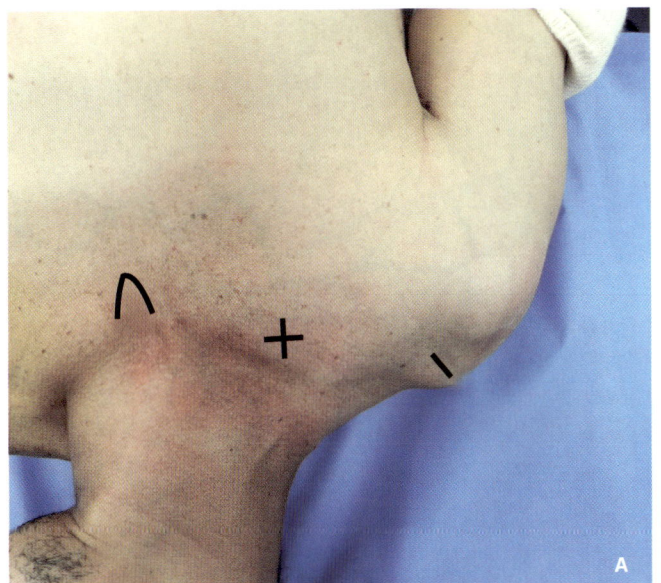
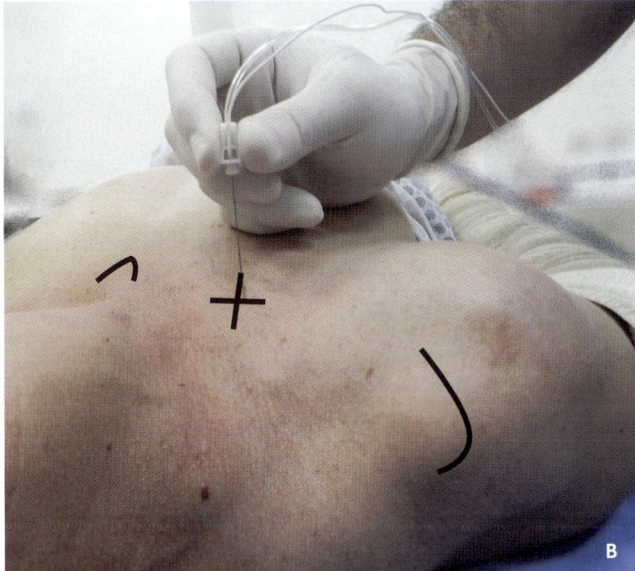

▲ **Figura 111.11** Técnica infraclavicular vertical de bloqueio do plexo braquial.

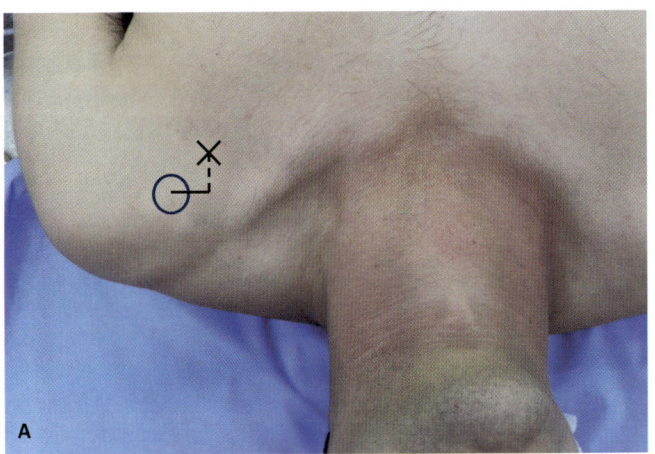
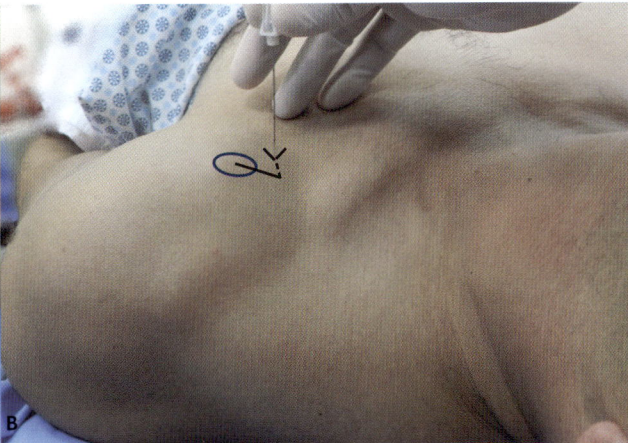

▲ **Figura 111.12** Técnica infraclavicular pericoracoide de bloqueio do plexo braquial.

A recomendação de não se direcionar a agulha de bloqueio medialmente também se aplica a essa técnica, visando à redução do risco de pneumotórax.

## Ultrassonografia

Com o paciente em decúbito dorsal e o braço ao longo do corpo, posiciona-se o transdutor medialmente ao processo coracoide e abaixo da clavícula em um plano parassagital a fim de se obter a imagem transversal das estruturas anatômicas de referência, isto é, vasos axilares e fascículos nervosos adjacentes (Figura 111.13).

Como o plexo braquial nesta região pode estar mais profundo, pode-se utilizar tanto um transdutor linear de alta frequência, que produz uma imagem adequada na quase totalidade dos casos, quanto um transdutor curvo de baixa frequência.

No corte transversal, observam-se os fascículos e os vasos axilares. Os fascículos são hiperecoicos com pontos hipoecoicos centrais devido à sua conformação anatômica. Nesta região, diferentemente da interescalênica e supraclavicular, o perineuro é mais abundante e composto de tecido conjuntivo organizado, que reflete as ondas sonoras e dá a característica hiperecogênica. Os pontos hipoecoicos correspondem aos fascículos nervosos, sendo que o lateral e o posterior se localizam com maior frequência superior e posterior, respectivamente, à artéria axilar e ao fascículo medial, podendo ser encontrado entre a artéria e veia axilar. Acima das estruturas neurovasculares, estão os músculos peitoral maior e peitoral menor (Figura 111.14).

A agulha é introduzida longitudinalmente ao feixe de ultrassom em um ângulo de 45° a 60° no sentido craniocaudal. Pode ser necessária uma agulha de 10 cm. Devemos observar o avanço da agulha até as estruturas nervosas. A solução de anestésico local é depositada posterior à artéria axilar e próximo ao fascículo posterior, para que seja possível se observar uma dispersão ao redor da artéria. Se a dispersão da solução de anestésico não seguir este padrão, devemos reposicionar a agulha para obter uma dispersão ao redor de todos os fascículos do plexo braquial (Figura 111.15).

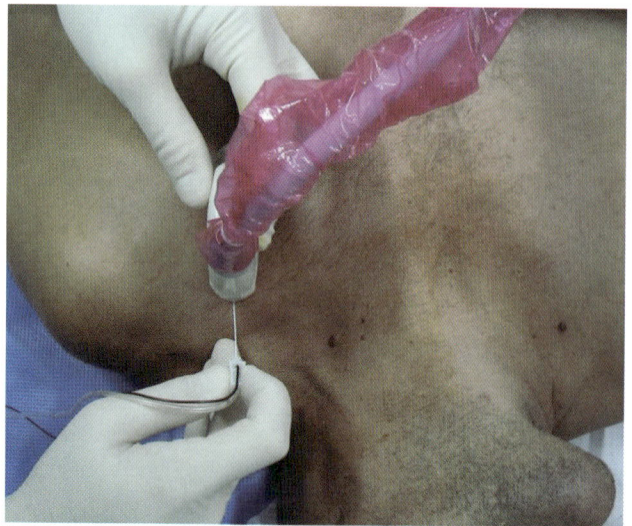

▲ **Figura 111.13** Posição do transdutor de ultrassom e agulha para técnica infraclavicular.

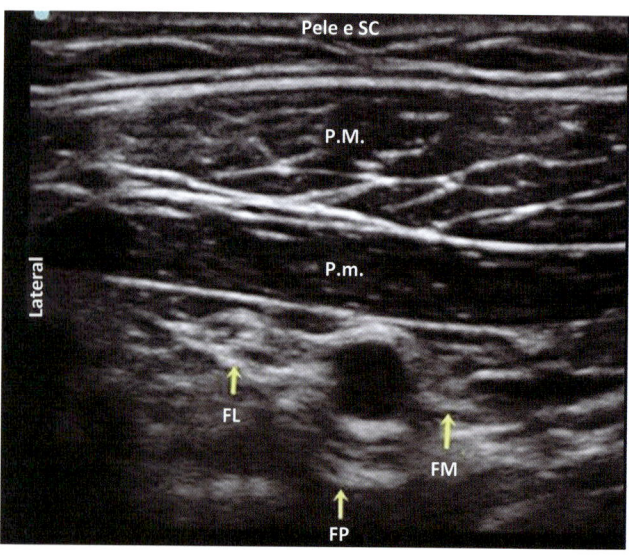

▲ **Figura 111.14** Imagem ultrassonográfica da região infraclavicular.

P.M.: músculo peitoral maior; P.m.: músculo peitoral menor; FL: fascículo lateral; FP: fascículo posterior; FM: fascículo medial.

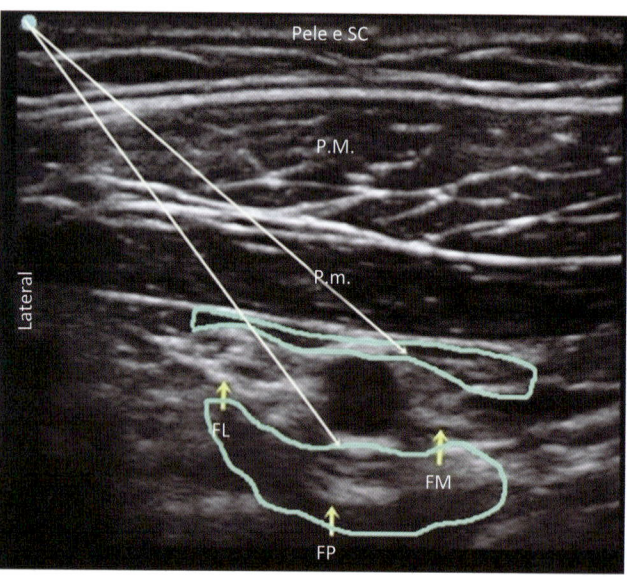

▲ **Figura 111.15** Posição da agulha (setas brancas) e dispersão da solução de anestésico local (área azul).

P.M.: músculo peitoral maior; P.m.: músculo peitoral menor; FL: fascículo lateral; FP: fascículo posterior; FM: fascículo medial.

Recentemente foi descrita a via costoclavicular como alternativa à via infraclavicular pericoracoide. No bloqueio costoclavicular, os fascículos do plexo braquial são abordados no espaço costoclavicular no ponto médio da clavícula abaixo do subclávio e do músculo peitoral sob orientação de ultrassom. Anatomicamente, os fascículos estão dispostos mais superficialmente e agrupados lateralmente à artéria axilar. Vale ressaltar que, nessa técnica, quando se pretende posicionar a ponta da agulha no centro do plexo braquial, a incidência de parestesias é maior quando comparada à técnica periclavicular coracoide.

## Eventos adversos

Pode ocorrer punção vascular arterial ou venosa, com consequente hematoma. Devido à profundidade, é difícil realizar a compressão externa. Portanto, o bloqueio infra-clavicular deve ser realizado com cautela ou contraindicado em pacientes anticoagulados ou com deficiências na cascata de coagulação.

Existe o risco de pneumotórax, sendo esta uma rara complicação nas técnicas ultrassonográfica e pericoracoide.

Toxicidade sistêmica pelo anestésico local e lesão nervosa também podem ocorrer, e devem ser tomadas as precauções de segurança comuns às técnicas de anestesia regional.

## Via Axilar

É a via de acesso ao plexo braquial mais usada para anestesia regional em cirurgias sobre antebraço e mão. Foi descrita por Halsted em 1884. Esta via anestesia os quatro principais nervos terminais do plexo braquial (musculocutâneo, mediano, ulnar e radial). A identificação do plexo braquial na axila pode ser alcançada por diferentes métodos: parestesia, técnica transarterial, neuroestimulação e ultrassonografia, com sua taxa de sucesso variando entre 60% e 100%, dependendo do método de identificação nervosa. Serão descritas as técnicas guiadas com o auxílio da neuroestimulação e ultrassonografia.

Quando usada a neuroestimulação, se usada injeção única, a estimulação do nervo radial é a resposta ideal. Porém, uma técnica de múltiplos estímulos é preferível, pois apresenta uma taxa de falhas menor quando comparada à estimulação única. Uma técnica com três estímulos, com injeções nos nervos mediano, radial e musculocutâneo, gera a maior taxa de sucesso entre as combinações possíveis.

Se usada a ultrassonografia, deve-se injetar anestésico local em cada nervo terminal, inclusive no nervo musculocutâneo, que se encontra afastado da artéria axilar entre os músculos bíceps braquial e coracobraquial em 85% a 95% dos pacientes. Nos demais, ele se encontra junto ao nervo mediano nesta região.

Em cirurgias que serão realizadas somente sobre a mão, a anestesia do nervo musculocutâneo não é necessária, pois sua inervação sensitiva limita-se à porção lateral do antebraço. Mesmo em tais casos, entretanto, o bloqueio do nervo musculocutâneo faz-se necessário quando a equipe cirúrgica opta pela utilização de garrote hemostático aplicado na porção superior do braço.

A posição dos nervos terminais do plexo braquial em relação à artéria axilar é essencial para a realização e sucesso do bloqueio (Figura 111.16).

## Neuroestimulação

Paciente posicionado em decúbito dorsal, com o braço abduzido em um ângulo de 90°, com o tronco e o cotovelo fletido. Nesta posição, realiza-se a palpação do pulso da artéria axilar (Figura 111.17). Na axila, os nervos musculocutâneo e mediano com maior frequência se encontram acima (lateral) da artéria axilar, e os nervos ulnar e radial, abaixo (medial e posterior) desta artéria. Entretanto, variações anatômicas são comuns neste local. Uma agulha de bloqueio de 5 cm, conectada a um neuroestimulador (1 mA, 0,1 ms, 2 Hz), é introduzida neste ponto. O estímulo de flexão do antebraço sobre o braço (bíceps) significa a estimulação do nervo musculocutâneo. Diante deste estímulo, com uma corrente de estimulação entre 0,2 e 0,5 mA, devemos injetar 5 a 7 mL de anestésico local. Deve ser sempre lembrado que o nervo musculocutâneo se encontra entre os músculos bíceps e coracobraquial e é neste local que devemos procurar seu estímulo. A flexão dos dedos e/ou punho significa estímulo do nervo mediano, a extensão dos dedos e/ou punho significa estímulo do nervo radial e a adução do polegar e/ou desvio ulnar do punho significa estímulo do nervo ulnar. Diante destes estímulos, com uma corrente de estimulação entre 0,2 e 0,5 mA, injetamos 10 a 15 mL de anestésico local em cada nervo. Deve-se estimular e injetar o anestésico local em pelo menos dois nervos, para aumentar a taxa de sucesso. A injeção de anestésico nos nervos mediano, radial e musculocutâneo proporciona a maior taxa de sucesso.

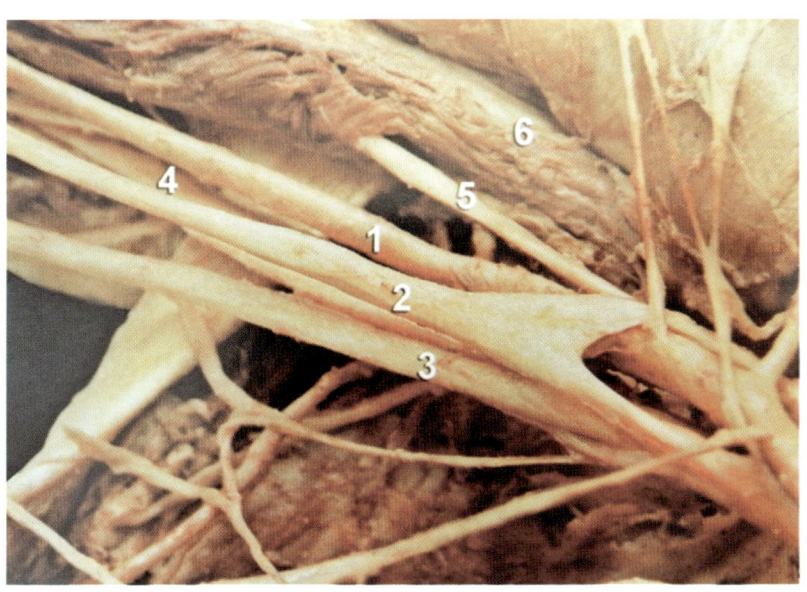

◄ **Figura 111.16** Relações dos nervos com a artéria axilar na axila. **(1)** Artéria axilar; **(2)** nervo mediano; **(3)** nervo ulnar; **(4)** nervo radial; **(5)** nervo musculocutâneo entrando no músculo coracobraquial; **(6)** músculo coracobraquial.

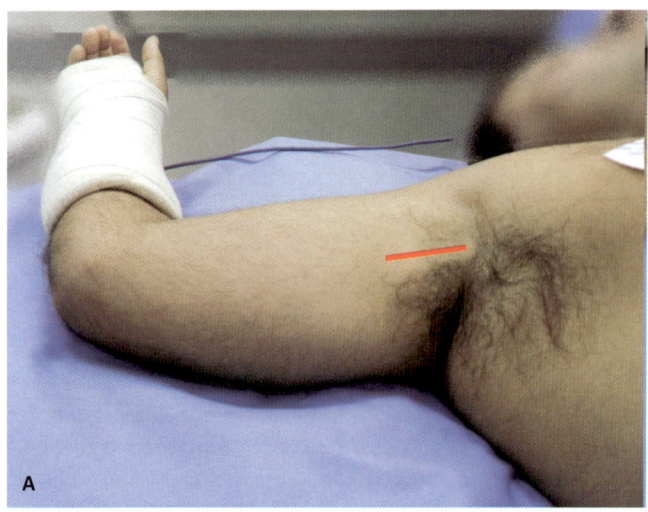 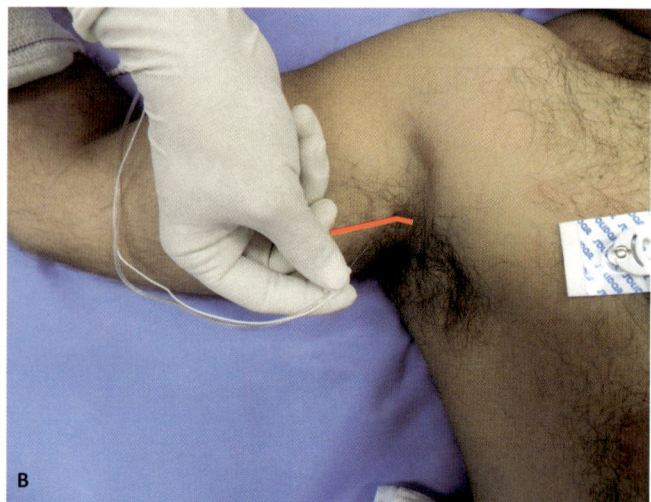

▲ **Figura 111.17** Posição e referências para o bloqueio do plexo braquial via axilar guiado por neuroestimulação.

## Ultrassonografia

Paciente em decúbito dorsal, com o braço abduzido em um ângulo de 90° com o tronco. Após preparação de um transdutor linear de alta frequência e da pele na região axilar, posiciona-se o transdutor transversal em relação à fossa axilar o mais proximal possível (Figura 111.18).

Observa-se, em corte transversal, a artéria axilar hipoecoica e pulsátil e veias axilares (uma ou duas), também hipoecoicas e compressíveis com o transdutor. Os nervos na axila têm um padrão chamado "favo de mel", ou seja, hipoecoicos com pontos hiperecoicos no meio que representam o perineuro. O nervo mediano, com mais frequência, é encontrado lateral à artéria; o ulnar, medial à artéria; e o radial, posterior a ela (Figura 111.19).

Observam-se, ainda, os músculos coracobraquial, bíceps braquial e tríceps braquial. O nervo musculocutâneo emerge precocemente do fascículo lateral e cursa entre os músculos bíceps e coracobraquial, embebido em um septo intermuscular. Sua ecotextura é predominantemente hiperecogênica, com padrão fascicular, e o nervo pode apresen-

tar três formatos diferentes durante sua trajetória na axila (achatado, oval achatado e triangular).

Após reconhecer a anatomia, introduz-se a agulha longitudinalmente ao feixe de ultrassom e injeta-se 5 a 10 mL da solução de anestésico local ao redor de cada um dos quatro nervos terminais do plexo braquial, acompanhando sua dispersão.

Quando o objetivo for anestesiar apenas um ou dois dos ramos terminais do plexo braquial na região axilar, recomenda-se utilizar um neuroestimulador associado ao ultrassom, para identificá-los, pois existe grande variação na posição de cada um dos nervos ao redor da artéria axilar.

## Eventos adversos

A complicação mais frequente do bloqueio do plexo braquial via axilar é a punção vascular arterial ou venosa, com consequente hematoma ou injeção intravascular de anestésico local, se a punção vascular não for diagnosticada.

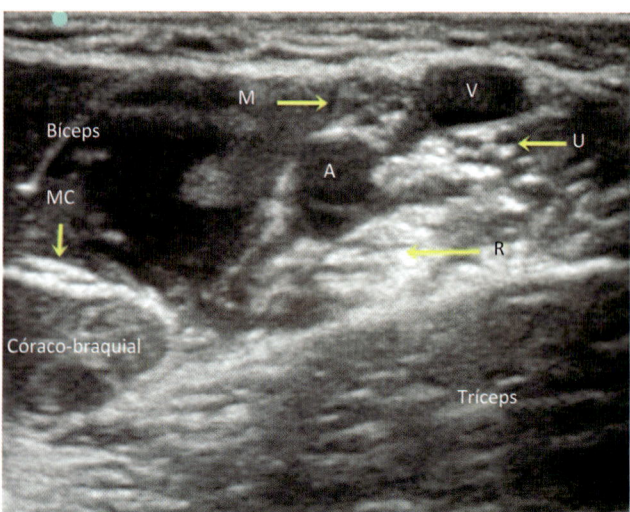

▲ **Figura 111.19** Imagem ultrassonográfica da região axilar.

M: nervo mediano; U: nervo ulnar; R: nervo radial; MC: nervo musculocutâneo.

▲ **Figura 111.18** Posição do transdutor e agulha para o bloqueio do plexo braquial via axilar guiado por ultrassom.

Por isso, a aspiração durante a realização de bloqueio pela via axilar deve ser frequente, especialmente quando o bloqueio é realizado com o auxílio do neuroestimulador.

Nesta via, não há risco de bloqueio do nervo frênico ou pneumotórax. Existe o risco de lesão nervosa. Nunca se deve injetar anestésico local caso estímulos motores forem elicitados com uma corrente de estimulação ≤ 0,2 mA indicando possível posição intrafascicular da ponta da agulha.

A abdução excessiva do braço (além de 90°), além de dificultar a palpação da artéria axilar, pode resultar no alongamento e "fixação" dos nervos do plexo braquial. Este fato aumenta o risco de a agulha penetrar no interior do nervo.

## ESTIMULADOR DE NERVO PERIFÉRICO *VERSUS* ULTRASSONOGRAFIA

No ano de 2014, foi publicada uma avaliação baseada em evidência, comparando as técnicas de bloqueio do plexo braquial guiadas apenas com o auxílio da ultrassonografia às técnicas guiadas apenas por neuroestimulação.

As conclusões, quando comparadas estas duas técnicas, são que as técnicas guiadas apenas por ultrassonografia apresentam menor tempo de realização, menor redirecionamento da agulha durante a realização do bloqueio, menor incidência de punção vascular, menor latência sensitiva e motora, e maior sucesso do bloqueio.

A neuroestimulação pode ser associada à técnica ultrassonográfica durante a realização dos bloqueios do membro superior. Ela fornece informações como a confirmação da estrutura nervosa visualizada quando forem realizados bloqueios seletivos de nervos. Um exemplo é a realização de anestesia apenas do nervo mediano e ulnar na região axilar. Podemos, ao posicionar a ponta da agulha próxima ao nervo, ligar o neuroestimulador, observar o estímulo motor e confirmar o nervo visualizado com o ultrassom, pois existem variações anatômicas da posição dos nervos na região axilar.

Outro uso do neuroestimulador associado à ultrassonografia é como fator de segurança adicional contra injeção de anestésico local intraneural. Se encontramos estímulo motor com uma corrente ≤ 0,2 mA, existe uma grande chance da ponta da agulha estar em posição intraneural e/ou intrafascicular, o que, provavelmente, irá resultar em lesão nervosa se injetado o anestésico local.

## ANESTÉSICOS LOCAIS E ADJUVANTES

### Anestésicos Locais

A escolha do anestésico local, e de possíveis adjuvantes, deve ser feita com objetivos específicos, pois determinará a latência e duração do bloqueio, o que influencia diretamente seu sucesso clínico. A lidocaína e mepivacaína são anestésicos locais de ação intermediária, com início de ação rápido e menor duração de bloqueio. São adequados para procedimentos que não demandam duração prolongada do bloqueio e/ou da analgesia pós-operatória, como cirurgias de partes moles. São também opções viáveis quando se pretende avaliar a função motora ou sensorial com maior rapidez no pós-operatório, se a decisão for realizar anestesia regional.

Um volume grande de anestésico local é frequentemente usado para anestesiar o plexo braquial. Desta forma, deve-se tomar cuidado para não ultrapassar a dose tóxica máxima de anestésico local para o paciente, levando em conta seu peso, idade e doenças associadas. Para um adulto de porte médio hígido, a dose de lidocaína não deve ultrapassar 500 mg; a de bupivacaína, 150 a 200 mg; e a de ropivacaína, 200 a 250 mg. Sempre que não houver contraindicação ao seu uso, com exceção da ropivacaína, por seu efeito vasoconstritor intrínseco, é aconselhável associar adrenalina à solução anestésica. A lidocaína possui curta latência quando comparada à bupivacaína e à ropivacaína, porém determina duração analgésica menor. Quando uma analgesia prolongada é desejada, e se o paciente compreender e aceitar a insensibilidade do membro por um longo período de tempo, e não houver necessidade de monitorar a função neurovascular no pós-operatório imediato, deve-se usar um anestésico local de longa duração.

Quando comparadas ropivacaína, levobupivacaína e bupivacaína, apesar de resultados conflitantes, a ropivacaína parece ser menos potente do que a levobupivacaína e a bupivacaína. Soluções de ropivacaína, levobupivacaína ou bupivacaína a 0,5% proveem anestesia cirúrgica. Entretanto, quando usada ropivacaína 0,5% obtemos duração menor do bloqueio motor e da analgesia. Soluções de ropivacaína a 0,75% e bupivacaína a 0,5% são equivalentes quanto ao nível de bloqueio motor e sensitivo, e duração anestésica e analgésica. A elevação da concentração da solução de ropivacaína para 1% não aumenta o tempo de anestesia ou analgesia. A latência e a duração analgésica aproximada dos anestésicos locais está demonstrada na Tabela 111.2.

**Tabela 111.2** Fármacos e dosagens para bloqueio do plexo braquial.

| Fármaco | Latência (minutos) | Duração aproximada (horas) |
|---------|--------------------|----------------------------|
| Lidocaína 1,5% (+ comadrenalina) | 10-20 | 4-6 |
| Bupivacaína 0,5% | 20-30 | 10-20 |
| Ropivacaína 0,5% | 20-30 | 8-14 |
| Levobupivacaína 0,5% | 20-30 | 10-20 |

Para os bloqueios contínuos, parece não haver superioridade de um anestésico sobre o outro. A comparação direta de bupivacaína com ropivacaína é difícil, pois sua equipotência é desconhecida. A preservação da função motora é um pouco melhor quando usada ropivacaína a 0,2%, se comparada a bupivacaína a 0,15% durante bloqueio interescalênico contínuo.

Misturas de anestésico local são realizadas com o objetivo de diminuir o tempo de latência e aumentar o tempo de analgesia. Para isto, habitualmente se combina um anestésico local de curta duração com outro de longa duração. Clinicamente, estas misturas oferecem poucas vantagens e resultam em um perfil de anestésico local de duração intermediária, com a desvantagem da adição de seus efeitos tóxicos.

Uma outra forma utilizada para diminuição da latência do bloqueio é a alcalinização da solução de anestésico local por meio da adição de bicarbonato de sódio. O resultado dos estudos são inconclusivos neste tópico. Parece que a alcalinização tem maior efeito em soluções de anestésico local com adrenalina preparadas comercialmente devido à sua maior acidez. Entretanto, seu significado clínico é questionável, pois a diminuição na latência alcançada é de no máximo 5 minutos.

Existe no mercado internacional uma bupivacaína lipossomal que determina bloqueio anestésico/analgésico por até 72 horas. Porém, sua segurança para a realização de bloqueios plexulares ainda não está determinada. Não se sabe se este depósito de anestésico resulta em alguma toxicidade local aos nervos, além da aceitação por parte do paciente de ficar com o membro anestesiado por até 72 horas. Recentemente foi publicada uma pesquisa usando a bupivacaína lipossomal para anestesiar o plexo braquial através da via interescalênica com resultados satisfatórios.

Sua segurança com relação à toxicidade sistêmica está comprovada em diversos estudos.

## Anestésicos Adjuvantes

O prolongamento da analgesia do bloqueio do plexo braquial, idealmente, é conseguido com o uso de cateteres.

Para uma tentativa de aumentar o tempo de analgesia do bloqueio do plexo braquial, podemos adicionar à solução de anestésico local fármacos adjuvantes, como adrenalina, clonidina, opioides e outras.

A adrenalina prolonga a duração da maioria dos anestésicos locais devido ao seu poder vasoconstritor, o que prolonga a exposição do nervo à massa de anestésico local por limitar seu *clearance*, além de servir como marcador de injeção intravascular durante realização do bloqueio. Além disso, o retardo na absorção sistêmica do anestésico local produzido pela ação vasoconstritora da adrenalina permite que se aumente a dose máxima (considerada segura) de alguns anestésicos locais para a realização do bloqueio. Por exemplo, a dose máxima preconizada para lidocaína (sem adrenalina) é de 3-4 mg/kg, enquanto a adição de adrenalina permite que uma dose de até 5-7 mg/kg seja infiltrada com segurança.

A diluição da adrenalina pode ser feita na proporção de 1:200.000 ou 1:400.000. Concentrações mais altas estão associadas com taquicardia e aumento do débito cardíaco. Para pacientes com maior possibilidade de lesão nervosa, como diabéticos, portadores de doença aterosclerótica ou em quimioterapia, que já possuem um fluxo sanguíneo nervoso reduzido, devemos usar concentrações mais baixas de adrenalina (1:400.000) ou utilizar adrenalina apenas para a dose-teste.

A clonidina na dose de 1 a 1,5 $\mu g.kg^{-1}$ prolonga em até duas vezes a analgesia quando adicionada a anestésicos locais de duração curta ou intermediária, como lidocaína e mepivacaína. A adição de clonidina, no bloqueio do plexo braquial, a anestésicos locais de longa duração, como bupivacaína e ropivacaína, não tem efeito clínico, assim como sua adição em soluções para infusão contínua. Seu local de ação em bloqueios é periférico e dose-dependente. Seme-

lhantemente, a dexmedetomidina possui uma afinidade pelo receptor α2 muito superior ao da clonidina e diversas metanálises avaliando sua adição ao anestésico local em bloqueios regionais mostram um aumento significativo (>4h) na duração do bloqueio.

A adição de opioides na solução de anestésico local não interfere na latência, na duração e na qualidade do bloqueio quando comparado com grupo controle. Portanto, por enquanto, não existe evidência para seu uso como adjuvante em anestesia do plexo braquial.

Outros fármacos adjuvantes, como adenosina, neostigmina, magnésio, cetamina, verapamil, entre outros, já foram descritos. Estes adjuvantes se mostraram ou sem eficácia ou apresentaram efeitos colaterais que impossibilitam seu uso, como náuseas e vômitos. Existe ainda a possibilidade de neurotoxicidade para alguns destes fármacos.

Alguns estudos mostraram benefício na adição de dexametasona à solução de anestésico local, com relação à duração da analgesia. Estudos estão sendo realizados para identificar se o uso perineural da dexametasona apresenta vantagens em relação ao seu uso sistêmico.

## Bloquelos Contínuos

As técnicas permitem uma analgesia prolongada e a colaboração do paciente para recuperação funcional do membro operado com mobilização precoce e fisioterapia pós-operatória.

Para cirurgias complexas de ombro, por exemplo, o uso de cateter de plexo braquial por via interescalênica está associado à melhor analgesia, melhor qualidade de sono pós-operatório e melhor recuperação funcional da articulação. Cirurgias de liberações articulares, como anquilose de cotovelo, necessitam de fisioterapia pós-operatória ativa e passiva. A realização das manobras fisioterápicas são facilitadas com a anestesia regional contínua, o que influencia diretamente no sucesso cirúrgico.

Novos dispositivos de infusão contínua, como bombas elastoméricas, que liberam uma taxa basal predeterminada de infusão de anestésico local, além de permitirem uma dose em *bolus* com intervalos determinados de tempo, denominado "anestesia regional controlada pelo paciente", permitem que o paciente seja liberado para casa com segurança, se desejado. Exemplos de estratégias para infusão de anestésico local estão demonstradas na Tabela 111.3.

| Tabela 111.3 Estratégias de infusão contínua. | | |
|---|---|---|
| **Fármaco** | **Infusão contínua (mL.h⁻¹)** | **ArCP (*bolus*/intervalo)** |
| Ropivacaína 0,2% | 4-8 mL.h⁻¹ | 10 mL/60 minutos |
| Bupivacaína 0,125% | 4-8 mL.h⁻¹ | 10 mL/60 minutos |

ARCP: anestesia regional controlada pelo paciente.

Um dos principais problemas relacionados com técnicas contínuas é seu alto índice de falhas, que pode chegar a 40%, com técnicas que utilizam a neuroestimulação ou procura por parestesia, para o posicionamento da ponta da agulha e passagem do cateter. A introdução do uso do ultrassom e cateteres de estimulação para realizar técnicas contínuas de bloqueio do plexo braquial diminuiu o índice de falhas, permitindo um maior uso desta técnica.

Os pacientes com cateteres devem receber orientação verbal e escrita sobre os cuidados a serem tomados com o cateter após a alta hospitalar, e o serviço de anestesiologia deve estar disponível 24 horas por dia para o manejo de complicações e questionamentos. Swenson e col. analisaram 620 bloqueios contínuos realizados ambulatorialmente com o auxílio do ultrassom. Eles concluíram que, com adequada orientação pré-operatória, os pacientes são capazes de cuidar do cateter em casa, sendo poucos que necessitam retornar à unidade hospitalar para cuidados adicionais, como troca de curativos e analgesia insuficiente.

## Bloqueios Nervosos Distais no Membro Superior

Os nervos radial, mediano e ulnar podem ser anestesiados distalmente no membro superior por meio de técnicas guiadas por referências anatômicas, neuroestimulação, ultrassonografia ou combinação de técnicas. Os bloqueios são realizados na região do cotovelo ou punho. As técnicas realizadas ao nível do punho promovem anestesia ou analgesia no terço distal da mão apenas.

As duas principais indicações para bloqueios distais são proporcionar anestesia e/ou analgesia para procedimentos cirúrgicos sobre a região da mão e/ou punho, e realizar bloqueios de resgate quando ocorre alguma falha de anestesia em algum nervo do plexo braquial, ao se realizarem técnicas mais proximais de anestesia regional do membro superior.

O emprego do ultrassom nos bloqueios nervosos distais do membro superior permite o uso de volumes menores de anestésico local, além de maior taxa de sucesso, ao se comparar com técnicas guiadas por anatomia de superfície ou neuroestimulação.

### Cotovelo

- **Nervo radial:** o bloqueio do nervo radial é realizado com o paciente na posição supina e o membro superior abduzido. O nervo radial na região do cotovelo está localizado lateralmente ao tendão bicipital, entre os músculos braquial e braquiorradial (**Figuras 111.20** e **111.21**). Uma agulha apropriada para realização de anestesia regional periférica é inserida nesta região em um ângulo de 45°. O nervo é encontrado entre 1 e 2 cm de profundidade. Se usado um neuroestimulador, procura-se o movimento de extensão dos dedos e/ou punho. São injetados 5 mL a 7 mL de anestésico local com uma corrente de estímulo entre 0,2 e 0,5 mA.
- **Nervo mediano:** o bloqueio do nervo mediano é realizado com o paciente na posição supina e o membro superior abduzido. O nervo mediano está localizado medial à artéria braquial (**Figuras 111.20** e **111.21**). A agulha é inserida medialmente à artéria braquial a uma profundidade de 1 a 2 cm. Quando guiado por neuroestimulação deve-se procurar por movimentos de flexão do punho ou dedos. São injetados 5 mL a 7 mL de anestésico local com uma corrente de estímulo entre 0,2 e 0,5 mA.

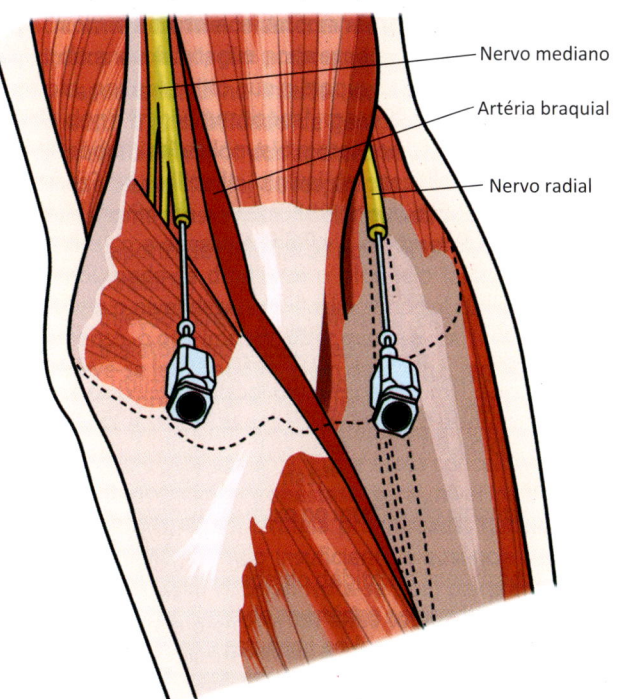

Nervo mediano

Artéria braquial

Nervo radial

▲ **Figura 111.20** Anatomia dos nervos radial e media no no cotovelo.

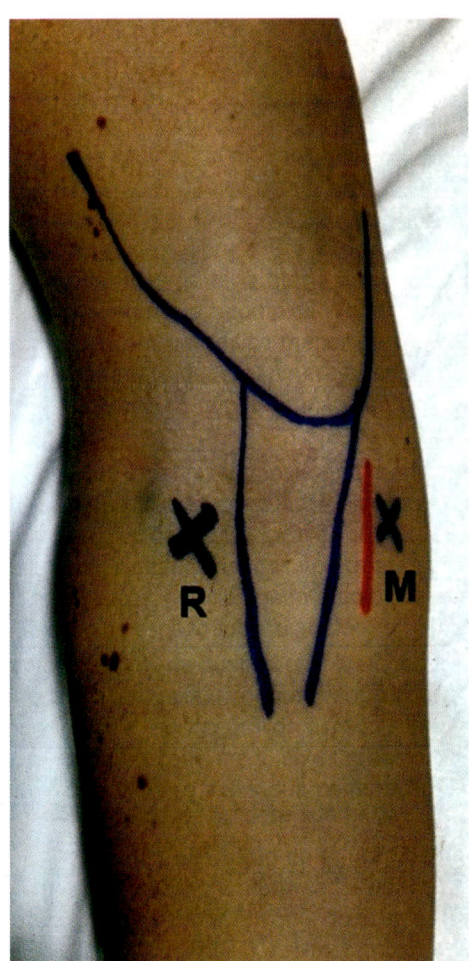

▲ **Figura 111.21** Ponto de punção para bloqueio dos nervos radial (R) e mediano (M) no cotovelo.

## Bloqueios Periféricos dos Membros Superiores

■ **Nervo ulnar:** paciente na posição supina com o antebraço flexionado sobre o braço em um ângulo de 90° onde se localiza o sulco ulnar. O nervo está localizado no espaço entre o epicôndilo medial do úmero e o olécrano. Uma agulha apropriada para anestesia regional periférica é inserida a 2 cm do sulco ulnar, medial ao epicôndilo medial do úmero, em um ângulo cefálico de 45°. Se usado o auxílio de um neuroestimulador, o movimento de desvio ulnar do carpo e/ou flexão do quinto dedo deve ser procurado. São injetados 5 mL a 7 mL de anestésico local com uma corrente de estímulo entre 0,2 e 0,5 mA (Figuras 111.22 e 111.23).

## Punho

■ **Nervo radial:** o nervo radial no punho tem trajeto superficial e pode ser anestesiado sem o auxílio de neuroestimulador ou ultrassonografia. A punção é realizada em um ponto 5 cm proximal ao processo estiloide do rádio. A injeção de 5 mL a 7 mL de anestésico local é realizada neste ponto em leque (Figura 111.24).

■ **Nervo mediano:** o nervo mediano está localizado entre os tendões do palmar longo e flexor radial do carpo (Figura 111.25). A agulha de bloqueio é introduzida aproximadamente 2 cm acima da prega do punho. Se guiada por neuroestimulação, a flexão do primeiro dedo deve ser procurada. Injetam-se 3 mL a 5 mL de anestésico local.

■ **Nervo ulnar:** o nervo ulnar está localizado medialmente à artéria ulnar e abaixo do tendão do músculo flexor ulnar do carpo. A agulha para o bloqueio é inserida medialmente à artéria ulnar e abaixo do tendão do músculo flexor ulnar do carpo, imediatamente proximal ao processo estiloide da ulna (Figura 111.25).

### Técnicas ultrassonográficas

■ **Nervo mediano:** paciente na posição supina com o membro superior abduzido. O nervo mediano deve ser procurado com um transdutor linear de alta frequência no terço médio do antebraço. O nervo mediano aparece no centro da tela, como uma estrutura hiperecoica com pontos hipoecoicos no centro, que correspondem a seus fascículos. Usando uma técnica fora de plano ou em plano da agulha em relação ao transdutor, injetam-se 3 mL a 5 mL de anestésico local até circundar o nervo (Figuras 111.26 e 111.27).

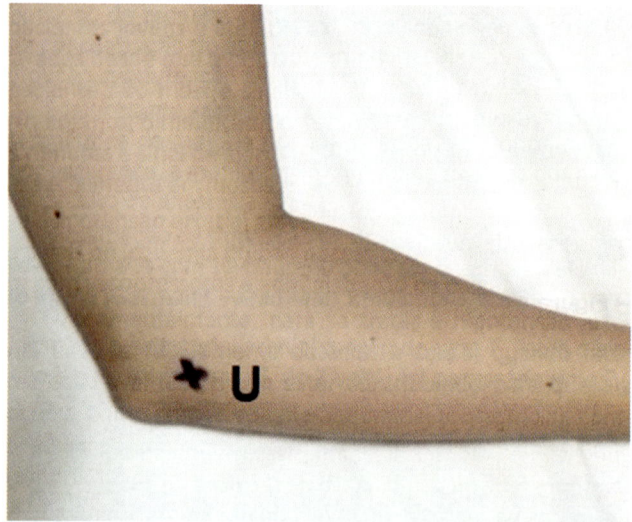

▲ **Figura 111.23** Ponto de punção para bloqueio do nervo ulnar (u) no cotovelo.

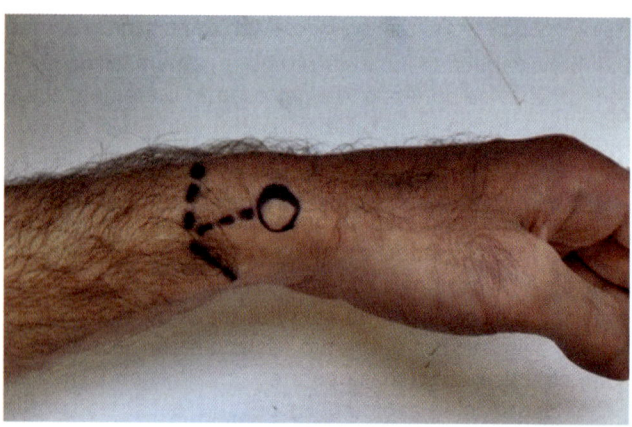

▲ **Figura 111.24** Área de injeção do anestésico local no bloqueio do nervo radial no punho.

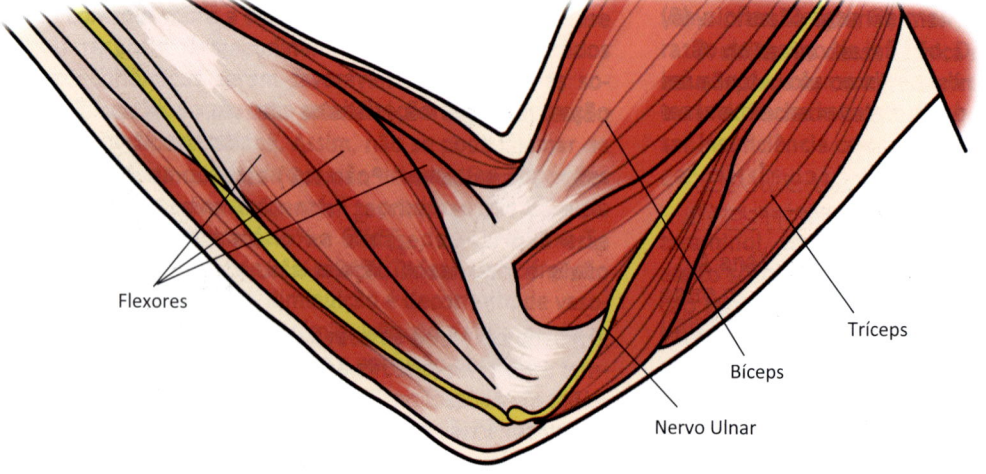

Flexores

Tríceps

Bíceps

Nervo Ulnar

◀ **Figura 111.22** Anatomia do nervo ulnar no cotovelo.

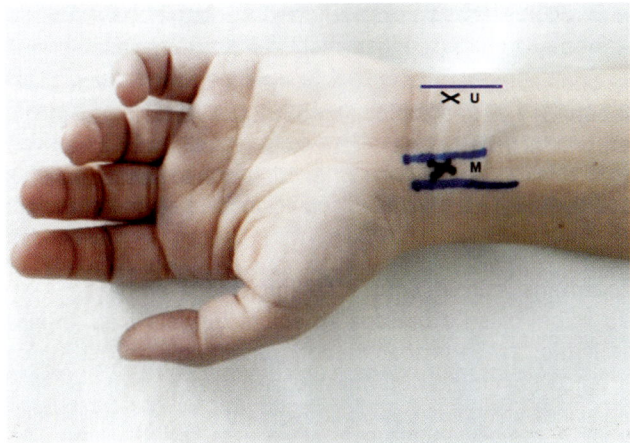

▲ **Figura 111.25** Ponto de punção para bloqueio dos nervos mediano (M) e ulnar (U) no punho.

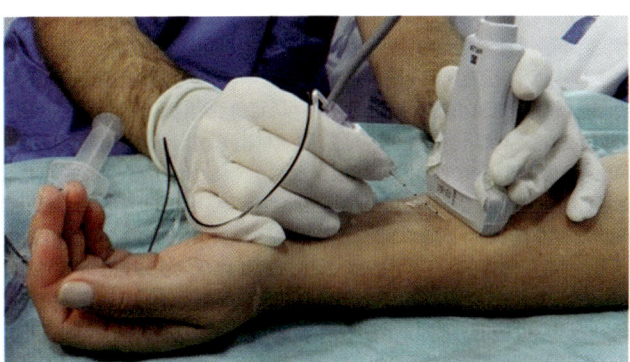

▲ **Figura 111.26** Posição do transdutor para bloqueio do nervo mediano no antebraço.

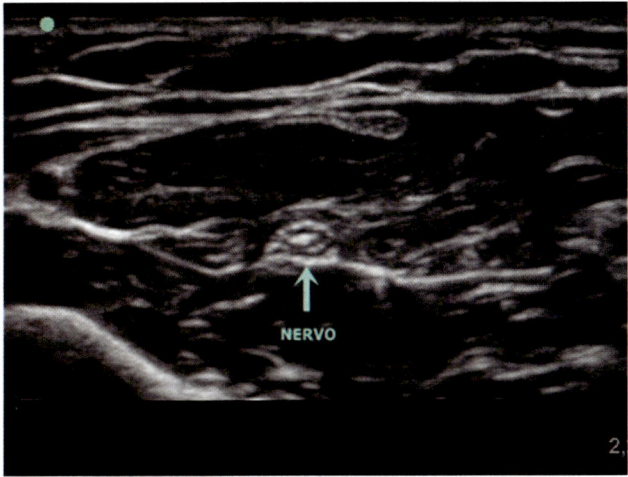

▲ **Figura 111.27** Imagem ultrassonográfica do nervo mediano.

■ **Nervo ulnar:** paciente na posição supina com o membro superior abduzido. O nervo ulnar deve ser procurado com um transdutor linear de alta frequência no terço médio do antebraço em sua parte medial junto da artéria ulnar. O nervo ulnar aparece em uma posição medial à artéria ulnar, como uma estrutura hiperecoica com pontos hipoecoicos no centro, que correspondem a seus fascículos.

Usando uma técnica fora de plano ou em plano da agulha em relação ao transdutor, injetam-se 3 mL a 5 mL de anestésico local até circundar o nervo (Figuras 111.28 e 111.29).

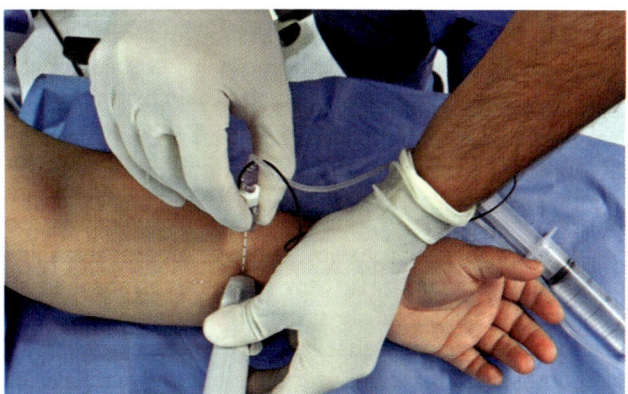

▲ **Figura 111.28** Posição do transdutor para bloqueio do nervo ulnar no antebraço.

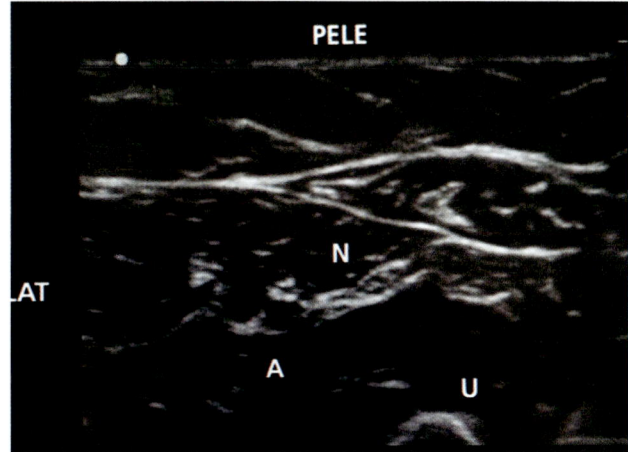

▲ **Figura 111.29** Imagem ultrassonográfica do nervo ulnar (N). A: artéria ulnar; U: ulna.

■ **Nervo radial:** o nervo radial é melhor visualizado pela ultrassonografia na face lateral do braço. Para obter a melhor imagem, é utilizado um transdutor linear de alta frequência posicionado transversalmente na face anterolateral do terço distal do braço. O nervo radial aparece como estrutura hiperecoica, triangular ou oval. O transdutor pode ser deslizado na face lateral do braço em direção proximal ou distal com o objetivo de se obter a melhor imagem possível. Após a localização do nervo, injetam-se 5 mL a 7 mL de anestésico local (Figuras 111.30 e 111.31).

## Contraindicações e complicações

Os bloqueios dos nervos do plexo braquial no braço e antebraço estão contraindicados quando houver infecção no local da punção ou recusa do paciente. As complicações são raras e incluem lesão de estruturas vasculares e nervosa.

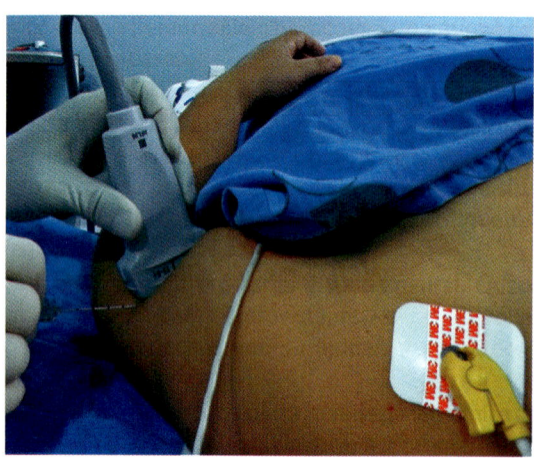

▲**Figura 111.30** Posição do transdutor para bloqueio do nervo radial no braço.

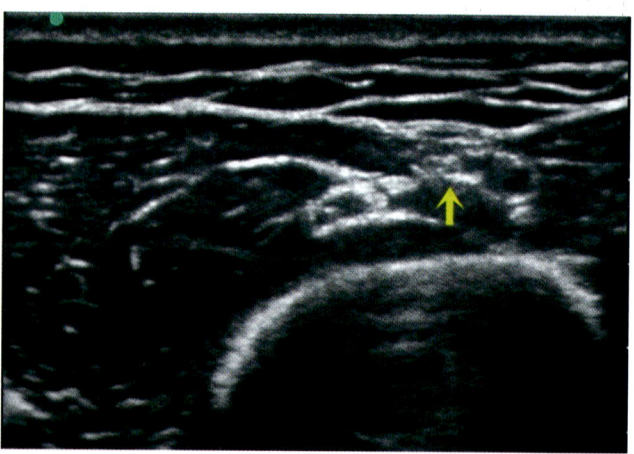

▲**Figura 111.31** Imagem Ultrassonográfica do Nervo Radial. Seta: nervo radial.

## REFERÊNCIAS

1. Hall RJ. Hydrochlorate of cocaine. Ny Med J. 1884;40:643-6.
2. Hamaji A, Takata EY, Junior WC, et al. Bloqueio do Plexo Braquial. In: Cangiani LM, Sullitel A, Potério GM, et al. Tratado de Anestesiologia SAESP. 7.ed. São Paulo: Atheneu, 2011. p.695-706.
3. De Tran QH, Clemente A, Doan J, et al. Brachial Plexus Blocks: A review of approaches and techniques. Can J Anesth. 2007;54:662-74.
4. Winnie AP. Anestesia de Plexos – Técnicas Perivasculares de Bloqueo del Plexo Braquial. 1.ed. Barcelona: Salvat Editores AS, 1987.
5. Neal JM, Gerncher JC, Hebl JR, et al. Upper extremity regional anesthesia: Essentials of our current understanding, 2008. Reg Anesth Pain Med. 2009;34:134-70.
6. De Tran QH, Clemente A, Doan J, et al. Brachial Plexus Blocks: A review of approaches and techniques. Can J Anesth. 2007;54:662-74.
7. Choi S, Mc Cartney CJL. Evidence Base for the use of Ultrasound for Upper Extremity Blocks: 2014 update. Reg Anesth Pain Med. 2016;41(2):242-50.
8. O'Donnel BD, Iohok G. Regional Anesthesia Techniques for ambulatory orthopedic surgery. Curr Opin Anaesthesiol. 2008;21:723-8.
9. Conceição DB, Helayel PE, de Carvalho FAE. Imagens ultra-sonográficas do plexo braquial na região axilar. Rev Bras Anestesiol. 2007;57:684-9.
10. Kerr AT. The Brachial plexus of nerves in man, the variations in its formation and branches. Am J Anat. 1918;23:285-395.
11. Winnie AP, Ramamurthy S, Durrani Z. Interscalene cervical plexus block: a single injection technic. Anesth Analg. 1975;54:370-5.
12. Borgeat A, Dullenkopf A, Nagy L, et al. Evaluation of the lateral modified approach for continuous interscalene block after shoulder surgery. Anesthesiology. 2003;28:340-3.
13. Lanz E, Theiss D, Jankovic D. The extent of blockade following various techniques of brachial plexus block. Anesth Analg. 1983;62:55-8.
14. Pham-Dang G, Gunst JP, Gouin F, et al. A novel supraclavicular approach to brachial plexus block. Anesth Analg. 1997;85:111-6.
15. Perlas A, Lobo G, Lo N, et al. Ultrasound-guided supraclavicular block. Outcome of 510 consecutive cases. Reg Anesth Pain Med. 2009;34:171-6.
16. Coventry DM, Barker KF, Thomson M. Comparison of two neurostimulation techniques for axillary brachial plexus blockade. Br J Anesth. 2001;86:80-3.
17. Sia S, Lepri A, Ponzecchi P. Axillary brachial plexus block using peripheral nerve stimulator: A comparison between doubleand triple-injection techniques. Reg Anesth Pain Med. 2001;6:499-503.
18. Raw RM. Brachial Plexus block below the clavicle. In: Boezaart AP. Anesthesia and Orthopaedic Surgery. 1.ed. New York, 2006. p.310-20.
19. Gaertner E, Estebe J, Zamfir A, et al. Infraclavicular plexus block: Multiple injection versus single injection. Reg Anesth Pain Med. 2002;27:590-4.
20. Ootaki C, Hayashi H, Amano M. Ultrasound-guided infraclavicular brachial plexus block: an alternative technique to landmark-guided approaches. Reg Anesth Pain Med. 2000;25:600-4.
21. Coventry DM, Barker KF, Thomson M. Comparison of two neurostimulation techniques for axillary brachial plexus blockade. Br J Anesth. 2001;86:80-3.
22. Sia S, Lepri A, Ponzecchi P. Axillary brachial plexus block using peripheral nerve stimulator: A comparison between doubleand triple-injection techniques. Reg Anesth Pain Med. 2001;6:499-503.
23. Dogru K, Duyugulu F, Yildiz K, et al. Hemodynamic and blockade effects of high/low epinephrine doses during axillary brachial plexus blockade with lidocaine 1,5%. Reg Anesth Pain Med. 2003;28:401-5.
24. Klein SM, Greengrass RA, Steele SM, et al. A comparison of 0,5% bupivacaine, 0,5% ropivacaine and 0,75% ropivacaine for interscalene brachial plexus block. Anesth Analg. 1998;87:1316-9.
25. Casati A, Fanelli G, Cappelleri G, et al. A clinical comparison of ropivacaine 0,75%, ropivacaine 1% or bupivacaine 0,5% for interscalene brachial plexus anaesthesia. Eur J Anaesthesiol. 1999;16:784-9.
26. Rawall N, Allvin R Axelsson K, et al. Patient-controlled regional Anesthesia (PCRA) at home: controlled comparison between bupivacaine and ropivacaine brachial plexus anesthesia. Anesthesiology. 2002;96:1290-6.
27. Chow MYH, Sia ATH, Koay CK, et al. Alkalinization of lidocaine does not hasten the onset of axillary brachial plexus block. Anesth Analg. 1998;86:566-8.
28. Murphy DB, Mc Cartney CJL, Chan VWS, et al. Novel analgesic adjuncts for brachial plexus block: a systematic review. Anesth Analg. 2000;2000:1122-8.
29. Mc Cartney CJL, Duggan E, Apatu E. Should we add clonidine to local anesthetic for peripheral nerve blockade? A qualitative systematic review of the literature. Reg Anesth Pain Med. 2007;32:330-8.
30. Mc Cartney CJL, Brull R, Chan VWS, et al. Early but no long-term benefit of regional compared with general anesthesia for ambulatory hand surgery. Anesthesiology. 2004;101:461-7.
31. Van de Putte P, Van der Vorst M. Continuous peripheral nerve block infusion strategies and catheter care. In: Boezaart AP. Anesthesia and Orthopaedic Surgery. 1.ed. New York, 2006. p.265-81.
32. Stevens MF, Werdehausen R, Golla E, et al. Does interscalene catheter placement with stimulating catheters improve postoperative pain or functional outcome after shoulder surgery? A prospective, randomized and double-blinded trial. Anesth Analg. 2007;104:442-7.
33. Ilfeld BM, Morey TE, Ennekin FK. Portable infusion pumps used for continuous regional anesthesia: delivery rate accuracy and consistency. Reg Anesth Pain Med. 2003;28:424-32.
34. Swenson JD, Bay N, Loose E, et al. Outpatient management of continuous peripheral nerve catheters placed using ultrasound guidance: an experience in 620 patients. Anesth Analg. 2006;103:1436-3.
35. Neuts A, Stessel B, Wouters P, et al. Selective Suprascapular and Axillary Nerve Block Versus Interscalene Plexus Block for Pain Control After Arthroscopic Shoulder Surgery. A Noninferiority Randomized Parallel-Controlled Clinical Trial. Reg Anesth Pain. Med. 2018;43:738-44.
36. Renes S, van Geffen G, Rettig H, et al. Minimum Effective Volume of Local Anesthetic for Shoulder Analgesia by Ultrasound-Guided Block at Root C7 With Assessment of Pulmonary Function. Reg Anesth Pain Med. 2010;35: 529-34.
37. Li JW , Songthamwat B, Samy W, Sala-Blanch X, Karmakar MK. Ultrasound-Guided Costoclavicular Brachial Plexus Block: Sonoanatomy, Technique, and Block Dynamics. Reg Anesth Pain Med. 2017 Mar/Apr;42(2):233-40. PMID: 28157792 DOI: 10.1097/AAP.0000000000000566.
38. Burckett-St Laurent D, Chan V, Chin KJ. Refining the ultrasound-guided interscalene brachial plexus block: the superior trunk approach. Can J Anaesth. 2014 Dec;61(12):1098-102. doi: 10.1007/s12630-014-0237-3. Epub 2014 Sep 11.
39. Tresierra S, Gilron I, Mizubuti GB. Adjuvant Medications for Peripheral Nerve Blocks. Disponível em: https://resources.wfsahq.org/atotw/adjuvant-medications-for-peripheral--nerve-blocks/

# 112

# Bloqueios Periféricos dos Membros Inferiores

Adilson Hamaji ▪ Waldir Cunha Junior ▪ Isabela da Costa Vallarelli ▪ Marcelo Waldir Mian Hamaji

## INTRODUÇÃO

### Anatomia e Inervação do Membro Inferior[1]

O plexo lombossacral é o responsável pela inervação das extremidades inferiores. Didaticamente, é possível dividi-lo em plexo lombar e sacral.

O plexo lombar é composto pelas raízes de L1 a L4 e pode receber contribuição do 12º nervo torácico ou de L5. Entre os níveis de L2 a L4, as raízes dividem-se em divisões anterior e posterior que se unem para formar os nervos terminais. A raiz lombar de L4 se une à de L5 para formar o tronco lombossacral que fará parte do plexo sacral (Figura 112.1). O plexo lombar está anatomicamente localizado no interior do músculo psoas maior, à frente das vértebras lombares e pode ser localizado e acessado através do escaneamento da região com ultrassom, o que configuraria o bloqueio do plexo lombar, que será abordado em detalhes adiante.

O objetivo deste capítulo é o estudo dos principais nervos responsáveis pela inervação do membro inferior e os bloqueios com maior aplicabilidade clínica para membro inferior dentro da anestesiologia.

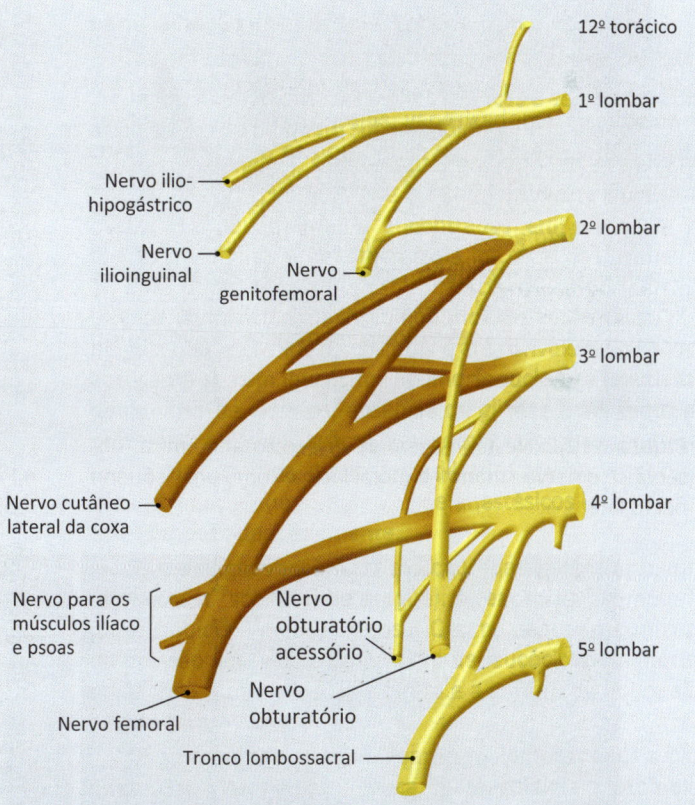

▲ **Figura 112.1** Origem dos principais nervos terminais a partir do plexo lombar, alguns recebem contribuição das divisões anteriores e posteriores (mais escuras) do plexo. Também podem ser observados na figura os nervos ilioinguinal, iliohipogástrico e genitofemoral, originários de L1 e L2, que são responsáveis pela inervação da parede abdominopélvica. O bloqueio do plexo lombar é realizado entre os níveis L2-L5, usualmente no nível de L3-L4.[4]

## ■ NERVO CUTÂNEO LATERAL DA COXA (OU CUTÂNEO FEMORAL LATERAL)[1-3]

### Anatomia e Inervação

O nervo emerge da borda lateral do músculo psoas sob a fáscia ilíaca, passa sob o ligamento inguinal em direção a região da coxa, entre o plano fascial dos músculos sartório e tensor da fáscia lata, cerca de 1 a 2 cm medial e inferior à espinha ilíaca anterossuperior (Figura 112.2).

Divide-se em ramos anterior ou femoral (responsável pela inervação da região anterolateral da coxa até o nível do joelho) e posterior ou glúteo (responsável pela inervação da pele da porção lateral da coxa do quadril até o ponto médio).

### Aplicação Clínica

■ **Analgesia:** cutânea da porção anterior e lateral da coxa até o joelho;
■ **Indicações:** incisões cirúrgicas na parte lateral da coxa, cirurgias de quadril, de fêmur, presença de garrote em coxa.

### Sonoanatomia e Escaneamento

Com base na imagem do nervo femoral, na qual se visualiza o músculo iliopsoas, movimenta-se o transdutor lateralmente, paralelo ao ligamento inguinal (Figura 112.3). Após o músculo iliopsoas observa-se o sartório e em sequência o músculo tensor da fáscia lata (Figura 112.4); o nervo se encontra no plano

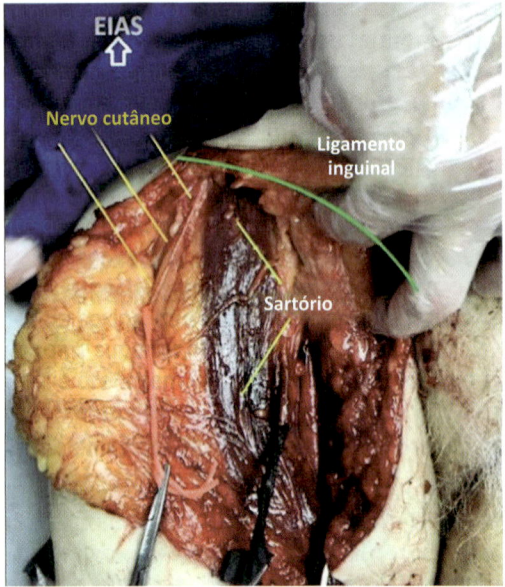

▲ **Figura 112.2** Nesta imagem de dissecção anatômica. observa-se o nervo cutâneo femoral lateral como um pequeno nervo lateral ao sartório.

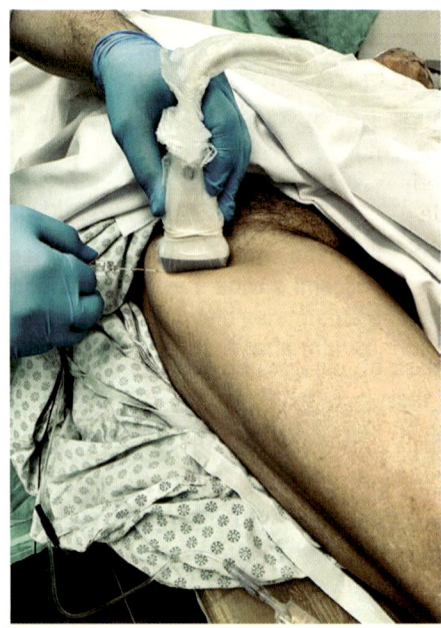

▲ **Figura 112.3** Posicionamento do probe e agulhamento – bloqueio do nervo cutâneo femoral lateral.

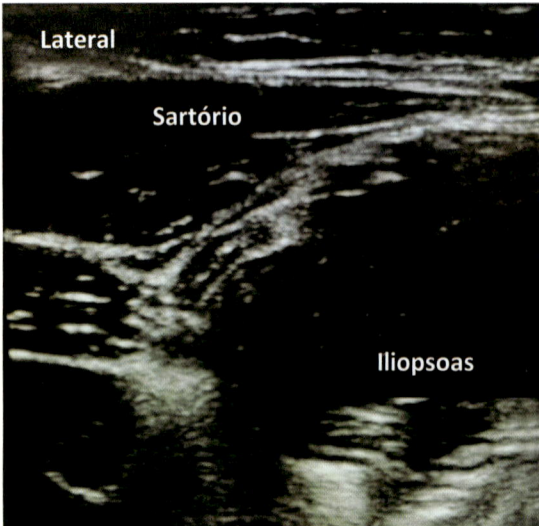

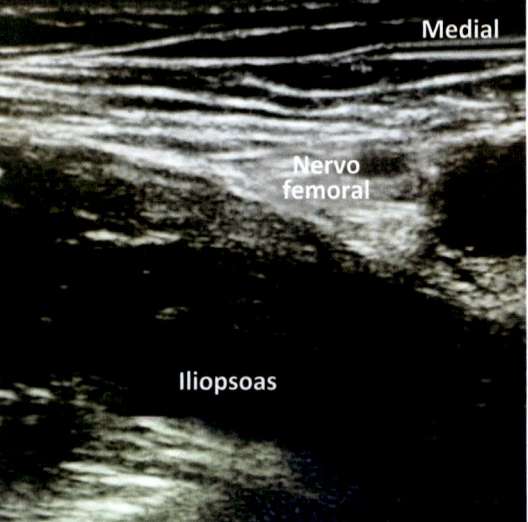

▲ **Figura 112.4** As imagens estão em sequência de forma que se tenha uma visão panorâmica da região. O escaneamento iniciou-se com a identificação do músculo iliopsoas, sobre o qual o nervo femoral repousa, o probe é, então, deslizado lateralmente de modo que se identifique o sartório. O nervo cutâneo femoral lateral é encontrado ao fim do sartório, entre este e o músculo tensor da fáscia lata. Identificados os músculos, procura-se a estrutura correspondente ao nervo com pequenos movimentos em sentido craniocaudal.

entre os dois músculos (Figura 112.5) ou em compartimentos formados entre eles (Figura 112.6); é uma estrutura hipoecoica com alo hiperecoico a aproximadamente 0,5 a 1 cm da superfície (Figura 112.6). Caso a imagem do nervo não seja reconhecida pode ser realizada injeção entre as fáscias dos dois músculos. A injeção de 5 mL de anestésico local é suficiente. Estimulador de nervos nesse caso está dispensado.

Caso haja dificuldade na identificação do músculo sartório, uma dica é realizar escaneamento para distal, o músculo corre na coxa de lateral para medial e é o mesmo que corresponde ao "teto" do canal dos adutores.

### ■ NERVO OBTURATÓRIO[2,3,26]

### Anatomia e Inervação

É um nervo misto responsável pela função motora principalmente dos adutores e sensibilidade de regiões como joelho e quadril. O nervo desce pelas fibras do músculo psoas maior, em trajeto medial e posterior na pelve, passa sob artéria e veia ilíacas e lateralmente ao ureter, e sai da cavidade pélvica através do forame obturatório no nível do ligamento inguinal, quando adquire trajeto descendente na face medial da coxa, dividindo- se em ramos anterior e posterior (Figura 112.7). Muitas vezes o ponto de divisão do nervo é no forame obturatório.

### Ramos (ou Divisões)

■ **Anterior:** na altura do tubérculo púbico está entre os músculos pectíneo e adutor breve e mais caudalmente é encontrado entre adutor longo e breve. A divisão anterior dá origem a ramos musculares (que inervam adutor longo, breve, grácil e em alguns casos pectíneo), ramos articulares que inervam o aspecto anteromedial da cápsula articular do quadril e pode contribuir, em alguns casos, com ramo que se anastomosa com ramificações do nervo femoral e forma o plexo subsartorial, de onde emergem ramos sensitivos para suprir a sensação póstero-medial do terço inferior da coxa. O ramo articular para o quadril muitas vezes deriva do nervo obturatório comum, antes de sua divisão;

■ **Posterior:** perfura e inerva o músculo obturador externo, percorre a fáscia entre os músculos adutores breve e magno, além de inervá-los, e tem trajeto descendente pelo hiato adutor para entrar na fossa poplítea e suprir a face posterior da articulação do joelho.

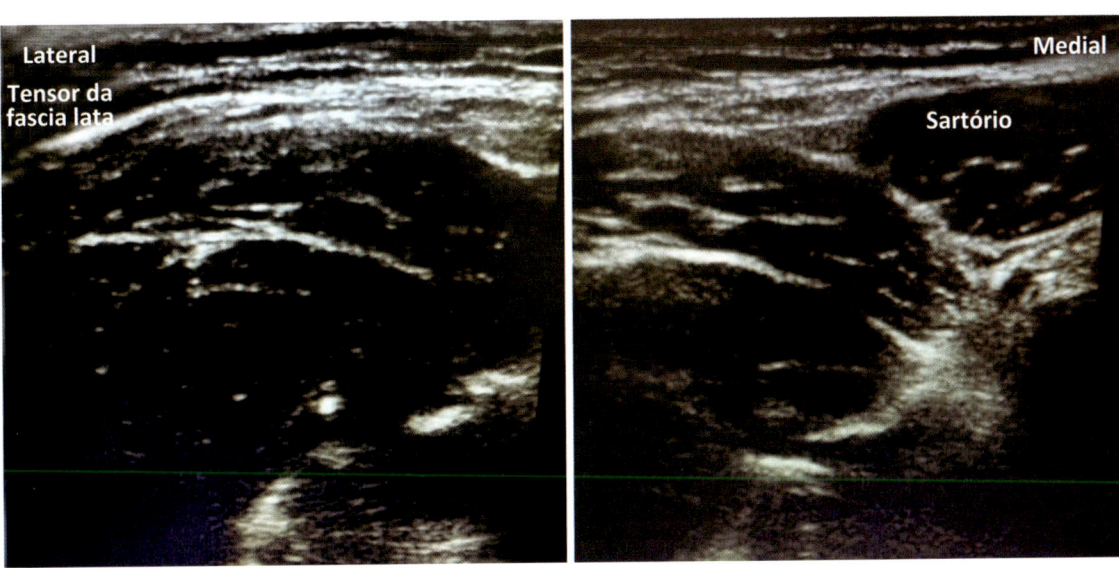

▲ **Figura 112.5** Ao deslizar o probe lateralmente, após o sartório é encontrado o músculo tensor da fáscia lata. A injeção de anestésico é feita entre as fáscias dos dois músculos. O nervo cutâneo femoral lateral se encontra nesta região.

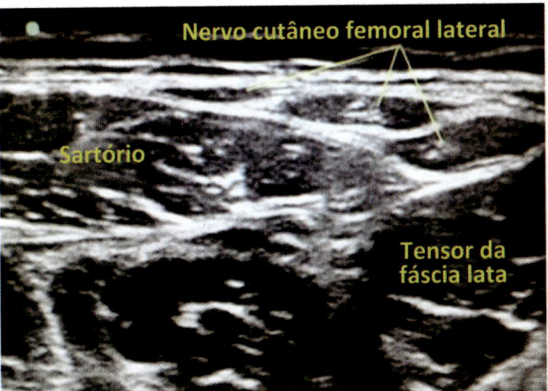
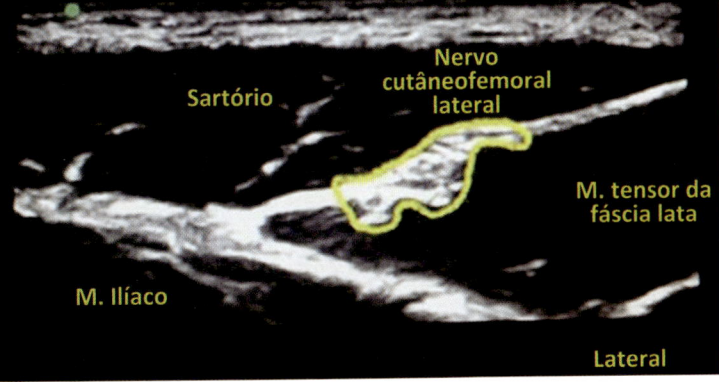

▲ **Figura 112.6** Nervo cutâneo femoral lateral é visualizado à direita como estrutura única e à esquerda, em compartimentos, entre os músculos sartório e tensor da fáscia lata.

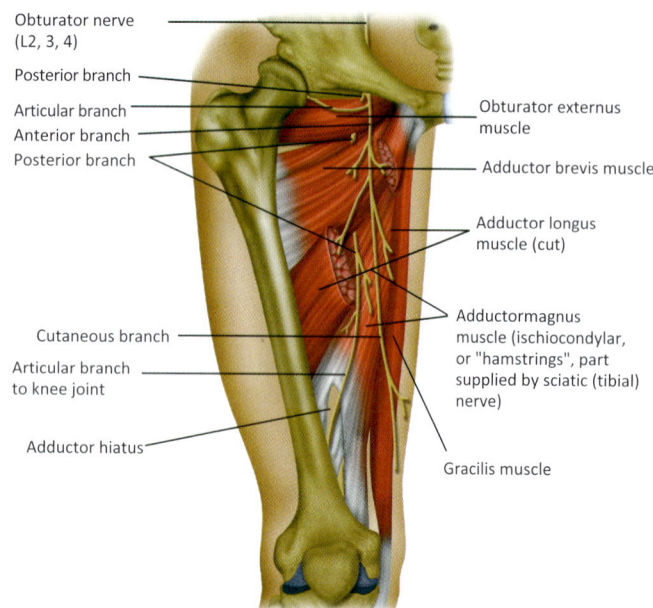

Obturator nerve (L2, 3, 4)
Posterior branch
Articular branch
Anterior branch
Posterior branch
Cutaneous branch
Articular branch to knee joint
Adductor hiatus

Obturator externus muscle
Adductor brevis muscle
Adductor longus muscle (cut)
Adductormagnus muscle (ischiocondylar, or "hamstrings", part supplied by sciatic (tibial) nerve)
Gracilis muscle

▲ **Figura 112.7** Nervo obturatório, suas divisões e relação com a musculatura.[5]

## Aplicação Clínica

- **Analgesia:** cutânea de região medial de coxa e de joelho (há variações entre pacientes), parte anteromedial de articulação de quadril, periósteo de fêmur distal, parte medioposterior de articulação de joelho;
- **Indicações:** espasticidade dos músculos adutores, amputação acima do joelho, cirurgias no quadril (realizar somente bloqueio da divisão anterior ou mais proximal), cirurgias no joelho (bloqueio da divisão posterior parece ser suficiente); ressecção transuretral de tumores de parede vesical, na qual é necessário a supressão do reflexo obturador (bloqueio somente da divisão anterior parece ser suficiente).

## Sonoanatomia e Escaneamento

O escaneamento deve ser realizado com o paciente em decúbito dorsal horizontal preferencialmente com o membro inferior em discreta rotação externa. Partindo da imagem do nervo e dos vasos femorais, movimenta-se o probe medialmente, paralelamente ao ligamento inguinal (Figura 112.8); um dos primeiros músculos a ser visualizado, que faz o formato de um "bico", é o pectíneo, logo em sequência estão os adutores (longo, breve e magno) (Figura 112.9). Entre o adutor longo e breve, visualiza-se a divisão anterior, e mais profundo, entre o adutor breve e magno, é encontrada a divisão posterior. Para o bloqueio da divisão anterior, é adequado o uso do estimulador, que confirmará a adequada localização da agulha com a contração dos adutores como resposta motora (Figura 112.10). Com relação à divisão pos-

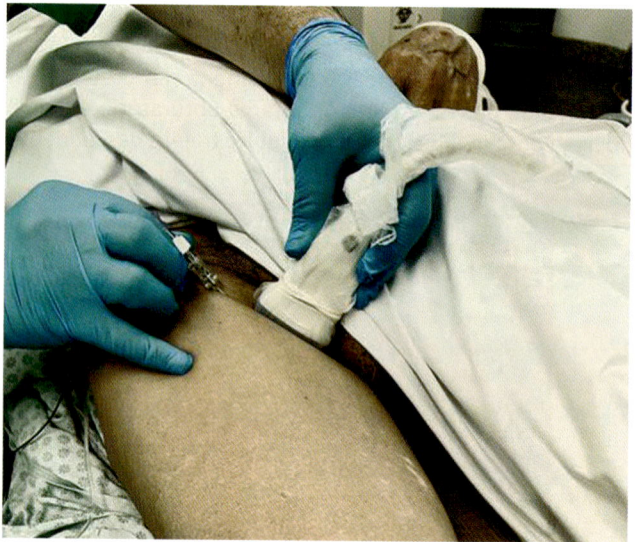

▲ **Figura 112.8** Posicionamento do probe – nervo obturatório.

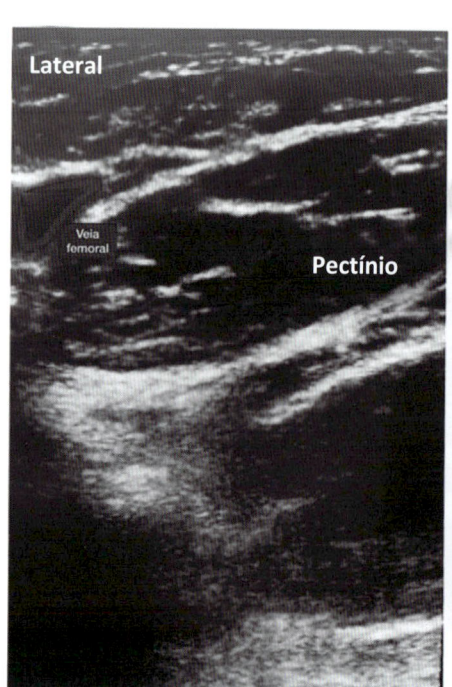

Lateral
Veia femoral
Pectínio

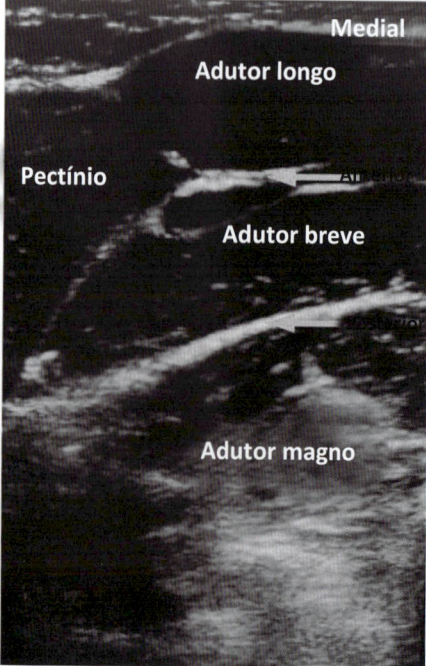

Medial
Adutor longo
Pectínio
Adutor breve
Adutor magno

◄ **Figura 112.9** Neste escaneamento do nervo obturatório, encontra-se o músculo pectíneo medial aos vasos femorais **(imagem da esquerda)**. Ao percorrer o probe em sentido medial da coxa, encontram-se os adutores e as divisões do nervo obturatório entre eles **(imagem da direita)**.

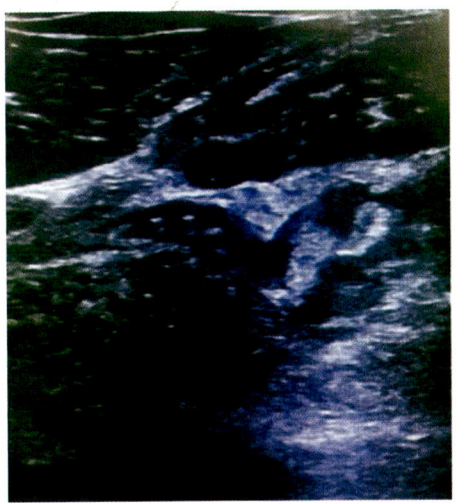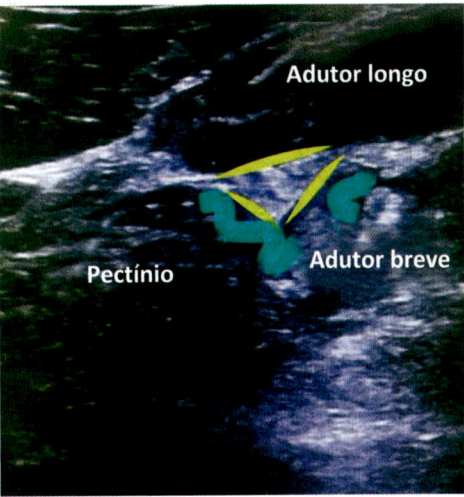

◄ **Figura 112.10** Bloqueio da divisão anterior do nervo obturatório. No caso, foi feita a confirmação da localização do nervo **(em amarelo)** com a resposta motora **(contração de adutores)** e a seguir realizada a injeção de anestésico local. Pode-se observar a dispersão **(em azul na segunda imagem)**.

terior, muitas vezes o ramo não é visível, de maneira que a intenção é obter uma injeção interfascial com adequada dispersão entre os planos musculares. Para o bloqueio da divisão posterior, não se utiliza o estimulador em razão da inexistência de resposta motora adequada. Antes do advento do ultrassom, a punção para o bloqueio do nervo obturatório era realizada a 2 a 3 cm abaixo do ligamento inguinal e 2 a 3 cm lateralmente ao tubérculo púbico, o posicionamento final do probe durante o escaneamento coincide muitas vezes com a posição da agulha na técnica anatômica.

As funções dos músculos inervados pelo nervo obturador são adução da coxa e assistência durante flexão do quadril. O bloqueio efetivo do obturatório pode ser comprovado com a perda da capacidade do paciente de aduzir a perna a partir de posição abduzida. De 5 a 10 mL de anestésico local podem ser utilizados em cada ramo.

### Bloqueio no nível do ramo púbico superior

Realizado com o objetivo de bloquear o nervo, mais proximalmente, antes de ter originado ramificações.

O probe deve ser posicionado paralelamente ao ligamento inguinal na região medial da coxa (Figura 112.11); medial aos vasos femorais estará o pectíneo e logo em sequência os

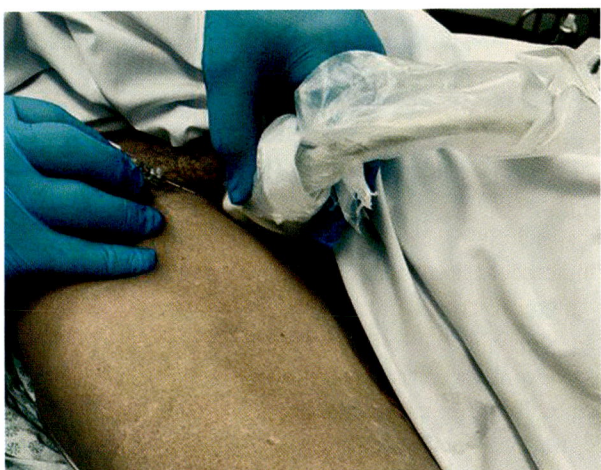

▲ **Figura 112.11** Posicionamento do probe – nervo obturatório no nível do ramo púbico superior.

adutores, com o probe acima do pectíneo realizar *tilt* cranial até visualização lateralmente da margem inferior do ramo púbico superior e o aparecimento do obturador externo profundo ao pectíneo, a injeção deve ser realizada no plano fascial entre esses dois últimos (Figura 112.12).

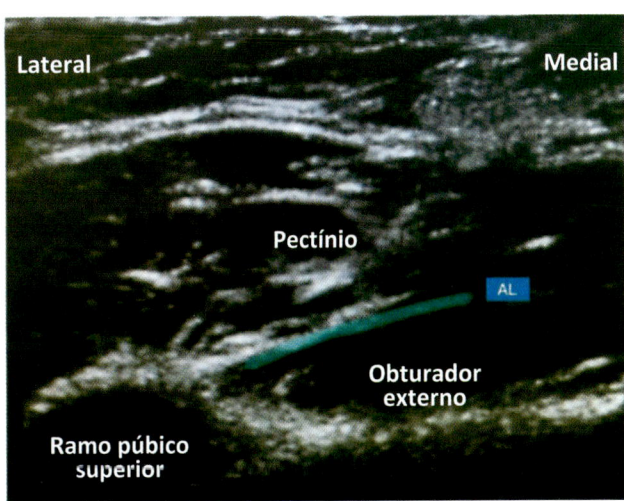

▲ **Figura 112.12** No bloqueio no nível do ramo púbico superior, o nervo obturatório está localizado entre pectíneo e oblíquo externo, onde se deve depositar o anestésico local, como assinalado na imagem.

### ■ NERVO FEMORAL[1,2,4]

### Anatomia e Inervação

Tem trajeto descendente pelas fibras dos músculos psoas maior e ilíaco e próximo à região do ligamento inguinal se divide em ramos (divisões) anterior e posterior (Figura 112.13). Da divisão anterior saem ramos cutâneos anteriores (que inervam a região anterior de coxa e joelho) e ramos musculares (que inervam pectíneo, ilíaco e sartório); a divisão posterior emite ramos articulares para quadril (porção anterior) e joelho (porção anteromedial) e musculares para quadríceps femoral (vasto lateral, vasto medial, intermédio e reto femoral); nervo safeno é o principal ramo cutâneo originado da divisão posterior (Figura 112.14). Ramo que iner-

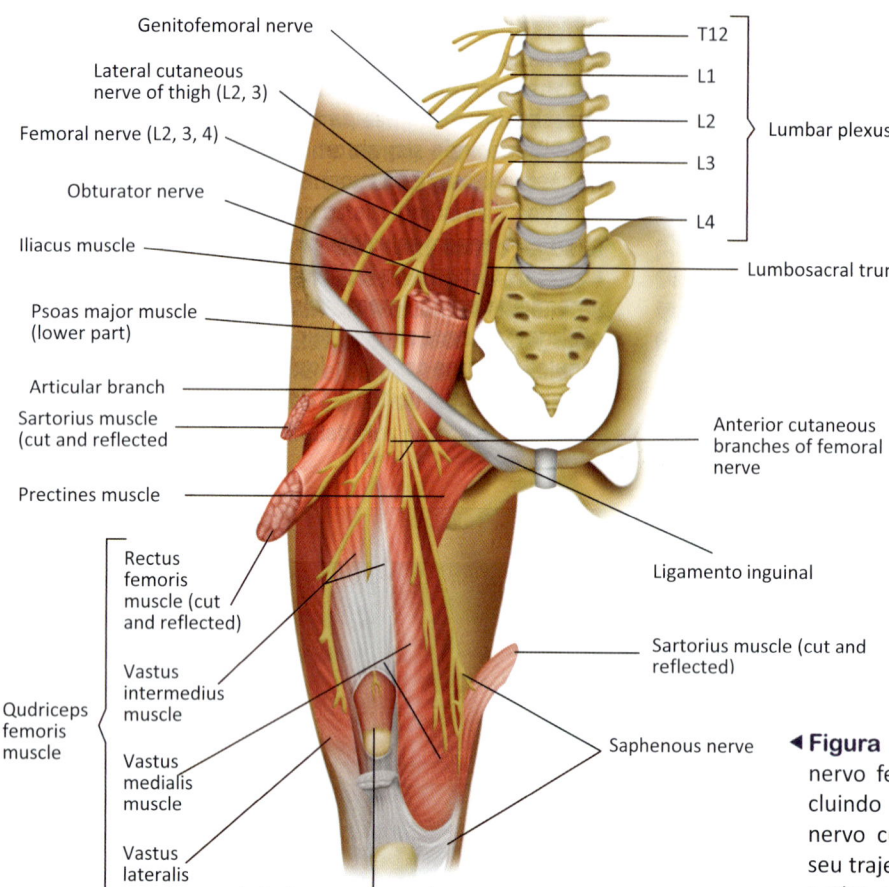

Genitofemoral nerve
Lateral cutaneous nerve of thigh (L2, 3)
Femoral nerve (L2, 3, 4)
Obturator nerve
Iliacus muscle
Psoas major muscle (lower part)
Articular branch
Sartorius muscle (cut and reflected
Prectines muscle
Rectus femoris muscle (cut and reflected)
Vastus intermedius muscle
Qudriceps femoris muscle
Vastus medialis muscle
Vastus lateralis muscle
Articulares genus muscle

T12
L1
L2
L3
L4
Lumbar plexus
Lumbosacral trunk
Anterior cutaneous branches of femoral nerve
Ligamento inguinal
Sartorius muscle (cut and reflected)
Saphenous nerve

◀ **Figura 112.13** Nesta imagem, observa-se o nervo femoral, sua origem e seus ramos, incluindo safeno. Também é possível observar nervo cutâneo femoral lateral, sua origem e seu trajeto próximo à espinha Ilíaca anterossuperior, abaixo do ligamento inguinal.[5]

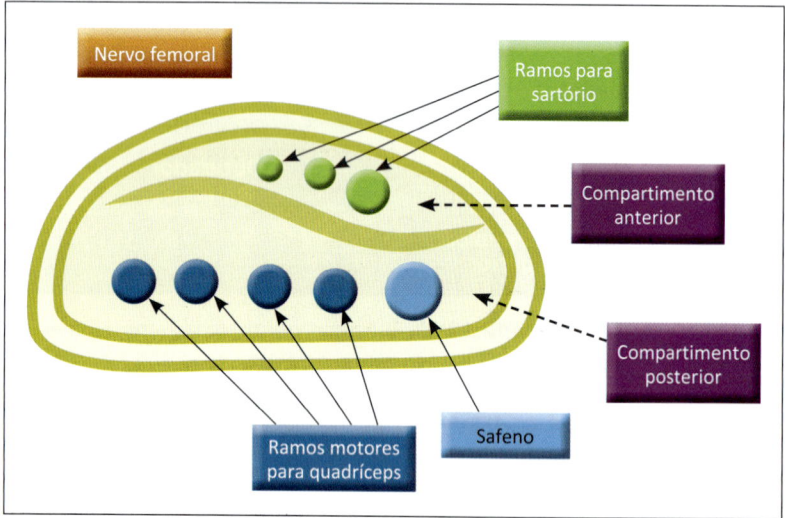

Nervo femoral
Ramos para sartório
Compartimento anterior
Compartimento posterior
Ramos motores para quadríceps
Safeno

◀ **Figura 112.14** Nessa esquematização do nervo femoral, observa-se que ele é composto por dois componentes, sendo o posterior, que dará origem ao nervo safeno, mais profundo e lateral.

va reto femoral também participa da inervação do quadril e ramo para vasto lateral, ramo para vasto medial e ramo para vasto intermédio participam da inervação da articulação do joelho. O ramo para vasto medial desce próximo aos vasos femorais e nervo safeno até o joelho e é também um dos nervos atingidos no bloqueio canal dos adutores.

## Aplicação Clínica

- **Analgesia:** porção anteromedial de joelho, fêmur, porção anterior de quadril, maléolo medial, analgesia cutânea de re-

gião anteromedial de coxa e joelho e porção medial de perna;
- **Indicações:** cirurgia do quadril (artroplastia, fratura do colo do fêmur); cirurgia da coxa (fratura transtrocanteriana, diáfise do fêmur, côndilo femoral); cirurgia do joelho (artroplastia, reconstrução ligamentar do cruzado anterior, fratura do platô tibial, fratura de patela), cirurgias em tendão do quadríceps, amputação suprapatelar e infrapatelar, cirurgias em tornozelo que abordem maléolo medial. O bloqueio do nervo femoral também pode ser utilizado para facilitar o posicionamento e transporte do paciente com fratura de fêmur.

## Sonoanatomia e Escaneamento

O probe deve ser posicionado paralelo ao ligamento inguinal, 1 a 2 cm abaixo, em seu terço médio (Figura 112.15). De lateral para medial serão observados nervo, artéria e veia respectivamente segundo o mnemônico NAV (N: nervo, A: artéria, V: veia). O nervo femoral é identificado como uma estrutura triangular brilhante que forma uma ligeira depressão sobre o músculo iliopsoas, abaixo da fáscia ilíaca (Figura 112.16). Da mesma forma que a artéria femoral emite ramificações, o nervo também se divide, o ideal, portanto, é realizar o bloqueio mais proximal, quando a artéria ainda não se ramificou de modo a se obter um bloqueio mais completo.

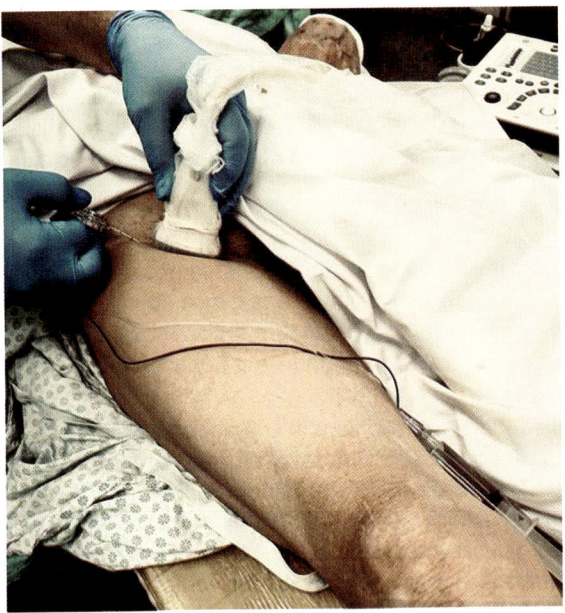

▲**Figura 112.15** Posicionamento do probe e agulhamento em plano – nervo femoral.

Durante o agulhamento é sentido um duplo clique conforme a agulha penetra as duas fáscias presentes na região: fáscia lata, mais superficial, e ilíaca, que recobre o músculo iliopsoas. O anestésico local deve ser injetado abaixo da fáscia ilíaca e dispersar próximo ao nervo e não ao redor dos vasos. Os vasos estão localizados em um compartimento diferente do nervo, acima da fáscia ilíaca e abaixo da fáscia lata. É indicado o uso de estimulador para confirmação do posicionamento correto da agulha e o bloqueio completo do nervo femoral e suas divisões. Quando se obtém a contração do músculo sartório como resposta motora, há indício de que a agulha está superficial e somente o componente anterior está sendo estimulado, uma injeção neste local poderia promover uma analgesia incompleta sem abranger o nervo safeno, importante ramo proveniente do componente posterior, que é mais profundo. Neste caso o ideal é realizar o reposicionamento da agulha de forma que a resposta muscular obtida seja a elevação da patela com a contração do músculo reto femoral, o que demonstraria o estímulo adequado do componente posterior, que origina ramos do nervo femoral: motores para quadríceps e safeno.

Variações anatômicas são descritas (Figura 112.17), o nervo pode estar em posições aberrantes, como por exemplo estar distante da artéria femoral ou abaixo dela, ser fino e largo ao invés de redondo. Nestes casos e quando houver dúvida em relação a imagem, é fortemente recomendado associar o estimulador de nervos.

O bloqueio do nervo pode ser testado ao pedir para paciente elevar o pé, o que indica bloqueio do quadríceps e eficaz do nervo femoral. 20 mL de anestésico local é adequado, de modo a fornecer analgesia de até 24 a 30 horas a depender da concentração e do anestésico local utilizado. Uma injeção próxima ao nervo é suficiente, parece não ser necessário reposicionar a agulha de modo a se obter dispersão circunferencial.

Em bloqueios contínuos, a entrada mais lateral com o posicionamento do cateter dentro do músculo ilíaco garante maior estabilidade do cateter.

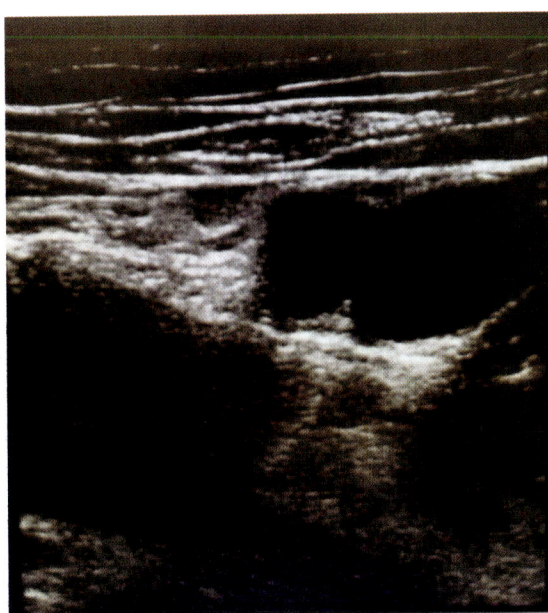
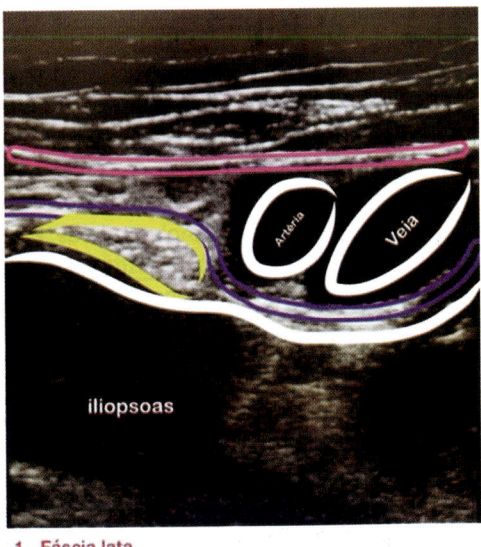

iliopsoas

1. **Fáscia lata**
2. **Fáscia ilíaca**
3. **Nervo femoral**

▲**Figura 112.16** Nervo femoral lateral a artéria femoral, abaixo da fáscia ilíaca (que recobre o músculo). Vasos estão entre as duas fáscias.

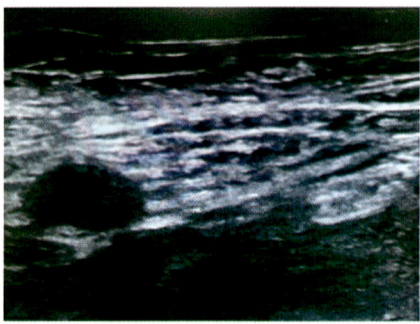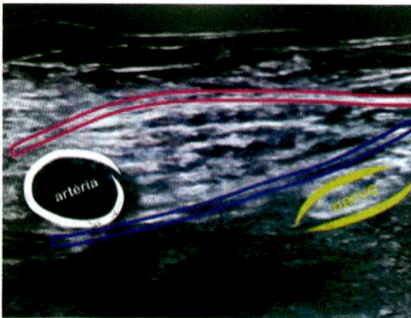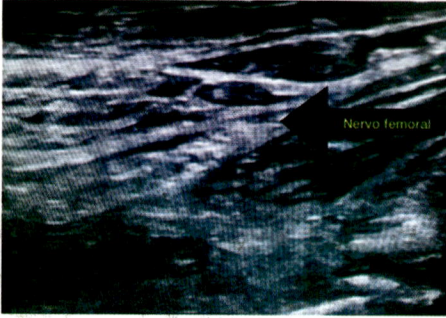

▲ **Figura 112.17** Nesta imagem, nervo femoral não é encontrado imediatamente lateral a artéria. Neste caso, sua posição foi confirmada após a obtenção da resposta motora (contração do quadríceps) e estava distante da artéria.

## ■ NERVO SAFENO[2]

### Anatomia e Inervação

É originário da divisão posterior do nervo femoral; emerge do trígono femoral e acompanha a artéria femoral superficial, ramo da artéria femoral, dentro de um túnel muscular denominado canal dos adutores e sai por uma abertura na aponeurose do músculo adutor magno, denominada hiato dos adutores, onde se separa da artéria, que se aprofunda para se tornar artéria poplítea. Em trajeto descendente, após perfurar a fáscia lata entre os tendões dos músculos sartório e grácil torna-se subcutâneo e assume trajeto medial na perna até maléolo medial. No nível do joelho, é acompanhado pela artéria genicular descendente e a partir do nível da tuberosidade tibial acompanha a veia safena magna até o maléolo medial, no tornozelo. Durante seu trajeto, o nervo safeno emite diversos ramos: ramos que contribuirão com a formação do plexo subsartorial, ramos articulares para joelho, infrapatelar e cutâneos mediais da perna, de forma a contribuir com a analgesia do joelho e região medial de perna e tornozelo.

Por ser um nervo fino e sem componente motor, o uso do estimulador se torna limitado e o paciente pode referir somente parestesia no trajeto do nervo.

Diversas abordagens podem ser realizadas para o bloqueio do nervo safeno ao longo do seu trajeto, sendo as mais comuns: no canal dos adutores, abaixo do joelho, próximo a veia safena magna e próximo ao maléolo medial; cada uma com suas peculiaridades.

## ■ BLOQUEIO CANAL DOS ADUTORES[12,13,27-29]

O canal dos adutores é um túnel muscular delimitado lateralmente pelo músculo vasto medial, superficialmente pelo sartório, que forma um "teto" e medialmente pelos músculos adutor magno ou longo a depender da altura na coxa. Dentro do canal encontramos artéria e veia femorais superficiais, nervo safeno além de outras estruturas nervosas que tornam o bloqueio bem interessante do ponto de vista clínico para cirurgias em joelho, como por exemplo: ramo genicular do nervo obturatório, ramo cutâneo anterior do nervo obturatório, ramo do nervo femoral para vasto medial, nervo cutâneo femoral medial. O ramo para vasto medial é um ramo do nervo femoral que tem grande contribuição para inervação do joelho e é uma estrutura que deve

ser bloqueada quando se objetiva uma analgesia completa e eficaz do joelho. Em geral, quando se realiza um bloqueio mais proximal, próximo ao limite superior do canal ou se utiliza volumes maiores há maior chance do bloqueio deste nervo, por um outro lado, quando isso ocorre, há uma maior associação com bloqueio motor e queda. O limite superior do canal dos adutores pode ser visto ao ultrassom e é quando a borda do adutor longo se une com a borda do sartório no terço médio ou superior da coxa; a região acima disso é a do trígono femoral. O limite inferior ou distal do canal dos adutores também pode ser visualizado ao ultrassom e é quando a artéria se aprofunda e deixa de ser visível, neste momento o músculo visto medialmente será o adutor magno **(Figura 112.20)**. Uma abordagem mais distal pode ser realizada quando se objetiva uma analgesia abaixo do joelho somente com o bloqueio do nervo safeno.

### Aplicação Clínica

- **Analgesia:** aspecto anteromedial de joelho, maléolo medial e analgesia cutânea da parte medial de perna;
- **Indicações:** cirurgias do joelho (reconstrução de LCA, artroplastia de joelho, abordagens em patela), amputação infrapatelar, cirurgias em tornozelo que abordem maléolo medial.

O bloqueio canal dos adutores promete menor comprometimento motor quando comparado ao bloqueio no nervo femoral para analgesia de procedimentos no joelho, além do que, há dispersão para ramos de outros nervos que também são importantes para a analgesia da região como nervo obturatório e plexo poplíteo.

### Escaneamento e Sonoanatomia

O joelho levemente fletido e a rotação externa da perna pode ajudar. O probe deve ser colocado no terço distal da coxa, a, aproximadamente, 10 a 15 cm do joelho na tentativa de se identificar os vasos femorais **(Figura 112.18)**. Deve-se então escanear ao longo da perna de modo que a artéria femoral superficial se posicione abaixo e no meio do sartório, lateral estará o músculo vasto medial e medialmente um dos adutores (longo ou magno) **(Figura 112.19)**. Agulha deve ser inserida preferencialmente de lateral para medial, de modo que perfure a fáscia posterior do sartório. O nervo safeno em geral se localiza lateral à artéria, às 9 horas, nem sempre é visível, as vezes se torna após a injeção do anestésico local.

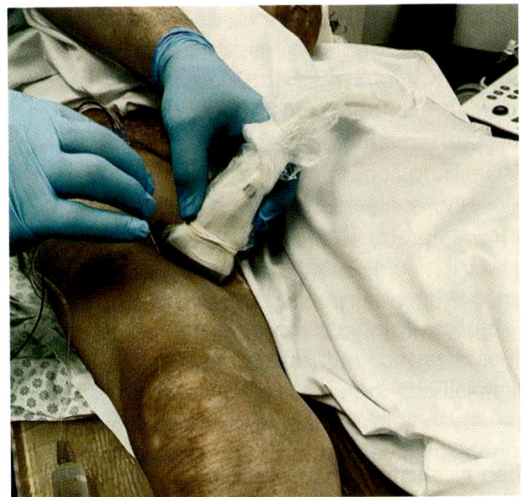

▲ **Figura 112.18** Posicionamento do probe – canal dos adutores.

O ideal é que a dispersão do anestésico local ocorra ao redor do vaso. É recomendado de 10 a 20 mL. Quando utilizados maiores volumes, pode haver dispersão para fibras do plexo poplíteo (grupo de fibras autonômicas e nervos geniculares que contribuem para inervação de parte posterior de joelho).

Estimulador apesar de não ser utilizado neste bloqueio, pode ajudar em algumas situações a identificar o nervo para vasto medial com a presença de resposta motora em parte medial de joelho.

### ▪ BLOQUEIO DO NERVO SAFENO – ABAIXO DO JOELHO

Abaixo do joelho o nervo pode ser encontrado no nível da tuberosidade tibial, adjacente à veia safena magna (**Figura 112.21**), no lado anteromedial da perna. O nervo passa entre a tuberosidade da tíbia e o bordo medial do músculo gastrocnêmio; na técnica anatômica realiza-se uma infiltração subcutânea entre essas duas referências. Aplicar muita pressão no transdutor pode comprimir vaso e dificultar encon-

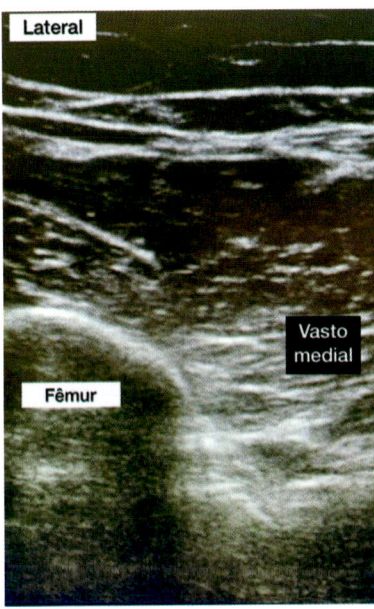

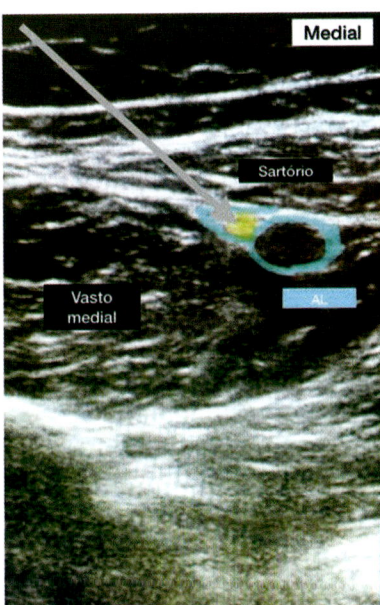

◄ **Figura 112.19** Ao realizar escaneamento na coxa de lateral para medial, será visualizado fêmur seguido de vasto medial **(imagem da esquerda)**. Ao deslizar o probe mais medialmente, o sartório será visualizado acima dos vasos **(imagem da direita)**. A seta mostra o sentido da agulha e aponta para região onde está localizado o nervo safeno. A dispersão ideal de anestésico local é ao redor da artéria.

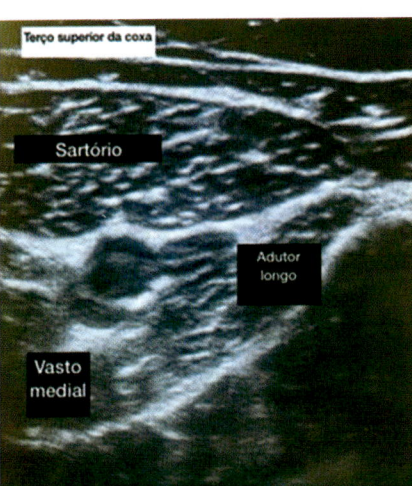

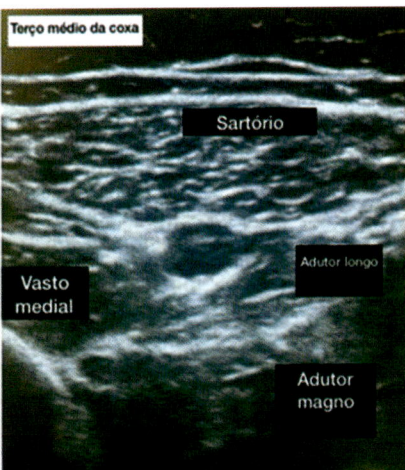

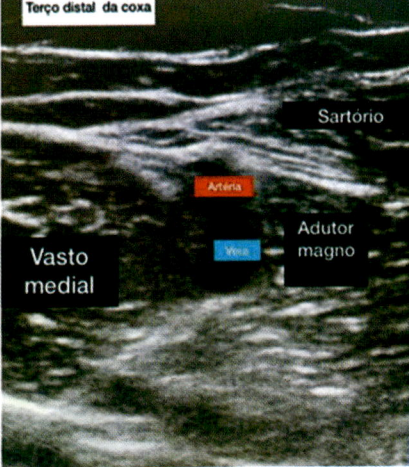

▲ **Figura 112.20** A primeira imagem, realizada no terço superior da coxa, mostra o limite superior do canal dos adutores. A imagem do meio mostra o ponto comum de realização do bloqueio, na qual a artéria se encontra abaixo do meio do sartório. A última imagem foi realizada no terço distal da coxa, antes do aprofundamento da artéria.

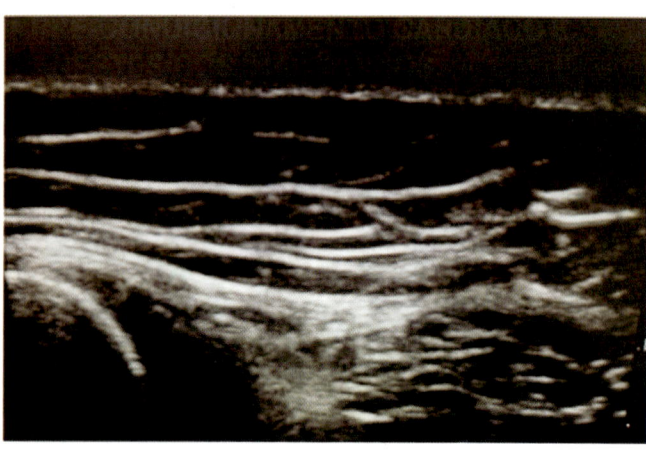
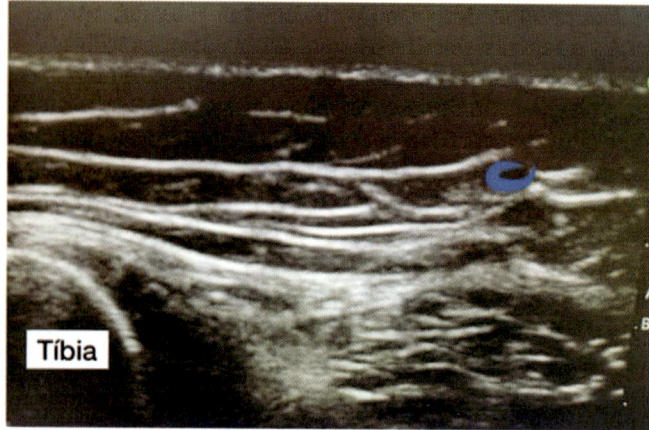

▲ **Figura 112.21** Veia safena magna **(em azul)** no nível da tuberosidade da tíbia. Aliviar a pressão no transdutor facilita seu reconhecimento. É a referência para o bloqueio do nervo safeno neste nível.

trar a imagem. É possível escanear o nervo durante todo o seu trajeto na perna, ele acompanha a veia, apresenta-se como uma estrutura hiperecoica próxima.

### ■ BLOQUEIO DO NERVO SAFENO – NO NÍVEL DO TORNOZELO

O nervo acompanha a veia safena magna durante seu trajeto na perna, portanto, no nível do tornozelo também estará próximo ao vaso, sobre a tíbia (Figura 112.23). Probe deve ser colocado um pouco acima do maléolo medial (Figura 112.22), músculo tibial anterior está próximo, anteriormente a tíbia. É um dos nervos bloqueados no pentabloqueio para pé.

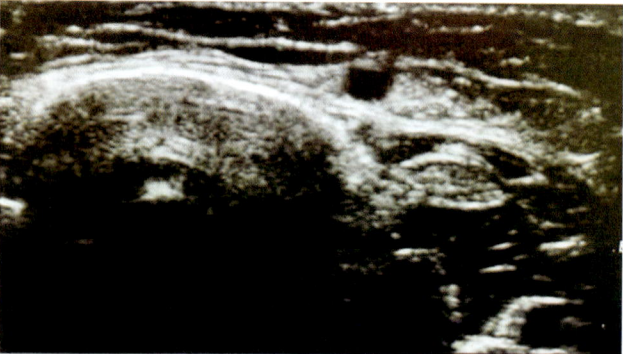

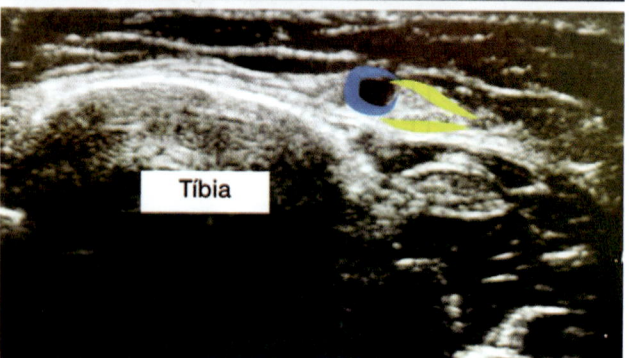

▲ **Figura 112.23** Nervo safeno **(em amarelo)** próximo à veia safena magna **(em azul)** no nível do tornozelo.

### ■ PLEXO SACRAL[1,4]

#### Anatomia e Inervação

O plexo sacral é formado pelo tronco lombossacral (fibras anteriores do 5º nervo lombar com as do 4º) e os ramos anteriores do 1º, 2º e 3º nervos sacrais (Figura 112.24). Dará origem a ramos como nervo ciático ou isquiático, que tem grande importância na prática clínica da anestesia regional, nervo cutâneo posterior da coxa, entre outros.

■ **Nervo cutâneo posterior da coxa:** sai da pelve pela incisura isquiática maior, abaixo do músculo piriforme, sob o glúteo máximo, acompanhando a artéria glútea inferior, desce pela face posterior da coxa, sobre a cabeça longa do

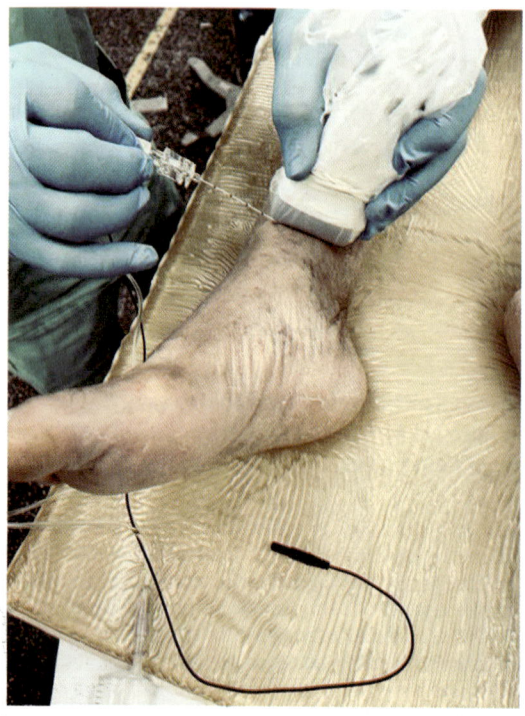

▲ **Figura 112.22** Posicionamento do probe – nervo safeno no nível do tornozelo.

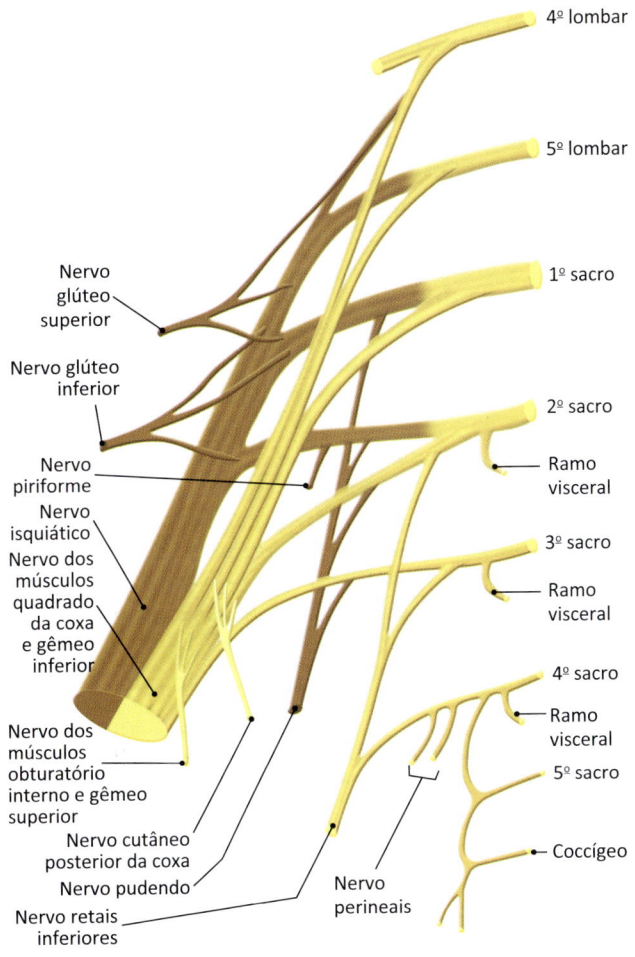

Labels on figure:
4º lombar
5º lombar
1º sacro
2º sacro
Ramo visceral
3º sacro
Ramo visceral
4º sacro
Ramo visceral
5º sacro
Coccígeo

Nervo glúteo superior
Nervo glúteo inferior
Nervo piriforme
Nervo isquiático
Nervo dos músculos quadrado da coxa e gêmeo inferior
Nervo dos músculos obturatório interno e gêmeo superior
Nervo cutâneo posterior da coxa
Nervo pudendo
Nervo retais inferiores
Nervo perineais

▲**Figura 112.24** Plexo sacral e suas ramificações.[4]

músculo bíceps da coxa e acompanha a veia safena até o meio da face posterior da perna, onde se comunicará com ramos do nervo sural. Seus ramos são todos cutâneos, da região glútea, períneo, face posterior da coxa e da perna. A aplicabilidade clínica não é tão grande;

- **Nervo isquiático (Figuras 112.25 e 112.26):** o nervo isquiático deixa a pelve através do forame isquiático maior, passa por baixo do músculo piriforme e desce entre o trocanter maior e a tuberosidade isquiática em direção a coxa. Ao longo de seu trajeto na região glútea, ele cruza sob o glúteo máximo e a superfície dos músculos gêmeo superior, obturador interno, gêmeo inferior e quadrado femoral. Na coxa, em trajeto descendente, passa entre a musculatura do compartimento medial da coxa (pectíneo, adutores – longo, breve e magno, grácil e obturador externo) e a musculatura do compartimento posterior (músculos bíceps femoral, semitendíneo e semimembranoso) e próximo aos côndilos femorais se ramifica. O nervo isquiático pode ser descrito como dois nervos individuais (fibular comum e tibial) agrupados em uma mesma bainha de tecido conjuntivo e, à medida que desce em direção ao joelho, esses dois componentes se separam. A divisão em nervo tibial e fibular comum, propriamente ditos, varia na população, e em geral ocorre entre 5 e 12 cm acima da prega poplítea.

Além dos nervos fibular comum e tibial, o nervo isquiático emite ramos articulares para quadril, ramos geniculares para a face posterior do joelho e ramos musculares que inervam bíceps da coxa, músculo semitendíneo, semimembranoso e adutor magno; e desta forma participa da inervação sensorial da articulação do quadril, região posterior do joelho, região cutânea lateral da perna, calcanhar e superfície dorsal e plantar do pé.

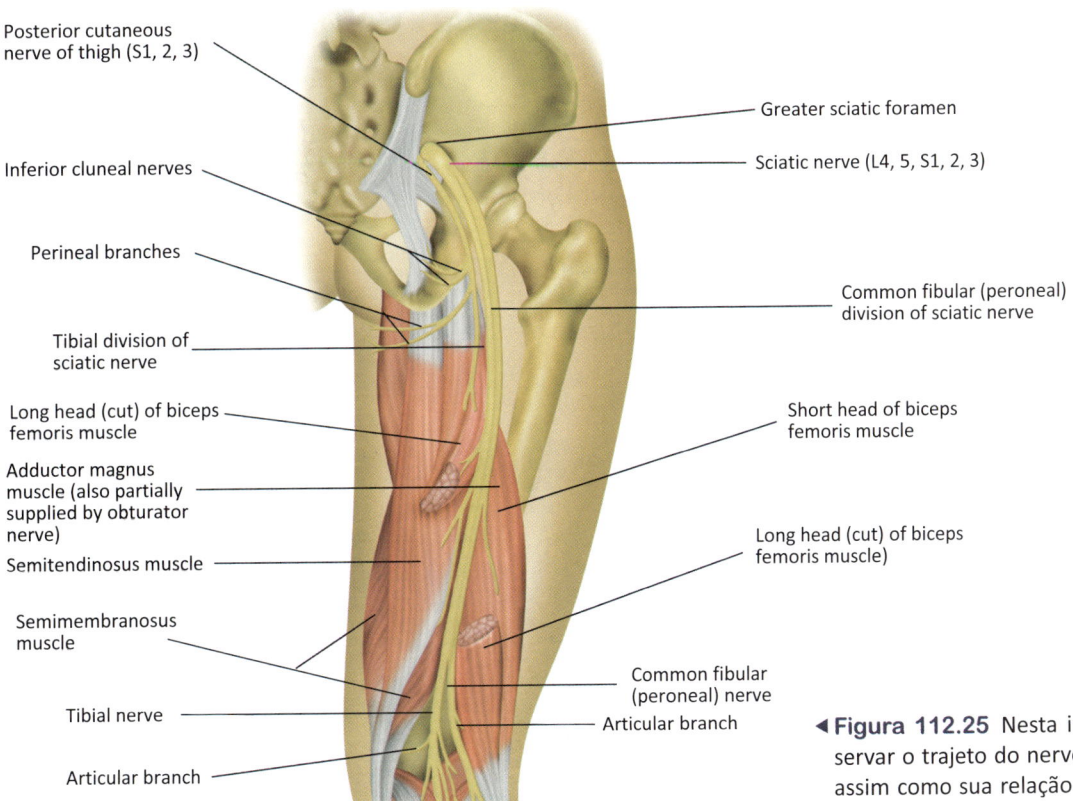

Posterior cutaneous nerve of thigh (S1, 2, 3)
Inferior cluneal nerves
Perineal branches
Tibial division of sciatic nerve
Long head (cut) of biceps femoris muscle
Adductor magnus muscle (also partially supplied by obturator nerve)
Semitendinosus muscle
Semimembranosus muscle
Tibial nerve
Articular branch

Greater sciatic foramen
Sciatic nerve (L4, 5, S1, 2, 3)
Common fibular (peroneal) division of sciatic nerve
Short head of biceps femoris muscle
Long head (cut) of biceps femoris muscle)
Common fibular (peroneal) nerve
Articular branch

◄**Figura 112.25** Nesta imagem, é possível observar o trajeto do nervo ciático, suas divisões, assim como sua relação com estruturas ósseas e músculos.[5]

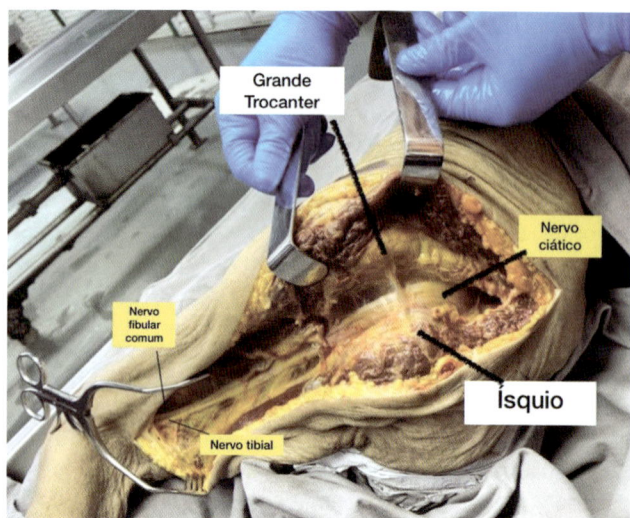

▲ **Figura 112.26** Nesta foto de dissecção em cadáver, observam-se o nervo ciático e sua relação com estruturas ósseas, utilizadas como referências para sua localização. É possível verificar sua divisão em nervos tibial e fibular comum próximo à fossa poplítea.

### ■ BLOQUEIO DO NERVO CIÁTICO[2-4,6-11,30]

### Aplicação Clínica

■ **Analgesia:** inervação sensorial da articulação do quadril, região posterior do joelho, tíbia, fíbula, tornozelo exceto maléolo medial, inervação cutânea de perna exceto região medial, calcanhar, planta e dorso do pé;

■ **Indicações:** está indicado como uma complementação da analgesia em cirurgias de quadril, fêmur/coxa e joelho, caso não se tenha obtido uma analgesia eficaz dessas regiões com outros bloqueios. Caso se pretenda anestesia dessas regiões, obrigatoriamente deve ser associado. Quando associado ao nervo femoral ou safeno, fornece analgesia e anestesia completa de toda a área abaixo do joelho, de forma que a combinação pode ser utilizada em todas as cirurgias que envolvam a perna e pé.

O bloqueio do nervo isquiático com ultrassom pode ser realizado em diversos níveis: transglúteo, subglúteo, via anterior e via poplítea. Via de regra, quando o sítio cirúrgico é mais proximal, como no caso de cirurgias de quadril ou coxa, devem ser realizadas abordagens do nervo mais proximais como via transglútea ou subglútea. Na via transglútea é obtido associado o bloqueio do nervo cutâneo posterior da coxa, que contribuiria para melhor analgesia da região posterior da coxa. Para joelho, uma opção seria a via anterior.

A abordagem do nervo ciático para complementação de analgesia de joelho não deve ser realizada rotineiramente, em geral, é feita quando paciente tem dor importante em região posterior de joelho secundariamente a cirurgias maiores, como por exemplo na colocação de próteses. No entanto deve-se lembrar que estas cirurgias estão associadas a lesão do nervo fibular em intraoperatório, de maneira que haverá dúvida se lesão estaria relacionada com a cirurgia ou com o bloqueio, além do que, o bloqueio do nervo isquiático gera comprometimento motor. Bloqueios novos com IPACK contornam estes tipos de problema e vêm sendo estudados.

### Sonoanatomia e Escaneamento

Nas abordagens em região glútea e via anterior, o nervo é uma estrutura mais profunda, neste caso o probe curvo deve ser utilizado. É indicado associar o estimulador de nervos, principalmente nestas técnicas mais profundas, em que pode haver dúvida na identificação da imagem do nervo. No caso de estimulação do nervo tibial, haverá flexão plantar, do pé e dos dedos do pé e do nervo fibular comum, dorsiflexão ou eversão do pé e extensão dos dedos do pé. De 15 a 20 mL de solução de anestésico local são suficientes.

### ■ NERVO CIÁTICO – ABORDAGEM GLÚTEA

O posicionamento é em decúbito lateral com o lado a ser bloqueado para cima com joelho e quadril fletidos (Figura 112.27). Labat, técnica de bloqueio baseada em referências anatômicas, pode ser utilizada para guiar o posicionamento inicial do probe:

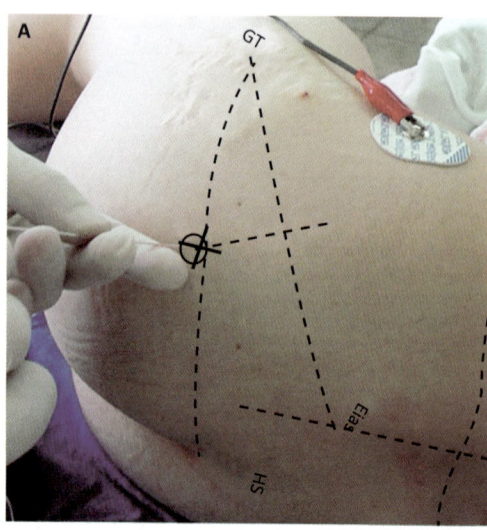
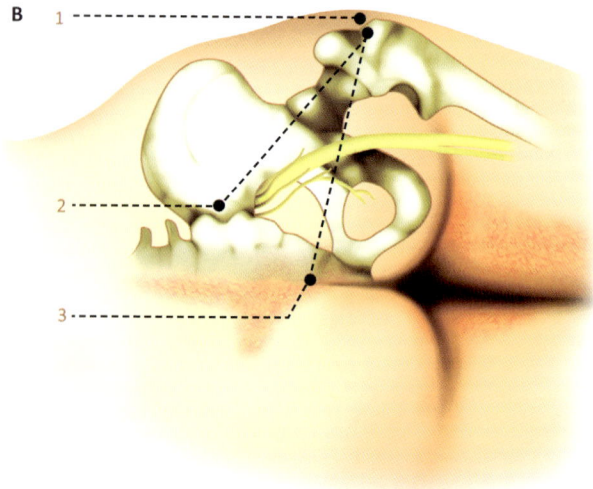

▲ **Figura 112.27** (A e B) Técnica de Labat – referências anatômicas.
**GT-1:** Grande trocânter; **EIPS-2:** Espinha ilíaca posterossuperior; **HS-3:** Hiato sacral.

## Técnica de Labat

- **Pontos de referência:** espinha ilíaca posterossuperior; grande trocanter; hiato sacral;
- **Técnica (Figura 112.27):** é traçada uma linha da espinha ilíaca posterossuperior até o grande trocanter e uma segunda linha do grande trocanter ao hiato sacral; perpendicular ao ponto médio da primeira linha traça-se uma terceira, o ponto de intersecção desta última com segunda linha traçada é o local de inserção da agulha, que nos guiará para o posicionamento do probe.

A partir do correto posicionamento do probe (Figura 112.28), inicia-se a varredura do local procurando-se por uma estrutura achatada e brilhante abaixo da musculatura da região glútea (glúteo máximo e músculo piriforme ou gêmeo superior) a aproximadamente 4 a 6 cm da pele (Figura 112.29). O nervo será encontrado entre estruturas ósseas, como ísquio e cóccix; ou grande trocanter a depender do nível do escaneamento. Artéria glútea inferior pode ser visualizada próxima ao nervo. Nesta via é obtido o bloqueio do nervo cutâneo posterior da coxa por sua proximidade

anatômica. Há algumas variações do nervo ciático na região glútea, com o componente fibular podendo passar acima do músculo piriforme.

## NERVO CIÁTICO – ABORDAGEM SUBGLÚTEA

Nesta abordagem, o nervo está mais superficial em relação à transglútea, o que pode facilitar sua identificação. O probe é posicionado abaixo da prega glútea, no ponto médio de uma linha traçada do trocanter maior até a tuberosidade isquiática (Figura 112.30). O nervo ciático será encontrado entre os músculos glúteo máximo, mais superficial, e quadrado femoral e entre tuberosidade isquiática (estrutura medial) e trocanter maior (estrutura lateral) (Figura 112.31).

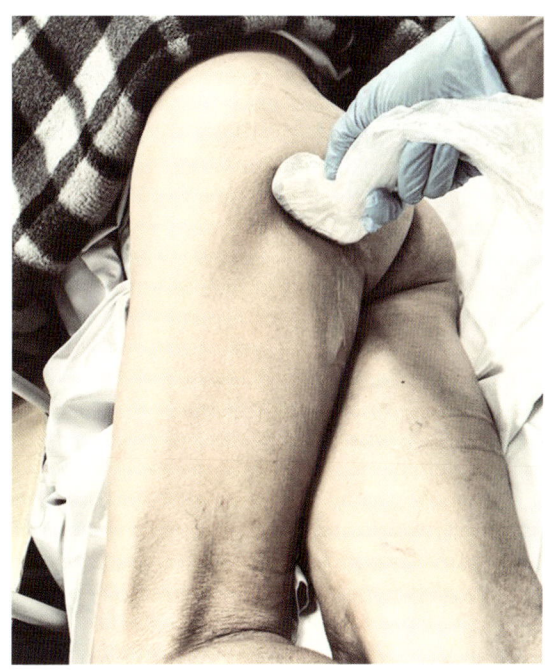

▲ **Figura 112.30** Posicionamento do probe na abordagem subglútea.

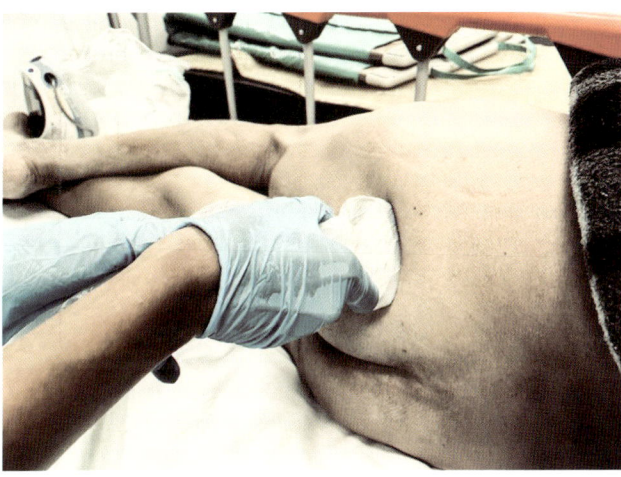

▲ **Figura 112.28** Posicionamento do probe na abordagem transglútea.

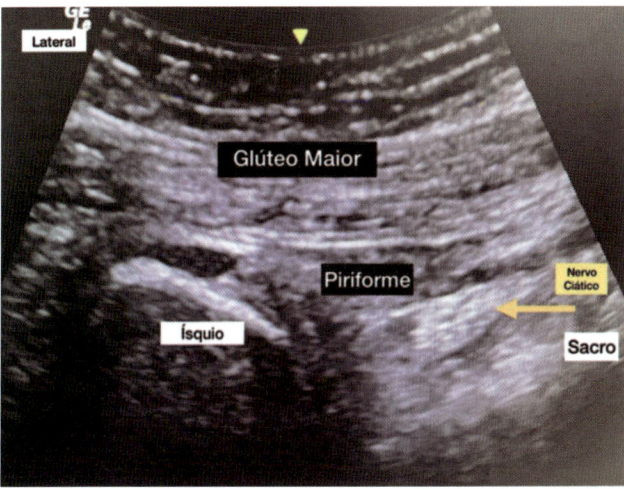

▲ **Figura 112.29** Sonoanatomia – nervo ciático – abordagem glútea.

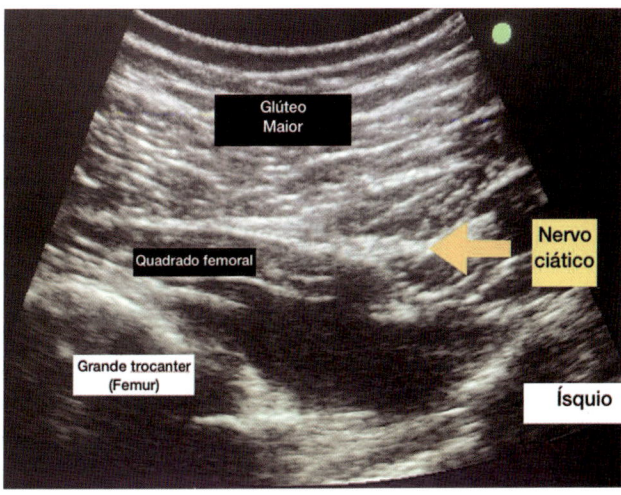

▲ **Figura 112.31** Sonoanatomia nervo ciático –abordagem subglútea.

Caso haja dificuldade, pode ser realizado o escaneamento até a fossa poplítea na tentativa de seguir o nervo até a região infraglútea uma vez que a imagem nessa região é mais fácil de ser obtida.

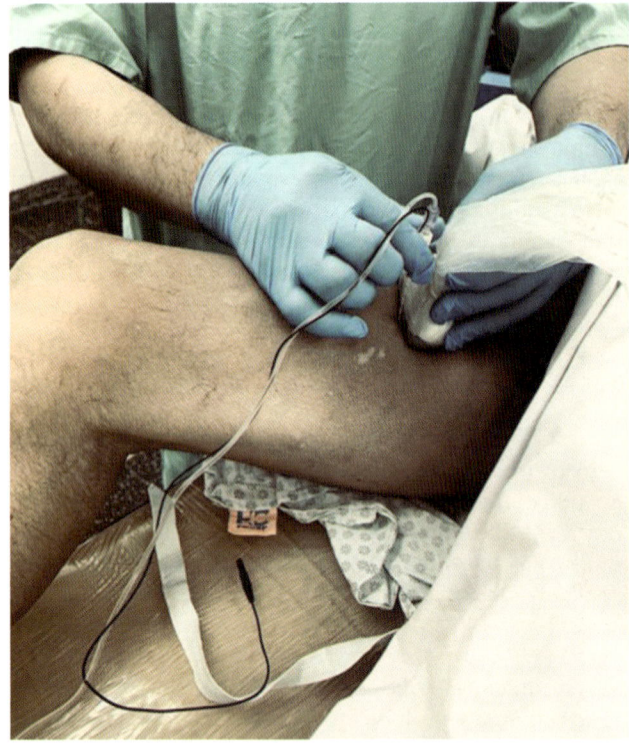

▲ **Figura 112.32** Posicionamento do probe e agulhamento fora de plano – ciático via anterior.

# ■ NERVO CIÁTICO – ABORDAGEM ANTERIOR

O posicionamento do paciente é em decúbito horizontal com o membro a ser bloqueado com ligeira rotação externa. O probe curvilíneo deve ser posicionado a aproximadamente 8 cm abaixo da prega inguinal na face anteromedial da coxa (Figura 112.32). O fêmur será visualizado como uma linha hiperecoica e uma sombra acústica posterior; medial a este, o nervo se apresentará como uma estrutura oval hiperecogênica, localizado entre o adutor magno, que faz parte da musculatura do compartimento medial da coxa, e a musculatura do compartimento posterior da coxa, representados pelos músculos bíceps femoral, semitendíneo e semimembranoso (Figura 112.33).

O nervo pode ser confundido com outras estruturas musculares, dessa forma, mudanças na inclinação do transdutor ajudam a "cortá-lo" em um ângulo de 90 graus, o que melhorará sua visualização; está geralmente localizado em até 6 cm da pele.

O nervo pode estar localizado atrás da sombra acústica do fêmur, nesses casos, desloca-se o transdutor para distal ou medial na tentativa de encontrá-lo, a rotação externa e flexão do quadril ajuda na visualização do nervo nestes casos. Pedir para paciente flexionar o pé pode facilitar encontrar o nervo pois ele se move em imagem.

Ao posicionar o nervo no meio da tela do ultrassom e girar o probe 90 graus é possível realizar seu corte longitudinal, o nervo será visto como uma estrutura contínua e hiperecogênica entre os planos musculares (Figura 112.34). Este corte é uma possibilidade para confirmar a imagem do nervo e se observar a dispersão adequada de anestésico local, que deve ser cranial e caudal.

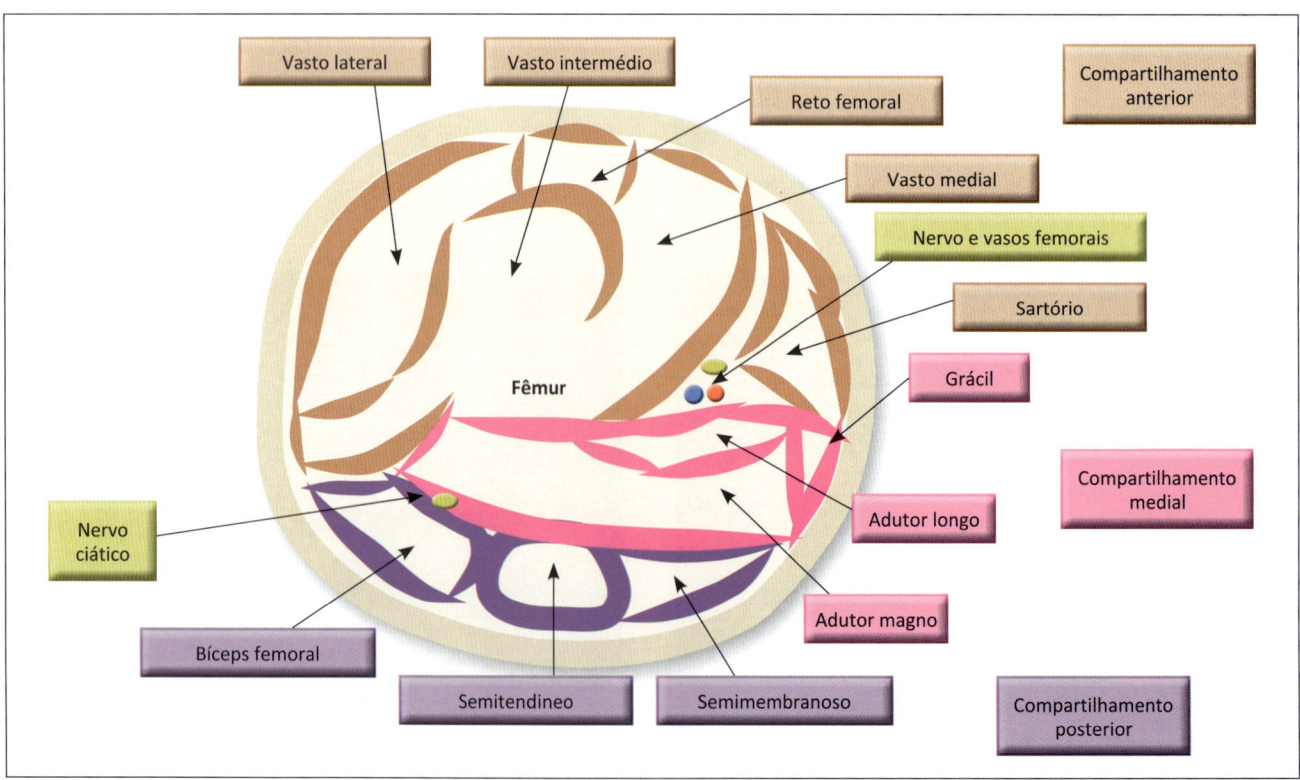

▲ **Figura 112.33** Esquema ilustrativo demonstrando compartimentos da coxa e seus músculos.

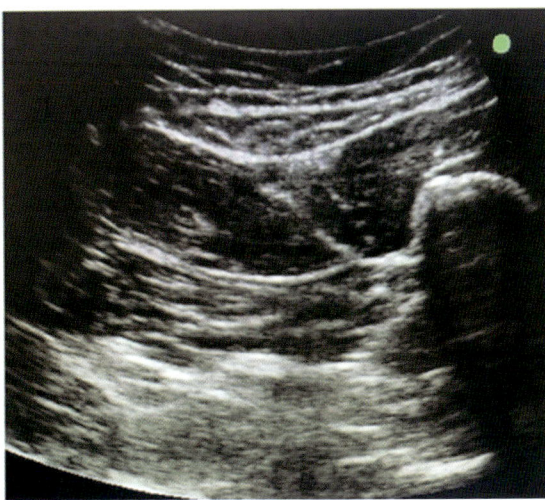
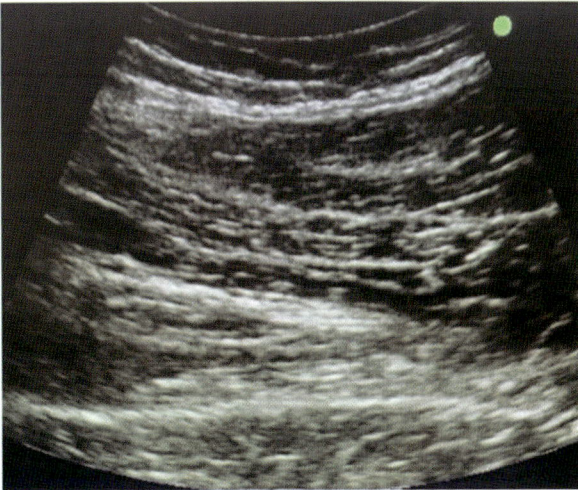

▲ **Figura 112.34** Sonoanatomia do nervo ciático via anterior. Na segunda imagem, tem-se o nervo ciático em seu eixo longitudinal. Partindo da primeira imagem **(imagem da esquerda)**, o probe foi girado 90 graus de modo a obter o seu corte longitudinal **(imagem da direita)**.

O ideal é que se realize uma primeira injeção de anestésico local e depois reposicione-se a agulha na face ainda não banhada pelo anestésico local para realizar uma segunda injeção, de forma a se obter um bloqueio eficaz (Figura 112.35).

## NERVO CIÁTICO NA FOSSA POPLÍTEA[14-19]

O bloqueio pode ser realizado em diversos posicionamentos, com o paciente em decúbito dorsal horizontal com abdução da coxa, perna flexionada (Figura 112.36), decúbito lateral com o membro a ser bloqueado para cima ou ainda em decúbito ventral.

Inicialmente deve-se realizar uma varredura próximo a fossa poplítea (Figura 112.37), onde se identificará a artéria poplítea, pulsátil; a veia poplítea que está adjacente pode ou não ser visível a depender da pressão no transdutor. Próximo a artéria poplítea, na fossa poplítea, será encontrado o nervo tibial, que é maior e está em posição mais medial quando comparado ao nervo fibular; nessa altura já se encontram separados. Ao seguir o nervo tibial com o ultrassom proximalmente observa-se que ele se une ao fibular, o que configura o ponto de divisão do nervo ciático em seus dois ramos, este é o local ideal para a realização do bloqueio (Figura 112.38). O nervo ciático é envolvido por uma bainha de tecido conjuntivo (*Vloka's sheath*), o objetivo é injetar anestésico quando seus dois componentes (nervo tibial e fibular comum) começam a se separar mas ainda estão dentro da bainha em comum, formando uma imagem em oito (Figura 112.39). Este ponto de injeção parece estar associado a menor latência do bloqueio, a presença da bainha ajuda na dispersão do anestésico local. A musculatura que delimita o nervo isquiático na fossa poplítea é a cabeça longa do músculo bíceps femoral superolateralmente e músculos semimembranoso e semitendinoso superomedialmente.

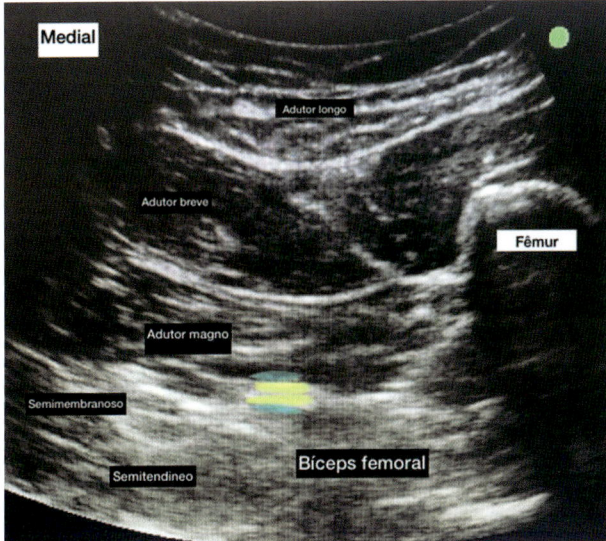
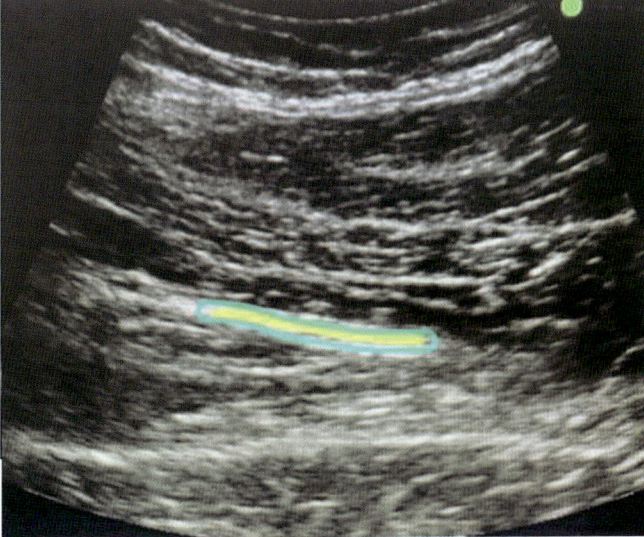

▲ **Figura 112.35** Na imagem da esquerda, observa-se o nervo ciático **(em amarelo)** entre o adutor magno e a musculatura posterior da coxa. Na segunda figura, confirma-se a imagem do nervo ciático através do escaneamento no eixo longitudinal. O padrão de dispersão buscado está em azul.

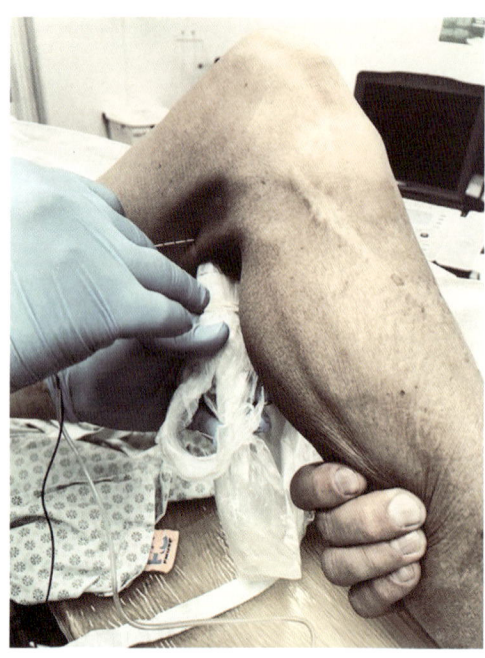

◄ **Figura 112.36** Posicionamento do probe e agulhamento em plano via poplítea.

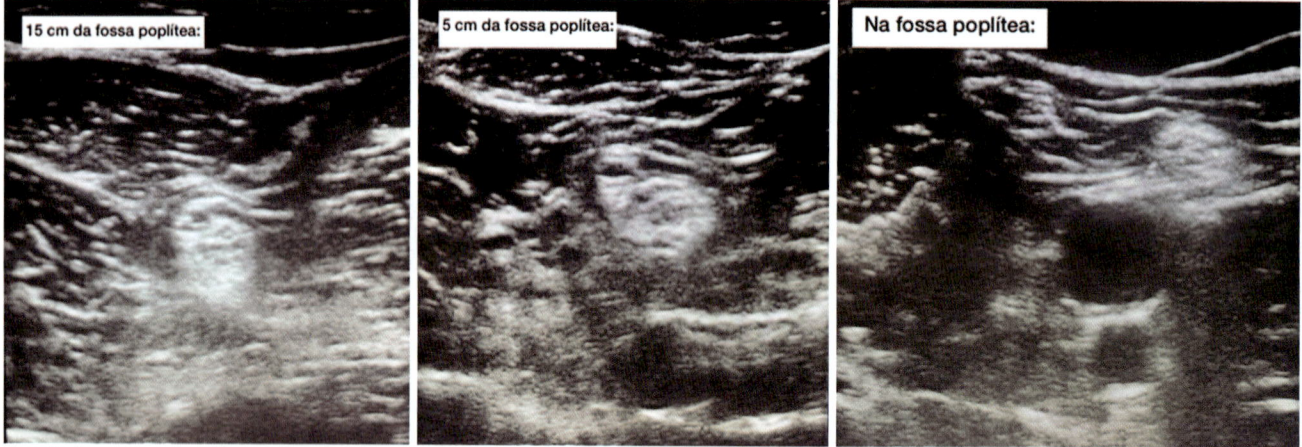

15 cm da fossa poplítea:

5 cm da fossa poplítea:

Na fossa poplítea:

▲ **Figura 112.37** Neste escaneamento ao longo da região posterior da coxa, observa-se que o nervo ciático é uma estrutura única na imagem mais proximal **(primeira imagem)** e próximo a fossa poplítea se divide **(imagem do meio)**. Na última imagem, encontra-se dividido em nervo tibial e fibular.

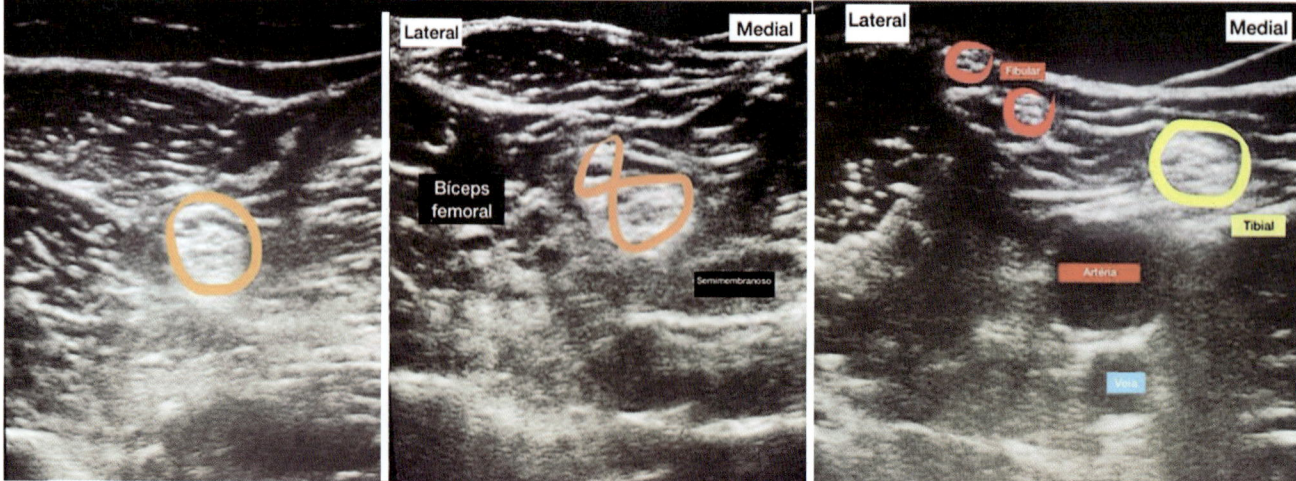

Lateral

Medial

Lateral

Medial

Bíceps femoral

Semimembranoso

Fibular

Tibial

Artéria

Veia

▲ **Figura 112.38** O ponto ideal de realização do bloqueio é quando há formação da imagem em oito: dos nervos se dividindo. Na fossa poplítea os nervos estão divididos; nervo fibular se encontra mais lateral e nervo tibial é maior e se encontra próximo a artéria poplítea.

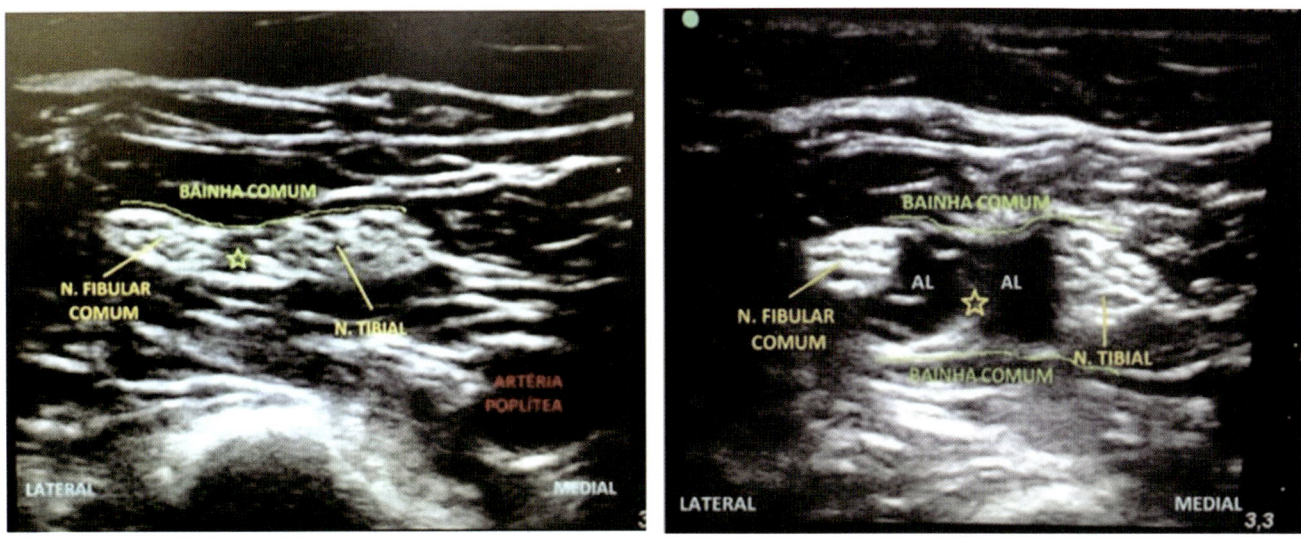

▲ **Figura 112.39**  Nesta imagem, é possível observar com detalhe a presença da bainha que envolve os dois nervos e a separação deles após injeção de anestésico local.

■ **NERVO TIBIAL**[2]

## Anatomia e Inervação

Inicia seu trajeto na porção superior da fossa poplítea e desce verticalmente pela face posteromedial da perna, medial aos vasos tibiais posteriores até o maléolo medial e o tendão calcâneo, dividindo-se sob o ligamento deltoide em nervos plantares medial e lateral (Figura 112.40).

Durante seu trajeto emite os seguintes ramos: articulares (joelho e tornozelo); musculares (músculo gastrocnêmio, músculo plantar, músculo sóleo, músculo poplíteo, músculo tibial posterior, músculo flexor longo dos dedos, músculo flexor longo do hálux); nervo cutâneo medial da sura (que se une ao nervo fibular comum para formar o nervo sural); nervo sural; ramos mediais do calcâneo (inerva a pele do calcanhar e do lado medial da planta do pé); nervo plantar medial; nervo plantar lateral.

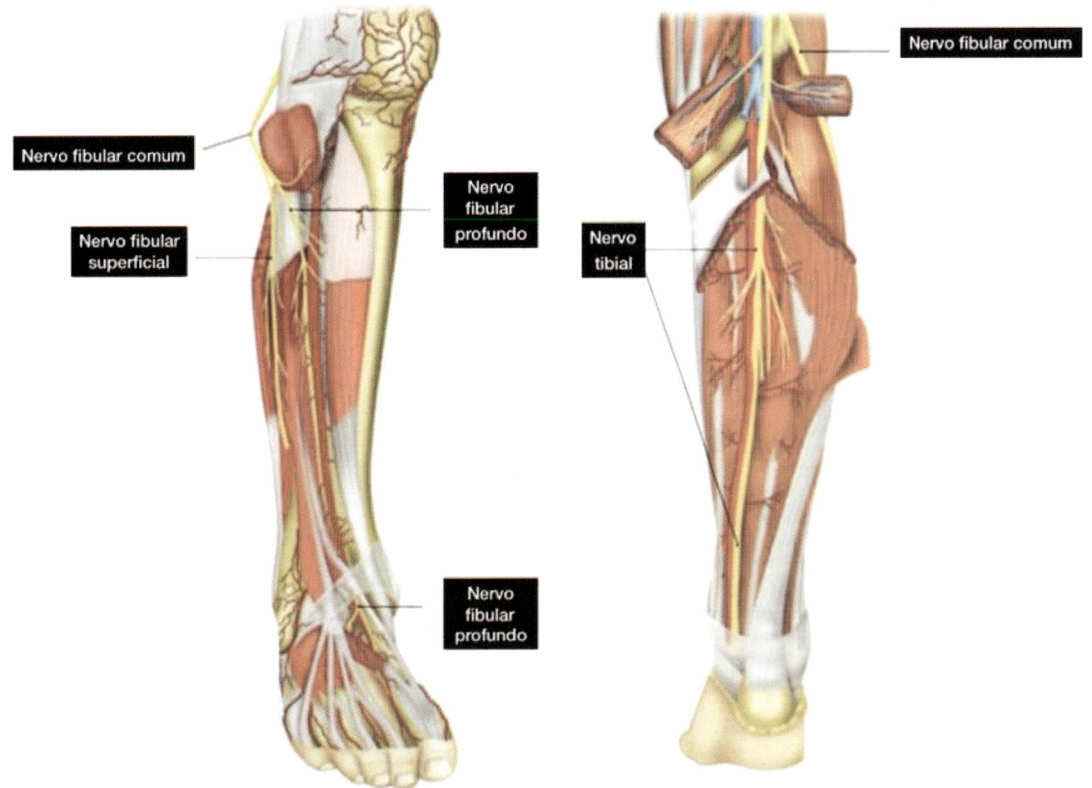

▲ **Figura 112.40**  Trajeto dos nervos tibial e fibular ao longo da perna.[4]

## ■ BLOQUEIO DO NERVO TIBIAL – NO NÍVEL DO TORNOZELO

### Sonoanatomia e Escaneamento

O probe deve ser posicionado entre tendão do calcâneo e maléolo medial, o nervo se encontrará adjacente a artéria tibial posterior (Figuras 112.41 e 112.42). Nesta altura, estão presentes os músculos flexor longo dos dedos, tibial posterior e flexor longo do hálux, que podem ser visualizados na imagem.

Como é um nervo motor, se realizada a estimulação, será observado flexão plantar e dos dedos.

## ■ NERVO FIBULAR COMUM[1,3]

### Anatomia e Inervação

O nervo fibular comum se origina na fossa poplítea e acompanha a borda medial músculo bíceps femoral; no nível da cabeça da fíbula, divide-se em nervo fibular superficial e profundo (ver Figura 112.41).

- **Nervo fibular profundo:** inicia-se na bifurcação do nervo fibular comum, entre a fíbula e a porção superior do músculo fibular longo, segue próximo a membrana interóssea até o tornozelo, medial à artéria tibial anterior entre o tendão do músculo extensor longo do hálux e tíbia. Ramos: musculares (músculo tibial anterior, músculo extensor longo dos dedos, músculo fibular terceiro e músculo extensor longo do hálux); ramo anterior (à articulação do tornozelo); ramo terminal lateral e medial;
- **Nervo fibular superficial:** desce anterolateralmente à fíbula, sob a «fáscia crural», entre os músculos fibulares e o músculo extensor longo dos dedos e divide-se em nervos cutâneos dorsais medial e intermédio.

## ■ BLOQUEIO DO NERVO FIBULAR PROFUNDO – NO NÍVEL DO TORNOZELO

### Sonoanatomia e Escaneamento

Probe deve ser colocado em região anterior de tornozelo, na linha intermaleolar ou um pouco acima, localiza-se a artéria tibial anterior, nervo está adjacente (Figuras 112.43 e 112.44).

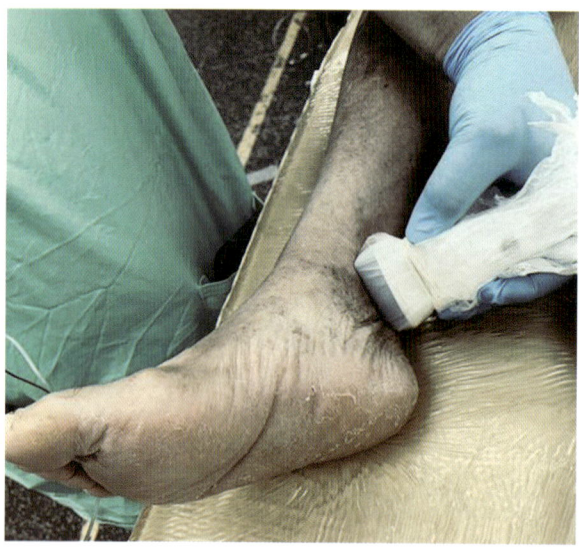

▲ **Figura 112.41** Posicionamento do probe no bloqueio do nervo tibial.

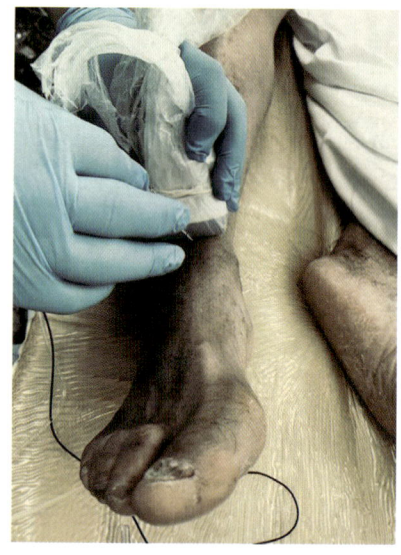

▲ **Figura 112.43** Posicionamento do probe e agulhamento fora de plano no bloqueio do fibular profundo.

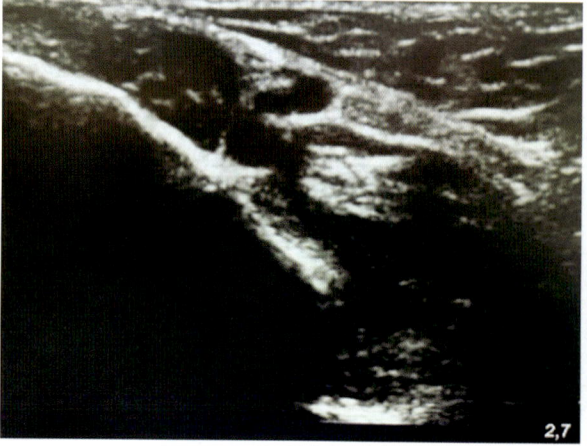

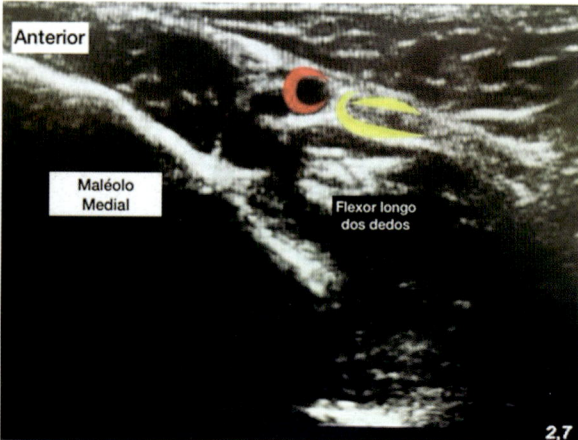

▲ **Figura 112.42** O nervo tibial (em amarelo) é encontrado posterior a artéria tibial posterior (em vermelho).

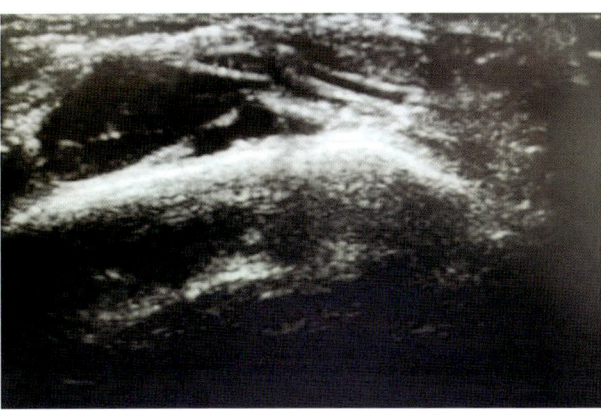
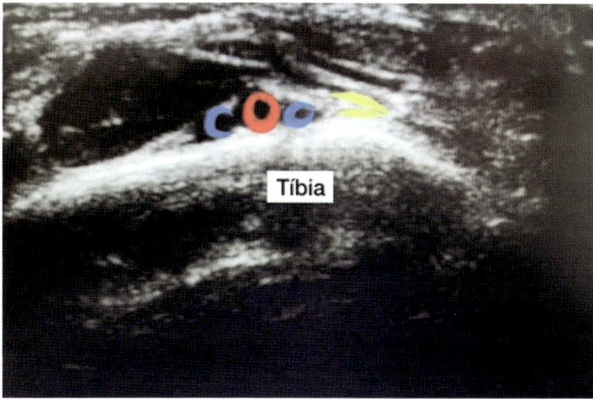

▲ **Figura 112.44** Nervo fibular profundo (em amarelo) próximo a artéria tibial anterior (em vermelho). Foram encontradas duas veias adjacentes a artéria em região.

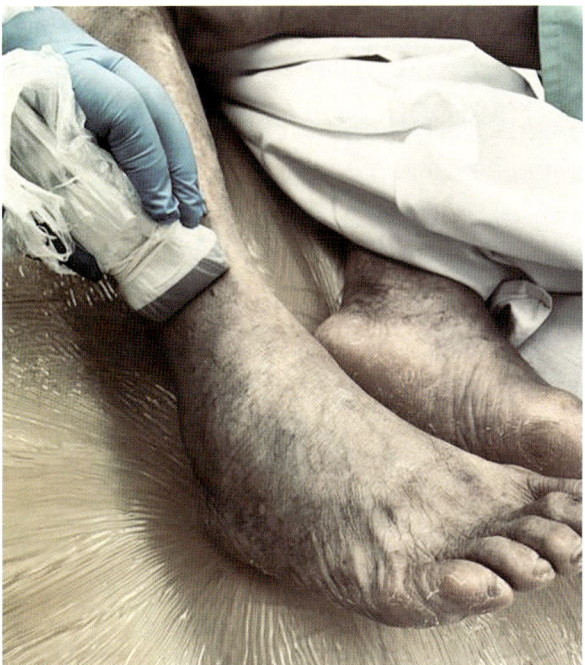

Nesta altura, localizam-se tendões e músculos: tibial anterior (responsável pela dorsiflexão do tornozelo), extensor longo do hálux (dorsiflexão do hálux) e extensor longo dos dedos.

## ■ BLOQUEIO DO NERVO FIBULAR SUPERFICIAL

### Sonoanatomia e Escaneamento

Probe deve ser colocado na região anterolateral da perna (Figura 112.45), acima do maléolo lateral, deve-se escanear proximalmente até a visualização da musculatura e a fíbula. O nervo estará abaixo da "fáscia crural", entre o músculo extensor longo dos dedos, localizado anteriormente, e músculo fibular curto, posterior (Figura 112.46). Se possível bloquear o nervo mais proximalmente para não haver falha em um dos seus ramos (medial ou intermédio).

## ■ NERVO SURAL[1,3,4]

### Anatomia e Inervação

Origina-se a partir do nervo tibial e fibular comum, passa entre o maléolo lateral e o tendão calcâneo e dirige-se adiante sob o maléolo lateral como nervo cutâneo dorsal lateral, no lado externo do pé.

▲ **Figura 112.45** Posicionamento do probe no bloqueio do fibular superficial.

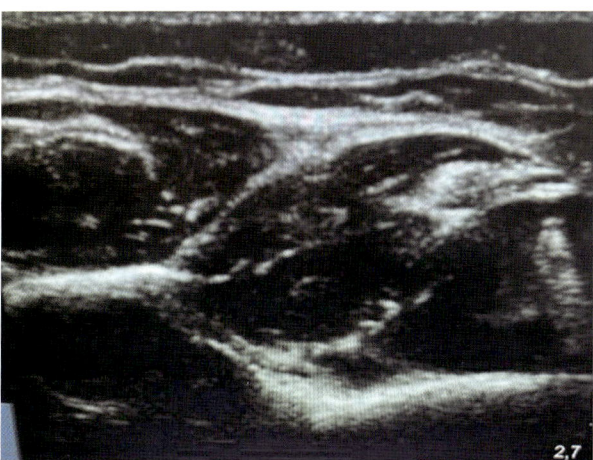
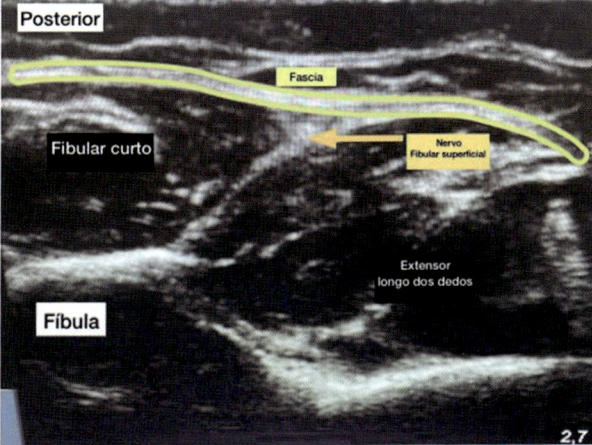

▲ **Figura 112.46** Nervo fibular superficial é encontrado entre a musculatura próximo a fíbula, abaixo da fáscia que passa pela região (em amarelo).

## ▪ BLOQUEIO DO NERVO SURAL

### Sonoanatomia e Escaneamento

Probe deve ser posicionado entre tendão do calcâneo e maléolo lateral, nervo estará ao lado da veia safena superficial (Figuras 112.47 e 112.48). Nervo pode não ser visível, nesse caso, realizar injeção de anestésico ao redor da veia.

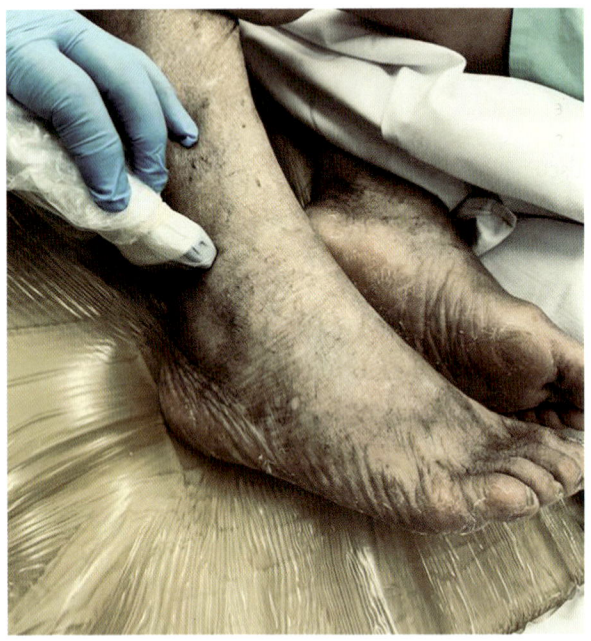

▲ **Figura 112.47** Posicionamento do probe no bloqueio do nervo sural.

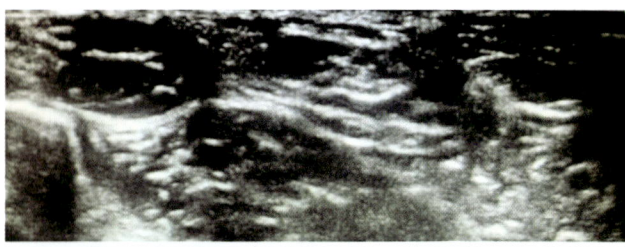

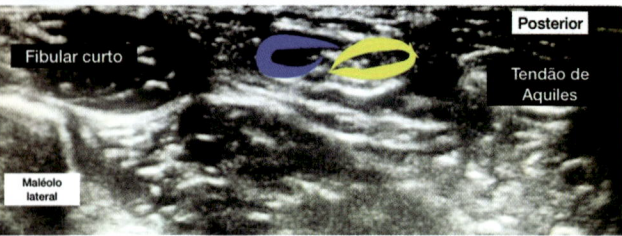

▲ **Figura 112.48** Nervo sural é encontrado entre a musculatura próximo a fíbula, abaixo da fáscia que passa pela região (em amarelo).

## ▪ PENTABLOQUEIO

### Aplicação Clínica e Indicações

É realizado com objetivo de se obter analgesia ou anestesia abaixo do tornozelo. Os nervos bloqueados são o nervo safeno, tibial, sural, fibular profundo e fibular superficial, que juntos compõem a inervação do pé (Figura 112.49), cada qual responsável por uma área de analgesia conforme a Tabela 112.1. Conforme descrito, as técnicas de bloqueio são realizadas no nível do tornozelo ou um pouco acima na perna. 3 a 5 mL de anestésico local é o suficiente para cada nervo.

**Tabela 112. 1 Nervos do pentabloqueio.**

| Nervo | Inervação | Resumo da técnica | Posicionamento do probe |
|---|---|---|---|
| **Nervo tibial** (ramos: plantar medial, plantar lateral e calcâneo medial) | Face plantar do pé. | Localizado entre maléolo medial e tendão do calcâneo, próxima a artéria tibial posterior. | |
| **Nervo sural** | Região lateral do pé. | Localizado entre maléolo lateral e tendão do calcâneo, próximo a veia safena superficial. | |
| **Nervo fibular profundo** | Área entre 1 e 2 dedos. | Localizado na região anterior do tornozelo, próximo a artéria tíbial anterior. | |
| **Nervo fibular superficial** | Dorso do pé exceto área entre 1 e 2 dedos. | Localizado na região anterolateral da perna, entre os músculos próximo a fíbula, abaixo da "fascia crural". | |
| **Nervo safeno** | Região do maléolo medial. | Localizado na região anteromedial do tornozelo, próximo a veia safena magna. | |

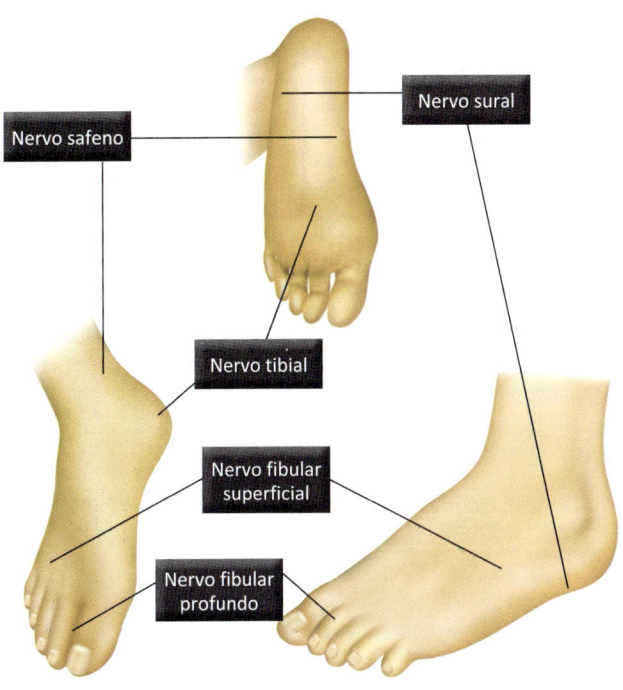

▲ **Figura 112.49** Nervos e suas respectivas áreas de inervação cutânea.

## ■ BLOQUEIO DA FÁSCIA ILÍACA[2,3]

### Anatomia e Inervação

A fáscia ilíaca recobre os músculos ilíaco e psoas, que passam através da pelve e se inserem no trocanter menor do fêmur, e é contínua abaixo do ligamento inguinal, com a fáscia do músculo iliopsoas.

O objetivo dos bloqueios da fáscia ilíaca é a dispersão de anestésico local abaixo da fáscia ilíaca de modo que os nervos femoral e cutâneo lateral femoral sejam banhados. Dessa forma, a área pretendida de analgesia com estes bloqueios é a referente ao território de inervação desses nervos. A dispersão para nervo obturatório é motivo de controvérsia na literatura. Como se trata de bloqueio interfascial e se objetiva uma adequada dispersão de anestésico local, recomenda-se volumes maiores, de 20 a 40 mL. Como agulha não entra em contato direto com o nervo, há uma menor chance de lesão nervosa, por outro lado, para um bloqueio eficaz depende-se de correta dispersão, algo que está sujeito a falhas. Fáscia ilíaca suprainguinal parece promover dispersão mais proximal, de modo a bloquear ramos mais proximais de nervo femoral e com possível dispersão para nervo obturatório.

### Aplicação Clínica

■ **Analgesia:** porção anterior de quadril, analgesia cutânea de região anteromedial de coxa e lateral de coxa. Devido ao bloqueio de nervo femoral ocorrerá analgesia de fêmur, porção anteromedial de joelho e porção medial de perna.

■ **Indicações:** de uma maneira geral, conforme área de analgesia, é indicado para cirurgias em quadril, coxa, fêmur.

## Sonoanatomia e Escaneamento

### ■ FÁSCIA ILÍACA – ABORDAGEM INFRAINGUINAL

Coloca-se o probe paralelo, abaixo do ligamento inguinal de forma que se visualize vasos femorais (Figura 112.50). A fáscia ilíaca é a estrutura que recobre o músculo iliopsoas, abaixo desta estará localizado o nervo femoral, que também pode ser visualizado ao lado da artéria. A partir deste ponto, deve-se deslizar probe lateralmente, de forma que o nervo femoral não fique tão próximo na imagem, a injeção de anestésico local deve ser realizada entre a fáscia ilíaca e o músculo iliopsoas (Figura 112.51).

### ■ FÁSCIA ILÍACA – ABORDAGEM SUPRAINGUINAL

O objetivo do escaneamento é encontrar a confluência dos afilamentos dos músculos oblíquo interno (cefálico) e o sartório (caudal) no ligamento inguinal no nível da espinha ilíaca anteroinferior (EIAI), descrita como imagem em gravata de borboleta (*bow tie*) ou ampulheta na horizontal

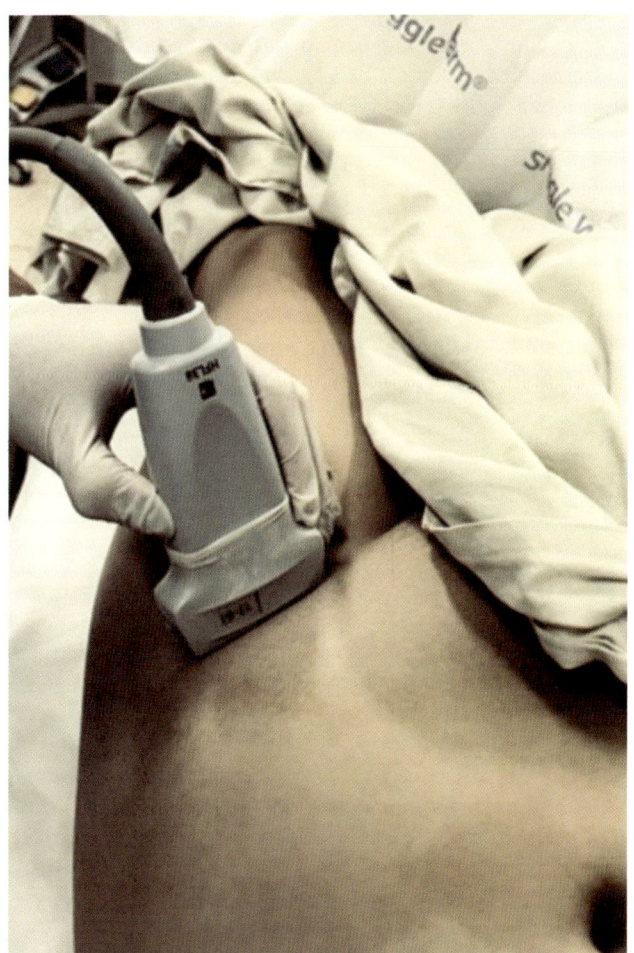

▲ **Figura 112.50** Posicionamento do probe – fáscia ilíaca infrainguinal.

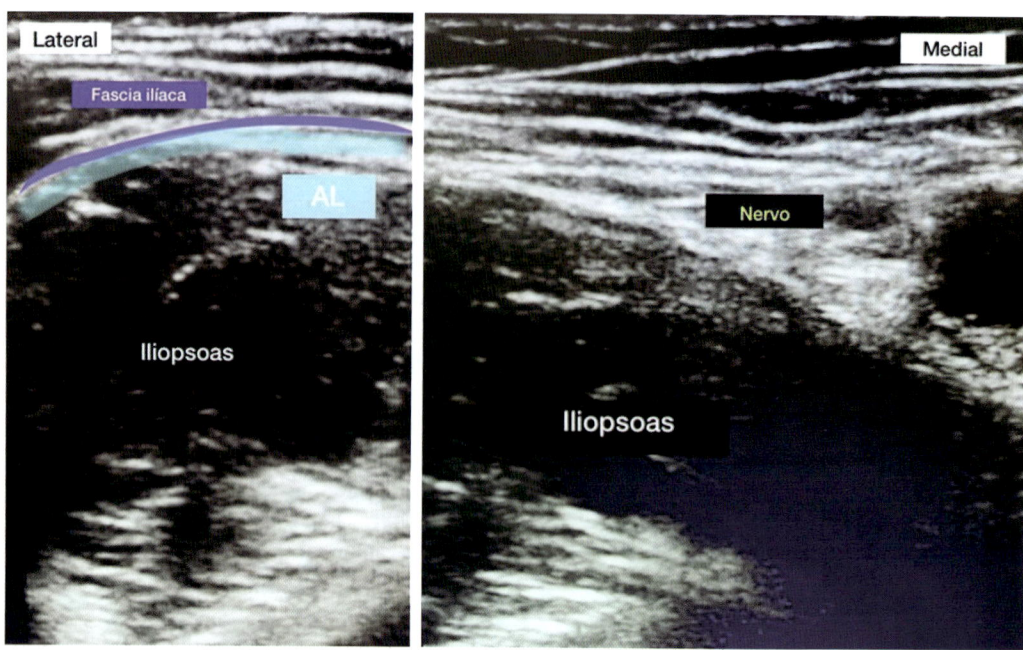

▲**Figura 112.51** As duas imagens, uma mais lateral e outra mais medial, foram colocadas em sequência de forma que se tenha uma visão panorâmica da região para bloqueio da fáscia ilíaca infra inguinal. O anestésico local (AL) deve ser depositado abaixo da fáscia ilíaca, sobre o músculo iliopsoas em posição lateral, distante do nervo como mostrado.

(*horizontal hourglass*). A marca de entrada no terço distal do ligamento inguinal pela técnica de Dalens ("técnica dos dois cliques") coincide com o posicionamento do probe nesta técnica (Figuras 112.52 e 112.53); o probe deve ser posicionado perpendicular ao ligamento inguinal neste ponto e através do escaneamento lateral ou medial ajusta-se a localização ideal até que a EIAI seja visualizada, assim como os músculos sartório e transverso. A EIAI, abaixo do músculo iliopsoas demonstra o correto posicionamento do probe,

assim como a presença da artéria ilíaca circunflexa profunda, que pode ser visualizada abaixo do músculo transverso.

O anestésico local deve dispersar abaixo do músculo transverso e abaixo artéria em direção cefálica (Figura 112.54).

Outra maneira de escanear é iniciar abaixo do ligamento inguinal de forma que se identifique os vasos femorais, músculo iliopsoas e sartório. Ao se encontrar sartório probe é deslizado cefalicamente até visualização da EIAI e girado de forma que fique mais ou menos perpendicular ao liga-

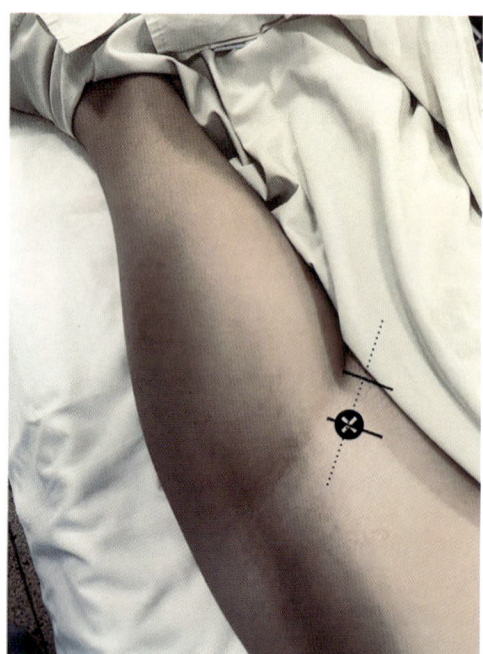

▲**Figura 112.52** Marco de punção na técnica de Dalens, entre terço médio e lateral na linha que liga a EIAS e o tubérculo púbico. É uma referência para o início do escaneamento.

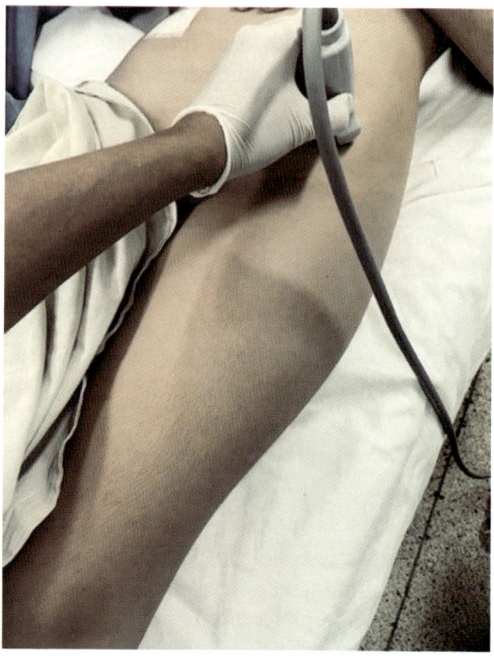

▲**Figura 112.53** Posicionamento do probe – fáscia ilíaca suprainguinal.

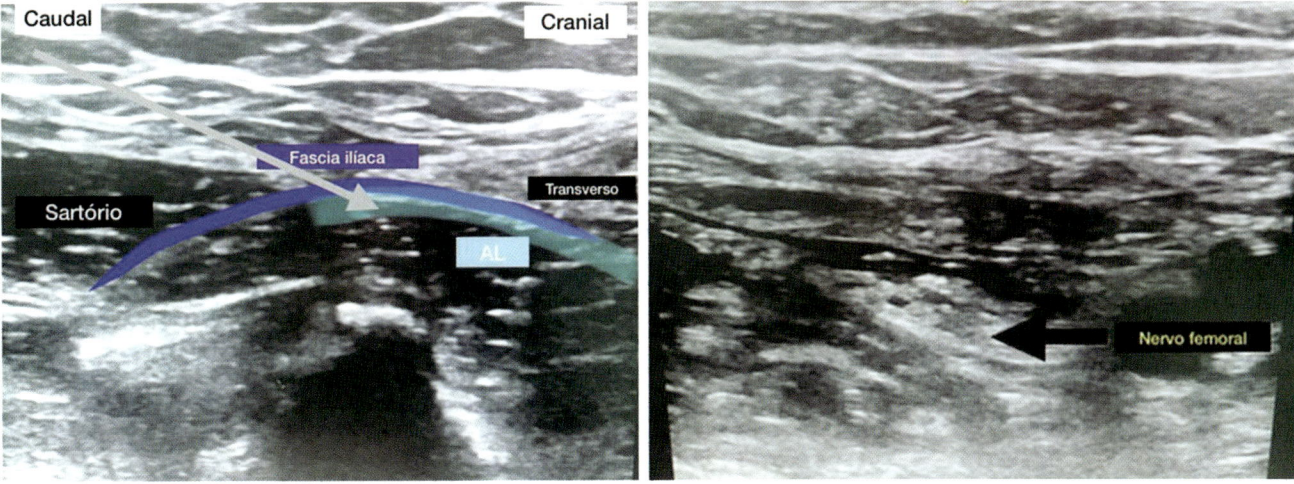

▲ **Figura 112.54** Conforme é descrito na técnica, a agulha (seta) foi inserida de caudal para cranial e anestésico local foi injetado abaixo da fáscia Ilíaca de forma a haver dispersão para baixo do transverso. Após a realização do bloqueio **(imagem da esquerda)**, a região inguinal foi escaneada e observou-se dispersão de AL ao redor do nervo femoral **(imagem da direita)**.

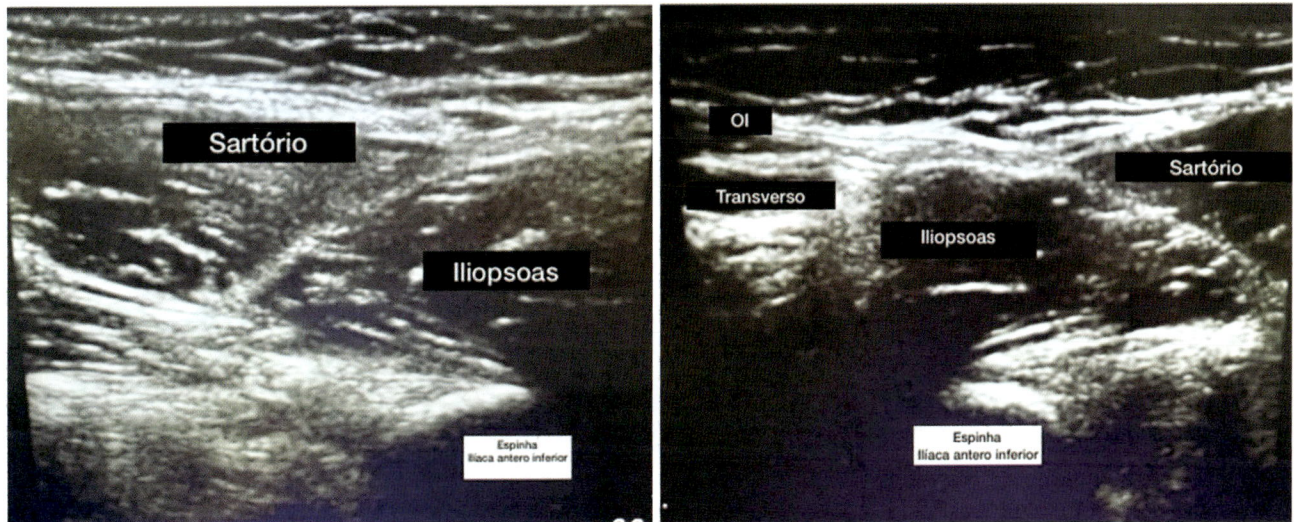

▲ **Figura 112.55** Após identificação do sartório, desloca-se probe cefálico até visualização da espinha Ilíaca anteroinferior **(imagem da esquerda)**. O próximo passo é identificar os músculos oblíquo interno e transverso, que ficarão localizados cefalicamente na imagem e o sartório caudal. O anestésico local deve dispersar abaixo do transverso.

mento inguinal e se visualize a imagem pretendida: cranial, os músculos abdominais (obliquo interno e transverso) sendo ligados ao sartório (caudal) acima do músculo iliopsoas (Figura 112.55).

### ▪ REGIÃO PARAVERTEBRAL LOMBAR E PLEXO LOMBAR[2-4]

#### Aplicação Clínica

▪ **Analgesia:** território dos nervos obturatório, femoral, cutâneo femoral lateral e genitofemoral, que correspondem aos seus principais ramos. Ao ser combinado com o nervo ciático promove anestesia ampla do membro inferior;

▪ **Indicações:** procedimentos envolvendo parte anterior de coxa, fraturas de diáfise e colo de fêmur, cirurgias em quadril, joelho.

#### Anatomia e Inervação

As raízes de L2 a L4 do plexo lombar provenientes dos nervos espinais, emergem dos forames intervertebrais e entram no músculo psoas, onde originam as divisões anterior e posterior, que vão se reunir para formar os nervos individualmente. O nervo femoral e cutâneo femoral lateral são formados pelas divisões posteriores de L2 a L4 e o nervo obturatório pelas divisões anteriores.

O objetivo do bloqueio do plexo lombar ou bloqueio do compartimento do psoas é a injeção de anestésico local dentro do aspecto posterior do psoas maior no nível de L3 a L4, ocasionalmente L2 a L3 ou L4 a L5, de forma a atingir os ramos lombares de L2 a L4. O plexo lombar é visualizado em formato triangular, dentro do compartimento do psoas, na sua composição estão presentes os nervos femoral, obturatório e cutâneo femoral lateral.

## Espaço Paravertebral Lombar

Quando as raízes lombares saem do forame intervertebral, seguem trajeto caudal e passam por um **plano fascial** que divide os dois terços anteriores do músculo psoas (que se origina do aspecto anterolateral do corpo vertebral e do disco intervertebral) e seu terço posterior (que se origina do aspecto anterior do processo transverso). Essas duas partes do músculo psoas se fundem, no entanto próximas ao corpo vertebral e forame intervertebral estão separadas por um espaço denominado espaço paravertebral. O espaço paravertebral lombar, além de conter essas raízes nervosas lombares é altamente vascularizado, contendo também ramos da artéria lombar e veia lombar ascendente. Por possuírem um trajeto caudal, as raízes lombares, após percorrerem o espaço paravertebral, entram no compartimento do psoas um nível abaixo e não no mesmo nível. Portanto, por exemplo, no espaço paravertebral, no nível na vértebra de L4 teremos a raiz lombar de L4, mas no compartimento do psoas nesse nível haverá ramos da raiz de L3.

### Sonoanatomia e Escaneamento

O escaneamento da região paravertebral lombar pode ser feita no eixo sagital ou transversal. O posicionamento do paciente é em decúbito lateral com o lado que será bloqueado para cima. É indispensável o uso de estimulador para confirmar o posicionamento correto da agulha, o paciente apresentará contração do quadríceps.

Traça-se uma linha paralela a 4 cm da linha mediana da coluna. A intersecção desta linha com uma linha que passa pelas cristas ilíacas é o ponto de entrada da agulha por meio da técnica anatômica (Figura 112.56). Também pode ser utilizada como referência para o posicionamento inicial do probe. No escaneamento paramediano sagital, o probe é colocado neste ponto ao longo da linha paramediana sagital e no escaneamento transversal, o probe é posicionado lateral a este ponto ao longo da linha que passa pelas cristas (Figura 112.57).

No escaneamento sagital observaremos o processo transverso em imagem em tridente, abaixo dele o psoas e o plexo lombar em seu aspecto posterior (Figura 112.58). Durante

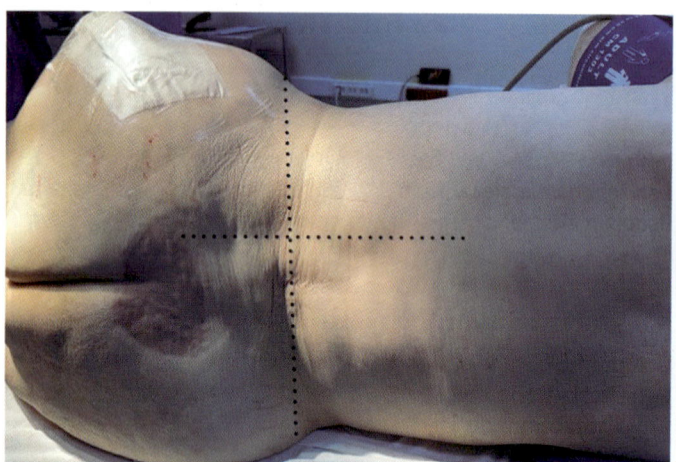

▲**Figura 112.56** Referências utilizadas para a técnica anatômica e posicionamento do probe.

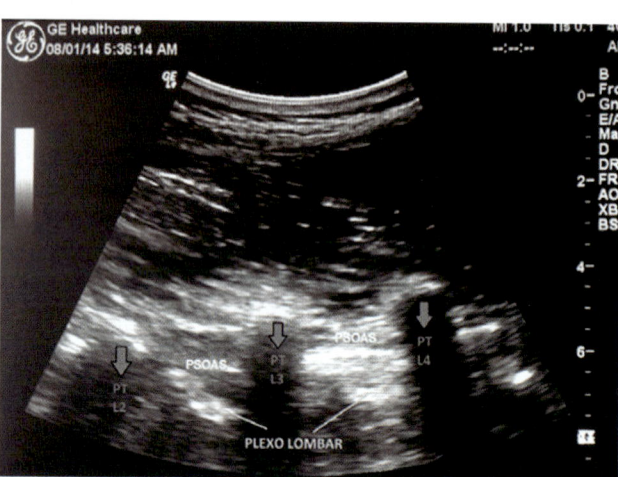

▲**Figura 112.58** Imagem do plexo lombar no eixo sagital, no nível de L2 a L4.

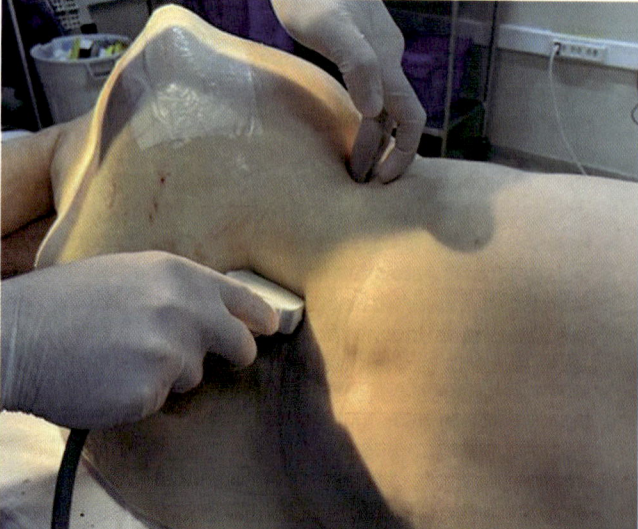
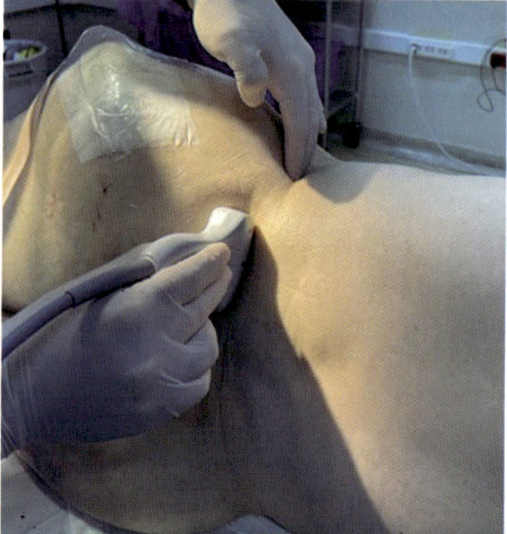

▲**Figura 112.57** Posicionamentos no probe no eixo sagital (paramediano sagital) e no eixo transversal (paramediano oblíquo transverso).

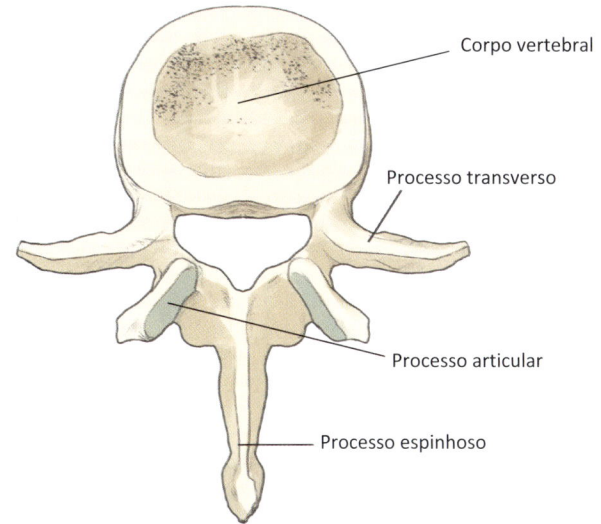

Corpo vertebral

Processo transverso

Processo articular

Processo espinhoso

▲ **Figura 112.59** Estruturas ósseas da coluna.[5]

o escaneamento da região é importante saber diferenciar as estruturas da coluna para que não se confunda processo transverso com processo articular ou lamina (Figura 112.59). De medial para lateral na coluna visualizaremos a lamina, seguida do processo articular e então do processo transverso (Figura 112.60). Para determinar o nível correto da punção é possível visualizar a junção do sacro com a quinta vértebra lombar (L5-S1) e então deslocar probe cranialmente até a localização precisa dos processos de L2 a L5 (Figura 112.61). É possível confundir estruturas hiperecoicas presentes no músculo correspondentes a tendões com o plexo, portanto é recomendado o uso associado de estimulador.

No escaneamento transversal, o transdutor é posicionado um pouco medializado de maneira a produzir uma visão transversa e oblíqua da região paravertebral, por isso é denominado escaneamento paramediano obliquo transverso. Nesta forma de escaneamento, é possível obter imagens no nível do processo transverso ou no nível do espaço intertransverso, onde visualizaremos o processo articular. O pro-

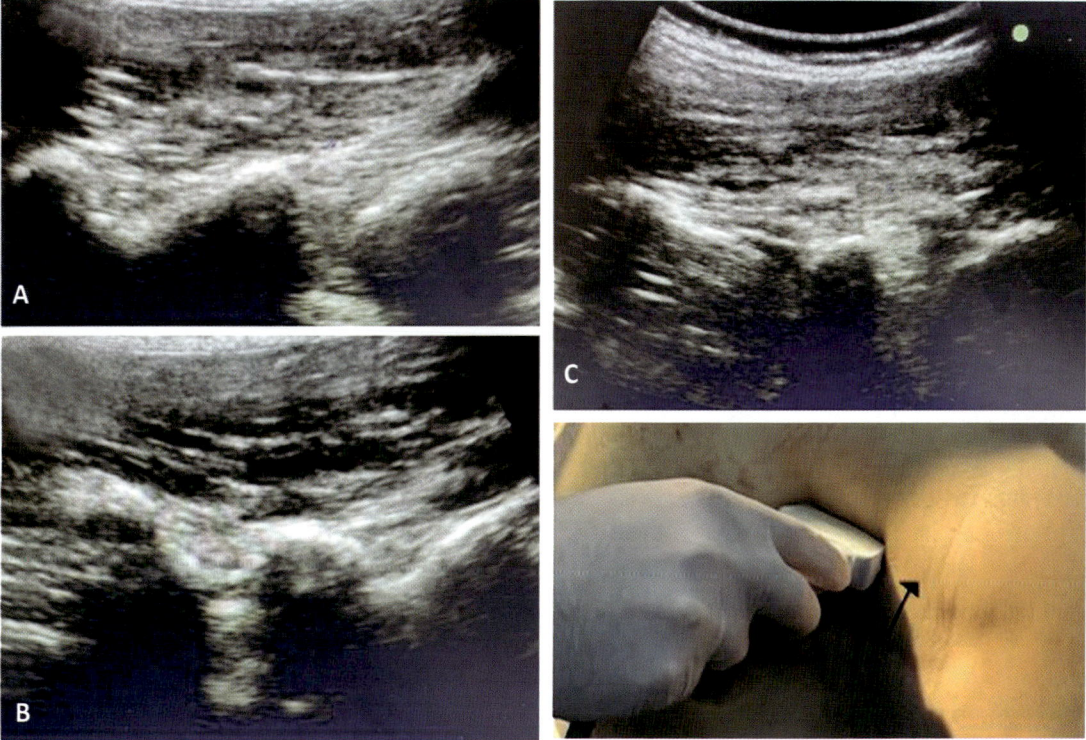

▲ **Figura 112.60** De medial para lateral na coluna visualizaremos a lamina **(1)**, seguida do processo articular **(2)** e processo transverso **(3)** em imagem de tridente.

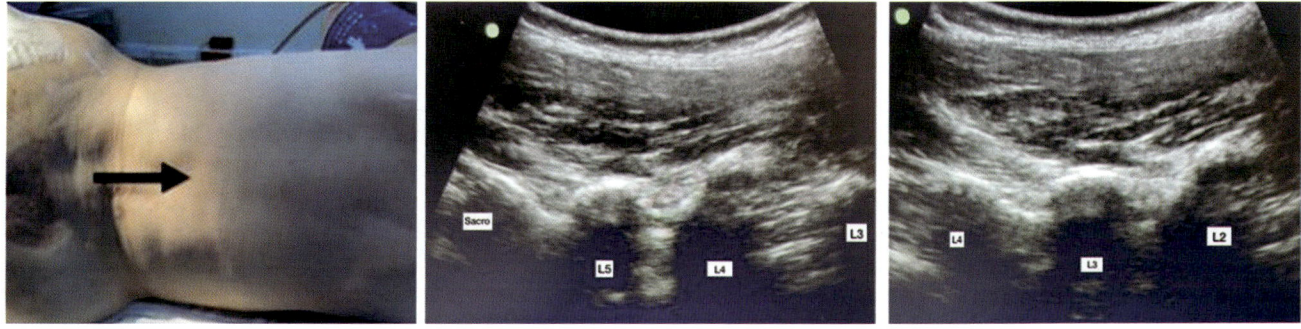

▲ **Figura 112.61** Escaneamento sagital a partir do sacro para determinar o nível exato para o bloqueio.

cesso transverso obscurece o aspecto posterior do psoas e quase que impossibilita a visualização da raiz lombar, então deve-se realizar o deslizamento para cranial ou caudal até obter-se a visão do processo articular e a raiz nervosa lombar próxima a este (Figura 112.62). O espaço paravertebral se apresenta como um espaço hipoecoico adjacente ao forame intervertebral, por onde sai a raiz nervosa.

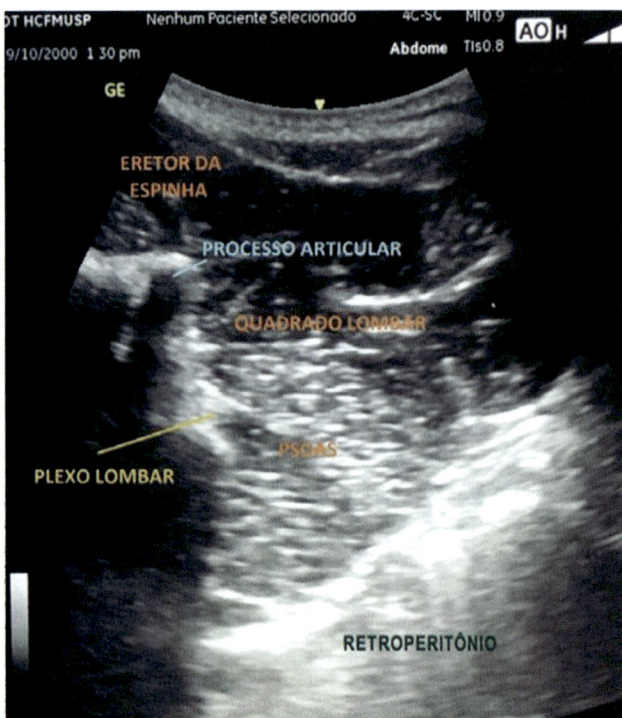

▲ **Figura 112.62** Imagem do plexo lombar obtida a partir do escaneamento no eixo transversal a nível do espaço intertransverso. Na imagem, visualiza-se o corpo vertebral e o processo articular.

Como alternativa à abordagem transversal pode-se utilizar método do trevo *(shamrock method),* na qual o transdutor é posicionado um pouco mais anteriormente acima da crista ilíaca (Figura 112.63).

No método em trevo no nível do processo transverso, é possível visualizar o psoas, eretor da espinha, quadrado lombar. A raiz nervosa lombar se encontra no ângulo do corpo vertebral com o processo transverso. O plexo lombar pode ser visto no aspecto posterior do psoas, tipicamente a 2 cm anterior ao processo transverso (Figura 112.64). Se o transdutor for tiltado caudalmente teremos a visualização através do espaço intertransverso no nível do processo articular onde visualizaremos psoas, eretor da espinha, quadra-

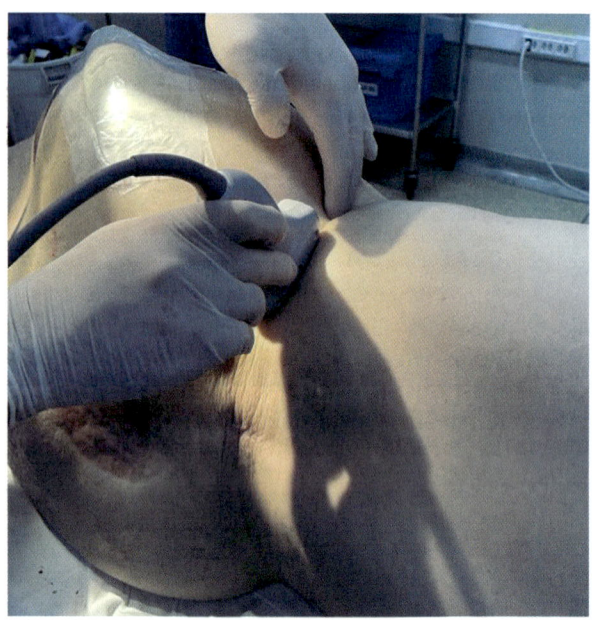

▲ **Figura 112.63** Escaneamento pelo método do trevo *(shamrock method).*

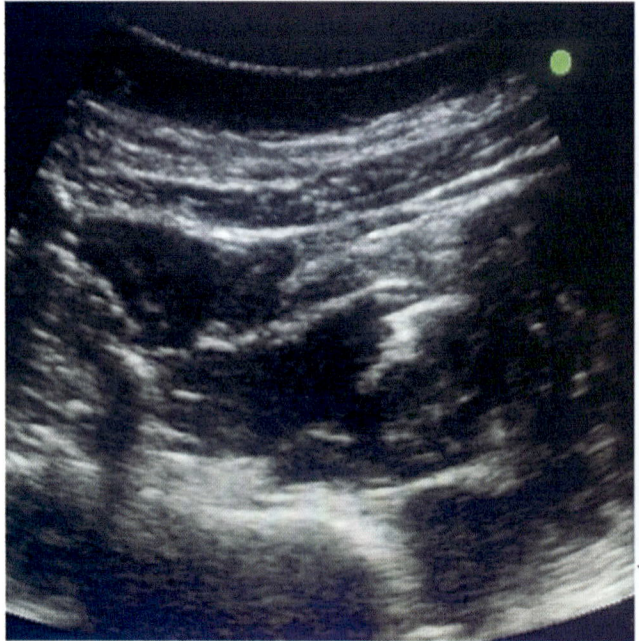

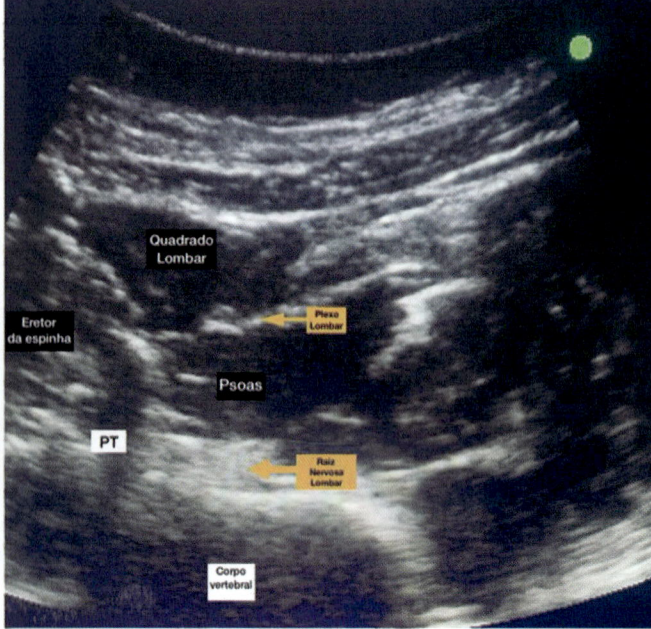

▲ **Figura 112.64** Imagem obtida pelo método do trevo *(shamrock method).*

do lombar; forame intervertebral e plexo lombar também podem ser também visibilizados.

A região paravertebral lombar é profunda e altamente vascularizada, com vasos grandes próximos, recomenda-se portanto se necessário a utilização de color doppler de forma a evitar complicações como hematomas de psoas e injeção intravascular.

Atentar-se para o fato de que o polo renal pode ser visualizado durante o escaneamento das raízes do plexo, ele pode se estender para L3 a L4 e está relacionado a superfície anterior do quadrado lombar e psoas.

É um bloqueio que exige expertise e devido aos seus riscos deve-se pesar risco benefício de sua realização. Sua difícil execução e maior chance de lesão de vísceras e vasos em sítios não compressíveis tem feito com venha sendo substituído por bloqueios mais distais tão eficazes quanto.

## ▪ PENG (*PERICAPSULAR NERVE GROUP BLOCK*)[21-24]

### Aplicação Clínica

- **Analgesia:** aspecto anterior da articulação do quadril;
- **Indicações:** fraturas de quadril, fraturas de colo femoral, artroplastias de quadril, dor crônica em quadril.

### Anatomia e Inervação

Entre a espinha ilíaca anteroinferior e a eminência ileopúbica, abaixo do músculo psoas, passam ramos importantes para a inervação do quadril (Figura 112.65):

- **Ramos articulares do nervo femoral:** contribuem para todo o aspecto anterior da articulação do quadril;
- **Ramos articulares do nervo obturador:** contribuem principalmente para os quadrantes inferiores do aspecto an-

terior da articulação do quadril;
- **Nervo obturador acessório:** quando presente, em até 30% dos casos, contribui principalmente para quadrantes mediais do aspecto anterior da articulação do quadril.

O aspecto posterior da cápsula do quadril é inervado pelos nervos ciático, glúteo superior e inferior e ramos articulares do nervo para quadrado femoral, todos ramos do plexo sacral. A região é composta predominantemente por mecanorreceptores, não sendo tão relevante do ponto de vista clínico para a analgesia do quadril. A maioria das fibras nociceptivas está concentrada na parte anterior e superolateral da articulação.

### Sonoanatomia e Escaneamento

Podem ser utilizados o probe linear ou curvo (Figura 112.66). O objetivo do escaneamento é posicionar o probe acima da espinha ilíaca anteroinferior de forma a se visualizar a e eminência ileopúbica, o musculo psoas e seu tendão. Os vasos e nervo femorais serão visualizados medialmente na imagem. Uma forma de encontrar a espinha ilíaca anteroinferior é realizar o escaneamento a partir da espinha ilíaca anterossuperior; o probe é posicionado acima da espinha ilíaca anterossuperior e rodado aproximadamente 45 graus de forma que se alinhe as duas espinhas (Figuras 112.67 e 112.69). Após o reconhecimento correto da espinha ilíaca anteroinferior se realiza então o escaneamento para distal em direção ao ramo púbico superior até obter-se a imagem desejada. Esse método facilita a utilização do probe linear.

A agulha deve ser inserida lateralmente (próximo à espinha ilíaca anteroinferior) e posicionada próximo ao tendão do psoas de maneira a tocar o osso e perfurar fáscia. O anestésico local deve dispersar abaixo do tendão, ao redor de 15 a 20 mL (Figura 112.68). Em caso de injeção intramuscular e

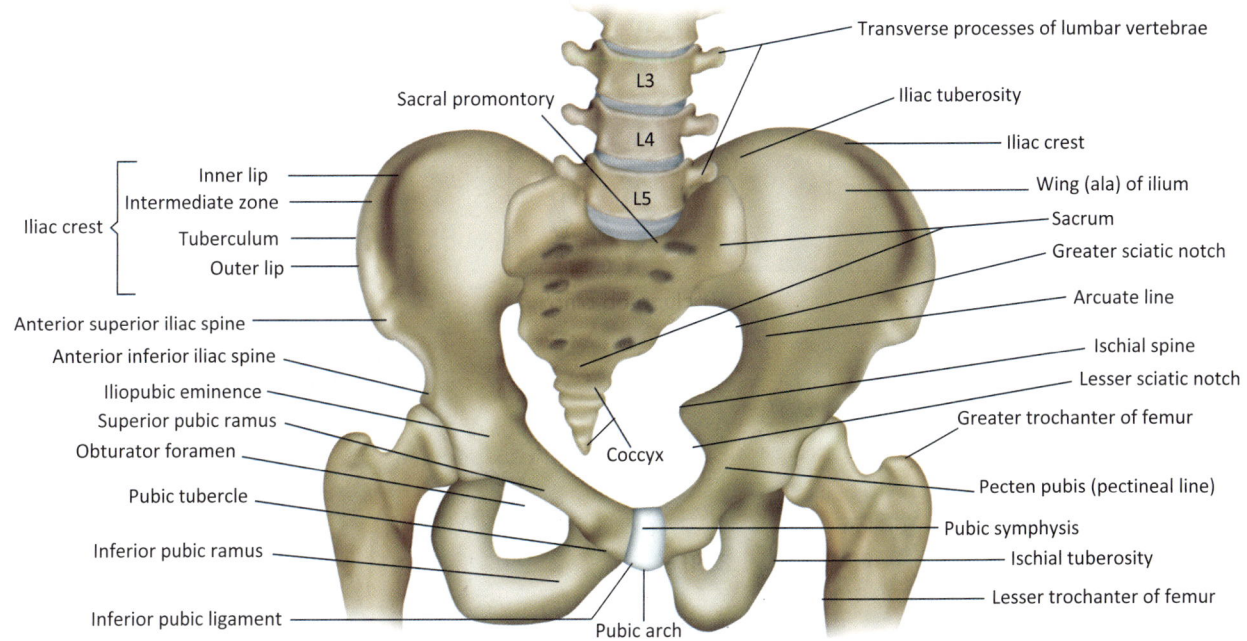

**▲ Figura 112.65** Estruturas ósseas da bacia e articulação do quadril. A espinha ilíaca antero inferior e a eminência ileopúbica são as referências para o bloqueio PENG. A cabeça femoral que compõe a articulação do quadril se encontra entre estas.

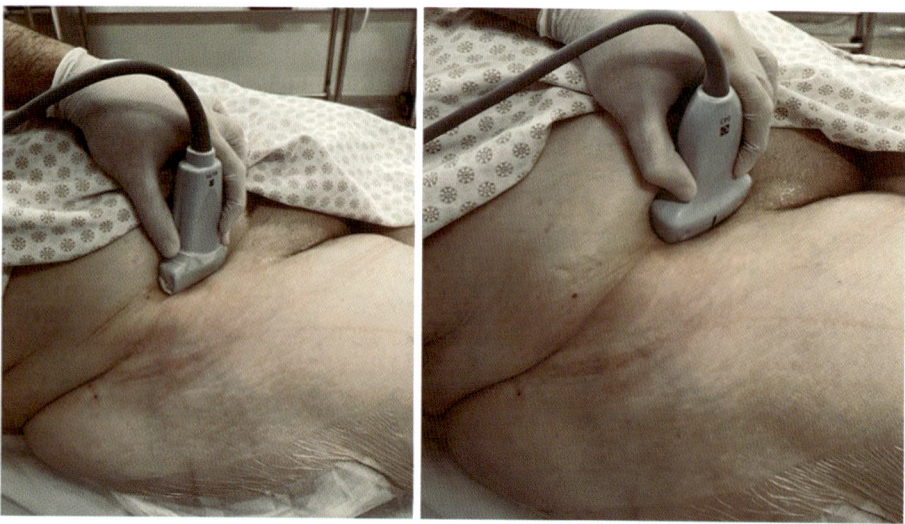

◄ **Figura 112.66** Posicionamento do probe no bloqueio PENG. Podem ser utilizados os probes linear e curvo.

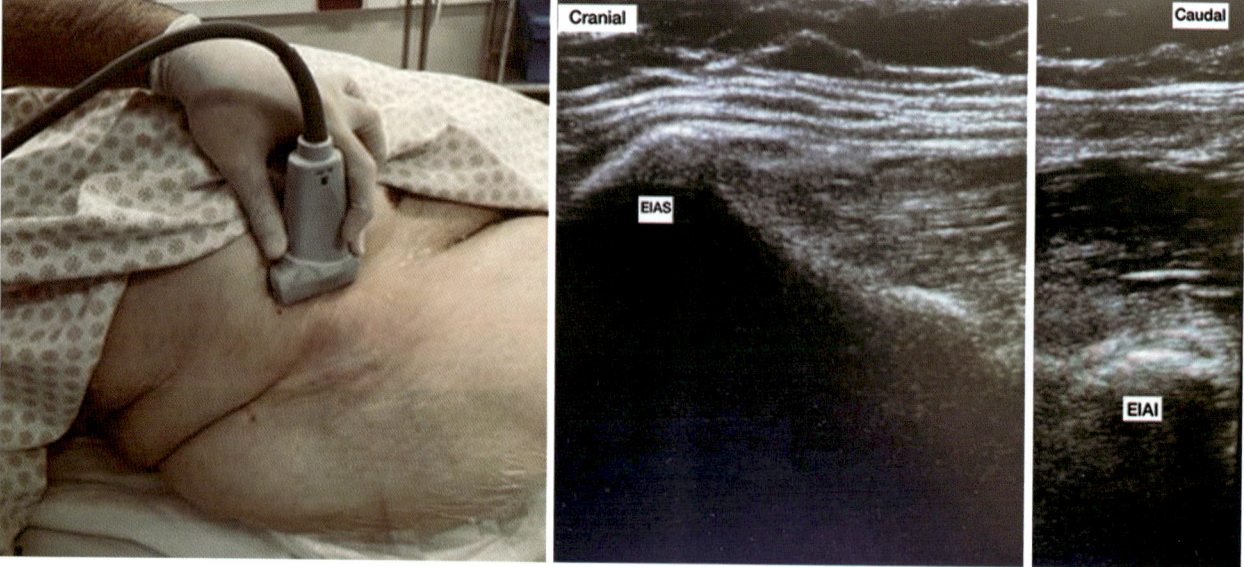

▲ **Figura 112.67** Probe alinhado entre as duas espinhas, na imagem da esquerda visualizamos a espinha ilíaca anterossuperior (EIAS) e na direita, um pouco mais distal, a espinha ilíaca anteroinferior (EIAI).

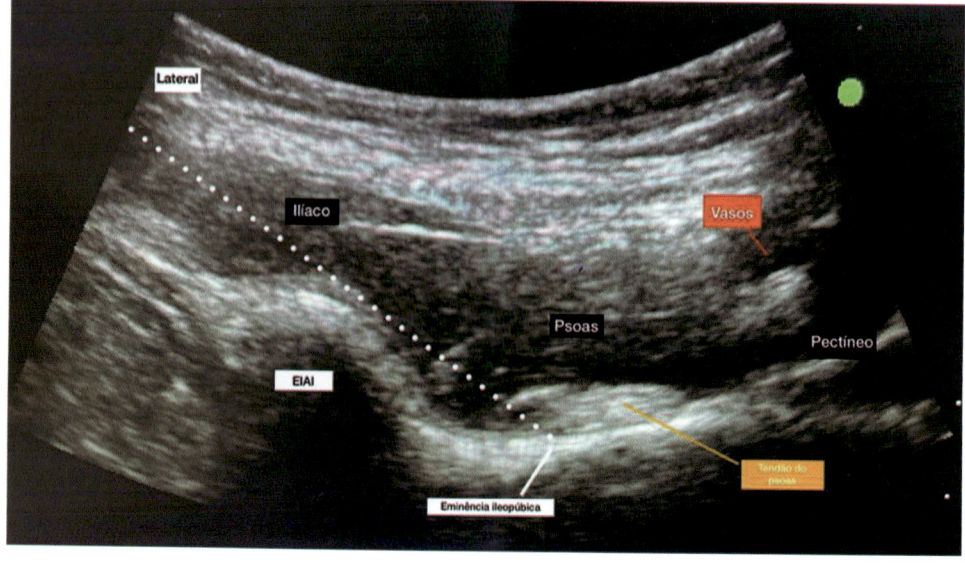

▲ **Figura 112.68** Imagem do PENG. O tracejado indica o posicionamento da agulha.

dispersão inadequada, uma dica é girar a agulha de modo a perfurar a fáscia. É importante que haja também dispersão para região medial da eminência ileopúbica pois o nervo obturador acessório tem seu trajeto ali.

Antes da realização do bloqueio, deve-se analisar o sítio cirúrgico e o local da fratura; fraturas mais distais na região do quadril, subtrocantéricas, são as que exigem um pouco mais de volume de anestésico. O bloqueio não é indicado para fraturas de diáfise de fêmur. Para incisões em região lateral da coxa, pode-se associar com o bloqueio do nervo cutâneo femoral lateral.

Desde que utilizado o volume adequado, a grande vantagem do bloqueio é que não está associado a comprometimento motor, o que permite mobilidade precoce e promete uma melhor recuperação. Volumes altos poderiam atingir a junção entre pectíneo e psoas, dispersar para a superfície do psoas e resultar em bloqueio motor. Outras possibilidades de bloqueios para quadril seriam: fáscia ilíaca inguinal, fáscia ilíaca suprainguinal, plexo lombar ou o bloqueio isolado dos principais nervos responsáveis: nervo femoral, obtu-

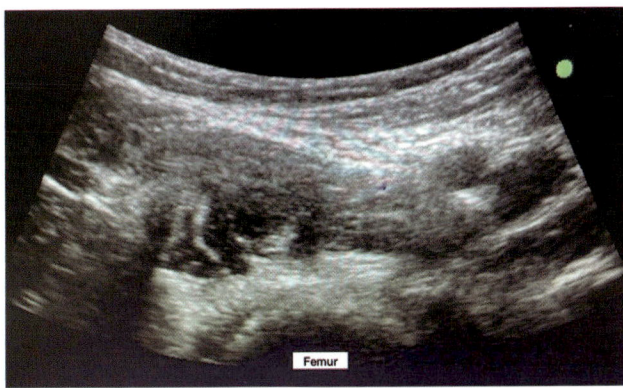

▲ **Figura 112.69** A cápsula do quadril se encontra próxima a eminência ileopúbica e espinha ilíaca anteroinferior. Se realizado o escaneamento um pouco para distal do local correto a cabeça do fêmur será visualizada.

rador (divisão anterior ou mais proximal) e cutâneo femoral lateral. Todos eles estão associados a comprometimento motor quando utilizadas soluções mais concentradas de anestésico local.

Atentar-se para o fato que o nervo cutâneo femoral lateral pode estar coincidentemente localizado no trajeto da agulha na abordagem em plano e pode ser lesado durante a execução do PENG.

### ▪ IPACK *(INFILTRATION OF THE LOCAL ANESTHETIC BETWEEN THE POPLITEAL ARTERY AND CAPSULE OF THE KNEE)*[24,25]

### Aplicação Clínica

- **Analgesia:** aspecto posterior da articulação do joelho;
- **Indicações:** artroplastia de joelho, procedimentos que envolvam parte posterior do joelho.

### Anatomia e Inervação

A inervação da região posterior do joelho é feita por ramos provenientes do nervo tibial, fibular e da divisão posterior do nervo obturatório, sendo o nervo tibial o maior responsável. Todos esses ramos atravessam o espaço entre o fêmur e a artéria poplítea para inervar a articulação.

### Sonoanatomia e Escaneamento (Figura 112.70)

Uma das técnicas de escaneamento é posicionar o probe na fossa poplítea, de modo a se visualizar a artéria e veia poplítea e uma linha hiperecoica descontínua que representa os côndilos femorais (Figura 112.71). Após a visualização dos côndilos é realizado o escaneamento para proximal até esta linha hiperecoica tornar-se contínua (Figura 112.72). É entre os vasos e esta região do fêmur, logo cranial aos côndilos, que depositaremos o anestésico.

Outra maneira possível de se realizar o escaneamento é com o paciente em decúbito horizontal com a perna abduzi-

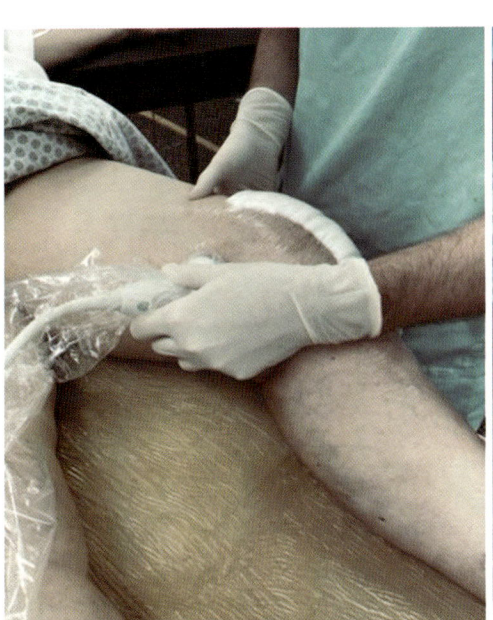
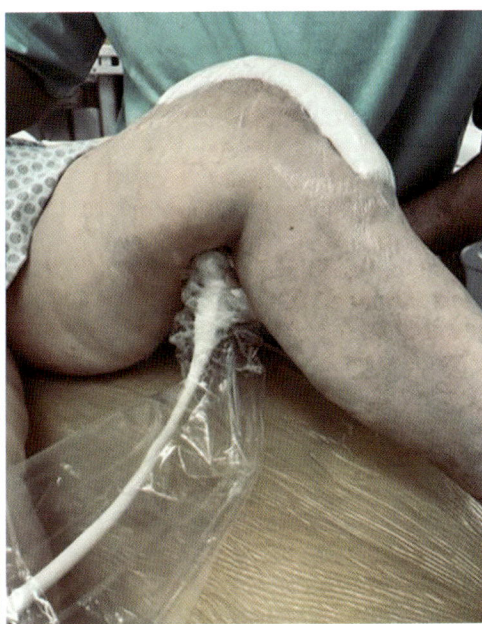

◄ **Figura 112.70** Posicionamento final do probe para realização do agulhamento. Na primeira imagem se encontra um pouco acima da patela em região medial da coxa, na segunda imagem se encontra posicionado em fossa poplítea. As duas abordagens são possíveis.

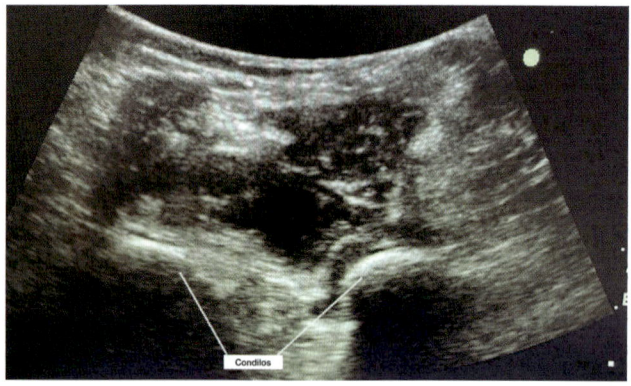

▲**Figura 112.71** Após o reconhecimento dos côndilos femorais, realiza-se o escaneamento para proximal.

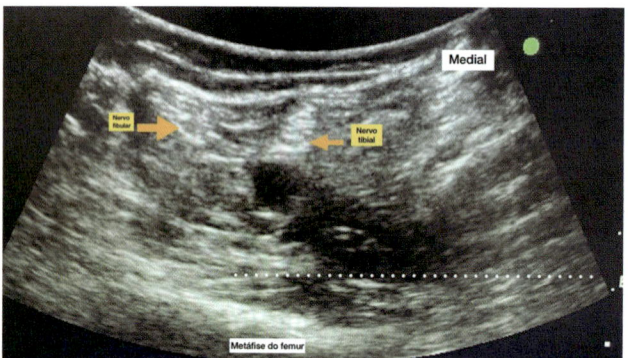

▲**Figura 112.72** Posicionamento adequado, logo cranial aos côndilos femorais, para realização de IPACK. Tracejado representa sentido adequado da agulha, de medial para lateral.

da ("em pernas de sapo"). Posicionamos o probe na região anteromedial da coxa acima do joelho de modo a identificar o aprofundamento da artéria femoral após o fim do canal dos adutores, neste ponto o probe é movimentado medialmente e inferiormente até se visualizar o espaço entre o fêmur e os vasos poplíteos, no qual se injetará o anestésico (Figuras 112.73 e 112.74).

## Considerações

É recomendado que a punção seja feita de medial para lateral e que não se avance a agulha 2 cm para além da artéria poplítea de forma a evitar a anestesia do nervo fibular, uma

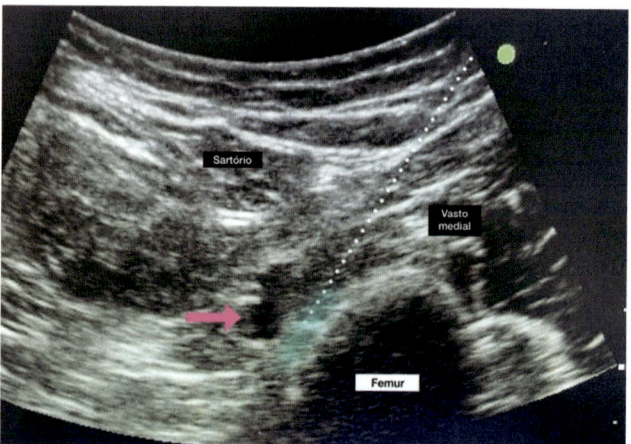

▲**Figura 112.74** Imagem do IPACK em região medial da coxa. Anestésico local deve ser depositado entre os vasos (seta rosa) e fêmur.

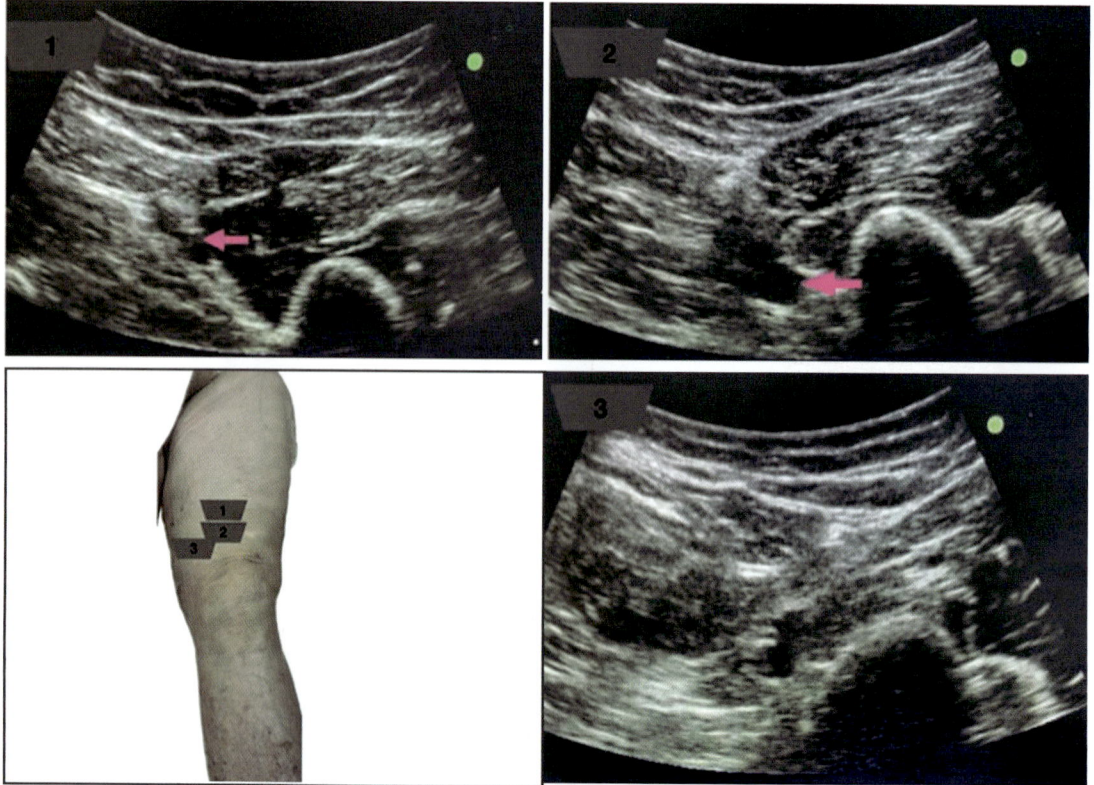

▲**Figura 112.73** Escaneamento a partir da região anterior da coxa seguindo os vasos (seta rosa).

vez que a artroplastia de joelho pode estar associada a lesão deste nervo e a injúria poderia ser atribuída ao bloqueio. Além disso, haveria retardo no diagnóstico da lesão nervosa. O volume de anestésico local necessário é de 10 a 20 mL.

O bloqueio seletivo do nervo tibial é uma opção para analgesia da região posterior de joelho quando se pensa em evitar o bloqueio do nervo fibular e garantir a maior parte da analgesia do aspecto posterior do joelho, causa, no entanto, diminuição da percepção da sola do pé e fraqueza plantar. O IPACK não está associado a comprometimento motor.

## ■ GENICULARES[20]

### Aplicação Clínica

- **Analgesia:** aspecto anterior da articulação do joelho;
- **Indicações:** artroplastia de joelho, procedimentos que envolvam parte anterior do joelho, dor crônica em joelho.

### Anatomia e Inervação

A inervação do joelho é bastante complexa. O objetivo do seu estudo aprofundado é a obtenção de analgesia ampla com pouco bloqueio motor associado.

A inervação do aspecto posterior do joelho é proveniente dos nervos tibial, fibular e obturador. Em relação ao aspecto anterior da articulação, há contribuição de ramos do nervo femoral (nervo safeno, nervo para vasto intermédio, nervo para vasto lateral e nervo para vasto medial) e ramos do nervo ciático.

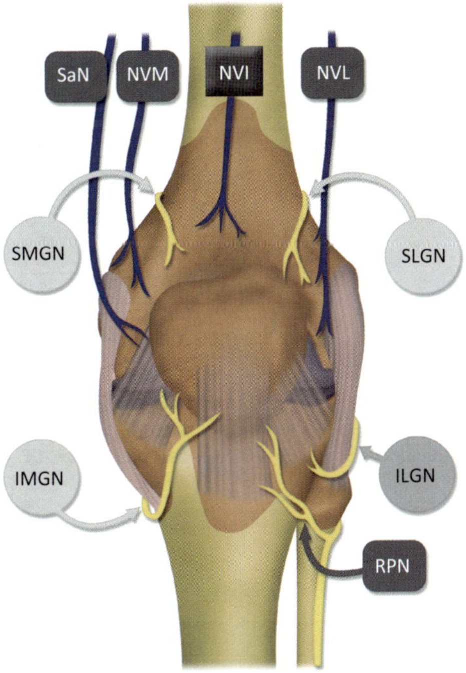

Os nervos geniculares superolateral, superomedial, inferolateral e inferomedial são ramos terminais provenientes dos nervos femoral, fibular comum, ciático e tibial. Sua denominação é proveniente de sua posição em relação ao joelho e são responsáveis pela inervação sensitiva de seu quadrante (Figura 112.75). A vantagem do bloqueio desses nervos seria a obtenção de analgesia local sem comprometimento motor, exceto pelo nervo genicular inferolateral, que corre próximo ao nervo fibular comum e seu bloqueio poderia estar associado a queda do pé.

O bloqueio desses nervos pode ser realizado de forma isolada ou em associação com outros bloqueios de forma de complementar a analgesia do joelho. No bloqueio canal dos adutores há dispersão somente para o nervo safeno e ramo para vasto medial.

### Sonoanatomia e Escaneamento

O objetivo é injetar anestésico local ao redor das artérias geniculares ou na região próxima a epífise do fêmur e tíbia, por volta de 4 a 5 mL de anestésico em cada nervo. Os nervos acompanham as artérias geniculares, que são utilizadas como marcos para a injeção do anestésico local. Nem sempre são visualizadas. A abordagem fora de plano é mais prática.

***Nervo genicular superolateral*** passa entre o vasto lateral e epicôndilo lateral e acompanha a artéria genicular superolateral. Probe é posicionado no sentido sagital no fê-

▲**Figura 112.75** Inervação do aspecto anterior do joelho e trajeto dos nervos.
**Legendas:** Nervo genicular superomedial (NGSM); nervo genicular superolateral (NGSL); nervo genicular inferomedial (NGIM); nervo genicular inferolateral (NGIL);, nervo para vasto intermédio (NVI); nervo para vasto lateral (NVL); nervo para vasto medial (NVM); nervo fibular recorrente (NFR); nervo safeno (SaN).[28]

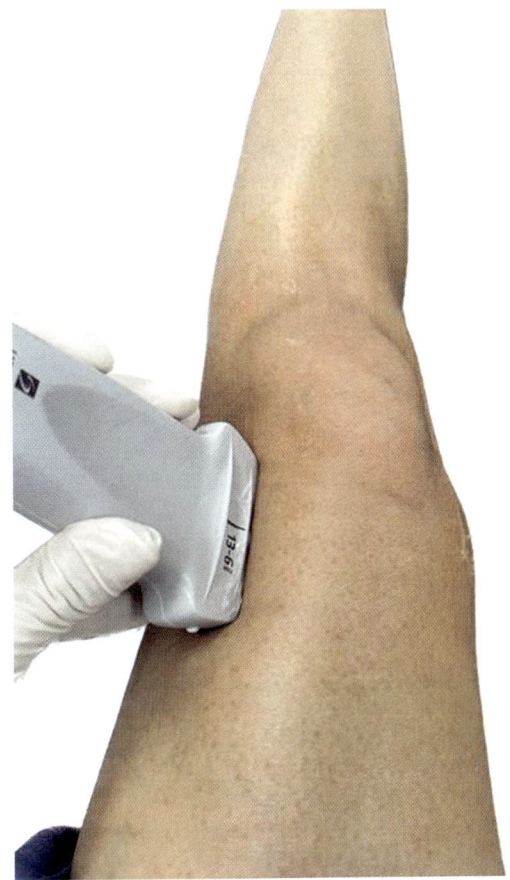

▲**Figura 112.76** Posicionamento do probe – nervo genicular superolateral.

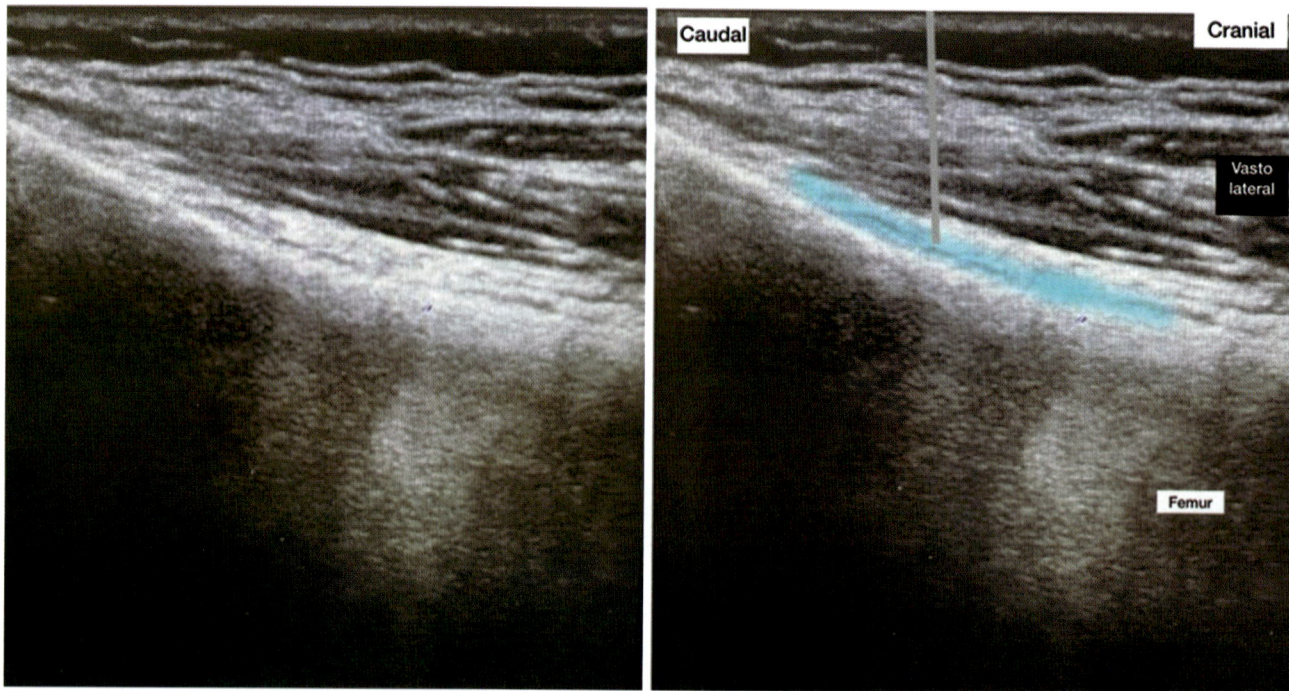

▲ **Figura 112.77** Bloqueio nervo genicular superolateral.

mur e movido em direção a articulação até o aparecimento de uma inclinação no osso que corresponde ao epicôndilo lateral próximo a linha que separa a metáfise e epífise. A injeção de anestésico deve ser feita entre a fáscia profunda do músculo vasto lateral e o fêmur, próximo à artéria, se esta for visível (Figuras 112.76 e 112.77).

*Nervo genicular superomedial* segue a artéria genicular superior medial e passa entre o tendão do adutor magno e o epicôndilo medial abaixo do vasto medial. Probe é posicionado no sentido sagital no fêmur e movido distalmente até o aparecimento do epicôndilo medial. O anestésico local deve ser injetado entre a fáscia profunda do vasto medial e o osso, próximo a artéria, se esta for visível (Figuras 112.78 e 112.79).

*Nervo genicular inferolateral* corre entre ligamento colateral lateral e o côndilo lateral da tíbia seguindo a artéria genicular inferior lateral, acima da cabeça da fíbula. Probe é posicionado na parte lateral da fíbula e trazido até a articulação do joelho, de forma a identificar a cabeça da fíbula e o côndilo lateral da tíbia um pouco mais cranial. A injeção de anestésico é feita entre o ligamento colateral e o côndilo lateral da tíbia, próxima a artéria (Figuras 112.80 e 112.81).

*Nervo genicular inferomedial* corre entre o côndilo medial e a inserção do ligamento colateral acompanhando a artéria. O probe é posicionado na tíbia e movido proximalmente em direção ao côndilo medial até que se visualize uma depressão (Figuras 112.82 e 112.83).

Há possibilidade também do bloqueio do nervo para o vasto intermédio, que passa próximo a parte superior da patela. Probe deve ser posicionado em posição transversal 3 cm acima da patela, e o anestésico local é injetado entre o fêmur e vasto intermédio.

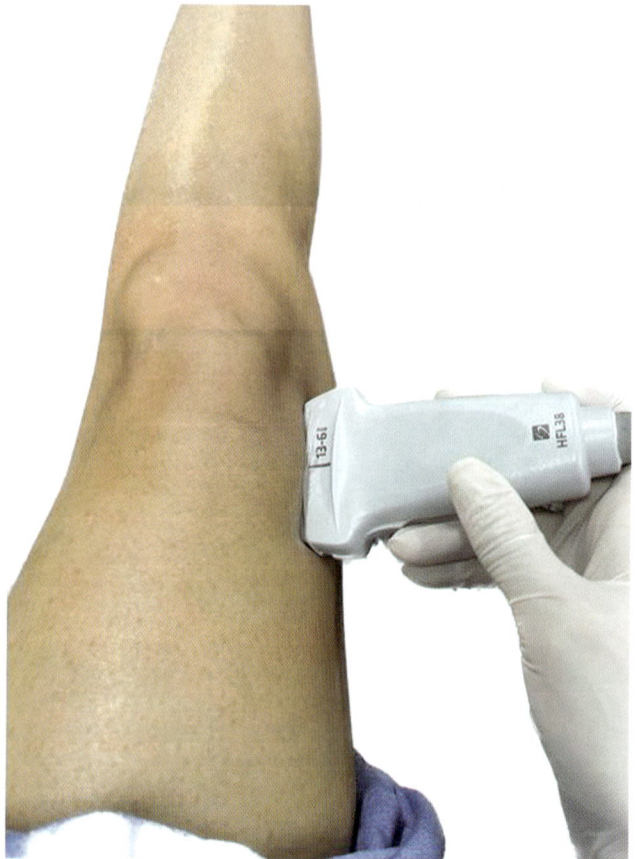

▲ **Figura 112.78** Posicionamento do probe – nervo genicular superomedial.

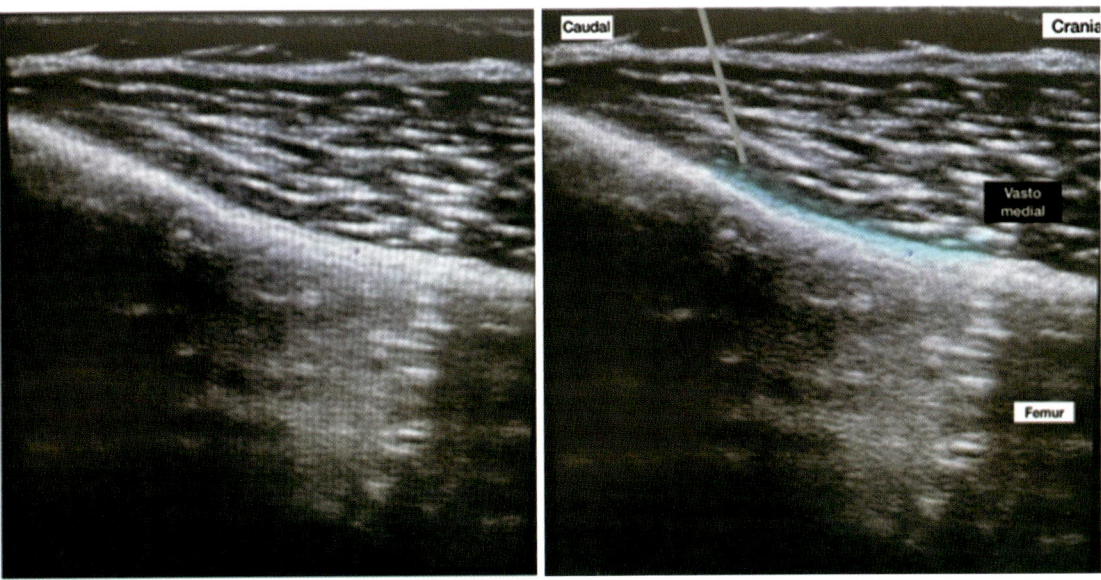

▲ **Figura 112.79** Bloqueio nervo genicular superomedial.

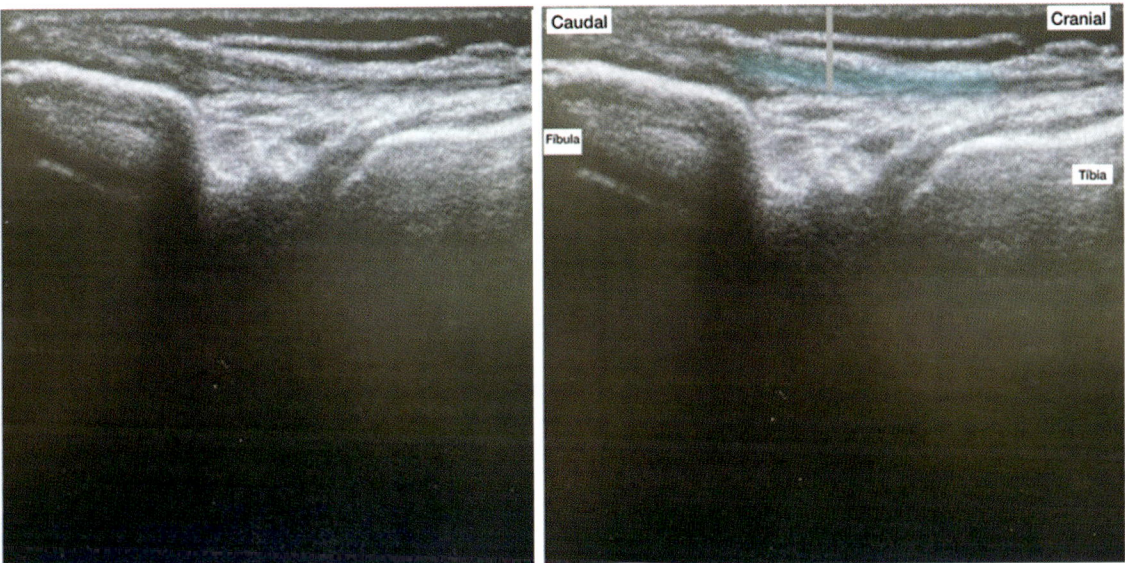

▲ **Figura 112.80** Bloqueio nervo genicular inferolateral.

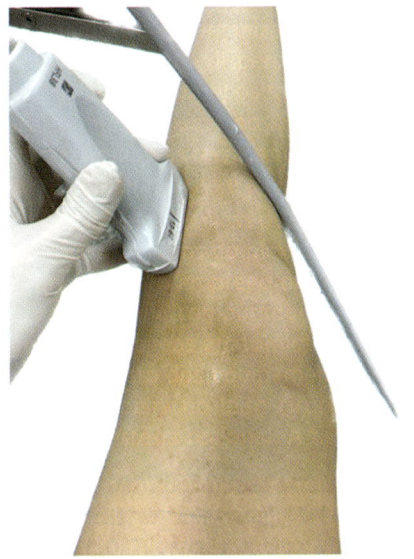

◄ **Figura 112.81** Posicionamento do probe – nervo genicular inferolateral.

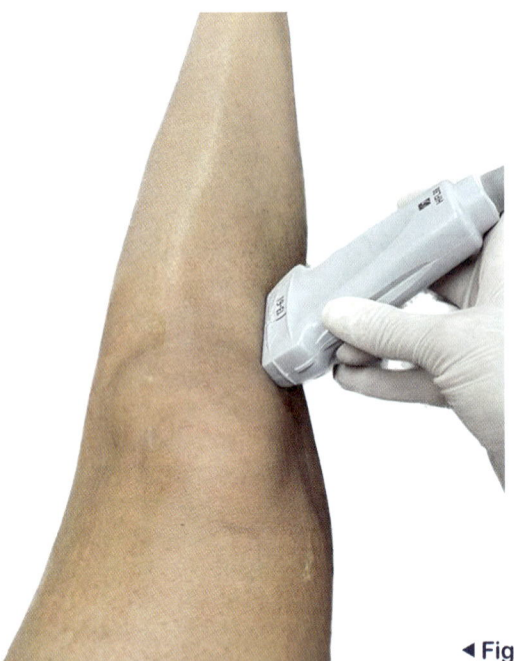

◄ **Figura 112.82** Posicionamento do probe – nervo genicular inferomedial.

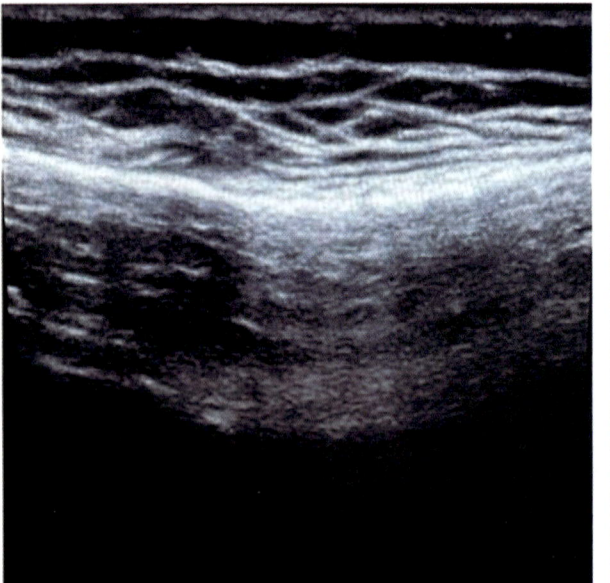
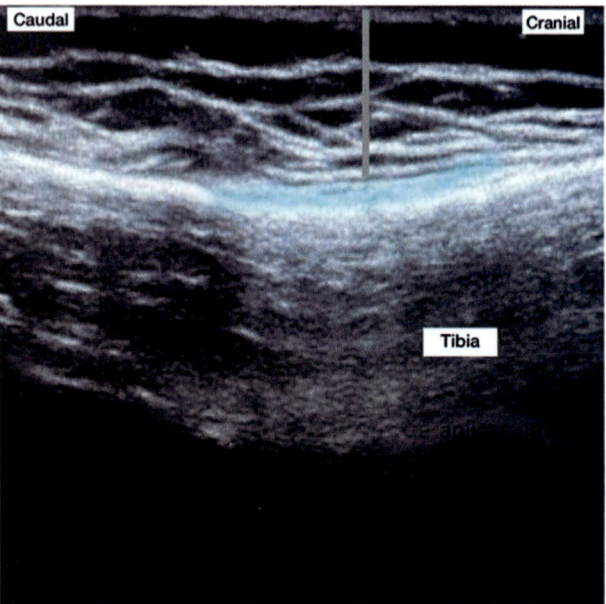

▲ **Figura 112.83** Bloqueio nervo genicular inferomedial.

## REFERÊNCIAS

1. Hamaji A, Takata EY, Cunha Jr W, Hamaji M. Bloqueios dos nervos periféricos dos membros inferiores. In: Canjiani LM, Slullitel A, Potério GMB et al. (Ed.). Tratado de Anestesiologia SAESP. 7ª ed. São Paulo: Atheneu, 2011. p.1695-719.
2. Hadzic A. Hadzic's Textbook of Regional Anesthesia and Acute Pain Management. 2nd ed. New York: McGraw Hill, 2017.
3. Hamaji, Adilson; Nunes, Rodrigo Rogean; Mattos Sergio Luiz. Anestesia guiada por ultrassom. Rio de Janeiro: Sociedade Brasileira de Anestesiologia, 2018. Cangiani, Luiz; Nakashima, Eduardo; Gonçalves, Tulio.
4. Atlas de técnicas de bloqueios regionais – SBA. Rio de Janeiro: Sociedade Brasileira de Anestesiologia, 2013.
5. Thompson J. Netter`s concise orthopaedic anatomy. 2nd ed. Philadelphia: Elsevier, 2010.
6. Mansour NW, Bennetts FG. An observational study of combined lumbar plexus and single shot sciatic nerve blocks for pos knee surgery analgesia. Reg Anesth. 1996;21:287-91.
7. Chan V W, Nova H, Abbas S. Ultrasound examination and localization of the sciatic nerve a volunteer study. Anesthesiology. 2006;103(6):1436-43.
8. Karmaker MK, Kwok WH, Ho AM. Ultrasound guided sciatic nerve block; description of a new approach at the subgluteal space. Br J Anesth. 2007;98(3);390-5.
9. Ota J, Sakura S, Harak. Ultrasound Guided anterior approach to sciatic nerve block. A comparison with the posterior approach. Anesth Analg. 2009;108(2):328-33.
10. Ding DY, Manoli A. continuous popliteal sciatic nerve block versus single injection nerve block for ankle frature surgery: A prospective randomized comparative trial. J Orthop Trauma. 2015 Sept 29(9):393-8.
11. Ota J, Sakura S, Hara K, Saito Y. Ultrasound-guided anterior approach to sciatic nerve block: a comparison with the posterior approach. Anesth Analg. 2009 Feb;108(2):660-5.
12. Gantier PE, Hadzic A, Lecoq JP. Distribution of injectate and sensory motor blockade after abductor canal block. Anest Analg. 2016 Jan;122(1):279-82.
13. Wong WY, Bjorn S, Strid JM, Borglum J, Bendtsen TF. Defining the location of the adductor canal using ultrasound. Reg Anesth Pain Med. 2017;42:241–245.

14. Lollo L, Bhananker S, Stogicza A. Postoperative sciatic and femoral nerve blockade for lower extremity surgery in anesthetized adults. Int J Crit Illn Inj Sci. 2015 Oct--Dec;5(4):232-6.

15. Urfalioglu A, Gokdemir O, Hanbeyoglu O. A comparison of ankle block and spinal anesthesia for foot surgery. Int J Clin Exp Med. 2015 Oct 15;8(10):19388-93.

16. Falyar CR. Ultrasound-Guided Ankle Blocks: A Review of Current Practices. AANA J. 2015 Oct;83(5):357-64.

17. Nader A, Doty R Jr, Brodskaia A, Kendall MC, McCarthy RJ. Sensory testing of distal sural and posterior tibial nerves provides early prediction of surgical anesthesia after single-injection infragluteal-parabiceps sciatic nerve block. Anesth Analg. 2010 Mar 1;110(3):951-7.

18. Tran DQ, Clemente A, Finlayson RJ. A review of approaches and techniques for lower extremity nerve blocks. Can J Anaesth. 2007 Nov;54(11):922-34.

19. Singelyn FJ. Single-injection applications for foot and ankle surgery. Best Pract Res Clin Anaesthesiol. 2002 Jun;16(2):247-54.

20. Rambhia M, Chen A, Kumar AH, Bullock WM, Bolognesi M, Gadseden J. Ultrasound-guided genicular nerve blocks following total knee arthroplasty. Reg Anesth Pain Med. 2021;46:862–866.

21. Short AJ, Barnett JJG, Gofeld M, et al. Anatomic study of innervation of the anterior hip capsule: implication for image-guided intervention. Reg Anesth Pain Med. 2018;43(2):186-92.

22. Girón-Arango L, Peng PW, Chin KJ, et al. Pericapsular Nerve Group (PENG) Block for Hip Fracture Regional Anesthesia & Pain Medicine 2018;43:859-863.

23. Pascarella G, Costa F, Del Buono R, et al. Impact of the pericapsular nerve group (PENG) block on postoperative analgesia and functional recovery following total hip arthroplasty: a randomised, observer-masked, controlled trial. Anaesthesia. 2021;76(11):1492-98.

24. Tran J, Peng PWH, Gofeld M, et al. Anatomical study of the innervation of posterior knee joint capsule: implication for image-guided intervention. Reg Anesth Pain Med. 2019;44(2):234-238.

25 Chan E, Howle R, Onwochei D, et al. Infiltration between the popliteal artery and the capsule of the knee (IPACK) block in knee surgery: a narrative review. Regional Anesthesia & Pain Medicine 2021;46:784-805.

26. Anagnostopoulou S, Kostopanagiotou G, Paraskeuopoulos T, et al. Anatomic variations of the obturator nerve in the inguinal region: implications in conventional and ultrasound regional anesthesia techniques. Reg Anesth Pain Med. 2009;34(1):33-39.

27. Bjorn S, Nielsen T, Moriggl B, Hoermann R, Bendtsen T. Anesthesia of the anterior femoral cutaneous nerves for total knee arthroplasty incision: randomized volunteer trial. Reg Anesth Pain Med. 2020;45(1):107-116.

28. Vora M, Nicholas T, Kassel C, Grant S. Adductor canal block for knee surgical procedures: review article. J Clin Anesth. 2016;35:295-303.

29. Woodworth GE, Arner A, Nelsen S, Nada E, Elkassabany NM. Pro and Con: how important is the exact location of adductor canal and femoral triangle blocks? Anesth Analg. 2023;136:458–469.

30. Karmakar MK, Reina MA, Sivakumar RK, Areeruk P, Pakpirom J, Sala-Blanch X. Ultrasound-guided subparaneural popliteal sciatic nerve block: there is more to it than meets the eyes. Reg Anesth Pain Med. 2021;46(3):268-75.

113

# Anestesia Regional Intravenosa

Leonardo de Andrade Reis ▪ Luis Fernando Affini Borsoi ▪ Ayrton Bentes Teixeira

## INTRODUÇÃO

Na história, quando dois indivíduos importantes se encontram surgem as inovações. Este é o caso da anestesia regional intravenosa (ARIV). Em 1908, August Karl Gustav Bier fazia residência médica em cirurgia com Friederich von Esmarch. Bier, nascido na Alemanha, estudou medicina nas universidades de Berlim, Leipizig e Kiel, concluindo o curso em 1886.[1] Sob a influência do professor Esmarch, que desenvolveu a faixa que até os dias atuais leva seu nome, Bier passou a estudar em si mesmo os efeitos do garroteamento. Por meio da instalação de duplo garrote e da exsanguinação do membro, com dissecção de veia proximal, realizou pela primeira vez a injeção de procaína 0,5%, dando origem à ARIV. A técnica permaneceu pouco utilizada até que Holmes[2] a reintroduziu com a utilização de lidocaína. Considerando as poucas técnicas anestésicas disponíveis na época, o risco elevado anestésico das técnicas disponíveis e a facilidade de realização, fica fácil imaginar porque a ARIV se tornou popular e, apesar das várias modificações ao longo dos anos, ainda permanece muito empregada.

A ARIV foi utilizada por muito tempo em diversas cirurgias, em pacientes internados ou ambulatoriais, apesar da técnica não prover analgesia residual. O avanço crescente da anestesia regional e dos bloqueios periféricos passou a competir com a ARIV, notadamente após a introdução do ultrassom, mas em muitos casos a ARIV ainda é realizada e a analgesia pós-operatória assegurada com a realização conjunta de bloqueios ecoguiados após a realização da cirurgia, principalmente nas cirurgias de membros superiores.[3,4] O emprego de adjuvantes nas técnicas periféricas se tornou popular para aumentar a analgesia pós-operatória, fazendo parte do *guideline* da American Society of Regional Anesthesia and Pain Medicine e da American Society of Anesthesiologists.[5]

## ▪ VANTAGENS E DESVANTAGENS DA ARIV

Dentre os motivos que explicam a popularidade da técnica podemos citar o baixo custo, curta latência, facilidade técnica, baixa incidência de falhas, potencial para uso em pacientes internados e ambulatoriais, anestesia limitada ao membro, recuperação e alta precoces. As taxas de sucesso dessa técnica são superiores a 94%.[3,6-8]

Dentre as desvantagens, destacam-se o risco de toxicidade sistêmica pelo anestésico local decorrente da liberação intencional ou não do garrote, dor decorrente da pressão exercida pelo garrote, dificuldade de exsanguinação em membros fraturados, tempo de anestesia limitado pelo tempo de garrote, ausência de analgesia residual, possibilidade de falhas quando empregado em áreas com grandes lesões teciduais e o risco de disseminação de focos infecciosos decorrentes de abcessos.[9-14] A realização da hemostasia cirúrgica pode ser prejudicada pela falta de visualização dos focos de sangramento durante o garroteamento e a pressão do garrote pode causar dano neural. Morte, convulsão e eventos cardíacos são raros.[6,15,16] Em 2002, uma pesquisa telefônica com anestesistas franceses envolvendo mais de 158 mil anestesias regionais não encontrou complicações atribuídas à ARIV.[17] Assim a técnica pode ser considerada segura.

A duração da anestesia depende do tempo de garrote, o que pode causar problemas em cirurgias prolongadas, nas quais a liberação do garrote para perfusão do membro leva à perda da anestesia. No entanto, a anestesia regional moderna tem alternativas melhores à ARIV para esses casos, tornando esta limitação pouco significativa. Do mesmo modo, intervenções bilaterais ou nos seguimentos proximais dos membros podem ser anestesiadas mais adequadamente com outras técnicas, não havendo mais espaço para a ARIV nesses casos. Nos pacientes pediátricos, a dor do garrote e a consciência durante o procedimento não são bem toleradas, ao passo que nos idosos a fragilidade cutânea pode limitar a técnica.

### ▪ INDICAÇÕES E CONTRAINDICAÇÕES

O espectro de indicações da ARIV vai de abordagens de partes e moles às fraturas, em membros superiores e inferiores, emprego em infiltrações terapêuticas e em tratamento de síndromes dolorosas.[18-23]

Dentre as contraindicações, além das tradicionais para qualquer ato anestésico, há a presença de doenças vasculares locais (incluindo varizes calibrosas), grandes lesões teciduais, cirurgias prolongadas com necessidade de reperfusão do membro, alterações dos ritmos e bloqueios cardíacos, miastenia gravis, anemia falciforme, antecedente de convulsão, nefropatia grave, distúrbios hidroeletrolíticos e ácido-base, doenças hepáticas.

### ▪ DESCRIÇÃO DA TÉCNICA ANESTÉSICA

Embora amplamente conhecida, a descrição da técnica se faz necessária para evitar erros comuns. A monitorização prévia e o uso de sedativos e analgésicos para mitigar a dor do garrote são sempre necessários. A punção venosa com cateter calibre 22 ou 24G na extremidade distal do membro a ser operado (Figura 113.1) deve ser realizada sob técnica asséptica. A presença de válvulas venosas pode limitar a dispersão distal da solução anestésica quando a punção venosa é realizada mais proximal.[22] O cateter venoso deve ter a extremidade ocluída e fixado adequadamente para evitar perda durante o garroteamento por faixa de Esmarch, embora na exsanguinação gravitacional o risco de perda seja menor. No método gravitacional, o membro superior é elevado a 90 graus por 2 a 3 minutos, enquanto se observa a instalação de palidez cutânea, enquanto para o membro inferior a elevação fica em torno de 45 graus.[22,23] Na instalação da faixa de Esmarch, a pele deve ser protegida com algodão ortopédico e a faixa aplicada da região distal em direção proximal, de forma espiralada, com sobreposição das bordas a cada volta, de maneira a não deixar pele livre entre as camadas, evitando-se assim a lesão cutânea. A pressão da faixa deve ser suficiente para drenagem sanguínea, evitando-se pressão excessiva em razão do risco de lesão neural, notadamente quando as estruturas neurais passam em trajeto superficial e próximo às proeminências ósseas, como no caso do nervo ulnar no cotovelo.[24,25] Apesar do potencial risco, a exsanguinação com faixa de Esmarch parece ser mais eficiente que no método gravitacional.[26,27]

Uma vez drenado o sangue do membro, procede-se à instalação do garrote proximal, seja por faixa de Esmarch, seja por garrote pneumático (Figuras 113.2 e 113.3). Antes da injeção do anestésico verifica-se a ausência de sangue no vaso puncionado (Figura 113.4) e a palidez cutânea, sinais do garroteamento adequado (Figura 113.6) com interrupção do fluxo sanguíneo venoso e arterial. Após a injeção da solução anestésica espera-se cerca de 10 minutos,[28] sendo, então, realizado o garroteamento distal cerca de 5cm de distância do proximal, em área já anestesiada, com retirada do garrote proximal (Figura 113.5). As pressões exercidas pelo garrote devem ultrapassar a pressão arterial em 100 a 150mmHg,[21,29] garantindo que não ocorra vazamento da solução para a circulação sistêmica e evitando o sangramento em sítio cirúrgico.

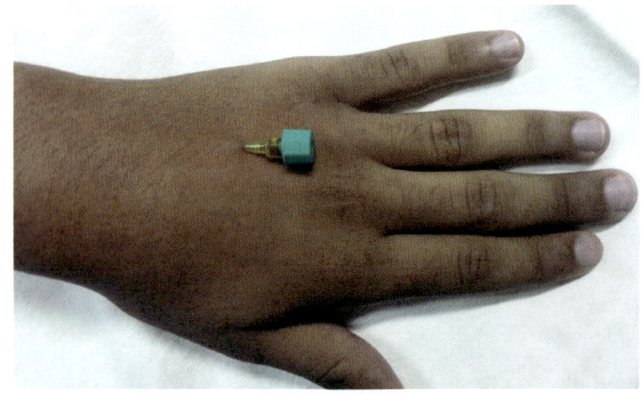

▲ **Figura 113.1** Punção venosa.

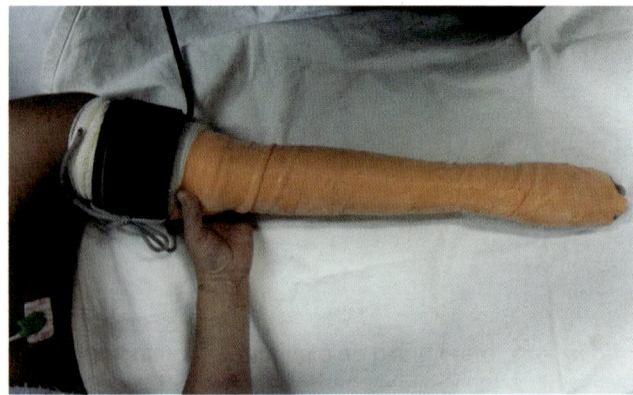

▲ **Figura 113.2** Exsanguinação e instalação do garrote proximal.

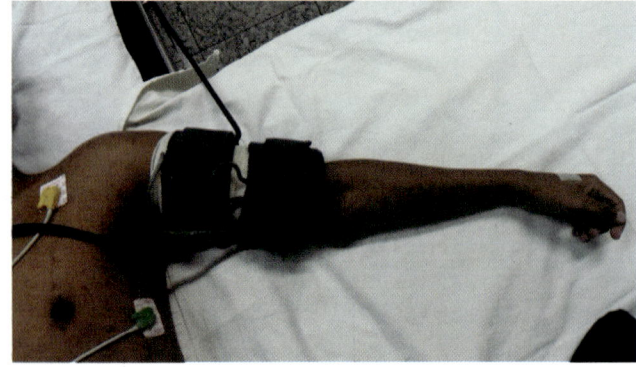

▲ **Figura 113.3** Garrotes proximal e distal instalados.

O anestésico local de escolha é a lidocaína a 0,5% sem vasoconstritor, com ou sem adjuvantes, e a solução injetada lentamente,[30,31] evitando-se altas pressões venosas, as quais podem predispor ao vazamento para circulação sistêmica.[32-35] Farhang[36] encontrou pressões venosas excedendo à do garrote com injeção de 40 a 50 mL de solução anestésica e Rosenberg[37] encontrou sinais de intoxicação com emprego de 80 mL de solução em membro superior. A flebografia mostrou passagem de contraste para circulação sistêmica quando empregados volumes de 50 mL ou mais.[38] Desse modo, a injeção de volumes suficientes para ingurgitar o sistema venoso parece ser a melhor alternativa.[39] A Tabela 113.1

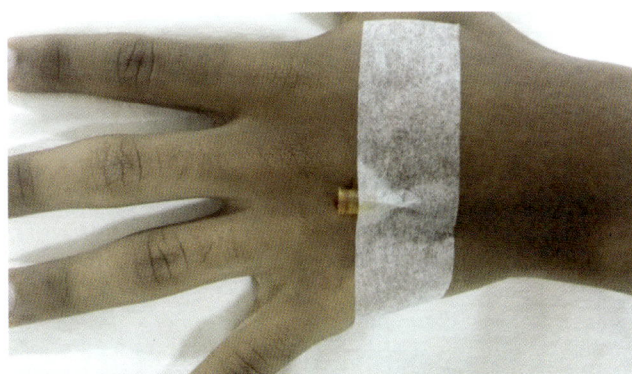

▲ **Figura 113.4** Ausência de sangramento com abertura da linha venosa.

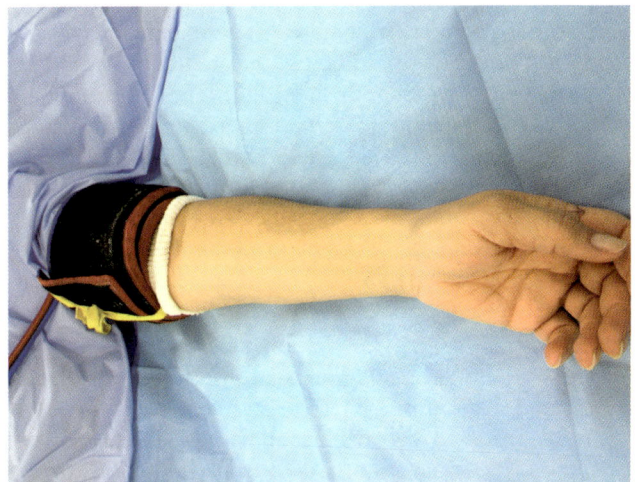

▲ **Figura 113.5** Instalação do torniquete pneumático.

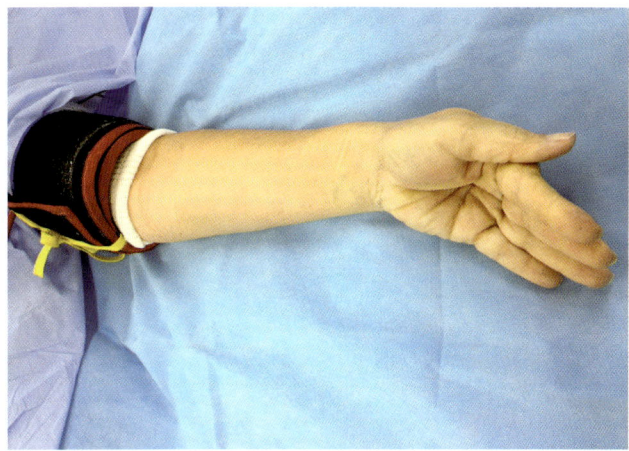

▲ **Figura 113.6** Palidez cutânea pela exanguinação.

Com relação à latência, com o emprego de lidocaína 0,5%, fica em torno de 10 a 25 minutos para analgesia, embora o bloqueio motor possa se instalar mais precocemente.[45,46] O tempo mínimo de garrote recomendado é de 20 minutos, embora alguns autores afirmarem que a retirada mais precoce pode ser segura.[21,47,48] A melhor forma de retirada do garrote é controversa na literatura, com proposições para retirada gradual e insuflação intermitente, reduzindo o pico plasmático, mas favorecendo o sangramento em sítio cirúrgico.

No caso de retirada em uma única manobra, há o risco de sinais e sintomas de toxicidade, para os quais o anestesista deve estar atento. Incluem perturbações visuais, gosto metálico, *tinnitus*, alterações de consciência e ritmo cardíaco. Nesses casos, recomenda-se a imediata instalação de novo garrote com retirada intermitente para minimizar o pico plasmático. Em até 57% dos pacientes, poderão ocorrer sinais afetando o sistema cardiovascular, situação de grande gravidade.[49] A parada cardíaca pode ser o sintoma inicial em até 23% dos pacientes que tiveram manifestação cardiovascular precoce. Nos casos de sinais e sintomas de toxicidade, o emprego de solução lipídica a 20% é recomendado.[50,51]

O tempo máximo para permanência do garrote é considerado de 60 a 90 minutos quando instalado em membros superiores, devendo ser o menor possível. Pacientes diabéticos, idosos e debilitados podem tolerar o garrote por menos tempo, embora não haja dados na literatura para determinar o tempo máximo seguro.

Após a retirada do garrote, pode-se observar o fenômeno de hiperemia de reperfusão (Figuras 113.7). A dor e a função motora[39] retornam em curto espaço de tempo, e a realização de curativo compressivo é usada para prevenir a formação de hematomas. A presença de dor intensa refratária ao uso de analgésicos ou a ocorrência de sangramento no curativo indicam hemostasia inadequada e nova intervenção cirúrgica pode ser necessária. Após 3 minutos da retirada do garrote, o pico plasmático da lidocaína alcança 1,7 $\mu g.mL^{-1}$, estabilizando-se nos primeiros 30 minutos.[52]

mostra os valores médios recomendados[21] por segmento corporal, embora como discutido, deve-se empregar os menores volumes possíveis. Chama a atenção os altos volumes propostos, em especial para os membros inferiores. Tais volumes causam preocupação, e a anestesia pode ser substituída por diversas técnicas de anestesia regional, incluindo os bloqueios do neuroeixo e bloqueios periféricos, nos quais as massas empregadas são menores, o que explica o emprego cada vez menor da ARIV em intervenções cirúrgicas em membros inferiores.

| Tabela 113.1 Volumes médios recomendados. | |
| --- | --- |
| **Local** | **Volume** |
| Antebraço | 30 mL (20 a 50) |
| Braço | 50 mL (20 a 62) |
| Tornozelo | 45 mL (20 a 90) |
| Coxa | 60 mL (30 a 100) |

Os sistemas automáticos de duplo garrote (Figura 113.6) causam menor dor, mas parecem ter maior risco de vazamento quando comparados com o garroteamento por faixa de Esmarch.[40,41] A despeito do sistema empregado, o garroteamento parece ser seguro.[42-44]

## ■ SOLUÇÕES ANESTÉSICAS

Diversos anestésicos locais foram empregados na ARIV, incluindo prilocaína,[21,42,47] bupivacaína[48,53] e ropiva-

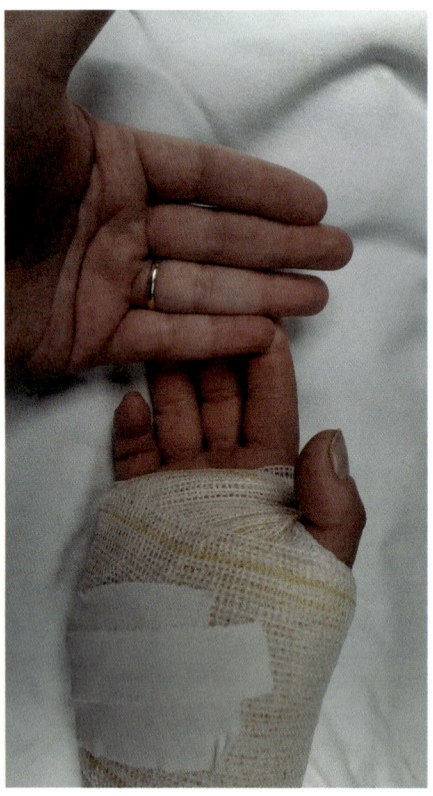

▲ **Figura 113.7** Hiperemia de reperfusão.

caína.[39,44,54] Considerando o perfil de segurança e a anestesia limitada pelo tempo de garrote, tais soluções não são recomendadas e a lidocaína[21,42,55] permanece como fármaco de escolha, sendo o mais utilizado no mundo, já que nas doses de 3 a 4 mg.kg[-1] propicia rápido início de ação e segurança adequada. Embora após a liberação do garrote possam ocorrer sintomas de toxicidade leve, mas os níveis plasmáticos normalmente não alcancem níveis críticos (Figura 113.8).[56,57]

## ■ ADJUVANTES

Diversos fármacos foram empregados na tentativa de melhorar a tolerância ao garrote, reduzir a massa total de anestésico local, diminuir a latência, melhorar a analgesia intra e pós-operatória.[58] Administrados na solução anestésica ou sistemicamente estão descritos como adjuvantes o uso de anti-inflamatórios não hormonais (AINHs), α2-agonistas, relaxantes musculares,[59] bicarbonato de sódio,[60-63] cloreto de potássio,[64] sulfato de magnésio,[65] neostigmina, nitroglicerina, guanitidina[66] e reserpina.[67] Destes, em razão dos enormes riscos envolvidos notadamente durante a liberação inadvertida ou precoce do garrote, os relaxantes musculares, o cloreto de potássio e a neostigmina não são recomendados e não devem ser empregados. Guanitidina, reserpina e bretílio[68] são mais empregados em tratamento da dor crônica.

Dentre os opioides, o fentanil[69-73] permanece o mais utilizado nas doses de 50 a 200 μg, mas também foram descritos os usos de meperidina,[10,68] morfina,[69,72] sufentanil,[74] nalbufina,[70,71] tramadol[73,75] e buprenorfina.[76] Em todos os casos, o efeito na duração e latência da anestesia não foi significativo, mas ocorreu aumento na incidência de efeitos colaterais como náuseas e vômitos. Desse modo, permanece apenas o uso na tentativa de propiciar conforto durante o garroteamento. A naloxona adicionada à lidocaína prolongou o bloqueio sensorial e motor além de reduzir a dor produzida pelo garrote.[77]

Os AINHs foram os adjuvantes com os melhores resultados na analgesia pós-operatória[42,46] em decorrência do efeito na produção de prostaglandinas e ação nas vias nociceptivas.[78,79] Paracetamol,[80] cetorolaco,[81,82] tenoxicam[83] e parecoxibe[84] foram eficazes na diminuição da dor.

Cetamina e verapamil[85,86] foram efetivos no controle da dor após liberação do garrote. Os α2-agonistas diminuem a liberação de noradrenalina e exercem efeito inibitório na fibra nervosa, contribuindo para analgesia. Clonidina[87-89] nas

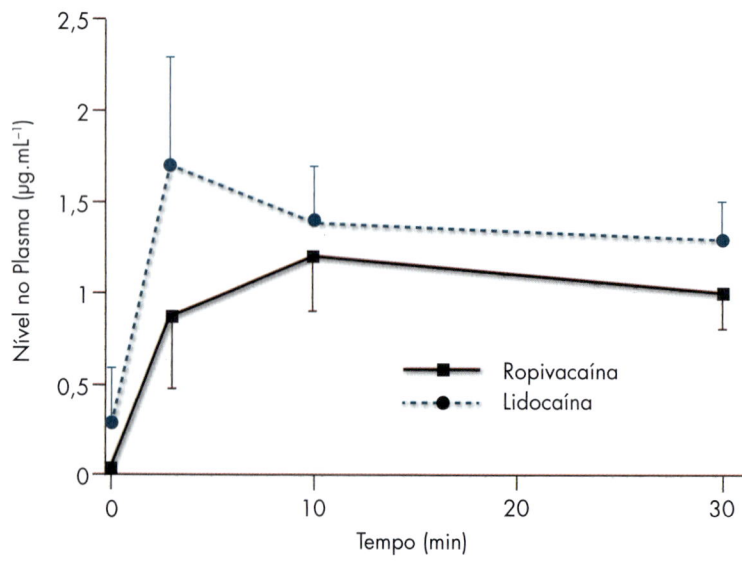

▲ **Figura 113.8** Concentração venosa de lidocaína e ropivacaína imediatamente antes da desinsuflação do torniquete e 3, 10 e 30 minutos após a liberação do torniquete distal.

doses de 1 a 2 µg.kg$^{-1}$ e dexmedetomidina[90,91] na dose de 0,5 µg.kg$^{-1}$ potencializaram a analgesia e reduziram a dor causada pelo garrote, mas com efeitos mínimos na sedação. A dexmedetomidina foi mais eficaz que a clonidina na redução dos níveis de dor provocados pela cirurgia e pelo garrote.[92]

## ■ CONCLUSÃO

A despeito do surgimento de novas técnicas anestésicas e analgésicas para intervenções em membros, notadamente intensificadas após a disseminação do uso de ultrassom em anestesia regional, a ARIV ainda é muito utilizada por sua simplicidade, facilidade técnica e relativa segurança. Ao longo dos anos, foram introduzidas modificações na técnica, emprego de garrotes pneumáticos e de adjuvantes que melhoram não somente a qualidade da anestesia, mas também o conforto para os pacientes. Atualmente a anestesia regional vem sendo empregada para promover analgesia pós-operatória duradoura, em substituição aos adjuvantes, compensando assim uma das principais deficiências da ARIV. Desse modo, pode-se iniciar rapidamente o ato operatório, sem depender da latência do bloqueio, e contar com analgesia persistente. Ao que parece, a moderna anestesia regional guiada por ultrassom não tornou inviável a ARIV, mas, ao contrário, melhorou seu desfecho. Adjuvantes, como AINH e α2-agonistas, ainda são empregados com sucesso, dentro do conceito de analgesia multimodal.

## REFERÊNCIAS

1. Reis Junior A. Homenagem a August Karl Gustav Bier por Ocasião dos 100 Anos da anestesia regional intravenosa em dos 110 anos da raquianestesia. Rev Bras Anestesiol. 2008;58(4):409-24.
2. Holmes CM. Intravenous regional anesthesia: a useful method of producing analgesia of the limbs. Lancet. 1963;1:254.
3. Reis LA – Bloqueio dos nervos ulnar, mediano e radial ao nível do punho, cotovelo e antebraço IN Mattos SLL, Hamaji A, Nunes RR. Anestesia Guiada por Ultrassom. Rio de Janeiro: Sociedade Brasileira de Anestesiologia/SBA, 2018. p 43-52.
4. Joshi G et al. Peripheral nerve blocks in the management of postoperative pain: challenges and opportunities. Journal of Clinical Anesthesia. 2016;35:524-9.
5. Chou R et Al. Management of Postoperative Pain: A Clinical Practice Guideline From the American Pain Society, the American Society of Regional Anesthesia and Pain Medicine, and the American Society of Anesthesiologists' Committee on Regional Anesthesia, Executive Committee, and Administrative Council. The Journal of Pain. 2016;17(2):131-57.
6. Chilvers CR, Kinahan A, Vaghadia H, Merrick PM. Pharmacoeconomics of intravenous regional anaesthesia vs general anaesthesia for outpatient hand surgery. Can J Anaesth. 1997;44(11):1152-56.
7. Al-Metwalli R, Mowafi HÁ. A modification of the inter-cuff technique of IVRA for use in knee arthroscopy. Can J Anesth. 2002;49(7):687-89.
8. Chan VWS, Peng PHW, Kaszas Z, Middleton WJ, Muni R, Anastakis DG, Graham BA. A comparative study of general anesthesia, intravenous regional anesthesia, and axillary block for outpatient hand surgery: clinical outcome and cost analysis. Anesth Analg. 2001;93(5):1181-84.
9. Heath ML. Deaths after intravenous regional anaesthesia. BMJ. 1982;285:913-14.
10. Auroy Y, Narchi P, Messiah A, et al. Serious complications related to regional anesthesia: results of a prospective survey in France. Anesthesiology. 1997;87:479-86.
11. Crews JC, Higgenhurst G, Leavitt B, Denson DD. Tourniquet pain: the response to the maintenance of tourniquet inflation on the upper extremity of volunteers. Reg Anesth. 1991;16:314-7.
12. Reuben S, Steinberg RB, Kretitzer JM, Duprat KM. Intravenous regional anesthesia using lidocaine and ketorolac. Anesth Analg. 1995;81:110-13.
13. Reuben S, Steinberg RB, Lurie SD, Gibson CS. A dose-response study of intravenous regional anesthesia with meperidine. Anesth Analg. 1999;88:831-35.
14. Reuben S, Steinberg RB, Klatt JL, Klat ML. Intravenous regional anesthesia using lidocaine and clonidine. Anesthesiology. 1999;91:654-58.
15. Kern C, Gamulin Z. Generalised convulsions after intravenous regional anaesthesia with Prilocaine. Anaesthesia. 1994;49(7):642-43.
16. Henderson A, Sujitkumar P. Successful resuscitation after cardiac arrest following i.v. regional anaesthesia (IVRA). Br J Anaesth. 1986;58(3):362.
17. Auroy Y, Benhamou D, Bargues L, Ecoffey C, Falissard B, Mercier F, Bouaziz H, Samii K. Major Complications of Regional Anesthesia in France. The SOS Regional Anesthesia Hotline Service. Anesthesiology. 2002;97:1274-80.
18. Chua ISY, Chong SL, Ong GYK. Intravenous regional anesthesia (Bier´s block) for pediatric forearm fractures in a pediatric emergency department – Experience from 2003 to 2014. Injury, Int. J. Care Injuried. 2017;48:2784-87.
19. Blaheta HJ, Vollert B, Zuder D, Rassner G. Intravenous regional anesthesia (Bier´s block) for botulinium toxin therapy of palmar hyperhidrosis is safe and effective. Dermatol Surg. 2002;28(8):666-72.
20. Vollert B, Blaheta HJ, Moehrle E, Juenger M, Rassner G. Intravenous regional anaesthesia for treatment of palmar hyperhidrosis with botulinum toxin type A. Br J Dermatol. 2001;144(3):632-33.
21. Hernderson CL, Warriner B, McEwen JÁ, Merrick PM. A North American survey of intravenous regional anesthesia. Anesth Analg. 1997;85:858-63.
22. Reis Júnior A. Anestesia regional intravenosa, 1ª ed. Rio de Janeiro: Atheneu; 1996.
23. Reis Júnior A. Dessangramento e garroteamento de membros com finalidade cirúrgica. 1ª ed. Rio de Janeiro: Atheneu, 1998.
24. Sanders R. The tourniquet, instrument or weapon? The Hand. 1973;5:119-23.
25. Bolton CF, McFarlane RM. Human pneumatic tourniquet paralysis. Neurology. 1978;28:787-93.
26. Umedaly H, Warriner B, McEwen J. Exsanguination for intravenous anesthesia: regional a comparative evaluation of novel technique with conventional methods. Anestesiology. 1993;79(3A):A483.
27. Mabee J, Orlinnsky M. Bier block exsanguination: a volumetric comparison and venous pressure study. Acad Emerg Med. 2000;7(2):105-13.
28. Plourde G, Barry PP, Tardif L, Lapage Y, Hardy JF. Decreasing the toxic potential of intravenous regional anesthesia. Can J Anaesth. 1989;36(5):498-502.
29. Thorn-Alquist AM. Intravenous regional anesthesia. Illustrated Handbook in Local Anesthesia, second edition. Philadelphia. WB Saunders. 1980:47-48.
30. Duggan J, McKeown DW, Scott DB. Venous pressures in intravenous regional anaesthesia. Reg Anesth. 1984;9:70-2.
31. Hoffmann AC, van Gessel E, Gamulin Z, Ryser JE, Foster A. Quantitative evaluation of tourniquet leak during i.v. regional anaesthesia of the upper and lower limbs in human volunteers. Br J Anaesth. 1995;75:269-73.
32. Grice SC, Morell RC, Balestrieri FJ, Stump DA, Howard G. Intravenous regional anesthesia: evaluation and prevention of leakage under tourniquet. Anesthesiology. 1986;65:316-20.
33. Lawes EG, Johnson T, Pritchard P, Robbins P. Venous pressures during simulated Bier´s block. Anaesthesia. 1984;39:147-49.
34. Tajima T. Considerations on the use of the tourniquet on surgery of the hand. J Hand Surg. 1983;8:799-802.
35. Cotev S, Robin GC. Experimental studies on intravenous regional anaesthesia using radioactive lignocaine. Br J Anaesth. 1966;38:936-39.
36. Farhang B, Lesiak AC, Ianno DJ, Minasyan H, Shafritz AB, Viscomi CM. Venous pressure during intravenous regional anesthesia: Implications for setting tourniquet pressure. J Anaesthesiol Clin Pharmacol. 2018;34:507-12.
37. Rosenberg PH, Kalso EA, Tuominen MK, Linden HB. Acute bupivacaine toxicity as a result of venous leakage under the tourniquet cuff during a bier block. Anesthesiology. 1983;58:95-98.
38. Hegazy AAT. Comparative study between the conventional volume for Bier's block versus variable volumes that make patients' vein engorged resulting in a successful block. Egyptian Society of Regional Anesathesia and Pain Journal. 2017;2(2):31-8.
39. Dekoninck V, Hoydockx Y, Van der Velde M, Ory JP, Dubois J, Jamaer L, Jalil H, Stessel B. The analgesic efficacy of intravenous regional anesthesia with forearm versus conventional upper arm tourniquet: a systematic review. BMC Anesthesiology. 2018;18:86.
40. Tsai YC, Lai YY, Chang CL. Comparison of the effect of EMLA cream, subcutaneous ring anaesthesia and double cuff technique in the prevention of tourniquet pain. Br J Anaesthesia. 1993;70:394-96.
41. Jafarian AA, Imani F, Salehi R, Mazaher FN, Moini F. Simple arm tourniquet as an adjunct to double-cuff tourniquet in intravenous regional anesthesia. Anesth Pain Med. 2016;6(3):e29316.
42. Chan CS, Pun WK, Chan YM. Intravenous regional analgesia with a forearm tourniquet. Can J Anaesth. 1987;34:21-5.
43. Pun WK, Chow SP, Luk KDK, et al. Sequential forearm intravenous regional and infiltration anaesthesia: value for haemostasis. J Hand Surg (Br). 1990;15:115-17.

44. Khuri S, Uhl RL, Martino J, Whipple R. Clinical application of the forearm tourniquet. J Hand Surg (Am). 1994;19:861-63.
45. Atanassoff PG, Aouad R, Hartmannsgruber MWB, Halaszynski T. Levobupivacaine 0,125% and lidocaine 0,5% for intravenous regional anesthesia in volunteers. Anesthesiology. 2002;97(2):325-28.
46. Hartmannsgruber MWB, Silverman DG, Halaszynski TM, Bobart V, Brull SJ, Wilkerson C, Loepke AW, Atanassoff PG. Comparison of ropivacaine 0,2% and lidocaine 0,5% for intravenous regional anesthesia in volunteers. Anesth Analg. 1999;89:727-31.
47. Brown EM, McGriff JT, Malinowski RW. Intravenous reginal anaesthesia (Bier Block): review of 20 year's experience. Can J Anaesth. 1989;36:307-10.
48. Gurich RW, Langan JW, Teasdall RJ, Tanner SL, Sanders JL. Tourniquet deflation prior to 20 minutes in upper extremity intravenous regional anesthesia. Hand. 2018;13(2):223-7.
49. Neal JM et al. The third American Society of Regional Anesthesia and Pain Medicine practice advisory on local anesthetic systemic toxicity – executive summary 2017. Regional anesthesia and pain medicine. 2018;43(2):113-23.
50. Weinberg GL. Lipid emulsion infusion: Resuscitation for local anesthetic and other drug overdose. Anesthesiology. 2012;117(1):180-7.
51. Brandão ACA et al. Parada Cardíaca em Anestesia. IN Albuquerque et al. Suporte Avançado de Vida em Anestesia - Manual. Sociedade Brasileira de Anestesiologia / SBA, 2022.
52. Atanassoff PG, Hartmannsgruber MWB. Central nervous system side effects are less important after iv regional anesthesia with ropivacaine 0,2% compared to lidocaine 0,5% in volunteers. Can J Anesth. 2002;49(2):169-72.
53. Magora F, Stern L, Zylber-Katz E, Olshwang D, Donchin Y, Magora A. Prolonged effects of bupivacaine hydrochloride after cuff release in intravenous regional anesthesia. Br J Anaesth. 1980;52:1131-36.
54. Peng PWN, Colleman MM, McCartney C, et al. Comparison of anesthetic effect between 0,375% Ropivacaine versus 0,5% lidocaine in forearm intravenous regional anesthesia. Reg Anesth And Pain Med. 2002;27:595-599.
55. Zundert AV, Helmstädter A, et al. Centennial of Intravenous Regional Anesthesia Bier's Block(1908- 2008) Regional Anesth and Pain Med. 2008;33:483-89.
56. Bader AM, Concepcion M, Hurley RJ, Arthur GR. Comparison of Lidocaine and Prilocaine for Intravenous Regional Anesthesia. Anesthesiology. 1988;69:409-12.
57. Magora F, Stern L, Magora A. Motor nerve conduction in intravenous regional anesthesia with bupivacaine hydrochloride. Br J Anaesth. 1980;52:1123-29.
58. Choyce A, Peng CA. A systematic review of adjuvants for intravenous regional anesthesia for surgical procedures. Can J Anaesth. 2002;49:32-45.
59. McGlone R, Heyes F, Harris P. The use of a muscle relaxant to supplement local anaesthetics for Bier's blocks. Arch Emerg Med. 1988;5:79-85.
60. Wong K, Strichartz GR, Raymond SA. On the mechanisms of potentiation of local anesthetics by bicarbonate buffer: drug structure-activity studies on isolated peripheral nerve. Anesth Analg. 1993;76:131-43.
61. Benlabed M, Jullien P, Guelmi K, Hamza J, Bonhomm L, Benhamou D. Alkalinisation of 0.5% lidocaine for intravenous regional anesthesia. Reg Anesth. 1990;15:59-60.
62. Armstrong P, Brockway M, Wildsmith JA. Alkalinisation of prilocaine for intravenous regional anaesthesia. Anaesthesia. 1990;45:11-3.
63. Armstrong P, Watters J, Whitfield A. Alkalinisation of prilocaine for intravenous regional anaesthesia. Suitability for clinical use. Anaesthesia. 1990;45:935-7.
64. McKeown DW, Scott DB. Influence of the addition of potassium to 0.5% prilocaine solution during i.v. regional anaesthesia. Br J Anaesth. 1984;56:1167-70.
65. Mirkheshti A, Aryani MR,Shojaei P, Dobbagh A. The effect of adding magnesium sulfate to lidocaine compared with paracetamol in prevention of acute pain in hand surgery under intravenous regional anesthesia, Int. J. of Preventive Med. 2012;3:616-21.
66. Livingstone JA, Atkins RM. Intravenous regional guanethidine blockade in the treatment of post-traumatic complex regional pain syndrome type 1 (algodystrophy) of the hand. J Bone Joint Surg Br. 2002;84:380-6.
67. Gupta B, Verma RK, Kumar S, Chaudhary G. Comparison of analgesic efficacy of dexmedetomidine and Midazolam as adjuncts to lignocaine for intravenous regional anesthesia. Anesthesia, essays and researches. 2017;11(1):62-6.
68. Hord AH, Rooks MD, Stephens BO, Rogers HG, Fleming LL. Intravenous regional bretylium and lidocaine for treatment of reflex sympathetic dystrophy: a randomized, double--blind study. Anesth Analg. 1992;74:818-21.
69. Armstrong PJ, Morton PJ, Nimmo AF. Pethidine has a local anaesthetic action on peripheral nerves in vivo. Addiction to Prilocaine 0,25% for Intravenous Regional Anesthesia. Anaesthesia. 1993;48:382-86.
70. Hoffman V, Vercauteren M, Von Steeberge A, Adriansen H. Intravenous regional anesthesia. Evaluation of 4 different addictives to Prilocaine. Acta Anaesthesiologica Belgica. 1996;48:71-76.
71. Vishma K, Vincent D. Comparison of 0.5% Lignocaine with Tramadol and with Nalbuphine for Day Care IVRA in Upper Limb: an Interventional Study. J. Evolution Med. Dent. Sci. 2016;15(9):99-105.
72. Elramely M, Elmoutaz H. Nalbuphine versus dexmedetomidine as an analgesic additive to lidocaine in intravenous regional anesthesia IVRA. Pain Studies and Treatment 2016;4:35-42.
73. Gupta A, Björksson A, Sjöberg F, Bengstron M. Lock of peripheral analgesic effect of low dose morphine during intravenous regional anesthesia. Reg Anesth. 1993;18:250-53.
74. Henderson AM. Adverse reaction to bupivacaine: complications of intravenous regional anesthesia. Br Med J. 1980;281:1043-44.
75. Acalovischi I, Cristes T, MArgarit S, Garvus R. Tramadol added to lidocaine for intravenous regional anesthesia. Anesth Analg. 2001;92:209-14.
76. Swarnkar N, Ghosh A, Yadav A. Buprenorphine significantly prolongs postoperative analgesia in intravenous regional anesthesia: a double blind randomized clinical trial. Internet J. Anesthesiol. 2008;19:5.
77. El-Sayed W, Hasanein R. A randomized controlled study of the effects of adding ultra-low dose naloxone to lidocaine for intravenous regional anesthesia. Egyptian Journal of Anaesthesia. 2016; 32:213-7.
78. Woolf CJ, Chang MS. Preemptive analgesia - Treating Postoperative pain for preventing the establishment of central sensitization. Anesth Analg. 1993;77:362-79.
79. Dahl JP, Kehlet H. Non steroidal anti-inflammatory drugs: Rationale for use in severe postoperative pain. BJA. 1991;66:703-712.
80. Ben-Dorvid B, Katz E, Gaitini L, Duprat KM. Intravenous regional anesthesia using lidocaine and ketorolac. BJA. 1995;75:409-12.
81. Reuben SS, Duprat KM. Comparison of wound infiltration with ketorolac versus intravenous regional anesthesia with ketorolac for postoperative analgesia following ambulatory hand surgery. Reg Anesth. 1996;21:565-8.
82. Steiberg RB, Reuben, SS Gardner GT. The dose response relationship of ketorolac as a component of intravenous regional anesthesia with lidocaine. Anesth Analg. 1998;86:791-3.
83. Jones NC, Pugh SC. The addiction of tenoxicam to prilocaine for intravenous regional anesthesia. Anesthesia. 1996;51:446-8.
84. Ramaiah VK, Trikha A, Mohon V, Soksena R. Comparison of parecoxib and butorphanol as adjuvant to lidocaine in intravenous regional anesthesia. Anesthesiology. 2006;105:A1129.
85. Giri RS, Raghavendra PG. A comparative study of lignocaine, lignocaine with dexmedetomidine and lignocaine with ketamine for IVRA in upper limb surgeries. J. Evolution Med. Dent. Sci. 2018;33(7):3648-52.
86. Esmat I, Kassim DY. A double-blind trial of the combination effect of Lidocaine, Ketamine and Verapamil in intravenous reginal anesthesia. Egyptian Journal of Anaesthesia. 2016;32:207-12.
87. Sato j, Perl ER. Adrenergic excitation of cutaneous pain receptor induced by peripheral nerve injury. Science. 1991;251:1608-10.
88. Gaumann DM, Brunet PC, Jirounck P. Clonidine enhances the effects of lidocaine on c-fibers action potential. Anesth Analg. 1992;74:719-25.
89. Gentili M, Bernard JM, Bonnet F. Adding clonidine to lidocaine for intravenous regional anesthesia prevents tourniquet pain. Anesth Analg. 1999;88:1327-30.
90. Memmis D, Turan A, Karamanhoglu B. Adding dexmedetomidine to lidocaine for intravenous regional anesthesia. Anesth Analg. 2004;98:835-40.
91. Balamurugan M, Shanmugasundaram M, Kavitha R. Comparison between 0.5μg/kg dexmedetomidine with 0,5% lignocaine and 0,5% lignocaine alone in intravenous regional anesthesia for forearm surgeries: A randomized controlled study. International Journal of Scientific Study. 2016;4(3):1-5.
92. Chatrath,V. Comparative Evaluation of Adding Clonadine v/s Dexmedetomidine during Bier Block in Upper limb Orthopaedic Surgeries, Int J Med Res Prof. 2015;1(1);1-7.

# 114

# Complicações dos Bloqueios Regionais

Rodrigo Moreira e Lima ■ Ronaldo Antonio da Silva

## INTRODUÇÃO

As complicações neurológicas desencadeadas pelos bloqueios regionais são raras, com risco estimado de ocorrência após bloqueio do neuroeixo inferior a 0,04% e após bloqueio de nervos periféricos menores que 3%.[1] O diagnóstico e o tratamento precoces dos eventos adversos podem evitar lesões irreversíveis e mudar o prognóstico dos pacientes.

A utilização de cateteres para realização de bloqueios de nervo periférico pela técnica contínua, o emprego de anticoagulantes potentes,[2] a isquemia de medula espinal (secundária à utilização de vasoconstritores e à hipotensão arterial prolongada), a lesão traumática da medula espinhal e das raízes nervosas durante a inserção da agulha e do cateter, as infecções, a própria solução de anestésico local e os pacientes obesos e diabéticos são consideradas situações e grupos de risco para ocorrência de lesão neurológica.

Serão descritas, a seguir, algumas complicações neurológicas que podem ocorrer após os bloqueios subaracnóideo, peridural e de nervos periféricos.

## ■ SÍNDROME DA CAUDA EQUINA

A síndrome da cauda equina (SCE) origina-se de alterações na função das raízes que a constituem, ou seja, de $L_2$ a $S_5$. Caracterizam-se por disfunção vesical e intestinal, graus variáveis de fraqueza muscular nos membros inferiores e perda da sensibilidade em área de períneo (anestesia em sela).[3] Lesões de $S_3$-$S_4$ causam atonia vesical.

Dentre os múltiplos fatores etiológicos potencialmente capazes de desencadeá-la, estão o trauma direto ou indireto das raízes, a isquemia, os processos infecciosos e as reações neurotóxicas, a compressão das estruturas nervosas secundárias a hematomas, a abscessos ou a herniações dos discos intervertebrais.[4] O diagnóstico de síndrome da cauda equina é realizado pela história clínica e pela eletroneuromiografia e seu quadro clínico é irreversível.

As características anatômicas e fisiológicas da cauda equina a tornam particularmente vulnerável aos efeitos neurotóxicos dos anestésicos locais (AL) em virtude dos elementos neurais não serem totalmente protegidos pela bainha de mielina; da relação entre superfície e volume ser grande; do suprimento vascular ser limitado, o que pode reduzir o *clearance* dos fármacos, e por existir uma limitada capacidade de diluição do AL no líquor quando o mesmo é injetado no interior das dobras durais localizadas na emergência das raízes. Apesar de a lidocaína e a tetracaína apresentarem maior potencial para neurotoxicidade que a bupivacaína, a SCE já foi associada à injeção de bupivacaína a 0,5%.[5]

O risco torna-se ainda mais importante quando microcateteres são utilizados, pois há distribuição não uniforme do fármaco. Os microcateteres, em decorrência da alta resistência ao fluxo imposto pelo seu pequeno lúmen, propiciam injeções lentas que comprometem a dispersão do AL no líquor, promovendo contato prolongado com o tecido nervoso, o que aumenta o risco de lesão neurológica, que é dependente da concentração.

Além disso, é de conhecimento, desde 1991, após publicação de Drasner,[6] que falhas no bloqueio ou bloqueios inadequados podem indicar má distribuição do AL no líquor e que doses repetidas de AL podem resultar em concentrações tóxicas ao tecido nervoso.

A SCE também foi relacionada à administração de dose única e preconizada de lidocaína a 5% hiperbárica na qual se adicionou o vasoconstritor (adrenalina). Os vasoconstritores podem desencadear neurotoxicidade por diversos mecanismos, dentre os quais a diminuição na captação do AL pelos vasos sanguíneos, aumentando a exposição do tecido nervoso ao mesmo por ação direta nos elementos neurais e por promover isquemia neural.[7]

Nas últimas duas décadas foram publicadas, na literatura, casos de SCE em pacientes com estenose de canal vertebral. Na teoria, o canal espinal estreito pode levar ao aumento da pressão exercida sobre a medula espinal causando isquemia ou limitação na distribuição do AL no espaço subaracnóideo expondo, dessa forma, as raízes da cauda equina a elevadas concentrações do fármaco.[4]

## ARACNOIDITE ADESIVA CRÔNICA

É uma doença inflamatória cuja etiologia exata não está clara. A maioria dos casos de aracnoidite é desencadeada por substâncias químicas, quando estas são introduzidas no espaço subaracnóideo ou próximo a ele, por trauma mecânico e por infecção.

É uma das complicações mais graves da anestesia do neuroeixo. Consiste na diminuição de força muscular e alteração de sensibilidade nos membros inferiores e no períneo, acompanhadas por alterações vesicais e intestinais.[3] O quadro inicia-se lentamente, alguns dias ou semanas após a realização do bloqueio, podendo, nos casos mais graves, levar à paraplegia completa, e até à morte.[3]

Existe reação proliferativa das leptomeninges, com obliteração do espaço subaracnóideo em decorrência da formação de trabéculas, levando à deformidade das raízes nervosas com constrição das mesmas e da medula espinal.[3] A aracnoidite adesiva crônica é o resultado da resolução do processo inflamatório quando há depósito de colágeno. Por obstruir o fluxo normal de líquor, a pressão intracraniana pode se elevar, entretanto é o comprometimento do suprimento sanguíneo da medula espinal e das raízes nervosas o principal responsável pelas alterações neurológicas encontradas.[8]

Os agentes químicos potencialmente capazes de determinar aracnoidite adesiva incluem os contrastes oleosos e aquosos utilizados para realização de mielogramas. Além destes, os corticosteroides administrados pela via peridural e subaracnóidea, em decorrência dos preservativos contidos em sua solução, podem causar aracnoidite adesiva, assim como os conservantes e antioxidantes contidos nas soluções de anestésicos locais, os agentes quimioterápicos administrados pela via subaracnóidea, o trauma, a cirurgia de coluna e as infecções, como a meningite.

Os casos mais recentes publicados sobre aracnoidite relacionada à anestesia peridural e subaracnóidea, levantaram a hipótese de que a contaminação do material utilizado na anestesia com clorexidina alcoólica seria o provável mecanismo desencadeante da doença. Porém, resultado de estudo retrospectivo envolvendo 12.465 anestesias subaracnóideas nas quais a antissepsia da pele dos pacientes foi realizada com gluconato de clorexidina alcoólica a 2%, não mostrou existir riscos de complicação neurológica.[9]

O diagnóstico é feito pela história clínica e pela ressonância magnética, que apresenta boa sensibilidade (92%) e excelente especificidade (100%). O que se observa são conglomerados de raízes nervosas aderidas localizadas na região central do saco dural, raízes nervosas aderidas à região periférica dando a impressão de saco dural vazio e massa de tecido frouxo ocupando o espaço subaracnóideo. A eletroneuromiografia avalia o comprometimento dos nervos.

A aracnoidite é uma doença incurável, porém sintomas podem permanecer estáveis com o transcorrer do tempo. Medidas paliativas podem auxiliar no controle dos sintomas, tais como opioides, antidepressivos, anticonvulsivantes, anti-inflamatórios e terapias alternativas como massagem e acupuntura.

## ABSCESSO PERIDURAL

É complicação rara, associada à anestesia peridural e à cateterização prolongada do espaço peridural para tratamento de dor crônica. A fonte primária de infecção pode resultar de colonização distante ou infecção localizada, com subsequente dispersão hematogênica e invasão do Sistema Nervoso Central. Assim como outras complicações infecciosas, os fatores predisponentes incluem a imunossupressão, a administração de esteroides no espaço peridural, o diabetes, as infecções, a sepse, a cateterização do espaço peridural por períodos prolongados e as falhas na antissepsia durante a realização da técnica anestésica.[10]

É uma emergência médica, que se não for tratada prontamente pode resultar em lesão neurológica grave e irreversível.[10] A deterioração neurológica progressiva requer descompressão cirúrgica imediata e os procedimentos cirúrgicos são fundamentais para a recuperação de pacientes que já apresentam alterações neurológicas. O tratamento com antibióticos deve ser prolongado (entre 2 e 4 semanas), e a recuperação neurológica é dependente da idade do paciente, assim como do diagnóstico e do tratamento precoces.[11]

Os sinais e sintomas iniciais podem ser vagos e a tríade clássica de dor nas costas, febre e graus variáveis de déficits neurológicos ocorre em apenas 13% dos pacientes no momento do diagnóstico. Os déficits neurológicos aparecem tardiamente[10] e podem se manifestar como fraqueza nos membros inferiores, parestesias, alterações vesicais ou sinais sugestivos de SCE. O diagnóstico é mais difícil e tardio nos pacientes com abscessos crônicos porque a ocorrência de febre e leucocitose é menos frequente que nos casos agudos.

A flora normal das vias aéreas superiores do anestesiologista é a principal fonte exógena desencadeadora do abscesso. Em período compreendido entre 1974 e 1996 foram documentados 42 casos de abscesso peridural, sendo que em 50% dos pacientes não foi encontrado qualquer fator de risco. O *Staphylococcus aureus* foi responsável por 83% dos abscessos.[11]

Para auxiliar no diagnóstico, a ressonância magnética identifica 91% dos abscessos.[10] Os exames laboratoriais são úteis, porém não específicos. A mielografia deve ser evitada por ser um procedimento invasivo e pela possibilidade de contaminar o espaço subaracnóideo com bactérias, causando meningite.[10]

## SÍNDROME DA ARTÉRIA ESPINAL ANTERIOR DA MEDULA

O suprimento sanguíneo da medula espinal é precário em virtude da grande distância entre os vasos radiculares.[12] A medula espinal é irrigada pela artéria espinal anterior, nos dois terços anteriores de cada segmento, e pelas duas artérias espinais posteriores, no terço posterior de cada segmento. A cauda equina é irrigada somente pela artéria espinal anterior.[12] Estas artérias terminais recebem o seu suprimento sanguíneo proveniente de três vasos distintos originários da aorta (cervical, torácico e toracolombar) que possuem anastomoses escassas entre as regiões lombar e cervical.[12]

A mais importante artéria segmentar é a artéria radicular magna (artéria de Adamkiewicz), responsável pelo suprimento sanguíneo de 25% a 50% da região anterior da medula. Lesões neste vaso podem ocasionar isquemia da região lombar secundária à perda desta importante circulação colateral. A região anterior da medula espinal, onde se localiza o trato piramidal e o espinotalâmico lateral, é particularmente vulnerável à isquemia.

A hipotensão arterial ou a insuficiência vascular localizada, associada ou não à anestesia do neuroeixo, pode produzir isquemia medular, resultando na síndrome da artéria espinal anterior. Esta se caracteriza por paralisia flácida dos membros inferiores, de início súbito, com reflexos segmentares abolidos, perda da sensibilidade à temperatura, incontinência intestinal e de bexiga, e propriocepção intacta. Acomete principalmente os idosos com história prévia de aterosclerose. Outros fatores de risco para a isquemia e o infarto medular são a hipertensão arterial e o abuso de tabaco.[4] Postula-se que anestésicos locais contendo vasoconstritores podem determinar isquemia em pacientes com doença microvascular, porém esta hipótese ainda não foi confirmada.[3]

Para evitar complicações isquêmicas deve-se considerar a redução da pressão arterial não superior à faixa de 20% a 30% dos valores basais do paciente, e a hipotensão arterial, quando persistente, deve ser sempre tratada.[11]

Sempre que se suspeitar de lesão isquêmica é necessário a realização imediata de ressonância magnética para excluir hematoma ou abscesso, porque estes eventos devem ser prontamente tratados.[4]

## ■ HEMATOMA ESPINAL

O hematoma espinal é definido como sangramento no interior do neuroeixo. É complicação potencialmente catastrófica, visto que ocorre em espaço não visível e não expansível. A compressão da medula espinal pode resultar em isquemia do tecido nervoso e paraplegia.[13]

A incidência de alterações neurológicas secundárias às complicações hemorrágicas associadas aos bloqueios raquidianos não é conhecida. Em um estudo realizado na Suécia, que compreendeu o período entre 1990 e 1999, observou-se que a frequência de hematomas foi de 1,9/100.000 anestesias do neuroeixo.[13] Pesquisa realizada na Finlândia entre os anos 2000 e 2009 mostrou que a incidência de hematoma após a anestesia subaracnóidea foi de 1:775.000; após a peridural, 1:26.400 e a que seguiu à anestesia combinada, 1:17.800.[13]

A maioria dos hematomas se localiza no espaço peridural em decorrência de existir, neste local, proeminente plexo venoso.[14] Não há consenso quanto ao volume de sangue

necessário para causar o hematoma. Sabe-se que ele é variável e dependente do local e da velocidade em que o sangramento ocorreu.[13] Anormalidades anatômicas da coluna vertebral e da medula espinal, alterações na hemostasia e dificuldade na realização da punção são considerados fatores de risco.[15]

O hematoma subaracnóideo é raro. Definido como coleção de sangue que originou um coágulo no espaço subaracnóideo que, em decorrência de a membrana subaracnóidea ter permanecido intacta, comprimiu e lesou a medula espinal e/ou as raízes da cauda equina.

Os hematomas podem ser secundários aos traumas e/ou às alterações na coagulação e/ou à iatrogenia.[16] As causas mais comuns de hematomas subaracnóideos são os sangramentos que acorrem após a punção lombar em pacientes com tumores ou má formação vascular no interior do espaço subaracnóideo. Além de sangramentos abundantes no espaço subaracnóideo de causa iatrogênica, síndrome espondiloartrótica, aracnoidite e hipertrofia do ligamento amarelo também podem originar hematomas subaracnóideos.

Hematomas espontâneos podem ocorrer nos pacientes em terapia com heparina, outros anticoagulantes e trombolíticos. A intensidade da anticoagulação, a terapia prolongada e a utilização concomitante de aspirina, assim como pacientes idosos, do sexo feminino e com história prévia de sangramentos gastrintestinais, são situações e grupos favoráveis a desenvolver hematomas.

Vandermeulen e col. descreveram 61 casos de hematomas associados à anestesia do neuroeixo. Destes, 68% (42 pacientes) apresentavam anormalidades hemostáticas.[14] A anestesia subaracnóidea foi realizada em 15 pacientes e a peridural nos demais. Em 32 pacientes utilizou-se a técnica contínua. Em 15 pacientes foi descrito dificuldade na realização da punção e em outros 15 constatou-se a presença de sangue à introdução da agulha ou do cateter. Em outra pesquisa envolvendo 51 casos de hematoma espinal, houve dificuldade na inserção da agulha em 21 pacientes.[17]

Nos últimos anos, com a maior utilização da heparina de baixo peso molecular para profilaxia das complicações tromboembólicas e dos fármacos que inibem a agregação plaquetária, houve aumento na frequência de hematomas espinais.

Existem poucos dados referentes ao risco de hematomas em pacientes tomando anticoagulantes orais e, a maioria deles, está relacionada à anestesia peridural. Entretanto, é consenso que a anestesia neuroaxial não deve ser realizada em pacientes totalmente anticoagulados.[18]

A segurança de se realizar o bloqueio neuroaxial em pacientes que foram heparinizados no período intraoperatório foi descrita por Rao e El-Etr.[19] Estes autores utilizaram a técnica contínua de anestesia e administraram heparina, por via venosa, 60 minutos após a colocação do cateter, não observando nenhuma complicação neurológica. Porém, Ruff e Dougherty relataram hematoma em 2% dos pacientes (7/342) submetidos à punção lombar com agulha calibre 20 G e que receberam heparina após a punção. Os autores identificaram como fatores de risco para o desenvolvimento de hematoma a punção traumática, a anticoagulação precoce (inferior a 60 minutos da realização da punção) e terapia concomitante com aspirina.[20]

Com relação à heparina subcutânea (SC), alguns autores[21] realizaram revisão da literatura e não encontraram hematomas em mais de 5.000 pacientes que estavam recebendo este medicamento para tromboprofilaxia e que foram submetidos à anestesia subaracnóidea ou peridural. Entretanto, estão descritos três casos de hematoma que associam bloqueios neuroaxiais à heparina SC em baixas doses, sendo um relacionado à anestesia subaracnóidea e dois à peridural contínua.[18]

Com relação à heparina de baixo peso, apesar de muitos estudos clínicos atestarem a segurança de sua utilização associada a bloqueios neuroaxiais, foram descritos 40 casos de hematomas espinais em período de cinco anos, em pacientes recebendo droga profilaticamente no período pré--operatório.[15] A maioria dos casos ocorreu após a anestesia peridural, porém, em seis pacientes foram relacionados à anestesia subaracnóidea, um após a técnica contínua e em 5 após punção única. Destes cinco, dois pacientes receberam o anticoagulante no dia da cirurgia, em dois houve trauma durante a realização da punção e um estava recebendo, concomitantemente, terapia antiplaquetária. O tempo médio entre o início da terapia anticoagulante e o aparecimento dos sintomas neurológicos foi de três dias. A dor radicular nas costas foi o sintoma mais frequente e a maioria dos pacientes se queixava de adormecimentos e fraqueza nos membros inferiores, disfunção vesical ou intestinal.[15] Em pacientes que estão utilizando o fármaco, recomenda-se que a punção seja realizada pelo menos 12 horas após a administração da dose de heparina e, naqueles que recebem doses elevadas (1 mg.kg$^{-1}$ a cada 12 horas), é necessário que se retarde a punção por 24 horas.[15]

Quanto aos inibidores plaquetários (ácido acetilsalicílico, anti-inflamatórios não esteroides), diversos estudos[22] sugeriram ser segura a realização de bloqueio neuroaxial em pacientes que estejam recebendo estes fármacos.[14,15] Não é considerada contraindicação para a realização da técnica regional nos pacientes sob efeitos destes agentes desde que não sejam administrados, concomitantemente, outros medicamentos que alterem a coagulação.[22] Deve-se, entretanto, estar alerta para o risco de hematomas quando os antiplaquetários estão associados a outros medicamentos que alteram os demais componentes da coagulação.[23]

Em relação aos antagonistas dos receptores da adenosina (ADP), estão descritos quatro casos de hematomas espinais associados ao fármaco, sendo dois destes casos após anestesia do neuroeixo. Os pacientes que desenvolveram hematoma após o bloqueio regional estavam sendo medicados com heparina de baixo peso. O clopidogrel havia sido interrompido sete dias antes da cirurgia.

Pacientes com hematoma apresentam-se com dor nas costas, além de dor, adormecimento e fraqueza muscular nos membros inferiores que evoluem para paralisia flácida e reflexos segmentares abolidos.[14]

O diagnóstico e tratamento precoces são fundamentais para a recuperação neurológica. A ressonância magnética é indicada para o diagnóstico e o tratamento é a drenagem cirúrgica do hematoma.

## ■ SINTOMAS NEUROLÓGICOS TRANSITÓRIOS

Os sintomas neurológicos transitórios (SNT) caracterizam-se por dor nas costas, que se irradia para as nádegas e face dorsolateral das pernas, mais frequentemente bilateral, sendo restrita aos dermátomos $L_5$-$S_1$, às vezes acompanhada por disestesias.[24]

Dor de moderada intensidade inicia-se nas primeiras 24 horas que seguem a regressão da anestesia subaracnóidea, sempre após um período livre de sintomas,[24] podendo persistir entre 6 h e quatro dias. Os reflexos musculotendinosos e a função vesical e intestinal permanecem normais.

A incidência dos SNT é variável, dependendo do anestésico administrado e da posição que o paciente permaneceu no período intraoperatório, sendo que a lidocaína parece ser o anestésico local mais frequentemente relacionado com SNT. Pacientes em posição de litotomia, no intraoperatório, apresentam incidência entre 30% e 36%, enquanto que naqueles em que o joelho foi flexionado para a realização de artroscopia a incidência variou entre 18% e 22% e na posição supina, entre 4% e 8%.[25]

Como os SNT foram observados na vigência do uso de lidocaína em concentrações tão baixas quanto 0,5%, infere-se que os mecanismos responsáveis pelo seu aparecimento sejam diferentes daqueles que desencadeiam SCE, ou seja, altas concentrações de anestésico local. Atualmente, acredita-se que a lidocaína, por determinar maior relaxamento muscular, propicia estiramento musculoesquelético quando o paciente permanece em posição de litotomia no período intraoperatório.

No que diz respeito à SNT, a prevenção da síndrome é importante. Portanto, deve-se evitar a utilização da lidocaína em pacientes submetidos a procedimentos cirúrgicos em posição de litotomia.

## ■ LESÃO DE TECIDO NERVOSO DESENCADEADA POR AGULHA OU CATETER

A lesão mecânica causada pela anestesia do neuroeixo pode ser direta ou indireta. A lesão direta é resultante de trauma nos vasos espinais e no tecido nervoso da medula e dos nervos, desencadeada pela agulha ou pelo cateter.[26] É complicação rara e o principal mecanismo do trauma são os erros na identificação correta do espaço intervertebral a ser abordado.[26]

Um estudo para avaliar a habilidade do anestesiologista em identificar corretamente o espaço intervertebral de pacientes mostrou que o espaço real, identificado pela ressonância magnética, foi o mesmo espaço palpado pelo anestesiologista em apenas 29% dos casos. Em 51% dos casos, foi palpado um espaço acima daquele que ele acreditava estar palpando.[27]

Sempre que a agulha se afasta da linha média, seja intencionalmente, como nas punções paramedianas, ou não, como nos bloqueios do plexo lombar posterior e nos paravertebrais, existe a possibilidade de trauma da raiz nervosa no interior do forâmen intervertebral ou na emergência dos nervos em direção à periferia.[26]

A estenose do forâmen intervertebral pode contribuir para a ocorrência de trauma de raiz nervosa pela menor possibilidade de o nervo se desviar da agulha. A estenose espinal degenerativa secundária à osteoporose e/ou hipertrofia do ligamento amarelo ou dos elementos ósseos do canal espinal, reduzem a área transversal do canal e competem com a medula e as raízes nervosas pelo espaço disponível. A parestesia unilateral, em território de um dermátomo, é indicador clássico de introdução da agulha na proximidade do nervo.

As lesões originárias do trauma, desencadeado pela agulha ou pelo cateter, raramente resultam em lesões neurológicas permanentes ou incapacitantes. Em estudo retrospectivo, envolvendo 4.767 anestesias, a presença de parestesia durante a introdução da agulha ocorreu em 6,3% dos pacientes. Neste estudo, seis pacientes apresentaram parestesia pós-operatória persistente e, dentre eles, quatro queixaram do mesmo sintoma durante a realização da punção, o que faz da presença de parestesia durante a introdução da agulha possível fator de risco para o aparecimento de parestesias persistentes.[28]

Quando o AL, os opioides ou os adjuvantes são introduzidos no interior da medula espinal, a deformidade gerada pelo volume injetado desencadeia descarga neural maciça levando à dor e à toxicidade. Em uma pesquisa envolvendo 40.640 anestesias subaracnóideas, foram observados que 12, dentre os 19 pacientes que apresentaram radiculopatias, queixaram-se de dor durante a introdução da agulha ou injeção do AL. Em todos os casos, o déficit neurológico teve a mesma distribuição da parestesia referida durante a realização da anestesia.[29]

Também foram descritos alguns casos de lesão do cone medular em pacientes submetidos à anestesia subaracnóidea. Os pacientes referiram dor à inserção da agulha ou à injeção do AL. Em todos, foram utilizadas agulhas com o bisel em ponta de lápis (Whitacre) e a punção foi realizada nos espaços intervertebrais $L_2$-$L_3$ ou $L_1$-$L_2$.[30] Quando são utilizadas agulhas de ponta de lápis, faz-se necessária a introdução da agulha mais profundamente no espaço subaracnóideo para se obter o líquor.

Caso a solução seja introduzida no interior do tecido medular, pode desenvolver-se cisto. Dependendo do local, pode ocorrer paralisia, disfunção esfincteriana, fraqueza e adormecimentos no território correspondente ao segmento lesado.

A passagem, ou a presença, de um cateter, constitui fonte adicional de trauma. Dripps[30] observou que a incidência de parestesia aumentou de 7% na anestesia subaracnóidea com punção única, para 37,9% na técnica contínua. A incidência de alterações neurológicas aumentou de 0,13% para 0,66%. Também, Puolakka e col. observaram o dobro de incidência de parestesia quando se utilizou a técnica contínua.[31]

Para evitar a lesão por agulha ou cateter, recomenda-se que a punção lombar seja efetuada abaixo de $L_3$, que se interrompa a progressão da agulha se houver dor ou parestesia e que não seja injetada qualquer solução na vigência de dor ou na presença de parestesia persistente em um ou ambos os membros inferiores.

Os pacientes devem permanecer conscientes, ou, se sob sedação, que esta seja leve, para informar sobre a presença de dor ou de parestesia durante a introdução da agulha e do cateter, ou a injeção da solução de anestésico.

## ■ CEFALEIA PÓS-PUNÇÃO MENÍNGEA

A cefaleia foi a primeira e é a mais comum complicação da anestesia subaracnóidea, com incidência estimada inferior a 3%. Com sintomas que iniciam, geralmente, nas primeiras 24 horas após o bloqueio (12h – 48h), apresenta como principal característica a natureza postural, que piora nas posições sentada e em pé, e melhora quando o paciente assume o decúbito horizontal. De distribuição frontal (em 25% dos casos), occipital (em 27%) ou em ambas (em 45%),[32] é tipicamente descrita como em peso, latejante ou em pressão,[32] e é classificada como de grande intensidade na maioria dos casos (67%).

A dor pode ser acompanhada de rigidez de nuca, em 57% dos casos; de dor nas costas, em 35% dos casos; de náusea, em 22% dos casos e, em menor frequência, de sintomas relacionados ao comprometimento de pares cranianos e de espasmos musculares localizados. Os sintomas auditivos são, na maioria das vezes, unilaterais e incluem perda auditiva, zumbido e hiperacusia. Pode haver distúrbios vestibulares como tontura e vertigem,[32] e visuais como diplopia, dificuldade de acomodação visual e leve fotofobia.[18]

De fisiopatologia ainda não totalmente compreendida, postula-se que seja resultante da alteração da homeostase normal do líquor. O seu aparecimento ocorreria quando houvesse diminuição da pressão liquórica, que seria secundária à perda de líquor do espaço subaracnóideo através de lesões das meninges que foram causadas pela agulha de punção ou pelo cateter. A hipotensão liquórica ocorreria quando a perda de líquor fosse superior à sua produção (0,3 mL.min$^{-1}$).

O mecanismo pelo qual a hipotensão liquórica desencadearia cefaleia seria bimodal e controverso, envolvendo a perda do suporte intracraniano e a vasodilatação cerebral (predominantemente a venosa). A perda do suporte líquido do cérebro não manteria a sustentação do cérebro quando o indivíduo assumisse a posição ortostática, causando tração e pressão das estruturas sensíveis à dor dentro do crânio (dura-máter, nervos cranianos e seios venosos). Um segundo componente da cefaleia pós-punção subaracnóidea seria a vasodilatação cerebral, reação secundária ao estiramento vascular.

As vias neurais envolvidas compreendem o ramo oftálmico do nervo facial responsável pela dor frontal, os IX e X pares cranianos na dor occipital e os nervos cervicais de $C_1$-$C_3$ na dor do ombro e pescoço. A náusea é atribuída ao estímulo vagal (X par craniano). Os sintomas vestibulares e auditivos são resultantes da diminuição da pressão perilinfática no interior do ouvido e ao desequilíbrio entre a endolinfa e a perilinfa. Quanto aos distúrbios visuais, estes normalmente representam a paralisia transitória dos nervos que suprem os músculos extraoculares (III, IV e VI pares cranianos).[18]

Os adultos jovens e as gestantes são considerados pacientes de risco para o aparecimento de cefaleia pós-punção. O pico máximo de incidência varia entre 20 e 29 anos, declinando após os 50 anos. O calibre e o tipo de agulha são fatores importantes no aparecimento da cefaleia. O emprego da agulha ponta de lápis tem se mostrado fator primordial na redução da cefaleia, porque separa ao invés de cortar as fibras da dura-máter, o que facilita o fechamento do orifício determinado pela punção. Alguns autores encontraram incidência similar desta complicação em pacientes obstétricas, quando utilizaram agulhas atraumáticas (Whitacre) e traumáticas (Quincke), desde que de fino calibre. Em gestantes, a incidência de cefaleia pós-punção, quando se utilizou a agulha de Whitacre 27G, foi de 0,4%. Entretanto, outros autores,[33] estudando 5.050 pacientes não obstétricas, observaram menor incidência de cefaleia pós-punção quando utilizaram agulhas com bisel em ponta de lápis e agulhas com pequeno calibre.

Também é postulado que as punções paramedianas apresentam menor risco de ocasionar cefaleia pós-punção, porque provocam menos perda de líquor em decorrência de efeito valvular desencadeado pela superposição da dura-máter com a aracnoide. Contudo, nem todos os estudos confirmam esta teoria. Imbelloni, Sobral e Carneiro[34] encontraram incidência similar de cefaleia após as punções mediana e paramediana.

Embora muitas cefaleias que se desenvolvem após a punção subaracnóidea sejam diagnosticadas como cefaleia pós-punção meníngea é importante que seja feito diagnóstico diferencial com outras causas de cefaleia. Devem ser avaliados os sinais vitais e realizado exame neurológico.

Cefaleias de menor gravidade são comuns no período pós-operatório e têm como origem a desidratação, a hipoglicemia, a ansiedade e a privação de cafeína. Outros tipos de cefaleias, como aquelas decorrentes da hipertensão arterial, de pneumoencéfalo, de sinusites, de hipotensão intracraniana espontânea, de meningites, de hematoma subdural, de hemorragia subaracnóidea, de pré-eclâmpsia e/ou eclâmpsia e de trombose de seio venoso dural, devem ser excluídas.

## ■ MENINGITES

A infecção bacteriana do neuroeixo pode manifestar-se como meningite ou abscesso. Enquanto o abscesso é complicação secundária à utilização de cateter e tem como principal agente infectante o *Staphylococcus,* a meningite é desencadeada pela punção dural e geralmente é causada por *Streptococcus* b hemolítico encontrado nas vias aéreas superiores e no trato genitourinário.[48] Definida como meningite iatrogênica secundária à punção dural, apresenta incidência que varia entre 1/3.000 e 1/50.000. A fonte de infecção pode ser exógena por contaminação de equipamentos e medicação, e endógena secundária à infecção, distante do local da punção.[35]

Estudos mostraram que, tanto as agulhas e os cateteres utilizados para anestesia do neuroeixo, como as soluções, podem ser contaminadas. Foi observado que, após punção única para realização de anestesia do neuroeixo, nas quais se utilizaram roupas próprias do centro cirúrgico, gorros, luvas e campos estéreis, e cuja antissepsia da pele foi efe-

tuada com iodo povidine a 10%, aproximadamente 18% das agulhas de punção subaracnóidea e peridural e 5% das seringas utilizadas na anestesia peridural estavam contaminadas com microrganismos da pele.[35]

A antissepsia da pele é fundamental para evitar a contaminação bacteriana e a clorexidina mostrou-se superior aos outros agentes para eliminar as bactérias e diminuir a infecção. A clorexidina contém álcool em sua preparação, o que torna seu efeito bactericida totalmente eficaz 15 segundos após sua aplicação. Também é recomendado que os frascos que contêm as soluções antissépticas sejam de uso único para se evitar contaminações.

A meningite é rara, porém constitui emergência médica e apresenta mortalidade em torno de 30%.[36] Caracteriza-se por febre alta, cefaleia intensa, consciência alterada e sinais de meningismo, e inicia-se dentro de 24 horas após o bloqueio. A terapia com antibiótico pode retardar o aparecimento dos sintomas.[36] O líquor apresenta-se com leucocitose (polimorfonucleares), glicose baixa (< 30 mg.dL$^{-1}$), proteínas elevadas (> 150 mg.dL$^{-1}$) e bactérias à microscopia e à cultura.

A contaminação de seringas com detergentes, utilizados para sua lavagem, é o mais conhecido fator desencadeante de meningite asséptica. Outras causas também foram aventadas, como introdução de pirógenos, contidos na solução anestésica, nas agulhas e nas seringas; presença de sangue e de proteínas, introduzidos no espaço subaracnóideo durante a punção lombar; ação de conservantes, contidos nos anestésicos, e administração de ranitidina, carbamazepina e antibióticos no espaço subaracnóideo. É uma síndrome clínica constituída por febre alta, cefaleia, rigidez de nuca e fotofobia. Quando relacionada à anestesia subaracnóidea, tem início agudo, dentro de 24 h após a punção, com curso benigno, autolimitado e com duração de até uma semana. À punção lombar o líquor apresenta-se turvo, pressão elevada, com aumento de células brancas à custa de polimorfonucleares, aumento da concentração de proteínas e glicose normal. O diagnóstico é confirmado pela ausência de microrganismos à microscopia e cultura negativa.

## ■ COMPLICAÇÕES NEUROLÓGICAS DOS BLOQUEIOS DE NERVOS PERIFÉRICOS

Os anestesiologistas estão cada vez mais cientes da importância da microanatomia dos nervos periféricos como causa determinante dos riscos de lesão.[4] O nervo pode ser considerado como um órgão distinto composto de tecido nervoso, tecido conectivo e suprimento sanguíneo. Os neurônios são compostas pelo corpo celular, dendritos e axônio. O axônio é uma extensão citoplasmática do neurônio que transmite sinais elétricos ao longo de sua extensão provenientes do corpo celular a qualquer distância, desde alguns milímetros até aproximadamente um metro.

A maioria dos nervos periféricos é responsável por transmitir tanto impulsos motores eferentes, quanto impulsos aferentes sensitivos. No Sistema Nervoso Periférico a maioria dos axônios tem uma cobertura de células de Schwann que envolvem o axônio em uma bainha de mielina. As células de Schwann são interrompidas em espaços interpostos chamados de nódulos de Ranvier, onde os processos de despolarização e repolarização ocorrem durante a propagação saltatória do potencial de ação. Cada axônio é recoberto pelo endoneuro, que é uma fina camada de tecido conectivo composto, na sua maioria, por finas camadas de fibras de colágeno.[37] O tecido paraneural é formado de tecido conectivo, que apresenta a função de suporte e conexão do nervo com as estruturas subjacentes como músculos, ossos, ligamentos, tendões e vasos, além de agir como uma camada deslizante e também como coxim protetor.

As fibras nervosas são organizadas em grupos chamados de fascículos.[37] Em regiões próximas às articulações, os fascículos são mais finos e mais numerosos, recobertos por grande quantidade de tecido conectivo, o que reduz a vulnerabilidade dos fascículos a alguns insultos como pressão e estiramentos. Cada fascículo consiste em uma camada contínua e concêntrica de 8-18 células nervosas envoltas pelo perineuro. A espessura do perineuro é de aproximadamente 7-20 μm. As camadas das células perineurais, suas junções estreitas e os seus capilares não fenestrados dentro do endoneuro geram uma barreira contra a difusão de substâncias para dentro ou para fora dos fascículos. Esta importante barreira de difusão protege os axônios contra exposição a agentes químicos que possam ser lesivos. O perineuro permite algum movimento dos axônios dentro dos fascículos e mantém a pressão intrafascicular enquanto serve como barreira física contra lesões mecânicas.[37] Em contraste com o perineuro, o epineuro é permeável, não forma nenhuma barreira e é responsável por envolver inteiramente o nervo periférico.[37]

Nervos periféricos possuem dois tipos de suprimentos sanguíneos independentes que se comunicam por meio de anastomoses. O suprimento sanguíneo extrínseco consiste em artérias, arteríolas e veias que se encontram dentro do epineuro, enquanto que o suprimento intrínseco consiste em um grupo de capilares longitudinais que invade os fascículos e o endoneuro. Dentro dos fascículos os capilares não são fenestrados e contribuem para o efeito protetor de barreira. Quando estes capilares atingem a borda externa do perineuro, os capilares passam a ser fenestrados.[37]

O nervo pode ser considerado como um órgão distinto composto de tecido nervoso, tecido conectivo e suprimento sanguíneo (Figura 114.1).

A anestesia regional atualmente permite ao anestesiologista oferecer analgesia pós-operatória eficiente, com redução no consumo de opioides e aceleração na recuperação pós-cirúrgica. A importância clínica das lesões de nervos periféricos (LNP) relacionadas aos bloqueios de nervos periféricos (BNP) depende de sua gravidade, pois o primeiro determinante do prognóstico é a integridade residual após lesão dos axônios.

A conclusão do mais recente consenso da Sociedade Americana de Anestesia Regional foi que as complicações neurológicas associadas com anestesia regional e com BNP para controle da dor são raras, particularmente aquelas que não envolvem hematomas ou infecção. O conhecimento da fisiopatologia e dos fatores de risco associados com lesão nervosa permite que os anestesiologistas minimizem o número dos desfechos neurológicos indesejáveis. Infelizmen-

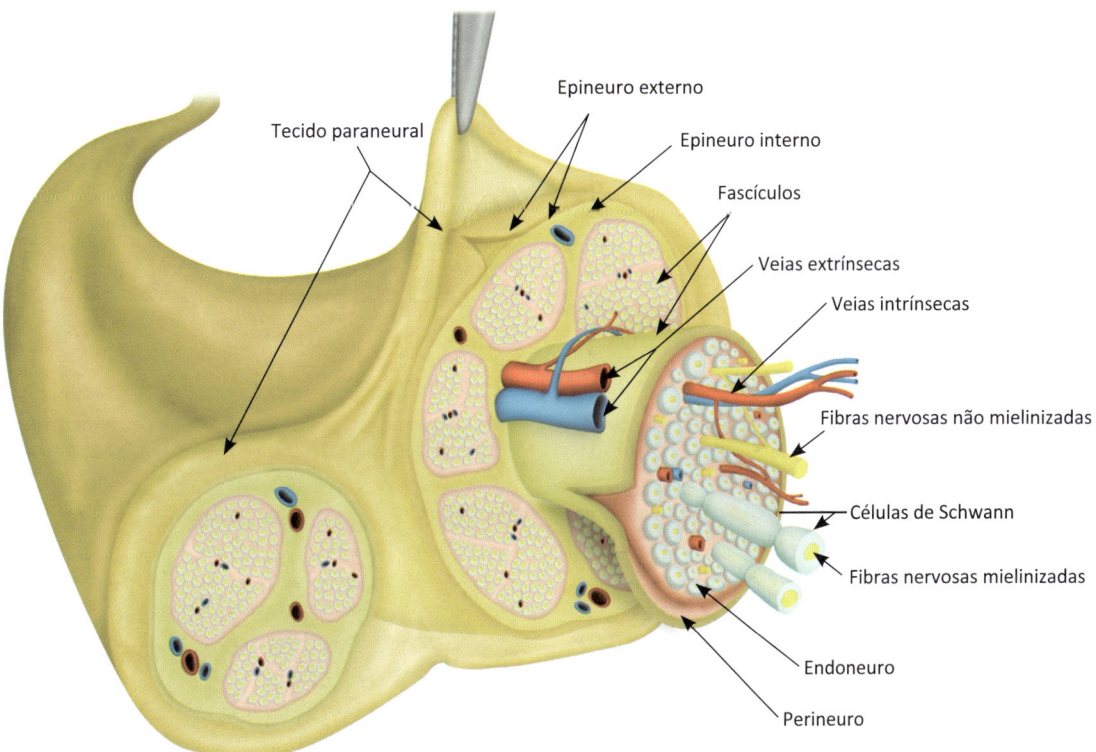

▲**Figura 114.1**  Anatomia do nervo periférico.

**Fonte:** Reproduzido com permissão da ASRA - *American Society of Regional Anesthesia and Pain Medicine* (https://www.asra.com/education/image-gallery).

te, mesmo anestesiologistas bem treinados e cuidadosos, realizando técnicas de anestesia regional em pacientes previamente saudáveis, não conseguem completamente predizer ou prevenir o aparecimento dessas complicações.[4]

A gravidade das LNP é classificada de acordo com os diferentes graus de lesão axonal. Lesões axonais proximais, ou seja, adjacentes ao corpo celular, são geralmente mais graves que as lesões axonais distais. A probabilidade de reinervação e recuperação quando ocorre lesão também parece variar inversamente com a distância entre o local da lesão axonal e o tecido de inervação alvo.[37] Estas lesões podem estar relacionadas a diversos fatores de risco, entre eles aqueles relacionados ao paciente, à cirurgia, à anestesia e às condições perioperatórias.

Na literatura, encontramos duas classificações anatômicas relacionadas a lesões de nervos. Seddon classifica as lesões em termos de gravidade do moderado ao grave na seguinte sequência: neuropraxia, axoniotmese e neurotmese (Tabela 114.1).[37-40]

- Neuropraxia é a disfunção nervosa transitória que pode ser resultado de um curto período de isquemia. Quando a isquemia local é prolongada pode ocorrer desmielinização. Esta lesão está normalmente associada com lesão nervosa por compressão ou estiramento. Neste caso, os axônios e seus elementos de suporte (endoneuro, perineuro e epineuro) permanecem intactos.[37] Seu prognóstico de recuperação da função nervosa é bom, podendo levar semanas a meses. Felizmente, a maioria dos sintomas neurológicos pós-operatórios associados à anestesia regional tende a seguir um padrão de neuropraxia, tanto na lesão, quanto em sua **recuperação;**[1]
- Axoniotmese se refere à lesão axonal associada à compressão fascicular, compressão nervosa ou lesão tóxica, com perda da continuidade axonal, porém mantendo o endoneuro intacto. Sua recuperação é prolongada e pode ser incompleta, dependendo da extensão da lesão nervosa e da distância da região lesada ao seu músculo correspondente;[37]
- Neurotmese se refere à completa transecção do nervo, incluindo axônios, endoneuro, perineuro e tecido conectivo epineural. O manejo desta lesão necessita, na maioria das vezes, de tratamento cirúrgico. Mesmo com tratamento adequado, o prognóstico da neurotmese é reservado.[37]

A incidência de LNP, associadas com anestesia regional e técnicas para tratamento de dor, é variável.[37] As complicações desencadeadas pelos bloqueios neurais é multifatorial, tendo relação com o local da injeção, o tipo de agulha utilizada, os medicamentos injetados, a anatomia individual do paciente e a área corporal a ser bloqueada. Como já mencionado, devido ao fato de que a porção proximal dos nervos periféricos apresenta maior quantidade de tecido nervoso do que de tecido conectivo, é postulado que os BNP proximais apresentam maior índice de lesão quando comparados aos bloqueios mais distais. **De acordo com algumas revisões prévias, sintomas neurológicos transitórios pós-operatórios (SNTP) são comuns nos primeiros dias, até meses, após BNP. No entanto, sua incidência diminui com o passar do tempo, sendo de 0% a 2,2% nos primeiros 3 meses, 0% a 0,8% após 6 meses e 0% a 0,2% após 1 ano.**[1]

**É importante salientar que nem todas as LNP estão relacionadas com a utilização de BNP.**[37] A incidência de lesão nervosa perioperatória desencadeada por BNP varia de 0,02%-0,1%.[29] Esta incidência é um pouco mais elevada quando técnicas contínuas de BNP são empregadas.

As LNP são geralmente mais frequentes com a técnica supraclavicular, provavelmente pela utilização de parestesia para identificação do local onde o anestésico local deve ser administrado, fato que ocorre em menor frequência com a abordagem axilar. As lesões mais graves ou permanentes são raras e muitas são neuropraxias autolimitadas que se resolvem espontaneamente em período que varia de um a três meses. Quando ocorrem injeções intrafasciculares de anestésico local, os sintomas não aparecem imediatamente, tornando-se evidentes em uma semana. Recentemente, **estudo realizado com pacientes submetidos à anestesia regional em onze hospitais-escola na China, demonstrou incidência de complicações de 114,1/10.000 após bloqueio de plexo cervical e 12,1/10.000 para os bloqueios de plexo braquial, sendo as complicações mais frequentes a Síndrome de Horner (miose, ptose parcial, enoftalmia, anidrose e vasodilatação ipsilateral da face e pescoço) e o bloqueio do nervo laríngeo recorrente, que se manifesta como rouquidão. Em relação às especialidades com maior incidência de complicações após anestesia regional, temos a Cirurgia Plástica (19,0/10.000), a Cirurgia Geral (11,2/10.000), a Cirurgia Vascular (8,0/10.000), a Ortopedia (2,3/10.000) e a Urologia (1,2/10.000).**[41]

**Tabela 114.1 Classificação de lesão nervosa.**

| Seddon | | Sunderland | | | | Mecanismo | Recuperação | Prognóstico |
|---|---|---|---|---|---|---|---|---|
| Neuropraxia | 1 | Lesão de mielina, condução retardade ou bloqueada | | | | Compressão | 2-12 semanas por remielinização | bom |
| Axoniotmese | 2 | | Endoneuro ✓ | Perineuro ✓ | Epineuro ✓ | Estiramento isquemia focal | Lesão < 20-30% dos axônios motores: 2-6 meses por rede colateral | Moderado |
| | | | | | | | Lesão > 30%: 2-18 meses; regeneração | Ruim |
| | 3 | | ✗ | ✓ | ✓ | | 2-18 meses; regeneração | Ruim |
| | 4 | | ✗ | ✗ | ✓ | | | |
| Neurotmese | 5 | Transecção nervosa completa, sem condução | | | | Laceração | 2-18 meses; necessita de enxerto nervoso | Ruim |

(Degeneração axonal / Sem condução)

**Fonte:** adaptada de Seddon,[38] Sunderland,[39] Quan & Bird[40] e Brull *et al*.[37]

Debate importante na literatura em relação aos BNP é se devemos realizar esta técnica em pacientes acordados, sedados ou sob anestesia geral. Em 2016, estudo retrospectivo analisou 42.654 pacientes entre 2.007 e 2.012, tomando como referência a base de dados alemã de anestesia regional. A conclusão deste estudo é que a sedação consciente pode melhorar a segurança e sucesso durante a realização do BNP e que a realização de bloqueios sob anestesia geral em pacientes adultos deve ser reservada para anestesiologistas experientes e apenas em situações especiais.[42]

Os mecanismos relacionados às LNP pelo uso de bloqueios regionais são tradicionalmente correlacionados a uma dessas três categorias: 1- traumática: mecânica ou lesão pela injeção; 2- isquêmica: vascular; e 3- neurotóxica: química ou inflamatória.

A lesão por compressão mecânica pode ser resultado de contato forçado entre a agulha e o nervo quando o anestesiologista está localizando o nervo a ser bloqueado, ou quando há injeção do anestésico dentro do próprio nervo. Injeções de anestésicos locais dentro no fascículo nervoso são claramente neurotóxicas e podem lesionar o perineuro. Anestésicos locais diminuem o fluxo sanguíneo neural em uma escala concentração-dependente. Epinefrina tem o potencial de causar vasoconstrição, porém sua relação em causar isquemia nervosa ou lesão ainda não foi comprovada.[43] Lesões neurais também podem ocorrer devido à ruptura da microvasculatura neuronal, às altas pressões de injeção e à aplicação de torniquetes. Entretanto, a principal causa de lesão nervosa associada a bloqueio regional é a injeção de anestésico local dentro do fascículo nervoso, causando lesão traumática direta, tanto pela agulha, como pela injeção do anestésico, levando à ruptura do perineuro com perda do ambiente protetor deste nervo dentro do fascículo, gerando, consequentemente, degeneração da mielina e do axônio.[44,45]

Lesões da vasculatura nervosa durante os bloqueios podem resultar em isquemia local ou difusa, relacionadas a dano direto da vasculatura ou oclusão extrínseca das artérias que irrigam os nervos em consequência de hematomas e hemorragias dentro do invólucro que reveste os mesmos.[37] Punções vasculares inadvertidas, que levam à formação de hematomas, podem causar compressão mecânica interna ou externa dos fascículos nervosos. Nervos com abundância de tecido conectivo são menos suscetíveis à compressão, pois as forças externas não são transmitidas diretamente aos vasos epineurais.[37]

Lesões nervosas químicas são resultantes da toxicidade tecidual causada por algumas soluções injetadas na proximidade do nervo, como anestésicos locais, álcool e fenol, ou seus aditivos. Essas soluções podem ser injetadas diretamente dentro do nervo ou em tecidos adjacentes, causando reação inflamatória aguda, ou fibrose crônica que irá envolver o nervo.[37] O local de injeção do anestésico local - extraneural, intraneural, interfascicular ou intrafascicular - pode ser o primeiro determinante no desenvolvimento da neurotoxicidade, além de determinar a duração de exposição de maneira concentração-dependente.[44] A maioria das substâncias químicas, incluindo os anestésicos locais, quando injetados na região intrafascicular, leva à grave lesão de todo

o fascículo; por outro lado, as mesmas substâncias injetadas intraneurais, porém na região interfascicular, causam lesões menos graves. Autores demonstraram que a injeção intrafascicular de ropivacaína 0,75% resultou em lesões histológicas graves, incluindo desmielinização e degeneração axonal e Walleriana.[44] A degeneração intrínseca de porção distal do axônio lesado foi identificada como peça-chave na degeneração Walleriana, desencadeando uma cascata de respostas celulares não neuronais, que leva à limpeza dos debris inibitórios no nervo periférico e à produção de um ambiente propício para a regeneração axonal no período de meses após a lesão. Entretanto, injeções extrafasciculares de ropivacaína 0,75% também desencadearam lesões axonais, porém com menor gravidade.[44]

O reconhecimento de novos mecanismos inflamatórios relacionados às LNP tem aumentado ultimamente. Respostas inflamatórias não específicas, que têm como alvo os nervos periféricos, podem ocorrer tanto de forma remota (distante), como próximas ao sítio de cirurgia, o que dificulta o diagnóstico diferencial de outras causas de LNP.[37] Exemplificando, recentemente os mecanismos inflamatórios têm sido relacionados como causa de paralisia persistente de nervo frênico devido ao bloqueio periférico interescalênico para cirurgia de ombro. Várias substâncias podem desencadear reações inflamatórias sobre os nervos. Estudos experimentais sugerem que o gel utilizado em ultrassonografia pode levar à inflamação no espaço subaracnóideo e em nervos periféricos.[46] As neuropatias inflamatórias pós-cirúrgicas podem desencadear sinais e sintomas tardios à cirurgia. Estas neuropatias tendem a se apresentar como dor que, quando melhora, leva a um quadro de fraqueza. Esta fraqueza tende a ser multifocal ou difusa; porém, casos focais também têm sido descritos. A maioria das neuropatias inflamatórias pós-operatórias apresenta-se em regiões distintas da área cirúrgica, ou da região onde foi realizado o bloqueio regional.[47] A causa desta neuropatia é, provavelmente, a resposta imune inflamatória inapropriada que tem como alvo os nervos do Sistema Nervoso Periférico.[37] Pacientes com déficit multifocal, ou com dificuldade para definir este déficit, apresentam-se com dor intensa, desproporcional à dor pós-operatória esperada, déficit progressivo, ou déficit persistente após o período esperado para a volta da função neurológica normal pré-cirúrgica. Estes pacientes devem ser investigados para neuropatia inflamatória pós-operatória com avaliação neurológica precoce.[47]

Com relação aos riscos anestésicos, vários estudos têm demonstrado que o tipo de anestesia (regional ou geral) não parece influenciar o risco de lesão de nervos periféricos.[37] Estudo retrospectivo sobre LNP, realizado na universidade de Michigan, não identificou a relação da utilização de bloqueios periféricos como um fator de risco independente para LNP. Entretanto, a Sociedade Americana de Anestesia Regional, analisando a maioria de estudos experimentais e clínicos relacionados às LNP, oferece suporte à orientação de que os anestesiologistas devem evitar o contato agulha-nervo, bem como a injeção intraneural intencional quando estiverem realizando bloqueios.[4]

Fatores que colocam pacientes sob risco aumentado de LNP, relacionados ao paciente submetidos a BNP incluem alterações metabólicas, hereditárias, tóxicas, neuropatias compressivas e outras lesões ou condições neurológicas preexistentes.[4] A neuropatia diabética já instalada é uma preocupação em particular, pois parece aumentar a incidência de LNP em 10 vezes, quando comparada com a população em geral. Estudo com extensa amostra de população cirúrgica identificou doença vascular periférica, tabagismo, vasculite e hipertensão como fatores de risco independentes para LNP. Pacientes com esses tipos de condições podem ser mais vulneráveis a insultos isquêmicos durante o período perioperatório. Dentre as etiologias tóxicas, pode-se citar o álcool e a quimioterapia com cisplatina.

Monitores e técnicas de localização dos nervos podem, potencialmente, reduzir os riscos das lesões de nervos periféricos; porém, este é um assunto ainda em debate na literatura. A importância de cada técnica de localização ou monitor utilizados para prevenir as LNP é baseada na habilidade que estes possuem de prever o perigo da proximidade da agulha em relação ao nervo.[37] A associação entre estimulação mecânica levando à parestesia e as LNP é controversa.[48] Enquanto alguns estudos têm demonstrado parestesia como fator de risco para LNP,[48] esta associação não tem sido confirmada por outros autores, assim como pelo único estudo clínico prospectivo randomizado publicado até a data.[49] A ausência de parestesia durante a realização de um bloqueio periférico não exclui o contato da agulha com o nervo e nem a possível lesão de nervo periférico relacionado ao bloqueio.[4] As LNP têm sido descritas tanto em pacientes que se queixaram de parestesia no momento da realização do BNP, como naqueles que não relataram parestesia durante a realização do mesmo. Quando ocorre parestesia ou dor à injeção, ou ao se avançar a agulha, o posicionamento intraneural da agulha deve ser suspeitado, a injeção do anestésico deve ser prontamente suspensa e o reposicionamento da agulha deve ser realizado.[4,37]

No geral, a técnica de localização nervosa por estimulação de nervo periférico é caracterizada por baixa sensibilidade e alta especificidade em prever a proximidade da agulha em relação ao nervo.[37] Voeckel e col. demonstraram, em bloqueio de nervo ciático em modelo experimental suíno, que quando a corrente mínima de estimulação era menor que 0,2 mA, 50% dos animais apresentaram alteração histológica após injeção do anestésico local. Por outro lado, corrente mínima de estimulação entre 0,3 e 0,5 mA não promoveu alterações histológicas. Sendo assim, corrente mínima de estimulação menor 0,2 mA é indicador de localização intraneural da agulha, sendo específica, porém pouco sensível, tanto em animais, como em seres humanos.

A utilização clínica da monitorização das pressões de infusão permanece pobremente definida. Evitar alta resistência durante a injeção parece ser uma estratégia razoável durante BNP, pois estudos demonstraram que baixas pressões de infusão – inferiores a 15 psi - estão associadas com injeções perineurais.[4] Infelizmente os anestesiologistas não podem confiar somente na sensibilidade enquanto infundem o anestésico pela seringa. Estudos utilizando monitores que aferem as pressões de infusão têm sugerido que esta técnica não é confiável para a detecção de injeções intraneurais e intrafasciculares e que o contato da agulha

com o nervo e a injeção intrafascicular são indistinguíveis entre si.[6] Monitorização das pressões de injeção tem provado ser mais útil no seu valor preditivo negativo para lesão neurológica funcional, visto que nenhum caso clínico relatando neuropatia grave foi encontrado até o momento na literatura quando infusões utilizando baixa pressão foram utilizadas. Sendo assim, evitar infusões com alta resistência parece ser uma estratégia prudente para se utilizar durante os BNP, pois infusões no tecido perineural requerem baixa pressão de infusão (< 15psi).[37]

O uso da ultrassonografia tem crescido substancialmente nos últimos anos em diversos campos da Medicina e a anestesia é um deles. Diversas técnicas de bloqueios anestésicos têm sido popularizadas com o auxílio do ultrassom. Além disso, a utilização desta técnica parece diminuir o risco de intoxicação sistêmica por anestésicos locais.[50] No entanto, até o momento, a utilização da técnica de BNP guiada por ultrassom não demonstrou redução na incidência das LNP.[50] Nos últimos anos, estudos com a utilização do ultrassom têm demonstrado que os anestesiologistas posicionam suas agulhas dentro do nervo durante a realização dos BNP com uma frequência muito maior que a imaginada anteriormente e que estas ocorrências não estão associadas às LNP. Embora não haja evidência que as diferentes técnicas, como estimulação de nervo periférico, uso de ultrassonografia para guiar os BNP e monitoração das pressões de infusão possam prevenir as LNP, a Sociedade Americana de Anestesia Regional sugere a utilização dessas diversas técnicas em combinação quando apropriado.[4]

No diagnóstico e tratamento das LNP, os anestesiologistas devem ficar atentos que lesões graves, de evolução progressiva, ou com dificuldade em localizar o déficit, requerem avaliação neurológica de urgência com o intuito de excluir causas potencialmente tratáveis, como as etiologias compressivas.[4] O déficit sensitivo isolado na região onde foi realizado o bloqueio, ou locais clássicos de compressão nervosa, como por exemplo, a compressão do nervo fibular comum na cabeça da fíbula, quando observados, são esperados que se resolvam dentro de dias a semanas. No entanto, a avaliação neurológica deve ser considerada quando o déficit envolve a função motora, é progressivo, e caracterizado por recrudescência do bloqueio nervoso, ou é difícil de localizar ou relacionar com a área de distribuição do bloqueio anestésico ou da própria cirurgia. Estudos de eletrofisiologia para os casos mais graves e difíceis são tipicamente solicitados com 2 a 3 semanas após o BNP, quando a degeneração Walleriana normalmente aparece pela primeira vez.[4]

## ▪ COMPLICAÇÕES NEUROLÓGICAS SECUNDÁRIAS AO POSICIONAMENTO INADEQUADO

O estiramento do nervo é um dos principais mecanismos de LNP em pacientes no período perioperatório. Estiramento excessivo do nervo pode ocasionar lesão direta com lesão do áxônio e do *vasa nervorum*. LNP ocorrem quando os nervos sofrem estiramento de 5% a 15% de seu comprimento, quando comparado com o comprimento em sua posição de repouso.[51] O estiramento dos nervos periféricos leva ao aumento na pressão intraneural e compressão intraneural dos capilares e vênulas, resultando em redução da pressão de perfusão das fibras nervosas e, consequentemente, isquemia. Além disso, o estiramento pode levar, também, à supressão da condução axonal, causando alterações nas características da condução nervosa.[51]

A compressão nervosa é outro mecanismo relacionado com as lesões de nervos periféricos. O mecanismo de compressão nervosa pode levar ao aumento das pressões intraneural e extraneural, resultando em pressão de perfusão reduzida que irá ocasionar isquemia e retardo na condução das fibras nervosas. Modelos experimentais animais demonstraram que os efeitos da compressão do nervo ulnar são potencializados por isquemia prévia, mesmo que esta isquemia seja por um curto período de tempo.[52]

Dentre os nervos das extremidades superiores, o nervo ulnar e os nervos do plexo braquial são os mais frequentemente agredidos no período perioperatório.[56] A lesão de nervo ulnar ocasiona a inabilidade de abduzir o quinto dedo e a perda de sensibilidade nos quarto e quinto dedos. A lesão permanente do nervo ulnar promove a deformidade de "mão em garra", devido à atrofia da musculatura intrínseca da mão. O posicionamento durante a anestesia tem sido relacionado com a neuropatia ulnar. Prielipp e col. avaliaram a relação entre a posição do antebraço e a pressão exercida no cotovelo em indivíduos normais não anestesiados. Os autores encontraram pressão menor sob o nervo ulnar no cotovelo na posição supina (2 mmHg), quando comparado com a posição neutra (68 mmHg) e com a posição prona (95 mmHg).[53] Ainda com relação ao nervo ulnar, além da compressão externa e do mau posicionamento do paciente no período intraoperatório, existem outros fatores, como sexo masculino, índice de massa corpórea elevada e repouso prolongado no leito, que podem contribuir para o aparecimento de lesão. Diferenças anatômicas e maior sensibilidade dos homens que das mulheres à pressão direta nas fibras nervosas não mielinizadas do nervo ulnar, podem justificar esta diferença entre os sexos.

O nervo ulnar tem localização superficial ao longo do epicôndilo medial do úmero e é mais sensível à isquemia quando comparado aos nervos mediano e radial.[54] A artéria ulnar e a veia colateral ulnar seguem próximas ao nervo e podem ser influenciadas por compressão externa, levando à redução na perfusão, isquemia e lesão nervosa.[53] A compressão do nervo ulnar e de seu suprimento sanguíneo na área do tubérculo coronoide da ulna pode levar à isquemia.

Na tentativa de prevenir a compressão direta nervosa em pacientes anestesiados e profundamente sedados, os anestesistas e cirurgiões utilizam uma série de proteções para reduzir os pontos de pressão nos nervos periféricos. Entretanto, a colocação imprópria de objetos externos rígidos, assim como posicionamentos inadequados, podem levar à pressão externa e esta, quando acontecer sem interrupção, produzirá isquemia e lesão do nervo. É importante salientar que, comumente, a lesão de nervo que aparece no período perioperatório ocorre em nervos que já apresentam disfunção crônica.

Por outro lado, o plexo braquial percorre um longo caminho entre as vértebras e a fáscia axilar. As lesões de plexo braquial normalmente estão associadas às raízes nervosas superiores e seus principais mecanismos de lesão são estiramento e compressão do plexo braquial. A lesão do plexo braquial envolvendo raízes inferiores está mais associada à esternotomia mediana, e também está relacionada ao estiramento e à compressão do plexo braquial durante a separação do esterno. É também descrito como mecanismo de lesão o trauma direto por costelas fraturadas.

O plexo braquial é vulnerável ao estiramento quando o paciente assume a posição prona. O seu tronco inferior é vulnerável ao estiramento quando a cabeça permanece em posição contralateral, o ombro ipsilateral é abduzido e o cotovelo é dobrado.

O estiramento é o principal mecanismo de neuropatia do nervo mediano devido ao posicionamento cirúrgico. Essa lesão geralmente se apresenta como neuropatia motora, com perda da habilidade de afastar o primeiro e quinto dedo e diminuição da sensibilidade na região palmar da metade do polegar e do 2º, 3º e 4º quirodáctilos. A extensão do cotovelo pode levar ao estiramento do nervo mediano causando lesão.[55] Hiperextensão do punho para punção da artéria radial pode levar à piora transitória na função nervosa do nervo mediano. Esse posicionamento prolongado do punho pode reduzir a condução nervosa e levar à lesão do nervo.

O mecanismo mais comum de lesão do nervo radial é a compressão direta do nervo na crista diafisária do úmero. A lesão no nervo radial resulta em punho caído, dificuldade em estender a articulação metacarpofalangiana e dificuldade para abduzir o polegar com perda da sensibilidade na parte posterior e lateral do braço, posterior do antebraço e porção dorsal da mão.

Com relação aos membros inferiores, a neuropatia pode acontecer quando o paciente é colocado em diversas posições, ocorrendo mais frequentemente na posição de litotomia. Warner e col. estimaram que para cada hora na posição de litotomia existe um risco aumentado de 100 vezes para neuropatia motora.[56] Este achado foi corroborado por outros autores que demonstraram que pacientes que desenvolveram neuropatias de membros inferiores apresentaram tempo operatório significativamente maior que a média em prostatectomias robóticas (496,2 min *versus* 377,9 min).[57]

A neuropatia femoral, a mais rara das LNP nos membros inferiores, acontece quando os afastadores abdominais são colocados de forma inadequada, comprimindo diretamente o nervo. Além do nervo femoral, seu ramo cutâneo também é atingido. Os retratores abdominais determinam pressão contínua sobre o músculo iliopsoas, podendo causar estiramento do nervo ou lesão isquêmica pela oclusão da artéria ilíaca externa ou de vasos penetrantes do nervo, quando ele passa no interior do músculo.

## ■ TATUAGEM E ANESTESIA REGIONAL

Frequentemente o anestesiologista tem se deparado com a necessidade de decidir por realizar ou não bloqueio de neuroeixo ou de nervo periférico através da pele tatuada, já que o número de pessoas tatuadas tem aumentado, como por exemplo, em mulheres em idade fértil com grandes tatuagens em região lombar.

Autores se questionam se o pigmento contido na tatuagem pode realmente desencadear lesão nervosa. A composição dos corantes é variada e complexa, contando com elementos orgânicos e inorgânicos, tal qual carbono preto, dióxido de titânio, hidrocarbonetos aromáticos policíclicos, compostos azo, mercúrio, alumínio, dentre outros, muitos sabidamente neurotóxicos e possivelmente cancerígenos. Diversos elementos são ainda adicionados sob a forma de nanopartículas, o que torna a detecção do agente na mistura ainda mais difícil. Nos últimos anos, estudos têm demonstrado a habilidade dos pigmentos de migrarem para locais à distância (linfonodos), bem como se degradarem em elementos com maior toxicidade e quimicamente mais reativos quando expostos à luz ou laser.

São relatados casos de pacientes que desenvolveram atrofia crônica de músculos adjacentes à tatuagem, o que resultou em disfunção neuromuscular com neuropatia de plexo braquial. O mecanismo desencadeador das lesões não foi bem estabelecido, mas aventou-se a hipótese de que reações imunes secundárias ao processo inflamatório ou efeitos tóxicos desencadeados pelo pigmento poderiam ser os responsáveis.

Também foi publicado relato de paciente submetida à analgesia de parto na qual a agulha peridural foi introduzida em espaço através da tatuagem. Algumas horas após a parturiente queixou-se de dor e queimação no local em que havia sido introduzido o cateter. Como a tatuagem era vermelha, não foi possível detectar a presença de sinais inflamatórios. Os sintomas regrediram em 24 horas e como hipótese desencadeadora dos sintomas foi sugerido que a presença de fragmentos de tecido, contendo pigmentos de tatuagem, poderia ter causado irritação nos tecidos lombares profundos.

Estudo experimental em coelhos mostrou que a punção subaracnóidea através de pele tatuada desencadeia resposta inflamatória precoce nas meninges e evolui tardiamente para aracnoidite adesiva. Este tipo de inflamação indica que houve contato com um agente agressor, provavelmente o pigmento das tintas.[58]

Baseado nestes achados, e enquanto são aguardadas novas pesquisas relacionadas ao assunto, o princípio da precaução orienta que se evite a punção em cima da pele tatuada, escolhendo-se áreas de pele livres ou, em casos de tatuagens extensas, optar sempre por utilizar um introdutor para proteger a agulha de punção ou até mesmo realizar um pequeno pique na pele tatuada, de modo que a ponta da agulha ultrapasse a derme sem atravessar diretamente a tatuagem.

## ■ RECOMENDAÇÕES PARA REDUÇÃO DE RISCOS E EVENTOS ADVERSOS RELACIONADOS À ANESTESIA REGIONAL[59,60]

1. Realizar avaliação pré-anestésica completa e detalhada do paciente, pesquisando-se qualquer déficit ou queixas neurológicas prévias.

2. Monitorar continuamente o paciente durante e após a realização do bloqueio regional e até o paciente estar totalmente recuperado dos efeitos da sedação utilizada. Além disso, a monitorização intraoperatória de pacientes submetidos à anestesia regional deve incluir alarmes e vigilância constante e apropriada.

3. Obter consentimentos informados que devem conter os riscos, benefícios e possíveis complicações da técnica de anestesia regional selecionada para cada paciente e caso. Aos pacientes devem ser ofertadas todas as opções de técnicas anestésicas possíveis para o procedimento, incluindo a técnica menos invasiva apropriada para o paciente, sempre se baseando nas comorbidades e nos respectivos procedimentos a serem realizados.

4. Assegurar que o equipamento apropriado e todos os recursos necessários para a realização da anestesia regional estejam disponíveis, o que inclui uma variedade de comprimentos de agulhas para que sejam utilizados os tamanhos adequados para cada respectivo paciente.

5. Atualizar-se de todas as possíveis complicações relacionadas com a técnica de anestesia regional e monitorizar continuamente esses pacientes acompanhando o possível desenvolvimento de qualquer possível complicação.

6. Em caso de qualquer sintoma neurológico após o uso de anestesia regional, seguir o protocolo de avaliação, acompanhamento e tratamento de sintomas pós-cirúrgicos prolongados (Figura 114.2).

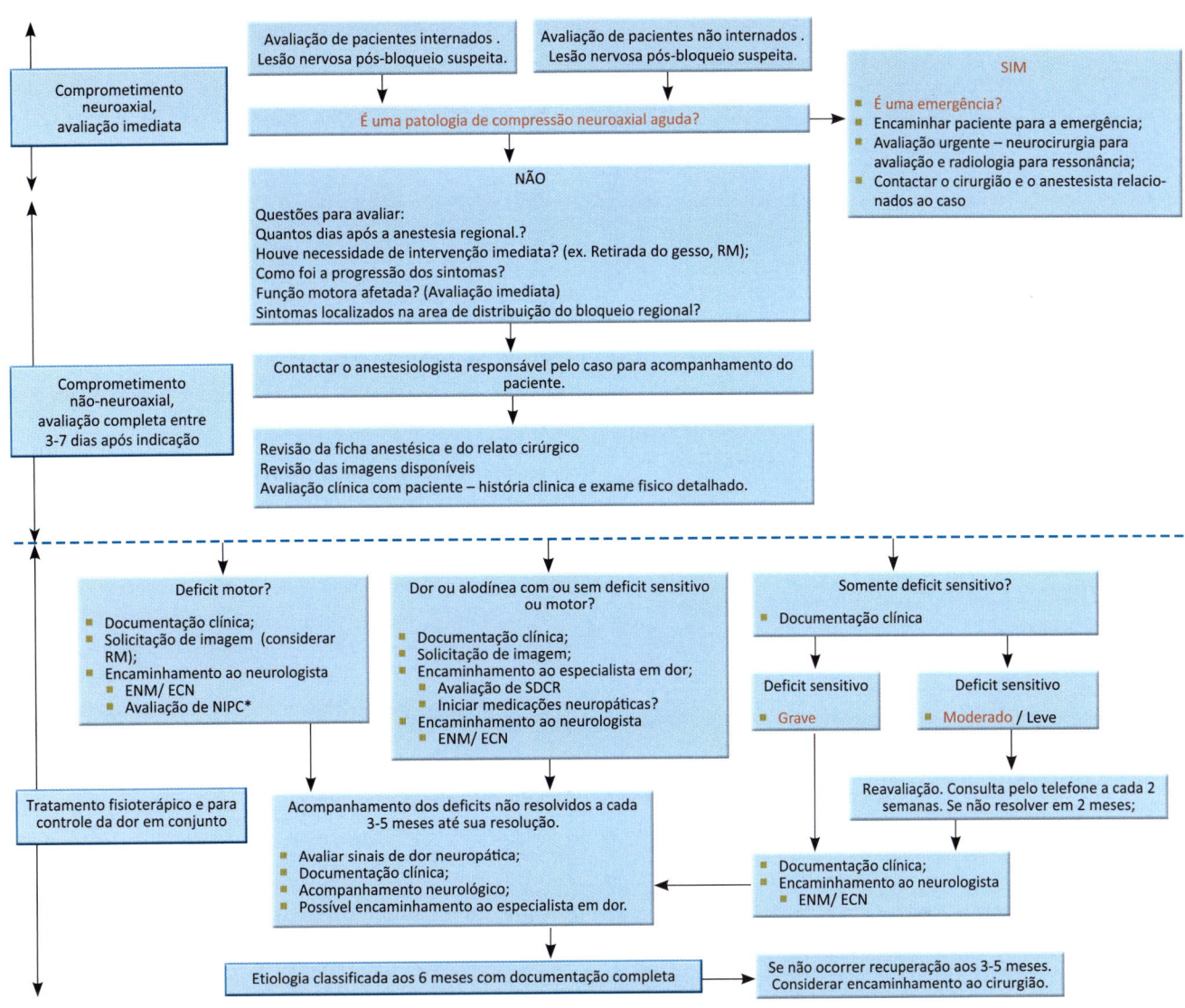

▲ **Figura 114.2** Protocolo de avaliação, acompanhamento e tratamento de sintomas neurológicos pós-cirúrgicos prolongados.

**Legenda:** RM – Ressonância magnética; ENM – Eletroneuromiografia; ECN – Estudo de condução nervosa; NIPC – Neuropatia inflamatória pós-cirúrgica; SDCR – Síndrome de dor complexa reginal.

## REFERÊNCIAS

1. Brull R, McCartney CJ, Chan VW, et al. Neurological complications after regional anesthesia: contemporary estimates of risk. Anesth Analg. 2007;104(4):965-74.
2. Horlocker TT, Wedel DJ, Benzon H, et al. Regional anesthesia in the anticoagulated patient: defining the risks (the second ASRA Consensus Conference on Neuraxial Anesthesia and Anticoagulation). Reg Anesth Pain Med. 2003;28(3):172-97.
3. Kane RE. Neurologic deficits following epidural or spinal anesthesia. Anesth Analg. 1981;60(1):150-61.
4. Neal JM, Barrington MJ, Brull R, Hadzic A, Helb JR, Horlocker TT, et al. The second ASRA practice advisory on neurologic complications associated with regional anesthesia and pain medicine executive summary 2015. Reg Anesth Pain Med. 2015;40:401-30.
5. Traore M, Diallo A, Coulibaly Y, et al. Cauda equina syndrome and profound hearing loss after spinal anesthesia with isobaric bupivacaine. Anesth Analg. 2006;102(6):1863-4.
6. Drasner K, Rigler ML. Repeat injection after a "failed spinal"; at times, a potentially unsafe practice. Anesthesiology. 1991;75(4):713-4.
7. Hashimoto K, Hampl KF, Nakamura Y, et al. Epinephrine increases the neurotoxic potential of intrathecally administered lidocaine in the rat. Anesthesiology. 2001;94(5):876-81.
8. Greene NM. Neurological sequelae of spinal anesthesia. Anesthesiology. 1961;22:682-98.
9. Sviggum HP, Jacob AK, Arendt KW, Mauermann ML, Horlocker TT, Helb JR. Neurologic complications after chlorhexidine antisepsis for spinal anesthesia, Reg Anesth Pain Med. 2012;37:139-144.
10. Grewal S, Hocking G, Wildsmith JA. Epidural abscesses. Br J Anaesth. 2006;96(3):292-302.
11. Kindler CH, Seeberger MD, Staender SE. Epidural abscess complicating epidural anesthesia and analgesia. An analysis of the literature. Acta Anaesthesiol Scand. 1998;42(6):614-20.
12. Biglioli P, Roberto M, Cannata A, et al. Upper and lower spinal cord blood supply: the continuity of the anterior spinal artery and the relevance of the lumbar arteries. J Thorac Cardiovasc Surg. 2004;127(4):1188-92.
13. Horlocker TT, Wedel DJ. Bleeding Complications. In: Neal JM, Rathmell JP, (editors). Complications in regional anesthesia J Pain Medicine. 1 ed. Philadelphia: Saunders Elsevier; 2007. p. 17-30.
14. Vandermeulen EP, Van Aken H, Vermylen J. Anticoagulants and spinal-epidural anesthesia. Anesth Analg. 1994;79(6):1165-77.
15. Horlocker TT, Wedel DJ. Neuraxial block and low molecular weight heparin: balancing perioperative analgesia and thromboprophylaxis. Reg Anesth Pain Med. 1998;23(2):164-77.
16. Domenicucci M, Ramieri A, Paolini S, et al. Spinal subarachnoid hematomas: our experience and literature review. Acta Neurochir. 2005;147(7):741-50.

17. Wulf H. Epidural anaesthesia and spinal haematoma. Can J Anaesth. 1996;43(12):1260-71.
18. Horlocker TT. Complications of spinal and epidural anesthesia. Anesthesiol Clin North America. 2000;18(2):461-85.
19. Rao TL, El-Etr AA. Anticoagulation following placement of epidural and subarachnoid catheters: an evaluation of neurologic sequelae. Anesthesiology. 1981;55(6):618-20.
20. Ruff RL, Dougherty JH Jr. Complications of lumbar puncture followed by anticoagulation. Stroke. 1981;12(6):879-81.
21. Schwander D, Bachmann F. Heparin and spinal or epidural anesthesia: decision analysis. Ann Fr Anesth Reanim. 1991;10(3):284-96.
22. Horlocker TT, Wedel DJ, Schroeder DR, et al. Preoperative antiplatelet therapy does not increase the risk of spinal hematoma associated with regional anesthesia. Anesth Analg. 1995;80(2):303-9.
23. Johnson SG, Rogers K, Delate T, Witt DM. Outcomes combined antiplatelet and anticoagulant therapy. Chest. 2008; 133:948-54.
24. Schneider M, Ettlin T, Kaufmann M, et al. Transient neurologic toxicity after hyperbaric subarachnoid anesthesia with 5% lidocaine. Anesth Analg. 1993;76(5):1154-7.
25. Zaric D, Christiansen C, Pace NL, et al. Transient neurologic symptoms after spinal anesthesia with lidocaine versus other local anesthetics: a systematic review of randomized, controlled trials. Anesth Analg. 2005;100(6):1811-6.
26. Neal JM. Neuraxis mechanical injury. In: Neal JM, Rathmell JP, (editors). Complications in regional anesthesia & pain medicine fed. Philadelphia: Sanders Elsevier; 2007. p. 89-97
27. Broadbent CR, Maxwell WB, Ferrie R, et al. Ability of anaesthetists to identify a marked lumbar interspace. Anaesthesia. 2000;55(11):1122-6.
28. Horlocker TT, McGregor DG, Matsushige DK, et al. A retrospective review of 4767 consecutive spinal anesthetics: central nervous system complications. Anesth Analg. 1997;84(3):578-84.
29. Auroy Y, Narchi P, Messiah A, et al. Serious complications related to regional anesthesia. Anesthesiology. 1997;87(3):479-86.
30. Dripps RD. A comparison of the malleable needle and catheter techniques for continuous spinal anesthesia. N Y State J Med. 1950;50(13):1595-9.
31. Puolakka R, Haasio J, Pitkänen M, et al. Technical aspects and postoperative sequelae of spinal and epidural anesthesia: a prospective study of 3,230 orthopedic patients. Reg Anesth Pain Med. 2000;25(5):488-97.
32. Lybecker H, Djernes M, Schmidt JF. Postdural puncture headache (PDPH): onset, duration, severity, and associated symptoms. An analysis of 75 consecutive patients with PDPH. Acta Anaesthesiol Scand. 1995;39(5):605-12.
33. Gosch UW, Hueppe M, Hallschmid M, et al. Post-dural puncture headache in young adults: comparison of two small-gauge spinal catheters with different needle design. Br J Anaesth. 2005;94(5):657-61.
34. Imbelloni LE, Sobral MGC, Carneiro ANG. Influencia do calibre da agulha, da via de inserção da agulha e do número de tentativas de punção na cefaleia pós-raquianestesia. Estudo prospectivo. Rev Bras Anestesiol. 1995;45:377-82.
35. Raedler C, Lass-Florl C, Puhringer F, et al. Bacterial contamination of needles used for spinal and epidural anaesthesia. Br J Anaesth. 1999;83(4):657-8.
36. Gorce P, Varlet C, Ouaknine B, et al. Meningitis after locoregional spinal anesthesia. Ann Fr Anesth Reanim. 2000;19(5):375-81.
37. Brull R, Hadzic A, Reina MA, Barrington MJ. Pathophysiology and Etiology of Nerve Injury Following Peripheral Nerve Blockade. Reg Anesth Pain Med. 2015;40(5):479-90.
38. Seddon HJ. A Classification of Nerve Injuries. Br Med J. 1942;2(4260):237-9.
39. Sunderland S. A classification of peripheral nerve injuries producing loss of function. Brain. 1951;74(4):491-516.
40. Quann D, Bird SJ. Nerve conduction studies and electromyography in the evaluation of peripheral nerve injuries; University of Pennsylvania Ortopedic Journal. 1999;12:45-51.
41. Huo T, Sun L, Min S, Li W, Heng X, Tang L, et al. Major complications of regional anesthesia in 11 teaching hospitals of China: a prospective survey of 106,569 cases. J Clin Anesth. 2016;31:154-61.
42. Kubulus C, Schmitt K, Albert N, Raddatz A, Gräber S, Kessler P, et al. Awake, sedated or anaesthetised for regional anaesthesia block placements?: A retrospective registry analysis of acute complications and patient satisfaction in adults. Eur J Anaesthesiol. 2016;33:1-10.
43. Partridge BL. The effects of local anesthetics and epinephrine on rat sciatic nerve blood flow. Anesthesiology. 1991 Aug;75(2):243-50.
44. Whitlock EL, Brenner MJ, Fox IK, Moradzadeh A, Hunter DA, Mackinnon SE. Ropivacaine-induced peripheral nerve injection injury in the rodent model. Anesth Analg. 2010;111(1):214-20.
45. Hadzic A, Dilberovic F, Shah S, Kulenovic A, Kapur E, Zaciragic A, et al. Combination of intraneural injection and high injection pressure leads to fascicular injury and neurologic deficits in dogs. Reg Anesth Pain Med. 2004;29(5):417-23.
46. Pintaric TS, Cvetko E, Strbenc M, Mis K, Podpecan O, Mars T, et al. Intraneural and perineural inflammatory changes in piglets after injection of ultrasound gel, endotoxin, 0.9% NaCl, or needle insertion without injection. Anesth Analg. 2014;118(4):869-73.
47. Watson JC, Huntoon MA. Neurologic Evaluation and Management of Perioperative Nerve Injury. Reg Anesth Pain Med. 2015;40(5):491-501.
48. Selander D, Edshage S, Wolff T. Paresthesiae or no paresthesiae? Nerve lesions after axillary blocks. Acta Anaesthesiol Scand. 1979;23(1):27-33.
49. Liguori GA, Zayas VM, YaDeau JT, Kahn RL, Paroli L, Buschiazzo V, et al. Nerve localization techniques for interscalene brachial plexus blockade: a prospective, randomized comparison of mechanical paresthesia versus electrical stimulation. Anesth Analg. 2006;103(3):761-7.
50. Sites BD, Taenzer AH, Herrick MD, Gilloon C, Antonakakis J, Richins J, et al. Incidence of local anesthetic systemic toxicity and postoperative neurologic symptoms associated with 12,668 ultrasound-guided nerve blocks: an analysis from a prospective clinical registry. Reg Anesth Pain Med. 2012;37(5):478-82.
51. Tanoue M, Yamaga M, Ide J, Takagi K. Acute stretching of peripheral nerves inhibits retrograde axonal transport. J Hand Surg Br. 1996;21(3):358-63.
52. Ogata K, Shimon S, Owen J, Manske PR. Effects of compression and devascularisation on ulnar nerve function. A quantitative study of regional blood flow and nerve conduction in monkeys. J Hand Surg Br. 1991;16(1):104-8.
53. Prielipp RC, Morell RC, Walker FO, Santos CC, Bennett J, Butterworth J. Ulnar nerve pressure: influence of arm position and relationship to somatosensory evoked potentials. Anesthesiology. 1999;91(2):345-54.
54. Swenson JD, Hutchinson DT, Bromberg M, Pace NL. Rapid onset of ulnar nerve dysfunction during transient occlusion of the brachial artery. Anesth Analg. 1998;87(3):677-80.
55. American Society of Anesthesiologists Task Force on Prevention of Perioperative Peripheral Neuropathies. Practice Advisory for the Prevention of Perioperative Peripheral Neuropathies: An Updated Report by the American Society of Anesthesiologists Task Force on Prevention of Perioperative Peripheral Neuropathies. Anesthesiology. 2017;XXX:00–00.
56. Warner MA, Martin JT, Schroeder DR, Offord KP, Chute CG. Lower-extremity motor neuropathy associated with surgery performed on patients in a lithotomy position. Anesthesiology. 1994;81(1):6-12.
57. Koç G, Tazeh NN, Joudi FN, Winfield HN, Tracy CR, Brown JA. Lower extremity neuropathies after robot-assisted laparoscopic prostatectomy on a split-leg table. J Endourol. 2012;26(8):1026-9.
58. da Silva RA, Ferraz IL, Zuza RS, Camara C, Marques MA, Machado VM de V, et al. Can an inflammatory reaction in the meninges, caused by spinal puncture through tattooed skin, evolve into adhesive arachnoiditis? An experimental model in rabbits. Reg Anesth Pain Med [Internet]. 2019 Jan 11. Disponível em: http://www.ncbi.nlm.nih.gov/pubmed/30635505.
59. Sonawane K, Dixit H, Mehta K, Thota N, Gurumoorthi P. Knowing it before blockin it, the ABCD of the Peripheral Nerves: Part C (Prevention of Nerve Injuries). Cureus 2023; 15(7):e41847.
60. Lam KK, Soneji N, KAtsberg H, Xu L, et al. Incidence and etiology of postoperative neurological symptoms after peripheral nerve block: a retrospective cohort study. Reg Anesth Pain Med. 2020;45:495-504.

# Índice Remissivo